中华人民共和国药典

2020 年版

二　　部

国家药典委员会　编

中国医药科技出版社

图书在版编目(CIP)数据

中华人民共和国药典 ：2020 年版. 二部 / 国家药典委员会编. —北京 ：中国医药科技出版社，2020. 5
ISBN 978-7-5214-1598-8

Ⅰ. ①中… Ⅱ. ①国… Ⅲ. ①国家药典-中国 Ⅳ. ①R921. 2

中国版本图书馆 CIP 数据核字(2020)第 026539 号

请扫描下方二维码，进行配备登记、使用增值服务。咨询电话：010-62228771

责任编辑 何红梅 匡罗均 高雨濛 刘 鹤 赵 敏
责任校对 张洁蕾 刘丽英 杨佳玉 许明双 王 朔 胡雅慧 李亚旗 沈 雯
美术编辑 陈君杞

出版 中国医药科技出版社
地址 北京市海淀区文慧园北路甲 22 号
邮编 100082
电话 发行：010-62227427 邮购：010-62236938
网址 www.cmstp.com
规格 880×1230mm 1/16
印张 125¼
字数 5345 千字
版次 2020 年 5 月第 1 版
印次 2020 年 5 月第 1 次印刷
印刷 北京新华印刷有限公司
经销 全国各地新华书店
书号 ISBN 978-7-5214-1598-8
定价 980. 00 元

前　　言

《中华人民共和国药典》（简称《中国药典》）2020年版为第十一版药典。按照第十一届药典委员会成立大会暨全体委员大会审议通过的药典编制大纲要求，以建立"最严谨的标准"为指导，以提升药品质量、保障用药安全、服务药品监管为宗旨，在国家药品监督管理局的领导下，在相关药品检验机构、科研院校的大力支持和国内外药品生产企业及学会协会积极参与下，国家药典委员会组织完成了《中国药典》2020年版编制各项工作。2020年4月9日，第十一届药典委员会执行委员会审议通过了《中国药典》2020年版（草案）。经国家药品监督管理局会同国家卫生健康委员会审核批准颁布后施行。

本版药典收载品种5911种，新增319种，修订3177种，不再收载10种，因品种合并减少6种。一部中药收载2711种，其中新增117种、修订452种。二部化学药收载2712种，其中新增117种、修订2387种。三部生物制品收载153种，其中新增20种、修订126种；新增生物制品通则2个、总论4个。四部收载通用技术要求361个，其中制剂通则38个（修订35个）、检测方法及其他通则281个（新增35个、修订51个）、指导原则42个（新增12个、修订12个）；药用辅料收载335种，其中新增65种、修订212种。

本版药典主要特点：

*稳步推进药典品种收载。*品种收载以临床应用为导向，不断满足国家基本药物目录和基本医疗保险用药目录收录品种的需求，进一步保障临床用药质量。及时收载新上市药品标准，充分体现我国医药创新研发最新成果。

*健全国家药品标准体系。*通过完善药典凡例以及相关通用技术要求，进一步体现药品全生命周期管理理念。结合中药、化学药、生物制品各类药品特性，将质量控制关口前移，强化药品生产源头以及全过程的质量管理。逐步形成以保障制剂质量为目标的原料药、药用辅料和药包材标准体系，为推动关联审评审批制度改革提供技术支撑。

*扩大成熟分析技术应用。*紧跟国际前沿，不断扩大成熟检测技术在药品质量控制中的推广和应用，检测方法的灵敏度、专属性、适用性和可靠性显著提升，药品质量控制手段得到进一步加强。如新增聚合酶链式反应（PCR）法、DNA测序技术指导原则等，推进分子生物学检测技术在中药饮片、动物组织来源材料、生物制品起始材料、微生物污染溯源鉴定中的应用；新增X射线荧光光谱法、单抗制品特性分析方法、采用转基因检测技术应用于重组产品活性检测等。

*提高药品安全和有效控制要求。*重点围绕涉及安全性和有效性的检测方法和限量开展研究，进一步提高药品质量的可控性。在安全性方面，进一步加强了对药材饮片重金属及有害元素、禁用农药残留、真菌毒素以及内源性有毒成分的控制。加强了对化学药杂质的定性定量研究，对已知杂质和未知杂质分别控制；对注射剂等高风险制剂增订了与安全性相关的质控项目，如渗透压摩尔浓度测定等。加强了生物制品病毒安全性控制、建立了疫苗氢氧化铝佐剂以及重组技术产品相关蛋白的控制。在有效性方面，建立和完善了中药材与饮片专属性鉴别方法，部分产品制定了与临床疗效相关的成分含量控制。结合通过仿制药质量与疗效一致性评价品种的注册标准，修订了药典相关标准的溶出度项目；进一步完善了化学药与有效性相关的质量控制要求。增订人用聚乙二醇化重组蛋白及多肽制品、螨变应原制品和人用基因治疗制品总论等，重组类治疗生物制品增订相关蛋白检测及限度要求等。

*提升辅料标准水平。*重点增加制剂生产常用药用辅料标准的收载，完善药用辅料自身安全性和功能性指标，逐步健全药用辅料国家标准体系，促进药用辅料质量提升，进一步保证制剂质量。

*加强国际标准协调。*加强与国外药典的比对研究，注重国际成熟技术标准的借鉴和转化，不断推进与各国药典标准的协调。参考人用药品注册技术要求国际协调会（ICH）相关指导原则，新增遗传毒性杂质

控制指导原则，修订原料药物与制剂稳定性试验、分析方法验证、药品杂质分析等指导原则，新增溶出度测定流池法、堆密度和振实密度测定法，修订残留溶剂测定法等，逐步推进 ICH 相关指导原则在《中国药典》的转化实施。

强化药典导向作用。紧跟国际药品标准发展的趋势，兼顾我国药品生产的实际状况，在药品监管理念、质量控制要求、检测技术应用、工艺过程控制、产品研发指导等方面不断加强。在检测项目和限量设置方面，既考虑保障药品安全的底线，又充分关注临床用药的可及性，进一步强化药典对药品质量控制的导向作用。

完善药典工作机制。始终坚持公开、公正、公平的原则，不断完善药品标准的形成机制。组织药品检验机构、科研院校等单位持续开展标准课题研究，鼓励更多药品生产企业、行业组织和社会各界积极参与国家药品标准制修订工作，积极研究和回应业界反馈意见和建议。严格执行专业委员会工作规则，强化委员管理，防止利益冲突。完善质量保证体系、优化工作流程、加强风险防控、强化全程管理，进一步保障药典编制质量。

本版药典编制秉承科学性、先进性、实用性和规范性的原则，不断强化《中国药典》在国家药品标准中的核心地位，标准体系更加完善、标准制定更加规范、标准内容更加严谨、与国际标准更加协调，药品标准整体水平得到进一步提升，全面反映出我国医药发展和检测技术应用的现状，在提高我国药品质量，保障公众用药安全，促进医药产业健康发展，提升《中国药典》国际影响力等方面必将发挥重要作用。

国家药典委员会

2020 年 4 月

第十一届药典委员会委员名单

主任委员 焦　红(女)

副主任委员 曾益新　陈时飞　张伯礼　陈凯先　曹雪涛

执行委员 (按姓氏笔画排序)

丁　健	丁丽霞(女)	马双成	王　平	王　阶
王小刚	王广基	王军志	王佑春	尤启冬
田保国	丛　斌	兰　奋	朱　俊	刘景起
江英桥	孙飘扬	李　松	李　波	李　昱
李大鹏	杨　威	杨宝峰	杨昭鹏	肖　伟
吴以岭	吴海东	沈　琦(女)	张　伟	张　玫(女)
张　锋	张伯礼	张清波	陈　钢	陈志南
陈时飞	陈凯先	陈桂良	陈赛娟(女)	林瑞超
果德安	罗卓雅(女)	金宁一	周建平	周思源
赵　冲	胡昌勤	南　楠(女)	钟廷雄	钟国跃
侯仁萍(女)	饶春明	施亚琴(女)	贺浪冲	钱忠直
涂家生	黄璐琦	曹雪涛	屠鹏飞	董润生
程　京	程翼宇	焦　红(女)	曾益新	裴　钢
熊先军	魏于全			

顾问委员 (按姓氏笔画排序)

王永炎	刘又宁	刘昌孝	孙　燕	李大魁
李连达	肖培根	陈可冀	罗国安	金少鸿
金有豫	赵　铠	侯惠民	俞永新	姚乃礼
姚新生	高学敏	高润霖		

委　　员 (按姓氏笔画排序)

丁　健	丁　野	丁丽霞(女)	马　辰(女)	马　融
马双成	马玉楠(女)	马超美(女)	王　玉	王　平
王　伟	王　阶	王　杰(天津)	王　杰(山东)	王　建
王　柯	王　彦(女)	王　勇	王　浩	王　璇(女)
王　薇(女)	王小刚	王广基	王永炎	王向峰
王庆全	王庆国	王军志	王如伟	王佑春
王国治	王知坚	王春龙	王荣福	王峥涛
王铁杰(女)	王跃生	王智民	王箐舟(女)	支志明
尤启冬	毛秀红(女)	公雪杰(女)	孔令义	邓艳萍(女)
石远凯	石建功	叶　敏	叶　强	叶文才
叶正良	申玉华(女)	申昆玲(女)	田保国	田瑞华
史大卓	白　玉(女)	白政忠	仝小林	丛　斌
乐　健	邝耀深	冯　芳(女)	冯　丽(女)	冯　怡(女)
兰　奋	宁保明	尼玛顿珠	匡海学	朴晋华(女)
毕开顺	吕　扬(女)	吕佩源	吕爱平	朱　俊

朱凤才	朱立国	朱依谆	朱晓新	仲　平
多　杰	刘　平	刘　英(女)	刘　浩	刘又宁
刘大为	刘万卉	刘玉玲(女)	刘永利	刘昌孝
刘建勋	刘保奎	刘海青	刘海静(女)	刘菊妍(女)
刘铜华	刘雁鸣(女)	刘景起	米亚娴(女)	江英桥
安国红(女)	那生桑	孙　逊(女)	孙　黎	孙　燕
孙宁玲(女)	孙会敏	孙苓苓(女)	孙建宁(女)	孙晓波
孙增涛	孙飘扬	阳长明	芮　菁(女)	花宝金
苏来曼·哈力克	杜冠华	杜增辉	李　宁	李　军(女)
李　松	李　波	李　昱	李　剑	李　高
李　萍(女)	李　晶(女)	李大魁	李大鹏	李云霞(女)
李长贵	李文莉(女)	李玉华(女)	李向日(女)	李会林(女)
李连达	李青翠(女)	李泳雪(女)	李绍平	李玲玲(女)
李振国	李琦涵	李敬云(女)	杨　明	杨　威
杨　焕(女)	杨化新(女)	杨世林	杨汇川	杨永健
杨利红(女)	杨秀伟	杨宏伟(女)	杨宝峰	杨建红(女)
杨昭鹏	杨美成(女)	杨晓明	肖　伟	肖小河
肖培根	肖新月(女)	吴　松	吴以岭	吴永林
吴传斌	吴海东	吴婉莹(女)	邱明华	邱模炎
何　兰(女)	何仲贵	余　立(女)	余伯阳	狄　斌
邹全明	邹忠梅(女)	沈　琦(女)	沈心亮	沈平孃(女)
宋平顺	张　伟	张　玫(女)	张　锋	张　强
张小茜(女)	张卫东	张玉英(女)	张立群	张永文
张亚杰(女)	张志荣	张伯礼	张启明	张陆勇
张奉春	张春涛	张保献	张爱华(女)	张清波
张雯洁(女)	张尊建	张满来	陆益红(女)	陆敏仪
阿　萍(女)	阿吉艾克拜尔·艾萨		陈　英(女)	陈　钢
陈　楠(女)	陈　震	陈　薇(女)	陈士林	陈万生
陈卫衡	陈可冀	陈代杰	陈志南	陈时飞
陈国广	陈凯先	陈桂良	陈恩强	陈惠鹏
陈道峰	陈碧莲(女)	陈赛娟(女)	邵　泓(女)	苗　虹(女)
范　颖(女)	范骁辉	范慧红(女)	茅向军	林　彤(女)
林　娜(女)	林　梅(女)	林文翰	林丽英(女)	林瑞超
果德安	罗　萍(女)	罗志福	罗卓雅(女)	罗国安
罗建辉	罗跃华	季　申(女)	金　方(女)	金　斌
金于兰(女)	金少鸿	金宁一	金有豫	金红宇
金征宇	周　旭(女)	周立春(女)	周国平	周建平
周思源	周跃华	郑　台	郑　健(女)	郑国钢
郑海发	单炜力	孟淑芳(女)	练鸿振	赵　冲
赵　明	赵　明(女)	赵　铠	赵中振	赵志刚
赵维良	赵瑞华(女)	郝海平	胡　欣	胡昌勤
南　楠(女)	钟大放	钟廷雄	钟国跃	钟瑞建
钟赣生	侯仁萍(女)	侯雪梅(女)	侯惠民	俞　辉

俞永新　饶春明　施亚琴（女）　闻京伟　姜　红（女）
姜雄平　洪利娅（女）　洪建文（女）　祝　明（女）　姚乃礼
姚新生　贺浪冲　秦少容（女）　秦冬梅（女）　袁　军（女）
都广礼　热娜·卡斯木（女）　聂　晶（女）　聂小春
莫结丽（女）　贾立群　顾政一　钱忠直　钱家鸣（女）
笔雪艳（女）　倪　健　倪维芳（女）　徐　飞　徐丽华（女）
徐兵河　徐宏喜　徐寒梅（女）　徐愚聪　高　月（女）
高　申　高　华（女）　高　凯　高　春（女）　高　颖（女）
高　磊（女）　高秀梅（女）　高学敏　高润霖　郭　青（女）
郭巧生　郭旻彤　郭洪祝　郭景文　郭殿武
唐旭东　唐启盛　唐素芳（女）　唐锁勤　唐黎明
涂家生　陶巧凤（女）　黄　民　黄　瑛（女）　黄尧洲
黄晓龙　黄璐琦　梅　丹（女）　梅之南　曹　玲（女）
曹　晖　曹晓云（女）　曹雪涛　常俊标　崔一民
崔俊明　庾石山　梁成罡　梁争论　梁蔚阳（女）
屠鹏飞　绳金房　彭　成　斯拉甫·艾白　董关木
董顺玲　董润生　蒋　琳（女）　嵇　扬（女）　程　京
程作用　程奇珍（女）　程鹏飞（女）　程翼宇　傅欣彤（女）
焦　红（女）　奥乌力吉　鲁　静（女）　鲁卫星　鲁秋红（女）
曾　苏　曾　明　曾令冰　曾令高　曾益新
谢贵林　蔡少青　蔡姗英（女）　蔡美明（女）　裴　钢
廖嵩平　谭　睿（女）　谭仁祥　熊先军　樊夏雷
潘　阳　戴　红（女）　戴　忠　魏　锋　魏于全
魏立新　魏建和

观　察　员（排名不分先后）

中国药学会
国际药用辅料协会（中国）有限公司
中国非处方药物协会
中国化学制药工业协会
中国生化制药工业协会
中国外商投资企业协会药品研制和开发行业委员会
中国药品监督管理研究会
中国医药包装协会
中国医药保健品进出口商会
中国医药创新促进会
中国医药设备工程协会
中国医药质量管理协会
中国中药协会

常设机构参与编写工作人员

（按姓氏笔画排序）

王　旭	王　绯	王志军	王晓娟	石上梅
申明睿	白晓菊	朱　冉	任重远	任跃明
许华玉	李　贺	李　浩	李慧义	宋宗华
张　军	张　鹏	张志芬	张筱红	陈　蕾
尚　悦	岳志华	岳瑞齐	周　怡	赵　雄
赵宇新	赵剑锋	郝　博	洪小栩	顾　宁
倪　龙	徐昕怡	高　洁	郭中平	曹　琰
麻广霖	程奇蕾	曾　熠	翟为民	

目　　录

中国药典沿革

1953 年版(第一版) 1949 年 10 月 1 日中华人民共和国成立后,党和政府十分关怀人民的医药卫生保健工作,当年 11 月卫生部召集在京有关医药专家研讨编纂药典问题。1950 年 1 月卫生部从上海抽调药学专家孟目的教授负责组建中国药典编纂委员会和处理日常工作的干事会,筹划编制新中国药典。

1950 年 4 月在上海召开药典工作座谈会,讨论药典的收载品种原则和建议收载的品种,并根据卫生部指示,提出新中国药典要结合国情,编出一部具有民族化、科学化、大众化的药典。随后,卫生部聘请药典委员 49 人,分设名词、化学药、制剂、植物药、生物制品、动物药、药理、剂量 8 个小组,另聘请通讯委员 35 人,成立了第一届中国药典编纂委员会。卫生部部长李德全任主任委员。

1951 年 4 月 24 日至 28 日在北京召开第一届中国药典编纂委员会第一次全体会议,会议对药典的名称、收载品种、专用名词、度量衡问题以及格式排列等作出决定。干事会根据全会讨论的意见,对药典草案进行修订,草案于 1952 年底报卫生部核转政务院文教委员会批准后,第一部《中国药典》1953 年版由卫生部编印发行。

该版药典共收载品种 531 种,其中化学药 215 种,植物药与油脂类 65 种,动物药 13 种,抗生素 2 种,生物制品 25 种,各类制剂 211 种。1957 年出版《中国药典》1953 年版增补本。

1963 年版(第二版) 1955 年卫生部组建第二届药典委员会,聘请委员 49 人,通讯委员 68 人,此届委员会因故未能开展工作。1957 年卫生部组建第三届药典委员会,聘请委员 80 人,药学专家汤腾汉教授为这届委员会主任委员(不设通讯委员),同年 7 月 28 日至 8 月 5 日在北京召开第一次全体委员会议,卫生部李德全部长做了药典工作报告,特别指出第一版《中国药典》未收载广大民众习用的中药的缺陷。会议在总结工作的基础上,通过了制订药典的原则,讨论了药典的性质和作用,修改了委员会章程,并一致认为应把合乎条件的中药收载到药典中。8 月 27 日卫生部批准委员会分设药理与医学、化学药品、药剂、生化药品、生药、生物制品六个专门委员会及名词小组,药典委员会设常务委员会,日常工作机构改称秘书室。

1958 年经常务委员会研究并经卫生部批准,增聘中医专家 8 人、中药专家 3 人组成中医药专门委员会,组织有关省市的中医药专家,根据传统中医药的理论和经验,起草中药材和中药成方(即中成药)的标准。

1959 年 6 月 25 日至 7 月 5 日在北京召开委员会第二次全体会议,会议主要审议新版药典草稿,并确定收载品种。草稿经修订补充后,分别由各专门委员会审定,于 1962 年完成送审稿,报请国务院批准后付印。1965 年 1 月 26 日卫生部颁布《中国药典》1963 年版。

该版药典共收载品种 1310 种,分一、二两部,各有凡例和有关的附录。一部收载中药材 446 种和中药成方制剂 197 种;二部收载化学药品 667 种。此外,一部记载药品的“功能与主治”,二部增加了药品的“作用与用途”。

1977 年版(第三版) 由于“文革”影响,在相当一段时间内,药典委员会工作陷于停顿。1972 年 4 月 28 日国务院批复卫生部“同意恢复药典委员会,四部(卫生部、燃料化学工业部、商业部、解放军总后卫生部)参加,卫生部牵头”。据此,同年 5 月 31 日至 6 月 10 日在北京召开了编制国家新药典工作会议,出席会议的有全国各省(自治区、直辖市)的药品检验、药政管理以及有关单位代表共 88 人。这次会议着重讨论了编制药典的指导思想、方法、任务和要求,交流了工作经验,确定了编制新药典的方案,并分工落实起草任务。1973 年 4 月,在北京召开第二次全国药典工作会议,讨论制订药典的原则要求,以及中西药品的标准样稿和起草说明书,并根据药材主产地和药品生产情况,调整了起草任务。1979 年 10 月 4 日卫生部颁布《中国药典》1977 年版,自 1980 年 1 月 1 日起执行。

该版药典共收载品种 1925 种。一部收载中草药(包括少数民族药材)、中草药提取物、植物油脂以及单味药制剂等 882 种,成方制剂(包括少数民族药成方)270 种,共 1152 种;二部收载化学药品、生物制品等 773 种。

1985年版(第四版)　1979年卫生部组建第四届药典委员会，聘请委员112人，卫生部部长钱信忠兼任主任委员。同年11月22日至28日在北京召开第一次全体委员会议，会议讨论修改了委员会章程、药品标准工作管理办法及工作计划。委员会分设：中医、中药、医学与药理、化学药、生化药、药剂、抗生素、生物制品、放射性药品及名词10个专业组。由有关专业组分别推荐新药典收载的品种，中医专业组负责审查拟定一部收载的品种范围；医学与药理专业组负责审查拟定二部收载的品种范围；由主产地所在的省(自治区、直辖市)药品检验所和有关单位负责起草标准，药典委员会办公室组织交叉复核；部分项目组成专题协作组，通过实验研究后起草，参与标准草案审议的除专业组委员外，还邀请了药品检验所和企业的代表。经卫生部批准，《中国药典》1985年版于1985年9月出版，1986年4月1日起执行。

该版药典共收载品种1489种。一部收载中药材、植物油脂及单味制剂506种，成方制剂207种，共713种；二部收载化学药品、生物制品等776种。1987年11月出版《中国药典》1985年版增补本，新增品种23种，修订品种172种、附录21项。1988年10月，第一部英文版《中国药典》1985年版正式出版，同年还出版了药典二部注释选编。

1985年7月1日《中华人民共和国药品管理法》正式执行，该法规定"药品必须符合国家药品标准或者省、自治区、直辖市药品标准"。明确"国务院卫生行政部门颁布的《中华人民共和国药典》和药品标准为国家药品标准"。"国务院卫生行政部门的药典委员会，负责组织国家药品标准的制定和修订"。进一步确定了药品标准的法定性质和药典委员会的任务。

1990年版(第五版)　1986年卫生部组建第五届药典委员会，聘请委员150人，卫生部崔月犁部长兼任主任委员，常设办事机构改为秘书长制。同年5月5日至8日召开第一次全体委员会议，讨论修订了委员会章程，通过了"七五"期间标准工作设想，确定了编制《中国药典》1990年版的指导思想和原则要求，分别举行了中药材、中药成方制剂、化学药、抗生素、生化药及药理等专业会议，安排起草和科研任务。1989年3月，药典委员会常设机构开始组织对1990年版药典标准的审稿和编辑加工。同年12月在北京举行药典委员会主任委员、副主任委员和各专业组长扩大会议进行审议，报卫生部批准后付印。1990年12月3日卫生部颁布《中国药典》1990年版，自1991年7月1日起执行。

该版药典收载品种共计1751种。一部收载784种，其中中药材、植物油脂等509种，中药成方及单味制剂275种；二部收载化学药品、生物制品等967种。与1985年版药典收载品种相比，一部新增80种，二部新增213种(含1985年版药典一部移入5种)；删去25种(一部3种，二部22种)；根据实际情况对药品名称作了适当修订。药典二部品种项下规定的"作用与用途"和"用法与用量"，分别改为"类别"和"剂量"，另组织编著《临床用药须知》一书，以指导临床用药。有关品种的红外光吸收图谱，收入《药品红外光谱集》另行出版，该版药典附录内不再刊印。

《中国药典》1990年版的第一、第二增补本先后于1992年、1993年出版，英文版于1993年7月出版。

第五届药典委员会还完成了《中国药典》1985年版增补本和英文版的编制等工作。

1995年版(第六版)　1991年卫生部组建第六届药典委员会，聘请委员168人，卫生部陈敏章部长兼任主任委员。同年5月16日至18日召开第一次全体委员会议，讨论通过了委员会的章程和编制《中国药典》1995年版设计方案，并成立由主任委员、副主任委员和专家共11人组成的常务委员会。分设13个专业组，即中医专业组、中药材专业组、中成药专业组、西医专业组、药理专业组、化学药专业一组、化学药专业二组、化学药专业三组、抗生素专业组、生化药品专业组、生物制品专业组、放射性药品专业组、药品名词专业组。

1993年，《中国药典》1995年版附录初稿发往各地，作为起草、修订正文标准的依据。1994年7月各地基本完成了标准的起草任务，由药典委员会各专业委员会分别组织审稿工作。1994年11月29日提交常务委员会扩大会议讨论审议，获得原则通过，报请卫生部审批付印。卫生部批准颁布《中国药典》1995年版，自1996年4月1日起执行。

该版药典收载品种共计2375种。一部收载920种，其中中药材、植物油脂等522种，中药成方及单味制剂398种；二部收载1455种，包括化学药、抗生素、生化药、放射性药品、生物制品及辅料等。一部新增品种142种，二部新增品种499种。二部药品外文名称改用英文名，取消拉丁名；中文名称只收载药品法定通用名称，不再列副名。

《中国药典》1995年版的第一、第二增补本先后于1997年、1998年出版，英文版于1997年出版。

第六届药典委员会还完成了《中国药典》1990年版的增补本、英文版及二部注释和一部注释选编、《药品红外光谱集》(第一卷)、《临床用药须知》(第二版)、《中药彩色图集》、《中药薄层色谱彩色图集》及《中国药品通用名称》的编制工作。

1993年5月21日卫生部决定将药典委员会常设机构从中国药品生物制品检定所分离出来，作为卫生部的直属单位。

2000年版(第七版)　1996年卫生部组建第七届药典委员会，聘请委员204人，其中名誉委员18人，卫生部陈敏章部长兼任主任委员。1998年9月，根据中编办(1998)32号文，卫生部药典委员会更名为国家药典委员会，并成建制划转国家药品监督管理局管理。因管理体制的变化等原因，在经有关部门同意后，按照第七届药典委员会章程精神，1999年12月第七届药典委员会常务委员会议同意调整主任委员和副主任委员。国家药品监督管理局局长郑筱萸兼任主任委员。本届委员会设专业委员会共16个，分别为：中医专业委员会、中药第一专业委员会、中药第二专业委员会、中药第三专业委员会、中药第四专业委员会、医学专业委员会、药品名词专业委员会、附录专业委员会、制剂专业委员会、药理专业委员会、化学药品第一专业委员会、化学药品第二专业委员会、抗生素专业委员会、生化药品专业委员会、放射性药品专业委员会、生物制品专业委员会。

1996年召开第七届药典委员会常务委员会第一次会议，通过了《中国药典》2000年版设计方案，一部确立了“突出特色，立足提高”，二部确立了“赶超与国情相结合，先进与特色相结合”的指导思想。1996年10月起，各专业委员会先后召开会议，落实设计方案提出的任务并分工进行工作。1997年底至1999年10月，先后对完成的附录与制剂通则和药典初稿征求了各有关方面的意见，并先后召开了16个专业委员会审定稿会议。《中国药典》2000年版于1999年12月经第七届药典委员会常务委员会议审议通过，报请国家药品监督管理局批准颁布，于2000年1月出版发行，2000年7月1日起正式执行。

该版药典共收载品种2691种，其中新增品种399种，修订品种562种。一部收载992种，二部收载1699种。附录作了较大幅度的改进和提高，一部新增10个，修订31个；二部新增27个，修订32个。二部附录中首次收载了药品标准分析方法验证要求等六项指导原则，现代分析技术在这版药典中得到进一步扩大应用。为了严谨起见，将“剂量”、“注意”项内容移至《临床用药须知》。

《中国药典》2000年版的第一、第二增补本先后于2002年、2004年出版，英文版于2002年出版。

第七届药典委员会还完成了《中国药典》1995年版增补本和英文版、《中国药品通用名称》(一九九八年增补本)、《药品红外光谱集》(第二卷)及《临床用药须知》(第三版)的编制工作。

2005年版(第八版)　2002年10月国家药品监督管理局(2003年9月更名为国家食品药品监督管理局)组建第八届药典委员会，聘请委员312人，不再设立名誉委员。国家药品监督管理局局长郑筱萸兼任主任委员，原常务委员会更名为执行委员会。本届委员会设专业委员会24个，在上一届专业委员会的基础上，增设了民族药专业委员会(筹)、微生物专业委员会、药品包装材料与辅料专业委员会；原生物制品专业委员会扩增为血液制品专业委员会、病毒制品专业委员会、细菌制品专业委员会、体细胞治疗与基因治疗专业委员会、重组制品专业委员会和体外诊断用生物试剂专业委员会。

2002年10月召开的第八届药典委员会全体大会及执行委员会第一次会议，通过了本届药典委员会提出的“《中国药典》2005年版设计方案”。设计方案明确了“坚持继承与发展、理论与实际相结合”的方针；确定了“科学、实用、规范”等药典编纂原则；决定将《中国生物制品规程》并入药典，设为药典三部；并编制首部中成药《临床用药须知》。

2002年11月起，各专业委员会先后召开会议，安排设计方案提出的任务并分别进行工作。2003年7月，首先完成了附录草案，并发有关单位征求意见。2004年初药典附录与品种初稿基本完成，增修订内容陆续在国家药典委员会网站上公示3个月，征求全国各有关方面的意见。6月至8月，各专业委员会相继召开了审定稿会议。9月，《中国药典》2005年版经过第八届药典委员会执行委员会议审议通过，12月报请国家食品药品监督管理局批准颁布，于2005年1月出版发行，2005年7月1日起正式执行。

该版药典共收载品种3217种，其中新增525种，修订1032种。一部收载1146种，其中新增154种、修订453种；二部收载1970种，其中新增327种、修订522种；三部收载101种，其中新增44种、修订57种。

该版药典附录亦有较大幅度调整。一部收载附录 98 个，其中新增 12 个、修订 48 个，删除 1 个；二部收载附录 137 个，其中新增 13 个、修订 65 个、删除 1 个；三部收载附录 134 个。一、二、三部共同采用的附录分别在各部中予以收载，并进行了协调统一。

该版药典对药品的安全性问题更加重视。药典一部增加了有害元素测定法和中药注射剂安全性检查法应用指导原则。药典二部增加了药品杂质分析指导原则、正电子类和锝[^{99m}Tc]放射性药品质量控制指导原则；有 126 个静脉注射剂增订了不溶性微粒检查，增修订细菌内毒素检查的品种达 112 种；残留溶剂测定法中引入国际间已协调统一的有关残留溶剂的限度要求，并有 24 种原料药增订了残留溶剂检查。药典三部增订了逆转录酶活性检查法、人血白蛋白铝残留量测定法等。本版药典结合我国医药工业的现状和临床用药的实际情况，将原《澄明度检查细则和判断标准》修订为"可见异物检查法"，以加强注射剂等药品的用药安全。

该版药典根据中医药理论，对收载的中成药标准项下的〔功能与主治〕进行了科学规范。

该版药典三部源于《中国生物制品规程》。自 1951 年以来，该规程已有六版颁布执行，分别为 1951 年及 1952 年修订版、1959 年版、1979 年版、1990 年版及 1993 年版（诊断制品类）、1995 年版、2000 年版及 2002 年版增补本。2002 年翻译出版了第一部英文版《中国生物制品规程》(2000 年版)。

《中国药典》2005 年版的增补本于 2009 年年初出版，英文版于 2005 年 9 月出版。

第八届药典委员会还完成了《中国药典》2000 年版增补本、《药品红外光谱集》(第三卷)、《临床用药须知》（中成药第一版、化学药第四版）及《中国药典》2005 年版英文版的编制工作。

2010 年版(第九版)　2007 年 11 月国家食品药品监督管理局组建第九届药典委员会。本届新增委员的遴选首次向社会公开选拔，采取差额选举、无记名投票的方式选举新增委员。该届委员会共有 323 名委员组成，其中续聘委员 163 名、新增委员 160 名(2008 年增补 2 名)。国家食品药品监督管理局局长邵明立兼任主任委员。该届委员会下设执行委员会和 25 个专业（工作）委员会。在上一届专业委员会的基础上，正式成立民族医药专业委员会；增设政策与发展委员会、标准物质专业委员会、标准信息工作委员会、注射剂工作委员会等 4 个专业（工作）委员会；取消原体细胞治疗与基因治疗专业委员会；将原体外诊断用生物试剂专业委员会与原血液制品专业委员会合并为血液制品专业委员会；将原 4 个中药专业委员会调整重组为中药材与饮片专业委员会、中成药专业委员会和天然药物专业委员会 3 个专业委员会。

2007 年 12 月召开第九届药典委员会成立暨全体委员大会，会议审议修订了《药典委员会章程》，并通过了"《中国药典》2010 年版编制大纲"，编制大纲明确了《中国药典》2010 年版编制工作的指导思想、基本原则、发展目标和主要任务。随后，各专业委员会分别开展工作，进行品种遴选、科研立项、任务落实。

该版药典在编制工作的组织保障和科学管理方面进行了大胆探索和管理上的创新。药典部分科研任务首次以《标准研究课题任务书》的形式，明晰承担单位的职责与义务，明确项目的工作任务、研究目标、考核指标及进度要求。2008 年 12 月首次在编制工作进行的过程中召开全体委员参加的药典工作会议，研究解决药典编制工作中存在的问题。2009 年 3 月至 8 月各专业委员会相继集中召开审定稿会议。2009 年 8 月 27 日提交第九届药典委员会执行委员会扩大会议讨论审议，获得原则通过。该版药典于 2010 年 1 月出版发行，自 2010 年 7 月 1 日起正式执行。

该版药典与历版药典比较，收载品种明显增加。共收载品种 4567 种，其中新增 1386 种，修订 2237 种。药典一部收载品种 2165 种，其中新增 1019 种、修订 634 种；药典二部收载品种 2271 种，其中新增 330 种、修订 1500 种；药典三部收载品种 131 种，其中新增 37 种、修订 94 种。

该版药典附录一部收载附录 112 个，其中新增 14 个、修订 47 个；二部收载附录 152 个，其中新增 15 个、修订 69 个；三部收载附录 149 个，其中新增 18 个、修订 39 个。一、二、三部共同采用的附录分别在各部中予以收载，并尽可能做到统一协调、求同存异、体现特色。

该版药典中现代分析技术得到进一步扩大应用，除在附录中扩大收载成熟的新技术方法外，品种正文中进一步扩大了对新技术的应用；药品的安全性保障得到进一步加强，除在凡例和附录中加强安全性检查总体要求外，在品种正文标准中增加或完善安全性检查项目；对药品质量可控性、有效性的技术保障得到进一步提升，除在附录中新增和修订相关的检查方法和指导原则外，在品种正文标准中增加或完善有效性检查项目；为适应药品监督管理的需要，制剂通则中新增了药用辅料总体要求；积极引入了国际协调组织在药品杂质控制、无菌检查法等方面的要求和限度。此外，该版药典也体现了对野生资源保护与中药可持续发展的理念，不再收载濒危野生药材。

第九届药典委员会还完成了《中国药典》2005 年版增补本、《药品红外光谱集》（第四卷）、《临床用药须知》（中药材和饮片第一版、中成药第二版、化学药第五版）、《中药材显微鉴别彩色图鉴》及《中药材薄层色谱彩色图集》（第一册、第二册）的编制工作。

2015 年版（第十版） 2010 年 12 月国家食品药品监督管理局（2013 年 3 月 22 日更名为国家食品药品监督管理总局）组建第十届药典委员会。该届药典委员遴选工作按照新修订的《新增委员遴选办法》和《第十届药典委员会委员遴选工作方案》，向全社会公开征集新增委员候选人，并采取差额选举、无记名投票的方式选举新增委员。本届委员会共有委员 351 名，其中续聘委员 248 名，新增委员 103 名。时任第十一届全国人大常委会副委员长桑国卫任名誉主任委员，时任卫生部部长陈竺任主任委员，时任卫生部副部长、国家药品监督管理局局长邵明立任常务副主任委员。该届委员会下设执行委员会和 23 个专业委员会。执行委员会委员共计 67 名。其中院士委员 28 名、资深专家 3 名、各专业委员会主任 20 名、相关部委专家 4 名、总局相关技术单位负责人 7 名。根据药典标准工作需要，本届委员会以第九届药典委员会专业委员会设置为基础，对专业委员会的设立进行了适当调整；为加强化学药标准的制定工作，增设了化学药品第三专业委员会，扩大化学药委员的人数；同时，根据实际工作需要，取消政策与发展委员会、标准信息工作委员会和注射剂工作委员会。

2010 年 12 月第十届药典委员会成立暨全体委员大会召开。会议审议通过了“《中国药典》2015 年版编制大纲”，编制大纲明确了《中国药典》2015 年版编制工作的指导思想、基本原则、发展目标和主要任务。

按照《国家药品安全“十二五”规划》的要求，国家药典委员会以实施“国家药品标准提高行动计划”为基础，组织各专业委员会和相关机构开展药典编制工作。药典委员会常设机构首次将 ISO 9001 质量管理体系引入药典编制的全过程管理，按照规范的“中国药典编制工作程序”开展品种遴选、课题立项、试验研究、标准起草、复核和审定等各项工作，稳步推进该版药典编制工作。2015 年 2 月 4 日《中国药典》2015 年版经第十届药典委员会执行委员会全体会议审议通过，于 2015 年 6 月 5 日经国家食品药品监督管理总局批准颁布，自 2015 年 12 月 1 日起实施。

该版药典进一步扩大药品品种的收载和修订，共收载品种 5608 种。一部收载品种 2598 种，其中新增品种 440 种、修订品种 517 种、不收载品种 7 种。二部收载品种 2603 种，其中新增品种 492 种、修订品种 415 种、不收载品种 28 种。三部收载品种 137 种，其中新增品种 13 种、修订品种 105 种、新增生物制品通则 1 个、新增生物制品总论 3 个、不收载品种 6 种。该版药典首次将上版药典附录整合为通则，并与药用辅料单独成卷作为《中国药典》四部。四部收载通则总数 317 个，其中制剂通则 38 个、检测方法 240 个（新增 27 个）、指导原则 30 个（新增 15 个）、标准品、标准物质及试液试药相关通则 9 个。药用辅料收载 270 种，其中新增 137 种、修订 97 种、不收载 2 种。

该版药典完善了药典标准体系的建设，整体提升质量控制的要求，进一步扩大了先进、成熟检测技术的应用，药用辅料的收载品种大幅增加，质量要求和安全性控制更加严格，使《中国药典》的引领作用和技术导向作用进一步体现。

在编制该版药典的过程中，还完成了《中国药典》2010 年版第一、二、三增补本，《红外光谱集》（第五卷），《中国药品通用名称》，《国家药品标准工作手册》（第四版），《中国药典注释》的编制和修订工作，组织开展了《中国药典》2015 年版英文版、《临床用药须知》2015 年版的编制工作。

2020 年版（第十一版） 2017 年 8 月原国家食品药品监督管理总局组建第十一届药典委员会。本届委员会遴选工作按照新修订的《第十一届药典委员会委员遴选工作方案》，向全社会公开征集新增委员候选人，并采取差额选举、无记名投票的方式选举新增委员。本届委员会共有委员 405 名，时任国家食品药品监督管理总局局长毕井泉任主任委员。下设执行委员会和 26 个专业委员会。执行委员会委员共计 67 名，其中院士委员 16 名、资深委员 10 名、各专业委员会主任 26 名、机构委员 15 名。专业委员会的设置在上一届委员会的基础上进行了适当调整，增设了中药风险评估专业委员会和生物制品通则专业委员会。此外，还特别设立了观察员，由来自中国药学会、中国医药质量管理协会等社会团体和行业协会的 13 名代表组成。

2017 年 8 月 29 日第十一届药典委员会成立大会暨第一次全体委员会议在北京召开，审议通过了《中国药典》2020年版编制大纲。按照大纲的指导思想、总体目标、基本原则和具体目标，国家药典委员会继续以实施“国家药品标准提高行动计划”为基础，组织各专业委员会和相关机构按照中国药典编制工作程序开展品种遴选、课题立项、试验研究、起草复核和标准审定等各项工作。

根据国务院机构改革部门职能调整以及部分人员变动情况，对第十一届药典委员会执行委员会委员进行届中调整，国家药品监督管理局局长焦红任主任委员，国家卫生健康委员会副主任曾益新、国家药品监督管理局副局长陈时飞和张伯礼、陈凯先、曹雪涛三位院士共同担任副主任委员。2020年4月9日，第十一届药典委员会执行委员会以视频会议方式审议通过了《中国药典》2020年版(草案)。经国家药品监督管理局会同国家卫生健康委员会批准颁布后施行。

本版药典进一步扩大药品品种和药用辅料标准的收载，本版药典收载品种5911种，新增319种，修订3177种，不再收载10种，因品种合并减少6种。一部中药收载2711种，其中新增117种、修订452种。二部化学药收载2712种，其中新增117种、修订2387种。三部生物制品收载153种，其中新增20种、修订126种；新增生物制品通则2个、总论4个。四部收载通用技术要求361个，其中制剂通则38个(修订35个)、检测方法及其他通则281个(新增35个、修订51个)、指导原则42个(新增12个、修订12个)；药用辅料收载335种，其中新增65种、修订212种。

本版药典持续完善了以凡例为基本要求、通则为总体规定、指导原则为技术引导、品种正文为具体要求的药典架构，不断健全以《中国药典》为核心的国家药品标准体系。贯彻药品全生命周期的管理理念，强化药品研发、生产、流通、使用等全过程质量控制。紧跟国际先进标准发展的趋势，密切结合我国药品生产实际，不断提升保证药品安全性和有效性的检测技术要求，充分发挥药典对促进药品质量提升、指导药品研发和推动产业高质量发展的导向作用。

在编制本版药典期间，还完成了《中国药典》2015年版第一增补本的工作，出版了《中国药典中药材薄层色谱彩色图集》、《中国药典中成药薄层色谱彩色图集》等药典配套丛书，组织开展了《中国药典》2020年版英文版的编制工作。

十 三 画

瑞蒿蒙赖酮酪碘硼雷腺羧溴塞福

十 四 画

聚碱碳罂雌鲑精熊缩

十 五 画

樟醋缬

十 六 画

薄磺噻凝糖

十 七 画

磷螺糜

品种正文　第二部分

品 种 正 文

第一部分

乙胺吡嗪利福异烟片(Ⅱ)

Yi'an Biqin Lifu Yiyan Pian (Ⅱ)

Ethambutol Hydrochloride, Pyrazinamide, Rifampicin and Isoniazid Tablets(Ⅱ)

本品含利福平($C_{43}H_{58}N_4O_{12}$)、异烟肼($C_6H_7N_3O$)、吡嗪酰胺($C_5H_5N_3O$)和盐酸乙胺丁醇($C_{10}H_{24}N_2O_2 \cdot 2HCl$)均应为标示量的90.0%～110.0%。

【处方】

	处方1	处方2
利福平	150g	75g
异烟肼	75g	37.5g
吡嗪酰胺	400g	200g
盐酸乙胺丁醇	275g	137.5g
辅料	适量	适量
制成	1000片	1000片

【性状】 本品为薄膜衣片,除去包衣后显橙红色至暗红色。

【鉴别】 (1)取本品细粉适量(约相当于利福平5mg),加0.1mol/L盐酸溶液2ml,振摇使利福平溶解后,加0.1mol/L亚硝酸钠溶液2滴,即由橙色变为暗红色。

(2)取本品细粉适量(约相当于异烟肼0.1g),加水7ml,振摇,滤过,取滤液,加0.1mol/L硝酸银溶液3ml,振摇,滤过,滤液置试管中,加氨制硝酸银试液1ml,即发生气泡与黑色浑浊,并在试管壁上生成银镜。

(3)取本品细粉适量(约相当于吡嗪酰胺0.2g),置试管中,加氢氧化钠试液5ml,缓缓煮沸,即发生氨臭,能使湿润的红色石蕊试纸变蓝色。

(4)取本品细粉适量(约相当于盐酸乙胺丁醇20mg),加水10ml,振摇,滤过,取滤液,加氯化钠0.2g,用三氯甲烷提取3次,每次20ml,取上层水溶液,加硫酸铜试液2～3滴,再加氢氧化钠试液数滴,溶液显深蓝色。

(5)在含量测定利福平项下记录的色谱图中,供试品溶液主峰的保留时间应与对照品溶液主峰的保留时间一致。

(6)在含量测定异烟肼、吡嗪酰胺与盐酸乙胺丁醇项下记录的色谱图中,供试品溶液各主峰的保留时间应分别与混合对照品溶液相应各主峰的保留时间一致。

【检查】 **有关物质** 照高效液相色谱法(通则0512)测定。临用新制。

溶剂　乙腈-水(1∶1)。

供试品溶液　取含量测定利福平项下的细粉适量(约相当于利福平50mg),精密称定,加溶剂使利福平溶解并定量稀释制成每1ml中约含利福平0.5mg的溶液,摇匀,滤过,取续滤液。

对照品溶液　取利福平对照品适量,精密称定,加溶剂溶解并定量稀释制成每1ml中约含5μg的溶液。

杂质对照品溶液(1)　取醌式利福平对照品适量,精密称定,加溶剂溶解并定量稀释制成每1ml中约含5μg的溶液。

杂质对照品溶液(2)　取*N*-氧化利福平对照品适量,精密称定,加溶剂溶解并定量稀释制成每1ml中约含5μg的溶液。

杂质对照品溶液(3)　取3-甲酰利福霉素SV对照品适量,精密称定,加溶剂溶解并定量稀释制成每1ml中约含5μg的溶液。

系统适用性溶液　取利福平对照品约4mg和异烟肼对照品约2mg,加1mol/L乙酸溶液25ml使溶解,放置4小时。

色谱条件　用辛基硅烷键合硅胶为填充剂;以甲醇-乙腈-0.075mol/L磷酸二氢钾溶液-1.0mol/L枸橼酸溶液(30∶30∶36∶4),并用10mol/L氢氧化钠溶液调节pH值至7.0为流动相;柱温为35℃;检测波长为254nm;除系统适用性溶液进样体积20μl外,其他进样体积10μl。

系统适用性要求　系统适用性溶液色谱图中出峰顺序依次为异烟肼、异烟肼利福霉素腙(最大杂质)与利福平。异烟肼利福霉素腙峰与利福平峰之间的分离度应大于4.0。

测定法　精密量取供试品溶液、对照品溶液和杂质对照品溶液(1)～(3),分别注入液相色谱仪,记录色谱图至利福平峰保留时间的4倍。

限度　供试品溶液色谱图中,如有与醌式利福平峰、*N*-氧化利福平峰和3-甲酰利福霉素SV峰保留时间一致的色谱峰,均按外标法以峰面积计算,分别不得过利福平标示量的2.0%、2.0%和0.5%;按外标法以对照品溶液中利福平峰面积计算,异烟肼利福霉素腙不得过利福平标示量的3.0%,其他单个杂质不得过利福平标示量的1.5%,其他各杂质的和不得过利福平标示量的3.0%。杂质含量小于0.1%或相对利福平保留时间小于0.23的色谱峰忽略不计。

溶出度　照溶出度与释放度测定法(通则0931第二法)测定。

溶出条件　以0.01mol/L磷酸盐缓冲液(取无水磷酸氢二钠7g,加水5000ml使溶解,用磷酸调节pH值至6.8)900ml为溶出介质,转速为每分钟75转,依法操作,经45分钟时取样。

供试品溶液　取溶出液,滤过,精密量取续滤液适量,用溶出介质定量稀释制成每1ml中约含利福平60μg的溶液。

对照品溶液　取利福平对照品适量,精密称定,加溶出介质溶解并定量稀释制成与供试品溶液中利福平浓度大致相同的溶液。

混合对照品溶液　取异烟肼对照品、吡嗪酰胺对照品与盐酸乙胺丁醇对照品各适量,精密称定,加溶出介质溶解并定量稀释制成与供试品溶液中各组分浓度大致相同的溶液。

系统适用性溶液、色谱条件与系统适用性要求　见含量测定项下。

测定法　见含量测定项下。分别计算每片中利福平、异烟肼、吡嗪酰胺与盐酸乙胺丁醇的溶出量。

限度　利福平与吡嗪酰胺限度均为标示量的 75%，异烟肼与盐酸乙胺丁醇限度均为标示量的 80%，均应符合规定。

干燥失重　取本品细粉，在 60℃真空干燥 3 小时，减失重量不得过 3.0%（通则 0831）。

其他　应符合片剂项下有关的各项规定（通则 0101）。

【含量测定】　**利福平**　照高效液相色谱法（通则 0512）测定。临用新制。

供试品溶液　取本品 20 片，精密称定，研细，精密称取细粉适量（约相当于利福平 60mg），加乙腈-水（1：1）振摇使利福平溶解并定量稀释制成每 1ml 中约含利福平 60μg 的溶液，摇匀，滤过，取续滤液。

对照品溶液　取利福平对照品适量，精密称定，加乙腈-水（1：1）振摇使溶解并定量稀释制成每 1ml 中约含 60μg 的溶液。

色谱条件　见有关物质项下。进样体积 20μl。

系统适用性溶液与系统适用性要求　见有关物质项下。

测定法　精密量取供试品溶液与对照品溶液，分别注入液相色谱仪，记录色谱图。按外标法以峰面积计算。

异烟肼、吡嗪酰胺与盐酸乙胺丁醇　照高效液相色谱法（通则 0512）测定。临用新制。

供试品溶液　取含量测定利福平项下的细粉适量（约相当于异烟肼 30mg），精密称定，加水适量，超声使异烟肼、吡嗪酰胺与盐酸乙胺丁醇溶解并定量稀释制成每 1ml 中约含异烟肼 30μg 的溶液，滤过，取续滤液。

混合对照品溶液　取异烟肼对照品、吡嗪酰胺对照品与盐酸乙胺丁醇对照品各适量，精密称定，加水溶解并定量稀释制成与供试品溶液中各组分浓度大致相同的溶液。

色谱条件　用十八烷基硅烷键合硅胶为填充剂；以醋酸铜-醋酸铵溶液（取醋酸铵 50g 与醋酸铜 0.2g，加水 1000ml 溶解，用冰醋酸调节 pH 值至 5.0）-甲醇（94：6）为流动相；检测波长为 270nm；进样体积 20μl。

系统适用性要求　混合对照品溶液色谱图中出峰顺序依次为异烟肼、吡嗪酰胺与盐酸乙胺丁醇，异烟肼峰与吡嗪酰胺峰之间的分离度应符合要求。

测定法　精密量取供试品溶液与混合对照品溶液，分别注入液相色谱仪，记录色谱图。按外标法以峰面积分别计算异烟肼（$C_6H_7N_3O$）、吡嗪酰胺（$C_5H_5N_3O$）与盐酸乙胺丁醇（$C_{10}H_{24}N_2O_2 \cdot 2HCl$）的含量。

【类别】　抗结核病药。

【贮藏】　遮光，密封，在干燥处保存。

附：

异烟肼利福霉素腙（HYD）

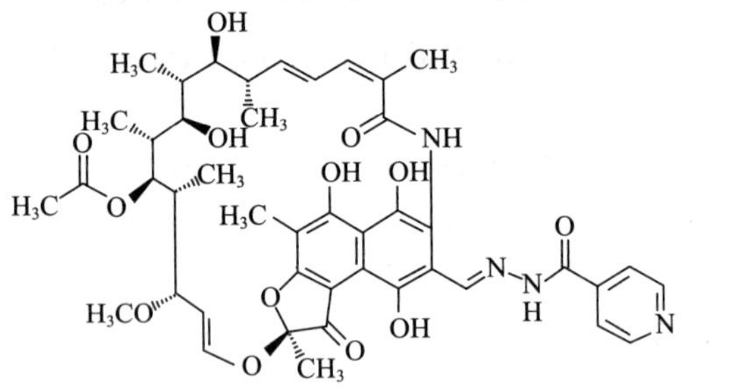

$C_{44}H_{52}N_4O_{13}$　844.92

乙胺利福异烟片

Yi'an Lifu Yiyan Pian

Ethambutol Hydrochloride, Rifampicin and Isoniazid Tablets

本品为含利福平、异烟肼和盐酸乙胺丁醇的复方制剂。含利福平（$C_{43}H_{58}N_4O_{12}$）、异烟肼（$C_6H_7N_3O$）与盐酸乙胺丁醇（$C_{10}H_{24}N_2O_2 \cdot 2HCl$）均应为标示量的 90.0%～110.0%。

【处方】

利福平	120g
异烟肼	120g
盐酸乙胺丁醇	250g
辅料	适量
制成	1000 片

【性状】　本品为薄膜衣片，除去包衣后显红色。

【鉴别】　（1）取本品的细粉适量（约相当于利福平 5mg），加 0.1mol/L 盐酸溶液 2ml，振摇后，加 0.1mol/L 亚硝酸钠溶液 2 滴，即由橙色变为暗红色。

（2）取本品的细粉适量（约相当于异烟肼 0.1g），加水 7ml，振摇，滤过，取滤液，加 0.1mol/L 硝酸银溶液 3ml，振摇，滤过，滤液置试管中，加氨制硝酸银试液 1ml，即发生气泡与黑色浑浊，并在试管上生成银镜。

（3）取本品的细粉适量（约相当于盐酸乙胺丁醇 20mg），加水 10ml，振摇，滤过，取滤液，加氯化钠 0.2g，用三氯甲烷提取 3 次，每次 20ml，取上层水溶液，加硫酸铜试液 2～3 滴，再加氢氧化钠试液数滴，溶液显深蓝色。

（4）在含量测定利福平项下记录的色谱图中，供试品溶液主峰的保留时间应与对照品溶液主峰的保留时间一致。

（5）在含量测定异烟肼与盐酸乙胺丁醇项下记录的色谱图中，供试品溶液两主峰的保留时间应分别与对照品溶液相应两主峰的保留时间一致。

【检查】 **有关物质** 照高效液相色谱法(通则0512)测定。临用新制。

溶剂 乙腈-水(1:1)。

供试品溶液 取含量测定利福平项下的细粉适量(约相当于利福平50mg),精密称定,加溶剂使利福平溶解并定量稀释制成每1ml中约含利福平0.5mg的溶液,摇匀,滤过,取续滤液。

对照品溶液 取利福平对照品适量,精密称定,加溶剂溶解并定量稀释制成每1ml中约含5μg的溶液。

杂质对照品溶液(1) 取醌式利福平对照品适量,精密称定,加溶剂溶解并定量稀释制成每1ml中约含5μg的溶液。

杂质对照品溶液(2) 取*N*-氧化利福平对照品适量,精密称定,加溶剂溶解并定量稀释制成每1ml中约含5μg的溶液。

杂质对照品溶液(3) 取3-甲酰利福霉素SV对照品适量,精密称定,加溶剂溶解并定量稀释制成每1ml中约含5μg的溶液。

系统适用性溶液 取利福平对照品约4mg和异烟肼对照品约2mg,加1mol/L乙酸溶液25ml使溶解,放置4小时。

色谱条件 用辛基硅烷键合硅胶为填充剂;以甲醇-乙腈-0.075mol/L磷酸二氢钾溶液-1.0mol/L枸橼酸溶液(30:30:36:4),并用10mol/L氢氧化钠溶液调节pH值至7.0为流动相;检测波长为254nm;除系统适用性溶液进样体积20μl外,其他进样体积10μl。

系统适用性要求 系统适用性溶液色谱图中出峰顺序依次为异烟肼、异烟肼利福霉素腙(最大杂质)与利福平,异烟肼利福霉素腙峰与利福平峰之间的分离度应大于4.0,利福平峰与相邻杂质峰之间的分离度应符合要求。

测定法 精密量取供试品溶液、对照品溶液与杂质对照品溶液(1)~(3),分别注入液相色谱仪,记录色谱图至利福平峰保留时间的5倍。

限度 供试品溶液色谱图中,如有与醌式利福平峰、*N*-氧化利福平峰和3-甲酰利福霉素SV峰保留时间一致的色谱峰,均按外标法以峰面积计算,分别不得过利福平标示量的2.0%、2.0%和0.5%;按外标法以对照品溶液中利福平峰面积计算,异烟肼利福霉素腙不得过利福平标示量的3.0%,其他单个杂质不得过利福平标示量的1.5%,其他各杂质的和不得过利福平标示量的3.0%。杂质含量小于0.1%与相对利福平保留时间小于0.23的色谱峰忽略不计。

溶出度 照溶出度与释放度测定法(通则0931第二法)测定。

溶出条件 以0.01mol/L磷酸盐缓冲液(取无水磷酸氢二钠7g,加水5000ml使溶解,用磷酸调节pH值至6.8)900ml为溶出介质,转速为每分钟75转,依法操作,经45分钟时取样。

供试品溶液 取溶出液,滤过,精密量取续滤液适量,用溶出介质定量稀释制成每1ml中约含利福平60μg的溶液。

对照品溶液 取利福平对照品适量,精密称定,加溶出介质溶解并定量稀释制成与供试品溶液中利福平浓度大致相同的溶液。

混合对照品溶液 取异烟肼对照品与盐酸乙胺丁醇对照品各适量,精密称定,加溶出介质溶解并定量稀释制成与供试品溶液中各组分浓度大致相同的溶液。

系统适用性溶液、色谱条件与系统适用性要求 见含量测定项下。

测定法 见含量测定项下。分别计算每片中利福平、异烟肼与盐酸乙胺丁醇的溶出量。

限度 利福平限度为标示量的75%,异烟肼与盐酸乙胺丁醇限度均为标示量的80%,均应符合规定。

干燥失重 取本品细粉,在60℃真空干燥3小时,减失重量不得过3.0%(通则0831)。

其他 应符合片剂项下有关的各项规定(通则0101)。

【含量测定】 **利福平** 照高效液相色谱法(通则0512)测定。临用新制。

供试品溶液 取本品20片,精密称定,研细,精密称取细粉适量(约相当于利福平60mg),加乙腈-水(1:1)振摇使利福平溶解并定量稀释制成每1ml中约含利福平60μg的溶液,摇匀,滤过,取续滤液。

对照品溶液 取利福平对照品适量,精密称定,加乙腈-水(1:1)振摇使溶解并定量稀释制成每1ml中约含60μg的溶液。

色谱条件 见有关物质项下。进样体积20μl。

系统适用性溶液与系统适用性要求 见有关物质项下。

测定法 精密量取供试品溶液与对照品溶液,分别注入液相色谱仪,记录色谱图。按外标法以峰面积计算。

异烟肼与盐酸乙胺丁醇 照高效液相色谱法(通则0512)测定。临用新制。

供试品溶液 取含量测定利福平项下的细粉适量(约相当于异烟肼30mg),精密称定,加水适量,超声使异烟肼与盐酸乙胺丁醇溶解并定量稀释制成每1ml中约含异烟肼30μg的溶液,滤过,取续滤液。

混合对照品溶液 取异烟肼对照品与盐酸乙胺丁醇对照品各适量,精密称定,加水溶解并定量稀释制成与供试品溶液中各组分浓度大致相同的溶液。

色谱条件 用十八烷基硅烷键合硅胶为填充剂;以醋酸铜-醋酸铵溶液(取醋酸铵50g与醋酸铜0.2g,加水1000ml溶解,用冰醋酸调节pH值至5.0)-甲醇(94:6)为流动相;检测波长为270nm;进样体积20μl。

系统适用性要求 混合对照品溶液色谱图中出峰顺序依次为异烟肼、盐酸乙胺丁醇,异烟肼峰与乙胺丁醇峰之间的分离度应符合要求。

测定法 精密量取供试品溶液与混合对照品溶液,分别注入液相色谱仪,记录色谱图。按外标法以峰面积分别计算异烟肼($C_6H_7N_3O$)与盐酸乙胺丁醇($C_{10}H_{24}N_2O_2 \cdot 2HCl$)的含量。

【类别】 抗结核病药。

【贮藏】 遮光,密封,在干燥处保存。

附：

异烟肼利福霉素腙(HYD)

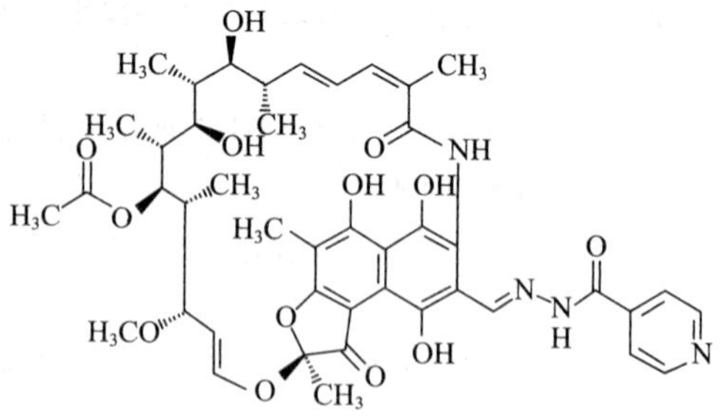

$C_{44}H_{52}N_4O_{13}$　844.92

乙胺嘧啶

Yi'anmiding

Pyrimethamine

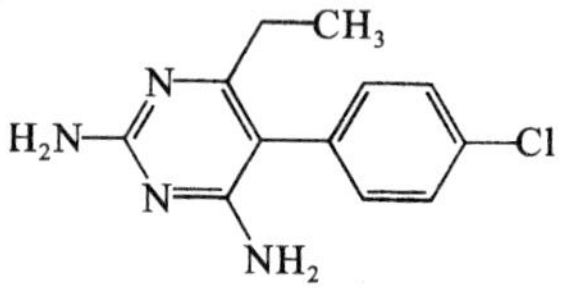

$C_{12}H_{13}ClN_4$　248.71

本品为 2,4-二氨基-5-(对氯苯基)-6-乙基嘧啶。含 $C_{12}H_{13}ClN_4$ 不得少于 99.0%。

【性状】 本品为白色结晶性粉末;无臭。

本品在乙醇或三氯甲烷中微溶,在水中几乎不溶。

吸收系数 取本品,精密称定,加 0.1mol/L 盐酸溶液溶解,并定量稀释制成每 1ml 中约含 13μg 的溶液,照紫外-可见分光光度法(通则 0401),在 272nm 的波长处测定吸光度,吸收系数($E_{1cm}^{1\%}$)为 309～329。

【鉴别】 (1)取吸收系数项下的溶液,照紫外-可见分光光度法(通则 0401)测定,在 272nm 的波长处有最大吸收,在 261nm 的波长处有最小吸收。

(2)本品的红外光吸收图谱应与对照的图谱(光谱集 3 图)一致。

(3)取本品约 0.1g,加无水碳酸钠 0.5g,混合,炽灼后,放冷,残渣用水浸渍,滤过,滤液中滴加硝酸至遇石蕊试纸显红色后,显氯化物鉴别(1)的反应(通则 0301)。

【检查】 **酸碱度** 取本品 0.30g,加水 15ml,煮沸后,放冷,滤过,滤液中加甲基红指示液 2 滴,不得显红色;再加盐酸滴定液(0.05mol/L)0.10ml,应显红色。

有关物质 照薄层色谱法(通则 0502)试验。

溶剂　三氯甲烷-甲醇(9∶1)。

供试品溶液　取本品适量,加溶剂溶解并稀释制成每 1ml 中约含 20mg 的溶液。

对照溶液　精密量取供试品溶液适量,用溶剂定量稀释制成每 1ml 中约含 50μg 的溶液。

色谱条件　采用硅胶 GF_{254} 薄层板,以甲苯-冰醋酸-正丙醇-三氯甲烷(25∶10∶10∶2)为展开剂。

测定法　吸取供试品溶液与对照溶液各 10μl,分别点于同一薄层板上,展开,晾干,置紫外光灯(254nm)下检视。

限度　供试品溶液如显杂质斑点,与对照溶液的主斑点比较,不得更深(0.25%)。

炽灼残渣 不得过 0.1%(通则 0841)。

【含量测定】 取本品约 0.15g,精密称定,加冰醋酸 20ml,加热溶解后,放冷,加喹哪啶红指示液 2 滴,用高氯酸滴定液(0.1mol/L)滴定至溶液几乎无色,并将滴定的结果用空白试验校正。每 1ml 高氯酸滴定液(0.1mol/L)相当于 24.87mg 的 $C_{12}H_{13}ClN_4$。

【类别】 抗疟药。

【贮藏】 遮光,密封保存。

【制剂】 乙胺嘧啶片

乙胺嘧啶片

Yi'anmiding Pian

Pyrimethamine Tablets

本品含乙胺嘧啶($C_{12}H_{13}ClN_4$)应为标示量的 90.0%～110.0%。

【性状】 本品为白色片。

【鉴别】 (1)取本品的细粉适量(约相当于乙胺嘧啶 5mg),加稀硫酸 2ml,加热使乙胺嘧啶溶解,放冷,滤过,滤液加碘化汞钾试液 2 滴,即生成乳白色沉淀。

(2)取含量测定项下的溶液,照紫外-可见分光光度法(通则 0401)测定,在 272nm 的波长处有最大吸收,在 261nm 的波长处有最小吸收。

(3)取本品的细粉适量(约相当于乙胺嘧啶 0.1g),照乙胺嘧啶项下的鉴别(3)项试验,显相同的反应。

【检查】 **含量均匀度** 取本品 1 片,置 100ml 量瓶中,加 0.1mol/L 盐酸溶液适量,超声使乙胺嘧啶溶解,放冷,用 0.1mol/L 盐酸溶液稀释至刻度,摇匀,滤过,精密量取续滤液 5ml,置 25ml 量瓶中,用 0.1mol/L 盐酸溶液稀释至刻度,摇匀,作为供试品溶液。照含量测定项下的方法测定含量,应符合规定(通则 0941)。

溶出度 照溶出度与释放度测定法(通则 0931 第二法)测定。

溶出条件　以 0.1mol/L 盐酸溶液 500ml 为溶出介质,转速为每分钟 75 转,依法操作,经 45 分钟时取样。

测定法　取溶出液适量,滤过。照紫外-可见分光光度法(通则 0401),在 272nm 的波长处测定吸光度,按 $C_{12}H_{13}ClN_4$

的吸收系数($E_{1cm}^{1\%}$)为319计算每片的溶出量。

限度 标示量的75%,应符合规定。

其他 应符合片剂项下有关的各项规定(通则0101)。

【含量测定】 照紫外-可见分光光度法(通则0401)测定。

供试品溶液 取本品20片,精密称定,研细,精密称取适量(约相当于乙胺嘧啶25mg),置100ml量瓶中,加0.1mol/L盐酸溶液70ml,微温并时时振摇使乙胺嘧啶溶解,放冷,用0.1mol/L盐酸溶液稀释至刻度,摇匀,滤过,精密量取续滤液5ml,置另一100ml量瓶中,用0.1mol/L盐酸溶液稀释至刻度,摇匀。

测定法 取供试品溶液,在272nm的波长处测定吸光度,按$C_{12}H_{13}ClN_4$的吸收系数($E_{1cm}^{1\%}$)为319计算。

【类别】 同乙胺嘧啶。

【规格】 6.25mg

【贮藏】 遮光,密封保存。

乙 琥 胺

Yihu'an

Ethosuximide

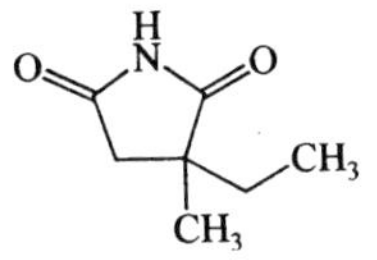

$C_7H_{11}NO_2$ 141.17

本品为3-甲基-3-乙基-2,5-吡咯烷二酮。按无水物计算,含$C_7H_{11}NO_2$不得少于98.0%。

【性状】 本品为白色至微黄色蜡状固体;几乎无臭;有引湿性。

本品在乙醇或三氯甲烷中极易溶解,在水中易溶。

熔点 本品的熔点(通则0612第三法)为43~47℃(以液状石蜡为传温液)。

【鉴别】 (1)取本品约20mg,加氢氧化钠试液2ml,微微煮沸,其蒸气能使湿润的红色石蕊试纸变为蓝色。

(2)取本品约0.1g,加间苯二酚约0.2g与硫酸2滴,在约140℃加热5分钟,加水5ml,滴加20%氢氧化钠溶液使成碱性,取此液数滴,滴入5ml水中,即显黄绿色荧光。

(3)本品的红外光吸收图谱应与对照的图谱(光谱集4图)一致(如不一致时,可用无水乙醇处理后测定)。

【检查】 **酸度** 取本品0.10g,加水10ml使溶解,依法测定(通则0631),pH值应为3.0~4.5。

氰化物 取本品0.50g,依法检查(通则0806第一法),应符合规定。

水分 取本品,照水分测定法(通则0832第一法1)测定,含水分不得过1.0%。

炽灼残渣 不得过0.1%(通则0841)。

【含量测定】 取本品约0.2g,精密称定,加二甲基甲酰胺30ml使溶解,加偶氮紫指示液2滴,在氮气流中,用甲醇钠滴定液(0.1mol/L)滴定至溶液显蓝色,并将滴定的结果用空白试验校正。每1ml甲醇钠滴定液(0.1mol/L)相当于14.12mg的$C_7H_{11}NO_2$。

【类别】 抗癫痫药。

【贮藏】 密封保存。

乙酰半胱氨酸

Yixian Banguang'ansuan

Acetylcysteine

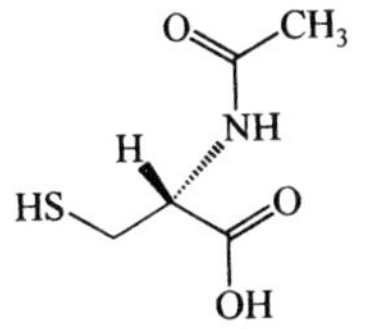

$C_5H_9NO_3S$ 163.20

本品为*N*-乙酰基-L-半胱氨酸。按干燥品计算,含$C_5H_9NO_3S$应为98.0%~102.0%。

【性状】 本品为白色或类白色结晶性粉末;有类似蒜的臭气;有引湿性。

本品在水或乙醇中易溶。

熔点 本品的熔点(通则0612)为104~110℃。

比旋度 取本品约2.5g,精密称定,加乙二胺四醋酸二钠溶液(1→100)2ml与氢氧化钠试液(4→100)15ml使溶解,用磷酸盐缓冲液(pH 7.0)定量稀释制成每1ml中约含50mg的溶液,依法测定(通则0621),比旋度为+21.0°至+27.0°。

【鉴别】 (1)取本品约0.1g,加10%氢氧化钠溶液2ml溶解后,加醋酸铅试液1ml,加热煮沸,溶液渐显黄褐色,继而产生黑色沉淀。

(2)取本品约10mg,加氢氧化钠试液1ml溶解后,加亚硝基铁氰化钠试液数滴,摇匀,即显深红色;放置后渐显黄色,上层留有红色环,振摇后又变成红色。

(3)本品的红外光吸收图谱应与对照的图谱(光谱集7图)一致。

【检查】 **酸度** 取本品1.0g,加水20ml溶解后,依法测定(通则0631),pH值应为1.5~2.5。

溶液的澄清度 取本品1.0g,加水10ml溶解后,依法检查(通则0902第一法),溶液应澄清。

干燥失重 取本品,以五氧化二磷为干燥剂,在70℃减压干燥3小时,减失重量不得过1.0%(通则0831)。

炽灼残渣 取本品1.0g,依法检查(通则0841),遗留残渣不得过0.1%。

重金属 取炽灼残渣项下遗留的残渣,依法检查(通则0821第二法),含重金属不得过百万分之十。

热原 取本品,加氯化钠注射液适量溶解后,用1mol/L

氢氧化钠溶液调节 pH 值至 7.0,用氯化钠注射液稀释制成每 1ml 中含乙酰半胱氨酸 20mg 的溶液,依法检查(通则 1142),剂量按家兔体重每 1kg 注射 10ml,应符合规定。(供注射用)

【含量测定】 取本品约 0.3g,精密称定,加水 30ml 溶解后,在 20～25℃用碘滴定液(0.05mol/L)迅速滴定至溶液显微黄色,并在 30 秒钟内不褪。每 1ml 碘滴定液(0.05mol/L)相当于 16.32mg 的 $C_5H_9NO_3S$。

【类别】 祛痰药。

【贮藏】 密封,在凉暗处保存。

【制剂】 (1)乙酰半胱氨酸颗粒　(2)喷雾用乙酰半胱氨酸

乙酰半胱氨酸颗粒

Yixian Banguang'ansuan Keli

Acetylcysteine Granules

本品含乙酰半胱氨酸($C_5H_9NO_3S$)应为标示量的 90.0%～110.0%。

【性状】 本品为可溶性细颗粒;气芳香。

【鉴别】 (1)照薄层色谱法(通则 0502)试验。

供试品溶液　取本品适量(约相当于乙酰半胱氨酸 0.2g),加水 20ml 溶解,用 1mol/L 氢氧化钠溶液调节 pH 值至 6.5,并用水稀释至 40ml。

对照品溶液　取乙酰半胱氨酸对照品 0.2g,加水 20ml 溶解,用 1mol/L 氢氧化钠溶液调节 pH 值至 6.5,并用水稀释至 40ml。

色谱条件　采用硅胶 G 薄层板,以正丁醇-冰醋酸-水(4:1:5)混合并平衡 10 分钟的上层液为展开剂。

测定法　吸取供试品溶液与对照品溶液各 5μl,分别点于同一薄层板上,展开,取出,在热气流下吹干,再于碘蒸气中显色。

结果判定　供试品溶液所显主斑点的位置和颜色应与对照品溶液的主斑点相同。

(2)在含量测定项下记录的色谱图中,供试品溶液主峰的保留时间应与对照品溶液主峰的保留时间一致。

以上(1)、(2)两项可选做一项。

【检查】 **酸度**　取本品,加水溶解并稀释制成 10% 的溶液,依法测定(通则 0631),pH 值应为 2.0～3.0。

干燥失重　取本品,在 70℃干燥 4 小时,减失重量不得过 2.0%(通则 0831)。

有关物质　照高效液相色谱法(通则 0512)测定。

供试品溶液　取本品细粉适量(约相当于乙酰半胱氨酸 25mg),精密称定,置 25ml 量瓶中,加流动相使溶解并稀释至刻度,摇匀,滤过,取续滤液。

对照溶液　精密量取供试品溶液 1ml,置 100ml 量瓶中,用流动相稀释至刻度,摇匀。

色谱条件　用十八烷基硅烷键合硅胶为填充剂;以硫酸铵缓冲液(取硫酸铵 2.25g、庚烷磺酸钠 1.82g,用水稀释至 450ml,用 7mol/L 的盐酸溶液调节 pH 值至 1.4)-甲醇(90:10)为流动相;检测波长为 205nm;进样体积 10μl。

系统适用性要求　理论板数按乙酰半胱氨酸峰计算不低于 1000。

测定法　精密量取供试品溶液与对照溶液,分别注入液相色谱仪,记录色谱图至主成分峰保留时间的 3 倍。

限度　供试品溶液色谱图中如有杂质峰,单个杂质的峰面积不得大于对照溶液的主峰面积(1.0%),各杂质峰面积的和不得大于对照溶液主峰面积的 1.5 倍(1.5%)。

其他　除粒度外,应符合颗粒剂项下有关的各项规定(通则 0104)。

【含量测定】 照高效液相色谱法(通则 0512)测定。

溶剂　焦亚硫酸钠溶液(1→2000)。

供试品溶液　取本品 10 袋,将内容物全量转移至 500ml 量瓶中,加溶剂适量,振摇使溶解并稀释至刻度,摇匀,精密量取 25ml,置 100ml(0.1g 规格)或 200ml(0.2g 规格)量瓶中,用溶剂稀释至刻度,摇匀,滤过,取续滤液。

对照品溶液　取乙酰半胱氨酸对照品约 50mg,精密称定,置 100ml 量瓶中,加溶剂溶解并稀释至刻度,摇匀。

色谱条件　用十八烷基硅烷键合硅胶为填充剂;以 0.05mol/L 磷酸氢二钾溶液(用磷酸调节 pH 值至 3.0)为流动相;检测波长为 214nm;进样体积 20μl。

系统适用性要求　理论板数按乙酰半胱氨酸峰计算不低于 1000。

测定法　精密量取供试品溶液与对照品溶液,分别注入液相色谱仪,记录色谱图。按外标法以峰面积计算。

【类别】 同乙酰半胱氨酸。

【规格】 (1)0.1g　(2)0.2g

【贮藏】 遮光,密封,在干燥处保存。

喷雾用乙酰半胱氨酸

Penwuyong Yixian Banguang'ansuan

Acetylcysteine for Spray

本品按平均装量计算,含乙酰半胱氨酸($C_5H_9NO_3S$)应为标示量的 95.0%～105.0%。

【性状】 本品为白色或类白色结晶性粉末。

【鉴别】 (1)取本品照乙酰半胱氨酸项下的鉴别(2)项试验,显相同的反应。

(2)照薄层色谱法(通则 0502)试验。

供试品溶液　取本品内容物适量(约相当于乙酰半胱氨酸 0.2g),加水 20ml 溶解,用 1mol/L 氢氧化钠溶液调节 pH 值至 6.5,并用水稀释至 40ml,摇匀。

对照品溶液　取乙酰半胱氨酸对照品 0.2g,加水 20ml 溶解,用 1mol/L 氢氧化钠溶液调节 pH 值至 6.5，并用水稀释至 40ml。

色谱条件　采用硅胶 G 薄层板，以正丁醇-冰醋酸-水(4∶1∶5)混合并平衡 10 分钟的上层液为展开剂。

测定法　吸取供试品溶液与对照品溶液各 5μl，分别点于同一薄层板上，展开，取出，在热气流下吹干，再于碘蒸气中显色。

结果判定　供试品溶液所显主斑点的位置和颜色应与对照品溶液的主斑点相同。

【检查】 **酸度、溶液的澄清度与干燥失重**　照乙酰半胱氨酸项下的方法检查，均应符合规定。

装量差异　照注射用无菌粉末项下的方法(通则 0102)检查，应符合规定。

【含量测定】 取装量差异项下的内容物，混合均匀，照乙酰半胱氨酸项下的方法测定，即得。

【类别】 同乙酰半胱氨酸。

【规格】 (1)0.5g　(2)1g

【贮藏】 严封，在凉暗处保存。

乙酰谷酰胺

Yixianguxian'an

Aceglutamide

$C_7H_{12}N_2O_4$　188.18

本品为 N^2-乙酰-L-谷氨酰胺。按干燥品计算，含 $C_7H_{12}N_2O_4$ 不得少于 98.0%。

【性状】 本品为白色结晶性粉末；无臭。

本品在水中溶解，在乙醇中微溶。

熔点　本品的熔点(通则 0612)为 194～198℃。

比旋度　取本品，精密称定，加水溶解并定量稀释制成每 1ml 中约含 20mg 的溶液，依法测定(通则 0621)，比旋度为 −11.5°至 −13.5°。

【鉴别】 (1)取本品 0.1g，加稀盐酸 5ml，加热煮沸 30 分钟，并不断补充水分，放冷，用氢氧化钠试液调节 pH 值约为 6，取 2ml，加茚三酮约 2mg，加热，应显蓝紫色。另取本品 50mg，加水 2ml 及茚三酮约 2mg，加热，不显蓝紫色。

(2)本品的红外光吸收图谱应与对照的图谱(光谱集 539 图)一致。

【检查】 **溶液的透光率**　取本品 0.50g，加水 20ml 溶解后，照紫外-可见分光光度法(通则 0401)，在 430nm 的波长处测定透光率，不得低于 95.0%。

氯化物　取本品 0.40g，依法检查(通则 0801)，与标准氯化钠溶液 8.0ml 制成的对照液比较，不得更浓(0.02%)。

硫化物　取本品 1.25g，依法检查(通则 0803)，应符合规定(0.0004%)。

有关物质　照高效液相色谱法(通则 0512)测定。

供试品溶液　取本品，加流动相溶解并定量稀释制成每 1ml 中约含 1mg 的溶液。

对照溶液　精密量取供试品溶液 1ml，置 100ml 量瓶中，用流动相稀释至刻度，摇匀。

系统适用性溶液　取乙酰谷酰胺对照品与谷氨酰胺对照品各适量，置同一量瓶中，加流动相溶解并稀释制成每 1ml 中各约含 0.1mg 的溶液，混匀。

色谱条件　用十八烷基硅烷键合硅胶为填充剂；以 0.05mol/L 的磷酸二氢钾溶液(用 10%磷酸溶液调节 pH 值至 3.0)-甲醇(95∶5)为流动相；检测波长为 210nm；进样体积 20μl。

系统适用性要求　系统适用性溶液色谱图中，乙酰谷酰胺峰与谷氨酰胺峰之间的分离度应大于 7.0，理论板数按乙酰谷酰胺峰计算不低于 2000。

测定法　精密量取供试品溶液与对照溶液，分别注入液相色谱仪，记录色谱图至主成分峰保留时间的 3 倍。

限度　供试品溶液色谱图中如有杂质峰，单个杂质峰面积不得大于对照溶液的主峰面积(1.0%)，各杂质峰面积的和不得大于对照溶液主峰面积的 2 倍(2.0%)。

干燥失重　取本品，在 105℃干燥至恒重，减失重量不得过 1.0%(通则 0831)。

炽灼残渣　不得过 0.1%(通则 0841)。

重金属　取本品 1.0g，加水 23ml，必要时加热使溶解，放冷，加醋酸盐缓冲液(pH 3.5)2ml 与水适量使成 25ml，依法检查(通则 0821 第一法)，含重金属不得过百万分之十。

【含量测定】 照高效液相色谱法(通则 0512)测定。

供试品溶液　取本品适量，精密称定，加流动相溶解并定量稀释制成每 1ml 中约含 0.1mg 的溶液。

对照品溶液　取乙酰谷酰胺对照品适量，精密称定，加流动相溶解并定量稀释制成每 1ml 中约含 0.1mg 的溶液。

系统适用性溶液、色谱条件与系统适用性要求　见有关物质项下。

测定法　精密量取供试品溶液与对照品溶液，分别注入液相色谱仪，记录色谱图。按外标法以峰面积计算。

【类别】 精神振奋药。

【贮藏】 遮光，密封保存。

【制剂】 乙酰谷酰胺注射液

乙酰谷酰胺注射液

Yixianguxian'an Zhusheye

Aceglutamide Injection

本品为乙酰谷酰胺的无菌水溶液。含乙酰谷酰胺

($C_7H_{12}N_2O_4$)应为标示量的 90.0%～110.0%。

【性状】 本品为无色的澄明液体。

【鉴别】 (1)取本品适量(约相当于乙酰谷酰胺 0.25g),加盐酸溶液(1→2)2ml,加热煮沸约 30 分钟,并不断补充水分,放冷,用氢氧化钠试液调节 pH 值约为 6,取 2ml,加茚三酮约 2mg,加热,溶液显蓝紫色。

(2)在含量测定项下记录的色谱图中,供试品溶液主峰的保留时间应与对照品溶液主峰的保留时间一致。

【检查】 **pH 值** 应为 4.5～7.0(通则 0631)。

有关物质 照高效液相色谱法(通则 0512)测定。

供试品溶液 取本品适量,用流动相定量稀释制成每 1ml 中约含乙酰谷酰胺 1mg 的溶液。

对照溶液、系统适用性溶液、色谱条件、系统适用性要求与测定法 见乙酰谷酰胺有关物质项下。

限度 供试品溶液色谱图中如有杂质峰,单个杂质峰面积不得大于对照溶液主峰面积的 2 倍(2.0%),各杂质峰面积的和不得大于对照溶液主峰面积的 3 倍(3.0%)。

细菌内毒素 取本品,依法检查(通则 1143),每 1mg 乙酰谷酰胺中含内毒素的量应小于 0.25EU。

无菌 取本品,经薄膜过滤法处理,用 0.1%无菌蛋白胨水溶液冲洗(每膜不少于 100ml),以金黄色葡萄球菌为阳性对照菌,依法检查(通则 1101),应符合规定。

其他 应符合注射剂项下有关的各项规定(通则 0102)。

【含量测定】 照高效液相色谱法(通则 0512)测定。

供试品溶液 精密量取本品适量,用流动相定量稀释制成每 1ml 中约含乙酰谷酰胺 0.1mg 的溶液。

对照品溶液、系统适用性溶液、色谱条件、系统适用性要求与测定法 见乙酰谷酰胺含量测定项下。

【类别】 同乙酰谷酰胺。

【规格】 (1)2ml：0.1g (2)5ml：0.25g (3)5ml：0.3g (4)5ml：0.6g (5)10ml：0.5g (6)20ml：0.6g

【贮藏】 遮光,密封保存。

乙酰唑胺

Yixian Zuo'an

Acetazolamide

$C_4H_6N_4O_3S_2$ 222.25

本品为 *N*-(5-氨磺酰基-1,3,4-噻二唑-2-基)乙酰胺。按干燥品计算,含 $C_4H_6N_4O_3S_2$ 应为 98.0%～102.0%。

【性状】 本品为白色针状结晶或结晶性粉末;无臭。

本品在沸水中略溶,在水或乙醇中极微溶解,在三氯甲烷或乙醚中几乎不溶;在氨溶液中易溶。

【鉴别】 (1)取本品约 0.1g,滴加氢氧化钠试液溶解后,加水 10ml 与酚酞指示液 1 滴,滴加稀盐酸至粉红色消失,加硝酸汞试液数滴,即生成白色沉淀。

(2)取本品约 0.2g,置试管中,加乙醇与硫酸各 1ml,加热即产生乙酸乙酯的香气。

(3)本品的红外光吸收图谱应与对照的图谱(光谱集 9 图)一致。

【检查】 **酸度** 取本品 1.0g,加热水 50ml,振摇,放冷,依法测定(通则 0631),pH 值应为 4.0～6.0。

碱性溶液的澄清度 取本品 1.0g,加 10%氢氧化钠溶液 5ml 溶解后,溶液应澄清。

氯化物 取本品 2.0g,加水 100ml,加热溶解后,迅速放冷,滤过,取滤液 25ml,依法检查(通则 0801),与标准氯化钠溶液 7.0ml 制成的对照液比较,不得更浓(0.014%)。

硫酸盐 取上述氯化物项下剩余的滤液 25ml,依法检查(通则 0802),与标准硫酸钾溶液 2.0ml 制成的对照液比较,不得更浓(0.04%)。

有关物质 照高效液相色谱法(通则 0512)测定。

供试品溶液 取本品 50mg,置 100ml 量瓶中,加水 80ml,置 80℃水浴中加热 5 分钟,振摇使溶解,放冷,用水稀释至刻度,摇匀。

对照溶液 精密量取供试品溶液 1ml,置 100ml 量瓶中,用水稀释至刻度,摇匀。

色谱条件 用十八烷基硅烷键合硅胶为填充剂;以 0.43%无水醋酸钠溶液-甲醇-乙腈(95∶2∶3,用冰醋酸调节 pH 值至 4.0±0.05)为流动相;检测波长为 265nm;进样体积 20μl。

系统适用性要求 理论板数按乙酰唑胺峰计算不低于 5000。

测定法 精密量取供试品溶液与对照溶液,分别注入液相色谱仪,记录色谱图至主成分峰保留时间的 2 倍。

限度 供试品溶液色谱图中如显杂质峰,单个杂质峰面积不得大于对照溶液主峰面积的 0.5 倍(0.5%),各杂质峰面积的和不得大于对照溶液的主峰面积(1.0%)。

银还原物 取本品 5.0g,用无水乙醇 5ml 湿润后,加水 125ml 与硝酸 10ml,精密加硝酸银滴定液(0.1mol/L)5ml,摇匀,避光放置 30 分钟,经垂熔玻璃漏斗滤过,用水 10ml 洗涤容器及漏斗,合并滤液与洗液,加硫酸铁铵指示液 5ml,用硫氰酸铵滴定液(0.1mol/L)滴定至终点,消耗硫氰酸铵滴定液(0.1mol/L)不得少于 4.8ml。

干燥失重 取本品,在 105℃干燥至恒重,减失重量不得过 0.5%(通则 0831)。

炽灼残渣 不得过 0.1%(通则 0841)。

重金属 取本品 0.50g,依法检查(通则 0821 第三法),含重金属不得过百万分之二十。

【含量测定】 照紫外-可见分光光度法(通则0401)测定。

供试品溶液 取本品约0.2g,精密称定,加沸水400ml搅拌使溶解,放冷,定量转移至1000ml量瓶中,用水稀释至刻度,摇匀;精密量取5ml,置100ml量瓶中,加1mol/L盐酸溶液10ml,用水稀释至刻度,摇匀。

测定法 取供试品溶液,在265nm的波长处测定吸光度,按$C_4H_6N_4O_3S_2$的吸收系数($E_{1cm}^{1\%}$)为474计算,即得。

【类别】 碳酸酐酶抑制药。

【贮藏】 遮光,密封保存。

【制剂】 乙酰唑胺片

乙酰唑胺片

Yixianzuo'an Pian

Acetazolamide Tablets

本品含乙酰唑胺($C_4H_6N_4O_3S_2$)应为标示量的95.0%～105.0%。

【性状】 本品为白色片。

【鉴别】 (1)取本品细粉适量(约相当于乙酰唑胺0.2g),加水3ml与氢氧化钠试液1ml,搅拌,滤过;取滤液2ml,加水8ml摇匀后,照乙酰唑胺项下的鉴别(1)项试验,显相同的反应。

(2)取本品细粉适量(约相当于乙酰唑胺50mg),照乙酰唑胺项下的鉴别(2)项试验,显相同的反应。

【检查】 **有关物质** 照高效液相色谱法(通则0512)测定。

供试品溶液 取本品细粉适量(约相当于乙酰唑胺50mg),置100ml量瓶中,加水80ml,置80℃水浴中加热5分钟,振摇使乙酰唑胺溶解,放冷,用水稀释至刻度,摇匀,滤过,取续滤液。

对照溶液 精密量取供试品溶液1ml,置100ml量瓶中,用水稀释至刻度,摇匀。

色谱条件、系统适用性要求与测定法 见乙酰唑胺有关物质项下。

限度 供试品溶液色谱图中如显杂质峰,单个杂质峰面积不得大于对照溶液主峰面积的0.5倍(0.5%),各杂质峰面积的和不得大于对照溶液的主峰面积(1.0%)。

溶出度 照溶出度与释放度测定法(通则0931第二法)测定。

溶出条件 以醋酸-醋酸钠缓冲液(pH 4.5)150ml加水至900ml为溶出介质,转速为每分钟100转,依法操作,经45分钟时取样。

测定法 取溶出液5ml,滤过,精密量取续滤液2ml,置50ml量瓶中,用0.1mol/L盐酸溶液稀释至刻度,摇匀,照紫外-可见分光光度法(通则0401),在265nm的波长处分别测定吸光度,按$C_4H_6N_4O_3S_2$的吸收系数($E_{1cm}^{1\%}$)为474计算每片的溶出量。

限度 标示量的75%,应符合规定。

其他 应符合片剂项下有关的各项规定(通则0101)。

【含量测定】 照紫外-可见分光光度法(通则0401)测定。

供试品溶液 取本品10片,精密称定,研细,精密称取适量(约相当于乙酰唑胺0.2g),加沸水约400ml,搅拌15分钟使乙酰唑胺溶解,放冷,定量转移至1000ml量瓶中,加水稀释至刻度,摇匀,滤过,精密量取续滤液5ml,置100ml量瓶中,加1mol/L盐酸溶液10ml,用水稀释至刻度,摇匀。

测定法 取供试品溶液,在265nm的波长处测定吸光度,按$C_4H_6N_4O_3S_2$的吸收系数($E_{1cm}^{1\%}$)为474计算。

【类别】 同乙酰唑胺。

【规格】 0.25g

【贮藏】 遮光,密封保存。

乙酰胺注射液

Yixian'an Zhusheye

Acetamide Injection

本品为乙酰胺的灭菌水溶液。含乙酰胺(C_2H_5NO)应为标示量的95.0%～105.0%。

【性状】 本品为无色的澄明液体。

【鉴别】 (1)取本品1ml,加氢氧化钠试液5ml,煮沸,即发生氨臭,能使湿润的红色石蕊试纸变蓝。

(2)本品显醋酸盐的鉴别反应(通则0301)。

【检查】 **pH值** 应为5.0～6.5(通则0631)。

异常毒性 取本品,加氯化钠注射液制成每1ml中含乙酰胺50mg的溶液,依法检查(通则1141),按静脉注射法给药,应符合规定。

细菌内毒素 取本品,依法检查(通则1143),每1mg乙酰胺中含内毒素的量应小于0.030EU。

其他 应符合注射剂项下有关的各项规定(通则0102)。

【含量测定】 精密量取本品适量(约相当于乙酰胺0.5g),置50ml量瓶中,加水稀释至刻度,摇匀,精密量取10ml,置凯氏烧瓶中,加水与10%氢氧化钠溶液各50ml,照氮测定法(通则0704第一法),自"注意使沿瓶壁"起,依法测定,即得。每1ml硫酸滴定液(0.05mol/L)相当于5.907mg的C_2H_5NO。

【类别】 解毒药。

【规格】 (1)2ml∶1g　(2)5ml∶2.5g　(3)10ml∶5g

【贮藏】 遮光,密闭保存。

乙酰螺旋霉素

Yixian Luoxuanmeisu

Acetylspiramycin

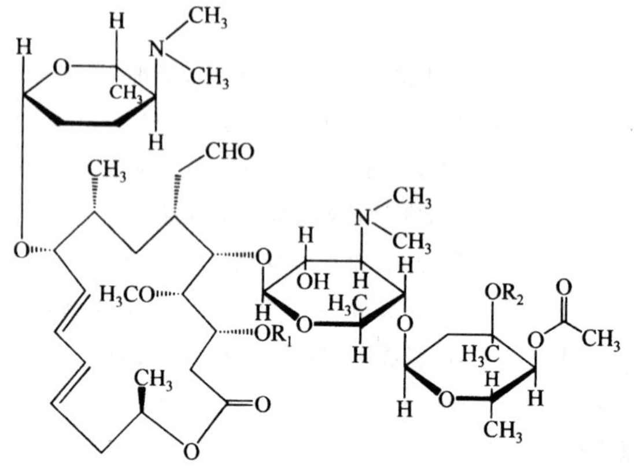

单乙酰螺旋霉素Ⅱ：$R_1=COCH_3$　　$R_2=H$

单乙酰螺旋霉素Ⅲ：$R_1=COCH_2CH_3$　　$R_2=H$

双乙酰螺旋霉素Ⅱ：$R_1=COCH_3$　　$R_2=COCH_3$

双乙酰螺旋霉素Ⅲ：$R_1=COCH_2CH_3$　　$R_2=COCH_3$

本品为单乙酰螺旋霉素Ⅱ、单乙酰螺旋霉素Ⅲ、双乙酰螺旋霉素Ⅱ和双乙酰螺旋霉素Ⅲ四个组分为主的混合物。按干燥品计算，每 1mg 的效价不得少于 1200 个乙酰螺旋霉素单位。

【性状】 本品为白色至微黄色粉末。

本品在甲醇、乙醇、丙酮或乙醚中溶解，在水中几乎不溶，在石油醚中不溶。

【鉴别】 (1)照薄层色谱法(通则 0502)试验。

供试品溶液　取本品，加甲醇制成每 1ml 中约含 5mg 的溶液。

标准品溶液　取乙酰螺旋霉素标准品，加甲醇制成每 1ml 中约含 5mg 的溶液。

色谱条件　采用薄层板(取硅胶 G 0.6g，加 0.1mol/L 氢氧化钠溶液 2.5ml，研磨成糊状，搅匀后，涂布在 20cm×5cm 玻璃板上，晾干后，置 105℃ 活化 30 分钟)，以甲苯-甲醇(9∶1)为展开剂。

测定法　吸取供试品溶液与标准品溶液各 10μl，分别点于同一薄层板上，展开，晾干，置碘蒸气中显色。

结果判定　供试品溶液所显四个主斑点的位置和颜色应与标准品溶液四个主斑点的位置和颜色相同。

(2)在乙酰螺旋霉素组分测定项下记录的色谱图中，供试品溶液四个主组分峰的保留时间应与乙酰螺旋霉素标准品溶液四个主组分峰的保留时间一致。

以上(1)、(2)两项可选做一项。

【检查】 **干燥失重**　取本品，在 105℃ 干燥至恒重，减失重量不得过 3.0%(通则 0831)。

乙酰螺旋霉素组分测定　照高效液相色谱法(通则 0512)测定。

供试品溶液　取本品适量，精密称定，加流动相溶解并定量稀释制成每 1ml 中约含 1mg 的溶液。

标准品溶液　取乙酰螺旋霉素标准品适量，精密称定，加流动相溶解并定量稀释制成每 1ml 中约含 1mg 的溶液。

色谱条件　用十八烷基硅烷键合硅胶为填充剂；以乙腈-0.1mol/L 醋酸铵溶液(60∶40)(用醋酸调节 pH 值至 7.2±0.1)为流动相；检测波长为 232nm；进样体积 10μl。

系统适用性要求　标准品溶液色谱图应与标准图谱一致。

测定法　精密量取供试品溶液与标准品溶液，分别注入液相色谱仪，记录色谱图，供试品溶液色谱图中乙酰螺旋霉素各组分的出峰顺序依次为：单乙酰螺旋霉素Ⅱ、单乙酰螺旋霉素Ⅲ、双乙酰螺旋霉素Ⅱ和双乙酰螺旋霉素Ⅲ。单、双乙酰螺旋霉素(Ⅱ+Ⅲ)的含量以供试品溶液色谱图中相应的峰面积按下式计算。

单乙酰螺旋霉素(Ⅱ+Ⅲ)含量%=

$$\frac{A_{单Ⅱ}+A_{单Ⅲ}}{A_{单Ⅱ}+A_{单Ⅲ}+A_{双Ⅱ}+A_{双Ⅲ}}\times 100\%$$

双乙酰螺旋霉素(Ⅱ+Ⅲ)含量%=

$$\frac{A_{双Ⅱ}+A_{双Ⅲ}}{A_{单Ⅱ}+A_{单Ⅲ}+A_{双Ⅱ}+A_{双Ⅲ}}\times 100\%$$

式中　$A_{单Ⅱ}$为单乙酰螺旋霉素Ⅱ的峰面积；

$A_{单Ⅲ}$为单乙酰螺旋霉素Ⅲ的峰面积；

$A_{双Ⅱ}$为双乙酰螺旋霉素Ⅱ的峰面积；

$A_{双Ⅲ}$为双乙酰螺旋霉素Ⅲ的峰面积。

乙酰螺旋霉素四个组分的总含量按外标法以峰面积按下式计算。

$$乙酰螺旋霉素四个组分总含量\%=\frac{A_T W_S P}{A_S W_T}\times 100\%$$

式中　A_T为供试品溶液色谱图中乙酰螺旋霉素四个组分峰的总面积；

A_S为标准品溶液色谱图中乙酰螺旋霉素四个组分峰的总面积；

W_T为供试品的重量；

W_S为标准品的重量；

P 为标准品四个组分的百分含量总和。

限度　含单、双乙酰螺旋霉素(Ⅱ+Ⅲ)均应不得少于 35%；乙酰螺旋霉素四个组分的总含量应不得少于 75%。

【含量测定】 精密称取本品适量，加乙醇使溶解(每 5mg 加乙醇 2ml)，用灭菌水定量稀释制成每 1ml 中约含 1000 单位的溶液，照抗生素微生物检定法(通则 1201)测定。

【类别】 大环内酯类抗生素。

【贮藏】 密封，在凉暗干燥处保存。

【制剂】 (1)乙酰螺旋霉素片　(2)乙酰螺旋霉素胶囊

乙酰螺旋霉素片

Yixian Luoxuanmeisu Pian

Acetylspiramycin Tablets

本品含乙酰螺旋霉素应为标示量的 90.0%～110.0%。

【性状】 本品为糖衣片或薄膜衣片，除去包衣后，显类白色或微黄色。

【鉴别】 (1)照薄层色谱法(通则 0502)试验。

供试品溶液　取本品细粉适量，加甲醇溶解并稀释制成每 1ml 中约含乙酰螺旋霉素 5mg 的溶液，滤过，取续滤液。

标准品溶液　取乙酰螺旋霉素标准品，加甲醇溶解并稀释制成每 1ml 中约含 5mg 的溶液。

系统适用性溶液　取等体积的供试品溶液和标准品溶液，混合。

色谱条件　见乙酰螺旋霉素鉴别(1)项下。

系统适用性要求　系统适用性溶液应显四个主斑点。

测定法　吸取上述三种溶液各 10μl，分别点于同一薄层板上，展开，晾干，置碘蒸气中显色。

结果判定　供试品溶液所显四个主斑点的位置和颜色应与标准品溶液或系统适用性溶液所显四个主斑点的位置和颜色相同。

(2)在乙酰螺旋霉素组分测定项下记录的色谱图中，供试品溶液四个主组分峰的保留时间应与标准品溶液的四个主组分峰的保留时间一致。

(3)取本品细粉适量(约相当于乙酰螺旋霉素 0.1g)，加甲醇 10ml，振摇，使乙酰螺旋霉素溶解，滤过，量取续滤液 1ml，再用甲醇溶液(1→5)稀释制成每 1ml 中含乙酰螺旋霉素 20μg 的溶液，照紫外-可见分光光度法(通则 0401)测定，在 232nm 波长处有最大吸收。

以上(1)、(2)两项可选做一项。

【检查】 **乙酰螺旋霉素组分测定**　照高效液相色谱法(通则 0512)测定。

供试品溶液　取本品细粉适量(约相当于乙酰螺旋霉素 0.1g)，精密称定，加流动相溶解并定量稀释制成每 1ml 中约含乙酰螺旋霉素 1mg 的溶液，摇匀，滤过，取续滤液。

标准品溶液、色谱条件与系统适用性要求　见乙酰螺旋霉素乙酰螺旋霉素组分测定项下。

测定法　见乙酰螺旋霉素乙酰螺旋霉素组分测定项下。乙酰螺旋霉素四个组分的总含量按外标法以峰面积按下式计算。

乙酰螺旋霉素四个组分总含量%＝

$$\frac{A_T W_S \times \text{平均片重} \times P \times \text{标准品效价}}{A_S W_T \times \text{标示量}} \times 100\%$$

式中　A_T为供试品色谱图中乙酰螺旋霉素四个组分峰的总面积；

A_S为标准品色谱图中乙酰螺旋霉素四个组分峰的总面积；

W_T为供试品的重量；

W_S为标准品的重量；

P 为标准品四个组分的百分含量总和。

限度　含单、双乙酰螺旋霉素(Ⅱ＋Ⅲ)均应不得少于 35%；乙酰螺旋霉素四个组分的总含量应不得少于标示量的 70%。

溶出度　照溶出度与释放度测定法(通则 0931 第一法)测定。

溶出条件　以盐酸溶液(稀盐酸 24ml→1000ml)900ml 为溶出介质，转速为每分钟 100 转，依法操作，经 45 分钟时取样。

供试品溶液　取溶出液适量，滤过，精密量取续滤液适量，用溶出介质定量稀释制成每 1ml 中约含乙酰螺旋霉素 20μg 的溶液。

对照溶液　取本品 10 片，精密称定，研细，精密称取适量(相当于平均片重)，加乙醇适量(每 5mg 加乙醇 2ml)使溶解，用溶出介质定量稀释制成每 1ml 中约含乙酰螺旋霉素 100μg 的溶液，滤过，精密量取续滤液适量，用溶出介质定量稀释制成每 1ml 中约含乙酰螺旋霉素 20μg 的溶液。

测定法　取供试品溶液与对照溶液，照紫外-可见分光光度法(通则 0401)，在 232nm 的波长处分别测定吸光度，计算每片的溶出量。

限度　75%，应符合规定。

其他　应符合片剂项下有关的各项规定(通则 0101)。

【含量测定】 取本品 10 片，精密称定，研细，精密称取适量(约相当于乙酰螺旋霉素 0.2g)，加乙醇(每 5mg 加乙醇 2ml)使乙酰螺旋霉素溶解，如为糖衣片，取本品 5 片，研细，加乙醇(每 5mg 加乙醇 2ml)使溶解，用灭菌水定量稀释制成每 1ml 中约含 1000 单位的溶液，摇匀，静置，精密量取上清液适量，照乙酰螺旋霉素项下的方法测定。

【类别】 同乙酰螺旋霉素。

【规格】 (1)0.1g(10 万单位)　(2)0.2g(20 万单位)

【贮藏】 密封，在凉暗干燥处保存。

乙酰螺旋霉素胶囊

Yixian Luoxuanmeisu Jiaonang

Acetylspiramycin Capsules

本品含乙酰螺旋霉素应为标示量的 90.0%～110.0%。

【性状】 本品内容物为类白色至微黄色粉末或颗粒。

【鉴别】 (1)照薄层色谱法(通则 0502)试验。

供试品溶液　取本品内容物适量，加甲醇溶解并稀释制成每 1ml 中约含乙酰螺旋霉素 5mg 的溶液，滤过，取续滤液。

标准品溶液　取乙酰螺旋霉素标准品，加甲醇溶解并稀释制成每 1ml 中约含 5mg 的溶液。

系统适用性溶液　取等体积的供试品溶液和标准品溶液，混合。

色谱条件　见乙酰螺旋霉素鉴别(1)项下。

系统适用性要求　系统适用性溶液应显四个主斑点。

测定法　吸取上述三种溶液各 10μl，分别点于同一薄层板上，展开，晾干，置碘蒸气中显色。

结果判定　供试品溶液所显四个主斑点的位置和颜色应与标准品溶液或系统适用性溶液所显四个主斑点的位置和颜色相同。

(2)在乙酰螺旋霉素组分测定项下记录的色谱图中，供试品溶液四个主组分峰的保留时间应与标准品溶液的四个主组分峰的保留时间一致。

(3)取本品内容物适量(约相当于乙酰螺旋霉素 0.1g)，加甲醇 10ml，振摇，使乙酰螺旋霉素溶解，滤过，量取续滤液 1ml，再用甲醇溶液(1→5)稀释制成每 1ml 中含乙酰螺旋霉素 20μg 的溶液，照紫外-可见分光光度法(通则 0401)测定，在 232nm 的波长处有最大吸收。

以上(1)、(2)两项可选做一项。

【检查】　干燥失重　取本品，在 105℃干燥至恒重，减失重量不得过 4.0%(通则 0831)。

乙酰螺旋霉素组分测定　照高效液相色谱法(通则 0512)测定。

供试品溶液　取本品内容物适量(约相当于乙酰螺旋霉素 0.1g)，精密称定，加流动相溶解并定量稀释制成每 1ml 中约含乙酰螺旋霉素 1mg 的溶液，摇匀，滤过，取续滤液。

标准品溶液、色谱条件与系统适用性要求　见乙酰螺旋霉素乙酰螺旋霉素组分测定项下。

测定法　见乙酰螺旋霉素乙酰螺旋霉素组分测定项下。乙酰螺旋霉素四个组分的总含量按外标法以峰面积按下式计算。

乙酰螺旋霉素四个组分总含量%＝

$$\frac{A_T W_S \times \text{平均片重} \times P \times \text{标准品效价}}{A_S W_T \times \text{标示量}} \times 100\%$$

式中　A_T 为供试品色谱图中乙酰螺旋霉素四个组分峰的总面积；

A_S 为标准品色谱图中乙酰螺旋霉素四个组分峰的总面积；

W_T 为供试品的重量；

W_S 为标准品的重量；

P 为标准品四个组分的百分含量总和。

限度　含单、双乙酰螺旋霉素(Ⅱ＋Ⅲ)均应不得少于 35%；乙酰螺旋霉素四个组分的总含量应不得少于标示量的 70%。

溶出度　照溶出度与释放度测定法(通则 0931 第二法)测定。

溶出条件　以盐酸溶液(稀盐酸 24ml→1000ml)900ml 为溶出介质(如因囊壳溶胀不崩而导致不符合规定，应以含 0.32%胃蛋白酶的 0.1mol/L 盐酸溶液作为溶出介质，重新试验)，转速为每分钟 50 转，依法操作，经 45 分钟时取样。

供试品溶液　取溶出液适量，滤过，精密量取续滤液适量，用溶出介质定量稀释制成每 1ml 中约含乙酰螺旋霉素 20μg 的溶液。

对照溶液　取装量差异项下的内容物，混合均匀，精密称取适量(相当于 1 粒的平均装量)，加乙醇适量(每 5mg 加乙醇 2ml)使溶解，用溶出介质定量稀释制成每 1ml 中约含乙酰螺旋霉素 100μg 的溶液，滤过，精密量取续滤液适量，用溶出介质定量稀释制成每 1ml 中约含乙酰螺旋霉素 20μg 的溶液。

测定法　取供试品溶液与对照溶液，照紫外-可见分光光度法(通则 0401)，在 232nm 的波长处分别测定吸光度，计算每粒的溶出量。

限度　75%，应符合规定。

其他　应符合胶囊剂项下有关的各项规定(通则 0103)。

【含量测定】　取装量差异项下的内容物，混合均匀，精密称取适量(约相当于乙酰螺旋霉素 0.2g)，加乙醇(每 5mg 加乙醇 2ml)使乙酰螺旋霉素溶解，用灭菌水定量稀释制成每 1ml 中约含 1000 单位的溶液，摇匀，静置，精密量取上清液适量，照乙酰螺旋霉素项下的方法测定。

【类别】　同乙酰螺旋霉素。

【规格】　(1)0.1g(10 万单位)　(2)0.2g(20 万单位)

【贮藏】　密封，在凉暗干燥处保存。

乙　醇

Yichun

Ethanol

C_2H_6O　46.07

【性状】　本品为无色澄清液体；微有特臭；易挥发，易燃烧，燃烧时显淡蓝色火焰；加热至约 78℃即沸腾。

本品与水、甘油、三氯甲烷或乙醚能任意混溶。

相对密度　本品的相对密度(通则 0601)不大于 0.8129，相当于含 C_2H_6O 不少于 95.0%(ml/ml)。

【鉴别】　(1)取本品 1ml，加水 5ml 与氢氧化钠试液 1ml 后，缓缓滴加碘试液 2ml，即发生碘仿的臭气，并生成黄色沉淀。

(2)本品的红外光吸收图谱应与对照的图谱(光谱集 1290 图)一致。

【检查】　酸碱度　取本品 20ml，加水 20ml，摇匀，滴加酚酞指示液 2 滴，溶液应为无色；再加 0.01mol/L 氢氧化钠溶液 1.0ml，溶液应显粉红色。

溶液的澄清度与颜色　本品应澄清无色。取本品适量，与同体积的水混合后,溶液应澄清;在10℃放置30分钟,溶液仍应澄清。

吸光度　取本品,以水为空白,照紫外-可见分光光度法(通则0401)测定吸光度,在240nm的波长处不得过0.08;250～260nm的波长范围内不得过0.06;270～340nm的波长范围内不得过0.02。

挥发性杂质　照气相色谱法测定法(通则0521)测定。

供试品溶液(1)　取本品,即得。

供试品溶液(2)　精密量取4-甲基-2-戊醇150μl,置20ml量瓶中,用本品稀释至刻度,摇匀,精密量取1ml,置25ml量瓶中,用本品稀释至刻度,摇匀。

对照溶液(1)　精密量取无水甲醇100μl,置50ml量瓶中,用本品稀释至刻度,摇匀,精密量取5ml,置50ml量瓶中,用本品稀释至刻度,摇匀。

对照溶液(2)　精密量取无水甲醇1ml,乙醛1ml,置10ml量瓶中,用本品稀释至刻度,摇匀,精密量取100μl,置10ml量瓶中,用本品稀释至刻度,摇匀,再精密量取100μl,置10ml量瓶中,用本品稀释至刻度,摇匀。

对照溶液(3)　精密量取乙缩醛150μl,置50ml量瓶中,用本品稀释至刻度,摇匀,精密量取100μl,置10ml量瓶中,用本品稀释至刻度,摇匀。

对照溶液(4)　精密量取苯50μl,置50ml量瓶中,用本品稀释至刻度,摇匀,精密量取50μl,置25ml量瓶中,用本品稀释至刻度,摇匀。

色谱条件　以6%氰丙基苯基-94%二甲基聚硅氧烷为固定液(或极性相近);起始温度40℃,维持12分钟,以每分钟10℃的速率升温至240℃,维持10分钟;进样口温度为200℃;检测器温度为280℃;载气为氦气或氮气。进样体积1μl。

系统适用性要求　对照溶液(2)色谱图中,乙醛峰与甲醇峰之间的分离度应符合要求。

测定法　取供试品溶液(1)、(2)与对照溶液(1)、(2)、(3)、(4),分别注入气相色谱仪,记录色谱图。

限度　供试品溶液(1)如出现杂质峰,甲醇峰面积不得大于对照溶液(1)中甲醇峰面积的0.5倍(0.02%);含乙醛和乙缩醛的总量按公式(1)计算,总量不得过0.001%(以乙醛计);含苯按公式(2)计算,不得过0.0002%;供试品溶液(2)中其他杂质峰面积的和不得大于4-甲基-2-戊醇的峰面积(0.03%,以4-甲基-2-戊醇计)。

乙醛和乙缩醛的总含量% =

$$[(0.001\%\times A_E)/(A_T-A_E)]+\{[(0.003\%\times C_E)/(C_T-C_E)]\times(M_{r1}/M_{r2})\}\qquad(1)$$

式中　A_E为供试品溶液(1)中乙醛的峰面积;

A_T为对照溶液(2)中乙醛的峰面积;

C_E为供试品溶液(1)中乙缩醛的峰面积;

C_T为对照溶液(3)中乙缩醛的峰面积;

M_{r1}为乙醛的分子量,44.05;

M_{r2}为乙缩醛的分子量,118.2。

$$苯含量\% = (0.0002\%\times B_E)/(B_T-B_E)\qquad(2)$$

式中　B_E为供试品溶液(1)中苯的峰面积;

B_T为对照溶液(4)中苯的峰面积。

不挥发物　取本品40ml,置105℃恒重的蒸发皿中,于水浴上蒸干后,在105℃干燥2小时,遗留残渣不得过1mg。

【类别】　消毒防腐药、溶剂。

【贮藏】　遮光,密封保存。

二甲双胍格列本脲片(Ⅰ)

Erjiashuangua Geliebenniao Pian(Ⅰ)

Metformin Hydrochloride and Glibenclamide Tablets(Ⅰ)

本品含盐酸二甲双胍($C_4H_{11}N_5\cdot HCl$)应为标示量的95.0%～105.0%;含格列本脲($C_{23}H_{28}ClN_3O_5S$)应为标示量的90.0%～110.0%。

【处方】

	处方1	处方2
盐酸二甲双胍	250g	500g
格列本脲	1.25g	2.5g
辅料	适量	适量
制成	1000片	1000片

【性状】　本品为白色至类白色片或薄膜衣片,除去包衣后显白色或类白色。

【鉴别】　(1)取本品的细粉适量(约相当于盐酸二甲双胍50mg),加水10ml,振摇使盐酸二甲双胍溶解,滤过,取续滤液2ml,加10%亚硝基铁氰化钠溶液-铁氰化钾试液-10%氢氧化钠溶液(等体积混合,放置20分钟使用)10ml,3分钟内溶液呈红色。

(2)取含量测定盐酸二甲双胍项下的供试品溶液,照紫外-可见分光光度法(通则0401)测定,在233nm的波长处有最大吸收。

(3)在含量测定格列本脲项下记录的色谱图中,供试品溶液主峰的保留时间应与对照品溶液主峰的保留时间一致。

(4)取鉴别(1)项下的滤液,显氯化物鉴别(1)的反应(通则0301)。

【检查】　**有关物质**　照高效液相色谱法(通则0512)测定。

供试品溶液　取本品30片,包衣片除去包衣,研细,精密称取适量(约相当于盐酸二甲双胍50mg),置100ml量瓶中,加流动相适量,超声约5分钟使盐酸二甲双胍溶解,放冷,用流动相稀释至刻度,摇匀,滤过,取续滤液。

双氰胺对照品溶液　取双氰胺对照品适量,精密称定,加流动相溶解并定量稀释制成每1ml中约含0.1mg的溶液。

三聚氰胺对照品溶液　取三聚氰胺对照品适量,加流动相溶解并稀释制成每 1ml 中约含 0.2mg 的溶液。

对照溶液　分别精密量取上述三种溶液各 1ml，置同一 200ml 量瓶中，用流动相稀释至刻度，摇匀。

色谱条件　用磺酸基阳离子交换键合硅胶为填充剂；以磷酸二氢铵溶液(取磷酸二氢铵 17g，加水 1000ml 溶解，用磷酸调节 pH 值至 3.0)为流动相；检测波长为 218nm；进样体积 10μl。

系统适用性要求　对照溶液色谱图中，理论板数按双氰胺峰计算不低于 5000，二甲双胍峰与三聚氰胺峰之间的分离度应不小于 10.0。

测定法　精密量取供试品溶液与对照溶液，分别注入液相色谱仪，记录色谱图至二甲双胍色谱峰保留时间的 2 倍。

限度　供试品溶液色谱图中如有与双氰胺保留时间一致的色谱峰，按外标法以峰面积计算，不得过盐酸二甲双胍标示量的 0.04%，如有其他杂质峰，单个杂质峰(保留时间在双氰胺峰之后)的峰面积不得大于对照溶液中二甲双胍峰面积的 0.4 倍(0.2%)，其他各杂质峰(保留时间在双氰胺峰之后)峰面积的和不得大于对照溶液中二甲双胍峰面积的 2 倍(1.0%)。

杂质Ⅰ与杂质Ⅱ　照高效液相色谱法(通则 0512)测定。

供试品溶液　取有关物质项下的细粉适量(约相当于格列本脲 12.5mg)，精密称定，置 25ml 量瓶中，加甲醇 16ml，超声约 20 分钟并振摇使格列本脲溶解，放冷，用磷酸二氢铵溶液(取磷酸二氢铵 1.725g，加水 300ml 溶解，用磷酸调节 pH 值至 3.5±0.05)稀释至刻度，摇匀，离心，取上清液滤过，取续滤液。

对照品溶液　取 4-[2-(5-氯-2-甲氧基苯甲酰胺)-乙基]-苯磺酰胺(杂质Ⅰ)对照品与 4-[2-(5-氯-2-甲氧基苯甲酰胺)-乙基]-苯磺酰氨基-甲酸乙酯(杂质Ⅱ)对照品各适量，精密称定，加甲醇溶解并定量稀释制成每 1ml 中约含杂质Ⅰ与杂质Ⅱ各 0.3mg 的溶液，精密量取 1ml，置 100ml 量瓶中，用流动相稀释至刻度，摇匀。

色谱条件　用十八烷基硅烷键合硅胶为填充剂；以磷酸二氢铵溶液(取磷酸二氢铵 1.725g，加水 300ml 溶解，用磷酸调节 pH 值至 3.5±0.05)-甲醇(30：50)为流动相；检测波长为 300nm；进样体积 20μl。

系统适用性要求　对照品溶液色谱图中，杂质Ⅰ峰与杂质Ⅱ峰之间的分离度应符合要求。

测定法　精密量取对照品溶液与供试品溶液，分别注入液相色谱仪，记录色谱图至格列本脲峰保留时间的 2 倍。

限度　供试品溶液色谱图中如有与杂质Ⅰ峰和杂质Ⅱ峰保留时间一致的色谱峰，按外标法以峰面积计算，均不得过 0.6%。

含量均匀度　格列本脲　取本品 1 片，置 25ml 量瓶(格列本脲 1.25mg 规格)或置 50ml 量瓶(格列本脲 2.5mg 规格)中，加甲醇适量，超声约 20 分钟使格列本脲溶解，放冷，用流动相稀释至刻度，摇匀，滤过，取续滤液作为供试品溶液。照含量测定格列本脲项下的方法测定格列本脲的含量，应符合规定(通则 0941)。

溶出度　照溶出度与释放度测定法(通则 0931 第三法)测定。

溶出条件　以 0.02%三羟甲基氨基甲烷溶液 250ml 为溶出介质，转速为每分钟 75 转，依法操作，经 45 分钟时，取溶出液，滤过，续滤液备用。

盐酸二甲双胍　供试品溶液　精密量取上述续滤液适量，用溶出介质定量稀释制成每 1ml 中约含盐酸二甲双胍 5μg 的溶液。

对照品溶液　取盐酸二甲双胍对照品适量，精密称定，加溶出介质溶解并定量稀释制成每 1ml 中约含 5μg 的溶液。

测定法　取供试品溶液与对照品溶液，照紫外-可见分光光度法(通则 0401)，在 233nm 的波长处分别测定吸光度，计算出每片中盐酸二甲双胍的溶出量。

限度　标示量的 80%，应符合规定。

格列本脲　供试品溶液　取上述续滤液。

对照品溶液　取格列本脲对照品约 12.5mg，精密称定，置 50ml 量瓶中，加甲醇适量，超声约 20 分钟使格列本脲溶解，放冷，用甲醇稀释至刻度，摇匀，精密量取 1ml，置 50ml 量瓶(格列本脲 1.25mg 规格)或置 25ml 量瓶(格列本脲 2.5mg 规格)中，用溶出介质稀释至刻度，摇匀。

色谱条件　见含量测定格列本脲项下。检测波长为 225nm。

系统适用性溶液与系统适用性要求　见含量测定格列本脲项下。

测定法　见含量测定格列本脲项下。计算出每片中格列本脲的溶出量。

限度　标示量的 75%，应符合规定。

其他　应符合片剂项下有关的各项规定(通则 0101)。

【含量测定】 **盐酸二甲双胍**　照紫外-可见分光光度法(通则 0401)测定。

供试品溶液　取本品 20 片，精密称定，研细，精密称取适量(约相当于盐酸二甲双胍 50mg)，置 100ml 量瓶中，加水适量，超声约 5 分钟使盐酸二甲双胍溶解，放冷，用水稀释至刻度，摇匀，滤过，精密量取续滤液 1ml，置 100ml 量瓶中，用水稀释至刻度，摇匀。

对照品溶液　取盐酸二甲双胍对照品适量，精密称定，加水溶解并定量稀释制成每 1ml 中约含 5μg 的溶液。

测定法　取供试品溶液与对照品溶液，在 233nm 的波长处分别测定吸光度，计算。

格列本脲　照高效液相色谱法(通则 0512)测定。

供试品溶液　取含量测定盐酸二甲双胍项下的细粉适量(约相当于格列本脲 5mg)，精密称定，置 100ml 量瓶中，加甲醇适量，超声约 20 分钟使格列本脲溶解，放冷，用流动相稀释至刻度，摇匀，滤过，取续滤液。

对照品溶液　取格列本脲对照品适量，精密称定，加甲醇适量使溶解，并用流动相定量稀释制成每 1ml 中约含 50μg 的溶液。

系统适用性溶液　见杂质Ⅰ与杂质Ⅱ项下的对照品溶液。

色谱条件与系统适用性要求　见杂质Ⅰ与杂质Ⅱ项下。

测定法　精密量取供试品溶液与对照品溶液，分别注入液相色谱仪，记录色谱图。按外标法以峰面积计算。

【类别】 降血糖药。

【贮藏】 密封保存。

二甲双胍格列本脲片(Ⅱ)

Erjiashuanggua Geliebenniao Pian(Ⅱ)

Metformin Hydrochloride and Glibenclamide Tablets(Ⅱ)

本品含盐酸二甲双胍($C_4H_{11}N_5 \cdot HCl$)应为标示量的95.0%～105.0%；含格列本脲($C_{23}H_{28}ClN_3O_5S$)应为标示量的90.0%～110.0%。

【处方】

	处方1	处方2
盐酸二甲双胍	500g	250g
格列本脲	5g	2.5g
辅料	适量	适量
制成	1000片	1000片

【性状】 本品为白色至类白色片或薄膜衣片，除去包衣后显白色或类白色。

【鉴别】 (1)取本品的细粉适量(约相当于盐酸二甲双胍50mg)，加水10ml，振摇使盐酸二甲双胍溶解，滤过，取续滤液2ml，加10%亚硝基铁氰化钠溶液-铁氰化钾试液-10%氢氧化钠溶液(等体积混合，放置20分钟使用)10ml，3分钟内溶液呈红色。

(2)取含量测定盐酸二甲双胍项下的供试品溶液，照紫外-可见分光光度法(通则0401)测定，在233nm的波长处有最大吸收。

(3)在含量测定格列本脲项下记录的色谱图中，供试品溶液主峰的保留时间应与对照品溶液主峰的保留时间一致。

(4)取鉴别(1)项下的滤液，应显氯化物鉴别(1)的反应(通则0301)。

【检查】 **有关物质**　照高效液相色谱法(通则0512)测定。

供试品溶液　取本品30片，包衣片除去包衣，研细，精密称取适量(约相当于盐酸二甲双胍50mg)，置100ml量瓶中，加流动相适量，超声约5分钟使盐酸二甲双胍溶解，放冷，用流动相稀释至刻度，摇匀，滤过，取续滤液。

双氰胺对照品溶液　取双氰胺对照品适量，精密称定，加流动相溶解并定量稀释制成每1ml中约含0.1mg的溶液。

三聚氰胺对照品溶液　取三聚氰胺对照品适量，加流动相溶解并稀释制成每1ml中约含0.2mg的溶液。

对照溶液　分别精密量取上述三种溶液各1ml，置同一200ml量瓶中，用流动相稀释至刻度，摇匀。

色谱条件　用磺酸基阳离子交换键合硅胶为填充剂；以磷酸二氢铵溶液(取磷酸二氢铵17g，加水1000ml溶解，用磷酸调节pH值至3.0)为流动相；检测波长为218nm；进样体积10μl。

系统适用性要求　对照溶液色谱图中，理论板数按双氰胺峰计算不低于5000，二甲双胍峰与三聚氰胺峰之间的分离度应不小于10.0。

测定法　精密量取供试品溶液与对照溶液，分别注入液相色谱仪，记录色谱图至二甲双胍色谱峰保留时间的2倍。

限度　供试品溶液色谱图中如有与双氰胺保留时间一致的色谱峰，按外标法以峰面积计算，不得过盐酸二甲双胍标示量的0.04%，如有其他杂质峰，单个杂质峰(保留时间在双氰胺峰之后)的峰面积不得大于对照溶液中二甲双胍峰面积的0.4倍(0.2%)，其他各杂质峰(保留时间在双氰胺峰之后)峰面积的和不得大于对照溶液中二甲双胍峰面积的2倍(1.0%)。

杂质Ⅰ与杂质Ⅱ　照高效液相色谱法(通则0512)测定。

供试品溶液　取有关物质项下的细粉适量(约相当于格列本脲12.5mg)，精密称定，置25ml量瓶中，加甲醇16ml，超声约20分钟并振摇使格列本脲溶解，放冷，用磷酸二氢铵溶液(取磷酸二氢铵1.725g，加水300ml溶解，用磷酸调节pH值至3.5±0.05)稀释至刻度，摇匀，离心，取上清液滤过，取续滤液。

对照品溶液　取4-[2-(5-氯-2-甲氧基苯甲酰胺)-乙基]-苯磺酰胺(杂质Ⅰ)对照品与4-[2-(5-氯-2-甲氧基苯甲酰胺)-乙基]-苯磺酰氨基-甲酸乙酯(杂质Ⅱ)对照品各适量，精密称定，加甲醇溶解并定量稀释制成每1ml中约含杂质Ⅰ与杂质Ⅱ各0.3mg的溶液，精密量取1ml，置100ml量瓶中，用流动相稀释至刻度，摇匀。

色谱条件　用十八烷基硅烷键合硅胶为填充剂；以磷酸二氢铵溶液(取磷酸二氢铵1.725g，加水300ml溶解，用磷酸调节pH值至3.5±0.05)-甲醇(30∶50)为流动相；检测波长为300nm；进样体积20μl。

系统适用性要求　对照品溶液色谱图中，杂质Ⅰ峰与杂质Ⅱ峰之间的分离度应符合要求。

测定法　精密量取对照品溶液与供试品溶液，分别注入液相色谱仪，记录色谱图至格列本脲峰保留时间的2倍。

限度　供试品溶液色谱图中如有与杂质Ⅰ峰和杂质Ⅱ峰保留时间一致的色谱峰，按外标法以峰面积计算，均不得过0.6%。

含量均匀度　格列本脲　取本品1片，置50ml量瓶(格列本脲2.5mg规格)或置100ml量瓶(格列本脲5mg规格)中，加流动相适量，超声约20分钟使格列本脲溶解，放冷，用流动相稀释至刻度，摇匀，滤过，取续滤液作为供试品溶液。照含量测定格列本脲项下的方法测定格列本脲的含量，应符合规定(通则0941)。

溶出度　照溶出度与释放度测定法(通则0931第三法)

测定。

溶出条件　以 0.02%三羟甲基氨基甲烷溶液 250ml 为溶出介质,转速为每分钟 75 转,依法操作,经 45 分钟时,取溶出液,滤过,续滤液备用。

盐酸二甲双胍　供试品溶液　精密量取上述续滤液适量,用溶出介质定量稀释制成每 1ml 中约含盐酸二甲双胍 5μg 的溶液。

对照品溶液　取盐酸二甲双胍对照品适量,精密称定,加溶出介质溶解并定量稀释制成每 1ml 中约含 5μg 的溶液。

测定法　取供试品溶液与对照品溶液,照紫外-可见分光光度法(通则 0401),在 233nm 的波长处分别测定吸光度,计算出每片中盐酸二甲双胍的溶出量。

限度　标示量的 80%,应符合规定。

格列本脲　供试品溶液　取上述续滤液。

对照品溶液　取格列本脲对照品约 12.5mg,精密称定,置 25ml 量瓶中,加甲醇适量,超声约 20 分钟使格列本脲溶解,放冷,用甲醇稀释至刻度,摇匀,精密量取 1ml,置 50ml 量瓶(格列本脲 2.5mg 规格)或置 25ml 量瓶(格列本脲 5mg 规格)中,用溶出介质稀释至刻度,摇匀。

色谱条件　见含量测定格列本脲项下。检测波长为 225nm。

系统适用性溶液与系统适用性要求　见含量测定格列本脲项下。

测定法　见含量测定格列本脲项下。计算出每片中格列本脲的溶出量。

限度　标示量的 75%,应符合规定。

其他　应符合片剂项下有关的各项规定(通则 0101)。

【含量测定】 **盐酸二甲双胍**　照紫外-可见分光光度法(通则 0401)测定。

供试品溶液　取本品 20 片,精密称定,研细,精密称取适量(约相当于盐酸二甲双胍 50mg),置 100ml 量瓶中,加水适量,超声约 5 分钟使盐酸二甲双胍溶解,放冷,用水稀释至刻度,摇匀,滤过,精密量取续滤液 1ml,置 100ml 量瓶中,用水稀释至刻度,摇匀。

对照品溶液　取盐酸二甲双胍对照品适量,精密称定,加水溶解并定量稀释制成每 1ml 中约含 5μg 的溶液。

测定法　取供试品溶液与对照品溶液,在 233nm 的波长处分别测定吸光度,计算。

格列本脲　照高效液相色谱法(通则 0512)测定。

供试品溶液　取含量测定盐酸二甲双胍项下的细粉适量(约相当于格列本脲 5mg),精密称定,置 100ml 量瓶中,加流动相适量,超声约 20 分钟使格列本脲溶解,放冷,用流动相稀释至刻度,摇匀,滤过,取续滤液。

对照品溶液　取格列本脲对照品适量,精密称定,加流动相溶解并定量稀释制成每 1ml 中约含 50μg 的溶液。

系统适用性溶液　见杂质Ⅰ与杂质Ⅱ项下的对照品溶液。

色谱条件与系统适用性要求　见杂质Ⅰ与杂质Ⅱ项下。

测定法　精密量取供试品溶液与对照品溶液,分别注入液相色谱仪,记录色谱图。按外标法以峰面积计算。

【类别】　降血糖药。

【贮藏】　密封保存。

二甲双胍格列本脲胶囊(Ⅰ)

Erjiashuanggua Geliebenniao Jiaonang(Ⅰ)

Metformin Hydrochloride and Glibenclamide Capsules(Ⅰ)

本品含盐酸二甲双胍($C_4H_{11}N_5 \cdot HCl$)应为标示量的 95.0%～105.0%;含格列本脲($C_{23}H_{28}ClN_3O_5S$)应为标示量的 90.0%～110.0%。

【处方】

盐酸二甲双胍	250g
格列本脲	1.25g
辅料	适量
制成	1000 粒

【性状】　本品的内容物为白色至类白色颗粒或粉末。

【鉴别】　(1)取本品的内容物适量(约相当于盐酸二甲双胍 50mg),加水 10ml,振摇使盐酸二甲双胍溶解,滤过,取续滤液 2ml,加 10%亚硝基铁氰化钠溶液-铁氰化钾试液-10%氢氧化钠溶液(等体积混合,放置 20 分钟使用)10ml,3 分钟内溶液呈红色。

(2)取含量测定盐酸二甲双胍项下的供试品溶液,照紫外-可见分光光度法(通则 0401)测定,在 233nm 的波长处有最大吸收。

(3)在含量测定格列本脲项下记录的色谱图中,供试品溶液主峰的保留时间应与对照品溶液主峰的保留时间一致。

(4)取鉴别(1)项下的滤液,显氯化物鉴别(1)的反应(通则 0301)。

【检查】 **有关物质**　照高效液相色谱法(通则 0512)测定。

供试品溶液　取本品 30 粒的内容物,研细,精密称取适量(约相当于盐酸二甲双胍 50mg),置 100ml 量瓶中,加流动相适量,超声约 5 分钟使盐酸二甲双胍溶解,放冷,用流动相稀释至刻度,摇匀,滤过,取续滤液。

双氰胺对照品溶液　取双氰胺对照品适量,精密称定,加流动相溶解并定量稀释制成每 1ml 中约含 0.1mg 的溶液。

三聚氰胺对照品溶液　取三聚氰胺对照品适量,加流动相溶解并稀释制成每 1ml 中约含 0.2mg 的溶液。

对照溶液　分别精密量取上述三种溶液各 1ml,置同一 200ml 量瓶中,用流动相稀释至刻度,摇匀。

色谱条件　用磺酸基阳离子交换键合硅胶为填充剂;以磷酸二氢铵溶液(取磷酸二氢铵 17g,加水 1000ml 溶解,用磷酸调节 pH 值至 3.0)为流动相;检测波长为 218nm;进样体积 10μl。

系统适用性要求　对照溶液色谱图中,理论板数按双氰胺峰计算不低于 5000,二甲双胍峰与三聚氰胺峰之间的分离度应不小于 10.0。

测定法　精密量取供试品溶液与对照溶液,分别注入液相色谱仪,记录色谱图至二甲双胍色谱峰保留时间的 2 倍。

限度　供试品溶液色谱图中如有与双氰胺保留时间一致的色谱峰,按外标法以峰面积计算,不得过盐酸二甲双胍标示量的 0.04%,如有其他杂质峰,单个杂质峰(保留时间在双氰胺峰之后)的峰面积不得大于对照溶液中二甲双胍峰面积的 0.4 倍(0.2%),其他各杂质峰(保留时间在双氰胺峰之后)峰面积的和不得大于对照溶液中二甲双胍峰面积的 2 倍(1.0%)。

杂质Ⅰ与杂质Ⅱ　照高效液相色谱法(通则 0512)测定。

供试品溶液　取有关物质项下的细粉适量(约相当于格列本脲 12.5mg),精密称定,置 25ml 量瓶中,加甲醇 16ml,超声约 20 分钟并振摇使格列本脲溶解,放冷,用磷酸二氢铵溶液(取磷酸二氢铵 1.725g,加水 300ml 溶解,用磷酸调节 pH 值至 3.5±0.05)稀释至刻度,摇匀,离心,取上清液滤过,取续滤液。

对照品溶液　取 4-[2-(5-氯-2-甲氧基苯甲酰胺)-乙基]-苯磺酰胺(杂质Ⅰ)对照品与 4-[2-(5-氯-2-甲氧基苯甲酰胺)-乙基]-苯磺酰氨基-甲酸乙酯(杂质Ⅱ)对照品各适量,精密称定,加甲醇溶解并定量稀释制成每 1ml 中约含杂质Ⅰ与杂质Ⅱ各 0.3mg 的溶液,精密量取 1ml,置 100ml 量瓶中,用流动相稀释至刻度,摇匀。

色谱条件　用十八烷基硅烷键合硅胶为填充剂;以磷酸二氢铵溶液(取磷酸二氢铵 1.725g,加水 300ml 溶解,用磷酸调节 pH 值至 3.5±0.05)-甲醇(30∶50)为流动相;检测波长为 300nm;进样体积 20μl。

系统适用性要求　对照品溶液色谱图中,杂质Ⅰ峰与杂质Ⅱ峰之间的分离度应符合要求。

测定法　精密量取对照品溶液与供试品溶液,分别注入液相色谱仪,记录色谱图至格列本脲峰保留时间的 2 倍。

限度　供试品溶液色谱图中如有与杂质Ⅰ峰和杂质Ⅱ峰保留时间一致的色谱峰,按外标法以峰面积计算,均不得过 0.6%。

含量均匀度　格列本脲　取本品 1 粒,置 25ml 量瓶中,加甲醇适量,超声约 20 分钟使格列本脲溶解,放冷,用流动相稀释至刻度,摇匀,滤过,取续滤液作为供试品溶液。照含量测定格列本脲项下的方法测定格列本脲的含量,应符合规定(通则 0941)。

溶出度　照溶出度与释放度测定法(通则 0931 第三法)测定。

溶出条件　以 0.02%三羟甲基氨基甲烷溶液 250ml 为溶出介质,转速为每分钟 75 转,依法操作,经 45 分钟时,取溶出液,滤过,续滤液备用。

盐酸二甲双胍　供试品溶液　精密量取上述续滤液适量,用溶出介质定量稀释制成每 1ml 中约含盐酸二甲双胍 5μg 的溶液。

对照品溶液　取盐酸二甲双胍对照品适量,精密称定,加溶出介质溶解并定量稀释制成每 1ml 中约含 5μg 的溶液。

测定法　取供试品溶液与对照品溶液,照紫外-可见分光光度法(通则 0401),在 233nm 的波长处分别测定吸光度,计算出每片中盐酸二甲双胍的溶出量。

限度　标示量的 80%,应符合规定。

格列本脲　供试品溶液　取上述续滤液。

对照品溶液　取格列本脲对照品约 12.5mg,精密称定,置 50ml 量瓶中,加甲醇适量,超声约 20 分钟使格列本脲溶解,放冷,用甲醇稀释至刻度,摇匀,精密量取 1ml,置 50ml 量瓶中,用溶出介质稀释至刻度,摇匀。

色谱条件　见含量测定格列本脲项下。检测波长为 225nm。

系统适用性溶液与系统适用性要求　见含量测定格列本脲项下。

测定法　见含量测定格列本脲项下。计算出每片中格列本脲的溶出量。

限度　标示量的 75%,应符合规定。

其他　应符合胶囊剂项下有关的各项规定(通则 0103)。

【含量测定】　**盐酸二甲双胍**　照紫外-可见分光光度法(通则 0401)测定。

供试品溶液　取本品 20 粒的内容物,精密称定,研细,精密称取适量(约相当于盐酸二甲双胍 50mg),置 100ml 量瓶中,加水适量,超声约 5 分钟使盐酸二甲双胍溶解,放冷,用水稀释至刻度,摇匀,滤过,精密量取续滤液 1ml,置 100ml 量瓶中,用水稀释至刻度,摇匀。

对照品溶液　取盐酸二甲双胍对照品适量,精密称定,加水溶解并定量稀释制成每 1ml 中约含 5μg 的溶液。

测定法　取供试品溶液与对照品溶液,在 233nm 的波长处分别测定吸光度,计算。

格列本脲　照高效液相色谱法(通则 0512)测定。

供试品溶液　取含量测定盐酸二甲双胍项下的细粉适量(约相当于格列本脲 5mg),精密称定,置 100ml 量瓶中,加甲醇适量,超声约 20 分钟使格列本脲溶解,放冷,用流动相稀释至刻度,摇匀,滤过,取续滤液。

对照品溶液　取格列本脲对照品适量,精密称定,加甲醇适量使溶解,并用流动相定量稀释制成每 1ml 中含 50μg 的溶液。

系统适用性溶液　见杂质Ⅰ与杂质Ⅱ项下的对照品溶液。

色谱条件与系统适用性要求　见杂质Ⅰ与杂质Ⅱ项下。

测定法　精密量取供试品溶液与对照品溶液,分别注入液相色谱仪,记录色谱图。按外标法以峰面积计算。

【类别】　降血糖药。

【贮藏】　密封保存。

二甲双胍格列本脲胶囊(Ⅱ)

Erjiashuanggua Geliebenniao Jiaonang(Ⅱ)

Metformin Hydrochloride and Glibenclamide Capsules(Ⅱ)

本品含盐酸二甲双胍($C_4H_{11}N_5 \cdot HCl$)应为标示量的95.0%～105.0%;含格列本脲($C_{23}H_{28}ClN_3O_5S$)应为标示量的90.0%～110.0%。

【处方】

盐酸二甲双胍	250g
格列本脲	2.5g
辅料	适量
制成	1000 粒

【性状】 本品的内容物为白色至类白色颗粒或粉末。

【鉴别】 (1)取本品的内容物适量(约相当于盐酸二甲双胍 50mg),加水 10ml,振摇使盐酸二甲双胍溶解,滤过,取续滤液 2ml,加 10%亚硝基铁氰化钠溶液-铁氰化钾试液-10%氢氧化钠溶液(等体积混合,放置 20 分钟使用)10ml,3 分钟内溶液呈红色。

(2)取含量测定盐酸二甲双胍项下的供试品溶液,照紫外-可见分光光度法(通则 0401)测定,在 233nm 的波长处有最大吸收。

(3)在含量测定格列本脲项下记录的色谱图中,供试品溶液主峰的保留时间应与对照品溶液主峰的保留时间一致。

(4)取鉴别(1)项下的滤液,应显氯化物鉴别(1)的反应(通则 0301)。

【检查】 **有关物质** 照高效液相色谱法(通则 0512)测定。

供试品溶液　取本品 30 粒的内容物,研细,精密称取适量(约相当于盐酸二甲双胍 50mg),置 100ml 量瓶中,加流动相适量,超声约 5 分钟使盐酸二甲双胍溶解,放冷,用流动相稀释至刻度,摇匀,滤过,取续滤液。

双氰胺对照品溶液　取双氰胺对照品适量,精密称定,加流动相溶解并定量稀释制成每 1ml 中约含 0.1mg 的溶液。

三聚氰胺对照品溶液　取三聚氰胺对照品适量,加流动相溶解并稀释制成每 1ml 中约含 0.2mg 的溶液。

对照溶液　分别精密量取上述三种溶液各 1ml,置同一 200ml 量瓶中,用流动相稀释至刻度,摇匀。

色谱条件　用磺酸基阳离子交换键合硅胶为填充剂;以磷酸二氢铵溶液(取磷酸二氢铵 17g,加水 1000ml 溶解,用磷酸调节 pH 值至 3.0)为流动相;检测波长为 218nm;进样体积 10μl。

系统适用性要求　对照溶液色谱图中,理论板数按双氰胺峰计算不低于 5000,二甲双胍峰与三聚氰胺峰之间的分离度应不小于 10.0。

测定法　精密量取供试品溶液与对照溶液,分别注入液相色谱仪,记录色谱图至二甲双胍色谱峰保留时间的 2 倍。

限度　供试品溶液色谱图中如有与双氰胺保留时间一致的峰,按外标法以峰面积计算,不得过盐酸二甲双胍标示量的 0.04%,如有其他杂质峰,单个杂质峰(保留时间在双氰胺峰之后)的峰面积不得大于对照溶液中二甲双胍峰面积的 0.4 倍(0.2%),其他各杂质峰(保留时间在双氰胺峰之后)峰面积的和不得大于对照溶液中二甲双胍峰面积的 2 倍(1.0%)。

杂质Ⅰ与杂质Ⅱ 照高效液相色谱法(通则 0512)测定。

供试品溶液　取有关物质项下的细粉适量(约相当于格列本脲 12.5mg),精密称定,置 25ml 量瓶中,加甲醇 16ml,超声约 20 分钟并振摇使格列本脲溶解,放冷,用磷酸二氢铵溶液(取磷酸二氢铵 1.725g,加水 300ml 溶解,用磷酸调节 pH 值至 3.5±0.05)稀释至刻度,摇匀,离心,取上清液滤过,取续滤液。

对照品溶液　取 4-[2-(5-氯-2-甲氧基苯甲酰胺)-乙基]-苯磺酰胺(杂质Ⅰ)对照品与 4-[2-(5-氯-2-甲氧基苯甲酰胺)-乙基]-苯磺酰氨基-甲酸乙酯(杂质Ⅱ)对照品各适量,精密称定,加甲醇溶解并定量稀释制成每 1ml 中约含杂质Ⅰ与杂质Ⅱ各 0.3mg 的溶液,精密量取 1ml,置 100ml 量瓶中,用流动相稀释至刻度,摇匀。

色谱条件　用十八烷基硅烷键合硅胶为填充剂;以磷酸二氢铵溶液(取磷酸二氢铵 1.725g,加水 300ml 溶解,用磷酸调节 pH 值至 3.5±0.05)-甲醇(30∶50)为流动相;检测波长为 300nm;进样体积 20μl。

系统适用性要求　对照品溶液色谱图中,杂质Ⅰ峰与杂质Ⅱ峰之间的分离度应符合要求。

测定法　精密量取供试品溶液与对照品溶液,分别注入液相色谱仪,记录色谱图至格列本脲峰保留时间的 2 倍。

限度　供试品溶液色谱图中如有与杂质Ⅰ和杂质Ⅱ保留时间一致的色谱峰,按外标法以峰面积计算,均不得过 0.6%。

含量均匀度 格列本脲　取本品 1 粒,置 50ml 量瓶中,加甲醇适量,超声约 20 分钟使格列本脲溶解,放冷,用流动相稀释至刻度,摇匀,滤过,取续滤液作为供试品溶液。照含量测定格列本脲项下的方法测定格列本脲的含量,应符合规定(通则 0941)。

溶出度 照溶出度与释放度测定法(通则 0931 第三法)测定。

溶出条件　以 0.02%三羟甲基氨基甲烷溶液 250ml 为溶出介质,转速为每分钟 75 转,依法操作,经 45 分钟时,取溶出液,滤过,续滤液备用。

盐酸二甲双胍　供试品溶液　精密量取上述续滤液适量,用溶出介质定量稀释制成每 1ml 中约含盐酸二甲双胍 5μg 的溶液。

对照品溶液　取盐酸二甲双胍对照品适量,精密称定,加溶出介质溶解并定量稀释制成每 1ml 中约含 5μg 的溶液。

测定法　取供试品溶液与对照品溶液,照紫外-可见分光光度法(通则 0401),在 233nm 的波长处分别测定吸光度,计算出每片中盐酸二甲双胍的溶出量。

限度　标示量的80%，应符合规定。

格列本脲　供试品溶液　取上述续滤液。

对照品溶液　取格列本脲对照品约12.5mg，精密称定，置50ml量瓶中，加甲醇适量，超声约20分钟使格列本脲溶解，放冷，用甲醇稀释至刻度，摇匀，精密量取1ml，置25ml量瓶中，用溶出介质稀释至刻度，摇匀。

色谱条件　见含量测定格列本脲项下。检测波长为225nm。

系统适用性溶液与系统适用性要求　见含量测定格列本脲项下。

测定法　见含量测定格列本脲项下。计算出每片中格列本脲的溶出量。

限度　标示量的75%，应符合规定。

其他　应符合胶囊剂项下有关的各项规定(通则0103)。

【含量测定】　盐酸二甲双胍　照紫外-可见分光光度法(通则0401)测定。

供试品溶液　取本品20粒的内容物，精密称定，研细，精密称取适量(约相当于盐酸二甲双胍50mg)，置100ml量瓶中，加水适量，超声约5分钟使盐酸二甲双胍溶解，放冷，用水稀释至刻度，摇匀，滤过，精密量取续滤液1ml，置100ml量瓶中，用水稀释至刻度，摇匀。

对照品溶液　取盐酸二甲双胍对照品适量，精密称定，加水溶解并定量稀释制成每1ml中约含5μg的溶液。

测定法　取供试品溶液与对照品溶液，在233nm的波长处分别测定吸光度，计算。

格列本脲　照高效液相色谱法(通则0512)测定。

供试品溶液　取含量测定盐酸二甲双胍项下的细粉适量(约相当于格列本脲5mg)，精密称定，置100ml量瓶中，加甲醇适量，超声约20分钟使格列本脲溶解，放冷，用流动相稀释至刻度，摇匀，滤过，取续滤液。

对照品溶液　取格列本脲对照品适量，精密称定，加甲醇适量使溶解，并用流动相定量稀释制成每1ml中含50μg的溶液。

系统适用性溶液　见杂质Ⅰ与杂质Ⅱ项下的对照品溶液。

色谱条件与系统适用性要求　见杂质Ⅰ与杂质Ⅱ项下。

测定法　精密量取供试品溶液与对照品溶液，分别注入液相色谱仪，记录色谱图。按外标法以峰面积计算。

【类别】　降血糖药。

【贮藏】　密封保存。

二 甲 硅 油

Erjiaguiyou

Dimethicone

$$H_3C-\left[\begin{matrix} CH_3 \\ | \\ Si \\ | \\ CH_3 \end{matrix}-O\right]_n-\begin{matrix} CH_3 \\ | \\ Si \\ | \\ CH_3 \end{matrix}-CH_3$$

本品为二甲基硅氧烷聚合物。

【性状】　本品为无色澄清的油状液体；无臭或几乎无臭。

本品在三氯甲烷、乙醚、甲苯或二甲苯中能任意混合，在水或乙醇中不溶。

相对密度　本品的相对密度(通则0601)为0.970～0.980。

折光率　本品的折光率(通则0622)为1.400～1.410。

黏度　本品的运动黏度(通则0633第一法，毛细管内径2mm)在25℃时为500～1000mm^2/s。

【鉴别】　(1)取本品0.5g，置坩埚中，加硫酸0.5ml与硝酸0.5ml，缓缓炽灼，即形成白色纤维状物，最后遗留白色残渣。

(2)本品的红外光吸收图谱应与对照的图谱(光谱集10图)一致。

【检查】　酸碱度　取乙醇与三氯甲烷各5ml，摇匀，加酚酞指示液1滴，滴加氢氧化钠滴定液(0.02mol/L)至微显粉红色，加本品1.0g，摇匀；如无色，加氢氧化钠滴定液(0.02mol/L)0.15ml，应显粉红色；如显粉红色，加硫酸滴定液(0.01mol/L)0.15ml，粉红色应消失。

苯化物　取本品5g，加环己烷10ml振摇使溶解，照紫外-可见分光光度法(通则0401)，在250～270nm的波长范围内测定吸光度，不得过0.2。

干燥失重　取本品，在150℃干燥3小时，减失重量不得过0.5%(通则0831)。

重金属　取本品1.0g，加三氯甲烷5ml溶解，并用三氯甲烷稀释至20ml，加新配制的0.002%双硫腙三氯甲烷溶液1.0ml，加水和氨试液-0.2%盐酸羟胺溶液(1∶9)各0.5ml，立即剧烈振摇1分钟，如显色，与取标准铅溶液0.5ml，加三氯甲烷20ml，自"加新配制的0.002%双硫腙三氯甲烷溶液1.0ml"起，同法操作所得的对照液比较，不得更深(0.0005%)。

【类别】　消泡沫药。

【贮藏】　密封保存。

【制剂】　(1)二甲硅油气雾剂　(2)二甲硅油片

二甲硅油气雾剂

Erjiaguiyou Qiwuji

Dimethicone Aerosol

本品为二甲硅油和二氧化硅的溶液型非定量气雾剂。含二甲硅油应为标示量的80.0%～120.0%，二甲硅油在药液中的浓度应为0.65%～1.00%(g/g)。

【性状】　本品在耐压容器中的药液为无色至微黄色澄明液体。

【鉴别】 取含量测定项下所得油状液体，照二甲硅油项下的鉴别(2)项试验，显相同的结果。

【检查】 **泄漏率** 取本品 12 瓶，去除外包装，用乙醇将表面清洗干净，室温垂直(直立)放置 24 小时，分别精密称定重量(W_1)，再在室温放置 72 小时(精确至 30 分钟)，再分别精密称定重量(W_2)，置 2～8℃冷却后，迅速在阀上面钻一小孔，放置至室温，待抛射剂完全气化挥尽后，将瓶与阀分离，用乙醇洗净，在室温下干燥，分别精密称定重量(W_3)，按下式计算每瓶年泄漏率。平均年泄漏率应小于 3.5%，并不得有1 瓶大于 5%。

年泄漏率 $=365\times24\times(W_1-W_2)/[72\times(W_1-W_3)]\times100\%$

其他 除微细粒子剂量与喷射速率外，应符合气雾剂项下有关的各项规定(通则 0113)。

【含量测定】 取本品 3 瓶，精密称定，在铝盖上钻一小孔，插入连有橡皮管的注射针头(勿与药液面接触)，橡皮管的另一端放入水中，待抛射剂缓缓排除后，除去铝盖，用三氯甲烷少许分别将内容物移入 3 个在 110℃干燥至恒重的蒸发皿中，用三氯甲烷 20ml 分次洗涤容器，洗液并入蒸发皿中，置水浴上蒸干，并在 110℃干燥至恒重，精密称定，即得每瓶中含有二甲硅油的重量；另将本品空瓶连同阀门与铝盖洗净烘干，精密称定，求出每瓶药液的重量，并分别计算二甲硅油在药液中的浓度(g/g)，均应符合规定。

【类别】 同二甲硅油。

【规格】 每瓶总量 18g，内含二甲硅油 0.15g

【贮藏】 密闭，在凉暗处保存。

二甲硅油片

Erjiaguiyou Pian

Dimethicone Tablets

本品含二甲硅油应为标示量的 90.0%～110.0%；含氢氧化铝按氧化铝(Al_2O_3)计算，不得少于标示量的 45.0%。

【处方】

二甲硅油	50g
氢氧化铝	80g
葡萄糖	600g
制成	1000 片(50mg) 或 2000 片(25mg)

【性状】 本品为白色或类白色片。

【鉴别】 (1)取含量测定项下所得的油状液体，照二甲硅油项下的鉴别试验，显相同的结果。

(2)取本品细粉适量(约相当于氢氧化铝 0.5g)，加稀盐酸 10ml，加热使溶解，滤过，滤液显铝盐的鉴别反应(通则 0301)。

【检查】 除崩解时限外，应符合片剂项下有关的各项规定(通则 0101)。

【含量测定】 **二甲硅油** 取本品 20 片(50mg 规格)或 40 片(25mg 规格)，精密称定，研细，精密称取适量(约相当于二甲硅油 0.2g)，用三氯甲烷提取 8 次，每次 15ml，合并三氯甲烷液，用 G4 垂熔漏斗滤过，滤渣与滤器用三氯甲烷洗涤，合并三氯甲烷液，滤液置 110℃干燥至恒重的蒸发皿中，在水浴上蒸干，并在 110℃干燥至恒重，精密称定，即得供试品中含二甲硅油的重量。

氧化铝 精密称取上述细粉适量(约相当于氢氧化铝 0.4g)，加盐酸与水各 10ml，置水浴上加热 5 分钟使氢氧化铝溶解，放冷，滤过，滤液置 100ml 量瓶中，残渣用水洗涤，洗液并入量瓶中，用水稀释至刻度，摇匀，精密量取 20ml，照氢氧化铝含量测定项下的方法，自"加氨试液中和至恰析出沉淀"起，依法测定。每 1ml 乙二胺四醋酸二钠滴定液(0.05mol/L)相当于 2.549mg 的 Al_2O_3。

【类别】 同二甲硅油。

【规格】 (1)25mg (2)50mg

【贮藏】 密封，在干燥处保存。

二甲磺酸阿米三嗪

Erjiahuangsuan Amisanqin

Almitrine Mesylate

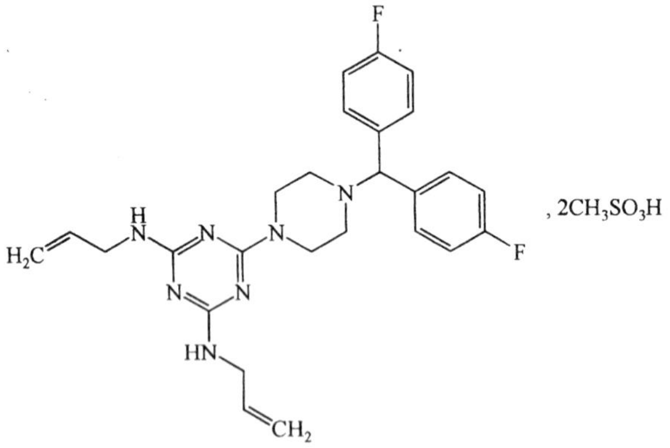

$C_{26}H_{29}F_2N_7\cdot2CH_3SO_3H$ 669.77

本品为 2,4-双(烯丙氨基)-6-[4-双-(对氟苯基)甲基]-1-哌嗪基-*S*-三嗪二甲磺酸盐。按干燥品计算，含 $C_{26}H_{29}F_2N_7\cdot2CH_3SO_3H$ 应为 98.0%～102.0%。

【性状】 本品为白色或类白色结晶性粉末；无臭。

本品在甲醇或三氯甲烷中易溶，在乙醇中溶解，在丙酮中微溶，在水中不溶。

【鉴别】 (1)取本品约 0.2g，置试管中，小火加热使熔融，产生的气体应使湿润的醋酸铅试纸显黑色。

(2)取本品，加乙醇制成每 1ml 中含 8μg 的溶液，照紫外-可见分光光度法(通则 0401)测定，在 223nm 的波长处有最大吸收。

（3）本品的红外光吸收图谱应与对照的图谱（光谱集900图）一致。

【检查】 **酸度** 取本品0.50g，加水50ml，振摇10分钟，滤过，取续滤液，依法测定（通则0631），pH值应为2.0～3.5。

含氟量 取本品约35mg，精密称定，照氟检查法（通则0805）测定，含氟量应为5.1%～6.3%。

有关物质 照高效液相色谱法（通则0512）测定。

供试品溶液 取本品约30mg，置100ml量瓶中，加流动相溶解并稀释至刻度，摇匀。

对照溶液 精密量取供试品溶液1ml，置100ml量瓶中，用流动相稀释至刻度，摇匀。

色谱条件 用十八烷基硅烷键合硅胶为填充剂；以甲醇-水（85∶15）（每1000ml中加二乙胺5μl）为流动相；检测波长为222nm；进样体积20μl。

系统适用性要求 理论板数按阿米三嗪峰计算不低于900。

测定法 精密量取供试品溶液与对照溶液，分别注入液相色谱仪，记录色谱图至主成分峰保留时间的2倍。

限度 供试品溶液色谱图中如有杂质峰，单个杂质峰面积不得大于对照溶液主峰面积的0.5倍（0.5%），各杂质峰面积的和不得大于对照溶液主峰面积的1.5倍（1.5%）。

残留溶剂 照残留溶剂测定法（通则0861）测定。

供试品溶液 取本品，精密称定，加二甲基亚砜使溶解并定量稀释制成每1ml中约含20mg的溶液。

限度 甲苯的残留量应符合规定。

氯化物 取本品0.50g，加乙醇25ml使溶解，除用乙醇稀释外，依法检查（通则0801），与标准氯化钠溶液5.0ml制成的对照液比较，不得更浓（0.01%）。

硫酸盐 取本品0.50g，加水50ml，缓缓煮沸2分钟，放冷，补加水至原体积，摇匀，滤过，取续滤液40ml，依法检查（通则0802），与标准硫酸钾溶液2.0ml制成的对照液比较，不得更浓（0.05%）。

干燥失重 取本品，在105℃干燥至恒重，减失重量不得过0.5%（通则0831）。

炽灼残渣 取本品1.0g，依法检查（通则0841），遗留残渣不得过0.15%。

重金属 取炽灼残渣项下遗留的残渣，依法检查（通则0821第二法），含重金属不得过百万分之二十。

【含量测定】 照高效液相色谱法（通则0512）测定。

供试品溶液 取本品适量，精密称定，加流动相溶解并定量稀释制成每1ml中约含0.12mg的溶液。

对照品溶液 取二甲磺酸阿米三嗪对照品适量，精密称定，加流动相溶解并定量稀释制成每1ml中约含0.12mg的溶液。

色谱条件与系统适用性要求 见有关物质项下。

测定法 精密量取供试品溶液与对照品溶液，分别注入液相色谱仪，记录色谱图。按外标法以峰面积计算。

【类别】 中枢兴奋药。

【贮藏】 遮光，密封保存。

二氟尼柳

Erfuniliu

Diflunisal

$C_{13}H_8F_2O_3$ 250.20

本品为2′,4′-二氟-4-羟基-3-联苯羧酸，按干燥品计算，含$C_{13}H_8F_2O_3$不得少于98.5%。

【性状】 本品为白色或类白色的结晶或结晶性粉末；无臭。

本品在甲醇中易溶，在乙醇中溶解；在三氯甲烷中微溶；在水中几乎不溶。

【鉴别】 （1）取本品约2mg，加乙醇10ml溶解后，加三氯化铁试液1滴，即显深紫色。

（2）取本品，加0.1mol/L的盐酸乙醇溶液溶解并稀释制成每1ml中含20μg的溶液，照紫外-可见分光光度法（通则0401）测定，在251nm与315nm的波长处有最大吸收，吸光度比值应为4.2～4.6。

（3）本品的红外光吸收图谱应与对照的图谱（光谱集901图）一致。

【检查】 **有关物质Ⅰ** 照薄层色谱法（通则0502）试验。

供试品溶液 取本品，加甲醇溶解并稀释制成每1ml中约含10mg的溶液。

对照溶液 精密量取供试品溶液适量，用甲醇定量稀释制成每1ml中约含50μg的溶液。

色谱条件 采用硅胶GF_{254}薄层板，以正己烷-二氧六环-冰醋酸（85∶10∶5）为展开剂。

测定法 吸取供试品溶液与对照溶液各5μl，分别点于同一薄层板上，展开，晾干，置紫外光灯（254nm）下检视。

限度 供试品溶液如显杂质斑点，与对照溶液的主斑点比较，不得更深。

有关物质Ⅱ 照高效液相色谱法（通则0512）测定。

供试品溶液与对照溶液 见有关物质Ⅰ项下。

色谱条件 用十八烷基硅烷键合硅胶为填充剂；以水-甲醇-乙腈-冰醋酸（55∶23∶30∶2）为流动相；检测波长为254nm；进样体积5μl。

系统适用性要求 理论板数按二氟尼柳峰计算不低于2000。

测定法 精密量取供试品溶液与对照溶液，分别注入液相色谱仪，记录色谱图至主成分峰保留时间的3倍。

限度 供试品溶液色谱图中如有杂质峰，各杂质峰面积的和不得大于对照溶液主峰面积(0.5%)。

干燥失重　取本品,以五氧化二磷为干燥剂,在 60℃ 减压干燥至恒重,减失重量不得过 0.3%(通则 0831)。

含氟量　取本品约 13mg,精密称定,照氟检查法(通则 0805)测定,按干燥品计算,含氟量应为 14.5%~15.5%。

炽灼残渣　取本品 1.0g,依法检查(通则 0841),遗留残渣不得过 0.1%。

重金属　取炽灼残渣项下遗留的残渣,依法检查(通则 0821 第二法),含重金属不得过百万分之十。

【含量测定】　取本品约 0.45g,精密称定,加甲醇 80ml 溶解后,加水 10ml 与酚红指示液(取酚红 0.1g,加 0.2mol/L 氢氧化钠溶液 1.4ml、90%乙醇 5ml,微温使溶解,用 20%乙醇稀释至 250ml,即得)8~10 滴,用氢氧化钠滴定液(0.1mol/L)滴定,并将滴定的结果用空白试验校正。每 1ml 的氢氧化钠滴定液(0.1mol/L)相当于 25.02mg 的 $C_{13}H_8F_2O_3$。

【类别】　解热镇痛、非甾体抗炎药。

【贮藏】　遮光,密封保存。

【制剂】　(1)二氟尼柳片　(2)二氟尼柳胶囊

二氟尼柳片

Erfuniliu Pian

Diflunisal Tablets

本品含二氟尼柳($C_{13}H_8F_2O_3$)应为标示量的 95.0%~105.0%。

【性状】　本品为薄膜衣片,除去包衣后显白色或类白色。

【鉴别】　(1)取本品的细粉适量(约相当于二氟尼柳 2mg),加乙醇 10ml,振摇使二氟尼柳溶解,加三氯化铁试液 1 滴,即显深紫色。

(2)取有关物质项下的供试品溶液 2ml,用乙腈-水(4:1)稀释至 50ml,作为供试品溶液;另取二氟尼柳对照品适量,加乙腈-水(4:1)溶解并稀释制成每 1ml 中约含 40μg 的溶液,作为对照品溶液。照有关物质项下的色谱条件试验,供试品溶液主峰的保留时间应与对照品溶液主峰的保留时间一致。

(3)取含量测定项下的供试品溶液,用 0.1mol/L 盐酸乙醇溶液稀释制成每 1ml 中约含二氟尼柳 20μg 的溶液,照紫外-可见分光光度法(通则 0401)测定,在 251nm 与 315nm 的波长处有最大吸收。

【检查】　**有关物质**　照高效液相色谱法(通则 0512)测定。

供试品溶液　取本品细粉适量,加乙腈-水(4:1)溶解并稀释制成每 1ml 中约含二氟尼柳 1.0mg 溶液,滤过,取续滤液。

对照溶液　精密量取供试品溶液 1ml,置 200ml 量瓶中,用乙腈-水(4:1)稀释至刻度,摇匀。

色谱条件　用十八烷基硅烷键合硅胶为填充剂;以水-甲醇-乙腈-冰醋酸(55:25:70:2)为流动相;检测波长为 254nm;进样体积 10μl。

系统适用性要求　理论板数按二氟尼柳峰计算不低于 2000。

测定法　精密量取供试品溶液与对照溶液,分别注入液相色谱仪,记录色谱图至主成分峰保留时间的 3 倍。

限度　供试品溶液色谱图中如有杂质峰,各杂质峰面积的和不得大于对照溶液主峰面积(0.5%)。

溶出度　照溶出度与释放度测定法(通则 0931 第二法)测定。

溶出条件　以 0.1mol/L 三羟甲基氨基甲烷缓冲液(取三羟甲基氨基甲烷 121g,加水溶解并稀释至 9000ml,用 25%枸橼酸溶液调节 pH 值至 7.2,并用水稀释至 10 000ml)900ml 为溶出介质,转速为每分钟 50 转,依法操作,经 30 分钟时取样。

供试品溶液　取溶出液 10ml,滤过,精密量取续滤液适量,用溶出介质定量稀释制成每 1ml 中约含 30μg 的溶液。

对照品溶液　取二氟尼柳对照品适量,精密称定,加溶出介质溶解并定量稀释制成每 1ml 中约含 30μg 的溶液。

测定法　取供试品溶液与对照品溶液,照紫外-可见分光光度法(通则 0401),在 306nm 的波长处分别测定吸光度,计算每片的溶出量。

限度　标示量的 80%,应符合规定。

其他　应符合片剂项下有关的各项规定(通则 0101)。

【含量测定】　照紫外-可见分光光度法(通则 0401)测定。

供试品溶液　取本品 20 片,精密称定,研细,精密称取适量(约相当于二氟尼柳 0.1g),置 100ml 量瓶中,加 0.1mol/L 盐酸乙醇溶液适量,超声使二氟尼柳溶解,放冷,用 0.1mol/L 盐酸乙醇溶液稀释至刻度,摇匀,滤过,精密量取续滤液 5ml,置 100ml 量瓶中,用 0.1mol/L 盐酸乙醇溶液稀释至刻度,摇匀。

对照品溶液　取二氟尼柳对照品适量,精密称定,加 0.1mol/L 盐酸乙醇溶液溶解并定量稀释制成每 1ml 中约含 50μg 的溶液。

测定法　取供试品溶液与对照品溶液,在 315nm 的波长处分别测定吸光度,计算。

【类别】　同二氟尼柳。

【规格】　0.25g

【贮藏】　密封保存。

二氟尼柳胶囊

Erfuniliu Jiaonang

Diflunisal Capsules

本品含二氟尼柳($C_{13}H_8F_2O_3$)应为标示量的 90.0%~

110.0%。

【性状】 本品内容物为白色或类白色细小颗粒。

【鉴别】 (1)取本品内容物适量(约相当于二氟尼柳2mg),加乙醇10ml振摇,加三氯化铁试液1滴,即显深紫色。

(2)取含量测定项下的供试品溶液,用0.1mol/L盐酸乙醇溶液稀释制成每1ml中约含二氟尼柳20μg的溶液,照紫外-可见分光光度法(通则0401)测定,在251nm与315nm的波长处有最大吸收。

(3)照薄层色谱法(通则0502)试验。

供试品溶液　取本品的内容物适量(约相当于二氟尼柳50mg),加甲醇5ml,振摇使二氟尼柳溶解,滤过,取续滤液。

对照品溶液　取二氟尼柳对照品适量,加甲醇溶解并稀释制成每1ml中约含10mg的溶液。

色谱条件　采用硅胶GF_{254}薄层板,以正己烷-二氧六环-冰醋酸(85∶10∶5)为展开剂。

测定法　吸取供试品溶液与对照品溶液各5μl,分别点于同一薄层板上,展开,晾干,置紫外光灯(254nm)下检视。

限度　供试品溶液所显主斑点的位置和颜色应与对照品溶液的主斑点一致。

【检查】 **溶出度**　照溶出度与释放度测定法(通则0931第二法)测定。

溶出条件　以0.1mol/L三羟甲基氨基甲烷缓冲液(取三羟甲基氨基甲烷121g,加水溶解并稀释至9000ml,用25%枸橼酸溶液调节pH值至7.2,并用水稀释至10 000ml)900ml为溶出介质,转速为每分钟50转,依法操作,经30分钟时取样。

供试品溶液　取溶出液10ml,滤过,精密量取续滤液适量,用溶出介质定量稀释制成每1ml中约含二氟尼柳30μg的溶液。

对照品溶液　取二氟尼柳对照品适量,精密称定,加溶出介质溶解并定量稀释制成每1ml中约含30μg的溶液。

测定法　取供试品溶液与对照品溶液,照紫外-可见分光光度法(通则0401),在306nm的波长处分别测定吸光度,计算每粒的溶出量。

限度　标示量的80%,应符合规定。

其他　应符合胶囊剂项下有关的各项规定(通则0103)。

【含量测定】 照紫外-可见分光光度法(通则0401)测定。

供试品溶液　取装量差异项下的内容物,研细,精密称取适量(约相当于二氟尼柳0.1g),置100ml量瓶中,加0.1mol/L盐酸乙醇溶液适量,超声使二氟尼柳溶解,放冷,用0.1mol/L盐酸乙醇溶液稀释至刻度,摇匀,滤过,精密量取续滤液5ml,置100ml量瓶中,用0.1mol/L盐酸乙醇溶液稀释至刻度,摇匀。

对照品溶液　取二氟尼柳对照品适量,精密称定,加0.1mol/L盐酸乙醇溶液溶解并定量稀释制成每1ml中约含50μg的溶液。

测定法　取供试品溶液与对照品溶液,在315nm的波长处分别测定吸光度,计算。

【类别】 同二氟尼柳。

【规格】 0.25g

【贮藏】 密封保存。

二盐酸奎宁

Eryansuan Kuining

Quinine Dihydrochloride

HO, H, N, H, H, CH=CH$_2$, ,2HCl, H_3CO, N

$C_{20}H_{24}N_2O_2 \cdot 2HCl$　397.34

本品为6′-甲氧基-(8α,9*R*)-辛可宁-9-醇的二盐酸盐。按干燥品计算,含$C_{20}H_{24}N_2O_2 \cdot 2HCl$不得少于99.0%。

【性状】 本品为白色粉末;无臭;遇光渐变色;水溶液显酸性反应。

本品在水中极易溶解,在乙醇中溶解,在三氯甲烷中微溶,在乙醚中极微溶解。

比旋度　取本品适量,精密称定,加0.1mol/L盐酸溶液溶解并定量稀释制成每1ml中约含30mg的溶液,依法测定(通则0621),比旋度为−223°至−229°。

【鉴别】 (1)取本品约20mg,加水20ml溶解后,分取溶液10ml,滴加稀硫酸,即显蓝色荧光。

(2)取上述溶液5ml,加溴试液3滴与氨试液1ml,即显翠绿色。

(3)本品的红外光吸收图谱应与对照的图谱(光谱集11图)一致。

(4)本品的水溶液显氯化物鉴别(1)的反应(通则0301)。

【检查】 **酸度**　取本品0.30g,加水10ml溶解后,依法测定(通则0631),pH值应为2.0～3.0。

硫酸盐　取本品1.0g,依法检查(通则0802),与标准硫酸钾溶液5.0ml制成的对照液比较,不得更浓(0.05%)。

其他金鸡纳碱　照薄层色谱法(通则0502)试验。

供试品溶液　取本品,加甲醇溶解并稀释制成每1ml中含10mg的溶液。

对照品溶液　取辛可尼丁对照品,加甲醇溶解并稀释制成每1ml中含0.25mg的溶液。

色谱条件　采用硅胶G薄层板,以甲苯-乙醚-二乙胺(20∶12∶5)为展开剂。

测定法　吸取供试品溶液与对照品溶液各5μl,分别点于同一薄层板上,展开,晾干,重复展开二次,晾干,在105℃干燥30分钟,放冷,喷以碘铂酸钾试液使显色。

限度　供试品溶液如显杂质斑点,与对照品溶液的主斑点比较,不得更深(2.5%)。

干燥失重　取本品,在105℃干燥至恒重,减失重量不得过 3.0%(通则 0831)。

炽灼残渣　不得过 0.15%(通则 0841)。

钡盐　取本品 0.20g,加水 10ml 溶解后,加稀硫酸 1ml,15 分钟内不得发生浑浊。

【含量测定】　取本品约 0.15g,精密称定,加醋酐 5ml 与醋酸汞试液 3ml 溶解后,加结晶紫指示液 1 滴,用高氯酸滴定液(0.1mol/L)滴定至溶液显蓝绿色,并将滴定的结果用空白试验校正。每 1ml 高氯酸滴定液(0.1mol/L)相当于 19.87mg 的 $C_{20}H_{24}N_2O_2 \cdot 2HCl$。

【类别】　抗疟药。

【贮藏】　遮光,密封保存。

【制剂】　二盐酸奎宁注射液

二盐酸奎宁注射液

Eryansuan Kuining Zhusheye

Quinine Dihydrochloride Injection

本品为二盐酸奎宁的灭菌水溶液。含二盐酸奎宁($C_{20}H_{24}N_2O_2 \cdot 2HCl$)应为标示量的 95.0%～105.0%。

【性状】　本品为无色至微黄色的澄明液体。

【鉴别】　取本品,照二盐酸奎宁项下的鉴别(1)、(2)、(4)项试验,显相同的结果。

【检查】　**pH 值**　应不低于 2.5(通则 0631)。

颜色　取本品,与同体积的对照液(取比色用重铬酸钾液 10ml,加水使成 20ml)比较,不得更深。

其他金鸡纳碱　取本品,用甲醇稀释制成每 1ml 中含二盐酸奎宁 10mg 的溶液,作为供试品溶液。照二盐酸奎宁其他金鸡纳碱项下同法测定,应符合规定。

细菌内毒素　取本品,依法检查(通则 1143),每 1mg 二盐酸奎宁中含内毒素的量应小于 1.0EU。

其他　应符合注射剂项下有关的各项规定(通则 0102)。

【含量测定】　精密量取本品适量,用水定量稀释制成每 1ml 中约含 15mg 的溶液,精密量取 10ml,置分液漏斗中,加水使成 20ml,加氨试液使成碱性,用三氯甲烷分次振摇提取,第一次 25ml,以后每次各 10ml,至奎宁提尽为止,每次得到的三氯甲烷液均用同一份水洗涤 2 次,每次 5ml,洗液用三氯甲烷 10ml 振摇提取,合并三氯甲烷液,置水浴上蒸去三氯甲烷,加无水乙醇 2ml,再蒸干,在 105℃干燥 1 小时,放冷,加醋酐 5ml 与冰醋酸 10ml 使溶解,加结晶紫指示液 1 滴,用高氯酸滴定液(0.1mol/L)滴定至溶液显蓝色,并将滴定的结果用空白试验校正。每 1ml 高氯酸滴定液(0.1mol/L)相当于 19.87mg 的 $C_{20}H_{24}N_2O_2 \cdot 2HCl$。

【类别】　同二盐酸奎宁。

【规格】　(1)1ml∶0.25g　(2)1ml∶0.5g　(3)2ml∶0.25g　(4)2ml∶0.5g　(5)10ml∶0.25g

【贮藏】　遮光,密闭保存。

二氧化碳

Eryanghuatan

Carbon Dioxide

CO_2　44.01

本品含 CO_2 不得少于 99.5%(ml/ml)。

【性状】　本品为无色气体;无臭;水溶液显弱酸性反应。

本品 1 容在常压 20℃时,能溶于水约 1 容中。

【鉴别】　(1)取本品,通入氢氧化钡试液中,即生成白色沉淀;沉淀能在醋酸中溶解并发生泡沸。

(2)本品能使火焰熄灭。

(3)本品的红外光吸收图谱应与对照的图谱(图 1)一致(通则 0402)。

【检查】　**酸度**　取水 100ml,加甲基橙指示液 0.2ml,混匀,分取各 50ml,置甲、乙两支比色管中,于乙管中,加盐酸滴定液(0.01mol/L)1.0ml,摇匀;于甲管中,通入本品 1000ml(速度为每小时 4000ml)后,显出的红色不得较乙管更深。

水分　取本品,通入露点分析仪测定,含水分不得过百万分之六十七。

一氧化碳　取本品,用一氧化碳检测管测定,含一氧化碳不得过百万分之五。

二氧化硫　取本品,用二氧化硫检测管测定,含二氧化硫不得过百万分之二。

磷化氢　取本品,用磷化氢检测管测定,含磷化氢不得过千万分之三。

硫化氢　取本品,用硫化氢检测管测定,含硫化氢不得过百万分之一。

氨　取本品,用氨检测管测定,含氨不得过百万分之二十五。

碳氢化合物　照气相色谱法(通则 0521)测定。

供试品气体　取本品,即得。

对照品气体　取甲烷含量为 0.0020%的气体(以氮气为稀释剂)。

色谱条件　用玻璃球为填料的色谱柱(4mm×0.8m,80 目);柱温为 110℃;进样口温度为 110℃;检测器为火焰离子化检测器,温度为 120℃。

测定法　精密量取供试品气体与对照品气体,分别注入气相色谱仪,在净化温度为 360℃时测得的峰面积为相应空白值;精密量取供试品气体与对照品气体,分别注入气相色谱仪,测定峰面积,减去相应空白值后的峰面积为校正峰面积。

限度　按外标法以校正峰面积计算,含碳氢化合物(以甲烷计)不得过 0.0020%。

【含量测定】　照氧项下的方法,除改用附图所示的吸收器,并以氢氧化钾溶液(1→2)125ml代替铜丝与氨-氯化铵溶液作为吸收液,并以酸化水(对甲基橙指示液显酸性)取代饱和氯化钠溶液注入平衡瓶J中外,依法操作,至剩余的气体体积恒定为止。读取量气管内的液面刻度,算出供试品的含量,即得。

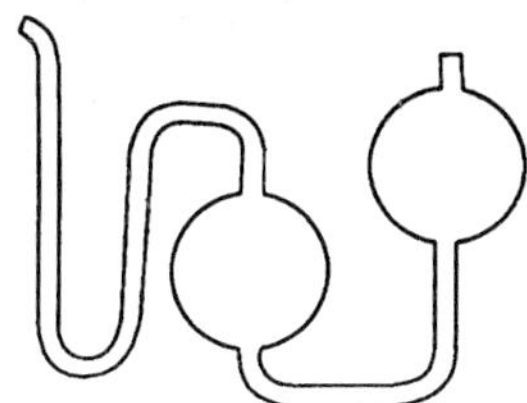

检查与测定前,应先将供试品钢瓶在试验室温度下放置6小时以上。

【类别】 呼吸兴奋药。

【贮藏】 置耐压钢瓶内保存。

附:

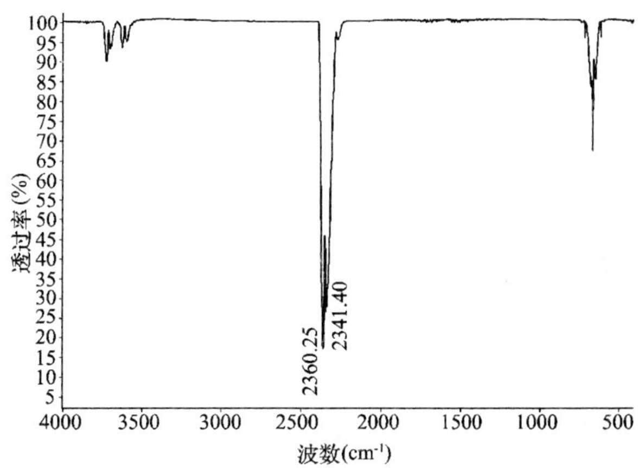

图1 二氧化碳红外对照图谱(气体池法)

1. 气体检测管说明

气体检测管系一种两端熔封的圆柱形透明管,内含涂有化学试剂的惰性载体,必要时还含有用于消除干扰物质的预处理层或过滤器。使用时将管两端割断,让规定体积的气体在一定时间内通过检测管,被测气体立即与化学试剂反应,利用化学试剂变色的长度或者颜色变化的强度,测定气体种类或浓度。

一氧化碳检测管:最小量程不大于5ppm,RSD不得过±15%。

二氧化硫检测管:最小量程不大于0.5ppm,RSD不得过±15%。

磷化氢检测管:最小量程不大于0.05ppm,RSD不得过±10%。

硫化氢检测管:最小量程不大于0.2ppm,RSD不得过±10%。

氨检测管:最小量程不大于2ppm,RSD不得过±10%。

2. 水分测定法——露点测定法

本法主要参考GB/T 5832.2—2008气体中微量水分的测定第2部分:露点法。根据一定的气体水分含量对应一个露点温度,同时一个露点温度对应一定的气体水分含量的原理通过测定待测气体的露点值计算气体的相对水分含量。本法不适用于检测在水分冷凝前就冷凝的气体以及能与水分发生反应的气体。

对仪器的一般要求 露点测定仪至少应符合下列条件。

(1)能够把流经测定室的气体以及镜面冷却到所需温度,降温速率和供试品流速可以控制。

(2)能确定露(霜或冰)的形成并能测定镜面温度。

(3)测定室内的气压不超过仪器允许的最大压力。

(4)仪器的准确性可以溯源,仪器需经计量检定合格。

测定法 取供试品按仪器说明书操作,记录测定的露点值。瓶装气体的采样用耐压针形阀,至少采用三次升、降压法吹洗采样阀及其他气路系统;管道气体的采样应使用管道上的根部采样阀,并用尽可能短的连接管将供试品直接通入露点仪。取两次平行测定结果的算术平均值作为露点值。两次平行测定的结果之差应小于对重复性的规定(根据试验确定了水分含量在260ppm以下时,方法的重复性 $r=0.069+0.012m$,其中 m 为测定结果的平均值)。

结果处理 两次露点测定结果的算术平均值为露点值。露点-体积分数换算表参见GB/T 5832.2—2008附录A。

注意事项

(1)干扰物质:当固体颗粒或灰尘等进入仪器并附着在镜面上时,用光电法测得的露点值将偏离,另除水蒸气外的其他蒸气也可能在镜面上冷凝,使得所观察到的露点不同于相应的水蒸气含量的露点。

固体杂质及油污:如果固体杂质绝对不溶于水,它们就不会改变露点,但是会妨碍出露的观察。在自动装置中,对固体杂质如果没有采用补偿装置,在低露点测量时,有时会因镜面上附着固体杂质使测得的露点值偏高,这时应该用脱脂棉蘸上无水乙醇等溶剂清洗镜面。为了防止固体杂质的干扰,仪器入口要设置过滤器,而过滤器对气体中水分应无吸附。如果被测气体中有油污,在气体进入测定室前应该除去。

以蒸气形式存在的杂质:烃能在镜面上冷凝,如果烃类露点低于水蒸气露点,不会影响测定。在相反的情况下,会先于水蒸气而结露,因此水蒸气冷凝前必须分离出烃的冷凝物。如果被测气体中含有甲醇,它将与水一起在镜面上凝结,这时得到的是甲醇和水的共同露点。

(2)冷壁效应:除镜子外,仪器其余部分和管道的温度应高于气体中水分露点至少2℃,否则,水蒸气将在最冷点凝结,改变了气体样品中水分含量。

(3)降温速度:如果气体样品中水分含量较低,冷却镜子时应尽可能缓慢,以减少过冷现象的影响。因为这时冰的结晶过程比较缓慢,若以不适当的速度降温,在冰层生长和达到稳定之前,还没有观察到出露,温度已大大超过了露点,这就是过冷现象。

(4)供试品流速:气体微量水分的测定通常在室温下进行,当气流速通过测定室时会影响体系的传热和传质过程。因此当其他条件固定时,加大流速将有利于气流和镜面之间的传质，但流速过大会造成过热问题而影响体系的热平衡。为了减少传热影响，样气流速应当控制在一定范围内。

二羟丙茶碱

Erqiangbingchajian

Diprophylline

$C_{10}H_{14}N_4O_4$ 254.25

本品为 1,3-二甲基-7-(2,3-二羟丙基)-3,7-二氢-1*H*-嘌呤-2,6-二酮。按干燥品计算，含 $C_{10}H_{14}N_4O_4$ 不得少于 98.0%。

【性状】 本品为白色粉末或颗粒；无臭。

本品在水中易溶，在乙醇中微溶，在三氯甲烷或乙醚中极微溶解。

熔点 本品的熔点（通则 0612）为 160～164℃。

吸收系数 取本品，精密称定，加水溶解并定量稀释制成每 1ml 中约含 10μg 的溶液，照紫外-可见分光光度法（通则 0401），在 273nm 的波长处测定吸光度，吸收系数（$E_{1cm}^{1\%}$）为 354～376。

【鉴别】 （1）取本品约 0.1g，加盐酸 1ml 与氯酸钾 0.1g，置水浴上蒸干，残渣遇氨气即显紫色，再加氢氧化钠试液数滴，紫色即消失。

（2）本品的红外光吸收图谱应与对照的图谱（光谱集 12 图）一致。

【检查】 **酸碱度** 取本品 0.50g，加水 10ml 使溶解，加溴麝香草酚蓝指示液 5 滴，应显黄色或绿色；再加氢氧化钠滴定液（0.02mol/L）0.20ml，应显蓝色。

溶液的澄清度与颜色 取本品 1.0g，加水 10ml，振摇使溶解，溶液应澄清无色；如显色，与黄色或黄绿色 1 号标准比色液（通则 0901 第一法）比较，不得更深。

氯化物 取本品 0.25g，加水 5ml 与氢氧化钠试液 1.0ml，煮沸 30 秒钟，放冷，依法检查（通则 0801），与标准氯化钠溶液 7.0ml 用同一方法制成的对照液比较，不得更浓（0.028%）。

有关物质 照高效液相色谱法（通则 0512）测定。

供试品溶液 取本品适量，精密称定，加水溶解并定量稀释制成每 1ml 中约含 1.0mg 的溶液。

对照溶液 取茶碱对照品 10mg，精密称定，置 100ml 量瓶中，加水溶解并稀释至刻度，摇匀，精密量取 10ml 与供试品溶液 1ml，置 200ml 量瓶中，用水稀释至刻度，摇匀。

色谱条件 用十八烷基硅烷键合硅胶为填充剂；以磷酸二氢钾溶液（取磷酸二氢钾 1.0g，加水溶解并稀释至 1000ml）-甲醇（72∶28）为流动相；检测波长为 254nm；进样体积 10μl。

系统适用性要求 对照溶液色谱图中，理论板数按二羟丙茶碱峰计算不低于 2000，二羟丙茶碱峰与茶碱峰之间的分离度应大于 3.5。

测定法 精密量取供试品溶液与对照溶液，分别注入液相色谱仪，记录色谱图至主成分峰保留时间的 3 倍。

限度 供试品溶液色谱图中如有与茶碱保留时间一致的色谱峰，按外标法以峰面积计算，不得过 0.5%；其他杂质峰面积的和不得大于对照溶液中二羟丙茶碱峰面积（0.5%）。

干燥失重 取本品，在 105℃ 干燥至恒重，减失重量不得过 0.5%（通则 0831）。

炽灼残渣 不得过 0.15%（通则 0841）。

重金属 取本品 1.0g，加醋酸盐缓冲液（pH 3.5）2ml 与水适量使溶解成 25ml，依法检查（通则 0821 第一法），含重金属不得过百万分之二十。

【含量测定】 取本品约 0.2g，精密称定，加无水甲酸 2ml 使溶解，缓缓加醋酐 50ml，振摇 3 分钟，加苏丹Ⅳ指示液 4～5 滴，用高氯酸滴定液（0.1mol/L）滴定至溶液显紫色，并将滴定的结果用空白试验校正。每 1ml 高氯酸滴定液（0.1mol/L）相当于 25.42mg 的 $C_{10}H_{14}N_4O_4$。

【类别】 平滑肌松弛药。

【贮藏】 密封，在干燥处保存。

【制剂】 （1）二羟丙茶碱片 （2）二羟丙茶碱注射液

二羟丙茶碱片

Erqiangbingchajian Pian

Diprophylline Tablets

本品含二羟丙茶碱（$C_{10}H_{14}N_4O_4$）应为标示量的 93.0%～107.0%。

【性状】 本品为白色片。

【鉴别】 （1）取本品的细粉适量（约相当于二羟丙茶碱 0.5g），加水 5ml，振摇，使二羟丙茶碱溶解，滤过；取滤液 1ml，置水浴上蒸干，照二羟丙茶碱项下的鉴别（1）项试验，显相同的反应。

（2）取含量测定项下的溶液，照紫外-可见分光光度法（通则 0401）测定，在 273nm 的波长处有最大吸收，在 246nm 的波长处有最小吸收。

（3）取本品适量，加水溶解并稀释制成每 1ml 中含二羟丙茶碱 0.2mg 的溶液，作为供试品溶液；另取二羟丙茶碱对照品适量，加水溶解并稀释制成每 1ml 中含 0.2mg 的溶液，作为对照品溶液。照有关物质项下的方法试验，供试品溶液主峰的保留时间应与对照品溶液主峰保留时间一致。

【检查】 **有关物质** 照高效液相色谱法（通则 0512）

测定。

供试品溶液　取本品的细粉适量(约相当于二羟丙茶碱50mg),精密称定,置50ml量瓶中,加水适量,超声使二羟丙茶碱溶解,放冷,并用水稀释至刻度,摇匀,滤过,取续滤液。

对照溶液　取茶碱对照品约10mg,精密称定,置100ml量瓶中,加水溶解并稀释至刻度,摇匀,精密量取10ml与供试品溶液1ml,置200ml量瓶中,用水稀释至刻度,摇匀。

色谱条件、系统适用性要求与测定法　见二羟丙茶碱有关物质项下。

限度　供试品溶液色谱图中如有与茶碱保留时间一致的色谱峰,按外标法以峰面积计算,不得过标示量的0.5%;其他杂质峰面积的和不得大于对照溶液中二羟丙茶碱峰面积(0.5%)。

溶出度　照溶出度与释放度测定法(通则0931第一法)测定。

溶出条件　以水900ml为溶出介质,转速为每分钟100转,依法操作,经30分钟时取样。

测定法　取溶出液适量,滤过,精密量取续滤液3ml,置25ml量瓶(0.1g规格)或50ml量瓶(0.2g规格)中,用水稀释至刻度,摇匀,照紫外-可见分光光度法(通则0401),在273nm的波长处测定吸光度,按$C_{10}H_{14}N_4O_4$的吸收系数($E_{1cm}^{1\%}$)为365计算每片的溶出量。

限度　标示量的75%,应符合规定。

其他　应符合片剂项下有关的各项规定(通则0101)。

【含量测定】　照紫外-可见分光光度法(通则0401)测定。

供试品溶液　取本品10片,精密称定,研细,精密称取适量(约相当于二羟丙茶碱0.15g),置500ml量瓶中,加水适量,充分振摇使二羟丙茶碱溶解,用水稀释至刻度,摇匀,精密量取续滤液10ml,置200ml量瓶中,用水稀释至刻度,摇匀。

测定法　取供试品溶液,在273nm的波长处测定吸光度,按$C_{10}H_{14}N_4O_4$的吸收系数($E_{1cm}^{1\%}$)为365计算。

【类别】　同二羟丙茶碱。

【规格】　(1)0.1g　(2)0.2g

【贮藏】　密封,在干燥处保存。

二羟丙茶碱注射液

Erqiangbingchajian Zhusheye

Diprophylline Injection

本品为二羟丙茶碱的灭菌水溶液。含二羟丙茶碱($C_{10}H_{14}N_4O_4$)应为标示量的90.0%～110.0%。

【性状】　本品为无色的澄明液体。

【鉴别】　(1)取本品1ml,加水2ml,摇匀,加鞣酸试液数滴即生成白色沉淀。

(2)取本品1ml,置水浴上蒸干,加盐酸1ml与氯酸钾0.1g,继续蒸干,残渣遇氨气即显紫色,再加氢氧化钠试液数滴,紫色即消失。

(3)取本品适量,用水稀释制成每1ml中含二羟丙茶碱0.2mg的溶液,作为供试品溶液;另取二羟丙茶碱对照品适量,加水溶解并稀释制成每1ml中含0.2mg的溶液,作为对照品溶液。照有关物质项下的方法试验,供试品溶液主峰的保留时间应与对照品溶液主峰保留时间一致。

【检查】　**pH值**　应为4.0～7.0(通则0631)。

有关物质　照高效液相色谱法(通则0512)测定。

供试品溶液　精密量取本品适量,用水稀释制成每1ml中约含二羟丙茶碱1mg的溶液。

对照溶液　取茶碱对照品约10mg,精密称定,置100ml量瓶中,加水溶解并稀释至刻度,摇匀,精密量取10ml与供试品溶液1ml,置200ml量瓶中,用水稀释至刻度,摇匀。

色谱条件、系统适用性要求与测定法　见二羟丙茶碱有关物质项下。

限度　供试品溶液色谱图中如有与茶碱保留时间一致的色谱峰,按外标法以峰面积计算,不得过标示量的0.5%;其他杂质峰面积的和不得大于对照溶液中二羟丙茶碱峰面积(0.5%)。

细菌内毒素　取本品,依法检查(通则1143),每1mg二羟丙茶碱中含内毒素的量应小于0.30EU。

其他　应符合注射剂项下有关的各项规定(通则0102)。

【含量测定】　照紫外-可见分光光度法(通则0401)测定。

供试品溶液　精密量取本品适量(约相当于二羟丙茶碱0.25g),置500ml量瓶中,用水稀释至刻度,摇匀,精密量取5ml,置200ml量瓶中,用水稀释至刻度,摇匀。

测定法　取供试品溶液,在273nm的波长处测定吸光度,按$C_{10}H_{14}N_4O_4$的吸收系数($E_{1cm}^{1\%}$)为365计算,即得。

【类别】　同二羟丙茶碱。

【规格】　2ml∶0.25g

【贮藏】　遮光,密闭保存。

二硫化硒

Erliuhuaxi

Selenium Sulfide

SeS_2　143.09

本品含硒(Se)应为52.0%～55.5%。

【性状】　本品为橙黄色至橙红色粉末;略有硫化氢特臭。

本品在水或有机溶剂中几乎不溶。

【鉴别】　(1)取含量测定项下的硝化溶液10ml,加水5ml与脲5g,加热至沸,放冷,加碘化钾试液2ml,即显淡黄色至橙色,放置后迅速变深。

(2)取鉴别(1)项下的显色溶液,静置10分钟后,滤过,滤液加氯化钡试液 10ml,即生成沉淀。

【检查】 **可溶性硒化物**　照紫外-可见分光光度法(通则 0401)测定。

供试品溶液　取本品 5g,精密称定,置 150ml 烧瓶中,精密加水 50ml,放置 1 小时,并时时振摇,滤过,取续滤液。

对照品溶液　取亚硒酸钠对照品,精密称定,加硝酸溶液(1→30)溶解并定量稀释制成每 1ml 中约含硒 1mg 的溶液,精密量取适量,用水定量稀释制成每 1ml 中约含硒 0.5μg 的溶液。

测定法　精密量取供试品溶液与对照品溶液各 10ml,分别加 2.5mol/L 甲酸溶液 2ml,用水稀释至 50ml,摇匀,必要时用上述甲酸溶液调节 pH 值至 2.0～3.0,各加临用新制的 0.5%盐酸二氨基联苯胺溶液 2ml,摇匀,放置 45 分钟,用氨试液调节 pH 值至 6.0～7.0,将溶液分别移入分液漏斗中,各精密加甲苯 10ml,强烈振摇 1 分钟,静置使分层,弃去水层,分取甲苯液,在 420nm 的波长处分别测定吸光度。

限度　供试品溶液的吸光度不得大于对照品溶液的吸光度(0.0005%)。

炽灼残渣　不得过 0.2%(通则 0841)。

【含量测定】 取本品约 0.1g,精密称定,加发烟硝酸 25ml,置水浴中加热约 1 小时,使硝化完全,放冷,移置 100ml 量瓶中,用水稀释至刻度,摇匀,精密量取 20ml,加脲 10g 与水 25ml,加热至沸,放冷,加碘化钾试液 10ml 与淀粉指示液 3ml,立即用硫代硫酸钠滴定液(0.05mol/L)滴定至溶液由红褐色转变为橙红色。每 1ml 硫代硫酸钠滴定液(0.05mol/L)相当于 0.987mg 的 Se。

【类别】 抗皮脂溢药。

【贮藏】 遮光,密封保存。

【制剂】 二硫化硒洗剂

二硫化硒洗剂

Erliuhuaxi Xiji

Selenium Sulfide Lotion

本品为二硫化硒的混悬液。含二硫化硒(SeS_2)应为标示量的 90.0%～110.0%。

【性状】 本品为橙黄色黏稠状混悬液;具有芳香气味。

【鉴别】 取含量测定项下的滤液 10ml,照二硫化硒项下的鉴别试验,显相同的反应。

【检查】 **pH 值**　取本品 25g,加水 50ml,混匀,依法测定(通则 0631),pH 值应为 3.0～5.0。

其他　应符合洗剂项下有关的各项规定(通则 0127)。

【含量测定】 取本品,摇匀,精密称取适量(约相当于二硫化硒 0.1g),加发烟硝酸 25ml,置水浴上加热 2 小时,放冷,移置 100ml 量瓶中,用水稀释至刻度,摇匀,滤过,精密量取续滤液 20ml,照二硫化硒项下的方法,自"加脲 10g"起,依法测定。每 1ml 硫代硫酸钠滴定液(0.05mol/L)相当于 1.789mg 的 SeS_2。

【类别】 同二硫化硒。

【规格】 (1)50g∶1.25g　(2)100g∶2.5g

【贮藏】 密封,在凉暗处保存。

二巯丁二钠

Erqiuding'erna

Sodium Dimercaptosuccinate

NaO-C(=O)-CH(SH)-CH(SH)-C(=O)-ONa , $3H_2O$

$C_4H_4Na_2O_4S_2 \cdot 3H_2O$　280.23

本品为 2,3-二巯基丁二酸二钠盐三水合物。按干燥品计算,含 $C_4H_4Na_2O_4S_2$ 不得少于 95.0%。

【性状】 本品为白色至微黄色粉末;有类似蒜的特臭。

本品在水中易溶,在乙醇、三氯甲烷或乙醚中不溶。

【鉴别】 (1)取本品约 0.2g,加水 2ml 溶解后,加氢氧化钠试液使成碱性,再滴加亚硝基铁氰化钠试液,即显紫红色。

(2)取本品约 0.2g,加水 2ml 溶解后,加醋酸铅试液 1ml,即生成淡黄色沉淀。

(3)本品的红外光吸收图谱应与对照的图谱(光谱集 1281 图)一致。

(4)本品显钠盐的鉴别反应(通则 0301)。

【检查】 **酸碱度**　取本品 1.0g,加水 10ml 使溶解,依法测定(通则 0631),pH 值应为 6.0～7.5。

溶液的颜色　取本品 1.0g,加水 10ml 溶解后,溶液应无色;如显色,与棕红色 4 号标准比色液(通则 0901 第一法)比较,不得更深。

干燥失重　取本品,以五氧化二磷为干燥剂,在 60℃减压干燥至恒重,减失重量应为 18.0%～24.0%(通则 0831)。

无菌　取本品,用适宜溶剂溶解后,经薄膜过滤法处理,依法检查(通则 1101),应符合规定。(供无菌分装用)

【含量测定】 取干燥至恒重的本品约 0.1g,精密称定,置 100ml 量瓶中,加水 30ml 溶解后,加稀醋酸 2ml,精密加硝酸银滴定液(0.1mol/L)50ml,强力振摇,置水浴中加热 2～3 分钟,放冷,用水稀释至刻度,摇匀,滤过,精密量取续滤液 50ml,置具塞锥形瓶中,加硝酸 2ml 与硫酸铁铵指示液 2ml,用硫氰酸铵滴定液(0.1mol/L)滴定,并将滴定的结果用空白试验校正。每 1ml 硝酸银滴定液(0.1mol/L)相当于 5.656mg 的 $C_4H_4Na_2O_4S_2$。

【类别】 解毒药。

【贮藏】 严封,在凉暗处保存。

【制剂】 注射用二巯丁二钠

注射用二巯丁二钠

Zhusheyong Erqiuding'erna

Sodium Dimercaptosuccinate for Injection

本品为二巯丁二钠的无菌粉末。按平均装量计算，含二巯丁二钠（$C_4H_4Na_2O_4S_2 \cdot 3H_2O$）应为标示量的 95.0%～105.0%。

【性状】 本品为白色至微黄色的粉末；有类似蒜的特臭。

【鉴别】 取本品，照二巯丁二钠项下的鉴别试验，显相同的反应。

【检查】 **溶液的颜色** 取本品 1 瓶，加水 5ml（0.5g 规格）或 10ml（1g 规格）溶解后，溶液应无色；如显色，与棕红色 4 号标准比色液（通则 0901 第一法）比较，不得更深。

酸碱度与干燥失重 照二巯丁二钠项下的方法检查，均应符合规定。

其他 应符合注射剂项下有关的各项规定（通则 0102）。

【含量测定】 取装量差异项下的内容物约 0.1g，精密称定，照二巯丁二钠项下的方法测定。每 1ml 硝酸银滴定液（0.1mol/L）相当于 7.006mg 的 $C_4H_4Na_2O_4S_2 \cdot 3H_2O$。

【类别】 同二巯丁二钠。

【规格】 （1）0.5g　（2）1g

【贮藏】 密闭，在凉暗处保存。

二巯丁二酸

Erqiuding'ersuan

Dimercaptosuccinic Acid

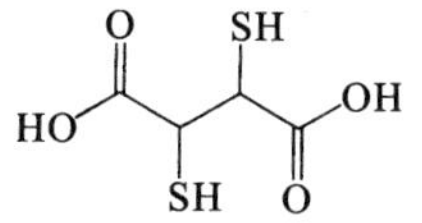

$C_4H_6O_4S_2$　182.22

本品为 2,3-二巯基丁二酸。按干燥品计算，含 $C_4H_6O_4S_2$ 不得少于 98.5%。

【性状】 本品为白色或类白色结晶或结晶性粉末；有类似蒜的特臭。

本品在甲醇或乙醇中微溶，在水或三氯甲烷中几乎不溶。

熔点 本品的熔点（通则 0612）为 190～194℃，熔融时同时分解。

【鉴别】 （1）取本品约 0.2g，加水 2ml 与碳酸氢钠试液适量使溶解并呈中性，加醋酸铅试液 1ml，即生成淡黄色沉淀。

（2）取本品约 0.2g，加水 2ml 与氢氧化钠试液适量使溶解并呈碱性，再滴加亚硝基铁氰化钠试液，即显紫红色。

（3）本品的红外光吸收图谱应与对照的图谱（光谱集 14 图）一致。

【检查】 **酸度** 取本品 1.0g，加水 20ml 制成混悬液，依法测定（通则 0631），pH 值应为 2.5～3.0。

干燥失重 取本品，在 105℃干燥至恒重，减失重量不得过 1.0%（通则 0831）。

炽灼残渣 取本品 1.0g，依法检查（通则 0841），遗留残渣不得过 0.1%。

重金属 取炽灼残渣项下遗留的残渣，依法检查（通则 0821第二法），含重金属不得过百万分之十。

【含量测定】 取本品约 0.05g，精密称定，置具塞锥形瓶中，加无水乙醇 30ml 使溶解，加稀硝酸 2ml，精密加硝酸银滴定液（0.1mol/L）25ml，强力振摇，置水浴中加热 2～3 分钟，放冷，滤过，用水洗涤锥形瓶与沉淀至洗液无银离子反应，合并滤液与洗液，加硝酸 2ml 与硫酸铁铵指示液 2ml，用硫氰酸铵滴定液（0.1mol/L）滴定，并将滴定的结果用空白试验校正。每 1ml 硝酸银滴定液（0.1mol/L）相当于 4.556mg 的 $C_4H_6O_4S_2$。

【类别】 解毒药。

【贮藏】 遮光，密封，在阴凉处保存。

【制剂】 二巯丁二酸胶囊

二巯丁二酸胶囊

Erqiuding'ersuan Jiaonang

Dimercaptosuccinic Acid Capsules

本品含二巯丁二酸（$C_4H_6O_4S_2$）应为标示量的 90.0%～110.0%。

【鉴别】 取本品的内容物适量（约相当于二巯丁二酸 200mg），照二巯丁二酸项下的鉴别（1）、（2）项试验，显相同的反应。

【检查】 **干燥失重** 取本品的内容物适量，在 105℃干燥至恒重，减失重量不得过 1.0%（通则 0831）。

其他 应符合胶囊剂项下有关的各项规定（通则 0103）。

【含量测定】 取装量差异项下的内容物，混合均匀，精密称取适量（约相当于二巯丁二酸 50mg），照二巯丁二酸项下的方法测定。每 1ml 硝酸银滴定液（0.1mol/L）相当于 4.556mg 的 $C_4H_6O_4S_2$。

【类别】 同二巯丁二酸。

【规格】 0.25g

【贮藏】 遮光，密封，在阴凉干燥处保存。

二 巯 丙 醇

Erqiu Bingchun

Dimercaprol

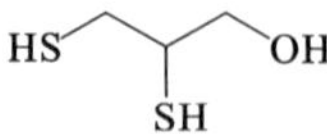

$C_3H_8OS_2$　124.23

本品为 2，3-二巯基-1-丙醇。含 $C_3H_8OS_2$ 不得少于 98.5%(g/g)。

【性状】 本品为无色或几乎无色、易流动的澄清液体；有类似蒜的特臭。

本品在甲醇、乙醇或苯甲酸苄酯中极易溶解，在水中溶解；在脂肪油中不溶，但在苯甲酸苄酯中溶解后，可加脂肪油稀释、混合。

相对密度 本品的相对密度(通则 0601)在 25℃时为 1.235～1.255。

【鉴别】 (1)取本品 1 滴，加水 2ml 使溶解，加醋酸铅试液数滴，即生成黄色沉淀。

(2)取本品少许，加碳酸钠共热，即发生丙烯醛的特臭。

(3)本品的红外光吸收图谱应与对照的图谱(光谱集 15 图)一致。

【检查】 **稳定度** 取本品，经 140℃加热 2 小时后，照含量测定项下的方法测定，减失含量不得过 4.0%。

酸度 取本品 1.0g，加水 10ml，振摇使饱和，滤过，依法测定(通则 0631)，pH 值应为 5.0～7.0。

溴 取本品 40mg，照氧瓶燃烧法(通则 0703)进行有机破坏，以 2.0%氢氧化钠溶液 15ml 与浓过氧化氢溶液 15 滴为吸收液，俟生成的烟雾完全吸入吸收液后，用水 20ml 淋洗瓶塞与铂丝，洗液与吸收液合并，加热煮沸 2 分钟后，放冷，移入 50ml 纳氏比色管中，加硝酸溶液(1→2)中和后，再多加 2ml，并加入硝酸银试液 1.0ml 与水适量使成 50ml，摇匀，在暗处放置 10 分钟，如发生浑浊，与对照液[与供试品同法操作，但燃烧时不含供试品，并加标准溴化钠溶液(精密称取溴化钠 12.88mg，加水 1000ml 制成，每 1ml 相当于 10μg 的 Br) 4.0ml]比较，不得更浓(0.10%)。

【含量测定】 取本品约 0.1g，精密称定，加乙醇 10ml，摇匀，用碘滴定液(0.05mol/L)滴定至溶液显持续的微黄色，并将滴定的结果用空白试验校正。每 1ml 碘滴定液(0.05mol/L)相当于 6.211mg 的 $C_3H_8OS_2$。

【类别】 解毒药。

【贮藏】 遮光，密封保存。

【制剂】 二巯丙醇注射液

二巯丙醇注射液

Erqiu Bingchun Zhusheye

Dimercaprol Injection

本品为二巯丙醇的灭菌油溶液。含二巯丙醇($C_3H_8OS_2$)应为标示量的 95.0%～105.0%。

本品加有适量的苯甲酸苄酯为助溶剂。

【性状】 本品为无色至淡黄色的澄明油状液体。

【鉴别】 取本品 0.3ml，加水 10ml，振摇，加醋酸铅试液数滴，即生成黄色沉淀。

【检查】 **酸度** 取本品 10ml，加水 10ml，振摇 2 分钟，静置分层，取水层用中性滤纸滤过，依法测定(通则 0631)，pH 值应为 4.5～6.5。

细菌内毒素 取本品，依法检查(通则 1143)，每 1mg 二巯丙醇中含内毒素的量应小于 1.0EU。

其他 应符合注射剂项下有关的各项规定(通则 0102)。

【含量测定】 用内容量移液管精密量取本品 1ml，置锥形瓶中，用无水乙醇-三氯甲烷(3∶1)10ml 分数次洗涤移液管内壁，洗液并入锥形瓶中，加无水乙醇-三氯甲烷(3∶1)40ml，摇匀，用碘滴定液(0.05mol/L)滴定至溶液显持续的微黄色，并将滴定的结果用空白试验校正。每 1ml 碘滴定液(0.05mol/L)相当于 6.211mg 的 $C_3H_8OS_2$。

【类别】 同二巯丙醇。

【规格】 (1)1ml∶0.1g　(2)2ml∶0.2g

【贮藏】 遮光，密闭保存。

十 一 烯 酸

Shiyixisuan

Undecylenic Acid

$C_{11}H_{20}O_2$　184.28

本品为 10-十一烯酸。含 $C_{11}H_{20}O_2$ 不得少于 96.0%(g/g)。

【性状】 本品为淡黄色至黄色的液体，遇冷则成乳白色的结晶性团块；有特臭。

本品能与乙醇、三氯甲烷、乙醚、脂肪油或挥发油任意混溶，在水中几乎不溶。

相对密度 本品的相对密度(通则 0601)在 25℃时为 0.910～0.913。

凝点 本品的凝点(通则 0613)不低于 21℃。

折光率 本品的折光率(通则 0622)在 25℃时为 1.448～1.450。

碘值　本品的碘值(通则 0713)为 131～140。

【鉴别】 (1)取本品 1ml,滴加高锰酸钾试液 1ml,振摇,高锰酸钾的颜色即消失。

(2)本品的红外光吸收图谱应与对照的图谱(光谱集 17 图)一致。

【检查】 **水溶性酸**　取本品 5ml,加水 5ml,振摇,用湿润的滤纸滤过,滤液中加甲基橙指示液 1 滴,如显红色,加氢氧化钠滴定液(0.1mol/L)0.10ml,应变为黄色。

中性脂肪　取本品 1.0ml,加碳酸钠试液 5ml 与水 25ml,煮沸,热时溶液应澄清或显极微的浑浊。

炽灼残渣　不得过 0.1%(通则 0841)。

【含量测定】 取本品约 0.4g,精密称定,加中性乙醇(对酚酞指示液显中性)10ml 与酚酞指示液 3 滴,用氢氧化钠滴定液(0.1mol/L)滴定。每 1ml 氢氧化钠滴定液(0.1mol/L)相当于 18.43mg 的 $C_{11}H_{20}O_2$。

【类别】 消毒防腐药。

【贮藏】 密封保存。

【制剂】 复方十一烯酸锌软膏

十一烯酸锌

Shiyixisuanxin

Zinc Undecylenate

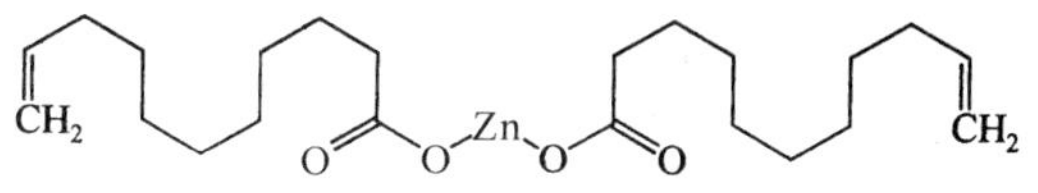

$C_{22}H_{38}O_4Zn$　431.92

本品为 10-十一烯酸锌盐。含 $C_{22}H_{38}O_4Zn$ 应为 98.0%～102.0%。

【性状】 本品为白色无定形粉末。

本品在水或乙醇中几乎不溶。

熔点　本品的熔点(通则 0612)为 116～121℃。

【鉴别】 (1)取本品约 3g,加水 20ml 与稀硫酸 25ml,用乙醚振摇提取 2 次,每次 25ml,合并乙醚提取液,置水浴上蒸去乙醚后,取残留液 1ml,照十一烯酸项下的鉴别(1)项试验,显相同的反应。

(2)取本品约 0.1g,加水 10ml 与浓氨试液 1ml 溶解后,加硫化钠试液数滴,即生成白色沉淀。

(3)本品的红外光吸收图谱应与对照的图谱(光谱集 18 图)一致。

【检查】 **干燥失重**　取本品,在 105℃干燥至恒重,减失重量不得过 1.0%(通则 0831)。

碱金属与碱土金属盐　取本品 1.5g,加水 50ml 与盐酸 10ml,煮沸,趁热用湿润的滤纸滤过,并用热水洗涤至洗液不显酸性反应;合并滤液与洗液,置 200ml 量瓶中,加氨试液使成碱性,再加硫化铵试液适量使锌完全沉淀,用水稀释至刻度,摇匀,滤过;分取滤液 100ml,加硫酸 0.5ml,蒸干,并炽灼至恒重,遗留残渣不得过 7.5mg。

【含量测定】 取本品约 0.5g,精密称定,加 1mol/L 盐酸溶液 10ml 与水 10ml,煮沸 10 分钟后,趁热滤过,滤渣用热水洗涤,合并滤液与洗液,放冷,加 0.025%甲基红的乙醇溶液 1 滴,加氨试液适量至溶液显微黄色,加水使全量约为 35ml,再加氨-氯化铵缓冲液(pH 10.0)10ml 与铬黑 T 指示剂少许,用乙二胺四醋酸二钠滴定液(0.05mol/L)滴定至溶液自紫红色变为纯蓝色。每 1ml 乙二胺四醋酸二钠滴定液(0.05mol/L)相当于 21.60mg 的 $C_{22}H_{38}O_4Zn$。

【类别】 消毒防腐药。

【贮藏】 密封保存。

【制剂】 复方十一烯酸锌软膏

十一酸睾酮

Shiyisuangaotong

Testosterone Undecanoate

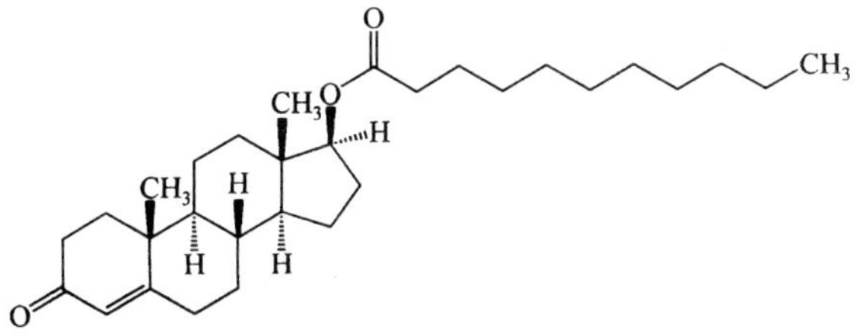

$C_{30}H_{48}O_3$　456.71

本品为 17β-羟基雄甾-4-烯-3-酮十一烷酸酯。按干燥品计算,含 $C_{30}H_{48}O_3$ 应为 97.0%～103.0%。

【性状】 本品为白色结晶或结晶性粉末;无臭。

本品在三氯甲烷中极易溶解,在乙醇中溶解,在甲醇、植物油中略溶,在水中不溶。

熔点　本品的熔点(通则 0612)为 60～63℃。

比旋度　取本品,精密称定,加二氧六环溶解并定量稀释制成每 1ml 中约含 14mg 的溶液,依法测定(通则 0621),比旋度为+68°至+72°。

【鉴别】 (1)取本品约 5mg,加硫酸-乙醇(2∶1)1ml 使溶解,即显黄色并带有黄绿色荧光。

(2)在含量测定项下记录的色谱图中,供试品溶液主峰的保留时间应与对照品溶液主峰的保留时间一致。

(3)本品的红外光吸收图谱应与对照的图谱(光谱集 584 图)一致。

【检查】 **有关物质**　照高效液相色谱法(通则 0512)测定。

供试品溶液　取本品适量,用流动相溶解并稀释制成每 1ml 中约含 2mg 的溶液。

对照溶液　精密量取供试品溶液 1ml,置 50ml 量瓶中,用流动相稀释至刻度,摇匀。

系统适用性溶液　取十一酸睾酮适量，加流动相溶解并稀释制成每1ml中约含0.5mg的溶液。

色谱条件　用十八烷基硅烷键合硅胶为填充剂；以乙腈-异丙醇-水(40：40：20)为流动相；检测波长为240nm；进样体积20μl。

系统适用性要求　系统适用性溶液色谱图中，理论板数按十一酸睾酮峰计算不低于4000。

测定法　精密量取供试品溶液与对照溶液，分别注入液相色谱仪，记录色谱图至主成分峰保留时间的3倍。

限度　供试品溶液色谱图中如有杂质峰，单个杂质峰面积不得大于对照溶液主峰面积的0.25倍(0.5%)，各杂质峰面积的和不得大于对照溶液主峰面积(2.0%)，小于对照溶液主峰面积0.02倍的峰忽略不计。

干燥失重　取本品，以五氧化二磷为干燥剂，减压干燥至恒重，减失重量不得过0.5%(通则0831)。

【含量测定】　照高效液相色谱法(通则0512)测定。

供试品溶液　取本品适量，精密称定，加甲醇溶解并定量稀释制成每1ml中约含0.5mg的溶液。

对照品溶液　取十一酸睾酮对照品适量，精密称定，加甲醇溶解并定量稀释制成每1ml中约含0.5mg的溶液。

色谱条件　见有关物质项下。流动相为乙腈-异丙醇-水(43：43：14)；进样体积10μl。

系统适用性要求　对照品溶液色谱图中，理论板数按十一酸睾酮峰计算不低于4000。

测定法　精密量取供试品溶液与对照品溶液，分别注入液相色谱仪，记录色谱图。按外标法以峰面积计算。

【类别】　雄激素药。

【贮藏】　遮光，密封保存。

【制剂】　(1)十一酸睾酮软胶囊　(2)十一酸睾酮注射液

十一酸睾酮软胶囊

Shiyisuangaotong Ruanjiaonang

Testosterone Undecanoate Soft Capsules

本品含十一酸睾酮($C_{30}H_{48}O_3$)应为标示量的90.0%～110.0%。

【性状】　本品内容物为淡黄色至淡棕黄色油状液体。

【鉴别】　(1)照薄层色谱法(通则0502)试验。

供试品溶液　取本品的内容物适量(约相当于十一酸睾酮0.1g)，加正己烷10ml使十一酸睾酮溶解。

对照品溶液　取十一酸睾酮对照品适量，加正己烷溶解并稀释制成每1ml中约含10mg的溶液。

色谱条件　采用硅胶G薄层板，以正己烷-丙酮(6：1)为展开剂。

测定法　吸取供试品溶液与对照品溶液各5μl，分别点于同一薄层板上，展开，晾干，喷以2,4-二硝基苯肼试液使显色。

结果判定　供试品溶液所显主斑点的位置和颜色应与对照品溶液的主斑点相同。

(2)在含量测定项下记录的色谱图中，供试品溶液主峰的保留时间应与对照品溶液主峰的保留时间一致。

(3)取本品的内容物适量(约相当于十一酸睾酮20mg)，加甲醇使十一酸睾酮溶解并稀释制成每1ml中约含10μg的溶液，照紫外-可见分光光度法(通则0401)测定，在240nm的波长处有最大吸收。

以上(1)、(2)两项可选做一项。

【检查】　应符合胶囊剂项下有关的各项规定(通则0103)。

【含量测定】　照高效液相色谱法(通则0512)测定。

供试品溶液　取装量差异项下的内容物，混合均匀，精密称取适量(约相当于十一酸睾酮50mg)，置100ml量瓶中，加甲醇使十一酸睾酮溶解并稀释至刻度，摇匀，滤过，取续滤液。

对照品溶液、色谱条件、系统适用性要求与测定法　见十一酸睾酮含量测定项下。

【类别】　同十一酸睾酮。

【规格】　40mg

【贮藏】　遮光，密封保存。

十一酸睾酮注射液

Shiyisuangaotong Zhusheye

Testosterone Undecanoate Injection

本品为十一酸睾酮的灭菌油溶液。含十一酸睾酮($C_{30}H_{48}O_3$)应为标示量的90.0%～110.0%。

【性状】　本品为几乎无色至微黄色的澄明油状液体。

【鉴别】　(1)取本品1滴，加硫酸-乙醇(2：1)溶液1ml，摇匀后，即显黄色并带有黄绿色荧光。

(2)照薄层色谱法(通则0502)试验。

供试品溶液　取本品适量(约相当于十一酸睾酮0.1g)，加正己烷10ml，摇匀。

对照品溶液　取十一酸睾酮对照品适量，加正己烷溶解并稀释制成每1ml中约含10mg的溶液。

色谱条件　采用硅胶G薄层板，以正己烷-丙酮(6：1)为展开剂。

测定法　吸取供试品溶液与对照品溶液各5μl，分别点于同一薄层板上，展开，晾干，喷以2,4-二硝基苯肼试液使显色。

结果判定　供试品溶液所显主斑点的位置和颜色应与对照品溶液的主斑点相同。

(3)在含量测定项下记录的色谱图中，供试品溶液主峰的保留时间应与对照品溶液主峰的保留时间一致。

以上(2)、(3)两项可选做一项。

【检查】　**有关物质**　照高效液相色谱法(通则0512)

测定。

供试品溶液　用内容量移液管精密量取本品适量(约相当于十一酸睾酮0.25g),置25ml量瓶中,用乙醚分数次洗涤移液管内壁,洗液并入量瓶中,用乙醚稀释至刻度,摇匀,精密量取5ml,置10ml具塞离心管中,在温水浴中使乙醚挥散;用甲醇振摇提取4次(5ml、5ml、5ml、3ml),每次振摇10分钟后离心15分钟,合并甲醇提取液,置25ml量瓶中,用甲醇稀释至刻度,摇匀。

对照溶液　精密量取供试品溶液1ml,置50ml量瓶中,用甲醇稀释至刻度,摇匀。

系统适用性溶液、色谱条件、系统适用性要求与测定法　见十一酸睾酮有关物质项下。

限度　供试品溶液色谱图中,除相对主峰保留时间0.3之前的辅料峰外,如有杂质峰,单个杂质峰面积不得过对照溶液主峰面积的0.25倍(0.5%),各杂质峰面积的和不得大于对照溶液主峰面积(2.0%),小于对照溶液主峰面积0.02倍的峰忽略不计。

其他　应符合注射剂项下有关的各项规定(通则0102)。

【含量测定】　照高效液相色谱法(通则0512)测定。

供试品溶液　用内容量移液管精密量取本品适量(约相当于十一酸睾酮0.125g),置50ml量瓶中,用乙醚分数次洗涤移液管内壁,洗液并入量瓶中,用乙醚稀释至刻度,摇匀,精密量取5ml,置10ml具塞离心管中,在温水浴中使乙醚挥散;用甲醇振摇提取4次(5ml、5ml、5ml、3ml),每次振摇10分钟后离心15分钟,合并甲醇提取液,置25ml量瓶中,用甲醇稀释至刻度,摇匀。

对照品溶液、色谱条件、系统适用性要求与测定法　见十一酸睾酮含量测定项下。

【类别】　同十一酸睾酮。

【规格】　2ml∶0.25g

【贮藏】　遮光,密闭保存。

丁溴东莨菪碱

Dingxiu Donglangdangjian

Scopolamine Butylbromide

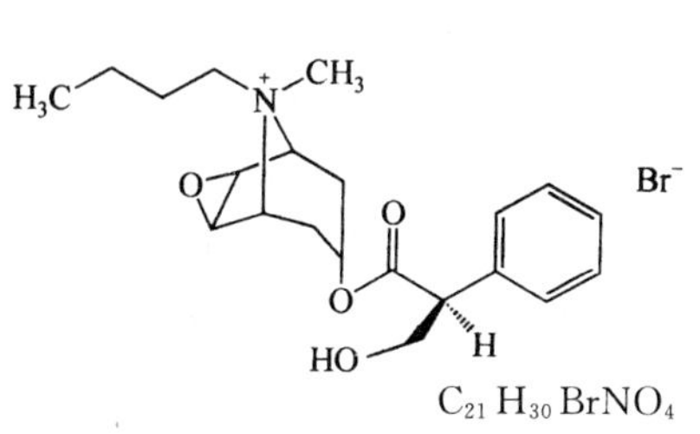

$C_{21}H_{30}BrNO_4$　440.38

本品为溴化6*β*,7*β*-环氧-3*α*-羟基-8-丁基-1*αH*,5*αH*-托烷(－)-托品酸酯。按干燥品计算,含$C_{21}H_{30}BrNO_4$不得少于99.0%。

【性状】　本品为白色或类白色结晶性粉末;无臭或几乎无臭。

本品在水或三氯甲烷中易溶,在乙醇中略溶。

比旋度　取本品,精密称定,加水溶解并定量稀释制成每1ml中约含0.1g的溶液,依法测定(通则0621),比旋度为－18°至－20°。

【鉴别】　(1)取本品,加0.01mol/L盐酸溶液溶解并稀释制成每1ml中含1mg的溶液,照紫外-可见分光光度法(通则0401)测定,在252nm、257nm与264nm的波长处有最大吸收。

(2)本品的红外光吸收图谱应与对照的图谱(光谱集21图)一致。

(3)本品显托烷生物碱类的鉴别反应(通则0301)。

(4)本品的水溶液显溴化物的鉴别反应(通则0301)。

【检查】　**酸度**　取本品,加水溶解并稀释制成每1ml中含0.10g的溶液,依法测定(通则0631),pH值应为5.5～6.5。

溶液的澄清度　取本品0.50g,加水15ml溶解后,溶液应澄清。

有关物质　照高效液相色谱法(通则0512)测定。

供试品溶液　取本品,精密称定,加流动相溶解并定量稀释制成每1ml中约含2.5mg的溶液。

对照溶液　精密量取供试品适量,用水定量稀释制成每1ml中约含20μg的溶液。

对照品溶液　取氢溴酸东莨菪碱对照品适量,精密称定,加流动相溶解并定量稀释制成每1ml中约含10μg的溶液。

系统适用性溶液　取供试品溶液1ml,置10ml量瓶中,用对照品溶液稀释至刻度,摇匀。

色谱条件　用十八烷基硅烷键合硅胶为填充剂;以0.004%磷酸溶液-乙腈(50∶50)配制的0.008mol/L十二烷基硫酸钠溶液为流动相;检测波长为210nm;进样体积10μl。

系统适用性要求　系统适用性溶液色谱图中,理论板数按丁溴东莨菪碱峰计算不低于3000,丁溴东莨菪碱峰与氢溴酸东莨菪碱峰的分离度应符合要求。

测定法　精密量取供试品溶液、对照溶液与对照品溶液,分别注入液相色谱仪,记录色谱图至主成分峰保留时间的2倍。

限度　供试品溶液色谱图中如有与氢溴酸东莨菪碱峰保留时间一致的色谱峰,按外标法以峰面积计算,不得过0.4%,各杂质峰(除去溶剂峰附近的溴离子峰)面积的和不得大于对照溶液主峰面积(0.8%)。

干燥失重　取本品,在105℃干燥至恒重,减失重量不得过2.5%(通则0831)。

炽灼残渣　不得过0.1%(通则0841)。

【含量测定】　取本品约0.25g,精密称定,加水50ml使溶解,照电位滴定法(通则0701),采用银电极,用硝酸银滴定液(0.1mol/L)滴定。每1ml硝酸银滴定液(0.1mol/L)相当于44.04mg的$C_{21}H_{30}BrNO_4$。

【类别】 抗胆碱药。

【贮藏】 遮光，密封保存。

【制剂】 (1)丁溴东莨菪碱注射液　(2)丁溴东莨菪碱胶囊

丁溴东莨菪碱注射液

Dingxiu Donglangdangjian Zhusheye

Scopolamine Butylbromide Injection

本品为丁溴东莨菪碱的灭菌水溶液。含丁溴东莨菪碱($C_{21}H_{30}BrNO_4$)应为标示量的 93.0%～107.0%。

【性状】 本品为无色的澄明液体。

【鉴别】 (1)取本品适量，照丁溴东莨菪碱项下的鉴别(1)、(4)项试验，显相同的结果。

(2)取本品 0.5ml，置水浴上蒸干，残渣显托烷生物碱类的鉴别反应(通则 0301)。

【检查】 **pH 值**　应为 3.7～5.5(通则 0631)。

有关物质　照高效液相色谱法(通则 0512)测定。

供试品溶液　精密量取本品适量，用水定量稀释制成每 1ml 中约含丁溴东莨菪碱 2mg 的溶液。

对照溶液　精密量取供试品溶液适量，用水定量稀释制成每 1ml 中约含 40μg 的溶液。

对照品溶液　取氢溴酸东莨菪碱对照品适量，精密称定，加水溶解并定量稀释制成每 1ml 中约含 20μg 的溶液。

系统适用性溶液　取丁溴东莨菪碱与氢溴酸东莨菪碱对照品各适量，加流动相溶解并制成每 1ml 中分别含 0.4mg 与 20μg 的溶液。

色谱条件、系统适用性要求与测定法　见丁溴东莨菪碱有关物质项下。

限度　供试品溶液色谱图中如有与氢溴酸东莨菪碱峰保留时间一致的色谱峰，按外标法以峰面积计算，不得过丁溴东莨菪碱标示量的 1.0%，各杂质峰(除去溶剂峰附近的溴离子峰)面积的和不得大于对照溶液主峰面积的 2 倍(4.0%)。

细菌内毒素　取本品，依法检查(通则 1143)，每 1mg 丁溴东莨菪碱中含内毒素的量应小于 7.5EU。

无菌　取本品，经薄膜过滤法处理，用 0.1%无菌蛋白胨水分次冲洗(每膜不少于 100ml)，以金黄色葡萄球菌为阳性对照菌，依法检查(通则 1101)，应符合规定。

其他　应符合注射剂项下有关的各项规定(通则 0102)。

【含量测定】 照高效液相色谱法(通则 0512)测定。

供试品溶液　精密量取本品适量，用流动相定量稀释制成每 1ml 中约含 0.4mg 的溶液。

对照品溶液　取丁溴东莨菪碱对照品适量，精密称定，加流动相溶解并定量稀释制成每 1ml 中约含 0.4mg 的溶液。

色谱条件　见有关物质项下。进样体积 20μl。

系统适用性溶液与系统适用性要求　见有关物质项下。

测定法　精密量取供试品溶液与对照品溶液，分别注入液相色谱仪，记录色谱图。按外标法以峰面积计算。

【类别】 同丁溴东莨菪碱。

【规格】 1ml∶20mg

【贮藏】 遮光，密闭保存。

丁溴东莨菪碱胶囊

Dingxiu Donglangdangjian Jiaonang

Scopolamine Butylbromide Capsules

本品含丁溴东莨菪碱($C_{21}H_{30}BrNO_4$)应为标示量的 90.0%～110.0%。

【鉴别】 (1)取本品的内容物适量(约相当于丁溴东莨菪碱 50mg)，加三氯甲烷 20ml，振摇使溶解，滤过，滤液置水浴上蒸干，加 0.01mol/L 盐酸溶液 50ml 使溶解，照紫外-可见分光光度法(通则 0401)测定，在 252nm、257nm 与 264nm 的波长处有最大吸收。

(2)取本品的内容物适量(约相当于丁溴东莨菪碱 10mg)，加三氯甲烷 5ml，振摇使溶解，迅速滤过，滤液置水浴上蒸干，残渣显托烷生物碱类的鉴别反应(通则 0301)。

(3)本品的水溶液显溴化物的鉴别反应(通则 0301)。

【检查】 **有关物质**　照高效液相色谱法(通则 0512)测定。

供试品溶液　取含量测定项下的细粉适量(约相当于丁溴东莨菪碱 20mg)，置 10ml 量瓶中，加流动相溶解并稀释至刻度，摇匀，滤过，取续滤液。

对照溶液　精密量取供试品溶液 1ml，置 50ml 量瓶中，用流动相稀释至刻度，摇匀。

对照品溶液　取氢溴酸东莨菪碱对照品适量，精密称定，加流动相溶解并定量稀释制成每 1ml 中约含 20μg 的溶液。

系统适用性溶液　取丁溴东莨菪碱与氢溴酸东莨菪碱对照品各适量，加流动相溶解并制成每 1ml 中分别含 0.4mg 与 20μg 的溶液。

色谱条件、系统适用性要求与测定法　见丁溴东莨菪碱有关物质项下。

限度　供试品溶液色谱图中如有与氢溴酸东莨菪碱峰保留时间一致的色谱峰，按外标法以峰面积计算，不得过丁溴东莨菪碱标示量的 1.0%，各杂质峰(除去溶剂峰附近的溴离子峰)面积的和不得大于对照溶液主峰面积的 2 倍(4.0%)。

含量均匀度　取本品 1 粒，将内容物倾入 25ml 量瓶中，囊壳用水分次洗净，洗液并入量瓶中，加水约 15ml，充分振摇，使丁溴东莨菪碱溶解，用水稀释至刻度，摇匀，静置，精密量取上清液作为供试品溶液。照含量测定项下的方法测定含量，应符合规定(通则 0941)。

其他　应符合胶囊剂项下有关的各项规定（通则 0103）。

【含量测定】　照高效液相色谱法（通则 0512）测定。

供试品溶液　取本品 20 粒内容物，精密称定，研细，混匀，精密称取适量（约相当于丁溴东莨菪碱 20mg），加流动相使丁溴东莨菪碱溶解并定量稀释制成每 1ml 中约含 0.4mg 的溶液，滤过，取续滤液。

对照品溶液　取丁溴东莨菪碱对照品适量，精密称定，加流动相溶解并定量稀释制成每 1ml 中约含 0.4mg 的溶液。

色谱条件　见有关物质项下。进样体积 20μl。

系统适用性溶液与系统适用性要求　见有关物质项下。

测定法　精密量取供试品溶液与对照品溶液，分别注入液相色谱仪，记录色谱图。按外标法以峰面积计算。

【类别】　同丁溴东莨菪碱。

【规格】　10mg

【贮藏】　遮光，密封保存。

丁酸氢化可的松

Dingsuan Qinghua Kedisong

Hydrocortisone Butyrate

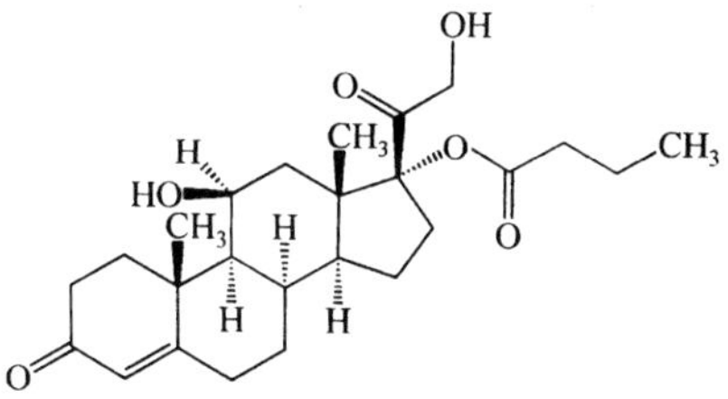

$C_{25}H_{36}O_6$　432.56

本品为（11β）-11，17，21-三羟基孕甾-4-烯-3，20-二酮-17α-丁酸酯。按干燥品计算，含 $C_{25}H_{36}O_6$ 应为 97.0%～102.0%。

【性状】　本品为白色或类白色的结晶性粉末；无臭。

本品在三氯甲烷中易溶，在甲醇中溶解，在无水乙醇中微溶，在乙醚中极微溶解，在水中几乎不溶。

比旋度　取本品，精密称定，加三氯甲烷溶解并定量稀释制成每 1ml 中约含 10mg 的溶液，依法测定（通则 0621），比旋度为＋47°至＋54°。

【鉴别】　（1）取本品约 4mg，加硫酸 2ml 使溶解，即显黄色至棕黄色，并带绿色荧光。

（2）取本品约 10mg，加甲醇 1ml 溶解后，加碱性酒石酸铜试液 1ml，加热，即产生氧化亚铜的红色沉淀。

（3）本品的红外光吸收图谱应与对照的图谱（光谱集 585 图）一致。

【检查】　**有关物质**　照高效液相色谱法（通则 0512）测定。

供试品溶液　取本品约 15mg，置 50ml 量瓶中，加流动相适量，振摇使溶解，用流动相稀释至刻度，摇匀。

对照溶液　精密量取供试品溶液 1ml，置 50ml 量瓶中，用流动相稀释至刻度，摇匀。

系统适用性溶液　取甲睾酮和丁酸氢化可的松各适量，加甲醇溶解并稀释制成每 1ml 中约含甲睾酮 18μg 和丁酸氢化可的松 26μg 的溶液。

色谱条件　用十八烷基硅烷键合硅胶为填充剂；以水-乙腈-冰醋酸（55：45：0.5）为流动相；检测波长为 240nm；进样体积 20μl。

系统适用性要求　系统适用性溶液色谱图中，理论板数按丁酸氢化可的松峰计算不低于 1500，丁酸氢化可的松峰与甲睾酮峰之间的分离度应符合要求。

测定法　精密量取供试品溶液与对照溶液，分别注入液相色谱仪，记录色谱图至主成分峰保留时间的 2 倍。

限度　供试品溶液色谱图中如有杂质峰，单个杂质峰面积不得大于对照溶液主峰面积的 0.5 倍（1.0%），各杂质峰面积的和不得大于对照溶液主峰面积（2.0%），小于对照溶液主峰面积 0.02 倍的峰忽略不计。

干燥失重　取本品，在 75℃减压干燥至恒重，减失重量不得过 0.5%（通则 0831）。

炽灼残渣　取本品 1.0g，依法检查（通则 0841），遗留残渣不得过 0.1%。

重金属　取炽灼残渣项下遗留的残渣，依法检查（通则 0821第二法），含重金属不得过百万分之二十。

【含量测定】　照高效液相色谱法（通则 0512）测定。

内标溶液　取甲睾酮，加甲醇溶解并稀释制成每 1ml 中约含 0.18mg 的溶液。

供试品溶液　取本品适量，精密称定，加甲醇溶解并定量稀释制成每 1ml 中约含 0.26mg 的溶液，精密量取该溶液与内标溶液各 5ml，置 50ml 量瓶中，用甲醇稀释至刻度，摇匀。

对照品溶液　取丁酸氢化可的松对照品适量，精密称定，加甲醇溶解并定量稀释制成每 1ml 中约含 0.26mg 的溶液，精密量取该溶液与内标溶液各 5ml，置 50ml 量瓶中，用甲醇稀释至刻度，摇匀。

系统适用性溶液、色谱条件与系统适用性要求　见有关物质项下。

测定法　精密量取供试品溶液与对照品溶液，分别注入液相色谱仪，记录色谱图。按内标法以峰面积计算。

【类别】　肾上腺皮质激素药。

【贮藏】　遮光，密封保存。

【制剂】　丁酸氢化可的松乳膏

丁酸氢化可的松乳膏

Dingsuan Qinghua Kedisong Rugao

Hydrocortisone Butyrate Cream

本品含丁酸氢化可的松（$C_{25}H_{36}O_6$）应为标示量的

90.0%～110.0%。

【性状】 本品为白色乳膏。

【鉴别】 在含量测定项下记录的色谱图中,供试品溶液主峰的保留时间应与对照品溶液主峰的保留时间一致。

【检查】 应符合乳膏剂项下有关的各项规定(通则 0109)。

【含量测定】 照高效液相色谱法(通则 0512)测定。

供试品溶液 取本品适量(约相当于丁酸氢化可的松 1.3mg),精密称定,加甲醇 15ml,置 50℃水浴中加热,搅拌使丁酸氢化可的松溶解,放冷,精密加内标溶液 5ml,用甲醇定量稀释至 50ml,摇匀,置冰浴中冷却 2 小时以上,取出,迅速滤过,续滤液放置至室温。

内标溶液、对照品溶液、系统适用性溶液、色谱条件、系统适用性要求与测定法 见丁酸氢化可的松含量测定项下。

【类别】 同丁酸氢化可的松。

【规格】 10g∶10mg

【贮藏】 避光,密闭,在阴凉处保存。

七　氟　烷

Qifuwan

Sevoflurane

$(F_3C)_2CH$–OCH_2F

$C_4H_3F_7O$　200.05

本品为 1,1,1,3,3,3-六氟-2-(氟甲氧基)-丙烷。含 $C_4H_3F_7O$ 应为 99.9%～100.0%。

【性状】 本品为无色澄清液体;易挥发,不易燃。

本品与乙醇、乙酸乙酯或三氯甲烷均能任意混合,在水中几乎不溶。

相对密度 本品的相对密度(通则 0601 韦氏比重秤法)为 1.521～1.527。

【鉴别】 (1)取本品与七氟烷对照品,分别用二氯乙烷制成每 1ml 中含约 1.5mg 的溶液作为供试品溶液与对照品溶液,照有关物质项下的方法试验,供试品溶液主峰的保留时间应与对照品溶液主峰的保留时间一致。

(2)取本品,用气体法测定,其红外光吸收图谱应与对照的图谱(光谱集 1108 图)一致。

【检查】 **酸碱度** 取本品 20ml,加水 20ml,振摇 3 分钟后,静置使分层,分取水层,加溴甲酚紫指示液 2 滴,滴加氢氧化钠滴定液(0.01mol/L)至溶液呈中性,消耗氢氧化钠滴定液(0.01mol/L)的体积不得过 0.10ml;或滴加盐酸滴定液(0.01mol/L)至溶液呈中性,消耗盐酸滴定液(0.01mol/L)的体积不得过 0.30ml。

卤化物与游离卤素 取本品 15ml,加水 30ml,振摇 3 分钟后,分取水层 5ml,加水 5ml,加硝酸 1 滴与硝酸银试液 0.2ml,如发生浑浊,与取水 10ml 同法制成的对照液比较,不得更浓;另分取水层 10ml,加碘化镉试液 1ml 与淀粉指示液 2 滴,不得产生蓝色。

有关物质 照气相色谱法(通则 0521)测定。

供试品溶液　取 25ml 量瓶,加本品至刻度后,再精密称取并加内标物异丙醇 12mg(约相当于 15μl),摇匀。

对照品溶液　取七氟烷对照品、六氟异丙醇对照品与异丙醇各适量,分别精密称定,用二氯乙烷定量稀释制成每 1ml 中含七氟烷 1.5mg、六氟异丙醇 1.5mg、异丙醇 0.6mg 的混合溶液。

色谱条件　以 6%氰丙基苯基-94%甲基聚硅氧烷(或极性相近)为固定液的毛细管柱为色谱柱(膜厚 3.0μm);起始温度为 50℃,维持 10 分钟,以每分钟 10℃的速率升温至 140℃,维持 5 分钟;进样口温度为 200℃;检测器温度为 220℃;进样体积 1μl。

系统适用性要求　对照品溶液色谱图中,出峰顺序依次为七氟烷、异丙醇、二氯乙烷与六氟异丙醇,理论板数按七氟烷峰计算不低于 5000,各相邻峰之间的分离度均应符合要求。

测定法　精密量取供试品溶液与对照品溶液,分别注入气相色谱仪,记录色谱图。

限度　供试品溶液色谱图中如有与六氟异丙醇峰保留时间一致的色谱峰,按内标法以六氟异丙醇校正因子计算不得过 0.03%(*W/W*);其他单个杂质峰按内标法以七氟烷校正因子计算不得过 0.05%(*W/W*);杂质总量不得过 0.1%(*W/W*)。

水分 取本品,照水分测定法(通则 0832 第一法 1)测定,含水分不得过 0.1%。

不挥发物 取本品 50ml,置水浴上缓缓蒸干,在 105℃干燥 2 小时,遗留残渣不得过 1mg。

【含量测定】 取本品,照有关物质项下测定杂质总量,并以 100.0%减去杂质总量,即得。

【类别】 吸入麻醉药。

【贮藏】 遮光,密封,在阴凉处保存。

【制剂】 吸入用七氟烷

吸入用七氟烷

Xiruyong Qifuwan

Sevoflurane for Inhalation

本品为七氟烷制成的吸入剂。含七氟烷($C_4H_3F_7O$)应为 99.9%～100.0%。

【性状】 本品为无色澄清液体;易挥发,不易燃。

【鉴别】 照七氟烷项下的鉴别项试验,显相同的结果。

【检查】 **酸碱度、卤化物与游离卤素、有关物质** 照七氟烷项下的方法检查，均应符合规定。

水分　取本品，照水分测定法(通则 0832 第一法 1)测定，含水分不得过 0.3%。

装量　照最低装量检查法(通则 0942)检查，应符合规定。

【含量测定】　取本品，照七氟烷项下的方法测定，即得。

【类别】　吸入麻醉药。

【规格】　120ml

【贮藏】　遮光，密封，在阴凉处保存。

三　唑　仑

Sanzuolun

Triazolam

$C_{17}H_{12}Cl_2N_4$　343.21

本品为 1-甲基-8-氯-6-(2-氯苯基)-4*H*-[1,2,4]三氮唑[4,3-*a*][1,4]苯并二氮杂䓬。按干燥品计算，含 $C_{17}H_{12}Cl_2N_4$ 应为 97.0%～103.0%。

【性状】　本品为白色或类白色结晶性粉末；无臭。

本品在冰醋酸或三氯甲烷中易溶，在甲醇中略溶，在乙醇或丙酮中微溶，在水中几乎不溶。

【鉴别】　(1)取本品，加无水乙醇溶解并稀释制成每 1ml 中含 5μg 的溶液，照紫外-可见分光光度法(通则 0401)测定，在 221nm 的波长处有最大吸收。

(2)在含量测定项下记录的色谱图中，供试品溶液主峰的保留时间应与对照品溶液主峰的保留时间一致。

(3)本品的红外光吸收图谱应与对照的图谱(光谱集 586 图)一致。

【检查】　**有关物质**　照高效液相色谱法(通则 0512)测定。

供试品溶液　取本品，加甲醇溶解并稀释制成每 1ml 中约含 0.5mg 的溶液。

对照溶液　精密量取供试品溶液适量，用甲醇定量稀释制成每 1ml 中约含 5μg 的溶液。

系统适用性溶液　取三唑仑与氯硝西泮对照品各适量，加甲醇溶解并制成每 1ml 中各约含 0.2mg 的混合溶液。

色谱条件　用十八烷基硅烷键合硅胶为填充剂；以甲醇-水(55∶45)为流动相；检测波长为 220nm；进样体积 10μl。

系统适用性要求　系统适用性溶液色谱图中，三唑仑峰与氯硝西泮峰之间的分离度应大于 9.0。

测定法　精密量取供试品溶液与对照溶液，分别注入液相色谱仪，记录色谱图至主成分峰保留时间的 3 倍。

限度　供试品溶液色谱图中如有杂质峰，各杂质峰面积的和不得大于对照溶液主峰面积(1.0%)。

干燥失重　取本品，在 60℃减压干燥 16 小时，减失重量不得过 0.5%(通则 0831)。

炽灼残渣　取本品 1.0g，依法检查(通则 0841)，遗留残渣不得过 0.1%。

重金属　取炽灼残渣项下遗留的残渣，依法检查(通则 0821 第二法)，含重金属不得过百万分之二十。

【含量测定】　照高效液相色谱法(通则 0512)测定。

供试品溶液　取本品约 12mg，精密称定，置 100ml 量瓶中，加甲醇溶解并稀释至刻度，摇匀。

对照品溶液　取三唑仑对照品约 12mg，精密称定，置 100ml 量瓶中，加甲醇溶解并稀释至刻度，摇匀。

系统适用性溶液、色谱条件与系统适用性要求　见有关物质项下。

测定法　精密量取供试品溶液与对照品溶液，分别注入液相色谱仪，记录色谱图。按外标法以峰面积计算。

【类别】　抗焦虑药。

【贮藏】　遮光，密封保存。

【制剂】　三唑仑片

三　唑　仑　片

Sanzuolun Pian

Triazolam Tablets

本品含三唑仑($C_{17}H_{12}Cl_2N_4$)应为标示量的 90.0%～110.0%。

【性状】　本品为浅蓝色片。

【鉴别】　(1)取本品的细粉适量(约相当于三唑仑 2mg)，加三氯甲烷 10ml，振摇使溶解，滤过，滤液置水浴上蒸干，加稀盐酸 1ml，使残渣溶解，滴加碘化铋钾试液即生成橙色沉淀，放置后，色渐变深。

(2)在含量测定项下记录的色谱图中，供试品溶液主峰的保留时间应与对照品溶液主峰的保留时间一致。

【检查】　**含量均匀度**　取本品 1 片，置 10ml 量瓶(0.125mg 规格)或 20ml 量瓶(0.25mg 规格)中，加 50%甲醇溶液适量，微温，振摇使三唑仑溶解，放冷，用 50%甲醇溶液稀释至刻度，摇匀，滤过，取续滤液作为供试品溶液；另取三唑仑对照品适量，精密称定，加 50%甲醇溶液溶解并定量稀释制成每 1ml 中约含 12.5μg 的溶液，作为对照品溶液。照含量测定项下的方法测定含量，应符合规定(通则 0941)。

溶出度　照溶出度与释放度测定法(通则 0931 第三法)测定。

溶出条件　以水 200ml 为溶出介质，转速为每分钟 75 转，依法操作，经 30 分钟时取样。

供试品溶液　取溶出液 10ml，滤过，取续滤液。

对照品溶液　取三唑仑对照品约 10mg，精密称定，置 100ml 量瓶中，加 50%甲醇溶液溶解并稀释至刻度，摇匀，精密量取适量，用水定量稀释制成每 1ml 中约含 0.625μg（0.125mg 规格）或 1.25μg（0.25mg 规格）的溶液。

系统适用性溶液、色谱条件与系统适用性要求　见含量测定项下。

测定法　见含量测定项下，计算每片的溶出量。

限度　标示量的 75%，应符合规定。

其他　应符合片剂项下有关的各项规定（通则 0101）。

【含量测定】　照高效液相色谱法（通则 0512）测定。

供试品溶液　取本品 50 片，精密称定，研细，精密称取适量（约相当于三唑仑 3mg），置 25ml 量瓶中，加 50%甲醇溶液 15ml，微温，振摇使三唑仑溶解，放冷，用 50%甲醇溶液稀释至刻度，摇匀，滤过，取续滤液。

对照品溶液　取三唑仑对照品适量，精密称定，加 50%甲醇溶液溶解并定量稀释制成每 1ml 中约含 0.12mg 的溶液。

系统适用性溶液、色谱条件、系统适用性要求与测定法　见三唑仑含量测定项下。

【类别】　同三唑仑。

【规格】　(1)0.125mg　(2)0.25mg

【贮藏】　遮光，密封保存。

三硅酸镁

Sanguisuanmei

Magnesium Trisilicate

本品为组成不定的硅酸镁水合物（$Mg_2Si_3O_8 \cdot nH_2O$）。含 MgO 不得少于 20.0%，含 SiO_2 不得少于 45.0%；SiO_2 与 MgO 含量的比值应为 2.1～2.3。

【性状】　本品为无砂性感觉的白色细粉；无臭；微有引湿性。

本品在水或乙醇中不溶。

【鉴别】　(1)用铂丝环蘸取磷酸铵钠的结晶数粒，在无色火焰上熔成透明的小球后，趁热蘸取本品，熔融如前，二氧化硅即浮于小球的表面，放冷，即成网状结构的不透明小球。

(2)取本品约 0.5g，加稀盐酸 10ml，混合，滤过，滤液用氨试液中和后，显镁盐的鉴别反应（通则 0301）。

【检查】　**制酸力**　取本品约 0.30g，精密称定，置具塞锥形瓶中，精密加盐酸滴定液（0.1mol/L）与水各 50ml，置 37℃水浴中，保温 2 小时（应时时振摇，但最后 15 分钟应静置），放冷；精密量取上清液 50ml，加甲基橙指示液 1 滴，用氢氧化钠滴定液（0.1mol/L）滴定剩余的盐酸液。按炽灼品计算，每 1g 消耗盐酸滴定液（0.1mol/L）应为 140～170ml。

游离碱　取本品 4.0g，加水 60ml，煮沸 15 分钟，用 2～3 层滤纸滤过，滤渣用水分次洗涤，合并洗液与滤液，置 100ml 量瓶中，用水稀释至刻度，摇匀；取 25ml，加酚酞指示液 2 滴，如显淡红色，加盐酸滴定液（0.1mol/L）1.0ml，淡红色应消失。

氯化物　取本品 1.0g，加硝酸 4ml 与水 4ml，加热煮沸，时时振摇，加水 20ml，摇匀，放冷，滤过，滤渣用少量水分次洗涤，合并洗液与滤液，置 50ml 量瓶中，用水稀释至刻度，摇匀，作为供试品溶液。精密量取 5ml，依法检查（通则 0801），与标准氯化钠溶液 5.0ml 制成的对照液比较，不得更浓（0.05%）。

硫酸盐　精密量取氯化物项下的供试品溶液 5ml，加水 30ml，依法检查（通则 0802），与标准硫酸钾溶液 5.0ml 制成的对照液比较，不得更浓（0.5%）。

可溶性盐类　取上述游离碱项下剩余的滤液 25ml，蒸干，炽灼至恒重，遗留残渣不得过 15mg。

炽灼失重　取本品约 0.5g，精密称定，在 700～800℃炽灼至恒重，减失重量不得过 30.0%。

重金属　取本品 3.0g，加盐酸 5ml 与水 40ml，煮沸 20 分钟，放冷，加酚酞指示液 2 滴，加浓氨试液至溶液显粉红色，再加 0.1mol/L 盐酸溶液 1ml 使成微酸性，滤过，滤渣分次用水少量洗净，洗液与滤液合并，滴加氨试液至溶液显粉红色。加 0.1mol/L 盐酸溶液 8ml 与水适量使成 75ml，摇匀，分取 25ml，依法检查（通则 0821 第一法），含重金属不得过百万分之二十。

汞盐　取本品 1.0g 两份，分别置 25ml 量瓶中，一份中加盐酸 6ml，振摇使氧化镁溶解，再缓慢加水稀释至刻度，摇匀，滤过，滤渣用少量盐酸溶液（6→25）分次洗涤，合并滤液与洗液，置 50ml 量瓶中，加入 5%高锰酸钾溶液 0.5ml，摇匀，滴加 5%盐酸羟胺溶液至紫色恰消失，用盐酸溶液（6→25）稀释至刻度，作为供试品溶液；另一份中精密加入标准汞溶液（精密量取汞单元素标准溶液适量，用水定量稀释制成每 1ml 中含汞 0.1μg 的溶液）5ml，同法操作，作为对照品溶液。照原子吸收分光光度法（通则 0406 第二法），在 253.6nm 的波长处分别测定，应符合规定（0.000 05%）。

砷盐　精密量取氯化物项下的供试品溶液 20ml，加盐酸 5ml，加水 3ml，依法检查（通则 0822 第一法），应符合规定（0.0005%）。

【含量测定】　**氧化镁**　取本品 1.5g，精密称定，精密加硫酸滴定液（0.5mol/L）50ml，置水浴上加热 15 分钟，放冷，加甲基橙指示液 1 滴，用氢氧化钠滴定液（1mol/L）滴定。每 1ml 硫酸滴定液（0.5mol/L）相当于 20.15mg 的 MgO。

二氧化硅　取本品约 0.4g，精密称定，置瓷皿中，加硫酸 3ml 与硝酸 5ml 的混合液，待作用完全，置砂浴上蒸干，放冷，加稀硫酸 10ml 与水 100ml，煮沸使镁盐溶解，上层液用倾泻法经无灰滤纸滤过，残渣用倾泻法以热水洗涤 3 次，洗液一并滤过，最后将残渣移置滤纸上，用热水洗涤，将残渣连同滤纸置铂坩埚中，干燥，炽灼灰化后，再炽灼 30 分钟，放冷，精密称定。再将残渣用水湿润，加氢氟酸 3ml 与硫酸 3 滴，蒸干，炽灼 5 分钟，放冷，精密称定，减失的重量，即为供试品中含有 SiO_2 的重量。

【类别】 抗酸药。

【贮藏】 密封保存。

三磷酸腺苷二钠

Sanlinsuanxian'gan'erna

Adenosine Disodium Triphosphate

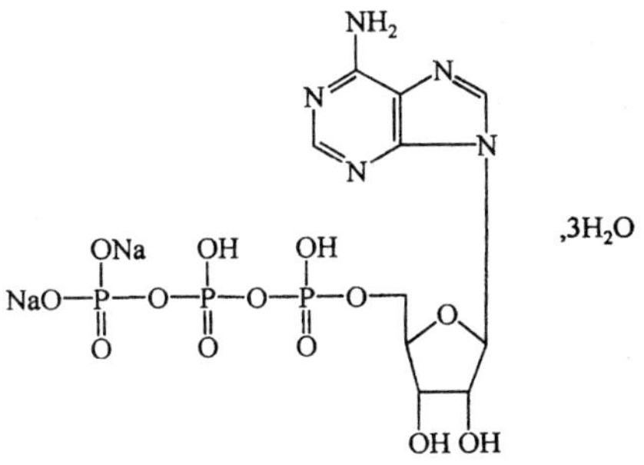

$C_{10}H_{14}N_5Na_2O_{13}P_3 \cdot 3H_2O$　605.19

本品为腺嘌呤核苷-5'-三磷酸酯二钠盐三水合物。按无水物计算，含 $C_{10}H_{14}N_5Na_2O_{13}P_3$ 不得少于 95.0%。

【性状】 本品为白色或类白色粉末或结晶状物；无臭；有引湿性。

本品在水中易溶，在乙醇或乙醚中几乎不溶。

【鉴别】 (1)取本品约 20mg，加稀硝酸 2ml 溶解后，加钼酸铵试液 1ml，水浴加热，放冷，即析出黄色沉淀。

(2)取本品水溶液(3→10 000)3ml，加 3,5-二羟基甲苯乙醇溶液(1→10)0.2ml，加硫酸亚铁铵盐酸溶液(1→1000)3ml，置水浴中加热 10 分钟，即显绿色。

(3)本品的红外光吸收图谱应与对照的图谱(光谱集 903 图)一致。

(4)本品的水溶液显钠盐鉴别(1)的反应(通则 0301)。

【检查】 **酸度** 取本品 0.50g，加水 10ml 溶解后，依法测定(通则 0631)，pH 值应为 2.5～3.5。

溶液的澄清度与颜色 取本品 0.15g，加水 10ml 溶解后，依法检查(通则 0901 第一法和通则 0902 第一法)，溶液应澄清无色；如显色，与黄色 1 号标准比色液比较不得更深。

有关物质 照高效液相色谱法(通则 0512)测定。

供试品溶液　取本品适量，精密称定，加流动相溶解并定量稀释制成每 1ml 中约含 0.4mg 的溶液。

系统适用性溶液　取供试品溶液 2ml，水浴中加热 1 小时。

色谱条件　用十八烷基硅烷键合硅胶为填充剂；以 0.2mol/L 磷酸盐缓冲液(取磷酸氢二钠 35.8g、磷酸二氢钾 13.6g，加水 900ml 溶解，用 1mol/L 氢氧化钠溶液调节 pH 值至 7.0，加入四丁基溴化铵 1.61g，加水至 1000ml，摇匀)-甲醇(95∶5)为流动相；柱温为 35℃；检测波长为 259nm；进样体积 10μl。

系统适用性要求　与供试品溶液色谱图相比，系统适用性溶液色谱图中峰面积明显增加的两个峰出峰次序依次为一磷酸腺苷与二磷酸腺苷。理论板数按供试品溶液色谱图中三磷酸腺苷峰计算不低于 1500，各色谱峰之间的分离度应符合要求。

测定法　精密量取供试品溶液，注入液相色谱仪，记录色谱图。

限度　供试品溶液色谱图中如有杂质峰，按下式(1)计算，除一磷酸腺苷和二磷酸腺苷外的其他杂质不得过 1.0%；按下式(2)计算，杂质总量不得过 5.0%。

其他杂质(%)：

$$\frac{T_X}{0.671T_1+0.855T_2+T_{ATP}+T_X}\times 100\% \qquad (1)$$

杂质总量(%)：

$$\frac{0.671T_1+0.855T_2+T_X}{0.671T_1+0.855T_2+T_{ATP}+T_X}\times 100\% \qquad (2)$$

式中　T_1 为一磷酸腺苷的峰面积；

T_2 为二磷酸腺苷的峰面积；

T_{ATP} 为三磷酸腺苷的峰面积；

T_X 为其他杂质的峰面积；

0.671 为一磷酸腺苷钠与三磷酸腺苷二钠分子量的比值；

0.855 为二磷酸腺苷二钠与三磷酸腺苷二钠分子量的比值。

水分　取本品适量，精密称定，以乙二醇-无水甲醇(60∶40)为溶剂，使供试品溶解完全，照水分测定法(通则 0832 第一法 1)测定，含水分应为 6.0%～12.0%。

氯化物　取本品 0.10g，依法检查(通则 0801)，与标准氯化钠溶液 5.0ml 制成的对照液比较，不得更浓(0.05%)。

铁盐　取本品 1.0g，依法检查(通则 0807)，与标准铁溶液 1.0ml 制成的对照液比较，不得更深(0.001%)。

重金属　取本品 1.0g，加水 23ml 溶解后，加醋酸盐缓冲液(pH 3.5)2ml，依法检查(通则 0821 第一法)，含重金属不得过百万分之十。

细菌内毒素　取本品，依法检查(通则 1143)，每 1mg 三磷酸腺苷二钠中含内毒素的量应小于 2.0EU。

【含量测定】 **总核苷酸**　照紫外-可见分光光度法(通则 0401)测定。

供试品溶液　取本品适量，精密称定，加 0.1mol/L 磷酸盐缓冲液(取磷酸氢二钠 35.8g，加水至 1000ml，无水磷酸二氢钾 13.6g，加水至 1000ml，两液互调 pH 值至 7.0)使溶解并定量稀释制成每 1ml 中约含 20μg 的溶液。

测定法　取供试品溶液，在 259nm 的波长处测定吸光度，按 $C_{10}H_{14}N_5Na_2O_{13}P_3$ 的吸收系数($E^{1\%}_{1cm}$)为 279 计算。

三磷酸腺苷二钠的重量比　照高效液相色谱法(通则 0512)测定。

供试品溶液、系统适用性溶液、色谱条件、系统适用性要求　见有关物质项下。

测定法　精密量取供试品溶液，注入液相色谱仪，记录色谱图。按下式计算三磷酸腺苷二钠（T_{ATP}）在总核苷酸中的重量比。

$$三磷酸腺苷二钠重量比=\frac{T_{ATP}}{0.671T_1+0.855T_2+T_{ATP}+T_X}$$

三磷酸腺苷二钠含量　按下式计算

三磷酸腺苷二钠含量（%）＝

总核苷酸×三磷酸腺苷二钠的重量比×100%

【类别】　细胞代谢改善药。

【贮藏】　密封，凉暗干燥处保存。

干燥硫酸钙

Ganzao Liusuangai

Dried Calcium Sulfate

$CaSO_4 \cdot \frac{1}{2}H_2O$　145.15

本品含 $CaSO_4 \cdot \frac{1}{2}H_2O$ 应不少于 95.0%。

【性状】　本品为白色细粉；无臭；能缓缓吸收水分成细小的颗粒，并失去固结性。

本品在水中微溶，在乙醇中不溶；在稀盐酸中溶解。

【鉴别】　取本品，加稀盐酸使溶解，溶液显钙盐与硫酸盐的鉴别反应（通则 0301）。

【检查】　**细度**　取本品 20g，应全部通过五号筛，其中通过六号筛的不应少于供试量的 80%。

碱度　取本品 3.0g，加水 10ml，振摇，上清液中加酚酞指示液 1 滴，不得显淡红色。

固结度　取本品 10g，加水 10ml，搅匀，5 分钟内应固结成白色致密的硬块，3 小时后，用手指压边缘，不得有脱片。

炽灼失重　取本品，炽灼至恒重，减失重量应为 4.5%～8.0%。

【含量测定】　取本品约 0.15g，精密称定，置锥形瓶中，加水 15ml 与稀盐酸 5ml，微热使溶解，放冷，加水 75ml、氢氧化钠试液 20ml 与钙紫红素指示剂 0.1g，用乙二胺四醋酸二钠滴定液（0.05mol/L）滴定至溶液由紫红色转变为纯蓝色。每 1ml 乙二胺四醋酸二钠滴定液（0.05mol/L）相当于 7.258mg 的 $CaSO_4 \cdot \frac{1}{2}H_2O$。

【类别】　骨科用固定剂。

【贮藏】　密封保存。

大豆油（供注射用）

Dadouyou（Gongzhusheyong）

Soybean Oil（For Injection）

本品系由豆科植物大豆（*Glycine soya* Bentham）的种子提炼制成的脂肪油。

【性状】　本品为淡黄色的澄明液体；无臭或几乎无臭。

本品可与三氯甲烷或乙醚混溶，在乙醇中极微溶，在水中几乎不溶。

相对密度　本品的相对密度（通则 0601）为 0.916～0.922。

折光率　本品的折光率（通则 0622）为 1.472～1.476。

酸值　应不大于 0.1（通则 0713）。

皂化值　应为 188～195（通则 0713）。

碘值　应为 126～140（通则 0713）。

【检查】　**吸光度**　取本品，照紫外-可见分光光度法（通则 0401）测定，以水为空白，在 450nm 波长处的吸光度不得过 0.045。

过氧化物　取本品 10.0g，置 250ml 碘瓶中，立即加冰醋酸-三氯甲烷（60∶40）混合液 30ml，振摇使溶解，精密加饱和碘化钾溶液 0.5ml，密塞，振摇 1 分钟，加水 30ml，用硫代硫酸钠滴定液（0.01mol/L）滴定，至近终点时，加淀粉指示液 0.5ml，继续滴定至蓝色消失，并将滴定的结果用空白试验校正。消耗硫代硫酸钠滴定液（0.01mol/L）不得过 3.0ml。

不皂化物　取本品 5.0g，精密称定，置 250ml 锥形瓶中，加氢氧化钾乙醇溶液（取氢氧化钾 12g，加水 10ml 溶解后，用乙醇稀释至 100ml，摇匀，即得）50ml，加热回流 1 小时，放冷至 25℃ 以下，移至分液漏斗中，用水洗涤锥形瓶 2 次，每次 50ml，洗液并入分液漏斗中。用乙醚提取 3 次，每次 100ml；合并乙醚提取液，用水洗涤乙醚提取液 3 次，每次 40ml，静置分层，弃去水层；依次用 3% 氢氧化钾溶液与水洗涤乙醚层各 3 次，每次 40ml。再用水 40ml 反复洗涤乙醚层直至最后洗液中加酚酞指示液 2 滴不显红色。将乙醚提取物移至已恒重的蒸发皿中，用乙醚 10ml 洗涤分液漏斗，洗液并入蒸发皿中，置 50℃ 水浴上蒸去乙醚，用丙酮 6ml 溶解残渣，置空气流中挥去丙酮。在 105℃ 干燥至连续两次称重之差不超过 1mg，不皂化物不得过 1.0%。

用中性乙醇 20ml 溶解残渣，加酚酞指示液数滴，用乙醇制氢氧化钠滴定液（0.1mol/L）❶ 滴定至粉红色持续 30 秒不褪色，如果消耗乙醇制氢氧化钠滴定液（0.1mol/L）超过 0.2ml，残渣总量不能当作不皂化物重量，试验必须重做。

❶ 乙醇制氢氧化钠滴定液（0.1mol/L）的制备：取 50% 氢氧化钠溶液 2ml，加乙醇 250ml（如溶液浑浊，配制后放置过夜，取上清液再标定）。取苯甲酸约 0.2g，精密称定，加乙醇 10ml 和水 2ml 溶解，加酚酞指示液 2 滴，用上述滴定液滴定至溶液显持续浅粉红色。每 1ml 乙醇制氢氧化钠滴定液（0.1mol/L）相当于 12.21mg 的苯甲酸。根据本液的消耗量与苯甲酸的取用量，计算出本液的浓度。

棉子油　取本品5ml,置试管中,加1%硫黄的二硫化碳溶液与戊醇的等容混合液5ml,置饱和氯化钠水浴中,注意缓缓加热至泡沫停止(除去二硫化碳),继续加热15分钟,不得显红色。

碱性杂质　取新蒸馏的丙酮10ml置试管中,加水0.3ml,再加0.04%溴酚蓝乙醇溶液0.05ml,滴加盐酸滴定液(0.01mol/L)或氢氧化钠滴定液(0.01mol/L)使该溶液恰成黄色,精密加本品10ml,振摇,静置,用盐酸滴定液(0.01mol/L)滴定上清液至黄色,消耗盐酸滴定液(0.01mol/L)不得过0.1ml。

水分　取本品,以无水甲醇-癸醇(1∶1)为溶剂,照水分测定法(通则0832第一法1)测定,含水分不得过0.1%。

重金属　取本品5.0g,置50ml瓷蒸发皿中,加硫酸4ml,混匀,用低温缓缓加热至硫酸除尽后,加硝酸2ml与硫酸5滴,小火加热至氧化氮气除尽后,在500～600℃炽灼使完全灰化,放冷,依法检查(通则0821第二法),含重金属不得过百万分之二。

砷盐　取本品5.0g,置石英或铂坩埚中,加硝酸镁乙醇溶液(1→50)10ml,点火燃烧后缓缓加热至灰化。如果含有炭化物,加少量硝酸湿润后,再强热至灰化,放冷,加盐酸5ml,置水浴上加热使溶解,加水23ml,依法检查(通则0822第一法),应符合规定(0.000 04%)。

脂肪酸组成　照气相色谱法测定法(通则0521)测定。

供试品溶液　取本品0.1g,置50ml锥形瓶中,加0.5mol/L氢氧化钾甲醇溶液2ml,在65℃水浴中加热回流30分钟,放冷,加15%三氟化硼甲醇溶液2ml,再在65℃水浴中加热回流30分钟,放冷,加庚烷4ml,继续在65℃水浴中加热回流5分钟后,放冷,加饱和氯化钠溶液10ml洗涤,摇匀,静置使分层,取上层液,用水洗涤3次,每次2ml,上层液经无水硫酸钠干燥。

系统适用性溶液　取十四烷酸甲酯、棕榈酸甲酯、棕榈油酸甲酯、硬脂酸甲酯、油酸甲酯、亚油酸甲酯、亚麻酸甲酯、花生酸甲酯、二十碳烯酸甲酯与山嵛酸甲酯对照品,加正己烷溶解并稀释制成每1ml中含上述对照品各0.1mg的溶液。

色谱条件　以键合聚乙二醇为固定液,起始温度为230℃,维持11分钟,以每分钟5℃的速度升温至250℃,维持10分钟,进样口温度为260℃,检测器温度为270℃;进样体积1μl。

系统适用性要求　系统适用性溶液色谱图中,理论板数按亚油酸甲酯峰计算不低于5000,各色谱峰之间的分离度应符合要求。

测定法　取供试品溶液,注入气相色谱仪,记录色谱图。

限度　按面积归一化法以各脂肪酸甲酯峰面积计算,供试品中含小于十四碳的饱和脂肪酸不大于0.1%、十四烷酸不大于0.2%、棕榈酸应为9.0%～13.0%、棕榈油酸不大于0.3%、硬脂酸应为3.0%～5.0%、油酸应为17.0%～30.0%、亚油酸应为48.0%～58.0%、亚麻酸应为5.0%～11.0%、花生酸不大于1.0%、二十碳烯酸不大于1.0%、山嵛酸不大于1.0%。

微生物限度　照非无菌产品微生物限度检查:微生物计数法(通则1105)和控制菌检查法(通则1106)及非无菌药品微生物限度标准(通则1107)检查,应符合规定。

无菌　取本品,依法检查(通则1101),应符合规定。(供无除菌工艺的无菌制剂用)

【类别】　营养药。

【贮藏】　遮光,密闭,在凉暗处保存。

口服补液盐散(Ⅰ)

Koufu Buyeyan San(Ⅰ)

Oral Rehydration Salts Powder(Ⅰ)

本品每包含氯化钠(NaCl)应为1.575～1.925g,含氯化钾(KCl)应为0.675～0.825g,含碳酸氢钠($NaHCO_3$)应为1.125～1.375g,含葡萄糖($C_6H_{12}O_6 \cdot H_2O$)应为9.90～12.10g。

【性状】　本品为白色结晶性粉末。

【鉴别】　**大袋**　(1)取本品,照葡萄糖项下的鉴别(1)项试验,显相同反应。

(2)本品显钠盐(1)与氯化物的鉴别反应(通则0301)。

小袋　本品显钾盐、氯化物与钠盐的鉴别反应,本品的水溶液显碳酸氢盐的鉴别反应(通则0301)。

【检查】　除干燥失重外,应符合散剂项下有关的各项规定(通则0115),装量差异项下每袋装量应与平均装量相比较。

【含量测定】　**氯化钠**　取本品(大袋)约0.7g,精密称定,加水50ml溶解后,加2%糊精溶液5ml、碳酸钙约0.1g与荧光黄指示液5滴,用硝酸银滴定液(0.1mol/L)滴定。每1ml硝酸银滴定液(0.1mol/L)相当于5.844mg的NaCl。

氯化钾　取本品(小袋)约0.4g,精密称定,加水50ml溶解后,加酚酞指示液1滴,滴加稀硫酸适量使红色消失,加2%糊精溶液5ml、碳酸钙约0.1g与荧光黄指示液5滴,用硝酸银滴定液(0.1mol/L)滴定。每1ml硝酸银滴定液(0.1mol/L)相当于7.455mg的KCl。

碳酸氢钠　取本品(小袋)约0.24g,精密称定,加水50ml溶解后,加甲基橙指示液1滴,用硫酸滴定液(0.05mol/L)滴定。每1ml硫酸滴定液(0.05mol/L)相当于8.401mg的$NaHCO_3$。

葡萄糖　取本品(大袋)约12g,精密称定,置100ml量瓶中,加水80ml溶解后,加氨试液0.2ml,用水稀释至刻度,摇匀,静置30分钟,在25℃时,依法测定旋光度(通则0621),与2.0852相乘,即得供试品中含有$C_6H_{12}O_6 \cdot H_2O$的重量(g)。

【类别】　电解质补充药。

【规格】　每包重14.75g(大袋葡萄糖11g,氯化钠1.75g;小袋氯化钾0.75g,碳酸氢钠1.25g)

【贮藏】　密封,在干燥处保存。

口服补液盐散(Ⅱ)

Koufu Buyeyan San(Ⅱ)

Oral Rehydration Salts Powder(Ⅱ)

本品每包(包重5.58g)含总钠(Na)应为0.370～0.452g,含钾(K)应为0.142～0.173g,含总氯(Cl)应为0.510～0.624g;含枸橼酸钠($C_6H_5Na_3O_7 \cdot 2H_2O$)应为0.522～0.638g,含无水葡萄糖($C_6H_{12}O_6$)应为3.60～4.40g。

本品每包(包重13.95g)含总钠(Na)应为0.926～1.131g,含钾(K)应为0.354～0.433g,含总氯(Cl)应为1.276～1.560g;含枸橼酸钠($C_6H_5Na_3O_7 \cdot 2H_2O$)应为1.305～1.595g,含无水葡萄糖($C_6H_{12}O_6$)应为9.00～11.00g。

本品每包(包重27.9g)含总钠(Na)应为1.852～2.262g,含钾(K)应为0.708～0.866g,含总氯(Cl)应为2.552～3.120g;含枸橼酸钠($C_6H_5Na_3O_7 \cdot 2H_2O$)应为2.610～3.190g,含无水葡萄糖($C_6H_{12}O_6$)应为18.00～22.00g。

【性状】 本品为白色结晶性粉末。

【鉴别】 (1)取本品,照葡萄糖项下的鉴别(1)项试验,显相同的反应。

(2)取本品1g,加水1ml溶解后,加稀醋酸1ml,摇匀,加亚硝酸钴钠试液0.5ml,即生成黄色沉淀。

(3)本品显钠盐(1)、氯化物与枸橼酸盐的鉴别反应(通则0301)。

【检查】 **碱度** 取本品1.4g,加水50ml溶解后,依法测定(通则0631),pH值应为7.0～8.8。

干燥失重 取本品,在60℃干燥至恒重,减失重量不得过2.0%(通则0831)。

装量差异 取本品10包,分别精密称定内容物重量,每包内容物重量与标示量相比较,包重5.58g者不得过±5%,其余两种规格不得超过±3%。超过装量差异限度的应不多于2包,并不得有1包超过装量差异限度的1倍。

其他 应符合散剂项下有关的各项规定(通则0115)。

【含量测定】 **总钠** 供试品溶液 取本品约3.7g,精密称定,置100ml量瓶中,加水溶解并稀释至刻度,摇匀;精密量取2ml,置100ml量瓶中,用水稀释至刻度,摇匀,即得溶液(1);精密量取溶液(1)2ml,置250ml量瓶中,加2%氯化锶溶液12.5ml,用水稀释至刻度,摇匀。

对照品溶液 取经105℃干燥至恒重的氯化钠对照品约0.1g,精密称定,置200ml量瓶中,加水溶解并稀释至刻度,摇匀;精密量取3ml,置100ml量瓶中,用水稀释至刻度,摇匀(每1ml相当于5.9μg的Na)。

测定法 精密量取对照品溶液6ml、7ml、8ml、9ml、10ml,分别置100ml量瓶中,各加2%氯化锶溶液5.0ml,用水稀释至刻度,摇匀。取上述各溶液与供试品溶液,照原子吸收分光光度法(通则0406第一法),在589.0nm的波长处测定,计算。

钾 供试品溶液 精密量取总钠项下溶液(1)5ml,置100ml量瓶中,加2%氯化锶溶液3.0ml,用水稀释至刻度,摇匀。

对照品溶液 取经105℃干燥至恒重的氯化钾对照品约0.1g,精密称定,置200ml量瓶中,加水溶解并稀释至刻度,摇匀;精密量取5ml,置100ml量瓶中,用水稀释至刻度,摇匀(每1ml相当于13μg的K)。

测定法 精密量取对照品溶液6ml、7ml、8ml、9ml、10ml,分别置100ml量瓶中,各加2%氯化锶溶液3.0ml,用水稀释至刻度,摇匀。取上述各溶液与供试品溶液,照原子吸收分光光度法(通则0406第一法),在766.5nm的波长处测定,计算。

总氯 取本品约2.8g,精密称定,置100ml量瓶中,加水溶解并稀释至刻度,摇匀,精密量取10ml,加铬酸钾指示液3～5滴,用硝酸银滴定液(0.1mol/L)缓缓滴定至终点。每1ml硝酸银滴定液(0.1mol/L)相当于3.545mg的Cl。

枸橼酸钠 取本品约2.8g,精密称定,置100ml量瓶中,加冰醋酸80ml,振摇,加热至50℃,放冷,加冰醋酸稀释至刻度,摇匀,静置,精密量取上清液20ml,加结晶紫指示液1滴,用高氯酸滴定液(0.1mol/L)滴定至溶液显蓝色,并将滴定结果用空白试验校正。每1ml高氯酸滴定液(0.1mol/L)相当于9.803mg的$C_6H_5Na_3O_7 \cdot 2H_2O$。

无水葡萄糖 取本品约13g,精密称定,置100ml量瓶中,加水80ml溶解后,加氨试液0.2ml,用水稀释至刻度,摇匀,静置30分钟,在25℃时,依法测定旋光度(通则0621),与1.8954相乘,计算供试品中含有的$C_6H_{12}O_6$的重量(g)。

【类别】 电解质补充药。

【规格】 (1)每包5.58g(氯化钠0.7g,氯化钾0.3g,枸橼酸钠0.58g,无水葡萄糖4g) (2)每包13.95g(氯化钠1.75g,氯化钾0.75g,枸橼酸钠1.45g,无水葡萄糖10g) (3)每包27.9g(氯化钠3.5g,氯化钾1.5g,枸橼酸钠2.9g,无水葡萄糖20g)

【贮藏】 密封,在干燥处保存。

口服补液盐散(Ⅲ)

Koufu Buyeyan San(Ⅲ)

Oral Rehydration Salts Powder(Ⅲ)

本品每包含总钠(Na)应为0.383～0.468g,含钾(K)应为0.177～0.216g,含总氯(Cl)应为0.515～0.630g,含枸橼酸钠($C_6H_5Na_3O_7 \cdot 2H_2O$)应为0.653～0.798g,含无水葡萄糖($C_6H_{12}O_6$)应为3.038～3.713g。

【性状】 本品为白色结晶性粉末。

【鉴别】 (1)取本品约1g,加水30ml溶解后,取10ml,缓缓滴入温热的碱性酒石酸铜试液中,即生成氧化亚铜的红色沉淀。

(2)取本品1g,加水1ml溶解后,加稀醋酸1ml,摇匀,加亚硝酸钴钠试液 0.5ml，即生成黄色沉淀。

(3)本品显钠盐(1)、氯化物与枸橼酸盐的鉴别反应(通则0301)。

【检查】 **碱度**　取本品 1.4g，加水 50ml 溶解后，依法测定(通则 0631)，pH 值应为7.0～8.8。

干燥失重　取本品，置 60℃干燥至恒重，减失重量不得过 2.0%(通则 0831)。

装量差异　取本品 10 包，分别精密称定内容物重量，每包内容物重量与标示量相比较，限度不得过±5%。超过装量差异限度的应不多于 2 包，并不得有 1 包超过装量差异限度的 1 倍。

其他　应符合散剂项下有关的各项规定(通则 0115)。

【含量测定】 **总钠**　供试品溶液　取本品约 2.7g，精密称定，置 100ml 量瓶中，加水溶解并稀释至刻度，摇匀，即得溶液(1)；精密量取溶液(1)2ml，置 100ml 量瓶中，用水稀释至刻度，摇匀，即得溶液(2)；精密量取溶液(2)2ml，置 200ml 量瓶中，加 2%氯化锶溶液 10.0ml，用水稀释至刻度，摇匀。

对照品溶液　取经 105℃干燥至恒重的氯化钠对照品，精密称定，加水溶解并定量稀释制成每 1ml 中含氯化钠 15μg 的溶液，摇匀(每 1ml 相当于 5.9μg 的 Na)。

测定法　精密量取对照品溶液 6ml、7ml、8ml、9ml、10ml，分别置 100ml 量瓶中，各加 2%氯化锶溶液 5.0ml，用水稀释至刻度，摇匀。取上述各溶液与供试品溶液，照原子吸收分光光度法(通则 0406 第一法)，在 589nm 的波长处测定，计算。

钾　供试品溶液　精密量取总钠项下溶液(2)5ml，置 100ml 量瓶中，加 2%氯化锶溶液 3.0ml，用水稀释至刻度，摇匀。

对照品溶液　取经 105℃干燥至恒重的氯化钾对照品，精密称定，加水溶解并定量稀释制成每 1ml 中含氯化钾 25μg 的溶液，摇匀(每 1ml 相当于 13μg 的 K)。

测定法　精密量取对照品溶液 6ml、7ml、8ml、9ml、10ml，分别置 100ml 量瓶中，各加 2%氯化锶溶液 3.0ml，用水稀释至刻度，摇匀。取上述各溶液与供试品溶液，照原子吸收分光光度法(通则 0406 第一法)，在 767nm 的波长处测定，计算。

总氯　精密量取总钠项下溶液(1)10ml，加铬酸钾指示液 3～5 滴，用硝酸银滴定液(0.1mol/L)缓缓滴定至终点。每 1ml 硝酸银滴定液(0.1mol/L)相当于 3.545mg 的 Cl。

枸橼酸钠　取本品约 2.1g，精密称定，置 100ml 量瓶中，加冰醋酸 80ml，振摇，加热至 50℃，放冷，用冰醋酸稀释至刻度，摇匀，静置，精密量取上清液 20ml，加结晶紫指示液 1 滴，用高氯酸滴定液(0.1mol/L)滴定至溶液显蓝色，并将滴定结果用空白试验校正。每 1ml 高氯酸滴定液(0.1mol/L)相当于 9.803mg 的 $C_6H_5Na_3O_7 \cdot 2H_2O$。

无水葡萄糖　取本品约 14g，精密称定，置 100ml 量瓶中，加水 80ml 溶解后，加氨试液 0.2ml，用水稀释至刻度，摇匀，静置 30 分钟，在 25℃时，依法测定旋光度(通则 0621)，与 1.8954 相乘，计算供试品中含有的 $C_6H_{12}O_6$ 的重量(g)。

【类别】 电解质补充药。

【规格】 每包 5.125g(氯化钠 0.65g，氯化钾 0.375g，枸橼酸钠 0.725g，无水葡萄糖 3.375g)

【贮藏】 密封，在干燥处保存。

山梨醇

Shanlichun

Sorbitol

```
    CH2OH
    |
 H—C—OH
    |
HO—C—H
    |
 H—C—OH
    |
 H—C—OH
    |
    CH2OH
```

$C_6H_{14}O_6$　182.17

本品为 D-山梨糖醇。按干燥品计算，含 $C_6H_{14}O_6$ 不得少于 98.0%。

【性状】 本品为白色结晶性粉末；无臭，味甜；有引湿性。

本品在水中易溶，在乙醇中微溶，在三氯甲烷或乙醚中不溶。

比旋度　取本品约 5g，精密称定，置 50ml 量瓶中，加硼砂 6.4g 与水适量，振摇使完全溶解，并稀释至刻度(如溶液不澄清，应滤过)，摇匀，依法测定(通则 0621)，比旋度为+4.0°至+7.0°。

【鉴别】 (1)取本品约 50mg，加水 3ml 溶解后，加新制的 10%儿茶酚溶液 3ml，摇匀，加硫酸 6ml，摇匀，即显粉红色。

(2)本品的红外光吸收图谱应与对照的图谱(光谱集 1278 图)一致。

【检查】 **酸度**　取本品 5.0g，加新沸放冷的水 50ml 溶解后，加酚酞指示液 3 滴与氢氧化钠滴定液(0.02mol/L) 0.30ml，应显淡红色。

溶液的澄清度与颜色　取本品 3.0g，加水 20ml 溶解后，溶液应澄清无色。

氯化物　取本品 1.4g，依法检查(通则 0801)，与标准氯化钠溶液 7.0ml 制成的对照液比较，不得更浓(0.005%)。

硫酸盐　取本品 2.0g，依法检查(通则 0802)，与标准硫酸钾溶液 2.0ml 制成的对照液比较，不得更浓(0.01%)。

还原糖　取本品 10.0g，置 400ml 烧杯中，加水 35ml 使溶解，加碱性酒石酸铜试液 50ml，加盖玻璃皿，加热使在 4～6 分钟内沸腾，继续煮沸 2 分钟，立即加新沸放冷的水 100ml，用 105℃恒重的垂熔玻璃坩埚滤过，用热水 30ml 分次洗涤容器与沉淀，再依次用乙醇与乙醚各 10ml 洗涤沉淀，于 105℃干燥至恒重，所得氧化亚铜重量不得过 67mg。

总糖　取本品 2.1g，置 250ml 磨口烧瓶中，加盐酸溶液

(9→1000)约40ml,加热回流4小时,放冷,将盐酸溶液移入400ml烧杯中,用水10ml洗涤容器并入烧杯中,用24%氢氧化钠溶液中和,照还原糖项下自“加碱性酒石酸铜试液50ml”起依法操作,所得氧化亚铜重量不得过50mg。

【检查】 **有关物质**　照高效液相色谱法(通则0512)测定。

供试品溶液　取本品约0.5g,置10ml量瓶中,加水溶解并稀释至刻度,摇匀。

对照溶液　精密量取供试品溶液2ml,置100ml量瓶中,用水稀释至刻度,摇匀。

系统适用性溶液　取甘露醇对照品与山梨醇对照品各约0.5g,置10ml量瓶中,加水溶解并稀释至刻度,摇匀。

色谱条件　用磺化交联的苯乙烯二乙烯基苯共聚物为填充剂的强阳离子钙型交换柱(或分离效能相当的色谱柱);以水为流动相;流速为每分钟0.5ml,柱温72～85℃,示差折光检测器;进样体积20μl。

系统适用性要求　系统适用性溶液色谱图中,甘露醇峰与山梨醇峰之间的分离度应大于2.0。

测定法　精密量取供试品溶液与对照溶液,分别注入液相色谱仪,记录色谱图至主成分峰保留时间的3倍。

限度　供试品溶液色谱图中如有杂质峰,单个杂质峰面积不得大于对照溶液主峰面积(2.0%),各杂质峰面积的和不得大于对照溶液主峰面积的1.5倍(3.0%)。

干燥失重　取本品,置五氧化二磷干燥器中,在60℃减压干燥至恒重,减失重量不得过1.0%(通则0831)。

炽灼残渣　不得过0.1%(通则0841)。

重金属　取本品2.0g,加醋酸盐缓冲液(pH 3.5)2ml与水适量,使溶解成25ml,依法检查(通则0821第一法),含重金属不得过百万分之十。

砷盐　取本品1.0g,加水10ml溶解后,加稀硫酸5ml与溴化钾溴试液0.5ml,置水浴上加热20分钟,使保持稍过量的溴存在(必要时,可滴加溴化钾溴试液),并随时补充蒸发的水分,放冷,加盐酸5ml与水适量使成28ml,依法检查(通则0822第一法),应符合规定(0.0002%)。

【含量测定】 取本品约0.2g,精密称定,置250ml量瓶中,加水使溶解并稀释至刻度,摇匀;精密量取10ml,置碘瓶中,精密加高碘酸钠(钾)溶液[取硫酸溶液(1→20)90ml与高碘酸钠(钾)溶液(2.3→1000)110ml,混合制成]50ml,置水浴上加热15分钟,放冷,加碘化钾试液10ml,密塞,放置5分钟,用硫代硫酸钠滴定液(0.05mol/L)滴定,至近终点时,加淀粉指示液1ml,继续滴定至蓝色消失,并将滴定的结果用空白试验校正。每1ml硫代硫酸钠滴定液(0.05mol/L)相当于0.9109mg的$C_6H_{14}O_6$。

【类别】 脱水药。

【贮藏】 遮光,密封保存。

【制剂】 山梨醇注射液

山梨醇注射液

Shanlichun Zhusheye

Sorbitol Injection

本品为山梨醇的灭菌水溶液。含山梨醇($C_6H_{14}O_6$)应为标示量的95.0%～105.0%。

【性状】 本品为无色的澄明液体。

【鉴别】 (1)取本品0.2ml,用水稀释成3ml,照山梨醇项下的鉴别(1)项试验,应显相同的反应。

(2)取本品与山梨醇对照品各适量,分别加水溶解并制成每1ml中含5mg的溶液,照有关物质项下的方法试验,供试品溶液主峰的保留时间应与对照品溶液主峰的保留时间一致。

【检查】 **pH值**　应为4.5～6.5(通则0631)。

热原　取本品,依法检查(通则1142),剂量按家兔体重每1kg注射10ml,应符合规定。

有关物质　照高效液相色谱法(通则0512)测定。

供试品溶液　精密量取本品2ml,置10ml量瓶中,用水稀释至刻度,摇匀。

对照溶液　精密量取供试品溶液2ml,置100ml量瓶中,用水稀释至刻度,摇匀。

系统适用性溶液、色谱条件、系统适用性要求与测定法　见山梨醇有关物质项下。

限度　供试品溶液色谱图中如有杂质峰,单个杂质峰面积不得大于对照溶液主峰面积(2.0%),各杂质峰面积的和不得大于对照溶液主峰面积的1.5倍(3.0%)。

无菌　取本品,经薄膜过滤法处理,以金黄色葡萄球菌为阳性对照菌,依法检查(通则1101),应符合规定。

其他　应符合注射剂项下有关的各项规定(通则0102)。

【含量测定】 精密量取本品10ml(约相当于山梨醇2.5g),置100ml量瓶中,用水稀释至刻度,摇匀;精密量取10ml,置250ml量瓶中,用水稀释至刻度,摇匀,照山梨醇含量测定项下的方法,自“精密量取10ml,置碘瓶中”起,依法测定。每1ml硫代硫酸钠滴定液(0.05mol/L)相当于0.9109mg的$C_6H_{14}O_6$。

【类别】 同山梨醇。

【规格】 (1)100ml∶25g　(2)250ml∶62.5g

【贮藏】 遮光,密闭保存。

门冬氨酸

Mendong'ansuan

Aspartic Acid

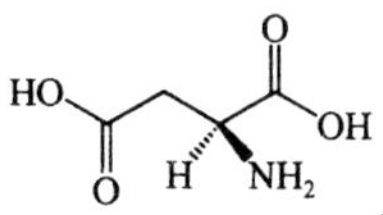

$C_4H_7NO_4$　133.10

本品为 L-2-氨基丁二酸。按干燥品计算，含 $C_4H_7NO_4$ 不得少于 98.5%。

【性状】 本品为白色或类白色结晶或结晶性粉末；无臭。

本品在水中微溶，在乙醇中不溶，在稀盐酸或氢氧化钠溶液中溶解。

比旋度 取本品，精密称定，加 6mol/L 盐酸溶液溶解并定量稀释制成每 1ml 中约含 80mg 的溶液，依法测定（通则 0621），比旋度为 +24.0° 至 +26.0°。

【鉴别】 （1）取本品与门冬氨酸对照品各 10mg，分别置 25ml 量瓶中，加氨试液 2ml 使溶解，用水稀释至刻度，摇匀，作为供试品溶液与对照品溶液。照其他氨基酸项下的方法试验，供试品溶液所显主斑点的位置和颜色应与对照品溶液的主斑点相同。

（2）本品的红外光吸收图谱应与对照的图谱（光谱集 913 图）一致。

【检查】 **酸度** 取本品 0.10g，加水 20ml 溶解后，依法测定（通则 0631），pH 值应为 2.0～4.0。

溶液的透光率 取本品 1.0g，加 1mol/L 盐酸溶液 10ml 溶解后，照紫外-可见分光光度法（通则 0401），在 430nm 的波长处测定透光率，不得低于 98.0%。

氯化物 取本品 0.30g，依法检查（通则 0801），与标准氯化钠溶液 6.0ml 制成的对照液比较，不得更浓（0.02%）。

硫酸盐 取本品 1.0g，依法检查（通则 0802），与标准硫酸钾溶液 2.0ml 制成的对照液比较，不得更浓（0.02%）。

铵盐 取本品 0.10g，依法检查（通则 0808），与标准氯化铵溶液 2.0ml 制成的对照液比较，不得更深（0.02%）。

其他氨基酸 照薄层色谱法（通则 0502）试验。

供试品溶液　取本品 0.10g，置 10ml 量瓶中，加浓氨溶液 2ml 使溶解，用水稀释至刻度，摇匀。

对照溶液　精密量取供试品溶液 1ml，置 200ml 量瓶中，用水稀释至刻度，摇匀。

系统适用性溶液　取门冬氨酸对照品 10mg 与谷氨酸对照品 10mg，置同一 25ml 量瓶中，加氨试液 2ml 使溶解，用水稀释至刻度，摇匀。

色谱条件　采用硅胶 G 薄层板，以冰醋酸-水-正丁醇（1∶1∶3）为展开剂。

测定法　吸取上述三种溶液各 5μl，分别点于同一薄层板上，展开至少 15cm，晾干，喷以 0.2% 茚三酮的正丁醇-2mol/L 醋酸溶液（95∶5）混合溶液，在 105℃ 加热约 15 分钟至斑点出现，立即检视。

系统适用性要求　对照溶液应显一个清晰的斑点，系统适用性溶液应显两个清晰分离的斑点。

限度　供试品溶液如显杂质斑点，其颜色与对照溶液的主斑点比较，不得更深（0.5%）。

干燥失重 取本品，在 105℃ 干燥 3 小时，减失重量不得过 0.2%（通则 0831）。

炽灼残渣 取本品 1.0g，依法检查（通则 0841），遗留残渣不得过 0.1%。

铁盐 取本品 1.0g，依法检查（通则 0807），与标准铁溶液 1.0ml 制成的对照液比较，不得更深（0.001%）。

重金属 取炽灼残渣项下遗留的残渣，依法检查（通则 0821 第二法），含重金属不得过百万分之十。

砷盐 取本品 2.0g，加水 23ml 溶解后，加盐酸 5ml，依法检查（通则 0822 第一法），应符合规定（0.0001%）。

热原 取本品，加氯化钠注射液溶解并稀释制成每 1ml 中含门冬氨酸 10mg 的溶液，依法检查（通则 1142），剂量按家兔体重每 1kg 注射 10ml，应符合规定。（供注射用）

【含量测定】 取本品约 0.1g，精密称定，加无水甲酸 5ml 使溶解，加冰醋酸 30ml，照电位滴定法（通则 0701），用高氯酸滴定液（0.1mol/L）滴定，并将滴定的结果用空白试验校正。每 1ml 高氯酸滴定液（0.1mol/L）相当于 13.31mg 的 $C_4H_7NO_4$。

【类别】 氨基酸类药。

【贮藏】 密封保存。

门冬氨酸鸟氨酸

Mendong'ansuan Niao'ansuan

Ornithine Aspartate

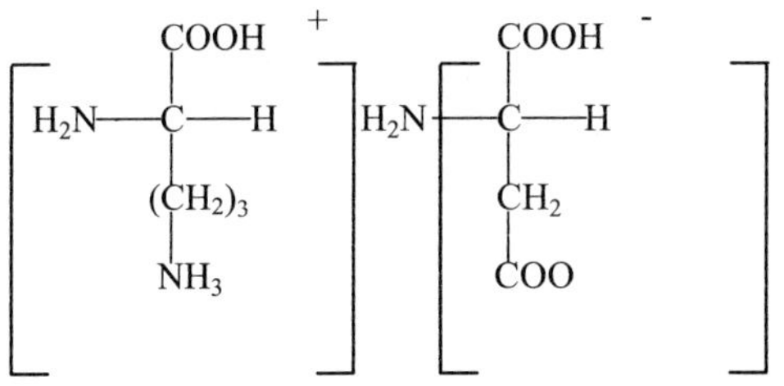

[H_2N—C(COOH)(H)—$(CH_2)_3$—NH_3]$^+$ [H_2N—C(COOH)(H)—CH_2—COO]$^-$

$C_9H_{19}N_3O_6$　265.27

本品为（S）-2,5-二氨基戊酸-（S）-2-氨基丁二酸盐。按干燥品计算，含 $C_5H_{12}N_2O_2 \cdot C_4H_7NO_4$ 不得少于 98.0%。

【性状】 本品为白色或类白色的结晶或粉末；无臭，有引湿性。

本品在水或醋酸中极易溶解，在甲醇或乙醇中极微溶解，在三氯甲烷或丙酮中几乎不溶。

比旋度 取本品，精密称定，加盐酸溶液（6→10）溶解并稀释制成每 1ml 中含 80mg 的溶液，依法测定（通则 0621），比旋度为 +27.0° 至 +29.0°。

【鉴别】 （1）取本品约 10mg，加水 2ml 使溶解，加茚三酮约 2mg，加热，溶液显蓝紫色。

（2）本品的红外光吸收图谱应与对照品的图谱一致（通则 0402）。

【检查】 **酸度** 取本品 0.50g，加水 20ml 溶解后，依法测定（通则 0631），pH 值应为 6.0～7.0。

溶液的透光率　取本品 0.5g，加水 20ml 溶解后，照紫外-可见分光光度法（通则 0401），在 430nm 的波长处测定透光率，不得低于 98.0%。

有关物质　照高效液相色谱法（通则 0512）测定。

供试品溶液　取本品约 0.4g，精密称定，置 100ml 量瓶中，加 0.02mol/L 磷酸二氢钾缓冲液 40ml 使溶解，用乙腈稀释至刻度，摇匀。

对照溶液　精密量取供试品溶液适量，用流动相定量稀释制成每 1ml 中约含门冬氨酸鸟氨酸 4μg 的溶液。

各杂质对照品溶液　取马来酸、富马酸、精氨酸、杂质Ⅰ与杂质Ⅱ各对照品适量，精密称定，分别加流动相溶解并定量稀释制成每 1ml 中各约含 4μg 的溶液。

系统适用性溶液　取门冬氨酸鸟氨酸、马来酸、富马酸、精氨酸、杂质Ⅰ与杂质Ⅱ各对照品适量，置同一量瓶中，加流动相适量使溶解并稀释制成每 1ml 中约含门冬氨酸鸟氨酸 4mg，马来酸、富马酸、精氨酸、杂质Ⅰ与杂质Ⅱ各 4μg 的溶液。

色谱条件　用氨基键合硅胶为填充剂；以 0.02mol/L 磷酸二氢钾缓冲液（取磷酸二氢钾 2.72g，加水 500ml 溶解后，加入浓氨溶液 5ml，用水稀释至 1000ml，混匀后用磷酸调节 pH 值至 5.60±0.05）-乙腈（40：60）为流动相；检测波长为 205nm；流速为每分钟 1.3ml；柱温为 30℃；进样体积 20μl。

系统适用性要求　系统适用性溶液色谱图中，门冬氨酸、鸟氨酸、马来酸、富马酸、精氨酸、杂质Ⅰ与杂质Ⅱ峰之间的分离度均应符合要求。

测定法　精密量取供试品溶液、对照溶液与各杂质对照品溶液，分别注入液相色谱仪，记录色谱图至门冬氨酸峰保留时间的 4 倍。

限度　供试品溶液色谱图中如有与各杂质对照品溶液主峰保留时间相同的色谱峰，按外标法以峰面积分别计算各已知杂质的含量，含马来酸、富马酸与精氨酸均不得过 0.1%，含杂质Ⅰ不得过 0.1%（供注射用）或 0.3%（供口服制剂用），含杂质Ⅱ不得过 0.15%；其他单个未知杂质的峰面积均不得大于对照溶液两主峰面积之和（0.1%）；杂质总量不得过 0.5%（供注射用）或 1.0%（供口服制剂用）。

氨基酸峰面积比　照有关物质检查项下的色谱条件，取有关物质项下的供试品溶液连续进样 5 次，记录色谱图，门冬氨酸与鸟氨酸峰面积的相对标准偏差均不得大于 2.0%。门冬氨酸与鸟氨酸峰面积之比的平均值应为 2.61～3.01。

蛋白质　取本品适量，加水溶解并稀释制成每 1ml 中含 5mg 的溶液，加等体积的 30% 磺基水杨酸溶液，不得产生浑浊。

氯化物　取本品 0.10g，依法检查（通则 0801），与标准氯化钠溶液 3.0ml 制成的对照液比较，不得更浓（0.03%）。

硫酸盐　取本品 1.0g，依法检查（通则 0802），与标准硫酸钾溶液 2.0ml 制成的对照液比较，不得更浓（0.02%）。

铵盐　取本品 0.10g，依法检查（通则 0808），与标准氯化铵溶液 4.0ml 制成的对照液比较，不得更深（0.04%）。

钡盐　取本品 1.0g，加水 20ml 溶解后，滤过，滤液分成两等份，一份加临用新制的硫酸钙试液 1ml，另一份加水 1ml，静置 15 分钟，两种溶液均应澄清。

干燥失重　取本品，在 120℃ 干燥至恒重，减失重量不得过 7.0%（通则 0831）。

炽灼残渣　取本品 1.0g，依法检查（通则 0841），遗留残渣不得过 0.1%。

铁盐　取本品 0.50g，依法检查（通则 0807），与标准铁溶液 1.5ml 制成的对照液比较，不得更深（0.003%）。

重金属　取本品 1.0g，依法检查（通则 0821 第二法），含重金属不得过百万分之十。

砷盐　取本品 1.0g，加水 23ml 溶解后，加盐酸 5ml，依法检查（通则 0822 第一法），应符合规定（0.0002%）。

【含量测定】　取本品约 70mg，精密称定，加无水甲酸 5ml 与冰醋酸 50ml 溶解后，照电位滴定法（通则 0701），用高氯酸滴定液（0.1mol/L）滴定，并将滴定的结果用空白试验校正。每 1ml 的高氯酸滴定液（0.1mol/L）相当于 8.84mg 的 $C_5H_{12}N_2O_2 \cdot C_4H_7NO_4$。

【类别】　氨基酸类药。

【贮藏】　严封，在干燥处保存。

【制剂】　注射用门冬氨酸鸟氨酸

附：

杂质Ⅰ（3-氨基-2-哌啶酮）

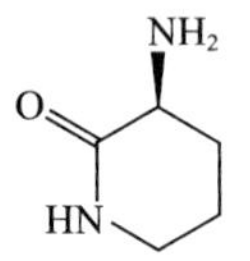

$C_5H_{10}N_2O$　114.14

杂质Ⅱ（门冬氨酸缩合物）

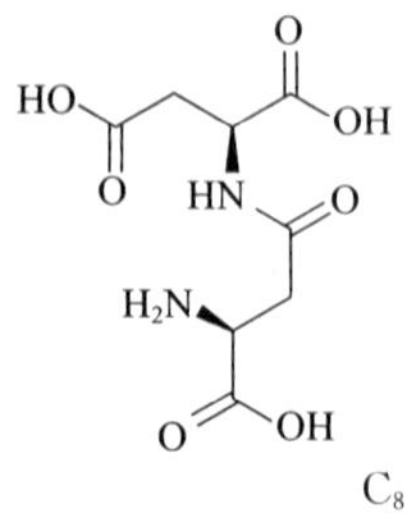

$C_8H_{12}N_2O_7$　248.18

注射用门冬氨酸鸟氨酸

Zhusheyong Mendong'ansuan Niao'ansuan

Ornithine Aspartate for Injection

本品为门冬氨酸鸟氨酸的无菌冻干品。按平均装量计算，含门冬氨酸鸟氨酸（$C_5H_{12}N_2O_2 \cdot C_4H_7NO_4$）应为标示量的90.0%～110.0%。

【性状】 本品为白色或类白色的粉末或疏松块状物。

【鉴别】 (1)取本品约10mg,加水2ml使溶解,加茚三酮约2mg,加热,溶液显蓝紫色。

(2)在有关物质项下记录的色谱图中,供试品溶液两主峰的保留时间应分别与系统适用性溶液中门冬氨酸峰与鸟氨酸峰的保留时间一致。

【检查】 **酸度** 取本品0.5g,加水20ml溶解后,依法测定(通则0631),pH值应为6.0～7.0。

溶液的澄清度与颜色 取本品5瓶,分别加水适量使溶解并稀释制成每1ml中含门冬氨酸鸟氨酸25mg的溶液,溶液应澄清无色;如显浑浊,与1号浊度标准液(通则0902第一法)比较,均不得更浓;如显色,与黄色2号标准比色液(通则0901第一法)比较,均不得更深。

有关物质 照高效液相色谱法(通则0512)测定。

供试品溶液 取装量差异项下的内容物适量(约相当于门冬氨酸鸟氨酸0.4g),精密称定,置100ml量瓶中,加0.02mol/L磷酸二氢钾缓冲液40ml使溶解,用乙腈稀释至刻度,摇匀。

对照溶液 精密量取供试品溶液适量,用流动相定量稀释制成每1ml中约含门冬氨酸鸟氨酸8μg的溶液。

各杂质对照品溶液 取马来酸、富马酸、精氨酸、杂质Ⅰ与杂质Ⅱ各对照品适量,精密称定,分别加流动相溶解并定量稀释制成每1ml中各约含4μg的溶液。

系统适用性溶液 取门冬氨酸鸟氨酸、马来酸、富马酸、精氨酸、杂质Ⅰ与杂质Ⅱ各对照品适量,置同一量瓶中,加流动相适量使溶解并稀释制成每1ml中约含门冬氨酸鸟氨酸4mg,马来酸、富马酸、精氨酸、杂质Ⅰ与杂质Ⅱ各4μg的溶液。

色谱条件、系统适用性要求与测定法 见门冬氨酸鸟氨酸有关物质项下。

限度 供试品溶液色谱图中如有与各杂质对照品溶液主峰保留时间相同的色谱峰,按外标法以峰面积分别计算各已知杂质的含量,含马来酸、富马酸和精氨酸均不得过标示量的0.1%,含杂质Ⅰ不得过标示量的0.4%,含杂质Ⅱ不得过标示量的0.15%;其他单个杂质峰面积均不得大于对照溶液两主峰面积之和(0.2%);杂质总量不得过标示量的1.0%。

干燥失重 取本品,在120℃干燥至恒重,减失重量不得过5.0%(通则0831)。

细菌内毒素 取本品,依法检查(通则1143),每1mg门冬氨酸鸟氨酸中含内毒素的量应小于0.03EU。

无菌 取本品,用灭菌注射用水溶解,经薄膜过滤法处理,依法检查(通则1101),应符合规定。

其他 应符合注射剂项下有关的各项规定(通则0102)。

【含量测定】 取装量差异项下的内容物,混合均匀,精密称取适量(约相当于门冬氨酸鸟氨酸70mg),加无水甲酸5ml与冰醋酸50ml溶解后,照电位滴定法(通则0701),用高氯酸滴定液(0.1mol/L)滴定,并将滴定的结果用空白试验校正。每1ml的高氯酸滴定液(0.1mol/L)相当于8.84mg的$C_5H_{12}N_2O_2 \cdot C_4H_7NO_4$。

【类别】 同门冬氨酸鸟氨酸。

【规格】 (1)0.5g　(2)2.5g

【贮藏】 遮光,密闭,在干燥处保存。

门冬酰胺

Mendongxian'an

Asparagine

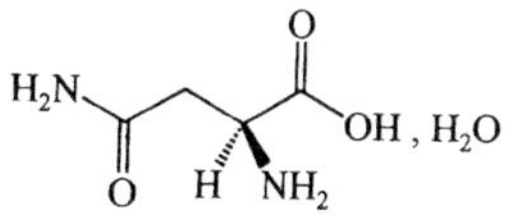

$C_4H_8N_2O_3 \cdot H_2O$　150.13

本品为门冬酰胺一水合物。按干燥品计算,含$C_4H_8N_2O_3$不得少于98.0%。

【性状】 本品为白色或类白色结晶或结晶性粉末;无臭。

本品在热水中易溶,在甲醇、乙醇或乙醚中几乎不溶;在稀盐酸或氢氧化钠试液中易溶。

比旋度 取本品,精密称定,加3mol/L盐酸溶液溶解并定量稀释制成每1ml中约含20mg的溶液,依法测定(通则0621),比旋度为+31°至+35°。

【鉴别】 (1)取本品约1g,加10%氢氧化钠溶液5ml,微热至沸,产生的蒸气有氨臭并能使湿润的红色石蕊试纸变蓝色。

(2)取本品约1mg,加水5ml溶解后,加茚三酮约5mg,加热,溶液显紫色。

(3)取本品与门冬酰胺对照品各0.1g,分别加水10ml,微温使溶解(不超过40℃),放冷,作为供试品溶液与对照品溶液。照其他氨基酸项下的方法试验,供试品溶液所显主斑点的位置和颜色应与对照品溶液的主斑点相同。

【检查】 **溶液的透光率** 取本品0.4g,加水20ml溶解后,照紫外-可见分光光度法(通则0401),在430nm的波长处测定透光率,不得低于98.0%。

氯化物 取本品1.0g,依法检查(通则0801),与标准氯化钠溶液5.0ml制成的对照液比较,不得更浓(0.005%)。

硫酸盐 取本品2.0g,加水25ml,加热溶解后,放冷,依法检查(通则0802),与标准硫酸钾溶液1.0ml制成的对照液比较,不得更浓(0.005%)。

其他氨基酸 照薄层色谱法(通则0502)试验。

供试品溶液 取本品0.25g,置10ml量瓶中,加水适量,微温使溶解(不超过40℃),放冷,用水稀释至刻度,摇匀。

对照溶液 精密量取供试品溶液1ml,置200ml量瓶中,用水稀释至刻度,摇匀。

系统适用性溶液　取谷氨酸对照品25mg，置10ml量瓶中，加水适量加热使溶解，再加供试品溶液1ml，用水稀释至刻度，摇匀。

色谱条件　采用硅胶G薄层板，以冰醋酸-水-正丁醇（1∶1∶2）为展开剂。

测定法　吸取上述三种溶液各5μl，分别点于同一薄层板上，展开至少10cm，晾干，110℃加热15分钟，喷以0.2%茚三酮的正丁醇-2mol/L醋酸溶液（95∶5）混合溶液，在110℃加热约10分钟至斑点出现，立即检视。

系统适用性要求　对照溶液应显一个清晰的斑点，系统适用性溶液应显两个完全分离的斑点。

限度　供试品溶液如显杂质斑点，其颜色与对照溶液的主斑点比较，不得更深（0.5%）。

干燥失重　取本品，在105℃干燥3小时，减失重量为11.5%～12.5%（通则0831）。

炽灼残渣　不得过0.1%（通则0841）。

铁盐　取本品1.0g，加水25ml溶解后，依法检查（通则0807），与标准铁溶液1.0ml制成的对照液比较，不得更深（0.001%）。

铵盐　取本品10mg，置直径约4cm的称量瓶中，加水1ml使溶解；另取标准氯化铵溶液1.0ml，置另一同样的称量瓶中。两个称量瓶瓶盖下方均粘贴一张用1滴水润湿的边长约5mm的银锰试纸（将滤纸条浸入0.85%硫酸锰-0.85%硝酸银溶液中3～5分钟，取出，晾干）。分别向两个称量瓶中加重质氧化镁各0.30g，立即加盖密塞，旋转混匀，40℃放置30分钟。供试品使试纸产生的灰色与标准氯化铵溶液1.0ml制成的对照试纸比较，不得更深（0.1%）。

重金属　取本品1.0g，加水23ml加热溶解后，加醋酸盐缓冲液（pH 3.5）2ml，依法检查（通则0821第一法），含重金属不得过百万分之十。

砷盐　取本品2.0g，加水23ml和盐酸5ml溶解后，依法检查（通则0822第一法），应符合规定（0.0001%）。

【含量测定】　取本品约0.15g，精密称定，照氮测定法（通则0704第一法）测定。每1ml硫酸滴定液（0.05mol/L）相当于6.606mg的$C_4H_8N_2O_3$。

【类别】　氨基酸类药。

【贮藏】　遮光，密封，阴凉处保存。

【制剂】　门冬酰胺片

门冬酰胺片

Mendongxian'an Pian

Asparagine Tablets

本品含门冬酰胺（$C_4H_8N_2O_3$）应为标示量的90.0%～110.0%。

【性状】　本品为白色片。

【鉴别】　取本品的细粉适量，照门冬酰胺项下的鉴别试验，显相同的反应。

【检查】　应符合片剂项下有关的各项规定（通则0101）。

【含量测定】　取本品10片，精密称定，研细，精密称取适量（约相当于门冬酰胺，按$C_4H_8N_2O_3$计0.15g），照门冬酰胺项下的方法测定。

【类别】　同门冬酰胺。

【规格】　0.25g（按$C_4H_8N_2O_3$计）

【贮藏】　遮光，密封，阴凉处保存。

门冬酰胺酶（埃希）

Mendongxian'anmei（Aixi）

Asparaginase（Escherichia）

本品系自大肠埃希菌（*E.coli* AS 1.357）中提取制备的具有酰胺基水解作用的酶。每1mg蛋白含门冬酰胺酶的活力不得低于250单位。

【制法要求】　本品所用的生产菌种来源途径应经国家有关部门批准并应符合国家有关的管理规范，生产过程应符合现行版《药品生产质量管理规范》的要求。

【性状】　本品为白色结晶性粉末；无臭。

本品在水中易溶，在乙醇和乙醚中不溶。

【鉴别】　（1）取本品5mg，加水1ml使溶解，加20%氢氧化钠溶液5ml，摇匀，再加1%硫酸铜溶液1滴，摇匀，溶液应显蓝紫色。

（2）照高效液相色谱法（通则0512）试验。

供试品溶液　取本品适量，加流动相A溶解并定量稀释制成每1ml中约含1mg的溶液。

对照品溶液　取门冬酰胺酶（埃希）对照品，加流动相A溶解并定量稀释制成每1ml中约含1mg的溶液。

色谱条件　用辛基硅烷键合硅胶为填充剂（4.6mm×250mm）；以0.05%三氟醋酸溶液为流动相A，以三氟醋酸-40%乙腈溶液（0.5∶1000）为流动相B，按下表进行梯度洗脱；柱温为40℃；流速为每分钟1ml；检测波长为220nm；进样体积20μl。

时间（分钟）	流动相A（%）	流动相B（%）
0	25	75
60	0	100
70	0	100
72	25	75
82	25	75

测定法　精密量取供试品溶液与对照品溶液，分别注入液相色谱仪，记录色谱图。

结果判定　供试品溶液色谱图中主峰的保留时间应与对

照品溶液主峰的保留时间一致。

【检查】　酸碱度　取本品,加水溶解并稀释制成每 1ml 中含 10mg 的溶液,依法测定(通则 0631),pH 值应为 6.5～7.5。

溶液的澄清度与颜色　取本品,加水溶解并稀释制成每 1ml 中含 5mg 的溶液,依法测定(通则 0901 第一法和通则 0902 第一法),溶液应澄清无色。

纯度　照分子排阻色谱法(通则 0514)测定。

供试品溶液　取本品适量,加流动相溶解并定量稀释制成每 1ml 中约含 2mg 的溶液。

色谱条件　用适合分离分子量为 10 000～500 000 球状蛋白的色谱用亲水改性硅胶为填充剂;以 0.1mol/L 磷酸盐缓冲液(pH 6.7)(取磷酸二氢钠 6.0g、磷酸氢二钠 20.2g,加水 900ml,用磷酸或氢氧化钠溶液调节 pH 值至 6.7,加水至 1000ml)为流动相;流速为每分钟 0.6ml;检测波长为 280nm;进样体积 20μl。

测定法　精密量取供试品溶液,注入液相色谱仪,记录色谱图。

限度　按峰面积归一化法计算主峰相对百分含量,应不得低于 97.0%。

干燥失重　取本品 0.1g,置 105℃干燥 3 小时,减失重量不得过 5.0%(通则 0831)。

重金属　取本品 0.5g,依法检查(通则 0821 第二法),含重金属不得过百万分之二十。

异常毒性　取本品,照注射用门冬酰胺酶(埃希)项下的方法检查,应符合规定。

细菌内毒素　取本品,依法检查(通则 1143),每 1 单位门冬酰胺酶(埃希)中含内毒素的量应小于 0.015EU。

降压物质　取本品,依法检查(通则 1145),剂量按猫体重每 1kg 注射 1 万单位,应符合规定。

【效价测定】　酶活力　照紫外-可见分光光度法(通则 0401)测定。

磷酸盐缓冲液　取 0.1mol/L 磷酸氢二钠溶液适量,用 0.1mol/L 磷酸二氢钠溶液调节 pH 值至 8.0。

供试品溶液　取本品约 0.1g,精密称定,加磷酸盐缓冲液溶解并定量稀释制成每 1ml 中约含 5 单位的溶液。

对照品溶液　取经 105℃干燥至恒重的硫酸铵适量,精密称定,加水溶解并定量稀释制成约 0.0015mol/L 的溶液。

测定法　取试管 3 支(14cm×1.2cm),各加入用磷酸盐缓冲液配制的 0.33%门冬酰胺溶液 1.9ml,于 37℃水浴中预热 3 分钟,分别于第 1 管(t_0)中加入 25%三氯醋酸溶液 0.5ml,第 2、3 管(t)中各精密加入供试品溶液 0.1ml,置 37℃水浴中,准确反应 15 分钟,立即于第 1 管(t_0)中精密加入供试品溶液 0.1ml,第 2、3 管(t)中各加入 25%三氯醋酸溶液 0.5ml,摇匀,分别作为空白反应液(t_0)和反应液(t)。精密量取 t_0、t 和对照品溶液各 0.5ml,置试管中,各加水 7.0ml 与碘化汞钾溶液(取碘化汞 23g、碘化钾 16g,加水至 100ml,临用前与 20%氢氧化钠溶液等体积混合)1.0ml,混匀,另取试管 1 支,加水 7.5ml 与碘化汞钾溶液 1.0ml 作为空白对照管,室温放置 15 分钟,在 450nm 的波长处分别测定 t_0 吸光度 A_0、t 吸光度 A_t 和对照品溶液吸光度 A_S,以 A_t 的平均值,按下式计算:

$$效价(单位/mg)=\frac{(A_t-A_0)\times 5\times 稀释倍数\times F}{A_S\times 称样量(mg)}$$

式中　5 为反应常数;

F 为对照品溶液浓度的校正值。

效价单位定义:在上述条件下,一个门冬酰胺酶单位相当于每分钟分解门冬酰胺产生 1μmol 氨所需的酶量。

蛋白质含量　取本品约 20mg,精密称定,照蛋白质含量测定法(通则 0731 第一法)测定,即得。

比活　由测得的效价和蛋白质含量计算每 1mg 蛋白中含门冬酰胺酶活力的单位数。

【类别】　抗肿瘤药。

【贮藏】　遮光,密封,冷处保存。

【制剂】　注射用门冬酰胺酶(埃希)

注射用门冬酰胺酶(埃希)

Zhusheyong Mendongxian'anmei (Aixi)

Asparaginase (Escherichia) for Injection

本品为门冬酰胺酶(埃希)加适量稳定剂和赋形剂的无菌冻干品。含门冬酰胺酶(埃希)的效价应为标示量的 85.0%～115.0%。

【性状】　本品为白色冻干块状物或粉末。

【鉴别】　(1)取本品,加水溶解并稀释制成每 1ml 中含 1000 单位的溶液,照门冬酰胺酶(埃希)项下的鉴别(1)项试验,应显相同的反应。

(2)取本品,加流动相 A 溶解并稀释制成每 1ml 中约含 100 单位的溶液,作为供试品溶液,照门冬酰胺酶(埃希)项下的鉴别(2)项试验,应显相同结果。

【检查】　酸碱度　取本品 1 支,加水 10ml 溶解后,摇匀,依法测定(通则 0631),pH 值应为 6.5～7.5。

纯度　取本品,加流动相溶解并稀释制成每 1ml 中约含 200 单位的溶液,作为供试品溶液。照门冬酰胺酶(埃希)项下的方法检查,纯度应不低于 95.0%。

干燥失重　取本品 0.1g,置 105℃干燥至恒重,减失重量不得过 5.0%(通则 0831)。

异常毒性　取本品,加氯化钠注射液溶解并稀释制成每 1ml 中含10 000 单位的溶液,依法检查(通则 1141),应符合规定。

细菌内毒素　取本品,依法检查(通则 1143),每 1 单位门冬酰胺酶(埃希)中含内毒素的量应小于 0.015EU。

其他　除可见异物允许有少量纤维状不溶物和略带乳光

外,其他应符合注射剂项下有关的各项规定(通则 0102)。

【效价测定】 照紫外-可见分光光度法(通则 0401)测定。

供试品溶液 取本品 5 支,分别加适量磷酸盐缓冲液(取 0.1mol/L 磷酸氢二钠溶液适量,用 0.1mol/L 磷酸二氢钠溶液调节 pH 值至 8.0)溶解,并全量转移至同一量瓶中,用上述磷酸盐缓冲液稀释至刻度,摇匀。精密量取适量,用上述磷酸盐缓冲液定量稀释制成每 1ml 中约含 5 单位的溶液。

对照品溶液与测定法 见门冬酰胺酶(埃希)效价测定酶活力项下。

【类别】 同门冬酰胺酶(埃希)。

【规格】 (1)5000 单位 (2)1 万单位

【贮藏】 遮光,密闭,冷处保存。

门冬酰胺酶(欧文)

Mendongxian'anmei (Ouwen)

Asparaginase (Erwinia)

本品系自欧文菌(*Erwinia carotovora*)中提取制备的具有酰胺基水解作用的酶。每 1mg 蛋白含门冬酰胺酶活力不得低于 250 单位。

【制法要求】 本品所用的生产菌种来源途径应经国家有关部门批准并应符合国家有关的管理规范,生产过程应符合现行版《药品生产质量管理规范》的要求。

【性状】 本品为白色结晶性粉末;无臭。

本品在水中易溶,在乙醇和乙醚中不溶。

【鉴别】 (1)取本品 5mg,加水 1ml 使溶解,加 20%氢氧化钠溶液 5ml,摇匀,再加 1%硫酸铜溶液 1 滴,摇匀,溶液应显蓝紫色。

(2)照高效液相色谱法(通则 0512)试验。

供试品溶液 取本品适量,加流动相 A 溶解并稀释制成每 1ml 中约含 1mg 的溶液。

对照品溶液 取门冬酰胺酶(欧文)对照品,加流动相 A 溶解并稀释制成每 1ml 中约含 1mg 的溶液。

色谱条件 用辛基硅烷键合硅胶为填充剂(4.6mm×250mm);以 0.05%三氟醋酸溶液为流动相 A,以三氟醋酸-40%乙腈溶液(0.5∶1000)为流动相 B,按下表进行梯度洗脱;柱温为 40℃;流速为每分钟 1ml;检测波长为 220nm;进样体积 20μl。

时间(分钟)	流动相 A(%)	流动相 B(%)
0	25	75
60	0	100
70	0	100
72	25	75
82	25	75

测定法 精密量取供试品溶液与对照品溶液,分别注入液相色谱仪,记录色谱图。

结果判定 供试品溶液色谱图中主峰的保留时间应与对照品溶液主峰的保留时间一致。

【检查】 **酸碱度** 取本品,加水溶解并稀释制成每 1ml 中含 10mg 的溶液,依法测定(通则 0631),pH 值应为 6.5~7.5。

溶液的澄清度与颜色 取本品,加水溶解并稀释制成每 1ml 中含 5mg 的溶液,依法测定(通则 0901 第一法和通则 0902 第一法),溶液应澄清无色。

纯度 照分子排阻色谱法(通则 0514)测定。

供试品溶液 取本品适量,加流动相溶解并稀释制成每 1ml 中约含 2mg 的溶液。

色谱条件 用适合分离分子量为 10 000~500 000 球状蛋白的色谱用亲水改性硅胶为填充剂;以 0.1mol/L 磷酸盐缓冲液(pH 6.7)(取磷酸二氢钠 6.0g、磷酸氢二钠 20.2g,加水 900ml,用磷酸或氢氧化钠溶液调节 pH 值至 6.7,加水至 1000ml)为流动相;流速为每分钟 0.6ml;检测波长为 280nm;进样体积 20μl。

测定法 精密量取供试品溶液,注入液相色谱仪,记录色谱图。

限度 按峰面积归一化法计算主峰相对百分含量,应不得低于 97.0%。

干燥失重 取本品 0.1g,置 105℃干燥 3 小时,减失重量不得过 5.0%(通则 0831)。

重金属 取本品 0.5g,依法检查(通则 0821 第二法),含重金属不得过百万分之二十。

异常毒性 取本品,照注射用门冬酰胺酶(欧文)项下的方法检查,应符合规定。

细菌内毒素 取本品,依法检查(通则 1143),每 1 单位门冬酰胺酶(欧文)中含内毒素的量应小于 0.015EU。

降压物质 取本品,依法检查(通则 1145),剂量按猫体重每 1kg 注射 1 万单位,应符合规定。

【效价测定】 **酶活力** 照紫外-可见分光光度法(通则 0401)测定。

磷酸盐缓冲液 取 0.1mol/L 磷酸氢二钠溶液适量,用 0.1mol/L 磷酸二氢钠溶液调节 pH 值至 8.0。

供试品溶液 取本品约 0.1g,精密称定,加磷酸盐缓冲液溶解并定量稀释制成每 1ml 中约含 5 单位的溶液。

对照品溶液 取经 105℃干燥至恒重的硫酸铵适量,精密称定,加水溶解并定量稀释制成约 0.0015mol/L 的溶液。

测定法 取试管 3 支(14cm×1.2cm),各加入用磷酸盐缓冲液配制的 0.33%门冬酰胺溶液 1.9ml,于 37℃水浴中预热 3 分钟,分别于第 1 管(t_0)中加入 25%三氯醋酸溶液 0.5ml,第 2、3 管(t)中各精密加入供试品溶液 0.1ml,置 37℃水浴中,准确反应 15 分钟,立即于第 1 管(t_0)中精密加入供试品溶液 0.1ml,第 2、3 管(t)中各加入 25%三氯醋酸溶液

0.5ml，摇匀，分别作为空白反应液（t_0）和反应液（t）。精密量取 t_0、t 和对照品溶液各 0.5ml，置试管中，各加水 7.0ml 与碘化汞钾溶液（取碘化汞 23g、碘化钾 16g，加水至 100ml，临用前与 20%氢氧化钠溶液等体积混合）1.0ml，混匀，另取试管 1 支，加水 7.5ml 与碘化汞钾溶液 1.0ml 作为空白对照管，室温放置 15 分钟，在 450nm 的波长处分别测定 t_0 吸光度 A_0、t 吸光度 A_t 和对照品溶液吸光度 A_S，以 A_t 的平均值，按下式计算：

$$效价(单位/mg)=\frac{(A_t-A_0)\times 5\times 稀释倍数\times F}{A_S\times 称样量(mg)}$$

式中　5 为反应常数；

F 为对照品溶液浓度的校正值。

效价单位定义：在上述条件下，一个门冬酰胺酶单位相当于每分钟分解门冬酰胺产生 1μmol 氨所需的酶量。

蛋白质含量　取本品约 20mg，精密称定，照蛋白质含量测定法（通则 0731 第一法）测定，即得。

比活　由测得的效价和蛋白质含量计算每 1mg 蛋白中含门冬酰胺酶活力的单位数。

【类别】　抗肿瘤药。

【贮藏】　遮光，密封，冷处保存。

【制剂】　注射用门冬酰胺酶（欧文）

注射用门冬酰胺酶（欧文）

Zhusheyong Mendongxian'anmei（Ouwen）

Asparaginase（Erwinia）for Injection

本品为门冬酰胺酶（欧文）加适量稳定剂和赋形剂的无菌冻干品。含门冬酰胺酶（欧文）的效价应为标示量的 85.0%～115.0%。

【性状】　本品为白色冻干块状物或粉末。

【鉴别】　（1）取本品，加水溶解并稀释制成每 1ml 中含 1000 单位的溶液，照门冬酰胺酶（欧文）项下的鉴别（1）项试验，应显相同的反应。

（2）取本品，加流动相 A 溶解并稀释制成每 1ml 中约含 100 单位的溶液，作为供试品溶液，照门冬酰胺酶（欧文）项下的鉴别（2）项试验，应显相同结果。

【检查】　**酸碱度**　取本品 1 支，加水 10ml 溶解后，摇匀，依法测定（通则 0631），pH 值应为 6.5～7.5。

纯度　取本品，加流动相溶解并稀释制成每 1ml 中约含 200 单位的溶液，作为供试品溶液。照门冬酰胺酶（欧文）项下的方法检查，纯度应不低于 95.0%。

干燥失重　取本品 0.1g，置 105℃干燥至恒重，减失重量不得过 5.0%（通则 0831）。

异常毒性　取本品，加氯化钠注射液溶解并稀释制成每 1ml 中含 10 000 单位的溶液，依法检查（通则 1141），应符合规定。

细菌内毒素　取本品，依法检查（通则 1143），每 1 单位门冬酰胺酶（欧文）中含内毒素的量应小于 0.015EU。

其他　除可见异物允许有少量纤维状不溶物和略带乳光外，其他应符合注射剂项下有关的各项规定（通则 0102）。

【效价测定】　照紫外-可见分光光度法（通则 0401）测定。

供试品溶液　取本品 5 支，分别加适量磷酸盐缓冲液（取 0.1mol/L 磷酸氢二钠溶液适量，用 0.1mol/L 磷酸二氢钠溶液调节 pH 值至 8.0）溶解，并全量转移至同一量瓶中，用上述磷酸盐缓冲液稀释至刻度，摇匀。精密量取适量，用上述磷酸盐缓冲液定量稀释制成每 1ml 中约含 5 单位的溶液。

对照品溶液与测定法　见门冬酰胺酶（欧文）效价测定酶活力项下。

【类别】　同门冬酰胺酶（欧文）。

【规格】　1 万单位

【贮藏】　遮光，密闭，冷处保存。

己烯雌酚

Jixicifen

Diethylstilbestrol

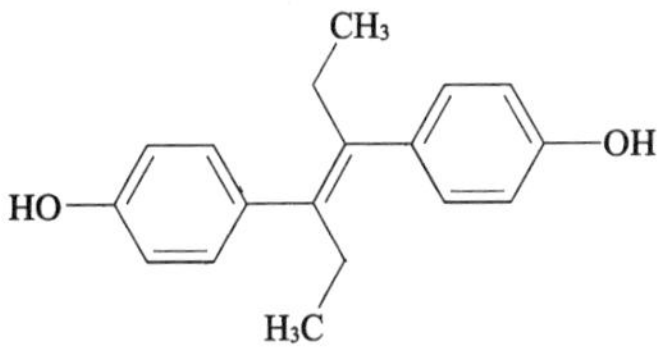

$C_{18}H_{20}O_2$　268.36

本品为（E）-4，4'-（1，2-二乙基-1，2-亚乙烯基）双苯酚。按干燥品计算，含 $C_{18}H_{20}O_2$ 应为 97.0%～103.0%。

【性状】　本品为无色结晶或白色结晶性粉末；几乎无臭。

本品在甲醇中易溶，在乙醇、乙醚或脂肪油中溶解，在三氯甲烷中微溶，在水中几乎不溶；在稀氢氧化钠溶液中溶解。

熔点　本品的熔点（通则 0612）为 169～172℃。

【鉴别】　（1）取本品约 10mg，加硫酸 1ml 溶解后，溶液显橙黄色（己烷雌酚为淡黄色）；加水 10ml 稀释后，橙黄色即消失。

（2）在含量测定项下记录的色谱图中，供试品溶液两主峰的保留时间应与对照品溶液相应两主峰的保留时间一致。

（3）本品的红外光吸收图谱应与对照的图谱（光谱集 28 图）一致。

【检查】　**酸碱度**　取本品 0.10g，加 70%乙醇 5.0ml 溶解后，溶液遇石蕊试纸应显中性反应。

有关物质　照高效液相色谱法（通则 0512）测定。

供试品溶液　取本品适量，加乙醇-水（1∶1）溶解并稀释制成每 1ml 中约含 0.5mg 的溶液。

对照溶液　精密量取供试品溶液 1ml，置 50ml 量瓶中，用乙醇-水（1∶1）稀释至刻度，摇匀。

系统适用性溶液　取己烯雌酚对照品约 10mg，加三氯甲烷 50ml 使溶解，在暗处放置不少于 5 小时，量取 5.0ml，挥干三氯甲烷，残渣（己烯雌酚的顺式体和反式体）加乙醇-水（1∶1）25ml 使溶解。

色谱条件　用十八烷基硅烷键合硅胶为填充剂；甲醇-水（80∶20）为流动相；检测波长为 254nm；进样体积 10μl。

系统适用性要求　系统适用性溶液色谱图中，出峰顺序依次为己烯雌酚反式体峰与己烯雌酚顺式体峰，理论板数按己烯雌酚反式体峰计算应不低于 1000，己烯雌酚反式体峰与顺式体峰之间的分离度应大于 5.0。

测定法　精密量取供试品溶液与对照溶液，分别注入液相色谱仪，记录色谱图至己烯雌酚顺式体峰保留时间的 2 倍。

限度　供试品溶液色谱图中如有杂质峰，不得多于 4 个，单个杂质峰面积不得大于对照溶液中己烯雌酚顺式体峰面积的 1.26 倍与己烯雌酚反式体峰面积之和的 0.5 倍（1.0%），各杂质峰面积的和不得大于对照溶液中己烯雌酚顺式体峰面积的 1.26 倍与己烯雌酚反式体峰面积之和的 0.75 倍（1.5%）。

干燥失重　取本品，在 105℃干燥至恒重，减失重量不得过 0.5%（通则 0831）。

炽灼残渣　不得过 0.1%（通则 0841）。

【含量测定】　照高效液相色谱法（通则 0512）测定。

供试品溶液　取本品适量，精密称定，加乙醇-水（1∶1）溶解并定量稀释制成每 1ml 中约含 0.1mg 的溶液。

对照品溶液　取己烯雌酚对照品适量，精密称定，加乙醇-水（1∶1）溶解并定量稀释制成每 1ml 中约含 0.1mg 的溶液。

系统适用性溶液、色谱条件与系统适用性要求　见有关物质项下。

测定法　精密量取供试品溶液与对照品溶液，分别注入液相色谱仪，记录色谱图。按外标法以己烯雌酚顺式体峰面积的 1.26 倍与己烯雌酚反式体峰面积的和计算。

【类别】　雌激素药。

【贮藏】　遮光，密封保存。

【制剂】　（1）己烯雌酚片　（2）己烯雌酚注射液

己烯雌酚片

Jixicifen Pian

Diethylstilbestrol Tablets

本品含己烯雌酚（$C_{18}H_{20}O_2$）应为标示量的 90.0%～110.0%。

【性状】　本品为白色片。

【鉴别】　（1）取本品细粉适量（约相当于己烯雌酚 20mg），置分液漏斗中，加含有盐酸 2 滴的水 15ml 后，用乙醚 30ml 振摇提取，分取乙醚液，蒸干，残渣照己烯雌酚项下的鉴别（1）项试验，显相同的反应。

（2）在含量测定项下记录的色谱图中，供试品溶液两主峰的保留时间应与对照品溶液相应两主峰的保留时间一致。

【检查】　含量均匀度　取本品 1 片，置乳钵中研细，加乙醇-水（1∶1）适量，研磨，并用上述溶剂分次定量转移至 25ml 量瓶中，超声使己烯雌酚溶解，放冷，用上述溶剂稀释至刻度，摇匀，滤过，取续滤液作为供试品溶液；另取己烯雌酚对照品，精密称定，加上述溶剂溶解并定量稀释制成与供试品溶液浓度相同的溶液，作为对照品溶液。取供试品溶液与对照品溶液，照含量测定项下的方法测定，计算含量，应符合规定（通则 0941）。

溶出度　照溶出度与释放度测定法（通则 0931 第三法）测定。

溶出条件　以 0.1%十二烷基硫酸钠溶液 250ml 为溶出介质，转速为每分钟 50 转，依法操作，经 45 分钟时取样。

供试品溶液　取溶出液适量，滤过，取续滤液。

对照品溶液　取己烯雌酚对照品约 10mg，精密称定，置 250ml 量瓶中，加乙醇-水（1∶1）溶解并稀释至刻度，摇匀，精密量取适量，用溶出介质定量稀释制成每 1ml 中约含 2μg（0.5mg 规格）、4μg（1mg 规格）、8μg（2mg 规格）、12μg（3mg 规格）的溶液。

色谱条件　见含量测定项下。进样体积 50μl。

系统适用性溶液与系统适用性要求　见含量测定项下。

测定法　见含量测定项下。计算出每片的溶出量。

限度　标示量的 75%，应符合规定。

其他　应符合片剂项下有关的各项规定（通则 0101）。

【含量测定】　照高效液相色谱法（通则 0512）测定。

供试品溶液　取本品 20 片，精密称定，研细，精密称取适量，加乙醇-水（1∶1）适量，超声使己烯雌酚溶解，放冷，用乙醇-水（1∶1）定量稀释制成每 1ml 中约含 0.1mg 的溶液，滤过，取续滤液。

对照品溶液、系统适用性溶液、色谱条件、系统适用性要求与测定法　见己烯雌酚含量测定项下。

【类别】　同己烯雌酚。

【规格】　（1）0.5mg　（2）1mg　（3）2mg　（4）3mg

【贮藏】　遮光，密封保存。

己烯雌酚注射液

Jixicifen Zhusheye

Diethylstilbestrol Injection

本品为己烯雌酚的灭菌油溶液。含己烯雌酚（$C_{18}H_{20}O_2$）应为标示量的 90.0%～110.0%。

【性状】　本品为微黄色至淡黄色的澄明油状液体。

【鉴别】　在含量测定项下记录的色谱图中，供试品溶液两主峰的保留时间应与对照品溶液相应两主峰的保留时间一致。

【检查】 **有关物质**　照高效液相色谱法(通则 0512)测定。

供试品溶液　用内容量移液管精密量取本品适量，加乙醚溶解并稀释制成每 1ml 中约含己烯雌酚 0.5mg 的溶液，摇匀，精密量取 5ml，置具塞离心管中，置温水浴上使乙醚挥散(规格为 1ml∶0.5mg 的样品直接取本品 5ml，置具塞离心管中，用乙醚分数次洗涤移液管内壁，洗液并入离心管中，置温水浴上使乙醚挥散)，用甲醇振摇提取 5 次(第 1～4 次各 5ml，第 5 次 3ml)，每次振摇 10 分钟后离心 15 分钟，合并甲醇提取液，置 25ml 量瓶中，用甲醇稀释至刻度，摇匀。

对照溶液　精密量取供试品溶液 1ml，置 50ml 量瓶中，用甲醇稀释至刻度，摇匀。

系统适用性溶液、色谱条件、系统适用性要求与测定法　见己烯雌酚有关物质项下。

限度　供试品溶液色谱图中如有杂质峰，单个杂质峰面积不得大于对照溶液中己烯雌酚顺式体峰面积的 1.26 倍与己烯雌酚反式体峰面积之和的 0.5 倍(1.0%)，各杂质峰面积的和不得大于对照溶液中己烯雌酚顺式体峰面积的 1.26 倍与己烯雌酚反式体峰面积的和(2.0%)。

其他　应符合注射剂项下有关的各项规定(通则 0102)。

【含量测定】 照高效液相色谱法(通则 0512)测定。

供试品溶液　用内容量移液管精密量取本品适量，加乙醚溶解并定量稀释制成每 1ml 中约含己烯雌酚 0.2mg 的溶液，摇匀，精密量取 5ml 置具塞离心管中，置温水浴上使乙醚挥散，用甲醇振摇提取 5 次(第 1～4 次各 5ml，第 5 次 3ml)，每次振摇 10 分钟后离心 15 分钟，合并甲醇提取液，置 25ml 量瓶中，用甲醇稀释至刻度，摇匀。

对照品溶液　取己烯雌酚对照品适量，精密称定，加甲醇溶解并定量稀释制成每 1ml 中约含 40μg 的溶液。

系统适用性溶液、色谱条件、系统适用性要求与测定法　见己烯雌酚含量测定项下。

【类别】 同己烯雌酚。

【规格】 (1)1ml∶0.5mg　(2)1ml∶1mg　(3)1ml∶2mg　(4)1ml∶3mg

【贮藏】 遮光，密闭保存。

己酮可可碱

Jitongkekejian

Pentoxifylline

$C_{13}H_{18}N_4O_3$　278.31

本品为 3,7-二氢-3,7-二甲基-1-(5-氧代己基)-1*H*-嘌呤-2,6-二酮。按干燥品计算，含 $C_{13}H_{18}N_4O_3$ 不得少于 99.0%。

【性状】 本品为白色粉末或颗粒；有微臭。

本品在三氯甲烷中易溶，在水或乙醇中溶解，在乙醚中微溶。

熔点　本品的熔点(通则 0612)为 103～107℃。

【鉴别】 (1)取本品约 10mg，加盐酸 1ml 与氯酸钾 0.1g，置水浴上蒸干，残渣遇氨气即显紫色，再加氢氧化钠试液数滴，紫色即消失。

(2)取本品约 10mg，加水 5ml 溶解后，加稀硫酸 1ml，滴加碘试液数滴，即生成棕色沉淀。

(3)本品的红外光吸收图谱应与对照的图谱(光谱集 29 图)一致。

【检查】 **酸度**　取本品 1.0g，加水 50ml 使溶解，立即加溴麝香草酚蓝指示液 1 滴，溶液应显绿色或黄色，用氢氧化钠滴定液(0.01mol/L)滴定至微蓝色，消耗氢氧化钠滴定液(0.01mol/L)不得过 0.2ml。

溶液的澄清度与颜色　取本品 1.0g，加水 50ml 使溶解，溶液应澄清无色；如显浑浊，与 1 号浊度标准液(通则 0902 第一法)比较，不得更浓；如显色，与黄色 1 号标准比色液(通则 0901 第一法)比较，不得更深。

溴化物　取本品 0.50g，加水 10ml 溶解，加稀硝酸 0.5ml 与硝酸银试液 1ml，加热至沸，放冷，加水稀释成 25ml，摇匀，与标准溴化钾溶液 11.0ml[每 1ml 标准溴化钾溶液相当于 0.01mg 的溴(Br)]，用同一方法制成的对照液比较，不得更浓。

有关物质　照高效液相色谱法(通则 0512)测定。

溶剂　甲醇-0.544%磷酸二氢钾溶液(1∶1)。

供试品溶液　取本品，精密称定，加溶剂溶解并定量稀释制成每 1ml 中约含 1mg 的溶液。

对照溶液　精密量取供试品溶液适量，用溶剂定量稀释制成每 1ml 中约含 1μg 的溶液。

对照品溶液　取可可碱对照品、茶碱对照品、咖啡因对照品与己酮可可碱对照品，精密称定，加溶剂溶解并定量稀释制成每 1ml 中各约含 1μg 的混合溶液。

色谱条件　用辛基硅烷键合硅胶为填充剂；流动相 A 为甲醇-0.544%磷酸二氢钾溶液(3∶7)，流动相 B 为甲醇-0.544%磷酸二氢钾溶液(7∶3)，按下表进行梯度洗脱；检测波长为 272nm；进样体积 20μl。

时间(分钟)	流动相 A(%)	流动相 B(%)
0	86	14
6	86	14
13	10	90
30	10	90
38	86	14
43	86	14

系统适用性要求　对照品溶液色谱图中，出峰顺序为可可碱峰、茶碱峰、咖啡因峰与己酮可可碱峰。己酮可可碱峰的保留时间约为 12 分钟，茶碱峰与咖啡因峰的分离度应大于 4.0，咖啡因峰与己酮可可碱峰的分离度应大于 10.0。

测定法　精密量取供试品溶液、对照溶液与对照品溶液，分别注入液相色谱仪，记录色谱图。

限度　供试品溶液的色谱图中如有与可可碱峰、茶碱峰或咖啡因峰保留时间一致的色谱峰，按外标法以峰面积计算，均不得过 0.1%；其他单个杂质峰面积不得大于对照溶液的主峰面积(0.1%)；杂质总量不得过 0.5%。

干燥失重　取本品，在 60℃减压干燥至恒重，减失重量不得过 0.5%(通则 0831)。

炽灼残渣　不得过 0.1%(通则 0841)。

重金属　取本品 1.0g，加稀醋酸 2ml 与适量水溶解成 25ml，依法检查(通则 0821 第一法)，含重金属不得过百万分之二十。

【含量测定】　取本品约 0.2g，精密称定，加冰醋酸 8ml 使溶解，加醋酐 32ml，照电位滴定法(通则 0701)，用高氯酸滴定液(0.1mol/L)滴定，并将滴定的结果用空白试验校正。每 1ml 高氯酸滴定液(0.1mol/L)相当于 27.83mg 的$C_{13}H_{18}N_4O_3$。

【类别】　血管扩张药。

【贮藏】　遮光，密封保存。

【制剂】　(1)己酮可可碱肠溶片　(2)己酮可可碱注射液　(3)己酮可可碱葡萄糖注射液　(4)己酮可可碱氯化钠注射液　(5)己酮可可碱缓释片

己酮可可碱肠溶片

Jitongkekejian Changrongpian

Pentoxifylline Enteric-coated Tablets

本品含己酮可可碱($C_{13}H_{18}N_4O_3$)应为标示量的 93.0%～107.0%。

【性状】　本品为肠溶包衣片，除去包衣后，显白色。

【鉴别】　取本品研细，称取适量(约相当于己酮可可碱 50mg)，加三氯甲烷 10ml，振摇，滤过，滤液置水浴上蒸干，取残渣照己酮可可碱项下的鉴别(1)、(2)项试验，显相同的反应。

【检查】　应符合片剂项下有关的各项规定(通则 0101)。

【含量测定】　照紫外-可见分光光度法(通则 0401)测定。

供试品溶液　取本品 10 片，除去包衣后，精密称定，研细，精密称取适量(约相当于己酮可可碱 0.1g)，置 100ml 量瓶中，加水 70ml，置温水浴中保温，振摇，使己酮可可碱溶解，放冷，用水稀释至刻度，摇匀，滤过，精密量取续滤液适量，用水定量稀释制成每 1ml 中约含己酮可可碱 10μg 的溶液。

测定法　取供试品溶液，在 274nm 的波长处测定吸光度，按 $C_{13}H_{18}N_4O_3$ 的吸收系数($E_{1cm}^{1\%}$)为 365 计算。

【类别】【贮藏】　同己酮可可碱。

【规格】　0.1g

己酮可可碱注射液

Jitongkekejian Zhusheye

Pentoxifylline Injection

本品为己酮可可碱的灭菌水溶液。含己酮可可碱($C_{13}H_{18}N_4O_3$)应为标示量的 95.0%～105.0%。

【性状】　本品为无色的澄明液体。

【鉴别】　(1)取本品适量(约相当于己酮可可碱 10mg)，加盐酸 1ml 与氯酸钾 0.1g，置水浴上蒸干，残渣遇氨气即显紫色，再加氢氧化钠试液数滴，紫色即消失。

(2)取本品适量(约相当于己酮可可碱 10mg)，加水 5ml 稀释，加稀硫酸 1ml，滴加碘试液数滴，即生成棕色沉淀。

(3)在含量测定项下记录的色谱图中，供试品溶液主峰的保留时间应与对照品溶液主峰的保留时间一致。

【检查】　**pH 值**　应为 4.0～6.5(通则 0631)。

有关物质　照高效液相色谱法(通则 0512)测定。

供试品溶液　精密量取本品，用溶剂定量稀释制成每 1ml 中约含己酮可可碱 1mg 的溶液。

对照溶液　精密量取供试品溶液适量，用溶剂定量稀释制成每 1ml 中约含己酮可可碱 2μg 的溶液。

对照品溶液　取可可碱对照品、茶碱对照品、咖啡因对照品与己酮可可碱对照品，精密称定，用溶剂溶解并定量稀释制成每 1ml 中各约含 2μg 的混合溶液。

溶剂、色谱条件、系统适用性要求与测定法　见己酮可可碱有关物质项下。

限度　供试品溶液的色谱图中如有与可可碱峰、茶碱峰或咖啡因峰保留时间一致的色谱峰，按外标法以峰面积计算，均不得过己酮可可碱标示量的 0.2%；其他单个杂质峰面积不得大于对照溶液的主峰面积(0.2%)；杂质总量不得过 1.0%。

细菌内毒素　取本品，依法检查(通则 1143)，每 1mg 己酮可可碱中含内毒素的量应小于 3.0EU。

其他　应符合注射剂项下有关的各项规定(通则 0102)。

【含量测定】　照高效液相色谱法(通则 0512)测定。

供试品溶液　精密量取本品适量，用流动相定量稀释制成每 1ml 中含己酮可可碱 50μg 的溶液。

对照品溶液　取己酮可可碱对照品，精密称定，加流动相溶解并定量稀释制成每 1ml 中含己酮可可碱 50μg 的溶液。

系统适用性溶液　取咖啡因对照品与己酮可可碱对照品，加流动相溶解并稀释制成每 1ml 中各约含 50μg 的溶液。

色谱条件　用辛基硅烷键合硅胶为填充剂；以甲醇-0.544%磷酸二氢钾溶液(48：52)为流动相；检测波长为

272nm；进样体积 20μl。

系统适用性要求　系统适用性溶液色谱图中，咖啡因峰与己酮可可碱峰的分离度应大于 5.0，理论板数按己酮可可碱峰计算不低于 2000。

测定法　精密量取供试品溶液与对照品溶液，分别注入液相色谱仪，记录色谱图。按外标法以峰面积计算。

【类别】　同己酮可可碱。

【规格】　(1)2ml : 0.1g　(2)5ml : 0.1g

【贮藏】　遮光，密闭保存。

己酮可可碱葡萄糖注射液

Jitongkekejian Putaotang Zhusheye

Pentoxifylline and Glucose Injection

本品为己酮可可碱与葡萄糖的灭菌水溶液。含己酮可可碱($C_{13}H_{18}N_4O_3$)和葡萄糖($C_6H_{12}O_6 \cdot H_2O$)均应为标示量的 95.0%～105.0%。

【性状】　本品为无色或几乎无色的澄明液体。

【鉴别】　(1)取本品适量(约相当于己酮可可碱 50mg)，加三氯甲烷 20ml，充分振摇，分取三氯甲烷层，置水浴上蒸干，取残渣照己酮可可碱项下的鉴别(1)、(2)项试验，显相同反应。

(2)取本品 5ml，缓缓滴入温热的碱性酒石酸铜试液中，即生成氧化亚铜的红色沉淀。

(3)在含量测定项下记录的色谱图中，供试品溶液主峰的保留时间应与对照品溶液主峰的保留时间一致。

【检查】　**pH 值**　应为 4.0～6.0(通则 0631)。

有关物质　照高效液相色谱法(通则 0512)测定。

供试品溶液　精密量取本品，用溶剂定量稀释制成每 1ml 中约含己酮可可碱 0.4mg 的溶液。

对照溶液　精密量取供试品溶液适量，用溶剂定量稀释制成每 1ml 中约含己酮可可碱 0.8μg 的溶液。

对照品溶液　取可可碱对照品、茶碱对照品、咖啡因对照品与己酮可可碱对照品，精密称定，加溶剂溶解并定量稀释制成每 1ml 中各约含 0.8μg 的混合溶液。

溶剂、色谱条件、系统适用性要求与测定法　除进样体积 50μl 外，见己酮可可碱有关物质项下。

限度　供试品溶液的色谱图中如有与可可碱峰、茶碱峰或咖啡因峰保留时间一致的色谱峰，按外标法以峰面积计算，均不得过己酮可可碱标示量的 0.2%；其他单个杂质峰(除 5-羟甲基糠醛峰外)面积不得大于对照溶液的主峰面积(0.2%)；杂质总量不得过 1.0%。

5-羟甲基糠醛　照高效液相色谱法(通则 0512)测定。

供试品溶液　取本品，即得。

对照品溶液　取 5-羟甲基糠醛对照品与可可碱对照品适量，精密称定，加有关物质项下的溶剂溶解并定量稀释制成每 1ml 中各约含 10μg 的混合溶液。

色谱条件　用辛基硅烷键合硅胶为填充剂；流动相 A 为甲醇-0.544%磷酸二氢钾溶液(3 : 7)，流动相 B 为甲醇-0.544%磷酸二氢钾溶液(7 : 3)，按下表进行梯度洗脱；检测波长为 284nm；柱温为 30℃；进样体积 20μl。

时间(分钟)	流动相 A(%)	流动相 B(%)
0	86	14
6	86	14
7	10	90
24	10	90
25	86	14
30	86	14

系统适用性要求　对照品溶液色谱图中，5-羟甲基糠醛峰与可可碱峰的分离度应符合要求。

测定法　精密量取供试品溶液与对照品溶液，分别注入液相色谱仪，记录色谱图。

限度　按外标法以峰面积计算，不得过葡萄糖标示量的 0.02%。

重金属　取本品适量(约相当于葡萄糖 3g)，置水浴上蒸发至约 20ml，放冷，加醋酸盐缓冲液(pH 3.5)2ml 与水适量使成 25ml，依法检查(通则 0821 第一法)，含重金属不得过葡萄糖标示量的百万分之五。

渗透压摩尔浓度　取本品，依法测定(通则 0632)，渗透压摩尔浓度应为 260～320mOsmol/kg。

细菌内毒素　取本品，依法检查(通则 1143)，每 1ml 中含内毒素的量应小于 0.50EU。

其他　应符合注射剂项下有关的各项规定(通则 0102)。

【含量测定】　**己酮可可碱**　照高效液相色谱法(通则 0512)测定。

供试品溶液　精密量取本品适量，用流动相定量稀释制成每 1ml 中含己酮可可碱 50μg 的溶液。

对照品溶液　取己酮可可碱对照品，精密称定，加流动相溶解并定量稀释制成每 1ml 中含 50μg 的溶液。

系统适用性溶液　取咖啡因对照品与己酮可可碱对照品，加流动相溶解并稀释制成每 1ml 中各约含 50μg 的溶液。

色谱条件　用辛基硅烷键合硅胶为填充剂；以甲醇-0.544%磷酸二氢钾溶液(48 : 52)为流动相；检测波长为 272nm；进样体积 20μl。

系统适用性要求　系统适用性溶液色谱图中，咖啡因峰与己酮可可碱峰的分离度应大于 5.0，理论板数按己酮可可碱峰计算不低于 2000。

测定法　精密量取供试品溶液与对照品溶液，分别注入液相色谱仪，记录色谱图。按外标法以峰面积计算。

葡萄糖　取本品，在 25℃时，依法测定旋光度(通则 0621)，与 2.0852 相乘，即得供试品 100ml 中含有$C_6H_{12}O_6 \cdot H_2O$的重量(g)。

【类别】 同己酮可可碱。

【规格】 (1)100ml：己酮可可碱 0.1g 与葡萄糖 5.0g　(2)250ml：己酮可可碱 0.1g 与葡萄糖 12.5g　(3)250ml：己酮可可碱 0.2g 与葡萄糖 13.75g

【贮藏】 遮光，密闭保存。

己酮可可碱氯化钠注射液

Jitongkekejian Lühuana Zhusheye

Pentoxifylline and Sodium Chloride Injection

本品为己酮可可碱与氯化钠的灭菌水溶液。含己酮可可碱($C_{13}H_{18}N_4O_3$)和氯化钠(NaCl)均应为标示量的 95.0%～105.0%。

【性状】 本品为无色的澄明液体。

【鉴别】 (1)取本品适量(约相当于己酮可可碱 10mg)，置水浴上蒸干，残渣加盐酸 1ml 与氯酸钾 0.1g，置水浴上蒸干，残渣遇氨气即显紫色，再加氢氧化钠试液数滴，紫色即消失。

(2)取本品适量(约相当于己酮可可碱 10mg)，加稀硫酸 1ml，滴加碘试液数滴，即生成棕色沉淀。

(3)在含量测定项下记录的色谱图中，供试品溶液主峰的保留时间应与对照品溶液主峰的保留时间一致。

(4)本品显钠盐鉴别(1)的反应和氯化物鉴别(1)的反应(通则 0301)。

【检查】 **pH 值** 应为 4.5～6.0(通则 0631)。

有关物质 照高效液相色谱法(通则 0512)测定。

供试品溶液　精密量取本品，用溶剂定量稀释制成每 1ml 中约含己酮可可碱 0.4mg 的溶液。

对照溶液　精密量取供试品溶液适量，用溶剂定量稀释制成每 1ml 中约含己酮可可碱 0.8μg 的溶液。

对照品溶液　取可可碱对照品、茶碱对照品、咖啡因对照品与己酮可可碱对照品，精密称定，加溶剂溶解并定量稀释制成每 1ml 中各约含 0.8μg 的混合溶液。

溶剂、色谱条件、系统适用性要求与测定法　除进样体积 50μl 外，见己酮可可碱有关物质项下。

限度　供试品溶液的色谱图中如有与可可碱峰、茶碱峰或咖啡因峰保留时间一致的色谱峰，按外标法以峰面积计算，均不得过己酮可可碱标示量的 0.2%；其他单个未知杂质峰面积不得大于对照溶液的主峰面积(0.2%)；杂质总量不得过 1.0%。

重金属 取本品 20ml，加醋酸盐缓冲液(pH 3.5)2ml 与水适量使成 25ml，依法检查(通则 0821 第一法)，含重金属不得过千万分之五。

渗透压摩尔浓度 取本品，依法测定(通则 0632)，渗透压摩尔浓度应为 260～320mOsmol/kg。

细菌内毒素 取本品，依法检查(通则 1143)，每 1ml 中含内毒素的量应小于 0.50EU。

其他 应符合注射剂项下有关的各项规定(通则 0102)。

【含量测定】 **己酮可可碱** 照高效液相色谱法(通则 0512)测定。

供试品溶液　精密量取本品适量，用流动相定量稀释制成每 1ml 中含己酮可可碱 50μg 的溶液。

对照品溶液　取己酮可可碱对照品，精密称定，加流动相溶解并定量稀释制成每 1ml 中含己酮可可碱 50μg 的溶液。

系统适用性溶液　取咖啡因对照品与己酮可可碱对照品各适量，加流动相溶解并稀释制成每 1ml 中各约含 50μg 的溶液。

色谱条件　用辛基硅烷键合硅胶为填充剂；以甲醇-0.544%磷酸二氢钾溶液(48：52)为流动相；检测波长为 272nm；进样体积 20μl。

系统适用性要求　系统适用性溶液色谱图中，咖啡因峰与己酮可可碱峰的分离度应大于 5.0，理论板数按己酮可可碱峰计算不低于 2000。

测定法　精密量取供试品溶液与对照品溶液，分别注入液相色谱仪，记录色谱图。按外标法以峰面积计算。

氯化钠 精密量取本品 10ml，加水 40ml，再加 2%糊精溶液 5ml、2.5%硼砂溶液 2ml 与荧光黄指示液 5～8 滴，用硝酸银滴定液(0.1mol/L)滴定。每 1ml 硝酸银滴定液(0.1mol/L)相当于 5.844mg 的 NaCl。

【类别】 同己酮可可碱。

【规格】 (1)100ml：己酮可可碱 0.1g 与氯化钠 0.9g　(2)250ml：己酮可可碱 0.1g 与氯化钠 2.25g　(3)250ml：己酮可可碱 0.2g 与氯化钠 2.25g

【贮藏】 遮光，密闭保存。

己酮可可碱缓释片

Jitongkekejian Huanshipian

Pentoxifylline Sustained-release Tablets

本品含己酮可可碱($C_{13}H_{18}N_4O_3$)应为标示量的 93.0%～107.0%。

【性状】 本品为薄膜衣片，除去包衣后，显白色或类白色。

【鉴别】 取本品的细粉适量(约相当于己酮可可碱 50mg)，加三氯甲烷 10ml，振摇，离心，取三氯甲烷液置水浴上蒸干，残渣照己酮可可碱项下鉴别(1)、(2)项试验，显相同的反应。

【检查】 **溶出度** 照溶出度与释放度测定法(通则 0931 第二法)测定。

溶出条件　以盐酸溶液(9→1000)900ml 为溶出介质，转速为每分钟 50 转，依法操作。经 2 小时、6 小时、12 小时和 16 小时时分别取溶出液 10ml，并即时补充相同温度、相同体积的溶出介质。

测定法　分别取 2 小时、6 小时、12 小时和 16 小时时的溶出液，滤过，分别精密量取续滤液 3.0ml、1.0ml、1.0ml、1.0ml，置 25ml 量瓶中，加溶出介质稀释至刻度，摇匀，照紫外-可见分光光度法(通则 0401)，在 274nm 的波长处测定吸光度，按 $C_{13}H_{18}N_4O_3$ 的吸收系数($E_{1cm}^{1\%}$)为 351 分别计算每片在不同时间的溶出量。

限度　每片在 2 小时、6 小时、12 小时和 16 小时时的溶出量应分别为标示量的 10%～30%、30%～55%、50%～85%和 75%以上，应符合规定。

其他　应符合片剂项下有关的各项规定(通则 0101)。

【含量测定】　照紫外-可见分光光度法(通则 0401)测定。

供试品溶液　取本品 10 片，除去包衣后，精密称定，研细，精密称取适量(约相当于己酮可可碱 0.4g)，置 200ml 量瓶中，加水 100ml，置温水浴中保温，振摇，使己酮可可碱溶解，放冷，用水稀释至刻度，摇匀，滤过，精密量取续滤液适量，用水定量稀释制成每 1ml 中约含己酮可可碱 10μg 的溶液。

测定法　取供试品溶液，在 274nm 的波长处测定吸光度，按 $C_{13}H_{18}N_4O_3$ 的吸收系数($E_{1cm}^{1\%}$)为 365 计算。

【类别】　同己酮可可碱。

【规格】　0.4g

【贮藏】　遮光，密封保存。

己酸羟孕酮

Jisuan Qiangyuntong

Hydroxyprogesterone Caproate

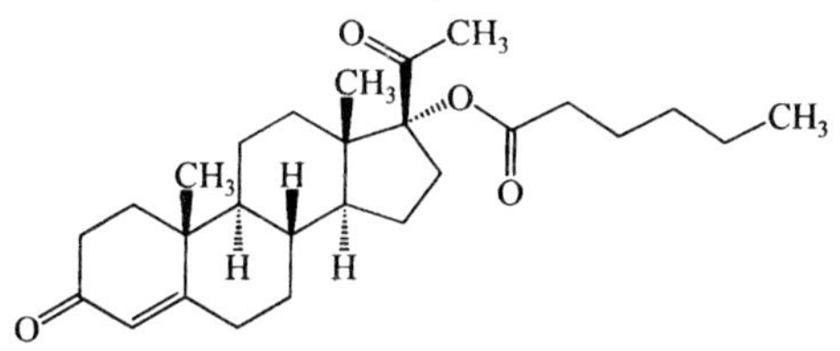

$C_{27}H_{40}O_4$　428.62

本品为(17α)-17-羟基孕甾-4-烯-3,20-二酮己酸酯。按干燥品计算，含 $C_{27}H_{40}O_4$ 应为 97.0%～103.0%。

【性状】　本品为白色或类白色的结晶性粉末；无臭。

本品在乙醇、丙酮或乙醚中易溶，在茶油或蓖麻油中略溶，在水中不溶。

熔点　本品的熔点(通则 0612)为 120～124℃。

比旋度　取本品，精密称定，加三氯甲烷溶解并定量稀释制成每 1ml 中约含 10mg 的溶液，依法测定(通则 0621)，比旋度为＋58°至＋64°。

【鉴别】　(1)取本品约 1mg，加硫酸 1ml，放置 2 分钟，渐显微黄色；加水 0.5ml，溶液由绿色经红色至带蓝色荧光的红紫色。

(2)在含量测定项下记录的色谱图中，供试品溶液主峰的保留时间应与对照品溶液主峰的保留时间一致。

(3)本品的红外光吸收图谱应与对照的图谱(光谱集 28 图)一致。

【检查】　**酸度**　取本品 0.20g，加中性无水乙醇(对溴麝香草酚蓝指示液显中性)25ml 溶解后，立即加溴麝香草酚蓝指示液数滴并用氢氧化钠滴定液(0.02mol/L)滴定至显微蓝色，消耗氢氧化钠滴定液(0.02mol/L)不得过 0.50ml。

有关物质　照高效液相色谱法(通则 0512)测定。

供试品溶液　取本品适量，加甲醇溶解并稀释制成每 1ml 中约含 1mg 的溶液。

对照溶液　精密量取供试品溶液适量，用甲醇定量稀释制成每 1ml 中约含 10μg 的溶液。

系统适用性溶液　取己酸羟孕酮和炔诺酮适量，加甲醇溶解并稀释制成每 1ml 约含己酸羟孕酮和炔诺酮各 0.2mg 的溶液。

色谱条件　用十八烷基硅烷键合硅胶为填充剂；以甲醇-水(85∶15)为流动相；检测波长为 254nm；进样体积 5μl。

系统适用性要求　系统适用性溶液色谱图中，理论板数按己酸羟孕酮峰计算不低于 2000，己酸羟孕酮峰与炔诺酮峰之间的分离度应符合要求。

测定法　精密量取供试品溶液与对照溶液，分别注入液相色谱仪，记录色谱图至主成分峰保留时间的 2 倍。

限度　供试品溶液的色谱图中如有杂质峰，不得多于 4 个，单个杂质峰面积不得大于对照溶液主峰面积的 0.8 倍(0.8%)，各杂质峰面积的和不得大于对照溶液主峰面积的 1.2 倍(1.2%)。

干燥失重　取本品，在 105℃干燥至恒重，减失重量不得过 0.5%(通则 0831)。

【含量测定】　照高效液相色谱法(通则 0512)测定。

内标溶液　取炔诺酮适量，加甲醇溶解并稀释制成每 1ml 中约含 1mg 的溶液。

供试品溶液　取本品适量，精密称定，加甲醇溶解并定量稀释制成每 1ml 中约含 1mg 的溶液；精密量取该溶液与内标溶液各 2ml，置 10ml 量瓶中，用甲醇稀释至刻度，摇匀。

对照品溶液　取己酸羟孕酮对照品适量，精密称定，加甲醇溶解并定量稀释制成每 1ml 中约含 1mg 的溶液；精密量取该溶液与内标溶液各 2ml，置 10ml 量瓶中，用甲醇稀释至刻度，摇匀。

系统适用性溶液、色谱条件与系统适用性要求　见有关物质项下。

测定法　精密量取供试品溶液与对照品溶液，分别注入液相色谱仪，记录色谱图。按内标法以峰面积计算。

【类别】　孕激素类药。

【贮藏】　遮光，密封保存。

【制剂】 (1)己酸羟孕酮注射液　(2)复方己酸羟孕酮注射液

己酸羟孕酮注射液

Jisuan Qiangyuntong Zhusheye

Hydroxyprogesterone Caproate Injection

本品为己酸羟孕酮的灭菌油溶液。含己酸羟孕酮($C_{27}H_{40}O_4$)应为标示量的 90.0%～110.0%。

【性状】 本品为淡黄色至黄色的澄明油状液体。

【鉴别】 (1)照薄层色谱法(通则 0502)试验。

供试品溶液　取本品适量，用三氯甲烷稀释制成每 1ml 中约含己酸羟孕酮 1.0mg 的溶液。

对照品溶液　取己酸羟孕酮对照品适量，加三氯甲烷溶解并稀释制成每 1ml 中约含 1.0mg 的溶液。

色谱条件　采用硅胶 HF_{254} 薄层板，以环己烷-乙酸乙酯(1∶1)为展开剂。

测定法　吸取供试品溶液与对照品溶液各 10μl，分别点于同一薄层板上，展开，晾干，置紫外光灯(254nm)下检视。

结果判定　供试品溶液所显主斑点的位置和颜色应与对照品溶液的主斑点相同。

(2)在含量测定项下记录的色谱图中，供试品溶液主峰的保留时间应与对照品溶液主峰的保留时间一致。

以上(1)、(2)两项可选做一项。

【检查】 应符合注射剂项下有关的各项规定(通则 0102)。

【含量测定】 照高效液相色谱法(通则 0512)测定。

供试品溶液　用内容量移液管精密量取本品适量，用甲醇定量稀释制成每 1ml 中约含 20μg 的溶液。

对照品溶液　取己酸羟孕酮对照品适量，精密称定，加甲醇溶解并定量稀释制成每 1ml 中约含 20μg 的溶液。

系统适用性溶液　取己酸羟孕酮对照品与戊酸雌二醇对照品适量，加甲醇溶解并稀释制成每 1ml 中各约含 20μg 的混合溶液。

色谱条件　用十八烷基硅烷键合硅胶为填充剂；以甲醇-水(85∶15)为流动相；检测波长为 254nm；进样体积 10μl。

系统适用性要求　系统适用性溶液色谱图中，己酸羟孕酮峰与戊酸雌二醇峰的分离度应符合要求。

测定法　精密量取供试品溶液与对照品溶液，分别注入液相色谱仪，记录色谱图。按外标法以峰面积计算。

【类别】 同己酸羟孕酮。

【规格】 (1)1ml∶0.125g　(2)2ml∶0.25g　(3)1ml∶0.25g

【贮藏】 遮光，密闭保存。

马来酸曲美布汀

Malaisuan Qumeibuting

Trimebutine Maleate

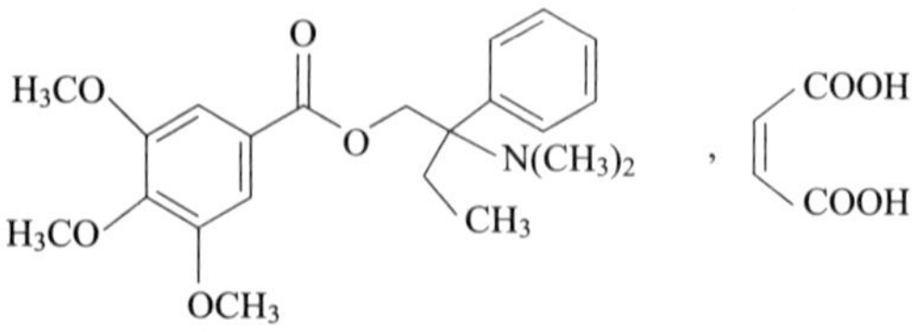

$C_{22}H_{29}NO_5 \cdot C_4H_4O_4$　503.54

本品为(±)-3,4,5-三甲氧基苯甲酸(2-二甲氨基-2-苯基)丁酯马来酸盐。按干燥品计算，含 $C_{22}H_{29}NO_5 \cdot C_4H_4O_4$ 不得少于 99.0%。

【性状】 本品为白色结晶或结晶性粉末；无臭。

本品在甲醇或乙腈中溶解，在水或无水乙醇中微溶，在乙醚中几乎不溶；在冰醋酸中易溶。

熔点　本品的熔点(通则 0612)为 130～134℃。

【鉴别】 (1)取本品约 50mg，加水 5ml，微热使溶解后，滴加硫氰酸铬铵试液 5 滴，即生成淡红色沉淀。

(2)取本品约 10mg，加稀盐酸 1ml 和水 4ml 使溶解后，滴加高锰酸钾试液 1 滴，紫色即消失。

(3)取本品适量，加 0.01mol/L 盐酸溶液溶解并稀释制成每 1ml 中约含 20μg 的溶液，照紫外-可见分光光度法(通则 0401)测定，在 267nm 的波长处有最大吸收。

(4)本品的红外光吸收图谱应与对照的图谱(光谱集 725 图)一致。

【检查】 **酸度**　取本品 0.50g，加水 50ml，微热使溶解，放冷，依法测定(通则 0631)，pH 值应为 3.5～5.0。

溶液澄清度与颜色　取本品 0.50g，加水 50ml，微热使溶解，溶液应澄清无色。

氯化物　取本品 0.50g，依法检查(通则 0801)，与标准氯化钠溶液 5.0ml 制成的对照液比较，不得更浓(0.01%)。

氰化物　取本品 2.0g，依法检查(通则 0806 第一法)，应符合规定。

有关物质　照高效液相色谱法(通则 0512)测定。

供试品溶液　取本品约 0.1g，精密称定，置 100ml 量瓶中，加流动相适量，振摇使马来酸曲美布汀溶解，用流动相稀释至刻度，摇匀。

对照品溶液　取 3,4,5-三甲氧基苯甲酸对照品适量，精密称定，加流动相溶解并定量稀释制成每 1ml 中约含 1.0mg 的溶液。

对照溶液　精密量取供试品溶液与对照品溶液各 1ml，置同一 200ml 量瓶中，用流动相稀释至刻度，摇匀。

灵敏度溶液　精密量取对照溶液 1ml，置 50ml 量瓶中，用流动相稀释至刻度，摇匀。

色谱条件　用十八烷基硅烷键合硅胶为填充剂；以缓冲

液(取高氯酸0.43ml,加水950ml,混匀,用醋酸铵试液调节pH值至3.75±0.05,用水稀释至1000ml,加戊烷磺酸钠1.54g振摇使溶解)-乙腈(65：35)为流动相;检测波长为268nm;进样体积20μl。

系统适用性要求　理论板数按曲美布汀峰计算不低于3000,曲美布汀峰与相邻杂质峰之间的分离度应符合要求。灵敏度溶液色谱图中,主成分峰高的信噪比应大于10。

测定法　精密量取供试品溶液、对照品溶液与对照溶液,分别注入液相色谱仪,记录色谱图至主成分色谱峰保留时间的2倍。

限度　供试品溶液色谱图中如有与对照溶液中3,4,5-三甲氧基苯甲酸保留时间一致的色谱峰,按外标法以峰面积计算,不得过0.5%,其他单个杂质(马来酸峰除外)峰面积不得大于对照溶液中曲美布汀峰面积的0.4倍(0.2%),其他各杂质(马来酸峰除外)峰面积的和不得大于对照溶液中曲美布汀峰面积的1.5倍(0.75%)。

残留溶剂　照残留溶剂测定法(通则0861第二法)测定。

供试品溶液　取本品适量,精密称定,加*N*,*N*-二甲基甲酰胺溶解并定量稀释制成每1ml中含马来酸曲美布汀0.1g的溶液,精密量取5ml,置顶空瓶中,密封。

对照品溶液　取乙醇、异丙醇、正己烷、四氢呋喃、苯与甲苯各适量,精密称定,加*N*,*N*-二甲基甲酰胺溶解并定量稀释制成每1ml中约含乙醇0.5mg、异丙醇0.5mg、正己烷29μg、四氢呋喃72μg、苯0.2μg与甲苯89μg的混合溶液,精密量取5ml,置顶空瓶中,密封。

色谱条件　以6%氰丙基苯基-94%二甲基聚硅氧烷为固定液的毛细管柱为色谱柱;起始温度为40℃,维持5分钟,以每分钟10℃的速率升温至180℃,维持5分钟;进样口温度为200℃,检测器温度为250℃,分流比为5：1;顶空瓶平衡温度为80℃,平衡时间为30分钟。

系统适用性要求　对照品溶液色谱图中,各成分峰之间的分离度均应符合要求。

测定法　取供试品溶液与对照品溶液分别顶空进样,记录色谱图。

限度　按外标法以峰面积计算,乙醇、异丙醇、正己烷、四氢呋喃、苯与甲苯的残留量均应符合规定。

干燥失重　取本品,在105℃干燥至恒重,减失重量不得过0.5%(通则0831)。

炽灼残渣　取本品1.0g,依法检查(通则0841),遗留残渣不得过0.1%。

重金属　取炽灼残渣项下遗留的残渣,依法检查(通则0821第二法),含重金属不得过百万分之十。

砷盐　取无水碳酸钠约2g,铺于铂坩埚底部与四周,另取本品2.0g,置无水碳酸钠上,加少量水湿润,干燥后,先用小火灼烧使炭化,再在500～600℃炽灼使灰化,自"加少量水湿润"起,重复操作数次,至完全灰化,放冷,加水适量,加盐酸使残渣溶解并使溶液显中性,再加盐酸5ml,加水使成28ml,依法检查(通则0822第一法),应符合规定(0.0001%)。

【含量测定】　取本品约0.4g,精密称定,加冰醋酸40ml溶解后,加结晶紫指示液1滴,用高氯酸滴定液(0.1mol/L)滴定至溶液显蓝绿色,并将滴定的结果用空白试验校正。每1ml的高氯酸滴定液(0.1mol/L)相当于50.35mg的$C_{22}H_{29}NO_5 \cdot C_4H_4O_4$。

【类别】　解痉药。

【贮藏】　密封,干燥处保存。

【制剂】　(1)马来酸曲美布汀片　(2)马来酸曲美布汀胶囊

马来酸曲美布汀片

Malaisuan Qumeibuting Pian

Trimebutine Maleate Tablets

本品含马来酸曲美布汀($C_{22}H_{29}NO_5 \cdot C_4H_4O_4$)应为标示量的93.0%～107.0%。

【性状】　本品为白色、类白色片或薄膜衣片,除去包衣后显白色或类白色。

【鉴别】　(1)取本品细粉适量(约相当于马来酸曲美布汀50mg),加水5ml,充分振摇使马来酸曲美布汀溶解,滤过,取滤液加硫氰酸铬铵试液5滴,即生成淡红色沉淀。

(2)取本品细粉适量(约相当于马来酸曲美布汀100mg),加水10ml,充分振摇使马来酸曲美布汀溶解,滤过,取滤液5ml,加高锰酸钾试液1滴,紫色即消失。

(3)在含量测定项下记录的色谱图中,供试品溶液主峰的保留时间应与对照品溶液主峰的保留时间一致。

(4)取本品细粉适量,用0.01mol/L盐酸溶液制成每1ml中约含马来酸曲美布汀20μg的溶液,滤过,取续滤液照紫外-可见分光光度法(通则0401)测定,在267nm的波长处有最大吸收。

【检查】　**有关物质**　照高效液相色谱法(通则0512)测定。

供试品溶液　取本品细粉适量(约相当于马来酸曲美布汀100mg),精密称定,置100ml量瓶中,加流动相适量,振摇使马来酸曲美布汀溶解,用流动相稀释至刻度,摇匀,滤过,取续滤液。

对照溶液　精密量取供试品溶液及对照品溶液各1ml,置同一200ml量瓶中,用流动相稀释至刻度,摇匀。

灵敏度溶液　精密量取对照溶液1ml,置50ml量瓶中,用流动相稀释至刻度,摇匀。

对照品溶液、色谱条件、系统适用性要求与测定法　见马来酸曲美布汀有关物质项下。

限度　供试品溶液色谱图中如有与对照溶液中3,4,5-三甲氧基苯甲酸保留时间一致的色谱峰,按外标法以峰面积计算,不得过马来酸曲美布汀标示量的0.5%,其他单个杂质(马来酸峰除外）峰面积不得大于对照溶液中曲美布汀峰面积（0.5%），其他各杂质（马来酸峰除外）峰面积的和不得大于对照溶液中曲美布汀峰面积的1.5倍（0.75%）。

溶出度　照溶出度与释放度测定法（通则0931第一法）。

溶出条件　以盐酸溶液（0.09→1000ml）1000ml为溶出介质，转速为每分钟50转，依法操作，经30分钟时取样。

供试品溶液　取溶出液10ml，滤过，精密量取续滤液适量，用溶出介质定量稀释制成每1ml中约含20μg的溶液。

对照品溶液　取马来酸曲美布汀对照品适量，精密称定，加溶出介质溶解并定量稀释制成每1ml中约含20μg的溶液。

测定法　取供试品溶液与对照品溶液，照紫外-可见分光光度法（通则0401），在267nm的波长处分别测定吸光度，计算每片的溶出量。

限度　标示量的85%，应符合规定。

其他　应符合片剂项下有关的各项规定（通则0101）。

【含量测定】　照高效液相色谱法（通则0512）测定。

供试品溶液　取本品20片，精密称定，研细，精密称取适量（约相当于马来酸曲美布汀100mg），置100ml量瓶中，加流动相适量，振摇使马来酸曲美布汀溶解，用流动相稀释至刻度，摇匀，滤过，精密量取续滤液5ml，置25ml量瓶中，用流动相稀释至刻度，摇匀。

对照品溶液　取马来酸曲美布汀对照品适量，精密称定，加流动相溶解并定量稀释制成每1ml中约含0.2mg的溶液。

色谱条件　见有关物质项下。

系统适用性要求　除灵敏度要求外，其他见有关物质项下。

测定法　精密量取供试品溶液与对照品溶液，分别注入液相色谱仪，记录色谱图。按外标法以峰面积计算。

【类别】　同马来酸曲美布汀。

【规格】　（1）0.1g　（2）0.2g

【贮藏】　密封，干燥处保存。

马来酸曲美布汀胶囊

Malaisuan Qumeibuting Jiaonang

Trimebutine Maleate Capsules

本品含马来酸曲美布汀（$C_{22}H_{29}NO_5 \cdot C_4H_4O_4$）应为标示量的93.0%～107.0%。

【性状】　本品内容物为白色颗粒或粉末。

【鉴别】　（1）取本品内容物适量（约相当于马来酸曲美布汀50mg），加水5ml，充分振摇使马来酸曲美布汀溶解，滤过，取滤液加硫氰酸铬铵试液5滴，即生成淡红色沉淀。

（2）取本品内容物适量（约相当于马来酸曲美布汀100mg），加水10ml，充分振摇使马来酸曲美布汀溶解，滤过，取滤液5ml，加高锰酸钾试液1滴，紫色即消失。

（3）在含量测定项下记录的色谱图中，供试品溶液主峰的保留时间应与对照品溶液主峰的保留时间一致。

（4）取本品内容物适量，用0.01mol/L盐酸溶液制成每1ml中约含马来酸曲美布汀20μg的溶液，滤过，取续滤液照紫外-可见分光光度法（通则0401）测定，在267nm的波长处有最大吸收。

【检查】　**有关物质**　照高效液相色谱法（通则0512）测定。

供试品溶液　取本品内容物适量（约相当于马来酸曲美布汀100mg），精密称定，置100ml量瓶中，加流动相适量，振摇使马来酸曲美布汀溶解，用流动相稀释至刻度，摇匀，滤过，取续滤液。

对照溶液　精密量取供试品溶液及对照品溶液各1ml，置同一200ml量瓶中，用流动相稀释至刻度，摇匀。

灵敏度溶液　精密量取对照溶液1ml，置50ml量瓶中，用流动相稀释至刻度，摇匀。

对照品溶液、色谱条件、系统适用性要求与测定法　见马来酸曲美布汀有关物质项下。

限度　供试品溶液色谱图中如有与对照溶液中3,4,5-三甲氧基苯甲酸保留时间一致的色谱峰，按外标法以峰面积计算，不得过马来酸曲美布汀标示量的0.5%；其他单个杂质（马来酸峰除外）峰面积不得大于对照溶液中曲美布汀峰面积（0.5%），其他各杂质（马来酸峰除外）峰面积的和不得大于对照溶液中曲美布汀峰面积的1.5倍（0.75%）。

溶出度　照溶出度与释放度测定法（通则0931第一法）。

溶出条件　以盐酸溶液（0.09→1000ml）1000ml为溶出介质，转速为每分钟50转，依法操作，经30分钟时取样。

供试品溶液　取溶出液10ml，滤过，精密量取续滤液适量，用溶出介质定量稀释制成每1ml中约含20μg的溶液。

对照品溶液　取马来酸曲美布汀对照品适量，精密称定，加溶出介质溶解并定量稀释制成每1ml中约含20μg的溶液。

测定法　取供试品溶液与对照品溶液，照紫外-可见分光光度法（通则0401），在267nm的波长处分别测定吸光度，计算每粒的溶出量。

限度　标示量的85%，应符合规定。

其他　应符合胶囊剂项下有关的各项规定（通则0103）。

【含量测定】　照高效液相色谱法（通则0512）测定。

供试品溶液　取装量差异项下内容物，研细，精密称取适量（约相当于马来酸曲美布汀100mg），置100ml量瓶中，加流动相适量，振摇使马来酸曲美布汀溶解，用流动相稀释至刻度，摇匀，滤过，精密量取续滤液5ml，置25ml量瓶中，用流动相稀释至刻度，摇匀。

对照品溶液　取马来酸曲美布汀对照品适量，精密称定，加流动相溶解并定量稀释制成每1ml中约含0.2mg的溶液。

色谱条件　见有关物质项下。

系统适用性要求　除灵敏度要求外，其他见有关物质项下。

测定法　精密量取供试品溶液与对照品溶液，分别注入液相色谱仪，记录色谱图。按外标法以峰面积计算。

【类别】　同马来酸曲美布汀。

【规格】　0.1g

【贮藏】　密封，干燥处保存。

马来酸伊索拉定

Malaisuan Yisuolading

Irsogladine Maleate

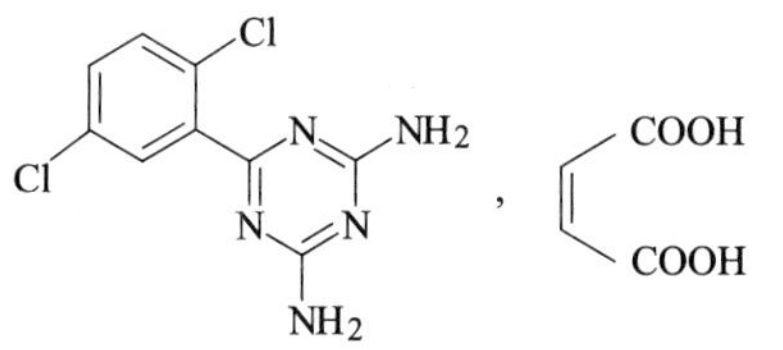

$C_9H_7Cl_2N_5 \cdot C_4H_4O_4$　372.17

本品为2,4-二氨基-6-(2,5-二氯苯基)-1,3,5-三嗪马来酸盐。按干燥品计算，含$C_9H_7Cl_2N_5 \cdot C_4H_4O_4$不得少于98.5%。

【性状】　本品为白色或类白色结晶或结晶性粉末。

本品在乙二醇中略溶，在甲醇或无水乙醇中微溶，在水中几乎不溶；在冰醋酸中略溶。

熔点　本品的熔点(通则0612)为181～186℃，熔融时同时分解。

【鉴别】　(1)取本品约10mg，加水4ml和稀盐酸1ml使溶解，加高锰酸钾试液3滴，紫红色即消失。

(2)取本品约10mg，加水4ml和稀盐酸1ml使溶解，加硫氰酸铬铵试液2ml，即产生淡红色沉淀。

(3)本品的红外光吸收图谱应与对照的图谱(光谱集905图)一致。

【检查】　酸度　取本品20mg，加水100ml，加热至80℃，放冷，滤过，取滤液，依法测定(通则0631)，pH值应为2.0～3.5。

氯化物　取本品0.50g，加水35ml和稀硝酸15ml，加热使溶解，放冷至沉淀完全析出，滤过，取续滤液25ml，依法检查(通则0801)，与标准氯化钠溶液10.0ml制成的对照液比较，不得更浓(0.04%)。

有关物质　照高效液相色谱法(通则0512)测定。

供试品溶液　取本品，加乙二醇溶解并稀释制成每1ml中约含5mg的溶液。

对照溶液　精密量取供试品溶液适量，用乙二醇定量稀释制成每1ml中约含5μg的溶液。

系统适用性溶液　取马来酸伊索拉定50mg与对羟基苯甲酸甲酯10mg，置同一20ml量瓶中，加乙二醇溶解并稀释至刻度，摇匀，精密量取5ml，置100ml量瓶中，用乙二醇稀释至刻度，摇匀。

色谱条件　用十八烷基硅烷键合硅胶为填充剂；以0.1%甲磺酸溶液-甲醇(80：20)为流动相；检测波长为250nm；柱温为40℃；进样体积10μl。

系统适用性要求　系统适用性溶液色谱图中，伊索拉定峰与对羟基苯甲酸甲酯峰之间的分离度应大于8。

测定法　精密量取供试品溶液与对照溶液，分别注入液相色谱仪，记录色谱图至主成分峰保留时间的3倍。

限度　供试品溶液色谱图中如有杂质峰，单个杂质峰面积不得大于对照溶液主峰面积(0.1%)，各杂质峰面积的和不得大于对照溶液主峰面积的3倍(0.3%)。

干燥失重　取本品，在105℃干燥4小时，减失重量不得过0.5%(通则0831)。

炽灼残渣　取本品1.0g，依法检查(通则0841)，遗留残渣不得过0.1%。

重金属　取炽灼残渣项下遗留的残渣，依法检查(通则0821第二法)，含重金属不得过百万分之十。

【含量测定】　取本品约0.3g，精密称定，加冰醋酸和醋酐各25ml，振摇使溶解，照电位滴定法(通则0701)，用高氯酸滴定液(0.1mol/L)滴定，并将滴定结果用空白试验校正。每1ml高氯酸滴定液(0.1mol/L)相当于37.22mg的$C_9H_7Cl_2N_5 \cdot C_4H_4O_4$。

【类别】　胃黏膜保护药。

【贮藏】　密封保存。

【制剂】　马来酸伊索拉定片

马来酸伊索拉定片

Malaisuan Yisuolading Pian

Irsogladine Maleate Tablets

本品含马来酸伊索拉定($C_9H_7Cl_2N_5 \cdot C_4H_4O_4$)应为标示量的93.0%～107.0%。

【性状】　本品为白色或类白色片。

【鉴别】　(1)照薄层色谱法(通则0502)试验。

供试品溶液　取本品的细粉适量(约相当于马来酸伊索拉定2mg)，加甲醇2ml，加2-甲氧基乙醇3ml，振摇10分钟使马来酸伊索拉定溶解，离心，取上清液。

对照品溶液　取马来酸伊索拉定对照品2mg，加甲醇2ml，加2-甲氧基乙醇3ml振摇使溶解。

色谱条件　采用硅胶GF_{254}薄层板，以石油醚-丙酮-冰醋酸(12：4：1)为展开剂。

测定法　吸取上述两种溶液各 10μl，分别点于同一薄层板上，展开，晾干，置紫外光灯(254nm)下检视。

结果判定　供试品溶液所显主斑点的位置和颜色应与对照品溶液的主斑点一致。

(2)在含量测定项下记录的色谱图中，供试品溶液主峰的保留时间应与对照品溶液主峰的保留时间一致。

(3)取本品细粉适量(约相当于马来酸伊索拉定 10mg)，置 100ml 量瓶中，加 0.1mol/L 盐酸溶液适量，振摇使马来酸伊索拉定溶解，用上述溶剂稀释至刻度，摇匀，滤过，取续滤液，用 0.1mol/L 盐酸溶液稀释制成每 1ml 中约含马来酸伊索拉定 4μg 的溶液，作为供试品溶液；另取马来酸伊索拉定对照品适量，加 0.1mol/L 盐酸溶液溶解并稀释制成每 1ml 中约含 4μg 的溶液，作为对照品溶液。照紫外-可见分光光度法(通则 0401)测定，供试品溶液的最大吸收波长应与对照品溶液的最大吸收波长一致。

(1)、(2)两项选做一项。

【检查】 **含量均匀度**　取本品 1 片，置 20ml 量瓶(2mg 规格)或 50ml 量瓶(4mg 规格)中，加水-冰醋酸(400：3)8ml，超声使完全分散，加甲醇适量，超声使马来酸伊索拉定溶解，放冷，用甲醇稀释至刻度，摇匀，滤过，取续滤液作为供试品溶液，照含量测定项下的方法测定含量，应符合规定(通则 0941)。

溶出度　照溶出度与释放度测定法(通则 0931 第二法)。

溶出条件　以水 900ml 为溶出介质，转速为每分钟 50 转，依法操作，经 30 分钟时取样。

供试品溶液　取溶出液适量，滤过，取续滤液。

对照品溶液　取马来酸伊索拉定对照品 10mg，精密称定，置 50ml 量瓶中，加甲醇 30ml 超声使溶解，放冷，用水稀释至刻度，摇匀，精密量取适量，用水稀释并定量制成每 1ml 中约含 2μg(2mg 规格)或 4μg(4mg 规格)的溶液。

色谱条件　见含量测定项下。检测波长为 230nm；进样体积 50μl。

系统适用性要求　见含量测定项下。

测定法　见含量测定项下。计算每片的溶出量。

限度　标示量的 80%，应符合规定。

其他　应符合片剂项下有关的各项规定(通则 0101)。

【含量测定】 照高效液相色谱法(通则 0512)测定。

供试品溶液　取本品 20 片，精密称定，研细，精密称取适量(约相当于马来酸伊索拉定 10mg)，置 100ml 量瓶中，加流动相适量，超声使马来酸伊索拉定溶解，用流动相稀释至刻度，摇匀，滤过，取续滤液。

对照品溶液　取马来酸伊索拉定对照品，精密称定，加流动相溶解并定量稀释制成每 1ml 中约含 0.1mg 的溶液。

色谱条件　用十八烷基硅烷键合硅胶为填充剂；以甲醇-水-冰醋酸(600：400：3)为流动相；检测波长为 265nm；进样体积 20μl。

系统适用性要求　理论板数按伊索拉定峰计算不低于 2000。

测定法　精密量取供试品溶液与对照品溶液，分别注入液相色谱仪，记录色谱图。按外标法以峰面积计算。

【类别】 同马来酸伊索拉定。

【规格】 (1)2mg　(2)4mg

【贮藏】 密封，在干燥处保存。

马来酸麦角新碱

Malaisuan Maijiao Xinjian

Ergometrine Maleate

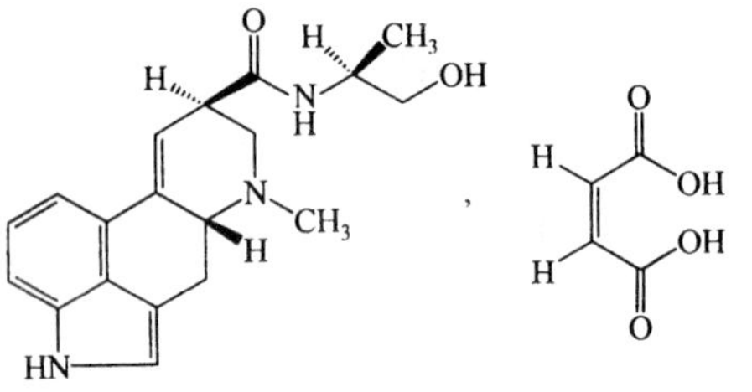

$C_{19}H_{23}N_3O_2 \cdot C_4H_4O_4$　441.48

本品为 9,10-二脱氢-*N*-[(*S*)-2-羟基-1-甲基乙基]-6-甲基麦角灵-8*β*-甲酰胺马来酸盐。按干燥品计算，含 $C_{19}H_{23}N_3O_2 \cdot C_4H_4O_4$ 不得少于 98.0%。

【性状】 本品为白色或类白色的结晶性粉末；无臭；微有引湿性；遇光易变质。

本品在水中略溶，在乙醇中微溶，在三氯甲烷或乙醚中不溶。

比旋度　取本品，精密称定，加水溶解并定量稀释制成每 1ml 中约含 10mg 的溶液，依法测定(通则 0621)，比旋度为 +53°至 +56°。

【鉴别】 (1)本品的水溶液显蓝色荧光。

(2)取本品约 1mg，加水 1ml 溶解后，加对二甲氨基苯甲醛试液 2ml，5 分钟后，显深蓝色。

(3)本品的红外光吸收图谱应与对照的图谱(光谱集 32 图)一致。

【检查】 **酸度**　取本品 0.10g，加水 10ml 溶解后，依法测定(通则 0631)，pH 值应为 3.6～4.4。

溶液的澄清度　取本品 0.10g，加水 10ml 溶解后，溶液应澄清。

有关物质　照薄层色谱法(通则 0502)试验。

溶剂　乙醇-浓氨溶液(9：1)。

供试品溶液(1)　取本品，精密称定，加溶剂溶解并定量稀释制成每 1ml 中含 5mg 的溶液。

供试品溶液(2)　取本品，精密称定，加溶剂溶解并定量稀释制成每 1ml 中含 0.2mg 的溶液。

对照品溶液　取马来酸麦角新碱对照品，精密称定，用溶剂溶解并定量稀释制成每 1ml 中含 5mg 的溶液。

色谱条件　采用硅胶G薄层板，以三氯甲烷-甲醇-水(25∶8∶1)为展开剂。

测定法　吸取上述三种溶液各10μl，分别点于同一薄层板上，展开，晾干，置紫外光灯(365nm)下检视。

限度　供试品溶液(1)主斑点的位置和颜色应与对照品溶液的主斑点相同，如显杂质斑点，其颜色与对照品溶液对应的杂质斑点比较，不得更深，并不得显对照品溶液以外的杂质斑点；供试品溶液(2)除主斑点外，不得显任何杂质斑点。

干燥失重　取本品，置五氧化二磷干燥器中干燥至恒重，减失重量不得过2.0%(通则0831)。

【含量测定】　取本品约60mg，精密称定，加冰醋酸20ml溶解后，加结晶紫指示液1滴，用高氯酸滴定液(0.05mol/L)滴定至溶液显蓝绿色，并将滴定的结果用空白试验校正。每1ml高氯酸滴定液(0.05mol/L)相当于22.07mg的$C_{19}H_{23}N_3O_2 \cdot C_4H_4O_4$。

【类别】　子宫收缩药。

【贮藏】　遮光，密封，在冷处保存。

【制剂】　马来酸麦角新碱注射液

马来酸麦角新碱注射液

Malaisuan Maijiao Xinjian Zhusheye

Ergometrine Maleate Injection

本品为马来酸麦角新碱的灭菌水溶液。含马来酸麦角新碱($C_{19}H_{23}N_3O_2 \cdot C_4H_4O_4$)应为标示量的90.0%～110.0%。

【性状】　本品为无色或几乎无色的澄明液体，微显蓝色荧光。

【鉴别】　取本品适量(约相当于马来酸麦角新碱0.5mg)，加对二甲氨基苯甲醛试液2ml，5分钟后，显深蓝色。

【检查】　**pH值**　应为3.0～5.0(通则0631)。

其他　应符合注射剂项下有关的各项规定(通则0102)。

【含量测定】　照紫外-可见分光光度法(通则0401)测定。

供试品溶液　精密量取本品适量(约相当于马来酸麦角新碱1.5mg)，置25ml量瓶中，用水稀释至刻度，摇匀。

对照品溶液　取马来酸麦角新碱对照品约15mg，精密称定，置250ml量瓶中，加水适量使溶解并稀释至刻度，摇匀。

测定法　精密量取供试品溶液与对照品溶液各1ml，分别置具塞刻度试管中，分别精密加1%酒石酸溶液1ml与对二甲氨基苯甲醛试液4ml，摇匀，静置5分钟，在550nm的波长处分别测定吸光度，计算。

【类别】　同马来酸麦角新碱。

【规格】　(1)1ml∶0.2mg　(2)1ml∶0.5mg

【贮藏】　遮光，密闭，在冷处保存。

马来酸依那普利

Malaisuan Yinapuli

Enalapril Maleate

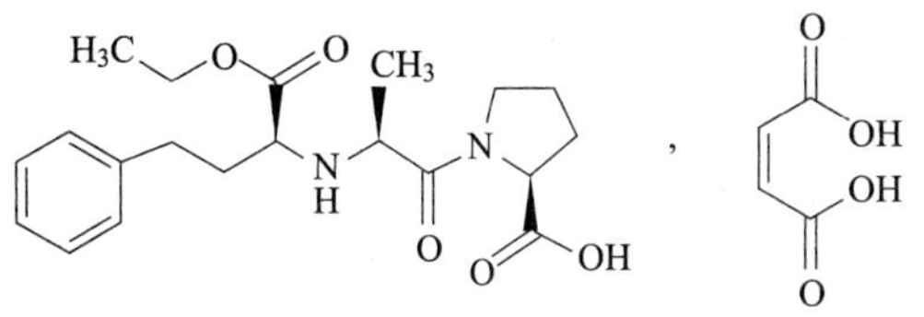

$C_{20}H_{28}N_2O_5 \cdot C_4H_4O_4$　492.52

本品为*N*-[(*S*)-1-乙氧羰基-3-苯丙基]-L-丙氨酰-L-脯氨酸顺丁烯二酸盐。按干燥品计算，含$C_{20}H_{28}N_2O_5 \cdot C_4H_4O_4$不得少于98.5%。

【性状】　本品为白色或类白色结晶性粉末；无臭，微有引湿性。

本品在甲醇中易溶，在水中略溶，在乙醇或丙酮中微溶，在三氯甲烷中几乎不溶。

比旋度　取本品，精密称定，加甲醇溶解并定量稀释制成每1ml中约含50mg的溶液，依法测定(通则0621)，比旋度为－41.0°至－43.5°。

【鉴别】　(1)取本品约20mg，加稀硫酸1ml，滴加高锰酸钾试液，红色即消失。

(2)本品的红外光吸收图谱应与对照的图谱(光谱集587图)一致。

【检查】　**酸度**　取本品0.1g，加水10ml使溶解，依法测定(通则0631)，pH值应为2.0～2.8。

有关物质　照高效液相色谱法(通则0512)测定。

供试品溶液　取本品，加流动相溶解并稀释制成每1ml中约含2mg的溶液。

对照溶液　精密量取供试品溶液适量，用流动相定量稀释制成每1ml中约含20μg的溶液。

系统适用性溶液　分别取杂质Ⅰ对照品、马来酸依那普利对照品和杂质Ⅱ对照品各适量，加流动相溶解并稀释制成每1ml中约含杂质Ⅰ、马来酸依那普利和杂质Ⅱ各20μg的混合溶液。

色谱条件　用辛基硅烷键合硅胶为填充剂，以磷酸盐缓冲溶液(0.01mol/L磷酸二氢钾溶液，用磷酸调节pH值为2.2)-乙腈(75∶25)为流动相；检测波长为215nm；柱温为50℃；进样体积20μl。

系统适用性要求　系统适用性溶液色谱图中，出峰顺序为：马来酸峰、杂质Ⅰ峰、依那普利峰和杂质Ⅱ峰，依那普利峰拖尾因子应小于2.0，马来酸峰与杂质Ⅰ峰之间的分离度应符合要求，杂质Ⅰ峰、依那普利峰与杂质Ⅱ峰之间的分离度应大于4.0。

测定法　精密量取供试品溶液与对照溶液，分别注入液相色谱仪，记录色谱图至杂质Ⅱ出峰完毕。

限度　供试品溶液色谱图中如有杂质峰，单个杂质峰面积不得大于对照溶液中依那普利峰面积的 0.3 倍(0.3%)，各杂质峰面积的和不得大于对照溶液中依那普利峰面积(1.0%)。

残留溶剂　照残留溶剂测定法(通则 0861 第二法)测定。

内标溶液　取正丙醇适量，加 *N*,*N*-二甲基甲酰胺制成每 1ml 中约含 100μg 的溶液。

供试品溶液　取本品约 0.3g，精密称定，置顶空瓶中，精密加入内标溶液 3ml 使溶解，密封。

对照品溶液　取乙醇、乙腈和二氯甲烷各适量，精密称定，用内标溶液定量稀释制成每 1ml 中约含乙醇 500μg、乙腈 41μg、二氯甲烷 60μg 的混合溶液，精密量取 3ml，置顶空瓶中，密封。

色谱条件　以 6%氰丙基苯基-94%二甲基聚硅氧烷(或极性相近)为固定液的毛细管柱为色谱柱；起始温度为 35℃，维持 7 分钟，以每分钟 20℃的速率升温至 200℃，维持 5 分钟；进样口温度为 220℃，检测器温度为 220℃；顶空瓶平衡温度为 80℃，平衡时间为 20 分钟。

系统适用性要求　对照品溶液色谱图中，各成分峰间的分离度均应符合要求。

测定法　取供试品溶液与对照品溶液分别顶空进样，记录色谱图。

限度　按内标法以峰面积计算，乙醇、乙腈与二氯甲烷的残留量均应符合规定。

干燥失重　取本品，在 60℃减压干燥至恒重，减失重量不得过 0.5%(通则 0831)。

炽灼残渣　取本品 1.0g，依法检查(通则 0841)，遗留残渣不得过 0.1%。

重金属　取炽灼残渣项下遗留的残渣，依法检查(通则 0821 第二法)，含重金属不得过百万分之十。

【含量测定】　取本品约 0.4g，精密称定，加冰醋酸 15ml 与无水二氧六环(取二氧六环 500ml，加入经干燥的 4A 分子筛 10g，放置过夜，即得)5ml，微温使溶解，加结晶紫指示液 1 滴，用高氯酸滴定液(0.1mol/L)滴定至溶液显纯蓝色，并将滴定的结果用空白试验校正。每 1ml 高氯酸滴定液(0.1mol/L)相当于 49.25mg 的 $C_{20}H_{28}N_2O_5 \cdot C_4H_4O_4$。

【类别】　血管紧张素转移酶抑制药。

【贮藏】　遮光，密封保存。

【制剂】　(1)马来酸依那普利片　(2)马来酸依那普利胶囊

附：

杂质Ⅰ(依那普利拉)

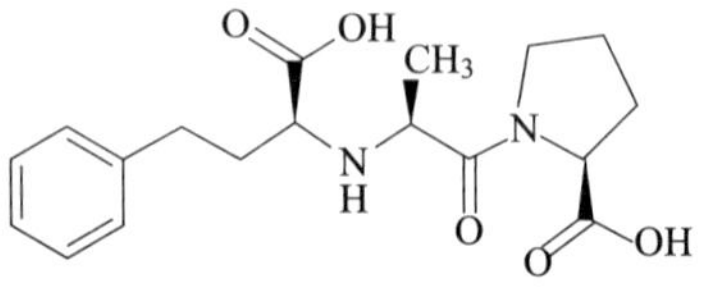

$C_{18}H_{24}N_2O_5$　348.39

N-[(*S*)-1-羧基-3-苯丙基]-L-丙氨酰-L-脯氨酸

杂质Ⅱ(依那普利双酮)

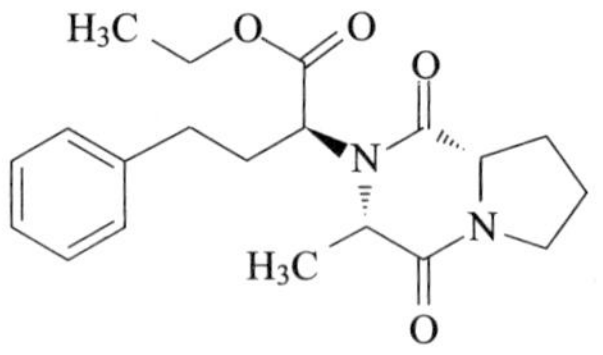

$C_{20}H_{26}N_2O_4$　358.43

(2*S*)-2-[(3*S*,8a*S*)-3-甲基-1,4-二氧代-6,7,8,8a-四氢-3*H*-吡咯[1,2-a]吡嗪-2-基]-4-苯基丁酸乙酯

马来酸依那普利片

Malaisuan Yinapuli Pian

Enalapril Maleate Tablets

本品含马来酸依那普利($C_{20}H_{28}N_2O_5 \cdot C_4H_4O_4$)应为标示量的 90.0%～110.0%。

【性状】　本品为白色或类白色片。

【鉴别】　(1)取本品细粉适量(约相当于马来酸依那普利 20mg)，加稀硫酸 2ml，搅拌，滤过，滤液滴加高锰酸钾试液，红色即消失。

(2)在含量测定项下记录的色谱图中，供试品溶液主峰的保留时间应与对照品溶液主峰的保留时间一致。

【检查】　**有关物质**　照高效液相色谱法(通则 0512)测定。

供试品溶液　取本品细粉适量，加流动相使马来酸依那普利溶解并稀释制成每 1ml 中约含马来酸依那普利 2mg 的溶液。

对照溶液　精密量取供试品溶液适量，用流动相定量稀释制成每 1ml 中约含 20μg 的溶液。

系统适用性溶液、色谱条件、系统适用性要求与测定法见马来酸依那普利有关物质项下。

限度　供试品溶液色谱图中如有杂质峰，杂质Ⅰ峰面积不得大于对照溶液中依那普利峰面积的 1.5 倍(1.5%)，杂质Ⅱ峰面积不得大于对照溶液中依那普利峰面积(1.0%)，其他单个杂质峰面积不得大于对照溶液中依那普利峰面积的 0.5 倍(0.5%)，各杂质峰面积的和不得大于对照溶液中依那普利峰面积的 3 倍(3.0%)。

含量均匀度　取本品 1 片，置 10ml(2.5mg 规格)、25ml(5mg 规格)或 50ml(10mg 规格)量瓶中，加水适量，振摇使马来酸依那普利溶解，用水稀释至刻度，摇匀，滤过，取续滤液作为供试品溶液，照含量测定项下的方法测定含量，应符合规定(通则 0941)。

溶出度　照溶出度与释放度测定法(通则 0931 第一法)测定。

溶出条件　以水 500ml 为溶出介质，转速为每分钟 100 转，经 30 分钟时取样。

供试品溶液　取溶出液适量，滤过，取续滤液。

对照品溶液　取马来酸依那普利对照品适量，精密称定，加水溶解并定量稀释制成每 1ml 中约含 5μg(2.5mg 规格)、10μg(5mg 规格)或 20μg(10mg 规格)的溶液。

系统适用性溶液、色谱条件与系统适用性要求　见含量测定项下。

测定法　见含量测定项下。计算每片的溶出量。

限度　标示量的 75%，应符合规定。

其他　应符合片剂项下有关的各项规定(通则 0101)。

【含量测定】　照高效液相色谱法(通则 0512)测定。

供试品溶液　取本品 20 片，精密称定，研细，精密称取适量(约相当于马来酸依那普利 20mg)，置 100ml 量瓶中，加水适量，振摇，使马来酸依那普利溶解，用水稀释至刻度，摇匀，滤过，取续滤液。

对照品溶液　取马来酸依那普利对照品适量，精密称定，加水溶解并定量稀释制成每 1ml 中约含 0.2mg 的溶液。

系统适用性溶液、色谱条件与系统适用性要求　见有关物质项下。

测定法　精密量取供试品溶液与对照品溶液，分别注入液相色谱仪，记录色谱图。按外标法以依那普利峰面积计算。

【类别】　同马来酸依那普利。

【规格】　(1)2.5mg　(2)5mg　(3)10mg

【贮藏】　遮光，密封保存。

马来酸依那普利胶囊

Malaisuan Yinapuli Jiaonang

Enalapril Maleate Capsules

本品含马来酸依那普利($C_{20}H_{28}N_2O_5 \cdot C_4H_4O_4$)应为标示量的 90.0%～110.0%。

【性状】　本品内容物为白色或类白色颗粒或粉末。

【鉴别】　(1)取本品的内容物适量(约相当于马来酸依那普利 20mg)，加稀硫酸 2ml，搅拌，滤过，滤液滴加高锰酸钾试液，红色即消失。

(2)在含量测定项下记录的色谱图中，供试品溶液主峰的保留时间应与对照品溶液主峰的保留时间一致。

【检查】　**有关物质**　照高效液相色谱法(通则 0512)测定。

供试品溶液　取本品的细粉适量，加流动相使马来酸依那普利溶解并稀释制成每 1ml 中约含马来酸依那普利 2mg 的溶液。

对照溶液　精密量取供试品溶液适量，用流动相定量稀释制成每 1ml 中约含 20μg 的溶液。

系统适用性溶液、色谱条件、系统适用性要求与测定法　见马来酸依那普利有关物质项下。

限度　供试品溶液色谱图中如有杂质峰，杂质Ⅰ峰面积不得大于对照溶液中依那普利峰面积的 1.5 倍(1.5%)，杂质Ⅱ峰面积不得大于对照溶液中依那普利峰面积(1.0%)，其他单个杂质峰面积不得大于对照溶液中依那普利峰面积的 0.5 倍(0.5%)，各杂质峰面积的和不得大于对照溶液中依那普利峰面积的 3 倍(3.0%)。

含量均匀度　取本品 1 粒，将内容物倾入 25ml(5mg 规格)或 50ml(10mg 规格)量瓶中，囊壳用水分次洗涤，洗液并入量瓶中，用水稀释至刻度，摇匀，滤过，取续滤液作为供试品溶液，照含量测定项下的方法测定含量，应符合规定(通则 0941)。

溶出度　照溶出度与释放度测定法(通则 0931 第一法)测定。

溶出条件　以水 500ml 为溶出介质，转速为每分钟 100 转，经 30 分钟时取样。

供试品溶液　取溶出液适量，滤过，取续滤液。

对照品溶液　取马来酸依那普利对照品适量，精密称定，加水溶解并定量稀释制成每 1ml 中约含 10μg(5mg 规格)或 20μg(10mg 规格)的溶液。

系统适用性溶液、色谱条件与系统适用性要求　见含量测定项下。

测定法　见含量测定项下。计算每粒的溶出量。

限度　标示量的 75%，应符合规定。

其他　应符合胶囊剂项下有关的各项规定(通则 0103)。

【含量测定】　照高效液相色谱法(通则 0512)测定。

供试品溶液　取本品 20 粒，精密称定，计算平均装量。取内容物，混匀，研细，精密称取适量(约相当于马来酸依那普利 20mg)，置 100ml 量瓶中，加水适量，振摇，使马来酸依那普利溶解，用水稀释至刻度，摇匀，滤过，取续滤液。

对照品溶液　取马来酸依那普利对照品适量，精密称定，加水溶解并定量稀释制成每 1ml 中约含 0.2mg 的溶液。

系统适用性溶液、色谱条件与系统适用性要求　见有关物质项下。

测定法　精密量取供试品溶液与对照品溶液，分别注入液相色谱仪，记录色谱图。按外标法以依那普利峰面积计算。

【类别】　同马来酸依那普利。

【规格】　(1)5mg　(2)10mg

【贮藏】　遮光，密封保存。

马来酸咪达唑仑片

Malaisuan Midazuolun Pian

Midazolam Maleate Tablets

本品含马来酸咪达唑仑按咪达唑仑($C_{18}H_{13}ClFN_3$)计算，应为标示量的 90.0%～110.0%。

【性状】 本品为薄膜衣片，除去包衣后，显白色或类白色。

【鉴别】 (1)在含量测定项下记录的色谱图中，供试品溶液两主峰的保留时间应与对照品溶液相应两主峰的保留时间一致。

(2)取本品细粉适量，加 0.1mol/L 盐酸溶液溶解并制成每 1ml 中约含咪达唑仑 15μg 的溶液，滤过，取续滤液，照紫外-可见分光光度法(通则 0401)测定，在 258nm 的波长处有最大吸收。

【检查】 **有关物质** 照高效液相色谱法(通则 0512)测定。

供试品溶液　取本品细粉适量，加流动相超声处理使马来酸咪达唑仑溶解并制成每 1ml 中含咪达唑仑 0.5mg 的溶液。

对照溶液　精密量取供试品溶液 1ml，置 100ml 量瓶中，用流动相稀释至刻度，摇匀。

系统适用性溶液　取马来酸咪达唑仑对照品与咪达唑仑杂质Ⅰ对照品各适量，加流动相溶解并稀释制成每 1ml 中含咪达唑仑与杂质Ⅰ各 10μg 的溶液。

色谱条件　用十八烷基硅烷键合硅胶为填充剂；以磷酸盐缓冲液(取同体积的 0.1mol/L 磷酸溶液与 0.03mol/L 三乙胺溶液混合，用 0.1mol/L 氢氧化钠溶液调节混合液的 pH 值至 3.5)-甲醇(35∶65)为流动相；检测波长为 220nm；柱温为 40℃；进样体积 10μl。

系统适用性要求　系统适用性溶液色谱图中，咪达唑仑峰与杂质Ⅰ峰的分离度应大于 3.0。

测定法　精密量取供试品溶液与对照溶液，分别注入液相色谱仪，记录色谱图至主成分峰保留时间的 3 倍。

限度　供试品溶液色谱图中如有杂质峰，除马来酸峰外，单个杂质峰面积不得大于对照溶液主峰面积的 2 倍(2.0%)，各杂质峰面积的和不得大于对照溶液主峰面积的 3 倍(3.0%)，小于对照溶液主峰面积 0.05 倍的色谱峰忽略不计。

含量均匀度 取本品 1 片，置乳钵中，研细，用流动相转移至 100ml 量瓶中，超声使马来酸咪达唑仑溶解，用流动相稀释至刻度，摇匀，滤过，精密量取续滤液适量，用流动相定量稀释制成每 1ml 中含咪达唑仑 7.5μg 的溶液，作为供试品溶液；另取马来酸咪达唑仑对照品，精密称定，加流动相溶解并定量稀释制成每 1ml 中约含 9μg 的溶液，作为对照品溶液。照含量测定项下的方法测定含量，将结果乘以 0.7373，即为 $C_{18}H_{13}ClFN_3$ 的含量，应符合规定(通则 0941)。

溶出度 照溶出度与释放度测定法(通则 0931 第二法)。

溶出条件　以 0.1mol/L 盐酸溶液 500ml 为溶出介质，转速为每分钟 50 转，依法操作，经 20 分钟时取样。

供试品溶液　取溶出液 10ml，滤过，取续滤液(规格 7.5mg)或精密量取续滤液适量，用溶出介质定量稀释制成每 1ml 中含咪达唑仑 15μg 的溶液(规格 15mg)。

对照品溶液　取马来酸咪达唑仑对照品，精密称定，加溶出介质溶解并定量稀释制成每 1ml 中约含 18μg 的溶液。

测定法　取供试品溶液与对照品溶液，照紫外-可见分光光度法(通则 0401)，在 258nm 的波长处分别测定吸光度，计算每片的溶出量，将结果乘以 0.7373，即为 $C_{18}H_{13}ClFN_3$ 的溶出量。

限度　标示量的 85%，应符合规定。

其他 应符合片剂项下有关的各项规定(通则 0101)。

【含量测定】 照高效液相色谱法(通则 0512)测定。

供试品溶液 取本品 20 片，精密称定，研细，精密称取适量(约相当于咪达唑仑 10mg)，置 100ml 量瓶中，加流动相超声使马来酸咪达唑仑溶解，用流动相稀释至刻度，摇匀，滤过，取续滤液。

对照品溶液 取马来酸咪达唑仑对照品，精密称定，加流动相溶解并定量稀释制成每 1ml 中约含 0.12mg 的溶液。

系统适用性溶液、色谱条件与系统适用性要求 见有关物质项下。

测定法 精密量取供试品溶液与对照溶液，分别注入液相色谱仪，记录色谱图。按外标法以咪达唑仑峰面积计算，将结果乘以 0.7373，即为 $C_{18}H_{13}ClFN_3$ 的含量。

【类别】 同咪达唑仑。

【规格】 按 $C_{18}H_{13}ClFN_3$ 计　(1)7.5mg　(2)15mg

【贮藏】 遮光，密封保存。

马来酸氟伏沙明

Malaisuan Fufushaming

Fluvoxamine Maleate

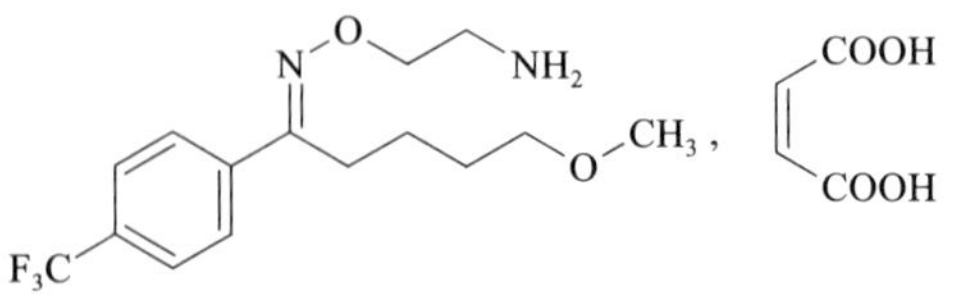

$C_{15}H_{21}F_3N_2O_2 \cdot C_4H_4O_4$　434.41

本品为 2-[[[(1*E*)-5-甲氧基-1-[4-(三氟甲基)苯基]亚戊基]氨基]氧基]乙胺马来酸盐(1∶1)。按干燥品计算，含 $C_{15}H_{21}F_3N_2O_2 \cdot C_4H_4O_4$ 不得少于 99.0%。

【性状】 本品为白色或类白色结晶性粉末；无臭。

本品在甲醇或乙醇中易溶，在水中略溶。

熔点 本品的熔点（通则0612）为119～123℃。

【鉴别】 (1)分别取本品与马来酸氟伏沙明对照品适量，加流动相使溶解并制成每1ml中约含0.15mg的溶液，作为供试品溶液和对照品溶液。照有关物质项下色谱条件进行试验，记录色谱图。供试品溶液主峰的保留时间应与对照品溶液主峰的保留时间一致。

(2)取本品适量，用水制成每1ml中约含20μg的溶液，照紫外-可见分光光度法（通则0401）测定，在245nm波长处有最大吸收，在232nm波长处有最小吸收。

(3)本品的红外光吸收图谱应与对照的图谱（光谱集907图）一致。

【检查】 **酸度** 取本品0.10g，加水10ml使溶解，依法测定（通则0631），pH值应为3.0～5.0。

有关物质 照高效液相色谱法（通则0512）测定。临用新制。避光操作。

供试品溶液 取本品适量，加流动相溶解并稀释制成每1ml中约含1.5mg的溶液，摇匀。

对照溶液 精密量取供试品溶液适量，用流动相定量稀释制成每1ml中约含1.5μg的溶液，摇匀。

系统适用性溶液 取马来酸氟伏沙明对照品约15mg，置顶空瓶中，加马来酸约10mg，加甲醇-水（55：45）混合溶液2ml使溶解，再加入0.2mol/L氢氧化钠溶液1ml，密封，水浴加热1.5小时，取出，放冷，加入1mol/L盐酸溶液1ml，水浴加热2分钟，放冷，转移至10ml量瓶中，用甲醇-水（55：45）混合溶液稀释至刻度，摇匀。

灵敏度溶液 精密量取对照溶液适量，用流动相定量稀释制成每1ml中约含0.75μg的溶液，摇匀。

色谱条件 用辛基硅烷键合硅胶为填充剂（4.6mm×250mm，5μm或效能相当的色谱柱）；以磷酸盐缓冲液（含1.25%磷酸氢二铵与0.275%庚烷磺酸钠的水溶液，用磷酸调节pH值至3.0）-甲醇（45：55）为流动相；检测波长为234nm；进样体积20μl。

系统适用性要求 系统适用性溶液色谱图中，主成分峰的保留时间约为30分钟，出峰顺序依次为杂质Ⅱ峰、杂质Ⅰ峰、氟伏沙明峰与杂质Ⅲ峰（相对保留时间分别约为0.5、0.8、1.0与1.2），主峰与杂质Ⅰ峰之间的分离度应大于4.0。灵敏度溶液色谱图中，主成分峰高的信噪比应大于10。

测定法 精密量取供试品溶液与对照溶液，分别注入液相色谱仪，记录色谱图至主峰保留时间的3倍。

限度 供试品溶液色谱图中如有与杂质Ⅰ、杂质Ⅱ和杂质Ⅲ峰保留时间一致的色谱峰，杂质Ⅰ峰面积不得大于对照溶液主峰面积的5倍（0.5%），杂质Ⅱ峰面积不得大于对照溶液主峰面积的3倍（0.3%），杂质Ⅲ按校正后的峰面积计算（乘以校正因子0.36）不得大于对照溶液主峰面积的1.5倍（0.15%），其他单个杂质峰面积不得大于对照溶液主峰面积（0.1%），按校正后的峰面积计算，各杂质峰面积的和不得大于对照溶液主峰面积的10倍（1.0%），小于灵敏度溶液主峰面积的色谱峰忽略不计。

残留溶剂 乙醇、乙腈、二氯甲烷、正己烷与甲苯 照残留溶剂测定法（通则0861第二法）测定。

供试品溶液 取本品约0.5g，精密称定，置顶空瓶中，精密加入二甲基亚砜5ml使溶解，密封。

对照品溶液 取乙醇、乙腈、二氯甲烷、正己烷与甲苯各适量，精密称定，用二甲基亚砜定量稀释制成每1ml中约含乙醇500μg、乙腈10μg、二氯甲烷60μg、正己烷29μg与甲苯87μg的混合溶液，精密量取5ml，置顶空瓶中，密封。

色谱条件 用6%氰丙基苯基-94%二甲基聚硅氧烷（或极性相近）为固定液的毛细管柱为色谱柱；起始温度为50℃，维持10分钟，以每分钟15℃的速率升至200℃，维持5分钟；检测器温度为250℃；进样口温度为220℃；顶空瓶平衡温度为80℃，平衡时间为30分钟。

系统适用性要求 对照品溶液色谱图中，各成分峰间的分离度均应符合要求。

测定法 取供试品溶液与对照品溶液分别顶空进样，记录色谱图。

限度 按外标法以峰面积计算，乙腈残留量不得过0.01%，甲苯残留量不得过0.087%，乙醇、二氯甲烷与正己烷的残留量均应符合规定。

干燥失重 取本品，以五氧化二磷为干燥剂，在80℃减压干燥至恒重，减失重量不得过1.0%（通则0831）。

炽灼残渣 取本品1.0g，依法检查（通则0841），遗留残渣不得过0.2%。

重金属 取炽灼残渣项下遗留的残渣，依法检查（通则0821第二法），含重金属不得过百万分之二十。

【含量测定】 取本品约0.35g，精密称定，加冰醋酸30ml使溶解，照电位滴定法（通则0701），用高氯酸滴定液（0.1mol/L）滴定，并将滴定的结果用空白试验校正。每1ml高氯酸滴定液（0.1mol/L）相当于43.44mg的$C_{15}H_{21}F_3N_2O_2 \cdot C_4H_4O_4$。

【类别】 抗抑郁药。

【贮藏】 遮光，密封保存。

【制剂】 马来酸氟伏沙明片

附：

杂质Ⅰ

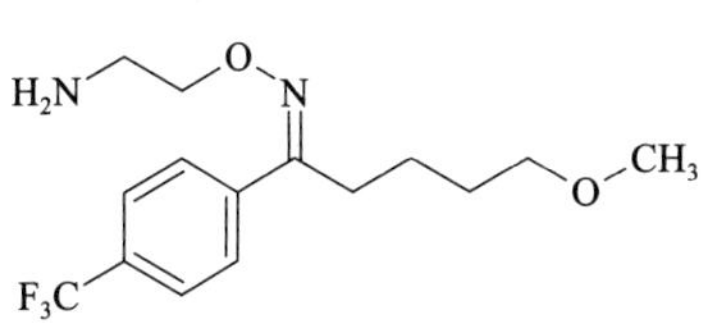

$C_{15}H_{21}F_3N_2O_2$ 318.33

2-[[[(1*Z*)-5-甲氧基-1-[4-(三氟甲基)苯基]亚戊基]氨基]氧代]乙胺

杂质Ⅱ

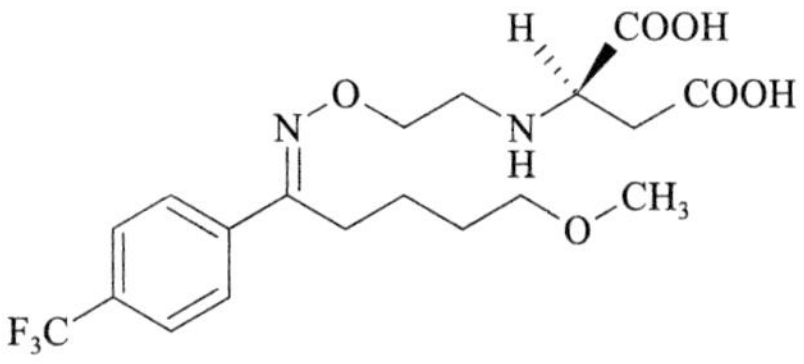

$C_{19}H_{25}F_3N_2O_6$　434.41

(2*RS*)-2-[[2-[[[(1*E*)-5-甲氧基-1-[4-(三氟甲基)苯基]亚戊基]氨基]氧代]乙氨基]丁二酸

杂质Ⅲ

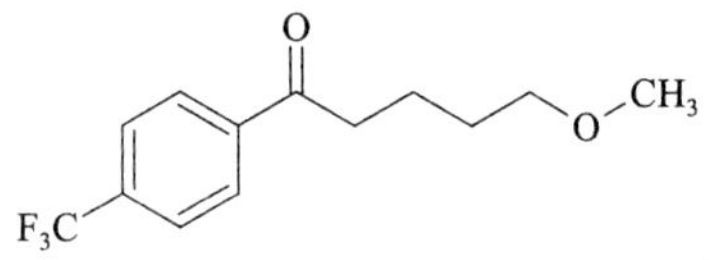

$C_{13}H_{15}F_3O_2$　260.25

5-甲氧基-1-[4-(三氟甲基)苯基]-1-戊酮

马来酸氟伏沙明片

Malaisuan Fufushaming Pian

Fluvoxamine Maleate Tablets

本品含马来酸氟伏沙明($C_{15}H_{21}F_3N_2O_2 \cdot C_4H_4O_4$)应为标示量的92.5%～105.0%。

【性状】 本品为薄膜衣片，除去包衣后显白色或类白色。

【鉴别】 在含量测定项下记录的色谱图中，供试品溶液主峰的保留时间应与对照品溶液主峰的保留时间一致。

【检查】 **有关物质** 照高效液相色谱法(通则0512)测定。临用新制。避光操作。

供试品溶液　取本品的细粉适量(约相当于马来酸氟伏沙明0.15g)，精密称定，置100ml量瓶中，加流动相适量，振摇使马来酸氟伏沙明溶解，用流动相稀释至刻度，摇匀，滤过，取续滤液。

对照溶液　精密量取供试品溶液适量，用流动相定量稀释制成每1ml中约含马来酸氟伏沙明7.5μg的溶液，摇匀。

灵敏度溶液　精密量取对照溶液适量，用流动相定量稀释制成每1ml中约含马来酸氟伏沙明0.75μg的溶液，摇匀。

色谱条件　见马来酸氟伏沙明有关物质项下。检测波长为254nm。

系统适用性溶液、系统适用性要求与测定法　见马来酸氟伏沙明有关物质项下。

限度　供试品溶液色谱图中如有与杂质Ⅰ、杂质Ⅱ和杂质Ⅲ峰保留时间一致的色谱峰，杂质Ⅰ按校正后的峰面积计算(乘以校正因子2.0)不得大于对照溶液主峰面积(0.5%)，杂质Ⅱ峰面积不得大于对照溶液主峰面积的2.4倍(1.2%)，杂质Ⅲ按校正后的峰面积计算(乘以校正因子2.9)不得大于对照溶液主峰面积(0.5%)，其他单个杂质不得大于对照溶液主峰面积(0.5%)，按校正后的峰面积计算，各杂质峰面积的和不得大于对照溶液主峰面积的4倍(2.0%)，小于灵敏度溶液主峰面积的色谱峰忽略不计。

溶出度　照溶出度与释放度测定法(通则0931第二法)测定。

溶出条件　以水900ml为溶出介质，转速为每分钟50转，依法操作，经20分钟时取样。

供试品溶液　取溶出液适量，滤过，精密量取续滤液5ml，置10ml量瓶中，用水稀释至刻度，摇匀。

对照品溶液　取马来酸氟伏沙明对照品适量，精密称定，加水溶解并定量稀释成每1ml中约含25μg的溶液。

测定法　取供试品溶液与对照品溶液，照紫外-可见分光光度法(通则0401)，在245nm的波长处分别测定吸光度，计算每片的溶出量。

限度　标示量的80%，应符合规定。

其他　应符合片剂项下有关的各项规定(通则0101)。

【含量测定】 照高效液相色谱法(通则0512)测定。

供试品溶液　取本品20片，精密称定，研细，精密称取适量(约相当于马来酸氟伏沙明0.1g)，置100ml量瓶中，加流动相约50ml，振摇10分钟使马来酸氟伏沙明溶解，用流动相稀释至刻度，摇匀，滤过，精密量取续滤液5ml，置50ml量瓶中，用流动相稀释至刻度，摇匀。

对照品溶液　取马来酸氟伏沙明对照品适量，精密称定，加流动相溶解并定量稀释制成每1ml中约含0.1mg的溶液。

系统适用性溶液、色谱条件与系统适用性要求　见有关物质项下。

测定法　精密量取供试品溶液与对照品溶液，分别注入液相色谱仪，记录色谱图。按外标法以峰面积计算。

【类别】 同马来酸氟伏沙明。

【规格】 50mg

【贮藏】 遮光，密封保存。

马来酸氯苯那敏

Malaisuan Lübennamin

Chlorphenamine Maleate

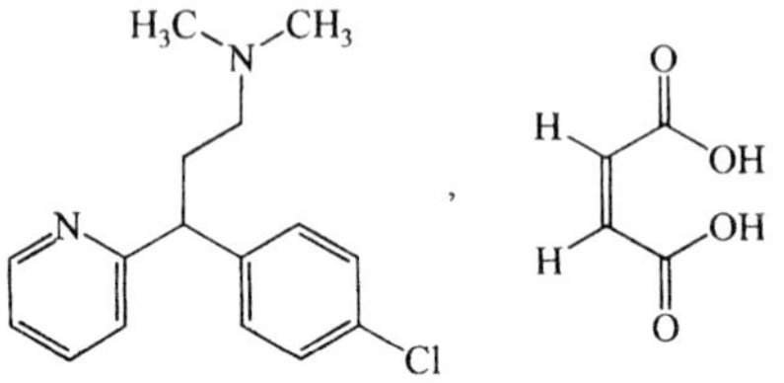

$C_{16}H_{19}ClN_2 \cdot C_4H_4O_4$　390.87

本品为2-[对-氯-α-[2-(二甲氨基)乙基]苯基]吡啶马来

酸盐。按干燥品计算，含 $C_{16}H_{19}ClN_2 \cdot C_4H_4O_4$ 不得少于98.5%。

【性状】 本品为白色结晶性粉末；无臭。

本品在水或乙醇或三氯甲烷中易溶。

熔点 本品的熔点（通则0612）为131.5～135℃。

吸收系数 取本品，精密称定，加盐酸溶液（稀盐酸1ml加水至100ml）溶解并定量稀释制成每1ml中约含20μg的溶液，照紫外-可见分光光度法（通则0401），在264nm的波长处测定吸光度，吸收系数（$E_{1cm}^{1\%}$）为212～222。

【鉴别】 (1)取本品约10mg，加枸橼酸醋酐试液1ml，置水浴上加热，即显红紫色。

(2)取本品约20mg，加稀硫酸1ml，滴加高锰酸钾试液，红色即消失。

(3)本品的红外光吸收图谱应与对照的图谱（光谱集61图）一致。

【检查】 **酸度** 取本品0.1g，加水10ml溶解后，依法测定（通则0631），pH值应为4.0～5.0。

有关物质 照高效液相色谱法（通则0512）测定。

溶剂 流动相A-乙腈（80：20）。

供试品溶液 取本品，加溶剂溶解并稀释制成每1ml中含1mg的溶液。

对照溶液 精密量取供试品溶液适量，用溶剂定量稀释制成每1ml中含3μg的溶液。

色谱条件 用十八烷基硅烷键合硅胶为填充剂；流动相A为磷酸盐缓冲液（取磷酸二氢铵11.5g，加水适量使溶解，加磷酸1ml，用水稀释至1000ml），流动相B为乙腈，按下表进行梯度洗脱；流速为每分钟1.2ml；检测波长为225nm；进样体积10μl。

时间（分钟）	流动相A（%）	流动相B（%）
0	90	10
25	75	25
40	60	40
45	90	10
50	90	10

系统适用性要求 氯苯那敏峰保留时间约为23分钟，氯苯那敏峰与相邻峰之间的分离度应符合要求。

测定法 精密量取供试品溶液与对照溶液，分别注入液相色谱仪，记录色谱图。

限度 供试品溶液色谱图中除马来酸峰外，如有杂质峰，单个杂质峰面积不得大于对照溶液中氯苯那敏峰面积（0.3%），各杂质峰面积的和不得大于对照溶液中氯苯那敏峰面积的3倍（0.9%），小于对照溶液氯苯那敏峰面积0.17倍的色谱峰忽略不计（0.05%）。

残留溶剂 照残留溶剂测定法（通则0861第二法）测定。

供试品溶液 取本品，精密称定，加 *N*,*N*-二甲基甲酰胺溶解并稀释制成每1ml中约含0.2g的溶液，精密量取1ml，置顶空瓶中，密封。

对照品溶液 取四氢呋喃、1,4-二氧六环、吡啶和甲苯，精密称定，用 *N*,*N*-二甲基甲酰胺定量稀释制成每1ml中各含四氢呋喃144μg、1,4-二氧六环76μg、吡啶40μg、甲苯178μg的溶液，精密量取1ml，置顶空瓶中，密封。

色谱条件 用5%苯基-95%甲基聚硅氧烷（或极性相近）为固定液；柱温在50℃维持15分钟，再以每分钟8℃的速率升温至120℃，维持10分钟；进样口温度为200℃；检测器温度为250℃；顶空瓶平衡温度为90℃，平衡时间为30分钟；进样体积1.0ml。

系统适用性要求 对照品溶液色谱图中，理论板数按四氢呋喃峰计算不低于5000，各成分峰之间的分离度均应符合要求。

测定法 取供试品溶液与对照品溶液分别顶空进样，记录色谱图。

限度 按外标法以峰面积计算，四氢呋喃、二氧六环、吡啶与甲苯的残留量均应符合规定。

易炭化物 取本品25mg，依法检查（通则0842），与黄色1号标准比色液比较，不得更深。

干燥失重 取本品，在105℃干燥至恒重，减失重量不得过0.5%（通则0831）。

炽灼残渣 不得过0.1%（通则0841）。

【含量测定】 取本品约0.15g，精密称定，加冰醋酸10ml溶解后，加结晶紫指示液1滴，用高氯酸滴定液（0.1mol/L）滴定至溶液显蓝绿色，并将滴定的结果用空白试验校正。每1ml高氯酸滴定液（0.1mol/L）相当于19.54mg的 $C_{16}H_{19}ClN_2 \cdot C_4H_4O_4$。

【类别】 抗组胺药。

【贮藏】 遮光，密封保存。

【制剂】 (1)马来酸氯苯那敏片 (2)马来酸氯苯那敏注射液 (3)马来酸氯苯那敏滴丸

马来酸氯苯那敏片

Malaisuan Lübennamin Pian

Chlorphenamine Maleate Tablets

本品含马来酸氯苯那敏（$C_{16}H_{19}ClN_2 \cdot C_4H_4O_4$）应为标示量的93.0%～107.0%。

【性状】 本品为白色片。

【鉴别】 (1)取本品的细粉适量（约相当于马来酸氯苯那敏8mg），加水4ml，搅拌，滤过，滤液蒸干，照马来酸氯苯那敏项下的鉴别(1)项试验，显相同的反应。

(2)取本品的细粉适量（约相当于马来酸氯苯那敏20mg），加稀硫酸2ml，搅拌，滤过，滤液滴加高锰酸钾试液，红色即消失。

(3)在含量测定项下记录的色谱图中，供试品溶液两主峰的保留时间应与对照品溶液相应两主峰的保留时间一致。

【检查】 **含量均匀度** 取本品 1 片，置 25ml(1mg 规格)或 50ml(4mg 规格)量瓶中，加流动相约 20ml，振摇崩散并使马来酸氯苯那敏溶解，用流动相稀释至刻度，摇匀，滤过，取续滤液作为供试品溶液，进样体积 20μl(1mg 规格)或 10μl(4mg 规格)，照含量测定项下的方法测定含量，应符合规定(通则 0941)。

溶出度 照溶出度与释放度测定法(通则 0931 第三法)。

溶出条件　以稀盐酸 2.5ml 加水至 250ml 为溶出介质，转速为每分钟 50 转，依法操作，经 45 分钟时取样。

测定法　取溶出液 10ml，滤过，取续滤液，照紫外-可见分光光度法(通则 0401)，在 264nm 的波长处测定吸光度，按 $C_{16}H_{19}ClN_2 \cdot C_4H_4O_4$ 的吸收系数($E_{1cm}^{1\%}$)为 217 计算每片的溶出量。

限度　标示量的 75%，应符合规定。

其他 应符合片剂项下有关的各项规定(通则 0101)。

【含量测定】 照高效液相色谱法(通则 0512)测定。

供试品溶液 取本品 20 片，精密称定，研细，精密称取适量(约相当于马来酸氯苯那敏 4mg)，置 50ml 量瓶中，加流动相适量，振摇使马来酸氯苯那敏溶解，用流动相稀释至刻度，摇匀，滤过，取续滤液。

对照品溶液 取马来酸氯苯那敏对照品 16mg，精密称定，置 200ml 量瓶中，加流动相溶解并稀释至刻度，摇匀。

色谱条件 用十八烷基硅烷键合硅胶为填充剂；以磷酸盐缓冲液(取磷酸二氢铵 11.5g，加水适量使溶解，加磷酸 1ml，用水稀释至 1000ml)-乙腈(80：20)为流动相；柱温为 30℃；检测波长为 262nm；进样体积 10μl。

系统适用性要求 主峰出峰顺序依次为马来酸峰与氯苯那敏峰，理论板数按氯苯那敏峰计算不低于 4000，氯苯那敏峰与相邻杂质峰之间的分离度应符合要求。

测定法 精密量取供试品溶液与对照品溶液，分别注入液相色谱仪，记录色谱图。按外标法以氯苯那敏峰面积计算。

【类别】 同马来酸氯苯那敏。

【规格】 (1)1mg　(2)4mg

【贮藏】 遮光，密封保存。

马来酸氯苯那敏注射液

Malaisuan Lübennamin Zhusheye

Chlorphenamine Maleate Injection

本品为马来酸氯苯那敏的灭菌水溶液。含马来酸氯苯那敏($C_{16}H_{19}ClN_2 \cdot C_4H_4O_4$)应为标示量的 95.0%～105.0%。

【性状】 本品为无色的澄明液体。

【鉴别】 (1)取本品适量(约相当于马来酸氯苯那敏 30mg)，置水浴上蒸干后，照马来酸氯苯那敏项下的鉴别(1)、(2)项试验，显相同的反应。

(2)在含量测定项下记录的色谱图中，供试品溶液两主峰的保留时间应与对照品溶液相应两主峰的保留时间一致。

【检查】 **pH 值** 应为 4.0～5.0(通则 0631)。

有关物质 照高效液相色谱法(通则 0512)测定。

供试品溶液　精密量取本品 2ml，置 25ml 量瓶中，用水稀释至刻度，摇匀。

对照溶液　精密量取供试品溶液 1ml，置 100ml 量瓶中，用水稀释至刻度，摇匀。

色谱条件　用辛基硅烷键合硅胶为填充剂；以乙腈-含 5%磷酸和 5%三乙胺的水溶液(20：80)为流动相；检测波长为 262nm；进样体积 10μl。

系统适用性要求　主峰出峰顺序依次为马来酸峰与氯苯那敏峰，理论板数按氯苯那敏峰计算不低于 4000，氯苯那敏峰与相邻杂质峰之间的分离度应符合要求。

测定法　精密量取供试品溶液和对照溶液，分别注入液相色谱仪，记录色谱图至氯苯那敏峰保留时间的 2 倍。

限度　供试品溶液色谱图中除马来酸峰外如有杂质峰，各杂质峰面积的和不得大于对照溶液中氯苯那敏峰面积(1.0%)。

细菌内毒素 取本品，依法检查(通则 1143)，每 1mg 马来酸氯苯那敏中含内毒素的量应小于 5.0EU。

其他 应符合注射剂项下有关的各项规定(通则 0102)。

【含量测定】 照高效液相色谱法(通则 0512)测定。

对照品溶液 取马来酸氯苯那敏对照品，精密称定，加水溶解并定量稀释制成每 1ml 中约含 0.8mg 的溶液。

供试品溶液、色谱条件与系统适用性要求 见有关物质项下。

测定法 精密量取供试品溶液与对照品溶液，分别注入液相色谱仪，记录色谱图。按外标法以氯苯那敏峰面积计算。

【类别】 同马来酸氯苯那敏。

【规格】 (1)1ml：10mg　(2)2ml：20mg

【贮藏】 遮光，密闭保存。

马来酸氯苯那敏滴丸

Malaisuan Lübennamin Diwan

Chlorphenamine Maleate Pills

本品含马来酸氯苯那敏($C_{16}H_{19}ClN_2 \cdot C_4H_4O_4$)应为标示量的 93.0%～107.0%。

【处方】

马来酸氯苯那敏	4g
聚乙二醇(分子量 6000)	15.5g
制成	1000 丸或 2000 丸

本版药典(二部)新增品种名单

注射用门冬氨酸乌氨酸
马来酸氟伏沙明
马来酸氟伏沙明片
扎来普隆
乌苯美司片
丙戊酸钠缓释片(Ⅰ)
丙泊酚乳状注射液(曾用名:丙泊酚注射液)
丙酸氟替卡松
左卡尼汀
左甲状腺素钠
左甲状腺素钠片
右佐匹克隆
右佐匹克隆片
卡培他滨
卡培他滨片
甲钴胺片
甲钴胺注射液
甲磺酸多沙唑嗪
甲磺酸多沙唑嗪片
甲磺酸多沙唑嗪胶囊
甲磺酸瑞波西汀
甲磺酸瑞波西汀片
甲磺酸瑞波西汀胶囊
兰索拉唑肠溶胶囊
矛头蝮蛇血凝酶(曾用名:蛇毒血凝酶、血凝酶)
注射用矛头蝮蛇血凝酶(曾用名:注射用蛇毒血凝酶、注射用血凝酶)
地红霉素肠溶片
地红霉素肠溶胶囊
西尼地平胶囊
西吡氯铵
西吡氯铵含漱液
西咪替丁注射液
西洛他唑片
托拉塞米
托拉塞米片
托拉塞米胶囊
注射用托拉塞米
吗替麦考酚酯分散片
伏格列波糖
伏格列波糖片
伏格列波糖胶囊
米氮平
米氮平片
那他霉素
那他霉素滴眼液
坎地沙坦酯片
克霉唑阴道膨胀栓[曾用名:克霉唑栓(指含膨胀棉条的克霉唑栓)]
更昔洛韦胶囊
来曲唑
来曲唑片
吲哚美辛片
佐米曲普坦分散片
阿托伐他汀钙
阿利沙坦酯
阿利沙坦酯片
阿那曲唑片
苯磺酸左氨氯地平
苯磺酸左氨氯地平片
拉西地平
拉西地平片
依巴斯汀
依巴斯汀片
草酸艾司西酞普兰
草酸艾司西酞普兰片
枸橼酸坦度螺酮
枸橼酸坦度螺酮胶囊
抗凝血用枸橼酸钠溶液[曾用名:(1)输血用枸橼酸钠注射液(适应症为仅用于单采原料血浆的体外抗凝血);(2)枸橼酸钠抗凝剂]
枸橼酸钾颗粒
氟尿苷(曾用名:氟脲苷)
复方氨基酸(15)双肽(2)注射液
美司钠
美司钠注射液
盐酸乙哌立松
盐酸乙哌立松片
盐酸左布比卡因
盐酸左布比卡因注射液
盐酸托烷司琼片
盐酸托烷司琼胶囊
盐酸曲普利啶
盐酸伊达比星
注射用盐酸伊达比星
盐酸奈福泮胶囊
盐酸度洛西汀
盐酸度洛西汀肠溶片
盐酸度洛西汀肠溶胶囊
盐酸羟甲唑啉
盐酸羟甲唑啉喷雾剂
盐酸羟甲唑啉喷鼻液
盐酸羟苄唑
盐酸羟苄唑滴眼液(曾用名:羟苄唑滴眼液)
盐酸奥布卡因
盐酸奥布卡因滴眼液
氨糖美辛肠溶片
氨糖美辛肠溶胶囊
脂肪乳注射液($C_{14\sim24}$)(曾用名:脂肪乳注射液)
酒石酸溴莫尼定
酒石酸溴莫尼定滴眼液
酚磺乙胺
注射用酚磺乙胺
铝碳酸镁
铝碳酸镁咀嚼片
葡萄糖酸钙氯化钠注射液
硝酸益康唑阴道膨胀栓[曾用名:硝酸益康唑栓(指含膨胀棉条的硝酸益康唑栓)]
氯沙坦钾
氯沙坦钾片
氯沙坦钾胶囊

酮咯酸氨丁三醇
酮咯酸氨丁三醇注射液
腺苷
腺苷注射液[曾用名:腺苷注射液（供诊断用）]
去氨加压素片（曾用名:醋酸去氨加压素片）
注射用去氨加压素（曾用名:注射用醋酸去氨加压素）
磷酸氟达拉滨
注射用磷酸氟达拉滨
磷酸腺嘌呤（曾用名:维生素 B_4）
磷酸腺嘌呤片（曾用名:维生素 B_4 片）
碘帕醇注射液

本版药典(二部)未收载 2015 年版药典(二部)中的品种名单

鱼肝油
重组人生长激素
注射用重组人生长激素
重组人胰岛素
重组人胰岛素注射液
精蛋白重组人胰岛素注射液
盐酸吡硫醇注射液
注射用盐酸吡硫醇

本版药典(二部)收载药品名称与
2015 年版(二部)收载药品名称变更对照

本版药典名称	2015 年版药典名称
去氨加压素注射液	醋酸去氨加压素注射液
盐酸氮䓬斯汀	盐酸氮卓斯汀
盐酸氮䓬斯汀片	盐酸氮卓斯汀片
盐酸氮䓬斯汀鼻喷雾剂	盐酸氮卓斯汀鼻喷雾剂
诊断用碘[^{131}I]化钠胶囊	碘[^{131}I]化钠胶囊

凡　例

总　则

一、《中华人民共和国药典》简称《中国药典》，依据《中华人民共和国药品管理法》组织制定和颁布实施。《中国药典》一经颁布实施，其所载同品种或相关内容的上版药典标准或原国家药品标准即停止使用。

《中国药典》由一部、二部、三部、四部及其增补本组成。一部收载中药，二部收载化学药品，三部收载生物制品及相关通用技术要求，四部收载通用技术要求和药用辅料。除特别注明版次外，《中国药典》均指现行版。

本部为《中国药典》二部。

二、《中国药典》主要由凡例、通用技术要求和品种正文构成。

凡例是为正确使用《中国药典》，对品种正文、通用技术要求以及药品质量检验和检定中有关共性问题的统一规定和基本要求。

通用技术要求包括《中国药典》收载的通则、指导原则以及生物制品通则和相关总论等。

《中国药典》各品种项下收载的内容为品种正文。

三、药品标准由品种正文及其引用的凡例、通用技术要求共同构成。

本版药典收载的凡例、通则/生物制品通则、总论的要求对未载入本版药典的其他药品标准具同等效力。

四、凡例和通用技术要求中采用"除另有规定外"这一用语，表示存在与凡例或通用技术要求有关规定不一致的情况时，则在品种正文中另作规定，并据此执行。

五、品种正文所设各项规定是针对符合《药品生产质量管理规范》(Good Manufacturing Practices，GMP）的产品而言。任何违反 GMP 或有未经批准添加物质所生产的药品，即使符合《中国药典》或按照《中国药典》未检出其添加物质或相关杂质，亦不能认为其符合规定。

六、《中国药典》的英文名称为 Pharmacopoeia of the People's Republic of China；英文简称为 Chinese Pharmacopoeia；英文缩写为 ChP。

通用技术要求

七、通则主要包括制剂通则、其他通则、通用检测方法。制剂通则系为按照药物剂型分类，针对剂型特点所规定的基本技术要求。通用检测方法系为各品种进行相同项目检验时所应采用的统一规定的设备、程序、方法及限度等。

指导原则系为规范药典执行，指导药品标准制定和修订，提高药品质量控制水平所规定的非强制性、推荐性技术要求。

生物制品通则是对生物制品生产和质量控制的基本要求，总论是对某一类生物制品生产和质量控制的相关技术要求。

品 种 正 文

八、品种正文系根据药物自身的理化与生物学特性，按照批准的处方来源、生产工艺、贮藏运输条件等所制定的、用以检测药品质量是否达到用药要求并衡量其质量是否稳定均一的技术规定。

九、品种正文内容根据品种和剂型的不同，按顺序可分别列有：(1)品名（包括中文名、汉语拼音与英文名）；(2)有机药物的结构式；(3)分子式与分子量；(4)来源或有机药物的化学名称；(5)含量或效价规定；(6)处方；(7）制法；(8）性状；(9）鉴别；(10）检查；(11）含量或效价测定；(12）类别；

(13)规格；(14)贮藏；(15)制剂；(16)标注；(17)杂质信息等。

原料药与制剂中已知杂质的名称与结构式等信息一般均在原料药正文中列出，相应制剂正文直接引用。复方制剂中活性成分相互作用产生的杂质，一般列在该品种正文项下。

十、品种正文中引用的药品系指本版药典收载的品种，其质量应符合相应的规定。

名称与编排

十一、品种正文收载的药品中文名称通常按照《中国药品通用名称》收载的名称及其命名原则命名，《中国药典》收载的药品中文名称均为法定名称；本部药典收载的原料药英文名除另有规定外，均采用国际非专利药名(International Nonproprietary Names，INN)。

有机药物的化学名称系根据中国化学会编撰的《有机化学命名原则》命名，母体的选定与国际纯粹与应用化学联合会(International Union of Pure and Applied Chemistry，IUPAC)的命名系统一致。

十二、药品化学结构式按照世界卫生组织(World Health Organization，WHO)推荐的“药品化学结构式书写指南”书写。

十三、品种正文按药品中文名称笔画顺序排列，同笔画数的字按起笔笔形一丨丿丶乛的顺序排列；单方制剂排在其原料药后面；放射性药品集中编排；索引按汉语拼音顺序排序的中文索引、英文名和中文名对照索引排列。

项目与要求

十四、制法项下主要记载药品的重要工艺要求和质量管理要求。

(1) 所有药品的生产工艺应经验证，并经国务院药品监督管理部门批准，生产过程均应符合《药品生产质量管理规范》的要求。

(2) 来源于动物组织提取的药品，其所用动物种属要明确，所用脏器均应来自经检疫的健康动物，涉及牛源的应取自无牛海绵状脑病地区的健康牛群；来源于人尿提取的药品，均应取自健康人群。上述药品均应有明确的病毒灭活工艺要求以及质量管理要求。

(3) 直接用于生产的菌种、毒种、来自人和动物的细胞、DNA重组工程菌及工程细胞，来源途径应经国务院药品监督管理部门批准并应符合国家有关的管理规范。

十五、性状项下记载药品的外观、臭、味、溶解度以及物理常数等。

(1) 外观性状是对药品的色泽和外表感观的规定，其中臭与味指药品本身所固有的，可供制剂开发时参考。

(2) 溶解度是药品的一种物理性质。各品种项下选用的部分溶剂及其在该溶剂中的溶解性能，可供精制或制备溶液时参考；对在特定溶剂中的溶解性能需作质量控制时，在该品种检查项下另作具体规定。药品的近似溶解度以下列名词术语表示：

极易溶解　系指溶质1g(ml)能在溶剂不到1ml中溶解；
易溶　系指溶质1g(ml)能在溶剂1～不到10ml中溶解；
溶解　系指溶质1g(ml)能在溶剂10～不到30ml中溶解；
略溶　系指溶质1g(ml)能在溶剂30～不到100ml中溶解；
微溶　系指溶质1g(ml)能在溶剂100～不到1000ml中溶解；
极微溶解　系指溶质1g(ml)能在溶剂1000～不到10 000ml中溶解；
几乎不溶或不溶　系指溶质1g (ml) 在溶剂10 000ml中不能完全溶解。

试验法：除另有规定外，称取研成细粉的供试品或量取液体供试品，于25℃±2℃一定容量的溶剂中，每隔5分钟强力振摇30秒钟；观察30分钟内的溶解情况，如无目视可见的溶质颗粒或液滴时，即视为完全溶解。

(3) 物理常数包括相对密度、馏程、熔点、凝点、比旋度、折光率、黏度、吸收系数、碘值、皂化值和酸值等；其测定结果不仅对药品具有鉴别意义，也可反映药品的纯度，是评价药品质量的主要指标之一。

十六、鉴别项下规定的试验方法，系根据反映该药品某些物理、化学或生物学等特性所进行的药物鉴别试验，不完全代表对该药品化学结构的确证。

十七、检查项下包括反映药品的安全性与有效性的试验方法和限度、均一性与纯度等制备工艺要求等内容；对于规定中的各种杂质检查项目，系指该药品在按既定工艺进行生产和正常贮藏过程中可能含有或产生并需要控制的杂质（如残留溶剂、有关物质等）；改变生产工艺时需另考虑增修订有关项目。

对于生产过程中引入的有机溶剂，应在后续的生产环节予以有效去除。除正文已明确列有“残留溶剂”检查的品种必须对生产过程中引入的有机溶剂依法进行该项检查外，其他未在“残留溶剂”项下明确列出的有机溶剂或未在正文中列有此项检查的各品种，如生产过程中引入或产品中残留有机溶剂，均应按通则“残留溶剂测定法”检查并应符合相应溶剂的限度规定。

采用色谱法检测有关物质时，杂质峰（或斑点）不包括溶剂、辅料或原料药的非活性部分等产生的色谱峰（或斑点）。必要时，可采用适宜的方法对上述非杂质峰（或斑点）进行确认。

处方中含有抑菌剂的注射剂和眼用制剂，应建立适宜的检测方法对抑菌剂的含量进行控制。正文已明确列有抑菌剂检查的品种必须依法对产品中使用的抑菌剂进行该项检查，并应符合相应的限度规定。

供直接分装成注射用无菌粉末的原料药，应按照注射剂项下相应的要求进行检查，并应符合规定。

各类制剂，除另有规定外，均应符合各制剂通则项下有关的各项规定。

十八、含量测定项下规定的试验方法，用于测定原料药及制剂中有效成分的含量，一般可采用化学、仪器或生物测定方法。

十九、类别系按药品的主要作用与主要用途或学科的归属划分，不排除在临床实践的基础上作其他类别药物使用。

二十、制剂的规格，系指每一支、片或其他每一个单位制剂中含有主药的重量（或效价）或含量（%）或装量。注射液项下，如为“1ml：10mg”，系指1ml中含有主药10mg；对于列有处方或标有浓度的制剂，也可同时规定装量规格。

二十一、贮藏项下的规定，系为避免污染和降解而对药品贮存与保管的基本要求，以下列名词术语表示：

遮光	系指用不透光的容器包装，例如棕色容器或适宜黑色材料包裹的无色透明、半透明容器；
避光	系指避免日光直射；
密闭	系指将容器密闭，以防止尘土及异物进入；
密封	系指将容器密封以防止风化、吸潮、挥发或异物进入；
熔封或严封	系指将容器熔封或用适宜的材料严封，以防止空气与水分的侵入并防止污染；
阴凉处	系指不超过20℃；
凉暗处	系指避光并不超过20℃；
冷处	系指2～10℃；
常温（室温）	系指10～30℃。

除另有规定外，贮藏项下未规定贮藏温度的一般系指常温。

由于注射剂与眼用制剂等的包装容器均直接接触药品，可视为该制剂的组成部分，因而可写为“密闭保存”。

二十二、标注项下的规定，系指开展检定工作等所需的信息，应采取适宜的方式（如药品说明书等）注明。

二十三、制剂中使用的原料药和辅料，均应符合本版药典的规定；本版药典未收载者，必须制定符合药用要求的标准，并需经国务院药品监督管理部门批准。

同一原料药用于不同制剂（特别是给药途径不同的制剂）时，需根据临床用药要求制定相应的质量控制项目。

检验方法和限度

二十四、本版药典品种正文收载的所有品种，均应按规定的方法进行检验。采用药典规定的方法进行检验时，应对方法的适用性进行确认。如采用其他方法，应进行方法学验证，并与规定的方法比对，根据试验结果选择使用，但应以本版药典规定的方法为准。

二十五、本版药典中规定的各种纯度和限度数值以及制剂的重(装)量差异，系包括上限和下限两个数值本身及中间数值。规定的这些数值不论是百分数还是绝对数字，其最后一位数字都是有效位。

试验结果在运算过程中，可比规定的有效数字多保留一位数，而后根据有效数字的修约规则进舍至规定有效位。计算所得的最后数值或测定读数值均可按修约规则进舍至规定的有效位，取此数值与标准中规定的限度数值比较，以判断是否符合规定的限度。

二十六、原料药的含量(%)，除另有注明者外，均按重量计。如规定上限为100%以上时，系指用本版药典规定的分析方法测定时可能达到的数值，它为药典规定的限度或允许偏差，并非真实含有量；如未规定上限时，系指不超过101.0%。

制剂的含量限度范围，系根据主药含量的多少、测定方法误差、生产过程不可避免偏差和贮存期间可能产生降解的可接受程度而制定的，生产中应按标示量100%投料。如已知某一成分在生产或贮存期间含量会降低，生产时可适当增加投料量，以保证在有效期内含量能符合规定。

标准品与对照品

二十七、标准品与对照品系指用于鉴别、检查、含量或效价测定的标准物质。标准品系指用于生物检定或效价测定的标准物质，其特性量值一般按效价单位(或 μg)计，以国际标准物质进行标定；对照品系指采用理化方法进行鉴别、检查或含量测定时所用的标准物质，其特性量值一般按纯度（%）计。

标准品与对照品的建立或变更批号，应与国际标准物质或原批号标准品或对照品进行对比并经过协作标定，然后按照国家药品标准物质相应的工作程序进行技术审定，确认其质量能够满足既定用途后方可使用。

标准品与对照品均应附有使用说明书，一般应标明批号、特性量值、用途、使用方法、贮藏条件和装量等。

标准品与对照品均应按其标签或使用说明书所示的内容使用和贮藏。

计　　量

二十八、试验用的计量仪器均应符合国务院质量技术监督部门的规定。

二十九、本版药典采用的计量单位

（1）法定计量单位名称和单位符号如下：

长度	米(m)	分米(dm)	厘米(cm)	毫米(mm)	微米(μm)	纳米(nm)
体积	升(L)	毫升(ml)	微升(μl)			
质(重)量	千克(kg)	克(g)	毫克(mg)	微克(μg)	纳克(ng)	皮克(pg)
物质的量	摩尔(mol)	毫摩尔(mmol)				
压力	兆帕(MPa)	千帕(kPa)	帕(Pa)			
温度	摄氏度(℃)					
动力黏度	帕秒(Pa·s)	毫帕秒(mPa·s)				
运动黏度	平方米每秒(m^2/s)		平方毫米每秒(mm^2/s)			
波数	厘米的倒数(cm^{-1})					
密度	千克每立方米(kg/m^3)		克每立方厘米(g/cm^3)			
放射性活度	吉贝可(GBq)	兆贝可(MBq)	千贝可(kBq)	贝可(Bq)		

（2）本版药典使用的滴定液和试液的浓度，以mol/L(摩尔/升)表示者，其浓度要求精密标定的滴定液用“XXX滴定液(YYY mol/L)”表示；作其他用途不需精密标定其浓度时，用“YYY mol/L XXX溶液”表示，以示区别。

(3) 有关的温度描述，一般以下列名词术语表示：

水浴温度　除另有规定外，均指 98～100℃；

热水　系指 70～80℃；

微温或温水　系指 40～50℃；

室温(常温)　系指 10～30℃；

冷水　系指 2～10℃；

冰浴　系指约 0℃；

放冷　系指放冷至室温。

(4) 符号“%”表示百分比，系指重量的比例；但溶液的百分比，除另有规定外，系指溶液 100ml 中含有溶质若干克；乙醇的百分比，系指在 20℃时容量的比例。此外，根据需要可采用下列符号：

%(g/g)　表示溶液 100g 中含有溶质若干克；

%(ml/ml)　表示溶液 100ml 中含有溶质若干毫升；

%(ml/g)　表示溶液 100g 中含有溶质若干毫升；

%(g/ml)　表示溶液 100ml 中含有溶质若干克。

(5) 缩写“ppm”表示百万分比，系指重量或体积的比例。

(6) 缩写“ppb”表示十亿分比，系指重量或体积的比例。

(7) 液体的滴，系在 20℃时，以 1.0ml 水为 20 滴进行换算。

(8) 溶液后标示的“(1→10)”等符号，系指固体溶质 1.0g 或液体溶质 1.0ml 加溶剂使成 10ml 的溶液；未指明用何种溶剂时，均系指水溶液；两种或两种以上液体的混合物，名称间用半字线“-”隔开，其后括号内所示的“：”符号，系指各液体混合时的体积(重量)比例。

(9) 本版药典所用药筛，选用国家标准的 R40/3 系列，分等如下：

筛号	筛孔内径（平均值）	目号
一号筛	2000μm±70μm	10 目
二号筛	850μm±29μm	24 目
三号筛	355μm±13μm	50 目
四号筛	250μm±9.9μm	65 目
五号筛	180μm±7.6μm	80 目
六号筛	150μm±6.6μm	100 目
七号筛	125μm±5.8μm	120 目
八号筛	90μm±4.6μm	150 目
九号筛	75μm±4.1μm	200 目

粉末分等如下：

最粗粉　指能全部通过一号筛，但混有能通过三号筛不超过 20%的粉末；

粗　粉　指能全部通过二号筛，但混有能通过四号筛不超过 40%的粉末；

中　粉　指能全部通过四号筛，但混有能通过五号筛不超过 60%的粉末；

细　粉　指能全部通过五号筛，并含能通过六号筛不少于 95%的粉末；

最细粉　指能全部通过六号筛，并含能通过七号筛不少于 95%的粉末；

极细粉　指能全部通过八号筛，并含能通过九号筛不少于 95%的粉末。

(10) 乙醇未指明浓度时，均系指 95%(ml/ml)的乙醇。

三十、计算分子量以及换算因子等使用的原子量均按最新国际原子量表推荐的原子量。

精　确　度

三十一、本版药典规定取样量的准确度和试验精密度。

（1）试验中供试品与试药等“称重”或“量取”的量，均以阿拉伯数码表示，其精确度可根据数值的有效数位来确定，如称取“0.1g”，系指称取重量可为0.06～0.14g；称取“2g”，系指称取重量可为1.5～2.5g；称取“2.0g”，系指称取重量可为1.95～2.05g；称取“2.00g”，系指称取重量可为1.995～2.005g。

“精密称定”系指称取重量应准确至所取重量的千分之一；“称定”系指称取重量应准确至所取重量的百分之一；“精密量取”系指量取体积的准确度应符合国家标准中对该体积移液管的精密度要求；“量取”系指可用量筒或按照量取体积的有效数位选用量具。取用量为“约”若干时，系指取用量不得超过规定量的±10%。

（2）恒重，除另有规定外，系指供试品连续两次干燥或炽灼后称重的差异在0.3mg以下的重量；干燥至恒重的第二次及以后各次称重均应在规定条件下继续干燥1小时后进行；炽灼至恒重的第二次称重应在继续炽灼30分钟后进行。

（3）试验中规定“按干燥品（或无水物，或无溶剂）计算”时，除另有规定外，应取未经干燥（或未去水，或未去溶剂）的供试品进行试验，并将计算中的取用量按检查项下测得的干燥失重（或水分，或溶剂）扣除。

（4）试验中的“空白试验”，系指在不加供试品或以等量溶剂替代供试液的情况下，按同法操作所得的结果；含量测定中的“并将滴定的结果用空白试验校正”，系指按供试品所耗滴定液的量（ml）与空白试验中所耗滴定液的量（ml）之差进行计算。

（5）试验时的温度，未注明者，系指在室温下进行；温度高低对试验结果有显著影响者，除另有规定外，应以25℃±2℃为准。

试药、试液、指示剂

三十二、试验用的试药，除另有规定外，均应根据通则试药项下的规定，选用不同等级并符合国家标准或国务院有关行政主管部门规定的试剂标准。试液、缓冲液、指示剂与指示液、滴定液等，均应符合通则的规定或按照通则的规定制备。

三十三、试验用水，除另有规定外，均系指纯化水。酸碱度检查所用的水，均系指新沸并放冷至室温的水。

三十四、酸碱性试验时，如未指明用何种指示剂，均系指石蕊试纸。

动物试验

三十五、动物试验所使用的动物应为健康动物，其管理应按国务院有关行政主管部门颁布的规定执行。

动物品系、年龄、性别、体重等应符合药品检定要求。

随着药品纯度的提高，凡是有准确的化学和物理方法或细胞学方法能取代动物试验进行药品质量检测的，应尽量采用，以减少动物试验。

说明书、包装与标签

三十六、药品说明书应符合《中华人民共和国药品管理法》及国务院药品监督管理部门对说明书的规定。

三十七、直接接触药品的包装材料和容器应符合国务院药品监督管理部门的有关规定，均应无毒、洁净，与内容药品应不发生化学反应，并不得影响内容药品的质量。

三十八、药品标签应符合《中华人民共和国药品管理法》及国务院药品监督管理部门对包装标签的规定，不同包装标签其内容应根据上述规定印制，并应尽可能多地包含药品信息。

三十九、麻醉药品、精神药品、医疗用毒性药品、放射性药品、外用药品和非处方药品的说明书和包装标签，必须印有规定的标识。

品名目次

品种正文　第一部分

一　画

乙

二　画

二十丁七

三　画

三千大口山门己马

四　画

扎木五厄比贝牛壬升乌六巴双水

五　画

去甘艾本可丙左石右布戊扑卡
叶甲生白他兰头司尼加对矛丝

六　画

吉地亚西灰达托过曲吗钆伏
华伊肌多色冰齐交米安那异红

七　画

麦坎芬苄克苏劳杆更两抑
来呋吡呵别利佐谷妥肝
辛间沙泛尿阿纯

八　画

环青苯林拉奈奋软非帕肾果明咖罗垂依乳鱼放炔单法注泮泼组细

九　画

玻草茴茶荧药枸柳胃哌哈咪
氟氢秋重复顺胆胞亮度美
前洛浓癸绒

十　画

盐桂格核恩氧氨特胸倍胰胱脂胶高烟酒消诺

十一画

培黄萘萝酞酚辅铝脯麻羟液维

十 二 画

琥替联葛葡棓

棕硬硝硫紫氯奥舒普富巯

【性状】 本品为白色或类白色的丸。

【鉴别】 (1)取本品(约相当于马来酸氯苯那敏 8mg),加枸橼酸醋酐试液 1ml,置水浴上加热,即显红紫色。

(2)取本品(约相当于马来酸氯苯那敏 20mg),加稀硫酸 2ml 使马来酸氯苯那敏溶解,滴加高锰酸钾试液,红色即消失。

(3)在含量测定项下记录的色谱图中,供试品溶液两主峰的保留时间应与对照品溶液相应两主峰的保留时间一致。

【检查】 **有关物质** 照高效液相色谱法(通则 0512)测定。

供试品溶液 取本品,加溶剂溶解并稀释制成每 1ml 中含马来酸氯苯那敏 1mg 的溶液,滤过,取续滤液。

对照溶液 精密量取供试品溶液适量,用溶剂定量稀释制成每 1ml 中含马来酸氯苯那敏 5μg 的溶液。

溶剂、色谱条件、系统适用性要求与测定法 见马来酸氯苯那敏有关物质项下。

限度 供试品溶液色谱图中除马来酸峰与辅料(聚乙二醇 6000)峰外如有杂质峰,单个杂质峰面积不得大于对照溶液中氯苯那敏峰面积(0.5%),各杂质峰面积的和不得大于对照溶液中氯苯那敏峰面积的 2 倍(1.0%)。

含量均匀度 取本品 1 丸,置 25ml(2mg 规格)或 50ml(4mg 规格)量瓶中,加流动相约 20ml,振摇崩散,超声使马来酸氯苯那敏溶解,用流动相稀释至刻度,摇匀,滤过,取续滤液作为供试品溶液,照含量测定项下的方法测定含量,应符合规定(通则 0941)。

其他 应符合丸剂项下有关的各项规定(通则 0108)。

【含量测定】 照高效液相色谱法(通则 0512)测定。

供试品溶液 取本品 20 丸,精密称定,研细,精密称取适量(约相当于马来酸氯苯那敏 4mg),置 50ml 量瓶中,加流动相适量,超声使马来酸氯苯那敏溶解,用流动相稀释至刻度,摇匀,滤过,取续滤液。

对照品溶液 取马来酸氯苯那敏对照品 16mg,精密称定,置 200ml 量瓶中,加流动相溶解并稀释至刻度,摇匀。

色谱条件 用十八烷基硅烷键合硅胶为填充剂;以磷酸盐缓冲液(取磷酸二氢铵 11.5g,加水适量使溶解,加磷酸 1ml,用水稀释至 1000ml)-乙腈(80:20)为流动相;柱温为 30℃;检测波长为 262nm;进样体积 10μl。

系统适用性要求 主峰出峰顺序依次为马来酸峰与氯苯那敏峰,理论板数按氯苯那敏峰计算不低于 4000,氯苯那敏峰与相邻杂质峰之间的分离度应符合要求。

测定法 精密量取供试品溶液与对照品溶液,分别注入液相色谱仪,记录色谱图。按外标法以氯苯那敏峰面积计算。

【类别】 同马来酸氯苯那敏。

【规格】 (1)2mg (2)4mg

【贮藏】 遮光,密封,在阴凉处保存。

马来酸噻吗洛尔

Malaisuan Saimaluo'er

Timolol Maleate

$C_{13}H_{24}N_4O_3S \cdot C_4H_4O_4$ 432.49

本品为(-)-1-(叔丁氨基)-3-[(4-吗啉基-1,2,5-噻二唑-3-基)氧]-2-丙醇马来酸盐。按干燥品计算,含 $C_{13}H_{24}N_4O_3S \cdot C_4H_4O_4$ 不得少于 99.0%。

【性状】 本品为白色结晶性粉末;无臭。

本品在水或甲醇中溶解,在乙醇中略溶,在三氯甲烷中微溶,在环己烷或乙醚中几乎不溶。

熔点 本品的熔点(通则 0612)为 199～203℃,熔融时同时分解。

比旋度 取本品,精密称定,加 1mol/L 盐酸溶液溶解并定量稀释制成每 1ml 中约含 0.1g 的溶液,依法测定(通则 0621),比旋度为 -5.7°至 -6.2°。

吸收系数 取本品,精密称定,加盐酸溶液(9→1000)溶解并定量稀释制成每 1ml 中约含 20μg 的溶液,照紫外-可见分光光度法(通则 0401),在 295nm 的波长处测定吸光度,吸收系数($E_{1cm}^{1\%}$)为 199～211。

【鉴别】 (1)取本品约 5mg,加水 1ml 使溶解,加高锰酸钾试液 3 滴,紫色立即消失,加热,即生成红棕色沉淀。

(2)取本品约 10mg,加水 1ml 溶解,加硫酸铜试液 1 滴、氨试液 1ml 与二硫化碳-苯(1:3)2 滴,振摇,苯层显棕黄色至棕色。

(3)本品的红外光吸收图谱应与对照的图谱(光谱集 33 图)一致。

【检查】 **酸度** 取本品 0.50g,加水 25ml 使溶解后,依法测定(通则 0631),pH 值应为 3.8～4.3。

有关物质 照薄层色谱法(通则 0502)试验。

供试品溶液 取本品,加甲醇制成每 1ml 中含 25mg 的溶液。

色谱条件 采用硅胶 G 薄层板,以二氯甲烷-甲醇-浓氨溶液(80:14:1)为展开剂。

测定法 吸取供试品溶液 5μl,点于薄层板上,展开,晾干,置饱和的碘蒸气中显色。

限度 除主斑点外,不得显其他斑点。

干燥失重 取本品,在 105℃干燥至恒重,减失重量不得过 0.5%(通则 0831)。

炽灼残渣 取本品 1.0g,依法检查(通则 0841),遗留残渣不得过 0.1%。

重金属 取炽灼残渣项下遗留的残渣,依法检查(通则

0821 第二法)，含重金属不得过百万分之二十。

【含量测定】 取本品 0.3g，精密称定，加冰醋酸 10ml 溶解后，加醋酐 10ml 与结晶紫指示液 1 滴，用高氯酸滴定液(0.1mol/L)滴定至溶液显蓝色，并将滴定的结果用空白试验校正。每 1ml 高氯酸滴定液(0.1mol/L)相当于 43.25mg 的 $C_{13}H_{24}N_4O_3S \cdot C_4H_4O_4$。

【类别】 β 肾上腺素受体阻滞药。

【贮藏】 遮光，密封保存。

【制剂】 (1)马来酸噻吗洛尔片　(2)马来酸噻吗洛尔滴眼液

马来酸噻吗洛尔片

Malaisuan Saimaluo'er Pian

Timolol Maleate Tablets

本品含马来酸噻吗洛尔($C_{13}H_{24}N_4O_3S \cdot C_4H_4O_4$)应为标示量的 90.0%～110.0%。

【性状】 本品为白色片。

【鉴别】 (1)取本品细粉适量(约相当于马来酸噻吗洛尔 5mg)，加水 1ml 振摇，离心，取上清液加高锰酸钾试液 3 滴，紫色立即消失，加热，即生成红棕色沉淀。

(2)取本品的细粉适量(约相当于马来酸噻吗洛尔 10mg)，加水 1ml 振摇，离心，取上清液加硫酸铜试液 1 滴，加氨试液 1ml 与二硫化碳-苯(1∶3)2 滴，振摇，苯层显棕黄色至棕色。

(3)取含量测定项下的溶液，照紫外-可见分光光度法(通则 0401)测定，在 295nm 的波长处有最大吸收。

【检查】 **含量均匀度** 取本品 1 片，置 50ml 量瓶中，加 0.1mol/L 盐酸溶液适量，充分振摇使马来酸噻吗洛尔溶解，用 0.1mol/L 盐酸溶液稀释至刻度，摇匀，滤过，精密量取续滤液适量，用 0.1mol/L 盐酸溶液定量稀释制成每 1ml 中含 20μg 的溶液，作为供试品溶液，照含量测定项下的方法测定含量，应符合规定(通则 0941)。

溶出度 照溶出度与释放度测定法(通则 0931 第三法)测定。

溶出条件　以 0.1mol/L 盐酸溶液 150ml 为溶出介质，转速为每分钟 100 转，依法操作，经 30 分钟时取样。

测定法　取溶出液适量，滤过，取续滤液，照紫外-可见分光光度法(通则 0401)，在 295nm 的波长处测定吸光度，按 $C_{13}H_{24}N_4O_3S \cdot C_4H_4O_4$ 的吸收系数($E_{1cm}^{1\%}$)为 205 计算每片的溶出量。

限度　标示量的 80%，应符合规定。

其他 应符合片剂项下有关的各项规定(通则 0101)。

【含量测定】 照紫外-可见分光光度法(通则 0401)测定。

供试品溶液 取本品 20 片，精密称定，研细，精密称取适量(约相当于马来酸噻吗洛尔 5mg)，置 50ml 量瓶中，加 0.1mol/L 盐酸溶液适量，振摇使马来酸噻吗洛尔溶解并稀释至刻度，摇匀，滤过，精密量取续滤液 10ml，置 50ml 量瓶中，加 0.1mol/L 盐酸溶液稀释至刻度，摇匀。

测定法 取供试品溶液，在 295nm 的波长处测定吸光度，按 $C_{13}H_{24}N_4O_3S \cdot C_4H_4O_4$ 的吸收系数($E_{1cm}^{1\%}$)为 205 计算。

【类别】 同马来酸噻吗洛尔。

【规格】 (1)2.5mg　(2)5mg

【贮藏】 遮光，密封保存。

马来酸噻吗洛尔滴眼液

Malaisuan Saimaluo'er Diyanye

Timolol Maleate Eye Drops

本品含马来酸噻吗洛尔按噻吗洛尔($C_{13}H_{24}N_4O_3S$)计算，应为标示量的 90.0%～110.0%。

本品可加适量的抑菌剂。

【性状】 本品为无色的澄明液体。

【鉴别】 (1)取本品，照马来酸噻吗洛尔项下的鉴别(1)、(2)项试验，显相同的反应。

(2)取含量测定项下的溶液，照紫外-可见分光光度法(通则 0401)测定，在 295nm 的波长处有最大吸收。

【检查】 **pH 值** 应为 6.5～7.5(通则 0631)。

渗透压摩尔浓度 取本品，照渗透压摩尔浓度测定法(通则 0632)测定，渗透压摩尔浓度比应为 0.9～1.3。

其他 应符合眼用制剂项下有关的各项规定(通则 0105)。

【含量测定】 照紫外-可见分光光度法(通则 0401)测定。

供试品溶液 精密量取本品适量，用盐酸溶液(9→1000)定量稀释成每 1ml 中含噻吗洛尔 20μg 的溶液。

测定法 取供试品溶液，在 295nm 的波长处测定吸光度，按 $C_{13}H_{24}N_4O_3S \cdot C_4H_4O_4$ 的吸收系数($E_{1cm}^{1\%}$)为 205 计算，并将结果与 0.7316 相乘，即为 $C_{13}H_{24}N_4O_3S$ 的含量。

【类别】 同马来酸噻吗洛尔。

【规格】 按噻吗洛尔计　(1)5ml∶12.5mg　(2)5ml∶25mg

【贮藏】 遮光，密封保存。

扎 来 普 隆

Zhalaipulong

Zaleplon

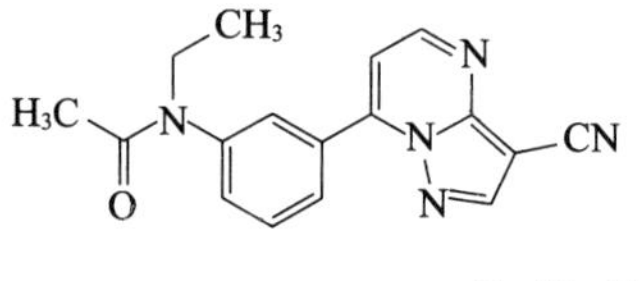

$C_{17}H_{15}N_5O$　305.33

本品为 N-[3-(3-氰基吡唑并[1,5-a]嘧啶-7-基)苯基]-N-乙基乙酰胺。按干燥品计算，含 $C_{17}H_{15}N_5O$ 应为 98.0%～102.0%。

【性状】 本品为白色或类白色结晶性粉末；无臭。

本品在二氯甲烷中易溶，在甲醇、乙醇或丙酮中略溶，在水中几乎不溶；在 0.1mol/L 盐酸溶液或 0.1mol/L 氢氧化钠溶液中几乎不溶。

熔点 本品的熔点（通则 0612）为 185～188℃。

【鉴别】 (1)取本品，加乙醇溶解并稀释制成每 1ml 中约含 1mg 的溶液，置紫外光灯(365nm)下，应显黄绿色荧光。

(2)在含量测定项下记录的色谱图中，供试品溶液主峰的保留时间应与对照品溶液主峰的保留时间一致。

(3)本品的红外光吸收图谱应与对照品的图谱一致（通则 0402）。

【检查】 **溶液的澄清度与颜色** 取本品 0.10g，加甲醇 10ml，振摇使溶解，溶液应澄清无色；如显浑浊，与 1 号浊度标准液（通则 0902）比较，不得更浓；如显色，与黄色 2 号标准比色液（通则 0901 第一法）比较，不得更深。

卤化物 取本品 2.5g，加水 30ml，加热煮沸，放冷，滤过，滤液置 50ml 量瓶中，用水洗涤沉淀，洗液并入量瓶中，用水稀释至刻度，摇匀，取 10ml，依法检查（通则 0801），与标准氯化钠溶液 5.0ml 制成的对照液比较，不得更浓(0.01%)。

有关物质 照高效液相色谱法（通则 0512）测定。

溶剂 乙腈-水(50：50)。

供试品溶液 取本品适量，加溶剂溶解并稀释制成每 1ml 中约含 0.3mg 的溶液。

对照溶液 精密量取供试品溶液适量，用溶剂定量稀释制成每 1ml 中约含 1.5μg 的溶液。

灵敏度溶液 精密量取对照溶液适量，用溶剂定量稀释制成每 1ml 中约含 0.15μg 的溶液。

色谱条件 用十八烷基硅烷键合硅胶为填充剂；以乙腈-水(35：65)为流动相；检测波长为 231nm；进样体积 10μl。

系统适用性要求 理论板数按扎来普隆峰计算不低于 3000，扎来普隆峰与相邻杂质峰的分离度应符合要求。灵敏度溶液色谱图中，主成分峰高的信噪比应大于 10。

测定法 精密量取供试品溶液与对照溶液，分别注入液相色谱仪，记录色谱图至主成分峰保留时间的 3 倍。

限度 供试品溶液色谱图中如有杂质峰，单个杂质峰面积不得大于对照溶液主峰面积的 0.3 倍(0.15%)，各杂质峰面积的和不得大于对照溶液主峰面积(0.5%)，小于灵敏度溶液主峰面积的色谱峰忽略不计。

残留溶剂 照残留溶剂测定法（通则 0861 第二法）测定。

供试品溶液 取本品约 0.5g，精密称定，置顶空瓶中，精密加入二甲基亚砜 5ml，振摇使溶解，密封。

对照品溶液 分别取甲醇、乙醇、丙酮、二氯甲烷、正己烷、乙酸乙酯、甲苯与 N,N-二甲基甲酰胺各适量，精密称定，加二甲基亚砜溶解并定量稀释制成每 1ml 中分别约含甲醇 300μg、乙醇 500μg、丙酮 500μg、二氯甲烷 60μg、正己烷 29μg、乙酸乙酯 500μg、甲苯 89μg 与 N,N-二甲基甲酰胺 88μg 的混合溶液，精密量取 5ml，置顶空瓶中，密封。

色谱条件 以 6%氰丙基苯基-94%二甲基聚硅氧烷（或极性相近）为固定液的毛细管柱为色谱柱；起始温度为 40℃，维持 8 分钟，以每分钟 8℃的速率升温至 120℃，维持 5 分钟，再以每分钟 30℃的速率升温至 210℃，维持 2 分钟；进样口温度为 200℃；采用氢火焰离子化检测器，温度为 250℃；顶空瓶平衡温度为 95℃，平衡时间为 30 分钟。

系统适用性要求 对照品溶液色谱图中，各成分峰间的分离度均应符合要求。

测定法 取供试品溶液与对照品溶液分别顶空进样，记录色谱图。

限度 按外标法以峰面积计算，甲醇、乙醇、丙酮、二氯甲烷、正己烷、乙酸乙酯、甲苯与 N,N-二甲基甲酰胺的残留量均应符合规定。

干燥失重 取本品，在 105℃干燥至恒重，减失重量不得过 0.5%（通则 0831）。

炽灼残渣 取本品，依法检查（通则 0841），遗留残渣不得过 0.1%。

重金属 取炽灼残渣项下遗留的残渣，依法检查（通则 0821 第二法），含重金属不得过百万分之十。

【含量测定】 照高效液相色谱法（通则 0512）测定。

供试品溶液 取本品适量，精密称定，加溶剂溶解并定量稀释制成每 1ml 中约含扎来普隆 20μg 的溶液。

对照品溶液 取扎来普隆对照品适量，精密称定，加溶剂溶解并定量稀释制成每 1ml 中约含 20μg 的溶液。

溶剂、色谱条件与系统适用性要求 见有关物质项下。

测定法 精密量取供试品溶液与对照品溶液，分别注入液相色谱仪，记录色谱图。按外标法以峰面积计算。

【类别】 镇静催眠药。

【贮藏】 遮光，密封保存。

【制剂】 (1)扎来普隆片 (2)扎来普隆胶囊

扎来普隆片

Zhalaipulong Pian

Zaleplon Tablets

本品含扎来普隆($C_{17}H_{15}N_5O$)应为标示量的 90.0%～110.0%。

【性状】 本品为白色或类白色片或薄膜衣片，除去包衣后显白色或类白色。

【鉴别】 (1)取本品细粉适量（约相当于扎来普隆 5mg），加乙醇 5ml，振摇使扎来普隆溶解，滤过，滤液置紫外光灯(365nm)下检视，显黄绿色荧光。

(2)在含量测定项下记录的色谱图中，供试品溶液主峰的

保留时间应与对照品溶液主峰的保留时间一致。

(3)取本品细粉适量(约相当于扎来普隆 5mg),置 100ml 量瓶中,加乙醇适量,振摇使扎来普隆溶解,并稀释至刻度,摇匀,滤过,取续滤液适量,用乙醇稀释制成每 1ml 中约含扎来普隆 5μg 的溶液,照紫外-可见分光光度法(通则 0401)测定,在 232nm 的波长处有最大吸收。

【检查】 **有关物质**　照高效液相色谱法(通则 0512)测定。

供试品溶液　取含量测定项下的细粉适量(约相当于扎来普隆 5mg),置 25ml 量瓶中,加乙腈 10ml,超声使扎来普隆溶解,并用水稀释至刻度,摇匀,滤过,取续滤液。

对照溶液　精密量取供试品溶液 1ml,置 200ml 量瓶中,用流动相稀释至刻度,摇匀。

色谱条件、系统适用性要求与测定法　除灵敏度要求外,见扎来普隆有关物质项下。

限度　供试品溶液色谱图中如有杂质峰,单个杂质峰面积不得大于对照溶液主峰面积(0.5%),各杂质峰面积的和不得大于对照溶液主峰面积的 2 倍(1.0%)。

含量均匀度　取本品 1 片,置 50ml 量瓶中,加水 2ml,使片剂崩解后,加乙腈 10ml,超声使扎来普隆溶解,用水稀释至刻度,摇匀,滤过,精密量取续滤液 5ml,置 25ml 量瓶中(5mg 规格),或置 50ml 量瓶中(10mg 规格),用流动相稀释至刻度,摇匀,作为供试品溶液,照含量测定项下的方法测定含量,应符合规定(通则 0941)。

溶出度　照溶出度与释放度测定法(通则 0931 第一法)。

溶出条件　以水 500ml(5mg 规格)或 1000ml(10mg 规格)为溶出介质,转速为每分钟 100 转,依法操作,经 30 分钟时取样。

供试品溶液　取溶出液适量,滤过,取续滤液。

对照品溶液　取扎来普隆对照品适量,精密称定,加乙腈 10ml 使溶解,用溶出介质定量稀释制成每 1ml 中约含 10μg 的溶液。

色谱条件　见含量测定项下。进样体积 20μl。

系统适用性要求与测定法　见含量测定项下。计算每片的溶出量。

限度　标示量的 80%,应符合规定。

其他　应符合片剂项下有关的各项规定(通则 0101)。

【含量测定】　照高效液相色谱法(通则 0512)测定。

供试品溶液　取本品 20 片,精密称定,研细,精密称取适量(约相当于扎来普隆 5mg),置 50ml 量瓶中,加乙腈 10ml,超声使扎来普隆溶解,用水稀释至刻度,摇匀,滤过,精密量取续滤液 5ml,置 25ml 量瓶中,用流动相稀释至刻度,摇匀。

对照品溶液　取扎来普隆对照品适量,精密称定,加流动相溶解并定量稀释制成每 1ml 中约含 20μg 的溶液。

色谱条件与系统适用性要求　见有关物质项下。

测定法　精密量取供试品溶液与对照品溶液,分别注入液相色谱仪,记录色谱图。按外标法以峰面积计算。

【类别】　同扎来普隆。

【规格】　(1)5mg　(2)10mg

【贮藏】　避光,密封保存。

扎来普隆胶囊

Zhalaipulong Jiaonang

Zaleplon Capsules

本品含扎来普隆($C_{17}H_{15}N_5O$)应为标示量的 90.0%～110.0%。

【性状】　本品内容物为白色或类白色颗粒或粉末。

【鉴别】　(1)取本品内容物,研细,称取细粉适量(约相当于扎来普隆 5mg),加乙醇 5ml,振摇使扎来普隆溶解,滤过,滤液置紫外光灯(365nm)下检视,显黄绿色荧光。

(2)在含量测定项下记录的色谱图中,供试品溶液主峰的保留时间应与对照品溶液主峰的保留时间一致。

(3)取本品内容物,研细,称取细粉适量(约相当于扎来普隆 5mg),置 100ml 量瓶中,加乙醇适量,振摇使扎来普隆溶解,并稀释至刻度,摇匀,滤过,取续滤液适量,用乙醇稀释制成每 1ml 中约含扎来普隆 5μg 的溶液,照紫外-可见分光光度法(通则 0401)测定,在 232nm 的波长处有最大吸收。

【检查】 **有关物质**　照高效液相色谱法(通则 0512)测定。

供试品溶液　取含量测定项下的细粉适量(约相当于扎来普隆 5mg),置 25ml 量瓶中,加溶剂适量,振摇使扎来普隆溶解,并稀释至刻度,摇匀,滤过,取续滤液。

对照溶液　精密量取供试品溶液 1ml,置 200ml 量瓶中,用溶剂稀释至刻度,摇匀。

溶剂、色谱条件、系统适用性要求与测定法　除灵敏度要求外,见扎来普隆有关物质项下。

限度　供试品溶液色谱图中如有杂质峰,单个杂质峰面积不得大于对照溶液主峰面积(0.5%),各杂质峰面积的和不得大于对照溶液主峰面积的 2 倍(1.0%)。

含量均匀度　取本品 1 粒,将内容物倾入 50ml 量瓶中,囊壳用乙腈 5ml 分次洗净,洗液并入量瓶中,充分振摇使扎来普隆溶解,用乙腈-水(50∶50)稀释至刻度,摇匀,滤过,精密量取续滤液 5ml,置 25ml 量瓶中(5mg 规格),或置 50ml 量瓶中(10mg 规格),用乙腈-水(50∶50)稀释至刻度,摇匀,作为供试品溶液,照含量测定项下的方法测定含量,应符合规定(通则 0941)。

溶出度　照溶出度与释放度测定法(通则 0931 第一法)。

溶出条件　以水 500ml 为溶出介质,转速为每分钟 100 转,依法操作,经 30 分钟时取样。

供试品溶液　取溶出液适量,滤过,取续滤液(5mg 规格）；或取续滤液 5ml，置 10ml 量瓶中，用溶剂稀释至刻度，摇匀（10mg 规格）。

对照品溶液　取扎来普隆对照品适量，精密称定，加溶剂溶解并定量稀释制成每 1ml 中约含 10μg 的溶液。

色谱条件　见含量测定项下。进样体积 20μl。

溶剂、系统适用性要求与测定法　见含量测定项下。计算每粒的溶出量。

限度　标示量的 80%，应符合规定。

其他　应符合胶囊剂项下有关的各项规定（通则 0103）。

【含量测定】　照高效液相色谱法（通则 0512）测定。

供试品溶液　取本品 20 粒，精密称定，计算平均装量，取内容物，研细，混匀，精密称取适量（约相当于扎来普隆 5mg），置 50ml 量瓶中，加溶剂适量，振摇使扎来普隆溶解，并稀释至刻度，摇匀，滤过，精密量取续滤液 5ml，置 25ml 量瓶中，用溶剂稀释至刻度，摇匀。

对照品溶液　取扎来普隆对照品适量，精密称定，加溶剂溶解并定量稀释制成每 1ml 中约含 20μg 的溶液。

溶剂、色谱条件与系统适用性要求　见有关物质项下。

测定法　精密量取供试品溶液与对照品溶液，分别注入液相色谱仪，记录色谱图。按外标法以峰面积计算。

【类别】　同扎来普隆。

【规格】　（1）5mg　（2）10mg

【贮藏】　遮光，密封保存。

木　糖　醇

Mutangchun

Xylitol

HO　H

HO　　　　　　OH

HO　HHO　H

$C_5H_{12}O_5$　152.15

本品为 1,2,3,4,5-戊五醇，按干燥品计算，含 $C_5H_{12}O_5$ 不得少于 98.0%。

【性状】　本品为白色结晶或结晶性粉末，无臭；有引湿性。

本品在水中极易溶解，在乙醇中略溶。

熔点　本品的熔点（通则 0612）为 91.0～94.5℃。

【鉴别】　（1）取本品 0.5g，加盐酸 0.5ml 与二氧化铅 0.1g，置水浴上加热，溶液即显黄绿色。

（2）本品的红外光吸收图谱应与对照的图谱（光谱集 1088 图）一致。

【检查】　**溶液的澄清度**　取本品 1.0g，加水 10ml 溶解，溶液应澄清无色。

酸度　取本品 5.0g，加水 50ml 使溶解，加酚酞指示液 3 滴与 0.01mol/L 氢氧化钠溶液 0.6ml，摇匀，溶液应显淡红色。

氯化物　取本品 0.50g 或 1.0g（供注射用），依法检查（通则 0801），与标准氯化钠溶液 5.0ml 制成的对照液比较，不得更浓（0.01%）或（0.005%）。

硫酸盐　取本品 2.0g 或 5.0g（供注射用），依法检查（通则 0802），与标准硫酸钾溶液 3.0ml 制成的对照液比较，不得更浓（0.015%）或（0.006%）。

重金属　取本品 2.0g 或 4.0g（供注射用），加水 23ml 溶解后，加稀醋酸 2ml，依法检查（通则 0821 第一法），含重金属不得过百万分之十或百万分之五。

镍盐　取本品 0.50g，加水 5ml 溶解后，加溴试液 1 滴，振摇 1 分钟，加氨试液 1 滴，加 1% 丁二酮肟的乙醇溶液 0.5ml，摇匀，放置 5 分钟，如显色，与镍对照溶液 1.0ml 用同一方法制成的对照液比较，不得更深（0.0002%）。

砷盐（供注射用）　取本品 2.0g，加水 23ml 溶解后，加盐酸 5ml，依法检查（通则 0822 第一法），应符合规定（0.0001%）。

干燥失重　取本品 1.0g，以五氧化二磷为干燥剂，减压干燥 24 小时，减失重量不得过 1.0%（通则 0831）。

炽灼残渣　不得过 0.2% 或 0.1%（供注射用）（通则 0841）。

还原糖　取本品 0.50g，置具塞比色管中，加水 2.0ml 使溶解，加入碱性酒石酸铜试液 1.0ml，塞紧，水浴加热 5 分钟，放冷，溶液的浊度与用每 1ml 含 0.5mg 葡萄糖溶液 2.0ml 同法制得的对照溶液比较，不得更浓（含还原糖以葡萄糖计，不得过 0.2%）。

总糖　取本品 1.0g，加水 15ml 溶解后，加稀盐酸 4ml，置水浴上加热回流 3 小时，放冷，滴加氢氧化钠试液，调节 pH 值约为 5，用水适量转移至 100ml 量瓶中，加水至刻度，摇匀，精密量取 4ml，加水 1.0ml，摇匀，作为供试品溶液；另精密称取在 105℃ 干燥至恒重的葡萄糖适量，加水溶解并定量稀释制成每 1ml 中约含 1mg 的溶液；精密量取 0.2ml，加水至 5.0ml，摇匀，作为对照品溶液；取上述两种溶液，分别加铜试液 2.5ml，摇匀，置水浴中煮沸 5 分钟，放冷，分别加磷钼酸试液 2.5ml 立即摇匀；供试品溶液如显色，与对照品溶液比较，不得更深（含总糖以葡萄糖计算，不得过 0.5%）。

【含量测定】　取本品约 0.2g，精密称定，置 100ml 量瓶中，加水溶解并稀释至刻度，摇匀；精密量取 5ml，置碘瓶中，精密加高碘酸钾溶液（称取高碘酸钾 2.3g，加 1mol/L 硫酸溶液 16.3ml 与水适量使溶解，再用水稀释至 500ml）15ml 与 0.5mol/L 硫酸溶液 10ml，置水浴上加热 30 分钟，放冷。加碘化钾 1.5g，密塞，轻轻振摇使溶解，在暗处放置 5 分钟，用硫代硫酸钠滴定液（0.1mol/L）滴定，至近终点时，加淀粉指示液 2ml，继续滴定至蓝色消失，并将滴定的结果用空白试验校正。每 1ml 硫代硫酸钠滴定液（0.1mol/L）相当于 1.902mg 的 $C_5H_{12}O_5$。

【类别】　营养药。

【贮藏】 密封，在凉暗干燥处保存。

【制剂】 木糖醇颗粒

注：(1)镍对照溶液的制备　精密称取硫酸镍铵 0.673g，置 1000ml 量瓶中，加水溶解并稀释至刻度，摇匀，作为镍贮备液（每 1ml 相当于 0.1mg 的 Ni）。精密量取镍贮备液 1ml，置 100ml 量瓶中，用水稀释至刻度，摇匀，即得（每 1ml 相当于 1μg 的 Ni）。

(2)铜溶液　取无水碳酸钠 4g，溶于 40ml 水中，加酒石酸 0.75g，振摇使溶解，另取硫酸铜（$CuSO_4 \cdot 5H_2O$）0.45g 溶于 10ml 水中，与上述溶液混合，加水至 100ml，摇匀。

(3)磷钼酸溶液　取钼酸 3.5g，钨酸钠 0.5g，溶于 5%氢氧化钠溶液 40ml 中，煮沸 20 分钟，放冷，加磷酸 12.5ml，加水稀释至 50ml，摇匀。

木糖醇颗粒

Mutangchun Keli

Xylitol Granules

本品含木糖醇（$C_5H_{12}O_5$）应为标示量的 90.0%～110.0%。

【性状】 本品为白色或类白色的颗粒。

【鉴别】 (1)取本品 0.5g，加盐酸 0.5ml 和二氧化铅 0.1g，置水浴上加热，溶液即显黄绿色。

(2)取本品 5g，加盐酸-甲醛（1∶1）5ml，置 50℃水浴中 2 小时，加乙醇 25ml，俟析出白色结晶，滤过，取结晶，加水约 4ml，加温溶解，再加乙醇约 40ml，析出白色结晶，取结晶于 105℃下干燥 2 小时，依法测定（通则 0612）。熔点为 195.0～201.0℃。

【检查】 **干燥失重**　取本品 1.0g，以五氧化二磷为干燥剂，减压干燥 24 小时，减失重量不得过 2.0%（通则 0831）。

其他　应符合颗粒剂项下有关的各项规定（通则 0104）。

【含量测定】 取本品约 10g，置研钵中研细，精密称取约 0.2g，置 100ml 量瓶中，加水溶解并稀释至刻度，摇匀；照木糖醇项下的方法，自“精密量取 5ml，置碘瓶中”起，依法测定，即得。

【类别】 同木糖醇。

【规格】 10g∶9.85g

【贮藏】 避光，密封，在干燥处保存。

五肽胃泌素

Wutaiweimisu

Pentagastrin

Boc-β-Ala-Trp-Met-Asp-Phe

Boc=*tert*-butyloxycarbonyl

$C_{37}H_{49}N_7O_9S$　767.9

本品由五个氨基酸组成的合成多肽，为 *N*-[(1,1-二甲乙氧基)羰基]-β-丙氨酰-L-色氨酰-L-甲硫氨酰-L-门冬氨酰-L-苯丙酰胺。按干燥品计算，含 $C_{37}H_{49}N_7O_9S$ 应为 97.0%～103.0%。

【性状】 本品为白色或类白色粉末；无臭。

本品在 *N*,*N*-二甲基甲酰胺中溶解，在乙醇中微溶，在水中不溶，在稀氨溶液中溶解。

比旋度　取本品，精密称定，加 *N*,*N*-二甲基甲酰胺溶解并定量稀释成每 1ml 中含 10mg 的溶液，依法测定（通则 0621），比旋度为－25.0°至－29.0°。

【鉴别】 (1)取含量测定项下的溶液，照紫外-可见分光光度法（通则 0401），在 230～350nm 的波长范围内测定吸光度，在 280nm 与 288nm 的波长处有最大吸收，在 275nm 的波长处有转折点。

(2)在氨基酸比值项下记录的色谱图中，供试品溶液中各氨基酸峰的保留时间应分别与甲硫氨酸、色氨酸、苯丙氨酸、门冬氨酸及 β-丙氨酸对照品峰的保留时间一致。

【检查】 **氨基酸比值**　取本品，加盐酸溶液（1→2），于 110℃水解 24 小时后，照适宜的氨基酸分析法测定，含 β-丙氨酸应为 11.0%～12.2%，门冬氨酸为 16.4%～18.2%，甲硫氨酸为 18.4%～20.4%，苯丙氨酸为 20.4%～22.6%。

吸光度比值　取含量测定项下的供试品溶液，照紫外-可见分光光度法（通则 0401）测定，在 280nm 与 288nm 的波长处吸光度的比值应为 1.12～1.22。

干燥失重　取本品，置五氧化二磷干燥器中，室温减压干燥 24 小时，减失重量不得过 0.5%（通则 0831）。

有关物质　照薄层色谱法（通则 0502）试验。

溶剂　甲醇-浓氨溶液（24∶1）。

供试品溶液　取本品，加溶剂溶解并稀释制成每 1ml 中约含 5mg 的溶液。

对照溶液　精密量取供试品溶液 1ml，置 50ml 量瓶中，用溶剂稀释至刻度。

色谱条件　采用硅胶 G 薄层板，以乙醚-冰醋酸-水（10∶2∶1）为展开剂。

测定法　吸取供试品溶液与对照溶液各 10μl，分别点于同一薄层板上，展开，晾干，在 100℃干燥 2 分钟，喷以对二甲氨基苯甲醛溶液[取对二甲氨基苯甲醛 1g，加甲醇-盐酸（3∶1）混合溶液使溶解]，在 100℃加热至显色。

限度　供试品溶液如显杂质斑点，与对照溶液的主斑点比较，不得更深（2.0%）。

【含量测定】 照紫外-可见分光光度法（通则 0401）测定。

供试品溶液　取本品适量，精密称定，加 0.01mol/L 氨溶液溶解并定量稀释制成每 1ml 中约含 50μg 的溶液。

测定法　取供试品溶液，在 280nm 的波长处测定吸光度，按 $C_{37}H_{49}N_7O_9S$ 的吸收系数（$E_{1cm}^{1\%}$）为 70 计算。

【类别】 诊断用药。

【贮藏】 遮光，密封保存。

【制剂】 五肽胃泌素注射液

五肽胃泌素注射液

Wutaiweimisu Zhusheye

Pentagastrin Injection

本品为五肽胃泌素的灭菌水溶液。含五肽胃泌素($C_{37}H_{49}N_7O_9S$)应为标示量的 90.0%～110.0%。

【性状】 本品为无色澄明液体。

【鉴别】 取本品，照五肽胃泌素项下的鉴别(1)试验，显相同的结果。

【检查】 **pH 值** 应为 7.0～8.0(通则 0631)。

有关物质 照薄层色谱法(通则 0502)试验。

供试品溶液 取本品，即得。

对照溶液 精密量取供试品溶液适量，用水稀释制成每 1ml 中约含 40μg 的溶液。

色谱条件 采用硅胶 G 薄层板，以乙醚-冰醋酸-水(10：2：1)为展开剂。

测定法 吸取供试品溶液 20μl(分四次点样)和对照溶液 5μl，分别点于同一薄层板上，展开，晾干，在 100℃干燥 2 分钟，喷以对二甲氨基苯甲醛溶液[取对二甲氨基苯甲醛 1g，加甲醇-盐酸(3：1)混合溶液使溶解]，在 100℃加热至显色。

限度 供试品溶液如显杂质斑点，与对照溶液的主斑点比较，不得更深(5.0%)。

热原 取本品，依法检查(通则 1142)，剂量按家兔体重每 1kg 注射 2ml，应符合规定。

其他 应符合注射剂项下有关的各项规定(通则 0102)。

【含量测定】 照紫外-可见分光光度法(通则 0401)测定。

供试品溶液 精密量取本品适量(约相当于五肽胃泌素 0.75mg)，用 0.01mol/L 氨溶液定量稀释制成每 1ml 中约含 50μg 的溶液。

测定法 见五肽胃泌素含量测定项下。

【类别】 同五肽胃泌素。

【规格】 2ml：400μg

【贮藏】 遮光，密闭，在冷处保存。

五氟利多

Wufuliduo

Penfluridol

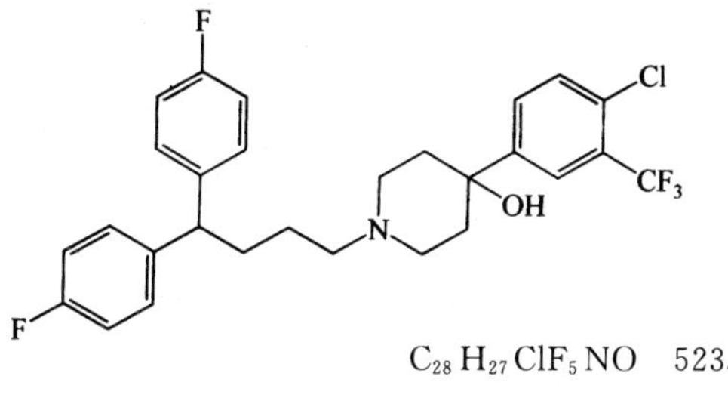

$C_{28}H_{27}ClF_5NO$ 523.97

本品为 1-[4,4-双(4-氟苯基)丁基]-4-[4-氯-3-(三氟甲基)苯基]-4-哌啶醇。按干燥品计算，含 $C_{28}H_{27}ClF_5NO$ 不得少于 99.0%。

【性状】 本品为白色或类白色结晶性粉末；无臭。

本品在甲醇、乙醇、丙酮或三氯甲烷中易溶；在水中几乎不溶。

熔点 本品的熔点(通则 0612)为 105～108℃。

【鉴别】 (1)取本品，加乙醇溶解并稀释制成每 1ml 中含 0.1mg 的溶液，照紫外-可见分光光度法(通则 0401)测定，在 267nm 与 273nm 的波长处有最大吸收，在 240nm 与 270nm 的波长处有最小吸收。

(2)本品的红外光吸收图谱应与对照的图谱(光谱集 41 图)一致。

【检查】 **氟化物** 取本品 0.40g，加水 50ml，振摇 5 分钟，滤过，取滤液 25ml 移入 50ml 纳氏比色管中，冷至 15℃以下，加酸性茜素锆试液 2.0ml，用水稀释至刻度，摇匀，在 15℃以下避光放置 1 小时，与对照液(取 0.0022%氟化钠溶液 4.0ml，加水至 25ml，同法操作)比较，颜色不得更浅(0.02%)。

有关物质 照高效液相色谱法(通则 0512)测定。

供试品溶液 取本品，加流动相溶解并稀释制成每 1ml 中约含 0.5mg 的溶液。

对照溶液 精密量取供试品溶液 1ml，置 100ml 量瓶中，用流动相稀释至刻度，摇匀。

色谱条件 用十八烷基硅烷键合硅胶为填充剂；以 0.2%三乙胺溶液(用磷酸调节 pH 值至 2.5)-甲醇(30：70)为流动相；检测波长为 219nm；进样体积 10μl。

系统适用性要求 理论板数按五氟利多峰计算不低于 2000，五氟利多峰与相邻杂质峰的分离度应符合要求。

测定法 精密量取供试品溶液与对照溶液，分别注入液相色谱仪，记录色谱图至主成分峰保留时间的 2 倍。

限度 供试品溶液色谱图中如有杂质峰，各杂质峰面积的和不得大于对照溶液主峰面积的 0.5 倍(0.5%)。

干燥失重 取本品，在 80℃干燥至恒重，减失重量不得过 0.5%(通则 0831)。

炽灼残渣 不得过 0.1%(通则 0841)。

【含量测定】 取本品约 0.1g，精密称定，加乙醇 30ml 溶解后，照电位滴定法(通则 0701)，用盐酸滴定液(0.025mol/L)滴定至 pH 值为 5.1，并将滴定的结果用空白试验校正。每 1ml 盐酸滴定液(0.025mol/L)相当于 13.10mg 的 $C_{28}H_{27}ClF_5NO$。

【类别】 抗精神病药。

【贮藏】 遮光，密封保存。

【制剂】 五氟利多片

五氟利多片

Wufuliduo Pian

Penfluridol Tablets

本品含五氟利多($C_{28}H_{27}ClF_5NO$)应为标示量的 90.0%～110.0%。

【性状】 本品为糖衣片或薄膜衣片,除去包衣后显白色或类白色。

【鉴别】 (1)取本品的细粉,加乙醇制成每 1ml 中含五氟利多 0.10mg 的溶液,滤过,滤液照五氟利多项下的鉴别(1)项试验,显相同的结果。

(2)在含量测定项下记录的色谱图中,供试品溶液主峰的保留时间应与对照品溶液主峰的保留时间一致。

【检查】 **有关物质** 照高效液相色谱法(通则 0512)测定。

供试品溶液 取本品细粉适量(约相当于五氟利多 50mg),置 100ml 量瓶中,加流动相适量,振摇使五氟利多溶解,用流动相稀释至刻度,摇匀,滤过,取续滤液。

对照溶液 精密量取供试品溶液 1ml,置 100ml 量瓶中,用流动相稀释至刻度,摇匀。

色谱条件、系统适用性要求与测定法 见五氟利多有关物质项下。

限度 供试品溶液色谱图中如有杂质峰,除相对保留时间小于 0.3 的色谱峰外,单个杂质峰面积不得大于对照溶液主峰面积的 0.5 倍(0.5%),各杂质峰面积的和不得大于对照溶液主峰面积的 1.5 倍(1.5%)。

含量均匀度 以含量测定项下测得的每片含量计算,应符合规定(通则 0941)。

其他 应符合片剂项下有关的各项规定(通则 0101)。

【含量测定】 照高效液相色谱法(通则 0512)测定。

供试品溶液 取本品 10 片,分别置乳钵中,加甲醇适量,研磨使五氟利多溶解,转移至 100ml 量瓶中,用甲醇分次洗涤乳钵,洗液并入量瓶中,充分振摇,用甲醇稀释至刻度,摇匀,滤过,精密量取续滤液适量,用甲醇定量稀释制成每 1ml 中约含 50μg 的溶液。

对照品溶液 取五氟利多对照品适量,精密称定,加甲醇溶解并定量稀释制成每 1ml 中约含 50μg 的溶液。

色谱条件与系统适用性要求 见有关物质项下。

测定法 精密量取供试品溶液与对照品溶液,分别注入液相色谱仪,记录色谱图。按外标法以峰面积计算每片的含量,并求得 10 片的平均含量。

【类别】 同五氟利多。

【规格】 (1)10mg (2)20mg

【贮藏】 密封保存。

厄贝沙坦

Ebeishatan

Irbesartan

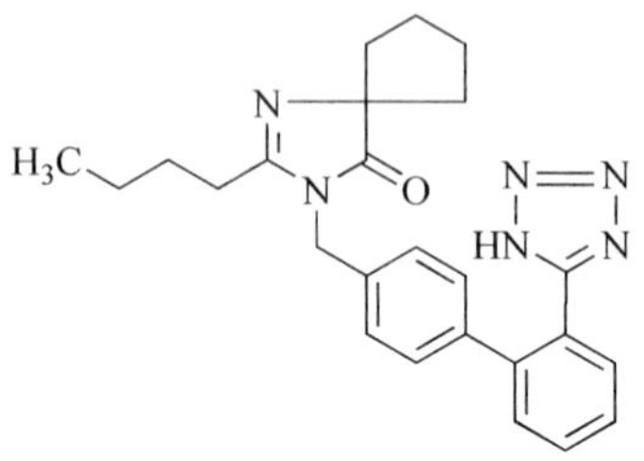

$C_{25}H_{28}N_6O$ 428.54

本品为 2-丁基-3-[4-[2-(1*H*-四氮唑-5-基)苯基]苯甲基]-1,3-二氮杂螺[4,4]壬-1-烯-4-酮。按干燥品计算,含 $C_{25}H_{28}N_6O$ 不得少于 99.0%。

【生产要求】 应对生产工艺等进行评估以确定形成遗传毒性杂质 *N*,*N*-二甲基亚硝胺和 *N*,*N*-二乙基亚硝胺等的可能性。必要时,应采用适宜的分析方法对产品进行分析,以确认 *N*,*N*-二甲基亚硝胺和 *N*,*N*-二乙基亚硝胺等的含量符合我国药品监管部门相关指导原则或 ICH M7 指导原则的要求。

【性状】 本品为白色或类白色粉末或结晶性粉末。

本品在甲醇或乙醇中微溶,在水中不溶。

【鉴别】 (1)取本品与厄贝沙坦对照品适量,加流动相溶解并稀释制成每 1ml 中各约含 50μg 的溶液。照有关物质项下的方法试验,供试品溶液主峰的保留时间应与对照品溶液主峰的保留时间一致。

(2)本品的红外光吸收图谱应与对照的图谱(光谱集 912 图)一致。

【检查】 **氯化物** 取本品 1.25g,加水 100ml,超声,滤过,取续滤液 40ml,依法检查(通则 0801),与标准氯化钠溶液 3.0ml 制成的对照液比较,不得更浓(0.006%)。

硫酸盐 取本品 1.0g,加水 50ml,超声,滤过,取续滤液 25ml,依法检查(通则 0802),与标准硫酸钾溶液 1.0ml 制成的对照液比较,不得更浓(0.020%)。

氰化物 取本品 1.0g,依法检查(通则 0806 第一法),应符合规定。

有关物质 照高效液相色谱法(通则 0512)测定。

供试品溶液 取本品,精密称定,加甲醇溶解并定量稀释制成每 1ml 中约含 1mg 的溶液。

对照溶液 精密量取供试品溶液 1ml,置 200ml 量瓶中,用甲醇稀释至刻度,摇匀。

对照品溶液 取杂质Ⅰ对照品,精密称定,加甲醇溶解并定量稀释制成每 1ml 中约含 1.5μg 的溶液。

系统适用性溶液 取厄贝沙坦对照品与杂质Ⅰ对照品各适量,加甲醇溶解并稀释制成每 1ml 中各约含 0.1mg 的混合溶液。

色谱条件　用十八烷基硅烷键合硅胶为填充剂，以磷酸溶液（取85%磷酸5.5ml，加水至950ml，用三乙胺调节pH值至3.2）-乙腈（62∶38）为流动相，检测波长为220nm；进样体积10μl。

系统适用性要求　系统适用性溶液色谱图中，出峰顺序依次为杂质Ⅰ峰、厄贝沙坦峰，杂质Ⅰ峰与厄贝沙坦峰的分离度应大于2.0，理论板数按厄贝沙坦峰计算不低于2000。

测定法　精密量取供试品溶液、对照溶液与对照品溶液，分别注入液相色谱仪，记录色谱图至主成分峰保留时间的3倍。

限度　供试品溶液的色谱图中，如有与杂质Ⅰ峰保留时间一致的色谱峰，按外标法以峰面积计算，不得过0.15%，其他单个杂质峰面积不得大于对照溶液主峰面积的0.2倍（0.1%），杂质总量不得过0.2%。

叠氮化物　照离子色谱法（通则0513）测定。

供试品溶液　取本品，精密称定，加90%甲醇溶液溶解并定量稀释制成每1ml中约含20mg的溶液。

对照品溶液　取叠氮化钠对照品，精密称定，加90%甲醇溶液溶解并定量稀释制成每1ml中约含叠氮化钠0.312μg［相当于每1ml中含叠氮根（N_3^-）0.2μg］的溶液。

系统适用性溶液　取溴化钾、叠氮化钠和硝酸钾各适量，加90%甲醇溶液溶解并稀释制成每1ml中各约含0.2μg的混合溶液。

色谱条件　用阴离子交换色谱柱（IonPac AS18柱，或效能相当的色谱柱）；检测器为电导检测器；检测方式为抑制电导检测；柱温30℃；以氢氧化钾溶液为淋洗液，按下表程序进行分析柱浓度梯度洗脱；流速为每分钟1.0ml；用阀切换在线基体消除法（见附2）对供试品溶液进样后在线处理；进样体积200μl。

时间（分钟）	淋洗液浓度（mol/L）
0～15	9×10^{-3}
15～22	40×10^{-3}
22～30	9×10^{-3}

系统适用性要求　系统适用性溶液色谱图中，叠氮根与溴离子及硝酸根的分离度应大于1.5。

测定法　精密量取供试品溶液与对照品溶液，分别注入离子色谱仪，记录色谱图。

限度　供试品溶液色谱图中如显叠氮化物峰，按外标法以峰面积计算，不得过0.001%。

干燥失重　取本品，在105℃干燥至恒重，减失重量不得过0.5%（通则0831）。

炽灼残渣　取本品1.0g，依法检查，遗留残渣不得过0.1%（通则0841）。

重金属　取炽灼残渣项下遗留的残渣，依法检查（通则0821第二法），含重金属不得过百万分之十。

【含量测定】　取本品0.3g，精密称定，加冰醋酸20ml溶解后，加结晶紫指示剂1滴，用高氯酸滴定液（0.1mol/L）滴定至溶液显蓝色，并将滴定结果用空白试验校正。每1ml的高氯酸滴定液（0.1mol/L）相当于42.85mg的$C_{25}H_{28}N_6O$。

【类别】　抗高血压药。

【制剂】　（1）厄贝沙坦片　（2）厄贝沙坦分散片　（3）厄贝沙坦胶囊

【贮藏】　密封保存。

附1：

杂质Ⅰ

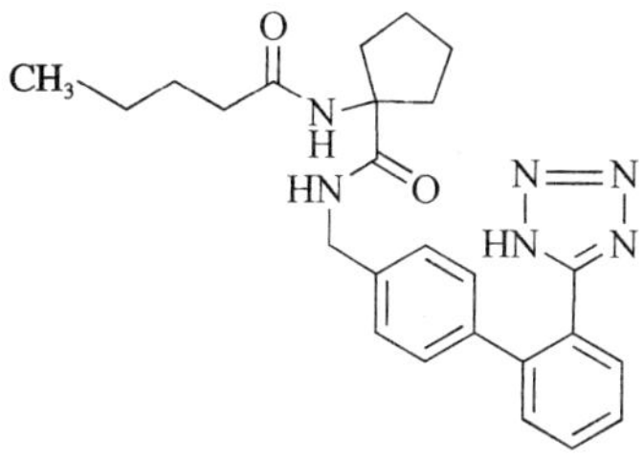

$C_{25}H_{30}N_6O_2$　446.54

1-（戊酰氨基）-*N*-［［2′-（1*H*-四氮唑-5-基）联苯-4-基］甲基］环戊烷甲酰胺

附2：

阀切换在线基体消除法

阀切换系统的工作流程（见图1～图3），连接时尽量缩短仪器单元与单元之间的连接线，以减少死体积。典型图谱见图4。

进样　供试品溶液装载到定量环（六通阀1为进样阀处于Load状态，六通阀2为切换阀处于Inject状态），定量环也可与自动进样器相连，预处理柱（NG1柱，35mm×4mm）通过外接的梯度泵用去离子水进行平衡；富集柱（TAC-ULP1，23mm×5mm）与分析柱相连。

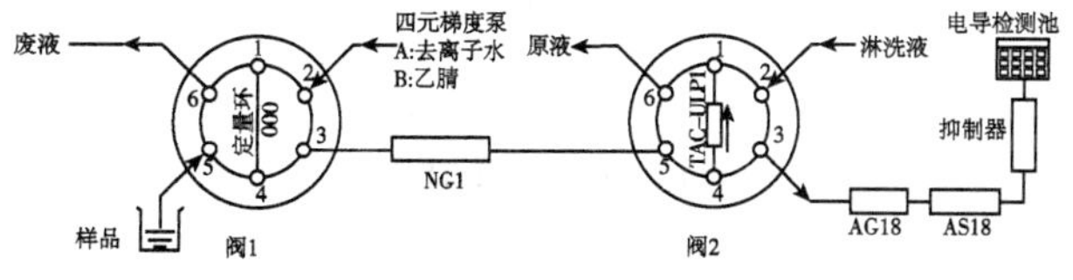

图1　进样过程

样品预处理过程　进样后（六通阀1处于Inject状态，六通阀2处于Load状态），梯度泵用去离子水冲洗NG1柱和TAC-ULP1柱，供试品溶液随去离子水进入NG1柱和TAC-ULP1柱中，由于疏水性厄贝沙坦被吸附在NG1柱中，待测物叠氮化物在NG1柱中不保留，叠氮化物经NG1柱洗脱后被富集在TAC-ULP1柱中（该分析过程约4分钟）。

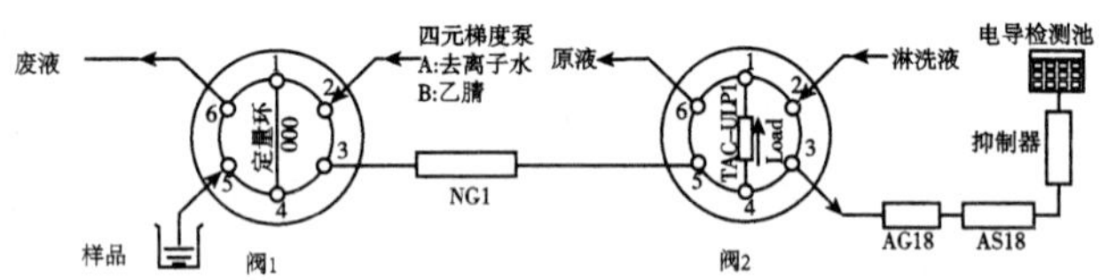

图2　样品预处理过程

待测物分离测定过程　约4分钟后(切换时间经方法摸索后确定,可以避免厄贝沙坦及溶剂甲醇的干扰,并保证N_3^-没有损失),六通阀切换至图3状态(六通阀1处于Load状态,六通阀2处于Inject状态),TAC-ULP1柱与分离柱连接,被富集的N_3^-经淋洗液梯度洗脱后,进行离子色谱分析;同时梯度泵流动相切换为乙腈,用乙腈洗脱NG1柱中截留的厄贝沙坦。

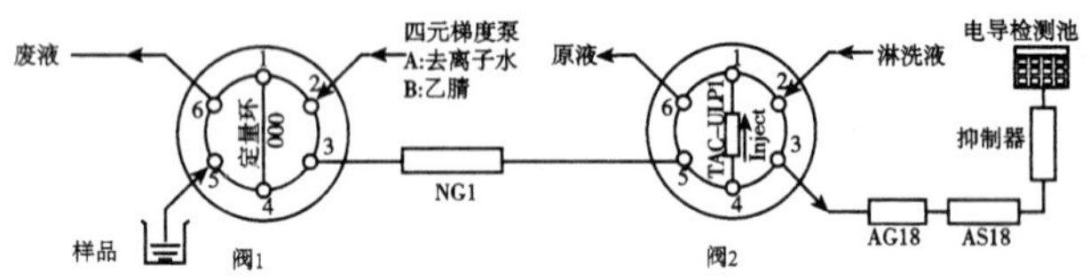

图3　待测物分离测定过程

典型图谱

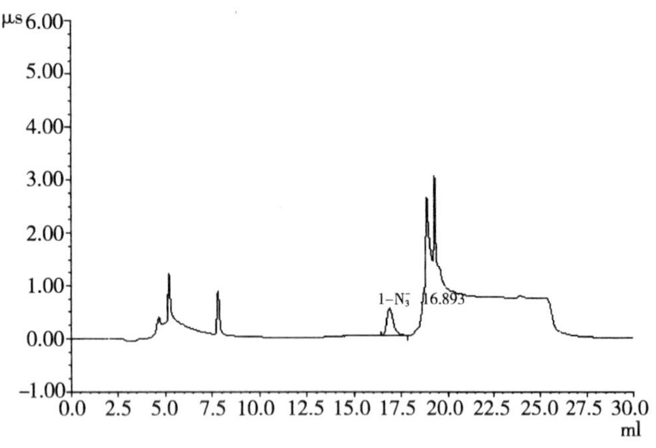

图4　对照品溶液典型色谱图

厄贝沙坦片

Ebeishatan Pian

Irbesartan Tablets

本品含厄贝沙坦($C_{25}H_{28}N_6O$)应为标示量的95.0%~105.0%。

【性状】　本品为白色或类白色片或薄膜衣片,除去包衣后显白色或类白色。

【鉴别】　在含量测定项下记录的色谱图中,供试品溶液主峰的保留时间应与对照品溶液主峰的保留时间一致。

【检查】　**有关物质**　照高效液相色谱法(通则0512)测定。

供试品溶液　取本品细粉,精密称定,加甲醇使厄贝沙坦溶解并定量稀释制成每1ml中约含厄贝沙坦1mg的溶液,滤过,取续滤液。

对照溶液　精密量取供试品溶液1ml,置200ml量瓶中,用甲醇稀释至刻度,摇匀。

对照品溶液　取杂质Ⅰ对照品,精密称定,加甲醇溶解并定量稀释制成每1ml中约含2μg的溶液。

系统适用性溶液、色谱条件、系统适用性要求与测定法见厄贝沙坦有关物质项下。

限度　供试品溶液色谱图中,除对主峰相对保留时间小于0.3的辅料峰外,如有与杂质Ⅰ峰保留时间一致的色谱峰,按外标法以峰面积计算,不得过厄贝沙坦标示量的0.2%,其他单个杂质峰面积不得大于对照溶液主峰面积的0.4倍(0.2%),杂质总量不得过0.5%。

溶出度　照溶出度与释放度测定法(通则0931第二法)测定。

溶出条件　以0.1mol/L盐酸溶液900ml为溶出介质,转速为每分钟50转,依法操作,经30分钟时取样。

供试品溶液　取溶出液10ml,滤过,精密量取续滤液适量,用溶出介质定量稀释制成每1ml中约含厄贝沙坦10μg的溶液。

对照品溶液　取厄贝沙坦对照品适量,精密称定,加溶出介质溶解并定量稀释制成每1ml中约含10μg的溶液。

测定法　取供试品溶液与对照品溶液,照紫外-可见分光光度法(通则0401),在245nm的波长处分别测定吸光度,计算出每片的溶出量。

限度　标示量的80%,应符合规定。

其他　应符合片剂项下有关的各项规定(通则0101)。

【含量测定】　照高效液相色谱法(通则0512)测定。

供试品溶液　取本品20片,精密称定,研细,精密称取适量(约相当于厄贝沙坦10mg),置50ml量瓶中,加甲醇适量,振摇使厄贝沙坦溶解并稀释至刻度,摇匀,滤过,取续滤液。

对照品溶液　取厄贝沙坦对照品适量,精密称定,加甲醇溶解并定量稀释制成每1ml中含0.2mg的溶液。

系统适用性溶液、色谱条件与系统适用性要求　除检测波长为245nm外,见有关物质项下。

测定法　精密量取供试品溶液与对照品溶液,分别注入液相色谱仪,记录色谱图。按外标法以峰面积计算。

【类别】　同厄贝沙坦。

【规格】　(1)0.075g　(2)0.15g　(3)0.3g

【贮藏】　密封保存。

厄贝沙坦分散片

Ebeishatan Fensanpian

Irbesartan Dispersible Tablets

本品含厄贝沙坦($C_{25}H_{28}N_6O$)应为标示量的95.0%～105.0%。

【性状】 本品为白色或类白色片。

【鉴别】 在含量测定项下记录的色谱图中,供试品溶液主峰的保留时间应与对照品溶液主峰的保留时间一致。

【检查】 **有关物质** 照高效液相色谱法(通则 0512)测定。

供试品溶液　取本品细粉,精密称定,加甲醇使厄贝沙坦溶解并定量稀释制成每 1ml 中约含厄贝沙坦 1mg 的溶液,滤过,取续滤液。

对照溶液　精密量取供试品溶液 1ml,置 200ml 量瓶中,用甲醇稀释至刻度,摇匀。

对照品溶液　取杂质Ⅰ对照品,精密称定,加甲醇溶解并定量稀释制成每 1ml 中约含 2μg 的溶液。

系统适用性溶液、色谱条件、系统适用性要求与测定法　见厄贝沙坦有关物质项下。

限度　供试品溶液色谱图中,除对主峰相对保留时间小于 0.3 的辅料峰外,如有与杂质Ⅰ峰保留时间一致的色谱峰,按外标法以峰面积计算,不得过厄贝沙坦标示量的 0.2%,其他单个杂质峰面积不得大于对照溶液主峰面积的 0.4 倍(0.2%),杂质总量不得过 0.5%。

溶出度 照溶出度与释放度测定法(通则 0931 第二法)测定。

溶出条件　以 0.1mol/L 盐酸溶液 900ml 为溶出介质,转速为每分钟 50 转,依法操作,经 20 分钟时取样。

供试品溶液　取溶出液 10ml,滤过,精密量取续滤液适量,用溶出介质定量稀释制成每 1ml 中约含厄贝沙坦 10μg 的溶液。

对照品溶液　取厄贝沙坦对照品适量,精密称定,加溶出介质溶解并定量稀释制成每 1ml 中约含 10μg 的溶液。

测定法　取供试品溶液与对照品溶液,照紫外-可见分光光度法(通则 0401),在 245nm 的波长处分别测定吸光度,计算出每片的溶出量。

限度　标示量的 80%,应符合规定。

其他 应符合片剂项下有关的各项规定(通则 0101)。

【含量测定】 照高效液相色谱法(通则 0512)测定。

供试品溶液 取本品 20 片,精密称定,研细,精密称取适量(约相当于厄贝沙坦 10mg),置 50ml 量瓶中,加甲醇适量,振摇使厄贝沙坦溶解并稀释至刻度,摇匀,滤过,取续滤液。

对照品溶液 取厄贝沙坦对照品适量,精密称定,加甲醇溶解并定量稀释制成每 1ml 中含 0.2mg 的溶液。

系统适用性溶液、色谱条件与系统适用性要求 除检测波长为 245nm 外,见有关物质项下。

测定法 精密量取供试品溶液与对照品溶液,分别注入液相色谱仪,记录色谱图。按外标法以峰面积计算。

【类别】 同厄贝沙坦。

【规格】 (1)0.075g　(2)0.15g

【贮藏】 密封保存。

厄贝沙坦胶囊

Ebeishatan Jiaonang

Irbesartan Capsules

本品含厄贝沙坦($C_{25}H_{28}N_6O$)应为标示量的95.0%～105.0%。

【性状】 本品内容物为白色或类白色粉末或颗粒。

【鉴别】 在含量测定项下记录的色谱图中,供试品溶液主峰的保留时间应与对照品溶液主峰的保留时间一致。

【检查】 **有关物质** 照高效液相色谱法(通则 0512)测定。

供试品溶液　取含量测定项下细粉,精密称定,加甲醇使厄贝沙坦溶解并定量稀释制成每 1ml 中约含厄贝沙坦 1mg 的溶液,滤过,取续滤液。

对照溶液　精密量取供试品溶液 1ml,置 200ml 量瓶中,用甲醇稀释至刻度,摇匀。

对照品溶液　取杂质Ⅰ对照品,精密称定,加甲醇溶解并定量稀释制成每 1ml 中约含 2μg 的溶液。

系统适用性溶液、色谱条件、系统适用性要求与测定法　见厄贝沙坦有关物质项下。

限度　供试品溶液色谱图中,除对主峰相对保留时间小于 0.3 的辅料峰外,如有与杂质Ⅰ峰保留时间一致的色谱峰,按外标法以峰面积计算,不得过厄贝沙坦标示量的 0.2%,其他单个杂质峰面积不得大于对照溶液主峰面积的 0.4 倍(0.2%),杂质总量不得过 0.5%。

溶出度 照溶出度与释放度测定法(通则 0931 第二法)测定。

溶出条件　以 0.1mol/L 盐酸溶液 900ml 为溶出介质,转速为每分钟 50 转,依法操作,经 30 分钟时取样。

供试品溶液　取溶出液 10ml,滤过,精密量取续滤液适量,用溶出介质定量稀释制成每 1ml 中约含厄贝沙坦 10μg 的溶液。

对照品溶液　取厄贝沙坦对照品适量,精密称定,加溶出介质溶解并定量稀释制成每 1ml 中约含 10μg 的溶液。

测定法　取供试品溶液与对照品溶液,照紫外-可见分光光度法(通则 0401),在 245nm 的波长处分别测定吸光度,计算出每粒的溶出量。

限度　标示量的 80%,应符合规定。

其他　应符合胶囊剂项下有关的各项规定(通则 0103)。

【含量测定】　照高效液相色谱法(通则 0512)测定。

供试品溶液　取装量差异项下的内容物，研细，精密称取适量(约相当于厄贝沙坦 10mg)，置 50ml 量瓶中，加甲醇适量，振摇使厄贝沙坦溶解并稀释至刻度，摇匀，滤过，取续滤液。

对照品溶液　取厄贝沙坦对照品适量，精密称定，加甲醇溶解并定量稀释制成每 1ml 中含 0.2mg 的溶液。

系统适用性溶液、色谱条件与系统适用性要求　除检测波长为 245nm 外，见有关物质项下。

测定法　精密量取供试品溶液与对照品溶液，分别注入液相色谱仪，记录色谱图。按外标法以峰面积计算。

【类别】　同厄贝沙坦。

【规格】　(1)0.075g　(2)0.15g

【贮藏】　密封保存。

比沙可啶

Bishakeding

Bisacodyl

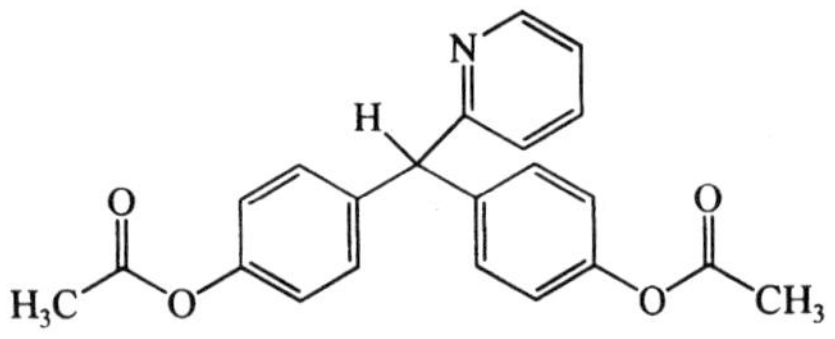

$C_{22}H_{19}NO_4$　361.40

本品为 4,4'-(2-吡啶亚甲基)二苯酚双醋酸酯。按干燥品计算，含 $C_{22}H_{19}NO_4$ 不得少于 98.0%。

【性状】　本品为白色或类白色结晶性粉末；无臭。

本品在三氯甲烷中易溶，在丙酮中溶解，在乙醇或乙醚中微溶，在水中不溶。

熔点　本品的熔点(通则 0612)为 132～136℃。

【鉴别】　(1)取本品，加 0.1mol/L 甲醇制氢氧化钾溶液制成每 1ml 中含 10μg 的溶液，照紫外-可见分光光度法(通则 0401)测定，在 248nm 的波长处有最大吸收，其吸光度为 0.62～0.68。

(2)本品的红外光吸收图谱应与对照的图谱(光谱集 35 图)一致。

【检查】　**酸碱度**　取本品 1.0g，加水 20ml，加热至沸，冷却，滤过，滤液依法测定(通则 0631)，pH 值应为 5.0～7.5。

有关物质　照薄层色谱法(通则 0502)试验。

供试品溶液　取本品，加丙酮制成每 1ml 中约含 20mg 的溶液。

对照溶液　精密量取供试品溶液适量，用丙酮定量稀释制成每 1ml 中约含 0.20mg 的溶液。

系统适用性溶液　取本品约 40mg，加丙酮 1ml，振摇使溶解，加 30%过氧化氢溶液 0.5ml，摇匀，放置 1 小时，用丙酮稀释至 2ml，摇匀。

色谱条件　采用硅胶 GF_{254} 薄层板，以二甲苯-丁酮(1∶1)为展开剂。

测定法　吸取系统适用性溶液、供试品溶液与对照溶液各 10μl，分别点于同一薄层板上，展开，晾干，置紫外光灯(254nm)下检视。

系统适用性要求　系统适用性溶液中杂质斑点与比沙可啶的斑点应清晰分离，比沙可啶 R_f 值应约为 0.7。

限度　供试品溶液如显杂质斑点，与对照溶液的主斑点比较，不得更深(1.0%)。

干燥失重　取本品，在 105℃干燥至恒重，减失重量不得过 0.5%(通则 0831)。

炽灼残渣　不得过 0.1%(通则 0841)。

【含量测定】　取本品约 0.3g，精密称定，加冰醋酸 25ml 溶解后，加萘酚苯甲醇指示液 2 滴，用高氯酸滴定液(0.1mol/L)滴定至溶液显黄绿色，并将滴定的结果用空白试验校正。每 1ml 高氯酸滴定液(0.1mol/L)相当于 36.14mg 的 $C_{22}H_{19}NO_4$。

【类别】　泻药。

【贮藏】　遮光，密封保存。

【制剂】　(1)比沙可啶肠溶片　(2)比沙可啶栓

比沙可啶肠溶片

Bishakeding Changrongpian

Bisacodyl Enteric-coated Tablets

本品含比沙可啶($C_{22}H_{19}NO_4$)应为标示量的 93.0%～107.0%。

【性状】　本品为肠溶衣片，除去包衣后显白色。

【鉴别】　(1)取本品的细粉适量(约相当于比沙可啶 50mg)，加三氯甲烷 30ml，振摇使比沙可啶溶解，滤过，滤液蒸干，残渣加 1%硫酸溶液 10ml 使溶解，照下述方法试验。

取溶液 2ml，加碘化汞钾试液 1 滴，即生成白色沉淀。

取溶液 2ml，滴加硫酸，即显紫红色。

取溶液 2ml，加硝酸 1～2 滴，加热，显黄色，冷却，滴加氢氧化钠试液，显黄棕色。

(2)照薄层色谱法(通则 0502)试验。

供试品溶液　取本品的细粉适量(约相当于比沙可啶 20mg)，加丙酮 2ml，振摇 10 分钟，离心，取上清液。

对照品溶液　取比沙可啶对照品，加丙酮溶解并稀释制成每 1ml 中含 10mg 的溶液。

色谱条件　采用硅胶 GF_{254} 薄层板，以二甲苯-丁酮(1∶1)为展开剂。

测定法　吸取上述两种溶液各 2μl，分别点于同一薄层板上，展开，晾干，置紫外光灯（254nm）下检视。

结果判定　供试品溶液所显示主斑点的位置和颜色应与对照品溶液的主斑点一致。

【检查】　有关物质　照薄层色谱法（通则 0502）试验。

供试品溶液　取含量测定项下的细粉适量（约相当于比沙可啶 20mg），加丙酮 2ml，振摇 10 分钟，离心，取上清液。

对照溶液　精密量取供试品溶液 0.3ml，用丙酮稀释至 10ml。

系统适用性溶液、色谱条件、测定法与系统适用性要求见比沙可啶有关物质项下。

限度　供试品溶液如显杂质斑点，与对照溶液的主斑点比较，不得更深（3.0%）。

含量均匀度　取本品 1 片，除去包衣后，置乳钵中，研细，加三氯甲烷适量，研磨，并用三氯甲烷定量转移至 25ml 量瓶中，振摇使比沙可啶溶解，用三氯甲烷稀释至刻度，摇匀，滤过，精密量取续滤液 5ml，置另一 25ml 量瓶中，用三氯甲烷稀释至刻度，摇匀，作为供试品溶液。照含量测定项下的方法测定含量，应符合规定（通则 0941）。

其他　应符合片剂项下有关的各项规定（通则 0101）。

【含量测定】　照紫外-可见分光光度法（通则 0401）测定。

供试品溶液　取本品 20 片，除去包衣后，精密称定，研细，精密称取适量（约相当于比沙可啶 20mg），置 50ml 量瓶中，加三氯甲烷适量，振摇使比沙可啶溶解，用三氯甲烷稀释至刻度，摇匀，滤过，精密量取续滤液 5ml，置另一 50ml 量瓶中，用三氯甲烷稀释至刻度，摇匀。

测定法　取供试品溶液，在 264nm 的波长处测定吸光度，按 $C_{22}H_{19}NO_4$ 的吸收系数（$E_{1cm}^{1\%}$）为 148 计算。

【类别】　同比沙可啶。

【规格】　5mg

【贮藏】　避光，密封保存。

比沙可啶栓

Bishakeding Shuan

Bisacodyl Suppositories

本品含比沙可啶（$C_{22}H_{19}NO_4$）应为标示量的 90.0%～110.0%。

【性状】　本品为水溶性或脂肪性基质制成的白色栓剂。

【鉴别】　（1）取本品 1 粒，加 1%硫酸溶液 3ml，加热使熔化，滴加硝酸 4～5 滴，加热显黄色，加 20%氢氧化钠溶液 10 滴，即显棕红色。

（2）照薄层色谱法（通则 0502）试验。

供试品溶液　取本品 1 粒，加乙腈 10ml，微温使熔化，放冷，置冰浴中至基质析出，迅速滤过，取滤液。

对照品溶液　取比沙可啶对照品，加乙腈溶解并稀释制成每 1ml 中含 1mg 的溶液。

色谱条件　采用硅胶 GF_{254} 薄层板，以二甲苯-丁酮（1∶1）为展开剂。

测定法　吸取上述两种溶液各 20μl，分别点于同一薄层板上，展开，晾干，置紫外光灯（254nm）下检视。

结果判定　供试品溶液所显主斑点的位置和颜色应与对照品溶液主斑点一致。

（3）取含量测定项下的供试品溶液，照紫外-可见分光光度法（通则 0401）测定，在 264nm 的波长处有最大吸收。

【检查】　含量均匀度　取本品 1 粒，置 100ml 量瓶中，加 1mol/L 盐酸溶液适量，置水浴中，振摇使比沙可啶溶解，冷却，用 1mol/L 盐酸溶液稀释至刻度，摇匀（如为脂肪性基质制成的栓剂，滤过）；精密量取 10ml，置 50ml 量瓶中，用 1mol/L 盐酸溶液稀释至刻度，摇匀，作为供试品溶液。照含量测定项下的方法测定，应符合规定（通则 0941）。

其他　应符合栓剂项下有关的各项规定（通则 0107）。

【含量测定】　照紫外-可见分光光度法（通则 0401）测定。

供试品溶液　取本品 10 粒，置蒸发皿中，置水浴上加热至熔化，冷却并不断搅拌，使混合均匀。精密称取适量（约相当于比沙可啶 20mg），置 100ml 量瓶中，加 1mol/L 盐酸溶液适量，置水浴中，振摇使比沙可啶溶解，冷却，用 1mol/L 盐酸溶液稀释至刻度，摇匀（如为脂肪性基质制成的栓剂，滤过），精密量取 10ml，置 100ml 量瓶中，用 1mol/L 盐酸溶液稀释至刻度，摇匀。

对照品溶液　取比沙可啶对照品适量，加 1mol/L 盐酸溶液溶解并定量稀释制成每 1ml 中约含 20μg 的溶液。

测定法　取供试品溶液与对照品溶液，在 264nm 的波长处分别测定吸光度，计算。

【类别】　同比沙可啶。

【规格】　10mg

【贮藏】　密封，在 30℃以下保存。

贝　诺　酯

Beinuozhi

Benorilate

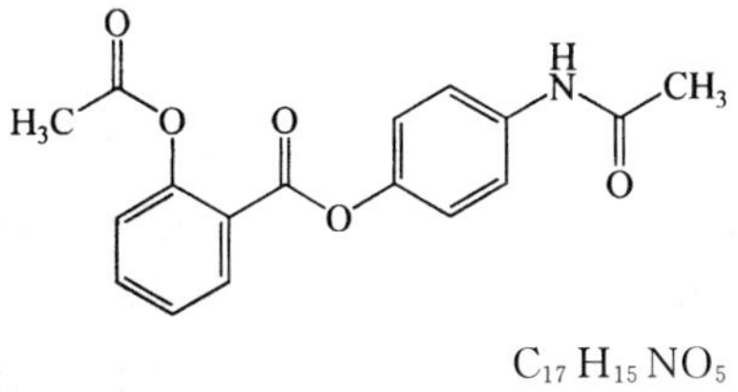

$C_{17}H_{15}NO_5$　313.31

本品为 4-乙酰氨基苯基乙酰水杨酸酯。按干燥品计算，含 $C_{17}H_{15}NO_5$ 应为 99.0%～102.0%。

【性状】　本品为白色结晶或结晶性粉末；无臭。

本品在沸乙醇中易溶，在沸甲醇中溶解，在甲醇或乙醇中微溶，在水中不溶。

熔点　本品的熔点（通则 0612）为 177～181℃。

吸收系数　取本品，精密称定，加无水乙醇溶解并定量稀释制成每 1ml 中约含 7.5μg 的溶液，照紫外-可见分光光度法（通则 0401）测定，在 240nm 的波长处测定吸光度，吸收系数（$E_{1cm}^{1\%}$）为 730～760。

【鉴别】（1）取本品约 0.2g，加氢氧化钠试液 5ml，煮沸，放冷，滤过，滤液加盐酸适量至显微酸性，加三氯化铁试液 2 滴，即显紫堇色。

（2）本品的红外光吸收图谱应与对照的图谱（光谱集 42 图）一致。

（3）取本品约 0.1g，加稀盐酸 5ml，煮沸，放冷，滤过，滤液显芳香第一胺类的鉴别反应（通则 0301）。

【检查】　氯化物　取本品 2.0g，加水 100ml，加热煮沸后，放冷，加水至 100ml，摇匀，滤过，取滤液 25ml，依法检查（通则 0801），与标准氯化钠溶液 5.0ml 制成的对照液比较，不得更浓（0.01%）。

硫酸盐　取氯化物项下剩余的滤液 25ml，依法检查（通则 0802），与标准硫酸钾溶液 1.0ml 制成的对照液比较，不得更浓（0.02%）。

对氨基酚　取本品 1.0g，加甲醇溶液（1→2）20ml，搅匀，加碱性亚硝基铁氰化钠试液 1ml，摇匀，放置 30 分钟，不得显蓝绿色。

游离水杨酸　取本品 0.10g，加乙醇 5ml，加热溶解后，加水适量，摇匀，滤入 50ml 比色管中，加水使成 50ml，立即加新制的稀硫酸铁铵溶液（取 1mol/L 盐酸溶液 1ml，加硫酸铁铵指示液 2ml，再加水适量使成 100ml）1ml，摇匀，30 秒钟内如显色，与对照液（精密称取水杨酸 0.1g，置 1000ml 量瓶中，加水溶解后，加冰醋酸 1ml，摇匀，再加水适量至刻度，摇匀，精密量取 1ml，加乙醇 5ml 与水 44ml，再加上述新制的稀硫酸铁铵溶液 1ml，摇匀）比较，不得更深（0.1%）。

有关物质　照高效液相色谱法（通则 0512）测定。临用新制。

供试品溶液　取本品，加甲醇溶解并稀释制成每 1ml 中约含 0.4mg 的溶液，摇匀。

对照溶液　精密量取供试品溶液 1ml，置 100ml 量瓶中，用甲醇稀释至刻度，摇匀。

对照品溶液　取对乙酰氨基酚对照品适量，精密称定，加甲醇溶解并定量稀释制成每 1ml 中约含 10μg 的溶液。

色谱条件　用十八烷基硅烷键合硅胶为填充剂；以水（用磷酸调节 pH 值至 3.5）-甲醇（44∶56）为流动相；检测波长为 240nm；进样体积 10μl。

系统适用性要求　理论板数按贝诺酯峰计算不低于 3000，贝诺酯峰与相邻杂质峰之间的分离度应符合要求。

测定法　精密量取供试品溶液、对照溶液与对照品溶液，分别注入液相色谱仪，记录色谱图至主成分峰保留时间的 2.5 倍。

限度　供试品溶液色谱图中如有与对照品溶液主成分峰保留时间一致的色谱峰，其峰面积不得大于对照溶液主峰面积的 0.1 倍（0.1%），其他单个杂质峰面积不得大于对照溶液主峰面积的 0.5 倍（0.5%），各杂质峰面积的和不得大于对照溶液主峰面积（1.0%）。

干燥失重　取本品，在 105℃ 干燥至恒重，减失重量不得过 0.5%（通则 0831）。

炽灼残渣　取本品 1.0g，依法检查（通则 0841），遗留残渣不得过 0.1%。

重金属　取炽灼残渣项下遗留的残渣，依法检查（通则 0821 第二法），含重金属不得过百万分之十。

【含量测定】　照高效液相色谱法（通则 0512）测定。

供试品溶液　取本品，精密称定，加甲醇溶解并定量稀释制成每 1ml 中约含 0.4mg 的溶液，摇匀。

对照品溶液　取贝诺酯对照品适量，精密称定，加甲醇溶解并定量稀释制成每 1ml 中约含 0.4mg 的溶液，摇匀。

色谱条件与系统适用性要求　见有关物质项下。

测定法　精密量取供试品溶液与对照品溶液，分别注入液相色谱仪，记录色谱图。按外标法以峰面积计算。

【类别】　解热镇痛、非甾体抗炎药。

【贮藏】　遮光，密封保存。

【制剂】　贝诺酯片

贝诺酯片

Beinuozhi Pian

Benorilate Tablets

本品含贝诺酯（$C_{17}H_{15}NO_5$）应为标示量的 95.0%～105.0%。

【性状】　本品为白色片。

【鉴别】（1）取本品的细粉适量，照贝诺酯项下的鉴别（1）、（3）项试验，应显相同的反应。

（2）在含量测定项下记录的色谱图中，供试品溶液主峰的保留时间应与对照品溶液主峰的保留时间一致。

【检查】　有关物质　照高效液相色谱法（通则 0512）测定。临用新制。

供试品溶液　取本品，加甲醇溶解并制成每 1ml 中约含贝诺酯 0.4mg 的溶液，滤过，取续滤液。

对照溶液　精密量取供试品溶液 1ml，置 100ml 量瓶中，用甲醇稀释至刻度，摇匀。

对照品溶液、色谱条件、系统适用性要求与测定法　见贝诺酯有关物质项下。

限度　供试品溶液色谱图中如有与对照品溶液主成分峰保留时间一致的色谱峰，其峰面积不得大于对照溶液主峰面积的 0.2 倍(0.2%),其他单个杂质峰面积不得大于对照溶液主峰面积(1.0%),各杂质峰面积的和不得大于对照溶液主峰面积的 1.5 倍(1.5%)。

溶出度　照溶出度与释放度测定法(通则 0931 第二法)测定。

溶出条件　以 1%十二烷基硫酸钠溶液 1000ml 为溶出介质,转速为每分钟 100 转,依法操作,经 45 分钟时取样。

供试品溶液　取溶出液适量,滤过,精密量取续滤液 1ml(0.4g 和 0.5g 规格)或 2ml(0.2mg 规格),置 50ml 量瓶中,用水稀释至刻度,摇匀。

对照品溶液　取贝诺酯对照品约 20mg,精密称定,置 50ml 量瓶中,加无水乙醇溶解并稀释至刻度,摇匀,精密量取 2ml,置 100ml 量瓶中,用 0.02%十二烷基硫酸钠溶液(0.2g 规格用 0.04%十二烷基硫酸钠溶液)稀释至刻度,摇匀。

测定法　取供试品溶液与对照品溶液,照紫外-可见分光光度法(通则 0401),在 240nm 的波长处分别测定吸光度,计算出每片的溶出量。

限度　标示量的 70%,应符合规定。

其他　应符合片剂项下有关的各项规定(通则 0101)。

【含量测定】　照高效液相色谱法(通则 0512)测定。

供试品溶液　取本品 10 片,精密称定,研细,精密称取细粉适量(约相当于贝诺酯 20mg),加甲醇溶解并定量稀释制成每 1ml 中约含贝诺酯 0.4mg 的溶液,滤过,取续滤液。

对照品溶液、色谱条件、系统适用性要求与测定法　见贝诺酯含量测定项下。

【类别】　同贝诺酯。

【规格】　(1)0.2g　(2)0.4g　(3)0.5g

【贮藏】　遮光,密封保存。

贝敏伪麻片

Beimin Weima Pian

Benorilate, Pseudoephedrine Hydrochloride and Chlorphenamine Maleate Tablets

本品每片中含贝诺酯($C_{17}H_{15}NO_5$)、盐酸伪麻黄碱($C_{10}H_{15}NO \cdot HCl$)与马来酸氯苯那敏($C_{16}H_{19}ClN_2 \cdot C_4H_4O_4$)均应为标示量的 90.0%～110.0%。

【处方】

贝诺酯	300g
盐酸伪麻黄碱	30g
马来酸氯苯那敏	2g
辅料	适量
制成	1000 片

【性状】　本品为白色片。

【鉴别】　(1)在盐酸伪麻黄碱和马来酸氯苯那敏含量测定项下记录的色谱图中,供试品溶液两主峰的保留时间应与对照品溶液两主峰的保留时间一致。

(2)在贝诺酯含量测定项下记录的色谱图中,供试品溶液主峰的保留时间应与对照品溶液主峰的保留时间一致。

【检查】　**含量均匀度**　马来酸氯苯那敏　取本品 1 片,研细,用 50%乙醇溶液 80ml,定量转移至 100ml 量瓶中,超声使马来酸氯苯那敏溶解,用水稀释至刻度,摇匀,滤过,取续滤液,作为供试品溶液。照马来酸氯苯那敏含量测定项下的方法测定,限度为±20%,应符合规定(通则 0941)。

溶出度　贝诺酯　照溶出度与释放度测定法(通则 0931 第二法)测定。

溶出条件　以 1%十二烷基硫酸钠溶液 1000ml 为溶出介质,转速为每分钟 75 转,依法操作,经 45 分钟时取样。

供试品溶液　取溶出液 10ml,滤过,精密量取续滤液 5ml,置 50ml 量瓶中,用无水乙醇稀释至刻度,摇匀。

对照品溶液　取贝诺酯对照品约 15mg,精密称定,置 100ml 量瓶中,加无水乙醇溶解并稀释至刻度,摇匀,精密量取 5ml,置 25ml 量瓶中,加 1%十二烷基硫酸钠溶液 2.5ml,并用无水乙醇稀释至刻度。

测定法　取供试品溶液与对照品溶液,照紫外-可见分光光度法(通则 0401),在 280nm 的波长处分别测定吸光度,计算出每片的溶出量。

限度　标示量的 70%,应符合规定。

其他　应符合片剂项下有关的各项规定(通则 0101)。

【含量测定】　**贝诺酯**　照高效液相色谱法(通则 0512)测定。

供试品溶液　取本品 20 片,精密称定,研细,精密称取适量(约相当于贝诺酯 50mg),置 100ml 量瓶中,加 1%十二烷基硫酸钠溶液 1ml 与甲醇 50ml,超声使贝诺酯溶解,用甲醇稀释至刻度,摇匀,滤过,精密量取续滤液 5ml,置 25ml 量瓶中,用流动相稀释至刻度,摇匀。

对照品溶液　取贝诺酯对照品约 50mg,精密称定,置 100ml 量瓶中,加 1%十二烷基硫酸钠溶液 1ml 与甲醇 50ml,超声使贝诺酯溶解,用甲醇稀释至刻度,摇匀,精密量取 5ml,置 25ml 量瓶中,用流动相稀释至刻度,摇匀。

色谱条件　用苯基硅烷键合硅胶为填充剂;以甲醇-水(70:30)为流动相;检测波长为 245nm;进样体积 20μl。

系统适用性要求　理论板数按贝诺酯峰计算不低于 2000。

测定法　精密量取供试品溶液与对照品溶液,分别注入液相色谱仪,记录色谱图。按外标法以峰面积计算。

盐酸伪麻黄碱与马来酸氯苯那敏　照高效液相色谱法(通则 0512)测定。

供试品溶液　取本品细粉适量(约相当于盐酸伪麻黄碱 24mg、马来酸氯苯那敏 1.6mg),精密称定,置 100ml 量瓶中,加 50%乙醇溶液 80ml,超声使盐酸伪麻黄碱与马来酸氯苯那敏溶解，用水稀释至刻度，摇匀，滤过。

对照品溶液　取盐酸伪麻黄碱对照品与马来酸氯苯那敏对照品各适量，精密称定，加 50％乙醇溶液溶解并定量稀释制成每 1ml 中约含盐酸伪麻黄碱 0.24mg 与马来酸氯苯那敏 16μg 的混合溶液。

色谱条件　用十八烷基硅烷键合硅胶为填充剂；以乙腈-甲醇-水-冰醋酸（37：36：27：0.3）（含十二烷基硫酸钠 0.35％）为流动相；柱温 30℃；检测波长为 260nm；进样体积 20μl。

系统适用性要求　理论板数按氯苯那敏峰计算不低于 2000，伪麻黄碱峰与氯苯那敏峰之间的分离度应符合要求。

测定法　精密量取供试品溶液与对照品溶液，分别注入液相色谱仪，记录色谱图。按外标法以峰面积计算。

【类别】　解热镇痛、非甾体抗炎药。

【贮藏】　遮光，密封保存。

牛　磺　酸

Niuhuangsuan

Taurine

$C_2H_7NO_3S$　125.15

本品为 2-氨基乙磺酸。按干燥品计算，含牛磺酸（$C_2H_7NO_3S$）不得少于 98.5％。

【性状】　本品为白色或类白色结晶或结晶性粉末；无臭。

本品在水中溶解，在乙醇、乙醚或丙酮中不溶。

【鉴别】　（1）取本品与牛磺酸对照品各适量，分别加水溶解并稀释制成每 1ml 中约含 2mg 的溶液，作为供试品溶液与对照品溶液。照有关物质项下的方法试验，供试品溶液所显主斑点的位置和颜色应与对照品溶液的主斑点相同。

（2）本品的红外光吸收图谱应与对照的图谱（光谱集 44 图）一致。

【检查】　**溶液的透光率**　取本品 0.50g，加水 20ml 溶解后，照紫外-可见分光光度法（通则 0401），在 430nm 的波长处测定透光率，不得低于 95.0％。

氯化物　取本品 1.0g，加水溶解使成 50ml，取 25ml，依法检查（通则 0801），与标准氯化钠溶液 5.0ml 制成的对照液比较，不得更浓（0.01％）。

硫酸盐　取本品 2.0g，依法检查（通则 0802），与标准硫酸钾溶液 2.0ml 制成的对照液比较，不得更浓（0.01％）。

铵盐　取本品 0.10g，依法检查（通则 0808），与标准氯化铵溶液 2.0ml 制成的对照液比较，不得更深（0.02％）。

有关物质　照薄层色谱法（通则 0502）试验。

供试品溶液　取本品适量，加水溶解并稀释制成每 1ml 中约含 20mg 的溶液。

对照溶液　精密量取供试品溶液 1ml，置 500ml 量瓶中，用水稀释至刻度，摇匀。

系统适用性溶液　取牛磺酸对照品与丙氨酸对照品各适量，分别加水溶解并稀释制成每 1ml 中约含 2mg 的溶液，各取适量，等体积混合，摇匀。

色谱条件　采用硅胶 G 薄层板，以水-无水乙醇-正丁醇-冰醋酸（150：150：100：1）为展开剂。

测定法　吸取上述三种溶液各 5μl，分别以条带状点样方式点于同一薄层板上，条带宽度 5mm，展开，晾干，喷以茚三酮的丙酮溶液（1→50），在 105℃加热约 5 分钟至斑点出现，立即检视。

系统适用性要求　对照溶液应显一个清晰的斑点，系统适用性溶液应显两个完全分离的斑点。

限度　供试品溶液如显杂质斑点，不得超过 1 个。其颜色与对照溶液的主斑点比较，不得更深（0.2％）。

干燥失重　取本品，在 105℃干燥 4 小时，减失重量不得过 0.4％（通则 0831）。

炽灼残渣　取本品 1.0g，依法检查（通则 0841），遗留残渣不得过 0.1％。

铁盐　取本品 1.0g，依法检查（通则 0807），与标准铁溶液 1.0ml 制成的对照液比较，不得更浓（0.001％）。

重金属　取炽灼残渣项下遗留的残渣，依法检查（通则 0821 第二法），含重金属不得过百万分之十。

砷盐　取本品 1.0g，加水 23ml 溶解后，加盐酸 5ml，依法检查（通则 0822 第一法），应符合规定（0.0002％）。

【含量测定】　取本品约 0.2g，精密称定，加水 50ml 溶解，精密加入中性甲醛溶液（取甲醛溶液，滴加酚酞指示剂 5 滴，用 0.1mol/L 的氢氧化钠溶液调节至溶液显微粉红色）5ml，照电位滴定法（通则 0701），用氢氧化钠滴定液（0.1mol/L）滴定。每 1ml 氢氧化钠滴定液（0.1mol/L）相当于 12.52mg 的 $C_2H_7NO_3S$。

【类别】　解热镇痛药。

【贮藏】　遮光，密封保存。

【制剂】　（1）牛磺酸片　（2）牛磺酸胶囊　（3）牛磺酸散　（4）牛磺酸颗粒　（5）牛磺酸滴眼液

牛　磺　酸　片

Niuhuangsuan Pian

Taurine Tablets

本品含牛磺酸（$C_2H_7NO_3S$）应为标示量的 95.0％～105.0％。

【性状】　本品为白色或类白色片。

【鉴别】　取本品的细粉适量（约相当于牛磺酸 0.5g），加水 10ml，振摇使溶解，滤过。取滤液 2ml，调节 pH 值至中性，加茚三酮试液 1ml，在水浴中加热，溶液显蓝紫色。

【检查】 应符合片剂项下有关的各项规定(通则 0101)。

【含量测定】 取本品 10 片，精密称定，研细，精密称取适量(约相当于牛磺酸 0.2g)，加水 25ml，振摇使主成分溶解，用氢氧化钠滴定液(0.1mol/L)调节 pH 值至 7.0，加入预先调节 pH 值至 9.0 的甲醛溶液 15ml，摇匀，再用氢氧化钠滴定液(0.1mol/L)滴定至 pH 值至 9.0，并持续 30 秒钟，以加入甲醛溶液后消耗的氢氧化钠滴定液(0.1mol/L)的量(ml)计算。每 1ml 氢氧化钠滴定液(0.1mol/L)相当于 12.52mg 的 $C_2H_7NO_3S$。

【类别】 同牛磺酸。

【规格】 0.4g

【贮藏】 遮光，密封，在干燥处保存。

牛磺酸胶囊

Niuhuangsuan Jiaonang

Taurine Capsules

本品含牛磺酸($C_2H_7NO_3S$)应为标示量的 90.0%～110.0%。

【性状】 本品内容物为白色或类白色结晶性粉末。

【鉴别】 取本品内容物适量(约相当于牛磺酸 0.5g)，加水 10ml 使溶解，滤过，取滤液 2ml，调节 pH 值至中性，加茚三酮试液 1ml，在水浴中加热，溶液显蓝紫色。

【检查】 应符合胶囊剂项下有关的各项规定(通则 0103)。

【含量测定】 取装量差异项下的内容物，混合均匀，精密称取适量(约相当于牛磺酸 0.2g)，加水 25ml，振摇使溶解，用氢氧化钠滴定液(0.1mol/L)调节 pH 值至 7.0，加入预先调节 pH 值至 9.0 的甲醛溶液 15ml，摇匀，再用氢氧化钠滴定液(0.1mol/L)滴定至 pH 值至 9.0，并持续 30 秒钟，以加入甲醛溶液后消耗的氢氧化钠滴定液(0.1mol/L)的量(ml)计算。每 1ml 氢氧化钠滴定液(0.1mol/L)相当于 12.52mg 的 $C_2H_7NO_3S$。

【类别】 同牛磺酸。

【规格】 (1)0.4g (2)0.5g

【贮藏】 遮光，密封，在干燥处保存。

牛磺酸散

Niuhuangsuan San

Taurine Powder

本品含牛磺酸($C_2H_7NO_3S$)应为标示量的 90.0%～110.0%。

【性状】 本品为白色或类白色结晶或结晶性粉末。

【鉴别】 取本品的细粉适量(约相当于牛磺酸 0.5g)，加水 10ml，振摇使溶解，滤过，取滤液 2ml，调节 pH 值至中性，加茚三酮试液 1ml，在水浴中加热，溶液显蓝紫色。

【检查】 应符合散剂项下有关的各项规定(通则 0115)。

【含量测定】 取装量差异项下的内容物，混合均匀，精密称取适量(约相当于牛磺酸 0.2g)，加水 25ml，振摇使主成分溶解，用氢氧化钠滴定液(0.1mol/L)调节 pH 值至 7.0，加入预先调节 pH 值至 9.0 的甲醛溶液 15ml，摇匀，再用氢氧化钠滴定液(0.1mol/L)滴定至 pH 值至 9.0，并持续 30 秒钟，以加入甲醛溶液后消耗的氢氧化钠滴定液(0.1mol/L)的量(ml)计算。每 1ml 氢氧化钠滴定液(0.1mol/L)相当于 12.52mg 的 $C_2H_7NO_3S$。

【类别】 同牛磺酸。

【规格】 0.4g

【贮藏】 遮光，密闭，在干燥处保存。

牛磺酸颗粒

Niuhuangsuan Keli

Taurine Granules

本品含牛磺酸($C_2H_7NO_3S$)应为标示量的 90.0%～110.0%。

【性状】 本品为可溶颗粒。

【鉴别】 (1)取本品适量(约相当于牛磺酸 0.5g)，加水 10ml 溶解，滤过，取滤液 2ml，调节 pH 值至中性，加茚三酮试液 1ml，在水浴中加热，溶液显蓝紫色。

(2)在含量测定项下记录的色谱图中，供试品溶液主峰的保留时间应与牛磺酸对照品溶液主峰的保留时间一致。

【检查】 应符合颗粒剂项下有关的各项规定(通则 0104)。

【含量测定】 采用适宜的氨基酸分析法或照高效液相色谱法(通则 0512)测定。

供试品溶液 取装量差异项下的内容物，混合均匀，精密称取适量(约相当于牛磺酸 0.15g)，置 50ml 量瓶中，加水溶解并稀释至刻度，摇匀，精密量取 5ml，置 100ml 量瓶中，用水稀释至刻度，摇匀。

对照品溶液 取牛磺酸对照品适量，精密称定，加水溶解并定量稀释制成每 1ml 中约含 0.15mg 的溶液。

色谱条件 用十八烷基硅烷键合硅胶为填充剂；以磷酸盐缓冲液(pH 7.0)-乙腈-水(70∶15∶15)为流动相；柱温为 60℃；检测波长为 338nm；采用柱后衍生法，衍生化试剂为邻苯二甲醛溶液[取氢氧化钠 24g、硼酸 43.2g 溶于约 2700ml 水中，用硫酸调节 pH 值至 4.0，加入 2-巯基乙醇 2ml 与 8%的邻苯二甲醛乙醇溶液 10ml，加水至 3000ml(临用新制)]；反应管(内径 1mm，长度约 40cm)为聚四氟乙烯管；衍生温度为 60℃；衍生化试剂流速为每分钟 0.5ml；进样体积 10μl。

系统适用性要求 理论板数按牛磺酸衍生物峰计算不低

于1000。

测定法 精密量取供试品溶液与对照品溶液，分别注入液相色谱仪，记录色谱图。按外标法以峰面积计算。

【类别】 同牛磺酸。

【规格】 (1)0.4g (2)0.8g (3)1.2g

【贮藏】 遮光，密封，在干燥处保存。

牛磺酸滴眼液

Niuhuangsuan Diyanye

Taurine Eye Drops

本品含牛磺酸($C_2H_7NO_3S$)应为标示量的90.0%～110.0%。

本品中可加入适量的抑菌剂。

【性状】 本品为无色或几乎无色的澄明液体。

【鉴别】 (1)取本品1滴置滤纸上，加茚三酮试液1滴，在105℃放置数分钟，即显蓝紫色斑点。

(2)在含量测定项下记录的色谱图中，供试品溶液主峰的保留时间应与牛磺酸对照品溶液主峰的保留时间一致。

【检查】 **pH值** 应为6.5～7.5(通则0631)。

渗透压摩尔浓度 应为350～450mOsmol/kg(通则0632)。

其他 应符合眼用制剂项下有关的各项规定(通则0105)。

【含量测定】 采用适宜的氨基酸分析法或照高效液相色谱法(通则0512)测定。

供试品溶液 精密量取本品3ml，置50ml量瓶中，用水稀释至刻度，摇匀，精密量取5ml，置100ml量瓶中，用水稀释至刻度，摇匀。

对照品溶液 取牛磺酸对照品适量，精密称定，加水溶解并定量稀释制成每1ml中约含0.15mg的溶液。

色谱条件 用十八烷基硅烷键合硅胶为填充剂；以磷酸盐缓冲液(pH 7.0)-乙腈-水(70：15：15)为流动相；柱温为60℃；检测波长为338nm；采用柱后衍生法，衍生化试剂为邻苯二甲醛溶液[取氢氧化钠24g、硼酸43.2g溶于约2700ml水中，用硫酸调节pH值至4.0，加入2-巯基乙醇2ml与8%的邻苯二甲醛乙醇溶液10ml，加水至3000ml(临用新制)]；反应管(内径1mm，长度约40cm)为聚四氟乙烯管；衍生温度为60℃；衍生化试剂流速为每分钟0.5ml；进样体积10μl。

系统适用性要求 理论板数按牛磺酸衍生物峰计算不低于1000。

测定法 精密量取供试品溶液与对照品溶液，分别注入液相色谱仪，记录色谱图。按外标法以峰面积计算。

【类别】 同牛磺酸。

【规格】 (1)8ml：0.4g (2)10ml：0.5g

【贮藏】 遮光，密闭保存。

壬苯醇醚

Renbenchunmi

Nonoxinol

$H_3C—(CH_2)_8—C_6H_4—(OCH_2CH_2)_nOH$

本品为壬基苯酚和环氧乙烷缩聚而成的无水混合物。含$C_9H_{19}C_6H_4(OCH_2CH_2)_nOH$(式中$n$的平均值为9)应为90.0%～110.0%。

【性状】 本品为无色至淡黄色黏稠液体；无臭；10℃以下易凝结。

本品在乙醇中极易溶解，在水中易溶。

浊点 取本品1.0g，置250ml烧杯中，加水100ml，将温度计浸入溶液中央，在不断搅拌下，置水浴中加热至溶液浑浊后，继续升温10℃，移去水浴，不断搅拌，至溶液澄清(温度计水银球完全清晰可见)时，记录该点温度，应为52～56℃。

酸值 本品的酸值(通则0713)不大于0.2。

【鉴别】 (1)在含量测定项下记录的色谱图中，供试品溶液主峰的保留时间应与对照品溶液主峰的保留时间一致。

(2)本品的红外光吸收图谱应与对照的图谱(光谱集43图)一致。

【检查】 **聚乙二醇** 取本品10g，精密称定，置250ml烧杯中，加乙酸乙酯100ml溶解后，转移至500ml分液漏斗中，加30%氯化钠溶液100ml，振摇1分钟，插入温度计，再将分液漏斗部分浸入50℃水浴中，缓缓转动使分层，当温度达到40～50℃时，将分液漏斗取出，分取氯化钠液层，置另一500ml分液漏斗中；乙酸乙酯液层再用30%氯化钠溶液100ml按上述方法提取1次，合并氯化钠液，用乙酸乙酯按上述方法洗涤1次后，氯化钠液层用三氯甲烷振摇提取2次，每次100ml，合并三氯甲烷液，滤过，滤液置250ml烧杯中，置水浴上蒸干，放冷，加丙酮200ml使溶解，滤过，并用丙酮洗涤2次，每次25ml，合并滤液与洗液，置一预经恒重并称定重量的250ml烧杯中，置水浴中蒸干，在60℃减压干燥1小时，放冷，精密称定，含聚乙二醇不得过1.6%。

残留溶剂 二氧六环 照气相色谱法(通则0521)测定。

供试品溶液 精密称取本品5.0g，置20ml顶空瓶中，密封。

对照品溶液 精密称取二氧六环适量，加入经160℃挥发5小时的壬苯醇醚中，充分振摇使混合均匀，定量稀释制成每1g中含二氧六环5μg的溶液，精密称取5.0g，置20ml顶空瓶中，密封。

色谱条件 以乙基乙烯-二乙烯苯共聚物为填充剂，柱温为160℃，进样口温度为200℃，检测器温度为200℃，顶空瓶平衡温度为130℃，平衡时间为30分钟。

测定法 取供试品溶液与对照品溶液分别顶空进样，记录色谱图。

限度　按外标法以峰面积计算，含二氧六环不得过 0.0005%。

游离环氧乙烷　照气相色谱法（通则 0521）测定。

供试品溶液　精密称取本品 5.0g，置 20ml 顶空瓶中，密封。

对照品溶液　精密量取经标定的环氧乙烷贮备液适量，加入于 150℃挥发 3 小时的壬苯醇醚（按以下气相色谱法测定，不得检出环氧乙烷）中，置冰浴中充分振摇使混合均匀，定量稀释制成每 1g 中含环氧乙烷 1μg 的溶液，精密称取 5.0g，置 20ml 顶空瓶中，密封。

系统适用性溶液　取乙醛与环氧乙烷贮备液各适量，加入经 150℃挥发 3 小时的壬苯醇醚中，稀释制成每 1ml 中含乙醛与环氧乙烷各约为 10μg 的溶液，称取 5.0g，置 20ml 顶空瓶中，密封。

色谱条件　用 6%氰丙基苯基-94%二甲基聚硅氧烷为固定液的毛细管柱，起始温度为 50℃，维持 7 分钟，再以每分钟 80℃的速率升温至 200℃，维持 8 分钟，进样口温度为 200℃，检测器温度为 250℃，顶空瓶平衡温度为 100℃，平衡时间为 30 分钟。

系统适用性要求　系统适用性溶液色谱图中，乙醛峰与环氧乙烷峰之间的分离度应符合要求。

测定法　取供试品溶液与对照品溶液分别顶空进样，记录色谱图。

限度　按外标法以峰面积计算，含游离环氧乙烷不得过 0.0001%。

水分　取本品，照水分测定法（通则 0832 第一法 1）测定，含水分不得过 0.5%。

【含量测定】　照高效液相色谱法（通则 0512）测定。

供试品溶液　取本品约 0.1g，精密称定，置 100ml 量瓶中，加流动相溶解并稀释至刻度，摇匀。

对照品溶液　取壬苯醇醚对照品，精密称定，加流动相溶解并定量稀释制成每 1ml 中约含 1mg 的溶液。

色谱条件　用十八烷基硅烷键合硅胶为填充剂；以甲醇-水（88：12）为流动相；检测波长为 280nm；进样体积 10μl。

系统适用性要求　理论板数按壬苯醇醚峰计算不低于 1000。

测定法　精密量取供试品溶液与对照品溶液，分别注入液相色谱仪，记录色谱图。按外标法以峰面积计算。

【类别】　表面活性剂，杀精子药。

【贮藏】　遮光，密封保存。

【制剂】　（1）壬苯醇醚阴道片　（2）壬苯醇醚栓　（3）壬苯醇醚膜

附：

环氧乙烷贮备液

配制　取环氧乙烷 25ml，置盛有异丙醇约 100ml 的 500ml 量瓶中，摇匀，用异丙醇稀释至刻度，摇匀，即得。每 1ml 中约含环氧乙烷 44mg。置冰箱中保存使用，临用当日标定。

标定　精密量取 0.5mol/L 盐酸乙醇溶液 25ml，置含有氯化镁 40g 的磨口锥形瓶中，摇匀，使充分饱和，再精密加环氧乙烷贮备液 10ml，滴加溴甲酚绿指示液 1ml，如溶液不显黄色，继续精密加上述 0.5mol/L 盐酸乙醇溶液 10ml，密塞，放置 30 分钟。用乙醇制氢氧化钾滴定液（0.5mol/L）滴定，并将滴定的结果用异丙醇 10ml 作空白试验校正。每 1ml 乙醇制氢氧化钾滴定液（0.5mol/L）相当于 22.02mg 的环氧乙烷。

注意　配制与标定的用具和试液，使用前需置冰浴冷却；配制和标定的过程需注意冷却。

壬苯醇醚阴道片

Renbenchunmi Yindaopian

Nonoxinol Vaginal Tablets

本品含壬苯醇醚（$C_{33}H_{60}O_{10}$）应为标示量的 90.0%～110.0%。

【性状】　本品为白色片。

【鉴别】　（1）取本品 2 片，加水 10ml 使壬苯醇醚溶解，滤过，取滤液 2ml，加盐酸 3 滴与氯化钠约 0.1g，溶解后，加亚铁氰化钾试液 3 滴，即生成白色沉淀。

（2）在含量测定项下记录的色谱图中，供试品溶液主峰的保留时间应与对照品溶液主峰的保留时间一致。

（3）取本品细粉适量，加水适量，振摇使壬苯醇醚溶解，用水稀释制成每 1ml 中含壬苯醇醚 0.2mg 的溶液，滤过，取续滤液照紫外-可见分光光度法（通则 0401）测定，在 275nm 的波长处有最大吸收。

【检查】　**酸碱度**　取本品 3 片，加水 30ml，振摇使壬苯醇醚溶解后，滤过，取滤液，依法测定（通则 0631），pH 值应为 6.0～8.0。

崩解时限与泡沫量　取 25ml 量筒 6 只，分别加水 3ml，置 37℃恒温水浴中，待恒温后，分别投入本品 1 片（药片用长 16cm 的 22 号铅丝绕成网状，以防崩解时药片随泡沫浮起），开始记录时间，药片均应在 5 分钟内崩解完全，且泡沫的上升量均应不低于 15ml。

其他　应符合片剂项下有关的各项规定（通则 0101）。

【含量测定】　照高效液相色谱法（通则 0512）测定。

供试品溶液　取本品 10 片，精密称定，研细，精密称取适量（约相当于壬苯醇醚 0.1g），置 100ml 量瓶中，加流动相适量，振摇 15 分钟使壬苯醇醚溶解，用流动相稀释至刻度，摇匀，滤过，取续滤液。

对照品溶液、色谱条件、系统适用性要求与测定法　见壬苯醇醚含量测定项下。

【类别】　同壬苯醇醚。

【规格】　0.1g

【贮藏】　遮光，密封保存。

壬苯醇醚栓

Renbenchunmi Shuan

Nonoxinol Suppositories

本品含壬苯醇醚($C_{33}H_{60}O_{10}$)应为标示量的90.0%～115.0%。

【性状】 本品为白色或乳白色栓。

【鉴别】 (1)取本品1粒,加水10ml使壬苯醇醚溶解,滤过,取滤液2ml,加盐酸3滴与氯化钠0.1g,溶解后加入亚铁氰化钾试液3滴,即生成白色沉淀。

(2)在含量测定项下记录的色谱图中,供试品溶液主峰的保留时间应与对照品溶液主峰的保留时间一致。

【检查】 **酸度** 取本品3粒,加水30ml,于40℃水浴加热使溶解,依法测定(通则0631),pH值应为3.5～7.0。

融变时限 时限为25分钟,应符合规定(通则0922)。

其他 应符合栓剂项下有关的各项规定(通则0107)。

【含量测定】 照高效液相色谱法(通则0512)测定。

供试品溶液 取本品10粒,精密称定,剪碎,精密称取适量(约相当于壬苯醇醚50mg),置小烧杯中,加甲醇20ml,置40～50℃水浴中使壬苯醇醚溶解,转移至50ml量瓶中,放冷,用甲醇稀释至刻度,摇匀,放置,取上清液。

对照品溶液、色谱条件、系统适用性要求与测定法 见壬苯醇醚含量测定项下。

【类别】 同壬苯醇醚。

【规格】 (1)50mg　(2)100mg

【贮藏】 遮光,密闭保存。

壬苯醇醚膜

Renbenchunmi Mo

Nonoxinol Pellicles

本品含壬苯醇醚($C_{33}H_{60}O_{10}$)应为标示量的90.0%～115.0%。

【性状】 本品为类白色至微黄色半透明药膜,遇水易溶。

【鉴别】 (1)取本品适量(约相当于壬苯醇醚50mg),加水5ml、盐酸5滴与氯化钠0.1g,振摇使溶解,加亚铁氰化钾试液2ml,即发生白色沉淀。

(2)在含量测定项下记录的色谱图中,供试品溶液主峰的保留时间应与对照品溶液主峰的保留时间一致。

【检查】 **酸度** 取本品适量(约相当于壬苯醇醚50mg),加水10ml使溶解,依法测定(通则0631),pH值应为5.0～7.0。

溶化时限 任取药膜10张,每次取一张对折三次(即叠成原面积的1/8),用一夹口宽约为3.5cm的夹子,夹住药膜的散开处,连夹子一起浸入37℃的水浴中,用秒表计时,药膜从浸入水中到溶解而断离夹子的时间,应不超过3分钟。

其他 应符合膜剂项下有关的各项规定(通则0125)。

【含量测定】 照高效液相色谱法(通则0512)测定。

供试品溶液 取本品20张,精密称定,剪碎,精密称取适量(约相当于壬苯醇醚0.1g),置100ml量瓶中,加水适量使壬苯醇醚溶解,并稀释至刻度,摇匀,滤过,取续滤液。

对照品溶液、色谱条件、系统适用性要求与测定法 见壬苯醇醚含量测定项下。

【类别】 同壬苯醇醚。

【规格】 每张膜含壬苯醇醚50mg(5cm×5cm,7cm×5cm,10cm×5cm)

【贮藏】 密闭,在阴凉干燥处保存。

升华硫

Shenghualiu

Sublimed Sulfur

S　32.06

本品含硫(S)不得少于98.0%。

【性状】 本品为黄色结晶性粉末;有微臭。

本品在水或乙醇中几乎不溶。

【鉴别】 (1)本品燃烧时火焰为蓝色,并有二氧化硫的刺激性臭气。

(2)取本品约10mg,加氢氧化钠试液5ml,加热使溶解,放冷,加1滴亚硝基铁氰化钠试液(1→100),显蓝紫色。

【检查】 **酸度** 取本品1.0g,加水25ml,强力振摇后,加酚酞指示液数滴与氢氧化钠滴定液(0.1mol/L)0.10ml,应显淡红色。

细度 取本品10.0g,用八号筛过筛,如有结块,可将团块轻轻拍碎后过筛。通过八号筛的粉末不得少于85.0%。

炽灼残渣 不得过0.2%(通则0841)。

砷盐 取本品0.50g,加氨试液15ml,浸渍3小时,滤过;分取滤液5ml,置水浴上蒸干后,加硝酸1ml,再蒸干,加盐酸5ml与水23ml,依法检查(通则0822第一法),应符合规定(0.0012%)。

【含量测定】 取本品,置五氧化二磷干燥器中干燥4小时后,取约35mg,精密称定,照氧瓶燃烧法(通则0703)进行有机破坏,以过氧化氢试液5ml与水10ml为吸收液,俟燃烧完毕后,将燃烧瓶置冰浴中冷却并时时振摇约20分钟,使生成的烟雾完全吸收后,煮沸2分钟,放冷,加入酚酞指示液2滴,用氢氧化钠滴定液(0.1mol/L)滴定,并将滴定的结果用空白试验校正。每1ml氢氧化钠滴定液(0.1mol/L)相当于1.603mg的S。

【类别】 杀虫药。

【贮藏】 密封保存。

【制剂】 硫软膏

硫 软 膏

Liu Ruangao

Sulfur Ointment

本品含硫(S)应为 9.0%～11.0%。

【性状】 本品为黄色软膏,有硫的特臭。

【鉴别】 (1)取本品约 0.5g,加氢氧化钠试液 5ml,加热使溶解,滤过,放冷,加 1 滴亚硝基铁氰化钠试液(1→100),显蓝紫色。

(2)取本品约 1g,置试管中,加热熔融,产生刺激性臭气,并能使润湿的醋酸铅试纸变黑。

【检查】 应符合软膏剂项下有关的各项规定(通则 0109)。

【含量测定】 取本品约 0.5g,精密称定,加 5%亚硫酸钠溶液 40ml,加热回流约 1.5 小时,使硫溶解,放冷,使基质凝固,取溶液滤过,遗留基质用热水 30ml 洗涤,放冷,滤过,同法洗涤数次,合并滤液及洗液,加甲醛试液 10ml 与醋酸 6ml,用水稀释至 150ml,加淀粉指示液,用碘滴定液(0.05mol/L)滴定。每 1ml 碘滴定液(0.05mol/L)相当于 3.206mg 的硫(S)。

【类别】 同升华硫。

【规格】 10%

【贮藏】 密闭,在 30℃以下保存。

乌 司 他 丁

Wusitading

Ulinastatin

本品系从新鲜人尿中提取的一种能抑制多种蛋白水解酶活力的糖蛋白。每 1mg 蛋白中含乌司他丁的活力不得少于 3500 单位。

【制法要求】 本品应从健康人群的尿中提取,生产过程应符合现行版《药品生产质量管理规范》要求。本品在生产过程中应有病毒安全性控制的措施,工艺中需经 60℃加热 10 小时,以使病毒灭活。

【性状】 本品为类白色至微褐色粉末;无臭。

本品在水中易溶,在乙醚中不溶。

【鉴别】 照乌司他丁溶液项下的鉴别试验,显相同的结果。

【检查】 **干燥失重** 取本品 0.1g,在 60℃减压干燥 3 小时,减失重量不得过 6.0%(通则 0831)。

激肽原酶物质 照紫外-可见分光光度法(通则 0401)测定。

供试品溶液 取本品,加水稀释制成每 1ml 中约含 50 000 单位的溶液。

底物溶液、测定法与限度 见乌司他丁溶液激肽原酶物质项下。

有关物质 照分子排阻色谱法(通则 0514)测定。

供试品溶液 取本品,加流动相稀释制成每 1ml 中约含 10 000 单位的溶液。

对照溶液 精密量取供试品溶液 1ml,置 200ml 量瓶中,用流动相稀释至刻度,摇匀。

系统适用性溶液 取供试品溶液适量,于 105℃加热 3 小时,放冷,加入等体积的供试品溶液,混匀。

灵敏度溶液 取对照溶液 10ml,置 25ml 量瓶中,用流动相稀释至刻度,摇匀。

色谱条件、系统适用性要求、测定法与限度 见乌司他丁溶液有关物质项下。

酸碱度、溶液的澄清度与颜色、分子量、乙肝表面抗原、异常毒性、细菌内毒素与凝血质样活性物质 照乌司他丁溶液项下的方法检查,均应符合规定。

【效价测定】 照紫外-可见分光光度法(通则 0401)测定。

供试品溶液 取本品适量,精密称定,加 0.2mol/L 三乙醇胺缓冲液(pH 7.8)使溶解并定量稀释制成每 1ml 中约含 50 单位的溶液。

胰蛋白酶溶液、底物溶液、标准品溶液与测定法 见乌司他丁溶液效价测定中效价项下。

【类别】 蛋白酶抑制药。

【贮藏】 密封,在－20℃以下保存。

【制剂】 注射用乌司他丁

乌司他丁溶液

Wusitading Rongye

Ulinastatin Solution

本品系从新鲜人尿中提取的一种能抑制多种蛋白水解酶活力的糖蛋白溶液。每 1ml 中含乌司他丁的活力不得少于 10 万单位,每 1mg 蛋白中含乌司他丁的活力不得少于 3500 单位。

【制法要求】 本品应从健康人群的尿中提取,生产过程应符合现行版《药品生产质量管理规范》要求。本品在生产过程中应有病毒安全性控制的措施,工艺中需经 60℃加热 10 小时,以使病毒灭活。

【性状】 本品为无色至黄色的澄清液体;无臭。

【鉴别】 (1)取本品,用水稀释制成每 1ml 中含 1000 单位的溶液,取 0.5ml,加 5%苯酚溶液 0.5ml,摇匀,加硫酸 2.5ml,摇匀,溶液显橙黄色。

(2)取本品,用效价测定项下的 0.2mol/L 三乙醇胺缓冲液(pH 7.8)稀释制成每 1ml 中含 200 单位的溶液,作为供试品溶液。取试管 1 支,加上述缓冲液 1.6ml、供试品溶液 0.2ml 与效价测定项下的胰蛋白酶溶液 0.2ml,摇匀,置 25℃水浴保温 5

分钟，加效价测定项下的底物溶液 1.0ml，摇匀，置 25℃ 水浴继续保温 5 分钟，溶液应无色。另取试管 1 支，以上述缓冲液 0.2ml 代替供试品溶液，同法操作，溶液应显黄色。

(3)取本品，用水稀释制成每 1ml 中含 2000 单位的溶液，照紫外-可见分光光度法（通则 0401）测定，在 277nm 的波长处有最大吸收。

(4)取本品，用 0.9% 氯化钠溶液稀释制成每 1ml 中含 500 单位的溶液。用硼酸-氢氧化钠缓冲液（pH 8.4）（取硼酸 24.736g，加 0.1mol/L 氢氧化钠溶液溶解并稀释至 1000ml）制备 1.2% 琼脂糖凝胶板，照免疫双扩散法（通则 3403）检查，应与兔抗乌司他丁血清形成明显的沉淀线。

【检查】 酸碱度 取本品，用水稀释制成每 1ml 中含 10 000 单位的溶液，依法测定（通则 0631），pH 值应为 6.0～7.5。

溶液的澄清度与颜色 取本品，用 0.9% 氯化钠溶液稀释制成每 1ml 中含 20 000 单位的溶液，依法检查（通则 0901 第一法和通则 0902 第一法），溶液应澄清无色；如显色，与黄色 1 号标准比色液比较，不得更深。

激肽原酶物质 照紫外-可见分光光度法（通则 0401）测定。

底物溶液　取 S-2266（相当于 H-D-Val-Leu-Arg-PNA · 2HCl）25mg，加水溶解并稀释制成 0.0015mol/L 的溶液，置 －18℃ 保存。

供试品溶液　取本品，用水稀释制成每 1ml 中约含 50 000 单位的溶液。

测定法　取试管 2 支，各精密加入供试品溶液 0.4ml，再分别加入 0.2mol/L 三羟甲基氨基甲烷-盐酸缓冲液（取三羟甲基氨基甲烷 24.228g，加水 800ml 溶解，用 6mol/L 盐酸溶液调节 pH 值至 8.0，加水至 1000ml）0.5ml，混匀，置 37℃±0.5℃ 水浴中保温 5 分钟，再于第 1 管中加冰醋酸溶液（1→2）0.1ml，第 2 管中加底物溶液 0.1ml，立即摇匀，并计时，置 37℃±0.5℃ 水浴中准确反应 30 分钟，第 1 管加底物溶液 0.1ml，第 2 管加冰醋酸溶液（1→2）0.1ml，以第 1 管为空白，在 405nm 的波长处测定第 2 管的吸光度。

限度　吸光度不得过 0.03。

分子量 取本品适量，用水稀释制成每 1ml 中含 2mg 蛋白的溶液，加入等体积的供试品缓冲液，混匀，置水浴中 5 分钟，放冷，作为供试品溶液；另取分子量标准品（分子量为 10 000～100 000标准蛋白质）适量，加供试品缓冲液制成每 1μl 中含 1μg 的溶液，置水浴中 5 分钟，放冷，作为分子量标准品溶液。照电泳法（通则 0541 第五法还原型 SDS-聚丙烯酰胺凝胶电泳法），考马斯亮蓝染色测定，分离胶浓度为 12.5%。加样量不低于 10μg。分子量应为 37 000～43 000。

有关物质 照分子排阻色谱法（通则 0514）测定。

供试品溶液　取本品，用流动相稀释制成每 1ml 中约含 10 000 单位的溶液。

对照溶液　精密量取供试品溶液 1ml，置 200ml 量瓶中，用流动相稀释至刻度，摇匀。

系统适用性溶液　取供试品溶液适量，于 105℃ 加热 3 小时，放冷，加入等体积的供试品溶液，混匀。

灵敏度溶液　取对照溶液 10ml，置 25ml 量瓶中，用流动相稀释至刻度，摇匀。

色谱条件　以亲水改性硅胶为填充剂（TSKgel G3000 SWXL，7.8mm×300mm，5μm 或其他适宜色谱柱）；以磷酸盐缓冲液（取磷酸二氢钠 6.90g、磷酸氢二钠 17.91g 及氯化钠 8.77g，加水 800ml 溶解，调节 pH 值至 6.8，加水至 1000ml）为流动相；流速为每分钟 0.7ml；检测波长为 280nm；进样体积 50μl。

系统适用性要求　系统适用性溶液色谱图中，乌司他丁峰与相邻杂质峰间的分离度应符合要求，理论板数按乌司他丁峰计算不低于 800。灵敏度溶液色谱图中，乌司他丁峰高的信噪比应大于 10。

测定法　精密量取供试品溶液与对照溶液，分别注入液相色谱仪，记录色谱图至主成分峰保留时间的 2 倍。

限度　供试品溶液色谱图中如有杂质峰，各杂质峰面积的和不得大于对照溶液主峰面积的 4 倍（2.0%）。

重金属 取本品适量（约相当于乌司他丁 50 万单位），用水稀释制成每 1ml 中约含乌司他丁 5 万单位的溶液，取 10ml 依法检查（通则 0821 第二法），每 1ml 中含重金属不得过 10μg。

乙肝表面抗原 取本品，用 0.9% 氯化钠溶液定量稀释制成每 1ml 中约含 10 万单位的溶液，按试剂盒说明书测定，应为阴性。

异常毒性 取本品，用氯化钠注射液定量稀释制成每 1ml 中约含乌司他丁 45 000 单位的溶液，依法检查（通则 1141），应符合规定。

细菌内毒素 取本品，依法检查（通则 1143），每 10 000 单位乌司他丁中含内毒素的量应小于 0.625EU。

凝血质样活性物质 血浆的制备　取新鲜兔血，置预先放有 3.8% 枸橼酸钠溶液的容器（枸橼酸钠溶液与血液容积之比为 1∶9）中，混匀，在 2～8℃ 条件下，以每分钟 3500 转离心 20 分钟。取上清液在 －20℃ 保存备用，用前在 25℃ 水浴融化。

测定法　取本品，用巴比妥缓冲液（pH 7.4）稀释制成每 1ml 中含 5000 单位的供试品溶液。取试管[（10～12）mm×75mm]2 支，第 1 管加巴比妥缓冲液（pH 7.4）0.1ml 作空白对照，第 2 管加供试品溶液 0.1ml，分别加兔血浆 0.1ml，置 25℃±0.5℃ 水浴中保温 5 分钟，迅速加入 0.37% 氯化钙溶液 0.1ml，混匀，计时。观察并记录试管出现混浊（初凝）的时间。供试品管的初凝时间应不小于空白对照管的初凝时间。

【效价测定】 效价 照紫外-可见分光光度法（通则 0401）测定。

胰蛋白酶溶液　临用新制，并置冰浴保存。精密称取结晶胰蛋白酶（每 1mg 含 7500～10 000 BAEE 单位）适量，用冷的氯化钙盐酸溶液（取氯化钙 2.94g，加 0.001mol/L 盐酸溶液 1000ml 溶解）溶解并稀释制成每 1ml 中约含 0.1mg 的溶液。

底物溶液　临用新制，并置暗处保存。取苯甲酰-L-精氨酸-*p*-对硝基苯胺盐酸盐适量，加水溶解并稀释制成每 1ml 中含 1mg 的溶液。

0.2mol/L 三乙醇胺缓冲液（pH 7.8） 取三乙醇胺 29.8g，加水 900ml 溶解，用 4mol/L 盐酸溶液调节 pH 值至 7.8，加水至 1000ml。

供试品溶液 精密量取本品适量，用 0.2mol/L 三乙醇胺缓冲液（pH 7.8）定量稀释制成每 1ml 中约含 50 单位的溶液。

标准品溶液 取乌司他丁标准品，加 0.2mol/L 三乙醇胺缓冲液（pH 7.8）溶解并定量稀释制成每 1ml 中约含 50 单位的溶液。

测定法 取 0.2mol/L 三乙醇胺缓冲液（pH 7.8）（预热至 25℃±1℃）1.6ml，置比色池中，加标准品溶液与胰蛋白酶溶液各 0.2ml，混匀，准确保温 5 分钟，使比色池内温度保持在 25℃±1℃，加底物溶液（预热至 25℃±1℃）1.0ml，立即摇匀并计时，以水为空白，在 405nm 的波长处，每隔 1 分钟测定吸光度，共 5 分钟，吸光度的变化率应恒定。以反应时间为横坐标，吸光度为纵坐标作图，求出每 1 分钟的吸光度变化率（ΔA_s）。

分别取 0.2mol/L 三乙醇胺缓冲液（pH 7.8）与供试品溶液各 0.2ml，代替标准品溶液同法操作，求出吸光度变化率 ΔA_0 和 ΔA_t，按下式计算：

$$每\ 1ml\ 乌司他丁的效价（单位）=\frac{\Delta A_0-\Delta A_t}{\Delta A_0-\Delta A_s}\times U\times\frac{n}{V}$$

式中 ΔA_0 为三乙醇胺缓冲液吸光度的变化率；

ΔA_t 为供试品溶液吸光度的变化率；

ΔA_s 为标准品溶液吸光度的变化率；

U 为每 1ml 标准品溶液中含乌司他丁单位数；

V 为供试品取样量，ml；

n 为供试品的稀释倍数。

测得的效价应为估计效价的 90%～110%，否则应调整供试品溶液的浓度重新测定。

蛋白质含量 精密量取本品适量，照蛋白质含量测定法（通则 0731 第一法）测定每 1ml 中蛋白质含量，即得。

比活 由测得的效价和蛋白质含量计算每 1mg 蛋白中含乌司他丁活力的单位数。

【类别】 蛋白酶抑制药。

【贮藏】 密封，在－20℃以下保存。

【制剂】 注射用乌司他丁

注射用乌司他丁

Zhusheyong Wusitading

Ulinastatin for Injection

本品为乌司他丁溶液加适量稳定剂和赋形剂的无菌冻干品。含乌司他丁的效价应为标示量的 85.0%～120.0%。

【性状】 本品为白色至微黄色冻干块状物或粉末。复溶后应为无色至黄色的澄清液体，可带轻微乳光。

【鉴别】 取本品，照乌司他丁溶液项下的鉴别（1）、（2）项试验，显相同的结果。

【检查】 **酸碱度** 取本品，每支加水 2ml 溶解后，混匀，依法测定（通则 0631），pH 值应为 6.0～7.5。

有关物质 照分子排阻色谱法（通则 0514）测定。

供试品溶液 取本品适量，加流动相溶解并稀释制成每 1ml 中约含 10 000 单位的溶液。

对照溶液 精密量取供试品溶液 1ml，置 200ml 量瓶中，用流动相稀释至刻度，摇匀。

系统适用性溶液 取供试品溶液适量，于 105℃加热 3 小时，放冷，加入等体积的供试品溶液，混匀。

灵敏度溶液 取对照溶液 10ml，置 25ml 量瓶中，用流动相稀释至刻度，摇匀。

色谱条件、系统适用性要求、测定法与限度 见乌司他丁溶液有关物质项下。

干燥失重 取本品 0.1g，以五氧化二磷为干燥剂，在 60℃减压干燥 3 小时，减失重量不得过 6.0%（通则 0831）。

过敏反应 取本品，加氯化钠注射液溶解并稀释制成每 1ml 中含 3000 单位的溶液，依法检查（通则 1147），应符合规定。

溶液的澄清度与颜色、异常毒性与细菌内毒素 照乌司他丁溶液项下方法检查，均应符合规定。

其他 应符合注射剂项下有关的各项规定（通则 0102）。

【效价测定】 照紫外-可见分光光度法（通则 0401）测定。

供试品溶液 取本品 5 支，分别加适量 0.2mol/L 三乙醇胺缓冲液（pH 7.8）溶解，并定量转移至同一 100ml 量瓶中，用上述缓冲液稀释至刻度，摇匀。精密量取适量，用上述缓冲液定量稀释制成每 1ml 中含 50 单位的溶液。

胰蛋白酶溶液、底物溶液、0.2mol/L 三乙醇胺缓冲液（pH 7.8）、标准品溶液与测定法 见乌司他丁溶液效价测定中效价项下。

【类别】 同乌司他丁溶液。

【规格】 （1）2.5 万单位 （2）5 万单位 （3）10 万单位

【贮藏】 密闭，阴凉干燥处保存。

乌拉地尔

Wuladi'er

Urapidil

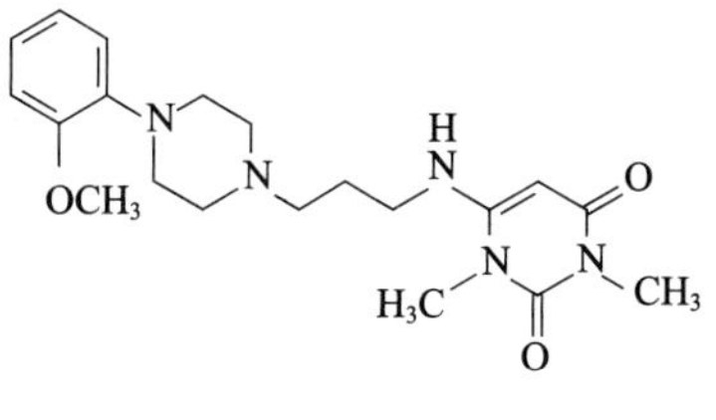

$C_{20}H_{29}N_5O_3$ 387.48

本品为 6-[[3-[4-(2-甲氧基苯基)-1-哌嗪基]丙基]氨基]-1,3-二甲基尿嘧啶。按干燥品计算,含 $C_{20}H_{29}N_5O_3$ 不得少于 99.0%。

【性状】 本品为白色结晶或结晶性粉末;无臭。

本品在三氯甲烷中易溶,在甲醇或乙醇中溶解,在丙酮中略溶,在石油醚或水中不溶;在 0.1mol/L 盐酸溶液中略溶。

【鉴别】 (1)取本品约 50mg,加丙二酸约 30mg 与醋酐 0.5ml,在 80~90℃水浴中加热 10 分钟,应显红棕色。

(2)取本品,加甲醇溶解并稀释制成每 1ml 中含 8μg 的溶液,照紫外-可见分光光度法(通则 0401)测定,在 268nm 的波长处有最大吸收。

(3)本品的红外光吸收图谱应与对照的图谱(光谱集 910 图)一致。

【检查】 **溶液的澄清度与颜色** 取本品 0.5g,加 0.1mol/L 盐酸溶液 25ml,溶液应澄清无色。

有关物质 照高效液相色谱法(通则 0512)测定。

供试品溶液 取本品适量,加流动相溶解并稀释制成每 1ml 中含 1mg 的溶液。

对照溶液 精密量取供试品溶液 1ml,置 200ml 量瓶中,用流动相稀释至刻度,摇匀。

系统适用性溶液 取乌拉地尔和杂质Ⅰ对照品适量,加流动相溶解并稀释制成每 1ml 中分别含乌拉地尔 0.1mg 与杂质Ⅰ 0.01mg 的混合溶液。

色谱条件 用十八烷基硅烷键合硅胶为填充剂;以醋酸钠溶液(取无水醋酸钠 8.2g 和冰醋酸 40ml,加水溶解并稀释至 600ml)-甲醇(70∶30)为流动相;检测波长为 268nm;进样体积 20μl。

系统适用性要求 系统适用性溶液色谱图中,乌拉地尔峰与杂质Ⅰ峰的分离度应符合要求,理论板数按乌拉地尔计算不低于 2000。

测定法 精密量取供试品溶液与对照溶液,分别注入液相色谱仪,记录色谱图至主成分峰保留时间的 2 倍。

限度 供试品溶液色谱图中如有杂质峰,单个杂质峰面积不得大于对照溶液的主峰面积(0.5%),各杂质峰面积的和不得大于对照溶液主峰面积的 2 倍(1.0%)。

残留溶剂 照残留溶剂测定法(通则 0861 第一法)测定。

供试品溶液 取本品约 1g,精密称定,置顶空瓶中,精密加入稀硫酸 10ml,密封。

对照品溶液 精密称取 1,2-二氯乙烷、乙醇、丙酮与苯各适量,加稀硫酸定量稀释制成每 1ml 中含 1,2-二氯乙烷 0.5μg、乙醇 0.5mg、丙酮 0.5mg 和苯 0.2μg 的溶液,精密量取 10ml,置顶空瓶中,密封。

色谱条件 以聚乙二醇为固定液的毛细管柱为色谱柱;柱温为 80℃;检测器温度为 200℃;进样口温度为 200℃;顶空瓶平衡温度为 85℃,平衡时间为 30 分钟。

系统适用性要求 对照品溶液色谱图中,各成分色谱峰间的分离度均应符合要求。

测定法 取供试品溶液与对照品溶液分别顶空进样,记录色谱图。

限度 按外标法以峰面积计算,1,2-二氯乙烷、乙醇、丙酮与苯的残留量均应符合规定。

干燥失重 取本品,在 105℃干燥至恒重,减失重量不得过 0.5%(通则 0831)。

炽灼残渣 取本品 1.0g,依法检查(通则 0841),遗留残渣不得过 0.1%。

重金属 取炽灼残渣项下遗留的残渣,依法检查(通则 0821 第二法),含重金属不得过百万分之二十。

【含量测定】 照高效液相色谱法(通则 0512)测定。

供试品溶液 取本品约 25mg,精密称定,置 25ml 量瓶中,加流动相溶解并稀释至刻度,摇匀,精密量取 5ml,置 50ml 量瓶中,用流动相稀释至刻度,摇匀。

对照品溶液 取乌拉地尔对照品适量,精密称定,加流动相溶解并定量稀释制成每 1ml 中约含 0.1mg 的溶液。

系统适用性溶液、色谱条件与系统适用性要求 见有关物质项下。

测定法 精密量取供试品溶液与对照品溶液,分别注入液相色谱仪,记录色谱图。按外标法以峰面积计算。

【类别】 抗高血压药。

【贮藏】 遮光,密封,在阴凉处保存。

【制剂】 乌拉地尔注射液

附:

杂质Ⅰ

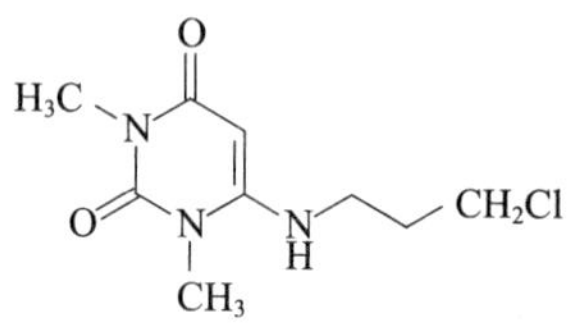

$C_9H_{14}ClN_3O_2$　231.68

1,3-二甲基-4-(γ-氯丙基氨基)尿嘧啶

乌拉地尔注射液

Wuladi'er Zhusheye

Urapidil Injection

本品为乌拉地尔的灭菌水溶液。含乌拉地尔($C_{20}H_{29}N_5O_3$)应为标示量的 95.0%~105.0%。

【性状】 本品为无色或几乎无色的澄明液体。

【鉴别】 (1)取本品适量,加水稀释制成每 1ml 中约含乌拉地尔 0.01mg 的溶液,照紫外-可见分光光度法(通则 0401)

测定，在 268nm 的波长处有最大吸收。

(2)在含量测定项下记录的色谱图中，供试品溶液主峰的保留时间应与对照品溶液主峰的保留时间一致。

【检查】 **pH 值**　应为 4.0～7.0(通则 0631)。

有关物质　照高效液相色谱法(通则 0512)测定。

供试品溶液　取本品 5ml，置 25ml 量瓶中，用流动相稀释至刻度，摇匀。

对照溶液　精密量取供试品溶液 1ml，置 200ml 量瓶中，用流动相稀释至刻度，摇匀。

系统适用性溶液、色谱条件、系统适用性要求与测定法　除柱温为 30℃外，见乌拉地尔有关物质项下。

限度　供试品溶液的色谱图中如有杂质峰，单个杂质峰面积不得大于对照溶液的主峰面积(0.5%)，各杂质峰面积的和不得大于对照溶液主峰面积的 2 倍(1.0%)。

细菌内毒素　取本品，依法检查(通则 1143)，每 1mg 乌拉地尔中含内毒素的量应小于 1.0EU。

其他　应符合注射剂项下有关的各项规定(通则 0102)。

【含量测定】 照高效液相色谱法(通则 0512)测定。

供试品溶液　精密量取本品 2ml，置 100ml 量瓶中，用流动相稀释至刻度，摇匀。

对照品溶液、系统适用性溶液、色谱条件、系统适用性要求与测定法　除柱温为 30℃外，见乌拉地尔含量测定项下。

【类别】 同乌拉地尔。

【规格】 5ml∶25mg

【贮藏】 遮光，密闭，在阴凉处保存。

乌 苯 美 司

Wubenmeisi

Ubenimex

$C_{16}H_{24}N_2O_4$　308.37

本品为 *N*-[(2*S*,3*R*)-3-氨基-2-羟基-4-苯基丁酰]-L-亮氨酸。按干燥品计算，含 $C_{16}H_{24}N_2O_4$ 不得少于 98.5%。

【性状】 本品为白色结晶性粉末；无臭。

本品在水或甲醇中微溶；在冰醋酸中易溶，在 0.1mol/L 盐酸溶液或 0.1mol/L 氢氧化钠溶液中溶解。

比旋度　取本品，精密称定，加 0.1mol/L 盐酸溶液溶解并定量稀释制成每 1ml 中约含 10mg 的溶液，依法测定(通则 0621)，比旋度为－15.5°至－17.5°。

【鉴别】 (1)取本品约 10mg，加 20%醋酸溶液 2ml、茚三酮约 5mg 与 1mol/L 氢氧化钠溶液 2 滴，加热，溶液渐显蓝紫色。

(2)取本品和乌苯美司对照品各适量，加有关物质项下的流动相 A 分别溶解并稀释制成每 1ml 中各约含 0.3mg 的供试品溶液与对照品溶液，照有关物质项下的色谱条件试验，供试品溶液主峰的保留时间应与对照品溶液主峰的保留时间一致。

(3)取本品适量，加水溶解并稀释制成每 1ml 中约含 0.5mg 的溶液，照紫外-可见分光光度法(通则 0401)测定，在 252nm、257nm 与 263nm 的波长处有最大吸收，在 254nm 与 261nm 的波长处有最小吸收。

(4)本品的红外光吸收图谱应与对照的图谱(光谱集 911 图)一致。

【检查】 **酸度**　取本品 0.25g，加水 25ml，振摇，滤过，取滤液，依法测定(通则 0631)，pH 值应为 4.5～7.0。

有关物质　照高效液相色谱法(通则 0512)测定。

供试品溶液　取本品适量，加流动相 A 溶解并稀释制成每 1ml 中约含 3mg 的溶液。

对照溶液　精密量取供试品溶液适量，用流动相 A 定量稀释制成每 1ml 中约含 15μg 的溶液。

灵敏度溶液　精密量取对照溶液适量，用流动相 A 定量稀释制成每 1ml 中约含 1.5μg 的溶液。

色谱条件　用十八烷基硅烷键合硅胶为填充剂；以 65mmol/L 磷酸二氢钾溶液-乙腈(17∶3)为流动相 A，乙腈-65mmol/L 磷酸二氢钾溶液(2∶1)为流动相 B，按下表进行梯度洗脱；柱温 25℃；检测波长 220nm；进样体积 20μl。

时间(分钟)	流动相 A(%)	流动相 B(%)
0	100	0
20	100	0
60	0	100
70	0	100
71	100	0
80	100	0

系统适用性要求　对照溶液色谱图中，理论板数按乌苯美司峰计算不低于 5000；灵敏度溶液色谱图中，乌苯美司色谱峰的信噪比应不小于 10。

测定法　精密量取供试品溶液与对照溶液，分别注入液相色谱仪，记录色谱图。

限度　供试品溶液色谱图中如有杂质峰，单个杂质峰面积不得大于对照溶液主峰面积(0.5%)，各杂质峰面积的和不得大于对照溶液主峰面积的 2 倍(1.0%)，供试品溶液色谱图中小于灵敏度溶液主峰面积的色谱峰忽略不计(0.05%)。

残留溶剂　照残留溶剂测定法(通则 0861)测定，应符合规定。

干燥失重　取本品，在 105℃干燥至恒重，减失重量不得过 0.5%(通则 0831)。

炽灼残渣　取本品 1.0g，依法检查(通则 0841)，遗留残

渣不得过0.1%。

重金属　取炽灼残渣项下遗留的残渣，依法检查（通则0821第二法），含重金属不得过百万分之十。

【含量测定】　取本品约0.25g，精密称定，加冰醋酸30ml使溶解，照电位滴定法（通则0701），用高氯酸滴定液（0.1mol/L）滴定，并将滴定的结果用空白试验校正。每1ml高氯酸滴定液（0.1mol/L）相当于30.84mg的$C_{16}H_{24}N_2O_4$。

【类别】　免疫调节药，抗肿瘤药。

【贮藏】　密封保存。

【制剂】　(1)乌苯美司片　(2)乌苯美司胶囊

乌苯美司片

Wubenmeisi Pian

Ubenimex Tablets

本品含乌苯美司（$C_{16}N_{24}N_2O_4$）应为标示量的93.0%～107.0%。

【性状】　本品为白色或类白色片或薄膜衣片，除去包衣后显白色或类白色。

【鉴别】　(1)取本品细粉适量（约相当于乌苯美司10mg），加20%醋酸溶液2ml，加茚三酮约5mg与1mol/L氢氧化钠溶液2滴，加热，溶液渐显蓝紫色。

(2)取本品细粉适量（约相当于乌苯美司10mg），加水使乌苯美司溶解并稀释制成每1ml中约含乌苯美司0.5mg的溶液，滤过，取滤液，照紫外-可见分光光度法（通则0401）测定，在252nm、257nm与263nm的波长处有最大吸收，在254nm与261nm的波长处有最小吸收。

(3)在含量测定项下记录的色谱图中，供试品溶液主峰的保留时间应与对照品溶液主峰的保留时间一致。

【检查】　**有关物质**　照高效液相色谱法（通则0512）测定。

供试品溶液　取本品细粉适量（约相当于乌苯美司30mg），置10ml量瓶中，加流动相A适量，超声使乌苯美司溶解，再用流动相A稀释至刻度，摇匀，滤过，取续滤液。

对照溶液　精密量取供试品溶液适量，用流动相A定量稀释制成每1ml中约含15μg的溶液。

灵敏度溶液　精密量取对照溶液适量，用流动相A定量稀释制成每1ml中约含1.5μg的溶液。

色谱条件、系统适用性要求与测定法　见乌苯美司有关物质项下。

限度　供试品溶液色谱图中如有杂质峰，单个杂质峰面积不得大于对照溶液主峰面积（0.5%），各杂质峰面积的和不得大于对照溶液主峰面积的2倍（1.0%）。供试品溶液色谱图中小于灵敏度溶液主峰面积的色谱峰忽略不计（0.05%）。

含量均匀度　取本品1片（10mg规格），置100ml量瓶中，加流动相适量，超声使乌苯美司溶解并用流动相稀释至刻度，摇匀，滤过，取续滤液作为供试品溶液。照含量测定项下的方法测定，计算每片的含量，应符合规定（通则0941）。

溶出度　照溶出度与释放度测定法（通则0931第二法）测定。

溶出条件　以水900ml为溶出介质，转速为每分钟50转，依法操作，经30分钟时取样。

供试品溶液　取溶出液适量，滤过，取续滤液。

对照品溶液　取乌苯美司对照品适量，精密称定，加水溶解并定量稀释制成每1ml中约含乌苯美司10μg（10mg规格）或30μg（30mg规格）的溶液。

色谱条件与系统适用性要求　见含量测定项下。

测定法　见含量测定项下，计算每片的溶出量。

限度　标示量的70%，应符合规定。

其他　应符合片剂项下有关的各项规定（通则0101）。

【含量测定】　照高效液相色谱法（通则0512）测定。

供试品溶液　取本品20片，精密称定，研细，精密称取适量（约相当于乌苯美司10mg），置100ml量瓶中，加流动相适量，超声使乌苯美司溶解，用流动相稀释至刻度，摇匀，滤过，取续滤液。

对照品溶液　取乌苯美司对照品适量，精密称定，加流动相溶解并定量稀释制成每1ml中约含0.1mg的溶液。

色谱条件　用十八烷基硅烷键合硅胶为填充剂；以0.05mol/L磷酸二氢钾溶液-乙腈（83∶17）为流动相；检测波长220nm；进样体积20μl。

系统适用性要求　理论板数按乌苯美司峰计算不低于3000。

测定法　精密量取供试品溶液与对照品溶液，分别注入液相色谱仪，记录色谱图。按外标法以峰面积计算。

【类别】　同乌苯美司。

【规格】　(1)10mg　(2)30mg

【贮藏】　密封保存。

乌苯美司胶囊

Wubenmeisi Jiaonang

Ubenimex Capsules

本品含乌苯美司（$C_{16}N_{24}N_2O_4$）应为标示量的90.0%～110.0%。

【性状】　本品内容物为白色或类白色粉末或颗粒。

【鉴别】　(1)取本品的内容物适量（约相当于乌苯美司30mg），加20%醋酸溶液6ml，振摇使乌苯美司溶解，滤过，取滤液2ml，加茚三酮5mg与1mol/L氢氧化钠溶液2滴，加热，溶液渐显蓝紫色。

(2)在含量测定项下记录的色谱图中,供试品溶液主峰的保留时间应与对照品溶液主峰的保留时间一致。

(3)取本品的内容物适量(约相当于乌苯美司10mg),加水使乌苯美司溶解并制成每1ml中约含乌苯美司0.5mg的溶液,滤过,取滤液,照紫外-可见分光光度法(通则0401)测定,在252nm、257nm与263nm的波长处有最大吸收,在254nm与261nm的波长处有最小吸收。

【检查】 **有关物质** 照高效液相色谱法(通则0512)测定。

供试品溶液 取本品内容物适量(约相当于乌苯美司30mg),置10ml量瓶中,加流动相A适量,超声使乌苯美司溶解,再用流动相A稀释至刻度,摇匀,滤过,取续滤液。

对照溶液 精密量取供试品溶液适量,用流动相A定量稀释制成每1ml中约含15μg的溶液。

灵敏度溶液 精密量取对照溶液适量,用流动相A定量稀释制成每1ml中约含1.5μg的溶液。

色谱条件、系统适用性要求与测定法 见乌苯美司有关物质项下。

限度 供试品溶液色谱图中如有杂质峰,单个杂质峰面积不得大于对照溶液主峰面积(0.5%),各杂质峰面积的和不得大于对照溶液主峰面积的2倍(1.0%)。供试品溶液色谱图中小于灵敏度溶液主峰面积的色谱峰忽略不计(0.05%)。

含量均匀度 取本品1粒(10mg规格),将内容物倾入100ml量瓶中,囊壳用甲醇洗净,洗液并入量瓶中,加流动相适量,超声使乌苯美司溶解并用流动相稀释至刻度,摇匀,滤过,取续滤液,照含量测定项下的方法测定含量,应符合规定(通则0941)。

溶出度 照溶出度与释放度测定法(通则0931第二法)测定。

溶出条件 以水900ml为溶出介质,供试品置沉降篮中,转速为每分钟50转,依法操作,经30分钟时取样。

供试品溶液 取溶出液适量,滤过,取续滤液。

对照品溶液 取乌苯美司对照品适量,精密称定,加水溶解并定量稀释制成每1ml中约含10μg(10mg规格)或30μg(30mg规格)的溶液。

色谱条件与系统适用性要求 见含量测定项下。

测定法 见含量测定项下,计算每粒的溶出量。

限度 标示量的70%,应符合规定。

其他 应符合胶囊剂项下有关的各项规定(通则0103)。

【含量测定】 照高效液相色谱法(通则0512)测定。

供试品溶液 取本品20粒,精密称定重量,倾出内容物,精密称定囊壳重量,计算平均装量,取内容物混合均匀,精密称取适量(约相当于乌苯美司10mg),置100ml量瓶中,加流动相适量,超声使乌苯美司溶解,用流动相稀释至刻度,摇匀,滤过,取续滤液。

对照品溶液 取乌苯美司对照品适量,精密称定,加流动相溶解并定量稀释制成每1ml中约含0.1mg的溶液。

色谱条件 用十八烷基硅烷键合硅胶为填充剂;以0.05mol/L磷酸二氢钾溶液-乙腈(83∶17)为流动相;检测波长220nm;进样体积20μl。

系统适用性要求 理论板数按乌苯美司峰计算不低于3000。

测定法 精密量取供试品溶液与对照品溶液,分别注入液相色谱仪,记录色谱图。按外标法以峰面积计算。

【类别】 同乌苯美司。

【规格】 (1)10mg (2)30mg

【贮藏】 密封保存。

乌洛托品

Wuluotuopin

Methenamine

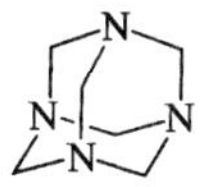

$C_6H_{12}N_4$　140.19

本品为六亚甲基四胺。按干燥品计算,含$C_6H_{12}N_4$不得少于99.0%。

【性状】 本品为无色、有光泽的结晶或白色结晶性粉末;几乎无臭;遇火能燃烧,发生无烟的火焰;水溶液显碱性反应。

本品在水中易溶,在乙醇或三氯甲烷中溶解,在乙醚中微溶。

【鉴别】 (1)取本品约0.5g,加稀硫酸5ml溶解后,加热,产生甲醛的特臭,能使润湿的氨制硝酸银试纸显黑色;再加过量的氢氧化钠试液,产生氨臭,能使润湿的红色石蕊试纸变为蓝色。

(2)本品的红外光吸收图谱应与对照的图谱(光谱集45图)一致。

【检查】 **酸碱度** 取本品5.0g,加水50ml溶解,取溶液5.0ml,加酚酞指示液0.1ml,用盐酸滴定液(0.1mol/L)或氢氧化钠滴定液(0.1mol/L)滴定,消耗滴定液的体积不得过0.2ml。

溶液的澄清度与颜色 取本品2.0g,加新沸冷水20ml溶解后,溶液应澄清无色。

氯化物 取本品2.5g,依法检查(通则0801),与标准氯化钠溶液5.0ml制成的对照液比较,不得更浓(0.002%)。

硫酸盐 取本品1.0g,加水50ml溶解,取溶液10ml,加稀盐酸5滴酸化,加氯化钡试液5滴,在1分钟内无浑浊产生。

铵盐与三聚甲醛 取本品0.50g,加无氨蒸馏水10ml溶解后,立即加碱性碘化汞钾试液1.0ml,摇匀,在20～25℃放置2分钟,溶液的颜色与对照液(碱性碘化汞钾试液1.0ml,加无氨蒸馏水 10ml)比较，不得更深；如显浑浊，与对照液(取标准硫酸钾溶液 0.60ml，加水 7ml 与稀盐酸 1ml，摇匀，加 25%氯化钡溶液 2ml，摇匀，放置 10 分钟)比较，不得更浓。

干燥失重　取本品，置五氧化二磷干燥器中干燥至恒重，减失重量不得过 1.5%(通则 0831)。

重金属　取本品 4.0g，加水 20ml 溶解后，必要时滤过，滤液中加氨试液数滴，加水使成 25ml，依法检查(通则 0821 第三法)，含重金属不得过百万分之五。

【含量测定】　取本品约 0.1g，加甲醇 30ml 溶解后，照电位滴定法(通则 0701)，用高氯酸滴定液(0.1mol/L)滴定，并将滴定的结果用空白试验校正。每 1ml 高氯酸滴定液(0.1mol/L)相当于 14.02mg 的 $C_6H_{12}N_4$。

【类别】　消毒防腐药。

【贮藏】　遮光，密封保存。

六甲蜜胺

Liujiami'an

Altretamine

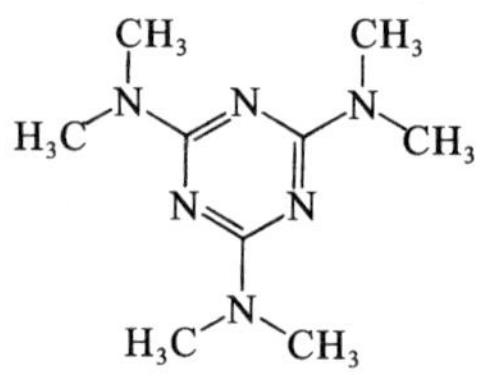

$C_9H_{18}N_6$　210.28

本品为 2,4,6-三(二甲氨基)均三嗪。按无水物计算，含 $C_9H_{18}N_6$ 不得少于 98.5%。

【性状】　本品为白色结晶性粉末；无臭；能升华。

本品在三氯甲烷中易溶，在乙醇中略溶，在水中不溶；在稀盐酸中易溶。

熔点　本品的熔点(通则 0612)为 170～174℃。

【鉴别】　(1)取本品约 15mg，加 0.14%碘的石油醚溶液 5ml，溶液颜色由紫色变为红色。

(2)取本品，加无水乙醇制成每 1ml 中含 2μg 的溶液，照紫外-可见分光光度法(通则 0401)测定，在 227nm 的波长处有最大吸收。

(3)本品或其升华物的红外光吸收图谱应与对照的图谱(光谱集 692 图)一致。

【检查】　**含氯化合物**　取本品 0.10g，精密称定，照氧瓶燃烧法(通则 0703)进行有机破坏，以氢氧化钠试液 2ml 与水 10ml 为吸收液，俟燃烧完毕后，充分振摇使吸收完全，加稀硝酸 10ml 后，移入 50ml 纳氏比色管中，依法检查(通则 0801)，与标准氯化钠溶液 1.0ml 同法操作制成的对照液比较，不得更浓(0.01%)。

水分　取本品，照水分测定法(通则 0832 第一法 1)测定，含水分不得过 0.5%。

炽灼残渣　不得过 0.1%(通则 0841)。

【含量测定】　取本品约 0.15g，精密称定，加冰醋酸与醋酐各 10ml 使溶解，加结晶紫指示液 1 滴，用高氯酸滴定液(0.1mol/L)滴定至溶液显蓝色，并将滴定的结果用空白试验校正。每 1ml 高氯酸滴定液(0.1mol/L)相当于 21.03mg 的 $C_9H_{18}N_6$。

【类别】　抗肿瘤药。

【贮藏】　遮光，密封保存。

【制剂】　(1)六甲蜜胺片　(2)六甲蜜胺胶囊

六甲蜜胺片

Liujiami'an Pian

Altretamine Tablets

本品含六甲蜜胺($C_9H_{18}N_6$)应为标示量的 90.0%～110.0%。

【性状】　本品为白色片。

【鉴别】　(1)取本品细粉适量(约相当于六甲蜜胺 0.1g)，加三氯甲烷适量，振摇使六甲蜜胺溶解，滤过，滤液置水浴上蒸干，残渣照六甲蜜胺项下的鉴别(1)、(2)项试验，显相同的结果。

(2)在含量测定项下记录的色谱图中，供试品溶液主峰的保留时间应与对照品溶液主峰的保留时间一致。

【检查】　**溶出度**　照溶出度与释放度测定法(通则 0931 第一法)测定。

溶出条件　以盐酸溶液(0.9→1000)900ml 为溶出介质，转速为每分钟 100 转，依法操作，经 30 分钟时取样。

供试品溶液　取溶出液 10ml，用 0.45μm 的滤膜滤过，精密量取续滤液 2ml，置 25ml(50mg 规格)或 50ml(100mg 规格)量瓶中，用溶出介质稀释至刻度，摇匀。

对照品溶液　取六甲蜜胺对照品，精密称定，加盐酸溶液(0.9→1000)溶解并定量稀释制成每 1ml 中约含 4.4μg 的溶液。

测定法　取供试品溶液与对照品溶液，照紫外-可见分光光度法(通则 0401)，在 241nm 的波长处分别测定吸光度，计算出每片的溶出量。

限度　标示量的 75%，应符合规定。

其他　应符合片剂项下有关的各项规定(通则 0101)。

【含量测定】　照高效液相色谱法(通则 0512)测定。

供试品溶液　取本品 20 片，精密称定，研细，精密称取适量(约相当于六甲蜜胺 25mg)，置 50ml 量瓶中，加甲醇 35ml，振摇使六甲蜜胺溶解，用水稀释至刻度，摇匀，滤过，精密量取续滤液 5ml，置 50ml 量瓶中，用甲醇-水(65∶35)稀释至刻度，摇匀。

对照品溶液　取六甲蜜胺对照品约 25mg，精密称定，置 50ml 量瓶中，加甲醇 35ml，振摇使溶解，用水稀释至刻度，摇匀，精密量取 5ml，置 50ml 量瓶中，用甲醇-水(65∶35)稀释至刻度，摇匀。

色谱条件　用十八烷基硅烷键合硅胶为填充剂；以碳酸铵溶液[取碳酸铵 0.79g，加水 1000ml 使溶解，用甲酸溶液(1→10)或氨溶液(1→10)调节 pH 值至 8.0±0.05]-甲醇(25∶75)为流动相；检测波长为 227nm；进样体积 10μl。

系统适用性要求　对照品溶液色谱图中，理论板数按六甲蜜胺峰计算不低于 2500。

测定法　精密量取供试品溶液与对照品溶液，分别注入液相色谱仪，记录色谱图。按外标法以峰面积计算。

【类别】　同六甲蜜胺。

【规格】　(1)50mg　(2)100mg

【贮藏】　遮光，密封保存。

六甲蜜胺胶囊

Liujiami'an Jiaonang

Altretamine Capsules

本品含六甲蜜胺($C_9H_{18}N_6$)应为标示量的 90.0%～110.0%。

【性状】　本品内容物为白色或类白色粉末。

【鉴别】　取本品的内容物适量(约相当于六甲蜜胺 0.1g)，加三氯甲烷适量，振摇使六甲蜜胺溶解，滤过，滤液置水浴上蒸干，残渣照六甲蜜胺项下的鉴别(1)、(2)项试验，显相同的结果。

【检查】　**溶出度**　照溶出度与释放度测定法(通则 0931 第一法)测定。

溶出条件　以盐酸溶液(0.9→1000)900ml 为溶出介质，转速为每分钟 100 转，依法操作，经 30 分钟时取样。

供试品溶液　取溶出液 10ml，用 0.45μm 的滤膜滤过，精密量取续滤液 2ml，置 25ml(50mg 规格)或 50ml(100mg 规格)或 100ml(200mg 规格)量瓶中，用溶出介质稀释至刻度，摇匀。

对照品溶液　取六甲蜜胺对照品，精密称定，加盐酸溶液(0.9→1000)溶解并定量稀释制成每 1ml 中约含 4.4μg 的溶液。

测定法　取供试品溶液与对照品溶液，照紫外-可见分光光度法(通则 0401)，在 241nm 的波长处分别测定吸光度，计算出每粒的溶出量。

限度　标示量的 80%，应符合规定。

其他　应符合胶囊剂项下有关的各项规定(通则 0103)。

【含量测定】　取装量差异项下的内容物，混合均匀，精密称取适量(约相当于六甲蜜胺 0.15g)，照六甲蜜胺项下的方法测定，即得。

【类别】　同六甲蜜胺。

【规格】　(1)50mg　(2)100mg　(3)200mg

【贮藏】　遮光，密封保存。

巴柳氮钠

Baliudanna

Balsalazide Disodium

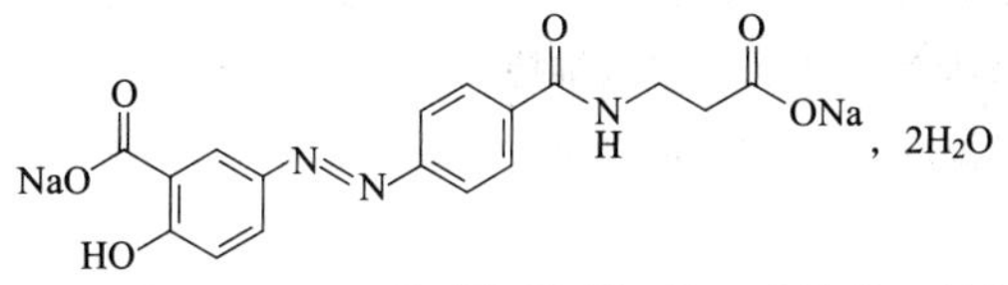

$C_{17}H_{13}N_3Na_2O_6 \cdot 2H_2O$　437.32

本品为(*E*)-5-[[4-[(2-羧乙基)氨基甲酰基]苯基]偶氮基]水杨酸二钠盐二水合物。按无水与无溶剂物计算，含 $C_{17}H_{13}N_3Na_2O_6$ 应为 98.0%～102.0%。

【性状】　本品为黄色或橙黄色结晶性粉末；无臭，具引湿性。

本品在水中易溶，在甲醇中溶解，在冰醋酸中微溶，在乙醇或三氯甲烷中几乎不溶。

【鉴别】　(1)在含量测定项下记录的色谱图中，供试品溶液主峰的保留时间应与对照品溶液主峰的保留时间一致。

(2)取本品适量，加水溶解并稀释制成每 1ml 中约含 10μg 的溶液，照紫外-可见分光光度法(通则 0401)测定，在 261nm 与 357nm 的波长处有最大吸收，在 289nm 的波长处有最小吸收。

(3)本品的红外光吸收图谱应与对照品的图谱一致(通则 0402)。

(4)本品显钠盐鉴别(1)的反应(通则 0301)。

【检查】　**碱度**　取本品 0.10g，加水 30ml 溶解，依法测定(通则 0631)，pH 值应为 7.0～9.0。

有关物质　照高效液相色谱法(通则 0512)测定。

供试品溶液　取本品适量，精密称定，加流动相溶解并稀释制成每 1ml 中约含 0.3mg 的溶液。

对照溶液　精密量取供试品溶液 1ml，置 100ml 量瓶中，用流动相稀释至刻度，摇匀。

色谱条件　用十八烷基硅烷键合硅胶为填充剂；以 0.01mol/L 磷酸二氢钾溶液(用 0.1mol/L 氢氧化钾溶液调节 pH 值至 6.8)-甲醇(60∶40)为流动相；检测波长为 240nm；进样体积 20μl。

系统适用性要求　理论板数按巴柳氮峰计算不低于 2000。

测定法　精密量取供试品溶液与对照溶液，分别注入液相色谱仪，记录色谱图至主成分峰保留时间的 4 倍。

限度　供试品溶液色谱图中如有杂质峰，单个杂质峰面

积不得大于对照溶液主峰面积的 0.5 倍(0.5%),各杂质峰面积的和不得大于对照溶液主峰面积(1.0%)。

残留溶剂　照残留溶剂测定法(通则 0861 第二法)测定。

供试品溶液　精密称取本品 1.0g,置 50ml 量瓶中,加水溶解并稀释至刻度,摇匀,精密量取 5ml,置顶空瓶中,密封。

对照品溶液　精密称取无水乙醇适量,用水定量稀释制成每 1ml 中含 0.1mg 的溶液,精密量取 5ml,置顶空瓶中,密封。

色谱条件　以 6%氰丙基苯基-94%二甲基聚硅氧烷(或极性相近)为固定液的毛细管柱为色谱柱;起始温度为 30℃,维持 5 分钟,以每分钟 2℃的速率升温至 80℃,再以每分钟 30℃的速率升温至 200℃,维持 5 分钟;检测器温度为 200℃,进样口温度为 180℃;顶空瓶平衡温度为 80℃,平衡时间为 30 分钟。

测定法　取供试品溶液与对照品溶液分别顶空进样,记录色谱图。

限度　按外标法以峰面积计算,乙醇的残留量应符合规定。

水分　取本品,照水分测定法(通则 0832 第一法),含水分应为 8.0%～10.0%。

重金属　取本品 1.0g,依法检查(通则 0821 第二法),含重金属不得过百万分之二十。

【含量测定】　照高效液相色谱法(通则 0512)测定。

供试品溶液　取本品适量,精密称定,加流动相溶解并定量稀释制成每 1ml 中约含 15μg 的溶液。

对照品溶液　取巴柳氮钠对照品适量,精密称定,加流动相溶解并定量稀释制成每 1ml 中约含 15μg 的溶液。

色谱条件　见有关物质项下。检测波长为 361nm;进样体积 10μl。

系统适用性要求　见有关物质项下。

测定法　精密量取供试品溶液与对照品溶液,分别注入液相色谱仪,记录色谱图。按外标法以峰面积计算。

【类别】　炎性肠病治疗药。

【贮藏】　密封保存。

巴　氯　芬

Balüfen

Baclofen

$C_{10}H_{12}ClNO_2$　213.66

本品为 β-(氨基甲基)-4-氯-氢化肉桂酸。按干燥品计算,含 $C_{10}H_{12}ClNO_2$ 不得少于 99.0%。

【性状】　本品为白色或类白色结晶性粉末;无臭。

本品在水中微溶,在甲醇中极微溶解,在三氯甲烷中不溶;在稀酸或稀碱中略溶。

【鉴别】　(1)取有关物质项下的供试品溶液作为供试品溶液;另取巴氯芬对照品适量,加溶剂(取甲醇 75ml 与冰醋酸 10ml,用水稀释至 250ml)溶解并稀释制成每 1ml 中约含 4mg 的溶液,作为对照品溶液。照有关物质项下的方法,取上述两种溶液各 10μl 分别注入液相色谱仪,记录色谱图。供试品溶液主峰的保留时间应与对照品溶液主峰的保留时间一致。

(2)取本品,加水溶解并稀释制成每 1ml 中约含 0.7mg 的溶液,照紫外-可见分光光度法(通则 0401)测定,在 259nm、266nm 和 275nm 的波长处有最大吸收,在 272nm 的波长处有最小吸收。

(3)本品的红外光吸收图谱应与对照的图谱(光谱集 701 图)一致。

【检查】　**有关物质**　照高效液相色谱法(通则 0512)测定。

溶剂　取甲醇 75ml 与冰醋酸 10ml,用水稀释至 250ml。

供试品溶液　取本品,精密称定,加溶剂溶解并定量稀释制成每 1ml 中约含 4mg 的溶液。

对照溶液　精密量取供试品溶液适量,用溶剂定量稀释制成每 1ml 中约含 8μg 的溶液。

对照品溶液　取杂质Ⅰ对照品,精密称定,加甲醇溶解并定量稀释制成每 1ml 中约含 40μg 的溶液。

系统适用性溶液　取巴氯芬与杂质Ⅰ对照品各适量,加水溶解并稀释制成每 1ml 中含巴氯芬 4mg 和杂质Ⅰ0.04mg 的溶液。

灵敏度溶液　精密量取供试品溶液适量,用溶剂定量稀释制成每 1ml 中约含 2μg 的溶液。

色谱条件　用十八烷基硅烷键合硅胶为填充剂(4.6mm×250mm,5μm 或效能相当的色谱柱);以 0.3mol/L 冰醋酸溶液-甲醇-0.36mol/L 戊烷磺酸钠溶液(550∶440∶20)为流动相;检测波长为 265nm;进样体积 10μl。

系统适用性要求　系统适用性溶液色谱图中,巴氯芬峰与杂质Ⅰ峰间的分离度应大于 10.0,理论板数按巴氯芬峰计算不低于 1500;灵敏度溶液色谱图中,巴氯芬峰的信噪比应大于 10。

测定法　精密量取供试品溶液、对照溶液与对照品溶液,分别注入液相色谱仪,记录色谱图至主成分峰保留时间的 4 倍。

限度　供试品溶液色谱图中如有与杂质Ⅰ保留时间一致的色谱峰,按外标法以峰面积计算,不得过 1.0%,其他单个杂质峰面积不得大于对照溶液主峰面积(0.2%),杂质总量不得过 2.0%,小于灵敏度溶液主峰面积的峰忽略不计(0.05%)。

干燥失重　取本品,在 105℃干燥至恒重,减失重量不得过 1.0%(通则 0831)。

炽灼残渣　取本品1.0g，依法检查（通则0841），遗留残渣不得过0.2%。

重金属　取炽灼残渣项下遗留的残渣，依法检查（通则0821第二法），含重金属不得过百万分之十。

【含量测定】　取本品约150mg，精密称定，加冰醋酸20ml溶解，照电位滴定法（通则0701），用高氯酸滴定液（0.1mol/L）滴定，并将滴定的结果用空白试验校正。每1ml高氯酸滴定液（0.1mol/L）相当于21.37mg的$C_{10}H_{12}ClNO_2$。

【类别】　中枢性肌肉松弛药。

【贮藏】　密封保存。

【制剂】　巴氯芬片

附：

杂质Ⅰ

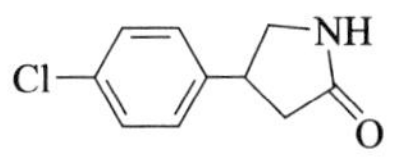

$C_{10}H_{10}ClNO$　195.65

4-(4-氯苯基)-2-吡咯烷酮

巴 氯 芬 片

Balüfen Pian

Baclofen Tablets

本品含巴氯芬（$C_{10}H_{12}ClNO_2$）应为标示量的90.0%～110.0%。

【性状】　本品为白色或类白色或着色片。

【鉴别】　在含量测定项下记录的色谱图中，供试品溶液主峰的保留时间应与对照品溶液主峰的保留时间一致。

【检查】　**有关物质**　照高效液相色谱法（通则0512）测定。

供试品溶液　取本品20片，精密称定，研细，精密称取适量（约相当于巴氯芬40mg），置具塞试管中，精密加入溶剂10ml，超声使巴氯芬溶解，离心20分钟，取上清液。

对照溶液　精密量取供试品溶液适量，用溶剂定量稀释制成每1ml中约含巴氯芬20μg的溶液。

对照品溶液　取杂质Ⅰ对照品适量，精密称定，加甲醇溶解并定量稀释制成每1ml中约含80μg的溶液。

灵敏度溶液　精密量取供试品溶液适量，用溶剂定量稀释制成每1ml中约含巴氯芬2μg的溶液。

溶剂、系统适用性溶液、色谱条件、系统适用性要求与测定法　见巴氯芬有关物质项下。

限度　供试品溶液色谱图中如有与杂质Ⅰ保留时间一致的色谱峰，按外标法以峰面积计算，不得过巴氯芬标示量的2.0%，其他单个杂质峰面积不得大于对照溶液主峰面积（0.5%），其他杂质峰面积的和不得大于对照溶液主峰面积的4倍（2.0%），小于灵敏度溶液主峰面积的峰忽略不计（0.05%）。

含量均匀度　取本品1片，置具塞试管中，照含量测定项下的方法测定，其中对照品溶液浓度稀释成每1ml中含1mg的溶液，应符合规定（通则0941）。

溶出度　照溶出度与释放度测定法（通则0931第二法）测定。

溶出条件　以0.1mol/L盐酸溶液500ml为溶出介质，转速为每分钟50转，依法操作，经30分钟时取样。

供试品溶液　取溶出液10ml，滤过，取续滤液。

对照品溶液　取巴氯芬对照品，精密称定，加0.1mol/L盐酸溶液溶解并定量稀释制成每1ml中约含20μg的溶液。

色谱条件　见含量测定项下。进样体积50μl。

系统适用性溶液与系统适用性要求　见含量测定项下。

测定法　见含量测定项下。计算每片的溶出量。

限度　标示量的80%，应符合规定。

其他　应符合片剂项下有关的各项规定（通则0101）。

【含量测定】　照高效液相色谱法（通则0512）测定。

对照品溶液　取巴氯芬对照品约40mg，精密称定，置具塞试管中，精密加入溶剂10ml，超声使溶解。

溶剂、供试品溶液、系统适用性溶液、色谱条件与系统适用性要求　见有关物质项下。

测定法　精密量取供试品溶液与对照品溶液，分别注入液相色谱仪，记录色谱图。按外标法以峰面积计算。

【类别】　同巴氯芬。

【规格】　10mg

【贮藏】　遮光，密封保存。

双 水 杨 酯

Shuangshuiyangzhi

Salsalate

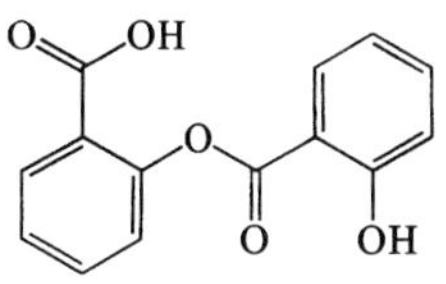

$C_{14}H_{10}O_5$　258.22

本品为2-羟基苯甲酸-2-羧基苯酯。按干燥品计算，含$C_{14}H_{10}O_5$不得少于99.0%。

【性状】　本品为白色结晶性粉末；无臭。

本品在乙醇或乙醚中易溶，在水中几乎不溶。

熔点　本品的熔点（通则0612）为140～146℃。

【鉴别】　取本品约0.5g，加氢氧化钠试液5ml，煮沸，显水杨酸盐的鉴别反应(通则 0301)。

【检查】 **氯化物** 取本品 1.0g,加水 20ml,振摇,滤过,取续滤液 4ml,依法检查(通则 0801),与标准氯化钠溶液 1.0ml 制成的对照液比较,不得更浓(0.005%)。

硫酸盐 取氯化物检查项下滤液 5ml,加稀盐酸 1ml 与氯化钡试液 3ml,不得发生浑浊。

游离水杨酸 照紫外-可见分光光度法(通则 0401)测定。

供试品溶液 取本品 1.0g,加三氯甲烷 20ml 使溶解。

对照品溶液 取水杨酸对照品约 25mg,精密称定,置 100ml 量瓶中,加三氯甲烷溶解并稀释至刻度,摇匀,精密量取 20ml。

测定法 分别将供试品溶液与对照品溶液置于分液漏斗中,各用硝酸铁溶液[取硝酸铁 1g,加硝酸溶液(0.1→100)溶解,并稀释成 1000ml]提取 4 次,每次 20ml,分取硝酸铁溶液,滤过,置 100ml 量瓶中,并用硝酸铁溶液稀释至刻度,摇匀,在 530nm 的波长处分别测定吸光度。

限度 供试品溶液的吸光度不得大于对照品溶液的吸光度。

干燥失重 取本品,以五氧化二磷为干燥剂,在 60℃减压干燥至恒重,减失重量不得过 0.5%(通则 0831)。

炽灼残渣 不得过 0.1%(通则 0841)。

重金属 取氯化物检查项下滤液 5ml,加硫化钠试液数滴,溶液应不显色。

【含量测定】 取本品约 0.5g,精密称定,加乙醇 40ml 使溶解,加酚酞指示液 0.2ml,用氢氧化钠滴定液(0.1mol/L)滴定,并将滴定的结果用空白试验校正。每 1ml 氢氧化钠滴定液(0.1mol/L)相当于 25.82mg 的 $C_{14}H_{10}O_5$。

【类别】 解热镇痛、非甾体抗炎药。

【贮藏】 遮光,密封保存。

【制剂】 双水杨酯片

双水杨酯片

Shuangshuiyangzhi Pian

Salsalate Tablets

本品含双水杨酯($C_{14}H_{10}O_5$)应为标示量的 95.0%～105.0%。

【性状】 本品为白色片。

【鉴别】 取本品的细粉适量(约相当于双水杨酯 0.3g),加氢氧化钠试液 5ml,振摇使双水杨酯溶解,滤过,将滤液煮沸,照双水杨酯项下的鉴别试验,显相同的反应。

【检查】 **游离水杨酸** 照紫外-可见分光光度法(通则 0401)测定。

供试品溶液 取本品的细粉适量(约相当于双水杨酯 0.3g),精密称定,置分液漏斗中,加三氯甲烷 50ml 使双水杨酯溶解,加 1mol/L 盐酸溶液 2.5ml、水 7.5ml,振摇,分取三氯甲烷层,滤过,并用三氯甲烷 10ml 洗涤,合并三氯甲烷液。

对照品溶液 取水杨酸对照品约 45mg,精密称定,置 50ml 量瓶中,加三氯甲烷溶解并稀释至刻度,摇匀,精密量取 5ml,加三氯甲烷 50ml。

测定法与限度 见双水杨酯游离水杨酸项下。

其他 应符合片剂项下有关的各项规定(通则 0101)。

【含量测定】 取本品 20 片,精密称定,研细,精密称取适量(约相当于双水杨酯 0.3g),加乙醇 40ml,振摇使双水杨酯溶解,加酚酞指示液 0.2ml,用氢氧化钠滴定液(0.1mol/L)滴定,并将滴定的结果用空白试验校正。每 1ml 氢氧化钠滴定液(0.1mol/L)相当于 25.82mg 的 $C_{14}H_{10}O_5$。

【类别】 同双水杨酯。

【规格】 0.3g

【贮藏】 遮光,密封保存。

双 环 醇

Shuanghuanchun

Bicyclol

$C_{19}H_{18}O_9$ 390.34

本品为 4,4′-二甲氧基-5,6,5′,6′-双(亚甲二氧基)-2′-羟甲基联苯-2-甲酸甲酯。按干燥品计算,含 $C_{19}H_{18}O_9$ 应为 98.0%～102.0%。

【性状】 本品为白色或类白色结晶性粉末;无臭。

本品在三氯甲烷或丙酮中易溶;在乙腈中溶解;在乙酸乙酯中略溶;在乙醇中微溶;在水中几乎不溶。

熔点 本品的熔点(通则 0612)应为 136～140℃。

【鉴别】 (1)取本品约 20mg,加变色酸试液 1ml,摇匀,置水浴中加热,即显紫色。

(2)在含量测定项下记录的色谱图中,供试品溶液主峰的保留时间应与对照品溶液主峰的保留时间一致。

(3)本品的红外光吸收图谱应与对照的图谱(光谱集 1113 图)一致。

【检查】 **有关物质** 照高效液相色谱法(通则 0512)测定。

供试品溶液 取本品适量,加乙腈溶解并稀释制成每

1ml 中约含 1mg 的溶液。

对照溶液　精密量取供试品溶液 1ml，置 200ml 量瓶中，用乙腈稀释至刻度，摇匀。

对照品溶液　取杂质Ⅰ对照品与杂质Ⅱ对照品各适量，加乙腈溶解并稀释制成每 1ml 中约含杂质Ⅰ 1μg 与杂质Ⅱ 3μg 的混合溶液。

系统适用性溶液　取双环醇对照品与杂质Ⅰ对照品各适量，加乙腈溶解并稀释制成每 1ml 中分别约含双环醇 20μg 与杂质Ⅰ 10μg 的混合溶液。

色谱条件　用十八烷基硅烷键合硅胶为填充剂（Symmetry C18，4.6mm×250mm，5μm 或效能相当的色谱柱）；以乙腈-水-醋酸（55：45：0.01）为流动相；检测波长为 228nm；流速为每分钟 0.5ml；柱温为 40℃；进样体积 10μl。

系统适用性要求　系统适用性溶液色谱图中，双环醇峰的保留时间约为 8 分钟，双环醇峰与杂质Ⅰ峰之间的分离度应大于 2.0。

测定法　精密量取供试品溶液、对照溶液与对照品溶液，分别注入液相色谱仪，记录色谱图至主成分峰保留时间的 5 倍。

限度　供试品溶液色谱图中如有与对照品溶液中杂质Ⅰ保留时间一致的色谱峰，其峰面积不得大于对照溶液主峰面积的 0.2 倍（0.1%），如有与对照品溶液中杂质Ⅱ保留时间一致的色谱峰，其峰面积不得大于对照溶液主峰面积的 0.6 倍（0.3%），其他单个杂质峰面积不得大于对照溶液主峰面积的 0.3 倍（0.15%），各杂质峰面积的和不得大于对照溶液主峰面积（0.5%）。

残留溶剂　照残留溶剂测定法（通则 0861）测定，应符合规定。

干燥失重　取本品 1.0g，在 105℃干燥至恒重，减失重量不得过 1.0%（通则 0831）。

炽灼残渣　取本品 1.0g，依法检查（通则 0841），遗留残渣不得过 0.2%。

重金属　取炽灼残渣项下遗留的残渣，依法检查（通则 0821 第二法），含重金属不得过百万分之二十。

【含量测定】　照高效液相色谱法（通则 0512）测定。

供试品溶液　取本品适量，精密称定，加乙腈溶解并定量稀释制成每 1ml 中约含 0.1mg 的溶液。

对照品溶液　取双环醇对照品适量，精密称定，加乙腈溶解并定量稀释制成每 1ml 中约含 0.1mg 的溶液。

系统适用性溶液、色谱条件与系统适用性要求　见有关物质项下。

测定法　精密量取供试品溶液与对照品溶液，分别注入液相色谱仪，记录色谱图。按外标法以峰面积计算。

【类别】　肝病用药。

【贮藏】　密封保存。

【制剂】　双环醇片

附：

杂质Ⅰ（联苯双酯）

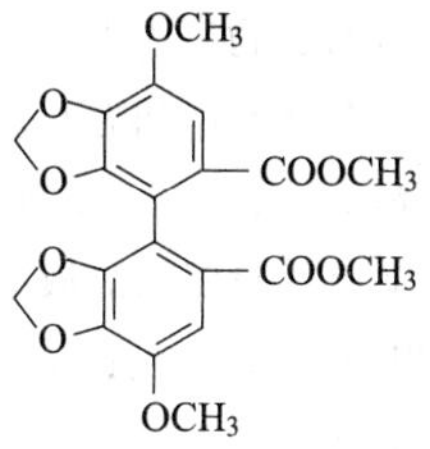

$C_{20}H_{18}O_{10}$　418.36

4,4′-二甲氧基-5,6,5′,6′-双（亚甲二氧基）-2,2′-联苯二甲酸二甲酯

杂质Ⅱ（甲醚化双环醇）

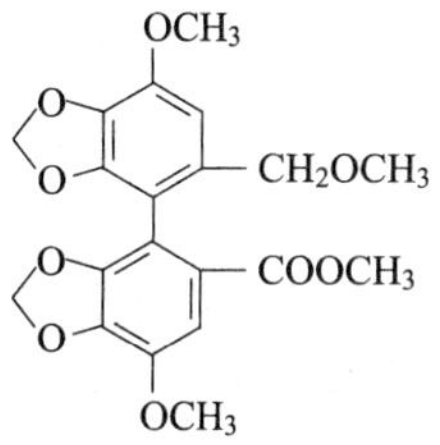

$C_{20}H_{20}O_{9}$　404.37

4,4′-二甲氧基-5,6,5′,6′-双（亚甲二氧基）-2′-甲氧亚甲基联苯-2-甲酸甲酯

双环醇片

Shuanghuanchun Pian

Bicyclol Tablets

本品含双环醇（$C_{19}H_{18}O_{9}$）应为标示量的 90.0%～110.0%。

【性状】　本品为白色片或薄膜衣片，除去包衣后显白色或类白色。

【鉴别】　（1）取本品细粉适量（约相当于双环醇 40mg），加三氯甲烷振摇使双环醇溶解，滤过，滤液蒸干后，残渣加变色酸试液约 1ml，摇匀，置水浴中加热，即显紫色。

（2）在含量测定项下记录的色谱图中，供试品溶液主峰的保留时间应与对照品溶液主峰的保留时间一致。

（3）取有关物质项下的对照溶液，用乙腈稀释制成每 1ml 中约含双环醇 5μg 的溶液，照紫外-可见分光光度法（通则 0401）测定，在 228nm 的波长处有最大吸收。

【检查】　**有关物质**　照高效液相色谱法（通则 0512）测定。

供试品溶液　本品 10 片，精密称定，研细，精密称取适量

（约相当于双环醇 25mg），置 25ml 量瓶中，加乙腈溶解并稀释至刻度，摇匀，滤过，取续滤液。

对照溶液　精密量取供试品溶液 1ml，置 100ml 量瓶中，用乙腈稀释至刻度，摇匀。

对照品溶液、系统适用性溶液、色谱条件、系统适用性要求与测定法　见双环醇有关物质项下。

限度　供试品溶液色谱图中如有与对照品溶液中杂质Ⅰ保留时间一致的色谱峰，其峰面积不得大于对照溶液主峰面积的 0.1 倍（0.1%），如有与对照品溶液中杂质Ⅱ保留时间一致的色谱峰，其峰面积不得大于对照溶液主峰面积的 0.3 倍（0.3%），其他单个杂质峰面积不得大于对照溶液主峰面积的 0.2 倍（0.2%），各杂质峰面积的和不得大于对照溶液主峰面积的 0.5 倍（0.5%）。

含量均匀度（25mg 规格）　取本品 1 片，置 100ml 量瓶中，加乙醇约 70ml（白色片）或取本品 1 片，置乳钵中研细，用乙醇约 50ml 分次研磨并转移至 100ml 量瓶中，必要时加乙醇约 20ml，超声使双环醇溶解，放冷，用乙醇稀释至刻度，摇匀，滤过，取续滤液作为供试品溶液；另取双环醇对照品 25mg，精密称定，加乙醇溶解并定量稀释制成每 1ml 中约含 0.25mg 的溶液，作为对照品溶液。照含量测定项下的方法，依法测定，计算每片的含量，应符合规定（通则 0941）。

溶出度　照溶出度与释放度测定法（通则 0931 第二法）测定。

溶出条件　以 0.3% 十二烷基硫酸钠溶液 1000ml 为溶出介质，转速为每分钟 50 转，依法操作，经 30 分钟时（25mg 规格）或 45 分钟时（50mg 规格）取样。

供试品溶液　取溶出液适量，滤过，精密量取续滤液适量，用溶出介质定量稀释制成每 1ml 中约含双环醇 25μg 的溶液。

对照品溶液　取双环醇对照品约 25mg，精密称定，置 50ml 量瓶中，加乙醇溶解并稀释至刻度，摇匀，精密量取 5ml，置 100ml 量瓶中，用溶出介质稀释至刻度，摇匀。

测定法　取供试品溶液与对照品溶液，照紫外-可见分光光度法（通则 0401），在 278nm 的波长处分别测定吸光度，计算每片的溶出量。

限度　标示量的 80%，应符合规定。

其他　应符合片剂项下有关的各项规定（通则 0101）。

【含量测定】　照高效液相色谱法（通则 0512）测定。

供试品溶液　取本品 10 片，精密称定，研细，精密称取适量（约相当于双环醇 25mg），置 25ml 量瓶中，加乙腈溶解并稀释至刻度，摇匀，滤过，精密量取续滤液 5ml，置 50ml 量瓶中，用乙腈稀释至刻度，摇匀。

对照品溶液　取双环醇对照品适量，精密称定，加乙腈溶解并定量稀释成每 1ml 中约含双环醇 0.1mg 的溶液。

色谱条件　用十八烷基硅烷键合硅胶为填充剂（Symmetry C18，4.6mm×250mm，5μm 或效能相当的色谱柱）；以乙腈-水-醋酸（55：45：0.01）为流动相；检测波长为 228nm；进样体积 10μl。

系统适用性溶液、系统适用性要求与测定法　见双环醇含量测定项下。

【类别】　同双环醇。

【规格】　（1）25mg　（2）50mg

【贮藏】　密封保存。

双氢青蒿素

Shuangqing Qinghaosu

Dihydroartemisinin

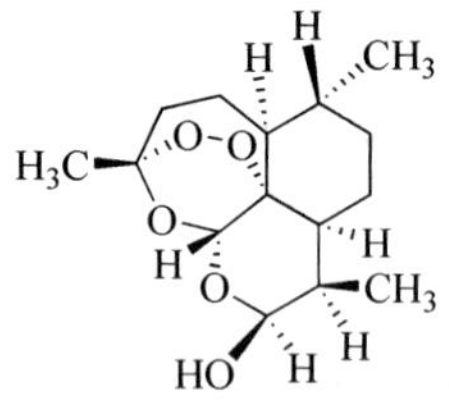

$C_{15}H_{24}O_5$　284.35

本品为（3*R*，5α*S*，6*R*，8α*S*，9*R*，10*S*，12*R*，12α*R*）-八氢-3，6，9-三甲基-3，12-桥氧-12*H*-吡喃并［4，3-*j*］-1，2-苯并二噻平-10（3*H*）醇。按干燥品计算，含 $C_{15}H_{24}O_5$ 应为 98.0%～102.0%。

【性状】　本品为白色或类白色结晶性粉末或无色针状结晶；无臭。

本品在丙酮中溶解，在甲醇或乙醇中略溶，在水中几乎不溶。

熔点　本品的熔点（通则 0612）为 145～150℃，熔融时同时分解。

【鉴别】　（1）照薄层色谱法（通则 0502）试验。

供试品溶液　取本品，加甲苯溶解并稀释制成每 1ml 中约含 0.1mg 的溶液。

对照品溶液　取双氢青蒿素对照品适量，加甲苯溶解并稀释制成每 1ml 中约含 0.1mg 的溶液。

色谱条件　采用硅胶 G 薄层板，以石油醚（沸程为 40～60℃）-乙醚（1：1）为展开剂。

测定法　吸取上述两种溶液各 10μl，分别点于同一薄层板上，展开，晾干，喷以 2% 香草醛的硫酸乙醇溶液（20→100），在 85°C 加热 10～20 分钟至斑点清晰。

结果判定　供试品溶液所显主斑点的位置和颜色应与对照品溶液主斑点一致。

（2）在含量测定项下记录的色谱图中，供试品溶液主峰的保留时间应与对照品溶液主峰的保留时间一致。

（3）本品的红外光吸收图谱应与对照的图谱（光谱集 696 图）一致。

以上（1）、（2）两项可选做一项。

【检查】　**有关物质**　照高效液相色谱法（通则 0512）测

定。临用新制。

供试品溶液　取本品 0.25g，置 25ml 量瓶中，加甲醇适量，超声使双氢青蒿素溶解，用甲醇稀释至刻度，摇匀。

对照溶液　精密量取供试品溶液 1ml，置 200ml 量瓶中，用甲醇稀释至刻度，摇匀。

系统适用性溶液　取双氢青蒿素(出现两个色谱峰)对照品与青蒿素对照品各适量，加甲醇适量，超声使溶解并稀释制成每 1ml 中含双氢青蒿素与青蒿素各 1mg 的混合溶液。

色谱条件　用十八烷基硅烷键合硅胶为填充剂(CAPCELL PAK C18 MG Ⅱ，4.6mm×100mm，3μm 或效能相当的色谱柱)；以水为流动相 A，以乙腈为流动相 B，按下表进行梯度洗脱；流速为每分钟 0.6ml；检测波长为 216nm；进样体积 20μl。

时间(分钟)	流动相 A(%)	流动相 B(%)
0	40	60
17	40	60
30	0	100
31	40	60
40	40	60

系统适用性要求　系统适用性溶液色谱图中，调节流动相比例，使青蒿素色谱峰的保留时间约为 10 分钟，α-双氢青蒿素和 β-双氢青蒿素相对青蒿素的保留时间约为 0.6 和 0.8，各成分峰间的分离度均应大于 2.0。

测定法　精密量取供试品溶液与对照溶液，分别注入液相色谱仪，记录色谱图。

限度　供试品溶液色谱图中如有杂质峰，大于对照溶液两主峰面积和的 0.5 倍(0.25%)且不大于对照溶液两主峰面积和(0.5%)的杂质峰个数不得多于 1 个，其他单个杂质峰面积不得大于对照溶液两主峰面积和的 0.5 倍(0.25%)，各杂质峰面积的和不得大于对照溶液两主峰面积和的 2 倍(1.0%)，小于对照溶液两主峰面积和 0.1 倍的色谱峰忽略不计。

干燥失重　取本品，置五氧化二磷干燥器中减压干燥至恒重，减失重量不得过 0.5%(通则 0831)。

炽灼残渣　取本品 1.0g，依法检查(通则 0841)，遗留残渣不得过 0.1%。

重金属　取炽灼残渣项下遗留的残渣，依法检查(通则 0821 第二法)，含重金属不得过百万分之十。

【含量测定】　照高效液相色谱法(通则 0512)测定。

供试品溶液　取本品适量，精密称定，加二甲基亚砜溶解并定量稀释制成每 1ml 中约含 4mg 的溶液。

对照品溶液　取双氢青蒿素对照品适量，精密称定，加二甲基亚砜溶解并定量稀释制成每 1ml 中约含 4mg 的溶液。

系统适用性溶液　取双氢青蒿素对照品与青蒿素对照品各适量，加流动相溶解并稀释制成每 1ml 中约含双氢青蒿素与青蒿素各 1mg 的混合溶液。

色谱条件　用十八烷基硅烷键合硅胶为填充剂(CAPCELL PAK C18 MG Ⅱ，4.6mm×100mm，3μm 或效能相当的色谱柱)；以乙腈-水(60：40)为流动相；流速为每分钟 0.6ml；检测波长为 216nm；系统适用性溶液进样体积 20μl，其他溶液进样体积 5μl。

系统适用性要求　系统适用性溶液色谱图中，双氢青蒿素呈现两个色谱峰，各成分峰间的分离度均应大于 2.0。

测定法　精密量取供试品溶液与对照品溶液，分别注入液相色谱仪，记录色谱图。按外标法以双氢青蒿素峰面积计算(若双氢青蒿素出现两个色谱峰，则以双氢青蒿素两峰面积的和计算)。

【类别】　抗疟药。

【贮藏】　遮光，密封，在阴凉处保存。

【制剂】　双氢青蒿素片

双氢青蒿素片

Shuangqing Qinghaosu Pian

Dihydroartemisinin Tablets

本品含双氢青蒿素($C_{15}H_{24}O_5$)应为标示量的 90.0%～110.0%。

【性状】　本品为白色片。

【鉴别】　(1)取本品的细粉适量(约相当于双氢青蒿素 20mg)，加无水乙醇 2ml 使双氢青蒿素溶解，滤过，滤液中加碘化钾试液 2ml 与稀硫酸 4ml，摇匀，加淀粉指示液数滴，溶液即显蓝紫色。

(2)照薄层色谱法(通则 0502)试验。

供试品溶液　取本品的细粉适量(约相当于双氢青蒿素 20mg)，加二氯甲烷 10ml，振摇，使双氢青蒿素溶解，滤过，滤液蒸发至约 2ml。

对照品溶液　取双氢青蒿素对照品适量，加二氯甲烷溶解并稀释制成每 1ml 中含 10mg 的溶液。

色谱条件　采用硅胶 G 薄层板，以甲苯-丙酮-冰醋酸(90：10：2)为展开剂。

测定法　吸取上述两种溶液各 10μl，分别点于同一薄层板上，展开，晾干，喷以 2%香草醛硫酸溶液。

结果判定　供试品溶液所显主斑点的位置和颜色应与对照品溶液主斑点一致。

【检查】　**有关物质**　照高效液相色谱法(通则 0512)测定。临用新制。

供试品溶液　取本品细粉适量(约相当于双氢青蒿素 0.25g)，置 25ml 量瓶中，加甲醇适量，超声使双氢青蒿素溶解，用甲醇稀释至刻度，摇匀，滤过。

对照溶液　精密量取供试品溶液 1ml，置 200ml 量瓶中，

用甲醇稀释至刻度，摇匀。

系统适用性溶液、色谱条件、系统适用性要求与测定法　见双氢青蒿素有关物质项下。

限度　供试品溶液色谱图中如有杂质峰，单个杂质峰面积不得大于对照溶液两主峰面积的和（0.5%），各杂质峰面积的和不得大于对照溶液两主峰面积和的 4 倍（2.0%），小于对照溶液两主峰面积和 0.1 倍的色谱峰忽略不计。

溶出度　照溶出度与释放度测定法（通则 0931 第三法）测定。

溶出条件　以 0.15%氢氧化钠溶液-乙醇（4∶1）250ml 为溶出介质，转速为每分钟 50 转，依法操作，经 30 分钟时取样。

供试品溶液　取溶出液 5ml，滤过，精密量取续滤液 2ml，置 10ml 量瓶中，用 2%氢氧化钠溶液稀释至刻度。

对照品溶液　取双氢青蒿素对照品适量，精密称定，加乙醇溶解并定量稀释成每 1ml 中约含 0.4mg 的溶液，放置 2 小时以上，精密量取 2ml，置 10ml 量瓶中，用 0.15%氢氧化钠溶液稀释至刻度，置 37℃保温 30 分钟，再精密量取 2ml，置 10ml 量瓶中，用 2%氢氧化钠溶液稀释至刻度。

测定法　将供试品溶液与对照品溶液置 60℃恒温水浴中反应 30 分钟，同时取出，迅速放冷，照紫外-可见分光光度法（通则 0401），在 241nm 的波长处分别测定吸光度，计算每片的溶出量。

限度　标示量的 70%，应符合规定。

其他　应符合片剂项下有关的各项规定（通则 0101）。

【含量测定】　照高效液相色谱法（通则 0512）测定。

供试品溶液　取本品 20 片，精密称定，研细，精密称取适量（约相当于双氢青蒿素 25mg），置 50ml 量瓶中，加二甲基亚砜溶解并稀释至刻度，摇匀，滤过，取续滤液。

对照品溶液　取双氢青蒿素对照品约 25mg，精密称定，置 50ml 量瓶中，加二甲基亚砜溶解并稀释至刻度，摇匀。

系统适用性溶液、色谱条件、系统适用性要求与测定法　见双氢青蒿素含量测定项下。

【类别】　同双氢青蒿素。

【规格】　20mg

【贮藏】　遮光，密封，在阴凉处保存。

双氢青蒿素哌喹片

Shuangqingqinghaosu Paikui Pian

Dihydroartemisinin and Piperaquine Phosphate Tablets

本品每片中含双氢青蒿素（$C_{15}H_{24}O_5$）应为标示量的 90.0%～110.0%；含磷酸哌喹（$C_{29}H_{32}Cl_2N_6 \cdot 4H_3PO_4$）应为标示量的 93.0%～107.0%。

【处方】

双氢青蒿素	40g
磷酸哌喹	320g
辅料	适量
制成	1000 片

【性状】　本品为薄膜衣片，除去包衣后显类白色至淡黄色。

【鉴别】　（1）取本品的细粉适量（约相当于磷酸哌喹 0.1g），加水 10ml，超声 10 分钟，滤过。取滤液 5ml，加氨试液 2ml，摇匀，滤过，滤液加硝酸 2ml，摇匀，加钼酸铵试液 3ml，产生黄色沉淀，沉淀能在氨试液中溶解。

（2）照薄层色谱法（通则 0502）试验。

供试品溶液　取本品细粉适量（约相当于双氢青蒿素 10mg），加 80%乙醇溶液 5ml，超声使双氢青蒿素溶解，滤过，取续滤液。

对照品溶液（1）　取磷酸哌喹对照品 80mg，加 80%乙醇溶液 5ml 溶解（必要时超声使溶解）。

对照品溶液（2）　取双氢青蒿素对照品 10mg，加 80%乙醇溶液 5ml 溶解（必要时超声使溶解）。

色谱条件　采用硅胶 GF_{254} 薄层板，以二氯甲烷-甲苯-二乙胺（5∶4∶2）为展开剂。

测定法　吸取上述三种溶液各 5μl，分别点于同一薄层板上，薄层板预饱和 20 分钟后展开，取出，晾干，立即在紫外光灯（254nm）下检视，再喷以 2%香草醛的硫酸乙醇溶液［取香草醛 2g，加硫酸-乙醇（20→100）混合液 100ml 使溶解，即得］，85℃加热 10～20 分钟至斑点显色。

结果判定　在紫外光灯（254nm）下检视，供试品溶液所显主斑点的位置和颜色应与对照品溶液（1）主斑点一致；显色后，供试品溶液所显主斑点的位置和颜色应与对照品溶液（2）主斑点一致。

（3）在双氢青蒿素与磷酸哌喹含量测定项下记录的色谱图中，供试品溶液主峰的保留时间应与对照品溶液主峰的保留时间一致。

以上（2）、（3）两项可选做一项。

【检查】　**有关物质Ⅰ**　照薄层色谱法（通则 0502）试验。临用新制。

供试品溶液　取本品细粉适量（约相当于双氢青蒿素 0.2g），置 25ml 具塞锥形瓶中，精密加二氯甲烷 10ml，振摇使溶解，离心，取上清液用 0.45μm 滤膜滤过，取续滤液。

对照溶液（1）　精密量取供试品溶液 1.5ml，置 50ml 量瓶中，用二氯甲烷稀释至刻度。

对照溶液（2）　精密量取对照溶液（1）5ml，置 100ml 量瓶中，用二氯甲烷稀释至刻度。

系统适用性溶液　取双氢青蒿素对照品与青蒿素对照品各适量，加二氯甲烷溶解并稀释制成每 1ml 中约含双氢青蒿素 20mg 与青蒿素 0.1mg 的混合溶液。

色谱条件　采用硅胶 G 薄层板，以甲苯-丙酮-冰醋酸（90：10：2）为展开剂。

测定法　吸取上述四种溶液各 10μl，分别点于同一薄层板上，展开 15cm 以上，取出，晾干，喷以 2％香草醛的硫酸乙醇溶液，在 85℃加热 10～20 分钟至斑点显色清晰。

系统适用性要求　系统适用性溶液中，双氢青蒿素与青蒿素应显清晰分离的斑点，对照溶液(2)应显单一清晰斑点。

限度　供试品溶液如显杂质斑点，不得多于 2 个；其中与对照溶液(1)主斑点颜色相同的杂质斑点，不得多于 1 个，且与对照溶液(1)的主斑点比较，不得更深（3.0％）。

有关物质Ⅱ　照高效液相色谱法（通则 0512）测定。避光操作。

供试品溶液　取本品的细粉适量（约相当于磷酸哌喹 50mg），置 100ml 量瓶中，加流动相溶解并稀释至刻度，摇匀，滤过，取续滤液。

对照溶液　精密量取供试品溶液 3ml，置 100ml 量瓶中，用流动相稀释至刻度，摇匀。

色谱条件　用十八烷基硅烷键合硅胶为填充剂；以乙腈-0.1％三氯乙酸溶液-磷酸（20：80：0.035）为流动相；检测波长为 349nm；进样体积 20μl。

系统适用性要求　理论板数按磷酸哌喹峰计算不低于 1000。

测定法　精密量取供试品溶液与对照溶液，分别注入液相色谱仪，记录色谱图至主成分峰保留时间的 3 倍。

限度　供试品溶液色谱图中如有杂质峰，各杂质峰面积的和不得大于对照溶液主峰面积（3.0％）。

溶出度　照溶出度与释放度测定法（通则 0931 第二法）测定。

溶出条件　以盐酸溶液（9→1000）500ml 为溶出介质，转速为每分钟 75 转，依法操作，经 45 分钟时取样。

双氢青蒿素　供试品溶液　取溶出液适量，滤过，取续滤液。

对照品溶液　取双氢青蒿素对照品适量，精密称定，加乙醇溶解并定量稀释制成每 1ml 中约含 0.4mg 的溶液，摇匀，精密量取 2ml，置 10ml 量瓶中，用溶出介质稀释至刻度，于 37℃保温 45 分钟，放冷。

色谱条件　用十八烷基硅烷键合硅胶为填充剂；以 0.02mol/L 磷酸氢二钠溶液（用磷酸调节 pH 值至 2.4）-乙腈（65：35）为流动相；检测波长为 237nm；进样体积 20μl。

系统适用性要求　理论板数按双氢青蒿素峰计算不低于 3000，双氢青蒿素两峰之间的分离度应大于 2.0。

测定法　分别精密量取供试品溶液与对照品溶液各 5ml，置 25ml 量瓶中，用 3.6％氢氧化钠溶液稀释至刻度，摇匀，置 60℃水浴中反应 30 分钟，取出，放冷，精密加磷酸 0.7ml，摇匀，用 0.45μm 滤膜滤过，取续滤液。照高效液相色谱法（通则 0512），在 2 小时内分别注入液相色谱仪，记录色谱图，按外标法以双氢青蒿素两峰面积的和计算每片的溶出量。

限度　标示量的 70％，应符合规定。

磷酸哌喹　供试品溶液　取溶出液适量，滤过，精密量取续滤液 1ml，置 50ml 量瓶中，用溶出介质稀释至刻度，摇匀。

对照品溶液　取磷酸哌喹对照品适量，精密称定，加溶出介质溶解并定量稀释制成每 1ml 中约含 12.8μg 的溶液。

测定法　取供试品溶液与对照品溶液，照紫外-可见分光光度法（通则 0401），在 345nm 的波长处分别测定吸光度，计算每片的溶出量。

限度　标示量的 80％，应符合规定。

其他　应符合片剂项下有关的各项规定（通则 0101）。

【含量测定】　**双氢青蒿素**　照高效液相色谱法（通则 0512）测定。临用新制。

供试品溶液　取本品 10 片，精密称定，研细，取适量（约相当于双氢青蒿素 25mg），精密称定，置 25ml 量瓶中，加乙腈-水（6：4）超声使溶解，放冷，用乙腈-水（6：4）稀释至刻度，摇匀，离心，取上清液。

对照品溶液　取双氢青蒿素对照品约 25mg，精密称定，加乙腈-水（6：4）溶解并定量稀释制成每 1ml 中约含 1mg 的溶液。

系统适用性溶液　取双氢青蒿素对照品与青蒿素对照品各适量，加乙腈-水（8：2）超声使溶解并稀释制成每 1ml 中含双氢青蒿素与青蒿素各 1mg 的混合溶液。

色谱条件　用十八烷基硅烷键合硅胶为填充剂（YMC-Pack ODS-AQ，4.6mm×250mm，5μm 或效能相当的色谱柱）；以乙腈-水（60：40）为流动相；检测波长为 216nm，进样体积 20μl。

系统适用性要求　系统适用性溶液色谱图中，出峰顺序依次为 α-双氢青蒿素、β-双氢青蒿素与青蒿素，与青蒿素峰（保留时间约为 10 分钟）相比，α-双氢青蒿素的相对保留时间约为 0.6，青蒿素与相邻双氢青蒿素峰之间的分离度应大于 2.0。

测定法　精密量取供试品溶液与对照品溶液，分别注入液相色谱仪，记录色谱图。按外标法以双氢青蒿素两个峰面积的和计算。

磷酸哌喹　照高效液相色谱法（通则 0512）测定。

供试品溶液　取含量测定双氢青蒿素项下的细粉适量（约相当于磷酸哌喹 250mg），精密称定，置 100ml 量瓶中，加流动相适量，超声使溶解，放冷，用流动相稀释至刻度，摇匀，滤过，精密量取续滤液 1ml，置 100ml 量瓶中，用流动相稀释至刻度，摇匀。

对照品溶液　取磷酸哌喹对照品适量，精密称定，加流动相溶解并定量稀释制成每 1ml 中约含磷酸哌喹 25μg 的溶液。

色谱条件与系统适用性要求　见有关物质Ⅱ项下。

测定法　精密量取供试品溶液与对照品溶液，分别注入液相色谱仪，记录色谱图。按外标法以峰面积计算。

【类别】　抗疟药。

【贮藏】　遮光，密封，阴凉干燥处保存。

双唑泰栓

Shuangzuotai Shuan

Metronidazole, Clotrimazole and Chlorhexidine Acetate Suppositories

本品含甲硝唑($C_6H_9N_3O_3$)与克霉唑($C_{22}H_{17}ClN_2$)均应为标示量的 90.0%～110.0%；含醋酸氯己定($C_{22}H_{30}Cl_2N_{10} \cdot 2C_2H_4O_2$)应为标示量的 85.0%～115.0%。

【处方】

甲硝唑	200g
克霉唑	160g
醋酸氯己定	8g
羊毛脂	适量
石蜡	适量
半合成脂肪酸甘油酯	适量
制成	1000 粒

【性状】 本品为类白色至乳黄色栓剂。

【鉴别】 (1)取本品适量(约相当于甲硝唑 0.1g)，加氢氧化钠试液 8ml，温热使溶解，溶液显紫红色，放冷，加乙醚 8ml，振摇提取，分取水层，加稀盐酸使成酸性后，溶液即变成黄色，再滴加过量的氢氧化钠试液则变成橙红色。

(2)取鉴别(1)项下的乙醚层，加 1%溴化十六烷基三甲铵溶液 5ml，加溴试液与氢氧化钠试液各 1ml，振摇放置，水层显红色。

(3)在含量测定项下记录的色谱图中，供试品溶液中各主峰的保留时间应与对照品溶液相应主峰的保留时间一致。

【检查】 应符合栓剂项下有关的各项规定(通则 0107)。

【含量测定】 照高效液相色谱法(通则 0512)测定。

供试品溶液 取本品 10 粒，精密称定，置小烧杯中，置 70～80℃水浴上温热熔融，在不断搅拌下冷却至室温，精密称取适量(约相当于甲硝唑 20mg)，置 100ml 量瓶中，加甲醇-水(70：30)约 70ml，置 70～80℃水浴中剧烈振摇约 10 分钟，再置 70～80℃水浴中超声振摇使供试品溶解，放冷，用甲醇-水(70：30)稀释至刻度，摇匀，置冰浴中冷却 2 小时，取出迅速滤过，续滤液放至室温。

对照品溶液 取甲硝唑对照品、克霉唑对照品与醋酸氯己定对照品各适量，精密称定，加甲醇-水(70：30)溶解并定量稀释制成每 1ml 中约含甲硝唑 200μg、克霉唑 160μg 与醋酸氯己定 8μg 的溶液。

色谱条件 用辛基硅烷键合硅胶为填充剂；以甲醇-水-三乙胺(70：30：0.3)(含庚烷磺酸钠 10mmol/L，用磷酸调节 pH 值至 4.0)为流动相；检测波长为 260nm；进样体积 20μl。

系统适用性要求 理论板数按克霉唑峰计算不低于 2500，甲硝唑峰、克霉唑峰与氯己定峰之间的分离度均应符合要求。

测定法 精密量取供试品溶液与对照品溶液，分别注入液相色谱仪，记录色谱图。按外标法以峰面积计算。

【类别】 抗菌药。

【贮藏】 遮光，密封，在 30℃以下保存。

双羟萘酸噻嘧啶

Shuangqiangnaisuan Saimiding

Pyrantel Pamoate

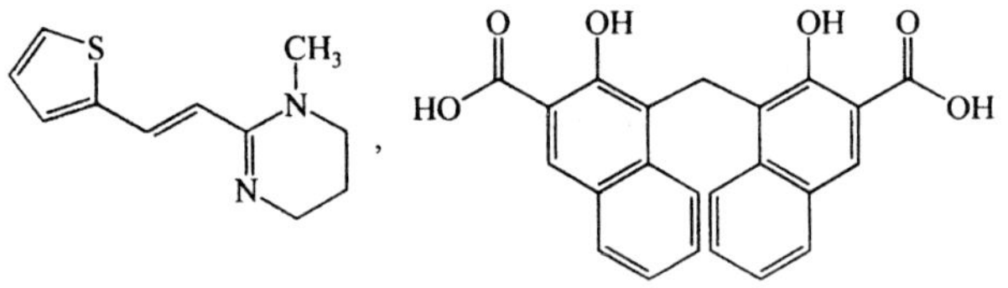

$C_{11}H_{14}N_2S \cdot C_{23}H_{16}O_6$ 594.68

本品为(*E*)-1,4,5,6-四氢-1-甲基-2-[2-(2-噻吩基)乙烯基]嘧啶-4,4′-亚甲基-双[3-羟基-2-萘甲酸盐]。按干燥品计算，含 $C_{11}H_{14}N_2S \cdot C_{23}H_{16}O_6$ 应为 97.0%～103.0%。

【性状】 本品为淡黄色粉末；无臭。

本品在 *N*,*N*-二甲基甲酰胺中略溶，在乙醇中极微溶解，在水中几乎不溶。

吸收系数 避光操作。取本品约 20mg，精密称定，加二氧六环-0.1%浓氨溶液(1：1)8ml 使溶解，用盐酸溶液(9→1000)稀释至 100ml，摇匀，滤过，精密量取续滤液 5ml，用盐酸溶液(9→1000)稀释至 50ml，照紫外-可见分光光度法(通则 0401)，在 311nm 的波长处测定吸光度，吸收系数($E_{1cm}^{1\%}$)为 302～324。

【鉴别】 (1)取本品约 10mg，加二氧六环-0.1%浓氨溶液(1：1)5ml 溶解后，加稀盐酸 2ml，即生成黄色沉淀。

(2)取本品约 20mg，加硫酸 1ml，振摇，溶液即显红色。

(3)在含量测定项下记录的色谱图中，供试品溶液中噻嘧啶峰和双羟萘酸峰的保留时间应与对照品溶液中噻嘧啶峰和双羟萘酸峰的保留时间一致。

(4)本品的红外光吸收图谱应与对照的图谱(光谱集 51 图)一致。

【检查】 **含氯化合物** 取本品 25mg，照氧瓶燃烧法(通则 0703)进行有机破坏，以 0.4%氢氧化钠溶液 10ml 为吸收液，俟生成的烟雾完全吸入吸收液后，照氯化物检查法(通则 0801)检查，与标准氯化钠溶液 3.5ml 制成的对照液比较，不得更浓(0.14%)。

双羟萘酸 照高效液相色谱法(通则 0512)测定。

供试品溶液 见含量测定项下。

对照品溶液 取经 60℃减压干燥 3 小时的双羟萘酸对照品适量，精密称定，加流动相溶解并定量稀释制成每 1ml 中约含 52μg 的溶液。

色谱条件　见含量测定项下。

测定法　精密量取供试品溶液与对照品溶液，分别注入液相色谱仪，记录色谱图。按外标法以峰面积（干燥品）计算。

限度　含双羟萘酸应为 63.4%～67.3%。

有关物质　照高效液相色谱法（通则 0512）测定。避光操作，临用新制。

供试品溶液　取本品 80mg，置 100ml 量瓶中，加冰醋酸-水-二乙胺（5：5：2）混合溶剂 7ml，用乙腈稀释至刻度，摇匀。

对照溶液　精密量取供试品溶液 1ml，置 100ml 量瓶中，用流动相稀释至刻度，摇匀。

系统适用性溶液　取含量测定项下的供试品溶液 10ml，于 2000lx 条件下光照 24 小时。

色谱条件　用硅胶为填充剂；乙腈-水-醋酸-二乙胺（92.8：3：3：1.2）为流动相；检测波长为 288nm；进样体积 20μl。

系统适用性要求　系统适用性溶液色谱图中，紧邻噻嘧啶峰后的杂质峰相对保留时间约为 1.3，噻嘧啶峰与该杂质峰之间的分离度应大于 4.0。

测定法　精密量取供试品溶液与对照溶液，分别注入液相色谱仪，记录色谱图至噻嘧啶色谱峰保留时间的 4 倍。

限度　供试品溶液色谱图中如有杂质峰，各杂质峰面积的和不得大于对照溶液主峰面积（1.0%）。

干燥失重　取本品，在 105℃干燥至恒重，减失重量不得过 0.5%（通则 0831）。

炽灼残渣　取本品 1.0g，依法检查（通则 0841），遗留残渣不得过 0.1%。

重金属　取炽灼残渣项下遗留的残渣，依法检查（通则 0821第二法），含重金属不得过百万分之二十。

【含量测定】　照高效液相色谱法（通则 0512）测定。避光操作，临用新制。

供试品溶液　取本品约 20mg，精密称定，置 50ml 量瓶中，加流动相适量，振摇使溶解并稀释至刻度，摇匀，精密量取 2ml，置 10ml 量瓶中，用流动相稀释至刻度，摇匀。

对照品溶液　取双羟萘酸噻嘧啶对照品适量，精密称定，加流动相溶解并定量稀释制成每 1ml 中约含 80μg 的溶液。

系统适用性溶液、色谱条件与系统适用性要求　见有关物质项下。

测定法　精密量取供试品溶液与对照品溶液，分别注入液相色谱仪，记录色谱图。按外标法以噻嘧啶峰面积计算。

【类别】　驱肠虫药。

【贮藏】　遮光，密封保存。

【制剂】　（1）双羟萘酸噻嘧啶片　（2）双羟萘酸噻嘧啶颗粒

双羟萘酸噻嘧啶片

Shuangqiangnaisuan Saimiding Pian

Pyrantel Pamoate Tablets

本品含双羟萘酸噻嘧啶（$C_{11}H_{14}N_2S \cdot C_{23}H_{16}O_6$）应为标示量的 93.0%～107.0%。

【性状】　本品为淡黄色片。

【鉴别】　取本品的细粉适量（约相当于双羟萘酸噻嘧啶 40mg），加二氧六环-0.1%浓氨溶液（1：1）20ml 使双羟萘酸噻嘧啶溶解后，滤过；取滤液 5ml，加稀盐酸 2ml，即生成黄色沉淀；另取滤液 10ml，蒸干，残渣中加硫酸 1ml，振摇，溶液即显红色。

【检查】　应符合片剂项下有关的各项规定（通则 0101）。

【含量测定】　照紫外-可见分光光度法（通则 0401）测定。避光操作。

供试品溶液　取本品 10 片，精密称定，研细，精密称取适量（约相当于双羟萘酸噻嘧啶 20mg），置 100ml 棕色量瓶中，加二氧六环-0.1%浓氨溶液（1：1）8ml，振摇使双羟萘酸噻嘧啶溶解，用盐酸溶液（9→1000）稀释至刻度，摇匀，滤过，精密量取续滤液 5ml，置 50ml 棕色量瓶中，用盐酸溶液（9→1000）稀释至刻度，摇匀。

测定法　取供试品溶液，在 311nm 的波长处测定吸光度，按 $C_{11}H_{14}N_2S \cdot C_{23}H_{16}O_6$ 的吸收系数（$E_{1cm}^{1\%}$）为 313 计算。

【类别】　同双羟萘酸噻嘧啶。

【规格】　0.3g

【贮藏】　遮光，密封保存。

双羟萘酸噻嘧啶颗粒

Shuangqiangnaisuan Saimiding Keli

Pyrantel Pamoate Granules

本品含双羟萘酸噻嘧啶（$C_{11}H_{14}N_2S \cdot C_{23}H_{16}O_6$）应为标示量的 93.0%～107.0%。

【性状】　本品为淡黄色粉末或细粒。

【鉴别】　（1）取本品的细粉适量，照双羟萘酸噻嘧啶项下的鉴别（1）、（2）项试验，显相同的反应。

（2）取含量测定项下的溶液，照紫外-可见分光光度法（通则 0401）测定，在 311nm 的波长处有最大吸收。

【检查】　应符合颗粒剂项下有关的各项规定（通则 0104）。

【含量测定】　照紫外-可见分光光度法（通则 0401）测定。避光操作。

供试品溶液　取装量差异项下的内容物，混匀。精密称取适量（约相当于双羟萘酸噻嘧啶 20mg），置 100ml 棕色量瓶中，加二氧六环-0.1%浓氨溶液（1：1）8ml，振摇使双羟萘酸噻嘧啶溶解，用盐酸溶液（9→1000）稀释至刻度，摇匀，滤过，精密量取续滤液 5ml，置 50ml 棕色量瓶中，用盐酸溶液(9→1000)稀释至刻度，摇匀。

测定法 取供试品溶液，在 311nm 的波长处测定吸光度，按 $C_{11}H_{14}N_2S \cdot C_{23}H_{16}O_6$ 的吸收系数($E_{1cm}^{1\%}$)为 313 计算。

【类别】 同双羟萘酸噻嘧啶。

【规格】 每 1g 含双羟萘酸噻嘧啶 0.15g

【贮藏】 遮光，密封，在干燥处保存。

双氯芬酸钠

Shuanglüfensuanna

Diclofenac Sodium

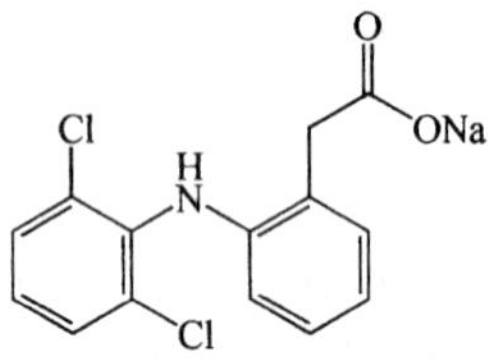

$C_{14}H_{10}Cl_2NNaO_2$ 318.13

本品为 2-[(2,6-二氯苯基)氨基]-苯乙酸钠。按干燥品计算，含 $C_{14}H_{10}Cl_2NNaO_2$ 不得少于 98.5%。

【性状】 本品为白色或类白色结晶性粉末；有刺鼻感与引湿性。

本品在乙醇中易溶，在水中略溶，在三氯甲烷中不溶。

【鉴别】 (1)取本品，加水溶解并稀释制成每 1ml 中含 20μg 的溶液，照紫外-可见分光光度法(通则 0401)测定，在 276nm 的波长处有最大吸收。

(2)本品的红外光吸收图谱应与对照的图谱(光谱集 53 图)一致。

(3)取本品约 50mg，加碳酸钠 0.2g，混匀，炽灼至炭化，放冷，加水 5ml，煮沸，滤过，滤液显氯化物鉴别(1)的反应(通则 0301)。

(4)本品炽灼后，显钠盐的鉴别反应(通则 0301)。

【检查】 **酸碱度** 取本品 0.50g，加水 50ml 溶解后，依法测定(通则 0631)，pH 值应为 6.5～7.5。

乙醇溶液的澄清度与颜色 取本品 0.50g，加乙醇 10ml 使溶解，如显浑浊，与 1 号浊度标准液(通则 0902 第一法)比较，不得更浓；如显色，与 3 号黄色标准比色液(通则 0901 第一法)比较，不得更深。

氯化物 取本品 0.50g，加水 48ml 使溶解，滴加稀硝酸 2ml，充分搅拌均匀，滤过，取续滤液 25ml，依法检查(通则 0801)，如有浑浊，与标准氯化钠溶液 5ml 制成的对照液比较，不得更浓(0.02%)。

有关物质 照高效液相色谱法(通则 0512)测定。

供试品溶液 取本品，加甲醇溶解并稀释制成每 1ml 中约含 1mg 的溶液。

对照溶液 精密量取供试品溶液适量，用甲醇定量稀释成每 1ml 中约含 2μg 的溶液。

系统适用性溶液 取双氯芬酸钠适量，加水溶解并制成每 1ml 中约含 1mg 的溶液，将溶液暴露于紫外光灯(254nm)下照射 15 分钟。

色谱条件 用十八烷基硅烷键合硅胶为填充剂；以甲醇-4%冰醋酸溶液(65：35)为流动相；检测波长为 254nm；进样体积 20μl。

系统适用性要求 系统适用性溶液色谱图中，双氯芬酸峰与其相对保留时间约 0.8 处杂质峰之间的分离度应大于 6.0。

测定法 精密量取供试品溶液与对照溶液，分别注入液相色谱仪，记录色谱图至主峰保留时间的 2 倍。

限度 供试品溶液色谱图中如有杂质峰，单个杂质峰面积不得大于对照溶液主峰面积(0.2%)，各杂质峰面积的和不得大于对照溶液主峰面积的 2.5 倍(0.5%)。

干燥失重 取本品，在 105℃干燥至恒重，减失重量不得过 1.0%(通则 0831)。

重金属 取本品 2.0g，加水 45ml，微热溶解后，缓缓加稀盐酸 5ml，边加边搅拌，滤过，取滤液 25ml，依法检查(通则 0821)，含重金属不得过百万分之十。

【含量测定】 取本品约 0.25g，精密称定，加冰醋酸 40ml 溶解，照电位滴定法(通则 0701)，用高氯酸滴定液(0.1mol/L)滴定，并将滴定的结果用空白试验校正。每 1ml 高氯酸滴定液(0.1mol/L)相当于 31.81mg 的 $C_{14}H_{10}Cl_2NNaO_2$。

【类别】 解热镇痛、非甾体抗炎药。

【贮藏】 遮光，密封保存。

【制剂】 (1)双氯芬酸钠肠溶片 (2)双氯芬酸钠肠溶胶囊 (3)双氯芬酸钠栓 (4)双氯芬酸钠搽剂 (5)双氯芬酸钠滴眼液

附：

杂质Ⅰ

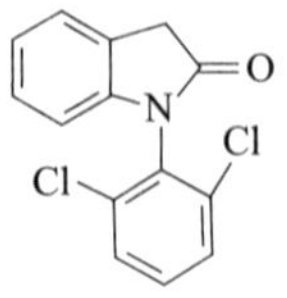

$C_{14}H_9Cl_2NO$ 278.13

1-(2,6-二氯苯基)-1,3-二氢-2*H*-吲哚-2-酮

杂质Ⅱ

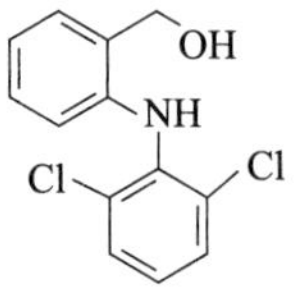

$C_{13}H_{11}Cl_2NO$ 268.14

2-(2,6-二氯苯氨基)苯甲醇

杂质Ⅲ

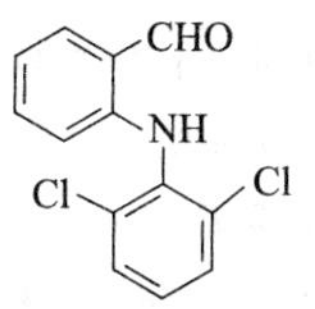

$C_{13}H_9Cl_2NO$　266.12

2-(2,6-二氯苯氨基)苯甲醛

双氯芬酸钠肠溶片

Shuanglüfensuanna Changrongpian

Diclofenac Sodium Enteric-coated Tablets

本品含双氯芬酸钠($C_{14}H_{10}Cl_2NNaO_2$)应为标示量的 90.0%～110.0%。

【性状】 本品为肠溶片,除去包衣后显白色或类白色。

【鉴别】 (1)在含量测定项下记录的色谱图中,供试品溶液主峰的保留时间应与对照品溶液主峰的保留时间一致。

(2)取本品细粉,加水溶解并稀释制成每 1ml 中含双氯芬酸钠 20μg 的溶液,滤过,取滤液照紫外-可见分光光度法(通则 0401)测定,在 276nm 的波长处有最大吸收。

【检查】 **有关物质** 照高效液相色谱法(通则 0512)测定。

供试品溶液　取本品细粉适量(约相当于双氯芬酸钠 50mg),精密称定,置 50ml 量瓶中,加甲醇适量,超声使双氯芬酸钠溶解,放冷,用甲醇稀释至刻度,摇匀,离心,取上清液。

对照溶液　取邻苯二甲酸二乙酯 5mg,置 200ml 量瓶中,精密加供试品溶液 1ml,加甲醇溶解并稀释至刻度,摇匀。

系统适用性溶液、色谱条件、系统适用性要求与测定法见双氯芬酸钠有关物质项下。

限度　供试品溶液色谱图中如有杂质峰,除邻苯二甲酸二乙酯峰和其之前的色谱峰外,在相对双氯芬酸峰保留时间 1.2～1.3 处的杂质峰(杂质Ⅲ),其峰面积乘以 0.5 后不得大于对照溶液中双氯芬酸峰面积(0.5%),其他单个杂质峰面积不得大于对照溶液中双氯芬酸峰面积(0.5%),各杂质峰面积的和(杂质Ⅲ按校正后的峰面积计算)不得大于对照溶液双氯芬酸峰面积的 2 倍(1.0%)。

溶出度 照溶出度与释放度测定法(通则 0931 第一法方法 2)测定。

酸中溶出量　溶出条件　以 0.1mol/L 盐酸溶液 1000ml 为溶出介质,转速为每分钟 100 转,依法操作,经 2 小时时取样。

供试品溶液　取溶出液适量,滤过,取续滤液。

对照品贮备溶液　取双氯芬酸钠对照品 25mg,精密称定,置 100ml 量瓶中,加水溶解并稀释至刻度,摇匀。

对照品溶液　精密量取对照品贮备溶液 2ml,置 100ml 量瓶中,用 0.1mol/L 盐酸溶液稀释至刻度,摇匀。

测定法　取供试品溶液与对照品溶液,照紫外-可见分光光度法(通则 0401),在 276nm 的波长处分别测定吸光度,计算每片的溶出量。

限度　应符合规定。

缓冲液中溶出量　溶出条件　取酸中溶出量项下 2 小时后的转篮,随即浸入预热至 37.0℃的磷酸盐缓冲液(pH 6.8) 1000ml 中,转速为每分钟 100 转,依法操作,经 45 分钟时取样。

供试品溶液　取溶出液适量,滤过,精密量取续滤液 5ml,置 10ml(25mg 规格)或 20ml(50mg 规格)量瓶中,用磷酸盐缓冲液(pH 6.8)稀释至刻度,摇匀。

对照品溶液　精密量取酸中溶出量项下的对照品贮备溶液 5ml,置 100ml 量瓶中,用磷酸盐缓冲液(pH 6.8)稀释至刻度,摇匀。

测定法　见酸中溶出量项下。

限度　应符合规定。

其他　应符合片剂项下有关的各项规定(通则 0101)。

【含量测定】 照高效液相色谱法(通则 0512)测定。

供试品溶液　取本品 5 片,置 100ml 量瓶中,加 70%甲醇适量,超声使双氯芬酸钠溶解,放冷,用 70%甲醇稀释至刻度,摇匀,离心,精密量取上清液适量,用 70%甲醇定量稀释制成每 1ml 中约含 0.25mg 的溶液。

对照品溶液　取双氯芬酸钠对照品,精密称定,加 70%甲醇溶解并定量稀释制成每 1ml 中约含 0.25mg 的溶液。

系统适用性溶液　见有关物质项下。

色谱条件　用十八烷基硅烷键合硅胶为填充剂;以甲醇-4%冰醋酸溶液(70∶30)为流动相;检测波长为 276nm;系统适用性溶液进样体积 20μl,其他溶液进样体积 10μl。

系统适用性要求　系统适用性溶液色谱图中,双氯芬酸峰与其相对保留时间约 0.8 处杂质峰之间的分离度应大于 4.0。

测定法　精密量取供试品溶液与对照品溶液,分别注入液相色谱仪,记录色谱图。按外标法以峰面积计算。

【类别】 同双氯芬酸钠。

【规格】 (1)25mg　(2)50mg

【贮藏】 遮光,密封保存。

双氯芬酸钠肠溶胶囊

Shuanglüfensuanna Changrongjiaonang

Diclofenac Sodium Enteric Capsules

本品含双氯芬酸钠($C_{14}H_{10}Cl_2NNaO_2$)应为标示量的 90.0%～110.0%。

【性状】 本品内容物为白色或类白色球形小丸。

【鉴别】 在含量测定项下记录的色谱图中，供试品溶液主峰的保留时间应与对照品溶液主峰的保留时间一致。

【检查】 **有关物质** 照高效液相色谱法（通则 0512）测定。

供试品溶液 取含量测定项下的细粉适量（约相当于双氯芬酸钠 0.1g），精密称定，置 100ml 量瓶中，加甲醇适量，超声使双氯芬酸钠溶解，放冷，用甲醇稀释至刻度，摇匀，离心，取上清液。

对照溶液 取邻苯二甲酸二乙酯 5mg，置 200ml 量瓶中，精密加供试品溶液 1ml，加甲醇溶解并稀释至刻度，摇匀。

系统适用性溶液、色谱条件、系统适用性要求与测定法 见双氯芬酸钠有关物质项下。

限度 供试品溶液色谱图中如有杂质峰，除邻苯二甲酸二乙酯峰和其之前的色谱峰外，在相对双氯芬酸峰保留时间 1.2～1.3 处的杂质峰（杂质Ⅲ），其峰面积乘以 0.5 后不得大于对照溶液中双氯芬酸峰面积（0.5%），其他单个杂质峰面积不得大于对照溶液中双氯芬酸峰面积（0.5%），各杂质峰面积的和（杂质Ⅲ按校正后的峰面积计算）不得大于对照溶液中双氯芬酸峰面积的 2 倍（1.0%）。

溶出度 照溶出度与释放度测定法（通则 0931 第一法方法 1）测定。

酸中溶出量 溶出条件 以 0.1mol/L 盐酸溶液 750ml 为溶出介质，转速为每分钟 100 转，依法操作，经 2 小时时取样。

供试品溶液 取溶出液 10ml，滤过，取续滤液。

对照品贮备溶液 取双氯芬酸钠对照品 10mg，精密称定，置 50ml 量瓶中，加水溶解并稀释至刻度，摇匀。

对照品溶液 精密量取对照品贮备溶液 5ml，置 200ml 量瓶中，用 0.1mol/L 盐酸溶液稀释至刻度，摇匀。

色谱条件 见含量测定项下。进样体积 50μl。

系统适用性溶液与系统适用性要求 见含量测定项下。

测定法 精密量取供试品溶液与对照品溶液，分别注入液相色谱仪，记录色谱图，按外标法以峰面积计算每粒的溶出量。

限度 应小于标示量的 10%。

缓冲液中溶出量 溶出条件 在酸中溶出量项下 2 小时后的溶液中立即加入预热至 37℃±0.5℃的 0.2mol/L 磷酸钠溶液 250ml，混匀（必要时用 2mol/L 的氢氧化钠溶液或 2mol/L 的盐酸溶液调节 pH 值至 6.8），转速为每分钟 100 转，依法操作，经 45 分钟时取样。

供试品溶液 取溶出液适量，滤过，取续滤液。

对照品溶液 精密量取酸中溶出量项下的对照品贮备溶液 5ml，置 20ml 量瓶中，用溶出介质（0.1mol/L 盐酸溶液和 0.2mol/L 磷酸钠溶液，按 3∶1 混合均匀，必要时用 2mol/L 的氢氧化钠溶液或 2mol/L 的盐酸溶液调节 pH 值至 6.8）稀释至刻度，摇匀。

系统适用性溶液、色谱条件、系统适用性要求与测定法 见酸中溶出量项下。

限度 标示量的 80%，应符合规定。

其他 应符合胶囊剂项下有关的各项规定（通则 0103）。

【含量测定】 照高效液相色谱法（通则 0512）测定。

供试品溶液 取装量差异项下的内容物，混匀，研细，精密称取细粉适量（约相当于双氯芬酸钠 25mg），置 100ml 量瓶中，加 70%甲醇适量，超声使双氯芬酸钠溶解，放冷，用 70%甲醇稀释至刻度，混匀，离心，取上清液。

对照品溶液 取双氯芬酸钠对照品适量，精密称定，加 70%甲醇溶解并定量稀释制成每 1ml 中约含 0.25mg 的溶液。

系统适用性溶液 见有关物质项下。

色谱条件 用十八烷基硅烷键合硅胶为填充剂；以甲醇-4%冰醋酸溶液（70∶30）为流动相；检测波长为 276nm；系统适用性溶液进样体积 20μl，其他溶液进样体积 10μl。

系统适用性要求 系统适用性溶液色谱图中，双氯芬酸峰与其相对保留时间约 0.8 处杂质峰之间的分离度应大于 4.0。

测定法 精密量取供试品溶液与对照品溶液，分别注入液相色谱仪，记录色谱图。按外标法以峰面积计算。

【类别】 同双氯芬酸钠。

【规格】 50mg

【贮藏】 密封，在干燥处保存。

双氯芬酸钠栓

Shuanglüfensuanna Shuan

Diclofenac Sodium Suppositories

本品含双氯芬酸钠（$C_{14}H_{10}Cl_2NNaO_2$）应为标示量的 90.0%～110.0%。

【性状】 本品为类白色至淡黄色的栓剂。

【鉴别】 （1）取本品适量（约相当于双氯芬酸钠 50mg），加乙醇 2ml，水浴加热使溶解，放冷，待基质凝固后，滤过，滤液蒸干，取残渣适量，加水使成糊状，用铜片蘸取少量，在无色火焰中燃烧，火焰边缘应显绿色。

（2）取含量测定项下的溶液，照紫外-可见分光光度法（通则 0401）测定，在 282nm 的波长处有最大吸收，在 250nm 的波长处有最小吸收。

（3）取鉴别（1）项下的残渣适量，炽灼后显钠盐的鉴别反应（通则 0301）。

【检查】 应符合栓剂项下有关的各项规定（通则 0107）。

【含量测定】 照紫外-可见分光光度法（通则 0401）测定。

供试品溶液 取本品 10 粒，精密称定，水浴温热融化，在不断搅拌下放冷，精密称取适量（约相当于双氯芬酸钠 50mg），置 100ml 量瓶中，加水适量，在 50～60℃水浴中振摇使溶解后，放冷，加水至刻度，摇匀，滤过，精密量取续滤液

5ml，置分液漏斗中，精密加水 20ml，摇匀，加石油醚（60～90℃）20ml，振摇，静置使分层，取水层，滤过，精密量取续滤液 5ml，置 50ml 量瓶中，用 50%乙醇稀释至刻度。

测定法　取供试品溶液，在 282nm 的波长处测定吸光度，按 $C_{14}H_{10}Cl_2NNaO_2$ 的吸收系数（$E_{1cm}^{1\%}$）为 415 计算。

【类别】　同双氯芬酸钠。

【规格】　（1）12.5mg　（2）50mg

【贮藏】　避光，密闭，在 30℃以下保存。

双氯芬酸钠搽剂

Shuanglüfensuanna Chaji

Diclofenac Sodium Liniment

本品含双氯芬酸钠（$C_{14}H_{10}Cl_2NNaO_2$）应为标示量的 90.0%～110.0%。

【性状】　本品为无色至淡黄色的澄清液体。

【鉴别】　（1）取含量测定项下的溶液，照紫外-可见分光光度法（通则 0401）测定，在 284nm 的波长处有最大吸收，在 251nm 的波长处有最小吸收。

（2）取本品适量（约相当于双氯芬酸钠 50mg），置水浴上蒸干，加碳酸钠 0.2g，混匀，直火加热至完全炭化，放冷，加水 5ml，煮沸，滤过，滤液显氯化物鉴别（1）的反应（通则 0301）。

【检查】　**颜色**　取本品，与黄色 4 号标准比色液（通则 0901 第一法）比较，不得更深。

乙醇量　应为 45.0%～55.0%（通则 0711）。

其他　应符合搽剂项下有关的各项规定（通则 0119）。

【含量测定】　照紫外-可见分光光度法（通则 0401）测定。

供试品溶液　精密量取本品适量（约相当于双氯芬酸钠 30mg），置 50ml 量瓶中，用乙醇稀释至刻度，摇匀，精密量取 2ml，置 100ml 量瓶中，用乙醇稀释至刻度，摇匀。

对照品溶液　取双氯芬酸钠对照品适量，精密称定，加乙醇溶解并定量稀释制成每 1ml 中约含双氯芬酸钠 12μg 的溶液。

测定法　取供试品溶液与对照品溶液，在 284nm 的波长处分别测定吸光度，计算。

【类别】　同双氯芬酸钠。

【规格】　0.1%

【贮藏】　遮光，密闭，阴凉处保存。

双氯芬酸钠滴眼液

Shuanglüfensuanna Diyanye

Diclofenac Sodium Eye Drops

本品含双氯芬酸钠（$C_{14}H_{10}Cl_2NNaO_2$）应为标示量的 90.0%～110.0%。

【性状】　本品为无色或微黄色的澄明液体。

【鉴别】　（1）在含量测定项下记录的色谱图中，供试品溶液主峰的保留时间应与对照品溶液主峰的保留时间一致。

（2）取本品，用水稀释制成每 1ml 中含 20μg 的溶液，照紫外-可见分光光度法（通则 0401）测定，在 276nm 的波长处有最大吸收。

【检查】　**pH 值**　应为 7.0～9.0（通则 0631）。

溶液的颜色　取本品，照紫外-可见分光光度法（通则 0401），在 420nm 的波长处测定，吸光度不得过 0.06。

有关物质　照高效液相色谱法（通则 0512）测定。

供试品溶液　取本品，即得。

对照溶液　精密量取供试品溶液适量，用甲醇定量稀释制成每 1ml 中约含 5μg 的溶液。

系统适用性溶液、色谱条件、系统适用性要求与测定法见双氯芬酸钠有关物质项下。

限度　供试品溶液色谱图中如有杂质峰，在相对双氯芬酸峰保留时间 1.2～1.3 处的杂质峰（双氯芬酸钠杂质Ⅲ），其峰面积乘以 0.5 后不得大于对照溶液的主峰面积（0.5%），其他单个杂质峰面积不得大于对照溶液的主峰面积（0.5%），各杂质峰面积的和（杂质Ⅲ按校正后的峰面积计算）不得大于对照溶液主峰面积的 2 倍（1.0%）。

苯扎氯铵（处方中含苯扎氯铵时检查该项目）　照高效液相色谱法（通则 0512）测定。

供试品溶液　取本品 5 瓶，混匀，精密量取 5ml，置 10ml 量瓶中，用流动相稀释至刻度，摇匀。

对照品溶液　取苯扎氯铵对照品适量，加流动相溶解并定量稀释制成每 1ml 中约含 50μg 的溶液。

色谱条件　用十八烷基硅烷键合硅胶为填充剂；以乙腈-5mmol/L 醋酸铵溶液（含 1%三乙胺，用冰醋酸调节 pH 值至 5.0±0.5）（65∶35）为流动相；检测波长为 214nm；进样体积 20μl。

系统适用性要求　苯扎氯铵 C12 峰与 C14 峰之间的分离度应符合要求。

测定法　精密量取供试品溶液与对照品溶液，分别注入液相色谱仪，记录色谱图。按外标法以峰面积计算。

限度　每 1ml 中含苯扎氯铵不得过 0.12mg。

渗透压摩尔浓度　取本品，依法检查（通则 0632），渗透压摩尔浓度比应为 0.9～1.1。

无菌　取本品，用 pH 7.0 无菌氯化钠-蛋白胨缓冲液 200ml 稀释后，经薄膜过滤法处理，用 pH 7.0 无菌氯化钠-蛋白胨缓冲液分次冲洗（每膜不少于 200ml），以金黄色葡萄球菌为阳性对照菌，依法检查（通则 1101），应符合规定。

其他　应符合眼用制剂项下有关的各项规定（通则 0105）。

【含量测定】　照高效液相色谱法（通则 0512）测定。

供试品溶液　取本品 5 瓶，混匀，精密量取 5ml，置

25ml量瓶中，用70%甲醇稀释至刻度，摇匀，滤过，取续滤液。

对照品溶液　取双氯芬酸钠对照品适量，精密称定，加70%甲醇溶解并定量稀释制成每1ml中约含0.2mg的溶液。

系统适用性溶液　见有关物质项下。

色谱条件　用十八烷基硅烷键合硅胶为填充剂；以甲醇-4%冰醋酸溶液(70∶30)为流动相；检测波长为276nm；系统适用性溶液进样体积20μl，其他溶液进样体积10μl。

系统适用性要求　系统适用性溶液色谱图中，双氯芬酸峰与其相对保留时间约0.8处杂质峰之间的分离度应大于4.0。

测定法　精密量取供试品溶液与对照品溶液，分别注入液相色谱仪，记录色谱图。按外标法以峰面积计算。

【类别】　同双氯芬酸钠。

【规格】　5ml∶5mg

【贮藏】　密闭，在干燥处保存。

双氯芬酸钾

Shuanglüfensuanjia

Diclofenac Potassium

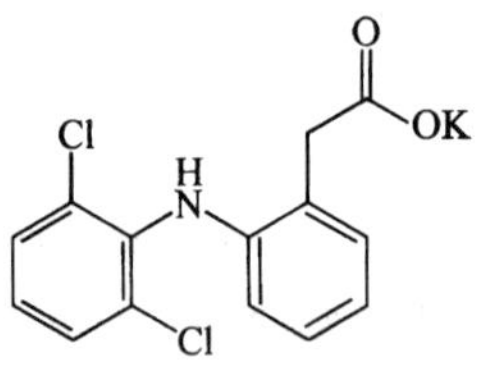

$C_{14}H_{10}Cl_2KNO_2$　334.24

本品为2-[(2,6-二氯苯基)氨基]苯乙酸钾。按干燥品计算，含$C_{14}H_{10}Cl_2KNO_2$不得少于99.0%。

【性状】　本品为白色至微黄色的结晶性粉末；有刺鼻感与引湿性。

本品在甲醇中易溶，在乙醇中溶解，在丙酮中微溶，在三氯甲烷中不溶；在冰醋酸中溶解。

【鉴别】　(1)本品的红外光吸收图谱应与对照的图谱(光谱集698图)一致。

(2)取本品约50mg，加碳酸钠0.2g，混匀，加热至炭化，放冷，加水5ml，搅拌，滤过，滤液显氯化物鉴别(1)的反应(通则0301)。

(3)本品显钾盐的鉴别反应(通则0301)。

【检查】　**酸碱度**　取本品0.20g，加水20ml溶解，依法检查(通则0631)，pH值应为6.5～8.0。

甲醇溶液的澄清度与颜色　取本品1.0g，加甲醇20ml溶解后，溶液应澄清无色；如显浑浊，与1号浊度标准液(通则0902第一法)比较，不得更浓。取此溶液，照紫外-可见分光光度法(通则0401)，在440nm的波长处测定吸光度，不得大于0.05。

氯化物　取本品0.50g，加水48ml，微温使溶解，放冷，缓缓加入稀硝酸2ml，边加边搅拌，滤过，取续滤液25ml，依法检查(通则0801)，与标准氯化钠溶液5.0ml制成的对照溶液比较，不得更深(0.02%)。

有关物质　照高效液相色谱法(通则0512)测定。

供试品溶液　取本品适量，加甲醇溶解并稀释制成每1ml中约含1mg的溶液。

对照溶液　精密量取供试品溶液适量，用甲醇定量稀释制成每1ml中约含2μg的溶液。

系统适用性溶液　取双氯芬酸钾适量，用水溶解并制成每1ml中约含1mg的溶液，将溶液暴露于紫外光灯(254nm)下照射15分钟。

色谱条件　用十八烷基硅烷键合硅胶为填充剂；以甲醇-4%冰醋酸溶液(65∶35)为流动相；检测波长为254nm；进样体积20μl。

系统适用性要求　系统适用性溶液色谱图中，双氯芬酸峰与其相对保留时间约0.8处杂质峰之间的分离度应大于6.0。

测定法　精密量取供试品溶液与对照溶液，分别注入液相色谱仪，记录色谱图至主峰保留时间的2倍。

限度　供试品溶液色谱图中如有杂质峰，单个杂质峰面积不得大于对照溶液主峰面积(0.2%)，各杂质峰面积的和不得大于对照溶液主峰面积的2.5倍(0.5%)。

干燥失重　取本品，置105℃干燥至恒重，减失重量不得过0.5%(通则0831)。

重金属　取本品2.0g，加水45ml，微温使溶解，放冷，缓缓加入稀盐酸5ml，边加边搅拌，滤过，取续滤液25ml，依法检查(通则0821第一法)，含重金属不得过百万分之十。

【含量测定】　取本品0.25g，精密称定，加冰醋酸40ml溶解，照电位滴定法(通则0701)，用高氯酸滴定液(0.1mol/L)滴定，并将滴定结果用空白试验校正，即得。每1ml高氯酸滴定液(0.1mol/L)相当于33.42mg的$C_{14}H_{10}Cl_2KNO_2$。

【类别】　解热镇痛、非甾体抗炎药。

【贮藏】　密封，在干燥处保存。

【制剂】　(1)双氯芬酸钾片　(2)双氯芬酸钾胶囊

附：

杂质Ⅰ

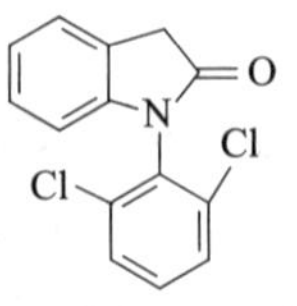

$C_{14}H_9Cl_2NO$　278.13

1-(2,6-二氯苯基)-1,3-二氢-2*H*-吲哚-2-酮

杂质Ⅱ

$C_{13}H_{11}Cl_2NO$　268.14

2-(2,6-二氯苯氨基)苯甲醇

杂质Ⅲ

$C_{13}H_9Cl_2NO$　266.12

2-(2,6-二氯苯氨基)苯甲醛

双氯芬酸钾片

Shuanglüfensuanjia Pian

Diclofenac Potassium Tablets

本品含双氯芬酸钾($C_{14}H_{10}Cl_2KNO_2$)应为标示量的 90.0%～110.0%。

【性状】 本品为白色片或糖衣片或薄膜衣片，除去包衣后显白色。

【鉴别】 在含量测定项下记录的色谱图中，供试品溶液主峰的保留时间应与对照品溶液主峰的保留时间一致。

【检查】 **有关物质** 照高效液相色谱法(通则 0512)测定。

供试品溶液　取含量测定项下的细粉适量(约相当于双氯芬酸钾 25mg)，置 25ml 量瓶中，加甲醇适量，超声使溶解，放冷，用甲醇稀释至刻度，摇匀，离心，取上清液。

对照溶液　精密量取供试品溶液适量，用甲醇定量稀释制成每 1ml 中约含 5μg 的溶液。

系统适用性溶液、色谱条件、系统适用性要求与测定法见双氯芬酸钾有关物质项下。

限度　供试品溶液色谱图中如有杂质峰，在相对双氯芬酸峰保留时间 1.2～1.3 处的杂质峰(杂质Ⅲ)，其峰面积乘以 0.5 后不得大于对照溶液主峰面积(0.5%)，其他单个杂质峰面积不得大于对照溶液主峰面积(0.5%)，各杂质峰面积的和(杂质Ⅲ按校正后的峰面积计算)不得大于对照溶液主峰面积的 2 倍(1.0%)。

含量均匀度(12.5mg 规格)　取本品 1 片，置 50ml 量瓶中，加 70%甲醇溶液适量，超声使溶解，放冷，用 70%甲醇稀释至刻度，摇匀，作为供试品溶液。照含量测定项下的方法测定，应符合规定(通则 0941)。

溶出度　照溶出度与释放度测定法(通则 0931 第二法)测定。

溶出条件　以水 900ml 为溶出介质，转速为每分钟 50 转，依法操作，经 30 分钟时取样。

供试品溶液　取溶出液 10ml，滤过，取续滤液(12.5mg 规格)；或精密量取续滤液 5ml，置 10ml(25mg 规格)或 20ml(50mg 规格)量瓶中，用水稀释至刻度，摇匀。

对照品溶液　取双氯芬酸钾对照品适量，精密称定，加水溶解并定量稀释制成每 1ml 中约含 14μg 的溶液。

测定法　取供试品溶液与对照品溶液，照紫外-可见分光光度法(通则 0401)，在 276nm 的波长处分别测定吸光度，计算每片的溶出量。

限度　标示量的 80%，应符合规定。

其他　应符合片剂项下有关的各项规定(通则 0101)。

【含量测定】 照高效液相色谱法(通则 0512)测定。

供试品溶液　取本品 20 片，除去包衣(薄膜衣片可不除去包衣)，精密称定，研细，精密称取适量(约相当于双氯芬酸钾 25mg)，置 100ml 量瓶中，加 70%甲醇溶液适量，超声使双氯芬酸钾溶解，放冷，用 70%溶液甲醇稀释至刻度，摇匀，滤过，取续滤液。

对照品溶液　取双氯芬酸钾对照品适量，精密称定，加 70%甲醇溶液溶解并定量稀释制成每 1ml 中约含 0.25mg 的溶液。

系统适用性溶液　见有关物质项下。

色谱条件　用十八烷基硅烷键合硅胶为填充剂；以甲醇-4%冰醋酸溶液(70∶30)为流动相；检测波长为 276nm；系统适用性溶液进样体积 20μl，其他溶液进样体积 10μl。

系统适用性要求　系统适用性溶液色谱图中，双氯芬酸峰与其相对保留时间约 0.8 处杂质峰之间的分离度应大于 4.0。

测定法　精密量取供试品溶液与对照品溶液，分别注入液相色谱仪，记录色谱图。按外标法以峰面积计算。

【类别】 同双氯芬酸钾。

【规格】 (1)12.5mg　(2)25mg　(3)50mg

【贮藏】 密封，在干燥处保存。

双氯芬酸钾胶囊

Shuanglüfensuanjia Jiaonang

Diclofenac Potassium Capsules

本品含双氯芬酸钾($C_{14}H_{10}Cl_2KNO_2$)应为标示量的 90.0%～110.0%。

【性状】 本品内容物为白色至类白色颗粒或粉末。

【鉴别】 在含量测定项下记录的色谱图中，供试品溶液主峰的保留时间应与对照品溶液主峰的保留时间一致。

【检查】 **有关物质**　照高效液相色谱法(通则 0512)测定。

供试品溶液　取含量测定项下的内容物适量(约相当于双氯芬酸钾 25mg),置 25ml 量瓶中,加甲醇适量,超声使溶解,放冷,用甲醇稀释至刻度,摇匀,离心,取上清液。

对照溶液　精密量取供试品溶液适量,用甲醇定量稀释制成每 1ml 中约含 5μg 的溶液。

系统适用性溶液、色谱条件、系统适用性要求与测定法　见双氯芬酸钾有关物质项下。

限度　供试品溶液色谱图中如有杂质峰,在相对双氯芬酸峰保留时间 1.2～1.3 处的杂质峰(杂质Ⅲ),其峰面积乘以 0.5 后不得大于对照溶液主峰面积(0.5%),其他单个杂质峰面积不得大于对照溶液主峰面积(0.5%),各杂质峰面积的和(杂质Ⅲ按校正后的峰面积计算)不得大于对照溶液主峰面积的 2 倍(1.0%)。

溶出度　照溶出度与释放度测定法(通则 0931 第一法)测定。

溶出条件　以水 900ml 为溶出介质,转速为每分钟 75 转,依法操作,经 30 分钟时取样。

供试品溶液　取溶出液 10ml,滤过,精密量取续滤液 5ml,置 10ml(25mg 规格)或 20ml(50mg 规格)量瓶中,用水稀释至刻度,摇匀。

对照品溶液　取双氯芬酸钾对照品适量,精密称定,加水溶解并定量稀释制成每 1ml 中约含 14μg 的溶液。

测定法　取供试品溶液与对照品溶液,照紫外-可见分光光度法(通则 0401),在 276nm 的波长处分别测定吸光度,计算每粒的溶出量。

限度　标示量的 80%,应符合规定。

其他　应符合胶囊剂项下有关的各项规定(通则 0103)。

【含量测定】　照高效液相色谱法(通则 0512)测定。

供试品溶液　取装量差异项下的内容物,混匀,精密称取适量(约相当于双氯芬酸钾 25mg),置 100ml 量瓶中,加 70% 甲醇溶液适量,超声使双氯芬酸钾溶解,放冷,用 70% 甲醇溶液稀释至刻度,摇匀,滤过,取续滤液。

对照品溶液　取双氯芬酸钾对照品适量,精密称定,加 70% 甲醇溶液溶解并定量稀释制成每 1ml 中约含 0.25mg 的溶液。

系统适用性溶液　见有关物质项下。

色谱条件　用十八烷基硅烷键合硅胶为填充剂;以甲醇-4% 冰醋酸溶液(70∶30)为流动相;检测波长为 276nm;系统适用性溶液进样体积 20μl,其他溶液进样体积 10μl。

系统适用性要求　系统适用性溶液色谱图中,双氯芬酸峰与其相对保留时间约 0.8 处杂质峰之间的分离度应大于 4.0。

测定法　精密量取供试品溶液与对照品溶液,分别注入液相色谱仪,记录色谱图。按外标法以峰面积计算。

【类别】　同双氯芬酸钾。

【规格】　(1)25mg　(2)50mg

【贮藏】　密封,在干燥处保存。

双氯非那胺

Shuanglüfeina'an

Diclofenamide

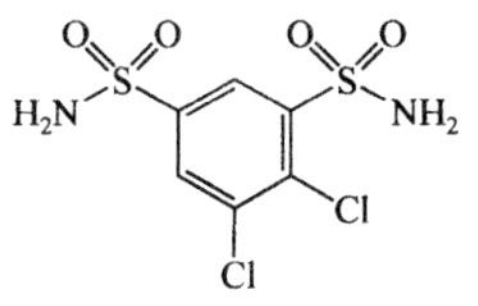

$C_6H_6Cl_2N_2O_4S_2$　305.15

本品为 4,5-二氯间苯二磺酰胺。按干燥品计算,含 $C_6H_6Cl_2N_2O_4S_2$ 不得少于 98.0%。

【性状】　本品为白色或类白色的结晶性粉末;几乎无臭。

本品在乙醇中溶解,在水或三氯甲烷中几乎不溶;在碱性溶液中易溶。

熔点　本品的熔点(通则 0612)为 238～242℃。

【鉴别】　(1)取本品少许,加碳酸钠或氢氧化钠适量,小火熔融,发生的气体能使湿润的红色石蕊试纸变蓝色;继续加热灰化后,残渣应显氯化物与硫酸盐的鉴别反应(通则 0301)。

(2)取本品,加 0.4% 氢氧化钠溶液制成每 1ml 中含 0.10mg 的溶液,照紫外-可见分光光度法(通则 0401)测定,在 284nm 与 294nm 的波长处有最大吸收。

(3)本品的红外光吸收图谱应与对照的图谱(光谱集 54 图)一致。

【检查】　**碱性溶液的澄清度**　取本品 1.0g,加氢氧化钠试液 10ml 溶解后,溶液应澄清。

氯化物　取本品 0.25g,加水 25ml,振摇 5 分钟,滤过,取滤液依法检查(通则 0801),与标准氯化钠溶液 7.0ml 制成的对照液比较,不得更浓(0.028%)。

有关物质　照高效液相色谱法(通则 0512)测定。

供试品溶液　取本品,加流动相溶解并稀释制成每 1ml 中含 2mg 的溶液。

对照溶液　精密量取供试品溶液适量,用流动相定量稀释制成每 1ml 中含 40μg 的溶液。

色谱条件　用十八烷基硅烷键合硅胶为填充剂;以磷酸盐缓冲液(取无水磷酸氢二钠 5.68g 与磷酸二氢钠 5.52g,加水 1000ml 使溶解)-乙腈(1∶1)为流动相;检测波长为 280nm;进样体积 10μl。

系统适用性要求　对照溶液色谱图中,主峰的保留时间约为 7 分钟。

测定法　精密量取供试品溶液与对照溶液,分别注入液相色谱仪,记录色谱图至主成分峰保留时间的 2 倍。

限度　供试品溶液色谱图中如有杂质峰,各杂质峰面积的和不得大于对照溶液的主峰面积(2.0%)。

干燥失重　取本品,在 105℃ 干燥至恒重,减失重量不得过 1.0%(通则 0831)。

炽灼残渣　不得过 0.1%(通则 0841)。

重金属　取本品 1.0g，依法检查（通则 0821 第三法），含重金属不得过百万分之十。

【含量测定】　取本品约 0.3g，精密称定，照氮测定法（通则 0704 第一法）测定。每 1ml 硫酸滴定液（0.05mol/L）相当于 15.26mg 的 $C_6H_6Cl_2N_2O_4S_2$。

【类别】　碳酸酐酶抑制药。

【贮藏】　遮光，密封保存。

【制剂】　双氯非那胺片

双氯非那胺片

Shuanglüfeina'an Pian

Diclofenamide Tablets

本品含双氯非那胺（$C_6H_6Cl_2N_2O_4S_2$）应为标示量的 93.0%～107.0%。

【性状】　本品为白色片。

【鉴别】　(1)取本品细粉适量（约相当于双氯非那胺 0.2g），照双氯非那胺项下的鉴别(1)项试验，显相同的反应。

(2)取含量测定项下的溶液，照紫外-可见分光光度法（通则 0401）测定，在 284nm 与 294nm 的波长处有最大吸收。

【检查】　应符合片剂项下有关的各项规定（通则 0101）。

【含量测定】　照紫外-可见分光光度法（通则 0401）测定。

供试品溶液　取本品 10 片，精密称定，研细，精密称取适量（约相当于双氯非那胺 50mg），置 100ml 量瓶中，加 0.4%氢氧化钠溶液 50ml，充分振摇使双氯非那胺溶解，用 0.4%氢氧化钠溶液稀释至刻度，摇匀，滤过，精密量取续滤液 20ml，置另一 100ml 量瓶中，用 0.4%氢氧化钠溶液稀释至刻度，摇匀。

测定法　取供试品溶液，在 284nm 的波长处测定吸光度，按 $C_6H_6Cl_2N_2O_4S_2$ 的吸收系数（$E_{1cm}^{1\%}$）为 43.4 计算。

【类别】　同双氯非那胺。

【规格】　25mg

【贮藏】　遮光，密封保存。

双 嘧 达 莫

Shuangmidamo

Dipyridamole

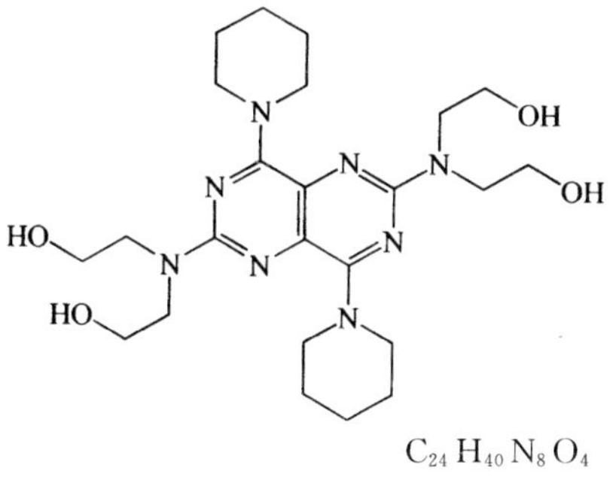

$C_{24}H_{40}N_8O_4$　504.63

本品为 2,2′,2″,2‴-[(4,8-二哌啶基嘧啶并[5,4-*d*]嘧啶-2,6-二基)双次氮基]-四乙醇。按干燥品计算，含 $C_{24}H_{40}N_8O_4$ 应为 98.0%～102.0%。

【性状】　本品为黄色结晶性粉末；无臭。

本品在三氯甲烷中易溶，在乙醇中溶解，在丙酮中微溶，在水中几乎不溶；在稀酸中易溶。

熔点　本品的熔点（通则 0612）为 162～168℃。

【鉴别】　(1)取本品约 10mg，加乙醇使溶解，即显绿色荧光，加酸后荧光消失。

(2)取本品约 10mg，加稀盐酸 2ml 使溶解，滴加 1%铬酸钾溶液，即显红紫色；振摇后红紫色消褪，加过量 1%铬酸钾溶液，红紫色不复现。

(3)取本品，加 0.01mol/L 盐酸溶液溶解并稀释制成每 1ml 中含 10μg 的溶液，照紫外-可见分光光度法（通则 0401）测定，在 283nm 的波长处有最大吸收。

(4)本品的红外光吸收图谱应与对照的图谱（光谱集 557 图）一致。

【检查】　**含氯化合物**　取本品约 20mg，照氧瓶燃烧法（通则 0703）进行有机破坏，以 0.4%氢氧化钠溶液 20ml 为吸收液，俟燃烧完毕后，强力振摇 15 分钟，加稀硝酸 10ml，移至 50ml 纳氏比色管中，照氯化物检查法（通则 0801）检查，与对照液（与供试品同法操作，但燃烧时滤纸中不含供试品，并加标准氯化钠溶液 4.0ml）比较，不得更浓（0.20%）。

有关物质　照高效液相色谱法（通则 0512）测定。

供试品溶液　取本品，加甲醇溶解并稀释制成每 1ml 中含 1.0mg 的溶液。

对照溶液　精密量取供试品溶液适量，用甲醇定量稀释制成每 1ml 中含 10μg 的溶液。

色谱条件　用十八烷基硅烷键合硅胶为填充剂；磷酸氢二钠溶液[取磷酸氢二钠 0.25g，加水 250ml 溶解，用磷酸溶液(1→3)调节 pH 值至 4.6]-甲醇（25∶75）为流动相；检测波长为 288nm；进样体积 10μl。

系统适用性要求　理论板数按双嘧达莫峰计算不低于 600。

测定法　精密量取供试品溶液与对照溶液，分别注入液相色谱仪，记录色谱图至主成分峰保留时间的 2 倍。

限度　供试品溶液色谱图中如有杂质峰，各杂质峰面积的和不得大于对照溶液的主峰面积（1.0%）。

残留溶剂　照残留溶剂测定法（通则 0861 第二法）测定。

供试品溶液　取本品约 0.1g，精密称定，置顶空瓶中，精密加入 *N*,*N*-二甲基甲酰胺 5ml 使溶解，密封。

对照品溶液　分别取甲醇、丙酮与乙酸乙酯适量，精密称定，用 *N*,*N*-二甲基甲酰胺定量稀释制成每 1ml 中各约含 50μg 的溶液，精密量取 5ml，置顶空瓶中，密封。

色谱条件　以 6%氰丙基苯基-94%二甲基聚硅氧烷（或极性相近）为固定液；起始温度为 50℃，维持 3 分钟，以每分钟 40℃的速率升温至 160℃，维持 3 分钟；进样口温度为 200℃；检测器温度为 250℃；顶空瓶平衡温度为 80℃，平衡时间为

30分钟。

系统适用性要求　对照品溶液色谱图中，各成分峰间的分离度均应符合要求。

测定法　取供试品溶液与对照品溶液，分别顶空进样，记录色谱图。

限度　按外标法以峰面积计算，甲醇、丙酮与乙酸乙酯的残留量均应符合规定。

干燥失重　取本品，在105℃干燥至恒重，减失重量不得过0.5%（通则0831）。

炽灼残渣　取本品1.0g，依法检查（通则0841），遗留残渣不得过0.1%。

重金属　取炽灼残渣项下遗留的残渣，依法检查（通则0821第二法），含重金属不得过百万分之十。

【含量测定】　取本品约0.3g，精密称定，加稀盐酸50ml溶解后，用溴酸钾滴定液（0.016 67mol/L）缓缓滴定，临近终点时，时时振摇并逐滴加入，至不再出现红紫色即为终点。每1ml溴酸钾滴定液（0.016 67mol/L）相当于25.23mg的$C_{24}H_{40}N_8O_4$。

【类别】　抗血小板聚集药、冠状动脉扩张药。

【贮藏】　遮光，密封保存。

【制剂】　(1)双嘧达莫片　(2)双嘧达莫注射液　(3)双嘧达莫缓释胶囊

双嘧达莫片

Shuangmidamo Pian

Dipyridamole Tablets

本品含双嘧达莫（$C_{24}H_{40}N_8O_4$）应为标示量的90.0%～110.0%。

【性状】　本品为糖衣片或薄膜衣片，除去包衣后显黄色。

【鉴别】　(1)取本品，除去包衣，研细，称取适量（约相当于双嘧达莫0.2g），加三氯甲烷20ml，搅拌，使双嘧达莫溶解，滤过，溶液置水浴上蒸干，残渣照双嘧达莫项下的鉴别(1)、(3)项试验，显相同的结果。

(2)在含量测定项下记录的色谱图中，供试品溶液主峰的保留时间应与对照品溶液主峰的保留时间一致。

(3)取本品细粉适量（约相当于双嘧达莫100mg），加三氯甲烷10ml，研磨溶解，滤过，滤液蒸干，残渣经减压干燥，依法测定。本品的红外光吸收图谱应与对照的图谱（光谱集557图）一致。

【检查】　**含量均匀度**　取本品1片，除去包衣后研细，用0.01mol/L盐酸溶液转移至100ml量瓶中，加0.01mol/L盐酸溶液适量，振摇使双嘧达莫溶解，并用0.01mol/L盐酸溶液稀释至刻度，摇匀，滤过，精密量取续滤液，用0.01mol/L盐酸溶液定量稀释制成每1ml中约含双嘧达莫10μg的溶液，作为供试品溶液。照紫外-可见分光光度法（通则0401），在283nm的波长处测定吸光度，按$C_{24}H_{40}N_8O_4$的吸收系数（$E_{1cm}^{1\%}$）为625计算含量，应符合规定（通则0941）。

溶出度　照溶出度与释放度测定法（通则0931第一法）测定。

溶出条件　以盐酸溶液（9→1000）900ml为溶出介质，转速为每分钟100转，依法操作，经30分钟时取样。

供试品溶液　取溶出液10ml，滤过，精密量取续滤液适量，用溶出介质定量稀释制成每1ml中约含双嘧达莫10μg的溶液。

对照品溶液　取双嘧达莫对照品适量，精密称定，加溶出介质溶解并定量稀释制成每1ml中约含10μg溶液。

测定法　取供试品溶液与对照品溶液，照紫外-可见分光光度法（通则0401），在283nm的波长处分别测定吸光度，计算每片的溶出量。

限度　标示量的80%，应符合规定。

其他　应符合片剂项下有关的各项规定（通则0101）。

【含量测定】　照高效液相色谱法（通则0512）测定。

供试品溶液　取本品20片，除去包衣后，精密称定，研细，精密称取适量（约相当于双嘧达莫50mg），置100ml量瓶中，加水10ml，超声约15分钟，加甲醇75ml，振摇约30分钟使双嘧达莫溶解，用甲醇稀释至刻度，摇匀，滤过，精密量取续滤液2ml，置25ml量瓶中，用流动相稀释至刻度，摇匀。

对照品溶液　取双嘧达莫对照品适量，精密称定，加流动相溶解并定量稀释制成每1ml中含40μg的溶液。

色谱条件　用十八烷基硅烷键合硅胶为填充剂；以磷酸氢二钠溶液[取磷酸氢二钠1.0g，加水1000ml溶解，用磷酸溶液（1→3）调节pH值至4.6]-甲醇（25：75）为流动相；检测波长为288nm；进样体积20μl。

系统适用性要求　理论板数按双嘧达莫峰计算不低于1000，双嘧达莫峰与相邻杂质峰的分离度应符合要求。

测定法　精密量取供试品溶液与对照品溶液，分别注入液相色谱仪，记录色谱图。按外标法以峰面积计算。

【类别】　同双嘧达莫。

【规格】　25mg

【贮藏】　遮光，密封保存。

双嘧达莫注射液

Shuangmidamo Zhusheye

Dipyridamole Injection

本品为双嘧达莫的灭菌水溶液。含双嘧达莫（$C_{24}H_{40}N_8O_4$）应为标示量的90.0%～110.0%。

【性状】　本品为黄色的澄明液体，具荧光。

【鉴别】　(1)取本品2ml，加稀盐酸2ml，滴加1%铬酸钾溶液，即显红紫色，振摇后，红紫色消褪，加过量的1%铬酸钾溶液，红紫色不复现。

(2)取本品 1ml,加水 20ml 稀释,即显绿色荧光,加酸后荧光消失。

(3)在含量测定项下记录的色谱图中,供试品溶液主峰的保留时间应与对照品溶液主峰的保留时间一致。

【检查】 **pH 值** 应为 2.5～4.5(通则 0631)。

有关物质 照高效液相色谱法(通则 0512)测定。

供试品溶液 取本品,用流动相稀释制成每 1ml 中约含双嘧达莫 1mg 的溶液。

对照溶液 精密量取供试品溶液适量,用流动相定量稀释制成每 1ml 中含 10μg 的溶液。

色谱条件、系统适用性要求与测定法 见双嘧达莫有关物质项下。

限度 供试品溶液色谱图中如有杂质峰,单个杂质峰面积不得大于对照溶液主峰面积的 2 倍(2.0%),各杂质峰面积的和不得大于对照溶液主峰面积的 4.5 倍(4.5%)。

细菌内毒素 取本品,依法检查(通则 1143),每 1mg 双嘧达莫中含内毒素的量应小于 8.8EU。

其他 应符合注射剂项下有关的各项规定(通则 0102)。

【含量测定】 照高效液相色谱法(通则 0512)测定。

供试品溶液 精密量取本品适量(约相当于双嘧达莫 10mg),置 50ml 量瓶中,用流动相稀释至刻度,摇匀。

对照品溶液 取双嘧达莫对照品适量,精密称定,加流动相溶解并定量稀释制成每 1ml 中约含 0.2mg 的溶液。

色谱条件 用十八烷基硅烷键合硅胶为填充剂;以醋酸盐缓冲液(取醋酸钠 6.8g,加水溶解并稀释至 1000ml,用醋酸调节 pH 值至 5.1±0.1)-甲醇(35∶65)为流动相;检测波长为 276nm;进样体积 10μl。

系统适用性要求 理论板数按双嘧达莫峰计算不低于 2000,双嘧达莫峰与相邻杂质峰的分离度应符合要求。

测定法 精密量取供试品溶液与对照品溶液,分别注入液相色谱仪,记录色谱图。按外标法以峰面积计算。

【类别】 同双嘧达莫。

【规格】 2ml∶10mg

【贮藏】 遮光,密闭保存。

双嘧达莫缓释胶囊

Shuangmidamo Huanshijiaonang

Dipyridamole Sustained-release Capsules

本品含双嘧达莫($C_{24}H_{40}N_8O_4$)应为标示量的 93.0%～107.0%。

【性状】 本品内容物为淡黄色小丸。

【鉴别】 (1)取本品的细粉适量(约相当于双嘧达莫 10mg),加乙醇溶解,溶液即显绿色荧光,加酸后荧光消失。

(2)取本品的细粉适量(约相当于双嘧达莫 10mg),加稀盐酸 5ml,振摇,使双嘧达莫溶解,滤过,取滤液 3ml,滴加 1% 铬酸钾溶液,即显红紫色;振摇后红紫色消褪,加过量 1% 铬酸钾溶液,红紫色不复现。

(3)取含量测定项下的溶液,照紫外-可见分光光度法(通则 0401)测定,在 283nm 的波长处有最大吸收。

【检查】 **含量均匀度** 取本品 1 粒,倾出内容物,照含量测定项下的方法,自"置烧杯中"起,依法测定,计算含量,应符合规定(通则 0941)。

溶出度 照溶出度与释放度测定法(通则 0931 第一法)测定。

溶出条件 以盐酸溶液(9→1000)900ml 为溶出介质,转速为每分钟 100 转,依法操作,经 1 小时、3 小时、7 小时时分别取溶出液 10ml,并即时补充相同温度、相同体积的溶出介质。

供试品溶液 分别取 1 小时、3 小时、7 小时时的溶出液,滤过,精密量取续滤液,分别加溶出介质定量稀释制成每 1ml 中约含双嘧达莫 10μg 的溶液。

对照品溶液 取双嘧达莫对照品适量,精密称定,加溶出介质溶解并定量稀释制成每 1ml 中约含 10μg 的溶液。

测定法 取供试品溶液与对照品溶液,照紫外-可见分光光度法(通则 0401),在 283nm 的波长处分别测定吸光度,分别计算每粒在不同时间的溶出量。

限度 每粒在 1 小时、3 小时与 7 小时时的溶出量应分别为标示量的 5%～30%、40%～65% 和 75% 以上,均应符合规定。

其他 应符合胶囊剂项下有关的各项规定(通则 0103)。

【含量测定】 照紫外-可见分光光度法(通则 0401)测定。

供试品溶液 取本品 20 粒,精密称定,计算平均装量,取内容物,混合均匀,研细,精密称取适量(约相当于双嘧达莫 50mg),置烧杯中,加 0.01mol/L 盐酸溶液适量,置热水浴中,搅拌使双嘧达莫溶解,放冷,定量移至 100ml 量瓶中,用 0.01mol/L 盐酸溶液稀释至刻度,摇匀,滤过,精密量取续滤液,用 0.01mol/L 盐酸溶液定量稀释制成每 1ml 中约含 10μg 的溶液。

测定法 取供试品溶液,在 283nm 的波长处测定吸光度,按 $C_{24}H_{40}N_8O_4$ 的吸收系数($E_{1cm}^{1\%}$)为 625 计算。

【类别】 同双嘧达莫。

【规格】 25mg

【贮藏】 遮光,密封,阴凉处保存。

水合氯醛

Shuihelüquan

Chloral Hydrate

CCl_3

HO OH

$C_2H_3Cl_3O_2$ 165.40

本品为 2,2,2-三氯-1,1-乙二醇。含 $C_2H_3Cl_3O_2$ 不得少于 99.0%。

【性状】 本品为白色或无色透明的结晶；有刺激性特臭；在空气中渐渐挥发。

本品在水中极易溶解，在乙醇、三氯甲烷或乙醚中易溶。

【鉴别】 取本品 0.2g，加水 2ml 溶解后，加氢氧化钠试液 2ml，溶液显浑浊；加温后成澄明的两液层，并发生三氯甲烷的臭气。

【检查】 **酸度** 取本品 1.0g，加水 10ml 溶解后，依法测定（通则 0631），pH 值应为 4.0～6.0。

氯化物 取本品 0.50g，依法检查（通则 0801），与标准氯化钠溶液 5.0ml 制成的对照液比较，不得更浓（0.010%）。

醇合三氯乙醛 取本品 1.0g，加水 4ml 与氢氧化钠试液 2ml，摇匀，滤过，滤液加碘试液至显深棕色，放置 1 小时，不得生成黄色结晶性沉淀。

炽灼残渣 不得过 0.1%（通则 0841）。

【含量测定】 取本品约 4g，精密称定，加水 10ml 溶解后，精密加氢氧化钠滴定液（1mol/L）30ml，摇匀，静置 2 分钟，加酚酞指示液数滴，用硫酸滴定液（0.5mol/L）滴定至红色消失，再加铬酸钾指示液 6 滴，用硝酸银滴定液（0.1mol/L）滴定；自氢氧化钠滴定液（1mol/L）的体积（ml）中减去消耗硫酸滴定液（0.5mol/L）的体积（ml），再减去消耗硝酸银滴定液（0.1mol/L）体积（ml）的 2/15。每 1ml 氢氧化钠滴定液（1mol/L）相当于 165.4mg 的 $C_2H_3Cl_3O_2$。

【类别】 催眠药、抗惊厥药。

【贮藏】 密封保存。

水 杨 酸

Shuiyangsuan

Salicylic Acid

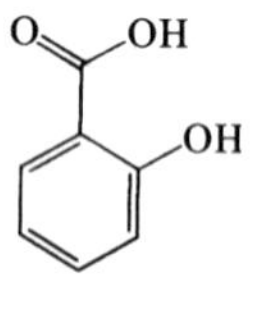

$C_7H_6O_3$　138.12

本品为 2-羟基苯甲酸。含 $C_7H_6O_3$ 不得少于 99.5%。

【性状】 本品为白色细微的针状结晶或白色结晶性粉末；无臭或几乎无臭；水溶液显酸性反应。

本品在乙醇或乙醚中易溶，在沸水中溶解，在三氯甲烷中略溶，在水中微溶。

熔点 本品的熔点（通则 0612）为 158～161℃。

【鉴别】 （1）取本品的水溶液，加三氯化铁试液 1 滴，即显紫堇色。

（2）本品的红外光吸收图谱应与对照的图谱（光谱集 57 图）一致。

【检查】 **有关物质** 照高效液相色谱法（通则 0512）测定。

供试品溶液　取本品 0.5g，精密称定，置 100ml 量瓶中，加流动相溶解并稀释至刻度。

对照溶液　精密量取供试品溶液 1ml，置 50ml 量瓶中，用流动相稀释至刻度，摇匀，再精密量取 1ml，置 10ml 量瓶中，用流动相稀释至刻度，摇匀。

对照品溶液　取 4-羟基苯甲酸对照品、4-羟基间苯二甲酸对照品与苯酚对照品各适量，精密称定，加流动相溶解并定量稀释制成每 1ml 中分别约含 4-羟基苯甲酸 5μg、4-羟基间苯二甲酸 2.5μg 与苯酚 1μg 的混合溶液。

色谱条件　用十八烷基硅烷键合硅胶为填充剂；以甲醇-水-冰醋酸（60：40：1）为流动相；检测波长为 270nm；进样体积 20μl。

测定法　精密量取供试品溶液、对照溶液与对照品溶液，分别注入液相色谱仪，记录色谱图至主成分峰保留时间的 2 倍。

限度　供试品溶液色谱图中如有与对照品溶液中保留时间一致的色谱峰，按外标法以峰面积计算，4-羟基苯甲酸不得过 0.1%，4-羟基间苯二甲酸不得过 0.05%，苯酚不得过 0.02%；其他单个杂质峰面积不得大于对照溶液主峰面积的 0.25 倍（0.05%）；杂质总量不得大于 0.2%。

炽灼残渣 不得过 0.1%（通则 0841）。

重金属 取本品 1.0g，加乙醇 23ml 溶解后，加醋酸盐缓冲液（pH 3.5）2ml，依法检查（通则 0821 第一法），含重金属不得过百万分之十。

【含量测定】 取本品约 0.3g，精密称定，加中性稀乙醇（对酚酞指示液显中性）25ml 溶解后，加酚酞指示液 3 滴，用氢氧化钠滴定液（0.1mol/L）滴定。每 1ml 氢氧化钠滴定液（0.1mol/L）相当于 13.81mg 的 $C_7H_6O_3$。

【类别】 消毒防腐药。

【贮藏】 密封保存。

【制剂】 水杨酸软膏

水杨酸软膏

Shuiyangsuan Ruangao

Salicylic Acid Ointment

本品含水杨酸（$C_7H_6O_3$）应为标示量的 90.0%～110.0%。

【性状】 本品为黄色软膏。

【鉴别】 （1）取本品约 2g，加水 10ml，微温，振摇，放冷，分取水溶液，加三氯化铁试液 1 滴，即显紫堇色。

（2）在含量测定项下记录的色谱图中，供试品溶液主峰的保留时间应与对照品溶液主峰的保留时间一致。

【检查】 应符合软膏剂项下有关的各项规定(通则 0109)。

【含量测定】 照高效液相色谱法(通则 0512)测定。

供试品溶液 取本品适量(约相当于水杨酸 10mg),精密称定,置烧杯中,加三氯甲烷 10ml,超声使溶解,定量转移至 200ml 量瓶中,加无水乙醇适量,超声使水杨酸溶解并稀释至刻度,摇匀,滤过,取续滤液。

对照品溶液 取水杨酸对照品适量,精密称定,加无水乙醇溶解并定量稀释制成每 1ml 中约含 50μg 的溶液。

色谱条件 用十八烷基硅烷键合硅胶为填充剂;以甲醇-水-冰醋酸(50∶50∶1)为流动相;检测波长为 304nm;进样体积 20μl。

系统适用性要求 理论板数按水杨酸峰计算应不低于 2000。

测定法 精密量取供试品溶液与对照品溶液,分别注入液相色谱仪,记录色谱图。按外标法以峰面积计算。

【类别】 同水杨酸。

【规格】 (1)2% (2)5%

【贮藏】 密闭,在 30℃以下保存。

水杨酸二乙胺

Shuiyangsuan Eryi'an

Diethylamine Salicylate

$H_3C\frown N(H)\frown CH_3$, 水杨酸

$C_{11}H_{17}NO_3$　211.26

本品为二乙胺水杨酸盐。按干燥品计算,含 $C_{11}H_{17}NO_3$ 不得少于 99.0%。

【性状】 本品为白色结晶性粉末;无臭;有引湿性。

本品在水中极易溶解,在乙醇、三氯甲烷或丙酮中易溶,在乙醚中微溶。

熔点 本品的熔点(通则 0612)为 99～102℃。

【鉴别】 (1)取本品的水溶液,加三氯化铁试液 1 滴,即显紫堇色。

(2)取本品约 0.1g,加氢氧化钠试液 5ml,加热,即发生类似氨的臭气,能使湿润的红色石蕊试纸变蓝色。

(3)取本品,加乙醇溶解并稀释制成每 1ml 中含 20μg 的溶液,照紫外-可见分光光度法(通则 0401)测定,在 227nm 与 297nm 的波长处有最大吸收,在 257nm 的波长处有最小吸收。

(4)本品的红外光吸收图谱应与对照的图谱(光谱集 703 图)一致。

【检查】 **溶液的澄清度** 取本品 0.50g,加水 25ml 溶解后,溶液应澄清。

酸度 取本品 0.25g,加水 10ml 溶解后,依法测定(通则 0631),pH 值应为 5.0～6.5。

干燥失重 取本品,在 80℃干燥至恒重,减失重量不得过 0.5%(通则 0831)。

炽灼残渣 不得过 0.1%(通则 0841)。

重金属 取本品 1.0g,加水适量溶解后,加醋酸盐缓冲液(pH 3.5)2ml,再加水至 25ml,依法检查(通则 0821 第一法),含重金属不得过百万分之十。

【含量测定】 取本品约 0.2g,精密称定,加冰醋酸 10ml 溶解后,加结晶紫指示液 1 滴,用高氯酸滴定液(0.1mol/L)滴定,至溶液显蓝绿色,并将滴定的结果用空白试验校正。每 1ml 高氯酸滴定液(0.1mol/L)相当于 21.13mg 的 $C_{11}H_{17}NO_3$。

【类别】 解热镇痛、非甾体抗炎药。

【贮藏】 遮光,密封保存。

【制剂】 水杨酸二乙胺乳膏

水杨酸二乙胺乳膏

Shuiyangsuan Eryi'an Rugao

Diethylamine Salicylate Cream

本品含水杨酸二乙胺($C_{11}H_{17}NO_3$)应为标示量的 90.0%～110.0%。

【性状】 本品为白色至微黄色乳膏。

【鉴别】 (1)取本品适量(约相当于水杨酸二乙胺 0.2g),加水 10ml,充分搅拌使水杨酸二乙胺溶解,滤过,滤液照水杨酸二乙胺项下的鉴别(1)、(2)项试验,显相同的反应。

(2)取含量测定项下的溶液,照水杨酸二乙胺项下的鉴别(3)项试验,显相同的结果。

【检查】 **酸碱度** 取本品 3.0g,加水 10ml,搅拌均匀,依法测定(通则 0631),pH 值应为 6.5～7.5。

其他 应符合乳膏剂项下有关的各项规定(通则 0109)。

【含量测定】 照紫外-可见分光光度法(通则 0401)测定。

供试品溶液 取本品适量(约相当于水杨酸二乙胺 20mg),精密称定,置烧杯中,加乙醇约 20ml,搅拌使水杨酸二乙胺溶解,置 100ml 量瓶中,用乙醇稀释至刻度,摇匀,精密量取 10ml,置另一 100ml 量瓶中,用乙醇稀释至刻度,摇匀。

测定法 取供试品溶液,在 297nm 的波长处测定吸光度,按 $C_{11}H_{17}NO_3$ 的吸收系数($E_{1cm}^{1\%}$)为 186 计算。

【类别】 同水杨酸二乙胺。

【规格】 (1)20g∶2g (2)20g∶4g (3)30g∶3g (4)30g∶6g

【贮藏】 遮光,密封保存。

水杨酸镁

Shuiyangsuanmei

Magnesium Salicylate

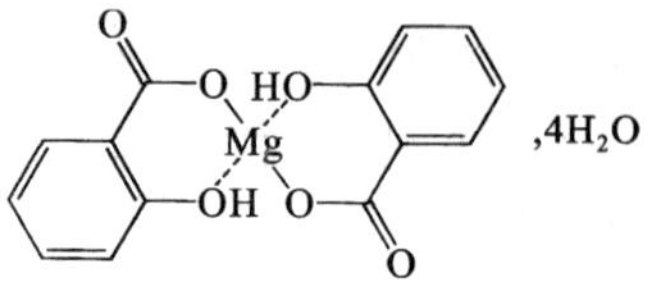

$C_{14}H_{10}MgO_6 \cdot 4H_2O$　370.60

本品为双(2-羟基苯甲酸-*O*[1],*O*[2])镁四水合物。按干燥品计算,含 $C_{14}H_{10}MgO_6$ 应为 98.0%～103.0%。

【性状】 本品为白色结晶性粉末;无臭;有风化性;水溶液显微酸性反应。

本品在乙醇中易溶,在水中溶解。

【鉴别】 (1)取含量测定项下的供试品溶液,照紫外-可见分光光度法(通则 0401)测定,在 296nm 的波长处有最大吸收。

(2)本品的红外光吸收图谱应与对照的图谱(光谱集 60 图)一致。

(3)本品的水溶液显镁盐与水杨酸盐的鉴别反应(通则 0301)。

【检查】 **镁** 取本品约 0.8g,精密称定,置 200ml 量瓶中,加水适量,振摇 15 分钟后,用水稀释至刻度,摇匀,滤过,精密量取续滤液 50ml,置 250ml 锥形瓶中,加水 50ml、氨-氯化铵缓冲液(pH 10.0)5ml 与铬黑 T 指示剂少许,用乙二胺四醋酸二钠滴定液(0.05mol/L)滴定,至溶液由紫红色转变为纯蓝色。每 1ml 乙二胺四醋酸二钠滴定液(0.05mol/L)相当于 1.215mg 的镁。按干燥品计算,含镁应为 7.9%～8.3%。

干燥失重 取本品,在 105℃干燥 4 小时,减失重量应为 17.5%～20.0%(通则 0831)。

重金属 取本品 0.50g,加水 20ml 溶解后,加醋酸盐缓冲液(pH 3.5)2ml 与水适量使成 25ml,依法检查(通则 0821 第一法),含重金属不得过百万分之四十。

【含量测定】 照紫外-可见分光光度法(通则 0401)测定。

供试品溶液 取本品,精密称定,加水溶解并定量稀释制成每 1ml 中约含无水水杨酸镁 20μg 的溶液。

对照品溶液 取水杨酸镁对照品,精密称定,加水溶解并定量稀释制成每 1ml 中约含无水水杨酸镁 20μg 的溶液。

测定法 取供试品溶液与对照品溶液,在 296nm 的波长处分别测定吸光度,计算。

【类别】 解热镇痛、非甾体抗炎药。

【贮藏】 密封保存。

【制剂】 (1)水杨酸镁片　(2)水杨酸镁胶囊

水杨酸镁片

Shuiyangsuanmei Pian

Magnesium Salicylate Tablets

本品含无水水杨酸镁($C_{14}H_{10}MgO_6$)应为标示量的 95.0%～105.0%。

【性状】 本品为白色片。

【鉴别】 (1)取含量测定项下的溶液,照紫外-可见分光光度法(通则 0401)测定,在 296nm 的波长处有最大吸收。

(2)取本品 1 片,研细,加水使水杨酸镁溶解,滤过,滤液显镁盐与水杨酸盐的鉴别反应(通则 0301)。

【检查】 **溶出度** 照溶出度与释放度测定法(通则 0931 第二法)测定。

溶出条件　以水 900ml 为溶出介质,转速为每分钟 50 转,依法操作,经 45 分钟时取样。

供试品溶液　取溶出液 10ml,滤过,精密量取续滤液适量,用水定量稀释成每 1ml 中约含无水水杨酸镁 20μg 的溶液。

对照品溶液　见含量测定项下。

测定法　见含量测定项下。计算每片的溶出量。

限度　标示量的 80%,应符合规定。

其他 应符合片剂项下有关的各项规定(通则 0101)。

【含量测定】 照紫外-可见分光光度法(通则 0401)测定。

供试品溶液 取本品 20 片,精密称定,研细,精密称取适量(约相当于无水水杨酸镁 0.5g),置 250ml 量瓶中,加水适量,振摇使水杨酸镁溶解并稀释至刻度,摇匀,滤过,精密量取续滤液 2ml,置 200ml 量瓶中,用水稀释至刻度,摇匀。

对照品溶液与测定法 见水杨酸镁含量测定项下。

【类别】 同水杨酸镁。

【规格】 0.25g(按 $C_{14}H_{10}MgO_6$ 计)

【贮藏】 密封保存。

水杨酸镁胶囊

Shuiyangsuanmei Jiaonang

Magnesium Salicylate Capsules

本品含无水水杨酸镁($C_{14}H_{10}MgO_6$)应为标示量的 95.0%～105.0%。

【性状】 本品内容物为白色细小颗粒。

【鉴别】 取本品的内容物适量,照水杨酸镁项下的鉴别(1)、(3)项试验,显相同的结果。

【检查】 **干燥失重** 取本品内容物,在 105℃干燥 4 小时,减失重量应为 17.5%～20.0%(通则 0831)。

溶出度　照溶出度与释放度测定法(通则0931第二法)测定。

溶出条件　以水900ml为溶出介质,转速为每分钟50转,依法操作,经45分钟时取样。

供试品溶液　取溶出液10ml,滤过,精密量取续滤液适量,用水定量稀释成每1ml中约含无水水杨酸镁20μg的溶液。

对照品溶液　见含量测定项下。

测定法　见含量测定项下。计算每粒的溶出量。

限度　标示量的80%,应符合规定。

其他　应符合胶囊剂项下有关的各项规定(通则0103)。

【含量测定】　照紫外-可见分光光度法(通则0401)测定。

供试品溶液　取装量差异项下的内容物,混匀,精密称取适量,加水适量,振摇使水杨酸镁溶解并定量稀释制成每1ml中约含无水水杨酸镁20μg的溶液。

对照品溶液与测定法　见水杨酸镁含量测定项下。

【类别】　同水杨酸镁。

【规格】　0.25g(按$C_{14}H_{10}MgO_6$计)

【贮藏】　密封保存。

去乙酰毛花苷

Quyixian Maohuagan

Deslanoside

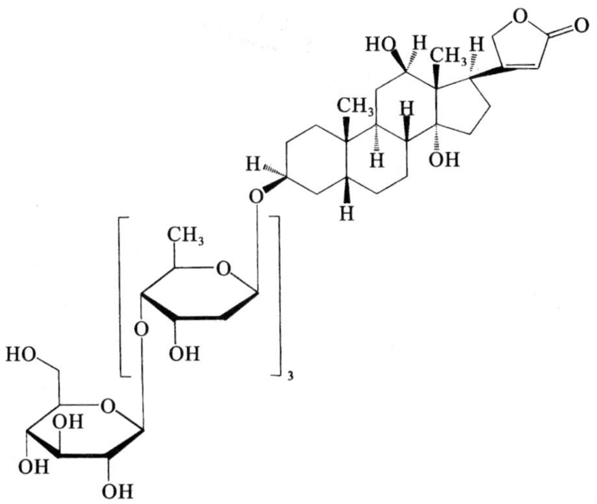

$C_{47}H_{74}O_{19}$　943.09

本品为3-[[*O*-*β*-D-葡吡喃糖基-(1→4)-*O*-2,6-二脱氧-*β*-D-核-己吡喃糖基-(1→4)-*O*-2,6-二脱氧-*β*-D-核-己吡喃糖基-(1→4)-*O*-2,6-二脱氧-*β*-D-核-己吡喃糖基]氧代]-12,14-二羟基-心甾-20(22)-烯内酯。按干燥品计算,含$C_{47}H_{74}O_{19}$应为96.0%~102.0%。

【性状】　本品为白色结晶性粉末;无臭,味苦;有引湿性。

本品在甲醇中微溶,在乙醇中极微溶解,在水或三氯甲烷中几乎不溶。

比旋度　取本品,精密称定,加无水吡啶溶解并定量稀释制成每1ml中约含20mg的溶液,依法测定(通则0621),比旋度应为+7°至+9°。

【鉴别】　(1)取本品约2mg,置试管中,加冰醋酸2ml溶解后,加三氯化铁试液1滴,摇匀,沿试管壁缓缓加硫酸2ml,在两液层接界处即显棕色,冰醋酸层显蓝绿色。

(2)取本品约2mg,置试管中,加乙醇2ml溶解后,加二硝基苯甲酸试液与乙醇制氢氧化钾试液各10滴,摇匀,溶液即显红紫色。

(3)照薄层色谱法(通则0502)试验。

供试品溶液　取本品,加甲醇溶解并稀释制成每1ml中含0.2mg的溶液。

对照品溶液　取去乙酰毛花苷对照品,加甲醇溶解并稀释制成每1ml中含0.2mg的溶液。

色谱条件　采用硅胶G薄层板,以二氯甲烷-甲醇-水(84:15:1)为展开剂。

测定法　吸取供试品溶液与对照品溶液各10μl,分别点于同一薄层板上,展开,晾干,喷以硫酸-乙醇(1:9),在140℃加热15分钟,置紫外光灯(365nm)下检视。

结果判定　供试品溶液所显主斑点的位置和荧光应与对照品溶液的主斑点相同。

(4)在含量测定项下记录的色谱图中,供试品溶液主峰的保留时间应与对照品溶液主峰的保留时间一致。

以上(3)、(4)两项可选做一项。

【检查】　**有关物质**　照高效液相色谱法(通则0512)测定。

供试品溶液　取本品,加少量甲醇超声使溶解,用流动相稀释制成每1ml中约含0.2mg的溶液。

对照溶液　精密量取供试品溶液1ml,置100ml量瓶中,用流动相稀释至刻度,摇匀。

色谱条件　用十八烷基硅烷键合硅胶为填充剂;以水为流动相A,以乙腈-甲醇(22:14)为流动相B,按下表进行梯度洗脱;检测波长为220nm;进样体积20μl。

时间(分钟)	流动相A(%)	流动相B(%)
0	62	38
20	62	38
21	48	52
45	48	52
46	62	38
51	62	38

系统适用性要求　去乙酰毛花苷峰与相邻杂质峰的分离度应符合要求。

测定法　精密量取供试品溶液与对照溶液,分别注入液相色谱仪,记录色谱图。

限度　供试品溶液色谱图中如有杂质峰,单个杂质峰面积不得大于对照溶液主峰面积的2.5倍(2.5%),各杂质峰面积的和不得大于对照溶液主峰面积的 5 倍(5.0%)。

干燥失重　取本品,在 105℃干燥至恒重,减失重量不得过 1.0%(通则 0831)。

【含量测定】　照高效液相色谱法(通则 0512)测定。

供试品溶液　取本品约 20mg,精密称定,置 100ml 量瓶中,加少量甲醇超声使溶解,用流动相稀释至刻度,摇匀。

对照品溶液　取去乙酰毛花苷对照品约 20mg,精密称定,置 100ml 量瓶中,加少量甲醇超声使溶解,用流动相稀释至刻度,摇匀。

色谱条件　用十八烷基硅烷键合硅胶为填充剂;以乙腈-甲醇-水(232∶148∶620)为流动相,检测波长为 220nm;进样体积 20μl。

系统适用性要求　理论板数按去乙酰毛花苷峰计算不低于 2000,去乙酰毛花苷峰与相邻杂质峰的分离度应符合要求。

测定法　精密量取供试品溶液与对照品溶液,分别注入液相色谱仪,记录色谱图。按外标法以峰面积计算。

【类别】　强心药。

【贮藏】　遮光,密封保存。

【制剂】　去乙酰毛花苷注射液

去乙酰毛花苷注射液

Quyixian Maohuagan Zhusheye

Deslanoside Injection

本品为去乙酰毛花苷加 10%乙醇制成的灭菌溶液。含去乙酰毛花苷($C_{47}H_{74}O_{19}$)应为标示量的 90.0%～110.0%。

【性状】　本品为无色的澄明液体。

【鉴别】　(1)取本品 4ml,置试管中,照去乙酰毛花苷鉴别(1)、(2)项试验,显相同的反应。

(2)在含量测定项下记录的色谱图中,供试品溶液主峰的保留时间应与对照品溶液主峰的保留时间一致。

【检查】　**pH 值**　应为 5.0～7.0(通则 0631)。

有关物质　照高效液相色谱法(通则 0512)测定。

供试品溶液　取本品,即得。

对照溶液　精密量取供试品溶液 1ml,置 100ml 量瓶中,用流动相稀释至刻度,摇匀。

色谱条件、系统适用性要求与测定法　见去乙酰毛花苷有关物质项下。

限度　供试品溶液的色谱图中如有杂质峰,单个杂质峰面积不得大于对照溶液主峰面积的 3.5 倍(3.5%),各杂质峰面积的和不得大于对照溶液主峰面积的 8 倍(8.0%)。

异常毒性　取本品,加氯化钠注射液制成每 1ml 中含 0.01mg 的溶液,依法检查(通则 1141),按静脉注射法给药,应符合规定。

细菌内毒素　取本品,依法检查(通则 1143),每 1mg 去乙酰毛花苷中含内毒素的量应小于 200EU。

无菌　取本品,经薄膜过滤法处理,用 pH 7.0 无菌氯化钠-蛋白胨缓冲液冲洗(每膜不少于 100ml),以金黄色葡萄球菌为阳性对照菌,依法检查(通则 1101),应符合规定。

溶血与凝聚　取本品,依法检查(通则 1148),应符合规定。

其他　应符合注射剂项下有关的各项规定(通则 0102)。

【含量测定】　照高效液相色谱法(通则 0512)测定。

供试品溶液　取本品,即得。

对照品溶液　取去乙酰毛花苷对照品,精密称定,加少量甲醇超声溶解后,用流动相定量稀释制成每 1ml 中约含 0.2mg 的溶液。

色谱条件、系统适用性要求与测定法　见去乙酰毛花苷含量测定项下。

【类别】　同去乙酰毛花苷。

【规格】　2ml∶0.4mg

【贮藏】　遮光,密闭保存。

去氢胆酸

Quqing Dansuan

Dehydrocholic Acid

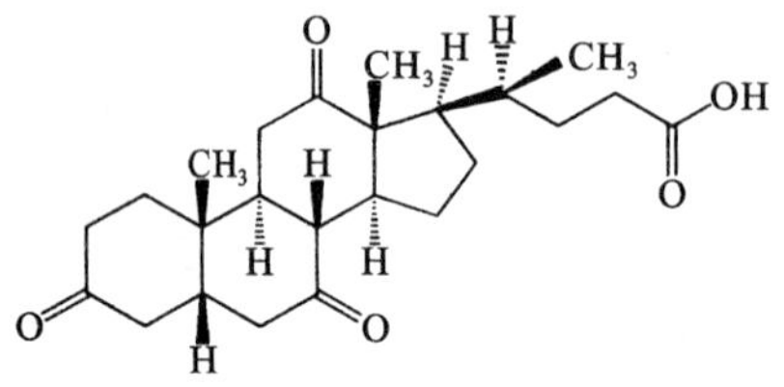

$C_{24}H_{34}O_5$　402.53

本品为 3,7,12-三氧代-5β-胆烷-24-酸。按干燥品计算,含 $C_{24}H_{34}O_5$ 不得少于 98.5%。

【性状】　本品为白色疏松状粉末;无臭。

本品在三氯甲烷中略溶,在乙醇中微溶,在水中几乎不溶;在氢氧化钠试液中溶解。

比旋度　取本品,精密称定,加二氧六环溶解并定量稀释制成每 1ml 中约含 20mg 的溶液,依法测定(通则 0621),比旋度为+29.0°至+32.5°。

【鉴别】　(1)取本品约 5mg,加硫酸 1ml 与甲醛 1 滴,使溶解,放置 5 分钟,再加水 5ml,溶液呈黄色,并有青绿色荧光。

(2)取本品约 20mg,加乙醇 1ml,振摇,混匀,加间二硝基苯溶液(取间二硝基苯 1g,加乙醇 100ml 使溶解,即得)。本液(临用新制)5 滴与氢氧化钠溶液(1→8)0.5ml,放置,溶液呈紫色或紫红色,渐渐变成褐色。

(3)本品的红外光吸收图谱应与对照的图谱(光谱集715图)一致。

【检查】 **臭味**　取本品2.0g,加水100ml,煮沸2分钟,应无臭。

乙醇溶液的澄清度与颜色　取本品0.10g,加乙醇30ml,振摇使溶解,溶液应澄清无色。

氯化物　取本品1.0g,加水100ml,振摇5分钟,滤过,取续滤液25ml,依法检查(通则0801),与标准氯化钠溶液5.0ml制成的对照液比较,不得更浓(0.02%)。

硫酸盐　取上述氯化物检查项下剩余的滤液10ml,依法检查(通则0802),与标准硫酸钾溶液5.0ml制成的对照液比较,不得更浓(0.05%)。

钡盐　取本品2.0g,加水100ml与盐酸2ml,煮沸2分钟,冷却,滤过,并用水洗涤,洗液与滤液合并使成100ml,摇匀;取10ml加稀硫酸1ml,溶液不得浑浊。

干燥失重　取本品,在105℃干燥至恒重,减失重量不得过1.0%(通则0831)。

炽灼残渣　取本品1.0g,依法检查(通则0841),遗留残渣不得过0.3%。

重金属　取炽灼残渣项下遗留的残渣,依法检查(通则0821第二法),含重金属不得过百万分之二十。

微生物限度　照非无菌产品微生物限度检查:微生物计数法(通则1105)和控制菌检查法(通则1106)及非无菌药品微生物限度标准(通则1107)检查,应符合规定,同时10g供试品中不得检出沙门菌。

【含量测定】　取本品约0.5g,精密称定,加中性乙醇(对酚酞指示液显中性)60ml,置沸水浴上加热使溶解,冷却,加酚酞指示液数滴与新沸过的冷水20ml,用氢氧化钠滴定液(0.1mol/L)滴定,至近终点时加新沸过的冷水100ml继续滴定至终点。每1ml氢氧化钠滴定液(0.1mol/L)相当于40.25mg的$C_{24}H_{34}O_5$。

【类别】　利胆药。

【贮藏】　遮光,密封保存。

【制剂】　去氢胆酸片

去氢胆酸片

Quqing Dansuan Pian

Dehydrocholic Acid Tablets

本品含去氢胆酸($C_{24}H_{34}O_5$)应为标示量的93.0%~107.0%。

【性状】　本品为白色片。

【鉴别】　取本品1片,研细,置试管中,加碳酸钠试液10ml,使去氢胆酸溶解,加重氮苯磺酸试液数滴,渐显红色。

【检查】　应符合片剂项下有关的各项规定(通则0101)。

【含量测定】　取本品20片,精密称定,研细,精密称取适量(约相当于去氢胆酸0.5g),加中性乙醇(对酚酞指示液显中性)40ml与水20ml,置水浴上加热10分钟,时时振摇,使去氢胆酸溶解,加酚酞指示液3滴,用氢氧化钠滴定液(0.1mol/L)滴定,至近终点时,加新沸过的冷水100ml继续滴定,即得。每1ml氢氧化钠滴定液(0.1mol/L)相当于40.25mg的$C_{24}H_{34}O_5$。

【类别】　同去氢胆酸。

【规格】　0.25g

【贮藏】　遮光,密封保存。

去氧氟尿苷

Quyangfuniaogan

Doxifluridine

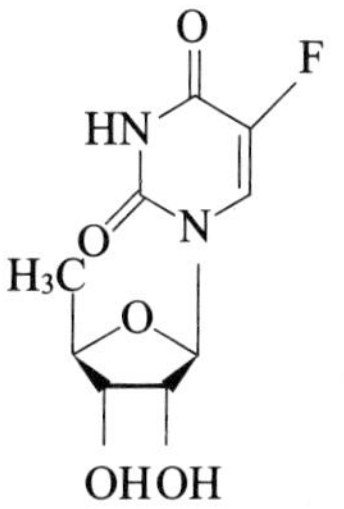

$C_9H_{11}FN_2O_5$　246.19

本品为5′-去氧-5-氟尿嘧啶核苷。按干燥品计算,含$C_9H_{11}FN_2O_5$应为98.0%~102.0%。

【性状】　本品为白色或类白色针状结晶或结晶性粉末。

本品在水中溶解,在甲醇中略溶,在乙醇中微溶,在乙醚中几乎不溶。

熔点　本品的熔点(通则0612)为188~193℃,熔融同时分解。

比旋度　取本品,精密称定,加水溶解并定量稀释制成每1ml中约含10mg的溶液,依法测定(通则0621),比旋度为+18.0°至+21.0°。

【鉴别】　(1)取本品约0.2g,加水10ml溶解后,加溴试液1ml,振摇,红色即消失。

(2)在含量测定项下记录的色谱图中,供试品溶液主峰的保留时间应与对照品溶液主峰的保留时间一致。

(3)本品的红外光吸收图谱应与对照的图谱(光谱集716图)一致。

(4)本品显有机氟化物的鉴别反应(通则0301)。

【检查】 **酸度**　取本品0.20g,加水20ml溶解后,依法测定(通则0631),pH值应为4.0~5.5。

游离氟离子　取本品1.0g,精密称定,置100ml量瓶中,加氯化钠-枸橼酸钠缓冲液(取氯化钠55g和枸橼酸钠0.5g,置1000ml量瓶中,加水约350ml使溶解,小心加入氢氧化钠

75g，振摇使溶解，放冷，边搅拌边小心加入冰醋酸 225ml，放冷，加异丙醇 300ml，用水稀释至 1000ml，摇匀，即得。该缓冲液的 pH 值为 5.0～5.5）溶解并稀释至刻度，摇匀，作为供试品溶液；另精密称取经 105℃干燥 4 小时的氟化钠 22.1mg，置 100ml 量瓶中，加水 20ml 使溶解，再加入 0.04%氢氧化钠溶液 10ml，用水稀释至刻度，摇匀，精密量取适量，用上述氯化钠-枸橼酸钠缓冲液分别稀释制成每 1ml 中含氟化钠 1μg、3μg、5μg 和 10μg 的溶液，作为系列对照品溶液。照电位滴定法（通则 0701），用氟离子电极-甘汞电极分别测定系列对照品溶液和供试品溶液的电位。含游离氟离子（F^-）不得过 0.05%。

有关物质 照高效液相色谱法（通则 0512）测定。

供试品溶液 取本品适量，加流动相溶解并稀释制成每 1ml 中约含 1mg 的溶液。

对照溶液 精密量取供试品溶液 1ml，置 200ml 量瓶中，用流动相稀释至刻度，摇匀。

色谱条件 用十八烷基硅烷键合硅胶为填充剂；以水-乙腈-甲醇（75∶5∶20）为流动相；检测波长为 269nm；进样体积 20μl。

系统适用性要求 理论板数按去氧氟尿苷峰计算不低于 1500。

测定法 精密量取供试品溶液和对照溶液，分别注入液相色谱仪，记录色谱图至主成分峰保留时间的 7 倍。

限度 供试品溶液色谱图中如有杂质峰，单个杂质峰面积不得大于对照溶液的主峰面积（0.5%），各杂质峰面积的和不得大于对照溶液主峰面积的 2 倍（1.0%）。

干燥失重 取本品，在 105℃干燥至恒重，减失重量不得过 0.5%（通则 0831）。

炽灼残渣 取本品 1.0g，置铂坩埚中，依法检查（通则 0841），遗留残渣不得过 0.1%。

重金属 取炽灼残渣项下遗留的残渣，依法检查（通则 0821 第二法），含重金属不得过百万分之二十。

氯化物 取本品 0.14g，照氯化物检查法（通则 0801）测定，含氯化物不得过 0.035%。

【含量测定】 照高效液相色谱法（通则 0512）测定。

供试品溶液 取本品适量，精密称定，加流动相溶解并定量稀释制成每 1ml 中约含 0.1mg 的溶液，摇匀。

对照品溶液 取去氧氟尿苷对照品适量，精密称定，加流动相溶解并定量稀释制成每 1ml 中约含 0.1mg 的溶液，摇匀。

色谱条件与系统适用性要求 见有关物质项下。

测定法 精密量取供试品溶液与对照品溶液，分别注入液相色谱仪，记录色谱图。按外标法以峰面积计算。

【类别】 抗肿瘤药。

【贮藏】 遮光，密封保存。

【制剂】 （1）去氧氟尿苷片 （2）去氧氟尿苷分散片 （3）去氧氟尿苷胶囊

去氧氟尿苷片

Quyangfuniaogan Pian

Doxifluridine Tablets

本品含去氧氟尿苷（$C_9H_{11}FN_2O_5$）应为标示量的 93.0%～107.0%。

【性状】 本品为白色或类白色片。

【鉴别】 （1）取本品细粉适量（约相当于去氧氟尿苷 0.2g），加水 10ml，振摇使去氧氟尿苷溶解，滤过，取滤液加溴试液 1ml 振摇，红色即消失。

（2）在含量测定项下记录的色谱图中，供试品溶液主峰的保留时间应与对照品溶液主峰的保留时间一致。

（3）取本品细粉适量，加 0.1mol/L 盐酸溶液溶解并稀释制成每 1ml 中约含去氧氟尿苷 10μg 的溶液，滤过，取续滤液作为供试品溶液，照紫外-可见分光光度法（通则 0401）测定，在 269nm 的波长处有最大吸收，在 234nm 的波长处有最小吸收。

【检查】 **有关物质** 照高效液相色谱法（通则 0512）测定。

供试品溶液 取含量测定项下的供试品贮备溶液。

对照溶液 精密量取供试品溶液 1ml，置 200ml 量瓶中，用流动相稀释至刻度，摇匀。

色谱条件、系统适用性要求与测定法 见去氧氟尿苷有关物质项下。

限度 供试品溶液的色谱图中如有杂质峰，单个杂质峰面积不得大于对照溶液的主峰面积（0.5%），各杂质峰面积的和不得大于对照溶液主峰面积的 3 倍（1.5%）。

溶出度 照溶出度与释放度测定法（通则 0931 第一法）测定。

溶出条件 以盐酸溶液（9→1000）900ml 为溶出介质，转速为每分钟 50 转，依法操作，经 30 分钟时取样。

供试品溶液 取溶出液滤过，精密量取续滤液适量，用溶出介质定量稀释制成每 1ml 中约含去氧氟尿苷 10μg 的溶液。

对照品溶液 取去氧氟尿苷对照品适量，精密称定，加溶出介质溶解并定量稀释制成每 1ml 中约含 10μg 的溶液。

测定法 取供试品溶液与对照品溶液，照紫外-可见分光光度法（通则 0401），在 269nm 的波长处分别测定吸光度，计算每片的溶出量。

限度 标示量的 80%，应符合规定。

其他 应符合片剂项下有关的各项规定（通则 0101）。

【含量测定】 照高效液相色谱法（通则 0512）测定。

供试品贮备溶液 取本品 10 片，精密称定，研细，精密称取细粉适量（约相当于去氧氟尿苷 25mg），置 25ml 量瓶中，加水适量,超声处理约 10 分钟使去氧氟尿苷溶解,取出,放冷,用流动相稀释至刻度,摇匀,滤过,取续滤液。

供试品溶液　精密量取供试品贮备溶液 10ml,置 100ml 量瓶中,用流动相稀释至刻度,摇匀。

对照品溶液、色谱条件、系统适用性要求与测定法　见去氧氟尿苷含量测定项下。

【类别】 同去氧氟尿苷。

【规格】 0.2g

【贮藏】 遮光,密封保存。

去氧氟尿苷分散片

Quyangfuniaogan Fensanpian

Doxifluridine Dispersible Tablets

本品含去氧氟尿苷($C_9H_{11}FN_2O_5$)应为标示量的 93.0%～107.0%。

【性状】 本品为白色或类白色片。

【鉴别】 (1)取本品细粉适量(约相当于去氧氟尿苷 0.2g),加水 10ml,振摇,滤过,取滤液加溴试液 1ml,振摇,红色即消失。

(2)在含量测定项下记录的色谱图中,供试品溶液主峰的保留时间应与对照品溶液主峰的保留时间一致。

(3)取本品细粉适量,加水溶解并稀释制成每 1ml 中约含去氧氟尿苷 10μg 的溶液,滤过,取滤液照紫外-可见分光光度法(通则 0401)测定,在 269nm 的波长处有最大吸收,在 234nm 的波长处有最小吸收。

【检查】 **有关物质**　照高效液相色谱法(通则 0512)测定。

供试品溶液　取本品细粉适量,加流动相溶解并稀释制成每 1ml 中约含去氧氟尿苷 1mg 的溶液,滤过,取续滤液。

对照溶液　精密量取供试品溶液 1ml,置 200ml 量瓶中,用流动相稀释至刻度,摇匀。

色谱条件、系统适用性要求与测定法　见去氧氟尿苷有关物质项下。

限度　供试品溶液的色谱图中如有杂质峰,单个杂质峰面积不得大于对照溶液的主峰面积(0.5%),各杂质峰面积的和不得大于对照溶液主峰面积的 3 倍(1.5%)。

溶出度　照溶出度与释放度测定法(通则 0931 第一法)测定。

溶出条件　以盐酸溶液(9→1000)900ml 为溶出介质,转速为每分钟 100 转,依法操作,经 15 分钟时取样。

供试品溶液　取溶出液滤过,精密量取续滤液适量,用溶出介质定量稀释制成每 1ml 中约含去氧氟尿苷 10μg 的溶液。

对照品溶液　取去氧氟尿苷对照品适量,精密称定,加溶出介质溶解并定量稀释制成每 1ml 中约含 10μg 的溶液。

测定法　取供试品溶液与对照品溶液,照紫外-可见分光光度法(通则 0401),在 269nm 的波长处分别测定吸光度,计算每片的溶出量。

限度　标示量的 80%,应符合规定。

其他　应符合片剂项下有关的各项规定(通则 0101)。

【含量测定】 照高效液相色谱法(通则 0512)测定。

供试品溶液　取本品 10 片,精密称定,研细,精密称取适量(约相当于去氧氟尿苷 25mg),置 25ml 量瓶中,加水适量,超声处理约 10 分钟使去氧氟尿苷溶解,取出,放冷,用流动相稀释至刻度,摇匀,滤过,精密量取续滤液 10ml,置 100ml 量瓶中,用流动相稀释至刻度,摇匀。

对照品溶液、色谱条件、系统适用性要求与测定法　见去氧氟尿苷含量测定项下。

【类别】 同去氧氟尿苷。

【规格】 0.2g

【贮藏】 遮光,密封保存。

去氧氟尿苷胶囊

Quyangfuniaogan Jiaonang

Doxifluridine Capsules

本品含去氧氟尿苷($C_9H_{11}FN_2O_5$)应为标示量的 93.0%～107.0%。

【性状】 本品内容物为白色或类白色颗粒或粉末。

【鉴别】 (1)取本品内容物适量(约相当于去氧氟尿苷 0.2g),加水 10ml,振摇使去氧氟尿苷溶解,滤过,取滤液加溴试液 1ml 振摇,红色即消失。

(2)在含量测定项下记录的色谱图中,供试品溶液主峰的保留时间应与对照品溶液主峰的保留时间一致。

(3)取本品内容物适量,加 0.1mol/L 盐酸溶液溶解并稀释制成每 1ml 中约含去氧氟尿苷 10μg 的溶液,滤过,取续滤液作为供试品溶液,照紫外-可见分光光度法(通则 0401)测定,在 269nm 的波长处有最大吸收,在 234nm 的波长处有最小吸收。

【检查】 **有关物质**　照高效液相色谱法(通则 0512)测定。

供试品溶液　取含量测定项下的供试品贮备溶液。

对照溶液　精密量取供试品溶液 1ml,置 200ml 量瓶中,用流动相稀释至刻度,混匀。

色谱条件、系统适用性要求与测定法　见去氧氟尿苷有关物质项下。

限度　供试品溶液的色谱图中如有杂质峰,单个杂质峰面积不得大于对照溶液的主峰面积(0.5%),各杂质峰面积的和不得大于对照溶液主峰面积的 3 倍(1.5%)。

溶出度　照溶出度与释放度测定法(通则 0931 第一法)测定。

溶出条件　以盐酸溶液(9→1000)900ml 为溶出介质，转速为每分钟 100 转，依法操作，经 30 分钟时取样。

供试品溶液　取溶出液滤过，精密量取续滤液适量，用溶出介质定量稀释制成每 1ml 中约含去氧氟尿苷 10μg 的溶液。

对照品溶液　取去氧氟尿苷对照品适量，精密称定，加溶出介质溶解并定量稀释制成每 1ml 中约含 10μg 的溶液。

测定法　取供试品溶液与对照品溶液，照紫外-可见分光光度法(通则 0401)，在 269nm 的波长处分别测定吸光度，计算每粒的溶出量。

限度　标示量的 80%，应符合规定。

其他　应符合胶囊剂项下有关的各项规定(通则 0103)。

【含量测定】　照高效液相色谱法(通则 0512)测定。

供试品贮备溶液　取装量差异项下的内容物，混合均匀，精密称取适量(约相当于去氧氟尿苷 25mg)，置 25ml 量瓶中，加水适量，超声处理约 10 分钟使去氧氟尿苷溶解，放冷，用流动相稀释至刻度，摇匀，滤过，取续滤液。

供试品溶液　精密量取供试品贮备溶液 10ml，置 100ml 量瓶中，用流动相稀释至刻度，摇匀。

对照品溶液、色谱条件、系统适用性要求与测定法　见去氧氟尿苷含量测定项下。

【类别】　同去氧氟尿苷。

【规格】　0.2g

【贮藏】　遮光，密封保存。

去羟肌苷

Quqiangjigan

Didanosine

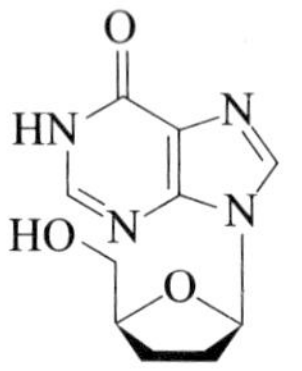

$C_{10}H_{12}N_4O_3$　236.23

本品为 2′,3′-双脱氧肌苷。按干燥品计算，含 $C_{10}H_{12}N_4O_3$ 不得低于 98.5%。

【性状】本品为白色或类白色结晶粉末；无臭；遇酸不稳定。

本品在水中略溶，在甲醇中微溶，在乙醇中几乎不溶；在 0.1mol/L 氢氧化钠溶液中溶解。

比旋度　取本品适量，精密称定，加水溶解并定量稀释制成每 1ml 中约含 10mg 的溶液，依法测定(通则 0621)，比旋度为 −24°至 −28°。

【鉴别】　(1)取本品与去羟肌苷对照品各适量，分别加流动相溶解并稀释制成每 1ml 中约含 10μg 的溶液，作为供试品溶液与对照品溶液。照有关物质项下方法试验，以流动相 A-流动相 B(90∶10)为流动相，取上述两种溶液各 20μl，分别注入液相色谱仪，记录色谱图。供试品溶液主峰的保留时间应与对照品溶液主峰的保留时间一致。

(2)本品的红外光吸收图谱应与对照的图谱(光谱集 1294 图)一致。

【检查】　**有关物质**　照高效液相色谱法(通则 0512)测定。

溶剂　流动相 A-流动相 B(92∶8)。

供试品溶液　临用新制。取本品适量，加溶剂溶解并稀释制成每 1ml 中约含 0.5mg 的溶液。

对照溶液　精密量取供试品溶液适量，用溶剂定量稀释制成每 1ml 中约含 0.5μg 的溶液。

系统适用性溶液　取去羟肌苷杂质混合对照品适量，加溶剂溶解并稀释制成每 1ml 中约含 0.5mg 的溶液。

色谱条件　用十八烷基硅烷键合硅胶为填充剂(4.6mm×250mm，5μm)；以醋酸铵溶液(取醋酸铵 3.86g，加水 800ml 溶解，用氨溶液调节 pH 值至 8.0，加水至 1000ml)为流动相 A，以乙腈-甲醇(50∶50)为流动相 B，按下表进行梯度洗脱；检测波长为 254nm；进样体积 20μl。

时间(分钟)	流动相 A(%)	流动相 B(%)
0	92	8
15	92	8
30	70	30
45	70	30
50	92	8
60	92	8

系统适用性要求　系统适用性溶液色谱图中，调节流动相比例使去羟肌苷峰的保留时间为 12～15 分钟，2′-去氧肌苷峰与 3′-去氧肌苷峰间的分离度应符合要求；对照溶液色谱图中，主成分色谱峰峰高的信噪比应大于 20。

测定法　精密量取供试品溶液与对照溶液，分别注入液相色谱仪，记录色谱图。

限度　供试品溶液色谱图中如有杂质峰，照下表中的相对保留时间定位各杂质。次黄嘌呤的峰面积与其相对校正因子(0.62)的乘积不得过对照溶液主峰面积的 5 倍(0.5%)，2′,3′-脱水肌苷的峰面积不得过对照溶液主峰面积的 2 倍(0.2%)，其他单个杂质的峰面积不得过对照溶液的主峰面积(0.1%)，杂质总量不得过 1.0%，小于对照溶液主峰面积 0.5 倍的峰忽略不计。

序号	杂质名称	相对保留时间
杂质Ⅰ	次黄嘌呤	0.3
杂质Ⅱ	肌苷	0.4
杂质Ⅲ	2′-去氧肌苷	0.45
杂质Ⅳ	3′-去氧肌苷	0.5
杂质Ⅴ	2′,3′-脱水肌苷	0.6
杂质Ⅵ	2′,3′-二去氧-2′,3′-二去氢肌苷	0.8

残留溶剂 照残留溶剂测定法(通则 0861 第二法)测定。

供试品溶液 取本品约 0.5g,精密称定,置顶空瓶中,精密加入二甲基亚砜 5.0ml 使溶解,密封。

对照品溶液 取乙腈、二氯甲烷、乙醇、甲醇、丙酮与异丙醇适量,精密称定,置同一量瓶中,用二甲基亚砜定量稀释制成每 1ml 中约含乙醇 0.5mg、丙酮 0.5mg、异丙醇 0.5mg、甲醇 0.3mg、乙腈 0.041mg、二氯甲烷 0.06mg 的溶液,精密量取 5ml,置顶空瓶中,密封。

色谱条件 以 6%氰丙基苯基-94%二甲基聚硅氧烷(或极性相近)为固定液的毛细管柱为色谱柱;起始温度为 40℃,维持 8 分钟,以每分钟 40℃的速率升温至 200℃,维持 10 分钟;进样口温度为 200℃;检测器温度为 250℃;顶空瓶平衡温度为 80℃,平衡时间为 30 分钟。

系统适用性要求 对照品溶液色谱图中,各成分峰间的分离度均应符合要求。

测定法 取供试品溶液与对照品溶液,分别顶空进样,记录色谱图。

限度 按外标法以峰面积计算,乙腈、二氯甲烷、乙醇、甲醇、丙酮与异丙醇的残留量均应符合规定。

干燥失重 取本品,在 105℃干燥至恒重,减失重量不得过 0.5%(通则 0831)。

炽灼残渣 取本品 1.0g,依法检查(通则 0841),遗留残渣不得过 0.2%。

重金属 取炽灼残渣项下遗留的残渣,依法检查(通则 0821 第二法),含重金属不得过百万分之十。

【含量测定】 取本品约 0.2g,精密称定,加冰醋酸 50ml(如滴定终点不明显,可适当加入醋酐,冰醋酸与醋酐比例不得过 1∶4,总体积仍为 50ml),微热使溶解,放冷,照电位滴定法(通则 0701),用高氯酸滴定液(0.1mol/L)滴定,并将滴定的结果用空白试验校正。每 1ml 高氯酸滴定液(0.1mol/L)相当于 23.62mg 的 $C_{10}H_{12}N_4O_3$。

【类别】 抗病毒药。

【贮藏】 遮光,密封保存。

【制剂】 (1)去羟肌苷肠溶胶囊 (2)去羟肌苷咀嚼片

附:

杂质Ⅰ

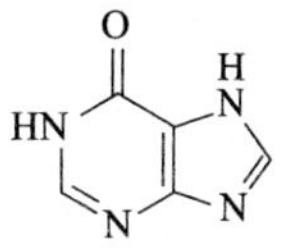

$C_5H_4N_4O$ 136.11

次黄嘌呤

杂质Ⅱ

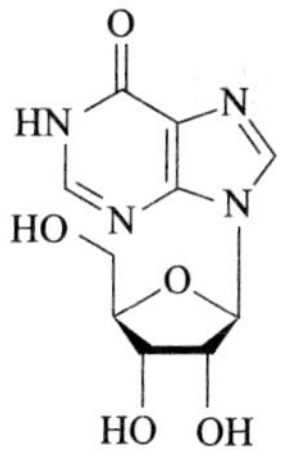

$C_{10}H_{12}N_4O_5$ 268.23

肌苷

杂质Ⅲ

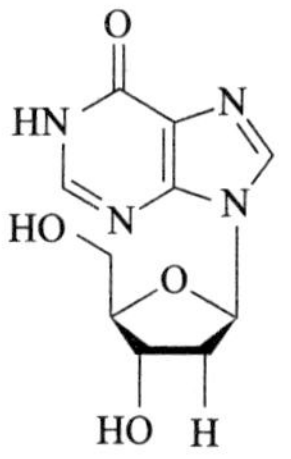

$C_{10}H_{12}N_4O_4$ 252.23

2′-去氧肌苷

杂质Ⅳ

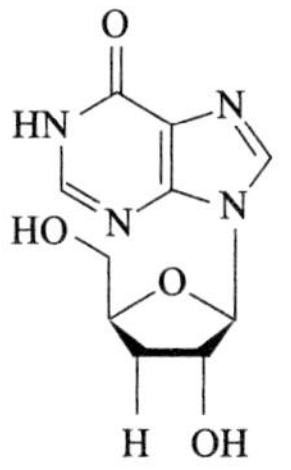

$C_{10}H_{12}N_4O_4$ 252.23

3′-去氧肌苷

杂质Ⅴ

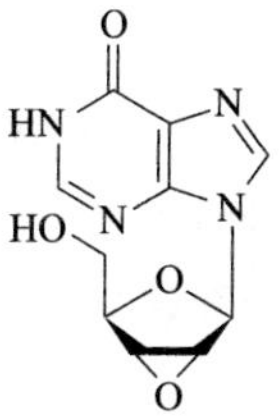

$C_{10}H_{10}N_4O_4$ 250.21

2′,3′-脱水肌苷

杂质Ⅵ

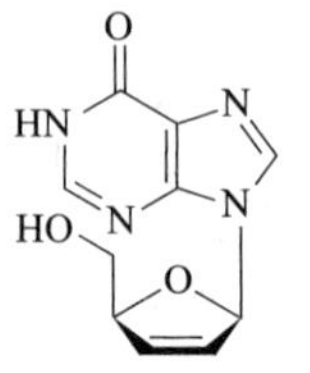

$C_{10}H_{10}N_4O_3$　234.21

2′,3′-二去氧-2′,3′-二去氢肌苷

去羟肌苷肠溶胶囊

Quqiangjigan Changrongjiaonang

Didanosine Enteric Capsules

本品含去羟肌苷($C_{10}H_{12}N_4O_3$)应为标示量的90.0%～110.0%。

【性状】 本品内容物为白色或类白色包衣小丸或颗粒。

【鉴别】 (1)在含量测定项下记录的色谱图中，供试品溶液主峰的保留时间应与对照品溶液主峰的保留时间一致。

(2)取本品含量测定项下的细粉适量(约相当于去羟肌苷 0.1g)，置 100ml 量瓶中，加水适量，充分振摇使去羟肌苷溶解，用水稀释至刻度，摇匀，滤过，取续滤液，用水稀释制成每 1ml 中含去羟肌苷 10μg 的溶液，照紫外-可见分光光度法(通则 0401)测定，在 249nm 的波长处有最大吸收，在 222nm 的波长处有最小吸收。

【检查】 **有关物质** 照高效液相色谱法(通则 0512)测定。

供试品溶液　临用新制。取本品细粉适量，精密称定，加溶剂溶解并稀释制成每 1ml 中含去羟肌苷 0.5mg 的溶液，摇匀，滤过，取续滤液。

对照溶液　精密量取供试品溶液适量，用溶剂定量稀释制成每 1ml 中约含 0.5μg 的溶液。

溶剂、系统适用性溶液、色谱条件、系统适用性要求与测定法　见去羟肌苷有关物质项下。

限度　供试品溶液色谱图中如有杂质峰，照去羟肌苷有关物质项下表中的相对保留时间定位各杂质。次黄嘌呤的峰面积与其相对校正因子(0.62)的乘积不得过对照溶液主峰面积的 7 倍(0.7%)，2′,3′-脱水肌苷的峰面积不得过对照溶液主峰面积的 3 倍(0.3%)，其他单个杂质的峰面积不得过对照溶液主峰面积的 2 倍(0.2%)，杂质总量不得过 1.2%，小于对照溶液主峰面积 0.5 倍的峰忽略不计。

溶出度 照溶出度与释放度测定法(通则 0931 第一法方法 2)测定。

酸中溶出量　溶出条件　以 0.1mol/L 盐酸溶液 900ml 为溶出介质，转速为每分钟 100 转，依法操作，经 2 小时时取样。

供试品溶液　取溶出液 10ml。

空白溶液　取本品 1 粒，倒尽内容物，空胶囊用乙醇清洗干净挥干后，照供试品溶液的制备方法制备。

测定法　取供试品溶液，以空白溶液为空白，照紫外-可见分光光度法(通则 0401)，在 249nm 的波长处测定吸光度。

限度　吸光度值不得过 0.52(标示量的 10%)。

缓冲液中溶出量　磷酸盐缓冲液(pH 6.8)　取 0.1mol/L 盐酸溶液-0.2mol/L 磷酸钠溶液(3∶1)，混合均匀，必要时用 2mol/L 盐酸溶液或 2mol/L 氢氧化钠溶液调节 pH 值至 6.8。

溶出条件　弃去酸中溶出量项下各溶出杯中 2 小时后的酸液，随即在各溶出杯中加入预热至 37℃±0.5℃的磷酸盐缓冲液(pH 6.8)900ml，转速不变，继续依法操作，经 45 分钟时取样。

供试品溶液　取溶出液滤过，精密量取续滤液 5ml，置 50ml 量瓶中，用磷酸盐缓冲液(pH 6.8)稀释至刻度，摇匀。

对照品溶液　取去羟肌苷对照品适量，精密称定，加磷酸盐缓冲液(pH 6.8)溶解并定量稀释制成每 1ml 中约含 10μg 的溶液。

测定法　取供试品溶液与对照品溶液，以磷酸盐缓冲液(pH 6.8)为空白，照紫外-可见分光光度法(通则 0401)，在 249nm 的波长处分别测定吸光度，计算每粒的溶出量。

限度　标示量的 80%，应符合规定。

其他 应符合胶囊剂项下有关的各项规定(通则 0103)。

【含量测定】 照高效液相色谱法(通则 0512)测定。

供试品溶液 取装量差异项下内容物混匀，研细，精密称取细粉适量(约相当于去羟肌苷 25mg)，加流动相溶解并定量稀释制成每 1ml 中约含去羟肌苷 10μg 的溶液，滤过，取续滤液。

对照品溶液 取去羟肌苷对照品适量，精密称定，加流动相溶解并定量稀释制成每 1ml 中约含去羟肌苷 10μg 的溶液。

色谱条件 用十八烷基硅烷键合硅胶为填充剂；以醋酸铵溶液(取醋酸铵 3.86g，加水 800ml 溶解，用氨水调节 pH 值至 8.0，加水至 1000ml)-乙腈-甲醇(90∶5∶5)为流动相；检测波长为 254nm；进样体积 20μl。

系统适用性要求 理论板数按去羟肌苷峰计算不低于 6000，去羟肌苷峰与相邻杂质峰之间的分离度应符合要求。

测定法 精密量取供试品溶液与对照品溶液，分别注入液相色谱仪，记录色谱图。按外标法以峰面积计算。

【类别】 同去羟肌苷。

【规格】 0.1g

【贮藏】 遮光，密封保存。

去羟肌苷咀嚼片

Quqiangjigan Jujuepian

Didanosine Chewable Tablets

本品含去羟肌苷($C_{10}H_{12}N_4O_3$)应为标示量的90.0%～110.0%。

【性状】 本品为类白色片。

【鉴别】 (1)在含量测定项下记录的色谱图中,供试品溶液主峰的保留时间应与对照品溶液主峰的保留时间一致。

(2)取本品细粉适量(约相当于去羟肌苷 5mg),置 50ml 量瓶中,加水适量振摇使去羟肌苷溶解并稀释至刻度,滤过,取续滤液,用水稀释制成每 1ml 中约含去羟肌苷 10μg 的溶液,照紫外-可见分光光度法(通则 0401)测定,在 249nm 的波长处有最大吸收,在 222nm 的波长处有最小吸收。

【检查】 **有关物质** 照高效液相色谱法(通则 0512)测定。

供试品溶液 临用新制。取本品细粉适量,精密称定,加溶剂溶解并稀释制成每 1ml 中含去羟肌苷 0.5mg 的溶液,摇匀,滤过,取续滤液。

对照溶液 精密量取供试品溶液适量,用溶剂定量稀释制成每 1ml 中约含 0.5μg 的溶液。

溶剂、系统适用性溶液、色谱条件、系统适用性要求与测定法 见去羟肌苷有关物质项下。

限度 供试品溶液的色谱图中如有杂质峰,照去羟肌苷有关物质项下表中的相对保留时间定位各杂质。次黄嘌呤的峰面积与其相对校正因子(0.62)的乘积不得过对照溶液主峰面积的 7 倍(0.7%),2′,3′-脱水肌苷的峰面积不得过对照溶液主峰面积的 3 倍(0.3%),其他单个杂质的峰面积不得过对照溶液主峰面积的 2 倍(0.2%),杂质总量不得过 1.2%,小于对照溶液主峰面积 0.5 倍的峰忽略不计。

含量均匀度(25mg 规格) 取本品 1 片,置 100ml 量瓶中,加流动相适量,超声使去羟肌苷完全溶解后放至室温,再用流动相稀释至刻度,摇匀,滤过,精密量取续滤液适量,用流动相定量稀释制成每 1ml 中约含 10μg 的溶液,作为供试品溶液,照含量测定项下的方法测定,计算每片的含量,应符合规定(通则 0941)。

制酸力 取含量测定项下的细粉约 0.5g,精密称定,置 250ml 具塞锥形瓶中,精密加入盐酸滴定液(0.1mol/L)100ml,密塞,在 37℃不断振摇 20 分钟,滤过,精密量取续滤液 25ml,加溴酚蓝指示液 2 滴,用氢氧化钠滴定液(0.1mol/L)滴定。每片消耗盐酸滴定液(0.1mol/L)的体积不得少于 170ml。

重金属 取本品 1.0g,依法检查(通则 0821 第二法),含重金属不得过百万分之二十。

其他 应符合片剂项下有关的各项规定(通则 0101)。

【含量测定】 照高效液相色谱法(通则 0512)测定。

供试品溶液 取本品 20 片,精密称定,研细,精密称取细粉适量(约相当于去羟肌苷 25mg),加流动相溶解并定量稀释制成每 1ml 中约含去羟肌苷 10μg 的溶液,滤过,取续滤液。

对照品溶液 取去羟肌苷对照品适量,精密称定,加流动相溶解并定量稀释制成每 1ml 中约含去羟肌苷 10μg 的溶液。

色谱条件 用十八烷基硅烷键合硅胶为填充剂;以醋酸铵溶液(取醋酸铵 3.86g,加水 800ml 溶解,用氨水调节 pH 值至 8.0,加水至 1000ml)-乙腈-甲醇(90∶5∶5)为流动相;检测波长为 254nm;进样体积 20μl。

系统适用性要求 理论板数按去羟肌苷峰计算不低于 6000,去羟肌苷峰与相邻杂质峰之间的分离度应符合要求。

测定法 精密量取供试品溶液与对照品溶液,分别注入液相色谱仪,记录色谱图。按外标法以峰面积计算。

【类别】 同去羟肌苷。

【规格】 (1)25mg　(2)100mg

【贮藏】 遮光,密封,在干燥处保存。

甘　油

Ganyou

Glycerol

OH
HO　　　OH

$C_3H_8O_3$　92.09

本品为 1,2,3-丙三醇。按无水物计算,含 $C_3H_8O_3$ 不得少于 98.0%。

【性状】 本品为无色、澄清的黏稠液体;有引湿性,水溶液(1→10)显中性反应。

本品与水或乙醇能任意混溶,在丙酮中微溶,在三氯甲烷或乙醚中均不溶。

相对密度 本品的相对密度(通则 0601),在 25℃时为 1.258～1.268。

折光率 本品的折光率(通则 0622)应为 1.470～1.475。

【鉴别】 本品的红外光吸收图谱应与对照的图谱(光谱集 1268 图)一致。

【检查】 **酸碱度** 取本品 25.0g,用水稀释至 50ml,摇匀,加酚酞指示剂 0.5ml,溶液应无色,加 0.1mol/L 氢氧化钠溶液 0.2ml,溶液应显粉红色。

颜色 取本品 50ml,置 50ml 纳氏比色管中,与对照液(取比色用重铬酸钾液 0.2ml,加水稀释至 50ml 制成)比较,不得更深。

氯化物 取本品 5.0g,依法检查(通则 0801),与标准氯化钠溶液 5.0ml 制成的对照液比较,不得更浓(0.001%)。

硫酸盐　取本品 10g，依法检查（通则 0802），与标准硫酸钾溶液 2.0ml 制成的对照液比较，不得更浓（0.002%）。

糖　取本品 5.0g，加水 5ml，混匀，加稀硫酸 1ml，置水浴上加热 5 分钟，加不含碳酸盐的 2mol/L 氢氧化钠溶液[取氢氧化钠适量，加水振摇使溶解成饱和溶液，冷却后，置聚乙烯塑料瓶中，密闭静置数日后，取上层清液 5.6ml，加新沸放冷的水使成 50ml，摇匀，即得]3ml，滴加硫酸铜试液 1ml，混匀，应为蓝色澄清溶液，继续在水浴上加热 5 分钟，溶液仍为蓝色，无沉淀产生。

脂肪酸与酯类　取本品 40g，加新沸过的冷水 40ml，再精密加氢氧化钠滴定液（0.1mol/L）10ml，摇匀后，煮沸 5 分钟，放冷，加酚酞指示液数滴，用盐酸滴定液（0.1mol/L）滴定剩余的氢氧化钠，并将滴定的结果用空白试验校正，消耗的氢氧化钠滴定液（0.1mol/L）不得过 4.0ml。

丙烯醛与铵盐　取本品 4.0g，加 10%氢氧化钾溶液 5ml，混匀，在 60℃放置 5 分钟，不得显黄色或发生氨臭。

易炭化物　取本品 4.0g，照易炭化物检查法（通则 0842）项下方法检查，静置时间为 1 小时，如显色，与对照溶液（取比色用氯化钴溶液 0.2ml、比色用重铬酸钾溶液 1.6ml 与水 8.2ml 制成）比较，不得更深。

有关物质　照气相色谱法（通则 0521）测定。

内标溶液　每 1ml 中含 0.5mg 正己醇的甲醇溶液。

供试品溶液　取本品约 10g，精密称定，置 25ml 量瓶中，精密加入内标溶液 5ml，加甲醇溶解并稀释至刻度，摇匀。

对照品溶液　取二甘醇、乙二醇、1,2-丙二醇各适量，精密称定，加甲醇溶解并稀释制成每 1ml 中含有二甘醇与乙二醇各 0.5mg、1,2-丙二醇 2mg 的混合溶液；精密量取 5ml，置 25ml 量瓶中，精密加入内标溶液 5ml，用甲醇稀释至刻度，摇匀。

系统适用性溶液　分别取二甘醇、乙二醇、1,2-丙二醇、正己醇与甘油适量，精密称定，加甲醇溶解并稀释制成每 1ml 中含有甘油 400mg，二甘醇、乙二醇、1,2-丙二醇与正己醇各 0.1mg 的溶液。

色谱条件　用 6%氰丙基苯基-94%二甲基聚硅氧烷（或极性相近）为固定液的毛细管柱为色谱柱；程序升温，起始温度为 100℃，维持 4 分钟，以每分钟 50℃的速率升温至 120℃，维持 10 分钟，再以每分钟 50℃的速率升温至 220℃，维持 20 分钟；进样口温度为 200℃；检测器温度为 250℃；进样体积 1μl。

系统适用性要求　系统适用性溶液色谱图中，各成分峰之间的分离度应符合要求；对照品溶液重复进样，二甘醇、乙二醇和 1,2-丙二醇峰面积与内标峰面积比值的相对标准偏差均不得大于 5%。

测定法　精密量取供试品溶液与对照品溶液，分别注入气相色谱仪，记录色谱图至主成分峰保留时间的 2 倍。

限度　按内标法以峰面积计算，供试品溶液中含二甘醇与乙二醇均不得过 0.025%，含 1,2-丙二醇不得过 0.1%；如有其他杂质峰，扣除内标峰按面积归一化法计算，单个杂质不得过 0.1%，杂质总量不得过 1.0%。

水分　取本品，照水分测定法（通则 0832 第一法）测定，含水分不得过 2.0%。

炽灼残渣　取本品 20.0g，加热至发火，停止加热，使自然燃烧后，放冷，依法检查（通则 0841），遗留残渣不得过 2mg。

铁盐　取本品 10.0g，依法检查（通则 0807），与标准铁溶液 1.0ml 制成的对照液比较，不得更深（0.0001%）。

钙盐　取本品 2.5g，加水 8ml，摇匀，加入草酸铵试液 5～6 滴，放置 15 分钟，溶液应澄清。

重金属　取本品 5.0g，加醋酸盐缓冲液（pH 3.5）2ml 与水适量使成 25ml，依法检查（通则 0821 第一法），含重金属不得过百万分之二。

砷盐　取本品 6.65g，加水 23ml 和盐酸 5ml，混匀，依法检查（通则 0822 第一法），应符合规定（0.00003%）。

【含量测定】　取本品 0.20g，精密称定，加水 90ml，混匀，精密加入 2.14%（g/ml）高碘酸钠溶液 50ml，摇匀，暗处放置 15 分钟后，加 50%（g/ml）乙二醇溶液 10ml，摇匀，暗处放置 20 分钟，加酚酞指示液 0.5ml，用氢氧化钠滴定液（0.1mol/L）滴定至红色，30 秒内不褪色，并将滴定的结果用空白试验校正。每 1ml 氢氧化钠滴定液（0.1mol/L）相当于 9.21mg 的 $C_3H_8O_3$。

【类别】　润滑性泻药。

【贮藏】　密封，在干燥处保存。

【制剂】　甘油栓

甘油栓

Ganyou Shuan

Glycerol Suppositories

【处方】

甘油	1820g
硬脂酸钠	180g
制成	1000 粒

【制法】　取甘油，在蒸汽夹层锅内加热至 120℃，加入研细干燥的硬脂酸钠，不断搅拌，使之溶解，继续保温在 85～95℃，直至溶液澄清，滤过，浇模，冷却成型，脱模，即得。

【性状】　本品为无色或几乎无色的透明或半透明栓。

【检查】　除融变时限不检查外，其他应符合栓剂项下有关的各项规定（通则 0107）。

【类别】　同甘油。

【贮藏】　密封，在 30℃以下保存。

甘油果糖氯化钠注射液

Ganyou Guotang Lühuana Zhusheye

Glycerol Fructose and Sodium Chloride Injection

本品为含甘油、果糖与氯化钠的灭菌水溶液。含甘油($C_3H_8O_3$)应为标示量的 90.0%～110.0%,含果糖($C_6H_{12}O_6$)与氯化钠(NaCl)均应为标示量的 93.0%～107.0%。

【处方】

甘油	100g
果糖	50g
氯化钠	9g
注射用水	适量
全量	1000ml

【性状】 本品为无色的澄明液体。

【鉴别】 (1)取本品 10ml,加间苯二酚 0.1g 与盐酸 1ml,在水浴中加热 3 分钟,应显红色。

(2)在含量测定项下记录的色谱图中,供试品溶液三个主峰的保留时间应与对照品溶液相应三个主峰的保留时间一致。

(3)本品显钠盐的鉴别反应(通则 0301)。

(4)本品显氯化物鉴别(1)的反应(通则 0301)。

【检查】 **pH 值** 应为 3.0～6.0(通则 0631)。

5-羟甲基糠醛 取本品 5.0ml,加水至 20.0ml,摇匀,照紫外-可见分光光度法(通则 0401),在 284nm 的波长处测定吸光度,吸光度不得过 0.80。

重金属 取本品 50ml,置蒸发皿中,加热蒸发至 20ml,加醋酸盐缓冲液(pH 3.5)2ml 与水适量使成 25ml,依法检查(通则 0821 第一法),含重金属不得过千万分之二。

砷盐 取本品 4ml,加盐酸 5ml 与水 19ml,依法检查(通则 0822 第一法),应符合规定(0.000 05%)。

渗透压摩尔浓度 取本品,依法检查(通则 0632),本品的渗透压摩尔浓度比应为 6.5～7.5。

热原 取本品,依法检查(通则 1142),剂量按家兔体重每 1kg 缓慢注射 10ml,应符合规定。

无菌 取本品,经薄膜过滤法处理,以金黄色葡萄球菌为阳性对照菌,依法检查(通则 1101),应符合规定。

其他 应符合注射剂项下有关的各项规定(通则 0102)。

【含量测定】 照高效液相色谱法(通则 0512)测定。

供试品溶液 精密量取本品 5ml,置 100ml 量瓶中,用流动相稀释至刻度,摇匀。

对照品溶液 取氯化钠、果糖与甘油对照品各适量,精密称定,置同一量瓶中,加水溶解并定量稀释制成每 1ml 中分别含 9mg、50mg 与 100mg 的混合溶液,精密量取 5ml,置 100ml 量瓶中,用流动相稀释至刻度,摇匀。

色谱条件 用磺酸型聚苯乙烯与二乙烯苯共聚体阳离子交换树脂 H 型为填充剂;以 0.04mol/L 磷酸溶液为流动相;柱温为 50℃,检测波长为 200nm;进样体积 20μl。

系统适用性要求 出峰顺序依次为氯化钠、果糖、甘油,理论板数按氯化钠峰计算不低于 2500,各峰间的分离度均应符合要求。

测定法 精密量取供试品溶液与对照品溶液,分别注入液相色谱仪,记录色谱图。按外标法以峰面积计算。

【类别】 脱水药。

【规格】 (1)250ml (2)500ml

【贮藏】 密闭保存。

注:渗透压摩尔浓度比的测定用标准溶液的制备

精密称取经 500～650℃干燥 40～50 分钟并置干燥器(硅胶)中放冷的基准氯化钠 5.756g,加水使溶解并稀释至 100ml,摇匀。该标准溶液的渗透压摩尔浓度值是 1800mOsmol/kg。

甘油磷酸钠

Ganyou Linsuanna

Sodium Glycerophosphate

$C_3H_7Na_2O_6P$ 216.04

本品为 α-甘油磷酸钠与 β-甘油磷酸钠的混合物,按无水物计算,含 $C_3H_7Na_2O_6P$ 应为 98.0%～102.0%。

【性状】 本品为无色结晶或白色结晶性粉末;无臭。

本品在水中易溶,在乙醇或丙酮中不溶。

【鉴别】 (1)取本品 0.1g,加硫酸氢钾 0.5g,混合后,置试管中,加热,即发生丙烯醛的刺激性臭气。

(2)本品显钠盐的鉴别反应(通则 0301)。

(3)取本品约 0.1g,加稀硝酸 5ml,加热至沸约 1 分钟,放冷应显磷酸盐的鉴别反应(通则 0301)。

【检查】 **碱度** 取本品 1.0g,加水 30ml 溶解后,加盐酸滴定液(0.1mol/L)1.0ml 与酚酞指示液 4 滴,溶液应无色。

溶液的澄清度与颜色 取本品 1.0g,加水 10ml 溶解后溶液应澄清无色,如显浑浊,与 2 号浊度标准液(通则 0902 第一法)比较,不得更浓;如显色,与黄色 1 号标准比色液(通则 0901 第一法)比较,不得更深。

游离甘油与乙醇中可溶物 取本品 1.0g,加无水乙醇 25ml,搅拌 10 分钟,滤过,滤渣用乙醇 5ml 洗涤,合并滤液与洗液,在水浴上蒸干,在 70℃干燥 1 小时,残渣不得过 10mg。

氯化物 取本品 0.25g,依法检查(通则 0801),与标准氯化钠溶液 5.0ml 制成的对照液比较,不得更浓(0.02%)。

硫酸盐 取本品 0.60g,依法检查(通则 0802),与标准硫酸钾溶液 3.0ml 制成的对照液比较,不得更浓(0.05%)。

游离磷酸盐 取本品 0.10g,加水 10ml 溶解,吸取 1.0ml 加水稀释成 100ml,加钼酸铵溶液(取钼酸铵 2.5g,加水 20ml,加热溶解,取硫酸 28ml 用 50ml 水稀释,放冷,混合两液,并用水稀释成 100ml)4ml,摇匀,加氯化亚锡溶液(取氯化亚锡 3.3g,加盐酸 1ml 溶解,加水至 10ml,量取 1ml 加 2mol/L 盐酸溶液 9ml,混合,即得)0.1ml,摇匀,放置 10 分钟,如显色,与标准磷酸盐溶液(精密称取在 105℃干燥 2 小时的磷酸二氢钾 0.716g,置 1000ml 量瓶中,加水溶解并稀释至刻度,摇匀,精密量取 1.00ml,置 100ml 量瓶中,用水稀释至刻度,摇匀,即得)2.0ml,加水 98ml,与用同一方法制成的对照液比较,不得更深(0.1%)。

水分　取本品,照水分测定法(通则 0832 第一法)测定,含水分应为 29.0%～33.5%。

铁盐　取本品 0.50g,依法检查(通则 0807),与标准铁溶液 2.0ml 制成的对照液比较,不得更浓(0.004%)。

重金属　取本品 1.0g,加水 23ml 溶解后,加醋酸盐缓冲液(pH 3.5)2ml,依法检查(通则 0821 第一法),含重金属不得过百万分之二十。

砷盐　取本品 0.40g,加盐酸 5ml 与水 21ml 溶解后,依法检查(通则 0822 第一法),应符合规定(0.0005%)。

【含量测定】　取本品 0.20g,精密称定,加水 30ml 溶解,加酚酞指示液 4 滴,用硫酸滴定液(0.05mol/L)滴至恰使溶液无色后,照电位滴定法(通则 0701),用硫酸滴定液(0.05mol/L)滴定,记录电位滴定消耗的硫酸滴定液(0.05mol/L)体积。每 1ml 硫酸滴定液(0.05mol/L) 相当于 21.6mg 的 $C_3H_7Na_2O_6P$。

【类别】　补磷药。

【贮藏】　密闭保存。

【制剂】　甘油磷酸钠注射液

甘油磷酸钠注射液

Ganyou Linsuanna Zhusheye

Sodium Glycerophosphate Injection

本品为甘油磷酸钠的灭菌水溶液,含磷(P)应为 28.80～33.14mg/ml,含钠(Na)应为 43.68～48.28mg/ml。

【性状】　本品为无色或几乎无色的澄明液体。

【鉴别】　(1)取本品 1ml,加水 10ml,加稀硝酸 10ml 与钼酸铵试液 5ml,加热,放冷,生成黄色沉淀;沉淀在氨试液中溶解。

(2)取本品 5ml,置试管中,加硫酸氢钾适量,加热,即发生丙烯醛的刺激性臭。

(3)本品显钠盐的鉴别反应(通则 0301)。

【检查】　**pH 值**　应为 7.2～7.6(通则 0631)。

游离磷酸盐　照紫外-可见分光光度法(通则 0401)测定。

供试品溶液　取本品 1.0ml,加水稀释至 30ml,摇匀。

对照品溶液　取在 105℃干燥 2 小时的磷酸二氢钾 136.09mg,精密称定,置 100ml 量瓶中,加水使溶解并稀释至刻度,摇匀,精密量取 10ml,置 100ml 量瓶中,用水稀释至刻度,摇匀。

测定法　精密量取供试品溶液与对照品溶液各 5ml,分别置 25ml 量瓶中,加钼酸铵溶液[称取钼酸铵 5g,加 5%(g/ml)硫酸溶液溶解,并稀释至 100ml]1ml 与 0.5%对苯二酚溶液[称取对苯二酚 0.5g,加 0.25%(g/ml)硫酸溶液溶解并稀释至 100ml;临用新制]1ml,再加 50%醋酸钠溶液 3ml,用水稀释至刻度,摇匀,在 720nm 的波长处分别测定吸光度,计算。

限度　供试品溶液的吸光度不得大于对照品溶液的吸光度(<0.03mol/L)。

细菌内毒素　取本品,依法检查(通则 1143),每 1ml 中含内毒素的量应小于 16EU。

其他　应符合注射剂项下有关的各项规定(通则 0102)。

【含量测定】　**钠**　精密量取本品 2ml,置 200ml 量瓶中,用水稀释至刻度,摇匀,精密量取 10ml,置 50ml 量瓶中,用水稀释至刻度,摇匀,精密量取 2ml,置 100ml 量瓶中,加氯化铯溶液(取氯化铯 63.34g,加水溶解,并稀释至 1000ml)4.0ml,用水稀释至刻度,摇匀,作为供试品溶液;另精密称取在 130℃干燥至恒重的氯化钠 1.2711g,置 500ml 量瓶中,加水使溶解并稀释至刻度(每 1ml 含钠 1mg),摇匀,精密量取 10ml,置 50ml 量瓶中,用水稀释至刻度,摇匀,取 100ml 量瓶 4 只,分别精密加入上述溶液 0、0.5、1.0、1.5ml,各加氯化铯溶液 4.0ml,用水稀释至刻度,摇匀,作为对照品溶液。照原子吸收分光光度法(通则 0406 第一法),在 589nm 的波长处分别测定,计算,即得。

磷　照紫外-可见分光光度法(通则 0401)测定。

供试品溶液　精密量取本品 5ml,置 50ml 量瓶中,用水稀释至刻度,摇匀,精密量取 1ml 置瓷坩埚中,加氧化锌 1g,置电炉上炭化,在 600℃炽灼 1 小时,放冷,加水 5ml 与盐酸 5ml,加热煮沸溶解,定量转移至 100ml 量瓶中,用水稀释至刻度,摇匀。

对照品溶液与测定法　见游离磷酸盐项下。

【类别】　补磷药。

【规格】　10ml∶2.16g

【贮藏】　25℃以下,不得冰冻,密闭保存。

甘氨双唑钠

Gan'an Shuangzuona

Glycididazole Sodium

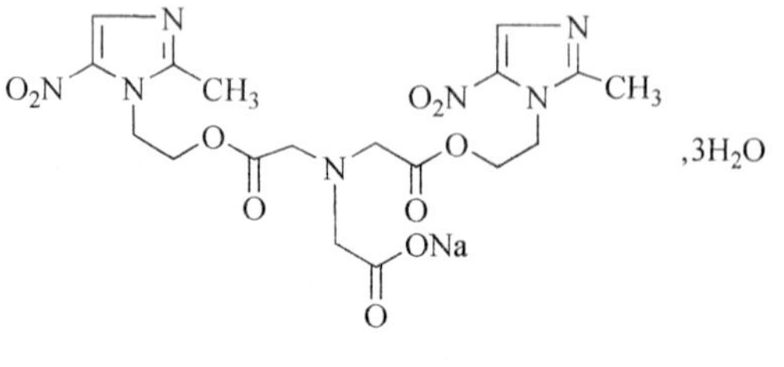

$C_{18}H_{22}N_7NaO_{10} \cdot 3H_2O$　573.45

本品为 *N*,*N*-双[2-[(2-甲基-5-硝基-1*H*-咪唑-1-基)乙氧基]-2-氧代-乙基]甘氨酸钠三水合物。按无水无残留溶剂计算,含 $C_{18}H_{22}N_7NaO_{10}$ 应为 97.0%～102.0%。

【性状】 本品为类白色至微黄色的结晶或结晶性粉末；无臭；遇光色渐变深。

本品在水或甲醇中易溶，在三氯甲烷或环己烷中不溶；在冰醋酸中易溶。

【鉴别】 （1）在含量测定项下记录的色谱图中，供试品溶液主峰的保留时间应与对照品溶液主峰的保留时间一致。

（2）取本品，加水溶解并稀释制成每1ml中含甘氨双唑钠约15μg的溶液，照紫外-可见分光光度法（通则0401）测定，在319nm的波长处有最大吸收。

（3）本品的红外光吸收图谱应与对照的图谱（光谱集1129图）一致。

（4）本品的水溶液显钠盐的鉴别反应（通则0301）。

【检查】 **酸碱度** 取本品0.10g，加水10ml溶解后，依法测定（通则0631），pH值应为6.0～7.5。

溶液的澄清度与颜色 取本品0.10g，加水10ml溶解后，溶液应澄清无色；如显浑浊，与1号浊度标准液（通则0902第一法）比较，不得更浓；如显色，与黄色或黄绿色4号标准比色液（通则0901第一法）比较，不得更深。

有关物质 照高效液相色谱法（通则0512）测定。避光操作。临用新制。

供试品溶液　取本品适量，精密称定，加流动相溶解并定量稀释制成每1ml中约含0.5mg的溶液。

对照溶液　精密量取供试品溶液1ml，置100ml量瓶中，用流动相稀释至刻度，摇匀。

对照品溶液　取甲硝唑对照品适量，精密称定，加流动相溶解并定量稀释制成每1ml中约含5μg的溶液。

色谱条件　用十八烷基硅烷键合硅胶为填充剂；以乙腈-0.05mol/L醋酸铵溶液（pH 7.1）（15∶85）为流动相；检测波长为316nm；进样体积20μl。

系统适用性要求　理论板数按甘氨双唑钠峰计算不低于3000，甘氨双唑钠峰与相邻杂质峰之间的分离度应符合要求。

测定法　精密量取供试品溶液、对照溶液与对照品溶液，分别注入液相色谱仪，记录色谱图至主成分峰保留时间的4倍。

限度　供试品溶液色谱图中如有与甲硝唑保留时间一致的色谱峰，按外标法以峰面积计算，不得过1.0%；其他单个杂质峰面积不得大于对照溶液主峰面积的0.5倍（0.5%）；杂质总量不得过2.0%。

残留溶剂 照残留溶剂测定法（通则0861第三法）测定。

内标溶液　取乙酸乙酯适量，用二甲基亚砜稀释制成每1ml中约含0.5mg的溶液。

供试品溶液　取本品约1.0g，精密称定，置10ml量瓶中，加内标溶液溶解并稀释至刻度，摇匀。

对照品溶液　取乙醇适量，精密称定，用内标溶液定量稀释制成每1ml中含乙醇0.5mg的溶液，摇匀。

色谱条件　以聚乙二醇（PEG-20M）（或极性相近）为固定液的毛细管柱为色谱柱；起始温度60℃，保持10分钟，再以每分钟20℃的升温速率升至200℃，保持3分钟；进样口温度为230℃；检测器温度为250℃；进样体积1μl。

系统适用性要求　对照品溶液色谱图中，乙醇峰与内标峰之间的分离度应符合要求。

测定法　取供试品溶液与对照品溶液，分别注入气相色谱仪，记录色谱图。

限度　按内标法以峰面积计算，含乙醇不得过0.5%。

氯化物 取本品0.30g，加水25ml溶解后，依法检查（通则0801），与标准氯化钠溶液6.0ml制成的对照液比较，不得更浓（0.020%）。

水分 取本品，照水分测定法（通则0832第一法1）测定，含水分应为9.0%～11.5%。

结晶性 取本品少许，依法检查（通则0981第一法），应符合规定。

重金属 取本品1.0g，依法检查（通则0821第二法），含重金属不得过百万分之二十。

【含量测定】 照高效液相色谱法（通则0512）测定。避光操作。临用新制。

对照品溶液 取甘氨双唑钠对照品适量，精密称定，加流动相溶解并定量稀释制成每1ml中约含0.5mg的溶液。

供试品溶液、色谱条件与系统适用性要求 见有关物质项下。

测定法 精密量取供试品溶液与对照品溶液，分别注入液相色谱仪，记录色谱图。按外标法以峰面积计算。

【类别】 放射增敏药。

【贮藏】 密封，凉暗干燥处保存。

【制剂】 注射用甘氨双唑钠

注射用甘氨双唑钠

Zhusheyong Gan'an Shuangzuona

Glycididazole Sodium for Injection

本品为甘氨双唑钠的无菌冻干品。按平均装量计算，含无水甘氨双唑钠（$C_{18}H_{22}N_7NaO_{10}$）应为标示量的90.0%～110.0%。

【性状】 本品为类白色至微黄色的疏松块状物或粉末；无臭；遇光色渐变黄。

【鉴别】 （1）在含量测定项下记录的色谱图中，供试品溶液主峰的保留时间应与对照品溶液主峰的保留时间一致。

（2）取本品，加水溶解并稀释制成每1ml中含无水甘氨双唑钠约15μg的溶液，照紫外-可见分光光度法（通则0401）测定，在319nm的波长处有最大吸收。

【检查】 **酸碱度** 取本品，加水制成每1ml中含无水甘氨双唑钠约10mg的溶液，依法测定（通则0631），pH值应为6.5～8.5。

溶液的澄清度与颜色 取本品，加水制成每1ml中含无水甘氨双唑钠约10mg的溶液，溶液应澄清无色；如显浑浊，与1号浊度标准液（通则0902第一法）比较，不得更浓；如显色，与黄色或黄绿色5号标准比色液(通则0901第一法)比较,不得更深。

有关物质　照高效液相色谱法(通则0512)测定。避光操作。临用新制。

供试品溶液　取装量差异项下的内容物,混合均匀,精密称取适量,加流动相溶解并定量稀释制成每1ml中含无水甘氨双唑钠0.5mg的溶液。

对照溶液　精密量取供试品溶液1ml,置100ml量瓶中,用流动相稀释至刻度,摇匀。

对照品溶液　取甲硝唑对照品适量,精密称定,加流动相溶解并定量稀释制成每1ml中约含10μg的溶液。

色谱条件、系统适用性要求与测定法　见甘氨双唑钠有关物质项下。

限度　供试品溶液色谱图中如有与甲硝唑保留时间一致的色谱峰,按外标法以峰面积计算,不得过2.0%;其他单个杂质峰面积不得大于对照溶液主峰面积的1.5倍(1.5%);杂质总量不得过4.0%。

水分　取本品,照水分测定法(通则0832第一法1)测定,含水分不得过3.0%。

热原　取本品,加灭菌注射用水制成每1ml中含无水甘氨双唑钠约50mg的溶液,依法检查(通则1142),剂量按家兔体重每1kg注射1ml,应符合规定。

无菌　取本品,用pH 7.0无菌氯化钠-蛋白胨缓冲液适量溶解后,经薄膜过滤法处理,用pH 7.0无菌氯化钠-蛋白胨缓冲液分次冲洗(每膜不少于200ml),以金黄色葡萄球菌为阳性对照菌,依法检查(通则1101),应符合规定。

其他　应符合注射剂项下有关的各项规定(通则0102)。

【含量测定】　照高效液相色谱法(通则0512)测定。避光操作。临用新制。

对照品溶液　取甘氨双唑钠对照品适量,精密称定,加流动相溶解并定量稀释制成每1ml中含无水甘氨双唑钠0.5mg的溶液。

供试品溶液、色谱条件、系统适用性要求与测定法　见甘氨双唑钠含量测定项下。

【类别】　同甘氨双唑钠。

【规格】　按$C_{18}H_{22}N_7NaO_{10}$计　(1)0.25g　(2)0.6g

【贮藏】　密闭,凉暗干燥处保存。

甘氨酰谷氨酰胺

Gan'anxian Gu'anxian'an

Glycyl Glutamine

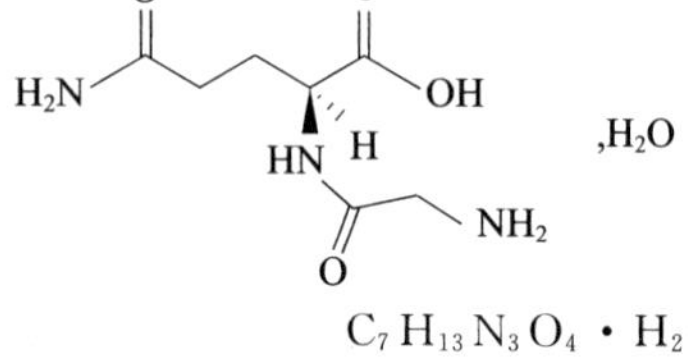

$C_7H_{13}N_3O_4 \cdot H_2O$　221.21

本品为甘氨酰-L-谷氨酰胺一水合物。按无水物计算,含$C_7H_{13}N_3O_4$不得少于99.0%。

【性状】　本品为白色或类白色结晶或结晶性粉末;无臭。

本品在水中易溶,在乙醇、丙酮或乙醚中不溶。

比旋度　取本品,精密称定,加水溶解并定量稀释制成每1ml中约含40mg的溶液,依法测定(通则0621),比旋度为−1.2°至−2.4°。

【鉴别】　(1)取本品约20mg,加水约1ml溶解,加茚三酮试液5滴,加热,即显蓝紫色。

(2)取本品约0.2g,置试管中,加氢氧化钠试液5ml,缓缓煮沸,即发生氨臭,能使润湿的红色石蕊试纸变蓝。

(3)本品的红外光吸收图谱应与对照品的图谱一致(通则0402)。

【检查】　**酸度**　取本品1.0g,加水20ml溶解后,依法测定(通则0631),pH值应为4.5～6.0。

溶液的透光率　取本品1.0g,加水溶解并稀释至20ml后,照紫外-可见分光光度法(通则0401),在430nm的波长处测定透光率,不得低于98.0%。

溶液的澄清度　取本品适量,加水溶解并稀释制成每1ml中含0.10g的溶液,溶液应澄清,如显浑浊,与1号浊度标准液(通则0902第一法)比较,不得更浓。

氯化物　取本品0.30g,依法检查(通则0801),与标准氯化钠溶液6.0ml制成的对照液比较,不得更浓(0.02%)。

硫酸盐　取本品1.0g,依法检查(通则0802),与标准硫酸钾溶液2.0ml制成的对照液比较,不得更浓(0.02%)。

铵盐　取本品0.10g,在60℃以下减压蒸馏,依法检查(通则0808),与标准氯化铵溶液10.0ml制成的对照液比较,不得更深(0.10%)。

有关物质　照高效液相色谱法(通则0512)测定。

供试品溶液　取本品适量,精密称定,加流动相溶解并定量稀释制成每1ml中约含1.0mg的溶液。

对照品溶液　取杂质Ⅰ对照品、杂质Ⅱ对照品适量,分别精密称定,加流动相溶解并定量稀释制成每1ml中各约含0.5mg的溶液。

对照溶液　分别精密量取供试品溶液与对照品溶液1ml,置同一100ml量瓶中,用流动相稀释至刻度,摇匀。

系统适用性溶液　取甘氨酰谷氨酰胺50mg,置50ml量瓶中,加浓过氧化氢溶液5ml,放置30分钟,用流动相稀释至刻度,摇匀。

色谱条件　用氨基键合硅胶为填充剂;以0.05mol/L磷酸二氢钠溶液(用磷酸调节pH值至4.5)-乙腈(35∶65)为流动相;检测波长为210nm;进样体积20μl。

系统适用性要求　理论板数按甘氨酰谷氨酰胺峰计算不低于2000;系统适用性溶液色谱图中,甘氨酰谷氨酰胺峰与相邻杂质峰间的分离度应符合要求;对照溶液色谱图中,甘氨酰谷氨酰胺峰高信噪比应大于10。

测定法　精密量取供试品溶液与对照溶液,分别注入液相色谱仪，记录色谱图至主成分峰保留时间的 2.5 倍。

限度　供试品溶液的色谱图中如有杂质峰，含杂质Ⅰ与杂质Ⅱ，按外标法以峰面积计算，均不得过 0.5%；其他单个未知杂质峰面积不得大于对照溶液中甘氨酰谷氨酰胺峰面积的 0.5 倍(0.5%)；其他未知杂质色谱峰面积的和不得大于对照溶液中甘氨酰谷氨酰胺峰面积(1.0%)；小于对照品溶液甘氨酰谷氨酰胺峰面积 0.05 倍的峰忽略不计。

其他氨基酸　取本品适量，加水溶解并稀释制成适宜浓度的溶液，作为供试品溶液；另取甘氨酸、谷氨酰胺、谷氨酸和甘氨酰谷氨酰胺对照品各适量，加水溶解并稀释制成适宜浓度的溶液，作为系统适用性溶液。用适宜的氨基酸分析仪或高效液相色谱仪进行分离测定，甘氨酸峰、谷氨酰胺峰、谷氨酸峰和甘氨酰谷氨酰胺峰之间的分离度均应符合要求。按外标法以峰面积计算，含甘氨酸不得过 1.0%，谷氨酰胺和谷氨酸的总量不得过 0.5%。

残留溶剂　照残留溶剂测定法(通则 0861 第二法)测定。

供试品溶液　取本品 50mg，精密称定，置顶空瓶中，精密加水 1ml 使溶解，密封。

对照品溶液　分别取乙醇、乙酸乙酯、甲苯各适量，精密称定，用二甲基亚砜稀释制成对照品贮备液；分别精密量取各对照品贮备液适量，用水定量稀释制成每 1ml 中含乙醇 25μg、乙酸乙酯 250μg 和甲苯 44.5μg 的混合溶液，精密量取 1ml，置顶空瓶中，密封。

色谱条件　以 5%苯基二甲聚硅氧烷(或极性相近)为固定液的毛细管柱为色谱柱；起始温度为 40℃，维持 6 分钟，以每分钟 10℃的速率升温至 160℃，维持 3 分钟；进样口温度为 200℃；检测器温度为 250℃；顶空瓶平衡温度为 80℃，平衡时间为 40 分钟。

系统适用性要求　对照品溶液色谱图中，各主峰间的分离度均应符合要求。

测定法　取供试品溶液与对照品溶液分别顶空进样，记录色谱图。

限度　按外标法以峰面积计算，乙醇的残留量不得过 0.05%，乙酸乙酯与甲苯的残留量均应符合规定。

水分　取本品，照水分测定法(通则 0832 第一法 1)测定，含水分应为 7.0%～9.0%。

炽灼残渣　取本品，依法检查(通则 0841)，遗留残渣不得过 0.1%。

铁盐　取本品 1.0g，依法检查(通则 0807)，与标准铁溶液 1.0ml 制成的对照液比较，不得更深(0.001%)。

重金属　取本品 2.0g，依法检查(通则 0821 第三法)，含重金属不得过百万分之五。

砷盐　取本品 2.0g，加水 23ml 溶解后，加盐酸 5ml，依法检查(通则 0822 第一法)，应符合规定(0.0001%)。

细菌内毒素　取本品，依法检查(通则 1143)，每 1g 甘氨酰谷氨酰胺中含内毒素的量应小于 6EU。(供注射用)

【含量测定】　取本品约 0.15g，精密称定，加无水甲酸 2ml，冰醋酸 40ml，照电位滴定法(通则 0701)，用高氯酸滴定液(0.1mol/L)滴定，并将滴定的结果用空白试验校正。每 1ml 高氯酸滴定液(0.1mol/L)相当于 20.32mg 的 $C_7H_{13}N_3O_4$。

【类别】　氨基酸类药。

【贮藏】　密封保存。

附：

杂质Ⅰ

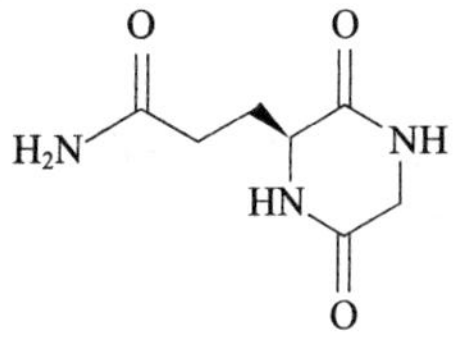

$C_7H_{11}N_3O_3$　185.18

环-(甘氨酰-谷氨酰胺)

杂质Ⅱ

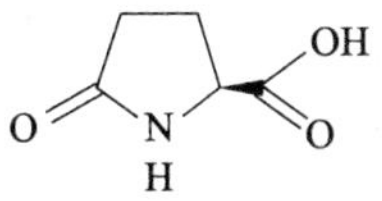

$C_5H_7NO_3$　129.11

焦谷氨酸

甘　氨　酸

Gan'ansuan

Glycine

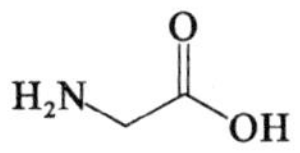

$C_2H_5NO_2$　75.07

本品为氨基乙酸。按干燥品计算，含 $C_2H_5NO_2$ 不得少于 99.0%。

【性状】　本品为白色至类白色结晶性粉末；无臭。

本品在水中易溶，在乙醇或乙醚中几乎不溶。

【鉴别】　(1)取本品与甘氨酸对照品各适量，分别加水溶解并稀释制成每 1ml 中约含 10mg 的溶液，作为供试品溶液与对照品溶液。照其他氨基酸项下的方法试验，供试品溶液所显主斑点的位置和颜色应与对照品溶液的主斑点相同。

(2)本品的红外光吸收图谱应与对照的图谱(光谱集 929 图)一致。

【检查】　**酸度**　取本品 1.0g，加水 20ml 溶解后，依法测定(通则 0631)，pH 值应为 5.6～6.6。

溶液的透光率　取本品 1.0g，加水 20ml 溶解后，照紫外-

可见分光光度法(通则 0401),在 430nm 的波长处测定透光率,不得低于 98.0%。

氯化物　取本品 1.0g,依法检查(通则 0801),与标准氯化钠溶液 7.0ml 制成的对照液比较,不得更浓(0.007%)。

硫酸盐　取本品 2.5g,依法检查(通则 0802),与标准硫酸钾溶液 1.5ml 制成的对照液比较,不得更浓(0.006%)。

铵盐　取本品 0.10g,依法检查(通则 0808),与标准氯化铵溶液 2.0ml 制成的对照液比较,不得更深(0.02%)。

其他氨基酸　照薄层色谱法(通则 0502)试验。

供试品溶液　取本品,加水溶解并稀释制成每 1ml 中约含 10mg 的溶液。

对照溶液　精密量取供试品溶液 1ml,置 200ml 量瓶中,用水稀释至刻度,摇匀。

系统适用性溶液　取甘氨酸对照品与丙氨酸对照品各适量,置同一量瓶中,加水溶解并稀释制成每 1ml 中分别约含 10mg 和 0.05mg 的溶液。

色谱条件　采用硅胶 G 薄层板,以正丙醇-氨水(7∶3)为展开剂。

测定法　吸取上述三种溶液各 2μl,分别点于同一薄层板上,展开约 10cm,晾干,在 80℃ 干燥 30 分钟,喷以茚三酮的正丙醇溶液(1→100),在 105℃ 加热至斑点出现,立即检视。

系统适用性要求　对照溶液应显一个清晰的斑点,系统适用性溶液应显两个完全分离的斑点。

限度　供试品溶液除主斑点外,所显杂质斑点个数不得超过 1 个,其颜色与对照溶液的主斑点比较不得更深(0.5%)。

干燥失重　取本品,在 105℃ 干燥 3 小时,减失重量不得过 0.2%(通则 0831)。

炽灼残渣　不得过 0.1%(通则 0841)。

铁盐　取本品 1.50g,依法检查(通则 0807),与标准铁溶液 1.5ml 制成的对照液比较,不得更深(0.001%)。

重金属　取本品 2.0g,加水 23ml 溶解,加醋酸盐缓冲液(pH 3.5)2ml,依法检查(通则 0821 第一法),含重金属不得过百万分之十。

砷盐　取本品 2.0g,加水 23ml 溶解后,加盐酸 5ml,依法检查(通则 0822 第一法),应符合规定(0.0001%)。

细菌内毒素　取本品,依法检查(通则 1143),每 1g 甘氨酸中含内毒素的量应小于 20EU。(供注射用)

【含量测定】　取本品约 70mg,精密称定,加无水甲酸 1.5ml 使溶解,加冰醋酸 50ml,照电位滴定法(通则 0701),用高氯酸滴定液(0.1mol/L)滴定,并将滴定的结果用空白试验校正。每 1ml 高氯酸滴定液(0.1mol/L)相当于 7.507mg 的 $C_2H_5NO_2$。

【类别】　氨基酸类药。

【贮藏】　遮光,密封保存。

【制剂】　甘氨酸冲洗液

甘氨酸冲洗液

Gan'ansuan Chongxiye

Glycine Irrigation Solution

本品为甘氨酸的灭菌水溶液。含甘氨酸($C_2H_5NO_2$)应为标示量的 95.0%～105.0%。

【性状】　本品为无色或几乎无色的澄明液体。

【鉴别】　(1)取本品 35ml,置水浴上蒸发至约 5ml,加稀盐酸 1ml 及 50% 亚硝酸钠溶液 5 滴,即产生气泡。

(2)取本品,照甘氨酸项下的鉴别(1)项试验,显相同的结果。

【检查】　**pH 值**　应为 4.5～6.5(通则 0631)。

细菌内毒素　取本品,依法检查(通则 1143),每 1ml 中含内毒素的量应小于 0.50EU。

其他　应符合冲洗剂项下有关的各项规定(通则 0128)。

【含量测定】　精密量取本品 10ml,置锥形瓶中,加水 10ml 和预先调节 pH 值至 9.0 的甲醛溶液 10ml,摇匀,加混合指示剂[取酚酞 75mg 和麝香草酚蓝 25mg,加乙醇-水(1∶1)适量使溶解,并稀释成 100ml]5 滴,用氢氧化钠滴定液(0.1mol/L)滴定至溶液显淡紫色,每 1ml 氢氧化钠滴定液(0.1mol/L)相当于 7.507mg 的 $C_2H_5NO_2$。

【类别】　同甘氨酸。

【规格】　2000ml∶30g

【贮藏】　遮光,密封保存。

甘露醇

Ganluchun

Mannitol

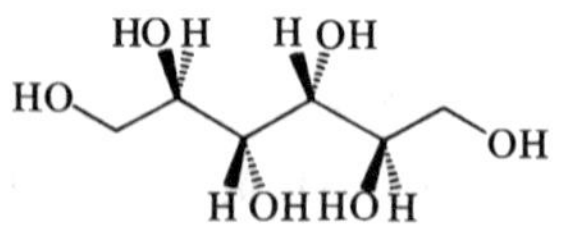

$C_6H_{14}O_6$　182.17

本品为 D-甘露糖醇。按干燥品计算,含 $C_6H_{14}O_6$ 应为 98.0%～102.0%。

【性状】　本品为白色结晶或结晶性粉末;无臭。

本品在水中易溶,在乙醚和乙醇中几乎不溶或不溶。

熔点　本品的熔点(通则 0612)为 166～170℃。

比旋度　取本品约 1g,精密称定,置 100ml 量瓶中,加钼酸铵溶液(1→10)40ml,再加入 0.5mol/L 的硫酸溶液 20ml,用水稀释至刻度,摇匀,在 25℃ 时依法测定(通则 0621),比旋度为 +137° 至 +145°。

【鉴别】　(1)取本品的饱和水溶液 1ml,加三氯化铁试液与氢氧化钠试液各 0.5ml,即生成棕黄色沉淀,振摇不消失;滴加过量的氢氧化钠试液,即溶解成棕色溶液。

(2)本品的红外光吸收图谱应与对照的图谱(光谱集1238图)一致。

【检查】 **酸度**　取本品5.0g,加水50ml溶解后,加酚酞指示液3滴与氢氧化钠滴定液(0.02mol/L)0.30ml,应显粉红色。

溶液的澄清度与颜色　取本品1.5g,加水10ml溶解后,溶液应澄清无色;如显浑浊,与1号浊度标准液(通则0902第一法)比较,不得更浓。

有关物质　照高效液相色谱法(通则0512)测定。

供试品溶液　取本品,加水溶解并稀释制成每1ml中含50mg的溶液。

对照溶液　精密量取供试品溶液1ml,置100ml量瓶中,用水稀释至刻度。

系统适用性溶液　取甘露醇与山梨醇各0.5g,置同一100ml量瓶中,加水溶解并稀释至刻度。

色谱条件　用磺化交联的苯乙烯二乙烯基苯共聚物为填充剂的强阳离子钙型交换柱(或分离效能相当的色谱柱);以水为流动相;流速为每分钟0.5ml;柱温为80℃;示差折光检测器,检测温度为55℃;进样体积20μl。

系统适用性要求　系统适用性溶液色谱图中,甘露醇峰与山梨醇峰间的分离度应大于2.0。

测定法　精密量取供试品溶液与对照溶液,分别注入液相色谱仪,记录色谱图至主成分峰保留时间的2倍。

限度　供试品溶液色谱图中如有杂质峰,各杂质峰面积的和不得大于对照溶液主峰面积的2倍(2.0%),小于对照溶液主峰面积0.05倍的色谱峰忽略不计。

还原糖　取本品5.0g,置锥形瓶中,加25ml水使溶解,加枸橼酸铜溶液(取硫酸铜25g、枸橼酸50g和无水碳酸钠144g,加水1000ml使溶解,即得)20ml,加热至沸腾,保持沸腾3分钟,迅速冷却,加2.4%(*V/V*)冰醋酸溶液100ml和0.025mol/L碘滴定液20.0ml,摇匀,加6%(*V/V*)盐酸溶液25ml(沉淀应完全溶解。如有沉淀,继续加该盐酸溶液至沉淀完全溶解),用硫代硫酸钠滴定液(0.05mol/L)滴定,近终点时加淀粉指示液1ml,继续滴定至蓝色消失。消耗硫代硫酸钠滴定液(0.05mol/L)的体积不得少于12.8ml。

氯化物　取本品2.0g,依法检查(通则0801),与标准氯化钠溶液6.0ml制成的对照液比较,不得更浓(0.003%)。

硫酸盐　取本品2.0g,依法检查(通则0802),与标准硫酸钾溶液2.0ml制成的对照液比较,不得更浓(0.01%)。

草酸盐　取本品1.0g,加水6ml,加热溶解后,放冷,加氨试液3滴与氯化钙试液1ml,摇匀,置水浴中加热15分钟后,取出,放冷;如发生浑浊,与草酸钠溶液[取草酸钠0.1523g,置1000ml量瓶中,加水溶解并稀释至刻度,摇匀。每1ml相当于0.1mg的草酸盐(C_2O_4)]2.0ml用同一方法制成的对照液比较,不得更浓(0.02%)。

干燥失重　取本品,在105℃干燥至恒重,减失重量不得过0.5%(通则0831)。

炽灼残渣　不得过0.1%(通则0841)。

重金属　取本品2.0g,加水23ml溶解后,加醋酸盐缓冲液(pH 3.5)2ml,依法检查(通则0821第一法),含重金属不得过百万分之十。

砷盐　取本品1.0g,加水10ml使溶解,加稀硫酸5ml与溴化钾溴试液0.5ml,置水浴上加热20分钟,使保持稍过量的溴存在(必要时可滴加溴化钾溴试液),并随时补充蒸散的水分,放冷,加盐酸5ml与水适量使成28ml,依法检查(通则0822第一法),应符合规定(0.0002%)。

【含量测定】　取本品约0.2g,精密称定,置250ml量瓶中,加水使溶解并稀释至刻度,摇匀;精密量取10ml,置碘瓶中,精密加高碘酸钠溶液[取硫酸溶液(1→20)90ml与高碘酸钠溶液(2.3→1000)110ml混合制成]50ml,置水浴上加热15分钟,放冷,加碘化钾试液10ml,密塞,放置5分钟,用硫代硫酸钠滴定液(0.05mol/L)滴定,至近终点时,加淀粉指示液1ml,继续滴定至蓝色消失,并将滴定的结果用空白试验校正。每1ml硫代硫酸钠滴定液(0.05mol/L)相当于0.9109mg的$C_6H_{14}O_6$。

【类别】　脱水药。

【贮藏】　遮光,密封保存。

【制剂】　甘露醇注射液

甘露醇注射液

Ganluchun Zhusheye

Mannitol Injection

本品为甘露醇的灭菌水溶液。含甘露醇($C_6H_{14}O_6$)应为标示量的95.0%～105.0%。

【性状】　本品为无色的澄明液体。

【鉴别】　(1)取本品1ml,照甘露醇项下的鉴别(1)项试验,显相同的反应。

(2)在含量测定项下记录的色谱图中,供试品溶液主峰的保留时间应与对照品溶液主峰的保留时间一致。

【检查】 **pH值**　应为4.5～6.5(通则0631)。

细菌内毒素　取本品,依法检查(通则1143),每1g甘露醇中含内毒素的量应小于1.25EU。

其他　应符合注射剂项下有关的各项规定(通则0102)。

【含量测定】　照高效液相色谱法(通则0512)测定。

供试品溶液　精密量取本品适量(约相当于甘露醇5g),加水溶解并定量稀释制成每1ml中约含5mg的溶液。

对照品溶液　取甘露醇对照品适量,精密称定,加水溶解并定量稀释制成每1ml中约含5mg的溶液。

系统适用性溶液　取甘露醇与山梨醇各0.5g,置同一100ml量瓶中,加水溶解并稀释至刻度,摇匀。

色谱条件　用磺化交联的苯乙烯二乙烯基苯共聚物为填充剂的强阳离子钙型交换柱(或分离效能相当的色谱柱);以水为流动相;流速为每分钟0.5ml;柱温为80℃;示差折光检

测器，检测温度为 55℃；进样体积 20μl。

系统适用性要求　系统适用性溶液色谱图中，甘露醇峰与山梨醇峰间的分离度应大于 2.0。

测定法　精密量取供试品溶液与对照品溶液，分别注入液相色谱仪，记录色谱图。按外标法以峰面积计算。

【类别】　同甘露醇。

【规格】　(1)20ml：4g　(2)50ml：10g　(3)100ml：20g　(4)250ml：50g　(5)500ml：100g　(6)3000ml：150g

【贮藏】　遮光，密闭保存。

艾司唑仑

Aisizuolun

Estazolam

$C_{16}H_{11}ClN_4$　294.74

本品为 6-苯基-8-氯-4*H*-[1,2,4]-三氮唑[4,3-*a*][1,4]苯并二氮杂䓬。按干燥品计算，含 $C_{16}H_{11}ClN_4$ 不得少于 98.5%。

【性状】　本品为白色或类白色的结晶性粉末；无臭。

本品在三氯甲烷中易溶，在甲醇中溶解，在乙酸乙酯或乙醇中略溶，在水中几乎不溶；在醋酐中易溶。

熔点　本品的熔点（通则 0612）为 229～232℃。

吸收系数　取本品，精密称定，加盐酸溶液(9→1000)溶解并定量稀释制成每 1ml 中约含 10μg 的溶液，照紫外-可见分光光度法（通则 0401），在 271nm 的波长处测定吸光度，吸收系数($E_{1cm}^{1\%}$)为 349～367。

【鉴别】　(1)取本品约 10mg，加盐酸溶液(1→2)15ml，缓缓煮沸 15 分钟，放冷，溶液显芳香第一胺类的鉴别反应（通则 0301）。

(2)取本品约 1mg，加稀硫酸 1～2 滴，置紫外光灯(365nm)下检视，显天蓝色荧光。

(3)本品的红外光吸收图谱应与对照的图谱（光谱集 63 图）一致（如不一致，用甲醇重结晶后测定）。

【检查】　**氯化物**　取本品 1.0g，加水 50ml，振摇 10 分钟，滤过；分取滤液 25ml，依法检查（通则 0801），与标准氯化钠溶液 7.0ml 制成的对照液比较，不得更浓(0.014%)。

有关物质　照高效液相色谱法（通则 0512）测定。

供试品溶液　取本品，加流动相溶解并稀释制成每 1ml 中约含 0.2mg 的溶液。

对照溶液　精密量取供试品溶液适量，用流动相定量稀释制成每 1ml 中约含 2μg 的溶液。

色谱条件　用十八烷基硅烷键合硅胶为填充剂；以甲醇-水(65∶35)为流动相；检测波长为 223nm；进样体积 20μl。

系统适用性要求　理论板数按艾司唑仑峰计算不低于 2000。

测定法　精密量取供试品溶液与对照溶液，分别注入液相色谱仪，记录色谱图至主成分色谱峰保留时间的 3 倍。

限度　供试品溶液色谱图中如有杂质峰，各杂质峰面积的和不得大于对照溶液主峰面积的 0.5 倍(0.5%)。

干燥失重　取本品，在 105℃ 干燥至恒重，减失重量不得过 0.5%（通则 0831）。

炽灼残渣　不得过 0.1%（通则 0841）。

【含量测定】　取本品约 0.1g，精密称定，加醋酐 50ml 溶解后，加结晶紫指示液 2 滴，用高氯酸滴定液(0.1mol/L)滴定至溶液显黄色，并将滴定的结果用空白试验校正。每 1ml 高氯酸滴定液(0.1mol/L)相当于 14.74mg 的 $C_{16}H_{11}ClN_4$。

【类别】　抗焦虑药。

【贮藏】　密封保存。

【制剂】　(1)艾司唑仑片　(2)艾司唑仑注射液

艾司唑仑片

Aisizuolun Pian

Estazolam Tablets

本品含艾司唑仑($C_{16}H_{11}ClN_4$)应为标示量的 90.0%～110.0%。

【性状】　本品为白色片。

【鉴别】　取本品的细粉适量（约相当于艾司唑仑 10mg），加乙醇 10ml，振摇使艾司唑仑溶解，滤过，滤液蒸干，残渣照艾司唑仑项下的鉴别(1)、(2)项试验，显相同的反应。

【检查】　**有关物质**　照高效液相色谱法（通则 0512）测定。

供试品溶液　取本品细粉适量（约相当于艾司唑仑 2mg），加流动相溶解并稀释制成每 1ml 中约含 0.2mg 的溶液，滤过，取续滤液。

对照溶液　精密量取供试品溶液适量，用流动相定量稀释制成每 1ml 中约含艾司唑仑 2μg 的溶液。

色谱条件、系统适用性要求与测定法　见艾司唑仑有关物质项下。

限度　供试品溶液色谱图中如有杂质峰，各杂质峰面积的和不得大于对照溶液主峰面积(1.0%)。

含量均匀度　取本品 1 片，置 100ml(1mg 规格)或 200ml(2mg 规格)量瓶中，加盐酸溶液(9→1000)适量，充分振摇使艾司唑仑溶解，用盐酸溶液(9→1000)稀释至刻度，摇匀，滤过，取续滤液作为供试品溶液，照含量测定项下的方法测定含量，应符合规定（通则0941）。

溶出度　照溶出度与释放度测定法（通则0931第三法）测定。

溶出条件　以盐酸溶液（9→1000）100ml（1mg规格）或200ml（2mg规格）为溶出介质，转速为每分钟100转，依法操作，经30分钟时取样。

测定法　取溶出液10ml，滤过，取续滤液，照紫外-可见分光光度法（通则0401），在268nm的波长处测定吸光度，按$C_{16}H_{11}ClN_4$的吸收系数（$E_{1cm}^{1\%}$）为352计算每片的溶出量。

限度　标示量的80%，应符合规定。

其他　应符合片剂项下有关的各项规定（通则0101）。

【含量测定】　照紫外-可见分光光度法（通则0401）测定。

供试品溶液　取本品30片，精密称定，研细，精密称取适量（约相当于艾司唑仑10mg），置100ml量瓶中，加盐酸溶液（9→1000）60ml，充分振摇使艾司唑仑溶解，用盐酸溶液（9→1000）稀释至刻度，摇匀，滤过，精密量取续滤液5ml，置50ml量瓶中，用盐酸溶液（9→1000）稀释至刻度，摇匀。

测定法　取供试品溶液，在268nm的波长处测定吸光度，按$C_{16}H_{11}ClN_4$的吸收系数（$E_{1cm}^{1\%}$）为352计算。

【类别】　同艾司唑仑。

【规格】　（1）1mg　（2）2mg

【贮藏】　遮光，密封保存。

艾司唑仑注射液

Aisizuolun Zhusheye

Estazolam Injection

本品为艾司唑仑加适宜助溶剂制成的灭菌水溶液。含艾司唑仑（$C_{16}H_{11}ClN_4$）应为标示量的90.0%～110.0%。

【性状】　本品为无色的澄明液体。

【鉴别】　（1）取本品适量（约相当于艾司唑仑1mg），加稀硫酸2滴，置紫外光灯（365nm）下检视，显天蓝色荧光。

（2）在含量测定项下记录的色谱图中，供试品溶液主峰的保留时间应与对照品溶液主峰的保留时间一致。

【检查】　**pH值**　应为5.6～7.0（通则0631）。

有关物质　照高效液相色谱法（通则0512）测定。

供试品溶液　取本品，加流动相稀释制成每1ml中约含艾司唑仑0.2mg的溶液。

对照溶液　精密量取供试品溶液适量，用流动相定量稀释制成每1ml中约含艾司唑仑2μg的溶液。

色谱条件、系统适用性要求与测定法　见艾司唑仑有关物质项下。

限度　供试品溶液色谱图中如有杂质峰，除苯甲酸钠峰外，各杂质峰面积的和不得大于对照溶液主峰面积（1.0%）。

其他　应符合注射剂项下有关的各项规定（通则0102）。

【含量测定】　照高效液相色谱法（通则0512）测定。

供试品溶液　精密量取本品适量，用流动相定量稀释成每1ml中约含艾司唑仑10μg的溶液。

对照品溶液　取艾司唑仑对照品，精密称定，加流动相溶解并定量稀释制成每1ml中约含10μg的溶液。

色谱条件与系统适用性要求　见有关物质项下。

测定法　精密量取供试品溶液与对照品溶液，分别注入液相色谱仪，记录色谱图。按外标法以峰面积计算。

【类别】　同艾司唑仑。

【规格】　（1）1ml：1mg　（2）1ml：2mg

【贮藏】　遮光，密闭保存。

艾司奥美拉唑钠

Aisi'aomeilazuona

Esomeprazole Sodium

$C_{17}H_{18}N_3O_3SNa$　367.40

本品为5-甲氧基-2-[(*S*)-[(4-甲氧基-3,5-二甲基-2-吡啶基)甲基]亚硫酰基]-1*H*-苯并咪唑钠盐。按无水与无溶剂物计，含$C_{17}H_{18}N_3O_3SNa$不得少于98.0%。

【性状】　本品为白色或类白色粉末；有引湿性。

本品在乙醇中易溶。

【鉴别】　（1）本品的红外光吸收图谱应与对照品的图谱一致（通则0402）。

（2）取本品约195mg，精密称定，置200ml量瓶中，加水溶解并稀释至刻度，摇匀，精密量取10ml，置100ml量瓶中，加3.8%氯化钾溶液10ml，用水稀释至刻度，摇匀，作为供试品溶液；另精密量取标准钠溶液（每1ml相当于1.0mg的Na）1ml，置25ml量瓶中，用水稀释至刻度，摇匀，精密量取15ml，置100ml量瓶中，加3.8%氯化钾溶液10ml，用水稀释至刻度，摇匀，作为对照品溶液。取对照品溶液与供试品溶液，照原子吸收分光光度法（通则0406），在589.0nm的波长处测定，供试品溶液的吸光度应与对照品溶液的吸光度基本一致。

【检查】　**杂质吸光度**　取本品2.0g，加甲醇100ml使溶解，立即照紫外-可见分光光度法（通则0401），在440nm与650nm的波长处测定，吸光度均不得大于0.05。

碱度　取本品2.0g，加水100ml溶解后，依法测定（通则0631），pH值应为10.3～11.3。

有关物质　照高效液相色谱法（通则0512）测定。临用新制。

供试品溶液　取本品适量，精密称定，加流动相A溶解并定量稀释制成每 1ml 中约含 0.2mg 的溶液。

系统适用性溶液　分别取奥美拉唑对照品与杂质Ⅰ对照品各适量，加流动相 A 溶解并稀释制成每 1ml 中各约含 0.02mg 的混合溶液。

灵敏度溶液　精密量取供试品溶液适量，用流动相 A 定量稀释制成每 1ml 中约含 0.2μg 的溶液。

色谱条件　用十八烷基硅烷键合硅胶（Microspher C18，4.6mm×100mm，3μm 或效能相当的色谱柱）为填充剂；以水-磷酸盐缓冲液（pH 7.6）（每 1000ml 中含磷酸二氢钠 0.0052mol 与磷酸氢二钠 0.032mol）-乙腈（80∶10∶10）为流动相 A，以乙腈-磷酸盐缓冲液（pH 7.6）-水（80∶1∶19）为流动相 B，按下表进行线性梯度洗脱；检测波长为 302nm；进样体积 20μl。

时间（分钟）	流动相 A（%）	流动相 B（%）
0	100	0
10	80	20
30	0	100
31	100	0
45	100	0

系统适用性要求　系统适用性溶液色谱图中，奥美拉唑峰的保留时间为 14～19 分钟，奥美拉唑峰与杂质Ⅰ峰之间的分离度应大于 2.5。灵敏度溶液色谱图中，主成分峰高的信噪比应大于 10。

测定法　精密量取供试品溶液，注入液相色谱仪，记录色谱图至 30 分钟。

限度　供试品溶液色谱图中如有杂质峰，按峰面积归一化法计算，杂质Ⅰ不得过 0.2%，杂质Ⅱ（相对保留时间约为 0.21）与杂质Ⅲ（相对保留时间约为 1.10）均不得过 0.1%，其他单个杂质不得过 0.1%，杂质总量不得过 0.5%。

R-对映体　照高效液相色谱法（通则 0512）测定。

磷酸盐缓冲液（pH 11.0）　每 1000ml 中含磷酸钠 0.0028mol 与磷酸氢二钠 0.011mol。

供试品溶液　取本品，加磷酸盐缓冲液（pH 11.0）溶解并稀释制成每 1ml 中约含 0.32mg 的溶液，精密量取 2ml，置 20ml 量瓶中，用水稀释至刻度，摇匀。

系统适用性溶液　取奥美拉唑对照品约 18mg，置 100ml 量瓶中，加甲醇 5ml 使溶解，用磷酸盐缓冲液（pH 11.0）稀释至刻度，摇匀，精密量取 2ml，置 100ml 量瓶中，用水稀释至刻度，摇匀。

色谱条件　用 α_1-酸性糖蛋白键合硅胶为填充剂；以磷酸盐缓冲液（pH 6.0）（每 1000ml 中含磷酸二氢钠 0.0175mol 与磷酸氢二钠 0.0025mol）-乙腈（85∶15）为流动相，检测波长为 302nm；进样体积 20μl。

系统适用性要求　系统适用性溶液色谱图中，出峰顺序依次为 R-对映体与艾司奥美拉唑，艾司奥美拉唑峰的保留时间为 4～5 分钟，两峰之间的分离度应大于 3。

测定法　精密量取供试品溶液，注入液相色谱仪，记录色谱图。

限度　按峰面积归一化法计算，含 R-对映体不得过 0.5%。

残留溶剂　照残留溶剂测定法（通则 0861 第二法）测定。

供试品溶液　取本品约 0.25g，精密称定，置 20ml 顶空瓶中，精密加入 N，N-二甲基乙酰胺 2ml，密封，摇匀。

对照品溶液　取甲苯 38mg，精密称定，置 100ml 量瓶中，用 N，N-二甲基乙酰胺稀释至刻度，摇匀；取丙酮 62mg、甲醇 38mg 与乙腈 25mg，精密称定，置 100ml 量瓶中，精密加入上述甲苯溶液 10ml，用 N，N-二甲基乙酰胺稀释至刻度，摇匀，精密量取 2ml，置 20ml 顶空瓶中，密封，摇匀。

色谱条件　用 6%氰丙基苯基-94%二甲基聚硅氧烷（或极性相近）为固定液的毛细管柱为色谱柱；柱温为 40℃，维持 5 分钟，以每分钟 10℃的速率升温至 100℃，再以每分钟 30℃的速率升温至 230℃，维持 3 分钟；进样口温度为 200℃，检测器温度为 280℃；顶空瓶平衡温度为 70℃，平衡时间为 20 分钟。

系统适用性要求　对照品溶液色谱图中，各成分峰之间的分离度应大于 3.0。

测定法　取供试品溶液与对照品溶液分别顶空进样，记录色谱图。

限度　按外标法以峰面积计算，甲苯的残留量不得过 0.03%，丙酮、甲醇与乙腈的残留量均应符合规定。

水分　取本品，照水分测定法（通则 0832 第一法 1）测定，含水分不得过 1.0%。

重金属　取本品 1.0g，置坩埚中，加 25%硫酸镁的稀硫酸溶液 4ml，混匀，缓缓炽灼至完全炭化，在 700～800℃炽灼 1 小时，放冷，残渣用稀盐酸 10ml 溶解，加酚酞指示液 1 滴，滴加浓氨溶液至溶液显粉红色，滴加冰醋酸至粉红色消失，再加冰醋酸 0.5ml，滤过，用水冲洗滤器，合并滤液与洗液，用水稀释至 20ml，依法检查（通则 0821 第一法），含重金属不得过百万分之二十。

【含量测定】　取本品约 0.3g，精密称定，加新沸冷水 50ml 使溶解，照电位滴定法（通则 0701），用盐酸滴定液（0.1mol/L）滴定。每 1ml 盐酸滴定液（0.1mol/L）相当于 36.74mg 的 $C_{17}H_{18}N_3O_3SNa$。

【类别】　质子泵抑制药。

【贮藏】　遮光，密封保存。

【制剂】　注射用艾司奥美拉唑钠

附：

杂质Ⅰ

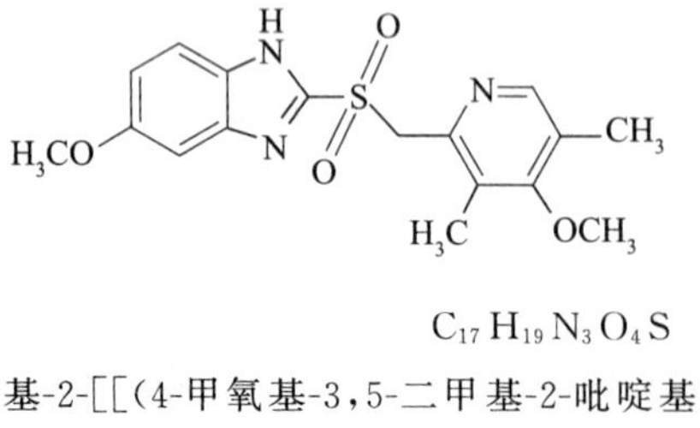

$C_{17}H_{19}N_3O_4S$　361.42

5-甲氧基-2-[[(4-甲氧基-3，5-二甲基-2-吡啶基)甲基]磺酰基]-1H-苯并咪唑

杂质Ⅱ

$C_{16}H_{15}N_3O_4$ 313.31

1,4-二氢-1-(5-甲氧基-1*H*-苯并咪唑-2-基)-3,5-二甲基-4-氧代-2-吡啶羧酸

杂质Ⅲ

$C_{18}H_{21}N_3O_3S$ 359.44

5-甲氧基-2-[[(4-甲氧基-3,5-二甲基-2-吡啶基)甲基]亚硫酰基]-1-甲基苯并咪唑与6-甲氧基-2-[[(4-甲氧基-3,5-二甲基-2-吡啶基)甲基]亚硫酰基]-1-甲基苯并咪唑

杂质Ⅳ

$C_{16}H_{17}N_3O_3S$ 331.39

2-[[(5-甲氧基-1*H*-苯并咪唑-2-基)亚硫酰基]甲基]-3,5-二甲基-4(1*H*)-1-吡啶酮

杂质Ⅴ

$C_8H_8N_2OS$ 180.23

2-巯基-5-甲氧基-1*H*-苯并咪唑

注射用艾司奥美拉唑钠

Zhusheyong Aisi'aomeilazuona

Esomeprazole Sodium for Injection

本品为艾司奥美拉唑钠的无菌冻干品。含艾司奥美拉唑钠按艾司奥美拉唑($C_{17}H_{19}N_3O_3S$)计算，应为标示量的97.0%～109.0%。

【性状】 本品为白色或类白色的块状物或粉末。

【鉴别】 (1)取本品适量(约相当于艾司奥美拉唑40mg)，加水5ml，振摇使溶解，作为供试品溶液；以0.03%乙二胺四醋酸二钠溶液作为对照溶液；取供试品溶液与对照溶液各0.5ml，依次加入0.008%硫酸镍溶液1.0ml、1mol/L氨水溶液1.0ml、1%丁二酮肟乙醇溶液1.0ml，混匀，放置1分钟，供试品溶液与对照溶液均应呈无色至微黄色。同时做空白对照试验，溶液应呈明显的红色。

(2)照高效液相色谱法(通则0512)试验。

磷酸盐缓冲液(pH 11.0) 每1000ml中含磷酸钠0.0028mol与磷酸氢二钠0.011mol。

供试品溶液 取本品，加磷酸盐缓冲液(pH 11.0)溶解并稀释制成每1ml中约含艾司奥美拉唑0.01mg的溶液。

对照品溶液 取奥美拉唑对照品10mg，置100ml量瓶中，加磷酸盐缓冲液(pH 11.4)(每1000ml中含磷酸钠0.0179mol与磷酸氢二钠0.0348mol)15ml使溶解，用水稀释至刻度，摇匀，量取5ml，置25ml量瓶中，用磷酸盐缓冲液(pH 11.0)稀释至刻度，摇匀。

色谱条件 用α_1-酸性糖蛋白键合硅胶为填充剂；以磷酸盐缓冲液(pH 6.2)(每1000ml中含磷酸二氢钠0.0174mol与磷酸氢二钠0.00253mol)-乙腈(85:15)为流动相；检测波长为280nm；流速为每分钟0.6ml；进样体积20μl。

系统适用性要求 对照品溶液色谱图中，出峰顺序依次为*R*-对映体与艾司奥美拉唑，艾司奥美拉唑峰保留时间约为4分钟，两峰之间的分离度应符合要求。

测定法 精密量取供试品溶液与对照品溶液，分别注入液相色谱仪，记录色谱图。

结果判定 供试品溶液主峰的保留时间应与对照品溶液中艾司奥美拉唑峰的保留时间一致。

(3)在含量测定项下记录的色谱图中，供试品溶液主峰的保留时间应与对照品溶液主峰的保留时间一致。

【检查】 **碱度** 取本品1瓶，加0.9%氯化钠溶液5.2ml振摇使溶解后，依法测定(通则0631)，pH值应为10.0～11.0。

溶液的澄清度 取本品1瓶，加0.9%氯化钠溶液5.2ml溶解后，依法检查(通则0902第一法)，溶液应澄清。

有关物质 照高效液相色谱法(通则0512)测定。临用新制。

供试品溶液 取本品5瓶，加鉴别(2)项下的磷酸盐缓冲液(pH 11.0)溶解并稀释制成每1ml中约含艾司奥美拉唑0.1mg的溶液。

系统适用性溶液 取杂质Ⅰ对照品与奥美拉唑各适量，加磷酸盐缓冲液(pH 11.0)溶解并稀释制成每1ml中各约含0.5μg的混合溶液。

色谱条件 用十八烷基硅烷键合硅胶为填充剂(Microspher C18，4.6mm×100mm，3μm或效能相当的色谱柱)；以乙腈-磷酸盐缓冲液(pH 7.4)(每1000ml中含磷酸二氢钠0.001 23mol与磷酸氢二钠0.002 98mol)-四丁基硫酸氢铵溶液[取四丁基硫酸氢铵6.8g，加1mol/L氢氧化钠溶液

20ml使溶解，用上述磷酸盐缓冲液（pH 7.4）稀释至1000ml]（26：69：5）为流动相；检测波长为280nm；进样体积20μl。

系统适用性要求　系统适用性溶液色谱图中，奥美拉唑峰的保留时间为7～8分钟，奥美拉唑峰与杂质Ⅰ峰之间的分离度应大于3.0。

测定法　精密量取供试品溶液，注入液相色谱仪，记录色谱图至主成分峰保留时间的2倍。

限度　供试品溶液色谱图中如有杂质峰，按峰面积归一化法计算，杂质Ⅳ（相对保留时间约为0.26）不得过1.3%，杂质Ⅰ与杂质Ⅲ（相对保留时间约为1.5）均不得过0.9%，杂质Ⅱ（相对保留时间约为0.32）与杂质Ⅴ（相对保留时间约为0.34）均不得过0.3%，其他单个杂质不得过0.2%，杂质总量不得过2.6%，小于总峰面积0.05%的色谱峰忽略不计。

水分　取本品5瓶，照水分测定法（通则0832第一法2）测定，含水分不得过5.0%。

细菌内毒素　取本品，依法测定（通则1143），每1mg艾司奥美拉唑钠中含内毒素的量应小于2.5EU。

其他　应符合注射剂项下有关的各项规定（通则0102）。

【含量测定】　照高效液相色谱法（通则0512）测定。

供试品溶液　取本品5瓶，加鉴别（2）项下的磷酸盐缓冲液（pH 11.0）溶解并定量稀释制成每1ml中约含艾司奥美拉唑0.1mg的溶液。

对照品溶液　取奥美拉唑对照品10mg，精密称定，置100ml量瓶中，加鉴别（2）项下的磷酸盐缓冲液（pH 11.4）15ml使溶解，用水稀释至刻度。

系统适用性溶液、色谱条件与系统适用性要求　见有关物质项下。

测定法　精密量取供试品溶液与对照品溶液，分别注入液相色谱仪，记录色谱图。按外标法以峰面积计算。

【类别】　同艾司奥美拉唑钠。

【规格】　40mg（按$C_{17}H_{19}N_3O_3S$计）

【贮藏】　遮光，密闭保存。

艾司奥美拉唑镁肠溶片

Aisi'aomeilazuomei Changrongpian

Esomeprazole Magnesium Enteric-coated Tablets

本品含艾司奥美拉唑镁按艾司奥美拉唑（$C_{17}H_{19}N_3O_3S$）计算，应为标示量的93.0%～105.0%。

【性状】　本品为薄膜衣片，除去包衣后显白色或类白色，内含多个肠溶微囊。

【鉴别】　（1）照高效液相色谱法（通则0512）试验。

磷酸盐缓冲液（pH 11.0）　每1000ml中含磷酸钠0.0137mol与磷酸氢二钠0.0551mol。

供试品溶液　取本品适量（约相当于艾司奥美拉唑20mg），置200ml量瓶中，加磷酸盐缓冲液（pH 11.0）约120ml，振摇，加乙醇40ml，超声使艾司奥美拉唑镁溶解，放冷，用磷酸盐缓冲液（pH 11.0）稀释至刻度，摇匀，滤过，精密量取续滤液5ml，置50ml量瓶中，用水稀释至刻度，摇匀。

对照品溶液　取奥美拉唑对照品约20mg，精密称定，置100ml量瓶中，加乙醇20ml使溶解，用磷酸盐缓冲液（pH 11.0）稀释至刻度，摇匀，精密量取5ml，置50ml量瓶中，用水稀释至刻度，摇匀。

色谱条件　用α_1-酸性糖蛋白键合硅胶为填充剂；以乙腈-磷酸盐缓冲液（pH 6.0）（每1000ml中含磷酸氢二钠0.0747mol与磷酸二氢钠0.400mol）-水（150：85：765）为流动相；检测波长为302nm；进样体积20μl。

系统适用性要求　对照品溶液色谱图中，出峰顺序依次为*R*-对映体与艾司奥美拉唑，艾司奥美拉唑峰保留时间约为4分钟，两峰之间的分离度应符合要求。

测定法　精密量取供试品溶液与对照品溶液，分别注入液相色谱仪，记录色谱图。

结果判定　供试品溶液主峰的保留时间应与对照品溶液中艾司奥美拉唑峰的保留时间一致。

（2）取本品细粉适量（约相当于艾司奥美拉唑40mg），精密称定，置50ml锥形瓶中，加0.1mol/L盐酸溶液20ml，振摇10分钟使溶解，滤过，量取续滤液5ml，置50ml量瓶中，用水稀释至刻度，摇匀，作为供试品溶液；另精密量取标准镁溶液（每1ml相当于1.0mg的Mg）适量，用水稀释制成每1ml中含镁约为10μg的溶液，作为对照品溶液。取对照品溶液与供试品溶液，照原子吸收分光光度法（通则0406），在285.2nm的波长处分别测定，供试品溶液的吸光度应与对照品溶液的吸光度基本一致。

【检查】　**有关物质**　照高效液相色谱法（通则0512）测定。

供试品溶液　取本品细粉适量（约相当于艾司奥美拉唑20mg），精密称定，置100ml量瓶中，加甲醇10ml，振摇，加鉴别（1）项下的磷酸盐缓冲液（pH 11.0）20ml，振摇，超声使艾司奥美拉唑镁溶解，用水稀释至刻度，滤过，取续滤液。

系统适用性溶液　分别取奥美拉唑与杂质Ⅰ对照品各适量，加流动相A溶解并稀释制成每1ml中各约含0.02mg的混合溶液。

色谱条件　用十八烷基硅烷键合硅胶为填充剂（Microspher C18，4.6mm×100mm，3μm或效能相当的色谱柱）；以水-磷酸盐缓冲液（pH 7.6）（每1000ml中含磷酸二氢钠0.0052mol与磷酸氢二钠0.0315mol）-乙腈（80：10：10）为流动相A，以乙腈-磷酸盐缓冲液（pH 7.6）-水（80：1：19）为流动相B，按下表进行梯度洗脱；检测波长为302nm；进样体积20μl。

时间(分钟)	流动相 A(%)	流动相 B(%)
0	100	0
10	80	20
30	0	100
31	100	0
45	100	0

系统适用性要求　系统适用性溶液色谱图中，艾司奥美拉唑峰的保留时间为 14～19 分钟，艾司奥美拉唑峰与杂质Ⅰ峰之间的分离度应大于 2.5。

测定法　精密量取供试品溶液，注入液相色谱仪，记录色谱图至 30 分钟。

限度　供试品溶液色谱图中如有杂质峰，按峰面积归一化法计算，杂质Ⅰ含量不得过 0.5%，其他单个杂质含量不得过 0.2%，杂质总量不得过 2.0%。

含量均匀度(20mg 规格)　以含量测定项下测得的每片含量计算，应符合规定(通则 0941)。

溶出度　照溶出度与释放度测定法(通则 0931 第二法方法 1)测定。

溶出条件　以 0.1mol/L 盐酸溶液 300ml 为溶出介质，转速为每分钟 100 转，依法操作，经 2 小时时，随即在各溶出杯中加入预热至 37℃±0.5℃的 0.086mol/L 磷酸氢二钠溶液 700ml，混匀，转速不变，继续依法操作，经 30 分钟时取样。

供试品溶液　取溶出液滤过，精密量取续滤液 5ml，精密加入 0.25mol/L 氢氧化钠溶液 1ml，摇匀。

对照品溶液　取奥美拉唑对照品约 20mg，精密称定，置 100ml 量瓶中，加乙醇 10ml 使溶解，用磷酸盐缓冲液(pH 6.8)(取 0.086mol/L 磷酸氢二钠溶液 700ml 与 0.1mol/L 盐酸溶液 300ml，混匀)稀释至刻度，摇匀，精密量取 5ml(20mg 规格)或 10ml(40mg 规格)，置 50ml 量瓶中，用上述磷酸盐缓冲液(pH 6.8)稀释至刻度，摇匀，精密量取 5ml，精密加 0.25mol/L 氢氧化钠溶液 1ml，摇匀。

色谱条件与系统适用性要求　见含量测定项下。

测定法　精密量取供试品溶液与对照品溶液，分别注入液相色谱仪，记录色谱图。按外标法以峰面积计算每片的溶出量。

限度　标示量的 75%，应符合规定。

耐酸力　照溶出度与释放度测定法(通则 0931 第一法)测定。如平均溶出量不小于标示量的 90%，则不再进行测定。

溶出条件　以氯化钠的盐酸溶液(取氯化钠 1g，加盐酸 3.5ml，加水至 500ml)500ml 为溶出介质，转速为每分钟 100 转，依法操作，经 2 小时时取下转篮。

供试品溶液　用水洗转篮内颗粒至洗液呈中性，用少量鉴别(1)项下的磷酸盐缓冲液(pH 11.0)将颗粒分别移至 100ml(20mg 规格)或 200ml(40mg 规格)量瓶中，加乙醇 20ml(20mg)或 40ml(40mg)，超声使艾司奥美拉唑溶解，用上述磷酸盐缓冲液(pH 11.0)稀释至刻度，摇匀，滤过，精密量取续滤液 5ml，置 25ml 量瓶中，用水稀释至刻度，摇匀。

对照品溶液、色谱条件与系统适用性要求　见含量测定项下。

测定法　精密量取供试品溶液与对照品溶液，分别注入液相色谱仪，记录色谱图。按外标法以峰面积计算每片的含量。

限度　6 片中每片含量不得少于标示量的 90%；如有 1～2 片小于标示量的 90%，但平均含量不得少于标示量的 90%。

其他　应符合片剂项下有关的各项规定(通则 0101)。

【含量测定】　照高效液相色谱法(通则 0512)测定。

供试品溶液　取本品 10 片，分别置 100ml(20mg)或 200ml(40mg)量瓶中，加鉴别(1)项下的磷酸盐缓冲液(pH 11.0)60ml(20mg 规格)或 120ml(40mg 规格)，振摇 20 分钟，加乙醇 20ml(20mg)或 40ml(40mg)，超声使艾司奥美拉唑溶解，用上述磷酸盐缓冲液(pH 11.0)稀释至刻度，摇匀，滤过，精密量取续滤液 5ml，置 25ml 量瓶中，用水稀释至刻度，摇匀。

对照品溶液　取奥美拉唑对照品约 20mg，精密称定，置 100ml 量瓶中，加乙醇 20ml 使溶解，用上述磷酸盐缓冲液(pH 11.0)稀释至刻度，摇匀，精密量取 5ml，置 25ml 量瓶中，用水稀释至刻度，摇匀。

色谱条件　用十八烷基硅烷键合硅胶为填充剂；以乙腈-磷酸盐缓冲液(pH 7.3)(每 1000ml 中含磷酸二氢钠 0.0105mol 与磷酸氢二钠 0.0300mol)-水(35∶50∶15)为流动相；检测波长为 302nm；进样体积 20μl。

系统适用性要求　艾司奥美拉唑峰的保留时间应不小于 3.5 分钟，理论板数按艾司奥美拉唑峰计算不低于 2000。

测定法　精密量取供试品溶液与对照品溶液，分别注入液相色谱仪，记录色谱图。按外标法以峰面积计算每片含量，并求出 10 片的平均含量。

【类别】　质子泵抑制药。

【规格】　按 $C_{17}H_{19}N_3O_3S$ 计　(1)20mg　(2)40mg

【贮藏】　密封保存。

附：

杂质Ⅰ

$C_{17}H_{19}N_3O_4S$　361.42

5-甲氧基-2-[[(4-甲氧基-3,5-二甲基-2-吡啶基)甲基]磺酰基]-1*H*-苯并咪唑

本芴醇

Benwuchun

Lumefantrine

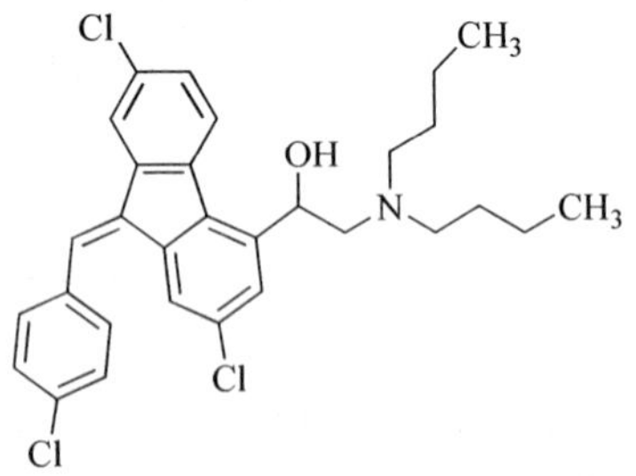

$C_{30}H_{32}Cl_3NO$　528.94

本品为(9*Z*)-2-(二丁氨基)-1-[2,7-二氯-9-(4-氯苯基亚甲基)-9*H*-芴-4-基]乙醇。按干燥品计算,含 $C_{30}H_{32}Cl_3NO$ 不得少于 98.5%。

【性状】 本品为黄色结晶性粉末;有苦杏仁臭。

本品在丙酮中略溶,在乙醇或水中几乎不溶。

熔点 本品的熔点(通则 0612)为 125～131℃。

【鉴别】 (1)取本品约 5mg,置试管中,加枸橼酸醋酐试液 1ml,置水浴上加热,即显紫色。

(2)取本品,加乙醇适量,置水浴中微温使溶解,制成每 1ml 中含 10μg 的溶液,照紫外-可见分光光度法(通则 0401)测定,在 234nm、266nm、301nm 与 335nm 的波长处有最大吸收。

(3)本品的红外光吸收图谱应与对照的图谱(光谱集 76 图)一致。

【检查】 **有关物质** 照高效液相色谱法(通则 0512)测定。

供试品溶液　取本品,加乙腈溶解并稀释制成每 1ml 中约含 0.3mg 的溶液。

对照溶液　精密量取供试品溶液适量,用乙腈定量稀释制成每 1ml 中约含 0.3μg 的溶液。

系统适用性溶液　取本芴醇与杂质Ⅰ对照品各适量,加乙腈溶解并稀释制成每 1ml 中约含本芴醇 0.3mg 与杂质Ⅰ 30μg 的溶液。

色谱条件　用十八烷基硅烷键合硅胶为填充剂(Agilent Nucleosil 100-5 C18,4.0mm×125mm,5μm 或效能相当的色谱柱);取已烷磺酸钠 5.65g 和磷酸二氢钠 2.75g 溶于 800ml 水中,用磷酸调节 pH 值至 2.3,用水稀释至 1000ml,即得离子对溶液,以离子对溶液-水-乙腈-正丙醇(20:50:25:5)为流动相 A,离子对溶液-水-乙腈-正丙醇(20:10:65:5)为流动相 B,水-乙腈-正丙醇(1:1:4)为流动相 C,按下表进行线性梯度洗脱;流速为每分钟 2.0ml;检测波长为 265nm;进样体积 20μl。

时间(分钟)	流动相 A(%)	流动相 B(%)	流动相 C(%)
0	25	75	0
14	25	75	0
19	0	100	0
20	0	80	20
26	0	80	20
27	0	30	70
50	0	30	70
51	25	75	0
56	25	75	0

系统适用性要求　系统适用性溶液色谱图中,本芴醇峰与杂质Ⅰ峰之间的分离度应大于 0.5;对照溶液色谱图中,主峰峰高的信噪比应大于 10。

测定法　精密量取供试品溶液与对照溶液,分别注入液相色谱仪,记录色谱图。

限度　供试品溶液色谱图中如有杂质峰,单个杂质峰面积不得大于对照溶液主峰面积(0.1%),各杂质峰面积的和不得大于对照溶液主峰面积的 3 倍(0.3%)。

残留溶剂 照残留溶剂测定法(通则 0861 第二法)测定。

供试品溶液　取本品约 0.2g,精密称定,置顶空瓶中,精密加 *N*,*N*-二甲基甲酰胺 5ml 使溶解,密封。

对照品溶液　取甲醇、乙醇、丙酮、异丙醇与甲苯各适量,精密称定,用 *N*,*N*-二甲基甲酰胺定量稀释制成每 1ml 中约含甲醇 120μg、乙醇 200μg、丙酮 200μg、异丙醇 200μg 与甲苯 36μg 的混合溶液,精密量取 5ml,置顶空瓶中,密封。

色谱条件　以 6%氰丙基苯基-94%二甲基聚硅氧烷(或极性相近)为固定液的毛细管柱为色谱柱;起始温度为 40℃,维持 5 分钟,再以每分钟 20℃的速率升温至 200℃,维持 5 分钟;进样口温度为 200℃;检测器温度为 250℃;载气为氦气或氮气;顶空瓶平衡温度为 90℃,平衡时间为 30 分钟。

系统适用性要求　对照品溶液色谱图中,各成分峰之间的分离度均应符合要求。

测定法　取供试品溶液与对照品溶液分别顶空进样,记录色谱图。

限度　按外标法以峰面积计算,甲醇、乙醇、丙酮、异丙醇与甲苯的残留量均应符合规定。

干燥失重 取本品,在 105℃干燥至恒重,减失重量不得过 0.2%(通则 0831)。

炽灼残渣 取本品 1.0g,依法检查(通则 0841),遗留残渣不得过 0.1%。

重金属 取炽灼残渣项下遗留的残渣,依法检查(通则 0821 第二法),含重金属不得过百万分之十。

【含量测定】 取本品约 0.5g,精密称定,加醋酐 20ml,振摇使溶解,照电位滴定法(通则 0701),用高氯酸滴定液(0.1mol/L)滴定,并将滴定结果用空白试验校正。每 1ml 高氯酸滴定液(0.1mol/L)相当于 52.89mg 的 $C_{30}H_{32}Cl_3NO$。

【类别】 抗疟药。

【贮藏】 密封保存。

【制剂】 复方蒿甲醚片

附：

杂质Ⅰ

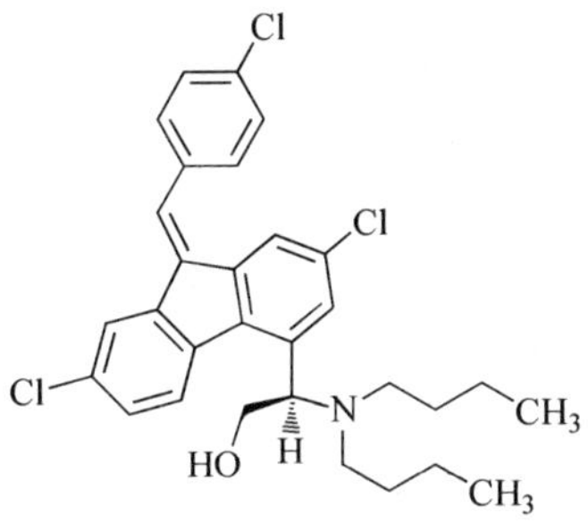

及其对映异构体

$C_{30}H_{32}Cl_3NO$　528.94

(*RS*,*Z*)-2-二丁氨基-2-[2,7-二氯-9-(4-氯苯基亚甲基)-9*H*-芴-4-基]-1-乙醇

可待因桔梗片

Kedaiyin Jiegeng Pian

Codeine Phosphate and Platycodon Tablets

本品每片含磷酸可待因$\left(C_{18}H_{21}NO_3 \cdot H_3PO_4 \cdot 1\frac{1}{2}H_2O\right)$应为10.8～13.2mg；含桔梗皂苷应不少于9mg。

【处方】

桔梗流浸膏	50g
磷酸可待因$\left(C_{18}H_{21}NO_3 \cdot H_3PO_4 \cdot 1\frac{1}{2}H_2O\right)$	12g
辅料	适量
制成	1000片

【性状】 本品为浅棕色片或薄膜衣片，除去包衣后显浅棕色。

【鉴别】 取本品的细粉约1g，加水10ml溶解，滤过，滤液做下列(1)、(2)试验。

(1)取滤液1ml加水至10ml，振摇时产生持续性微细泡沫。

(2)取滤液5滴于2ml冰醋酸中，缓缓加入硫酸0.5ml，界面处呈红色至红褐色。

(3)取本品的细粉约0.5g，加水5ml，摇匀，加氨水1ml，用三氯甲烷10ml振摇提取1次，三氯甲烷层加水2ml洗涤1次，水浴蒸干三氯甲烷，残渣加含亚硒酸2.5mg的硫酸0.5ml，应立即显绿色，渐变为蓝色。

(4)照薄层色谱法(通则0502)试验。

供试品溶液　取本品的细粉约1g，加水10ml使溶解，滤过，滤液置分液漏斗中，用乙酸乙酯提取2次，每次20ml，合并乙酸乙酯液，蒸干，残渣加无水乙醇2ml使溶解。

对照药材溶液　取桔梗对照药材2g，加乙醇10ml，浸渍24小时，滤过，滤液置分液漏斗中，用乙酸乙酯提取2次，每次20ml，合并乙酸乙酯液，蒸干，残渣加无水乙醇2ml使溶解。

色谱条件　采用硅胶G薄层板，以乙酸乙酯-甲醇-水(14∶3∶3)为展开剂。

测定法　吸取供试品溶液与对照药材溶液各2μl，分别点于同一薄层板上，展开，晾干，置紫外光灯(365nm)下检视。

结果判定　供试品溶液色谱图中在与对照药材溶液色谱图相应的位置上，显相同颜色的荧光斑点。

【检查】 **含量均匀度**　磷酸可待因　取本品1片，照含量测定磷酸可待因项下的方法测定含量，应符合规定(通则0941)。

溶出度　照溶出度与释放度测定法(通则0931第二法)测定。

溶出条件　以水500ml为溶出介质，转速为每分钟100转，依法操作，经30分钟时取样。

供试品溶液　取溶出液5ml，滤过，取续滤液。

对照品溶液　精密量取磷酸可待因含量测定项下的对照品溶液，用水定量稀释制成每1ml中约含磷酸可待因0.03mg的溶液。

色谱条件与系统适用性要求　见含量测定磷酸可待因项下。

测定法　见含量测定磷酸可待因项下。计算每片的溶出量。

限度　标示量的80%，应符合规定。

其他　应符合片剂项下有关的各项规定(通则0101)。

【含量测定】 **磷酸可待因**　照高效液相色谱法(通则0512)测定。

供试品溶液　取本品20片，精密称定，研细，精密称取适量(约相当于磷酸可待因12mg)，置50ml量瓶中，加水2.5ml，超声使崩解，加甲醇适量，超声10分钟使磷酸可待因溶解，放冷，用甲醇稀释至刻度，摇匀，滤过，精密量取续滤液2ml，置10ml量瓶中，用流动相稀释至刻度，摇匀。

对照品溶液　取磷酸可待因对照品，精密称定，加流动相溶解并定量稀释制成每1ml中约含48μg的溶液。

色谱条件　用十八烷基硅烷键合硅胶为填充剂；以0.05mol/L磷酸二氢钾(用磷酸调节pH值至3.0)-乙腈(3.5∶1)为流动相；检测波长为220nm；进样体积10μl。

系统适用性要求　理论板数按磷酸可待因峰计算不低于1000。

测定法　精密量取供试品溶液与对照品溶液，分别注入液相色谱仪，记录色谱图。按外标法以峰面积计算，并将结果乘以1.068。

桔梗皂苷　取本品20片，精密称定，研细；精密称取约10片量，置磨口锥形瓶中，精密加水20ml，密塞，超声15分钟。滤过，取续滤液4.0ml，置分液漏斗中，加氨水1滴，摇匀，用三氯甲烷提取 2 次，每次 15ml，弃去三氯甲烷液，水层用水饱和的正丁醇提取 5 次，每次 15ml，合并正丁醇液，放置 20 分钟，经垫有脱脂棉的玻璃漏斗滤至已恒重的磨口锥形瓶中，置水浴 90℃减压蒸干后，在 100℃减压干燥 2 小时，称重，计算桔梗皂苷的含量。本品每片含桔梗皂苷应不少于 9mg。

【类别】 镇咳祛痰药。

【贮藏】 密封保存。

丙戊酸钠

Bingwusuanna

Sodium Valproate

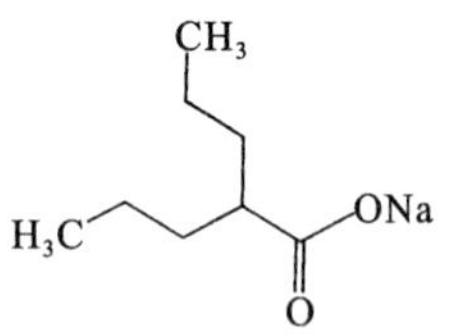

$C_8H_{15}NaO_2$　166.20

本品为 2-丙基戊酸钠。按干燥品计算，$C_8H_{15}NaO_2$ 不得少于 99.0%。

【性状】 本品为白色结晶性粉末或颗粒；有强吸湿性。

本品在水中极易溶解，在甲醇或乙醇中易溶，在丙酮中几乎不溶。

【鉴别】 (1)取有关物质项下的供试品溶液 1ml，置 10ml 量瓶中，用二氯甲烷稀释至刻度，摇匀，作为供试品溶液。另取丙戊酸钠对照品约 10mg，置分液漏斗中，加水 10ml，加稀硫酸 5ml，振摇，用二氯甲烷提取 3 次，每次 20ml，合并二氯甲烷液，加无水硫酸钠适量，振摇，滤过，滤液置旋转蒸发器上蒸干(温度不超过 30℃)，精密加二氯甲烷 20ml，振摇使残渣溶解，摇匀，作为对照品溶液。照有关物质项下的方法，精密量取供试品溶液与对照品溶液各 1μl，分别注入气相色谱仪，记录色谱图。供试品溶液主峰的保留时间应与对照品溶液主峰的保留时间一致。

(2)本品的红外光吸收图谱应与对照的图谱(光谱集 65 图)一致。

(3)本品显钠盐的鉴别反应(通则 0301)。

【检查】 **碱度** 取本品 1.0g，加水 20ml 溶解后，依法测定(通则 0631)，pH 值应为 7.5～9.0。

溶液的澄清度与颜色 取本品 1.0g，加新沸过的冷水 10ml 使溶解后，溶液应澄清无色。如显色，与黄色 1 号标准比色液(通则 0901 第一法)比较，不得更深；如显浑浊，与 1 号浊度标准液(通则 0902 第一法)比较，不得更深。

氯化物 取本品 1.25g，置分液漏斗中，加水 20ml，振摇使溶解，加稀硝酸 5ml，振摇，放置 12 小时，取下层溶液供试验用。取供试验用溶液 5ml，加水 10ml，依法检查(通则 0801)，与标准氯化钠溶液 5.0ml 制成的对照溶液比较，不得更浓(0.02%)。

硫酸盐 取氯化物检查项下的供试验用溶液 10ml，依法检查(通则 0802)，与标准硫酸钾溶液 1.0ml 制成的对照溶液比较，不得更浓(0.02%)。

醇中不溶物 取本品约 1.0g，加无水乙醇 10ml，应完全溶解。

有关物质 照气相色谱法(通则 0521)测定。临用新制。

供试品溶液　取本品约 0.5g，置分液漏斗中，加水 10ml，加稀硫酸 5ml，振摇使溶解，用二氯甲烷提取 3 次，每次 20ml，合并二氯甲烷液，加无水硫酸钠适量，振摇，滤过，滤液置旋转蒸发器上蒸干(温度不超过 30℃)，加二氯甲烷适量，振摇使残渣溶解，定量转移至 100ml 量瓶中，用二氯甲烷稀释至刻度，摇匀。

对照溶液　精密量取供试品溶液 1ml，置 100ml 量瓶中，用二氯甲烷稀释至刻度，摇匀。

系统适用性溶液　取 2-苯乙醇 20mg，置 10ml 量瓶中，加二氯甲烷溶解并稀释至刻度，摇匀，取 1ml，置 25ml 量瓶中，加供试品溶液 1ml，用二氯甲烷稀释至刻度，摇匀。

色谱条件　以聚乙二醇(PEG-20M)为固定液的毛细管色谱柱；起始温度为 130℃，维持 20 分钟，再以每分钟 5℃的速率升温至 200℃，维持 15 分钟；进样口温度为 220℃；检测器温度为 220℃；进样体积 1μl。

系统适用性要求　系统适用性溶液色谱图中，2-苯乙醇峰与丙戊酸峰之间的分离度应大于 3.0。

测定法　精密量取供试品溶液与对照溶液，分别注入气相色谱仪，记录色谱图至主成分峰保留时间的 3 倍。

限度　供试品溶液色谱图中如有杂质峰，各杂质峰面积的和不得大于对照溶液主峰面积(1.0%)，小于对照溶液主峰面积 0.05 倍的色谱峰忽略不计。

干燥失重 取本品，在 105℃干燥至恒重，减失重量不得过 3.0%(通则 0831)。

重金属 取本品 1.0g，依法检查(通则 0821 第三法)，含重金属不得过百万分之二十。

【含量测定】 取本品约 0.5g，精密称定，加水 30ml 溶解后，加乙醚 30ml，照电位滴定法(通则 0701)，用玻璃-饱和甘汞电极，用盐酸滴定液(0.1mol/L)滴定至 pH 4.5。每 1ml 盐酸滴定液(0.1mol/L)相当于 16.62mg 的 $C_8H_{15}NaO_2$。

【类别】 抗癫痫药。

【贮藏】 密封，在干燥处保存。

【制剂】 (1)丙戊酸钠片　(2)注射用丙戊酸钠

丙戊酸钠片

Bingwusuanna Pian

Sodium Valproate Tablets

本品含丙戊酸钠($C_8H_{15}NaO_2$)应为标示量的 90.0%～110.0%。

【性状】 本品为糖衣片或薄膜衣片，除去包衣后显白色或类白色。

【鉴别】 (1)取有关物质项下的供试品溶液 1ml,置 10ml 量瓶中,用二氯甲烷稀释至刻度,摇匀,作为供试品溶液;另取丙戊酸钠对照品约 10mg,置分液漏斗中,加水 10ml,加稀硫酸 5ml,振摇,用二氯甲烷提取 3 次,每次 20ml,合并二氯甲烷液,加无水硫酸钠适量,振摇,滤过,滤液置旋转蒸发器上蒸干(温度不超过 30℃),精密加入二氯甲烷 20ml,振摇使残渣溶解,摇匀,作为对照品溶液。照有关物质项下的方法,精密量取对照品溶液与供试品溶液各 1μl,分别注入气相色谱仪,记录色谱图。供试品溶液主峰的保留时间应与对照品溶液主峰的保留时间一致。

(2)取本品 5 片,除去糖衣后,研细,加水 10ml,振摇使丙戊酸钠溶解,滤过,滤液显钠盐鉴别(1)的反应(通则 0301)。

【检查】 **有关物质** 照气相色谱法(通则 0521)测定。临用新制。

供试品溶液　取本品 10 片,如为糖衣片除去糖衣,精密称定,研细,取细粉适量(约相当于丙戊酸钠 0.5g),照丙戊酸钠有关物质项下的供试品溶液,自“置分液漏斗中”起,依法制备。

对照溶液　精密量取供试品溶液 1ml,置 100ml 量瓶中,用二氯甲烷稀释至刻度,摇匀。

系统适用性溶液、色谱条件、系统适用性要求与测定法见丙戊酸钠有关物质项下。

限度　供试品溶液色谱图中如有杂质峰,各杂质峰面积的和不得大于对照溶液主峰面积的 1.5 倍(1.5%),小于对照溶液主峰面积 0.05 倍的色谱峰忽略不计。

其他 应符合片剂项下有关的各项规定(通则 0101)。

【含量测定】 取本品 10 片(0.2g 规格)或 20 片(0.1g 规格),置 100ml 量瓶中,加水约 50ml,振摇使丙戊酸钠溶解,加水稀释至刻度,摇匀,滤过,精密量取续滤液 25ml,照丙戊酸钠含量测定项下的方法,自“加乙醚 30ml”起,依法测定。每 1ml 盐酸滴定液(0.1mol/L)相当于 16.62mg 的 $C_8H_{15}NaO_2$。

【类别】 同丙戊酸钠。

【规格】 (1)0.1g　(2)0.2g

【贮藏】 密封,在干燥处保存。

丙戊酸钠缓释片（Ⅰ）

Bingwusuanna Huanshipian（Ⅰ）

Sodium Valproate Sustained-release Tablets（Ⅰ）

本品含丙戊酸钠和丙戊酸以丙戊酸钠($C_8H_{15}NaO_2$)计,应为标示量的 95.0%～105.0%。

【处方】

丙戊酸钠	333g
丙戊酸	145g
辅料	适量
制成	1000 片

【性状】 本品为薄膜衣片,除去包衣后显白色。

【鉴别】 (1)在含量测定项下记录的色谱图中,供试品溶液主峰的保留时间应与对照品溶液主峰的保留时间一致。

(2)取本品细粉适量(约相当于丙戊酸钠 0.05g),加水 50ml,振摇使丙戊酸钠溶解,滤过,滤液显钠盐鉴别(1)的反应(通则 0301)。

【检查】 **丙戊酸钠** 取本品细粉适量(约相当于丙戊酸钠 0.12g),加冰醋酸 50ml 与醋酐 20ml,振摇使溶解,照电位滴定法(通则 0701),用玻璃-饱和甘汞电极,用高氯酸滴定液(0.1mol/L)滴定,并将滴定的结果用空白试验校正。每 1ml 高氯酸滴定液(0.1mol/L)相当于 16.62mg 的 $C_8H_{15}NaO_2$。每片含丙戊酸钠应为 308～358mg。

有关物质 照高效液相色谱法(通则 0512)测定。

供试品溶液　取本品细粉适量(约相当于丙戊酸钠 0.8g),置 100ml 量瓶中,加入乙腈 20ml,振摇 5 分钟,加磷酸盐缓冲液(pH 6.8)约 50ml,振摇 1 小时使丙戊酸钠溶解,用磷酸盐缓冲液(pH 6.8)稀释至刻度,摇匀,滤过,取续滤液。

对照溶液　精密量取供试品溶液 1ml,置 200ml 量瓶中,用磷酸盐缓冲液(pH 6.8)稀释至刻度,摇匀。

色谱条件　用十八烷基硅烷键合硅胶为填充剂(4.6mm×250mm,5μm 或效能相当的色谱柱);以 0.01mol/L 磷酸二氢钠溶液-乙腈(70∶30)(用磷酸调节 pH 值至 2.2)为流动相;流速为每分钟 1.5ml;柱温为 45℃;检测波长为 210nm;进样体积 50μl。

系统适用性要求　理论板数按丙戊酸峰计算不低于 3000,丙戊酸峰与相邻杂质峰之间的分离度应大于 1.2。

测定法　精密量取供试品溶液与对照溶液,分别注入液相色谱仪,记录色谱图至主成分峰保留时间的 2 倍。

限度　供试品溶液色谱图中如有杂质峰,除相对保留时间 0.2 之前的辅料峰外,单个杂质峰面积不得大于对照溶液主峰面积(0.5%),各杂质峰面积的和不得大于对照溶液主峰面积的 3 倍(1.5%)。

溶出度 照溶出度与释放度测定法(通则 0931 第一法)测定。

溶出条件　以磷酸盐缓冲液(pH 6.8)1000ml 为溶出介质,转速为每分钟 60 转,依法操作,经 1 小时、3 小时、6 小时和 12 小时时,分别取溶出液 10ml,并即时补充相同温度、相同体积的溶出介质。

供试品溶液　分别取 1 小时、3 小时、6 小时和 12 小时时的溶出液,滤过,取续滤液。

对照品溶液　取丙戊酸钠对照品,精密称定,加磷酸盐缓冲液(pH 6.8)溶解并定量稀释制成每 1ml 中约含 0.5mg 的溶液。

色谱条件与系统适用性要求　见含量测定项下。

测定法　见含量测定项下。分别计算每片在不同时间的溶出量。

限度　每片在 1 小时、3 小时、6 小时和 12 小时时的溶出量应分别为标示量的 10%～30%、30%～50%、50%～70%和 70%以上，均应符合规定。

其他　应符合片剂项下有关的各项规定(通则 0101)。

【含量测定】　照高效液相色谱法(通则 0512)测定。

供试品溶液　取本品 10 片，精密称定，研细，精密称取适量(约相当于丙戊酸钠 0.5g)，置 250ml 量瓶中，加入乙腈 40ml，振摇 5 分钟，加磷酸盐缓冲液(pH 6.8)约 140ml，振摇 1 小时使丙戊酸钠溶解，用磷酸盐缓冲液(pH 6.8)稀释至刻度，摇匀，滤过，取续滤液。

对照品溶液　取丙戊酸钠对照品，精密称定，加磷酸盐缓冲液(pH 6.8)溶解并定量稀释制成每 1ml 中约含 2mg 的溶液。

色谱条件　见有关物质项下。进样体积 20μl。

系统适用性要求　见有关物质项下。

测定法　精密量取供试品溶液与对照品溶液，分别注入液相色谱仪，记录色谱图。按外标法以峰面积计算。

【类别】　抗癫痫药。

【规格】　0.5g (以丙戊酸钠计)

【贮藏】　密封，干燥处保存。

曾用名:丙戊酸钠缓释片

注射用丙戊酸钠

Zhusheyong Bingwusuanna

Sodium Valproate for Injection

本品为丙戊酸钠的无菌冻干品。按平均装量计算，含丙戊酸钠($C_8H_{15}NaO_2$)应为标示量的 95.0%～105.0%。

【性状】　本品为白色或类白色的疏松块状物或粉末。

【鉴别】　(1)在含量测定项下记录的色谱图中，供试品溶液主峰的保留时间应与对照品溶液主峰的保留时间一致。

(2)本品的红外光吸收图谱应与对照的图谱(光谱集 65 图)一致。

(3)本品显钠盐鉴别(1)的反应(通则 0301)。

【检查】　**酸碱度**　取本品 3 瓶，每瓶分别加水 4ml 溶解后，合并混匀，依法测定(通则 0631)，pH 值应为 6.8～8.5。

溶液的澄清度与颜色　取本品 1 瓶，加水 4ml 使溶解后，溶液应澄清无色。如显浑浊，与 1 号浊度标准液(通则 0902 第一法)比较，不得更浓；如显色，与黄色 1 号标准比色液(通则 0901 第一法)比较，不得更深。

有关物质　照气相色谱法(通则 0521)测定。临用新制。

供试品溶液　取装量差异项下的内容物，混匀，精密称取约 0.5g，照丙戊酸钠有关物质项下的供试品溶液，自“置分液漏斗中”起，依法制备。

对照溶液　精密量取供试品溶液 1ml，置 100ml 量瓶中，用二氯甲烷稀释至刻度，摇匀。

系统适用性溶液、色谱条件、系统适用性要求与测定法见丙戊酸钠有关物质项下。

限度　供试品溶液色谱图中如有杂质峰，各杂质峰面积的和不得大于对照溶液主峰面积(1.0%)，小于对照溶液主峰面积 0.05 倍的色谱峰忽略不计。

干燥失重　取本品，在 105℃干燥至恒重，减失重量不得过 3.0%(通则 0831)。

细菌内毒素　取本品，依法检查(通则 1143)，每 1mg 丙戊酸钠中含内毒素的量应小于 0.050EU。

无菌　取本品，用 0.1%蛋白胨水溶液 300ml 溶解后，经薄膜过滤法处理，用 0.1%蛋白胨水溶液冲洗(每膜不少于 100ml)，以金黄色葡萄球菌为阳性对照菌，依法检查(通则 1101)，应符合规定。

其他　应符合注射剂项下有关的各项规定(通则 0102)。

【含量测定】　照高效液相色谱法(通则 0512)测定。

供试品溶液　取装量差异项下的内容物，混匀，精密称定，加磷酸盐缓冲液(pH 6.8)溶解并定量稀释制成每 1ml 中约含丙戊酸钠 2mg 的溶液。

对照品溶液　取丙戊酸钠对照品，精密称定，加磷酸盐缓冲液(pH 6.8)溶解并定量稀释制成每 1ml 中约含丙戊酸钠 2mg 的溶液。

色谱条件　用十八烷基硅烷键合硅胶为填充剂(Phenomenex Luna C18，4.6mm×250mm，5μm 或效能相当的色谱柱)；以 0.01mol/L 磷酸二氢钠溶液-乙腈(70∶30)(用磷酸调节 pH 值至 2.2)为流动相；流速为每分钟 1.5ml；柱温为 45℃；检测波长为 210nm；进样体积 20μl。

系统适用性要求　理论板数按丙戊酸钠峰计算不低于 3000。

测定法　精密量取供试品溶液与对照品溶液，分别注入液相色谱仪，记录色谱图。按外标法以峰面积计算。

【类别】　同丙戊酸钠。

【规格】　0.4g

【贮藏】　遮光，密闭保存。

丙戊酸镁

Bingwusuanmei

Magnesium Valproate

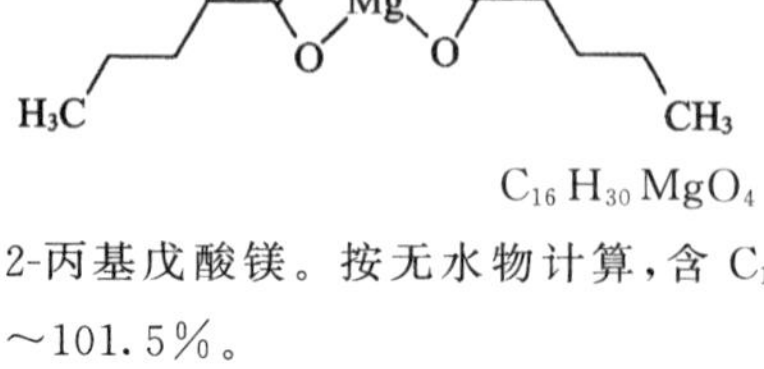

$C_{16}H_{30}MgO_4$　310.71

本品为 2-丙基戊酸镁。按无水物计算，含 $C_{16}H_{30}MgO_4$ 应为 98.5%～101.5%。

【性状】　本品为白色结晶性粉末或颗粒。

本品在水或乙醇中微溶；在稀酸中略溶。

【鉴别】 (1)取有关物质项下的供试品溶液1ml，置10ml量瓶中，用二氯甲烷稀释至刻度，摇匀，作为供试品溶液。另取丙戊酸镁对照品约10mg，置分液漏斗中，加水10ml，加稀硫酸5ml，振摇，用二氯甲烷提取3次，每次20ml，合并二氯甲烷液，加入无水硫酸钠适量，振摇，滤过，滤液置旋转蒸发器上蒸干(温度不超过30℃)，精密加入二氯甲烷20ml，振摇使残渣溶解，摇匀，作为对照品溶液。照有关物质项下方法，精密量取供试品溶液与对照品溶液各1μl，分别注入气相色谱仪，记录色谱图。供试品溶液主峰的保留时间应与对照品溶液主峰的保留时间一致。

(2)本品的红外光吸收图谱应与对照的图谱(光谱集1114图)一致。

(3)取本品约1g，加水25ml，加热使溶解，放冷，加稀硫酸约5ml，使溶液呈酸性，再加乙醚15ml，振摇，静置使分层，水溶液显镁盐的鉴别反应(通则0301)。

【检查】 **碱度**　取本品1.0g，加水20ml，充分振摇，依法测定(通则0631)，pH值应为8.0～10.0。

有关物质　照气相色谱法(通则0521)测定。临用新制。

供试品溶液　取本品约0.5g，置分液漏斗中，加水10ml，加稀硫酸5ml，振摇使溶解，用二氯甲烷提取3次，每次20ml，合并二氯甲烷液，加无水硫酸钠适量，振摇，滤过，滤液置旋转蒸发器上蒸干(温度不超过30℃)，加二氯甲烷适量，振摇使残渣溶解，定量转移至100ml量瓶中，用二氯甲烷稀释至刻度，摇匀。

对照溶液　精密量取供试品溶液1ml，置100ml量瓶中，用二氯甲烷稀释至刻度，摇匀。

系统适用性溶液　取2-苯乙醇20mg，置10ml量瓶中，加二氯甲烷溶解并稀释至刻度，摇匀，取1ml，置25ml量瓶中，加供试品溶液1ml，用二氯甲烷稀释至刻度，摇匀。

色谱条件　以聚乙二醇(PEG-20M)为固定液的毛细管色谱柱；起始温度为130℃，维持20分钟，再以每分钟5℃的速率升温至200℃，维持15分钟；进样口温度为220℃；检测器温度为220℃；进样体积1μl。

系统适用性要求　系统适用性溶液色谱图中，2-苯乙醇峰与丙戊酸峰之间的分离度应大于3.0。

测定法　精密量取供试品溶液与对照溶液，分别注入气相色谱仪，记录色谱图至主成分峰保留时间的3倍。

限度　供试品溶液色谱图中如有杂质峰，各杂质峰面积的和不得大于对照溶液主峰面积(1.0%)，小于对照溶液主峰面积0.05倍的色谱峰忽略不计。

水分　取本品，照水分测定法(通则0832第一法1)测定，含水分不得过4.5%。

重金属　取本品1.0g，加稀盐酸10ml与水20ml，加热煮沸，放冷，置分液漏斗中，加乙醚15ml，振摇，静置使分层。分取水层，加氨试液至呈中性，置水浴上浓缩至20ml，放冷，加醋酸盐缓冲液(pH 3.5)2ml，依法检查(通则0821第一法)，含重金属不得过百万分之二十。

【含量测定】 取本品约0.4g，精密称定，加水50ml，溶解后，加乙醚30ml，照电位滴定法(通则0701)，用玻璃-饱和甘汞电极，用盐酸滴定液(0.1mol/L)滴定至pH 3.8，即得。每1ml的盐酸滴定液(0.1mol/L)相当于15.54mg的$C_{16}H_{30}MgO_4$。

【类别】 抗癫痫与抗躁狂药。

【贮藏】 密封，在干燥处保存。

【制剂】 丙戊酸镁片

丙戊酸镁片

Bingwusuanmei Pian

Magnesium Valproate Tablets

本品含丙戊酸镁($C_{16}H_{30}MgO_4$)应为标示量的90.0%～110.0%。

【性状】 本品为白色片。

【鉴别】 (1)取本品细粉适量(约相当于丙戊酸镁0.1g)，加水10ml，振摇15分钟，滤过，滤液蒸干，取残渣测定红外光吸收图谱应与对照的图谱(光谱集66图)一致。

(2)取本品细粉适量(约相当于丙戊酸镁1g)，加水25ml，加热使溶解，放冷，滤过，取滤液，加稀硫酸约5ml，使溶液呈酸性，加乙醚15ml，振摇，静置使分层，水溶液显镁盐的鉴别反应(通则0301)。

【检查】 **有关物质**　照气相色谱法(通则0521)测定。临用新制。

供试品溶液　取本品细粉适量(约相当于丙戊酸镁0.5g)，照丙戊酸镁有关物质项下的供试品溶液，自“置分液漏斗中”起，依法制备。

对照溶液　精密量取供试品溶液1ml，置100ml量瓶中，用二氯甲烷稀释至刻度，摇匀。

系统适用性溶液、色谱条件、系统适用性要求与测定法　见丙戊酸镁有关物质项下。

限度　供试品溶液色谱图中如有杂质峰，各杂质峰面积的和不得大于对照溶液主峰面积的1.5倍(1.5%)，小于对照溶液主峰面积0.05倍的色谱峰忽略不计。

溶出度　照溶出度与释放度测定法(通则0931第一法)测定。

溶出条件　以水600ml为溶出介质，转速为每分钟100转，依法操作，经30分钟时取样。

测定法　取溶出液适量，滤过，精密量取续滤液50ml，加维生素C少许，再加氨-氯化铵缓冲液(pH 10.0)10ml，用乙二胺四醋酸二钠滴定液(0.01mol/L)滴定，滴定至近终点时，加铬黑T指示剂少量，继续滴定至溶液显纯蓝色。每1ml乙二胺四醋酸二钠滴定液(0.01mol/L)相当于3.107mg的$C_{16}H_{30}MgO_4$，计算每片的溶出量。

限度　标示量的 75%，应符合规定。

其他　应符合片剂项下有关的各项规定(通则 0101)。

【含量测定】　取本品 20 片，精密称定，研细，精密称取适量(约相当于丙戊酸镁 0.3g)，加水 50ml，加热使丙戊酸镁溶解，放冷，自"加乙醚 30ml"起，照丙戊酸镁含量测定项下的方法测定，即得。

【类别】　同丙戊酸镁。

【规格】　0.2g

【贮藏】　密封，在干燥处保存。

丙谷胺

Binggu'an

Proglumide

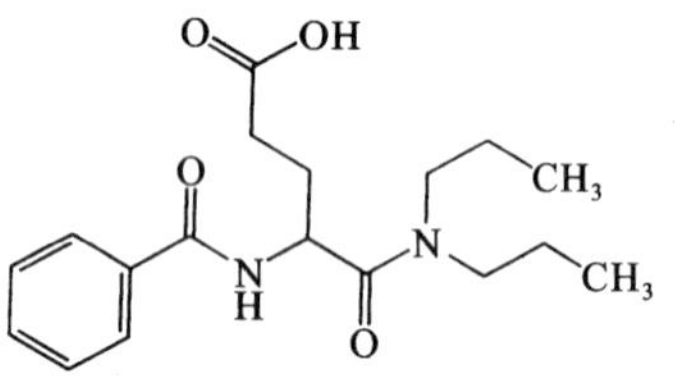

$C_{18}H_{26}N_2O_4$　334.42

本品为(±)-4-苯甲酰胺基-*N*,*N*-二丙基戊酰胺酸。按干燥品计算，含 $C_{18}H_{26}N_2O_4$ 不得少于 99.0%。

【性状】　本品为白色结晶性粉末；无臭。

本品在乙醇或三氯甲烷中易溶，在水中极微溶解；在氢氧化钠试液中溶解。

熔点　本品的熔点(通则 0612)为 148.5～152℃。

【鉴别】　本品的红外光吸收图谱应与对照的图谱(光谱集 67 图)一致。

【检查】　**氯化物**　取本品 2.0g，加硝酸 1ml，用水稀释成 50ml，振摇，滤过，取滤液 25ml，依法检查(通则 0801)，与标准氯化钠溶液 5.0ml 制成的对照液比较，不得更浓(0.005%)。

有关物质　照高效液相色谱法(通则 0512)测定。

供试品溶液　取本品，加流动相溶解并稀释制成每 1ml 中约含 1mg 的溶液。

对照溶液　精密量取供试品溶液 1ml，置 200ml 量瓶中，用流动相稀释至刻度，摇匀。

色谱条件　用十八烷基硅烷键合硅胶为填充剂；以甲醇-乙腈-2%醋酸铵溶液(30∶10∶60)为流动相；检测波长为 240nm；进样体积 20μl。

系统适用性要求　理论板数按丙谷胺峰计算不低于 3000。

测定法　精密量取供试品溶液与对照溶液，分别注入液相色谱仪，记录色谱图至主成分峰保留时间的 4 倍。

限度　供试品溶液色谱图中如有杂质峰，各杂质峰面积的和不得大于对照溶液主峰面积(0.5%)。

干燥失重　取本品，在 105℃干燥至恒重，减失重量不得过 0.5%(通则 0831)。

炽灼残渣　取本品 1.0g，依法检查(通则 0841)，遗留残渣不得过 0.1%。

重金属　取炽灼残渣项下遗留的残渣，依法检查(通则 0821 第二法)，含重金属不得过百万分之十。

【含量测定】　取本品约 0.3g，精密称定，加中性乙醇(对酚酞指示液显中性)30ml 溶解后，加酚酞指示液 2 滴，用氢氧化钠滴定液(0.1mol/L)滴定。每 1ml 氢氧化钠滴定液(0.1mol/L)相当于 33.44mg 的 $C_{18}H_{26}N_2O_4$。

【类别】　抑酸药。

【贮藏】　密封保存。

【制剂】　(1)丙谷胺片　(2)丙谷胺胶囊

丙谷胺片

Binggu'an Pian

Proglumide Tablets

本品含丙谷胺($C_{18}H_{26}N_2O_4$)应为标示量的 95.0%～105.0%。

【性状】　本品为白色片。

【鉴别】　(1)取本品的细粉适量(约相当于丙谷胺 0.2g)，加乙醇 20ml，使充分溶解后，滤过，滤液水浴蒸干，得结晶，105℃干燥 1 小时，依法测定。本品的红外光吸收图谱应与对照的图谱(光谱集 67 图)一致。

(2)在含量测定项下记录的色谱图中，供试品溶液主峰的保留时间应与对照品溶液主峰的保留时间一致。

【检查】　**溶出度**　照溶出度与释放度测定法(通则 0931 第二法)测定。

溶出条件　以磷酸盐缓冲液(pH 7.2)900ml 为溶出介质，转速为每分钟 100 转，依法操作，经 30 分钟时取样。

供试品溶液　取溶出液 10ml 滤过，精密量取续滤液 3ml，置 50ml 量瓶中，用磷酸盐缓冲液(pH 7.2)稀释至刻度，摇匀。

对照品溶液　取丙谷胺对照品适量，精密称定，加磷酸盐缓冲液(pH 7.2)溶解并定量稀释成每 1ml 中约含丙谷胺 13.3μg 的溶液。

测定法　取供试品溶液与对照品溶液，照紫外-可见分光光度法(通则 0401)，在 223nm 的波长处分别测定吸光度，计算每片的溶出量。

限度　标示量的 70%，应符合规定。

其他　应符合片剂项下有关的各项规定(通则 0101)。

【含量测定】　照高效液相色谱法(通则 0512)测定。

供试品溶液　取本品 20 片，精密称定，研细，精密称取适量(约相当于丙谷胺 50mg)，置 100ml 量瓶中，加流动相适量，超声使丙谷胺溶解，放冷，用流动相稀释至刻度，摇匀，滤过。

精密量取续滤液 5ml，置 50ml 量瓶中，用流动相稀释至刻度，摇匀。

对照品溶液 取丙谷胺对照品适量，精密称定，加流动相溶解并定量稀释制成每 1ml 中约含丙谷胺 0.05mg 的溶液。

色谱条件 用十八烷基硅烷键合硅胶为填充剂；以甲醇-乙腈-2%醋酸铵溶液（30：10：60）为流动相；检测波长为 223nm；进样体积 20μl。

系统适用性要求 理论板数按丙谷胺峰计算不低于 3000。

测定法 精密量取供试品溶液与对照品溶液，分别注入液相色谱仪，记录色谱图。按外标法以峰面积计算。

【类别】 同丙谷胺。

【规格】 0.2g

【贮藏】 遮光，密封保存。

丙谷胺胶囊

Binggu'an Jiaonang

Proglumide Capsules

本品含丙谷胺（$C_{18}H_{26}N_2O_4$）应为标示量的 95.0%～105.0%。

【鉴别】 （1）取本品的内容物适量（约相当于丙谷胺 0.2g），研细，加乙醇 20ml，使充分溶解后，滤过，滤液水浴蒸干，得结晶，105℃干燥 1 小时，依法测定。本品的红外光吸收图谱应与对照的图谱（光谱集 67 图）一致。

（2）在含量测定项下记录的色谱图中，供试品溶液主峰的保留时间应与对照品溶液主峰的保留时间一致。

【检查】 **溶出度** 照溶出度与释放度测定法（通则 0931 第二法）测定。

溶出条件 以磷酸盐缓冲液（pH 7.2）900ml 为溶出介质，转速为每分钟 75 转，依法操作，经 45 分钟时取样。

供试品溶液 取溶出液 10ml 滤过，精密量取续滤液 5ml，置 25ml 量瓶中，用磷酸盐缓冲液（pH 7.2）稀释至刻度，摇匀。

对照品溶液 取丙谷胺对照品适量，精密称定，加磷酸盐缓冲液（pH 7.2）溶解并定量稀释成每 1ml 中约含丙谷胺 50μg 的溶液。

色谱条件与系统适用性要求 见含量测定项下。

测定法 见含量测定项下。计算每粒的溶出量。

限度 标示量的 70%，应符合规定。

其他 应符合胶囊剂项下有关的各项规定（通则 0103）。

【含量测定】 照高效液相色谱法（通则 0512）测定。

供试品溶液 取装量差异项下的内容物，精密称取适量（约相当于丙谷胺 50mg），置 100ml 量瓶中，加流动相适量，超声使丙谷胺溶解，放冷，用流动相稀释至刻度，摇匀，滤过。精密量取续滤液 5ml，置 50ml 量瓶中，用流动相稀释至刻度，摇匀。

对照品溶液 取丙谷胺对照品适量，精密称定，加流动相溶解并定量稀释制成每 1ml 中约含丙谷胺 0.05mg 的溶液。

色谱条件 用十八烷基硅烷键合硅胶为填充剂；以甲醇-乙腈-2%醋酸铵溶液（30：10：60）为流动相；检测波长为 223nm；进样体积 20μl。

系统适用性要求 理论板数按丙谷胺峰计算不低于 3000。

测定法 精密量取供试品溶液与对照品溶液，分别注入液相色谱仪，记录色谱图。按外标法以峰面积计算。

【类别】 同丙谷胺。

【规格】 0.2g

【贮藏】 密封保存。

丙泊酚

Bingbofen

Propofol

$C_{12}H_{18}O$ 178.27

本品为 2,6-二异丙基苯酚，含 $C_{12}H_{18}O$ 应为 98.0%～102.0%。

【性状】 本品为白色或类白色结晶固体（15℃以下），常温下为无色至微黄色澄明液体。有特异臭。遇光逐渐变成黄色，遇高温很快变成黄色。

本品在乙醇、乙醚或丙酮中极易溶解；在水中极微溶解。

相对密度 本品的相对密度（通则 0601）为 0.952～0.956。

凝点 本品的凝点（通则 0613）为 18.0～19.0℃。

折光率 本品的折光率（通则 0622）为 1.5124～1.5144。

【鉴别】 （1）取本品 0.1ml，用乙醇-水（32：25）10ml 溶解后，取溶液 5ml，加溴试液，即生成瞬即溶解的白色沉淀，但溴试液过量时，即生成持久的沉淀。

（2）在含量测定项下记录的色谱图中，供试品溶液主峰的保留时间应与对照品溶液主峰的保留时间一致。

（3）本品的红外光吸收图谱应与对照的图谱（光谱集 707 图）一致。

【检查】 **酸度** 取本品 1.0ml，加水 25.0ml，充分振摇后，静置 5～10 分钟，分取水层，滤过，取滤液 10ml，加甲基红指示液 2 滴，不得显红色。

乙醇溶液的澄清度与颜色 取本品 1.0ml，用乙醇稀释至 10ml，摇匀，溶液应澄清无色；如显色，与黄色 1 号标准比色液（通则 0901 第一法）比较，不得更深。

有关物质　照高效液相色谱法(通则 0512)测定。

供试品溶液　取本品,精密称定,加甲醇溶解并定量稀释制成每 1ml 中约含丙泊酚 3mg 的溶液。

对照溶液　精密量取供试品溶液 0.5ml,置 500ml 量瓶中,用甲醇稀释至刻度,摇匀。

对照品溶液　取杂质Ⅰ对照品适量,精密称定,加甲醇溶解并定量稀释制成每 1ml 中含 1.5μg 的溶液。

系统适用性溶液　取丙泊酚对照品与杂质Ⅱ对照品各适量,加甲醇溶解并稀释制成每 1ml 中约含丙泊酚 1mg 与杂质Ⅱ 3μg 的混合溶液。

色谱条件　用十八烷基硅烷键合硅胶为填充剂;以磷酸二氢钠溶液(取磷酸二氢钠一水合物 2.76g,加水 900ml 使溶解,用 85%磷酸调节 pH 值至 3.0,用水稀释至 1000ml)为流动相 A,以乙腈为流动相 B,按下表进行梯度洗脱;流速为每分钟 1.0ml;检测波长为 275nm;柱温 40℃;进样体积 10μl。

时间(分钟)	流动相 A(%)	流动相 B(%)
0	60	40
22	60	40
38	30	70
40	30	70
41	10	90
45	10	90
46	60	40

系统适用性要求　系统适用性溶液色谱图中,丙泊酚峰与杂质Ⅱ峰之间的分离度应符合要求。

测定法　精密量取供试品溶液、对照溶液与对照品溶液,分别注入液相色谱仪,记录色谱图。

限度　供试品溶液色谱图中如有与杂质Ⅰ保留时间一致的色谱峰,按外标法以峰面积计算,含杂质Ⅰ不得过 0.05%,其他单个杂质峰面积不得大于对照溶液主峰面积的 0.5 倍(0.05%),其他杂质峰面积的和不得大于对照溶液主峰面积的 2 倍(0.2%)。

2,6-二异丙基-1,4-苯醌(杂质Ⅱ)　照高效液相色谱法(通则 0512)测定。

对照品溶液　取杂质Ⅱ对照品适量,精密称定,加甲醇溶解并定量稀释制成每 1ml 中约含 1.5μg 的溶液。

色谱条件　见有关物质项下。检测波长为 254nm。

供试品溶液、系统适用性溶液与系统适用性要求　见有关物质项下。

测定法　精密量取供试品溶液与对照品溶液,分别注入液相色谱仪,记录色谱图。

限度　供试品溶液色谱图中如有与杂质Ⅱ保留时间一致的色谱峰,按外标法以峰面积计算,含杂质Ⅱ不得过 0.05%。

残留溶剂　照残留溶剂测定法(通则 0861 第二法)测定。

供试品溶液　取本品约 1.0g,精密称定,置 10ml 量瓶中,加 *N*,*N*-二甲基甲酰胺溶解并稀释至刻度,摇匀,精密量取 1ml,置顶空瓶中,再精密加入 *N*,*N*-二甲基甲酰胺 2ml,密封。

对照品溶液　分别称取甲醇、丙酮、正己烷与甲苯各适量,精密称定,加 *N*,*N*-二甲基甲酰胺定量稀释制成每 1ml 中分别含甲醇 0.3mg、丙酮 0.5mg、正己烷 0.029mg 与甲苯 0.089mg 的混合溶液,精密量取 1ml,置顶空瓶中,再精密加入 *N*,*N*-二甲基甲酰胺 2ml,密封。

色谱条件　以聚乙二醇(PEG-20M)(或极性相近)为固定液的毛细管柱为色谱柱;起始温度为 40℃,维持 1 分钟,以每分钟 15℃的速率升温至 150℃,再以每分钟 30℃的速率升温至 220℃,维持 2 分钟;进样口温度为 180℃;检测器温度为 220℃;顶空瓶平衡温度为 80℃,平衡时间为 30 分钟。

系统适用性要求　对照品溶液色谱图中,各成分峰间的分离度均应符合要求。

测定法　取供试品溶液与对照品溶液分别顶空进样,记录色谱图。

限度　按外标法以峰面积计算,甲醇、丙酮、正己烷与甲苯的残留量均应符合规定。

炽灼残渣　取本品 1.0g,依法检查(通则 0841),遗留残渣不得过 0.1%。

重金属　取炽灼残渣项下遗留的残渣,依法检查(通则 0821),含重金属不得过百万分之十。

【含量测定】　照高效液相色谱法(通则 0512)测定。

对照品溶液　取丙泊酚对照品,精密称定,加甲醇溶解并定量稀释制成每 1ml 中约含 3mg 的溶液,摇匀。

供试品溶液、系统适用性溶液、色谱条件与系统适用性要求　见有关物质项下。

测定法　精密量取供试品溶液与对照品溶液,分别注入液相色谱仪,记录色谱图。按外标法以峰面积计算。

【类别】　静脉麻醉药。

【贮藏】　充氮,遮光,密封,在 15℃以下保存。

【制剂】　丙泊酚乳状注射液

附:

杂质Ⅰ

$C_{24}H_{34}O_2$　354.53

3,3′,5,5′-(四异丙基)联苯-4,4′-二酚

杂质Ⅱ

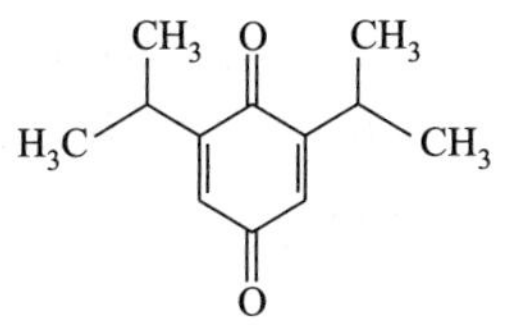

$C_{12}H_{16}O_2$　192.25

2,6-二异丙基-1,4-苯醌

丙泊酚乳状注射液

Bingbofen Ruzhuangzhusheye

Propofol Injectable Emulsion

本品由丙泊酚、大豆油(供注射用)经蛋黄卵磷脂乳化并加甘油(供注射用)制成的灭菌乳状液体。含丙泊酚($C_{12}H_{18}O$)应为标示量的95.0%～105.0%。

【处方】

丙泊酚	10g
大豆油(供注射用)	100g
蛋黄卵磷脂	12g
甘油(供注射用)	22.5g
其他辅料	适量
注射用水	适量
制成	1000ml

【性状】 本品为白色的均匀乳状液体。

【鉴别】 (1)取本品,用异丙醇稀释制成每1ml中约含丙泊酚40μg的溶液,照紫外-可见分光光度法(通则0401)测定,在272nm的波长处有最大吸收。

(2)在含量测定项下记录的色谱图中,供试品溶液主峰的保留时间应与对照品溶液主峰的保留时间一致。

【检查】 **pH值** 应为6.0～8.5(通则0631)。

乳粒 取本品,照粒度和粒度分布测定法(通则0982第三法),依法检查(采用基于米氏散射理论的激光散射粒度分析仪,如Mastersizer MS2000;建议参数为吸收率0,0.001或0.01,折射率1.47～1.52,遮光度5%～10%;或其他等同的仪器),或照动态光散射法检查(附件1),体积平均粒径或光强平均粒径应小于0.5μm;另取本品,照基于单粒子光学传感技术的光阻法测定(附件2),大于5μm乳粒加权总体积不得过油相体积的0.05%。

游离脂肪酸 取本品,作为供试品溶液;取棕榈酸对照品约0.1795g(若处方中含有油酸,则取棕榈酸对照品约0.3077g),精密称定,置100ml量瓶中,加正庚烷溶解并定量稀释至刻度,摇匀,作为对照品溶液。精密量取供试品溶液与对照品溶液各1ml,分别置20ml具塞试管中,加异丙醇-正庚烷-0.5mol/L硫酸溶液(40∶10∶1)混合溶液5.0ml,振摇1分钟,放置10分钟。供试品溶液试管中精密加入正庚烷与水各3ml,对照品溶液试管中精密加入正庚烷2ml与水4ml,密塞,上下翻动10次,静置至少15分钟使分层。分别精密量取上层液3ml,置10ml离心管中,加尼罗蓝指示液(取硫酸尼罗蓝0.04g,加水200ml使溶解,加正庚烷100ml,振摇,弃去上层正庚烷,反复操作4次。取下层水溶液20ml,加无水乙醇180ml,混匀,置棕色瓶中,室温一个月内使用)1ml,在氮气流下,用氢氧化钠滴定液(0.01mol/L)滴定至溶液显淡紫色。供试品溶液消耗氢氧化钠滴定液(0.01mol/L)的毫升数不得大于对照品溶液消耗氢氧化钠滴定液(0.01mol/L)的毫升数。

过氧化值 精密量取本品10ml,冻干或加无水乙醇20ml,于60℃水浴减压旋转蒸发除去水分。自“加无水乙醇20ml”起,依法重复操作三次除尽水分。加冰醋酸-三氯甲烷(3∶2)溶液30ml使残渣溶解。精密加饱和碘化钾溶液0.5ml,密塞,准确振摇萃取1分钟,加新沸并放冷的水30ml与淀粉指示液5ml,立即用硫代硫酸钠滴定液(0.01mol/L)滴定至上层水相蓝色消失,并将滴定的结果用空白试验校正。消耗硫代硫酸钠滴定液(0.01mol/L)不得过1.0ml。

有关物质 照高效液相色谱法(通则0512)测定。

供试品溶液 精密量取本品适量,用四氢呋喃-异丙醇(5∶3)溶液定量稀释制成每1ml中约含丙泊酚1mg的溶液。

对照溶液 精密量取供试品溶液适量,用四氢呋喃-异丙醇(5∶3)溶液定量稀释并制成每1ml中约含丙泊酚1μg的溶液。

对照品溶液 取杂质Ⅰ对照品适量,精密称定,加四氢呋喃-异丙醇(5∶3)溶液溶解并定量稀释制成每1ml中约含1μg的溶液。

系统适用性溶液 取丙泊酚与杂质Ⅱ对照品各适量,加四氢呋喃-异丙醇(5∶3)溶液溶解并稀释制成每1ml中约含丙泊酚1mg与杂质Ⅱ3μg的溶液。

色谱条件、系统适用性要求与测定法 见丙泊酚有关物质项下。

限度 供试品溶液色谱图中如有与杂质Ⅰ保留时间一致的色谱峰,按外标法以峰面积计算,含杂质Ⅰ不得过丙泊酚标示量的0.1%;其他单个杂质峰面积不得大于对照溶液主峰面积的2倍(0.2%),其他各杂质峰面积的和不得大于对照溶液主峰面积的4倍(0.4%),小于对照溶液主峰面积0.2倍的色谱峰忽略不计。

2,6-二异丙基-1,4-苯醌(杂质Ⅱ) 照高效液相色谱法(通则0512)测定。

对照品溶液 取杂质Ⅱ对照品适量,精密称定,加四氢呋喃-异丙醇(5∶3)溶液溶解并定量稀释制成每1ml中约含1μg的溶液。

色谱条件 见有关物质项下。检测波长为254nm。

供试品溶液、系统适用性溶液与系统适用性要求 见有关物质项下。

测定法 精密量取供试品溶液与对照品溶液,分别注入

液相色谱仪，记录色谱图。

限度　供试品溶液色谱图中如有与杂质Ⅱ保留时间一致的色谱峰，按外标法以峰面积计算，含杂质Ⅱ不得过丙泊酚标示量的 0.1%。

甲氧基苯胺值　照紫外-可见分光光度法（通则 0401）测定。

供试品溶液　精密量取本品 10ml，置 250ml 圆底烧瓶中，加无水乙醇 20ml，置 60℃水浴减压旋转蒸发 15 分钟。自“加无水乙醇 20ml”起，依法重复操作三次除尽水分。加异丙醇-异辛烷（2：8）溶液使残渣溶解并定量转移至 25ml 量瓶中，再加上述溶剂稀释至刻度，摇匀，用 0.45μm 的微孔滤膜滤过，取续滤液。

测定法　精密量取供试品溶液与异丙醇-异辛烷（2：8）溶液各 5ml，分别置甲、乙两支具塞试管中，各精密加 0.25% 4-甲氧基苯胺冰醋酸溶液（临用新制）1ml，密塞，摇匀，避光准确放置 10 分钟，以异丙醇-异辛烷（2：8）溶液为空白，在 350nm 的波长处分别测定吸光度 A_1、A_2；另取供试品溶液，以异丙醇-异辛烷（2：8）溶液为空白，在 350nm 的波长处测定吸光度 A_0。按下式计算。

$$\text{甲氧基苯胺值}=\frac{25\times[1.2\times(A_1-A_2)-A_0]}{C\times V}$$

式中　V 为供试品的取样量，ml；

C 为供试品中大豆油在处方中的标示量，g/ml；

1.2 为加入 4-甲氧基苯胺冰醋酸溶液后溶液的稀释因子；

A_1 为甲具塞试管中溶液的吸光度值；

A_2 为乙具塞试管中溶液的吸光度值；

A_0 为未加入 4-甲氧基苯胺冰醋酸溶液的供试品溶液的吸光度值。

限度　不得过 5.0。

溶血磷脂酰胆碱和溶血磷脂酰乙醇胺　照高效液相色谱法（通则 0512）测定。

供试品溶液　精密量取本品 1ml，置 10ml 量瓶中，用异丙醇-正庚烷（2：1）溶液稀释至刻度，摇匀。

系列对照品溶液　取溶血磷脂酰胆碱对照品与溶血磷脂酰乙醇胺对照品各适量，精密称定，加三氯甲烷-甲醇（2：1）溶液适量使溶解，用异丙醇-正庚烷（2：1）溶液定量稀释制成每 1ml 中分别约含溶血磷脂酰胆碱 0.02、0.04、0.1、0.2mg 和溶血磷脂酰乙醇胺 0.01、0.02、0.05、0.1mg 的混合溶液。

系统适用性溶液　取溶血磷脂酰乙醇胺对照品适量，加三氯甲烷-甲醇（2：1）溶液适量使溶解，用异丙醇-正庚烷（2：1）溶液稀释制成每 1ml 中约含 0.5mg 的溶液，量取该溶液 0.5ml，加供试品溶液 1ml，混匀。

色谱条件　用二羟基丙基硅烷键合硅胶为填充剂（Ultimate Diol，4.6mm×250mm，5μm 或效能相当的色谱柱）；以甲醇-水-冰醋酸-三乙胺（85：15：0.5：0.05）为流动相 A，以正己烷-异丙醇-流动相 A（20：48：32）为流动相 B，按下表进行梯度洗脱；流速为每分钟 1.0ml；检测器为蒸发光散射检测器（以下参数供参考：雾化气为氮气，雾化气压力为 25psi.，漂移管温度为 70℃）；柱温为 40℃；进样体积 20μl。

时间（分钟）	流动相 A（%）	流动相 B（%）
0	5	95
10	22	78
22	90	10
23	5	95
27	5	95

系统适用性要求　系统适用性溶液色谱图中，溶血磷脂酰乙醇胺峰与相邻峰的分离度应符合要求。

测定法　精密量取供试品溶液与系列对照品溶液，分别注入液相色谱仪，记录色谱图。根据供试品中溶血磷脂酰胆碱的含量，选择系列对照品溶液中 3 个相邻浓度的对照品溶液，以浓度的对数和对应峰面积的对数计算线性回归方程，由回归方程计算供试品溶液中溶血磷脂酰胆碱和溶血磷脂酰乙醇胺的含量。

限度　每 1ml 中含溶血磷脂酰胆碱不得过 2.0mg，溶血磷脂酰乙醇胺不得过 0.6mg。

甘油　精密量取本品 2ml，置锥形瓶中，加水 100ml 及溴甲酚紫指示液 6 滴，摇匀，若供试品溶液呈酸性，滴加 0.1mol/L 氢氧化钠溶液，使溶液呈蓝紫色；若供试品溶液呈碱性，应先滴加 0.5mol/L 硫酸溶液调节至溶液恰呈黄色，再滴加 0.1mol/L 氢氧化钠溶液，使溶液呈蓝紫色，加 0.7%高碘酸钾溶液（临用新制）100ml，置 37～40℃水浴中保温 15 分钟，并不断振摇。加 1,2-丙二醇 3ml，放置 5 分钟，用氢氧化钠滴定液（0.1mol/L）滴定至溶液呈蓝紫色。每 1ml 氢氧化钠滴定液（0.1mol/L）相当于 9.21mg 的 $C_3H_8O_3$。每 1ml 中含甘油（$C_3H_8O_3$）应为 20.2～24.8mg。

磷　照紫外-可见分光光度法（通则 0401）测定。

供试品溶液　精密量取本品 3ml，置坩埚中，加氧化锌 2g，缓慢灼烧至烟雾消失，将坩埚置 600℃炽灼 1 小时，取出，放冷，加盐酸溶液（1→2）10ml，缓缓加热至微沸，煮沸 5 分钟使残渣溶解，用水定量转移至 100ml 量瓶中，用水稀释至刻度，摇匀。

对照品溶液　取磷酸二氢钾对照品约 0.135g，精密称定，置 250ml 量瓶中，加水溶解并稀释至刻度，摇匀，精密量取 10ml，置 100ml 量瓶中，加氧化锌 2g 与盐酸溶液（1→2）10ml 使溶解，用水稀释至刻度，摇匀。

测定法　精密量取供试品溶液与对照品溶液各 5ml，分别置 25ml 量瓶中，依次分别加水 10ml、钼酸铵硫酸溶液（取钼酸铵 5g，加 0.5mol/L 硫酸溶液 100ml 使溶解）1ml、对苯二酚硫酸溶液（取对苯二酚 0.5g，加 0.14%硫酸溶液 100ml 使溶解，临用新制）1ml 与 50%醋酸钠溶液 3ml，用水稀释至刻度，摇匀，放置 5 分钟，在 720nm 波长处分别测定吸光度，并将测定结果用空白试验校正，计算。

限度　每1ml中含磷(P)应为0.40～0.50mg。

渗透压摩尔浓度　取本品，依法检查(通则0632)，渗透压摩尔浓度应为280～330mOsmol/kg。

细菌内毒素　取本品，依法检查(通则1143)，每1mg丙泊酚中含内毒素的量应小于0.33EU。

其他　应符合注射剂项下有关的各项规定(通则0102)。

【含量测定】　照高效液相色谱法(通则0512)测定。

对照品溶液　取丙泊酚对照品适量，精密称定，加四氢呋喃-异丙醇(5∶3)溶液溶解并定量稀释制成每1ml中约含1mg的溶液。

供试品溶液、系统适用性溶液、色谱条件与系统适用性要求　见有关物质项下。

测定法　精密量取供试品溶液与对照品溶液，分别注入液相色谱仪，记录色谱图。按外标法以峰面积计算。

【类别】　麻醉药。

【规格】　(1)10ml∶0.1g　(2)20ml∶0.2g　(3)50ml∶0.5g

【贮藏】　密闭，在2～25℃之间保存，不能冰冻。

曾用名：丙泊酚注射液

附：

硫酸尼罗蓝

分子式：$C_{40}H_{40}N_6O_6S$；分子量：732.84

英文名：Nile blue A

CAS号：3625-57-8

附件1

动态光散射法

动态光散射(Dynamic Light Scattering，DLS)，也称光子相关光谱(Photon Correlation Spectroscopy，PCS)。动态光散射技术是基于对散射光强度快速而短暂的波动进行分析，这种波动是悬浮在液体中的粒子(包括脂肪乳粒)由于随机布朗运动或扩散引起的。采用合适的检测器(如光电倍增管)，在给定的角度(如90°)测定快速波动的散射光强度。由散射光强度数据计算得自相关函数，通过适当的解卷积算法，转换得到强度加权扩散系数的近似分布。再通过Stokes-Einstein方程和经典(米氏)光散射理论计算小粒径乳粒的分布。

1. 对仪器的一般要求

具备(或不具备)样品自动稀释功能的合适的动态光散射仪，一般散射角设置为90°。取100、250和400nm的标准粒子(聚苯乙烯标准粒子或其他合适的微球体)，每种粒子测定3次，平均粒径的相对标准偏差应不大于10%，光强平均粒径和标准偏差应在可接受的误差范围内。

2. 测定方法

在预先经0.2μm孔径过滤器过滤并经超声脱气的水中，加入适量样品。缓慢搅拌得到均匀的轻微浑浊的混悬液。将仪器散射角度设置为90°进行测定。只要卡方(χ^2)拟合优度参数保持可接受的低值(视每台仪器的规格而定)，样品的测试结果就是可接受的。

如果仪器中配有自动稀释系统，可直接将初始高浓度的样品注入仪器中，由仪器自动稀释至适合的浓度进行检测。需确保浓度不过高，否则会因为多重散射和液滴间相互作用产生假象。如果仪器不具备自动稀释功能，则需手动稀释(第一次至少稀释10倍)，然后装入一个插入式的样品池中。依据仪器规格及技术参数制定最佳的稀释方案，使待测样品池中的浓度能产生合适的散射强度以适于测定。

附件2

光阻法测定乳状注射液中大于5μm的乳粒

乳状注射液中大于5μm的大粒子尾部的比例，采用基于光阻或光消减原理的单粒子光学传感技术进行测定。应用单粒子光学传感技术时，单个粒子通过狭窄的光感区域阻挡了一部分入射光线，引起到达检测器的光强度瞬间降低，此信号的衰减幅度理论上与粒子横截面(假设横截面积小于传感区域的宽度)，即粒子直径的平方成比例。用系列标准粒子建立粒径与信号大小的校正曲线。仪器测得样品中乳粒通过光感区产生的信号，根据校正曲线算出样品中乳粒的粒径。使用光消减单粒子光学传感技术传感器时，需知道重合限和最佳流速。

1. 对仪器的一般要求

将仪器的阈值设为1.8μm，上限为50μm。分别测定5μm、10μm两种规格的标准粒子，每一种标准粒子检测三次，所测得的标准粒子的平均数均粒径的相对标准偏差应不大于10%，与其标示值的偏差应小于10%。此外，所测得的每毫升标准粒子的数目应在标准粒子标示浓度的±10%以内。

2. 测定法

如果仪器配有自动稀释系统，直接用注射器或聚四氟乙烯管线将高浓度的样品注入仪器中，由仪器自动稀释至适合的浓度再进行检测；如果仪器不具备自动稀释功能，则需手动稀释(第一次至少稀释10倍)，在预先经0.2μm孔径过滤器过滤并经超声脱气的水中加入适量乳状注射液，缓慢搅拌得到轻微浑浊的均匀混悬液。无论哪种稀释方式，最终粒子浓度均应低于传感器的重合限。将检测器的阈值设为1.8μm，上限为50μm，测定样品，每个样品测定3次。按下式计算大于5μm乳粒的总体积占油相体积的百分比。

大乳粒%＝测得的大于5μm乳粒的总体积(ml)×稀释

倍数×油相密度(g/ml)×100/[取样量(ml)×油相标示浓度(g/100ml)]×100%

丙氨酰谷氨酰胺

Bing'anxian Gu'anxian'an

Alanyl Glutamine

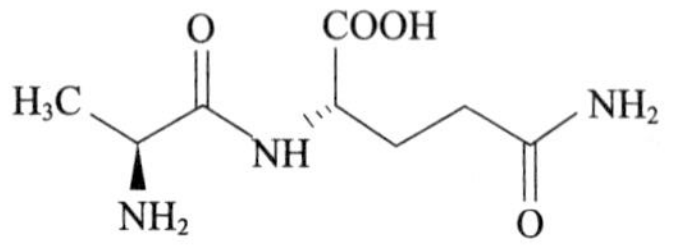

$C_8H_{15}N_3O_4$　217.22

本品为 *N*(2)-L-丙氨酰-L-谷氨酰胺。按干燥品计算,含 $C_8H_{15}N_3O_4$ 不得少于 98.5%。

【性状】 本品为白色或类白色结晶或结晶性粉末;无臭。

本品在水中易溶,在乙醇、丙酮或乙醚中不溶。

比旋度 取本品,精密称定,加水溶解并定量稀释制成每 1ml 中含 50mg 的溶液,依法测定(通则 0621),比旋度为 +9.5°至+11.0°。

【鉴别】 (1)取本品约 20mg,加水 1ml 使溶解,加茚三酮试液 5 滴,加热,即显蓝紫色。

(2)在含量测定项下记录的色谱图中,供试品溶液主峰的保留时间应与对照品溶液主峰的保留时间一致。

(3)本品的红外光吸收图谱应与对照品的图谱一致(通则 0402)。

【检查】 **酸度** 取本品 1.0g,加水 10ml 使溶解,依法测定(通则 0631),pH 值应为 5.0～6.0。

溶液的澄清度与颜色 取本品 1.0g,加水 5ml 使溶解,溶液应澄清无色。如显浑浊,与 1 号浊度标准液(通则 0902 第一法)比较,不得更浓;如显色,与黄色 1 号标准比色液(通则 0901 第一法)比较,不得更深。

氯化物 取本品 0.30g,依法检查(通则 0801),与标准氯化钠溶液 6.0ml 制成的对照液比较,不得更浓(0.02%)。

硫酸盐 取本品 1.0g,依法检查(通则 0802),与标准硫酸钾溶液 2.0ml 制成的对照液比较,不得更浓(0.02%)。

铵盐 取本品 0.10g,在 60℃以下减压蒸馏,依法检查(通则 0808),与标准氯化铵溶液 8.0ml 制成的对照液比较,不得更深(0.08%)。

有关物质 照高效液相色谱法(通则 0512)测定。

供试品溶液　精密称取本品适量,加流动相溶解并定量稀释制成每 1ml 中约含丙氨酰谷氨酰胺 4mg 的溶液。

对照品溶液　取主成分与各杂质对照品适量,精密称定,按下表的浓度加流动相溶解并定量稀释制成。

主成分与杂质对照品	浓度(μg/ml)
环-(L-丙氨酰-L-谷氨酰胺)	8
环-(L-丙氨酰-L-谷氨酸)	1.6
L-焦谷氨酰-L-丙氨酸	6
L-焦谷氨酸	2
D-丙氨酰-L-谷氨酰胺	2
丙氨酰谷氨酰胺	4
L-丙氨酰-L-谷氨酸	20

色谱条件　用氨基键合硅胶为填充剂;以 0.05mol/L 磷酸二氢钾缓冲液(用磷酸调节 pH 值至 4.0)-乙腈(35∶65)为流动相;检测波长为 215nm;流速为每分钟 0.7ml;柱温为 30℃;进样体积 20μl。

系统适用性要求　对照品溶液色谱图中,各杂质峰间的分离度应符合要求。

测定法　精密量取供试品溶液与对照品溶液,分别注入液相色谱仪,记录色谱图。

限度　供试品溶液色谱图中如有杂质峰,按外标法以峰面积计算,含环-(L-丙氨酰-L-谷氨酰胺)不得过 0.2%,含环-(L-丙氨酰-L-谷氨酸)不得过 0.04%,含 L-焦谷氨酰-L-丙氨酸不得过 0.15%,含 L-焦谷氨酸不得过 0.05%,含 D-丙氨酰-L-谷氨酰胺不得过 0.05%,含 L-丙氨酰-L-谷氨酸不得过 0.5%,其他单个未知杂质按外标法以丙氨酰谷氨酰胺峰面积计算,不得过 0.1%,其他未知杂质总和不得过 0.5%。

残留溶剂 照残留溶剂测定法(通则 0861 第二法)测定。

供试品溶液　取本品约 100mg,精密称定,置顶空瓶中,精密加 30%*N*,*N*-二甲基甲酰胺溶液 2ml 使溶解,密封。

对照品溶液　取甲醇、乙醇、四氢呋喃、甲苯适量,精密称定,加 30%*N*,*N*-二甲基甲酰胺溶液定量稀释制成每 1ml 中含甲醇 150μg、乙醇 250μg、四氢呋喃 36μg 和甲苯 44.5μg 的溶液,精密量取 2ml,置顶空瓶中,密封。

色谱条件　以 6%氰丙基苯基-94%二甲基聚硅氧烷(或极性相近)为固定液的毛细管柱为色谱柱;程序升温,起始温度 70℃,维持 2 分钟,以每分钟 10℃的速率升温至 120℃,再以每分钟 20℃的速率升温至 220℃,维持 3 分钟;进样口温度为 200℃;检测器温度为 250℃;顶空瓶平衡温度为 80℃,平衡时间为 20 分钟。

系统适用性要求　对照品溶液色谱图中,各成分峰间的分离度均应符合要求。

测定法　精密量取供试品溶液与对照品溶液,分别顶空进样,记录色谱图。

限度　按外标法以峰面积计算,甲醇、乙醇、四氢呋喃与甲苯的残留量均应符合规定。

干燥失重 取本品,在 105℃干燥至恒重,减失重量不得过 0.5%(通则 0831)。

炽灼残渣 取本品 1.0g,依法检查(通则 0841),遗留残渣不得过 0.1%。

铁盐 取本品 1.0g,依法检查(通则 0807),与标准铁溶液 1.0ml 制成的对照液比较，不得更浓(0.001%)。

重金属　取本品 2.0g，加水 23ml 溶解后，加醋酸盐缓冲液(pH 3.5)2ml，依法检查(通则 0821 第一法)，含重金属不得过百万分之十。

砷盐　取本品 2.0g，加水 23ml 溶解后，加盐酸 5ml，依法检查(通则 0822 第一法)，应符合规定(0.0001%)。

细菌内毒素　取本品，依法检查(通则 1143)，每 1mg 丙氨酰谷氨酰胺中含内毒素的量应小于 0.050EU。(供注射用)

无菌　取本品，用适宜溶剂溶解并稀释后，经薄膜过滤法处理，用 0.1% 无菌蛋白胨水溶液分次冲洗(每膜不少于 300ml)，以金黄色葡萄糖球菌为阳性对照菌，依法检查(通则 1101)，应符合规定。(供无菌分装用)

【含量测定】　照高效液相色谱法(通则 0512)测定。

供试品溶液　取本品适量，精密称定，加流动相溶解并定量稀释制成每 1ml 中约含 0.05mg 的溶液。

对照品溶液　取丙氨酰谷氨酰胺对照品适量，精密称定，加流动相溶解并定量稀释制成每 1ml 中约含 0.05mg 的溶液。

系统适用性溶液　取 D-丙氨酰-L-谷氨酰胺和丙氨酰谷氨酰胺对照品适量，加流动相溶解并稀释制成每 1ml 中含 D-丙氨酰-L-谷氨酰胺 10μg 和丙氨酰谷氨酰胺 50μg 的混合溶液。

色谱条件　见有关物质项下。

系统适用性要求　系统适用性溶液色谱图中，理论板数按丙氨酰谷氨酰胺峰计算不低于 3000，D-丙氨酰-L-谷氨酰胺峰与丙氨酰谷氨酰胺峰之间的分离度应符合要求。

测定法　精密量取供试品溶液与对照品溶液，分别注入液相色谱仪，记录色谱图。按外标法以峰面积计算。

【类别】　氨基酸类药。

【制剂】　(1)丙氨酰谷氨酰胺注射液　(2)注射用丙氨酰谷氨酰胺

【贮藏】　密封保存。

附：

杂质Ⅰ

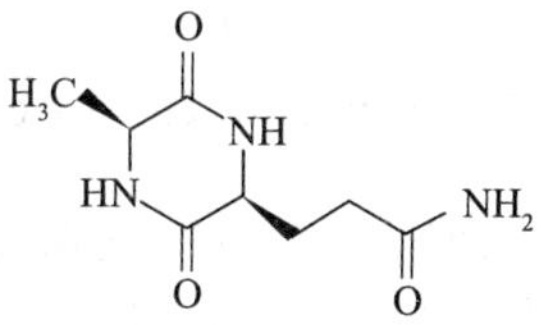

$C_8H_{13}N_3O_3$　199.21

环-(L-丙氨酰-L-谷氨酰胺)

杂质Ⅱ

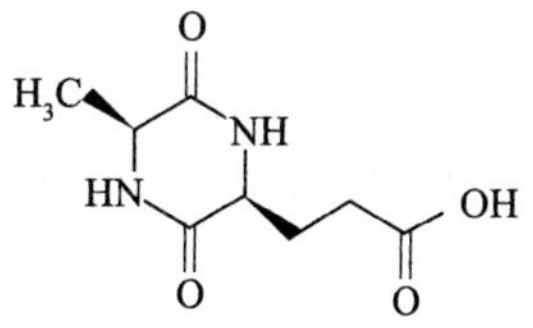

$C_8H_{12}N_2O_4$　200.19

环-(L-丙氨酰-L-谷氨酸)

杂质Ⅲ

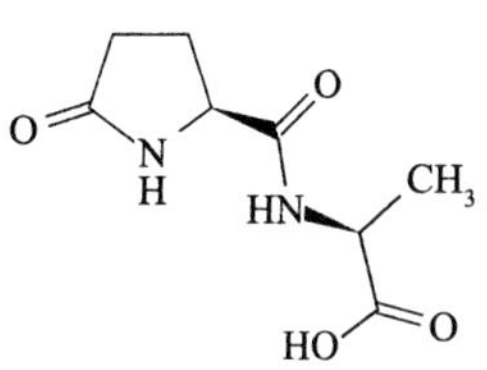

$C_8H_{12}N_2O_4$　200.19

L-焦谷氨酰-L-丙氨酸

杂质Ⅳ

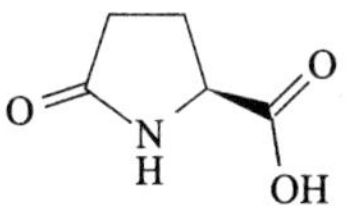

$C_5H_7NO_3$　129.11

L-焦谷氨酸

杂质Ⅴ

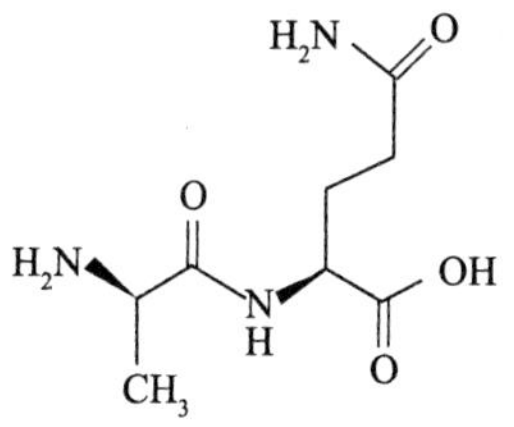

$C_8H_{15}N_3O_4$　217.22

D-丙氨酰-L-谷氨酰胺

杂质Ⅵ

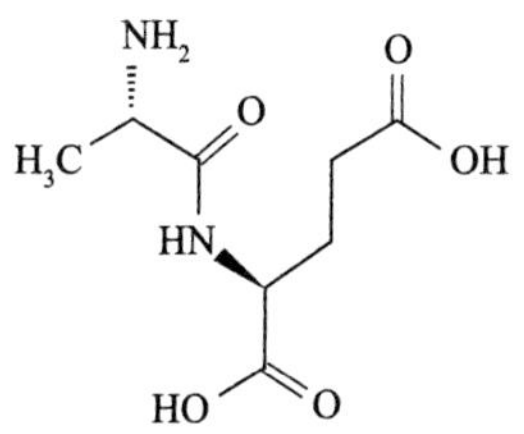

$C_8H_{14}N_2O_5$　218.21

L-丙氨酰-L-谷氨酸

丙氨酰谷氨酰胺注射液

Bing'anxian Gu'anxian'an Zhusheye

Alanyl Glutamine Injection

本品为丙氨酰谷氨酰胺的灭菌水溶液。含丙氨酰谷氨酰胺($C_8H_{15}N_3O_4$)应为标示量的 95.0%～105.0%。

【性状】 本品为无色澄明液体。

【鉴别】 (1)取本品 1ml,加水 10ml,加茚三酮试液 5 滴,加热,即显蓝紫色。

(2)在含量测定项下记录的色谱图中,供试品溶液主峰的保留时间应与对照品溶液主峰的保留时间一致。

【检查】 **pH 值** 应为 5.4～6.0(通则 0631)。

吸光度 取本品,照紫外-可见分光光度法(通则 0401),在 400nm 的波长处测定,吸光度不得过 0.05。

氨 照紫外-可见分光光度法(通则 0401)测定。试验应在 20～25℃进行。

供试品溶液 精密量取本品 5ml,置 50ml 量瓶中,用水稀释至刻度,摇匀。

对照品溶液 取氯化铵 29.7mg,精密称定,置 500ml 量瓶中,加水适量使溶解并稀释至刻度,摇匀(每 1ml 中相当于 20μg 的 NH_4^+)。

测定法 精密量取还原酶 Ⅰ 溶液(NADH)(取还原型辅酶 Ⅰ 适量,用 2-氧代戊二酸缓冲液制成每 1ml 中含 0.2mg 的溶液。该溶液 4℃可保存 3 天)1.0ml,置吸收池中,加供试品溶液 0.1ml 和水 1.9ml,混匀,反应 5 分钟。以水为参比,在 340nm 的波长处测定吸光度 A_1,再加入谷氨酸脱氢酶溶液(GLDH)(取谷氨酸脱氢酶适量,加水稀释制成每 1ml 中含 1000 单位的溶液)0.02ml,混匀,20 分钟后测定吸光度 A_2。同法测定水和对照品溶液的吸光度,分别为 B_1、B_2 和 C_1、C_2。按下式计算。

$$C(\mathrm{mg/L})=C_{st}\times\frac{(A_1-A_2)-(B_1-B_2)}{(C_1-C_2)-(B_1-B_2)}\times 10$$

式中 C_{st} 为对照品溶液的氨浓度,μg/ml;

10 为供试品溶液的稀释倍数。

限度 含氨不得过 340mg/L。

有关物质 照高效液相色谱法(通则 0512)测定。

供试品溶液 精密量取本品,用流动相定量稀释制成每 1ml 中约含丙氨酰谷氨酰胺 4mg 的溶液。

对照品溶液 取主成分与各杂质对照品适量,分别精密称定,按下表的浓度加流动相溶解并定量稀释制成。

主成分与杂质对照品	浓度(μg/ml)
环-(L-丙氨酰-L-谷氨酰胺)	200
环-(L-丙氨酰-L-谷氨酸)	2
L-焦谷氨酰-L-丙氨酸	26
L-焦谷氨酸	10
D-丙氨酰-L-谷氨酰胺	10
丙氨酰谷氨酰胺	20
L-丙氨酰-L-谷氨酸	40

色谱条件、系统适用性要求与测定法 见丙氨酰谷氨酰胺有关物质项下。

限度 供试品溶液色谱图中如有杂质峰,按外标法以峰面积计算,各杂质含量与主成分标示量比较,含环-(L-丙氨酰-L-谷氨酰胺)不得过 5.0%、含环-(L-丙氨酰-L-谷氨酸)不得过 0.05%、含 L-焦谷氨酰-L-丙氨酸不得过 0.65%、含 L-焦谷氨酸不得过 0.25%、含 D-丙氨酰-L-谷氨酰胺不得过 0.25%、含 L-丙氨酰-L-谷氨酸不得过 1.0%;其他单个未知杂质按外标法以丙氨酸谷氨酰胺峰面积计算,不得过 0.5%,其他未知杂质总和不得过 1.0%。

重金属 取本品适量(约相当于丙氨酰谷氨酰胺 2.0g),加醋酸盐缓冲液(pH 3.5)2ml,加水适量使成 25ml,依法检查(通则 0821 第一法),含重金属不得过百万分之十。

渗透压摩尔浓度 应为 900～1180mOsmol/kg(通则 0632)。[1]

细菌内毒素 取本品,依法检查(通则 1143),每 1ml 中含内毒素的量应小于 0.50EU。

无菌 取本品,经薄膜过滤法处理,用 0.1%无菌蛋白胨水溶液冲洗(每膜不少于 100ml),以金黄色葡萄球菌为阳性对照菌,依法检查(通则 1101),应符合规定。

其他 应符合注射剂项下有关的各项规定(通则 0102)。

【含量测定】 照高效液相色谱法(通则 0512)测定。

供试品溶液 精密量取本品适量,用流动相定量稀释制成每 1ml 中约含丙氨酰谷氨酰胺 0.05mg 的溶液。

对照品溶液、系统适用性溶液、色谱条件、系统适用性要求与测定法 见丙氨酰谷氨酰胺含量测定项下。

【类别】 同丙氨酰谷氨酰胺。

【规格】 (1)50ml∶10g (2)100ml∶20g

【贮藏】 密闭,在阴凉处保存。

注射用丙氨酰谷氨酰胺

Zhusheyong Bing'anxian Gu'anxian'an

Alanyl Glutamine for Injection

本品为丙氨酰谷氨酰胺的无菌冻干品或无菌粉末。按平均装量计算,含丙氨酰谷氨酰胺($C_8H_{15}N_3O_4$)应为标示量的 95.0%～105.0%。

---

[1] 渗透压摩尔浓度的测定用标准溶液的制备

分别精密称取 500～650℃干燥 40～50 分钟并置硅胶干燥器中放冷至室温的基准氯化钠 3.223g、6.437g,各加水适量使溶解并稀释至 100ml,摇匀(渗透压摩尔浓度分别为 1000、2000mOsmol/kg)。

【性状】 本品为白色或类白色疏松块状物或粉末。

【鉴别】 (1)取本品约20mg,加水1ml使溶解,加茚三酮试液5滴,加热,即显蓝紫色。

(2)在含量测定项下记录的色谱图中,供试品溶液主峰的保留时间应与对照品溶液主峰的保留时间一致。

【检查】 **酸度** 取本品1.0g,加水10ml使溶解,依法测定(通则0631),pH值应为5.4～6.0。

溶液的澄清度 取本品适量,加水溶解并制成每1ml中含0.20g的溶液,溶液应澄清无色;如显浑浊,与1号浊度标准液(通则0902第一法)比较,不得更浓。

吸光度 取本品,加水溶解并稀释制成每1ml中含0.2g的溶液,照紫外-可见分光光度法(通则0401),在400nm的波长处测定,吸光度不得过0.05。

氨 照紫外-可见分光光度法(通则0401)测定。试验应在20～25℃进行。

供试品溶液　取本品适量,精密称定,加水溶解并定量稀释制成每1ml中含200mg的溶液,摇匀。

对照品溶液　取氯化铵29.7mg,精密称定,置500ml量瓶中,加水适量使溶解并稀释至刻度,摇匀(每1ml中相当于20μg的NH_4^+)。

测定法　精密量取还原酶Ⅰ溶液(NADH)(取还原型辅酶Ⅰ适量,用2-氧代戊二酸缓冲液制成每1ml中含0.2mg的溶液。该溶液4℃可保存3天)1.0ml,置吸收池中,加供试品溶液0.1ml和水1.9ml,混匀,反应5分钟。以水为参比,在340nm的波长处测定吸光度A_1,再加入谷氨酸脱氢酶溶液(GLDH)(取谷氨酸脱氢酶适量,加水稀释制成每1ml中含1000单位的溶液)0.02ml,混匀,20分钟后测定吸光度A_2。同法测定水和对照品溶液的吸光度,分别为B_1、B_2和C_1、C_2。按下式计算。

$$含氨量\%=C_{st}\times\frac{(A_1-A_2)-(B_1-B_2)}{(C_1-C_2)-(B_1-B_2)}\times\frac{n}{W}\times10^{-6}\times100\%$$

式中　C_{st}为对照品溶液的氨浓度,μg/ml;

n为供试品溶液的稀释倍数;

W为供试品的称样量。

限度　含氨不得过0.17%。

有关物质 照高效液相色谱法(通则0512)测定。

供试品溶液　取本品,精密称定,加流动相溶解并定量稀释制成每1ml中约含丙氨酰谷氨酰胺4mg的溶液。

对照品溶液　取主成分与各杂质对照品适量,分别精密称定,按下表的浓度加流动相溶解并定量稀释制成。

主成分与杂质对照品	浓度(μg/ml)
环-(L-丙氨酰-L-谷氨酰胺)	20
环-(L-丙氨酰-L-谷氨酸)	1.6
L-焦谷氨酰-L-丙氨酸	20
L-焦谷氨酸	8
D-丙氨酰-L-谷氨酰胺	10
丙氨酰谷氨酰胺	20
L-丙氨酰-L-谷氨酸	20

色谱条件、系统适用性要求与测定法　见丙氨酰谷氨酰胺有关物质项下。

限度　供试品溶液色谱图中如有杂质峰,按外标法以峰面积计算,各杂质含量与主成分标示量比较,含环-(L-丙氨酰-L-谷氨酰胺)不得过0.5%、含环-(L-丙氨酰-L-谷氨酸)不得过0.04%、含L-焦谷氨酰-L-丙氨酸不得过0.5%、含L-焦谷氨酸不得过0.2%、含D-丙氨酰-L-谷氨酰胺不得过0.25%、含L-丙氨酰-L-谷氨酸不得过0.5%;其他单个未知杂质按外标法以丙氨酰谷氨酰胺峰面积计算,不得过0.5%,其他未知杂质总和不得过1.0%。

干燥失重 取本品,在105℃干燥至恒重,减失重量不得过1.0%(无菌粉末)或3.0%(无菌冻干品)(通则0831)。

细菌内毒素 取本品,依法检查(通则1143),每1mg中含内毒素的量应小于0.050EU。

无菌 取本品,用0.1%无菌蛋白胨水溶液适量溶解后,经薄膜过滤法处理,用0.1%无菌蛋白胨水溶液冲洗(每膜不少于100ml),以金黄色葡萄球菌为阳性对照菌,依法检查(通则1101),应符合规定。

其他 应符合注射剂项下有关的各项规定(通则0102)。

【含量测定】 照高效液相色谱法(通则0512)测定。

供试品溶液 取装量差异项下的内容物,精密称取适量,加流动相溶解并定量稀释制成每1ml中约含丙氨酰谷氨酰胺0.05mg的溶液。

对照品溶液、系统适用性溶液、色谱条件、系统适用性要求与测定法 见丙氨酰谷氨酰胺含量测定项下。

【类别】 同丙氨酰谷氨酰胺。

【规格】 (1)10g　(2)20g

【贮藏】 密闭,在阴凉处保存。

丙氨酸

Bing'ansuan

Alanine

$C_3H_7NO_2$　89.09

本品为L-2-氨基丙酸。按干燥品计算,含$C_3H_7NO_2$不得少于98.5%。

【性状】 本品为白色或类白色结晶或结晶性粉末;有香气。

本品在水中易溶,在乙醇、丙酮或乙醚中不溶;在1mol/L盐酸溶液中易溶。

比旋度 取本品,精密称定,加1mol/L盐酸溶液溶解并定量稀释制成每1ml中约含50mg的溶液,依法测定(通则0621),比旋度为+14.0°至+15.0°。

【鉴别】 (1)取本品与丙氨酸对照品各适量,分别加水溶解并稀释制成每 1ml 中约含 10mg 的溶液，作为供试品溶液与对照品溶液。照其他氨基酸项下的方法试验，供试品溶液所显主斑点的位置和颜色应与对照品溶液的主斑点相同。

(2)本品的红外光吸收图谱应与对照的图谱(光谱集 915 图)一致。

【检查】 **酸度**　取本品 1.0g，加水 20ml 溶解后，依法测定(通则 0631)，pH 值应为 5.5～7.0。

溶液的透光率　取本品 1.0g，加水 20ml 溶解后，照紫外-可见分光光度法(通则 0401)，在 430nm 的波长处测定透光率，不得低于 98.0%。

氯化物　取本品 0.30g，依法检查(通则 0801)，与标准氯化钠溶液 6.0ml 制成的对照液比较，不得更浓(0.02%)。

硫酸盐　取本品 1.0g，依法检查(通则 0802)，与标准硫酸钾溶液 2.0ml 制成的对照液比较，不得更浓(0.02%)。

铵盐　取本品 0.10g，依法检查(通则 0808)，与标准氯化铵溶液 2.0ml 制成的对照液比较，不得更深(0.02%)。

其他氨基酸　照薄层色谱法(通则 0502)试验。

供试品溶液　取本品适量，加水溶解并稀释制成每 1ml 中约含 25mg 的溶液。

对照溶液　精密量取供试品溶液 1ml，置 200ml 量瓶中，用水稀释至刻度，摇匀。

系统适用性溶液　取丙氨酸对照品与甘氨酸对照品各适量，置同一量瓶中，加水溶解并稀释制成每 1ml 中分别含丙氨酸 25mg 和甘氨酸 0.125mg 的溶液。

色谱条件　采用硅胶 G 薄层板，以正丁醇-水-冰醋酸(3：1：1)为展开剂。

测定法　吸取上述三种溶液各 2μl，分别点于同一薄层板上，展开，晾干，同法再展开一次，晾干。喷以 0.2%茚三酮的正丁醇冰醋酸溶液[正丁醇-2mol/L 冰醋酸溶液(95：5)]，在 105℃加热至斑点出现，立即检视。

系统适用性要求　对照溶液应显一个清晰的斑点，系统适用性溶液应显两个完全分离的斑点。

限度　供试品溶液如显杂质斑点，不得超过 1 个，其颜色与对照溶液的主斑点比较，不得更深(0.5%)。

干燥失重　取本品，在 105℃干燥 3 小时，减失重量不得过 0.2%(通则 0831)。

炽灼残渣　不得过 0.1%(通则 0841)。

铁盐　取本品 1.0g，依法检查(通则 0807)，与标准铁溶液 1.0ml 制成的对照液比较，不得更深(0.001%)。

重金属　取本品 2.0g，加水 23ml 溶解后，加醋酸盐缓冲液(pH 3.5)2ml，依法检查(通则 0821 第一法)，含重金属不得过百万分之十。

砷盐　取本品 2.0g，加水 23ml 溶解后，加盐酸 5ml，依法检查(通则 0822 第一法)，应符合规定(0.0001%)。

细菌内毒素　取本品，依法检查(通则 1143)，每 1g 丙氨酸中含内毒素的量应小于 20EU。(供注射用)

【含量测定】　取本品约 80mg，精密称定，加无水甲酸 2ml 溶解后，加冰醋酸 50ml，照电位滴定法(通则 0701)，用高氯酸滴定液(0.1mol/L)滴定，并将滴定的结果用空白试验校正。每 1ml 高氯酸滴定液(0.1mol/L)相当于 8.909mg 的 $C_3H_7NO_2$。

【类别】　氨基酸类药。

【贮藏】　密封保存。

丙硫异烟胺

Bingliuyiyan'an

Protionamide

$C_9H_{12}N_2S$　180.28

本品为 2-丙基硫代异烟酰胺。按干燥品计算含 $C_9H_{12}N_2S$ 不得少于 99.0%。

【性状】　本品为黄色结晶或结晶性粉末；微具特殊臭。

本品在甲醇、乙醇或丙酮中溶解，在乙醚中微溶，在水中几乎不溶。

熔点　本品的熔点(通则 0612)为 139～143℃。

【鉴别】　(1)在含量测定项下记录的色谱图中，供试品溶液主峰的保留时间应与对照品溶液主峰的保留时间一致。

(2)取本品，加乙醇溶解并稀释制成每 1ml 中约含 20μg 的溶液，照紫外-可见分光光度法(通则 0401)测定，在 291nm 的波长处有最大吸收。

(3)本品的红外光吸收图谱应与对照的图谱(光谱集 69 图)一致。

【检查】 **酸度**　取本品 2.0g，加乙醇 20ml，微热溶解，加水 20ml，放冷，振摇使结晶析出，加甲酚红指示液 2 滴，用氢氧化钠滴定液(0.1mol/L)滴定，消耗氢氧化钠滴定液(0.1mol/L)不得过 0.20ml。

有关物质　照高效液相色谱法(通则 0512)测定。避光操作。

供试品溶液　取本品，加流动相溶解并稀释制成每 1ml 中约含 0.1mg 的溶液。

对照溶液　精密量取供试品溶液 1ml，置 100ml 量瓶中，用流动相稀释至刻度，摇匀。

系统适用性溶液　取丙硫异烟胺适量，加流动相溶解并稀释制成每 1ml 中约含 50μg 的溶液。

色谱条件　用十八烷基硅烷键合硅胶为填充剂；以 0.2mol/L 磷酸二氢钠溶液(用磷酸调节 pH 值至 3.0)-乙腈(80：20)为流动相；检测波长为 282nm；进样体积 20μl。

系统适用性要求　系统适用性溶液的色谱图中，理论板数按丙硫异烟胺峰计算不低于 5000。

测定法　精密量取供试品溶液与对照溶液，分别注入液相色谱仪，记录色谱图至主成分峰保留时间的3倍。

限度　供试品溶液的色谱图中如有杂质峰，单个杂质峰面积不得大于对照溶液主峰面积的0.5倍(0.5%)，各杂质峰面积的和不得大于对照溶液主峰面积(1.0%)。

干燥失重　取本品，在105℃干燥至恒重，减失重量不得过0.5%(通则0831)。

炽灼残渣　取本品1.0g，依法检查(通则0841)，遗留残渣不得过0.1%。

重金属　取炽灼残渣项下遗留的残渣，依法检查(通则0821第二法)，含重金属不得过百万分之二十。

【含量测定】　照高效液相色谱法(通则0512)测定。

供试品溶液　取本品，精密称定，加流动相溶解并定量稀释制成每1ml中约含50μg的溶液。

对照品溶液　取丙硫异烟胺对照品，精密称定，加流动相溶解并定量稀释制成每1ml中约含50μg的溶液。

系统适用性溶液、色谱条件与系统适用性要求　见有关物质项下。

测定法　精密量取供试品溶液与对照品溶液，分别注入液相色谱仪，记录色谱图。按外标法以峰面积计算。

【类别】　抗结核病药。

【贮藏】　密封保存。

【制剂】　丙硫异烟胺肠溶片

丙硫异烟胺肠溶片

Bingliuyiyan'an Changrongpian

Protionamide Enteric-coated Tablets

本品含丙硫异烟胺($C_9H_{12}N_2S$)应为标示量的90.0%～110.0%。

【性状】　本品为肠溶衣片，除去包衣后，显黄色。

【鉴别】　(1)在含量测定项下记录的色谱图中，供试品溶液主峰的保留时间应与对照品溶液主峰的保留时间一致。

(2)取本品细粉适量，加乙醇溶解并稀释制成每1ml中约含丙硫异烟胺20μg的溶液，滤过，取滤液，照紫外-可见分光光度法(通则0401)测定，在291nm的波长处有最大吸收。

【检查】　**有关物质**　照高效液相色谱法(通则0512)测定。避光操作。

供试品溶液　取本品的细粉适量，加流动相溶解并稀释制成每1ml中约含丙硫异烟胺0.1mg的溶液，滤过，取续滤液。

对照溶液　精密量取供试品溶液1ml，置100ml量瓶中，用流动相稀释至刻度，摇匀。

系统适用性溶液、色谱条件、系统适用性要求与测定法　见丙硫异烟胺有关物质项下。

限度　供试品溶液色谱图中如有杂质峰，各杂质峰面积的和不得大于对照溶液主峰面积(1.0%)。

溶出度　照溶出度与释放度测定法(通则0931第二法方法2)测定。

酸中溶出量　溶出条件　以0.1mol/L盐酸溶液900ml为溶出介质，转速为每分钟75转，依法操作。

供试品溶液　取溶出液适量，滤过，取续滤液。

对照品溶液　取丙硫异烟胺对照品约10mg，置100ml量瓶中，加甲醇10ml溶解后用磷酸盐缓冲液(pH 6.8)(含0.05%十二烷基硫酸钠)稀释至刻度，摇匀。

系统适用性溶液、色谱条件与系统适用性要求　见含量测定项下。

测定法　见含量测定项下。计算每片的溶出量。

限度　应符合规定。

缓冲液中溶出量　溶出条件　弃去酸中溶出量项下各溶出杯中酸液，立即加入预热至37℃±0.5℃的磷酸盐缓冲液(pH 6.8)(含0.05%十二烷基硫酸钠)1000ml，转速不变，依法操作。

供试品溶液　取溶出液适量，滤过，取续滤液。

对照品溶液　见酸中溶出量项下。

系统适用性溶液、色谱条件与系统适用性要求　见含量测定项下。

测定法　见含量测定项下。计算每片的溶出量。

限度　标示量的70%，应符合规定。

其他　应符合片剂项下有关的各项规定(通则0101)。

【含量测定】　照高效液相色谱法(通则0512)测定。

供试品溶液　取本品20片，除去包衣，精密称定，研细，精密称取适量(约相当于丙硫异烟胺0.1g)，置100ml量瓶中，加流动相使丙硫异烟胺溶解并稀释至刻度，摇匀，滤过，精密量取续滤液5ml，置100ml量瓶中，用流动相稀释至刻度，摇匀。

对照品溶液、系统适用性溶液、色谱条件、系统适用性要求与测定法　见丙硫异烟胺含量测定项下。

【类别】　同丙硫异烟胺。

【规格】　0.1g

【贮藏】　遮光，密封保存。

丙硫氧嘧啶

Bingliuyang Miding

Propylthiouracil

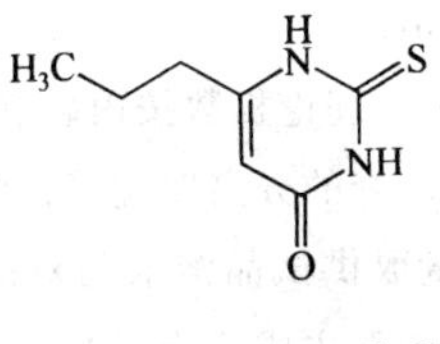

$C_7H_{10}N_2OS$　170.24

本品为6-丙基-2-硫代-2,3-二氢-4(1*H*)嘧啶酮。按干燥品计算，含$C_7H_{10}N_2OS$不得少于98.0%。

【性状】 本品为白色或类白色结晶或结晶性粉末；无臭。

本品在乙醇中略溶，在水中极微溶解；在氢氧化钠试液或氨试液中溶解。

熔点 本品的熔点（通则 0612）为 218～221℃。

【鉴别】 (1)取本品的饱和水溶液，加热至沸，加等量临用新制的含 0.4%亚硝基铁氰化钠、0.4%盐酸羟胺与 0.8%的碳酸钠的混合溶液，即显绿蓝色。

(2)取本品约 25mg，滴加溴试液至完全溶解，加热，褪色后，放冷，滴加氢氧化钡试液，即生成白色沉淀。

(3)本品的红外光吸收图谱应与对照的图谱（光谱集 70 图）一致。

(4)取本品与丙硫氧嘧啶对照品适量，分别加甲醇适量溶解后，用水稀释制成每 1ml 中约含 25μg 的溶液，作为供试品溶液与对照品溶液。照有关物质项下的方法试验，在记录的色谱图中，供试品溶液主峰的保留时间应与对照品溶液主峰的保留时间一致。

【检查】 **硫脲** 照高效液相色谱法（通则 0512）测定。

供试品溶液 取本品约 50mg，置 100ml 量瓶中，加流动相适量使溶解并稀释至刻度，摇匀，精密量取 10ml，置 50ml 量瓶中，用流动相稀释至刻度，摇匀。

对照品溶液 取硫脲对照品适量，精密称定，加流动相适量使溶解并定量稀释制成每 1ml 中约含 0.1μg 的溶液。

色谱条件 用十八烷基硅烷键合硅胶为填充剂，以水-乙腈（60∶40）为流动相，流速为每分钟 0.5ml，检测波长为 238nm；进样体积 20μl。

系统适用性要求 硫脲峰与相邻峰的分离度应符合要求。

测定法 精密量取供试品溶液与对照品溶液，分别注入液相色谱仪，记录色谱图。

限度 供试品溶液色谱图中，如有与硫脲保留时间一致的色谱峰，按外标法以峰面积计算，不得过 0.1%。

有关物质 照高效液相色谱法（通则 0512）测定。

供试品溶液 取本品约 50mg，置 100ml 量瓶中，加甲醇 5ml，振摇 10 分钟，加水 50ml，振摇 20 分钟，用水稀释至刻度，摇匀，滤过，取续滤液 10ml，置 50ml 量瓶中，用水稀释至刻度，摇匀。

对照溶液 精密量取供试品溶液 1ml，置 100ml 量瓶中，用水稀释至刻度，摇匀。

色谱条件 用十八烷基硅烷键合硅胶为填充剂；以 0.02mol/L 磷酸盐缓冲液（取磷酸二氢钾 3.40g，加水 500ml 使溶解，用磷酸或 0.1mol/L 氢氧化钠溶液调节 pH 值至 4.6，加水稀释至 1000ml）-乙腈（70∶30）为流动相；检测波长为 273nm；进样体积 20μl。

系统适用性要求 理论板数按丙硫氧嘧啶峰计算不低于 2000，主峰与相邻杂质峰的分离度应符合要求。

测定法 精密量取供试品溶液与对照溶液，分别注入液相色谱仪，记录色谱图至主成分峰保留时间的 3 倍。

限度 供试品溶液色谱图中如有杂质峰，各杂质峰面积的和不得大于对照溶液主峰面积的 1.5 倍（1.5%）。

干燥失重 取本品，在 105℃干燥至恒重，减失重量不得过 0.5%（通则 0831）。

炽灼残渣 取本品 1.0g，依法检查（通则 0841），遗留残渣不得过 0.1%。

重金属 取炽灼残渣项下遗留的残渣，依法检查（通则 0821 第二法），含重金属不得过百万分之二十。

【含量测定】 取本品约 0.3g，精密称定，加水 30ml，用滴定管加氢氧化钠滴定液（0.1mol/L）30ml，煮沸并振摇溶解，加 0.1mol/L 硝酸银溶液 50ml，继续加热并使其保持微沸约 7 分钟，放冷，照电位滴定法（通则 0701），继续用氢氧化钠滴定液（0.1mol/L）滴定。每 1ml 氢氧化钠滴定液（0.1mol/L）相当于 8.512mg 的 $C_7H_{10}N_2OS$。

【类别】 抗甲状腺药。

【贮藏】 遮光，密封保存。

【制剂】 (1)丙硫氧嘧啶片 (2)丙硫氧嘧啶肠溶片

附：

硫脲

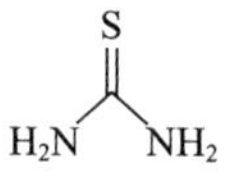

CH_4N_2S 76.12

丙硫氧嘧啶片

Bingliuyang Miding Pian

Propylthiouracil Tablets

本品含丙硫氧嘧啶（$C_7H_{10}N_2OS$）应为标示量的 93.0%～107.0%。

【性状】 本品为白色片。

【鉴别】 (1)取本品细粉适量（约相当于丙硫氧嘧啶 0.2g），加乙醇 10ml，加热回流 20 分钟，趁热滤过，滤液置水浴上蒸干，残渣照丙硫氧嘧啶项下的鉴别(1)、(2)项试验，显相同的反应。

(2)在含量测定项下记录的色谱图中，供试品溶液主峰的保留时间应与对照品溶液主峰的保留时间一致。

(3)取本品细粉适量（约相当于丙硫氧嘧啶 0.1g），加乙醇 20ml，振摇，滤过，滤液蒸干，残渣经减压干燥，依法测定。本品的红外光吸收图谱应与对照的图谱（光谱集 70 图）一致。

【检查】 **有关物质** 照高效液相色谱法（通则 0512）测定。

供试品溶液 取本品细粉适量（约相当于丙硫氧嘧啶 50mg），置 100ml 量瓶中，加甲醇 5ml，振摇 10 分钟，加水 50ml，振摇 20 分钟，使丙硫氧嘧啶溶解，用水稀释至刻度，摇匀，滤过，精密量取续滤液 10ml，置 50ml 量瓶中，用水稀释至刻度，摇匀。

对照溶液　精密量取供试品溶液 1ml，置 100ml 量瓶中，用水稀释至刻度，摇匀。

色谱条件、系统适用性要求与测定法　见丙硫氧嘧啶有关物质项下。

限度　供试品溶液色谱图中如有杂质峰，各杂质峰面积的和不得大于对照溶液主峰面积的 1.5 倍(1.5%)。

溶出度　照溶出度与释放度测定法(通则 0931 第一法)测定。

溶出条件　以水 900ml 为溶出介质，转速为每分钟 100 转，依法操作，经 30 分钟时取样。

供试品溶液　取溶出液 10ml，滤过，精密量取续滤液适量，用水定量稀释制成每 1ml 中约含丙硫氧嘧啶 5μg 的溶液。

对照品溶液　取丙硫氧嘧啶对照品约 25mg，精密称定，置 100ml 量瓶中，加乙醇 20ml，超声使溶解，放冷，用水稀释至刻度，摇匀，精密量取适量，用水定量稀释制成每 1ml 中约含 5μg 的溶液。

测定法　取供试品溶液与对照品溶液，照紫外-可见分光光度法(通则 0401)，在 274nm 的波长处分别测定吸光度，计算每片的溶出量。

限度　标示量的 80%，应符合规定。

其他　应符合片剂项下有关的各项规定(通则 0101)。

【含量测定】　照高效液相色谱法(通则 0512)测定。

供试品溶液　取本品 20 片，精密称定，研细，精密称取适量(约相当于丙硫氧嘧啶 50mg)，置 100ml 量瓶中，加甲醇 5ml，振摇 10 分钟，加水 50ml，振摇 20 分钟，使丙硫氧嘧啶溶解，用水稀释至刻度，摇匀，滤过；精密量取续滤液 10ml，置 100ml 量瓶中，用水稀释至刻度，摇匀。

对照品溶液　取丙硫氧嘧啶对照品约 25mg，精密称定，置 50ml 量瓶中，加甲醇 2.5ml，振摇 10 分钟，加水 25ml，振摇 20 分钟，用水稀释至刻度，摇匀，精密量取 10ml，置 100ml 量瓶中，用水稀释至刻度，摇匀。

色谱条件　见有关物质项下。

系统适用性要求　理论板数按丙硫氧嘧啶峰计算不低于 2000，主峰与相邻峰之间的分离度应符合规定。

测定法　精密量取供试品溶液与对照品溶液，分别注入液相色谱仪，记录色谱图。按外标法以峰面积计算。

【类别】　同丙硫氧嘧啶。

【规格】　(1)50mg　(2)100mg

【贮藏】　遮光，密封保存。

丙硫氧嘧啶肠溶片

Bingliuyang Miding Changrongpian

Propylthiouracil Enteric-coated Tablets

本品含丙硫氧嘧啶($C_7H_{10}N_2OS$)应为标示量的 93.0%～107.0%。

【性状】　本品为肠溶片，除去包衣后显白色。

【鉴别】　(1)取本品的细粉适量(约相当于丙硫氧嘧啶 0.2g)，加乙醇 10ml，加热回流 20 分钟，趁热滤过，滤液置水浴上蒸干，残渣照丙硫氧嘧啶项下的鉴别(1)、(2)项试验，显相同的反应。

(2)取含量测定项下的供试品溶液，照紫外-可见分光光度法(通则 0401)测定，在 274nm 的波长处有最大吸收。

【检查】　**有关物质**　照高效液相色谱法(通则 0512)测定。

供试品溶液　取本品的细粉适量(约相当于丙硫氧嘧啶 50mg)，置 100ml 量瓶中，加甲醇 5ml，振摇 10 分钟，加水 50ml，振摇 20 分钟，使丙硫氧嘧啶溶解，用水稀释至刻度，摇匀，滤过，精密量取续滤液 10ml，置 50ml 量瓶中，用水稀释至刻度，摇匀。

对照溶液　精密量取供试品溶液 1ml，置 100ml 量瓶中，用水稀释至刻度，摇匀。

色谱条件、系统适用性要求与测定法　见丙硫氧嘧啶有关物质项下。

限度　供试品溶液色谱图中如有杂质峰，各杂质峰面积的和不得大于对照溶液主峰面积的 1.5 倍(1.5%)。

溶出度　照溶出度与释放度测定法(通则 0931 第一法方法 2)测定。

酸中溶出量　溶出条件　以 0.1mol/L 盐酸溶液 900ml 为溶出介质，转速为每分钟 100 转，依法操作，经 2 小时时，立即将转篮升出液面，并取样。

供试品溶液　取溶出液适量，滤过，取续滤液。

对照品溶液　取丙硫氧嘧啶对照品适量，精密称定，用 0.1mol/L 盐酸溶液溶解并定量稀释制成每 1ml 中约含 5.5μg 的溶液。

测定法　取供试品溶液与对照品溶液，照紫外-可见分光光度法(通则 0401)，在 274nm 的波长处分别测定吸光度，计算每片的酸中溶出量。

限度　各片均不得有裂缝或崩解现象；不大于标示量的 10%，应符合规定。

缓冲液中溶出量　磷酸盐缓冲液　取 0.1mol/L 盐酸溶液与 0.2mol/L 磷酸钠溶液，按 3∶1 混合均匀，必要时用 2mol/L 盐酸溶液或 2mol/L 氢氧化钠溶液调节 pH 值至 6.8。

溶出条件　取酸中溶出量项下 2 小时后的转蓝，随即浸入磷酸盐缓冲液 900ml 中，继续依法操作，经 45 分钟时取样。

供试品溶液　取溶出液 10ml，滤过，精密量取续滤液 5ml，置 50ml 量瓶中，加磷酸盐缓冲液稀释至刻度，摇匀。

对照品溶液　取丙硫氧嘧啶对照品适量，精密称定，用磷酸盐缓冲液溶解并定量稀释制成每 1ml 中约含 5.5μg 的溶液。

测定法　见酸中溶出量项下。计算每片的缓冲液中溶出量。

限度　标示量的 80%，应符合规定。

其他　应符合片剂项下有关的各项规定(通则 0101)。

【含量测定】　照高效液相色谱法(通则 0512)测定。

供试品溶液　取本品 20 片，精密称定，研细，精密称取适量(约相当于丙硫氧嘧啶 50mg),置 100ml 量瓶中,加甲醇 5ml,振摇 10 分钟,加水 50ml,振摇 20 分钟,使丙硫氧嘧啶溶解,用水稀释至刻度,摇匀,滤过;精密量取续滤液 10ml,置 100ml 量瓶中,用水稀释至刻度,摇匀。

对照品溶液　取丙硫氧嘧啶对照品约 25mg,精密称定,置 50ml 量瓶中,加甲醇 2.5ml,振摇 10 分钟,加水 25ml,振摇 20 分钟,用水稀释至刻度,摇匀,精密量取 10ml,置 100ml 量瓶中,用水稀释至刻度,摇匀。

色谱条件　见有关物质项下。

系统适用性要求　理论板数按丙硫氧嘧啶峰计算不低于 2000,主峰与相邻峰之间的分离度应符合规定。

测定法　精密量取供试品溶液与对照品溶液,分别注入液相色谱仪,记录色谱图。按外标法以峰面积计算。

【类别】　同丙硫氧嘧啶。

【规格】　50mg

【贮藏】　遮光,密封保存。

丙酸交沙霉素

Bingsuan Jiaoshameisu

Josamycin Propionate

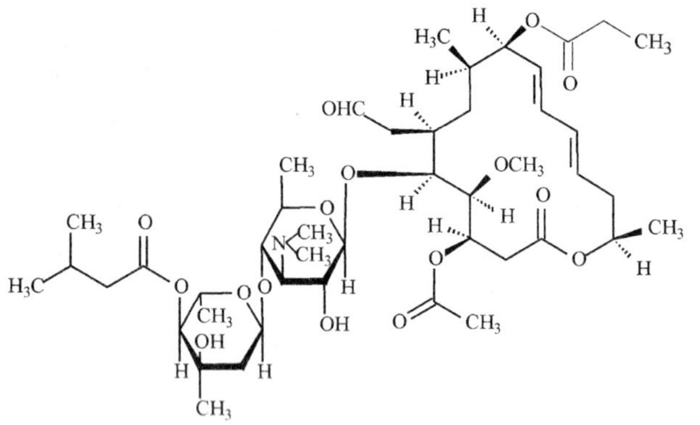

$C_{45}H_{73}NO_{16}$　884.06

本品主组分为(4*R*,5*S*,6*S*,7*R*,9*R*,10*R*,11*E*,13*E*,16*R*)-4-(乙酰氧基)-5-甲氧基-6-[[3,6-二脱氧-4-*O*-[2,6-二脱氧-3-*C*-甲基-4-*O*-(3-甲基丁酰基)-*α*-L-核-己吡喃糖基]-3-(二甲氨基)-*β*-D-吡喃葡萄糖基]氧基]-10-羟基-9,16-二甲基-2-氧代氧杂环十六烷-11,13-二烯-7-乙醛的立体异构体的丙酸酯[即吉他霉素(柱晶白霉素)A_3 丙酸酯]。按干燥品计算,每 1mg 的效价不得少于 843 交沙霉素单位。

【性状】　本品为白色至淡黄色结晶性粉末,略有引湿性。

本品在甲醇或乙醇中易溶,在乙醚中微溶,在水中几乎不溶。

【鉴别】　(1)取本品 2mg,加硫酸 5ml 溶解,溶液应显红褐色。

(2)照薄层色谱法(通则 0502)试验。

供试品溶液　取本品适量,加甲醇溶解并稀释制成每 1ml 中含 1mg 的溶液。

标准品溶液　取丙酸交沙霉素标准品适量,加甲醇溶解并稀释制成每 1ml 中含 1mg 的溶液。

色谱条件　采用硅胶 G 薄层板,以丙酮-正己烷(7∶5)为展开剂。

测定法　吸取供试品溶液与标准品溶液各 5μl,分别点于同一薄层板上,展开,晾干,喷以磷钼酸乙醇溶液(1→10),置 110℃加热数分钟。

结果判定　供试品溶液所显主斑点的位置和颜色应与标准品溶液的主斑点的位置和颜色相同。

(3)取本品与丙酸交沙霉素标准品各适量,分别加流动相溶解并稀释制成每 1ml 中约含 1mg 的溶液,作为供试品溶液与标准品溶液;照有关物质项下的色谱条件,取供试品溶液与标准品溶液各 20μl,分别注入液相色谱仪,记录色谱图,供试品溶液主峰的保留时间应与标准品溶液主峰的保留时间一致。

(4)取本品,加甲醇溶解并稀释制成每 1ml 中约含 10μg 的溶液,照紫外-可见分光光度法(通则 0401)测定,在 231nm 的波长处有最大吸收。

(5)本品的红外光吸收图谱应与对照的图谱(光谱集 1115 图)一致。

以上(2)、(3)两项可选做一项。

【检查】　**有关物质**　照高效液相色谱法(通则 0512)测定。

供试品溶液　取本品适量,加流动相溶解并稀释制成每 1ml 中约含 1mg 的溶液。

对照溶液　精密量取供试品溶液 1ml,置 100ml 量瓶中,用流动相稀释至刻度,摇匀。

系统适用性溶液　取丙酸交沙霉素标准品约 5mg,加甲醇 10ml 和稀磷酸 40μl 使溶解,放置 5 分钟。

色谱条件　用十八烷基硅烷键合硅胶为填充剂;以磷酸盐缓冲液(取 0.05mol/L 磷酸二氢钾溶液 10ml 与 0.05mol/L 磷酸氢二钾 40ml,混匀,调节 pH 值至 7.5)-甲醇(18∶82)为流动相;柱温 40℃,检测波长为 231nm;进样体积 20μl。

系统适用性要求　系统适用性溶液色谱图中,丙酸交沙霉素峰与相对保留时间约为 0.7 处杂质峰之间的分离度应大于 2.0。

测定法　精密量取供试品溶液与对照溶液,分别注入液相色谱仪,记录色谱图至主成分峰保留时间的 3 倍。

限度　供试品溶液色谱图中如有杂质峰,单个杂质峰面积不得大于对照溶液主峰面积的 3 倍(3.0%),各杂质峰面积的和不得大于对照溶液主峰面积的 14 倍(14.0%)。

残留溶剂　照残留溶剂测定法(通则 0861)测定。

内标溶液　取乙醇适量,用水稀释制成每 1ml 中含乙醇 60μg 的溶液。

供试品溶液　取本品约 0.1g,精密称定,置顶空瓶中,精密加内标溶液 5ml 使溶解,密封。

对照品溶液　取甲醇、异丙醇和二氯甲烷各适量,分别精密称定,用内标溶液定量稀释制成每 1ml 中含甲醇、异丙醇和二氯甲烷分别约为 100μg、100μg、12μg 的混合溶液,精密量取 5ml 置顶空瓶中,密封。

色谱条件　以 100%二甲基聚硅氧烷(或极性相近)为固定液的毛细管柱为色谱柱,柱温为 30℃;检测器温度为

230℃;进样口温度为 200℃;顶空瓶平衡温度为 100℃,平衡时间为 20 分钟。

系统适用性要求　对照品溶液色谱图中,出峰顺序依次为:甲醇、乙醇、异丙醇和二氯甲烷,各峰之间的分离度均应符合要求。

测定法　取供试品溶液和对照品溶液分别顶空进样,记录色谱图。

限度　按内标法以峰面积比值计算,含甲醇不得过 0.5%,异丙醇与二氯甲烷的残留量均应符合规定。

干燥失重　取本品,在 60℃ 减压干燥 3 小时(通则 0831),减失重量不得过 2.0%。

炽灼残渣　取本品约 1g,依法检查(通则 0841),遗留残渣不得过 0.2%。

重金属　取炽灼残渣项下遗留的残渣,依法检查(通则 0821第二法),含重金属不得过百万分之三十。

【含量测定】　取本品适量,精密称定(约相当于交沙霉素 40mg),加甲醇 20ml 振摇使溶解,用灭菌 pH 5.6 磷酸盐缓冲液(取磷酸二氢钾 9.07g,加水 1000ml,用 1mol/L 氢氧化钠溶液调节 pH 值至 5.6)定量制成每 1ml 中约含 400 单位的溶液,照抗生素微生物检定法(通则 1201)测定。

【类别】　抗生素类药。

【贮藏】　密闭,避光保存。

【制剂】　丙酸交沙霉素颗粒

丙酸交沙霉素颗粒

Bingsuan Jiaoshameisu keli

Josamycin Propionate Granules

本品为丙酸交沙霉素的混悬颗粒,含丙酸交沙霉素以交沙霉素($C_{42}H_{69}NO_{15}$)计,应为标示量的 90.0% ~110.0%。

【鉴别】　取本品适量(约相当于交沙霉素 100mg),加三氯甲烷 30ml,混匀,过滤,滤液加 1%碳酸钠溶液 30ml,强力振摇后,静置,取三氯甲烷层,置水浴上蒸干,残渣供以下试验。

(1)取残渣适量,加甲醇溶解并稀释制成每 1ml 中约含交沙霉素 1mg 的溶液,作为供试品溶液,照丙酸交沙霉素项下的鉴别(2)试验,应显相同的结果。

(2)取残渣适量,加甲醇溶解并稀释制成每 1ml 中约含交沙霉素 10μg 的溶液,照丙酸交沙霉素项下的鉴别(4)试验,应显相同的结果。

【检查】　**干燥失重**　取本品,在 60℃减压干燥 3 小时(通则 0831),减失重量不得过 2.0%。

其他　应符合颗粒剂项下有关的各项规定(通则 0104)。

【含量测定】　取装量差异项下的内容物,混合均匀,精密称取适量(约相当于交沙霉素 0.1g),加甲醇 50ml,振摇使溶解,再用灭菌 pH 5.6 磷酸盐缓冲液(取磷酸二氢钾 9.07g,加水使成 1000ml,用 1mol/L 氢氧化钠溶液调节 pH 值至 5.6)定量制成每 1ml 中约含 400 单位的溶液,照丙酸交沙霉素项下的方法测定。

【类别】　同丙酸交沙霉素。

【规格】　0.1g(10 万单位)(按 $C_{42}H_{69}NO_{15}$ 计)

【贮藏】　遮光,密封,干燥保存。

丙酸倍氯米松

Bingsuan Beilümisong

Beclometasone Dipropionate

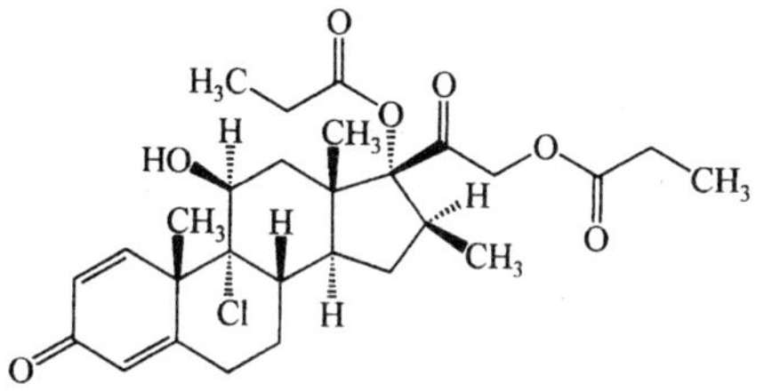

$C_{28}H_{37}ClO_7$　521.05

本品为 16β-甲基-11β,17α,21-三羟基-9α-氯孕甾-1,4-二烯-3,20-二酮-17,21-二丙酸酯。按干燥品计算,含 $C_{28}H_{37}ClO_7$ 应为 97.0%~103.0%。

【性状】　本品为白色或类白色粉末;无臭。

本品在丙酮或三氯甲烷中易溶,在甲醇中溶解,在乙醇中略溶,在水中几乎不溶。

比旋度　取本品,精密称定,加二氧六环溶解并定量稀释制成每 1ml 中约含 10mg 的溶液,依法测定(通则 0621),比旋度为+88°至+94°。

【鉴别】　(1)在含量测定项下记录的色谱图中,供试品溶液主峰的保留时间应与对照品溶液主峰的保留时间一致。

(2)取本品,精密称定,加乙醇溶解并定量稀释制成每 1ml 中约含 20μg 的溶液,照紫外-可见分光光度法(通则 0401)测定,在 239nm 的波长处有最大吸收,吸光度为 0.57~0.60;在 239nm 与 263nm 的波长处的吸光度比值应为 2.25~2.45。

(3)本品的红外光吸收图谱应与对照的图谱(光谱集 71 图)一致。

【检查】　**有关物质**　照薄层色谱法(通则 0502)试验。

供试品溶液　取本品,加三氯甲烷-甲醇(9∶1)溶解并稀释制成每 1ml 中约含 3mg 的溶液。

对照溶液　精密量取供试品溶液 1ml,置 50ml 量瓶中,用三氯甲烷-甲醇(9∶1)稀释至刻度,摇匀。

色谱条件　采用硅胶 G 薄层板,以二氯乙烷-甲醇-水(95∶5∶0.2)为展开剂。

测定法　吸取供试品溶液与对照溶液各 5μl,分别点于同一薄层板上,展开,晾干,在 105℃干燥 10 分钟,放冷,喷以碱性四氮唑蓝试液,立即检视。

限度　供试品溶液如显杂质斑点,不得多于 2 个,其颜色与对照溶液的主斑点比较,不得更深。

干燥失重　取本品,在 105℃干燥至恒重,减失重量不得过 0.5%(通则 0831)。

炽灼残渣　不得过 0.1%(通则 0841)。

【含量测定】　照高效液相色谱法(通则 0512)测定。

内标溶液　取甲睾酮，加流动相溶解并稀释制成每 1ml 中约含 0.12mg 的溶液。

供试品溶液　取本品约 12.5mg，精密称定，置 100ml 量瓶中，加甲醇 74ml 使溶解，用水稀释至刻度，摇匀；精密量取该溶液 10ml 与内标溶液 5ml，置 50ml 量瓶中，用流动相稀释至刻度，摇匀。

对照品溶液　取丙酸倍氯米松对照品约 12.5mg，精密称定，置 100ml 量瓶中，加甲醇 74ml 使溶解，用水稀释至刻度，摇匀；精密量取该溶液 10ml 与内标溶液 5ml，置 50ml 量瓶中，用流动相稀释至刻度，摇匀。

色谱条件　用十八烷基硅烷键合硅胶为填充剂；以甲醇-水（74∶26）为流动相；检测波长为 240nm；进样体积 20μl。

系统适用性要求　理论板数按丙酸倍氯米松峰计算不低于 2500，丙酸倍氯米松峰与内标物质峰之间的分离度应大于 4.0。

测定法　精密量取供试品溶液与对照品溶液，分别注入液相色谱仪，记录色谱图。按内标法以峰面积计算。

【类别】　肾上腺皮质激素药。

【贮藏】　密封，避光保存。

【制剂】　（1）丙酸倍氯米松吸入气雾剂　（2）丙酸倍氯米松吸入粉雾剂　（3）丙酸倍氯米松乳膏

丙酸倍氯米松吸入气雾剂

Bingsuan Beilümisong Xiru Qiwuji

Beclometasone Dipropionate Inhalation Aerosol

本品为丙酸倍氯米松的溶液型定量吸入气雾剂。本品含丙酸倍氯米松（$C_{28}H_{37}ClO_7$）应为标示量的85.0%～120.0%。

【性状】　本品在耐压容器中的药液应为无色至微黄色澄清液体；揿压阀门，药液即呈雾滴喷出。

【鉴别】　（1）在含量测定项下记录的色谱图中，供试品溶液主峰的保留时间应与对照品溶液主峰的保留时间一致。

（2）取本品 1 瓶，在铝盖上钻一小孔，插入连有干燥橡皮管的注射针（勿与液面接触），橡皮管的一端通入水中放气，待抛射剂气化挥尽，除去铝盖，置水浴上除尽瓶内残留的抛射剂，加环己烷 3ml 洗涤内容物，静置后滤过。共洗涤 3 次，用同一滤纸滤过，瓶内和滤纸上的残留物用热风除去环己烷后，加无水乙醇 50ml 使溶解，滤过，精密量取续滤液适量（约相当于丙酸倍氯米松 1mg），用无水乙醇稀释至 50ml，照紫外-可见分光光度法（通则 0401）测定，在 239nm 的波长处有最大吸收。

【检查】　**微细粒子剂量**　照吸入制剂微细粒子空气动力学特性测定法（通则 0951 第一法）测定。

供试品溶液　取本品，依法操作，下层锥形瓶中置 30ml 乙醇接受液，上层锥形瓶置 7ml 乙醇接受液。充分振摇，试喷 5 次，揿压喷射 20 次（注意每次喷射间隔 5 秒并缓缓振摇），用乙醇适量清洗规定部件，合并洗液与下层锥形瓶（H）中的接受液，置 50ml 量瓶中，用乙醇稀释至刻度，充分振摇，滤过，精密量取续滤液适量，用乙醇定量稀释制成每 1ml 中约含 10μg 的溶液。

对照品溶液　取丙酸倍氯米松对照品，精密称定，加乙醇溶解并定量稀释制成每 1ml 中含 10μg 的溶液。

色谱条件　见含量测定项下。进样体积 50μl。

系统适用性要求与测定法　见含量测定项下。

限度　每揿含丙酸倍氯米松 50～100μg 的气雾剂，微细粒子药物量应不低于每揿标示量的 20%；每揿含丙酸倍氯米松 100μg 以上的气雾剂，微细粒子药物量应符合规定。

泄漏率　取供试品 12 瓶，去除外包装，用乙醇将表面清洗干净，室温垂直（直立）放置 24 小时，分别精密称定重量（W_1），再在室温放置 72 小时（精确至 30 分钟），再分别精密称定重量（W_2），置 2～8℃冷却后，迅速在阀上面钻一小孔，放置至室温，待抛射剂完全气化挥尽后，将瓶与阀分离，用乙醇洗净，在室温下干燥，分别精密称定重量（W_3），按下式计算每瓶年泄漏率。平均年泄漏率应小于 3.5%，并不得有 1 瓶大于 5%。

$$年泄漏率=365\times24\times(W_1-W_2)/[72\times(W_1-W_3)]\times100\%$$

其他　除递送剂量均一性与每揿喷量外，应符合气雾剂项下有关的各项规定（通则 0113）。

【含量测定】　照高效液相色谱法（通则 0512）测定。

供试品溶液　取本品，以无水乙醇为吸收剂，照气雾剂（通则 0113）每揿主药含量项下的方法操作，用无水乙醇定量稀释制成每 1ml 中含 0.1mg 的溶液。

对照品溶液　取丙酸倍氯米松对照品，精密称定，加无水乙醇溶解并定量稀释制成每 1ml 中含 0.1mg 的溶液。

色谱条件　见丙酸倍氯米松含量测定项下。

系统适用性要求　理论板数按丙酸倍氯米松峰计算不低于 2500。

测定法　精密量取供试品溶液与对照品溶液，分别注入液相色谱仪，记录色谱图。按外标法以峰面积计算。

【类别】　同丙酸倍氯米松。

【规格】　（1）每瓶 200 揿，每揿含丙酸倍氯米松 50μg　（2）每瓶 200 揿，每揿含丙酸倍氯米松 80μg　（3）每瓶 200 揿，每揿含丙酸倍氯米松 100μg　（4）每瓶 200 揿，每揿含丙酸倍氯米松 200μg　（5）每瓶 200 揿，每揿含丙酸倍氯米松 250μg　（6）每瓶 80 揿，每揿含丙酸倍氯米松 250μg

【贮藏】　密闭，在凉暗处保存。

丙酸倍氯米松吸入粉雾剂

Bingsuan Beilümisong Xiru Fenwuji

Beclometasone Dipropionate Powder for Inhalation

本品为微粉化丙酸倍氯米松（0.5～10μm）和适宜的辅料装入胶囊制成的吸入用粉雾剂，置于专用装置中使用。含丙酸倍氯米松（$C_{28}H_{37}ClO_7$）应为标示量的 90.0%～115.0%。

【性状】 本品为供吸入用的硬胶囊，内含白色粉末。

【鉴别】 (1)在含量测定项下记录的色谱图中，供试品溶液主峰的保留时间应与对照品溶液主峰的保留时间一致。

(2)取含量均匀度项下的续滤液，照紫外-可见分光光度法(通则 0401)测定，在 238nm 的波长处有最大吸收。

【检查】 **含量均匀度** 取本品 1 粒，将内容物倾入 10ml 量瓶中，用无水乙醇洗涤胶囊内壁，洗液并入量瓶中，用无水乙醇稀释至刻度，摇匀，用滤膜(0.45μm)滤过，取续滤液，照紫外-可见分光光度法(通则 0401)，在 238nm 的波长处测定吸光度；另取丙酸倍氯米松对照品，精密称定，加无水乙醇溶解并定量稀释制成每 1ml 中约含 10μg 的溶液，同法测定吸光度，计算含量。除限度为±20%外，应符合规定(通则 0941)。

微细粒子剂量 照吸入制剂微细粒子空气动力学特性测定法(通则 0951 第一法)测定。

内标溶液 取丙酸睾丸素适量，加甲醇溶解并稀释制成每 1ml 中约含 40μg 的溶液，摇匀。

供试品溶液 取本品 10 粒，依法操作，在第二级分布瓶 H 中精密加入内标溶液 5ml 与甲醇 25ml，作为接受液。清洗规定部件，合并洗液与第二级分布瓶 H 中的接受液，置 50ml 量瓶中，用甲醇稀释至刻度，摇匀。

对照品溶液 取丙酸倍氯米松对照品，精密称定，加甲醇溶解并定量稀释制成每 1ml 中约含 40μg 的溶液，精密量取该溶液 5ml 与内标溶液 5ml，置同一 50ml 量瓶中，用甲醇稀释至刻度，摇匀。

色谱条件、系统适用性要求与测定法 见含量测定项下。

限度 微细粒子药物剂量应不低于标示量的 10%。

其他 除递送剂量均一性外，应符合吸入制剂项下有关的各项规定(通则 0111)。

【含量测定】 照高效液相色谱法(通则 0512)测定。

内标溶液 取丙酸睾丸素适量，加甲醇溶解并稀释制成每 1ml 中约含 0.22mg 的溶液，摇匀。

供试品溶液 取本品 25 粒(0.1mg)或 12 粒(0.2mg)(约相当于含丙酸倍氯米松 2.5mg)，拭净胶囊，将内容物倾入 100ml 量瓶中，用甲醇洗涤胶囊内壁，洗液并入量瓶中，加甲醇适量，振摇使丙酸倍氯米松溶解，精密加入内标溶液 10ml，用甲醇稀释至刻度，摇匀，滤过，取续滤液。

对照品溶液 取丙酸倍氯米松对照品约 25mg，精密称定，置 100ml 量瓶中，加甲醇溶解并稀释至刻度，摇匀，精密量取该溶液 10ml 与内标溶液 10ml，置同一 100ml 量瓶中，用甲醇稀释至刻度，摇匀。

色谱条件 用十八烷基硅烷键合硅胶为填充剂；以甲醇-水(76∶24)为流动相；检测波长为 240nm；进样体积 20μl。

系统适用性要求 理论板数按丙酸倍氯米松峰计算不低于 1500，丙酸倍氯米松峰与内标物质峰之间的分离度应大于 3.0。

测定法 精密量取供试品溶液与对照品溶液，分别注入液相色谱仪，记录色谱图。按内标法以峰面积计算。

【类别】 同丙酸倍氯米松。

【规格】 (1)0.1mg (2)0.2mg

【贮藏】 置凉暗干燥处保存。

丙酸倍氯米松乳膏

Bingsuan Beilümisong Rugao

Beclometasone Dipropionate Cream

本品含丙酸倍氯米松($C_{28}H_{37}ClO_7$)应为标示量的 90.0%～110.0%。

【性状】 本品为白色乳膏。

【鉴别】 在含量测定项下记录的色谱图中，供试品溶液主峰的保留时间应与对照品溶液主峰的保留时间一致。

【检查】 应符合乳膏剂项下有关的各项规定(通则 0109)。

【含量测定】 照高效液相色谱法(通则 0512)测定。

供试品溶液 取本品适量(约相当于丙酸倍氯米松 1.25mg)，精密称定，置 50ml 量瓶中，加甲醇约 30ml，置 80℃ 水浴中加热 2 分钟，振摇使丙酸倍氯米松溶解，放冷，精密加内标溶液 5ml，用甲醇稀释至刻度，摇匀，置冰浴中冷却 2 小时以上，取出后迅速滤过，取续滤液放至室温。

内标溶液、对照品溶液、色谱条件、系统适用性要求与测定法 见丙酸倍氯米松含量测定项下。

【类别】 同丙酸倍氯米松。

【规格】 10g∶2.5mg

【贮藏】 密封，在阴凉处保存。

丙酸氟替卡松

Bingsuan Futikasong

Fluticasone Propionate

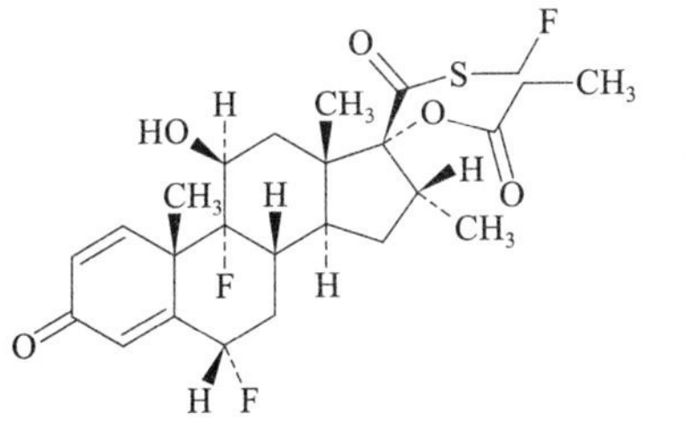

$C_{25}H_{31}F_3O_5S$　500.57

本品为 6α,9α-二氟-17-[[(氟甲基)硫代]甲酰基]-11β-羟基-16α-甲基雄甾-1,4-二烯-3-酮-17α-基丙酸酯。按无水与无溶剂物计算，含 $C_{25}H_{31}F_3O_5S$ 应为 98.0%～102.0%。

【性状】 本品为白色或类白色粉末；无臭。

本品在二氯甲烷中略溶，在乙醇中微溶，在水中几乎不溶。

比旋度 取本品，精密称定，加二氯甲烷溶解并定量稀释制成每 1ml 中约含 5mg 的溶液，依法测定(通则 0621)，比旋度为+32°至+36°。

【鉴别】 (1)在含量测定项下记录的色谱图中，供试品溶液主峰的保留时间应与对照品溶液主峰的保留时间一致。

(2)本品的红外光吸收图谱应与对照品的图谱一致(通则0402)。

【检查】 **有关物质**　照高效液相色谱法(通则 0512)测定。

供试品溶液　取本品 20mg,置 100ml 量瓶中,加流动相A-流动相 B(50∶50)溶解并稀释至刻度,摇匀。

系统适用性溶液　取丙酸氟替卡松与杂质Ⅰ对照品适量,加流动相 A-流动相 B(50∶50)溶解并稀释制成每 1ml 中含丙酸氟替卡松 0.2mg 与杂质Ⅰ 0.4μg 的溶液。

灵敏度溶液　取供试品溶液适量,用流动相 A-流动相 B(50∶50)稀释制成每 1ml 中含丙酸氟替卡松 0.1μg 的溶液。

色谱条件　用十八烷基硅烷键合硅胶为填充剂(Kromasil 100-5 C18,4.6mm×250mm,5μm 或效能相当的色谱柱),以含 0.05%磷酸与 3.0%甲醇的乙腈溶液为流动相A,以含 0.05%磷酸与 3.0%甲醇的水溶液为流动相 B,按下表进行梯度洗脱,流速为每分钟 1.0ml,柱温为 40℃,检测波长为 239nm。进样体积 50μl。

时间(分钟)	流动相 A	流动相 B
0	43	57
40	55	45
60	90	10
70	90	10
75	43	57

系统适用性要求　系统适用性溶液的色谱图中,丙酸氟替卡松峰的保留时间约为 33 分钟,丙酸氟替卡松峰与杂质Ⅰ峰之间的分离度应符合要求。

测定法　精密量取供试品溶液,注入液相色谱仪,记录色谱图。

限度　供试品溶液的色谱图中如有杂质峰,按峰面积归一化法计算,杂质Ⅰ、杂质Ⅱ(相对保留时间约为 1.30)均不得过 0.3%,杂质Ⅲ(相对保留时间约为 0.77)不得过 0.2%,其他单个杂质不得过 0.1%,杂质总量不得过 0.8%。小于灵敏度溶液主峰面积的峰忽略不计(0.05%)。

残留溶剂　照残留溶剂测定法(通则 0861)测定,应符合规定。

水分　取本品约 0.25g,照水分测定法(通则 0832 第一法1),以三氯甲烷-甲醇(1∶1)为溶剂,每次测定前更换溶剂,含水分不得过 0.5%。

【含量测定】　照高效液相色谱法(通则 0512)测定。

供试品溶液　取本品适量,精密称定,加流动相溶解并定量稀释制成每 1ml 中约含 40μg 的溶液。

对照品溶液　取丙酸氟替卡松对照品适量,精密称定,加流动相溶解并定量稀释制成每 1ml 中约含 40μg 的溶液。

系统适用性溶液　取丙酸氟替卡松与杂质Ⅰ对照品适量,加流动相溶解并稀释制成每 1ml 中含丙酸氟替卡松 40μg与杂质Ⅰ 8μg 的溶液。

色谱条件　用十八烷基硅烷键合硅胶为填充剂;以乙腈-0.01mol/L 磷酸二氢铵溶液(用磷酸调节 pH 值至 3.5)-甲醇(15∶35∶50)为流动相;流速为每分钟 1.5ml,柱温为 40℃,检测波长为 239nm。进样体积 20μl。

系统适用性要求　系统适用性溶液色谱图中,丙酸氟替卡松峰与杂质Ⅰ峰之间的分离度应符合要求。

测定法　精密量取供试品溶液与对照品溶液,分别注入液相色谱仪,记录色谱图。按外标法以峰面积计算。

【类别】　肾上腺皮质激素类药

【贮藏】　遮光保存。

附:

杂质Ⅰ

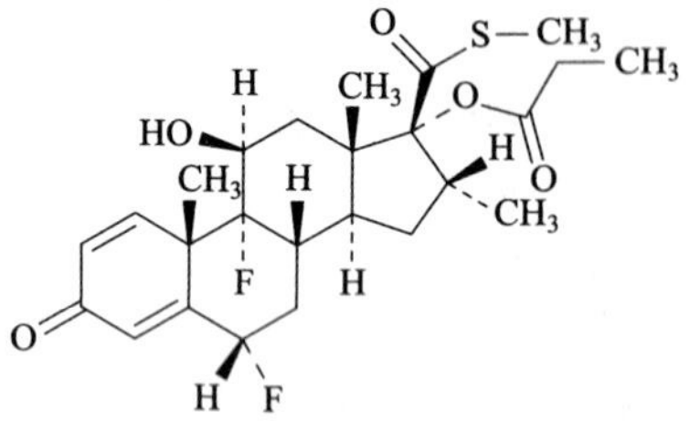

$C_{25}H_{32}F_2O_5S$　482.58

6α,9α-二氟-11β-羟基-16α-甲基-17-[(甲硫基)甲酰基]雄甾-1,4-二烯-3-酮-17α-基 丙酸酯

杂质Ⅱ

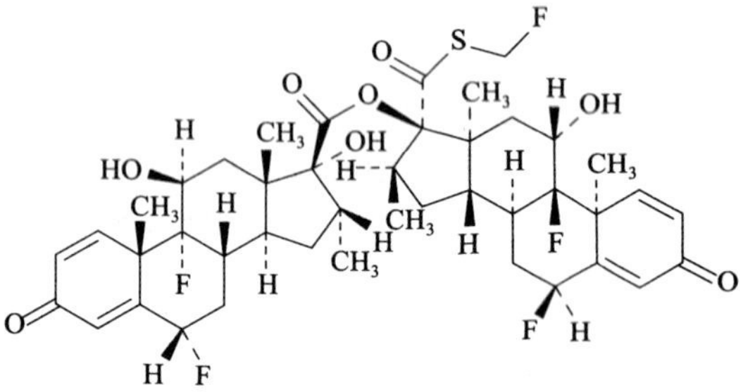

$C_{43}H_{51}F_5O_8S$　822.93

6α,9α-二氟-17-[[(氟甲基)硫基]甲酰基]-11β-羟基-16α-甲基雄甾-1,4-二烯-3-酮-17α-基 6α,9α-二氟-11β,17-二羟基-16α-甲基雄甾-1,4-二烯-3-酮-17β-羧酸酯

杂质Ⅲ

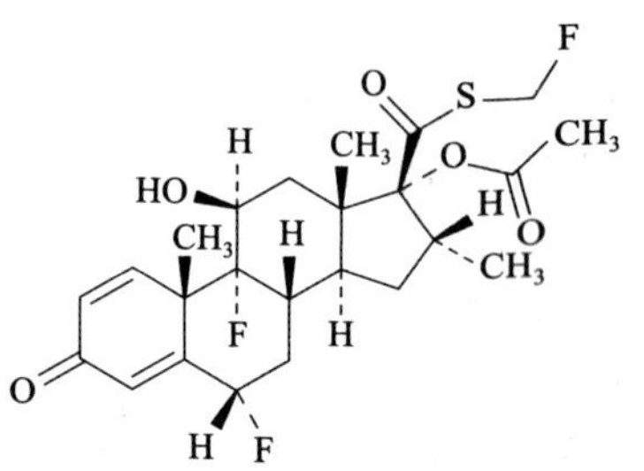

$C_{24}H_{29}F_3O_5S$　486.55

6α,9α-二氟-17-[[(氟甲基)硫基]甲酰基]-11β-羟基-16α-甲基雄甾-1,4-二烯-3-酮-17α-基 乙酸酯

杂质Ⅳ

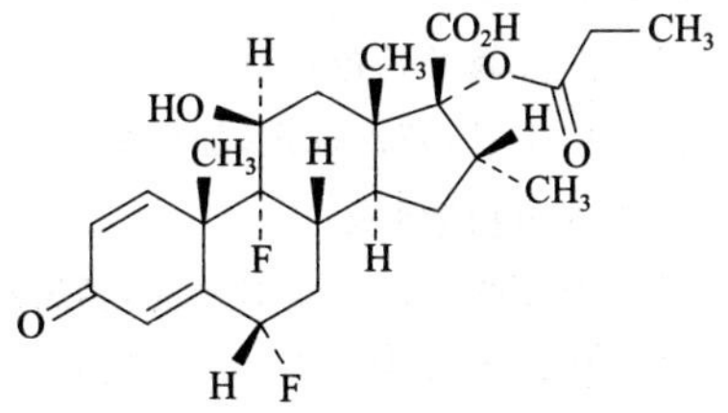

$C_{24}H_{30}F_2O_6$　452.49

6α,9α -二氟-11β-羟基-16α-甲基-17-(丙酰氧基)雄甾-1,4-二烯-3-酮-17β-羧酸

杂质Ⅴ

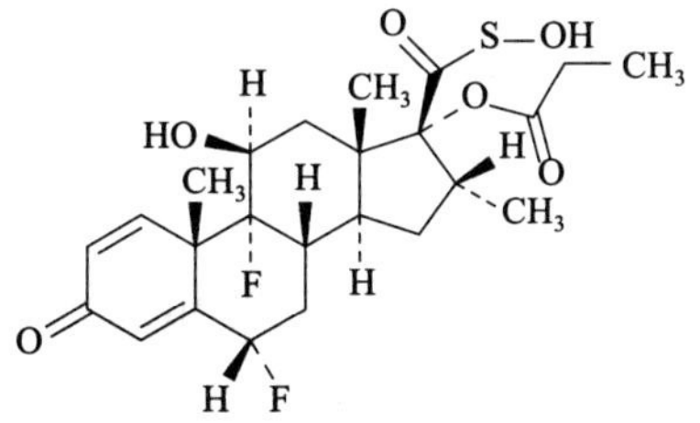

$C_{24}H_{30}F_2O_6S$　484.55

6α,9α-二氟-11β-羟基-16α-甲基-17 -(丙酰氧基)雄甾-1,4-二烯-3-酮-17β-硫代过氧甲酸(COSOH)

杂质Ⅵ

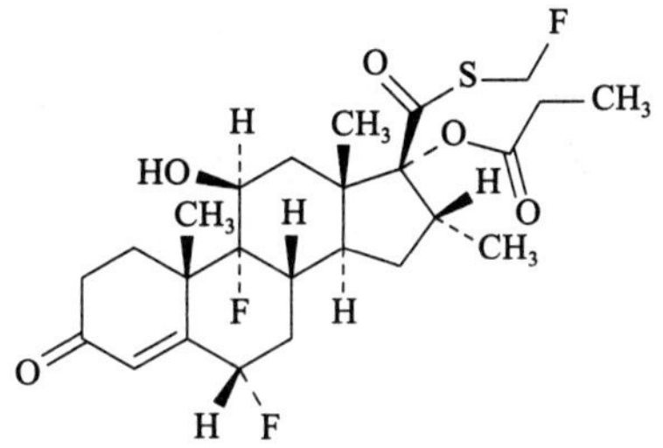

$C_{25}H_{33}F_3O_5S$　502.59

6α,9α-二氟-17-[[(氟甲基)硫基]甲酰基]-11β-羟基-16α-甲基雄甾-4-烯-3-酮-17α-基 丙酸酯

杂质Ⅶ

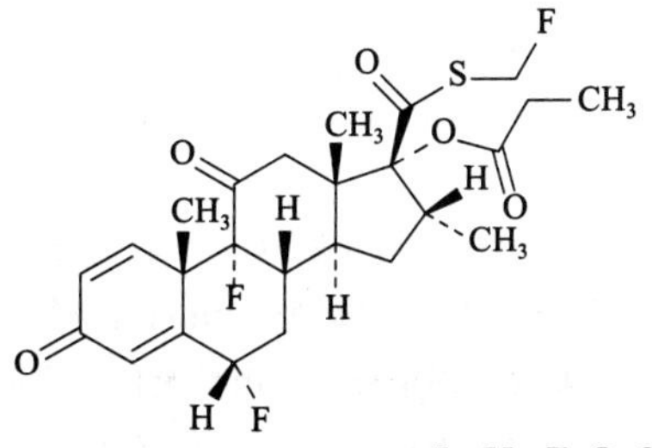

$C_{25}H_{29}F_3O_5S$　498.56

6α,9α-二氟-17-[[(氟甲基)硫基]甲酰基] -16α-甲基雄甾-1,4-二烯-3,11-二酮-17α-基 丙酸酯

杂质Ⅷ

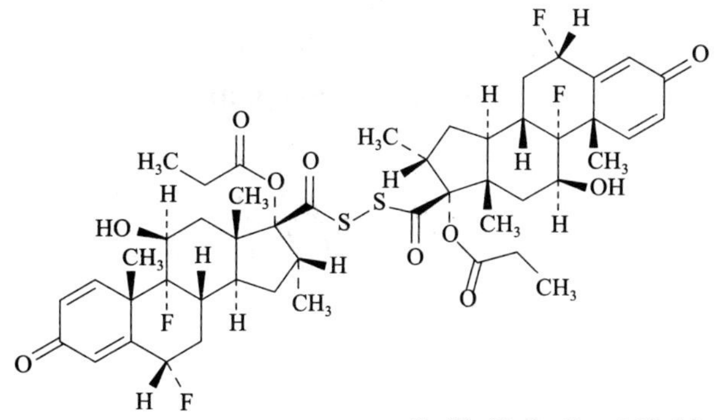

$C_{48}H_{58}F_4O_{10}S_2$　935.10

17,17′-(二硫二基二甲酰基)双(6α,9α-二氟-11β-羟基-16α-甲基雄甾-1,4-二烯-3-酮-17α-基] 二丙酸酯

杂质Ⅸ

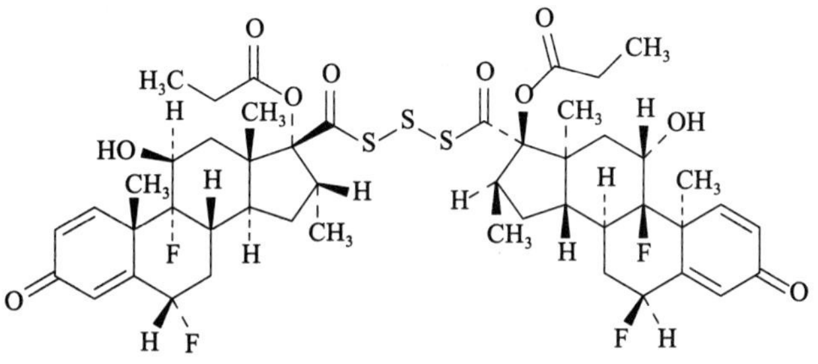

$C_{48}H_{58}F_4O_{10}S_3$　967.16

17,17′-(三硫烷二基二甲酰基)双(6α,9α-二氟-11β-羟基-16α-甲基雄甾-1,4-二烯-3-酮-17α-基)二丙酸酯

杂质Ⅹ

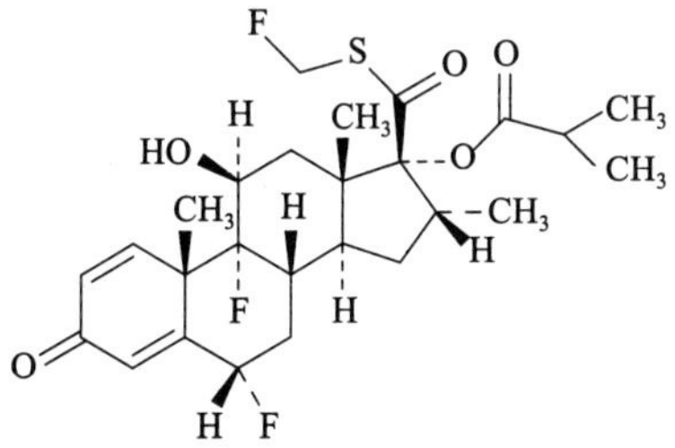

$C_{26}H_{33}F_3O_5S$　514.60

6α,9α-二氟-17-[[(氟甲基)硫基]甲酰基]-11β-羟基-16α-甲基雄甾-1,4-二烯-3-酮-17α-基 异丁酸酯

丙酸氯倍他索

Bingsuan Lübeitasuo

Clobetasol Propionate

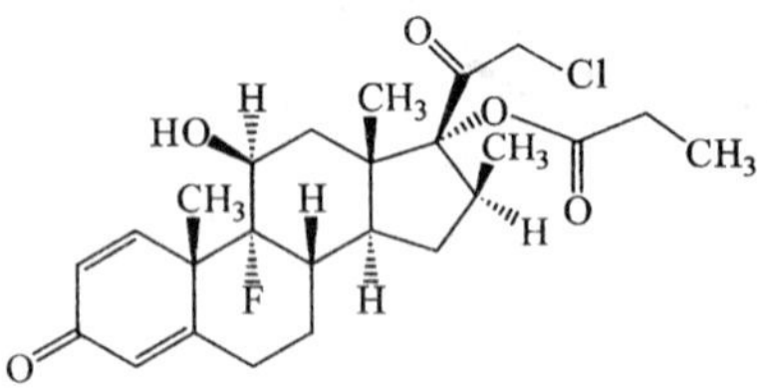

$C_{25}H_{32}ClFO_5$　466.99

本品为 16β-甲基-11β-羟基-17-(1-氧代丙基)-9-氟-21-氯-孕甾-1,4-二烯-3,20-二酮。按干燥品计算,含 $C_{25}H_{32}ClFO_5$ 应为 97.0%～103.0%。

【性状】 本品为类白色至微黄色结晶性粉末。

本品在三氯甲烷中易溶,在乙酸乙酯中溶解,在甲醇或乙醇中略溶,在水中不溶。

熔点 本品的熔点(通则 0612)为 194～198℃,熔融时同时分解。

比旋度 取本品,精密称定,加二氧六环溶解并定量稀释制成每 1ml 中约含 10mg 的溶液,依法测定(通则 0621),比旋度应为+99°至+105°。

【鉴别】 (1)取本品少许,加乙醇 1ml,混合,置水浴上加热 2 分钟,加硝酸(1→2)2ml,摇匀,加硝酸银试液数滴,即生成白色沉淀。

(2)本品的红外光吸收图谱应与对照的图谱(光谱集 592 图)一致。

(3)本品显有机氟化合物的鉴别反应(通则 0301)。

【检查】 **有关物质** 照高效液相色谱法(通则 0512)测定。

供试品溶液　取本品,用流动相溶解并稀释制成每 1ml 中约含 0.5mg 的溶液。

对照溶液　精密量取供试品溶液 2ml,置 100ml 量瓶中,用流动相稀释至刻度,摇匀。

系统适用性溶液　取丙酸氯倍他索适量,加甲醇溶解并稀释制成每 1ml 中约含 40μg 的溶液。

色谱条件　用十八烷基硅烷键合硅胶为填充剂;以 0.05mol/L 磷酸二氢钠溶液(用 85%磷酸溶液调节 pH 值至 2.5)-乙腈-甲醇(425∶475∶100)为流动相;检测波长为 240nm;进样体积 20μl。

系统适用性要求　系统适用性溶液的色谱图中,理论板数按丙酸氯倍他索峰计算不低于 5000。

测定法　精密量取供试品溶液与对照溶液,分别注入液相色谱仪,记录色谱图至主成分色谱峰保留时间的 2.5 倍。

限度　供试品溶液色谱图中如有杂质峰,单个杂质峰面积不得大于对照溶液主峰面积的 0.5 倍(1.0%),各杂质峰面积的和不得大于对照溶液主峰面积的 1.25 倍(2.5%)。

干燥失重 取本品,在 105℃干燥至恒重,减失重量不得过 0.5%(通则 0831)。

重金属 取本品 1.0g,依法检查(通则 0821 第二法),含重金属不得过百万分之二十。

【含量测定】 照高效液相色谱法(通则 0512)测定。

供试品溶液 取本品,精密称定,加甲醇溶解并定量稀释制成每 1ml 中约含 40μg 的溶液。

对照品溶液 取丙酸氯倍他索对照品,精密称定,加甲醇溶解并定量稀释制成每 1ml 中约含 40μg 的溶液。

系统适用性溶液、色谱条件与系统适用性要求 见有关物质项下。进样体积 10μl。

测定法 精密量取供试品溶液与对照品溶液,分别注入液相色谱仪,记录色谱图。按外标法以峰面积计算。

【类别】 肾上腺皮质激素药。

【贮藏】 遮光,密封保存。

【制剂】 丙酸氯倍他索乳膏

丙酸氯倍他索乳膏

Bingsuan Lübeitasuo Rugao

Clobetasol Propionate Cream

本品含丙酸氯倍他索($C_{25}H_{32}ClFO_5$)应为标示量的 90.0%～110.0%。

【性状】 本品为白色乳膏。

【鉴别】 在含量测定项下记录的色谱图中,供试品溶液主峰的保留时间应与对照品溶液主峰的保留时间一致。

【检查】 应符合乳膏剂项下有关的各项规定(通则 0109)。

【含量测定】 照高效液相色谱法(通则 0512)测定。

内标溶液 取醋酸氟轻松,加甲醇溶解并稀释制成每 1ml 中约含 0.15mg 的溶液。

供试品溶液 取本品适量(约相当于丙酸氯倍他索 1mg),精密称定,置 50ml 量瓶中,精密加内标溶液 5ml,加甲醇约 30ml,置 60℃水浴中加热 5 分钟,小心振摇使丙酸氯倍他索溶解,放冷,用甲醇稀释至刻度,摇匀,置冰浴中冷却 2 小时以上,取出后迅速滤过,取续滤液放至室温。

对照品溶液 取丙酸氯倍他索对照品,精密称定,加甲醇溶解并定量稀释制成每 1ml 中约含 0.2mg 的溶液,精密量取该溶液 5ml 与内标溶液 5ml,置 50ml 量瓶中,用甲醇稀释至刻度,摇匀。

色谱条件 用十八烷基硅烷键合硅胶为填充剂;以甲醇-水(65∶35)为流动相;检测波长为 240nm;进样体积 20μl。

系统适用性要求 理论板数按丙酸氯倍他索峰计算不低于 2000,丙酸氯倍他索峰与内标物质峰之间的分离度应符合要求。

测定法 精密量取供试品溶液与对照品溶液,分别注入液相色谱仪,记录色谱图。按内标法以峰面积计算。

【类别】 同丙酸氯倍他索。

【规格】 (1)10g∶2mg　(2)10g∶5mg

【贮藏】 密封,在阴凉处保存。

丙酸睾酮

Bingsuan Gaotong

Testosterone Propionate

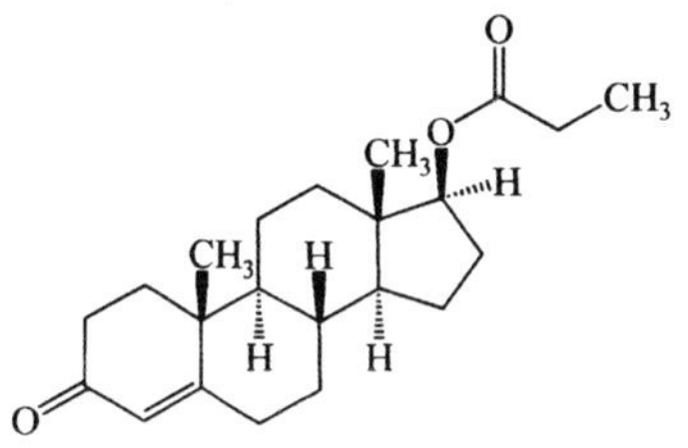

$C_{22}H_{32}O_3$　344.49

本品为17β-羟基雄甾-4-烯-3-酮丙酸酯。按干燥品计算，含 $C_{22}H_{32}O_3$ 应为97.0%～103.0%。

【性状】 本品为白色结晶或类白色结晶性粉末；无臭。

本品在三氯甲烷中极易溶解，在甲醇、乙醇或乙醚中易溶，在乙酸乙酯中溶解，在植物油中略溶，在水中不溶。

熔点　本品的熔点（通则0612）为118～123℃。

比旋度　取本品，精密称定，加乙醇溶解并定量稀释制成每1ml中约含10mg的溶液，依法测定（通则0621），比旋度为+84°至+90°。

【鉴别】 (1)在含量测定项下记录的色谱图中，供试品溶液主峰的保留时间应与对照品溶液主峰的保留时间一致。

(2)本品的红外光吸收图谱应与对照的图谱（光谱集72图）一致。

【检查】 **有关物质**　照高效液相色谱法（通则0512）测定。

供试品溶液　取本品，加甲醇溶解并稀释制成每1ml中约含1mg的溶液。

对照溶液　精密量取供试品溶液1ml，置100ml量瓶中，用甲醇稀释至刻度，摇匀。

系统适用性溶液　取本品约50mg，加甲醇适量使溶解，加1mol/L氢氧化钠溶液5ml，摇匀，室温放置30分钟后，用1mol/L盐酸溶液调节至中性，转移至50ml量瓶中，用甲醇稀释至刻度，摇匀。

色谱条件　用十八烷基硅烷键合硅胶为填充剂；以甲醇-水（80∶20）为流动相，调节流速使丙酸睾酮峰的保留时间约为12分钟；检测波长为241nm；进样体积10μl。

系统适用性要求　系统适用性溶液色谱图中，丙酸睾酮峰与降解物峰（相对保留时间约为0.4）之间的分离度应不小于20。理论板数按丙酸睾酮峰计算不低于4000。

测定法　精密量取供试品溶液与对照溶液，分别注入液相色谱仪，记录色谱图至主成分色谱峰保留时间的2倍。

限度　供试品溶液的色谱图中如有杂质峰，单个杂质峰面积不得大于对照溶液主峰面积的0.5倍（0.5%），各杂质峰面积的和不得大于对照溶液主峰面积（1.0%），小于对照溶液主峰面积0.02倍的峰忽略不计。

干燥失重　取本品，在105℃干燥至恒重，减失重量不得过0.5%（通则0831）。

【含量测定】 照高效液相色谱法（通则0512）测定。

供试品溶液　取本品约25mg，精密称定，置25ml量瓶中，加甲醇溶解并稀释至刻度，摇匀，精密量取5ml，置25ml量瓶中，用甲醇稀释至刻度，摇匀。

对照品溶液　取丙酸睾酮对照品约25mg，精密称定，置25ml量瓶中，加甲醇溶解并稀释至刻度，摇匀，精密量取5ml，置25ml量瓶中，用甲醇稀释至刻度，摇匀。

系统适用性溶液、色谱条件与系统适用性要求　见有关物质项下。

测定法　精密量取供试品溶液与对照品溶液，分别注入液相色谱仪，记录色谱图。按外标法以峰面积计算。

【类别】 雄激素药。

【贮藏】 遮光，密封保存。

【制剂】 丙酸睾酮注射液

丙酸睾酮注射液

Bingsuan Gaotong Zhusheye

Testosterone Propionate Injection

本品为丙酸睾酮的灭菌油溶液。含丙酸睾酮（$C_{22}H_{32}O_3$）应为标示量的90.0%～110.0%。

【性状】 本品为无色至淡黄色的澄明油状液体。

【鉴别】 (1)照薄层色谱法（通则0502）试验。

供试品溶液　取本品适量（约相当于丙酸睾酮10mg），加无水乙醇10ml，强力振摇，置冰浴中放置使分层，取上层乙醇溶液置离心管中离心，取上清液。

对照品溶液　取丙酸睾酮对照品，加无水乙醇制成每1ml中约含1mg的溶液。

色谱条件　采用硅胶 GF_{254} 薄层板，以二氯甲烷-甲醇（19∶0.5）为展开剂。

测定法　吸取供试品溶液与对照品溶液各10μl，分别点于同一薄层板上，展开，晾干，置紫外光灯（254nm）下检视。

结果判定　供试品溶液所显主斑点的位置和颜色应与对照品溶液的主斑点相同。

(2)在含量测定项下记录的色谱图中，供试品溶液主峰的保留时间应与对照品溶液主峰的保留时间一致。

以上(1)、(2)两项可选做一项。

【检查】 **有关物质**　照高效液相色谱法（通则0512）测定。

供试品溶液　用内容量移液管精密量取本品适量（约相当于丙酸睾酮100mg），置100ml量瓶中，用乙醚分数次洗涤移液管内壁，洗液并入量瓶中，用乙醚稀释至刻度，摇匀，精密量取5ml，置具塞离心管中，在温水浴上使乙醚挥散，用甲醇振摇提取4次（5ml、5ml、5ml、3ml），每次振摇10分钟后离心

15分钟，合并甲醇提取液，置25ml量瓶中，用甲醇稀释至刻度，摇匀。

对照溶液　精密量取供试品溶液1ml，置100ml量瓶中，用甲醇稀释至刻度，摇匀。

系统适用性溶液、色谱条件、系统适用性要求与测定法　见丙酸睾酮有关物质项下。

限度　供试品溶液的色谱图中扣除相对主峰保留时间0.25之前的辅料（苯甲醇）峰，如有杂质峰，单个杂质峰面积不得大于对照溶液主峰面积的0.5倍（0.5%），各杂质峰面积的和不得大于对照溶液主峰面积的1.5倍（1.5%），小于对照溶液主峰面积0.02倍的峰忽略不计。

其他　应符合注射剂项下有关的各项规定（通则0102）。

【含量测定】　照高效液相色谱法（通则0512）测定。

供试品溶液　见有关物质项下。

对照品溶液、系统适用性溶液、色谱条件、系统适用性要求与测定法　见丙酸睾酮含量测定项下。

【类别】　同丙酸睾酮。

【规格】　（1）1ml：10mg　（2）1ml：25mg　（3）1ml：50mg　（4）1ml：100mg

【贮藏】　遮光，密闭保存。

丙磺舒

Binghuangshu

Probenecid

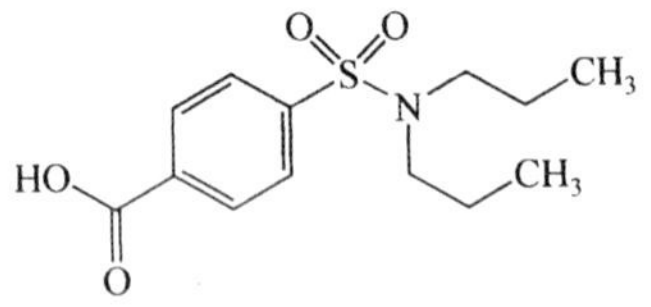

$C_{13}H_{19}NO_4S$　285.36

本品为对-[（二丙氨基）磺酰基]苯甲酸。按干燥品计算，含$C_{13}H_{19}NO_4S$应为98.0%～102.0%。

【性状】　本品为白色结晶性粉末；无臭。

本品在丙酮中溶解，在乙醇或三氯甲烷中略溶，在水中几乎不溶；在稀氢氧化钠溶液中溶解，在稀酸中几乎不溶。

熔点　本品的熔点（通则0612）为198～201℃。

【鉴别】　（1）取本品约5mg，加0.1mol/L氢氧化钠溶液0.2ml，用水稀释至2ml（pH值约5.0～6.0），加三氯化铁试液1滴，即生成米黄色沉淀。

（2）取本品约0.1g，加氢氧化钠1粒，小火加热熔融数分钟，放冷，残渣加硝酸数滴，再加盐酸溶解使成酸性，加水少许稀释，滤过，滤液显硫酸盐的鉴别反应（通则0301）。

（3）取本品，加含有盐酸的乙醇[取盐酸溶液（9→1000）2ml，加乙醇制成100ml]制成每1ml中含20μg的溶液，照紫外-可见分光光度法（通则0401）测定，在225nm与249nm的波长处有最大吸收，在249nm波长处的吸光度约为0.67。

（4）本品的红外光吸收图谱应与对照的图谱（光谱集73图）一致。

【检查】　**酸度**　取本品2.0g，加新沸过的冷水100ml，置水浴上加热5分钟，时时振摇，放冷，滤过；取滤液50ml，加酚酞指示液数滴，用氢氧化钠滴定液（0.1mol/L）滴定，消耗氢氧化钠滴定液（0.1mol/L）不得过0.25ml。

氯化物　取本品1.6g，加水100ml与硝酸1ml，置水浴上加热5分钟，时时振摇，放冷，滤过；取滤液25ml，依法检查（通则0801），与标准氯化钠溶液7.0ml制成的对照液比较，不得更浓（0.018%）。

硫酸盐　取上述氯化物检查项下剩余的滤液25ml，依法检查（通则0802），与标准硫酸钾溶液1.0ml制成的对照液比较，不得更浓（0.025%）。

有关物质　照高效液相色谱法（通则0512）测定。

供试品溶液　取本品适量，加流动相溶解并稀释制成每1ml中约含60μg的溶液。

对照溶液　精密量取供试品溶液1ml，置100ml量瓶中，用流动相稀释至刻度，摇匀。

色谱条件　用十八烷基硅烷键合硅胶为填充剂；以0.05mol/L磷酸二氢钠（加1%冰醋酸，用磷酸调节pH值至3.0）-乙腈（50：50）为流动相；检测波长为245nm；进样体积20μl。

系统适用性要求　理论板数按丙磺舒峰计算不低于3000。

测定法　精密量取供试品溶液与对照溶液，分别注入液相色谱仪，记录色谱图至主成分色谱峰保留时间的5倍。

限度　供试品溶液色谱图中如有杂质峰，单个杂质峰面积不得大于对照溶液主峰面积的0.5倍（0.5%），各杂质峰面积的和不得大于对照溶液主峰面积的2倍（2.0%）。

干燥失重　取本品，在105℃干燥至恒重，减失重量不得过0.5%（通则0831）。

炽灼残渣　不得过0.1%（通则0841）。

重金属　取本品1.0g，加氢氧化钠试液10ml溶解后，加水使成25ml，依法检查（通则0821第三法），含重金属不得过百万分之十。

【含量测定】　照高效液相色谱法（通则0512）测定。

供试品溶液　取本品适量，精密称定，加流动相溶解并定量稀释制成每1ml中含60μg的溶液。

对照品溶液　取丙磺舒对照品，精密称定，加流动相溶解并定量稀释制成每1ml中含60μg的溶液。

色谱条件与系统适用性要求　见有关物质项下。

测定法　精密量取供试品溶液与对照品溶液，分别注入液相色谱仪，记录色谱图。按外标法以峰面积计算。

【类别】　抗痛风药。

【贮藏】　遮光，密封保存。

【制剂】　丙磺舒片

丙磺舒片

Binghuangshu Pian

Probenecid Tablets

本品含丙磺舒（$C_{13}H_{19}NO_4S$）应为标示量的 95.0%～105.0%。

【性状】 本品为白色片。

【鉴别】 （1）取本品的细粉适量（约相当于丙磺舒 0.25g），加丙酮 30ml 使丙磺舒溶解，滤过，滤液滴加水适量使析出沉淀，滤过，沉淀照丙磺舒项下的鉴别（1）、（2）项试验，显相同的反应。

（2）取含量测定项下溶液，照紫外-可见分光光度法（通则 0401）测定，在 225nm 与 249nm 的波长处有最大吸收。

【检查】 **溶出度** 照溶出度与释放度测定法（通则 0931 第二法）测定。

溶出条件　以人工肠液 900ml 为溶出介质，转速为每分钟 50 转，依法操作，经 30 分钟时取样。

测定法　取溶出液 10ml，滤过，精密量取续滤液 5ml，置 100ml 量瓶中，用 0.4%氢氧化钠溶液稀释至刻度，摇匀，照紫外-可见分光光度法（通则 0401），在 244nm 的波长处测定吸光度，按 $C_{13}H_{19}NO_4S$ 的吸收系数（$E_{1cm}^{1\%}$）为 359 计算每片的溶出量。

限度　标示量的 80%，应符合规定。

其他　应符合片剂项下有关的各项规定（通则 0101）。

【含量测定】 照紫外-可见分光光度法（通则 0401）测定。

供试品溶液　取本品 10 片，精密称定，研细，精密称取适量（约相当于丙磺舒 60mg），置 200ml 量瓶中，加乙醇 150ml 与盐酸溶液（9→100）4ml，置 70℃水浴上加热 30 分钟，放冷，用乙醇稀释至刻度，摇匀，滤过，精密量取续滤液 5ml，置 100ml 量瓶中，加盐酸溶液（9→100）2ml，用乙醇稀释至刻度，摇匀。

测定法　取供试品溶液，在 249nm 的波长处测定吸光度，按 $C_{13}H_{19}NO_4S$ 的吸收系数（$E_{1cm}^{1\%}$）为 338 计算。

【类别】 同丙磺舒。

【规格】 0.25g

【贮藏】 遮光，密封保存。

左卡尼汀

Zuokaniting

Levocarnitine

$C_7H_{15}NO_3$　161.20

本品为（3*R*）-3-羟基-4-（三甲基铵）丁酸内盐。按无水与无溶剂物计算，含 $C_7H_{15}NO_3$ 应为 98.0%～102.0%。

【性状】 本品为白色或类白色结晶性粉末；有强引湿性。

本品在水或乙醇中易溶，在丙酮或乙醚中几乎不溶；在甲酸中易溶。

比旋度　取本品，精密称定，加水溶解并定量稀释制成每 1ml 中约含 0.10g 的溶液，依法测定（通则 0621），比旋度为－29°至－32°。

【鉴别】 （1）取本品 0.1g，加水 4ml，振摇使溶解，加 1mol/L 盐酸溶液 1ml，摇匀，加硫氰酸铬铵试液 2 滴，即生成紫红色沉淀。

（2）取本品，在 50℃减压干燥 5 小时，依法测定，其红外光吸收图谱应与同法处理的对照品图谱一致（通则 0402）。

【检查】 **酸碱度**　取本品 1.0g，加水 20ml 使溶解，依法测定（通则 0631），pH 值应为 6.5～8.5。

溶液的澄清度与颜色　取本品 1.0g，加水 10ml 使溶解，依法检查（通则 0901 第一法和通则 0902 第一法），溶液应澄清无色；如显混浊，与 1 号浊度标准液比较，不得更浓。

氯化物　取本品 0.25g，依法检查（通则 0801），与标准氯化钠溶液 5.0ml 制成的对照液比较，不得更浓（0.02%）。

硫酸盐　取本品 1.0g，依法检查（通则 0802），与标准硫酸钾溶液 3.0ml 制成的对照液比较，不得更浓（0.03%）。

氰化物　取本品 1.0g，依法检查（通则 0806 第一法），应符合规定。

有关物质　照高效液相色谱法（通则 0512）测定。

供试品溶液　取本品适量，精密称定，加流动相溶解并定量稀释制成每 1ml 中约含 5mg 的溶液。

对照溶液　精密量取供试品溶液 1ml，置 200ml 量瓶中，用流动相稀释至刻度，摇匀。

对照品溶液　取杂质Ⅰ对照品适量，精密称定，加水溶解并用流动相定量稀释制成每 1ml 中约含 25μg 的溶液。

系统适用性溶液　取左卡尼汀与杂质Ⅰ对照品各适量，加水溶解，用流动相稀释制成每 1ml 中含左卡尼汀 10mg 与杂质Ⅰ 0.1mg 的溶液。

灵敏度溶液　精密量取对照溶液 1ml，置 10ml 量瓶中，用流动相稀释至刻度，摇匀。

色谱条件　用氨基硅烷键合硅胶为填充剂；以磷酸盐缓冲液（取磷酸二氢钾 6.81g，加水 1000ml，用氢氧化钠试液调节 pH 值至 4.7）-乙腈（35：65）为流动相；检测波长为 205nm；柱温为 30℃；进样体积 20μl。

系统适用性要求　系统适用性溶液色谱图中，左卡尼汀峰与杂质Ⅰ峰分离度应大于 1.0。灵敏度溶液色谱图中，左卡尼汀峰的信噪比应大于 10。

测定法　精密量取供试品溶液、对照溶液与对照品溶液，分别注入液相色谱仪，记录色谱图至主成分峰保留时间的 2 倍。

限度　供试品溶液色谱图中，如有与杂质Ⅰ峰保留时间一致的色谱峰，按外标法以峰面积计算，杂质Ⅰ不得过 0.5%；

其他单个杂质峰面积不得大于对照溶液主峰面积的 0.2 倍(0.1%),其他杂质峰面积的和不得大于对照溶液主峰面积(0.5%),小于灵敏度溶液主峰面积的色谱峰忽略不计。

残留溶剂　照残留溶剂测定法(通则 0861 第二法)测定。

供试品溶液　取本品约 0.5g,精密称定,置顶空瓶中,精密加水 5ml 使溶解,密封。

对照品溶液　取甲醇、无水乙醇与丙酮各适量,精密称定,用水定量稀释制成每 1ml 中含甲醇 0.3mg、乙醇 0.5mg 与丙酮 0.5mg 的混合溶液,精密量取 5ml,置顶空瓶中,密封。

色谱条件　以 6%氰丙基苯基-94%二甲基聚硅氧烷(或极性相近)为固定液的毛细管柱为色谱柱;起始柱温为 40℃,维持 5 分钟,以每分钟 35℃的速率升温至 160℃,保持 3 分钟;进样口温度为 200℃;检测器温度为 250℃;顶空瓶平衡温度为 90℃,平衡时间为 30 分钟。

系统适用性要求　对照品溶液色谱图中,各色谱峰间的分离度均应符合要求。

测定法　取供试品溶液与对照品溶液分别顶空进样,记录色谱图。

限度　按外标法以峰面积计算,甲醇、乙醇与丙酮的残留量均应符合规定。

钠　取本品 0.1g 两份,分别置 50ml 量瓶中,一份加水溶解并稀释至刻度,摇匀,作为供试品溶液;另一份加标准氯化钠溶液(取经 105℃干燥 2 小时的氯化钠 0.126g,置 1000ml 量瓶中,加水溶解并稀释至刻度,摇匀,制成每 1ml 中含钠 50μg 的溶液)2.0ml,用水稀释至刻度,摇匀,作为对照品溶液。照原子吸收分光光度法(通则 0406 第二法),在 589.0nm 的波长处分别测定,应符合规定(0.1%)。

钾　取本品 0.1g 两份,分别置 50ml 量瓶中,一份加水溶解并稀释至刻度,摇匀,作为供试品溶液;另一份加标准氯化钾溶液(取经 105℃干燥 2 小时的氯化钾 0.191g,置 1000ml 量瓶中,加水溶解并稀释至刻度,摇匀,制成每 1ml 中含钾 100μg 的溶液)2.0ml,用水稀释至刻度,摇匀,作为对照品溶液。照原子吸收分光光度法(通则 0406 第二法),在 766.5nm 的波长处分别测定,应符合规定(0.2%)。

水分　取本品,照水分测定法(通则 0832 第一法 1)测定,含水分不得过 1.0%。

炽灼残渣　取本品 1.0g,依法检查(通则 0841),遗留残渣不得过 0.2%。

重金属　取炽灼残渣项下遗留的残渣,依法检查(通则 0821 第二法),含重金属不得过百万分之十。

砷盐　取本品 1.0g,加水 23ml 与盐酸 5ml,依法检查(通则 0822 第一法),应符合规定(0.0002%)。

【含量测定】　取本品约 0.125g,精密称定,加无水甲酸 3ml 和冰醋酸 50ml 溶解后,加结晶紫指示液 2 滴,用高氯酸滴定液(0.1mol/L)滴定至溶液显绿色,并将滴定的结果用空白试验校正。每 1ml 高氯酸滴定液(0.1mol/L)相当于 16.12mg 的 $C_7H_{15}NO_3$。

【类别】　促代谢药。

【贮藏】　遮光,密封保存。

附:

杂质Ⅰ

H_3C, H_3C, N^+, CH_3, O, O^-　和(*Z*)-异构体

$C_7H_{13}NO_2$　143.18

(*E*)-4-(三甲基铵)丁-2-烯酸内盐和(*Z*)-异构体

左甲状腺素钠

ZuoJiazhuangxiansuna

Levothyroxine Sodium

I, I, O, I, H, NH_2, HO, I, CO_2Na, I　, nH_2O

$C_{15}H_{10}I_4NNaO_4 \cdot nH_2O$　798.86($n=0$)

本品为 *O*-(4-羟基-3,5-二碘苯基)-3,5-二碘-L-酪氨酸单钠盐水合物。按干燥品计算,含 $C_{15}H_{10}I_4NNaO_4$ 应为 97.0%～103.0%。

【性状】　本品为类白色至淡棕黄色粉末或结晶性粉末。

本品在乙醇中微溶,在水中几乎不溶;在热 1mol/L 氢氧化钠溶液中溶解。

比旋度　取本品,精密称定,用 1mol/L 氢氧化钠溶液-乙醇(1∶2)溶解并稀释制成每 1ml 中约含 30mg 的溶液,依法测定(通则 0621),比旋度为－5°至－6°。

【鉴别】　(1)取本品约 50mg,置坩埚中,小火加热,即分解产生紫色的碘蒸气。

(2)在含量测定项下记录的色谱图中,供试品溶液主峰的保留时间应与对照品溶液主峰的保留时间一致。

(3)本品的红外光吸收图谱应与对照的图谱(光谱集 928)一致。

(4)取鉴别(1)项下的残渣,滴加 1mol/L 氢氧化钾溶液使溶解,该溶液显钠盐的鉴别(1)反应(通则 0301)。

【检查】　**溶液的颜色**　取本品 0.2g,加 1mol/L 盐酸溶液-乙醇(1∶4)混合溶液 8ml,置热水中超声使溶解,放冷,再用上述混合溶液稀释至 10ml,立即与黄色 5 号标准比色液比较(通则 0902 第一法),不得更深。

有关物质　照高效液相色谱法(通则 0512)测定。

混合溶液　0.02mol/L 氢氧化钠溶液-甲醇(1∶1)。

供试品溶液　取本品,精密称定,加混合溶液溶解并定量稀释制成每 1ml 中约含 0.5mg 的溶液。

对照品溶液　取左甲状腺素钠对照品与碘塞罗宁钠对照品各 10mg，精密称定，置同一 50ml 量瓶中，用混合溶液溶解并稀释至刻度，摇匀，精密量取适量，用流动相定量稀释制成每 1ml 中含左甲状腺素钠和碘塞罗宁钠各约 5μg 的溶液。

系统适用性溶液　取左甲状腺素钠与碘塞罗宁钠对照品各适量，加混合溶液溶解并稀释制成每 1ml 中各约含 0.1mg 的溶液，取 1ml，用流动相稀释制成每 1ml 中含左甲状腺素钠和碘塞罗宁钠各约 10μg 的溶液。

灵敏度溶液　精密量取对照品溶液 1ml，置 20ml 量瓶中，用流动相稀释至刻度，摇匀。

色谱条件　用氰基硅烷键合硅胶为填充剂；以乙腈-水-磷酸(300∶700∶1)为流动相；检测波长为 225nm；进样体积 20μl。

系统适用性要求　系统适用性溶液色谱图中，理论板数按左甲状腺素峰计算不得低于 2000，左甲状腺素峰与碘塞罗宁峰间的分离度应大于 4.0。灵敏度溶液色谱图中，两成分色谱峰峰高的信噪比均应不小于 10。

测定法　精密量取供试品溶液与对照品溶液，分别注入液相色谱仪，记录供试品溶液色谱图至主峰保留时间的 4 倍。

限度　供试品溶液色谱图中，如有与碘塞罗宁钠保留时间一致的色谱峰，按外标法以峰面积计算，不得过 1.0%；如有其他杂质峰，按外标法以对照品溶液色谱图中左甲状腺素峰面积计算，其他单个杂质均不得过 1.0%；杂质总量不得过 2.0%，小于灵敏度溶液色谱图中左甲状腺素峰面积的峰忽略不计。

残留溶剂　照残留溶剂测定法(通则 0861 第二法)测定。

供试品溶液　取本品约 0.5g，精密称定，置顶空瓶中，精密加入二甲基亚砜 5ml，密封。

对照品溶液　取三氯甲烷适量，精密称定，用二甲基亚砜定量稀释制成每 1ml 中约含三氯甲烷 6μg 的溶液，精密量取 5ml 置顶空瓶中，密封。

色谱条件　用以 6%氰丙基苯基-94%二甲基聚硅氧烷(或极性相似)为固定液的毛细管柱；起始温度为 150℃，维持 4 分钟，以每分钟 50℃的速率升至 250℃，维持 3 分钟；进样口温度为 200℃；检测器温度为 250℃；顶空瓶平衡温度为 95℃，平衡时间为 45 分钟。

测定法　取供试品溶液与对照品溶液分别顶空进样，记录色谱图。

限度　按外标法以峰面积计算，三氯甲烷的残留量应符合规定。

干燥失重　取本品，以五氧化二磷为干燥剂，在 60℃减压干燥 4 小时，减失重量应为 7.0%～11.0%(通则 0831)。

【含量测定】　照高效液相色谱法(通则 0512)测定。

供试品溶液　取本品约 25mg，精密称定，置 100ml 量瓶中，加有关物质项下的混合溶液溶解并稀释至刻度，摇匀，精密量取 1ml，置 25ml 量瓶中，用流动相稀释至刻度，摇匀。

对照品溶液　取左甲状腺素钠对照品约 25mg，精密称定，置 100ml 量瓶中，加有关物质项下的混合溶液溶解并稀释至刻度，摇匀，精密量取 1ml，置 25ml 量瓶中，用流动相稀释至刻度，摇匀。

系统适用性溶液、色谱条件与系统适用性要求　除灵敏度要求外，其他见有关物质项下。

测定法　精密量取供试品溶液与对照品溶液，分别注入液相色谱仪，记录色谱图。按外标法以峰面积计算。

【类别】　甲状腺激素类药。

【贮藏】　遮光，密封，阴凉处保存。

【制剂】　左甲状腺素钠片

附：

碘塞罗宁钠(Liothyronie Sodium)

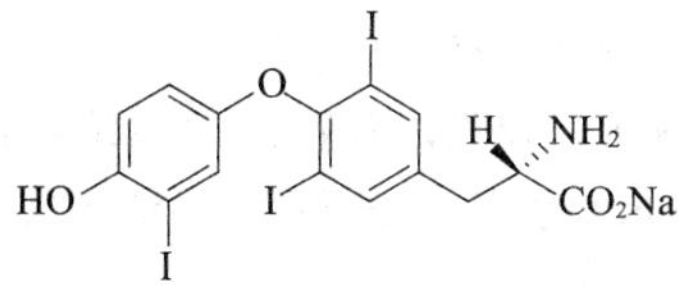

$C_{15}H_{11}I_3NNaO_4$　672.96

O-(4-羟基-3-碘苯基)-3,5-二碘-L-酪氨酸钠盐

左甲状腺素钠片

ZuoJiazhuangxiansuna Pian

Levothyroxine Sodium Tablets

本品含左甲状腺素钠($C_{15}H_{10}I_4NNaO_4$)应为标示量的 90.0%～110.0%。

【性状】　本品为白色或类白色片。

【鉴别】　(1)取本品的细粉适量(约相当于左甲状腺素钠 0.5mg)，加乙醇 20ml 超声处理 5 分钟，滤过，滤液置水浴上蒸干，残渣加水 3ml，乙醇 2.5ml，氢氧化钠试液 1ml 溶解，再加盐酸 1ml 与亚硝酸钠试液 1ml，摇匀，滤过，在暗处放置 20 分钟，加浓氨溶液 1.2ml，即显粉红色。

(2)在含量测定项下记录的色谱图中，供试品溶液主峰的保留时间应与对照品溶液主峰的保留时间一致。

【检查】　**有关物质**　照高效液相色谱法(通则 0512)测定。

混合溶液　0.02mol/L 氢氧化钠溶液-甲醇(1∶1)。

供试品溶液　取本品的细粉适量(约相当于左甲状腺素钠 0.5mg)，置 10ml 量瓶中，加混合溶液 5ml，超声约 5 分钟使左甲状腺素钠溶解，放冷，用流动相稀释至刻度，摇匀，离心，取上清液。

对照品溶液　取左甲状腺素钠对照品 10mg 与碘塞罗宁钠对照品 20mg，精密称定，置同一 50ml 量瓶中，用混合溶液溶解并稀释至刻度，摇匀，精密量取适量，用流动相定量稀释制成每 1ml 中含左甲状腺素钠 0.5μg 和碘塞罗宁钠 1.0μg 的溶液。

系统适用性溶液　取左甲状腺素钠与碘塞罗宁钠对照品适量，加混合溶液溶解并稀释制成每 1ml 中各约含 0.1mg 的溶液，取 1ml，再用流动相定量稀释制成每 1ml 中各约含 5μg 的溶液。

灵敏度溶液　精密量取对照品溶液 1ml，置 20ml 量瓶中，用流动相稀释至刻度，摇匀。

辅料对照溶液　称取空白辅料适量，置 10ml 量瓶中，加混合溶液 5ml，超声约 20 分钟，放冷，用流动相稀释至刻度，摇匀，离心，取上清液。

色谱条件　见左甲状腺素钠有关物质项下。系统适用性溶液进样体积 50μl，其他溶液进样体积 100μl。

系统适用性要求　系统适用性溶液色谱图中，理论板数按左甲状腺素峰计算不低于 2000，左甲状腺素峰与碘塞罗宁峰之间的分离度应不小于 4.0。灵敏度溶液色谱图中，两成分色谱峰峰高的信噪比均应不小于 10。

测定法　精密量取供试品溶液、对照品溶液与辅料对照溶液，分别注入液相色谱仪，记录供试品溶液色谱图至主峰保留时间的 4 倍。

限度　供试品溶液色谱图中，除辅料峰外，如有与碘塞罗宁保留时间一致的色谱峰，按外标法以峰面积计算，含碘塞罗宁钠不得过左甲状腺素钠标示量的 2.0%；如有其他杂质峰，按外标法以对照品溶液色谱图中左甲状腺素峰面积计算，单个最大杂质不得过左甲状腺素钠标示量的 5.0%，其中超过 1.0%但不过 5.0%的杂质不得过 1 个；杂质总量不得过左甲状腺素钠标示量的 8.0%；小于灵敏度溶液色谱图中左甲状腺素峰面积的峰忽略不计。

含量均匀度　以含量测定项下测定的每片含量计算，应符合规定（通则 0941）。

溶出度　照溶出度与释放度测定法（通则 0931 第二法）测定。

溶出条件　以含 0.2%十二烷基硫酸钠的 0.01mol/L 盐酸溶液 500ml 为溶出介质，转速为每分钟 75 转，依法操作，经 45 分钟时取样。

供试品溶液　取溶出液适量，立即离心，取上清液。

对照品溶液　精密量取含量测定项下的对照品溶液适量，用溶出介质定量稀释制成每 1ml 中约含 0.05μg（25μg 规格）、0.1μg（50μg 规格）或 0.2μg（100μg 规格）的溶液。

色谱条件　用十八烷基硅烷键合硅胶为填充剂；以乙腈-水-磷酸-2%十二烷基硫酸钠溶液（500：400：2：100）为流动相；柱温为 30℃；检测波长为 225nm；进样体积 100μl。

系统适用性要求　理论板数按左甲状腺素峰计算不得低于 2000。

测定法　精密量取供试品溶液与对照品溶液，照高效液相色谱法（通则 0512），分别注入液相色谱仪，记录色谱图，按外标法以峰面积计算每片的溶出量。

限度　标示量的 70%，应符合规定。

其他　应符合片剂项下有关的各项规定（通则 0101）。

【含量测定】　照高效液相色谱法（通则 0512）测定。

供试品溶液　取本品 10 片，分别置 5ml（25μg 规格）、10ml（50μg 规格）或 20ml（100μg 规格）量瓶中，加有关物质项下混合溶液 2ml，超声约 5 分钟使左甲状腺素钠溶解，放冷，用流动相稀释至刻度，摇匀，离心，取上清液。

对照品溶液　取左甲状腺素钠对照品约 10mg，精密称定，置 100ml 量瓶中，加有关物质项下混合溶液溶解并稀释至刻度，摇匀，精密量取 1ml，置 20ml 量瓶中，用流动相稀释至刻度，摇匀。

色谱条件　见有关物质项下。进样体积 50μl。

系统适用性溶液与系统适用性要求　除灵敏度要求外，其他见有关物质项下。

测定法　精密量取供试品溶液与对照品溶液，分别注入液相色谱仪，记录色谱图。按外标法以峰面积分别计算每片的含量，并求出 10 片的平均含量。

【类别】　同左甲状腺素钠。

【规格】　按 $C_{15}H_{10}I_4NNaO_4$ 计　（1）25μg　（2）50μg　（3）100μg

【贮藏】　遮光，密封，25℃以下保存。

左炔诺孕酮

Zuoquenuoyuntong

Levonorgestrel

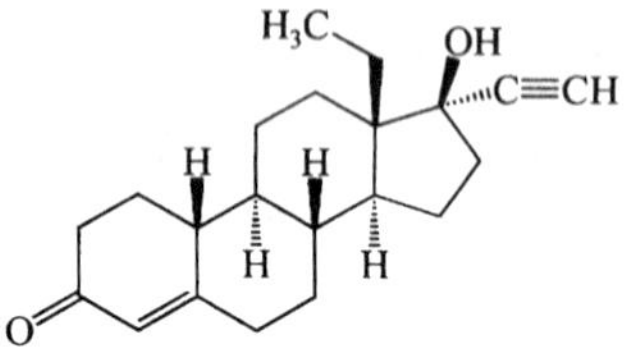

$C_{21}H_{28}O_2$　312.47

本品为（－）-13-乙基-17-羟基-18,19-双去甲基-17α-孕甾-4-烯-20-炔-3-酮。含 $C_{21}H_{28}O_2$ 应为 97.0%～103.0%。

【性状】　本品为白色或类白色结晶性粉末；无臭。

本品在三氯甲烷中溶解，在甲醇中微溶，在水中不溶。

熔点　本品的熔点（通则 0612）为 233～239℃，熔距在 5℃以内。

比旋度　取本品，精密称定，加三氯甲烷溶解并定量稀释制成每 1ml 中约含 20mg 的溶液，依法测定（通则 0621），比旋度为－30°至－35°。

【鉴别】　（1）在含量测定项下记录的色谱图中，供试品溶液主峰的保留时间应与对照品溶液主峰的保留时间一致。

（2）本品的红外光吸收图谱应与对照的图谱（光谱集 726 图）一致。

【检查】　**乙炔基**　精密称取本品约 0.1g，加四氢呋喃 40ml 使溶解，加 5%硝酸银溶液 10ml，照电位滴定法（通则 0701），用氢氧化钠滴定液（0.1mol/L）滴定。每 1ml 氢氧化钠滴定液(0.1mol/L)相当于2.503mg的乙炔基(—C≡CH)。本品含乙炔基应为7.81%～8.18%。

有关物质　照高效液相色谱法(通则0512)测定。

供试品溶液　取本品，加流动相溶解并制成每1ml中约含75μg的溶液。

对照溶液　精密量取供试品溶液2ml，置100ml量瓶中，用流动相稀释至刻度，摇匀。

系统适用性溶液　取左炔诺孕酮与醋酸甲地孕酮，加流动相溶解并稀释制成每1ml中分别含左炔诺孕酮75μg与醋酸甲地孕酮0.5mg的溶液。

色谱条件　用十八烷基硅烷键合硅胶为填充剂；以乙腈-水(70:30)为流动相；检测波长为240nm；进样体积20μl。

系统适用性要求　系统适用性溶液色谱图中，理论板数按左炔诺孕酮峰计算不低于2000，左炔诺孕酮峰与醋酸甲地孕酮峰之间的分离度应符合要求。

测定法　精密量取供试品溶液与对照溶液，分别注入液相色谱仪，记录色谱图至主成分色谱峰保留时间的2倍。

限度　供试品溶液的色谱图中如有杂质峰，各杂质峰面积的和不得大于对照溶液主峰面积(2.0%)。

【含量测定】　照高效液相色谱法(通则0512)测定。

供试品溶液　取本品适量，精密称定，加流动相溶解并定量稀释制成每1ml中约含75μg的溶液。

对照品溶液　取左炔诺孕酮对照品适量，精密称定，加流动相溶解并定量稀释制成每1ml中约含75μg的溶液。

系统适用性溶液、色谱条件与系统适用性要求　见有关物质项下。

测定法　精密量取供试品溶液与对照品溶液，分别注入液相色谱仪，记录色谱图。按外标法以峰面积计算。

【类别】　孕激素类药。

【贮藏】　遮光，密封保存。

【制剂】　(1)左炔诺孕酮片　(2)左炔诺孕酮炔雌醇(三相)片　(3)左炔诺孕酮炔雌醚片　(4)复方左炔诺孕酮片　(5)复方左炔诺孕酮滴丸

左炔诺孕酮片

Zuoquenuoyuntong Pian

Levonorgestrel Tablets

本品含左炔诺孕酮($C_{21}H_{28}O_2$)应为标示量的90.0%～110.0%。

【性状】　本品为白色片。

【鉴别】　(1)取本品的细粉适量(约相当于左炔诺孕酮37.5mg)，分次加三氯甲烷约200ml，充分搅拌后，用G4垂熔漏斗减压抽滤，用三氯甲烷洗涤滤渣及滤器，合并滤液，置水浴上蒸干，放冷，精密加三氯甲烷5ml，依法测定(通则0621)旋光度，应为左旋，并不得低于0.18°。

(2)在含量测定项下记录的色谱图中，供试品溶液主峰的保留时间应与对照品溶液主峰的保留时间一致。

【检查】　**含量均匀度**　取本品1片，置10ml量瓶(0.75mg规格)或20ml量瓶(1.5mg规格)中，照含量测定项下的方法，自“加流动相适量”起，依法测定，按外标法以峰面积计算含量，应符合规定(通则0941)。

其他　应符合片剂项下有关的各项规定(通则0101)。

【含量测定】　照高效液相色谱法(通则0512)测定。

供试品溶液　取本品20片，精密称定，研细，精密称取适量(约相当于左炔诺孕酮3.75mg)，置50ml量瓶中，加流动相适量，超声使左炔诺孕酮溶解，放冷，用流动相稀释至刻度，摇匀，滤过，取续滤液。

系统适用性要求　理论板数按左炔诺孕酮峰计算不低于2000。

对照品溶液、色谱条件与测定法　见左炔诺孕酮含量测定项下。

【类别】　同左炔诺孕酮。

【规格】　(1)0.75mg　(2)1.5mg

【贮藏】　避光，密封保存。

左炔诺孕酮炔雌醇(三相)片

Zuoquenuoyuntong Quecichun (Sanxiang) Pian

Levonorgestrel and Ethinylestradiol Tablets (Triphasic)

本品含左炔诺孕酮($C_{21}H_{28}O_2$)与炔雌醇($C_{20}H_{24}O_2$)均应为标示量的90.0%～115.0%。

【处方】

(1)黄色片	
左炔诺孕酮	50mg
炔雌醇	30mg
制成	1000片
(2)白色片	
左炔诺孕酮	75mg
炔雌醇	40mg
制成	1000片
(3)棕色片	
左炔诺孕酮	125mg
炔雌醇	30mg
制成	1000片

【性状】　本品为糖衣片或薄膜包衣片(分别为黄、白、棕三种颜色)，除去包衣后显白色或类白色。

【鉴别】　在含量测定项下记录的色谱图中，供试品溶液两主峰的保留时间应与对照品溶液相应两主峰的保留时间一致。

【检查】 **含量均匀度**　以含量测定项下测得的每片含量计算，限度为±20%，应符合规定（通则 0941）。

溶出度　照溶出度与释放度测定法（通则 0931 第二法）测定。

溶出条件　以 0.0005%聚山梨酯 80 溶液 500ml 为溶出介质，转速为每分钟 50 转，依法操作，经 45 分钟时取样。

供试品溶液　取溶出液 30ml，滤过，弃去初滤液 20ml，取续滤液。

对照品贮备液(1)　取左炔诺孕酮对照品，精密称定，加乙醇适量，超声使溶解，放冷，并定量稀释制成每 1ml 中含 20μg 的溶液。

对照品贮备液(2)　取炔雌醇对照品，精密称定，加乙醇适量，超声使溶解，放冷，并定量稀释制成每 1ml 中含 8μg 的溶液。

对照品溶液　分别精密量取上述两种对照品贮备液各 2ml，置同一 200ml 量瓶中，用溶出介质稀释至刻度，摇匀。

色谱条件　用十八烷基硅烷键合硅胶为填充剂；以甲醇-水（70∶30）为流动相；左炔诺孕酮的检测波长为 247nm；炔雌醇用荧光检测器测定，激发波长为 285nm，发射波长为 310nm；进样体积 100μl。

测定法　精密量取供试品溶液与对照品溶液，分别注入液相色谱仪，记录色谱图。按外标法以峰面积计算每片的溶出量。

限度　左炔诺孕酮与炔雌醇均为标示量的 60%，均应符合规定。

其他　应符合片剂项下有关的各项规定（通则 0101）。

【含量测定】 照高效液相色谱法（通则 0512）测定。

供试品溶液　取本品 10 片（黄色片或白色片或棕色片），分别置 10ml 量瓶中，加流动相适量，超声约 30 分钟使左炔诺孕酮与炔雌醇溶解，放冷，用流动相稀释至刻度，摇匀，离心，取上清液。

对照品溶液(1)　取左炔诺孕酮与炔雌醇对照品适量，精密称定，加甲醇溶解并定量稀释制成每 1ml 中含左炔诺孕酮 5μg 与炔雌醇 3μg 的溶液（供黄色片用）。

对照品溶液(2)　取左炔诺孕酮与炔雌醇对照品适量，精密称定，加甲醇溶解并定量稀释制成每 1ml 中含左炔诺孕酮 7.5μg 与炔雌醇 4μg 的溶液（供白色片用）。

对照品溶液(3)　取左炔诺孕酮与炔雌醇对照品适量，精密称定，加甲醇溶解并定量稀释制成每 1ml 中含左炔诺孕酮 12.5μg 与炔雌醇 3μg 的溶液（供棕色片用）。

色谱条件　用十八烷基硅烷键合硅胶为填充剂；以甲醇-水（70∶30）为流动相；检测波长为 220nm；进样体积 50μl。

系统适用性要求　左炔诺孕酮峰与炔雌醇峰之间的分离度应符合要求。

测定法　精密量取供试品溶液与相应的对照品溶液(1)或对照品溶液(2)或对照品溶液(3)，分别注入液相色谱仪，记录色谱图。按外标法以峰面积计算每片含左炔诺孕酮与炔雌醇的含量，并计算 10 片的平均值。

【类别】 避孕药。

【贮藏】 遮光，密封保存。

左炔诺孕酮炔雌醚片

Zuoquenuoyuntong Quecimi Pian

Levonorgestrel and Quinestrol Tablets

本品含左炔诺孕酮（$C_{21}H_{28}O_2$）应为标示量的 90.0%～115.0%，含炔雌醚（$C_{25}H_{32}O_2$）应为标示量的 95.0%～115.0%。

【处方】

左炔诺孕酮	6g
炔雌醚	3g
制成	1000 片

【性状】 本品为薄膜衣片，除去包衣后显白色或类白色。

【鉴别】 (1)取本品细粉适量（约相当于左炔诺孕酮 0.15g），分次加三氯甲烷约 200ml，充分搅拌后，用 G4 垂熔漏斗减压抽滤，用三氯甲烷洗涤滤渣及滤器，合并滤液，置水浴上蒸干，放冷，精密加三氯甲烷 20ml，作为供试品溶液，依法测定（通则 0621）旋光度，应为左旋，并不得低于 0.18°。

(2)在含量测定项下记录的色谱图中，供试品溶液两主峰的保留时间应与对照品溶液相应两主峰的保留时间一致。

【检查】 **有关物质**　照薄层色谱法（通则 0502）试验。

供试品溶液　取鉴别(1)项下的供试品溶液。

对照品溶液　取含量测定项下的炔雌醚对照品溶液 2ml，置水浴上蒸干，放冷，加三氯甲烷 2.5ml 使溶解。

色谱条件　采用硅胶 G 薄层板，以三氯甲烷-甲醇（96∶4）为展开剂。

测定法　吸取对照品溶液 15μl 与供试品溶液 12.5μl，分别点于同一薄层板上，展开，晾干，喷以临用新制的 10%磷钼酸乙醇溶液，在 105℃干燥 10 分钟，放冷，立即检视。

限度　供试品溶液如显杂质斑点，与对照品溶液所显的主斑点比较，不得更深。

含量均匀度　取本品 1 片，照含量测定项下的方法，自"置 100ml 量瓶中"起，依法测定。按外标法以峰面积计算含量，应符合规定（通则 0941）。

溶出度　照溶出度与释放度测定法（通则 0931 第二法）测定。

溶出条件　以 0.8%十二烷基硫酸钠溶液 900ml 为溶出介质，转速为每分钟 100 转，依法操作，经 60 分钟时取样。

供试品溶液　取溶出液适量，滤过，取续滤液。

对照品溶液　取左炔诺孕酮对照品约 30mg 与炔雌醚对照品约 15mg，精密称定，置同一 50ml 量瓶中，加流动相溶解并稀释至刻度，摇匀，精密量取 1ml，置 100ml 量瓶中，用溶出介质稀释至刻度，摇匀。

色谱条件与系统适用性要求　见含量测定项下。

测定法　见含量测定项下。计算每片中左炔诺孕酮与炔雌醚的溶出量。

限度　左炔诺孕酮与炔雌醚的溶出量分别为标示量的60%与80%，均应符合规定。

其他　应符合片剂项下有关的各项规定（通则 0101）。

【含量测定】　照高效液相色谱法（通则 0512）测定。

供试品溶液　取本品 20 片，精密称定，研细，精密称取适量（约相当于左炔诺孕酮 6mg），置 100ml 量瓶中，加流动相适量，超声使左炔诺孕酮与炔雌醚溶解，放冷，用流动相稀释至刻度，摇匀，滤过，取续滤液。

对照品溶液　取左炔诺孕酮与炔雌醚对照品，精密称定，加流动相溶解并定量稀释制成每 1ml 中约含左炔诺孕酮 60μg 与炔雌醚 30μg 的溶液。

色谱条件　用十八烷基硅烷键合硅胶为填充剂；以乙腈-水（80：20）为流动相；检测波长为 220nm；进样体积 20μl。

系统适用性要求　理论板数按左炔诺孕酮峰计算不低于3000，左炔诺孕酮峰与炔雌醚峰的分离度应符合要求。

测定法　精密量取供试品溶液与对照品溶液，分别注入液相色谱仪，记录色谱图。按外标法以峰面积计算。

【类别】　孕激素类药。

【贮藏】　遮光、密封保存。

左氧氟沙星

Zuoyangfushaxing

Levofloxacin

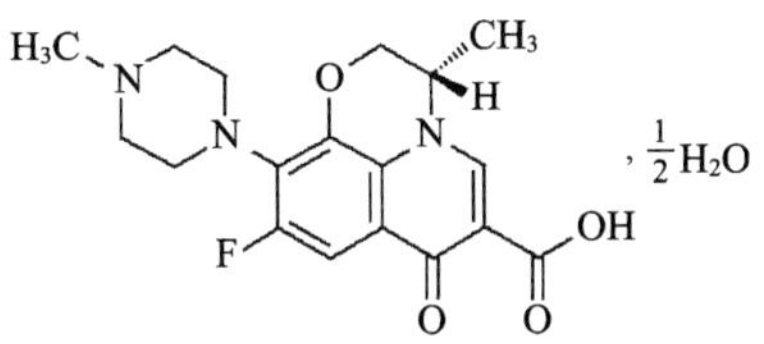

$C_{18}H_{20}FN_3O_4 \cdot \frac{1}{2}H_2O$　370.38

本品为（－）-（*S*）-3-甲基-9-氟-2,3-二氢-10-（4-甲基-1-哌嗪基）-7 氧代-7*H*-吡啶并[1,2,3-*de*]-1,4-苯并噁嗪-6-羧酸半水合物。按无水与无溶剂物计算，含左氧氟沙星（按 $C_{18}H_{20}FN_3O_4$ 计）应为 98.5%～102.0%。

【性状】　本品为类白色至淡黄色结晶性粉末，无臭。

本品在水中微溶，在乙醇中极微溶解，在乙醚中不溶；在冰醋酸中易溶，在 0.1mol/L 盐酸溶液中略溶。

比旋度　取本品，精密称定，加甲醇溶解并定量稀释制成每 1ml 中约含 10mg 的溶液，依法测定（通则 0621），比旋度应为－92°至－99°。

【鉴别】　（1）取本品与氧氟沙星对照品适量，分别加右氧氟沙星项下的流动相溶解并稀释制成每 1ml 中含 0.01mg 与 0.02mg 的溶液，作为供试品溶液与对照品溶液。照右氧氟沙星项下的方法试验，供试品溶液主峰的保留时间应与对照品溶液主峰中左氧氟沙星峰（后）的保留时间一致。

（2）取本品适量，加 0.1mol/L 盐酸溶液溶解并稀释制成每 1ml 中约含 5μg 的溶液，照紫外-可见分光光度法（通则 0401）测定，在 226nm 与 294nm 的波长处有最大吸收，在263nm 的波长处有最小吸收。

（3）本品的红外光吸收图谱应与对照的图谱（光谱集 1128 图）一致。

【检查】　**酸碱度**　取本品，加水制成每 1ml 中含 10mg的溶液，依法测定（通则 0631），pH 值应为 6.8～8.0。

溶液的澄清度　取本品 5 份，分别加水制成每 1ml 中含5mg 的溶液，溶液均应澄清；如显浑浊，与 2 号浊度标准液（通则 0902 第一法）比较，均不得更浓。

吸光度　取本品 5 份，分别加水溶解并定量稀释制成每1ml 中含 5mg 的溶液，照紫外-可见分光光度法（通则 0401），在 450nm 波长处测定吸光度，均不得过 0.1。

有关物质　照高效液相色谱法（通则 0512）测定。

供试品溶液　取本品，精密称定，加 0.1mol/L 盐酸溶液溶解并定量稀释制成每 1ml 中约含 1.0mg 的溶液。

对照溶液　精密量取供试品溶液适量，用 0.1mol/L 盐酸溶液定量稀释制成每 1ml 中约含 2μg 的溶液。

杂质 A 对照品溶液　取杂质 A 对照品约 15mg，精密称定，置 100ml 量瓶中，加 6mol/L 氨溶液 1ml 与水适量使溶解，用水稀释至刻度，摇匀，精密量取 2ml，置 100ml 量瓶中，用水稀释至刻度，摇匀。

系统适用性溶液　取左氧氟沙星对照品、环丙沙星对照品和杂质 E 对照品各适量，加 0.1mol/L 盐酸溶液溶解并稀释制成每 1ml 中约含左氧氟沙星 1.0mg、环丙沙星和杂质 E 各 5μg 的混合溶液。

灵敏度溶液　精密量取对照溶液适量，用 0.1mol/L 盐酸溶液定量稀释制成每 1ml 中约含 0.2μg 的溶液。

色谱条件　用十八烷基硅烷键合硅胶为填充剂；以醋酸铵高氯酸钠溶液（取醋酸铵 4.0g 和高氯酸钠 7.0g，加水 1300ml 使溶解，用磷酸调节 pH 值至 2.2）-乙腈（85：15）为流动相 A，乙腈为流动相 B，按下表进行线性梯度洗脱；流速为每分钟1ml；柱温为 40℃；检测波长为 294nm 和 238nm；进样体积 10μl。

时间（分钟）	流动相 A（%）	流动相 B（%）
0	100	0
18	100	0
25	70	30
39	70	30
40	100	0
50	100	0

系统适用性要求　系统适用性溶液色谱图中（294nm），左氧氟沙星峰的保留时间约为 15 分钟，左氧氟沙星峰与杂质

E峰和左氧氟沙星峰与环丙沙星峰之间的分离度应分别大于2.0与2.5。灵敏度溶液色谱图中(294nm)，主成分色谱峰峰高的信噪比应大于10。

测定法　精密量取供试品溶液、对照溶液和杂质A对照品溶液，分别注入液相色谱仪，记录色谱图。

限度　供试品溶液色谱图中如有杂质峰，杂质A(238nm)按外标法以峰面积计算，不得过0.3%，其他单个杂质(294nm)峰面积不得大于对照溶液主峰面积(0.2%)，其他各杂质(294nm)峰面积的和不得大于对照溶液主峰面积的2.5倍(0.5%)，小于灵敏度溶液主峰面积的峰忽略不计。

右氧氟沙星　照高效液相色谱法(通则0512)测定。

供试品溶液　取本品适量，加流动相溶解并稀释制成每1ml中约含1.0mg的溶液。

对照溶液　精密量取供试品溶液适量，用流动相定量稀释制成每1ml中约含10μg的溶液。

系统适用性溶液　取左氧氟沙星和氧氟沙星对照品各适量，加流动相溶解并稀释制成每1ml中约含左氧氟沙星1mg和氧氟沙星20μg的溶液。

灵敏度溶液　精密量取对照溶液适量，用流动相定量稀释制成每1ml中约含0.5μg的溶液。

色谱条件　用十八烷基硅烷键合硅胶为填充剂；以硫酸铜D-苯丙氨酸溶液(取D-苯丙氨酸1.32g与硫酸铜1g，加水1000ml溶解后，用氢氧化钠试液调节pH值至3.5)-甲醇(82∶18)为流动相；柱温为40℃，检测波长为294nm；进样体积为20μl。

系统适用性要求　系统适用性溶液色谱图中，右氧氟沙星与左氧氟沙星依次流出，右、左旋异构体峰之间的分离度应符合要求。灵敏度溶液色谱图中，主成分色谱峰峰高的信噪比应大于10。

测定法　精密量取供试品溶液与对照溶液，分别注入液相色谱仪，记录色谱图。

限度　供试品溶液色谱图中右氧氟沙星峰面积不得大于对照溶液主峰面积(1.0%)。

残留溶剂　照残留溶剂测定法(通则0861第一法)测定。

内标溶液　称取丙酮适量，用0.5mol/L盐酸溶液稀释制成每1ml中含0.01mg的溶液。

供试品溶液　取本品适量，精密称定，加内标溶液溶解并定量稀释制成每1ml中含100mg的溶液，精密量取5ml，置顶空瓶中，密封。

对照品溶液　取甲醇和乙醇，精密称定，用内标溶液定量稀释制成每1ml中含甲醇和乙醇分别为300μg和500μg的溶液，精密量取5ml，置顶空瓶中，密封。

色谱条件　以聚乙二醇(PEG-20M)(或极性相近)为固定液的毛细管柱为色谱柱；柱温为40℃；进样口温度为150℃；检测器温度为180℃；顶空瓶平衡温度为85℃，平衡时间为30分钟。

系统适用性要求　对照品溶液色谱图中，丙酮峰、甲醇峰与乙醇峰间的分离度均应符合要求。

测定法　取供试品溶液与对照品溶液，分别顶空进样，记录色谱图。按内标法以峰面积比值计算。

限度　甲醇与乙醇的残留量均应符合规定。

水分　取本品，照水分测定法(通则0832第一法)测定，含水分应为2.0%～3.0%。

炽灼残渣　取本品1g，置铂坩埚中，依法检查(通则0841)，遗留残渣不得过0.1%。

重金属　取炽灼残渣项下的遗留残渣，依法检查(通则0821第二法)，含重金属不得过百万分之十。

【含量测定】　照高效液相色谱法(通则0512)测定。

供试品溶液　取本品约50mg，精密称定，置50ml量瓶中，加0.1mol/L盐酸溶液溶解并稀释至刻度，摇匀，精密量取5ml，置50ml量瓶中，用0.1mol/L盐酸溶液稀释至刻度，摇匀。

对照品溶液　取左氧氟沙星对照品适量，精密称定，加0.1mol/L盐酸溶液溶解并定量稀释制成每1ml中含0.1mg的溶液。

系统适用性溶液　取左氧氟沙星对照品、环丙沙星对照品和杂质E对照品各适量，加0.1mol/L盐酸溶液溶解并稀释制成每1ml中约含左氧氟沙星0.1mg、环丙沙星和杂质E各5μg的混合溶液。

色谱条件　用十八烷基硅烷键合硅胶为填充剂；以醋酸铵高氯酸钠溶液(取醋酸铵4.0g和高氯酸钠7.0g，加水1300ml使溶解，用磷酸调节pH值至2.2)-乙腈(85∶15)为流动相；检测波长为294nm，进样体积10μl。

系统适用性要求　系统适用性溶液色谱图中，左氧氟沙星峰的保留时间约为15分钟，左氧氟沙星峰与杂质E峰和左氧氟沙星峰与环丙沙星峰之间的分离度应分别大于2.0与2.5。

测定法　精密量取供试品溶液与对照品溶液，分别注入液相色谱仪，记录色谱图。按外标法以峰面积计算供试品中$C_{18}H_{20}FN_3O_4$的量。

【类别】　喹诺酮类抗菌药。

【贮藏】　遮光，密封保存。

【制剂】　(1)左氧氟沙星片　(2)左氧氟沙星滴眼液

附：

右氧氟沙星(Dextrofloxacin)

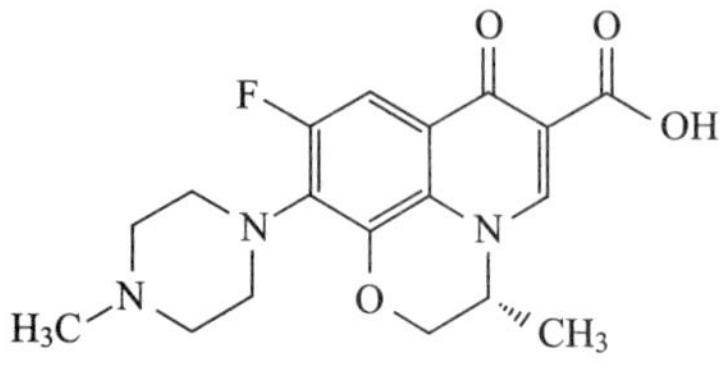

$C_{18}H_{20}FN_3O_4$　361.37

(+)-(*R*)-3-甲基-9-氟-2,3-二氢-10-(4-甲基-1-哌嗪基)-7-氧代-7*H*-吡啶并[1,2,3-*de*]-[1,4]苯并噁嗪-6-羧酸

杂质 A

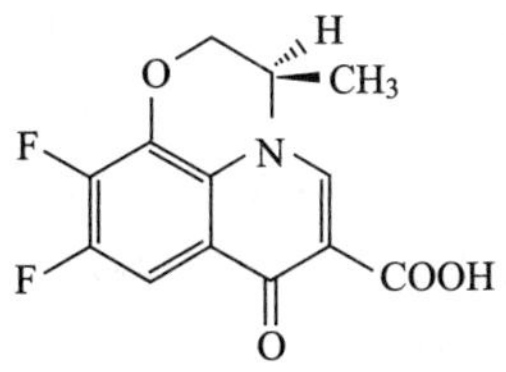

和对映异构体

$C_{13}H_9F_2NO_4$ 281.23

(3*RS*)-9,10-二氟-3-甲基-7-氧代-2,3-二氢-7*H*-吡啶并[1,2,3-*de*]-1,4-苯并嗯嗪-6-羧酸

杂质 E

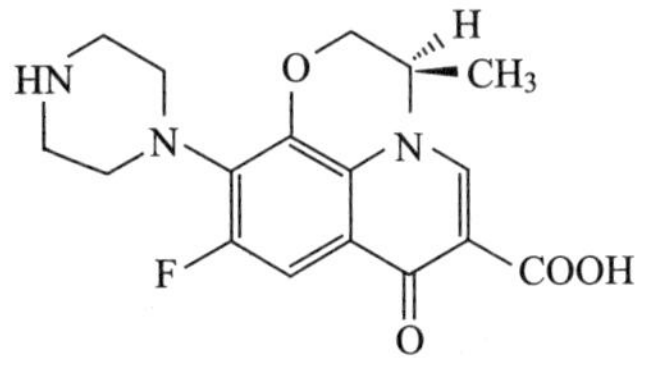

和对映异构体

$C_{17}H_{18}FN_3O_4$ 347.34

(3*RS*)-9-氟-3-甲基-7-氧代-10-(1-哌嗪基)-2,3-二氢-7*H*-吡啶并[1,2,3-*de*]-1,4-苯并嗯嗪-6-羧酸

左氧氟沙星片

Zuoyangfushaxing Pian

Levofloxacin Tablets

本品含左氧氟沙星(按 $C_{18}H_{20}FN_3O_4$ 计)应为标示量的90.0%～110.0%。

【性状】 本品为薄膜衣片,除去包衣后,显白色至淡黄色。

【鉴别】 (1)取本品细粉适量,加 0.1mol/L 盐酸溶液溶解并稀释制成每 1ml 中约含左氧氟沙星(按 $C_{18}H_{20}FN_3O_4$ 计)1mg 的溶液,滤过,取续滤液适量,用流动相稀释制成每 1ml 中约含左氧氟沙星(按 $C_{18}H_{20}FN_3O_4$ 计)0.01mg 的溶液,作为供试品溶液;另取氧氟沙星对照品,加 0.1mol/L 盐酸溶液溶解并稀释制成每 1ml 中约含 0.1mg 的溶液,精密量取适量,用流动相稀释制成每 1ml 中约含 0.02mg 的溶液,作为对照品溶液。照左氧氟沙星右氧氟沙星项下的方法试验,供试品溶液主峰的保留时间应与对照品溶液主峰中左氧氟沙星峰(后)的保留时间一致。

(2)取本品细粉适量,加 0.1mol/L 盐酸溶液溶解并稀释制成每 1ml 中约含左氧氟沙星(按 $C_{18}H_{20}FN_3O_4$ 计)10μg 的溶液,滤过,取续滤液,照紫外-可见分光光度法(通则 0401)测定,在 226nm 和 294nm 波长处有最大吸收,在 263nm 的波长处有最小吸收。

【检查】 **有关物质** 照高效液相色谱法(通则 0512)测定。

供试品溶液 取本品细粉适量,精密称定,加 0.1mol/L 盐酸溶液溶解并定量稀释制成每 1ml 中约含左氧氟沙星(按 $C_{18}H_{20}FN_3O_4$ 计)1.0mg 的溶液,滤过,取续滤液。

对照溶液 精密量取供试品溶液适量,用 0.1mol/L 盐酸溶液定量稀释制成每 1ml 中约含左氧氟沙星(按 $C_{18}H_{20}FN_3O_4$ 计)2μg 的溶液。

灵敏度溶液 精密量取对照溶液适量,用 0.1mol/L 盐酸溶液定量稀释制成每 1ml 中约含左氧氟沙星(按 $C_{18}H_{20}FN_3O_4$ 计)0.2μg 的溶液。

杂质 A 对照品溶液、系统适用性溶液、色谱条件、系统适用性要求与测定法 见左氧氟沙星有关物质项下。

限度 供试品溶液色谱图中如有杂质峰,杂质 A (238nm)按外标法以峰面积计算,不得过标示量的 0.3%,其他单个杂质(294nm)峰面积不得大于对照溶液主峰面积的 1.5 倍(0.3%),其他各杂质(294nm)峰面积的和不得大于对照溶液主峰面积的 3.5 倍(0.7%),小于灵敏度溶液主峰面积的峰忽略不计。

溶出度 照溶出度与释放度测定法(通则 0931 第一法)测定。

溶出条件 以盐酸溶液(9→1000)900ml 为溶出介质,转速为每分钟 100 转,依法操作,经 45 分钟时取样。

供试品溶液 取溶出液适量,滤过,精密量取续滤液适量,用溶出介质定量稀释制成每 1ml 中约含左氧氟沙星(按 $C_{18}H_{20}FN_3O_4$ 计)5.5μg 的溶液。

对照品溶液 取左氧氟沙星对照品适量,精密称定,加溶出介质溶解并定量稀释制成每 1ml 中约含 5.5μg 的溶液。

测定法 取供试品溶液与对照品溶液,照紫外-可见分光光度法(通则 0401),在 294nm 的波长处分别测定吸光度,计算每片的溶出量。

限度 标示量的 80%,应符合规定。

其他 应符合片剂项下有关的各项规定(通则 0101)。

【含量测定】 照高效液相色谱法(通则 0512)测定。

供试品溶液 取本品 10 片,精密称定,研细,精密称取适量(约相当于左氧氟沙星,按 $C_{18}H_{20}FN_3O_4$ 计 0.1g),置 100ml 量瓶中,加 0.1mol/L 盐酸溶液溶解并稀释至刻度,摇匀,滤过,精密量取续滤液 5ml,置 50ml 量瓶中,用 0.1mol/L 盐酸溶液稀释至刻度,摇匀。

对照品溶液、系统适用性溶液、色谱条件、系统适用性要求与测定法 见左氧氟沙星含量测定项下。

【类别】 同左氧氟沙星。

【规格】 按 $C_{18}H_{20}FN_3O_4$ 计 (1)0.1g (2)0.5g

【贮藏】 遮光,密封保存。

左氧氟沙星滴眼液

Zuoyangfushaxing Diyanye

Levofloxacin Eye Drops

本品含左氧氟沙星(按 $C_{18}H_{20}FN_3O_4$ 计)应为标示量的90.0%～110.0%。

【性状】 本品为微黄色至淡黄色或淡黄绿色的澄明液体。

【鉴别】 (1)取本品适量,用 0.1mol/L 盐酸溶液稀释制成每 1ml 中约含左氧氟沙星(按 $C_{18}H_{20}FN_3O_4$ 计)0.1mg 的溶液,精密量取适量,用流动相定量稀释制成每 1ml 中约含左氧氟沙星(按 $C_{18}H_{20}FN_3O_4$ 计)0.01mg 的溶液,作为供试品溶液;另取氧氟沙星对照品适量,加 0.1mol/L 盐酸溶液溶解并稀释制成每 1ml 中约含 0.1mg 的溶液,精密量取适量,用流动相定量稀释制成每 1ml 中约含 0.02mg 的溶液,作为对照品溶液。照左氧氟沙星右氧氟沙星项下的方法试验。供试品溶液主峰的保留时间应与对照品溶液主峰中左氧氟沙星峰(后)的保留时间一致。

(2)取本品适量,用 0.1mol/L 盐酸溶液稀释制成每 1ml 中约含左氧氟沙星(按 $C_{18}H_{20}FN_3O_4$ 计)5μg 的溶液,照紫外-可见分光光度法(通则 0401)测定,在 226nm 和 294nm 的波长处有最大吸收。

【检查】 **pH 值** 应为 6.0～7.0(通则 0631)。

有关物质 照高效液相色谱法(通则 0512)测定。

供试品溶液 精密量取本品适量,用 0.1mol/L 盐酸溶液定量稀释制成每 1ml 中约含左氧氟沙星(按 $C_{18}H_{20}FN_3O_4$ 计)1.0mg 的溶液。

对照溶液 精密量取供试品溶液适量,用 0.1mol/L 盐酸溶液定量稀释制成每 1ml 中约含左氧氟沙星(按 $C_{18}H_{20}FN_3O_4$ 计)2μg 的溶液。

灵敏度溶液 精密量取对照溶液适量,用 0.1mol/L 盐酸溶液定量稀释制成每 1ml 中约含左氧氟沙星(按 $C_{18}H_{20}FN_3O_4$ 计)0.2μg 的溶液。

杂质 A 对照品溶液、系统适用性溶液、色谱条件、系统适用性要求与测定法 见左氧氟沙星有关物质项下。

限度 供试品溶液色谱图中如有杂质峰,杂质 A (238nm)按外标法以峰面积计算,不得过标示量的 0.3%,其他单个杂质(294nm)峰面积不得大于对照溶液主峰面积的 1.5 倍(0.3%),其他各杂质(294nm)峰面积的和不得大于对照溶液主峰面积的 3.5 倍(0.7%),小于灵敏度溶液主峰面积的峰忽略不计。

苯扎溴铵 如使用苯扎溴铵作为防腐剂,照高效液相色谱法(通则 0512)测定。

供试品溶液 精密量取本品适量,用水定量稀释制成每 1ml 中约含苯扎溴铵 5μg 的溶液。

对照品溶液 取苯扎溴铵对照品适量,精密称定,用水定量稀释制成每 1ml 中约含 5μg 的溶液。

色谱条件 用十八烷基硅烷键合硅胶为填充剂;以乙腈-三乙胺磷酸溶液(取三乙胺 4ml 和磷酸 7ml,用水稀释至 1000ml)(65 : 35)为流动相;检测波长为 214nm;进样体积 20μl。

测定法 精密量取供试品溶液与对照品溶液,分别注入液相色谱仪,记录色谱图。

限度 供试品如含苯扎溴铵,按外标法以峰面积计算,应为标示量的 80.0%～120.0%。

渗透压摩尔浓度 渗透压摩尔浓度比应为 0.9～1.1(通则 0632)。

其他 应符合眼用制剂项下有关的各项规定(通则 0105)。

【含量测定】 照高效液相色谱法(通则 0512)测定。

供试品溶液 精密量取本品适量,用 0.1mol/L 盐酸溶液定量稀释制成每 1ml 中约含左氧氟沙星(按 $C_{18}H_{20}FN_3O_4$ 计)0.1mg 的溶液。

对照品溶液、系统适用性溶液、色谱条件、系统适用性要求与测定法 见左氧氟沙星含量测定项下。

【类别】 喹诺酮类抗菌药。

【规格】 5ml : 24.4mg(按 $C_{18}H_{20}FN_3O_4$ 计)

【贮藏】 密封,遮光,室温保存。

左旋多巴

Zuoxuan Duoba

Levodopa

$C_9H_{11}NO_4$　197.19

本品为(－)-3-(3,4-二羟基苯基)-L-丙氨酸。按干燥品计算,含 $C_9H_{11}NO_4$ 不得少于 98.0%。

【性状】 本品为白色或类白色的结晶性粉末;无臭。

本品在水中微溶,在乙醇、三氯甲烷或乙醚中不溶;在稀酸中易溶。

比旋度 取本品约 0.2g,精密称定,置 25ml 棕色量瓶中,加乌洛托品 5g,再加盐酸溶液(9→100)溶解并稀释至刻度,摇匀,避光放置 3 小时,依法测定(通则 0621),比旋度为－159°至－168°。

吸收系数 取本品,精密称定,加盐酸溶液(9→1000)溶解并定量稀释制成每 1ml 中约含 30μg 的溶液,照紫外-可见分光光度法(通则 0401),在 280nm 的波长处测定吸光度,吸收系数($E_{1cm}^{1\%}$)为 136～146。

【鉴别】 (1)取本品约 5mg,加盐酸溶液(9→1000)5ml 使溶解,加三氯化铁试液 2 滴,即显绿色。分取溶液 2.5ml,加过量的稀氨溶液,即显紫色;剩余的溶液中加过量的氢氧化钠试液,即显红色。

(2)取本品约 5mg,加水 5ml 使溶解,加 1%茚三酮溶液 1ml,置水浴中加热,溶液渐显紫色。

(3)本品的红外光吸收图谱应与对照的图谱(光谱集 87 图)一致。

【检查】 **酸性溶液的澄清度与颜色** 取本品 0.40g,加盐酸溶液(9→100)10ml 溶解后,溶液应澄清无色;如显色,与黄绿色或黄色 2 号标准比色液(通则 0901 第一法)比较,不得更深。

氯化物　取本品0.30g，依法检查（通则0801），与标准氯化钠溶液6.0ml制成的对照液比较，不得更浓（0.02%）。

其他氨基酸　照薄层色谱法（通则0502）试验。

供试品溶液　取本品，加盐酸溶液（9→1000）溶解并定量制成每1ml中含10mg的溶液。

对照溶液　精密量取供试品溶液1ml，置100ml量瓶中，用盐酸溶液（9→1000）稀释至刻度，摇匀。

系统适用性溶液　取本品和酪氨酸，加盐酸溶液（9→1000）溶解并制成每1ml中含10mg与酪氨酸0.10mg的溶液。

色谱条件　采用微晶纤维素薄层板（微晶纤维素0.15g/10cm²），以正丁醇-冰醋酸-水（2∶1∶1）为展开剂。

系统适用性要求　系统适用性溶液应显左旋多巴与酪氨酸的各自斑点。

测定法　吸取上述三种溶液各10μl，分别点于同一薄层板上，展开，置空气中使溶剂挥散，喷以10%三氯化铁溶液与5%铁氰化钾溶液的等体积混合溶液（临用新制），立即检视。

限度　供试品溶液如显杂质斑点，与对照溶液的主斑点比较，不得更深。

干燥失重　取本品，在105℃干燥至恒重，减失重量不得过1.0%（通则0831）。

炽灼残渣　取本品1.0g，依法检查（通则0841），遗留残渣不得过0.1%。

重金属　取炽灼残渣项下遗留的残渣，依法检查（通则0821第二法），含重金属不得过百万分之十。

【含量测定】　取本品约0.1g，精密称定，加无水甲酸2ml使溶解，加冰醋酸20ml，摇匀，加结晶紫指示液2滴，用高氯酸滴定液（0.1mol/L）滴定至溶液显绿色，并将滴定的结果用空白试验校正。每1ml高氯酸滴定液（0.1mol/L）相当于19.72mg的$C_9H_{11}NO_4$。

【类别】　抗帕金森病药。

【贮藏】　遮光，密封保存。

【制剂】　（1）左旋多巴片　（2）左旋多巴胶囊

左旋多巴片

Zuoxuan Duoba Pian

Levodopa Tablets

本品含左旋多巴（$C_9H_{11}NO_4$）应为标示量的95.0%～105.0%。

【性状】　本品为白色或类白色片或薄膜衣片，除去包衣后显白色或类白色。

【鉴别】　（1）取本品细粉，照左旋多巴项下的鉴别（1）、（2）项试验，显相同的反应。

（2）取本品细粉适量（约相当于左旋多巴750mg），加3mol/L盐酸溶液25ml，振摇使左旋多巴溶解，滤过，滤液中逐滴加入氨试液调节pH值为4.0，搅拌，避光放置数小时使左旋多巴沉淀析出。滤过，沉淀用水洗涤，取沉淀置105℃干燥。沉淀的红外光吸收图谱应与对照的图谱（光谱集87图）一致。

【检查】　**溶出度**　照溶出度与释放度测定法（通则0931第一法）测定。

溶出条件　以盐酸溶液（9→1000）900ml为溶出介质，转速为每分钟100转，依法操作，经30分钟时取样。

测定法　取溶出液10ml，滤过，精密量取续滤液5ml，置10ml（50mg规格）或25ml（125mg规格）或50ml（250mg规格）量瓶中，用溶出介质稀释至刻度，摇匀，照紫外-可见分光光度法（通则0401），在280nm的波长处测定吸光度，按$C_9H_{11}NO_4$的吸收系数（$E_{1cm}^{1\%}$）为141计算每片的溶出量。

限度　标示量的80%，应符合规定。

其他　应符合片剂项下有关的各项规定（通则0101）。

【含量测定】　照紫外-可见分光光度法（通则0401）测定。

供试品溶液　取本品10片，精密称定，研细，精密称取适量（约相当于左旋多巴30mg），置100ml量瓶中，加盐酸溶液（9→1000）适量，振摇使左旋多巴溶解，用盐酸溶液（9→1000）稀释至刻度，摇匀，滤过，精密量取续滤液10ml，置另一100ml量瓶中，用盐酸溶液（9→1000）稀释至刻度，摇匀。

测定法　取供试品溶液，在280nm的波长处测定吸光度，按$C_9H_{11}NO_4$的吸收系数（$E_{1cm}^{1\%}$）为141计算。

【类别】　同左旋多巴。

【规格】　（1）50mg　（2）125mg　（3）250mg

【贮藏】　遮光，密封保存。

左旋多巴胶囊

Zuoxuan Duoba Jiaonang

Levodopa Capsules

本品含左旋多巴（$C_9H_{11}NO_4$）应为标示量的90.0%～110.0%。

【性状】　本品内容物为白色或类白色颗粒或粉末。

【鉴别】　（1）取本品的内容物适量，照左旋多巴项下的鉴别（1）、（2）项试验，显相同的反应。

（2）取本品的内容物适量（约相当于左旋多巴750mg），加3mol/L盐酸溶液25ml，振摇使左旋多巴溶解，滤过，滤液中逐滴加入氨试液调节pH值为4.0，搅拌，避光放置数小时使左旋多巴沉淀析出。滤过，沉淀用水洗涤，取沉淀置105℃干燥。沉淀的红外光吸收图谱应与对照的图谱（光谱集87图）一致。

【检查】　**溶出度**　照溶出度与释放度测定法（通则0931第一法）测定。

溶出条件　以盐酸溶液(9→1000)900ml 为溶出介质，转速为每分钟 100 转，依法操作，经 30 分钟时取样。

测定法　取溶出液 10ml，滤过，精密量取续滤液 5ml，置 50ml 量瓶中，用溶出介质稀释至刻度，摇匀，照紫外-可见分光光度法(通则 0401)，在 280nm 的波长处测定吸光度，按 $C_9H_{11}NO_4$ 的吸收系数($E_{1cm}^{1\%}$)为 141 计算每粒的溶出量。

限度　标示量的 80%，应符合规定。

其他　应符合胶囊剂项下有关的各项规定(通则 0103)。

【含量测定】　照紫外-可见分光光度法(通则 0401)测定。

供试品溶液　取装量差异项下的内容物，混合均匀，精密称取适量(约相当于左旋多巴 30mg)，置 100ml 量瓶中，加盐酸溶液(9→1000)适量，振摇使左旋多巴溶解，用盐酸溶液(9→1000)稀释至刻度，摇匀，滤过，精密量取续滤液 10ml，置另一 100ml 量瓶中，用盐酸溶液(9→1000)稀释至刻度，摇匀。

测定法　取供试品溶液，在 280nm 的波长处测定吸光度，按 $C_9H_{11}NO_4$ 的吸收系数($E_{1cm}^{1\%}$)为 141 计算。

【类别】　同左旋多巴。

【规格】　0.25g

【贮藏】　遮光，密封保存。

左羟丙哌嗪

Zuoqiangbingpaiqin

Levodropropizine

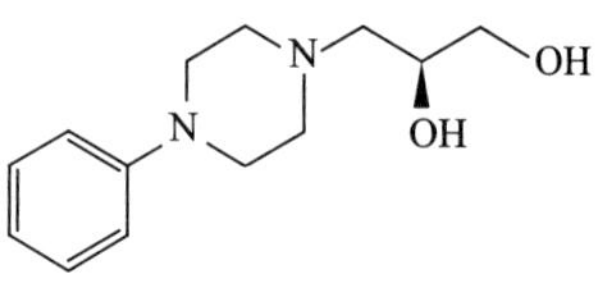

$C_{13}H_{20}N_2O_2$　236.32

本品为 *S*-(－)-3-(4-苯基-1-哌嗪基)-1,2-丙二醇。按干燥品计算，含 $C_{13}H_{20}N_2O_2$ 不得少于 98.5%。

【性状】　本品为白色或类白色结晶性粉末；无臭。

本品在二氯甲烷、甲醇或冰醋酸中易溶，在乙醇中溶解，在水中略溶。

熔点　本品的熔点(通则 0612)为 102～107℃。

比旋度　取本品，精密称定，加 1mol/L 盐酸溶液溶解并定量稀释制成每 1ml 中约含 30mg 的溶液，依法测定(通则 0621)，比旋度为－29.0°至－33.5°。

【鉴别】　(1)取本品约 30mg，加水 5ml 使溶解，滴加三硝基苯酚试液，即产生黄色沉淀。

(2)取本品适量，加水溶解并稀释制成每 1ml 中约含 10μg 的溶液，照紫外-可见分光光度法(通则 0401)测定，在 237nm 的波长处有最大吸收，在 217nm 的波长处有最小吸收。

(3)本品的红外光吸收图谱应与对照品的图谱一致(通则 0402)。

【检查】　**碱度**　取本品 0.20g，加水 20ml 使溶解，依法测定(通则 0631)，pH 值应为 9.0～10.0。

有关物质　照高效液相色谱法(通则 0512)测定。

供试品溶液　取本品，精密称定，加流动相溶解并定量稀释制成每 1ml 中约含 0.5mg 的溶液。

对照品溶液　取苯基哌嗪对照品适量，精密称定，加甲醇溶解并定量稀释制成每 1ml 中约含 50μg 的溶液，精密量取 1ml，置 100ml 量瓶中，用流动相稀释至刻度，摇匀。

系统适用性溶液　取苯基哌嗪与左羟丙哌嗪各适量，加甲醇适量使溶解后，用流动相稀释制成每 1ml 中分别约含 10μg 与 100μg 的溶液。

色谱条件　用十八烷基硅烷键合硅胶为填充剂；以磷酸盐缓冲液(称取磷酸二氢钾 6.81g，加水 1000ml 溶解，用磷酸调节 pH 值至 3.0)-甲醇(88∶12)为流动相；检测波长为 254nm；进样体积 20μl。

系统适用性要求　系统适用性溶液色谱图中，理论板数按左羟丙哌嗪峰计算不低于 2000，左羟丙哌嗪峰与苯基哌嗪峰之间的分离度应大于 2.0。

测定法　精密量取供试品溶液与对照品溶液，分别注入液相色谱仪，记录色谱图至主成分峰保留时间的 3 倍。

限度　供试品溶液中如有与苯基哌嗪保留时间一致的色谱峰，按外标法以峰面积计算，不得过 0.1%；其他单个杂质，以对照品溶液主峰面积为对照，按外标法以峰面积计算，不得过 0.1%，其他杂质总量不得过 0.2%，小于对照品溶液主峰面积 0.1 倍的峰忽略不计。

右羟丙哌嗪　照高效液相色谱法(通则 0512)测定。

溶剂　正己烷-无水乙醇(60∶40)。

供试品溶液　取本品，加溶剂溶解并稀释制成每 1ml 中约含 60μg 的溶液。

对照溶液　精密量取供试品溶液 1ml，置 200ml 量瓶中，用溶剂稀释至刻度，摇匀。

系统适用性溶液　取右羟丙哌嗪与左羟丙哌嗪各适量，加溶剂溶解并稀释制成每 1ml 中分别约含 0.3μg 与 60μg 的溶液。

色谱条件　用直链淀粉氨基甲酸酯为填充剂；以正己烷-无水乙醇-二乙胺(80∶20∶0.2)为流动相；检测波长为 250nm；进样体积 20μl。

系统适用性要求　系统适用性溶液色谱图中，理论板数按左羟丙哌嗪峰计算不低于 2000，左羟丙哌嗪峰与右羟丙哌嗪峰之间的分离度应符合要求。

测定法　精密量取供试品溶液与对照溶液，分别注入液相色谱仪，记录色谱图。

限度　供试品溶液色谱图中如有与右羟丙哌嗪保留时间一致的色谱峰，其峰面积不得大于对照溶液的主峰面积(0.5%)。

缩水甘油　照气相色谱法(通则 0521)测定。

供试品溶液　取本品约1.0g，精密称定，置5ml量瓶中，加二氯甲烷溶解并稀释至刻度，摇匀。

对照品溶液　取缩水甘油对照品约0.2g，精密称定，置100ml量瓶中，加二氯甲烷溶解并稀释至刻度，摇匀，精密量取0.5ml，置100ml量瓶中，用二氯甲烷稀释至刻度，摇匀。

对照溶液　取本品约1.0g，精密称定，置5ml量瓶中，精密加入对照品溶液0.5ml，加二氯甲烷溶解并稀释至刻度，摇匀。

色谱条件　以6%氰丙基苯基-94%二甲基聚硅氧烷为固定液的毛细管色谱柱；进样口温度为170℃，柱温为140℃，检测器温度为250℃；载气为氮气，检测器为火焰离子化检测器(FID)；进样体积1μl。

系统适用性要求　理论板数按缩水甘油峰计算不低于5000。

测定法　精密量取供试品溶液与对照溶液，分别注入气相色谱仪，记录色谱图。

限度　供试品溶液色谱图中如有与缩水甘油保留时间一致的色谱峰，其峰面积不得大于对照溶液中缩水甘油峰面积的0.5倍(0.0005%)。

残留溶剂　照残留溶剂测定法(通则0861第二法)测定。

供试品溶液　取本品约0.3g，精密称定，置顶空瓶中，加入氯化钠约1.0g，精密加入二甲基亚砜5ml，密封。

对照品溶液　取丙酮、二氯甲烷、三氯甲烷与甲苯各适量，精密称定，用二甲基亚砜定量稀释制成每1ml中分别约含300μg、36μg、3.6μg与53μg的混合溶液，精密量取5ml，置顶空瓶中，加入氯化钠约1.0g，密封。

色谱条件　以6%氰丙基苯基-94%二甲基聚硅氧烷为固定液(或极性相近)的毛细管柱为色谱柱；起始温度为50℃，维持10分钟，以每分钟20℃的速率升温至150℃，维持5分钟；进样口温度为250℃；检测器温度为250℃；顶空瓶平衡温度为80℃，平衡时间为20分钟。

系统适用性要求　对照品溶液色谱图中，各成分峰间的分离度均应符合要求。

测定法　取供试品溶液与对照品溶液分别顶空进样，记录色谱图。

限度　按外标法以峰面积计算，丙酮、二氯甲烷、三氯甲烷与甲苯的残留量均应符合规定。

干燥失重　取本品1.0g，在80℃减压干燥至恒重，减失重量不得过0.5%(通则0831)。

炽灼残渣　取本品1.0g，依法检查(通则0841)，遗留残渣不得过0.1%。

重金属　取炽灼残渣项下遗留的残渣，依法检查(通则0821第二法)，含重金属不得过百万分之十。

【含量测定】　取本品约0.1g，精密称定，加50ml无水乙酸溶解，照电位滴定法(通则0701)，用高氯酸滴定液(0.1mol/L)滴定，以第二个突跃点为滴定终点，并将滴定的结果用空白试验校正。每1ml高氯酸滴定液(0.1mol/L)相当于11.82mg的$C_{13}H_{20}N_2O_2$。

【类别】　镇咳药。

【贮藏】　遮光，密封保存。

【制剂】　(1)左羟丙哌嗪片　(2)左羟丙哌嗪胶囊

附：

右羟丙哌嗪(dextrodropropizine)

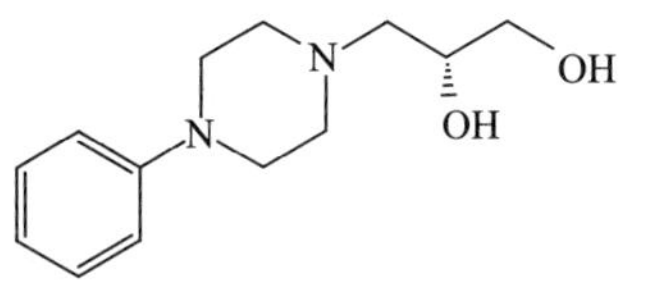

$C_{13}H_{20}N_2O_2$　236.32

苯基哌嗪(1-phenylpiperazine)

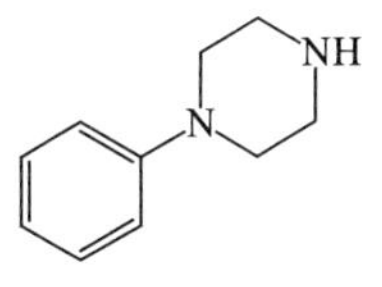

$C_{10}H_{14}N_2$　162.23

缩水甘油(glycidol)

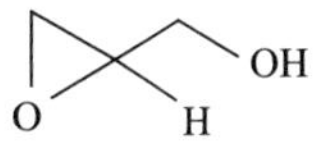

$C_3H_6O_2$　74.08

左羟丙哌嗪片

Zuoqiangbingpaiqin Pian

Levodropropizine Tablets

本品含左羟丙哌嗪($C_{13}H_{20}N_2O_2$)应为标示量的90.0%～110.0%。

【性状】　本品为白色或类白色片或薄膜衣片，除去包衣后显白色或类白色。

【鉴别】　(1)取本品的细粉适量(约相当于左羟丙哌嗪60mg)，加水10ml，振摇，滤过，取滤液，滴加三硝基苯酚试液，即产生黄色沉淀。

(2)在含量测定项下记录的色谱图中，供试品溶液主峰的保留时间应与对照品溶液主峰的保留时间一致。

(3)取本品的细粉适量(约相当于左羟丙哌嗪12mg)，加水溶解并稀释制成每1ml中约含左羟丙哌嗪12μg的溶液，滤过，取滤液，照紫外-可见分光光度法(通则0401)测定，在237nm波长处有最大吸收，在217nm波长处有最小吸收。

(4)取本品的细粉适量(约相当于左羟丙哌嗪120mg)，加水50ml，振摇，再加二氯甲烷20ml，振摇萃取，取二氯甲烷层在 60℃水浴蒸干，将残渣在 60℃减压干燥 12 小时，其红外光吸收图谱应与对照品的图谱一致（通则 0402）。

【检查】 **有关物质** 照高效液相色谱法（通则 0512）测定。

供试品溶液　取本品细粉适量，精密称定，加流动相超声使左羟丙哌嗪溶解并定量稀释制成每 1ml 中约含左羟丙哌嗪 0.5mg 的溶液，滤过，取续滤液。

对照品溶液　取苯基哌嗪对照品适量，精密称定，加甲醇溶解并定量稀释制成每 1ml 中约含 50μg 的溶液，精密量取 1ml，置 50ml 量瓶中，用流动相稀释至刻度，摇匀。

系统适用性溶液、色谱条件、系统适用性要求与测定法　见左羟丙哌嗪有关物质项下。

限度　供试品溶液色谱图中如有与苯基哌嗪保留时间一致的色谱峰，按外标法以峰面积计算，不得过标示量的 0.2%；其他单个杂质，以对照品溶液主峰面积为对照，按外标法以峰面积计算，不得过标示量的 0.2%，杂质总量不得过标示量的 0.5%，小于对照品溶液主峰面积 0.1 倍的峰忽略不计。

溶出度 照溶出度与释放度测定法（通则 0931 第一法）测定。

溶出条件　以水 1000ml 为溶出介质，转速为每分钟 50 转，依法操作，经 20 分钟时取样。

供试品溶液　取溶出液适量，滤过，精密量取续滤液适量，用水定量稀释制成每 1ml 中约含左羟丙哌嗪 12μg 的溶液。

对照品溶液　取左羟丙哌嗪对照品适量，精密称定，加水溶解并定量稀释制成每 1ml 中约含 12μg 的溶液。

测定法　取供试品溶液与对照品溶液，照紫外-可见分光光度法（通则 0401），在 237nm 的波长处分别测定吸光度，计算每片的溶出量。

限度　标示量的 80%，应符合规定。

其他 应符合片剂项下有关的各项规定（通则 0101）。

【含量测定】 照高效液相色谱法（通则 0512）测定。

供试品溶液 取本品 20 片，精密称定，研细，精密称取适量（约相当于左羟丙哌嗪 10mg），置 100ml 量瓶中，加流动相溶解并稀释至刻度，摇匀，滤过，取续滤液。

对照品溶液 取左羟丙哌嗪对照品适量，精密称定，加流动相溶解并定量稀释制成每 1ml 中约含 0.1mg 的溶液。

系统适用性溶液、色谱条件与系统适用性要求 见有关物质项下。

测定法 精密量取供试品溶液与对照品溶液，分别注入液相色谱仪，记录色谱图。按外标法以峰面积计算。

【类别】 同左羟丙哌嗪。

【规格】 （1）30mg　（2）60mg

【贮藏】 遮光，密封保存。

左羟丙哌嗪胶囊

Zuoqiangbingpaiqin Jiaonang

Levodropropizine Capsules

本品含左羟丙哌嗪（$C_{13}H_{20}N_2O_2$）应为标示量的 90.0%～110.0%。

【性状】 本品内容物为白色或类白色颗粒或粉末。

【鉴别】 （1）取本品内容物适量（约相当于左羟丙哌嗪 60mg），加水 10ml，振摇使左羟丙哌嗪溶解，滤过，取滤液，滴加三硝基苯酚试液，即产生黄色沉淀。

（2）在含量测定项下记录的色谱图中，供试品溶液主峰的保留时间应与对照品溶液主峰的保留时间一致。

（3）取本品内容物适量（约相当于左羟丙哌嗪 12mg），加水溶解并稀释制成每 1ml 中约含左羟丙哌嗪 12μg 的溶液，滤过，取滤液，照紫外-可见分光光度法（通则 0401）测定，在 237nm 波长处有最大吸收，在 217nm 波长处有最小吸收。

（4）取本品内容物适量（约相当于左羟丙哌嗪 120mg），加水 50ml，振摇使左羟丙哌嗪溶解，再加二氯甲烷 20ml，振摇萃取，取二氯甲烷层在 60℃水浴蒸干，将残渣在 60℃减压干燥 12 小时，其红外光吸收图谱应与对照品的图谱一致（通则 0402）。

【检查】 **有关物质** 照高效液相色谱法（通则 0512）测定。

供试品溶液　取本品内容物适量，精密称定，加流动相超声使左羟丙哌嗪溶解并定量稀释制成每 1ml 中约含左羟丙哌嗪 0.5mg 的溶液，滤过，取续滤液。

对照品溶液　取苯基哌嗪对照品适量，精密称定，加甲醇溶解并定量稀释制成每 1ml 中约含 50μg 的溶液，精密量取 1ml，置 50ml 量瓶中，用流动相稀释至刻度，摇匀。

系统适用性溶液、色谱条件、系统适用性要求与测定法　见左羟丙哌嗪有关物质项下。

限度　供试品溶液色谱图中如有与苯基哌嗪保留时间一致的色谱峰，按外标法以峰面积计算，不得过标示量的 0.2%；其他单个杂质，以对照品溶液主峰面积为对照，按外标法以峰面积计算，不得过标示量的 0.2%，杂质总量不得过标示量的 0.5%，小于对照品溶液主峰面积 0.1 倍的峰忽略不计。

溶出度 照溶出度与释放度测定法（通则 0931 第一法）测定。

溶出条件　以水 1000ml 为溶出介质，转速为每分钟 75 转，依法操作，经 20 分钟时取样。

供试品溶液　取溶出液适量，滤过，精密量取续滤液适量，用水定量稀释制成每 1ml 中约含左羟丙哌嗪 12μg 的溶液。

对照品溶液　取左羟丙哌嗪对照品适量，精密称定，加水溶解并定量稀释制成每 1ml 中约含 12μg 的溶液。

测定法　取供试品溶液与对照品溶液，照紫外-可见分光光度法（通则 0401），在 237nm 的波长处分别测定吸光度，计算每粒的溶出量。

限度　标示量的 80%，应符合规定。

其他　应符合胶囊剂项下有关的各项规定（通则 0103）。

【含量测定】　照高效液相色谱法（通则 0512）测定。

供试品溶液　取装量差异项下内容物适量，研细，精密称取适量（约相当于左羟丙哌嗪 10mg），置 100ml 量瓶中，加流动相溶解并稀释至刻度，摇匀，滤过，取续滤液。

对照品溶液　取左羟丙哌嗪对照品适量，精密称定，加流动相溶解并定量稀释制成每 1ml 中约含 0.1mg 的溶液。

系统适用性溶液、色谱条件与系统适用性要求　见有关物质项下。

测定法　精密量取供试品溶液与对照品溶液，分别注入液相色谱仪，记录色谱图。按外标法以峰面积计算。

【类别】　同左羟丙哌嗪。

【规格】　60mg

【贮藏】　遮光，密封保存。

左奥硝唑

Zuo'aoxiaozuo

Levornidazole

$C_7H_{10}ClN_3O_3$　219.63

本品为 *S*-(－)-1-(3-氯-2-羟基丙基)-2-甲基-5-硝基咪唑。按干燥品计算，含 $C_7H_{10}ClN_3O_3$ 不得少于 99.0%。

【性状】　本品为白色或类白色结晶性粉末；无臭。

本品在乙醇中易溶，在水中微溶。

熔点　本品的熔点（通则 0612）为 92～97℃。

吸收系数　取本品，精密称定，加无水乙醇溶解并稀释制成每 1ml 中约含 10μg 的溶液，照紫外-可见分光光度法（通则 0401），在 310nm 的波长处测定吸光度，吸收系数（$E_{1cm}^{1\%}$）为 388～412。

【鉴别】　(1)取本品 10mg，加氢氧化钠试液 2ml，温热，即得橙红色溶液；滴加稀盐酸使成酸性后即呈黄色，再滴加过量氢氧化钠试液，变成橙红色。

(2)取本品约 0.1g，加硫酸溶液（3→100）5ml 使溶解，加三硝基苯酚试液 2ml，即产生黄色沉淀。

(3)在右奥硝唑项下记录的色谱图中，供试品溶液主峰的保留时间应与对照品溶液主峰中左奥硝唑峰（后）的保留时间一致。

(4)取吸收系数项下的溶液，照紫外-可见分光光度法（通则 0401）测定，在 310nm 的波长处有最大吸收，在 263nm 的波长处有最小吸收。

(5)本品的红外光吸收图谱应与对照品的图谱一致（通则 0402）。

【检查】　**酸碱度**　取本品，加水制成每 1ml 中约含 5mg 的溶液，依法测定（通则 0631），pH 值应为 5.5～7.5。

乙醇溶液的澄清度与颜色　取本品 0.10g，加乙醇 10ml 溶解后，溶液应澄清无色；如显混浊，与 1 号浊度标准液（通则 0902 第一法）比较不得更浓；如显色，与黄色或黄绿色 2 号标准比色液（通则 0901 第一法）比较，不得更深。

氯化物　取本品 0.25g，加乙醇 2ml 使溶解，加水至 25ml，依法检查（通则 0801），与标准氯化钠溶液 5.0ml 制成的对照液比较，不得更浓（0.02%）。

硫酸盐　取本品 1.0g，加乙醇 10ml 使溶解，加水至 40ml，依法检查（通则 0802），与标准硫酸钾溶液 2.0ml 制成的对照液比较，不得更浓（0.02%）。

铵盐　取本品 67mg，依法检查（通则 0808），应符合规定（0.03%）。

有关物质　照高效液相色谱法（通则 0512）测定。

供试品溶液　取本品适量，加流动相溶解并稀释制成每 1ml 中约含 0.5mg 的溶液。

对照溶液　精密量取供试品溶液适量，用流动相定量稀释制成每 1ml 中约含 0.5μg 的溶液。

系统适用性溶液　称取杂质Ⅰ对照品、杂质Ⅱ对照品、杂质Ⅲ对照品与左奥硝唑各适量，加流动相溶解并稀释制成每 1ml 中各约含 50μg 的溶液。

色谱条件　用十八烷基硅烷键合硅胶为填充剂；以甲醇-水（20：80）为流动相；检测波长为 318nm；进样体积 20μl。

系统适用性要求　系统适用性溶液色谱图中，理论板数按左奥硝唑峰计算不低于 3000，杂质Ⅰ峰与杂质Ⅲ峰之间的分离度应符合要求，其他各峰之间的分离度应大于 3.0。

测定法　精密量取供试品溶液与对照溶液，分别注入液相色谱仪，记录色谱图至主成分峰保留时间的 2.5 倍。

限度　供试品溶液色谱图中如有杂质峰，单个杂质峰面积不得大于对照溶液主峰面积（0.1%），各杂质峰面积的和不得大于对照溶液主峰面积的 5 倍（0.5%）。

右奥硝唑　照高效液相色谱法（通则 0512）测定。

供试品溶液　取本品适量，加流动相溶解并稀释制成每 1ml 中约含 0.2mg 的溶液。

对照溶液　精密量取供试品溶液适量，用流动相定量稀释制成每 1ml 中约含 1μg 的溶液。

系统适用性溶液　取奥硝唑对照品适量，加流动相溶解并稀释制成每 1ml 中约含 0.4mg 的溶液。

色谱条件　用纤维素三苯甲酸酯为填充剂；以正己烷-乙醇-冰醋酸(90∶10∶0.1)为流动相；检测波长为 310nm；进样体积 20μl。

系统适用性要求　理论板数按左奥硝唑峰计算不低于 2000。系统适用性溶液色谱图中，出峰顺序依次为右奥硝唑与左奥硝唑，左奥硝唑峰与右奥硝唑峰之间的分离度应符合要求。

测定法　精密量取供试品溶液与对照溶液，分别注入液相色谱仪，记录色谱图。

限度　供试品溶液色谱图中，右奥硝唑峰面积不得大于对照溶液主峰面积(0.5%)。

残留溶剂　照残留溶剂测定法(通则 0861 第三法)测定。

供试品溶液　取本品 1.0g，精密称定，置 10ml 量瓶中，加二甲基亚砜溶解并稀释至刻度，摇匀。

对照品溶液　取甲苯适量，精密称定，用二甲基亚砜定量稀释制成每 1ml 中约含 89μg 的溶液。

色谱条件　以 5%苯基-95%甲基聚硅氧烷(或极性相近)为固定液的毛细管柱为色谱柱；起始温度为 40℃，维持 6 分钟，以每分钟 40℃的速率升至 150℃，维持 2 分钟；进样口温度为 100℃；检测器为氢火焰离子化(FID)检测器，检测器温度为 240℃；载气为氮气；进样体积 1μl。

测定法　取供试品溶液与对照品溶液，分别注入气相色谱仪，记录色谱图。

限度　按外标法以峰面积计算，甲苯的残留量应符合规定。

干燥失重　取本品，以五氧化二磷为干燥剂，在 60℃减压干燥至恒重，减失重量不得过 0.5%(通则 0831)。

炽灼残渣　取本品 1.0g，依法检查(通则 0841)，遗留残渣不得过 0.1%。

重金属　取炽灼残渣项下遗留的残渣，依法检查(通则 0821 第二法)，含重金属不得过百万分之十。

【含量测定】　取本品 0.16g，精密称定，加醋酐 20ml 使溶解，照电位滴定法(通则 0701)，用高氯酸滴定液(0.1mol/L)滴定，并将滴定结果用空白试验校正。每 1ml 高氯酸滴定液(0.1mol/L)相当于 21.96mg 的 $C_7H_{10}ClN_3O_3$。

【类别】　抗厌氧菌药。

【贮藏】　遮光，密封，在阴凉处保存。

【制剂】　左奥硝唑氯化钠注射液

附：

杂质Ⅰ

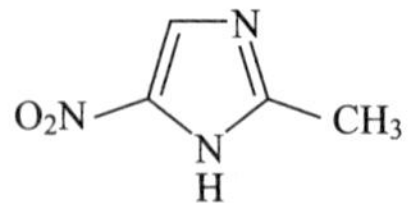

O_2N—(咪唑环, N-H)—CH_3

$C_4H_5N_3O_2$　127.10

2-甲基-5-硝基咪唑

杂质Ⅱ

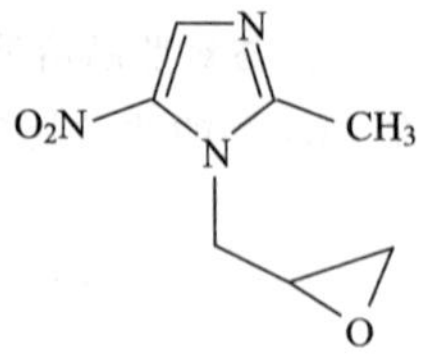

$C_7H_9N_3O_3$　183.16

1-(2,3-环氧丙基)-2-甲基-5-硝基咪唑

杂质Ⅲ

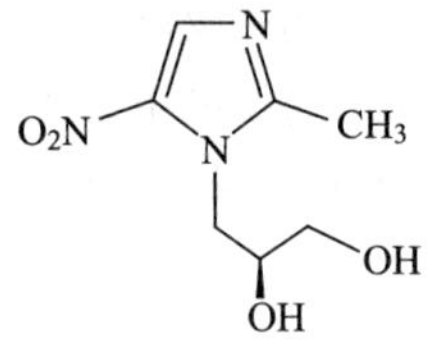

$C_7H_{11}N_3O_4$　201.18

1-(2,3-二羟基丙基)-2-甲基-5-硝基咪唑

左奥硝唑氯化钠注射液

Zuo'aoxiaozuo Lühuana Zhusheye

Levornidazole and Sodium Chloride Injection

本品为左奥硝唑与氯化钠的灭菌水溶液。含左奥硝唑($C_7H_{10}ClN_3O_3$)应为标示量的 93.0%～107.0%；含氯化钠(NaCl)应为标示量的 95.0%～105.0%。

【性状】　本品为无色至微黄绿色的澄明液体。

【鉴别】　(1)取本品 50ml，置分液漏斗中，加三氯甲烷 20ml，振摇，静置，取三氯甲烷层，置热水浴上蒸干，取残渣适量(约相当于左奥硝唑 20mg)，加氢氧化钠试液 2ml，温热，即得橙红色溶液；滴加稀盐酸使成酸性后即呈黄色，再滴加过量氢氧化钠试液，变成橙红色。

(2)取上述剩余残渣，加硫酸溶液(3→100)2ml 使溶解，滴加三硝基苯酚试液 2～3 滴，即产生黄色沉淀。

(3)在右奥硝唑项下记录的色谱图中，供试品溶液主峰的保留时间应与对照品溶液主峰中左奥硝唑峰(后)的保留时间一致。

(4)取本品，用水稀释制成每 1ml 中约含左奥硝唑 10μg 的溶液，照紫外-可见分光光度法(通则 0401)测定，在 318nm 的波长处有最大吸收，在 263nm 的波长处有最小吸收。

(5)本品显钠盐鉴别(1)与氯化物鉴别(1)的反应(通则 0301)。

【检查】　pH 值　应为 3.2～4.5(通则 0631)。

颜色　取本品，与黄绿色 2 号标准比色液(通则 0901 第一法)比较，不得更深。

有关物质　照高效液相色谱法(通则 0512)测定。

供试品溶液　取本品适量，用流动相稀释制成每 1ml 中约含左奥硝唑 0.5mg 的溶液。

对照溶液　精密量取供试品溶液适量，用流动相定量稀释制成每 1ml 中约含左奥硝唑 1μg 的溶液。

系统适用性溶液、色谱条件、系统适用性要求与测定法　见左奥硝唑有关物质项下。

限度　供试品溶液色谱图中如有与系统适用性溶液中杂质Ⅲ峰保留时间一致的色谱峰，其峰面积不得大于对照溶液主峰面积的 5 倍(1.0%)，其他单个杂质峰面积不得大于对照溶液主峰面积的 0.5 倍(0.1%)，各杂质峰面积的和不得大于对照溶液主峰面积的 7.5 倍(1.5%)。

右奥硝唑　照高效液相色谱法(通则 0512)测定。

供试品溶液　取本品适量，用异丙醇稀释制成每 1ml 中约含左奥硝唑 0.2mg 的溶液。

对照溶液　精密量取供试品溶液适量，用异丙醇定量稀释制成每 1ml 中约含左奥硝唑 2μg 的溶液。

系统适用性溶液　取奥硝唑对照品适量，加异丙醇溶解并稀释制成每 1ml 中约含 0.4mg 的溶液。

系统适用性要求　系统适用性溶液色谱图中，出峰顺序依次为右奥硝唑与左奥硝唑，左奥硝唑峰与右奥硝唑峰之间的分离度应符合要求。

色谱条件与测定法　见左奥硝唑右奥硝唑项下。

限度　供试品溶液色谱图中，右奥硝唑峰面积不得大于对照溶液主峰面积(1.0%)。

重金属　取本品 50ml，蒸发至约 20ml，放冷，加醋酸盐缓冲液(pH 3.5)2ml，依法检查(通则 0821 第一法)，含重金属不得过千万分之三。

渗透压摩尔浓度　取本品，依法检查(通则 0632)，渗透压摩尔浓度应为 260～320mOsmol/kg。

细菌内毒素　取本品，依法检查(通则 1143)，每 1ml 中含内毒素的量应小于 0.50EU。

无菌　取本品，经薄膜过滤法处理，用 pH 7.0 无菌氯化钠-蛋白胨缓冲液分次冲洗(每膜 1000ml)，以生孢梭菌为阳性对照菌，依法检查(通则 1101)，应符合规定。

其他　应符合注射剂项下有关的各项规定(通则 0102)。

【含量测定】 **左奥硝唑**　照高效液相色谱法(通则 0512)测定。

供试品溶液　精密量取本品适量，用流动相定量稀释制成每 1ml 中约含左奥硝唑 0.1mg 的溶液。

对照品溶液　取左奥硝唑对照品适量，精密称定，加流动相溶解并定量稀释制成每 1ml 中约含 0.1mg 的溶液。

系统适用性溶液、色谱条件与系统适用性要求　见有关物质项下。

测定法　精密量取供试品溶液与对照品溶液，分别注入液相色谱仪，记录色谱图。按外标法以峰面积计算。

氯化钠　精密量取本品 20ml，加水 30ml，加 2%糊精溶液 5ml、2.5%硼砂溶液 2ml 与荧光黄指示液 5～8 滴，用硝酸银滴定液(0.1mol/L)滴定。每 1ml 的硝酸银滴定液(0.1mol/L)相当于 5.844mg 的 NaCl。

【类别】　同左奥硝唑。

【规格】　100ml：左奥硝唑 0.5g 与氯化钠 0.83g

【贮藏】　密闭，在凉暗处保存。

石杉碱甲

Shishanjianjia

Huperzine A

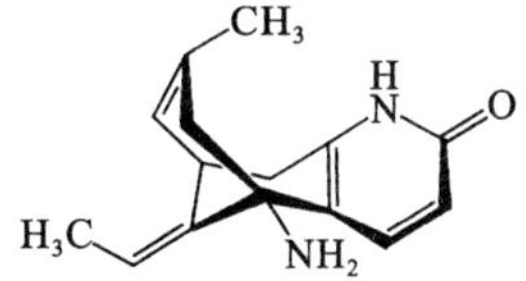

$C_{15}H_{18}N_2O$　242.32

本品为(5*R*,9*R*,11*E*)-5-氨基-11-亚乙基-5,8,9,10-四氢-7-甲基-5,9-亚甲基环辛四烯并[*b*]吡啶-2(1*H*)-酮。按干燥品计算，含 $C_{15}H_{18}N_2O$ 应为 97.0%～102.0%。

【性状】　本品为白色或类白色的结晶性粉末；无臭；有引湿性。

本品在甲醇中易溶，在乙醇中溶解，在水中不溶；在 0.01mol/L 盐酸溶液中微溶。

【鉴别】　(1)取本品约 0.2mg，加乙醇 5 滴使溶解，加碘化铋钾试液 2 滴，即生成橙黄色沉淀。

(2)在含量测定项下记录的色谱图中，供试品溶液主峰的保留时间应与对照品溶液主峰的保留时间一致。

(3)本品的红外光吸收图谱应与对照的图谱(光谱集 936 图)一致。

【检查】 **酸性溶液的澄清度**　取本品 5.0mg，加 0.1mol/L 盐酸溶液 5ml 溶解后，溶液应澄清。

有关物质　照高效液相色谱法(通则 0512)测定。

供试品溶液　取本品，加 0.01mol/L 盐酸溶液溶解并定量稀释制成每 1ml 中含 0.1mg 的溶液。

对照溶液　精密量取供试品溶液适量，用 0.01mol/L 盐酸溶液定量稀释制成每 1ml 中含 2.5μg 的溶液。

色谱条件　用十八烷基硅烷键合硅胶为填充剂；以磷酸盐缓冲液(取磷酸二氢钾 2.72g，加水 1000ml 溶解，用磷酸调节 pH 值至 2.5)-乙腈(86：14)为流动相；检测波长为 310nm；进样体积 20μl。

系统适用性要求　理论板数按石杉碱甲峰计算不低于 2000。

测定法　精密量取供试品溶液与对照溶液，分别注入液相色谱仪，记录色谱图至主成分色谱峰保留时间的 2 倍。

限度　供试品溶液色谱图中如有杂质峰，各杂质峰面积的和不得大于对照溶液主峰面积(2.5%)。

干燥失重　取本品约 0.3g，在 80℃减压干燥至恒重，减失重量不得过4.0%(通则0831)。

【含量测定】 照高效液相色谱法(通则0512)测定。

供试品溶液 取本品,精密称定,加0.01mol/L盐酸溶液溶解并定量稀释制成每1ml中约含40μg的溶液。

对照品溶液 取石杉碱甲对照品,精密称定,加0.01mol/L盐酸溶液溶解并定量稀释制成每1ml中约含40μg的溶液。

色谱条件与系统适用性要求 见有关物质项下。

测定法 精密量取供试品溶液与对照品溶液,分别注入液相色谱仪,记录色谱图。按外标法以峰面积计算。

【类别】 胆碱酯酶抑制剂。

【贮藏】 遮光,密封保存。

【制剂】 (1)石杉碱甲片 (2)石杉碱甲注射液 (3)石杉碱甲胶囊

石杉碱甲片

Shishanjianjia Pian

Huperzine A Tablets

本品含石杉碱甲($C_{15}H_{18}N_2O$)应为标示量的90.0%～110.0%。

【性状】 本品为白色片。

【鉴别】 (1)取本品细粉适量(约相当于石杉碱甲0.1mg),加无水乙醇3ml,超声使石杉碱甲溶解,离心,取上清液加碘化铋钾试液2滴,即生成橙黄色沉淀。

(2)在含量测定项下记录的色谱图中,供试品溶液主峰的保留时间应与对照品溶液主峰的保留时间一致。

【检查】 **有关物质** 照高效液相色谱法(通则0512)测定。

供试品溶液 取本品细粉,加0.01mol/L盐酸溶液使石杉碱甲溶解并定量稀释制成每1ml中含石杉碱甲20μg的溶液,滤过,取续滤液。

对照溶液 精密量取供试品溶液适量,用0.01mol/L盐酸溶液定量稀释制成每1ml中含石杉碱甲0.8μg的溶液。

色谱条件 见石杉碱甲有关物质项下。进样体积50μl。

系统适用性要求与测定法 见石杉碱甲有关物质项下。

限度 供试品溶液色谱图中如有杂质峰,除相对保留时间为0.2以前的色谱峰外,各杂质峰面积的和不得大于对照溶液主峰面积(4.0%)。

含量均匀度 取本品1片,置10ml量瓶中,加0.01mol/L盐酸溶液适量,超声使石杉碱甲溶解,用0.01mol/L盐酸溶液稀释至刻度,摇匀,滤过,取续滤液作为供试品溶液,照含量测定项下的方法测定含量,应符合规定(通则0941)。

溶出度 照溶出度与释放度测定法(通则0931第三法)测定。

溶出条件 以0.1mol/L盐酸溶液100ml为溶出介质,转速为每分钟50转,依法操作,经30分钟时取样。

供试品溶液 取溶出液10ml,滤过,取续滤液。

对照品溶液 取石杉碱甲对照品,精密称定,加溶出介质溶解并定量稀释制成每1ml中约含0.5μg的溶液。

色谱条件与系统适用性要求 见含量测定项下。

测定法 见含量测定项下。计算每片的溶出量。

限度 标示量的80%,应符合规定。

其他 应符合片剂项下有关的各项规定(通则0101)。

【含量测定】 照高效液相色谱法(通则0512)测定。

供试品溶液 取本品20片,精密称定,研细,精密称取适量(约相当于石杉碱甲100μg),置20ml量瓶中,加0.01mol/L盐酸溶液适量,超声使石杉碱甲溶解,用0.01mol/L盐酸溶液稀释至刻度,摇匀,滤过,取续滤液。

对照品溶液 取石杉碱甲对照品,精密称定,加0.01mol/L盐酸溶液溶解并定量稀释制成每1ml中含5μg的溶液。

色谱条件 见石杉碱甲含量测定项下。进样体积50μl。

系统适用性要求与测定法 见石杉碱甲含量测定项下。

【类别】 同石杉碱甲。

【规格】 50μg

【贮藏】 遮光,密封,在阴凉干燥处保存。

石杉碱甲注射液

Shishanjianjia Zhusheye

Huperzine A Injection

本品为石杉碱甲的灭菌水溶液。含石杉碱甲($C_{15}H_{18}N_2O$)应为标示量的90.0%～110.0%。

【性状】 本品为无色的澄明液体。

【鉴别】 (1)取本品1ml,加碘化铋钾试液2滴,即生成橙黄色沉淀。

(2)在含量测定项下记录的色谱图中,供试品溶液主峰的保留时间应与对照品溶液主峰的保留时间一致。

【检查】 **pH值** 应为3.5～6.5(通则0631)。

有关物质 照高效液相色谱法(通则0512)测定。

供试品溶液 取本品,加0.01mol/L盐酸溶液定量稀释制成每1ml中含石杉碱甲0.1mg的溶液。

对照溶液 精密量取供试品溶液适量,用0.01mol/L盐酸溶液定量稀释制成每1ml中含石杉碱甲2.5μg的溶液。

色谱条件、系统适用性要求与测定法 见石杉碱甲有关物质项下。

限度 供试品溶液色谱图中如有杂质峰,各杂质峰面积的和不得大于对照溶液主峰面积(2.5%)。

其他 应符合注射剂项下有关的各项规定(通则0102)。

【含量测定】 照高效液相色谱法(通则0512)测定。

供试品溶液 精密量取本品适量,用0.01mol/L盐酸溶液定量稀释制成每1ml中含石杉碱甲40μg的溶液。

对照品溶液、色谱条件、系统适用性要求与测定法　见石杉碱甲含量测定项下。

【类别】　同石杉碱甲。

【规格】　1ml∶0.2mg

【贮藏】　遮光，密闭保存。

石杉碱甲胶囊

Shishanjianjia Jiaonang

Huperzine A Capsules

本品含石杉碱甲($C_{15}H_{18}N_2O$)应为标示量的 90.0%～110.0%。

【性状】　本品内容物为白色或类白色颗粒或粉末。

【鉴别】　(1)取本品的内容物适量(约相当于石杉碱甲 0.1mg)，加无水乙醇 3ml，超声使石杉碱甲溶解，离心，取上清液加碘化铋钾试液 2 滴，即生成橙黄色沉淀。

(2)在含量测定项下记录的色谱图中，供试品溶液主峰的保留时间应与对照品溶液主峰的保留时间一致。

【检查】　**有关物质**　照高效液相色谱法(通则 0512)测定。

供试品溶液　取本品的内容物适量，加 0.01mol/L 盐酸溶液使石杉碱甲溶解并定量稀释制成每 1ml 中含石杉碱甲 20μg 的溶液，滤过，取续滤液。

对照溶液　精密量取供试品溶液适量，用 0.01mol/L 盐酸溶液定量稀释制成每 1ml 中含石杉碱甲 0.8μg 的溶液。

色谱条件　见石杉碱甲有关物质项下。进样体积 50μl。

系统适用性要求与测定法　见石杉碱甲有关物质项下。

限度　供试品溶液色谱图中如有杂质峰，除相对保留时间为 0.2 以前的色谱峰外，各杂质峰面积的和不得大于对照溶液主峰面积(4.0%)。

含量均匀度　取本品 1 粒，将内容物倾入 10ml 量瓶中，用少量 0.01mol/L 盐酸溶液洗涤囊壳，洗液并入量瓶中，加 0.01mol/L 盐酸溶液适量，超声使石杉碱甲溶解，用 0.01mol/L 盐酸溶液稀释至刻度，摇匀，滤过，取续滤液作为供试品溶液，照含量测定项下的方法测定含量，应符合规定(通则 0941)。

溶出度　照溶出度与释放度测定法(通则 0931 第三法)测定。

溶出条件　以 0.1mol/L 盐酸溶液 100ml 为溶出介质，转速为每分钟 35 转，依法操作，经 30 分钟时取样。

供试品溶液　取溶出液 10ml，滤过，取续滤液。

对照品溶液　取石杉碱甲对照品，精密称定，加溶出介质溶解并定量稀释制成每 1ml 中约含 0.5μg 的溶液。

色谱条件与系统适用性要求　见含量测定项下。

测定法　见含量测定项下。计算每粒的溶出量。

限度　标示量的 75%，应符合规定。

其他　应符合胶囊剂项下有关的各项规定(通则 0103)。

【含量测定】　照高效液相色谱法(通则 0512)测定。

供试品溶液　取本品 20 粒内容物，精密称定，研细，精密称取适量(约相当于石杉碱甲 100μg)，置 20ml 量瓶中，加 0.01mol/L 盐酸溶液适量，超声使石杉碱甲溶解，用 0.01mol/L 盐酸溶液稀释至刻度，摇匀，滤过，取续滤液。

对照品溶液　取石杉碱甲对照品，精密称定，加 0.01mol/L 盐酸溶液溶解并定量稀释制成每 1ml 中含 5μg 的溶液。

色谱条件　见石杉碱甲含量测定项下。进样体积 50μl。

系统适用性要求与测定法　见石杉碱甲含量测定项下。

【类别】　同石杉碱甲。

【规格】　50μg

【贮藏】　遮光，密封，在阴凉干燥处保存。

右布洛芬

Youbuluofen

Dexibuprofen

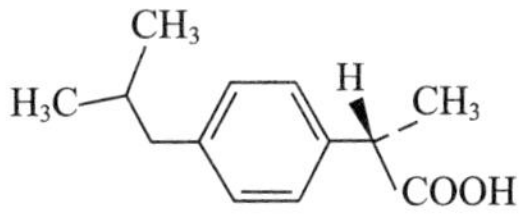

$C_{13}H_{18}O_2$　206.28

本品为(2S)-2-[4-(2-甲基丙基)苯基]丙酸。按干燥品计算，含 $C_{13}H_{18}O_2$ 不得少于 98.5%。

【性状】　本品为白色或类白色结晶性粉末；稍有特异臭。

本品在乙醇或乙醚中易溶，在氢氧化钠试液中溶解；在水中几乎不溶。

熔点　本品的熔点(通则 0612)为 48～53℃，且熔距不超过 2℃。

比旋度　取本品，精密称定，加无水乙醇溶解并定量稀释制成每 1ml 中约含 10mg 的溶液。依法测定(通则 0621)，比旋度为 +56°至 +60°。

吸收系数　取本品，精密称定，加磷酸盐缓冲液(pH 7.2)溶解并定量稀释制成每 1ml 中约含 11μg 的溶液，照紫外-可见分光光度法(通则 0401)，在 222nm 的波长处测定吸光度，吸收系数($E_{1cm}^{1\%}$)为 425～470。

【鉴别】　(1)在有关物质项下记录的色谱图中，供试品溶液主峰的保留时间应与同浓度的对照品溶液主峰的保留时间一致。

(2)取本品，加 0.4%氢氧化钠溶液溶解并稀释制成每 1ml 中约含 0.25mg 的溶液，照紫外-可见分光光度法(通则 0401)测定，在 265nm 与 273nm 的波长处有最大吸收，在 245nm 与 271nm 的波长处有最小吸收，在 259nm 的波长处有一肩峰。

(3)本品的红外光吸收图谱应与对照品的图谱一致(通则0402)。

【检查】 **氯化物**　取本品1.0g,精密加水50ml,振摇5分钟,滤过,取续滤液25ml,依法检查(通则0801),与标准氯化钠溶液5.0ml制成的对照液比较,不得更浓(0.010%)。

左布洛芬　照高效液相色谱法(通则0512)测定。

供试品溶液　取本品适量,精密称定,加流动相溶解并定量稀释制成每1ml中约含2mg的溶液。

对照品溶液　取左布洛芬对照品适量,精密称定,加流动相溶解并定量稀释制成每1ml中约含0.02mg的溶液。

系统适用性溶液　取布洛芬适量,加流动相溶解并稀释制成每1ml中含0.2mg的溶液。

色谱条件　用*O*,*O'*-二-(4-叔丁基苯甲酰基)-*N*,*N'*-二烯丙基-L-酒石酸二胺手性键合相(简称CHI-TBB)为填充剂(Kromasil,4.6mm×250mm,5μm或效能相当的色谱柱);以正己烷-叔丁甲醚-醋酸(850:150:1)为流动相,流速为每分钟2.0ml;检测波长为220nm;进样体积20μl。

系统适用性要求　系统适用性溶液色谱图中,理论板数按右布洛芬峰计算不低于2000,右布洛芬峰与左布洛芬峰之间的分离度应大于3.0。

测定法　精密量取供试品溶液与对照品溶液,分别注入液相色谱仪,记录色谱图。

限度　供试品溶液色谱图中如有左布洛芬峰,按外标法以峰面积计算,不得过1.0%。

有关物质　照高效液相色谱法(通则0512)测定。

供试品溶液　取本品20mg,精密称定,置10ml量瓶中,加乙腈2ml溶解,用流动相稀释至刻度,摇匀。

对照溶液　精密量取供试品溶液适量,用流动相定量稀释制成每1ml中约含20μg的溶液。

对照品溶液　取右布洛芬对照品20mg,精密称定,置10ml量瓶中,加乙腈2ml使溶解;另取杂质Ⅰ对照品适量,精密称定,加乙腈溶解并制成每1ml中含0.06mg的溶液,精密量取1ml,置上述量瓶中,用流动相稀释至刻度,摇匀。

色谱条件　用十八烷基硅烷键合硅胶为填充剂;以乙腈-磷酸溶液(用磷酸调节水相pH值至2.5)(45:55)为流动相;检测波长为214nm;进样体积20μl。

系统适用性要求　理论板数按右布洛芬峰计算不低于4000;对照品溶液色谱图中,右布洛芬峰与杂质Ⅰ峰之间的分离度应符合要求。

测定法　精密量取供试品溶液、对照溶液与对照品溶液,分别注入液相色谱仪,记录色谱图至主成分峰保留时间的2倍。

限度　供试品溶液色谱图中,如有与对照品溶液色谱图中杂质Ⅰ峰保留时间一致的色谱峰,按外标法以峰面积计算,不得过0.3%,其他单个杂质峰面积不得大于对照溶液主峰面积的0.3倍(0.3%),其他各杂质峰面积的和不得大于对照溶液主峰面积的0.7倍(0.7%),小于对照溶液主峰面积0.05倍的色谱峰忽略不计。

残留溶剂　照残留溶剂测定法(通则0861第一法)测定。

供试品溶液　取本品约1.0g,精密称定,加碳酸钠试液10ml,微热溶解,定量稀释制成每1ml含右布洛芬0.1g的溶液,精密量取5ml,置顶空瓶中,密封。

对照品溶液　取甲苯适量,精密称定,用碳酸钠试液定量稀释制成每1ml含89μg的溶液,精密量取5ml,置顶空瓶中,密封。

色谱条件　以6%氰丙基苯基-94%二甲基聚硅氧烷(或极性相近)为固定液的毛细管柱为色谱柱;柱温为110℃;检测器温度为200℃;进样口温度为200℃;顶空瓶平衡温度为80℃,平衡时间为15分钟。

测定法　取供试品溶液与对照品溶液分别顶空进样,记录色谱图。

限度　按外标法以峰面积计算,甲苯的残留量应符合规定。

干燥失重　取本品,置五氧化二磷干燥器中减压干燥至恒重,减失重量不得过0.5%(通则0831)。

炽灼残渣　不得过0.1%(通则0841)。

重金属　取本品1.0g,加乙醇22ml溶解后,加醋酸盐缓冲液(pH 3.5)2ml与水适量使成25ml,依法检查(通则0821第一法),含重金属不得过百万分之二十。

【含量测定】　取本品约0.35g,精密称定,加中性乙醇(对酚酞指示液显中性)50ml溶解后,加酚酞指示液3滴,用氢氧化钠滴定液(0.1mol/L)滴定。每1ml的氢氧化钠滴定液(0.1mol/L)相当于20.63mg的$C_{13}H_{18}O_2$。

【类别】　解热镇痛、非甾体抗炎药。

【贮藏】　密封保存。

【制剂】　右布洛芬胶囊

附:

杂质Ⅰ

$$CH_3CH_2CH_2CH_2-C_6H_4-CH(CH_3)-COOH$$

$C_{13}H_{18}O_2$　206.28

α-甲基-4-丁基苯乙酸

右布洛芬胶囊

Youbuluofen Jiaonang

Dexibuprofen Capsules

本品含右布洛芬($C_{13}H_{18}O_2$)应为标示量的95.0%～105.0%。

【性状】 本品内容物为白色或类白色颗粒。

【鉴别】 (1)在含量测定项下记录的色谱图中，供试品溶液主峰的保留时间应与对照品溶液主峰的保留时间一致。

(2)取本品内容物，研细，称取细粉适量，加 0.4%氢氧化钠溶液溶解并稀释制成每 1ml 中约含右布洛芬 0.25mg 的溶液，滤过，取续滤液，照紫外-可见分光光度法(通则 0401)测定，在 265nm 与 273nm 的波长处有最大吸收，在 245nm 和 271nm 的波长处有最小吸收，在 259nm 的波长处有一肩峰。

(3)取本品内容物，研细，称取细粉适量(约相当于右布洛芬 250mg)，精密称定，置 25ml 量瓶中，加无水乙醇适量，振摇使右布洛芬溶解，并稀释至刻度，摇匀，滤过，取续滤液，依法测定(通则 0621)旋光度，应为＋0.53°至＋0.65°。

(4)取本品 5 粒，将内容物研细，加丙酮 20ml 使右布洛芬溶解，滤过，取滤液挥干，真空干燥后测定。本品的红外光吸收图谱应与对照品的图谱一致(通则 0402)。

【检查】 **溶出度** 照溶出度与释放度测定法(通则 0931 第一法)测定。

溶出条件 以磷酸盐缓冲液(pH 7.2)900ml 为溶出介质，转速为每分钟 100 转，依法操作，经 30 分钟时取样。

供试品溶液 取溶出液 5ml，滤过，取续滤液。

对照品溶液 取右布洛芬对照品，精密称定，加甲醇适量溶解并用溶出介质定量稀释制成每 1ml 中约含 0.2mg 的溶液。

色谱条件与系统适用性要求 见含量测定项下。

测定法 见含量测定项下。计算每粒的溶出量。

限度 标示量的 75%，应符合规定。

其他 应符合胶囊剂项下有关的各项规定(通则 0103)。

【含量测定】 照高效液相色谱法(通则 0512)测定。

供试品溶液 取装量差异项下的内容物，混匀，研细，精密称取适量(约相当于右布洛芬 50mg)，置 100ml 量瓶中，加甲醇适量，振摇使右布洛芬溶解，用甲醇稀释至刻度，摇匀，滤过，取续滤液。

对照品溶液 取右布洛芬对照品适量，精密称定，加甲醇溶解并定量稀释制成每 1ml 中约含右布洛芬 0.5mg 的溶液。

色谱条件 用十八烷基硅烷键合硅胶为填充剂；以醋酸钠缓冲液(取醋酸钠 6.13g，加水 750ml 使溶解，用冰醋酸调节 pH 值至 3.5)-乙腈(40：60)为流动相；检测波长为 263nm；进样体积 20μl。

系统适用性要求 理论板数按右布洛芬峰计算不低于 2500。

测定法 精密量取供试品溶液与对照品溶液，分别注入液相色谱仪，记录色谱图。按外标法以峰面积计算。

【类别】 同右布洛芬。

【规格】 0.15g

【贮藏】 遮光，密封保存。

右佐匹克隆

Youzuopikelong

Dexzopiclone

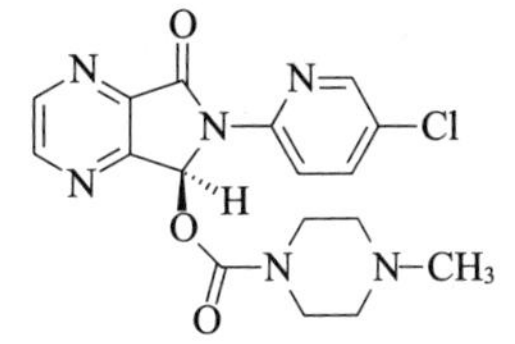

$C_{17}H_{17}ClN_6O_3$　388.81

本品为(＋)-(7*S*)-6-(5-氯-2-吡啶基)-7-[(4-甲基哌嗪-1-基)甲酰氧基]-5,6-二氢吡咯并[3,4-*b*]吡嗪-5-酮。按干燥品计算，含 $C_{17}H_{17}ClN_6O_3$ 不得少于 98.5%。

【性状】 本品为白色或类白色结晶或结晶性粉末；无嗅。

本品在三氯甲烷中易溶，在甲醇或丙酮中微溶，在乙醇中极微溶解，在水中几乎不溶，在 0.1mol/L 盐酸溶液中溶解。

熔点 本品的熔点(通则 0612)为 202～208℃，熔距在 4℃以内。

比旋度 取本品约 0.25g，精密称定，置 25ml 量瓶中，加丙酮超声溶解并稀释至刻度，摇匀，依法测定(通则 0621)，比旋度为＋131°至＋141°。

【鉴别】 (1)取本品，加盐酸溶液(9→1000)溶解并制成每 1ml 中约含 15μg 的溶液。照紫外-可见分光光度法(通则 0401)测定，在 305nm 的波长处有最大吸收，在 245nm 的波长处有最小吸收。

(2)本品的红外光吸收图谱应与对照品的图谱一致(通则 0402)。

(3)在光学异构体检查项下记录的色谱图中，供试品溶液主峰的保留时间应与系统适用性溶液中右佐匹克隆峰的保留时间一致。

【检查】 **有关物质** 照高效液相色谱法(通则 0512)测定。临用新制。

供试品溶液 取本品适量，加流动相溶解并稀释制成每 1ml 中约含 1.0mg 的溶液。

对照溶液 精密量取供试品溶液 1ml，置 100ml 量瓶中，用流动相稀释至刻度，摇匀，再精密量取 1ml，置 10ml 量瓶中，用流动相稀释至刻度，摇匀。

系统适用性溶液 取右佐匹克隆约 10mg，置 10ml 量瓶中，加甲醇 2ml 使溶解，加 3%过氧化氢溶液 0.1ml，水浴加热 15 分钟，放冷，用流动相稀释至刻度，摇匀。

灵敏度溶液 精密量取对照溶液 5ml，置 10ml 量瓶中，用流动相稀释至刻度，摇匀。

色谱条件 用十八烷基硅烷键合硅胶为填充剂(Diamonsil C18，250mm×4.6mm，5μm 或效能相当的色谱柱)，以含 0.5%十二烷基硫酸钠和 0.01%磷酸二氢钠溶液(用磷酸调节 pH 值至 4.0)-乙腈(625：375)为流动相；检测波长为 303nm；

进样体积 20μl。

系统适用性要求　系统适用性溶液色谱图中，调节流动相比例，使主成分色谱峰的保留时间约为 29 分钟，主成分峰与相对保留时间约为 0.8 处的杂质Ⅰ峰之间的分离度应符合要求。灵敏度溶液色谱图中，主成分峰高的信噪比应大于 10。

测定法　精密量取供试品溶液与对照溶液，分别注入液相色谱仪，记录色谱图至主成分峰保留时间的 1.5 倍。

限度　供试品溶液色谱图中如有杂质峰，单个杂质峰面积不得大于对照溶液主峰面积(0.1%)，各杂质峰面积的和不得大于对照溶液主峰面积的 5 倍(0.5%)，小于灵敏度溶液主峰面积的色谱峰忽略不计。

光学异构体　照高效液相色谱法(通则 0512)测定。

供试品溶液　取本品适量，加流动相溶解并稀释制成每 1ml 中约含 0.5mg 的溶液。

对照溶液　精密量取供试品溶液 1ml，置 200ml 量瓶中，用流动相稀释至刻度，摇匀。

系统适用性溶液　取杂质Ⅱ对照品与右佐匹克隆对照品各适量，精密称定，加流动相溶解并定量稀释制成每 1ml 中各约含 2.5μg 的溶液。

色谱条件　用 CHIRALCEL OD-R 手性色谱柱；以 0.01mol/L 磷酸氢二钠溶液(用磷酸调节 pH 值至 6.5)-乙腈(57∶43)为流动相；检测波长为 305nm；进样体积 20μl。

系统适用性要求　系统适用性溶液色谱图中，右佐匹克隆峰与杂质Ⅱ峰之间的分离度应大于 3，理论板数按杂质Ⅱ峰计算不低于 3000。

测定法　精密量取供试品溶液与对照溶液，分别注入液相色谱仪，记录色谱图。

限度　供试品溶液色谱图中如有与杂质Ⅱ保留时间一致的色谱峰，其峰面积不得大于对照溶液主峰面积(0.5%)。

残留溶剂　照残留溶剂测定法(通则 0861 第三法)测定。

供试品溶液　取本品约 0.25g，精密称定，置 10ml 量瓶中，加二甲基亚砜溶解并稀释至刻度，摇匀，离心，取上清液。

对照品溶液　分别取甲醇、乙腈与二氯甲烷各适量，精密称定，用二甲基亚砜定量稀释制成每 1ml 中分别约含 0.75mg、0.10mg、0.15mg 的混合溶液。

色谱条件　用 6%氰丙基苯基-94%二甲基聚硅氧烷(或极性相近)为固定液的毛细管柱为色谱柱；起始温度为 40℃，维持 20 分钟，以每分钟 40℃的速率升温至 200℃，维持 4 分钟；进样口温度为 150℃；检测器温度为 220℃；载气为氮气；进样体积 1μl。

系统适用性要求　对照品溶液色谱图中，各成分峰之间的分离度应符合要求。

测定法　精密量取供试品溶液与对照品溶液，分别注入气相色谱仪，记录色谱图。

限度　按外标法以峰面积计算，甲醇、乙腈与二氯甲烷的残留量均应符合规定。

干燥失重　取本品，在 105℃干燥至恒重，减失重量不得过 0.5%(通则 0831)。

炽灼残渣　取本品 1.0g，依法检查(通则 0841)，遗留残渣不得过 0.1%。

重金属　取炽灼残渣项下遗留的残渣，依法检查(通则 0821 第二法)，含重金属不得过百万分之二十。

【含量测定】　取本品约 0.3g，精密称定，加冰醋酸 40ml 使溶解，照电位滴定法(通则 0701)，用高氯酸滴定液(0.1mol/L)滴定，并将滴定结果用空白试验校正。每 1ml 高氯酸滴定液(0.1mol/L)相当于 38.88mg 的 $C_{17}H_{17}ClN_6O_3$。

【类别】　镇静催眠药。

【贮藏】　密封，在阴凉处保存。

【制剂】　右佐匹克隆片

附：

杂质Ⅰ(佐匹克隆氧化物)

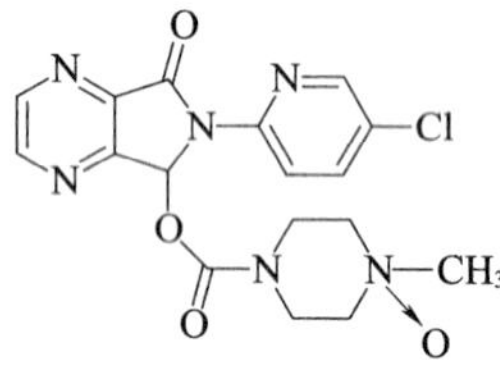

$C_{17}H_{17}ClN_6O_4$　404.81

6-(5-氯-2-吡啶基)-7-[(4-甲基-4-氧化哌嗪-1-基)甲酰氧基]-5,6-二氢吡咯并[3,4-*b*]吡嗪-5-酮

杂质Ⅱ(光学异构体，左佐匹克隆)

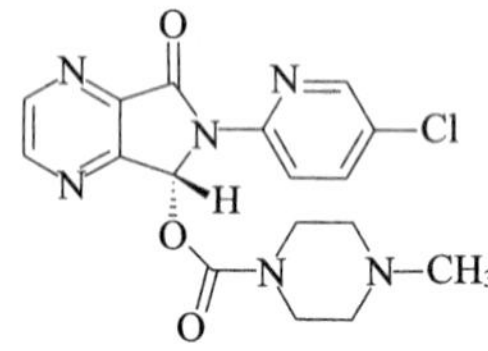

$C_{17}H_{17}ClN_6O_3$　388.81

(－)-(7*R*)-6-(5-氯-2-吡啶基)-7-[(4-甲基哌嗪-1-基)甲酰氧基]-5,6-二氢吡咯并[3,4-*b*]吡嗪-5-酮

杂质Ⅲ

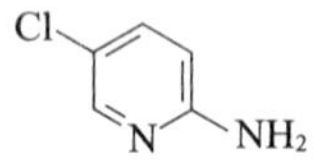

$C_5H_5ClN_2$　128.56

2-氨基-5-氯吡啶

右佐匹克隆片

Youzuopikelong Pian

Dexzopiclone Tablets

本品含右佐匹克隆($C_{17}H_{17}ClN_6O_3$)应为标示量的 90.0%～110.0%。

【性状】 本品为薄膜衣片，除去薄膜衣后显白色或类白色。

【鉴别】 (1)取含量测定项下的供试品溶液，照紫外-可见分光光度法(通则 0401)测定，在 305nm 的波长处有最大吸收，在 245nm 的波长处有最小吸收。

(2)在光学异构体检查项下记录的色谱图中，供试品溶液主峰的保留时间应与系统适用性溶液中右佐匹克隆峰的保留时间一致。

【检查】 **有关物质** 照高效液相色谱法(通则 0512)测定。临用新制。

供试品溶液 取本品细粉适量(约相当于右佐匹克隆 37.5mg)，精密称定，置 100ml 量瓶中，加流动相适量使右佐匹克隆溶解并稀释至刻度，摇匀，滤过，取续滤液。

对照溶液 精密量取供试品溶液 1ml，置 100ml 量瓶中，用流动相稀释至刻度，摇匀，再精密量取 1ml，置 10ml 量瓶中，用流动相稀释至刻度，摇匀。

对照品溶液 取杂质Ⅲ对照品适量，精密称定，加流动相溶解并定量稀释制成每 1ml 中约含 2μg 的溶液。

灵敏度溶液 精密量取对照溶液 5ml，置 10ml 量瓶中，用流动相稀释至刻度，摇匀。

系统适用性溶液、色谱条件与系统适用性要求 见右佐匹克隆有关物质项下。

测定法 精密量取供试品溶液、对照溶液与对照品溶液，分别注入液相色谱仪，记录色谱图至主成分峰保留时间的 1.5 倍。

限度 供试品溶液色谱图中如有与杂质Ⅲ保留时间一致的色谱峰，按外标法以峰面积计算，含杂质Ⅲ不得过右佐匹克隆标示量的 0.5%，其他单个杂质峰面积不得大于对照溶液主峰面积的 3 倍(0.3%)，其他各杂质峰面积的和不得大于对照溶液主峰面积的 10 倍(1.0%)，小于灵敏度溶液主峰面积的色谱峰忽略不计。

光学异构体 照高效液相色谱法(通则 0512)测定。

供试品溶液 取本品细粉适量(约相当于右佐匹克隆 12.5mg)，精密称定，置 25ml 量瓶中，加流动相使右佐匹克隆溶解并稀释至刻度，摇匀，滤过，取续滤液。

对照溶液 精密量取供试品溶液 1ml，置 200ml 量瓶中，用流动相稀释至刻度，摇匀。

系统适用性溶液、色谱条件、系统适用性要求与测定法 见右佐匹克隆光学异构体项下。

限度 供试品溶液色谱图中如有与杂质Ⅱ保留时间一致的色谱峰，其峰面积不得大于对照溶液主峰面积(0.5%)。

含量均匀度 以含量测定项下测得的每片含量计算，应符合规定(通则 0941)。

溶出度 照溶出度与释放度测定法(通则 0931 第二法)测定。

溶出条件 以 0.1mol/L 盐酸溶液 500ml 为溶出介质，转速为每分钟 50 转，依法操作，经 20 分钟时取样。

供试品溶液 取溶出液 10ml，滤过，取续滤液。

对照品溶液 取右佐匹克隆对照品适量，精密称定，置 50ml 量瓶中，加 0.1mol/L 盐酸溶液 10ml，超声使溶解，用 0.1mol/L 盐酸溶液稀释至刻度，摇匀，精密量取适量，用 0.1mol/L 盐酸溶液定量稀释制成每 1ml 中约含 2μg(1mg 规格)、4μg(2mg 规格)、6μg(3mg 规格)的溶液。

色谱条件 用十八烷基硅烷键合硅胶为填充剂；以 0.01mol/L 磷酸氢二钠溶液(用磷酸调节 pH 值至 6.5)-乙腈(67∶33)为流动相；检测波长为 305nm；进样体积 20μl。

测定法 精密量取供试品溶液与对照品溶液，照高效液相色谱法(通则 0512)，分别注入液相色谱仪，记录色谱图，按外标法以峰面积计算每片的溶出量。

限度 标示量的 80%，应符合规定。

其他 应符合片剂项下有关的各项规定(通则 0101)。

【含量测定】 照紫外-可见分光光度法(通则 0401)测定。

供试品溶液 取本品 10 片，分别置 200ml 量瓶中，加 0.1mol/L 盐酸溶液适量，超声使右佐匹克隆溶解，用 0.1mol/L 盐酸溶液稀释至刻度，摇匀，滤过，取续滤液。

对照品溶液 取右佐匹克隆对照品适量，精密称定，加 0.1mol/L 盐酸溶液溶解并定量稀释制成每 1ml 中约含 5μg(1mg 规格)、10μg(2mg 规格)、15μg(3mg 规格)的溶液。

测定法 取供试品溶液与对照品溶液，照紫外-可见分光光度法(通则 0401)，在 305nm 的波长处分别测定吸光度，计算每片的含量，并求得 10 片的平均含量。

【类别】 同右佐匹克隆。

【规格】 (1)1mg (2)2mg (3)3mg

【贮藏】 密封，在干燥处保存。

右酮洛芬氨丁三醇

Youtongluofen Andingsanchun

Dexketoprofen Trometamol

$C_{16}H_{14}O_3 \cdot C_4H_{11}NO_3$ 375.43

本品为(+)-(S)-3′-苯甲酰基-2-苯基丙酸 2-氨基-2-羟甲基-1,3-丙二醇盐。按干燥品计算，含 $C_{16}H_{14}O_3 \cdot C_4H_{11}NO_3$ 不得少于 98.5%。

【性状】 本品为白色结晶性粉末；有刺激性特臭。

本品在水或甲醇中易溶，在乙醚中不溶。

比旋度 取本品 2g，加水 50ml，充分搅拌使溶解，用 0.5mol/L 盐酸溶液调节 pH 值至 1.0～1.5，使渐渐析出沉淀，继续搅拌 30 分钟，滤过，滤渣用水 60ml 洗涤 3 次(每次

20ml)，在60℃减压干燥至恒重，精密称取适量，加二氯乙烷溶解并定量稀释制成每1ml中约含10mg的溶液，依法测定(通则0621)，比旋度为+56.0°至+60.0°。

吸收系数　取本品，精密称定，加水溶解并定量稀释制成每1ml中约含10μg的溶液，照紫外-可见分光光度法(通则0401)，在260nm的波长处测定吸光度，吸收系数($E_{1cm}^{1\%}$)为425～451。

【鉴别】　(1)取本品约50mg，加水5ml使溶解，加二硝基苯肼试液1ml，摇匀，微温，即生成橙色沉淀。

(2)取本品0.6g，加硫酸4ml，直火加热约15分钟后，放冷，缓缓加水5ml，加饱和氢氧化钠溶液使成碱性，加热，发生的气体能使湿润的红色石蕊试纸变蓝，并能使硝酸亚汞试液湿润的滤纸变黑。

(3)本品的红外光吸收图谱应与对照品的图谱一致(通则0402)。

【检查】　**酸度**　取本品0.25g，加水25ml使溶解，依法测定(通则0631)，pH值应为5.5～7.0。

有关物质　照薄层色谱法(通则0502)试验。

供试品溶液　取本品，加甲醇溶解并稀释制成每1ml中含0.1g的溶液。

对照溶液(1)　精密量取供试品溶液适量，用甲醇定量稀释制成每1ml中约含0.5mg的溶液。

对照溶液(2)　精密量取供试品溶液适量，用甲醇定量稀释制成每1ml中约含0.2mg的溶液。

色谱条件　采用硅胶GF_{254}薄层板，以甲苯-异丙醚-甲酸(70：30：1)为展开剂。

测定法　吸取供试品溶液、对照溶液(1)与对照溶液(2)各5μl，分别点于同一薄层板上，展开，晾干，置紫外光灯(254nm)下检视。

限度　供试品溶液如显杂质斑点，与对照溶液(1)的主斑点比较，不得更深；深于对照溶液(2)的杂质斑点，不得多于3个。

葡辛胺　照薄层色谱法(通则0502)试验。

供试品溶液　取本品，加甲醇溶解并定量稀释制成每1ml中约含50mg的溶液。

对照品溶液　取葡辛胺对照品适量，加甲醇溶解并定量稀释制成每1ml中约含0.25mg的溶液。

色谱条件　采用硅胶GF_{254}薄层板，以甲醇-三氯甲烷-无水甲酸(30：70：2)为展开剂。

测定法　吸取供试品溶液与对照品溶液各4μl，分别点于同一薄层板上，展开，晾干，将薄层板置氯气中1分钟，取出薄层板，在冷流通空气中挥去氯气，喷以新鲜配制的碘化钾-淀粉溶液(新制的淀粉指示液100ml中加碘化钾0.5g，摇匀)。

限度　供试品溶液如显杂质斑点，与对照品溶液的主斑点比较，不得更深。

左酮洛芬　照高效液相色谱法(通则0512)测定。

供试品溶液　取比旋度项下干燥至恒重的滤渣适量，加流动相溶解并定量稀释制成每1ml中约含0.5mg的溶液。

系统适用性溶液　取酮洛芬对照品适量，加流动相溶解并稀释制成每1ml中约含1.0mg的溶液。

色谱条件　用O,O'-二-(4-叔丁基苯甲酰基)-N,N'-二烯丙基-L-酒石酸二胺手性键合相为填充剂(KR100-5CHI-TBB，4.6mm×250mm，10μm色谱柱)；以正己烷-叔丁基甲醚-冰醋酸(65：35：0.1)为流动相；检测波长为254nm；进样体积20μl。

系统适用性要求　系统适用性溶液色谱图中，理论板数按右酮洛芬峰计算不低于2000，左酮洛芬峰与右酮洛芬峰之间的分离度应大于2.5，两个对映体峰面积之比应为1：1。

测定法　精密量取供试品溶液，注入液相色谱仪，记录色谱图至20分钟。

限度　供试品溶液的色谱图中如有左酮洛芬峰，按下列公式计算，左酮洛芬不得大于3.0%。

$$左酮洛芬含量(\%)=\frac{S}{R+S}\times 100$$

式中　S为左酮洛芬峰面积；

R为右酮洛芬峰面积。

干燥失重　取本品，置五氧化二磷干燥器中，在60℃减压干燥至恒重，减失重量不得过0.5%(通则0831)。

炽灼残渣　取本品1.0g，依法检查(通则0841)，遗留残渣不得过0.1%。

重金属　取炽灼残渣项下遗留的残渣，依法检查(通则0821第二法)，含重金属不得过百万分之十。

【含量测定】　取本品约0.5g，精密称定，置分液漏斗中，加0.1mol/L盐酸溶液20ml，振摇5分钟，加乙醚振摇提取3次，每次20ml，合并乙醚液，用水20ml洗涤2次，每次10ml，分取乙醚层，将乙醚挥干，加中性乙醇(对酚酞指示液显中性)25ml，加酚酞指示液3滴，用氢氧化钠滴定液(0.1mol/L)滴定。每1ml氢氧化钠滴定液(0.1mol/L)相当于37.54mg的$C_{20}H_{25}NO_6$。

【类别】　解热镇痛、非甾体抗炎药。

【贮藏】　遮光，密封保存。

【制剂】　右酮洛芬氨丁三醇胶囊

附：

葡辛胺

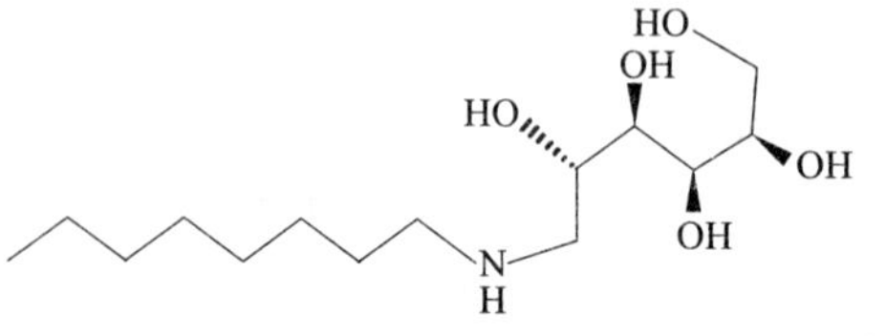

$C_{14}H_{31}NO_5$　293.40

N-正辛基-D-葡萄糖胺

右酮洛芬氨丁三醇胶囊

Youtongluofen Andingsanchun Jiaonang

Dexketoprofen Trometamol Capsules

本品含右酮洛芬氨丁三醇按右酮洛芬($C_{16}H_{14}O_3$)计,应为标示量的 90.0%～110.0%。

【性状】 本品内容物为白色粉末。

【鉴别】 (1)取本品内容物适量(约相当于右酮洛芬氨丁三醇 75mg),加水 4ml,振摇使右酮洛芬氨丁三醇溶解,滤过,取滤液,加二硝基苯肼试液 1ml,摇匀,加热,放冷,即产生橙色沉淀。

(2)取本品内容物适量(约相当于右酮洛芬氨丁三醇 185mg),加硫酸 4ml,直火加热约 15 分钟后,放冷,缓缓加水 5ml,加饱和氢氧化钠溶液使成碱性,加热,发生的气体能使湿润的红色石蕊试纸变蓝。

(3)取含量测定项下的供试品溶液,照紫外-可见分光光度法(通则 0401)测定,在 260nm 的波长处有最大吸收。

(4)照高效液相色谱法(通则 0512)试验。

供试品溶液　取本品内容物适量(约相当于右酮洛芬 5.0mg),置 10ml 量瓶中,加流动相使溶解并稀释至刻度,摇匀,滤过,取续滤液。

对照品溶液　取右酮洛芬对照品适量,加流动相溶解并稀释制成每 1ml 中约含 0.5mg 的溶液。

色谱条件　用 *O*,*O*′-二-(4-叔丁基苯甲酰基)-*N*,*N*′-二烯丙基-L-酒石酸二胺手性键合相为填充剂(KR100-5CHI-TBB,4.6mm×250mm,10μm 色谱柱);以正己烷-叔丁基甲醚-冰醋酸(65∶35∶0.1)为流动相;检测波长为 254nm;进样体积 20μl。

测定法　精密量取供试品溶液与对照品溶液,分别注入液相色谱仪,记录色谱图。

结果判定　供试品溶液主峰的保留时间应与对照品溶液主峰的保留时间一致。

【检查】 **含量均匀度**　取本品 1 粒,将内容物倾入 100ml 量瓶中,囊壳用水分次洗净,洗液并入量瓶中,加水适量,充分振摇,使右酮洛芬氨丁三醇溶解,用水稀释至刻度,摇匀,滤过,精密量取续滤液 2ml,置 25ml 量瓶中,用水稀释至刻度,摇匀,作为供试品溶液,照含量测定项下的方法测定含量,应符合规定(通则 0941)。

溶出度　照溶出度与释放度测定法(通则 0931 第一法)测定。

溶出条件　以水 900ml 为溶出介质,转速为每分钟 100 转,依法操作,经 30 分钟时取样。

供试品溶液　取溶出液 20ml,滤过,精密量取续滤液 10ml,置 25ml 量瓶中,用水稀释至刻度,摇匀。

对照品溶液　取右酮洛芬氨丁三醇对照品适量,精密称定,加水溶解并定量稀释制成每 1ml 中约含 10μg 的溶液。

测定法　取供试品溶液与对照品溶液,照紫外-可见分光光度法(通则 0401),在 260nm 的波长处分别测定吸光度,计算每粒的溶出量,将结果乘以 0.6773。

限度　标示量的 80%,应符合规定。

其他　应符合胶囊剂项下有关的各项规定(通则 0103)。

【含量测定】 照紫外-可见分光光度法(通则 0401)测定。

供试品溶液　取本品 20 粒,精密称定,计算平均装量,取内容物,混匀,研细,精密称取适量(约相当于右酮洛芬氨丁三醇 20mg),置 100ml 量瓶中,加水适量,充分振摇使右酮洛芬氨丁三醇溶解,用水稀释至刻度,摇匀,滤过,精密量取续滤液 2ml,置 25ml 量瓶中,用水稀释至刻度,摇匀。

对照品溶液　取右酮洛芬氨丁三醇对照品,精密称定,加水溶解并定量稀释制成每 1ml 中约含 15μg 的溶液。

测定法　取供试品溶液与对照品溶液,在 260nm 的波长处分别测定吸光度,计算,并将结果乘以 0.6773。

【类别】 同右酮洛芬氨丁三醇。

【规格】 12.5mg(按 $C_{16}H_{14}O_3$ 计)

【贮藏】 遮光,密封保存。

右旋糖酐 20

Youxuantanggan 20

Dextran 20

本品系蔗糖经肠膜状明串珠菌 *L.*-M-1226 号菌(*Leuconostoc mesenteroides*)发酵后生成的高分子葡萄糖聚合物,经处理精制而得。右旋糖酐 20 的重均分子量(M_w)应为 16 000～24 000。

【性状】 本品为白色粉末;无臭。

本品在热水中易溶,在乙醇中不溶。

比旋度　取本品,精密称定,加水溶解并定量稀释制成每 1ml 中约含 10mg 的溶液,在 25℃时,依法测定(通则 0621),比旋度为+190°至+200°。

【鉴别】 取本品 0.2g,加水 5ml 溶解后,加氢氧化钠试液 2ml 与硫酸铜试液数滴,即生成淡蓝色沉淀;加热后变为棕色沉淀。

【检查】 **分子量与分子量分布**　照分子排阻色谱法(通则 0514)测定。

供试品溶液　取本品适量,加流动相溶解并稀释制成每 1ml 中约含 10mg 的溶液,振摇,放置过夜。

对照品溶液　取 4～5 个已知分子量的右旋糖酐对照品,加流动相溶解并稀释制成每 1ml 中各含 10mg 的溶液。

系统适用性溶液(1)　取葡萄糖适量,加流动相溶解并稀释制成每 1ml 中约含 10mg 的溶液。

系统适用性溶液(2)　取葡聚糖 2000 适量,加流动相溶解并稀释制成每 1ml 中约含 10mg 的溶液。

色谱条件　以亲水性球型高聚物为填充剂(TSK G PWXL 柱、Shodex OHpak SB HQ 柱或其他适宜色谱柱);以 0.71%硫酸钠溶液(内含 0.02%叠氮化钠)为流动相;柱温为

35℃；流速为每分钟 0.5ml；示差折光检测器；进样体积 20μl。

系统适用性要求　系统适用性溶液(1)色谱图中，葡萄糖的保留时间为 t_T，系统适用性溶液(2)色谱图中，葡聚糖 2000 的保留时间为 t_0，供试品溶液和对照品溶液色谱图中主峰的保留时间 t_R 均应在 t_T 和 t_0 之间。理论板数按葡萄糖峰计算不小于 5000。

测定法　精密量取供试品溶液与对照品溶液，分别注入液相色谱仪，记录色谱图。由 GPC 软件分别计算出对照品溶液的回归方程与供试品的重均分子量及分子量分布。

限度　重均分子量应为 16 000～24 000，10%大分子部分重均分子量不得大于 70 000，10%小分子部分重均分子量不得小于 3500。

氯化物　取本品 0.10g，加水 50ml，加热溶解后，放冷，取溶液 10ml，依法检查（通则 0801），与标准氯化钠溶液 5ml 制成的对照液比较，不得更浓（0.25%）。

氮　取本品 0.20g，置 50ml 凯氏烧瓶中，加硫酸 1ml，加热消化至供试品成黑色油状物，放冷，加 30%过氧化氢溶液 2ml，加热消化至溶液澄清（如不澄清，可再加上述过氧化氢溶液 0.5～1.0ml，继续加热），冷却至 20℃以下，加水 10ml，滴加 5%氢氧化钠溶液使成碱性，移至 50ml 比色管中，加水洗涤烧瓶，洗液并入比色管中，再用水稀释至刻度，缓缓加碱性碘化汞钾试液 2ml，随加随摇匀（溶液温度保持在 20℃以下）；如显色，与标准硫酸铵溶液（精密称取经 105℃干燥至恒重的硫酸铵 0.4715g，置 100ml 量瓶中，加水溶解并稀释至刻度，混匀，作为贮备液。临用时精密量取贮备液 1ml，置 100ml 量瓶中，用水稀释至刻度，摇匀。每 1ml 相当于 10μg 的 N）1.4ml 加硫酸 0.5ml 用同法处理后的颜色比较，不得更深（0.007%）。

干燥失重　取本品，在 105℃干燥 6 小时，减失重量不得过 5.0%（通则 0831）。

炽灼残渣　取本品 1.5g，依法检查（通则 0841），遗留残渣不得过 0.5%。

重金属　取炽灼残渣项下遗留的残渣，依法检查（通则 0821第二法），含重金属不得过百万分之八。

【类别】　血浆代用品。

【贮藏】　密封，在干燥处保存。

【制剂】　（1）右旋糖酐 20 葡萄糖注射液　（2）右旋糖酐 20 氯化钠注射液

右旋糖酐 20 葡萄糖注射液

Youxuantanggan 20 Putaotang Zhusheye

Dextran 20 and Glucose Injection

本品为右旋糖酐 20 与葡萄糖的灭菌水溶液。含右旋糖酐 20 与葡萄糖（$C_6H_{12}O_6 \cdot H_2O$）均应为标示量的 95.0%～105.0%。

【性状】　本品为无色、稍带黏性的澄明液体，有时显轻微的乳光。

【鉴别】　（1）取本品 1ml，加氢氧化钠试液 2ml 与硫酸铜试液数滴，即生成淡蓝色沉淀，加热后变为棕色沉淀。

（2）取本品 1ml，缓缓滴入温热的碱性酒石酸铜试液中，即生成氧化亚铜的红色沉淀。

【检查】　**分子量与分子量分布**　照分子排阻色谱法（通则 0514）测定。

供试品溶液　精密量取本品适量，加流动相稀释制成每 1ml 中约含右旋糖酐 20 10mg 的溶液，振摇，放置过夜。

对照品溶液、系统适用性溶液(1)、系统适用性溶液(2)、色谱条件、系统适用性要求与测定法　见右旋糖酐 20 分子量与分子量分布项下。

限度　重均分子量应为 16 000～24 000，10%大分子部分重均分子量不得大于 70 000，10%小分子部分重均分子量不得小于 3500。

pH 值　应为 3.5～6.5（通则 0631）。

5-羟甲基糠醛　精密量取本品适量（约相当于葡萄糖 1.0g），置 100ml 量瓶中，用水稀释至刻度，摇匀，照紫外-可见分光光度法（通则 0401），在 284nm 的波长处测定，吸光度不得大于 0.32。

重金属　精密量取本品 20ml，置坩埚中，蒸干，依法检查（通则 0821 第二法），含重金属不得过千万分之十五。

渗透压摩尔浓度　应为 265～325mOsmol/kg（通则 0632）。

异常毒性　取本品，依法检查（通则 1141），应符合规定。

细菌内毒素　取本品，依法检查（通则 1143），每 1ml 中含内毒素的量应小于 0.50EU。

过敏反应　取本品，依法检查（通则 1147），应符合规定。

其他　应符合注射剂项下有关的各项规定（通则 0102）。

【含量测定】　**右旋糖酐 20**　精密量取本品 10ml，置 25ml（6%规格）或 50ml（10%规格）量瓶中，用水稀释至刻度，摇匀，照旋光度测定法（通则 0621）测定，按下式计算右旋糖酐的含量。

$$C = 0.5128(a - 0.4795C_1)$$

式中　C 为每 100ml 注射液中含右旋糖酐 20 的重量，g；

a 为测得的旋光度×稀释倍数 2.5（6%规格）或 5.0（10%规格）；

C_1 为每 100ml 注射液中用下法测得的葡萄糖重量，g。

葡萄糖　精密量取本品 2ml，置碘瓶中，精密加碘滴定液（0.05mol/L）25ml，边振摇边滴加氢氧化钠滴定液（0.1mol/L）50ml，在暗处放置 30 分钟，加稀硫酸 5ml，用硫代硫酸钠滴定液（0.1mol/L）滴定，至近终点时，加淀粉指示液 2ml，继续滴定至蓝色消失，并将滴定的结果用 0.12g（6%规格）或 0.20g（10%规格）的右旋糖酐 20 做空白试验校正。每 1ml 碘滴定液（0.05mol/L）相当于 9.909mg 的 $C_6H_{12}O_6 \cdot H_2O$。

【类别】　同右旋糖酐 20。

【规格】　（1）10%右旋糖酐 20 葡萄糖注射液　100ml：10g 右旋糖酐 20 与 5g 葡萄糖；250ml：25g 右旋糖酐 20 与 12.5g 葡萄糖；500ml：50g 右旋糖酐 20 与 25g 葡萄糖

（2）6%右旋糖酐 20 葡萄糖注射液　100ml：6g 右旋糖

酐 20 与 5g 葡萄糖；250ml：15g 右旋糖酐 20 与 12.5g 葡萄糖；500ml：30g 右旋糖酐 20 与 25g 葡萄糖

【贮藏】 在 25℃以下密闭保存。

右旋糖酐 20 氯化钠注射液

Youxuantanggan 20 Lühuana Zhusheye

Dextran 20 and Sodium Chloride Injection

本品为右旋糖酐 20 与氯化钠的灭菌水溶液。含右旋糖酐 20 与氯化钠（NaCl）均应为标示量的 95.0%～105.0%。

【性状】 本品为无色、稍带黏性的澄明液体，有时显轻微的乳光。

【鉴别】 （1）照右旋糖酐 20 葡萄糖注射液项下的鉴别（1）项试验，显相同的反应。

（2）本品显钠盐鉴别（1）的与氯化物鉴别（1）的反应（通则 0301）。

【检查】 **分子量与分子量分布** 照分子排阻色谱法（通则 0514）测定。

供试品溶液 精密量取本品适量，加流动相稀释制成每 1ml 中约含右旋糖酐 20 10mg 的溶液，振摇，放置过夜。

对照品溶液、系统适用性溶液（1）、系统适用性溶液（2）、色谱条件、系统适用性要求与测定法 见右旋糖酐 20 分子量与分子量分布项下。

限度 重均分子量应为 16 000～24 000，10%大分子部分重均分子量不得大于 70 000，10%小分子部分重均分子量不得小于 3500。

pH 值 应为 4.0～7.0（通则 0631）。

渗透压摩尔浓度 应为 265～325mOsmol/kg（通则 0632）。

重金属、异常毒性、细菌内毒素与过敏反应 照右旋糖酐 20 葡萄糖注射液项下的方法检查，均应符合规定。

其他 应符合注射剂项下有关的各项规定（通则 0102）。

【含量测定】 **右旋糖酐 20** 精密量取本品 10ml，置 25ml（6%规格）或 50ml（10%规格）量瓶中，用水稀释至刻度，摇匀，照旋光度测定法（通则 0621）测定，按下式计算右旋糖酐的含量。

$$C = 0.5128a$$

式中 C 为每 100ml 注射液中含右旋糖酐 20 的重量，g；

a 为测得的旋光度×稀释倍数 2.5（6%规格）或 5.0（10%规格）。

氯化钠 精密量取本品 10ml，置锥形瓶中，加铬酸钾指示液数滴，用硝酸银滴定液（0.1mol/L）滴定。每 1ml 硝酸银滴定液（0.1mol/L）相当于 5.844mg 的 NaCl。

【类别】 同右旋糖酐 20。

【规格】 （1）10%右旋糖酐 20 氯化钠注射液 100ml：10g 右旋糖酐 20 与 0.9g 氯化钠；250ml：25g 右旋糖酐 20 与 2.25g 氯化钠；500ml：50g 右旋糖酐 20 与 4.5g 氯化钠

（2）6%右旋糖酐 20 氯化钠注射液 100ml：6g 右旋糖酐 20 与 0.9g 氯化钠；250ml：15g 右旋糖酐 20 与 2.25g 氯化钠；500ml：30g 右旋糖酐 20 与 4.5g 氯化钠

【贮藏】 在 25℃以下密闭保存。

右旋糖酐 40

Youxuantanggan 40

Dextran 40

本品系蔗糖经肠膜状明串珠菌 *L.*-M-1226 号菌（*Leuconostoc mesenteroides*）发酵后生成的高分子葡萄糖聚合物，经处理精制而得。右旋糖酐 40 的重均分子量（M_W）应为 32 000～42 000。

【性状】 本品为白色粉末；无臭。

本品在热水中易溶，在乙醇中不溶。

比旋度 照右旋糖酐 20 项下的方法测定，应符合规定。

【鉴别】 照右旋糖酐 20 项下的鉴别试验，显相同的反应。

【检查】 **分子量与分子量分布** 照分子排阻色谱法（通则 0514）测定。

供试品溶液 取本品适量，加流动相溶解并稀释制成每 1ml 中约含 10mg 的溶液，振摇，放置过夜。

对照品溶液 取 4～5 个已知分子量的右旋糖酐对照品，加流动相溶解并稀释制成每 1ml 中各含 10mg 的溶液。

系统适用性溶液（1） 取葡萄糖适量，加流动相溶解并稀释制成每 1ml 中约含 10mg 的溶液。

系统适用性溶液（2） 取葡聚糖 2000 适量，加流动相溶解并稀释制成每 1ml 中约含 10mg 的溶液。

色谱条件 以亲水性球型高聚物为填充剂（TSK G PWXL 柱、Shodex OHpak SB HQ 柱或其他适宜色谱柱）；以 0.71%硫酸钠溶液（内含 0.02%叠氮化钠）为流动相；柱温为 35℃；流速为每分钟 0.5ml；示差折光检测器；进样体积 20μl。

系统适用性要求 系统适用性溶液（1）色谱图中，葡萄糖的保留时间为 t_T，系统适用性溶液（2）色谱图中，葡聚糖 2000 的保留时间为 t_0，供试品溶液和对照品溶液色谱图中主峰的保留时间 t_R 均应在 t_T 和 t_0 之间。理论板数按葡萄糖峰计算不小于 5000。

测定法 取供试品溶液与对照品溶液，分别注入液相色谱仪，记录色谱图。由 GPC 软件分别计算出对照品溶液的回归方程与供试品的重均分子量及分子量分布。

限度 重均分子量应为 32 000～42 000，10%大分子部分重均分子量不得大于 120 000，10%小分子部分重均分子量不得小于 5000。

氯化物、氮、干燥失重、炽灼残渣与重金属 照右旋糖酐 20 项下的方法检查，均应符合规定。

【类别】 血浆代用品。

【贮藏】 密封，在干燥处保存。

【制剂】 (1)右旋糖酐 40 葡萄糖注射液 (2)右旋糖酐 40 氯化钠注射液

右旋糖酐 40 葡萄糖注射液

Youxuantanggan 40 Putaotang Zhusheye

Dextran 40 and Glucose Injection

本品为右旋糖酐 40 与葡萄糖的灭菌水溶液。含右旋糖酐 40 与葡萄糖($C_6H_{12}O_6 \cdot H_2O$)均应为标示量的 95.0%～105.0%。

【性状】 本品为无色、稍带黏性的澄明液体，有时显轻微的乳光。

【鉴别】 照右旋糖酐 20 葡萄糖注射液项下的鉴别试验，显相同的反应。

【检查】 **分子量与分子量分布** 照分子排阻色谱法(通则 0514)测定。

供试品溶液 精密量取本品适量，加流动相稀释制成每 1ml 中约含右旋糖酐 40 10mg 的溶液，振摇，放置过夜。

对照品溶液、系统适用性溶液(1)、系统适用性溶液(2)、色谱条件、系统适用性要求与测定法 见右旋糖酐 40 分子量与分子量分布项下。

限度 重均分子量应为 32 000～42 000，10%大分子部分重均分子量不得大于 120 000，10%小分子部分重均分子量不得小于 5000。

渗透压摩尔浓度 应为 270～350mOsmol/kg(通则 0632)。

pH 值、5-羟甲基糠醛、重金属、异常毒性、细菌内毒素与过敏反应 照右旋糖酐 20 葡萄糖注射液项下的方法检查，均应符合规定。

其他 应符合注射剂项下有关的各项规定(通则 0102)。

【含量测定】 照右旋糖酐 20 葡萄糖注射液项下的方法测定，用右旋糖酐 40 做空白试验校正。

【类别】 同右旋糖酐 40。

【规格】 (1)10%右旋糖酐 40 葡萄糖注射液 100ml：10g 右旋糖酐 40 与 5g 葡萄糖；250ml：25g 右旋糖酐 40 与 12.5g 葡萄糖；500ml：50g 右旋糖酐 40 与 25g 葡萄糖

(2)6%右旋糖酐 40 葡萄糖注射液 100ml：6g 右旋糖酐 40 与 5g 葡萄糖；250ml：15g 右旋糖酐 40 与 12.5g 葡萄糖；500ml：30g 右旋糖酐 40 与 25g 葡萄糖

【贮藏】 在 25℃以下密闭保存。

右旋糖酐 40 氯化钠注射液

Youxuantanggan 40 Lühuana Zhusheye

Dextran 40 and Sodium Chloride Injection

本品为右旋糖酐 40 与氯化钠的灭菌水溶液。含右旋糖酐 40 与氯化钠(NaCl)均应为标示量的 95.0%～105.0%。

【性状】 本品为无色、稍带黏性的澄明液体，有时显轻微的乳光。

【鉴别】 照右旋糖酐 20 氯化钠注射液项下的鉴别试验，显相同的反应。

【检查】 **分子量与分子量分布** 照分子排阻色谱法(通则 0514)测定。

供试品溶液 精密量取本品适量，加流动相稀释制成每 1ml 中约含右旋糖酐 40 10mg 的溶液，振摇，放置过夜。

对照品溶液、系统适用性溶液(1)、系统适用性溶液(2)、色谱条件、系统适用性要求与测定法 见右旋糖酐 40 分子量与分子量分布项下。

限度 重均分子量应为 32 000～42 000，10%大分子部分重均分子量不得大于 120 000，10%小分子部分重均分子量不得小于 5000。

pH 值 应为 4.0～7.0(通则 0631)。

重金属、渗透压摩尔浓度、异常毒性、细菌内毒素与过敏反应 照右旋糖酐 20 葡萄糖注射液项下的方法检查，均应符合规定。

其他 应符合注射剂项下有关的各项规定(通则 0102)。

【含量测定】 照右旋糖酐 20 氯化钠注射液项下的方法测定，并计算含量。

【类别】 同右旋糖酐 40。

【规格】 (1)10%右旋糖酐 40 氯化钠注射液 100ml：10g 右旋糖酐 40 与 0.9g 氯化钠；250ml：25g 右旋糖酐 40 与 2.25g 氯化钠；500ml：50g 右旋糖酐 40 与 4.5g 氯化钠

(2)6%右旋糖酐 40 氯化钠注射液 100ml：6g 的右旋糖酐 40 与 0.9g 氯化钠；250ml：15g 右旋糖酐 40 与 2.25g 氯化钠；500ml：30g 右旋糖酐 40 与 4.5g 氯化钠

【贮藏】 在 25℃以下密闭保存。

右旋糖酐 70

Youxuantanggan 70

Dextran 70

本品系蔗糖经肠膜状明串珠菌 *L.*-M-1226 号菌(*Leuconostoc mesenteroides*)发酵后生成的高分子葡萄糖聚合物，经处理精制而得。右旋糖酐 70 的重均分子量(M_W)应为 64 000～76 000。

【性状】 本品为白色粉末；无臭。

本品在热水中易溶，在乙醇中不溶。

比旋度 照右旋糖酐 20 项下的方法测定，应符合规定。

【鉴别】 照右旋糖酐 20 项下的鉴别试验，显相同的反应。

【检查】 **分子量与分子量分布** 照分子排阻色谱法(通则 0514)测定。

供试品溶液　取本品适量，加流动相溶解并稀释制成每 1ml 中约含 10mg 的溶液，振摇，放置过夜。

对照品溶液　取 4～5 个已知分子量的右旋糖酐对照品，加流动相溶解并稀释制成每 1ml 中各含 10mg 的溶液。

系统适用性溶液(1)　取葡萄糖适量，加流动相溶解并稀释制成每 1ml 中约含 10mg 的溶液。

系统适用性溶液(2)　取葡聚糖 2000 适量，加流动相溶解并稀释制成每 1ml 中约含 10mg 的溶液。

色谱条件　以亲水性球型高聚物为填充剂(TSK G PWXL 柱、Shodex OHpak SB HQ 柱或其他适宜色谱柱)；以 0.71%硫酸钠溶液(内含 0.02%叠氮化钠)为流动相；柱温为 35℃；流速为每分钟 0.5ml；示差折光检测器；进样体积 20μl。

系统适用性要求　系统适用性溶液(1)色谱图中，葡萄糖的保留时间为 t_T，系统适用性溶液(2)色谱图中，葡聚糖 2000 的保留时间为 t_0，供试品溶液和对照品溶液色谱图中主峰的保留时间 t_R 均应在 t_T 和 t_0 之间。理论板数按葡萄糖峰计算不小于 5000。

测定法　取供试品溶液与对照品溶液，分别注入液相色谱仪，记录色谱图。由 GPC 软件分别计算出对照品溶液的回归方程与供试品的重均分子量及分子量分布。

限度　重均分子量应为 64 000～76 000，10%大分子部分重均分子量不得大于 185 000，10%小分子部分重均分子量不得小于 15 000。

氯化物、氮、干燥失重、炽灼残渣与重金属　照右旋糖酐 20 项下的方法检查，均应符合规定。

【类别】 血浆代用品。

【贮藏】 密封，在干燥处保存。

【制剂】 (1)右旋糖酐 70 葡萄糖注射液　(2)右旋糖酐 70 氯化钠注射液

右旋糖酐 70 葡萄糖注射液

Youxuantanggan 70 Putaotang Zhusheye

Dextran 70 and Glucose Injection

本品为右旋糖酐 70 与葡萄糖的灭菌水溶液。含右旋糖酐 70 与葡萄糖($C_6H_{12}O_6 \cdot H_2O$)均应为标示量的 95.0%～105.0%。

【性状】 本品为无色、稍带黏性的澄明液体，有时显轻微的乳光。

【鉴别】 照右旋糖酐 20 葡萄糖注射液项下的鉴别试验，显相同的反应。

【检查】 **分子量与分子量分布**　照分子排阻色谱法(通则 0514)测定。

供试品溶液　精密量取本品适量，加流动相稀释制成每 1ml 中约含右旋糖酐 70 10mg 的溶液，振摇，放置过夜。

对照品溶液、系统适用性溶液(1)、系统适用性溶液(2)、色谱条件、系统适用性要求与测定法　见右旋糖酐 70 分子量与分子量分布项下。

限度　重均分子量应为 64 000～76 000，10%大分子部分重均分子量不得大于 185 000，10%小分子部分重均分子量不得小于 15 000。

pH 值、5-羟甲基糠醛、重金属、渗透压摩尔浓度、异常毒性、细菌内毒素与过敏反应　照右旋糖酐 20 葡萄糖注射液项下的方法检查，均应符合规定。

其他　应符合注射剂项下有关的各项规定(通则 0102)。

【含量测定】 照右旋糖酐 20 葡萄糖注射液项下的方法测定，用右旋糖酐 70 做空白试验校正。

【类别】 同右旋糖酐 70。

【规格】 500ml∶30g 右旋糖酐 70 与 25g 葡萄糖

【贮藏】 在 25℃以下密闭保存。

右旋糖酐 70 氯化钠注射液

Youxuantanggan 70 Lühuana Zhusheye

Dextran 70 and Sodium Chloride Injection

本品为右旋糖酐 70 与氯化钠的灭菌水溶液。含右旋糖酐 70 与氯化钠(NaCl)均应为标示量的 95.0%～105.0%。

【性状】 本品为无色、稍带黏性的澄明液体，有时显轻微的乳光。

【鉴别】 照右旋糖酐 20 氯化钠注射液项下的鉴别试验，显相同的反应。

【检查】 **分子量与分子量分布**　照分子排阻色谱法(通则 0514)测定。

供试品溶液　精密量取本品适量，加流动相稀释制成每 1ml 中约含右旋糖酐 70 10mg 的溶液，振摇，放置过夜。

对照品溶液、系统适用性溶液(1)、系统适用性溶液(2)、色谱条件、系统适用性要求与测定法　见右旋糖酐 70 分子量与分子量分布项下。

限度　重均分子量应为 64 000～76 000，10%大分子部分重均分子量不得大于 185 000，10%小分子部分重均分子量不得小于 15 000。

pH 值　应为 4.0～7.0(通则 0631)。

重金属、渗透压摩尔浓度、异常毒性、细菌内毒素与过敏反应　照右旋糖酐 20 葡萄糖注射液项下的方法检查，均应符合规定。

其他　应符合注射剂项下有关的各项规定(通则 0102)。

【含量测定】 照右旋糖酐 20 氯化钠注射液项下的方法测定，并计算含量。

【类别】 同右旋糖酐 70。

【规格】 500ml∶30g 右旋糖酐 70 与 4.5g 氯化钠

【贮藏】 在 25℃以下密闭保存。

右旋糖酐铁

Youxuantanggan Tie

Iron Dextran

本品为氢氧化铁与重均分子量(M_W)5000～7500 的右旋糖酐的络合物。按干燥品计算，含铁(Fe)应不少于 25.0%。

【性状】 本品为棕褐色至棕黑色结晶性粉末；无臭。

本品在热水中易溶，在乙醇中不溶。

【鉴别】 (1)取本品约 40mg，加水 5ml，加热使溶解，放冷，加氨试液，应无沉淀析出；另取本品约 80mg，加水 20ml 与盐酸 5ml，煮沸 5 分钟，放冷，加过量的氨试液，产生红棕色沉淀，滤过，沉淀用水洗涤，加适量盐酸使溶解，加水至 20ml，溶液显铁盐的鉴别反应(通则 0301)。

(2)取本品约 40mg，加水 500ml，加热使溶解，取 1ml，置试管中，在冰浴中沿试管壁加蒽酮溶液(取蒽酮 0.4g，加水 10ml 与硫酸 190ml 的混合液使溶解)2ml，摇匀，加热，溶液由绿色变为蓝绿色。

【检查】 **分子量与分子量分布**　照分子排阻色谱法(通则 0514)测定。

供试品溶液　取本品适量(约相当于右旋糖酐铁 40mg)，置试管中，加水 2ml，加热使溶解，放冷，加 4mol/L 磷酸二氢钠溶液 2ml，摇匀，静置过夜，加流动相至 10ml，0.45μm 滤膜滤过，取续滤液，即得。

对照品溶液　取 4～5 个右旋糖酐分子量对照品(峰位分子量 2000～60 000)，加流动相溶解并稀释制成每 1ml 中各含 10mg 的溶液。

系统适用性溶液(1)　取葡萄糖适量，加流动相溶解并稀释制成每 1ml 中约含 10mg 的溶液。

系统适用性溶液(2)　取葡聚糖 2000 适量，加流动相溶解并稀释制成每 1ml 中约含 10mg 的溶液。

色谱条件　以亲水性球型高聚物为填充剂(TSK G PWXL 柱、Shodex OHpak SB HQ 柱或其他适宜色谱柱)；以 0.71%硫酸钠溶液(内含 0.02%叠氮化钠)为流动相；柱温为 30℃；流速为每分钟 0.5ml；示差折光检测器；供试品溶液进样体积 50μl，其他溶液进样体积 20μl。

系统适用性要求　系统适用性溶液(1)色谱图中，葡萄糖的保留时间为 t_T，系统适用性溶液(2)色谱图中，葡聚糖 2000 的保留时间为 t_0，供试品溶液和对照品溶液色谱图中主峰的保留时间 t_R 均应在 t_T 和 t_0 之间。理论板数按葡萄糖峰计算不小于 5000。对照品溶液色谱图中，以保留时间为横坐标、峰位分子量的对数值为纵坐标，使用 GPC 软件计算回归方程，相关系数应不小于 0.99。

测定法　精密量取供试品溶液，注入液相色谱仪，记录色谱图。由 GPC 软件分别计算本品中右旋糖酐的重均分子量及分子量分布。

限度　重均分子量(M_w)应为 5000～7000，分布系数 D (M_W/M_n)应小于 1.8。

游离铁　取本品 0.10g，置 50ml 纳氏比色管中，加水 10ml 振摇使溶解，加标准铁贮备液 1.0ml、硫氰酸钾溶液(取硫氰酸钾 15g，置 100ml 量瓶中，加水约 50ml 溶解后，加丙酮 15ml，用水稀释至刻度，摇匀)15ml 与丙酮 24ml，摇匀，静置，观察上清液的颜色；如显色，与标准铁贮备液 3.0ml 同法制成的对照液比较，不得更深(0.2%)。

氯化物　取本品 0.25g，加水 2ml 与硫酸 1ml，加热至溶液呈淡黄色，放冷，用水稀释至 200ml，取 2ml，依法检查(通则 0801)，与标准氯化钠溶液 5.0ml 制成的对照液比较，不得更浓(2.0%)。

干燥失重　取本品，在 105℃干燥至恒重，减失重量不得过 5.0%(通则 0831)。

重金属　取本品 1.0g，加水 6ml 与硝酸 4ml，水浴加热至体积约为 2～3ml，放冷，加硫酸 2ml，置水浴加热至氧化成白色，如氧化不完全，再加硝酸 1～2ml，再置水浴中加热，放冷，加盐酸 15ml，加热使溶解，加乙酸异丁酯提取 4 次，每次 8ml，弃去有机相，取水层，置水浴上蒸发至约 8ml，放冷，加酚酞指示液 1 滴，用氨试液中和后，加醋酸盐缓冲液(pH 3.5)2ml，加水至 25ml，依法检查(通则 0821 第一法)，含重金属不得过百万分之二十。

砷盐　取本品 0.40g，加氢氧化钙 0.5g，混匀，缓缓加热至完全炭化，在 500～600℃炽灼使灰化，放冷，加盐酸 14ml 与水 7ml 使溶解，移至蒸馏瓶中，加酸性氯化亚锡试液 0.5ml，蒸馏至约 5ml，馏出液导入盛有 10ml 水的测砷瓶中，依法检查(通则 0822 第一法)，应符合规定(0.0005%)。

【含量测定】 取本品约 0.3g，精密称定，置碘瓶中，加水 34ml 与硫酸 2ml，加热至溶液显橙黄色，放冷，滴加高锰酸钾试液，至溶液恰显粉红色并持续 5 秒钟，加盐酸 30ml 与碘化钾试液 30ml，密塞，静置 3 分钟，加水 50ml，用硫代硫酸钠滴定液(0.1mol/L)滴定，至近终点时，加淀粉指示液 2ml，继续滴定至蓝色消失。每 1ml 硫代硫酸钠滴定液(0.1mol/L)相当于 5.585mg 的 Fe。

【类别】 抗贫血药。

【贮藏】 遮光，密封保存。

【制剂】 (1)右旋糖酐铁片　(2)右旋糖酐铁注射液

右旋糖酐铁片

Youxuantanggan Tie Pian

Iron Dextran Tablets

本品含右旋糖酐铁，含铁(Fe)应为标示量的 90.0%～110.0%。

【性状】 本品为糖衣片，除去包衣后显棕褐色。

【鉴别】 取本品，研细，取细粉适量(约相当于 Fe 12.5mg)，照右旋糖酐铁项下的鉴别(1)、(2)项试验，显相同的反应。

【检查】 溶出度 照溶出度与释放度测定法(通则 0931 第二法)测定。

溶出条件　以 0.1mol/L 盐酸溶液 900ml 为溶出介质,转速为每分钟 100 转,依法操作,经 45 分钟时取样。

供试品溶液　取溶出液适量,滤过,精密量取续滤液 10ml,置 50ml 量瓶中,用 0.1mol/L 盐酸溶液稀释至刻度,摇匀。

对照品溶液　精密量取铁单元素标准溶液适量置 50ml 量瓶中,用 0.1mol/L 盐酸溶液分别定量稀释制成每 1ml 中含 5μg、2.5μg、1.25μg 的溶液。

测定法　取供试品溶液与对照品溶液,照原子吸收分光光度法(通则 0406),在 248.3nm 的波长处分别测定,按标准曲线法计算每片的溶出量。

限度　标示量的 80%,应符合规定。

其他 应符合片剂项下有关的各项规定(通则 0101)。

【含量测定】 取本品 20 片,除去包衣后,精密称定,研细,精密称取适量(约相当于 Fe 0.1g),照右旋糖酐铁项下的方法测定。

【类别】 同右旋糖酐铁。

【规格】 25mg(按 Fe 计)

【贮藏】 遮光,密封保存。

右旋糖酐铁注射液

Youxuantanggan Tie Zhusheye

Iron Dextran Injection

本品为右旋糖酐铁的灭菌胶体溶液。含铁(Fe)应为标示量的 95.0%～105.0%。

【性状】 本品为深褐色的胶体溶液。

【鉴别】 (1)取本品 0.5ml,加水 5ml,照右旋糖酐铁鉴别(1)项试验,显相同的反应。

(2)取本品的稀释液(1→1000)1ml,照右旋糖酐铁鉴别(2)项试验,显相同的反应。

【检查】 分子量与分子量分布 照分子排阻色谱法(通则 0514)测定。

供试品溶液　取本品适量(约相当于铁 50mg),加 4mol/L 磷酸二氢钠溶液 2ml,摇匀,静置过夜,加水至 10ml,滤过,取续滤液,即得。

对照品溶液、系统适用性溶液(1)、系统适用性溶液(2)、色谱条件、系统适用性要求与测定法　见右旋糖酐铁分子量与分子量分布项下。

限度　右旋糖酐的重均分子量(M_w)应为 5000～7500,分布系数 D(M_w/M_n)应小于 1.8。

pH 值 应为 5.2～6.5(通则 0631)。

苯甲醇 照高效液相色谱法(通则 0512)测定。

供试品溶液　精密量取本品 1ml,置 25ml 量瓶中,用水稀释至刻度,摇匀。

对照品溶液　取苯甲醇约 10mg,精密称定,置 25ml 量瓶中,加水溶解并稀释至刻度,摇匀。

色谱条件　用辛基硅烷键合硅胶为填充剂;以甲醇-乙腈-水(25∶35∶40)为流动相;检测波长为 258nm;进样体积 10μl。

系统适用性要求　苯甲醇峰与相邻峰之间的分离度应符合要求。

测定法　精密量取供试品溶液与对照品溶液,分别注入液相色谱仪,记录色谱图。

限度　供试品溶液色谱图中如有苯甲醇峰,按外标法以峰面积计算,每 1ml 含苯甲醇应为标示量的 80%～120%。

氯化物 取本品 1ml,照右旋糖酐铁项下的方法检查,与标准氯化钠溶液 5.0ml 制成的对照液比较,不得更浓(0.5%)。

重金属 取本品 2ml,照右旋糖酐铁项下的方法检查,含重金属不得过百万分之十五。

砷盐 取本品 1ml,照右旋糖酐铁项下的方法检查,含砷盐不得过 0.0002%。

注射部位未吸收 Fe 含量 供试品溶液和对照溶液的制备　取体重 1.5～2.5kg 健康家兔 2 只,剪去后腿内侧的毛,消毒注射部位,自半腱肌远侧末端插入针头,穿过缝匠肌注入股内肌中,每只家兔一侧后腿注射本品,另一侧作为对照,剂量按每 1kg 体重注射 0.4ml(每 1ml 含 Fe 25mg)或 0.2ml(每 1ml 含 Fe 50mg)。给药 7 天后,处死动物,切开给药侧后腿皮肤。仔细检查注射部位,注射部位肌肉不能有暗褐色沉积,沿筋膜板不能有渗迹,如有上述现象,则判为不符合规定;注射部位肌肉有轻微着色的则进行如下试验。取出注射部位呈色的股内肌;对照侧后腿,取出与给药侧后腿相应部位与大小的股内肌,分别匀浆后,移至 1000ml 烧杯中,加 2mol/L 氢氧化钠溶液 75ml 和水适量,使没过肌肉,加盖煮沸至无固体物存在,放冷,小心加硫酸 50ml,加热至沸,分次滴加硝酸约 10ml,至无炭化物出现,加热除去过量硝酸,放冷,转移至 250ml 量瓶中,用水稀释至刻度,摇匀,分别作为供试品溶液与对照溶液。

标准曲线的制备　精密量取铁单元素标准溶液(每 1ml 中含 Fe 100μg)0ml、0.5ml、1.0ml、2.0ml、3.0ml,分别置 100ml 量瓶中,加 20%枸橼酸溶液 10ml、巯基乙酸 1ml,摇匀,滴加浓氨溶液至紫红色不再加深,用水稀释至刻度。以 0 管为空白,照紫外-可见分光光度法(通则 0401),在 530nm 的波长处测定吸光度,以含铁量(μg)与相应的吸光度计算直线回归方程。

测定法　精密量取供试品溶液和对照溶液各 5ml,分别加硫酸 3ml,加热至发烟,加硝酸适量,继续加热至溶液呈无色,放冷,加水 20ml,煮沸 3 分钟,放冷,加 20%枸橼酸溶液 10ml、巯基乙酸 1ml,滴加浓氨溶液至紫红色不再加深,转移至 100ml 量瓶中,用水稀释至刻度,分别作为供试品测定溶液与对照测定溶液,以标准曲线项下 0 管为空白,照紫外-可见分光光度法(通则 0401),在 530nm 的波长处分别测定注药腿肌的吸光度 $A_{样}$ 与对照腿肌的吸光度 $A_{对}$。由直线回归方程查得 $Fe_{样}$ 和 $Fe_{对}$ 的含量,求出平均值,按下式计算:

注射部位未吸收 Fe 含量% $= \frac{Fe_{样} - Fe_{对}}{注射量(Fe)} \times 50 \times 100\%$

注射部位未吸收 Fe 含量不得大于 20%。

过敏反应　取本品，用氯化钠注射液稀释制成每 1ml 中含 2mg(按 Fe 计)的溶液，依法检查(通则 1147)，应符合规定。

异常毒性　取体重 18～22g 健康小鼠 10 只，分别自尾静脉注射用氯化钠注射液稀释成每 1ml 中含铁 10mg 的供试品溶液 0.5ml，在 5 日内小鼠死亡数不得超过 3 只；如超过 3 只，需另取小鼠 20 只，重复试验；合并 2 次实验结果，小鼠死亡总数不得超过 10 只。

细菌内毒素　取本品，依法检查(通则 1143)，每 1mg 中(按 Fe 计)含内毒素的量应小于 0.50EU。

其他　除可见异物不检查外，应符合注射剂项下有关的各项规定(通则 0102)。

【含量测定】　用内容量移液管，精密量取本品适量(约相当于铁 0.1g)，照右旋糖酐铁项下的方法测定。

【类别】　同右旋糖酐铁。

【规格】　按 Fe 计　(1)2ml：50mg　(2)4ml：100mg　(3)2ml：100mg

【贮藏】　遮光，密闭保存。

布美他尼

Bumeitani

Bumetanide

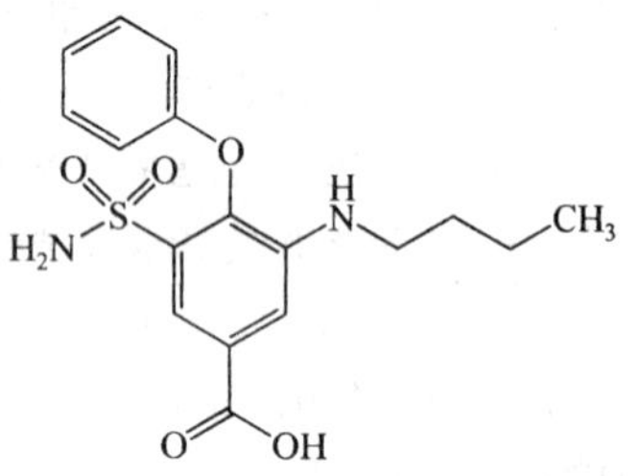

$C_{17}H_{20}N_2O_5S$　364.42

本品为 3-丁氨基-4-苯氧基-5-磺酰基苯甲酸。按干燥品计算，含 $C_{17}H_{20}N_2O_5S$ 不得少于 98.5%。

【性状】　本品为白色的结晶或结晶性粉末；无臭。

本品在乙醇中溶解，在三氯甲烷中极微溶解，在水中不溶。

【鉴别】　(1)取本品约 1mg，加无水乙醇 2ml 溶解后，置紫外光灯(365nm)下检视，显紫色荧光。

(2)取本品约 5mg，加甲酸钠碱性溶液(取甲酸钠 5g 与氢氧化钠 6g，加水溶解成 100ml)1 滴，缓缓加热至干，继续加热至显灰色并略炭化，放冷，加硫酸溶液(1→2)0.5ml 酸化，再加水 0.5ml，滤过，滤液置点滴反应板上，加铁氰化钾试液 1 滴，即显绿色，渐生成蓝色沉淀。

(3)本品的红外光吸收图谱应与对照的图谱(光谱集 86 图)一致。

【检查】　**碱性溶液的澄清度与颜色**　取本品 50mg，加氢氧化钾试液 1ml 与水 9ml 溶解后，溶液应澄清无色；如显浑浊，与 1 号浊度标准液(通则 0902 第一法)比较，不得更浓；如显色，与橙黄色 1 号标准比色液(通则 0901 第一法)比较，不得更深。

氯化物　取本品 0.25g，置 50ml 具塞锥形瓶中，加水 25ml，充分振摇约 10 分钟，滤过，滤渣与具塞锥形瓶用水少量洗涤，滤过，洗液与滤液合并，依法检查(通则 0801)，与标准氯化钠溶液 5.0ml 制成的对照液比较，不得更浓(0.02%)。

芳香第一胺　照紫外-可见分光光度法(通则 0401)测定。

供试品溶液　取本品 40mg，精密称定，置 10ml 量瓶中，加乙醇溶解并稀释至刻度，摇匀，精密量取 1ml，置 10ml 量瓶中，加盐酸溶液(9→100)3ml 与 4%亚硝酸钠溶液 0.5ml，摇匀，放置2 分钟，用 10%氨基磺酸铵溶液 1ml，摇匀，放置 5 分钟，加 2%二盐酸萘基乙二胺的稀乙醇溶液 0.5ml，摇匀，放置 2 分钟，用水稀释至刻度，摇匀。

测定法　取供试品溶液，在 518nm 波长处测定吸光度。

限度　吸光度不得大于 0.19。

有关物质　照高效液相色谱法(通则 0512)测定。

供试品溶液　取本品约 12.5mg，精密称定，置 50ml 量瓶中，加流动相溶解并稀释至刻度，摇匀。

对照溶液　精密量取供试品溶液适量，用流动相定量稀释制成每 1ml 中含 0.5μg 的溶液。

色谱条件　用十八烷基硅烷键合硅胶为填充剂；以甲醇-0.1%三氟乙酸溶液(58：42)为流动相；检测波长为 220nm；进样体积 20μl。

系统适用性要求　理论板数按布美他尼峰计算不低于 3000，布美他尼峰与相邻杂质峰的分离度应符合要求。

测定法　精密量取供试品溶液与对照溶液，分别注入液相色谱仪，记录色谱图至主成分峰保留时间的 3 倍。

限度　供试品溶液色谱图中如有杂质峰，单个杂质峰面积不得大于对照溶液主峰面积(0.2%)，各杂质峰面积的和不得大于对照溶液主峰面积的 2 倍(0.4%)。

干燥失重　取本品，在 105℃干燥至恒重，减失重量不得过 0.5%(通则 0831)。

炽灼残渣　取本品 1.0g，依法检查(通则 0841)，遗留残渣不得过 0.1%。

重金属　取炽灼残渣项下遗留的残渣，依法检查(通则 0821 第二法)，含重金属不得过百万分之十。

砷盐　取本品 1.0g，加氢氧化钙 1.0g，加水少量，搅拌均匀，干燥后，先用小火炽灼使炭化，再在 500～600℃炽灼成灰白色，放冷，加盐酸 8ml 与水 20ml 溶解后，依法检查(通则 0822第一法)，应符合规定(0.0002%)。

【含量测定】　取本品约 0.5g，精密称定，加中性乙醇(对甲酚红指示液显中性)60ml 溶解后，加甲酚红指示液 5 滴，用氢氧化钠滴定液(0.1mol/L)滴定至溶液显红色。每 1ml 氢氧化钠滴定液(0.1mol/L)相当于 36.44mg 的 $C_{17}H_{20}N_2O_5S$。

【类别】　利尿药。

【贮藏】 遮光，密封保存。

【制剂】 (1)布美他尼片　(2)布美他尼注射液

布美他尼片

Bumeitani Pian

Bumetanide Tablets

本品含布美他尼($C_{17}H_{20}N_2O_5S$)应为标示量的 90.0%～110.0%。

【性状】 本品为白色片。

【鉴别】 (1)取本品 10 片，研细，加无水乙醇 10ml，振摇使布美他尼溶解，滤过，滤液照布美他尼项下的鉴别(1)项试验，显相同的反应。

(2)在含量测定项下记录的色谱图中，供试品溶液主峰的保留时间应与对照品溶液主峰的保留时间一致。

【检查】 **有关物质** 照高效液相色谱法(通则 0512)测定。

供试品溶液　取本品细粉适量(约相当于布美他尼 6.25mg)，置 25ml 量瓶中，加流动相溶解并稀释至刻度，摇匀，滤过，取续滤液。

对照溶液　精密量取供试品溶液 1ml，置 100ml 量瓶中，用流动相稀释至刻度，摇匀。

色谱条件、系统适用性要求与测定法　见布美他尼有关物质项下。

限度　供试品溶液色谱图中如有杂质峰，除相对保留时间小于 0.3 的色谱峰不计外，单个杂质峰面积不得大于对照溶液主峰面积的 0.5 倍(0.5%)，各杂质峰面积的和不得大于对照溶液主峰面积(1.0%)。

含量均匀度 取本品 1 片，置 20ml 量瓶中，加流动相适量，振摇使布美他尼溶解，用流动相稀释至刻度，摇匀，滤过，取续滤液作为供试品溶液，照含量测定项下的方法测定，按外标法以峰面积计算每片的含量，应符合规定(通则 0941)。

溶出度 照溶出度与释放度测定法(通则 0931 第一法)测定。

溶出条件　以磷酸盐缓冲液(pH 7.8～8.0)900ml 为溶出介质，转速为每分钟 100 转，依法操作，经 30 分钟时取样。

供试品溶液　取溶出液 25ml，滤过，取续滤液。

对照品溶液　取布美他尼对照品，精密称定，加溶出介质溶解并定量稀释成每 1ml 中约含 1.1μg 的溶液。

色谱条件　见含量测定项下。进样体积 100μl。

系统适用性要求　见含量测定项下。

测定法　见含量测定项下。计算每片的溶出量。

限度　标示量的 80%，应符合规定。

其他 应符合片剂项下有关的各项规定(通则 0101)。

【含量测定】 照高效液相色谱法(通则 0512)测定。

供试品溶液 取本品 20 片，精密称定，研细，精密称取适量(约相当于布美他尼 5mg)，置 100ml 量瓶中，加流动相适量，振摇使布美他尼溶解，用流动相稀释至刻度，摇匀，滤过，取续滤液。

对照品溶液 取布美他尼对照品，精密称定，加流动相溶解并定量稀释制成每 1ml 中约含 50μg 的溶液。

色谱条件 见有关物质项下。检测波长为 344nm。

系统适用性要求 见有关物质项下。

测定法 精密量取供试品溶液与对照品溶液，分别注入液相色谱仪，记录色谱图。按外标法以峰面积计算。

【类别】 同布美他尼。

【规格】 1mg

【贮藏】 遮光，密封保存。

布美他尼注射液

Bumeitani Zhusheye

Bumetanide Injection

本品为布美他尼加氢氧化钠制成的灭菌水溶液。含布美他尼($C_{17}H_{20}N_2O_5S$)应为标示量的 90.0%～110.0%。

【性状】 本品为无色的澄明液体。

【鉴别】 (1)取本品，置紫外光灯(365nm)下观察，显紫色荧光。

(2)取本品 8ml，加稀硫酸 1ml，搅拌，即生成白色沉淀，滤过，滤渣用水洗净后，加无水乙醇 2ml 溶解，再加 1%碘酸钾溶液与碘化钾试液各 1ml，即显黄色。

(3)在含量测定项下记录的色谱图中，供试品溶液主峰的保留时间应与对照品溶液主峰的保留时间一致。

【检查】 **pH 值** 应为 6.5～8.5(通则 0631)。

有关物质 照高效液相色谱法(通则 0512)测定。

供试品溶液　取本品，即得。

对照溶液　精密量取供试品溶液 1ml，置 100ml 量瓶中，用流动相稀释至刻度，摇匀。

色谱条件、系统适用性要求与测定法　见布美他尼有关物质项下。

限度　供试品溶液色谱图中如有杂质峰，单个杂质峰面积不得大于对照溶液主峰面积的 0.3 倍(0.3%)，各杂质峰面积的和不得大于对照溶液主峰面积的 0.5 倍(0.5%)。

细菌内毒素 取本品，依法检查(通则 1143)，每 1mg 布美他尼中含内毒素的量应小于 60EU。

其他 应符合注射剂项下有关的各项规定(通则 0102)。

【含量测定】 照高效液相色谱法(通则 0512)测定。

供试品溶液 精密量取本品 5ml，置 25ml 量瓶中，用流动相稀释至刻度，摇匀。

对照品溶液 取布美他尼对照品，精密称定，加流动相溶解并定量稀释制成每 1ml 中约含 50μg 的溶液。

色谱条件 见有关物质项下。检测波长为 344nm。

系统适用性要求　见有关物质项下。

测定法　精密量取供试品溶液与对照品溶液，分别注入液相色谱仪，记录色谱图。按外标法以峰面积计算。

【类别】　同布美他尼。

【规格】　2ml∶0.5mg

【贮藏】　遮光，密闭保存。

布洛伪麻片

Buluo Weima Pian

Ibuprofen and Pseudoephedrine Hydrochloride Tablets

本品含布洛芬（$C_{13}H_{18}O_2$）应为标示量的 93.0%～107.0%，含盐酸伪麻黄碱（$C_{10}H_{15}NO \cdot HCl$）应为标示量的 90.0%～110.0%。

【处方】

布洛芬	200g
盐酸伪麻黄碱	30g
辅料	适量
制成	1000 片

【性状】　本品为白色片或薄膜衣片，除去包衣后显白色或类白色。

【鉴别】　（1）在含量测定项下记录的色谱图中，供试品溶液两主峰的保留时间应与对照品溶液相应两主峰的保留时间一致。

（2）取本品细粉适量，加水振摇，滤过，滤液显氯化物鉴别（1）的反应（通则 0301）。

【检查】　**溶出度**　照溶出度与释放度测定法（通则 0931 第一法）测定。

溶出条件　以磷酸盐缓冲液（pH 7.2）900ml 为溶出介质，转速为每分钟 100 转，依法操作，经 20 分钟时取样。

供试品溶液　取溶出液，滤过，取续滤液。

对照品溶液、色谱条件与系统适用性要求　见含量测定项下。

测定法　见含量测定项下。计算每片中布洛芬与盐酸伪麻黄碱的溶出量。

限度　均为标示量的 80%，均应符合规定。

其他　应符合片剂项下有关的各项规定（通则 0101）。

【含量测定】　照高效液相色谱法（通则 0512）测定。

供试品溶液　取本品 20 片，精密称定，研细，精密称取适量（约相当于布洛芬 100mg，盐酸伪麻黄碱 15mg），置 50ml 量瓶中，加流动相适量，振摇使布洛芬与盐酸伪麻黄碱溶解，用流动相稀释至刻度，摇匀，滤过，精密量取续滤液 5ml，置 50ml 量瓶中，用流动相稀释至刻度，摇匀。

对照品溶液　分别取布洛芬与盐酸伪麻黄碱对照品各适量，精密称定，加流动相溶解并定量稀释制成每 1ml 中约含布洛芬 0.2mg 与盐酸伪麻黄碱 0.03mg 的混合溶液。

色谱条件　用十八烷基硅烷键合硅胶为填充剂；以乙腈-水（1∶1）（每 1000ml 含十二烷基硫酸钠 2.5g，加磷酸 1ml，混匀后用氨水调节 pH 值至 3.2）为流动相；检测波长为 215nm；进样体积 20μl。

系统适用性要求　理论板数按布洛芬峰计算不低于 3000，布洛芬峰与伪麻黄碱峰之间的分离度应符合要求。

测定法　精密量取供试品溶液与对照品溶液，分别注入液相色谱仪，记录色谱图。按外标法以峰面积计算。

【类别】　抗感冒药。

【贮藏】　密封保存。

布洛伪麻胶囊

Buluo Weima Jiaonang

Ibuprofen and Pseudoephedrine Hydrochloride Capsules

本品含布洛芬（$C_{13}H_{18}O_2$）与盐酸伪麻黄碱（$C_{10}H_{15}NO \cdot HCl$）均应为标示量的 90.0%～110.0%。

【处方】

布洛芬	200g
盐酸伪麻黄碱	30g
辅料	适量
制成	1000 粒

【性状】　本品内容物为白色颗粒。

【鉴别】　（1）在含量测定项下记录的色谱图中，供试品溶液两主峰的保留时间应与对照品溶液相应两主峰的保留时间一致。

（2）取本品细粉适量（约相当于布洛芬 50mg），加乙醚 20ml，振摇，滤过，滤液置 50～60℃水浴上蒸干，残渣用 0.4%氢氧化钠溶液制成每 1ml 中含布洛芬 0.25mg 的溶液，滤过，滤液照紫外-可见分光光度法（通则 0401）测定，在 265nm 与 273nm 波长处有最大吸收，在 245nm 与 271nm 波长处有最小吸收，在 259nm 波长处有一肩峰。

【检查】　**溶出度**　照溶出度与释放度测定法（通则 0931 第一法）测定。

溶出条件　以磷酸盐缓冲液（pH 7.2）900ml 为溶出介质，转速为每分钟 100 转，依法操作，经 30 分钟时取样。

供试品溶液　取溶出液，滤过，取续滤液。

对照品溶液　分别取布洛芬对照品与盐酸伪麻黄碱对照品各适量，精密称定，加甲醇溶液（70→100）溶解并定量稀释成每 1ml 中含布洛芬 20mg 与盐酸伪麻黄碱 3mg 的混合溶液；精密量取上述溶液 1ml，置 100ml 量瓶中，用溶出介质稀释至刻度，摇匀。

色谱条件　见含量测定项下。

系统适用性要求　理论板数按布洛芬峰计算不低于 2500，各成分峰之间的分离度应符合要求。

测定法　精密量取供试品溶液与对照品溶液，分别注入液相色谱仪，记录色谱图。按外标法以峰面积计算每粒的溶出量。

限度　均为标示量的 70%，均应符合规定。

其他　应符合胶囊剂项下有关的各项规定（通则 0103）。

【含量测定】　照高效液相色谱法（通则 0512）测定。

内标溶液　取联苯适量，加甲醇溶解并稀释成每 1ml 中含 0.3mg 的溶液。

供试品溶液　取装量差异项下的内容物，混匀，研细，精密称取细粉适量（约相当于布洛芬 200mg，盐酸伪麻黄碱 30mg），置 100ml 量瓶中，加甲醇 70ml 充分振摇 30 分钟，精密加内标溶液 5ml，用水稀释至刻度，摇匀，滤过，取续滤液。

对照品溶液　分别取布洛芬对照品及盐酸伪麻黄碱对照品各适量，精密称定，加甲醇溶液（70→100）溶解并定量稀释成每 1ml 中含布洛芬 20mg 与盐酸伪麻黄碱 3mg 的混合溶液；精密量取上述混合溶液 10ml 及内标溶液 5ml，置 100ml 量瓶中，加甲醇 70ml，用水稀释至刻度，摇匀。

色谱条件　用十八烷基硅烷键合硅胶为填充剂；以乙腈-水-冰醋酸（520∶470∶10）每 1000ml 中加 4.0g 十二烷基硫酸钠为流动相；检测波长为 254nm；进样体积 20μl。

系统适用性要求　理论板数按布洛芬峰计算不低于 2500，各成分峰与内标物峰之间的分离度均应符合要求。

测定法　精密量取供试品溶液与对照品溶液，分别注入液相色谱仪，记录色谱图。按内标法以峰面积计算。

【类别】　抗感冒药。

【贮藏】　密封，遮光保存。

布　洛　芬

Buluofen

Ibuprofen

$C_{13}H_{18}O_2$　206.28

本品为 α-甲基-4-(2-甲基丙基)苯乙酸。按干燥品计算，含 $C_{13}H_{18}O_2$ 不得少于 98.5%。

【性状】　本品为白色结晶性粉末；稍有特异臭。

本品在乙醇、丙酮、三氯甲烷或乙醚中易溶，在水中几乎不溶；在氢氧化钠或碳酸钠试液中易溶。

熔点　本品的熔点（通则 0612 第一法）为 74.5～77.5℃。

【鉴别】　(1)取本品，加 0.4% 氢氧化钠溶液制成每 1ml 中约含 0.25mg 的溶液，照紫外-可见分光光度法（通则 0401）测定，在 265nm 与 273nm 的波长处有最大吸收，在 245nm 与 271nm 的波长处有最小吸收，在 259nm 的波长处有一肩峰。

(2)本品的红外光吸收图谱应与对照的图谱（光谱集 943 图）一致。

【检查】　氯化物　取本品 1.0g，加水 50ml，振摇 5 分钟，滤过，取续滤液 25ml，依法检查（通则 0801），与标准氯化钠溶液 5.0ml 制成的对照液比较，不得更浓（0.010%）。

有关物质　照薄层色谱法（通则 0502）试验。

供试品溶液　取本品，加三氯甲烷溶解并稀释制成每 1ml 中含 100mg 的溶液。

对照溶液　精密量取供试品溶液适量，用三氯甲烷定量稀释制成每 1ml 中含 1mg 的溶液。

色谱条件　采用硅胶 G 薄层板，以正己烷-乙酸乙酯-冰醋酸（15∶5∶1）为展开剂。

测定法　吸取供试品溶液与对照溶液各 5μl，分别点于同一薄层板上，展开，晾干，喷以 1% 高锰酸钾的稀硫酸溶液，在 120℃ 加热 20 分钟，置紫外光灯（365nm）下检视。

限度　供试品溶液如显杂质斑点，与对照溶液的主斑点比较，不得更深。

干燥失重　取本品，以五氧化二磷为干燥剂，在 60℃ 减压干燥至恒重，减失重量不得过 0.5%（通则 0831）。

炽灼残渣　不得过 0.1%（通则 0841）。

重金属　取本品 1.0g，加乙醇 22ml 溶解后，加醋酸盐缓冲液（pH 3.5）2ml 与水适量使成 25ml，依法检查（通则 0821 第一法），含重金属不得过百万分之十。

【含量测定】　取本品约 0.5g，精密称定，加中性乙醇（对酚酞指示液显中性）50ml 溶解后，加酚酞指示液 3 滴，用氢氧化钠滴定液（0.1mol/L）滴定。每 1ml 氢氧化钠滴定液（0.1mol/L）相当于 20.63mg 的 $C_{13}H_{18}O_2$。

【类别】　解热镇痛、非甾体抗炎药。

【贮藏】　密封保存。

【制剂】　(1)布洛芬口服溶液　(2)布洛芬片　(3)布洛芬胶囊　(4)布洛芬混悬滴剂　(5)布洛芬缓释胶囊　(6)布洛芬糖浆

布洛芬口服溶液

Buluofen Koufu Rongye

Ibuprofen Oral Solution

本品含布洛芬($C_{13}H_{18}O_2$)应为标示量的 93.0%～107.0%。

【性状】　本品为淡黄色至黄色溶液。

【鉴别】　(1)取本品 20ml，用 1mol/L 盐酸溶液调节 pH 值至 2.0，滤过，用少量水洗涤残渣，晾干。取残渣约 25mg，置 100ml 量瓶中，加 0.4% 氢氧化钠溶液溶解并稀释至刻度，摇匀，照紫外-可见分光光度法（通则 0401）测定，在 265nm 与 273nm 的波长处有最大吸收，在 245nm 与 271nm 的波长处有最小吸收，在 259nm 的波长处有一肩峰。

(2)在含量测定项下记录的色谱图中，供试品溶液主峰的

保留时间应与对照品溶液主峰的保留时间一致。

【检查】 **pH 值**　应为 7.0～9.0(通则 0631)。

其他　应符合口服溶液剂项下有关的各项规定(通则0123)。

【含量测定】 照高效液相色谱法(通则 0512)测定。

供试品溶液　用内容量移液管,精密量取本品适量,用甲醇定量稀释制成每 1ml 中约含布洛芬 0.5mg 的溶液。

对照品溶液　取布洛芬对照品适量,精密称定,加甲醇溶解并定量稀释制成每 1ml 中约含布洛芬 0.5mg 的溶液。

色谱条件　用十八烷基硅烷键合硅胶为填充剂;以醋酸钠缓冲液(取醋酸钠 6.13g,加水 750ml 使溶解,用冰醋酸调节 pH 值至 2.5)-乙腈(40∶60)为流动相;检测波长为 263nm;进样体积 20μl。

系统适用性要求　理论板数按布洛芬峰计算不低于 2500。

测定法　精密量取供试品溶液与对照品溶液,分别注入液相色谱仪,记录色谱图。按外标法以峰面积计算。

【类别】 同布洛芬。

【规格】 10ml∶0.1g

【贮藏】 密封,在阴凉处保存。

布洛芬片

Buluofen Pian

Ibuprofen Tablets

本品含布洛芬($C_{13}H_{18}O_2$)应为标示量的 95.0%～105.0%。

【性状】 本品为糖衣片或薄膜衣片,除去包衣后显白色。

【鉴别】 (1)取本品的细粉适量,加 0.4%氢氧化钠溶液溶解并稀释制成每 1ml 中约含布洛芬 0.25mg 的溶液,滤过,取续滤液,照布洛芬项下的鉴别(1)项试验,显相同的结果。

(2)取本品 5 片,研细,加丙酮 20ml 使布洛芬溶解,滤过,取滤液挥干,真空干燥后测定。本品的红外光吸收图谱应与对照的图谱(光谱集 943 图)一致。

(3)在含量测定项下记录的色谱图中,供试品溶液主峰的保留时间应与对照品溶液主峰的保留时间一致。

【检查】 **溶出度**　照溶出度与释放度测定法(通则 0931 第一法)测定。

溶出条件　以磷酸盐缓冲液(pH 7.2)900ml 为溶出介质,转速为每分钟 100 转,依法操作,经 30 分钟时取样。

供试品溶液　取溶出液 10ml,滤过,精密量取续滤液适量,用溶出介质定量稀释制成每 1ml 中约含布洛芬 0.1mg 的溶液。

对照品溶液　取布洛芬对照品,精密称定,加甲醇适量溶解并用溶出介质定量稀释制成每 1ml 中约含 0.1mg 的溶液。

色谱条件与系统适用性要求　见含量测定项下。

测定法　见含量测定项下。计算每片的溶出量。

限度　标示量的 75%,应符合规定。

其他　应符合片剂项下有关的各项规定(通则 0101)。

【含量测定】 照高效液相色谱法(通则 0512)测定。

供试品溶液　取本品 20 片(糖衣片应除去包衣),精密称定,研细,精密称取适量(约相当于布洛芬 50mg),置 100ml 量瓶中,加甲醇适量,振摇使布洛芬溶解,用甲醇稀释至刻度,摇匀,滤过,取续滤液。

对照品溶液　取布洛芬对照品 25mg,精密称定,置 50ml 量瓶中,加甲醇 2ml 使溶解,用甲醇稀释至刻度,摇匀。

色谱条件　用十八烷基硅烷键合硅胶为填充剂;以醋酸钠缓冲液(取醋酸钠 6.13g,加水 750ml 使溶解,用冰醋酸调节 pH 值至 2.5)-乙腈(40∶60)为流动相;检测波长为 263nm;进样体积 20μl。

系统适用性要求　理论板数按布洛芬峰计算不低于 2500。

测定法　精密量取供试品溶液与对照品溶液,分别注入液相色谱仪,记录色谱图。按外标法以峰面积计算。

【类别】 同布洛芬。

【规格】 (1)0.1g　(2)0.2g　(3)0.4g

【贮藏】 密封保存。

布洛芬胶囊

Buluofen Jiaonang

Ibuprofen Capsules

本品含布洛芬($C_{13}H_{18}O_2$)应为标示量的 93.0%～107.0%。

【性状】 本品内容物为白色结晶性粉末或粉末。

【鉴别】 (1)取本品内容物适量,加 0.4%氢氧化钠溶液溶解并稀释制成每 1ml 中约含 0.25mg 的溶液,滤过,取续滤液,照布洛芬项下的鉴别(1)项试验,显相同的结果。

(2)取本品 5 粒,将内容物研细,加丙酮 20ml 使布洛芬溶解,滤过,取滤液挥干,真空干燥后测定。本品的红外光吸收图谱应与对照的图谱(光谱集 943 图)一致。

(3)在含量测定项下记录的色谱图中,供试品溶液主峰的保留时间应与对照品溶液主峰的保留时间一致。

【检查】 **溶出度**　照溶出度与释放度测定法(通则 0931 第一法)测定。

溶出条件　以磷酸盐缓冲液(pH 7.2)900ml 为溶出介质,转速为每分钟 100 转,依法操作,经 30 分钟时取样。

供试品溶液　取溶出液 5ml,滤过,取续滤液。

对照品溶液　取布洛芬对照品,精密称定,加甲醇适量溶解并用溶出介质定量稀释制成每 1ml 中约含 0.2mg 的溶液。

色谱条件与系统适用性要求　见含量测定项下。

测定法　见含量测定项下。计算每粒的溶出量。

限度　标示量的 75%,应符合规定。

其他　应符合胶囊剂项下有关的各项规定(通则 0103)。

【含量测定】 照高效液相色谱法(通则 0512)测定。

供试品溶液　取装量差异项下的内容物，混匀，精密称取适量（约相当于布洛芬 50mg），置 100ml 量瓶中，加甲醇适量，振摇使布洛芬溶解，用甲醇稀释至刻度，摇匀，滤过，取续滤液。

对照品溶液　取布洛芬对照品 25mg，精密称定，置 50ml 量瓶中，加甲醇 2ml 使溶解，用甲醇稀释至刻度，摇匀。

色谱条件　用十八烷基硅烷键合硅胶为填充剂；以醋酸钠缓冲液（取醋酸钠 6.13g，加水 750ml 使溶解，用冰醋酸调节 pH 值至 2.5）-乙腈（40：60）为流动相；检测波长为 263nm；进样体积 20μl。

系统适用性要求　理论板数按布洛芬峰计算不低于 2500。

测定法　精密量取供试品溶液与对照品溶液，分别注入液相色谱仪，记录色谱图。按外标法以峰面积计算。

【类别】　同布洛芬。

【规格】　0.2g

【贮藏】　密封保存。

布洛芬混悬滴剂

Buluofen Hunxuandiji

Ibuprofen Suspension Drops

本品含布洛芬（$C_{13}H_{18}O_2$）应为标示量的 90.0%～110.0%。

【性状】　本品为乳白色或着色的混悬液体。

【鉴别】　（1）取本品适量，加 0.4%氢氧化钠溶液制成每 1ml 中约含布洛芬 0.25mg 的溶液（必要时滤过），照紫外-可见分光光度法（通则 0401）测定，在 265nm 与 273nm 的波长处有最大吸收。

（2）在含量测定项下记录的色谱图中，供试品溶液主峰的保留时间应与对照品溶液主峰的保留时间一致。

【检查】　**pH 值**　应为 2.0～6.5（通则 0631）。

相对密度　本品的相对密度应为 1.090～1.270（通则 0601）。

其他　应符合口服混悬剂项下有关的各项规定（通则 0123）。

【含量测定】　照高效液相色谱法（通则 0512）测定。

供试品溶液　取本品，摇匀，精密称取 1.1g（约相当于布洛芬 40mg），置 50ml 量瓶中，加 1mol/L 氢氧化钠溶液 1ml，加水适量，振摇使布洛芬溶解，用水稀释至刻度，摇匀，滤过，取续滤液。

对照品溶液　取布洛芬对照品约 40mg，精密称定，置 50ml 量瓶中，加 1mol/L 氢氧化钠溶液 1ml，加水适量，振摇使布洛芬溶解，用水稀释至刻度，摇匀。

色谱条件　用十八烷基硅烷键合硅胶为填充剂；以甲醇-乙腈-水-磷酸（65：10：25：0.03）为流动相；检测波长为 220nm；进样体积 20μl。

系统适用性要求　理论板数按布洛芬峰计算应不低于 1000。

测定法　精密量取供试品溶液与对照品溶液，分别注入液相色谱仪，记录色谱图。按外标法以峰面积计算。

【类别】　同布洛芬。

【规格】　20ml：0.8g

【贮藏】　遮光，密封保存。

布洛芬缓释胶囊

Buluofen Huanshijiaonang

Ibuprofen Sustained-release Capsules

本品含布洛芬（$C_{13}H_{18}O_2$）应为标示量的 93.0%～107.0%。

【性状】　本品内容物为白色球形小丸。

【鉴别】　在含量测定项下记录的色谱图中，供试品溶液主峰的保留时间应与对照品溶液主峰的保留时间一致。

【检查】　**溶出度**　照溶出度与释放度测定法（通则 0931 第一法）测定。

溶出条件　以磷酸盐缓冲液（取磷酸二氢钾 68.05g，加 1mol/L 氢氧化钠溶液 56ml，用水稀释至 10 000ml，摇匀，pH 值应为 6.0±0.05）900ml 为溶出介质，转速为每分钟 30 转，依法操作，经 1 小时、2 小时、4 小时与 7 小时时，各取溶出液 5ml，并即时补充相同温度、相同体积的溶出介质。

供试品溶液　分别取 1 小时、2 小时、4 小时与 7 小时时的溶出液，滤过，取续滤液。

对照品溶液　取布洛芬对照品约 15mg，精密称定，置 50ml 量瓶中，加甲醇 2ml 使溶解，用溶出介质稀释至刻度，摇匀。

色谱条件与系统适用性要求　见含量测定项下。

测定法　见含量测定项下。分别计算每粒在不同时间的溶出量。

限度　每粒在 1 小时、2 小时、4 小时与 7 小时时的溶出量应分别为标示量的 10%～35%、25%～55%、50%～80%和 75%以上，均应符合规定。

其他　应符合胶囊剂项下有关的各项规定（通则 0103）。

【含量测定】　照高效液相色谱法（通则 0512）测定。

供试品溶液　取装量差异项下的内容物，混匀，精密称取适量（约相当于布洛芬 0.1g），置 200ml 量瓶中，加甲醇 100ml，振摇 30 分钟，用水稀释至刻度，摇匀，滤过，取续滤液。

对照品溶液　取布洛芬对照品 25mg，精密称定，置 50ml 量瓶中，加甲醇 25ml 使溶解，用水稀释至刻度，摇匀。

色谱条件　用十八烷基硅烷键合硅胶为填充剂；以醋酸钠缓冲液（取醋酸钠 6.13g，加水 750ml 使溶解，用冰醋酸调节 pH 值至 2.5）-乙腈（40：60）为流动相；检测波长为 263nm；进样体积 20μl。

系统适用性要求　理论板数按布洛芬峰计算应不低于 2500。

测定法　精密量取供试品溶液与对照品溶液，分别注入液相色谱仪，记录色谱图。按外标法以峰面积计算。

【类别】　同布洛芬。

【规格】　0.3g

【贮藏】　密封保存。

布洛芬糖浆

Buluofen Tangjiang

Ibuprofen Syrup

本品含布洛芬($C_{13}H_{18}O_2$)应为标示量的 93.0%~107.0%。

【性状】 本品为淡黄棕色的澄清黏稠液体,有芳香气味。

【鉴别】 (1)取本品 20ml,用 1mol/L 盐酸溶液调节 pH 值至 2.0,加水 20ml,混匀,滤过,用少量水洗涤残渣,晾干,取残渣约 25mg,置 100ml 量瓶中,加 0.4%氢氧化钠溶液溶解并稀释至刻度,摇匀,照紫外-可见分光光度法(通则 0401)测定,在 265nm 与 273nm 的波长处有最大吸收,在 245nm 与 271nm 的波长处有最小吸收,在 259nm 的波长处有一肩峰。

(2)在含量测定项下记录的色谱图中,供试品溶液主峰的保留时间应与对照品溶液主峰的保留时间一致。

【检查】 **pH 值** 应为 7.0~8.5(通则 0631)。

相对密度 本品的相对密度(通则 0601)应不低于 1.200。

其他 应符合糖浆剂项下有关的各项规定(通则 0116)。

【含量测定】 照高效液相色谱法(通则 0512)测定。

供试品溶液 用内容量移液管,精密量取本品适量,用甲醇定量稀释制成每 1ml 中约含布洛芬 0.5mg 的溶液。

对照品溶液 取布洛芬对照品适量,精密称定,加甲醇溶解并定量稀释制成每 1ml 中约含布洛芬 0.5mg 的溶液。

色谱条件 用十八烷基硅烷键合硅胶为填充剂;以醋酸钠缓冲液(取醋酸钠 6.13g,加水 750ml 使溶解,用冰醋酸调节 pH 值至 2.5)-乙腈(40∶60)为流动相;检测波长为 263nm;进样体积 20μl。

系统适用性要求 理论板数按布洛芬峰计算应不低于 2500。

测定法 精密量取供试品溶液与对照品溶液,分别注入液相色谱仪,记录色谱图。按外标法以峰面积计算。

【类别】 同布洛芬。

【规格】 (1)10ml∶0.2g (2)90ml∶1.8g

【贮藏】 遮光,密封保存。

戊四硝酯粉

Wusixiaozhi Fen

Powdered Pentaerithrityl Tetranitrate

O_2NO ONO_2

O_2NO ONO_2

$C_5H_8N_4O_{12}$ 316.14

本品为四硝酸季戊四硝酯 1 份、乳糖 3 份与淀粉 1 份的混合物,含 $C_5H_8N_4O_{12}$ 应为 18.5%~21.5%。

【性状】 本品为白色粉末,无臭。

【鉴别】 (1)取本品适量(约相当于戊四硝酯 50mg),加无水丙酮(取丙酮用无水碳酸钠处理后,蒸馏即得)约 25ml,搅拌,使戊四硝酯溶解后,滤过,滤液置蒸发皿中,在温水浴上蒸除丙酮,取残渣依法测定,熔点(通则 0612)为 139~143℃(本品有爆炸性,操作时应采用适宜的防护罩。剩余的提取物可用丙酮溶解,置大瓷皿中燃烧破坏之)。

(2)取鉴别(1)项下的残渣约 10mg,置硫酸 3ml 与水 1ml 的混合液中,冷却,沿壁加硫酸亚铁试液 3ml,在二液面接界处产生棕色环。

【检查】 **有关物质** 照高效液相色谱法(通则 0512)测定。

供试品溶液 取本品适量(约相当于戊四硝酯 25mg),置 25ml 量瓶中,加甲醇 20ml,超声 15 分钟,使戊四硝酯溶解,用流动相稀释至刻度,摇匀,滤过,取续滤液。

对照溶液 精密量取供试品溶液适量,用流动相定量稀释制成每 1ml 中约含戊四硝酯 6μg 的溶液。

系统适用性贮备液 取硝酸甘油对照品溶液适量(相当于硝酸甘油 20mg),置 25ml 量瓶中,加甲醇 20ml 超声 15 分钟,用流动相稀释至刻度,摇匀。

系统适用性溶液 精密量取系统适用性贮备液与供试品溶液各 1ml,置 100ml 量瓶中,用流动相稀释至刻度,摇匀。

色谱条件 用十八烷基硅烷键合硅胶为填充剂;以甲醇-水(54∶46)(用磷酸调节 pH 值至 3.0)为流动相;检测波长为 230nm;进样体积 20μl。

系统适用性要求 系统适用性溶液色谱图中,戊四硝酯峰的保留时间约为 12 分钟,戊四硝酯峰和硝酸甘油峰的分离度应大于 2.0,理论板数按戊四硝酯峰计算不低于 3000。

测定法 精密量取供试品溶液与对照溶液,分别注入液相色谱仪,记录色谱图至戊四硝酯峰保留时间的 3 倍。

限度 供试品溶液色谱图中如有杂质峰,除相对保留时间 0.35 之前的色谱峰,单个杂质峰面积不得大于对照溶液主峰面积的 0.5 倍(0.3%),各杂质峰面积的和不得大于对照溶液的主峰面积(0.6%)。

【含量测定】 照紫外-可见分光光度法(通则 0401)测定。

供试品溶液 取本品适量(约相当于戊四硝酯 25mg),精密称定,置 100ml 量瓶中,加冰醋酸约 75ml,置水浴上加热 20 分钟,放冷,加冰醋酸稀释至刻度,摇匀,滤过,取续滤液。

对照品溶液 取在 105℃干燥至恒重的硝酸钾 0.1279g,精密称定,置 200ml 量瓶中,加水 3ml 使溶解,用冰醋酸稀释至刻度,摇匀,精密量取 5ml,置 10ml 量瓶中,用冰醋酸稀释至刻度,摇匀(每 1ml 相当于 0.25mg 的 $C_5H_8N_4O_{12}$)。

测定法 精密量取供试品溶液与对照品溶液各 2ml,分别置50ml量瓶中，各精密加苯酚二磺酸试液2ml，摇匀，静置5分钟，分别加水25ml，冷却，分别缓缓加浓氨溶液约8ml使成碱性后，放冷，分别用水稀释至刻度，摇匀，在405nm的波长处分别测定吸光度，计算。

【类别】 血管扩张药。

【贮藏】 遮光，密封，在阴凉处保存。

【制剂】 戊四硝酯片

戊四硝酯片

Wusixiaozhi Pian

Pentaerithrityl Tetranitrate Tablets

本品含戊四硝酯($C_5H_8N_4O_{12}$)应为标示量的90.0%～110.0%。

【性状】 本品为白色片。

【鉴别】 (1)取本品细粉适量(约相当于戊四硝酯50mg)，加无水丙酮(取丙酮用无水碳酸钠处理后，蒸馏即得)约25ml，搅拌，使戊四硝酯溶解后，滤过，滤液置蒸发皿中，在温水浴上蒸除丙酮，取残渣依法测定，熔点(通则0612)为139～143℃(本品有爆炸性，操作时应采用适宜的防护罩，剩余的提取物可用丙酮溶解，置大瓷皿中燃烧破坏之)。

(2)取上述残渣约10mg，置硫酸3ml与水1ml的混合液中，冷却，沿壁加硫酸亚铁试液3ml，在二液面接界处产生棕色环。

【检查】 **有关物质** 照高效液相色谱法(通则0512)测定。

供试品溶液 取本品细粉适量(约相当于戊四硝酯25mg)，置25ml量瓶中，加甲醇20ml，超声15分钟，使戊四硝酯溶解，用流动相稀释至刻度，摇匀，滤过，取续滤液。

对照溶液 精密量取供试品溶液1ml，置100ml量瓶中，用流动相稀释至刻度，摇匀。

系统适用性溶液 精密量取对照品贮备液与供试品溶液各1ml，置100ml量瓶中，用流动相稀释至刻度，摇匀，滤过，取续滤液。

对照品贮备液、色谱条件、系统适用性要求与测定法 见戊四硝酯粉有关物质项下。

限度 供试品溶液色谱图中如有杂质峰，单个杂质峰面积不得大于对照溶液主峰面积的0.5倍(0.5%)，各杂质峰面积的和不得大于对照溶液的主峰面积(1.0%)。

含量均匀度 取本品1片，置乳钵中研细，加冰醋酸适量，研磨，于通风橱处用冰醋酸分次转移至50ml量瓶中，置水浴上加热约20分钟，振摇使戊四硝酯溶解，放冷，用冰醋酸稀释至刻度，摇匀，滤过，取续滤液作为供试品溶液，照含量测定项下的方法测定含量，应符合规定(通则0941)。

其他 应符合片剂项下有关的各项规定(通则0101)。

【含量测定】 照紫外-可见分光光度法(通则0401)测定。

供试品溶液 取本品20片，精密称定，研细，精密称取适量(约相当于戊四硝酯25mg)，置100ml量瓶中，加冰醋酸约75ml，置水浴上加热20分钟，放冷，用冰醋酸稀释至刻度，摇匀，滤过，取续滤液。

对照品溶液与测定法 见戊四硝酯粉含量测定项下。

【类别】【贮藏】 同戊四硝酯粉。

【规格】 10mg

戊酸雌二醇

Wusuan Ci'erchun

Estradiol Valerate

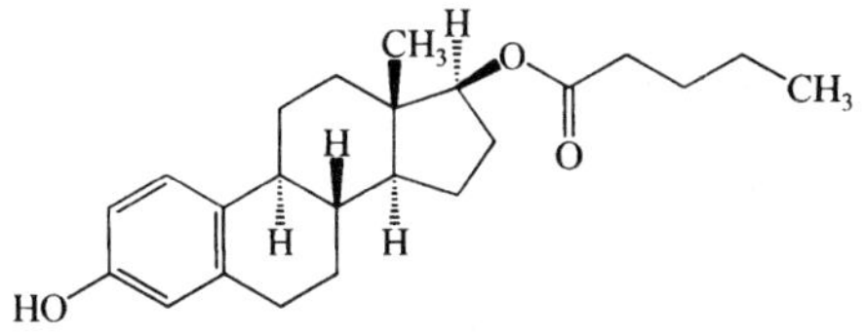

$C_{23}H_{32}O_3$ 356.51

本品为3-羟基雌甾-1,3,5(10)-三烯-17β-醇-17-戊酸酯。按干燥品计算，含$C_{23}H_{32}O_3$应为97.0%～103.0%。

【性状】 本品为白色结晶性粉末；无臭。

本品在乙醇、丙酮或三氯甲烷中易溶，在甲醇中溶解，在植物油中微溶，在水中几乎不溶。

熔点 本品的熔点(通则0612)为145～150℃。

比旋度 取本品，精密称定，加二氧六环溶解并定量稀释制成每1ml中含10mg的溶液，在25℃时，依法测定(通则0621)，比旋度为+41°至+47°。

【鉴别】 (1)在含量测定项下记录的色谱图中，供试品溶液主峰的保留时间应与对照品溶液主峰的保留时间一致。

(2)本品的红外光吸收图谱应与对照的图谱(光谱集30图)一致。

【检查】 **甲醇溶液的澄清度与颜色** 取本品0.5g，加甲醇20ml，振摇使溶解，溶液应澄清无色。

有关物质 照高效液相色谱法(通则0512)测定。

供试品溶液 取本品适量，加乙腈溶解并稀释制成每1ml中含4mg的溶液。

对照溶液 精密量取供试品溶液1ml，置100ml量瓶中，用乙腈稀释至刻度，摇匀。

系统适用性溶液 取戊酸雌二醇10mg，在160℃加热2小时后，放冷至室温，加乙腈溶解并稀释至25ml，摇匀。

色谱条件 用十八烷基硅烷键合硅胶为填充剂；以乙腈-水(80∶20)为流动相A，乙腈为流动相B，按下表程序进行线性梯度洗脱；检测波长为220nm；进样体积10μl。

时间(分钟)	流动相 A(%)	流动相 B(%)
0～11	100	0
11～25	100→0	0→100
25～35	0	100
35～45	0→100	100→0
45～55	100	0

系统适用性要求　系统适用性溶液色谱图中，调节流速使戊酸雌二醇峰的保留时间约为 10 分钟，戊酸雌二醇峰与降解产物峰(相对保留时间约为 0.92)之间的分离度应符合要求。

测定法　精密量取供试品溶液与对照溶液，分别注入液相色谱仪，记录色谱图。

限度　供试品溶液的色谱图中如有杂质峰，单个杂质峰面积不得大于对照溶液主峰面积的 0.5 倍(0.5%)，各杂质峰面积的和不得大于对照溶液主峰面积的 1.5 倍(1.5%)，小于对照溶液主峰面积 0.05 倍的色谱峰忽略不计。

干燥失重　取本品，在 105℃干燥至恒重，减失重量不得过 0.5%(通则 0831)。

【含量测定】　照高效液相色谱法(通则 0512)测定。

供试品溶液　取本品适量，精密称定，加甲醇溶解并定量稀释制成每 1ml 中约含 0.4mg 的溶液。

对照品溶液　取戊酸雌二醇对照品适量，精密称定，加甲醇溶解并定量稀释制成每 1ml 中约含 0.4mg 的溶液。

色谱条件　用十八烷基硅烷键合硅胶为填充剂；以甲醇-水(85：15)为流动相；检测波长为 281nm；进样体积 10μl。

系统适用性要求　理论板数按戊酸雌二醇峰计算不低于 3000。

测定法　精密量取供试品溶液与对照品溶液，分别注入液相色谱仪，记录色谱图。按外标法以峰面积计算。

【类别】　雌激素药。

【贮藏】　遮光，密封保存。

【制剂】　戊酸雌二醇注射液

戊酸雌二醇注射液

Wusuan Ci'erchun Zhusheye

Estradiol Valerate Injection

本品为戊酸雌二醇的灭菌油溶液。含戊酸雌二醇($C_{23}H_{32}O_3$)应为标示量的 90.0%～110.0%。

【性状】　本品为淡黄色的澄明油状液体。

【鉴别】　(1)照薄层色谱法(通则 0502)试验。

供试品溶液　取含量测定项下制备的供试品溶液 12ml，置水浴上蒸干，加甲醇 0.5ml 使溶解。

对照品溶液　取含量测定项下制备的对照品溶液 12ml，置水浴上蒸干，加甲醇 0.5ml 使溶解。

色谱条件　采用硅胶 G 薄层板，以苯-乙醚-冰醋酸(50：30：0.5)为展开剂。

测定法　吸取供试品溶液与对照品溶液各 5μl，分别点于同一薄层板上，展开，晾干，在 105℃干燥 10 分钟，放冷，喷以硫酸-无水乙醇(1：1)，在 105℃加热 10 分钟，放冷，立即检视。

结果判定　供试品溶液所显主斑点的位置应与对照品溶液的主斑点相同。

(2)在含量测定项下记录的色谱图中，供试品溶液主峰的保留时间应与对照品溶液主峰的保留时间一致。

以上(1)、(2)两项可选做一项。

【检查】　应符合注射剂项下有关的各项规定(通则 0102)。

【含量测定】　照高效液相色谱法(通则 0512)测定。

供试品溶液　用内容量移液管精密量取本品适量(约相当于戊酸雌二醇 10mg)，置具塞离心管中，用少量乙醚分数次洗涤移液管内壁，洗液并入离心管中，置温水浴中使乙醚挥散，用甲醇振摇提取 4 次(第 1～3 次每次 5ml，第 4 次 3ml)，每次振摇 10 分钟后离心 15 分钟，用滴管将甲醇液移置 25ml 量瓶中，合并提取液，用甲醇稀释至刻度，摇匀。

色谱条件　见戊酸雌二醇含量测定项下。进样体积 20μl。

对照品溶液、系统适用性要求与测定法　见戊酸雌二醇含量测定项下。

【类别】　同戊酸雌二醇。

【规格】　(1)1ml：5mg　(2)1ml：10mg

【贮藏】　遮光，密闭保存。

扑米酮

Pumitong

Primidone

$C_{12}H_{14}N_2O_2$　218.26

本品为 5-乙基-5-苯基-二氢-4,6(1*H*,5*H*)嘧啶二酮。按干燥品计算，含 $C_{12}H_{14}N_2O_2$ 不得少于 98.5%。

【性状】　本品为白色结晶性粉末；无臭。

本品在乙醇中微溶，在水或丙酮中几乎不溶。

熔点　本品的熔点(通则 0612)为 280～284℃。

【鉴别】　(1)取本品 0.1g，加变色酸试液 5ml，置水浴上加热 30 分钟，应显紫色。

(2)取本品 0.1g，加无水碳酸钠 0.1g 混合后，加热灼烧，即有氨气发生，能使湿润的红色石蕊试纸变为蓝色。

(3)本品的红外光吸收图谱应与对照的图谱(光谱集 62 图)一致。

【检查】　**二甲基甲酰胺溶液的澄清度与颜色**　取本品

0.10g,加二甲基甲酰胺 10ml 溶解后,溶液应澄清无色。

氯化物　取本品 1.0g,加水 50ml,振摇 5 分钟,滤过,取滤液 25ml,依法检查(通则 0801),与标准氯化钠溶液 7.0ml 制成的对照液比较,不得更浓(0.014%)。

干燥失重　取本品,在 105℃干燥至恒重,减失重量不得过 0.5%(通则 0831)。

炽灼残渣　取本品 2.0g,依法检查(通则 0841),遗留残渣不得过 0.1%。

重金属　取炽灼残渣项下遗留的残渣,加硝酸 1ml,蒸干至氧化氮蒸气除尽,加盐酸 2ml,置水浴上蒸干,再加水 5ml 蒸干,加水 15ml 与醋酸盐缓冲液(pH 3.5)4ml,微温使溶解,加水使成 50ml,摇匀;分取 25ml,依法检查(通则 0821 第一法),含重金属不得过百万分之十。

锌盐　取上述重金属项下剩余的溶液 25ml,置 50ml 比色管中,加盐酸溶液(1→2)4ml 与亚铁氰化钾试液 3ml,加水至刻度,摇匀,如发生浑浊,与标准锌溶液[精密称取硫酸锌($ZnSO_4 \cdot 7H_2O$)44mg,置 100ml 量瓶中,加水溶解并稀释至刻度,摇匀,精密量取 10ml,置另一 100ml 量瓶中,加水稀释至刻度,摇匀,即得。每 1ml 相当于 10μg 的 Zn]2ml 用同一方法制成的对照液比较,不得更浓(0.002%)。

【含量测定】　取本品约 0.2g,精密称定,照氮测定法(通则 0704 第一法)测定。每 1ml 硫酸滴定液(0.05mol/L)相当于 10.91mg 的 $C_{12}H_{14}N_2O_2$。

【类别】　抗癫痫药。

【贮藏】　遮光,密封保存。

【制剂】　扑米酮片

扑米酮片

Pumitong Pian

Primidone Tablets

本品含扑米酮($C_{12}H_{14}N_2O_2$)应为标示量的 95.0%～105.0%。

【性状】　本品为白色片。

【鉴别】　取本品的细粉适量(约相当于扑米酮 0.25g),加乙醇 30ml,微温使扑米酮溶解,滤过。滤液置水浴上蒸干,残渣照扑米酮项下的鉴别(1)、(2)项试验,显相同的反应。

【检查】　**溶出度**　照溶出度与释放度测定法(通则 0931 第二法)测定。

溶出条件　以水 900ml 为溶出介质,转速为每分钟 50 转,依法操作,经 60 分钟时取样。

供试品溶液　取溶出液 10ml,滤过,取续滤液。

对照品溶液　取扑米酮对照品约 5mg(50mg 规格)或 10mg(100mg 规格)或 25mg(250mg 规格),精密称定,置 100ml 量瓶中,加水适量,超声使溶解,放冷,用水稀释至刻度,摇匀。

测定法　取供试品溶液与对照品溶液,照紫外-可见分光光度法(通则 0401),在 257nm 的波长处分别测定吸光度,计算每片的溶出量。

限度　标示量的 70%,应符合规定。

其他　应符合片剂项下有关的各项规定(通则 0101)。

【含量测定】　照气相色谱法(通则 0521)测定。

内标溶液　取 *N*-苯基咔唑适量,加甲醇溶解并制成每 1ml 中含 2.4mg 的溶液。

供试品溶液　取本品 20 片,精密称定,研细,精密称取细粉适量(相当于扑米酮 0.15g),置 50ml 量瓶中,精密加入内标溶液 25ml 与甲醇 10ml,水浴上加热 5 分钟,并时时振摇,放冷,用甲醇稀释至刻度,摇匀,滤过,取续滤液。

对照品溶液　取扑米酮对照品约 0.15g,精密称定,置 50ml 量瓶中,精密加入内标溶液 25ml,振摇使扑米酮溶解(必要时加热使溶解),用甲醇稀释至刻度,摇匀。

色谱条件　以硅酮(或极性相近)为固定相;涂布浓度为 3%;柱温为 260℃;进样体积 1μl。

系统适用性要求　扑米酮峰与内标物质峰的分离度应符合要求。

测定法　精密量取供试品溶液与对照品溶液,分别注入气相色谱仪,记录色谱图。计算校正因子,按内标法以峰面积计算。

【类别】　同扑米酮。

【规格】　(1)50mg　(2)100mg　(3)250mg

【贮藏】　遮光,密封保存。

卡马西平

Kamaxiping

Carbamazepine

$C_{15}H_{12}N_2O$　236.27

本品为 5*H*-二苯并[*b*,*f*]氮杂䓬-5-甲酰胺。按干燥品计算,含 $C_{15}H_{12}N_2O$ 应为 98.0%～102.0%。

【性状】　本品为白色或类白色的结晶性粉末;几乎无臭。

本品在三氯甲烷中易溶,在乙醇中略溶,在水或乙醚中几乎不溶。

熔点　本品的熔点(通则 0612)为 189～193℃。

【鉴别】　(1)取本品约 0.1g,加硝酸 2ml,置水浴上加热,即显橙红色。

(2)取本品,加乙醇溶解并稀释制成每 1ml 中含 10μg 的溶液,照紫外-可见分光光度法(通则 0401)测定,在 238nm 与 285nm 的波长处有最大吸收,在 285nm 波长处的吸光度为

0.47～0.51。

(3)本品的红外光吸收图谱应与对照的图谱(光谱集 94 图)一致。

【检查】 **酸碱度**　取本品 1.0g,加水 20ml,搅拌 15 分钟,滤过,取续滤液 10ml,加酚酞指示液 1 滴,用氢氧化钠滴定液(0.01mol/L)滴定,消耗氢氧化钠滴定液(0.01mol/L)不得过 0.50ml;再加甲基红指示液 3 滴,用盐酸滴定液(0.01mol/L)滴定,消耗盐酸滴定液(0.01mol/L)不得过 1.0ml。

氯化物　取本品 1.0g,加水 100ml,煮沸,放冷,滤过,取续滤液 50ml,依法检查(通则 0801),与标准氯化钠溶液 7.0ml 制成的对照液比较,不得更浓(0.014%)。

有关物质　照高效液相色谱法(通则 0512)测定。

供试品溶液　取本品约 50mg,置 50ml 量瓶中,加甲醇 25ml 使溶解,用水稀释至刻度,摇匀。

对照溶液　精密量取供试品溶液 1ml,置 50ml 量瓶中,用甲醇-水(1∶1)稀释至刻度,摇匀,精密量取 5ml,置 50ml 量瓶中,用甲醇-水(1∶1)稀释至刻度,摇匀。

系统适用性溶液　取卡马西平约 25mg,置 100ml 量瓶中,加甲醇-水(1∶1)溶液溶解并稀释至刻度,摇匀。

色谱条件　用氰丙基硅烷键合硅胶为填充剂;以甲醇-四氢呋喃-水(120∶30∶850)为流动相(1000ml 中含甲酸 0.2ml 与三乙胺 0.5ml);检测波长为 230nm;进样体积 20μl。

系统适用性要求　系统适用性溶液色谱图中,理论板数按卡马西平峰计算不低于 5000,卡马西平峰与相邻杂质峰的分离度应符合要求。

测定法　精密量取供试品溶液与对照溶液,分别注入液相色谱仪,记录色谱图至主成分峰保留时间的 6 倍。

限度　供试品溶液色谱图中如有杂质峰,单个杂质峰面积不得大于对照溶液主峰面积(0.2%),各杂质峰面积的和不得大于对照溶液主峰面积的 2.5 倍(0.5%)。

干燥失重　取本品,在 105℃干燥 2 小时,减失重量不得过 0.5%(通则 0831)。

炽灼残渣　取本品 1.0g,依法检查(通则 0841),遗留残渣不得过 0.1%。

重金属　取炽灼残渣项下的遗留残渣,依法检查(通则 0821 第二法),含重金属不得过百万分之十。

【含量测定】 照高效液相色谱法(通则 0512)测定。

供试品溶液　取本品约 50mg,精密称定,置 50ml 量瓶中,加甲醇 25ml,振摇使溶解,用水稀释至刻度,摇匀,精密量取 5ml,置 25ml 量瓶中,用甲醇-水(1∶1)溶液稀释至刻度,摇匀。

对照品溶液　取卡马西平对照品约 50mg,精密称定,置 50ml 量瓶中,加甲醇 25ml,振摇使溶解,用水稀释至刻度,摇匀,精密量取 5ml,置 25ml 量瓶中,用甲醇-水(1∶1)溶液稀释至刻度,摇匀。

系统适用性溶液、色谱条件与系统适用性要求　见有关物质项下。

测定法　精密量取供试品溶液与对照品溶液,分别注入液相色谱仪,记录色谱图。按外标法以峰面积计算。

【类别】 抗癫痫药。

【贮藏】 遮光,密封保存。

【制剂】 (1)卡马西平片　(2)卡马西平胶囊

卡马西平片

Kamaxiping Pian

Carbamazepine Tablets

本品含卡马西平($C_{15}H_{12}N_2O$)应为标示量的95.0%～105.0%。

【性状】 本品为白色片。

【鉴别】 (1)取本品的细粉适量,照卡马西平项下的鉴别(1)、(2)项试验,显相同的结果。

(2)在含量测定项下记录的色谱图中,供试品溶液主峰的保留时间应与对照品溶液主峰的保留时间一致。

【检查】 **有关物质**　照高效液相色谱法(通则 0512)测定。

供试品溶液　取含量测定项下的细粉适量(约相当于卡马西平 50mg),置 50ml 量瓶中,加甲醇约 25ml,振摇使卡马西平溶解,用水稀释至刻度,摇匀,滤过,取续滤液。

对照溶液　精密量取供试品溶液 1ml,置 50ml 量瓶中,用甲醇-水(1∶1)稀释至刻度,摇匀,精密量取 5ml,置 50ml 量瓶中,用甲醇-水(1∶1)稀释至刻度,摇匀。

系统适用性溶液、色谱条件、系统适用性要求与测定法见卡马西平有关物质项下。

限度　供试品溶液色谱图中如有杂质峰,单个杂质峰面积不得大于对照溶液主峰面积(0.2%),各杂质峰面积的和不得大于对照溶液主峰面积的 2.5 倍(0.5%)。

溶出度　照溶出度与释放度测定法(通则 0931 第二法)测定。

溶出条件　以稀盐酸 24ml 加水至 1000ml 为溶出介质,转速为每分钟 75 转(0.1g 规格)或 150 转(0.2g 规格),依法操作,经 60 分钟时取样。

测定法　取溶出液 10ml,滤过,精密量取续滤液适量,用溶出介质定量稀释制成每 1ml 中含 6～15μg 的溶液,照紫外-可见分光光度法(通则 0401),在 285nm 的波长处测定吸光度,按 $C_{15}H_{12}N_2O$ 的吸收系数($E_{1cm}^{1\%}$)为 518 计算每片的溶出量。

限度　标示量的 70%,应符合规定。

其他　应符合片剂项下有关的各项规定(通则 0101)。

【含量测定】 照高效液相色谱法(通则 0512)测定。

供试品溶液　取本品 20 片,精密称定,研细,精密称取适量(约相当于卡马西平 50mg),置 50ml 量瓶中,加甲醇约 25ml,振摇使卡马西平溶解,用水稀释至刻度,摇匀,滤过,精密量取续滤液 5ml,置 25ml 量瓶中,用甲醇-水(1∶1)稀释至刻度,摇匀。

对照品溶液、系统适用性溶液、色谱条件、系统适用性要求与测定法　见卡马西平含量测定项下。

【类别】【贮藏】　同卡马西平。

【规格】　(1)0.1g　(2)0.2g

卡马西平胶囊

Kamaxiping Jiaonang

Carbamazepine Capsules

本品含卡马西平($C_{15}H_{12}N_2O$)应为标示量的 95.0%～105.0%。

【性状】　本品内容物为白色或类白色粉末。

【鉴别】　(1)取本品的内容物适量,照卡马西平项下的鉴别(1)、(2)项试验,显相同的结果。

(2)在含量测定项下记录的色谱图中,供试品溶液主峰的保留时间应与对照品溶液主峰的保留时间一致。

【检查】　有关物质　照高效液相色谱法(通则 0512)测定。

供试品溶液　取含量测定项下混匀的内容物适量(约相当于卡马西平 50mg),置 50ml 量瓶中,加甲醇约 25ml,振摇使卡马西平溶解,用水稀释至刻度,摇匀,滤过,取续滤液。

对照溶液　精密量取供试品溶液 1ml,置 50ml 量瓶中,用甲醇-水(1∶1)稀释至刻度,摇匀,精密量取 5ml,置 50ml 量瓶中,用甲醇-水(1∶1)稀释至刻度,摇匀。

系统适用性溶液、色谱条件、系统适用性要求与测定法　见卡马西平有关物质项下。

限度　供试品溶液色谱图中如有杂质峰,单个杂质峰面积不得大于对照溶液主峰面积(0.2%),各杂质峰面积的和不得大于对照溶液主峰面积的 2.5 倍(0.5%)。

溶出度　照溶出度与释放度测定法(通则 0931 第二法)测定。

溶出条件　以稀盐酸 24ml 加水至 1000ml 为溶出介质,转速为每分钟 75 转,依法操作,经 60 分钟时取样。

测定法　取溶出液 10ml,滤过,精密量取续滤液适量,用溶出介质定量稀释制成每 1ml 中含 6～15μg 的溶液,照紫外-可见分光光度法(通则 0401),在 285nm 的波长处测定吸光度,按 $C_{15}H_{12}N_2O$ 的吸收系数($E_{1cm}^{1\%}$)为 518 计算每粒的溶出量。

限度　标示量的 70%,应符合规定。

其他　应符合胶囊剂项下有关的各项规定(通则 0103)。

【含量测定】　照高效液相色谱法(通则 0512)测定。

供试品溶液　取装量差异项下的内容物,混合均匀,精密称取适量(约相当于卡马西平 50mg),置 50ml 量瓶中,加甲醇约 25ml,振摇使卡马西平溶解,用水稀释至刻度,摇匀,滤过,精密量取续滤液 5ml,置 25ml 量瓶中,用甲醇-水(1∶1)稀释至刻度,摇匀。

对照品溶液、系统适用性溶液、色谱条件、系统适用性要求与测定法　见卡马西平含量测定项下。

【类别】　同卡马西平。

【规格】　0.2g

【贮藏】　遮光,密封保存。

卡 比 马 唑

Kabimazuo

Carbimazole

$C_7H_{10}N_2O_2S$　186.23

本品为 3-甲基-2-硫代咪唑啉-1-羧酸乙酯。按干燥品计算,含 $C_7H_{10}N_2O_2S$ 不得少于 98.5%。

【性状】　本品为白色或类白色的结晶性粉末;有特臭。

本品在三氯甲烷中易溶,在乙醇中略溶,在水或乙醚中微溶。

熔点　本品的熔点(通则 0612)为 122～125℃。

【鉴别】　(1)取本品 10mg,加水 5ml,加热使溶解,放冷,加稀碘化铋钾试液 1ml,即生成猩红色沉淀。

(2)取含量测定项下的溶液,照紫外-可见分光光度法(通则 0401)测定,在 227nm 与 292nm 的波长处有最大吸收。

(3)本品的红外光吸收图谱应与对照的图谱(光谱集 95 图)一致。

【检查】　甲巯咪唑　照薄层色谱法(通则 0502)试验。

供试品溶液　取本品适量,精密称定,加三氯甲烷溶解并稀释制成每 1ml 中约含 10mg 的溶液。

对照品溶液　取甲巯咪唑对照品适量,精密称定,加三氯甲烷溶解并定量稀释制成每 1ml 中约含 50μg 的溶液。

色谱条件　采用硅胶 G 薄层板,以三氯甲烷-丙酮(4∶1)为展开剂。

测定法　吸取供试品溶液与对照品溶液各 10μl,分别点于同一薄层板上,展开,晾干,喷以稀碘化铋钾试液使显色。

限度　供试品溶液如显与对照品溶液相应的杂质斑点,其颜色与对照品溶液的主斑点比较,不得更深(0.5%)。

干燥失重　取本品,在 80℃干燥至恒重,减失重量不得过 0.5%(通则 0831)。

炽灼残渣　不得过 0.1%(通则 0841)。

【含量测定】　照紫外-可见分光光度法(通则 0401)测定。

供试品溶液　取本品约50mg，精密称定，置500ml量瓶中，加水使溶解并稀释至刻度，摇匀，精密量取10ml，置100ml量瓶中，加盐酸溶液(9→100)10ml，用水稀释至刻度，摇匀。

测定法　取供试品溶液，在292nm的波长处测定吸光度，按$C_7H_{10}N_2O_2S$的吸收系数($E_{1cm}^{1\%}$)为557计算。

【类别】　抗甲状腺药。

【贮藏】　密封保存。

【制剂】　卡比马唑片

卡比马唑片

Kabimazuo Pian

Carbimazole Tablets

本品含卡比马唑($C_7H_{10}N_2O_2S$)应为标示量的90.0%～110.0%。

【性状】　本品为白色片。

【鉴别】　(1)取本品的细粉适量(约相当于卡比马唑10mg)，照卡比马唑项下的鉴别(1)项试验，显相同反应。

(2)取含量测定项下的溶液，照紫外-可见分光光度法(通则0401)测定，在227nm与292nm的波长处有最大吸收。

【检查】　**甲巯咪唑**　照薄层色谱法(通则0502)试验。

供试品溶液　取本品20片，研细，加三氯甲烷适量，研磨使卡比马唑溶解，滤过，用三氯甲烷洗涤滤器，合并滤液与洗液，置10ml量瓶中，用三氯甲烷稀释至刻度，摇匀。

对照品溶液　取甲巯咪唑对照品适量，精密称定，加三氯甲烷溶解并定量稀释制成每1ml中含100μg的溶液。

色谱条件与测定法　见卡比马唑甲巯咪唑项下。

限度　供试品溶液如显与对照品溶液相应的杂质斑点，其颜色与对照品溶液的主斑点比较，不得更深(1.0%)。

含量均匀度　取本品1片，置乳钵中研细，加水适量，研磨，并用水80ml分次转移至100ml量瓶中，在约35℃水浴中不断振摇5分钟，使卡比马唑溶解，放冷至室温，加水至刻度，摇匀，滤过，精密量取续滤液20ml，照含量测定项下的方法，自"置100ml量瓶中"起，依法测定含量，应符合规定(通则0941)。

溶出度　照溶出度与释放度测定法(通则0931第一法)测定。

溶出条件　以盐酸(9→1000)600ml为溶出介质，转速为每分钟50转，依法操作，经45分钟时取样。

测定法　取溶出液5ml，以滤纸滤过，取续滤液，照紫外-可见分光光度法(通则0401)，在292nm的波长处测定吸光度，按$C_7H_{10}N_2O_2S$的吸收系数($E_{1cm}^{1\%}$)为557计算每片的溶出量。

限度　标示量的75%，应符合规定。

其他　应符合片剂项下有关的各项规定(通则0101)。

【含量测定】　照紫外-可见分光光度法(通则0401)测定。

供试品溶液　取本品20片，精密称定，研细，精密称取适量(约相当于卡比马唑25mg)，置250ml量瓶中，加水约100ml，在约35℃的水浴中不断振摇5分钟，使卡比马唑溶解，放冷至室温，用水稀释至刻度，摇匀，滤过，精密量取续滤液10ml，置100ml量瓶中，加盐酸溶液(9→100)10ml，用水稀释至刻度，摇匀。

测定法　取供试品溶液，在292nm的波长处测定吸光度，按$C_7H_{10}N_2O_2S$的吸收系数($E_{1cm}^{1\%}$)为557计算。

【类别】　同卡比马唑。

【规格】　5mg

【贮藏】　遮光，密封保存。

卡比多巴

Kabiduoba

Carbidopa

$C_{10}H_{14}N_2O_4 \cdot H_2O$　244.25

本品为(*S*)-*α*-甲基-*α*-肼基-3,4-二羟基苯丙酸一水合物。按无水物计算，含$C_{10}H_{14}N_2O_4$不得少于99.0%。

【性状】　本品为白色或类白色绒毛状结晶；几乎无臭。

本品在水或甲醇中微溶，在乙醇或三氯甲烷中几乎不溶；在稀盐酸中易溶。

比旋度　取本品，精密称定，加三氯化铝溶液(取六水合三氯化铝40g，加水适量，加热使溶解，用水稀释至60ml，摇匀，如显色，加活性炭0.5g，搅拌10分钟，滤过，滤液用1%氢氧化钠溶液调节pH值至1.5，即得)溶解并定量稀释制成每1ml中约含10mg的溶液，依法测定(通则0621)，比旋度为-22.5°至-26.5°。

吸收系数　取本品，精密称定，加0.1mol/L盐酸溶液溶解并定量稀释制成每1ml中约含50μg的溶液，照紫外-可见分光光度法(通则0401)，在281nm的波长处测定吸光度，吸收系数($E_{1cm}^{1\%}$)为117～129。

【鉴别】　本品的红外光吸收图谱应与对照的图谱(光谱集97图)一致。

【检查】　**有关物质**　照高效液相色谱法(通则0512)测定。

供试品溶液　临用新制。取本品，精密称定，加0.1mol/L盐酸溶液溶解并定量稀释制成每1ml中约含5mg的溶液。

对照溶液　取甲基多巴对照品约5mg，精密称定，置200ml量瓶中，精密加供试品溶液1ml，用0.1mol/L盐酸溶液使甲基多巴溶解并稀释至刻度，摇匀。

色谱条件　用十八烷基硅烷键合硅胶为填充剂；以0.05mol/L 磷酸二氢钠溶液（用磷酸调节 pH 值至 2.7）-乙醇（95∶5）为流动相；检测波长为 280nm；进样体积 20μl。

系统适用性要求　理论板数按卡比多巴峰计算不低于5000，甲基多巴峰与卡比多巴峰的分离度应大于 4.0。

测定法　精密量取供试品溶液与对照溶液，分别注入液相色谱仪，记录色谱图至主成分峰保留时间的 8 倍。

限度　供试品溶液色谱图中如显甲基多巴峰，按外标法以峰面积计算，不得过 0.5%，其他单个杂质的峰面积不得大于对照溶液主峰面积（0.5%）；杂质总量不得过 1.0%。

水分　取本品，照水分测定法（通则 0832 第一法 1）测定，含水分应为 6.9%～7.9%。

炽灼残渣　取本品 1.0g，依法检查（通则 0841），遗留残渣不得过 0.1%。

重金属　取炽灼残渣项下遗留的残渣，依法检查（通则 0821第二法），含重金属不得过百万分之十。

【含量测定】　取本品约 0.25g，精密称定，精密加高氯酸滴定液（0.1mol/L）15ml 溶解后，加醋酐 15ml 与结晶紫指示液 2 滴，用醋酸钠滴定液（0.1mol/L）滴定至溶液显绿色，并将滴定的结果用空白试验校正。每 1ml 高氯酸滴定液（0.1mol/L）相当于 22.62mg 的 $C_{10}H_{14}N_2O_4$。

【类别】　脱羧酶抑制药。

【贮藏】　遮光，密封保存。

【制剂】　卡比多巴片

卡比多巴片

Kabiduoba Pian

Carbidopa Tablets

本品含无水卡比多巴（$C_{10}H_{14}N_2O_4$）应为标示量的90.0%～110.0%。

【性状】　本品为类白色片。

【鉴别】　（1）取本品细粉适量（约相当于卡比多巴10mg），加甲醇 10ml，振摇使卡比多巴溶解，滤过，滤液分为两份，一份中加临用新制的 0.2%硫酸亚铁溶液与 1%酒石酸钾钠溶液各 1ml，加醋酸铵约 20～40mg，即显蓝紫色，加浓氨溶液 1 滴，振摇，紫色即变深；另一份中加对二甲氨基苯甲醛溶液（取对二甲氨基苯甲醛 0.4g，加 0.1mol/L 硫酸溶液至10ml）0.5ml，即显橙黄色。

（2）取含量测定项下的溶液，照紫外-可见分光光度法（通则 0401）测定，在 281nm 的波长处有最大吸收。

【检查】　**溶出度**　照溶出度与释放度测定法（通则 0931 第一法）测定。

溶出条件　以 0.1mol/L 盐酸溶液 750ml 为溶出介质，转速为每分钟 50 转，依法操作，经 30 分钟时取样。

测定法　取溶出液，滤过，取续滤液。照紫外-可见分光光度法（通则 0401），在 281nm 的波长处测定吸光度，按 $C_{10}H_{14}N_2O_4$ 的吸收系数（$E_{1cm}^{1\%}$）为 123 计算每片的溶出量。

限度　标示量的 70%，应符合规定。

其他　应符合片剂项下有关的各项规定（通则 0101）。

【含量测定】　照紫外-可见分光光度法（通则 0401）测定。

供试品溶液　取本品 20 片，精密称定，研细，精密称取适量（约相当于卡比多巴 50mg），置 100ml 量瓶中，加 0.1mol/L 盐酸溶液适量，振摇使卡比多巴溶解，并稀释至刻度，摇匀，滤过，精密量取续滤液 5ml，置 50ml 量瓶中，用 0.1mol/L 盐酸溶液稀释至刻度，摇匀。

测定法　取供试品溶液，在 281nm 的波长处测定吸光度，按 $C_{10}H_{14}N_2O_4$ 的吸收系数（$E_{1cm}^{1\%}$）为 123 计算。

【类别】　同卡比多巴。

【规格】　25mg（按 $C_{10}H_{14}N_2O_4$ 计）

【贮藏】　遮光，密封保存。

卡巴胆碱

Kabadanjian

Carbachol

$H_2N-C(=O)-O-CH_2CH_2-N^+(CH_3)_3\ Cl^-$

$C_6H_{15}ClN_2O_2$　182.65

本品为氯化 2-氨甲酰氧基-*N*，*N*，*N*-三甲基乙铵。按干燥品计算，含 $C_6H_{15}ClN_2O_2$ 不得少于 99.0%。

【性状】　本品为白色结晶；有引湿性。

本品在水中极易溶解，在乙醇中略溶，在三氯甲烷或乙醚中几乎不溶。

熔点　本品的熔点（通则 0612）为 200～204℃，熔融时同时分解。

【鉴别】　（1）取本品约 50mg，加乙醇制氢氧化钾试液10ml，缓缓加热煮沸 1～2 分钟，生成白色沉淀，并可嗅到氨味。将上清液倾出，沉淀加 3mol/L 盐酸溶液数滴，有气泡产生。

（2）本品的红外光吸收图谱应与对照的图谱（光谱集 1117 图）一致。

（3）本品的水溶液显氯化物的鉴别反应（通则 0301）。

【检查】　**干燥失重**　取本品，在 105℃干燥至恒重，减失重量不得过 2.0%（通则 0831）。

炽灼残渣　不得过 0.1%（通则 0841）。

【含量测定】　取本品约 0.15g，精密称定，加冰醋酸 10ml 与醋酐 40ml 溶解后，照电位滴定法（通则 0701），用高氯酸滴定液（0.1mol/L）滴定，并将滴定的结果用空白试验校正。每 1ml 高氯酸滴定液（0.1mol/L）相当于 18.27mg 的 $C_6H_{15}ClN_2O_2$。

【类别】　M 胆碱受体激动药。

【贮藏】　密闭保存。

【制剂】　卡巴胆碱注射液

卡巴胆碱注射液

Kabadanjian Zhusheye

Carbachol Injection

本品为卡巴胆碱的灭菌水溶液。含卡巴胆碱($C_6H_{15}ClN_2O_2$)应为标示量的 90.0%～115.0%。

【性状】 本品为无色的澄明液体。

【鉴别】 取本品 5ml,加 1mol/L 氢氧化钠溶液 1ml 与 0.2%的六硝基二苯胺溶液 2ml,摇匀,加二氯甲烷 15ml,振摇 1 分钟,放置分层,二氯甲烷层显深琥珀色。

【检查】 **pH 值** 应为 5.5～7.5(通则 0631)。

渗透压摩尔浓度 照渗透压摩尔浓度测定法(通则 0632)测定,渗透压摩尔浓度比应为 0.9～1.1。

其他 应符合注射剂项下有关的各项规定(通则 0102)。

【含量测定】 照紫外-可见分光光度法(通则 0401)测定。

供试品溶液 取本品,即得。

对照品溶液 取卡巴胆碱对照品,加水溶解并定量稀释制成每 1ml 中含 0.1mg 的溶液。

测定法 精密量取供试品溶液与对照品溶液各 2ml,分别置 50ml 碘瓶中,加 0.1mol/L 盐酸溶液 1.0ml,混匀,加次氯酸钠试液(取 1 体积次氯酸钠溶液,用水稀释至 15 体积,放置 30 分钟,与等体积的 1mol/L 氢氧化钠溶液混合。临用新制)4.0ml,用少量水冲洗瓶壁,混匀,放置 15 分钟(准确计时),加 0.5%苯酚溶液 2.0ml,用少量水冲洗瓶壁,混匀,放置 5 分钟,加 3.5mol/L 盐酸溶液 2.0ml,用 0.1mol/L 盐酸溶液冲洗瓶壁,使溶液成明显酸性,混匀,加 0.3%碘化钾溶液 1.0ml,混匀,放置 5 分钟,加淀粉指示液 3.0ml,混匀。将上述溶液移至 50ml 量瓶中,用少量水冲洗碘瓶,洗液合并到量瓶中,用水稀释至刻度,摇匀,在 590nm 的波长处分别测定吸光度,计算。

【类别】 同卡巴胆碱。

【规格】 1ml∶0.1mg

【贮藏】 密闭保存。

卡 托 普 利

Katuopuli

Captopril

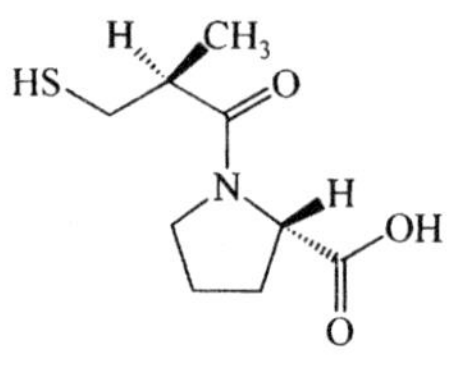

$C_9H_{15}NO_3S$　217.29

本品为 1-[(2S)-2-甲基-3-巯基-丙酰基]-L-脯氨酸。按干燥品计算,含 $C_9H_{15}NO_3S$ 不得少于 97.5%。

【性状】 本品为白色或类白色结晶性粉末;有类似蒜的特臭。

本品在甲醇、乙醇或三氯甲烷中易溶,在水中溶解。

熔点 本品的熔点(通则 0612)为 104～110℃。

比旋度 取本品,精密称定,加乙醇溶解并定量稀释制成每 1ml 中约含 20mg 的溶液,依法测定(通则 0621),比旋度为 −126°至 −132°。

【鉴别】 (1)取本品约 25mg,加乙醇 2ml 溶解后,加亚硝酸钠结晶少许与稀硫酸 10 滴,振摇,溶液显红色。

(2)取卡托普利二硫化物项下的供试品溶液,用流动相稀释制成每 1ml 中含 0.1mg 的溶液,作为供试品溶液;另取卡托普利对照品,加甲醇适量溶解,再用流动相稀释制成每 1ml 中约含 0.1mg 的溶液,作为对照品溶液。照卡托普利二硫化物项下的色谱条件,取供试品溶液与对照品溶液各 20μl,分别注入液相色谱仪,供试品溶液主峰的保留时间应与对照品溶液主峰的保留时间一致。

(3)本品的红外光吸收图谱应与对照的图谱(光谱集 96 图)一致。

【检查】 **卡托普利二硫化物(杂质Ⅰ)** 照高效液相色谱法(通则 0512)测定。避光操作。

供试品溶液　临用新制。取本品,精密称定,加流动相溶解并定量稀释制成每 1ml 中约含 0.5mg 的溶液。

对照品溶液　取杂质Ⅰ对照品,精密称定,加甲醇适量溶解,再用流动相定量稀释制成每 1ml 中约含 5μg 的溶液。

系统适用性溶液　取卡托普利与杂质Ⅰ对照品,加甲醇适量溶解,用流动相稀释制成每 1ml 中各约含 0.1mg 与 15μg 的混合溶液。

色谱条件　以十八烷基硅烷键合硅胶为填充剂;0.01mol/L 磷酸二氢钠溶液-甲醇-乙腈(70∶25∶5)(用磷酸调节 pH 值至 3.0)为流动相;检测波长为 215nm;柱温 40℃;进样体积 50μl。

系统适用性要求　系统适用性溶液色谱图中,卡托普利峰与杂质Ⅰ峰之间的分离度应大于 4.0。

测定法　精密量取供试品溶液与对照品溶液,分别注入液相色谱仪,记录色谱图。

限度　供试品溶液色谱图中如有与杂质Ⅰ峰保留时间一致的色谱峰,按外标法以峰面积计算,不得过 1.0%。

硫酸盐 取本品 1.0g,依法检查(通则 0802),与标准硫酸钾溶液 5.0ml 制成的对照液比较,不得更浓(0.05%)。

干燥失重 取本品,以五氧化二磷为干燥剂,在 60℃减压干燥至恒重,减失重量不得过 0.5%(通则 0831)。

炽灼残渣 取本品 2.0g,依法检查(通则 0841),遗留残渣不得过 0.1%。

重金属　取炽灼残渣项下遗留的残渣，加硝酸1ml，蒸干至氧化氮蒸气除尽，加盐酸2ml，置水浴上蒸干，再加水5ml，蒸干，加水15ml与醋酸盐缓冲液（pH 3.5）4ml，微温使溶解，加水使成50ml，摇匀，分取25ml，依法检查（通则0821第一法），含重金属不得过百万分之二十。

锌盐　取上述重金属项下剩余的溶液25ml，置50ml纳氏比色管中，加盐酸溶液（1→2）4ml与亚铁氰化钾试液3ml，加水至刻度，摇匀，如发生浑浊，与标准锌溶液［精密称取硫酸锌（$ZnSO_4 \cdot 7H_2O$）44mg，置100ml量瓶中，加水溶解并稀释至刻度，摇匀，精密量取10ml，置另一100ml量瓶中，加水稀释至刻度，摇匀。每1ml相当于10μg的Zn］3.0ml制成的对照液比较，不得更浓（0.003%）。

【含量测定】　取本品约0.3g，精密称定，加水100ml，振摇使溶解，加稀硫酸10ml，再加碘化钾1.0g与淀粉指示液2ml，用碘酸钾滴定液（0.016 67mol/L）滴定，至溶液显微蓝色（保持30秒不褪色），并将滴定的结果用空白试验校正。每1ml碘酸钾滴定液（0.016 67mol/L）相当于21.73mg的$C_9H_{15}NO_3S$。

【类别】　血管紧张素转移酶抑制药。

【贮藏】　遮光，密封保存。

【制剂】　（1）卡托普利片　（2）复方卡托普利片

附：

杂质Ⅰ（卡托普利二硫化物）

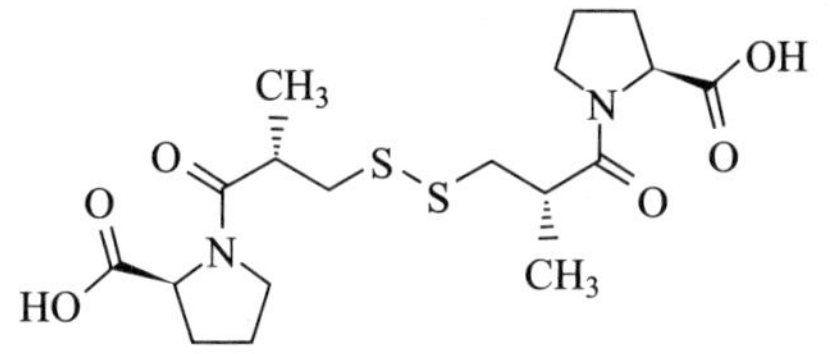

$C_{18}H_{28}N_2O_6S_2$　432.55

（2*S*，2′*S*）-1，1′-［二硫烷二基双［（2*S*）-2-甲基-1-氧代丙烷-3，1-二基］-双［吡咯烷-2-羧酸］］

卡托普利片

Katuopuli Pian

Captopril Tablets

本品含卡托普利（$C_9H_{15}NO_3S$）应为标示量的90.0%～110.0%。

【性状】　本品为白色或类白色片，或糖衣片或薄膜衣片，除去包衣后显白色或类白色。

【鉴别】　（1）取本品的细粉适量（约相当于卡托普利50mg），加乙醇4ml振摇使卡托普利溶解，滤过，滤液照卡托普利项下的鉴别（1）试验，显相同的反应。

（2）在含量测定项下记录的色谱图中，供试品溶液主峰的保留时间应与对照品溶液主峰的保留时间一致。

【检查】　**卡托普利二硫化物（杂质Ⅰ）**　照高效液相色谱法（通则0512）测定。避光操作。

供试品溶液　取本品的细粉适量（约相当于卡托普利25mg），精密称定，置50ml量瓶中，加流动相适量，超声约15分钟使卡托普利溶解，放冷，用流动相稀释至刻度，摇匀，滤过，取续滤液（8小时内使用）。

对照品溶液　取杂质Ⅰ对照品，精密称定，加甲醇适量溶解，用流动相定量稀释制成每1ml中约含15μg的溶液。

系统适用性溶液、色谱条件、系统适用性要求与测定法　见卡托普利卡托普利二硫化物（杂质Ⅰ）项下。

限度　供试品溶液色谱图中如有与杂质Ⅰ峰保留时间一致的色谱峰，按外标法以峰面积计算，不得过卡托普利标示量的3.0%。

溶出度　照溶出度与释放度测定法（通则0931第二法）测定。

溶出条件　以水900ml为溶出介质，转速为每分钟75转，依法操作，经20分钟时（如为糖衣片，经45分钟时）取样。

供试品溶液　取溶出液适量，滤过，取续滤液。

对照品溶液　取卡托普利对照品适量，精密称定，加水溶解并定量稀释制成每1ml中约含14μg（12.5mg规格），28μg（25mg规格）或56μg（50mg规格）的溶液。

色谱条件与测定法　见含量测定项下。计算出每片的溶出量。

限度　标示量的80%，应符合规定。

其他　应符合片剂项下有关的各项规定（通则0101）。

【含量测定】　照高效液相色谱法（通则0512）测定。

供试品溶液　取本品20片（糖衣片除去包衣），精密称定，研细，精密称取适量（约相当于卡托普利10mg），置100ml量瓶中，加流动相适量，振摇使卡托普利溶解，用流动相稀释至刻度，摇匀，滤过，取续滤液。

对照品溶液　取卡托普利对照品，精密称定，加流动相溶解并定量稀释制成每1ml中约含0.1mg的溶液。

色谱条件　用十八烷基硅烷键合硅胶为填充剂；以0.01mol/L磷酸二氢钠溶液-甲醇-乙腈（70∶25∶5）（用磷酸调节pH值至3.0）为流动相；检测波长为215nm；柱温为40℃；进样体积20μl。

测定法　精密量取供试品溶液与对照品溶液，分别注入液相色谱仪，记录色谱图。按外标法以峰面积计算。

【类别】　同卡托普利。

【规格】　（1）12.5mg　（2）25mg　（3）50mg

【贮藏】　遮光，密封保存。

卡前列甲酯

Kaqianliejiazhi

Carboprost Methylate

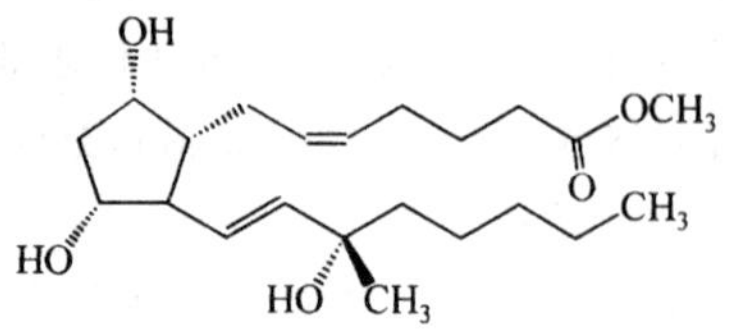

$C_{22}H_{38}O_5$　382.54

本品为(*Z*)-7-[(1*R*,2*R*,3*R*,5*S*)-3,5-二羟基-2-[(*E*)-(3*S*)-3-甲基-1-辛烯-3-羟基]环戊基]-5-庚酸甲酯。按无水物计算,含 $C_{22}H_{38}O_5$ 不得少于 91.0%。

【性状】 本品为白色至淡黄色固状物。

本品在乙醚或乙醇中易溶,在水中微溶。

【鉴别】 (1)在含量测定项下记录的色谱图中,供试品溶液主峰的保留时间应与对照品溶液主峰的保留时间一致。

(2)本品的红外光吸收图谱应与对照的图谱(光谱集 98 图)一致。

【检查】 **15-差向异构体** 照高效液相色谱法(通则 0512)测定。

供试品溶液　取本品适量,加甲醇溶解并稀释制成每 1ml 中约含 0.2mg 的溶液。

对照溶液　精密量取供试品溶液 2ml,置 50ml 量瓶中,用甲醇稀释至刻度,摇匀。

系统适用性溶液　取卡前列甲酯与 15-差向异构体对照品适量,加甲醇溶解并稀释制成每 1ml 中约含 15-差向异构体与卡前列甲酯各 0.2mg 的溶液。

色谱条件　用十八烷基硅烷键合硅胶为填充剂;以甲醇-水(70∶30)为流动相;检测波长为 202nm;进样体积 20μl。

系统适用性要求　系统适用性溶液色谱图中,理论板数按卡前列甲酯峰计算不低于 2000,15-差向异构体峰与卡前列甲酯峰之间的分离度应大于 1.2。

测定法　精密量取供试品溶液与对照溶液,分别注入液相色谱仪,记录色谱图至主成分峰保留时间的 2 倍。

限度　供试品溶液色谱图中如有与系统适用性溶液中 15-差向异构体保留时间一致的色谱峰,其峰面积不得大于对照溶液主峰面积(4.0%)。

水分　取本品约 20mg,精密称定,照水分测定法(通则 0832 第一法 2)测定,含水分不得过 3.0%。

【含量测定】 照高效液相色谱法(通则 0512)测定。

供试品溶液　取本品适量,精密称定,加甲醇溶解并定量稀释制成每 1ml 中约含 0.2mg 的溶液。

对照品溶液　取卡前列甲酯对照品适量,精密称定,加甲醇溶解并定量稀释制成每 1ml 中约含 0.2mg 的溶液。

系统适用性溶液、色谱条件与系统适用性要求　见 15-差向异构体项下。

测定法　精密量取供试品溶液与对照品溶液,分别注入液相色谱仪,记录色谱图。按外标法以峰面积计算。

【类别】 前列腺素类药。

【贮藏】 遮光,密封,低温(低于－5℃)保存。

【制剂】 卡前列甲酯栓

卡前列甲酯栓

Kaqianliejiazhi Shuan

Carboprost Methylate Suppositories

本品含卡前列甲酯($C_{22}H_{38}O_5$)应为标示量的 90.0%～110.0%。

【性状】 本品为乳白色至淡黄色栓。

【鉴别】 在含量测定项下记录的色谱图中,供试品溶液主峰的保留时间应与对照品溶液主峰的保留时间一致。

【检查】 应符合栓剂项下有关的各项规定(通则 0107)。

【含量测定】 照高效液相色谱法(通则 0512)测定。

供试品溶液　取本品 10 粒,精密称定,置玛瑙乳钵中研细,精密称取适量(约相当于卡前列甲酯 2mg),置具塞锥形瓶中,精密加甲醇 10ml,密塞,置 45℃水浴中,超声约 3 分钟使卡前列甲酯溶解,取出,置冰浴中,待基质凝固后,取甲醇层离心,放至室温,取上清液。

对照品溶液、系统适用性溶液、色谱条件、系统适用性要求与测定法　见卡前列甲酯含量测定项下。

【类别】 同卡前列甲酯。

【规格】 (1)0.5mg　(2)1mg

【贮藏】 遮光,密闭,低温(低于－5℃)保存。

卡莫司汀

Kamositing

Carmustine

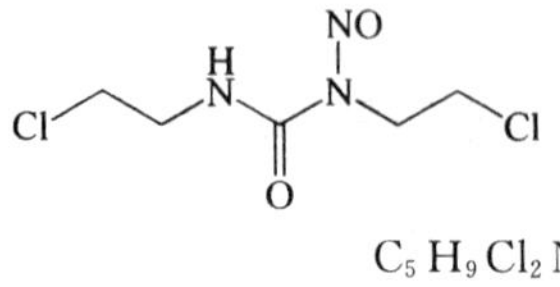

$C_5H_9Cl_2N_3O_2$　214.05

本品为 1,3-双(2-氯乙基)-1-亚硝基脲。按干燥品计算,含 $C_5H_9Cl_2N_3O_2$ 应为 96.0%～101.0%。

【性状】 本品为无色至微黄或微黄绿色的结晶或结晶性粉末;无臭。

本品在甲醇或乙醇中溶解,在水中不溶。

熔点　本品的熔点(通则 0612)为 30～32℃,熔融时同时分解。

【鉴别】 (1)取本品约 50mg,加 0.5mol/L 氢氧化钠溶液

5ml,置水浴上加热5分钟,并不断振摇使溶解,加酚酞指示液1滴,用硝酸溶液(1→2)滴加至无色,加0.1mol/L硝酸银溶液1ml,应生成白色沉淀。

(2)取本品,加水制成每1ml中含10μg的溶液,取此溶液2ml,加磺胺溶液1ml(取磺胺50mg,加2mol/L盐酸溶液10ml溶解,即得),在50℃水浴上恒温45分钟后,在冰浴中冷却,加1% *N*-(甲萘基)盐酸二氨基乙烯溶液0.2ml,10分钟后应显红色。

(3)取含量测定项下的溶液,照紫外-可见分光光度法(通则0401)测定,在230nm的波长处有最大吸收。

【检查】 **干燥失重**　取本品,置五氧化二磷干燥器中,减压干燥至恒重,减失重量不得过0.5%(通则0831)。

【含量测定】 照紫外-可见分光光度法(通则0401)测定。

供试品溶液　取本品适量,精密称定,加无水乙醇溶解并定量稀释制成每1ml中约含20μg的溶液。

测定法　取供试品溶液,在230nm的波长处测定吸光度,按$C_5H_9Cl_2N_3O_2$的吸收系数($E_{1cm}^{1\%}$)为270计算(测定应在20℃以下,30分钟内完成)。

【类别】 抗肿瘤药。

【贮藏】 遮光,严封,在冷处保存。

【制剂】 卡莫司汀注射液

卡莫司汀注射液

Kamositing Zhusheye

Carmustine Injection

本品为卡莫司汀的聚乙二醇灭菌溶液。含卡莫司汀($C_5H_9Cl_2N_3O_2$)应为标示量的90.0%～110.0%。

【性状】 本品为淡黄色的澄明液体。

【鉴别】 取本品,照卡莫司汀项下的鉴别试验,显相同的结果。

【检查】 **装量**　取本品5支,照最低装量检查法(通则0942重量法)依法检查,每支装量均应不少于2g。

细菌内毒素　取本品,依法检查(通则1143),每1mg卡莫司汀中含内毒素的量应小于0.70EU。

其他　应符合注射剂项下有关的各项规定(通则0102)。

【含量测定】 照紫外-可见分光光度法(通则0401)测定。

供试品溶液　精密量取适量,加无水乙醇定量稀释制成每1ml中约含卡莫司汀20μg的溶液。

测定法　见卡莫司汀含量测定项下。

【类别】 同卡莫司汀。

【规格】 2g∶125mg

【贮藏】 遮光,密闭,在冷处保存。

卡　莫　氟

Kamofu

Carmofur

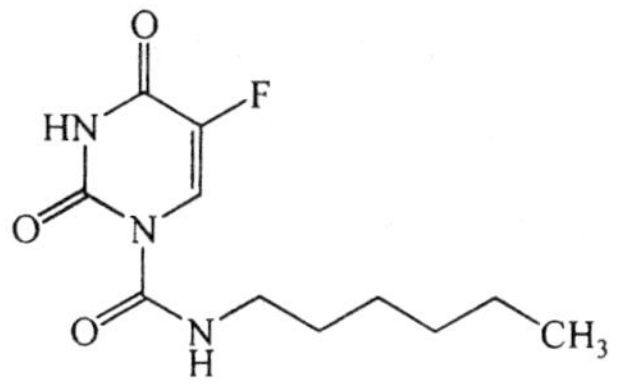

$C_{11}H_{16}FN_3O_3$　257.26

本品为*N*-己基-5-氟-3,4-二氢-2,4-二氧代-1(2*H*)-嘧啶甲酰胺。按干燥品计算,含$C_{11}H_{16}FN_3O_3$应为98.5%～101.5%。

【性状】 本品为白色结晶性粉末;无臭。

本品在*N*,*N*-二甲基甲酰胺中极易溶解,在三氯甲烷中易溶,在甲醇或乙醇中微溶,在水中几乎不溶。

熔点　本品的熔点(通则0612)为110～114℃,熔融时同时分解。

【鉴别】 (1)取三氧化铬的饱和硫酸溶液约1ml,置小试管中,转动试管,溶液应能均匀涂于管壁,加本品约2mg,微热,转动试管,溶液应不能再均匀涂于管壁,而类似油垢存在于管壁。

(2)取本品,加三氯甲烷溶解并稀释制成每1ml中约含10μg的溶液,照紫外-可见分光光度法(通则0401)测定,在258nm的波长处有最大吸收。

(3)本品的红外光吸收图谱应与对照的图谱(光谱集713图)一致。

【检查】 **氯化物**　取本品2.0g,加水100ml,振摇15分钟,滤过,取滤液25ml,依法检查(通则0801),与标准氯化钠溶液5.0ml制成的对照液比较,不得更浓(0.01%)。

硫酸盐　取上述氯化物项下剩余的滤液50ml,依法检查(通则0802),与标准硫酸钾溶液2.0ml制成的对照液比较,不得更浓(0.02%)。

含氟量　取本品约30mg,精密称定,照氟检查法(通则0805)测定,含氟量应为6.6%～7.4%。

有关物质　照薄层色谱法(通则0502)试验。

供试品溶液　取本品,加甲醇-冰醋酸(99∶1)定量溶解并制成每1ml中约含20mg的溶液。

对照溶液　精密量取供试品溶液适量,用甲醇-冰醋酸(99∶1)定量稀释制成每1ml中含0.1mg的溶液。

色谱条件　采用硅胶GF_{254}薄层板,以甲苯-丙酮(5∶3)为展开剂。

测定法　吸取供试品溶液与对照溶液各15μl,分别点于同一薄层板上,展开,晾干,置紫外光灯(254nm)下检视。

限度　供试品溶液如显杂质斑点,与对照溶液的主斑点比较,不得更深。

干燥失重　取本品，置五氧化二磷干燥器中，60℃减压干燥至恒重，减失重量不得过 0.3%（通则 0831）。

重金属　取本品 0.50g，加水 20ml，振摇 15 分钟，滤过，滤液加醋酸盐缓冲液（pH 3.5）2ml，加水至 25ml，依法检查（通则 0821 第一法），含重金属不得过百万分之二十。

【含量测定】　取本品约 0.2g，精密称定，加 *N*，*N*-二甲基甲酰胺 10ml 使溶解，加 0.3%麝香草酚蓝的无水甲醇溶液 5 滴，用氢氧化四丁基铵滴定液（0.1mol/L）滴定至蓝色，并将滴定的结果用空白试验校正。每 1ml 氢氧化四丁基铵滴定液（0.1mol/L）相当于 25.73mg 的 $C_{11}H_{16}FN_3O_3$。

【类别】　抗肿瘤药。

【贮藏】　遮光，密封保存。

【制剂】　卡莫氟片

卡莫氟片

Kamofu Pian

Carmofur Tablets

本品含卡莫氟（$C_{11}H_{16}FN_3O_3$）应为标示量的 90.0%～110.0%。

【性状】　本品为白色片。

【鉴别】　(1)取本品细粉适量（约相当于卡莫氟 10mg），照卡莫氟项下的鉴别(1)项试验，显相同的结果。

(2)在含量测定项下记录的色谱图中，供试品溶液主峰的保留时间应与对照品溶液主峰的保留时间一致。

【检查】　**溶出度**　照溶出度与释放度测定法（通则 0931 第一法）测定。

溶出条件　以稀盐酸 24ml 与乙醇 210ml 加水至 1000ml 为溶出介质，转速为每分钟 100 转，依法操作，经 60 分钟时取样。

供试品溶液　取溶出液适量，滤过，取续滤液。

对照品溶液　取卡莫氟对照品，精密称定，加少量乙醇使溶解并用溶出介质定量稀释制成每 1ml 中约含 50μg 的溶液。

色谱条件　见含量测定项下。进样体积 10μl。

系统适用性溶液与系统适用性要求　见含量测定项下。

测定法　见含量测定项下。计算每片的溶出量。

限度　标示量的 70%，应符合规定。

其他　应符合片剂项下有关的各项规定（通则 0101）。

【含量测定】　照高效液相色谱法（通则 0512）测定。

供试品溶液　取本品 20 片，精密称定，研细，精密称取适量（约相当于卡莫氟 30mg），置 100ml 量瓶中，加流动相适量，超声使卡莫氟溶解，放冷，用流动相稀释至刻度，摇匀，滤过，精密量取续滤液 5ml，置 50ml 量瓶中，用流动相稀释至刻度，摇匀。

对照品溶液　取卡莫氟对照品，精密称定，加流动相溶解并定量稀释制成每 1ml 中含 30μg 的溶液。

系统适用性溶液　分别取卡莫氟与氟尿嘧啶，加流动相溶解并稀释制成每 1ml 中各含 30μg 的混合溶液。

色谱条件　用十八烷基硅烷键合硅胶为填充剂；以甲醇-0.25%醋酸（80∶20）为流动相；检测波长为 258nm；进样体积 20μl。

系统适用性要求　系统适用性溶液色谱图中，卡莫氟峰与氟尿嘧啶峰的分离度应大于 10.0。

测定法　精密量取供试品溶液与对照品溶液，分别注入液相色谱仪，记录色谱图。按外标法以峰面积计算。

【类别】　同卡莫氟。

【规格】　50mg

【贮藏】　遮光，密封保存。

卡　铂

Kabo

Carboplatin

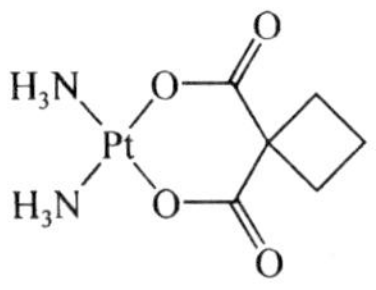

$C_6H_{12}N_2O_4Pt$　371.26

本品为顺式-1,1-环丁烷二羧酸二氨铂。按干燥品计算，含 $C_6H_{12}N_2O_4Pt$ 应为 98.0%～102.0%。

【性状】　本品为白色粉末或结晶性粉末；无臭。

本品在水中略溶，在乙醇、丙酮、三氯甲烷或乙醚中不溶。

【鉴别】　(1)取本品约 5mg，加硫脲少许，加水适量，加热，溶液显黄色。

(2)在含量测定项下记录的色谱图中，供试品溶液主峰的保留时间应与对照品溶液主峰的保留时间一致。

(3)本品的红外光吸收图谱应与对照的图谱（光谱集 593 图）一致。

【检查】　**含铂量**　取本品约 0.5g，精密称定，照炽灼残渣检查法（通则 0841，但不加硫酸），在 400℃炽灼至恒重，所得残渣重量即为供试量中含有铂的重量。按干燥品计算，本品含铂量应为 52.0%～53.0%。

酸碱度　取本品 80mg，加水 10ml 溶解后，依法测定（通则 0631），pH 值应为 5.5～7.5。

溶液的澄清度　取本品 80mg，加水 10ml 溶解后，溶液应澄清。

1,1-环丁烷二羧酸　照高效液相色谱法（通则 0512）测定。临用新制。

供试品溶液　取本品，加流动相溶解并稀释制成每 1ml 中含 1mg 的溶液。

对照溶液　取1,1-环丁烷二羧酸2mg，置200ml量瓶中，精密加供试品溶液1ml，用流动相稀释至刻度，摇匀。

色谱条件　用十八烷基硅烷键合硅胶为填充剂，以硫酸四丁基氢铵缓冲液（取硫酸四丁基氢铵8.5g，加水80ml使溶解，加磷酸3.4ml，用10mol/L氢氧化钠溶液调节pH值至7.55）-水-乙腈（20：880：100）为流动相；检测波长为220nm；进样体积100μl。

系统适用性要求　理论板数按卡铂峰计算不低于5000，1,1-环丁烷二羧酸峰与卡铂峰之间的分离度应大于2.5。

测定法　精密量取供试品溶液与对照溶液，分别注入液相色谱仪，记录色谱图至主成分峰保留时间的4倍。

限度　供试品溶液色谱图中如有1,1-环丁烷二羧酸峰，其峰面积乘以7.96后不得大于对照溶液卡铂峰面积（0.5%）。

有关物质　照高效液相色谱法（通则0512）测定。

供试品溶液　取本品，加水溶解并稀释制成每1ml中约含1mg的溶液。

对照溶液　精密量取供试品溶液适量，用水定量稀释制成每1ml中含10μg的溶液。

色谱条件　用十八烷基硅烷键合硅胶为填充剂；以水为流动相；检测波长为229nm；进样体积10μl。

系统适用性要求　理论板数按卡铂峰计算不低于3000，卡铂峰与相邻杂质峰之间的分离度应符合要求。

测定法　精密量取供试品溶液与对照溶液，分别注入液相色谱仪，记录色谱图至主成分峰保留时间的3倍。

限度　供试品溶液的色谱图中如有杂质峰，各杂质峰面积的和不得大于对照溶液主峰面积的2倍（2.0%）。

酸溶性钡盐　取本品80mg，加水10ml溶解后，加稀盐酸2ml，煮沸5分钟，补充蒸发的水分后，放冷，用盐酸溶液（1→40）洗过的滤纸滤过，滤渣及漏斗用少量水（约2ml）洗涤，合并洗液与滤液，加稀硫酸0.5ml，放置30分钟，不得发生浑浊。

干燥失重　取本品，在105℃干燥至恒重，减失重量不得过0.5%（通则0831）。

【含量测定】　照高效液相色谱法（通则0512）测定。

供试品溶液　取本品适量，精密称定，加水溶解并定量稀释制成每1ml中约含0.2mg的溶液。

对照品溶液　取卡铂对照品，精密称定，加水溶解并定量稀释制成每1ml中约含0.2mg的溶液。

色谱条件与系统适用性要求　见有关物质项下。

测定法　精密量取供试品溶液与对照品溶液，分别注入液相色谱仪，记录色谱图。按外标法以峰面积计算。

【类别】　抗肿瘤药。

【贮藏】　遮光，严封，在凉暗处保存。

【制剂】　卡铂注射液

卡铂注射液

Kabo Zhusheye

Carboplatin Injection

本品为卡铂的无菌水溶液，含卡铂（$C_6H_{12}N_2O_4Pt$）应为标示量的90.0%～105.0%。

【性状】　本品为无色至微黄色的澄明液体。

【鉴别】　（1）取本品适量（约相当于卡铂5mg），加硫脲少许，加热，溶液显黄色。

（2）在含量测定项下记录的色谱图中，供试品溶液主峰的保留时间应与对照品溶液主峰的保留时间一致。

【检查】　**pH值**　应为4.5～7.0（通则0631）。

颜色　取本品，与黄色2号标准比色液（通则0901第一法）比较，不得更深。

1,1-环丁烷二羧酸　照高效液相色谱法（通则0512）测定。临用新制。

供试品溶液　精密量取本品适量，用流动相稀释制成每1ml中含卡铂1mg的溶液。

对照溶液　取1,1-环丁烷二羧酸1mg，置100ml量瓶中，精密加入供试品溶液1ml，用流动相稀释至刻度，摇匀。

色谱条件与系统适用性要求　见卡铂1,1-环丁烷二羧酸项下。

测定法　精密量取供试品溶液与对照溶液，分别注入液相色谱仪，记录色谱图。

限度　供试品溶液色谱图中如有1,1-环丁烷二羧酸峰，其峰面积乘以7.96后不得大于对照溶液卡铂峰面积（1.0%）。

有关物质　照高效液相色谱法（通则0512）测定。避光操作。

供试品溶液　取本品，用水稀释制成每1ml中约含卡铂1mg的溶液。

对照溶液　精密量取供试品溶液1ml，置50ml量瓶中，用水稀释至刻度，摇匀。

色谱条件　见卡铂有关物质项下。进样体积20μl。

系统适用性要求与测定法　见卡铂有关物质项下。

限度　供试品溶液的色谱图中如有杂质峰，各杂质峰面积的和不得大于对照溶液主峰面积（2.0%）。

细菌内毒素　取本品，依法检查（通则1143），每1mg卡铂中含内毒素的量应小于0.50EU。

其他　应符合注射剂项下有关的各项规定（通则0102）。

【含量测定】　照高效液相色谱法（通则0512）测定。避光操作。

供试品溶液　精密量取本品适量，用水定量稀释制成每1ml中约含卡铂0.2mg的溶液。

对照品溶液　取卡铂对照品适量，精密称定，加水溶解并定量稀释制成每1ml中约含0.2mg的溶液。

色谱条件、系统适用性要求与测定法　见卡铂含量测定项下。

【类别】　同卡铂。

【规格】　(1)10ml∶50mg　(2)10ml∶100mg

卡 培 他 滨

Kapeitabin

Capecitabine

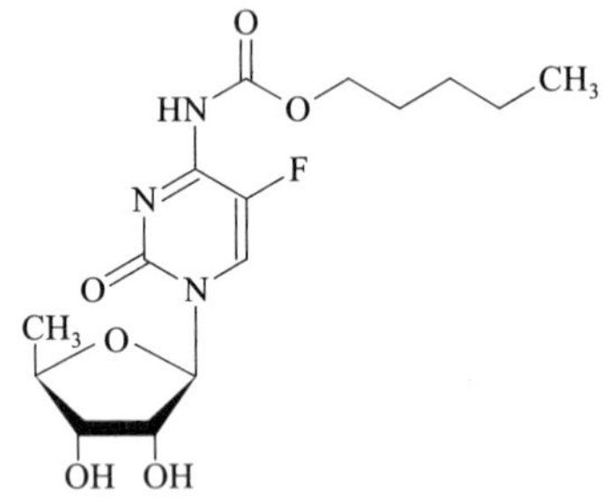

$C_{15}H_{22}FN_3O_6$　359.35

本品为[1-(5-脱氧-β-D-呋喃核糖基)-5-氟-2-氧代-1,2-二氢嘧啶-4-基]氨基甲酸戊酯。按无水与无溶剂物计算，含 $C_{15}H_{22}FN_3O_6$ 应为 98.0%～102.0%。

【性状】　本品为白色或类白色粉末或结晶性粉末。

本品在甲醇中极易溶解，在乙腈或乙醇中易溶，在水中略溶。

比旋度　取本品，精密称定，加甲醇溶解并定量稀释制成每 1ml 中约含 10mg 的溶液，依法测定(通则 0621)，比旋度为 +96.0°至 +100.0°。

【鉴别】　(1)在含量测定项下记录的色谱图中，供试品溶液主峰的保留时间应与对照品溶液主峰的保留时间一致。

(2)本品的红外光吸收图谱应与对照品的图谱一致(通则 0402)。

【检查】　**氯化物**　取本品 0.25g，依法检查(通则 0801)，与标准氯化钠溶液 5.0ml 制成的对照液比较，不得更浓(0.02%)。

硫酸盐　取本品 0.50g，加水 40ml 使溶解，依法检查(通则 0802)，与标准硫酸钾溶液 1.0ml 制成的对照液比较，不得更浓(0.02%)。

有关物质　照高效液相色谱法(通则 0512)测定。

溶剂　水-甲醇-乙腈(60∶35∶5)。

供试品溶液　取本品适量，精密称定，加溶剂溶解并定量稀释制成每 1ml 中约含 0.6mg 的溶液。

对照溶液　精密量取供试品溶液适量，用溶剂定量稀释制成每 1ml 中约含 1.2μg 的溶液。

系统适用性溶液　取卡培他滨系统适用性对照品(含杂质Ⅰ、杂质Ⅱ、杂质Ⅲ及卡培他滨)适量，加溶剂溶解并稀释制成每 1ml 中约含卡培他滨 0.6μg 的混合溶液。

灵敏度溶液　精密量取对照溶液适量，用溶剂定量稀释制成每 1ml 中约含 0.18μg 的溶液。

色谱条件　用十八烷基硅烷键合硅胶(MN nucleodur C18 色谱柱，4.6mm×250mm，5μm 或效能相当的色谱柱)为填充剂，以 0.1%冰醋酸溶液-甲醇-乙腈(60∶35∶5)为流动相 A，0.1%冰醋酸溶液-甲醇-乙腈(15∶80∶5)为流动相 B，照下表进行梯度洗脱，流速为每分钟 1.0ml，柱温 40℃，进样温度 5℃，检测波长为 250nm；进样体积 10μl。

时间(分钟)	流动相 A(%)	流动相 B(%)
0	100	0
5	100	0
20	49	51
30	49	51
31	100	0
40	100	0

系统适用性要求　系统适用性溶液色谱图中，卡培他滨峰的保留时间约为 17.5 分钟，按杂质Ⅰ、杂质Ⅱ、卡培他滨与杂质Ⅲ顺序出峰(相对保留时间依次 0.18、0.19、1.0 与 1.11)，杂质Ⅰ峰与杂质Ⅱ峰之间的分离度应不小于 1.0；卡培他滨峰与杂质Ⅲ峰之间的分离度应符合要求；卡培他滨峰的拖尾因子应不大于 1.5。灵敏度溶液色谱图中，主成分色谱峰峰高的信噪比应大于 10。

测定法　精密量取供试品溶液与对照溶液，分别注入液相色谱仪，记录色谱图。

限度　供试品溶液色谱图中如有杂质峰，杂质Ⅰ峰面积不得大于对照溶液主峰面积的 1.5 倍(0.3%)、杂质Ⅱ校正后的峰面积(乘以校正因子 1.2)不得大于对照溶液主峰面积的 1.5 倍(0.3%)，相对保留时间约为 0.95 的杂质峰面积不得大于对照溶液的主峰面积(0.2%)，杂质Ⅲ及其他单个未知杂质峰面积均不得大于对照溶液主峰面积的 1/4(0.05%)，各杂质校正后的峰面积之和不得大于对照溶液主峰面积的 2.5 倍(0.5%)。供试品溶液色谱图中小于灵敏度溶液主峰面积的峰忽略不计(0.03%)。

残留溶剂　照残留溶剂测定法(通则 0861)测定，应符合规定。

水分　取本品，照水分测定法(通则 0832 第一法 1)测定，含水分不得过 0.3%。

炽灼残渣　取本品 1.0g，置铂坩埚中，依法检查(通则 0841)，遗留残渣不得过 0.1%。

重金属　取炽灼残渣项下遗留的残渣，依法检查(通则 0821 第二法)，含重金属不得过百万分之二十。

【含量测定】　照高效液相色谱法(通则 0512)测定。

对照品溶液　取卡培他滨对照品适量，精密称定，加溶剂溶解并定量稀释制成每 1ml 中约含 0.6mg 的溶液。

溶剂、供试品溶液、系统适用性溶液、色谱条件与系统适用性要求　见有关物质项下。

测定法　精密量取供试品溶液与对照品溶液，分别注入液相色谱仪，记录色谱图。按外标法以峰面积计算。

【类别】　抗肿瘤药。

【贮藏】 避光，密封保存。

【制剂】 卡培他滨片

附：

杂质Ⅰ

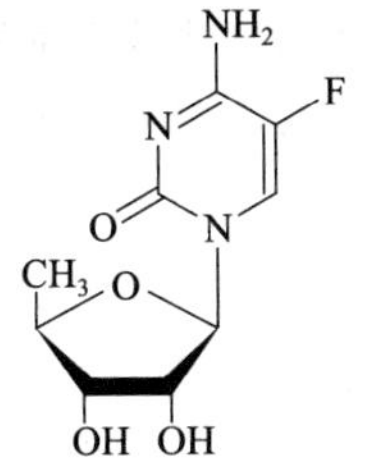

$C_9H_{12}FN_3O_4$　245.21

5′-脱氧-5-氟胞苷

杂质Ⅱ

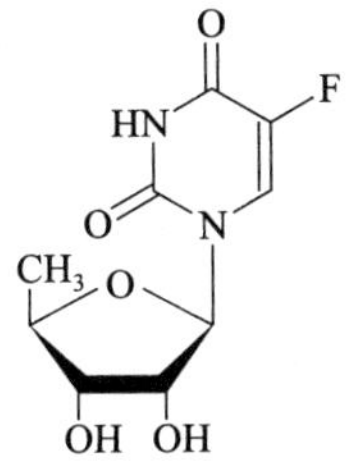

$C_9H_{11}FN_2O_5$　246.19

5′-脱氧-5-氟尿苷

杂质Ⅲ

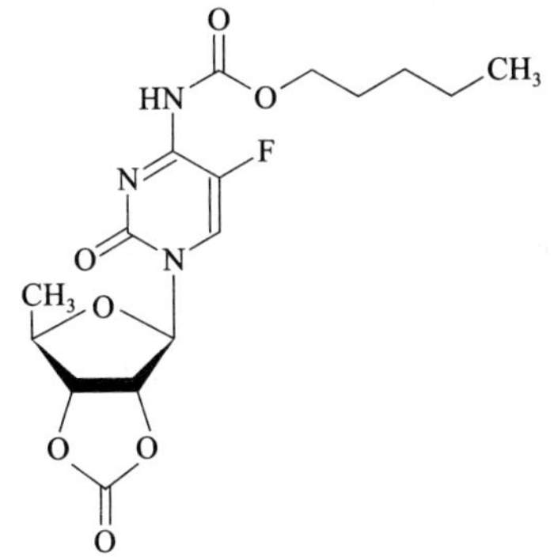

$C_{16}H_{20}FN_3O_7$　385.35

[5-氟-1-[(3*aR*,4*R*,6*R*,6*aR*)-6-甲基-2-氧代-四氢呋喃并[3,4-*d*][1,3]二氧戊环-4-基]-2-氧代-1,2-二氢嘧啶-4-基]氨基甲酸戊酯

卡培他滨片

Kapeitabin Pian

Capecitabine Tablets

本品含卡培他滨($C_{15}H_{22}FN_3O_6$)应为标示量的93.0%～105.0%。

【性状】 本品为薄膜衣片，除去包衣后显白色或类白色。

【鉴别】 (1)在含量测定项下记录的色谱图中，供试品溶液主峰的保留时间应与对照品溶液主峰的保留时间一致。

(2)本品在1500～1760cm^{-1}波数范围内的红外光吸收图谱应与对照品的图谱一致(通则0402)。

【检查】 **有关物质** 照高效液相色谱法(通则0512)测定。

供试品溶液　取本品20片，精密称定，研细，精密称取适量(约相当于卡培他滨60mg)，置100ml量瓶中，加溶剂适量，超声使卡培他滨溶解，用溶剂稀释至刻度，摇匀，滤过，取续滤液。

对照溶液　精密量取供试品溶液适量，用溶剂定量稀释制成每1ml中约含3μg的溶液。

溶剂、系统适用性溶液、灵敏度溶液、色谱条件、系统适用性要求与测定法　见卡培他滨有关物质项下。

限度　供试品溶液色谱图中如有杂质峰，杂质Ⅰ峰与杂质Ⅲ峰面积均不得大于对照溶液的主峰面积(0.5%)；杂质Ⅱ校正后的峰面积(乘以校正因子1.2)不得大于对照溶液的主峰面积(0.5%)；其他单个未知杂质峰面积不得大于对照溶液主峰面积的0.2倍(0.1%)，各杂质校正后的峰面积之和不得大于对照溶液主峰面积的2倍(1.0%)。供试品溶液色谱图中小于灵敏度溶液主峰面积的峰忽略不计(0.03%)。

溶出度 照溶出度与释放度测定法(通则0931第二法)测定。

溶出条件　以水900ml为溶出介质，转速为每分钟50转，依法操作，经30分钟时取样。

供试品溶液　取溶出液适量，滤过，精密量取续滤液3ml(0.5g规格)置100ml量瓶中或1ml(0.15g规格)置10ml量瓶中，用水稀释至刻度，摇匀。

对照品溶液　取卡培他滨对照品适量，精密称定，加水溶解并定量稀释制成每1ml中约含17μg的溶液。

测定法　取供试品溶液与对照品溶液，照紫外-可见分光光度法(通则0401)，在304nm的波长处分别测定吸光度，计算每片的溶出量。

限度　标示量的80%，应符合规定。

其他 应符合片剂项下有关的各项规定(通则0101)。

【含量测定】 照高效液相色谱法(通则0512)测定。

供试品溶液　见有关物质项下。

溶剂、对照品溶液、系统适用性溶液、色谱条件、系统适用性要求与测定法　见卡培他滨含量测定项下。

【类别】 同卡培他滨。

【规格】 (1)0.15g　(2)0.5g

【贮藏】 密封保存。

卡 维 地 洛

Kaweidiluo

Carvedilol

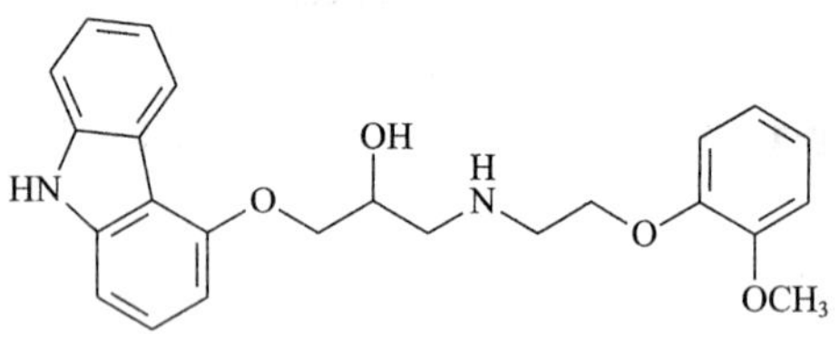

$C_{24}H_{26}N_2O_4$　406.48

本品为(±)-1-(9*H*-4-咔唑基氧基)-3-[2-(2-甲氧基苯氧基)乙氨基]-2-丙醇。按干燥品计算,含 $C_{24}H_{26}N_2O_4$ 不得少于 98.5%。

【性状】 本品为白色或类白色结晶性粉末;无臭。

本品在三氯甲烷中溶解,在甲醇或乙酸乙酯中略溶,在水中不溶;在冰醋酸中易溶。

熔点 本品的熔点(通则 0612)为 114～118℃。

【鉴别】 (1)取本品适量,加 0.06mol/L 醋酸溶液溶解并稀释制成每 1ml 中约含 20μg 的溶液,照紫外-可见分光光度法(通则 0401)测定,在 285nm、319nm 与 331nm 的波长处有最大吸收,在 331nm 与 285nm 波长处的吸光度比值应为 0.40～0.44。

(2)本品的红外光吸收图谱应与对照的图谱(光谱集 714 图)一致。

【检查】 **醋酸溶液的澄清度与颜色** 取本品 0.10g,加 6mol/L 醋酸溶液 10ml 溶解后,溶液应澄清无色。如显色,与黄色 2 号标准比色液(通则 0901 第一法)比较,不得更深。

有关物质 照高效液相色谱法(通则 0512)测定。

供试品溶液 取本品,加流动相溶解并稀释制成每 1ml 中约含 0.5mg 的溶液。

对照溶液 精密量取供试品溶液适量,用流动相定量稀释制成每 1ml 中约含 1μg 的溶液。

系统适用性溶液 取卡维地洛约 12.5mg,置锥形瓶中,加 5mol/L 盐酸溶液 5ml,于 95℃水浴中加热 3 小时,放冷,加 5mol/L 氢氧化钠溶液 5ml、流动相 15ml,超声 10 分钟,摇匀,滤过。

色谱条件 用十八烷基硅烷键合硅胶为填充剂;以 0.02mol/L 磷酸二氢钾溶液(用磷酸调节 pH 值至 3.5)-乙腈(65∶35)为流动相;检测波长为 241nm;进样体积 10μl。

系统适用性要求 系统适用性溶液色谱图中,理论板数按卡维地洛峰计算不低于 2000,卡维地洛峰与其后的最大降解物峰的分离度应大于 6.5。

测定法 精密量取供试品溶液与对照溶液,分别注入液相色谱仪,记录色谱图至主成分峰保留时间的 3.5 倍。

限度 供试品溶液色谱图中如有杂质峰,单个杂质峰面积不得大于对照溶液的主峰面积(0.2%),各杂质峰面积的和不得大于对照溶液主峰面积的 2.5 倍(0.5%)。

残留溶剂 照残留溶剂测定法(通则 0861 第二法)测定。

供试品溶液 取本品约 0.2g,精密称定,置顶空瓶中,精密加入 20%冰醋酸溶液 2ml 使溶解,密封。

贮备液(1) 分别取甲醇、丙酮、四氢呋喃与 1,4-二氧六环,精密称定,用 20%冰醋酸溶液定量稀释制成每 1ml 中各约含 3mg、5mg、0.72mg 与 0.38mg 的溶液。

贮备液(2) 分别取 1,2-二氯乙烷、苯、三氯甲烷、甲苯、乙醚与乙酸乙酯,精密称定,用乙腈定量稀释制成每 1ml 中各约含 50μg、20μg、0.6mg、8.9mg、50mg 与 50mg 的溶液。

对照品溶液 精密量取贮备液(1)10ml 和贮备液(2)1ml,置 100ml 量瓶中,用 20%冰醋酸溶液稀释至刻度,摇匀,精密量取 2ml,置顶空瓶中,密封。

色谱条件 以聚乙二醇(或极性相近)为固定液;起始温度为 40℃,维持 12 分钟,以每分钟 40℃的速率升温至 180℃,维持 5 分钟;进样口温度为 200℃;检测器温度为 230℃;顶空瓶平衡温度为 90℃,平衡时间为 30 分钟。

系统适用性要求 对照品溶液色谱图中,各成分峰间的分离度均应符合要求。

测定法 取供试品溶液与对照品溶液,分别顶空进样,记录色谱图。

限度 按外标法以峰面积计算,甲醇、丙酮、四氢呋喃、1,4-二氧六环、1,2-二氯乙烷、苯、三氯甲烷、甲苯、乙醚与乙酸乙酯的残留量均应符合规定。

干燥失重 取本品,以五氧化二磷为干燥剂,减压干燥至恒重,减失重量不得过 0.5%(通则 0831)。

炽灼残渣 取本品 1.0g,依法检查(通则 0841),遗留残渣不得过 0.1%。

重金属 取炽灼残渣项下遗留的残渣,依法检查(通则 0821 第二法),含重金属不得过百万分之十。

【含量测定】 取本品约 0.3g,精密称定,加冰醋酸 30ml 溶解后,照电位滴定法(通则 0701),用高氯酸滴定液(0.1mol/L)滴定,并将滴定的结果用空白试验校正。每 1ml 高氯酸滴定液(0.1mol/L)相当于 40.65mg 的 $C_{24}H_{26}N_2O_4$。

【类别】 血管舒张药,β 肾上腺素受体拮抗药。

【贮藏】 遮光,密封保存。

【制剂】 (1)卡维地洛片　(2)卡维地洛胶囊

卡 维 地 洛 片

Kaweidiluo Pian

Carvedilol Tablets

本品含卡维地洛($C_{24}H_{26}N_2O_4$)应为标示量的90.0%～110.0%。

【性状】 本品为白色或类白色片或薄膜衣片，除去包衣后显白色或类白色。

【鉴别】 (1)取本品细粉适量，加0.06mol/L醋酸溶液使卡维地洛溶解并稀释制成每1ml中约含卡维地洛20μg的溶液，滤过，取滤液照紫外-可见分光光度法(通则0401)测定，在285nm、319nm、331nm的波长处有最大吸收，在331nm与285nm波长处的吸光度比值应为0.40～0.44。

(2)在含量测定项下记录的色谱图中，供试品溶液主峰的保留时间应与对照品溶液主峰的保留时间一致。

【检查】 **有关物质** 照高效液相色谱法(通则0512)测定。

供试品溶液　取本品的细粉适量(约相当于卡维地洛12.5mg)，置25ml量瓶中，加流动相适量，超声使卡维地洛溶解，放冷，用流动相稀释至刻度，摇匀，滤过，取续滤液。

对照溶液　精密量取供试品溶液1ml，置100ml量瓶中，用流动相稀释至刻度，摇匀。

系统适用性溶液、色谱条件、系统适用性要求与测定法　见卡维地洛有关物质项下。

限度　供试品溶液的色谱图中如有杂质峰，单个杂质峰面积不得大于对照溶液主峰面积的0.5倍(0.5%)，各杂质峰面积的和不得大于对照溶液的主峰面积(1.0%)。

含量均匀度 取本品1片，置50ml量瓶(6.25mg规格)或100ml量瓶(10mg规格、12.5mg规格)或200ml量瓶(20mg规格)中，加流动相适量，超声使卡维地洛溶解，用流动相稀释至刻度，摇匀，滤过，取续滤液作为供试品溶液，照含量测定项下方法测定含量，应符合规定(通则0941)。

溶出度 照溶出度与释放度测定法(通则0931第一法)测定。

溶出条件　以盐酸溶液(9→1000)900ml为溶出介质，转速为每分钟100转，依法操作，经30分钟时取样。

供试品溶液　取溶出液10ml，滤过，精密量取续滤液适量，用溶出介质定量稀释制成每1ml中约含卡维地洛5μg的溶液。

对照品溶液　精密称取卡维地洛对照品约10mg，置100ml量瓶中，加甲醇10ml，振摇使溶解，用溶出介质稀释至刻度，摇匀，精密量取5ml，置100ml量瓶中，用溶出介质稀释至刻度，摇匀。

测定法　取供试品溶液与对照品溶液，照紫外-可见分光光度法(通则0401)，在240nm的波长处分别测定吸光度，计算每片的溶出量。

限度　标示量的80%，应符合规定。

其他 应符合片剂项下有关的各项规定(通则0101)。

【含量测定】 照高效液相色谱法(通则0512)测定。

供试品溶液 取本品20片，精密称定，研细，精密称取适量(约相当于卡维地洛10mg)，置100ml量瓶中，加流动相适量，超声使卡维地洛溶解，用流动相稀释至刻度，摇匀，滤过，取续滤液。

对照品溶液 取卡维地洛对照品适量，精密称定，加流动相溶解并定量稀释制成每1ml中含0.1mg的溶液。

系统适用性溶液、色谱条件与系统适用性要求 见有关物质项下。

测定法 精密量取供试品溶液与对照品溶液，分别注入液相色谱仪，记录色谱图。按外标法以峰面积计算。

【类别】 同卡维地洛。

【规格】 (1)6.25mg　(2)10mg　(3)12.5mg　(4)20mg

【贮藏】 遮光，密封保存。

卡维地洛胶囊

Kaweidiluo Jiaonang

Carvedilol Capsules

本品含卡维地洛($C_{24}H_{26}N_2O_4$)应为标示量的90.0%～110.0%。

【性状】 本品内容物为白色粉末。

【鉴别】 (1)取本品内容物适量，加0.06mol/L醋酸溶液使卡维地洛溶解并制成每1ml中约含20μg的溶液，滤过，取滤液，照紫外-可见分光光度法(通则0401)测定，在285nm、319nm与331nm的波长处有最大吸收，在331nm与285nm波长处的吸光度比值应为0.40～0.44。

(2)在含量测定项下记录的色谱图中，供试品溶液主峰的保留时间应与对照品溶液主峰的保留时间一致。

【检查】 **有关物质** 照高效液相色谱法(通则0512)测定。

供试品溶液　取本品内容物适量(约相当于卡维地洛12.5mg)，置25ml量瓶中，加流动相适量，超声使卡维地洛溶解，放冷，用流动相稀释至刻度，摇匀，滤过，取续滤液。

对照溶液　精密量取供试品溶液1ml，置100ml量瓶中，用流动相稀释至刻度，摇匀。

系统适用性溶液、色谱条件、系统适用性要求与测定法　见卡维地洛有关物质项下。

限度　供试品溶液的色谱图中如有杂质峰，单个杂质峰面积不得大于对照溶液主峰面积的0.5倍(0.5%)，各杂质峰面积的和不得大于对照溶液的主峰面积(1.0%)。

含量均匀度 取本品1粒，将内容物倾入100ml量瓶中，囊壳用流动相洗净，洗液并入量瓶中，加流动相约80ml，超声使卡维地洛溶解并稀释至刻度，摇匀，滤过，取续滤液作为供试品溶液，照含量测定项下方法测定含量，应符合规定(通则0941)。

溶出度 照溶出度与释放度测定法(通则0931第一法)测定。

溶出条件　以盐酸溶液(9→1000)900ml为溶出介质，转速为每分钟100转，依法操作，经30分钟时取样。

供试品溶液　取溶出液 10ml，滤过，精密量取续滤液适量，用溶出介质定量稀释制成每 1ml 中约含卡维地洛 5μg 的溶液。

对照品溶液　取卡维地洛对照品约 10mg，精密称定，置 100ml 量瓶中，加甲醇 10ml，振摇使溶解，用溶出介质稀释至刻度，摇匀，精密量取适量，用溶出介质定量稀释制成每 1ml 中含 5μg 的溶液，摇匀。

空白溶液　取空心胶囊，照供试品溶液制备方法制备。

测定法　取供试品溶液、对照品溶液与空白溶液，照紫外-可见分光光度法（通则 0401），在 240nm 的波长处分别测定吸光度，计算出每粒的溶出量。

限度　标示量的 70%，应符合规定。

其他　应符合胶囊剂项下有关的各项规定（通则 0103）。

【含量测定】　照高效液相色谱法（通则 0512）测定。

供试品溶液　取本品 10 粒，精密称定，计算平均装量，取内容物混匀，精密称取适量（约相当于卡维地洛 10mg），置 100ml 量瓶中，加流动相适量，超声使卡维地洛溶解，并用流动相稀释至刻度，摇匀，滤过，取续滤液。

对照品溶液　取卡维地洛对照品适量，精密称定，加流动相溶解并定量稀释制成每 1ml 中含 0.1mg 的溶液。

系统适用性溶液、色谱条件与系统适用性要求　见有关物质项下。

测定法　精密量取供试品溶液与对照品溶液，分别注入液相色谱仪，记录色谱图。按外标法以峰面积计算。

【类别】　同卡维地洛。

【规格】　10mg

【贮藏】　密封，干燥处保存。

叶　酸

Yesuan

Folic Acid

$C_{19}H_{19}N_7O_6$　441.40

本品为 *N*-[4-[(2-氨基-4-氧代-1,4-二氢-6-蝶啶)甲氨基]苯甲酰基]-L-谷氨酸。按无水物计算，含 $C_{19}H_{19}N_7O_6$ 应为 95.0%～102.0%。

【性状】　本品为黄色至橙黄色结晶性粉末；无臭。

本品在水、乙醇、丙酮、三氯甲烷或乙醚中不溶；在氢氧化钠试液或 10%碳酸钠溶液中易溶。

比旋度　取本品，精密称定，加 0.1mol/L 的氢氧化钠溶液溶解并定量稀释制成每 1ml 中约含 10mg 的溶液，依法测定（通则 0621），比旋度为＋18°至＋22°。

【鉴别】　(1)取本品约 0.2mg，加 0.4%氢氧化钠溶液 10ml，振摇使溶解，加高锰酸钾试液 1 滴，振摇混匀后，溶液显蓝绿色；在紫外光灯下，显蓝绿色荧光。

(2)取本品，加 0.4%氢氧化钠溶液制成每 1ml 中约含 10μg 的溶液，照紫外-可见分光光度法（通则 0401）测定，在 256nm、283nm 与 365nm±4nm 的波长处有最大吸收，在 256nm 与 365nm 波长处的吸光度比值应为 2.8～3.0。

(3)本品的红外光吸收图谱应与对照的图谱（光谱集 93 图）一致。

【检查】　**有关物质**　照高效液相色谱法（通则 0512）测定。避光操作。

供试品溶液　取本品约 100mg，置 100ml 量瓶中，加氨试液约 1ml 使溶解，用流动相稀释至刻度，摇匀。

对照溶液　精密量取供试品溶液 1ml，置 100ml 量瓶中，用流动相稀释至刻度，摇匀。

系统适用性溶液　取蝶酸 10mg，置 100ml 量瓶中，加 0.1mol/L 碳酸钠溶液 5ml 与供试品溶液 10ml，加流动相溶解并稀释至刻度，摇匀。

色谱条件　用十八烷基硅烷键合硅胶为填充剂；以磷酸盐缓冲液（pH 5.0）（取磷酸二氢钾 2.0g，加水约 650ml 溶解，加 0.5mol/L 四丁基氢氧化铵的甲醇溶液 15ml、1mol/L 磷酸溶液 7ml 与甲醇 270ml，放冷，用 1mol/L 磷酸溶液或氨试液调节 pH 值至 5.0，用水稀释至 1000ml）为流动相；检测波长为 280nm；流速为每分钟 1.2ml；进样体积 10μl。

系统适用性要求　系统适用性溶液色谱图中，蝶酸峰与叶酸峰之间的分离度应大于 4.0。

测定法　精密量取供试品溶液与对照溶液，分别注入液相色谱仪，记录色谱图至主成分峰保留时间的 3 倍。

限度　供试品溶液的色谱图中，蝶酸与其他单个杂质峰面积均不得大于对照溶液主峰面积的 0.6 倍（0.6%），除蝶酸峰外各杂质峰面积之和不得大于对照溶液主峰面积的 2 倍（2.0%），小于对照溶液主峰面积 0.05 倍的峰忽略不计。

水分　取本品约 0.1g，精密称定，加三氯甲烷-无水甲醇（4∶1）5ml，照水分测定法（通则 0832 第一法 1）测定，含水分不得过 8.5%。

炽灼残渣　不得过 0.1%（通则 0841）。

【含量测定】　照高效液相色谱法（通则 0512）测定。避光操作。

供试品溶液　取本品约 10mg，精密称定，置 50ml 量瓶中，加 0.5%氨溶液约 30ml 溶解后，用水稀释至刻度，摇匀。

对照品溶液　取叶酸对照品约 10mg，精密称定，置 50ml 量瓶中，加 0.5%氨溶液约 30ml 溶解后，用水稀释至刻度，摇匀。

系统适用性溶液、色谱条件与系统适用性要求　见有关物质项下。

测定法　精密量取供试品溶液与对照品溶液，分别注入液相色谱仪，记录色谱图。按外标法以峰面积计算。

【类别】　维生素类药。

【贮藏】　遮光，密封保存。

【制剂】　叶酸片

叶　酸　片

Yesuan Pian

Folic Acid Tablets

本品含叶酸（$C_{19}H_{19}N_7O_6$）应为标示量的 90.0%～110.0%。

【性状】　本品为黄色或橙黄色片。

【鉴别】　(1)取本品细粉适量（约相当于叶酸 0.4mg），加 0.4%氢氧化钠溶液 20ml，振摇使叶酸溶解，滤过；取滤液 10ml，照叶酸项下的鉴别（1）项试验，显相同的反应。

(2)取上述剩余的滤液，加等量的 0.4%氢氧化钠溶液稀释后，照叶酸项下的鉴别(2)项试验，显相同的结果。

【检查】　**有关物质**　照高效液相色谱法（通则 0512）测定。避光操作。

供试品溶液　取本品细粉适量（约相当于叶酸 10mg），置具塞试管中，加入 0.5%氨溶液 10ml，置热水浴中加热 20 分钟，时时振摇使叶酸溶解，离心（每分钟 4000 转）15 分钟，取上清液。

对照溶液　精密量取供试品溶液 1ml，置 100ml 量瓶中，用流动相稀释至刻度，摇匀。

系统适用性溶液、色谱条件、系统适用性要求与测定法　见叶酸有关物质项下。

限度　供试品溶液的色谱图中，蝶酸峰面积不得大于对照溶液主峰面积的 0.6 倍(0.6%)，单个杂质峰面积不得大于对照溶液主峰面积(1.0%)，除蝶酸峰外各杂质峰面积之和不得大于对照溶液主峰面积的 3 倍(3.0%)，小于对照溶液主峰面积 0.05 倍的峰忽略不计。

含量均匀度　5mg 规格　取本品 1 片，照含量测定项下的方法，自“置 25ml 量瓶中”起，依法测定，计算含量，应符合规定（通则 0941）。

0.4mg 规格　取本品 1 片，置 10ml 量瓶中，加 0.5%氨溶液约 5ml，置热水浴中加热 20 分钟，时时振摇使叶酸溶解，放冷，用水稀释至刻度，摇匀，滤过，取续滤液作为供试品溶液；另取叶酸对照品约 10mg，精密称定，置 50ml 量瓶中，加 0.5%氨溶液稀释至刻度，摇匀，精密量取 2ml，置 10ml 量瓶中，用水稀释至刻度，摇匀，作为对照品溶液。照叶酸含量测定项下色谱条件，精密量取供试品溶液与对照品溶液各 10μl，分别注入液相色谱仪，依法测定，计算含量，应符合规定（通则 0941）。

溶出度　5mg 规格　照溶出度与释放度测定法（通则 0931 第一法）测定。

溶出条件　以磷酸盐缓冲液（pH 6.8）900ml 为溶出介质，转速为每分钟 100 转，依法操作，经 45 分钟时取样。

供试品溶液　取溶出液，滤过，取续滤液。

对照品溶液　取叶酸对照品，精密称定，加溶出介质溶解并定量稀释制成每 1ml 中约含 6μg 的溶液。

测定法　取供试品溶液与对照品溶液，照紫外-可见分光光度法（通则 0401），在 281nm 的波长处分别测定吸光度，计算每片的溶出量。

限度　标示量的 70%，应符合规定。

0.4mg 规格　照溶出度与释放度测定法（通则 0931 第三法）测定。

溶出条件　以磷酸盐缓冲液（pH 6.8）100ml 为溶出介质，转速为每分钟 50 转，依法操作，经 30 分钟时取样。

供试品溶液　取溶出液 10ml，滤过，取续滤液。

对照品溶液　取叶酸对照品，精密称定，加溶出介质溶解并定量稀释制成每 1ml 中约含 4μg 的溶液。

测定法　取供试品溶液与对照品溶液，照紫外-可见分光光度法（通则 0401），在 281nm 的波长处分别测定吸光度，计算每片的溶出量。

限度　标示量的 75%，应符合规定。

其他　应符合片剂项下有关的各项规定（通则 0101）。

【含量测定】　**5mg 规格**　照高效液相色谱法（通则 0512）测定。避光操作。

供试品溶液　取本品 20 片，精密称定，研细，精密称取适量（约相当于叶酸 5mg），置 25ml 量瓶中，加 0.5%氨溶液约 15ml，置热水浴中加热 20 分钟，时时振摇使叶酸溶解，放冷，用水稀释至刻度，摇匀，滤过，取续滤液。

对照品溶液、系统适用性溶液、色谱条件、系统适用性要求与测定法　见叶酸含量测定项下。

0.4mg 规格　照高效液相色谱法（通则 0512）测定。避光操作。

供试品溶液　取本品 50 片，精密称定，研细，精密称取适量（约相当于叶酸 4mg），置 100ml 量瓶中，加 0.5%氨溶液约 15ml，置热水浴中加热 20 分钟，时时振摇使叶酸溶解，放冷，用水稀释至刻度，摇匀，滤过，取续滤液。

对照品溶液　取叶酸对照品约 10mg，精密称定，置 50ml 量瓶中，加 0.5%氨溶液溶解并稀释至刻度，摇匀，精密量取 2ml，置 10ml 量瓶中，用水稀释至刻度，摇匀。

系统适用性溶液、色谱条件、系统适用性要求与测定法　见叶酸含量测定项下。

【类别】　同叶酸。

【规格】　(1)0.4mg　(2)5mg

【贮藏】　遮光，密封保存。

甲地高辛

Jiadigaoxin

Metildigoxin

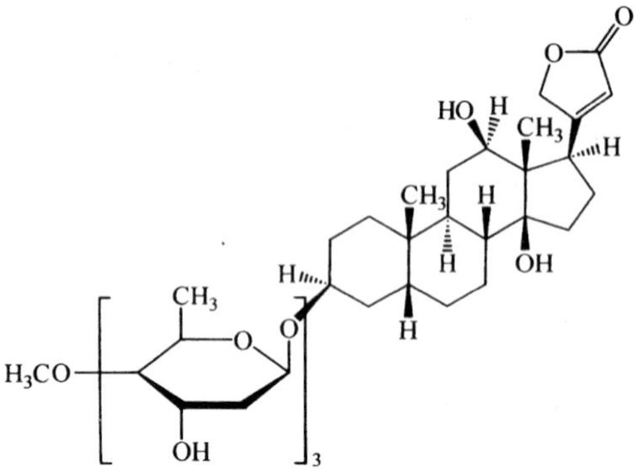

$C_{42}H_{66}O_{14}$　794.98

本品为3*β*-[[*O*-2,6-二脱氧-4-*O*-甲基-*β*-*D*-核-己吡喃糖基-(1→4)-*O*-2,6-二脱氧-*β*-*D*-核-己吡喃糖基-(1→4)-2,6-二脱氧-*β*-*D*-核-己吡喃糖基]氧代]-12*β*,14-二羟基-5*β*,14*β*-心甾-20(22)烯内酯。按干燥品计算,含 $C_{42}H_{66}O_{14}$ 不得少于 95.0%。

【性状】 本品为白色或类白色结晶性粉末;无臭。

本品在三氯甲烷中略溶,在甲醇、乙醇中极微溶解,在水中几乎不溶。

【鉴别】 (1)取本品约 1mg,置小试管中,加含三氯化铁的冰醋酸溶液(取冰醋酸 10ml,加三氯化铁试液 1 滴制成)1ml溶解后,沿管壁缓缓加硫酸 1ml,使成两液层,接界处显紫色;放置后,冰醋酸层显蓝色。

(2)在含量测定项下记录的色谱图中,供试品溶液主峰的保留时间应与对照品溶液主峰的保留时间一致。

(3)本品的红外光吸收图谱应与对照的图谱(光谱集 728 图)一致。

【检查】 **有关物质** 照高效液相色谱法(通则 0512)测定。

供试品溶液　取本品,加溶剂[乙腈-水(34∶66)]溶解并稀释制成每 1ml 中约含 0.25mg 的溶液。

对照溶液　精密量取供试品溶液适量,用溶剂定量稀释制成每 1ml 中含 12.5μg 的溶液。

色谱条件　用十八烷基硅烷键合硅胶为填充剂;以乙腈-水(34∶66)为流动相;检测波长为 218nm;进样体积 20μl。

测定法　精密量取供试品溶液与对照溶液,分别注入液相色谱仪,记录色谱图至主成分峰保留时间的 3 倍。

限度　供试品溶液色谱图中如有杂质峰,各杂质峰面积的和不得大于对照溶液的主峰面积(5.0%)。

干燥失重 取本品,以五氧化二磷为干燥剂,减压干燥至恒重,减失重量不得过 1.0%(通则 0831)。

【含量测定】 照高效液相色谱法(通则 0512)测定。

内标溶液 取洋地黄毒苷对照品适量,精密称定,加流动相溶解并稀释制成每 1ml 中含 0.1mg 的溶液,摇匀。

供试品溶液 取本品适量,精密称定,加流动相溶解并定量稀释制成每 1ml 中约含甲地高辛 0.1mg 的溶液,精密量取 2ml 与内标溶液 2ml,置 10ml 量瓶中,用流动相稀释至刻度,摇匀。

对照品溶液 取甲地高辛对照品适量,精密称定,加流动相溶解并定量稀释制成每 1ml 中约含甲地高辛 0.1mg 的溶液,精密量取 2ml 与内标溶液 2ml,置 10ml 量瓶中,用流动相稀释至刻度,摇匀。

色谱条件 见有关物质项下。以乙腈-水(40∶60)为流动相。

系统适用性要求 理论板数按甲地高辛峰计算不低于 1000,甲地高辛峰与内标物质峰的分离度应符合要求。

测定法 精密量取供试品溶液与对照品溶液,分别注入液相色谱仪,记录色谱图。按内标法以峰面积计算。

【类别】 强心药。

【贮藏】 密封保存。

【制剂】 甲地高辛片

甲地高辛片

Jiadigaoxin Pian

Metildigoxin Tablets

本品含甲地高辛($C_{42}H_{66}O_{14}$)应为标示量的 85.0%～115.0%。

【性状】 本品为白色或类白色片。

【鉴别】 (1)取本品细粉适量(约相当于甲地高辛 1mg),加乙醇-三氯甲烷(1∶1)5ml,强力振摇数分钟,使甲地高辛溶解,离心,取上清液于水浴上 60～70℃蒸干,残渣照甲地高辛鉴别(1)项试验,显相同的反应。

(2)在含量测定项下记录的色谱图中,供试品溶液主峰的保留时间应与对照品溶液主峰的保留时间一致。

【检查】 **含量均匀度** 取本品 1 片,置 5ml 量瓶中,照含量测定项下的方法,自"精密加内标溶液 1ml"起,依法测定,并计算每片的含量,含量均匀度的限度为±20%,应符合规定(通则 0941)。

溶出度 照溶出度与释放度测定法(通则 0931 第三法)测定。

溶出条件　以 0.1mol/L 盐酸溶液 100ml 为溶出介质,转速为每分钟 60 转,依法操作,经 60 分钟时取样。

供试品溶液　取溶出液经滤膜(孔径小于 0.45μm)滤过,取续滤液。

对照品溶液　取甲地高辛对照品适量,精密称定,加 0.1mol/L 盐酸溶液溶解并定量稀释制成每 1ml 中含 1μg 的溶液。

测定法　精密量取供试品溶液与对照品溶液各 1ml，分别置 10ml 量瓶中，各加 0.1%抗坏血酸的甲醇溶液 3.0ml 与 0.009mol/L 过氧化氢溶液 0.2ml，摇匀，用 0.1mol/L 盐酸溶液稀释至刻度，在 30℃下放置 90 分钟，取出，放至室温，照荧光分析法（通则 0405），在激发波长 356nm 与发射波长 485nm 处分别测定荧光强度，计算每片的溶出量。

限度　标示量的 65%，应符合规定。

其他　应符合片剂项下有关的各项规定（通则 0101）。

【含量测定】　照高效液相色谱法（通则 0512）测定。

供试品溶液　取本品 20 片，精密称定，研细，精密称取适量（约相当于甲地高辛 0.1mg），置 5ml 量瓶中，精密加内标溶液 1ml，加流动相适量，超声使甲地高辛溶解，用流动相稀释至刻度，摇匀，滤过，取续滤液。

内标溶液、对照品溶液、色谱条件、系统适用性要求与测定法　见甲地高辛含量测定项下。

【类别】　同甲地高辛。

【规格】　0.1mg

【贮藏】　密封保存。

甲芬那酸

Jiafennasuan

Mefenamic Acid

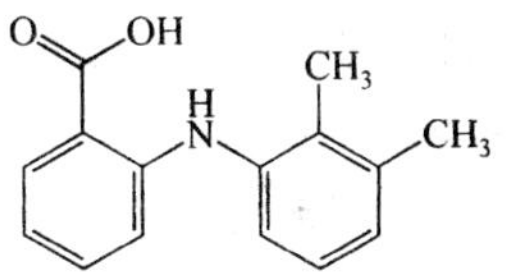

$C_{15}H_{15}NO_2$　241.29

本品为 *N*-2,3-二甲苯基邻氨基苯甲酸。按干燥品计算，含 $C_{15}H_{15}NO_2$ 不得少于 99.0%。

【性状】　本品为白色或类白色微细结晶性粉末；无臭。

本品在乙醚中略溶，在乙醇或三氯甲烷中微溶，在水中不溶。

【鉴别】　(1)取本品约 25mg，加三氯甲烷 15ml 溶解后，置紫外光灯(254nm)下检视，显绿色荧光。

(2)取本品约 5mg，加硫酸 2ml 使溶解，加 0.5%重铬酸钾溶液 0.05ml，即显深蓝色，随即变为棕绿色。

(3)取本品，加 1mol/L 盐酸溶液-甲醇（1∶99）混合液溶解并稀释制成每 1ml 中含 20μg 的溶液，照紫外-可见分光光度法（通则 0401）测定，在 279nm 与 350nm 的波长处有最大吸收，其吸光度分别为 0.69～0.74 与 0.56～0.60。

(4)本品的红外光吸收图谱应与对照的图谱（光谱集 730 图）一致。

【检查】　**铜**　取本品 1.0g，置石英坩埚中，加硫酸湿润，炽灼俟灰化完全后，残渣用 0.1mol/L 硝酸溶液溶解并定量转移至 25ml 量瓶中，并稀释至刻度，摇匀，作为供试品溶液；精密量取标准铜溶液（精密称取硫酸铜 0.393g，置 1000ml 量瓶中，加 0.1mol/L 硝酸溶液溶解并稀释至刻度，摇匀，精密量取 10ml，置 100ml 量瓶中，用 0.1mol/L 硝酸溶液稀释至刻度，摇匀）1.0ml，置 25ml 量瓶中，用 0.1mol/L 硝酸溶液稀释至刻度，摇匀，作为对照品溶液。取上述两种溶液，照原子吸收分光光度法（通则 0406），在 324.8nm 的波长处分别测定。供试品溶液的吸光度不得大于对照品溶液的吸光度（0.001%）。

有关物质　照高效液相色谱法（通则 0512）测定。

供试品溶液　取本品适量，加流动相溶解并稀释制成每 1ml 中约含 1mg 的溶液。

对照溶液　精密量取供试品溶液适量，用流动相定量稀释制成每 1ml 中约含 5μg 的溶液。

色谱条件　用十八烷基硅烷键合硅胶为填充剂；以 0.05mol/L 磷酸二氢铵溶液（用氨试液调节 pH 值至 5.0）-乙腈-四氢呋喃（40∶46∶14）为流动相；检测波长为 254nm；进样体积 10μl。

系统适用性要求　理论板数按甲芬那酸峰计算不低于 5000。

测定法　精密量取供试品溶液与对照溶液，分别注入液相色谱仪，记录色谱图至主成分峰保留时间的 2.5 倍。

限度　供试品溶液色谱图中如有杂质峰，单个杂质峰面积不得大于对照溶液主峰面积的 0.2 倍（0.1%），各杂质峰面积的和不得大于对照溶液主峰面积（0.5%）。

2,3-二甲基苯胺　照气相色谱法（通则 0521）测定。

供试品溶液　取本品适量，精密称定，加二氯甲烷-甲醇（3∶1）溶液溶解并定量稀释制成每 1ml 中约含 25mg 的溶液。

对照品溶液　取 2,3-二甲基苯胺适量，精密称定，加二氯甲烷-甲醇（3∶1）溶解并定量稀释制成每 1ml 中约含 2.5μg 的溶液。

色谱条件　以聚乙二醇（PEG-20M）为固定液的毛细管柱为色谱柱；对照品溶液采用恒温 150℃，供试品溶液采用程序升温，起始温度为 150℃，维持至 2,3-二甲基苯胺峰出峰后，以每分钟 70℃的速率升温至 220℃，维持 20 分钟；进样口温度为 250℃；检测器温度为 260℃；进样体积 1μl。

测定法　精密量取供试品溶液与对照品溶液，分别注入气相色谱仪，记录色谱图。

限度　供试品溶液中如有与 2,3-二甲基苯胺保留时间一致的色谱峰，其峰面积不得大于对照品溶液主峰面积（0.01%）。

干燥失重　取本品，在 105℃干燥至恒重，减失重量不得过 0.5%（通则 0831）。

炽灼残渣　取本品 1.0g，依法检查（通则 0841），遗留残渣不得过 0.1%。

重金属　取炽灼残渣项下遗留的残渣，依法检查（通则 0821 第二法），含重金属不得过百万分之二十。

【含量测定】　取本品约 0.5g，精密称定，加微温的无水中性乙醇（对酚磺酞指示液呈中性）100ml，振摇使溶解，加酚磺酞指示液 3 滴，用氢氧化钠滴定液（0.1mol/L）滴定。每 1ml 氢氧化钠滴定液（0.1mol/L）相当于 24.13mg 的 $C_{15}H_{15}NO_2$。

【类别】 解热镇痛、非甾体抗炎药。

【贮藏】 密封，在干燥处保存。

【制剂】 (1)甲芬那酸片　(2)甲芬那酸胶囊

甲芬那酸片

Jiafennasuan Pian

Mefenamic Acid Tablets

本品含甲芬那酸（$C_{15}H_{15}NO_2$）应为标示量的93.0%～107.0%。

【性状】 本品为白色或类白色片。

【鉴别】 (1)取本品的细粉适量（约相当于甲芬那酸 25mg），加三氯甲烷 15ml，振摇使甲芬那酸溶解，溶液照甲芬那酸项下的鉴别(1)项试验，显相同的结果。

(2)在含量测定项下记录的色谱图中，供试品溶液主峰的保留时间应与对照品溶液主峰的保留时间一致。

(3)取本品的细粉适量（约相当于甲芬那酸 20mg），加 1mol/L 盐酸溶液-甲醇（1∶99）混合液 100ml，超声使甲芬那酸溶解，滤过，取续滤液适量，用上述混合液稀释制成每 1ml 中含甲芬那酸 20μg 的溶液，照紫外-可见分光光度法（通则 0401）测定；在 279nm 与 350nm 的波长处有最大吸收。

【检查】 **溶出度**　照溶出度与释放度测定法（通则 0931 第二法）测定。

溶出条件　以乙醇 40ml，加磷酸盐缓冲液（pH 8.0）至 800ml 为溶出介质，转速为每分钟 75 转，依法操作，经 45 分钟时取样。

供试品溶液　取溶出液滤过，精密量取续滤液 3ml，置 100ml 量瓶中，用磷酸盐缓冲液（pH 8.0）稀释至刻度，摇匀。

对照品溶液　取甲芬那酸对照品 20mg，精密称定，置 100ml 量瓶中，加乙醇 5ml 使溶解，用磷酸盐缓冲液（pH 8.0）稀释至刻度，摇匀，精密量取适量，用磷酸盐缓冲液（pH 8.0）定量稀释制成每 1ml 中约含 10μg 的溶液。

测定法　取供试品溶液与对照品溶液，照紫外-可见分光光度法（通则 0401），在 286nm 的波长处分别测定吸光度，计算每片的溶出量。

限度　标示量的 60%，应符合规定。

其他　应符合片剂项下有关的各项规定（通则 0101）。

【含量测定】 照高效液相色谱法（通则 0512）测定。

供试品溶液　取本品 20 片，精密称定，研细，精密称取适量（约相当于甲芬那酸 0.1g），置 100ml 量瓶中，加流动相溶解并稀释至刻度，摇匀，滤过，精密量取续滤液 5ml，置 25ml 量瓶中，用流动相稀释至刻度，摇匀。

对照品溶液　取甲芬那酸对照品适量，精密称定，加流动相溶解并定量稀释制成每 1ml 中约含 0.2mg 的溶液。

色谱条件　用十八烷基硅烷键合硅胶为填充剂；以 0.05mol/L 磷酸二氢铵溶液（用氨试液调节 pH 值至 5.0）-乙腈-四氢呋喃（40∶46∶14）为流动相；检测波长为 254nm；进样体积 10μl。

系统适用性要求　理论板数按甲芬那酸峰计算不低于 5000，拖尾因子应不大于 2.0。

测定法　精密量取供试品溶液与对照品溶液，分别注入液相色谱仪，记录色谱图。按外标法以峰面积计算。

【类别】 同甲芬那酸。

【规格】 0.25g

【贮藏】 密封，在干燥处保存。

甲芬那酸胶囊

Jiafennasuan Jiaonang

Mefenamic Acid Capsules

本品含甲芬那酸（$C_{15}H_{15}NO_2$）应为标示量的90.0%～110.0%。

【鉴别】 (1)取本品内容物适量，照甲芬那酸项下的鉴别(1)项试验，显相同的结果。

(2)在含量测定项下记录的色谱图中，供试品溶液主峰的保留时间应与对照品溶液主峰的保留时间一致。

(3)取本品的细粉适量（约相当于甲芬那酸 20mg），加 1mol/L 盐酸溶液-甲醇（1∶99）混合液 100ml，超声使甲芬那酸溶解，滤过，取续滤液适量，用上述混合液稀释制成每 1ml 中含甲芬那酸 20μg 的溶液，照紫外-可见分光光度法（通则 0401）测定；在 279nm 与 350nm 的波长处有最大吸收。

【检查】 **溶出度**　照溶出度与释放度测定法（通则 0931 第二法）测定。

溶出条件　以乙醇 40ml，加磷酸盐缓冲液（pH 8.0）至 800ml 为溶出介质，转速为每分钟 75 转，依法操作，经 45 分钟时取样。

供试品溶液　取溶出液滤过，精密量取续滤液 3ml，置 100ml 量瓶中，用溶出介质稀释至刻度，摇匀。

对照品溶液　取甲芬那酸对照品 20mg，精密称定，置 100ml 量瓶中，加乙醇 5ml 使溶解，用溶出介质稀释至刻度，摇匀，精密量取适量，用溶出介质定量稀释制成每 1ml 中约含 10μg 的溶液。

测定法　取供试品溶液与对照品溶液，照紫外-可见分光光度法（通则 0401），在 286nm 的波长处分别测定吸光度，计算每粒的溶出量。

限度　标示量的 70%，应符合规定。

其他　应符合胶囊剂项下有关的各项规定（通则 0103）。

【含量测定】 照高效液相色谱法（通则 0512）测定。

供试品溶液　取装量差异项下的内容物，混匀，研细，精密称取适量（约相当于甲芬那酸 0.1g），置 100ml 量瓶中，加流动相溶解并稀释至刻度，摇匀，滤过，精密量取续滤液 5ml，置 25ml 量瓶中，用流动相稀释至刻度，摇匀。

对照品溶液　取甲芬那酸对照品适量，精密称定，加流动相溶解并定量稀释制成每 1ml 中约含 0.2mg 的溶液。

色谱条件　用十八烷基硅烷键合硅胶为填充剂；以 0.05mol/L 磷酸二氢铵溶液（用氨试液调节 pH 值至 5.0）-乙腈-四氢呋喃（40∶46∶14）为流动相；检测波长为 254nm；进样体积 10μl。

系统适用性要求　理论板数按甲芬那酸峰计算不低于 5000，拖尾因子应不大于 2.0。

测定法　精密量取供试品溶液与对照品溶液，分别注入液相色谱仪，记录色谱图。按外标法以峰面积计算。

【类别】　同甲芬那酸。

【规格】　0.25g

【贮藏】　密封，在干燥处保存。

甲状腺粉

Jiazhuangxian Fen

Powdered Thyroid

本品系取猪、牛、羊等食用动物的甲状腺体，除去结缔组织与脂肪，绞碎、脱水、脱脂，在 60℃以下的温度干燥，研细制成，必要时（如左甲状腺素与碘塞罗宁含量较高）可加乳糖、蔗糖、氯化钠或淀粉均匀稀释。按干燥品计算，每 1g 含左甲状腺素（$C_{15}H_{11}I_4NO_4$，T_4）与碘塞罗宁（$C_{15}H_{12}I_3NO_4$，T_3）应分别为 0.52～0.64mg 和 0.13～0.15mg。

【制法要求】　本品应自检疫合格的猪、牛、羊等食用动物的甲状腺体制成，所用动物的种属应明确，生产过程应符合现行版《药品生产质量管理规范》的要求。本品为动物来源，工艺中应有病毒的安全性控制。

【性状】　本品为淡黄色至淡棕色粉末；微有特臭。

【鉴别】　（1）取本品约 0.5g，加水 20ml，振摇后滤过，取滤渣，加氢氧化钠试液 5ml，煮沸 5 分钟，放冷，加稀硫酸适量使 pH 值约为 4.0，即析出沉淀；滤过，分取沉淀约1/5，加稀乙醇 2ml 与盐酸 1 滴，振摇使溶解，加 10%亚硝酸钠溶液 2 滴，煮沸，黄色加深；放冷，加过量的浓氨溶液，黄色即变成橙红色。

（2）在含量测定项下记录的色谱图中，供试品溶液中两个主峰的保留时间应分别与对照品溶液中相应两个主峰的保留时间一致。

【检查】　**无机碘化物**　取本品 1.0g，置干燥试管中，加硫酸锌的饱和溶液 10ml，振摇 5 分钟，滤过；分取滤液 5ml，依次加淀粉指示液 0.5ml、10%亚硝酸钠溶液 4 滴与稀硫酸 4 滴，每次加入后，均随即摇匀，溶液不得显蓝色。

脂肪　取本品 1.0g，置具塞锥形瓶中，加石油醚（沸程 40～60℃）20ml，密塞，时时旋动，放置 2 小时后，滤过，滤渣再以石油醚洗涤 2 次，每次 10ml，滤过，合并滤液，置 105℃恒重的蒸发皿中，挥发至干，在 105℃干燥 1 小时，精密称定。遗留残渣不得过 3.0%。

干燥失重　取本品，在 105℃干燥至恒重，减失重量不得过 6.0%（通则 0831）。

【含量测定】　照高效液相色谱法（通则 0512）测定。避光操作。

供试品溶液　取本品适量（约相当于左甲状腺素 38μg），精密称定，置预先充有氮气的带螺帽试管中，尽量减少在空气中暴露的时间，精密加入蛋白水解酶溶液[称取氯化钠 6.435g、三羟甲基氨基甲烷 4.846g 和他巴唑 5.708g，置 1000ml 量瓶中，加水溶解并稀释至刻度，摇匀，必要时用 6mol/L 盐酸溶液或 0.1mol/L 氢氧化钠溶液调节 pH 值至 8.4±0.05，作为还原性缓冲溶液。临用前，取链霉蛋白酶（P5147）适量，加还原性缓冲溶液溶解并稀释制成每 1ml 中含链霉蛋白酶 1mg 的溶液]5ml。缓缓通入氮气流 5 分钟，盖上螺帽，摇匀，置带盖的水浴中，于 37℃±1℃水解 28 小时，期间不时检查混合物分散情况，必要时摇匀。精密加入 1%磷酸乙腈溶液 2ml，振荡，以每分钟 2000 转离心 5 分钟。取上清液滤过，取续滤液。

对照品溶液　取左甲状腺素对照品 38mg 和碘塞罗宁对照品 9mg，精密称定，置 100ml 量瓶中，加水-乙腈-浓氨溶液（500∶500∶1）混合溶液 50ml，涡旋使溶解，用 50%乙腈溶液稀释至刻度，摇匀，精密量取 5ml，置 250ml 量瓶中，用还原性缓冲溶液稀释至刻度，摇匀，精密量取 5ml，置带螺帽试管中，精密加入 1%磷酸乙腈溶液 2ml，振荡。

色谱条件　用十八烷基硅烷键合硅胶为填充剂；以水-乙腈-磷酸（650∶350∶5）为流动相；检测波长为 230nm；进样体积 20μl。

系统适用性要求　理论板数按左甲状腺素峰计算不低于 3000，左甲状腺素峰、碘塞罗宁峰与相邻峰的分离度均应符合要求。

测定法　精密量取供试品溶液与对照品溶液，分别注入液相色谱仪，记录色谱图。按外标法以峰面积计算。

【类别】　甲状腺激素药。

【贮藏】　遮光，密封保存。

【制剂】　甲状腺片

甲状腺片

Jiazhuangxian Pian

Thyroid Tablets

本品按甲状腺粉的标示量计算，每 1mg 中含左甲状腺素

($C_{15}H_{11}I_4NO_4$，T_4)与碘塞罗宁($C_{15}H_{12}I_3NO_4$，T_3)应分别为 0.52～0.64μg 和 0.13～0.15μg。

【性状】 本品为糖衣片或薄膜衣片，除去包衣后显淡黄色至淡棕色。

【鉴别】 (1)取本品适量，除去包衣后，研细，称取适量(约相当于甲状腺粉 0.2g)，加水 20ml，振摇，置离心管中，每分钟 3000 转，离心 3～5 分钟，弃去上清液，加氢氧化钠试液 5ml，在水浴中加热 10 分钟，放冷，加稀硫酸适量使溶液析出沉淀(pH 值约为 4)；以每分钟 3500 转，离心 10 分钟，分取沉淀约 1/3，加稀乙醇 2ml 与盐酸 1 滴，摇匀，加 10%亚硝酸钠溶液 2～3 滴，煮沸，黄色加深；放冷，加过量的浓氨溶液，黄色即变成橙红色。

(2)在含量测定项下记录的色谱图中，供试品溶液中两个主峰的保留时间应分别与对照品溶液中相应两个主峰的保留时间一致。

【检查】 **含量均匀度** 取本品 1 片，研细，照甲状腺粉含量测定项下的方法，自“置预先充有氮气的带螺帽试管中”起，依法测定左甲状腺素和碘塞罗宁含量，除限度为±20%外，应符合规定(通则 0941)。

微生物限度 取本品，照非无菌产品微生物限度检查：微生物计数法(通则 1105)和控制菌检查法(通则 1106)检查。1g 供试品中需氧菌总数不得过 10^4cfu，霉菌和酵母菌总数不得过 10^2cfu，不得检出大肠埃希菌。10g 供试品中不得检出沙门菌。

其他 应符合片剂项下有关的各项规定(通则 0101)。

【含量测定】 照高效液相色谱法(通则 0512)测定。避光操作。

供试品溶液 取本品 20 片，精密称定，研细，精密称取适量(约相当于甲状腺粉 65mg，约含左甲状腺素 38μg)，置预先充有氮气的带螺帽试管中，尽量减少在空气中暴露的时间，精密加入蛋白水解酶溶液[称取氯化钠 6.435g、三羟甲基氨基甲烷 4.846g 和他巴唑 5.708g，置 1000ml 量瓶中，加水溶解并稀释至刻度，摇匀，必要时用 6mol/L 盐酸溶液或 0.1mol/L 氢氧化钠溶液调节 pH 值至 8.4±0.05，作为还原性缓冲溶液。临用前，取链霉蛋白酶(P5147)适量，加还原性缓冲溶液溶解并稀释制成每 1ml 中含链霉蛋白酶 1mg 的溶液]5ml。缓缓通入氮气流 5 分钟，盖上螺帽，摇匀，置带盖的水浴中，于 37℃±1℃水解 28 小时，期间不时检查混合物分散情况，必要时摇匀。精密加入 1%磷酸乙腈溶液 2ml，振荡，以每分钟 2000 转离心 5 分钟。取上清液滤过，取续滤液。

对照品溶液、色谱条件、系统适用性要求与测定法 见甲状腺粉含量测定项下。

【类别】 同甲状腺粉。

【规格】 (1)10mg　(2)40mg　(3)60mg

【贮藏】 遮光，密封保存。

甲苯咪唑

Jiabenmizuo

Mebendazole

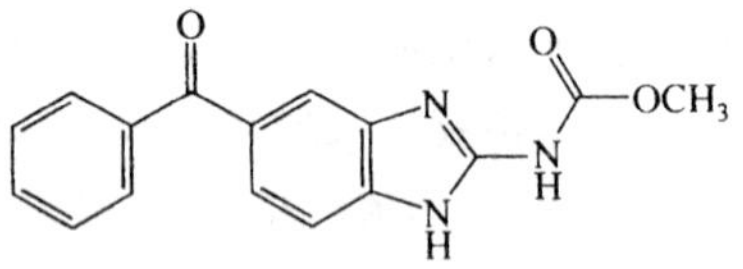

$C_{16}H_{13}N_3O_3$　295.30

本品为 5-苯甲酰基-2-苯并咪唑氨基甲酸甲酯。按干燥品计算，含 $C_{16}H_{13}N_3O_3$ 应为 98.0%～102.0%。

【性状】 本品为白色、类白色或微黄色结晶性粉末；无臭。

本品在丙酮或三氯甲烷中极微溶解，在水中不溶；在甲酸中易溶，在冰醋酸中略溶。

吸收系数 取本品约 50mg，精密称定，加甲酸 5ml 使溶解，用异丙醇定量稀释制成每 1ml 中约含 10μg 的溶液，照紫外-可见分光光度法(通则 0401)，在 312nm 的波长处测定吸光度，按干燥品计算吸收系数($E_{1cm}^{1\%}$)为 485～505。

【鉴别】 (1)取吸收系数测定项下的溶液，照紫外-可见分光光度法(通则 0401)测定，在 312nm 的波长处有最大吸收。

(2)本品的红外光吸收图谱应与对照的图谱(光谱集 101 图)一致。

【检查】 **A 晶型** 取本品与含 A 晶型为 10%的甲苯咪唑对照品各约 25mg，分别加液体石蜡 0.3ml，研磨均匀，制成厚度约 0.15mm 的石蜡糊片，同时制作厚度相同的空白液体石蜡糊片作参比，照红外分光光度法(通则 0402)测定，并调节供试品与对照品在 803cm^{-1}波数处的透光率为 90%～95%，分别记录 620～803cm^{-1}波数处的红外光吸收图谱。在约 620cm^{-1}和 803cm^{-1}波数处的最小吸收峰间连接一基线，再在约 640cm^{-1}和 662cm^{-1}波数处的最大吸收峰之顶处作垂线与基线相交，用基线吸光度法求出相应吸收峰的吸光度值，供试品在约 640cm^{-1}与 662cm^{-1}波数处吸光度之比，不得大于含 A 晶型为 10%的甲苯咪唑对照品在该波数处的吸光度之比。

有关物质 照薄层色谱法(通则 0502)试验。

供试品溶液　取本品 50mg，置 10ml 量瓶中，加甲酸 2ml 溶解后，用丙酮稀释至刻度，摇匀。

对照溶液(1)　精密量取供试品溶液适量，用丙酮定量稀释制成每 1ml 中约含 25μg 的溶液。

对照溶液(2)　精密量取供试品溶液适量，用丙酮定量稀释制成每 1ml 中约含 12.5μg 的溶液。

色谱条件　采用硅胶 GF_{254} 薄层板，以三氯甲烷-甲醇-甲酸(90∶5∶5)为展开剂。

测定法　吸取供试品溶液、对照溶液(1)与对照溶液(2)各 10μl，分别点于同一薄层板上，展开，晾干，置紫外光灯

(254nm)下检视。

系统适用性要求　对照溶液(2)应显一个明显斑点。

限度　供试品溶液如显杂质斑点,与对照溶液(1)的主斑点比较,不得更深。

干燥失重　取本品,在 105℃干燥至恒重,减失重量不得过 0.5%(通则 0831)。

炽灼残渣　取本品 1.0g,依法检查(通则 0841),遗留残渣不得过 0.1%。

重金属　取炽灼残渣项下遗留的残渣,依法检查(通则 0821 第二法),含重金属不得过百万分之二十。

【含量测定】　取本品约 0.25g,精密称定,加甲酸 8ml 溶解后,加冰醋酸 40ml 与醋酐 5ml,照电位滴定法(通则 0701),用高氯酸滴定液(0.1mol/L)滴定,并将滴定的结果用空白试验校正。每 1ml 高氯酸滴定液(0.1mol/L)相当于 29.58mg 的 $C_{16}H_{13}N_3O_3$。

【类别】　驱肠虫药。

【贮藏】　密封保存。

【制剂】　(1)甲苯咪唑片　(2)复方甲苯咪唑片

甲苯咪唑片

Jiabenmizuo Pian

Mebendazole Tablets

本品含甲苯咪唑($C_{16}H_{13}N_3O_3$)应为标示量的90.0%～110.0%。

【性状】　本品为白色或类白色片或着色片。

【鉴别】　(1)照薄层色谱法(通则 0502)试验。

供试品溶液　取本品的细粉适量(约相当于甲苯咪唑 20mg),加甲酸 2ml,振摇使甲苯咪唑溶解,加丙酮 18ml,摇匀,滤过,取滤液。

对照品溶液　取甲苯咪唑对照品 20mg,加甲酸 2ml 使溶解,加丙酮 18ml,摇匀。

色谱条件　采用硅胶 GF_{254} 薄层板,以三氯甲烷-甲醇-甲酸(90∶5∶5)为展开剂。

测定法　吸取供试品溶液与对照品溶液各 10μl,分别点于同一薄层板上,展开,晾干,置紫外光灯(254nm)下检视。

结果判定　供试品溶液所显主斑点的位置和颜色应与对照品溶液的主斑点一致。

(2)取含量测定项下的供试品溶液,照紫外-可见分光光度法(通则 0401)测定,在 312nm 的波长处有最大吸收。

【检查】　**溶出度**　照溶出度与释放度测定法(通则 0931 第二法)测定。

溶出条件　以 1%十二烷基硫酸钠的 0.1mol/L 盐酸溶液 900ml 为溶出介质,转速为每分钟 75 转,依法操作,经 120 分钟时取样。

供试品溶液　取溶出液适量,滤过,取续滤液(0.1g 规格);或精密量取续滤液 5ml,置 10ml 量瓶中,用溶出介质稀释至刻度,摇匀(0.2g 规格)。

对照品溶液　取甲苯咪唑对照品 25mg,精密称定,置 50ml 量瓶中,加甲酸 10ml 使溶解,用甲醇稀释至刻度,摇匀,精密量取 5ml,置 25ml 量瓶中,用溶出介质稀释至刻度,摇匀。

色谱条件　用氨基硅烷键合硅胶为填充剂;以乙腈-0.15%十二烷基硫酸钠溶液(取十二烷基硫酸钠 3.0g 和氢氧化钠 8g,加水溶解并稀释至 2000ml,加磷酸 20ml,并调节 pH 值至 2.5)(30∶70)为流动相;检测波长为 254nm;进样体积 10μl。

测定法　精密量取供试品溶液与对照品溶液,照高效液相色谱法(通则 0512),分别注入液相色谱仪,记录色谱图。按外标法以峰面积计算每片的溶出量。

限度　标示量的 75%,应符合规定。

其他　应符合片剂项下有关的各项规定(通则 0101)。

【含量测定】　照紫外-可见分光光度法(通则 0401)测定。

供试品溶液　取本品 20 片,精密称定,研细,精密称取适量(约相当于甲苯咪唑 50mg),置 100ml 量瓶中,加甲酸 5ml,置 60℃热水浴中,加热 15 分钟使甲苯咪唑溶解,放冷,用异丙醇稀释至刻度,摇匀,滤过,精密量取续滤液 2ml,置 100ml 量瓶中,用异丙醇稀释至刻度,摇匀。

测定法　取供试品溶液,在 312nm 的波长处测定吸光度,按 $C_{16}H_{13}N_3O_3$ 的吸收系数($E_{1cm}^{1\%}$)为 495 计算。

【类别】　同甲苯咪唑。

【规格】　(1)0.1g　(2)0.2g

【贮藏】　密封保存。

甲苯磺丁脲

Jiaben Huangdingniao

Tolbutamide

$C_{12}H_{18}N_2O_3S$　270.35

本品为 1-丁基-3-(对甲苯基磺酰基)脲素。按干燥品计算,含$C_{12}H_{18}N_2O_3S$不得少于 99.0%。

【性状】　本品为白色结晶或结晶性粉末;无臭。

本品在丙酮或三氯甲烷中易溶,在乙醇中溶解,在水中几乎不溶;在氢氧化钠试液中易溶。

熔点　本品的熔点(通则 0612)为 126～130℃。

吸收系数　取本品,精密称定,加甲醇溶解并定量稀释制成每 1ml 中约含 10μg 的溶液,照紫外-可见分光光度法(通则

0401），在 229nm 的波长处测定吸光度，吸收系数（$E_{1cm}^{1\%}$）为 475～500。

【鉴别】 （1）取本品约 0.3g，加硫酸溶液（1→3）12ml，加热回流 30 分钟，放冷，即析出白色沉淀，滤过，沉淀用少量水重结晶后，依法测定（通则 0612），熔点约为 138℃。

（2）取上述滤液，加 20％氢氧化钠溶液使成碱性后，加热，即发生正丁胺的特臭。

（3）本品的红外光吸收图谱应与对照的图谱（光谱集 102 图）一致。

【检查】 **酸度**　取本品 1.0g，加水 50ml，加热至沸，置冰浴中冷却至 5℃以下，滤过；滤液加酚酞指示液数滴与氢氧化钠滴定液（0.1mol/L）0.20ml，应显红色。

有关物质　照高效液相色谱法（通则 0512）测定。

磷酸二氢铵溶液　取磷酸二氢铵 1.725g，加水 300ml 使溶解，用磷酸调节 pH 值至 3.5±0.05。

供试品溶液　取本品约 37.5mg，精密称定，置 25ml 量瓶中，加甲醇 15ml，振摇使溶解，用磷酸二氢铵溶液稀释至刻度，摇匀。

对照溶液　精密量取供试品溶液 1ml，置 100ml 量瓶中，用流动相稀释至刻度，摇匀。

色谱条件　用十八烷基硅烷键合硅胶为填充剂；以磷酸二氢铵溶液-甲醇（375：625）为流动相；检测波长为 254nm；进样体积 20μl。

系统适用性要求　理论板数按甲苯磺丁脲峰计算不低于 4000。

测定法　精密量取供试品溶液与对照溶液，分别注入液相色谱仪，记录色谱图至主成分峰保留时间的 3 倍。

限度　供试品溶液色谱图中如有杂质峰，单个杂质峰面积不得大于对照溶液主峰面积的 0.5 倍（0.5％），各杂质峰面积的和不得大于对照溶液主峰面积（1.0％）。

碱中不溶物　取本品 1.0g，加氢氧化钠试液 5.0ml，应完全溶解。

干燥失重　取本品，在 105℃干燥 3 小时，减失重量不得过 0.5％（通则 0831）。

炽灼残渣　不得过 0.1％（通则 0841）。

重金属　取本品 1.0g，依法检查（通则 0821 第三法），含重金属不得过百万分之十。

【含量测定】 取本品 0.5g，精密称定，加中性乙醇（对酚酞指示液显中性）20ml 溶解后，加酚酞指示液 3 滴，用氢氧化钠滴定液（0.1mol/L）滴定。每 1ml 氢氧化钠滴定液（0.1mol/L）相当于 27.04mg 的 $C_{12}H_{18}N_2O_3S$。

【类别】 降血糖药。

【贮藏】 遮光，密封保存。

【制剂】 甲苯磺丁脲片

甲苯磺丁脲片

Jiaben Huangdingniao Pian

Tolbutamide Tablets

本品含甲苯磺丁脲（$C_{12}H_{18}N_2O_3S$）应为标示量的95.0％～105.0％。

【性状】 本品为白色片。

【鉴别】 （1）取本品细粉适量（约相当于甲苯磺丁脲 0.5g），加丙酮 8ml，振摇使甲苯磺丁脲溶解，滤过，滤液置水浴上蒸干；取残渣 0.2g，加硫酸溶液（1→3）12ml，加热回流 30 分钟，放冷，即析出白色沉淀，滤过，滤液加 20％氢氧化钠溶液使成碱性后，加热，即发生正丁胺的特臭。

（2）上述残渣的红外光吸收图谱应与对照的图谱（光谱集 102 图）一致。

【检查】 **溶出度**　照溶出度与释放度测定法（通则 0931 第二法）测定。

溶出条件　以磷酸盐缓冲液（pH 6.8）900ml 为溶出介质，转速为每分钟 75 转，依法操作，经 30 分钟时取样。

测定法　取溶出液 10ml 滤过，精密量取续滤液 2ml，置 100ml 量瓶中，用磷酸盐缓冲液（pH 6.8）稀释至刻度，摇匀。照紫外-可见分光光度法（通则 0401），在 227nm 的波长处测定吸光度，按 $C_{12}H_{18}N_2O_3S$ 的吸收系数（$E_{1cm}^{1\%}$）为 429 计算每片的溶出量。

限度　标示量的 75％，应符合规定。

其他　应符合片剂项下有关的各项规定（通则 0101）。

【含量测定】 取本品 10 片，精密称定，研细，精密称取适量（约相当于甲苯磺丁脲 0.5g），加中性乙醇（对酚酞指示液显中性）25ml，微热使甲苯磺丁脲溶解，放冷，加酚酞指示液 3 滴，用氢氧化钠滴定液（0.1mol/L）滴定。每 1ml 氢氧化钠滴定液（0.1mol/L）相当于 27.04mg 的 $C_{12}H_{18}N_2O_3S$。

【类别】 同甲苯磺丁脲。

【规格】 0.5g

【贮藏】 遮光，密封保存。

甲砜霉素

Jiafengmeisu

Thiamphenicol

H OH　OH　H NH　H_3C S O O　O Cl Cl

$C_{12}H_{15}Cl_2NO_5S$　356.23

本品为[R-(R^*,R^*)]N-[1-(羟基甲基)-2-羟基-2-[4-(甲基磺酰基)苯基]乙基]-2,2-二氯乙酰胺。按干燥品计算，含 $C_{12}H_{15}Cl_2NO_5S$ 不得少于 98.0%。

【性状】 本品为白色结晶性粉末；无臭。

本品在 N,N-二甲基甲酰胺中易溶，在无水乙醇中略溶，在水中微溶。

熔点 本品的熔点（通则 0612）为 163～167℃。

比旋度 取本品，精密称定，加 N,N-二甲基甲酰胺溶解并定量稀释制成每 1ml 中约含 50mg 的溶液，依法测定（通则 0621），比旋度为 −21°至 −24°。

吸收系数 取本品，精密称定，加水溶解（约 40℃加热助溶）并定量稀释制成每 1ml 中约含 0.2mg 的溶液，照紫外-可见分光光度法（通则 0401），分别在 266nm 和 273nm 的波长处测定吸光度，吸收系数（$E_{1cm}^{1\%}$）分别为 25～28 和 21.5～23.5；精密量取上述供试品溶液适量，用水定量稀释制成每 1ml 中约含 10μg 的溶液，在 224nm 的波长处测定吸光度，吸收系数（$E_{1cm}^{1\%}$）为 370～400。

【鉴别】 (1)照薄层色谱法（通则 0502）试验。

供试品溶液　取本品适量，加甲醇溶解并稀释制成每 1ml 中约含 10mg 的溶液。

对照品溶液　取甲砜霉素对照品适量，加甲醇溶解并稀释制成每 1ml 中约含 10mg 的溶液。

色谱条件　采用硅胶 GF_{254} 薄层板，以乙酸乙酯-甲醇（97∶3）为展开剂。

测定法　吸取供试品溶液与对照品溶液各 5μl，分别点于同一薄层板上，展开，晾干，置紫外光灯（254nm）下检视。

结果判定　供试品溶液所显主斑点的位置和颜色应与对照品溶液主斑点的位置和颜色相同。

(2)在含量测定项下记录的色谱图中，供试品溶液主峰的保留时间应与对照品溶液主峰的保留时间一致。

(3)本品的红外光吸收图谱应与对照的图谱（光谱集 594 图）一致。

(4)取 0.1% 的本品溶液 5ml，加 0.1mol/L 硝酸银溶液 2ml，不得有沉淀生成。取本品 50mg，加乙醇制氢氧化钾试液 2ml 使溶解，防止乙醇挥散，在水浴中加热 15 分钟，溶液显氯化物鉴别(1)的反应（通则 0301）。

以上(1)、(2)两项可选做一项。

【检查】 **酸碱度** 取本品 0.10g，加水 20ml 溶解后，加溴麝香草酚蓝指示液 0.1ml；如显蓝色，加盐酸滴定液（0.02mol/L）0.10ml，应变为黄色；如显黄色，加氢氧化钠滴定液（0.02mol/L）0.10ml，应变为蓝色。

有关物质 照高效液相色谱法（通则 0512）测定。

供试品溶液　取本品，加流动相溶解并稀释制成每 1ml 中约含 1mg 的溶液。

对照溶液　精密量取供试品溶液 1ml，置 100ml 量瓶中，用流动相稀释至刻度，摇匀。

系统适用性溶液　取甲砜霉素 25mg，置 25ml 量瓶中，加 1mol/L 氢氧化钠溶液 2ml 使溶解，室温放置 10 分钟，加 1mol/L 盐酸溶液 2ml，用流动相稀释至刻度，摇匀，取 5ml，置 50ml 量瓶中，加入甲砜霉素对照品 5mg，加流动相溶解并稀释至刻度，摇匀。

色谱条件　用十八烷基硅烷键合硅胶为填充剂；以水-乙腈（4∶1）为流动相；检测波长为 225nm；进样体积 10μl。

系统适用性要求　系统适用性溶液色谱图中，甲砜霉素碱性降解物峰与甲砜霉素峰之间的分离度应符合要求。

测定法　精密量取供试品溶液与对照溶液，分别注入液相色谱仪，记录色谱图至主成分峰保留时间的 3.5 倍。

限度　供试品溶液色谱图中如有杂质峰，单个杂质峰面积不得大于对照溶液主峰面积（1.0%）；各杂质峰面积的和不得大于对照溶液主峰面积的 2 倍（2.0%），小于对照溶液主峰面积 0.05 倍的峰忽略不计。

氯化物 取本品 0.5g，加水 30ml，振摇 5 分钟，滤过，取滤液 15ml，加稀硝酸 1.5ml，并立即加入 0.1mol/L 硝酸银溶液 1ml，在暗处放置 2 分钟，依法检查（通则 0801），与标准氯化钠溶液 5.0ml 制成的对照液比较，不得更浓（0.02%）。

干燥失重 取本品，在 105℃干燥至恒重，减失重量不得过 1.0%（通则 0831）。

炽灼残渣 取本品 1.0g，依法检查（通则 0841），遗留残渣不得过 0.1%。

重金属 取炽灼残渣项下遗留的残渣，依法检查（通则 0821 第二法），含重金属不得过百万分之十。

【含量测定】 照高效液相色谱法（通则 0512）测定。

供试品溶液 取本品约 0.1g，精密称定，置 100ml 量瓶中，加流动相溶解并稀释至刻度，摇匀，精密量取 5ml，置 50ml 量瓶中，用流动相稀释至刻度，摇匀。

对照品溶液 取甲砜霉素对照品适量，精密称定，加流动相溶解并定量稀释制成每 1ml 中约含 0.1mg 的溶液。

系统适用性溶液、色谱条件与系统适用性要求 见有关物质项下。

测定法 精密量取供试品溶液与对照品溶液，分别注入液相色谱仪，记录色谱图。按外标法以峰面积计算。

【类别】 酰胺醇类抗生素。

【贮藏】 遮光，密封，在干燥处保存。

【制剂】 (1)甲砜霉素肠溶片　(2)甲砜霉素胶囊

甲砜霉素肠溶片

Jiafengmeisu Changrongpian

Thiamphenicol Enteric-coated Tablets

本品含甲砜霉素（$C_{12}H_{15}Cl_2NO_5S$）应为标示量的90.0%～110.0%。

【性状】 本品为肠溶片，除去包衣后显白色。

【鉴别】 (1)取本品的细粉，加甲醇制成每 1ml 中含甲砜霉素 10mg 的溶液，滤过，滤液照甲砜霉素项下的鉴别(1)项试验，显相同的结果。

(2)在含量测定项下记录的色谱图中，供试品溶液主峰的保留时间应与对照品溶液主峰的保留时间一致。

(3)取本品的细粉适量(约相当于甲砜霉素 50mg)，加乙醇制氢氧化钾试液 2ml 使甲砜霉素溶解，防止乙醇挥散，在水浴中加热 15 分钟，滤液显氯化物鉴别(1)的反应(通则 0301)。

以上(1)、(2)两项可选做一项。

【检查】 **有关物质** 照高效液相色谱法(通则 0512)测定。

供试品溶液　取本品的细粉适量，加流动相溶解并稀释制成每 1ml 中约含甲砜霉素 1mg 的溶液，滤过，取续滤液。

对照溶液　精密量取供试品溶液 1ml，置 100ml 量瓶中，用流动相稀释至刻度，摇匀。

系统适用性溶液、色谱条件、系统适用性要求与测定法　见甲砜霉素有关物质项下。

限度　供试品溶液色谱图中如有杂质峰，单个杂质峰面积不得大于对照溶液主峰面积(1.0%)；各杂质峰面积的和不得大于对照溶液主峰面积的 3 倍(3.0%)。

其他 应符合片剂项下有关的各项规定(通则 0101)。

【含量测定】 照高效液相色谱法(通则 0512)测定。

供试品溶液 取本品 10 片，精密称定，研细，精密称取适量(约相当于甲砜霉素 0.1g)，置 100ml 量瓶中，加流动相适量，振摇使甲砜霉素溶解并用流动相稀释至刻度，摇匀，滤过，精密量取续滤液 5ml，置 50ml 量瓶中，用流动相稀释至刻度，摇匀。

对照品溶液、系统适用性溶液、色谱条件、系统适用性要求与测定法 见甲砜霉素含量测定项下。

【类别】 同甲砜霉素。

【规格】 (1)0.125g　(2)0.25g

【贮藏】 遮光，密封，在干燥处保存。

甲砜霉素胶囊

Jiafengmeisu Jiaonang

Thiamphenicol Capsules

本品含甲砜霉素($C_{12}H_{15}Cl_2NO_5S$)应为标示量的 90.0%～110.0%。

【鉴别】 (1)取本品的内容物，加甲醇制成每 1ml 中含甲砜霉素 10mg 的溶液，滤过，滤液照甲砜霉素项下的鉴别(1)项试验，显相同的结果。

(2)在含量测定项下记录的色谱图中，供试品溶液主峰的保留时间应与对照品溶液主峰的保留时间一致。

(3)取本品的内容物适量(约相当于甲砜霉素 50mg)，加乙醇制氢氧化钾试液 2ml 使甲砜霉素溶解，防止乙醇挥散，在水浴中加热 15 分钟，滤液显氯化物鉴别(1)的反应(通则 0301)。

以上(1)、(2)两项可选做一项。

【检查】 **有关物质** 照高效液相色谱法(通则 0512)测定。

供试品溶液　取本品的内容物适量，加流动相溶解并稀释制成每 1ml 中约含甲砜霉素 1mg 的溶液，滤过，取续滤液。

对照溶液　精密量取供试品溶液 1ml，置 100ml 量瓶中，用流动相稀释至刻度，摇匀。

系统适用性溶液、色谱条件、系统适用性要求与测定法　见甲砜霉素有关物质项下。

限度　供试品溶液色谱图中如有杂质峰，单个杂质峰面积不得大于对照溶液主峰面积(1.0%)；各杂质峰面积的和不得大于对照溶液主峰面积的 3 倍(3.0%)。

干燥失重 取本品的内容物，在 105℃干燥至恒重，减失重量不得过 2.0%(通则 0831)。

溶出度 照溶出度与释放度测定法(通则 0931 第一法)测定。

溶出条件　以水 900ml 为溶出介质(规格 0.125g，溶出介质量为 600ml)，转速为每分钟 100 转，依法操作，经 45 分钟时取样。

供试品溶液　取溶出液适量，滤过，取续滤液。

对照品溶液　取甲砜霉素对照品适量，精密称定，加水溶解并定量稀释制成每 1ml 中约含 0.28mg 的溶液。

测定法　取供试品溶液与对照品溶液，照紫外-可见分光光度法(通则 0401)，在 266nm 的波长处分别测定吸光度，计算每粒的溶出量。

限度　标示量的 75%，应符合规定。

其他 应符合胶囊剂项下有关的各项规定(通则 0103)。

【含量测定】 照高效液相色谱法(通则 0512)测定。

供试品溶液 取装量差异项下的内容物，混合均匀，精密称取适量(约相当于甲砜霉素 0.1g)，置 100ml 量瓶中，加流动相溶解并稀释至刻度，摇匀，滤过，精密量取续滤液 5ml，置 50ml 量瓶中，用流动相稀释至刻度，摇匀。

对照品溶液、系统适用性溶液、色谱条件、系统适用性要求与测定法 见甲砜霉素含量测定项下。

【类别】 同甲砜霉素。

【规格】 (1)0.125g　(2)0.25g

【贮藏】 遮光，密封，在干燥处保存。

甲 钴 胺

Jiagu'an

Mecobalamin

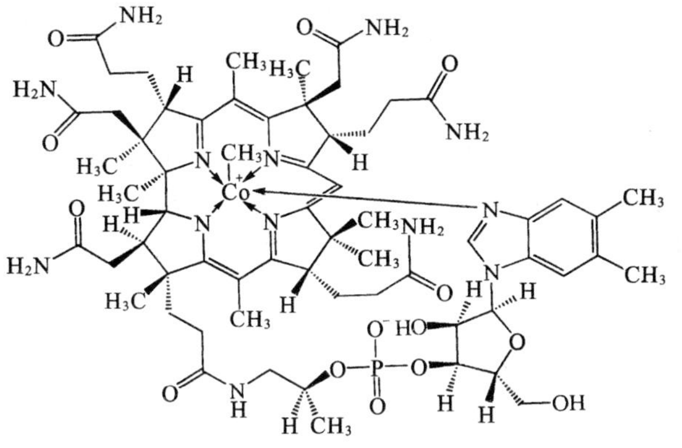

$C_{63}H_{91}CoN_{13}O_{14}P$　1344.40

本品为Coα-[α-(5,6-二甲基苯并咪唑基)]-Coβ-甲基钴酰胺。按无水物计算，含$C_{63}H_{91}CoN_{13}O_{14}P$应为98.0%～102.0%。

【性状】 本品为深红色结晶或结晶性粉末；有引湿性；见光易分解。

本品在水或乙醇中略溶，在乙腈、丙酮或乙醚中几乎不溶。

【鉴别】 (1)取本品约1mg，加硫酸氢钾约50mg，置坩埚中，灼烧至熔融，放冷，加水3ml，煮沸至溶解，加酚酞指示液1滴，滴加氢氧化钠试液至显淡红色，加醋酸钠0.5g、稀醋酸0.5ml与0.2%的1-亚硝基-2-萘酚-3,6-二磺酸钠溶液0.5ml，即显红色或橙红色；加盐酸0.5ml，煮沸1分钟，颜色不消失。

(2)在含量测定项下记录的色谱图中，供试品溶液主峰的保留时间应与对照品溶液主峰的保留时间一致。

(3)避光操作。分别取本品和对照品各适量，加水溶解并稀释制成每1ml中约含50μg的溶液，照紫外-可见分光光度法(通则0401)测定，供试品溶液在220～550nm的波长范围内的吸收光谱应与对照品溶液的一致。

(4)本品的红外光吸收图谱应与对照的图谱(光谱集732图)一致。

【检查】 **溶液的澄清度** 取本品20mg，加水10ml溶解后，溶液应澄清(通则0902第一法)。

有关物质 照高效液相色谱法(通则0512)测定。避光操作。

供试品溶液　取本品适量，加流动相溶解并定量稀释制成每1ml中约含0.5mg的溶液。

对照溶液　精密量取供试品溶液1ml，置100ml量瓶中，用流动相稀释至刻度，摇匀。

系统适用性溶液　取甲钴胺对照品约5mg，加1mol/L盐酸溶液5.0ml，避光放置1小时，立即加入1mol/L氢氧化钠溶液5.0ml，摇匀。

色谱条件　用十八烷基硅烷键合硅胶为填充剂(Luna C18色谱柱，4.6mm×250mm，5μm或效能相当的色谱柱)；以0.03mol/L磷酸二氢钾溶液(用0.2mol/L氢氧化钠溶液或磷酸调节pH值至4.5)-乙腈(84:16)为流动相；检测波长为342nm；进样体积20μl。

系统适用性要求　系统适用性溶液色谱图中，甲钴胺峰的保留时间约为13分钟，甲钴胺峰与相对保留时间约为1.16的杂质峰之间的分离度应大于3.0。

测定法　精密量取供试品溶液与对照溶液，分别注入液相色谱仪，记录色谱图至主成分色谱峰保留时间的3倍。

限度　供试品溶液的色谱图中如有杂质峰，单个杂质峰面积不得大于对照溶液主峰面积的0.5倍(0.5%)，各杂质峰面积的和不得大于对照溶液主峰面积的2倍(2.0%)。

水分 取本品，照水分测定法(通则0832第一法1)测定，含水分不得过12.0%。

【含量测定】 照高效液相色谱法(通则0512)测定。避光操作。

供试品溶液 取本品适量，精密称定，加流动相溶解并定量稀释制成每1ml中约含50μg的溶液。

对照品溶液 取甲钴胺对照品适量，精密称定，加流动相溶解并定量稀释制成每1ml中约含50μg的溶液。

系统适用性溶液、色谱条件与系统适用性要求 见有关物质项下。

测定法 精密量取供试品溶液与对照品溶液，分别注入液相色谱仪，记录色谱图。按外标法以峰面积计算。

【类别】 治疗周围神经病类药。

【贮藏】 遮光，密封保存。

【制剂】 (1)甲钴胺片　(2)甲钴胺注射液　(3)甲钴胺胶囊

备注：避光要求不大于5lx。

甲 钴 胺 片

Jiagu'an Pian

Mecobalamin Tablets

本品含甲钴胺($C_{63}H_{91}CoN_{13}O_{14}P$)应为标示量的90.0%～110.0%。

【性状】 本品为薄膜衣片或糖衣片，除去包衣后显粉红色或淡红色。

【鉴别】 (1)避光操作。取有关物质项下的细粉适量，加水使甲钴胺溶解并定量稀释制成每1ml中约含甲钴胺50μg的溶液，滤过，取续滤液，照紫外-可见分光光度法(通则0401)测定；另取甲钴胺对照品适量，加水溶解并稀释制成每1ml中约含50μg的溶液，同法测定。供试品溶液在220～550nm的波长范围内的吸收光谱应与对照品溶液基本一致，在 266nm、342nm 与 522nm 的波长处有最大吸收。

（2）在含量测定项下记录的色谱图中，供试品溶液主峰的保留时间应与对照品溶液主峰的保留时间一致。

【检查】 **有关物质** 照高效液相色谱法（通则 0512）测定。避光操作。

供试品溶液 取本品适量，除去包衣后，研细，精密称取适量（约相当于甲钴胺 5mg），精密加入流动相 10ml，超声使甲钴胺溶解，滤过，取续滤液。

对照溶液 精密量取供试品溶液 1ml，置 100ml 量瓶中，用流动相稀释至刻度，摇匀。

系统适用性溶液、色谱条件、系统适用性要求与测定法 见甲钴胺有关物质项下。

限度 供试品溶液的色谱图中如有杂质峰，单个杂质峰面积不得大于对照溶液主峰面积（1.0%），各杂质峰面积的和不得大于对照溶液主峰面积的 3 倍（3.0%）。

含量均匀度 以含量测定项下测得的每片含量计算，应符合规定（通则 0941）。

溶出度 照溶出度与释放度测定法（通则 0931 第二法）测定。避光操作。

溶出条件 以水 500ml（薄膜衣片）或 900ml（糖衣片）为溶出介质，转速为每分钟 50 转，依法操作。经 30 分钟（薄膜衣片）或 45 分钟（糖衣片）时取样。

供试品溶液 取溶液 10ml，滤过，取续滤液。

对照品溶液 取甲钴胺对照品适量，加水溶解并定量稀释制成每 1ml 中约含 1μg（薄膜衣片）或 0.5μg（糖衣片）的溶液。

色谱条件 见含量测定项下。进样体积 100μl。

系统适用性溶液与系统适用性要求 见含量测定项下。

测定法 见含量测定项下。计算每片的溶出量。

限度 标示量的 80%（薄膜衣片）或 70%（糖衣片），应符合规定。

其他 应符合片剂项下有关的各项规定（通则 0101）。

【含量测定】 照高效液相色谱法（通则 0512）测定。避光操作。

供试品溶液 取本品 10 片，必要时可除去包衣，分别置 10ml 量瓶中，加流动相适量，超声使甲钴胺溶解，放冷，用流动相稀释至刻度，摇匀，滤过，取续滤液。

对照品溶液、系统适用性溶液、色谱条件与系统适用性要求 见甲钴胺含量测定项下。

测定法 精密量取供试品溶液与对照品溶液，分别注入液相色谱仪，记录色谱图，按外标法以峰面积计算每片的含量，并计算 10 片的平均含量。

【类别】 同甲钴胺。

【规格】 0.5mg

【贮藏】 遮光，密封保存。

备注：避光要求不大于 5lx。

甲钴胺注射液

Jiagu'an Zhusheye

Mecobalamin Injection

本品为甲钴胺的灭菌水溶液。含甲钴胺（$C_{63}H_{91}CoN_{13}O_{14}P$）应为标示量的 90.0%～110.0%。

【性状】 本品为红色澄明液体；见光易分解。

【鉴别】 （1）避光操作。取本品适量，用水稀释制成每 1ml 中约含甲钴胺 50μg 的溶液，照紫外-可见分光光度法（通则 0401）测定；另取甲钴胺对照品适量，加水溶解并稀释制成每 1ml 中约含甲钴胺 50μg 的溶液，同法测定。供试品溶液在 220～550nm 的波长范围内的吸收光谱应与对照品溶液基本一致，在 266nm、342nm 与 522nm 的波长处有最大吸收。

（2）在含量测定项下记录的色谱图中，供试品溶液主峰的保留时间应与对照品溶液主峰的保留时间一致。

【检查】 **pH 值** 应为 5.3～7.3（通则 0631）。

有关物质 照高效液相色谱法（通则 0512）测定。避光操作。

供试品溶液 取本品，即得。

对照溶液 精密量取供试品溶液 1ml，置 100ml 量瓶中，用流动相稀释至刻度，摇匀。

系统适用性溶液 取甲钴胺对照品约 5mg，加 1mol/L 盐酸溶液 5.0ml，避光放置 1 小时，立即加入 1mol/L 氢氧化钠溶液 5.0ml，摇匀，自然光下放置 5～10 分钟。

色谱条件 见甲钴胺有关物质项下。进样体积 10μl。

系统适用性要求 系统适用性溶液色谱图中，甲钴胺峰的保留时间约为 13 分钟，羟钴胺峰的相对保留时间约为 0.25，甲钴胺峰与相对保留时间约为 1.16 的杂质峰之间的分离度应不小于 3.0。

测定法 见甲钴胺有关物质项下。

限度 供试品溶液的色谱图中除甘露醇峰外，如有杂质峰，羟钴胺峰面积不得大于对照溶液主峰面积的 2 倍（2.0%），其他单个杂质峰面积不得大于对照溶液主峰面积（1.0%），各杂质峰面积的和不得大于对照溶液主峰面积的 3 倍（3.0%）。

细菌内毒素 取本品，依法检查（通则 1143），每 1mg 甲钴胺中含内毒素的量应小于 140EU。

其他 应符合注射剂项下有关的各项规定（通则 0102）。

【含量测定】 照高效液相色谱法（通则 0512）测定。避光操作。

供试品溶液 精密量取本品适量，用流动相定量稀释制成每 1ml 中约含甲钴胺 50μg 的溶液。

对照品溶液、系统适用性溶液、色谱条件、系统适用性要求与测定法 见甲钴胺含量测定项下。

【类别】 同甲钴胺。

【规格】 1ml∶0.5mg

【贮藏】 遮光，密闭保存。

备注：避光要求不大于 5lx。

甲钴胺胶囊

Jiagu'an Jiaonang

Mecobalamin Capsules

本品含甲钴胺($C_{63}H_{91}CoN_{13}O_{14}P$)应为标示量的 90.0%～110.0%。

【性状】 本品内容物为类白色至粉红色的颗粒或粉末。

【鉴别】 (1)在含量测定项下记录的色谱图中，供试品溶液主峰的保留时间应与对照品溶液主峰的保留时间一致。

(2)避光操作。取本品内容物适量，加水溶解并定量稀释制成每 1ml 中约含甲钴胺 50μg 的溶液，滤过，取续滤液，照紫外-可见分光光度法(通则 0401)测定；另取甲钴胺对照品适量，加水溶解并定量稀释制成每 1ml 中约含 50μg 的溶液，同法测定。供试品溶液在 220～550nm 的波长范围内的吸收光谱应与对照品溶液基本一致，在 266nm、342nm 与 522nm 的波长处有最大吸收。

【检查】 **有关物质** 照高效液相色谱法(通则 0512)测定。避光操作。

供试品溶液 取本品内容物适量(约相当于甲钴胺 5mg)，精密加流动相 10ml，超声使甲钴胺溶解，滤过，取续滤液。

对照溶液 精密量取供试品溶液 1ml，置 100ml 量瓶中，用流动相稀释至刻度，摇匀。

系统适用性溶液、色谱条件、系统适用性要求与测定法 见甲钴胺有关物质项下。

限度 供试品溶液的色谱图中如有杂质峰，单个杂质峰面积不得大于对照溶液主峰面积(1.0%)，各杂质峰面积的和不得大于对照溶液主峰面积的 3 倍(3.0%)。

含量均匀度 避光操作。取本品 1 粒，将内容物倾入 10ml 量瓶中，囊壳用流动相分次洗涤，洗液并入同一量瓶中，加流动相适量，超声使甲钴胺溶解，放冷，用流动相稀释至刻度，摇匀，滤过，取续滤液，作为供试品溶液，照含量测定项下的方法测定含量，应符合规定(通则 0941)。

溶出度 照溶出度与释放度测定法(通则 0931 第二法)测定。避光操作。

溶出条件 以水 500ml 为溶出介质，转速为每分钟 50 转，依法操作，经 30 分钟时取样。

供试品溶液 取溶出液 10ml，滤过，取续滤液。

对照品溶液 取甲钴胺对照品适量，加水溶解并定量稀释制成每 1ml 中约含 1μg 的溶液。

色谱条件 见含量测定项下。进样体积 100μl。

系统适用性溶液与系统适用性要求 见含量测定项下。

测定法 见含量测定项下。计算每粒的溶出量。

限度 标示量的 80%，应符合规定。

其他 应符合胶囊剂项下有关的各种规定(通则 0103)。

【含量测定】 照高效液相色谱法(通则 0512)测定。避光操作。

供试品溶液 取本品 25 粒，精密称定，倾出内容物，称取空囊壳，计算平均装量。取内容物，研细，精密称取适量(约相当于甲钴胺 5mg)，置 100ml 量瓶中，加流动相适量，超声使甲钴胺溶解，放冷，用流动相稀释至刻度，摇匀，滤过，取续滤液。

对照品溶液、系统适用性溶液、色谱条件、系统适用性要求与测定法 见甲钴胺含量测定项下。

【类别】 同甲钴胺。

【规格】 0.5mg

【贮藏】 遮光，密封保存。

备注：避光要求不大于 5lx。

甲氧苄啶

Jiayang Bianding

Trimethoprim

$C_{14}H_{18}N_4O_3$　290.32

本品为 5-[(3,4,5-三甲氧基苯基)甲基]-2,4-嘧啶二胺。按干燥品计算，含 $C_{14}H_{18}N_4O_3$ 不得少于 99.0%。

【性状】 本品为白色或类白色结晶性粉末；无臭。

本品在乙醇或丙酮中微溶，在水中几乎不溶；在冰醋酸中易溶。

熔点 本品的熔点(通则 0612)为 199～203℃。

吸收系数 取本品，精密称定，加稀醋酸溶解并定量稀释制成每 1ml 中约含 100μg 的溶液，再加水定量稀释制成每 1ml 中约含 20μg 的溶液。照紫外-可见分光光度法(通则 0401)，在 271nm 的波长处测定吸光度，吸收系数($E_{1cm}^{1\%}$)为 198～210。

【鉴别】 (1)取本品约 20mg，加稀硫酸 2ml 溶解后，加碘试液 2 滴，即生成棕褐色沉淀。

(2)取本品 20mg，精密称定，加乙醇 5ml 溶解，再加 0.4%氢氧化钠溶液制成每 1ml 中含 20μg 的溶液。照紫外-可见分光光度法(通则 0401)测定，在 287nm 的波长处有最大吸收，其吸光度约为 0.49。

(3)本品的红外光吸收图谱应与对照的图谱(光谱集 103

图)一致。

【检查】 **碱度**　取本品 0.50g,加水 50ml,振摇,滤过。取滤液,依法测定(通则 0631),pH 值应为 7.5～8.5。

酸性溶液的澄清度与颜色　取本品 1.0g,加醋酸 25ml 溶解,溶液应澄清无色;如显色,与黄色 0.5 号标准比色液比较(通则 0901 第一法),不得更深。

有关物质　照高效液相色谱法(通则 0512)测定。

供试品溶液　取本品约 50mg,置 50ml 量瓶中,加流动相适量,振摇使溶解,用流动相稀释至刻度,摇匀。

对照溶液　精密量取供试品溶液适量,用流动相定量稀释制成每 1ml 中约含 2μg 的溶液。

系统适用性溶液　取甲氧苄啶对照品和二甲氧苄啶对照品各适量,加流动相溶解并稀释制成每 1ml 中含甲氧苄啶 2μg 和二甲氧苄啶 1μg 的溶液。

色谱条件　用十八烷基硅烷键合硅胶为填充剂;以乙腈-水-三乙胺(200∶799∶1)(用氢氧化钠试液或冰醋酸调节 pH 值至 6.4)为流动相;检测波长为 280nm;进样体积 20μl。

系统适用性要求　系统适用性溶液色谱图中,理论板数按甲氧苄啶峰计算不低于 5000,甲氧苄啶峰与二甲氧苄啶峰之间的分离度应大于 2.5。

测定法　精密量取供试品溶液与对照溶液,分别注入液相色谱仪,记录色谱图至主成分峰保留时间的 4 倍。

限度　供试品溶液色谱图中如有杂质峰,单个杂质峰面积不得大于对照溶液主峰面积(0.2%),各杂质峰面积的和不得大于对照溶液主峰面积的 2 倍(0.4%),小于对照溶液主峰面积 0.05 倍的峰忽略不计。

干燥失重　取本品,在 105℃干燥至恒重,减失重量不得过 0.5%(通则 0831)。

炽灼残渣　不得过 0.1%(通则 0841)。

【含量测定】　取本品约 0.2g,精密称定,加冰醋酸 20ml,温热使溶解,放冷,加结晶紫指示液 1 滴,用高氯酸滴定液(0.1mol/L)滴定至溶液显蓝色,并将滴定的结果用空白试验校正。每 1ml 高氯酸滴定液(0.1mol/L)相当于 29.03mg 的 $C_{14}H_{18}N_4O_3$。

【类别】　抗菌药。

【贮藏】　遮光,密封保存。

【制剂】　(1)甲氧苄啶片　(2)甲氧苄啶注射液

甲氧苄啶片

Jiayang Bianding Pian

Trimethoprim Tablets

本品含甲氧苄啶($C_{14}H_{18}N_4O_3$)应为标示量的 95.0%～105.0%。

【性状】　本品为白色片。

【鉴别】　取本品的细粉适量(约相当于甲氧苄啶 0.1g),加乙醇 10ml,振摇,滤过,蒸去乙醇,残渣在 105℃干燥后,依法测定(通则 0612),熔点为 198～203℃;剩余的残渣照甲氧苄啶项下的鉴别(1)项试验,显相同的反应。

【检查】 **溶出度**　照溶出度与释放度测定法(通则 0931 第二法)测定。

溶出条件　以 0.01mol/L 盐酸溶液 900ml 为溶出介质,转速为每分钟 50 转,依法操作,经 45 分钟时取样。

供试品溶液　取溶出液适量,滤过,精密量取续滤液 2ml,置 10ml 量瓶中,用 0.01mol/L 盐酸溶液稀释至刻度,摇匀。

对照品溶液　取甲氧苄啶对照品约 10mg,精密称定,置 100ml 量瓶中,加 0.01mol/L 盐酸溶液溶解并稀释至刻度(必要时超声处理),摇匀,精密量取 5ml,置 25ml 量瓶中,用 0.01mol/L 盐酸溶液稀释至刻度,摇匀。

测定法　取供试品溶液与对照品溶液,照紫外-可见分光光度法(通则 0401),在 271nm 的波长处分别测定吸光度,计算每片的溶出量。

限度　标示量的 75%,应符合规定。

其他　应符合片剂项下有关的各项规定(通则 0101)。

【含量测定】　照紫外-可见分光光度法(通则 0401)测定。

供试品溶液　取本品 20 片,精密称定,研细,精密称取适量(约相当于甲氧苄啶 50mg),置 250ml 量瓶中,加稀醋酸约 150ml,充分振摇使甲氧苄啶溶解,用稀醋酸稀释至刻度,摇匀,滤过,精密量取续滤液 10ml,置 100ml 量瓶中,加稀醋酸 10ml,用水稀释至刻度,摇匀。

对照品溶液　取甲氧苄啶对照品适量,精密称定,加稀醋酸溶解并定量稀释制成每 1ml 中约含 20μg 的溶液。

测定法　取供试品溶液与对照品溶液,在 271nm 的波长处分别测定吸光度,计算。

【类别】　同甲氧苄啶。

【规格】　0.1g

【贮藏】　遮光,密封保存。

甲氧苄啶注射液

Jiayang Bianding Zhusheye

Trimethoprim Injection

本品为甲氧苄啶的灭菌水溶液。含甲氧苄啶($C_{14}H_{18}N_4O_3$)应为标示量的95.0%～105.0%。

【性状】　本品为无色至微黄色的澄明液体。

【鉴别】　(1)取本品 1～2 滴,加硝酸溶液(1→2)1ml,即显红色,渐变为棕黄色。

(2)取含量测定项下的溶液,照紫外-可见分光光度法(通则0401)测定,在271nm的波长处有最大吸收。

【检查】 **pH值**　应为3.5～5.5(通则0631)。

有关物质　照高效液相色谱法(通则0512)测定。

供试品溶液　取本品1ml,置50ml量瓶中,用流动相稀释至刻度,摇匀。

对照溶液　精密量取供试品溶液适量,用流动相定量稀释制成每1ml中约含甲氧苄啶2μg的溶液。

系统适用性溶液、色谱条件、系统适用性要求与测定法见甲氧苄啶有关物质项下。

限度　供试品溶液色谱图中如有杂质峰,单个杂质峰面积不得大于对照溶液主峰面积(0.2%),各杂质峰面积的和不得大于对照溶液主峰面积的2.5倍(0.5%),小于对照溶液主峰面积0.05倍的峰忽略不计。

细菌内毒素　取本品,依法检查(通则1143),每1mg甲氧苄啶中含内毒素的量应小于3.0 EU。

其他　应符合注射剂项下有关的各项规定(通则0102)。

【含量测定】　照紫外-可见分光光度法(通则0401)测定。

供试品溶液　精密量取本品1ml,置25ml量瓶中,用稀醋酸稀释至刻度,摇匀,精密量取1ml,置100ml量瓶中,用稀醋酸稀释至刻度,摇匀。

对照品溶液　取甲氧苄啶对照品适量,精密称定,加稀醋酸溶解并定量稀释制成每1ml中约含20μg的溶液。

测定法　取供试品溶液与对照品溶液,在271nm的波长处分别测定吸光度,计算。

【类别】　同甲氧苄啶。

【规格】　2ml:0.1g

【贮藏】　遮光,密闭保存。

甲氧氯普胺

Jiayang Lüpu'an

Metoclopramide

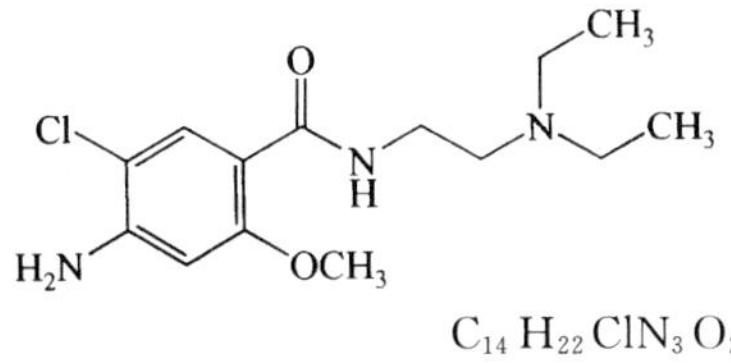

$C_{14}H_{22}ClN_3O_2$　299.80

本品为*N*-[(2-二乙氨基)乙基]-4-氨基-2-甲氧基-5-氯-苯甲酰胺。按干燥品计算,含$C_{14}H_{22}ClN_3O_2$不得少于99.0%。

【性状】　本品为白色结晶性粉末;无臭。

本品在三氯甲烷中溶解,在乙醇或丙酮中略溶,在乙醚中极微溶解,在水中几乎不溶;在酸性溶液中溶解。

熔点　本品的熔点(通则0612第一法)为147～151℃。

【鉴别】　(1)取本品约5mg,置试管中,加硫酸1ml,小火加热至溶液显紫黑色,取出数滴加入5ml的水中,摇匀,即显绿色荧光;碱化后荧光消失。

(2)取本品15mg,加0.1mol/L盐酸溶液溶解并稀释至50ml,摇匀,取2ml,用0.1mol/L盐酸溶液稀释至50ml,摇匀,照紫外-可见分光光度法(通则0401)测定,在308nm的波长处有最大吸收,在290nm的波长处有最小吸收。

(3)本品的红外光吸收图谱应与对照的图谱(光谱集107图)一致。

【检查】　**酸性溶液的澄清度**　取本品0.20g,加盐酸溶液(9→100)1.5ml使溶解,加水至20ml,溶液应澄清。

有关物质　照高效液相色谱法(通则0512)测定。

供试品溶液　取本品25mg,置100ml量瓶中,加0.1mol/L盐酸溶液2ml使溶解,用流动相稀释至刻度,摇匀。

对照溶液　精密量取供试品溶液1ml,置200ml量瓶中,用流动相稀释至刻度,摇匀。

色谱条件　用十八烷基硅烷键合硅胶为填充剂;以0.02mol/L磷酸溶液(用三乙胺调节pH值至4.0)-乙腈(81:19)为流动相;检测波长为275nm;进样体积20μl。

系统适用性要求　理论板数按甲氧氯普胺峰计算不低于4000。

测定法　精密量取供试品溶液与对照溶液,分别注入液相色谱仪,记录色谱图至主成分色谱峰保留时间的4倍。

限度　供试品溶液色谱图中如有杂质峰,各杂质峰面积的和不得大于对照溶液主峰面积(0.5%)。

干燥失重　取本品,在105℃干燥至恒重,减失重量不得过0.5%(通则0831)。

炽灼残渣　不得过0.1%(通则0841)。

【含量测定】　取本品约0.25g,精密称定,照永停滴定法(通则0701),用亚硝酸钠滴定液(0.05mol/L)滴定。每1ml亚硝酸钠滴定液(0.05mol/L)相当于14.99mg的$C_{14}H_{22}ClN_3O_2$。

【类别】　镇吐药。

【贮藏】　密封保存。

【制剂】　(1)甲氧氯普胺片　(2)盐酸甲氧氯普胺注射液

甲氧氯普胺片

Jiayang Lüpu'an Pian

Metoclopramide Tablets

本品含甲氧氯普胺($C_{14}H_{22}ClN_3O_2$)应为标示量的90.0%～110.0%。

【性状】　本品为白色片。

【鉴别】　(1)取本品的细粉适量(约相当于甲氧氯普胺15mg),加三氯甲烷5ml提取,滤过,滤液蒸干后,残渣照甲氧氯普胺项下的鉴别(1)项试验,显相同的反应。

(2)在含量测定项下记录的色谱图中,供试品溶液主峰的保留时间应与对照品溶液主峰的保留时间一致。

(3)取本品的细粉适量(约相当于甲氧氯普胺 15mg),置 50ml 量瓶中,加 0.1mol/L 盐酸溶液适量使甲氧氯普胺溶解并稀释至刻度,摇匀,滤过,取续滤液 2ml,至 50ml 量瓶中,用 0.1mol/L 盐酸溶液稀释至刻度,摇匀,照紫外-可见分光光度法(通则 0401)测定,在 308nm 的波长处有最大吸收,在 290nm 的波长处有最小吸收。

【检查】 **含量均匀度**　取本品 1 片,置 25ml 量瓶中,加 0.1mol/L 盐酸溶液 5ml,充分振摇使甲氧氯普胺溶解,用流动相稀释至刻度,摇匀,滤过,精密量取续滤液 3ml,置 10ml (5mg 规格)或 20ml(10mg 规格)量瓶中,用流动相稀释至刻度,摇匀,照含量测定项下的方法测定含量,应符合规定(通则 0941)。

溶出度　照溶出度与释放度测定法(通则 0931 第一法)测定。

溶出条件　以盐酸溶液(9→1000)500ml(5mg 规格)或 900ml(10mg 规格)为溶出介质,转速为每分钟 100 转,依法操作,经 30 分钟时取样。

供试品溶液　取溶出液适量,滤过,取续滤液。

对照品溶液　取甲氧氯普胺对照品适量,精密称定,加溶出介质溶解并定量稀释制成每 1ml 中约含 10μg 的溶液。

测定法　取供试品溶液与对照品溶液,照紫外-可见分光光度法(通则 0401),在 308nm 的波长处分别测定吸光度,计算每片的溶出量。

限度　标示量的 80%,应符合规定。

其他　应符合片剂项下有关的各项规定(通则 0101)。

【含量测定】 照高效液相色谱法(通则 0512)测定。

供试品溶液　取本品 20 片,精密称定,研细,精密称取适量(约相当于甲氧氯普胺 15mg),置 50ml 量瓶中,加 0.1mol/L 盐酸溶液 5ml,充分振摇使甲氧氯普胺溶解,用流动相稀释至刻度,摇匀,滤过,精密量取续滤液 5ml,置 25ml 量瓶中,用流动相稀释至刻度,摇匀。

对照品溶液　取甲氧氯普胺对照品约 15mg,精密称定,置 50ml 量瓶中,加 0.1mol/L 盐酸溶液 5ml,振摇使溶解,用流动相稀释至刻度,摇匀,精密量取 5ml,置 25ml 量瓶中,用流动相稀释至刻度,摇匀。

色谱条件　用十八烷基硅烷键合硅胶为填充剂;以 0.02mol/L 磷酸溶液(用三乙胺调节 pH 值至 4.0)-乙腈(81∶19)为流动相;检测波长为 275nm;进样体积 20μl。

系统适用性要求　理论板数按甲氧氯普胺峰计算不低于 4000。

测定法　精密量取供试品溶液与对照品溶液,分别注入液相色谱仪,记录色谱图。按外标法以峰面积计算。

【类别】 同甲氧氯普胺。

【规格】 (1)5mg　(2)10mg

【贮藏】 密封保存。

盐酸甲氧氯普胺注射液

Yansuan Jiayang Lüpu'an Zhusheye

Metoclopramide Dihydrochloride Injection

本品为甲氧氯普胺加盐酸适量制成的灭菌水溶液。含盐酸甲氧氯普胺($C_{14}H_{22}ClN_3O_2 \cdot 2HCl \cdot H_2O$)应为标示量的 90.0%～110.0%。

【性状】 本品为无色的澄明液体。

【鉴别】 (1)取本品 1ml,蒸干,残渣照甲氧氯普胺项下的鉴别(1)项试验,显相同的反应。

(2)在含量测定项下记录的色谱图中,供试品溶液主峰的保留时间应与对照品溶液主峰的保留时间一致。

(3)取本品,用 0.1mol/L 盐酸溶液稀释制成每 1ml 中约含 10μg 的溶液,照紫外-可见分光光度法(通则 0401)测定,在 309nm 的波长处有最大吸收,在 290nm 的波长处有最小吸收。

【检查】 **pH 值**　应为 2.5～4.5(通则 0631)。

有关物质　照高效液相色谱法(通则 0512)测定。

供试品溶液　精密量取本品 3ml,置 100ml 量瓶中,用流动相稀释至刻度,摇匀。

对照溶液　精密量取供试品溶液 1ml,置 100ml 量瓶中,用流动相稀释至刻度,摇匀。

色谱条件、系统适用性要求与测定法　见甲氧氯普胺有关物质项下。

限度　供试品溶液色谱图中如有杂质峰,各杂质峰面积的和不得大于对照溶液主峰面积(1.0%)。

细菌内毒素　取本品,依法检查(通则 1143),每 1mg 甲氧氯普胺中含内毒素的量应小于 10EU。

无菌　取本品,经薄膜过滤法处理,以金黄色葡萄球菌为阳性对照菌,依法检查(通则 1101),应符合规定。

其他　应符合注射剂项下有关的各项规定(通则 0102)。

【含量测定】 照高效液相色谱法(通则 0512)测定。

供试品溶液　精密量取本品 2ml,置 50ml 量瓶中,用流动相稀释至刻度,摇匀,精密量取 5ml,置 25ml 量瓶中,用流动相稀释至刻度,摇匀。

对照品溶液　取甲氧氯普胺对照品约 15mg,精密称定,置 50ml 量瓶中,加 0.1mol/L 盐酸溶液 5ml,振摇使溶解,用流动相稀释至刻度,摇匀,精密量取 5ml,置 25ml 量瓶中,用流动相稀释至刻度,摇匀。

色谱条件与系统适用性要求　见有关物质项下。

测定法　精密量取供试品溶液与对照品溶液,分别注入液相色谱仪,记录色谱图。按外标法以峰面积计算,结果乘以 1.303。

【类别】 同甲氧氯普胺。

【规格】 (1)1ml∶10mg　(2)2ml∶10mg

【贮藏】 密闭保存。

甲氨蝶呤

Jia'an Dieling

Methotrexate

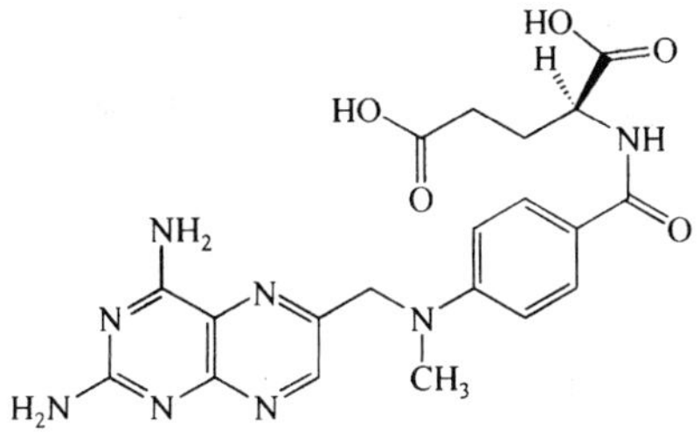

$C_{20}H_{22}N_8O_5$　454.45

本品为 4-氨基-10-甲基叶酸及结构相似物的混合物，主要成分为 L-(+)-*N*-[4-[[(2,4-二氨基-6-蝶啶基)甲基]甲氨基]苯甲酰基]谷氨酸。按无水物计算，含 $C_{20}H_{22}N_8O_5$ 应为 98.0%～102.0%。

【性状】 本品为橙黄色结晶性粉末。

本品在水、乙醇、三氯甲烷或乙醚中几乎不溶；在稀碱溶液中易溶，在稀盐酸中溶解。

比旋度 取本品，精密称定，加 0.05mol/L 碳酸钠溶液溶解并定量稀释制成每 1ml 中约含 10mg 的溶液，用 2dm 的测定管依法测定(通则 0621)，比旋度为 +19°至 +24°。

【鉴别】 (1)取本品约 5mg，加 0.5%碳酸铵溶液 1ml 溶解后，用盐酸溶液(9→1000)稀释制成每 1ml 中含 10μg 的溶液，照紫外-可见分光光度法(通则 0401)测定，在 244nm 与 306nm 的波长处有最大吸收，在 234nm 与 262nm 的波长处有最小吸收。

(2)本品的红外光吸收图谱应与对照的图谱(光谱集 108 图)一致。

【检查】 **(*R*)-甲氨蝶呤** 照高效液相色谱法(通则 0512)测定。

供试品溶液　取本品，加流动相溶解并稀释制成每 1ml 中约含 0.2mg 的溶液。

对照溶液　精密量取供试品溶液 1ml，置 100ml 量瓶中，用流动相稀释至刻度，摇匀。

系统适用性溶液　取消旋甲氨蝶呤，加流动相溶解并稀释制成每 1ml 中约含 40μg 的溶液。

色谱条件　用牛血清白蛋白键合硅胶为填充剂；以正丙醇-磷酸盐缓冲液(pH 6.9)(取 0.71%无水磷酸氢二钠溶液 500ml，加 0.69%磷酸二氢钠溶液 600ml，摇匀，用 2mol/L 氢氧化钠溶液调节 pH 值至 6.9)(8∶92)为流动相；检测波长为 302nm；进样体积 20μl。

系统适用性要求　系统适用性溶液色谱图中，出峰顺序依次为(*S*)-甲氨蝶呤峰与(*R*)-甲氨蝶呤峰，其分离度应大于 3.0。

测定法　精密量取供试品溶液与对照溶液，分别注入液相色谱仪，记录色谱图。

限度　供试品溶液色谱图中如有(*R*)-甲氨蝶呤峰，其峰面积不得大于对照溶液主峰面积的 3 倍(3.0%)。

有关物质 照高效液相色谱法(通则 0512)测定。

供试品溶液　取本品，加流动相溶解并稀释制成每 1ml 中含 1mg 的溶液。

对照溶液　精密量取供试品溶液 1ml，置 200ml 量瓶中，用流动相稀释至刻度，摇匀。

系统适用性溶液　分别取甲氨蝶呤与叶酸，用流动相溶解并稀释制成每 1ml 中各约含 0.1mg 的混合溶液。

色谱条件　用十八烷基硅烷键合硅胶为填充剂；以乙腈-7.0%枸橼酸溶液-2.0%无水磷酸氢二钠溶液(8.5∶10∶80)(用 7.0%枸橼酸溶液或 2.0%无水磷酸氢二钠溶液调节 pH 值至 6.0)为流动相；检测波长为 302nm；系统适用性溶液进样体积 10μl，其他溶液进样体积 50μl。

系统适用性要求　系统适用性溶液色谱图中，理论板数按甲氨蝶呤峰计算不低于 1000，甲氨蝶呤峰与叶酸峰之间的分离度应大于 8.0。

测定法　精密量取供试品溶液与对照溶液，分别注入液相色谱仪，记录色谱图至主成分峰保留时间的 4 倍。

限度　供试品溶液色谱图中如有杂质峰，单个杂质的峰面积不得大于对照溶液的主峰面积(0.5%)，各杂质峰面积的和不得大于对照溶液主峰面积的 4 倍(2.0%)。

水分 取本品，照水分测定法(通则 0832 第一法 1)测定，含水分不得过 12.0%。

炽灼残渣 取本品 1.0g，依法检查(通则 0841)，遗留残渣不得过 0.1%。

重金属 取本品 0.50g，加 25%硫酸镁的硫酸溶液(取硫酸镁 25g，加 1mol/L 硫酸溶液 100ml 使溶解)4ml，摇匀，置水浴上蒸发至干，于 800℃缓缓炽灼至完全炭化，炽灼时间不超过 2 小时，放冷，依法检查(通则 0821 第二法)，含重金属不得过百万分之五十。

【含量测定】 照高效液相色谱法(通则 0512)测定。

供试品溶液 取本品，精密称定，加流动相溶解并定量稀释制成每 1ml 中约含 0.1mg 的溶液。

对照品溶液 取甲氨蝶呤对照品适量，精密称定，加流动相溶解并定量稀释制成每 1ml 中约含 0.1mg 的溶液。

色谱条件 见有关物质项下。进样体积 10μl。

系统适用性溶液与系统适用性要求 见有关物质项下。

测定法 精密量取供试品溶液与对照品溶液，分别注入液相色谱仪，记录色谱图。按外标法以峰面积计算。

【类别】 抗肿瘤药。

【贮藏】 遮光，密封，在阴凉处保存。

【制剂】 (1)甲氨蝶呤片　(2)注射用甲氨蝶呤

附：

***(R)*-甲氨蝶呤**

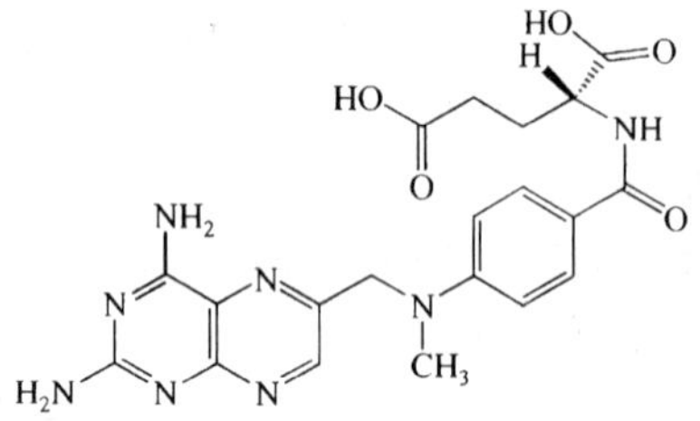

$C_{20}H_{22}N_8O_5$　454.44

(*R*)-2-[4-[*N*-[(2,4-二氨基-6-蝶啶基)甲基]甲氨基]苯甲酰氨基]戊二酸

甲氨蝶呤片

Jia'an Dieling Pian

Methotrexate Tablets

本品含甲氨蝶呤($C_{20}H_{22}N_8O_5$)应为标示量的95.0%～110.0%。

【性状】 本品为淡橙黄色片。

【鉴别】 (1)取本品细粉适量，照甲氨蝶呤项下的鉴别(1)项试验，显相同的结果。

(2)在含量测定项下记录的色谱图中，供试品溶液主峰的保留时间应与对照品溶液主峰的保留时间一致。

【检查】 **有关物质** 照高效液相色谱法(通则0512)测定。

供试品溶液　取本品细粉适量(约相当于甲氨蝶呤10mg)，精密称定，置10ml量瓶中，加流动相适量，超声10分钟，放冷，用流动相稀释至刻度，摇匀，离心，取上清液。

对照溶液　精密量取供试品溶液1ml，置200ml量瓶中，用流动相稀释至刻度，摇匀。

系统适用性溶液、色谱条件、系统适用性要求与测定法　见甲氨蝶呤有关物质项下。

限度　供试品溶液色谱图中如有杂质峰，单个杂质的峰面积不得大于对照溶液的主峰面积的2倍(1.0%)，各杂质峰面积的和不得大于对照溶液主峰面积的6倍(3.0%)。

含量均匀度 取本品1片，置25ml量瓶中，照含量测定项下的方法，自"加流动相20ml"起，依法测定，计算含量，应符合规定(通则0941)。

溶出度 照溶出度与释放度测定法(通则0931第二法)测定。

溶出条件　以盐酸溶液(9→1000)900ml为溶出介质，转速为每分钟50转，依法操作，经45分钟时取样。

供试品溶液　取溶出液，滤过，取续滤液。

对照品溶液　取甲氨蝶呤对照品适量，精密称定，加溶出介质溶解并定量稀释制成每1ml中约含3μg的溶液。

测定法　取供试品溶液与对照品溶液，照紫外-可见分光光度法(通则0401)，在306nm的波长处分别测定吸光度，计算每片的溶出量。

限度　标示量的75%，应符合规定。

其他 应符合片剂项下有关的各项规定(通则0101)。

【含量测定】 照高效液相色谱法(通则0512)测定。

供试品溶液 取本品10片，精密称定，研细，精密称取适量(约相当于甲氨蝶呤2.5mg)，置25ml量瓶中，加流动相20ml，超声使甲氨蝶呤溶解，放冷，用流动相稀释至刻度，摇匀，滤过，取续滤液。

对照品溶液、系统适用性溶液、色谱条件、系统适用性要求与测定法 见甲氨蝶呤含量测定项下。

【类别】 同甲氨蝶呤。

【规格】 2.5mg

【贮藏】 遮光，密封保存。

注射用甲氨蝶呤

Zhusheyong Jia'an Dieling

Methotrexate for Injection

本品为甲氨蝶呤的钠盐与氯化钠适量的无菌冻干品。按平均装量计算，含甲氨蝶呤($C_{20}H_{22}N_8O_5$)应为标示量的95.0%～110.0%。

【性状】 本品为黄色或棕黄色疏松块状物或粉末。

【鉴别】 (1)取本品，照甲氨蝶呤项下的鉴别(1)项试验，显相同的结果。

(2)在含量测定项下记录的色谱图中，供试品溶液主峰的保留时间应与对照品溶液主峰的保留时间一致。

【检查】 **碱度** 取本品，加水溶解并稀释制成每1ml中约含2.5mg的溶液，依法测定(通则0631)，pH值应为7.0～9.0。

溶液的澄清度 取本品1瓶，加水2ml(5mg规格或0.1g规格)或10ml(1g规格)使溶解，溶液应澄清；如显浑浊，与1号浊度标准液(5mg规格)或2号浊度标准液(0.1g规格或1g规格)(通则0902第一法)比较，不得更浓。

有关物质 照高效液相色谱法(通则0512)测定。

供试品溶液　取装量差异项下的内容物，加流动相溶解并稀释制成每1ml中含甲氨蝶呤1mg的溶液。

对照溶液　精密量取供试品溶液1ml，置200ml量瓶中，用流动相稀释至刻度，摇匀。

系统适用性溶液、色谱条件、系统适用性要求与测定法　见甲氨蝶呤有关物质项下。

限度　供试品溶液色谱图中如有杂质峰，单个杂质的峰面积不得大于对照溶液的主峰面积的2倍(1.0%)，各杂质峰面积的和不得大于对照溶液主峰面积的 6 倍(3.0%)。

干燥失重　取本品，以五氧化二磷为干燥剂，在 100℃减压干燥至恒重，减失重量不得过 5.0%(通则 0831)。

含量均匀度　取本品(5mg 规格)1 瓶，用流动相将内容物溶解并转移至 50ml 量瓶中，用流动相稀释至刻度，摇匀，作为供试品溶液，照含量测定项下的方法，依法测定，计算含量，应符合规定(通则 0941)。

细菌内毒素　取本品，依法检查(通则 1143)，每 1mg 甲氨蝶呤中含内毒素的量应小于 0.20EU。

其他　应符合注射剂项下有关的各项规定(通则 0102)。

【含量测定】　照高效液相色谱法(通则 0512)测定。

供试品溶液　取装量差异项下的内容物，混匀，精密称取适量(约相当于甲氨蝶呤 10mg)，加流动相溶解并定量稀释成每 1ml 中约含甲氨蝶呤 0.1mg 的溶液。

对照品溶液、系统适用性溶液、色谱条件与系统适用性要求　见甲氨蝶呤含量测定项下。

测定法　精密量取供试品溶液与对照品溶液，分别注入液相色谱仪，记录色谱图。按外标法以峰面积计算。(5mg 规格以含量均匀度的均值计)

【类别】　同甲氨蝶呤。

【规格】　(1)5mg　(2)0.1g　(3)1g

【贮藏】　遮光，密闭，在阴凉处保存。

甲 基 多 巴

Jiajiduoba

Methyldopa

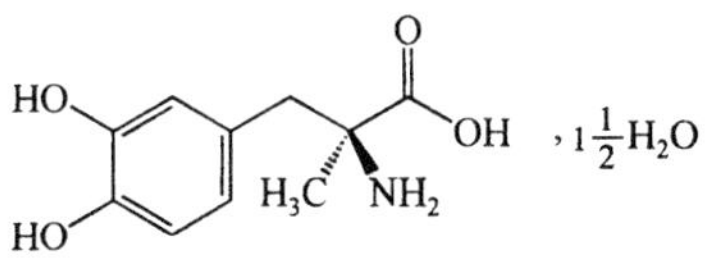

$C_{10}H_{13}NO_4 \cdot 1\frac{1}{2}H_2O$　238.24

本品为 L-3-(3,4-二羟基苯基)-2-甲基丙氨酸倍半水合物。按干燥品计算，含 $C_{10}H_{13}NO_4$ 不得少于 98.0%。

【性状】　本品为白色或类白色结晶性粉末；无臭。

本品在水中略溶，在乙醇中微溶，在乙醚中极微溶解，在稀盐酸中易溶。

比旋度　取本品，精密称定，加三氯化铝溶液(取六水合三氯化铝 65g，加水至 100ml，加活性炭 0.5g，振摇 10 分钟，滤过，滤液用 1%氢氧化钠溶液调节 pH 值至 1.5)溶解并定量稀释制成每 1ml 中含 44mg 的溶液，依法测定(通则 0621)，比旋度为－25°至－30°。

【鉴别】　(1)取本品，加 0.1mol/L 盐酸溶液溶解并稀释制成每 1ml 中约含 0.04mg 的溶液，照紫外-可见分光光度法(通则 0401)测定，在 280nm 的波长处有最大吸收，其吸光度约为 0.48。

(2)取本品 10mg，加茚三酮试液 3 滴，放置后显深紫色。

【检查】　**酸度**　取本品 1.0g，加新沸过的冷水 100ml 溶解后，加甲基红指示液 1 滴，如显红色，加氢氧化钠滴定液(0.1mol/L)0.5ml，应显黄色。

氯化物　取本品 0.25g，依法检查(通则 0801)，与标准氯化钠溶液 7.0ml 制成的对照液比较，不得更深(0.028%)。

有关物质　照高效液相色谱法(通则 0512)测定。

供试品溶液　取本品适量，加流动相溶解并稀释制成每 1ml 中约含 1mg 的溶液。

对照溶液　精密量取供试品溶液适量，用流动相定量稀释制成每 1ml 中含 5μg 的溶液。

色谱条件　用十八烷基硅烷键合硅胶为填充剂；以乙腈-磷酸盐缓冲液(取磷酸二氢钾 2g 和磷酸 1g，加水 900ml 溶解)(5∶95)为流动相；检测波长为 278nm；进样体积 20μl。

系统适用性要求　理论板数按甲基多巴峰计算不低于 2000。

测定法　精密量取供试品溶液与对照溶液，分别注入液相色谱仪，记录色谱图至主成分峰保留时间的 8 倍。

限度　供试品溶液色谱图中如显杂质峰，单个杂质峰面积不得大于对照溶液的主峰面积(0.5%)，各杂质峰面积的和不得大于对照溶液主峰面积的 2 倍(1.0%)。

干燥失重　取本品，在 125℃干燥至恒重，减失重量应为 10.0%～13.0%(通则 0831)。

炽灼残渣　取本品 1.0g，依法检查(通则 0841)，遗留残渣不得过 0.1%。

重金属　取炽灼残渣项下遗留的残渣，依法检查(通则 0821 第二法)，含重金属不得过百万分之十。

【含量测定】　取本品约 0.15g，精密称定，加冰醋酸 20ml 溶解后，加结晶紫指示液 1 滴，用高氯酸滴定液(0.1mol/L)滴定至溶液显蓝绿色，并将滴定的结果用空白试验校正。每 1ml 高氯酸滴定液(0.1mol/L)相当于 21.12mg 的 $C_{10}H_{13}NO_4$。

【类别】　抗高血压药。

【贮藏】　遮光，密封保存。

【制剂】　甲基多巴片

甲基多巴片

Jiajiduoba Pian

Methyldopa Tablets

本品含甲基多巴($C_{10}H_{13}NO_4$)应为标示量的95.0%～105.0%。

【性状】 本品为糖衣片，除去包衣后显白色。

【鉴别】 (1)取本品的细粉适量，加 0.1mol/L 盐酸溶液溶解并稀释制成每 1ml 中约含甲基多巴 0.04mg 的溶液，滤过，滤液照紫外-可见分光光度法(通则 0401)测定，在 280nm 的波长处有最大吸收。

(2)取本品的细粉适量(约相当于甲基多巴 10mg)，加茚三酮试液数滴，加热渐显深紫色。

【检查】 **溶出度** 照溶出度与释放度测定法(通则 0931 第一法)测定。

溶出条件　以盐酸溶液(9→1000)900ml 为溶出介质，转速为每分钟 100 转，依法操作，经 45 分钟时取样。

供试品溶液　取溶出液滤过，精密量取续滤液 2ml，置 10ml 量瓶中，用溶出介质稀释至刻度，摇匀。

对照品溶液　取甲基多巴对照品适量，精密称定，加盐酸溶液(9→1000)溶解并定量稀释制成每 1ml 中约含 0.04mg 的溶液。

测定法　取供试品溶液与对照品溶液，照紫外-可见分光光度法(通则 0401)，在 280nm 的波长处分别测定吸光度，计算每片的溶出量。

限度　标示量的 70%，应符合规定。

其他 应符合片剂项下有关的各项规定(通则 0101)。

【含量测定】 照紫外-可见分光光度法(通则 0401)测定。

供试品溶液 取本品 20 片，除去包衣后，精密称定，研细，精密称取适量(约相当于甲基多巴 0.1g)，置 100ml 量瓶中，加 0.05mol/L 硫酸溶液适量，振摇使甲基多巴溶解，加 0.05mol/L 硫酸溶液至刻度，摇匀，滤过，精密量取续滤液 5ml，置 100ml 量瓶中，加枸橼酸硫酸亚铁溶液[取焦亚硫酸钠 1g，加水 200ml 溶解，再加盐酸滴定液(1mol/L)1ml，硫酸亚铁 1.5g 与枸橼酸钠 10g，混匀。本液须新鲜配制]2ml 与氨基醋酸盐缓冲液(取碳酸氢钠 42g、碳酸氢钾 50g 与水 180ml 混合；另取氨基醋酸 37.5g、浓氨试液 15ml，加水至 180ml 溶解。将二液混合，并加水至 500ml)8ml，用水稀释至刻度，摇匀。

对照品溶液 取甲基多巴对照品 0.1g，精密称定，置 100ml 量瓶中，加 0.05mol/L 硫酸溶液溶解并稀释至刻度，摇匀，精密量取 5ml，置 100ml 量瓶中，自"加枸橼酸硫酸亚铁溶液"起制备方法同供试品溶液。

测定法 取供试品溶液与对照品溶液，在 550nm 的波长处分别测定吸光度，计算。

【类别】 同甲基多巴。

【规格】 0.25g(按 $C_{10}H_{13}NO_4$ 计)

【贮藏】 遮光，密封保存。

甲　酚

Jiafen

Cresol

C_7H_8O　108.14

本品为煤焦油中分馏得到的各种甲酚异构体的混合物。

【性状】 本品为几乎无色、淡紫红色或淡棕黄色的澄清液体；有类似苯酚的臭气，并微带焦臭；久贮或在日光下，色渐变深；饱和水溶液显中性或弱酸性反应。

本品与乙醇、乙醚、甘油、脂肪油或挥发油能任意混合，在水中略溶而生成带浑浊的溶液；在氢氧化钠溶液中溶解。

相对密度 本品的相对密度(通则 0601)为 1.030～1.050。

馏程 取本品，照馏程测定法(通则 0611)测定，在 190～205℃馏出的量应不少于 85%(ml/ml)。

【鉴别】 (1)取本品的饱和水溶液，加三氯化铁试液，即显易消失的紫蓝色。

(2)取本品的饱和水溶液，加溴试液，即析出淡黄色的絮状沉淀。

【检查】 **烃类** 取本品 1.0ml，加水 60ml 溶解后，如显浑浊，与对照液[取水 57ml，加硫酸滴定液(0.01mol/L)1.5ml 与氯化钡试液 2ml，摇匀，放置 5 分钟]比较，不得更浓。

不挥发物 取本品，置水浴上蒸干，在 105℃干燥至恒重，遗留残渣不得过 0.1%。

水分 取本品，照水分测定法(通则 0832 第一法 1)测定，含水分不得过 0.8%。

【类别】 消毒防腐药。

【贮藏】 遮光，密封保存。

【制剂】 甲酚皂溶液

甲酚皂溶液

Jiafen Zao Rongye

Saponated Cresol Solution

本品含甲酚(C_7H_8O)应为标示量的 85.0%～110.0%。

【处方】

甲酚	520g(500ml)
植物油	173g
氢氧化钠	适量(约 27g)
水	适量
制成	1000ml

【制法】 取氢氧化钠，加水 100ml 溶解后，放冷，不断搅拌下加入植物油中，使均匀乳化，放置 30 分钟，慢慢加热(间接蒸汽或水浴)，当皂体颜色加深，呈透明状时再进行搅拌；并

可按比例配成小样，检查未皂化物，如合格，则认为皂化完成；趁热加甲酚搅拌至皂块全溶，放冷，再添加水适量，使总量成1000ml，即得。

处方中的植物油可用低、中碳脂肪酸代替。

【性状】 本品为黄棕色至红棕色的黏稠液体；带甲酚的臭气。

本品能与乙醇混合成澄清液体。

【检查】 **碱度** 取本品 1.0ml，加中性乙醇 20ml 稀释后，加酚酞指示液 1ml，如显红色，用硫酸滴定液(0.05mol/L)滴定，消耗硫酸滴定液(0.05mol/L)不得过 1.0ml。

未皂化物 取本品 5.0ml，加水 95ml，混匀，溶液应澄清；如显浑浊，与对照液(取标准硫酸钾溶液 6.0ml，加水 80ml 与稀盐酸 1ml，用比色用氯化钴液和浓焦糖液调色，俟色调与供试品溶液近似后，加 25%氯化钡溶液 3ml，并加水至 100ml，摇匀，放置 10 分钟)比较，不得更浓。

装量 取本品，照最低装量检查法(通则 0942)检查，应符合规定。

微生物限度 取本品，照非无菌产品微生物限度检查：微生物计数法(通则 1105)和控制菌检查法(通则 1106)及非无菌药品微生物限度标准(通则 1107)检查，应符合规定。

【含量测定】 照气相色谱法(通则 0521)测定。

内标溶液 取苯甲醛适量，加无水乙醇溶解并稀释制成每 1ml 中约含 1.5mg 的溶液。

供试品溶液 精密量取本品 2ml，置分液漏斗中，加盐酸 0.1ml，摇匀，加水 3ml，摇匀，精密加乙醚 20ml，轻轻振摇提取，静置分层，弃去水层。精密量取乙醚提取液 5ml，置 25ml 量瓶中，加无水乙醇稀释至刻度，摇匀。精密量取 1ml，置 10ml 量瓶中，精密加内标溶液 2ml，用无水乙醇稀释至刻度，摇匀。

对照品溶液 取邻甲酚对照品约 25mg、对甲酚对照品约 25mg 与间甲酚对照品约 40mg，精密称定，置 10ml 量瓶中，精密加内标溶液 2ml，加无水乙醇溶解并稀释至刻度，摇匀。

色谱条件 以 50%氰丙基苯基二甲基聚硅氧烷为固定液；柱温为 110℃；进样体积 1μl。

系统适用性要求 理论板数按邻甲酚峰计算不低于 5000，内标物质、邻甲酚、对甲酚与间甲酚各峰之间的分离度均应符合要求。

测定法 精密量取供试品溶液与对照品溶液，分别注入气相色谱仪，记录色谱图。按内标法以峰面积分别计算邻甲酚、对甲酚与间甲酚的含量，并计算总和。

【类别】 同甲酚。

【贮藏】 遮光，密封保存。

甲 硝 唑

Jiaxiaozuo

Metronidazole

$C_6H_9N_3O_3$　171.16

本品为 2-甲基-5-硝基咪唑-1-乙醇。按干燥品计算，含 $C_6H_9N_3O_3$ 不得少于 99.0%。

【性状】 本品为白色至微黄色的结晶或结晶性粉末；有微臭。

本品在乙醇中略溶，在水中微溶，在乙醚中极微溶解。

熔点 本品的熔点(通则 0612)为 159～163℃。

吸收系数 取本品，精密称定，加盐酸溶液(9→1000)溶解并定量稀释制成每 1ml 中约含 13μg 的溶液，照紫外-可见分光光度法(通则 0401)，在 277nm 的波长处测定吸光度，吸收系数($E_{1cm}^{1\%}$)为 365～389。

【鉴别】 (1)取本品约 10mg，加氢氧化钠试液 2ml 微温，即得紫红色溶液；滴加稀盐酸使成酸性即变成黄色，再滴加过量氢氧化钠试液则变成橙红色。

(2)取本品约 0.1g，加硫酸溶液(3→100)4ml，应能溶解；加三硝基苯酚试液 10ml，放置后即生成黄色沉淀。

(3)取吸收系数项下的溶液，照紫外-可见分光光度法(通则 0401)测定，在 277nm 的波长处有最大吸收，在 241nm 的波长处有最小吸收。

(4)本品的红外光吸收图谱应与对照的图谱(光谱集 112 图)一致。

【检查】 **乙醇溶液的澄清度与颜色** 取本品，加乙醇溶解并稀释制成每 1ml 中约含 5mg 的溶液，溶液应澄清无色；如显浑浊，与 1 号浊度标准液(通则 0902 第一法)比较，不得更浓；如显色，与黄色或黄绿色 2 号标准比色液(通则 0901 第一法)比较，不得更深。

有关物质 照高效液相色谱法(通则 0512)测定。避光操作。

供试品溶液 取本品约 100mg，置 100ml 量瓶中，加甲醇溶解并稀释至刻度，摇匀，精密量取适量，用流动相定量稀释制成每 1ml 中含 0.2mg 的溶液。

对照品溶液 取杂质Ⅰ对照品约 20mg，置 100ml 量瓶中，加甲醇溶解并稀释至刻度，摇匀。

对照溶液 分别精密量取供试品溶液 2ml 与对照品溶液 1ml，置同一 100ml 量瓶中，用流动相稀释至刻度，摇匀，精密量取 5ml，置 50ml 量瓶中，用流动相稀释至刻度，摇匀。

灵敏度溶液　精密量取供试品溶液 1ml，置 100ml 量瓶中，用流动相稀释至刻度，摇匀，精密量取 5ml，置 100ml 量瓶中，用流动相稀释至刻度，摇匀。

色谱条件　用十八烷基硅烷键合硅胶为填充剂；以甲醇-水（20∶80）为流动相；检测波长为 315nm；进样体积 20μl。

系统适用性要求　对照溶液色谱图中，理论板数按甲硝唑峰计算不低于 2000，甲硝唑峰与杂质Ⅰ峰之间的分离度应大于 2.0。灵敏度溶液色谱图中，主成分峰高的信噪比应不低于 10。

测定法　精密量取供试品溶液与对照溶液，分别注入液相色谱仪，记录色谱图至主成分峰保留时间的 2 倍。

限度　供试品溶液色谱图中如有与对照溶液中杂质Ⅰ峰保留时间一致的色谱峰，其峰面积不得大于对照溶液中甲硝唑峰面积的 0.5 倍（0.1%）；各杂质峰面积的和不得大于对照溶液中甲硝唑峰面积（0.2%），小于灵敏度溶液主峰面积的峰忽略不计。

干燥失重　取本品，在 105℃干燥至恒重，减失重量不得过 0.5%（通则 0831）。

炽灼残渣　取本品 1.0g，依法检查（通则 0841），遗留残渣不得过 0.1%。

重金属　取炽灼残渣项下遗留的残渣，依法检查（通则 0821 第二法），含重金属不得过百万分之十。

【含量测定】　取本品约 0.13g，精密称定，加冰醋酸 10ml 溶解后，加萘酚苯甲醇指示液 2 滴，用高氯酸滴定液（0.1mol/L）滴定至溶液显绿色，并将滴定的结果用空白试验校正。每 1ml 高氯酸滴定液（0.1mol/L）相当于 17.12mg 的 $C_6H_9N_3O_3$。

【类别】　抗厌氧菌药、抗滴虫药。

【贮藏】　遮光，密封保存。

【制剂】　（1）甲硝唑片　（2）甲硝唑阴道泡腾片　（3）甲硝唑注射液　（4）甲硝唑栓　（5）甲硝唑胶囊　（6）甲硝唑葡萄糖注射液　（7）甲硝唑氯化钠注射液　（8）甲硝唑凝胶

附：

杂质Ⅰ

$C_4H_5N_3O_2$　127.10

2-甲基-5-硝基咪唑

甲硝唑片

Jiaxiaozuo Pian

Metronidazole Tablets

本品含甲硝唑（$C_6H_9N_3O_3$）应为标示量的 93.0%～107.0%。

【性状】　本品为白色或类白色片。

【鉴别】　（1）取本品的细粉适量（约相当于甲硝唑 10mg），照甲硝唑项下的鉴别（1）项试验，显相同的反应。

（2）取本品的细粉适量（约相当于甲硝唑 0.2g），加硫酸溶液（3→100）4ml，振摇使甲硝唑溶解，滤过，滤液中加三硝基苯酚试液 10ml，放置后即生成黄色沉淀。

（3）在含量测定项下记录的色谱图中，供试品溶液主峰的保留时间应与对照品溶液主峰的保留时间一致。

【检查】　**溶出度**　照溶出度与释放度测定法（通则 0931 第一法）测定。

溶出条件　以盐酸溶液（9→1000）900ml 为溶出介质，转速为每分钟 100 转，依法操作，经 30 分钟时取样。

测定法　取溶出液适量，滤过，精密量取续滤液 3ml，置 50ml 量瓶中，用溶出介质稀释至刻度，摇匀，照紫外-可见分光光度法（通则 0401），在 277nm 的波长处测定吸光度，按 $C_6H_9N_3O_3$ 的吸收系数（$E_{1cm}^{1\%}$）为 377 计算每片的溶出量。

限度　标示量的 80%，应符合规定。

其他　应符合片剂项下有关的各项规定（通则 0101）。

【含量测定】　照高效液相色谱法（通则 0512）测定。

供试品溶液　取本品 20 片，精密称定，研细，精密称取细粉适量（约相当于甲硝唑 0.25g），置 50ml 量瓶中，加 50% 甲醇溶液适量，振摇使甲硝唑溶解，用 50% 甲醇溶液稀释至刻度，摇匀，滤过，精密量取续滤液 5ml，置 100ml 量瓶中，用流动相稀释至刻度，摇匀。

对照品溶液　取甲硝唑对照品适量，精密称定，加流动相溶解并定量稀释制成每 1ml 中约含 0.25mg 的溶液。

色谱条件　用十八烷基硅烷键合硅胶为填充剂；以甲醇-水（20∶80）为流动相；检测波长为 320nm；进样体积 10μl。

系统适用性要求　理论板数按甲硝唑峰计算不低于 2000。

测定法　精密量取供试品溶液与对照品溶液，分别注入液相色谱仪，记录色谱图。按外标法以峰面积计算。

【类别】　同甲硝唑。

【规格】　（1）0.1g　（2）0.2g　（3）0.25g

【贮藏】　遮光，密封保存。

甲硝唑阴道泡腾片

Jiaxiaozuo Yindao Paotengpian

Metronidazole Vaginal Effervescent Tablets

本品含甲硝唑($C_6H_9N_3O_3$)应为标示量的93.0%～107.0%。

【性状】 本品为白色或类白色片,表面有轻微的隐斑。

【鉴别】 (1)取本品的细粉适量(约相当于甲硝唑10mg),照甲硝唑项下的鉴别(1)项试验,显相同的反应。

(2)在含量测定项下记录的色谱图中,供试品溶液主峰的保留时间应与对照品溶液主峰的保留时间一致。

【检查】 **酸度** 取本品5片,研细,置50ml水中,搅拌使甲硝唑溶解,依法测定(通则0631),pH值应为4.0～5.5。

其他 除崩解时限不检查外,应符合片剂项下有关的各项规定(通则0101)。

【含量测定】 照高效液相色谱法(通则0512)测定。

供试品溶液 取本品20片,精密称定,研细,精密称取细粉适量(约相当于甲硝唑0.25g),置50ml量瓶中,加50%甲醇溶液适量,振摇使甲硝唑溶解,用50%甲醇溶液稀释至刻度,摇匀,滤过,精密量取续滤液5ml,置100ml量瓶中,用流动相稀释至刻度,摇匀。

对照品溶液 取甲硝唑对照品适量,精密称定,加流动相溶解并定量稀释制成每1ml中约含0.25mg的溶液。

色谱条件 用十八烷基硅烷键合硅胶为填充剂;以甲醇-水(20:80)为流动相;检测波长为320nm;进样体积10μl。

系统适用性要求 理论板数按甲硝唑峰计算不低于2000。

测定法 精密量取供试品溶液与对照品溶液,分别注入液相色谱仪,记录色谱图。按外标法以峰面积计算。

【类别】 同甲硝唑。

【规格】 0.2g

【贮藏】 遮光,密封,在阴凉干燥处保存。

甲硝唑注射液

Jiaxiaozuo Zhusheye

Metronidazole Injection

本品为甲硝唑加氯化钠适量使成等渗的灭菌水溶液。含甲硝唑($C_6H_9N_3O_3$)应为标示量的93.0%～107.0%。

【性状】 本品为无色至微黄色的澄明液体。

【鉴别】 (1)取含量测定项下供试品溶液和对照品溶液各适量,分别用甲醇-水(20:80)稀释制成每1ml中约含甲硝唑20μg的溶液,照紫外-可见分光光度法(通则0401)测定,供试品溶液的紫外吸收光谱图应与对照品溶液的紫外吸收光谱图一致。

(2)在含量测定项下记录的色谱图中,供试品溶液主峰的保留时间应与对照品溶液主峰的保留时间一致。

(3)本品显钠盐鉴别(1)与氯化物鉴别(1)的反应(通则0301)。

【检查】 **pH值** 应为4.5～7.0(通则0631)。

亚硝酸盐 照离子色谱法(通则0513)测定。

供试品溶液 取本品,即得。

对照品溶液 取亚硝酸钠对照品,精密称定,加水溶解并定量稀释制成每1ml中约含亚硝酸根40μg的溶液。

系统适用性溶液 取亚硝酸钠对照品适量,加0.9%氯化钠溶液溶解并稀释制成每1ml中约含亚硝酸根40μg的溶液。

色谱条件 用阴离子交换色谱柱(IonPac AS18柱,或效能相当的色谱柱);检测器为电导检测器;检测方式为抑制电导检测;柱温30℃;以5mmol/L氢氧化钾溶液为淋洗液,流速为每分钟1.0ml;进样体积25μl。

系统适用性要求 系统适用性溶液色谱图中,亚硝酸根峰与氯离子峰之间的分离度应符合要求。

测定法 精密量取供试品溶液与对照品溶液,分别注入离子色谱仪,记录色谱图。

限度 供试品溶液色谱图中如显亚硝酸根峰,按外标法以峰面积计算,不得过甲硝唑标示量的0.8%。

有关物质 照高效液相色谱法(通则0512)测定。避光操作。

供试品溶液 取本品适量,用水稀释制成每1ml中约含甲硝唑0.2mg的溶液。

对照溶液 分别精密量取供试品溶液1ml与对照品溶液1ml,置同一100ml量瓶中,用流动相稀释至刻度,摇匀,精密量取5ml,置50ml量瓶中,用流动相稀释至刻度,摇匀。

灵敏度溶液 精密量取供试品溶液1ml,置100ml量瓶中,用流动相稀释至刻度,摇匀,精密量取5ml,置100ml量瓶中,用流动相稀释至刻度,摇匀。

对照品溶液、色谱条件、系统适用性要求与测定法 见甲硝唑有关物质项下。

限度 供试品溶液色谱图中如有与对照溶液中杂质Ⅰ峰保留时间一致的色谱峰,其峰面积不得大于对照溶液中甲硝唑峰面积的1.5倍(0.15%);其他杂质峰面积之和不得大于对照溶液中甲硝唑峰面积的5倍(0.5%),小于灵敏度溶液主峰面积的峰忽略不计。

氯化物 精密量取本品10ml,加水至50ml,加2%糊精溶液5ml、碳酸钙0.1g与荧光黄指示液5～8滴,摇匀,用硝酸银滴定液(0.1mol/L)滴定至浑浊液由黄绿色变为微红色。消耗硝酸银滴定液(0.1mol/L)应为13.2～14.6ml。

细菌内毒素 取本品,依法检查(通则1143),每1mg甲硝唑中含内毒素的量应小于0.35EU。

其他 应符合注射剂项下有关的各项规定(通则0102)。

【含量测定】 照高效液相色谱法(通则0512)测定。

供试品溶液 精密量取本品适量,用流动相定量稀释制成每1ml中约含甲硝唑0.25mg的溶液,摇匀。

对照品溶液 取甲硝唑对照品适量,精密称定,加流动相溶解并定量稀释制成每1ml中约含0.25mg的溶液。

色谱条件 见有关物质项下。检测波长为320nm;进样体积 10μl。

系统适用性要求　理论板数按甲硝唑峰计算不低于 2000。

测定法　精密量取供试品溶液与对照品溶液，分别注入液相色谱仪，记录色谱图。按外标法以峰面积计算。

【类别】　同甲硝唑。

【规格】　(1)10ml : 50mg　(2)20ml : 100mg

【贮藏】　遮光，密闭保存。

甲硝唑栓

Jiaxiaozuo Shuan

Metronidazole Suppositories

本品含甲硝唑($C_6H_9N_3O_3$)应为标示量的 93.0%～107.0%。

【性状】　本品为乳白色至淡黄色脂溶性栓。

【鉴别】　(1)取本品 1 粒，加乙醇 20ml，置水浴上加热使熔化，放冷，使基质凝固，滤过，滤液置水浴上蒸干，残渣照甲硝唑项下的鉴别(1)项试验，显相同的反应。

(2)在含量测定项下记录的色谱图中，供试品溶液主峰的保留时间应与对照品溶液主峰的保留时间一致。

【检查】　应符合栓剂项下有关的各项规定(通则 0107)。

【含量测定】　照高效液相色谱法(通则 0512)测定。

供试品溶液　取本品 10 粒，精密称定，切成碎末，精密称取适量(约相当于甲硝唑 25mg)，置 100ml 量瓶中，加流动相适量，热水浴加热使甲硝唑溶解，放冷，用流动相稀释至刻度，置冰浴中冷却 1 小时，取出后立即滤过，取续滤液放至室温。

对照品溶液　取甲硝唑对照品适量，精密称定，加流动相溶解并定量稀释制成每 1ml 中约含 0.25mg 的溶液。

色谱条件　用十八烷基硅烷键合硅胶为填充剂；以甲醇-水(20 : 80)为流动相；检测波长为 320nm；进样体积 10μl。

系统适用性要求　理论板数按甲硝唑峰计算不低于 2000。

测定法　精密量取供试品溶液与对照品溶液，分别注入液相色谱仪，记录色谱图。按外标法以峰面积计算。

【类别】　同甲硝唑。

【规格】　(1)0.5g　(2)1g

【贮藏】　遮光，密封，在 30℃以下保存。

甲硝唑胶囊

Jiaxiaozuo Jiaonang

Metronidazole Capsules

本品含甲硝唑($C_6H_9N_3O_3$)应为标示量的 93.0%～107.0%。

【性状】　本品内容物为白色至微黄色的粉末。

【鉴别】　(1)取本品的内容物适量(约相当于甲硝唑 10mg)，加氢氧化钠试液 2ml，微温，即得紫红色溶液，滴加稀盐酸使成酸性后即变成黄色，加过量氢氧化钠试液后则变成橙红色。

(2)取本品的内容物适量(约相当于甲硝唑 0.1g)，加 0.5mol/L 硫酸溶液 4ml，振摇使甲硝唑溶解，滤过，滤液加三硝基苯酚试液 10ml，放置后即生成黄色沉淀。

(3)在含量测定项下记录的色谱图中，供试品溶液主峰的保留时间应与对照品溶液主峰的保留时间一致。

【检查】　**溶出度**　照溶出度与释放度测定法(通则 0931 第一法)测定。

溶出条件　以盐酸溶液(9→1000)900ml 为溶出介质，转速为每分钟 100 转，依法操作，经 30 分钟时取样。

测定法　取溶出液适量，滤过，精密量取续滤液 3ml，置 50ml 量瓶中，用溶出介质稀释至刻度，摇匀，照紫外-可见分光光度法(通则 0401)，在 277nm 的波长处测定吸光度，按 $C_6H_9N_3O_3$ 的吸收系数($E_{1cm}^{1\%}$)为 377 计算每粒的溶出量。

限度　标示量的 80%，应符合规定。

其他　应符合胶囊剂项下有关的各项规定(通则 0103)。

【含量测定】　照高效液相色谱法(通则 0512)测定。

供试品溶液　取装量差异项下的内容物，混合均匀，精密称取适量(约相当于甲硝唑 0.25g)，置 50ml 量瓶中，加 50% 甲醇溶液适量，振摇使甲硝唑溶解，用 50%甲醇溶液稀释至刻度，摇匀，滤过，精密量取续滤液 5ml，置 100ml 量瓶中，用流动相稀释至刻度，摇匀。

对照品溶液　取甲硝唑对照品适量，精密称定，加流动相溶解并定量稀释制成每 1ml 中约含 0.25mg 的溶液。

色谱条件　用十八烷基硅烷键合硅胶为填充剂；以甲醇-水(20 : 80)为流动相；检测波长为 320nm；进样体积 10μl。

系统适用性要求　理论板数按甲硝唑峰计算不低于 2000。

测定法　精密量取供试品溶液与对照品溶液，分别注入液相色谱仪，记录色谱图。按外标法以峰面积计算。

【类别】　同甲硝唑。

【规格】　(1)0.2g　(2)0.4g

【贮藏】　遮光，密封保存。

甲硝唑葡萄糖注射液

Jiaxiaozuo Putaotang Zhusheye

Metronidazole and Glucose Injection

本品为甲硝唑与葡萄糖的灭菌水溶液。含甲硝唑($C_6H_9N_3O_3$)与葡萄糖($C_6H_{12}O_6 \cdot H_2O$)均应为标示量的 95.0%～105.0%。

【性状】　本品为无色至微黄色的澄明液体。

【鉴别】　(1)取含量测定项下供试品溶液和对照品溶液各适量，分别用甲醇-水(20 : 80)稀释制成每 1ml 中约含甲硝唑 20μg 的溶液，照紫外-可见分光光度法(通则 0401)测定，供试品溶液的紫外吸收光谱图应与对照品溶液的紫外吸收光谱图一致。

（2）取本品 5ml，缓缓滴入温热的碱性酒石酸铜试液中，即生成氧化亚铜的红色沉淀。

（3）在含量测定项下记录的色谱图中，供试品溶液主峰的保留时间应与对照品溶液主峰的保留时间一致。

【检查】 **pH 值**　应为 4.5～6.0（通则 0631）。

亚硝酸盐　照离子色谱法（通则 0513）测定。

供试品溶液　取本品，即得。

对照品溶液　取亚硝酸钠对照品，精密称定，加水溶解并定量稀释制成每 1ml 中约含亚硝酸根 16μg 的溶液。

色谱条件　用阴离子交换色谱柱（IonPac AS18 柱，或效能相当的色谱柱）；检测器为电导检测器；检测方式为抑制电导检测；柱温 30℃；以 5mmol/L 氢氧化钾溶液为淋洗液，流速为每分钟 1.0ml；进样体积 25μl。

测定法　精密量取供试品溶液与对照品溶液，分别注入离子色谱仪，记录色谱图。

限度　供试品溶液色谱图中如显亚硝酸根峰，按外标法以峰面积计算，不得过甲硝唑标示量的 0.8%。

有关物质　照高效液相色谱法（通则 0512）测定。避光操作。

供试品溶液　取本品适量，用水稀释制成每 1ml 中约含甲硝唑 0.2mg 的溶液。

对照溶液　分别精密量取供试品溶液 1ml 与对照品溶液 1ml，置同一 100ml 量瓶中，用流动相稀释至刻度，摇匀，精密量取 5ml，置 50ml 量瓶中，用流动相稀释至刻度，摇匀。

系统适用性溶液　见 5-羟甲基糠醛项下。

灵敏度溶液　精密量取供试品溶液 1ml，置 100ml 量瓶中，用流动相稀释至刻度，摇匀，精密量取 5ml，置 100ml 量瓶中，用流动相稀释至刻度，摇匀。

色谱条件　用十八烷基硅烷键合硅胶为填充剂；以甲醇-水（10：90）为流动相；检测波长为 315nm；进样体积 20μl。

对照品溶液与测定法　见甲硝唑有关物质项下。

系统适用性要求　系统适用性溶液色谱图中，5-羟甲基糠醛峰与杂质Ⅰ峰之间的分离度应符合要求。灵敏度溶液色谱图中，主成分峰高的信噪比应不低于 10。

限度　供试品溶液色谱图中如有与对照溶液中杂质Ⅰ峰保留时间一致的色谱峰，其峰面积不得大于对照溶液中甲硝唑峰面积的 1.5 倍（0.15%）；除 5-羟甲基糠醛峰外，其他杂质峰面积之和不得大于对照溶液中甲硝唑峰面积的 5 倍（0.5%），小于灵敏度溶液主峰面积的峰忽略不计。

5-羟甲基糠醛　照高效液相色谱法（通则 0512）测定。

供试品溶液　取本品，即得。

对照品溶液　取 5-羟甲基糠醛对照品适量，精密称定，加水溶解并定量稀释制成每 1ml 中约含 10μg 的溶液。

系统适用性溶液　取杂质Ⅰ对照品与 5-羟甲基糠醛对照品适量，加水溶解并稀释制成每 1ml 中各约含 10μg 的溶液。

色谱条件　见含量测定项下。检测波长为 284nm。

系统适用性要求　系统适用性溶液色谱图中，5-羟甲基糠醛峰与杂质Ⅰ峰之间的分离度应符合要求。

测定法　精密量取供试品溶液与对照品溶液，分别注入液相色谱仪，记录色谱图。

限度　供试品溶液色谱图中如有与 5-羟甲基糠醛保留时间一致的色谱峰，按外标法以峰面积计算，不得过葡萄糖标示量的 0.02%。

渗透压摩尔浓度　取本品，依法检查（通则 0632），渗透压摩尔浓度比应为 0.9～1.1。

重金属　取本品适量（约相当于葡萄糖 3g），置水浴上蒸发至约 20ml，放冷，加醋酸盐缓冲液（pH 3.5）2ml 与水适量使成 25ml，依法检查（通则 0821 第一法），含重金属不得过葡萄糖标示量的百万分之五。

细菌内毒素　取本品，依法检查（通则 1143），每 1ml 中含内毒素的量应小于 0.50EU。

其他　应符合注射剂项下有关的各项规定（通则 0102）。

【含量测定】 **甲硝唑**　照高效液相色谱法（通则 0512）测定。

供试品溶液　精密量取本品适量，用流动相定量稀释制成每 1ml 中约含甲硝唑 0.25mg 的溶液。

对照品溶液　取甲硝唑对照品适量，精密称定，加流动相溶解并定量稀释制成每 1ml 中约含 0.25mg 的溶液。

色谱条件　用十八烷基硅烷键合硅胶为填充剂；以甲醇-水（20：80）为流动相；检测波长为 320nm；进样体积 10μl。

系统适用性要求　理论板数按甲硝唑峰计算不低于 2000。

测定法　精密量取供试品溶液与对照品溶液，分别注入液相色谱仪，记录色谱图。按外标法以峰面积计算。

葡萄糖　取本品，在 25℃ 时依法测定旋光度（通则 0621），与 2.0852 相乘，即得供试量中含有 $C_6H_{12}O_6 \cdot H_2O$ 的重量（g）。

【类别】　同甲硝唑。

【规格】　（1）100ml：甲硝唑 0.2g 与葡萄糖 5g　（2）250ml：甲硝唑 0.5g 与葡萄糖 12.5g

【贮藏】　遮光，密闭保存。

甲硝唑氯化钠注射液

Jiaxiaozuo Lühuana Zhusheye

Metronidazole and Sodium Chloride Injection

本品为甲硝唑与氯化钠的灭菌水溶液。含甲硝唑（$C_6H_9N_3O_3$）和氯化钠（NaCl）均应为标示量的 93.0%～107.0%。

【性状】　本品为无色至微黄色的澄明液体。

【鉴别】（1）取含量测定项下供试品溶液和对照品溶液各适量，分别用甲醇-水（20：80）稀释制成每 1ml 中约含甲硝唑 20μg 的溶液，照紫外-可见分光光度法（通则 0401）测定，供试品溶液的紫外吸收光谱图应与对照品溶液的紫外吸收光谱图一致。

（2）在含量测定项下记录的色谱图中，供试品溶液主峰的保留时间应与对照品溶液主峰的保留时间一致。

（3）本品显钠盐鉴别（1）的反应与氯化物鉴别（1）的反应（通则 0301）。

【检查】 **pH 值**　应为 4.5～7.0（通则 0631）。

亚硝酸盐　照离子色谱法（通则 0513）测定。

供试品溶液　取本品，即得。

对照品溶液　取亚硝酸钠对照品，精密称定，加水溶解并定量稀释制成每 1ml 中约含亚硝酸根 40μg（规格为 100ml：甲硝唑 0.5g 与氯化钠 0.8g；100ml：甲硝唑 0.5g 与氯化钠 0.9g；250ml：甲硝唑 1.25g 与氯化钠 2.0g）或 16μg（规格为 250ml：甲硝唑 0.5g 与氯化钠 2.25g）的溶液。

系统近用性溶液　取亚硝酸钠对照品适量，加 0.9% 氯化钠溶液溶解并定量稀释制成每 1ml 中约含亚硝酸根 40μg 的溶液。

色谱条件　用阴离子交换谱柱（IonPac AS18 柱，或效能相当的色谱柱）；检测器为电导检测器：检测方式为抑制电导检测；柱温 30℃；以 5mmol/L 氢氧化钾溶液为淋洗液，流速为每分钟 1.0ml；进样体积 25μl。

系统适用性要求　系统适用性溶液色谱图中，亚硝酸根峰与氯离子峰之间的分离度应符合要求。

测定法　精密量取供试品溶液与对照品溶液，分别注入离子色谱仪，记录色谱图。

限度　供试品溶液色谱图中如显亚硝酸根峰，按外标法以峰面积计算，不得过甲硝唑标示量的 0.8%。

有关物质　照高效液相色谱法（通则 0512）测定。避光操作。

供试品溶液　取本品适量，用水稀释制成每 1ml 中约含甲硝唑 0.2mg 的溶液。

对照溶液　分别精密量取供试品溶液 1ml 与对照品溶液 1ml，置同一 100ml 量瓶中，用流动相稀释至刻度，摇匀，精密量取 5ml，置 50ml 量瓶中，用流动相稀释至刻度，摇匀。

灵敏度溶液　精密量取供试品溶液 1ml，置 100ml 量瓶中，用流动相稀释至刻度，摇匀，精密量取 5ml，置 100ml 量瓶中，用流动相稀释至刻度，摇匀。

对照品溶液、色谱条件、系统适用性要求与测定法　见甲硝唑有关物质项下。

限度　供试品溶液色谱图中如有与对照溶液中杂质Ⅰ峰保留时间一致的色谱峰，其峰面积不得大于对照溶液中甲硝唑峰面积的 1.5 倍（0.15%）；其他杂质峰面积之和不得大于对照溶液中甲硝唑峰面积的 5 倍（0.5%），小于灵敏度溶液主峰面积的峰忽略不计。。

渗透压摩尔浓度　取本品，依法检查（通则 0632），渗透压摩尔浓度应为 260～340mOsmol/kg。

细菌内毒素　取本品，依法检查（通则 1143），每 1ml 中含内毒素的量应小于 0.50EU。

其他　应符合注射剂项下有关的各项规定（通则 0102）。

【含量测定】 **甲硝唑**　照高效液相色谱法（通则 0512）测定。

供试品溶液　精密量取本品适量，用流动相定量稀释制成每 1ml 中约含甲硝唑 0.25mg 的溶液。

对照品溶液　取甲硝唑对照品适量，精密称定，加流动相溶解并定量稀释制成每 1ml 中约含 0.25mg 的溶液。

色谱条件　见有关物质项下。检测波长为 320nm；进样体积 10μl。

系统适用性要求　理论板数按甲硝唑峰计算不低于 2000。

测定法　精密量取供试品溶液与对照品溶液，分别注入液相色谱仪，记录色谱图。按外标法以峰面积计算。

氯化钠　精密量取本品 10ml，加水至 50ml，加 2% 糊精溶液 5ml、碳酸钙 0.1g 与荧光黄指示液 5～8 滴，摇匀，用硝酸银滴定液（0.1mol/L）滴定至浑浊液由黄绿色变为微红色。每 1ml 硝酸银滴定液（0.1mol/L）相当于 5.844mg 的 NaCl。

【类别】 同甲硝唑。

【规格】 （1）100ml：甲硝唑 0.5g 与氯化钠 0.8g

（2）100ml：甲硝唑 0.5g 与氯化钠 0.9g

（3）250ml：甲硝唑 0.5g 与氯化钠 2.25g

（4）250ml：甲硝唑 1.25g 与氯化钠 2.0g

【贮藏】 遮光，密闭保存。

甲硝唑凝胶

Jiaxiaozuo Ningjiao

Metronidazole Gel

本品含甲硝唑（$C_6H_9N_3O_3$）应为标示量的 93.0%～107.0%。

【性状】 本品为淡黄色的透明凝胶。

【鉴别】 在含量测定项下记录的色谱图中，供试品溶液主峰的保留时间应与对照品溶液主峰的保留时间一致。

【检查】 **酸度**　取本品 5.0g，加水 40ml，搅拌 30 分钟，依法测定（通则 0631），pH 值应为 4.0～6.5。

微生物限度　取本品，照非无菌产品微生物限度检查：微生物计数法（通则 1105）和控制菌检查法（通则 1106）及非无菌药品微生物限度标准（通则 1107）检查，应符合规定。

其他　应符合凝胶剂项下有关的各项规定（通则 0114）。

【含量测定】 照高效液相色谱法（通则 0512）测定。

溶剂　甲醇-磷酸盐缓冲液（取磷酸二氢钾 4.28g 与磷酸氢二钠 3.17g，加水使溶解成 1000ml）（65：35）。

供试品溶液　取本品适量(约相当于甲硝唑25mg),精密称定,置100ml量瓶中,加溶剂适量,超声使甲硝唑溶解,并用溶剂稀释至刻度,摇匀,滤过,取续滤液。

对照品溶液　取甲硝唑对照品适量,精密称定,加溶剂溶解并定量稀释制成每1ml中约含0.25mg的溶液。

色谱条件　用十八烷基硅烷键合硅胶为填充剂;以甲醇-水(20∶80)为流动相;检测波长为320nm;进样体积10μl。

系统适用性要求　理论板数按甲硝唑峰计算不低于2000。

测定法　精密量取供试品溶液与对照品溶液,分别注入液相色谱仪,记录色谱图。按外标法以峰面积计算。

【类别】　同甲硝唑。

【规格】　(1)10g∶75mg　(2)20g∶150mg

【贮藏】　遮光,密封保存。

甲硫氨酸

Jialiu'ansuan

Methionine

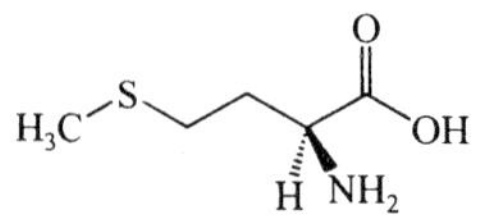

$C_5H_{11}NO_2S$　149.21

本品为L-2-氨基-4-(甲硫基)丁酸。按干燥品计算,含$C_5H_{11}NO_2S$不得少于98.5%。

【性状】　本品为白色或类白色结晶或结晶性粉末;有特臭。

本品在水中溶解,在乙醇中几乎不溶,在乙醚中不溶;在稀盐酸或氢氧化钠溶液中易溶。

比旋度　取本品,精密称定,加6mol/L盐酸溶液溶解并定量稀释制成每1ml中约含20mg的溶液,依法测定(通则0621),比旋度为+21.0°至+25.0°。

【鉴别】　(1)取本品50mg,加水2ml使溶解,加氢氧化钠试液1ml,摇匀,滴加新制的亚硝基铁氰化钠试液0.6ml,边滴边摇,40℃放置10分钟后,冰浴冷却2分钟,加稀盐酸2ml,摇匀,溶液显红色。

(2)取本品与甲硫氨酸对照品各适量,分别加水溶解并稀释制成每1ml中约含10mg的供试品溶液与对照品溶液。照其他氨基酸项下的方法试验,供试品溶液所显主斑点的位置和颜色应与对照品溶液的主斑点相同。

(3)本品的红外光吸收图谱应与对照的图谱(光谱集1045图)一致。

【检查】　**酸度**　取本品0.50g,加水50ml溶解后,依法测定(通则0631),pH值应为5.6～6.1。

溶液的透光率　取本品0.50g,加水20ml溶解后,照紫外-可见分光光度法(通则0401),在430nm的波长处测定透光率,不得低于98.0%。

氯化物　取本品0.30g,依法检查(通则0801),与标准氯化钠溶液6.0ml制成的对照液比较,不得更浓(0.02%)。

硫酸盐　取本品1.0g,依法检查(通则0802),与标准硫酸钾溶液2.0ml制成的对照液比较,不得更浓(0.02%)。

铵盐　取本品0.10g,依法检查(通则0808),与标准氯化铵溶液2.0ml制成的对照液比较,不得更深(0.02%)。

其他氨基酸　照薄层色谱法(通则0502)试验。

供试品溶液　取本品适量,加水溶解并稀释制成每1ml中约含10mg的溶液。

对照溶液　精密量取供试品溶液1ml,置200ml量瓶中,用水稀释至刻度,摇匀。

系统适用性溶液　取甲硫氨酸对照品与丝氨酸对照品各适量,置同一量瓶中,加水溶解并稀释制成每1ml中分别约含甲硫氨酸10mg和丝氨酸0.1mg的溶液。

色谱条件　采用硅胶G薄层板,以正丁醇-冰醋酸-水(4∶1∶5)为展开剂。

测定法　吸取上述三种溶液各5μl,分别点于同一薄层板上,展开,晾干,在90℃干燥10分钟,喷以茚三酮的丙酮溶液(0.5→100),在90℃加热至斑点出现,立即检视。

系统适用性要求　对照溶液应显一个清晰的斑点,系统适用性溶液应显两个完全分离的斑点。

限度　供试品溶液如显杂质斑点,不得超过1个,其颜色与对照溶液的主斑点比较,不得更深(0.5%)。

干燥失重　取本品,在105℃干燥3小时,减失重量不得过0.2%(通则0831)。

炽灼残渣　不得过0.1%(通则0841)。

铁盐　取本品1.0g,依法检查(通则0807),与标准铁溶液1.5ml制成的对照液比较,不得更深(0.0015%)。

重金属　取本品0.50g,加水23ml溶解后,加醋酸盐缓冲液(pH 3.5)2ml,依法检查(通则0821第一法),含重金属不得过百万分之十。

砷盐　取本品2.0g,加水23ml溶解后,加盐酸5ml,依法检查(通则0822第一法),应符合规定(0.0001%)。

细菌内毒素　取本品,依法检查(通则1143),每1g甲硫氨酸中含内毒素的量应小于25EU。(供注射用)

【含量测定】　取本品约0.13g,精密称定,加无水甲酸3ml使溶解后,加冰醋酸50ml,照电位滴定法(通则0701),用高氯酸滴定液(0.1mol/L)滴定,并将滴定的结果用空白试验校正。每1ml高氯酸滴定液(0.1mol/L)相当于14.92mg的$C_5H_{11}NO_2S$。

【类别】　氨基酸类药。

【贮藏】　密封保存。

【制剂】　甲硫氨酸片

甲硫氨酸片

Jialiu'ansuan Pian

Methionine Tablets

本品含甲硫氨酸($C_5H_{11}NO_2S$)应为标示量的 95.0%～105.0%。

【性状】 本品为白色片或糖衣片或薄膜衣片,除去包衣后显白色。

【鉴别】 (1)取本品的细粉适量(约相当于甲硫氨酸 4mg),加水 5ml,振摇使甲硫氨酸溶解,滤过,取滤液加茚三酮约 2mg,加热,溶液显蓝紫色。

(2)在含量测定项下记录的色谱图中,供试品溶液主峰的保留时间应与对照品溶液主峰的保留时间一致。

【检查】 **其他氨基酸** 照薄层色谱法(通则 0502)试验。

供试品溶液 取本品的细粉适量,加 0.3mol/L 盐酸溶液溶解并稀释制成每 1ml 中约含甲硫氨酸 10mg 的溶液,滤过,取续滤液,即得。

对照溶液 精密量取供试品溶液适量,用 0.3mol/L 盐酸溶液定量稀释制成每 1ml 中含 0.1mg 的溶液。

色谱条件 采用硅胶 G 薄层板,以正丁醇-冰醋酸-水(50∶5∶5)为展开剂。

系统适用性溶液与测定法 见甲硫氨酸其他氨基酸项下。

系统适用性要求 系统适用性溶液应显两个完全分离的斑点。

限度 供试品溶液如显杂质斑点,不得超过 1 个,其颜色与对照溶液的主斑点比较,不得更深(1.0%)。

其他 应符合片剂项下有关的各项规定(通则 0101)。

【含量测定】 照高效液相色谱法(通则 0512)测定。

供试品溶液 取本品 20 片,除去包衣(糖衣片或薄膜衣片)后,精密称定,研细,精密称取细粉适量(约相当于甲硫氨酸 50mg),置 100ml 量瓶中,加水约 70ml 超声振摇使甲硫氨酸溶解,放冷,用水稀释至刻度,摇匀,滤过,精密量取续滤液 5ml,置 25ml 量瓶中,用水稀释至刻度,摇匀。

对照品溶液 取甲硫氨酸对照品,加水溶解并定量稀释制成每 1ml 中含 0.1mg 的溶液。

色谱条件 用十八烷基硅烷键合硅胶为填充剂;以 0.05mol/L 磷酸二氢钾溶液(含 0.005mol/L 庚烷磺酸钠,用磷酸调节 pH 值至 2.8)-甲醇(85∶15)为流动相;检测波长为 201nm;进样体积 20μl。

系统适用性要求 理论板数按甲硫氨酸峰计算不低于 3000。

测定法 精密量取供试品溶液与对照品溶液,分别注入液相色谱仪,记录色谱图。按外标法以峰面积计算。

【类别】 同甲硫氨酸。

【规格】 0.25g

【类别】 密封保存。

甲硫酸新斯的明

Jialiusuan Xinsidiming

Neostigmine Methylsulfate

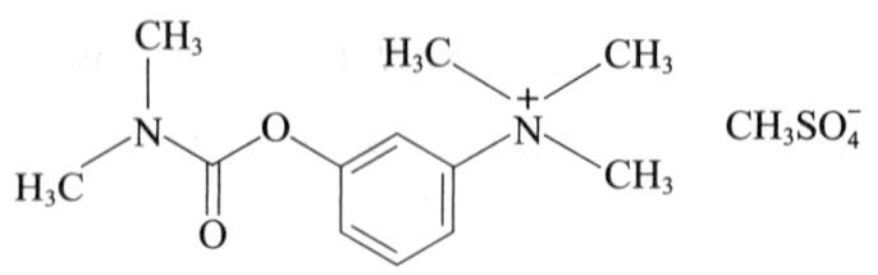

$C_{13}H_{22}N_2O_6S$ 334.39

本品为 *N*,*N*,*N*-三甲基-3-[(*N*,*N*-二甲氨基)甲酰氧基]苯铵硫酸单甲酯盐。按干燥品计算,含 $C_{13}H_{22}N_2O_6S$ 不得少于 98.0%。

【性状】 本品为白色结晶性粉末;无臭;有引湿性。

本品在水中极易溶解,在乙醇中易溶。

熔点 本品的熔点(通则 0612)为 143～149℃。

【鉴别】 (1)取本品约 1mg,置蒸发皿中,加 20%氢氧化钠溶液 1ml 与水 2ml,置水浴上蒸发至干,再在 250℃加热约半分钟,加水 1ml,溶解后,放冷,加重氮苯磺酸试液 1ml,即显红色。

(2)本品的红外光吸收图谱应与对照的图谱(光谱集 110 图)一致。

(3)取本品约 20mg,加 20%氢氧化钠溶液 1ml 与浓过氧化氢溶液 10 滴,煮沸,冷却,加稀盐酸使成酸性,加氯化钡试验,即生成白色沉淀。

【检查】 **酸碱度** 取本品 0.10g,加水 10ml 使溶解,加酚酞指示液 2 滴,不应显粉红色;再加氢氧化钠滴定液(0.02mol/L)0.20ml,应显粉红色。

氯化物 取本品 0.20g,加水 10ml 使溶解,加稀硝酸 1ml 与硝酸银试液 3ml,不得立即显浑浊。

硫酸盐 取本品 0.50g,依法检查(通则 0802),与标准硫酸钾溶液 3.0ml 制成的对照液比较,不得更浓(0.06%)。

有关物质 照高效液相色谱法(通则 0512)测定。

供试品溶液 取本品,加水溶解并稀释制成每 1ml 中约含 0.5mg 的溶液。

对照溶液 精密量取供试品溶液 1ml,置 200ml 量瓶中,用水稀释至刻度,摇匀。

系统适用性溶液 临用新制。取供试品溶液 1ml,置 10ml 量瓶中,加 5mol/L 氢氧化钠溶液 50μl,放置 5 分钟,加 5mol/L 盐酸溶液 50μl,用水稀释至刻度,摇匀。

色谱条件 用辛基硅烷键合硅胶为填充剂;以 0.05mol/L 磷酸二氢钾溶液(用磷酸调节 pH 值至 3.0)-乙腈(87∶13)(含 0.0015mol/L 庚烷磺酸钠)为流动相;检测波长为 215nm;进样体积 10μl。

系统适用性要求 系统适用性溶液色谱图中,杂质Ⅰ的相对保留时间约为 0.45。

测定法 精密量取供试品溶液与对照溶液,分别注入液相色谱仪,记录色谱图至主成分峰保留时间的 2 倍。

限度　供试品溶液色谱图中如有与杂质Ⅰ峰保留时间一致的色谱峰，其峰面积不得大于对照溶液主峰面积(0.5%)，其他各杂质峰面积的和不得大于对照溶液主峰面积(0.5%)。

杂质吸光度　取本品，加 1.0% 碳酸钠溶液制成每 1ml 中含 5.0mg 的溶液，照紫外-可见分光光度法(通则 0401)测定，在 294nm 波长处的吸光度不得过 0.15。

易氧化物　取本品 0.10g，加水 1.0ml 使溶解，加高锰酸钾滴定液(0.001mol/L)0.5ml，30 秒钟内不得褪色。

干燥失重　取本品，在 105℃ 干燥至恒重，减失重量不得过 1.0%(通则 0831)。

炽灼残渣　不得过 0.1%(通则 0841)。

【含量测定】　取本品约 0.15g，精密称定，置凯氏烧瓶中，加水 90ml 溶解后，加氢氧化钠试液 100ml，加热蒸馏，馏出液导入 2% 硼酸溶液 50ml 中，至体积约达 150ml 停止蒸馏，馏出液中加甲基红-溴甲酚绿混合指示液 6 滴，用硫酸滴定液(0.01mol/L)滴定至溶液由蓝绿色变为灰紫色，并将滴定的结果用空白试验校正。每 1ml 硫酸滴定液(0.01mol/L)相当于 6.688mg 的 $C_{13}H_{22}N_2O_6S$。

【类别】　抗胆碱酯酶药。

【贮藏】　遮光，密封保存。

【制剂】　甲硫酸新斯的明注射液

附：

杂质Ⅰ

$C_{10}H_{17}NO_5S$　263.31

3-羟基-*N*,*N*,*N*-三甲基苯铵硫酸单甲酯盐

甲硫酸新斯的明注射液

Jialiusuan Xinsidiming Zhusheye

Neostigmine Methylsulfate Injection

本品为甲硫酸新斯的明的灭菌水溶液。含甲硫酸新斯的明($C_{13}H_{22}N_2O_6S$)应为标示量的 90.0%～110.0%。

【性状】　本品为无色的澄明液体。

【鉴别】　(1)取本品 2ml，照甲硫酸新斯的明项下的鉴别(1)项试验，显相同的反应。

(2)取本品 20ml，蒸发至近干，照甲硫酸新斯的明项下的鉴别(3)项试验，显相同的反应。

【检查】　**pH 值**　应为 5.0～7.0(通则 0631)。

有关物质　照高效液相色谱法(通则 0512)测定。

供试品溶液　取本品，即得。

对照溶液　精密量取供试品溶液 1ml，置 100ml 量瓶中，用水稀释至刻度，摇匀。

系统适用性溶液　临用新制。取供试品溶液 1ml，置 10ml 量瓶中，加 5mol/L 氢氧化钠溶液 50μl，放置 5 分钟，加 5mol/L 盐酸溶液 50μl，用水稀释至刻度，摇匀。

色谱条件、系统适用性要求与测定法　见甲硫酸新斯的明有关物质项下。

限度　供试品溶液色谱图中如有与杂质Ⅰ峰保留时间一致的色谱峰，其峰面积不得大于对照溶液主峰面积(1.0%)，其他各杂质峰面积的和不得大于对照溶液主峰面积的 0.5 倍(0.5%)。

细菌内毒素　取本品，依法检查(通则 1143)，每 1mg 甲硫酸新斯的明中含内毒素的量应小于 50EU。

其他　应符合注射剂项下有关的各项规定(通则 0102)。

【含量测定】　精密量取本品适量(约相当于甲硫酸新斯的明 10mg)，照氮测定法测定(通则 0704 第二法)，置半微量氮测定仪中，加入 40% 氢氧化钠溶液 5ml，缓缓加热蒸馏，馏出液导入 2% 硼酸溶液 5ml 中，至馏出液约达 70ml 停止蒸馏。馏出液加甲基红-溴甲酚绿混合指示液 6 滴，用硫酸滴定液(0.005mol/L)滴定至溶液由蓝绿色变为灰紫色，并将滴定的结果用空白试验校正。每 1ml 硫酸滴定液(0.005mol/L)相当于 3.344mg 的 $C_{13}H_{22}N_2O_6S$。

【类别】　同甲硫酸新斯的明。

【规格】　(1)1ml∶0.5mg　(2)2ml∶1mg

【贮藏】　遮光，密闭保存。

甲　紫

Jiazi

Methylrosanilinium Chloride

本品为氯化四甲基副玫瑰苯胺、氯化五甲基副玫瑰苯胺与氯化六甲基副玫瑰苯胺的混合物。

【性状】　本品为深绿紫色的颗粒性粉末或绿紫色有金属光泽的碎片；臭极微。

本品在乙醇中溶解，在水中略溶，在乙醚中不溶。

【鉴别】　(1)取本品约 1mg，撒于硫酸 1ml 的液面上，即溶解成橙黄色或棕红色的溶液，注意加水稀释，即变成棕色，渐转为绿色，最后变成蓝色。

(2)取本品约 20mg，加水 10ml 溶解后，加盐酸 5 滴，摇匀；分取溶液 5ml，滴加鞣酸试液，即生成深蓝色的沉淀。

(3)取鉴别(2)项下剩余的溶液，加锌粉约 0.5g，加热，即褪色；分取 1 滴，置已滴有氨试液 1 滴的滤纸上，俟两液滴扩散接触，接界面即显蓝色。

【检查】　**乙醇中不溶物**　取本品 1.0g，置烧瓶中，加乙醇 50ml，加热回流 15 分钟后，用 105℃ 恒重的垂熔玻璃坩埚滤过，滤渣用热乙醇洗涤，至洗液不再显紫堇色，在 105℃ 干燥至恒重，遗留残渣不得过 0.5%。

干燥失重　取本品，在 105℃ 干燥至恒重，减失重量不得过 7.5%(通则 0831)。

炽灼残渣　取本品 0.5g，依法检查(通则 0841)，遗留残

渣不得过 1.5%。

重金属　取炽灼残渣项下遗留的残渣，依法检查（通则 0821 第二法），含重金属不得过百万分之五十。

砷盐　取本品 0.20g，加氢氧化钙 0.5g，混合，加水少量，搅拌均匀，干燥后，先用小火烧灼使炭化，再在 500～600℃炽灼使完全灰化，放冷，加盐酸 5ml 与水 23ml 使溶解，依法检查（通则 0822 第一法），应符合规定（0.001%）。

【类别】　消毒防腐药。

【贮藏】　遮光，密封保存。

【制剂】　甲紫溶液

甲紫溶液

Jiazi Rongye

Methylrosanilinium Chloride Solution

本品含甲紫应为 0.85%～1.05%(g/ml)。

【处方】

甲紫	10g
乙醇	适量
水	适量
制成	1000ml

【制法】　取甲紫，加乙醇适量使溶解，再加水适量使成 1000ml，滤过，即得。

【性状】　本品为紫色液体。

【鉴别】　(1)取本品 5ml，加盐酸 2 滴，滴加鞣酸试液，即生成深蓝色的沉淀。

(2)取本品 2ml，置水浴上蒸干后，取残渣少许，撒于硫酸 1ml 的液面上，即溶解成橙黄色或棕红色的溶液，注意加水稀释，即变成棕色，渐转为绿色，最后变成蓝色。

【检查】　**装量**　取本品，依法检查(通则 0942)，应符合规定。

【含量测定】　精密量取本品 10ml，置 105℃恒重的蒸发皿中，置水浴上蒸干，在 105℃干燥至恒重，计算，即得。

【类别】　同甲紫。

【贮藏】　遮光，密封保存。

甲巯咪唑

Jiaqiumizuo

Thiamazole

$C_4H_6N_2S$　114.16

本品为 1-甲基咪唑-2-硫醇。按干燥品计算，含 $C_4H_6N_2S$ 不得少于 98.5%。

【性状】　本品为白色至淡黄色结晶性粉末；微有特臭。

本品在水、乙醇或三氯甲烷中易溶，在乙醚中微溶。

熔点　本品的熔点（通则 0612）为 144～147℃。

【鉴别】　(1)取本品约 2mg，加水 1ml 溶解后，加氢氧化钠试液 1ml，摇匀，滴加亚硝基铁氰化钠试液 3 滴，即显黄色；数分钟后，转为黄绿色或绿色；再加醋酸 1ml，即呈蓝色。

(2)本品的红外光吸收图谱应与对照的图谱（光谱集 117 图）一致。

【检查】　**酸度**　取本品 0.50g，加水 25ml 溶解后，依法测定（通则 0631），pH 值应为 5.0～7.0。

有关物质　照薄层色谱法（通则 0502）试验。

供试品溶液　取本品适量，加乙酸乙酯溶解并稀释制成每 1ml 中约含 10mg 的溶液。

对照溶液(1)　精密量取供试品溶液适量，用乙酸乙酯定量稀释制成每 1ml 中约含 0.2mg 的溶液。

对照溶液(2)　精密量取供试品溶液适量，用乙酸乙酯定量稀释制成每 1ml 中约含 0.1mg 的溶液。

对照溶液(3)　精密量取供试品溶液适量，用乙酸乙酯定量稀释制成每 1ml 中约含 50μg 的溶液。

对照溶液(4)　精密量取供试品溶液适量，用乙酸乙酯定量稀释制成每 1ml 中约含 10μg 的溶液。

色谱条件　采用硅胶 G 薄层板，以甲苯-异丙醇-浓氨溶液（70：29：1）为展开剂。

测定法　吸取上述五种溶液各 20μl，分别点于同一薄层板上，展开，晾干，喷以碘铂酸钾溶液（取氯铂酸 0.30g，加水 97ml 使溶解，临用前，加碘化钾试液 3.5ml）使显色。

限度　供试品溶液如显杂质斑点，与对照溶液(1)、(2)、(3)与(4)所显的主斑点比较，杂质总量不得过 2.0%。

残留溶剂　照残留溶剂测定法（通则 0861 第二法）测定。

供试品溶液　取本品约 1g，精密称定，置顶空瓶中，精密加水 5ml 使溶解，密封。

对照品溶液　取苯适量，精密称定，用水定量稀释制成每 1ml 中约含 0.4μg 的溶液，精密量取 5ml，置顶空瓶中，密封。

色谱条件　以 6%氰丙基苯基-94%二甲基聚硅氧烷（或极性相近）为固定液；起始温度为 70℃，维持 8 分钟，以每分钟 30℃的速率升温至 200℃，维持 3 分钟；进样口温度为 220℃；检测器温度为 250℃；顶空瓶平衡温度为 85℃，平衡时间为 30 分钟。

测定法　取供试品溶液与对照品溶液分别顶空进样，记录色谱图。

限度　按外标法以峰面积计算，苯的残留量应符合规定。

干燥失重　取本品，在 105℃干燥至恒重，减失重量不得过 0.5%（通则 0831）。

炽灼残渣　取本品 1.0g，依法检查（通则 0841），遗留残渣不得过 0.1%。

重金属　取炽灼残渣项下遗留的残渣，依法检查（通则 0821 第二法），含重金属不得过百万分之十。

【含量测定】　取本品约 0.1g，精密称定，加水 35ml 溶解后，先自滴定管中加入氢氧化钠滴定液（0.1mol/L）4ml，摇匀后,滴加 0.1mol/L 硝酸银溶液 15ml,随加随振摇,再加溴麝香草酚蓝指示液 0.5ml,继续用氢氧化钠滴定液(0.1mol/L)滴定至溶液显蓝绿色。每 1ml 氢氧化钠滴定液(0.1mol/L)相当于 11.42mg 的 $C_4H_6N_2S$。

【类别】 抗甲状腺药。

【贮藏】 密封保存。

【制剂】 (1)甲巯咪唑片　(2)甲巯咪唑肠溶片

甲巯咪唑片

Jiaqiumizuo Pian

Thiamazole Tablets

本品含甲巯咪唑($C_4H_6N_2S$)应为标示量的 94.0%～106.0%。

【性状】 本品为白色片。

【鉴别】 (1)取本品 2 片,研细,加热乙醇 10ml,研磨 10 分钟,滤过,滤液置水浴上蒸干,残渣照甲巯咪唑项下的鉴别(1)项试验,显相同的反应。

(2)取含量均匀度项下的供试品溶液,照紫外-可见分光光度法(通则 0401)测定,在 252nm 的波长处有最大吸收。

【检查】 **含量均匀度** 取本品 1 片,研细,置 100ml 量瓶中,加水 50ml,振摇 30 分钟使甲巯咪唑溶解,用水稀释至刻度,摇匀,滤过,精密量取续滤液 5ml,置 50ml 量瓶中,用水稀释至刻度,摇匀,作为供试品溶液;另取甲巯咪唑对照品约 25mg,精密称定,加水溶解并定量稀释制成每 1ml 中约含 5μg 的溶液,作为对照品溶液。取上述两种溶液,照紫外-可见分光光度法(通则 0401),在 252nm 的波长处分别测定吸光度,并计算每片的含量,应符合规定(通则 0941)。

其他 应符合片剂项下有关的各项规定(通则 0101)。

【含量测定】 取本品 50 片,精密称定,研细,精密称取适量(约相当于甲巯咪唑 0.12g),置 100ml 量瓶中,加水 80ml,振摇 30 分钟使甲巯咪唑溶解,用水稀释至刻度,摇匀,滤过,精密量取续滤液 50ml,照甲巯咪唑项下的方法,自"先自滴定管中加入氢氧化钠滴定液"起,依法测定。每 1ml 氢氧化钠滴定液(0.1mol/L)相当于 11.42mg 的 $C_4H_6N_2S$。

【类别】 同甲巯咪唑。

【规格】 5mg

【贮藏】 密封保存。

甲巯咪唑肠溶片

Jiaqiumizuo Changrongpian

Thiamazole Enteric-coated Tablets

本品含甲巯咪唑($C_4H_6N_2S$)应为标示量的 90.0%～110.0%。

【性状】 本品为肠溶衣片,除去包衣后显白色。

【鉴别】 (1)取本品 2 片,研细,加热乙醇 20ml,研磨 10 分钟,滤过;滤液置水浴上蒸干,残渣加水 20ml 溶解,滤过,取滤液 1ml,照甲巯咪唑项下的鉴别(1)项试验,显相同的反应。

(2)取含量测定项下的供试品溶液,照紫外-可见分光光度法(通则 0401)测定,在 252nm 的波长处有最大吸收。

【检查】 **含量均匀度** 取本品 1 片,研细,用水分次转移至 100ml 量瓶中,超声使甲巯咪唑溶解,用水稀释至刻度,摇匀,滤过,精密量取续滤液 5ml,置 100ml 量瓶中,用水稀释至刻度,摇匀,作为供试品溶液;另取甲巯咪唑对照品适量,精密称定,加水溶解并定量稀释制成每 1ml 中约含 5μg 的溶液,作为对照品溶液。取上述两种溶液,照紫外-可见分光光度法(通则 0401),在 252nm 的波长处分别测定吸光度,并计算每片的含量,应符合规定(通则 0941)。

溶出度 照溶出度与释放度测定法(通则 0931 第一法方法 2)测定。

酸中溶出量 溶出条件 以 0.1mol/L 的盐酸溶液 1000ml 为溶出介质,转速为每分钟 100 转,依法操作,经 2 小时时,立即将转篮升出液面。

限度 供试片均不得有裂缝或崩解现象。

缓冲液中溶出量 溶出条件 取酸中溶出量项下 2 小时后的转篮,随即浸入磷酸盐缓冲液(pH 6.8)1000ml 的溶出介质中,转速不变,继续依法操作,经 45 分钟时取样。

供试品溶液 取溶出液滤过,精密量取续滤液 5ml,置 10ml 量瓶中,用水稀释至刻度,摇匀。

对照品溶液 取对甲巯咪唑对照品适量,精密称定,加水溶解并定量稀释制成每 1ml 中约含 5μg 的溶液。

测定法 取供试品溶液和对照品溶液,照紫外-可见分光光度法(通则 0401),在 252nm 的波长处分别测定吸光度,计算每片的溶出量。

限度 标示量的 70%,应符合规定。

其他 应符合片剂项下有关的各项规定(通则 0101)。

【含量测定】 照紫外-可见分光光度法(通则 0401)测定。

供试品溶液 取本品 20 片,精密称定,研细,精密称取适量(约相当于甲巯咪唑 50mg),置 250ml 量瓶中,加水 200ml,超声使甲巯咪唑溶解,用水稀释至刻度,摇匀,滤过,弃去初滤液,精密量取续滤液 5ml,置 200ml 量瓶中,用水稀释至刻度,摇匀。

对照品溶液 取甲巯咪唑对照品适量,精密称定,加水溶解并定量稀释制成每 1ml 中约含 5μg 的溶液。

测定法 取供试品溶液与对照品溶液,在 252nm 的波长处分别测定吸光度,计算。

【类别】 同甲巯咪唑。

【规格】 10mg

【贮藏】 密封,在阴凉处保存。

甲 睾 酮

Jia Gaotong

Methyltestosterone

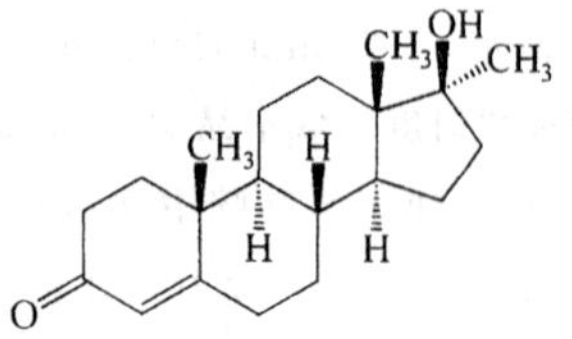

$C_{20}H_{30}O_2$ 302.46

本品为17α-甲基-17β-羟基雄甾-4-烯-3-酮。按干燥品计算，含 $C_{20}H_{30}O_2$ 应为97.0%～103.0%。

【性状】 本品为白色或类白色结晶性粉末；无臭，无味；微有引湿性。

本品在乙醇、丙酮或三氯甲烷中易溶，在乙醚中略溶，在植物油中微溶，在水中不溶。

熔点 本品的熔点（通则0612）为163～167℃。

比旋度 取本品，精密称定，加乙醇溶解并定量稀释制成每1ml中约含10mg的溶液，依法测定（通则0621），比旋度为+79°至+85°。

【鉴别】 （1）取本品5mg，加硫酸-乙醇（2：1）1ml使溶解，即显黄色并带有黄绿色荧光。

（2）在含量测定项下记录的色谱图中，供试品溶液主峰的保留时间应与对照品溶液主峰的保留时间一致。

（3）本品的红外光吸收图谱应与对照的图谱（光谱集120图）一致。

【检查】 **有关物质** 照高效液相色谱法（通则0512）测定。

供试品溶液 取本品适量，加甲醇溶解并稀释制成每1ml中约含0.6mg的溶液。

对照溶液 精密量取供试品溶液2ml，置100ml量瓶中，用甲醇稀释至刻度，摇匀。

系统适用性溶液 取甲睾酮与睾酮适量，加甲醇溶解并稀释制成每1ml中各约含0.1mg的溶液。

色谱条件 用十八烷基硅烷键合硅胶为填充剂；以甲醇-水（72：28）为流动相；检测波长为241nm；进样体积10μl。

系统适用性要求 系统适用性溶液色谱图中，理论板数按甲睾酮峰计算不低于1500，甲睾酮峰与睾酮峰之间的分离度应符合要求。

测定法 精密量取供试品溶液与对照溶液，分别注入液相色谱仪，记录色谱图至主成分峰保留时间的2倍。

限度 供试品溶液色谱图中如有杂质峰，不得多于3个，单个杂质峰面积不得大于对照溶液主峰面积的0.5倍（1.0%），各杂质峰面积的和不得大于对照溶液主峰面积的0.75倍（1.5%），小于对照溶液主峰面积0.025倍的峰忽略不计。

干燥失重 取本品，在105℃干燥2小时，减失重量不得过1.0%（通则0831）。

【含量测定】 照高效液相色谱法（通则0512）测定。

供试品溶液 取本品约10mg，精密称定，置100ml量瓶中，加甲醇溶解并稀释至刻度，摇匀。

对照品溶液 取甲睾酮对照品适量，精密称定，加甲醇溶解并定量稀释制成每1ml中约含0.1mg的溶液。

系统适用性溶液、色谱条件与系统适用性要求 见有关物质项下。

测定法 精密量取供试品溶液与对照品溶液，分别注入液相色谱仪，记录色谱图。按外标法以峰面积计算。

【类别】 雄激素药。

【贮藏】 遮光，密封保存。

【制剂】 甲睾酮片

甲 睾 酮 片

Jia Gaotong Pian

Methyltestosterone Tablets

本品含甲睾酮（$C_{20}H_{30}O_2$）应为标示量的90.0%～110.0%。

【性状】 本品为白色片。

【鉴别】 取本品细粉适量（约相当于甲睾酮10mg），加乙醇或三氯甲烷10ml，搅拌使甲睾酮溶解，滤过，滤液置水浴上蒸干，残渣照甲睾酮项下的鉴别（1）、（3）项试验，显相同的结果。

【检查】 **含量均匀度** 取本品1片，置50ml量瓶中，加甲醇适量，超声使甲睾酮溶解，放冷，用甲醇稀释至刻度，摇匀，滤过，取续滤液，作为供试品溶液，照含量测定项下的方法测定含量，应符合规定（通则0941）。

溶出度 照溶出度与释放度测定法（通则0931第二法）测定。

溶出条件 以乙醇溶液（5→100）500ml为溶出介质，转速为每分钟100转，依法操作，经45分钟时取样。

供试品溶液 取溶出液，滤过，取续滤液。

对照品溶液 取甲睾酮对照品适量，精密称定，加乙醇溶液（5→100）溶解并定量稀释制成每1ml中约含10μg的溶液。

测定法 取供试品溶液与对照品溶液，照紫外-可见分光光度法（通则0401），在249nm的波长处分别测定吸光度，计算每片的溶出量。

限度 标示量的75%，应符合规定。

其他 应符合片剂项下有关的各项规定（通则0101）。

【含量测定】 照高效液相色谱法（通则0512）测定。

供试品溶液 取本品20片，精密称定，研细，精密称取适量（约相当于甲睾酮10mg），置100ml量瓶中，加甲醇适量，超声使甲睾酮溶解，放冷，用甲醇稀释至刻度，摇匀，滤过，取续滤液。

对照品溶液、系统适用性溶液、色谱条件、系统适用性要求与测定法　见甲睾酮含量测定项下。

【类别】　同甲睾酮。

【规格】　5mg

【贮藏】　遮光，密封保存。

甲醛溶液

Jiaquan Rongye

Formaldehyde Solution

本品含甲醛(CH_2O)应为36.0%～38.0%(g/g)。

本品中含有10%～12%的甲醇，以防止聚合。

【性状】　本品为无色或几乎无色的澄明液体，有刺激性特臭，能刺激鼻喉黏膜；在冷处久置易发生浑浊。

本品能与水或乙醇任意混合。

【鉴别】　(1)取本品5滴，置试管中，加水1ml稀释后，加氨制硝酸银试液3滴，即析出银，成细微的灰色沉淀，或在管壁生成光亮的银镜。

(2)取本品少量，加品红亚硫酸试液与稀盐酸数滴，即显红色。

【检查】　**酸度**　取本品5.0ml，加水5ml与酚酞指示液2滴，用氢氧化钠滴定液(0.1mol/L)滴定至溶液显粉红色，消耗氢氧化钠滴定液(0.1mol/L)不得过1.0ml。

【含量测定】　取本品约1.5ml，精密称定，置锥形瓶中，加水10ml、过氧化氢试液25ml与溴麝香草酚蓝指示液2滴，滴加氢氧化钠滴定液(1mol/L)至溶液显蓝色；再精密加氢氧化钠滴定液(1mol/L)25ml，瓶口置一玻璃小漏斗，置水浴上加热15分钟，不时振摇，放冷，用水洗涤漏斗，加溴麝香草酚蓝指示液2滴，用盐酸滴定液(1mol/L)滴定至溶液显黄色，并将滴定的结果用空白试验校正。每1ml氢氧化钠滴定液(1mol/L)相当于30.03mg的CH_2O。

【类别】　消毒防腐药。

【贮藏】　密封，防冻保存。

甲磺酸多沙唑嗪

Jiahuangsuan Duoshazuoqin

Doxazosin Mesylate

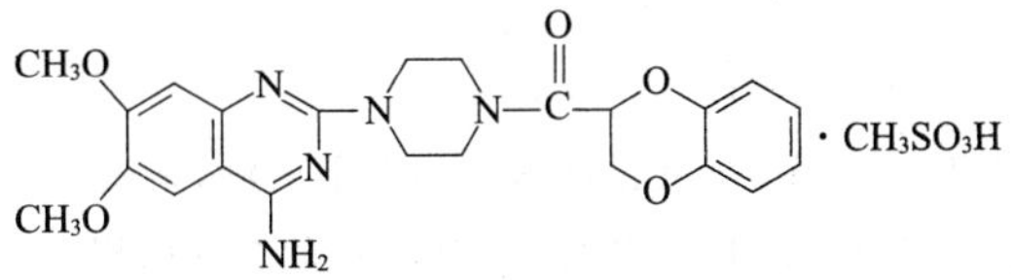

$C_{23}H_{25}N_5O_5 \cdot CH_4SO_3$　547.59

本品为1-(4-氨基-6,7-二甲氧基-2-喹唑啉基)-4-(1,4-苯并二噁烷-2-甲酰基)哌嗪甲磺酸盐。按干燥品计算，含$C_{23}H_{25}N_5O_5 \cdot CH_4SO_3$应为98.0%～102.0%。

【生产要求】　应对生产工艺进行评估以确定形成遗传毒性杂质甲磺酸烷基酯的可能性。必要时，应采用适宜的分析方法对产品进行分析，以确认甲磺酸烷基酯的含量符合我国药品监管部门相关指导原则或ICH M7指导原则的要求。

【性状】　本品为白色或类白色结晶性粉末；无臭，无味。

本品在二甲基亚砜中溶解，在水、甲醇或乙醇中微溶。

【鉴别】　(1)在含量测定项下记录的色谱图中，供试品溶液主峰的保留时间应与对照品溶液主峰的保留时间一致。

(2)本品的红外光吸收图谱应与对照的图谱(光谱集733图)一致。

【检查】　**氯化物**　取本品0.1g，加水40ml，置水浴中加热使溶解，放冷，加稀硝酸20ml，摇匀，使甲磺酸析出，滤过，取滤液30ml，依法检查(通则0801)，与标准氯化钠溶液3.0ml制成的对照液比较，不得更浓(0.06%)。

有关物质　照高效液相色谱法(通则0512)测定。

溶剂　水-2%磷酸乙腈溶液(9∶1)。

供试品溶液　取本品约60mg，精密称定，置100ml量瓶中，加2%磷酸乙腈溶液10ml使溶解(必要时超声助溶)，用水稀释至刻度，摇匀。

对照溶液　精密量取供试品溶液1ml，置100ml量瓶中，用溶剂稀释至刻度，摇匀，精密量取5ml，置50ml量瓶中，用溶剂稀释至刻度，摇匀。

系统适用性溶液　取甲磺酸多沙唑嗪约60mg，加2%磷酸乙腈溶液2ml溶解，加盐酸1ml，置90℃水浴加热10分钟，放冷，加2%磷酸乙腈溶液8ml，混匀，用2mol/L的氢氧化钠溶液调节pH值至约1.9，用水稀释制成每1ml中约含0.6mg的溶液。

灵敏度溶液　精密量取对照溶液5ml，置10ml量瓶中，用溶剂稀释至刻度，摇匀。

色谱条件　用辛基硅烷键合硅胶为填充剂(Zorbax SB-C8柱，4.6mm×250mm，5μm，或效能相当的色谱柱)；以5%磷酸溶液为流动相A，乙腈为流动相B，水为流动相C；按下表进行线性梯度洗脱；流速为每分钟0.8ml；检测波长为210nm；柱温35℃；进样体积10μl。

时间(分钟)	流动相A(%)	流动相B(%)	流动相C(%)
0	20	10	70
10	20	22	58
35	20	50	30
48	20	50	30
49	20	10	70
55	20	10	70

系统适用性要求　系统适用性溶液色谱图中，多沙唑嗪峰保留时间约为27分钟，多沙唑嗪峰与杂质Ⅰ峰(相对保留时间约为0.9)之间的分离度应大于2.0。灵敏度溶液色谱图

中，多沙唑嗪峰的信噪比应大于 10。

测定法　精密量取供试品溶液与对照溶液，分别注入液相色谱仪，记录色谱图。

限度　供试品溶液色谱图中如有杂质峰，杂质Ⅰ峰面积乘以校正因子 1.3 后不得大于对照溶液主峰面积（0.1%），其他单个杂质峰面积不得大于对照溶液主峰面积（0.1%），杂质Ⅰ峰面积乘以校正因子 1.3 后与其他单个杂质峰面积的和不得大于对照溶液主峰面积的 3 倍（0.3%），小于灵敏度溶液主峰面积的色谱峰忽略不计。

残留溶剂　照残留溶剂测定法（通则 0861 第二法）测定。

供试品溶液　取本品约 1.0g，精密称定，置顶空瓶中，精密加入二甲基亚砜 4ml 使溶解，摇匀，密封。

对照品溶液　取甲醇、二氯甲烷、三氯甲烷、苯与 *N*,*N*-二甲基甲酰胺各适量，精密称定，用二甲基亚砜溶解并定量稀释制成每 1ml 中含甲醇、二氯甲烷、三氯甲烷、苯与 *N*,*N*-二甲基甲酰胺分别约为 750μg、150μg、15μg、0.5μg 与 220μg 的混合溶液，精密量取 4ml，置顶空瓶中，密封。

色谱条件　以 14%氰丙基苯基-86%二甲基聚硅氧烷为固定液（或极性相似）的毛细管柱；起始温度 30℃，维持 11 分钟，以每分钟 10℃的速率升温至 100℃，维持 4 分钟，再以每分钟 40℃的速率升温至 200℃，维持 1 分钟；进样口温度为 230℃，检测器温度为 250℃；顶空瓶平衡温度为 130℃，平衡时间为 40 分钟。

系统适用性要求　对照品溶液色谱图中，各成分峰间的分离度均应符合要求。

测定法　取供试品溶液与对照品溶液分别顶空进样，记录色谱图。

限度　按外标法以峰面积计算，甲醇、二氯甲烷、三氯甲烷、苯与 *N*,*N*-二甲基甲酰胺的残留量均应符合规定。

干燥失重　取本品，在 105℃减压干燥至恒重，减失重量不得过 1.0%（通则 0831）。

炽灼残渣　取本品 1.0g，依法检查（通则 0841），遗留残渣不得过 0.1%。

重金属　取炽灼残渣项下遗留的残渣，依法检查（通则 0821 第二法），含重金属不得过百万分之十。

【含量测定】　照高效液相色谱法（通则 0512）测定。

供试品溶液　取本品约 40mg，精密称定，置 100ml 量瓶中，加流动相溶解并稀释至刻度，摇匀，精密量取 5ml，置 50ml 量瓶中，用流动相稀释至刻度，摇匀。

对照品溶液　取甲磺酸多沙唑嗪对照品适量，精密称定，加流动相溶解并定量稀释制成每 1ml 中约含 40μg 的溶液。

色谱条件　用十八烷基硅烷键合硅胶为填充剂；以甲醇-磷酸盐缓冲液（取磷酸二氢钾 3.4g，加水 800ml 和三乙胺 4.0ml 溶解，用磷酸调节 pH 值至 4.5，用水稀释至 1000ml）（55∶45）为流动相；检测波长为 245nm；进样体积 20μl。

系统适用性要求　理论板数按多沙唑嗪峰计算不低于 2000。

测定法　精密量取供试品溶液与对照品溶液，分别注入液相色谱仪，记录色谱图。按外标法以峰面积计算。

【类别】　抗高血压药。

【贮藏】　遮光，密封保存。

【制剂】　（1）甲磺酸多沙唑嗪片　（2）甲磺酸多沙唑嗪胶囊

附：

杂质Ⅰ

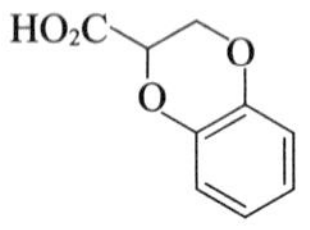

HO_2C

$C_9H_8O_4$　180.16

2,3-二氢苯并[b][1,4]二噁英-2-羧酸

甲磺酸多沙唑嗪片

Jiahuangsuan Duoshazuoqin Pian

Doxazosin Mesylate Tablets

本品含甲磺酸多沙唑嗪按多沙唑嗪（$C_{23}H_{25}O_5N_5$）计算，应为标示量的 95.0%～105.0%。

【性状】　本品为白色或类白色片。

【鉴别】　（1）在含量测定项下记录的色谱图中，供试品溶液主峰的保留时间应与对照品溶液主峰的保留时间一致。

（2）取本品的细粉适量，加水溶解并稀释制成每 1ml 中约含多沙唑嗪 5μg 的溶液，滤过，取滤液，照紫外-可见分光光度法（通则 0401）测定，在 245nm 的波长处有最大吸收，在 225nm 与 295nm 波长处有最小吸收。

【检查】　**有关物质**　照高效液相色谱法（通则 0512）测定。

供试品溶液　取本品细粉适量（约相当于多沙唑嗪 10mg），置 20ml 量瓶中，加 2%磷酸乙腈溶液 5ml，超声使甲磺酸多沙唑嗪溶解，用水稀释至刻度，摇匀，滤过，取续滤液。

对照溶液　精密量取供试品溶液 1ml，置 50ml 量瓶中，用溶剂稀释至刻度，摇匀，精密量取 1ml，置 10ml 量瓶中，用溶剂稀释至刻度，摇匀。

灵敏度溶液　精密量取对照溶液 5ml，置 20ml 量瓶中，用溶剂稀释至刻度，摇匀。

溶剂、系统适用性溶液、色谱条件、系统适用性要求与测定法　见甲磺酸多沙唑嗪有关物质项下。

限度　供试品溶液色谱图中如有杂质峰，杂质Ⅰ峰面积乘以校正因子 1.3 后不得大于对照溶液的主峰面积（0.2%），其他单个杂质峰面积不得大于对照溶液主峰面积的 0.5 倍（0.1%），杂质Ⅰ峰面积乘以校正因子 1.3 后与其他单个杂质峰面积的和不得大于对照溶液主峰面积的 2.5 倍(0.5%),小于灵敏度溶液主峰面积的色谱峰忽略不计。

含量均匀度　以含量测定项下测得的每片含量计算,应符合规定(通则 0941)。

溶出度　照溶出度与释放度测定法(通则 0931 第二法)测定。

溶出条件　以 0.1mol/L 的盐酸溶液 900ml 为溶出介质,转速为每分钟 50 转,依法操作,经 15 分钟时取样。

供试品溶液　取溶出液 10ml,用 0.45μm 滤膜滤过,取续滤液。

对照品溶液　取甲磺酸多沙唑嗪对照品 10mg,精密称定,置 500ml 量瓶中,加溶出介质 300ml,超声使溶解,放冷,用溶出介质稀释至刻度,摇匀,精密量取适量,用溶出介质定量稀释制成每 1ml 中约含多沙唑嗪 1μg(1mg 规格)或 2μg(2mg 规格)或 4μg(4mg 规格)的溶液。

色谱条件与系统适用性要求　见含量测定项下。

测定法　精密量取供试品溶液与对照品溶液,分别注入液相色谱仪,记录色谱图。按外标法以峰面积计算每片的溶出量。

限度　标示量的 75%,应符合规定。

其他　应符合片剂项下有关的各项规定(通则 0101)。

【含量测定】　照高效液相色谱法(通则 0512)测定。

供试品溶液　取本品 10 片,分别置 25ml(1mg 规格)或 50ml(2mg 规格)或 100ml(4mg 规格)量瓶中,加流动相适量,超声使甲磺酸多沙唑嗪溶解,放冷,用流动相稀释至刻度,摇匀,滤过,取续滤液。

对照品溶液　取甲磺酸多沙唑嗪对照品,精密称定,加流动相溶解并定量稀释制成每 1ml 中约含多沙唑嗪 40μg 的溶液。

色谱条件与系统适用性要求　见甲磺酸多沙唑嗪含量测定项下。

测定法　精密量取供试品溶液与对照品溶液,分别注入液相色谱仪,记录色谱图。按外标法以峰面积计算每片的含量,并求得 10 片的平均含量。每 1mg $C_{23}H_{25}N_5O_5 \cdot CH_4SO_3$ 相当于 0.8245mg 的 $C_{23}H_{25}O_5N_5$。

【类别】　同甲磺酸多沙唑嗪。

【规格】　按 $C_{23}H_{25}O_5N_5$ 计　(1)1mg　(2)2mg　(3)4mg

【贮藏】　遮光,密封保存。

甲磺酸多沙唑嗪胶囊

Jiahuangsuan Duoshazuoqin Jiaonang

Doxazosin Mesylate Capsules

本品含甲磺酸多沙唑嗪按多沙唑嗪($C_{23}H_{25}O_5N_5$)计算,应为标示量的 95.0%～105.0%。

【性状】　本品内容物为白色或类白色粉末。

【鉴别】　(1)在含量测定项下记录的色谱图中,供试品溶液主峰的保留时间应与对照品溶液主峰的保留时间一致。

(2)取本品的内容物适量,加水溶解并稀释制成每 1ml 中约含多沙唑嗪 5μg 的溶液,滤过,取滤液,照紫外-可见分光光度法(通则 0401)测定,在 245nm 的波长处有最大吸收,在 225nm 与 295nm 的波长处有最小吸收。

【检查】　**有关物质**　照高效液相色谱法(通则 0512)测定。

供试品溶液　取本品 20 粒内容物,混匀,称取适量(约相当于多沙唑嗪 10mg),置 20ml 量瓶中,加 2%磷酸乙腈溶液 5ml,超声使甲磺酸多沙唑嗪溶解,用水稀释至刻度,摇匀,滤过,取续滤液。

对照溶液　精密量取供试品溶液 1ml,置 50ml 量瓶中,用溶剂稀释至刻度,摇匀,精密量取 1ml,置 10ml 量瓶中,用溶剂稀释至刻度,摇匀。

灵敏度溶液　精密量取对照溶液 5ml,置 20ml 量瓶中,用溶剂稀释至刻度,摇匀。

溶剂、系统适用性溶液、色谱条件、系统适用性要求与测定法　见甲磺酸多沙唑嗪有关物质项下。

限度　供试品溶液色谱图中如有杂质峰,杂质Ⅰ峰面积乘以校正因子 1.3 后不得大于对照溶液的主峰面积(0.2%),其他单个杂质峰面积不得大于对照溶液主峰面积的 0.5 倍(0.1%),杂质Ⅰ峰面积乘以校正因子 1.3 后与其他单个杂质峰面积的和不得大于对照溶液主峰面积的 2.5 倍(0.5%),小于灵敏度溶液主峰面积的色谱峰忽略不计。

含量均匀度　以含量测定项下测得的每粒含量计算,应符合规定(通则 0941)。

溶出度　照溶出度与释放度测定法(通则 0931 第一法)测定。

溶出条件　以 0.1mol/L 的盐酸溶液 900ml 为溶出介质,转速为每分钟 75 转,依法操作,经 30 分钟时取样。

供试品溶液　取溶出液 10ml,用 0.45μm 滤膜滤过,取续滤液。

对照品溶液　取甲磺酸多沙唑嗪对照品 10mg,精密称定,置 500ml 量瓶中,加溶出介质 300ml,超声使溶解,放冷,用溶出介质稀释至刻度,摇匀,精密量取适量,用溶出介质定量稀释制成每 1ml 中约含多沙唑嗪 1μg(1mg 规格)或 2μg(2mg 规格)的溶液。

色谱条件与系统适用性要求　见含量测定项下。

测定法　精密量取供试品溶液与对照品溶液,分别注入液相色谱仪,记录色谱图。按外标法以峰面积计算每粒的溶出量。

限度　标示量的 75%,应符合规定。

其他　应符合胶囊剂项下有关的各项规定(通则 0103)。

【含量测定】　照高效液相色谱法(通则 0512)测定。

供试品溶液　取本品 10 粒,分别将内容物倾入 25ml

(1mg规格)或50ml(2mg规格)量瓶中,囊壳用流动相适量清洗,洗液并入量瓶中,加流动相适量,超声使甲磺酸多沙唑嗪溶解,放冷,用流动相稀释至刻度,摇匀,滤过,取续滤液。

对照品溶液　取甲磺酸多沙唑嗪对照品,精密称定,加流动相溶解并定量稀释制成每1ml中约含多沙唑嗪40μg的溶液。

色谱条件与系统适用性要求　见甲磺酸多沙唑嗪含量测定项下。

测定法　精密量取供试品溶液与对照品溶液,分别注入液相色谱仪,记录色谱图。按外标法以峰面积计算每粒的含量,并求得10粒的平均含量。每1mg $C_{23}H_{25}N_5O_5 \cdot CH_4SO_3$相当于0.8245mg的$C_{23}H_{25}O_5N_5$。

【类别】　同甲磺酸多沙唑嗪。

【规格】　按$C_{23}H_{25}O_5N_5$计　(1)1mg　(2)2mg

【贮藏】　遮光,密封保存。

甲磺酸加贝酯

Jiahuangsuan Jiabeizhi

Gabexate Mesylate

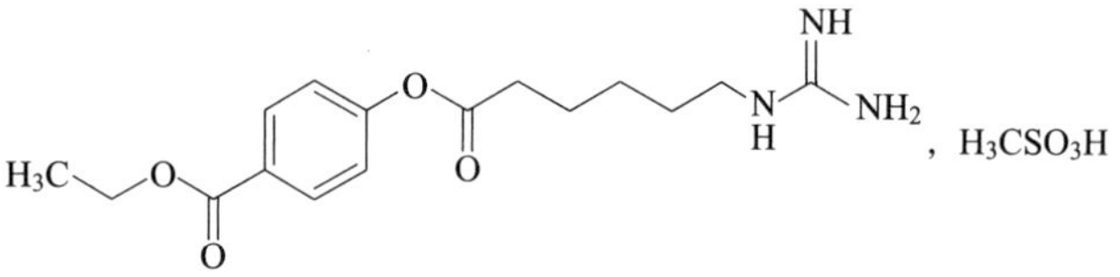

$C_{16}H_{23}N_3O_4 \cdot CH_4O_3S$　417.48

本品为4-(6-胍己酰氧基)苯甲酸乙酯的甲磺酸盐。按干燥品计算,含$C_{16}H_{23}N_3O_4 \cdot CH_4O_3S$应为98.0%～102.0%。

【性状】　本品为白色结晶或结晶性粉末;无臭。

本品在水或乙醇中易溶,在乙酸乙酯或乙醚中几乎不溶。

熔点　本品的熔点(通则0612第一法)为90～93℃。

【鉴别】　(1)取本品20mg,照氧瓶燃烧法(通则0703)进行有机破坏,以1%过氧化氢溶液10ml作为吸收液,待吸收完全后,加氯化钡试液2滴,即产生白色沉淀,分离,沉淀在盐酸中不溶。

(2)取本品,加水溶解并稀释制成每1ml中约含12μg的溶液,照紫外-可见分光光度法(通则0401)测定,在236nm的波长处有最大吸收,在212nm的波长处有最小吸收。

(3)本品的红外光吸收图谱应与对照品的图谱一致(通则0402)。

【检查】　**酸度**　取本品1.0g,加水10ml溶解后,依法测定(通则0631),pH值应为4.0～6.0。

溶液的澄清度　取本品1.0g,加水5ml溶解后,溶液应澄清;如显浑浊,与2号浊度标准液(通则0902第一法)比较,不得更浓。

对羟基苯甲酸乙酯　照高效液相色谱法(通则0512)测定。

溶剂　取0.48%甲烷磺酸溶液2ml,用甲醇稀释至1000ml。

供试品溶液　取本品适量,精密称定,加溶剂溶解并定量稀释制成每1ml中约含1mg的溶液。

对照品溶液　取对羟基苯甲酸乙酯对照品适量,精密称定,加溶剂溶解并定量稀释制成每1ml中约含5μg的溶液。

色谱条件　用十八烷基硅烷键合硅胶为填充剂;以甲醇-醋酸钠缓冲溶液[取醋酸-醋酸钠缓冲液(pH 3.6)4ml,用水稀释至100ml]-十二烷基硫酸钠溶液(取十二烷基硫酸钠5g,加50%甲醇溶液溶解并稀释至100ml)-庚烷磺酸钠溶液(取庚烷磺酸钠5g,加50%甲醇溶液溶解并稀释至100ml)-异丙醇(300:150:2:2:8)为流动相;检测波长为258nm;进样体积10μl。

测定法　精密量取供试品溶液与对照品溶液,分别注入液相色谱仪,记录色谱图。

限度　供试品溶液色谱图中如有对羟基苯甲酸乙酯峰,按外标法以峰面积计算,不得过0.5%。

残留溶剂　照残留溶剂测定法(通则0861第一法)测定。

供试品溶液　取本品约1g,精密称定,置10ml量瓶中,加水溶解并稀释至刻度,摇匀。精密量取1ml,置顶空瓶中,精密加水1ml,摇匀,密封。

对照品溶液　取丙酮约0.25g,精密称定,置50ml量瓶中,加水溶解并稀释至刻度,摇匀,精密量取10ml,置100ml量瓶中,用水稀释至刻度,摇匀。精密量取1ml,置顶空瓶中,精密加水1ml,摇匀,密封。

色谱条件　以100%二甲基聚硅氧烷(或极性相近)为固定液的毛细管柱为色谱柱;柱温为40℃,维持12分钟;检测器温度为250℃;进样口温度为200℃;顶空瓶平衡温度为70℃,平衡时间为30分钟。

系统适用性要求　取对照品溶液连续顶空进样5次,其峰面积相对标准偏差不得过5.0%。

测定法　取供试品溶液与对照品溶液分别顶空进样,记录色谱图。

限度　按外标法以峰面积计算,丙酮的残留量应符合规定。

氯化物　取本品1.0g,加水50ml使溶解,加硝酸2ml,摇匀,放置5分钟,滤过,取滤液25ml,依法检查(通则0801),与标准氯化钠溶液5.0ml制成的对照液比较,不得更浓(0.01%)。

硫酸盐　取本品0.50g,依法检查(通则0802),与标准硫酸钾溶液2.5ml制成的对照液比较,不得更浓(0.05%)。

干燥失重　取本品,以五氧化二磷为干燥剂,在60℃减压干燥4小时,减失重量不得过0.3%(通则0831)。

炽灼残渣　不得过0.1%(通则0841)。

重金属　取本品0.50g,加水10ml使溶解,加氢氧化钠试液5ml,加水至25ml,摇匀,滤过,取滤液,依法检查(通则0821第三法),含重金属不得过百万分之二十。

【含量测定】 照高效液相色谱法(通则 0512)测定。临用新制。

溶剂　见对羟基苯甲酸乙酯项下。

供试品溶液　取本品约 15mg,精密称定,置 50ml 量瓶中,加溶剂溶解并稀释至刻度,摇匀。在 25℃以下存放。

对照品溶液　取甲磺酸加贝酯对照品约 15mg,精密称定,置 50ml 量瓶中,加溶剂溶解并稀释至刻度,摇匀。在 25℃以下存放。

色谱条件　见对羟基苯甲酸乙酯项下。检测波长为 236nm。

系统适用性要求　理论板数按加贝酯峰计算不低于 2000。

测定法　精密量取供试品溶液与对照品溶液,分别注入液相色谱仪,记录色谱图。按外标法以峰面积计算。

【类别】 蛋白酶抑制药。

【贮藏】 密封,在凉暗处保存。

【制剂】 注射用甲磺酸加贝酯

注射用甲磺酸加贝酯

Zhusheyong Jiahuangsuan Jiabeizhi

Gabexate Mesylate for Injection

本品为甲磺酸加贝酯与甘露醇适量制成的无菌冻干品。按平均装量计算,含甲磺酸加贝酯($C_{16}H_{23}N_3O_4 \cdot CH_4O_3S$)应为标示量的 90.0%～110.0%。

【性状】 本品为白色或类白色冻干块状物或粉末。

【鉴别】 (1)取本品,加水溶解并稀释制成每 1ml 中约含 10μg 的溶液,照紫外-可见分光光度法(通则 0401)测定,在 236nm 的波长处有最大吸收,在 212nm 的波长处有最小吸收。

(2)在含量测定项下记录的色谱图中,供试品溶液主峰的保留时间应与对照品溶液主峰的保留时间一致。

【检查】 **酸度**　取本品 1 瓶,加注射用水 10ml 溶解,摇匀,依法检查(通则 0631),pH 值应为 4.0～5.0。

对羟基苯甲酸乙酯　照高效液相色谱法(通则 0512)测定。

供试品溶液　取本品适量,精密称定,加溶剂溶解并定量稀释制成每 1ml 中约含 1mg 的溶液。

溶剂、对照品溶液、色谱条件与测定法　见甲磺酸加贝酯对羟基苯甲酸乙酯项下。

限度　供试品溶液色谱图中如有对羟基苯甲酸乙酯峰,按外标法以峰面积计算,不得过甲磺酸加贝酯标示量的 0.5%。

有关物质　照高效液相色谱法(通则 0512)测定。临用新制。

溶剂　见对羟基苯甲酸乙酯项下。

供试品溶液　取本品适量,精密称定,加溶剂溶解并稀释制成每 1ml 中约含 1mg 的溶液。在 25℃以下存放。

对照溶液　精密量取供试品溶液 1ml,置 100ml 量瓶中,用溶剂稀释至刻度,摇匀。在 25℃以下存放。

色谱条件　见对羟基苯甲酸乙酯项下。检测波长为 236nm。

系统适用性要求　理论板数按加贝酯峰计算不低于 2000。

测定法　精密量取供试品溶液与对照溶液,分别注入液相色谱仪,记录色谱图至主成分峰保留时间的 3 倍。

限度　供试品溶液色谱图中如有杂质峰,各杂质峰面积(除对羟基苯甲酸乙酯峰外)的和不得大于对照溶液主峰面积(1.0%)。

干燥失重　取本品,以五氧化二磷为干燥剂,在 60℃减压干燥 6 小时,减失重量不得过 1.0%(通则 0831)。

热原　取本品,加灭菌注射用水制成每 1ml 中含甲磺酸加贝酯 10mg 的溶液,依法检查(通则 1142),剂量按家兔体重每 1kg 缓慢注射 1ml,应符合规定。

其他　应符合注射剂项下有关的各项规定(通则 0102)。

【含量测定】 照高效液相色谱法(通则 0512)测定。临用新制。

供试品溶液　取装量差异项下的内容物,混匀,精密称取适量(约相当于甲磺酸加贝酯 15mg),置 50ml 量瓶中,加溶剂溶解并稀释至刻度,摇匀。在 25℃以下存放。

溶剂、对照品溶液、色谱条件、系统适用性要求与测定法　见甲磺酸加贝酯含量测定项下。

【类别】 同甲磺酸加贝酯。

【规格】 0.1g

【贮藏】 密闭,在凉暗处保存。

甲磺酸培氟沙星

Jiahuangsuan Peifushaxing

Pefloxacin Mesylate

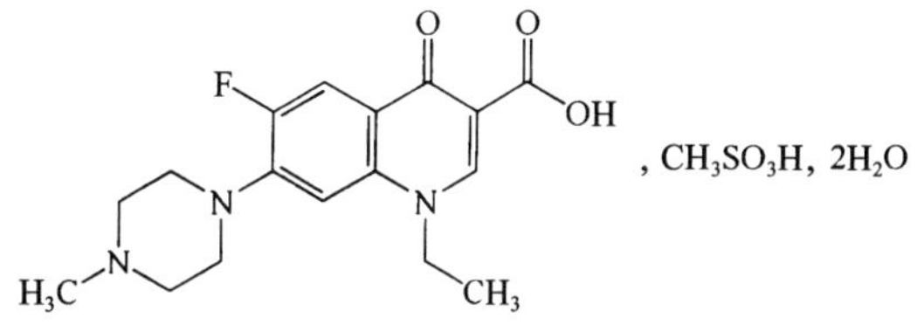

$C_{17}H_{20}FN_3O_3 \cdot CH_4O_3S \cdot 2H_2O$　465.49

本品为 1-乙基-6-氟-7-[4-甲基哌嗪-1-基]-4-氧代-1,4-二氢喹啉-3-羧酸甲磺酸二水合物。按无水物计算,含培氟沙星($C_{17}H_{20}FN_3O_3$)不得少于 76.4%。

【生产要求】 应对生产工艺进行评估以确定形成遗传毒

性杂质甲磺酸烷基酯的可能性。必要时，应采用适宜的分析方法对产品进行分析，以确认甲磺酸烷基酯的含量符合我国药品监管部门相关指导原则或 ICH M7 指导原则的要求。

【性状】 本品为白色至微黄色结晶性粉末。

本品在水中易溶，在乙醇中微溶，在二氯甲烷中极微溶解。

【鉴别】 (1)取本品约 30mg，加氢氧化钠 0.2g，加水数滴，溶解后置酒精灯上小火蒸干至炭化，加水数滴与 2mol/L 盐酸溶液 3～4ml，缓缓加热，即产生二氧化硫气体，能使湿润的碘酸钾淀粉试纸(取滤纸条浸入含有 5％碘酸钾溶液与淀粉指示液的等体积混合液中湿透后，取出干燥，即得)显蓝色。

(2)照薄层色谱法(通则 0502)试验。

供试品溶液　取本品适量，加无水乙醇制成每 1ml 中约含培氟沙星 5mg 的溶液，静置，取上清液。

对照品溶液　取培氟沙星对照品适量，加无水乙醇制成每 1ml 中约含培氟沙星 5mg 的溶液，静置，取上清液。

系统适用性溶液　取培氟沙星对照品与氧氟沙星对照品各适量，加 0.1mol/L 盐酸使溶解，加无水乙醇制成每 1ml 中约含培氟沙星 0.5mg 和氧氟沙星 0.5mg 的溶液。

色谱条件　采用硅胶 GF_{254} 薄层板，以乙酸乙酯-甲醇-浓氨溶液(5：6：2.5)为展开剂。

测定法　吸取上述三种溶液各 2μl，分别点于同一薄层板上，展开，取出，晾干，在紫外光灯(365nm)下检视。

系统适用性要求　系统适用性溶液应显示两个颜色清晰的蓝紫色斑点(主斑点)和淡蓝绿色斑点。

结果判定　供试品溶液所显主斑点的位置和颜色应与对照品溶液主斑点的位置和颜色相同。

(3)在含量测定项下记录的色谱图中，供试品溶液主峰的保留时间应与对照品溶液主峰的保留时间一致。

(4)本品的红外光吸收图谱应与对照的图谱(光谱集 933 图)一致。

以上(2)、(3)两项可选做一项。

【检查】 **酸度**　取本品，加水制成每 1ml 中约含 10mg 的溶液，依法测定(通则 0631)，pH 值应为 3.5～4.5。

溶液的澄清度与颜色　取本品 5 份，各 0.58g，分别加水 10ml 使溶解，溶液应澄清无色；如显浑浊，与 1 号浊度标准液(通则 0902 第一法)比较，均不得更浓；如显色，与黄绿色 5 号标准比色液(通则 0901 第一法)比较，均不得更深。(供注射用)

有关物质　照高效液相色谱法(通则 0512)测定。

供试品溶液　取本品适量，加流动相溶解并稀释制成每 1ml 中约含培氟沙星 0.2mg 的溶液。

对照溶液　精密量取供试品溶液 1ml，置 100ml 量瓶中，用流动相稀释至刻度，摇匀。

系统适用性溶液　取培氟沙星对照品与诺氟沙星对照品各适量，加流动相溶解并稀释制成每 1ml 中含培氟沙星与诺氟沙星各约 20μg 的混合溶液。

色谱条件　用十八烷基硅烷键合硅胶为填充剂；以 0.04mol/L 磷酸二氢钾溶液-0.05mol/L 四丁基溴化铵溶液-乙腈(80：8：9)(用磷酸调节 pH 值至 4.0)为流动相；柱温为 40℃；检测波长为 273nm；进样体积 20μl。

系统适用性要求　系统适用性溶液色谱图中，出峰顺序依次为诺氟沙星、培氟沙星，培氟沙星峰的保留时间约为 15 分钟，诺氟沙星峰与培氟沙星峰之间的分离度应大于 6.0，培氟沙星峰与相邻杂质峰之间的分离度应符合要求。

测定法　精密量取供试品溶液与对照溶液，分别注入液相色谱仪，记录色谱图至主成分峰保留时间的 3 倍。

限度　供试品溶液色谱图中如有杂质峰，单个杂质峰面积不得大于对照溶液主峰面积的 0.5 倍(0.5％)，各杂质峰面积的和不得大于对照溶液主峰面积(1.0％)。

水分　取本品，加甲醇-二氯甲烷(1：5)混合溶液溶解，照水分测定法(通则 0832 第一法 1)测定，含水分应为7.0％～8.5％。

炽灼残渣　取本品 1.0g，置铂坩埚中，依法检查(通则 0841)，遗留残渣不得过 0.1％。

重金属　取炽灼残渣项下遗留的残渣，依法检查(通则 0821 第二法)，含重金属不得过百万分之十。

细菌内毒素　取本品，依法检查(通则 1143)，每 1mg 培氟沙星中含内毒素的量应小于 0.75EU。(供注射用)

【含量测定】 照高效液相色谱法(通则 0512)测定。

供试品溶液　取本品适量，精密称定，加水溶解并定量稀释制成每 1ml 中约含培氟沙星 20μg 的溶液。

对照品溶液　取培氟沙星对照品，精密称定，加水溶解并定量稀释制成每 1ml 中约含培氟沙星 20μg 的溶液。

系统适用性溶液、色谱条件与系统适用性要求　见有关物质项下。

测定法　精密量取供试品溶液与对照品溶液，分别注入液相色谱仪，记录色谱图。按外标法以峰面积计算供试品中 $C_{17}H_{20}FN_3O_3$ 的含量。

【类别】 喹诺酮类抗菌药。

【贮藏】 遮光，密封保存。

【制剂】 (1)甲磺酸培氟沙星片　(2)甲磺酸培氟沙星注射液　(3)甲磺酸培氟沙星胶囊

甲磺酸培氟沙星片

Jiahuangsuan Peifushaxing Pian

Pefloxacin Mesylate Tablets

本品含甲磺酸培氟沙星按培氟沙星($C_{17}H_{20}FN_3O_3$)计算，应为标示量的 93.0％～107.0％。

【性状】 本品为糖衣片或薄膜衣片，除去包衣后显类白色或微黄色。

【鉴别】 (1)取本品细粉适量(约相当于培氟沙星 50mg)，加水 10ml 使溶解，滤过，取续滤液适量，在水浴上蒸干，取残渣约 30mg，照甲磺酸培氟沙星项下的鉴别(1)项试验，显相同的反应。

(2)取本品细粉适量，加无水乙醇制成每 1ml 中约含培氟沙星 5mg 的溶液，静置，取上清液，作为供试品溶液，照甲磺酸培氟沙星项下的鉴别(2)项试验，显相同的结果。

(3)在含量测定项下记录的色谱图中，供试品溶液主峰的保留时间应与对照品溶液主峰的保留时间一致。

以上(2)、(3)两项可选做一项。

【检查】 **有关物质**　照高效液相色谱法(通则 0512)测定。

供试品溶液　取本品 10 片，除去包衣后，精密称定，研细，称取适量，加流动相溶解并稀释制成每 1ml 中约含培氟沙星 0.2mg 的溶液，滤过，取续滤液。

对照溶液　精密量取供试品溶液 1ml，置 100ml 量瓶中，用流动相稀释至刻度，摇匀。

系统适用性溶液、色谱条件、系统适用性要求、测定法与限度　见甲磺酸培氟沙星有关物质项下。

溶出度　照溶出度与释放度测定法(通则 0931 第二法)测定。

溶出条件　以 0.1mol/L 的盐酸溶液 1000ml 为溶出介质，转速为每分钟 50 转，依法操作，经 45 分钟时取样。

供试品溶液　取溶出液适量，滤过，精密量取续滤液适量，用溶出介质定量稀释制成每 1ml 中约含培氟沙星 4μg 的溶液。

对照品溶液　取培氟沙星对照品适量，精密称定，加溶出介质溶解并定量稀释制成每 1ml 中约含 4μg 的溶液。

测定法　取供试品溶液与对照品溶液，照紫外-可见分光光度法(通则 0401)，在 277nm 的波长处分别测定吸光度，计算每片的溶出量。

限度　标示量的 75%，应符合规定。

其他　应符合片剂项下有关的各项规定(通则 0101)。

【含量测定】　照高效液相色谱法(通则 0512)测定。

供试品溶液　取本品 10 片，除去包衣后，精密称定，研细，精密称取适量(约相当于培氟沙星 0.1g)，置 200ml 量瓶中，加水振摇溶解并稀释至刻度，摇匀，滤过，精密量取续滤液适量，用流动相定量稀释制成每 1ml 中约含培氟沙星 20μg 的溶液。

对照品溶液、系统适用性溶液、色谱条件、系统适用性要求与测定法　见甲磺酸培氟沙星含量测定项下。

【类别】　同甲磺酸培氟沙星。

【规格】　按 $C_{17}H_{20}FN_3O_3$ 计　(1)0.1g　(2)0.2g

【贮藏】　遮光，密封保存。

甲磺酸培氟沙星注射液

Jiahuangsuan Peifushaxing Zhusheye

Pefloxacin Mesylate Injection

本品为甲磺酸培氟沙星的灭菌水溶液，含培氟沙星($C_{17}H_{20}FN_3O_3$)应为标示量的 90.0%～110.0%。

【性状】　本品为无色至微黄色或微黄绿色的澄明液体。

【鉴别】　(1)取本品 1ml，置水浴上蒸干，取残渣约 30mg 照甲磺酸培氟沙星项下的鉴别(1)项试验，显相同的反应。

(2)取本品，加无水乙醇制成每 1ml 中含培氟沙星 5mg 的溶液，静置，取上清液，作为供试品溶液，照甲磺酸培氟沙星项下的鉴别(2)项试验，显相同的结果。

(3)在含量测定项下记录的色谱图中，供试品溶液主峰的保留时间应与对照品溶液主峰的保留时间一致。

以上(2)、(3)两项可选做一项。

【检查】 **pH 值**　应为 3.0～5.0(通则 0631)。

颜色　取本品，用水定量稀释制成每 1ml 中含培氟沙星 40mg 的溶液，与黄色或黄绿色 5 号标准比色液(通则 0901 第一法)比较，不得更深。

有关物质　照高效液相色谱法(通则 0512)测定。

供试品溶液　取本品适量，用流动相稀释制成每 1ml 中约含培氟沙星 0.2mg 的溶液。

对照溶液　精密量取供试品溶液 1ml，置 100ml 量瓶中，用流动相稀释至刻度，摇匀。

系统适用性溶液、色谱条件、系统适用性要求、测定法与限度　见甲磺酸培氟沙星有关物质项下。

细菌内毒素　取本品，依法检查(通则 1143)，每 1mg 培氟沙星中含内毒素的量应小于 0.75EU。

其他　应符合注射剂项下有关的各项规定(通则 0102)。

【含量测定】　照高效液相色谱法(通则 0512)测定。

供试品溶液　精密量取本品适量，用流动相定量稀释制成每 1ml 中约含培氟沙星 20μg 的溶液。

对照品溶液、系统适用性溶液、色谱条件、系统适用性要求与测定法　见甲磺酸培氟沙星含量测定项下。

【类别】　同甲磺酸培氟沙星。

【规格】　按 $C_{17}H_{20}FN_3O_3$ 计　(1)2ml∶0.2g　(2)5ml∶0.4g

【贮藏】　遮光，密闭保存。

甲磺酸培氟沙星胶囊

Jiahuangsuan Peifushaxing Jiaonang

Pefloxacin Mesylate Capsules

本品含甲磺酸培氟沙星按培氟沙星($C_{17}H_{20}FN_3O_3$)计算，应为标示量的93.0%～107.0%。

【性状】　本品内容物为白色至微黄色粉末。

【鉴别】　(1)取本品内容物适量(约相当于培氟沙星 50mg)，加水 10ml 使溶解，滤过，取续滤液适量，在水浴上蒸干，取残渣约 30mg 照甲磺酸培氟沙星项下的鉴别(1)项试验，显相同的反应。

(2)取本品内容物适量，加无水乙醇制成每 1ml 中约含培氟沙星 5mg 的溶液，静置，取上清液，作为供试品溶液，照甲磺酸培氟沙星项下的鉴别(2)项试验，显相同的结果。

(3)在含量测定项下记录的色谱图中，供试品溶液主峰的保留时间应与对照品溶液主峰的保留时间一致。

以上(2)、(3)两项可选做一项。

【检查】 **有关物质** 照高效液相色谱法(通则 0512)测定。

供试品溶液 取装量差异项下的内容物，混合均匀，称取适量，加流动相溶解并稀释制成每 1ml 中约含培氟沙星 0.2mg 的溶液，滤过，取续滤液。

对照溶液 精密量取供试品溶液 1ml，置 100ml 量瓶中，用流动相稀释至刻度，摇匀。

系统适用性溶液、色谱条件、系统适用性要求、测定法与限度 见甲磺酸培氟沙星有关物质项下。

溶出度 照溶出度与释放度测定法(通则 0931 第二法)测定。

溶出条件 以 0.1mol/L 的盐酸溶液 1000ml 为溶出介质，转速为每分钟 50 转，依法操作，经 45 分钟时取样。

供试品溶液 取溶出液适量，滤过，精密量取续滤液适量，用溶出介质定量稀释制成每 1ml 中约含培氟沙星 4μg 的溶液。

对照品溶液 取培氟沙星对照品适量，精密称定，加溶出介质溶解并定量稀释制成每 1ml 中约含 4μg 的溶液。

测定法 取供试品溶液与对照品溶液，照紫外-可见分光光度法(通则 0401)，在 277nm 的波长处分别测定吸光度，计算每粒的溶出量。

限度 标示量的 80%，应符合规定。

其他 应符合胶囊剂项下有关的各项规定(通则 0103)。

【含量测定】 照高效液相色谱法(通则 0512)测定。

供试品溶液 取装量差异项下的内容物，混合均匀，精密称取适量(约相当于培氟沙星 0.1g)，置 200ml 量瓶中，加水振摇溶解并稀释至刻度，摇匀，滤过，精密量取续滤液适量，用流动相定量稀释制成每 1ml 中约含培氟沙星 20μg 的溶液。

对照品溶液、系统适用性溶液、色谱条件、系统适用性要求与测定法 见甲磺酸培氟沙星含量测定项下。

【类别】 同甲磺酸培氟沙星。

【规格】 按 $C_{17}H_{20}FN_3O_3$ 计 (1)0.1g (2)0.2g

【贮藏】 遮光，密封，在干燥处保存。

甲磺酸酚妥拉明

Jiahuangsuan Fentuolaming

Phentolamine Mesylate

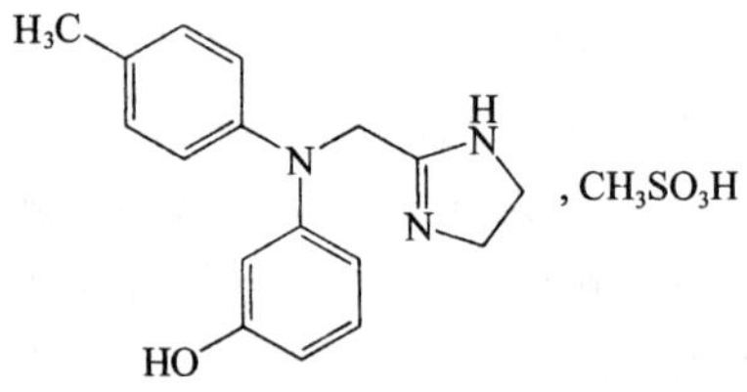

$C_{17}H_{19}N_3O \cdot CH_4O_3S$ 377.46

本品为 3-[[(4,5-二氢-1*H*-咪唑-2-基)甲基](4-甲苯基)氨基]苯酚甲磺酸盐。按干燥品计算，含 $C_{17}H_{19}N_3O \cdot CH_4O_3S$ 应为 98.0%～102.0%。

【性状】 本品为白色或类白色的结晶性粉末；无臭。

本品在水或乙醇中易溶，在三氯甲烷中微溶。

熔点 本品的熔点(通则 0612)为 176～181℃，熔融时同时分解。

【鉴别】 (1)取本品约 30mg，加水 15ml 溶解后，分成三份，分别加碘试液、碘化汞钾试液与三硝基苯酚试液，分别产生棕色沉淀、白色沉淀与黄色沉淀。

(2)取本品约 30mg，加氢氧化钠 0.2g，加水数滴溶解后，小火蒸干至炭化，加水数滴与 2mol/L 盐酸溶液 3～4ml，缓缓加热，即产生二氧化硫气体，能使湿润的碘酸钾淀粉试纸(取滤纸条浸入含有 5%碘酸钾溶液与淀粉指示液的等体积混合液中湿透后，取出干燥，即得)显蓝色。

(3)本品的红外光吸收图谱应与甲磺酸酚妥拉明对照品的图谱一致(通则 0402)。

【检查】 **酸碱度** 取本品 0.10g，加水 10ml 溶解后，加甲基红指示液 1 滴，应显红色；再加氢氧化钠滴定液(0.1mol/L)0.05ml，应变成黄色。

氯化物 取本品 0.10g，加水 5ml 与稀硝酸 1ml，温热至 80℃后，加硝酸银试液 1ml，不得发生白色浑浊。

有关物质 照高效液相色谱法(通则 0512)测定。

供试品溶液 取本品约 10mg，置 10ml 量瓶中，加流动相溶解并稀释至刻度，摇匀。

对照溶液 精密量取供试品溶液 1ml，置 100ml 量瓶中，用流动相稀释至刻度，摇匀。

系统适用性溶液 取甲磺酸酚妥拉明约 25mg，置 25ml 量瓶中，加 0.05mol/L 氢氧化钠溶液 0.5ml，放置 24 小时，使部分甲磺酸酚妥拉明降解为杂质Ⅰ，加 0.05mol/L 盐酸溶液 0.5ml 中和，用流动相稀释至刻度，摇匀。

色谱条件 用十八烷基硅烷键合硅胶为填充剂；以 0.01mol/L 庚烷磺酸钠溶液(含 0.1%三乙胺，用磷酸调节 pH 值至 3.0)-乙腈(64∶36)为流动相；检测波长为 278nm；进样体积 20μl。

系统适用性要求　系统适用性溶液色谱图中，酚妥拉明峰与杂质Ⅰ峰（与酚妥拉明峰相邻的主要降解物为杂质Ⅰ）之间的分离度应符合要求。理论板数按酚妥拉明峰计算不低于3000。

测定法　精密量取供试品溶液与对照溶液，分别注入液相色谱仪，记录色谱图至主成分峰保留时间的5倍。

限度　供试品溶液色谱图中如有杂质峰，单个杂质峰面积不得大于对照溶液主峰面积的0.5倍（0.5%），各杂质峰面积的和不得大于对照溶液的主峰面积（1.0%）。小于对照溶液主峰面积0.02倍的色谱峰忽略不计。

残留溶剂　照残留溶剂测定法（通则0861第三法）测定。

供试品溶液　取本品适量，精密称定，加*N*，*N*-二甲基甲酰胺适量，立即振摇使溶解并定量稀释制成每1ml中约含0.1g的溶液。

对照品溶液　取甲醇、乙醇、乙酸乙酯与二甲苯适量，精密称定，加*N*，*N*-二甲基甲酰胺溶解并定量稀释制成每1ml中约含甲醇0.3mg、乙醇0.5mg、乙酸乙酯0.5mg与二甲苯0.217mg的溶液。

色谱条件　以100%二甲基聚硅氧烷为固定液；起始温度40℃，以每分钟15℃的速率升温至80℃，维持5分钟，然后以每分钟6℃的速率升温至130℃，维持1分钟，再以每分钟40℃的速率升温至220℃，维持3分钟；进样口温度为200℃；检测器温度为250℃；进样体积1μl。

系统适用性要求　对照品溶液色谱图中，各成分峰间的分离度均应符合要求。

测定法　精密量取供试品溶液与对照品溶液，分别注入气相色谱仪，记录色谱图。

限度　按外标法以峰面积计算，甲醇、乙醇、乙酸乙酯与二甲苯的残留量均应符合规定。

干燥失重　取本品，在105℃干燥至恒重，减失重量不得过0.5%（通则0831）。

炽灼残渣　不得过0.1%（通则0841）。

【含量测定】　照高效液相色谱法（通则0512）测定。

供试品溶液　取本品约25mg，精密称定，置25ml量瓶中，加水溶解并稀释至刻度，摇匀，精密量取5ml，置50ml量瓶中，用水稀释至刻度，摇匀。

对照品溶液　取甲磺酸酚妥拉明对照品适量，精密称定，加水溶解并定量稀释制成每1ml中约含0.1mg的溶液。

系统适用性溶液、色谱条件与系统适用性要求　见有关物质项下。

测定法　精密量取供试品溶液与对照品溶液，分别注入液相色谱仪，记录色谱图。按外标法以酚妥拉明峰面积计算。

【类别】　α肾上腺素受体阻滞药。

【贮藏】　遮光，密封保存。

【制剂】　（1）甲磺酸酚妥拉明片　（2）甲磺酸酚妥拉明注射液　（3）甲磺酸酚妥拉明胶囊　（4）注射用甲磺酸酚妥拉明

附：

杂质Ⅰ

$C_{17}H_{21}N_3O_2$　299.37

N-（2-氨乙基）-2-[（3-羟苯基）（4-甲苯基）氨基]乙酰胺

甲磺酸酚妥拉明片

Jiahuangsuan Fentuolaming Pian

Phentolamine Mesylate Tablets

本品含甲磺酸酚妥拉明（$C_{17}H_{19}N_3O \cdot CH_4O_3S$）应为标示量的93.0%～107.0%。

【性状】　本品为白色或类白色片或加有着色剂的桔红色片或薄膜衣片，除去包衣后显白色或类白色。

【鉴别】　（1）取本品细粉适量（约相当于甲磺酸酚妥拉明30mg），加水15ml，振摇溶解后，滤过，滤液分成三份，分别加碘试液、碘化汞钾试液与三硝基苯酚试液，分别产生棕色沉淀、白色沉淀与黄色沉淀。

（2）取本品细粉适量（约相当于甲磺酸酚妥拉明50mg），加水10ml使溶解，滤过，取续滤液适量，在水浴上蒸干，取残渣约30mg，照甲磺酸酚妥拉明项下的鉴别（2）项试验，显相同的反应。

（3）取含量测定项下的溶液，照紫外-可见分光光度法（通则0401）测定，在278nm的波长处有最大吸收。

（4）在含量测定项下记录的色谱图中，供试品溶液主峰的保留时间应与对照品溶液主峰的保留时间一致。

【检查】　**有关物质**　照高效液相色谱法（通则0512）测定。

供试品溶液　取本品细粉适量（约相当于甲磺酸酚妥拉明10mg），置10ml量瓶中，加流动相溶解并稀释至刻度，摇匀，滤过，取续滤液。

对照溶液　精密量取供试品溶液1ml，置100ml量瓶中，用流动相稀释至刻度，摇匀。

系统适用性溶液、色谱条件、系统适用性要求与测定法见甲磺酸酚妥拉明有关物质项下。

限度　供试品溶液色谱图中如有杂质峰，杂质Ⅰ峰的峰面积不得大于对照溶液的主峰面积（1.0%），其他单个杂质峰的峰面积均不得大于对照溶液主峰面积的0.5倍（0.5%），各杂质峰面积的和不得大于对照溶液主峰面积的2倍（2.0%）。小于对照溶液主峰面积0.02倍的色谱峰忽略不计。

溶出度　照溶出度与释放度测定法(通则 0931 第一法)测定。

溶出条件　以水 1000ml 为溶出介质,转速为每分钟 50 转,依法操作,经 15 分钟时取样。

供试品溶液　取溶出液适量,滤过,精密量取续滤液适量,用溶出介质定量稀释制成每 1ml 中约含甲磺酸酚妥拉明 20μg 的溶液。

对照品溶液　取甲磺酸酚妥拉明对照品适量,精密称定,加溶出介质溶解并定量稀释制成每 1ml 中约含 20μg 的溶液。

测定法　取供试品溶液与对照品溶液,照紫外-可见分光光度法(通则 0401),在 278nm 的波长处分别测定吸光度,计算每片的溶出量。

限度　标示量的 80%,应符合规定。

其他　应符合片剂项下有关的各项规定(通则 0101)。

【含量测定】　照高效液相色谱法(通则 0512)测定。

供试品溶液　取本品 20 片,精密称定,研细,精密称取细粉适量(约相当于甲磺酸酚妥拉明 25mg),置 25ml 量瓶中,加水使甲磺酸酚妥拉明溶解并稀释至刻度,摇匀,滤过,精密量取续滤液 5ml,置 50ml 量瓶中,用水稀释至刻度,摇匀。

对照品溶液、系统适用性溶液、色谱条件、系统适用性要求与测定法　见甲磺酸酚妥拉明含量测定项下。

【类别】　同甲磺酸酚妥拉明。

【规格】　(1)40mg　(2)50mg

【贮藏】　遮光,密封保存。

甲磺酸酚妥拉明注射液

Jiahuangsuan Fentuolaming Zhusheye

Phentolamine Mesylate Injection

本品为甲磺酸酚妥拉明加 5%葡萄糖的灭菌水溶液。含甲磺酸酚妥拉明($C_{17}H_{19}N_3O \cdot CH_4O_3S$)应为标示量的 95.0%～105.0%。

【性状】　本品为无色至微黄色的澄明液体。

【鉴别】　(1)取本品约 3ml,加水 12ml 稀释后,照甲磺酸酚妥拉明项下的鉴别(1)项试验,显相同的反应。

(2)在含量测定项下记录的色谱图中,供试品溶液主峰的保留时间应与对照品溶液主峰的保留时间一致。

【检查】　**pH 值**　应为 2.5～5.0(通则 0631)。

有关物质　照高效液相色谱法(通则 0512)测定。

供试品溶液　取本品适量(约相当于甲磺酸酚妥拉明 10mg),置 10ml 量瓶中,用流动相稀释至刻度,摇匀。

对照溶液　精密量取供试品溶液 1ml,置 100ml 量瓶中,用流动相稀释至刻度,摇匀。

系统适用性溶液、色谱条件、系统适用性要求与测定法　见甲磺酸酚妥拉明有关物质项下。

限度　供试品溶液色谱图中如有杂质峰,各杂质峰面积的和不得大于对照溶液主峰面积的 2.5 倍(2.5%)。小于对照溶液主峰面积 0.02 倍的色谱峰忽略不计。

细菌内毒素　取本品,依法检查(通则 1143),每 1mg 甲磺酸酚妥拉明中含内毒素的量应小于 5.0EU。

其他　应符合注射剂项下有关的各项规定(通则 0102)。

【含量测定】　照高效液相色谱法(通则 0512)测定。

供试品溶液　精密量取本品适量(约相当于甲磺酸酚妥拉明 10mg),置 100ml 量瓶中,加水稀释至刻度,摇匀。

对照品溶液、系统适用性溶液、色谱条件、系统适用性要求与测定法　见甲磺酸酚妥拉明含量测定项下。

【类别】　同甲磺酸酚妥拉明。

【规格】　(1)1ml：5mg　(2)1ml：10mg

【贮藏】　遮光,密闭保存。

甲磺酸酚妥拉明胶囊

Jiahuangsuan Fentuolaming Jiaonang

Phentolamine Mesylate Capsules

本品含甲磺酸酚妥拉明($C_{17}H_{19}N_3O \cdot CH_4O_3S$)应为标示量的 93.0%～107.0%。

【性状】　本品的内容物为类白色粉末。

【鉴别】　(1)取本品内容物适量(约相当于甲磺酸酚妥拉明 30mg),加水 15ml,振摇溶解后,滤过,滤液分成三份,分别加碘试液、碘化汞钾试液与三硝基苯酚试液,分别产生棕色沉淀、白色沉淀与黄色沉淀。

(2)取本品内容物适量(约相当于甲磺酸酚妥拉明 50mg),加水 10ml 使溶解,滤过,取续滤液适量,在水浴上蒸干,取残渣约 30mg,照甲磺酸酚妥拉明项下的鉴别(2)项试验,显相同的反应。

(3)取含量测定项下的溶液,照紫外-可见分光光度法(通则 0401)测定,在 278nm 的波长处有最大吸收。

(4)在含量测定项下记录的色谱图中,供试品溶液主峰的保留时间应与对照品溶液主峰的保留时间一致。

【检查】　**有关物质**　照高效液相色谱法(通则 0512)测定。

供试品溶液　取含量测定项下的内容物,精密称取适量(约相当于甲磺酸酚妥拉明 10mg),置 10ml 量瓶中,加流动相溶解并稀释至刻度,摇匀,滤过,取续滤液。

对照溶液　精密量取供试品溶液 1ml,置 100ml 量瓶中,用流动相稀释至刻度,摇匀。

系统适用性溶液、色谱条件、系统适用性要求与测定法　见甲磺酸酚妥拉明有关物质项下。

限度　供试品溶液色谱图中如有杂质峰,杂质Ⅰ峰的峰面积不得大于对照溶液的主峰面积(1.0%),其他单个杂质峰的峰面积均不得大于对照溶液主峰面积的 0.5 倍(0.5%)，各杂质峰面积的和不得大于对照溶液主峰面积的 2 倍(2.0%)。小于对照溶液主峰面积 0.02 倍的色谱峰忽略不计。

溶出度　照溶出度与释放度测定法(通则 0931 第一法)测定。

溶出条件　以水 1000ml 为溶出介质，转速为每分钟 50 转，依法操作，经 15 分钟时取样。

供试品溶液　取溶出液适量，滤过，精密量取续滤液适量，用溶出介质定量稀释制成每 1ml 中约含甲磺酸酚妥拉明 20μg 的溶液。

对照品溶液　取甲磺酸酚妥拉明对照品适量，精密称定，加溶出介质溶解并定量稀释制成每 1ml 中约含 20μg 的溶液。

测定法　取供试品溶液与对照品溶液，照紫外-可见分光光度法(通则 0401)，在 278nm 的波长处分别测定吸光度，计算每粒的溶出量。

限度　标示量的 80%，应符合规定。

其他　应符合胶囊剂项下有关的各项规定(通则 0103)。

【含量测定】　照高效液相色谱法(通则 0512)测定。

供试品溶液　取装量差异项下的内容物，混合均匀，精密称取适量(约相当于甲磺酸酚妥拉明 25mg)，置 25ml 量瓶中，加水使甲磺酸酚妥拉明溶解并稀释至刻度，摇匀，滤过，精密量取续滤液 5ml，置 50ml 量瓶中，用水稀释至刻度，摇匀。

对照品溶液、系统适用性溶液、色谱条件、系统适用性要求与测定法　见甲磺酸酚妥拉明含量测定项下。

【类别】　同甲磺酸酚妥拉明。

【规格】　40mg

【贮藏】　遮光，密封保存。

注射用甲磺酸酚妥拉明

Zhusheyong Jiahuangsuan Fentuolaming

Phentolamine Mesylate for Injection

本品为甲磺酸酚妥拉明加适量甘露醇制成的无菌冻干品。含甲磺酸酚妥拉明($C_{17}H_{19}N_3O \cdot CH_4O_3S$)应为标示量的 90.0%～110.0%。

【性状】　本品为白色至类白色的疏松块状物或粉末。

【鉴别】　(1)取本品约 30mg，加水 15ml 溶解后，分成三份，分别加碘试液、碘化汞钾试液与三硝基苯酚试液，分别产生棕色沉淀、白色沉淀与黄色沉淀。

(2)在含量测定项下记录的色谱图中，供试品溶液主峰的保留时间应与对照品溶液主峰的保留时间一致。

【检查】　**酸度**　取本品 5 瓶，每瓶加水 1ml 溶解后，合并，依法测定(通则 0631)，pH 值应为 4.5～6.5。

有关物质　照高效液相色谱法(通则 0512)测定。

供试品溶液　取本品适量(约相当于甲磺酸酚妥拉明 10mg)，置 10ml 量瓶中，加流动相溶解并稀释至刻度，摇匀。

对照溶液　精密量取供试品溶液 1ml，置 100ml 量瓶中，用流动相稀释至刻度，摇匀。

系统适用性溶液、色谱条件、系统适用性要求与测定法　见甲磺酸酚妥拉明有关物质项下。

限度　供试品溶液色谱图中如有杂质峰，杂质Ⅰ峰的峰面积不得大于对照溶液的主峰面积(1.0%)，其他单个杂质峰的峰面积均不得大于对照溶液主峰面积的 0.5 倍(0.5%)，各杂质峰面积的和不得大于对照溶液主峰面积的 2 倍(2.0%)。小于对照溶液主峰面积 0.02 倍的色谱峰忽略不计。

含量均匀度　以含量测定项下测得的每瓶含量计算，应符合规定(通则 0941)。

细菌内毒素　取本品，依法检查(通则 1143)，每 1mg 甲磺酸酚妥拉明中含内毒素的量应小于 5.0EU。

其他　应符合注射剂项下有关的各项规定(通则 0102)。

【含量测定】　照高效液相色谱法(通则 0512)测定。

供试品溶液　取本品 10 瓶，分别加水使甲磺酸酚妥拉明溶解并分别定量稀释制成每 1ml 中约含甲磺酸酚妥拉明 0.1mg 的溶液。

对照品溶液、系统适用性溶液、色谱条件与系统适用性要求　见甲磺酸酚妥拉明含量测定项下。

测定法　精密量取供试品溶液与对照品溶液，分别注入液相色谱仪，记录色谱图。按外标法以酚妥拉明峰面积计算每瓶的含量，并求得 10 瓶的平均含量。

【类别】　同甲磺酸酚妥拉明。

【规格】　10mg

【贮藏】　遮光，密闭保存。

甲磺酸瑞波西汀

Jiahuangsuan Ruiboxiting

Reboxetine Mesilate

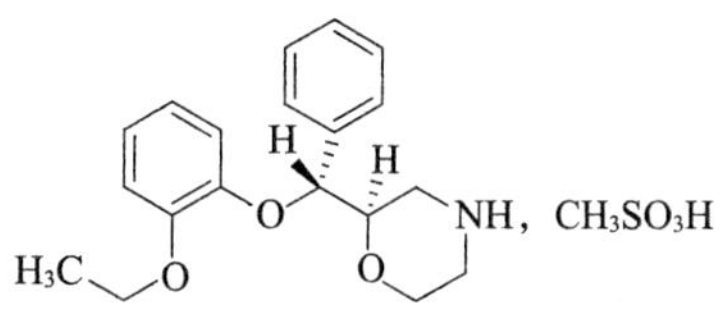

H　H　NH，CH_3SO_3H　H_3C　O　O　O

及其对映体

$C_{19}H_{23}NO_3 \cdot CH_4SO_3$　409.50

本品为(±)-(2*RS*)-2-[(*RS*)-(2-乙氧基苯氧基)苯甲基]吗啉甲磺酸盐。按干燥品计算，含 $C_{19}H_{23}NO_3 \cdot CH_4SO_3$ 应为 98.0%～102.0%。

【生产要求】　应对生产工艺进行评估以确定形成遗传毒性杂质甲磺酸烷基酯的可能性。必要时，应采用适宜的分析方法对产品进行分析，以确认甲磺酸烷基酯的含量符合我国药品监管部门相关指导原则或 ICH M7 指导原则的要求。

【性状】　本品为白色或类白色结晶性粉末；无臭。

本品在水中易溶，在甲醇中溶解，在乙醇中略溶，在丙酮中微溶，在 1,4-二氧六环中极微溶解，在乙酸乙酯中几乎不溶；在 0.1mol/L 盐酸溶液中易溶。

熔点　本品的熔点（通则 0612）为 146～149℃。

【鉴别】（1）取本品约 50mg，加氢氧化钠 0.2g，加水数滴溶解，蒸干，缓缓加热至熔融，继续加热数分钟，放冷，加水 0.5ml 与稍过量稀盐酸，在试管口覆盖湿润的碘酸钾淀粉试纸（取滤纸浸入含有 5%碘酸钾溶液与新制的淀粉指示液的等体积混合液中湿透后，取出，干燥，即得），缓缓加热，试纸即变为蓝色。

（2）在含量测定项下记录的色谱图中，供试品溶液主峰的保留时间应与对照品溶液主峰的保留时间一致。

（3）本品的红外光吸收图谱应与对照品的图谱一致（通则 0402）。

【检查】 **酸度**　取本品 0.25g，加水 50ml 溶解，依法测定（通则 0631），pH 值应为 4.0～6.0。

溶液的澄清度与颜色　取本品 0.25g，加水 25ml 溶解，溶液应澄清无色；如显浑浊，与 1 号浊度标准液（通则 0902）比较，不得更浓；如显色，与橙黄色 2 号标准比色液（通则 0901 第一法）比较，不得更深。

氯化物　取本品 0.20g，依法检查（通则 0801），与标准氯化钠溶液 6.0ml 制成的对照液比较，不得更浓（0.03%）。

硫酸盐　取本品 0.25g，依法检查（通则 0802），与标准硫酸钾溶液 3.0ml 制成的对照液比较，不得更浓（0.12%）。

有关物质　照高效液相色谱法（通则 0512）测定。

供试品溶液　取本品适量，精密称定，加流动相 A 溶解并定量稀释制成每 1ml 中约含 0.8mg 的溶液。

对照溶液　精密量取供试品溶液适量，用流动相 A 定量稀释制成每 1ml 中约含 0.8μg 的溶液。

对照品溶液　取杂质Ⅰ对照品适量，精密称定，加流动相 A 溶解并定量稀释制成每 1ml 中约含 0.8μg 的溶液。

灵敏度溶液　精密量取对照溶液 5ml，置 10ml 量瓶中，用流动相 A 稀释至刻度，摇匀。

系统适用性溶液　取甲磺酸瑞波西汀与杂质Ⅰ对照品各适量，加流动相溶解并定量稀释制成每 1ml 中分别约含甲磺酸瑞波西汀 0.8mg 与杂质Ⅰ 4μg 的混合溶液。

色谱条件　用十八烷基硅烷键合硅胶为填充剂（Inertsil ODS-3，150mm×4.6mm，5μm 或效能相当的色谱柱）；以 0.01mol/L 磷酸二氢钾溶液-甲醇（52∶48）为流动相 A，以甲醇为流动相 B，按下表进行梯度洗脱；检测波长为 275nm；进样体积 20μl。

时间（分钟）	流动相 A（%）	流动相 B（%）
0	100	0
20	100	0
38	10	90
41	10	90
42	100	0
55	100	0

系统适用性要求　系统适用性溶液色谱图中，调节流动相比例，使瑞波西汀色谱峰的保留时间约为 11 分钟，理论板数按瑞波西汀峰计算不低于 1000，瑞波西汀峰与杂质Ⅰ峰之间的分离度应符合要求。灵敏度溶液色谱图中，主成分峰高的信噪比应大于 10。

测定法　精密量取供试品溶液、对照溶液与对照品溶液，分别注入液相色谱仪，记录色谱图。

限度　供试品溶液色谱图中如有与杂质Ⅰ保留时间一致的色谱峰，按外标法以峰面积计算不得过 0.2%，其他单个杂质峰面积不得大于对照溶液主峰面积的 2 倍（0.2%），其他各杂质峰面积的和不得大于对照溶液主峰面积的 5 倍（0.5%），小于灵敏度溶液主峰面积的色谱峰忽略不计（0.05%）。

残留溶剂　照残留溶剂测定法（通则 0861 第二法）测定。

供试品溶液　取本品约 0.5g，精密称定，置顶空瓶中，精密加水 5ml，密封，振摇使溶解。

对照品溶液　精密称取甲醇、乙醇、丙酮、二氯甲烷、正己烷、乙酸乙酯、二氧六环与甲苯各适量，加水溶解并定量稀释制成每 1ml 中分别约含甲醇 0.06mg、乙醇 0.2mg、丙酮 0.1mg、二氯甲烷 0.012mg、正己烷 0.022mg、乙酸乙酯 0.1mg、二氧六环 0.038mg 与甲苯 0.0178mg 的混合溶液，精密量取 5ml，置顶空瓶中，密封。

色谱条件　以 6%-氰丙基苯基-94%-二甲基聚硅氧烷（或极性相近）为固定液的毛细管柱为色谱柱；起始温度为 40℃，维持 8 分钟，以每分钟 20℃的速率升温至 160℃；进样口温度为 200℃；检测器温度为 250℃；顶空瓶平衡温度为 75℃，平衡时间为 30 分钟。

系统适用性要求　对照品溶液色谱图中，各成分峰之间的分离度均应符合要求。

测定法　取供试品溶液与对照品溶液分别顶空进样，记录色谱图。

限度　按外标法以峰面积计算，甲醇、乙醇、丙酮、二氯甲烷、正己烷、乙酸乙酯、二氧六环与甲苯的残留量均应符合规定。

干燥失重　取本品，在 105℃干燥至恒重，减失重量不得过 0.5%（通则 0831）。

炽灼残渣　取本品 1.0g，依法检查（通则 0841），遗留残渣不得过 0.1%。

重金属　取炽灼残渣项下遗留的残渣，依法检查（通则 0821 第二法），含重金属不得过百万分之十。

【含量测定】　照高效液相色谱法（通则 0512）测定。

供试品溶液　取本品约 20mg，精密称定，置 200ml 量瓶中，加流动相溶解并稀释至刻度，摇匀。

对照品溶液　取甲磺酸瑞波西汀对照品约 20mg，精密称定，置 200ml 量瓶中，加流动相溶解并稀释至刻度，摇匀。

色谱条件　用十八烷基硅烷键合硅胶为填充剂（Inertsil ODS-3，150mm×4.6mm，5μm 或效能相当的色谱柱）；以

0.01mol/L 磷酸二氢钾溶液-甲醇(52：48)为流动相；检测波长为 275nm；进样体积 20μl。

系统适用性溶液与系统适用性要求　除灵敏度要求外，其他见有关物质项下。

测定法　精密量取供试品溶液与对照品溶液，分别注入液相色谱仪，记录色谱图。按外标法以峰面积计算。

【类别】　抗抑郁药。

【贮藏】　密封保存。

【制剂】　(1)甲磺酸瑞波西汀片　(2)甲磺酸瑞波西汀胶囊

附：

杂质Ⅰ(苏式异构体)

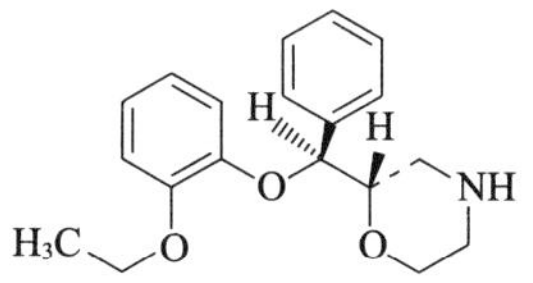

及其对映体

$C_{19}H_{23}NO_3$　313.39

(±)-(2*R*,*S*)-2-[(*S*,*R*)-(2-乙氧基苯氧基)苯甲基]吗啉

甲磺酸瑞波西汀片

Jiahuangsuan Ruiboxiting Pian

Reboxetine Mesilate Tablets

本品含甲磺酸瑞波西汀按瑞波西汀($C_{19}H_{23}NO_3$)计，应为标示量的 90.0%～110.0%。

【性状】　本品为白色或类白色片。

【鉴别】　(1)取本品细粉适量(约相当于瑞波西汀 50mg)，加甲醇 20ml 使甲磺酸瑞波西汀溶解，滤过，续滤液置水浴上蒸干，放冷，加氢氧化钠 0.2g 与水数滴溶解后，蒸干，缓缓加热至熔融，继续加热数分钟，放冷，加水 0.5ml 与稍过量的稀盐酸，在试管口覆盖湿润的碘酸钾淀粉试纸(取滤纸浸入含有 5%碘酸钾溶液与新制的淀粉指示液的等体积混合液中湿透后，取出，干燥，即得)，缓缓加热，试纸即变为蓝色。

(2)在含量测定项下记录的色谱图中，供试品溶液主峰的保留时间应与对照品溶液主峰的保留时间一致。

(3)取本品细粉适量，加水溶解并稀释制成每 1ml 中约含瑞波西汀 80μg 的溶液，滤过，照紫外-可见分光光度法(通则 0401)测定，在 274nm 的波长处有最大吸收，在 247nm 的波长处有最小吸收。

【检查】　**有关物质**　照高效液相色谱法(通则 0512)测定。

供试品溶液　取本品细粉适量，精密称定，加流动相 A 使甲磺酸瑞波西汀溶解并定量稀释制成每 1ml 中约含瑞波西汀 0.8mg 的溶液，滤过，取续滤液。

对照溶液　精密量取供试品溶液适量，用流动相 A 定量稀释制成每 1ml 中约含 4μg 的溶液。

对照品溶液　取杂质Ⅰ对照品适量，精密称定，加流动相 A 溶解并定量稀释制成每 1ml 中约含 4μg 的溶液。

灵敏度溶液　精密量取对照溶液 1ml，置 10ml 量瓶中，用流动相 A 稀释至刻度，摇匀。

系统适用性溶液、色谱条件、系统适用性要求与测定法　见甲磺酸瑞波西汀有关物质项下。

限度　供试品溶液色谱图中如有与杂质Ⅰ保留时间一致的色谱峰，按外标法以峰面积计算，不得过甲磺酸瑞波西汀标示量的 0.5%，其他单个杂质峰面积不得大于对照溶液主峰面积(0.5%)，其他各杂质峰面积的和不得大于对照溶液主峰面积的 2 倍(1.0%)，小于灵敏度溶液主峰面积的色谱峰忽略不计(0.05%)。

含量均匀度　以含量测定项下测得的每片含量计算，应符合规定(通则 0941)。

溶出度　照溶出度与释放度测定法(通则 0931 第二法)测定。

溶出条件　以水 500ml 为溶出介质，转速为每分钟 50 转，依法操作，经 30 分钟时取样。

供试品溶液　取溶出液适量，滤过，取续滤液。

对照品溶液　取甲磺酸瑞波西汀对照品适量，精密称定，加水溶解并定量稀释制成每 1ml 中约含瑞波西汀 8μg 的溶液。

色谱条件　见含量测定项下。进样体积 100μl。

系统适用性溶液与系统适用性要求　见含量测定项下。

测定法　见含量测定项下。计算每片的溶出量。

限度　标示量的 80%，应符合规定。

其他　应符合片剂项下有关的各项规定(通则 0101)。

【含量测定】　照高效液相色谱法(通则 0512)测定。

供试品溶液　取本品 10 片，分别置 50ml 量瓶中，加流动相适量，超声使甲磺酸瑞波西汀溶解，放冷，用流动相稀释至刻度，摇匀，滤过，取续滤液。

对照品溶液　取甲磺酸瑞波西汀对照品适量，精密称定，加流动相溶解并定量稀释制成每 1ml 中约含瑞波西汀 80μg 的溶液。

系统适用性溶液、色谱条件与系统适用性要求　见甲磺酸瑞波西汀含量测定项下。

测定法　精密量取供试品溶液与对照品溶液，分别注入液相色谱仪，记录色谱图。按外标法以峰面积计算每片的含量，并求得 10 片的平均含量。

【类别】　同甲磺酸瑞波西汀。

【规格】　4mg

【贮藏】　密封保存。

甲磺酸瑞波西汀胶囊

Jiahuangsuan Ruiboxiting Jiaonang

Reboxetine Mesilate Capsules

本品含甲磺酸瑞波西汀按瑞波西汀($C_{19}H_{23}NO_3$)计，应为标示量的90.0%～110.0%。

【性状】 本品内容物为白色或类白色粉末。

【鉴别】 (1)取本品内容物适量(约相当于瑞波西汀50mg)，加甲醇20ml使甲磺酸瑞波西汀溶解，滤过，续滤液置水浴上蒸干，放冷，加氢氧化钠0.2g与水数滴溶解后，蒸干，缓缓加热至熔融，继续加热数分钟，放冷，加水0.5ml与稍过量的稀盐酸，在试管口覆盖湿润的碘酸钾淀粉试纸(取滤纸浸入含有5%碘酸钾溶液与新制的淀粉指示液的等体积混合液中湿透后，取出，干燥，即得)，缓缓加热，试纸即变为蓝色。

(2)在含量测定项下记录的色谱图中，供试品溶液主峰的保留时间应与对照品溶液主峰的保留时间一致。

(3)取本品内容物适量，加水溶解并稀释制成每1ml中约含瑞波西汀80μg的溶液，滤过，照紫外-可见分光光度法(通则0401)测定，在274nm的波长处有最大吸收，在247nm的波长处有最小吸收。

【检查】 **有关物质** 照高效液相色谱法(通则0512)测定。

供试品溶液　取本品内容物适量，精密称定，加流动相A使甲磺酸瑞波西汀溶解并定量稀释制成每1ml中约含瑞波西汀0.8mg的溶液，滤过，取续滤液。

对照溶液　精密量取供试品溶液适量，用流动相A定量稀释制成每1ml中约含4μg的溶液。

对照品溶液　取杂质Ⅰ对照品适量，精密称定，加流动相A溶解并定量稀释制成每1ml中约含4μg的溶液。

灵敏度溶液　精密量取对照溶液1ml，置10ml量瓶中，用流动相A稀释至刻度，摇匀。

系统适用性溶液、色谱条件、系统适用性要求与测定法　见甲磺酸瑞波西汀有关物质项下。

限度　供试品溶液色谱图中如有与杂质Ⅰ保留时间一致的色谱峰，按外标法以峰面积计算，不得过甲磺酸瑞波西汀标示量的0.5%，其他单个杂质峰面积不得大于对照溶液主峰面积(0.5%)，其他各杂质峰面积的和不得大于对照溶液的主峰面积的2倍(1.0%)，小于灵敏度溶液主峰面积的色谱峰忽略不计(0.05%)。

含量均匀度　以含量测定项下测得的每粒含量计算，应符合规定(通则0941)。

溶出度　照溶出度与释放度测定法(通则0931第二法)测定。

溶出条件　以水500ml为溶出介质，转速为每分钟50转，依法操作，经30分钟时取样。

供试品溶液　取溶出液适量，滤过，取续滤液。

对照品溶液　取甲磺酸瑞波西汀对照品适量，精密称定，加水溶解并定量稀释制成每1ml中约含瑞波西汀约8μg的溶液。

色谱条件　见含量测定项下。进样体积100μl。

系统适用性溶液与系统适用性要求　见含量测定项下。

测定法　见含量测定项下。计算每粒的溶出量。

限度　标示量的80%，应符合规定。

其他　应符合胶囊剂项下有关的各项规定(通则0103)。

【含量测定】 照高效液相色谱法(通则0512)测定。

供试品溶液　取本品10粒，分别将内容物倾入50ml量瓶中，加流动相适量，超声使甲磺酸瑞波西汀溶解，放冷，用流动相稀释至刻度，摇匀，滤过，取续滤液。

对照品溶液　取甲磺酸瑞波西汀对照品适量，精密称定，加流动相溶解并定量稀释制成每1ml中约含瑞波西汀80μg的溶液。

系统适用性溶液、色谱条件与系统适用性要求　见甲磺酸瑞波西汀含量测定项下。

测定法　精密量取供试品溶液与对照品溶液，分别注入液相色谱仪，记录色谱图。按外标法以峰面积计算每粒的含量，并求得10粒的平均含量。

【类别】 同甲磺酸瑞波西汀。

【规格】 4mg

【贮藏】 密封保存。

生长抑素

Shengzhangyisu

Somatostatin

H-Ala-Gly-Cys-Lys-Asn-Phe-Phe-Trp-Lys-Thr-Phe-Thr-Ser-Cys-OH

$C_{76}H_{104}N_{18}O_{19}S_2$　1637.89

本品为化学合成的由十四个氨基酸组成的环状多肽，与抑制人生长激素释放的下丘脑激素结构相同。按无水、无醋酸物计算，含生长抑素($C_{76}H_{104}N_{18}O_{19}S_2$)应为95.0%～104.0%。

【性状】 本品为白色或类白色粉末。

本品在水中易溶，在二氯甲烷中几乎不溶，在1%醋酸溶液中易溶。

比旋度　取本品，精密称定，加1%醋酸溶液溶解并定量稀释制成每1ml中约含2mg的溶液，依法测定(通则0621)，按无水、无醋酸物计算，比旋度为-37°至-47°。

【鉴别】 (1)照薄层色谱法(通则0502)试验。

供试品溶液　取本品适量，加水溶解并稀释制成每1ml中含1mg的溶液。

对照品溶液　取生长抑素对照品适量，加水溶解并稀释制成每 1ml 中含 1mg 的溶液。

色谱条件　采用硅胶 G 薄层板，以冰醋酸-吡啶-水-正丁醇（10：15：20：45）为展开剂。

测定法　吸取供试品溶液与对照品溶液各 10μl，分别点于同一薄层板上，展开，用热风吹干，喷以 0.1%茚三酮乙醇溶液，在 115℃加热约 5 分钟至斑点出现。

结果判定　供试品溶液所显主斑点的位置和颜色应与对照品溶液主斑点的位置和颜色相同。

（2）在含量测定项下记录的色谱图中，供试品溶液主峰的保留时间应与对照品溶液主峰的保留时间一致。

【检查】　氨基酸比值　取本品，加 6mol/L 盐酸溶液，于 110℃水解 24 小时后，照适宜的氨基酸分析方法测定。以门冬氨酸、丙氨酸、赖氨酸、甘氨酸和苯丙氨酸摩尔数总和的八分之一作为 1，计算各氨基酸的相对比值，应符合以下规定：门冬氨酸 0.90～1.10，甘氨酸 0.90～1.10，丙氨酸 0.90～1.10，苯丙氨酸 2.7～3.3，丝氨酸 0.7～1.05，苏氨酸 1.4～2.1，半胱氨酸 1.4～2.1，赖氨酸 1.8～2.2。

酸度　取本品 10mg，加水 10ml 溶解后，依法测定（通则 0631），pH 值应为 4.5～6.5。

吸光度　取本品，精密称定，加 0.9%氯化钠溶液溶解并定量稀释制成每 1ml 中含 0.05mg 的溶液，照紫外-可见分光光度法（通则 0401）测定，在 280nm 的波长处的吸光度不得大于 0.20。

醋酸　取本品约 15mg，精密称定，置 10ml 量瓶中，加稀释液[流动相 A（通则 0872）-甲醇（95：5）]溶解并稀释至刻度，摇匀，作为供试品溶液，照合成多肽中的醋酸测定法（通则 0872）测定，含醋酸应为 3.0%～15.0%。

有关物质　照高效液相色谱法（通则 0512）测定。

供试品溶液　取本品，加水溶解并稀释制成每 1ml 中含 0.5mg 的溶液。

对照溶液　精密量取供试品溶液 2ml，置 100ml 量瓶中，用水稀释至刻度，摇匀。

系统适用性溶液　取生长抑素对照品约 10mg，置 20ml 量瓶中，加 30%过氧化氢溶液 1ml，放置 1 小时，加水稀释至刻度，摇匀，滤过，取续滤液。

色谱条件　用十八烷基硅烷键合硅胶为填充剂；以磷酸溶液（取磷酸 11ml，加水 800ml，用三乙胺调节 pH 值至 2.3，用水稀释至 1000ml）为流动相 A，以乙腈为流动相 B；流速为每分钟 1.5ml；检测波长为 215nm；按下表进行梯度洗脱；进样体积 50μl。

时间（分钟）	流动相 A（%）	流动相 B（%）
0	79	21
18	60	40
20	60	40
21	79	21
26	79	21

系统适用性要求　系统适用性溶液色谱图中，理论板数按生长抑素峰计算不低于 2000，生长抑素峰与其相对保留时间约为 1.1 的氧化降解物峰之间的分离度应不小于 2.0。

测定法　精密量取供试品溶液与对照溶液，分别注入液相色谱仪，记录色谱图。

限度　供试品溶液色谱图中如有杂质峰，单个杂质峰面积不得大于对照溶液主峰面积的 0.5 倍（1.0%），各杂质峰面积的和不得大于对照溶液主峰面积（2.0%）。

水分　取本品，照水分测定法（通则 0832 第一法）测定，含水分不得过 8.0%。

细菌内毒素　取本品，依法检查（通则 1143），每 1mg 生长抑素中含内毒素的量应小于 30EU。

【含量测定】　照高效液相色谱法（通则 0512）测定。

供试品溶液　取本品适量，精密称定，加水溶解并定量稀释制成每 1ml 中含 0.1mg 的溶液。

对照品溶液　取生长抑素对照品适量，精密称定，加水溶解并定量稀释制成每 1ml 中含 0.1mg 的溶液。

色谱条件　用十八烷基硅烷键合硅胶为填充剂；以磷酸溶液（取磷酸 11ml，加水 800ml，用三乙胺调节 pH 值至 2.3，用水稀释至 1000ml）-乙腈（75：25）为流动相；流速为每分钟 1.5ml；检测波长为 215nm；进样体积 20μl。

系统适用性要求　理论板数按生长抑素峰计算不低于 1500。

测定法　精密量取供试品溶液与对照品溶液，分别注入液相色谱仪，记录色谱图。按外标法以峰面积计算。

【类别】　垂体激素释放抑制类药。

【贮藏】　遮光，密封，在冷处保存。

【制剂】　注射用生长抑素

注射用生长抑素

Zhusheyong Shengzhangyisu

Somatostatin for Injection

本品为生长抑素加适量赋形剂制成的无菌冻干品，含生长抑素（$C_{76}H_{104}N_{18}O_{19}S_2$）应为标示量的 90.0%～110.0%。

【性状】　本品为白色或类白色的疏松块状物或粉末。

【鉴别】　（1）取本品，加水溶解并稀释制成每 1ml 中约含 1mg 的溶液，取 1ml，加碱性酒石酸铜试液 1ml，即显蓝紫色。

（2）在含量测定项下记录的色谱图中，供试品溶液主峰的保留时间应与对照品溶液主峰的保留时间一致。

【检查】　酸度　取本品，加水溶解并稀释制成每 1ml 中含 0.5mg 的溶液，混匀，依法测定（通则 0631），pH 值应为 4.5～6.5。

溶液的澄清度与颜色　取本品，加水溶解并稀释制成每 1ml 中含 0.5mg 的溶液，溶液应澄清无色；如显浑浊，与 1 号浊度标准液（通则 0902 第一法）比较，不得更浓；如显色，与黄色 1 号标准比色液(通则 0901 第一法)比较,不得更深。

有关物质　照高效液相色谱法(通则 0512)测定。

供试品溶液　取本品,加水溶解并稀释制成每 1ml 中含 0.5mg 的溶液。

对照溶液　精密量取供试品溶液 2ml,置 100ml 量瓶中,用水稀释至刻度,摇匀。

系统适用性溶液、色谱条件、系统适用性要求与测定法　见生长抑素有关物质项下。

限度　供试品溶液色谱图中如有杂质峰,单个杂质峰面积不得大于对照溶液主峰面积的 0.5 倍(1.0%),各杂质峰面积的和不得大于对照溶液主峰面积(2.0%)。

含量均匀度　照含量测定项下测得的每瓶含量计算,应符合规定(通则 0941)。

水分　取本品,照水分测定法(通则 0832 第一法)测定,含水分不得过 4.0%。

异常毒性　取本品,加氯化钠注射液溶解并稀释制成每 1ml 中含 0.5mg 的溶液,依法检查(通则 1141),应符合规定。

细菌内毒素　取本品,依法检查(通则 1143),每 1mg 生长抑素中含内毒素的量应小于 30EU。

无菌　取本品,用 pH 7.0 无菌氯化钠-蛋白胨缓冲液适量溶解后,经薄膜过滤法处理,以金黄色葡萄球菌为阳性对照菌,依法检查(通则 1101),应符合规定。

其他　应符合注射剂项下有关的各项规定(通则 0102)。

【含量测定】　照高效液相色谱法(通则 0512)测定。

供试品溶液　取本品 10 瓶,分别加水适量,使内容物溶解并定量稀释制成每 1ml 中约含 0.1mg 的溶液。

对照品溶液、色谱条件、系统适用性要求与测定法　见生长抑素含量测定项下。

【类别】　同生长抑素。

【规格】　(1)0.25mg　(2)0.75mg　(3)2mg　(4)3mg

【贮藏】　遮光,密闭,在冷处保存。

白　消　安

Baixiao'an

Busulfan

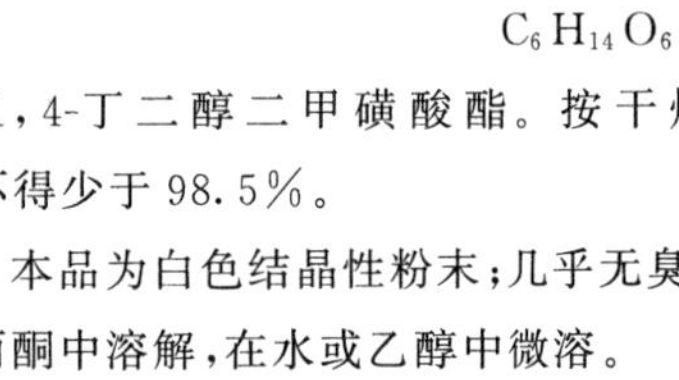

$C_6H_{14}O_6S_2$　246.29

本品为 1,4-丁二醇二甲磺酸酯。按干燥品计算,含 $C_6H_{14}O_6S_2$ 不得少于 98.5%。

【性状】　本品为白色结晶性粉末;几乎无臭。

本品在丙酮中溶解,在水或乙醇中微溶。

熔点　本品的熔点(通则 0612)为 114～118℃。

【鉴别】　(1)取本品约 0.1g,加硝酸钾 0.1g 与氢氧化钾 0.25g,加热熔融,放冷,加水 5ml 溶解,加稀盐酸使成酸性,加氯化钡试液数滴,即生成白色沉淀。

(2)取本品约 0.1g,加水 10ml 与氢氧化钠试液 5ml,加热溶解后,即发生特殊气味;放冷,将溶液分成 2 份,1 份中加高锰酸钾试液 1 滴,溶液颜色由紫色渐变成蓝色,最后为翠绿色;另 1 份中加稀硫酸使呈酸性,加高锰酸钾试液 1 滴,溶液的紫色不变。

(3)本品的红外光吸收图谱应与对照的图谱(光谱集 935 图)一致。

【检查】　**酸度**　取本品 0.20g,加无水乙醇(对甲基红指示液显中性)50ml,加热溶解后,加甲基红指示液 3 滴,用氢氧化钠滴定液(0.1mol/L)滴定,不得过 0.05ml。

干燥失重　取本品,置五氧化二磷干燥器中,60℃减压干燥至恒重,减失重量不得过 0.5%(通则 0831)。

炽灼残渣　不得过 0.1%(通则 0841)。

【含量测定】　取本品约 0.2g,精密称定,置 200ml 锥形瓶中,加水 40ml,附回流冷凝管,缓缓回流 30 分钟,放冷,加酚酞指示液数滴,用氢氧化钠滴定液(0.1mol/L)滴定。每 1ml 氢氧化钠滴定液(0.1mol/L)相当于 12.32mg 的 $C_6H_{14}O_6S_2$。

【类别】　抗肿瘤药。

【贮藏】　密封保存。

【制剂】　白消安片

白　消　安　片

Baixiao'an Pian

Busulfan Tablets

本品含白消安($C_6H_{14}O_6S_2$)应为标示量的 90.0%～110.0%。

【性状】　本品为糖衣片,除去包衣后显白色。

【鉴别】　取本品细粉适量(约相当于白消安 5mg),加丙酮 25ml,振摇使白消安溶解,滤过,蒸干滤液,依法测定(通则 0612),熔点为 113～118℃。

【检查】　应符合片剂项下有关的各项规定(通则 0101)。

【含量测定】　取本品 20 片(2mg 规格)或 80 片(0.5mg 规格),置乳钵中研细,注意避免损失,移置烧杯中,乳钵用丙酮 20ml 洗涤,使粉末全部洗入烧杯中,微温搅拌,俟沉淀后,上层清液经用丙酮湿润的脱脂棉滤入锥形瓶中,残渣再用丙酮搅拌提取 3 次,每次 20ml,提取液均滤入锥形瓶中,置水浴上蒸去丙酮,残渣加水 30ml,附回流冷凝管,缓缓回流 30 分钟,放冷,加酚酞指示液数滴,用氢氧化钠滴定液(0.05mol/L)滴定。每 1ml 氢氧化钠滴定液(0.05mol/L)相当于 6.158mg 的 $C_6H_{14}O_6S_2$。

【类别】　同白消安。

【规格】　(1)0.5mg　(2)2mg

【贮藏】　密封,在干燥处保存。

他扎罗汀

Tazhaluoting

Tazarotene

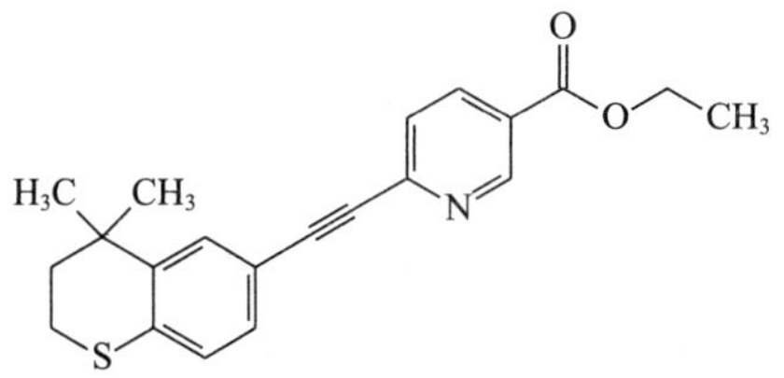

$C_{21}H_{21}NO_2S$　351.46

本品为6-[(3,4-二氢-4,4-二甲基-2*H*-1-苯并噻喃-6-基)乙炔基]-3-吡啶羧酸乙酯。按干燥品计算,含$C_{21}H_{21}NO_2S$应为98.5%~101.5%。

【性状】 本品为白色至淡黄色结晶或结晶性粉末;无臭。

本品在苯甲醇中易溶,在乙酸乙酯中溶解,在乙腈中略溶,在乙醇中微溶,在水中几乎不溶。

熔点 本品的熔点(通则0612)为102~105℃。

【鉴别】 (1)取本品约5mg,加硫酸2滴,即显红色;加水2ml,红色消失。

(2)在含量测定项下记录的色谱图中,供试品溶液主峰的保留时间应与对照品溶液主峰的保留时间一致。

(3)取本品,加甲醇溶解并稀释制成每1ml中约含4μg的溶液,照紫外-可见分光光度法(通则0401)测定,在259nm与351nm的波长处有最大吸收;在紫外光灯(365nm)下检视,溶液显亮黄绿色荧光。

(4)照薄层色谱法(通则0502)试验。

供试品溶液　取本品适量,加乙酸乙酯溶解并稀释制成每1ml中约含1mg的溶液。

对照品溶液　取他扎罗汀对照品适量,加乙酸乙酯溶解并稀释制成每1ml中约含1mg的溶液。

色谱条件　采用硅胶GF_{254}薄层板,以甲醇为展开剂。

测定法　吸取供试品溶液与对照品溶液各10μl,分别点于同一薄层板上,展开,取出,晾干,置紫外光灯(365nm)下检视。

结果判定　供试品溶液所显主斑点的位置和颜色应与对照品溶液的主斑点相同。

(5)本品的红外光吸收图谱应与对照的图谱(光谱集1116图)一致。

以上(2)、(4)两项可选做一项。

【检查】 **有关物质** 照高效液相色谱法(通则0512)测定。

供试品溶液　取本品适量,加乙腈溶解并稀释制成每1ml中约含80μg的溶液。

对照溶液　精密量取供试品溶液1ml,置100ml量瓶中,用乙腈稀释至刻度,摇匀。

系统适用性溶液　取他扎罗汀适量,加乙腈溶解并稀释制成每1ml中约含16μg的溶液。

色谱条件　用十八烷基硅烷键合硅胶为填充剂;以异丙醇-乙腈-水(38∶27∶35)为流动相;检测波长为325nm;进样体积20μl。

系统适用性要求　系统适用性溶液的色谱图中,理论板数按他扎罗汀峰计算不低于5000,他扎罗汀峰与相邻杂质峰之间的分离度应符合要求。

测定法　精密量取供试品溶液与对照溶液,分别注入液相色谱仪,记录色谱图至主成分峰保留时间的2倍。

限度　供试品溶液色谱图中如有杂质峰,各杂质峰面积的和不得大于对照溶液主峰面积的1.5倍(1.5%)。

干燥失重 取本品,在60℃减压干燥至恒重,减失重量不得过1.0%(通则0831)。

炽灼残渣 取本品1.0g,依法检查(通则0841),遗留残渣不得过0.1%。

重金属 取炽灼残渣项下遗留的残渣,依法检查(通则0821第二法),含重金属不得过百万分之二十。

【含量测定】 照高效液相色谱法(通则0512)测定。

供试品溶液 取本品约16mg,精密称定,置100ml量瓶中,加乙腈溶解并稀释至刻度,摇匀,精密量取5ml,置50ml量瓶中,用乙腈稀释至刻度,摇匀。

对照品溶液 取他扎罗汀对照品适量,精密称定,加乙腈溶解并定量稀释制成每1ml中约含16μg的溶液。

系统适用性溶液、色谱条件与系统适用性要求 见有关物质项下。

测定法 精密量取供试品溶液与对照品溶液,分别注入液相色谱仪,记录色谱图。按外标法以峰面积计算。

【类别】 抗皮肤角化异常药。

【贮藏】 密封,在阴凉干燥处保存。

【制剂】 他扎罗汀凝胶

他扎罗汀凝胶

Tazhaluoting Ningjiao

Tazarotene Gel

本品含他扎罗汀($C_{21}H_{21}NO_2S$)应为标示量的90.0%~110.0%。

【性状】 本品为无色至淡黄色凝胶。

【鉴别】 (1)取本品适量(约相当于他扎罗汀0.2mg),加甲醇50ml,振摇,使他扎罗汀溶解,离心,取上清液,照紫外-可见分光光度法(通则0401)测定,在351nm的波长处有最大吸收,在紫外光灯(365nm)下检视,溶液呈亮黄绿色荧光。

(2)在含量测定项下记录的色谱图中,供试品溶液主峰的保留时间应与对照品溶液主峰的保留时间一致。

【检查】 **酸碱度** 取本品2.0g,加水30ml溶解后,依法测定(通则 0631),pH 值应为 6.0～8.3。

其他　应符合凝胶剂项下有关的各项规定(通则 0114)。

【含量测定】　照高效液相色谱法(通则 0512)测定。

供试品溶液　取本品适量(约相当于他扎罗汀 0.8mg),精密称定,置 50ml 量瓶中,加乙腈适量,充分振摇使他扎罗汀溶解,用乙腈稀释至刻度,摇匀,离心,取上清液。

对照品溶液、系统适用性溶液、色谱条件、系统适用性要求与测定法　见他扎罗汀含量测定项下。

【类别】　同他扎罗汀。

【规格】　(1)15g∶7.5mg　(2)30g∶15mg　(3)30g∶30mg

【贮藏】　密封,在阴凉处保存。

他 唑 巴 坦

Tazuobatan

Tazobactam

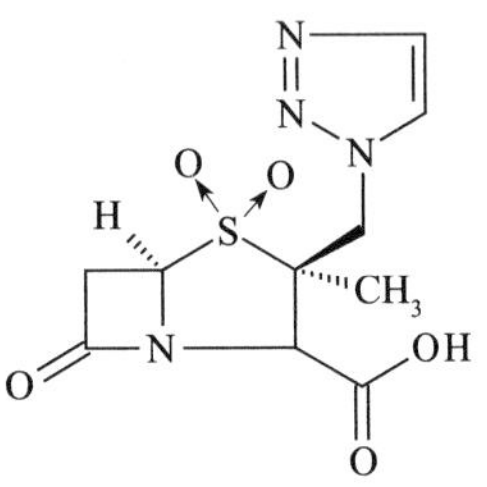

$C_{10}H_{12}N_4O_5S$　300.29

本品为(2*S*,3*S*,5*R*)-3-甲基-7-氧代-3-(1*H*-1,2,3-三氮唑-1-基甲基)-4-硫杂-1-氮杂双环[3.2.0]庚烷-2-羧酸 4,4-二氧化物。按无水物计算,含他唑巴坦($C_{10}H_{12}N_4O_5S$)应为 98.0%～102.0%。

【性状】　本品为白色或类白色粉末或结晶性粉末;无臭;略有引湿性。

本品在 *N*,*N*-二甲基甲酰胺中易溶,在甲醇或丙酮中微溶,在乙醇或水中微溶或极微溶解。

比旋度　取本品,精密称定,加甲醇-水(1∶1)溶解并定量稀释制成每 1ml 中约含 10mg 的溶液,依法测定(通则 0621),比旋度为 +127°至 +139°。

【鉴别】　(1)在含量测定项下记录的色谱图中,供试品溶液主峰的保留时间应与对照品溶液主峰的保留时间一致。

(2)本品的红外光吸收图谱应与对照的图谱(光谱集 1260 图)一致。

【检查】　**酸度**　取本品,加水制成每 1ml 中含 2.5mg 的溶液,超声使溶解,依法测定(通则 0631),pH 值应为 2.0～2.5。

溶液的澄清度与颜色　取本品 5 份,分别加 5%碳酸氢钠溶液溶解并稀释制成每 1ml 中含 0.1g 的溶液,溶液应澄清无色;如显浑浊,与 1 号浊度标准液(通则 0902 第一法)比较,均不得更浓;如显色,与黄色或黄绿色 4 号标准比色液(通则 0901 第一法)比较,均不得更深。

有关物质　照高效液相色谱法(通则 0512)测定。

供试品溶液　取本品适量,加流动相溶解并稀释制成每 1ml 中约含 5mg 的溶液。

对照溶液　精密量取供试品溶液 1ml,置 100ml 量瓶中,用流动相稀释至刻度,摇匀。

系统适用性溶液　取他唑巴坦对照品约 25mg,置 25ml 量瓶中,加 0.01mol/L 氢氧化钠溶液 10ml,30℃放置 30 分钟,用 0.01mol/L 盐酸溶液中和,加流动相至刻度,摇匀,用磷酸调节 pH 值至 4.0。

色谱条件　用十八烷基硅烷键合硅胶为填充剂;以乙腈-0.03mol/L 磷酸二氢钾溶液-10%四丁基氢氧化铵溶液(190∶795∶15)(用磷酸调节 pH 值至 4.0)为流动相;检测波长为 230nm;进样体积 20μl。

系统适用性要求　系统适用性溶液色谱图中,他唑巴坦峰拖尾因子应不大于 1.5,他唑巴坦峰与最大杂质峰之间的分离度应不小于 10,他唑巴坦峰与相邻杂质峰之间、最大杂质峰与相邻杂质峰之间的分离度均应符合要求。

测定法　精密量取供试品溶液与对照溶液,分别注入液相色谱仪,记录色谱图至主成分峰保留时间的 3 倍。

限度　供试品溶液色谱图中如有杂质峰,单个杂质峰面积不得大于对照溶液主峰面积(1.0%),各杂质峰面积的和不得大于对照溶液主峰面积的 1.5 倍(1.5%)。

残留溶剂　照残留溶剂测定法(通则 0861 第二法)测定。

供试品溶液　取本品约 0.1g,精密称定,置顶空瓶中,精密加入 *N*,*N*-二甲基甲酰胺 2ml 使溶解,密封。

对照品溶液　精密称取二氯甲烷约 15mg,丙酮、乙醇、乙酸乙酯和甲基异丁基酮各约 0.125g,置同一 50ml 量瓶中,加 *N*,*N*-二甲基甲酰胺稀释至刻度,摇匀,再精密量取 5ml,置 50ml 量瓶中,用 *N*,*N*-二甲基甲酰胺稀释至刻度,摇匀,精密量取 2ml,置顶空瓶中,密封。

色谱条件　以 100%二甲基聚硅氧烷(或极性相近)为固定液的毛细管柱为色谱柱;起始温度为 40℃,维持 10 分钟,再以每分钟 40℃的速率升温至 100℃,维持 1 分钟;进样口温度为 200℃;检测器温度为 250℃;顶空瓶平衡温度为 50℃,平衡时间为 30 分钟。

系统适用性要求　对照品溶液色谱图中,各成分峰之间的分离度均应符合要求。

测定法　取供试品溶液与对照品溶液分别顶空进样,记录色谱图。

限度　按外标法以峰面积计算,二氯甲烷、丙酮、乙醇、乙酸乙酯和甲基异丁基酮的残留量均应符合规定。

水分　取本品,照水分测定法(通则 0832 第一法 1)测定,含水分不得过 1.0%。

炽灼残渣　取本品 1.0g,依法检查(通则 0841),遗留残渣不得过 0.1%。

重金属　取炽灼残渣项下遗留的残渣,依法检查(通则 0821 第二法),含重金属不得过百万分之二十。

【含量测定】 照高效液相色谱法(通则 0512)测定。

供试品溶液 取本品适量,精密称定,加流动相溶解并定量稀释制成每 1ml 中约含 1mg 的溶液。

对照品溶液 取他唑巴坦对照品适量,精密称定,加流动相溶解并定量稀释制成每 1ml 中约含 1mg 的溶液。

系统适用性溶液、色谱条件与系统适用性要求 见有关物质项下。

测定法 精密量取供试品溶液与对照品溶液,分别注入液相色谱仪,记录色谱图。按外标法以峰面积计算。

【类别】 *β*-内酰胺酶抑制药。

【贮藏】 密闭,阴凉干燥处保存。

兰 索 拉 唑

Lansuolazuo

Lansoprazole

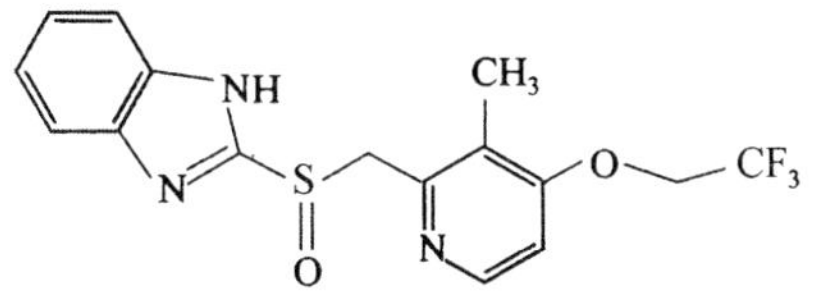

$C_{16}H_{14}F_3N_3O_2S$　369.37

本品为 2-[[[3-甲基-4-(2,2,2-三氟乙氧基)-2-吡啶基]甲基]亚硫酰基]-1*H*-苯并咪唑。按干燥品计算,含 $C_{16}H_{14}F_3N_3O_2S$ 应为 98.0%～102.0%。

【性状】 本品为白色或类白色结晶性粉末;无臭,遇光及空气易变质。

本品在 *N*,*N*-二甲基甲酰胺中易溶,在甲醇中溶解,在乙醇中略溶,在水中几乎不溶。

【鉴别】 (1)在含量测定项下记录的色谱图中,供试品溶液主峰的保留时间应与对照品溶液主峰的保留时间一致。

(2)取本品适量,加甲醇使溶解并制成每 1ml 中含 10μg 的溶液,照紫外-可见分光光度法(通则 0401)测定,在 284nm 的波长处有最大吸收,在 245nm 的波长处有最小吸收。

(3)本品的红外光吸收图谱应与对照的图谱(光谱集 708 图)一致。

【检查】 **有关物质** 照高效液相色谱法(通则 0512)测定。避光操作。

供试品溶液 取本品约 50mg,置 25ml 量瓶中,加 0.1mol/L 氢氧化钠溶液 5ml 与甲醇适量,振摇使溶解,用甲醇稀释至刻度,摇匀。

对照溶液 精密量取供试品溶液适量,用甲醇定量稀释制成每 1ml 中约含兰索拉唑 20μg 的溶液。

系统适用性溶液 取兰索拉唑约 10mg 与间氯过氧苯甲酸约 10mg,置同一 20ml 量瓶中,加甲醇-水(60∶40)溶液溶解并稀释至刻度,摇匀,放置 10 分钟。

灵敏度溶液 精密量取对照溶液适量,用甲醇定量稀释制成每 1ml 中约含兰索拉唑 1μg 的溶液。

色谱条件 用十八烷基硅烷键合硅胶为填充剂(4.6mm×250mm,5μm 或效能相当的色谱柱);以甲醇-水-三乙胺-磷酸(600∶400∶5∶1.5)[用磷酸溶液(1→10)调节 pH 值至 7.3]为流动相,检测波长为 284nm;进样体积 10μl。

系统适用性要求 系统适用性溶液色谱图中,兰索拉唑峰的保留时间约为 16 分钟,兰索拉唑与两个主要降解产物峰(相对主峰的保留时间分别约为 0.6、0.8)之间的分离度均应大于 3.0。灵敏度溶液色谱图中,兰索拉唑峰高的信噪比应大于 10。

测定法 精密量取供试品溶液与对照溶液,分别注入液相色谱仪,记录色谱图至主成分峰保留时间的 3.5 倍。

限度 供试品溶液色谱图中如有杂质峰,单个杂质峰面积不得大于对照溶液主峰面积的 0.5 倍(0.5%),各杂质峰面积的和不得大于对照溶液的主峰面积(1.0%),小于灵敏度溶液主峰面积的色谱峰忽略不计。

干燥失重 取本品,以氢氧化钾为干燥剂,减压干燥至恒重,减失重量不得过 0.5%(通则 0831)。

炽灼残渣 取本品 1.0g,依法检查(通则 0841),不得过 0.1%。

重金属 取炽灼残渣项下遗留的残渣,依法检查(通则 0821 第二法),含重金属不得过百万分之十。

【含量测定】 照高效液相色谱法(通则 0512)测定。

供试品溶液 取本品约 15mg,精密称定,置 100ml 量瓶中,加 0.1mol/L 氢氧化钠溶液 5ml 与甲醇-水(60∶40)溶液适量,超声使溶解,用甲醇-水(60∶40)溶液稀释至刻度,摇匀。

对照品溶液 取兰索拉唑对照品约 15mg,精密称定,置 100ml 量瓶中,加 0.1mol/L 氢氧化钠溶液 5ml 与甲醇-水(60∶40)溶液适量,超声使溶解,用甲醇-水(60∶40)溶液稀释至刻度,摇匀。

系统适用性溶液、色谱条件与系统适用性要求 除灵敏度要求外,其他见有关物质项下。

测定法 精密量取供试品溶液与对照品溶液,分别注入液相色谱仪,记录色谱图。按外标法以峰面积计算。

【类别】 质子泵抑制药。

【贮藏】 遮光,密封,在冷处保存。

【制剂】 (1)兰索拉唑肠溶片 (2)兰索拉唑肠溶胶囊 (3)注射用兰索拉唑

兰索拉唑肠溶片

Lansuolazuo Changrongpian

Lansoprazole Enteric-coated Tablets

本品含兰索拉唑($C_{16}H_{14}F_3N_3O_2S$)应为标示量的 95.0%～

105.0%。

【性状】 本品为肠溶衣片，除去包衣后显白色至微黄色。

【鉴别】 (1)在含量测定项下记录的色谱图中，供试品溶液主峰的保留时间应与对照品溶液主峰的保留时间一致。

(2)取本品细粉适量，加甲醇溶解并稀释制成每1ml中含兰索拉唑10μg的溶液，滤过，滤液照紫外-可见分光光度法(通则0401)测定，在284nm的波长处有最大吸收。

【检查】 **有关物质** 照高效液相色谱法(通则0512)测定。避光操作。

供试品溶液　取含量测定项下的细粉适量(约相当于兰索拉唑50mg)，置25ml量瓶中，加0.1mol/L氢氧化钠溶液5ml与甲醇适量，振摇使兰索拉唑溶解，用甲醇稀释至刻度，摇匀，用0.5μm的滤膜滤过，取续滤液。

对照溶液　精密量取供试品溶液适量，用甲醇定量稀释制成每1ml中约含兰索拉唑20μg的溶液。

灵敏度溶液　精密量取对照溶液适量，用甲醇定量稀释制成每1ml中约含兰索拉唑1μg的溶液。

系统适用性溶液、色谱条件、系统适用性要求与测定法　见兰索拉唑有关物质项下。

限度　供试品溶液色谱图中如有杂质峰，单个杂质峰面积不得大于对照溶液主峰面积的0.5倍(0.5%)，各杂质峰面积的和不得大于对照溶液的主峰面积的2倍(2.0%)，小于灵敏度溶液主峰面积的色谱峰及相对保留时间0.25之前的色谱峰均忽略不计。

含量均匀度 (15mg规格)取本品1片，置100ml量瓶中，加0.1mol/L氢氧化钠溶液5ml超声使崩散，加甲醇-水(60：40)溶液适量，超声使兰索拉唑溶解，放冷，用甲醇-水(60：40)溶液稀释至刻度，滤过或离心，取续滤液或上清液作为供试品溶液，照含量测定项下的方法测定含量，应符合规定(通则0941)。

溶出度 照溶出度与释放度测定法(通则0931第一法方法2)测定。

溶出条件　以盐酸溶液(9→1000)1000ml为溶出介质，转速为每分钟100转，依法操作，经120分钟时，立即将转篮升出液面，将盐酸溶液弃去，立即加入预热至37℃的磷酸盐缓冲液(pH 6.8)1000ml，继续依法操作，经45分钟时取样。

供试品溶液　取溶出液适量，滤过，精密量取续滤液5ml，精密加入0.15mol/L氢氧化钠溶液1ml，摇匀。

对照品溶液　取兰索拉唑对照品约15mg，置100ml量瓶中，加甲醇溶解并稀释至刻度，摇匀，精密量取5ml，置50ml量瓶(15mg规格)或25ml量瓶(30mg规格)中，用磷酸盐缓冲液(pH 6.8)稀释至刻度，摇匀，精密量取5ml，精密加入0.15mol/L氢氧化钠溶液1ml，摇匀。

系统适用性溶液、色谱条件与系统适用性要求　见含量测定项下。

测定法　见含量测定项下。计算每片的溶出量。

限度　标示量的80%，应符合规定。

耐酸力 照溶出度与释放度测定法(通则0931第一法)测定。如平均溶出量不小于标示量的90%，则不再进行测定。

溶出条件　以盐酸溶液(9→1000)1000ml为溶出介质，转速为每分钟100转，依法操作，经120分钟时取下转篮。

供试品溶液　取转篮内供试片，用水洗净表面盐酸溶液，用滤纸吸干，置100ml量瓶(15mg规格)或200ml量瓶(30mg规格)中，加0.1mol/L氢氧化钠溶液5ml与甲醇-水(60：40)溶液约30ml，超声使兰索拉唑溶解，放冷，用甲醇-水(60：40)溶液稀释至刻度，摇匀，滤过(或离心)，取续滤液(或上清液)。

对照品溶液、系统适用性溶液、色谱条件与系统适用性要求　见含量测定项下。

测定法　见含量测定项下。计算每片的含量。

限度　6片中每片含量不得低于标示量的90%；如有1～2片低于标示量的90%，但不低于标示量的80%，其平均含量不得低于标示量的90%；如有1～2片低于标示量的90%，其中仅有1片低于标示量的80%，但不低于标示量的70%，其平均含量不低于标示量的90%，应另取6片复试；初、复试的12片中有1～3片低于标示量的90%，其中仅有1片低于标示量的80%，但不得低于标示量的70%，且平均含量不得低于标示量的90%。

干燥失重 取本品细粉适量，精密称定，以氢氧化钾为干燥剂，在60℃减压干燥5小时，减失重量不得过5.0%(通则0831)。

其他 应符合片剂项下有关的各项规定(通则0101)。

【含量测定】 照高效液相色谱法(通则0512)测定。避光操作。

供试品溶液 取本品20片，除去肠溶衣，精密称定，研细，精密称取适量(约相当于兰索拉唑15mg)，置100ml量瓶中，加0.1mol/L氢氧化钠溶液5ml与甲醇-水(60：40)溶液适量，超声使兰索拉唑溶解，放冷，用甲醇-水(60：40)溶液稀释至刻度，摇匀，滤过，取续滤液。

对照品溶液、系统适用性溶液、色谱条件、系统适用性要求与测定法 见兰索拉唑含量测定项下。

【类别】 同兰索拉唑。

【规格】 (1)15mg　(2)30mg

【贮藏】 遮光，密封，在阴凉干燥处保存。

兰索拉唑肠溶胶囊

Lansuolazuo Changrongjiaonang

Lansoprazole Enteric Capsules

本品含兰索拉唑($C_{16}H_{14}F_3N_3O_2S$)应为标示量的95.0%～105.0%。

【性状】 本品内容物为白色或类白色肠溶小丸或球状颗粒。

【鉴别】 (1)在含量测定项下记录的色谱图中,供试品溶液主峰的保留时间应与对照品溶液主峰的保留时间一致。

(2)取本品内容物的细粉适量,加甲醇溶解并稀释制成每1ml中约含兰索拉唑10μg的溶液,滤过,取续滤液,照紫外-可见分光光度法(通则0401)测定,在284nm的波长处有最大吸收。

【检查】 **有关物质** 照高效液相色谱法(通则0512)测定。避光操作。

供试品溶液 取本品内容物,研细,精密称取适量(约相当于兰索拉唑50mg),置25ml量瓶中,加0.1mol/L氢氧化钠溶液5ml与甲醇适量,振摇使兰索拉唑溶解,用甲醇稀释至刻度,摇匀,滤过,取续滤液。

对照溶液 精密量取供试品溶液适量,用甲醇定量稀释制成每1ml中约含兰索拉唑20μg的溶液。

灵敏度溶液 精密量取对照溶液适量,用甲醇定量稀释制成每1ml中约含兰索拉唑1μg的溶液。

系统适用性溶液、色谱条件、系统适用性要求与测定法 见兰索拉唑有关物质项下。

限度 供试品溶液色谱图中如有杂质峰,单个杂质峰面积不得大于对照溶液主峰面积的0.5倍(0.5%),各杂质峰面积的和不得大于对照溶液主峰面积(1.0%),小于灵敏度溶液主峰面积的色谱峰忽略不计。

含量均匀度(15mg规格) 取本品1粒,将内容物倾入100ml量瓶中,囊壳用甲醇-水(60:40)溶液分次洗净,洗液并入量瓶中,加0.1mol/L氢氧化钠溶液5ml与甲醇-水(60:40)溶液约30ml,超声约25分钟(控制水温不超过20℃)使兰索拉唑溶解,用甲醇-水(60:40)溶液稀释至刻度,摇匀,滤过,取续滤液作为供试品溶液,照含量测定项下的方法测定含量,应符合规定(通则0941)。

溶出度 照溶出度与释放度测定法(通则0931第一法方法2)测定。

溶出条件 以氯化钠盐酸溶液(取氯化钠2.0g,加盐酸7.0ml,加水溶解并稀释至1000ml)500ml为溶出介质,转速为每分钟150转,依法操作,经60分钟时,立即将转篮升出液面,弃去上述各溶出杯中酸液,立即加入预热至37℃的磷酸盐缓冲液(pH 6.8)900ml,继续依法操作,经60分钟时取样。

供试品溶液 取溶出液滤过,取续滤液(15mg规格);或精密量取续滤液5ml,置10ml量瓶中,用磷酸盐缓冲液(pH 6.8)稀释至刻度,摇匀(30mg规格)。

对照品溶液 取兰索拉唑对照品约20mg,精密称定,置25ml量瓶中,加甲醇溶解并定量稀释至刻度,摇匀,精密量取2ml,置100ml量瓶中,用磷酸盐缓冲液(pH 6.8)稀释至刻度,摇匀。

测定法 取供试品溶液与对照品溶液,照紫外-可见分光光度法(通则0401),在284nm的波长处分别测定吸光度,计算每粒的溶出量。

限度 标示量的75%,应符合规定。

耐酸力 照溶出度与释放度测定法(通则0931第一法)测定。如溶出度项下的平均溶出量不小于标示量的90%,则不再进行此项测定。

溶出条件 以盐酸溶液(9→1000)1000ml为溶出介质,转速为每分钟100转,依法操作,经120分钟时,取下转篮。

供试品溶液 用水洗转篮内颗粒至洗液呈中性,立即将颗粒转移至100ml量瓶(15mg规格)或200ml量瓶(30mg规格)中,加0.1mol/L氢氧化钠溶液5ml与甲醇-水(60:40)溶液约30ml,超声约25分钟(控制水温不超过20℃)使兰索拉唑溶解,用甲醇-水(60:40)溶液稀释至刻度,摇匀,滤过,取续滤液。

对照品溶液、系统适用性溶液、色谱条件与系统适用性要求 见含量测定项下。

测定法 见含量测定项下。计算每粒的含量。

限度 6粒中每粒含量均不得低于标示量的90%;如有1～2粒低于标示量的90%,但不低于标示量的80%,其平均含量不得低于标示量的90%;如有1～2粒低于标示量的90%,其中仅有1粒低于标示量的80%,但不低于标示量的70%,其平均含量不低于标示量的90%,应另取6粒复试;初、复试的12粒中有1～3粒低于标示量的90%,其中仅有1粒低于标示量的80%,但不得低于标示量的70%,且平均含量不得低于标示量的90%。

干燥失重 取本品内容物,以五氧化二磷为干燥剂,在60℃减压干燥5小时,减失重量不得过5.0%(通则0831)。

其他 应符合胶囊剂项下有关的各项规定(通则0103)。

【含量测定】 照高效液相色谱法(通则0512)测定。

供试品溶液 取装量差异项下的内容物,混匀,精密称取适量(约相当于兰索拉唑15mg),置100ml量瓶中,加0.1mol/L氢氧化钠溶液5ml与甲醇-水(60:40)溶液约30ml,超声约25分钟(控制水温不超过20℃)使兰索拉唑溶解,用甲醇-水(60:40)溶液稀释至刻度,摇匀,滤过,取续滤液。

对照品溶液 取兰索拉唑对照品约15mg,精密称定,置100ml量瓶中,加0.1mol/L氢氧化钠溶液5ml与甲醇-水(60:40)溶液约30ml,超声约25分钟(控制水温不超过20℃)使兰索拉唑溶解,用甲醇-水(60:40)溶液稀释至刻度,摇匀。

系统适用性溶液、色谱条件、系统适用性要求与测定法 见兰索拉唑含量测定项下。

【类别】 同兰索拉唑。

【规格】 (1)15mg (2)30mg

【贮藏】 遮光,密封,在阴凉干燥处保存。

注射用兰索拉唑

Zhusheyong Lansuolazuo

Lansoprazole for Injection

本品为兰索拉唑的无菌冻干品。按平均装量计算，含兰索拉唑($C_{16}H_{14}F_3N_3O_2S$)应为标示量的 95.0%～105.0%。

【性状】 本品为白色或类白色疏松块状物或粉末。

【鉴别】 在含量测定项下记录的色谱图中，供试品溶液主峰的保留时间应与对照品溶液主峰的保留时间一致。

【检查】 **碱度** 取本品，加水溶解并稀释制成每 1ml 中含兰索拉唑 3mg 的溶液，依法测定(通则 0631)，pH 值应为 10.5～12.5。

溶液的澄清度与颜色 取本品 5 瓶，分别加水溶解并稀释制成每 1ml 中含兰索拉唑 3mg 的溶液，溶液均应澄清无色；如显色，与黄色 2 号标准比色液(通则 0901 第一法)比较，均不得更深。

有关物质 照高效液相色谱法(通则 0512)测定。避光操作。

供试品溶液　取装量差异项下的内容物，混匀，取适量(约相当于兰索拉唑 50mg)，置 25ml 量瓶中，加 0.1mol/L 氢氧化钠溶液 5ml 与甲醇适量，振摇使溶解，用甲醇稀释至刻度，摇匀。

对照溶液　精密量取供试品溶液适量，用甲醇定量稀释制成每 1ml 中约含兰索拉唑 20μg 的溶液。

灵敏度溶液　精密量取对照溶液适量，用甲醇定量稀释制成每 1ml 中约含兰索拉唑 1μg 的溶液。

系统适用性溶液、色谱条件、系统适用性要求与测定法　见兰索拉唑有关物质项下。

限度　供试品溶液色谱图中如有杂质峰，单个杂质峰面积不得大于对照溶液主峰面积的 0.5 倍(0.5%)，各杂质峰面积的和不得大于对照溶液的主峰面积(1.0%)，小于灵敏度溶液主峰面积的色谱峰忽略不计。

水分 取本品，照水分测定法(通则 0832 第一法 1)测定，含水分不得过 5.0%。

细菌内毒素 取本品，依法检查(通则 1143)，每 1mg 兰索拉唑中含内毒素的量应小于 5.0EU。

无菌 取本品，加 0.1%无菌蛋白胨水溶液溶解，经薄膜过滤法处理，用 0.1%蛋白胨水溶液冲洗(每膜不少于 100ml)，以金黄色葡萄球菌为阳性对照菌，依法检查(通则 1101)，应符合规定。

其他 应符合注射剂项下有关的各项规定(通则 0102)。

【含量测定】 照高效液相色谱法(通则 0512)测定。

供试品溶液 取装量差异项下的内容物，混匀，精密称取适量(约相当于兰索拉唑 15mg)，置 100ml 量瓶中，加 0.1mol/L 氢氧化钠溶液 5ml 与甲醇-水(60∶40)溶液约 30ml 使溶解，用甲醇-水(60∶40)溶液稀释至刻度，摇匀。

对照品溶液、系统适用性溶液、色谱条件、系统适用性要求与测定法 见兰索拉唑含量测定项下。

【类别】 同兰索拉唑。

【规格】 30mg

【贮藏】 遮光，密闭，阴凉干燥处保存。

头孢丙烯

Toubaobingxi

Cefprozil

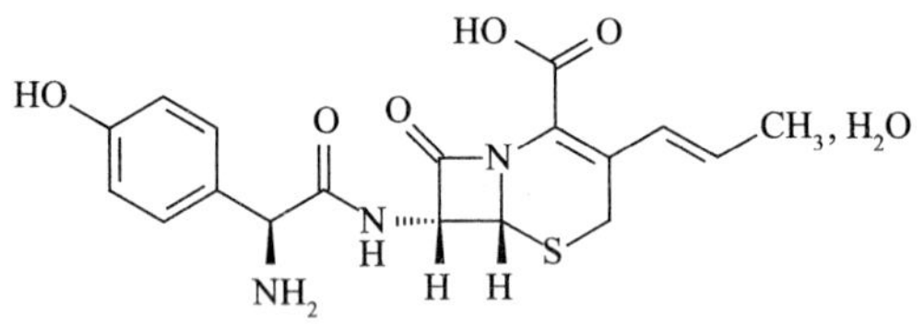

$C_{18}H_{19}N_3O_5S \cdot H_2O$　407.44

本品为(6*R*,7*R*)-3-丙烯基-7-[(*R*)-2-氨基-2-(4-羟基苯基)乙酰氨基]-8-氧代-5-硫杂-1-氮杂双环[4.2.0]辛-2-烯-2-羧酸一水合物。按无水物计算，含头孢丙烯(按 $C_{18}H_{19}N_3O_5S$ 计)应为 90.0%～105.0%。

【性状】 本品为类白色至淡黄色结晶性粉末。

本品在水中微溶；在甲醇或 *N*,*N*-二甲基甲酰胺中极微溶；在丙酮或乙醚中几乎不溶。

【鉴别】 (1)在含量测定项下记录的色谱图中，供试品溶液中两个主峰的保留时间应分别与对照品溶液中(*Z*)异构体峰和(*E*)异构体峰的保留时间一致。

(2)本品的红外光吸收图谱应与对照的图谱(光谱集 1120 图)一致。

【检查】 **结晶性** 取本品，依法检查(通则 0981)，应符合规定。

酸度 取本品 0.50g，加水 100ml 溶解后，依法测定(通则 0631)，pH 值应为 3.5～6.5。

头孢丙烯(*E*)异构体 照高效液相色谱法(通则 0512)测定。

供试品溶液　取本品适量(约相当于头孢丙烯，按 $C_{18}H_{19}N_3O_5S$ 计 30mg)，精密称定，置 100ml 量瓶中，加水适量，充分振摇使溶解，用水稀释至刻度，摇匀。

对照品溶液　取头孢丙烯对照品适量，精密称定，加水适量，充分振摇使溶解，用水定量稀释制成每 1ml 中含头孢丙烯(按 $C_{18}H_{19}N_3O_5S$ 计)0.3mg 的溶液。

系统适用性溶液　取头孢丙烯对照品约 2.5mg，置 25ml 量瓶中，加水溶解并稀释至刻度，摇匀。

色谱条件　用十八烷基硅烷键合硅胶为填充剂；以磷酸二氢铵溶液(取磷酸二氢铵 20.7g，加水 1800ml 使溶解，用磷酸调节 pH 值至 4.4)-乙腈(90∶10)为流动相;检测波长为 280nm;进样体积 10μl。

系统适用性要求　系统适用性溶液的色谱图中,头孢丙烯(*Z*)异构体峰与(*E*)异构体峰之间的分离度应大于 2.5。

测定法　精密量取供试品溶液与对照品溶液,分别注入液相色谱仪,记录色谱图。

限度　按外标法以峰面积分别计算供试品中头孢丙烯(按 $C_{18}H_{19}N_3O_5S$ 计)(*Z*)异构体和头孢丙烯(按 $C_{18}H_{19}N_3O_5S$ 计)(*E*)异构体的含量,头孢丙烯(*E*)异构体的含量与头孢丙烯(*Z*)、(*E*)异构体含量和之比应为 0.06～0.11。

有关物质　照高效液相色谱法(通则 0512)测定。

溶剂　0.23%磷酸二氢铵溶液-甲醇(94∶6)。

供试品溶液　取本品适量(约相当于头孢丙烯,按 $C_{18}H_{19}N_3O_5S$ 计 75mg),精密称定,置 100ml 量瓶中,加溶剂溶解并稀释至刻度,摇匀。

对照溶液　精密量取供试品溶液 1ml,置 100ml 量瓶中,用溶剂稀释至刻度,摇匀。

对照品溶液　取头孢羟氨苄对照品适量,精密称定,加溶剂溶解并定量稀释制成每 1ml 中含 7.5μg 的溶液。

灵敏度溶液　精密量取对照溶液适量,用溶剂定量稀释制成每 1ml 中约含头孢丙烯(按 $C_{18}H_{19}N_3O_5S$ 计)0.375μg 的溶液。

色谱条件　用十八烷基硅烷键合硅胶为填充剂;流动相 A 为 0.23%磷酸二氢铵溶液,流动相 B 为甲醇;流速为每分钟 1.0ml,按下表进行线性梯度洗脱;检测波长为 225nm;进样体积为 20μl。

时间(分钟)	流动相 A(%)	流动相 B(%)
0	94	6
6	94	6
11	91	9
15	89	11
30	87	13
35	80	20
40	94	6
50	94	6

系统适用性要求　头孢丙烯(*Z*)异构体的保留时间约为 23～30 分钟,头孢丙烯(*E*)异构体的保留时间约为 30～40 分钟,头孢丙烯(*Z*)异构体峰与相邻杂质峰之间的分离度应符合要求。灵敏度溶液色谱图中,头孢丙烯(*Z*)异构体峰高的信噪比应大于 10。

测定法　精密量取供试品溶液、对照溶液与对照品溶液,分别注入液相色谱仪,记录色谱图。

限度　供试品溶液色谱图中如有杂质峰,头孢羟氨苄按外标法以峰面积计算,不得过 0.5%;其他单个杂质峰面积不得大于对照溶液中头孢丙烯(*Z*)异构体和(*E*)异构体峰面积之和的 0.3 倍(0.3%);其他各杂质峰面积的和不得大于对照溶液中头孢丙烯(*Z*)异构体和(*E*)异构体峰面积之和(1.0%);小于灵敏度溶液主峰面积的峰忽略不计。

残留溶剂　丙酮、异丙醇、二氯甲烷、乙酸乙酯与乙酸丁酯　照残留溶剂测定法(通则 0861 第二法)测定。

供试品溶液　取本品约 50mg,精密称定,置顶空瓶中,精密加水 5ml 使溶解,密封。

对照品溶液　分别精密称取丙酮、异丙醇、二氯甲烷、乙酸乙酯与乙酸丁酯各适量,用水定量稀释制成每 1ml 中含丙酮、异丙醇、乙酸乙酯与乙酸丁酯各约 50μg、二氯甲烷 6μg 的混合溶液,精密量取 5ml,置顶空瓶中,密封。

色谱条件　以 6%氰丙基苯基-94%二甲基聚硅氧烷(或极性相近)为固定液的毛细管柱为色谱柱;起始温度为 40℃,维持 7 分钟,以每分钟 20℃速率升温至 100℃,维持 7 分钟,再以每分钟 25℃速率升温至 220℃,维持 5 分钟;检测器温度为 250℃;进样口温度为 200℃;顶空瓶平衡温度为 80℃,平衡时间为 30 分钟。

系统适用性要求　对照品溶液色谱图中,各峰间的分离度均应符合要求。

测定法　取供试品溶液与对照品溶液分别顶空进样,记录色谱图。

限度　按外标法以峰面积计算,均应符合规定。

N,*N*-二甲基甲酰胺　照残留溶剂测定法(通则 0861 第二法)测定。

供试品溶液　取本品约 0.5g,精密称定,置顶空瓶中,精密加 1,3-二甲基咪唑啉酮 2ml 使溶解,密封。

对照品溶液　取 *N*,*N*-二甲基甲酰胺适量,精密称定,加 1,3-二甲基咪唑啉酮定量稀释制成每 1ml 中约含 0.2mg 的溶液,精密量取 2ml,置顶空瓶中,密封。

系统适用性溶液　取 *N*,*N*-二甲基甲酰胺和 *N*,*N*-二甲基乙酰胺适量,加 1,3-二甲基咪唑啉酮稀释制成每 1ml 中各约含 0.2mg 的溶液,精密量取 2ml,置顶空瓶中,密封。

色谱条件　以 6%氰丙基苯基-94%二甲基聚硅氧烷(或极性相近)为固定液的毛细管柱为色谱柱;起始温度为 100℃,维持 8 分钟,以每分钟 20℃速率升至 230℃,维持 5 分钟;检测器温度为 250℃;进样口温度为 200℃;顶空瓶平衡温度为 90℃,平衡时间为 30 分钟。

系统适用性要求　系统适用性溶液色谱图中,*N*,*N*-二甲基甲酰胺峰与 *N*,*N*-二甲基乙酰胺峰间的分离度应符合要求。

测定法　取供试品溶液与对照品溶液分别顶空进样,记录色谱图。

限度　按外标法以峰面积计算,应符合规定。

水分　取本品,照水分测定法(通则 0832 第一法 1)测定,含水分应为 3.5%～6.5%。

【含量测定】　照高效液相色谱法(通则 0512)测定。

供试品溶液、对照品溶液、系统适用性溶液、色谱条件与系统适用性要求　见头孢丙烯(*E*)异构体项下。

测定法　精密量取供试品溶液与对照品溶液,分别注入液相色谱仪,记录色谱图。按外标法以峰面积分别计算供试品中头孢丙烯(按 $C_{18}H_{19}N_3O_5S$ 计)(Z)异构体和头孢丙烯(按 $C_{18}H_{19}N_3O_5S$ 计)(E)异构体的含量，两者之和为供试品中头孢丙烯(按 $C_{18}H_{19}N_3O_5S$ 计)的含量。

【类别】 β-内酰胺类抗生素，头孢菌素类。

【贮藏】 密封保存。

【制剂】 (1)头孢丙烯干混悬剂　(2)头孢丙烯片　(3)头孢丙烯胶囊　(4)头孢丙烯颗粒

头孢丙烯干混悬剂

Toubaobingxi Ganhunxuanji

Cefprozil for Suspension

本品含头孢丙烯(按 $C_{18}H_{19}N_3O_5S$ 计)应为标示量的 90.0%～120.0%。

【性状】 本品为颗粒或粉末；气芳香。

【鉴别】 (1)照薄层色谱法(通则 0502)试验。

供试品溶液　取本品细粉适量，加 0.1mol/L 盐酸溶液-丙酮(1∶4)混合溶液溶解并稀释制成每 1ml 中约含头孢丙烯(按 $C_{18}H_{19}N_3O_5S$ 计)2.5mg 的溶液，滤过，取续滤液。

对照品溶液　取头孢丙烯对照品适量，加 0.1mol/L 盐酸溶液-丙酮(1∶4)混合溶液溶解并稀释制成每 1ml 中约含 2.5mg 的溶液。

色谱条件　采用硅胶 G 薄层板[经 105℃活化 1 小时后，置 5%(ml/ml)正十四烷的正己烷溶液中，展开至薄层板的顶部，晾干]，以 0.1mol/L 枸橼酸溶液-0.2mol/L 磷酸氢二钠溶液-丙酮(60∶40∶1.5)为展开剂。

测定法　吸取供试品溶液与对照品溶液各 10μl，分别点于同一薄层板上，展开，于 105℃加热 5 分钟，取出，立即喷以用展开剂制成的 0.1%茚三酮溶液，在 105℃加热 15 分钟。

结果判定　供试品溶液所显主斑点的位置和颜色应与对照品溶液主斑点的位置和颜色相同。

(2)在含量测定项下记录的色谱图中，供试品溶液中两个主峰的保留时间应分别与对照品溶液中(Z)异构体峰和(E)异构体峰的保留时间一致。

以上(1)、(2)两项可选做一项。

【检查】 **头孢丙烯(E)异构体**　照高效液相色谱法(通则 0512)测定。

供试品溶液　取装量差异项下的内容物，混合均匀，精密称取适量(约相当于头孢丙烯，按 $C_{18}H_{19}N_3O_5S$ 计 0.25g)，置 250ml 量瓶中，加水约 150ml，振摇，超声使头孢丙烯溶解，用水稀释至刻度，摇匀，滤过，精密量取续滤液适量，用水定量稀释制成每 1ml 中约含头孢丙烯(按 $C_{18}H_{19}N_3O_5S$ 计)0.3mg 的溶液。

对照品溶液、系统适用性溶液、色谱条件、系统适用性要求与测定法　见头孢丙烯头孢丙烯(E)异构体项下。

限度　按外标法以峰面积分别计算供试品中头孢丙烯(按 $C_{18}H_{19}N_3O_5S$ 计)(Z)异构体和头孢丙烯(按 $C_{18}H_{19}N_3O_5S$ 计)(E)异构体的含量，头孢丙烯(E)异构体的含量与头孢丙烯(Z)、(E)异构体含量和之比应为 0.06～0.11。

酸度　取本品内容物适量，加水制成每 1ml 中约含头孢丙烯(按 $C_{18}H_{19}N_3O_5S$ 计)35mg 的混悬液，依法测定(通则 0631)，pH 值应为 4.0～6.0。

有关物质　照高效液相色谱法(通则 0512)测定。

供试品溶液　精密称取装量差异项下内容物适量(约相当于头孢丙烯，按 $C_{18}H_{19}N_3O_5S$ 计 75mg)，置 100ml 量瓶中，加溶剂溶解并稀释至刻度，摇匀，滤过，取续滤液。

对照溶液　精密量取供试品溶液 1ml，置 100ml 量瓶中，用溶剂稀释至刻度，摇匀。

灵敏度溶液　精密量取对照溶液适量，用溶剂定量稀释制成每 1ml 中约含头孢丙烯(按 $C_{18}H_{19}N_3O_5S$ 计)0.375μg 的溶液。

溶剂、对照品溶液、色谱条件、系统适用性要求与测定法　见头孢丙烯有关物质项下。

限度　供试品溶液色谱图中如有杂质峰，头孢羟氨苄按外标法以峰面积计算，不得过标示量的 0.5%；其他单个杂质峰面积不得大于对照溶液中头孢丙烯(Z)异构体和(E)异构体峰面积之和的 0.5 倍(0.5%)；其他各杂质峰面积的和不得大于对照溶液中头孢丙烯(Z)异构体和(E)异构体峰面积之和的 1.5 倍(1.5%)，小于灵敏度溶液主峰面积的峰忽略不计。

水分　取本品，照水分测定法(通则 0832 第一法 1)测定，含水分不得过 3.0%。

溶出度　照溶出度与释放度测定法(通则 0931 第二法)测定。

溶出条件　以水 900ml 为溶出介质，转速为每分钟 75 转，依法操作，经 30 分钟时取样。

供试品溶液　取溶出液适量，滤过，取续滤液。

对照品溶液　取头孢丙烯对照品适量，精密称定，加水溶解并定量稀释制成每 1ml 中约含头孢丙烯(按 $C_{18}H_{19}N_3O_5S$ 计)0.28mg(0.5g 规格、0.25g 规格)或 0.14mg(0.125g 规格)的溶液。

系统适用性溶液、色谱条件与系统适用性要求　见含量测定项下。

测定法　见含量测定项下。计算每包的溶出量。

限度　标示量的 80%，应符合规定。

其他　除沉降体积比(单剂量包装)外，其他应符合口服混悬剂项下有关的各项规定(通则 0123)。

【含量测定】 照高效液相色谱法(通则 0512)测定。

供试品溶液　见头孢丙烯(E)异构体项下。

对照品溶液、系统适用性溶液、色谱条件、系统适用性要求与测定法　见头孢丙烯含量测定项下。

【类别】 同头孢丙烯。

【规格】 按 $C_{18}H_{19}N_3O_5S$ 计　(1)0.125g　(2)0.25g　(3)0.5g

【贮藏】 遮光，密封，在阴凉干燥处保存。

头孢丙烯片

Toubaobingxi Pian

Cefprozil Tablets

本品含头孢丙烯(按 $C_{18}H_{19}N_3O_5S$ 计)应为标示量的 90.0%～110.0%。

【性状】 本品为薄膜衣片,除去包衣后显类白色至淡黄色。

【鉴别】 (1)照薄层色谱法(通则 0502)试验。

供试品溶液　取本品细粉适量,加 0.1mol/L 盐酸溶液-丙酮(1∶4)混合溶液溶解并稀释制成每 1ml 中约含头孢丙烯(按 $C_{18}H_{19}N_3O_5S$ 计)2.5mg 的溶液,滤过,取续滤液。

对照品溶液　取头孢丙烯对照品适量,加 0.1mol/L 盐酸溶液-丙酮(1∶4)混合溶液溶解并稀释制成每 1ml 中约含 2.5mg 的溶液。

色谱条件　采用硅胶 G 薄层板[经 105℃活化 1 小时后,置 5%(ml/ml)正十四烷的正己烷溶液中,展开至薄层板的顶部,晾干],以 0.1mol/L 枸橼酸溶液-0.2mol/L 磷酸氢二钠溶液-丙酮(60∶40∶1.5)为展开剂。

测定法　吸取供试品溶液与对照品溶液各 10μl,分别点于同一薄层板上,展开,于 105℃加热 5 分钟,取出,立即喷以用展开剂制成的 0.1%茚三酮溶液,在 105℃加热 15 分钟。

结果判定　供试品溶液所显主斑点的位置和颜色应与对照品溶液主斑点的位置和颜色相同。

(2)在含量测定项下记录的色谱图中,供试品溶液中两个主峰的保留时间应分别与对照品溶液中(Z)异构体峰和(E)异构体峰的保留时间一致。

以上(1)、(2)两项可选做一项。

【检查】 **头孢丙烯(E)异构体**　照高效液相色谱法(通则 0512)测定。

供试品溶液　取本品 10 片,精密称定,研细,精密称取适量(约相当于头孢丙烯,按 $C_{18}H_{19}N_3O_5S$ 计 0.25g),置 250ml 量瓶中,加水约 150ml,振摇,超声使头孢丙烯溶解,用水稀释至刻度,摇匀,滤过,精密量取续滤液适量,用水定量稀释制成每 1ml 中约含头孢丙烯(按 $C_{18}H_{19}N_3O_5S$ 计)0.3mg 的溶液。

对照品溶液、系统适用性溶液、色谱条件、系统适用性要求与测定法　见头孢丙烯头孢丙烯(E)异构体项下。

限度　按外标法以峰面积分别计算供试品中头孢丙烯(按 $C_{18}H_{19}N_3O_5S$ 计)(Z)异构体和头孢丙烯(按 $C_{18}H_{19}N_3O_5S$ 计)(E)异构体的含量,头孢丙烯(E)异构体的含量与头孢丙烯(Z)、(E)异构体含量和之比应为 0.06～0.11。

有关物质　照高效液相色谱法(通则 0512)测定。

供试品溶液　精密称取本品细粉适量(约相当于头孢丙烯,按 $C_{18}H_{19}N_3O_5S$ 计 75mg),置 100ml 量瓶中,加溶剂溶解并稀释至刻度,摇匀,滤过,取续滤液。

对照溶液　精密量取供试品溶液 1ml,置 100ml 量瓶中,用溶剂稀释至刻度,摇匀。

灵敏度溶液　精密量取对照溶液适量,用溶剂定量稀释制成每 1ml 中约含头孢丙烯(按 $C_{18}H_{19}N_3O_5S$ 计)0.375μg 的溶液。

溶剂、对照品溶液、色谱条件、系统适用性要求与测定法　见头孢丙烯有关物质项下。

限度　供试品溶液色谱图中如有杂质峰,头孢羟氨苄按外标法以峰面积计算,不得过标示量的 0.5%;其他单个杂质峰面积不得大于对照溶液中头孢丙烯(Z)异构体和(E)异构体峰面积之和的 0.5 倍(0.5%);其他各杂质峰面积的和不得大于对照溶液中头孢丙烯(Z)异构体和(E)异构体峰面积之和的 1.5 倍(1.5%),小于灵敏度溶液主峰面积的峰忽略不计。

水分　取本品,照水分测定法(通则 0832 第一法 1)测定,含水分不得过 7.0%。

溶出度　照溶出度与释放度测定法(通则 0931 第一法)测定。

溶出条件　以水 900ml 为溶出介质,转速为每分钟 75 转,依法操作,经 30 分钟时取样。

供试品溶液　取溶出液适量,滤过,取续滤液。

对照品溶液　取头孢丙烯对照品适量,精密称定,加水溶解并定量稀释制成每 1ml 中约含头孢丙烯(按 $C_{18}H_{19}N_3O_5S$ 计)0.28mg 的溶液。

系统适用性溶液、色谱条件与系统适用性要求　见含量测定项下。

测定法　见含量测定项下。计算每片的溶出量。

限度　标示量的 80%,应符合规定。

其他　应符合片剂项下有关的各项规定(通则 0101)。

【含量测定】 照高效液相色谱法(通则 0512)测定。

供试品溶液　见头孢丙烯(E)异构体项下。

对照品溶液、系统适用性溶液、色谱条件、系统适用性要求与测定法　见头孢丙烯含量测定项下。

【类别】 同头孢丙烯。

【规格】 按 $C_{18}H_{19}N_3O_5S$ 计　(1)0.25g　(2)0.5g

【贮藏】 遮光,密封,在阴凉干燥处保存。

头孢丙烯胶囊

Toubaobingxi Jiaonang

Cefprozil Capsules

本品含头孢丙烯(按 $C_{18}H_{19}N_3O_5S$ 计)应为标示量的 90.0%～110.0%。

【性状】 本品内容物为类白色至淡黄色颗粒或粉末。

【鉴别】 (1)照薄层色谱法(通则 0502)试验。

供试品溶液　取本品内容物适量,加 0.1mol/L 盐酸溶液-丙酮(1：4)混合溶液溶解并稀释制成每 1ml 中约含头孢丙烯(按 $C_{18}H_{19}N_3O_5S$ 计)2.5mg 的溶液，滤过，取续滤液。

对照品溶液　取头孢丙烯对照品适量，加 0.1mol/L 盐酸溶液-丙酮(1：4)混合溶液溶解并稀释制成每 1ml 中约含 2.5mg 的溶液。

色谱条件　采用硅胶 G 薄层板[经 105℃活化 1 小时后，置 5%(ml/ml)正十四烷的正己烷溶液中，展开至薄层板的顶部，晾干]，以 0.1mol/L 枸橼酸溶液-0.2mol/L 磷酸氢二钠溶液-丙酮(60：40：1.5)为展开剂。

测定法　吸取供试品溶液与对照品溶液各 10μl，分别点于同一薄层板上，展开，于 105℃加热 5 分钟，取出，立即喷以用展开剂制成的 0.1%茚三酮溶液，在 105℃加热 15 分钟。

结果判定　供试品溶液所显主斑点的位置和颜色应与对照品溶液主斑点的位置和颜色相同。

(2)在含量测定项下记录的色谱图中，供试品溶液中两个主峰的保留时间应分别与对照品溶液中(*Z*)异构体峰和(*E*)异构体峰的保留时间一致。

以上(1)、(2)两项可选做一项。

【检查】　头孢丙烯(*E*)异构体　照高效液相色谱法(通则 0512)测定。

供试品溶液　取装量差异项下的内容物，混合均匀，精密称取适量(约相当于头孢丙烯，按 $C_{18}H_{19}N_3O_5S$ 计 0.25g)，置 250ml 量瓶中，加水约 150ml，振摇，超声使头孢丙烯溶解，用水稀释至刻度，摇匀，滤过，精密量取续滤液适量，用水定量稀释制成每 1ml 中约含头孢丙烯(按 $C_{18}H_{19}N_3O_5S$ 计)0.3mg 的溶液。

对照品溶液、系统适用性溶液、色谱条件、系统适用性要求与测定法　见头孢丙烯头孢丙烯(*E*)异构体项下。

限度　按外标法以峰面积分别计算供试品中头孢丙烯(按 $C_{18}H_{19}N_3O_5S$ 计)(*Z*)异构体和头孢丙烯(按 $C_{18}H_{19}N_3O_5S$ 计)(*E*)异构体的含量，头孢丙烯(*E*)异构体的含量与头孢丙烯(*Z*)、(*E*)异构体含量和之比应为 0.06～0.11。

有关物质　照高效液相色谱法(通则 0512)测定。

供试品溶液　精密称取装量差异项下内容物适量(约相当于头孢丙烯，按 $C_{18}H_{19}N_3O_5S$ 计 75mg)，置 100ml 量瓶中，加溶剂溶解并稀释至刻度，摇匀，滤过，取续滤液。

对照溶液　精密量取供试品溶液 1ml，置 100ml 量瓶中，用溶剂稀释至刻度，摇匀。

灵敏度溶液　精密量取对照溶液适量，用溶剂定量稀释制成每 1ml 中约含头孢丙烯(按 $C_{18}H_{19}N_3O_5S$ 计)0.375μg 的溶液。

溶剂、对照品溶液、色谱条件、系统适用性要求与测定法　见头孢丙烯有关物质项下。

限度　供试品溶液色谱图中如有杂质峰，头孢羟氨苄按外标法以峰面积计算，不得过标示量的 0.5%；其他单个杂质峰面积不得大于对照溶液中头孢丙烯(*Z*)异构体和(*E*)异构体峰面积之和的 0.5 倍(0.5%)；其他各杂质峰面积的和不得大于对照溶液中头孢丙烯(*Z*)异构体和(*E*)异构体峰面积之和的 1.5 倍(1.5%)，小于灵敏度溶液主峰面积的峰忽略不计。

水分　取本品，照水分测定法(通则 0832 第一法 1)测定，含水分不得过 7.0%。

溶出度　照溶出度与释放度测定法(通则 0931 第一法)测定。

溶出条件　以水 900ml 为溶出介质，转速为每分钟 75 转，依法操作，经 30 分钟时取样。

供试品溶液　取溶出液适量，滤过，取续滤液。

对照品溶液　取头孢丙烯对照品适量，精密称定，加水溶解并定量稀释制成每 1ml 中约含头孢丙烯(按 $C_{18}H_{19}N_3O_5S$ 计)0.28mg(0.25g 规格)或 0.14mg(0.125g 规格)的溶液。

系统适用性溶液、色谱条件与系统适用性要求　见含量测定项下。

测定法　见含量测定项下。计算每粒的溶出量。

限度　标示量的 80%，应符合规定。

其他　应符合胶囊剂项下有关的各项规定(通则 0103)。

【含量测定】　照高效液相色谱法(通则 0512)测定。

供试品溶液　见头孢丙烯(*E*)异构体项下。

对照品溶液、系统适用性溶液、色谱条件、系统适用性要求与测定法　见头孢丙烯含量测定项下。

【类别】　同头孢丙烯。

【规格】　按 $C_{18}H_{19}N_3O_5S$ 计　(1)0.125g　(2)0.25g

【贮藏】　遮光，密封，在阴凉干燥处保存。

头孢丙烯颗粒

Toubaobingxi Keli

Cefprozil Granules

本品含头孢丙烯(按 $C_{18}H_{19}N_3O_5S$ 计)应为标示量的 90.0%～110.0%。

【性状】　本品为颗粒或粉末，气芳香。

【鉴别】　(1)照薄层色谱法(通则 0502)试验。

供试品溶液　取本品内容物适量，加 0.1mol/L 盐酸溶液-丙酮(1：4)混合溶液溶解并稀释制成每 1ml 中约含头孢丙烯(按 $C_{18}H_{19}N_3O_5S$ 计)2.5mg 的溶液，滤过，取续滤液。

对照品溶液　取头孢丙烯对照品适量，加 0.1mol/L 盐酸溶液-丙酮(1：4)混合溶液溶解并稀释制成每 1ml 中约含 2.5mg 的溶液。

色谱条件　采用硅胶 G 薄层板[经 105℃活化 1 小时后，置 5%(ml/ml)正十四烷的正己烷溶液中，展开至薄层板的顶部，晾干]，以 0.1mol/L 枸橼酸溶液-0.2mol/L 磷酸氢二钠溶液-丙酮(60：40：1.5)为展开剂。

测定法　吸取供试品溶液与对照品溶液各 10μl，分别点于同一薄层板上，展开，于105℃加热5分钟，取出，立即喷以用展开剂制成的0.1%茚三酮溶液，在105℃加热15分钟。

结果判定　供试品溶液所显主斑点的位置和颜色应与对照品溶液主斑点的位置和颜色相同。

(2)在含量测定项下记录的色谱图中，供试品溶液中两个主峰的保留时间应分别与对照品溶液中(*Z*)异构体峰和(*E*)异构体峰的保留时间一致。

以上(1)、(2)两项可选做一项。

【检查】　头孢丙烯(*E*)异构体　照高效液相色谱法(通则0512)测定。

供试品溶液　取装量差异项下的内容物，混合均匀，精密称取适量(约相当于头孢丙烯，按$C_{18}H_{19}N_3O_5S$计0.25g)，置250ml量瓶中，加水约150ml，振摇，超声使头孢丙烯溶解，用水稀释至刻度，摇匀，滤过，精密量取续滤液适量，用水定量稀释制成每1ml中约含头孢丙烯(按$C_{18}H_{19}N_3O_5S$计)0.3mg的溶液。

对照品溶液、系统适用性溶液、色谱条件、系统适用性要求与测定法　见头孢丙烯头孢丙烯(*E*)异构体项下。

限度　按外标法以峰面积分别计算供试品中头孢丙烯(按$C_{18}H_{19}N_3O_5S$计)(*Z*)异构体和头孢丙烯(按$C_{18}H_{19}N_3O_5S$计)(*E*)异构体的含量，头孢丙烯(*E*)异构体的含量与头孢丙烯(*Z*)、(*E*)异构体含量和之比应为0.06～0.11。

酸度　取本品内容物适量，加水制成每1ml中约含头孢丙烯(按$C_{18}H_{19}N_3O_5S$计)5.0mg的混悬液，依法测定(通则0631)，pH值应为4.0～6.0。

有关物质　照高效液相色谱法(通则0512)测定。

供试品溶液　精密称取装量差异项下内容物适量(约相当于头孢丙烯，按$C_{18}H_{19}N_3O_5S$计75mg)，置100ml量瓶中，加溶剂溶解并稀释至刻度，摇匀，滤过，取续滤液。

对照溶液　精密量取供试品溶液1ml，置100ml量瓶中，用溶剂稀释至刻度，摇匀。

灵敏度溶液　精密量取对照溶液适量，用溶剂定量稀释制成每1ml中约含头孢丙烯(按$C_{18}H_{19}N_3O_5S$计)0.375μg的溶液。

溶剂、对照品溶液、色谱条件、系统适用性要求与测定法　见头孢丙烯有关物质项下。

限度　供试品溶液色谱图中如有杂质峰，头孢羟氨苄按外标法以峰面积计算，不得过标示量的0.5%；其他单个杂质峰面积不得大于对照溶液中头孢丙烯(*Z*)异构体和(*E*)异构体峰面积之和的0.5倍(0.5%)；其他各杂质峰面积的和不得大于对照溶液中头孢丙烯(*Z*)异构体和(*E*)异构体峰面积之和的1.5倍(1.5%)，小于灵敏度溶液主峰面积的峰忽略不计。

水分　取本品，照水分测定法(通则0832第一法1)测定，含水分不得过3.0%。

溶出度　照溶出度与释放度测定法(通则0931第二法)测定。

溶出条件　以水900ml为溶出介质，转速为每分钟75转，依法操作，经30分钟时取样。

供试品溶液　取溶出液适量，滤过，取续滤液。

对照品溶液　取头孢丙烯对照品适量，精密称定，加水溶解并定量稀释制成每1ml中约含头孢丙烯($C_{18}H_{19}N_3O_5S$计)0.28mg(0.25g规格)或0.14mg(0.125g规格)的溶液。

系统适用性溶液、色谱条件与系统适用性要求　见含量测定项下。

测定法　见含量测定项下。计算每包的溶出量。

限度　标示量的80%，应符合规定。

其他　应符合颗粒剂项下有关的各项规定(通则0104)。

【含量测定】　照高效液相色谱法(通则0512)测定。

供试品溶液　见头孢丙烯(*E*)异构体项下。

对照品溶液、系统适用性溶液、色谱条件、系统适用性要求与测定法　见头孢丙烯含量测定项下。

【类别】　同头孢丙烯。

【规格】　按$C_{18}H_{19}N_3O_5S$计　(1)0.125g　(2)0.25g

【贮藏】　遮光，密封，在阴凉干燥处保存。

头孢他啶

Toubaotading

Ceftazidime

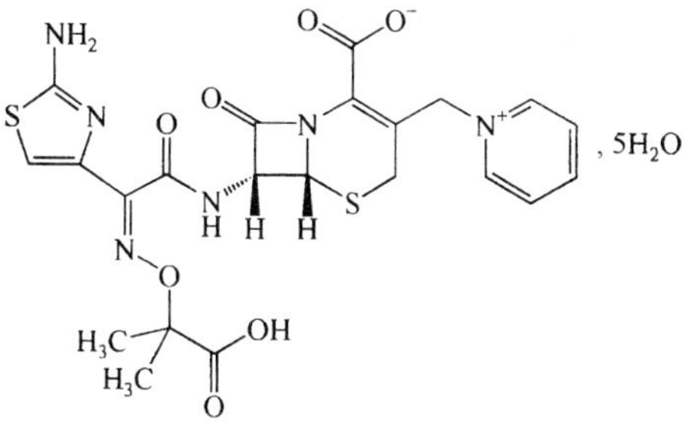

$C_{22}H_{22}N_6O_7S_2 \cdot 5H_2O$　636.65

本品为(6*R*,7*R*)-7-[[(2-氨基-4-噻唑基)-[(1-羧基-1-甲基乙氧基)亚氨基]乙酰基]氨基]-2-羧基-8-氧代-5-硫杂-1-氮杂双环[4.2.0]辛-2-烯-3-甲基吡啶鎓内盐五水合物。按干燥品计算，含头孢他啶(按$C_{22}H_{22}N_6O_7S_2$计)不得少于95.0%。

【性状】　本品为白色或类白色结晶性粉末；无臭或微有特臭。

本品在水或甲醇中微溶，在丙酮中不溶，在磷酸盐缓冲液(pH 6.0)中略溶。

吸收系数　取本品，精密称定，加磷酸盐缓冲液(pH 6.0)溶解并定量稀释制成每1ml中约含10μg的溶液，照紫外-可见分光光度法(通则0401)，在257nm的波长处测定吸光度，吸收系数($E_{1cm}^{1\%}$)为400～430。

【鉴别】　(1)在含量测定项下记录的色谱图中，供试品溶

液主峰的保留时间应与对照品溶液主峰的保留时间一致。

(2)本品的红外光吸收图谱应与对照的图谱(光谱集 718 图)一致。

【检查】 酸度 取本品,加水制成每 1ml 中含 5.0mg 的溶液,依法测定(通则 0631),pH 值应为 3.0～4.0。

溶液的澄清度与颜色 取本品 5 份,各 0.60g,分别加碳酸钠溶液(1→100)5ml 使溶解,溶液应澄清无色;如显浑浊,与 1 号浊度标准液(通则 0902 第一法)比较,均不得更浓;如显色,与黄色或黄绿色 6 号标准比色液(通则 0901 第一法)比较,均不得更深。

有关物质 照高效液相色谱法(通则 0512)测定。临用新制。

供试品溶液 取本品,加流动相 A-流动相 B(7∶93)溶解并稀释制成每 1ml 中约含 1.2mg 的溶液。

对照溶液 精密量取供试品溶液 1ml,置 100ml 量瓶中,用流动相 A-流动相 B(7∶93)稀释至刻度,摇匀。

系统适用性溶液 取头孢他啶对照品 60mg,置 50ml 量瓶中,加 0.1mol/L 盐酸溶液 5ml 溶解,用水稀释至刻度,摇匀。在沸水浴中放置 20 分钟,取出,放冷。

色谱条件 用十八烷基硅烷键合硅胶为填充剂;流动相 A 为乙腈,流动相 B 为磷酸盐缓冲溶液(取磷酸二氢铵 22.6g 加水溶解并稀释至 1000ml,用 10%的磷酸溶液调节 pH 值至 3.9),按下表进行线性梯度洗脱;柱温为 35℃;检测波长为 255nm;进样体积为 20μl。

保留时间(分钟)	流动相 A(%)	流动相 B(%)
0	7	93
14	7	93
29	14	86
40	14	86
41	7	93
52	7	93

系统适用性要求 系统适用性溶液色谱图中,头孢他啶峰与其前相邻杂质峰之间的分离度应符合要求。

测定法 精密量取供试品溶液与对照溶液,分别注入液相色谱仪,记录色谱图。

限度 供试品溶液色谱图中如有杂质峰,单个杂质峰面积不得大于对照溶液主峰面积的 0.5 倍(0.5%),各杂质峰面积的和不得大于对照溶液主峰面积的 2 倍(2.0%),小于对照溶液主峰面积 0.05 倍的峰忽略不计。

头孢他啶聚合物 照分子排阻色谱法(通则 0514)测定。临用新制。

供试品溶液 精密称取本品约 0.2g 与碳酸钠 20mg,置 10ml 量瓶中,加水适量使溶解后,用水稀释至刻度,摇匀。

对照溶液 取头孢他啶对照品适量,精密称定,加水溶解并定量稀释制成每 1ml 中约含 0.1mg 的溶液。

系统适用性溶液(1) 取蓝色葡聚糖 2000 适量,加水溶解并稀释制成每 1ml 中约含 1.5mg 的溶液。

系统适用性溶液(2) 取头孢他啶约 0.2g 与碳酸钠 20mg,置 10ml 量瓶中,加系统适用性溶液(1)溶解并稀释至刻度,摇匀。

色谱条件 用葡聚糖凝胶 G-10(40～120μm)为填充剂;玻璃柱内径 1.0～1.4cm,柱长 45cm;以含 3.5%硫酸铵的 pH 7.0 的 0.1mol/L 磷酸盐缓冲液[0.1mol/L 磷酸氢二钠溶液-0.1mol/L 磷酸二氢钠溶液(61∶39)]为流动相 A,以水为流动相 B;流速为每分钟 0.8ml;检测波长为 254nm;进样体积 100～200μl。

系统适用性要求 系统适用性溶液(1)分别在以流动相 A 与流动相 B 为流动相记录的色谱图中,按蓝色葡聚糖 2000 峰计算,理论板数均不低于 500,拖尾因子均应小于 2.0,蓝色葡聚糖 2000 的保留时间比值应在 0.93～1.07 之间。系统适用性溶液(2)在以流动相 A 为流动相记录的色谱图中,高聚体的峰高与单体和高聚体之间的谷高比应大于 1.5。对照溶液色谱图中主峰与供试品溶液色谱图中聚合物峰与相应色谱系统中蓝色葡聚糖 2000 的保留时间的比值均应在 0.93～1.07 之间。以流动相 B 为流动相,精密量取对照溶液连续进样 5 次,峰面积的相对标准偏差应不大于 5.0%。

测定法 以流动相 A 为流动相,精密量取供试品溶液注入液相色谱仪,记录色谱图;以流动相 B 为流动相,精密量取对照溶液注入液相色谱仪,记录色谱图。

限度 按外标法以头孢他啶峰面积计算,含头孢他啶聚合物的量不得过 0.3%。

吡啶 照高效液相色谱法(通则 0512)测定。

pH 7.0 磷酸盐缓冲液 称取无水磷酸氢二钠 5.68g、磷酸二氢钾 3.63g,加水溶解并稀释至 1000ml。

供试品溶液 取本品约 0.66g,精密称定,置 100ml 量瓶中,加 pH 7.0 磷酸盐缓冲液溶解并稀释至刻度(于 15℃以下贮存,1 小时内进样完毕),摇匀。

对照品溶液 取吡啶约 1g,精密称定,置 100ml 量瓶中,用水稀释至刻度,摇匀,精密量取 10ml,置 100ml 量瓶中,用水稀释至刻度,摇匀,于 15℃以下贮存。临用前精密量取 2ml,置 200ml 量瓶中,用 pH 7.0 磷酸盐缓冲液稀释至刻度,摇匀。

色谱条件 用十八烷基硅烷键合硅胶为填充剂;以乙腈-0.25mol/L 磷酸二氢铵溶液(取磷酸二氢铵 57.515g,加水溶解并稀释至 2000ml)-水(300∶100∶600),用氨溶液调节 pH 值至 7.0 为流动相;流速为每分钟 1.0ml;检测波长为 254nm;进样体积 20μl。

系统适用性要求 理论板数按吡啶峰计算不低于 3000。取对照品溶液注入液相色谱仪,计算数次进样结果,其相对标准偏差不得过 3.0%。

测定法 精密量取供试品溶液与对照品溶液,分别注入液相色谱仪,记录色谱图。

限度　按外标法以峰面积计算出供试品中吡啶的含量，不得过 0.12%。

干燥失重　取本品，在 60℃减压干燥至恒重（通则 0831），减失重量应为 13.0%～15.0%。

炽灼残渣　取本品 1.0g，依法检查（通则 0841），遗留残渣不得过 0.2%。

重金属　取炽灼残渣项下遗留的残渣，依法检查（通则 0821 第二法），含重金属不得过百万分之二十。

可见异物　取本品 5 份，每份各 3.0g，分别加 1%碳酸钠溶液（经 0.45μm 滤膜滤过）溶解，依法检查（通则 0904），应符合规定。（供无菌分装用）

不溶性微粒　取本品，加 1%碳酸钠溶液（经 0.45μm 滤膜滤过）溶解制成每 1ml 中含 30mg 的溶液，依法检查（通则 0903），每 1g 样品中含 10μm 及 10μm 以上的微粒不得过 6000 个，含 25μm 及 25μm 以上的微粒不得过 600 个。（供无菌分装用）

细菌内毒素　取本品，依法检查（通则 1143），每 1mg 头孢他啶（按 $C_{22}H_{22}N_6O_7S_2$ 计）中含内毒素的量应小于 0.10EU（先加 1%无内毒素的碳酸钠溶液将供试品溶解并稀释制成每 1ml 中含 80mg 的溶液，再用内毒素检查用水稀释至所需浓度）。（供注射用）

无菌　取本品，用适量 1%无菌碳酸钠溶液溶解并稀释后，经薄膜过滤法处理，依法检查（通则 1101），应符合规定。（供无菌分装用）

【含量测定】　照高效液相色谱法（通则 0512）测定。

供试品溶液　取本品适量（约相当于头孢他啶，按 $C_{22}H_{22}N_6O_7S_2$ 计 0.25g），精密称定，置 250ml 量瓶中，加水使头孢他啶溶解并稀释至刻度，摇匀，精密量取 15ml，置 100ml 量瓶中，用水稀释至刻度，摇匀。

对照品溶液　取头孢他啶对照品，精密称定，加水使头孢他啶溶解并定量稀释制成每 1ml 中约含头孢他啶（按 $C_{22}H_{22}N_6O_7S_2$ 计）0.15mg 的溶液。

色谱条件　用十八烷基硅烷键合硅胶为填充剂；以乙腈-pH 7.0 磷酸盐缓冲液（称取无水磷酸氢二钠 42.59g、磷酸二氢钾 27.22g，加水溶解并稀释至 1000ml）-水（40：200：1760）为流动相；流速为每分钟 1.5ml；检测波长为 254nm；进样体积 20μl。

系统适用性要求　对照品溶液色谱图中，头孢他啶峰与相邻杂质峰之间的分离度应符合要求。

测定法　精密量取供试品溶液与对照品溶液，分别注入液相色谱仪，记录色谱图。按外标法以峰面积计算供试品中 $C_{22}H_{22}N_6O_7S_2$ 的含量。

【类别】　β-内酰胺类抗生素，头孢菌素类。

【贮藏】　密封，在凉暗处保存。

【制剂】　注射用头孢他啶

注射用头孢他啶

Zhusheyong Toubaotading

Ceftazidime for Injection

本品为头孢他啶加适量碳酸钠或精氨酸为助溶剂制成的无菌粉末。按干燥品、无精氨酸或碳酸钠计算，含头孢他啶（按 $C_{22}H_{22}N_6O_7S_2$ 计）不得少于 95.0%，按平均含量计算，含头孢他啶（按 $C_{22}H_{22}N_6O_7S_2$ 计）应为标示量的 90.0%～110.0%。

【性状】　本品为白色或类白色结晶性粉末。

【鉴别】　（1）在头孢他啶含量测定项下记录的色谱图中，供试品溶液主峰的保留时间应与对照品溶液主峰的保留时间一致。

（2）取本品适量，加稀酸，即泡沸，发生二氧化碳，导入氢氧化钙试液中，即生成白色沉淀。

（3）本品显钠盐鉴别（1）的反应（通则 0301）。

（4）取本品约 25mg，加水 2.0ml 使溶解，加茚三酮约 10mg，加热，溶液显蓝紫色。

以碳酸钠为助溶剂的制剂，选做（1）、（2）、（3）项，以精氨酸为助溶剂的制剂，选做（1）、（4）项。

【检查】　**酸碱度**　取本品，按标示量加水制成每 1ml 中含 0.1g 的溶液，依法测定（通则 0631），pH 值应为 5.0～7.5。

溶液的澄清度与颜色　取本品 5 瓶，按标示量分别加水制成每 1ml 中含 0.1g 的溶液，溶液应澄清无色；如显浑浊，与 1 号浊度标准液（通则 0902 第一法）比较，均不得更浓；如显色，与黄色或黄绿色 6 号标准比色液（通则 0901 第一法）比较，均不得更深。

有关物质　照高效液相色谱法（通则 0512）测定。临用新制。

供试品溶液　取本品，按标示量加流动相 A-流动相 B（7：93）溶解并稀释成每 1ml 中约含 1mg 的溶液。

对照溶液　精密量取供试品溶液 1ml，置 100ml 量瓶中，用流动相 A-流动相 B（7：93）稀释至刻度，摇匀。

系统适用性溶液、色谱条件、系统适用性要求、测定法与限度　见头孢他啶有关物质项下。

吡啶　照高效液相色谱法（通则 0512）测定。

供试品溶液　取本品，按标示量加水溶解并定量稀释制成每 1ml 中含 6mg 的溶液。

对照品溶液　取吡啶约 1g，精密称定，置 100ml 量瓶中，用水稀释至刻度，摇匀，精密量取 10ml，置 100ml 量瓶中，用水稀释至刻度，摇匀，于 15℃以下贮存。临用前精密量取 2ml，置 200ml 量瓶中，用水稀释至刻度，摇匀。

色谱条件、系统适用性要求与测定法　见头孢他啶吡啶项下。

限度　按外标法以峰面积计算，含吡啶的量不得过标示量的 0.4%。

头孢他啶聚合物 照分子排阻色谱法(通则 0514)测定。临用新制。

供试品溶液 取本品,按标示量加水溶解并定量稀释制成每 1ml 中含 20mg 的溶液。

对照溶液、系统适用性溶液(1)、系统适用性溶液(2)、色谱条件、系统适用性要求与测定法 见头孢他啶中头孢他啶聚合物项下。

限度 按外标法以峰面积计算,含头孢他啶聚合物的量不得过标示量的 1.0%。

干燥失重 取本品,在 60℃ 减压干燥至恒重(通则 0831),减失重量不得过 12.5%(含精氨酸),减失重量不得过 13.5%(含碳酸钠)。

含量均匀度 以含量测定项下测得的每瓶头孢他啶含量计算,应符合规定(通则 0941)。

不溶性微粒 取本品,按标示量加微粒检查用水溶解并制成每 1ml 中含 0.1g 的溶液,依法检查(通则 0903),标示量为 1.0g 以下的折算为每 1.0g 样品中含 10μm 及 10μm 以上的微粒不得过 6000 粒,含 25μm 及 25μm 以上的微粒不得过 600 粒;标示量为 1.0g 以上(包括 1.0g)每个供试品容器中含 10μm 及 10μm 以上的微粒不得过 6000 粒,含 25μm 及 25μm 以上的微粒不得过 600 粒。

细菌内毒素 取本品,依法检查(通则 1143),每 1mg 头孢他啶(按 $C_{22}H_{22}N_6O_7S_2$ 计)中含内毒素的量应小于 0.10EU。

无菌 取本品,用适宜溶剂溶解并稀释后,经薄膜过滤法处理,依法检查(通则 1101),应符合规定。

其他 应符合注射剂项下有关的各项规定(通则 0102)。

【含量测定】 **头孢他啶** 照高效液相色谱法(通则 0512)测定。

含量 1(按干燥品、无精氨酸或碳酸钠计) 供试品溶液 取本品内容物适量,精密称定,加水溶解并定量稀释制成每 1ml 中约含头孢他啶(按 $C_{22}H_{22}N_6O_7S_2$ 计)0.15mg 的溶液。

对照品溶液、色谱条件与系统适用性要求 见头孢他啶含量测定项下。

测定法 精密量取供试品溶液与对照品溶液,分别注入液相色谱仪,记录色谱图。按外标法以峰面积计算。

含量 2(按平均含量计) 供试品溶液 取本品 10 瓶,分别加水溶解并定量稀释制成每 1ml 中约含头孢他啶(按 $C_{22}H_{22}N_6O_7S_2$ 计)1mg 的溶液,精密量取 15ml,置 100ml 量瓶中,用水稀释至刻度,摇匀。

对照品溶液、色谱条件与系统适用性要求 见头孢他啶含量测定项下。

测定法 精密量取供试品溶液与对照品溶液,分别注入液相色谱仪,记录色谱图。按外标法以峰面积计算,求出 10 瓶的平均含量。

碳酸钠 精密称取经 110℃ 干燥 2 小时的氯化钠对照品适量,加水溶解并定量稀释制成每 1ml 中约含 2.8mg 的溶液。精密量取氯化钠溶液 4.0ml、4.5ml、5.0ml、5.5ml、6.0ml,分别置 100ml 量瓶中,加硝酸 10ml,用水稀释至刻度,摇匀,作为对照品溶液(1)、(2)、(3)、(4)、(5)。精密称取本品适量(约相当于含碳酸钠 13mg),置 100ml 量瓶中,加水适量溶解后,加硝酸 10ml,用水稀释至刻度,摇匀,作为供试品溶液。取硝酸 10ml 置 100ml 量瓶中,用水稀释至刻度,摇匀,作为空白溶液。取上述溶液照原子吸收分光光度法(通则 0406 第一法),在 330.3nm 的波长处分别测定吸光度,计算碳酸钠的含量。

精氨酸 照高效液相色谱法(通则 0512)测定。

供试品溶液 取本品内容物适量,精密称定,加流动相溶解并定量稀释制成每 1ml 中约含精氨酸 0.05mg 的溶液。

对照品溶液 取头孢他啶对照品与精氨酸对照品,精密称定,加流动相溶解并定量稀释制成每 1ml 中分别约含 0.2mg 与 0.05mg 的溶液。

色谱条件 用二羟基丙基硅烷键合硅胶为填充剂;以乙腈-pH 2.0 磷酸盐缓冲液(称取磷酸二氢铵 1.15g,加水 800ml 使溶解后,用磷酸调节 pH 值至 2.0,再用水稀释至 1000ml,混匀)(750 : 250)为流动相;检测波长为 206nm;进样体积 20μl。

系统适用性要求 对照品溶液色谱图中,头孢他啶峰与精氨酸峰之间的分离度应大于 6.0,精氨酸峰的拖尾因子应不大于 4.0。

测定法 精密量取供试品溶液与对照品溶液,分别注入液相色谱仪,记录色谱图。按外标法以峰面积计算供试品中 $C_6H_{14}N_4O_2$ 的含量。

【类别】 同头孢他啶。

【规格】 按 $C_{22}H_{22}N_6O_7S_2$ 计 (1)0.5g (2)0.75g (3)1.0g (4)1.5g (5)2.0g (6)3.0g

【贮藏】 密封,在凉暗处保存。

头孢尼西钠

Toubaonixina

Cefonicid Sodium

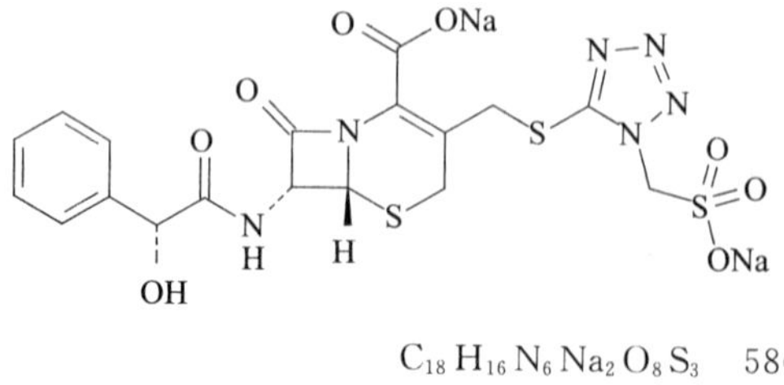

$C_{18}H_{16}N_6Na_2O_8S_3$ 586.53

本品为(6*R*,7*R*)-7-[(*R*)-α-羟基苯乙酰胺基]-8-氧代-3-[[[1-磺酸甲基-1*H*-四氮唑-5-基]硫代]甲基]-5-硫杂-1-氮杂双环[4.2.0]辛-2-烯-2-羧酸二钠盐。按无水物计算,含头孢尼西($C_{18}H_{18}N_6O_8S_3$)应为 83.2%~97.0%。

【性状】 本品为白色或类白色粉末或结晶性粉末。

本品在水中极易溶解，在甲醇中易溶，在乙醇中极微溶解，在乙醚中几乎不溶。

比旋度 取本品，精密称定，加甲醇溶解并定量稀释制成每 1ml 中约含 10mg 的溶液，依法测定（通则 0621），比旋度为 $-37°$ 至 $-47°$。

【鉴别】 (1)在含量测定项下记录的色谱图中，供试品溶液主峰的保留时间应与对照品溶液主峰的保留时间一致。

(2)本品的红外光吸收图谱应与对照的图谱（光谱集 1121 图）一致。

(3)本品显钠盐鉴别(1)的反应（通则 0301）。

【检查】 **酸度** 取本品，加水制成每 1ml 中含 50mg 的溶液，依法测定（通则 0631），pH 值应为 3.5～6.5。

溶液的澄清度 取本品 5 份，各 0.60g，分别加水 5ml 使溶解，立即依法检查，溶液应澄清；如显浑浊，与 1 号浊度标准液（通则 0902 第一法）比较，均不得更浓。

吸光度 取本品适量，加水溶解并定量稀释制成每 1ml 中含头孢尼西 0.1g 的溶液，照紫外-可见分光光度法（通则 0401），在 425nm 的波长处测定，吸光度不得过 0.10。

有关物质 照高效液相色谱法（通则 0512）测定。临用新制。

供试品溶液　取本品适量，加流动相溶解并稀释制成每 1ml 中约含 0.5mg 的溶液。

对照溶液　精密量取供试品溶液 1ml，置 100ml 量瓶中，用流动相稀释至刻度，摇匀。

系统适用性溶液　取头孢尼西对照品适量，加流动相溶解并稀释制成每 1ml 中含 0.2mg 的溶液，置 70℃ 水浴 40 分钟，放冷，作为降解溶液；另分别称取 7-氨基头孢烷酸（7-ACA）对照品和 5-巯基-1-磺酸甲基四唑（3-TSA）对照品各适量，加降解溶液溶解并稀释制成每 1ml 中各约含 0.1mg 的混合溶液。

色谱条件　用十八烷基硅烷键合硅胶为填充剂；以 0.02mol/L 磷酸二氢铵溶液（用氨试液调节 pH 值至 7.0）-甲醇（84∶16）为流动相；检测波长为 272nm；进样体积 20μl。

系统适用性要求　系统适用性溶液色谱图中，出峰顺序为：5-巯基-1-磺酸甲基四唑（3-TSA）、7-氨基头孢烷酸（7-ACA）、头孢尼西、去乙酰头孢尼西。各峰之间的分离度均应符合要求。

测定法　精密量取供试品溶液与对照溶液，分别注入液相色谱仪，记录色谱图至主成分峰保留时间的 5 倍。

限度　供试品溶液色谱图中如有杂质峰，7-氨基头孢烷酸（7-ACA）的峰面积不得大于对照溶液主峰面积的 0.5 倍（0.5%），5-巯基-1-磺酸甲基四唑（3-TSA）的峰面积不得大于对照溶液主峰面积的 2 倍（2.0%），其他单个杂质峰面积不得大于对照溶液主峰面积（1.0%），各杂质峰面积的和不得大于对照溶液主峰面积的 5 倍（5.0%）。

头孢尼西聚合物 照分子排阻色谱法（通则 0514）测定。临用新制。

供试品溶液　取本品约 0.2g，精密称定，置 10ml 量瓶中，加水溶解并稀释至刻度，摇匀。

对照溶液　取头孢尼西对照品适量，精密称定，加水溶解并定量稀释制成每 1ml 中含 0.1mg 的溶液。

系统适用性溶液(1)　取蓝色葡聚糖 2000 适量，精密称定，加水溶解并稀释制成每 1ml 中约含 0.1mg 的溶液。

系统适用性溶液(2)　称取头孢尼西钠约 0.2g，置 10ml 量瓶中，用系统适用性溶液(1)溶解并稀释至刻度，摇匀。

色谱条件　用葡聚糖凝胶 G-10（40～120μm）为填充剂；玻璃柱内径 1.0～1.4cm，柱长 30～40cm；流动相 A 为 pH 7.0 的 0.1mol/L 磷酸盐缓冲液[0.1mol/L 磷酸氢二钠溶液-0.1mol/L 磷酸二氢钠溶液（61∶39）]，流动相 B 为水；流速约为每分钟 1.2ml，检测波长为 254nm；进样体积 100～200μl。

系统适用性要求　系统适用性溶液(1)分别在以流动相 A 与流动相 B 为流动相记录的色谱图中，按蓝色葡聚糖 2000 峰计算，理论板数均不低于 500，拖尾因子均应小于 2.0，蓝色葡聚糖 2000 的保留时间比值应在 0.93～1.07 之间。系统适用性溶液(2)在以流动相 A 为流动相记录的色谱图中，高聚体的峰高与单体和高聚体之间的谷高比应大于 2.0。对照溶液色谱图中主峰与供试品溶液色谱图中聚合物峰与相应色谱系统中蓝色葡聚糖 2000 的保留时间的比值均应在 0.93～1.07 之间。以流动相 B 为流动相，精密量取对照溶液连续进样 5 次，峰面积的相对标准偏差应不大于 5.0%。

测定法　以流动相 A 为流动相，精密量取供试品溶液注入液相色谱仪，记录色谱图；以流动相 B 为流动相，精密量取对照溶液注入液相色谱仪，记录色谱图。

限度　按外标法以头孢尼西峰面积计算，含头孢尼西聚合物的量不得过 0.4%。

残留溶剂 照残留溶剂测定法（通则 0861 第二法）测定。

供试品溶液　取本品 1.0g，精密称定，置顶空瓶中，精密加水 5ml 使溶解，密封。

对照品溶液　取甲醇、乙醇、乙腈、丙酮、乙酸乙酯、四氢呋喃和二氯甲烷各适量，精密称定，加水定量稀释制成每 1ml 中分别含甲醇 0.6mg、乙醇 1.0mg、乙腈 0.082mg、丙酮 1.0mg、乙酸乙酯 1.0mg、四氢呋喃 0.144mg 和二氯甲烷 0.12mg 的溶液，精密量取 5ml，置顶空瓶中，密封。

色谱条件　以 100% 的二甲基聚硅氧烷（或极性相近）为固定液的毛细管柱为色谱柱，起始温度为 45℃，保持 5 分钟，再以每分钟 10℃ 的速率升温至 180℃；进样口温度为 150℃；检测器温度为 200℃；顶空瓶平衡温度为 90℃，平衡时间为 20 分钟。

系统适用性要求　对照品溶液色谱图中，各成分峰间的分离度均应符合要求。

测定法　取供试品溶液与对照品溶液分别顶空进样，记录色谱图。

限度　按外标法以峰面积计算，甲醇、乙醇、乙腈、丙酮、乙酸乙酯、四氢呋喃与二氯甲烷的残留量均应符合规定。

水分　取本品，照水分测定法(通则 0832 第一法 1)测定，含水分不得过 5.0%。

可见异物　取本品 5 份，每份各 2g，加微粒检查用水溶解，依法检查(通则 0904)，均应符合规定。(供无菌分装用)

不溶性微粒　取本品，加微粒检查用水制成每 1ml 中含 40mg 的溶液，依法检查(通则 0903)，每 1g 样品中含 10μm 及 10μm 以上的微粒不得过 6000 粒，含 25μm 及 25μm 以上的微粒不得过 600 粒。(供无菌分装用)

细菌内毒素　取本品，依法检查(通则 1143)，每 1mg 头孢尼西中含内毒素的量应小于 0.35EU。(供注射用)

无菌　取本品，用 0.9%无菌氯化钠溶液溶解并稀释制成每 1ml 中含 60mg 的溶液，经薄膜过滤法处理，用 0.1%无菌蛋白胨水溶液分次冲洗(每膜不少于 600ml)，每管培养基中加入不少于 600 万单位的青霉素酶，以金黄色葡萄球菌为阳性对照菌，依法检查(通则 1101)，应符合规定。(供无菌分装用)

【含量测定】　照高效液相色谱法(通则 0512)测定。

供试品溶液　取本品适量，精密称定，加流动相溶解并定量稀释制成每 1ml 中约含头孢尼西 0.2mg 的溶液。

对照品溶液　取头孢尼西对照品适量，精密称定，加流动相溶解并定量稀释制成每 1ml 中约含头孢尼西 0.2mg 的溶液。

系统适用性溶液、色谱条件与系统适用性要求　见有关物质项下。

测定法　精密量取供试品溶液与对照品溶液，分别注入液相色谱仪，记录色谱图。按外标法以峰面积计算供试品中头孢尼西($C_{18}H_{18}N_6O_8S_3$)的含量。

【类别】　β-内酰胺类抗生素，头孢菌素类。

【贮藏】　密封，在阴凉干燥处保存。

【制剂】　注射用头孢尼西钠

附：

7-氨基头孢烷酸

$C_{10}H_{12}N_2O_5S$　272.28

(6*R*,7*R*)-7-氨基-3-[(乙酰氧)甲基]-8-氧代-5-硫杂-1-氮杂双环[4.2.0]辛-2-烯-2 羧酸(7-ACA)

5-巯基-1-磺酸甲基四唑

$C_2H_4N_4O_3S_2$　196.21

5-巯基四氮唑-1-甲烷磺酸(3-TSA)

注射用头孢尼西钠

Zhusheyong Toubaonixina

Cefonicid Sodium for Injection

本品为头孢尼西钠的无菌粉末。按无水物计算，含头孢尼西($C_{18}H_{18}N_6O_8S_3$)应为 83.2%～97.0%；按平均装量计算，含头孢尼西($C_{18}H_{18}N_6O_8S_3$)应为标示量的90.0%～110.0%。

【性状】　本品为白色或类白色粉末或结晶性粉末。

【鉴别】　照头孢尼西钠项下的鉴别试验，显相同的结果。

【检查】　**溶液的澄清度**　取本品 5 瓶，按标示量分别加水制成每 1ml 中含 0.1g 的溶液，立即依法检查，溶液应澄清；如显浑浊，与 1 号浊度标准液(通则 0902 第一法)比较，均不得更浓。

吸光度　取本品 5 瓶，按标示量分别加水溶解并定量稀释制成每 1ml 中含 0.1g 的溶液，照紫外-可见分光光度法(通则 0401)，在 425nm 的波长处测定，吸光度均不得过 0.10。

有关物质　照高效液相色谱法(通则 0512)测定。临用新制。

供试品溶液　取本品适量，加流动相溶解并稀释制成每 1ml 中约含 0.5mg 的溶液。

对照溶液　精密量取供试品溶液 1ml，置 100ml 量瓶中，用流动相稀释至刻度，摇匀。

系统适用性溶液、色谱条件、系统适用性要求、测定法与限度　见头孢尼西钠有关物质项下。

头孢尼西聚合物　照分子排阻色谱法(通则 0514)测定。临用新制。

供试品溶液　取本品约 0.2g，精密称定，置 10ml 量瓶中，加水溶解并稀释至刻度，摇匀。

对照溶液、系统适用性溶液(1)、系统适用性溶液(2)、色谱条件、系统适用性要求、测定法与限度　见头孢尼西钠中头孢尼西聚合物项下。

不溶性微粒　取本品，按标示量加微粒检查用水制成每 1ml 中含 40mg 的溶液，依法检查(通则 0903)，标示量为 1.0g 以下的折算为每 1.0g 样品中含 10μm 及 10μm 以上的微粒不得过 6000 粒，含 25μm 及 25μm 以上的微粒不得过 600 粒；标示量为 1.0g 以上(包括 1.0g)每个供试品容器中含 10μm 及 10μm 以上的微粒不得过 6000 粒，含 25μm 及 25μm 以上的微粒不得过600粒。

酸度、水分、细菌内毒素与无菌　照头孢尼西钠项下的方法检查，均应符合规定。

其他　应符合注射剂项下有关的各项规定（通则0102）。

【含量测定】　照高效液相色谱法（通则0512）测定。

供试品溶液　取装量差异项下的内容物，精密称定，加流动相溶解并定量稀释制成每1ml中约含头孢尼西0.2mg的溶液。

对照品溶液、系统适用性溶液、色谱条件、系统适用性要求与测定法　见头孢尼西钠含量测定项下。

【类别】　同头孢尼西钠。

【规格】　按$C_{18}H_{18}N_6O_8S_3$计　（1）0.5g　（2）1.0g　（3）2.0g

【贮藏】　密封，在阴凉干燥处保存。

头孢地尼

Toubaodini

Cefdinir

$C_{14}H_{13}N_5O_5S_2$　395.42

本品为(6*R*,7*R*)-7-[[(2-氨基-4-噻唑基)-(肟基)乙酰基]氨基]-3-乙烯基-8-氧代-5-硫杂-1-氮杂双环[4.2.0]辛-2-烯-2-羧酸。按无水物计算，含头孢地尼（$C_{14}H_{13}N_5O_5S_2$）不得少于94.0%。

【性状】　本品为微黄色至黄色结晶性粉末；有微臭。

本品在水、乙醇或乙醚中不溶，在0.1mol/L磷酸盐缓冲液[0.1mol/L磷酸氢二钠溶液-0.1mol/L磷酸二氢钾溶液（2∶1）]中略溶。

比旋度　取本品，精密称定，加上述0.1mol/L磷酸盐缓冲液溶解并定量稀释制成每1ml中约含10mg的溶液，依法测定（通则0621），比旋度为−58°至−66°。

吸收系数　取本品，精密称定，加上述0.1mol/L磷酸盐缓冲液溶解并定量稀释制成每1ml中约含10μg的溶液，照紫外-可见分光光度法（通则0401），在287nm波长处测定吸光度，吸收系数（$E_{1cm}^{1\%}$）为570～610。

【鉴别】　（1）在含量测定项下记录的色谱图中，供试品溶液主峰的保留时间应与对照品溶液主峰的保留时间一致。

（2）本品的红外光吸收图谱应与对照的图谱（光谱集1122图）一致。

【检查】　**结晶性**　取本品少许，依法检查（通则0981），应符合规定。

酸度　取本品约0.20g，加水20ml，使成均匀混悬液，依法测定（通则0631），pH值应为2.5～4.5。

有关物质　照高效液相色谱法（通则0512）测定。避光操作。

供试品溶液　取本品约37.5mg，精密称定，置25ml棕色量瓶中，加上述0.1mol/L磷酸盐缓冲液4ml溶解后，用流动相A稀释至刻度，摇匀。

对照溶液　精密量取供试品溶液1ml，置100ml量瓶中，用流动相A稀释至刻度，摇匀。

系统适用性溶液　取头孢地尼对照品约37.5mg，置25ml棕色量瓶中，加上述0.1mol/L磷酸盐缓冲液4ml溶解后，用流动相A稀释至刻度，摇匀，在水浴中加热约35分钟，放冷，制得每1ml中约含1.5mg的头孢地尼与其降解杂质的混合溶液（其中杂质Ⅰ、杂质J、杂质K、杂质L的量各约2%）。

灵敏度溶液　精密量取对照溶液适量，用流动相A定量稀释制成每1ml中约含0.75μg的溶液。

色谱条件　用十八烷基硅烷键合硅胶为填充剂；流动相A为0.25%四甲基氢氧化铵溶液（用磷酸调节pH值至5.5）1000ml，加入0.1mol/L乙二胺四醋酸二钠溶液0.4ml，流动相B为0.25%四甲基氢氧化铵溶液（用磷酸调节pH值至5.5）-乙腈-甲醇（500∶300∶200），每1000ml中加入0.1mol/L乙二胺四醋酸二钠溶液0.4ml，按表1进行线性梯度洗脱；柱温为40℃；检测波长为254nm；进样体积20μl。

表1　梯度洗脱程序

时间（分钟）	流动相A(%)	流动相B(%)
0	95	5
2	95	5
25	75	25
42	50	50
43	95	5
60	95	5

系统适用性要求　系统适用性溶液色谱图中，头孢地尼的保留时间约为22分钟，头孢地尼峰与杂质J峰之间的分离度应不小于1.2，杂质Ⅰ峰与杂质J峰之间、头孢地尼峰与杂质K峰之间及杂质K峰与杂质L峰之间的分离度均应符合要求。灵敏度溶液色谱图中，主成分峰高的信噪比应大于10。

测定法　精密量取供试品溶液与对照溶液，分别注入液相色谱仪，记录色谱图。

限度　供试品溶液色谱图中如有杂质峰，杂质峰面积与对照溶液主峰面积比较，均应不得过表2中的限度值，各杂质峰面积的和不得大于对照溶液主峰面积的3倍（3.0%），小于灵敏度溶液主峰面积的峰忽略不计。

水分　取本品，加甲酰胺与甲醇的混合溶液（2∶1）使溶解，照水分测定法（通则0832第一法1）测定，含水分不得过2.0%。

表 2　头孢地尼特定杂质的相对保留时间及限度

杂质名称	相对保留时间	限度(%)	杂质名称	相对保留时间	限度(%)
杂质 A	0.14	0.5	杂质 M	1.19	0.7
杂质 B	0.29	0.2	杂质 N	1.19	
杂质 C	0.37	0.2	杂质 O	1.31	0.2
杂质 D	0.45	0.2	杂质 P	1.51	0.5
杂质 E	0.57	0.5	杂质 Q	1.59	0.5
杂质 F	0.71	0.5	杂质 R	1.65	0.5
杂质 G	0.74	0.7	杂质 S	1.70	0.5
杂质 H	0.74		杂质 T	1.75	0.5
杂质 I	0.86	0.7	杂质 U	1.83	0.5
杂质 J	0.95		单个未知杂质		0.2
杂质 K	1.10				
杂质 L	1.14				

注：表中限度 0.2%、0.5%、0.7%，即为杂质的峰面积不得大于对照溶液主峰面积的 0.2 倍、0.5 倍、0.7 倍，其中杂质 G 与杂质 H 峰面积之和不得大于对照溶液主峰面积的 0.7 倍，杂质 I、杂质 J、杂质 K 与杂质 L 峰面积之和不得大于对照溶液主峰面积的 0.7 倍，杂质 M 与杂质 N 峰面积之和不得大于对照溶液主峰面积的 0.7 倍。

炽灼残渣　取本品 1.0g，依法检查（通则 0841），遗留残渣不得过 0.2%。

重金属　取炽灼残渣项下遗留的残渣，依法检查（通则 0821 第二法），含重金属不得过百万分之十。

【含量测定】　照高效液相色谱法（通则 0512）测定。

供试品溶液　取本品约 20mg，精密称定，置 100ml 棕色量瓶中，加上述 0.1mol/L 磷酸盐缓冲液 2ml 溶解后，用流动相稀释至刻度，摇匀。

对照品溶液　取头孢地尼对照品约 20mg，精密称定，置 100ml 棕色量瓶中，加上述 0.1mol/L 磷酸盐缓冲液 2ml 溶解后，用流动相稀释至刻度，摇匀。

系统适用性溶液　取头孢地尼对照品约 20mg，置 100ml 棕色量瓶中，加上述 0.1mol/L 磷酸盐缓冲液 2ml 溶解后，用流动相稀释至刻度，摇匀，在水浴中加热约 35 分钟，放冷，得每 1ml 中约含 0.2mg 头孢地尼与其降解杂质的混合溶液（其中相对主峰保留时间 0.9 与 1.2 处杂质的量各约为 2%）。

色谱条件　用十八烷基硅烷键合硅胶为填充剂；以 0.25%四甲基氢氧化铵溶液（用磷酸调节 pH 值至 5.5）-乙腈-甲醇（900∶60∶40），每 1000ml 中加入 0.1mol/L 乙二胺四醋酸二钠溶液 0.4ml 为流动相；检测波长为 254nm；进样体积 20μl。

系统适用性要求　系统适用性溶液色谱图中，头孢地尼峰保留时间约为 8 分钟，*E*-异构体的保留时间约为头孢地尼峰保留时间的 3.5 倍，头孢地尼峰与其相对保留时间 0.9 和 1.2 处杂质峰之间的分离度均应不小于 1.2。

测定法　精密量取供试品溶液与对照品溶液，分别注入液相色谱仪，记录色谱图。按外标法以峰面积计算。

【类别】　*β*-内酰胺类抗生素，头孢菌素类。

【贮藏】　遮光，密封，在阴凉处保存。

【制剂】　头孢地尼胶囊

附：

1. 色谱图

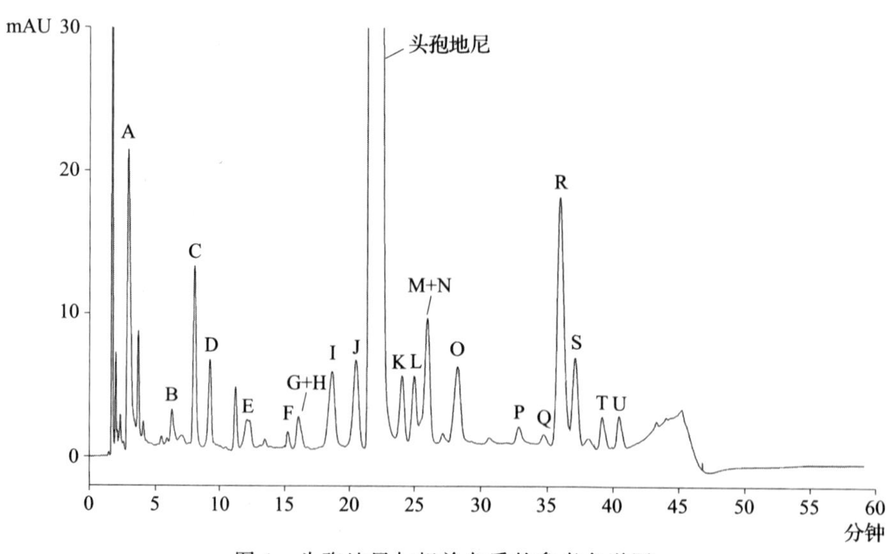

图 1　头孢地尼与相关杂质的参考色谱图

（注：A～U 为杂质 A～U）

2. 杂质

杂质 A

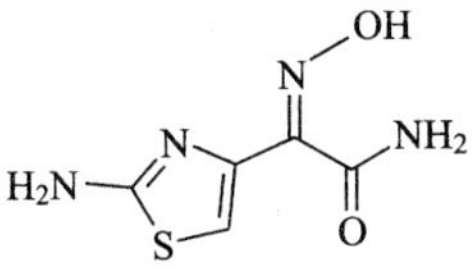

$C_5H_6N_4O_2S$ 186.20

(Z)-2-(2-氨基噻唑-4-基)-2-(羟基亚氨基)乙酰胺

杂质 B

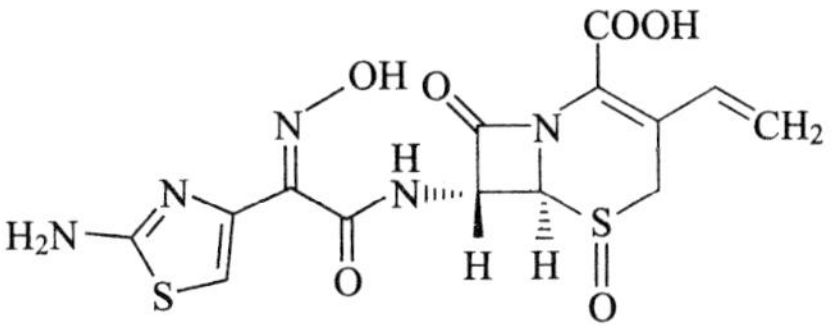

$C_{14}H_{13}N_5O_6S_2$ 411.41

(6S,7R)-7-[(Z)-2-(2-氨基噻唑-4-基)-2-(羟基亚氨基)乙酰氨基]-8-氧代-3-乙烯基-5-硫杂-1-氮杂双环[4.2.0]辛-2-烯-2-羧酸 5-氧化物

杂质 C

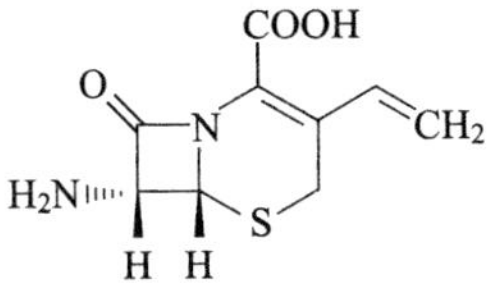

$C_9H_{10}N_2O_3S$ 226.25

(6R,7R)-7-氨基-8-氧代-3-乙烯基-5-硫杂-1-氮杂双环[4.2.0]辛-2-烯-2-羧酸(7-AVCA)

杂质 D

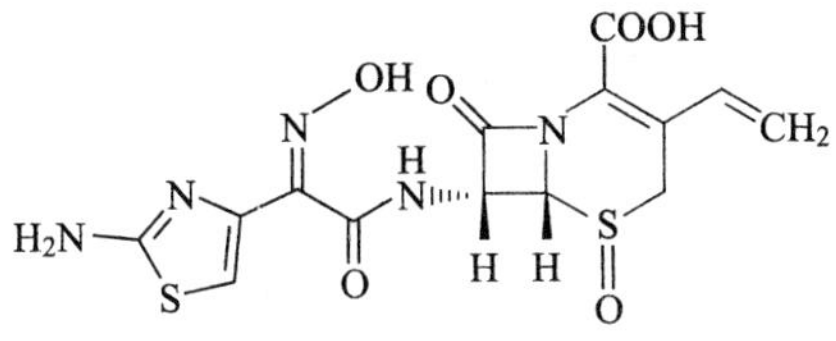

$C_{14}H_{13}N_5O_6S_2$ 411.41

(6R,7R)-7-[(Z)-2-(2-氨基噻唑-4-基)-2-(羟基亚氨基)乙酰氨基]-8-氧代-3-乙烯基-5-硫杂-1-氮杂双环[4.2.0]辛-2-烯-2-羧酸 5-氧化物

杂质 E

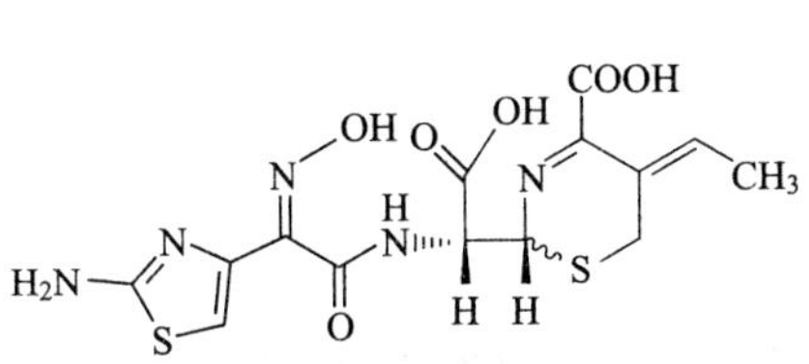

$C_{14}H_{15}N_5O_6S_2$ 413.43

(Z)-2-[(R)-[(Z)-2-(2-氨基噻唑-4-基)-2-(羟基亚氨基)乙酰氨基](羧基)甲基]-5-亚乙基-5,6-二氢-2H-1,3-噻嗪-4-羧酸

杂质 F

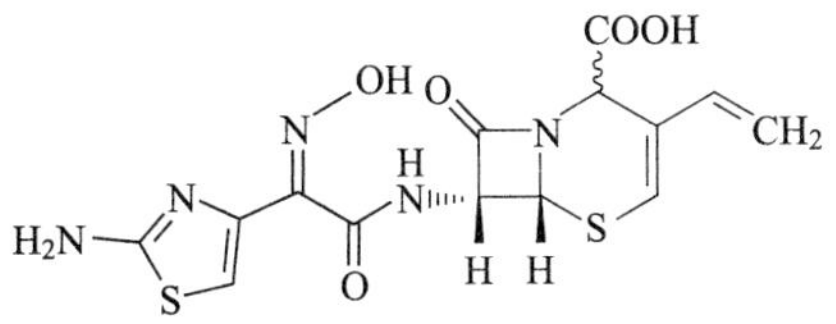

$C_{14}H_{13}N_5O_5S_2$ 395.41

(6R,7R)-7-[(Z)-2-(2-氨基噻唑-4-基)-2-(羟基亚氨基)乙酰氨基]-8-氧代-3-乙烯基-5-硫杂-1-氮杂双环[4.2.0]辛-3-烯-2-羧酸

杂质 G

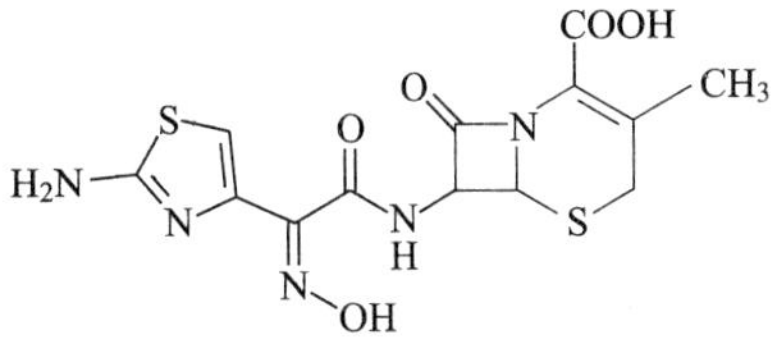

$C_{13}H_{13}N_5O_5S_2$ 383.40

(Z)-7-[2-(2-氨基噻唑-4-基)-2-(羟基亚氨基)乙酰氨基]-3-甲基-8-氧代 5-硫杂-1-氮杂双环[4.2.0]辛-2-烯-2-羧酸(3-甲基-头孢地尼)

杂质 H

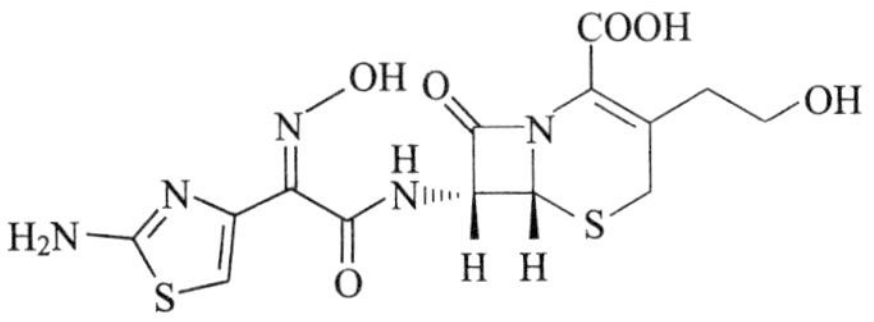

$C_{14}H_{15}N_5O_6S_2$ 413.43

(6R,7R)-7-[(Z)-2-(2-氨基噻唑-4-基)-2-(羟基亚氨基)乙酰氨基]-3-(2-羟基乙基)-8-氧代-5-硫杂-1-氮杂双环[4.2.0]辛-2-烯-2-羧酸

杂质 I

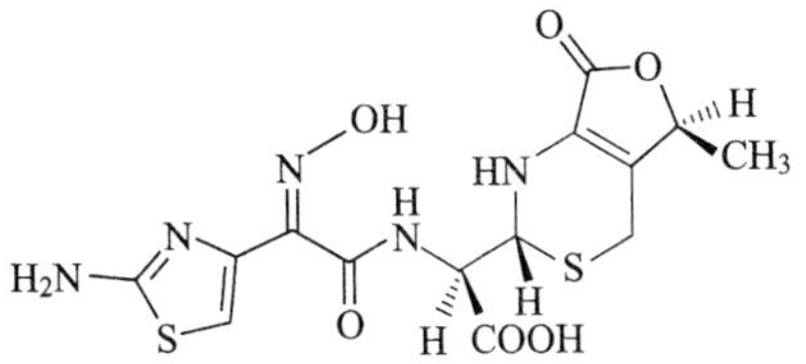

$C_{14}H_{15}N_5O_6S_2$ 413.43

(R)-2-[(Z)-2-(2-氨基噻唑-4-基)-2-(羟基亚氨基)乙酰氨基]-2-[(2R,5S)-5-甲基-7-氧代-2,4,5,7-四氢-1H-呋喃并[3,4-d][1,3]噻嗪-2-基]乙酸

杂质 J

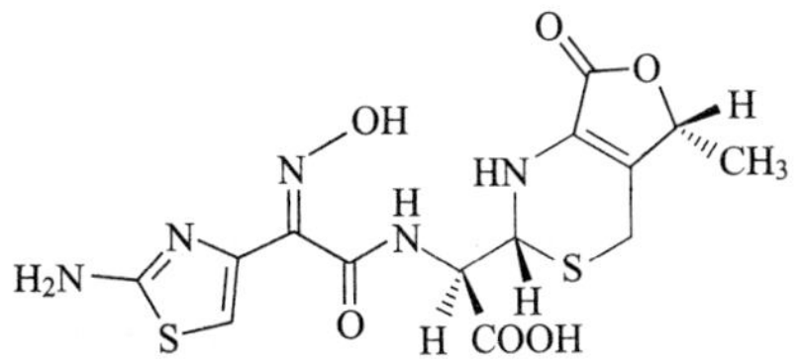

$C_{14}H_{15}N_5O_6S_2$ 413.43

(R)-2-[(Z)-2-(2-氨基噻唑-4-基)-2-(羟基亚氨基)乙酰氨基]-2-[(2R,5R)-5-甲基-7-氧代-2,4,5,7-四氢-1H-呋喃并[3,4-d][1,3]噻嗪-2-基]乙酸

杂质 K

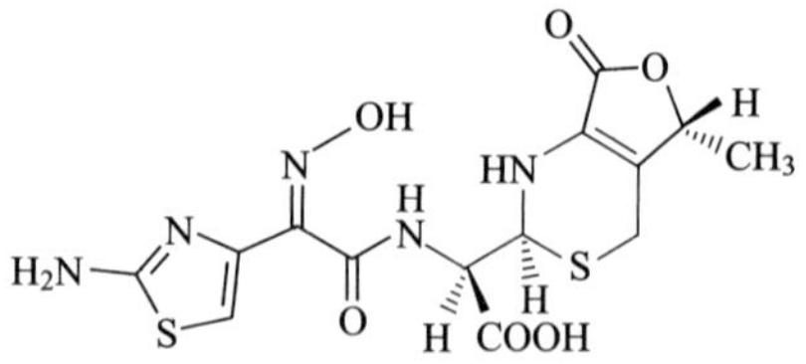

$C_{14}H_{15}N_5O_6S_2$　413.43

(*R*)-2-[(*Z*)-2-(2-氨基噻唑-4-基)-2-(羟基亚氨基)乙酰氨基]-2-[(2*S*,5*R*)-5-甲基-7-氧代-2,4,5,7-四氢-1*H*-呋喃并[3,4-*d*][1,3]噻嗪-2-基]乙酸

杂质 L

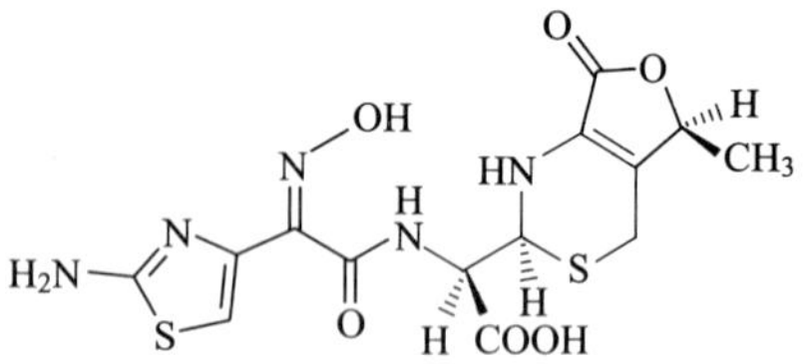

$C_{14}H_{15}N_5O_6S_2$　413.43

(*R*)-2-[(*Z*)-2-(2-氨基噻唑-4-基)-2-(羟基亚氨基)乙酰氨基]-2-[(2*S*,5*S*)-5-甲基-7-氧代-2,4,5,7-四氢-1*H*-呋喃并[3,4-*d*][1,3]噻嗪-2-基]乙酸

杂质 M

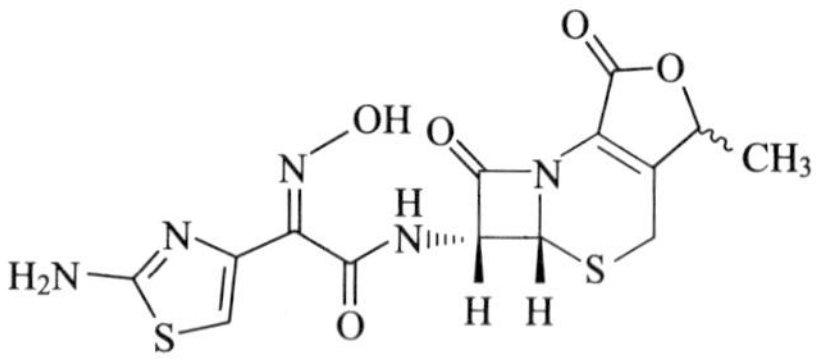

$C_{14}H_{13}N_5O_5S_2$　395.41

(*Z*)-2-(2-氨基噻唑-4-基)-2-(羟基亚氨基)-*N*-[(5*aR*,6*R*)-3-甲基-1,7-二氧代-1,3,4,5*a*,6,7-六氢氮杂环丁二烯并[2,1-*b*]呋喃并[3,4-*d*][1,3]噻嗪-6-基]乙酰胺

杂质 N

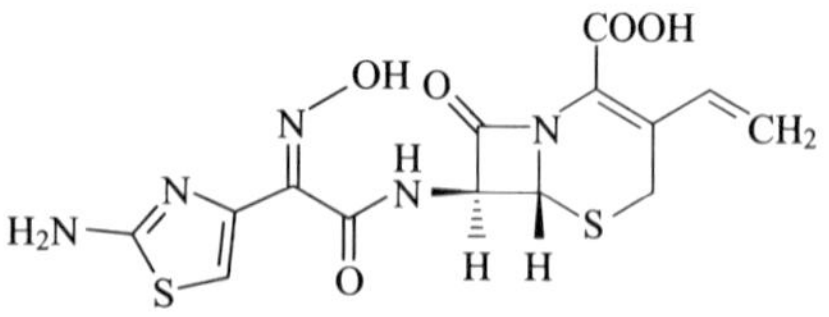

$C_{14}H_{13}N_5O_5S_2$　395.41

(6*R*,7*S*)-7-[(*Z*)-2-(2-氨基噻唑-4-基)-2-(羟基亚氨基)乙酰氨基]-8-氧代-3-乙烯基-5-硫杂-1-氮杂双环[4.2.0]辛-2-烯-2-羧酸(7*S*-头孢地尼)

杂质 O

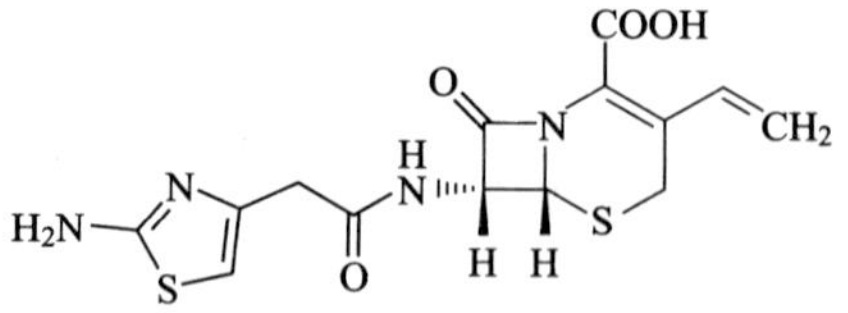

$C_{14}H_{14}N_4O_4S_2$　366.42

(6*R*,7*R*)-7-[2-(2-氨基噻唑-4-基)乙酰氨基]-8-氧代-3-乙烯基-5-硫杂-1-氮杂双环[4.2.0]辛-2-烯-2-羧酸

杂质 P

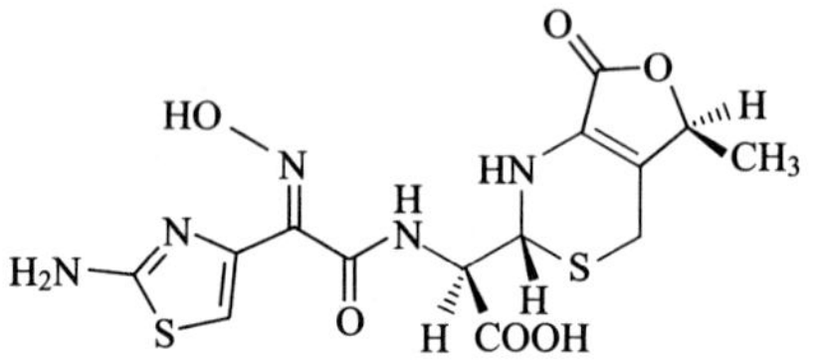

$C_{14}H_{15}N_5O_6S_2$　413.43

(*R*)-2-[(*E*)-2-(2-氨基噻唑-4-基)-2-(羟基亚氨基)乙酰氨基]-2-[(2*R*,5*S*)-5-甲基-7-氧代-2,4,5,7-四氢-1*H*-呋喃并[3,4-*d*][1,3]噻嗪-2-基]乙酸

杂质 Q

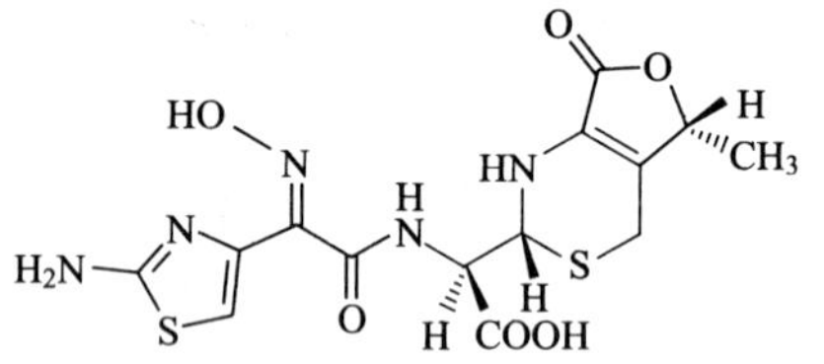

$C_{14}H_{15}N_5O_6S_2$　413.43

(*R*)-2-[(*E*)-2-(2-氨基噻唑-4-基)-2-(羟基亚氨基)乙酰氨基]-2-[(2*R*,5*R*)-5-甲基-7-氧代-2,4,5,7-四氢-1*H*-呋喃并[3,4-*d*][1,3]噻嗪-2-基]乙酸

杂质 R

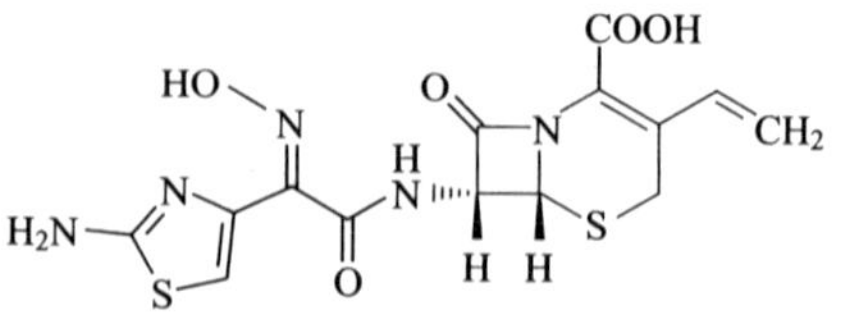

$C_{14}H_{13}N_5O_5S_2$　395.41

(6*R*,7*R*)-7-[(*E*)-2-(2-氨基噻唑-4-基)-2-(羟基亚氨基)乙酰氨基]-8-氧代-3-乙烯基-5-硫杂-1-氮杂双环[4.2.0]辛-2-烯-2-羧酸

杂质 S

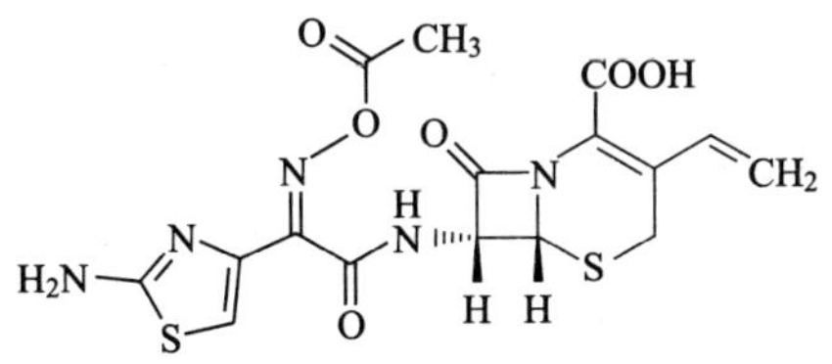

$C_{16}H_{15}N_5O_6S_2$　437.45

(6*R*,7*R*)-7-[(*E*)-2-(乙酰氧基亚氨基)-2-(2-氨基噻唑-4-基)乙酰氨基]-8-氧代-3-乙烯基-5-硫杂-1-氮杂双环[4.2.0]辛-2-烯-2-羧酸(*N*-乙酰氧基头孢地尼)

杂质 T

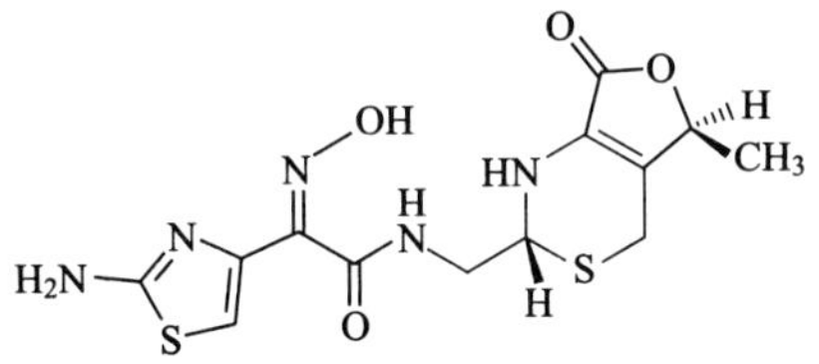

$C_{13}H_{15}N_5O_4S_2$　369.42

(*Z*)-2-(2-氨基噻唑-4-基)-2-(羟基亚氨基)-*N*-[(2*R*,5*S*)-5-甲基-7-氧代-2,4,5,7-四氢-1*H*-呋喃并[3,4-*d*][1,3]噻嗪-2-基甲基]乙酰胺

杂质 U

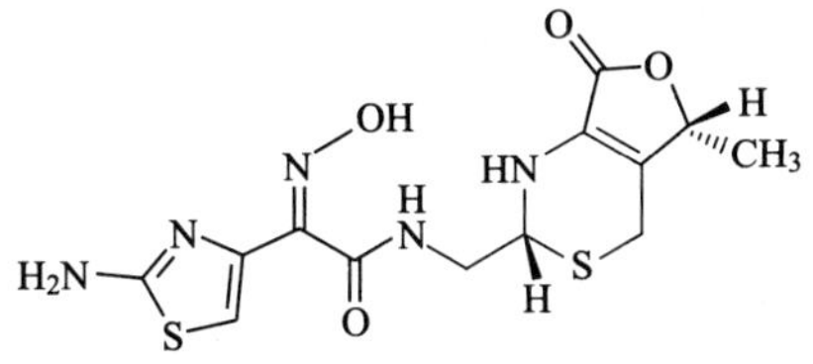

$C_{13}H_{15}N_5O_4S_2$　369.42

(*Z*)-2-(2-氨基噻唑-4-基)-2-(羟基亚氨基)-*N*-[(2*R*,5*R*)-5-甲基-7-氧代-2,4,5,7-四氢-1*H*-呋喃并[3,4-*d*][1,3]噻嗪-2-基甲基]乙酰胺

头孢地尼胶囊

Toubaodini Jiaonang

Cefdinir Capsules

本品含头孢地尼($C_{14}H_{13}N_5O_5S_2$)应为标示量的 90.0%～110.0%。

【性状】 本品内容物为淡黄色或黄色粉末或颗粒。

【鉴别】 (1)在含量测定项下记录的色谱图中,供试品溶液主峰的保留时间应与对照品溶液主峰的保留时间一致。

(2)取本品内容物适量(约相当于头孢地尼 10mg),置 100ml 量瓶中,加 0.1mol/L 磷酸盐缓冲液[取 0.1mol/L 磷酸氢二钠溶液-0.1mol/L 磷酸二氢钾溶液(2∶1)]溶解并稀释至刻度,摇匀,滤过,量取续滤液适量,用上述溶剂稀释制成每 1ml 中约含头孢地尼 10μg 的溶液,照紫外-可见分光光度法(通则 0401)测定,在 287nm 与 224nm 波长处有最大吸收,在 248nm 波长处有最小吸收。

【检查】 **有关物质** 照高效液相色谱法(通则 0512)测定。避光操作。

供试品溶液　取装量差异项下的内容物,混合均匀,精密称取适量(约相当于头孢地尼 37.5mg),置 25ml 棕色量瓶中,加上述 0.1mol/L 磷酸盐缓冲液 4ml 使头孢地尼溶解后,用流动相 A 稀释至刻度,摇匀,滤过,取续滤液。

对照溶液　精密量取供试品溶液 1ml,置 100ml 量瓶中,用流动相 A 稀释至刻度,摇匀。

灵敏度溶液　精密量取对照溶液适量,用流动相 A 定量稀释制成每 1ml 中约含头孢地尼 0.75μg 的溶液。

系统适用性溶液、色谱条件、系统适用性要求与测定法　见头孢地尼有关物质项下。

限度　供试品溶液色谱图中如有杂质峰,单个杂质峰面积与对照溶液主峰面积比较,均应符合头孢地尼项下表 2 中的限度要求,各杂质峰面积的和不得大于对照溶液主峰面积的 3.5 倍(3.5%),小于灵敏度溶液主峰面积的峰忽略不计。

干燥失重　取本品内容物适量,以五氧化二磷为干燥剂,在 60℃减压干燥至恒重,减失重量不得过 3.0%(通则 0831)。

溶出度　照溶出度与释放度测定法(通则 0931 第二法)测定。

溶出条件　以盐酸溶液(稀盐酸 24→1000)900ml 为溶出介质,转速为每分钟 50 转,依法操作,经 30 分钟时取样。

供试品溶液　取溶出液适量,滤过,精密量取续滤液适量,置棕色量瓶中,用溶出介质定量稀释制成每 1ml 中约含头孢地尼 10μg 的溶液。

对照品溶液　取头孢地尼对照品,精密称定,置棕色量瓶中,加上述 0.1mol/L 磷酸盐缓冲液溶解并定量稀释制成每 1ml 中约含 0.25mg 的溶液,精密量取适量,置棕色量瓶中,用溶出介质定量稀释制成每 1ml 中约含 10μg 的溶液。

测定法　取供试品溶液与对照品溶液,照紫外-可见分光光度法(通则 0401),在 280nm 的波长处分别测定吸光度,计算每粒的溶出量。

限度　标示量的 75%,应符合规定。

其他　应符合胶囊剂项下有关的各项规定(通则 0103)。

【含量测定】 照高效液相色谱法(通则 0512)测定。

供试品溶液　取装量差异项下的内容物,混合均匀,精密称取适量(约相当于头孢地尼 0.1g),置 100ml 棕色量瓶中,加上述 0.1mol/L 磷酸盐缓冲液 10ml 溶解后,用流动相稀释至刻度,摇匀,滤过,精密量取续滤液 5ml,置 25ml 棕色量瓶中,用流动相稀释至刻度,摇匀。

对照品溶液、系统适用性溶液、色谱条件、系统适用性要求与测定法　见头孢地尼含量测定项下。

【类别】 同头孢地尼。

【规格】 0.1g

【贮藏】 遮光,密封,在阴凉处保存。

头孢地嗪钠

Toubaodiqinna

Cefodizime Sodium

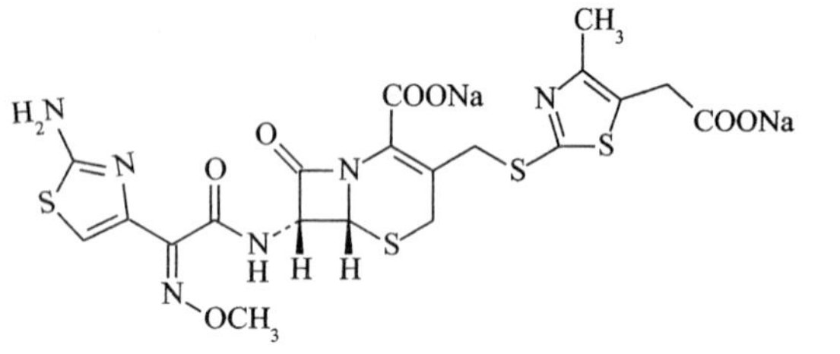

$C_{20}H_{18}N_6Na_2O_7S_4$　628.63

本品为(6*R*,7*R*)-7-[(*Z*)-2-(2-氨基噻唑-4-基)-2-(甲氧亚氨基)乙酰氨基]-3-[(5-羧甲基-4-甲基噻唑-2-基)硫甲基]-8-氧代-5-硫杂-1-氮杂双环[4.2.0]辛-2-烯-2-甲酸二钠盐。按无水、无乙醇物计算,含 $C_{20}H_{20}N_6O_7S_4$ 不得少于 88.0%。

【性状】 本品为白色至微黄色的粉末或结晶性粉末;无臭或稍有特异性气味。

本品在水中极易溶解,在无水乙醇或乙醚中几乎不溶。

比旋度 取本品,精密称定,加水溶解并定量稀释制成每 1ml 中约含 10mg 的溶液,依法测定(通则 0621),比旋度为 −55°至−62°。

吸收系数 取本品,精密称定,加水溶解并定量稀释制成每 1ml 中约含 20μg 的溶液,照紫外-可见分光光度法(通则 0401),在 260nm 波长处测定吸光度,吸收系数($E_{1cm}^{1\%}$)为 305～335。

【鉴别】 (1)在含量测定项下记录的色谱图中,供试品溶液主峰的保留时间应与对照品溶液主峰的保留时间一致。

(2)本品的红外光吸收图谱应与对照的图谱(光谱集 922 图)一致。

(3)本品显钠盐鉴别(1)的反应(通则 0301)。

【检查】 **酸碱度** 取本品,加水制成每 1ml 中含 0.1g 的溶液,依法测定(通则 0631),pH 值应为 5.5～7.5。

溶液的澄清度与颜色 取本品 5 份,分别加水制成每 1ml 中含头孢地嗪 0.1g 的溶液,溶液应澄清无色;如显浑浊,与 1 号浊度标准液(通则 0902 第一法)比较,均不得更浓;如显色,与黄色或黄绿色 9 号标准比色液(通则 0901 第一法)比较,均不得更深。

有关物质Ⅰ 照高效液相色谱法(通则 0512)测定。临用新制。

供试品溶液　取本品约 25mg,置 50ml 量瓶中,加流动相溶解并稀释至刻度,摇匀。

对照溶液　精密量取供试品溶液 1ml,置 100ml 量瓶中,用流动相稀释至刻度,摇匀。

系统适用性溶液　取头孢地嗪对照品适量,加水溶解并稀释制成每 1ml 中约含 0.1mg 的溶液,取 10ml,加 0.1mol/L 盐酸溶液 1ml,室温放置 24 小时,再加 0.1mol/L 氢氧化钠溶液 1ml,摇匀。

色谱条件　用十八烷基硅烷键合硅胶为填充剂;以磷酸盐缓冲液(取磷酸二氢钾 0.87g 与无水磷酸氢二钠 0.22g,加水溶解并稀释至 1000ml,摇匀)-乙腈(920∶80)为流动相;检测波长为 215nm;进样体积 20μl。

系统适用性要求　系统适用性溶液色谱图中,头孢地嗪峰与前、后相邻的降解杂质峰之间的分离度应分别大于 3.0 和 4.0。

测定法　精密量取供试品溶液与对照溶液,分别注入液相色谱仪,记录色谱图至主成分峰保留时间的 6 倍。

限度　供试品溶液色谱图中如有杂质峰,单个杂质峰面积不得大于对照溶液主峰面积(1.0%),各杂质峰面积的和不得大于对照溶液主峰面积的 1.5 倍(1.5%)。

有关物质Ⅱ 照分子排阻色谱法(通则 0514)测定。临用新制。

供试品溶液　取本品适量,精密称定,加水溶解并定量稀释制成每 1ml 中含头孢地嗪 0.5mg 的溶液。

对照品溶液　取头孢地嗪对照品适量,精密称定,加水溶解并定量稀释制成每 1ml 中约含头孢地嗪 5μg 的溶液。

系统适用性溶液　取供试品溶液 10ml,加 0.1mol/L 氢氧化钠溶液 1ml,室温放置 10 分钟,再加 0.1mol/L 盐酸溶液 1ml,摇匀。

色谱条件　用球状亲水硅胶(分子量适用范围为 1000～10 000)为填充剂;以磷酸盐缓冲液(pH 7.0)[0.005mol/L 磷酸氢二钠溶液-0.005mol/L 磷酸二氢钠溶液(61∶39)]-乙腈(95∶5)为流动相;流速为每分钟 0.8ml;检测波长为 231nm;进样体积 20μl。

系统适用性要求　系统适用性溶液色谱图中,头孢地嗪峰与其前相邻降解杂质峰之间的分离度应符合要求。

测定法　精密量取供试品溶液与对照品溶液,分别注入液相色谱仪,记录色谱图。

限度　供试品溶液色谱图中如有杂质峰,按外标法以头孢地嗪峰计算,保留时间小于头孢地嗪的杂质的总量不得过 1.5%。

残留溶剂 照残留溶剂测定法(通则 0861 第一法)测定。

内标溶液　取正丙醇适量,用水稀释制成每 1ml 中含 1mg 的溶液。

供试品溶液　取本品约 0.2g,精密称定,置顶空瓶中,精密加入内标溶液 2ml 使溶解,密封。

对照品溶液　分别精密称取二氯甲烷 60mg、乙腈 41mg 和乙醇约 2.0g,置 50ml 量瓶中,用内标溶液稀释至刻度,摇匀,精密量取 5ml,置 100ml 量瓶中,用内标溶液稀释至刻度,摇匀,精密量取 2ml,置顶空瓶中,密封。

色谱条件　以聚乙二醇(PEG-20M)(或极性相近)为固定液的毛细管柱为色谱柱;柱温为 40℃;检测器温度为 250℃;进样口温度为 200℃;顶空瓶平衡温度为 60℃,平衡时间为 30

分钟。

系统适用性要求　对照品溶液色谱图中，各色谱峰之间的分离度均应符合要求。

测定法　取供试品溶液与对照品溶液分别顶空进样，记录色谱图。

限度　按内标法以峰面积比值计算，乙醇的残留量不得过 2.0%；乙腈、二氯甲烷的残留量均应符合规定。

2-乙基己酸　取本品适量，依法测定（通则 0873），不得过 0.5%。

水分　取本品，照水分测定法（通则 0832 第一法 1）测定，含水分不得过 4.0%。

重金属　取本品 1.0g，依法检查（通则 0821 第二法），含重金属不得过百万分之二十。

可见异物　取本品 5 份，每份 2.0g，分别加微粒检查用水溶解，依法检查（通则 0904），均应符合规定。（供无菌分装用）

不溶性微粒　取本品，加微粒检查用水溶解并制成每 1ml 中含 30mg 的溶液，放置 10 分钟，依法检查（通则 0903），每 1g 样品中含 10μm 及 10μm 以上的微粒不得过 6000 个，含 25μm 及 25μm 以上的微粒不得过 600 个。（供无菌分装用）

细菌内毒素　取本品，依法检查（通则 1143），每 1mg 头孢地嗪中含内毒素的量应小于 0.10EU。（供注射用）

无菌　取本品，用适宜溶剂溶解并稀释后，经薄膜过滤法处理，依法检查（通则 1101），应符合规定。（供无菌分装用）

【含量测定】　照高效液相色谱法（通则 0512）测定。

供试品溶液　取本品适量，精密称定，加水溶解并定量稀释制成每 1ml 中约含头孢地嗪 0.1mg 的溶液，摇匀。

对照品溶液　取头孢地嗪对照品适量，精密称定，加水溶解并定量稀释制成每 1ml 中约含头孢地嗪 0.1mg 的溶液，摇匀。

色谱条件　见有关物质Ⅰ项下。检测波长为 262nm。

系统适用性溶液与系统适用性要求　见有关物质Ⅰ项下。

测定法　精密量取供试品溶液与对照品溶液，分别注入液相色谱仪，记录色谱图。按外标法以峰面积计算供试品中 $C_{20}H_{20}N_6O_7S_4$ 的含量。

【类别】　β-内酰胺类抗生素，头孢菌素类。

【贮藏】　密封，在凉暗干燥处保存。

【制剂】　注射用头孢地嗪钠

注射用头孢地嗪钠

Zhusheyong Toubaodiqinna

Cefodizime Sodium for Injection

本品为头孢地嗪钠的无菌粉末。按无水物计算，含头孢地嗪（$C_{20}H_{20}N_6O_7S_4$）不得少于 86.0%；按平均装量计算，含头孢地嗪（$C_{20}H_{20}N_6O_7S_4$）应为标示量的 90.0%～110.0%。

【性状】　本品为白色至微黄色的粉末或结晶性粉末；无臭或稍有特异性气味。

【鉴别】　照头孢地嗪钠项下的鉴别试验，显相同的结果。

【检查】　**溶液的澄清度与颜色**　取本品 5 瓶，按标示量分别加水制成每 1ml 中约含 0.1g 的溶液，溶液应澄清无色；如显浑浊，与 1 号浊度标准液（通则 0902 第一法）比较，均不得更浓；如显色，与黄色或黄绿色 10 号标准比色液（通则 0901 第一法）比较，均不得更深。

有关物质Ⅰ　照高效液相色谱法（通则 0512）测定。临用新制。

供试品溶液　取本品约 25mg，置 50ml 量瓶中，加流动相溶解并稀释至刻度，摇匀。

对照溶液　精密量取供试品溶液 1ml，置 100ml 量瓶中，用流动相稀释至刻度，摇匀。

系统适用性溶液、色谱条件、系统适用性要求、测定法与限度　见头孢地嗪钠有关物质Ⅰ项下。

有关物质Ⅱ　照分子排阻色谱法（通则 0514）测定。临用新制。

供试品溶液　取装量差异项下的内容物，精密称定，加水溶解并定量稀释制成每 1ml 中含头孢地嗪 0.5mg 的溶液。

对照品溶液、系统适用性溶液、色谱条件、系统适用性要求与测定法　见头孢地嗪钠有关物质Ⅱ项下。

限度　供试品溶液色谱图中如有杂质峰，按外标法以头孢地嗪峰计算，保留时间小于头孢地嗪的杂质总量不得过标示量的 2.5%。

不溶性微粒　取本品，按标示量加微粒检查用水制成每 1ml 中含 30mg 的溶液，放置 10 分钟，依法检查（通则 0903），标示量为 1.0g 以下的折算为每 1.0g 样品中含 10μm 及 10μm 以上的微粒不得过 6000 粒，含 25μm 及 25μm 以上的微粒不得过 600 粒；标示量为 1.0g 以上（包括 1.0g）每个供试品容器中含 10μm 及 10μm 以上的微粒不得过 6000 粒，含 25μm 及 25μm 以上的微粒不得过 600 粒。

酸碱度、水分、细菌内毒素与无菌　照头孢地嗪钠项下的方法检查，均应符合规定。

其他　应符合注射剂项下有关的各项规定（通则 0102）。

【含量测定】　照高效液相色谱法（通则 0512）测定。

供试品溶液　取装量差异项下的内容物，精密称定，加水溶解并定量稀释制成每 1ml 中约含头孢地嗪 0.1mg 的溶液。

对照品溶液、系统适用性溶液、色谱条件、系统适用性要求与测定法　见头孢地嗪钠含量测定项下。

【类别】　同头孢地嗪钠。

【规格】　按 $C_{20}H_{20}N_6O_7S_4$ 计　（1）0.25g　（2）0.5g　（3）1.0g　（4）1.5g　（5）2.0g

【贮藏】　密封，在凉暗干燥处保存。

头孢西丁钠

Toubaoxidingna

Cefoxitin Sodium

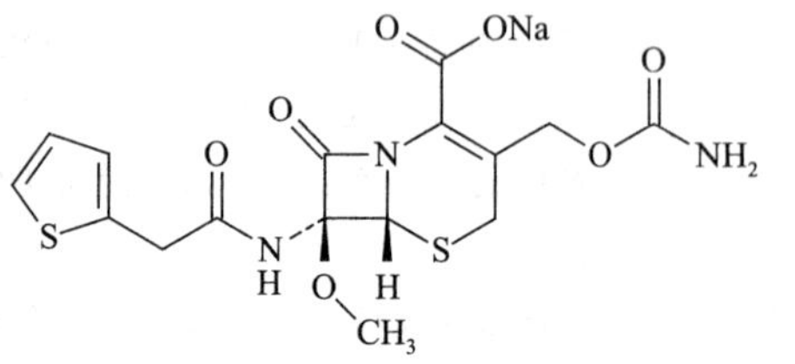

$C_{16}H_{16}N_3NaO_7S_2$　449.43

本品为(6*R*,7*S*)-3-(氨基甲酰氧甲基)-7-甲氧基-8-氧代-7-[2-(2-噻吩基)乙酰氨基]-5-硫杂-1-氮杂双环[4.2.0]辛-2-烯-2-羧酸钠盐。按无水、无溶剂物计算，含头孢西丁($C_{16}H_{17}N_3O_7S_2$)不得少于90.1%。

【性状】 本品为白色或类白色粉末，吸湿性强。

本品在水中极易溶解，在乙醇中微溶，在乙醚中不溶。

比旋度 取本品，精密称定，加甲醇溶解并定量稀释制成每1ml中约含10mg的溶液，依法测定(通则0621)，比旋度应为+206°至+214°。

吸收系数 取本品，精密称定，加水溶解并定量稀释制成每1ml中约含1mg的溶液，精密量取2ml，置100ml量瓶中，用4.2%碳酸氢钠溶液稀释至刻度，摇匀，照紫外-可见分光光度法(通则0401)，在262nm的波长处测定吸光度，吸收系数($E_{1cm}^{1\%}$)为190～210。

【鉴别】 (1)在含量测定项下记录的色谱图中，供试品溶液主峰的保留时间应与对照品溶液主峰的保留时间一致。

(2)本品的红外光吸收图谱应与对照的图谱(光谱集1123图)一致。

(3)本品显钠盐鉴别(1)的反应(通则0301)。

【检查】 **酸度** 取本品，加水制成每1ml中含0.1g的溶液，依法测定(通则0631)，pH值应为4.2～7.0。

溶液的澄清度与颜色 取本品5份，各0.55g，分别加水5ml溶解后，溶液应澄清无色；如显浑浊，与1号浊度标准液(通则0902第一法)比较，均不得更浓；如显色，与黄色或黄绿色8号标准比色液(通则0901第一法)比较，均不得更深。

有关物质 照高效液相色谱法(通则0512)测定。

磷酸盐缓冲液 称取磷酸氢二钾34.836g，加水1000ml溶解，用磷酸调节pH值至6.8，取20ml，用水稀释至1000ml。

供试品溶液 取本品约50mg，置10ml量瓶中，加磷酸盐缓冲液溶解并稀释至刻度，摇匀。

对照溶液 精密量取供试品溶液1ml，置100ml量瓶中，用磷酸盐缓冲液稀释至刻度，摇匀。

系统适用性溶液 取头孢西丁对照品适量，用磷酸盐缓冲液溶解并稀释制成每1ml中约含0.25mg的溶液，在70℃水浴放置1小时，放冷。

色谱条件 用苯基硅烷键合硅胶为填充剂；流动相A为水(用甲酸调节pH值至2.7)，流动相B为乙腈，按下表进行线性梯度洗脱；检测波长为235nm；进样体积20μl。

时间(分钟)	流动相A(%)	流动相B(%)
0	90	10
12	90	10
37	80	20
50	60	40
55	20	80
60	20	80
62	90	10
70	90	10

系统适用性要求 系统适用性溶液色谱图中，头孢西丁峰的保留时间约为35分钟，头孢西丁峰与其相对保留时间约为0.8处的杂质峰之间的分离度应大于5.0。

测定法 精密量取供试品溶液与对照溶液，分别注入液相色谱仪，记录色谱图。

限度 供试品溶液色谱图中如有杂质峰，单个杂质峰面积不得大于对照溶液主峰面积的0.5倍(0.5%)，各杂质峰面积和不得大于对照溶液主峰面积的4倍(4.0%)，小于对照溶液主峰面积0.05倍的峰忽略不计。

残留溶剂 照残留溶剂测定法(通则0861第一法)测定。

内标溶液 取丁酮适量，用水稀释制成每1ml中约含0.2mg的溶液。

供试品溶液(1) 取本品约1.0g，精密称定，置10ml量瓶中，加内标溶液溶解并稀释至刻度，摇匀。

供试品溶液 精密量取供试品溶液(1)1ml与内标溶液1ml置同一顶空瓶中，密封。

对照品溶液 分别精密称取各溶剂对照品适量，用内标溶液定量稀释制成每1ml中含甲醇0.3mg、乙醇0.5mg、乙腈41μg、丙酮0.5mg、乙酸乙酯0.5mg与四氢呋喃72μg的溶液，作为混合对照品溶液，精密量取混合对照品溶液1ml与供试品溶液(1)1ml，置同一顶空瓶中，密封。

色谱条件 以100%二甲基聚硅氧烷(或极性相近)为固定液的毛细管柱为色谱柱；柱温为40℃；进样口温度为200℃；检测器温度为250℃；顶空瓶平衡温度为70℃，平衡时间为30分钟。

系统适用性要求 对照品溶液色谱图中，按甲醇、乙醇、乙腈、丙酮、丁酮(内标)、乙酸乙酯、四氢呋喃的顺序出峰，各峰间的分离度均应符合要求。

测定法 取供试品溶液与对照品溶液分别顶空进样，记录色谱图。

限度 按标准加入法以峰面积计算，甲醇、乙醇、乙腈、丙酮、乙酸乙酯与四氢呋喃的残留量均应符合规定。

水分 取本品，照水分测定法(通则0832第一法1)测定，以乙二醇-吡啶(3∶1)为溶剂,含水分不得过1.0%。

重金属　取本品1.0g,依法检查(通则0821第二法),含重金属不得过百万分之二十。

可见异物　取本品5份,每份各2.0g,加微粒检查用水溶解,依法检查(通则0904),应符合规定。(供无菌分装用)

不溶性微粒　取本品,加微粒检查用水制成每1ml中含50mg的溶液,依法检查(通则0903),每1g样品中含10μm及10μm以上的微粒不得过6000粒,含25μm及25μm以上的微粒不得过600粒。(供无菌分装用)

细菌内毒素　取本品,依法检查(通则1143),每1mg头孢西丁中含内毒素的量应小于0.10EU。(供注射用)

无菌　取本品,用适宜溶剂溶解并稀释后,经薄膜过滤法处理,依法检查(通则1101),应符合规定。(供无菌分装用)

【含量测定】　照高效液相色谱法(通则0512)测定。

磷酸盐缓冲液　取磷酸二氢钾1.0g和磷酸氢二钠1.8g,加水900ml溶解,用磷酸或10mol/L的氢氧化钠溶液调节pH值至7.1±0.1,用水稀释至1000ml。

供试品溶液　取本品,精密称定,加磷酸盐缓冲液溶解并定量稀释制成每1ml中约含头孢西丁0.3mg的溶液。

对照品溶液　取头孢西丁对照品适量,精密称定,加磷酸盐缓冲液溶解并定量稀释制成每1ml中约含头孢西丁0.3mg的溶液。

色谱条件　用十八烷基硅烷键合硅胶为填充剂;以水-乙腈-冰醋酸(81∶19∶1)为流动相;检测波长为254nm;进样体积10μl。

系统适用性要求　对照品溶液色谱图中,头孢西丁峰拖尾因子应不大于1.8,头孢西丁峰与相邻杂质峰之间的分离度应符合要求。

测定法　精密量取供试品溶液与对照品溶液,分别注入液相色谱仪,记录色谱图。按外标法以峰面积计算供试品中$C_{16}H_{17}N_3O_7S_2$的含量。

【类别】　β-内酰胺类抗生素,头孢菌素类。

【贮藏】　密封,在凉暗干燥处保存。

【制剂】　注射用头孢西丁钠

注射用头孢西丁钠

Zhusheyong Toubaoxidingna

Cefoxitin Sodium for Injection

本品为头孢西丁钠的无菌粉末。按无水物计算,含头孢西丁($C_{16}H_{17}N_3O_7S_2$)不得少于89.5%;按平均装量计算,含头孢西丁($C_{16}H_{17}N_3O_7S_2$)应为标示量的90.0%～110.0%。

【性状】　本品为白色或类白色粉末,吸湿性强。

【鉴别】　取本品,照头孢西丁钠项下的鉴别试验,显相同的结果。

【检查】　**溶液的澄清度与颜色**　取本品5瓶,按标示量分别加水制成每1ml中约含0.1g的溶液,溶液应澄清无色;如显浑浊,与1号浊度标准液(通则0902第一法)比较,均不得更浓;如显色,与黄色或黄绿色8号标准比色液(通则0901第一法)比较,均不得更深。

有关物质　照高效液相色谱法(通则0512)测定。

供试品溶液　取本品约50mg,置10ml量瓶中,加磷酸盐缓冲液溶解并稀释至刻度,摇匀。

对照溶液　精密量取供试品溶液1ml,置100ml量瓶中,用磷酸盐缓冲液稀释至刻度,摇匀。

磷酸盐缓冲液、系统适用性溶液、色谱条件、系统适用性要求、测定法与限度　见头孢西丁钠有关物质项下。

不溶性微粒　取本品,按标示量加微粒检查用水制成每1ml中含50mg的溶液,依法检查(通则0903),应符合规定。

酸度、水分、细菌内毒素与无菌　照头孢西丁钠项下的方法检查,均应符合规定。

其他　应符合注射剂项下有关的各项规定(通则0102)。

【含量测定】　照高效液相色谱法(通则0512)测定。

供试品溶液　取装量差异项下的内容物,精密称定,加磷酸盐缓冲液溶解并定量稀释制成每1ml中约含头孢西丁0.3mg的溶液。

磷酸盐缓冲液、对照品溶液、色谱条件、系统适用性要求与测定法　见头孢西丁钠含量测定项下。

【类别】　同头孢西丁钠。

【规格】　按$C_{16}H_{17}N_3O_7S_2$计　(1)1.0g　(2)2.0g

【贮藏】　密封,在凉暗干燥处保存。

头孢曲松钠

Toubaoqusongna

Ceftriaxone Sodium

$$C_{18}H_{16}N_8Na_2O_7S_3 \cdot 3\frac{1}{2}H_2O \quad 661.59$$

本品为(6*R*,7*R*)-7-[[(2*Z*)-(2-氨基噻唑-4-基)(甲氧基亚氨基)乙酰基]氨基]-3-[[(2-甲基-6-羟基-5-氧代-2,5-二氢-1,2,4-三嗪-3-基)硫基]甲基]-8-氧代-5-硫杂-1-氮杂双环[4.2.0]辛-2-烯-2-羧酸二钠盐三倍半水合物。按无水物计算,含头孢曲松($C_{18}H_{18}N_8O_7S_3$)不得少于84.0%。

【性状】　本品为白色或类白色结晶性粉末;无臭。

本品在水中易溶,在甲醇中微溶,在乙醚中几乎不溶。

比旋度　取本品，精密称定，加水溶解并定量稀释制成每1ml中约含10mg的溶液，依法测定（通则0621），比旋度为−153°至−170°。

吸收系数　取本品，精密称定，加水溶解并定量稀释制成每1ml中约含10μg的溶液，照紫外-可见分光光度法（通则0401），在241nm的波长处测定吸光度，吸收系数（$E_{1cm}^{1\%}$）为495～545。

【鉴别】　（1）在含量测定项下记录的色谱图中，供试品溶液主峰的保留时间应与对照品溶液主峰的保留时间一致。

（2）本品的红外光吸收图谱应与对照的图谱（光谱集124图）一致。

（3）本品显钠盐鉴别（1）的反应（通则0301）。

【检查】　结晶性　取本品，依法检查（通则0981），应符合规定。

酸碱度　取本品，加水制成每1ml中约含0.12g的溶液，依法测定（通则0631），pH值应为6.0～8.0。

溶液的澄清度与颜色　取本品5份，各0.60g，分别加水5ml溶解后，溶液应澄清无色；如显浑浊，与1号浊度标准液（通则0902第一法）比较，均不得更浓；如显色，与黄色、黄绿色或橙黄色7号标准比色液（通则0901第一法）比较，均不得更深。

有关物质　照高效液相色谱法（通则0512）测定。临用新制。

供试品溶液　取本品适量，加流动相溶解并稀释制成每1ml中约含0.22mg的溶液。

对照溶液　精密量取供试品溶液1ml，置100ml量瓶中，用流动相稀释至刻度，摇匀。

系统适用性溶液　取头孢曲松对照品和头孢曲松反式异构体对照品各适量，加流动相溶解并稀释制成每1ml中分别含0.22mg的溶液。

色谱条件　用十八烷基硅烷键合硅胶为填充剂；以0.02mol/L正辛胺溶液-乙腈（73∶27）并用磷酸调节pH值至6.5为流动相；检测波长为254nm；进样体积20μl。

系统适用性要求　系统适用性溶液色谱图中，头孢曲松峰和头孢曲松反式异构体峰之间的分离度应大于6.0。

测定法　精密量取供试品溶液与对照溶液，分别注入液相色谱仪，记录色谱图至主成分峰保留时间的3.5倍。

限度　供试品溶液色谱图中如有杂质峰，单个杂质峰面积不得大于对照溶液主峰面积的0.5倍（0.5%），各杂质峰面积的和不得大于对照溶液主峰面积的2倍（2.0%）。

头孢曲松聚合物　照分子排阻色谱法（通则0514）测定。临用新制。

供试品溶液　取本品约0.2g，精密称定，置10ml量瓶中，加水溶解并稀释至刻度，摇匀。

对照溶液　取头孢曲松对照品适量，精密称定，加水溶解并定量稀释制成每1ml中约含0.1mg的溶液。

系统适用性溶液（1）　取蓝色葡聚糖2000适量，加水溶解并稀释制成每1ml中约含0.4mg的溶液。

系统适用性溶液（2）　称取头孢曲松钠约0.2g，置10ml量瓶中，用系统适用性溶液（1）溶解并稀释至刻度，摇匀。

色谱条件　用葡聚糖凝胶G-10（40～120μm）为填充剂；玻璃柱内径1.0～1.4cm，柱长30～40cm；以pH 7.0的0.1mol/L磷酸盐缓冲液[0.1mol/L磷酸氢二钠溶液-0.1mol/L磷酸二氢钠溶液（61∶39）]为流动相A，以水为流动相B；流速为每分钟1.5ml；检测波长为254nm；进样体积100～200μl。

系统适用性要求　系统适用性溶液（1）分别在以流动相A与流动相B为流动相记录的色谱图中，按蓝色葡聚糖2000峰计算，理论板数均不低于400，拖尾因子均应小于2.0，蓝色葡聚糖2000的保留时间比值应在0.93～1.07之间。系统适用性溶液（2）在以流动相A为流动相记录的色谱图中，高聚体的峰高与单体和高聚体之间的谷高比应大于2.0。对照溶液色谱图中主峰与供试品溶液色谱图中聚合物峰，与相应色谱系统中蓝色葡聚糖2000的保留时间的比值均应在0.93～1.07之间。以流动相B为流动相，精密量取对照溶液连续进样5次，峰面积的相对标准偏差应不大于5.0%。

测定法　以流动相A为流动相，精密量取供试品溶液注入液相色谱仪，记录色谱图；以流动相B为流动相，精密量取对照溶液注入液相色谱仪，记录色谱图。

限度　按外标法以头孢曲松峰面积计算，含头孢曲松聚合物的量不得过0.5%。

残留溶剂　照残留溶剂测定法（通则0861第一法）测定。

供试品贮备液　取本品约1g，置10ml量瓶中，加水溶解并稀释至刻度，摇匀。

供试品溶液　精密量取供试品贮备液1ml，置顶空瓶中，精密加水1ml，摇匀，密封。

对照品贮备液　精密称取甲醇0.15g、乙醇0.25g、丙酮0.25g和乙酸乙酯0.25g，置50ml量瓶中，加水溶解并稀释至刻度，摇匀。精密量取10ml，置100ml量瓶中，用水稀释至刻度，摇匀。

对照品溶液　精密量取对照品贮备液1ml，置顶空瓶中，精密加入供试品贮备液1ml，摇匀，密封。

系统适用性溶液　取对照品贮备液1ml，置顶空瓶中，加水1ml，摇匀，密封。

色谱条件　用100%二甲基聚硅氧烷（或极性相近）为固定液的毛细管柱为色谱柱；柱温为40℃；检测器温度为250℃；进样口温度为200℃；顶空瓶平衡温度为70℃，平衡时间为30分钟。

系统适用性要求　系统适用性溶液色谱图中，出峰顺序依次为：甲醇、乙醇、丙酮和乙酸乙酯，各色谱峰之间的分离度均应符合要求。

测定法　取供试品溶液与对照品溶液分别顶空进样，记录色谱图。

限度　按标准加入法以峰面积计算，甲醇、乙醇、丙酮和乙酸乙酯的残留量均应符合规定。

水分　取本品，照水分测定法（通则0832第一法1）测定，含水分应为8.0%～11.0%。

重金属　取本品1g，依法检查（通则0821第二法），含重金属不得过百万分之二十。

可见异物　取本品 5 份，每份各 2g，用微粒检查用水溶解，依法检查（通则 0904），均应符合规定。（供无菌分装用）

不溶性微粒　取本品，加微粒检查用水制成每 1ml 中含 50mg 的溶液，依法检查（通则 0903），每 1g 样品中含 10μm 及 10μm 以上的微粒不得过 6000 粒，含 25μm 及 25μm 以上的微粒不得过 600 粒。（供无菌分装用）

细菌内毒素　取本品，依法检查（通则 1143），每 1mg 头孢曲松中含内毒素的量应小于 0.20EU。（供注射用）

无菌　取本品，用适宜溶剂溶解并稀释后，经薄膜过滤法处理，依法检查（通则 1101），应符合规定。（供无菌分装用）

【含量测定】　照高效液相色谱法（通则 0512）测定。

供试品溶液　取本品适量（约相当于头孢曲松 22mg），精密称定，置 100ml 量瓶中，加流动相溶解并稀释至刻度，摇匀。

对照品溶液　取头孢曲松对照品适量，精密称定，加流动相溶解并定量稀释制成每 1ml 中约含头孢曲松 0.22mg 的溶液。

系统适用性溶液、色谱条件与系统适用性要求　见有关物质项下。

测定法　精密量取供试品溶液与对照品溶液，分别注入液相色谱仪，记录色谱图。按外标法以峰面积计算供试品中 $C_{18}H_{18}N_8O_7S_3$ 的含量。

【类别】　β-内酰胺类抗生素，头孢菌素类。

【贮藏】　遮光，严封，在阴凉干燥处保存。

【制剂】　注射用头孢曲松钠

注射用头孢曲松钠

Zhusheyong Toubaoqusongna

Ceftriaxone Sodium for Injection

本品为头孢曲松钠的无菌粉末。按无水物计算，含头孢曲松（$C_{18}H_{18}N_8O_7S_3$）不得少于 84.0%；按平均装量计算，含头孢曲松（$C_{18}H_{18}N_8O_7S_3$）应为标示量的 90.0%～110.0%。

【性状】　本品为白色或类白色结晶性粉末；无臭。

【鉴别】　照头孢曲松钠项下的鉴别（1）、（3）项试验，显相同的结果。

【检查】　**溶液的澄清度与颜色**　取本品 5 瓶，按标示量分别加水制成每 1ml 中含 0.1g 的溶液，溶液应澄清无色；如显浑浊，与 1 号浊度标准液（通则 0902 第一法）比较，均不得更浓；如显色，与黄色、黄绿色或橙黄色 9 号标准比色液（通则 0901 第一法）比较，均不得更深。

有关物质　照高效液相色谱法（通则 0512）测定。临用新制。

供试品溶液　取装量差异项下的内容物适量，加流动相溶解并稀释制成每 1ml 中约含 0.22mg 的溶液。

对照溶液　精密量取供试品溶液 1ml，置 100ml 量瓶中，用流动相稀释至刻度，摇匀。

系统适用性溶液、色谱条件、系统适用性要求与测定法　见头孢曲松钠有关物质项下。

限度　供试品溶液色谱图中如有杂质峰，单个杂质峰面积不得大于对照溶液主峰面积（1.0%），各杂质峰面积的和不得大于对照溶液主峰面积的 4 倍（4.0%）。

头孢曲松聚合物　照分子排阻色谱法（通则 0514）测定。临用新制。

供试品溶液　取装量差异项下的内容物约 0.2g，精密称定，置 10ml 量瓶中，加水溶解并稀释至刻度，摇匀。

对照溶液、系统适用性溶液（1）、系统适用性溶液（2）、色谱条件、系统适用性要求与测定法　见头孢曲松钠头孢曲松聚合物项下。

限度　按外标法以头孢曲松峰面积计算，含头孢曲松聚合物的量不得过标示量的 0.8%。

不溶性微粒　取本品，按标示量加微粒检查用水制成每 1ml 中含 50mg 的溶液，依法检查（通则 0903），标示量为 1.0g 以下的折算为每 1.0g 样品中含 10μm 及 10μm 以上的微粒不得过 6000 粒，含 25μm 及 25μm 以上的微粒不得过 600 粒；标示量为 1.0g 以上（包括 1.0g）每个供试品容器中含 10μm 及 10μm 以上的微粒不得过 6000 粒，含 25μm 及 25μm 以上的微粒不得过 600 粒。

酸碱度、水分、细菌内毒素与无菌　照头孢曲松钠项下的方法检查，均应符合规定。

其他　应符合注射剂项下有关的各项规定（通则 0102）。

【含量测定】　照高效液相色谱法（通则 0512）测定。

供试品溶液　取装量差异项下的内容物适量，精密称定，加流动相溶解并定量稀释制成每 1ml 中约含头孢曲松 0.22mg 的溶液。

对照品溶液、系统适用性溶液、色谱条件、系统适用性要求与测定法　见头孢曲松钠含量测定项下。

【类别】　同头孢曲松钠。

【规格】　按 $C_{18}H_{18}N_8O_7S_3$ 计　（1）0.25g　（2）0.5g　（3）1.0g　（4）2.0g　（5）4.0g

【贮藏】　遮光，密闭，在阴凉干燥处保存。

头孢米诺钠

Toubaominuona

Cefminox Sodium

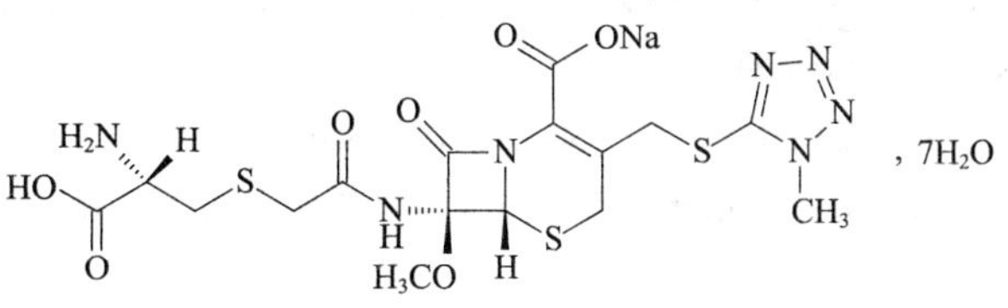

$C_{16}H_{20}N_7NaO_7S_3 \cdot 7H_2O$　667.66

本品为(+)-(6*R*,7*S*)-7-[(*S*)-2-(2-氨基-2-羧基乙硫基)乙酰氨基]-7-甲氧基-3-[[(1-甲基-1*H*-四氮唑-5-基)硫基]甲基]-8-氧代-5-硫杂-1-氮杂双环[4.2.0]辛-2-烯-2-羧酸钠七水合物。按无水物计算,含头孢米诺($C_{16}H_{21}N_7O_7S_3$)不得少于 91.0%。

【性状】 本品为白色或类白色结晶性粉末,无臭或微臭。

本品在水中易溶,在甲醇中微溶,在无水乙醇、乙醚或丙酮中不溶。

比旋度 取本品,精密称定,加水溶解并定量稀释制成每 1ml 中约含 5mg 的溶液,依法测定(通则 0621),比旋度应为+76°至+89°。

吸收系数 取本品,精密称定,加水溶解并定量稀释制成每 1ml 中约含头孢米诺 20μg 的溶液,照紫外-可见分光光度法(通则 0401),在 273nm 的波长处测定吸光度,吸收系数($E_{1cm}^{1\%}$)为 195～220。

【鉴别】 (1)在含量测定项下记录的色谱图中,供试品溶液主峰的保留时间应与对照品溶液主峰的保留时间一致。

(2)取本品适量,加水溶解并稀释制成每 1ml 中约含头孢米诺 20μg 的溶液,照紫外-可见分光光度法(通则 0401)测定,在 273nm 的波长处有最大吸收。

(3)本品的红外光吸收图谱应与对照品图谱一致(通则 0402)。

(4)本品显钠盐鉴别(1)的反应(通则 0301)。

【检查】 **酸度** 取本品,加水制成每 1ml 中含头孢米诺 70mg 的溶液,依法测定(通则 0631),pH 值应为 4.5～6.0。

溶液的澄清度与颜色 取本品 5 份,各 0.625g,分别加水 5ml 溶解后,溶液应澄清无色;如显浑浊,与 1 号浊度标准液(通则 0902 第一法)比较,均不得更浓;如显色,与黄色或黄绿色 5 号标准比色液(通则 0901 第一法)比较,均不得更深。

有关物质Ⅰ 照高效液相色谱法(通则 0512)测定。

供试品溶液　取本品适量,加流动相溶解并稀释制成每 1ml 中约含头孢米诺 1.0mg 的溶液。

对照溶液　精密量取供试品溶液适量,用流动相定量稀释制成每 1ml 中约含头孢米诺 10μg 的溶液。

系统适用性溶液　取头孢米诺系统适用性对照品适量,加水溶解并稀释制成每 1ml 中约含 1mg 的溶液。

灵敏度溶液　精密量取对照溶液 1ml,用流动相定量稀释制成每 1ml 中约含头孢米诺 0.5μg 的溶液。

色谱条件　用十八烷基硅烷键合硅胶为填充剂;以醋酸溶液(1→100)-甲醇-四氢呋喃(990:5:5)为流动相;检测波长为 254nm;进样体积 10μl。

系统适用性要求　系统适用性溶液色谱图应与标准图谱一致。灵敏度溶液色谱图中,主成分峰高的信噪比应大于 10。

测定法　精密量取供试品溶液与对照溶液,分别注入液相色谱仪,记录色谱图至主成分峰保留时间的 3.5 倍。

限度　供试品溶液色谱图中如有杂质峰,单个杂质峰面积不得大于对照溶液主峰面积的 0.5 倍(0.5%),各杂质峰面积的和不得大于对照溶液主峰面积的 1.5 倍(1.5%),小于灵敏度溶液主峰面积的峰忽略不计。

有关物质Ⅱ 照分子排阻色谱法(通则 0514)测定。临用新制。

供试品溶液　取本品适量,精密称定,加水溶解并定量稀释制成每 1ml 中约含头孢米诺 1.0mg 的溶液。

对照品溶液　取头孢米诺对照品适量,精密称定,加水溶解并定量稀释制成每 1ml 中约含头孢米诺 5μg 的溶液。

系统适用性溶液　取供试品溶液 10ml,加 0.1mol/L 氢氧化钠溶液 1ml,室温放置 1 分钟,再加 0.1mol/L 盐酸溶液 1ml,摇匀。

灵敏度溶液　精密量取对照品溶液 1ml,用流动相定量稀释制成每 1ml 中约含头孢米诺 0.2μg 的溶液。

色谱条件　用球状亲水改性硅胶(分子量适用范围为聚合物 500～15 000)为填充剂(TSK-GEL G2000swxl,7.8mm×30cm,5μm 或效能相当的色谱柱);以磷酸盐缓冲液(pH 7.0)[0.005mol/L 磷酸氢二钠溶液-0.005mol/L 磷酸二氢钠溶液(61:39)]-乙腈(95:5)为流动相;流速为每分钟 0.8ml;检测波长为 254nm;进样体积 10μl。

系统适用性要求　系统适用性溶液色谱图中,头孢米诺峰保留时间约为 12 分钟,头孢米诺峰与其前相邻降解杂质峰之间的分离度应符合要求。灵敏度溶液色谱图中,主成分峰高的信噪比应大于 10。

测定法　精密量取供试品溶液与对照品溶液,分别注入液相色谱仪,记录色谱图。

限度　供试品溶液色谱图中如有杂质峰,按外标法以头孢米诺峰计算,相对保留时间在 0.82～1.0 间的杂质总量不得过 0.5%,相对保留时间小于 0.82 的杂质总量不得过 0.3%,小于灵敏度溶液主峰面积的峰忽略不计。

残留溶剂 甲醇、乙醇、丙酮、二氯甲烷、乙酸乙酯、二氯乙烷、异丙醇与二氧六环　照残留溶剂测定法(通则 0861 第二法)测定。

供试品贮备液　取本品约 1.0g,精密称定,置 10ml 量瓶中,加水溶解并稀释至刻度,摇匀。

供试品溶液　精密量取供试品贮备液 1ml 置顶空瓶中,精密加水 1ml,密封。

对照品溶液　取各溶剂适量,精密称定,加水溶解并定量稀释制成每 1ml 中含甲醇 0.3mg、乙醇 0.5mg、丙酮 0.5mg、二氯甲烷 0.06mg、乙酸乙酯 0.5mg、二氯乙烷 0.0005mg、异丙醇 0.5mg 与二氧六环 0.038mg 的混合对照品溶液,摇匀,精密量取 1ml,置顶空瓶中,再精密加入供试品贮备液 1ml,密封。

色谱条件　以二甲基聚硅氧烷(或极性相近)为固定液的

毛细管柱(膜厚不小于 1.0μm)为色谱柱；起始温度为 35℃，维持 7 分钟，以每分钟 20℃的速率升温至 220℃，维持 4 分钟；进样口温度为 200℃；检测器温度为 250℃；顶空平衡温度为 70℃，平衡时间为 30 分钟。

系统适用性要求　对照品溶液色谱图中，出峰顺序依次为甲醇、乙醇、丙酮、异丙醇、二氯甲烷、乙酸乙酯、二氯乙烷和二氧六环，各峰之间的分离度均应符合要求。

测定法　取供试品溶液与对照品溶液分别顶空进样，记录色谱图。

限度　按标准加入法以峰面积计算，甲醇、乙醇、丙酮、二氯甲烷、乙酸乙酯、二氯乙烷、异丙醇与二氧六环的残留量均应符合规定。

甲苯、苯甲醚与 *N*,*N*-二甲基苯胺　照残留溶剂测定法(通则 0861 第三法)测定。

供试品溶液　取本品 1.0g，精密称定，置 20ml 量瓶中，加甲醇-水(60：40)使溶解并稀释至刻度，摇匀。

对照品溶液　分别精密称取甲苯约 0.089g，苯甲醚约 0.5g 和 *N*,*N*-二甲基苯胺约 0.02g，置 20ml 量瓶中，加无水乙醇溶解并稀释至刻度，摇匀，精密量取 5ml，置 50ml 量瓶中，加甲醇-水(60：40)稀释至刻度，摇匀。

色谱条件　以 6%氰丙基苯基-94%二甲基硅氧烷(或极性相近)为固定液的毛细管柱为色谱柱；起始温度为 40℃，维持 5 分钟，以每分钟 30℃的速率升温至 200℃，维持 3 分钟；进样口温度为 200℃；检测器温度为 250℃；进样体积 1μl。

测定法　精密量取供试品溶液与对照品溶液，分别注入气相色谱仪，记录色谱图。

限度　按外标法以峰面积计算，甲苯的残留量应符合规定；苯甲醚的残留量不得过 0.5%；*N*,*N*-二甲基苯胺的残留量不得过 0.02%。

水分　取本品，照水分测定法(通则 0832 第一法 1)测定，含水分应为 18.0%～20.0%。

重金属　取本品 1.0g，依法检查(通则 0821 第二法)，含重金属不得过百万分之十。

可见异物　取本品 5 份，每份各 2.0g，加微粒检查用水溶解后，依法检查(通则 0904)，应符合规定。(供无菌分装用)

不溶性微粒　取本品 4 份，每份 2.0g，加微粒检查用水制成每 1ml 中约含 30mg 的溶液，依法检查(通则 0903)，每 1g 样品中含 10μm 及 10μm 以上的微粒不得过 6000 粒，含 25μm 及 25μm 以上的微粒不得过 600 粒。(供无菌分装用)

细菌内毒素　取本品，依法检查(通则 1143)，每 1mg 头孢米诺中含内毒素的量应小于 0.050EU。(供注射用)

无菌　取本品，用 0.9%无菌氯化钠溶液溶解并稀释制成每 1ml 中含头孢米诺 40mg 的溶液。经薄膜过滤法处理，用 pH 7.0 无菌氯化钠-蛋白胨水溶液分次冲洗(每膜不少于 500ml)。以大肠埃希菌为阳性对照菌，依法检查(通则 1101)，应符合规定。(供无菌分装用)

【含量测定】　照高效液相色谱法(通则 0512)测定。

供试品溶液　取本品适量，精密称定，加水溶解并定量稀释制成每 1ml 中约含头孢米诺 1.0mg 的溶液。

对照品溶液　取头孢米诺对照品适量，精密称定，加水溶解并定量稀释制成每 1ml 中约含头孢米诺 1.0mg 的溶液。

系统适用性溶液、色谱条件与系统适用性要求　见有关物质Ⅰ项下。

测定法　精密量取供试品溶液与对照品溶液，分别注入液相色谱仪，记录色谱图。按外标法以峰面积计算供试品中 $C_{16}H_{21}N_7O_7S_3$ 的含量。

【类别】　β-内酰胺类抗生素，头孢菌素类。

【贮藏】　遮光，密封，在阴凉、干燥处保存。

【制剂】　注射用头孢米诺钠

注射用头孢米诺钠

Zhusheyong Toubaominuona

Cefminox Sodium for Injection

本品为头孢米诺钠的无菌粉末。按无水物计算，含头孢米诺($C_{16}H_{21}N_7O_7S_3$)不得少于 91.0%。按平均装量计算，含头孢米诺($C_{16}H_{21}N_7O_7S_3$)应为标示量的 90.0%～110.0%。

【性状】　本品为白色或类白色结晶性粉末，无臭或微臭。

【鉴别】　照头孢米诺钠项下的鉴别试验，显相同的结果。

【检查】　**溶液的澄清度与颜色**　取本品 5 瓶，按标示量分别加水溶解并制成每 1ml 中含 0.1g 的溶液，立即依法检查，溶液应澄清无色；如显浑浊，与 1 号浊度标准液(通则 0902 第一法)比较，均不得更浓；如显色，与黄色或黄绿色 5 号标准比色液(通则 0901 第一法)比较，均不得更深。

有关物质Ⅰ　照高效液相色谱法(通则 0512)测定。

供试品溶液　取本品适量，加流动相溶解并稀释制成每 1ml 中约含头孢米诺 1.0mg 的溶液。

对照溶液　精密量取供试品溶液适量，用流动相定量稀释制成每 1ml 中约含头孢米诺 10μg 的溶液。

灵敏度溶液　精密量取对照溶液 1ml，用流动相定量稀释制成每 1ml 中约含头孢米诺 0.5μg 的溶液。

系统适用性溶液、色谱条件、系统适用性要求、测定法与限度　见头孢米诺钠有关物质Ⅰ项下。

有关物质Ⅱ　照分子排阻色谱法(通则 0514)测定。临用新制。

供试品溶液　取本品适量,精密称定,加水溶解并定量稀释制成每 1ml 中约含头孢米诺 1.0mg 的溶液。

对照品溶液、系统适用性溶液、灵敏度溶液、色谱条件、系统适用性要求与测定法　见头孢米诺钠有关物质Ⅱ项下。

限度　供试品溶液色谱图中如有杂质峰,按外标法以头孢米诺峰计算,相对保留时间在 0.82～1.0 间的杂质总量不得过标示量的 0.5%,相对保留时间小于 0.82 的杂质总量不得过标示量的 0.3%,小于灵敏度溶液主峰面积的峰忽略不计。

不溶性微粒　取本品,按标示量加微粒检查用水溶解并制成每 1ml 中约含 30mg 的溶液,依法检查(通则 0903),标示量为 1.0g 以下的折算为每 1g 样品中含 10μm 及 10μm 以上的微粒不得过 6000 粒,含 25μm 及 25μm 以上的微粒不得过 600 粒;标示量为 1.0g 以上(包括 1.0g)每个供试品容器中含 10μm 及 10μm 以上的微粒不得过 6000 粒,含 25μm 及 25μm 以上的微粒不得过 600 粒。

酸度、水分、细菌内毒素与无菌　照头孢米诺钠项下的方法检查,均应符合规定。

其他　应符合注射剂项下有关的各项规定(通则 0102)。

【含量测定】　照高效液相色谱法(通则 0512)测定。

供试品溶液　取装量差异项下的内容物适量,精密称定,加水溶解并定量稀释制成每 1ml 中约含头孢米诺 1.0mg 的溶液。

对照品溶液、系统适用性溶液、色谱条件、系统适用性要求与测定法　见头孢米诺钠含量测定项下。

【类别】　同头孢米诺钠。

【规格】　按 $C_{16}H_{21}N_7O_7S_3$ 计　(1)0.25g　(2)0.5g　(3)1.0g　(4) 1.5g　(5) 2.0g

【贮藏】　密封,在阴凉、干燥处保存。

头孢克肟

Toubaokewo

Cefixime

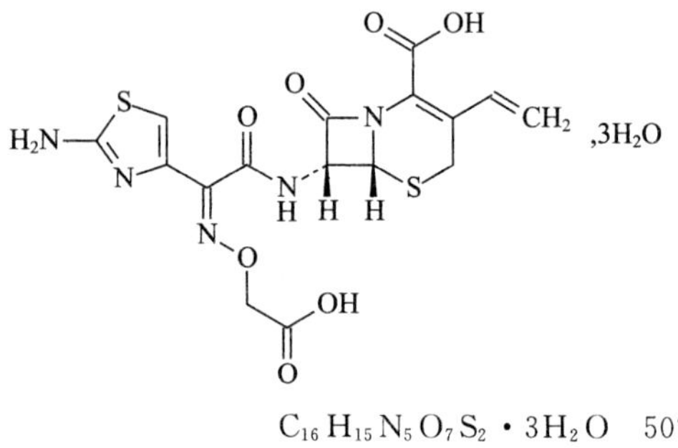

$C_{16}H_{15}N_5O_7S_2 \cdot 3H_2O$　507.50

本品为(6*R*,7*R*)-7-[[(*Z*)-2-(2-氨基-4-噻唑基)-2-[(羧甲氧基)亚氨基]乙酰基]氨基]-3-乙烯基-8-氧代-5-硫杂-1-氮杂双环[4.2.0]辛-2-烯-2-羧酸三水合物。按无水物计算,含头孢克肟(按 $C_{16}H_{15}N_5O_7S_2$ 计)不得少于 95.0%。

【性状】　本品为白色至淡黄色结晶性粉末,无臭或略有特殊臭味。

本品在甲醇中溶解,在乙醇中微溶,在水或乙醚中不溶。

比旋度　取本品,精密称定,用 2%碳酸氢钠溶液溶解并定量稀释制成每 1ml 中约含 10mg 的溶液,依法测定(通则 0621),比旋度应为－75°至－88°。

【鉴别】　(1)在含量测定项下记录的色谱图中,供试品溶液主峰的保留时间应与对照品溶液主峰的保留时间一致。

(2)本品的红外光吸收图谱应与对照品的图谱一致。如不一致,可分别取本品和对照品适量,加甲醇溶解,挥干溶剂后,取残留物照红外分光光度法(通则 0402)测定,二者的红外光吸收图谱应一致。

【检查】　**酸度**　取本品,加水制成每 1ml 中含 0.7mg 的混悬液,依法测定(通则 0631),pH 值应为 2.6～4.1。

有关物质　照高效液相色谱法(通则 0512)测定。

供试品溶液　取本品适量,加磷酸盐缓冲液(pH 7.0)溶解并稀释制成每 1ml 中约含 1mg 的溶液。

对照溶液　精密量取供试品溶液适量,用磷酸盐缓冲液(pH 7.0)定量稀释制成每 1ml 中约含 0.01mg 的溶液。

系统适用性溶液　取头孢克肟对照品适量,加水溶解并稀释制成每 1ml 中约含 1mg 的溶液,于沸水浴上加热 45 分钟,冷却。

色谱条件　用十八烷基硅烷键合硅胶为填充剂;以四丁基氢氧化铵溶液(取 10%四丁基氢氧化铵溶液 25ml,加水 1000ml,摇匀,用 1.5mol/L 磷酸溶液调节 pH 值至 7.0)-乙腈(72∶28)为流动相;检测波长为 254nm;柱温为 40℃;进样体积 20μl。

系统适用性要求　系统适用性溶液色谱图中,按头孢克肟(*E*)异构体、头孢克肟的顺序出峰,头孢克肟(*E*)异构体峰与头孢克肟峰之间的分离度应符合要求。

测定法　精密量取供试品溶液与对照溶液,分别注入液相色谱仪,记录色谱图至主成分峰保留时间的 2.5 倍。

限度　供试品溶液色谱图中如有杂质峰,单个杂质峰面积不得大于对照溶液主峰面积的 0.5 倍(0.5%),各杂质峰面积的和不得大于对照溶液主峰面积的 3 倍(3.0%),小于对照溶液主峰面积 0.1 倍的峰忽略不计。

残留溶剂　照残留溶剂测定法(通则 0861)测定。

内标溶液　取正丙醇适量,用 *N*,*N*-二甲基甲酰胺稀释成每 1ml 中约含 0.2mg 的溶液。

供试品溶液　取本品约 0.2g,精密称定,置顶空瓶中,精密加入内标溶液 1.0ml 使溶解,密封。

对照品溶液　取各溶剂对照品适量，精密称定，用内标溶液定量稀释制成每 1ml 中含甲醇 600μg、乙醇 1mg、乙醚 1mg、丙酮 1mg、异丙醇 1mg、二氯甲烷 120μg、异丙醚 1mg、四氢呋喃 150μg、乙酸乙酯 1mg、乙酸异丙酯 1mg、吡啶 40μg、苯甲醚 1mg 的混合对照品溶液。精密量取混合对照品溶液 1ml，置顶空瓶中，密封。

系统适用性溶液　分别取乙醇和乙醚各适量，用内标溶液定量稀释制成每 1ml 中约含乙醇和乙醚各 1mg 的溶液，精密量取 1.0ml，置顶空瓶中，密封。

色谱条件　以 6%氰丙基苯基-94%二甲基聚硅氧烷为固定液（或极性相近）的毛细管柱为色谱柱；起始温度为 40℃，维持 22 分钟，再以每分钟 100℃的速率升温至 120℃，维持 10 分钟；进样口温度为 200℃；检测器温度为 250℃；顶空瓶平衡温度为 70℃，平衡时间为 30 分钟。

系统适用性要求　系统适用性溶液色谱图中，按乙醇、乙醚和正丙醇（内标）的顺序出峰，各峰间的分离度均应符合要求。

测定法　首先顶空进样甲烷气体，记录甲烷的保留时间作为色谱系统的死时间（t_0），再顶空进样供试品溶液，记录色谱图，色谱图中如有色谱峰，按下式计算供试品溶液色谱图中各色谱峰的保留时间（t_R）相对于正丙醇保留时间［$t_{R(正丙醇)}$］的相对调整保留时间（RART）：

$$\mathrm{RART}=\frac{t_R-t_0}{t_{R(正丙醇)}-t_0}$$

将得到的 RART 值与下表的 RART 值比较，确定供试品中的残留溶剂种类；再制备相应的对照品溶液，顶空进样对照品溶液，记录色谱图。

溶剂	RART 值
甲醇	0.182
乙醇	0.363
乙醚	0.393
丙酮	0.482
异丙醇	0.529
二氯甲烷	0.649
异丙醚	0.968
正丙醇	1.000
乙酸乙酯	1.343
四氢呋喃	1.454
乙酸异丙酯	2.014
吡啶	3.023
苯甲醚	5.093

限度　按内标法以峰面积比值计算供试品中各残留溶剂的含量，异丙醚和苯甲醚的残留量均不得过 0.5%，甲醇、乙醇、乙醚、丙酮、异丙醇、二氯甲烷、乙酸乙酯、四氢呋喃、乙酸异丙酯与吡啶的残留量均应符合规定。

水分　取本品，照水分测定法（通则 0832 第一法 1）测定，含水分应为 9.0%～12.0%。

炽灼残渣　取本品 1.0g，依法检查（通则 0841），遗留残渣不得过 0.2%。

重金属　取炽灼残渣项下遗留的残渣，依法检查（通则 0821 第二法），含重金属不得过百万分之二十。

【含量测定】　照高效液相色谱法（通则 0512）测定。

供试品溶液　取本品，精密称定，加流动相溶解并定量稀释制成每 1ml 中约含头孢克肟（按 $C_{16}H_{15}N_5O_7S_2$ 计）0.2mg 的溶液。

对照品溶液　取头孢克肟对照品适量，精密称定，加流动相溶解并定量稀释制成每 1ml 中约含头孢克肟（按 $C_{16}H_{15}N_5O_7S_2$ 计）0.2mg 的溶液。

系统适用性溶液、色谱条件与系统适用性要求　见有关物质项下。

测定法　精密量取供试品溶液与对照品溶液，分别注入液相色谱仪，记录色谱图。按外标法以峰面积计算供试品中 $C_{16}H_{15}N_5O_7S_2$ 的含量。

【类别】　*β*-内酰胺类抗生素，头孢菌素类。

【贮藏】　遮光，密封，在阴凉处保存。

【制剂】　（1）头孢克肟片　（2）头孢克肟胶囊　（3）头孢克肟颗粒

头孢克肟片

Toubaokewo Pian

Cefixime Tablets

本品含头孢克肟（按 $C_{16}H_{15}N_5O_7S_2$ 计）应为标示量的 90.0%～110.0%。

【性状】　本品为类白色片或薄膜衣片，除去薄膜衣后显白色至淡黄色。

【鉴别】　（1）在含量测定项下记录的色谱图中，供试品溶液主峰的保留时间应与对照品溶液主峰的保留时间一致。

（2）取本品的细粉适量，加磷酸盐缓冲液（pH 7.0）制成每 1ml 中约含头孢克肟（按 $C_{16}H_{15}N_5O_7S_2$ 计）10μg 的溶液，滤过，取续滤液，照紫外-可见分光光度法（通则 0401）测定，在 288nm 的波长处有最大吸收。

【检查】　**有关物质**　照高效液相色谱法（通则 0512）测定。

供试品溶液　取含量测定项下的细粉适量（约相当于头孢克肟，按 $C_{16}H_{15}N_5O_7S_2$ 计 0.1g），置 100ml 量瓶中，加磷酸盐缓冲液（pH 7.0）溶解并稀释至刻度，摇匀，滤过，取续滤液。

对照溶液　精密量取供试品溶液适量，用磷酸盐缓冲液（pH 7.0）定量稀释制成每 1ml 中约含头孢克肟（按 $C_{16}H_{15}N_5O_7S_2$ 计）0.01mg 的溶液。

系统适用性溶液、色谱条件、系统适用性要求与测定法 见头孢克肟有关物质项下。

限度 供试品溶液色谱图中如有杂质峰，单个杂质峰面积不得大于对照溶液主峰面积(1.0%)，各杂质峰面积的和不得大于对照溶液主峰面积的6倍(6.0%)，小于对照溶液主峰面积0.1倍的峰忽略不计。

水分 取本品，研细，照水分测定法(通则0832第一法1)测定，含水分不得过10.0%。

溶出度 照溶出度与释放度测定法(通则0931第一法)测定。

溶出条件 以磷酸盐缓冲液(pH 7.2)(取磷酸二氢钾6.8g，加水适量溶解，用1mol/L的氢氧化钠溶液调节pH值至7.2，用水稀释至1000ml)900ml为溶出介质，转速为每分钟100转，依法操作，经30分钟时取样。

供试品溶液 取溶出液适量，滤过，精密量取续滤液适量，用溶出介质定量稀释制成每1ml中约含头孢克肟(按$C_{16}H_{15}N_5O_7S_2$计)10μg的溶液。

对照品溶液 取头孢克肟对照品适量，精密称定，加溶出介质溶解并定量稀释制成每1ml中约含10μg的溶液(必要时先用少量甲醇溶解，甲醇量不得超过对照品溶液总体积的0.1%)。

测定法 取供试品溶液与对照品溶液，照紫外-可见分光光度法(通则0401)，在288nm的波长处分别测定吸光度，计算每片的溶出量。

限度 标示量的80%，应符合规定。

其他 应符合片剂项下有关的各项规定(通则0101)。

【含量测定】 照高效液相色谱法(通则0512)测定。

供试品溶液 取本品10片，精密称定，研细，精密称取细粉适量(约相当于头孢克肟，按$C_{16}H_{15}N_5O_7S_2$计50mg)，置250ml量瓶中，加流动相溶解并稀释至刻度，摇匀，滤过，取续滤液。

对照品溶液、系统适用性溶液、色谱条件、系统适用性要求与测定法 见头孢克肟含量测定项下。

【类别】 同头孢克肟。

【规格】 0.1g(按$C_{16}H_{15}N_5O_7S_2$计)

【贮藏】 遮光，密封，在阴凉处保存。

头孢克肟胶囊

Toubaokewo Jiaonang

Cefixime Capsules

本品含头孢克肟(按$C_{16}H_{15}N_5O_7S_2$计)应为标示量的90.0%～110.0%。

【性状】 本品内容物为白色至淡黄色粉末或颗粒。

【鉴别】 (1)在含量测定项下记录的色谱图中，供试品溶液主峰的保留时间应与对照品溶液主峰的保留时间一致。

(2)取本品内容物适量，加磷酸盐缓冲液(pH 7.0)制成每1ml中约含头孢克肟(按$C_{16}H_{15}N_5O_7S_2$计)10μg的溶液，滤过，取续滤液，照紫外-可见分光光度法(通则0401)测定，在288nm的波长处有最大吸收。

【检查】 **有关物质** 照高效液相色谱法(通则0512)测定。

供试品溶液 取装量差异项下的内容物适量(约相当于头孢克肟，按$C_{16}H_{15}N_5O_7S_2$计0.1g)，置100ml量瓶中，加磷酸盐缓冲液(pH 7.0)溶解并稀释至刻度，摇匀，滤过，取续滤液。

对照溶液 精密量取供试品溶液适量，用磷酸盐缓冲液(pH 7.0)定量稀释制成每1ml中约含头孢克肟(按$C_{16}H_{15}N_5O_7S_2$计)0.01mg的溶液。

系统适用性溶液、色谱条件、系统适用性要求与测定法 见头孢克肟有关物质项下。

限度 供试品溶液色谱图中如有杂质峰，单个杂质峰面积不得大于对照溶液主峰面积(1.0%)，各杂质峰面积的和不得大于对照溶液主峰面积的6倍(6.0%)，小于对照溶液主峰面积0.1倍的峰忽略不计。

水分 取本品内容物，照水分测定法(通则0832第一法1)测定，含水分不得过12.0%。

溶出度 照溶出度与释放度测定法(通则0931第一法)测定。

溶出条件 以磷酸盐缓冲液(pH 7.2)(取磷酸二氢钾6.8g，加水适量溶解，用1mol/L的氢氧化钠溶液调节pH值至7.2，用水稀释至1000ml)900ml为溶出介质，转速为每分钟100转，依法操作，经30分钟时取样。

供试品溶液 取溶出液适量，滤过，精密量取续滤液适量，用溶出介质定量稀释制成每1ml中约含头孢克肟(按$C_{16}H_{15}N_5O_7S_2$计)10μg的溶液。

对照品溶液 取头孢克肟对照品适量，精密称定，加溶出介质溶解并定量稀释制成每1ml中约含10μg的溶液(必要时先用少量甲醇溶解，甲醇量不得超过对照品溶液总体积的0.1%)。

测定法 取供试品溶液与对照品溶液，照紫外-可见分光光度法(通则0401)，在288nm的波长处分别测定吸光度，计算每粒的溶出量。

限度 标示量的80%，应符合规定。

其他 应符合胶囊剂项下有关的各项规定(通则0103)。

【含量测定】 照高效液相色谱法(通则0512)测定。

供试品溶液 取装量差异项下的内容物适量(约相当于头孢克肟，按$C_{16}H_{15}N_5O_7S_2$计50mg)，精密称定，置250ml量瓶中，加流动相溶解并稀释至刻度，摇匀，滤过，取续滤液。

对照品溶液、系统适用性溶液、色谱条件、系统适用性要

求与测定法　见头孢克肟含量测定项下。

【类别】　同头孢克肟。

【规格】　按 $C_{16}H_{15}N_5O_7S_2$ 计　(1)50mg　(2)100mg

【贮藏】　遮光，密封，在阴凉处保存。

头孢克肟颗粒

Toubaokewo Keli

Cefixime Granules

本品含头孢克肟(按 $C_{16}H_{15}N_5O_7S_2$ 计)应为标示量的 90.0%～110.0%。

【性状】　本品为混悬颗粒。

【鉴别】　(1)在含量测定项下记录的色谱图中，供试品溶液主峰的保留时间应与对照品溶液主峰的保留时间一致。

(2)取本品，加磷酸盐缓冲液(pH 7.0)溶解并稀释制成每 1ml 中约含头孢克肟(按 $C_{16}H_{15}N_5O_7S_2$ 计)10μg 的溶液，滤过，取续滤液，照紫外-可见分光光度法(通则 0401)测定，在 288nm 的波长处有最大吸收。

【检查】　**酸度**　取本品，加水制成每 1ml 中含头孢克肟(按 $C_{16}H_{15}N_5O_7S_2$ 计)1mg 的混悬液，依法测定(通则 0631)，pH 值应为 2.5～4.5。

有关物质　照高效液相色谱法(通则 0512)测定。

供试品溶液　取装量差异项下的内容物适量(约相当于头孢克肟，按 $C_{16}H_{15}N_5O_7S_2$ 计 0.1g)，置 100ml 量瓶中，加磷酸盐缓冲液(pH 7.0)溶解并稀释至刻度，摇匀，滤过，取续滤液。

对照溶液　精密量取供试品溶液适量，用磷酸盐缓冲液(pH 7.0)定量稀释制成每 1ml 中约含头孢克肟(按 $C_{16}H_{15}N_5O_7S_2$ 计)0.01mg 的溶液。

系统适用性溶液、色谱条件、系统适用性要求与测定法　见头孢克肟有关物质项下。

限度　供试品溶液色谱图中如有杂质峰，单个杂质峰面积不得大于对照溶液主峰面积(1.0%)，各杂质峰面积的和不得大于对照溶液主峰面积的 6 倍(6.0%)，小于对照溶液主峰面积 0.1 倍的峰忽略不计。

水分　取本品，照水分测定法(通则 0832 第一法 1)测定，含水分不得过 2.0%。

溶出度　照溶出度与释放度测定法(通则 0931 第二法)测定。

溶出条件　以磷酸盐缓冲液(pH 7.2)(取磷酸二氢钾 6.8g，加水适量溶解，用 1mol/L 的氢氧化钠溶液调节 pH 值至 7.2，用水稀释至 1000ml)900ml 为溶出介质，转速为每分钟 50 转，依法操作，经 30 分钟时取样。

供试品溶液　取溶出液适量，滤过，精密量取续滤液适量，用溶出介质定量稀释制成每 1ml 中约含头孢克肟(按 $C_{16}H_{15}N_5O_7S_2$ 计)10μg 的溶液。

对照品溶液　取头孢克肟对照品适量，精密称定，加溶出介质溶解并定量稀释制成每 1ml 中约含 10μg 的溶液(必要时先用少量甲醇溶解，甲醇量不得超过对照品溶液总体积的 0.1%)。

测定法　取供试品溶液与对照品溶液，照紫外-可见分光光度法(通则 0401)，在 288nm 的波长处分别测定吸光度，计算每包的溶出量。

限度　标示量的 80%，应符合规定。

其他　应符合颗粒剂项下有关的各项规定(通则 0104)。

【含量测定】　照高效液相色谱法(通则 0512)测定。

供试品溶液　取装量差异项下的内容物适量(约相当于头孢克肟，按 $C_{16}H_{15}N_5O_7S_2$ 计 50mg)，精密称定，置 250ml 量瓶中，加流动相溶解并稀释至刻度，摇匀，滤过，取续滤液。

对照品溶液、系统适用性溶液、色谱条件、系统适用性要求与测定法　见头孢克肟含量测定项下。

【类别】　同头孢克肟。

【规格】　50mg(按 $C_{16}H_{15}N_5O_7S_2$ 计)

【贮藏】　遮光，密封，在阴凉处保存。

头 孢 克 洛

Toubaokeluo

Cefaclor

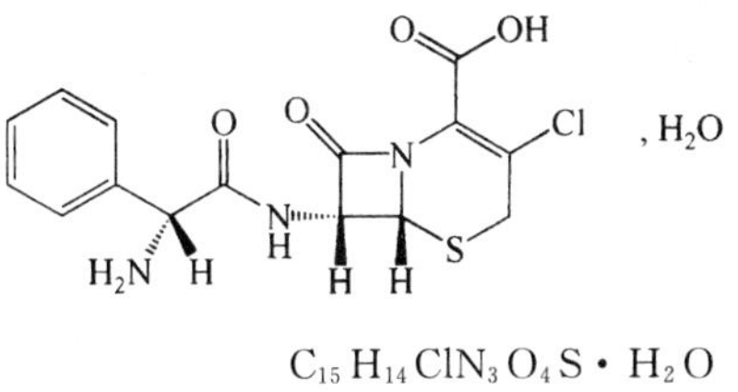

$C_{15}H_{14}ClN_3O_4S \cdot H_2O$　385.82

本品为(6*R*，7*R*)-7-[(*R*)-2-氨基-2-苯乙酰氨基]-3-氯-8-氧代-5-硫杂-1-氮杂双环[4.2.0]辛-2-烯-2-甲酸一水合物。按无水物计算，含头孢克洛(按 $C_{15}H_{14}ClN_3O_4S$ 计)不得少于 95.0%。

【性状】　本品为白色至微黄色粉末或结晶性粉末；微臭。

本品在水中微溶，在甲醇、乙醇或二氯甲烷中几乎不溶。

比旋度　取本品，精密称定，加水溶解并定量稀释制成每 1ml 中约含 4mg 的溶液，依法测定(通则 0621)，比旋度为 +105°至 +120°。

吸收系数　取本品，精密称定，加水溶解并定量稀释制成每 1ml 中约含 20μg 的溶液，照紫外-可见分光光度法(通则 0401)，在 264nm 的波长处测定吸光度，吸收系数($E_{1cm}^{1\%}$)为 230～255。

【鉴别】　(1)照薄层色谱法(通则 0502)试验。

供试品溶液　取本品适量，加水溶解并稀释制成每 1ml

中约含 2mg 的溶液。

对照品溶液　取头孢克洛对照品适量，加水溶解并稀释制成每 1ml 中约含 2mg 的溶液。

混合溶液　取本品与头孢克洛对照品适量，加水溶解并稀释制成每 1ml 中各约含 2mg 的溶液。

色谱条件　采用硅胶 H 薄层板[取硅胶 H 2.5g，加 0.1%羧甲基纤维素钠溶液 8ml，研磨均匀后铺板（10cm×20cm），经 105℃活化 1 小时，放入干燥器中备用]，以新配制的 0.1mol/L 枸橼酸溶液-0.1mol/L 磷酸氢二钠溶液-6.6%茚三酮的丙酮溶液（60∶40∶1.5）为展开剂。

系统适用性要求　混合溶液应显单一斑点。

测定法　吸取上述三种溶液各 2μl，分别点于同一薄层板上，展开，晾干，于 110℃加热 15 分钟。

结果判定　供试品溶液所显主斑点的位置和颜色应与对照品溶液主斑点的位置和颜色相同。

（2）在含量测定项下记录的色谱图中，供试品溶液主峰的保留时间应与对照品溶液主峰的保留时间一致。

（3）本品的红外光吸收图谱应与对照的图谱（光谱集 720 图）一致。

以上（1）、（2）两项可选做一项。

【检查】　酸度　取本品，加水制成每 1ml 中约含 25mg 的混悬液，依法测定（通则 0631），pH 值应为 3.0～4.5。

有关物质　照高效液相色谱法（通则 0512）测定。

供试品溶液　取本品约 50mg，置 10ml 量瓶中，加 0.27%磷酸二氢钠溶液（pH 2.5）溶解并稀释至刻度，摇匀。

对照溶液　精密量取供试品溶液 1ml，置 100ml 量瓶中，用 0.27%磷酸二氢钠溶液（pH 2.5）稀释至刻度，摇匀。

系统适用性溶液　取头孢克洛对照品和头孢克洛 δ-3-异构体对照品各适量，加 0.27%磷酸二氢钠溶液（pH 2.5）溶解并稀释制成每 1ml 中各约含 25μg 和 50μg 的混合溶液。

色谱条件　用十八烷基硅烷键合硅胶为填充剂；流动相 A 为 0.78%磷酸二氢钠溶液（取磷酸二氢钠 7.8g，加水溶解并稀释至 1000ml，用磷酸调节 pH 值至 4.0），流动相 B 为 0.78%磷酸二氢钠溶液（pH 4.0）-乙腈（55∶45）；按下表进行线性梯度洗脱；检测波长为 220nm；进样体积 20μl。

时间（分钟）	流动相 A（%）	流动相 B（%）
0	95	5
30	75	25
45	0	100
50	0	100
51	95	5
61	95	5

系统适用性要求　系统适用性溶液色谱图中，头孢克洛峰的保留时间约为 23 分钟，头孢克洛峰与头孢克洛 δ-3-异构体峰之间的分离度应不小于 2.0，头孢克洛峰的拖尾因子应小于 1.2。

测定法　精密量取供试品溶液与对照溶液，分别注入液相色谱仪，记录色谱图。

限度　供试品溶液色谱图中如有杂质峰，单个杂质峰面积不得大于对照溶液主峰面积的 0.5 倍（0.5%），各杂质峰面积的和不得大于对照溶液主峰面积的 2 倍（2.0%），小于对照溶液主峰面积 0.1 倍的峰忽略不计。

残留溶剂　照残留溶剂测定法（通则 0861 第二法）测定。

内标溶液　取正丙醇适量，用 0.2mol/L 氢氧化钠溶液定量稀释制成每 1ml 中含 20μg 的溶液。

供试品溶液　取本品约 0.2g，精密称定，置顶空瓶中，精密加内标溶液 5ml 溶解，密封。

对照品溶液　取二氯甲烷适量，精密称定，用内标溶液定量稀释制成每 1ml 中约含二氯甲烷 20μg 的溶液，精密量取 5ml，置顶空瓶中。

色谱条件　以聚乙二醇（PEG-20M）（或极性相近）为固定液的毛细管柱为色谱柱；柱温为 60℃；进样口温度为 120℃；检测器温度为 150℃；顶空瓶平衡温度为 80℃，平衡时间为 20 分钟。

系统适用性要求　对照品溶液色谱图中，二氯甲烷峰和正丙醇峰间的分离度应大于 2.0。

测定法　取供试品溶液与对照品溶液分别顶空进样，记录色谱图。

限度　按内标法以峰面积比值计算，二氯甲烷的残留量应符合规定。

水分　取本品，照水分测定法（通则 0832 第一法 1）测定，含水分应为 3.0%～6.5%。

重金属　取本品 1.0g，依法测定（通则 0821 第二法），含重金属不得过百万分之三十。

【含量测定】　照高效液相色谱法（通则 0512）测定。

供试品溶液　取本品适量（约相当于头孢克洛，按 $C_{15}H_{14}ClN_3O_4S$ 计 20mg），精密称定，置 100ml 量瓶中，加流动相溶解并稀释至刻度，摇匀。

对照品溶液　取头孢克洛对照品适量，精密称定，加流动相溶解并定量稀释制成每 1ml 中约含头孢克洛（按 $C_{15}H_{14}ClN_3O_4S$ 计）0.2mg 的溶液。

系统适用性溶液　取头孢克洛对照品与头孢克洛 δ-3-异构体对照品各适量，加流动相溶解并稀释制成每 1ml 中各约含 0.2mg 的混合溶液。

色谱条件　用十八烷基硅烷键合硅胶为填充剂；以磷酸二氢钾溶液（取磷酸二氢钾 6.8g，加水溶解并稀释至 1000ml，用磷酸调节 pH 值至 3.4）-乙腈（92∶8）为流动相；检测波长为 254nm；进样体积 20μl。

系统适用性要求　系统适用性溶液色谱图中，头孢克洛峰与头孢克洛 δ-3-异构体峰之间的分离度应符合要求。

测定法　精密量取供试品溶液与对照品溶液，分别注入液相色谱仪，记录色谱图。按外标法以峰面积计算供试品中 $C_{15}H_{14}ClN_3O_4S$ 的含量。

【类别】 β-内酰胺类抗生素，头孢菌素类。

【贮藏】 遮光，密封保存。

【制剂】 （1）头孢克洛干混悬剂　（2）头孢克洛片　（3）头孢克洛胶囊　（4）头孢克洛颗粒

头孢克洛干混悬剂

Toubaokeluo Ganhunxuanji

Cefaclor for Suspension

本品含头孢克洛（按 $C_{15}H_{14}ClN_3O_4S$ 计）应为标示量的 90.0%～110.0%。

【性状】 本品为细小颗粒或粉末；气芳香。

【鉴别】 取本品适量，加水溶解并稀释制成每 1ml 中约含头孢克洛（按 $C_{15}H_{14}ClN_3O_4S$ 计）2mg 的溶液，滤过，取续滤液作为供试品溶液，照头孢克洛项下的鉴别（1）或（2）项试验，应显相同的结果。

【检查】 **酸度** 取本品，加水制成每 1ml 中约含头孢克洛（按 $C_{15}H_{14}ClN_3O_4S$ 计）25mg 的混悬液，依法测定（通则 0631），pH 值应为 3.0～5.0。

有关物质 照高效液相色谱法（通则 0512）测定。

供试品溶液 取装量差异项下的内容物，混合均匀，称取适量（约相当于头孢克洛，按 $C_{15}H_{14}ClN_3O_4S$ 计 0.5g），置 100ml 量瓶中，加 0.27%磷酸二氢钠溶液（pH 2.5）溶解并稀释至刻度，摇匀，滤过，取续滤液。

对照溶液 精密量取供试品溶液 1ml，置 100ml 量瓶中，用 0.27%磷酸二氢钠溶液（pH 2.5）稀释至刻度，摇匀。

系统适用性溶液、色谱条件、系统适用性要求与测定法 见头孢克洛有关物质项下。

限度 供试品溶液色谱图中如有杂质峰，单个杂质峰面积不得大于对照溶液主峰面积的 2 倍（2.0%），各杂质峰面积的和不得大于对照溶液主峰面积的 3 倍（3.0%），小于对照溶液主峰面积 0.1 倍的峰忽略不计。

水分 取本品，照水分测定法（通则 0832 第一法 1）测定，含水分不得过 2.0%。

溶出度 （除多剂量包装外）照溶出度与释放度测定法（通则 0931 第二法）测定。

溶出条件 以水 900ml 为溶出介质，转速为每分钟 50 转，依法操作，经 30 分钟时取样。

供试品溶液 取溶出液适量，滤过，精密量取续滤液适量，用水定量稀释制成每 1ml 中约含头孢克洛（按 $C_{15}H_{14}ClN_3O_4S$ 计）0.1mg 的溶液。

对照品溶液 取头孢克洛对照品适量，加水溶解并定量稀释制成每 1ml 中约含 0.1mg 的溶液。

系统适用性溶液、色谱条件与系统适用性要求 见含量测定项下。

测定法 见含量测定项下。计算每袋的溶出量。

限度 标示量的 80%，应符合规定。

其他 除沉降体积比（单剂量包装）外，其他应符合口服混悬剂项下有关的各项规定（通则 0123）。

【含量测定】 照高效液相色谱法（通则 0512）测定。

供试品溶液 取装量差异项下的内容物，混合均匀，精密称取适量（约相当于头孢克洛，按 $C_{15}H_{14}ClN_3O_4S$ 计 0.1g），加流动相溶解并定量稀释制成每 1ml 中约含头孢克洛（按 $C_{15}H_{14}ClN_3O_4S$ 计）0.2mg 的溶液（必要时可超声处理），摇匀，滤过，取续滤液。

对照品溶液、系统适用性溶液、色谱条件、系统适用性要求与测定法 见头孢克洛含量测定项下。

【类别】 同头孢克洛。

【规格】 按 $C_{15}H_{14}ClN_3O_4S$ 计　（1）0.125g　（2）0.25g　（3）0.375g　（4）0.75g　（5）1.5g

【贮藏】 遮光，密封，在凉暗干燥处保存。

头孢克洛片

Toubaokeluo Pian

Cefaclor Tablets

本品含头孢克洛（按 $C_{15}H_{14}ClN_3O_4S$ 计）应为标示量的 90.0%～110.0%。

【性状】 本品为薄膜衣片，除去包衣后显白色至微黄色。

【鉴别】 取本品细粉适量，加水溶解并制成每 1ml 中约含头孢克洛（按 $C_{15}H_{14}ClN_3O_4S$ 计）2mg 的溶液，滤过，取续滤液作为供试品溶液，照头孢克洛项下的鉴别（1）或（2）项试验，应显相同的结果。

【检查】 **有关物质** 照高效液相色谱法（通则 0512）测定。

供试品溶液 取含量测定项下细粉适量（约相当于头孢克洛，按 $C_{15}H_{14}ClN_3O_4S$ 计 0.5g），置 100ml 量瓶中，加 0.27%磷酸二氢钠溶液（pH 2.5）溶解并稀释至刻度，摇匀，滤过，取续滤液。

对照溶液 精密量取供试品溶液 1ml，置 100ml 量瓶中，用 0.27%磷酸二氢钠溶液（pH 2.5）稀释至刻度，摇匀。

系统适用性溶液、色谱条件、系统适用性要求与测定法 见头孢克洛有关物质项下。

限度 供试品溶液色谱图中如有杂质峰，单个杂质峰面积不得大于对照溶液主峰面积（1.0%），各杂质峰面积的和不得大于对照溶液主峰面积的 2 倍（2.0%），小于对照溶液主峰面积 0.1 倍的峰忽略不计。

水分 取本品，研细，照水分测定法（通则 0832 第一法 1）测定，含水分不得过 8.0%。

溶出度 照溶出度与释放度测定法（通则 0931 第一法）

测定。

溶出条件　以水 900ml 为溶出介质，转速为每分钟 100 转，依法操作，经 30 分钟时取样。

供试品溶液　取溶出液适量，滤过，精密量取续滤液适量，用水定量稀释制成每 1ml 中约含头孢克洛(按 $C_{15}H_{14}ClN_3O_4S$ 计)25μg 的溶液。

对照品溶液　取头孢克洛对照品适量，加水溶解并定量稀释制成每 1ml 中约含 25μg 的溶液。

测定法　取供试品溶液与对照品溶液，照紫外-可见分光光度法(通则 0401)，在 264nm 的波长处分别测定吸光度，计算每片的溶出量。

限度　标示量的 80%，应符合规定。

其他　应符合片剂项下有关的各项规定(通则 0101)。

【含量测定】　照高效液相色谱法(通则 0512)测定。

供试品溶液　取本品 10 片，精密称定，研细，精密称取适量(约相当于头孢克洛，按 $C_{15}H_{14}ClN_3O_4S$ 计 0.25g)，加流动相溶解并定量稀释制成每 1ml 中约含头孢克洛(按 $C_{15}H_{14}ClN_3O_4S$ 计)0.2mg 的溶液(必要时可超声处理)，摇匀，滤过，取续滤液。

对照品溶液、系统适用性溶液、色谱条件、系统适用性要求与测定法　见头孢克洛含量测定项下。

【类别】　同头孢克洛。

【规格】　0.25g(按 $C_{15}H_{14}ClN_3O_4S$ 计)

【贮藏】　遮光，密封，在凉暗干燥处保存。

头孢克洛胶囊

Toubaokeluo Jiaonang

Cefaclor Capsules

本品含头孢克洛(按 $C_{15}H_{14}ClN_3O_4S$ 计)应为标示量的 90.0%～110.0%。

【性状】　本品内容物为类白色至微黄色粉末。

【鉴别】　取本品内容物适量，加水溶解并稀释制成每 1ml 中约含头孢克洛(按 $C_{15}H_{14}ClN_3O_4S$ 计)2mg 的溶液，滤过，取续滤液作为供试品溶液，照头孢克洛项下的鉴别(1)或(2)项试验，应显相同的结果。

【检查】　**有关物质**　照高效液相色谱法(通则 0512)测定。

供试品溶液　取装量差异项下的内容物，混合均匀，称取适量(约相当于头孢克洛，按 $C_{15}H_{14}ClN_3O_4S$ 计 0.5g)，置 100ml 量瓶中，加 0.27%磷酸二氢钠溶液(pH 2.5)溶解并稀释至刻度，摇匀，滤过，取续滤液。

对照溶液　精密量取供试品溶液 1ml，置 100ml 量瓶中，用 0.27%磷酸二氢钠溶液(pH 2.5)稀释至刻度，摇匀。

系统适用性溶液、色谱条件、系统适用性要求与测定法　见头孢克洛有关物质项下。

限度　供试品溶液色谱图中如有杂质峰，单个杂质峰面积不得大于对照溶液主峰面积(1.0%)，各杂质峰面积的和不得大于对照溶液主峰面积的 2 倍(2.0%)，小于对照溶液主峰面积 0.1 倍的峰忽略不计。

水分　取本品的内容物，照水分测定法(通则 0832 第一法 1)测定，含水分不得过 8.0%。

溶出度　照溶出度与释放度测定法(通则 0931 第一法)测定。

溶出条件　以水 900ml 为溶出介质，转速为每分钟 100 转，依法操作，经 30 分钟时取样。

供试品溶液　取溶出液适量，滤过，精密量取续滤液适量，用水定量稀释制成每 1ml 中约含头孢克洛(按 $C_{15}H_{14}ClN_3O_4S$ 计)25μg 的溶液。

对照品溶液　取头孢克洛对照品适量，加水溶解并定量稀释制成每 1ml 中约含 25μg 的溶液。

测定法　取供试品溶液与对照品溶液，照紫外-可见分光光度法(通则 0401)，在 264nm 的波长处分别测定吸光度，计算每粒的溶出量。

限度　标示量的 80%，应符合规定。

其他　应符合胶囊剂项下有关的各项规定(通则 0103)。

【含量测定】　照高效液相色谱法(通则 0512)测定。

供试品溶液　取装量差异项下的内容物，混合均匀，精密称取适量(约相当于头孢克洛，按 $C_{15}H_{14}ClN_3O_4S$ 计 0.25g)，加流动相溶解并定量稀释制成每 1ml 中约含头孢克洛(按 $C_{15}H_{14}ClN_3O_4S$ 计)0.2mg 的溶液(必要时可超声处理)，摇匀，滤过，取续滤液。

对照品溶液、系统适用性溶液、色谱条件、系统适用性要求与测定法　见头孢克洛含量测定项下。

【类别】　同头孢克洛。

【规格】　按 $C_{15}H_{14}ClN_3O_4S$ 计　(1)0.25g　(2)0.5g

【贮藏】　遮光，密封，在凉暗干燥处保存。

头孢克洛颗粒

Toubaokeluo Keli

Cefaclor Granules

本品含头孢克洛(按 $C_{15}H_{14}ClN_3O_4S$ 计)应为标示量的 90.0%～110.0%。

【性状】　本品为可溶颗粒或混悬颗粒；气芳香。

【鉴别】　取本品适量，加水溶解并稀释制成每 1ml 中约含头孢克洛(按 $C_{15}H_{14}ClN_3O_4S$ 计)2mg 的溶液，滤过，取续滤液作为供试品溶液，照头孢克洛项下的鉴别(1)或(2)项试验，应显相同的结果。

【检查】　**酸度**　取本品，加水制成每 1ml 中含头孢克洛

(按 $C_{15}H_{14}ClN_3O_4S$ 计)25mg 的混悬液,依法测定(通则 0631),pH 值应为 3.0～5.0。

水分　取本品,照水分测定法(通则 0832 第一法 1)测定,含水分不得过 3.0%。

溶出度　照溶出度与释放度测定法(通则 0931 第二法)测定。

溶出条件　以水 900ml 为溶出介质,转速为每分钟 50 转,依法操作,经 30 分钟时取样。

供试品溶液　取溶出液适量,滤过,精密量取续滤液适量,用水定量稀释制成每 1ml 中约含头孢克洛(按 $C_{15}H_{14}ClN_3O_4S$ 计)0.1mg 的溶液。

对照品溶液　取头孢克洛对照品适量,加水溶解并定量稀释制成每 1ml 中约含 0.1mg 的溶液。

系统适用性溶液、色谱条件与系统适用性要求　见含量测定项下。

测定法　见含量测定项下。计算每袋的溶出量。

限度　标示量的 80%,应符合规定。

其他　应符合颗粒剂项下有关的各项规定(通则 0104)。

【含量测定】　照高效液相色谱法(通则 0512)测定。

供试品溶液　取装量差异项下的内容物,混合均匀,精密称取适量(约相当于头孢克洛,按 $C_{15}H_{14}ClN_3O_4S$ 计 0.1g),加流动相溶解并定量稀释制成每 1ml 中约含头孢克洛(按 $C_{15}H_{14}ClN_3O_4S$ 计)0.2mg 的溶液(必要时可超声处理),摇匀,滤过,取续滤液。

对照品溶液、系统适用性溶液、色谱条件、系统适用性要求与测定法　见头孢克洛含量测定项下。

【类别】　同头孢克洛。

【规格】　按 $C_{15}H_{14}ClN_3O_4S$ 计　(1)0.1g　(2)0.125g　(3)0.25g　(4)0.5g

【贮藏】　遮光,密封,在凉暗干燥处保存。

头孢呋辛钠

Toubaofuxinna

Cefuroxime Sodium

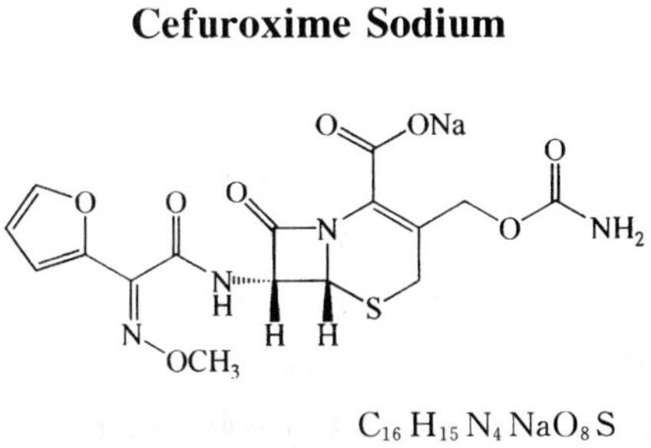

$C_{16}H_{15}N_4NaO_8S$　446.37

本品为(6*R*,7*R*)-7-[2-(呋喃-2-基)-2-(甲氧亚氨基)乙酰氨基]-3-氨基甲酰氧甲基-8-氧代-5-硫杂-1-氮杂双环[4.2.0]辛-2-烯-2-甲酸钠盐。按无水物计算,含头孢呋辛($C_{16}H_{16}N_4O_8S$)不得少于 86.0%。

【性状】　本品为白色至微黄色粉末或结晶性粉末;无臭;有引湿性。

本品在水中易溶,在甲醇中略溶,在乙醇中不溶。

比旋度　取本品,精密称定,加水溶解并定量稀释成每 1ml 中约含 10mg 的溶液,依法测定(通则 0621),比旋度为 +55°至 +65°。

吸收系数　取本品,精密称定,加水溶解并定量稀释制成每 1ml 中含 10μg 的溶液,照紫外-可见分光光度法(通则 0401),在 274nm 波长处测定吸光度,吸收系数($E_{1cm}^{1\%}$)为 390～425。

【鉴别】　(1)在含量测定项下记录的色谱图中,供试品溶液主峰的保留时间应与对照品溶液主峰的保留时间一致。

(2)本品的红外光吸收图谱应与对照的图谱(光谱集 721 图)一致。

(3)本品显钠盐鉴别(1)的反应(通则 0301)。

【检查】　**酸碱度**　取本品,加水制成每 1ml 中含 0.1g 的溶液,依法测定(通则 0631),pH 值应为 6.0～8.5。

溶液的澄清度　取本品 5 份,各 0.60g,分别加水 5ml 使溶解,溶液应澄清;如显浑浊,与 1 号浊度标准液(通则 0902 第一法)比较,均不得更浓。

溶液的颜色　取本品 5 份,各 0.60g,分别加 0.05mol/L 乙二胺四醋酸二钠溶液 5ml 使溶解,溶液应无色;如显色,与黄色或黄绿色 6 号标准比色液(通则 0901 第一法)比较,均不得更深。

有关物质　照高效液相色谱法(通则 0512)测定。临用新制或存放在 2～8℃条件下。

供试品溶液　取本品适量,加水溶解并稀释制成每 1ml 中含 0.5mg 的溶液。

对照溶液　精密量取供试品溶液适量,用水定量稀释制成每 1ml 中含 5μg 的溶液。

系统适用性溶液　取头孢呋辛对照品适量,加水溶解并稀释制成每 1ml 中含 0.5mg 的溶液,置 60℃水浴放置 30 分钟,放冷,使头孢呋辛部分转变为去氨甲酰头孢呋辛。

色谱条件　以辛基硅烷键合硅胶为填充剂;以醋酸盐缓冲液(取醋酸钠 0.68g,冰醋酸 5.8g,加水稀释成 1000ml,用冰醋酸调节 pH 值至 3.4)为流动相 A,以乙腈为流动相 B;流速为每分钟 1.5ml,按下表进行线性梯度洗脱;检测波长为 273nm;进样体积 20μl。

时间(分钟)	流动相 A(%)	流动相 B(%)
0	95	5
40	80	20
50	60	40
51	95	5
55	95	5

系统适用性要求　系统适用性溶液色谱图中,头孢呋辛峰与去氨甲酰头孢呋辛峰之间的分离度应大于 3.0,头孢呋辛峰与后相邻杂质峰之间的分离度应符合要求。

测定法　精密量取供试品溶液与对照溶液，分别注入液相色谱仪，记录色谱图。

限度　供试品溶液色谱图中如有杂质峰，单个杂质峰面积不得大于对照溶液主峰面积（1.0%），各杂质峰面积的和不得大于对照溶液主峰面积的 3 倍（3.0%），小于对照溶液主峰面积 0.05 倍的峰忽略不计。

头孢呋辛聚合物　照分子排阻色谱法（通则 0514）测定。临用新制。

供试品溶液　取本品约 0.2g，精密称定，置 10ml 量瓶中，加水溶解并稀释至刻度，摇匀。

对照溶液　取头孢呋辛对照品适量，精密称定，加水溶解并定量稀释制成每 1ml 中约含 40μg 的溶液。

系统适用性溶液（1）　取蓝色葡聚糖 2000 适量，加水溶解并稀释制成每 1ml 中约含 0.5mg 的溶液。

系统适用性溶液（2）　称取头孢呋辛钠约 0.2g，置 10ml 量瓶中，加系统适用性溶液（1）溶解并稀释至刻度，摇匀。

色谱条件　用葡聚糖凝胶 G-10（40～120μm）为填充剂的玻璃柱，内径 1.0～1.4cm，柱长 30～40cm；以 pH 7.0 的 0.025mol/L 磷酸盐缓冲液[0.025mol/L 磷酸氢二钠溶液-0.025mol/L 磷酸二氢钠溶液（61：39）]为流动相 A，以水为流动相 B；流速为每分钟 1.5ml；检测波长为 254nm；进样体积 100～200μl。

系统适用性要求　系统适用性溶液（1）分别在以流动相 A 与流动相 B 为流动相记录的色谱图中，按蓝色葡聚糖 2000 峰计算，理论板数均不低于 400，拖尾因子均应小于 2.0，蓝色葡聚糖 2000 的保留时间比值应在 0.93～1.07 之间。系统适用性溶液（2）在以流动相 A 为流动相记录的色谱图中，高聚体的峰高与单体和高聚体之间的谷高比应大于 2.0。对照溶液色谱图中主峰与供试品溶液色谱图中聚合物峰与相应色谱系统中蓝色葡聚糖 2000 峰的保留时间的比值均应在 0.93～1.07 之间。以流动相 B 为流动相，精密量取对照溶液连续进样 5 次，峰面积的相对标准偏差应不大于 5.0%。

测定法　以流动相 A 为流动相，精密量取供试品溶液注入液相色谱仪，记录色谱图；以流动相 B 为流动相，精密量取对照溶液注入液相色谱仪，记录色谱图。

限度　按外标法以头孢呋辛峰面积计算，头孢呋辛聚合物的量不得过 0.2%。

残留溶剂　照残留溶剂测定法（通则 0861 第二法）测定。

供试品贮备液　取本品约 1.0g，精密称定，置 10ml 量瓶中，加水溶解并稀释至刻度，摇匀。

供试品溶液　精密量取供试品贮备液 1ml 置顶空瓶中，精密加水 1ml，密封。

对照品溶液　取各溶剂适量，精密称定，用水定量稀释制成每 1ml 中含甲醇 0.3mg、乙醇 0.5mg、丙酮 0.5mg、异丙醇 0.5mg、二氯甲烷 60μg、正丙醇 0.5mg、乙酸乙酯 0.5mg、四氢呋喃 70μg、正丁醇 0.5mg、环己烷 0.3mg 与甲基异丁基酮 0.5mg 的混合溶液，摇匀，精密量取 1ml，置顶空瓶中，加供试品贮备液 1ml，密封。

色谱条件　以 100%二甲基聚硅氧烷（或极性相近）为固定液的毛细管柱为色谱柱；起始温度为 35℃，维持 15 分钟，以每分钟 10℃ 的速率升温至 150℃；进样口温度为 200℃；检测器温度为 250℃；顶空瓶平衡温度为 70℃，平衡时间 30 分钟。

系统适用性要求　对照品溶液色谱图中，出峰顺序依次为甲醇、乙醇、丙酮、异丙醇、二氯甲烷、正丙醇、乙酸乙酯、四氢呋喃、正丁醇、环己烷、甲基异丁基酮，各峰之间的分离度均应符合要求。

测定法　取供试品溶液与对照品溶液分别顶空进样，记录色谱图。

限度　按标准加入法以峰面积计算，甲醇、乙醇、丙酮、异丙醇、二氯甲烷、正丙醇、乙酸乙酯、四氢呋喃、正丁醇、环己烷与甲基异丁基酮的残留量均应符合规定。

2-乙基己酸　取本品，依法测定（通则 0873），不得过 0.5%。

水分　取本品，照水分测定法（通则 0832 第一法 1）测定，含水分不得过 3.5%。

可见异物　取本品 5 份，每份各 3.0g，加微粒检查用水溶解，依法检查（通则 0904），应符合规定。（供无菌分装用）

不溶性微粒　取本品，加微粒检查用水制成每 1ml 中含 50mg 的溶液，依法检查（通则 0903），每 1g 样品中，含 10μm 及 10μm 以上的微粒不得过 6000 粒，含 25μm 及 25μm 以上的微粒不得过 600 粒。（供无菌分装用）

细菌内毒素　取本品，依法检查（通则 1143），每 1mg 头孢呋辛中含内毒素的量应小于 0.10EU。（供注射用）

无菌　取本品，用 0.9%无菌氯化钠溶液溶解并稀释成每 1ml 中含 50mg 的溶液，经薄膜过滤法处理，用 pH 7.0 无菌氯化钠-蛋白胨缓冲液分次冲洗（每膜不少于 500ml），每管培养基中加入不少于 300 万单位的青霉素酶，以金黄色葡萄球菌为阳性对照菌，依法检查（通则 1101），应符合规定。（供无菌分装用）

【含量测定】　照高效液相色谱法（通则 0512）测定。临用新制或存放于 2～8℃ 条件下。

供试品溶液　取本品适量，精密称定，加水溶解并定量稀释制成每 1ml 中含头孢呋辛 0.1mg 的溶液。

对照品溶液　取头孢呋辛对照品适量，精密称定，加水溶解并定量稀释制成每 1ml 中含头孢呋辛 0.1mg 的溶液。

系统适用性溶液　见有关物质项下。

色谱条件　以辛基硅烷键合硅胶为填充剂；以醋酸盐缓冲液（取醋酸钠 0.68g，冰醋酸 5.8g，加水稀释成 1000ml，用冰醋酸调节 pH 值至 3.4）-乙腈（85：15）为流动相；检测波长为 273nm；进样体积 20μl。

系统适用性要求　系统适用性溶液色谱图中，头孢呋辛峰和去氨甲酰头孢呋辛峰之间的分离度应大于 3.0，头孢呋辛峰与相对保留时间约为 1.1 处杂质峰之间的分离度应符合要求。

测定法　精密量取供试品溶液与对照品溶液，分别注入液相色谱仪，记录色谱图。按外标法以峰面积计算供试品中 $C_{16}H_{16}N_4O_8S$ 的含量。

【类别】　β-内酰胺类抗生素，头孢菌素类。

【贮藏】　遮光，密封，在阴凉处保存。

【制剂】　注射用头孢呋辛钠

注射用头孢呋辛钠

Zhusheyong Toubaofuxinna

Cefuroxime Sodium for Injection

本品为头孢呋辛钠的无菌粉末。按无水物计算，含头孢呋辛($C_{16}H_{16}N_4O_8S$)不得少于 86.0%；按平均装量计算，含头孢呋辛($C_{16}H_{16}N_4O_8S$)应为标示量的 90.0%～110.0%。

【性状】　本品为白色至微黄色粉末或结晶性粉末。

【鉴别】　取本品，照头孢呋辛钠项下的鉴别(1)、(3)项试验，显相同的结果。

【检查】　**溶液的澄清度**　取本品 5 瓶，按标示量分别加水制成每 1ml 中含 0.1g 的溶液，溶液应澄清；如显浑浊，与 1 号浊度标准液(通则 0902 第一法)比较，均不得更浓。

溶液的颜色　取本品 5 瓶，按标示量分别加 0.05mol/L 乙二胺四醋酸二钠溶液制成每 1ml 中含 0.1g 的溶液，溶液应无色；如显色，与黄色或黄绿色 8 号标准比色液(通则 0901 第一法)比较，均不得更深。

有关物质　照高效液相色谱法(通则 0512)测定。临用新制或存放在 2～8℃条件下。

供试品溶液　取本品内容物适量，加水溶解并稀释制成每 1ml 中含 0.5mg 的溶液。

对照溶液　精密量取供试品溶液适量，用水定量稀释制成每 1ml 中含 5μg 的溶液。

系统适用性溶液、色谱条件、系统适用性要求、测定法与限度　见头孢呋辛钠有关物质项下。

头孢呋辛聚合物　照分子排阻色谱法(通则 0514)测定。临用新制。

供试品溶液　取本品内容物约 0.2g，精密称定，置 10ml 量瓶中，加水溶解并稀释至刻度，摇匀。

对照溶液、系统适用性溶液(1)、系统适用性溶液(2)、色谱条件、系统适用性要求与测定法　见头孢呋辛钠中头孢呋辛聚合物项下。

限度　按外标法以头孢呋辛峰面积计算，头孢呋辛聚合物的量不得过标示量的 0.3%。

不溶性微粒　取本品，按标示量加微粒检查用水制成每 1ml 中含 60mg 的溶液，依法检查(通则 0903)，标示量为 1.0g 以下的折算为每 1.0g 样品中含 10μm 及 10μm 以上的微粒不得过 6000 粒，含 25μm 及 25μm 以上的微粒不得过 600 粒；标示量为 1.0g 以上(包括 1.0g)每个供试品容器中含 10μm 及 10μm 以上的微粒不得过 6000 粒，含 25μm 及 25μm 以上的微粒不得过 600 粒。

酸碱度、水分、细菌内毒素与无菌　照头孢呋辛钠项下的方法检查，均应符合规定。

其他　应符合注射剂项下有关的各项规定(通则 0102)。

【含量测定】　照高效液相色谱法(通则 0512)测定。临用新制或存放于 2～8℃条件下。

供试品溶液　取装量差异项下的内容物适量，精密称定，加水溶解并定量稀释制成每 1ml 中含头孢呋辛 0.1mg 的溶液。

对照品溶液、系统适用性溶液、色谱条件、系统适用性要求与测定法　见头孢呋辛钠含量测定项下。

【类别】　同头孢呋辛钠。

【规格】　按 $C_{16}H_{16}N_4O_8S$ 计　(1)0.25g　(2)0.5g　(3)0.75g　(4)1.0g　(5)1.25g　(6)1.5g　(7)1.75g　(8)2.0g　(9)2.25g　(10)2.5g　(11)3.0g

【贮藏】　遮光，密封，在阴凉处保存。

头孢呋辛酯

Toubaofuxinzhi

Cefuroxime Axetil

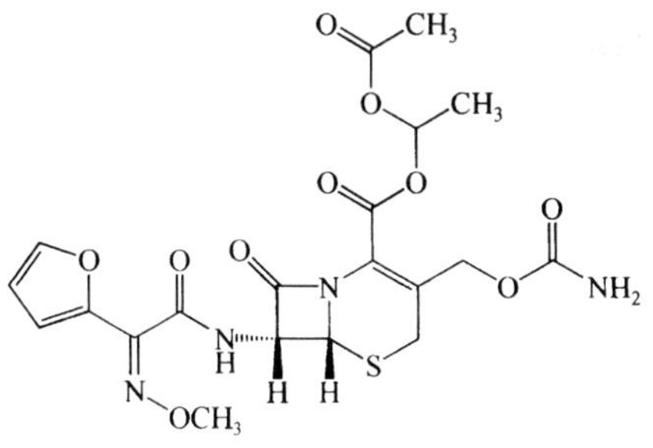

$C_{20}H_{22}N_4O_{10}S$　510.48

本品为(6*R*,7*R*)-7-[2-呋喃基(甲氧亚氨基)乙酰氨基]-3-氨基甲酰氧甲基-8-氧代-5-硫杂-1-氮杂双环[4.2.0]辛-2-烯-2-羧酸，(1*RS*)-1-乙酰氧基乙酯。按无水物计算，含头孢呋辛($C_{16}H_{16}N_4O_8S$)应不得少于 75.0%。

【性状】　本品为白色或类白色粉末；几乎无臭。

本品在丙酮中易溶，在甲醇或乙醇中略溶，在乙醚中微溶，在水中不溶。

吸收系数　取本品适量，精密称定，加甲醇溶解并定量稀释制成每 1ml 中约含 15μg 的溶液，照紫外-可见分光光度法(通则 0401)，在 276nm 的波长处测定吸光度，吸收系数($E_{1cm}^{1\%}$)为 390～420。

【鉴别】　(1)在含量测定项下记录的色谱图中，供试品溶

液两个主峰的保留时间应分别与对照品溶液 *A*、*B* 异构体峰的保留时间一致。

(2)本品的红外光吸收图谱应与对照的图谱(光谱集 923 图)一致。

【检查】 **结晶性**　取本品,依法测定(通则 0981),应无消光位和双折射现象。

异构体　照高效液相色谱法(通则 0512)测定。临用新制。

供试品溶液　取本品适量,精密称定(约相当于头孢呋辛 25mg),置 100ml 量瓶中,加甲醇 5ml 溶解,再用流动相稀释至刻度,摇匀。

系统适用性溶液(1)、系统适用性溶液(2)、色谱条件与系统适用性要求　见有关物质项下。

测定法　精密量取供试品溶液,注入液相色谱仪,记录色谱图。

限度　供试品溶液色谱图中,头孢呋辛酯 *A* 异构体峰面积与头孢呋辛酯 *A*、*B* 异构体峰面积的和之比应为 0.48～0.55。

有关物质　照高效液相色谱法(通则 0512)测定。临用新制。

供试品溶液　取本品适量(约相当于头孢呋辛 50mg),置 100ml 量瓶中,加甲醇 10ml,强力振摇使溶解,再用流动相稀释至刻度,摇匀。

对照溶液　精密量取供试品溶液 1ml,置 100ml 量瓶中,用流动相稀释至刻度,摇匀。

系统适用性溶液(1)　取头孢呋辛酯对照品适量,加流动相溶解并稀释制成每 1ml 中约含 0.2mg 的溶液,在 60℃水浴中加热至少 1 小时,冷却,得含头孢呋辛酯 Δ^3-异构体的溶液。

系统适用性溶液(2)　取头孢呋辛酯对照品适量,加流动相溶解并稀释制成每 1ml 中约含 0.2mg 的溶液,经紫外光照射 24 小时,得含头孢呋辛酯两个 *E* 异构体的溶液。

色谱条件　用十八烷基硅烷键合硅胶为填充剂;以 0.2mol/L 磷酸二氢铵溶液-甲醇(62∶38)为流动相;检测波长为 278nm;进样体积 20μl。

系统适用性要求　系统适用性溶液色谱图中,头孢呋辛酯 *A*、*B* 异构体,Δ^3-异构体与两个 *E* 异构体的相对保留时间分别约为 1.0、0.9、1.2 与 1.7 和 2.1。头孢呋辛酯 *A*、*B* 异构体峰之间,头孢呋辛酯 *A* 异构体峰与 Δ^3-异构体峰之间的分离度均应符合要求。

测定法　精密量取供试品溶液与对照溶液,分别注入液相色谱仪,记录色谱图至头孢呋辛酯 *A* 异构体峰保留时间的 3.5 倍。

限度　供试品溶液色谱图中如有杂质峰,两个 *E* 异构体峰面积的和不得大于对照溶液两主峰面积之和(1.0%),Δ^3-异构体峰面积不得大于对照溶液两主峰面积之和的 1.5 倍(1.5%),其他单个杂质峰面积不得大于对照溶液两主峰面积之和的 0.5 倍(0.5%),各杂质峰面积的和不得大于对照溶液两主峰面积之和的 3 倍(3.0%),小于对照溶液两主峰面积之和 0.05 倍的峰忽略不计。

水分　取本品,照水分测定法(通则 0832 第一法 1)测定,含水分不得过 1.5%。

炽灼残渣　取本品 1.0g,依法检查(通则 0841),遗留残渣不得过 0.2%。

重金属　取炽灼残渣项下遗留的残渣,依法检查(通则 0821 第二法),含重金属不得过百万分之二十。

【含量测定】 照高效液相色谱法(通则 0512)测定。临用新制。

供试品溶液　见异构体项下。

对照品溶液　取头孢呋辛酯对照品适量,精密称定,加甲醇适量溶解,再用流动相定量稀释制成每 1ml 中约含头孢呋辛 0.25mg 的溶液。

系统适用性溶液(1)、系统适用性溶液(2)、色谱条件与系统适用性要求　见有关物质项下。

测定法　精密量取供试品溶液与对照品溶液,分别注入液相色谱仪,记录色谱图。按外标法以头孢呋辛酯两主峰面积计算供试品中 $C_{16}H_{16}N_4O_8S$ 的含量。

【类别】 *β*-内酰胺类抗生素,头孢菌素类。

【贮藏】 遮光,密封,在阴凉处保存。

【制剂】 (1)头孢呋辛酯片　(2)头孢呋辛酯胶囊

头孢呋辛酯片

Toubaofuxinzhi Pian

Cefuroxime Axetil Tablets

本品含头孢呋辛酯按头孢呋辛($C_{16}H_{16}N_4O_8S$)计算,应为标示量的 90.0%～110.0%。

【性状】 本品为薄膜衣片,除去包衣后显类白色。

【鉴别】 在含量测定项下记录的色谱图中,供试品溶液两个主峰的保留时间应分别与对照品溶液 A、B 异构体峰的保留时间一致。

【检查】 **异构体**　照高效液相色谱法(通则 0512)测定。临用新制。

供试品溶液　取本品 10 片,精密称定,研细,混合均匀,精密称取适量(约相当于头孢呋辛 0.125g),置 100ml 量瓶中,加甲醇 25ml,强力振摇使溶解,再用流动相稀释至刻度,摇匀,滤过,精密量取续滤液 5ml,置 25ml 量瓶中,用流动相稀释至刻度,摇匀。

系统适用性溶液(1)、系统适用性溶液(2)、色谱条件、系统适用性要求与测定法　见头孢呋辛酯异构体项下。

限度　供试品溶液色谱图中,头孢呋辛酯 *A* 异构体峰面积与头孢呋辛酯 *A*、*B* 异构体峰面积和之比应为 0.48～0.55。

有关物质　照高效液相色谱法(通则 0512)测定。临用新制。

供试品溶液　取本品细粉适量(约相当于头孢呋辛

50mg)，置 100ml 量瓶中，加甲醇 10ml，强力振摇使溶解，再用流动相稀释至刻度，摇匀，滤过，取续滤液。

对照溶液　精密量取供试品溶液 1ml，置 100ml 量瓶中，用流动相稀释至刻度，摇匀。

系统适用性溶液(1)、系统适用性溶液(2)、色谱条件、系统适用性要求与测定法　见头孢呋辛酯有关物质项下。

限度　供试品溶液色谱图中如有杂质峰，两个 E 异构体峰面积的和不得大于对照溶液两主峰面积之和的 1.5 倍(1.5%)，Δ^3-异构体峰面积不得大于对照溶液两主峰面积之和的 2 倍(2.0%)，其他单个杂质峰面积不得大于对照溶液两主峰面积之和(1.0%)，各杂质峰面积的和不得大于对照溶液两主峰面积之和的 4.5 倍(4.5%)，小于对照溶液两主峰面积之和 0.05 倍的峰忽略不计。

水分　取本品细粉适量，照水分测定法(通则 0832 第一法 1)测定，含水分不得过 6.0%。

溶出度　照溶出度与释放度测定法(通则 0931 第二法)测定。

溶出条件　以 0.1mol/L 盐酸溶液 900ml 为溶出介质，转速为每分钟 50 转，依法操作，在 15 分钟和 45 分钟时分别取溶出液 5ml，并及时在溶出杯中补充相同温度、相同体积的溶出介质。

供试品溶液　取 15 分钟和 45 分钟时的溶出液，滤过，精密量取续滤液各适量，分别用溶出介质定量稀释制成每 1ml 中约含头孢呋辛 15μg 的溶液。

对照品溶液　取头孢呋辛酯对照品适量，精密称定，加乙醇适量(每 5mg 头孢呋辛酯加乙醇 1ml)溶解后，再用溶出介质定量稀释制成每 1ml 中约含头孢呋辛 15μg 的溶液。

测定法　取供试品溶液与对照品溶液，照紫外-可见分光光度法(通则 0401)，在 278nm 的波长处分别测定吸光度，计算每片在不同时间的溶出量。

限度　15 分钟时为标示量的 60%；45 分钟时为标示量的 75%，均应符合规定。

其他　应符合片剂项下有关的各项规定(通则 0101)。

【含量测定】　照高效液相色谱法(通则 0512)测定。临用新制。

供试品溶液　见异构体项下。

对照品溶液、系统适用性溶液(1)、系统适用性溶液(2)、色谱条件、系统适用性要求与测定法　见头孢呋辛酯含量测定项下。

【类别】　同头孢呋辛酯。

【规格】　按 $C_{16}H_{16}N_4O_8S$ 计　(1)0.125g　(2)0.25g　(3)0.5g

【贮藏】　遮光，密封，在阴凉处保存。

头孢呋辛酯胶囊

Toubaofuxinzhi Jiaonang

Cefuroxime Axetil Capsules

本品含头孢呋辛酯按头孢呋辛($C_{16}H_{16}N_4O_8S$)计算，应为标示量的 90.0%～110.0%。

【性状】　本品内容物为白色或类白色粉末或颗粒。

【鉴别】　在含量测定项下记录的色谱图中，供试品溶液两个主峰的保留时间应分别与对照品溶液 A、B 异构体峰的保留时间一致。

【检查】　**异构体**　照高效液相色谱法(通则 0512)测定。临用新制。

供试品溶液　取装量差异项下的内容物，研细，混合均匀，精密称取适量(约相当于头孢呋辛 0.125g)，置 100ml 量瓶中，加甲醇 25ml，强力振摇使溶解，再用流动相稀释至刻度，摇匀，滤过，精密量取续滤液 5ml，置 25ml 量瓶中，用流动相稀释至刻度，摇匀。

系统适用性溶液(1)、系统适用性溶液(2)、色谱条件、系统适用性要求与测定法　见头孢呋辛酯异构体项下。

限度　供试品溶液色谱图中，头孢呋辛酯 A 异构体峰面积与头孢呋辛酯 A、B 异构体峰面积和之比应为 0.48～0.55。

有关物质　照高效液相色谱法(通则 0512)测定。临用新制。

供试品溶液　取装量差异项下的内容物，研细，混合均匀，称取适量(约相当于头孢呋辛 50mg)，置 100ml 量瓶中，加甲醇 10ml，强力振摇使溶解，再用流动相稀释至刻度，摇匀，滤过，取续滤液。

对照溶液　精密量取供试品溶液 1ml，置 100ml 量瓶中，用流动相稀释至刻度，摇匀。

系统适用性溶液(1)、系统适用性溶液(2)、色谱条件、系统适用性要求与测定法　见头孢呋辛酯有关物质项下。

限度　供试品溶液色谱图中如有杂质峰，两个 E 异构体峰面积和不得大于对照溶液两主峰面积之和的 1.5 倍(1.5%)，Δ^3-异构体峰面积不得大于对照溶液两主峰面积之和的 2 倍(2.0%)，其他单个杂质峰面积不得大于对照溶液两主峰面积之和(1.0%)，各杂质峰面积的和不得大于对照溶液两主峰面积之和的 4.5 倍(4.5%)，小于对照溶液两主峰面积之和 0.05 倍的峰忽略不计。

水分　取本品内容物适量，照水分测定法(通则 0832 第一法 1)测定，含水分不得过 6.0%。

溶出度　照溶出度与释放度测定法(通则 0931 第二法)测定。

溶出条件　以 0.1mol/L 盐酸溶液 900ml 为溶出介质，转速为每分钟 50 转,依法操作,在 15 分钟和 45 分钟时分别取溶出液 5ml,并及时在溶出杯中补充相同温度、相同体积的溶出介质。

供试品溶液　取 15 分钟和 45 分钟时的溶出液,滤过,精密量取续滤液各适量,分别用溶出介质定量稀释制成每 1ml 中约含头孢呋辛 15μg 的溶液。

对照品溶液　取头孢呋辛酯对照品适量,精密称定,加乙醇适量(每 5mg 头孢呋辛酯加乙醇 1ml)溶解后,再用溶出介质定量稀释制成每 1ml 中约含头孢呋辛 15μg 的溶液。

测定法　取供试品溶液与对照品溶液,照紫外-可见分光光度法(通则 0401),在 278nm 的波长处分别测定吸光度,计算每粒在不同时间的溶出量。

限度　15 分钟时为标示量的 60%;45 分钟时为标示量的 75%,均应符合规定。

其他　应符合胶囊剂项下有关的各项规定(通则 0103)。

【含量测定】　照高效液相色谱法(通则 0512)测定。临用新制。

供试品溶液　见异构体项下。

对照品溶液、系统适用性溶液(1)、系统适用性溶液(2)、色谱条件、系统适用性要求与测定法　见头孢呋辛酯含量测定项下。

【类别】　同头孢呋辛酯。

【规格】　按 $C_{16}H_{16}N_4O_8S$ 计　(1)0.125g　(2)0.25g

【贮藏】　遮光,密封,在阴凉处保存。

头孢孟多酯钠

Toubaomengduozhina

Cefamandole Nafate

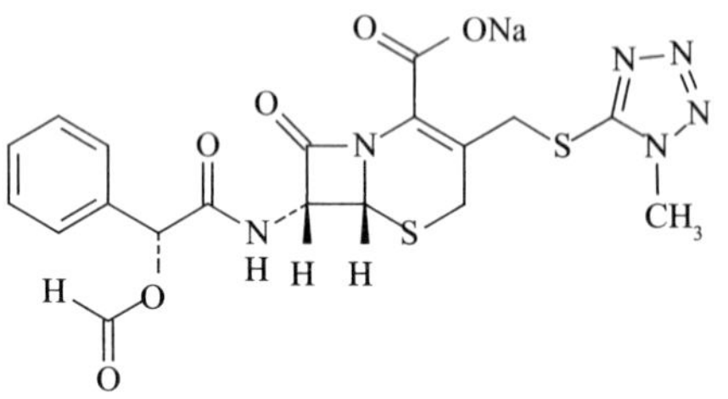

$C_{19}H_{17}N_6NaO_6S_2$　512.49

本品为(6*R*,7*R*)-7-(*R*)-(2-甲酰氧基-2-苯基乙酰氨基)-3-[[(1-甲基-1*H*-四氮唑-5-基)硫基]甲基]-8-氧代-5-硫杂-1-氮杂双环[4.2.0]辛-2-烯-2-羧酸钠盐;按无水物计算,含头孢孟多($C_{18}H_{18}N_6O_5S_2$)应为 84.0%~93.0%。

【性状】　本品为白色或类白色的结晶性粉末;无臭;极易引湿。

本品在水中易溶,在甲醇中略溶,在乙醇或乙醚中不溶。

比旋度　取本品,精密称定,加水溶解并定量稀释制成每 1ml 中约含 0.1g 的溶液,依法测定(通则 0621),比旋度为 −35.0°至 −44.0°。

【鉴别】　(1)照薄层色谱法(通则 0502)试验。

供试品溶液　取本品适量,加展开剂溶解并稀释制成每 1ml 中约含 2mg 的溶液。

对照品溶液　取头孢孟多酯对照品适量,加展开剂溶解并稀释制成每 1ml 中约含 2mg 的溶液。

色谱条件　采用硅胶 GF_{254} 薄层板,以乙酸乙酯-丙酮-冰醋酸-水(5∶2∶1∶1)为展开剂。

测定法　吸取供试品溶液与对照品溶液各 5μl,分别点于同一薄层板上,展开,晾干,置紫外光灯(254nm)下检视。

结果判定　供试品溶液所显主斑点的位置和颜色应与对照品溶液主斑点的位置和颜色相同。

(2)在含量测定项下记录的色谱图中,供试品溶液主峰的保留时间应与对照品溶液主峰的保留时间一致。

(3)取本品,加水制成每 1ml 中约含 20μg 的溶液,照紫外-可见分光光度法(通则 0401)测定,在 269nm 的波长处有最大吸收。

(4)本品的红外光吸收图谱应与对照的图谱(光谱集 125 图)一致。

(5)本品显钠盐鉴别(1)的反应(通则 0301)。

以上(1)、(2)两项可选做一项。

【检查】　**酸度**　取本品,加水制成每 1ml 中含 0.1g 的溶液,依法测定(通则 0631),pH 值应为 4.0~6.5。

溶液的澄清度　取本品适量,加水溶解并稀释制成每 1ml 中约含头孢孟多 0.1g 的溶液,溶液应澄清;如显浑浊,与 1 号浊度标准液(通则 0902 第一法)比较,均不得更浓。

吸光度　取本品适量,加水溶解并定量稀释制成每 1ml 中含 0.1g 的溶液,照紫外-可见分光光度法(通则 0401),在 475nm 波长处测定吸光度,不得过 0.03。

头孢孟多　照高效液相色谱法(通则 0512)测定。

供试品溶液　取本品适量,精密称定,加流动相溶解并定量稀释制成每 1ml 中约含头孢孟多 0.1mg 的溶液。

对照品溶液　取头孢孟多酯对照品适量,精密称定,加流动相溶解并定量稀释制成每 1ml 中约含头孢孟多 0.1mg 的溶液。

系统适用性溶液、色谱条件与系统适用性要求　见有关物质项下。

测定法　精密量取供试品溶液与对照品溶液,分别注入液相色谱仪,记录色谱图。按外标法以峰面积计算供试品中头孢孟多($C_{18}H_{18}N_6O_5S_2$)的含量。

限度　按无水物计算,含头孢孟多不得过总含量的 9.5%。

有关物质　照高效液相色谱法(通则 0512)测定。

供试品溶液　取本品适量,加流动相溶解并稀释制成每

1ml中约含0.5mg的溶液。

对照溶液　精密量取供试品溶液1ml，置100ml量瓶中，用流动相稀释至刻度，摇匀。

系统适用性溶液　取头孢孟多酯对照品适量，加流动相溶解并稀释制成每1ml中约含50μg的溶液，置60℃水浴中加热30分钟，取出，放冷。

色谱条件　用十八烷基硅烷键合硅胶为填充剂；以1%三乙胺溶液（用磷酸调节pH值至2.5）-乙腈（70：30）为流动相；检测波长为254nm；进样体积20μl。

系统适用性要求　系统适用性溶液色谱图中，头孢孟多峰和头孢孟多酯峰之间的分离度应大于7.0，两个主峰与相邻杂质峰之间的分离度均应符合要求。

测定法　精密量取供试品溶液与对照溶液，分别注入液相色谱仪，记录色谱图至主成分峰保留时间的2倍。

限度　供试品溶液色谱图中如有杂质峰，除头孢孟多峰外，单个杂质峰面积不得大于对照溶液主峰面积（1.0%），各杂质峰面积的和不得大于对照溶液主峰面积的3倍（3.0%）。

残留溶剂　照残留溶剂测定法（通则0861第二法）测定。

供试品溶液　取本品约0.2g，精密称定，置顶空瓶中，精密加水2ml使溶解，密封。

对照品溶液　分别取各溶剂适量，精密称定，用水定量稀释制成每1ml中分别含乙醚0.5mg、丙酮0.5mg、乙酸乙酯0.5mg、甲醇0.3mg、异丙醇0.5mg、乙醇0.5mg、甲基异丁基酮0.5mg、甲苯0.089mg与正丁醇0.5mg的混合溶液，精密量取2ml，置顶空瓶中，密封。

色谱条件　以硝基对苯二酸改性的聚乙二醇（PEG-20M）（或极性相近）为固定液的毛细管柱为色谱柱；起始温度为60℃，维持6分钟，再以每分钟20℃的速率升至150℃，维持8分钟；进样口温度为150℃；检测器温度为250℃；顶空瓶平衡温度为80℃，平衡时间为30分钟。

系统适用性要求　对照品溶液色谱图中，乙醚、丙酮、乙酸乙酯、甲醇、异丙醇、乙醇、甲基异丁基酮、甲苯与正丁醇依次出峰，各主峰之间的分离度均应符合要求。

测定法　取供试品溶液与对照品溶液分别顶空进样，记录色谱图。

限度　按外标法以峰面积计算，乙醚、丙酮、乙酸乙酯、甲醇、异丙醇、乙醇、甲基异丁基酮、甲苯与正丁醇的残留量均应符合规定。

2-乙基己酸　取本品，依法测定（通则0873），不得过0.3%。

水分　取本品，照水分测定法（通则0832第一法1）测定，含水分不得过1.0%。

可见异物　取本品5份，每份为制剂最大规格量，分别加微粒检查用水溶解，依法检查（通则0904），应符合规定。（供无菌分装用）

不溶性微粒　取本品，分别加微粒检查用水溶解并制成每1ml中含30mg的溶液，依法检查（通则0903），每1g样品中含10μm及10μm以上的微粒不得过6000粒，含25μm及25μm以上的微粒不得过600粒。（供无菌分装用）

重金属　取本品1.0g，依法检查（通则0821第一法），含重金属不得过百万分之十。

细菌内毒素　取本品，依法检查（通则1143），每1mg头孢孟多中含内毒素的量应小于0.15EU。（供注射用）

无菌　取本品，用适宜溶剂溶解并稀释后，经薄膜过滤法处理，依法检查（通则1101），应符合规定。（供无菌分装用）

【含量测定】　照高效液相色谱法（通则0512）测定。

供试品溶液与对照品溶液　见头孢孟多项下。

系统适用性溶液、色谱条件与系统适用性要求　见有关物质项下。

测定法　精密量取供试品溶液与对照品溶液，分别注入液相色谱仪，记录色谱图。按外标法以峰面积分别计算供试品中头孢孟多酯钠按头孢孟多（$C_{18}H_{18}N_6O_5S_2$）计的含量和头孢孟多（$C_{18}H_{18}N_6O_5S_2$）的含量，两者之和即为供试品中头孢孟多（$C_{18}H_{18}N_6O_5S_2$）的含量。

【类别】　β-内酰胺类抗生素，头孢菌素类。

【贮藏】　严封，在凉暗干燥处保存。

【制剂】　注射用头孢孟多酯钠

注射用头孢孟多酯钠

Zhusheyong Toubaomengduozhina

Cefamandole Nafate for Injection

本品为头孢孟多酯钠的无菌粉末。按无水物计算，含头孢孟多（$C_{18}H_{18}N_6O_5S_2$）应为84.0%～93.0%；按平均装量计算，含头孢孟多（$C_{18}H_{18}N_6O_5S_2$）应为标示量的90.0%～110.0%。

【性状】　本品为白色或类白色的结晶性粉末。

【鉴别】　取本品，照头孢孟多酯钠项下的鉴别试验，显相同的结果。

【检查】　**溶液的澄清度与颜色**　取本品5瓶，按标示量分别加水制成每1ml中约含0.1g的溶液，溶液应澄清无色；如显浑浊，与1号浊度标准液（通则0902第一法）比较，均不得更浓；如显色，与黄色或黄绿色5号标准比色液（通则0901第一法）比较，均不得更深。

头孢孟多　照高效液相色谱法（通则0512）测定。

供试品溶液　取装量差异项下的内容物适量，精密称定，加流动相溶解并定量稀释制成每1ml中约含头孢孟多0.1mg的溶液。

对照品溶液、系统适用性溶液、色谱条件、系统适用性要求、测定法与限度　见头孢孟多酯钠头孢孟多项下。

有关物质　照高效液相色谱法(通则0512)测定。

供试品溶液　取本品适量,加流动相溶解并稀释制成每1ml中约含0.5mg的溶液。

对照溶液　精密量取供试品溶液1ml,置100ml量瓶中,用流动相稀释至刻度,摇匀。

系统适用性溶液、色谱条件、系统适用性要求、测定法与限度　见头孢孟多酯钠有关物质项下。

水分　取本品,照水分测定法(通则0832第一法1)测定,含水分不得过1.5%。

不溶性微粒　取本品,按标示量加微粒检查用水制成每1ml中含30mg的溶液,依法检查(通则0903),标示量为1.0g以下的折算为每1.0g样品中含10μm及10μm以上的微粒不得过6000粒,含25μm及25μm以上的微粒不得过600粒;标示量为1.0g以上(包括1.0g)每个供试品容器中含10μm及10μm以上的微粒不得过6000粒,含25μm及25μm以上的微粒不得过600粒。

酸度、细菌内毒素与无菌　照头孢孟多酯钠项下的方法试验,均应符合规定。

其他　应符合注射剂项下有关的各项规定(通则0102)。

【含量测定】　照高效液相色谱法(通则0512)测定。

供试品溶液　见头孢孟多项下。

对照品溶液、系统适用性溶液、色谱条件、系统适用性要求与测定法　见头孢孟多酯钠含量测定项下。

【类别】　同头孢孟多酯钠。

【规格】　按$C_{18}H_{18}N_6O_5S_2$计　(1)0.5g　(2)1.0g　(3)1.5g　(4)2.0g

【贮藏】　密闭,在凉暗干燥处保存。

头孢拉定

Toubaolading

Cefradine

$C_{16}H_{19}N_3O_4S$　349.40

本品为(6*R*,7*R*)-7-[(*R*)-2-氨基-2-(1,4-环己二烯-1-基)乙酰氨基]-3-甲基-8-氧代-5-硫杂-1-氮杂双环[4.2.0]辛-2-烯-2-羧酸。按无水物计算,含头孢拉定($C_{16}H_{19}N_3O_4S$)不得少于90.0%。

【性状】　本品为白色或类白色结晶性粉末;微臭。

本品在水中略溶,在乙醇或乙醚中几乎不溶。

比旋度　取本品,精密称定,加醋酸盐缓冲液(取醋酸钠1.36g,加水约50ml溶解,用冰醋酸调节pH值至4.6,加水稀释至100ml)溶解并定量稀释制成每1ml中约含10mg的溶液。依法测定(通则0621),比旋度为+80°至+90°。

【鉴别】　(1)照薄层色谱法(通则0502)试验。

供试品溶液　取本品适量,加水溶解并稀释制成每1ml中约含6mg的溶液。

对照品溶液　取头孢拉定对照品适量,加水溶解并稀释制成每1ml中约含6mg的溶液。

色谱条件　采用硅胶G薄层板[经105℃活化后,置5%(ml/ml)正十四烷的正己烷溶液中,展开至薄层板的顶部,晾干],以0.1mol/L枸橼酸溶液-0.2mol/L磷酸氢二钠溶液-丙酮(60:40:1.5)为展开剂。

测定法　吸取供试品溶液与对照品溶液各5μl,分别点于同一薄层板上,展开,取出,于105℃加热5分钟,立即喷以用展开剂制成的0.1%茚三酮溶液,在105℃加热15分钟后,检视。

结果判定　供试品溶液所显主斑点的位置和颜色应与对照品溶液所显主斑点的位置和颜色相同。

(2)在含量测定项下记录的色谱图中,供试品溶液主峰的保留时间应与对照品溶液主峰的保留时间一致。

(3)取本品适量,加甲醇适量使溶解,于室温挥发至干,取残渣照红外分光光度法(通则0402)测定,本品的红外光吸收图谱应与对照的图谱(光谱集722图)一致。

以上(1)、(2)两项可选做一项。

【检查】　**结晶性**　取本品少许,依法检查(通则0981),应符合规定。

酸度　取本品,加水制成每1ml中含10mg的溶液,依法测定(通则0631),pH值应为3.5～6.0。

溶液的澄清度与颜色　取本品5份,各0.55g,分别加碳酸钠0.15g和水5ml溶解后,溶液应澄清无色;如显浑浊,与1号浊度标准液(通则0902第一法)比较,均不得更浓;如显色,与黄色或黄绿色5号标准比色液(通则0901第一法)比较,均不得更深。(供注射用)

头孢氨苄　照高效液相色谱法(通则0512)测定。

供试品溶液　取本品约70mg,精密称定,置100ml量瓶中,加流动相约70ml超声使溶解,再用流动相稀释至刻度,摇匀。

对照品溶液　取头孢氨苄对照品约20mg,精密称定,置50ml量瓶中,加流动相约30ml超声使溶解,再用流动相稀释至刻度,摇匀,精密量取5ml,置50ml量瓶中,用流动相稀释至刻度,摇匀。

系统适用性溶液　取0.7mg/ml头孢拉定对照品溶液10份和0.4mg/ml头孢氨苄对照品溶液1份,混匀。

色谱条件　见有关物质项下。检测波长为254nm;进样体积10μl。

系统适用性要求　系统适用性溶液色谱图中,头孢拉定峰和头孢氨苄峰之间的分离度应符合要求。

测定法　精密量取供试品溶液与对照品溶液,分别注入

液相色谱仪，记录色谱图。

限度　按外标法以峰面积计算，含头孢氨苄按无水物计，不得过 5.0%。

有关物质　照高效液相色谱法（通则 0512）测定。临用新制。

供试品溶液　取本品适量，精密称定，加流动相溶解并定量稀释制成每 1ml 中含 1mg 的溶液。

对照溶液　精密量取供试品溶液适量，用流动相定量稀释制成每 1ml 中含 5μg 的溶液。

对照品溶液　精密称取头孢氨苄对照品、双氢苯甘氨酸对照品和 7-氨基去乙酰氧基头孢烷酸对照品各适量，置同一量瓶中，先加 7.3% 盐酸溶液 4ml，超声使溶解，再用对照溶液定量稀释制成每 1ml 中含上述 3 种杂质对照品各 10μg 的混合溶液。

色谱条件　用十八烷基硅烷键合硅胶为填充剂；以水-甲醇-3.86% 醋酸钠溶液-4% 醋酸溶液（1564：400：30：6）为流动相；流速为每分钟 0.7～0.9ml；检测波长为 254nm 和 220nm；进样体积 20μl。

系统适用性要求　对照品溶液色谱图中（220nm），洗脱顺序依次为：7-氨基去乙酰氧基头孢烷酸、双氢苯甘氨酸、头孢氨苄和头孢拉定，各峰之间的分离度均应符合要求。

测定法　精密量取供试品溶液、对照溶液与对照品溶液，分别注入液相色谱仪，记录供试品溶液色谱图至主成分峰保留时间的 2.5 倍。

限度　供试品溶液色谱图中如有杂质峰，除头孢氨苄外，双氢苯甘氨酸（220nm）和 7-氨基去乙酰氧基头孢烷酸（254nm）按外标法以峰面积计算，均不得过 1.0%；其他单个杂质（254nm）峰面积不得大于对照溶液主峰面积的 4 倍（2.0%），其他各杂质（254nm）峰面积的和不得大于对照溶液主峰面积的 5 倍（2.5%）。

头孢拉定聚合物　照分子排阻色谱法（通则 0514）测定。临用新制。

供试品溶液　取本品约 0.2g，精密称定，置 10ml 量瓶中，加 2% 无水碳酸钠溶液 4ml 使溶解，用水稀释至刻度，摇匀。

对照溶液　取头孢拉定对照品适量，精密称定，加水溶解并定量稀释制成每 1ml 中约含 10μg 的溶液。

系统适用性溶液（1）　取蓝色葡聚糖 2000 适量，加水溶解并稀释制成每 1ml 中约含 0.2mg 的溶液。

系统适用性溶液（2）　称取头孢拉定约 0.2g，置 10ml 量瓶中，加 2% 无水碳酸钠溶液 4ml 使溶解后，加 0.6mg/ml 的蓝色葡聚糖 2000 溶液 5ml，用水稀释至刻度，摇匀。

色谱条件　用葡聚糖凝胶 G-10（40～120μm）为填充剂；玻璃柱内径 1.0～1.4cm，柱长 30～45cm；以 pH 8.0 的 0.2mol/L 磷酸盐缓冲液［0.2mol/L 磷酸氢二钠溶液-0.2mol/L 磷酸二氢钠溶液（95：5）］为流动相 A，以水为流动相 B；流速为每分钟 1.0～1.5ml；检测波长为 254nm；进样体积 100～200μl。

系统适用性要求　系统适用性溶液（1）分别在以流动相 A 与流动相 B 为流动相记录的色谱图中，按蓝色葡聚糖 2000 峰计算，理论板数均不低于 400，拖尾因子均应小于 2.0，蓝色葡聚糖 2000 的保留时间比值应在 0.93～1.07 之间。系统适用性溶液（2）在以流动相 A 为流动相记录的色谱图中，高聚体的峰高与单体和高聚体之间的谷高比应大于 2.0。对照溶液色谱图中主峰与供试品溶液色谱图中聚合物峰与相应色谱系统中蓝色葡聚糖 2000 的保留时间的比值均应在 0.93～1.07 之间。以流动相 B 为流动相，精密量取对照溶液连续进样 5 次，峰面积的相对标准偏差应不大于 5.0%。（对照溶液进行测定前，先用含 0.2mol/L 氢氧化钠与 0.5mol/L 氯化钠的混合溶液 200～400ml 冲洗凝胶柱，再用水冲洗至中性。）

测定法　以流动相 A 为流动相，精密量取供试品溶液注入液相色谱仪，记录色谱图；以流动相 B 为流动相，精密量取对照溶液注入液相色谱仪，记录色谱图。

限度　按外标法以头孢拉定峰面积计算，头孢拉定聚合物的量不得过 0.05%。

2-萘酚　照高效液相色谱法（通则 0512）测定。

供试品溶液　取本品适量，精密称定，加流动相溶解并定量稀释制成每 1ml 中约含 10mg 的溶液，充分振摇，滤过，取续滤液。

对照品溶液　取 2-萘酚对照品适量，精密称定，加流动相溶解并定量稀释制成每 1ml 中约含 0.5μg 的溶液。

色谱条件　用十八烷基硅烷键合硅胶为填充剂；以甲醇-水（55：45）为流动相；流速为每分钟 1ml；检测波长为 225nm；进样体积 20μl。

系统适用性要求　对照品溶液色谱图中，2-萘酚峰的保留时间约为 7 分钟，2-萘酚峰与相邻峰之间的分离度应符合要求。

测定法　精密量取供试品溶液与对照品溶液，分别注入液相色谱仪，记录色谱图。

限度　按外标法以峰面积计算，2-萘酚的量不得过 0.05%（供口服制剂用）或不得过 0.0025%（供注射用）。

水分　取本品，照水分测定法（通则 0832 第一法 1）测定，含水分不得过 6.0%。

炽灼残渣　取本品 1.0g，依法检查（通则 0841），遗留残渣不得过 0.2%。

重金属　取炽灼残渣项下遗留的残渣，依法检查（通则 0821 第二法），含重金属不得过百万分之二十。

可见异物　取本品 5 份，每份各 2.0g，加 3.0% 精氨酸溶液（经 0.45μm 滤膜滤过）溶解后，依法检查（通则 0904），应符

合规定。(供无菌分装用)

不溶性微粒　取本品 4 份,各 2.0g,加 3.0%精氨酸溶液(经 0.45μm 滤膜滤过)制成每 1ml 中含 50mg 的溶液,依法检查(通则 0903),每 1g 样品中含 10μm 及 10μm 以上的微粒不得过 6000 粒,含 25μm 及 25μm 以上的微粒不得过 600 粒。(供无菌分装用)

细菌内毒素　取本品,加 2.6%无内毒素碳酸钠溶液使溶解,依法检查(通则 1143),每 1mg 头孢拉定中含内毒素的量应小于 0.20EU。(供注射用)

无菌　取本品,用 2.6%无菌碳酸钠溶液溶解并稀释后,经薄膜过滤法处理,依法检查(通则 1101),应符合规定。(供无菌分装用)

【含量测定】　照高效液相色谱法(通则 0512)测定。

对照品溶液　取头孢拉定对照品,精密称定,加流动相溶解并定量稀释制成每 1ml 中约含 0.7mg 的溶液。

供试品溶液、系统适用性溶液、色谱条件与系统适用性要求　见头孢氨苄项下。

测定法　精密量取供试品溶液与对照品溶液,分别注入液相色谱仪,记录色谱图。按外标法以峰面积计算。

【类别】　β-内酰胺类抗生素,头孢菌素类。

【贮藏】　遮光,充氮,密封,在低于 10℃处保存。

【制剂】　(1)头孢拉定干混悬剂　(2)头孢拉定片　(3)头孢拉定胶囊　(4)头孢拉定颗粒　(5)注射用头孢拉定

附:

7-氨基去乙酰氧基头孢烷酸

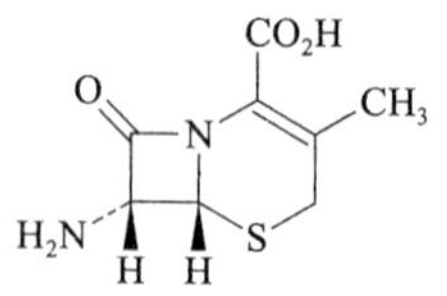

$C_8H_{10}N_2O_3S$　214.25

(6*R*,7*R*)-7-氨基-3-甲基-8-氧代-5-硫杂-1-氮杂双环[4.2.0]辛-2-烯-2-羧酸

双氢苯甘氨酸

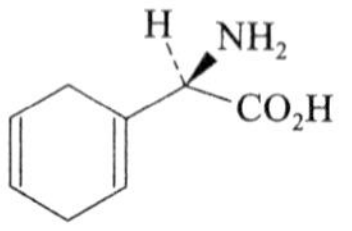

$C_8H_{11}NO_2$　153.18

(2*R*)-氨基(环己-1,4-二烯基)乙酸

头孢拉定干混悬剂

Toubaolading Ganhunxuanji

Cefradine for Suspension

本品含头孢拉定($C_{16}H_{19}N_3O_4S$)应为标示量的 90.0%~120.0%。

【性状】　本品为加矫味剂的粉末;气芳香。

【鉴别】　取本品适量,加水溶解并稀释制成每 1ml 中约含头孢拉定 6mg 的溶液,滤过,取续滤液作为供试品溶液,照头孢拉定项下的鉴别(1)或(2)项试验,显相同的结果。

【检查】　**酸度**　取本品,加水制成每 1ml 中约含头孢拉定 25mg 的混悬液,依法测定(通则 0631),pH 值应为 3.5~6.0。

沉降体积比　取本品,按服用时的比例,加水用力振摇 1 分钟,静置 45 分钟,应符合规定(通则 0123)。(供多剂量用)

头孢氨苄　照高效液相色谱法(通则 0512)测定。

供试品溶液　取装量差异项下的内容物,混合均匀,精密称取适量(约相当于头孢拉定 70mg),置 100ml 量瓶中,加流动相约 70ml,超声使头孢拉定溶解,再用流动相稀释至刻度,摇匀,滤过,取续滤液。

对照品溶液、系统适用性溶液、色谱条件、系统适用性要求与测定法　见头孢拉定的头孢氨苄项下。

限度　按外标法以峰面积计算,含头孢氨苄不得过头孢拉定和头孢氨苄总量的 6.0%。

水分　取本品,照水分测定法(通则 0832 第一法 1)测定,含水分不得过 1.5%。

溶出度　取本品或精密称取本品(多剂量)适量(约相当于头孢拉定 0.25g),照溶出度与释放度测定法(通则 0931 第二法)测定。

溶出条件　以 0.1mol/L 盐酸溶液 900ml 为溶出介质,转速为每分钟 50 转,依法操作,经 30 分钟时取样。

供试品溶液　取溶出液适量,滤过,精密量取续滤液适量,用 0.1mol/L 盐酸溶液定量稀释制成每 1ml 中约含头孢拉定 28μg 的溶液。

对照品溶液　取头孢拉定对照品适量,精密称定,加 0.1mol/L 盐酸溶液溶解并定量稀释制成每 1ml 中约含 28μg 的溶液。

系统适用性溶液、色谱条件与系统适用性要求　见含量测定项下。

测定法　见含量测定项下。计算每份供试品的溶出量。

限度　标示量的 80%,应符合规定。

其他　应符合口服混悬剂项下有关的各项规定(通则 0123)。

【含量测定】　照高效液相色谱法(通则 0512)测定。

供试品溶液　见头孢氨苄项下。

对照品溶液、系统适用性溶液、色谱条件、系统适用性要求与测定法 见头孢拉定含量测定项下。

【类别】 同头孢拉定。

【规格】 (1)0.125g (2)0.25g (3)1.5g (4)3.0g

【贮藏】 密封，在凉暗处保存。

头孢拉定片

Toubaolading Pian

Cefradine Tablets

本品含头孢拉定($C_{16}H_{19}N_3O_4S$)应为标示量的90.0%～110.0%。

【性状】 本品为薄膜衣片，除去包衣后显类白色或微黄色。

【鉴别】 取本品的细粉适量，加水溶解并稀释制成每1ml中约含头孢拉定6mg的溶液，滤过，取续滤液作为供试品溶液，照头孢拉定项下的鉴别(1)或(2)项试验，显相同的结果。

【检查】 **头孢氨苄** 照高效液相色谱法(通则0512)测定。

供试品溶液 取本品细粉适量，精密称定，加流动相溶解并定量稀释制成每1ml中约含头孢拉定0.7mg的溶液。

对照品溶液、系统适用性溶液、色谱条件、系统适用性要求与测定法 见头孢拉定的头孢氨苄项下。

限度 按外标法以峰面积计算，含头孢氨苄不得过头孢拉定和头孢氨苄总量的6.0%。

有关物质 照高效液相色谱法(通则0512)测定。

供试品溶液 取本品10片，精密称定，研细，精密称取适量，加流动相溶解并定量稀释制成每1ml中约含头孢拉定1mg的溶液，滤过，取续滤液。

对照溶液 精密量取供试品溶液适量，用流动相定量稀释制成每1ml中含头孢拉定5μg的溶液。

色谱条件 见头孢拉定有关物质项下。检测波长为254nm。

对照品溶液、系统适用性要求与测定法 见头孢拉定有关物质项下。

限度 供试品溶液色谱图中如有杂质峰，除头孢氨苄外，7-氨基去乙酰氧基头孢烷酸按外标法以峰面积计算，不得过标示量的1.0%；其他单个杂质峰面积不得大于对照溶液主峰面积的5倍(2.5%)，其他各杂质峰面积的和不得大于对照溶液主峰面积的6倍(3.0%)。

水分 取本品细粉适量，照水分测定法(通则0832第一法1)测定，含水分不得过6.0%。

溶出度 照溶出度与释放度测定法(通则0931第二法)测定。

溶出条件 以0.12mol/L盐酸溶液900ml为溶出介质，转速为每分钟75转，依法操作，经60分钟时取样。

供试品溶液 取溶出液适量，滤过，精密量取续滤液适量，用溶出介质定量稀释制成每1ml中约含头孢拉定25μg的溶液。

对照溶液 取本品10片，研细，精密称取适量(相当于平均片重)，按标示量加溶出介质溶解并定量稀释制成每1ml中约含头孢拉定25μg的溶液，滤过，取续滤液。

测定法 取供试品溶液与对照溶液，照紫外-可见分光光度法(通则0401)，在255nm的波长处分别测定吸光度，计算每片的溶出量。

限度 85%，应符合规定。

其他 应符合片剂项下有关的各项规定(通则0101)。

【含量测定】 照高效液相色谱法(通则0512)测定。

供试品溶液 取本品10片，精密称定，研细，精密称取适量(约相当于头孢拉定70mg)，置100ml量瓶中，加流动相70ml，超声使头孢拉定溶解，用流动相稀释至刻度，摇匀，滤过，取续滤液。

对照品溶液、系统适用性溶液、色谱条件、系统适用性要求与测定法 见头孢拉定含量测定项下。

【类别】 同头孢拉定。

【规格】 (1)0.25g (2)0.5g

【贮藏】 密封，在凉暗处保存。

头孢拉定胶囊

Toubaolading Jiaonang

Cefradine Capsules

本品含头孢拉定($C_{16}H_{19}N_3O_4S$)应为标示量的90.0%～110.0%。

【性状】 本品内容物为白色至淡黄色粉末或颗粒。

【鉴别】 取本品的内容物适量，加水溶解并稀释制成每1ml中约含头孢拉定6mg的溶液，滤过，取续滤液作为供试品溶液，照头孢拉定项下的鉴别(1)或(2)项试验，显相同的结果。

【检查】 **头孢氨苄** 照高效液相色谱法(通则0512)测定。

供试品溶液 取本品内容物适量，精密称定，加流动相溶解并定量稀释制成每1ml中约含头孢拉定0.7mg的溶液。

对照品溶液、系统适用性溶液、色谱条件、系统适用性要求与测定法 见头孢拉定的头孢氨苄项下。

限度 按外标法以峰面积计算，含头孢氨苄不得过头孢拉定和头孢氨苄总量的6.0%。

有关物质 照高效液相色谱法(通则0512)测定。

供试品溶液 取装量差异项下的内容物，混合均匀，精密称取适量，加流动相溶解并定量稀释制成每1ml中约含头孢拉定1mg的溶液，滤过，取续滤液。

对照溶液　精密量取供试品溶液适量，用流动相定量稀释制成每 1ml 中含头孢拉定 5μg 的溶液。

色谱条件　见头孢拉定有关物质项下。检测波长为 254nm。

对照品溶液、系统适用性要求与测定法　见头孢拉定有关物质项下。

限度　供试品溶液色谱图中如有杂质峰，除头孢氨苄外，7-氨基去乙酰氧基头孢烷酸按外标法以峰面积计算，不得过标示量的 1.0%；其他单个杂质峰面积不得大于对照溶液主峰面积的 5 倍(2.5%)，其他各杂质峰面积的和不得大于对照溶液主峰面积的 6 倍(3.0%)。

水分　取本品内容物适量，照水分测定法(通则 0832 第一法 1)测定，含水分不得过 7.0%。

溶出度　照溶出度与释放度测定法(通则 0931 第一法)测定。

溶出条件　以 0.1mol/L 盐酸溶液 900ml 为溶出介质，转速为每分钟 100 转，依法操作，经 45 分钟时取样。

供试品溶液　取溶出液适量，滤过，精密量取续滤液适量，用溶出介质定量稀释制成每 1ml 中约含头孢拉定 25μg 的溶液。

对照溶液　取装量差异项下的内容物，混合均匀，精密称取适量(相当于平均装量)，按标示量加溶出介质溶解并定量稀释制成每 1ml 中含头孢拉定 25μg 的溶液，滤过，取续滤液。

测定法　取供试品溶液与对照溶液，照紫外-可见分光光度法(通则 0401)，在 255nm 的波长处分别测定吸光度，计算每粒的溶出量。

限度　80%，应符合规定。

其他　应符合胶囊剂项下有关的各项规定(通则 0103)。

【含量测定】　照高效液相色谱法(通则 0512)测定。

供试品溶液　取装量差异项下的内容物，混合均匀，精密称取细粉适量(约相当于头孢拉定 70mg)，置 100ml 量瓶中，加流动相 70ml，超声使头孢拉定溶解，再用流动相稀释至刻度，摇匀，滤过，取续滤液。

对照品溶液、系统适用性溶液、色谱条件、系统适用性要求与测定法　见头孢拉定含量测定项下。

【类别】　同头孢拉定。

【规格】　(1)0.125g　(2)0.25g　(3)0.5g

【贮藏】　密封，在凉暗处保存。

头孢拉定颗粒

Toubaolading Keli

Cefradine Granules

本品含头孢拉定($C_{16}H_{19}N_3O_4S$)应为标示量的90.0%～110.0%。

【性状】　本品为可溶颗粒或混悬颗粒；气芳香。

【鉴别】　取本品适量，加水溶解并稀释制成每 1ml 中约含头孢拉定 6mg 的溶液，滤过，取续滤液作为供试品溶液，照头孢拉定项下的鉴别(1)或(2)项试验，显相同的结果。

【检查】　**酸度**　取本品，加水制成每 1ml 中含头孢拉定 25mg 的混悬液，依法测定(通则 0631)，pH 值应为 3.5～6.0。

头孢氨苄　照高效液相色谱法(通则 0512)测定。

供试品溶液　取本品适量，精密称定，加流动相溶解并定量稀释制成每 1ml 中约含头孢拉定 0.7mg 的溶液。

对照品溶液、系统适用性溶液、色谱条件、系统适用性要求与测定法　见头孢拉定的头孢氨苄项下。

限度　按外标法以峰面积计算，含头孢氨苄不得过头孢拉定和头孢氨苄总量的 6.0%。

水分　取本品适量，照水分测定法(通则 0832 第一法 1)测定，含水分不得过 1.5%。

溶出度　照溶出度与释放度测定法(通则 0931 第二法)测定。

溶出条件　以 0.1mol/L 盐酸溶液 900ml 为溶出介质，转速为每分钟 50 转，依法操作，经 45 分钟时取样。

供试品溶液　取溶出液适量，滤过，精密量取续滤液适量，用 0.1mol/L 盐酸溶液定量稀释制成每 1ml 中约含头孢拉定 28μg 的溶液。

对照品溶液　取头孢拉定对照品适量，精密称定，加 0.1mol/L 盐酸溶液溶解并定量稀释制成每 1ml 中约含 28μg 的溶液。

系统适用性溶液、色谱条件与系统适用性要求　见含量测定项下。

测定法　见含量测定项下。计算每袋的溶出量。

限度　标示量的 80%，应符合规定。

其他　应符合颗粒剂项下有关的各项规定(通则 0104)。

【含量测定】　照高效液相色谱法(通则 0512)测定。

供试品溶液　取装量差异项下的内容物，研细，混合均匀，精密称取细粉适量(约相当于头孢拉定 70mg)，置 100ml 量瓶中，加流动相 70ml，超声使头孢拉定溶解，再用流动相稀释至刻度，摇匀，滤过，取续滤液。

对照品溶液、系统适用性溶液、色谱条件、系统适用性要求与测定法　见头孢拉定含量测定项下。

【类别】　同头孢拉定。

【规格】　(1)0.125g　(2)0.25g

【贮藏】　密封，在凉暗处保存。

注射用头孢拉定

Zhusheyong Toubaolading

Cefradine for Injection

本品为头孢拉定加适量助溶剂精氨酸制成的无菌粉末。

按无水、无精氨酸物计算，含头孢拉定($C_{16}H_{19}N_3O_4S$)不得少于 90.0%；按平均含量计算，含头孢拉定($C_{16}H_{19}N_3O_4S$)应为标示量的 95.0%～115.0%。

【性状】 本品为白色或类白色粉末。

【鉴别】 在含量测定项下记录的色谱图中，供试品溶液主峰的保留时间应与对照品溶液主峰的保留时间一致。

【检查】 **碱度** 取本品，加水制成每 1ml 中含头孢拉定 0.1g 的溶液，依法测定(通则 0631)，pH 值应为 8.0～9.6。

溶液的澄清度与颜色 取本品 5 瓶，分别加水制成每 1ml 中含头孢拉定 0.1g 的溶液，溶液应澄清无色；如显浑浊，与 1 号浊度标准液(通则 0902 第一法)比较，均不得更浓；如显色，与黄色或黄绿色 8 号标准比色液(通则 0901 第一法)比较，均不得更深。

头孢氨苄 照高效液相色谱法(通则 0512)测定。

供试品溶液　取本品的内容物，混合均匀，精密称取适量，加流动相溶解并定量稀释制成每 1ml 中含头孢拉定 0.7mg 的溶液。

对照品溶液　取头孢氨苄对照品约 20mg，精密称定，置 50ml 量瓶中，加水溶解并稀释至刻度，摇匀，精密量取 5ml，置 50ml 量瓶中，用水稀释至刻度，摇匀。

系统适用性溶液、色谱条件、系统适用性要求与测定法　见头孢拉定的头孢氨苄项下。

限度　按外标法以峰面积计算，含头孢氨苄不得过头孢拉定和头孢氨苄总量的 6.0%。

有关物质 照高效液相色谱法(通则 0512)测定。

供试品溶液　取本品的内容物，混合均匀，精密称取适量，加流动相溶解并定量稀释制成每 1ml 中含头孢拉定 1mg 的溶液。

对照溶液　精密量取供试品溶液适量，用流动相定量稀释制成每 1ml 中含头孢拉定 5μg 的溶液。

色谱条件　见头孢拉定有关物质项下。检测波长为 254nm。

对照品溶液、系统适用性要求与测定法　见头孢拉定有关物质项下。

限度　供试品溶液色谱图中如有杂质峰，除头孢氨苄外，7-氨基去乙酰氧基头孢烷酸按外标法以峰面积计算，不得过标示量的 1.0%；其他单个杂质峰面积不得大于对照溶液主峰面积的 5 倍(2.5%)，其他各杂质峰面积的和不得大于对照溶液主峰面积的 6 倍(3.0%)。

水分 取本品，照水分测定法(通则 0832 第一法 1)测定，含水分不得过 5.0%。

含量均匀度 以含量测定项下测得的每瓶头孢拉定含量计算，应符合规定(通则 0941)。

不溶性微粒 取本品，加微粒检查用水制成每 1ml 中含头孢拉定 50mg 的溶液，依法检查(通则 0903)，标示量为 1.0g 以下的折算为每 1g 样品中含 10μm 及 10μm 以上的微粒不得过 6000 个，含 25μm 及 25μm 以上的微粒不得过 600 个。标示量为 1.0g 以上(包括 1.0g)的每个供试品容器中含 10μm 及 10μm 以上的微粒不得过 6000 个，含 25μm 及 25μm 以上的微粒不得过 600 个。

细菌内毒素 取本品，依法检查(通则 1143)，每 1mg 头孢拉定中含内毒素的量应小于 0.20EU。

无菌 取本品，用适宜溶剂溶解并稀释后，经薄膜过滤法处理，依法检查(通则 1101)，应符合规定。

其他 应符合注射剂项下有关的各项规定(通则 0102)。

【含量测定】 照高效液相色谱法(通则 0512)测定。

含量 1(按无水、无精氨酸物计) 供试品溶液　取本品内容物适量，精密称定，加水溶解并定量稀释制成每 1ml 中含头孢拉定 0.3mg 的溶液。

对照品溶液　精密称取头孢拉定对照品约 30mg 与精氨酸对照品约 15mg，置 100ml 量瓶中，加水溶解并稀释至刻度，摇匀。

系统适用性溶液　取头孢拉定对照品约 30mg、精氨酸对照品约 15mg 与头孢氨苄对照品 5mg，置 100ml 量瓶中，加水溶解并稀释至刻度，摇匀。

色谱条件　用十八烷基硅烷键合硅胶为填充剂；以含 0.027mol/L 辛烷磺酸钠的 0.027mol/L 磷酸氢二钠溶液(用磷酸调节 pH 值至 8.0)-甲醇(75∶25)为流动相；检测波长为 206nm；进样体积 10μl。

系统适用性要求　系统适用性溶液色谱图中，头孢氨苄峰与头孢拉定峰之间和头孢拉定峰与精氨酸峰之间的分离度均应符合要求。

测定法　精密量取供试品溶液与对照品溶液，分别注入液相色谱仪，记录色谱图。按外标法以峰面积计算供试品中 $C_{16}H_{19}N_3O_4S$ 和 $C_6H_{14}N_4O_2$ 的含量。

含量 2(按平均含量计) 供试品溶液　取本品 10 瓶，分别加水溶解并定量稀释制成每 1ml 中含头孢拉定 0.3mg 的溶液。

对照品溶液　精密称取头孢拉定对照品约 30mg 与精氨酸对照品约 15mg，置 100ml 量瓶中，加水溶解并稀释至刻度，摇匀。

系统适用性溶液、色谱条件与系统适用性要求　见含量 1 项下。

测定法　精密量取供试品溶液与对照品溶液，分别注入液相色谱仪，记录色谱图。按外标法以峰面积计算每瓶中 $C_{16}H_{19}N_3O_4S$ 的含量，并求出 10 瓶的平均含量。

【类别】 同头孢拉定。

【规格】 (1)0.5g　(2)1.0g　(3)2.0g

【贮藏】 密闭，在凉暗处保存。

头孢泊肟酯

Toubaobowozhi

Cefpodoxime Proxetil

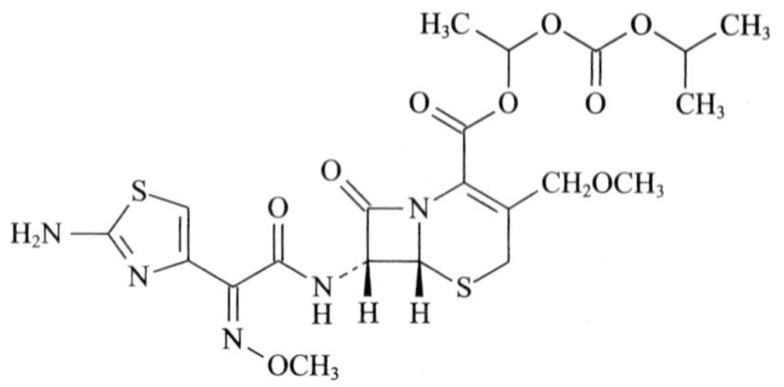

$C_{21}H_{27}N_5O_9S_2$　557.60

本品为(6*R*,7*R*)-3-甲氧基甲基-7-[2-(2-氨基-4-噻唑基)-2-[(*Z*)-甲氧亚氨基]乙酰氨基]-8-氧代-5-硫杂-1-氮杂双环[4.2.0]辛-2-烯-2-羧酸-(*RS*)-1-(异丙氧基甲酰氧基)乙酯。按无水物计算，含头孢泊肟($C_{15}H_{17}N_5O_6S_2$)不得少于69.0%。

【性状】 本品为白色至淡黄色粉末；无臭或微有特殊臭味。

本品在乙腈或甲醇中极易溶解，在无水乙醇中易溶，在水中几乎不溶。

比旋度 取本品，精密称定，加乙腈溶解并定量稀释制成每1ml中约含5mg的溶液，依法测定(通则0621)，比旋度应为+18.3°至+31.4°。

【鉴别】 (1)在含量测定项下记录的色谱图中，供试品溶液两个主峰的保留时间应分别与对照品溶液两个主峰的保留时间一致。

(2)本品的红外光吸收图谱应与对照的图谱(光谱集1124图)一致。

【检查】 **有关物质** 照高效液相色谱法(通则0512)测定。

溶剂　水-乙腈-乙酸(99∶99∶2)。

供试品溶液　取本品适量，精密称定，加溶剂溶解并稀释制成每1ml中约含头孢泊肟1.0mg的溶液。

对照溶液　精密量取供试品溶液适量，用溶剂定量稀释制成每1ml中约含头孢泊肟0.01mg的溶液。

系统适用性溶液　取头孢泊肟酯对照品适量(约相当于头孢泊肟50mg)，置50ml量瓶中，加溶剂适量使溶解，置紫外灯下照射12小时后，加30%过氧化氢溶液3ml，放置60分钟，用溶剂稀释至刻度，摇匀。

色谱条件　用十八烷基硅烷键合硅胶为填充剂(4.6mm×150mm，5μm或效能相当的色谱柱)，以水-甲醇-甲酸(600∶400∶1)为流动相A，以水-甲醇-甲酸(50∶950∶1)为流动相B，按下表进行线性梯度洗脱；检测波长为254nm；流速为每分钟0.6ml；进样体积20μl。

时间(分钟)	流动相A(%)	流动相B(%)
0	95	5
65	95	5
145	15	85
155	15	85
158	95	5
170	95	5

系统适用性要求　系统适用性溶液色谱图中，头孢泊肟酯异构体A、杂质C、杂质D-Ⅰ、头孢泊肟酯异构体B及杂质D-Ⅱ依次出峰，头孢泊肟酯异构体B峰的保留时间约为68分钟。头孢泊肟酯异构体A峰与头孢泊肟酯异构体B峰之间的分离度应大于4.0，头孢泊肟酯异构体A峰与杂质C峰、杂质D-Ⅰ峰与头孢泊肟酯异构体B峰、头孢泊肟酯异构体B峰与杂质D-Ⅱ峰之间的分离度均应符合要求。

测定法　精密量取供试品溶液与对照溶液，分别注入液相色谱仪，记录色谱图。

限度　供试品溶液色谱图中如有杂质峰，头孢泊肟(杂质A)峰面积不得大于对照溶液两主峰面积之和的0.5倍(0.5%)，杂质B-Ⅰ峰面积不得大于对照溶液两主峰面积之和(1.0%)，杂质C与杂质B-Ⅱ的峰面积之和不得大于对照溶液两主峰面积之和的2倍(2.0%)，杂质D-Ⅰ与杂质D-Ⅱ的峰面积之和不得大于对照溶液两主峰面积之和(1.0%)，杂质F-Ⅰ与杂质F-Ⅱ的峰面积之和不得大于对照溶液两主峰面积之和的0.2倍(0.2%)，杂质G峰面积不得大于对照溶液两主峰面积之和的0.2倍(0.2%)，杂质H-Ⅰ与杂质H-Ⅱ的峰面积之和不得大于对照溶液两主峰面积之和(1.0%)，其他单个杂质峰面积不得大于对照溶液两主峰面积之和的0.1倍(0.1%)，各杂质峰面积的和不得大于对照溶液两主峰面积之和的4倍(4.0%)，小于对照溶液两主峰面积之和0.05倍的峰忽略不计。

异构体 照高效液相色谱法(通则0512)测定。

供试品溶液　取本品，精密称定，加适量甲醇溶解，再用流动相定量稀释制成每1ml中约含头孢泊肟0.3mg的溶液。

系统适用性溶液　取头孢泊肟酯对照品适量，加适量甲醇溶解，再用流动相稀释制成每1ml中约含头孢泊肟1mg的溶液。

色谱条件　用十八烷基硅烷键合硅胶为填充剂；水-甲醇(55∶45)为流动相；检测波长为240nm；柱温为40℃；进样体积20μl。

系统适用性要求　系统适用性溶液色谱图中，按头孢泊肟酯异构体A、头孢泊肟酯异构体B的顺序出峰，头孢泊肟酯异构体A与头孢泊肟酯异构体B峰之间的分离度应大于4.0；头孢泊肟酯异构体A峰与相邻杂质峰、头孢泊肟酯异构体B峰与相邻杂质峰之间的分离度均应符合要求。

测定法　精密量取供试品溶液注入液相色谱仪，记录色谱图。

限度　供试品溶液色谱图中，头孢泊肟酯异构体B峰面积与头孢泊肟酯异构体 A、头孢泊肟酯异构体 B 峰面积和之比应为 0.50～0.60。

残留溶剂　甲醇、丙酮、异丙醇、乙腈、二氯甲烷、丁酮、乙酸乙酯、四氢呋喃、四氯化碳、环己烷、苯、1,2-二氯乙烷、乙酸异丙酯、二氧六环、甲基异丁基酮、吡啶、甲苯与乙酸丁酯　照残留溶剂测定法(通则 0861)测定。

内标溶液　取正丙醇适量，用二甲基亚砜稀释制成每 1ml 中约含 0.2mg 的溶液。

供试品溶液　取本品约 0.2g，精密称定，置顶空瓶中，精密加入内标溶液 1ml 使溶解，密封。

对照品溶液　分别精密称取各溶剂适量，用内标溶液定量稀释制成每 1ml 中含甲醇 600μg、丙酮 1mg、异丙醇 1mg、乙腈 82μg、二氯甲烷 120μg、丁酮 1mg、乙酸乙酯 1mg、四氢呋喃 150μg、四氯化碳 1μg、环己烷 760μg、苯 1μg、1,2-二氯乙烷 1μg、乙酸异丙酯 1mg、二氧六环 76μg、甲基异丁基酮 1mg、吡啶 40μg、甲苯 178μg、乙酸丁酯 1mg 的混合对照品溶液，精密量取混合对照品溶液 1ml，置顶空瓶中，密封。

系统适用性溶液　取丁酮和乙酸乙酯各适量，用内标溶液定量稀释制成每 1ml 中约含丁酮和乙酸乙酯各 1mg 的溶液，精密量取 1ml，置顶空瓶中，密封。

色谱条件　以 6%氰丙基苯基-94%二甲基聚硅氧烷为固定液(或极性相近)的毛细管柱为色谱柱；起始温度为 40℃，维持 22 分钟，再以每分钟 100℃速率升温至 120℃，维持 10 分钟；进样口温度为 200℃；检测器温度为 250℃；顶空瓶平衡温度为 70℃，平衡时间为 30 分钟。

系统适用性要求　系统适用性溶液色谱图中，按正丙醇(内标)、丁酮、乙酸乙酯的顺序出峰，各峰间的分离度均应符合要求。

测定法　首先取甲烷气体顶空进样，记录甲烷的保留时间作为色谱系统的死时间(t_0)，再取供试品溶液顶空进样，记录色谱图，供试品溶液色谱图中如有色谱峰，按下式计算各色谱峰的保留时间(t_R)相对于正丙醇保留时间[$t_{R(正丙醇)}$]的相对调整保留时间(RART)：

$$\text{RART}=\frac{t_R-t_0}{t_{R(正丙醇)}-t_0}$$

将得到的 RART 值与下表中的 RART 值比较，确定供试品中的残留溶剂种类；再制备相应的对照品溶液，取对照品溶液顶空进样，记录色谱图。

溶剂	RART 值
甲醇	0.182
丙酮	0.482
异丙醇	0.529
乙腈	0.571
二氯甲烷	0.649
正丙醇	1.000
丁酮	1.264
乙酸乙酯	1.343

续表

溶剂	RART 值
四氢呋喃	1.454
四氯化碳	1.686
环己烷	1.701
苯	1.941
1,2-二氯乙烷	1.879
乙酸异丙酯	2.014
二氧六环	2.838
甲基异丁基酮	2.404
吡啶	3.023
甲苯	3.053
乙酸丁酯	3.386

限度　按内标法以峰面积比值计算，甲基异丁基酮的残留量不得过 0.5%，甲醇、丙酮、异丙醇、乙腈、二氯甲烷、丁酮、乙酸乙酯、四氢呋喃、四氯化碳、环己烷、苯、1-2 二氯乙烷、乙酸异丙酯、二氧六环、吡啶、甲苯与乙酸丁酯的残留量均应符合规定。

N,*N*-二甲基甲酰胺与二甲基亚砜　照残留溶剂测定法(通则 0861 第三法)测定。

供试品溶液　取本品约 0.2g，精密称定，置 10ml 量瓶中，加甲醇溶解并稀释至刻度，摇匀。

对照品溶液　取 *N*,*N*-二甲基甲酰胺与二甲基亚砜，精密称定，用甲醇定量稀释制成每 1ml 中分别含 *N*,*N*-二甲基甲酰胺 17.6μg 与二甲基亚砜 0.1mg 的溶液。

色谱条件　以 5%苯基-95%二甲基聚硅氧烷(或极性相似)为固定液的毛细管柱为色谱柱；起始温度为 70℃，维持 12 分钟，再以每分钟 50℃的速率升温至 120℃，维持 10 分钟；进样口温度为 200℃；检测器温度为 250℃。

系统适用性要求　对照品溶液色谱图中，按 *N*,*N*-二甲基甲酰胺、二甲基亚砜的顺序出峰，两峰间的分离度应符合要求。

测定法　精密量取供试品溶液与对照品溶液分别进样，记录色谱图。

限度　按外标法以峰面积计算，*N*,*N*-二甲基甲酰胺与二甲基亚砜的残留量均应符合规定。

水分　取本品，照水分测定法(通则 0832 第一法 1)测定，含水分不得过 3.0%。

炽灼残渣　取本品 1.0g，依法检查(通则 0841)，遗留残渣不得过 0.2%。

重金属　取炽灼残渣项下遗留的残渣，依法检查(通则 0821 第二法)，含重金属不得过百万分之二十。

【含量测定】　照高效液相色谱法(通则 0512)测定。

对照品溶液　取头孢泊肟酯对照品适量，精密称定，加适量甲醇溶解，再用流动相定量稀释制成每 1ml 中约含头孢泊肟 0.3mg 的溶液。

供试品溶液、系统适用性溶液、色谱条件与系统适用性要求　见异构体项下。

测定法　精密量取供试品溶液与对照品溶液，分别注入液相色谱仪，记录色谱图。按外标法以头孢泊肟酯异构体A、B峰面积的和计算供试品中$C_{15}H_{17}N_5O_6S_2$的含量。

【类别】　β-内酰胺类抗生素，头孢菌素类。

【贮藏】　密封，在阴凉干燥处保存。

【制剂】　(1)头孢泊肟酯干混悬剂　(2)头孢泊肟酯片　(3)头孢泊肟酯胶囊

附：

1. 色谱图

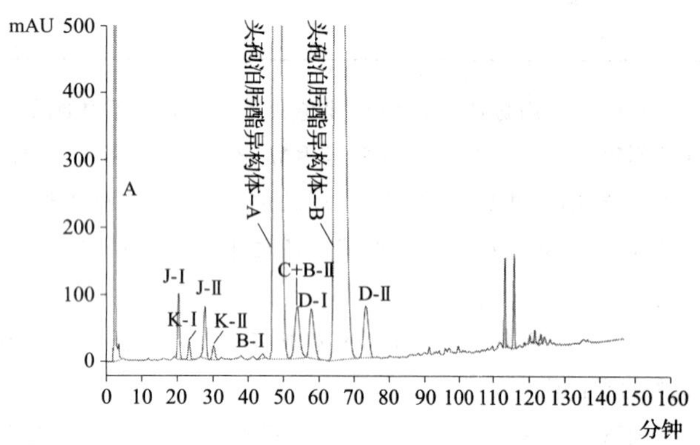

图1　头孢泊肟酯系统适用性溶液典型色谱图

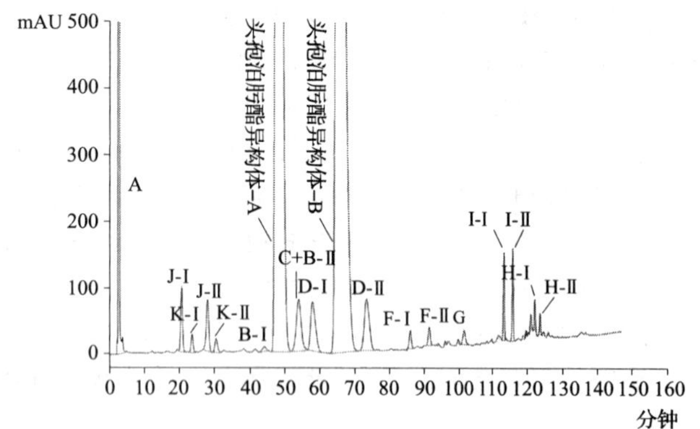

图2　头孢泊肟酯特定杂质的参考色谱图

头孢泊肟酯已知杂质的相对保留时间

杂质名称	相对保留时间(RRT)
杂质A	0.07
杂质B-Ⅰ	0.69
头孢泊肟酯异构体A	0.76
头孢泊肟酯异构体B	1.00
杂质C+杂质B-Ⅱ	0.85
杂质D-Ⅰ	0.91
杂质D-Ⅱ	1.14
杂质F-Ⅰ	1.26
杂质F-Ⅱ	1.32
杂质G	1.48
杂质H-Ⅰ	1.76
杂质H-Ⅱ	1.78

2. 杂质

杂质A

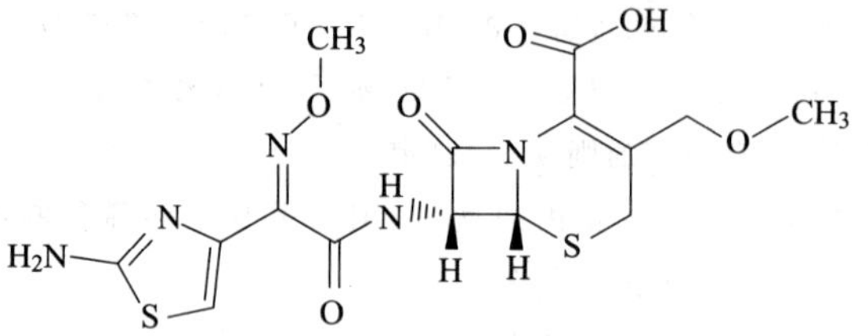

$C_{15}H_{17}N_5O_6S_2$　427.46

(6*R*,7*R*)-7-[(*Z*)-2-(2-氨基噻唑-4-基)-2-(甲氧基亚氨基)乙酰氨基]-3-(甲氧基甲基)-8-氧代-5-硫杂-1-氮杂双环[4.2.0]辛-2-烯-2-羧酸

杂质B

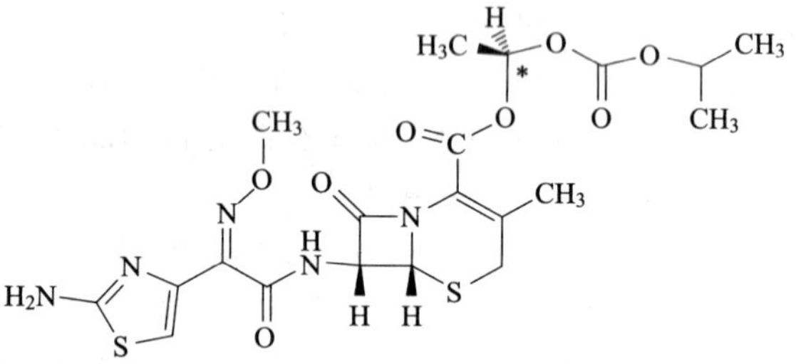

及在C*处的差向异构体

$C_{20}H_{25}N_5O_8S_2$　527.57

(1*RS*)-1-[[(1-甲基乙氧基)羰基]氧基]乙基(6*R*,7*R*)-7-[[(2*Z*)-2-(2-氨基噻唑-4-基)-2-(甲氧亚氨基)乙酰基]氨基]-3-甲基-8-氧代-5-硫杂-1-氮杂双环[4.2.0]辛-2-烯-2-羧酸酯(头孢泊肟酯的ADCA-类似物)

杂质C

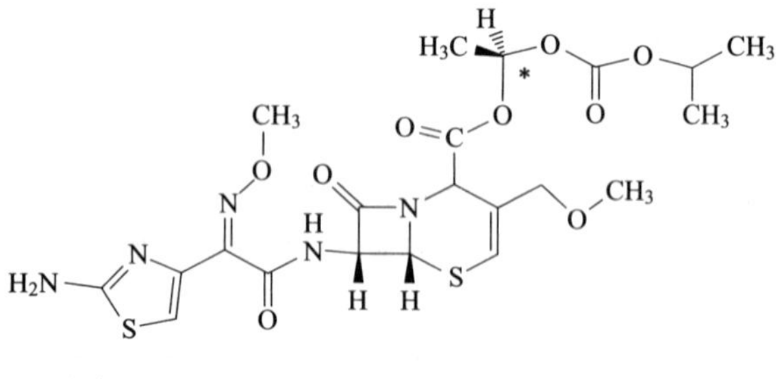

及在C*处的差向异构体

$C_{21}H_{27}N_5O_9S_2$　557.60

(1*RS*)-1-[[(1-甲基乙氧基)羰基]氧基]乙基(6*R*,7*R*)-7-[[(2*Z*)-2-(2-氨基噻唑-4-基)-2-(甲氧亚氨基)乙酰基]氨基]-3-(甲氧基甲基)-8-氧代-5-硫杂-1-氮杂双环[4.2.0]辛-3-烯-2-羧酸酯(Δ-3-头孢泊肟酯)

杂质 D

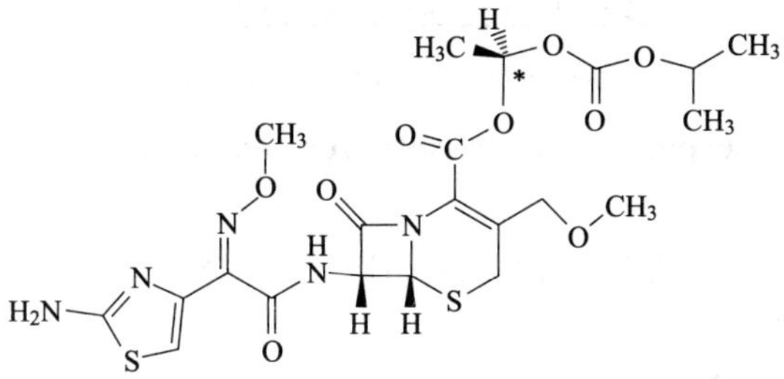

及在 C* 处的差向异构体

$C_{21}H_{27}N_5O_9S_2$ 557.60

(1*RS*)-1-[[(1-甲基乙氧基)羰基]氧基]乙基(6*R*,7*R*)-7-[[(2*E*)-2-(2-氨基噻唑-4-基)-2-(甲氧基亚氨基)乙酰基]氨基]-3-(甲氧基甲基)-8-氧代-5-硫杂-1-氮杂双环[4.2.0]辛-2-烯-2-羧酸酯(反式头孢泊肟酯)

杂质 E

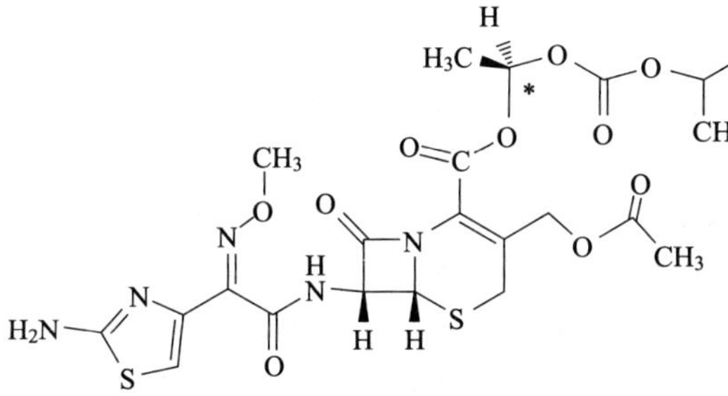

及在 C* 处的差向异构体

$C_{22}H_{27}N_5O_{10}S_2$ 585.61

(1*RS*)-1-[[(1-甲基乙氧基)羰基]氧基]乙基(6*R*,7*R*)-3-(乙酰氧基甲基)-7-[[(2*Z*)-2-(2-氨基噻唑-4-基)-2-(甲氧亚氨基)乙酰基]氨基]-8-氧代-5-硫杂-1-氮杂双环[4.2.0]辛-2-烯-2-羧酸酯(头孢泊肟酯的 ACA-类似物)

杂质 F

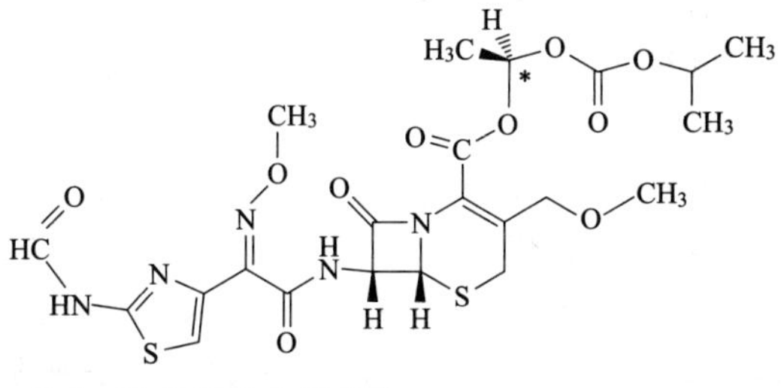

及在 C* 处的差向异构体

$C_{22}H_{27}N_5O_{10}S_2$ 585.61

(1*RS*)-1-[[(1-甲基乙氧基)羰基]氧基]乙基(6*R*,7*R*)-7-[[(2*Z*)-2-[(2-甲酰氨基)噻唑-4-基]-2-(甲氧基亚氨基)乙酰基]氨基]-3-(甲氧基甲基)-8-氧代-5-硫杂-1-氮杂双环[4.2.0]辛-2-烯-2-羧酸酯(*N*-甲酰基头孢泊肟酯)

杂质 G

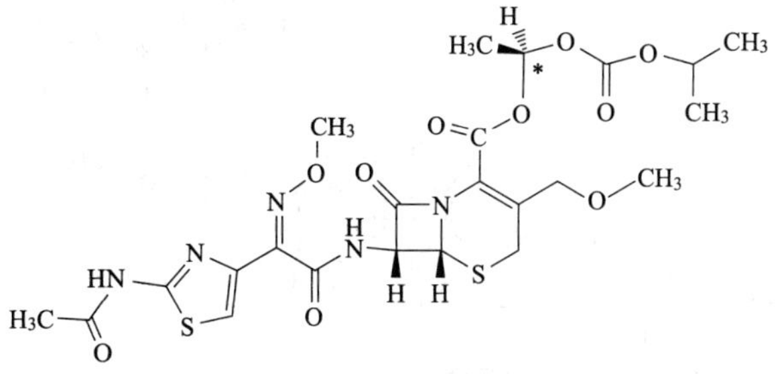

及在 C* 处的差向异构体

$C_{23}H_{29}N_5O_{10}S_2$ 599.63

(1*RS*)-1-[[(1-甲基乙氧基)羰基]氧基]乙基(6*R*,7*R*)-7-[[(2*Z*)-[2-(2-乙酰氨基)噻唑-4-基]-2-(甲氧亚氨基)乙酰基]氨基]-3-(甲氧基甲基)-8-氧代-5-硫杂-1-氮杂双环[4.2.0]辛-2-烯-2-羧酸酯(*N*-乙酰基头孢泊肟酯)

杂质 H

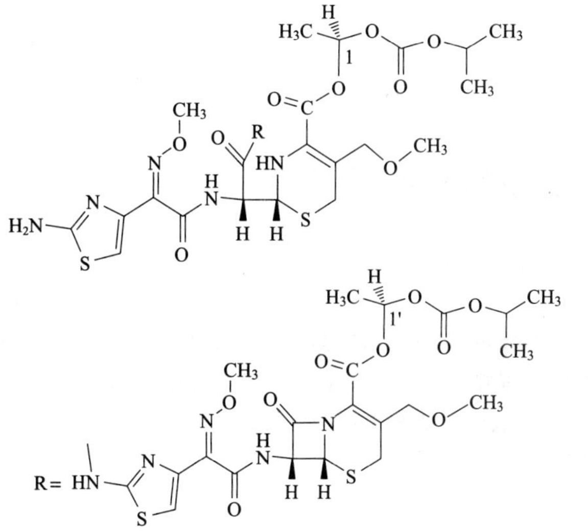

及在 C1 和 C1′处的差向异构体

$C_{42}H_{54}N_{10}O_{18}S_4$ 1115.19

1-[[(1-甲基乙氧基)羰基]氧基]乙基(6*R*,7*R*)-7-[[(2*Z*)-2-[2-[[(2*R*)-2-[[(2*Z*)-2-(2-氨基噻唑-4-基)-2-(甲氧基亚氨基)乙酰基]氨基]-2-[(2*R*)-5-(甲氧基甲基)-4-[[1-[[(1-甲基乙氧基)羰基]氧基]乙氧基]羰基]-3,6-二氢-2*H*-1,3-噻嗪-2-基]乙酰基]氨基]噻唑-4-基]-2-(甲氧基亚氨基)乙酰基]氨基]-3-(甲氧基甲基)-8-氧代-5-硫杂-1-氮杂双环[4.2.0]辛-2-烯-2-羧酸酯(头孢泊肟酯二聚体)的非对映异构体的混合物

杂质 I

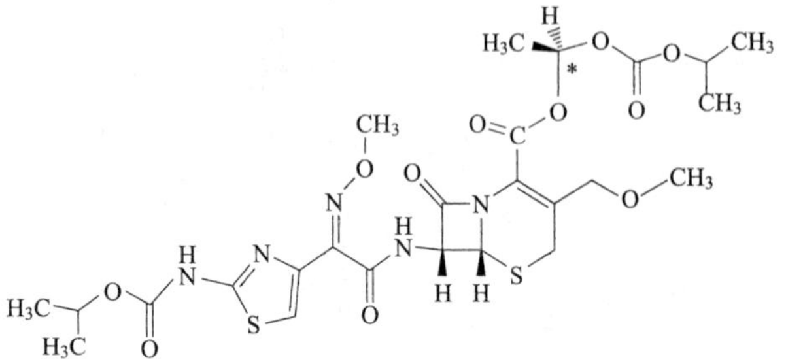

及在 C* 处的差向异构体

$C_{25}H_{33}N_5O_{11}S_2$　643.69

(1*RS*)-1-[(异丙氧羰基)氧基]乙基(6*R*,7*R*)-7-[(*Z*)-2-[2-[(异丙氧羰基)氨基]噻唑-4-基]-2-(甲氧基亚氨基)乙酰氨基]-3-(甲氧基甲基)-8-氧代-5-硫杂-1-氮杂双环[4.2.0]辛-2-烯-2-羧酸酯

杂质 J

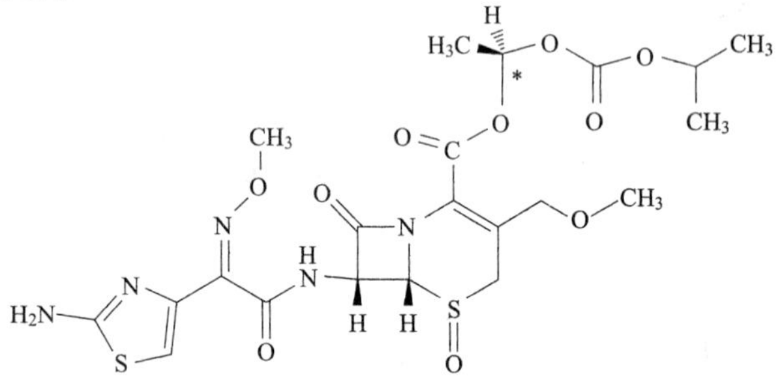

及在 C* 处的差向异构体

$C_{21}H_{27}N_5O_{10}S_2$　573.60

(1*RS*)-1-[(异丙氧羰基)氧基]乙基(6*R*,7*R*)-7-[(*Z*)-2-(2-氨基噻唑-4-基)-2-(甲氧基亚氨基)乙酰氨基]-3-(甲氧基甲基)-8-氧代-5-硫杂-1-氮杂双环[4.2.0]辛-2-烯-2-羧酸酯 5-氧化物

杂质 K

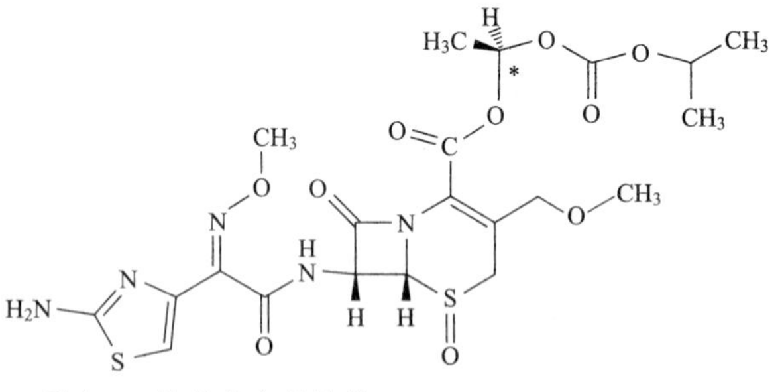

及在 C* 处的差向异构体

$C_{21}H_{27}N_5O_{10}S_2$　573.60

(1*RS*)-1-[(异丙氧羰基)氧基]乙基(6*R*,7*R*)-7-[(*E*)-2-(2-氨基噻唑-4-基)-2-(甲氧基亚氨基)乙酰氨基]-3-(甲氧基甲基)-8-氧代-5-硫杂-1-氮杂双环[4.2.0]辛-2-烯-2-羧酸酯 5-氧化物

头孢泊肟酯干混悬剂

Toubaobowozhi Ganhunxuanji

Cefpodoxime Proxetil for Suspension

本品含头孢泊肟酯按头孢泊肟($C_{15}H_{17}N_5O_6S_2$)计应为标示量的 90.0%～110.0%。

【性状】 本品为颗粒状粉末或粉末。

【鉴别】 在含量测定项下记录的色谱图中，供试品溶液两个主峰的保留时间应分别与对照品溶液两个主峰的保留时间一致。

【检查】 **酸度** 取本品，加水制成每 1ml 中约含头孢泊肟 10mg 的混悬液，依法测定(通则 0631)，pH 值应为 4.0～6.0。

有关物质 照高效液相色谱法(通则 0512)测定。

供试品溶液 取装量差异项下的细粉适量(约相当于头孢泊肟 100mg)，置 100ml 量瓶中，加溶剂使头孢泊肟酯溶解并稀释至刻度，摇匀，滤过，取续滤液。

对照溶液 精密量取供试品溶液适量，用溶剂定量稀释制成每 1ml 中约含头孢泊肟 0.01mg 的溶液。

溶剂、系统适用性溶液、色谱条件、系统适用性要求与测定法 见头孢泊肟酯有关物质项下。

限度 供试品溶液色谱图中如有杂质峰，两主峰之间的杂质(杂质 C+杂质 B-Ⅱ和杂质 D-Ⅰ)峰面积之和不得大于对照溶液两主峰面积之和的 4 倍(4.0%)，各杂质峰面积的和不得大于对照溶液两主峰面积之和的 10 倍(10.0%)，小于对照溶液两主峰面积之和 0.05 倍的峰忽略不计。

水分 取本品，照水分测定法(通则 0832 第一法 1)测定，含水分不得过 1.5%。

溶出度 照溶出度与释放度测定法(通则 0931 第二法)测定。

溶出条件 以甘氨酸-氯化钠-盐酸溶液(pH 3.0)[取甘氨酸 54.5g 和氯化钠 42.6g，置 1000ml 量瓶中，加水 500ml 使溶解，缓慢加入盐酸 14.2ml，放冷，用水稀释至刻度，摇匀，作为贮备液。取贮备液 50ml，加水至 900ml(必要时，用 10mol/L 氢氧化钠溶液调节 pH 值至 3.0±0.1)] 900ml 为溶出介质，转速为每分钟 75 转，依法操作，经 45 分钟时取样。

供试品溶液 取溶出液适量，滤过，精密量取续滤液适量，用溶出介质定量稀释制成每 1ml 中约含头孢泊肟 11μg 的溶液。

对照品溶液 取头孢泊肟酯对照品适量，精密称定，加甲醇适量溶解并用溶出介质定量稀释制成每 1ml 中约含头孢泊肟 11μg 的溶液。

测定法 取供试品溶液与对照品溶液，照紫外-可见分光光度法(通则 0401)，在 259nm 的波长处分别测定吸光度，计算每袋的溶出量。

限度 标示量的 70%，应符合规定。

其他　除沉降体积比(单剂量包装)外,应符合口服混悬剂项下有关的各项规定(通则 0123)。

【含量测定】　照高效液相色谱法(通则 0512)测定。

供试品溶液　取装量差异项下的内容物适量(约相当于头孢泊肟 30mg),置 100ml 量瓶中,加甲醇适量使溶解,再用流动相稀释至刻度,摇匀,滤过,取续滤液。

对照品溶液、系统适用性溶液、色谱条件、系统适用性要求与测定法　见头孢泊肟酯含量测定项下。

【类别】　同头孢泊肟酯。

【规格】　50mg(按 $C_{15}H_{17}N_5O_6S_2$ 计)

【贮藏】　密闭,在阴凉干燥处保存。

头孢泊肟酯片

Toubaobowozhi Pian

Cefpodoxime Proxetil Tablets

本品含头孢泊肟酯按头孢泊肟($C_{15}H_{17}N_5O_6S_2$)计应为标示量的 90.0%～110.0%。

【性状】　本品为薄膜衣片,除去包衣后显类白色至微黄色。

【鉴别】　(1)在含量测定项下记录的色谱图中,供试品溶液两个主峰的保留时间应分别与对照品溶液两个主峰的保留时间一致。

(2)取本品的细粉适量,加乙腈溶解并稀释制成每 1ml 中约含头孢泊肟 15μg 的溶液,滤过,取续滤液,照紫外-可见分光光度法(通则 0401)测定,在 234nm 的波长处有最大吸收。

【检查】　**有关物质**　照高效液相色谱法(通则 0512)测定。

供试品溶液　取含量测定项下的细粉适量(约相当于头孢泊肟 100mg),置 100ml 量瓶中,加溶剂使头孢泊肟酯溶解并稀释至刻度,摇匀,滤过,取续滤液。

对照溶液　精密量取供试品溶液适量,用溶剂定量稀释制成每 1ml 中约含头孢泊肟 0.01mg 的溶液。

溶剂、系统适用性溶液、色谱条件、系统适用性要求与测定法　见头孢泊肟酯有关物质项下。

限度　供试品溶液色谱图中如有杂质峰,两主峰之间的杂质(杂质 C+杂质 B-Ⅱ和杂质 D-Ⅰ)峰面积之和不得大于对照溶液两主峰面积之和的 4 倍(4.0%),各杂质峰面积的和不得大于对照溶液两主峰面积之和的 10 倍(10.0%),小于对照溶液两主峰面积之和 0.05 倍的峰忽略不计。

水分　取本品,研细,照水分测定法(通则 0832 第一法 1)测定,含水分不得过 5.0%。

溶出度　照溶出度与释放度测定法(通则 0931 第二法)测定。

溶出条件　以甘氨酸-氯化钠-盐酸溶液(pH 3.0)[取甘氨酸 54.5g 和氯化钠 42.6g,置 1000ml 量瓶中,加水 500ml 使溶解,缓慢加入盐酸 14.2ml,放冷,用水稀释至刻度,摇匀,作为贮备液。取贮备液 50ml,加水至 900ml(必要时,用 10mol/L 氢氧化钠溶液调节 pH 值至 3.0±0.1)] 900ml 为溶出介质,转速为每分钟 75 转,依法操作,经 30 分钟时取样。

供试品溶液　取溶出液适量,滤过,精密量取续滤液适量,用溶出介质定量稀释制成每 1ml 中约含头孢泊肟 11μg 的溶液。

对照品溶液　取头孢泊肟酯对照品适量,精密称定,加甲醇适量溶解并用溶出介质定量稀释制成每 1ml 中约含头孢泊肟 11μg 的溶液。

测定法　取供试品溶液与对照品溶液,照紫外-可见分光光度法(通则 0401),在 259nm 的波长处分别测定吸光度,计算每片的溶出量。

限度　标示量的 70%,应符合规定。

其他　应符合片剂项下有关的各项规定(通则 0101)。

【含量测定】　照高效液相色谱法(通则 0512)测定。

供试品溶液　取本品 10 片,精密称定,研细,精密称取细粉适量(约相当于头孢泊肟 30mg),置 100ml 量瓶中,加甲醇适量使溶解,再用流动相稀释至刻度,摇匀,滤过,取续滤液。

对照品溶液、系统适用性溶液、色谱条件、系统适用性要求与测定法　见头孢泊肟酯含量测定项下。

【类别】　同头孢泊肟酯。

【规格】　按 $C_{15}H_{17}N_5O_6S_2$ 计　(1)50mg　(2)100mg

【贮藏】　密封,在阴凉干燥处保存。

头孢泊肟酯胶囊

Toubaobowozhi Jiaonang

Cefpodoxime Proxetil Capsules

本品含头孢泊肟酯按头孢泊肟($C_{15}H_{17}N_5O_6S_2$)计应为标示量的 90.0%～110.0%。

【性状】　本品为胶囊剂,内容物为类白色至微黄色粉末或颗粒。

【鉴别】　(1)在含量测定项下记录的色谱图中,供试品溶液两个主峰的保留时间应分别与对照品溶液两个主峰的保留时间一致。

(2)取本品内容物适量,加乙腈溶解并稀释制成每 1ml 中约含头孢泊肟 15μg 的溶液,滤过,取续滤液,照紫外-可见分光光度法(通则 0401)测定,在 234nm 的波长处有最大吸收。

【检查】　**有关物质**　照高效液相色谱法(通则 0512)测定。

供试品溶液　取装量差异项下的内容物适量(约相当于头孢泊肟 100mg),置 100ml 量瓶中,加溶剂使头孢泊肟酯溶解并稀释至刻度,摇匀,滤过,取续滤液。

对照溶液　精密量取供试品溶液适量,用溶剂定量稀释制成每 1ml 中约含头孢泊肟 0.01mg 的溶液。

溶剂、系统适用性溶液、色谱条件、系统适用性要求与测定法　见头孢泊肟酯有关物质项下。

限度　供试品溶液色谱图中如有杂质峰,两主峰之间的杂质(杂质 C+杂质 B-Ⅱ和杂质 D-Ⅰ)峰面积之和不得大于对照溶液两主峰面积之和的 4 倍（4.0%），各杂质峰面积的和不得大于对照溶液两主峰面积之和的 10 倍（10.0%），小于对照溶液两主峰面积之和 0.05 倍的峰忽略不计。

水分　取本品内容物，照水分测定法（通则 0832 第一法 1）测定，含水分不得过 7.0%。

溶出度　照溶出度与释放度测定法（通则 0931 第二法）测定。

溶出条件　以甘氨酸-氯化钠-盐酸溶液（pH 3.0）[取甘氨酸 54.5g 和氯化钠 42.6g，置 1000ml 量瓶中，加水 500ml 使溶解，缓慢加入盐酸 14.2ml，放冷，用水稀释至刻度，摇匀，作为贮备液。取贮备液 50ml，加水至 900ml（必要时，用 10mol/L 氢氧化钠溶液调节 pH 值至 3.0±0.1）] 900ml 为溶出介质，转速为每分钟 75 转，依法操作，经 45 分钟时取样。

供试品溶液　取溶出液适量，滤过，精密量取续滤液适量，用溶出介质定量稀释制成每 1ml 中约含头孢泊肟 11μg 的溶液。

对照品溶液　取头孢泊肟酯对照品适量，精密称定，加甲醇适量溶解并用溶出介质定量稀释制成每 1ml 中约含头孢泊肟 11μg 的溶液。

测定法　取供试品溶液与对照品溶液，照紫外-可见分光光度法（通则 0401），在 259nm 的波长处分别测定吸光度，计算每粒的溶出量。

限度　标示量的 70%，应符合规定。

其他　应符合胶囊剂项下有关的各项规定（通则 0103）。

【含量测定】　照高效液相色谱法（通则 0512）测定。

供试品溶液　取装量差异项下的内容物适量（约相当于头孢泊肟 30mg），精密称定，置 100ml 量瓶中，加甲醇适量使溶解，再用流动相稀释至刻度，摇匀，滤过，取续滤液。

对照品溶液、系统适用性溶液、色谱条件、系统适用性要求与测定法　见头孢泊肟酯含量测定项下。

【类别】　同头孢泊肟酯。

【规格】　按 $C_{15}H_{17}N_5O_6S_2$ 计　(1)50mg　(2)100mg

【贮藏】　密封，在阴凉干燥处保存。

头孢哌酮

Toubaopaitong

Cefoperazone

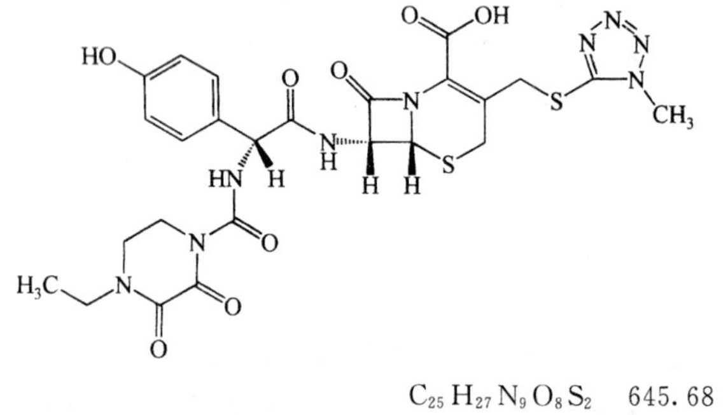

$C_{25}H_{27}N_9O_8S_2$　645.68

本品为(6*R*,7*R*)-3-[[(1-甲基-1*H*-四唑-5-基)硫]甲基]-7-[(*R*)-2-(4-乙基-2,3-二氧代-1-哌嗪碳酰氨基)-2-对羟基苯基-乙酰氨基]-8-氧代-5-硫杂-1-氮杂双环[4.2.0]辛-2-烯-2-甲酸。按无水物计算，含头孢哌酮（$C_{25}H_{27}N_9O_8S_2$）不得少于 95.0%。

【性状】　本品为白色或类白色结晶性粉末；无臭；有引湿性。

本品在丙酮或二甲基亚砜中溶解，在甲醇或乙醇中微溶，在水或乙酸乙酯中极微溶解。

比旋度　取本品，精密称定，加磷酸盐缓冲液（取 1mol/L 磷酸二氢钾溶液，用 10mol/L 氢氧化钾溶液调节 pH 值至 6.0）-乙腈（90：10）溶解并定量稀释制成每 1ml 中约含 30mg 的溶液，依法测定（通则 0621），比旋度为 −30° 至 −38°。

【鉴别】　(1)取本品约 10mg，加水 2ml 与盐酸羟胺溶液[取 34.8%盐酸羟胺溶液 1 份，醋酸钠-氢氧化钠溶液（取醋酸钠 10.3g 与氢氧化钠 86.5g，加水溶解使成 1000ml）1 份，乙醇 4 份，混匀]3ml，振摇溶解后，放置 5 分钟，加酸性硫酸铁铵试液 1ml，摇匀，显红棕色。

(2)在含量测定项下记录的色谱图中，供试品溶液主峰的保留时间应与对照品溶液主峰的保留时间一致。

【检查】　**酸度**　取本品，加水制成每 1ml 中含 10mg 的混悬液，依法测定（通则 0631），pH 值应为 2.0～4.0。

水分　取本品，照水分测定法（通则 0832 第一法 1）测定，含水分不得过 6.0%。

【含量测定】　照高效液相色谱法（通则 0512）测定。

磷酸盐缓冲液　取 0.2mol/L 磷酸二氢钠溶液 39.0ml 与 0.2mol/L 磷酸氢二钠溶液 61.0ml，混匀，用磷酸调节 pH 值至 7.0。

供试品溶液　取本品约 50mg，精密称定，置 100ml 量瓶中，先加磷酸盐缓冲液适量助溶后，再用流动相稀释至刻度，摇匀。

对照品溶液　取头孢哌酮对照品适量，精密称定，先加磷酸盐缓冲液适量助溶后，再用流动相定量稀释制成每 1ml 中约含 0.5mg 的溶液。

系统适用性溶液　取头孢哌酮对照品、杂质 A 对照品（先以乙腈溶解）及头孢哌酮 *S* 异构体对照品适量，加少量磷酸盐缓冲液溶解，再用流动相稀释制成每 1ml 中各含 0.2mg 的混合溶液。

色谱条件　用十八烷基硅烷键合硅胶为填充剂；以三乙胺醋酸溶液（取三乙胺 14ml 与冰醋酸 5.7ml，加水稀释至 100ml，摇匀）-乙腈-水（1.2：120：880），并用冰醋酸调节 pH 值至 3.0±0.2 为流动相；检测波长为 254nm；进样体积 20μl。

系统适用性要求　系统适用性溶液色谱图中，按杂质 A、头孢哌酮和头孢哌酮 *S* 异构体的顺序出峰，各峰间的分离度均应符合要求。

测定法　精密量取供试品溶液与对照品溶液，分别注入

液相色谱仪，记录色谱图。按外标法以峰面积计算。

【类别】 β-内酰胺类抗生素，头孢菌素类。

【贮藏】 密封，冷处保存。

附：

杂质 A

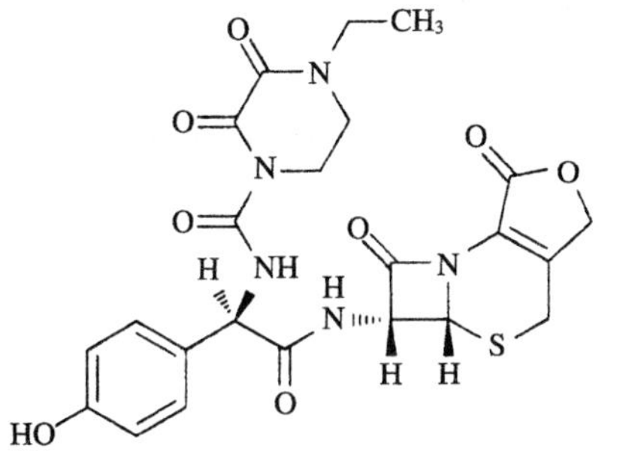

$C_{23}H_{23}N_5O_8S$ 529.52

(5aR,6R)-6-[[(2R)-2-[[(4-乙基-2,3-二氧代哌嗪-1-基)甲酰基]氨基]-2-(4-羟基苯基)乙酰基]氨基]-5a,6-二氢-3H,7H-氮杂环丁二烯并[2,1-b]呋喃并[3,4-d][1,3]噻嗪-1,7(4H)-二酮

杂质 C

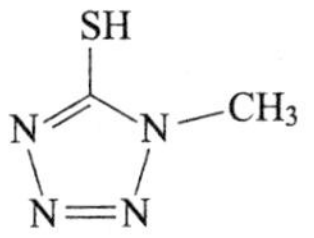

$C_2H_4N_4S$ 116.15

1-甲基-5-巯基四氮唑

头孢哌酮钠

Toubaopaitongna

Cefoperazone Sodium

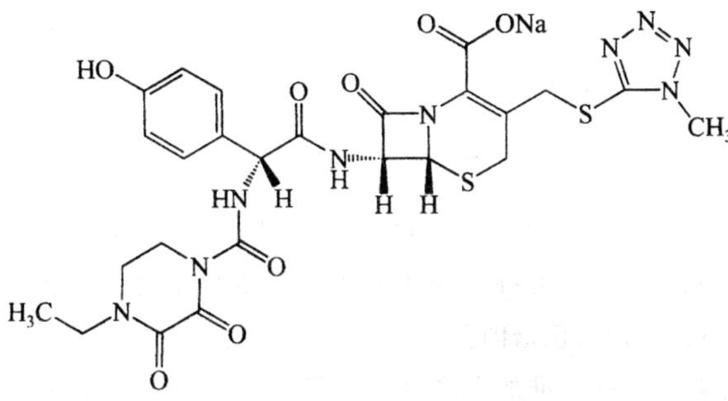

$C_{25}H_{26}N_9NaO_8S_2$ 667.66

本品为(6R,7R)-3-[[(1-甲基-1H-四唑-5-基)硫]甲基]-7-[(R)-2-(4-乙基-2,3-二氧代-1-哌嗪碳酰氨基)-2-对羟基苯基-乙酰氨基]-8-氧代-5-硫杂-1-氮杂双环[4.2.0]辛-2-烯-2-甲酸钠盐。按无水物计算，含头孢哌酮($C_{25}H_{27}N_9O_8S_2$)不得少于 88.0%。

【性状】 本品为白色至微黄色粉末或结晶性粉末；无臭；有引湿性。

本品在水中易溶，在甲醇中略溶，在乙醇中极微溶解，在丙酮或乙酸乙酯中不溶。

比旋度 取本品，精密称定，加水溶解并定量稀释制成每 1ml 中约含 10mg 的溶液，依法测定(通则 0621)，比旋度为 −15°至 −25°。

【鉴别】 (1)照薄层色谱法(通则 0502)试验。

供试品溶液 取本品约 0.5g，加水 5ml 振摇使溶解，用 75%乙醇溶液稀释制成每 1ml 中约含头孢哌酮 10mg 的溶液。

对照品溶液 取头孢哌酮对照品适量，加 pH 7.0 磷酸盐缓冲液适量使溶解，用 75%乙醇溶液稀释制成每 1ml 中约含头孢哌酮 10mg 的溶液。

系统适用性溶液 取头孢哌酮对照品和头孢唑林对照品各适量，加 pH 7.0 磷酸盐缓冲液适量使溶解，用 75%乙醇溶液稀释制成每 1ml 中约含头孢哌酮和头孢唑林各 10mg 的溶液。

色谱条件 采用硅胶 GF_{254} 薄层板，以乙酸乙酯-丙酮-醋酸-水(5：2：2：1)为展开剂。

测定法 吸取上述三种溶液各 2μl，分别点于同一薄层板上，展开，晾干，先置紫外灯 254nm 下检视，再置碘蒸气中显色。

系统适用性要求 系统适用性溶液应显示两个清晰分离的斑点。

结果判定 供试品溶液所显主斑点的位置和颜色应与对照品溶液主斑点相同。

(2)在含量测定项下记录的色谱图中，供试品溶液主峰的保留时间应与对照品溶液主峰的保留时间一致。

(3)本品的红外光吸收图谱应与对照的图谱(光谱集 1089 图)一致。

(4)本品显钠盐鉴别(1)的反应(通则 0301)。

以上(1)、(2)两项可选做一项。

【检查】 **酸度** 取本品，加水制成每 1ml 中约含头孢哌酮 0.25g 的溶液，依法测定(通则 0631)，pH 值应为4.5～6.5。

溶液的澄清度 取本品 5 份，各 0.60g，分别加水 5ml 使溶解，溶液应澄清；如显浑浊，与 1 号浊度标准液(通则 0902 第一法)比较，均不得更浓。

吸光度 取本品约 1.0g，精密称定，置 10ml 量瓶中，加水溶解并稀释至刻度，摇匀，照紫外-可见分光光度法(通则 0401)，在 430nm 的波长处测定吸光度，不得过 0.15。

有关物质 照高效液相色谱法(通则 0512)测定。临用新制。

供试品溶液 取本品，精密称定，加流动相溶解并定量稀释制成每 1ml 中约含 0.5mg 的溶液。

对照溶液　精密量取供试品溶液 1ml，置 100ml 量瓶中，用流动相稀释至刻度，摇匀。

对照品溶液　取杂质 A 对照品适量，精密称定，加流动相溶解并定量稀释制成每 1ml 中含 15μg 的溶液。

系统适用性溶液　取头孢哌酮对照品、杂质 A 对照品（先以乙腈溶解）及头孢哌酮 S 异构体对照品适量，加少量磷酸盐缓冲液（取 0.2mol/L 磷酸二氢钠溶液 39.0ml 与 0.2mol/L 磷酸氢二钠溶液 61.0ml，混匀，用磷酸调节 pH 值至 7.0）溶解，再用流动相稀释制成每 1ml 中各含 0.2mg 的混合溶液。

色谱条件　用十八烷基硅烷键合硅胶为填充剂；以三乙胺醋酸溶液（取三乙胺 14ml 与冰醋酸 5.7ml，加水稀释至 100ml，摇匀）-乙腈-水（1.2∶120∶880），并用冰醋酸调节 pH 值至 3.0±0.2 为流动相；检测波长为 254nm；进样体积 20μl。

系统适用性要求　系统适用性溶液色谱图中，按杂质 A、头孢哌酮和头孢哌酮 S 异构体的顺序出峰，各峰之间的分离度均应符合要求。

测定法　精密量取供试品溶液、对照溶液与对照品溶液，分别注入液相色谱仪，记录色谱图至主成分峰保留时间的 4 倍。

限度　供试品溶液色谱图中如有杂质峰，杂质 A 按外标法以峰面积计算，不得过 3.0%，其他单个杂质峰面积不得大于对照溶液主峰面积的 2 倍（2.0%），其他各杂质峰面积的和不得大于对照溶液主峰面积的 3 倍（3.0%），小于对照溶液主峰面积 0.1 倍的峰忽略不计。

头孢哌酮聚合物　照分子排阻色谱法（通则 0514）测定。临用新制。

供试品溶液　取本品约 0.2g，精密称定，置 10ml 量瓶中，加水溶解并稀释至刻度，摇匀。

对照溶液　取头孢哌酮对照品适量，精密称定，加水溶解并定量稀释制成每 1ml 中约含头孢哌酮 0.1mg 的溶液。

系统适用性溶液（1）　取蓝色葡聚糖 2000 适量，加水溶解并稀释制成每 1ml 中约含 1mg 的溶液。

系统适用性溶液（2）　称取头孢哌酮钠约 0.2g，置 10ml 量瓶中，加系统适用性溶液（1）溶解并稀释至刻度，摇匀。

色谱条件　用葡聚糖凝胶 G-10（40～120μm）为填充剂；玻璃柱内径 1.0～1.4cm，柱长 30～40cm；以 pH 7.0 的 0.1mol/L 磷酸盐缓冲液[0.1mol/L 磷酸氢二钠溶液-0.1mol/L 磷酸二氢钠溶液（61∶39）]为流动相 A，以水为流动相 B；流速约为每分钟 1.5ml；检测波长为 254nm；进样体积 100～200μl。

系统适用性要求　系统适用性溶液（1）分别在以流动相 A 与流动相 B 为流动相记录的色谱图中，按蓝色葡聚糖 2000 峰计算，理论板数均不低于 300，拖尾因子均应小于 2.0，蓝色葡聚糖 2000 的保留时间比值应在 0.93～1.07 之间。系统适用性溶液（2）在以流动相 A 为流动相记录的色谱图中，高聚体的峰高与单体和高聚体之间的谷高比应大于 2.0。对照溶液色谱图中主峰与供试品溶液色谱图中聚合物峰与相应色谱系统中蓝色葡聚糖 2000 的保留时间的比值均应在 0.93～1.07 之间。以流动相 B 为流动相，精密量取对照溶液连续进样 5 次，峰面积的相对标准偏差应不大于 5.0%。

测定法　以流动相 A 为流动相，精密量取供试品溶液注入液相色谱仪，记录色谱图；以流动相 B 为流动相，精密量取对照溶液注入液相色谱仪，记录色谱图。

限度　按外标法以头孢哌酮峰面积计算，含头孢哌酮聚合物的量不得过 0.4%。

残留溶剂　照残留溶剂测定法（通则 0861）测定。

内标溶液　称取丁酮适量，用水稀释制成每 1ml 中约含 0.2mg 的溶液。

供试品溶液（1）　取本品约 1.0g，精密称定，置 10ml 量瓶中，加内标溶液使溶解并稀释至刻度，摇匀。

供试品溶液　精密量取供试品溶液（1）与内标溶液各 2ml，置顶空瓶中，密封。

对照品溶液　分别取各溶剂适量，精密称定，用内标溶液定量稀释制成每 1ml 中含丙酮 2mg，乙醇、异丙醇、正丙醇、正丁醇、乙酸乙酯、甲基异丁基酮各 0.5mg，甲醇、环己烷各 0.3mg，四氢呋喃 70μg，二氯甲烷 60μg，乙腈 41μg 的混合对照品溶液。精密量取混合对照品溶液与供试品溶液（1）各 2ml，置顶空瓶中，密封。

系统适用性溶液　称取乙腈、丙酮和异丙醇各适量，用内标溶液稀释制成每 1ml 中约含丙酮、异丙醇各 500μg，乙腈 40μg 的溶液；精密量取 5ml，置顶空瓶中，密封。

色谱条件　以 100%二甲基聚硅氧烷（或极性相近）为固定液的毛细管柱为色谱柱；柱温为 40℃，维持 15 分钟；进样口温度为 200℃；检测器温度为 250℃；顶空瓶平衡温度为 70℃，平衡时间为 30 分钟。

系统适用性要求　系统适用性溶液色谱图中，按乙腈、丙酮、异丙醇和丁酮（内标）顺序出峰，乙腈、丙酮和异丙醇峰之间的分离度均应符合要求。

测定法　首先取甲烷气体顶空进样，记录甲烷的保留时间作为色谱系统的死时间（t_0）；再取供试品溶液顶空进样，记录色谱图，供试品溶液色谱图中如有色谱峰，按下式计算各色谱峰的保留时间（t_R）相对于丁酮保留时间[$t_{R(丁酮)}$]的相对调整保留时间（RART）：

$$\mathrm{RART}=\frac{[t_R-t_0]}{[t_{R(丁酮)}-t_0]}$$

将得到的 RART 值与附表的 RART 值比较，确定供试品中的残留溶剂种类；再制备相应的对照品溶液，取对照品溶液顶空进样，记录色谱图。

限度　按标准加入法以峰面积计算，丙酮的残留量不得过 2.0%，乙醇、异丙醇、正丙醇、正丁醇、乙酸乙酯、甲基异丁基酮、甲醇、环己烷、四氢呋喃、二氯甲烷与乙腈的残留量均应符合规定。

水分　取本品，照水分测定法（通则 0832 第一法 1）测定，含水分不得过 5.0%。

重金属　取本品 1.0g，依法检查（通则 0821 第二法），含重金属不得过百万分之十。

可见异物　取本品 5 份，各 3.0g，加微粒检查用水溶解后，依法检查（通则 0904），应符合规定。（供无菌分装用）

不溶性微粒　取本品，加微粒检查用水制成每 1ml 中含 30mg 的溶液，依法检查（通则 0903），每 1g 含 10μm 及 10μm 以上的微粒不得过 6000 粒，含 25μm 及 25μm 以上的微粒不得过 600 粒。（供无菌分装用）

细菌内毒素　取本品，依法检查（通则 1143），每 1mg 头孢哌酮中含内毒素的量应小于 0.050EU。（供注射用）

无菌　取本品，用适宜溶剂溶解并稀释后，经薄膜过滤法处理，依法检查（通则 1101），应符合规定。（供无菌分装用）

【含量测定】　照高效液相色谱法（通则 0512）测定。

磷酸盐缓冲液　取 0.2mol/L 磷酸二氢钠溶液 39.0ml 与 0.2mol/L 磷酸氢二钠溶液 61.0ml，混匀，用磷酸调节 pH 值至 7.0。

供试品溶液　取本品适量（约相当于头孢哌酮 50mg），精密称定，置 100ml 量瓶中，先加磷酸盐缓冲液适量助溶后，再用流动相稀释至刻度，摇匀。

对照品溶液　取头孢哌酮对照品适量，精密称定，先加磷酸盐缓冲液适量助溶后，再用流动相定量稀释制成每 1ml 中约含 0.5mg 的溶液。

系统适用性溶液、色谱条件与系统适用性要求　见有关物质项下。

测定法　精密量取供试品溶液与对照品溶液，分别注入液相色谱仪，记录色谱图。按外标法以峰面积计算。

【类别】　*β*-内酰胺类抗生素，头孢菌素类。

【贮藏】　密封，冷处保存。

【制剂】　注射用头孢哌酮钠

附：

杂质 A

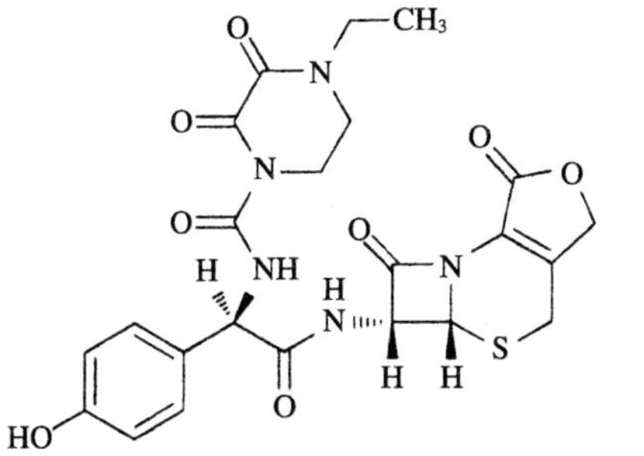

$C_{23}H_{23}N_5O_8S$　529.52

(5a*R*，6*R*)-6-[[(2*R*)-2-[[(4-乙基-2，3-二氧代哌嗪-1-基)甲酰基]氨基]-2-(4-羟基苯基)乙酰基]氨基]-5a，6-二氢-3*H*，7*H*-氮杂环丁二烯并[2，1-*b*]呋喃并[3，4-*d*][1，3]噻嗪-1，7(4*H*)-二酮

注射用头孢哌酮钠

Zhusheyong Toubaopaitongna

Cefoperazone Sodium for Injection

本品为头孢哌酮钠的无菌粉末或无菌冻干品。按无水物计算，含头孢哌酮（$C_{25}H_{27}N_9O_8S_2$）不得少于 88.0%；按平均装量计算，含头孢哌酮（$C_{25}H_{27}N_9O_8S_2$）应为标示量的 95.0%～105.0%。

【性状】　本品为白色至微黄色结晶性粉末或冻干的块状物或粉末；无臭；结晶性粉末有引湿性，冻干品易引湿。

【鉴别】　照头孢哌酮钠项下的鉴别试验，显相同的结果。

【检查】　**溶液的澄清度**　取本品 5 瓶，按标示量分别加水制成每 1ml 中约含 0.1g 的溶液，溶液应澄清；如显浑浊，与 1 号浊度标准液（通则 0902 第一法）比较，均不得更浓。

吸光度　取本品适量（约相当于头孢哌酮 1.0g），精密称定，置 10ml 量瓶中，加水溶解并稀释至刻度，摇匀。照紫外-可见分光光度法（通则 0401），在 430nm 的波长处测定吸光度，不得过 0.15。

有关物质　照高效液相色谱法（通则 0512）测定。临用新制。

供试品溶液　取本品，精密称定，加流动相溶解并定量稀释制成每 1ml 中约含头孢哌酮 0.5mg 的溶液。

对照溶液　精密量取供试品溶液 1ml，置 100ml 量瓶中，用流动相稀释至刻度，摇匀。

对照品溶液、系统适用性溶液、色谱条件、系统适用性要求与测定法　见头孢哌酮钠有关物质项下。

限度　供试品溶液色谱图中如有杂质峰，含杂质 A 按外标法以峰面积计算，不得过标示量的 3.5%，其他单个杂质峰面积不得大于对照溶液主峰面积的 2.5 倍（2.5%），其他各杂质峰面积的和不得大于对照溶液主峰面积的 3.5 倍（3.5%），小于对照溶液主峰面积 0.1 倍的峰忽略不计。

头孢哌酮聚合物　照分子排阻色谱法（通则 0514）测定。临用新制。

供试品溶液　取装量差异项下的内容物约 0.2g，精密称定，置 10ml 量瓶中，加水溶解并稀释至刻度，摇匀。

对照溶液、系统适用性溶液（1）、系统适用性溶液（2）、色谱条件、系统适用性要求与测定法　见头孢哌酮钠中头孢哌酮聚合物项下。

限度　按外标法以头孢哌酮峰面积计算，含头孢哌酮聚合物的量不得过标示量的 0.8%。

不溶性微粒　取本品，按标示量分别加微粒检查用水制成每 1ml 中约含 30mg 的溶液，依法检查（通则 0903），标示量为 1.0g 以下的折算为每 1.0g 样品中含 10μm 及 10μm 以上的微粒不得过 6000 粒，含 25μm 及 25μm 以上的微粒不得过 600 粒；标示量为 1.0g 以上（包括 1.0g）每个供试品容器中含

10μm 及 10μm 以上的微粒不得过 6000 粒，含 25μm 及 25μm 以上的微粒不得过 600 粒。

酸度、水分、细菌内毒素与无菌 取本品，照头孢哌酮钠项下的方法检查，均应符合规定。

其他 应符合注射剂项下有关的各项规定(通则 0102)。

【含量测定】 照高效液相色谱法(通则 0512)测定。

供试品溶液 取装量差异项下的内容物适量，精密称定，先加磷酸盐缓冲液适量助溶后，再用流动相定量稀释制成每 1ml 中约含头孢哌酮 0.5mg 的溶液。

磷酸盐缓冲液、对照品溶液、系统适用性溶液、色谱条件、系统适用性要求与测定法 见头孢哌酮钠含量测定项下。

【类别】 同头孢哌酮钠。

【规格】 按 $C_{25}H_{27}N_9O_8S_2$ 计 (1)0.5g (2)1.0g (3)1.5g (4)2.0g (5)3.0g

【贮藏】 密闭，冷处保存。

头孢美唑钠

Toubaomeizuona

Cefmetazole Sodium

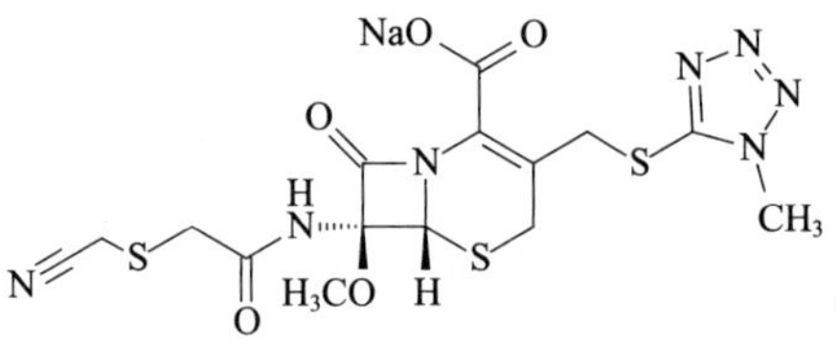

$C_{15}H_{16}N_7NaO_5S_3$ 493.52

本品为(6*R*,7*S*)-7-[2-[(氰甲基)硫基]乙酰氨基]-7-甲氧基-3-[[(1-甲基-1*H*-四氮唑-5-基)硫基]甲基]-8-氧代-5-硫杂-1-氮杂双环[4.2.0]辛-2-烯-2-羧酸钠盐。按无水物计算，含头孢美唑($C_{15}H_{17}N_7O_5S_3$)不得少于 86.0%。

【性状】 本品为白色至微黄色粉末；极具引湿性。

本品在水中极易溶解，在甲醇中易溶，在丙酮中略溶，在乙醇中微溶，在乙醚或二氯甲烷中几乎不溶。

比旋度 取本品，精密称定，加水溶解并定量稀释制成每 1ml 中约含 10mg 的溶液，依法测定(通则 0621)，比旋度为+73°至+85°。

吸收系数 取本品，精密称定，加水溶解并定量稀释制成每 1ml 中约含 25μg 的溶液，照紫外-可见分光光度法(通则 0401)，在 272nm 的波长处测定吸光度，吸收系数($E_{1cm}^{1\%}$)为 200～230。

【鉴别】 (1)在含量测定项下记录的色谱图中，供试品溶液主峰的保留时间应与对照品溶液主峰的保留时间一致。

(2)取本品适量，加水溶解并稀释制成每 1ml 中约含 25μg 的溶液，照紫外-可见分光光度法(通则 0401)测定，在 272nm 的波长处有最大吸收。

(3)本品的红外光吸收图谱应与对照的图谱(光谱集 1125 图)一致。

(4)本品显钠盐鉴别(1)的反应(通则 0301)。

【检查】 **酸度** 取本品，加水制成每 1ml 中含 0.1g 的溶液，依法测定(通则 0631)，pH 值应为 4.2～6.2。

溶液的澄清度与颜色 取本品 5 份，各 0.55g，分别加水 5ml 溶解后，立即依法检查，溶液应澄清无色；如显浑浊，与 1 号浊度标准液(通则 0902 第一法)比较，均不得更浓；如显色，与黄色或黄绿色 4 号标准比色液(通则 0901 第一法)比较，均不得更深。

有关物质 照高效液相色谱法(通则 0512)测定。临用新制。

供试品溶液 取本品适量，精密称定，加水溶解并定量稀释制成每 1ml 中约含头孢美唑 1mg 的溶液。

对照溶液 精密量取供试品溶液 1ml，置 100ml 量瓶中，用水稀释至刻度，摇匀。

对照品溶液 取 1-甲基-5-巯基四氮唑对照品适量，精密称定，加水溶解并定量稀释制成每 1ml 中约含 0.01mg 的溶液。

系统适用性溶液 取头孢美唑钠约 25mg，置 25ml 量瓶中，加 6%过氧化氢溶液 1ml，放置 5 分钟，加水 20ml，加每 1ml 中含 1-甲基-5-巯基四氮唑杂质对照品 0.5mg 的溶液 1ml，用水稀释至刻度，摇匀。

灵敏度溶液 精密量取对照溶液 5ml，置 100ml 量瓶中，用流动相稀释至刻度，摇匀。

色谱条件 用十八烷基硅烷键合硅胶为填充剂；以磷酸二氢铵溶液(取磷酸二氢铵 5.75g，加水 730ml 使溶解，加 10%四丁基氢氧化铵溶液 19.2ml)-四氢呋喃-甲醇(730：12.5：300)(用磷酸调节 pH 值至 4.5)作为流动相；柱温为 35℃；流速为每分钟 1.0ml；检测波长为 254nm；进样体积 20μl。

系统适用性要求 系统适用性溶液色谱图中，1-甲基-5-巯基四氮唑峰与其相邻杂质峰之间的分离度应符合要求，头孢美唑峰与相邻杂质峰之间的分离度应符合要求。灵敏度溶液色谱图中，主成分峰高的信噪比应大于 10。

测定法 精密量取供试品溶液、对照溶液与对照品溶液，分别注入液相色谱仪，记录色谱图至主成分峰保留时间的 3 倍。

限度 供试品溶液色谱图中如有与 1-甲基-5-巯基四氮唑保留时间一致的色谱峰，按外标法以峰面积计算，不得过 1.0%；其他最大单个杂质峰面积不得大于对照溶液主峰面积的 2 倍(2.0%)，其他单个杂质峰面积不得大于对照溶液主峰面积的 0.5 倍(0.5%)，其他各杂质峰面积的和不得大于对照溶液主峰面积的 3.5 倍(3.5%)，小于灵敏度溶液主峰面积的峰忽略不计。

头孢美唑聚合物 照分子排阻色谱法(通则 0514)测定。临用新制。

供试品溶液 取本品约 0.2g，精密称定，置 10ml 量瓶中，加水溶解并稀释至刻度，摇匀。

对照溶液　取头孢美唑对照品适量，精密称定，加水溶解并定量稀释制成每 1ml 中约含 0.1mg 的溶液。

系统适用性溶液(1)　取蓝色葡聚糖 2000 适量，加水溶解并稀释制成每 1ml 中约含 0.1mg 的溶液。

系统适用性溶液(2)　取头孢美唑钠约 0.2g，置 10ml 量瓶中，加系统适用性溶液(1)溶解并稀释至刻度，摇匀。

色谱条件　用葡聚糖凝胶 G-10(40～120μm)为填充剂；玻璃柱内径 1.0～1.4cm，柱长 30～40cm；以 pH 8.0 的 0.1mol/L 磷酸盐缓冲液[0.1mol/L 磷酸氢二钠溶液-0.1mol/L 磷酸二氢钠溶液(95：5)]为流动相 A，以水为流动相 B；流速约为每分钟 0.8ml；检测波长为 254nm；进样体积 100～200μl。

系统适用性要求　系统适用性溶液(1)分别在以流动相 A 与流动相 B 为流动相记录的色谱图中，按蓝色葡聚糖 2000 峰计算，理论板数均不低于 400，拖尾因子均应小于 2.0，蓝色葡聚糖 2000 的保留时间比值应在 0.93～1.07 之间。系统适用性溶液(2)在以流动相 A 为流动相记录的色谱图中，高聚体的峰高与单体和高聚体之间的谷高比应大于 2.0。对照溶液色谱图中主峰与供试品溶液色谱图中聚合物峰与相应色谱系统中蓝色葡聚糖 2000 峰的保留时间的比值均应在 0.93～1.07 之间。以流动相 B 为流动相，精密量取对照溶液连续进样 5 次，峰面积的相对标准偏差应不大于 5.0%。

测定法　以流动相 A 为流动相，精密量取供试品溶液注入液相色谱仪，记录色谱图；以流动相 B 为流动相，精密量取对照溶液注入液相色谱仪，记录色谱图。

限度　按外标法以头孢美唑峰面积计算，含头孢美唑聚合物的量不得过 0.1%。

残留溶剂　照残留溶剂测定法(通则 0861 第二法)测定。

内标溶液　取正丙醇适量，用水制成每 1ml 中约含 50μg 的溶液。

供试品溶液　取本品约 0.2g，精密称定，置顶空瓶中，精密加入内标溶液 2ml 溶解，密封。

对照品溶液　取甲醇、丙酮、异丙醇、二氯甲烷、乙酸乙酯、甲基异丁基酮各适量，精密称定，用内标溶液定量稀释制成每 1ml 中约含甲醇 0.3mg、丙酮 0.5mg、异丙醇 0.5mg、二氯甲烷 60μg、乙酸乙酯 0.5mg、甲基异丁基酮 0.5mg 的混合溶液，精密量取 2ml，置顶空瓶中，密封。

色谱条件　以 6%氰丙基苯基-94%聚二甲基硅氧烷(或极性相近)为固定液的毛细管柱为色谱柱；起始温度为 40℃，维持 5 分钟，再以每分钟 20℃的速率升温至 200℃，维持 5 分钟；进样口温度为 200℃；检测器温度为 250℃；顶空瓶平衡温度为 60℃，平衡时间为 30 分钟。

系统适用性要求　对照品溶液色谱图中，按甲醇、丙酮、异丙醇、二氯甲烷、乙酸乙酯、甲基异丁基酮顺序出峰，各峰间的分离度均应符合要求。

测定法　取供试品溶液和对照品溶液，分别顶空进样，记录色谱图。

限度　按内标法以峰面积比值计算，甲醇、丙酮、异丙醇、二氯甲烷、乙酸乙酯与甲基异丁基酮的残留量均应符合规定。

水分　取本品，照水分测定法(通则 0832 第一法 1)测定，含水分不得过 1.0%。

重金属　取本品 1.0g，依法检查(通则 0821 第二法)，含重金属不得过百万分之二十。

可见异物　取本品 5 份，各 2.0g，加微粒检查用水制成每 1ml 中约含 0.1g 的溶液，依法检查(通则 0904)，应符合规定。(供无菌分装用)

不溶性微粒　取本品，加微粒检查用水溶解并制成每 1ml 中约含 50mg 的溶液，依法检查(通则 0903)，每 1g 样品中含 10μm 及 10μm 以上的微粒不得过 6000 粒，含 25μm 及 25μm 以上的微粒不得过 600 粒。(供无菌分装用)

细菌内毒素　取本品，依法检查(通则 1143)，每 1mg 头孢美唑中含内毒素的量应小于 0.050EU。(供注射用)

无菌　取本品，加 0.9%无菌氯化钠溶液溶解并稀释制成每 1ml 中约含头孢美唑 0.04g 的溶液，经薄膜过滤法处理，用 pH 7.0 无菌氯化钠-蛋白胨缓冲液分次冲洗(每膜不少于 600ml)，以金黄色葡萄球菌为阳性对照菌，依法检查(通则 1101)，应符合规定。(供无菌分装用)

【含量测定】　照高效液相色谱法(通则 0512)测定。

供试品溶液　取本品适量(约相当于头孢美唑 50mg)，精密称定，置 50ml 量瓶中，加水溶解并稀释至刻度，摇匀；精密量取 5ml，置 50ml 量瓶中，用水稀释至刻度，摇匀。

对照品溶液　取头孢美唑对照品适量，精密称定，加水溶解并定量稀释制成每 1ml 中约含 0.1mg 的溶液。

系统适用性溶液、色谱条件与系统适用性要求　见有关物质项下。

测定法　精密量取供试品溶液与对照品溶液，分别注入液相色谱仪，记录色谱图。按外标法以峰面积计算供试品中 $C_{15}H_{17}N_7O_5S_3$ 的含量。

【类别】　*β*-内酰胺类抗生素，头孢菌素类。

【贮藏】　密封，在凉暗干燥处保存。

【制剂】　注射用头孢美唑钠

附：

1-甲基-5 巯基四氮唑

SH
N　N-CH₃
N=N

$C_2H_4N_4S$　116.15

1-甲基-1*H*-四氮唑-5-巯基

注射用头孢美唑钠

Zhusheyong Toubaomeizuona

Cefmetazole Sodium for Injection

本品为头孢美唑钠的无菌粉末。按无水物计算，含头孢美唑（$C_{15}H_{17}N_7O_5S_3$）不得少于 86.0%；按平均装量计算，含头孢美唑（$C_{15}H_{17}N_7O_5S_3$）应为标示量的 90.0%～110.0%。

【性状】 本品为白色至微黄色粉末。

【鉴别】 照头孢美唑钠项下的鉴别试验，显相同的结果。

【检查】 **溶液的澄清度与颜色** 取本品 5 瓶，按标示量分别加水溶解并制成每 1ml 中含 0.1g 的溶液，溶液应澄清无色；如显浑浊，与 1 号浊度标准液（通则 0902 第一法）比较，均不得更浓；如显色，与黄色或黄绿色 6 号标准比色液（通则 0901 第一法）比较，均不得更深。

有关物质 照高效液相色谱法（通则 0512）测定。临用新制。

供试品溶液 取本品适量，精密称定，加水溶解并定量稀释制成每 1ml 中约含头孢美唑 1mg 的溶液。

对照溶液 精密量取供试品溶液 1ml，置 100ml 量瓶中，用水稀释至刻度，摇匀。

灵敏度溶液 精密量取对照溶液 5ml，置 100ml 量瓶中，用流动相稀释至刻度，摇匀。

对照品溶液、系统适用性溶液、色谱条件、系统适用性要求、测定法与限度 见头孢美唑钠有关物质项下。

头孢美唑聚合物 照分子排阻色谱法（通则 0514）测定。临用新制。

供试品溶液 取装量差异项下的内容物约 0.2g，精密称定，置 10ml 量瓶中，加水溶解并稀释至刻度，摇匀。

对照溶液、系统适用性溶液（1）、系统适用性溶液（2）、色谱条件、系统适用性要求、测定法与限度 见头孢美唑钠中头孢美唑聚合物项下。

不溶性微粒 取本品，按标示量分别加微粒检查用水溶解并制成每 1ml 中约含 50mg 的溶液，依法检查（通则 0903），标示量为 1.0g 以下的折算为每 1.0g 样品中含 10μm 以及 10μm 以上的微粒不得过 6000 粒，含 25μm 及 25μm 以上的微粒不得过 600 粒；标示量为 1.0g 以上（包括 1.0g）每个供试品容器中含 10μm 及 10μm 以上的微粒不得过 6000 粒，含 25μm 以及 25μm 以上的微粒不得过 600 粒。

酸度、水分、细菌内毒素与无菌 照头孢美唑钠项下的方法检查，均应符合规定。

其他 应符合注射剂项下有关的各项规定（通则 0102）。

【含量测定】 照高效液相色谱法（通则 0512）测定。

供试品溶液 取装量差异项下的内容物适量（约相当于头孢美唑 50mg），精密称定，置 50ml 量瓶中，加水溶解并稀释至刻度，摇匀；精密量取 5ml，置 50ml 量瓶中，用水稀释至刻度，摇匀。

对照品溶液、系统适用性溶液、色谱条件、系统适用性要求与测定法 见头孢美唑钠含量测定项下。

【类别】 同头孢美唑钠。

【规格】 按 $C_{15}H_{17}N_7O_5S_3$ 计 （1）0.25g （2）0.5g （3）1.0g （4）2.0g

【贮藏】 密封，在凉暗干燥处保存。

头孢唑肟钠

Toubaozuowona

Ceftizoxime Sodium

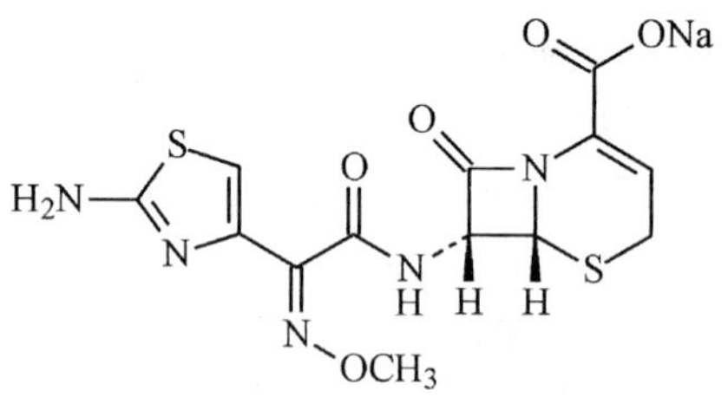

$C_{13}H_{12}N_5NaO_5S_2$ 405.38

本品为（6*R*，7*R*）-7-[2-（2-氨基噻唑-4-基）-2-（甲氧亚氨基）乙酰氨基]-8-氧代-5-硫杂-1-氮杂双环[4.2.0]辛-2-烯-2-羧酸钠盐。按无水物计算，含头孢唑肟（$C_{13}H_{13}N_5O_5S_2$）应为 92.5%～96.5%。

【性状】 本品为白色至淡黄色结晶、结晶性或颗粒状粉末；无臭或有微臭；略有引湿性。

本品在水中极易溶解，在甲醇中极微溶解，在乙醇和丙酮中几乎不溶。

比旋度 取本品，精密称定，加水溶解并定量稀释制成每 1ml 中约含 10mg 的溶液，依法测定（通则 0621），比旋度为 +125°至 +145°。

吸收系数 取本品，精密称定，加水溶解并定量稀释制成每 1ml 中约含 10μg 的溶液，照紫外-可见分光光度法（通则 0401），在 235nm 的波长处测定吸光度，吸收系数（$E_{1cm}^{1\%}$）为 410～450。

【鉴别】 （1）照薄层色谱法（通则 0502）试验。

供试品溶液 取本品适量，加磷酸盐缓冲液（pH 7.0）5ml 振摇使溶解，用 75%乙醇稀释制成每 1ml 中约含 5mg 的溶液。

对照品溶液 取头孢唑肟对照品适量，加磷酸盐缓冲液（pH 7.0）5ml 振摇使溶解，用 75%乙醇稀释制成每 1ml 中约含 5mg 的溶液。

系统适用性溶液 取头孢唑肟对照品与头孢拉定对照品适量，加磷酸盐缓冲液（pH 7.0）使溶解，用 75%乙醇稀释制成每 1ml 中各约含 5mg 的溶液。

色谱条件 采用硅胶 GF_{254} 薄层板，以乙酸乙酯-乙醚-二氯甲烷-甲酸（5∶4∶5∶6）为展开剂。

测定法 吸取上述三种溶液各 2μl，分别点于同一薄层板上，展开，晾干，置紫外光灯（254nm）下检视或置碘蒸气中显色。

系统适用性要求　系统适用性溶液应显两个清晰分离的斑点。

结果判定　供试品溶液所显主斑点的位置和颜色应与对照品溶液主斑点的位置和颜色相同。

(2)在含量测定项下记录的色谱图中,供试品溶液主峰的保留时间应与对照品溶液主峰的保留时间一致。

(3)本品红外光吸收图谱应与对照的图谱(光谱集 723 图)一致。

(4)本品显钠盐鉴别(1)的反应(通则 0301)。

以上(1)、(2)两项可选做一项。

【检查】　结晶性　取本品,依法测定(通则 0981),应符合规定。

酸碱度　取本品,加水制成每 1ml 中含头孢唑肟 0.1g 的溶液,依法测定(通则 0631),pH 值应为 6.0～8.0。

溶液的澄清度与颜色　取本品 5 份,各 0.60g,分别加水 5ml 溶解后,溶液应澄清无色;如显浑浊,与 1 号浊度标准液(通则 0902 第一法)比较,均不得更浓;如显色,与黄色或黄绿色 6 号标准比色液(通则 0901 第一法)比较,均不得更深。

有关物质　照高效液相色谱法(通则 0512)测定。

pH 7.0 磷酸盐缓冲液　取磷酸二氢钾 3.63g、磷酸氢二钠 14.33g,加水溶解并稀释至 1000ml。

供试品溶液　取本品适量,加 pH 7.0 磷酸盐缓冲液溶解并稀释制成每 1ml 中约含 1.5mg 的溶液。

对照溶液　精密量取供试品溶液适量,用 pH 7.0 磷酸盐缓冲液定量稀释制成每 1ml 中约含 3μg 的溶液。

灵敏度溶液　精密量取对照溶液适量,用 pH 7.0 磷酸盐缓冲液定量稀释制成每 1ml 中约含 0.75μg 的溶液。

系统适用性溶液(1)　取头孢唑肟钠约 15mg,置 10ml 量瓶中,加 0.1mol/L 氢氧化钠溶液 1ml,放置 30 分钟,用 pH 7.0 磷酸盐缓冲液稀释至刻度,摇匀。

系统适用性溶液(2)　取头孢唑肟钠适量,加 pH 7.0 磷酸盐缓冲液溶解并稀释制成每 1ml 中约含 0.1g 的溶液,放置 24 小时后,用 pH 7.0 磷酸盐缓冲液稀释制成每 1ml 中约含 1.5mg 的溶液。

色谱条件　用十八烷基硅烷键合硅胶为填充剂(4.6mm×250mm,5μm 或效能相当的色谱柱);以 pH 3.6 缓冲液(取枸橼酸 1.42g、磷酸氢二钠 2.31g,加水溶解并稀释至 1000ml)为流动相 A,乙腈为流动相 B,按下表进行线性梯度洗脱;柱温为 40℃;流速为每分钟 0.8ml;检测波长为 254nm;进样体积 20μl。

时间(分钟)	流动相 A(%)	流动相 B(%)
0	97	3
10	85	15
20	40	60
25	40	60
26	97	3
35	97	3

系统适用性要求　系统适用性溶液(1)的色谱图中,头孢唑肟峰的保留时间约为 12～13 分钟,头孢唑肟峰与相对保留时间约为 0.9 的杂质峰之间的分离度应大于 6.0。系统适用性溶液(2)的色谱图中,二聚物峰的相对保留时间约为 1.3。灵敏度溶液色谱图中,主成分峰高的信噪比应大于 10。

测定法　精密量取供试品溶液与对照溶液,分别注入液相色谱仪,记录色谱图。

限度　供试品溶液色谱图中如有杂质峰,二聚物的峰面积不得大于对照溶液主峰面积的 0.5 倍(0.1%);其他单个杂质峰面积不得大于对照溶液主峰面积的 2.5 倍(0.5%),各杂质峰面积的和不得大于对照溶液主峰面积的 5 倍(1.0%),小于灵敏度溶液主峰面积的峰忽略不计。

2-乙基己酸　本品适量,依法测定(通则 0873),不得过0.5%。

水分　取本品,照水分测定法(通则 0832 第一法 1)测定,含水分不得过 8.5%。

可见异物　取本品 5 份,每份各 2.0g,加微粒检查用水溶解,依法检查(通则 0904),应符合规定。(供无菌分装用)

不溶性微粒　取本品,加微粒检查用水制成每 1ml 中含 60mg 的溶液,依法检查(通则 0903),每 1g 样品中含 10μm 及 10μm 以上的微粒不得过 6000 粒,含 25μm 及 25μm 以上的微粒不得过 600 粒。(供无菌分装用)

细菌内毒素　取本品,依法检查(通则 1143),每 1mg 头孢唑肟中含内毒素的量应小于 0.10EU。(供注射用)

无菌　取本品,用 0.1%无菌蛋白胨水溶液溶解并稀释制成每 1ml 中含 40mg 的溶液,经薄膜过滤法处理,用 0.1%无菌蛋白胨水溶液分次冲洗(每膜不少于 600ml),以大肠埃希菌为阳性对照菌,依法检查(通则 1101),应符合规定。(供无菌分装用)

【含量测定】　照高效液相色谱法(通则 0512)测定。

pH 7.0 磷酸盐缓冲液　见有关物质项下。

供试品溶液　取本品适量(约相当于头孢唑肟 20mg),精密称定,置 200ml 量瓶中,加 pH 7.0 磷酸盐缓冲液溶解并稀释至刻度,摇匀。

对照品溶液　取头孢唑肟对照品适量,精密称定,加 pH 7.0 磷酸盐缓冲液溶解并定量稀释制成每 1ml 中约含头孢唑肟 0.1mg 的溶液。

系统适用性溶液　称取头孢唑肟对照品 5mg,置 10ml 量瓶中,加 0.1mol/L 氢氧化钠溶液 1ml,放置 30 分钟,用 pH 7.0 磷酸盐缓冲液稀释至刻度,摇匀,得含约 4%头孢唑肟碱降解物的混合溶液。

色谱条件　用十八烷基硅烷键合硅胶为填充剂(4.6mm×250mm,5μm 或效能相当的色谱柱);以 pH 3.6 缓冲液(取枸橼酸 1.42g、磷酸氢二钠 2.31g,加水溶解并稀释至 1000ml)-乙腈(9∶1)为流动相;检测波长为 254nm;进样体积 20μl。

系统适用性要求　系统适用性溶液色谱图中,头孢唑肟的保留时间约为 8 分钟,头孢唑肟峰与相对保留时间约 0.8 的碱降解物峰之间的分离度应大于 3.0。

测定法　精密量取供试品溶液与对照品溶液，分别注入液相色谱仪，记录色谱图。按外标法以峰面积计算供试品中 $C_{13}H_{13}N_5O_5S_2$ 的含量。

【类别】 β-内酰胺类抗生素，头孢菌素类。

【贮藏】 密封，在凉暗干燥处保存。

【制剂】 注射用头孢唑肟钠

注射用头孢唑肟钠

Zhusheyong Toubaozuowona

Ceftizoxime Sodium for Injection

本品为头孢唑肟钠的无菌粉末。按无水物计算，含头孢唑肟（$C_{13}H_{13}N_5O_5S_2$）不得少于 90.0%；按平均装量计算，含头孢唑肟（$C_{13}H_{13}N_5O_5S_2$）应为标示量的 90.0%～110.0%。

【性状】 本品为白色至淡黄色结晶、结晶性或颗粒状粉末。

【鉴别】 取本品，照头孢唑肟钠项下的鉴别项试验，显相同的结果。

【检查】 **溶液的澄清度与颜色**　取本品 5 瓶，按标示量分别加水制成每 1ml 中含 0.1g 的溶液，溶液应澄清无色；如显浑浊，与 1 号浊度标准液（通则 0902 第一法）比较，均不得更浓；如显色，与黄色或黄绿色 6 号标准比色液（通则 0901 第一法）比较，均不得更深。

有关物质　照高效液相色谱法（通则 0512）测定。

供试品溶液　取本品适量，加 pH 7.0 磷酸盐缓冲液溶解并稀释制成每 1ml 中约含 1.5mg 的溶液。

对照溶液　精密量取供试品溶液适量，用 pH 7.0 磷酸盐缓冲液定量稀释制成每 1ml 中约含 3μg 的溶液。

灵敏度溶液　精密量取对照溶液适量，用 pH 7.0 磷酸盐缓冲液定量稀释制成每 1ml 中约含 0.75μg 的溶液。

pH 7.0 磷酸盐缓冲液、系统适用性溶液（1）、系统适用性溶液（2）、色谱条件、系统适用性要求、测定法与限度　见头孢唑肟钠有关物质项下。

不溶性微粒　取本品，按标示量加微粒检查用水制成每 1ml 中含 60mg 的溶液，依法检查（通则 0903），标示量为 1.0g 以下的折算为每 1.0g 样品中含 10μm 及 10μm 以上的微粒不得过 6000 粒，含 25μm 及 25μm 以上的微粒不得过 600 粒；标示量为 1.0g 以上（包括 1.0g）每个供试品容器中含 10μm 及 10μm 以上的微粒不得过 6000 粒，含 25μm 及 25μm 以上的微粒不得过 600 粒。

酸碱度、水分、细菌内毒素与无菌　照头孢唑肟钠项下的方法检查，均应符合规定。

其他　应符合注射剂项下有关的各项规定（通则 0102）。

【含量测定】 照高效液相色谱法（通则 0512）测定。

供试品溶液　取装量差异项下的内容物适量，精密称定，加 pH 7.0 磷酸盐缓冲液溶解并定量稀释制成每 1ml 中约含头孢唑肟 0.1mg 的溶液。

pH 7.0 磷酸盐缓冲液、对照品溶液、系统适用性溶液、色谱条件、系统适用性要求与测定法　见头孢唑肟钠含量测定项下。

【类别】 同头孢唑肟钠。

【规格】 按 $C_{13}H_{13}N_5O_5S_2$ 计　(1)0.5g　(2)0.75g　(3)1.0g　(4)1.5g　(5)2.0g

【贮藏】 密封，在凉暗干燥处保存。

头孢唑林钠

Toubaozuolinna

Cefazolin Sodium

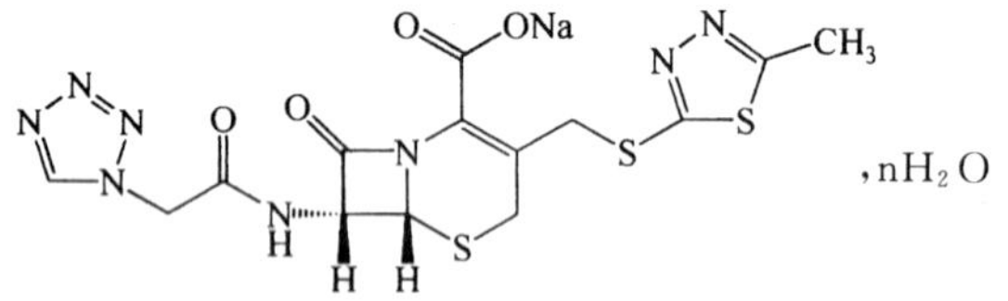

$,nH_2O$

n=0，$C_{14}H_{13}N_8NaO_4S_3$　476.50

n=5，$C_{14}H_{13}N_8NaO_4S_3 \cdot 5H_2O$　566.60

本品为(6*R*,7*R*)-3-[[(5-甲基-1,3,4-噻二唑-2-基)硫基]甲基]-7-[(1*H*-四氮唑-1-基)乙酰氨基]-8-氧代-5-硫杂-1-氮杂双环[4.2.0]辛-2-烯-2-甲酸钠盐五水合物或无水物。按无水物计算，含头孢唑林（$C_{14}H_{14}N_8O_4S_3$）不得少于 86.0%。

【性状】 本品为白色或类白色粉末或结晶性粉末；无臭；易引湿。

本品在水中易溶，在甲醇中微溶，在乙醇、丙酮中几乎不溶。

比旋度　取本品，精密称定，加水溶解并定量稀释制成每 1ml 中约含 50mg 的溶液，依法测定（通则 0621），比旋度为 −15°至 −24°。

吸收系数　取本品，精密称定，加水溶解并定量稀释制成每 1ml 中约含 16μg 的溶液，照紫外-可见分光光度法（通则 0401），在 272nm 的波长处测定吸光度，吸收系数（$E_{1cm}^{1\%}$）为 264～292。

【鉴别】 (1)在含量测定项下记录的色谱图中，供试品溶液主峰的保留时间应与对照品溶液主峰的保留时间一致。

(2)取本品适量，加水溶解并稀释制成每 1ml 中约含 16μg 的溶液，照紫外-可见分光光度法（通则 0401）测定，在 272nm 的波长处有最大吸收。

(3)本品显钠盐鉴别(1)的反应（通则 0301）。

【检查】 **酸度**　取本品，加水制成每 1ml 中含 0.1g 的溶液，依法测定（通则 0631），pH 值应为 4.5～6.5。

溶液的澄清度与颜色　取本品 5 份，各 0.60g，分别加水 5ml 溶解后，溶液应澄清无色；如显浑浊，与 1 号浊度标准液（通则 0902 第一法）比较，均不得更浓；如显色，与黄色或黄绿色 3 号标准比色液（通则 0901 第一法）比较，均不得更深。

有关物质　照高效液相色谱法(通则 0512)测定。临用新制。

供试品溶液　取本品适量,加流动相 A 溶解并稀释制成每 1ml 中含 2.5mg 的溶液。

对照溶液　精密量取供试品溶液 1ml,置 100ml 量瓶中,用流动相 A 稀释至刻度,摇匀。

系统适用性溶液　取头孢唑林钠约 10mg,加 0.2%氢氧化钠溶液 10ml 使溶解,静置 15～30 分钟,精密量取 1ml,置 10ml 量瓶中,用流动相 A 稀释至刻度,摇匀,取杂质 E 对照品和杂质 A 对照品适量,加上述溶液溶解并稀释制成每 1ml 中各含 0.1mg 的溶液。

色谱条件　用十八烷基硅烷键合硅胶为填充剂;流动相 A 为磷酸盐缓冲液(取十二水合磷酸氢二钠 2.91g 与磷酸二氢钾 0.71g,加水溶解并稀释至 1000ml),流动相 B 为乙腈;流速为每分钟 1.2ml,按下表进行线性梯度洗脱;柱温为 45℃;检测波长为 254nm;进样体积 10μl。

时间(分钟)	流动相 A(%)	流动相 B(%)
0	98	2
2	98	2
4	85	15
10	60	40
11.5	35	65
12	35	65
15	98	2
21	98	2

系统适用性要求　系统适用性溶液色谱图中,按杂质 E、杂质 A 和头孢唑林的顺序洗脱。杂质 A 峰与头孢唑林峰之间的分离度应不小于 2.0,头孢唑林峰与相对保留时间约为 0.97 和 1.05 处的杂质峰之间的分离度均应符合要求。

测定法　精密量取供试品溶液与对照溶液,分别注入液相色谱仪,记录色谱图。

限度　供试品溶液色谱图中如有杂质峰,杂质 A 峰面积不得大于对照溶液主峰面积的 0.5 倍(0.5%),杂质 E 和其他单个杂质峰面积均不得大于对照溶液主峰面积(1.0%),各杂质峰面积的和不得大于对照溶液主峰面积的 3.5 倍(3.5%),小于对照溶液主峰面积 0.05 倍的峰忽略不计。

头孢唑林聚合物　照分子排阻色谱法(通则 0514)测定。临用新制。

供试品溶液　取本品约 0.2g,精密称定,置 10ml 量瓶中,加水溶解并稀释至刻度,摇匀。

对照溶液　取头孢唑林对照品适量,精密称定,加水溶解并定量稀释制成每 1ml 中约含 10μg 的溶液。

系统适用性溶液(1)　取蓝色葡聚糖 2000 适量,加水溶解并稀释制成每 1ml 中约含 0.4mg 的溶液。

系统适用性溶液(2)　取头孢唑林钠约 0.2g,置 10ml 量瓶中,加系统适用性溶液(1)溶解并稀释至刻度,摇匀。

色谱条件　用葡聚糖凝胶 G-10(40～120μm)为填充剂;玻璃柱内径 1.0～1.4cm,柱长 30～40cm;以 pH 7.0 的 0.1mol/L 磷酸盐缓冲液[0.1mol/L 磷酸氢二钠溶液-0.1mol/L 磷酸二氢钠溶液(61∶39)]为流动相 A,以水为流动相 B;流速约为每分钟 1.5ml;检测波长为 254nm;进样体积 100～200μl。

系统适用性要求　系统适用性溶液(1)分别在以流动相 A 与流动相 B 为流动相记录的色谱图中,按蓝色葡聚糖 2000 峰计算,理论板数均不低于 400,拖尾因子均应小于 2.0,蓝色葡聚糖 2000 的保留时间比值应在 0.93～1.07 之间。系统适用性溶液(2)在以流动相 A 为流动相记录的色谱图中,高聚体的峰高与单体和高聚体之间的谷高比应大于 2.0。对照溶液色谱图中主峰与供试品溶液色谱图中聚合物峰与相应色谱系统中蓝色葡聚糖 2000 的保留时间的比值均应在 0.93～1.07 之间。以流动相 B 为流动相,精密量取对照溶液连续进样 5 次,峰面积的相对标准偏差应不大于 5.0%。

测定法　以流动相 A 为流动相,精密量取供试品溶液注入液相色谱仪,记录色谱图;以流动相 B 为流动相,精密量取对照溶液注入液相色谱仪,记录色谱图。

限度　按外标法以头孢唑林峰面积计算,含头孢唑林聚合物的量不得过 0.04%。

残留溶剂　照残留溶剂测定法(通则 0861 第一法)测定。

供试品贮备液　取本品约 1g,精密称定,置 10ml 量瓶中,加水溶解并稀释至刻度,摇匀。

供试品溶液　精密量取供试品贮备液 1ml,置顶空瓶中,再精密加水 1ml,摇匀,密封。

对照品溶液　取丙酮 0.25g,精密称定,置 50ml 量瓶中,加水溶解并稀释至刻度,摇匀,精密量取 10ml,置 100ml 量瓶中,加水稀释至刻度,摇匀;精密量取 1ml,置顶空瓶中,再精密加入供试品贮备液 1ml,摇匀,密封。

色谱条件　以 100%二甲基聚硅氧烷(或极性相近)为固定液的毛细管柱为色谱柱;柱温为 40℃,维持 12 分钟;检测器温度为 250℃;进样口温度为 200℃;顶空瓶平衡温度为 70℃,平衡时间为 30 分钟。

系统适用性要求　对照品溶液色谱图中,计算数次进样结果,其相对标准偏差不得过 5.0%。

测定法　取供试品溶液和对照品溶液分别顶空进样,记录色谱图。

限度　按标准加入法以峰面积计算,丙酮的残留量应符合规定。

水分　取本品,照水分测定法(通则 0832 第一法 1)测定,含水分应为 13.0%～16.0%(五水合物),或不得过 2.5%(无水物)。

可见异物　取本品 5 份,每份各 2.0g,用微粒检查用水溶解,依法检查(通则 0904),应符合规定。(供无菌分装用)

不溶性微粒　取本品,加微粒检查用水制成每 1ml 中含 50mg 的溶液,依法检查(通则 0903),每 1g 样品中含 10μm 及

10μm 以上的微粒不得过 6000 粒，含 25μm 及 25μm 以上的微粒不得过 600 粒。（供无菌分装用）

细菌内毒素　取本品，依法检查（通则 1143），每 1mg 头孢唑林中含内毒素的量应小于 0.10EU。（供注射用）

无菌　取本品，用适宜溶剂溶解并稀释后，经薄膜过滤法处理，依法检查（通则 1101），应符合规定。（供无菌分装用）

【含量测定】　照高效液相色谱法（通则 0512）测定。

供试品溶液　取本品适量，精密称定，加流动相溶解并定量稀释制成每 1ml 中约含头孢唑林 0.1mg 的溶液。

对照品溶液　取头孢唑林对照品适量，加磷酸盐缓冲液（pH 7.0）5ml 溶解后，再用流动相定量稀释制成每 1ml 中约含 0.1mg 的溶液。

系统适用性溶液　取头孢唑林钠约 10mg，加 0.2%氢氧化钠溶液 10ml 使溶解，静置 15～30 分钟，精密量取 1ml，置 10ml 量瓶中，用流动相稀释至刻度，摇匀。

色谱条件　用十八烷基硅烷键合硅胶为填充剂；以磷酸氢二钠、枸橼酸溶液（取无水磷酸氢二钠 1.33g 与枸橼酸 1.12g，加水溶解并稀释成 1000ml）-乙腈（88∶12）为流动相；检测波长为 254nm；进样体积 10μl。

系统适用性要求　系统适用性溶液色谱图中，头孢唑林峰的保留时间约为 7.5 分钟。头孢唑林峰和相邻杂质峰之间的分离度应符合要求。

测定法　精密量取供试品溶液与对照品溶液，分别注入液相色谱仪，记录色谱图。按外标法以峰面积计算供试品中 $C_{14}H_{14}N_8O_4S_3$ 的含量。

【类别】　*β*-内酰胺类抗生素，头孢菌素类。

【贮藏】　严封，在凉暗干燥处保存。

【制剂】　注射用头孢唑林钠

附：

杂质 A

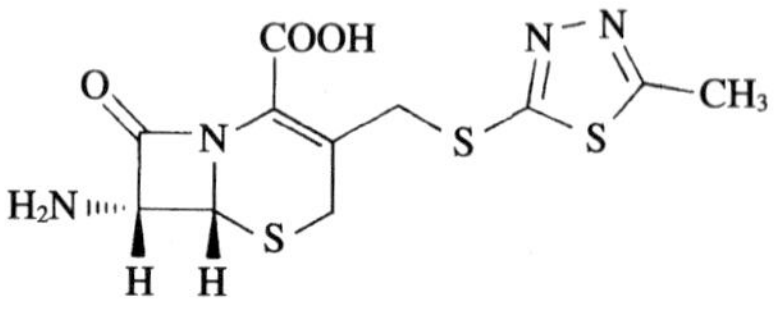

$C_{11}H_{12}N_4O_3S_3$　344.44

（6*R*,7*R*）-7-氨基-3-[[（5-甲基-1,3,4-噻二唑-2-基）硫基]甲基]-8-氧代-5-硫杂-1-氮杂双环[4.2.0]辛-2-烯-2-羧酸

杂质 E

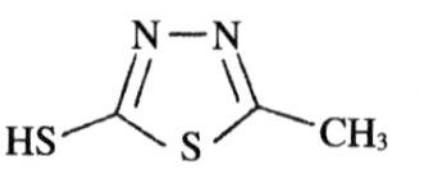

$C_3H_4N_2S_2$　132.21

5-甲基-1,3,4-噻二唑-2-硫醇

注射用头孢唑林钠

Zhusheyong Toubaozuolinna

Cefazolin Sodium for Injection

本品为头孢唑林钠的无菌粉末。含头孢唑林（$C_{14}H_{14}N_8O_4S_3$）按无水物计算，不得少于 86.0%；按平均装量计算，含头孢唑林（$C_{14}H_{14}N_8O_4S_3$）应为标示量的 95.0%～105.0%。

【性状】　本品为白色或类白色的粉末或结晶性粉末；无臭。

【鉴别】　照头孢唑林钠项下的鉴别试验，显相同的结果。

【检查】　**溶液的澄清度与颜色**　取本品 5 瓶，按标示量分别加水制成每 1ml 中约含 0.1g 的溶液，溶液应澄清无色；如显浑浊，与 1 号浊度标准液（通则 0902 第一法）比较，均不得更浓；如显色，与黄色或黄绿色 5 号标准比色液（通则 0901 第一法）比较，均不得更深。

有关物质　照高效液相色谱法（通则 0512）测定。临用新制。

供试品溶液　取本品适量，加流动相 A 溶解并稀释制成每 1ml 中含 2.5mg 的溶液。

对照溶液　精密量取供试品溶液 1ml，置 100ml 量瓶中，用流动相 A 稀释至刻度，摇匀。

系统适用性溶液、色谱条件、系统适用性要求、测定法与限度　见头孢唑林钠有关物质项下。

头孢唑林聚合物　照分子排阻色谱法（通则 0514）测定。临用新制。

供试品溶液　取装量差异项下的内容物约 0.2g，精密称定，置 10ml 量瓶中，加水溶解并稀释至刻度，摇匀。

对照溶液、系统适用性溶液（1）、系统适用性溶液（2）、色谱条件、系统适用性要求与测定法　见头孢唑林钠头孢唑林聚合物项下。

限度　按外标法以头孢唑林峰面积计算，含头孢唑林聚合物的量不得过标示量的 0.05%。

不溶性微粒　取本品，按标示量加微粒检查用水制成每 1ml 中含 50mg 的溶液，依法检查（通则 0903），标示量为 1.0g 以下的折算为每 1.0g 样品中含 10μm 及 10μm 以上的微粒不得过 6000 粒，含 25μm 及 25μm 以上的微粒不得过 600 粒；标示量为 1.0g 以上（包括 1.0g）每个供试品容器中含 10μm 及 10μm 以上的微粒不得过 6000 粒，含 25μm 及 25μm 以上的微粒不得过 600 粒。

酸度、水分、细菌内毒素与无菌　照头孢唑林钠项下的方法检查，均应符合规定。

其他　应符合注射剂项下有关的各项规定（通则 0102）。

【含量测定】　照高效液相色谱法（通则 0512）测定。

供试品溶液　取装量差异项下的内容物适量，精密称定，加流动相溶解并定量稀释制成每 1ml 中约含头孢唑林 0.1mg

的溶液。

对照品溶液、系统适用性溶液、色谱条件、系统适用性要求与测定法 见头孢唑林钠含量测定项下。

【类别】 同头孢唑林钠。

【规格】 按 $C_{14}H_{14}N_8O_4S_3$ 计 (1)0.25g (2)0.5g (3)0.75g (4)1.0g (5)2.0g

【贮藏】 密闭，在凉暗干燥处保存。

头孢氨苄

Toubao'anbian

Cefalexin

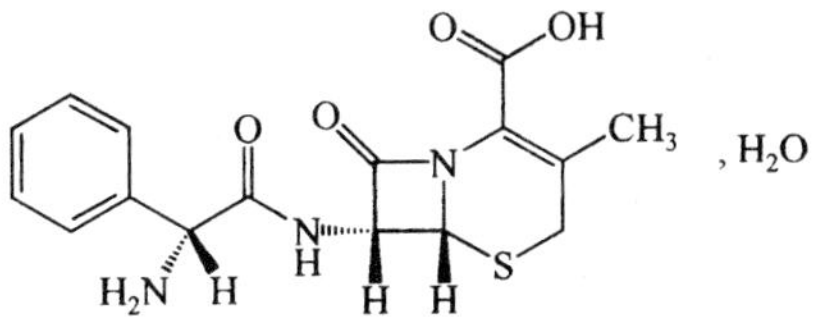

$C_{16}H_{17}N_3O_4S \cdot H_2O$ 365.41

本品为(6*R*,7*R*)-3-甲基-7-[(*R*)-2-氨基-2-苯基乙酰氨基]-8-氧代-5-硫杂-1-氮杂双环[4.2.0]辛-2-烯-2-甲酸一水合物。按无水物计算，含头孢氨苄(按 $C_{16}H_{17}N_3O_4S$ 计)不得少于 95.0%。

【性状】 本品为白色至微黄色结晶性粉末；微臭。

本品在水中微溶，在乙醇或乙醚中不溶。

比旋度 取本品，精密称定，加水溶解并定量稀释制成每 1ml 中约含 5mg 的溶液，依法测定(通则 0621)，比旋度为 +149°至+158°。

吸收系数 取本品，精密称定，加水溶解并定量稀释制成每 1ml 中约含 20μg 的溶液，照紫外-可见分光光度法(通则 0401)，在 262nm 的波长处测定吸光度，吸收系数($E_{1cm}^{1\%}$)为 220～245。

【鉴别】 (1)在含量测定项下记录的色谱图中，供试品溶液主峰保留时间应与对照品溶液主峰保留时间一致。

(2)本品的红外光吸收图谱应与对照的图谱(光谱集 1090 图)一致。

【检查】 酸度 取本品 50mg，加水 10ml 溶解后，依法测定(通则 0631)，pH 值应为 3.5～5.5。

有关物质 照高效液相色谱法(通则 0512)测定。

pH 7.0 磷酸盐缓冲液 取无水磷酸氢二钠 28.4g，加水 800ml 使溶解，用 30%的磷酸溶液调节 pH 值至 7.0，用水稀释至 1000ml，混匀。

供试品溶液 取本品适量，精密称定，加流动相 A 溶解并定量稀释制成每 1ml 中约含头孢氨苄(按 $C_{16}H_{17}N_3O_4S$ 计)1.0mg 的溶液。

对照溶液 精密量取供试品溶液 1ml，置 100ml 量瓶中，用流动相 A 稀释至刻度，摇匀。

杂质对照品溶液 取 7-氨基去乙酰氧基头孢烷酸对照品和 α-苯甘氨酸对照品各约 10mg，精密称定，置同一 100ml 量瓶中，加 pH 7.0 磷酸盐缓冲液约 20ml，超声使溶解，再用流动相 A 稀释至刻度，摇匀，精密量取 2ml，置 20ml 量瓶中，用流动相 A 稀释至刻度，摇匀。

系统适用性溶液 取供试品溶液适量，在 80℃水浴中加热 60 分钟，冷却。

色谱条件 用十八烷基硅烷键合硅胶为填充剂；流动相 A 为 0.2mol/L 磷酸二氢钠溶液(用氢氧化钠试液调节 pH 值至 5.0)，流动相 B 为甲醇，按下表进行线性梯度洗脱；检测波长为 220nm；进样体积 20μl。

时间(分钟)	流动相 A(%)	流动相 B(%)
0	98	2
1	98	2
20	70	30
23	98	2
30	98	2

系统适用性要求 杂质对照品溶液色谱图中，7-氨基去乙酰氧基头孢烷酸峰与 α-苯甘氨酸峰之间的分离度应符合要求；系统适用性溶液色谱图中，头孢氨苄峰与相邻杂质峰之间的分离度应符合要求。

测定法 精密量取供试品溶液、对照溶液与杂质对照品溶液，分别注入液相色谱仪，记录色谱图。

限度 供试品溶液色谱图中如有杂质峰，7-氨基去乙酰氧基头孢烷酸与 α-苯甘氨酸按外标法以峰面积计算，均不得过 1.0%；其他单个杂质的峰面积不得大于对照溶液主峰面积的 1.5 倍(1.5%)，其他各杂质峰面积的和不得大于对照溶液主峰面积的 2.5 倍(2.5%)，小于对照溶液主峰面积 0.05 倍的峰忽略不计。

2-萘酚 照高效液相色谱法(通则 0512)测定。

供试品溶液 取本品适量，精密称定，加流动相溶解并定量稀释制成每 1ml 中约含 10mg 的溶液，充分振摇，取混悬液适量，以每分钟 15 000 转速率离心 5 分钟，取上清液。

对照品溶液 取 2-萘酚对照品适量，精密称定，加流动相溶解并定量稀释制成每 1ml 中约含 0.5μg 的溶液。

色谱条件 用十八烷基硅烷键合硅胶为填充剂；以甲醇-水(55：45)为流动相；流速为每分钟 1ml；检测波长为 225nm；进样体积 20μl。

系统适用性要求 对照品溶液色谱图中，2-萘酚峰的保留时间约为 7 分钟，2-萘酚峰与相邻峰之间的分离度应符合要求。

测定法 精密量取供试品溶液与对照品溶液，分别注入液相色谱仪，记录色谱图。

限度 按外标法以峰面积计算，含 2-萘酚的量不得过 0.05%。

水分 取本品，照水分测定法(通则 0832 第一法 1)测定，含水分应为 4.0%～8.0%。

炽灼残渣 不得过 0.2%(通则 0841)。

【含量测定】 照高效液相色谱法(通则 0512)测定。

供试品溶液　取本品适量（约相当于头孢氨苄，按 $C_{16}H_{17}N_3O_4S$ 计 50mg），精密称定，置 50ml 量瓶中，加流动相溶解并稀释至刻度，摇匀，精密量取 10ml，置 50ml 量瓶中，用流动相稀释至刻度，摇匀。

对照品溶液　取头孢氨苄对照品适量，精密称定，加流动相溶解并定量稀释制成每 1ml 中约含头孢氨苄（按 $C_{16}H_{17}N_3O_4S$ 计）0.2mg 的溶液。

系统适用性溶液　取供试品溶液适量，在 80℃ 水浴中加热 60 分钟，冷却。

色谱条件　用十八烷基硅烷键合硅胶为填充剂；以水-甲醇-3.86%醋酸钠溶液-4%醋酸溶液（742：240：15：3）为流动相；检测波长为 254nm；系统适用性溶液进样体积 20μl，其他溶液进样体积 10μl。

系统适用性要求　系统适用性溶液色谱图中，头孢氨苄峰与相邻杂质峰之间的分离度应符合要求。

测定法　精密量取供试品溶液与对照品溶液，分别注入液相色谱仪，记录色谱图。按外标法以峰面积计算供试品中 $C_{16}H_{17}N_3O_4S$ 的含量。

【类别】　*β*-内酰胺类抗生素，头孢菌素类。

【贮藏】　遮光，密封，在凉暗处保存。

【制剂】　（1）头孢氨苄干混悬剂　（2）头孢氨苄片　（3）头孢氨苄胶囊　（4）头孢氨苄颗粒

附：

7-氨基去乙酰氧基头孢烷酸

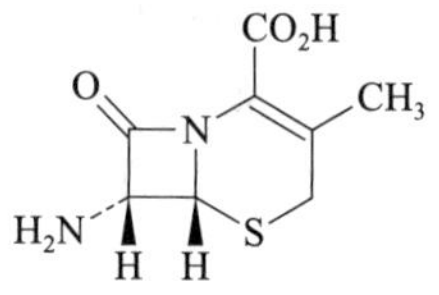

$C_8H_{10}N_2O_3S$　214.25

（6*R*,7*R*）-7-氨基-3-甲基-8-氧代-5-硫杂-1-氮杂双环[4.2.0]辛-2-烯-2-羧酸

***α*-苯甘氨酸**

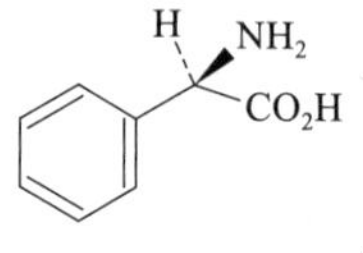

$C_8H_9NO_2$　151.16

（2*R*）-2-氨基-2-苯基乙酸

头孢氨苄干混悬剂

Toubao'anbian Ganhunxuanji

Cefalexin for Suspension

本品含头孢氨苄（按 $C_{16}H_{17}N_3O_4S$ 计）应为标示量的 90.0%～110.0%。

【性状】　本品为粉末；气芳香。

【鉴别】　在含量测定项下记录的色谱图中，供试品溶液主峰的保留时间应与对照品溶液主峰的保留时间一致。

【检查】　**酸度**　取本品，加水制成每 1ml 中含头孢氨苄（按 $C_{16}H_{17}N_3O_4S$ 计）25mg 的混悬液，依法测定（通则 0631），pH 值应为 4.0～6.0。

沉降体积比　取本品，按服用时的比例，加水用力振摇 1 分钟，静置 45 分钟，应符合规定（通则 0123）。（供多剂量包装用）

水分　取本品，照水分测定法（通则 0832 第一法 1）测定，含水分不得过 2.0%。

其他　应符合口服混悬剂项下有关的各项规定（通则 0123）。

【含量测定】　照高效液相色谱法（通则 0512）测定。

供试品溶液　取装量差异检查项下的内容物，混合均匀，精密称取适量（约相当于头孢氨苄，按 $C_{16}H_{17}N_3O_4S$ 计 0.1g），置 100ml 量瓶中，加流动相适量，充分振摇，使头孢氨苄溶解，再用流动相稀释至刻度，摇匀，滤过，精密量取续滤液 10ml，置 50ml 量瓶中，用流动相稀释至刻度，摇匀。

对照品溶液、系统适用性溶液、色谱条件、系统适用性要求与测定法　见头孢氨苄含量测定项下。

【类别】　同头孢氨苄。

【规格】　按 $C_{16}H_{17}N_3O_4S$ 计　（1）0.5g　（2）1.5g

【贮藏】　遮光，密封，在凉暗处保存。

头孢氨苄片

Toubao'anbian Pian

Cefalexin Tablets

本品含头孢氨苄（按 $C_{16}H_{17}N_3O_4S$ 计）应为标示量的 90.0%～110.0%。

【性状】　本品为白色片或糖衣片或薄膜衣片，除去包衣后显白色至乳黄色。

【鉴别】　在含量测定项下记录的色谱图中，供试品溶液主峰的保留时间应与对照品溶液主峰的保留时间一致。

【检查】　**有关物质**　照高效液相色谱法（通则 0512）测定。

供试品溶液　取含量测定项下的细粉适量，精密称定，加流动相 A 溶解并定量稀释制成每 1ml 中约含头孢氨苄（按 $C_{16}H_{17}N_3O_4S$ 计）1.0mg 的溶液，滤过，取续滤液。

对照溶液　精密量取供试品溶液 1ml，置 100ml 量瓶中，用流动相 A 稀释至刻度，摇匀。

pH 7.0 磷酸盐缓冲液、杂质对照品溶液、系统适用性溶液、色谱条件、系统适用性要求与测定法　见头孢氨苄有关物质项下。

限度　供试品溶液色谱图中如有杂质峰，含 7-氨基去乙酰氧基头孢烷酸与 α-苯甘氨酸按外标法以峰面积计算，均不得过标示量的 1.0%；其他单个杂质峰面积不得大于对照溶液主峰面积的 2 倍(2.0%)，其他各杂质峰面积的和不得大于对照溶液主峰面积的 3 倍(3.0%)，小于对照溶液主峰面积 0.05 倍的峰忽略不计。

溶出度　照溶出度与释放度测定法(通则 0931 第一法)测定。

溶出条件　以水 900ml 为溶出介质，转速为每分钟 100 转，依法操作，经 45 分钟时取样。

供试品溶液　取溶出液适量，滤过，精密量取续滤液适量，用溶出介质定量稀释制成每 1ml 中约含头孢氨苄(按 $C_{16}H_{17}N_3O_4S$ 计)25μg 的溶液。

对照品溶液　取头孢氨苄对照品适量，精密称定，加溶出介质溶解并定量稀释制成每 1ml 中约含 25μg 的溶液。

测定法　取供试品溶液与对照品溶液，照紫外-可见分光光度法(通则 0401)，在 262nm 的波长处分别测定吸光度，计算每片的溶出量。

限度　标示量的 80%，应符合规定。

其他　应符合片剂项下有关的各项规定(通则 0101)。

【含量测定】　照高效液相色谱法(通则 0512)测定。

供试品溶液　取本品 10 片，精密称定，研细，精密称取适量(约相当于头孢氨苄，按 $C_{16}H_{17}N_3O_4S$ 计 0.1g)，置 100ml 量瓶中，加流动相适量，充分振摇，使头孢氨苄溶解，再用流动相稀释至刻度，摇匀，滤过，精密量取续滤液 10ml，置 50ml 量瓶中，用流动相稀释至刻度，摇匀。

对照品溶液、系统适用性溶液、色谱条件、系统适用性要求与测定法　见头孢氨苄含量测定项下。

【类别】　同头孢氨苄。

【规格】　按 $C_{16}H_{17}N_3O_4S$ 计　(1)0.125g　(2)0.25g　(3)0.5g

【贮藏】　遮光，密封，在凉暗处保存。

头孢氨苄胶囊

Toubao'anbian Jiaonang

Cefalexin Capsules

本品含头孢氨苄(按 $C_{16}H_{17}N_3O_4S$ 计)应为标示量的 90.0%～110.0%。

【鉴别】　在含量测定项下记录的色谱图中，供试品溶液主峰的保留时间应与对照品溶液主峰的保留时间一致。

【检查】　**有关物质**　照高效液相色谱法(通则 0512)测定。

供试品溶液　取装量差异项下的内容物适量，精密称定，加流动相 A 溶解并定量稀释制成每 1ml 中约含头孢氨苄(按 $C_{16}H_{17}N_3O_4S$ 计)1.0mg 的溶液，滤过，取续滤液。

对照溶液　精密量取供试品溶液 1ml，置 100ml 量瓶中，用流动相 A 稀释至刻度，摇匀。

pH 7.0 磷酸盐缓冲液、杂质对照品溶液、系统适用性溶液、色谱条件、系统适用性要求与测定法　见头孢氨苄有关物质项下。

限度　供试品溶液色谱图中如有杂质峰，含 7-氨基去乙酰氧基头孢烷酸与 α-苯甘氨酸按外标法以峰面积计算，均不得过标示量的 1.0%；其他单个杂质峰面积不得大于对照溶液主峰面积的 2 倍(2.0%)，其他各杂质峰面积的和不得大于对照溶液主峰面积的 3 倍(3.0%)，小于对照溶液主峰面积 0.05 倍的峰忽略不计。

水分　取本品的内容物，照水分测定法(通则 0832 第一法 1)测定，含水分不得过 9.0%。

溶出度　照溶出度与释放度测定法(通则 0931 第一法)测定。

溶出条件　以水 900ml 为溶出介质，转速为每分钟 100 转，依法操作，经 45 分钟时取样。

供试品溶液　取溶出液适量，滤过，精密量取续滤液适量，用溶出介质定量稀释制成每 1ml 中约含头孢氨苄(按 $C_{16}H_{17}N_3O_4S$ 计)25μg 的溶液。

对照品溶液　取头孢氨苄对照品适量，精密称定，加溶出介质溶解并定量稀释制成每 1ml 中约含 25μg 的溶液。

测定法　取供试品溶液与对照品溶液，照紫外-可见分光光度法(通则 0401)，在 262nm 的波长处分别测定吸光度，计算每粒的溶出量。

限度　标示量的 80%，应符合规定。

其他　应符合胶囊剂项下有关的各项规定(通则 0103)。

【含量测定】　照高效液相色谱法(通则 0512)测定。

供试品溶液　取装量差异项下的内容物，混合均匀，精密称取适量(约相当于头孢氨苄，按 $C_{16}H_{17}N_3O_4S$ 计 0.1g)，置 100ml 量瓶中，加流动相适量，充分振摇，使头孢氨苄溶解，再用流动相稀释至刻度，摇匀，滤过，精密量取续滤液 10ml，置 50ml 量瓶中，用流动相稀释至刻度，摇匀。

对照品溶液、系统适用性溶液、色谱条件、系统适用性要求与测定法　见头孢氨苄含量测定项下。

【类别】　同头孢氨苄。

【规格】　按 $C_{16}H_{17}N_3O_4S$ 计　(1)0.125g　(2)0.25g

【贮藏】　遮光，密封，在凉暗处保存。

头孢氨苄颗粒

Toubao'anbian Keli

Cefalexin Granules

本品含头孢氨苄(按 $C_{16}H_{17}N_3O_4S$ 计)应为标示量的 90.0%～110.0%。

【性状】 本品为可溶颗粒。

【鉴别】 在含量测定项下记录的色谱图中，供试品溶液主峰的保留时间应与对照品溶液主峰的保留时间一致。

【检查】 **酸度** 取本品，加水制成每 1ml 中含头孢氨苄（按 $C_{16}H_{17}N_3O_4S$ 计）25mg 的混悬液，依法测定（通则 0631），pH 值应为4.0～6.0。

水分 取本品，照水分测定法（通则 0832 第一法 1）测定，含水分不得过 2.0%。

其他 应符合颗粒剂项下有关的各项规定（通则 0104）。

【含量测定】 照高效液相色谱法（通则 0512）测定。

供试品溶液 取装量差异项下的内容物，混合均匀，精密称取适量（约相当于头孢氨苄，按 $C_{16}H_{17}N_3O_4S$ 计 0.1g），置 100ml 量瓶中，加流动相适量，充分振摇，使头孢氨苄溶解，再用流动相稀释至刻度，摇匀，滤过，精密量取续滤液 10ml，置 50ml 量瓶中，用流动相稀释至刻度，摇匀。

对照品溶液、系统适用性溶液、色谱条件、系统适用性要求与测定法 见头孢氨苄含量测定项下。

【类别】 同头孢氨苄。

【规格】 按 $C_{16}H_{17}N_3O_4S$ 计　(1)50mg　(2)125mg

【贮藏】 遮光，密封，在凉暗处保存。

头孢羟氨苄

Toubaoqiang'anbian

Cefadroxil

$C_{16}H_{17}N_3O_5S \cdot H_2O$　381.41

本品为(6*R*,7*R*)-3-甲基-7-[(*R*)-2-氨基-2-(4-羟基苯基)乙酰氨基]-8-氧代-5-硫杂-1-氮杂双环[4.2.0]辛-2-烯-2-甲酸一水合物。按无水物计算，含头孢羟氨苄（按 $C_{16}H_{17}N_3O_5S$ 计）不得少于 95.0%。

【性状】 本品为白色或类白色结晶性粉末，有特异性臭味。

本品在水中微溶，在乙醇或乙醚中几乎不溶。

比旋度 取本品，精密称定，加水溶解并定量稀释制成每 1ml 中约含 6mg 的溶液，依法测定（通则 0621），比旋度为 +165°至 +178°。

【鉴别】 (1)取本品适量，加水适量，超声使溶解并稀释制成每 1ml 中约含 12.5mg 的溶液，取溶液 1ml，加三氯化铁试液 3 滴，即显棕黄色。

(2)在含量测定项下记录的色谱图中，供试品溶液主峰的保留时间应与对照品溶液主峰的保留时间一致。

(3)本品的红外光吸收图谱应与对照的图谱（光谱集 596 图）一致。

【检查】 **结晶性** 取本品，依法检查（通则 0981），应符合规定。

酸度 取本品，加水制成每 1ml 中含 5mg 的溶液，依法测定（通则 0631），pH 值应为 4.0～6.0。

有关物质 照高效液相色谱法（通则 0512）测定。

供试品溶液　取本品适量，精密称定，加流动相 A 溶解并定量稀释制成每 1ml 中约含头孢羟氨苄（按 $C_{16}H_{17}N_3O_5S$ 计）1mg 的溶液。

对照溶液　精密量取供试品溶液 1ml，置 100ml 量瓶中，用流动相 A 稀释至刻度，摇匀。

对照品溶液(1)　取 α-对羟基苯甘氨酸对照品约 10mg，精密称定，置 10ml 量瓶中，加流动相 A 适量，超声使溶解并稀释至刻度，摇匀。

对照品溶液(2)　取 7-氨基去乙酰氧基头孢烷酸对照品约 10mg，精密称定，置 10ml 量瓶中，加 pH 7.0 磷酸盐缓冲液（取无水磷酸氢二钠 28.4g，加水 800ml 使溶解，用 30% 的磷酸溶液调节 pH 值至 7.0，用水稀释至 1000ml，混匀）适量，超声使溶解并稀释至刻度，摇匀。

杂质对照品溶液　精密量取对照品溶液(1)和(2)各 1ml，置 100ml 量瓶中，用流动相 A 稀释至刻度，摇匀。

系统适用性溶液　杂质对照品溶液与供试品溶液(9∶1)的混合溶液。

色谱条件　用十八烷基硅烷键合硅胶为填充剂；流动相 A 为 0.02mol/L 磷酸二氢钾溶液（取磷酸二氢钾 2.72g，加水 800ml 使溶解，用 1mol/L 氢氧化钾溶液调节 pH 值至 5.0，用水稀释至 1000ml，混匀），流动相 B 为甲醇，按下表进行线性梯度洗脱；检测波长为 220nm；进样体积 20μl。

时间(分钟)	流动相 A(%)	流动相 B(%)
0	98	2
1	98	2
25	70	30
28	98	2
40	98	2

系统适用性要求　系统适用性溶液色谱图中，头孢羟氨苄峰的保留时间约为 10 分钟，α-对羟基苯甘氨酸峰和 7-氨基去乙酰氧基头孢烷酸峰间的分离度应大于 5.0，7-氨基去乙酰氧基头孢烷酸峰与头孢羟氨苄峰间的分离度应大于 5.0。

测定法　精密量取供试品溶液、对照溶液与杂质对照品溶液，分别注入液相色谱仪，记录色谱图。

限度　供试品溶液色谱图中如有杂质峰，α-对羟基苯甘氨酸和 7-氨基去乙酰氧基头孢烷酸按外标法以峰面积计算，均不得过 1.0%；其他单个杂质峰面积不得大于对照溶液主峰面积(1.0%)，其他各杂质峰面积的和不得大于对照溶液主峰面积的 3 倍(3.0%)，小于对照溶液主峰面积 0.05 倍的峰忽略不计。

水分 取本品，照水分测定法（通则 0832 第一法 1）测定，含水分应为 4.2%～6.0%。

【含量测定】 照高效液相色谱法（通则 0512）测定。

溶剂　见有关物质项下流动相 A。

供试品溶液　取本品适量，精密称定，加溶剂溶解并定量稀释制成每 1ml 中约含头孢羟氨苄（按 $C_{16}H_{17}N_3O_5S$ 计）0.3mg 的溶液。

对照品溶液　取头孢羟氨苄对照品适量，精密称定，加溶剂溶解并定量稀释制成每 1ml 中约含头孢羟氨苄（按 $C_{16}H_{17}N_3O_5S$ 计）0.3mg 的溶液。

系统适用性溶液　取头孢羟氨苄对照品和 7-氨基去乙酰氧基头孢烷酸对照品各适量，加有关物质项下的 pH 7.0 磷酸盐缓冲液适量，超声使溶解，再用溶剂稀释制成每 1ml 中分别约含 0.3mg 与 0.1mg 的混合溶液。

色谱条件　用十八烷基硅烷键合硅胶为填充剂；以有关物质项下的流动相 A-流动相 B(98∶2)为流动相；检测波长为 230nm；进样体积 10μl。

系统适用性要求　系统适用性溶液色谱图中，头孢羟氨苄峰与 7-氨基去乙酰氧基头孢烷酸峰之间的分离度应大于 5.0。

测定法　精密量取供试品溶液与对照品溶液，分别注入液相色谱仪，记录色谱图。按外标法以峰面积计算。

【类别】　*β*-内酰胺类抗生素，头孢菌素类。

【贮藏】　遮光，密封，在阴凉处保存。

【制剂】　(1)头孢羟氨苄片　(2)头孢羟氨苄胶囊　(3)头孢羟氨苄颗粒

附：

7-氨基去乙酰氧基头孢烷酸

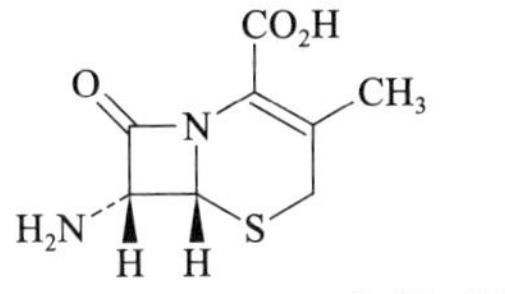

$C_8H_{10}N_2O_3S$　214.25

(6*R*,7*R*)-7-氨基-3-甲基-8-氧代-5-硫杂-1-氮杂双环[4.2.0]辛-2-烯-2-羧酸

***α*-对羟基苯甘氨酸**

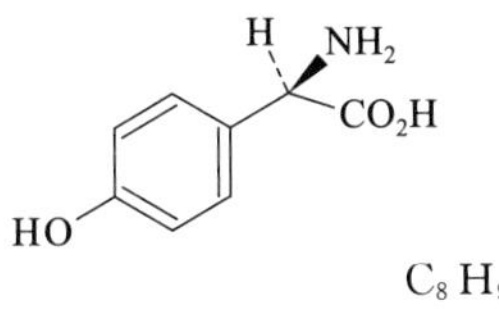

$C_8H_9NO_3$　167.16

(2*R*)-2-氨基-2-(4-羟基苯基)乙酸

头孢羟氨苄片

Toubaoqiang'anbian Pian

Cefadroxil Tablets

本品含头孢羟氨苄（按 $C_{16}H_{17}N_3O_5S$ 计）应为标示量的 90.0%～110.0%。

【性状】　本品为白色或类白色片。

【鉴别】　(1)取本品细粉适量，加水适量，超声使溶解并稀释制成每 1ml 中约含头孢羟氨苄（按 $C_{16}H_{17}N_3O_5S$ 计）12.5mg 的溶液，滤过，取续滤液 1ml，加三氯化铁试液 3 滴，即显棕黄色。

(2)在含量测定项下记录的色谱图中，供试品溶液主峰的保留时间应与对照品溶液主峰的保留时间一致。

【检查】　**有关物质**　照高效液相色谱法（通则 0512）测定。

供试品溶液　取本品的细粉适量，精密称定，加流动相 A 溶解并定量稀释制成每 1ml 中约含头孢羟氨苄（按 $C_{16}H_{17}N_3O_5S$ 计）1mg 的溶液，滤过，取续滤液。

对照溶液　精密量取供试品溶液 1ml，置 100ml 量瓶中，用流动相 A 稀释至刻度，摇匀。

对照品溶液(1)、对照品溶液(2)、杂质对照品溶液、系统适用性溶液、色谱条件、系统适用性要求与测定法　见头孢羟氨苄有关物质项下。

限度　供试品溶液色谱图中如有杂质峰，*α*-对羟基苯甘氨酸和 7-氨基去乙酰氧基头孢烷酸按外标法以峰面积计算，均不得过标示量的 1.0%；其他单个杂质峰面积不得大于对照溶液主峰面积(1.0%)，其他各杂质峰面积的和不得大于对照溶液主峰面积的 3 倍(3.0%)，小于对照溶液主峰面积 0.05 倍的峰忽略不计。

溶出度　照溶出度与释放度测定法（通则 0931 第二法）测定。

溶出条件　以水 900ml 为溶出介质，转速为每分钟 50 转，依法操作，经 30 分钟时取样。

供试品溶液　取溶出液适量，滤过，精密量取续滤液适量，加水定量稀释制成每 1ml 中约含头孢羟氨苄（按 $C_{16}H_{17}N_3O_5S$ 计）25μg 的溶液。

对照品溶液　取头孢羟氨苄对照品适量，加水溶解并定量稀释制成每 1ml 中约含 25μg 的溶液。

测定法　取供试品溶液与对照品溶液，照紫外-可见分光光度法（通则 0401），在 263nm 的波长处分别测定吸光度，计算每片的溶出量。

限度　标示量的 75%，应符合规定。

其他　应符合片剂项下有关的各项规定（通则 0101）。

【含量测定】　照高效液相色谱法（通则 0512）测定。

供试品溶液　取本品 10 片，精密称定，研细，精密称取适量（约相当于头孢羟氨苄，按 $C_{16}H_{17}N_3O_5S$ 计 0.15g），置 100ml 量瓶中，加溶剂溶解并稀释至刻度，摇匀，滤过，精密量取续滤液适量，用溶剂定量稀释制成每 1ml 中约含头孢羟氨苄（按 $C_{16}H_{17}N_3O_5S$ 计）0.3mg 的溶液。

溶剂、对照品溶液、系统适用性溶液、色谱条件、系统适用性要求与测定法　见头孢羟氨苄含量测定项下。

【类别】　同头孢羟氨苄。

【规格】 按 $C_{16}H_{17}N_3O_5S$ 计 （1）0.125g （2）0.25g （3）0.5g

【贮藏】 密封，在阴凉处保存。

头孢羟氨苄胶囊

Toubaoqiang'anbian Jiaonang

Cefadroxil Capsules

本品含头孢羟氨苄（按 $C_{16}H_{17}N_3O_5S$ 计）应为标示量的 90.0%～110.0%。

【性状】 本品内容物为白色或类白色粉末或颗粒。

【鉴别】 （1）取本品的内容物适量，加水适量，超声使溶解并稀释制成每 1ml 中约含头孢羟氨苄（按 $C_{16}H_{17}N_3O_5S$ 计）12.5mg 的溶液，滤过，取续滤液 1ml，加三氯化铁试液 3 滴，即显棕黄色。

（2）在含量测定项下记录的色谱图中，供试品溶液主峰的保留时间应与对照品溶液主峰的保留时间一致。

【检查】 **有关物质** 照高效液相色谱法（通则 0512）测定。

供试品溶液 取本品的内容物适量，精密称定，加流动相 A 溶解并定量稀释制成每 1ml 中约含头孢羟氨苄（按 $C_{16}H_{17}N_3O_5S$ 计）1mg 的溶液，滤过，取续滤液。

对照溶液 精密量取供试品溶液 1ml，置 100ml 量瓶中，用流动相 A 稀释至刻度，摇匀。

对照品溶液（1）、对照品溶液（2）、杂质对照品溶液、系统适用性溶液、色谱条件、系统适用性要求与测定法 见头孢羟氨苄有关物质项下。

限度 供试品溶液色谱图中如有杂质峰，α-对羟基苯甘氨酸和 7-氨基去乙酰氧基头孢烷酸按外标法以峰面积计算，均不得过标示量的 1.0%；其他单个杂质峰面积不得大于对照溶液主峰面积（1.0%），其他各杂质峰面积的和不得大于对照溶液主峰面积的 3 倍（3.0%），小于对照溶液主峰面积 0.05 倍的峰忽略不计。

水分 取本品的内容物，照水分测定法（通则 0832 第一法 1）测定，含水分不得过 8.0%。

溶出度 照溶出度与释放度测定法（通则 0931 第一法）测定。

溶出条件 以水 900ml 为溶出介质，转速为每分钟 100 转，依法操作，经 30 分钟时取样。

供试品溶液 取溶出液适量，滤过，精密量取续滤液适量，用水定量稀释制成每 1ml 中约含头孢羟氨苄（按 $C_{16}H_{17}N_3O_5S$ 计）25μg 的溶液。

对照品溶液 取头孢羟氨苄对照品适量，加水溶解并定量稀释制成每 1ml 中约含 25μg 的溶液。

测定法 取供试品溶液与对照品溶液，照紫外-可见分光光度法（通则 0401），在 263nm 的波长处分别测定吸光度，计算每粒的溶出量。

限度 标示量的 80%，应符合规定。

其他 应符合胶囊剂项下有关的各项规定（通则 0103）。

【含量测定】 照高效液相色谱法（通则 0512）测定。

供试品溶液 取装量差异项下的内容物，混匀，精密称取适量（约相当于头孢羟氨苄，按 $C_{16}H_{17}N_3O_5S$ 计 0.15g），置 100ml 量瓶中，加溶剂溶解并稀释至刻度，摇匀，滤过，精密量取续滤液适量，用溶剂定量稀释制成每 1ml 中约含头孢羟氨苄（按 $C_{16}H_{17}N_3O_5S$ 计）0.3mg 的溶液。

溶剂、对照品溶液、系统适用性溶液、色谱条件、系统适用性要求与测定法 见头孢羟氨苄含量测定项下。

【类别】 同头孢羟氨苄。

【规格】 按 $C_{16}H_{17}N_3O_5S$ 计 （1）0.125g （2）0.25g （3）0.5g

【贮藏】 遮光，密封，在凉暗处保存。

头孢羟氨苄颗粒

Toubaoqiang'anbian Keli

Cefadroxil Granules

本品含头孢羟氨苄（按 $C_{16}H_{17}N_3O_5S$ 计）应为标示量的 90.0%～110.0%。

【性状】 本品为可溶颗粒；味甜。

【鉴别】 （1）取本品 1 袋，加稀乙醇适量振摇 2～3 分钟，并用稀乙醇制成每 1ml 中约含头孢羟氨苄（按 $C_{16}H_{17}N_3O_5S$ 计）25mg 的溶液，静置，取上清液 1ml，加碱性酒石酸铜试液 0.5ml，摇匀，即显墨绿色。

（2）在含量测定项下记录的色谱图中，供试品溶液主峰的保留时间应与对照品溶液主峰的保留时间一致。

【检查】 **酸度** 取本品，加水制成每 1ml 中约含头孢羟氨苄（按 $C_{16}H_{17}N_3O_5S$ 计）50mg 的溶液，依法测定（通则 0631），pH 值应为 4.5～6.0。

有关物质 照高效液相色谱法（通则 0512）测定。

供试品溶液 取含量测定项下的细粉适量，精密称定，加流动相 A 溶解并定量稀释制成每 1ml 中约含头孢羟氨苄（按 $C_{16}H_{17}N_3O_5S$ 计）1mg 的溶液，滤过，取续滤液。

对照溶液 精密量取供试品溶液 1ml，置 100ml 量瓶中，用流动相 A 稀释至刻度，摇匀。

对照品溶液（1）、对照品溶液（2）、杂质对照品溶液、系统适用性溶液、色谱条件、系统适用性要求与测定法 见头孢羟氨苄有关物质项下。

限度 供试品溶液色谱图中如有杂质峰，含 7-氨基去乙酰氧基头孢烷酸与 α-对羟基苯甘氨酸按外标法以峰面积计算，均不得过标示量的 1.0%；其他单个杂质峰面积不得大于对照溶液主峰面积(1.0%),小于对照溶液主峰面积 0.05 倍的峰忽略不计。

干燥失重　取本品,在 105℃干燥至恒重,减失重量不得过 2.0%(通则 0831)。

其他　应符合颗粒剂项下有关的各项规定(通则 0104)。

【含量测定】　照高效液相色谱法(通则 0512)测定。

供试品溶液　取装量差异项下的内容物,研细,精密称取适量(约相当于头孢羟氨苄,按 $C_{16}H_{17}N_3O_5S$ 计 0.15g),置 100ml 量瓶中,加溶剂溶解并稀释至刻度,摇匀,滤过,精密量取续滤液适量,用溶剂定量稀释制成每 1ml 中约含头孢羟氨苄(按 $C_{16}H_{17}N_3O_5S$ 计)0.3mg 的溶液。

溶剂、对照品溶液、系统适用性溶液、色谱条件、系统适用性要求与测定法　见头孢羟氨苄含量测定项下。

【类别】　同头孢羟氨苄。

【规格】　按 $C_{16}H_{17}N_3O_5S$ 计　(1)0.125g　(2)0.25g

【贮藏】　密封,在阴凉处保存。

头孢替唑钠

Toubaotizuona

Ceftezole Sodium

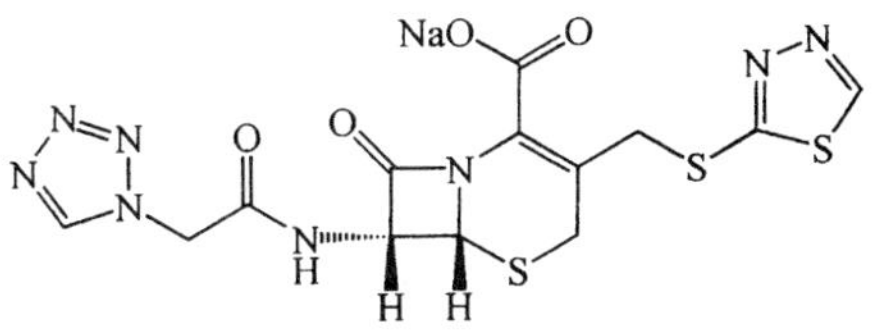

$C_{13}H_{11}N_8O_4NaS_3$　462.47

本品为(6*R*,7*R*)-3-[[(1,3,4-噻二唑-2-基)硫]甲基]-7-[(1*H*-四唑-1-基)乙酰氨基]-8-氧代-5-硫杂-1-氮杂双环[4.2.0]辛-2-烯-2-甲酸钠盐。按无水物计算,含头孢替唑($C_{13}H_{12}N_8O_4S_3$)不得少于 90.0%。

【性状】　本品为白色至淡黄色粉末或结晶性粉末;无臭,有引湿性。

本品在水中易溶,在甲醇中微溶,在乙醇和乙醚中几乎不溶。

比旋度　取本品,精密称定,加水溶解并定量稀释制成每 1ml 中约含 0.1g 的溶液,依法测定(通则 0621),比旋度为 −5°至 −9°。

吸收系数　取本品,精密称定,加水溶解并定量稀释制成每 1ml 中约含 16μg 的溶液,照紫外-可见分光光度法(通则 0401),在 272nm 的波长处测定吸光度,吸收系数($E_{1cm}^{1\%}$)为 270～300。

【鉴别】　(1)取本品,加水制成每 1ml 中约含 16μg 的溶液,照紫外-可见分光光度法(通则 0401)测定,在 272nm 的波长处有最大吸收。

(2)在含量测定项下记录的色谱图中,供试品溶液主峰的保留时间应与对照品溶液主峰的保留时间一致。

(3)本品的红外光吸收图谱应与对照的图谱(光谱集 1126 图)一致。

(4)本品显钠盐鉴别(1)的反应(通则 0301)。

【检查】　**酸度**　取本品,加水制成每 1ml 中含 0.1g 的溶液,依法测定(通则 0631),pH 值应为 4.5～6.5。

溶液的澄清度与颜色　取本品 5 份,各 0.60g,分别加水 5ml 溶解后,溶液应澄清无色;如显浑浊,与 1 号浊度标准液(通则 0902 第一法)比较,均不得更浓;如显色,与黄色或黄绿色 6 号标准比色液(通则 0901 第一法)比较,均不得更深。

有关物质　照高效液相色谱法(通则 0512)测定。临用新制。

供试品溶液　取本品适量,加水溶解并稀释制成每 1ml 中约含 1mg 的溶液。

对照溶液　精密量取供试品溶液适量,用水定量稀释制成每 1ml 中约含 10μg 的溶液。

系统适用性溶液　取头孢替唑对照品约 25mg,置 25ml 量瓶中,加 0.1mol/L 氢氧化钠溶液 1ml 使溶解,放置 1 分钟,加水 10ml,再加 0.1mol/L 盐酸溶液 1ml 中和,用水稀释至刻度,摇匀,得含头孢替唑与其降解杂质的混合溶液(其中相对保留时间约 0.8 与 1.7 处杂质的量约为 0.5%和 2%)。

灵敏度溶液　精密量取对照溶液适量,用水定量稀释制成每 1ml 中约含 0.5μg 的溶液。

色谱条件　用十八烷基硅烷键合硅胶为填充剂;以枸橼酸溶液(取枸橼酸 3g,加水溶解并稀释至 900ml)-乙腈(90:10)为流动相;检测波长为 254nm;进样体积 20μl。

系统适用性要求　系统适用性溶液色谱图中,头孢替唑峰保留时间约为 13 分钟,头孢替唑峰与其相对保留时间约 0.8 处杂质峰之间的分离度应大于 4.0。灵敏度溶液色谱图中主成分峰高的信噪比应大于 10。

测定法　精密量取供试品溶液与对照溶液,分别注入液相色谱仪,记录色谱图至主成分峰保留时间的 2.5 倍。

限度　供试品溶液色谱图中如有杂质峰,单个杂质峰面积不得大于对照溶液主峰面积(1.0%),各杂质峰面积的和不得大于对照溶液主峰面积的 1.5 倍(1.5%),小于灵敏度溶液主峰面积的峰忽略不计。

头孢替唑聚合物　照分子排阻色谱法(通则 0514)测定。临用新制。

供试品溶液　取本品约 0.3g,精密称定,置 10ml 量瓶中,加水溶解并稀释至刻度,摇匀。

对照溶液　取头孢替唑对照品适量,精密称定,加水溶解并定量稀释制成每 1ml 中约含 25μg 的溶液。

系统适用性溶液(1)　取蓝色葡聚糖 2000 适量,加水溶解并稀释制成每 1ml 中约含 0.4mg 的溶液。

系统适用性溶液(2)　称取本品约 0.2g,置 10ml 量瓶中,用系统适用性溶液(1)溶解并稀释至刻度,摇匀。

色谱条件　用葡聚糖凝胶 G-10(40～120μm)为填充剂;

玻璃柱内径 1.0～1.4cm，柱长 30～40cm；流动相 A 为 pH 7.0 的 0.075mol/L 磷酸盐缓冲液[0.075mol/L 磷酸氢二钠溶液-0.075mol/L 磷酸二氢钠溶液(61∶39)]，流动相 B 为水；流速为每分钟 1.5ml；检测波长为 254nm；进样体积 100～200μl。

系统适用性要求　系统适用性溶液(1)分别在以流动相 A 与流动相 B 为流动相记录的色谱图中，按蓝色葡聚糖 2000 峰计算，理论板数均不低于 300，拖尾因子均应小于 2.0，蓝色葡聚糖 2000 的保留时间比值应在 0.93～1.07 之间。系统适用性溶液(2)在以流动相 A 为流动相记录的色谱图中，高聚体的峰高与单体和高聚体之间的谷高比应大于 2.0。对照溶液色谱图中主峰与供试品溶液色谱图中聚合物峰与相应色谱系统中蓝色葡聚糖 2000 峰的保留时间的比值均应在 0.93～1.07 之间。以流动相 B 为流动相，精密量取对照溶液连续进样 5 次，峰面积的相对标准偏差应不大于 5.0%。

测定法　以流动相 A 为流动相，精密量取供试品溶液注入液相色谱仪，记录色谱图；以流动相 B 为流动相，精密量取对照溶液注入液相色谱仪，记录色谱图。

限度　按外标法以头孢替唑峰面积计算，头孢替唑聚合物的量不得过 0.05%。

水分　取本品，照水分测定法(通则 0832 第一法 1)测定，含水分不得过 5.0%。

可见异物　取本品 5 份，每份各 4.0g，用微粒检查用水溶解，依法检查(通则 0904)，应符合规定。(供无菌分装用)

不溶性微粒　取本品，用微粒检查用水制成每 1ml 中含 60mg 的溶液，依法检查(通则 0903)，每 1g 样品中含 10μm 及 10μm 以上的微粒不得过 6000 粒，含 25μm 及 25μm 以上的微粒不得过 600 粒。(供无菌分装用)

细菌内毒素　取本品，依法检查(通则 1143)，每 1mg 头孢替唑中含内毒素的量应小于 0.075EU。(供注射用)

无菌　取本品，用无菌水适量溶解并稀释后，经薄膜过滤法处理，依法检查(通则 1101)，应符合规定。(供无菌分装用)

【含量测定】　照高效液相色谱法(通则 0512)测定。

供试品溶液　取本品适量，精密称定，加水溶解并定量稀释制成每 1ml 中约含头孢替唑 0.2mg 的溶液。

对照品溶液　取头孢替唑对照品适量，精密称定，加水溶解并定量稀释制成每 1ml 中约含头孢替唑 0.2mg 的溶液。

系统适用性溶液、色谱条件与系统适用性要求　见有关物质项下。

测定法　精密量取供试品溶液与对照品溶液，分别注入液相色谱仪，记录色谱图。按外标法以峰面积计算供试品中 $C_{13}H_{12}N_8O_4S_3$ 的含量。

【类别】　β-内酰胺类抗生素，头孢菌素类。

【贮藏】　密封，在凉暗干燥处保存。

【制剂】　注射用头孢替唑钠

注射用头孢替唑钠

Zhusheyong Toubaotizuona

Ceftezole Sodium for Injection

本品为头孢替唑钠的无菌粉末。按无水物计算，含头孢替唑($C_{13}H_{12}N_8O_4S_3$)不得少于 90.0%；按平均装量计算，含头孢替唑($C_{13}H_{12}N_8O_4S_3$)应为标示量的 90.0%～110.0%。

【性状】　本品为白色至淡黄色粉末或结晶性粉末；无臭，有引湿性。

【鉴别】　取本品，照头孢替唑钠项下的鉴别试验，显相同的结果。

【检查】　**溶液的澄清度与颜色**　取本品 5 瓶，按标示量分别加水制成每 1ml 中含 0.1g 的溶液，溶液应澄清无色；如显浑浊，与 1 号浊度标准液(通则 0902 第一法)比较，均不得更浓；如显色，与黄色或黄绿色 7 号标准比色液(通则 0901 第一法)比较，均不得更深。

有关物质　照高效液相色谱法(通则 0512)测定。临用新制。

供试品溶液　取本品适量，加水溶解并稀释制成每 1ml 中约含 1mg 的溶液。

对照溶液　精密量取供试品溶液适量，用水定量稀释制成每 1ml 中约含 10μg 的溶液。

灵敏度溶液　精密量取对照溶液适量，用水定量稀释制成每 1ml 中约含 0.5μg 的溶液。

系统适用性溶液、色谱条件、系统适用性要求、测定法与限度　见头孢替唑钠有关物质项下。

头孢替唑聚合物　照分子排阻色谱法(通则 0514)测定。临用新制。

供试品溶液　取本品约 0.3g，精密称定，置 10ml 量瓶中，加水溶解并稀释至刻度，摇匀。

对照溶液、系统适用性溶液(1)、系统适用性溶液(2)、色谱条件、系统适用性要求、测定法与限度　见头孢替唑钠中头孢替唑聚合物项下。

水分　取本品，照水分测定法(通则 0832 第一法 1)测定，含水分不得过 5.5%。

不溶性微粒　取本品，按标示量用微粒检查用水制成每 1ml 中含 60mg 的溶液，依法检查(通则 0903)，标示量为 1.0g 以下的，折算为每 1g 样品中含 10μm 及 10μm 以上的微粒不得过 6000 粒，含 25μm 及 25μm 以上的微粒不得过 600 粒。标示量为 1.0g 以上(包括 1.0g)的，每个供试品容器中含 10μm 及 10μm 以上的微粒不得过 6000 粒，含 25μm 及 25μm 以上的微粒不得过 600 粒。

酸度、细菌内毒素与无菌　照头孢替唑钠项下的方法检查，均应符合规定。

其他　应符合注射剂项下有关的各项规定(通则 0102)。

【含量测定】 照高效液相色谱法(通则0512)测定。

供试品溶液 取装量差异项下的内容物适量，精密称定，加水溶解并定量稀释制成每1ml中约含头孢替唑0.2mg的溶液。

对照品溶液、系统适用性溶液、色谱条件、系统适用性要求与测定法 见头孢替唑钠含量测定项下。

【类别】 同头孢替唑钠。

【规格】 按$C_{13}H_{12}N_8O_4S_3$计 (1)0.25g (2)0.5g (3)0.75g (4)1.0g (5)1.5g (6)2.0g (7)4.0g

【贮藏】 密封，在凉暗干燥处保存。

头孢硫脒

Toubaoliumi

Cefathiamidine

$C_{19}H_{28}N_4O_6S_2$　472.59

本品为(6*R*,7*R*)-3-[(乙酰氧基)甲基]-7-[α-(*N*,*N*-二异丙基脒硫基)乙酰氨基]-8-氧代-5-硫杂-1-氮杂双环[4.2.0]辛-2-烯-2-甲酸内铵盐。按无水物计算，含$C_{19}H_{28}N_4O_6S_2$不得少于97.0%。

【性状】 本品为白色或类白色结晶性粉末；几乎无臭，有引湿性。

本品在水中极易溶解，在乙醇中微溶，在丙酮或乙醚中不溶。

比旋度 取本品，精密称定，加水溶解并定量稀释制成每1ml中约含10mg的溶液，依法测定(通则0621)，比旋度为+135°至+145°。

【鉴别】 (1)照薄层色谱法(通则0502)试验。

供试品溶液 取本品适量，加水溶解并稀释制成每1ml中约含20mg的溶液。

对照品溶液 取头孢硫脒对照品适量，加水溶解并稀释制成每1ml中约含20mg的溶液。

系统适用性溶液 取对照品溶液和供试品溶液等量混合。

色谱条件 采用硅胶G薄层板[取硅胶G 2.5g，加含1%羧甲基纤维素钠的磷酸盐缓冲液(pH 5.8)适量，调浆制板，经105℃活化1小时，放入干燥器中备用]，以新鲜制备的甲醇-异丙醇-磷酸盐缓冲液(pH 5.8)(7∶2∶1)滤过后为展开剂。

测定法 吸取上述三种溶液各1μl，分别点于同一薄层板上，展开，晾干，100℃加热30分钟，置碘蒸气中显色。

系统适用性要求 系统适用性溶液应显单一斑点。

结果判定 供试品溶液所显主斑点的位置和颜色应与对照品溶液主斑点的位置和颜色相同。

(2)在含量测定项下记录的色谱图中，供试品溶液主峰的保留时间应与对照品溶液主峰的保留时间一致。

(3)本品的红外光吸收图谱应与对照的图谱(光谱集924图)一致。

以上(1)、(2)两项可选做一项。

【检查】 **结晶性** 取本品少许，依法检查(通则0981)，应符合规定。

酸度 取本品，加水制成每1ml中含0.1g的溶液，依法测定(通则0631)，pH值应为4.0～6.0。

溶液的澄清度与颜色 取本品5份，分别加水制成每1ml中含0.1g的溶液，溶液应澄清无色；如显浑浊，与1号浊度标准液(通则0902第一法)比较，均不得更浓；如显色，与黄色或黄绿色6号标准比色液(通则0901第一法)比较，均不得更深。

有关物质 照高效液相色谱法(通则0512)测定。

供试品溶液 取本品适量，加流动相溶解并稀释制成每1ml中约含0.5mg的溶液。

对照溶液 精密量取供试品溶液适量，用流动相定量稀释制成每1ml中约含5μg的溶液。

杂质C对照品溶液 取杂质C对照品适量，加流动相溶解并定量稀释制成每1ml中约含0.25μg的溶液。

系统适用性溶液 取头孢硫脒对照品适量，加水溶解并定量稀释制成每1ml中约含0.5mg的溶液，在90℃水浴中加热30分钟，放冷。

灵敏度溶液 精密量取对照溶液适量，用流动相定量稀释制成每1ml中约含0.5μg的溶液。

色谱条件 用十八烷基硅烷键合硅胶为填充剂(Kromasil 100-5 C18，4.6mm×250mm，5μm或效能相当的色谱柱)；以磷酸盐缓冲液(取无水磷酸氢二钠2.76g，枸橼酸1.29g，加水溶解并稀释成1000ml)-乙腈(86∶14)为流动相；检测波长为254nm；进样体积10μl。

系统适用性要求 系统适用性溶液色谱图中，杂质D峰(相对保留时间约为0.9)与头孢硫脒峰之间的分离度应符合要求。灵敏度溶液色谱图中，主成分色谱峰峰高的信噪比应大于10。

测定法 精密量取供试品溶液、对照溶液与杂质C对照品溶液，分别注入液相色谱仪，记录色谱图至主成分峰保留时间的2.5倍。

限度 供试品溶液色谱图中如有杂质峰，杂质C峰面积不得大于对照溶液主峰面积的0.1倍(0.1%)，其他单个杂质峰面积不得大于对照溶液主峰面积的0.5倍(0.5%)，各杂质峰面积的和不得大于对照溶液主峰面积的1.5倍(1.5%)，小于灵敏度溶液主峰面积0.5倍的峰忽略不计。

残留溶剂　照残留溶剂测定法(通则 0861 第二法)测定。

供试品溶液　取本品 0.2g,精密称定,置顶空瓶中,精密加水 2ml 使溶解,密封。

对照品溶液　取甲醇、乙醇、丙酮、二氯甲烷各适量,精密称定,加水定量稀释制成每 1ml 中含甲醇 0.3mg、乙醇 0.5mg、丙酮 0.5mg、二氯甲烷 0.06mg 的混合溶液,精密量取 2ml 置顶空瓶中,密封。

色谱条件　以 6%氰丙基苯基-94%二甲基聚硅氧烷(或极性相近)为固定液的毛细管柱为色谱柱;起始温度为 40℃,待二氯甲烷洗脱后,以每分钟 30℃的速率升温至 150℃,维持 5 分钟;进样口温度为 200℃;检测器温度为 250℃;顶空瓶平衡温度为 80℃,平衡时间为 30 分钟。

系统适用性要求　对照品溶液色谱图中,各峰间的分离度均应符合要求。

测定法　取供试品溶液与对照品溶液分别顶空进样,记录色谱图。

限度　按外标法以峰面积计算,甲醇、乙醇、丙酮与二氯甲烷的残留量均应符合规定。

水分　取本品,照水分测定法(通则 0832 第一法 1)测定,含水分不得过 1.5%。

可见异物　取本品 5 份,每份各 2.0g,加微粒检查用水溶解,依法检查(通则 0904),应符合规定。(供无菌分装用)

不溶性微粒　取本品,加微粒检查用水制成每 1ml 中含 80mg 的溶液,依法检查(通则 0903),每 1g 样品中含 10μm 及 10μm 以上的微粒不得过 6000 粒,含 25μm 及 25μm 以上的微粒不得过 600 粒。(供无菌分装用)

细菌内毒素　取本品,依法检查(通则 1143),每 1mg 头孢硫脒中含内毒素的量应小于 0.075EU。(供注射用)

无菌　取本品,用适宜溶剂溶解并稀释后,经薄膜过滤法处理,依法检查(通则 1101),应符合规定。(供无菌分装用)

【含量测定】　照高效液相色谱法(通则 0512)测定。

供试品溶液　取本品适量,精密称定,加水溶解并定量稀释制成每 1ml 中约含 0.1mg 的溶液。

对照品溶液　取头孢硫脒对照品适量,精密称定,加水溶解并定量稀释制成每 1ml 中约含 0.1mg 的溶液。

系统适用性溶液　见有关物质项下。

色谱条件　用十八烷基硅烷键合硅胶为填充剂;以磷酸盐缓冲液(取无水磷酸氢二钠 2.76g、枸橼酸 1.29g,加水溶解并稀释成 1000ml)-乙腈(80 : 20)为流动相;检测波长为 254nm;进样体积 10μl。

系统适用性要求　系统适用性溶液色谱图中,头孢硫脒峰与杂质 D 峰(相对保留时间约为 1.3)之间的分离度应大于 2.0。

测定法　精密量取供试品溶液与对照品溶液,分别注入液相色谱仪,记录色谱图。按外标法以峰面积计算。

【类别】　β-内酰胺类抗生素,头孢菌素类。

【贮藏】　密封,在冷暗干燥处保存。

【制剂】　注射用头孢硫脒

附:

杂质 C

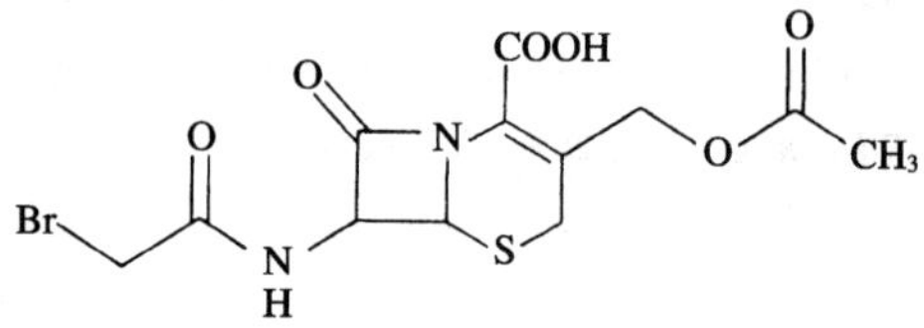

$C_{12}H_{13}N_2O_6SBr$　391.97

3-[(乙酰氧基)甲基]-7-溴乙酰氨基-8-氧代-5-硫杂-1-氮杂双环[4.2.0]辛-2-烯-2-羧酸

杂质 D

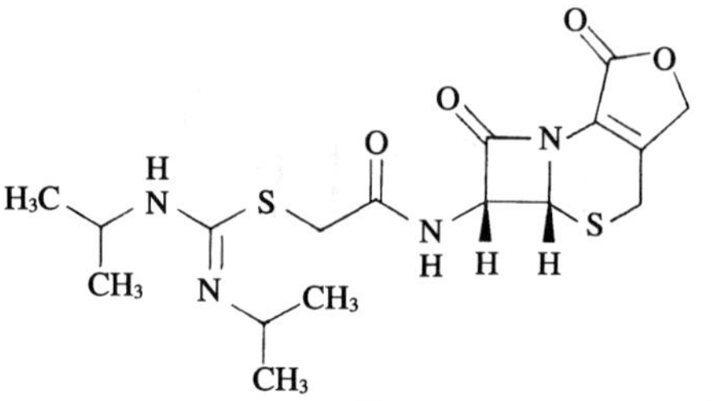

$C_{17}H_{24}N_4O_4S_2$　412.12

2-氧代-[[(5*aR*,6*R*)-1,4,5*a*,6-四氢-1,7-二氧代-3*H*,7*H*-氮杂环丁二烯并[2,1-*b*]呋喃并[3,4-*d*][1,3]噻嗪-6-基]氨基]乙基-*N*,*N*′-二异丙基硫脲

注射用头孢硫脒

Zhusheyong Toubaoliumi

Cefathiamidine for Injection

本品为头孢硫脒的无菌粉末。按无水物计算,含头孢硫脒($C_{19}H_{28}N_4O_6S_2$)不得少于 97.0%;按平均装量计算,含头孢硫脒($C_{19}H_{28}N_4O_6S_2$)应为标示量的 90.0%~110.0%。

【性状】　本品为白色至微黄色结晶性粉末。

【鉴别】　照头孢硫脒项下的鉴别项试验,应显相同的结果。

【检查】　**溶液的澄清度与颜色**　取本品 5 瓶,按标示量分别加水制成每 1ml 中含 0.1g 的溶液,溶液应澄清无色;如显浑浊,与 1 号浊度标准液(通则 0902 第一法)比较,均不得更浓;如显色,与黄色或黄绿色 7 号标准比色液(通则 0901 第一法)比较,均不得更深。

有关物质　照高效液相色谱法(通则 0512)测定。

供试品溶液　取装量差异项下的内容物,混合均匀,精密称取适量,加流动相溶解并稀释制成每 1ml 中约含 0.5mg 的溶液。

对照溶液　精密量取供试品溶液适量，用流动相定量稀释制成每 1ml 中约含 5μg 的溶液。

灵敏度溶液　精密量取对照溶液适量，用流动相定量稀释制成每 1ml 中约含 0.5μg 的溶液。

杂质 C 对照品溶液、系统适用性溶液、色谱条件、系统适用性要求与测定法　见头孢硫脒有关物质项下。

限度　供试品溶液色谱图中如有杂质峰，杂质 C 峰面积不得大于对照溶液主峰面积的 0.1 倍（0.1%），其他单个杂质峰面积不得大于对照溶液主峰面积（1.0%），各杂质峰面积的和不得大于对照溶液主峰面积的 2 倍（2.0%），小于灵敏度溶液主峰面积 0.5 倍的峰忽略不计。

水分　取本品，照水分测定法（通则 0832 第一法 1）测定，含水分不得过 2.0%。

不溶性微粒　取本品，按标示量用微粒检查用水制成每 1ml 中含 80mg 的溶液，依法检查（通则 0903），标示量为 1.0g 以下的折算为每 1g 中含 10μm 及 10μm 以上的微粒不得过 6000 粒，含 25μm 及 25μm 以上的微粒不得过 600 粒；标示量为 1.0g 以上（包括 1.0g）的每个供试品容器中含 10μm 及 10μm 以上的微粒不得过 6000 粒，含 25μm 及 25μm 以上的微粒不得过 600 粒。

结晶性、酸度、细菌内毒素与无菌　照头孢硫脒项下的方法检查，均应符合规定。

其他　应符合注射剂项下有关的各项规定（通则 0102）。

【含量测定】　照高效液相色谱法（通则 0512）测定。

供试品溶液　取装量差异项下的内容物，精密称取适量，加水溶解并定量稀释制成每 1ml 中约含头孢硫脒 0.1mg 的溶液。

对照品溶液、系统适用性溶液、色谱条件、系统适用性要求与测定法　见头孢硫脒含量测定项下。

【类别】　同头孢硫脒。

【规格】　（1）0.5g　（2）1.0g　（3）2.0g

【贮藏】　密闭，在冷暗干燥处保存。

头孢噻吩钠

Toubaosaifenna

Cefalotin Sodium

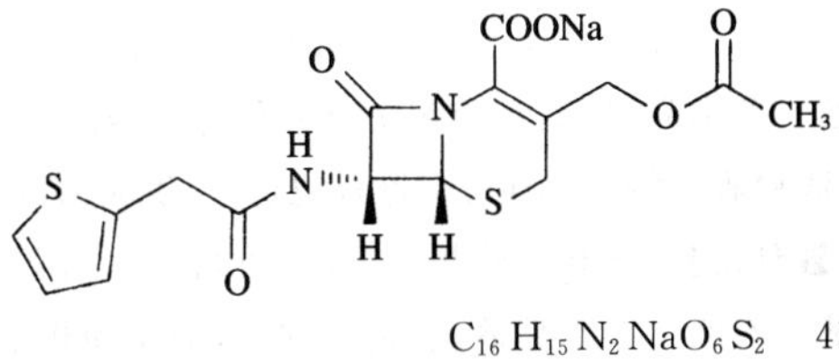

$C_{16}H_{15}N_2NaO_6S_2$　418.43

本品为（6*R*，7*R*）-3-[（乙酰氧基）甲基]-7-[2-（2-噻吩基）乙酰氨基]-8-氧代-5-硫杂-1-氮杂双环[4.2.0]辛-2-烯-2-甲酸钠盐。按无水物计算，含头孢噻吩（$C_{16}H_{16}N_2O_6S_2$）不得少于 90.0%。

【性状】　本品为白色或类白色的结晶性粉末；几乎无臭。

本品在水中易溶，在乙醇中微溶，在乙醚中不溶。

比旋度　取本品，精密称定，加水溶解并定量稀释制成每 1ml 中约含 30mg 的溶液，依法测定（通则 0621），比旋度为 +124°至 +134°。

【鉴别】　（1）在含量测定项下记录的色谱图中，供试品溶液主峰的保留时间应与对照品溶液主峰的保留时间一致。

（2）本品的红外光吸收图谱应与对照的图谱（光谱集 129 图）一致。

（3）本品显钠盐鉴别（1）的反应（通则 0301）。

【检查】　**酸度**　取本品，加水制成每 1ml 中含 0.1g 的溶液，依法测定（通则 0631），pH 值应为 4.5～7.0。

溶液的澄清度与颜色　取本品 5 份，各 0.60g，分别加水 5ml 溶解后，溶液应澄清无色；如显浑浊，与 1 号浊度标准液（通则 0902 第一法）比较，均不得更浓；如显色，与黄色或黄绿色 4 号标准比色液（通则 0901 第一法）比较，均不得更深。

吸光度　取本品，加水溶解并定量稀释制成每 1ml 中含 20μg 的溶液，照紫外-可见分光光度法（通则 0401），在 237nm 的波长处测定，其吸光度为 0.65～0.72。

有关物质　照高效液相色谱法（通则 0512）测定。临用新制。

供试品溶液　取本品约 75mg，置 25ml 量瓶中，加水溶解并稀释至刻度，摇匀。

对照溶液　精密量取供试品溶液 1ml，置 100ml 量瓶中，用水稀释至刻度，摇匀。

杂质 A 对照品贮备液　取杂质 A 对照品适量，加少量乙腈使溶解，再用水稀释制成每 1ml 中约含 0.3mg 的溶液。

系统适用性溶液　取供试品溶液 1ml，加盐酸溶液（1→4）1ml，水 8ml，摇匀，置 60℃的水浴中加热约 12 分钟，立即放入冰浴中冷却，加杂质 A 对照品贮备液 1ml，混匀。

灵敏度溶液　精密量取对照溶液适量，用水定量稀释制成每 1ml 中约含 1.5μg 的溶液。

色谱条件　用十八烷基硅烷键合硅胶为填充剂；以磷酸盐缓冲液（pH 2.3）（取磷酸氢二钾 1.742g，加水溶解并稀释至 1000ml，用磷酸调节 pH 值至 2.3）-乙腈（970：30）为流动相 A，以磷酸盐缓冲液（pH 2.3）-乙腈（600：400）为流动相 B，流速为每分钟 1.0ml，按下表进行线性梯度洗脱；柱温为 40℃；检测波长为 220nm；进样体积 20μl。

时间（分钟）	流动相 A（%）	流动相 B（%）
0	100	0
30	0	100
35	0	100
36	100	0
41	100	0

系统适用性要求　系统适用性溶液色谱图中，头孢噻吩峰的保留时间约为 26 分钟，杂质 C、杂质 B 和杂质 D 的相对保留时间分别约为 0.2、0.7 和 0.9，杂质 A 峰与头孢噻吩峰之间的分离度应不小于 2.0。灵敏度溶液色谱图中，主峰峰高

的信噪比应大于10。

测定法　精密量取供试品溶液与对照溶液，分别注入液相色谱仪，记录色谱图。

限度　供试品溶液色谱图中如有杂质峰，杂质B峰面积不得大于对照溶液主峰面积(1.0%)，杂质D峰面积不得大于对照溶液主峰面积的0.5倍(0.5%)，其他单个杂质峰面积不得大于对照溶液主峰面积的0.25倍(0.25%)，各杂质峰面积的和不得大于对照溶液主峰面积的3倍(3.0%)，小于灵敏度溶液主峰面积的峰忽略不计。

头孢噻吩3-位异构体　照高效液相色谱法(通则0512)测定。

供试品溶液　取本品适量，加水溶解并稀释制成每1ml中约含0.3mg的溶液。

系统适用性溶液　取头孢噻吩对照品和头孢噻吩3-位异构体对照品各适量，置同一量瓶中，先加少量甲醇使溶解，再用水稀释制成每1ml中各约含6μg的溶液。

灵敏度溶液　精密量取系统适用性溶液适量，用水定量稀释制成每1ml中各约含0.6μg的溶液。

色谱条件　用苯己基三键键合亚乙基桥杂化颗粒为填充剂；以0.05mol/L甲酸铵溶液(用甲酸调节pH值至3.0)-乙腈-甲醇(85：9：6)为流动相；柱温为35℃；检测波长为254nm；进样体积5μl。

系统适用性要求　系统适用性溶液色谱图中，头孢噻吩与头孢噻吩3-位异构体依次洗脱，头孢噻吩峰与头孢噻吩3-位异构体峰之间的分离度应符合要求。灵敏度溶液色谱图中，头孢噻吩峰高的信噪比应大于10。

测定法　精密量取供试品溶液，注入液相色谱仪，记录色谱图。

限度　供试品溶液色谱图中，头孢噻吩3-位异构体峰面积不得大于头孢噻吩峰面积的0.5%。

头孢噻吩聚合物　照分子排阻色谱法(通则0514)测定。临用新制。

供试品溶液　取本品约0.2g，精密称定，置10ml量瓶中，加水溶解并稀释至刻度，摇匀。

对照溶液　取头孢噻吩对照品约25mg，精密称定，加水溶解并定量稀释制成每1ml中约含25μg的溶液。

系统适用性溶液　取蓝色葡聚糖2000适量，加水溶解并稀释制成每1ml中约含0.1mg的溶液。

色谱条件　用葡聚糖凝胶G-10(40～120μm)为填充剂，玻璃柱内径1.0～1.4cm，柱长30～40cm。以pH 7.0的0.02mol/L磷酸盐缓冲液[0.02mol/L磷酸氢二钠溶液-0.02mol/L磷酸二氢钠溶液(61：39)]为流动相A，以水为流动相B，流速约为每分钟1.0ml；检测波长为254nm；进样体积100～200μl。

系统适用性要求　系统适用性溶液分别在以流动相A与流动相B为流动相记录的色谱图中，按蓝色葡聚糖2000峰计算，理论板数均不低于400，拖尾因子均应小于2.0，蓝色葡聚糖2000的保留时间的比值应在0.93～1.07之间。对照溶液色谱图中主峰与供试品溶液色谱图中聚合物峰，与相应色谱系统中蓝色葡聚糖2000峰的保留时间的比值均应在0.93～1.07之间。以流动相B为流动相，精密量取对照溶液连续进样5次，峰面积的相对标准偏差应不大于5.0%。

测定法　以流动相A为流动相，精密量取供试品溶液注入液相色谱仪，记录色谱图；以流动相B为流动相，精密量取对照溶液注入液相色谱仪，记录色谱图。

限度　按外标法以头孢噻吩峰面积计算，含头孢噻吩聚合物的量不得过0.10%。

残留溶剂　照残留溶剂测定法(通则0861第二法)测定。

内标溶液　取丁酮适量，用二甲基亚砜溶解并稀释制成每1ml中约含0.2mg的溶液。

供试品溶液　取本品约0.1g，精密称定，置20ml顶空瓶中，精密加入内标溶液1ml使溶解，密封。

对照品溶液　取乙醇和丙酮各适量，精密称定，用内标溶液定量稀释制成每1ml中各约含0.5mg的混合溶液，精密量取1ml，置20ml顶空瓶中，密封。

色谱条件　以100%的聚乙二醇(或极性相近)为固定液的毛细管柱为色谱柱；起始温度为50℃，维持10分钟，以每分钟30℃的速率升温至150℃，维持0.5分钟，再以每分钟50℃的速率升温至210℃，维持3分钟；检测器温度为250℃；进样口温度为200℃；顶空瓶平衡温度为70℃，平衡时间为30分钟。

系统适用性要求　对照品溶液色谱图中，各色谱峰之间的分离度均应符合要求。

测定法　取供试品溶液与对照品溶液分别顶空进样，记录色谱图。

限度　按内标法以峰面积计算，乙醇与丙酮的残留量均应符合规定。

2-乙基己酸　取本品适量，依法测定(通则0873)，不得过0.5%(采用2-乙基己酸钠成盐工艺的产品)。

水分　取本品，照水分测定法(通则0832第一法1)测定，含水分不得过1.0%。

可见异物　取本品5份，每份各1.0g，加微粒检查用水溶解后，依法检查(通则0904)，应符合规定。(供无菌分装用)

不溶性微粒　取本品，加微粒检查用水制成每1ml中含50mg的溶液，依法检查(通则0903)，每1g样品中含10μm及10μm以上的微粒不得过6000个，含25μm及25μm以上的微粒不得过600个。(供无菌分装用)

细菌内毒素　取本品，依法检查(通则1143)，每1mg头孢噻吩中含内毒素的量应小于0.10EU。(供注射用)

无菌　取本品，用适宜溶剂溶解并稀释后，经薄膜过滤法处理，依法检查(通则1101)，应符合规定。(供无菌分装用)

【含量测定】　照高效液相色谱法(通则0512)测定。

供试品溶液　取本品适量，精密称定，加流动相溶解并定量稀释制成每1ml中约含头孢噻吩1mg的溶液。

对照品溶液　取头孢噻吩对照品适量，精密称定，加流动相溶解并定量稀释制成每1ml中约含头孢噻吩1mg的溶液。

系统适用性溶液　取对照品溶液 5ml，于 90℃水浴放置 10 分钟，使生成去乙酰头孢噻吩，放冷。

色谱条件　用十八烷基硅烷键合硅胶为填充剂；以醋酸盐缓冲液（取醋酸钠 21.5g，加水溶解并稀释成 1000ml，并用冰醋酸调节 pH 值至 5.9±0.1）-乙腈-乙醇（790∶150∶70）为流动相；柱温为 40℃；检测波长为 254nm；进样体积 10μl。

系统适用性要求　系统适用性溶液色谱图中，头孢噻吩峰与去乙酰头孢噻吩峰之间的分离度应大于 9.0，头孢噻吩峰的拖尾因子不大于 1.8。

测定法　精密量取供试品溶液与对照品溶液，分别注入液相色谱仪，记录色谱图。按外标法以峰面积计算供试品中 $C_{16}H_{16}N_2O_6S_2$ 的含量。

【类别】　β-内酰胺类抗生素，头孢菌素类。

【贮藏】　严封，在凉暗干燥处保存。

【制剂】　注射用头孢噻吩钠

附：

杂质 A

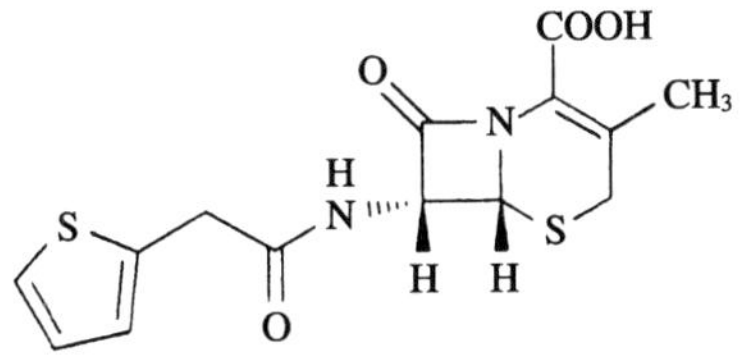

$C_{14}H_{14}N_2O_4S_2$　338.41

（6*R*，7*R*）-3-甲基-8-氧代-7-[（2-噻吩基乙酰基）氨基]-5-硫杂-1-氮杂双环[4.2.0]辛-2-烯-2-羧酸

杂质 B

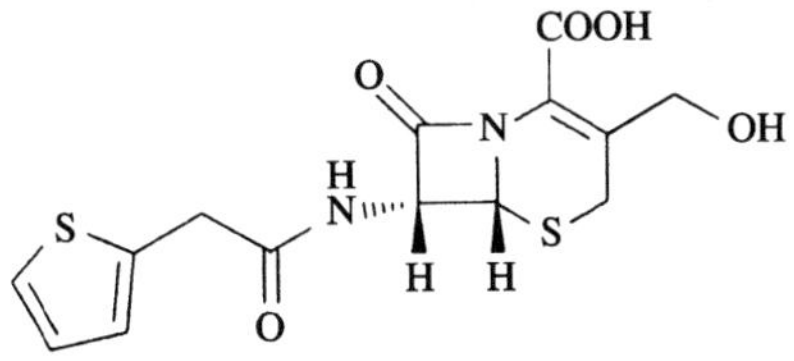

$C_{14}H_{14}N_2O_5S_2$　354.41

（6*R*，7*R*）-3-羟甲基-8-氧代-7-[（2-噻吩基乙酰基）氨基]-5-硫杂-1-氮杂双环[4.2.0]辛-2-烯-2-羧酸

杂质 C

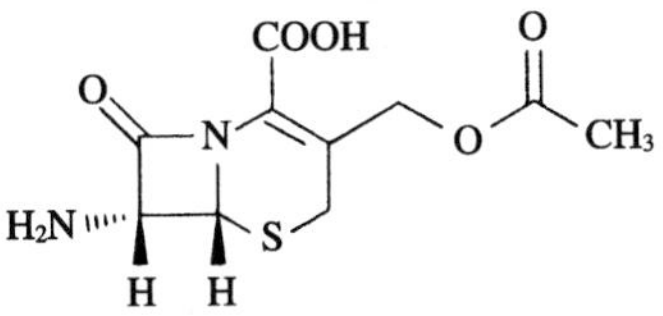

$C_{10}H_{12}N_2O_5S$　272.28

（6*R*，7*R*）-3-[（乙酰氧基）甲基]-7-氨基-8-氧代-5-硫杂-1-氮杂双环[4.2.0]辛-2-烯-2-羧酸

杂质 D

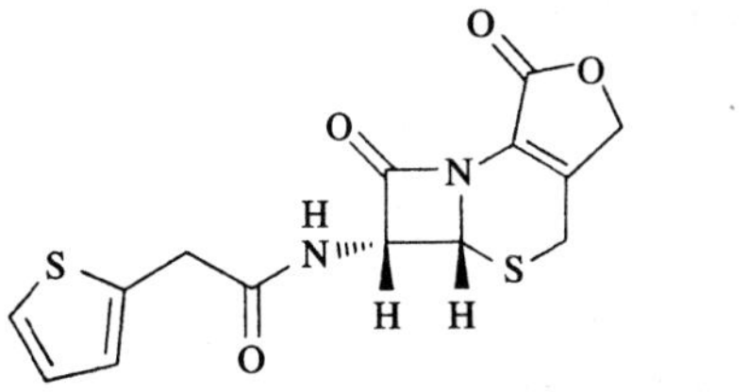

$C_{14}H_{12}N_2O_4S_2$　336.40

（5*aR*，6*R*）-6-[（2-噻吩基乙酰基）氨基]-5*a*，6-二氢-3*H*，7*H*-氮杂环丁二烯并[2，1-*b*]呋喃并[3，4-*d*][1，3]噻嗪-1，7（4*H*）-二酮

头孢噻吩 3-位异构体

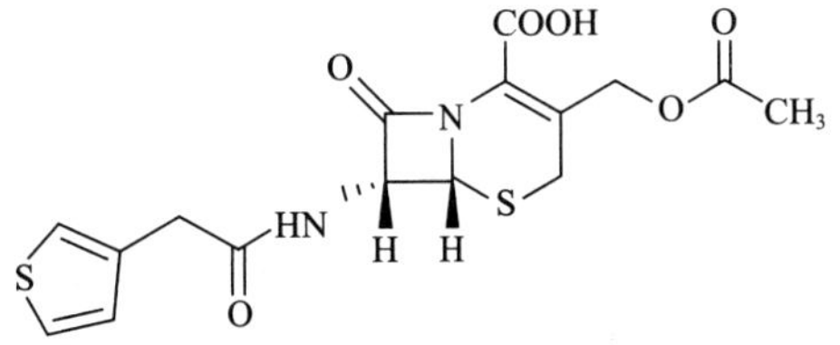

$C_{16}H_{16}N_2O_6S_2$　396.45

（6*R*，7*R*）-3-[（乙酰氧基）甲基-7-[2-（3-噻吩基）乙酰氨基]-8-氧代-5-硫杂-1-氮杂双环[4.2.0]辛-2-烯-2-羧酸

注射用头孢噻吩钠

Zhusheyong Toubaosaifenna

Cefalotin Sodium for Injection

本品为头孢噻吩钠的无菌粉末。按无水物计算，含头孢噻吩（$C_{16}H_{16}N_2O_6S_2$）不得少于 90.0%；按平均装量计算，含头孢噻吩（$C_{16}H_{16}N_2O_6S_2$）应为标示量的 95.0%～105.0%。

【性状】　本品为白色或类白色的结晶性粉末。

【鉴别】　取本品，照头孢噻吩钠项下的鉴别项试验，显相同的结果。

【检查】　**溶液的澄清度与颜色**　取本品 5 瓶，按标示量分别加水制成每 1ml 中含 0.1g 的溶液，溶液应澄清无色；如显浑浊，与 1 号浊度标准液（通则 0902 第一法）比较，均不得更浓；如显色，与黄色或黄绿色 5 号标准比色液（通则 0901 第一法）比较，均不得更深。

不溶性微粒　取本品，按标示量加微粒检查用水制成每 1ml 中含 50mg 的溶液，依法检查（通则 0903），标示量为 1.0g 以下的折算为每 1g 样品中含 10μm 及 10μm 以上的微粒不得过 6000 个，含 25μm 及 25μm 以上的微粒不得过 600 个。标示量为 1.0g 的每个供试品容器中含 10μm 及 10μm 以上的微粒不得过 6000 个，含 25μm 及 25μm 以上的微粒不得过 600 个。

有关物质　照高效液相色谱法（通则 0512）测定。临用新制。

供试品溶液　取本品约 75mg，置 25ml 量瓶中，加水溶解并稀释至刻度，摇匀。

对照溶液　精密量取供试品溶液1ml，置100ml量瓶中，用水稀释至刻度，摇匀。

灵敏度溶液　精密量取对照溶液适量，用水定量稀释制成每1ml中约含1.5μg的溶液。

杂质A对照品贮备液、系统适用性溶液、色谱条件、系统适用性要求、测定法与限度　见头孢噻吩钠有关物质项下。

头孢噻吩3-位异构体　照高效液相色谱法（通则0512）测定。

供试品溶液　取本品适量，加水溶解并稀释制成每1ml中约含0.3mg的溶液。

系统适用性溶液、灵敏度溶液、色谱条件、系统适用性要求、测定法与限度　见头孢噻吩钠中头孢噻吩3-位异构体项下。

头孢噻吩聚合物　照分子排阻色谱法（通则0514）测定。临用新制。

供试品溶液　取本品约0.2g，精密称定，置10ml量瓶中，加水溶解并稀释至刻度，摇匀。

对照溶液、系统适用性溶液、色谱条件、系统适用性要求、测定法与限度　见头孢噻吩钠中头孢噻吩聚合物项下。

酸度、水分、细菌内毒素与无菌　照头孢噻吩钠项下的方法检查，均应符合规定。

其他　除装量差异不得超过±7.0%外，应符合注射剂项下有关的各项规定（通则0102）。

【含量测定】　照高效液相色谱法（通则0512）测定。

供试品溶液　取装量差异项下的内容物，精密称取适量，加流动相溶解并定量稀释制成每1ml中约含头孢噻吩1mg的溶液。

对照品溶液、系统适用性溶液、色谱条件、系统适用性要求与测定法　见头孢噻吩钠含量测定项下。

【类别】　同头孢噻吩钠。

【规格】　按$C_{16}H_{16}N_2O_6S_2$计　(1)0.5g　(2)1.0g

【贮藏】　密闭，在凉暗干燥处保存。

头孢噻肟钠

Toubaosaiwona

Cefotaxime Sodium

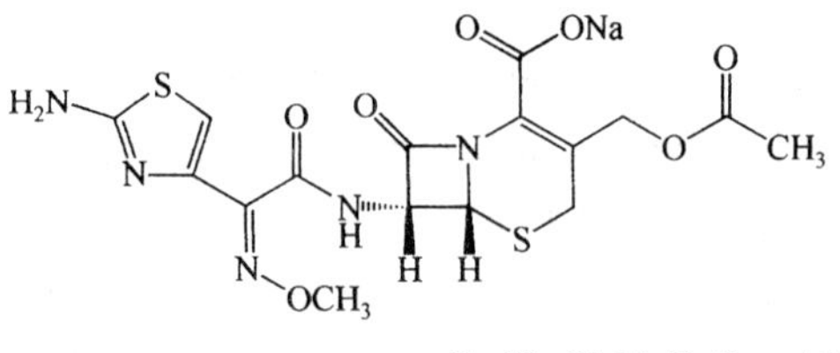

$C_{16}H_{16}N_5NaO_7S_2$　477.45

本品为(6*R*,7*R*)-3-[(乙酰氧基)甲基]-7-[2-(2-氨基噻唑-4-基)-2-(甲氧亚氨基)乙酰氨基]-8-氧代-5-硫杂-1-氮杂双环[4.2.0]辛-2-烯-2-甲酸钠盐。按无水物计算，含头孢噻肟($C_{16}H_{17}N_5O_7S_2$)不得少于90.0%。

【性状】　本品为白色至微黄色结晶或粉末；无臭或微有特殊臭。

本品在水中易溶，在乙醇中微溶。

比旋度　取本品，精密称定，加水溶解并定量稀释制成每1ml中约含10mg的溶液，依法测定（通则0621），比旋度为+58°至+64°。

吸收系数　取本品约20mg，精密称定，加水溶解并定量稀释制成每1ml中约含20μg的溶液，照紫外-可见分光光度法（通则0401），在235nm的波长处测定吸光度，吸收系数($E_{1cm}^{1\%}$)为360～390。

【鉴别】　(1)在含量测定项下记录的色谱图中，供试品溶液主峰的保留时间应与对照品溶液主峰的保留时间一致。

(2)本品的红外光吸收图谱应与对照的图谱（光谱集130图）一致。

(3)本品显钠盐鉴别(1)的反应（通则0301）。

【检查】　酸度　取本品，加水制成每1ml中约含0.1g的溶液，依法测定（通则0631），pH值应为4.5～6.5。

溶液的澄清度　取本品5份，各1.0g，分别加水10ml溶解后，溶液应澄清；如显浑浊，与1号浊度标准液（通则0902第一法）比较，均不得更浓。取上述溶液10ml，加冰醋酸1ml，摇匀，立即检查，溶液应澄清；如显浑浊，与1号浊度标准液（通则0902第一法）比较，均不得更浓。

溶液的颜色　取本品5份，各1.0g，分别加水10ml溶解后，溶液应无色；如显色，与黄色或黄绿色或橙黄色6号标准比色液（通则0901第一法）比较，均不得更深。

有关物质　照高效液相色谱法（通则0512）测定。临用新制。

供试品溶液　取本品适量，精密称定，加流动相A溶解并定量稀释制成每1ml中含1mg的溶液。

对照溶液　精密量取供试品溶液1ml，用流动相A定量稀释制成每1ml含10μg的溶液。

系统适用性溶液　取头孢噻肟系统适用性对照品适量，加流动相溶解并稀释制成每1ml中约含1mg的溶液。

色谱条件　用十八烷基硅烷键合硅胶为填充剂；流动相A为0.05mol/L磷酸盐缓冲液（取7.1g无水磷酸氢二钠至1000ml量瓶中，加水溶解并稀释至刻度，用磷酸调节pH值至6.25）-甲醇（86：14），流动相B为0.05mol/L磷酸盐缓冲液（pH 6.25）-甲醇（60：40），先以流动相A-流动相B（95：5）等度洗脱，待头孢噻肟洗脱完毕后立即按下表进行线性梯度洗脱；检测波长为235nm；进样体积10μl。

时间(分钟)	流动相A(%)	流动相B(%)
0	95	5
2	75	25
8	75	25
23	0	100
28	0	100
33	95	5
43	95	5

系统适用性要求　系统适用性溶液色谱图应与标准图谱一致。

测定法　精密量取供试品溶液与对照溶液，分别注入液相色谱仪，记录色谱图。

限度　供试品溶液色谱图中如有杂质峰，单个杂质峰面积不得大于对照溶液主峰面积(1.0%)，各杂质峰面积的和不得大于对照溶液主峰面积的 3 倍(3.0%)，小于对照溶液主峰面积 0.05 倍的峰忽略不计。

头孢噻肟聚合物　照分子排阻色谱法(通则 0514)测定。临用新制。

供试品溶液　取本品约 0.2g，精密称定，置 10ml 量瓶中，加水溶解并稀释至刻度，摇匀。

对照溶液　取头孢噻肟对照品约 25mg，精密称定，加水溶解并定量稀释制成每 1ml 中约含 0.1mg 的溶液。

系统适用性溶液(1)　取蓝色葡聚糖 2000 适量，加水溶解并稀释制成每 1ml 中约含 1mg 的溶液。

系统适用性溶液(2)　取头孢噻肟钠约 0.2g 置 10ml 量瓶中，用系统适用性溶液(1)溶解并稀释至刻度，摇匀。

色谱条件　用葡聚糖凝胶 G-10(40～120μm)为填充剂，玻璃柱内径 1.0～1.4cm，柱长 30～40cm。以 pH 7.0 的 0.1mol/L 磷酸盐缓冲液[0.1mol/L 磷酸氢二钠溶液-0.1mol/L 磷酸二氢钠溶液(61∶39)]为流动相 A，以水为流动相 B，流速约为每分钟 1.5ml；检测波长为 254nm；进样体积 100～200μl。

系统适用性要求　系统适用性溶液(1)分别在以流动相 A 与流动相 B 为流动相记录的色谱图中，按蓝色葡聚糖 2000 峰计算，理论板数均不低于 500，拖尾因子均应小于 2.0，蓝色葡聚糖 2000 的保留时间的比值应在 0.93～1.07 之间。系统适用性溶液(2)在以流动相 A 为流动相记录的色谱图中，高聚体的峰高与单体和高聚体之间的谷高比应大于 2.0。对照溶液色谱图中主峰和供试品溶液色谱图中聚合物峰与相应色谱系统中蓝色葡聚糖 2000 峰的保留时间的比值均应在 0.93～1.07 之间。以流动相 B 为流动相，精密量取对照溶液连续进样 5 次，峰面积的相对标准偏差应不大于 5.0%。

测定法　以流动相 A 为流动相，精密量取供试品溶液注入液相色谱仪，记录色谱图；以流动相 B 为流动相，精密量取对照溶液注入液相色谱仪，记录色谱图。

限度　按外标法以头孢噻肟峰面积计算，含头孢噻肟聚合物的量不得过 0.5%。

残留溶剂　照残留溶剂测定法(通则 0861 第一法)测定。

内标溶液　称取丁酮适量，用水溶解并稀释成每 1ml 中约含 0.2mg 的溶液。

供试品贮备溶液　取本品约 1.0g，精密称定，置 10ml 量瓶中，加内标溶液溶解并稀释至刻度。

供试品溶液　精密量取供试品贮备溶液和内标溶液各 1ml 置同一顶空瓶中，密封。

对照品溶液　取各溶剂适量，精密称定，用内标溶液定量稀释制成每 1ml 中含甲醇 0.3mg，乙醇、丙酮、异丙醇、乙酸乙酯各 0.5mg，二氯甲烷 60μg 与四氢呋喃 70μg 的混合溶液，精密量取混合溶液和供试品贮备溶液各 1.0ml 置同一顶空瓶中，密封。

色谱条件　以 100%的二甲基聚硅氧烷(或极性相近)为固定液的毛细管柱为色谱柱，柱温为 40℃；检测器温度为 250℃；进样口温度为 200℃；载气为氮气或氦气，顶空瓶平衡温度为 70℃，平衡时间为 30 分钟。

系统适用性要求　对照品溶液色谱图中，各峰之间的分离度均应符合要求。

测定法　取供试品溶液和对照品溶液分别顶空进样，记录色谱图。

限度　按标准加入法以峰面积计算。甲醇、乙醇、丙酮、异丙醇、乙酸乙酯、二氯甲烷与四氢呋喃的残留量均应符合规定。

水分　取本品，照水分测定法(通则 0832 第一法 1)测定，含水分不得过 3.0%。

可见异物　取本品 5 份，每份各 2.0g，加微粒检查用水溶解，依法检查(通则 0904)，应符合规定。(供无菌分装用)

不溶性微粒　取本品，加微粒检查用水制成每 1ml 中含 50mg 的溶液，依法检查(通则 0903)，每 1.0g 样品中，含 10μm 及 10μm 以上的微粒不得过 6000 粒，含 25μm 及 25μm 以上的微粒不得过 600 粒。(供无菌分装用)

细菌内毒素　取本品，依法检查(通则 1143)，每 1mg 头孢噻肟中含内毒素的量应小于 0.050EU。(供注射用)

无菌　取本品，用适宜溶剂溶解并稀释后，经薄膜过滤法处理，依法检查(通则 1101)，应符合规定。(供无菌分装用)

【含量测定】　照高效液相色谱法(通则 0512)测定。

供试品溶液　取本品适量，精密称定，加流动相溶解并定量稀释制成每 1ml 中约含头孢噻肟 1mg 的溶液。

对照品溶液　取头孢噻肟对照品适量，精密称定，加流动相溶解并定量稀释制成每 1ml 中约含头孢噻肟 1mg 的溶液。

色谱条件　用十八烷基硅烷键合硅胶为填充剂；以 0.05mol/L 磷酸盐缓冲液(取 7.1g 无水磷酸氢二钠至 1000ml 量瓶中，加水溶解并稀释至刻度，用磷酸调节 pH 值至 6.25)-甲醇(85∶15)为流动相；检测波长为 235nm；进样体积 10μl。

系统适用性溶液与系统适用性要求　见有关物质项下。

测定法　精密量取供试品溶液与对照品溶液，分别注入液相色谱仪，记录色谱图。按外标法以峰面积计算供试品中 $C_{16}H_{17}N_5O_7S_2$ 的含量。

【类别】　β-内酰胺类抗生素，头孢菌素类。

【贮藏】　严封，在凉暗干燥处保存。

【制剂】　注射用头孢噻肟钠

注射用头孢噻肟钠

Zhusheyong Toubaosaiwona

Cefotaxime Sodium for Injection

本品为头孢噻肟钠的无菌粉末。按无水物计算，含头孢噻肟($C_{16}H_{17}N_5O_7S_2$)不得少于 90%，按平均装量计算，含头孢噻肟($C_{16}H_{17}N_5O_7S_2$)应为标示量的 93.0%～107.0%。

【性状】 本品为白色至微黄色结晶或粉末。

【鉴别】 照头孢噻肟钠项下的鉴别(1)、(3)项试验，显相同的结果。

【检查】 **溶液的澄清度** 取本品 5 瓶，按标示量分别加水制成每 1ml 中约含 0.1g 的溶液，溶液应澄清；如显浑浊，与 1 号浊度标准液(通则 0902 第一法)比较，不得更浓。取上述溶液 10ml，加冰醋酸 1ml，摇匀，立即检查，溶液应澄清；如显浑浊，与 1 号浊度标准液(通则 0902 第一法)比较，均不得更浓。

溶液的颜色 取本品 5 瓶，按标示量分别加水制成每 1ml 中约含 0.1g 的溶液，溶液应无色；如显色，与黄色或黄绿色或橙黄色 7 号标准比色液(通则 0901 第一法)比较，均不得更深。

有关物质 照高效液相色谱法(通则 0512)测定。临用新制。

供试品溶液 取装量差异项下的内容物适量，精密称定，加流动相 A 溶解并定量稀释制成每 1ml 中含 1mg 的溶液。

对照溶液 精密量取供试品溶液 1ml，用流动相 A 定量稀释制成每 1ml 中含 10μg 的溶液。

系统适用性溶液、色谱条件、系统适用性要求与测定法 见头孢噻肟钠有关物质项下。

限度 供试品溶液色谱图中如有杂质峰，单个杂质峰面积不得大于对照溶液主峰面积的 3 倍(3.0%)，各杂质峰面积的和不得大于对照溶液主峰面积的 5 倍(5.0%)，小于对照溶液主峰面积 0.05 倍的峰忽略不计。

头孢噻肟聚合物 照分子排阻色谱法(通则 0514)测定。临用新制。

供试品溶液 取装量差异项下的内容物约 0.2g，精密称定，置 10ml 量瓶中，加水溶解并稀释至刻度，摇匀。

对照溶液、系统适用性溶液(1)、系统适用性溶液(2)、色谱条件、系统适用性要求与测定法 见头孢噻肟钠中头孢噻肟聚合物项下。

限度 按外标法以头孢噻肟峰面积计算，含头孢噻肟聚合物的量不得过标示量的 1.0%。

不溶性微粒 取本品，按标示量加微粒检查用水制成每 1ml 中含 50mg 的溶液，依法检查(通则 0903)，标示量为 1.0g 以下的折算为每 1g 样品中含 10μm 及 10μm 以上的微粒不得过 6000 粒，含 25μm 及 25μm 以上的微粒不得过 600 粒；标示量为 1.0g 以上(包括 1.0g)每个供试品容器中含 10μm 及 10μm 以上的微粒不得过 6000 粒，含 25μm 及 25μm 以上的微粒不得过 600 粒。

酸度、水分、细菌内毒素与无菌 照头孢噻肟钠项下的方法检查，均应符合规定。

其他 应符合注射剂项下有关的各项规定(通则 0102)。

【含量测定】 照高效液相色谱法(通则 0512)测定。

供试品溶液 取装量差异项下的内容物适量，精密称定，加流动相溶解并定量稀释制成每 1ml 中约含头孢噻肟 1mg 的溶液。

对照品溶液、系统适用性溶液、色谱条件、系统适用性要求与测定法 见头孢噻肟钠含量测定项下。

【类别】 同头孢噻肟钠。

【规格】 按 $C_{16}H_{17}N_5O_7S_2$ 计 (1)0.5g (2)1.0g (3)2.0g

【贮藏】 密闭，在凉暗干燥处保存。

司可巴比妥钠

Sikebabituona

Secobarbital Sodium

$C_{12}H_{17}N_2NaO_3$　260.27

本品为 5-(1-甲基丁基)-5-(2-丙烯基)-2,4,6-(1*H*,3*H*,5*H*)-嘧啶三酮的钠盐。按干燥品计算，含 $C_{12}H_{17}N_2NaO_3$ 不得少于 98.5%。

【性状】 本品为白色粉末；无臭；有引湿性。

本品在水中极易溶解，在乙醇中溶解，在乙醚中不溶。

【鉴别】 (1)取本品 1g，加水 100ml 溶解后，加稀醋酸 5ml 强力搅拌，再加水 200ml，加热煮沸使溶解成澄清溶液(液面无油状物)，放冷，静置待析出结晶，滤过，结晶在 70℃干燥后，依法测定(通则 0612 第一法)，熔点约为 97℃。

(2)取本品 0.1g，加水 10ml 溶解后，加碘试液 2ml，所显棕黄色在 5 分钟内消失。

(3)本品的红外光吸收图谱应与对照的图谱(光谱集 137 图)一致。

(4)本品显丙二酰脲类的鉴别反应(通则 0301)。

【检查】 **溶液的澄清度** 取本品 1.0g，加水 10ml 溶解后，溶液应澄清。

中性或碱性物质 取本品 1.0g，照苯巴比妥项下的方法检查，应符合规定。

干燥失重 取本品，在 105℃干燥至恒重，减失重量不得过 3.0%(通则 0831)。

重金属 取本品 1.0g，依法检查（通则 0821 第三法），含重金属不得过百万分之二十。

【含量测定】 取本品约 0.1g，精密称定，置 250ml 碘瓶中，加水 10ml，振摇使溶解，精密加溴滴定液（0.05mol/L）25ml，再加盐酸 5ml，立即密塞并振摇 1 分钟，在暗处静置 15 分钟后，注意微开瓶塞，加碘化钾试液 10ml，立即密塞，摇匀后，用硫代硫酸钠滴定液（0.1mol/L）滴定，至近终点时，加淀粉指示液，继续滴定至蓝色消失，并将滴定的结果用空白试验校正。每 1ml 溴滴定液（0.05mol/L）相当于 13.01mg 的 $C_{12}H_{17}N_2NaO_3$。

【类别】 催眠药。

【贮藏】 密封保存。

【制剂】 司可巴比妥钠胶囊

司可巴比妥钠胶囊

Sikebabituona Jiaonang

Secobarbital Sodium Capsules

本品含司可巴比妥钠（$C_{12}H_{17}N_2NaO_3$）应为标示量的 90.0%～110.0%。

【鉴别】 （1）本品的内容物显丙二酰脲类的鉴别反应（通则 0301）。

（2）本品的内容物炽灼后，残渣显钠盐的鉴别反应（通则 0301）。

【检查】 应符合胶囊剂项下有关的各项规定（通则 0103）。

【含量测定】 取装量差异项下的内容物，混合均匀，精密称取适量（约相当于司可巴比妥钠 0.1g），照司可巴比妥钠项下的方法测定。每 1ml 溴滴定液（0.05mol/L）相当于 13.01mg 的 $C_{12}H_{17}N_2NaO_3$。

【类别】 同司可巴比妥钠。

【规格】 0.1g

【贮藏】 密封，在干燥处保存。

司他夫定

Sitafuding

Stavudine

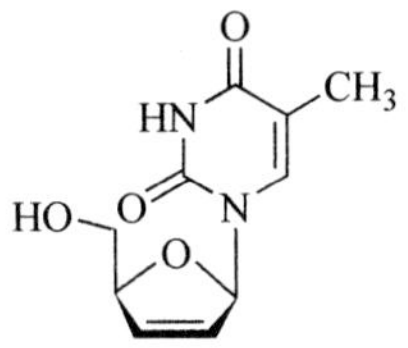

$C_{10}H_{12}N_2O_4$ 224.21

本品为 1-(2,3-二脱氧-β-D-甘油基-戊基-2-烯呋喃糖基）胸腺嘧啶。按无水物计算，含 $C_{10}H_{12}N_2O_4$ 应为 98.0%～102.0%。

【性状】 本品为白色或类白色结晶性粉末。

本品在水中溶解，在乙醇或乙腈中略溶，在正己烷中几乎不溶。

比旋度 取本品，精密称定，加水溶解并定量稀释制成每 1ml 中含 10mg 的溶液，依法测定（通则 0621）。比旋度为 −39.5°至 −45.9°。

【鉴别】 （1）在有关物质项下记录的色谱图中，供试品溶液主峰的保留时间应与司他夫定系统适用性溶液中司他夫定峰的保留时间一致。

（2）在含量测定项下记录的色谱图中，供试品溶液主峰的保留时间应与对照品溶液主峰的保留时间一致。

（3）取本品，加水溶解并稀释制成每 1ml 中约含 10μg 的溶液，照紫外-可见分光光度法（通则 0401）测定，在 266nm 的波长处有最大吸收，在 235nm 的波长处有最小吸收。

（4）本品的红外光吸收图谱应与对照品的图谱一致（通则 0402）；如不一致，取本品与对照品用无水乙醇重结晶后测定。

以上（1）、（2）两项可选做一项。

【检查】 有关物质 照高效液相色谱法（通则 0512）测定。临用新制。

供试品溶液 取本品，加水溶解并稀释制成每 1ml 中约含 0.5mg 的溶液。

对照品贮备液 取杂质Ⅰ对照品，精密称定，加水溶解并定量稀释制成每 1ml 中约含 0.25mg 的溶液。

对照溶液 精密量取供试品溶液 1ml 与对照品贮备液 2ml，置同一 200ml 量瓶中，用水稀释至刻度，摇匀。

系统适用性溶液 取司他夫定系统适用性试验混合对照品适量，加水溶解并稀释制成每 1ml 中约含 0.5mg 的溶液（溶液中含杂质Ⅰ、杂质Ⅲ、杂质Ⅳ、司他夫定与杂质Ⅱ）。

色谱条件 用十八烷基硅烷键合硅胶为填充剂；以乙腈-0.01mol/L 醋酸铵溶液（3.5：96.5）为流动相 A，乙腈-0.01mol/L 醋酸铵溶液（25：75）为流动相 B，按下表进行梯度洗脱；检测波长为 254nm；进样体积 10μl。

时间（分钟）	流动相 A（%）	流动相 B（%）
0	100	0
10	100	0
20	0	100
30	0	100
35	100	0
40	100	0

系统适用性要求 系统适用性溶液色谱图中，调节流速使司他夫定主峰的保留时间在 8.5～12.5 分钟，杂质Ⅰ峰的相对保留时间约为 0.28，杂质Ⅲ峰的相对保留时间约为 0.5，杂质Ⅲ峰与杂质Ⅳ峰的分离度应不小于 1.15，司他夫定峰与杂质Ⅱ峰的分离度应不小于 1.0。

测定法 精密量取供试品溶液与对照溶液，分别注入液

相色谱仪，记录色谱图。

限度 供试品溶液色谱图中如显杂质峰，胸腺嘧啶按外标法以峰面积计算，不得过 0.5%，其他单个杂质峰面积不得大于对照溶液主峰面积的 0.2 倍(0.1%)，其他各杂质峰面积的和不得大于对照溶液主峰面积(0.5%)。

残留溶剂 甲醇、异丙醇、甲苯、乙酸丁酯、吡啶、*N*,*N*-二甲基乙酰胺与 *N*-甲基吡咯烷酮 照残留溶剂测定法(通则 0861 第三法)测定。

供试品溶液 取本品约 0.5g，精密称定，精密加入二甲基亚砜-水(1∶1)10ml，振摇使溶解。

对照品溶液 分别取甲醇、异丙醇、甲苯、乙酸丁酯、吡啶、*N*,*N*-二甲基乙酰胺和 *N*-甲基吡咯烷酮各适量，精密称定，用二甲基亚砜-水(1∶1)定量稀释制成每 1ml 中分别含甲醇 0.15mg、异丙醇 0.15mg、甲苯 0.0445mg、乙酸丁酯 0.15mg、吡啶 0.01mg、*N*,*N*-二甲基乙酰胺 0.0545mg 和 *N*-甲基吡咯烷酮 0.0265mg 的溶液，摇匀。

色谱条件 用聚乙二醇-TPA 修饰的毛细管色谱柱；起始温度为 40℃，维持 5 分钟，以每分钟 15℃ 的速率升温至 120℃，维持 2 分钟，再以每分钟 10℃ 的速率升温至 200℃，维持 5 分钟；进样口温度为 150℃；检测器温度为 250℃；进样体积 1μl。

系统适用性要求 各相邻色谱峰间的分离度均应符合要求。

测定法 精密量取供试品溶液与对照品溶液，分别注入气相色谱仪，记录色谱图。

限度 按外标法以峰面积计算，含异丙醇与乙酸丁酯不得过 0.3%，其他均应符合规定。

三氯甲烷 照残留溶剂测定法(通则 0861 第二法)测定。

供试品溶液 取本品约 0.25g，精密称定，置顶空瓶中，精密加水 5ml 与无水硫酸钠 1g，摇匀。

对照品溶液 取三氯甲烷适量，精密称定，用水溶解并定量稀释制成每 1ml 中含 3μg 的溶液，精密量取 5ml，置顶空瓶中，加无水硫酸钠 1g，摇匀。

色谱条件 以 5%苯基-95%甲基聚硅氧烷(或极性相近)为固定液的毛细管柱为色谱柱；柱温为 45℃；进样口温度为 150℃；检测器温度为 250℃；顶空瓶平衡温度为 90℃，平衡时间为 30 分钟。

测定法 量取供试品溶液与对照品溶液分别顶空进样，记录色谱图。

限度 按外标法以峰面积计算，应符合规定。

水分 取本品 0.2g，照水分测定法(通则 0832 第一法)测定，含水分不得过 0.5%。

炽灼残渣 取本品 1.0g，依法检查(通则 0841)，遗留残渣不得过 0.1%。

重金属 取炽灼残渣项下遗留的残渣，依法检查(通则 0821 第二法)，含重金属不得过百万分之二十。

【含量测定】 照高效液相色谱法(通则 0512)测定。临用新制。

供试品溶液 取本品适量，精密称定，加水溶解并定量稀释制成每 1ml 中含 20μg 的溶液。

对照品溶液 取司他夫定对照品适量，精密称定，加水溶解并定量稀释制成每 1ml 中含 20μg 的溶液。

系统适用性溶液 取胸腺嘧啶对照品 5mg、胸苷对照品 7.5mg 与司他夫定对照品 10mg，置同一 100ml 量瓶中，加水溶解并稀释至刻度，摇匀，精密量取 10ml，置 50ml 量瓶中，用水稀释至刻度，摇匀。

色谱条件 用十八烷基硅烷键合硅胶为填充剂；以乙腈-0.01mol/L 醋酸铵溶液(5∶95)为流动相；检测波长为 268nm；系统适用性溶液进样体积 10μl，其他溶液进样体积 25μl。

系统适用性要求 系统适用性溶液色谱图中，胸苷峰与胸腺嘧啶峰的分离度应不小于 3.5，理论板数按司他夫定峰计算不低于 800。

测定法 精密量取供试品溶液与对照品溶液，分别注入液相色谱仪，记录色谱图。按外标法以峰面积计算。

【类别】 抗病毒药。

【贮藏】 遮光，密封保存。

【制剂】 司他夫定胶囊

附：

杂质Ⅰ(胸腺嘧啶)

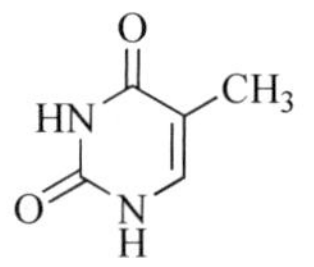

$C_5H_6N_2O_2$ 126.11

杂质Ⅱ(*α*-司他夫定)

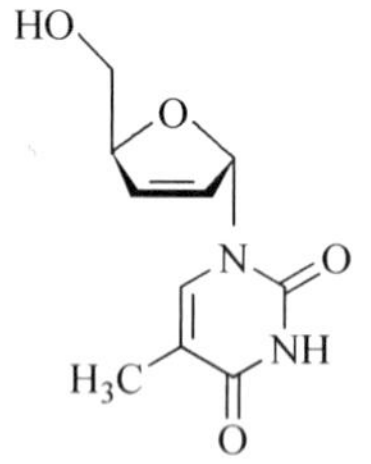

$C_{10}H_{12}N_2O_4$ 224.21

杂质Ⅲ(胸苷)

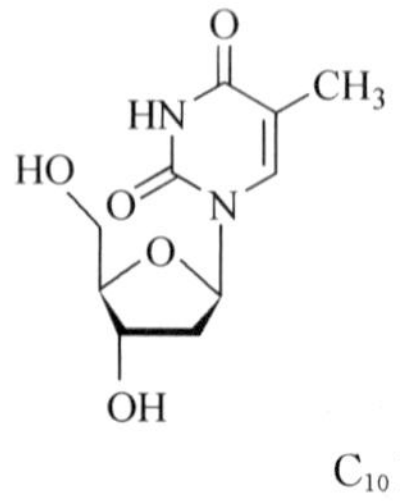

$C_{10}H_{14}N_2O_5$ 242.23

杂质Ⅳ(胸苷异构体)

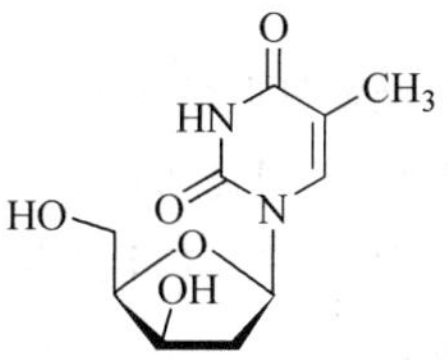

$C_{10}H_{14}N_2O_5$　242.23

司他夫定胶囊

Sitafuding Jiaonang

Stavudine Capsules

本品含司他夫定($C_{10}H_{12}N_2O_4$)应为标示量的 90.0%～105.0%。

【鉴别】 (1)取本品的内容物适量(约相当于司他夫定25mg),加水适量,振摇使司他夫定溶解,用水稀释至 50ml,滤过,取滤液 1ml,用水稀释至 50ml,摇匀,照紫外-可见分光光度法(通则 0401)测定,在 266nm 波长处有最大吸收,在235nm 波长处有最小吸收。

(2)取本品的内容物适量(约相当于司他夫定 200mg),加丙酮 50ml,剧烈振摇,再置水浴上边加热边搅拌至沸,滤过,滤液中加入正庚烷 150ml,放置 1 小时使司他夫定充分沉淀,滤过,用正庚烷漂洗结晶,取结晶置空气中干燥至少 30 分钟。取适量,加水溶解并定量稀释制成每 1ml 中含 10mg 的溶液,依法测定(通则 0621),比旋度为－39.5°至－45.9°。

(3)照薄层色谱法(通则 0502)试验。

供试品溶液　取本品的内容物适量(约相当于司他夫定20mg),加水 100ml,超声 3 分钟,滤过,取续滤液。

对照品溶液　取司他夫定对照品,加水溶解并稀释制成每 1ml 中含 0.2mg 的溶液。

色谱条件　采用硅胶 GF_{254} 薄层板,以三氯甲烷-乙醇-水(100：25：0.5)为展开剂。

测定法　吸取供试品溶液与对照品溶液各 10μl,分别点于同一薄层板上,展开后,晾干,置紫外光灯(254nm)下检视。

结果判定　供试品溶液所显主斑点的颜色与位置应与对照品溶液的主斑点相同。

(4)在含量测定项下记录的色谱图中,供试品溶液主峰的保留时间应与对照品溶液主峰的保留时间一致。

以上(3)、(4)两项可选做一项。

【检查】 **有关物质**　照高效液相色谱法(通则 0512)测定。临用新制。

供试品溶液　取本品 10 粒的内容物,精密称定,混匀,精密称取适量(约相当于司他夫定 10mg),置 100ml 量瓶中,加水适量,振摇 15 分钟,用水稀释至刻度,摇匀,滤过,取续滤液。

对照溶液　精密量取供试品溶液适量,用水定量稀释制成每 1ml 中约含司他夫定 0.5μg 的溶液。

对照品溶液　取杂质Ⅰ对照品适量,精密称定,用水溶解并定量稀释制成每 1ml 中约含 1μg 的溶液。

系统适用性溶液　取杂质Ⅰ对照品与杂质Ⅲ适量,加水溶解并稀释制成每 1ml 中各约含 1μg 的溶液。

色谱条件　用十八烷基硅烷键合硅胶为填充剂;以乙腈-0.01mol/L 醋酸铵溶液(5：95)为流动相;检测波长为268nm;进样体积 20μl。

系统适用性要求　系统适用性溶液色谱图中,杂质Ⅰ峰与杂质Ⅲ峰之间的分离度应大于 2.0。理论板数按司他夫定峰计算不低于 800,拖尾因子不得过 1.8。

测定法　精密量取供试品溶液、对照品溶液与对照溶液,分别注入液相色谱仪,记录色谱图至主峰保留时间的2.5 倍。

限度　供试品溶液色谱图中如显杂质峰,杂质Ⅰ按外标法以峰面积计算,不得过司他夫定标示量的 1.0%,其他单个杂质峰面积不得大于对照溶液主峰面积的 0.4 倍(0.2%),杂质总量不得过 2.0%。

含量均匀度(15mg 与 20mg 规格)　取本品 1 粒的内容物,置 200ml 量瓶中,加水适量,振摇 15 分钟使司他夫定溶解,用水稀释至刻度,摇匀,滤过,取续滤液作为供试品溶液,照含量测定项下的方法测定含量,应符合规定(通则0941)。

溶出度　照溶出度与释放度测定法(通则 0931 第二法)测定。

溶出条件　以水 900ml 为溶出介质,转速为每分钟 75转,依法操作,经 30 分钟时取样。

供试品溶液　取溶出液适量,滤过,取续滤液。

对照品溶液　取司他夫定对照品适量,精密称定,加水溶解并定量稀释制成每 1ml 中含 0.02mg 的溶液。

色谱条件　见含量测定项下。检测波长为 254nm。

系统适用性溶液与系统适用性要求　见含量测定项下。

测定法　见含量测定项下。计算每粒的溶出量。

限度　标示量的 80%,应符合规定。

其他　应符合胶囊剂项下有关的各项规定(通则 0103)。

【含量测定】 照高效液相色谱法(通则 0512)测定。临用新制。

对照品溶液　取司他夫定对照品适量,精密称定,加水溶解并定量稀释制成每 1ml 中约含 0.1mg 的溶液。

供试品溶液、系统适用性溶液、色谱条件与系统适用性要求　见有关物质项下。

测定法　精密量取供试品溶液与对照品溶液,分别注入液相色谱仪,记录色谱图。按外标法以峰面积计算。

【类别】 同司他夫定。

【规格】 (1) 15mg　(2) 20mg　(3)30mg　(4) 40mg

【贮藏】 遮光,密封保存。

司坦唑醇

Sitanzuochun

Stanozolol

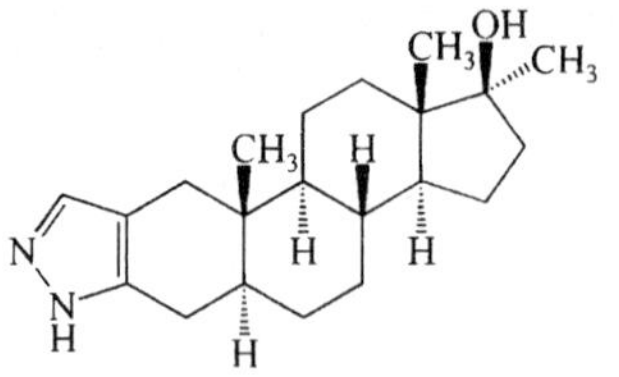

$C_{21}H_{32}N_2O$　328.50

本品为 17-甲基-2′*H*-5α-雄甾-2-烯-[3,2-*c*]吡唑-17β-醇。按干燥品计算，含 $C_{21}H_{32}N_2O$ 不得少于 98.0%。

【性状】 本品为白色结晶性粉末；无臭；略有引湿性。

本品在乙醇或三氯甲烷中略溶，在乙酸乙酯或丙酮中微溶，在苯中极微溶解，在水或甲醇中几乎不溶。

比旋度 取本品，精密称定，加无水乙醇溶解并定量稀释制成每 1ml 中约含 20mg 的溶液，依法测定（通则 0621），比旋度为 +34°至 +40°。

【鉴别】 （1）取本品约 2mg，加对二甲氨基苯甲醛试液 3ml，显黄绿色，置紫外光灯（365nm）下检视，显黄绿色荧光。

（2）取本品，加无水乙醇溶解并稀释制成每 1ml 中约含 40μg 的溶液，照紫外-可见分光光度法（通则 0401）测定，在 224nm 的波长处有最大吸收。

（3）本品的红外光吸收图谱应与对照的图谱（光谱集 597 图）一致。

【检查】 **有关物质** 照薄层色谱法（通则 0502）试验。

溶剂　二氯甲烷-无水乙醇（9∶1）。

供试品溶液　取本品，加溶剂溶解并稀释制成每 1ml 中约含 10mg 的溶液。

对照溶液（1）　精密量取供试品溶液适量，用溶剂定量稀释制成每 1ml 中约含 10μg 的溶液。

对照溶液（2）　精密量取供试品溶液适量，用溶剂定量稀释制成每 1ml 中约含 30μg 的溶液。

对照溶液（3）　精密量取供试品溶液适量，用溶剂定量稀释制成每 1ml 中约含 50μg 的溶液。

系统适用性溶液　取司坦唑醇与杂质 Ⅰ 对照品，加溶剂溶解并稀释制成每 1ml 中约含司坦唑醇 10mg 和杂质 Ⅰ 0.1mg 的溶液。

色谱条件　采用硅胶 G 薄层板，以三氯甲烷-甲醇（19∶1）为展开剂。

测定法　吸取上述 5 种溶液各 10μl，分别点于同一薄层板上，展开，晾干，喷以 20%硫酸乙醇溶液，在 100℃加热 10～15 分钟至斑点清晰，置紫外光灯（365nm）下检视。

系统适用性要求　系统适用性溶液应显两个清晰分离的斑点。

限度　供试品溶液如显杂质斑点，与对照溶液（1）～（3）的主斑点比较，杂质总量不得过 2.0%。

干燥失重 取本品，在 105℃干燥至恒重，减失重量不得过 1.0%（通则 0831）。

炽灼残渣 不得过 0.1%（通则 0841）。

【含量测定】 取本品干燥品约 0.27g，精密称定，加冰醋酸 30ml 微热使溶解，放冷，加结晶紫指示液 1 滴，用高氯酸滴定液（0.1mol/L）滴定至溶液显绿色，并将滴定的结果用空白试验校正。每 1ml 高氯酸滴定液（0.1mol/L）相当于 32.85mg 的 $C_{21}H_{32}N_2O$。

【类别】 同化激素药。

【贮藏】 遮光，密闭保存。

【制剂】 司坦唑醇片

附：

杂质 Ⅰ（美雄诺龙）

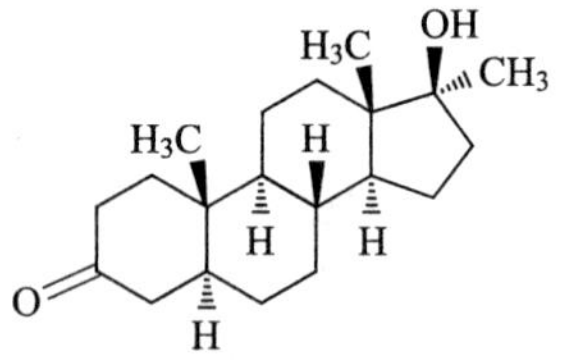

$C_{20}H_{32}O_2$　304.47

司坦唑醇片

Sitanzuochun Pian

Stanozolol Tablets

本品含司坦唑醇（$C_{21}H_{32}N_2O$）应为标示量的90%～110.0%。

【性状】 本品为白色片。

【鉴别】 （1）取本品细粉适量（约相当于司坦唑醇 2mg），加乙醇 5ml，置水浴中加热至沸，滤过，滤液置水浴上蒸干，残渣加对二甲氨基苯甲醛试液 3ml，即显黄色，置紫外光灯（365nm）下检视，显黄绿色荧光。

（2）在含量测定项下记录的色谱图中，供试品溶液主峰的保留时间应与对照品溶液主峰的保留时间一致。

【检查】 **有关物质** 照薄层色谱法（通则 0502）试验。

溶剂　二氯甲烷-无水乙醇（9∶1）。

供试品溶液　取本品 25 片，研细，取适量（约相当于司坦唑醇 40mg），加溶剂 15ml，振摇使司坦唑醇溶解，迅速滤过，在室温下吹氮气至干，残渣用上述溶剂 3ml 溶解。

对照溶液（1）　精密量取供试品溶液适量，用溶剂定量稀释制成每 1ml 中约含司坦唑醇 10μg 的溶液。

对照溶液(2)　精密量取供试品溶液适量,用溶剂定量稀释制成每 1ml 中约含司坦唑醇 30μg 的溶液。

对照溶液(3)　精密量取供试品溶液适量,用溶剂定量稀释制成每 1ml 中约含司坦唑醇 50μg 的溶液。

系统适用性溶液、色谱条件、测定法与系统适用性要求　见司坦唑醇有关物质项下。

限度　供试品溶液如显杂质斑点,与对照溶液(1)～(3)的主斑点比较,不得更深,杂质总量不得过 2.0%。

含量均匀度　取本品 1 片,置 25ml 量瓶中,加水 1ml,振摇使其崩解后,再加无水乙醇 20ml,超声并时时振摇使司坦唑醇溶解,放冷,用无水乙醇稀释至刻度,摇匀,迅速滤过,取续滤液作为供试品溶液,按含量测定项下的方法测定含量,除限度为±20%外,应符合规定(通则 0941)。

溶出度　照溶出度与释放度测定法(通则 0931 第三法)测定。

溶出条件　以盐酸溶液(9→1000)250ml 为溶出介质,转速为每分钟 50 转,依法操作,经 45 分钟时取样。

供试品溶液　取溶出液滤过,取续滤液。

对照品溶液　临用新制。取司坦唑醇对照品约 20mg,精密称定,置 50ml 量瓶中,加乙醇 15ml,置温水浴中加热使溶解,放冷,加 1.0mol/L 盐酸溶液 5.0ml,用水稀释至刻度,摇匀,精密量取 2ml,置 100ml 量瓶中,用盐酸溶液(9→1000)稀释至刻度,摇匀。

色谱条件　见含量测定项下。进样体积 50μl。

系统适用性要求　见含量测定项下。

测定法　见含量测定项下。计算每片的溶出量。

限度　标示量的 75%,应符合规定。

其他　应符合片剂项下有关的各项规定(通则 0101)。

【含量测定】　照高效液相色谱法(通则 0512)测定。

供试品溶液　取本品 20 片,精密称定,研细,精密称取适量(约相当于司坦唑醇 2mg),置 25ml 量瓶中,加无水乙醇适量,超声并时时振摇使司坦唑醇溶解,放冷,用无水乙醇稀释至刻度,摇匀,迅速滤过,取续滤液。

对照品溶液　取司坦唑醇对照品,精密称定,加无水乙醇溶解并定量稀释制成每 1ml 中约含 80μg 的溶液。

色谱条件　用十八烷基硅烷键合硅胶为填充剂;以甲醇-0.05mol/L 磷酸二氢铵溶液(75∶25)为流动相;检测波长为 224nm;进样体积 10μl。

系统适用性要求　理论板数按司坦唑醇峰计算不低于 3500。

测定法　精密量取供试品溶液与对照品溶液,分别注入液相色谱仪,记录色谱图。按外标法以峰面积计算。

【类别】　同司坦唑醇。

【规格】　2mg

【贮藏】　遮光,密闭保存。

司帕沙星

Sipashaxing

Sparfloxacin

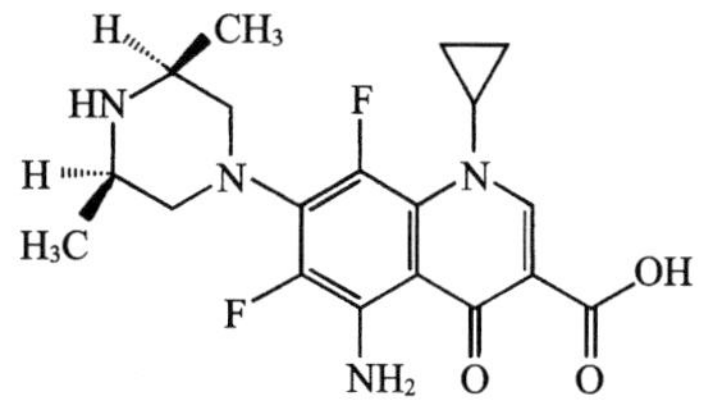

$C_{19}H_{22}F_2N_4O_3$　392.41

本品为 5-氨基-1-环丙基-7-(顺-3,5-二甲基-1-哌嗪基)-6,8-二氟-1,4-二氢-4-氧代喹啉-3-羧酸。按干燥品计算,含司帕沙星($C_{19}H_{22}F_2N_4O_3$)应为 98.5%～102.0%。

【性状】　本品为黄色结晶性粉末;无臭。

本品在乙腈、甲醇或乙酸乙酯中微溶,在乙醇中极微溶解,在水中几乎不溶;在 0.1mol/L 氢氧化钠溶液中溶解,在冰醋酸中略溶。

【鉴别】　(1)在含量测定项下记录的色谱图中,供试品溶液主峰的保留时间应与对照品溶液主峰的保留时间一致。

(2)本品的红外光吸收图谱应与对照的图谱(光谱集 921 图)一致。

【检查】　**吸光度**　取本品,精密称定,加 0.1mol/L 氢氧化钠溶液溶解并定量稀释制成每 1ml 中含 0.4mg 的溶液,照紫外-可见分光光度法(通则 0401),在 440nm 的波长处测定吸光度,不得过 0.15。

有关物质　照高效液相色谱法(通则 0512)测定。

供试品溶液　取本品适量,加含量测定项下的流动相溶解并稀释制成每 1ml 中约含 0.2mg 的溶液。

对照溶液　精密量取供试品溶液 1ml,置 200ml 量瓶中,用含量测定项下的流动相稀释至刻度,摇匀。

系统适用性溶液　取司帕沙星对照品适量,加流动相 A 溶解并稀释制成每 1ml 中约含 0.3mg 的溶液,在 4500lx 的照度下照射 20 小时。

色谱条件　用十八烷基硅烷键合硅胶为填充剂;以枸橼酸钠缓冲液(称取枸橼酸 2.104g 与枸橼酸钠 2.941g,加水至 500ml,用 70%高氯酸溶液调节 pH 值至 2.4)为流动相 A,乙腈为流动相 B,按下表进行线性梯度洗脱;检测波长为 290nm;系统适用性溶液进样体积 10μl,其他溶液进样体积 20μl。

时间(分钟)	流动相 A(%)	流动相 B(%)
0	70	30
8	70	30
18	50	50
23	70	30
28	70	30

系统适用性要求　系统适用性溶液色谱图中，司帕沙星峰保留时间约为7分钟，司帕沙星峰与其相对保留时间约为0.9处的杂质峰之间的分离度应符合要求，司帕沙星峰拖尾因子不得过2.0。

测定法　精密量取供试品溶液与对照溶液，分别注入液相色谱仪，记录色谱图。

限度　供试品溶液色谱图中如有杂质峰，最大单个杂质峰面积不得大于对照溶液主峰面积（0.5%），其他单个杂质峰面积不得大于对照溶液主峰面积的0.2倍（0.1%），各杂质峰面积的和不得大于对照溶液主峰面积的2倍（1.0%），小于对照溶液主峰面积0.1倍的峰忽略不计。

残留溶剂　甲苯与吡啶　照残留溶剂测定法（通则0861第二法）测定。

供试品溶液　取本品约0.5g，精密称定，置顶空瓶中，精密加入2%氢氧化钠溶液5ml使溶解，密封。

对照品溶液　取甲苯与吡啶各适量，精密称定，加2%氢氧化钠溶液定量稀释制成每1ml中约含甲苯89μg和吡啶20μg的混合溶液，精密量取5ml，置顶空瓶中，密封。

色谱条件　以聚乙二醇（PEG-20M）（或极性相近）为固定液的毛细管柱为色谱柱；起始温度为60℃，维持5分钟，以每分钟20℃的速率升温至150℃，维持6分钟；检测器温度为230℃；进样口温度为200℃；顶空瓶平衡温度为85℃，平衡时间为30分钟。

系统适用性要求　对照品溶液色谱图中，各成分峰间的分离度应符合要求。

测定法　取供试品溶液与对照品溶液分别顶空进样，记录色谱图。按外标法以峰面积计算。

限度　甲苯与吡啶的残留量均应符合规定。

三氯甲烷　照残留溶剂测定法（通则0861第二法）测定。

供试品溶液　取本品约0.5g，精密称定，置顶空瓶中，精密加入2%氢氧化钠溶液5ml使溶解，密封。

对照品溶液　取三氯甲烷适量，精密称定，用2%氢氧化钠溶液定量稀释制成每1ml中约含三氯甲烷6μg的溶液，精密量取5ml，置顶空瓶中，密封。

色谱条件　以聚乙二醇（PEG-20M）（或极性相近）为固定液的毛细管柱为色谱柱；起始温度为60℃，维持10分钟，以每分钟20℃的速率升温至150℃，维持5分钟；检测器温度为230℃；进样口温度为200℃；顶空瓶平衡温度为75℃，平衡时间为20分钟。

测定法　取供试品溶液与对照品溶液分别顶空进样，记录色谱图。按外标法以峰面积计算。

限度　三氯甲烷的残留量应符合规定。

干燥失重　取本品，在105℃干燥至恒重，减失重量不得过1.0%（通则0831）。

炽灼残渣　取本品1.0g，置铂坩埚中，依法检查（通则0841），遗留残渣不得过0.2%。

重金属　取炽灼残渣项下遗留的残渣，依法检查（通则0821第二法），含重金属不得过百万分之二十。

【含量测定】　照高效液相色谱法（通则0512）测定。

供试品溶液　取本品约50mg，精密称定，置100ml量瓶中，加甲醇适量，充分振摇使溶解，用甲醇稀释至刻度，摇匀，精密量取2ml，置25ml量瓶中，用流动相稀释至刻度，摇匀。

对照品溶液　取司帕沙星对照品约50mg，精密称定，置100ml量瓶中，加甲醇适量，充分振摇使溶解，用甲醇稀释至刻度，摇匀，精密量取2ml，置25ml量瓶中，用流动相稀释至刻度，摇匀。

系统适用性溶液　取司帕沙星对照品适量，加流动相溶解并稀释制成每1ml中约含0.1mg的溶液，在4500lx的照度下照射20小时。

色谱条件　用十八烷基硅烷键合硅胶为填充剂；以枸橼酸钠缓冲液（称取枸橼酸2.104g与枸橼酸钠2.941g，加水至500ml，用70%高氯酸溶液调节pH值至2.4）-乙腈（70：30）为流动相；检测波长为298nm；系统适用性溶液进样体积10μl，其他溶液进样体积20μl。

系统适用性要求　系统适用性溶液色谱图中，司帕沙星峰保留时间约为7分钟，司帕沙星峰与其相对保留时间约为0.9处的杂质峰之间的分离度应符合要求。

测定法　精密量取供试品溶液与对照品溶液，分别注入液相色谱仪，记录色谱图。按外标法以峰面积计算。

【类别】　喹诺酮类抗菌药。

【贮藏】　遮光，密封保存。

【制剂】　（1）司帕沙星片　（2）司帕沙星胶囊

司帕沙星片

Sipashaxing Pian

Sparfloxacin Tablets

本品含司帕沙星（$C_{19}H_{22}F_2N_4O_3$）应为标示量的90.0%～110.0%。

【性状】　本品为淡黄色或黄色片或薄膜衣片，除去包衣后显黄色。

【鉴别】　（1）在含量测定项下记录的色谱图中，供试品溶液主峰的保留时间应与对照品溶液主峰的保留时间一致。

（2）取本品的细粉适量，加0.1%氢氧化钠溶液使司帕沙星溶解并稀释制成每1ml中约含司帕沙星7.5μg的溶液，滤过，取续滤液，照紫外-可见分光光度法（通则0401）测定，在291nm的波长处有最大吸收。

【检查】　**有关物质**　照高效液相色谱法（通则0512）测定。

供试品溶液　取本品10片，研细，精密称取细粉适量（约相当于司帕沙星20mg），加含量测定项下的流动相溶解并稀释制成每 1ml 中约含司帕沙星 0.2mg 的溶液,滤过,取续滤液。

对照溶液　精密量取供试品溶液 1ml,置 200ml 量瓶中,用含量测定项下的流动相稀释至刻度,摇匀。

系统适用性溶液、色谱条件、系统适用性要求与测定法　见司帕沙星有关物质项下。

限度　供试品溶液色谱图中如有杂质峰,最大单个杂质峰面积不得大于对照溶液主峰面积(0.5%),其他单个杂质峰面积不得大于对照溶液主峰面积的 0.2 倍(0.1%),各杂质峰面积的和不得大于对照溶液主峰面积的 3 倍(1.5%),小于对照溶液主峰面积 0.1 倍的峰忽略不计。

溶出度　照溶出度与释放度测定法(通则 0931 第一法)测定。

溶出条件　以醋酸-醋酸钠缓冲液(pH 4.5)900ml 为溶出介质,转速为每分钟 100 转,依法操作,经 45 分钟时取样。

供试品溶液　取溶出液适量,滤过,精密量取续滤液适量,用溶出介质定量稀释制成每 1ml 中约含司帕沙星 6μg 的溶液。

对照品溶液　取司帕沙星对照品适量,精密称定,加溶出介质溶解并定量稀释制成每 1ml 中约含 6μg 的溶液。

测定法　取供试品溶液与对照品溶液,照紫外-可见分光光度法(通则 0401),在 298nm 的波长处分别测定吸光度,计算每片的溶出量。

限度　标示量的 80%,应符合规定。

其他　应符合片剂项下有关的各项规定(通则 0101)。

【含量测定】　照高效液相色谱法(通则 0512)测定。

供试品溶液　取本品 20 片,精密称定,研细,精密称取适量(约相当于司帕沙星 0.1g),置 200ml 量瓶中,加甲醇适量充分振摇使司帕沙星溶解,用甲醇稀释至刻度,摇匀,滤过,精密量取续滤液 2ml,置 25ml 量瓶中,用流动相稀释至刻度,摇匀。

对照品溶液、系统适用性溶液、色谱条件、系统适用性要求与测定法　见司帕沙星含量测定项下。

【类别】　同司帕沙星。

【规格】　(1)0.1g　(2)0.15g　(3)0.2g

【贮藏】　遮光,密封保存。

司帕沙星胶囊

Sipashaxing Jiaonang

Sparfloxacin Capsules

本品含司帕沙星($C_{19}H_{22}F_2N_4O_3$)应为标示量的90.0%～110.0%。

【性状】　本品内容物为黄色颗粒、粉末或结晶性粉末。

【鉴别】　(1)在含量测定项下记录的色谱图中,供试品溶液主峰的保留时间应与对照品溶液主峰的保留时间一致。

(2)取本品的内容物适量,加 0.1%氢氧化钠溶液使司帕沙星溶解并稀释制成每 1ml 中约含司帕沙星 7.5μg 的溶液,滤过,取续滤液,照紫外-可见分光光度法(通则 0401)测定,在 291nm 的波长处有最大吸收。

【检查】　**有关物质**　照高效液相色谱法(通则 0512)测定。

供试品溶液　取本品的内容物,研细,精密称取细粉适量(约相当于司帕沙星 20mg),加含量测定项下的流动相溶解并稀释制成每 1ml 中约含司帕沙星 0.2mg 的溶液,滤过,取续滤液。

对照溶液　精密量取供试品溶液 1ml,置 200ml 量瓶中,用含量测定项下的流动相稀释至刻度,摇匀。

系统适用性溶液、色谱条件、系统适用性要求与测定法　见司帕沙星有关物质项下。

限度　供试品溶液色谱图中如有杂质峰,最大单个杂质峰面积不得大于对照溶液主峰面积(0.5%),其他单个杂质峰面积不得大于对照溶液主峰面积的 0.2 倍(0.1%),各杂质峰面积的和不得大于对照溶液主峰面积的 3 倍(1.5%),小于对照溶液主峰面积 0.1 倍的峰忽略不计。

溶出度　照溶出度与释放度测定法(通则 0931 第二法)测定。

溶出条件　以醋酸-醋酸钠缓冲液(pH 4.5)900ml 为溶出介质,转速为每分钟 50 转,依法操作,经 45 分钟时取样。

供试品溶液　取溶出液适量,滤过,精密量取续滤液适量,用溶出介质定量稀释制成每 1ml 中约含司帕沙星 6μg 的溶液。

对照品溶液　取司帕沙星对照品适量,精密称定,加溶出介质溶解并定量稀释制成每 1ml 中约含 6μg 的溶液。

测定法　取供试品溶液与对照品溶液,照紫外-可见分光光度法(通则 0401),在 298nm 的波长处分别测定吸光度,计算每粒的溶出量。

限度　标示量的 80%,应符合规定。

其他　应符合胶囊剂项下有关的各项规定(通则 0103)。

【含量测定】　照高效液相色谱法(通则 0512)测定。

供试品溶液　取装量差异项下的内容物,混合均匀,精密称取适量(约相当于司帕沙星 0.1g),置 200ml 量瓶中,加甲醇适量充分振摇使司帕沙星溶解,并用甲醇稀释至刻度,摇匀,滤过,精密量取续滤液 2ml,置 25ml 量瓶中,用流动相稀释至刻度,摇匀。

对照品溶液、系统适用性溶液、色谱条件、系统适用性要求与测定法　见司帕沙星含量测定项下。

【类别】　同司帕沙星。

【规格】　(1)0.1g　(2)0.2g

【贮藏】　遮光,密封保存。

司莫司汀

Simositing

Semustine

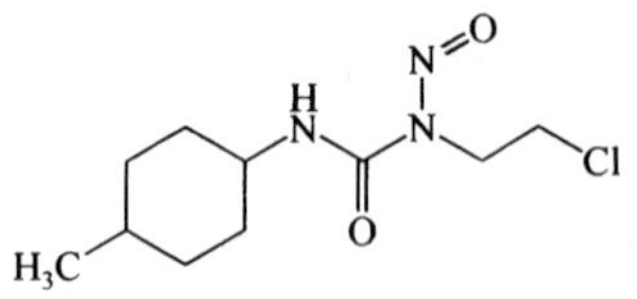

$C_{10}H_{18}ClN_3O_2$　247.72

本品为1-(2-氯乙基)-3-(4-甲基环己基)-1-亚硝基脲。按干燥品计算，含 $C_{10}H_{18}ClN_3O_2$ 应为97.0%～103.0%。

【性状】 本品为淡黄色略带微红的结晶性粉末；对光敏感。

本品在三氯甲烷中极易溶解，在乙醇或环己烷中溶解，在水中几乎不溶。

熔点　本品的熔点（通则0612）为71～75℃。

【鉴别】 （1）取本品约10mg，加乙醇5ml，振摇使溶解，加1%磺胺稀盐酸溶液2ml，置水浴中加热约10分钟，放冷，加碱性*β*-萘酚试液2ml，显橙黄色。

（2）取含量测定项下的溶液，照紫外-可见分光光度法（通则0401）测定，在232nm的波长处有最大吸收。

（3）取本品约10mg，加氢氧化钠试液5ml，置水浴中加热5分钟，显氯化物的鉴别反应（通则0301）。

【检查】 **氯化物**　取本品0.25g，加水20ml，振摇，滤过，滤渣用水10ml洗涤，合并洗液与滤液，依法检查（通则0801），与标准氯化钠溶液5.0ml制成的对照液比较，不得更浓（0.02%）。

有关物质　照薄层色谱法（通则0502）试验。避光操作。

供试品溶液　取本品，加乙醇溶解并制成每1ml中含10mg的溶液。

对照溶液　精密量取供试品溶液适量，加乙醇定量稀释成每1ml中含0.1mg的溶液。

色谱条件　采用硅胶 HF_{254} 薄层板，以三氯甲烷-环己烷（3：1）为展开剂。

测定法　吸取供试品溶液与对照溶液各10μl，分别点于同一薄层板上，展开，晾干，置紫外光灯（254nm）下检视后，再置碘蒸气中显色。

限度　在紫外光灯（254nm）下检视时，供试品溶液如显杂质斑点，与对照溶液的主斑点比较，不得更深；显色后，原点不得显黄色。

干燥失重　取本品，置五氧化二磷干燥器中，减压干燥4小时，减失重量不得过0.5%（通则0831）。

炽灼残渣　不得过0.1%（通则0841）。

【含量测定】 照紫外-可见分光光度法（通则0401）测定。避光操作。

供试品溶液　取本品，精密称定，加环己烷溶解并定量稀释制成每1ml中约含20μg的溶液。

测定法　取供试品溶液，在232nm的波长处测定吸光度，按 $C_{10}H_{18}ClN_3O_2$ 的吸收系数（$E_{1cm}^{1\%}$）为254计算。

【类别】 抗肿瘤药。

【贮藏】 遮光，密封，在冷处保存。

【制剂】 司莫司汀胶囊

司莫司汀胶囊

Simositing Jiaonang

Semustine Capsules

本品含司莫司汀（$C_{10}H_{18}ClN_3O_2$）应为标示量的90.0%～110.0%。

【鉴别】 （1）取本品的内容物适量（约相当于司莫司汀10mg），照司莫司汀项下的鉴别（1）项试验，显相同的反应。

（2）取含量测定项下的溶液，照紫外-可见分光光度法（通则0401）测定，在232nm的波长处有最大吸收。

【检查】 应符合胶囊剂项下有关的各项规定（通则0103）。

【含量测定】 照紫外-可见分光光度法（通则0401）测定。避光操作。

供试品溶液　取装量差异项下的内容物，混合均匀，精密称取适量（约相当于司莫司汀25mg），置50ml量瓶中，加环己烷适量振摇使司莫司汀溶解并稀释至刻度，摇匀，滤过，精密量取续滤液2ml，置50ml量瓶中，用环己烷稀释至刻度，摇匀。

测定法　见司莫司汀含量测定项下。

【类别】 同司莫司汀。

【规格】 （1）10mg　（2）50mg

【贮藏】 遮光，密封，在冷处保存。

尼可刹米

Nikeshami

Nikethamide

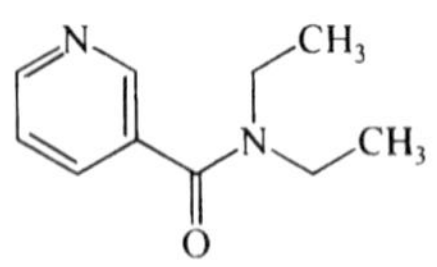

$C_{10}H_{14}N_2O$　178.23

本品为*N*,*N*-二乙基烟酰胺。含 $C_{10}H_{14}N_2O$ 不得少于98.5%(g/g)。

【性状】 本品为无色至淡黄色的澄清油状液体；放置冷处，即成结晶；有轻微的特臭；有引湿性。

本品能与水、乙醇、三氯甲烷或乙醚任意混合。

相对密度　本品的相对密度（通则0601）在25℃时为1.058～1.066。

凝点　本品的凝点（通则0613）为22～24℃。

折光率　本品的折光率（通则0622）在25℃时为1.522～1.524。

【鉴别】 (1)取本品10滴,加氢氧化钠试液3ml,加热,即发生二乙胺的臭气,能使湿润的红色石蕊试纸变蓝色。

(2)取本品1滴,加水50ml,摇匀,分取2ml,加溴化氰试液2ml与2.5%苯胺溶液3ml,摇匀,溶液渐显黄色。

(3)取本品2滴,加水1ml,摇匀,加硫酸铜试液2滴与硫氰酸铵试液3滴,即生成草绿色沉淀。

(4)本品的红外光吸收图谱应与对照的图谱(光谱集135图)一致。

【检查】 **酸碱度** 取本品5.0g,加水溶解并稀释至20ml,依法测定(通则0631),pH值应为6.5~7.8。

溶液的澄清度与颜色 取本品2.5g,加水溶解并稀释至10ml,溶液应澄清无色;如显浑浊,与1号浊度标准液(通则0902第一法)比较,不得更浓;如显色,与黄色1号标准比色液(通则0901第一法)比较,不得更深。

氯化物 取本品5.0g,依法检查(通则0801),与标准氯化钠溶液7.0ml制成的对照液比较,不得更浓(0.0014%)。

有关物质 照高效液相色谱法(通则0512)测定。

供试品溶液 取本品,加水溶解并稀释制成每1ml中约含4mg的溶液。

对照溶液 精密量取供试品溶液1ml,置100ml量瓶中,用水稀释至刻度,摇匀。

色谱条件 用十八烷基硅烷键合硅胶为填充剂;以甲醇-水(30:70)为流动相;检测波长为263nm;进样体积10μl。

系统适用性要求 理论板数按尼可刹米峰计算不低于2000,尼可刹米峰与其相邻杂质峰之间的分离度应符合要求。

测定法 精密量取供试品溶液与对照溶液,分别注入液相色谱仪,记录色谱图至主成分峰保留时间的2倍。

限度 供试品溶液色谱图中如有杂质峰,各杂质峰面积的和不得大于对照溶液主峰面积的0.5倍(0.5%)。

易氧化物 取本品1.2g,加水5ml与高锰酸钾滴定液(0.02mol/L)0.05ml,摇匀,粉红色在2分钟内不得消失。

水分 取本品0.5g,加二硫化碳5ml,立即摇匀观察,溶液应澄清。

【含量测定】 取本品约0.15g,精密称定,加冰醋酸10ml与结晶紫指示液1滴,用高氯酸滴定液(0.1mol/L)滴定至溶液显蓝绿色,并将滴定的结果用空白试验校正。每1ml高氯酸滴定液(0.1mol/L)相当于17.82mg的$C_{10}H_{14}N_2O$。

【类别】 中枢兴奋药。

【贮藏】 遮光,密封保存。

【制剂】 尼可刹米注射液

尼可刹米注射液

Nikeshami Zhusheye

Nikethamide Injection

本品为尼可刹米的灭菌水溶液。含尼可刹米($C_{10}H_{14}N_2O$)应为标示量的90.0%~110.0%。

【性状】 本品为无色的澄明液体。

【鉴别】 (1)取本品5ml,加碳酸钠使饱和后,即析出油层(与烟酰胺注射液的区别),分取油层,照尼可刹米项下的鉴别(1)、(2)、(3)项试验,显相同的反应。

(2)取本品适量(约相当于尼可刹米20mg),加二氯甲烷20ml,振摇提取,水浴蒸干二氯甲烷层,残渣经减压干燥,依法测定。本品的红外光吸收图谱应与对照的图谱(光谱集135图)一致。

【检查】 **pH值** 应为5.5~7.8(通则0631)。

有关物质 照高效液相色谱法(通则0512)测定。

供试品溶液 取本品,用水稀释制成每1ml中约含4mg的溶液。

对照溶液 精密量取供试品溶液1ml,置100ml量瓶中,用水稀释至刻度,摇匀。

色谱条件、系统适用性要求与测定法 见尼可刹米有关物质项下。

限度 供试品溶液色谱图中如有杂质峰,各杂质峰面积的和不得大于对照溶液主峰面积(1.0%)。

细菌内毒素 取本品,依法检查(通则1143),每1mg尼可刹米中含内毒素的量应小于0.12EU。

其他 应符合注射剂项下有关的各项规定(通则0102)。

【含量测定】 照紫外-可见分光光度法(通则0401)测定。

供试品溶液 用内容量移液管精密量取本品2ml,置200ml量瓶中,用0.5%硫酸溶液分次洗涤移液管内壁,洗液并入量瓶中,用0.5%硫酸溶液稀释至刻度,摇匀;精密量取适量,用0.5%硫酸溶液定量稀释制成每1ml中约含尼可刹米20μg的溶液。

测定法 取供试品溶液,在263nm的波长处测定吸光度,按$C_{10}H_{14}N_2O$的吸收系数($E_{1cm}^{1\%}$)为292计算。

【类别】 同尼可刹米。

【规格】 (1)1.5ml:0.375g　(2)2ml:0.5g

【贮藏】 遮光,密闭保存。

尼尔雌醇

Ni'ercichun

Nilestriol

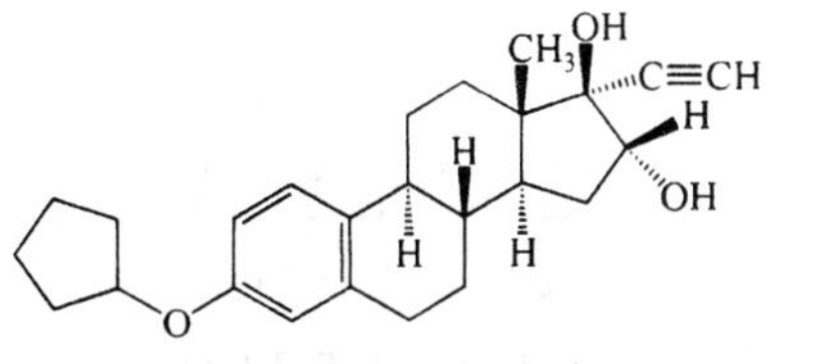

$C_{25}H_{32}O_3$　380.53

本品为3-(环戊基氧基)-19-去甲-17-孕甾-1,3,5(10)-三烯-20-炔-16α,17α-二醇。按干燥品计算,含$C_{25}H_{32}O_3$应为97.0%~103.0%。

【性状】 本品为白色或类白色结晶性粉末。

本品在三氯甲烷中易溶，在丙酮中溶解，在乙醇中略溶，在水中几乎不溶。

熔点 本品的熔点（通则 0612）为 160～165℃。

比旋度 取本品，精密称定，加无水乙醇溶解并定量稀释制成每 1ml 中约含 10mg 的溶液，依法测定（通则 0621），比旋度为 +2°至 +10°。

【鉴别】 （1）取本品，加硫酸 2～3 滴，即显玫瑰红色，将此溶液倾入 5ml 水中，即显蓝紫色。

（2）在含量测定项下记录的色谱图中，供试品溶液主峰的保留时间应与对照品溶液主峰的保留时间一致。

（3）本品的红外光吸收图谱应与对照的图谱（光谱集 136 图）一致。

【检查】 **有关物质** 照薄层色谱法（通则 0502）试验。

供试品溶液 取本品，加三氯甲烷-甲醇（9：1）溶解并稀释制成每 1ml 中约含 10mg 的溶液。

对照溶液 精密量取供试品溶液 1ml，置 50ml 量瓶中，用三氯甲烷-甲醇（9：1）稀释至刻度，摇匀。

色谱条件 采用硅胶 G 薄层板，以苯-丙酮（4：1）为展开剂。

测定法 吸取供试品溶液和对照溶液各 5μl，分别点于同一薄层板上，展开，晾干，喷以硫酸-乙醇（4：1），在 105℃加热 20 分钟，置紫外光灯（365nm）下检视。

限度 供试品溶液如显杂质斑点，其颜色与对照溶液的主斑点比较，不得更深。

干燥失重 取本品，在 80℃减压干燥 4 小时，减失重量不得过 3.0%（通则 0831）。

【含量测定】 照高效液相色谱法（通则 0512）测定。

供试品溶液 取本品适量，精密称定，加流动相溶解并定量稀释制成每 1ml 中约含 0.1mg 的溶液。

对照品溶液 取尼尔雌醇对照品适量，精密称定，加流动相溶解并定量稀释制成每 1ml 中约含 0.1mg 的溶液。

色谱条件 用十八烷基硅烷键合硅胶为填充剂；以甲醇-水（80：20）为流动相；检测波长为 221nm；进样体积 20μl。

系统适用性要求 理论板数按尼尔雌醇峰计算不低于 2500。

测定法 精密量取供试品溶液与对照品溶液，分别注入液相色谱仪，记录色谱图。按外标法以峰面积计算。

【类别】 雌激素药。

【贮藏】 遮光，密封保存。

【制剂】 尼尔雌醇片

尼尔雌醇片

Ni'ercichun Pian

Nilestriol Tablets

本品含尼尔雌醇（$C_{25}H_{32}O_3$）应为标示量的90.0%～110.0%。

【性状】 本品为白色片。

【鉴别】 （1）取本品细粉适量（约相当于尼尔雌醇 20mg），加三氯甲烷 30ml 提取，滤过，在水浴上加热蒸去三氯甲烷，残渣照尼尔雌醇项下的鉴别（1）项试验，显相同的反应。

（2）取含量测定项下的续滤液，照紫外-可见分光光度法（通则 0401）测定，在 280nm 与 288nm 的波长处有最大吸收。

【检查】 **含量均匀度** 取本品 1 片，加无水乙醇适量，超声约 10 分钟使尼尔雌醇溶解，放冷，用无水乙醇定量稀释制成每 1ml 中约含尼尔雌醇 0.1mg 的溶液，摇匀，滤过，取续滤液，作为供试品溶液，照含量测定项下的方法测定含量，应符合规定（通则 0941）。

溶出度 照溶出度与释放度测定法（通则 0931 第三法）测定。

溶出条件 以 0.5%十二烷基硫酸钠溶液 150ml 为溶出介质，转速为每分钟 50 转，依法操作，经 60 分钟时取样。

供试品溶液 取溶出液 10ml，滤过，取续滤液适量，用溶出介质定量稀释制成每 1ml 中约含尼尔雌醇 6.5μg 的溶液。

对照品溶液 取尼尔雌醇对照品，精密称定，加溶出介质溶解并定量稀释制成每 1ml 中约含 6.5μg 的溶液。

色谱条件 用十八烷基硅烷键合硅胶为填充剂；以甲醇-水（80：20）为流动相；检测波长为 221nm；进样体积 50μl。

系统适用性要求 理论板数按尼尔雌醇峰计算不低于 2500。

测定法 精密量取供试品溶液与对照品溶液，分别注入液相色谱仪，记录色谱图。按外标法以峰面积计算每片的溶出量。

限度 标示量的 70%，应符合规定。

其他 应符合片剂项下有关的各项规定（通则 0101）。

【含量测定】 照紫外-可见分光光度法（通则 0401）测定。

供试品溶液 取本品 20 片，精密称定，研细，精密称取适量（约相当于尼尔雌醇 10mg），置 100ml 量瓶中，加无水乙醇适量，置热水浴中加热 30 分钟，不断振摇使尼尔雌醇溶解，放冷，用无水乙醇稀释至刻度，摇匀，滤过，取续滤液。

对照品溶液 取尼尔雌醇对照品约 10mg，精密称定，置 100ml 量瓶中，加无水乙醇适量，置热水浴中加热 30 分钟，不断振摇使尼尔雌醇溶解，放冷，用无水乙醇稀释至刻度，摇匀。

测定法 取供试品溶液与对照品溶液，在 280nm 的波长处分别测定吸光度，计算。

【类别】 同尼尔雌醇。

【规格】 （1）1mg （2）2mg （3）5mg

【贮藏】 密封，在干燥处保存。

尼美舒利

Nimeishuli

Nimesulide

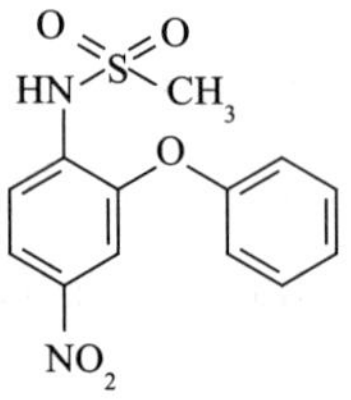

$C_{13}H_{12}N_2O_5S$ 308.31

本品为4′-硝基-2′-苯氧基苯甲磺酰胺。按干燥品计算，含$C_{13}H_{12}N_2O_5S$不得少于99.0%。

【性状】 本品为淡黄色结晶或结晶性粉末；无臭。

本品在丙酮或二甲基甲酰胺中易溶，在三氯甲烷中溶解，在甲醇、乙醇或乙醚中微溶，在水中几乎不溶。

熔点 本品的熔点（通则0612）为148～151℃。

吸收系数 取本品，精密称定，加0.05mol/L氢氧化钠溶液溶解并定量稀释制成每1ml中约含12μg的溶液，照紫外-可见分光光度法（通则0401），在393nm的波长处测定吸光度，吸收系数（$E_{1cm}^{1\%}$）为445～475。

【鉴别】 （1）取本品约2mg，加0.1mol/L氢氧化钠溶液3ml，振摇使溶解，加硫酸铜试液2滴，即生成深绿色沉淀。

（2）本品的红外光吸收图谱应与对照的图谱（光谱集598图）一致。

【检查】 **酸度** 取本品1.0g，加水50ml，充分振摇，依法测定（通则0631），pH值应为5.0～7.0。

吸光度 取本品1.0g，加丙酮溶解并稀释至10ml，照紫外-可见分光光度法（通则0401），在450nm的波长处测定，吸光度不得过0.50。

氯化物 取本品0.50g，加0.05mol/L氢氧化钠溶液100ml，充分振摇使溶解，滴加硝酸使溶液由黄色变为无色，滤过，取续滤液20.0ml，依法检查（通则0801），与标准氯化钠溶液7.0ml制成的对照液比较，不得更浓（0.07%）。

有关物质 照高效液相色谱法（通则0512）测定。

供试品溶液　取本品约25mg，置25ml量瓶中，加流动相适量，超声15分钟使溶解，放冷，用流动相稀释至刻度，摇匀。

对照溶液　精密量取供试品溶液适量，用流动相定量稀释制成每1ml中约含1μg的溶液。

系统适用性溶液　取对氯苯胺与尼美舒利各适量，加流动相溶解并稀释制成每1ml中约含对氯苯胺20μg与尼美舒利50μg的混合溶液。

色谱条件　用十八烷基硅烷键合硅胶为填充剂；以0.1%的磷酸溶液（用氨水调节pH值至7.0）-乙腈（60：40）为流动相；检测波长为230nm；进样体积20μl。

系统适用性要求　系统适用性溶液色谱图中，理论板数按尼美舒利峰计算不低于3000。对氯苯胺峰与尼美舒利峰之间的分离度应大于2.0。

测定法　精密量取供试品溶液与对照溶液，分别注入液相色谱仪，记录色谱图至主成分峰保留时间的7倍。

限度　供试品溶液色谱图中如有杂质峰，单个杂质峰面积不得大于对照溶液主峰面积（0.1%），各杂质峰面积的和不得大于对照溶液主峰面积的5倍（0.5%）。

干燥失重 取本品，在105℃干燥至恒重，减失重量不得过0.5%（通则0831）。

炽灼残渣 取本品1.0g，依法检查（通则0841），遗留残渣不得过0.1%。

重金属 取炽灼残渣项下遗留的残渣，依法检查（通则0821第二法），含重金属不得过百万分之十。

铁盐 取本品1.0g，置坩埚中，缓缓炽灼至完全炭化，放冷，加硫酸1ml使湿润，低温加热至硫酸蒸气除尽，在700℃炽灼至完全灰化，放冷，加盐酸1ml，置水浴上蒸干，再加稀盐酸1ml与水适量，置水浴上加热（必要时滤过），坩埚用水洗涤，合并滤液与洗液使成25ml，依法检查（通则0807），如显色，与标准铁溶液1.0ml用同一方法制成的对照液比较，不得更深（0.001%）。

【含量测定】 取本品约0.25g，精密称定，加中性丙酮（对酚酞指示液显中性）40ml使溶解，加水20ml，照电位滴定法（通则0701），用氢氧化钠滴定液（0.1mol/L）滴定，并将滴定的结果用空白试验校正。每1ml氢氧化钠滴定液（0.1mol/L）相当于30.83mg的$C_{13}H_{12}N_2O_5S$。

【类别】 解热镇痛、非甾体抗炎药。

【贮藏】 遮光，密封保存。

【制剂】 尼美舒利片

尼美舒利片

Nimeishuli Pian

Nimesulide Tablets

本品含尼美舒利（$C_{13}H_{12}N_2O_5S$）应为标示量的95.0%～105.0%。

【性状】 本品为微黄色片或薄膜衣片，除去包衣后为微黄色。

【鉴别】 取本品的细粉（薄膜衣片除去包衣）适量（约相当于尼美舒利50mg），加无水乙醇20ml，振摇，使尼美舒利溶解，滤过，滤液置水浴上蒸干后减压干燥，残渣照尼美舒利项下的鉴别（1）、（2）项试验，显相同的结果。

【检查】 **有关物质** 照高效液相色谱法（通则0512）测定。

供试品溶液　取本品适量（薄膜衣片除去包衣），研细，精密称定（约相当于尼美舒利50mg），置50ml量瓶中，加流动相适量，超声15分钟，使尼美舒利溶解，放冷，用流动相稀释至刻度，摇匀，滤过，取续滤液。

对照溶液　精密量取供试品溶液1ml，置200ml量瓶中，用流动相稀释至刻度，摇匀。

系统适用性溶液、色谱条件、系统适用性要求与测定法见尼美舒利有关物质项下。

限度　供试品溶液色谱图中如有杂质峰，单个杂质峰面积不得大于对照溶液主峰面积（0.5%），各杂质峰面积的和不得大于对照溶液主峰面积的2倍（1.0%）。

溶出度　照溶出度与释放度测定法（通则0931第二法）测定。

溶出条件　以磷酸盐缓冲液（取氢氧化钠2.30g、磷酸二氢钾7.65g，加水使溶解并稀释至1000ml，用磷酸调节pH值至8.8）1000ml为溶出介质，转速为每分钟75转，依法操作，经30分钟时取样。

供试品溶液　取溶出液适量，滤过，精密量取续滤液适量，用溶出介质定量稀释制成每1ml中约含尼美舒利10μg的溶液。

对照品溶液　取尼美舒利对照品适量，精密称定，加溶出介质溶解并定量稀释制成每1ml中约含10μg的溶液。

测定法　取供试品溶液与对照品溶液，照紫外-可见分光光度法（通则0401），在393nm的波长处分别测定吸光度，计算每片的溶出量。

限度　标示量的75%，应符合规定。

其他　应符合片剂项下有关的各项规定（通则0101）。

【含量测定】　照紫外-可见分光光度法（通则0401）测定。

供试品溶液　取本品20片（薄膜衣片除去包衣），精密称定，研细，精密称取细粉适量（约相当于尼美舒利20mg），置100ml的量瓶中，加0.05mol/L氢氧化钠溶液50ml，充分振摇使尼美舒利溶解，用0.05mol/L氢氧化钠溶液稀释至刻度，摇匀，滤过，精密量取续滤液5ml，置100ml量瓶中，用0.05mol/L氢氧化钠溶液稀释至刻度，摇匀。

对照品溶液　取尼美舒利对照品，精密称定，加0.05mol/L氢氧化钠溶液溶解并定量稀释制成每1ml中约含10μg的溶液。

测定法　取供试品溶液与对照品溶液，在393nm的波长处分别测定吸光度，计算。

【类别】　同尼美舒利。

【规格】　（1）50mg　（2）100mg

【贮藏】　密封，干燥处保存。

尼莫地平

Nimodiping

Nimodipine

$C_{21}H_{26}N_2O_7$　418.45

本品为2,6-二甲基-4-(3-硝基苯基)-1,4-二氢-3,5-吡啶二甲酸2-甲氧乙酯异丙酯。按干燥品计算，含$C_{21}H_{26}N_2O_7$应为98.5%～101.5%。

【性状】　本品为淡黄色结晶性粉末或粉末；无臭。遇光不稳定。

本品在丙酮、三氯甲烷或乙酸乙酯中易溶，在乙醇中溶解，在乙醚中微溶，在水中几乎不溶。

熔点　本品的熔点（通则0612）为124～128℃。

【鉴别】　（1）取本品约20mg，加乙醇2ml溶解后，加新制的5%硫酸亚铁铵溶液2ml，1.5mol/L硫酸溶液1滴与0.5mol/L氢氧化钾溶液1ml，强烈振摇，1分钟内沉淀由灰绿色变为红棕色。

（2）取本品适量，加乙醇制成每1ml含10μg的溶液，照紫外-可见分光光度法（通则0401）测定，在237nm的波长处有最大吸收。

（3）本品的红外光吸收图谱与对照的图谱（光谱集599图）一致。

【检查】　**旋光度**　取本品，加丙酮溶解并定量稀释制成每1ml中含50mg的溶液，依法测定（通则0621），旋光度为−0.10°至+0.10°。

有关物质　照高效液相色谱法（通则0512）测定。避光操作。

供试品溶液　取本品，精密称定，加流动相溶解并定量稀释制成每1ml中约含0.2mg的溶液。

对照溶液　取杂质Ⅰ对照品，精密称定，加流动相溶解并定量稀释制成每1ml中约含20μg的溶液，精密量取1ml，置100ml量瓶中，精密加入供试品溶液1ml，用流动相稀释至刻度，摇匀。

系统适用性溶液　取尼莫地平与杂质Ⅰ对照品各适量，加流动相溶解并稀释制成每1ml中各约含200μg与1μg的混合溶液。

色谱条件　用十八烷基硅烷键合硅胶为填充剂；以甲醇-乙腈-水（35∶38∶27）为流动相；检测波长为235nm；进样体积20μl。

系统适用性要求　系统适用性溶液色谱图中，尼莫地平峰与杂质Ⅰ峰的分离度应大于3.0。

测定法　精密量取供试品溶液与对照溶液，分别注入液相色谱仪，记录色谱图至主成分峰保留时间的3倍。

限度　供试品溶液色谱图中如有与杂质Ⅰ峰保留时间一致的色谱峰，按外标法以峰面积计算，不得过0.1%；其他单个杂质峰面积不得大于对照溶液中尼莫地平峰面积的0.5倍（0.5%），各杂质峰面积（杂质Ⅰ峰面积乘以1.78）的和不得大于对照溶液中尼莫地平峰面积（1.0%），小于对照溶液中尼莫地平峰面积0.02倍的色谱峰忽略不计。

干燥失重　取本品，在105℃干燥至恒重，减失重量不得过0.5%（通则0831）。

炽灼残渣　取本品1.0g，依法检查（通则0841），遗留残渣不得过 0.1%。

重金属　取炽灼残渣项下遗留的残渣，依法检查（通则 0821 第二法），含重金属不得过百万分之十。

【含量测定】　取本品约 0.18g，精密称定，加无水乙醇 25ml，微温使溶解，加高氯酸溶液（取 70%高氯酸溶液 8.5ml，加水至 100ml）25ml，加邻二氮菲指示液 4 滴，用硫酸铈滴定液（0.1mol/L）滴定至溶液由橙红色变为浅黄绿色，并将滴定结果用空白试验校正。每 1ml 硫酸铈滴定液（0.1mol/L）相当于 20.92mg 的 $C_{21}H_{26}N_2O_7$。

【类别】　钙通道阻滞药。

【贮藏】　遮光，密封，在干燥处保存。

【制剂】　(1)尼莫地平片　(2)尼莫地平分散片　(3)尼莫地平软胶囊　(4)尼莫地平注射液　(5)尼莫地平胶囊

附：

杂质Ⅰ

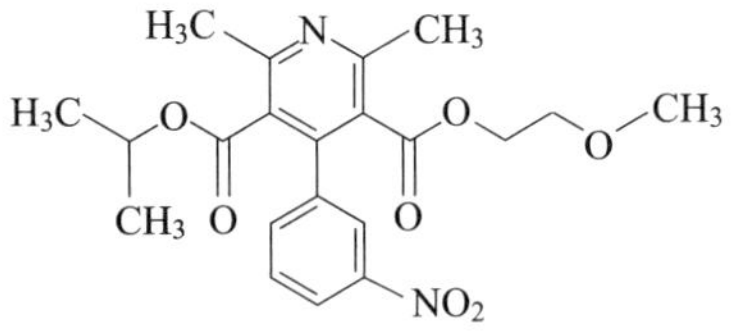

$C_{21}H_{24}N_2O_7$　416.42

2,6-二甲基-4-(3-硝基苯基)-3,5-吡啶二甲酸 2-甲氧基乙酯异丙酯

尼莫地平片

Nimodiping Pian

Nimodipine Tablets

本品含尼莫地平（$C_{21}H_{26}N_2O_7$）应为标示量的 90.0%～110.0%。

【性状】　本品为类白色至淡黄色片、薄膜衣片或糖衣片；除去包衣后，显类白色至淡黄色。

【鉴别】　(1)取本品的细粉适量（约相当于尼莫地平 40mg），加乙醇 5ml，振摇使尼莫地平溶解，滤过，取续滤液约 3ml，加新制的 5%硫酸亚铁铵溶液 2ml，加 1.5mol/L 硫酸溶液 1 滴与 0.5mol/L 氢氧化钾溶液 1ml，强烈振摇，1 分钟内沉淀由灰绿色变为红棕色。

(2)在含量测定项下记录的色谱图中，供试品溶液主峰的保留时间应与对照品溶液主峰的保留时间一致。

【检查】　**有关物质**　照高效液相色谱法（通则 0512）测定。避光操作。

供试品溶液　取含量测定项下的细粉适量（约相当于尼莫地平 10mg），精密称定，置 50ml 量瓶中，加流动相适量，超声约 15 分钟使尼莫地平溶解，放冷，用流动相稀释至刻度，摇匀，离心 10 分钟（每分钟 3000 转），取上清液。

对照溶液　取杂质Ⅰ对照品，精密称定，加流动相溶解并定量稀释制成每 1ml 中约含 20μg 的溶液，精密量取 5ml，置 100ml 量瓶中，精密加入供试品溶液 1ml，用流动相稀释至刻度，摇匀。

系统适用性溶液、色谱条件、系统适用性要求与测定法　见尼莫地平有关物质项下。

限度　供试品溶液色谱图中如有杂质峰，除相对保留时间小于 0.35 的色谱峰不计外，如有与杂质Ⅰ峰保留时间一致的色谱峰，按外标法以峰面积计算，不得过尼莫地平标示量的 0.5%；其他单个杂质峰面积不得大于对照溶液中尼莫地平峰面积（1.0%），各杂质峰面积（杂质Ⅰ峰面积乘以 1.78）的和不得大于对照溶液中尼莫地平峰面积的 2 倍（2.0%），小于对照溶液中尼莫地平峰面积 0.02 倍的色谱峰忽略不计。

含量均匀度（20mg 规格）　避光操作。取本品 1 片，置乳钵中，研细，加流动相适量研磨，用流动相分次转移至 100ml 量瓶中，超声约 15 分钟使尼莫地平溶解，放冷，用流动相稀释至刻度，摇匀，离心 10 分钟（每分钟 3000 转），精密量取上清液 5ml，置 50ml 量瓶中，用流动相稀释至刻度，摇匀，作为供试品溶液。照含量测定项下的方法测定含量，应符合规定（通则 0941）。

溶出度　照溶出度与释放度测定法（通则 0931 第二法）测定。避光操作。

溶出条件　以醋酸盐缓冲液（取醋酸钠 0.299g，加水 50ml，振摇使溶解，加冰醋酸 0.174g，用水稀释至 100ml，摇匀，即得，pH 4.5）（含 0.3%十二烷基硫酸钠）900ml 为溶出介质，转速为每分钟 75 转，依法操作，经 30 分钟时取样。

供试品溶液　取溶出液滤过，精密量取续滤液 10ml，置 20ml（20mg 规格）或 25ml（30mg 规格）量瓶中，用溶出介质稀释至刻度，摇匀。

对照品溶液　取尼莫地平对照品约 10mg，精密称定，置 100ml 量瓶中，加乙醇 10ml，振摇使溶解，用溶出介质稀释至刻度，摇匀，精密量取 5ml，置 50ml 量瓶中，用溶出介质稀释至刻度，摇匀。

测定法　取供试品溶液与对照品溶液，照紫外-可见分光光度法（通则 0401），在 238nm 的波长处分别测定吸光度，计算每片的溶出量。

限度　标示量的 85%，应符合规定。

其他　应符合片剂项下有关的各项规定（通则 0101）。

【含量测定】　照高效液相色谱法（通则 0512）测定。避光操作。

供试品溶液　取本品 20 片（糖衣片应除去包衣），精密称定，研细，精密称取适量（约相当于尼莫地平 10mg），置 50ml 量瓶中，加流动相适量，超声约 15 分钟使尼莫地平溶解，放冷，用流动相稀释至刻度，摇匀，离心 10 分钟（每分钟 3000

转),精密量取上清液 5ml,置 50ml 量瓶中,用流动相稀释至刻度,摇匀。

对照品溶液 取尼莫地平对照品,精密称定,加流动相溶解并定量稀释制成每 1ml 中约含 20μg 的溶液。

色谱条件 用十八烷基硅烷键合硅胶为填充剂;以甲醇-乙腈-水(35∶38∶27)为流动相;检测波长为 235nm;进样体积 10μl。

系统适用性要求 理论板数按尼莫地平峰计算不低于 8000,尼莫地平峰与相邻杂质峰的分离度应符合要求。

测定法 精密量取供试品溶液与对照品溶液,分别注入液相色谱仪,记录色谱图。按外标法以峰面积计算。

【类别】 同尼莫地平。

【规格】 (1)20mg (2)30mg

【贮藏】 遮光,密封保存。

尼莫地平分散片

Nimodiping Fensanpian

Nimodipine Dispersible Tablets

本品含尼莫地平($C_{21}H_{26}N_2O_7$)应为标示量的90.0%～110.0%。

【性状】 本品为微黄色至淡黄色片。

【鉴别】 (1)取本品的细粉适量(约相当于尼莫地平 40mg),加乙醇 5ml,振摇使尼莫地平溶解,滤过,取续滤液约 3ml,加新制的 5%硫酸亚铁铵溶液 2ml,加 1.5mol/L 硫酸溶液 1 滴与 0.5mol/L 氢氧化钾溶液 1ml,强烈振摇,1 分钟内沉淀由灰绿色变为红棕色。

(2)在含量测定项下记录的色谱图中,供试品溶液主峰的保留时间应与对照品溶液主峰的保留时间一致。

【检查】 **有关物质** 照高效液相色谱法(通则 0512)测定。避光操作。

供试品溶液 取含量测定项下的细粉适量(约相当于尼莫地平 10mg),精密称定,置 50ml 量瓶中,加流动相适量,超声约 15 分钟使尼莫地平溶解,放冷,用流动相稀释至刻度,摇匀,离心 10 分钟(每分钟 3000 转),取上清液。

对照溶液 取杂质Ⅰ对照品,精密称定,加流动相溶解并定量稀释制成每 1ml 中约含 20μg 的溶液,精密量取 5ml,置 100ml 量瓶中,精密加入供试品溶液 1ml,用流动相稀释至刻度,摇匀。

系统适用性溶液、色谱条件、系统适用性要求与测定法 见尼莫地平有关物质项下。

限度 供试品溶液色谱图中如有杂质峰,除相对保留时间小于 0.35 的色谱峰不计外,如有与杂质Ⅰ峰保留时间一致的色谱峰,按外标法以峰面积计算,不得过尼莫地平标示量的 0.5%;其他单个杂质峰面积不得大于对照溶液中尼莫地平峰面积(1.0%),各杂质峰面积(杂质Ⅰ峰面积乘以 1.78)的和不得大于对照溶液中尼莫地平峰面积的 2 倍(2.0%),小于对照溶液中尼莫地平峰面积 0.02 倍的色谱峰忽略不计。

含量均匀度 避光操作。取本品 1 片,置乳钵中,研细,加流动相适量研磨,用流动相分次转移至 100ml 量瓶中,超声约 15 分钟使尼莫地平溶解,放冷,用流动相稀释至刻度,摇匀,离心 10 分钟(每分钟 3000 转),精密量取上清液 5ml,置 50ml 量瓶中,用流动相稀释至刻度,摇匀,作为供试品溶液。照含量测定项下的方法测定含量,应符合规定(通则 0941)。

溶出度 照溶出度与释放度测定法(通则 0931 第二法)测定。避光操作。

溶出条件 以醋酸盐缓冲液(取醋酸钠 0.299g,加水 50ml,振摇使溶解,加冰醋酸 0.174g,用水稀释至 100ml,摇匀,即得,pH 4.5)(含 0.3%十二烷基硫酸钠)900ml 为溶出介质,转速为每分钟 75 转,依法操作,经 30 分钟时取样。

供试品溶液 取溶出液滤过,精密量取续滤液 5ml,置 10ml 量瓶中,用溶出介质稀释至刻度,摇匀。

对照品溶液 取尼莫地平对照品约 10mg,精密称定,置 100ml 量瓶中,加乙醇 10ml,振摇使溶解,用溶出介质稀释至刻度,摇匀,精密量取 5ml,置 50ml 量瓶中,用溶出介质稀释至刻度,摇匀。

测定法 取供试品溶液与对照品溶液,照紫外-可见分光光度法(通则 0401),在 238nm 的波长处分别测定吸光度,计算每片的溶出量。

限度 标示量的 85%,应符合规定。

其他 应符合片剂项下有关的各项规定(通则 0101)。

【含量测定】 照高效液相色谱法(通则 0512)测定。避光操作。

供试品溶液 取本品 20 片,精密称定,研细,精密称取适量(约相当于尼莫地平 10mg),置 50ml 量瓶中,加流动相适量,超声约 15 分钟使尼莫地平溶解,放冷,用流动相稀释至刻度,摇匀,离心 10 分钟(每分钟 3000 转),精密量取上清液 5ml,置 50ml 量瓶中,用流动相稀释至刻度,摇匀。

对照品溶液 取尼莫地平对照品,精密称定,加流动相溶解并定量稀释制成每 1ml 中约含 20μg 的溶液。

色谱条件 用十八烷基硅烷键合硅胶为填充剂;以甲醇-乙腈-水(35∶38∶27)为流动相;检测波长为 235nm;进样体积 10μl。

系统适用性要求 理论板数按尼莫地平峰计算不低于 8000,尼莫地平峰与相邻杂质峰的分离度应符合要求。

测定法 精密量取供试品溶液与对照品溶液,分别注入液相色谱仪,记录色谱图。按外标法以峰面积计算。

【类别】 同尼莫地平。

【规格】 20mg

【贮藏】 遮光,密封保存。

尼莫地平软胶囊

Nimodiping Ruanjiaonang

Nimodipine Soft Capsules

本品为尼莫地平加适宜的辅料溶解制成。本品含尼莫地平($C_{21}H_{26}N_2O_7$)应为标示量的 90.0%～110.0%。

【性状】 本品内容物为黄色或黄棕色的黏稠液体。

【鉴别】 (1)避光操作。取本品 20 粒的内容物，置 100ml 烧杯中，加水 100ml，搅拌使尼莫地平析出，滤过。析出物于 60℃干燥 2 小时，取约 30mg，加乙醇 2ml 使溶解，加新制的 5%硫酸亚铁铵溶液 2ml，1.5mol/L 硫酸溶液 1 滴及 0.5mol/L 氢氧化钾甲醇溶液 1ml，强烈振摇，1 分钟内沉淀由灰绿色变为红棕色。

(2)取鉴别(1)项下的干燥析出物，加乙醇溶解制成每 1ml 中含 10μg 的溶液，照紫外-可见分光光度法(通则 0401)测定，在 237nm 与 355nm 的波长处有最大吸收。

(3)在含量测定项下记录的色谱图中，供试品溶液主峰的保留时间应与对照品溶液主峰的保留时间一致。

【检查】 **有关物质** 照高效液相色谱法(通则 0512)测定。避光操作。

供试品溶液　取装量差异项下的内容物适量(约相当于尼莫地平 10mg)，精密称定，置 50ml 量瓶中，加流动相适量，超声约 15 分钟使尼莫地平溶解，放冷，用流动相稀释至刻度，摇匀，滤过，取续滤液。

对照溶液　取杂质Ⅰ对照品适量，精密称定，加流动相溶解并定量稀释制成每 1ml 中约含 20μg 的溶液，精密量取 5ml，置 100ml 量瓶中，精密加入供试品溶液 1ml，用流动相稀释至刻度，摇匀。

色谱条件　用十八烷基硅烷键合硅胶为填充剂；以甲醇-乙腈-水(35：38：27)为流动相；检测波长为 235nm；进样体积 20μl。

系统适用性要求　尼莫地平峰的保留时间约为 7 分钟，理论板数按尼莫地平峰计算不低于 8000，尼莫地平峰与杂质Ⅰ峰的分离度应大于 3.0，尼莫地平峰与相邻杂质峰的分离度应符合要求。

测定法　精密量取供试品溶液与对照溶液，分别注入液相色谱仪，记录色谱图至主成分色谱峰保留时间的 3.5 倍。

限度　供试品溶液色谱图中如有杂质峰，除相对保留时间小于 0.37 的色谱峰不计外，如有与杂质Ⅰ保留时间一致的色谱峰，按外标法以峰面积计算，不得过尼莫地平标示量的 0.5%；其他单个杂质峰面积不得大于对照溶液中尼莫地平峰面积(1.0%)，各杂质峰面积(杂质Ⅰ峰面积乘以 1.78)的和不得大于对照溶液中尼莫地平峰面积的 2 倍(2.0%)，小于对照溶液中尼莫地平峰面积 0.02 倍的色谱峰忽略不计。

溶出度　照溶出度与释放度测定法(通则 0931 第二法)测定。避光操作。

溶出条件　以醋酸盐缓冲液(取醋酸钠 0.299g，加水 50ml，振摇使溶解，加冰醋酸 0.174g，用水稀释至 100ml，摇匀，即得，pH 4.5)(含 0.3%十二烷基硫酸钠)900ml 为溶出介质，转速为每分钟 75 转，依法操作，经 45 分钟时取样。

供试品溶液　取溶出液滤过，取续滤液。

对照品溶液　取尼莫地平对照品适量，精密称定，加流动相溶解并定量稀释制成每 1ml 约含 20μg 的溶液。

色谱条件与系统适用性要求　见含量测定项下。

测定法　见含量测定项下。计算每粒的溶出量。

限度　标示量的 80%，应符合规定。

其他　应符合胶囊剂项下有关的各项规定(通则 0103)。

【含量测定】 照高效液相色谱法(通则 0512)测定。避光操作。

供试品溶液　取装量差异项下的内容物，混匀，精密称取适量(约相当于尼莫地平 10mg)，置 50ml 量瓶中，加流动相适量，超声约 15 分钟使尼莫地平溶解，放冷，用流动相稀释至刻度，摇匀，滤过，精密量取续滤液 5ml，置 50ml 量瓶中，用流动相稀释至刻度，摇匀。

对照品溶液　取尼莫地平对照品适量，精密称定，加流动相溶解并定量稀释制成每 1ml 中约含 20μg 的溶液。

色谱条件与系统适用性要求　见有关物质项下。

测定法　精密量取供试品溶液与对照品溶液，分别注入液相色谱仪，记录色谱图。按外标法以峰面积计算。

【类别】 同尼莫地平。

【规格】 20mg

【贮藏】 遮光，密封保存。

尼莫地平注射液

Nimodiping Zhusheye

Nimodipine Injection

本品为尼莫地平的灭菌水溶液。含尼莫地平($C_{21}H_{26}N_2O_7$)应为标示量的 90.0%～110.0%。

【性状】 本品为几乎无色的澄明液体。

【鉴别】 (1)取本品适量(约相当于尼莫地平 20mg)，置分液漏斗中，加乙醚 30ml 振摇提取，静置，分取乙醚层，置水浴上蒸干，放冷，残渣加乙醇 2ml，搅拌使溶解，移至试管中，加 1%氯化汞溶液 3ml，即发生白色沉淀。

(2)在含量测定项下记录的色谱图中，供试品溶液主峰的保留时间应与对照品溶液主峰的保留时间一致。

【检查】 **pH 值**　应为 5.5～7.5(通则 0631)。

颜色　取本品，依法检查(通则 0901 第一法)，与黄绿色 2 号标准比色液比较，不得更深。

有关物质　照高效液相色谱法(通则 0512)测定。避光操作。

供试品溶液　精密量取本品适量,用流动相定量稀释制成每 1ml 中约含尼莫地平 0.2mg 的溶液。

对照溶液　取杂质Ⅰ对照品,精密称定,加流动相溶解并定量稀释制成每 1ml 中约含 20μg 的溶液,精密量取 5ml,置 100ml 量瓶中,精密加入供试品溶液 1ml,用流动相稀释至刻度,摇匀。

系统适用性溶液、色谱条件、系统适用性要求与测定法　见尼莫地平有关物质项下。

限度　供试品溶液色谱图中如有杂质峰,除相对保留时间小于 0.45 的色谱峰不计外,如有与杂质Ⅰ峰保留时间一致的色谱峰,按外标法以峰面积计算,不得过尼莫地平标示量的 0.5%;其他单个杂质峰面积不得大于对照溶液中尼莫地平峰面积(1.0%),各杂质峰面积(杂质Ⅰ峰面积乘以 1.78)的和不得大于对照溶液中尼莫地平峰面积的 2 倍(2.0%)。小于对照溶液中尼莫地平峰面积 0.02 倍的色谱峰忽略不计。

热原　取本品,依法检查(通则 1142),剂量按家兔体重每 1kg 缓慢注射 2.5ml,应符合规定。

其他　应符合注射剂项下有关的各项规定(通则 0102)。

【含量测定】　照高效液相色谱法(通则 0512)测定。避光操作。

供试品溶液　精密量取本品 5ml,置 50ml 量瓶中,用流动相稀释至刻度,摇匀。

对照品溶液　取尼莫地平对照品,精密称定,加流动相溶解并定量稀释制成每 1ml 中约含 20μg 的溶液。

色谱条件　用十八烷基硅烷键合硅胶为填充剂;以甲醇-乙腈-水(35∶38∶27)为流动相;检测波长为 235nm;进样体积 10μl。

系统适用性要求　理论板数按尼莫地平峰计算不低于 8000,尼莫地平峰与相邻杂质峰的分离度应符合要求。

测定法　精密量取供试品溶液与对照品溶液,分别注入液相色谱仪,记录色谱图。按外标法以峰面积计算。

【类别】　同尼莫地平。

【规格】　(1)10ml∶2mg　(2)20ml∶4mg　(3)40ml∶8mg　(4)50ml∶10mg

【贮藏】　遮光,密闭保存。

尼莫地平胶囊

Nimodiping Jiaonang

Nimodipine Capsules

本品含尼莫地平($C_{21}H_{26}N_2O_7$)应为标示量的 90.0%～110.0%。

【性状】　本品内容物为微黄色至淡黄色颗粒或粉末。

【鉴别】　(1)取本品的内容物适量(约相当于尼莫地平 40mg),加乙醇 5ml,振摇使尼莫地平溶解,滤过,取续滤液约 3ml,加新制的 5%硫酸亚铁铵溶液 2ml,加 1.5mol/L 硫酸溶液 1 滴与 0.5mol/L 氢氧化钾溶液 1ml,强烈振摇,1 分钟内沉淀由灰绿色变为红棕色。

(2)在含量测定项下记录的色谱图中,供试品溶液主峰的保留时间应与对照品溶液主峰的保留时间一致。

【检查】　**有关物质**　照高效液相色谱法(通则 0512)测定。避光操作。

供试品溶液　取含量测定项下的细粉适量(约相当于尼莫地平 10mg),精密称定,置 50ml 量瓶中,加流动相适量,超声约 15 分钟使尼莫地平溶解,放冷,用流动相稀释至刻度,摇匀,离心 10 分钟(每分钟 3000 转),取上清液。

对照溶液　取杂质Ⅰ对照品,精密称定,加流动相溶解并定量稀释制成每 1ml 中约含 20μg 的溶液,精密量取 5ml,置 100ml 量瓶中,精密加入供试品溶液 1ml,用流动相稀释至刻度,摇匀。

系统适用性溶液、色谱条件、系统适用性要求与测定法　见尼莫地平有关物质项下。

限度　供试品溶液色谱图中如有杂质峰,除相对保留时间小于 0.35 的色谱峰不计外,如有与杂质Ⅰ峰保留时间一致的色谱峰,按外标法以峰面积计算,不得过尼莫地平标示量的 0.5%;其他单个杂质峰面积不得大于对照溶液中尼莫地平峰面积(1.0%),各杂质峰面积(杂质Ⅰ峰面积乘以 1.78)的和不得大于对照溶液中尼莫地平峰面积的 2 倍(2.0%),小于对照溶液中尼莫地平峰面积 0.02 倍的色谱峰忽略不计。

含量均匀度(20mg 规格)　避光操作。取本品 1 粒,将内容物倾入 100ml 量瓶中,囊壳用流动相约 50ml 分次洗净,洗液并入量瓶中,超声约 15 分钟使尼莫地平溶解,放冷,用流动相稀释至刻度,摇匀,离心 10 分钟(每分钟 3000 转),精密量取上清液 5ml,置 50ml 量瓶中,用流动相稀释至刻度,摇匀,作为供试品溶液。照含量测定项下的方法测定含量,应符合规定(通则 0941)。

溶出度　照溶出度与释放度测定法(通则 0931 第二法)测定。避光操作。

溶出条件　以醋酸盐缓冲液(取醋酸钠 0.299g,加水 50ml,振摇使溶解,加冰醋酸 0.174g,用水稀释至 100ml,摇匀,即得,pH 4.5)(含 0.3%十二烷基硫酸钠)900ml 为溶出介质,转速为每分钟 75 转,依法操作,经 30 分钟时取样。

供试品溶液　取溶出液滤过,精密量取续滤液 10ml,置 20ml(20mg 规格)或 25ml(30mg 规格)量瓶中,用溶出介质稀释至刻度,摇匀。

对照品溶液　取尼莫地平对照品约 10mg,精密称定,置 100ml 量瓶中,加乙醇 10ml,振摇使溶解,用溶出介质稀释至刻度，摇匀，精密量取5ml，置50ml量瓶中，用溶出介质稀释至刻度，摇匀。

测定法　取供试品溶液与对照品溶液，照紫外-可见分光光度法（通则0401），在238nm的波长处分别测定吸光度，计算每粒的溶出量。

限度　标示量的80%，应符合规定。

其他　应符合胶囊剂项下有关的各项规定（通则0103）。

【含量测定】　照高效液相色谱法（通则0512）测定。避光操作。

供试品溶液　取本品20粒，精密称定，计算平均装量，取内容物（20mg规格）或取装量差异项下的内容物，研细，混匀，精密称取适量（约相当于尼莫地平10mg），置50ml量瓶中，加流动相适量，超声约15分钟使尼莫地平溶解，放冷，用流动相稀释至刻度，摇匀，离心10分钟（每分钟3000转），精密量取上清液5ml，置50ml量瓶中，用流动相稀释至刻度，摇匀。

对照品溶液　取尼莫地平对照品，精密称定，加流动相溶解并定量稀释制成每1ml中约含20μg的溶液。

色谱条件　用十八烷基硅烷键合硅胶为填充剂；以甲醇-乙腈-水（35∶38∶27）为流动相；检测波长为235nm；进样体积10μl。

系统适用性要求　理论板数按尼莫地平峰计算不低于8000，尼莫地平峰与相邻杂质峰的分离度应符合要求。

测定法　精密量取供试品溶液与对照品溶液，分别注入液相色谱仪，记录色谱图。按外标法以峰面积计算。

【类别】　同尼莫地平。

【规格】　（1）20mg　（2）30mg

【贮藏】　遮光，密封保存。

尼索地平

Nisuodiping

Nisoldipine

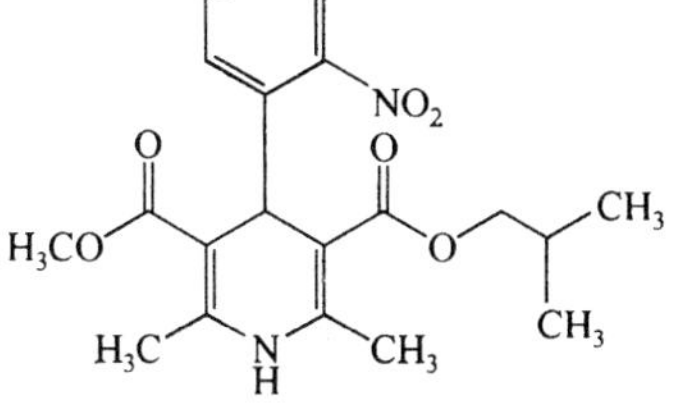

$C_{20}H_{24}N_2O_6$　388.41

本品为（±）-2,6-二甲基-4-（2-硝基苯基）-1,4-二氢-3,5-吡啶二甲酸甲酯异丁酯。按干燥品计算，含$C_{20}H_{24}N_2O_6$不得少于98.5%。

【性状】　本品为黄色结晶性粉末；无臭；遇光不稳定。

本品在丙酮或三氯甲烷中易溶，在乙醇中略溶，在水中几乎不溶。

熔点　本品的熔点（通则0612）为148～152℃。

【鉴别】　（1）取本品约30mg，加丙酮2ml溶解，加20%氢氧化钠溶液3～5滴，振摇，溶液显橙红色。

（2）避光操作。取本品，加无水乙醇溶解并稀释制成每1ml中约含10μg的溶液，照紫外-可见分光光度法（通则0401）测定，在237nm的波长处有最大吸收。

（3）本品的红外光吸收图谱应与对照的图谱（光谱集1127图）一致。

【检查】　有关物质　照高效液相色谱法（通则0512）测定。避光操作。

供试品溶液　取本品，精密称定，加流动相溶解并定量稀释制成每1ml中约含0.4mg的溶液。

对照溶液　取杂质Ⅰ对照品与杂质Ⅱ对照品，精密称定，加流动相溶解并定量稀释制成每1ml中分别约含40μg的混合溶液，精密量取2ml，置100ml量瓶中，精密加入供试品溶液1ml，用流动相稀释至刻度，摇匀。

系统适用性溶液　取尼索地平、杂质Ⅰ对照品与杂质Ⅱ对照品，加流动相溶解并稀释制成每1ml中分别约含400μg、1.2μg与1.2μg的混合溶液。

色谱条件　用十八烷基硅烷键合硅胶为填充剂；以甲醇-乙腈-水（50∶15∶35）为流动相；检测波长为237nm；进样体积10μl。

系统适用性要求　系统适用性溶液色谱图中，杂质Ⅰ峰、杂质Ⅱ峰与尼索地平峰间的分离度均应符合要求。

测定法　精密量取供试品溶液与对照溶液，分别注入液相色谱仪，记录色谱图至主成分峰保留时间的4倍。

限度　供试品溶液色谱图中如有与杂质Ⅰ峰、杂质Ⅱ峰保留时间一致的色谱峰，按外标法以峰面积计算，均不得过0.2%；其他单个杂质峰面积不得大于对照溶液中尼索地平峰面积的0.5倍（0.5%）；杂质总量不得过1.5%。

干燥失重　取本品，在105℃干燥至恒重，减失重量不得过0.5%（通则0831）。

炽灼残渣　取本品1.0g，依法检查（通则0841），遗留残渣不得过0.1%。

重金属　取炽灼残渣项下遗留的残渣，依法检查（通则0821第二法），含重金属不得过百万分之十。

【含量测定】　取本品约0.25g，精密称定，加冰醋酸20ml及稀硫酸10ml，微温使溶解，放冷，加邻二氮菲指示液2滴，用硫酸铈滴定液（0.1mol/L）滴定至近终点时，在水浴中加热至50℃，继续缓缓滴定至橙红色消失，并将滴定的结果用空白试验校正。每1ml硫酸铈滴定液（0.1mol/L）相当于19.42mg的$C_{20}H_{24}N_2O_6$。

【类别】　钙通道阻滞药。

【贮藏】　遮光，密封保存。

【制剂】　（1）尼索地平片　（2）尼索地平胶囊

附：

杂质Ⅰ

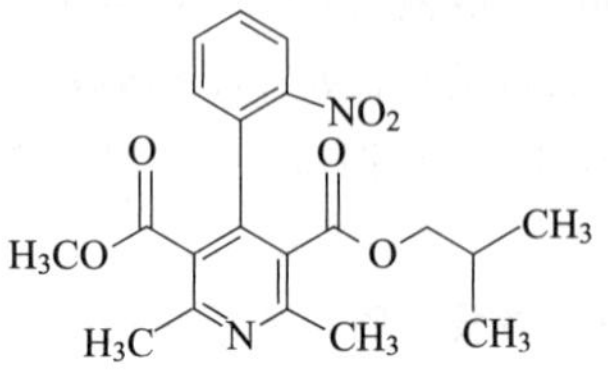

$C_{20}H_{22}N_2O_6$　386.40

2,6-二甲基-4-(2-硝基苯基)-3,5-吡啶二甲酸甲酯异丁酯

杂质Ⅱ

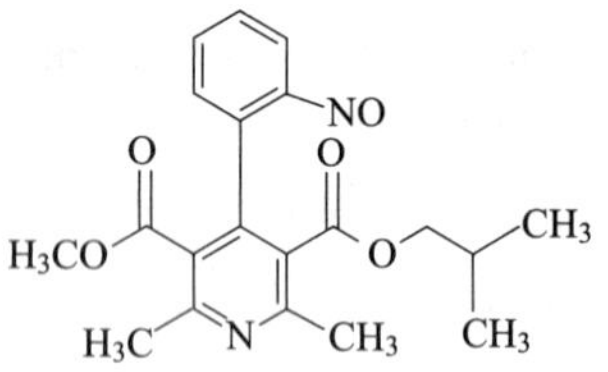

$C_{20}H_{22}N_2O_5$　370.40

2,6-二甲基-4-(2-亚硝基苯基)-3,5-吡啶二甲酸甲酯异丁酯

尼索地平片

Nisuodiping Pian

Nisoldipine Tablets

本品含尼索地平($C_{20}H_{24}N_2O_6$)应为标示量的 90.0%～110.0%。

【性状】 本品为薄膜衣片，除去包衣后显黄色。

【鉴别】 在含量测定项下记录的色谱图中，供试品溶液主峰的保留时间应与对照品溶液主峰的保留时间一致。

【检查】 **有关物质** 照高效液相色谱法(通则 0512)测定。避光操作。

供试品溶液　取本品细粉适量，精密称定，加流动相振摇使尼索地平溶解并定量稀释制成每 1ml 中约含尼索地平 0.4mg 的溶液，滤过，取续滤液。

对照溶液　取杂质Ⅰ对照品与杂质Ⅱ对照品，精密称定，加流动相溶解并定量稀释制成每 1ml 中分别约含 40μg 的混合溶液，精密量取 3ml，置 100ml 量瓶中，精密加入供试品溶液 1ml，用流动相稀释至刻度，摇匀。

系统适用性溶液、色谱条件、系统适用性要求与测定法　见尼索地平有关物质项下。

限度　供试品溶液色谱图中如有与杂质Ⅰ峰、杂质Ⅱ峰保留时间一致的色谱峰，按外标法以峰面积计算，均不得过尼索地平标示量的 0.3%；其他单个杂质峰面积不得大于对照溶液中尼索地平峰面积(1.0%)；杂质总量不得过 1.5%。

含量均匀度　避光操作。取本品 1 片，置乳钵中研细，加少量乙醇研磨，用乙醇分次转移至 50ml 量瓶中，超声使尼索地平溶解，放冷，用乙醇稀释至刻度，摇匀，滤过，取续滤液作为供试品溶液。照含量测定项下的方法测定含量，应符合规定(通则 0941)。

溶出度　照溶出度与释放度测定法(通则 0931 第一法)测定。避光操作。

溶出条件　以 0.3%十二烷基硫酸钠溶液 900ml 为溶出介质，转速为每分钟 50 转，依法操作，经 45 分钟时取样。

供试品溶液　取溶出液 10ml，滤过，取续滤液。

对照品溶液　取尼索地平对照品约 10mg，置 100ml 量瓶中，加乙醇 10ml，振摇使溶解，加溶出介质稀释至刻度，摇匀，精密量取适量，用溶出介质定量稀释制成每 1ml 中约含 5μg 的溶液。

色谱条件与系统适用性要求　见含量测定项下。

测定法　见含量测定项下。计算每片的溶出量。

限度　标示量的 75%，应符合规定。

其他　应符合片剂项下有关的各项规定(通则 0101)。

【含量测定】 照高效液相色谱法(通则 0512)测定。避光操作。

供试品溶液　取本品 20 片，精密称定，研细，精密称取适量(约相当于尼索地平 10mg)，置 100ml 量瓶，加乙醇适量，超声使尼索地平溶解，放冷，用乙醇稀释至刻度，摇匀，滤过，取续滤液。

对照品溶液　取尼索地平对照品，精密称定，加乙醇溶解并定量稀释制成每 1ml 中约含 0.1mg 的溶液。

色谱条件　用十八烷基硅烷键合硅胶为填充剂；以甲醇-乙腈-水(50∶15∶35)为流动相；检测波长为 237nm；进样体积 20μl。

系统适用性要求　理论板数按尼索地平峰计算不低于 2000，尼索地平峰与相邻杂质峰的分离度应符合要求。

测定法　精密量取供试品溶液与对照品溶液，分别注入液相色谱仪，记录色谱图。按外标法以峰面积计算。

【类别】 同尼索地平。

【规格】 5mg

【贮藏】 遮光，密封保存。

尼索地平胶囊

Nisuodiping Jiaonang

Nisoldipine Capsules

本品含尼索地平($C_{20}H_{24}N_2O_6$)应为标示量的 90.0%～110.0%。

【性状】 本品内容物为黄色颗粒状粉末。

【鉴别】 在含量测定项下记录的色谱图中，供试品溶液主峰的保留时间应与对照品溶液主峰的保留时间一致。

【检查】 **有关物质** 照高效液相色谱法（通则0512）测定。避光操作。

供试品溶液 取含量测定项下的细粉适量，精密称定，加流动相振摇使尼索地平溶解并定量稀释制成每1ml中约含尼索地平0.4mg的溶液。

对照溶液 取杂质Ⅰ对照品与杂质Ⅱ对照品，精密称定，加流动相溶解并定量稀释制成每1ml中分别约含40μg的混合溶液，精密量取3ml，置100ml量瓶中，精密加入供试品溶液1ml，用流动相稀释至刻度，摇匀。

系统适用性溶液、色谱条件、系统适用性要求与测定法见尼索地平有关物质项下。

限度 供试品溶液色谱图中如有与杂质Ⅰ峰、杂质Ⅱ峰保留时间一致的色谱峰，按外标法以峰面积计算，均不得过尼索地平标示量的0.3%；其他单个杂质峰面积不得大于对照溶液中尼索地平峰面积（1.0%）；杂质总量不得过1.5%。

含量均匀度 避光操作。取本品1粒，将内容物倾入50ml量瓶中，囊壳用乙醇分次洗涤，洗液并入量瓶中，超声使尼索地平溶解，放冷，用乙醇稀释至刻度，摇匀，滤过，取续滤液作为供试品溶液。照含量测定项下的方法测定含量，应符合规定（通则0941）。

溶出度 照溶出度与释放度测定法（通则0931第一法）测定。避光操作。

溶出条件 以0.3%十二烷基硫酸钠溶液900ml为溶出介质，转速为每分钟50转，依法操作，经45分钟时取样。

供试品溶液 取溶出液10ml，滤过，取续滤液。

对照品溶液 取尼索地平对照品约10mg，置100ml量瓶中，加乙醇10ml，振摇使溶解，加溶出介质稀释至刻度，摇匀，精密量取适量，用溶出介质定量稀释制成每1ml中约含5μg的溶液。

色谱条件与系统适用性要求 见含量测定项下。

测定法 见含量测定项下。计算每粒的溶出量。

限度 标示量的75%，应符合规定。

其他 应符合胶囊剂项下有关的各项规定（通则0103）。

【含量测定】 照高效液相色谱法（通则0512）测定。避光操作。

供试品溶液 取本品20粒，精密称定，计算平均装量，取内容物，混合均匀，研细，精密称取适量（约相当于尼索地平10mg），置100ml量瓶，加乙醇适量，超声使尼索地平溶解，放冷，用乙醇稀释至刻度，摇匀，滤过，取续滤液。

对照品溶液 取尼索地平对照品，精密称定，加乙醇溶解并定量稀释制成每1ml中约含0.1mg的溶液。

色谱条件 用十八烷基硅烷键合硅胶为填充剂；以甲醇-乙腈-水（50∶15∶35）为流动相；检测波长为237nm；进样体积20μl。

系统适用性要求 理论板数按尼索地平峰计算不低于2000，尼索地平峰与相邻杂质峰的分离度应符合要求。

测定法 精密量取供试品溶液与对照品溶液，分别注入液相色谱仪，记录色谱图。按外标法以峰面积计算。

【类别】 同尼索地平。

【规格】 5mg

【贮藏】 遮光，密封保存。

尼群地平

Niqundiping

Nitrendipine

$C_{18}H_{20}N_2O_6$　360.37

本品为2,6-二甲基-4-(3-硝基苯基)-1,4-二氢-3,5-吡啶二甲酸甲酯乙酯。按干燥品计算，含$C_{18}H_{20}N_2O_6$不得少于99.0%。

【性状】 本品为黄色结晶或结晶性粉末；无臭；遇光易变质。

本品在丙酮或三氯甲烷中易溶，在甲醇或乙醇中略溶，在水中几乎不溶。

熔点 本品的熔点（通则0612）为157～161℃。

【鉴别】 (1)取本品约50mg，加丙酮1ml，加20%氢氧化钠溶液3～5滴，溶液显橙红色。

(2)避光操作。取本品，加无水乙醇溶解并稀释制成每1ml中约含20μg的溶液，照紫外-可见分光光度法（通则0401）测定，在236nm与353nm的波长处有最大吸收，在303nm的波长处有最小吸收。在353nm与303nm的波长处的吸光度比值应为2.1～2.3。

(3)本品的红外光吸收图谱应与对照的图谱（光谱集600图）一致。

【检查】 **氯化物** 取本品1.0g，加水50ml，摇匀，煮沸2～3分钟，放冷，滤过，取续滤液25ml，依法检查（通则0801），与标准氯化钠溶液5.0ml制成的对照液比较，不得更浓（0.01%）。

有关物质 照高效液相色谱法（通则0512）测定。避光操作。

溶剂 乙腈-水（20∶56）。

供试品溶液 取本品约50mg，精密称定，置50ml量瓶中，加四氢呋喃12ml溶解后，用溶剂稀释至刻度，摇匀。

对照溶液 取杂质Ⅰ对照品，精密称定，加四氢呋喃适量使溶解，用溶剂定量稀释制成每1ml中约含0.1mg的溶液，精密量取 1ml，置 100ml 量瓶中，精密加入供试品溶液 1ml，用流动相稀释至刻度，摇匀。

系统适用性溶液　取尼群地平与杂质Ⅰ对照品各适量，加四氢呋喃适量使溶解，用流动相稀释制成每 1ml 中各约含 1mg 与 10μg 的混合溶液。

色谱条件　用十八烷基硅烷键合硅胶为填充剂；乙腈-四氢呋喃-水(20：24：56)为流动相；检测波长为 237nm；进样体积 20μl。

系统适用性要求　系统适用性溶液色谱图中，理论板数按尼群地平峰计算不低于 3000，尼群地平峰与杂质Ⅰ峰的分离度应符合要求。

测定法　精密量取供试品溶液与对照溶液，分别注入液相色谱仪，记录色谱图至主成分峰保留时间的 2.5 倍。

限度　供试品溶液色谱图中如有与杂质Ⅰ峰保留时间一致的色谱峰，按外标法以峰面积计算，不得过 0.1%；其他单个杂质峰面积不得大于对照溶液中尼群地平峰面积(1.0%)，其他杂质峰面积的和不得大于对照溶液中尼群地平峰面积的 2 倍(2.0%)。

干燥失重　取本品，在 105℃干燥至恒重，减失重量不得过 0.5%(通则 0831)。

炽灼残渣　取本品 1.0g，依法检查(通则 0841)，遗留残渣不得过 0.1%。

重金属　取炽灼残渣项下遗留的残渣，依法检查(通则 0821 第二法)，含重金属不得过百万分之十。

铁盐　取本品 1.0g，在 500～600℃灰化后，放冷，加稀盐酸 4ml，置水浴中加热溶解后，依法检查(通则 0807)，与标准铁溶液 1.0ml 制成的对照液比较，不得更深(0.001%)。

【含量测定】　取本品约 0.13g，精密称定，加冰醋酸 20ml 及稀硫酸 10ml，微温使溶解，放冷；加邻二氮菲指示液 2～3 滴，用硫酸铈滴定液(0.1mol/L)缓缓滴定至红色消失，并将滴定的结果用空白试验校正。每 1ml 的硫酸铈滴定液(0.1mol/L)相当于 18.02mg 的 $C_{18}H_{20}N_2O_6$。

【类别】　钙通道阻滞药。

【贮藏】　遮光，密封保存。

【制剂】　(1)尼群地平片　(2)尼群地平软胶囊

附：

杂质Ⅰ

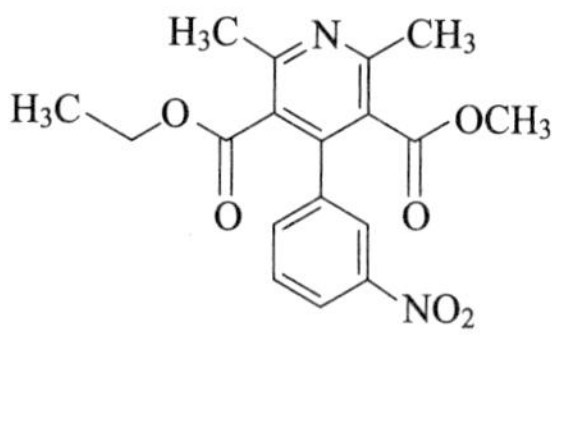

$C_{18}H_{18}N_2O_6$　358.35

2,6-二甲基-4-(3-硝基苯基)-3,5-吡啶二甲酸甲酯乙酯

尼群地平片

Niqundiping Pian

Nitrendipine Tablets

本品含尼群地平($C_{18}H_{20}N_2O_6$)应为标示量的 90.0%～110.0%。

【性状】　本品为淡黄色片。

【鉴别】　(1)取本品的细粉适量(约相当于尼群地平 50mg)，加丙酮 2ml，振摇，滤过，滤液加 20%氢氧化钠溶液 2～3 滴，振摇，溶液显橙黄色。

(2)在含量测定项下记录的色谱图中，供试品溶液主峰的保留时间应与对照品溶液主峰的保留时间一致。

(3)避光操作。取本品的细粉适量(约相当于尼群地平 10mg)，置 100ml 量瓶中，加无水乙醇适量，振摇使尼群地平溶解，加无水乙醇至刻度，摇匀，滤过，取续滤液，用无水乙醇稀释制成每 1ml 中约含 20μg 的溶液，照尼群地平项下的鉴别(2)项试验，显相同的结果。

(4)避光操作。取本品(约相当于尼群地平 100mg)，研细，加丙酮 10ml，振摇使溶解，滤过，滤液暗处挥干，残渣经减压干燥，依法测定。本品的红外光吸收图谱应与对照的图谱(光谱集 600 图)一致。

【检查】　**有关物质**　照高效液相色谱法(通则 0512)测定。避光操作。

供试品溶液　取含量测定项下的细粉，精密称取适量(约相当于尼群地平 50mg)，置 50ml 量瓶中，加四氢呋喃 12ml，振摇 10 分钟，再加溶剂适量，振摇使尼群地平溶解并稀释至刻度，摇匀，用 0.45μm 滤膜滤过，取续滤液。

对照溶液　取杂质Ⅰ对照品，精密称定，加四氢呋喃适量使溶解，用溶剂定量稀释制成每 1ml 中约含 0.1mg 的溶液，精密量取 1ml，置 100ml 量瓶中，精密加入供试品溶液 1ml，用流动相稀释至刻度，摇匀。

溶剂、系统适用性溶液、色谱条件、系统适用性要求与测定法　见尼群地平有关物质项下。

限度　供试品溶液色谱图中如有与杂质Ⅰ峰保留时间一致的色谱峰，按外标法以峰面积计算，不得大于尼群地平标示量的 0.1%；其他单个杂质峰面积不得大于对照溶液中尼群地平峰面积(1.0%)，其他杂质峰面积的和不得大于对照溶液中尼群地平峰面积的 2.5 倍(2.5%)。

含量均匀度　避光操作。取本品 1 片，置 100ml 量瓶中，加水 2ml 振摇使崩解，加四氢呋喃 24ml，振摇 10 分钟，再加溶剂适量，振摇使尼群地平溶解并稀释至刻度，摇匀，用 0.45μm 滤膜滤过，取续滤液作为供试品溶液。照含量测定项下的方法测定含量，应符合规定(通则 0941)。

溶出度　照溶出度与释放度测定法(通则 0931 第二法)测定。避光操作。

溶出条件　以 0.1mol/L 盐酸溶液-乙醇(70：30)900ml 为溶出介质，转速为每分钟 100 转，依法操作，经 60 分钟时取样。

供试品溶液　取溶出液滤过，取续滤液。

对照品溶液　取尼群地平对照品约 14mg，精密称定，置 25ml 量瓶中，加乙醇溶解并稀释至刻度，摇匀，精密量取 2ml，置 100ml 量瓶中，用溶出介质稀释至刻度，摇匀。

测定法　取供试品溶液与对照品溶液，照紫外-可见分光光度法(通则 0401)，在 237nm 的波长处分别测定吸光度，计算每片的溶出量。

限度　标示量的 75%，应符合规定。

其他　应符合片剂项下有关的各项规定(通则 0101)。

【含量测定】　照高效液相色谱法(通则 0512)测定。避光操作。

溶剂　见有关物质项下。

供试品溶液　取本品 20 片，精密称定，研细，精密称取适量(约相当于尼群地平 10mg)，置 100ml 量瓶，加水 2ml，四氢呋喃 24ml，振摇 10 分钟，加溶剂适量，振摇使尼群地平溶解并稀释至刻度，摇匀，用 0.45μm 滤膜滤过，取续滤液。

对照品溶液　取尼群地平对照品，精密称定，加四氢呋喃适量使溶解，用溶剂定量稀释制成每 1ml 中约含 0.1mg 的溶液。

色谱条件　用十八烷基硅烷键合硅胶为填充剂；以乙腈-四氢呋喃-水(20：24：56)为流动相；检测波长为 237nm；进样体积 20μl。

系统适用性要求　理论板数按尼群地平峰计算不低于 3000，尼群地平峰与相邻杂质峰的分离度应符合要求。

测定法　精密量取供试品溶液与对照品溶液，分别注入液相色谱仪，记录色谱图。按外标法以峰面积计算。

【类别】　同尼群地平。

【规格】　10mg

【贮藏】　遮光，密封保存。

尼群地平软胶囊

Niqundiping Ruanjiaonang

Nitrendipine Soft Capsules

本品含尼群地平($C_{18}H_{20}N_2O_6$)应为标示量的 90.0%～110.0%。

【性状】　本品内容物为黄色黏稠液体。

【鉴别】　(1)取本品的内容物约 0.5g，加丙酮 2ml 与 20%氢氧化钾溶液 2～3 滴，振摇，溶液显橙黄色。

(2)取本品的内容物约 4g，加乙醇稀释至 10ml，加碘化铋钾试液 1ml，即发生橙红色浑浊。

(3)避光操作，取本品的内容物约 1g，置 100ml 量瓶中，用无水乙醇稀释至刻度，摇匀，取 10ml，置 100ml 量瓶中，用无水乙醇稀释至刻度，照紫外-可见分光光度法(通则 0401)测定，在 353nm 与 303nm 的波长处分别测定吸光度，在 353nm 与 303nm 的吸光度比值应为 2.1～2.3。

【检查】　含量均匀度　避光操作，取本品 1 粒，置小烧杯中，用剪刀剪破囊壳，加入无水乙醇少量，振摇使尼群地平溶解后，将内容物与囊壳全部转移至具塞锥形瓶中，并用无水乙醇反复冲洗剪刀及小烧杯，洗液并入锥形瓶中，将锥形瓶密塞，置 40℃水浴中加热 15 分钟，并时时振摇，将内容物移入 100ml 量瓶中，用无水乙醇反复冲洗囊壳和锥形瓶，洗液并入量瓶中，用无水乙醇稀释至刻度，摇匀，精密量取 2ml，置 10ml 量瓶中，用无水乙醇稀释至刻度，摇匀，作为供试品溶液。照含量测定项下的方法测定含量，应符合规定(通则 0941)。

其他　应符合胶囊剂项下有关的各项规定(通则 0103)。

【含量测定】　照紫外-可见分光光度法(通则 0401)测定。避光操作。

供试品溶液　取本品 10 粒，置小烧杯中，用剪刀剪破囊壳，加无水乙醇少量，振摇使尼群地平溶解，将内容物与囊壳全部转移至具塞锥形瓶中，用无水乙醇反复冲洗剪刀及小烧杯，洗液并入锥形瓶中，将锥形瓶密塞，置 40℃水浴中加热 15 分钟，并时时振摇，将内容物移入 100ml 量瓶中，用无水乙醇反复冲洗囊壳和锥形瓶，洗液并入量瓶中，用无水乙醇稀释至刻度，摇匀，精密量取 2ml，置 100ml 量瓶中，用无水乙醇稀释至刻度，摇匀。

对照品溶液　取尼群地平对照品适量，精密称定，用无水乙醇溶解并定量稀释制成每 1ml 中约含 20μg 的溶液。

测定法　取供试品溶液与对照品溶液，在 353nm 的波长处分别测定吸光度，计算。

【类别】　同尼群地平。

【规格】　10mg

【贮藏】　遮光，密封保存。

加巴喷丁

Jiabapending

Gabapentin

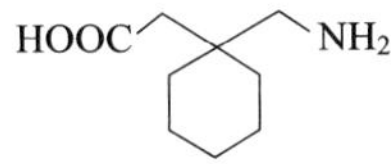

$C_9H_{17}NO_2$　171.24

本品为 1-(氨甲基)环己基乙酸。按干燥品计算，含 $C_9H_{17}NO_2$ 应不得少于 98.5%。

【性状】　本品为白色或类白色结晶或结晶性粉末；无臭。

本品在水中易溶，在乙醇中微溶，在三氯甲烷中不溶。

【鉴别】　(1)取本品约 2mg，加水 2ml 使溶解，加茚三酮约 2mg，加热，溶液显蓝紫色。

(2)本品的红外光吸收图谱应与对照品的图谱一致(通则 0402)。

【检查】　酸碱度　取本品 0.50g，加水 10ml 溶解后，依法测定(通则0631),pH值应为6.5～8.0。

溶液的澄清度与颜色　取本品0.50g,加水10ml溶解后,溶液应澄清无色;如显色,与黄绿色1号标准比色液(通则0901第一法)比较,不得更深。

氯化物　取本品0.25g,依法检查(通则0801),与标准氯化钠溶液5.0ml制成的对照液比较,不得更浓(0.020%)。

氰化物　取本品1.0g,依法检查(通则0806第一法),应符合规定。

有关物质　照高效液相色谱法(通则0512)测定。

溶剂　取磷酸二氢钾1.2g,加水1000ml溶解,用5mol/L氢氧化钾溶液调节pH值至6.9。

供试品溶液　取本品适量,精密称定,加溶剂溶解并定量稀释制成每1ml中约含14mg的溶液。

对照溶液　取杂质Ⅰ对照品约14mg,精密称定,置10ml量瓶中,加溶剂5ml,振摇使溶解,精密加入供试品溶液1ml,用溶剂稀释至刻度,摇匀,精密量取1ml,置100ml量瓶中,用溶剂稀释至刻度,摇匀。

色谱条件　用十八烷基硅烷键合硅胶为填充剂;以磷酸盐缓冲液(取磷酸二氢钾1.2g,加水940ml溶解,用5mol/L氢氧化钾溶液调节pH值至6.9)-乙腈(94∶6)为流动相A,以磷酸盐缓冲液(取磷酸二氢钾1.2g,加水700ml溶解,用5mol/L氢氧化钾溶液调节pH值至6.9)-乙腈(7∶3)为流动相B,按下表线性梯度洗脱;流速为每分钟1.5ml;柱温为40℃;检测波长为210nm;进样体积20μl。

时间(分钟)	流动相A(%)	流动相B(%)
0	100	0
7	100	0
45	0	100

系统适用性要求　对照溶液色谱图中,出峰顺序依次为加巴喷丁、杂质Ⅰ,两峰之间的分离度应符合要求。

测定法　精密量取供试品溶液与对照溶液,分别注入液相色谱仪,记录色谱图。

限度　供试品溶液色谱图中如有与对照溶液中杂质Ⅰ峰保留时间一致的色谱峰,按外标法以峰面积计算,不得过0.1%,其他单个杂质峰面积不得大于对照溶液中加巴喷丁峰面积(0.1%),其他各杂质峰面积的和不得大于对照溶液中加巴喷丁峰面积的5倍(0.5%),小于对照溶液中加巴喷丁峰面积0.3倍的色谱峰忽略不计。

残留溶剂　照残留溶剂测定法(通则0861第二法)测定。

供试品溶液　取本品约0.2g,精密称定,置顶空瓶中,精密加水5ml使溶解,密封。

对照品溶液　取甲醇、二氯甲烷、甲苯与吡啶各适量,精密称定,加水溶解并定量稀释制成每1ml中分别约含0.12mg、24μg、35.6μg与8μg的混合溶液,精密量取5ml置顶空瓶中,密封。

色谱条件　用5%二苯基-95%二甲基聚硅氧烷(或极性相近)为固定液的毛细管柱为色谱柱;起始温度为40℃,维持5分钟,再以每分钟10℃的速率升温至240℃;进样口温度为100℃,不分流进样,检测器温度为260℃;顶空瓶平衡温度为85℃,平衡时间为30分钟。

系统适用性要求　对照品溶液色谱图中,各峰之间的分离度均应符合要求。

测定法　取供试品溶液与对照品溶液分别顶空进样,记录色谱图。

限度　按外标法以峰面积计算甲醇、二氯甲烷、甲苯与吡啶的残留量均应符合规定。

干燥失重　取本品,以五氧化二磷为干燥剂,常温减压干燥至恒重,减失重量不得过0.5%(通则0831)。

炽灼残渣　取本品1.0g,依法检查(通则0841),遗留残渣不得过0.1%。

重金属　取本品1.0g,依法检查(通则0821第一法),含重金属不得过百万分之二十。

【含量测定】　取本品0.15g,精密称定,加冰醋酸20ml,振摇使溶解后,加结晶紫指示液1滴,用高氯酸滴定液(0.1mol/L)滴定至溶液显蓝绿色,并将滴定结果用空白试验校正,即得。每1ml高氯酸滴定液(0.1mol/L)相当于17.12mg的$C_9H_{17}NO_2$。

【类别】　抗癫痫药。

【贮藏】　密封保存。

【制剂】　(1)加巴喷丁片　(2)加巴喷丁胶囊

附:

杂质Ⅰ

O
NH

$C_9H_{15}NO$　153.22

2-氮杂螺[4.5]癸烷-3-酮

加巴喷丁片

Jiabapending Pian

Gabapentin Tablets

本品含加巴喷丁($C_9H_{17}NO_2$)应为标示量的90.0%～110.0%。

【性状】　本品为白色片。

【鉴别】　(1)取本品细粉适量(约相当于加巴喷丁10mg),加水10ml使溶解,滤过,取滤液2ml,加茚三酮约2mg,加热,溶液显蓝紫色。

(2)在含量测定项下记录的色谱图中,供试品溶液主峰的保留时间应与对照品溶液主峰的保留时间一致。

【检查】　**有关物质**　照高效液相色谱法(通则0512)测定。

供试品溶液　取本品细粉适量,精密称定,加溶剂溶解并定量稀释制成每1ml中约含加巴喷丁14mg的溶液,滤过,取续滤液。

对照溶液　取加巴喷丁杂质Ⅰ对照品约 14mg，精密称定，置 10ml 量瓶中，加溶剂 5ml，振摇使溶解，精密加入供试品溶液 1ml，用溶剂稀释至刻度，摇匀，精密量取 1ml，置 100ml 量瓶中，用溶剂稀释至刻度，摇匀。

溶剂、色谱条件、系统适用性要求与测定法　见加巴喷丁有关物质项下。

限度　供试品溶液色谱图中如有与对照溶液中杂质Ⅰ峰保留时间一致的色谱峰，按外标法以峰面积计算，不得过加巴喷丁标示量的 0.4%，其他单个杂质峰面积不得大于对照溶液中加巴喷丁峰面积的 4 倍(0.4%)，其他各杂质峰面积的和不得大于对照溶液中加巴喷丁峰面积的 10 倍(1.0%)，小于对照溶液中加巴喷丁峰面积 0.3 倍的色谱峰忽略不计。

溶出度　照溶出度与释放度测定法(通则 0931 第一法)测定。

溶出条件　以水 900ml 为溶出介质，转速为每分钟 75 转，依法操作，经 30 分钟时取样。

供试品溶液　取溶出液，滤过，取续滤液。

对照品溶液　取加巴喷丁对照品适量，精密称定，加水溶解并定量稀释制成每 1ml 中约含 0.3mg 的溶液。

色谱条件　见含量测定项下。

测定法　见含量测定项下。计算每片的溶出量。

限度　标示量的 75%，应符合规定。

其他　应符合片剂项下有关的各项规定(通则 0101)。

【含量测定】　照高效液相色谱法(通则 0512)测定。

溶剂　见有关物质项下。

供试品溶液　取本品 20 片，精密称定，研细，精密称取适量(约相当于加巴喷丁 0.4g)，置 100ml 量瓶，加溶剂适量，振摇使加巴喷丁溶解，用溶剂稀释至刻度，摇匀，滤过，取续滤液。

对照品溶液　取加巴喷丁对照品适量，加溶剂溶解并定量稀释制成每 1ml 中约含 4mg 的溶液。

色谱条件　用十八烷基硅烷键合硅胶为填充剂；以磷酸盐缓冲液(取磷酸二氢钾 1.2g，加水 940ml 溶解，用 5mol/L 氢氧化钾溶液调节 pH 值至 6.9)-乙腈(94∶6)为流动相；检测波长为 210nm；进样体积 20μl。

测定法　精密量取供试品溶液与对照品溶液，分别注入液相色谱仪，记录色谱图。按外标法以峰面积计算。

【类别】　同加巴喷丁。

【规格】　0.3g

【贮藏】　密封保存。

加巴喷丁胶囊

Jabapending Jiaonang

Gabapentin Capsules

本品含加巴喷丁($C_9H_{17}NO_2$)应为标示量的 90.0%～110.0%。

【性状】　本品内容物为白色或类白色粉末或颗粒。

【鉴别】　(1)取本品内容物适量(约相当于加巴喷丁 10mg)，加水 10ml 使溶解，滤过，取滤液 2ml，加茚三酮约 2mg，加热，溶液显蓝紫色。

(2)在含量测定项下记录的色谱图中，供试品溶液主峰的保留时间应与对照品溶液主峰的保留时间一致。

【检查】　**有关物质**　照高效液相色谱法(通则 0512)测定。

供试品溶液　取本品内容物适量，精密称定，加溶剂溶解并定量稀释制成每 1ml 中约含加巴喷丁 14mg 的溶液，滤过，取续滤液。

对照溶液　取加巴喷丁杂质Ⅰ对照品约 14mg，精密称定，置 10ml 量瓶中，加溶剂 5ml，振摇使溶解，精密加入供试品溶液 1ml，用溶剂稀释至刻度，摇匀，精密量取 1ml，置 100ml 量瓶中，用溶剂稀释至刻度，摇匀。

溶剂、色谱条件、系统适用性要求与测定法　见加巴喷丁有关物质项下。

限度　供试品溶液色谱图中如有与对照溶液中杂质Ⅰ峰保留时间一致的色谱峰，按外标法以峰面积计算，不得过加巴喷丁标示量的 0.4%，其他单个杂质峰面积不得大于对照溶液中加巴喷丁峰面积的 4 倍(0.4%)，其他各杂质峰面积的和不得大于对照溶液中加巴喷丁峰面积的 10 倍(1.0%)，小于对照溶液中加巴喷丁峰面积 0.3 倍的色谱峰忽略不计。

溶出度　照溶出度与释放度测定法(通则 0931 第一法)测定。

溶出条件　以水 900ml 为溶出介质，转速为每分钟 100 转，依法操作，经 20 分钟时取样。

供试品溶液　取溶出液，滤过，取续滤液。

对照品溶液　取加巴喷丁对照品适量，精密称定，加水溶解并定量稀释制成每 1ml 中约含 0.1mg(0.1g 规格)或 0.3mg(0.3g 规格)或 0.4mg(0.4g 规格)的溶液。

色谱条件　见含量测定项下。

测定法　见含量测定项下。计算每粒的溶出量。

限度　标示量的 80%，应符合规定。

其他　应符合胶囊剂项下有关的各项规定(通则 0103)。

【含量测定】　照高效液相色谱法(通则 0512)测定。

溶剂　见有关物质项下。

供试品溶液　取装量差异项下的内容物，混匀，精密称取适量(约相当于加巴喷丁 0.4g)，置 100ml 量瓶中，加溶剂适量，振摇使加巴喷丁溶解，用溶剂稀释至刻度，摇匀，滤过，取续滤液。

对照品溶液　取加巴喷丁对照品适量，加溶剂溶解并定量稀释制成每 1ml 中约含 4mg 的溶液。

色谱条件　用十八烷基硅烷键合硅胶为填充剂；以磷酸盐缓冲液(取磷酸二氢钾 1.2g，加水 940ml 溶解，用 5mol/L 氢氧化钾溶液调节 pH 值至 6.9)-乙腈(94∶6)为流动相；检测波长为 210nm；进样体积 20μl。

测定法　精密量取供试品溶液与对照品溶液，分别注入液相色谱仪，记录色谱图。按外标法以峰面积计算。

【类别】　同加巴喷丁。

【规格】 (1)0.1g　(2)0.3g　(3)0.4g

【贮藏】 密封保存。

对乙酰氨基酚

Duiyixian'anjifen

Paracetamol

$C_8H_9NO_2$　151.16

本品为4′-羟基乙酰苯胺。按干燥品计算，含 $C_8H_9NO_2$ 应为 98.0%～102.0%。

【性状】 本品为白色结晶或结晶性粉末；无臭。

本品在热水或乙醇中易溶，在丙酮中溶解，在水中略溶。

熔点　本品的熔点(通则 0612)为 168～172℃。

【鉴别】 (1)本品的水溶液加三氯化铁试液，即显蓝紫色。

(2)取本品约 0.1g，加稀盐酸 5ml，置水浴中加热 40 分钟，放冷；取 0.5ml，滴加亚硝酸钠试液 5 滴，摇匀，用水 3ml 稀释后，加碱性 β-萘酚试液 2ml，振摇，即显红色。

(3)本品的红外光吸收图谱应与对照的图谱(光谱集 131 图)一致。

【检查】 **酸度**　取本品 0.10g，加水 10ml 使溶解，依法测定(通则 0631)，pH 值应为 5.5～6.5。

乙醇溶液的澄清度与颜色　取本品 1.0g，加乙醇 10ml 溶解后，溶液应澄清无色；如显浑浊，与 1 号浊度标准液(通则 0902 第一法)比较，不得更浓；如显色，与棕红色 2 号或橙红色 2 号标准比色液(通则 0901 第一法)比较，不得更深。

氯化物　取本品 2.0g，加水 100ml，加热溶解后，冷却，滤过，取滤液 25ml，依法检查(通则 0801)，与标准氯化钠溶液 5.0ml 制成的对照液比较，不得更浓(0.01%)。

硫酸盐　取氯化物项下剩余的滤液 25ml，依法检查(通则 0802)，与标准硫酸钾溶液 1.0ml 制成的对照液比较，不得更浓(0.02%)。

有关物质　照高效液相色谱法(通则 0512)测定。临用新制。

溶剂　甲醇-水(4∶6)。

供试品溶液　取本品适量，精密称定，加溶剂溶解并定量稀释制成每 1ml 中约含 20mg 的溶液。

对照品溶液　取对氨基酚对照品适量，精密称定，加溶剂溶解并定量稀释制成每 1ml 中约含 0.1mg 的溶液。

对照溶液　精密量取对照品溶液与供试品溶液各 1ml，置同一 100ml 量瓶中，用溶剂稀释至刻度，摇匀。

色谱条件　用辛基硅烷键合硅胶为填充剂；以磷酸盐缓冲液(取磷酸氢二钠 8.95g，磷酸二氢钠 3.9g，加水溶解至 1000ml，加 10%四丁基氢氧化铵溶液 12ml)-甲醇(90∶10)为流动相；检测波长为 245nm；柱温为 40℃；进样体积 20μl。

系统适用性要求　理论板数按对乙酰氨基酚峰计算不低于 2000。对氨基酚峰与对乙酰氨基酚峰之间的分离度应符合要求。

测定法　精密量取供试品溶液与对照溶液，分别注入液相色谱仪，记录色谱图至主峰保留时间的 4 倍。

限度　供试品溶液色谱图中如有与对氨基酚保留时间一致的色谱峰，按外标法以峰面积计算，含对氨基酚不得过 0.005%，其他单个杂质峰面积不得大于对照溶液中对乙酰氨基酚峰面积的 0.1 倍(0.1%)，其他各杂质峰面积的和不得大于对照溶液中对乙酰氨基酚峰面积的 0.5 倍(0.5%)。

对氯苯乙酰胺　照高效液相色谱法(通则 0512)测定。临用新制。

溶剂与供试品溶液　见有关物质项下。

对照品溶液　取对氯苯乙酰胺对照品与对乙酰氨基酚对照品各适量，精密称定，加溶剂溶解并定量稀释制成每 1ml 中约含对氯苯乙酰胺 1μg 与对乙酰氨基酚 20μg 的混合溶液。

色谱条件　用辛基硅烷键合硅胶为填充剂；以磷酸盐缓冲液(取磷酸氢二钠 8.95g，磷酸二氢钠 3.9g，加水溶解至 1000ml，加 10%四丁基氢氧化铵 12ml)-甲醇(60∶40)为流动相；检测波长为 245nm；柱温为 40℃；进样体积 20μl。

系统适用性要求　理论板数按对乙酰氨基酚峰计算不低于 2000。对氯苯乙酰胺峰与对乙酰氨基酚峰之间的分离度应符合要求。

测定法　精密量取供试品溶液与对照品溶液，分别注入液相色谱仪，记录色谱图。

限度　按外标法以峰面积计算，含对氯苯乙酰胺不得过 0.005%。

干燥失重　取本品，在 105℃干燥至恒重，减失重量不得过 0.5%(通则 0831)。

炽灼残渣　不得过 0.1%(通则 0841)。

重金属　取本品 1.0g，加水 20ml，置水浴中加热使溶解，放冷，滤过，取滤液加醋酸盐缓冲液(pH 3.5)2ml 与水适量使成 25ml，依法检查(通则 0821 第一法)，含重金属不得过百万分之十。

【含量测定】 照紫外-可见分光光度法(通则 0401)测定。

供试品溶液　取本品约 40mg，精密称定，置 250ml 量瓶中，加 0.4%氢氧化钠溶液 50ml 溶解后，用水稀释至刻度，摇匀，精密量取 5ml，置 100ml 量瓶中，加 0.4%氢氧化钠溶液 10ml，用水稀释至刻度，摇匀。

测定法　取供试品溶液，在 257nm 的波长处测定吸光度，按 $C_8H_9NO_2$ 的吸收系数($E_{1cm}^{1\%}$)为 715 计算。

【类别】 解热镇痛、非甾体抗炎药。

【贮藏】 密封保存。

【制剂】 (1)对乙酰氨基酚片　(2)对乙酰氨基酚咀嚼片　(3)对乙酰氨基酚泡腾片　(4)对乙酰氨基酚注射液　(5)对乙酰氨基酚栓　(6)对乙酰氨基酚胶囊　(7)对乙酰氨基酚颗粒　(8)对乙酰氨基酚滴剂　(9)对乙酰氨基酚凝胶

对乙酰氨基酚片

Duiyixian'anjifen Pian

Paracetamol Tablets

本品含对乙酰氨基酚（$C_8H_9NO_2$）应为标示量的95.0%～105.0%。

【性状】 本品为白色片、薄膜衣或明胶包衣片，除去包衣后显白色。

【鉴别】 (1)取本品的细粉适量(约相当于对乙酰氨基酚0.5g)，用乙醇20ml分次研磨使对乙酰氨基酚溶解，滤过，合并滤液，蒸干，残渣照对乙酰氨基酚项下的鉴别(1)、(2)项试验，显相同的反应。

(2)取本品细粉适量(约相当于对乙酰氨基酚100mg)，加丙酮10ml，研磨溶解，滤过，滤液水浴蒸干，残渣经减压干燥，依法测定。本品的红外光吸收图谱应与对照的图谱(光谱集131图)一致。

【检查】 **对氨基酚** 照高效液相色谱法(通则0512)测定。临用新制。

供试品溶液　取本品细粉适量(约相当于对乙酰氨基酚0.2g)，精密称定，置10ml量瓶中，加溶剂适量，振摇使对乙酰氨基酚溶解，加溶剂稀释至刻度，摇匀，滤过，取续滤液。

对照品溶液　取对氨基酚对照品与对乙酰氨基酚对照品各适量，精密称定，加溶剂溶解并定量稀释制成每1ml中各约含20μg的混合溶液。

溶剂、色谱条件与系统适用性要求　见对乙酰氨基酚有关物质项下。

测定法　精密量取供试品溶液与对照品溶液，分别注入液相色谱仪，记录色谱图。

限度　供试品溶液色谱图中如有与对照品溶液中对氨基酚保留时间一致的色谱峰，按外标法以峰面积计算，含对氨基酚不得过对乙酰氨基酚标示量的0.1%。

溶出度 照溶出度与释放度测定法(通则0931第一法)测定。

溶出条件　以稀盐酸24ml加水至1000ml为溶出介质，转速为每分钟100转，依法操作，经30分钟时取样。

测定法　取溶出液适量，滤过，精密量取续滤液适量，用0.04%氢氧化钠溶液定量稀释成每1ml中含对乙酰氨基酚5～10μg的溶液。照紫外-可见分光光度法(通则0401)，在257nm的波长处测定吸光度，按$C_8H_9NO_2$的吸收系数($E_{1cm}^{1\%}$)为715计算每片的溶出量。

限度　标示量的80%，应符合规定。

其他 应符合片剂项下有关的各项规定(通则0101)。

【含量测定】 照紫外-可见分光光度法(通则0401)测定。

供试品溶液 取本品20片，精密称定，研细，精密称取适量(约相当于对乙酰氨基酚40mg)，置250ml量瓶中，加0.4%氢氧化钠溶液50ml与水50ml，振摇15分钟，用水稀释至刻度，摇匀，滤过，精密量取续滤液5ml，置100ml量瓶中，加0.4%氢氧化钠溶液10ml，用水稀释至刻度，摇匀。

测定法 见对乙酰氨基酚含量测定项下。

【类别】 同对乙酰氨基酚。

【规格】 (1)0.1g　(2)0.3g　(3)0.5g

【贮藏】 密封保存。

对乙酰氨基酚咀嚼片

Duiyixian'anjifen Jujuepian

Paracetamol Chewable Tablets

本品含对乙酰氨基酚（$C_8H_9NO_2$）应为标示量的90.0%～110.0%。

【性状】 本品为着色片。

【鉴别】 (1)取本品适量(约相当于对乙酰氨基酚0.5g)，用乙醇20ml，分次研磨使对乙酰氨基酚溶解，滤过，合并滤液，蒸干，残渣照对乙酰氨基酚项下的鉴别(1)、(2)项试验，显相同的反应。

(2)取本品细粉适量(约相当于对乙酰氨基酚100mg)，加丙酮10ml，研磨溶解，滤过，滤液水浴蒸干，残渣经减压干燥，依法测定。本品的红外光吸收图谱应与对照的图谱(光谱集131图)一致。

【检查】 **对氨基酚** 照高效液相色谱法(通则0512)测定。临用新制。

供试品溶液　取本品细粉适量(约相当于对乙酰氨基酚0.1g)，精密称定，置10ml量瓶中，加流动相适量，振摇使对乙酰氨基酚溶解，加流动相稀释至刻度，摇匀，滤过，取续滤液。

对照品溶液　取对氨基酚对照品与对乙酰氨基酚对照品各适量，精密称定，加流动相溶解并定量稀释制成每1ml中各约含10μg的混合溶液。

色谱条件　用十八烷基硅烷键合硅胶为填充剂；以0.05mol/L醋酸铵溶液-甲醇(85∶15)为流动相；检测波长为257nm；进样体积10μl。

系统适用性要求　理论板数按对乙酰氨基酚峰计算不低于5000。对乙酰氨基酚峰与对氨基酚峰之间的分离度应符合要求。

测定法　精密量取供试品溶液与对照品溶液，分别注入液相色谱仪，记录色谱图。

限度　供试品溶液色谱图中如有与对照品溶液中对氨基酚保留时间一致的色谱峰，按外标法以峰面积计算，含对氨基酚不得过对乙酰氨基酚标示量的0.1%。

其他 除崩解时限不检查外，其他应符合片剂项下有关的各项规定(通则0101)。

【含量测定】 照紫外-可见分光光度法(通则0401)测定。

供试品溶液 取本品10片，精密称定，研细，精密称取适量(约相当于对乙酰氨基酚 40mg)，置 250ml 量瓶中，加 0.4%氢氧化钠溶液 50ml 与水 50ml，振摇使对乙酰氨基酚溶解，用水稀释至刻度，摇匀，滤过，精密量取续滤液 5ml，置 100ml 量瓶中，加 0.4%氢氧化钠溶液 10ml，用水稀释至刻度，摇匀。

测定法　见对乙酰氨基酚含量测定项下。

【类别】　同对乙酰氨基酚。

【规格】　(1)80mg　(2)160mg

【贮藏】　遮光，密封，在阴凉处保存。

对乙酰氨基酚泡腾片

Duiyixian'anjifen Paotengpian

Paracetamol Effervescent Tablets

本品含对乙酰氨基酚($C_8H_9NO_2$)应为标示量的 93.0%～107.0%。

【性状】　本品为白色片。

【鉴别】　(1)取本品的细粉适量(约相当于对乙酰氨基酚 0.5g)，用乙醇 20ml，分次研磨使对乙酰氨基酚溶解，滤过，合并滤液，蒸干，残渣照对乙酰氨基酚项下的鉴别(2)项试验，显相同的反应。

(2)在含量测定项下记录的色谱图中，供试品溶液主峰的保留时间应与对照品溶液主峰的保留时间一致。

【检查】　**酸度**　取本品 1 片，加 15～25℃的水 100ml 使崩解，依法测定(通则 0631)，pH 值应为 4.5～6.0。

对氨基酚　照高效液相色谱法(通则 0512)测定。临用新制。

供试品溶液　取本品细粉适量(约相当于对乙酰氨基酚 25mg)，精密称定，置 50ml 量瓶中，加流动相适量，振摇使对乙酰氨基酚溶解，用流动相稀释至刻度，摇匀，滤过，取续滤液。

对照品溶液　取对氨基酚对照品适量，精密称定，加流动相溶解并定量稀释制成每 1ml 中约含 0.5μg 的溶液。

系统适用性溶液　取对氨基酚对照品和对乙酰氨基酚对照品适量，加流动相溶解并稀释成每 1ml 中各约含对氨基酚 10μg 和对乙酰氨基酚 0.1mg 的混合溶液。

色谱条件　用十八烷基硅烷键合硅胶为填充剂；以磷酸盐缓冲液(pH 4.5)(取磷酸二氢钠二水合物 15.04g、磷酸氢二钠 0.0627g，加水溶解并稀释至 1000ml，调节 pH 值至 4.5)-甲醇(80∶20)为流动相；检测波长为 254nm；进样体积 10μl。

系统适用性要求　系统适用性溶液色谱图中，理论板数按对乙酰氨基酚峰计算不低于 5000。对乙酰氨基酚峰与对氨基酚峰之间的分离度应符合要求。

测定法　精密量取供试品溶液与对照品溶液，分别注入液相色谱仪，记录色谱图。

限度　供试品溶液色谱图中如有与对照品溶液中对氨基酚保留时间一致的色谱峰，按外标法以峰面积计算，含对氨基酚不得过对乙酰氨基酚标示量的 0.1%。

其他　除脆碎度外，应符合片剂项下有关的各项规定(通则 0101)。

【含量测定】　照高效液相色谱法(通则 0512)测定。

供试品溶液　取本品 10 片，精密称定，研细，精密称取适量(约相当于对乙酰氨基酚 25mg)，置 50ml 量瓶中，加流动相适量，振摇使对乙酰氨基酚溶解，用流动相稀释至刻度，摇匀，滤过，精密量取续滤液 10ml，置 50ml 量瓶中，用流动相稀释至刻度，摇匀。

对照品溶液　取对乙酰氨基酚对照品适量，精密称定，加流动相溶解并定量稀释制成每 1ml 中约含 0.1mg 的溶液。

系统适用性溶液、色谱条件与系统适用性要求　见对氨基酚项下。

测定法　精密量取供试品溶液与对照品溶液，分别注入液相色谱仪，记录色谱图。按外标法以峰面积计算。

【类别】　同对乙酰氨基酚。

【规格】　(1)0.1g　(2)0.3g　(3)0.5g

【贮藏】　密封保存。

对乙酰氨基酚注射液

Duiyixian'anjifen Zhusheye

Paracetamol Injection

本品为对乙酰氨基酚的灭菌水溶液。含对乙酰氨基酚($C_8H_9NO_2$)应为标示量的 95.0%～105.0%。

本品中可加适量的稳定剂和助溶剂。

【性状】　本品为无色或几乎无色略带黏稠的澄明液体。

【鉴别】　(1)取本品，照对乙酰氨基酚项下的鉴别(1)、(2)项试验，显相同的反应。

(2)在含量测定项下记录的色谱图中，供试品溶液主峰的保留时间应与对照品溶液主峰的保留时间一致。

【检查】　**pH 值**　应为 4.5～6.5(通则 0631)。

有关物质　照高效液相色谱法(通则 0512)测定。临用新制。

供试品溶液　精密量取本品适量，用流动相定量稀释制成每 1ml 中约含对乙酰氨基酚 2.5mg 的溶液，摇匀。

对照溶液　精密量取供试品溶液 1ml，置 100ml 量瓶中，用流动相稀释至刻度，摇匀。

对照品溶液　取对氨基酚对照品与对乙酰氨基酚对照品各适量，精密称定，加流动相溶解并定量稀释制成每 1ml 中各约含对氨基酚 2.5μg 和对乙酰氨基酚 10μg 的混合溶液。

色谱条件　用十八烷基硅烷键合硅胶为填充剂；以 0.05mol/L 醋酸铵溶液-甲醇(85∶15)为流动相；检测波长为 245nm；进样体积 10μl。

系统适用性要求　理论板数按对乙酰氨基酚峰计算不低于

2000。对乙酰氨基酚峰与对氨基酚峰之间的分离度应符合要求。

测定法　精密量取供试品溶液、对照溶液与对照品溶液，分别注入液相色谱仪，记录色谱图至主成分峰保留时间的 2 倍。

限度　供试品溶液色谱图中如有与对氨基酚保留时间一致的色谱峰，按外标法以峰面积计算，含对氨基酚不得过对乙酰氨基酚标示量的 0.1%，其他各杂质峰面积的和不得大于对照溶液的主峰面积(1.0%)。

其他　应符合注射剂项下有关的各项规定(通则 0102)。

【含量测定】　照高效液相色谱法(通则 0512)测定。

供试品溶液　精密量取本品适量，用流动相定量稀释制成每 1ml 中约含对乙酰氨基酚 0.125mg 的溶液。

对照品溶液　取对乙酰氨基酚对照品适量，精密称定，加流动相溶解并定量稀释制成每 1ml 中约含 0.125mg 的溶液。

色谱条件与系统适用性要求　见有关物质项下。检测波长为 257nm。

测定法　精密量取供试品溶液与对照品溶液，分别注入液相色谱仪，记录色谱图。按外标法以峰面积计算。

【类别】　同对乙酰氨基酚。

【规格】　(1)1ml∶0.075g　(2)1ml∶0.15g　(3)2ml∶0.15g　(4)2ml∶0.25g

【贮藏】　遮光，密闭保存。

对乙酰氨基酚栓

Duiyixian'anjifen Shuan

Paracetamol Suppositories

本品含对乙酰氨基酚($C_8H_9NO_2$)应为标示量的 90.0%～110.0%。

【性状】　本品为乳白色至微黄色栓。

【鉴别】　(1)取本品适量(约相当于对乙酰氨基酚 0.3g)，加水 20ml，置 60℃水浴内加热使完全融化，振摇 5 分钟，置冰浴中冷却，滤过，取滤液 5ml，加三氯化铁试液 1 滴，即显蓝紫色。

(2)取鉴别(1)项下的滤液 5ml，加稀盐酸 5ml，置水浴上加热 30 分钟，冷却，滴加亚硝酸钠试液数滴与碱性 β-萘酚试液数滴，产生由橙黄至猩红色沉淀。

(3)取鉴别(1)项下的滤液 3ml，加盐酸 1.5ml，煮沸 3 分钟，加水至约 10ml，放冷，应无沉淀析出；加 0.016 67mol/L 重铬酸钾溶液 1 滴，渐显紫色，不变红色。

(4)取本品适量(约相当于对乙酰氨基酚 100mg)，加热水 10ml，研磨溶解，冰浴冷却，滤过，滤液水浴蒸干，残渣经减压干燥，依法测定。本品的红外光吸收图谱应与对照的图谱(光谱集 131 图)一致。

【检查】　应符合栓剂项下有关的各项规定(通则 0107)。

【含量测定】　照紫外-可见分光光度法(通则 0401)测定。

供试品溶液　取本品 10 粒，精密称定，切成小片，混匀，精密称取适量(约相当于对乙酰氨基酚 0.25g)，置 250ml 量瓶中，加约 60℃的 0.01mol/L 氢氧化钠溶液 80ml，振摇 10 分钟，放冷，用 0.01mol/L 氢氧化钠溶液稀释至刻度，摇匀，置冷水浴中冷却 1 小时，滤过，待续滤液达室温后，精密量取续滤液 10ml，置 100ml 量瓶中，用 0.01mol/L 氢氧化钠溶液稀释至刻度，摇匀，精密量取 5ml，置 50ml 量瓶中，用 0.01mol/L 氢氧化钠溶液稀释至刻度，摇匀。

测定法　见对乙酰氨基酚含量测定项下。

【类别】　同对乙酰氨基酚。

【规格】　(1)0.125g　(2)0.15g　(3)0.3g　(4)0.6g

【贮藏】　密封，在阴凉处保存。

对乙酰氨基酚胶囊

Duiyixian'anjifen Jiaonang

Paracetamol Capsules

本品含对乙酰氨基酚($C_8H_9NO_2$)应为标示量的 95.0%～105.0%。

【鉴别】　取本品的内容物适量(约相当于对乙酰氨基酚 0.5g)，用乙醇 20ml 分次研磨使对乙酰氨基酚溶解，滤过，合并滤液，蒸干，残渣照对乙酰氨基酚项下的鉴别(1)、(2)项试验，显相同的反应。

【检查】　**对氨基酚**　照高效液相色谱法(通则 0512)测定。临用新制。

供试品溶液　取本品混匀的内容物适量(约相当于对乙酰氨基酚 0.2g)，精密称定，置 10ml 量瓶中，加溶剂适量，振摇使对乙酰氨基酚溶解，用溶剂稀释至刻度，摇匀，滤过，取续滤液。

对照品溶液　取对氨基酚对照品与对乙酰氨基酚对照品各适量，精密称定，加溶剂溶解并定量稀释制成每 1ml 中各约含 20μg 的溶液。

溶剂、色谱条件与系统适用性要求　见对乙酰氨基酚有关物质项下。

测定法　精密量取供试品溶液与对照品溶液，分别注入液相色谱仪，记录色谱图。

限度　供试品溶液色谱图中如有与对照品溶液中对氨基酚保留时间一致的色谱峰，按外标法以峰面积计算，含对氨基酚不得过对乙酰氨基酚标示量的 0.1%。

干燥失重　取本品的内容物适量，在 105℃干燥至恒重，减失重量不得过 0.5%(通则 0831)。

溶出度　照溶出度与释放度测定法(通则 0931 第二法)测定。

溶出条件　以稀盐酸 24ml 加水至 1000ml 为溶出介质，转速为每分钟 50 转，依法操作，经 45 分钟时取样。

测定法　取溶出液滤过，精密量取续滤液 1ml，置 50ml

量瓶中，用 0.04%氢氧化钠溶液稀释至刻度，摇匀，照紫外-可见分光光度法（通则 0401），在 257nm 的波长处测定吸光度，按 $C_8H_9NO_2$ 的吸收系数（$E_{1cm}^{1\%}$）为 715 计算每粒的溶出量。

限度　标示量的 80%，应符合规定。

其他　应符合胶囊剂项下有关的各项规定（通则 0103）。

【含量测定】　照紫外-可见分光光度法（通则 0401）测定。

供试品溶液　取装量差异项下的内容物，混匀，精密称取适量（约相当于对乙酰氨基酚 40mg），置 250ml 量瓶中，加 0.1mol/L 氢氧化钠溶液 50ml 与水 50ml，振摇使对乙酰氨基酚溶解，用水稀释至刻度，摇匀，滤过，精密量取续滤液 5ml，置 100ml 量瓶中，加 0.4%氢氧化钠溶液 10ml，用水稀释至刻度，摇匀。

测定法　见对乙酰氨基酚含量测定项下。

【类别】　同对乙酰氨基酚。

【规格】　0.3g

【贮藏】　密封保存。

对乙酰氨基酚颗粒

Duiyixian'anjifen Keli

Paracetamol Granules

本品含对乙酰氨基酚（$C_8H_9NO_2$）应为标示量的 95.0%～105.0%。

【性状】　本品为白色或类白色颗粒。

【鉴别】　取本品适量（约相当于对乙酰氨基酚 0.5g），用乙醇 20ml，分次研磨使对乙酰氨基酚溶解，滤过，合并滤液，蒸干，残渣照对乙酰氨基酚项下的鉴别（1）、（2）项试验，显相同的反应。

【检查】　**对氨基酚**　照高效液相色谱法（通则 0512）测定。临用新制。

供试品溶液　取装量差异项下的内容物，混匀，精密称取适量（约相当于对乙酰氨基酚 0.1g），置 10ml 量瓶中，加流动相适量，振摇使对乙酰氨基酚溶解，用流动相稀释至刻度，摇匀，滤过，取续滤液。

对照品溶液　取对氨基酚对照品与对乙酰氨基酚对照品各适量，精密称定，加流动相溶解并定量稀释制成每 1ml 中各约含 10μg 的混合溶液。

色谱条件　用十八烷基硅烷键合硅胶为填充剂；以 0.05mol/L 醋酸铵溶液-甲醇（85∶15）为流动相；检测波长为 257nm；进样体积 10μl。

系统适用性要求　理论板数按对乙酰氨基酚峰计算不低于 5000。对乙酰氨基酚峰与对氨基酚峰之间的分离度应符合要求。

测定法　精密量取供试品溶液与对照品溶液，分别注入液相色谱仪，记录色谱图。

限度　供试品溶液色谱图中如有与对照品溶液中对氨基酚保留时间一致的色谱峰，按外标法以峰面积计算，含对氨基酚不得过对乙酰氨基酚标示量的 0.1%。

溶出度　照溶出度与释放度测定法（通则 0931 第二法）测定。

溶出条件　以稀盐酸 24ml 加水至 1000ml 为溶出介质，转速为每分钟 50 转，依法操作，经 30 分钟时取样。

测定法　取溶出液 10ml，滤过，精密量取续滤液适量，用 0.04%氢氧化钠溶液定量稀释制成每 1ml 中约含对乙酰氨基酚 8μg 的溶液。照紫外-可见分光光度法（通则 0401），在 257nm 的波长处测定吸光度，按 $C_8H_9NO_2$ 的吸收系数（$E_{1cm}^{1\%}$）为 715 计算每袋的溶出量。

限度　标示量的 80%，应符合规定。

其他　应符合颗粒剂项下有关的各项规定（通则 0104）。

【含量测定】　照紫外-可见分光光度法（通则 0401）测定。

供试品溶液　取装量差异项下的内容物，混匀，精密称取适量（约相当于对乙酰氨基酚 40mg），置 250ml 量瓶中，加 0.4%氢氧化钠溶液 50ml 与水 50ml，振摇使对乙酰氨基酚溶解，用水稀释至刻度，摇匀，滤过，精密量取续滤液 5ml，置 100ml 量瓶中，加 0.4%氢氧化钠溶液 10ml，用水稀释至刻度，摇匀。

测定法　见对乙酰氨基酚含量测定项下。

【类别】　同对乙酰氨基酚。

【规格】　（1）0.1g　（2）0.16g　（3）0.25g　（4）0.5g

【贮藏】　密封，在阴凉处保存。

对乙酰氨基酚滴剂

Duiyixian'anjifen Diji

Paracetamol Drops

本品含对乙酰氨基酚（$C_8H_9NO_2$）应为标示量的 90.0%～110.0%。

【性状】　本品为着色的澄清液体。

【鉴别】　（1）取本品 20ml，加三氯甲烷 20ml，振摇提取，分取三氯甲烷层，水浴蒸干，取残渣照对乙酰氨基酚项下的鉴别（2）项试验，显相同的反应。

（2）在含量测定项下记录的色谱图中，供试品溶液主峰的保留时间应与对照品溶液主峰的保留时间一致。

【检查】　**相对密度**　本品的相对密度（通则 0601）为 1.070～1.150。

pH 值　应为 4.5～6.5（通则 0631）。

对氨基酚　照高效液相色谱法（通则 0512）测定。临用新制。

供试品溶液　取本品，用水定量稀释制成每 1ml 中约含对乙酰氨基酚 2mg 的溶液。

对照品溶液　取对氨基酚对照品适量，精密称定，加水溶解并定量稀释制成每 1ml 中约含 2μg 的溶液。

色谱条件　用十八烷基硅烷键合硅胶为填充剂；以 0.05mol/L 醋酸铵溶液-甲醇（85∶15）为流动相；检测波长为 257nm；进样体积 10μl。

系统适用性要求　理论板数按对乙酰氨基酚峰计算不低于 5000。

测定法　精密量取供试品溶液与对照品溶液，分别注入液相色谱仪，记录色谱图。

限度　供试品溶液色谱图中如有与对照品溶液中对氨基酚保留时间一致的色谱峰，按外标法以峰面积计算，含对氨基酚不得过对乙酰氨基酚标示量的 0.1%。

其他　应符合口服溶液剂项下有关的各项规定(通则 0123)。

【含量测定】　照高效液相色谱法(通则 0512)测定。

内标溶液　取茶碱，加水溶解并稀释制成每 1ml 中含 1.0mg 的溶液，摇匀。

供试品溶液　精密量取本品适量，用水定量稀释制成每 1ml 中约含对乙酰氨基酚 0.6mg 的溶液，精密量取此溶液与内标溶液各 5ml，置同一 50ml 量瓶中，用水稀释至刻度，摇匀。

对照品溶液　取对乙酰氨基酚对照品适量，精密称定，加水溶解并定量稀释制成每 1ml 中约含 0.6mg 的溶液，精密量取此溶液与内标溶液各 5ml，置同一 50ml 量瓶中，用水稀释至刻度，摇匀。

色谱条件与系统适用性要求　见对氨基酚项下。对乙酰氨基酚峰与内标峰之间的分离度应符合要求。

测定法　精密量取供试品溶液与对照品溶液，分别注入液相色谱仪，记录色谱图。按内标法以峰面积计算。

【类别】　同对乙酰氨基酚。

【规格】　(1)10ml : 1g　(2)15ml : 1.5g　(3)16ml : 1.6g

【贮藏】　遮光，密闭保存。

对乙酰氨基酚凝胶

Duiyixian'anjifen Ningjiao

Paracetamol Gel

本品含对乙酰氨基酚($C_8H_9NO_2$)应为标示量的 90.0%～110.0%。

【性状】　本品为淡黄色的半透明半固体凝胶。

【鉴别】　(1)取本品适量(约相当于对乙酰氨基酚 50mg)，加水 10ml，置温水浴中振摇使对乙酰氨基酚溶解，滤过，取滤液加三氯化铁试液，即显蓝色。

(2)取含量测定项下的供试品溶液，照紫外-可见分光光度法(通则 0401)测定，在 248nm 的波长处有最大吸收。

【检查】　**酸度**　取本品 1.0g，加水 20ml，加热使对乙酰氨基酚溶解，放冷后，依法测定(通则 0631)，pH 值应为 4.0～5.5。

其他　应符合凝胶剂项下有关的各项规定(通则 0114)。

【含量测定】　照高效液相色谱法(通则 0512)测定。

供试品溶液　取装量检查项下的内容物，混匀，精密称取适量(约相当于对乙酰氨基酚 20mg)，置 100ml 量瓶中，加水适量，置温水浴中振摇使对乙酰氨基酚溶解，放冷，用水稀释至刻度，摇匀，滤过，精密量取续滤液 3ml，置 50ml 量瓶中，用甲醇稀释至刻度，摇匀。

对照品溶液　取对乙酰氨基酚对照品适量，精密称定，加甲醇溶解并定量稀释制成每 1ml 中约含 12μg 的溶液。

色谱条件　用十八烷基硅烷键合硅胶为填充剂；甲醇-水-磷酸(22 : 78 : 0.1)为流动相；检测波长为 248nm；进样体积 10μl。

系统适用性要求　理论板数按对乙酰氨基酚峰计不低于 1000。

测定法　精密量取供试品溶液与对照品溶液，分别注入液相色谱仪，记录色谱图。按外标法以峰面积计算。

【类别】　同对乙酰氨基酚。

【规格】　5g : 0.12g

【贮藏】　遮光，密封保存。

对氨基水杨酸钠

Dui'anji Shuiyangsuanna

Sodium Aminosalicylate

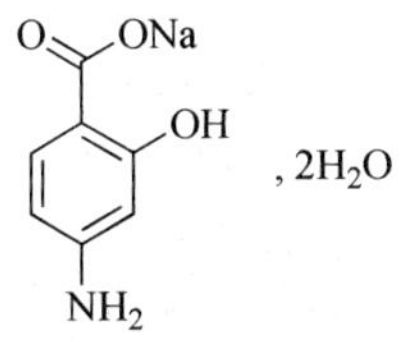

$C_7H_6NNaO_3 \cdot 2H_2O$　211.14

本品为 4-氨基-2-羟基苯甲酸钠盐二水合物。按无水物计算，含 $C_7H_6NNaO_3$ 不得少于 98.0%。

【性状】　本品为白色或类白色的结晶或结晶性粉末。

本品在水中易溶，在乙醇中略溶。

【鉴别】　(1)取本品约 10mg，加水 10ml 溶解后，加稀盐酸 2 滴使成酸性，加三氯化铁试液 1 滴，应显紫红色；放置3 小时，不得产生沉淀(与 5-氨基水杨酸钠的区别)。

(2)本品的红外光吸收图谱应与对照的图谱(光谱集 132 图)一致。

(3)本品显钠盐的鉴别反应(通则 0301)。

【检查】　**酸碱度**　取本品 0.40g，加水 20ml 溶解后，依法测定(通则 0631)，pH 值应为 6.5～8.5。

溶液的澄清度与颜色　取样品 1.0g(供口服用)或 2.0g(供注射用)，加水 10ml 溶解后，溶液应澄清无色；如显浑浊，与 1 号浊度标准液(通则 0902 第一法)比较，不得更浓；如显色，与黄色 6 号标准比色液(通则 0901 第一法)比较，不得更深。

氯化物　取本品 1.0g，加水 25ml 溶解后，加硝酸 2ml，必要时滤过，滤液依法检查(通则 0801)，与标准氯化钠溶液 5.0ml 制成的对照液比较，不得更浓(0.005%)。

硫酸盐　取本品 1.0g，加水 25ml 溶解后，加稀盐酸 2ml，滤过，滤液依法检查（通则 0802），与标准硫酸钾溶液 5.0ml 制成的对照液比较，不得更浓（0.05%）。

硫化物　取本品 0.50g，加水 5ml 溶解后，加碘化钾试液 5ml 与锌粒 2g，再加 1.6% 氯化亚锡的盐酸溶液 5ml，依法检查（通则 0803）应符合规定（0.001%）。

有关物质　照高效液相色谱法（通则 0512）测定。避光操作，临用新制。

供试品溶液　取本品适量，精密称定，加流动相溶解并定量稀释制成每 1ml 中约含 1mg 的溶液。

对照溶液　精密量取供试品溶液适量，用流动相定量稀释制成每 1ml 中约含 1μg 的溶液。

对照品溶液　取间氨基酚对照品适量，精密称定，加流动相溶解并定量稀释制成每 1ml 中约含 1μg 的溶液。

系统适用性溶液　分别取间氨基酚、5-氨基水杨酸（美沙拉嗪）和对氨基水杨酸钠对照品各适量，加流动相溶解并稀释制成每 1ml 中约含间氨基酚和 5-氨基水杨酸各 5μg、对氨基水杨酸钠 10μg 的混合溶液。

色谱条件　用十八烷基硅烷键合硅胶为填充剂；以乙腈-10% 四丁基氢氧化铵溶液-0.05mol/L 磷酸二氢钠（100：2：900）为流动相；检测波长为 220nm；进样体积 20μl。

系统适用性要求　系统适用性溶液色谱图中，出峰顺序依次为间氨基酚峰、5-氨基水杨酸峰与对氨基水杨酸钠峰，相邻各色谱峰之间的分离度均应符合要求。

测定法　精密量取供试品溶液、对照溶液与对照品溶液，分别注入液相色谱仪，记录色谱图至主成分峰保留时间的 3.5 倍。

限度　供试品溶液色谱图中如有与间氨基酚保留时间一致的色谱峰，按外标法以峰面积计算，不得过 0.1%，其他单个杂质峰面积不得大于对照溶液主峰面积（0.1%），其他各杂质峰面积的和不得大于对照溶液主峰面积的 4 倍（0.4%），任何小于对照溶液主峰面积 0.1 倍的峰忽略不计。

水分　取本品，照水分测定法（通则 0832 第一法 1）测定，含水分应为 16.0%～18.0%。

铁盐　取本品 1.0g，置铂坩埚中，加无水碳酸钠 2g，混合，在约 740℃ 炽灼，放冷，残渣加稀盐酸 15ml 溶解后，依法检查（通则 0807），与标准铁溶液 1.5ml 制成的对照液比较，不得更深（0.0015%）。

重金属　取本品 1.0g，至铂坩埚中，依法检查（通则 0821 第二法），含重金属不得过百万分之十。

砷盐　取无水碳酸钠约 1g，铺于铂坩埚底部与四周，另取本品 1.0g，置无水碳酸钠上，加水少量湿润，干燥后，先用小火灼烧使炭化，再在 500～600℃ 炽灼使完全灰化，放冷，加盐酸 5ml 与水 23ml 使溶解，依法检查（通则 0822 第一法），应符合规定（0.0002%）。

细菌内毒素　取本品，用细菌内毒素检查用水制成每 1ml 中含不大于 2.1mg 的溶液，依法检查（通则 1143），每 1mg 对氨基水杨酸钠中含内毒素的量应小于 0.030EU。（供无菌分装用）

无菌　取本品，用适宜溶剂溶解并稀释后，经薄膜过滤法处理，依法检查（通则 1101），应符合规定。（供无菌分装用）

【含量测定】　取本品约 0.15g，精密称定，加水 20ml 溶解后，加 50% 溴化钠溶液 10ml 与冰醋酸 25ml，照电位滴定法（通则 0701），快速加入亚硝酸钠滴定液（0.1mol/L）5ml 后，继续用该滴定液滴定至终点。每 1ml 亚硝酸钠滴定液（0.1mol/L）相当于 17.52mg 的 $C_7H_6NNaO_3$。

【类别】　抗结核病药。

【贮藏】　遮光，严封保存。

【制剂】　（1）对氨基水杨酸钠肠溶片　（2）注射用对氨基水杨酸钠

附：

（结构式：苯环上 R_3、R_1、R_2、OH 取代）

间氨基酚

$R_1=R_3=H, R_2=NH_2$　C_6H_7NO　109.13

5-氨基水杨酸

$R_1=CO_2H, R_2=H, R_3=NH_2$　$C_7H_7NO_3$　153.14

对氨基水杨酸钠肠溶片

Dui'anji Shuiyangsuanna Changrongpian

Sodium Aminosalicylate Enteric-coated Tablets

本品含对氨基水杨酸钠（$C_7H_6NNaO_3 \cdot 2H_2O$）应为标示量的 95.0%～105.0%。

【性状】　本品为肠溶衣片，除去包衣后显白色或类白色。

【鉴别】　（1）取本品，除去包衣，研细，取适量（约相当于对氨基水杨酸钠 1g），加水 25ml，搅拌使对氨基水杨酸钠溶解，滤过，滤液蒸干，照对氨基水杨酸钠项下的鉴别（1）、（3）项试验，显相同的反应。

（2）在含量测定项下记录的色谱图中，供试品溶液主峰的保留时间应与对照品溶液主峰的保留时间一致。

【检查】　**有关物质**　照高效液相色谱法（通则 0512）测定。避光操作，临用新制。

供试品溶液　取含量测定项下细粉适量（约相当于对氨基水杨酸钠 100mg），精密称定，置 100ml 量瓶中，加流动相使对氨基水杨酸钠溶解并稀释至刻度，摇匀，滤过，取续滤液。

对照溶液　精密量取供试品溶液 1ml，置 100ml 量瓶中，用流动相稀释至刻度，摇匀。

对照品溶液　取间氨基酚对照品适量，精密称定，加流动相溶解并定量稀释制成每 1ml 中约含 5μg 的溶液。

系统适用性溶液、色谱条件、系统适用性要求与测定法　见对氨基水杨酸钠有关物质项下。

限度　供试品溶液色谱图中如有与间氨基酚保留时间一致的色谱峰，按外标法以峰面积计算，不得过 0.5%，其他单个杂质峰面积不得大于对照溶液主峰面积 0.5 倍（0.5%），各杂质峰面积的和不得大于对照溶液主峰面积（1.0%），小于对照溶液主峰面积 0.1 倍的峰忽略不计。

溶出度　照溶出度与释放度测定法（通则 0931 第一法方法 2）测定。

酸中溶出量　溶出条件　以盐酸溶液（9→1000）900ml 为溶出介质，转速为每分钟 100 转，依法操作，经 2 小时时，立即将转篮升出液面。

限度　供试片均不得有裂缝或崩解现象。

缓冲液中溶出量　溶出条件　取酸中溶出量项下 2 小时后的转篮，随即浸入加入预热至 37℃±0.5℃的磷酸盐缓冲液（pH 6.8）900ml 作为溶出介质的溶出杯中，转速不变，继续依法操作，经 45 分钟时取样。

供试品溶液　取溶出液适量，滤过，精密量取续滤液 1ml，置 100ml 量瓶中，用溶出介质稀释至刻度，摇匀。

对照品溶液　取对氨基水杨酸钠对照品适量，精密称定，加磷酸盐缓冲液（pH 6.8）溶解并定量稀释制成每 1ml 中约含对氨基水杨酸钠 5.5μg 的溶液。

测定法　取供试品溶液与对照品溶液，照紫外-可见分光光度法（通则 0401），在 265nm 的波长处分别测定吸光度，计算每片的溶出量。

限度　标示量的 80%，应符合规定。

其他　应符合片剂项下有关的各项规定（通则 0101）。

【含量测定】　照高效液相色谱法（通则 0512）测定。

供试品溶液　取本品 10 片，除去包衣，精密称定，研细，精密称取细粉适量（约相当于对氨基水杨酸钠 100mg），置 100ml 量瓶中，加流动相使对氨基水杨酸钠溶解并稀释至刻度，摇匀，滤过，精密量取续滤液 5ml，置 100ml 量瓶中，用流动相稀释至刻度，摇匀。

对照品溶液　取对氨基水杨酸钠对照品适量，精密称定，加流动相溶解并定量稀释制成每 1ml 中约含 50μg 的溶液。

色谱条件　见有关物质项下。检测波长为 265nm。

系统适用性溶液与系统适用性要求　见有关物质项下。

测定法　精密量取供试品溶液与对照品溶液，分别注入液相色谱仪，记录色谱图。按外标法以峰面积计算。

【类别】　同对氨基水杨酸钠。

【规格】　0.5g

【贮藏】　遮光，密封保存。

注射用对氨基水杨酸钠

Zhusheyong Dui'anji Shuiyangsuanna

Sodium Aminosalicylate for Injection

本品为对氨基水杨酸钠的无菌结晶性粉末。按平均装量计算，含对氨基水杨酸钠（$C_7H_6NNaO_3 \cdot 2H_2O$）应为标示量的 95.0%～105.0%。

【性状】　本品为白色或类白色的结晶或结晶性粉末。

【鉴别】　（1）取本品，照对氨基水杨酸钠项下的鉴别（1）、（2）、（3）项试验，显相同结果。

（2）在含量测定项下记录的色谱图中，供试品溶液主峰的保留时间应与对照品溶液主峰的保留时间一致。

【检查】　**酸碱度**　取本品 0.40g，加水 20ml 溶解后，依法测定（通则 0631），pH 值应为 6.5～8.5。

溶液的澄清度与颜色　取本品 1 瓶，加水溶解并稀释制成每 1ml 中含对氨基水杨酸钠 0.2g 的溶液，溶液应澄清无色；如显浑浊，与 1 号浊度标准比色液（通则 0902 第一法）比较，不得更浓；如显色，与黄色 6 号标准比色液（通则 0901 第一法）比较，不得更深。

有关物质　照高效液相色谱法（通则 0512）测定。避光操作，临用新制。

供试品溶液　取本品适量，精密称定，加流动相溶解并定量稀释制成每 1ml 中约含 1mg 的溶液。

对照溶液　精密量取供试品溶液适量，用流动相定量稀释制成每 1ml 中约含 1μg 的溶液。

对照品溶液、系统适用性溶液、色谱条件、系统适用性要求与测定法　见对氨基水杨酸钠有关物质项下。

限度　供试品溶液色谱图中如有与间氨基酚保留时间一致的色谱峰，按外标法以峰面积计算，不得过标示量的 0.1%，其他单个杂质峰面积不得大于对照溶液主峰面积（0.1%），其他各杂质峰面积的和不得大于对照溶液主峰面积的 4 倍（0.4%），小于对照溶液主峰面积 0.1 倍的峰忽略不计。

水分、细菌内毒素与无菌　取本品，照对氨基酸水杨酸钠项下的方法检查，应符合规定。

其他　应符合注射剂项下有关的各项规定（通则 0102）。

【含量测定】　照高效液相色谱法（通则 0512）测定。

供试品溶液　取装量差异项下内容物适量，精密称定，加流动相溶解并定量稀释制成每 1ml 中约含 50μg 的溶液。

对照品溶液　取对氨基水杨酸钠对照品适量，精密称定，加流动相溶解并定量稀释制成每 1ml 中约含 50μg 的溶液。

色谱条件　见有关物质项下。检测波长为 265nm。

系统适用性溶液与系统适用性要求　见有关物质项下。

测定法　精密量取供试品溶液与对照品溶液，分别注入液相色谱仪，记录色谱图。按外标法以峰面积计算。

【类别】　同对氨基水杨酸钠。

【规格】　(1)2g　(2)4g　(3)6g

【贮藏】　遮光，密闭保存。

矛头蝮蛇血凝酶

Maotoufushe Xueningmei

Hemocoagulase Bothrops Atrox

本品系从矛头蝮蛇(*Bothrops Atrox*)蛇毒中提取的具有止血作用的蛋白酶类物质。每1mg中含矛头蝮蛇血凝酶活力不得少于800单位，每1mg蛋白质中含矛头蝮蛇血凝酶活力不得少于2500单位。

【制法要求】　本品系从检验合格的矛头蝮蛇蛇毒(见附)中经透析、特异性亲和色谱等多种色谱方法分离提取，并经冷冻干燥制得。生产过程应符合现行版《药品生产质量管理规范》的要求。

【性状】　本品为白色冻干块状物或粉末；无味。

本品在水中易溶。

【鉴别】　(1)取本品，加水溶解并稀释制成每1ml中含100μg的溶液，作为供试品溶液；取小试管，加入凝血质控血浆混悬液[凝血质控血浆(MDC Hemostasis)放至室温，每支加水1.0ml，放置15分钟，期间间或轻摇，每次使用前轻轻摇匀]0.2ml，置37℃±0.5℃水浴中2分钟，加供试品溶液0.2ml，置37℃±0.5℃水浴中振摇，观察，血浆应在10秒内出现白色絮团。

(2)取试管1支，加0.4mol/L碳酸钠溶液1ml、鉴别(1)项下的供试品溶液1ml与0.1mol/L福林试液1ml，置37℃±0.5℃水浴中20分钟，溶液应呈蓝色。

(3)取本品与矛头蝮蛇血凝酶对照品适量，分别加水溶解并制成适宜浓度的溶液，作为供试品溶液与对照品溶液，依法测定(通则3405第一法)，供试品溶液的图谱应与对照品溶液的图谱一致。

(4)照电泳法(通则0541第五法，还原型SDS-聚丙烯酰胺凝胶电泳法)测定。

取本品，加水溶解并制成每1ml中含蛋白质1mg的溶液，作为供试品储备液；取此储备液30μl，加还原型供试品缓冲液10μl，混匀，置沸水浴中加热5分钟，作为供试品溶液；取矛头蝮蛇血凝酶对照品适量，同法制备对照品溶液。取供试品溶液和对照品溶液各15μl，分别加至上样孔，分离胶浓度为12.5%，用考马斯亮蓝R250染色，供试品溶液主带的迁移率应与对照品溶液主带的迁移率一致。

【检查】　**纯度**　(1)照电泳法(通则0541第五法，非还原型SDS-聚丙烯酰胺凝胶电泳法)测定。

取鉴别(4)项下供试品储备液30μl，加非还原型供试品缓冲液10μl，混匀，置沸水浴中加热5分钟，作为供试品溶液。取供试品溶液15μl，加至上样孔，分离胶浓度为12.5%，用考马斯亮蓝R250染色，应显示一条带。

(2)照高效液相色谱法(通则0512)测定。

供试品溶液　取本品，加流动相A溶解并制成每1ml中约含蛋白质1mg的溶液。

色谱条件　用丁基硅烷键合硅胶为填充剂；以0.1%三氟乙酸的0.1%三乙胺水溶液为流动相A，以0.1%三氟乙酸的0.1%三乙胺乙腈溶液为流动相B，按下表进行梯度洗脱；检测波长为280nm；进样体积50μl。

时间(分钟)	流动相A(%)	流动相B(%)
0	60	40
10	34	66
20	60	40
35	60	40

测定法　取供试品溶液注入液相色谱仪，记录色谱图。

限度　按峰面积归一化法计算，矛头蝮蛇血凝酶主峰面积应不低于总峰面积的95.0%。

分子量　照电泳法(通则0541第五法，还原型SDS-聚丙烯酰胺凝胶电泳法)测定。

取鉴别(4)项下的供试品溶液与分子量对照品溶液(系列标准蛋白质分子量范围为10K～120K，照说明书使用)，照鉴别(4)项下的方法测定。本品分子量应为36000±3000。

磷脂酶A　照紫外-可见分光光度法(通则0401)测定。

供试品溶液　取本品，加水溶解并稀释制成每1ml中含10单位的溶液。

对照溶液　取磷脂酶A(蜂毒)，加水制成每1ml中含3.6单位的溶液。

测定法　取37℃预热的卵磷脂溶液(取卵磷脂0.67g，加水适量，溶解成胶体溶液后，调节pH值至8.95，加水至100ml)2ml，置1cm吸收池中，加37℃水浴中预热的供试品溶液或对照溶液1ml，混匀，以水代替供试品溶液，同法操作，作为空白。在546nm的波长处分别测定吸光度为A_1和A_{S1}，再于37℃±0.5℃水浴中保温10分钟，分别测定吸光度为A_2和A_{S2}。

限度　供试品溶液吸光度增加值不得大于对照溶液吸光度增加值(即每1单位供试品中磷脂酶A含量不得大于0.36单位)。

单位定义：在37℃、pH 8.5条件下，每分钟使1.0μmol的L-α-磷脂酰胆碱(L-α-卵磷脂)水解成L-α-溶血磷脂胆碱和一个脂肪酸的酶量定义为1单位。

L-氨基酸氧化酶　照紫外-可见分光光度法(通则0401)测定。

供试品溶液　取本品，加水溶解并稀释制成每1ml中含10单位的溶液。

对照溶液　取L-氨基酸氧化酶(东部菱背响尾蛇),加水制成每1ml中含0.056单位的溶液。

测定法　取37℃预热的亮氨酸溶液[取亮氨酸0.1g,3,3-二甲氧基联苯胺6.5mg,加三羟甲基氨基甲烷-HCl缓冲液(取三羟甲基氨基甲烷1.21g,置烧杯中,加水60ml溶解,用6mol/L HCl溶液调节pH值至7.6,转移至100ml量瓶中,用水稀释至刻度)溶解并稀释至100ml]2.97ml,置1cm吸收池中,加37℃预热的过氧化物酶溶液(取过氧化物酶10mg,加水溶解至10ml,临用时配制)10μl,分别加入供试品溶液或对照溶液20μl,混匀;以水代替供试品溶液,同法操作,作为空白。在436nm的波长处分别测定吸光度为A_1和A_{S1},再于37℃±0.5℃水浴中保温5分钟,分别测定吸光度为A_2和A_{S2}。

限度　供试品溶液吸光度增加值不得大于对照溶液吸光度增加值(即每1单位供试品中L-氨基酸氧化酶含量不得大于0.0056单位)。

单位定义:在37℃、pH 6.5条件下,每分钟使1.0μmol的L-氨基酸氧化脱氨基的酶量定义为1单位。

磷酸酶　照紫外-可见分光光度法(通则0401)测定。

供试品溶液　取本品,加水溶解并稀释制成每1ml中含10单位的溶液。

对照溶液　取磷酸酶(小麦胚),加水制成每1ml中含0.03单位的溶液。

测定法　取0.165%对硝基苯磷酸二钠溶液(pH 8.5)1ml,分别加入供试品溶液或对照溶液0.1ml,置37℃±0.5℃水浴中保温30分钟,再加0.02mol/L氢氧化钠溶液10ml,摇匀;以水代替供试品溶液,同法操作,作为空白。在400nm的波长处分别测定吸光度。

限度　供试品溶液的吸光度不得大于对照溶液吸光度(即每1单位供试品中磷酸酶含量不得大于0.003单位)。

单位定义:在37℃、pH 4.8条件下,每分钟水解1.0μmol的对硝基苯磷酸二钠的酶量定义为1单位。

神经毒　取本品,加氯化钠注射液溶解并稀释制成每1ml中含2单位的溶液,作为供试品溶液。取体重为300～500g的鸽子3只,每1kg体重注射供试品溶液0.5ml,静脉给药,观察24小时。动物不得出现神经行为异常,如步态不稳,翻正反射消失,前后肢握力减弱,抽搐,颈项强直等,或死亡;如3只鸽子中有一只出现上述神经行为异常或死亡,应另取鸽子5只复试,均不得出现神经行为异常或死亡。

出血毒　取本品,加氯化钠注射液溶解并稀释制成每1ml中含50单位的溶液,作为供试品溶液。取体重18～22g的小白鼠5只,每只一侧背部皮下注射0.2ml,另一侧注射氯化钠注射液0.2ml作对照,注射24小时后处死动物,剥皮观察,与对照部位相比,小鼠背部均不得有出血现象。

细菌内毒素　取本品,依法测定(通则1143),每1单位矛头蝮蛇血凝酶中含内毒素的量应小于50EU。

异常毒性　取本品,加氯化钠注射液溶解并稀释制成每1ml中含1.0单位的溶液,依法测定(通则1141),按静脉注射法给药,应符合规定。

【效价测定】　**酶活力**　标准品溶液　取1支矛头蝮蛇血凝酶标准品(供效价测定用),精密加水1ml使溶解并定量稀释制成每1ml中各约含0.2、0.5、1.0、2.0、3.0单位的溶液。

供试品溶液　精密称取本品适量,加水溶解并定量稀释制成每1ml中约含1.0单位的溶液。

测定法　取凝血质控血浆混悬液[凝血质控血浆(MDC Hemostasis)放至室温,每支加水2.0ml,放置15分钟,期间间或轻摇,每次使用前轻轻摇匀]0.1 ml,分别加入20支试管中并置凝血分析仪中,37℃±0.5°C条件下预热2分钟,精密量取系列浓度的标准品溶液各0.2ml,迅速加入上述各试样管中,记录凝固时间,每种浓度重复测定4次,计算平均值(4次测定最大值与最小值之差不得超过平均值的10%,否则重测)。以标准品溶液浓度的对数为横坐标,凝固时间对数为纵坐标,计算线性回归方程(相关系数应大于0.99)。

取供试品溶液,照上法测定,从回归方程求得供试品溶液浓度,并计算每1mg中矛头蝮蛇血凝酶活力。

矛头蝮蛇血凝酶单位定义:37℃±0.5℃条件下,每0.2ml酶溶液使0.2ml凝血质控血浆混悬液,在58～62秒出现白色絮团的酶量,以酶溶液的浓度计,定义为每1ml酶溶液中含矛头蝮蛇血凝酶1个单位。

蛋白质　取本品适量,精密称定,照蛋白质含量测定法(通则0731第二法)测定,计算每1mg中蛋白质的量(mg)。

比活力　本品矛头蝮蛇血凝酶活力单位除以蛋白质的量(mg),即得。

【类别】　止血药。

【贮藏】　遮光,冷处保存。

【制剂】　注射用矛头蝮蛇血凝酶

附:

矛头蝮蛇蛇毒

Maotoufushe Shedu

Bothrops Atrox Venom

本品为矛头蝮蛇(*Bothrops Atrox*)毒液经冷冻干燥而成,主要活性成分为蛋白水解酶。按干燥品计算,含蛋白质应不少于70%。4μg蛇毒应能使0.2ml血浆在60秒内出现白色絮团。

【制法要求】　本品系自矛头蝮蛇(*Bothrops Atrox*)腮腺中,以挤压刺激的方法采集蛇毒毒液,并经冷冻干燥制得。生产过程应参考现行版《药品生产质量管理规范》要求,并按照相应标准操作规程执行。

【性状】 本品应为类白色至黄色结晶或粉末。

【鉴别】 (1)取本品 10mg,加水 5ml 溶解,作为供试品溶液;取小试管,加入凝血质控血浆混悬液[凝血质控血浆(MDC Hemostasis)放至室温,每支加水 1.0ml,放置 15 分钟,期间间或轻摇,每次使用前轻轻摇匀]0.2ml,置 37℃±0.5℃水浴中 2 分钟,加供试品溶液 0.2ml,置 37℃±0.5℃水浴中振摇,观察,血浆应在 10 秒内出现白色絮团。

(2)取本品 10mg,加水 5ml 溶解,取 1ml 置试管中,加 0.4mol/L 碳酸钠溶液 1ml 与 0.1 mol/L 福林试液 1ml,置 37℃水浴中 2 分钟,溶液应呈蓝色。

【检查】 **干燥失重** 取本品约 0.50g,精密称定,以五氧化二磷为干燥剂,60℃减压干燥 4 小时,减失重量不得过 10%(通则 0831)。

【活性成分含量】 **蛋白质** 取本品约 50mg,精密称定,置 50ml 量瓶中,加水溶解并稀释至刻度,摇匀,精密量取 5ml,置 50ml 量瓶中,用水稀释至刻度,摇匀,作为供试品溶液,照蛋白质含量测定法(通则 0731 第二法)测定,计算,即得。

活性成分 取蛋白质项下的供试品溶液,精密量取 1ml,置 5ml 量瓶中,用水稀释至刻度,摇匀,作为供试品溶液。精密量取凝血质控血浆混悬液[凝血质控血浆(MDC Hemostasis)放至室温,每支加水 1.0ml,放置 15 分钟,期间间或轻摇,每次使用前轻轻摇匀]0.2ml,置小试管中,37℃±0.5℃水浴中保温 3 分钟,加入供试品溶液 0.2ml,立即摇匀,同时计时,于 37℃±0.5℃水浴中振摇。应在 60 秒内出现白色絮团。

【贮藏】 遮光,冷处保存。

注射用矛头蝮蛇血凝酶

Zhusheyong Maotoufushe Xueningmei

Hemocoagulase Bothrops Atrox for Injection

本品为矛头蝮蛇血凝酶加适宜稳定剂和赋形剂经冷冻干燥制成的无菌制品。本品含矛头蝮蛇血凝酶应为标示量的 80.0%～125.0%。

【性状】 本品为白色或类白色的冻干块状物或粉末。

【鉴别】 取本品,每支加水 1.0ml 溶解后,照矛头蝮蛇血凝酶项下的鉴别(1)试验,血浆应在 2 分钟内出现白色絮团。

【检查】 **溶液的澄清度与颜色** 取本品,加水制成每 1ml 中含 1 单位的溶液,应澄清无色(通则 0901 第一法和 0902 第一法)。

酸碱度 取本品 2 支,每支加水 2ml 溶解后,混匀,依法测定(通则 0631),pH 值应为 5.5～7.0。

干燥失重 取本品,以五氧化二磷为干燥剂,60℃减压干燥 4 小时,减失重量不得过 3%(通则 0831)。

无菌 取本品,每支加 0.1%蛋白胨水溶液 2ml 溶解后,依法测定(通则 1101),应符合规定。

细菌内毒素 取本品,依法测定(通则 1143),每 1 单位矛头蝮蛇血凝酶中含内毒素的量应小于 50EU。

异常毒性 取本品,加氯化钠注射液溶解制成每 1ml 中含 1.0 单位的溶液,依法测定(通则 1141),按静脉注射法给药,应符合规定。

过敏试验 取本品,加氯化钠注射液溶解制成每 1ml 中含 1.0 单位的溶液,作为致敏液和供试品溶液。依法测定(通则 1147),应符合规定。

其他 应符合注射剂项下有关的各项规定(通则 0102)。

【效价测定】 **标准品溶液** 取矛头蝮蛇血凝酶标准品(供效价测定用),精密加水 1.0ml 使溶解,用稀释液[取氯化钙、水解明胶与甘露醇适量,加水溶解并稀释制成每 1ml 中含氯化钙 2.7mg、水解明胶(按固形物含量计)4.0mg 与甘露醇 50mg 的溶液]分别定量稀释制成每 1ml 中各含 0.2、0.5、1.0、2.0、3.0 单位的溶液。

供试品溶液 取本品,每支精密加水 1.0ml 溶解,即得。

测定法 照矛头蝮蛇血凝酶效价测定项下方法测定。

【类别】 同矛头蝮蛇血凝酶。

【规格】 (1)0.5 单位　(2)1 单位　(3)2 单位

【贮藏】 凉暗处保存。

丝　氨　酸

Si'an Suan

Serine

$C_3H_7NO_3$　105.09

本品为 L-2-氨基-3-羟基丙酸。按干燥品计算,含 $C_3H_7NO_3$ 不得少于 98.5%。

【性状】 本品为白色结晶或结晶性粉末;无臭。

本品在水中易溶,在乙醇、丙酮或乙醚中几乎不溶。

比旋度 取本品,精密称定,加 2mol/L 盐酸溶液溶解并定量稀释制成每 1ml 中约含 0.1g 的溶液,依法测定(通则 0621),比旋度为+14.0°至+15.6°。

【鉴别】 (1)取本品与丝氨酸对照品各适量,分别加水溶解并稀释制成每 1ml 中约含 0.4mg 的溶液,作为供试品溶液与对照品溶液。照其他氨基酸项下的方法试验,供试品溶液所显主斑点的位置和颜色应与对照品溶液的主斑点相同。

(2)本品的红外光吸收图谱应与对照的图谱(光谱集917图)一致。

【检查】 **酸度**　取本品0.30g,加水30ml溶解后,依法测定(通则0631),pH值应为5.5～6.5。

溶液的透光率　取本品1.0g,加水20ml溶解后,照紫外-可见分光光度法(通则0401),在430nm的波长处测定透光率,不得低于98.0%。

氯化物　取本品0.25g,依法检查(通则0801),与标准氯化钠溶液5.0ml制成的对照液比较,不得更浓(0.02%)。

硫酸盐　取本品1.0g,依法检查(通则0802),与标准硫酸钾溶液2.0ml制成的对照液比较,不得更浓(0.02%)。

铵盐　取本品0.10g,依法检查(通则0808),与标准氯化铵溶液2.0ml制成的对照液比较,不得更深(0.02%)。

其他氨基酸　照薄层色谱法(通则0502)试验。

供试品溶液　取本品适量,加水溶解并稀释制成每1ml中约含20mg的溶液。

对照溶液　精密量取供试品溶液1ml,置200ml量瓶中,用水稀释至刻度,摇匀。

系统适用性溶液　取丝氨酸对照品与甲硫氨酸对照品各适量,置同一量瓶中,加水溶解并稀释制成每1ml中各约含0.4mg的溶液。

色谱条件　采用硅胶G薄层板,以正丁醇-水-冰醋酸(3:1:1)为展开剂。

测定法　吸取上述三种溶液各5μl,分别点于同一薄层板上,展开,晾干,喷以茚三酮的丙酮溶液(1→50),在80℃加热至斑点出现,立即检视。

系统适用性要求　对照溶液应显一个清晰的斑点,系统适用性溶液应显两个完全分离的斑点。

限度　供试品溶液如显杂质斑点,其颜色与对照溶液的主斑点比较,不得更深(0.5%)。

干燥失重　取本品,在105℃干燥3小时,减失重量不得过0.2%(通则0831)。

炽灼残渣　不得过0.1%(通则0841)。

铁盐　取本品1.0g,依法检查(通则0807),与标准铁溶液1.0ml制成的对照液比较,不得更深(0.001%)。

重金属　取本品2.0g,加水23ml溶解后,加醋酸盐缓冲液(pH 3.5)2ml,依法检查(通则0821第一法),含重金属不得过百万分之十。

砷盐　取本品2.0g,加水23ml溶解后,加盐酸5ml,依法检查(通则0822第一法),应符合规定(0.0001%)。

细菌内毒素　取本品,依法检查(通则1143),每1g丝氨酸中含内毒素的量应小于12EU。(供注射用)

【含量测定】　取本品约0.1g,精密称定,加无水甲酸1ml溶解后,加冰醋酸25ml,照电位滴定法(通则0701),用高氯酸滴定液(0.1mol/L)滴定,并将滴定的结果用空白试验校正。每1ml高氯酸滴定液(0.1mol/L)相当于10.51mg的$C_3H_7NO_3$。

【类别】　氨基酸类药。

【贮藏】　遮光,密封保存。

丝裂霉素

Siliemeisu

Mitomycin

$C_{15}H_{18}N_4O_5$　334.33

本品为6-氨基-1,1*a*,2,8,8*a*,8*b*-六氢-8-(羟甲基)-8*a*-甲氧基-5-甲基氮丙啶并[2′,3′:3,4]吡咯并[1,2-*a*]吲哚-4,7-二酮氨基甲酸酯。按干燥品计算,含丝裂霉素($C_{15}H_{18}N_4O_5$)不得少于97.0%。

【性状】　本品为深紫色结晶性粉末;无臭;遇酸、碱及日光照射均不稳定。

本品在水、甲醇或乙醇中微溶,在乙醚中几乎不溶。

【鉴别】　(1)取本品,加水溶解并稀释制成每1ml中含10μg的溶液,照紫外-可见分光光度法(通则0401)测定,在217nm与365nm的波长处有最大吸收。

(2)在含量测定项下记录的色谱图中,供试品溶液主峰的保留时间应与对照品溶液主峰的保留时间一致。

(3)本品的红外光吸收图谱应与对照的图谱(光谱集918图)一致。

【检查】 **结晶性**　取本品少许,依法检查(通则0981),应符合规定。

酸碱度　取本品,加水制成每1ml中含5mg的悬浮液,依法测定(通则0631),pH值应为5.5～7.5。

有关物质　照高效液相色谱法(通则0512)测定。

供试品溶液　取本品适量,加甲醇溶解并稀释制成每1ml中含2mg的溶液。

对照溶液　精密量取供试品溶液适量,用甲醇定量稀释制成每1ml中含10μg的溶液。

系统适用性溶液　取肉桂酰胺对照品与丝裂霉素各适量,加甲醇溶解并稀释制成每1ml中分别约含0.08mg与0.2mg的混合溶液。

白丝裂霉素定位溶液　取丝裂霉素对照品5mg,加水10ml,超声使溶解,加入0.01mol/L氢氧化钠溶液0.2ml,摇匀,在室温下放置10分钟。

色谱条件　用十八烷基硅烷键合硅胶为填充剂;以0.077%醋酸铵溶液-甲醇(80:20)为流动相A;以

0.077%醋酸铵溶液-甲醇(50：50)为流动相 B,按下表进行线性梯度洗脱;柱温为30℃;检测波长为254nm;进样体积 5μl。

时间(分钟)	流动相 A(%)	流动相 B(%)
0	100	0
10	100	0
30	0	100
45	0	100
50	100	0

系统适用性要求　系统适用性溶液色谱图中,丝裂霉素峰的保留时间约为 21 分钟,肉桂酰胺峰的相对保留时间约为 1.3,丝裂霉素峰与肉桂酰胺峰间的分离度应大于 15.0。

测定法　精密量取供试品溶液与对照溶液各 5μl,分别注入液相色谱仪,记录色谱图。

限度　供试品溶液色谱图中如有杂质峰,肉桂酰胺峰按校正后的峰面积(乘以校正因子 0.35)计算,不得大于对照溶液主峰面积(0.5%),白丝裂霉素(相对保留时间约为 0.5)峰面积不得大于对照溶液主峰面积(0.5%),其他单个杂质峰面积不得大于对照溶液主峰面积(0.5%),各杂质峰面积的和按校正后的峰面积计算不得大于对照溶液主峰面积的 4 倍(2.0%),小于对照溶液主峰面积 0.1 倍的峰忽略不计。

干燥失重　取本品,以五氧化二磷为干燥剂,在 60℃减压干燥至恒重,减失重量不得过 2.0%(通则 0831)。

细菌内毒素　取本品,依法检查(通则 1143),每 1mg 丝裂霉素中含内毒素的量应小于 10EU。(供注射用)

【含量测定】　照高效液相色谱法(通则 0512)测定。

供试品溶液　取本品适量,精密称定,加甲醇溶解并定量稀释制成每 1ml 中约含 0.2mg 的溶液。

对照品溶液　取丝裂霉素对照品适量,精密称定,加甲醇溶解并定量稀释制成每 1ml 中约含 0.2mg 的溶液。

系统适用性溶液　见有关物质项下。

色谱条件　用十八烷基硅烷键合硅胶为填充剂,以 0.077%醋酸铵溶液-甲醇(70：30)为流动相;检测波长为 365nm;进样体积 5μl。

系统适用性要求　系统适用性溶液色谱图中,丝裂霉素峰与肉桂酰胺峰间的分离度应符合要求,丝裂霉素峰的拖尾因子应不大于 1.3。

测定法　精密量取供试品溶液与对照品溶液,分别注入液相色谱仪,记录色谱图。按外标法以峰面积计算。

【类别】　抗肿瘤抗生素类药。

【贮藏】　严封,在凉暗处保存。

【制剂】　注射用丝裂霉素

附:

肉桂酰胺

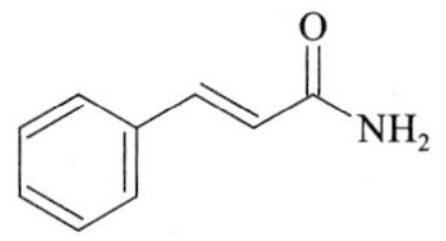

C_9H_9NO　147.17

(*E*)-3-苯丙基-2-烯基酰胺

白丝裂霉素

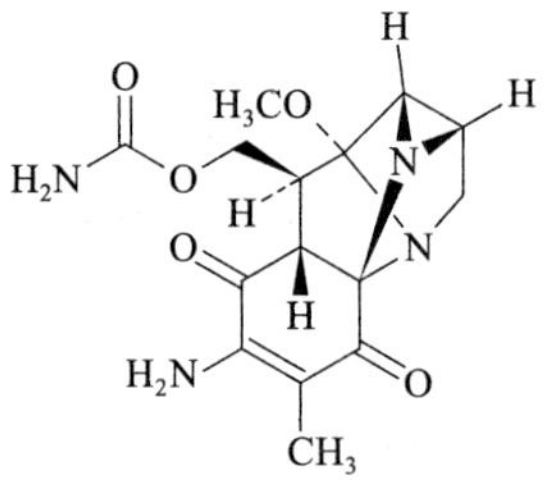

$C_{15}H_{18}N_4O_5$　334.33

[(1*S*,2*S*,4*S*,5*R*,6*S*,6a*R*,10a*S*,11*S*)-8-氨基-5-甲氧基-9-甲基-7,10-二氧代-2,3,6,6a,7,10-六氢-1,2,5-次甲基桥-1*H*,5*H*-咪唑并[2,1-*i*]吲哚-6-基]甲基氨基甲酸酯

注射用丝裂霉素

Zhusheyong Siliemeisu

Mitomycin for Injection

本品为丝裂霉素与适宜的赋形剂制成的无菌粉末或冻干品。含丝裂霉素($C_{15}H_{18}N_4O_5$)应为标示量的 90.0%～110.0%。

【性状】　本品为青紫色或灰紫色粉末或疏松块状物;遇光不稳定。

【鉴别】　取本品,照丝裂霉素项下的鉴别(1)、(2)项试验,显相同的结果。

【检查】　**酸碱度**　取本品,加水制成每 1ml 中含丝裂霉素 0.5mg 的溶液,依法测定(通则 0631),pH 值应为 5.5～8.5。

有关物质　照高效液相色谱法(通则 0512)测定。

供试品溶液　取本品适量,加甲醇溶解并稀释制成每 1ml 中约含丝裂霉素 2mg 的溶液。

对照溶液　精密量取供试品溶液适量,用甲醇定量稀释制成每 1ml 中约含丝裂霉素 10μg 的溶液。

系统适用性溶液、白丝裂霉素定位溶液、色谱条件、系统适用性要求与测定法　见丝裂霉素有关物质项下。

限度　供试品溶液色谱图中如有杂质峰,肉桂酰胺峰按校正后的峰面积(乘以校正因子 0.35)计算,不得大于对照溶液主峰面积(0.5%),白丝裂霉素(相对保留时间约为 0.5)峰面积不得大于对照溶液主峰面积的 3 倍(1.5%),其他单个杂质峰面积不得大于对照溶液主峰面积(0.5%),除白丝裂霉素外,其他各杂质峰面积的和按校正后的峰面积计算不得大于对照溶液主峰面积的 3 倍(1.5%),小于对照溶液主峰面积 0.1 倍的峰忽略不计。

干燥失重　取本品约 0.2g,以五氧化二磷为干燥剂,在 60℃减压干燥至恒重,减失重量不得过 2.0%(通则 0831)。

含量均匀度　取本品 10 瓶,照含量测定项下方法测得的每瓶含量与平均含量比较,差异过±15%的不得多于 1 瓶,并不得超过±20%。

细菌内毒素　照丝裂霉素项下的方法检查,应符合规定。

无菌　取本品,用适宜溶剂溶解并稀释后,经薄膜过滤法处理,依法检查(通则 1101),应符合规定。

其他　应符合注射剂项下有关的各项规定(通则 0102)。

【含量测定】　照高效液相色谱法(通则 0512)测定。

供试品溶液　取本品 10 瓶,按标示量分别加二甲基乙酰胺溶解并定量稀释制成每 1ml 中约含 0.2mg 的溶液。

对照品溶液、系统适用性溶液、色谱条件与系统适用性要求　见丝裂霉素含量测定项下。

测定法　精密量取供试品溶液与对照品溶液,分别注入液相色谱仪,记录色谱图。按外标法以峰面积计算。分别测定每瓶的含量,并求出 10 瓶的平均含量。

【类别】　同丝裂霉素。

【规格】　(1)2mg　(2)4mg　(3)8mg　(4)10mg

【贮藏】　遮光,密闭保存。

吉 他 霉 素

Jitameisu

Kitasamycin

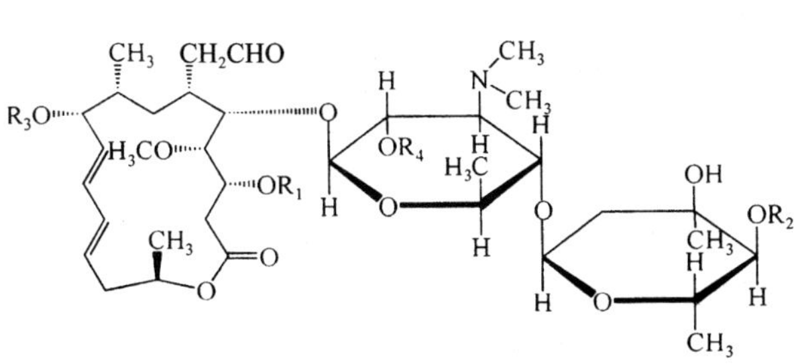

吉他霉素 A_1:$R_1=H$　$R_2=COCH_2CH(CH_3)_2$

$R_3=H$　$R_4=H$

吉他霉素 A_3:$R_1=COCH_3$　$R_2=COCH_2CH(CH_3)_2$

$R_3=H$　$R_4=H$

吉他霉素 A_4:$R_1=H$　$R_2=COCH_2CH_2CH_3$

$R_3=H$　$R_4=H$

吉他霉素 A_5:$R_1=COCH_3$　$R_2=COCH_2CH_2CH_3$

$R_3=H$　$R_4=H$

吉他霉素 A_6:$R_1=H$　$R_2=COCH_2CH_3$

$R_3=H$　$R_4=H$

吉他霉素 A_7:$R_1=COCH_3$　$R_2=COCH_2CH_3$

$R_3=H$　$R_4=H$

吉他霉素 A_8:$R_1=COCH_3$　$R_2=COCH_3$

$R_3=H$　$R_4=H$

吉他霉素 A_9:$R_1=H$　$R_2=COCH_3$

$R_3=H$　$R_4=H$

吉他霉素 A_{13}:$R_1=H$　$R_2=COCH_2CH_2CH_2CH_2CH_3$

$R_3=H$　$R_4=H$

本品为吉他霉素 A_5、吉他霉素 A_4、吉他霉素 A_1 和吉他霉素 A_{13} 等组分为主的混合物。按无水物计算,每 1mg 的效价不得少于 1300 吉他霉素单位。

【性状】　本品为白色或类白色粉末;无臭。

本品在甲醇、乙醇、丙酮或乙醚中极易溶解,在水中极微溶解,在石油醚中不溶。

【鉴别】　(1)取本品约 10mg,加硫酸 5ml,缓缓摇匀,溶液显红褐色。

(2)在吉他霉素组分测定项下记录的色谱图中,供试品溶液应出现四个与吉他霉素标准品溶液中吉他霉素 A_5、A_4、A_1、A_{13} 峰保留时间一致的色谱峰。

【检查】　**碱度**　取本品 0.10g,加水 100ml 振摇使溶解,依法测定(通则 0631),pH 值应为 8.0～10.0。

水分　取本品,照水分测定法(通则 0832 第一法 1)测定,含水分不得过 3.0%。

炽灼残渣　取本品 1.0g,依法检查(通则 0841),遗留残渣不得过 0.5%。

吉他霉素组分　照高效液相色谱法(通则 0512)测定。

供试品溶液　取本品适量,精密称定,加流动相溶解并定量稀释制成每 1ml 中约含吉他霉素 2mg 的溶液。

标准品溶液(1)　取吉他霉素标准品适量,加流动相溶解并定量稀释制成每 1ml 中约含吉他霉素 2mg 的溶液。

标准品溶液(2)　取标准品溶液(1)5ml,置 25ml 量瓶中,用流动相稀释至刻度,摇匀。

色谱条件　用十八烷基硅烷键合硅胶为填充剂;以 0.1mol/L 醋酸铵溶液(用磷酸调节 pH 值至 4.5)-甲醇-乙腈(40∶55∶5)为流动相;柱温为 60℃;检测波长为 231nm;进样体积 10μl。

系统适用性要求　标准品溶液(1)色谱图应与标准图谱一致。

测定法　精密量取供试品溶液与标准品溶液(1)、(2),分别注入液相色谱仪,记录色谱图。吉他霉素主组分出峰顺序依次为吉他霉素 A_9、A_8、A_7、A_6、A_5、A_4、A_1、A_3、A_{13}。

限度　按外标法以吉他霉素 A_5 的峰面积计算,吉他霉素 A_5 应为 35%～70%,A_4 应为 5%～25%,A_1、A_{13} 均应为 3%～15%;吉他霉素主组分 A_9、A_8、A_7、A_6、A_5、A_4、A_1、A_3、A_{13} 之和不得少于 85%。

【含量测定】　取本品,加乙醇(每 2mg 加乙醇 1ml)溶解后,用灭菌水定量稀释制成每 1ml 中约含 1000 单位的溶液,照抗生素微生物检定法（通则 1201）测定。

【类别】 大环内酯类抗生素。

【贮藏】 遮光，密封，置干燥处保存。

【制剂】 吉他霉素片

吉他霉素片

Jitameisu Pian

Kitasamycin Tablets

本品含吉他霉素应为标示量的 90.0%～110.0%。

【性状】 本品为糖衣片或薄膜衣片；除去包衣后显白色或类白色。

【鉴别】 （1）取本品的细粉适量（约相当于吉他霉素 10 000单位），加硫酸 5ml，缓缓摇匀，溶液显红褐色。

（2）在吉他霉素组分测定项下记录的色谱图中，供试品溶液应出现四个与吉他霉素标准品溶液中吉他霉素 A_5、A_4、A_1、A_{13}峰保留时间一致的色谱峰。

【检查】 **吉他霉素组分** 照高效液相色谱法（通则 0512）测定。

供试品溶液　取本品细粉适量，精密称定，加流动相溶解并定量稀释制成每 1ml 中约含吉他霉素 2500 单位的溶液，滤过，取续滤液。

色谱条件　见吉他霉素吉他霉素组分项下。柱温为 40～60℃。

标准品溶液（1）、标准品溶液（2）与系统适用性要求　见吉他霉素吉他霉素组分项下。

测定法　见吉他霉素吉他霉素组分项下。吉他霉素 A_5、A_4、A_1、A_{13}含量按下式分别计算。

吉他霉素 A_5（A_4、A_1、A_{13}）含量（%）＝

$$\frac{A_T W_S \times \text{平均片重} \times P \times \text{标准品效价}}{A_S W_T \times \text{标示量}} \times 100\%$$

式中　A_T为供试品色谱图中吉他霉素 A_5（A_4、A_1、A_{13}）的峰面积；

A_S为标准品色谱图中吉他霉素 A_5的峰面积；

W_T为供试品的重量；

W_S为标准品的重量；

P 为标准品中吉他霉素 A_5的百分含量。

限度　吉他霉素 A_5应为标示量的 35%～70%，A_4应为标示量的 5%～25%，A_1、A_{13}均应为标示量的 3%～15%。

溶出度　照溶出度与释放度测定法（通则 0931 第二法）测定。

溶出条件　以磷酸盐缓冲液（pH 5.0）1000ml 为溶出介质，转速为每分钟 75 转，依法操作，经 45 分钟时取样。

供试品溶液　取溶出液适量，滤过。精密量取续滤液适量，用溶出介质定量稀释制成每 1ml 中约含 20 单位的溶液。

对照溶液　取本品 10 片，精密称定，研细，精密称取适量（相当于平均片重），加乙醇（每 2mg 加乙醇 1ml）适量使吉他霉素溶解，再按标示量用溶出介质定量稀释制成每 1ml 中约含 100 单位的溶液，滤过，精密量取续滤液适量，用溶出介质定量稀释制成每 1ml 中含 20 单位的溶液。

测定法　取供试品溶液与对照溶液，照紫外-可见分光光度法（通则 0401），在 231nm 的波长处分别测定吸光度，计算出每片的溶出量。

限度　80%，应符合规定。

其他　应符合片剂项下有关的各项规定（通则 0101）。

【含量测定】 取本品 10 片，精密称定，研细，精密称取适量，加乙醇适量（每 2mg 加乙醇 1ml）使吉他霉素溶解，用灭菌水定量稀释制成每 1ml 中约含吉他霉素 1000 单位的混悬液，静置，精密量取上清液，照吉他霉素项下的方法测定。

【类别】 同吉他霉素。

【规格】 10 万单位

【贮藏】 遮光，密封，在干燥处保存。

吉非罗齐

Jifeiluoqi

Gemfibrozil

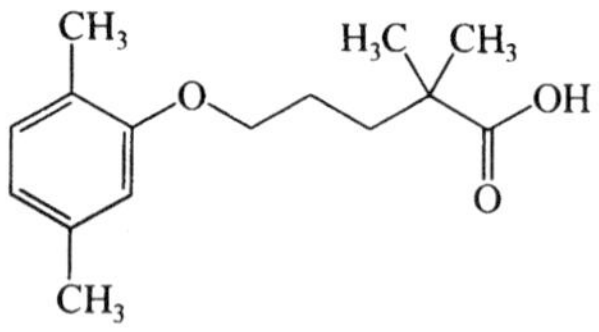

$C_{15}H_{22}O_3$　250.34

本品为 2,2-二甲基-5-（2,5-二甲苯基氧基）-戊酸。按无水物计算，含 $C_{15}H_{22}O_3$ 应为 98.0%～102.0%。

【性状】 本品为白色结晶性粉末；无臭。

本品在三氯甲烷中极易溶解，在甲醇、乙醇、丙酮或己烷中易溶，在水中不溶；在氢氧化钠试液中易溶。

熔点　本品的熔点（通则 0612）为 58～61℃。

【鉴别】 （1）取本品约 50mg，加乙醇 3ml，溶解后，取溶液 5 滴，加 2%碘化钾溶液与 4%碘酸钾溶液各 2 滴，置水浴中加热 1 分钟，冷却，加淀粉指示液 2 滴，即显蓝色。

（2）在含量测定项下的色谱图中，供试品溶液主峰的保留时间应与对照品溶液主峰的保留时间一致。

（3）本品的红外光吸收图谱应与对照的图谱（光谱集 601 图）一致。

【检查】 **有关物质**　照高效液相色谱法（通则 0512）测定。

供试品溶液　取本品，加流动相溶解并稀释制成每 1ml 中约含 10mg 的溶液。

对照溶液　精密量取供试品溶液适量，用流动相定量稀释制成每 1ml 中约含 20μg 的溶液。

系统适用性溶液　取吉非罗齐对照品与杂质Ⅰ适量，加流动相溶解并稀释制成每 1ml 中分别约含 0.2mg 和 0.05mg 的溶液。

色谱条件　用十八烷基硅烷键合硅胶为填充剂；以甲醇-水-冰醋酸(75∶24∶1)为流动相；检测波长为 276nm；进样体积 10μl。

系统适用性要求　系统适用性溶液色谱图中，吉非罗齐峰与杂质Ⅰ峰的分离度应符合要求，理论板数按吉非罗齐峰计算不低于 1500。

测定法　精密量取供试品溶液与对照溶液，分别注入液相色谱仪，记录色谱图至主成分峰保留时间的 2 倍。

限度　供试品溶液色谱图中如有杂质峰，单个杂质峰面积不得大于对照溶液的主峰面积(0.2%)，各杂质峰面积的和不得大于对照溶液主峰面积的 5 倍(1.0%)。

残留溶剂　照残留溶剂测定法(通则 0861 第二法)测定。

供试品溶液　取本品约 0.2g，精密称定，置 20ml 顶空瓶中，精密加入二甲基亚砜 5ml 振摇使溶解，密封。

对照品溶液　分别取甲酸乙酯、正己烷、四氢呋喃、甲基环己烷与甲苯适量，精密称定，用二甲基亚砜定量稀释制成每 1ml 中各约含 200μg、11.6μg、28.8μg、47.2μg 和 35.5μg 的混合溶液，精密量取 5ml，置 20ml 顶空瓶中，密封。

色谱条件　以 100%二甲基聚硅氧烷(或极性相近)为固定液；起始温度为 40℃，维持 7 分钟，以每分钟 15℃的速率升温至 200℃，维持 5 分钟；进样口温度为 200℃；检测器温度为 250℃；顶空瓶平衡温度为 80℃，平衡时间为 30 分钟。

系统适用性要求　对照品溶液色谱图中，各峰之间的分离度均应符合要求。

测定法　取供试品溶液与对照品溶液分别顶空进样，记录色谱图。

限度　按外标法以峰面积计算，甲酸乙酯、正己烷、四氢呋喃、甲基环己烷与甲苯的残留量均应符合规定。

水分　取本品，照水分测定法(通则 0832 第一法 1)测定，含水分不得过 0.25%。

炽灼残渣　取本品 1.0g，依法检查(通则 0841)，遗留残渣不得过 0.1%。

重金属　取炽灼残渣项下遗留的残渣，依法检查(通则 0821 第二法)，含重金属不得过百万分之二十。

【含量测定】　照高效液相色谱法(通则 0512)测定。

供试品溶液　取本品适量，精密称定，加流动相溶解并定量稀释制成每 1ml 中约含 0.2mg 的溶液。

对照品溶液　取吉非罗齐对照品，精密称定，加流动相溶解并定量稀释制成每 1ml 中约含 0.2mg 的溶液。

系统适用性溶液、色谱条件与系统适用性要求　见有关物质项下。

测定法　精密量取供试品溶液与对照品溶液，分别注入液相色谱仪，记录色谱图。按外标法以峰面积计算。

【类别】　降血脂药。

【贮藏】　密封保存。

【制剂】　吉非罗齐胶囊

附：

杂质Ⅰ

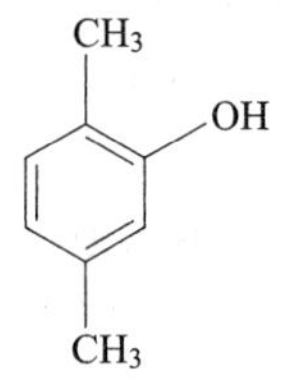

$C_8H_{10}O$　122.16

2,5-二甲基苯酚

吉非罗齐胶囊

Jifeiluoqi Jiaonang

Gemfibrozil Capsules

本品含吉非罗齐($C_{15}H_{22}O_3$)应为标示量的 90.0%～110.0%。

【性状】　本品内容物为白色粉末。

【鉴别】　(1)取本品内容物适量(约相当于吉非罗齐 60mg)，加乙醇 3ml 使吉非罗齐溶解，滤过，照吉非罗齐项下的鉴别(1)项试验，显相同的反应。

(2)在含量测定项下的色谱图中，供试品溶液主峰的保留时间应与对照品溶液主峰的保留时间一致。

(3)取本品内容物适量(约相当于吉非罗齐 100mg)，加 0.1mol/L 氢氧化钠溶液 10ml 使吉非罗齐溶解，滤过，滤液置离心管中，用稀硫酸酸化，使沉淀析出，离心，弃去上清液，沉淀用少量水分次洗涤，减压滤过，置硅胶干燥器中干燥 12 小时。红外光吸收图谱应与对照的图谱(光谱集 601 图)一致。

【检查】　**溶出度**　照溶出度与释放度测定法(通则 0931 第二法)测定。

溶出条件　以磷酸盐缓冲液(pH 7.5)(取磷酸二氢钾 27.22g 与氢氧化钠 5.52g，加水溶解成 1000ml，调节 pH 值至 7.5，摇匀)900ml 为溶出介质，转速为每分钟 50 转，依法操作，经 45 分钟时取样。

供试品溶液　取溶出液滤过，精密量取续滤液适量，用 1mol/L 氢氧化钠溶液定量稀释制成每 1ml 中约含吉非罗齐 70μg 的溶液。

对照品溶液　取吉非罗齐对照品适量，精密称定，加 1mol/L 氢氧化钠溶液溶解并定量稀释制成每 1ml 中含 70μg

的溶液。

测定法　取供试品溶液与对照品溶液，照紫外-可见分光光度法（通则 0401），在 276nm 的波长处分别测定吸光度，计算每粒的溶出量。

限度　标示量的 80%，应符合规定。

其他　应符合胶囊剂项下有关的各项规定（通则 0103）。

【含量测定】　照高效液相色谱法（通则 0512）测定。

供试品溶液　取装量差异项下的内容物，混匀，精密称取适量（约相当于吉非罗齐 50mg），置 50ml 量瓶中，加流动相适量，振摇使吉非罗齐溶解，用流动相稀释至刻度，摇匀，滤过，精密量取续滤液 5ml，置 25ml 量瓶中，用流动相稀释至刻度，摇匀。

对照品溶液、系统适用性溶液、色谱条件、系统适用性要求与测定法　见吉非罗齐含量测定项下。

【类别】　同吉非罗齐。

【规格】　（1）0.15g　（2）0.3g

【贮藏】　密封，在阴凉干燥处保存。

地 西 泮

Dixipan

Diazepam

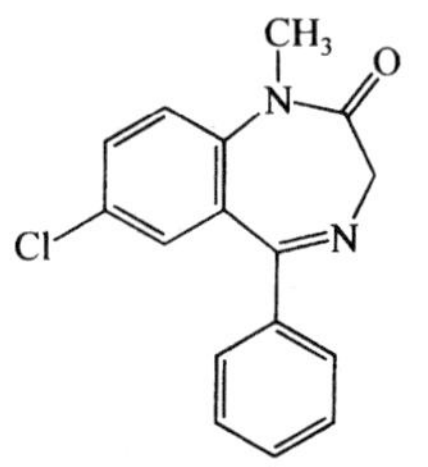

$C_{16}H_{13}ClN_2O$　284.74

本品为 1-甲基-5-苯基-7-氯-1,3-二氢-2H-1,4-苯并二氮杂䓬-2-酮。按干燥品计算，含 $C_{16}H_{13}ClN_2O$ 不得少于 98.5%。

【性状】　本品为白色或类白色的结晶性粉末；无臭。

本品在丙酮或三氯甲烷中易溶，在乙醇中溶解，在水中几乎不溶。

熔点　本品的熔点（通则 0612 第一法）为 130～134℃。

吸收系数　取本品，精密称定，加 0.5%硫酸的甲醇溶液溶解并定量稀释使成每 1ml 中约含 10μg 的溶液，照紫外-可见分光光度法（通则 0401），在 284nm 的波长处测定吸光度，吸收系数（$E_{1cm}^{1\%}$）为 440～468。

【鉴别】　（1）取本品约 10mg，加硫酸 3ml，振摇使溶解，在紫外光灯（365nm）下检视，显黄绿色荧光。

（2）取本品，加 0.5%硫酸的甲醇溶液制成每 1ml 中含 5μg 的溶液，照紫外-可见分光光度法（通则 0401）测定，在 242nm、284nm 与 366nm 的波长处有最大吸收；在 242nm 波长处的吸光度约为 0.51，在 284nm 波长处的吸光度约为 0.23。

（3）本品的红外光吸收图谱应与对照的图谱（光谱集 138 图）一致。

（4）取本品 20mg，用氧瓶燃烧法（通则 0703）进行有机破坏，以 5%氢氧化钠溶液 5ml 为吸收液，燃烧完全后，用稀硝酸酸化，并缓缓煮沸 2 分钟，溶液显氯化物鉴别（1）的反应（通则 0301）。

【检查】　**乙醇溶液的澄清度与颜色**　取本品 0.10g，加乙醇 20ml，振摇使溶解，溶液应澄清无色；如显色，与黄色 1 号标准比色液（通则 0901 第一法）比较，不得更深。

氯化物　取本品 1.0g，加水 50ml，振摇 10 分钟，滤过，分取滤液 25ml，依法检查（通则 0801），与标准氯化钠溶液 7.0ml 制成的对照液比较，不得更浓（0.014%）。

有关物质　照高效液相色谱法（通则 0512）测定。

供试品溶液　取本品，加甲醇溶解并稀释制成每 1ml 中约含 1mg 的溶液。

对照溶液　精密量取供试品溶液 1ml，置 200ml 量瓶中，用甲醇稀释至刻度，摇匀。

色谱条件　用十八烷基硅烷键合硅胶为填充剂；以甲醇-水（70：30）为流动相；检测波长为 254nm；进样体积 10μl。

系统适用性要求　理论板数按地西泮峰计算不低于 1500。

测定法　精密量取供试品溶液与对照溶液，分别注入液相色谱仪，记录色谱图至主成分峰保留时间的 4 倍。

限度　供试品溶液色谱图中如有杂质峰，各杂质峰面积的和不得大于对照溶液主峰面积的 0.6 倍（0.3%）。

干燥失重　取本品，在 105℃干燥至恒重，减失重量不得过 0.5%（通则 0831）。

炽灼残渣　不得过 0.1%（通则 0841）。

【含量测定】　取本品约 0.2g，精密称定，加冰醋酸与醋酐各 10ml 使溶解，加结晶紫指示液 1 滴，用高氯酸滴定液（0.1mol/L）滴定至溶液显绿色。每 1ml 高氯酸滴定液（0.1mol/L）相当于 28.47mg 的 $C_{16}H_{13}ClN_2O$。

【类别】　抗焦虑药、抗惊厥药。

【贮藏】　密封保存。

【制剂】　（1）地西泮片　（2）地西泮注射液

地 西 泮 片

Dixipan Pian

Diazepam Tablets

本品含地西泮（$C_{16}H_{13}ClN_2O$）应为标示量的 90.0%～110.0%。

【性状】　本品为白色片。

【鉴别】　（1）取本品的细粉适量（约相当于地西泮 10mg），

加丙酮 10ml，振摇使地西泮溶解，滤过，滤液蒸干，加硫酸 3ml，振摇使溶解，在紫外光灯(365nm)下检视，显黄绿色荧光。

(2)在含量测定项下记录的色谱图中，供试品溶液主峰的保留时间应与对照品溶液主峰的保留时间一致。

【检查】 **有关物质** 照高效液相色谱法(通则 0512)测定。

供试品溶液 取本品细粉适量(约相当于地西泮 10mg)，加甲醇溶解并稀释制成每 1ml 中含地西泮约 1mg 的溶液，摇匀，滤过，取续滤液。

对照溶液 精密量取供试品溶液适量，用甲醇定量稀释制成每 1ml 中约含地西泮 5μg 的溶液。

色谱条件、系统适用性要求与测定法 见地西泮有关物质项下。

限度 供试品溶液色谱图中如有杂质峰，各杂质峰面积的和不得大于对照溶液主峰面积(0.5%)。

含量均匀度 取本品 1 片，置 100ml 量瓶中，加水 5ml，振摇，使药片崩解后，加 0.5%硫酸的甲醇溶液约 60ml，充分振摇使地西泮溶解，用加 0.5%硫酸的甲醇溶液稀释至刻度，摇匀，滤过，精密量取续滤液 10ml，置 25ml 量瓶中，用 0.5%硫酸的甲醇溶液稀释至刻度，摇匀，照紫外-可见分光光度法(通则 0401)，在 284nm 的波长处测定吸光度，按 $C_{16}H_{13}ClN_2O$ 的吸收系数($E_{1cm}^{1\%}$)为 454 计算含量，应符合规定(通则 0941)。

溶出度 照溶出度与释放度测定法(通则 0931 第二法)测定。

溶出条件 以水 500ml 为溶出介质，转速为每分钟 75 转，依法操作，经 60 分钟时取样。

供试品溶液 取溶出液约 10ml，滤过，取续滤液(2.5mg 规格)或精密量取续滤液 5ml，用水稀释至 10ml(5mg 规格)。

对照品溶液 取地西泮对照品约 10mg，精密称定，加甲醇 5ml 溶解后，用水稀释至 100ml，精密量取 5ml，置 100ml 量瓶中，用水稀释至刻度，摇匀。

测定法 取供试品溶液与对照品溶液，照紫外-可见分光光度法(通则 0401)，在 230nm 的波长处分别测定吸光度，计算每片的溶出量。

限度 标示量的 75%，应符合规定。

其他 应符合片剂项下有关的各项规定(通则 0101)。

【含量测定】 照高效液相色谱法(通则 0512)测定。

供试品溶液 取本品 20 片，精密称定，研细，精密称取适量(约相当于地西泮 10mg)，置 50ml 量瓶中，加甲醇适量，振摇使地西泮溶解，用甲醇稀释至刻度，摇匀，滤过，取续滤液。

对照品溶液 取地西泮对照品约 10mg，精密称定，置 50ml 量瓶中，加甲醇适量，振摇使溶解，用甲醇稀释至刻度，摇匀。

色谱条件 见有关物质项下。

系统适用性要求 理论板数按地西泮峰计算不低于 1500。

测定法 精密量取供试品溶液与对照品溶液，分别注入液相色谱仪，记录色谱图。按外标法以峰面积计算。

【类别】 同地西泮。

【规格】 (1)2.5mg (2)5mg

【贮藏】 密封保存。

地西泮注射液

Dixipan Zhusheye

Diazepam Injection

本品为地西泮的灭菌水溶液。含地西泮($C_{16}H_{13}ClN_2O$)应为标示量的 90.0%～110.0%。

【性状】 本品为几乎无色至黄绿色的澄明液体。

【鉴别】 (1)取本品 2ml，滴加稀碘化铋钾试液，即生成橙红色沉淀。

(2)在含量测定项下记录的色谱图中，供试品溶液主峰的保留时间应与对照品溶液主峰的保留时间一致。

【检查】 **pH 值** 应为 6.0～7.0(通则 0631)。

颜色 取本品，与黄绿色 6 号标准比色液(通则 0901 第一法)比较，不得更深。

有关物质 照高效液相色谱法(通则 0512)测定。

供试品溶液 取本品，用甲醇稀释制成每 1ml 中含 1mg 的溶液。

对照溶液 取本品，用甲醇稀释制成每 1ml 中含 5μg 的溶液。

色谱条件、系统适用性要求与测定法 见地西泮有关物质项下。

限度 供试品溶液色谱图中如有杂质峰，各杂质峰面积的和不得大于对照溶液主峰面积(0.5%)。

其他 应符合注射剂项下有关的各项规定(通则 0102)。

【含量测定】 照高效液相色谱法(通则 0512)测定。

供试品溶液 精密量取本品适量(约相当于地西泮 10mg)，置 50ml 量瓶中，用甲醇稀释至刻度，摇匀。

对照品溶液 取地西泮对照品约 10mg，精密称定，置 50ml 量瓶中，用甲醇稀释至刻度，摇匀。

色谱条件 见有关物质项下。

系统适用性要求 理论板数按地西泮峰计算不低于 1500。

测定法 精密量取供试品溶液与对照品溶液，分别注入液相色谱仪，记录色谱图。按外标法以峰面积计算。

【类别】 同地西泮。

【规格】 2ml：10mg

【贮藏】 遮光，密闭保存。

地红霉素

Dihongmeisu

Dirithromycin

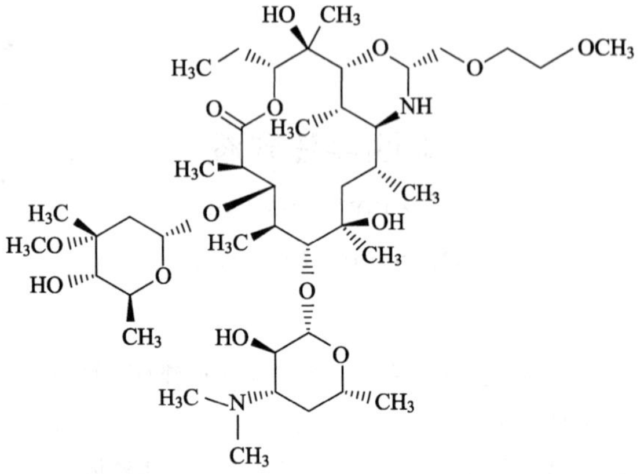

$C_{42}H_{78}N_2O_{14}$　835.09

本品为(9*S*,16*R*)-9,11-二脱氧-9,11-[亚氨基[(1*R*)-2-(2-甲氧基乙氧基)亚乙基]氧]红霉素。按无水物计算，含地红霉素($C_{42}H_{78}N_2O_{14}$)以16*R*-地红霉素和16*S*-地红霉素之和计算，应为96.0%～102.0%。

【性状】 本品为白色或类白色结晶性粉末；无臭。

本品在甲醇、二氯甲烷中易溶，在*N*,*N*-二甲基甲酰胺中略溶，在乙腈中微溶，在水中几乎不溶。

比旋度 取本品适量，精密称定，加甲醇溶解并定量稀释制成每1ml中约含20mg的溶液，依法测定(通则0621)，比旋度为-83°至-87°。

【鉴别】 (1)在含量测定项下记录的色谱图中，供试品溶液主峰的保留时间应与对照品溶液主峰的保留时间一致。

(2)本品的红外光吸收图谱应与地红霉素对照品的图谱一致(通则0402)。如不一致，取本品及地红霉素对照品各约20mg，分别加无水乙醇3ml溶解，水浴蒸干，置五氧化二磷干燥器中减压干燥过夜后，再测定。

【检查】 **异构体** 照高效液相色谱法(通则0512)测定。临用新制。

供试品溶液、对照品溶液、系统适用性溶液、灵敏度溶液、色谱条件、系统适用性要求与测定法　见有关物质项下。

限度　按主成分外标法以峰面积计算，16*S*-地红霉素不得过1.0%。

有关物质 照高效液相色谱法(通则0512)测定。临用新制。

供试品溶液　取本品适量，精密称定，加乙腈-甲醇(70∶30)溶解并定量稀释制成每1ml中约含10mg的溶液。

对照品溶液　取地红霉素对照品适量，精密称定，加乙腈-甲醇(70∶30)溶解并定量稀释制成每1ml中约含0.1mg的溶液。

系统适用性溶液　取地红霉素对照品适量，加流动相溶解并稀释制成每1ml中约含2.5mg的溶液，室温放置至少24小时。

灵敏度溶液　精密量取对照品溶液1ml，置10ml量瓶中，用乙腈-甲醇(70∶30)稀释至刻度，摇匀。

色谱条件　用十八烷基硅烷键合硅胶为填充剂(4.6mm×250mm，5μm或效能相当的色谱柱)；以磷酸盐缓冲液(取磷酸二氢钾1.41g与磷酸氢二钾6.91g，加水1000ml使溶解)-乙腈-甲醇(37∶44∶19)为流动相；检测波长为205nm；进样体积20μl。

系统适用性要求　系统适用性溶液色谱图中，地红霉素峰的保留时间约为15分钟，9-(*S*)-红霉胺峰的相对保留时间约为0.6，16*S*-地红霉素异构体峰的相对保留时间约为1.1；地红霉素峰与16*S*-地红霉素异构体峰间的分离度应大于2.0；地红霉素峰与其他各杂质峰间的分离度均应符合要求；灵敏度溶液色谱图中，主成分色谱峰峰高的信噪比应大于10。

测定法　精密量取供试品溶液与对照品溶液，分别注入液相色谱仪，记录色谱图至主成分峰保留时间的3倍。

限度　供试品溶液色谱图中如有杂质峰，按主成分外标法以峰面积计算，除16*S*-地红霉素峰外，9-(*S*)-红霉胺不得过1.0%，其他单个杂质不得过1.0%，杂质总量不得过3.0%，小于灵敏度溶液主峰面积的峰忽略不计。

残留溶剂 照残留溶剂测定法(通则0861第二法)测定。

供试品溶液　取本品约0.2g，精密称定，置10ml量瓶中，加*N*,*N*-二甲基甲酰胺10ml溶解并稀释至刻度，摇匀，精密量取2ml，置顶空瓶中，密封。

对照品溶液　精密量取甲醇、二氯甲烷、乙醇和乙腈各适量，用*N*,*N*-二甲基甲酰胺定量稀释制成每1ml中约含甲醇0.06mg、二氯甲烷0.012mg、乙醇0.1mg、乙腈0.008mg的混合溶液，精密量取2ml，置顶空瓶中，密封。

色谱条件　以聚乙二醇(PEG-20M)(或极性相近)为固定液的毛细管柱为色谱柱；起始温度为40℃，维持15分钟，以每分钟30℃的速率升温至240℃，维持10分钟；进样口温度为200℃；检测器温度为250℃。顶空瓶平衡温度为90℃，平衡时间为20分钟。

系统适用性要求　对照品溶液色谱图中，各成分峰之间的分离度均应符合要求。

测定法　取供试品溶液与对照品溶液分别顶空进样，记录色谱图。按外标法以峰面积计算。

限度　甲醇、二氯甲烷、乙醇和乙腈的残留量均应符合规定。

水分 取本品，照水分测定法(通则0832第一法1)测定，含水分不得过1.0%。

炽灼残渣 取本品1.0g，依法检查(通则0841)，遗留残渣不得过0.1%。

重金属 取炽灼残渣项下遗留的残渣，依法检查(通则0821第二法)，含重金属不得过百万分之二十。

【含量测定】 照高效液相色谱法(通则 0512)测定。临用新制。

供试品溶液 取本品适量,精密称定,加乙腈-甲醇(70∶30)溶解并定量稀释制成每 1ml 中约含 2mg 的溶液。

对照品溶液 取地红霉素对照品适量,加乙腈-甲醇(70∶30)溶解并定量稀释制成每 1ml 中约含 2mg 的溶液。

系统适用性溶液与色谱条件 见有关物质项下。

系统适用性要求 除灵敏度要求外,其他见有关物质项下。

测定法 精密量取供试品溶液与对照品溶液,分别注入液相色谱仪,记录色谱图。按外标法以峰面积计算。

【类别】 大环内酯类抗生素。

【贮藏】 密封,在阴凉干燥处保存。

【制剂】 (1)地红霉素肠溶片 (2)地红霉素肠溶胶囊

附:

9-(*S*)-红霉胺

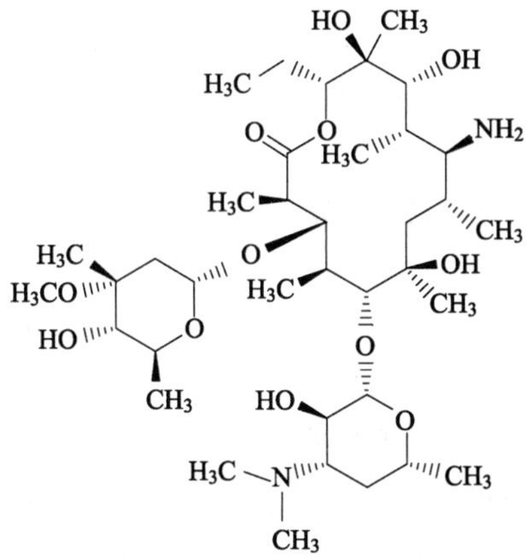

$C_{37}H_{40}N_2O_{12}$　734.96

(9*S*)-9-氨基-9-脱氧红霉素

16*S*-地红霉素异构体

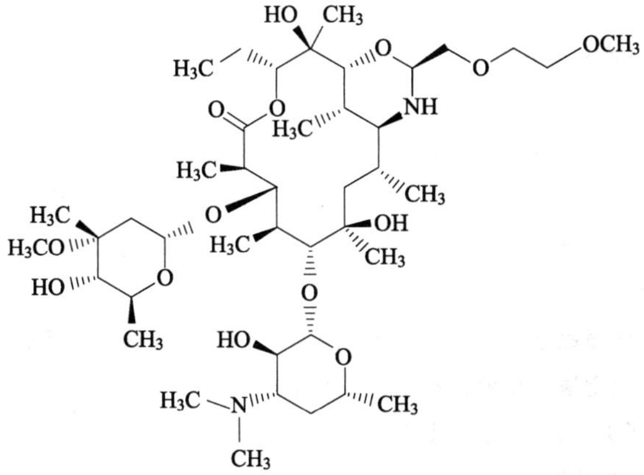

$C_{42}H_{78}N_2O_{14}$　835.09

(9*S*,16*S*)-9,11-二脱氧-9,11-[亚氨基[(1*R*)-2-(2-甲氧基乙氧基)亚乙基]氧]红霉素

地红霉素肠溶片

Dihongmeisu Changrongpian

Dirithromycin Enteric-coated Tablets

本品含地红霉素($C_{42}H_{78}N_2O_{14}$)以 16*R*-地红霉素和 16*S*-地红霉素之和计算,应为标示量的 90.0%～110.0%。

【性状】 本品为肠溶衣片或肠溶薄膜衣片,除去包衣后,显白色或类白色。

【鉴别】 在含量测定项下记录的色谱图中,供试品溶液主峰的保留时间应与对照品溶液主峰的保留时间一致。

【检查】 **异构体** 照高效液相色谱法(通则 0512)测定。临用新制。

供试品溶液、对照品溶液、系统适用性溶液、灵敏度溶液、色谱条件、系统适用性要求与测定法 见有关物质项下。

限度 按主成分外标法以峰面积计算,16*S*-地红霉素不得过标示量的 1.5%。

有关物质 照高效液相色谱法(通则 0512)测定。临用新制。

供试品溶液 取本品 10 片,除去包衣,精密称定,研细,精密称取适量(约相当于地红霉素 0.1g),加乙腈-甲醇(70∶30)溶解并定量稀释制成每 1ml 中约含地红霉素 10mg 的溶液,滤过,取续滤液。

对照品溶液、系统适用性溶液、灵敏度溶液、色谱条件、系统适用性要求与测定法 见地红霉素有关物质项下。

限度 供试品溶液色谱图中如有杂质峰,按主成分外标法以峰面积计算,除 16*S*-地红霉素峰外,9-(*S*)-红霉胺不得过标示量的 1.5%,其他单个杂质不得过标示量的 1.0%,杂质总量不得过标示量的 4.0%,小于灵敏度溶液主峰面积的峰忽略不计。

溶出度 照溶出度与释放度测定法(通则 0931 第一法方法 2)测定。

酸中溶出量 溶出条件 以盐酸溶液(9→1000)900ml 为溶出介质,转速为每分钟 100 转,依法操作,经 2 小时时,立即将转篮提出液面。

限度 每片均不得有裂缝或软化现象。

缓冲液中溶出量 溶出条件 取酸中溶出量项下 2 小时后的转篮,随即以磷酸盐缓冲液(pH 6.8)(取 0.1mol/L 盐酸溶液和 0.2mol/L 磷酸钠溶液,按 3∶1 混合均匀,必要时用 2mol/L 盐酸溶液或 2mol/L 氢氧化钠溶液调节 pH 值至 6.8)900ml 为溶出介质,转速为每分钟 100 转,依法操作,经 45 分钟时取样。

供试品溶液 取溶出液 10ml,滤过,精密量取续滤液适量,用溶出介质定量稀释制成每 1ml 中约含地红霉素 55μg 的溶液。

对照溶液　取本品10片，研细，精密称取适量（约相当于平均片重），加甲醇适量（每10mg加甲醇1ml）使地红霉素溶解后，按标示量用溶出介质定量稀释制成每1ml中约含55μg的溶液。

测定法　精密量取供试品溶液与对照溶液各5ml，分别精密加入硫酸溶液（75→100）5ml，混匀，放置约30分钟，放冷，照紫外-可见分光光度法（通则0401），在482nm的波长处分别测定吸光度，计算每片的溶出量。

限度　80%，应符合规定。

水分　取本品，照水分测定法（通则0832第一法1）测定，含水分不得过5.0%。

其他　应符合片剂项下有关的各项规定（通则0101）。

【含量测定】　照高效液相色谱法（通则0512）测定。临用新制。

供试品溶液　取本品20片，精密称定，研细，精密称取适量（约相当于地红霉素0.1g），置50ml量瓶中，加乙腈-甲醇（70∶30）使地红霉素溶解并稀释至刻度，摇匀，滤过，取续滤液。

对照品溶液、系统适用性溶液、色谱条件、系统适用性要求与测定法　见地红霉素含量测定项下。

【类别】　同地红霉素。

【规格】　（1）0.125g　（2）0.25g

【贮藏】　密封，在阴凉干燥处保存。

地红霉素肠溶胶囊

Dihongmeisu Changrongjiaonang

Dirithromycin Enteric Capsules

本品含地红霉素（$C_{42}H_{78}N_2O_{14}$）以16*R*-地红霉素和16*S*-地红霉素之和计算，应为标示量的90.0%～110.0%。

【性状】　本品内容物为白色或类白色颗粒或粉末。

【鉴别】　在含量测定项下记录的色谱图中，供试品溶液主峰的保留时间应与对照品溶液主峰的保留时间一致。

【检查】　**异构体**　照高效液相色谱法（通则0512）测定。临用新制。

供试品溶液、对照品溶液、系统适用性溶液、灵敏度溶液、色谱条件、系统适用性要求与测定法　见有关物质项下。

限度　按主成分外标法以峰面积计算，16*S*-地红霉素不得过标示量的1.5%。

有关物质　照高效液相色谱法（通则0512）测定。临用新制。

供试品溶液　取装量差异项下的内容物，研细，精密称取适量（约相当于地红霉素0.1g），加乙腈-甲醇（70∶30）溶解并定量稀释制成每1ml中约含地红霉素10mg的溶液，滤过，取续滤液。

对照品溶液、系统适用性溶液、灵敏度溶液、色谱条件、系统适用性要求与测定法　见地红霉素有关物质项下。

限度　供试品溶液色谱图中如有杂质峰，按主成分外标法以峰面积计算，除16*S*-地红霉素峰外，9-（*S*）-红霉胺不得过标示量的1.5%，其他单个杂质不得过标示量的1.0%，杂质总量不得过标示量的4.0%，小于灵敏度溶液主峰面积的峰忽略不计。

溶出度　照溶出度与释放度测定法（通则0931第一法方法2）测定。

酸中溶出量　溶出条件　以盐酸溶液（9→1000）900ml为溶出介质，转速为每分钟100转，依法操作，经2小时时，立即将转篮提出液面。

限度　每粒胶囊均不得有裂缝或崩解现象。

缓冲液中溶出量　溶出条件　取酸中溶出量项下2小时后的转篮，随即以磷酸盐缓冲液（pH 6.8）（取0.1mol/L盐酸溶液和0.2mol/L磷酸钠溶液，按3∶1混合均匀，必要时用2mol/L盐酸溶液或2mol/L氢氧化钠溶液调节pH值至6.8）900ml为溶出介质，转速为每分钟100转，依法操作，经45分钟时取样。

供试品溶液　取溶出液10ml，滤过，精密量取续滤液适量，用溶出介质定量稀释制成每1ml中约含地红霉素55μg的溶液。

对照溶液　取装量差异项下的内容物，研细，精密称取适量（约相当于平均装量），加甲醇适量（每10mg加甲醇1ml）使地红霉素溶解后，按标示量用溶出介质定量稀释制成每1ml中约含55μg的溶液。

测定法　精密量取供试品溶液与对照溶液各5ml，分别精密加入硫酸溶液（75→100）5ml，混匀，放置约30分钟，放冷，照紫外-可见分光光度法（通则0401），在482nm的波长处分别测定吸光度，计算每粒的溶出量。

限度　80%，应符合规定。

水分　取本品，照水分测定法（通则0832第一法1）测定，含水分不得过5.0%。

其他　应符合胶囊剂项下有关的各项规定（通则0103）。

【含量测定】　照高效液相色谱法（通则0512）测定。临用新制。

供试品溶液　取装量差异项下的内容物，研细，精密称取适量（约相当于地红霉素0.1g），置50ml量瓶中，加乙腈-甲醇（70∶30）使地红霉素溶解并稀释至刻度，摇匀，滤过，取续滤液。

对照品溶液、系统适用性溶液、色谱条件、系统适用性要求与测定法　见地红霉素含量测定项下。

【类别】　同地红霉素。

【规格】　（1）0.125g　（2）0.25g

【贮藏】　密封，在阴凉干燥处保存。

地高辛

Digaoxin

Digoxin

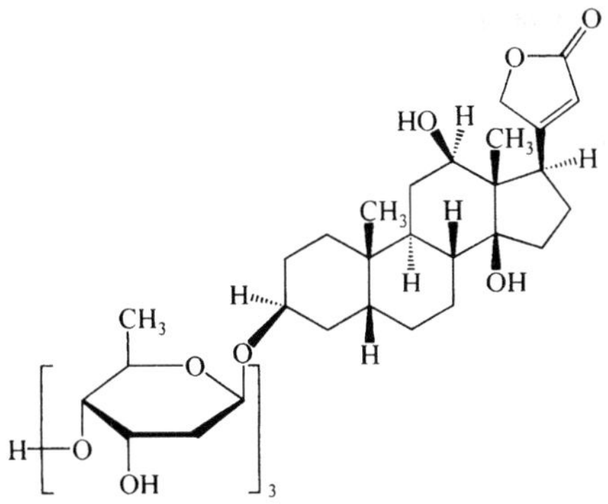

$C_{41}H_{64}O_{14}$　780.95

本品为 3β-[[O-2,6-二脱氧-β-D-核-己吡喃糖基-(1→4)-O-2,6-二脱氧-β-D-核-己吡喃糖基-(1→4)-2,6-二脱氧-β-D-核-己吡喃糖基]氧代]-12β,14β-二羟基-5β-心甾-20(22)烯内酯。按干燥品计算,含 $C_{41}H_{64}O_{14}$ 不得少于 95.0%。

【性状】 本品为白色结晶或结晶性粉末;无臭。

本品在吡啶中易溶,在稀醇中微溶,在三氯甲烷中极微溶解,在水或乙醚中不溶。

比旋度 取本品,精密称定,加吡啶溶解并定量稀释制成每 1ml 中约含 20mg 的溶液,依法测定(通则 0621),比旋度为 +9.5°至 +12.0°。

【鉴别】 (1)取本品约 1mg,置小试管中,加三氯化铁的冰醋酸溶液(取冰醋酸 10ml,加三氯化铁试液 1 滴制成)1ml 溶解后,沿管壁缓缓加硫酸 1ml,使成两液层,接界处即显棕色;放置后,上层显靛蓝色。

(2)在含量测定项下记录的色谱图中,供试品溶液主峰的保留时间应与对照品溶液主峰的保留时间一致。

(3)本品的红外光吸收图谱应与对照的图谱(光谱集 139 图)一致。

【检查】 溶液的澄清度 取本品适量,加甲醇-三氯甲烷(1∶1)溶解并稀释制成每 1ml 中约含 5mg 的溶液,应澄清。

有关物质 照高效液相色谱法(通则 0512)测定。

供试品溶液　取本品适量,精密称定,加稀乙醇溶解并定量稀释制成每 1ml 中约含 1mg 的溶液。

对照溶液　精密量取供试品溶液 2ml,置 100ml 量瓶中,用稀乙醇稀释至刻度,摇匀。

对照品溶液　取洋地黄毒苷对照品,精密称定,加稀乙醇溶解并定量稀释制成每 1ml 中约含 0.02mg 的溶液。

系统适用性溶液　取供试品溶液 1ml,用对照品溶液稀释至 10ml,摇匀。

色谱条件　用十八烷基硅烷键合硅胶为填充剂;以乙腈-水(10∶90)为流动相 A,乙腈-水(60∶40)为流动相 B;按下表进行梯度洗脱;检测波长为 230nm;流速为每分钟 1.5ml;进样体积 20μl。

时间(分钟)	流动相 A(%)	流动相 B(%)
0	60	40
5	60	40
15	0	100
15.1	60	40
20	60	40

系统适用性要求　系统适用性溶液色谱图中,理论板数按地高辛峰计算不低于 2000。地高辛峰与洋地黄毒苷峰之间的分离度应符合规定。

测定法　精密量取供试品溶液、对照溶液与对照品溶液,分别注入液相色谱仪,记录色谱图至主成分峰保留时间的 3 倍。

限度　供试品溶液色谱图中如有与洋地黄毒苷峰保留时间一致的色谱峰,按外标法以峰面积计算,含洋地黄毒苷的量不得过 2.0%;其他单个杂质峰面积不得大于对照溶液的主峰面积(2.0%),杂质总量不得过 4.0%。

干燥失重 取本品,在 105℃减压干燥 1 小时,减失重量不得过 1.0%(通则 0831)。

【含量测定】 照高效液相色谱法(通则 0512)测定。

供试品溶液 取本品适量,精密称定,加稀乙醇溶解并定量稀释制成每 1ml 中约含 0.1mg 的溶液。

对照品溶液 取地高辛对照品适量,精密称定,加稀乙醇溶解并定量稀释制成每 1ml 中约含 0.1mg 的溶液。

色谱条件与系统适用性要求 见有关物质项下。

测定法 精密量取供试品溶液与对照品溶液,分别注入液相色谱仪,记录色谱图。按外标法以峰面积计算。

【类别】 强心药。

【贮藏】 密封保存。

【制剂】 (1)地高辛口服溶液　(2)地高辛片　(3)地高辛注射液

地高辛口服溶液

Digaoxin Koufurongye

Digoxin Oral Solution

本品含地高辛($C_{41}H_{64}O_{14}$)应为标示量的 90.0%~110.0%。

【性状】 本品为微黄色的澄清液体,略有醇味。

【鉴别】 (1)取本品 5ml,浓缩至 1ml,置小试管中,加三氯化铁的冰醋酸溶液(取冰醋酸 10ml,加三氯化铁试液 1 滴)1ml,摇匀,沿管壁缓缓加硫酸 1ml 使成两液层,接界处即显棕色;放置后,上层显靛蓝色。

(2)在含量测定项下记录的色谱图中,供试品溶液主峰的保留时间应与对照品溶液主峰的保留时间一致。

【检查】 有关物质 照高效液相色谱法(通则 0512)测定。

供试品溶液　取本品，即得。

对照品贮备液　取洋地黄毒苷对照品适量，精密称定，加稀乙醇溶解并定量稀释制成每 1ml 中含 50μg 的溶液。

对照品溶液　精密量取对照品贮备液适量，用稀乙醇定量稀释制成每 1ml 中含 1μg 的溶液。

系统适用性溶液　取供试品溶液 1ml，加对照品贮备液 20μl，摇匀。

色谱条件　用十八烷基硅烷键合硅胶为填充剂；以乙腈-水(10：90)为流动相 A，乙腈-水(60：40)为流动相 B；按下表进行梯度洗脱；检测波长为 230nm；流速为每分钟 1.5ml；进样体积 100μl。

时间(分钟)	流动相 A(%)	流动相 B(%)
0	60	40
5	60	40
15	0	100
20	0	100
20.1	60	40
30	60	40

系统适用性要求　系统适用性溶液色谱图中，洋地黄毒苷峰与相邻辅料峰的分离度应符合要求。

测定法　精密量取供试品溶液与对照品溶液，分别注入液相色谱仪，记录色谱图。

限度　供试品溶液色谱图中如有与洋地黄毒苷峰保留时间一致的色谱峰，按外标法以峰面积计算，不得过地高辛标示量的 2.0%。

残留溶剂　照残留溶剂测定法(通则 0861 第二法)测定。

供试品溶液　精密量取本品 3ml，置顶空瓶中，密封。

对照品溶液　精密量取甲醇适量，用水稀释制成每 1ml 中含 0.5μl 的溶液，精密量取 3ml，置顶空瓶中，密封。

系统适用性溶液　精密量取对照品溶液 3ml，置顶空瓶中，加乙醇 0.3ml，密封。

色谱条件　以聚乙二醇(PEG-20M)为固定液的毛细管柱为色谱柱；起始温度为 40℃，维持 5 分钟，以每分钟 25℃ 的速率升温至 220℃，维持 2 分钟；进样口温度为 150℃，检测器温度为 200℃；顶空瓶平衡温度为 85℃，平衡时间为 20 分钟。

系统适用性要求　系统适用性溶液色谱图中，甲醇峰与乙醇峰的分离度应符合要求。

测定法　取供试品溶液与对照品溶液分别顶空进样，记录色谱图。

限度　按外标法以峰面积计算，甲醇的残留量不得过 0.05%(ml/ml)。

乙醇量　取本品，照乙醇量测定法(通则 0711)测定，含乙醇应为 9.0%～11.0%。

其他　应符合口服溶液剂项下有关的各项规定(通则 0123)。

【含量测定】　照高效液相色谱法(通则 0512)测定。

供试品溶液　精密量取本品 5ml，置 25ml 量瓶中，用稀乙醇稀释至刻度，摇匀。

对照品溶液　取地高辛对照品，加稀乙醇溶解并定量稀释制成每 1ml 中含 10μg 的溶液。

色谱条件　用十八烷基硅烷键合硅胶为填充剂；以乙腈-水(32：68)为流动相；检测波长为 230nm；进样体积 20μl。

系统适用性要求　理论板数按地高辛峰计算不低于 2000。

测定法　精密量取供试品溶液与对照品溶液，分别注入液相色谱仪，记录色谱图。按外标法以峰面积计算。

【类别】　同地高辛。

【规格】　(1)10ml：0.5mg　(2)30ml：1.5mg　(3)100ml：5mg

【贮藏】　密封保存。

地 高 辛 片

Digaoxin Pian

Digoxin Tablets

本品含地高辛($C_{41}H_{64}O_{14}$)应为标示量的 90.0%～110.0%。

【性状】　本品为白色片。

【鉴别】　(1)取本品的细粉适量(约相当于地高辛 0.25mg)，加三氯化铁的冰醋酸溶液(取冰醋酸 10ml，加三氯化铁试液 1 滴)1ml，振摇数分钟，用垂熔玻璃漏斗滤过，滤液置小试管中，沿管壁缓缓加硫酸 1ml 使成两液层，接界处即显棕色；放置后，上层显靛蓝色。

(2)在含量测定项下记录的色谱图中，供试品溶液主峰的保留时间应与对照品溶液主峰的保留时间一致。

【检查】　**有关物质**　照高效液相色谱法(通则 0512)测定。

供试品溶液　取本品的细粉适量(约相当于地高辛 10mg)，精密称定，置具塞锥形瓶中，精密加入稀乙醇 10ml，密塞，超声约 30 分钟使地高辛溶解，放冷，摇匀，滤过，取续滤液。

对照溶液　精密量取供试品溶液 2ml，置 100ml 量瓶中，用稀乙醇稀释至刻度，摇匀。

对照品溶液　取洋地黄毒苷对照品，精密称定，加稀乙醇溶解并定量稀释制成每 1ml 中含 0.02mg 的溶液。

色谱条件、系统适用性要求与测定法　见地高辛有关物质项下。

限度　供试品溶液色谱图中如有与洋地黄毒苷峰保留时间一致的色谱峰，按外标法以峰面积计算，含洋地黄毒苷不得过地高辛标示量的 2.0%；其他单个杂质(相对保留时间 0.25 之前的峰除外)峰面积不得大于对照溶液的主峰面积(2.0%)，杂质总量不得过 4.0%。

含量均匀度　取本品 1 片，置 25ml 量瓶中，加水 10ml，振摇使崩解，加乙醇 10ml，摇匀，超声约 30 分钟使地高辛溶解，用稀乙醇稀释至刻度，摇匀，经滤膜（孔径不得大于 0.45μm）滤过，取续滤液作为供试品溶液；另取地高辛对照品适量，精密称定，加稀乙醇溶解并定量稀释制成每 1ml 中含 10μg 的溶液，作为对照品溶液。照含量测定项下的方法测定含量。除限度为±20%外，应符合规定（通则 0941）。

溶出度　照溶出度与释放度测定法（通则 0931 第三法）测定。

溶出条件　以水 250ml 为溶出介质，转速为每分钟 100 转，依法操作，经 60 分钟时取样。

供试品溶液　取溶出液滤过，取续滤液。

对照品溶液　取地高辛对照品约 12.5mg，精密称定，置 100ml 量瓶中，加稀乙醇适量，振摇使溶解并稀释至刻度，摇匀，精密量取适量，用水定量稀释制成每 1ml 中约含 1μg 的溶液。

色谱条件　见含量测定项下。进样体积 100μl。

系统适用性要求　见含量测定项下。

测定法　见含量测定项下。计算每片的溶出量。

限度　标示量的 65%，应符合规定。

其他　应符合片剂项下有关的各项规定（通则 0101）。

【含量测定】　照高效液相色谱法（通则 0512）测定。

供试品溶液　取本品 20 片，精密称定，研细，精密称取适量（约相当于地高辛 2.5mg），置 25ml 量瓶中，加稀乙醇适量，超声约 30 分钟使地高辛溶解，放冷，加稀乙醇稀释至刻度，摇匀，滤膜滤过，取续滤液。

对照品溶液　取地高辛对照品，精密称定，加稀乙醇溶解并定量稀释制成每 1ml 中约含 0.1mg 的溶液。

色谱条件　用十八烷基硅烷键合硅胶为填充剂；以乙腈-水（32∶68）为流动相；柱温为 30℃；检测波长为 230nm；进样体积 20μl。

系统适用性要求　理论板数按地高辛峰计算不低于 1500。

测定法　精密量取供试品溶液与对照品溶液，分别注入液相色谱仪，记录色谱图。按外标法以峰面积计算。

【类别】　同地高辛。

【规格】　0.25mg

【贮藏】　密封保存。

地高辛注射液

Digaoxin Zhusheye

Digoxin Injection

本品为地高辛的灭菌水溶液。含地高辛（$C_{41}H_{64}O_{14}$）应为标示量的 90.0%～110.0%。

【性状】　本品为无色或几乎无色的澄明液体。

【鉴别】　（1）取本品 1ml（约相当于地高辛 0.25mg）置小试管中，照地高辛鉴别（1）项试验，显相同的反应。

（2）在含量测定项下记录的色谱图中，供试品溶液主峰的保留时间应与对照品溶液主峰的保留时间一致。

【检查】　**pH 值**　应为 6.5～7.5（通则 0631）。

细菌内毒素　取本品，依法检查（通则 1143），每 1mg 地高辛中含内毒素的量应小于 200EU。

其他　应符合注射剂项下有关的各项规定（通则 0102）。

【含量测定】　照高效液相色谱法（通则 0512）测定。

供试品溶液　精密量取本品 2ml（约相当于地高辛 0.5mg），置 5ml 量瓶中，用稀乙醇稀释至刻度，摇匀。

对照品溶液　取地高辛对照品适量，精密称定，加稀乙醇溶解并定量稀释制成每 1ml 中约含 0.1mg 的溶液。

色谱条件　用十八烷基硅烷键合硅胶为填充剂；以乙腈-水（32∶68）为流动相；柱温为 30℃；检测波长为 230nm；进样体积 20μl。

系统适用性要求　理论板数按地高辛峰计算不低于 1500。

测定法　精密量取供试品溶液与对照品溶液，分别注入液相色谱仪，记录色谱图。按外标法以峰面积计算。

【类别】　同地高辛。

【规格】　2ml∶0.5mg

【贮藏】　遮光，密闭保存。

地奥司明

Di'aosiming

Diosmin

$C_{28}H_{32}O_{15}$　608.54

本品为 7-[[6-*O*-(6-脱氧-α-L-吡喃甘露糖基)-β-D-吡喃葡萄糖基]氧基]-5-羟基-2-(3-羟基-4-甲氧基苯基)-4*H*-1-苯并吡喃-4-酮。按干燥品计算，含地奥司明（$C_{28}H_{32}O_{15}$）不得少于 90.0%。

【性状】　本品为灰黄色至黄色粉末或结晶性粉末；无臭。

本品在二甲基亚砜中溶解，在水、甲醇或乙醇中不溶；在 0.1mol/L 氢氧化钠溶液中极微溶解，在 0.1mol/L 盐酸溶液中几乎不溶。

【鉴别】　（1）取本品 2mg，加二甲基亚砜 2ml 使溶解，加甲醇 2ml 和镁粉少许，滴加浓盐酸数滴，溶液渐变为红色。

（2）在含量测定项下记录的色谱图中，供试品溶液主峰的保留时间应与对照品溶液主峰的保留时间一致。

(3)取本品适量，加 0.1mol/L 氢氧化钠溶液适量，超声使溶解并稀释制成每 1ml 中含 10μg 的溶液，照紫外-可见分光光度法(通则 0401)测定，在 267nm 与 370nm 的波长处有最大吸收，在 247nm 与 324nm 的波长处有最小吸收。

(4)本品的红外光吸收图谱应与对照品的图谱一致(通则 0402)。

【检查】 **硫酸盐** 取本品 2.0g，加水 80ml，振摇，滤过，取续滤液 40ml，依法检查(通则 0802)，与标准硫酸钾溶液 1.0ml 制成的对照液比较，不得更浓(0.01%)。

橙皮苷 照高效液相色谱法(通则 0512)测定。

对照品溶液　取橙皮苷对照品 25mg，精密称定，置 50ml 量瓶中，加二甲基亚砜溶解并稀释至刻度，摇匀，精密量取 5ml，置 50ml 量瓶中，用二甲基亚砜稀释至刻度，摇匀。

供试品溶液、系统适用性溶液、色谱条件、系统适用性要求与测定法　见有关物质项下。

限度　按外标法以峰面积计算，含橙皮苷不得过 5.0%。

有关物质 照高效液相色谱法(通则 0512)测定。

供试品溶液　取本品 25mg，精密称定，置 25ml 量瓶中，加二甲基亚砜溶解并稀释至刻度，摇匀。

对照品溶液　取地奥司明对照品约 10mg，精密称定，置 10ml 量瓶中，加二甲基亚砜溶解并稀释至刻度，摇匀，精密量取 3ml，置 100ml 量瓶中，用二甲基亚砜稀释至刻度，摇匀。

系统适用性溶液　取地奥司明约 10mg，置 10ml 量瓶中，加二甲基亚砜溶解并稀释至刻度，摇匀，作为溶液(1)。另取橙皮苷约 10mg，置 10ml 量瓶中，加二甲基亚砜溶解并稀释至刻度，摇匀，量取 1ml 与溶液(1)3ml 置同一 100ml 量瓶中，用二甲基亚砜稀释至刻度，摇匀。

灵敏度溶液　取对照品溶液适量，用二甲基亚砜稀释 20 倍。

色谱条件　用十八烷基硅烷键合硅胶为填充剂(Phenomenex C18，4.6mm×100mm，3μm 或效能相当色谱柱)；以水-甲醇-冰醋酸-乙腈(66：28：6：2)为流动相；检测波长为 275nm；进样体积 10μl。

系统适用性要求　系统适用性溶液色谱图中，橙皮苷峰与地奥司明峰的分离度应大于 4.6。灵敏度溶液色谱图中，主成分峰高的信噪比应大于 10。

测定法　精密量取供试品溶液与对照品溶液，分别注入液相色谱仪，记录色谱图至主峰保留时间的 5 倍。

限度　供试品溶液色谱图中如有杂质峰，除橙皮苷外，按外标法以峰面积计算，单个杂质含量不得大于 3.0%，含量在 1.0%～3.0%的单个杂质不得多于 3 个，杂质总量不得过 8.0%，小于灵敏度溶液主峰面积的色谱峰忽略不计。

残留溶剂 照残留溶剂测定法(通则 0861 第三法)测定。

供试品溶液　取本品适量，精密称定，加二甲基亚砜溶解并定量稀释制成每 1ml 中含 40mg 的溶液。

对照品溶液　取甲醇、吡啶与 *N*，*N*-二甲基甲酰胺适量，精密称定，用二甲基亚砜定量稀释制成每 1ml 中各含 120μg、8μg 与 35.2μg 的混合溶液。

色谱条件　以 6%氰丙基苯基-94%二甲基聚硅氧烷(或极性相近)为固定液的毛细管柱为色谱柱；起始温度为 70℃，维持 5 分钟；进样口温度为 250℃；检测器温度为 250℃，以每分钟 25℃的速率升温至 230℃，维持 5 分钟；进样体积 1μl。

测定法　精密量取供试品溶液与对照品溶液，分别注入气相色谱仪，记录色谱图。

限度　按外标法以峰面积计算，甲醇、吡啶与 *N*，*N*-二甲基甲酰胺的残留量均应符合规定。

干燥失重 取本品，在 105℃干燥至恒重，减失重量不得过 5.0%(通则 0831)。

炽灼残渣 取本品 1.0g，依法检查(通则 0841)，遗留残渣不得过 0.5%。

重金属 取炽灼残渣项下遗留的残渣，依法检查(通则 0821 第二法)，含重金属不得过百万分之二十。

【含量测定】 照高效液相色谱法(通则 0512)测定。

供试品溶液 取本品约 20mg，精密称定，置 100ml 量瓶中，加二甲基亚砜溶解并稀释至刻度，摇匀。

对照品溶液 取地奥司明对照品适量，精密称定，加二甲基亚砜溶解并定量稀释制成每 1ml 中约含 0.2mg 的溶液。

系统适用性溶液、色谱条件与系统适用性要求 见有关物质项下。

测定法 精密量取供试品溶液与对照品溶液，分别注入液相色谱仪，记录色谱图。按外标法以峰面积计算。

【类别】 毛细血管保护药。

【贮藏】 密封，在干燥处保存。

【制剂】 地奥司明片

地奥司明片

Di'aosiming Pian

Diosmin Tablets

本品含地奥司明($C_{28}H_{32}O_{15}$)应为标示量的 90.0%～110.0%。

【性状】 本品为薄膜衣片，除去包衣后显淡黄色至棕黄色。

【鉴别】 (1)取本品细粉适量(约相当于地奥司明 10mg)，加二甲基亚砜 10ml，振摇，滤过，取滤液 2ml，照地奥司明项下的鉴别(1)试验，显相同反应。

(2)在含量测定项下记录的色谱图中，供试品溶液主峰的保留时间应与对照品溶液主峰的保留时间一致。

(3)取本品细粉适量，加 0.1mol/L 氢氧化钠溶液适量，超声使地奥司明溶解并稀释制成每 1ml 中含地奥司明 10μg 的溶液，滤过，照紫外-可见分光光度法（通则 0401）测定，在 267nm 与 370nm 的波长处有最大吸收，在 247nm 与 324nm 的波长处有最小吸收。

【检查】 **橙皮苷**　照高效液相色谱法（通则 0512）测定。

供试品溶液　见有关物质项下。

对照品溶液、系统适用性溶液、色谱条件、系统适用性要求与测定法　见地奥司明橙皮苷项下。

限度　按外标法以峰面积计算，含橙皮苷不得过地奥司明标示量的 5.0%。

有关物质　照高效液相色谱法（通则 0512）测定。

供试品溶液　取本品 10 片，去除薄膜衣，精密称定，研细，精密称取适量（约相当于地奥司明 0.1g），置 100ml 量瓶中，加二甲基亚砜溶解并稀释至刻度，摇匀，滤过，取续滤液。

对照品溶液、系统适用性溶液、灵敏度溶液、色谱条件、系统适用性要求与测定法　见地奥司明有关物质项下。

限度　供试品溶液色谱图中如有杂质峰，除橙皮苷外，按外标法以峰面积计算，单个杂质含量不得大于 3.0%，含量在 1.0%～3.0%的单个杂质不得多于 3 个，杂质总量不得过 8.0%，小于灵敏度溶液主峰面积的色谱峰忽略不计。

其他　应符合片剂项下有关的各项规定（通则 0101）。

【含量测定】　照高效液相色谱法（通则 0512）测定。

供试品溶液　精密量取有关物质项下的供试品溶液 5ml，置 25ml 量瓶中，用二甲基亚砜稀释至刻度，摇匀。

对照品溶液、系统适用性溶液、色谱条件、系统适用性要求与测定法　见地奥司明含量测定项下。

【类别】　同地奥司明。

【规格】　0.45g

【贮藏】　密封保存。

地　蒽　酚

Di'enfen

Dithranol

$C_{14}H_{10}O_3$　226.23

本品为 1,8-二羟基-9-蒽酮。按干燥品计算，含 $C_{14}H_{10}O_3$ 不得少于 95.0%。

【性状】　本品为黄色至淡黄棕色结晶或粉末，无臭。

本品在三氯甲烷中溶解，在乙醇中极微溶解，在水中几乎不溶；在冰醋酸中微溶。

熔点　本品的熔点（通则 0612）为 176～181℃。

【鉴别】　（1）取含量测定项下的溶液，照紫外-可见分光光度法（通则 0401），在 240～400nm 的波长范围内测定吸光度，在 257nm、289nm 与 356nm 的波长处有最大吸收。在 257nm 与 289nm 处吸光度的比值应为 1.06～1.10；在 356nm 与 289nm 处吸光度的比值应为 0.90～0.94。

（2）本品的红外光吸收图谱应与对照的图谱（光谱集 140 图）一致。

【检查】 **酸度**　取本品 1.0g，加水 25ml，摇匀，滤过；取续滤液 10ml，加甲基红指示剂 2 滴，不得显红色。

二羟基蒽醌　取本品，加三氯甲烷制成每 1ml 中约含 0.10mg 的溶液，照紫外-可见分光光度法（通则 0401），在 432nm 的波长处测定吸光度，不得过 0.12。

干燥失重　取本品，在 105℃干燥至恒重，减失重量不得过 0.5%（通则 0831）。

炽灼残渣　取本品 1.0g，依法检查（通则 0841），遗留残渣不得过 0.1%。

重金属　取炽灼残渣项下遗留的残渣，依法检查（通则 0821 第二法），含重金属不得过百万分之二十。

【含量测定】　照紫外-可见分光光度法（通则 0401）测定。

供试品溶液　取本品，精密称定，加三氯甲烷溶解并定量稀释制成每 1ml 中约含 10μg 的溶液。

测定法　取供试品溶液，在 356nm 的波长处测定吸光度，按 $C_{14}H_{10}O_3$ 的吸收系数（$E_{1cm}^{1\%}$）为 463 计算。

【类别】　银屑病用药。

【贮藏】　遮光，密封保存。

【制剂】　地蒽酚软膏

地 蒽 酚 软 膏

Di'enfen Ruangao

Dithranol Ointment

本品含地蒽酚（$C_{14}H_{10}O_3$）应为标示量的 85.0%～110.0%。

【性状】　本品为黄色软膏。

【鉴别】　（1）取本品适量（约相当于地蒽酚 0.5mg），加氢氧化钠试液 5ml，置水浴上加热，溶液应显红色。

（2）取含量测定项下的溶液，照紫外-可见分光光度法（通则 0401）测定，供试品溶液在 440～470nm 波长范围内的吸收光谱应与对照品溶液的吸收光谱一致。

【检查】　应符合软膏剂项下有关的各项规定（通则 0109）。

【含量测定】　照紫外-可见分光光度法（通则 0401）测定。

供试品溶液　取本品适量（约相当于地蒽酚 2mg），精密称定，置 50ml 烧杯中，加冰醋酸 10ml，置水浴上加热使基质熔化，不断搅拌提取 3 分钟，置冷水浴中冷却使基质凝固，将提取液滤过，滤液置 50ml 量瓶中，基质再用同法提取 3 次，每次用冰醋酸 10ml，提取液均滤入同一量瓶中，加冰醋酸稀释至刻度，摇匀。

对照品溶液　取地蒽酚对照品适量，精密称定，加冰醋酸溶解并定量稀释制成每1ml中约含地蒽酚40μg的溶液。

测定法　精密量取供试品溶液与对照品溶液各5ml，分别置25ml量瓶中，各精密加5%亚硝酸钠溶液（临用新制）1ml，摇匀，置水浴中加热3分钟，取出，立即放冷，用冰醋酸稀释至刻度，摇匀（必要时滤过）。在450nm的波长处分别测定吸光度，计算。

【类别】　同地蒽酚。

【规格】　(1)0.1%　(2)0.5%　(3)1%

【贮藏】　遮光，密封保存。

地塞米松

Disaimisong

Dexamethasone

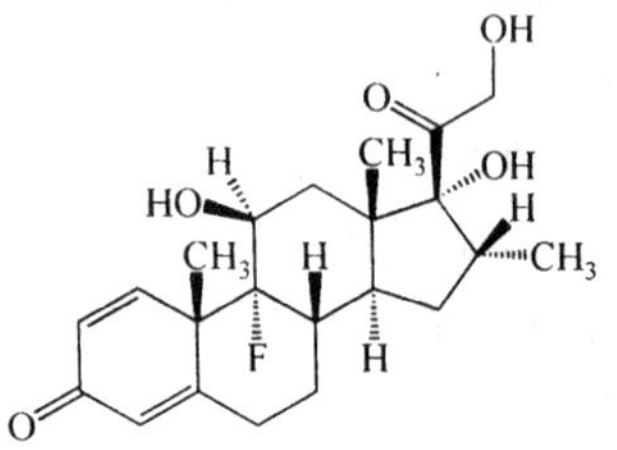

$C_{22}H_{29}FO_5$　392.47

本品为16α-甲基-11β,17α,21-三羟基-9α-氟孕甾-1,4-二烯-3,20-二酮。按干燥品计算，含$C_{22}H_{29}FO_5$应为97.0%～102.0%。

【性状】　本品为白色或类白色的结晶性粉末；无臭。

本品在甲醇、乙醇、丙酮或二氧六环中略溶，在三氯甲烷中微溶，在乙醚中极微溶解，在水中几乎不溶。

比旋度　取本品，精密称定，加二氧六环溶解并定量稀释制成每1ml中约含10mg的溶液，依法测定（通则0621），比旋度为+72°至+80°。

吸收系数　取本品，精密称定，加乙醇溶解并定量稀释制成每1ml中约含10μg的溶液，照紫外-可见分光光度法（通则0401），在240nm的波长处测定吸光度，吸收系数（$E_{1cm}^{1\%}$）为380～410。

【鉴别】　(1)取本品约2mg，加硫酸2ml，振摇使溶解，5分钟内显淡红棕色，加水10ml混匀，颜色消失。

(2)在含量测定项下记录的色谱图中，供试品溶液主峰的保留时间应与对照品溶液主峰的保留时间一致。

(3)本品的红外光吸收图谱应与对照的图谱（光谱集741图）一致。

(4)本品显有机氟化物的鉴别反应（通则0301）。

【检查】　**有关物质**　照高效液相色谱法（通则0512）测定。

供试品溶液　取本品适量，精密称定，加甲醇溶解并定量稀释制成每1ml中约含0.5mg的溶液。

对照溶液　取倍他米松对照品适量，精密称定，加甲醇溶解并定量稀释制成每1ml中约含0.5mg的溶液，精密量取1ml，置100ml量瓶中，精密加供试品溶液1ml，用甲醇稀释至刻度，摇匀。

色谱条件　用十八烷基硅烷键合硅胶为填充剂；以乙腈-水（28∶72）为流动相；检测波长为240nm；进样体积20μl。

系统适用性要求　对照溶液色谱图中，出峰顺序依次为倍他米松峰与地塞米松峰，两峰之间的分离度应符合要求。

测定法　精密量取供试品溶液与对照溶液，分别注入液相色谱仪，记录色谱图至主成分峰保留时间的2.5倍。

限度　供试品溶液色谱图中，如有与倍他米松保留时间一致的色谱峰，按外标法以峰面积计算，不得过0.5%；其他单个杂质峰面积不得大于对照溶液中地塞米松峰面积（1.0%），其他各杂质峰面积的和不得大于对照溶液中地塞米松峰面积的1.5倍（1.5%），小于对照溶液中地塞米松峰面积0.01倍的峰忽略不计。

干燥失重　取本品，在105℃干燥3小时，减失重量不得过0.5%（通则0831）。

炽灼残渣　不得过0.2%（通则0841）。

【含量测定】　照高效液相色谱法（通则0512）测定。

供试品溶液　取本品适量，精密称定，加甲醇溶解并定量稀释制成每1ml中约含50μg的溶液。

对照品溶液　取地塞米松对照品适量，精密称定，加甲醇溶解并定量稀释制成每1ml中约含50μg的溶液。

系统适用性溶液　见有关物质项下的对照溶液。

色谱条件　见有关物质项下。

系统适用性要求　系统适用性溶液色谱图中，出峰顺序依次为倍他米松峰与地塞米松峰，两峰之间的分离度应符合要求。

测定法　精密量取供试品溶液与对照品溶液，分别注入液相色谱仪，记录色谱图。按外标法以峰面积计算。

【类别】　肾上腺皮质激素药。

【贮藏】　遮光，密封保存。

【制剂】　地塞米松片

地塞米松片

Disaimisong Pian

Dexamethasone Tablets

本品含地塞米松（$C_{22}H_{29}FO_5$）应为标示量的90.0%～110.0%。

【性状】　本品为白色片。

【鉴别】　(1)在含量测定项下记录的色谱图中，供试品溶液主峰的保留时间应与对照品溶液主峰的保留时间一致。

(2)取本品10片，研细，加甲醇25ml，振摇30分钟使地塞米松溶解，滤过，滤液置水浴上蒸干，残渣显有机氟化物的鉴别反应（通则 0301）。

【检查】 **含量均匀度**　取本品 1 片，置研钵中，加流动相 2ml，研磨，用流动相分次转移至 25ml 量瓶中，超声使地塞米松溶解，放冷，用流动相稀释至刻度，摇匀，滤过，取续滤液作为供试品溶液。照含量测定项下的方法测定，按外标法以峰面积计算每片的含量，应符合规定（通则 0941）。

溶出度　照溶出度与释放度测定法（通则 0931 第一法）测定。

溶出条件　以盐酸溶液（9→1000）1000ml 为溶出介质，转速为每分钟 75 转，依法操作，经 45 分钟时取样。

供试品溶液　取溶出液适量，滤过，取续滤液。

对照品溶液　取地塞米松对照品约 10mg，置 100ml 量瓶中，加甲醇 5ml，振摇使溶解，用溶出介质稀释至刻度，摇匀，精密量取适量，用溶出介质定量稀释制成每 1ml 中约含 0.75μg 的溶液。

色谱条件　见含量测定项下。进样体积 50μl。

系统适用性溶液与系统适用性要求　见含量测定项下。

测定法　见含量测定项下。计算每片的溶出量。

限度　标示量的 75%，应符合规定。

其他　应符合片剂项下有关的各项规定（通则 0101）。

【含量测定】　照高效液相色谱法（通则 0512）测定。

供试品溶液　取本品 20 片，精密称定，研细，精密称取适量（约相当于地塞米松 1.5mg），置 50ml 量瓶中，加甲醇 4 滴湿润，加流动相适量，振摇使地塞米松溶解，用流动相稀释至刻度，摇匀，滤过，取续滤液。

对照品溶液　取地塞米松对照品约 15mg，精密称定，置 50ml 量瓶中，加甲醇 2ml 溶解后，用流动相稀释至刻度，摇匀，精密量取 5ml，置 50ml 量瓶中，用流动相稀释至刻度，摇匀。

系统适用性溶液、色谱条件、系统适用性要求与测定法　见地塞米松含量测定项下。

【类别】　同地塞米松。

【规格】　0.75mg

【贮藏】　遮光，密封保存。

地塞米松磷酸钠

Disaimisong Linsuanna

Dexamethasone Sodium Phosphate

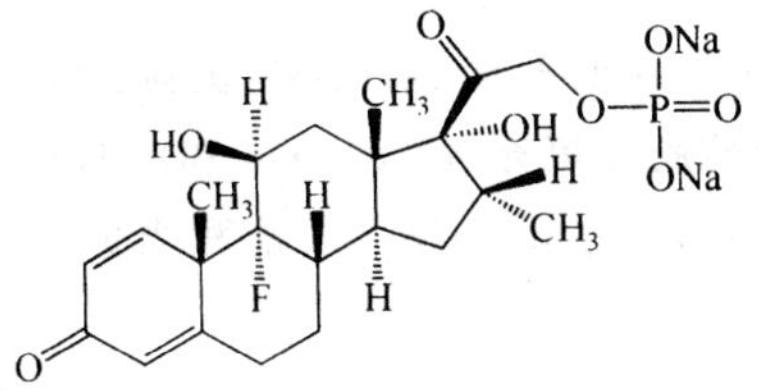

$C_{22}H_{28}FNa_2O_8P$　516.41

本品为 16α-甲基-11β，17α，21-三羟基-9α-氟孕甾-1，4-二烯-3，20-二酮-21-磷酸酯二钠盐。按无水与无溶剂物计算，含 $C_{22}H_{28}FNa_2O_8P$ 应为 97.0%～102.0%。

【性状】　本品为白色至微黄色粉末；无臭；有引湿性。

本品在水或甲醇中溶解，在丙酮或乙醚中几乎不溶。

比旋度　取本品，精密称定，加水溶解并定量稀释制成每 1ml 中约含 10mg 的溶液，依法测定（通则 0621），比旋度为 +72°至 +80°。

【鉴别】　（1）在含量测定项下记录的色谱图中，供试品溶液主峰的保留时间应与对照品溶液主峰的保留时间一致。

（2）本品的红外光吸收图谱应与对照的图谱（光谱集 141 图）一致。

（3）本品显有机氟化物的鉴别反应（通则 0301）。

（4）取本品约 40mg，加硫酸 2ml，缓缓加热至发生白烟，滴加硝酸 0.5ml，继续加热至氧化氮蒸气除尽，放冷，滴加水 2ml，再缓缓加热至发生白烟，溶液显微黄色，放冷，滴加水 10ml，用氨试液中和至溶液遇石蕊试纸显中性反应，加少许活性炭脱色，滤过，滤液显钠盐与磷酸盐的鉴别反应（通则 0301）。

【检查】 **碱度**　取本品 0.1g，加水 20ml 溶解后，依法测定（通则 0631），pH 值应为 7.5～10.5。

溶液的澄清度与颜色　取本品 0.20g，加水 10ml 溶解后，溶液应澄清无色；如显浑浊，与 1 号浊度标准液（通则 0902 第一法）比较，不得更浓；如显色，与黄色 2 号标准比色液（通则 0901 第一法）比较，不得更深。

游离磷酸盐　照紫外-可见分光光度法（通则 0401）测定。

供试品溶液　精密称取本品 20mg，置 25ml 量瓶中，加水 15ml 使溶解，精密加钼酸铵硫酸试液 2.5ml 与 1-氨基-2-萘酚-4-磺酸溶液（取无水亚硫酸钠 5g、亚硫酸氢钠 94.3g 与 1-氨基-2-萘酚-4-磺酸 0.7g，充分混合，临用时取此混合物 1.5g 加水 10ml 使溶解，必要时滤过）1ml，加水至刻度，摇匀，在 20℃放置 30～50 分钟。

对照溶液　取标准磷酸盐溶液[精密称取经 105℃干燥 2 小时的磷酸二氢钾 0.35g，置 1000ml 量瓶中，加硫酸溶液（3→10）10ml 与水适量使溶解，用水稀释至刻度，摇匀；临用时再稀释 10 倍]4.0ml，置 25ml 量瓶中，加水 11ml，自"精密加钼酸铵硫酸试液 2.5ml"起，制备方法同供试品溶液。

测定法　取供试品溶液与对照溶液，在 740nm 的波长处分别测定吸光度。

限度　供试品溶液的吸光度不得大于对照溶液的吸光度。

有关物质　照高效液相色谱法（通则 0512）测定。

供试品溶液　取本品适量，加流动相溶解并定量稀释制成每 1ml 中约含 1mg 的溶液。

对照溶液　精密量取供试品溶液 1ml，置 100ml 量瓶中，用流动相稀释至刻度，摇匀。

对照品溶液　取地塞米松对照品适量，精密称定，加甲醇溶解并定量稀释制成每 1ml 中约含 1mg 的溶液，精密量取

1ml，置100ml量瓶中，用流动相稀释至刻度，摇匀。

系统适用性溶液　取地塞米松磷酸钠，加流动相溶解并稀释制成每1ml中约含1mg的溶液，另取地塞米松，加甲醇溶液并稀释制成每1ml中约含1mg的溶液。分别量取上述两种溶液适量，加流动相稀释制成每1ml中各约含10μg的混合溶液。

色谱条件　用十八烷基硅烷键合硅胶为填充剂；以三乙胺溶液（取三乙胺7.5ml，加水稀释至1000ml，用磷酸调节pH值至3.0±0.05）-甲醇-乙腈（55：40：5）为流动相；检测波长为242nm；进样体积20μl。

系统适用性要求　系统适用性溶液色谱图中，理论板数按地塞米松磷酸酯峰计算不低于7000，地塞米松磷酸酯峰与地塞米松峰之间的分离度应大于4.4。

测定法　精密量取供试品溶液、对照溶液与对照品溶液，分别注入液相色谱仪，记录色谱图至主成分峰保留时间的2倍。

限度　供试品溶液色谱图中如有与对照品溶液色谱图中地塞米松保留时间一致的色谱峰，按外标法以峰面积计算，不得过0.5%；其他单个杂质峰面积不得大于对照溶液主峰面积的0.5倍（0.5%），其他各杂质峰面积的和不得大于对照溶液主峰面积的2倍（2.0%）。

残留溶剂　照残留溶剂测定法（通则0861第一法）测定。

内标溶液　取正丙醇，用水稀释制成0.02%（ml/ml）的溶液。

供试品溶液　取本品约1.0g，精密称定，置10ml量瓶中，加内标溶液溶解并稀释至刻度，摇匀，精密量取5ml，置顶空瓶中，密封。

对照品溶液　取甲醇约0.3g、乙醇约0.5g与丙酮约0.5g，精密称定，置100ml量瓶中，用内标溶液稀释至刻度，摇匀，精密量取1ml，置10ml量瓶中，用内标溶液稀释至刻度，摇匀，精密量取5ml，置顶空瓶中，密封。

色谱条件　用6%氰丙基苯基-94%二甲基聚硅氧烷毛细管色谱柱，起始温度为40℃，以每分钟5℃的速率升温至120℃，维持1分钟，顶空瓶平衡温度为90℃，平衡时间为60分钟。

系统适用性要求　理论板数按正丙醇峰计算不低于10 000，各成分峰之间的分离度均应符合要求。

测定法　分别量取供试品溶液与对照品溶液顶空瓶上层气体1ml，注入气相色谱仪，记录色谱图。

限度　按内标法以峰面积计算，甲醇、乙醇与丙酮的残留量均应符合规定。

水分　取本品适量，照水分测定法（通则0832第一法1）测定，含水分不得过15.0%。

【含量测定】　照高效液相色谱法（通则0512）测定。

供试品溶液　取本品约20mg，精密称定，置50ml量瓶中，加水溶解并稀释至刻度，摇匀，精密量取适量，用流动相定量稀释制成每1ml中约含40μg的溶液。

对照品溶液　取地塞米松磷酸酯对照品约20mg，精密称定，置50ml量瓶中，加水溶解并稀释至刻度，摇匀，精密量取适量，用流动相定量稀释制成每1ml中约含40μg的溶液。

系统适用性溶液、色谱条件与系统适用性要求　见有关物质项下。

测定法　精密量取供试品溶液与对照品溶液，分别注入液相色谱仪，记录色谱图。按外标法以峰面积乘以1.0931计算。

【类别】　肾上腺皮质激素药。

【贮藏】　遮光，密封，在干燥处保存。

【制剂】　（1）地塞米松磷酸钠注射液　（2）地塞米松磷酸钠滴眼液

地塞米松磷酸钠注射液

Disaimisong Linsuanna Zhusheye

Dexamethasone Sodium Phosphate Injection

本品为地塞米松磷酸钠的灭菌水溶液。含地塞米松磷酸钠（$C_{22}H_{28}FNa_2O_8P$）应为标示量的90.0%～110.0%。

本品可加适量的稳定剂及助溶剂。

【性状】　本品为无色的澄明液体。

【鉴别】　在含量测定项下记录的色谱图中，供试品溶液主峰的保留时间应与对照品溶液主峰的保留时间一致。

【检查】　**pH值**　应为7.0～8.5（通则0631）。

有关物质　照高效液相色谱法（通则0512）测定。

供试品溶液　取本品适量，加流动相定量稀释制成每1ml中约含地塞米松磷酸钠0.5mg的溶液。

对照溶液　精密量取供试品溶液1ml，置100ml量瓶中，用流动相稀释至刻度，摇匀。

对照品溶液　取地塞米松对照品适量，精密称定，加甲醇溶解并定量稀释制成每1ml中约含0.5mg的溶液，精密量取1ml，置100ml量瓶中，用流动相稀释至刻度，摇匀。

杂质Ⅰ定位溶液　称取地塞米松磷酸钠约10mg，置10ml量瓶中，加亚硫酸氢钠溶液（称取亚硫酸氢钠约15g，置100ml量瓶中，加水溶解并稀释至刻度，摇匀，用30%氢氧化钠溶液调节pH值至8.0）3ml，超声使溶解，用新沸冷水（用30%氢氧化钠溶液调节pH值至8.0）稀释至刻度，在水浴中加热30分钟，放冷。

系统适用性溶液　见地塞米松磷酸钠有关物质项下。

色谱条件　见地塞米松磷酸钠有关物质项下。用十八烷基硅烷键合硅胶为填充剂（Thermo BDS HYPERSIL C18，4.6mm×250mm，5μm或分离效能相当的色谱柱），柱温为40℃。

系统适用性要求　见地塞米松磷酸钠有关物质项下。杂质Ⅰ定位溶液色谱图中，地塞米松磷酸酯峰的保留时间为

20～25 分钟，杂质Ⅰ的相对保留时间约为 0.3。

测定法　精密量取供试品溶液、对照溶液与对照品溶液，分别注入液相色谱仪，记录色谱图。

限度　供试品溶液色谱图中，如有与地塞米松保留时间一致的色谱峰，按外标法以峰面积计算，不得过标示量的 0.5%；如有与杂质Ⅰ定位溶液色谱图中杂质Ⅰ保留时间一致的色谱峰，按校正后的峰面积计算（乘以校正因子 1.41）不得大于对照溶液主峰面积（1.0%）；其他单个杂质峰面积不得大于对照溶液主峰面积的 0.5 倍（0.5%），校正后的杂质Ⅰ峰面积与其他杂质峰面积的和不得大于对照溶液主峰面积的 2 倍（2.0%），与地塞米松磷酸酯峰相对保留时间为 0.2 之前的辅料峰忽略不计，小于对照溶液主峰面积 0.05 倍的色谱峰忽略不计。

细菌内毒素　取本品，依法检查（通则 1143），每 1mg 地塞米松磷酸钠中含内毒素的量应小于 1.2EU。

其他　应符合注射剂项下有关的各项规定（通则 0102）。

【含量测定】　照高效液相色谱法（通则 0512）测定。

供试品溶液　精密量取本品适量，用水定量稀释制成每 1ml 中约含地塞米松磷酸钠 0.4mg 的溶液，精密量取 5ml，置 50ml 量瓶中，用流动相稀释至刻度，摇匀。

对照品溶液、系统适用性溶液、色谱条件、系统适用性要求与测定法　见地塞米松磷酸钠含量测定项下。

【类别】　同地塞米松磷酸钠。

【规格】　（1）1ml∶1mg　（2）1ml∶2mg　（3）1ml∶5mg

【贮藏】　遮光，密闭保存。

附：

杂质Ⅰ

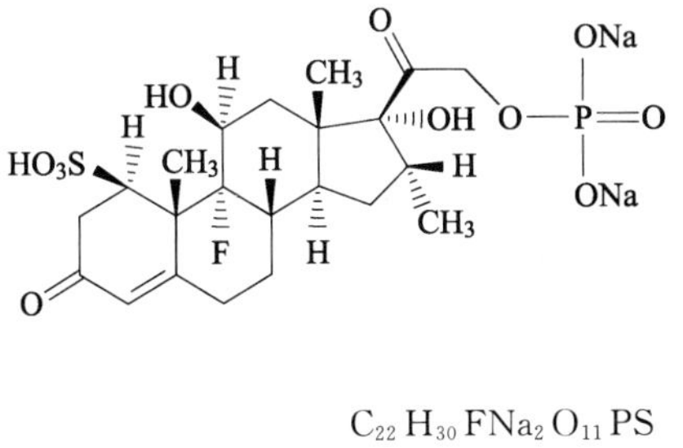

$C_{22}H_{30}FNa_2O_{11}PS$　598.48

16*α*-甲基-11*β*，17*α*，21-三羟基-9*α*-氟-1*β*-磺酸基孕甾-4-烯-3，20-二酮-21-磷酸酯二钠盐

地塞米松磷酸钠滴眼液

Disaimisong Linsuanna Diyanye

Dexamethasone Sodium Phosphate Eye Drops

本品含地塞米松磷酸钠（$C_{22}H_{28}FNa_2O_8P$）应为标示量的 90.0%～110.0%。

【性状】　本品为无色的澄明液体。

【鉴别】　在含量测定项下记录的色谱图中，供试品溶液主峰的保留时间应与对照品溶液主峰的保留时间一致。

【检查】　pH 值　应为 7.0～8.5（通则 0631）。

渗透压摩尔浓度　照渗透压摩尔浓度测定法（通则 0632）测定，渗透压摩尔浓度比应为 0.9～1.1。

其他　应符合眼用制剂项下有关的各项规定（通则 0105）。

【含量测定】　照高效液相色谱法（通则 0512）测定。

供试品溶液　精密量取本品 10ml，置 25ml 量瓶中，用水稀释至刻度，摇匀，精密量取 10ml，置另一 25ml 量瓶中，用流动相稀释至刻度，摇匀。

对照品溶液、系统适用性溶液、色谱条件、系统适用性要求与测定法　见地塞米松磷酸钠含量测定项下。

【类别】　同地塞米松磷酸钠。

【规格】　5ml∶1.25mg

【贮藏】　密闭，在凉暗处保存。

亚叶酸钙

Yayesuangai

Calcium Folinate

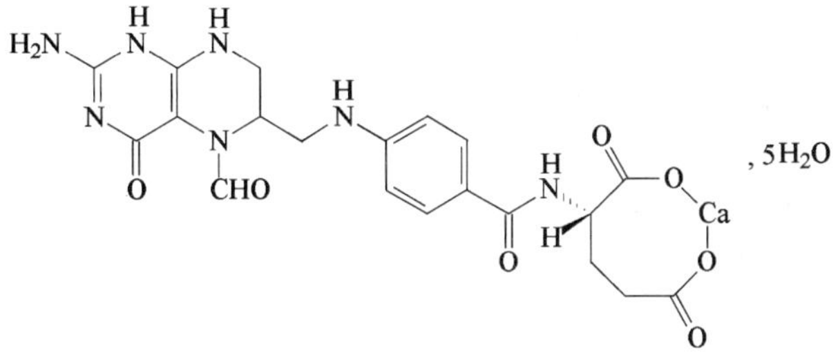

$C_{20}H_{21}CaN_7O_7 \cdot 5H_2O$　601.61

本品为 *N*-[4-[(2-氨基-5-甲酰基-1，4，5，6，7，8-六氢-4-氧代-6-蝶啶基）甲基]氨基]苯甲酰基-L-谷氨酸钙盐五水合物。按无水物计算，含 $C_{20}H_{21}CaN_7O_7$ 应为 95.0%～102.0%。

【性状】　本品为类白色至微黄色结晶或无定形粉末；无臭。

本品在水中溶解，在乙醇或乙醚中几乎不溶；在 0.1mol/L 氢氧化钠溶液中溶解。

【鉴别】　（1）在含量测定项下记录的色谱图中，供试品溶液主峰的保留时间应与对照品溶液主峰的保留时间一致。

（2）取本品，加 0.1mol/L 氢氧化钠溶液溶解并制成每 1ml 中约含 10μg 的溶液，照紫外-可见分光光度法（通则 0401）测定，在 282nm 的波长处有最大吸收，在 241nm 的波长处有最小吸收。

（3）本品的红外光吸收图谱应与对照的图谱一致（光谱集 737）或与对照品的图谱一致。若不一致，将对照品与供试品分别用水溶解（水尽量少），滴加丙酮使产生足量沉淀，放置 15

分钟，离心，用少量丙酮洗涤沉淀两次，干燥，用残渣绘制红外光吸收谱图，应符合规定(通则 0402)。

(4)本品的水溶液显钙盐的鉴别反应(通则 0301)。

【检查】 **酸碱度**　取本品 1.25g，加水 50ml 使溶解，依法测定(通则 0631)，pH 值应为 6.8～8.0。

有关物质　照高效液相色谱法(通则 0512)测定。

供试品溶液　取本品，加水溶解并制成每 1ml 中约含 1mg 的溶液。

对照溶液　精密量取供试品溶液适量，用水定量稀释制成每 1ml 中含 10μg 的溶液。

色谱条件　用十八烷基硅烷键合硅胶为填充剂；以含 0.1%四丁基氢氧化铵的磷酸氢二钠缓冲液(取 10%四丁基氢氧化铵水溶液 8.0ml 和磷酸氢二钠 2.2g，加水溶解使成 780ml，并用磷酸调节 pH 值至 7.8)-甲醇(78∶22)为流动相；柱温为 40℃；检测波长为 280nm；进样体积 20μl。

系统适用性要求　理论板数按亚叶酸峰计算不低于 2000。

测定法　精密量取供试品溶液与对照溶液，分别注入液相色谱仪，记录色谱图至主成分峰保留时间的 3 倍。

限度　供试品溶液色谱图中如有杂质峰，单个杂质峰面积不得大于对照溶液主峰面积(1.0%)，各杂质峰面积的和不得大于对照溶液主峰面积的 2.5 倍(2.5%)。

残留溶剂　照残留溶剂测定法(通则 0861 第一法)测定。

供试品溶液　取本品 0.2g，精密称定，置顶空瓶中，精密加水 5ml 使溶解，密封。

对照品溶液　取甲醇与乙醇适量，精密称定，用水定量稀释制成每 1ml 中约含甲醇 0.12mg 与乙醇 0.4mg 的混合溶液，精密量取 5ml，置顶空瓶中，密封。

色谱条件　以聚乙二醇(PEG-20M)为固定液，柱温为 50℃，进样口温度为 200℃，检测器温度为 250℃。顶空瓶平衡温度为 70℃，平衡时间为 30 分钟。

测定法　取供试品溶液与对照品溶液分别顶空进样，记录色谱图。

限度　按外标法以峰面积计算，含甲醇不得过 0.3%，含乙醇不得过 1.0%。

水分　取本品，照水分测定法(通则 0832 第一法 1)测定，含水分不得过 16.0%。

重金属　取本品 0.40g，依法检查(通则 0821 第二法)，含重金属不得过百万分之五十。

【含量测定】 照高效液相色谱法(通则 0512)测定。

供试品溶液　取本品适量，精密称定，加水溶解并定量稀释制成每 1ml 中约含 0.1mg 的溶液。

对照品溶液　取亚叶酸钙对照品，精密称定，加水溶解并定量稀释制成每 1ml 中约含 0.1mg 的溶液。

色谱条件　见有关物质项下。进样体积 10μl。

系统适用性要求　见有关物质项下。

测定法　精密量取供试品溶液与对照品溶液，分别注入液相色谱仪，记录色谱图。按外标法以峰面积计算。

【类别】 解毒药、抗贫血药。

【贮藏】 遮光，严封，在阴凉处保存。

【制剂】 (1)亚叶酸钙片　(2)亚叶酸钙注射液　(3)亚叶酸钙胶囊

亚叶酸钙片

Yayesuangai Pian

Calcium Folinate Tablets

本品含亚叶酸钙按亚叶酸($C_{20}H_{23}N_7O_7$)计算，应为标示量的 90.0%～110.0%。

【性状】 本品为类白色至黄色片。

【鉴别】 (1)在含量测定项下记录的色谱图中，供试品溶液主峰的保留时间应与对照品溶液主峰的保留时间一致。

(2)取本品细粉，加 0.1mol/L 氢氧化钠溶液溶解并制成每 1ml 中约含亚叶酸 10μg 的溶液，滤过，取滤液照紫外-可见分光光度法(通则 0401)测定，在 282nm 的波长处有最大吸收，在 241nm 的波长处有最小吸收。

(3)取本品细粉适量(约相当于亚叶酸 15mg)，加水 4ml，振摇，滤过，滤液显钙盐的鉴别反应(通则 0301)。

【检查】 **有关物质**　照高效液相色谱法(通则 0512)测定。

供试品溶液　取本品细粉，加水溶解并制成每 1ml 中约含亚叶酸 1mg 的溶液，滤过，取续滤液。

对照溶液　精密量取供试品溶液适量，用水定量稀释制成每 1ml 中含 10μg 的溶液。

色谱条件、系统适用性要求与测定法　见亚叶酸钙有关物质项下。

限度　供试品溶液色谱图中如有杂质峰，单个杂质峰面积不得大于对照溶液主峰面积(1.0%)，各杂质峰面积的和不得大于对照溶液主峰面积的 2.5 倍(2.5%)。

含量均匀度　取本品 1 片，置 200ml 量瓶(15mg 规格)或 250ml 量瓶(25mg 规格)中，加水适量，振摇，使亚叶酸钙溶解，用水稀释至刻度，摇匀，滤过，取续滤液，作为供试品溶液，照含量测定项下的方法测定含量，并将结果乘以 0.9256，应符合规定(通则 0941)。

溶出度　照溶出度与释放度测定法(通则 0931 第一法)测定。

溶出条件　以水 900ml 为溶出介质，转速为每分钟 100 转，依法操作，经 30 分钟时取样。

测定法　取溶出液滤过，精密量取续滤液，用 0.2mol/L 氢氧化钠溶液定量稀释制成每 1ml 中约含亚叶酸 10μg 的溶液，照紫外-可见分光光度法(通则 0401)，在 282nm 的波长处测定吸光度，按 $C_{20}H_{21}CaN_7O_7$ 的吸收系数（$E_{1cm}^{1\%}$）为 575 计算，并将结果与 0.9256 相乘，计算每片的溶出量。

限度　标示量的 75%，应符合规定。

其他　应符合片剂项下有关的各项规定（通则 0101）。

【含量测定】　照高效液相色谱法（通则 0512）测定。

供试品溶液　取本品 20 片，精密称定，研细，精密称取适量（约相当于亚叶酸 20mg），置 200ml 量瓶中，加水适量，振摇，使亚叶酸钙溶解，用水稀释至刻度，摇匀，滤过，取续滤液。

对照品溶液、色谱条件与系统适用性要求　见亚叶酸钙含量测定项下。

测定法　见亚叶酸钙含量测定项下。将结果乘以 0.9256。

【类别】　同亚叶酸钙。

【规格】　按 $C_{20}H_{23}N_7O_7$ 计　(1)15mg　(2)25mg

【贮藏】　遮光，密封保存。

亚叶酸钙注射液

Yayesuangai Zhusheye

Calcium Folinate Injection

本品为亚叶酸钙的无菌水溶液。含亚叶酸钙以亚叶酸（$C_{20}H_{23}N_7O_7$）计算，应为标示量的 90.0%～110.0%。

【性状】　本品为淡黄色至黄色的澄明液体。

【鉴别】　(1)在含量测定项下记录的色谱图中，供试品溶液主峰的保留时间应与对照品溶液主峰的保留时间一致。

(2)取本品，用 0.1mol/L 氢氧化钠溶液稀释制成每 1ml 中约含亚叶酸 10μg 的溶液，照紫外-可见分光光度法（通则 0401）测定，在 282nm 的波长处有最大吸收，在 241nm 的波长处有最小吸收。

(3)本品显钙盐的鉴别反应（通则 0301）。

【检查】　**pH 值**　应为 6.5～8.5（通则 0631）。

有关物质　照高效液相色谱法（通则 0512）测定。

供试品溶液　取本品，用水稀释制成每 1ml 中约含亚叶酸 1mg 的溶液。

对照溶液　精密量取供试品溶液适量，用水定量稀释制成每 1ml 中含 10μg 的溶液。

色谱条件、系统适用性要求与测定法　见亚叶酸钙有关物质项下。

限度　供试品溶液色谱图中如有杂质峰，单个杂质峰面积不得大于对照溶液主峰面积（1.0%），各杂质峰面积的和不得大于对照溶液主峰面积的 2.5 倍（2.5%）。

细菌内毒素　取本品，依法检查（通则 1143），每 1mg 亚叶酸中含内毒素的量应小于 0.36EU。

其他　应符合注射剂项下有关的各项规定（通则 0102）。

【含量测定】　照高效液相色谱法（通则 0512）测定。

供试品溶液　取本品，用水定量稀释制成每 1ml 中约含亚叶酸 0.1mg 的溶液。

对照品溶液、色谱条件与系统适用性要求　见亚叶酸钙含量测定项下。

测定法　见亚叶酸钙含量测定项下。将结果乘以 0.9256。

【类别】　同亚叶酸钙。

【规格】　按 $C_{20}H_{23}N_7O_7$ 计　(1)3ml∶30mg　(2)5ml∶50mg　(3)10ml∶0.1g

【贮藏】　遮光，冷处保存。

亚叶酸钙胶囊

Yayesuangai Jiaonang

Calcium Folinate Capsules

本品含亚叶酸钙按亚叶酸（$C_{20}H_{23}N_7O_7$）计算，应为标示量的 90.0%～110.0%。

【性状】　本品内容物为类白色至黄色颗粒或粉末。

【鉴别】　(1)在含量测定项下记录的色谱图中，供试品溶液主峰的保留时间应与对照品溶液主峰的保留时间一致。

(2)取本品的内容物，加 0.1mol/L 氢氧化钠溶液溶解并制成每 1ml 中约含亚叶酸 10μg 的溶液，滤过，取滤液照紫外-可见分光光度法（通则 0401）测定，在 282nm 的波长处有最大吸收，在 241nm 的波长处有最小吸收。

(3)取本品的内容物适量（约相当于亚叶酸 15mg），加水 4ml，振摇，滤过，滤液显钙盐的鉴别反应（通则 0301）。

【检查】　**有关物质**　照高效液相色谱法（通则 0512）测定。

供试品溶液　取本品内容物，加水溶解并制成每 1ml 中约含亚叶酸 1mg 的溶液，滤过，取续滤液。

对照溶液　精密量取供试品溶液适量，用水定量稀释制成每 1ml 中含 10μg 的溶液。

色谱条件、系统适用性要求与测定法　见亚叶酸钙有关物质项下。

限度　供试品溶液色谱图中如有杂质峰，单个杂质峰面积不得大于对照溶液主峰面积（1.0%），各杂质峰面积的和不得大于对照溶液主峰面积的 2.5 倍（2.5%）。

含量均匀度　取本品 1 粒，置 250ml 量瓶中，加水适量，振摇使亚叶酸钙溶解，用水稀释至刻度，摇匀，滤过，取续滤液，作为供试品溶液，照含量测定项下的方法测定，并将结果乘以 0.9256，应符合规定（通则 0941）。

溶出度　照溶出度与释放度测定法（通则 0931 第一法）

测定。

溶出条件　以水900ml为溶出介质，转速为每分钟100转，依法操作，经30分钟时取样。

测定法　取溶出液滤过，精密量取续滤液，用0.2mol/L氢氧化钠溶液定量稀释制成每1ml中约含亚叶酸10μg的溶液，照紫外-可见分光光度法（通则0401），在282nm的波长处测定吸光度，按$C_{20}H_{21}CaN_7O_7$的吸收系数（$E_{1cm}^{1\%}$）为575计算，并将结果与0.9256相乘，计算每粒的溶出量。

限度　标示量的75%，应符合规定。

其他　应符合胶囊剂项下有关的各项规定（通则0103）。

【含量测定】　照高效液相色谱法（通则0512）测定。

供试品溶液　取本品20粒的内容物，精密称定，混合均匀，研细，精密称取适量（约相当于亚叶酸20mg），置200ml量瓶中，加水适量，振摇使亚叶酸钙溶解，用水稀释至刻度，摇匀，滤过。

对照品溶液、色谱条件与系统适用性要求　见亚叶酸钙含量测定项下。

测定法　见亚叶酸钙含量测定项下。将结果乘以0.9256。

【类别】　同亚叶酸钙。

【规格】　25mg（按$C_{20}H_{23}N_7O_7$计）

【贮藏】　遮光，密封保存。

亚　甲　蓝

Yajialan

Methylthioninium Chloride

（结构式：3,7-双(二甲氨基)吩噻嗪-5-鎓，$Cl^-,3H_2O$）

$C_{16}H_{18}ClN_3S \cdot 3H_2O$　373.90

本品为氯化3,7-双(二甲氨基)吩噻嗪-5-鎓三水合物。按干燥品计算，含$C_{16}H_{18}ClN_3S$不得少于98.5%。

【性状】　本品为深绿色、有铜光的柱状结晶或结晶性粉末；无臭。

本品在水或乙醇中易溶。

【鉴别】　(1)取本品约10mg，加水50ml溶解后，显深蓝色；分取溶液10ml，加稀硫酸1ml与锌粉0.1g，蓝色即消失，滤过，滤液置空气中或加过氧化氢试液1滴，复显蓝色；另取溶液10ml，加碘化钾试液数滴，即生成深蓝色的绒毛状沉淀，沉淀后，上层溶液显淡蓝色；再取溶液10ml，加0.1mol/L碘溶液数滴，即显深棕色；加0.1mol/L硫代硫酸钠溶液复显蓝色。

(2)本品的红外光吸收图谱应与对照的图谱（光谱集143图）一致。

【检查】　**干燥失重**　取本品，在105℃干燥至恒重，减失重量不得过18.0%（通则0831）。

炽灼残渣　不得过1.2%（通则0841）。

锌盐　取本品0.10g，加硫酸数滴湿润后，炽灼，残渣中加稀盐酸5ml与水5ml，煮沸，加氨试液5ml，滤过，滤液中加硫化铵试液2滴，不得发生沉淀或浑浊。

砷盐　取本品0.20g，加氢氧化钙0.5g，混合，加水少量，搅拌均匀，干燥后，先用小火烧灼使炭化，再在600～700℃炽灼使完全灰化，放冷，加盐酸5ml与水23ml使溶解，依法检查（通则0822第一法），应符合规定（0.001%）。

【含量测定】　取本品约0.2g，精密称定，置烧杯中，加水40ml溶解后，置水浴上加热至75℃，精密加重铬酸钾滴定液（0.016 67mol/L）25ml，摇匀，在75℃保温20分钟，放冷，用垂熔玻璃漏斗滤过，烧杯与漏斗用水洗涤4次，每次2.5ml，滤过，合并滤液与洗液，移置具塞锥形瓶中，加水250ml、硫酸溶液（1→5）25ml与碘化钾试液10ml，摇匀，用硫代硫酸钠滴定液（0.1mol/L）滴定，至近终点时，加淀粉指示液2ml，继续滴定至蓝色消失，并将滴定的结果用空白试验校正。每1ml重铬酸钾滴定液（0.016 67mol/L）相当于10.66mg的$C_{16}H_{18}ClN_3S$。

【类别】　解毒药。

【贮藏】　遮光，密封保存。

【制剂】　亚甲蓝注射液

亚甲蓝注射液

Yajialan Zhusheye

Methylthioninium Chloride Injection

本品为亚甲蓝的灭菌水溶液。含亚甲蓝（$C_{16}H_{18}ClN_3S \cdot 3H_2O$）应为标示量的90.0%～110.0%。

本品中加有5%的葡萄糖。

【性状】　本品为深蓝色的澄明液体。

【鉴别】　取本品，照亚甲蓝项下的鉴别(1)项试验，显相同的反应。

【检查】　**pH值**　应为3.5～5.0（通则0631）。

其他　应符合注射剂项下有关的各项规定（通则0102）。

【含量测定】　照紫外-可见分光光度法（通则0401）测定。

供试品溶液　精密量取本品适量（约相当于亚甲蓝20mg），用稀乙醇定量稀释制成每1ml中约含2μg的溶液。

对照品溶液　取亚甲蓝对照品适量，精密称定，加稀乙醇溶解并定量稀释制成每1ml中约含2μg的溶液。

测定法　取供试品溶液与对照品溶液，在661nm的波长处分别测定吸光度，计算，即得供试量中含有$C_{16}H_{18}ClN_3S \cdot$

$3H_2O$ 的量。

【类别】 同亚甲蓝。

【规格】 (1)2ml∶20mg　(2)5ml∶50mg　(3)10ml∶100mg

【贮藏】 遮光，密闭保存。

亚 硝 酸 钠

Yaxiaosuanna

Sodium Nitrite

$NaNO_2$　69.00

本品按干燥品计算，含 $NaNO_2$ 不得少于 99.0%。

【性状】 本品为无色或白色至微黄色的结晶；无臭；有引湿性；水溶液显碱性反应。

本品在水中易溶，在乙醇中微溶。

【鉴别】 (1)取本品的水溶液(0.3→10)约 1ml，加醋酸成酸性后，加新制的硫酸亚铁试液数滴，即显棕色。

(2)取上述溶液适量，加稀无机酸，加热，即发生红棕色的气体。

(3)本品显钠盐的鉴别反应(通则 0301)。

【检查】 **溶液的颜色**　取本品 2.5g，加水 50ml 溶解，溶液颜色与黄色 1 号标准比色液(通则 0901 第一法)比较，不得更深。

氯化物　取本品 0.30g，依法检查(通则 0801)，与标准氯化钠溶液 6.0ml 制成的对照液比较，不得更浓(0.02%)。

硫酸盐　取本品 1.0g，依法检查(通则 0802)，与标准硫酸钾溶液 3.0ml 制成的对照液比较，不得更浓(0.03%)。

干燥失重　取本品，置硫酸干燥器中干燥至恒重，减失重量不得过 1.0%(通则 0831)。

重金属　取本品 2.0g，加稀盐酸 6ml 溶解后，置水浴上蒸干并不断搅拌，使残渣成粗粉，再加水 5ml，蒸干，加水 23ml 与醋酸盐缓冲液(pH 3.5)2ml 溶解后，依法检查(通则 0821 第一法)，含重金属不得过百万分之十。

砷盐　取本品 1.0g，加硫酸 0.4ml 与水 1ml，蒸干，加热至发生浓白烟，放冷，加盐酸 5ml 与水 23ml 溶解后，依法检查(通则 0822 第一法)，应符合规定(0.0002%)。

【含量测定】 取本品约 1g，精密称定，置 100ml 量瓶中，加水适量使溶解并稀释至刻度，摇匀；精密量取 10ml，随摇动随缓缓加至酸性的高锰酸钾溶液[精密量取高锰酸钾滴定液(0.02mol/L)50ml，置具塞锥形瓶中，加水 100ml 与硫酸 5ml 混合制成]中，加入时，吸管的尖端须插入液面下，加完后密塞，放置 10 分钟，加碘化钾 3g，密塞，轻轻振摇使溶解，放置 10 分钟，用硫代硫酸钠滴定液(0.1mol/L)滴定，至近终点时，加淀粉指示液 2ml，继续滴定至蓝色消失，并将滴定的结果用空白试验校正。每 1ml 高锰酸钾滴定液(0.02mol/L)相当于 3.45mg 的 $NaNO_2$。

【类别】 解毒药。

【贮藏】 密封保存。

亚硫酸氢钠甲萘醌

Yaliusuanqingna Jianaikun

Menadione Sodium Bisulfite

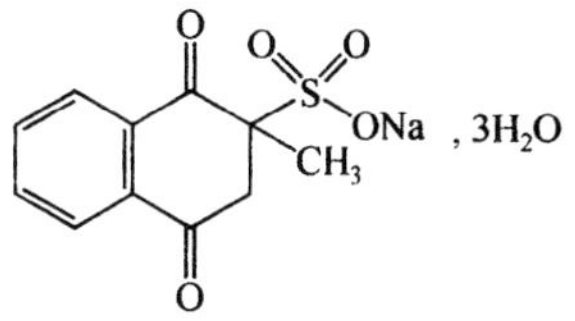

$C_{11}H_9NaO_5S \cdot 3H_2O$　330.30

本品为亚硫酸氢钠甲萘醌与亚硫酸氢钠的混合物。按干燥品计算，含 $C_{11}H_9NaO_5S \cdot 3H_2O$ 应为 63.0%～75.0%；含 $NaHSO_3$ 应为 30.0%～38.0%。

【性状】 本品为白色结晶性粉末；无臭或微有特臭；有引湿性；遇光易分解。

本品在水中易溶，在乙醇或乙醚中几乎不溶。

【鉴别】 (1)取本品约 50mg，加水 5ml 溶解后，滴加 0.1mol/L 氢氧化钠溶液，即发生鲜黄色沉淀。

(2)取本品约 80mg，加水 2ml 溶解后，加稀盐酸数滴，温热，即发生二氧化硫的臭气。

(3)本品的红外光吸收图谱应与对照的图谱(光谱集 457 图)一致。

【检查】 **磺酸亚硫酸氢钠甲萘醌**　取本品 0.1g，加水 5ml 溶解后，加邻二氮菲试液 2 滴，不得发生沉淀。

水分　取本品，照水分测定法(通则 0832 第一法 1)测定，含水分应为 9.0%～13.0%。

【含量测定】 **亚硫酸氢钠**　取本品约 1.5g，精密称定，置 100ml 量瓶中，加水振摇使溶解并稀释至刻度，摇匀，精密量取 15ml，置具塞锥形瓶中，精密加碘滴定液(0.05mol/L)25ml，密塞混合，放置 5 分钟，缓缓加盐酸 1ml，用硫代硫酸钠滴定液(0.1mol/L)滴定，至近终点时，加淀粉指示液 3ml，继续滴定至蓝色消失，并将滴定的结果用空白试验校正。每 1ml 碘滴定液(0.05mol/L)相当于 5.203mg 的 $NaHSO_3$。

亚硫酸氢钠甲萘醌　照紫外-可见分光光度法(通则 0401)测定。避光操作。

供试品溶液　取本品约 1.0g，精密称定，置 200ml 量瓶中，加水使溶解并稀释至刻度，摇匀，精密量取 20ml，置分液漏斗中，加三氯甲烷 40ml 与碳酸钠试液 5ml，剧烈振摇 30 秒，静置，分取三氯甲烷层，用三氯甲烷湿润的脱脂棉滤过，滤液置 200ml 量瓶中，立即用三氯甲烷 40ml 洗涤滤器，洗液并入量瓶中，水层用三氯甲烷振摇提取 2 次，每次 20ml，提取液滤过，并用三氯甲烷 20ml 洗涤滤器，合并提取液与洗液置量瓶中，用三氯甲烷稀释至刻度，摇匀，精密量取 2ml，置 100ml 量瓶中，用无水乙醇稀释至刻度，摇匀。

对照品溶液　取甲萘醌对照品约 20mg，精密称定，置 100ml 量瓶中，加三氯甲烷溶解并稀释至刻度，摇匀，精密量取 2ml，置 100ml 量瓶中，用无水乙醇稀释至刻度，摇匀。

测定法　取供试品溶液与对照品溶液，用 2%三氯甲烷的无水乙醇溶液作空白，在 250nm 的波长处分别测定吸光度，计算，并将结果与 1.918 相乘，即得供试品中含 $C_{11}H_9NaO_5S \cdot 3H_2O$ 的量。

【类别】 维生素类药。

【贮藏】 遮光，密封保存。

【制剂】 亚硫酸氢钠甲萘醌注射液

亚硫酸氢钠甲萘醌注射液

Yaliusuanqingna Jianaikun Zhusheye

Menadione Sodium Bisulfite Injection

本品为亚硫酸氢钠甲萘醌的灭菌水溶液。含亚硫酸氢钠甲萘醌（$C_{11}H_9NaO_5S \cdot 3H_2O$）应为标示量的 90.0%～110.0%。

【性状】 本品为无色的澄明液体，遇光易分解。

【鉴别】 取本品适量，照亚硫酸氢钠甲萘醌项下的鉴别(1)、(2)项试验，显相同的反应。

【检查】 **pH 值**　应为 2.0～4.0(通则 0631)。

细菌内毒素　取本品，依法检查(通则 1143)，每 1mg 亚硫酸氢钠甲萘醌中含内毒素的量应小于 20EU。

其他　应符合注射剂项下有关的各项规定(通则 0102)。

【含量测定】 照紫外-可见分光光度法(通则 0401)测定。避光操作。

供试品溶液　精密量取本品适量(约相当于甲萘醌 20mg)，置分液漏斗中，加三氯甲烷 40ml 与碳酸钠试液 2.5ml，剧烈振摇 30 秒，静置，分取三氯甲烷层，用三氯甲烷湿润的脱脂棉滤过，滤液置 100ml 量瓶中，立即用三氯甲烷 20ml 洗涤滤器，洗液并入量瓶中，水层用三氯甲烷振摇提取 2 次，每次 10ml，提取液滤过，并用三氯甲烷 20ml 洗涤滤器，合并提取液与洗液置量瓶中，用三氯甲烷稀释至刻度，摇匀。精密量取 2ml，置 100ml 量瓶中，用无水乙醇稀释至刻度，摇匀。

对照品溶液与测定法　见亚硫酸氢钠甲萘醌含量测定项下。

【类别】 同亚硫酸氢钠甲萘醌。

【规格】 (1)1ml∶2mg　(2)1ml∶4mg

【贮藏】 遮光，密闭保存。

西 尼 地 平

Xinidiping

Cilnidipine

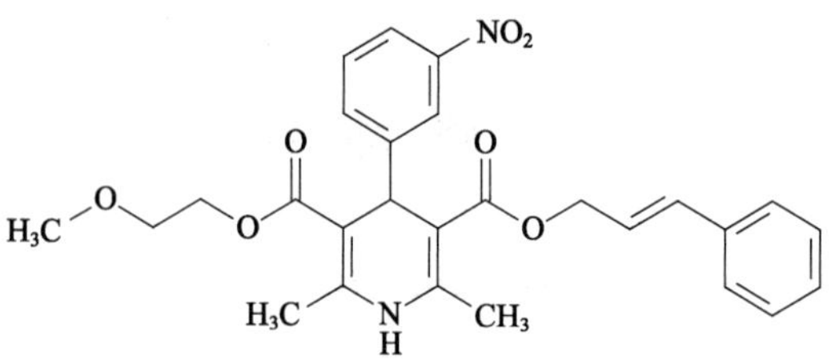

$C_{27}H_{28}N_2O_7$　492.53

本品为(±)2,6-二甲基-4-(3-硝基苯基)-1,4-二氢-3,5-吡啶二甲酸 3-(2-甲氧基)乙酯 5-(3-苯基)-2(*E*)-丙烯酯。按干燥品计算，含 $C_{27}H_{28}N_2O_7$ 不得少于 99.0%。

【性状】 本品为淡黄色粉末。

本品在丙酮或乙酸乙酯中易溶，在甲醇或乙醇中略溶，在水中几乎不溶。

【鉴别】 (1)取本品 20mg，加锌粉少许，加稀盐酸 1ml，水浴中加热 10 分钟，放冷，滴加亚硝酸钠试液 2 滴，再滴加碱性 *β*-萘酚试液数滴，即生成橙红色沉淀。

(2)取本品适量，加无水乙醇溶解并稀释制成每 1ml 中含 50μg 的溶液，照紫外-可见分光光度法(通则 0401)测定，在 356nm 的波长处有最大吸收，在 305nm 的波长处有最小吸收。

(3)本品的红外光吸收图谱应与对照品的图谱一致(通则 0402)。

【检查】 **有关物质**　照高效液相色谱法(通则 0512)测定。避光操作。

供试品溶液　取本品适量，加甲醇溶解并稀释制成每 1ml 中约含 0.25mg 的溶液。

对照溶液　精密量取供试品溶液 1ml，置 50ml 量瓶中，用甲醇稀释至刻度，摇匀，再精密量取 1ml，置 10ml 量瓶中，用甲醇稀释至刻度，摇匀。

系统适用性溶液　取西尼地平对照品[置石英杯中，紫外光灯(254nm)下光照 5～6 小时]适量和杂质Ⅰ对照品适量，加甲醇溶解并稀释制成每 1ml 中分别约含 0.1mg 和 5μg 的溶液。

色谱条件　用十八烷基硅烷键合硅胶为填充剂(Kromasil 100-5 C18 柱，4.6mm×250mm，5μm，或效能相当的色谱柱)；以 0.025mol/L 磷酸二氢铵溶液为流动相 A；乙腈-环己烷(60∶1)为流动相 B，按下表进行梯度洗脱；流速为每分钟 1.0ml；柱温为 40℃；检测波长为 240nm；进样体积 10μl。

时间(分钟)	流动相A(%)	流动相B(%)
0	43	57
10	43	57
20	20	80
30	20	80
31	43	57
45	43	57

系统适用性要求　系统适用性溶液色谱图中，出峰顺序为西尼地平峰、*Z*-异构体峰和杂质Ⅰ峰，西尼地平峰与*Z*-异构体峰之间的分离度、*Z*-异构体峰与杂质Ⅰ峰之间的分离度均应符合要求，理论板数按西尼地平峰计算不低于7000。

测定法　精密量取供试品溶液与对照溶液，分别注入液相色谱仪，记录色谱图至主峰保留时间的4倍。

限度　供试品溶液色谱图中如有与*Z*-异构体峰和杂质Ⅰ峰保留时间一致的色谱峰，*Z*-异构体峰的峰面积乘以1.13不得大于对照溶液的主峰面积(0.2%)，杂质Ⅰ峰的峰面积乘以1.53不得大于对照溶液的主峰面积(0.2%)；其他单个杂质峰面积不得大于对照溶液的主峰面积(0.2%)，*Z*-异构体峰的峰面积乘以1.13、杂质Ⅰ峰的峰面积乘以1.53后与其他各单个杂质峰面积的和不得大于对照溶液主峰面积的2.5倍(0.5%)。

残留溶剂　照残留溶剂测定法(通则0861第三法)测定。

内标溶液　取正庚烷约0.625g，用*N*,*N*-二甲基甲酰胺稀释至500ml，摇匀。

供试品溶液　取本品适量，精密称定，加内标溶液溶解并定量稀释制成每1ml中约含0.5g的溶液。

对照品溶液　取乙醇、二氯甲烷、环己烷、乙酸乙酯、2-甲氧基乙醇与正丁醇各适量，精密称定，用内标溶液定量稀释制成每1ml中分别含2.5mg、0.3mg、1.94mg、2.5mg、0.025mg与2.5mg的混合溶液。

色谱条件　以6%氰丙基苯基-94%二甲基聚硅氧烷(或极性相近)为固定液，起始温度为45℃，维持10分钟，以每分钟20℃的速率升温至200℃，维持2分钟；进样口温度为220℃；检测器温度为240℃；进样体积1μl。

系统适用性要求　对照品溶液色谱图中，乙醇、二氯甲烷、环己烷、乙酸乙酯、2-甲氧基乙醇与正丁醇各组分峰之间和与内标峰之间的分离度均应符合要求。

测定法　精密量取供试品溶液与对照品溶液，分别注入气相色谱仪，记录色谱图。

限度　按内标法以峰面积计算，乙醇、二氯甲烷、环己烷、乙酸乙酯、2-甲氧基乙醇与正丁醇的残留量均应符合规定。

干燥失重　取本品1.0g，在80℃减压干燥至恒重，减失重量不得过0.5%(通则0831)。

炽灼残渣　取本品1.0g，依法检查(通则0841)，遗留残渣不得过0.1%。

重金属　取炽灼残渣项下遗留的残渣，依法检查(通则0821第二法)，含重金属不得过百万分之十。

【含量测定】　取本品约0.16g，精密称定，加无水乙醇15ml，于40℃水浴中加热使溶解，加高氯酸溶液(取70%高氯酸溶液8.5ml，加水至100ml)10ml，加邻二氮菲指示液2滴，用硫酸铈滴定液(0.1mol/L)滴定至橙红色消失。每1ml硫酸铈滴定液(0.1mol/L)相当于24.63mg的$C_{27}H_{28}N_2O_7$。

【类别】　钙通道阻滞药。

【贮藏】　遮光，密封保存。

【制剂】　(1)西尼地平片　(2)西尼地平胶囊

附：

Z-异构体

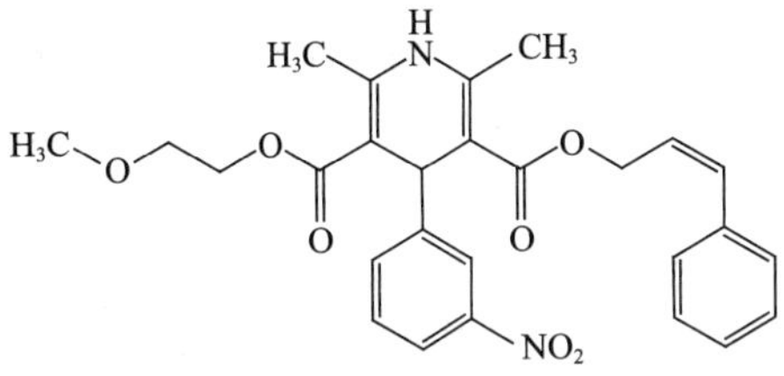

$C_{27}H_{28}N_2O_7$　492.19

(±)2,6-二甲基-4-(3-硝基苯基)-1,4-二氢吡啶-3,5-二甲酸3-(2-甲氧基)乙酯5-(3-苯基)-2(*Z*)-丙烯酯

杂质Ⅰ

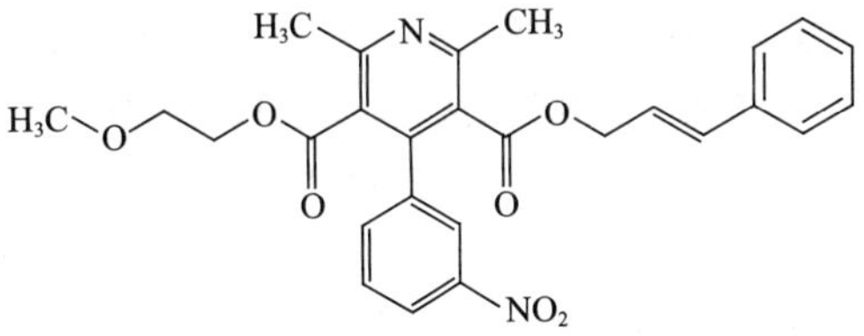

$C_{27}H_{26}N_2O_7$　490.17

2,6-二甲基-4-(3-硝基苯基)吡啶-3,5-二甲酸3-(2-甲氧基)乙酯5-(3-苯基)-2(*E*)-丙烯酯

西尼地平片

Xinidiping Pian

Cilnidipine Tablets

本品含西尼地平($C_{27}H_{28}N_2O_7$)应为标示量的90.0%～110.0%。

【性状】　本品为淡黄色片。

【鉴别】　(1)取本品细粉适量(约相当于西尼地平5mg)，置100ml量瓶中，加无水乙醇使西尼地平溶解并稀释至刻度，摇匀，滤过，取续滤液，照紫外-可见分光光度法（通则 0401）测定，在 356nm 的波长处有最大吸收，在 305nm 的波长处有最小吸收。

（2）在含量测定项下记录的色谱图中，供试品溶液主峰的保留时间应与对照品溶液主峰的保留时间一致。

【检查】 有关物质 照高效液相色谱法（通则 0512）测定。避光操作。

供试品溶液 取本品 20 片，精密称定，研细，精密称取适量（约相当于西尼地平 10mg），置 100ml 量瓶中，加甲醇适量，超声使西尼地平溶解，用甲醇稀释至刻度，摇匀，滤过，取续滤液。

对照溶液 精密量取供试品溶液 1ml，置 50ml 量瓶中，用甲醇稀释至刻度，摇匀，再精密量取 1ml，置 10ml 量瓶中，用甲醇稀释至刻度，摇匀。

系统适用性溶液、色谱条件、系统适用性要求与测定法 见西尼地平有关物质项下。

限度 供试品溶液色谱图中如有与 *Z*-异构体峰和杂质Ⅰ峰保留时间一致的色谱峰，*Z*-异构体峰的峰面积乘以 1.13 不得大于对照溶液主峰面积的 2.5 倍（0.5%），杂质Ⅰ峰的峰面积乘以 1.53 不得大于对照溶液主峰面积的 1.5 倍（0.3%）；其他单个杂质峰面积不得大于对照溶液的主峰面积（0.2%），*Z*-异构体峰的峰面积乘以 1.13、杂质Ⅰ峰的峰面积乘以 1.53 后与其他各单个杂质峰面积的和不得大于对照溶液主峰面积的 5 倍（1.0%）。

溶出度 照溶出度与释放度测定法（通则 0931 第二法）测定。

溶出条件 以 0.4%十二烷基硫酸钠溶液 900ml 为溶出介质，转速为每分钟 75 转，依法操作，经 45 分钟时取样。

供试品溶液 取溶出液适量，滤过，取续滤液。

对照品溶液 取西尼地平对照品约 10mg，精密称定，置 100ml 量瓶中，加无水乙醇 2ml 使溶解，用溶出介质稀释至刻度，摇匀，精密量取 3ml（5mg 规格）或 5ml（10mg 规格），置 50ml 量瓶中，用溶出介质稀释至刻度，摇匀。

测定法 取供试品溶液与对照品溶液，照紫外-可见分光光度法（通则 0401），在 242nm 的波长处分别测定吸光度，计算每片的溶出量。

限度 标示量的 75%，应符合规定。

含量均匀度 取本品 1 片，置 50ml（5mg 规格）或 100ml（10mg 规格）量瓶中，加无水乙醇适量，超声约 10 分钟使西尼地平溶解，放冷，用无水乙醇稀释至刻度，摇匀，滤过，精密量取续滤液 5ml，置 25ml 量瓶中，用无水乙醇稀释至刻度，摇匀，作为供试品溶液；另精密称取西尼地平对照品适量，加无水乙醇溶解并定量稀释制成每 1ml 中含 20μg 的溶液，作为对照品溶液。取供试品溶液和对照品溶液，照紫外-可见分光光度法（通则 0401），在 356nm 的波长处分别测定吸光度，计算含量，应符合规定（通则 0941）。

其他 应符合片剂项下有关的各项规定（通则 0101）。

【含量测定】 照高效液相色谱法（通则 0512）测定。

供试品溶液 见有关物质项下。

对照品溶液 取西尼地平对照品适量，精密称定，加甲醇溶解并定量稀释制成每 1ml 中约含 0.1mg 的溶液。

色谱条件 用十八烷基硅烷键合硅胶为填充剂；以乙腈-0.025mol/L 磷酸二氢铵溶液-环己烷（60∶39∶1）为流动相；检测波长为 240nm；进样体积 10μl。

系统适用性要求 西尼地平峰与相邻杂质峰之间的分离度应符合要求，理论板数按西尼地平峰计算不低于 7000。

测定法 精密量取供试品溶液与对照品溶液，分别注入液相色谱仪，记录色谱图。按外标法以峰面积计算。

【类别】 同西尼地平。

【规格】 （1）5mg （2）10mg

【贮藏】 遮光，密封保存。

西尼地平胶囊

Xinidiping Jiaonang

Cilnidipine Capsules

本品含西尼地平（$C_{27}H_{28}N_2O_7$）应为标示量的 90.0%～110.0%。

【性状】 本品内容物为淡黄色粉末。

【鉴别】 （1）取本品内容物适量（约相当于西尼地平 5mg），加无水乙醇使西尼地平溶解并稀释制成每 1ml 中约含西尼地平 0.05mg 的溶液，摇匀，滤过，取续滤液，照紫外-可见分光光度法（通则 0401）测定，在 356nm 的波长处有最大吸收，在 305nm 的波长处有最小吸收。

（2）在含量测定项下记录的色谱图中，供试品溶液主峰的保留时间应与对照品溶液主峰的保留时间一致。

【检查】 有关物质 照高效液相色谱法（通则 0512）测定。避光操作。

供试品溶液 取本品内容物适量（约相当于西尼地平 10mg），置 100ml 量瓶中，加甲醇适量，超声使西尼地平溶解，用甲醇稀释至刻度，摇匀，滤过，取续滤液。

对照溶液 精密量取供试品溶液 1ml，置 50ml 量瓶中，用甲醇稀释至刻度，摇匀，再精密量取 1ml，置 10ml 量瓶中，用甲醇稀释至刻度，摇匀。

系统适用性溶液、色谱条件、系统适用性要求与测定法 见西尼地平有关物质项下。

限度 供试品溶液色谱图中如有与 *Z*-异构体峰和杂质Ⅰ峰保留时间一致的色谱峰，*Z*-异构体峰的峰面积乘以 1.13 不得大于对照溶液主峰面积的 2.5 倍（0.5%），杂质Ⅰ峰的峰面积乘以 1.53 不得大于对照溶液主峰面积的 1.5 倍（0.3%）；其他单个杂质峰面积不得大于对照溶液的主峰面积

(0.2%),Z-异构体峰的峰面积乘以 1.13、杂质Ⅰ峰的峰面积乘以 1.53 后与其他各单个杂质峰面积的和不得大于对照溶液主峰面积的 5 倍(1.0%)。

含量均匀度　取本品 1 粒,将内容物倾入 50ml(5mg 规格)或 100ml(10mg 规格)量瓶中,囊壳用无水乙醇分次洗净,洗液并入量瓶中,超声 10 分钟,使西尼地平溶解,放冷,用无水乙醇稀释至刻度,摇匀,滤过,精密量取续滤液 5ml,置 25ml 量瓶中,用无水乙醇稀释至刻度,摇匀,作为供试品溶液;另精密称取西尼地平对照品适量,加无水乙醇溶解并定量稀释制成每 1ml 中约含 20μg 的溶液,作为对照品溶液。取供试品溶液和对照品溶液,照紫外-可见分光光度法(通则 0401),在 356nm 的波长处分别测定吸光度,计算含量,应符合规定(通则 0941)。

溶出度　照溶出度与释放度测定法(通则 0931 第一法)测定。

溶出条件　以 0.3%十二烷基硫酸钠溶液 900ml 为溶出介质,转速为每分钟 100 转,依法操作,经 45 分钟时取样。

供试品溶液　取溶出液适量,滤过,取续滤液。

对照品溶液　取西尼地平对照品约 10mg,精密称定,置 100ml 量瓶中,加无水乙醇 2ml 使溶解,用溶出介质稀释至刻度,摇匀,精密量取 3ml(5mg 规格)或 5ml(10mg 规格),置 50ml 量瓶中,用溶出介质稀释至刻度,摇匀。

测定法　取供试品溶液与对照品溶液,照紫外-可见分光光度法(通则 0401),在 242nm 的波长处分别测定吸光度,计算每粒的溶出量。

限度　标示量的 75%,应符合规定。

其他　应符合胶囊剂项下有关的各项规定(通则 0103)。

【含量测定】　照高效液相色谱法(通则 0512)测定。

供试品溶液　取本品 20 粒,精密称定,计算平均装量,倾出内容物,混匀,研细,精密称取适量(约相当于西尼地平 10mg),置 100ml 量瓶中,加甲醇适量,超声使西尼地平溶解,用甲醇稀释至刻度,摇匀,滤过,取续滤液。

对照品溶液　取西尼地平对照品适量,精密称定,加甲醇溶解并定量稀释制成每 1ml 中约含 0.1mg 的溶液。

色谱条件　用十八烷基硅烷键合硅胶为填充剂;以乙腈-0.025mol/L 磷酸二氢铵溶液-环己烷(60∶39∶1)为流动相;检测波长为 240nm;进样体积 10μl。

系统适用性要求　西尼地平峰与相邻杂质峰之间的分离度应符合要求,理论板数按西尼地平峰计算不低于 7000。

测定法　精密量取供试品溶液与对照品溶液,分别注入液相色谱仪,记录色谱图。按外标法以峰面积计算。

【类别】　同西尼地平。

【规格】　(1)5mg　(2)10mg

【贮藏】　遮光,密封保存。

西地碘含片

Xididian Hanpian

Cydiodine Buccal Tablets

本品含环糊精包裹的碘,按碘(I)计算应为标示量的 85.0%～115.0%。

【性状】　本品为浅棕黄色片。

【鉴别】　取本品 2 片,研细,置锥形瓶中,加水 10ml 使碘溶解,加淀粉指示液 2ml,即显蓝色,煮沸,蓝色即消失,放冷蓝色复出;经长时间煮沸后,蓝色不再重现。

【检查】　**含量均匀度**　取本品 1 片,置具塞锥形瓶中,加碘化钾 0.3g,水 100ml 与 10%醋酸溶液 6ml,照含量测定项下的方法,自"振摇使碘溶解"起,依法操作。计算含量,限度为±20%,应符合规定(通则 0941)。

其他　应符合片剂项下有关的各项规定(通则 0101)。

【含量测定】　取本品 20 片,精密称定,研细,精密称取细粉适量(约相当于碘 10mg),置具塞锥形瓶中,加碘化钾 0.3g、水 150ml 与 10%醋酸溶液 10ml,振摇使碘溶解,精密加硫代硫酸钠滴定液(0.01mol/L)10ml,摇匀,置暗处密闭放置 10 分钟,加淀粉指示液 2ml,用碘滴定液(0.005mol/L)滴定至溶液显蓝色,并将滴定的结果用空白试验校正。每 1ml 的硫代硫酸钠溶液(0.01mol/L)相当于 1.269mg 的 I。

【类别】　消毒防腐药。

【规格】　1.5mg

【贮藏】　遮光、密封,在凉处保存。

西吡氯铵

Xibilü'an

Cetylpyridinium Chloride

Cl^-,H_2O

$C_{21}H_{38}ClN \cdot H_2O$　358.01

本品为 1-氯化十六烷基吡啶一水合物。按无水与无溶剂物计算,含 $C_{21}H_{38}ClN$ 不得少于 98.0%。

【性状】　本品为白色或类白色鳞片状结晶或结晶性粉末;有滑腻感。

本品在乙醇、水或三氯甲烷中易溶,在乙醚中几乎不溶。

熔点　本品的熔点(通则 0612)为 80～84℃。

【鉴别】　(1)取本品适量,加水溶解并稀释制成每 1ml 中约含 40μg 的溶液，照紫外-可见分光光度法(通则 0401)测定，在 259nm 的波长处有最大吸收，在 254nm 与 265nm 的波长处有肩峰。

(2)本品的红外光吸收图谱应与对照品的图谱一致(通则 0402)。

(3)取本品水溶液，加硝酸至酸性，如有白色沉淀析出则加热使之溶解，溶液显氯化物的鉴别反应(1)(通则 0301)。

【检查】　酸度　取本品 0.50g，加水 50ml 溶解后，加酚酞指示液 1 滴，用氢氧化钠滴定液(0.02mol/L)滴定至红色，消耗的体积不得过 2.5ml。

溶液的澄清度与颜色　取本品 0.10g，加水 10ml 微热使溶解，溶液应澄清无色；如显浑浊，与 2 号浊度标准液(通则 0902 第一法)比较，不得更浓。

有关物质　照高效液相色谱法(通则 0512)测定。

供试品溶液　取本品适量，加甲醇溶解并稀释制成每 1ml 中约含 1mg 的溶液。

对照溶液　精密量取供试品溶液适量，用甲醇定量稀释制成每 1ml 中约含 1μg 的溶液。

系统适用性溶液　取杂质Ⅰ对照品与西吡氯铵各适量，置同一量瓶中，加甲醇溶解并稀释制成每 1ml 中分别含 5μg 与 1mg 的混合溶液。

灵敏度溶液　精密量取对照溶液 1ml，用甲醇定量稀释制成每 1ml 中约含 0.5μg 的溶液。

色谱条件　用氰基键合硅胶为填充剂；以甲醇为流动相 A；0.02mol/L 四甲基氢氧化铵溶液-0.003mol/L 磷酸二氢钾溶液(10：3，用冰醋酸调节 pH 值至 3.5±0.05)为流动相 B。按下表进行梯度洗脱，检测波长为 259nm；流速为每分钟 1ml；柱温为 30℃；进样体积 50μl。

时间(分钟)	流动相 A(%)	流动相 B(%)
0	50	50
8	70	30
30	70	30
32	50	50
40	50	50

系统适用性要求　系统适用性溶液色谱图中，西吡氯铵峰保留时间约为 10 分钟，杂质Ⅰ峰与西吡氯铵峰之间的分离度应符合要求。灵敏度溶液色谱图中，西吡氯铵峰高的信噪比应不小于 10。

测定法　精密量取供试品溶液与对照溶液，分别注入液相色谱仪，记录色谱图。

限度　供试品溶液色谱图中如有杂质峰，杂质Ⅰ峰面积不得大于对照溶液主峰面积的 5 倍(0.5%)，其他单个杂质峰面积不得大于对照溶液主峰面积(0.1%)，各杂质峰面积的和不得大于对照溶液主峰面积的 10 倍(1.0%)。小于灵敏度溶液主峰面积的峰忽略不计。

残留溶剂　照残留溶剂测定法(通则 0861)测定，应符合规定。

水分　取本品，照水分测定法(通则 0832 第一法 1)测定，含水分应为 4.5%～5.5%。

炽灼残渣　取本品 1.0g，依法检查(通则 0841)，遗留残渣不得过 0.2%。

重金属　取炽灼残渣项下遗留的残渣，依法检查(通则 0821 第二法)，含重金属不得过百万分之二十。

【含量测定】　取本品约 0.15g，精密称定，置具塞锥形瓶中，加水 75ml 使溶解，加三氯甲烷 10ml 与溴酚蓝指示液 0.4ml，再加新配制的碳酸氢钠溶液(取碳酸氢钠 0.42g，加水至 100ml)5ml，摇匀，用四苯硼钠滴定液(0.02mol/L)滴定，近终点时，强力振摇，至三氯甲烷层蓝色消失。每 1ml 四苯硼钠滴定液(0.02mol/L)相当于 6.800mg 的 $C_{21}H_{38}ClN$。

【类别】　消毒防腐药。

【贮藏】　密封保存。

【制剂】　西吡氯铵含漱液

附：

杂质Ⅰ

N^+　Cl^-　CH_3

$C_{19}H_{34}ClN$　311.93

1-氯化十四烷基吡啶

西吡氯铵含漱液

Xibilü’an Hanshuye

Cetylpyridinium Chloride Gargle

本品为西吡氯铵的水溶液。含西吡氯铵(按 $C_{21}H_{38}ClN$ 计)应为标示量的 95.0%～105.0%。

【性状】　本品为澄清液体，振摇时产生大量泡沫。

【鉴别】　(1)取 2mol/L 氢氧化钠溶液 5ml，加溴酚蓝指示液 0.1ml 与三氯甲烷 5ml，振摇，三氯甲烷层无色；加本品 1ml，振摇，三氯甲烷层变蓝色。

(2)在含量测定项下记录的色谱图中，供试品溶液主峰的保留时间应与对照品溶液主峰的保留时间一致。

(3)取本品约 20ml，置水浴上蒸发至约 10ml，溶液显氯化物的鉴别反应(1)(通则 0301)。

【检查】　pH 值　应为 5.0～7.0(通则 0631)。

装量　照最低装量检查法（通则 0942）检查，应符合规定。

微生物限度　取本品，照非无菌产品微生物限度检查：微生物计数法（通则 1105）与控制菌检查法（通则 1106）检查。1ml 供试品中需氧菌总数不得过 10^2 cfu，霉菌和酵母菌总数不得过 10^1 cfu，不得检出大肠埃希菌、金黄色葡萄球菌和铜绿假单胞菌。

【含量测定】　照高效液相色谱法（通则 0512）测定。

供试品溶液　精密量取本品适量，用流动相定量稀释制成每 1ml 中约含西吡氯铵（按 $C_{21}H_{38}ClN$ 计）60μg 的溶液。

对照品溶液　精密称取西吡氯铵对照品适量，加流动相溶解并定量稀释制成每 1ml 中约含西吡氯铵（按 $C_{21}H_{38}ClN$ 计）60μg 的溶液。

系统适用性溶液　取杂质Ⅰ对照品与西吡氯铵各适量，加甲醇溶解并稀释制成每 1ml 中分别含 5μg 与 60μg 的混合溶液。

色谱条件　用氰基键合硅胶为填充剂；以[0.02mol/L 四甲基氢氧化铵溶液-0.003mol/L 磷酸二氢钾溶液-甲醇（30∶3∶70），四甲基氢氧化铵溶液与磷酸二氢钾溶液混合后，用冰醋酸调节 pH 值至 3.5，再与甲醇混匀]为流动相；检测波长为 259nm；进样体积 20μl。

系统适用性要求　系统适用性溶液色谱图中，杂质Ⅰ峰与西吡氯铵峰之间的分离度应符合要求。

测定法　精密量取供试品溶液与对照品溶液，分别注入液相色谱仪，记录色谱图。按外标法以峰面积计算。

【类别】　同西吡氯铵。

【规格】　按 $C_{21}H_{38}ClN$ 计　0.1%

【贮藏】　遮光，密封，在阴凉处保存。

西 咪 替 丁

Ximitiding

Cimetidine

$C_{10}H_{16}N_6S$　252.34

本品为 1-甲基-2-氰基-3-[2-[[(5-甲基咪唑-4-基)甲基]硫代]乙基]胍。按干燥品计算，含 $C_{10}H_{16}N_6S$ 不得少于 99.0%。

【性状】　本品为白色或类白色结晶性粉末；几乎无臭。

本品在甲醇中易溶，在乙醇中溶解，在异丙醇中略溶，在水中微溶；在稀盐酸中易溶。

吸收系数　取本品，精密称定，加盐酸溶液（0.9→1000）溶解并定量稀释制成每 1ml 中约含 8μg 的溶液，照紫外-可见分光光度法（通则 0401），在 218nm 的波长处测定吸光度，吸收系数（$E_{1cm}^{1\%}$）为 751～797。

【鉴别】　（1）取本品约 50mg，加水 10ml，微温使溶解，加氨试液 1 滴与硫酸铜试液 2 滴，即生成蓝灰色沉淀；再加过量的氨试液，沉淀即溶解。

（2）取本品约 50mg，炽灼，产生的气体能使醋酸铅试纸显黑色。

（3）本品的红外光吸收图谱应与对照的图谱（光谱集 142 图）一致。

【检查】　**酸性溶液的澄清度与颜色**　取本品 3.0g，加 1mol/L 盐酸溶液 12ml 溶解后，用水稀释至 20ml，摇匀，溶液应澄清无色；如显浑浊，与 1 号浊度标准液（通则 0902 第一法）比较，不得更浓；如显色，与黄色 3 号标准比色液（通则 0901 第一法）比较，不得更深。（供注射用）

氯化物　取本品 1.0g，依法检查（通则 0801），与标准氯化钠溶液 8ml 制成的对照液比较，不得更浓（0.008%）。

有关物质　照高效液相色谱法（通则 0512）测定。

供试品溶液　取本品，加流动相溶解并稀释制成每 1ml 中约含 0.4mg 的溶液。

对照溶液　精密量取供试品溶液适量，用流动相定量稀释制成每 1ml 中约含 2μg 的溶液。

系统适用性溶液　临用新制。取西咪替丁约 40mg，置 100ml 量瓶中，加 1mol/L 盐酸溶液 10ml，水浴加热 2 分钟，放冷，加 1mol/L 氢氧化钠溶液 10ml 中和后，用流动相稀释至刻度，摇匀。

灵敏度溶液　精密量取供试品溶液适量，用流动相定量稀释制成每 1ml 中约含 0.2μg 的溶液。

色谱条件　用十八烷基硅烷键合硅胶为填充剂；以甲醇-水（240∶760）（每 1000ml 中含磷酸 0.3ml 和己烷磺酸钠 0.94g）为流动相；检测波长为 220nm；进样体积 20μl。

系统适用性要求　系统适用性溶液色谱图中，酰胺类似物的相对保留时间约为 2.0，酰胺类似物峰与西咪替丁峰间的分离度应大于 8.0。灵敏度溶液色谱图中，西咪替丁峰高的信噪比应大于 10。

测定法　精密量取供试品溶液与对照溶液，分别注入液相色谱仪，记录色谱图至主成分峰保留时间的 3.5 倍。

限度　供试品溶液色谱图中如有杂质峰，单个杂质峰面积不得大于对照溶液主峰面积的 0.4 倍（0.2%），各杂质峰面积的和不得大于对照溶液主峰面积的 2 倍（1.0%），小于灵敏度溶液主峰面积 0.5 倍的色谱峰忽略不计。

干燥失重　取本品，在 105℃干燥至恒重，减失重量不得过 0.5%（通则 0831）。

炽灼残渣　取本品 1.0g，依法检查（通则 0841），遗留残渣不得过 0.1%。

重金属 取炽灼残渣项下遗留的残渣，依法检查（通则0821第二法），含重金属不得过百万分之十。

【含量测定】 取本品约0.2g，精密称定，加冰醋酸60ml溶解后，加结晶紫指示液1滴，用高氯酸滴定液（0.1mol/L）滴定至溶液恰显蓝色，并将滴定的结果用空白试验校正。每1ml高氯酸滴定液（0.1mol/L）相当于25.23mg的$C_{10}H_{16}N_6S$。

【类别】 H_2受体阻滞药。

【贮藏】 密封保存。

【制剂】 （1）西咪替丁片 （2）西咪替丁注射液 （3）西咪替丁胶囊 （4）西咪替丁氯化钠注射液

附：

酰胺类似物

$C_{10}H_{18}N_6OS$ 270.35

1-[甲氨基[[2-[[（5-甲基-1*H*-咪唑-4-基）甲基]硫代]乙基]氨基]亚甲基]脲

西咪替丁片

Ximitiding Pian

Cimetidine Tablets

本品含西咪替丁（$C_{10}H_{16}N_6S$）应为标示量的93.0%～107.0%。

【性状】 本品为白色片或加有着色剂的淡蓝色或浅绿色片，或为薄膜衣片。

【鉴别】 （1）取本品的细粉适量（约相当于西咪替丁0.1g），加热炽灼，产生的气体能使醋酸铅试纸显黑色。

（2）照薄层色谱法（通则0502）试验。

供试品溶液 取本品的细粉适量（约相当于西咪替丁0.1g），加甲醇10ml，振摇使西咪替丁溶解，滤过。

对照品溶液 取西咪替丁对照品，加甲醇溶解并稀释制成每1ml中约含10mg的溶液。

色谱条件 采用硅胶G薄层板，以三氯甲烷-甲醇（5∶1）为展开剂。

测定法 吸取供试品溶液与对照品溶液各5μl，分别点于同一薄层板上，展开，晾干，置碘蒸气中显色。

结果判定 供试品溶液所显主斑点的位置和颜色应与对照品溶液的主斑点一致。

【检查】 **溶出度** 照溶出度与释放度测定法（通则0931第一法）测定。

溶出条件 以盐酸溶液（0.9→1000）900ml为溶出介质，转速为每分钟100转，依法操作，经15分钟时取样。

测定法 取溶出液约10ml，滤过，精密量取续滤液适量，用溶出介质定量稀释制成每1ml中约含西咪替丁5～10μg的溶液。照紫外-可见分光光度法（通则0401），在218nm的波长处测定吸光度，按$C_{10}H_{16}N_6S$的吸收系数（$E_{1cm}^{1\%}$）为774计算每片的溶出量。

限度 标示量的75%，应符合规定。

其他 应符合片剂项下有关的各项规定（通则0101）。

【含量测定】 照紫外-可见分光光度法（通则0401）测定。

供试品溶液 取本品20片，精密称定，研细，精密称取适量（约相当于西咪替丁0.15g），置200ml量瓶中，加盐酸溶液（0.9→1000）约150ml，振摇使西咪替丁溶解，用盐酸溶液（0.9→1000）稀释至刻度，摇匀，滤过，精密量取续滤液2ml，置200ml量瓶中，用盐酸溶液（0.9→1000）稀释至刻度，摇匀。

测定法 取供试品溶液，在218nm的波长处测定吸光度，按$C_{10}H_{16}N_6S$的吸收系数（$E_{1cm}^{1\%}$）为774计算。

【类别】 同西咪替丁。

【规格】 （1）0.1g （2）0.2g （3）0.4g （4）0.8g

【贮藏】 密封保存。

西咪替丁注射液

Ximitiding Zhusheye

Cimetidine Injection

本品为西咪替丁的灭菌水溶液，含西咪替丁（$C_{10}H_{16}N_6S$）应为标示量的93.0%～107.0%。

【性状】 本品为无色的澄明液体。

【鉴别】 （1）取本品1ml，小火蒸去水分，加热炽灼，产生的气体能使醋酸铅试纸显黑色。

（2）在含量测定项下记录的色谱图中，供试品溶液主峰的保留时间应与对照品溶液主峰的保留时间一致。

【检查】 **pH值** 应为5.0～6.5（通则0631）。

有关物质 照高效液相色谱法（通则0512）测定。

供试品溶液 取本品适量，用流动相稀释制成每1ml中约含西咪替丁0.4mg的溶液。

对照溶液 精密量取供试品溶液适量，用流动相定量稀释制成每1ml中约含西咪替丁2μg的溶液。

系统适用性溶液 见西咪替丁有关物质项下。

灵敏度溶液 精密量取对照溶液适量，用流动相定量稀释制成每1ml中约含西咪替丁0.2μg的溶液。

色谱条件　用十八烷基硅烷键合硅胶为填充剂（Inertsil ODS-3，4.6mm×150mm，5μm 或效能相当的色谱柱）；以甲醇-水（240：760）（每 1000ml 中含磷酸 0.3ml 和己烷磺酸钠 0.94g）为流动相；检测波长为 220nm；进样体积 20μl。

系统适用性要求　系统适用性溶液色谱图中，西咪替丁峰的保留时间约为 12 分钟，酰胺类似物峰相对西咪替丁峰的保留时间约为 1.8，西咪替丁峰与酰胺类似物峰之间的分离度应大于 8.0。灵敏度溶液色谱图中，主成分峰高的信噪比应大于 10。

测定法　精密量取供试品溶液与对照溶液，分别注入液相色谱仪，记录色谱图至主成分峰保留时间的 3.5 倍。

限度　供试品溶液色谱图中如有杂质峰，单个杂质峰面积不得大于对照溶液主峰面积（0.5%），各杂质峰面积的和不得大于对照溶液主峰面积的 3 倍（1.5%），小于灵敏度溶液主峰面积的色谱峰忽略不计。

细菌内毒素　取本品，依法检查（通则 1143），每 1mg 西咪替丁中含内毒素的量应小于 0.25EU。

其他　应符合注射剂项下有关的各项规定（通则 0102）。

【含量测定】　照高效液相色谱法（通则 0512）测定。

供试品溶液　精密量取本品适量，用流动相定量稀释制成每 1ml 中约含西咪替丁 0.1mg 的溶液。

对照品溶液　取西咪替丁对照品适量，加流动相适量使溶解并定量稀释制成每 1ml 中约含 0.1mg 的溶液。

系统适用性溶液、色谱条件与系统适用性要求　见有关物质项下。

测定法　精密量取供试品溶液与对照品溶液，分别注入液相色谱仪，记录色谱图。按外标法以峰面积计算。

【类别】　同西咪替丁。

【规格】　2ml：0.2g

【贮藏】　密闭保存。

西咪替丁胶囊

Ximitiding Jiaonang

Cimetidine Capsules

本品含西咪替丁（$C_{10}H_{16}N_6S$）应为标示量的 90.0%～110.0%。

【鉴别】　(1)取本品的内容物适量（约相当于西咪替丁 0.1g），加热炽灼，产生的气体能使醋酸铅试纸显黑色。

(2)照薄层色谱法（通则 0502）试验。

供试品溶液　取本品的内容物适量（约相当于西咪替丁 0.1g），加甲醇 10ml，振摇使西咪替丁溶解，滤过。

对照品溶液　取西咪替丁对照品，加甲醇溶解并稀释制成每 1ml 中约含 10mg 的溶液。

色谱条件　采用硅胶 G 薄层板，以三氯甲烷-甲醇（5：1）为展开剂。

测定法　吸取供试品溶液与对照品溶液各 5μl，分别点于同一薄层板上，展开，晾干，置碘蒸气中显色。

结果判定　供试品溶液所显主斑点的位置和颜色应与对照品溶液的主斑点一致。

【检查】　**溶出度**　照溶出度与释放度测定法（通则 0931 第一法）测定。

溶出条件　以盐酸溶液（0.9→1000）900ml 为溶出介质，转速为每分钟 100 转，依法操作，经 20 分钟时取样。

测定法　取溶出液 10ml，滤过，精密量取续滤液适量，用溶出介质定量稀释制成每 1ml 中约含西咪替丁 6μg 的溶液。照紫外-可见分光光度法（通则 0401），在 218nm 的波长处测定吸光度，按 $C_{10}H_{16}N_6S$ 的吸收系数（$E_{1cm}^{1\%}$）为 774 计算每粒的溶出量。同时取空胶囊壳作空白校正。

限度　标示量的 75%，应符合规定。

其他　应符合胶囊剂项下有关的各项规定（通则 0103）。

【含量测定】　照紫外-可见分光光度法（通则 0401）测定。

供试品溶液　取装量差异项下的内容物，混匀，精密称取适量（约相当于西咪替丁 0.15g），置 200ml 量瓶中，加盐酸溶液（0.9→1000）约 150ml，振摇使西咪替丁溶解，用盐酸溶液（0.9→1000）稀释至刻度，摇匀，滤过，精密量取续滤液 2ml，置 200ml 量瓶中，用盐酸溶液（0.9→1000）稀释至刻度，摇匀。

测定法　取供试品溶液，在 218nm 的波长处测定吸光度，按 $C_{10}H_{16}N_6S$ 的吸收系数（$E_{1cm}^{1\%}$）为 774 计算。

【类别】　同西咪替丁。

【规格】　0.2g

【贮藏】　密封保存。

西咪替丁氯化钠注射液

Ximitiding Lühuana Zhusheye

Cimetidine and Sodium Chloride Injection

本品为西咪替丁与氯化钠的灭菌水溶液，含西咪替丁（$C_{10}H_{16}N_6S$）与氯化钠（NaCl）均应为标示量的 93.0%～107.0%。

【性状】　本品为无色的澄明液体。

【鉴别】　(1)取本品适量（约相当于西咪替丁 50mg），加氨试液 2 滴，硫酸铜试液 2 滴，即生成蓝灰色沉淀，再加过量的氨试液，沉淀即溶解。

(2)在含量测定项下记录的色谱图中，供试品溶液主峰的保留时间应与对照品溶液主峰的保留时间一致。

(3)本品显钠盐与氯化物鉴别(1)的反应(通则 0301)。

【检查】 **pH 值**　应为 5.0～7.0(通则 0631)。

有关物质　照高效液相色谱法(通则 0512)测定。

供试品溶液　取本品适量,用流动相稀释制成每 1ml 中约含西咪替丁 0.4mg 的溶液。

对照溶液　精密量取供试品溶液适量,用流动相定量稀释制成每 1ml 中约含 2μg 的溶液。

灵敏度溶液　精密量取供试品溶液适量,用流动相定量稀释制成每 1ml 中约含 0.2μg 的溶液。

系统适用性溶液、色谱条件、系统适用性要求与测定法见西咪替丁有关物质项下。

限度　供试品溶液色谱图中如有杂质峰,单个杂质峰面积不得大于对照溶液主峰面积(0.5%),各杂质峰面积的和不得大于对照溶液主峰面积的 3 倍(1.5%),小于灵敏度溶液主峰面积 0.5 倍的色谱峰忽略不计。

渗透压摩尔浓度　取本品,依法检查(通则 0632),渗透压摩尔浓度应为 260～320mOsmol/kg。

细菌内毒素　取本品,依法检查(通则 1143),每 1ml 中含内毒素量应小于 0.50EU。

其他　应符合注射剂项下有关的各项规定(通则 0102)。

【含量测定】 **西咪替丁**　照高效液相色谱法(通则 0512)测定。

供试品溶液　精密量取本品适量,用水定量稀释制成每 1ml 中约含西咪替丁 0.1mg 的溶液。

对照品溶液　取西咪替丁对照品,精密称定,加水溶解并定量稀释制成每 1ml 中约含 0.1mg 的溶液。

系统适用性溶液　见有关物质项下。

色谱条件　见有关物质项下。系统适用性溶液进样体积 20μl,其他溶液进样体积 10μl。

系统适用性要求　除灵敏度要求外,其他见有关物质项下。

测定法　精密量取供试品溶液与对照品溶液,分别注入液相色谱仪,记录色谱图。按外标法以峰面积计算。

氯化钠　对照贮备液的制备　精密量取标准钠离子溶液,用水制成每 1ml 中含钠离子 100μg 的溶液。

供试品溶液的制备　精密量取本品 5ml,置 50ml 量瓶中,用水稀释至刻度,摇匀,精密量取 1ml,置 50ml 量瓶中,用水稀释至刻度,摇匀,即得。

测定法　精密量取对照品贮备液 3.5ml、5.5ml、7.0ml、8.5ml、10.5ml,分别置 100ml 量瓶中,用水稀释至刻度,摇匀。取上述各溶液及供试品溶液,照火焰光度法(通则 0407)测定钠离子浓度,计算,即得。

【类别】 同西咪替丁。

【规格】 (1)50ml:西咪替丁 0.2g 与氯化钠 0.45g　(2)100ml:西咪替丁 0.2g 与氯化钠 0.9g　(3)100ml:西咪替丁 0.4g 与氯化钠 0.9g

【贮藏】 遮光,密闭保存。

西洛他唑

Xiluotazuo

Cilostazol

$C_{20}H_{27}N_5O_2$　369.47

本品为 6-[4-(1-环己基-1*H*-四氮唑-5-基)丁氧基]-3,4-二氢-2-(1*H*)-喹诺酮。按干燥品计算,含 $C_{20}H_{27}N_5O_2$ 应为 98.0%～102.0%。

【性状】 本品为白色或类白色结晶性粉末;无臭。

本品在冰醋酸或三氯甲烷中易溶,在 *N*,*N*-二甲基甲酰胺中溶解,在甲醇或无水乙醇中微溶,在水、0.1mol/L 盐酸溶液或 0.1mol/L 氢氧化钠溶液中几乎不溶。

熔点　本品的熔点(通则 0612)为 157～161℃。

【鉴别】 (1)在含量测定项下记录的色谱图中,供试品溶液主峰的保留时间应与对照品溶液主峰的保留时间一致。

(2)本品的红外光吸收图谱应与对照的图谱(光谱集 754 图)一致。

【检查】 **有关物质**　照高效液相色谱法(通则 0512)测定。

溶剂　乙腈-水(25:75)。

供试品溶液　取本品约 25mg,置 100ml 量瓶中,加乙腈 25ml,超声使溶解,用水稀释至刻度,摇匀。

对照溶液　精密量取供试品溶液 1ml,置 100ml 量瓶中,用溶剂稀释至刻度,摇匀,精密量取 5ml,置 50ml 量瓶中,用溶剂稀释至刻度,摇匀。

系统适用性溶液　取西洛他唑和杂质Ⅰ对照品各约 10mg,置 200ml 量瓶中,加乙腈 50ml 超声溶解后,用水稀释至刻度,摇匀。

灵敏度溶液　精密量取对照溶液 5ml,置 25ml 量瓶中,用溶剂稀释至刻度,摇匀。

色谱条件　用辛基硅烷键合硅胶为填充剂(Kromasil 100-5 C8 柱,4.6mm×150mm,5μm 或效能相当的色谱柱);以水为流动相 A,乙腈为流动相 B,按下表进行梯度洗脱;柱温为 40℃;流速为每分钟 1.0ml;检测波长为 254nm;进样体积 20μl。

时间(分钟)	水(%)	乙腈(%)
0	80	20
6.5	70	30
17	40	60
27	40	60
28	80	20
35	80	20

系统适用性要求　系统适用性溶液色谱图中，调节色谱条件，使主成分色谱峰的保留时间约为 15 分钟；出峰顺序依次为杂质Ⅰ与西洛他唑，两峰之间的分离度应大于 3.0。灵敏度溶液色谱图中，主成分峰高的信噪比应大于 10。

测定法　精密量取供试品溶液与对照溶液，分别注入液相色谱仪，记录色谱图。

限度　供试品溶液色谱图中如有杂质峰，杂质Ⅰ和杂质Ⅱ(相对主峰保留时间约为 1.4)的峰面积乘以校正因子(均为 1.7)不得大于对照溶液主峰面积(0.1%)；其他单个杂质峰面积不得大于对照溶液主峰面积(0.1%)，校正后各杂质峰面积的和不得大于对照溶液主峰面积的 4 倍(0.4%)，小于灵敏度溶液主峰面积的峰忽略不计。

残留溶剂　照残留溶剂测定法(通则 0861 第二法)测定。

供试品溶液　取本品，精密称定，加 *N*,*N*-二甲基甲酰胺溶解并定量稀释制成每 1ml 中约含 75mg 的溶液，精密量取 4ml，置 20ml 顶空瓶中，再加水 6.0ml，摇匀，立即密封。

对照品溶液　分别取甲苯、二氯甲烷、丙酮与乙醇，精密称定，加 *N*,*N*-二甲基甲酰胺定量稀释制成每 1ml 中分别约含 66.8μg、45μg、375μg 与 375μg 的混合溶液，精密量取 4ml，置 20ml 顶空瓶中，再加水 6.0ml，摇匀，立即密封。

色谱条件　以 5%苯基-95%甲基聚硅氧烷(或极性相近)为固定液的石英毛细管柱为色谱柱；起始温度为 35℃，维持 7 分钟，以每分钟 25℃的速率升温至 220℃，维持 5 分钟；进样口温度为 130℃；检测器温度为 250℃；顶空瓶平衡温度为 80℃，平衡时间为 60 分钟。

系统适用性要求　对照品溶液色谱图中，各成分峰之间的分离度均应符合要求，理论板数按乙醇峰计算不低于 7000。

测定法　取供试品溶液与对照品溶液分别顶空进样，记录色谱图。

限度　按外标法以峰面积计算，甲苯、二氯甲烷、丙酮与乙醇的残留量均应符合规定。

氯化物　取本品 0.50g，加水 50ml，置水浴上加热 10 分钟，并不时振摇，放冷，滤过，取续滤液 25ml，依法检查(通则 0801)，与标准氯化钠溶液 4.5ml 制成的对照液比较，不得更浓(0.018%)。

干燥失重　取本品，在 105℃干燥至恒重，减失重量不得过 0.5%(通则 0831)。

炽灼残渣　取本品 1.0g，依法检查(通则 0841)，遗留残渣不得过 0.1%。

重金属　取炽灼残渣项下遗留的残渣，依法检查(通则 0821 第二法)，含重金属不得过百万分之十。

【含量测定】　照高效液相色谱法(通则 0512)测定。

供试品溶液　取本品约 25mg，精密称定，置 100ml 量瓶中，加乙腈适量超声使溶解，用乙腈稀释至刻度，摇匀，精密量取 2ml，置 10ml 量瓶中，用流动相稀释至刻度，摇匀。

对照品溶液　取西洛他唑对照品，精密称定，加乙腈溶解并用流动相定量稀释制成每 1ml 中约含 50μg 的溶液。

系统适用性溶液　见有关物质项下。

色谱条件　用辛基硅烷键合硅胶为填充剂；以水-乙腈(60∶40)为流动相；检测波长为 254nm；进样体积 20μl。

系统适用性要求　系统适用性溶液色谱图中，出峰顺序依次为杂质Ⅰ与西洛他唑，两峰之间的分离度应符合要求。

测定法　精密量取供试品溶液与对照品溶液，分别注入液相色谱仪，记录色谱图。按外标法以峰面积计算。

【类别】　抗血小板聚集药。

【制剂】　(1)西洛他唑片　(2)西洛他唑胶囊

【贮藏】　密封保存。

附：

杂质Ⅰ

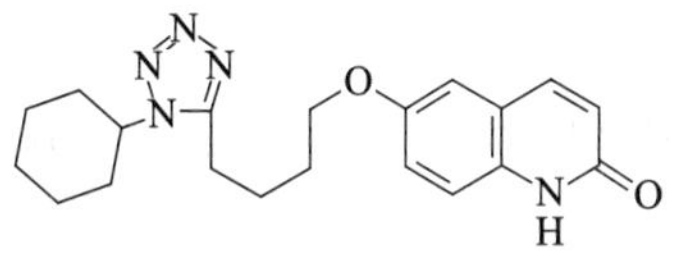

$C_{20}H_{25}N_5O_2$　367.45

6-[4-(1-环己基-1*H*-四氮唑-5-基)丁氧基]-2(1*H*)-喹诺酮

杂质Ⅱ

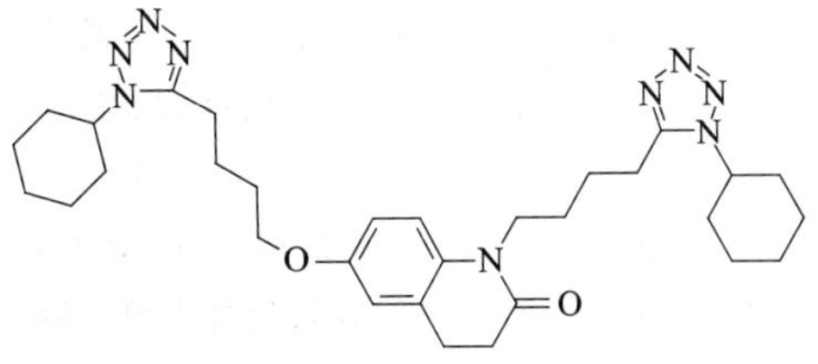

$C_{31}H_{45}N_9O_2$　575.75

1-(4-(1-环己基-1*H*-四氮唑-5-基)丁基)-6-[4-(1-环己基-1*H*-四氮唑-5-基)丁氧基]-3,4-二氢-2(1*H*)-喹诺酮

西洛他唑片

Xiluotazuo Pian

Cilostazol Tablets

本品含西洛他唑($C_{20}H_{27}N_5O_2$)应为标示量的 93.0%～107.0%。

【性状】 本品为白色或类白色片。

【鉴别】 (1)取含量测定项下的细粉适量,加甲醇适量,超声使西洛他唑溶解,并用甲醇稀释制成每 1ml 约含西洛他唑 12.5μg 的溶液,滤过,取滤液,照紫外-可见分光光度法(通则 0401)测定,在 257nm 波长处有最大吸收。

(2)在含量测定项下记录的色谱图中,供试品溶液主峰的保留时间应与对照品溶液主峰的保留时间一致。

【检查】 **有关物质** 照高效液相色谱法(通则 0512)测定。

供试品溶液 取含量测定项下细粉适量(约相当于西洛他唑 25mg),置 100ml 量瓶中,加乙腈 25ml,超声使西洛他唑溶解,用水稀释至刻度,摇匀,滤过,取续滤液。

对照溶液 精密量取供试品溶液 2ml,置 100ml 量瓶中,用溶剂稀释至刻度,摇匀,精密量取 5ml,置 50ml 量瓶中,用溶剂稀释至刻度,摇匀。

灵敏度溶液 精密量取对照溶液 5ml,置 50ml 量瓶中,用溶剂稀释至刻度,摇匀。

溶剂、系统适用性溶液、色谱条件、系统适用性要求与测定法 见西洛他唑有关物质项下。

限度 供试品溶液色谱图中如有杂质峰,单个杂质峰面积不得大于对照溶液主峰面积(0.2%),各杂质峰面积的和不得大于对照溶液主峰面积的 2.5 倍(0.5%),小于灵敏度溶液主峰面积的峰忽略不计。

溶出度 照溶出度与释放度测定法(通则 0931 第二法)测定。

溶出条件 以 0.3%十二烷基硫酸钠溶液 500ml(50mg 规格)或 1000ml(100mg 规格)为溶出介质,转速为每分钟 75 转,依法操作,经 30 分钟时取样。

供试品溶液 取溶出液适量,滤过,精密量取续滤液 3ml,置 25ml 量瓶中,用溶出介质稀释至刻度,摇匀。

对照品溶液 取西洛他唑对照品约 20mg,精密称定,置 100ml 量瓶中,加甲醇溶解并稀释至刻度,摇匀,精密量取 3ml,置 50ml 量瓶中,用溶出介质稀释至刻度,摇匀。

测定法 取供试品溶液与对照品溶液,照紫外-可见分光光度法(通则 0401),在 257nm 的波长处分别测定吸光度,计算每片的溶出量。

限度 标示量的 70%,应符合规定。

其他 应符合片剂项下有关的各项规定(通则 0101)。

【含量测定】 照高效液相色谱法(通则 0512)测定。

供试品溶液 取本品 20 片,精密称定,研细,精密称取细粉适量(约相当于西洛他唑 50mg),置 100ml 量瓶中,加乙腈超声使溶解并稀释至刻度,摇匀,滤过,精密量取续滤液 2ml,置 20ml 量瓶中,用流动相稀释至刻度,摇匀。

对照品溶液 取西洛他唑对照品约 50mg,精密称定,置 100ml 量瓶中,加乙腈超声使溶解并稀释至刻度,摇匀,精密量取 2ml,置 20ml 量瓶中,用流动相稀释至刻度,摇匀。

系统适用性溶液、色谱条件、系统适用性要求与测定法 见西洛他唑含量测定项下。

【类别】 同西洛他唑。

【规格】 (1)50mg (2)100mg

【贮藏】 密封保存。

西洛他唑胶囊

Xiluotazuo Jiaonang

Cilostazol Capsules

本品含西洛他唑($C_{20}H_{27}N_5O_2$)应为标示量的 93.0%～107.0%。

【性状】 本品内容物为白色或类白色颗粒或粉末。

【鉴别】 (1)取含量测定项下细粉适量,加甲醇适量,超声使西洛他唑溶解,并用甲醇稀释制成每 1ml 约含西洛他唑 12.5μg 的溶液,滤过,取滤液,照紫外-可见分光光度法(通则 0401)测定,在 257nm 的波长处有最大吸收。

(2)在含量测定项下记录的色谱图中,供试品溶液主峰的保留时间应与对照品溶液主峰的保留时间一致。

【检查】 **有关物质** 照高效液相色谱法(通则 0512)测定。

供试品溶液 取本品内容物适量(约相当于西洛他唑 25mg),置 100ml 量瓶中,加乙腈 25ml,超声使西洛他唑溶解,用水稀释至刻度,摇匀,滤过,取续滤液。

对照溶液 精密量取供试品溶液 2ml,置 100ml 量瓶中,用溶剂稀释至刻度,摇匀,精密量取 5ml,置 50ml 量瓶中,用溶剂稀释至刻度,摇匀。

灵敏度溶液 精密量取对照溶液 5ml,置 50ml 量瓶中,用溶剂稀释至刻度,摇匀。

溶剂、系统适用性溶液、色谱条件、系统适用性要求与测定法 见西洛他唑有关物质项下。

限度 供试品溶液色谱图中如有杂质峰,单个杂质峰面积不得大于对照溶液主峰面积(0.2%),各杂质峰面积的和不得大于对照溶液主峰面积的 2.5 倍(0.5%),小于灵敏度溶液主峰面积的峰忽略不计。

溶出度 照溶出度与释放度测定法(通则 0931 第二法)测定。

溶出条件 以 0.3%十二烷基硫酸钠溶液 500ml 为溶出介质,转速为每分钟 75 转,依法操作,经 30 分钟时取样。

供试品溶液 取溶出液适量,滤过,精密量取续滤液 3ml,置 25ml 量瓶中,用溶出介质稀释至刻度,摇匀。

对照品溶液 取西洛他唑对照品约 20mg,精密称定,置 100ml 量瓶中,加甲醇 15ml,超声使溶解,用溶出介质稀释至刻度,摇匀,精密量取 3ml,置 50ml 量瓶中,用溶出介质稀释至刻度,摇匀。

测定法　取供试品溶液与对照品溶液，照紫外-可见分光光度法（通则0401），在257nm的波长处分别测定吸光度，计算每粒的溶出量。

限度　标示量的70%，应符合规定。

其他　应符合胶囊剂项下有关的各项规定（通则0103）。

【含量测定】　照高效液相色谱法（通则0512）测定。

供试品溶液　取装量差异项下的内容物，研细，混合均匀，精密称取细粉适量（约相当于西洛他唑50mg），置100ml量瓶中，加乙腈超声溶解并稀释至刻度，摇匀，滤过，精密量取续滤液2ml，置20ml量瓶中，用流动相稀释至刻度，摇匀。

对照品溶液　取西洛他唑对照品约50mg，精密称定，置100ml量瓶中，加乙腈超声使溶解并稀释至刻度，摇匀，精密量取2ml，置20ml量瓶中，用流动相稀释至刻度，摇匀。

系统适用性溶液、色谱条件、系统适用性要求与测定法　见西洛他唑含量测定项下。

【类别】　同西洛他唑。

【规格】　50mg

【贮藏】　密封保存。

灰黄霉素

Huihuangmeisu

Griseofulvin

$C_{17}H_{17}ClO_6$　352.77

本品为(1′*S*,6′*R*)-6′-甲基-2′,4,6-三甲氧基-7-氯-螺[苯并呋喃-2(3*H*),1′-[2]环己烯]-3,4′-二酮。按干燥品计算，含灰黄霉素（$C_{17}H_{17}ClO_6$）不得少于95.0%。

【性状】　本品为白色或类白色微细粉末；无臭。

本品在*N*,*N*-二甲基甲酰胺中易溶，在无水乙醇中微溶，在水中极微溶解。

熔点　本品的熔点（通则0612）为218～224℃。

比旋度　取本品，精密称定，加*N*,*N*-二甲基甲酰胺使溶解并定量稀释制成每1ml中约含10mg的溶液，依法测定（通则0621），比旋度为+352°至+367°。

【鉴别】　(1)在含量测定项下记录的色谱图中，供试品溶液主峰的保留时间应与对照品溶液主峰的保留时间一致。

(2)本品的红外光吸收图谱应与对照的图谱（光谱集146图）一致。

【检查】　**酸度**　取本品0.25g，加乙醇20ml，振摇，立即加酚酞指示液0.1ml并用氢氧化钠滴定液（0.02mol/L）滴定至显微红色，消耗氢氧化钠滴定液（0.02mol/L）不得过1.0ml。

溶液的澄清度与颜色　取本品5份，各0.75g，分别加*N*,*N*-二甲基甲酰胺10ml溶解后，溶液应澄清无色；如显浑浊，与1号浊度标准液（通则0902第一法）比较，均不得更浓；如显色，与黄色3号标准比色液（通则0901第一法）比较，均不得更深。

粒度　精密称取本品10mg，加水2～4滴，使均匀湿润，加玻璃珠20粒，振摇3～5分钟后，加5%阿拉伯胶溶液10ml，充分振摇10分钟，立即用滴管自底部吸取供试液，迅速用滤纸拭净滴管外部，垂直滴1滴于血球计数板上，盖上盖玻片，置显微镜下检视，计数，含5μm及5μm以下的颗粒应不少于85%，含50μm及50μm以上的颗粒数，全视野检视，不得超过5颗。

有关物质　照高效液相色谱法（通则0512）测定。

供试品溶液　取本品适量，加流动相A溶解并稀释制成每1ml中约含0.5mg的溶液。

对照溶液　精密量取供试品溶液1ml，置100ml量瓶中，用流动相A稀释至刻度，摇匀。

灵敏度溶液　精密量取对照溶液适量，用流动相A定量稀释制成每1ml中约含0.25μg的溶液。

色谱条件　用十八烷基硅烷键合硅胶为填充剂（4.6mm×250mm，5μm或效能相当的色谱柱）；以0.05mol/L磷酸二氢钾溶液-乙腈-甲醇（57∶38∶5）（用磷酸调节pH值至3.7±0.2）为流动相A，以0.05mol/L磷酸二氢钾溶液-乙腈-甲醇（28∶68∶8）（用磷酸调节pH值至3.7±0.2）为流动相B；先以流动相A等度洗脱，待灰黄霉素洗脱完毕后立即按下表进行线性梯度洗脱；检测波长为254nm；进样体积10μl。

时间（分钟）	流动相A（%）	流动相B（%）
0	100	0
10	0	100
20	0	100
25	100	0
35	100	0

系统适用性要求　灵敏度溶液色谱图中，主成分色谱峰峰高的信噪比应大于10。

测定法　精密量取供试品溶液与对照溶液，分别注入液相色谱仪，记录色谱图。

限度　供试品溶液色谱图中如有杂质峰，去氯灰黄霉素（相对保留时间约为0.7）峰面积不得大于对照溶液主峰面积的2.5倍（2.5%），去氢灰黄霉素（相对保留时间约为1.1）峰面积不得大于对照溶液主峰面积的0.75倍（0.75%），其他各杂质峰面积的和不得大于对照溶液主峰面积（1.0%），小于灵敏度溶液主峰面积的峰忽略不计。

干燥失重　取本品，在105℃干燥至恒重，减失重量不得过0.5%（通则0831）。

炽灼残渣　取本品 1.0g,依法检查(通则 0841),遗留残渣不得过 0.2%。

重金属　取炽灼残渣项下遗留的残渣,依法检查(通则 0821 第二法),含重金属不得过百万分之二十五。

【含量测定】　照高效液相色谱法(通则 0512)测定。

供试品溶液　取本品约 50mg,精密称定,置 50ml 量瓶中,加流动相溶解并稀释至刻度,精密量取 5ml,置 50ml 量瓶中,用流动相稀释至刻度,摇匀。

对照品溶液　取灰黄霉素对照品适量,精密称定,加流动相溶解并定量稀释制成每 1ml 中约含 0.1mg 的溶液。

系统适用性溶液　取灰黄霉素对照品适量,加流动相溶解并稀释制成每 1ml 中约含 0.5mg 的溶液。

色谱条件　用十八烷基硅烷键合硅胶为填充剂;以 0.05mol/L 磷酸二氢钾溶液-乙腈-甲醇(57∶38∶5)(用磷酸调节 pH 值至 3.7±0.2)为流动相;检测波长为 254nm;进样体积 10μl。

系统适用性要求　系统适用性溶液色谱图中,去氢灰黄霉素峰(相对保留时间约为 1.1)与灰黄霉素峰间的分离度应符合要求。

测定法　精密量取供试品溶液与对照品溶液,分别注入液相色谱仪,记录色谱图。按外标法以峰面积计算。

【类别】　抗真菌药。

【贮藏】　密封保存。

【制剂】　灰黄霉素片

附:

去氯灰黄霉素(dechloro-griseofulvin)

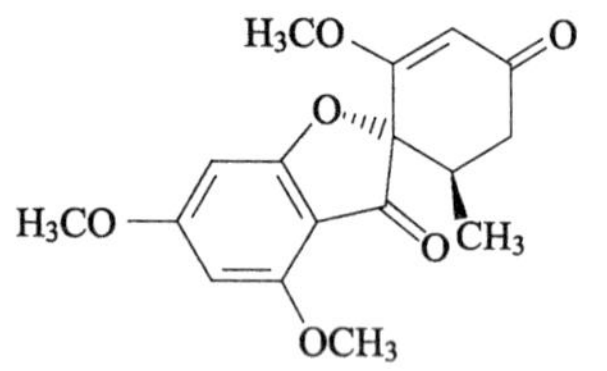

$C_{17}H_{18}O_6$　318.32

(1′*S*,6′*R*)-2′,4,6-三甲氧基-6′-甲基螺[苯并呋喃-2(3*H*),1′-[2]环己烯]-3,4′-二酮

去氢灰黄霉素(dehydro-griseofulvin)

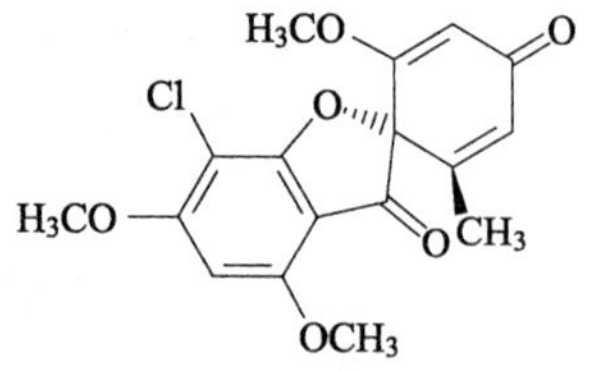

$C_{17}H_{15}ClO_6$　350.75

(1′*S*)-7-氯-2′,4,6-三甲氧基-6′-甲基螺[苯并呋喃-2(3*H*),1′-[2,5]环己二烯]-3,4′-二酮

灰黄霉素片

Huihuangmeisu Pian

Griseofulvin Tablets

本品含灰黄霉素($C_{17}H_{17}ClO_6$)应为标示量的 90.0%～110.0%。

【性状】　本品为白色或类白色片。

【鉴别】　在含量测定项下记录的色谱图中,供试品溶液主峰的保留时间应与对照品溶液主峰的保留时间一致。

【检查】　**有关物质**　照高效液相色谱法(通则 0512)测定。

供试品溶液　取本品 10 片,研细,取适量(约相当于灰黄霉素 50mg),置 100ml 量瓶中,加流动相 A 适量,超声使灰黄霉素溶解,放冷,用流动相 A 稀释至刻度,摇匀,滤过。

对照溶液　精密量取供试品溶液 1ml,置 100ml 量瓶中,用流动相 A 稀释至刻度,摇匀。

灵敏度溶液　精密量取对照溶液适量,用流动相 A 定量稀释制成每 1ml 中约含灰黄霉素 0.25μg 的溶液。

色谱条件、系统适用性要求与测定法　见灰黄霉素有关物质项下。

限度　供试品溶液色谱图中如有杂峰,去氯灰黄霉素(相对保留时间约为 0.7)峰面积不得大于对照溶液主峰面积的 2.5 倍(2.5%);去氢灰黄霉素(相对保留时间约为 1.1)峰面积不得大于对照溶液主峰面积的 0.75 倍(0.75%),小于灵敏度溶液主峰面积的峰忽略不计。

溶出度　照溶出度与释放度测定法(通则 0931 第二法)测定。

溶出条件　以 0.54%十二烷基硫酸钠溶液 900ml 为溶出介质,转速为每分钟 100 转,依法操作,经 60 分钟时取样。

测定法　取溶出液适量,滤过,精密量取续滤液适量,用甲醇-水(4∶1)定量稀释制成每 1ml 中约含灰黄霉素 5.6μg 的溶液。照紫外-可见分光光度法(通则 0401),在 291nm 的波长处测定吸光度,按 $C_{17}H_{17}ClO_6$ 的吸收系数($E_{1cm}^{1\%}$)为 686 计算每片的溶出量。

限度　标示量的 70%,应符合规定。

其他　应符合片剂项下有关的各项规定(通则 0101)。

【含量测定】　照高效液相色谱法(通则 0512)测定。

供试品溶液　取本品 10 片,精密称定,研细,精密称取适量(约相当于灰黄霉素 100mg),置 100ml 量瓶中,加流动相适量,超声使灰黄霉素溶解,放冷,用流动相稀释至刻度,摇匀,滤过,精密量取续滤液 5ml,置 50ml 量瓶中,用流动相稀释至刻度,摇匀。

对照品溶液、系统适用性溶液、色谱条件、系统适用性要求与测定法　见灰黄霉素含量测定项下。

【类别】　同灰黄霉素。

【规格】　(1)0.1g　(2)0.125g　(3)0.25g

【贮藏】　密封保存。

达 那 唑

Danazuo

Danazol

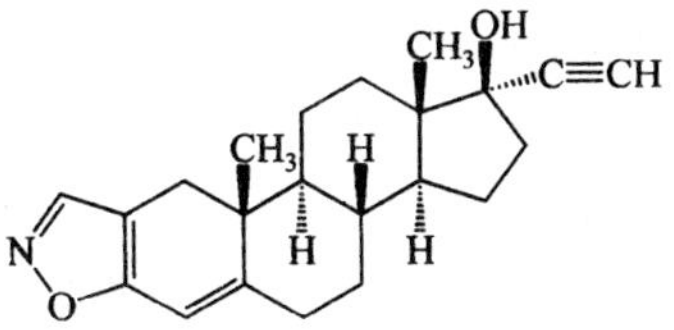

$C_{22}H_{27}NO_2$　337.46

本品为 17α-孕甾-2,4-二烯-20-炔并[2,3-*d*]异噁唑-17β-醇。按干燥品计算,含 $C_{22}H_{27}NO_2$ 应为 97.0%～103.0%。

【性状】 本品为白色或类白色结晶或结晶性粉末。

本品在三氯甲烷中易溶,在丙酮中溶解,在乙醇中略溶,在水中不溶。

比旋度 取本品,精密称定,加三氯甲烷溶解并定量稀释制成每 1ml 中约含 10mg 的溶液,依法测定(通则 0621),比旋度为+21°至+27°。

【鉴别】 (1)取本品约 2mg,加乙醇 5ml 使溶解,加硝酸银试液 2 滴,即生成白色沉淀。

(2)在含量测定项下记录的色谱图中,供试品溶液主峰的保留时间应与对照品溶液主峰的保留时间一致。

(3)本品的红外光吸收图谱应与对照的图谱(光谱集 147 图)一致。

【检查】 **氯化物** 取本品 1.0g,加水 30ml,振摇使分散均匀,滤过,取滤液 15ml,依法检查(通则 0801),与标准氯化钠溶液 4.0ml 制成的对照液比较,不得更浓(0.008%)。

硫酸盐 取本品 1.0g,加水 30ml,振摇使分散均匀,滤过,取滤液 15ml,依法检查(通则 0802),与标准硫酸钾溶液 4.0ml 制成的对照液比较,不得更浓(0.08%)。

有关物质 照高效液相色谱法(通则 0512)测定。

供试品溶液 取本品适量,加流动相溶解并稀释制成每 1ml 中约含 2mg 的溶液。

对照溶液 精密量取供试品溶液 1ml,置 100ml 量瓶中,用流动相稀释至刻度,摇匀。

系统适用性溶液 取达那唑适量,加流动相溶解并稀释制成每 1ml 中约含 0.2mg 的溶液。

色谱条件 用十八烷基硅烷键合硅胶为填充剂;以乙腈-甲醇-水(4∶4∶3)为流动相;检测波长为 270nm;进样体积 10μl。

系统适用性要求 系统适用性溶液的色谱图中,理论板数按达那唑峰计算不低于 2500。

测定法 精密量取供试品溶液与对照溶液,分别注入液相色谱仪,记录色谱图至主成分峰保留时间的 2 倍。

限度 供试品溶液色谱图中如有杂质峰,单个杂质峰面积不得大于对照溶液主峰面积的 0.5 倍(0.5%);各杂质峰面积的和不得大于对照溶液主峰面积(1.0%)。

干燥失重 取本品,在 60℃减压干燥至恒重,减失重量不得过 1.0%(通则 0831)。

【含量测定】 照高效液相色谱法(通则 0512)测定。

供试品溶液 取本品适量,精密称定,加流动相溶解并定量稀释制成每 1ml 中约含 0.2mg 的溶液。

对照品溶液 取达那唑对照品适量,精密称定,加流动相溶解并定量稀释制成每 1ml 中约含 0.2mg 的溶液。

系统适用性溶液、色谱条件与系统适用性要求 见有关物质项下。

测定法 精密量取供试品溶液与对照品溶液,分别注入液相色谱仪,记录色谱图。按外标法以峰面积计算。

【类别】 促性腺激素抑制药。

【贮藏】 遮光,密封保存。

【制剂】 达那唑胶囊

达那唑胶囊

Danazuo Jiaonang

Danazol Capsules

本品含达那唑($C_{22}H_{27}NO_2$)应为标示量的 90.0%～110.0%。

【鉴别】 (1)取本品的内容物,加三氯甲烷适量提取,滤过,滤液蒸干,提取物照达那唑鉴别(1)试验,显相同的反应。

(2)在含量测定项下记录的色谱图中,供试品溶液主峰的保留时间应与对照品溶液主峰的保留时间一致。

(3)取本品内容物适量(约相当于达那唑 200mg),加三氯甲烷 10ml,研磨溶解,滤过,滤液水浴蒸干,残渣经减压干燥,依法测定(通则 0402)。本品的红外光吸收图谱应与对照的图谱(光谱集 147 图)一致。

【检查】 **有关物质** 照高效液相色谱法(通则 0512)测定。

供试品溶液 取装量差异项下的内容物,混合均匀,精密称取适量,加流动相溶解并稀释制成每 1ml 中约含达那唑 2mg 的溶液,滤过,取续滤液。

对照溶液 精密量取供试品溶液 1ml,置 100ml 量瓶中,用流动相稀释至刻度,摇匀。

系统适用性溶液、色谱条件、系统适用性要求与测定法 见达那唑有关物质项下。

限度 供试品溶液色谱图中如有杂质峰,单个杂质峰面积不得大于对照溶液主峰面积的 0.75 倍(0.75%);各杂质峰面积的和不得大于对照溶液主峰面积的 1.5 倍(1.5%)。

溶出度 照溶出度与释放度测定法(通则 0931 第二法)测定。

溶出条件 以 0.1mol/L 盐酸溶液-异丙醇(3∶2)1000ml

为溶出介质，转速为每分钟 80 转，依法操作，经 30 分钟时取样。

供试品溶液　取溶出液 25ml，滤过，精密量取续滤液适量，用溶出介质定量稀释制成每 1ml 中约含达那唑 20μg 的溶液。

对照品溶液　取达那唑对照品适量，精密称定，加溶出介质溶解并定量稀释制成每 1ml 中约含 20μg 的溶液。

测定法　取供试品溶液与对照品溶液，照紫外-可见分光光度法（通则 0401），在 286nm 的波长处分别测定吸光度，计算每粒的溶出量。

限度　标示量的 70%，应符合规定。

其他　应符合胶囊剂项下有关的各项规定（通则 0103）。

【含量测定】　照高效液相色谱法（通则 0512）测定。

供试品溶液　取装量差异项下的内容物，混合均匀，精密称取适量（约相当于达那唑 20mg），置 100ml 量瓶中，加流动相适量，超声使达那唑溶解，放冷，用流动相稀释至刻度，摇匀，滤过，取续滤液。

对照品溶液、系统适用性溶液、色谱条件、系统适用性要求与测定法　见达那唑含量测定项下。

【类别】　同达那唑。

【规格】　（1）0.1g　（2）0.2g

【贮藏】　遮光，密封保存。

托西酸舒他西林

Tuoxisuan Shutaxilin

Sultamicillin Tosilate

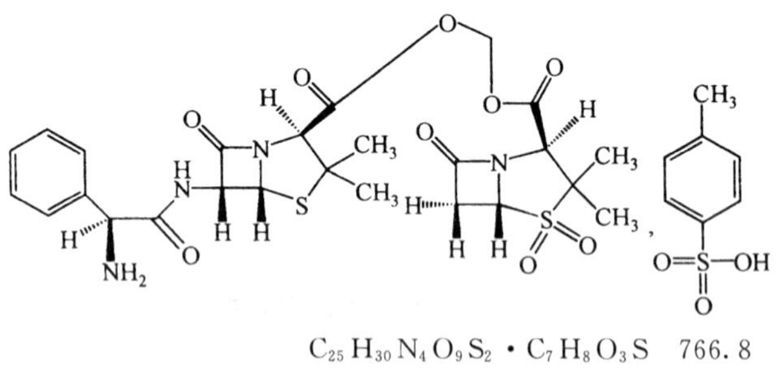

$C_{25}H_{30}N_4O_9S_2 \cdot C_7H_8O_3S$　766.8

本品为（+）羟甲基（2*S*，5*R*，6*R*）-6-[（*R*）-（2-氨基-2-苯乙酰氨基）]-3，3-二甲基-7-氧代-4-硫杂-1-氮杂双环[3.2.0]庚烷-2-羧酸酯，（2*S*，5*R*）-3，3-二甲基-7-氧代-4-硫杂-1-氮杂双环[3.2.0]庚烷-2-羧酸酯 *S*，*S*-二氧化物对甲苯磺酸盐。按无水物计算，含舒他西林（$C_{25}H_{30}N_4O_9S_2$）不得少于 70.0%。

【生产要求】　应对生产工艺进行评估以确定形成遗传毒性杂质甲苯磺酸烷基酯的可能性。必要时，应采用适宜的分析方法对产品进行分析，以确认甲苯磺酸烷基酯的含量符合国家药品监管部门相关指导原则或 ICH M7 指导原则的要求。

【性状】　本品为类白色至微黄色的结晶性粉末；微臭。

本品在甲醇中易溶，在乙醇中微溶，在水中极微溶解，在乙醚中几乎不溶。

比旋度　取本品适量，精密称定，加乙腈-水（2：3）溶解并定量稀释制成每 1ml 中约含 10mg 的溶液，依法测定（通则 0621），比旋度为+173°至+187°。

【鉴别】　（1）照薄层色谱法（通则 0502）试验。

供试品溶液　取本品适量，加乙腈-水（4：1）溶解并稀释制成每 1ml 中约含舒他西林 10mg 的溶液。

对照品溶液　取舒他西林对照品适量，加乙腈-水（4：1）溶解并稀释制成每 1ml 中约含舒他西林 10mg 的溶液。

色谱条件　采用硅胶 G 薄层板，以乙酸乙酯-丁酮-88%甲酸-水（30：15：1.5：3.5）为展开剂。

测定法　吸取供试品溶液与对照品溶液各 5μl，分别点于同一薄层板上，展开，在 100℃干燥 30 分钟，放冷，置碘蒸气中熏 5 分钟。

结果判定　供试品溶液所显主斑点的位置和颜色应与对照品溶液主斑点的位置和颜色相同。

（2）在含量测定项下记录的色谱图中，供试品溶液主峰的保留时间应与对照品溶液主峰的保留时间一致。

（3）本品的红外光吸收图谱应与对照的图谱（光谱集 1261 图）一致。

以上（1）、（2）两项可选做一项。

【检查】　**有关物质**　照高效液相色谱法（通则 0512）测定。临用新制。

溶剂　水-甲醇（60：40）。

供试品溶液　取本品适量，精密称定，加溶剂溶解并定量稀释制成每 1ml 中约含 1mg 的溶液。

对照品溶液　取氨苄西林对照品及舒巴坦对照品各适量，精密称定，加溶剂溶解并定量稀释制成每 1ml 中约含氨苄西林（按 $C_{16}H_{19}N_3O_4S$ 计）0.03mg 和舒巴坦 0.01mg 的混合溶液。

系统适用性溶液　取舒他西林对照品、氨苄西林对照品及舒巴坦对照品各适量，加溶剂溶解并稀释制成每 1ml 中各约含 0.2mg 的混合溶液。

色谱条件　用十八烷基硅烷键合硅胶为填充剂；以四丁基氢氧化铵溶液（取 10%四丁基氢氧化铵溶液 80ml，加水 900ml，加三乙胺 4ml，用磷酸调节 pH 值至 4.0，加水稀释至 1000ml）-甲醇（60：40）为流动相；检测波长为 230nm；进样体积 20μl。

系统适用性要求　系统适用性溶液色谱图中，出峰顺序为氨苄西林、舒巴坦、舒他西林、甲苯磺酸，各色谱峰之间的分离度均应大于 2.0。

测定法　精密量取供试品溶液与对照品溶液，分别注入液相色谱仪，记录色谱图。

限度　按外标法以峰面积计算，含氨苄西林不得过 3.0%；含舒巴坦不得过 1.0%。

水分　取本品，照水分测定法（通则 0832 第一法 1）测定，含水分不得过 6.0%。

炽灼残渣　取本品 1.0g，依法检查（通则 0841），遗留残渣不得过 0.2%。

重金属　取炽灼残渣项下遗留的残渣，依法检查(通则0821第二法)，含重金属不得过百万分之二十。

【含量测定】　照高效液相色谱法(通则0512)测定。临用新制。

供试品溶液　取本品适量，精密称定，加溶剂溶解并定量稀释制成每1ml中约含舒他西林0.2mg的溶液。

对照品溶液　取舒他西林对照品适量，精密称定，加溶剂溶解并定量稀释制成每1ml中约含舒他西林0.2mg的溶液。

溶剂、系统适用性溶液、色谱条件与系统适用性要求　见有关物质项下。

测定法　精密量取供试品溶液与对照品溶液，分别注入液相色谱仪，记录色谱图。按外标法以峰面积计算供试品中$C_{25}H_{30}N_4O_9S_2$的含量。

【类别】　β-内酰胺类抗生素，青霉素类。

【贮藏】　密封，在凉暗干燥处保存。

【制剂】　(1)托西酸舒他西林片　(2)托西酸舒他西林胶囊　(3)托西酸舒他西林颗粒

托西酸舒他西林片

Tuoxisuan Shutaxilin Pian

Sultamicillin Tosilate Tablets

本品含托西酸舒他西林按舒他西林($C_{25}H_{30}N_4O_9S_2$)计算，应为标示量的90.0%～110.0%。

【性状】　本品为白色、类白色片或薄膜衣片，除去包衣后显白色或类白色。

【鉴别】　取本品细粉适量，加乙腈-水(4：1)使托西酸舒他西林溶解并稀释制成每1ml中约含舒他西林10mg的溶液，滤过，照托西酸舒他西林项下的鉴别(1)或(2)试验，显相同的结果。

【检查】　**有关物质**　照高效液相色谱法(通则0512)测定。临用新制。

供试品溶液　取本品10片，精密称定，研细，精密称取细粉适量，加溶剂使托西酸舒他西林溶解并定量稀释制成每1ml中约含舒他西林1mg的溶液，滤过，取续滤液。

对照品溶液　取氨苄西林对照品及舒巴坦对照品各适量，精密称定，加溶剂溶解并定量稀释制成每1ml中约含氨苄西林(按$C_{16}H_{19}N_3O_4S$计)0.03mg和舒巴坦0.02mg的混合溶液。

溶剂、系统适用性溶液、色谱条件、系统适用性要求与测定法　见托西酸舒他西林有关物质项下。

限度　按外标法以峰面积计算，含氨苄西林不得过标示量的3.0%；含舒巴坦不得过标示量的2.0%。

水分　取本品细粉适量，照水分测定法(通则0832第一法1)测定，含水分不得过6.0%。

溶出度　0.125g规格与0.1875g规格　照溶出度与释放度测定法(通则0931第三法)测定。

溶出条件　以盐酸溶液(取氯化钠2.0g、盐酸7.0ml，加水1000ml)为溶出介质(0.125g规格溶剂为150ml；0.1875g规格溶剂为230ml)，转速为每分钟50转，依法操作，经30分钟时取样。

供试品溶液　取溶出液适量，滤过，取续滤液适量，用溶出介质定量稀释制成每1ml中约含舒他西林0.4mg的溶液。

对照溶液　取本品10片，研细，精密称取适量(相当于平均片重)，按标示量加溶出介质溶解并定量稀释制成每1ml中约含舒他西林0.4mg的溶液，将此溶液置37℃水浴中30分钟后，滤过，取续滤液。

测定法　取供试品溶液与对照溶液，照紫外-可见分光光度法(通则0401)，在255nm的波长处分别测定吸光度，计算每片的溶出量。

限度　80%，应符合规定。

0.25g规格与0.375g规格　照溶出度与释放度测定法(通则0931第二法)测定。

溶出条件　以盐酸溶液(取氯化钠2.0g、盐酸7.0ml，加水1000ml)900ml为溶出介质(0.25g规格溶剂为600ml)，转速为每分钟50转，依法操作，经30分钟时取样。

供试品溶液　取溶出液适量，滤过，取续滤液适量，用溶出介质定量稀释制成每1ml中约含舒他西林0.4mg的溶液。

对照溶液　取本品10片，研细，精密称取适量(相当于平均片重)，按标示量加溶出介质溶解并定量稀释制成每1ml中约含舒他西林0.4mg的溶液，将此溶液置37℃水浴中30分钟后，滤过，取续滤液。

测定法　取供试品溶液与对照溶液，照紫外-可见分光光度法(通则0401)，在255nm的波长处分别测定吸光度，计算每片的溶出量。

限度　80%，应符合规定。

其他　应符合片剂项下有关的各项规定(通则0101)。

【含量测定】　照高效液相色谱法(通则0512)测定。临用新制。

供试品溶液　取本品10片，精密称定，研细，精密称取适量，加溶剂充分振摇使托西酸舒他西林溶解并定量稀释制成每1ml中约含舒他西林0.2mg的溶液，摇匀，滤过，取续滤液。

溶剂、对照品溶液、系统适用性溶液、色谱条件、系统适用性要求与测定法　见托西酸舒他西林含量测定项下。

【类别】　同托西酸舒他西林。

【规格】　按$C_{25}H_{30}N_4O_9S_2$计　(1)0.125g　(2)0.1875g　(3)0.25g　(4)0.375g

【贮藏】　密封，在干燥处保存。

托西酸舒他西林胶囊

Tuoxisuan Shutaxilin Jiaonang

Sultamicillin Tosilate Capsules

本品含托西酸舒他西林按舒他西林($C_{25}H_{30}N_4O_9S_2$)计算,应为标示量的 90.0%～110.0%。

【性状】 本品内容物为白色至淡黄色颗粒或粉末。

【鉴别】 取本品内容物适量,加乙腈-水(4∶1)使托西酸舒他西林溶解并稀释制成每 1ml 中约含舒他西林 10mg 的溶液,滤过,照托西酸舒他西林项下的鉴别(1)或(2)试验,显相同的结果。

【检查】 **有关物质** 照高效液相色谱法(通则 0512)测定。临用新制。

供试品溶液 取装量差异项下内容物,混合均匀,精密称取适量,加溶剂使托西酸舒他西林溶解并定量稀释制成每 1ml 中含舒他西林 1mg 的溶液,滤过,取续滤液。

对照品溶液 取氨苄西林对照品及舒巴坦对照品各适量,精密称定,加溶剂溶解并定量稀释制成每 1ml 中约含氨苄西林($C_{16}H_{19}N_3O_4S$ 计)0.03mg 和舒巴坦 0.02mg 的混合溶液。

溶剂、系统适用性溶液、色谱条件、系统适用性要求与测定法 见托西酸舒他西林有关物质项下。

限度 按外标法以峰面积计算,含氨苄西林不得过标示量的 3.0%;含舒巴坦不得过标示量的 2.0%。

水分 取本品内容物适量,照水分测定法(通则 0832 第一法 1)测定,含水分不得过 6.0%。

溶出度 照溶出度与释放度测定法(通则 0931 第三法)测定。

溶出条件 以盐酸溶液(取氯化钠 2.0g、盐酸 7.0ml,加水 1000ml)150ml 为溶出介质,转速为每分钟 50 转,依法操作,经 30 分钟时取样。

供试品溶液 取溶出液适量,滤过,取续滤液适量,用溶出介质定量稀释制成每 1ml 中约含舒他西林 0.4mg 的溶液。

对照溶液 取装量差异项下的内容物,混合均匀,精密称取适量(相当于平均装量),按标示量加溶出介质溶解并定量稀释制成每 1ml 中约含舒他西林 0.4mg 的溶液,将此溶液置 37℃水浴中 30 分钟后,滤过,取续滤液。

测定法 取供试品溶液与对照溶液,照紫外-可见分光光度法(通则 0401),在 255nm 的波长处分别测定吸光度,计算每粒的溶出量。

限度 80%,应符合规定。

其他 应符合胶囊剂项下有关的各项规定(通则 0103)。

【含量测定】 照高效液相色谱法(通则 0512)测定。临用新制。

供试品溶液 取装量差异项下的内容物,混合均匀,精密称取适量,加溶剂充分振摇使托西酸舒他西林溶解并定量稀释制成每 1ml 中约含舒他西林 0.2mg 的溶液,摇匀,滤过,取续滤液。

溶剂、对照品溶液、系统适用性溶液、色谱条件、系统适用性要求与测定法 见托西酸舒他西林含量测定项下。

【类别】 同托西酸舒他西林。

【规格】 0.125g(按 $C_{25}H_{30}N_4O_9S_2$ 计)

【贮藏】 密封,在阴凉干燥处保存。

托西酸舒他西林颗粒

Tuoxisuan Shutaxilin Keli

Sultamicillin Tosilate Granules

本品含托西酸舒他西林按舒他西林($C_{25}H_{30}N_4O_9S_2$)计算,应为标示量的 90.0%～110.0%。

【性状】 本品为混悬颗粒。

【鉴别】 取本品适量,加乙腈-水(4∶1)使托西酸舒他西林溶解并稀释制成每 1ml 中约含舒他西林 10mg 的溶液,滤过,照托西酸舒他西林项下的鉴别(1)或(2)试验,显相同的结果。

【检查】 **有关物质** 照高效液相色谱法(通则 0512)测定。临用新制。

供试品溶液 精密称取本品适量,加溶剂使托西酸舒他西林溶解并定量稀释制成每 1ml 中约含舒他西林 1mg 的溶液,滤过,取续滤液。

对照品溶液 取氨苄西林对照品及舒巴坦对照品各适量,精密称定,加溶剂溶解并定量稀释制成每 1ml 中约含氨苄西林(按 $C_{16}H_{19}N_3O_4S$ 计)0.03mg 和舒巴坦 0.02mg 的混合溶液。

溶剂、系统适用性溶液、色谱条件、系统适用性要求与测定法 见托西酸舒他西林有关物质项下。

限度 按外标法以峰面积计算,含氨苄西林不得过标示量的 3.0%;含舒巴坦不得过标示量的 2.0%。

干燥失重 取本品,在 60℃减压干燥至恒重,减失重量不得过 2.0%(通则 0831)。

溶出度 照溶出度与释放度测定法(通则 0931 第二法)测定。

溶出条件 以盐酸溶液(取氯化钠 2.0g、盐酸 7.0ml,加水 1000ml)900ml 为溶出介质(0.125g 规格溶出介质为 600ml),转速为每分钟 50 转,依法操作,经 30 分钟时取样。

供试品溶液 取溶出液适量,滤过,取续滤液适量,用溶出介质定量稀释制成每 1ml 中约含舒他西林 0.2mg 的溶液。

对照品溶液 取舒他西林对照品,精密称定,加溶出介质溶解并定量稀释制成每 1ml 中约含舒他西林 0.2mg 的溶液,将此溶液置 37℃水浴中 30 分钟后,滤过,取续滤液。

系统适用性溶液、色谱条件与系统适用性要求　见含量测定项下。

测定法　见含量测定项下。计算每袋的溶出量。

限度　标示量的80%，应符合规定。

其他　应符合颗粒剂项下有关的各项规定（通则0104）。

【含量测定】　照高效液相色谱法（通则0512）测定。临用新制。

供试品溶液　取装量差异项下的内容物，混合均匀，精密称取适量，加溶剂溶解并定量稀释制成每1ml中约含舒他西林0.2mg的溶液，摇匀，滤过，取续滤液。

溶剂、对照品溶液、系统适用性溶液、色谱条件、系统适用性要求与测定法　见托西酸舒他西林含量测定项下。

【类别】　同托西酸舒他西林。

【规格】　按 $C_{25}H_{30}N_4O_9S_2$ 计　(1)0.125g　(2)0.375g

【贮藏】　密封，在凉暗干燥处保存。

托吡卡胺

Tuobika'an

Tropicamide

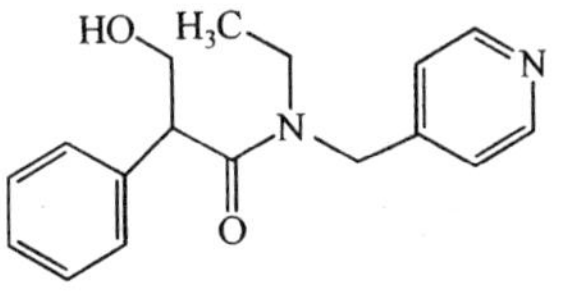

$C_{17}H_{20}N_2O_2$　284.36

本品为 *N*-乙基-2-苯基-*N*-(4-吡啶甲基)羟丙酰胺。按干燥品计算，含 $C_{17}H_{20}N_2O_2$ 不得少于98.5%。

【性状】　本品为白色结晶性粉末；无臭。

本品在乙醇或三氯甲烷中易溶，在水中微溶；在稀盐酸或稀硫酸中易溶。

熔点　本品的熔点（通则0612）为96～100℃。

吸收系数　取本品，精密称定，加0.05mol/L硫酸溶液溶解并定量稀释制成每1ml中约含25μg的溶液，照紫外-可见分光光度法（通则0401），在254nm的波长处测定吸光度，吸收系数（$E_{1cm}^{1\%}$）为167～177。

【鉴别】　(1)取本品约5mg，加乙醇1ml溶解后，加2,4-二硝基氯苯0.1g，置水浴上加热5分钟，放冷，加氢氧化钠乙醇溶液（1→100）1ml，溶液即显红紫色。

(2)取本品，加0.1mol/L硫酸溶液制成每1ml中约含25μg的溶液，照紫外-可见分光光度法（通则0401）测定，在波长220～350nm范围内，仅在254nm的波长处有最大吸收。

(3)本品的红外光吸收图谱应与对照的图谱（光谱集746图）一致。

【检查】　**旋光度**　取本品约2.5g，置25ml量瓶中，加乙醇溶解并稀释至刻度，摇匀，依法测定（通则0621），旋光度为－0.1°至＋0.1°。

酸碱度　取本品0.20g，加水100ml溶解后，依法测定（通则0631），pH值应为6.5～8.0。

乙醇溶液的澄清度　取本品1.0g，加乙醇10ml溶解后，溶液应澄清。

氯化物　取本品0.50g，加乙醇10ml溶解后，依法检查（通则0801），与标准氯化钠溶液5ml制成的对照液比较，不得更浓（0.010%）。

有关物质　照薄层色谱法（通则0502）试验。

供试品溶液　取本品，加二氯甲烷溶解并稀释制成每1ml中约含20mg的溶液。

对照溶液(1)　精密量取供试品溶液适量，用二氯甲烷定量稀释成每1ml中含0.04mg的溶液。

对照溶液(2)　精密量取供试品溶液适量，用二氯甲烷定量稀释成每1ml中含0.1mg的溶液。

系统适用性溶液　取杂质Ⅰ与托吡卡胺对照品各约10mg，置10ml量瓶中，加二氯甲烷溶解并稀释至刻度，摇匀，量取1ml，置10ml量瓶中，用二氯甲烷稀释至刻度，摇匀。

色谱条件　采用硅胶 GF_{254} 薄层板，以二氯甲烷-甲醇-浓氨溶液（190：10：1）为展开剂。

测定法　吸取上述四种溶液各10μl，分别点于同一薄层板上，展开，晾干，置紫外光灯（254nm）下检视。

系统适用性要求　系统适用性溶液色谱图中应显两个清晰的斑点。

限度　供试品溶液如显杂质斑点，分别与对照溶液(1)、(2)所显的主斑点比较，只能有一个杂质斑点的颜色深于对照溶液(1)主斑点的颜色且不得深于对照溶液(2)主斑点的颜色，其他杂质斑点与对照溶液(1)的主斑点比较，不得更深。

***N*-乙基-甲基吡啶胺**　取本品0.10g，加水2ml，加热溶解，放冷，加乙醛溶液（1→20）1ml，摇匀，加亚硝基铁氰化钠试液3～4滴与碳酸氢钠试液3～4滴，摇匀，溶液不得显蓝色。

干燥失重　取本品1.0g，置五氧化二磷干燥器中减压干燥至恒重，减失重量不得过0.3%（通则0831）。

炽灼残渣　取本品1.0g，依法检查（通则0841），遗留残渣不得过0.1%。

重金属　取炽灼残渣项下遗留的残渣，依法检查（通则0821第二法），含重金属不得过百万分之二十。

【含量测定】　取本品约0.2g，精密称定，加冰醋酸25ml溶解后，加结晶紫指示液1滴，用高氯酸滴定液（0.1mol/L）滴定至溶液显蓝绿色，并将滴定结果用空白试验校正。每1ml高氯酸滴定液（0.1mol/L）相当于28.44mg的 $C_{17}H_{20}N_2O_2$。

【类别】　散瞳药。

【贮藏】　遮光，密封保存。

【制剂】　托吡卡胺滴眼液

附：

杂质Ⅰ

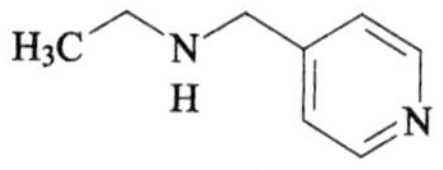

$C_8H_{12}N_2$　136.19

N-(4-吡啶甲基)乙胺

托吡卡胺滴眼液

Tuobika'an Diyanye

Tropicamide Eye Drops

本品含托吡卡胺($C_{17}H_{20}N_2O_2$)应为标示量的 90.0%～110.0%。

本品可加适量的助溶剂和抑菌剂。

【性状】 本品为无色澄明液体。

【鉴别】 (1)取本品 1ml,加 2,4-二硝基氯苯 0.1g,置水浴上加热 5 分钟,放冷,加氢氧化钠乙醇溶液(1→100)1ml,溶液即显红紫色。

(2)在含量测定项下记录的色谱图中,供试品溶液主峰的保留时间应与对照品溶液主峰的保留时间一致。

(3)取含量测定项下的供试品溶液,照紫外-可见分光光度法(通则 0401)测定,在 254nm 的波长处有最大吸收。

【检查】 **pH 值** 应为 5.0～7.0(通则 0631)。

渗透压摩尔浓度 取本品,照渗透压摩尔浓度测定法(通则 0632)测定,渗透压摩尔浓度比应为 0.9～1.1。

其他 应符合眼用制剂项下有关的各项规定(通则 0105)。

【含量测定】 照高效液相色谱法(通则 0512)测定。

供试品溶液 精密量取本品适量(约相当于托吡卡胺 15mg),用流动相定量稀释制成每 1ml 中约含托吡卡胺 0.15mg 的溶液。

对照品溶液 取托吡卡胺对照品,精密称定,加流动相溶解并定量稀释制成每 1ml 中约含 0.15mg 的溶液。

系统适用性溶液 分别取羟苯甲酯、羟苯乙酯及托吡卡胺对照品,加流动相溶解并稀释制成每 1ml 中约含羟苯甲酯、羟苯乙酯各 15μg,托吡卡胺 150μg 的溶液。

色谱条件 用辛基硅烷键合硅胶为填充剂;以甲醇-0.01mol/L 辛烷磺酸钠溶液(55∶45,用磷酸调节 pH 值至 3.0)为流动相;检测波长为 254nm;进样体积 10μl。

系统适用性要求 系统适用性溶液色谱图中,理论板数按托吡卡胺峰计算不低于 3000,托吡卡胺峰与羟苯甲酯峰、羟苯乙酯峰的分离度均应符合要求。

测定法 精密量取供试品溶液与对照品溶液,分别注入液相色谱仪,记录色谱图。按外标法以峰面积计算。

【类别】 同托吡卡胺。

【规格】 (1)5ml∶12.5mg　(2)5ml∶25mg　(3)6ml∶15mg　(4)6ml∶30mg

【贮藏】 密封保存。

托 拉 塞 米

Tuolasaimi

Torasemide

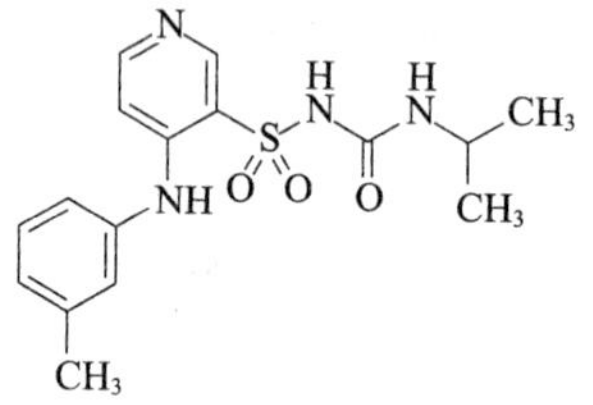

$C_{16}H_{20}N_4O_3S$　348.43

本品为 1-[4-(3-甲基苯胺基)吡啶-3-基]磺酰基-3-异丙基脲。按干燥品计算,含 $C_{16}H_{20}N_4O_3S$ 应为 98.0%～102.0%。

【性状】 本品为白色或类白色结晶性粉末。

本品在甲醇中微溶,在水中几乎不溶;在 0.1mol/L 氢氧化钠溶液中略溶,在 0.1mol/L 盐酸溶液中极微溶解。

【鉴别】 (1)在含量测定项下记录的色谱图中,供试品溶液主峰的保留时间应与对照品溶液主峰的保留时间一致。

(2)本品的红外光吸收图谱应与对照品的图谱(通则 0402)一致。

【检查】 **有关物质** 照高效液相色谱法(通则 0512)测定。

供试品溶液　取本品约 20mg,精密称定,置 50ml 量瓶中,加甲醇 18ml 使溶解,再加 0.1%三乙胺溶液 22ml,摇匀后,用流动相稀释至刻度,摇匀。

对照溶液　精密量取供试品溶液适量,用流动相定量稀释制成每 1ml 中约含 0.8μg 的溶液。

杂质Ⅰ对照品溶液　取杂质Ⅰ对照品约 8mg,精密称定,加甲醇 5ml 使溶解,用流动相定量稀释制成每 1ml 中约含 0.8μg 的溶液。

系统适用性溶液　取托拉塞米与杂质Ⅰ对照品适量,加甲醇适量使溶解,用流动相稀释制成每 1ml 中分别约含 0.1mg 与 0.01mg 的混合溶液。

灵敏度溶液　精密量取对照溶液适量,用流动相定量稀释制成每 1ml 中约含 0.2μg 的溶液。

色谱条件　用端基封尾十八烷基硅烷键合硅胶为填充剂;以甲醇-0.1%三乙胺溶液(用磷酸调节 pH 值至 3.5)(45∶55)为流动相;检测波长为 291nm;进样体积 20μl。

系统适用性要求　系统适用性溶液色谱图中,托拉塞米峰与杂质Ⅰ峰之间的分离度应大于 5。灵敏度溶液色谱图中,主成分峰高的信噪比应不小于 10。

测定法　精密量取供试品溶液、对照溶液与杂质Ⅰ对照品溶液，分别注入液相色谱仪，记录色谱图至主成分峰保留时间的2.5倍。

限度　供试品溶液色谱图中如有与杂质Ⅰ峰保留时间一致的色谱峰，按外标法以峰面积计算，含杂质Ⅰ不得过0.2%；其他单个杂质峰面积不得大于对照溶液主峰面积(0.2%)，其他各杂质峰面积的和不得大于对照溶液主峰面积的2倍(0.4%)，小于灵敏度溶液主峰面积的峰忽略不计。

残留溶剂　照残留溶剂测定法(通则0861第二法)测定。

供试品溶液　取本品约0.5g，精密称定，置顶空瓶中，精密加 *N*,*N*-二甲基甲酰胺5ml使溶解，密封。

对照品溶液　取甲醇、乙醇、丙酮、二氧六环、二氯甲烷、正丙醇与甲苯各适量，精密称定，用 *N*,*N*-二甲基甲酰胺定量稀释制成每1ml中约含甲醇300μg、乙醇500μg、丙酮500μg、二氧六环38μg、二氯甲烷60μg、正丙醇500μg与甲苯89μg的混合溶液，精密量取5ml，置顶空瓶中，密封。

色谱条件　以6%氰丙基苯基-94%二甲基聚硅氧烷聚合物(或极性相近)为固定液的毛细管柱为色谱柱；起始温度为40℃，维持5分钟，以每分钟20℃的速率升温至180℃，维持2分钟；检测器温度为300℃；进样口温度为200℃；顶空瓶平衡温度为80℃，平衡时间30分钟。

系统适用性要求　对照品溶液色谱图中，各成分峰之间的分离度均应符合要求。

测定法　取供试品溶液与对照品溶液，分别顶空进样，记录色谱图。

限度　按外标法以峰面积计算，甲醇、乙醇、丙酮、二氧六环、二氯甲烷、正丙醇与甲苯的残留量均应符合规定。

干燥失重　取本品，在105℃干燥至恒重，减失重量不得过1.0%(通则0831)。

炽灼残渣　取本品1.0g，依法检查(通则0841)，遗留残渣不得过0.1%。

重金属　取炽灼残渣项下遗留的残渣，依法检查(通则0821第二法)，含重金属不得过百万分之十。

【含量测定】　照高效液相色谱法(通则0512)测定。

供试品溶液　取本品约20mg，精密称定，置100ml量瓶中，加甲醇18ml使溶解，再加0.1%三乙胺溶液22ml，用流动相稀释至刻度，摇匀。

对照品溶液　取托拉塞米对照品约20mg，精密称定，置100ml量瓶中，加甲醇18ml使溶解，再加0.1%三乙胺溶液22ml，用流动相稀释至刻度，摇匀。

系统适用性溶液与色谱条件　见有关物质项下。

系统适用性要求　除灵敏度要求外，其他见有关物质项下。

测定法　精密量取供试品溶液与对照品溶液，分别注入液相色谱仪，记录色谱图。按外标法以峰面积计算。

【类别】　利尿药。

【贮藏】　遮光，密封，置干燥处保存。

【制剂】　(1)托拉塞米片　(2)托拉塞米胶囊　(3)注射用托拉塞米

附：

杂质Ⅰ

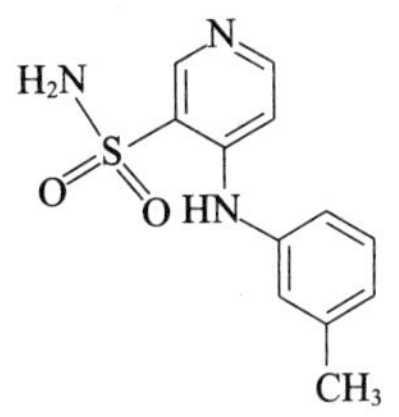

$C_{12}H_{13}N_3O_2S$　263.32

4-[(3-甲基苯基)氨基]-3-吡啶磺酰胺

托拉塞米片

Tuolasaimi Pian

Torasemide Tablets

本品含托拉塞米($C_{16}H_{20}N_4O_3S$)应为标示量的90.0%～110.0%。

【性状】　本品为白色或类白色片。

【鉴别】　(1)在含量测定项下记录的色谱图中，供试品溶液主峰的保留时间应与对照品溶液主峰的保留时间一致。

(2)取溶出度项下的供试品溶液，照紫外-可见分光光度法(通则0401)测定，在286nm的波长处有最大吸收。

【检查】　**有关物质**　照高效液相色谱法(通则0512)测定。

供试品溶液　取本品细粉适量(约相当于托拉塞米20mg)，精密称定，置50ml量瓶中，加甲醇18ml使托拉塞米溶解，再加0.1%三乙胺溶液22ml，摇匀后，用流动相稀释至刻度，摇匀，滤过，取续滤液。

对照溶液　精密量取供试品溶液适量，用流动相定量稀释制成每1ml中约含托拉塞米0.8μg的溶液。

杂质Ⅰ对照品溶液　取杂质Ⅰ对照品约10mg，精密称定，加甲醇5ml使溶解，用流动相定量稀释制成每1ml中约含2μg的溶液。

灵敏度溶液　精密量取对照溶液适量，用流动相定量稀释制成每1ml中约含托拉塞米0.2μg的溶液。

系统适用性溶液、色谱条件、系统适用性要求与测定法见托拉塞米有关物质项下。

限度　供试品溶液色谱图中如有与杂质Ⅰ峰保留时间一致的色谱峰，按外标法以峰面积计算，含杂质Ⅰ不得过标示量的0.5%；其他单个杂质峰面积不得大于对照溶液主峰面积(0.2%)，其他各杂质峰面积的和不得大于对照溶液主峰面积的 2.5 倍(0.5%),小于灵敏度溶液主峰面积的峰忽略不计。

含量均匀度　取本品 1 片,置 25ml 量瓶(5mg 规格)或 50ml 量瓶(10mg 规格)或 100ml 量瓶(20mg 规格)中,加甲醇 9ml 使托拉塞米溶解,再加 0.1%三乙胺溶液 11ml,用流动相稀释至刻度,摇匀,滤过,取续滤液作为供试品溶液,照含量测定项下的方法测定,应符合规定(通则 0941)。

溶出度　照溶出度与释放度测定法(通则 0931 第一法)测定。

溶出条件　以 0.1mol/L 盐酸溶液 500ml(5mg 规格)或 1000ml(10mg,20mg 规格)为溶出介质,转速为每分钟 75 转,依法操作,经 30 分钟时取样。

供试品溶液　取溶出液适量,滤过,取续滤液(5mg,10mg 规格);或精密量取续滤液(20mg 规格)适量,用溶出介质定量稀释制成每 1ml 中约含托拉塞米 10μg 的溶液。

对照品溶液　取托拉塞米对照品适量,精密称定,加溶出介质溶解并定量稀释制成每 1ml 中约含 10μg 的溶液。

测定法　取供试品溶液与对照品溶液,照紫外-可见分光光度法(通则 0401),在 286nm 的波长处分别测定吸光度,计算每片的溶出量。

限度　标示量的 80%,应符合规定。

其他　应符合片剂项下有关的各项规定(通则 0101)。

【含量测定】　照高效液相色谱法(通则 0512)测定。

供试品溶液　取本品 20 片,精密称定,研细,精密称取适量(约相当于托拉塞米 20mg),置 100ml 量瓶中,加甲醇 18ml 使托拉塞米溶解,再加 0.1%三乙胺溶液 22ml,摇匀后,用流动相稀释至刻度,摇匀,滤过,取续滤液。

对照品溶液、系统适用性溶液、色谱条件、系统适用性要求与测定法　见托拉塞米含量测定项下。

【类别】　同托拉塞米。

【规格】　(1)5mg　(2)10mg　(3)20mg

【贮藏】　遮光,密封保存。

托拉塞米胶囊

Tuolasaimi Jiaonang

Torasemide Capsules

本品含托拉塞米($C_{16}H_{20}N_4O_3S$)应为标示量的 90.0%～110.0%。

【性状】　本品内容物为白色或类白色颗粒或粉末。

【鉴别】　(1)在含量测定项下记录的色谱图中,供试品溶液主峰的保留时间应与对照品溶液主峰的保留时间一致。

(2)取溶出度项下的供试品溶液,照紫外-可见分光光度法(通则 0401)测定,在 286nm 的波长处有最大吸收。

【检查】　**有关物质**　照高效液相色谱法(通则 0512)测定。

供试品溶液　取本品内容物适量(约相当于托拉塞米 20mg),精密称定,置 50ml 量瓶中,加甲醇 18ml 使托拉塞米溶解,再加 0.1%三乙胺溶液 22ml,摇匀后,用流动相稀释至刻度,摇匀,滤过,取续滤液。

对照溶液　精密量取供试品溶液适量,用流动相定量稀释制成每 1ml 中约含托拉塞米 0.8μg 的溶液。

杂质Ⅰ对照品溶液　取杂质Ⅰ对照品约 10mg,精密称定,加甲醇 5ml 使溶解,用流动相定量稀释制成每 1ml 中约含 2μg 的溶液。

灵敏度溶液　精密量取对照溶液适量,用流动相定量稀释制成每 1ml 中约含托拉塞米 0.2μg 的溶液。

系统适用性溶液、色谱条件、系统适用性要求与测定法　见托拉塞米有关物质项下。

限度　供试品溶液色谱图中如有与杂质Ⅰ峰保留时间一致的色谱峰,按外标法以峰面积计算,含杂质Ⅰ不得过标示量的 0.5%;其他单个杂质峰面积不得大于对照溶液主峰面积(0.2%),其他各杂质峰面积的和不得大于对照溶液主峰面积的 2.5 倍(0.5%),小于灵敏度溶液主峰面积的峰忽略不计。

含量均匀度　取本品 1 粒,将内容物倾入 50ml 量瓶中,加甲醇 9ml 使托拉塞米溶解,再加 0.1%三乙胺溶液 11ml,用流动相稀释至刻度,摇匀,滤过,取续滤液作为供试品溶液,照含量测定项下的方法测定,应符合规定(通则 0941)。

溶出度　照溶出度与释放度测定法(通则 0931 第二法)测定。

溶出条件　以 0.1mol/L 盐酸溶液 500ml 为溶出介质,转速为每分钟 50 转,依法操作,经 30 分钟时取样。

供试品溶液　取溶出液适量,滤过,取续滤液。

对照品溶液　取托拉塞米对照品适量,精密称定,加溶出介质溶解并定量稀释制成每 1ml 中约含 20μg 的溶液。

测定法　取供试品溶液与对照品溶液,照紫外-可见分光光度法(通则 0401),在 286nm 的波长处分别测定吸光度,计算每粒的溶出量。

限度　标示量的 80%,应符合规定。

其他　应符合胶囊剂项下有关的各项规定(通则 0103)。

【含量测定】　照高效液相色谱法(通则 0512)测定。

供试品溶液　取本品 20 粒,精密称定,取内容物混合均匀,精密称取适量(约相当于托拉塞米 20mg),置 100ml 量瓶中,加甲醇 18ml 使托拉塞米溶解,再加 0.1%三乙胺溶液 22ml,摇匀后,用流动相稀释至刻度,摇匀,滤过,取续滤液。

对照品溶液、系统适用性溶液、色谱条件、系统适用性要求与测定法　见托拉塞米含量测定项下。

【类别】　同托拉塞米。

【规格】　10mg

【贮藏】　遮光,密封保存。

注射用托拉塞米

Zhusheyong Tuolasaimi

Torasemide for Injection

本品为托拉塞米的无菌冻干品。按平均装量计算，含托拉塞米($C_{16}H_{20}N_4O_3S$)应为标示量的90.0%～110.0%。

【性状】 本品为白色或类白色的疏松块状物或粉末。

【鉴别】 (1)在含量测定项下记录的色谱图中，供试品溶液主峰的保留时间应与对照品溶液主峰的保留时间一致。

(2)取本品适量，加0.1mol/L盐酸溶液溶解并稀释制成每1ml中约含托拉塞米20μg的溶液，摇匀，照紫外-可见分光光度法(通则0401)测定，在286nm的波长处有最大吸收。

【检查】 **碱度** 取本品适量，加水溶解并稀释制成每1ml中约含托拉塞米5mg的溶液，依法测定(通则0631)，pH值应为8.5～9.5。

溶液的澄清度与颜色 取本品5瓶，分别加水2ml使溶解后，溶液应澄清无色；如显浑浊，与2号浊度标准液(通则0902第一法)比较，均不得更浓；如显色，与黄色2号标准比色液(通则0901第一法)比较，均不得更深。

有关物质 照高效液相色谱法(通则0512)测定。

供试品溶液 取本品适量，精密称定，加流动相溶解并定量稀释制成每1ml中约含托拉塞米0.4mg的溶液。

对照溶液 精密量取供试品溶液适量，用流动相定量稀释制成每1ml中约含托拉塞米0.8μg的溶液。

杂质Ⅰ对照品溶液 取杂质Ⅰ对照品约10mg，精密称定，加甲醇5ml使溶解，用流动相定量稀释制成每1ml中约含2μg的溶液。

灵敏度溶液 精密量取对照溶液适量，用流动相定量稀释制成每1ml中约含托拉塞米0.2μg的溶液。

系统适用性溶液、色谱条件、系统适用性要求与测定法 见托拉塞米有关物质项下。

限度 供试品溶液色谱图中如有与杂质Ⅰ峰保留时间一致的色谱峰，按外标法以峰面积计算，含杂质Ⅰ不得过标示量的0.5%；其他单个杂质峰面积不得大于对照溶液主峰面积(0.2%)，其他各杂质峰面积的和不得大于对照溶液主峰面积的2.5倍(0.5%)，小于灵敏度溶液主峰面积的峰忽略不计。

水分 取本品，照水分测定法(通则0832第一法1)测定，含水分不得过8.0%。

细菌内毒素 取本品，依法检查(通则1143)，每1mg托拉塞米中含内毒素的量应小于1.0EU。

其他 应符合注射剂项下有关的各项规定(通则0102)。

【含量测定】 照高效液相色谱法(通则0512)测定。

供试品溶液 取装量差异项下的内容物，混合均匀，精密称取适量(约相当于托拉塞米20mg)，置100ml量瓶中，加流动相溶解并稀释至刻度，摇匀。

对照品溶液、系统适用性溶液、色谱条件、系统适用性要求与测定法 见托拉塞米含量测定项下。

【类别】 同托拉塞米。

【规格】 (1)10mg　(2)20mg

【贮藏】 遮光，密闭保存。

过氧苯甲酰

Guoyangbenjiaxian

Benzoyl Peroxide

$C_{14}H_{10}O_4$　242.23

本品为含水过氧苯甲酰。含$C_{14}H_{10}O_4$应为70.0%～77.0%，含水不得少于20.0%。

【性状】 本品为白色结晶性粉末；有特殊臭。

本品在丙酮中易溶，在甲醇或乙醇中略溶，在水中极微溶解。

【鉴别】 (1)取本品，加无水乙醇溶解并稀释制成每1ml中约含5μg的溶液，照紫外-可见分光光度法(通则0401)测定，在235nm的波长处有最大吸收。

(2)本品的红外光吸收图谱应与对照的图谱(光谱集602图)一致。

【检查】 **氯化物** 取本品0.5g，加丙酮15ml溶解后，边振摇边缓缓加入0.05mol/L硝酸溶液50ml，放置10分钟后滤过，滤液置100ml量瓶中，用0.05mol/L硝酸溶液洗涤滤渣2次，每次10ml，洗液并入量瓶中，用0.05mol/L硝酸溶液稀释至刻度，摇匀，量取10ml，用水稀释至30ml，依法检查(通则0801)，与标准氯化钠溶液3.5ml制成的对照溶液比较，不得更浓(0.07%)。

有关物质 照高效液相色谱法(通则0512)测定。

供试品溶液 取本品适量，精密称定，加乙腈溶解并定量稀释制成每1ml中约含过氧苯甲酰2mg的溶液。

对照溶液 精密量取供试品溶液适量，用乙腈定量稀释制成每1ml中含2μg的溶液。

对照品溶液 取苯甲酸对照品、苯甲醛对照品与苯甲酸乙酯对照品各适量，精密称定，加流动相溶解并定量稀释制成每1ml中分别含150μg、25μg与25μg的混合溶液，精密量取适量，用乙腈定量稀释制成每1ml中分别含30μg、5μg与5μg的溶液。

色谱条件 用十八烷基硅烷键合硅胶为填充剂；以乙腈-水-冰醋酸(500∶500∶1)为流动相；检测波长为235nm；进样体积20μl。

系统适用性要求　对照品溶液色谱图中，苯甲醛峰与苯甲酸峰之间的分离度应大于 6.0。

测定法　精密量取供试品溶液、对照溶液与对照品溶液，分别注入液相色谱仪，记录色谱图至主成分峰保留时间的 2 倍。

限度　供试品溶液色谱图中如有与苯甲酸、苯甲醛和苯甲酸乙酯峰保留时间一致的色谱峰，按外标法以峰面积计算，分别不得过 1.5%、0.25%、0.25%，其他各杂质峰面积的和不得大于对照溶液主峰面积的 10 倍(1.0%)，杂质总量不得过 2.0%，小于对照溶液主峰面积 0.2 倍的色谱峰忽略不计。

【含量测定】 **无水过氧苯甲酰**　取本品 0.25g，精密称定，置 250ml 碘瓶中，加丙酮 30ml，振摇使溶解，加碘化钾试液 5ml，密塞，摇匀，置暗处 15 分钟，用硫代硫酸钠滴定液(0.1mol/L)滴定至无色，并将滴定的结果用空白试验校正。每 1ml 硫代硫酸钠滴定液(0.1mol/L)相当于 12.11mg 的 $C_{14}H_{10}O_4$。

水　取本品 0.12g，精密称定，加 *N*,*N*-二甲基甲酰胺 5ml 使溶解，加无水甲醇 20ml 与 10%碘化钾的 *N*,*N*-二甲基甲酰胺溶液 3ml，搅拌 5 分钟，照水分测定法(通则 0832 第一法 1)测定。将测得的结果加无水过氧苯甲酰的含量与 0.0744 的乘积，即得供试品中水的含量。

【类别】 消毒防腐药。

【贮藏】 遮光，密封保存，贮藏时必须保存一定水分。

【制剂】 (1)过氧苯甲酰乳膏　(2)过氧苯甲酰凝胶

过氧苯甲酰乳膏

Guoyangbenjiaxian Rugao

Benzoyl Peroxide Cream

本品含过氧苯甲酰($C_{14}H_{10}O_4$)应为标示量的 90.0%～110.0%。

【性状】 本品为白色乳膏。

【鉴别】 照薄层色谱法(通则 0502)试验。

供试品溶液　取本品适量(约相当于过氧苯甲酰 100mg)，加丙酮 10ml，振摇，使分散均匀，滤过，取续滤液。

对照品溶液　取过氧苯甲酰对照品，加丙酮溶解并稀释制成每 1ml 中约含 10mg 的溶液。

色谱条件　采用硅胶 GF_{254} 薄层板，以甲苯-二氯甲烷-冰醋酸(50∶2∶1)为展开剂。

测定法　吸取供试品溶液与对照品溶液各 5μl，分别点于同一薄层板上，展开，晾干，置紫外光灯(365nm)下检视。

结果判定　供试品溶液所显主斑点的位置和颜色应与对照品溶液的主斑点相同。

【检查】 **pH 值**　应为 2.8～7.0(通则 0631)。

其他　应符合乳膏剂项下有关的各项规定(通则 0109)。

【含量测定】 精密称取本品适量(约相当于过氧苯甲酰 250mg)，置 100ml 碘瓶中，加丙酮 30ml，振摇使分散均匀，加碘化钾试液 5ml，密塞，振摇 1 分钟后，用硫代硫酸钠滴定液(0.1mol/L)滴定至无色。每 1ml 硫代硫酸钠滴定液(0.1mol/L)相当于 12.11mg 的 $C_{14}H_{10}O_4$。

【类别】 同过氧苯甲酰。

【规格】 (1)5%　(2)10%

【贮藏】 遮光，密封，在阴凉处保存。

过氧苯甲酰凝胶

Guoyangbenjiaxian Ningjiao

Benzoyl Peroxide Gel

本品含过氧苯甲酰($C_{14}H_{10}O_4$)应为标示量的 90.0%～110.0%。

【性状】 本品为白色乳状稠厚液体。

【鉴别】 (1)取本品适量(约相当于过氧苯甲酰 50mg)，加丙酮 5ml，用玻棒挤压使过氧苯甲酰溶解，加碘化钾试液 2ml，溶液显红棕色，加硫代硫酸钠试液 5ml，红棕色应消失。

(2)照薄层色谱法(通则 0502)试验。

供试品溶液　取本品适量(约相当于过氧苯甲酰 100mg)，加丙酮 10ml，用玻棒挤压使过氧苯甲酰溶解，滤过，取续滤液。

对照品溶液　取过氧苯甲酰对照品，加丙酮溶解并稀释制成每 1ml 中约含 10mg 的溶液。

色谱条件　采用硅胶 GF_{254} 薄层板，以甲苯-二氯甲烷-冰醋酸(50∶2∶1)为展开剂。

测定法　吸取供试品溶液与对照品溶液各 5μl，分别点于同一薄层板上，展开，晾干，置紫外光灯(254nm)下检视。

结果判定　供试品溶液所显主斑点的位置和颜色应与对照品溶液的主斑点相同。

【检查】 **pH 值**　应为 4.5～7.0(通则 0631)。

有关物质　照高效液相色谱法(通则 0512)测定。

溶剂　乙腈-水(70∶30)。

空白溶液　取羟苯乙酯适量，加乙醇溶解并稀释制成每 1ml 中含 15μg 的溶液。

供试品溶液　取本品适量(约相当于过氧苯甲酰 100mg)，精密称定，置 50ml 量瓶中，加溶剂适量，超声使过氧苯甲酰溶解，放冷，用溶剂稀释至刻度，摇匀，滤过，取续滤液。

对照溶液　精密量取供试品溶液适量，用溶剂定量稀释制成每 1ml 中含过氧苯甲酰 40μg 的溶液。

对照品溶液　取苯甲酸对照品、苯甲醛对照品与苯甲酸乙酯对照品各适量，精密称定，加溶剂溶解并定量稀释制成每

1ml 中分别约含 200μg、20μg 与 20μg 的混合溶液。

色谱条件与系统适用性要求　见过氧苯甲酰有关物质项下。

测定法　精密量取空白溶液、供试品溶液、对照溶液与对照品溶液，分别注入液相色谱仪，记录色谱图至主成分峰保留时间的 2 倍。

限度　供试品溶液色谱图中如有与苯甲酸、苯甲醛和苯甲酸乙酯峰保留时间一致的色谱峰，按外标法以峰面积计算，分别不得过标示量的 10%、1.0%、1.0%，其他单个杂质的峰面积不得大于对照溶液主峰面积的 0.5 倍(1.0%)，其他各杂质峰面积的和不得大于对照溶液主峰面积(2.0%)，小于对照溶液主峰面积 0.2 倍的色谱峰和与羟苯乙酯保留时间一致的色谱峰忽略不计。

其他　应符合凝胶剂项下有关的各项规定(通则 0114)。

【含量测定】 精密称取本品适量(约相当于过氧苯甲酰 200mg)，置 100ml 碘瓶中，放置片刻，使供试品平铺于碘瓶底层，加丙酮 30ml，用玻棒挤压使过氧苯甲酰溶解完全，用少量丙酮冲洗玻棒，洗液并入溶液中，加碘化钾试液 5ml，密塞，摇匀，于暗处放置 10 分钟，用硫代硫酸钠滴定液(0.1mol/L)滴定至无色，用力振摇 30 秒，放置 2 分钟，如仍为无色，即为终点。每 1ml 硫代硫酸钠滴定液(0.1mol/L)相当于 12.11mg 的 $C_{14}H_{10}O_4$。

【类别】 同过氧苯甲酰。

【规格】 (1)10g : 0.5g　(2)15g : 0.75g　(3)18g : 0.9g

【贮藏】 密封，在阴凉处保存。

曲尼司特

Qunisite

Tranilast

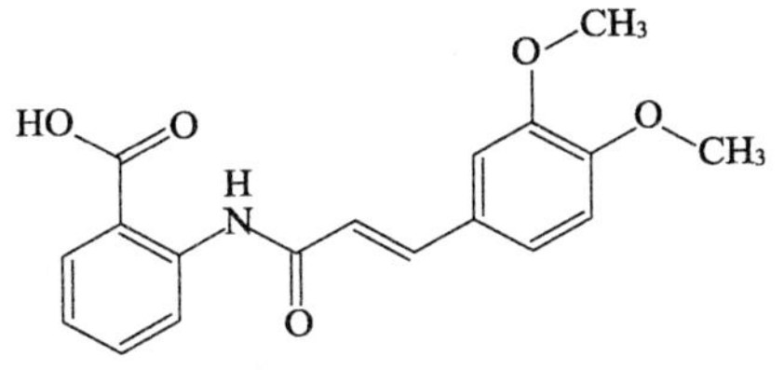

$C_{18}H_{17}NO_5$　327.33

本品为 *N*-(3,4-二甲氧基肉桂酰)邻氨基苯甲酸。按干燥品计算，含 $C_{18}H_{17}NO_5$ 不得少于 98.5%。

【性状】 本品为淡黄色或淡黄绿色结晶或结晶性粉末；无臭，无味。

本品在 *N*,*N*-二甲基甲酰胺中易溶，在甲醇中微溶，在水中不溶。

【鉴别】 (1)取本品约 10mg，加 *N*,*N*-二甲基甲酰胺 1.5ml，振摇使溶解，加水 1ml，混匀，滴加高锰酸钾试液数滴，振摇，紫红色即消失。

(2)取本品 10mg，加甲醇适量，超声使溶解，加甲醇至 100ml，摇匀，用甲醇稀释制成每 1ml 中含 5μg 的溶液，照紫外-可见分光光度法(通则 0401)测定，在 333nm 的波长处有最大吸收，在 263nm 的波长处有最小吸收。

(3)本品的红外光吸收图谱应与对照的图谱(光谱集 1140 图)一致。

【检查】 **氯化物**　取本品 1.0g，加热水 50ml 与硝酸 1ml，置水浴上加热 5 分钟，并充分振摇，放冷，滤过，取滤液 25ml，依法检查(通则 0801)，与标准氯化钠溶液 5.0ml 制成的对照液比较，不得更浓(0.01%)。

有关物质　照高效液相色谱法(通则 0512)测定。避光操作。

供试品溶液　取本品约 50mg，置 50ml 量瓶中，加甲醇适量，超声使溶解，放冷，用甲醇稀释至刻度，摇匀。

对照溶液　精密量取供试品溶液 1ml，置 100ml 量瓶中，用甲醇稀释至刻度，摇匀。

系统适用性溶液　取曲尼司特约 50mg，加甲醇 50ml，超声使溶解，摇匀，在光强度 1500lx 以上照射 2 小时，摇匀，放冷。

色谱条件　用十八烷基硅烷键合硅胶为填充剂，以甲醇-乙腈-0.02mol/L 醋酸铵溶液(1 : 1 : 2)(用冰醋酸调节 pH 值至 4.0±0.05)为流动相，检测波长为 308nm；进样体积 10μl。

系统适用性要求　系统适用性溶液色谱图中，理论板数按曲尼司特峰计算不低于 4000，曲尼司特峰与相邻杂质峰的分离度应符合要求。

测定法　精密量取供试品溶液与对照溶液，分别注入液相色谱仪，记录色谱图至主成分峰保留时间的 4 倍。

限度　供试品溶液色谱图中如有杂质峰，单个杂质峰面积不得大于对照溶液主峰面积的 0.5 倍(0.5%)，各杂质峰面积的和不得大于对照溶液主峰面积(1.0%)。

干燥失重　取本品，在 105℃ 干燥至恒重，减失重量不得过 0.5%(通则 0831)。

炽灼残渣　取本品 1.0g，依法检查(通则 0841)，遗留残渣不得过 0.1%。

重金属　取炽灼残渣项下遗留的残渣，依法检查(通则 0821 第二法)，含重金属不得过百万分之十五。

【含量测定】 取本品约 0.4g，精密称定，加 *N*,*N*-二甲基甲酰胺 40ml，振摇使溶解，加新沸放冷的水 10ml 与酚酞指示液 3 滴，用氢氧化钠滴定液(0.1mol/L)滴定至溶液显粉红色且 30 秒钟内不褪色，并将滴定的结果用空白试验校正。每 1ml 氢氧化钠滴定液(0.1mol/L)相当于 32.73mg 的 $C_{18}H_{17}NO_5$。

【类别】 抗过敏药。

【贮藏】 遮光，密封，在干燥处保存。

【制剂】 (1)曲尼司特片　(2)曲尼司特胶囊

曲尼司特片

Qunisite Pian

Tranilast Tablets

本品含曲尼司特($C_{18}H_{17}NO_5$)应为标示量的 93.0%～107.0%。

【性状】 本品为淡黄色或淡黄绿色片。

【鉴别】 (1)取本品的细粉适量(约相当于曲尼司特 50mg),加 *N*,*N*-二甲基甲酰胺 5ml,振摇使曲尼司特溶解,加水 5ml,混匀,滤过,取滤液 2ml,加高锰酸钾试液 1ml,振摇,红色即消失,产生棕褐色沉淀。

(2)取本品的细粉适量,加无水乙醇适量使曲尼司特溶解,滤过,取滤液,加无水乙醇稀释制成每 1ml 含曲尼司特 5μg 的溶液,照紫外-可见分光光度法(通则 0401)测定,在 335nm 的波长处有最大吸收。

【检查】 **溶出度** 照溶出度与释放度测定法(通则 0931 第一法)测定。避光操作。

溶出条件 以磷酸盐缓冲液(pH 6.8)900ml 为溶出介质,转速为每分钟 150 转,依法操作,经 25 分钟时取样。

供试品溶液 取溶出液 5ml,滤过,精密量取续滤液 1ml,置 25ml 量瓶中,加无水乙醇 0.5ml,用溶出介质稀释至刻度,摇匀。

对照品溶液 取曲尼司特对照品约 10mg,精密称定,置 50ml 量瓶中,加无水乙醇溶解并稀释至刻度,摇匀,精密量取 1ml,置 50ml 量瓶中,用溶出介质稀释至刻度,摇匀。

测定法 取供试品溶液与对照品溶液,照紫外-可见分光光度法(通则 0401),在 333nm 的波长处分别测定吸光度,计算每片的溶出量。

限度 标示量的 85%,应符合规定。

其他 应符合片剂项下有关的各项规定(通则 0101)。

【含量测定】 照紫外-可见分光光度法(通则 0401)测定。避光操作。

供试品溶液 取本品 20 片,精密称定,研细,精密称取适量(约相当于曲尼司特 10mg),置 100ml 棕色量瓶中,加 0.01mol/L 氢氧化钠溶液约 50ml,振摇 5 分钟,用 0.01mol/L 氢氧化钠溶液稀释至刻度,摇匀,滤过,精密量取续滤液 5ml,置 100ml 棕色量瓶中,用 0.01mol/L 氢氧化钠溶液稀释至刻度,摇匀。

对照品溶液 取曲尼司特对照品适量,精密称定,加 0.01mol/L 氢氧化钠溶液溶解并定量稀释制成每 1ml 中含 5μg 的溶液。

测定法 取供试品溶液与对照品溶液,在 333nm 的波长处分别测定吸光度,计算。

【类别】 同曲尼司特。

【规格】 0.1g

【贮藏】 遮光,密封,在干燥处保存。

曲尼司特胶囊

Qunisite Jiaonang

Tranilast Capsules

本品含曲尼司特($C_{18}H_{17}NO_5$)应为标示量的 90.0%～110.0%。

【性状】 本品内容物为淡黄色或淡黄绿色颗粒或粉末。

【鉴别】 (1)取本品内容物适量(约相当于曲尼司特 50mg),加 *N*,*N*-二甲基甲酰胺 8ml,振摇使曲尼司特溶解,加水 5ml,混匀,滤过。取滤液 2ml,滴加高锰酸钾试液数滴,振摇,紫红色即消失。

(2)取含量测定项下的供试品溶液,照紫外-可见分光光度法(通则 0401)测定,在 333nm 的波长处有最大吸收,在 263nm 的波长处有最小吸收。

【检查】 **有关物质** 照高效液相色谱法(通则 0512)测定。避光操作。

供试品溶液 取本品内容物适量(约相当于曲尼司特 50mg),置 50ml 量瓶中,加甲醇适量,超声使曲尼司特溶解,放冷,用甲醇稀释至刻度,摇匀,滤过,取续滤液。

对照溶液 精密量取供试品溶液 1ml,置 100ml 量瓶中,用甲醇稀释至刻度,摇匀。

系统适用性溶液、色谱条件、系统适用性要求与测定法见曲尼司特有关物质项下。

限度 供试品溶液色谱图中如有杂质峰,各杂质峰面积的和不得大于对照溶液主峰面积(1.0%)。

溶出度 照溶出度与释放度测定法(通则 0931 第一法)测定。避光操作。

溶出条件 以磷酸盐缓冲液(pH 7.4)900ml 为溶出介质,转速为每分钟 100 转,依法操作,经 30 分钟时取样。

供试品溶液 取溶出液 10ml,滤过,精密量取续滤液 2ml,置 50ml 量瓶中,用溶出介质稀释至刻度,摇匀。

对照品溶液 取曲尼司特对照品约 10mg,精密称定,置 100ml 量瓶中,加溶出介质适量,超声使溶解,放冷,用溶出介质稀释至刻度,摇匀,精密量取适量,用溶出介质定量稀释制成每 1ml 中约含 5μg 的溶液。

测定法 取供试品溶液与对照品溶液,照紫外-可见分光光度法(通则 0401),在 333nm 的波长处分别测定吸光度,计算每粒的溶出量。

限度 标示量的 80%,应符合规定。

其他 应符合胶囊剂项下有关的各项规定(通则 0103)。

【含量测定】 照紫外-可见分光光度法(通则 0401)测定。避光操作。

供试品溶液 取装量差异项下的内容物,混合均匀,精密称取适量(约相当于曲尼司特 10mg)，置 100ml 量瓶中，加甲醇适量，超声使曲尼司特溶解，放冷，用甲醇稀释至刻度，摇匀，滤过，精密量取续滤液 5ml，置 100ml 量瓶中，用甲醇稀释至刻度，摇匀。

对照品溶液　取曲尼司特对照品适量，精密称定，加甲醇溶解并定量稀释制成每 1ml 中约含 5μg 的溶液。

测定法　取供试品溶液与对照品溶液，在 333nm 的波长处分别测定吸光度，计算。

【类别】　同曲尼司特。

【规格】　0.1g

【贮藏】　遮光，密封，在干燥处保存。

曲 安 西 龙

Qu'anxilong

Triamcinolone

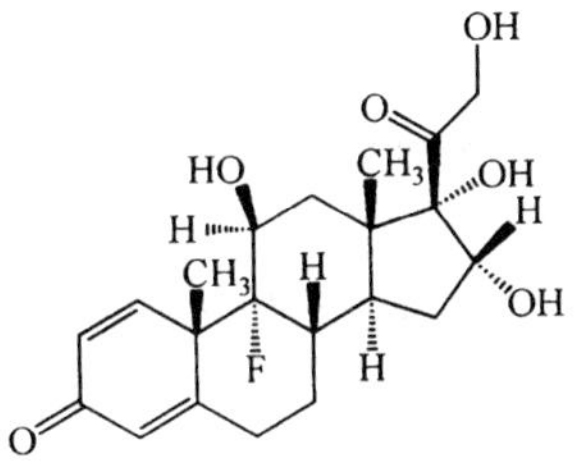

$C_{21}H_{27}FO_6$　394.44

本品为 9α-氟-11β,16α,17α,21-四羟基孕甾-1,4-二烯-3,20-二酮。按干燥品计算，含 $C_{21}H_{27}FO_6$ 应为 97.0%～102.0%。

【性状】　本品为白色或类白色的结晶性粉末；无臭。

本品在 *N*,*N*-二甲基甲酰胺中易溶，在甲醇或乙醇中微溶，在水或三氯甲烷中几乎不溶。

比旋度　取本品，精密称定，加 *N*,*N*-二甲基甲酰胺溶解并定量稀释制成每 1ml 中约含 2mg 的溶液，依法测定(通则 0621)，比旋度为+65°至+72°。

【鉴别】　(1)在含量测定项下记录的色谱图中，供试品溶液主峰的保留时间应与对照品溶液主峰的保留时间一致。

(2)本品的红外光吸收图谱应与对照的图谱(光谱集 747 图)一致。

【检查】　**有关物质**　照高效液相色谱法(通则 0512)测定。

供试品溶液　取本品适量，加甲醇溶解并稀释制成每 1ml 中约含 0.5mg 的溶液。

对照溶液　精密量取供试品溶液 1ml，置 100ml 量瓶中，用甲醇稀释至刻度，摇匀。

色谱条件　用十八烷基硅烷键合硅胶为填充剂；以乙腈-水(18∶82)为流动相；检测波长为 238nm；进样体积 20μl。

系统适用性要求　曲安西龙峰与相邻杂质峰的分离度应符合要求。

测定法　精密量取供试品溶液与对照溶液，分别注入液相色谱仪，记录色谱图至主成分峰保留时间的 4.5 倍。

限度　供试品溶液色谱图中如有杂质峰，峰面积在对照溶液主峰面积 0.5～1.0 倍之间的杂质峰不得过 2 个，其他单个杂质峰面积不得大于对照溶液主峰面积的 0.5 倍(0.5%)，各杂质峰面积的和不得大于对照溶液主峰面积的 2 倍(2.0%)，小于对照溶液主峰面积 0.02 倍的峰忽略不计。

干燥失重　取本品，在 60℃减压干燥 4 小时，减失重量不得过 1.5%(通则 0831)。

炽灼残渣　取本品 1.0g，依法检查(通则 0841)，遗留残渣不得过 0.2%。

重金属　取炽灼残渣项下遗留的残渣，依法检查(通则 0821 第二法)，含重金属不得过百万分之十。

【含量测定】　照高效液相色谱法(通则 0512)测定。

供试品溶液　取本品适量，精密称定，加甲醇溶解并定量稀释制成每 1ml 中约含 0.16mg 的溶液，精密量取 5ml，置 50ml 量瓶中，用甲醇稀释至刻度，摇匀。

对照品溶液　取曲安西龙对照品适量，精密称定，加甲醇溶解并定量稀释制成每 1ml 中约含 16μg 的溶液。

色谱条件　见有关物质项下。

系统适用性要求　理论板数按曲安西龙峰计算不低于 6000，曲安西龙峰与相邻杂质峰之间的分离度应符合要求。

测定法　精密量取供试品溶液与对照品溶液，分别注入液相色谱仪，记录色谱图。按外标法以峰面积计算。

【类别】　肾上腺皮质激素药。

【贮藏】　遮光，密封保存。

【制剂】　曲安西龙片

曲 安 西 龙 片

Qu'anxilong Pian

Triamcinolone Tablets

本品含曲安西龙($C_{21}H_{27}FO_6$)应为标示量的 90.0%～110.0%。

【性状】　本品为白色片。

【鉴别】　(1)在含量测定项下记录的色谱图中，供试品溶液主峰的保留时间应与对照品溶液主峰的保留时间一致。

(2)取本品细粉适量(约相当于曲安西龙 10mg)，置 50ml 量瓶中，加甲醇适量，振摇使曲安西龙溶解后，用甲醇稀释至刻度，摇匀，滤过，取续滤液 5ml，置 50ml 量瓶中，用甲醇稀释至刻度，摇匀，照紫外-可见分光光度法(通则 0401)测定，在 238nm 的波长处有最大吸收。

【检查】　**含量均匀度**　取本品 1 片，置 25ml 量瓶中，加甲醇适量，超声使曲安西龙溶解，放冷，用甲醇稀释至刻度，摇匀，滤过，精密量取续滤液 5ml，置 50ml 量瓶中，用甲醇稀释至刻度，摇匀，作为供试品溶液，照含量测定项下的方法测定，计算每片的含量，应符合规定（通则 0941）。

溶出度　照溶出度与释放度测定法（通则 0931 第一法）测定。

溶出条件　以盐酸溶液（9→1000）500ml 为溶出介质，转速为每分钟 100 转，依法操作，经 45 分钟时取样。

供试品溶液　取溶出液，滤过，取续滤液。

对照品溶液　取曲安西龙对照品约 16mg，精密称定，置 200ml 量瓶中，加甲醇 20ml，振摇使溶解后，用溶出介质稀释至刻度，摇匀，精密量取 5ml，置 50ml 量瓶中，用溶出介质稀释至刻度，摇匀。

测定法　取供试品溶液与对照品溶液，照紫外-可见分光光度法（通则 0401），在 238nm 的波长处分别测定吸光度，计算每片的溶出量。

限度　标示量的 75%，应符合规定。

其他　应符合片剂项下有关的各项规定（通则 0101）。

【含量测定】　照高效液相色谱法（通则 0512）测定。

供试品溶液　取本品 20 片，精密称定，研细，精密称取适量（约相当于曲安西龙 16mg），置 100ml 量瓶中，加甲醇适量，超声使曲安西龙溶解，放冷，用甲醇稀释至刻度，摇匀，滤过，精密量取续滤液 5ml，置 50ml 量瓶中，用甲醇稀释至刻度，摇匀。

对照品溶液、色谱条件、系统适用性要求与测定法　见曲安西龙含量测定项下。

【类别】　同曲安西龙。

【规格】　4mg

【贮藏】　遮光，密封保存。

曲安奈德

Qu'annaide

Triamcinolone Acetonide

$C_{24}H_{31}FO_6$　434.50

本品为 9-氟-11β，21-二羟基-16α，17[（1-甲基亚乙基）双（氧）]-孕甾-1，4-二烯-3，20-二酮。按干燥品计算，含 $C_{24}H_{31}FO_6$ 应为 97.0%～102.0%。

【性状】　本品为白色或类白色结晶性粉末；无臭。

本品在丙酮中溶解，在三氯甲烷中略溶，在甲醇或乙醇中微溶，在水中极微溶解。

比旋度　取本品，精密称定，加二氧六环溶解并定量稀释制成每 1ml 中约含 10mg 的溶液，依法测定（通则 0621），比旋度为 +101°至 +107°。

吸收系数　取本品，精密称定，加乙醇溶解并定量稀释制成每 1ml 中约含 10μg 的溶液，照紫外-可见分光光度法（通则 0401），在 239nm 的波长处测定吸光度，吸收系数（$E_{1cm}^{1\%}$）为 340～370。

【鉴别】　（1）在含量测定项下记录的色谱图中，供试品溶液主峰的保留时间应与对照品溶液主峰的保留时间一致。

（2）本品的红外光吸收图谱应与对照的图谱（光谱集 603 图）一致。

【检查】　**氟**　取本品，依法检查（通则 0805），含氟量应为 4.0%～4.75%。

有关物质　照高效液相色谱法（通则 0512）测定。

供试品溶液　取本品约 25mg，置 50ml 量瓶中，加甲醇 35ml，振摇使溶解，用水稀释至刻度，摇匀。

对照溶液　精密量取供试品溶液 1ml，置 100ml 量瓶中，用 70%甲醇溶液稀释至刻度，摇匀。

系统适用性溶液　取曲安奈德与曲安西龙适量，加 70%甲醇溶液溶解并稀释制成每 1ml 中各约含 5μg 的溶液。

色谱条件　用十八烷基硅烷键合硅胶为填充剂；以甲醇-水（525∶475）为流动相；检测波长为 240nm；进样体积 20μl。

系统适用性要求　系统适用性溶液色谱图中，理论板数按曲安奈德峰计算不低于 5000，曲安奈德峰与曲安西龙峰的分离度应大于 15。

测定法　精密量取供试品溶液与对照溶液，分别注入液相色谱仪，记录色谱图至主成分峰保留时间的 3.5 倍。

限度　供试品溶液色谱图中如有杂质峰，单个杂质峰面积不得大于对照溶液主峰面积的 0.3 倍（0.3%），各杂质峰面积的和不得大于对照溶液主峰面积 0.8 倍（0.8%），小于对照溶液主峰面积 0.01 倍的峰忽略不计。

干燥失重　取本品，在 105℃ 干燥至恒重，减失重量不得过 1.5%（通则 0831）。

炽灼残渣　不得过 0.2%（通则 0841）。

硒　取本品 0.10g，依法检查（通则 0804），应符合规定（0.005%）。

【含量测定】　照高效液相色谱法（通则 0512）测定。

供试品溶液　取本品适量，精密称定，加甲醇溶解并定量稀释制成每 1ml 中约含 30μg 的溶液。

对照品溶液　取曲安奈德对照品适量，精密称定，加甲醇溶解并定量稀释制成每 1ml 中约含 30μg 的溶液。

系统适用性溶液、色谱条件与系统适用性要求　见有关物质项下。

测定法　精密量取供试品溶液与对照品溶液，分别注入液相色谱仪，记录色谱图。按外标法以峰面积计算。

【类别】　肾上腺皮质激素药。

【贮藏】　遮光，密封保存。

【制剂】　（1）曲安奈德注射液　（2）曲安奈德益康唑乳膏

曲安奈德注射液

Qu'annaide Zhusheye

Triamcinolone Acetonide Injection

本品为曲安奈德的无菌混悬液。含曲安奈德($C_{24}H_{31}FO_6$)应为标示量的 90.0%～110.0%。

【性状】 本品为微细颗粒的混悬液，静置后微细颗粒下沉，振摇后成均匀的乳白色混悬液。

【鉴别】 (1)在含量测定项下记录的色谱图中，供试品溶液主峰的保留时间应与对照品溶液主峰的保留时间一致。

(2)取本品适量(约相当于曲安奈德 50mg)，用乙醚提取 2 次，每次 10ml，弃去乙醚液，分取水层，滤过，残渣用少量水洗涤后，置 105℃干燥 1 小时。取干燥残渣用无水乙醇溶解并稀释制成每 1ml 中约含 12μg 的溶液，照紫外-可见分光光度法(通则 0401)测定，在 239nm 的波长处有最大吸收。

(3)取本品适量(约相当于曲安奈德 40mg)，加水 5ml 混匀，加乙醚 10ml，振摇提取后，取水层，水浴蒸干，残渣经减压干燥，依法测定。本品的红外光吸收图谱应与对照的图谱(光谱集 603 图)一致。

【检查】 **pH 值** 应为 5.0～7.5(通则 0631)。

有关物质 照高效液相色谱法(通则 0512)测定。

供试品溶液 取本品，摇匀，精密量取 5ml，置 200ml 量瓶中，加流动相适量，振摇使曲安奈德溶解，用流动相稀释至刻度，摇匀，滤过，取续滤液。

对照溶液 精密量取供试品溶液 1ml，置 100ml 量瓶中，用 70%甲醇溶液稀释至刻度，摇匀。

系统适用性溶液、色谱条件、系统适用性要求与测定法 见曲安奈德有关物质项下。

限度 供试品溶液色谱图中如有杂质峰，单个杂质峰面积不得大于对照溶液主峰面积的 0.5 倍(0.5%)，各杂质峰面积的和不得大于对照溶液主峰面积的 1.5 倍(1.5%)，小于对照溶液主峰面积 0.01 倍的峰忽略不计。

粒度 取本品，充分振摇，取 1 滴，照粒度测定法(通则 0982 第一法)检查 3 个视野，颗粒均应小于 15μm，其中 5μm 以下的颗粒不得少于 70%，10μm 以下的颗粒不得少于 97%。

细菌内毒素 取本品，依法检查(通则 1143)，每 1mg 曲安奈德中含内毒素的量应小于 3.0EU。

其他 应符合注射剂项下有关的各项规定(通则 0102)。

【含量测定】 照高效液相色谱法(通则 0512)测定。

供试品溶液 取本品，摇匀，精密量取 2ml，置 50ml 量瓶中，加甲醇适量，超声使曲安奈德溶解，放冷，用甲醇稀释至刻度，摇匀，滤过，精密量取续滤液适量，用甲醇定量稀释制成每 1ml 中约含 30μg 的溶液。

对照品溶液、系统适用性溶液、色谱条件、系统适用性要求与测定法 见曲安奈德含量测定项下。

【类别】 同曲安奈德。

【规格】 (1)1ml∶40mg　(2)2ml∶80mg

【贮藏】 遮光，密闭保存。

曲安奈德益康唑乳膏

Qu'annaide Yikangzuo Rugao

Triamcinolone Acetonide and Econazole Nitrate Cream

本品含曲安奈德($C_{24}H_{31}FO_6$)应为标示量的 90.0%～115.0%；含硝酸益康唑($C_{18}H_{15}Cl_3N_2O \cdot HNO_3$)应为标示量的 90.0%～110.0%。

【处方】

曲安奈德	1.0g
硝酸益康唑	10.0g
基质	适量
制成	1000g

【性状】 本品为白色乳膏。

【鉴别】 (1)照薄层色谱法(通则 0502)试验。

供试品溶液 取本品约 2g，加丙酮 18ml，振摇 15 分钟，滤过，取滤液。

对照品溶液(1) 取曲安奈德对照品适量，加丙酮制成每 1ml 中含曲安奈德 0.1mg 的溶液。

对照品溶液(2) 取硝酸益康唑对照品适量，加丙酮制成每 1ml 中含硝酸益康唑 1mg 的溶液。

色谱条件 采用硅胶 GF_{254} 薄层板，以甲苯-乙醇-乙酸乙酯-甲酸(55∶20∶20∶5)为展开剂。

测定法 吸取上述三种溶液各 10μl，分别点于同一薄层板上，展开，晾干，先置紫外光灯(254nm)下检视，再置饱和碘蒸气中显色。

结果判定 供试品溶液所显两个主成分斑点的位置和颜色应与对照品溶液的主斑点相同。

(2)在含量测定项下记录的色谱图中，供试品溶液两主峰的保留时间应与对照品溶液两主峰的保留时间一致。

以上(1)、(2)两项可选做一项。

【检查】 应符合乳膏剂项下有关的各项规定(通则 0109)。

【含量测定】 照高效液相色谱法(通则 0512)测定。

供试品溶液 取本品 1.25g，精密称定，置 25ml 量瓶中，加四氢呋喃 2ml，振摇约 1 分钟使曲安奈德与硝酸益康唑溶解，用甲醇稀释至刻度，摇匀，滤过，取续滤液。

对照品溶液 取曲安奈德对照品约 15.6mg，精密称定，置 25ml 量瓶中，加甲醇溶解并稀释至刻度，摇匀，作为曲安奈德对照品溶液；另取硝酸益康唑对照品约 12.5mg，精密称定，置 25ml 量瓶中，精密加曲安奈德对照品溶液 2ml，加四氢呋喃 2ml，用甲醇稀释至刻度，摇匀。

色谱条件　用辛基硅烷键合硅胶为填充剂；以[取己烷磺酸钠 0.94g，加乙腈-异丙醇-水-85%磷酸（140∶140∶720∶1）溶解并稀释至 1000ml]为流动相 A，以[取己烷磺酸钠 0.94g，加甲醇-水-85%磷酸（900∶100∶1）溶解并稀释至 1000ml]为流动相 B，按下表进行梯度洗脱；柱温为 40℃；检测波长为 227nm；进样体积 10μl。

时间（分钟）	流动相 A（%）	流动相 B（%）
0	100	0
25	0	100
35	100	0
45	100	0

系统适用性要求　曲安奈德峰与益康唑峰间的分离度应符合要求。

测定法　精密量取供试品溶液与对照品溶液，分别注入液相色谱仪，记录色谱图。按外标法以峰面积计算。

【类别】　抗真菌药。

【贮藏】　密闭，在阴凉处保存。

曲 克 芦 丁

Qukeluding

Troxerutin

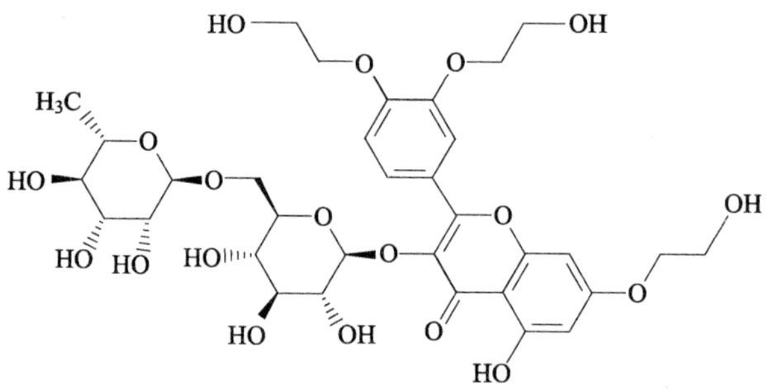

$C_{33}H_{42}O_{19}$ 742.69

本品为曲克芦丁（7,3′,4′-三羟乙基芦丁）为主的羟乙基芦丁混合物。按无水物计算，含曲克芦丁（$C_{33}H_{42}O_{19}$）不得少于 80.0%（供口服用）或 88.0%（供注射用）。

【性状】　本品为黄色或黄绿色粉末；无臭；有引湿性。

本品在水中易溶，在甲醇中微溶，在乙醇中极微溶解，在三氯甲烷中不溶。

【鉴别】　（1）取本品约 20mg，加水 20ml、盐酸 1ml 和锌粉少量，置水浴上加热，显持续的红色。

（2）取本品约 20mg，加水 20ml 和三氯化铝少量，溶液显亮黄色。

（3）取本品，加水制成每 1ml 中含 20μg 的溶液，照紫外-可见分光光度法（通则 0401）测定，在 254nm 与 347nm 的波长处有最大吸收，在 283nm 的波长处有最小吸收。

（4）在含量测定项下记录的色谱图中，供试品溶液主峰的保留时间应与对照品溶液主峰的保留时间一致。

（5）本品的红外光吸收图谱应与对照品的图谱一致（供注射用）（通则 0402）。

【检查】　**酸度**　取本品，加水溶解并稀释制成每 1ml 中含 50mg 的溶液，依法测定（通则 0631），pH 值应为 5.0～7.0。

溶液的澄清度　取本品，加水溶解并稀释制成每 1ml 中含 50mg 的溶液，溶液应澄清；如显浑浊，与 1 号浊度标准液（通则 0902 第一法）比较，不得更浓。（供注射用）

其他组分　照高效液相色谱法（通则 0512）测定。

溶剂　流动相 A-流动相 B（80∶20）。

供试品溶液　取本品，加溶剂溶解并稀释制成每 1ml 中含 1mg 的溶液。

系统适用性溶液　取曲克芦丁系统适用性对照品适量，加溶剂溶解并稀释制成每 1ml 中含 50μg 的溶液。

灵敏度溶液　取供试品溶液适量，用溶剂定量稀释制成每 1ml 中含曲克芦丁 0.5μg 的溶液。

色谱条件　用十八烷基硅烷键合硅胶为填充剂（Venusil MP C18，4.6mm×250mm，5μm 或效能相当的色谱柱）；流动相 A 为磷酸盐缓冲液（0.1mol/L 磷酸二氢钠溶液，用磷酸调节 pH 值至 4.4），流动相 B 为乙腈；流速为每分钟 0.5ml。按下表进行梯度洗脱，检测波长为 254nm；进样体积 10μl。

时间（分钟）	流动相 A（%）	流动相 B（%）
0	80	20
30	80	20
33	65	35
45	65	35
48	80	20
58	80	20

系统适用性要求　系统适用性溶液色谱图中，曲克芦丁峰的保留时间约为 18 分钟，四羟乙基芦丁峰、一羟乙基芦丁峰、芦丁峰、曲克芦丁峰和二羟乙基芦丁峰的相对保留时间分别约为 0.5、0.8、0.9、1.0 和 1.1，上述各峰之间的分离度均应符合要求。灵敏度溶液色谱图中，曲克芦丁峰信噪比应大于 10。

测定法　精密量取供试品溶液，注入液相色谱仪，记录色谱图。

限度　按峰面积归一化法计算，除曲克芦丁峰外，单个最大组分峰面积不得大于总峰面积的 10.0%，其他单个组分峰面积不得大于总峰面积的 5.0%，各组分峰面积的和不得大于总峰面积的 20.0%（供口服用）；一羟乙基芦丁峰、二羟乙基芦丁峰和四羟乙基芦丁峰面积均不得大于总峰面积的 5.0%，其他单个未知组分峰面积不得大于总峰面积的 1.0%，未知组分峰面积的和不得大于总峰面积的 4.0%，各组分峰面积的和不得大于总峰面积的 12.0%（供注射用）。

残留溶剂　照残留溶剂测定法（通则 0861 第二法）测定。

供试品溶液 取本品 1.0g，精密称定，置顶空瓶中，精密加水 1ml 使溶解，密封。

对照品溶液 分别取环氧乙烷、甲醇适量，精密称定，用水定量稀释制成每 1ml 中含环氧乙烷 0.01mg 和甲醇 3.0mg 的混合溶液，精密量取 1ml 置顶空瓶中，密封。

色谱条件 以 14%氰丙基苯基-86%二甲基聚硅氧烷（或极性相近）为固定液的毛细管柱为色谱柱；起始温度为 30℃，维持 5 分钟，以每分钟 20℃ 的速率升温至 200℃，维持 3 分钟；进样口温度为 150℃；检测器温度为 250℃；顶空瓶平衡温度为 70℃，平衡时间 45 分钟。

系统适用性要求 对照品溶液色谱图中，环氧乙烷峰与甲醇峰之间的分离度应符合要求。

测定法 取供试品溶液与对照品溶液分别顶空进样，记录色谱图。

限度 按外标法以峰面积计算，甲醇的残留量应符合规定，环氧乙烷的残留量不得过 0.001%。

水分 取本品，照水分测定法（通则 0832 第一法 1）测定，含水分不得过 4.0%。

炽灼残渣 取本品 1.0g，依法检查（通则 0841），遗留残渣不得过 0.4%（供口服用）或 0.2%（供注射用）。

重金属 取炽灼残渣项下遗留的残渣，依法检查（通则 0821 第二法），含重金属不得过百万分之二十（供口服用）或百万分之十（供注射用）。

异常毒性 取本品，加氯化钠注射液制成每 1ml 中含曲克芦丁 50mg 的溶液，依法检查（通则 1141），应符合规定。（供注射用）

【含量测定】 照高效液相色谱法（通则 0512）测定。

供试品溶液 取本品，精密称定，加流动相溶解并定量稀释制成每 1ml 中约含 0.2mg 的溶液。

对照品溶液 取曲克芦丁对照品适量，精密称定，加流动相溶解并定量稀释制成每 1ml 中约含 0.2mg 的溶液。

系统适用性溶液 见其他组分项下。

色谱条件 用十八烷基硅烷键合硅胶为填充剂（Venusil MP C18，4.6mm×250mm，5μm 或效能相当的色谱柱）；以磷酸盐缓冲液（pH 4.4）（0.1mol/L 磷酸二氢钠溶液，用磷酸调节 pH 值至 4.4）-乙腈（80 ∶ 20）为流动相；检测波长为 254nm；进样体积 10μl。

系统适用性要求 系统适用性溶液色谱图中，曲克芦丁峰的保留时间约为 18 分钟，四羟乙基芦丁峰、一羟乙基芦丁峰、芦丁峰、曲克芦丁峰与二羟乙基芦丁峰的相对保留时间分别约为 0.5、0.8、0.9、1.0 和 1.1，曲克芦丁峰与二羟乙基芦丁峰与芦丁峰之间的分离度均应符合要求。

测定法 精密量取供试品溶液与对照品溶液，分别注入液相色谱仪，记录色谱图。按外标法以峰面积计算。

【类别】 毛细血管保护药。

【贮藏】 遮光，密封，在阴凉处保存。

【制剂】 曲克芦丁片

附：

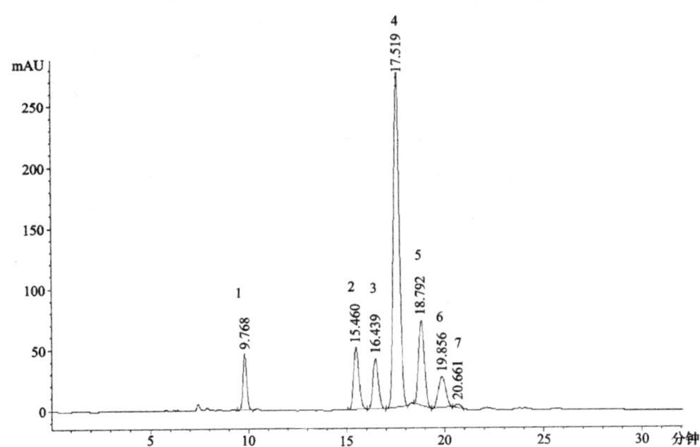

系统适用性色谱图

峰 1：四羟乙基芦丁；峰 2：一羟乙基芦丁；峰 3：芦丁；峰 4：曲克芦丁；峰 5：二羟乙基芦丁

曲克芦丁片

Qukeluding Pian

Troxerutin Tablets

本品含曲克芦丁（$C_{33}H_{42}O_{19}$）应为标示量的 90.0%～110.0%。

【性状】 本品为糖衣片或薄膜衣片，除去包衣后显黄色或黄绿色。

【鉴别】 （1）取含量测定项下的细粉适量，加水溶解并稀释制成每 1ml 中含曲克芦丁约 15μg 的溶液，照紫外-可见分光光度法（通则 0401）测定，在 254nm 与 347nm 的波长处有最大吸收，在 283nm 波长处有最小吸收。

（2）在含量测定项下记录的色谱图中，供试品溶液主峰的保留时间应与对照品溶液主峰的保留时间一致。

【检查】 其他组分 照高效液相色谱法（通则 0512）测定。

供试品溶液 取含量测定项下的细粉适量，加溶剂溶解并稀释制成每 1ml 中约含曲克芦丁 1mg 的溶液，摇匀，滤过，取续滤液。

灵敏度溶液 取供试品溶液适量，用溶剂定量稀释制成每 1ml 中含曲克芦丁 0.5μg 的溶液。

溶剂、系统适用性溶液、色谱条件、系统适用性要求与测定法 见曲克芦丁其他组分项下。

限度 按峰面积归一化法计算，除曲克芦丁峰外，单个最大组分峰面积不得大于总峰面积的 10.0%，其他单个组分峰面积不得大于总峰面积的 5.0%，各组分峰面积的和不得大于总峰面积的 20.0%。

溶出度 照溶出度与释放度测定法（通则 0931 第二法）测定。

溶出条件　以水 900ml 为溶出介质，转速为每分钟 75 转，依法操作，经 45 分钟时取样。

供试品溶液　取溶出液适量，滤过，精密量取续滤液适量，用水定量稀释制成每 1ml 中约含曲克芦丁 66μg 的溶液。

对照品溶液　取曲克芦丁对照品适量，精密称定，加水溶解并定量稀释制成每 1ml 中约含曲克芦丁 66μg 的溶液。

系统适用性溶液、色谱条件与系统适用性要求　见含量测定项下。

测定法　见含量测定项下。计算每片的溶出量。

限度　标示量的 80%，应符合规定。

其他　应符合片剂项下有关的各项规定（通则 0101）。

【含量测定】　照高效液相色谱法（通则 0512）测定。

供试品溶液　取本品 20 片（糖衣片除去包衣），精密称定，研细，取细粉适量（约相当于曲克芦丁 100mg），精密称定，置 100ml 量瓶中，加流动相适量，振摇使曲克芦丁溶解，用流动相稀释至刻度，摇匀，滤过，精密量取续滤液 5ml，置 25ml 量瓶中，用流动相稀释至刻度，摇匀。

对照品溶液、系统适用性溶液、色谱条件、系统适用性要求与测定法　见曲克芦丁含量测定项下。

【类别】　同曲克芦丁。

【规格】　（1）60mg　（2）180mg

【贮藏】　遮光，密封，在干燥处保存。

吗替麦考酚酯

Matimaikaofenzhi

Mycophenolate Mofetil

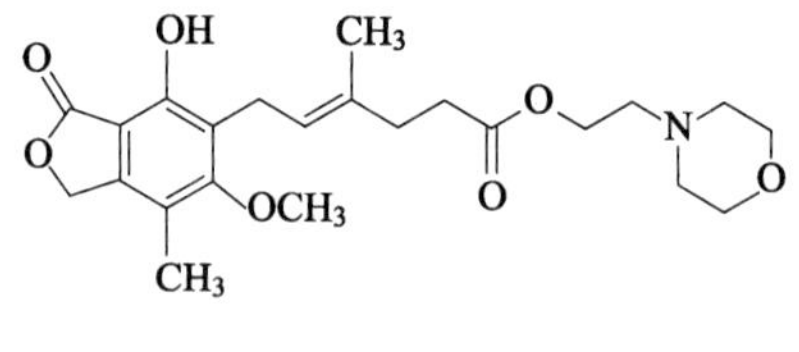

$C_{23}H_{31}NO_7$　433.49

本品为（*E*）-6-(4-羟基-6-甲氧基-7-甲基-3-氧代-1,3-二氢异苯并呋喃-5-基)-4-甲基-4-己烯酸 2-(吗啉-4-基)乙酯。按干燥品计算，含吗替麦考酚酯（$C_{23}H_{31}NO_7$）应为 98.0%～102.0%。

【性状】　本品为白色或类白色结晶性粉末；无臭。

本品在二氯甲烷中极易溶解，在乙腈、乙酸乙酯和 0.1mol/L 盐酸溶液中溶解，在甲醇中略溶，在乙醇中微溶，在水中不溶。

熔点　本品的熔点（通则 0612）为 93～99℃，熔距应在 3℃以内。

【鉴别】　（1）取本品适量，加 0.1mol/L 盐酸溶液溶解并稀释制成每 1ml 中约含 25μg 的溶液，照紫外-可见分光光度法（通则 0401）测定，在 250nm 与 304nm 波长处有最大吸收。

（2）本品的红外光吸收图谱应与对照的图谱（光谱集 1241 图）一致。

【检查】　溶液的澄清度与颜色　取本品 0.10g，加 96% 乙醇 10ml 使溶解，溶液应澄清无色（通则 0902 第一法和通则 0901 第一法）。

有关物质　照高效液相色谱法（通则 0512）测定。临用新制或存放在 4～8℃。

供试品溶液　取本品适量，精密称定，加乙腈溶解并定量稀释制成每 1ml 中约含 2mg 的溶液。

对照溶液　精密量取供试品溶液适量，用乙腈定量稀释制成每 1ml 中约含 2μg 的溶液。

杂质 F 对照品溶液　取杂质 F 对照品适量，精密称定，加乙腈溶解并定量稀释制成每 1ml 中约含 10μg 的溶液。

系统适用性溶液　取杂质 A 对照品和杂质 H 对照品各适量，加乙腈溶解并稀释制成每 1ml 中各约含 10μg 的混合溶液。

灵敏度溶液　精密量取对照溶液适量，用乙腈定量稀释制成每 1ml 中含 0.5μg 的溶液。

色谱条件　用辛基硅烷键合硅胶为填充剂（4.6mm×250mm，5μm 或效能相当的色谱柱），以磷酸盐缓冲液（取三乙胺 2ml，加水 650ml，混匀，用稀磷酸调节 pH 值至 5.3）-乙腈（65：35）为流动相；柱温为 45℃；检测波长为 250nm；进样体积 10μl。

系统适用性要求　吗替麦考酚酯峰的保留时间约为 22 分钟。系统适用性溶液色谱图中，杂质 A 峰与杂质 H 峰间的分离度应大于 4.0。灵敏度溶液色谱图中，主成分色谱峰峰高的信噪比应大于 10。

测定法　精密量取供试品溶液、对照溶液与杂质 F 对照品溶液，分别注入液相色谱仪，记录色谱图至主成分峰保留时间的 5 倍。

限度　供试品溶液色谱图中如有杂质峰，按外标法以峰面积计算，杂质 F 不得过 0.5%；其他单个杂质峰面积不得大于对照溶液主峰面积（0.1%），其他各杂质峰面积的和不得大于对照溶液主峰面积的 4 倍（0.4%），小于灵敏度溶液主峰面积的峰忽略不计。

***Z*-吗替麦考酚酯**　照高效液相色谱法（通则 0512）测定。

供试品溶液　取本品适量，精密称定，加乙腈溶解并稀释制成每 1ml 中约含 2.5mg 的溶液。

对照溶液　精密量取供试品溶液适量，用乙腈定量稀释制成每 1ml 中约含 2.5μg 的溶液。

系统适用性溶液　取吗替麦考酚酯对照品适量，置 254nm 紫外光灯下光照 48 小时后，加乙腈适量超声使溶解，用乙腈稀释制成每 1ml 中约含 2.5mg 的溶液。

灵敏度溶液　精密量取对照溶液适量，用乙腈稀释制成每 1ml 中约含 0.5μg 的溶液。

色谱条件　见有关物质项下。柱温为 60℃；检测波长为 215nm。

系统适用性要求　系统适用性溶液色谱图中，吗替麦考酚酯峰与 *Z*-吗替麦考酚酯峰（相对保留时间约为 1.1）间的分离度应符合要求；灵敏度溶液色谱图中，主成分色谱峰峰高的信噪比应大于 10。

测定法　精密量取供试品溶液与对照溶液，分别注入液相色谱仪，记录色谱图。

限度　供试品溶液色谱图中如有与 *Z*-吗替麦考酚酯峰保留时间一致的色谱峰，其峰面积不得大于对照溶液主峰面积（0.1%）。

残留溶剂　照残留溶剂测定法（通则 0861 第二法）测定。

内标溶液　取甲基异丁基酮适量，用二甲基亚砜稀释制成每 1ml 中约含 0.1mg 的溶液。

供试品溶液　取本品约 0.6g，精密称定，置顶空瓶中，精密加内标溶液 3ml，密封，振摇使溶解。

对照品溶液　取丙酮、甲醇、乙醇、二氯甲烷、乙酸乙酯、甲苯、二甲苯、正己烷、环己烷、乙酸丁酯、*N*,*N*-二甲基甲酰胺各适量，精密称定，用内标溶液定量稀释制成每 1ml 中约含丙酮 1.0mg、甲醇 0.6mg、乙醇 1.0mg、二氯甲烷 0.12mg、乙酸乙酯 1.0mg、甲苯 0.178mg、二甲苯 0.434mg、正己烷 0.058mg、环己烷 0.776mg、乙酸丁酯 1.0mg、*N*,*N*-二甲基甲酰胺 0.176mg 的混合溶液，精密量取 3ml，置顶空瓶中，密封。

色谱条件　以 6%氰丙基苯基-94%二甲基聚硅氧烷（或极性相近）为固定液的毛细管柱（0.53mm×30m，3μm 或效能相当的色谱柱）；起始温度为 35℃，维持 1 分钟，以每分钟 5℃的速率升温至 90℃、再以每分钟 15℃的速率升温至 150℃，再以每分钟 35℃的速率升温至 230℃，维持 10 分钟；进样口温度为 200℃；检测器温度为 250℃；顶空瓶平衡温度为 120℃，平衡时间为 30 分钟。

系统适用性要求　对照品溶液色谱图中，按甲醇、乙醇、丙酮、二氯甲烷、正己烷、乙酸乙酯、环己烷、内标物、甲苯、乙酸丁酯、*N*,*N*-二甲基甲酰胺、二甲苯顺序洗脱，各峰间的分离度均应符合要求。

测定法　取供试品溶液与对照品溶液分别顶空进样，记录色谱图。

限度　按内标法以峰面积计算，丙酮、甲醇、乙醇、二氯甲烷、乙酸乙酯、甲苯、二甲苯、正己烷、环己烷、乙酸丁酯和 *N*,*N*-二甲基甲酰胺的残留量均应符合规定。

干燥失重　取本品，以五氧化二磷为干燥剂，在 60℃减压干燥 3 小时，减失重量不得过 0.5%（通则 0831）。

炽灼残渣　取本品 1.0g，依法检查（通则 0841），遗留残渣不得过 0.1%。

重金属　取炽灼残渣项下遗留的残渣，依法检查（通则 0821 第二法），含重金属不得过百万分之二十。

【含量测定】　取本品约 0.4g，精密称定，加冰醋酸 50ml 使溶解，照电位滴定法（通则 0701），用高氯酸滴定液（0.1mol/L）滴定，并将滴定的结果用空白试验校正。每 1ml 高氯酸滴定液（0.1mol/L）相当于 43.35mg 的 $C_{23}H_{31}NO_7$。

【类别】　免疫抑制剂。

【贮藏】　30℃以下避光保存。

【制剂】　（1）吗替麦考酚酯片　（2）吗替麦考酚酯分散片　（3）吗替麦考酚酯胶囊

附：

杂质 A

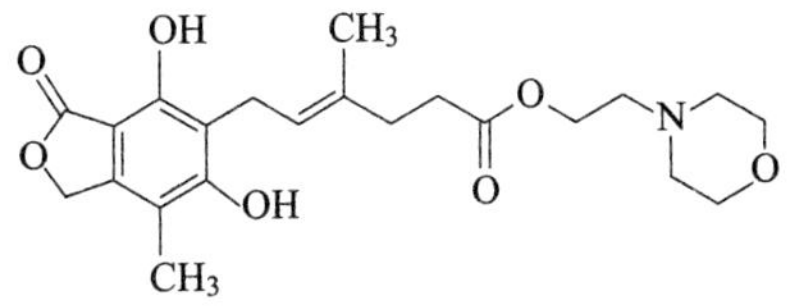

$C_{22}H_{29}NO_7$　419.47

（4*E*）-6-（4，6-二羟基-7-甲基-3-氧代-1，3-二氢异苯并呋喃-5-基）-4-甲基-4-己烯酸 2-（吗啉-4-基）乙酯

杂质 C（*Z*-吗替麦考酚酯）

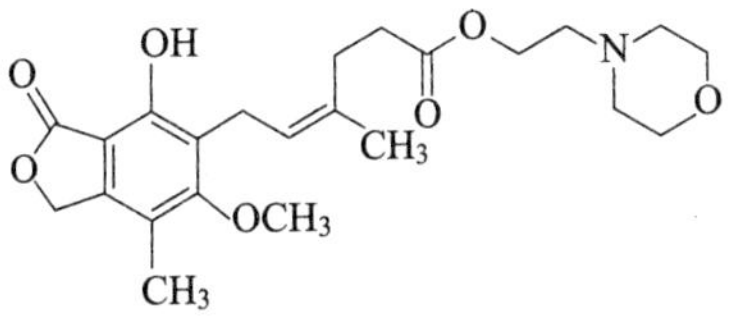

$C_{23}H_{31}NO_7$　433.49

（*Z*）-6-（4-羟基-6-甲氧基-7-甲基-3-氧代-1，3-二氢异苯并呋喃-5-基）-4-甲基-4-己烯酸 2-（吗啉-4-基）乙酯

杂质 F（麦考酚酸）

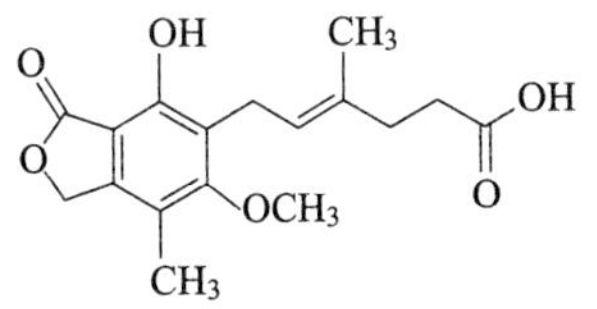

$C_{17}H_{20}O_6$　320.34

（*E*）-6-（4-羟基-6-甲氧基-7-甲基-3-氧代-1，3-二氢异苯并呋喃-5-基）-4-甲基-4-己烯酸

杂质 H

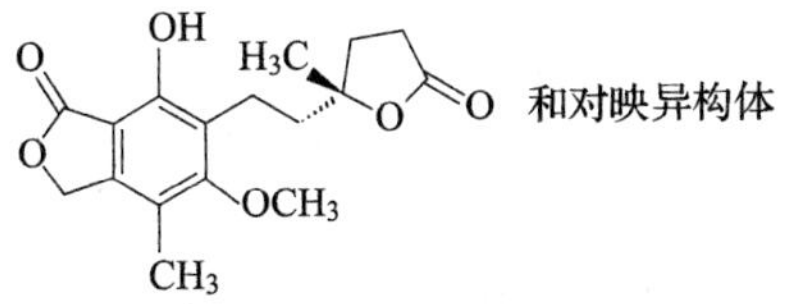

和对映异构体

$C_{17}H_{20}O_6$　320.34

7-羟基-5-甲氧-4-甲基-6-[2-[（2*RS*）-2-甲基-5-氧代四氢呋喃-2-基]乙基]异苯并呋喃-1（3*H*）-酮

吗替麦考酚酯片

Matimaikaofenzhi Pian

Mycophenolate Mofetil Tablets

本品含吗替麦考酚酯($C_{23}H_{31}NO_7$)应为标示量的90.0%～110.0%。

【性状】 本品为薄膜衣片,除去包衣后显白色或类白色。

【鉴别】 (1)在含量测定项下记录的色谱图中,供试品溶液主峰的保留时间应与对照品溶液主峰的保留时间一致。

(2)取本品细粉适量,加0.1mol/L盐酸溶液使吗替麦考酚酯溶解并稀释制成每1ml中约含吗替麦考酚酯25μg的溶液,照紫外-可见分光光度法(通则0401)测定,在250nm与304nm的波长处有最大吸收。

【检查】 **有关物质** 照高效液相色谱法(通则0512)测定。临用新制或存放在4～8℃。

供试品溶液　取本品的细粉适量(约相当于吗替麦考酚酯0.2g),精密称定,置100ml量瓶中,加乙腈适量超声使吗替麦考酚酯溶解,用乙腈稀释至刻度,摇匀,滤过,取续滤液。

对照溶液　精密量取供试品溶液适量,用乙腈定量稀释制成每1ml中约含吗替麦考酚酯2μg的溶液。

灵敏度溶液　精密量取对照溶液适量,用乙腈定量稀释制成每1ml中约含吗替麦考酚酯0.5μg的溶液。

杂质F对照品溶液、系统适用性溶液、色谱条件、系统适用性要求与测定法　见吗替麦考酚酯有关物质项下。

限度　供试品溶液色谱图中如有杂质峰,杂质F按外标法以峰面积计算,不得过标示量的1.0%;其他单个杂质峰面积不得大于对照溶液主峰面积(0.1%),其他各杂质峰面积的和不得大于对照溶液主峰面积的8倍(0.8%),小于灵敏度溶液主峰面积的峰忽略不计。

Z-吗替麦考酚酯 照高效液相色谱法(通则0512)测定。

供试品溶液　取本品的细粉适量(约相当于吗替麦考酚酯0.25g),精密称定,置100ml量瓶中,加水10ml,超声15分钟,加乙腈适量超声使吗替麦考酚酯溶解,用乙腈稀释至刻度,摇匀,滤过,取续滤液。

对照溶液、系统适用性溶液、灵敏度溶液、色谱条件、系统适用性要求与测定法　见吗替麦考酚酯Z-吗替麦考酚酯项下。

限度　供试品溶液色谱图中如有与Z-吗替麦考酚酯峰保留时间一致的色谱峰,其峰面积不得大于对照溶液主峰面积(0.1%)。

溶出度 照溶出度与释放度测定法(通则0931第二法)测定。

溶出条件　以0.1mol/L盐酸溶液900ml为溶出介质,转速为每分钟50转,依法操作,经15分钟时取样。

供试品溶液　取溶出液适量,滤过,精密量取续滤液适量,用0.1mol/L盐酸溶液定量稀释制成每1ml中约含吗替麦考酚酯25μg的溶液。

对照品溶液　取吗替麦考酚酯对照品适量,精密称定,加0.1mol/L盐酸溶液溶解并定量稀释制成每1ml中约含25μg的溶液。

测定法　取供试品溶液与对照品溶液,照紫外-可见分光光度法(通则0401),在304nm的波长处分别测定吸光度。计算每片的溶出量。

限度　标示量的80%,应符合规定。

其他 应符合片剂项下有关的各项规定(通则0101)。

【含量测定】 照高效液相色谱法(通则0512)测定。

供试品溶液 取本品10片,精密称定,研细,精密称取细粉适量(约相当于吗替麦考酚酯0.2g),置100ml量瓶中,加乙腈适量超声使吗替麦考酚酯溶解,用乙腈稀释至刻度,摇匀,滤过,精密量取续滤液5ml,置25ml量瓶中,用乙腈稀释至刻度,摇匀。

对照品溶液 取吗替麦考酚酯对照品适量,精密称定,加乙腈溶解并定量稀释制成每1ml中约含0.4mg的溶液。

系统适用性溶液与色谱条件 见有关物质项下。

系统适用性要求 除灵敏度要求外,其他见有关物质项下。

测定法 精密量取供试品溶液与对照品溶液,分别注入液相色谱仪,记录色谱图。按外标法以峰面积计算。

【类别】 同吗替麦考酚酯。

【规格】 (1)0.25g　(2)0.5g

【贮藏】 30℃以下避光保存。

吗替麦考酚酯分散片

Matimaikaofenzhi Fensanpian

Mycophenolate Mofetil Dispersible Tablets

本品含吗替麦考酚酯($C_{23}H_{31}NO_7$)应为标示量的90.0%～110.0%。

【性状】 本品为白色或类白色或黄色片或薄膜衣片,除去包衣后显白色或类白色。

【鉴别】 (1)在含量测定项下记录的色谱图中,供试品溶液主峰的保留时间应与对照品溶液主峰的保留时间一致。

(2)取本品细粉适量,加0.1mol/L盐酸溶液溶解并稀释制成每1ml中约含吗替麦考酚酯25μg的溶液,照紫外-可见分光光度法(通则0401)测定,在250nm与304nm的波长处有最大吸收。

【检查】 **有关物质** 照高效液相色谱法(通则0512)测定。临用新制或存放在4～8℃。

供试品溶液　取本品的细粉适量(约相当于吗替麦考酚酯0.2g),精密称定,置100ml量瓶中,加乙腈适量超声使吗替麦考酚酯溶解,用乙腈稀释至刻度,摇匀,滤过,取续滤液。

对照溶液　精密量取供试品溶液适量，用乙腈定量稀释制成每 1ml 中含吗替麦考酚酯 2μg 的溶液。

灵敏度溶液　精密量取对照溶液适量，用乙腈定量稀释制成每 1ml 中约含吗替麦考酚酯 0.5μg 的溶液。

杂质 F 对照品溶液、系统适用性溶液、色谱条件、系统适用性要求与测定法　见吗替麦考酚酯有关物质项下。

限度　供试品溶液色谱图中如有杂质峰，杂质 F 按外标法以峰面积计算，不得过标示量的 1.0%；其他单个杂质峰面积不得大于对照溶液主峰面积(0.1%)；其他各杂质峰面积的和不得大于对照溶液主峰面积的 8 倍(0.8%)，小于灵敏度溶液主峰面积的峰忽略不计。

Z-吗替麦考酚酯　照高效液相色谱法(通则 0512)测定。

供试品溶液　取本品的细粉适量(约相当于吗替麦考酚酯 0.25g)，精密称定，置 100ml 量瓶中，加水 10ml，超声约 15 分钟，加乙腈适量超声使吗替麦考酚酯溶解，用乙腈稀释至刻度，摇匀，滤过，取续滤液。

对照溶液、系统适用性溶液、灵敏度溶液、色谱条件、系统适用性要求与测定法　见吗替麦考酚酯 *Z*-吗替麦考酚酯项下。

限度　供试品溶液色谱图中如有与 *Z*-吗替麦考酚酯峰保留时间一致的色谱峰，其峰面积不得大于对照溶液主峰面积(0.1%)。

溶出度　照溶出度与释放度测定法(通则 0931 第二法)测定。

溶出条件　以 0.1mol/L 盐酸溶液 900ml 为溶出介质，转速为每分钟 50 转，依法操作，经 15 分钟时取样。

供试品溶液　取溶出液适量，滤过，精密量取续滤液适量，用 0.1mol/L 盐酸溶液定量稀释制成每 1ml 中约含吗替麦考酚酯 25μg 的溶液。

对照品溶液　取吗替麦考酚酯对照品适量，精密称定，加 0.1mol/L 盐酸溶液溶解并定量稀释制成每 1ml 中约含 25μg 的溶液。

测定法　取供试品溶液与对照品溶液，照紫外-可见分光光度法(通则 0401)，在 304nm 的波长处分别测定吸光度，计算每片的溶出量。

限度　标示量的 80%，应符合规定。

其他　应符合片剂项下有关的各项规定(通则 0101)。

【含量测定】　照高效液相色谱法(通则 0512)测定。

供试品溶液　取本品 20 片，精密称定，研细，精密称取细粉适量(约相当于吗替麦考酚酯 0.2g)，置 100ml 量瓶中，加乙腈适量超声使吗替麦考酚酯溶解，用乙腈稀释至刻度，摇匀，滤过，精密量取续滤液 5ml，置 25ml 量瓶中，用乙腈稀释至刻度，摇匀。

对照品溶液　取吗替麦考酚酯对照品适量，精密称定，加乙腈溶解并定量稀释制成每 1ml 中约含 0.4mg 的溶液。

系统适用性溶液与色谱条件　见有关物质项下。

系统适用性要求　除灵敏度要求外，其他见有关物质项下。

测定法　精密量取供试品溶液与对照品溶液，分别注入液相色谱仪，记录色谱图。按外标法以峰面积计算。

【类别】　同吗替麦考酚酯。

【规格】　(1)0.25g　(2)0.5g

【贮藏】　30℃以下避光保存。

吗替麦考酚酯胶囊

Matimaikaofenzhi Jiaonang

Mycophenolate Mofetil Capsules

本品含吗替麦考酚酯($C_{23}H_{31}NO_7$)应为标示量的 90.0%～110.0%。

【性状】　本品内容物为白色或类白色粉末或颗粒或块状物。

【鉴别】　(1)在含量测定项下记录的色谱图中，供试品溶液主峰的保留时间应与对照品溶液主峰的保留时间一致。

(2)取本品内容物适量，加 0.1mol/L 盐酸溶液使吗替麦考酚酯溶解并稀释制成每 1ml 中约含吗替麦考酚酯 25μg 的溶液，照紫外-可见分光光度法(通则 0401)测定，在 250nm 与 304nm 的波长处有最大吸收。

【检查】　**有关物质**　照高效液相色谱法(通则 0512)测定。临用新制或存放在 4～8℃。

供试品溶液　取装量差异项下内容物适量(约相当于吗替麦考酚酯 0.2g)，精密称定，置 100ml 量瓶中，加乙腈适量超声使吗替麦考酚酯溶解，用乙腈稀释至刻度，摇匀，滤过，取续滤液。

对照溶液　精密量取供试品溶液适量，用乙腈定量稀释制成每 1ml 中约含吗替麦考酚酯 2μg 的溶液。

灵敏度溶液　精密量取对照溶液适量，用乙腈定量稀释制成每 1ml 中约含吗替麦考酚酯 0.5μg 的溶液。

杂质 F 对照品溶液、系统适用性溶液、色谱条件、系统适用性要求与测定法　见吗替麦考酚酯有关物质项下。

限度　供试品溶液色谱图中如有杂质峰，杂质 F 按外标法以峰面积计算，不得过标示量的 1.0%；其他单个杂质峰面积不得大于对照溶液主峰面积(0.1%)，其他各杂质峰面积的和不得大于对照溶液主峰面积的 8 倍(0.8%)，小于灵敏度溶液主峰面积的峰忽略不计。

Z-吗替麦考酚酯　照高效液相色谱法(通则 0512)测定。

供试品溶液　取装量差异项下内容物适量(约相当于吗替麦考酚酯 0.25g)，精密称定，置 100ml 量瓶中，加水 10ml，超声 15 分钟，加乙腈适量超声使吗替麦考酚酯溶解，用乙腈稀释至刻度，摇匀，滤过，取续滤液。

对照溶液、系统适用性溶液、灵敏度溶液、色谱条件、系统适用性要求与测定法　见吗替麦考酚酯 *Z*-吗替麦考酚酯项下。

限度　供试品溶液色谱图中如有与 Z-吗替麦考酚酯峰保留时间一致的色谱峰，其峰面积不得大于对照溶液主峰面积(0.1%)。

溶出度　照溶出度与释放度测定法(通则 0931 第一法)测定。

溶出条件　以 0.1mol/L 盐酸溶液 900ml 为溶出介质，转速为每分钟 50 转，依法操作，经 30 分钟时取样。

供试品溶液　取溶出液适量，滤过，精密量取续滤液适量，用 0.1mol/L 盐酸溶液定量稀释制成每 1ml 中约含吗替麦考酚酯 25μg 的溶液。

对照品溶液　取吗替麦考酚酯对照品适量，精密称定，加 0.1mol/L 盐酸溶液溶解并定量稀释制成每 1ml 中约含 25μg 的溶液。

测定法　取供试品溶液与对照品溶液，照紫外-可见分光光度法(通则 0401)，在 304nm 的波长处分别测定吸光度。计算每粒的溶出量。

限度　标示量的 80%，应符合规定。

其他　应符合胶囊剂项下有关的各项规定(通则 0103)。

【含量测定】　照高效液相色谱法(通则 0512)测定。

供试品溶液　取装量差异项下内容物适量(约相当于吗替麦考酚酯 0.2g)，精密称定，置 100ml 量瓶中，加乙腈适量超声使吗替麦考酚酯溶解，用乙腈稀释至刻度，摇匀，滤过，精密量取续滤液 5ml，置 25ml 量瓶中，用乙腈稀释至刻度，摇匀。

对照品溶液　取吗替麦考酚酯对照品适量，精密称定，加乙腈溶解并定量稀释制成每 1ml 中约含 0.4mg 的溶液。

系统适用性溶液与色谱条件　见有关物质项下。

系统适用性要求　除灵敏度要求外，其他见有关物质项下。

测定法　精密量取供试品溶液与对照品溶液，分别注入液相色谱仪，记录色谱图。按外标法以峰面积计算。

【类别】　同吗替麦考酚酯。

【规格】　0.25g

【贮藏】　30℃以下避光保存。

吗 氯 贝 胺

Malübei'an

Moclobemide

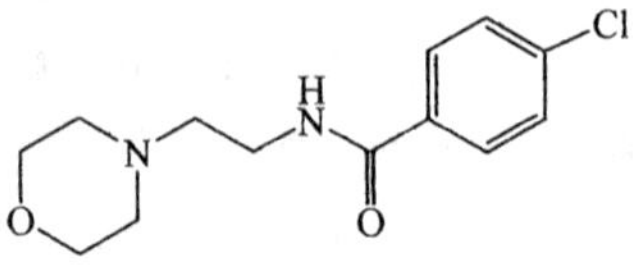

$C_{13}H_{17}ClN_2O_2$　268.74

本品为 4-氯-N-[2-(4-吗啉基乙基)]苯甲酰胺。按干燥品计算，含 $C_{13}H_{17}ClN_2O_2$ 不得少于 99.0%。

【性状】　本品为白色或类白色结晶或结晶性粉末；无臭。

本品在甲醇、乙醇或三氯甲烷中易溶，在丙酮中溶解，在水中微溶，在冰醋酸中易溶。

熔点　本品的熔点(通则 0612 第一法)为 136～140℃。

吸收系数　取本品，精密称定，加 0.1mol/L 盐酸溶液溶解并定量稀释制成每 1ml 中约含 10μg 的溶液，照紫外-可见分光光度法(通则 0401)，在 240nm 的波长处测定吸光度，吸收系数($E_{1cm}^{1\%}$)为 557～591。

【鉴别】　(1)取本品约 10mg，加稀盐酸 5ml 与水 20ml 使溶解，取 5ml 加碘化铋钾试液 2 滴，即生成橙红色沉淀。

(2)取吸收系数项下的溶液，照紫外-可见分光光度法(通则 0401)测定，在 240nm 的波长处有最大吸收，在 214nm 的波长处有最小吸收。

(3)本品的红外光吸收图谱应与对照的图谱(光谱集 740 图)一致。

【检查】　**碱度**　取本品 1.0g，加水 10ml，超声 10 分钟，滤过，取滤液依法测定(通则 0631)，pH 值应为 7.3～8.5。

氯化物　取本品 0.60g，加水 50ml，振摇 5 分钟，滤过，取滤液 25ml，依法检查(通则 0801)，与标准氯化钠溶液 6.0ml 制成的对照液比较，不得更浓(0.020%)。

硫酸盐　取本品 2.0g，加水 50ml，超声 5 分钟，滤过，取滤液 25ml，依法检查(通则 0802)，与标准硫酸钾溶液 3.0ml 制成的对照液比较，不得更浓(0.030%)。

有关物质　照高效液相色谱法(通则 0512)测定。

供试品溶液　取本品，加流动相溶解并稀释制成每 1ml 中含 1.5mg 的溶液。

对照溶液　精密量取供试品溶液适量，用流动相定量稀释制成每 1ml 中含 15μg 的溶液。

色谱条件　用氰基硅烷键合硅胶为填充剂；以 0.14%三乙胺溶液[以磷酸溶液(1→2)调节 pH 值至 6.0]-甲醇(65：35)为流动相；检测波长为 235nm；进样体积 20μl。

系统适用性要求　理论板数按吗氯贝胺峰计算不低于 2000。

测定法　精密量取供试品溶液与对照溶液，分别注入液相色谱仪，记录色谱图至主成分峰保留时间的 2.5 倍。

限度　供试品溶液色谱图中如有杂质峰，单个杂质峰面积不得大于对照溶液主峰面积的 0.5 倍(0.5%)，各杂质峰面积的和不得大于对照溶液主峰面积(1.0%)。

干燥失重　取本品，在 105℃干燥至恒重，减失重量不得过 0.5%(通则 0831)。

炽灼残渣　取本品 1.0g，依法检查(通则 0841)，遗留残渣不得过 0.1%。

重金属　取炽灼残渣项下遗留的残渣，依法检查(通则 0821 第二法)，含重金属不得过百万分之二十。

砷盐　取本品 1.0g，加氢氧化钙 1g，混合，加水少量，搅拌均匀，干燥后，先用小火烧灼使炭化，在 500～600℃炽灼使完全灰化，放冷，加盐酸 5ml 与水 23ml 使溶解，依法检查(通则 0822 第一法)，应符合规定(0.0002%)。

【含量测定】 取本品约 0.2g，精密称定，加冰醋酸 20ml 溶解后，加结晶紫指示液 1 滴，用高氯酸滴定液(0.1mol/L)滴定至溶液显蓝色，并将滴定的结果用空白试验校正。每 1ml 高氯酸滴定液(0.1mol/L)相当于 26.87mg 的 $C_{13}H_{17}ClN_2O_2$。

【类别】 抗抑郁药。

【贮藏】 遮光，密封保存。

【制剂】 (1)吗氯贝胺片　(2)吗氯贝胺胶囊

吗氯贝胺片

Malübei'an Pian

Moclobemide Tablets

本品含吗氯贝胺($C_{13}H_{17}ClN_2O_2$)应为标示量的 93.0%～107.0%。

【性状】 本品为白色或类白色片或薄膜衣片，薄膜衣片除去包衣后显白色或类白色。

【鉴别】 (1)照薄层色谱法(通则 0502)试验。

供试品溶液　取本品的细粉适量(约相当于吗氯贝胺 50mg)，置 25ml 量瓶中，加乙醇适量，振摇使吗氯贝胺溶解，用乙醇稀释至刻度，摇匀，滤过，取续滤液。

对照品溶液　取吗氯贝胺对照品，加乙醇制成每 1ml 中含 2mg 的溶液。

色谱条件　采用硅胶 GF_{254} 薄层板，以乙酸乙酯-乙醇-浓氨溶液(8∶2∶1)为展开剂。

测定法　吸取供试品溶液与对照品溶液各 15μl，分别点于同一薄层板上，展开，晾干，置紫外光灯(254nm)下检视。

结果判定　供试品溶液主斑点的位置和颜色应与对照品溶液的主斑点一致。

(2)取含量测定项下的溶液，照紫外-可见分光光度法(通则 0401)测定，在 240nm 的波长处有最大吸收，在 214nm 的波长处有最小吸收。

【检查】 **溶出度**　照溶出度与释放度测定法(通则 0931 第一法)测定。

溶出条件　以 0.1mol/L 盐酸溶液 900ml 为溶出介质，转速为每分钟 100 转，依法操作，经 30 分钟时取样。

供试品溶液　取溶出液适量，滤过，精密量取续滤液适量，用 0.1mol/L 盐酸溶液定量稀释制成每 1ml 中约含吗氯贝胺 10μg 的溶液。

对照品溶液　见含量测定项下。

测定法　取供试品溶液与对照品溶液，照紫外-可见分光光度法(通则 0401)，在 240nm 的波长处分别测定吸光度，计算每片的溶出量。

限度　标示量的 80%，应符合规定。

其他　应符合片剂项下有关的各项规定(通则 0101)。

【含量测定】 照紫外-可见分光光度法(通则 0401)测定。

供试品溶液　取本品 20 片(薄膜衣片除去包衣)，精密称定，研细，精密称取适量(约相当于吗氯贝胺 20mg)，置 100ml 量瓶中，加 0.1mol/L 盐酸溶液适量，振摇使吗氯贝胺溶解并稀释至刻度，摇匀，滤过，精密量取续滤液 5ml，置 100ml 量瓶中，用 0.1mol/L 盐酸溶液稀释至刻度，摇匀。

对照品溶液　取吗氯贝胺对照品适量，精密称定，加 0.1mol/L 盐酸溶液溶解并定量稀释制成每 1ml 中约含 10μg 的溶液。

测定法　取供试品溶液与对照品溶液，在 240nm 的波长处分别测定吸光度，计算。

【类别】 同吗氯贝胺。

【规格】 (1)75mg　(2)0.1g　(3)0.15g

【贮藏】 遮光，密封保存。

吗氯贝胺胶囊

Malübei'an Jiaonang

Moclobemide Capsules

本品含吗氯贝胺($C_{13}H_{17}ClN_2O_2$)应为标示量的 93.0%～107.0%。

【性状】 本品内容物为白色或类白色粉末。

【鉴别】 (1)照薄层色谱法(通则 0502)试验。

供试品溶液　取本品的内容物适量(约相当于吗氯贝胺 50mg)，置 25ml 量瓶中，加乙醇适量，振摇使吗氯贝胺溶解，用乙醇稀释至刻度，摇匀，滤过，取续滤液。

对照品溶液　取吗氯贝胺对照品，加乙醇制成每 1ml 中含 2mg 的溶液。

色谱条件　采用硅胶 GF_{254} 薄层板，以乙酸乙酯-乙醇-浓氨溶液(8∶2∶1)为展开剂。

测定法　吸取供试品溶液与对照品溶液各 15μl，分别点于同一薄层板上，展开，晾干，置紫外光灯(254nm)下检视。

结果判定　供试品溶液主斑点的位置和颜色应与对照品溶液的主斑点一致。

(2)取含量测定项下的溶液，照紫外-可见分光光度法(通则 0401)测定，在 240nm 的波长处有最大吸收，在 214nm 的波长处有最小吸收。

【检查】 **溶出度**　照溶出度与释放度测定法(通则 0931 第二法)测定。

溶出条件　以 0.1mol/L 盐酸溶液 900ml 为溶出介质，转速为每分钟 50 转，依法操作，经 30 分钟时取样。

供试品溶液　取溶出液适量，滤过，精密量取续滤液适量，用 0.1mol/L 盐酸溶液定量稀释制成每 1ml 中含吗氯贝胺约 10μg 的溶液。

对照品溶液　见含量测定项下。

测定法　取供试品溶液与对照品溶液，照紫外-可见分光光度法（通则 0401），在 240nm 的波长处分别测定吸光度，计算每粒的溶出量。

限度　标示量的 80%，应符合规定。

其他　应符合胶囊剂项下有关的各项规定（通则 0103）。

【含量测定】　照紫外-可见分光光度法（通则 0401）测定。

供试品溶液　取装量差异项下的内容物，混匀，精密称取适量（约相当于吗氯贝胺 20mg），置 100ml 量瓶中，加 0.1mol/L 盐酸溶液适量，振摇使吗氯贝胺溶解并稀释至刻度，摇匀，滤过，精密量取续滤液 5ml，置 100ml 量瓶中，用 0.1mol/L 盐酸溶液稀释至刻度，摇匀。

对照品溶液　取吗氯贝胺对照品适量，精密称定，加 0.1mol/L 盐酸溶液溶解并定量稀释制成每 1ml 中约含 10μg 的溶液。

测定法　取供试品溶液与对照品溶液，在 240nm 的波长处分别测定吸光度，计算。

【类别】　同吗氯贝胺。

【规格】　0.1g

【贮藏】　遮光，密封保存。

钆贝葡胺注射液

Gabeipu'an Zhusheye

Gadobenate Dimeglumine Injection

本品为钆贝葡胺（$C_{22}H_{28}GdN_3O_{11} \cdot 2C_7H_{17}NO_5$）的灭菌水溶液。含钆贝酸（$C_{22}H_{28}GdN_3O_{11}$）及葡甲胺（$C_7H_{17}NO_5$）均应为标示量的 95.0%～105.0%。

【性状】　本品为无色至微黄色的澄明液体。

【鉴别】　（1）照薄层色谱法（通则 0502）试验。

供试品溶液　精密量取本品 1ml，置 10ml 量瓶中，用甲醇稀释至刻度，摇匀。

对照品溶液　取钆贝葡胺对照品适量，加甲醇-水（9：1）溶解并稀释制成每 1ml 中约含钆贝葡胺 53mg 的溶液。

色谱条件　采用硅胶 G 薄层板，以三氯甲烷-甲醇-浓氨溶液（50：35：15）为展开剂。

测定法　吸取供试品溶液与对照品溶液各 1μl，分别点于同一薄层板上，展开，晾干，喷以磷钼酸溶液（取磷钼酸 1g，加乙醇 20ml 使溶解，滤过），在 180℃加热 15 分钟。

结果判定　供试品溶液所显两个主斑点的位置和颜色应与对照品溶液相应两主斑点的位置和颜色相同。

（2）在钆贝酸含量测定项下记录的色谱图中，供试品溶液主峰的保留时间应与对照品溶液主峰的保留时间一致。

（3）取本品，用衰减全反射法（ATR）测定，记录 2000～800cm^{-1}的红外光谱图，本品的红外光吸收图谱应与对照品的图谱一致（通则 0402）。

（4）取本品适量，加甲醇稀释，减压干燥后，照红外分光光度法（通则 0402），记录 2000～800cm^{-1}的红外光吸收图谱，应与对照品的图谱一致。

以上（3）、（4）两项可选做一项。

【检查】　**pH 值**　应为 6.5～7.3（通则 0631）。

澄清度与颜色　本品应澄清无色。如显浑浊，与 1 号浊度标准液（通则 0902 第一法）比较，不得更深；如显色，照紫外-可见分光光度法（通则 0401），在 450nm 的波长处测定吸光度，不得过 0.025。

游离酸和游离钆　精密量取本品 2ml，加醋酸盐缓冲液（pH 5.8）（取冰醋酸 5.75ml，加水 800ml，用 1mol/L 氢氧化钠溶液调节 pH 值至 5.8，用水稀释至 1000ml）50ml 与 0.03%二甲酚橙指示液[以醋酸盐缓冲液（pH 5.8）为溶剂]1ml。溶液若显黄色，用氯化钆滴定液（0.001mol/L）滴定至溶液显紫色。每 1ml 氯化钆滴定液（0.001mol/L）相当于 0.513mg 的游离酸。本品含游离酸不得过钆贝葡胺标示量的 0.2%；溶液若显紫色，用乙二胺四醋酸二钠滴定液（0.001mol/L）滴定至溶液显黄色。每 1ml 乙二胺四醋酸二钠滴定液（0.001mol/L）相当于 0.157mg 的游离钆。本品含游离钆不得过钆贝葡胺标示量的 0.002%。

有关物质　照高效液相色谱法（通则 0512）测定。

供试品溶液　精密量取本品 1ml，置 10ml 量瓶中，用水稀释至刻度，摇匀。

对照品溶液　分别取杂质Ⅰ单葡甲胺盐、杂质Ⅱ、丙酮酸钠与苯甲醇对照品各适量，精密称定，加水溶解并定量稀释制成每 1ml 中分别含杂质Ⅰ 0.26mg（杂质Ⅰ与杂质Ⅰ单葡甲胺盐的换算因子为 0.715）、杂质Ⅱ 0.2mg、丙酮酸 0.1mg（丙酮酸与丙酮酸钠的换算因子为 0.8）与苯甲醇 0.1mg 的溶液。

色谱条件　用十八烷基硅烷键合硅胶为填充剂；以磷酸盐缓冲液（取磷酸氢二钠 21.5g，乙二胺四醋酸二钠 15mg，四己基硫酸氢铵 1.35g，加水 700ml 溶解）-乙腈（70：30）（用磷酸调节 pH 值至 5.0）为流动相；柱温为 45℃；检测波长为 210nm；进样体积 10μl。

系统适用性要求　杂质Ⅰ峰与杂质Ⅱ峰的分离度应不小于 2，杂质Ⅱ峰与丙酮酸峰的分离度应不小于 3，丙酮酸峰与苯甲醇峰的分离度应不小于 5。

测定法　精密量取供试品溶液与对照品溶液，分别注入液相色谱仪，记录色谱图至主成分峰保留时间的 2 倍。

限度　供试品溶液色谱图中如有与对照品溶液中杂质Ⅰ、杂质Ⅱ、丙酮酸或苯甲醇峰保留时间一致的色谱峰，按外标法以峰面积计算，杂质Ⅰ不得过钆贝葡胺标示量的 0.5%，杂质Ⅱ不得过钆贝葡胺标示量的 0.4%，丙酮酸不得过钆贝葡胺标示量的 0.2%，苯甲醇不得过钆贝葡胺标示量的 0.2%；如显其他杂质峰，以杂质Ⅱ为对照品按外标法以峰面积计算，均不得过钆贝葡胺标示量的 0.1%；杂质总量不得过钆贝葡胺标示量的 1.3%。

重金属　精密量取本品适量（相当于钆贝葡胺 1.0g），蒸干，依法检查(通则 0821 第二法),含重金属不得过百万分之二十。

细菌内毒素　取本品,依法检查(通则 1143),每 1ml 中含内毒素的量应小于 1.0EU。

其他　应符合注射剂项下有关的各项规定(通则 0102)。

【含量测定】 **钆贝酸**　照高效液相色谱法(通则 0512)测定。

供试品溶液　精密量取本品 2ml,置 500ml 量瓶中,用水稀释至刻度,摇匀,精密量取 5ml,置 50ml 量瓶中,用水稀释至刻度,摇匀。

对照品溶液　取钆贝葡胺对照品适量,精密称定,加水溶解并定量稀释制成每 1ml 中含钆贝酸 0.13mg 的溶液。

色谱条件　用辛基硅烷键合硅胶为填充剂;以辛胺溶液(取辛胺 1g,加水 730ml 溶解)-乙腈(73∶27,用磷酸调节 pH 值至 6.0)为流动相;柱温为 50℃;检测波长为 210nm;进样体积 10μl。

系统适用性要求　理论板数按钆贝酸峰计算不低于 1000。

测定法　精密量取供试品溶液与对照品溶液,分别注入液相色谱仪,记录色谱图。按外标法以峰面积计算。

葡甲胺　精密量取本品适量,用水稀释制成每 1ml 中含葡甲胺 19.5mg 的溶液,照旋光度测定法(通则 0621),在 365nm 测定旋光度,按葡甲胺的比旋度为 −74.65°,计算本品中 $C_7H_{17}NO_5$ 的含量。

【类别】 诊断用药。

【贮藏】 避光,密闭,常温保存。

【规格】 (1)10ml∶5.290g 钆贝葡胺(相当于钆贝酸 3.340g,葡甲胺 1.950g)　(2)15ml∶7.935g 钆贝葡胺(相当于钆贝酸 5.010g,葡甲胺 2.925g)　(3)20ml∶10.58g 钆贝葡胺(相当于钆贝酸 6.680g,葡甲胺 3.900g)

注:氯化钆滴定液(0.001mol/L)的制备与标定

取氯化钆 264mg,加水溶解并稀释至 1000ml,摇匀,即得。精密量取氯化钆滴定液(0.001mol/L)10ml,加醋酸盐缓冲液(pH 5.8)50ml 和 0.03%二甲酚橙指示液[以醋酸盐缓冲液(pH 5.8)为溶剂]1ml,用乙二胺四醋酸二钠滴定液(0.001mol/L)滴定至溶液显黄色。根据乙二胺四醋酸二钠滴定液(0.001mol/L)的消耗量,算出本液的浓度,即得。

附:

游离酸

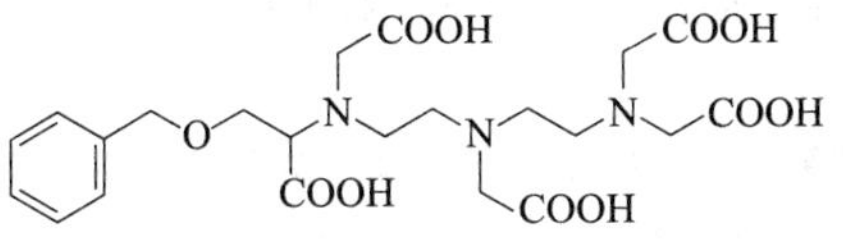

$C_{22}H_{31}N_3O_{11}$　513.50

(±)-4-羧基-5,8,11-三(羧基甲基)-1-苯基-2-氧杂-5,8,11-三氮杂十三烷酸

杂质Ⅰ单葡甲铵盐

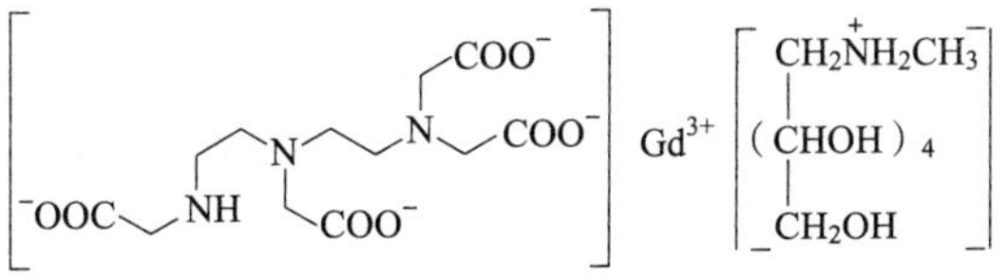

$C_{19}H_{35}GdN_4O_{13}$　684.76

[[*N*-[*N*′-[2-(二羧甲基氨基)乙基]-*N*′-(羧甲基)氨基乙基]甘氨酸根(4-)]钆(1-)]单葡甲铵

杂质Ⅱ

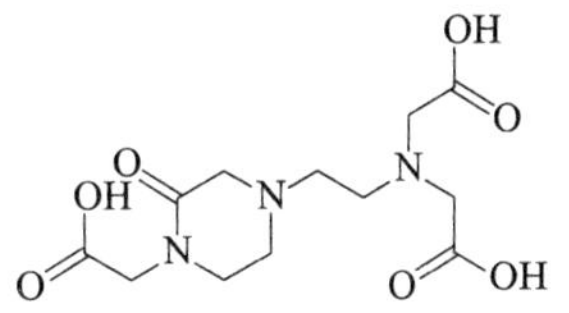

$C_{12}H_{19}N_3O_7$　317.30

4-[2-[(二羧甲基)氨基]乙基]-2-氧代-1-哌嗪乙酸

钆喷酸葡胺注射液

Gapensuanpu'an Zhusheye

Gadopentetate Dimeglumine Injection

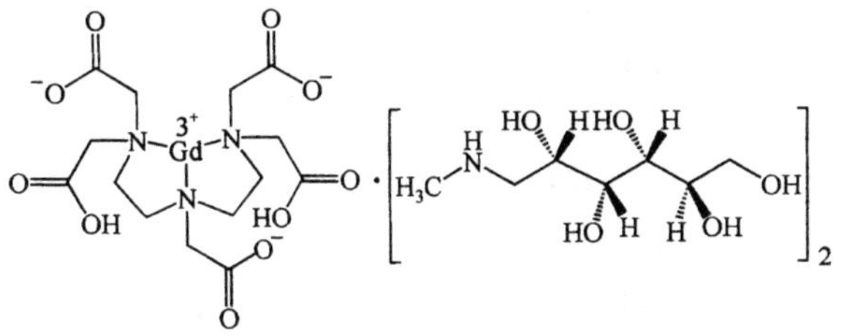

$C_{14}H_{20}GdN_3O_{10}\cdot 2C_7H_{17}NO_5$　938.01

本品为钆喷酸双葡甲胺的灭菌水溶液。含钆喷酸双葡甲胺($C_{14}H_{20}GdN_3O_{10}\cdot 2C_7H_{17}NO_5$)应为标示量的 95.0%~105.0%。

【性状】 本品为无色至淡黄色或淡黄绿色的澄明液体。

【鉴别】 (1)照薄层色谱法(通则 0502)试验。

供试品溶液　取本品适量,用水稀释制成每 1ml 中约含钆喷酸双葡甲胺 35mg(相当于葡甲胺 14.6mg)的溶液。

对照品溶液　取钆喷酸单葡甲胺对照品适量,加水溶解并稀释制成每 1ml 中约含 56mg(相当于葡甲胺 14.6mg)的溶液。

色谱条件　采用硅胶 GF_{254} 薄层板,以正丁醇-冰醋酸-水(4∶1∶2)为展开剂。

测定法　吸取供试品溶液与对照品溶液各 2μl,分别点于同一薄层板上,展开,晾干,喷以茚三酮-醋酸镉溶液(取茚三酮 0.1g,醋酸镉 0.25g,冰醋酸 1ml,加乙醇溶解并稀释至 50ml,摇匀),在 120℃加热 10 分钟使显色。

结果判定　供试品溶液所显主斑点的位置和颜色应与对照品溶液的主斑点相同。

(2)照薄层色谱法(通则 0502)试验。

供试品溶液　取本品适量，用水稀释制成每 1ml 中约含钆喷酸双葡甲胺 35mg(相当于钆喷酸 20.4mg)的溶液。

对照品溶液　取鉴别(1)项下的对照品溶液，用水稀释制成每 1ml 中约含 28mg(相当于钆喷酸 20.4mg)的溶液。

色谱条件　采用硅胶 GF_{254} 薄层板，以甲醇-乙腈-水-冰醋酸(5：2：2：0.2)为展开剂。

测定法　吸取供试品溶液与对照品溶液各 2μl，分别点于同一薄层板上，展开，晾干，喷以硫酸铈-亚砷酸溶液(取硫酸铈 5g，置 100ml 量瓶中，置冰浴中，加放冷至 0℃的 0.5mol/L 硫酸溶液 50ml，振摇使溶解，滤过，冷藏，作为溶液 A；另取亚砷酸钠 2.5g，加 1mol/L 氢氧化钠溶液 15ml 溶解，在 0℃冷藏，小心加入放冷至 0℃的 1mol/L 硫酸溶液 32.5ml 中，加水至 50ml，作为溶液 B；临用前溶液 A、溶液 B 等量混合，5 分钟内使用)，再喷以 1%邻苯二胺丙酮溶液。

结果判定　供试品溶液所显主斑点的位置和颜色应与对照品溶液的主斑点相同。

(3)在含量测定项下记录的色谱图中，供试品溶液主峰的保留时间应与对照品溶液主峰的保留时间一致。

(4)取本品 5ml，置 25ml 量瓶中，用水稀释至刻度，摇匀，照紫外-可见分光光度法(通则 0401)测定，在 275nm 的波长处有最大吸收。

以上(2)、(3)两项可选做一项。

【检查】　pH 值　应为 6.5～8.0(通则 0631)。

颜色　取本品，与黄色 4 号或黄绿色 4 号标准比色液(通则 0901 第一法)比较，不得更深。

葡甲胺　取本品，在 25℃依法测定旋光度(通则 0621)，按下式计算葡甲胺含量，应为钆喷酸双葡甲胺标示量的 40.2%～47.1%。

$$葡甲胺含量(\%)=\frac{测得旋光度\times1000}{24.9\times469}\times100\%$$

喷替酸　精密量取本品 5ml，置锥形瓶中，加水 25ml，加醋酸-醋酸钠缓冲液(pH 5.0)[取醋酸-醋酸钠缓冲液(pH 4.5)，用氢氧化钠试液调 pH 值至 5.0]10ml，滴加二甲酚橙指示液 0.5ml，用氯化钆滴定液(0.002mol/L)滴定至溶液由橙黄色变为橙红色，并将滴定的结果用空白试验校正。每 1ml 的氯化钆滴定液(0.002mol/L)相当于 0.788mg 的 $C_{14}H_{23}N_3O_{10}$。本品每 1ml 中含喷替酸应为 50～400μg。

重金属　取本品适量(相当于钆喷酸双葡甲胺 1.0g)，加氢氧化钠试液 5ml，用水稀释至 40ml，摇匀，依法检查(通则 0821 第三法)，含重金属不得过百万分之二十。

细菌内毒素　取本品，依法检查(通则 1143)，每 1ml 中含内毒素的量应小于 3.0EU。

其他　应符合注射剂项下有关的各项规定(通则 0102)。

【含量测定】　照高效液相色谱法(通则 0512)测定。

供试品溶液　精密量取本品 2ml，置 200ml 量瓶中，用水稀释至刻度，摇匀，精密量取 15ml，置 100ml 量瓶中，加乙腈 10ml，用水稀释至刻度，摇匀。

对照品溶液　取钆喷酸单葡甲胺对照品，精密称定，加 10%乙腈溶液溶解并定量稀释制成每 1ml 中约含 0.6mg 的溶液。

色谱条件　用辛基硅烷键合硅胶为填充剂；以四丁基高氯酸铵溶液(取四丁基高氯酸铵 1.7g，加乙腈 100ml 使溶解，加水稀释至 1000ml)为流动相；检测波长为 195nm；进样体积 20μl。

系统适用性要求　理论板数按钆喷酸葡甲胺峰计算不低于 3000。

测定法　精密量取供试品溶液与对照品溶液，分别注入液相色谱仪，记录色谱图。按外标法以峰面积计算，所得结果乘以 1.263。

【类别】　诊断用药。

【规格】　按钆喷酸双葡甲胺($C_{14}H_{20}GdN_3O_{10}\cdot2C_7H_{17}NO_5$)计　(1)10ml：4.69g　(2)12ml：5.63g　(3)15ml：7.04g　(4)20ml：9.38g

【贮藏】　遮光，密闭保存。

注：氯化钆滴定液(0.002mol/L)的制备与标定

取氯化钆 0.53g，加水溶解并稀释至 1000ml，摇匀，即得。精密量取氯化钆滴定液(0.002mol/L)5ml，加醋酸盐缓冲液(pH 5.8)50ml 和 0.03%二甲酚橙指示液[以醋酸盐缓冲液(pH 5.8)为溶剂]1ml，用乙二胺四醋酸二钠滴定液(0.001mol/L)滴定至溶液显黄色。根据乙二胺四醋酸二钠滴定液(0.001mol/L)的消耗量，算出本液的浓度，即得。

伏立康唑

Fulikangzuo

Voriconazole

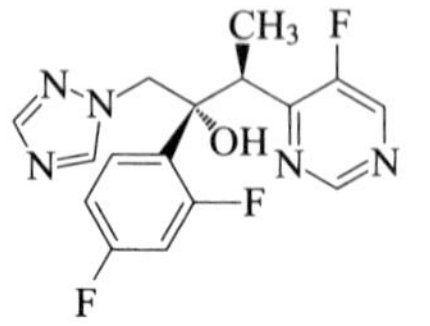

$C_{16}H_{14}F_3N_5O$　349.31

本品为(2*R*,3*S*)-2-(2,4-二氟苯基)-3-(5-氟-4-嘧啶基)-1-(1*H*-1,2,4-三氮唑-1-基)-2-丁醇。按干燥品计算，含 $C_{16}H_{14}F_3N_5O$ 不得少于 98.5%。

【性状】　本品为白色或类白色粉末或结晶性粉末。

本品在甲醇、乙醇、*N*,*N*-二甲基甲酰胺、二甲基亚砜中易溶，在水中几乎不溶。

熔点　本品的熔点(通则 0612)为 127～133℃。

比旋度　取本品，精密称定，加乙醇溶解并稀释制成每

1ml 中约含 10mg 的溶液，依法测定（通则 0621），比旋度为 −58°至 −62°。

【鉴别】 (1)在右旋异构体项下记录的色谱图中，供试品溶液主峰的保留时间应与系统适用性溶液中伏立康唑峰的保留时间一致。

(2)取本品适量，加乙醇溶解并稀释制成每 1ml 中约含 25μg 的溶液，照紫外-可见分光光度法（通则 0401）测定，在 256nm 波长处有最大吸收，在 231nm 波长处有最小吸收。

(3)本品的红外光吸收图谱应与对照品的图谱一致（通则 0402）。

(4)本品显有机氟化物的鉴别反应（通则 0301）。

【检查】 **结晶性** 取本品适量，依法检查（通则 0981），应符合规定。

溶液的澄清度与颜色 取本品 5 份，各 0.10g，置纳氏比色管中，分别加丙二醇-乙醇（2∶3）混合溶液 5ml 使溶解，溶液应澄清无色（通则 0901 第一法与通则 0902 第一法）。

有关物质 照高效液相色谱法（通则 0512）测定。

供试品溶液　取本品，加流动相溶解并稀释制成每 1ml 中约含 1mg 的溶液。

对照溶液　精密量取供试品溶液 1ml，置 100ml 量瓶中，用流动相稀释至刻度，摇匀。

系统适用性溶液　称取伏立康唑适量，加流动相溶解并稀释制成每 1ml 中约含 0.5mg 的溶液，于 100℃水浴放置 40 分钟，冷却至室温。

色谱条件　用十八烷基硅烷键合硅胶为填充剂（4.6mm×250mm，5μm 或效能相当的色谱柱）；以 0.02mol/L 醋酸铵缓冲液（用醋酸调节 pH 值至 4.0±0.3）-甲醇-乙腈（55∶15∶30）为流动相；柱温为 35℃；检测波长为 251nm；进样体积 10μl。

系统适用性要求　系统适用性溶液色谱图中，相对保留时间为 0.2～0.4 的两个杂质峰之间的分离度应符合要求。

测定法　精密量取供试品溶液与对照溶液，分别注入液相色谱仪，记录色谱图至主成分峰保留时间的 3 倍。

限度　供试品溶液色谱图中如有杂质峰，单个杂质峰面积不得大于对照溶液主峰面积的 0.5 倍（0.5%），各杂质峰面积的和不得大于对照溶液主峰面积（1.0%）。

右旋异构体 照高效液相色谱法（通则 0512）测定。

供试品溶液　取本品适量，精密称定，加无水乙醇溶解并定量稀释制成每 1ml 中约含 0.5mg 的溶液。

对照品溶液　取伏立康唑右旋异构体对照品适量，精密称定，加流动相溶解并定量稀释制成每 1ml 中约含 2μg 的溶液。

系统适用性溶液　取伏立康唑对照品与伏立康唑右旋异构体对照品各适量，加无水乙醇溶解并稀释制成每 1ml 中约含伏立康唑 0.5mg 与伏立康唑右旋异构体 5μg 的混合溶液。

色谱条件　用直链淀粉-三[(*S*)-α-甲苯基氨基甲酸酯]键合硅胶为填充剂（Chiralpak AS-H，4.6mm×250mm，5μm 或效能相当的色谱柱）；以正己烷-无水乙醇（80∶20）为流动相；流速为每分钟 0.5ml；检测波长为 256nm；进样体积 20μl。

系统适用性要求　系统适用性溶液色谱图中，伏立康唑峰与伏立康唑右旋异构体峰间的分离度应大于 2.0。

测定法　精密量取供试品溶液与对照品溶液，分别注入液相色谱仪，记录色谱图。

限度　按外标法以峰面积计算，含伏立康唑右旋异构体不得过 0.5%。

残留溶剂 甲醇、乙醇、丙酮、异丙醇、正己烷、乙酸乙酯、四氢呋喃与环己烷　照残留溶剂测定法（通则 0861 第二法）测定。

供试品溶液　取本品约 0.1g，精密称定，置顶空瓶中，精密加入 *N*,*N*-二甲基甲酰胺 5.0ml，轻轻振摇使溶解，密封。

对照品溶液　取甲醇、乙醇、丙酮、异丙醇、正己烷、乙酸乙酯、四氢呋喃与环己烷各适量，精密称定，用 *N*,*N*-二甲基甲酰胺定量稀释制成每 1ml 中约含甲醇 60μg、乙醇 100μg、丙酮 100μg、异丙醇 100μg、正己烷 5.8μg、乙酸乙酯 100μg、四氢呋喃 14.4μg 与环己烷 77.6μg 的溶液，精密吸取 5ml 置顶空瓶中，密塞。

色谱条件　以 6%氰丙基苯基-94%二甲基聚硅氧烷（或极性相近）为固定液；起始温度为 40℃，以每分钟 2℃的速率升温至 80℃，再以 30℃的速率升温至 230℃，维持 2 分钟；进样口温度为 300℃；检测器温度为 300℃；顶空瓶平衡温度为 80℃，平衡时间为 30 分钟；分流比 15∶1。

测定法　取供试品溶液与对照品溶液分别顶空进样，记录色谱图。

限度　按外标法以峰面积计算，均应符合规定。

二氯甲烷与三氯甲烷　照残留溶剂测定法（通则 0861 第三法）测定。

供试品溶液　取本品约 0.1g，精密称定，精密加入 *N*,*N*-二甲基甲酰胺 1.0ml，轻轻振摇使溶解。

对照品溶液　取二氯甲烷与三氯甲烷各适量，精密称定，加 *N*,*N*-二甲基甲酰胺溶解并定量稀释制成每 1ml 中约含二氯甲烷 60μg 与三氯甲烷 6.0μg 的溶液。

色谱条件　以 6%氰丙基苯基-94%二甲基聚硅氧烷（或极性相近）为固定液，采用电子捕获检测器（ECD）；起始温度为 60℃，维持 7 分钟，以每分钟 50℃的速率升温至 250℃，维持 20 分钟；进样口温度为 300℃；检测器温度为 300℃；分流比 2∶1；进样体积 1μl。

测定法　精密量取供试品溶液与对照品溶液，分别注入气相色谱仪，记录色谱图。

限度　按外标法以峰面积计算，均应符合规定。

氟 取本品 12mg，精密称定，照氟检查法（通则 0805）检查，含氟量应为 14.6%～16.3%。

含氯化合物 取本品约 20mg，照氧瓶燃烧法（通则 0703）进行有机破坏，以 0.4% 氢氧化钠溶液 20ml 为吸收液，将吸收液用稀硝酸 10ml 中和，移至 50ml 纳氏比色管，照氯化物检查法（通则 0801）检查，与对照溶液（与供试品同法操作，但燃烧时滤纸中不含供试品，并加标准氯化钠溶液 6.0ml）比较，不得更浓（0.3%）。

干燥失重 取本品，在 80℃减压干燥至恒重，减失重量不得过 0.5%（通则 0831）。

炽灼残渣 取本品 1.0g，依法检查（通则 0841），遗留残渣不得过 0.1%。

重金属 取炽灼残渣项下遗留的残渣，依法检查（通则 0821 第二法），含重金属不得过百万分之二十。

【含量测定】 照高效液相色谱法（通则 0512）测定。

供试品溶液 取本品适量，精密称定，加流动相溶解并定量稀释制成每 1ml 中约含 0.1mg 的溶液。

对照品溶液 取伏立康唑对照品适量，精密称定，加流动相溶解并定量稀释制成每 1ml 中约含 0.1mg 的溶液。

色谱条件 见有关物质项下。检测波长为 256nm。

系统适用性溶液与系统适用性要求 见有关物质项下。

测定法 精密量取供试品溶液与对照品溶液，分别注入液相色谱仪，记录色谱图。按外标法以峰面积计算。

【类别】 抗真菌药。

【贮藏】 密封，在干燥处保存。

【制剂】 （1）伏立康唑片 （2）伏立康唑胶囊

伏立康唑片

Fulikangzuo Pian

Voriconazole Tablets

本品含伏立康唑（$C_{16}H_{14}F_3N_5O$）应为标示量的 95.0%～105.0%。

【性状】 本品为薄膜衣片，除去包衣后显白色或类白色。

【鉴别】 （1）在右旋异构体项下记录的色谱图中，供试品溶液主峰的保留时间应与系统适用性溶液中伏立康唑峰的保留时间一致。

（2）取本品适量，加乙醇溶解并稀释制成每 1ml 中约含伏立康唑 25μg 的溶液，照紫外-可见分光光度法（通则 0401）测定，在 256nm 波长处有最大吸收，在 231nm 波长处有最小吸收。

【检查】 **有关物质** 照高效液相色谱法（通则 0512）测定。

供试品溶液 取本品的细粉适量，加流动相溶解并稀释制成每 1ml 中约含伏立康唑 1mg 的溶液。

对照溶液 精密量取供试品溶液 1ml，置 100ml 量瓶中，用流动相稀释至刻度，摇匀。

系统适用性溶液、色谱条件、系统适用性要求与测定法 见伏立康唑有关物质项下。

限度 供试品溶液的色谱图中如有杂质峰，单个杂质峰面积不得大于对照溶液主峰面积的 0.5 倍（0.5%），各杂质峰面积的和不得大于对照溶液主峰面积（1.0%）。

右旋异构体 照高效液相色谱法（通则 0512）测定。

供试品溶液 取本品细粉适量，精密称定，加无水乙醇溶解并定量稀释制成每 1ml 中约含伏立康唑 0.5mg 的溶液。

对照品溶液、系统适用性溶液、色谱条件、系统适用性要求与测定法 见伏立康唑右旋异构体项下。

限度 按外标法以峰面积计算，伏立康唑右旋异构体的含量不得过标示量的 0.5%。

溶出度 照溶出度与释放度测定法（通则 0931 第二法）测定。

溶出条件 以 0.1mol/L 盐酸溶液 900ml 为溶出介质，转速为每分钟 50 转，依法操作，经 30 分钟时取样。

供试品溶液 取溶出液适量，滤过，精密量取续滤液 10ml，置 25ml 量瓶中，用 0.1mol/L 盐酸溶液稀释至刻度，摇匀。

对照品溶液 取伏立康唑对照品约 11mg，精密称定，置 100ml 量瓶中，加 0.1mol/L 盐酸溶液溶解并稀释至刻度，摇匀，精密量取 5ml，置 25ml 量瓶中，用 0.1mol/L 盐酸溶液稀释至刻度，摇匀。

测定法 取供试品溶液与对照品溶液，照紫外-可见分光光度法（通则 0401），在 256nm 的波长处分别测定吸光度，计算每片的溶出量。

限度 标示量的 80%，应符合规定。

其他 应符合片剂项下有关的各项规定（通则 0101）。

【含量测定】 照高效液相色谱法（通则 0512）测定。

供试品溶液 取本品 20 片，精密称定，研细，精密称取适量（约相当于伏立康唑 0.1g），置 100ml 量瓶中，加流动相使伏立康唑溶解并稀释至刻度，摇匀，滤过，精密量取续滤液 5ml，置 50ml 量瓶中，用流动相稀释至刻度，摇匀。

对照品溶液、系统适用性溶液、色谱条件、系统适用性要求与测定法 见伏立康唑含量测定项下。

【类别】 同伏立康唑。

【规格】 50mg

【贮藏】 密封，在干燥处保存。

伏立康唑胶囊

Fulikangzuo Jiaonang

Voriconazole Capsules

本品含伏立康唑（$C_{16}H_{14}F_3N_5O$）应为标示量的 95.0%～

105.0%。

【性状】 本品内容物为白色或类白色颗粒。

【鉴别】 (1)在右旋异构体项下记录的色谱图中,供试品溶液主峰的保留时间应与系统适用性溶液中伏立康唑峰的保留时间一致。

(2)取本品内容物适量,加乙醇溶解并稀释制成每 1ml 中约含伏立康唑 25μg 的溶液,滤过,取续滤液照紫外-可见分光光度法(通则 0401)测定,在 256nm 波长处有最大吸收,在 231nm 波长处有最小吸收。

【检查】 **有关物质** 照高效液相色谱法(通则 0512)测定。

供试品溶液 取含量测定项下的细粉适量,加流动相溶解并稀释制成每 1ml 中约含伏立康唑 1mg 的溶液。

对照溶液 精密量取供试品溶液 1ml,置 100ml 量瓶中,用流动相稀释至刻度,摇匀。

系统适用性溶液、色谱条件、系统适用性要求与测定法 见伏立康唑有关物质项下。

限度 供试品溶液色谱图中如有杂质峰,单个杂质峰面积不得大于对照溶液主峰面积的 0.5 倍(0.5%),各杂质峰面积的和不得大于对照溶液主峰面积(1.0%)。

右旋异构体 照高效液相色谱法(通则 0512)测定。

供试品溶液 取本品内容物的细粉适量,精密称定,加无水乙醇溶解并定量稀释制成每 1ml 中约含伏立康唑 0.5mg 的溶液。

对照品溶液、系统适用性溶液、色谱条件、系统适用性要求与测定法 见伏立康唑右旋异构体项下。

限度 按外标法以峰面积计算,伏立康唑右旋异构体的含量不得过标示量的 0.5%。

溶出度 照溶出度与释放度测定法(通则 0931 第一法)测定。

溶出条件 以 0.1mol/L 盐酸溶液 900ml 为溶出介质,转速为每分钟 100 转,依法操作,经 30 分钟时取样。

供试品溶液 取溶出液适量,滤过,精密量取续滤液 10ml,置 25ml 量瓶中,用 0.1mol/L 盐酸溶液稀释至刻度,摇匀。

对照品溶液 取伏立康唑对照品约 11mg,精密称定,置 100ml 量瓶中,加 0.1mol/L 盐酸溶液溶解并稀释至刻度,摇匀,精密量取 5ml,置 25ml 量瓶中,用 0.1mol/L 盐酸溶液稀释至刻度,摇匀。

测定法 取供试品溶液与对照品溶液,照紫外-可见分光光度法(通则 0401),在 256nm 的波长处分别测定吸光度,计算每粒的溶出量。

限度 标示量的 75%,应符合规定。

其他 应符合胶囊剂项下有关的各项规定(通则 0103)。

【含量测定】 照高效液相色谱法(通则 0512)测定。

供试品溶液 取装量差异项下的内容物,混合均匀,研细,精密称取适量,加流动相使伏立康唑溶解并定量稀释制成每 1ml 中约含伏立康唑 0.1mg 的溶液。

对照品溶液、系统适用性溶液、色谱条件、系统适用性要求与测定法 见伏立康唑含量测定项下。

【类别】 同伏立康唑。

【规格】 50mg

【贮藏】 密封,在干燥处保存。

伏格列波糖

Fugeliebotang

Voglibose

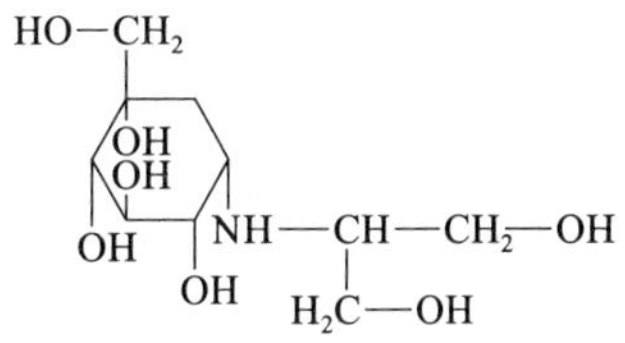

$C_{10}H_{21}NO_7$　267.28

本品以井冈霉素 A 为起始原料,先经微生物发酵,再经过合成工艺制备而得。本品为(+)-(1*S*,2*S*,3*R*,4*S*,5*S*)-5-[(1,3-二羟基丙烷-2-基)氨基]-1-羟甲基-1,2,3,4-环己四醇。按无水物计算,含 $C_{10}H_{21}NO_7$ 不得少于 99.5%。

【性状】 本品为白色结晶或结晶性粉末。

本品在水中极易溶解,在甲醇中微溶,在无水乙醇中几乎不溶;在 0.1mol/L 盐酸溶液中易溶。

熔点 本品的熔点(通则 0612)为 163~168℃。

比旋度 取本品,精密称定,加 0.1mol/L 盐酸溶液溶解并定量稀释制成每 1ml 中约含 10mg 的溶液,依法测定(通则 0621),比旋度为 +45°至 +48°。

【鉴别】 (1)取本品与伏格列波糖对照品各适量,分别加有关物质项下的流动相溶解并稀释制成每 1ml 中约含 1mg 的溶液,照有关物质项下的色谱条件进行试验,供试品溶液主峰的保留时间应与对照品溶液主峰的保留时间一致。

(2)本品的红外光吸收图谱应与对照的图谱(光谱集 940 图)一致。

【检查】 **碱度** 取本品 1.0g,加水 10ml 使溶解,依法测定(通则 0631),pH 值应为 9.8~10.4。

溶液的澄清度与颜色 取本品 1.0g,加水 10ml 使溶解,溶液应澄清无色。

有关物质 照高效液相色谱法(通则 0512)测定。

供试品溶液 取本品适量,加流动相溶解并稀释制成每 1ml 中约含 1mg 的溶液。

对照溶液 精密量取供试品溶液适量,用流动相定量稀释制成每 1ml 中约含 1μg 的溶液。

系统适用性溶液　取伏格列波糖与杂质Ⅰ对照品、杂质Ⅱ对照品、杂质Ⅲ对照品各适量，加流动相溶解并稀释制成每1ml中分别约含伏格列波糖1mg及杂质Ⅰ、杂质Ⅱ、杂质Ⅲ各10μg的混合溶液。

灵敏度溶液　精密量取对照溶液适量，用流动相定量稀释制成每1ml中约含0.1μg的溶液。

色谱条件　用多氨基键合聚乙烯醇为填充剂（Shodex Asahipak NH_2 P-50 4E，4.6mm×250mm，5μm或效能相当的色谱柱），以磷酸盐缓冲液（取二水合磷酸二氢钠1.56g与磷酸氢二钠3.58g，加水1000ml使溶解，用磷酸或氢氧化钠试液调节pH值至6.5）-乙腈（37：63）为流动相，调节色谱系统使主峰保留时间约为20分钟；用荧光检测器测定，激发波长为350nm，发射波长为430nm；取牛磺酸6.25g与高碘酸钠2.56g，加水溶解并稀释至1000ml，摇匀，作为荧光反应试剂，荧光反应试剂的流速与流动相相同；反应池温度为100℃，反应管长20m（内径0.5mm），冷却池温度为15～25℃，冷却管长2m（内径0.3mm）。进样体积50μl。

系统适用性要求　系统适用性溶液色谱图中，出峰顺序依次为伏格列波糖峰、杂质Ⅰ峰、杂质Ⅱ峰、杂质Ⅲ峰，相邻色谱峰之间的分离度均应符合要求；对照溶液色谱图中，理论板数按伏格列波糖峰计算不低于7000；灵敏度溶液色谱图中，伏格列波糖峰信噪比应不小于10。

测定法　精密量取供试品溶液与对照溶液，分别注入液相色谱仪，记录色谱图至主成分峰保留时间的3倍。

限度　供试品溶液色谱图中如有杂质峰，杂质Ⅰ、杂质Ⅱ、杂质Ⅲ的峰面积分别乘以校正因子2、2、2.5后均不得大于对照溶液主峰面积（0.1%），其他单个杂质峰面积不得大于对照溶液主峰面积（0.1%），各杂质峰面积的和按校正后的峰面积计算不得大于对照溶液主峰面积的2倍（0.2%），小于灵敏度溶液主峰面积的峰忽略不计。

水分　取本品，照水分测定法（通则0832第一法1）测定，含水分不得过0.5%。

炽灼残渣　取本品1.0g，依法检查（通则0841），遗留残渣不得过0.1%。

重金属　取炽灼残渣项下遗留的残渣，依法检查（通则0821第二法），含重金属不得过百万分之十。

【含量测定】　取本品约0.2g，精密称定，加冰醋酸-醋酐（2：1）的混合液40ml溶解后，照电位滴定法（通则0701），用高氯酸滴定液（0.1mol/L）滴定，并将滴定的结果用空白试验校正。每1ml高氯酸滴定液（0.1mol/L）相当于26.73mg的$C_{10}H_{21}NO_7$。

【类别】　降血糖药。

【贮藏】　密封保存。

【制剂】　（1）伏格列波糖片　（2）伏格列波糖胶囊

附：

杂质Ⅰ

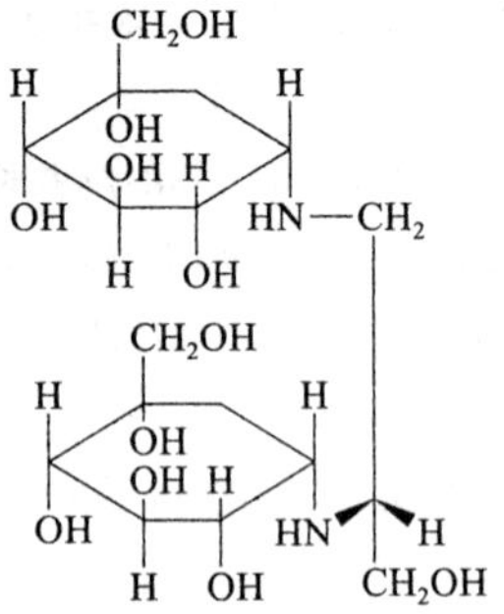

$C_{17}H_{34}N_2O_{11}$　442.46

（1*S*，1′*S*，2*S*，2′*S*，3*R*，3′*R*，4*S*，4′*S*，5*S*，5′*S*）-5，5′-[[（*R*）-3-羟基丙烷-1，2-二基]双（亚氨二基）]双[1-（羟甲基）-1，2，3，4-环己四醇]

杂质Ⅱ

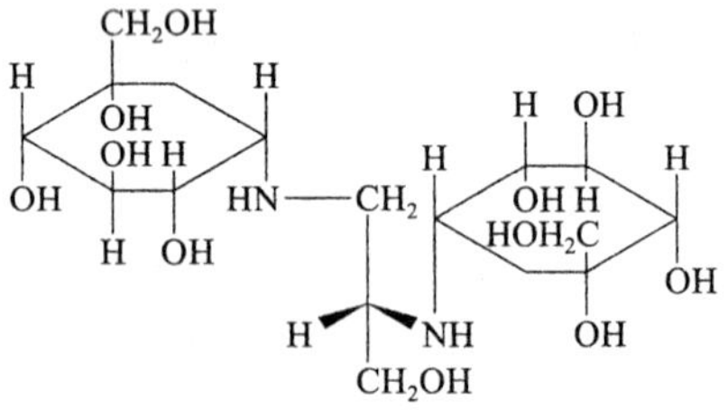

$C_{17}H_{34}N_2O_{11}$　442.46

（1*S*，1′*S*，2*S*，2′*S*，3*R*，3′*R*，4*S*，4′*S*，5*S*，5′*S*）-5，5′-[[（*S*）-3-羟基丙烷-1，2-二基]双（亚氨二基）]双[1-（羟甲基）-1，2，3，4-环己四醇]

杂质Ⅲ

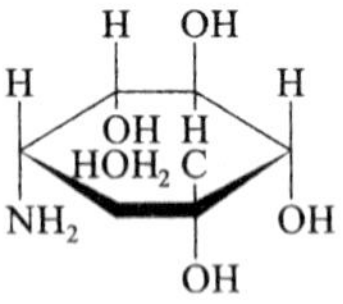

$C_7H_{15}NO_5$　193.20

（1*S*，2*S*，3*R*，4*S*，5*S*）-5-氨基-1-羟甲基-1，2，3，4-环己四醇（维列胺）

伏格列波糖片

Fugeliebotang Pian

Voglibose Tablets

本品含伏格列波糖（$C_{10}H_{21}NO_7$）应为标示量的90.0%～110.0%。

【性状】　本品为白色至微黄色片。

【鉴别】 在含量测定项下记录的色谱图中，供试品溶液主峰的保留时间应与对照品溶液主峰的保留时间一致。

【检查】 **有关物质** 照高效液相色谱法(通则 0512)测定。

溶剂　含 0.12%辛烷磺酸钠的流动相溶液。

供试品溶液　取本品细粉适量，加溶剂使伏格列波糖溶解并稀释制成每 1ml 中约含伏格列波糖 0.1mg(0.1mg 规格)或 0.2mg(0.2mg 规格和 0.3mg 规格)的溶液，滤过。

对照溶液　精密量取供试品溶液 1ml，置 200ml 量瓶中，用溶剂稀释至刻度，摇匀。

系统适用性溶液　取伏格列波糖与杂质Ⅰ对照品、杂质Ⅱ对照品、杂质Ⅲ对照品各适量，加流动相溶解并稀释制成每 1ml 中分别约含伏格列波糖 0.1mg 及杂质Ⅰ、杂质Ⅱ、杂质Ⅲ各 1μg 的混合溶液。

灵敏度溶液　精密量取对照溶液 2ml，置 20ml 量瓶中，用流动相稀释至刻度，摇匀。

色谱条件　见伏格列波糖有关物质项下。进样体积 100μl。

系统适用性要求　系统适用性溶液色谱图中，出峰顺序依次为伏格列波糖峰、杂质Ⅰ峰、杂质Ⅱ峰、杂质Ⅲ峰，相邻色谱峰之间的分离度均应符合要求；灵敏度溶液色谱图中，伏格列波糖峰信噪比应不小于 10。

测定法　见伏格列波糖有关物质项下。

限度　供试品溶液的色谱图中，除淀粉、乳糖、甘露醇色谱峰外如有杂质峰，单个杂质峰面积不得大于对照溶液主峰面积(0.5%)，各杂质峰面积的和不得大于对照溶液主峰面积的 2 倍(1.0%)，小于灵敏度溶液主峰面积的峰忽略不计。

含量均匀度 以含量测定项下测得的每片含量计算，应符合规定(通则 0941)。

溶出度 照溶出度与释放度测定法(通则 0931 第二法)测定。

溶出条件　以水 500ml(0.1mg 规格)或 900ml(0.2mg 规格和 0.3mg 规格)为溶出介质，转速为每分钟 50 转，依法操作，经 30 分钟时取样。

供试品溶液　取溶出液，滤过，精密量取续滤液 5ml(0.1mg 规格和 0.2mg 规格)或 3ml(0.3mg 规格)，置 10ml 量瓶中，用流动相稀释至刻度，摇匀。

对照品溶液　取伏格列波糖对照品适量，精密称定，加溶出介质溶解并定量稀释制成每 1ml 中约含 0.22μg 的溶液，精密量取适量，用流动相定量稀释制成每 1ml 中约含 0.11μg 的溶液。

色谱条件　见含量测定项下(调节色谱系统，使伏格列波糖峰保留时间约为 10 分钟，并调节荧光反应试剂的流速与流动相的流速一致)。进样体积 100μl。

系统适用性要求　理论板数按伏格列波糖峰计算不低于 3000。

测定法　见含量测定项下。计算每片的溶出量。

限度　标示量的 85%，应符合规定。

其他 应符合片剂项下有关的各项规定(通则 0101)。

【含量测定】 照高效液相色谱法(通则 0512)测定。

溶剂 见有关物质项下。

供试品溶液 取本品 10 片，分别置 10ml 量瓶中，加溶剂超声 1 小时，并时时振摇使伏格列波糖溶解，用溶剂稀释至刻度，摇匀，滤过。

对照品溶液 取伏格列波糖对照品适量，精密称定，加溶剂溶解并定量稀释制成每 1ml 中约含 10μg(0.1mg 规格)或 20μg(0.2mg 规格)或 30μg(0.3mg 规格)的溶液。

系统适用性溶液　见有关物质项下。

色谱条件 见有关物质项下。进样体积 200μl(0.1mg 规格)或 100μl(0.2mg 规格和 0.3mg 规格)。

系统适用性要求 除灵敏度要求外，见有关物质项下。

测定法 精密量取供试品溶液与对照品溶液，分别注入液相色谱仪，记录色谱图。按外标法以峰面积计算每片的含量，并求得 10 片的平均含量。

【类别】 同伏格列波糖。

【规格】 (1)0.1mg　(2)0.2mg　(3)0.3mg

【贮藏】 密封，阴凉干燥处保存。

伏格列波糖胶囊

Fugeliebotang Jiaonang

Voglibose Capsules

本品含伏格列波糖($C_{10}H_{21}NO_7$)应为标示量的 90.0%～110.0%。

【性状】 本品内容物为白色或类白色颗粒或粉末。

【鉴别】 在含量测定项下记录的色谱图中，供试品溶液主峰的保留时间应与对照品溶液主峰的保留时间一致。

【检查】 **有关物质** 照高效液相色谱法(通则 0512)测定。

溶剂　含 0.12%辛烷磺酸钠的流动相溶液。

供试品溶液　取本品内容物细粉适量，加溶剂使伏格列波糖溶解并稀释制成每 1ml 中约含伏格列波糖 0.1mg(0.1mg 规格)或 0.2mg(0.2mg 规格)的溶液，滤过。

对照溶液　精密量取供试品溶液 1ml，置 200ml 量瓶中，用溶剂稀释至刻度，摇匀。

系统适用性溶液　取伏格列波糖与杂质Ⅰ对照品、杂质Ⅱ对照品、杂质Ⅲ对照品各适量，加流动相溶解并稀释制成每 1ml 中分别约含伏格列波糖 0.1mg 及杂质Ⅰ、杂质Ⅱ、杂质Ⅲ各 1μg 的混合溶液。

灵敏度溶液　精密量取对照溶液 2ml，置 20ml 量瓶中，用溶剂稀释至刻度，摇匀。

色谱条件　见伏格列波糖有关物质项下。进样体积 100μl。

系统适用性要求　系统适用性溶液色谱图中，出峰顺序依次为伏格列波糖峰、杂质Ⅰ峰、杂质Ⅱ峰、杂质Ⅲ峰，相邻色谱峰之间的分离度均应符合要求；灵敏度溶液色谱图中，伏格列波糖峰信噪比应不小于 10。

测定法　见伏格列波糖有关物质项下。

限度　供试品溶液的色谱图中，除淀粉、乳糖、甘露醇、木糖醇色谱峰外如有杂质峰，单个杂质峰面积不得大于对照溶液主峰面积(0.5%)，各杂质峰面积的和不得大于对照溶液主峰面积的 2 倍(1.0%)，小于灵敏度溶液主峰面积的峰忽略不计。

含量均匀度　以含量测定项下测得的每粒含量计算，应符合规定(通则 0941)。

溶出度　照溶出度与释放度测定法(通则 0931 第二法)测定。

溶出条件　以 pH 5.8 磷酸盐缓冲液 500ml(0.1mg 规格)或 900ml(0.2mg 规格)为溶出介质，转速为每分钟 50 转，依法操作，经 30 分钟时取样。

供试品溶液　取溶出液，滤过，精密量取续滤液 5ml，置 10ml 量瓶中，用流动相稀释至刻度，摇匀。

对照品溶液　取伏格列波糖对照品适量，精密称定，加溶出介质溶解并定量稀释制成每 1ml 中约含 0.22μg 的溶液，精密量取适量，用流动相定量稀释制成每 1ml 中约含 0.11μg 的溶液。

色谱条件　见含量测定项下(调节色谱系统，使伏格列波糖峰保留时间约为 10 分钟，并调节荧光反应试剂的流速与流动相的流速一致)。进样体积 100μl。

系统适用性要求　理论板数按伏格列波糖峰计算不低于 3000。

测定法　见含量测定项下。计算每粒的溶出量。

限度　标示量的 85%，应符合规定。

其他　应符合胶囊剂项下有关的各项规定(通则 0103)。

【含量测定】　照高效液相色谱法(通则 0512)测定。

溶剂　见有关物质项下。

供试品溶液　取本品 10 粒，倾出内容物，分别置 10ml 量瓶中，加溶剂超声 1 小时，并时时振摇使伏格列波糖溶解，用溶剂稀释至刻度，摇匀，滤过。

对照品溶液　取伏格列波糖对照品适量，精密称定，加溶剂溶解并定量稀释制成每 1ml 中约含 10μg(0.1mg 规格)或 20μg(0.2mg 规格)的溶液。

系统适用性溶液　见有关物质项下。

色谱条件　见有关物质项下。进样体积 200μl(0.1mg 规格)或 100μl(0.2mg 规格)。

系统适用性要求　除灵敏度要求外，见有关物质项下。

测定法　精密量取供试品溶液与对照品溶液，分别注入液相色谱仪，记录色谱图。按外标法以峰面积计算每粒的含量，并求得 10 粒的平均含量。

【类别】　同伏格列波糖。

【规格】　(1)0.1mg　(2)0.2mg

【贮藏】　密封，阴凉干燥处保存。

华法林钠

Huafalinna

Warfarin Sodium

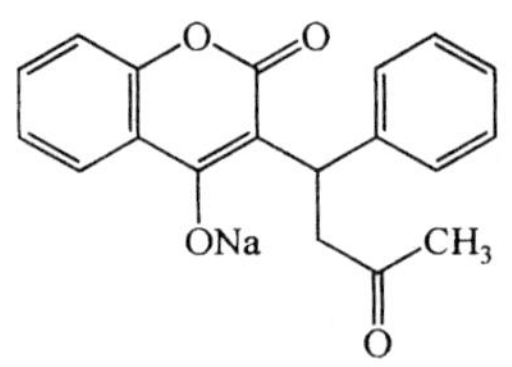

$C_{19}H_{15}NaO_4$　330.31

本品为 3-(α-丙酮基苄基)-4-羟基香豆素钠盐。按无水与无异丙醇物计算，含 $C_{19}H_{15}NaO_4$ 应为 98.0%～102.0%。

【性状】　本品为白色结晶性粉末；无臭。

本品在水中极易溶解，在乙醇中易溶，在三氯甲烷或乙醚中几乎不溶。

【鉴别】　(1)取本品 1g，加水 10ml 溶解后，加硝酸 5ml，滤过，取滤液，加重铬酸钾试液 3 滴，振摇，数分钟后溶液显淡绿蓝色。

(2)在含量测定项下记录的色谱图中，供试品溶液主峰的保留时间应与对照品溶液主峰的保留时间一致。

(3)取本品，加异丙醇溶解，蒸干，残渣的红外光吸收图谱应与对照的图谱(光谱集 152 图)一致。

(4)本品显钠盐鉴别(1)的反应(通则 0301)。

【检查】　**碱度**　取本品 0.10g，加水 10ml 溶解后，依法测定(通则 0631)，pH 值应为 7.2～8.3。

溶液的澄清度　取本品 0.50g，加水 10ml 溶解后，溶液应澄清；如显浑浊，与 1 号浊度标准液(通则 0902 第一法)比较，不得更浓。

丙酮溶液的澄清度与颜色　取本品 0.20g，加丙酮 10ml 溶解后，溶液应澄清无色；如显浑浊，与 1 号浊度标准液(通则 0902 第一法)比较，不得更浓；如显色，照紫外-可见分光光度法，依法检查(通则 0401)，在 460nm 的波长处测定吸光度，不得过 0.03。

酚酮　取本品，加 5% 氢氧化钠溶液制成每 1ml 中含 0.125g 的溶液，照紫外-可见分光光度法(通则 0401)，在 15 分钟内在 385nm 的波长处测定吸光度，不得过 0.30。

有关物质　照高效液相色谱法(通则 0512)测定。

供试品溶液　取本品，加流动相溶解并稀释制成每 1ml 中约含 1mg 的溶液。

对照溶液　精密量取供试品溶液适量，用流动相定量稀释制成每 1ml 中约含 2μg 的溶液。

系统适用性溶液　取华法林钠、亚苄基丙酮与4-羟基香豆素，加流动相溶解并稀释制成每1ml中各约含50μg的溶液。

色谱条件　用十八烷基硅烷键合硅胶为填充剂；以乙腈-水-冰醋酸(55：45：1)为流动相；检测波长为282nm；进样体积20μl。

系统适用性要求　系统适用性溶液色谱图中，理论板数按华法林钠峰计算不低于2000，4-羟基香豆素峰与亚苄基丙酮峰的分离度应大于10.0，亚苄基丙酮峰与华法林钠峰的分离度应大于5.0。

测定法　精密量取供试品溶液与对照溶液，分别注入液相色谱仪，记录色谱图至主成分峰保留时间的3倍。

限度　供试品溶液色谱图中如有杂质峰，单个杂质峰面积不得大于对照溶液主峰面积的0.5倍(0.1%)，各杂质峰面积的和不得大于对照溶液主峰面积的2.5倍(0.5%)。

异丙醇　照气相色谱法(通则0521)测定。

内标溶液　1%丙醇溶液。

供试品溶液(1)　取本品约0.5g，精密称定，置10ml量瓶中，精密加内标溶液5ml，加水溶解并稀释至刻度，摇匀。

供试品溶液(2)　取本品约0.5g，精密称定，置10ml量瓶中，加水溶解并稀释至刻度，摇匀。

对照品溶液　取异丙醇约0.785g，精密称定，置100ml量瓶中，用水稀释至刻度，摇匀，精密量取5ml，并精密加内标溶液5ml，混匀。

色谱条件　用涂有10%聚乙二醇1500的101白色担体为固定相；柱温70℃。

测定法　精密量取供试品溶液(1)、供试品溶液(2)与对照品溶液，分别注入气相色谱仪，记录色谱图，按内标法以峰面积计算供试品中含有异丙醇的量。

限度　应为7.5%～8.5%(g/g)。

水分　取本品，照水分测定法(通则0832第一法1)测定，含水分不得过2.0%。

【含量测定】　照高效液相色谱法(通则0512)测定。

供试品溶液　取本品，精密称定，加流动相溶解并定量稀释制成每1ml中约含50μg的溶液。

对照品溶液　取华法林钠对照品，精密称定，加流动相溶解并定量稀释制成每1ml中约含50μg的溶液。

系统适用性溶液、色谱条件与系统适用性要求　见有关物质项下。

测定法　精密量取供试品溶液与对照品溶液，分别注入液相色谱仪，记录色谱图。按外标法以峰面积计算。

【类别】　抗凝血药。

【贮藏】　遮光，密封保存。

【制剂】　华法林钠片

华法林钠片

Huafalinna Pian

Warfarin Sodium Tablets

本品含华法林钠($C_{19}H_{15}NaO_4$)应为标示量的93.0%～107.0%。

【性状】　本品为糖衣片或薄膜衣片，除去包衣后显白色。

【鉴别】　(1)在含量测定项下记录的色谱图中，供试品溶液主峰的保留时间应与对照品溶液主峰的保留时间一致。

(2)取本品细粉适量(约相当于华法林钠0.1g)，加乙醇30ml，振摇使华法林钠溶解，滤过，滤液蒸干，残渣显钠盐鉴别(1)的反应(通则0301)。

【检查】　**有关物质**　照高效液相色谱法(通则0512)测定。

辅料溶液　取糊精适量，加流动相制成每1ml中约含6mg的溶液，滤过，取续滤液。

供试品溶液　取本品细粉，加流动相适量，振摇使华法林钠溶解并稀释制成每1ml中约含1mg的溶液，滤过，取续滤液。

对照溶液　精密量取供试品溶液1ml，置200ml量瓶中，用流动相稀释至刻度，摇匀。

系统适用性溶液、色谱条件与系统适用性要求　见华法林钠有关物质项下。

测定法　精密量取辅料溶液、供试品溶液与对照溶液，分别注入液相色谱仪，记录色谱图至主成分峰保留时间的5倍。

限度　供试品溶液色谱图中如有杂质峰，除辅料峰外，各杂质峰面积的和不得大于对照溶液主峰面积的2倍(1.0%)。

含量均匀度　取本品1片，置50ml量瓶(2.5mg规格)或100ml量瓶(5mg规格)中，加流动相适量，振摇使华法林钠溶解，用流动相稀释至刻度，摇匀，滤过，取续滤液，作为供试品溶液，照含量测定项下的方法测定含量，应符合规定(通则0941)。

溶出度　照溶出度与释放度测定法(通则0931第一法)测定。

溶出条件　以磷酸盐缓冲液(pH 6.8)500ml为溶出介质，转速为每分钟100转，依法操作，经45分钟时取样。

供试品溶液　取溶出液约10ml，滤过，取续滤液。

对照品溶液　取华法林钠对照品，精密称定，加磷酸盐缓冲液(pH 6.8)溶解并定量稀释制成每1ml中约含5μg(2.5mg规格)或10μg(5mg规格)的溶液。

系统适用性溶液、色谱条件与系统适用性要求　见含量测定项下。

测定法　见含量测定项下。计算每片的溶出量。

限度　标示量的70%，应符合规定。

其他　应符合片剂项下有关的各项规定(通则 0101)。

【含量测定】　照高效液相色谱法(通则 0512)测定。

供试品溶液　取本品 20 片，精密称定，研细，精密称取适量(约相当于华法林钠 5mg)，置 100ml 量瓶中，加流动相适量，振摇使华法林钠溶解，用流动相稀释至刻度，摇匀，滤过，取续滤液。

对照品溶液、系统适用性溶液、色谱条件、系统适用性要求与测定法　见华法林钠含量测定项下。

【类别】　同华法林钠。

【规格】　(1)2.5mg　(2)5mg

【贮藏】　遮光，密封保存。

伊 曲 康 唑

Yiqukangzuo

Itraconazole

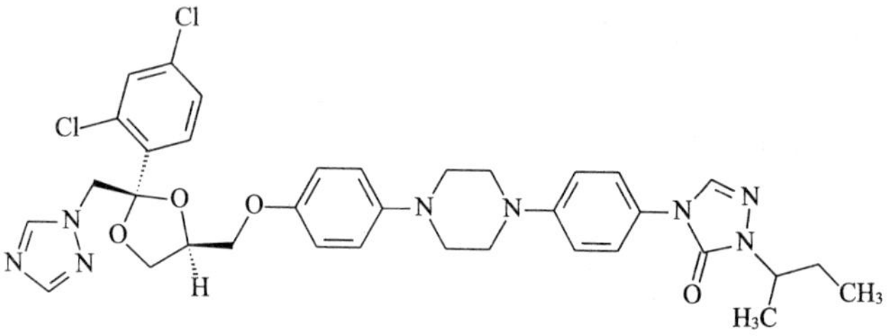

$C_{35}H_{38}Cl_2N_8O_4$　705.63

本品为(±)-1-仲丁基-4-[4-[4-[4-[[(2*R**,4*S**)2-(2,4-二氯苯基)-2-(1*H*-1,2,4-三氮唑基-1-甲基)-1,3-二氧环戊-4-基]甲氧基]苯基]-1-哌嗪基]苯基]-Δ^2-1,2,4-三氮唑-5-酮。按干燥品计算，含 $C_{35}H_{38}Cl_2N_8O_4$ 不得少于 98.5%。

【性状】　本品为白色或类白色粉末；无臭。

本品在二氯甲烷中易溶，在四氢呋喃中略溶，在水、甲醇或乙醇中几乎不溶。

熔点　本品的熔点(通则 0612)为 165～169℃。

【鉴别】　(1)取本品与伊曲康唑对照品各适量，分别加甲醇-四氢呋喃(4∶1)溶解并稀释制成每 1ml 中约含 0.2mg 的溶液，作为供试品溶液与对照品溶液。照有关物质项下的方法测定，供试品溶液主峰的保留时间应与对照品溶液主峰的保留时间一致。

(2)本品的红外光吸收图谱应与对照品的图谱一致(通则 0402)。

(3)取本品约 30mg，置坩埚中，加无水碳酸钠 0.3g，加热 10 分钟，放冷，取残渣，加稀硝酸 5ml，摇匀，滤过，取续滤液 1ml，加水 1ml，摇匀，溶液显氯化物鉴别(1)的反应(通则 0301)。

【检查】　**旋光度**　取本品，精密称定，加二氯甲烷溶解并定量稀释制成每 1ml 中含 0.1g 的溶液，依法测定(通则 0621)，旋光度为－0.10°至＋0.10°。

二氯甲烷溶液的澄清度与颜色　取本品 1.0g，加二氯甲烷 10ml 使溶解，溶液应澄清无色；如显浑浊，与 1 号浊度标准液(通则 0902 第一法)比较，不得更浓；如显色，与橙黄色或棕红色 4 号标准比色液(通则 0901 第一法)比较，不得更深。

有关物质　照高效液相色谱法(通则 0512)测定。

溶剂　甲醇-四氢呋喃(4∶1)。

供试品溶液　取本品适量，加溶剂溶解并稀释制成每 1ml 中约含 2mg 的溶液。

对照溶液　精密量取供试品溶液 1ml，置 200ml 量瓶中，用溶剂稀释至刻度，摇匀。

系统适用性溶液　取伊曲康唑对照品约 20mg，加甲酸 1ml 使溶解，置 60℃水浴中加热 3 小时，加溶剂稀释至 10ml，摇匀，在室温下放置 24 小时。

灵敏度溶液　精密量取对照溶液适量，用溶剂定量稀释制成每 1ml 中约含 1μg 的溶液。

色谱条件　用十八烷基硅烷键合硅胶为填充剂；以 0.02mol/L 硫酸氢四丁基铵溶液为流动相 A，乙腈为流动相 B，按下表程序进行梯度洗脱；流速为每分钟 1.5ml；检测波长为 225nm；进样体积 10μl。

时间(分钟)	流动相 A(%)	流动相 B(%)
0	80	20
20	60	40
25	60	40
30	50	50
44	50	50
45	80	20
50	80	20

系统适用性要求　系统适用性溶液色谱图中，伊曲康唑峰的保留时间约为 23 分钟，伊曲康唑峰与相对保留时间约为 0.97 与 1.05 处杂质峰间的分离度均应符合要求(相对保留时间约为 0.97 与 1.05 的杂质按面积归一化法计算，色谱峰含量分别约为 0.1%与 0.4%)。灵敏度溶液色谱图中，主成分峰峰高的信噪比应大于 10。

测定法　精密量取供试品溶液与对照溶液，分别注入液相色谱仪，记录色谱图。

限度　供试品溶液色谱图中如有杂质峰，单个杂质峰面积不得大于对照溶液主峰面积(0.5%)，各杂质峰面积的和不得大于对照溶液主峰面积的 2.5 倍(1.25%)，小于灵敏度溶液主峰面积的峰忽略不计。

残留溶剂　甲醇、乙醇、二氯甲烷、正丁醇与乙酸乙酯　照残留溶剂测定法(通则 0861 第三法)测定。

内标溶液　取正丙醇适量，用 *N*,*N*-二甲基甲酰胺稀释制成每 1ml 中约含 20μg 的溶液。

供试品溶液　取本品约 0.1g，精密称定，精密加内标溶液

5ml，充分振摇使溶解。

对照品溶液　取甲醇、乙醇、二氯甲烷、正丁醇和乙酸乙酯各适量，精密称定，用内标溶液定量稀释制成每 1ml 中含甲醇 60μg、乙醇 100μg、二氯甲烷 12μg、正丁醇 100μg 和乙酸乙酯 100μg 的溶液。

色谱条件　以 6%氰丙基苯基-94%二甲基聚硅氧烷为固定液（或极性相近）；起始温度为 50℃，维持 5 分钟，以每分钟 10℃的速率升温至 150℃，维持 10 分钟；进样体积 2μl。

系统适用性要求　对照品溶液色谱图中，各色谱峰之间的分离度均应符合要求。

测定法　精密量取供试品溶液与对照品溶液，分别注入气相色谱仪，记录色谱图。

限度　按内标法以峰面积计算，甲醇、乙醇、二氯甲烷、正丁醇和乙酸乙酯的残留量均应符合规定。

甲苯与 *N*,*N*-二甲基甲酰胺　照残留溶剂测定法（通则 0861 第三法）测定。

内标溶液　取乙酸丁酯 80mg，置 1000ml 量瓶中，加二氯甲烷稀释至刻度，摇匀。

供试品溶液　取本品约 0.5g，精密称定，精密加内标溶液 5ml，充分振摇使溶解。

对照品溶液　精密称取甲苯 89mg、*N*,*N*-二甲基甲酰胺 88mg，置同一 100ml 量瓶中，用内标溶液稀释至刻度，摇匀，精密量取 5ml，置 50ml 量瓶中，用内标溶液稀释至刻度，摇匀。

色谱条件　以 6%氰丙基苯基-94%二甲基聚硅氧烷为固定液（或极性相近）；柱温为 90℃；进样体积 2μl。

系统适用性要求　对照品溶液色谱图中，各色谱峰之间的分离度均应符合要求。

测定法　精密量取供试品溶液与对照品溶液，分别注入气相色谱仪，记录色谱图。

限度　按内标法以峰面积计算，甲苯与 *N*,*N*-二甲基甲酰胺的残留量均应符合规定。

2-甲氧基乙醇　照残留溶剂测定法（通则 0861 第三法）测定。

供试品溶液　取本品约 1g，精密称定，精密加二氯甲烷 5ml，充分振摇使溶解。

对照品溶液　取 2-甲氧基乙醇适量，精密称定，用二氯甲烷定量稀释制成每 1ml 中含 10μg 的溶液。

色谱条件　以硝基对苯二酸改性的聚乙二醇（或极性相近）为固定液；柱温为 60℃；进样体积 2μl。

测定法　精密量取供试品溶液与对照品溶液，分别注入气相色谱仪，记录色谱图。

限度　按外标法以峰面积计算，2-甲氧基乙醇的残留量应符合规定。

三氯甲烷　照残留溶剂测定法（通则 0861 第三法）测定。

供试品溶液　取本品约 0.1g，精密称定，精密加 *N*,*N*-二甲基甲酰胺 5ml，充分振摇使溶解。

对照品溶液　取三氯甲烷适量，精密称定，用 *N*,*N*-二甲基甲酰胺定量稀释制成每 1ml 中含 1.2μg 的溶液。

色谱条件　以 6%氰丙基苯基-94%二甲基聚硅氧烷为固定液（或极性相近）；起始温度为 50℃，维持 5 分钟，以每分钟 10℃的速率升温至 150℃，维持 10 分钟；检测器为电子捕获检测器（ECD）；进样体积 1μl。

测定法　精密量取供试品溶液与对照品溶液，分别注入气相色谱仪，记录色谱图。

限度　按外标法以峰面积计算，三氯甲烷的残留量应符合规定。

干燥失重　取本品，在 105℃干燥至恒重，减失重量不得过 0.5%（通则 0831）。

炽灼残渣　取本品 1.0g，依法检查（通则 0841），遗留残渣不得过 0.1%。

重金属　取炽灼残渣项下遗留残渣，依法检查（通则 0821 第二法），含重金属不得过百万分之二十。

【含量测定】　取本品约 0.3g，精密称定，加丁酮-冰醋酸（7∶1）70ml 使溶解，照电位滴定法（通则 0701），用高氯酸滴定液（0.1mol/L）滴定，将第二个突跃点作为滴定终点。每 1ml 高氯酸滴定液（0.1mol/L）相当于 35.28mg 的 $C_{35}H_{38}Cl_2N_8O_4$。

【类别】　抗真菌药。

【贮藏】　密封，在阴凉、干燥处保存。

【制剂】　伊曲康唑胶囊

伊曲康唑胶囊

Yiqukangzuo Jiaonang

Itraconazole Capsules

本品含伊曲康唑（$C_{35}H_{38}Cl_2N_8O_4$）应为标示量的 95.0%～105.0%。

【性状】　本品内容物为类白色至淡黄色丸状颗粒。

【鉴别】　（1）在含量测定项下记录的色谱图中，供试品溶液主峰的保留时间应与对照品溶液主峰的保留时间一致。

（2）取本品内容物适量，照伊曲康唑项下的鉴别（3）项试验，显相同的结果。

【检查】　**有关物质**　照高效液相色谱法（通则 0512）测定。

供试品溶液　取装量差异项下内容物，混合均匀，称取适量，加溶剂溶解并稀释制成每 1ml 中约含伊曲康唑 2mg 的溶液，滤过，取续滤液。

对照溶液　精密量取供试品溶液 1ml，置 200ml 量瓶中，用溶剂稀释至刻度，摇匀。

灵敏度溶液　精密量取对照溶液适量，用溶剂定量稀释制成每 1ml 中约含伊曲康唑 1μg 的溶液。

溶剂、系统适用性溶液、色谱条件、系统适用性要求与测定法　见伊曲康唑有关物质项下。

限度　供试品溶液色谱图中如有杂质峰，单个杂质峰面积不得大于对照溶液主峰面积(0.5%)，各杂质峰面积的和不得大于对照溶液主峰面积的 3 倍(1.5%)，小于灵敏度溶液主峰面积的峰忽略不计。

二氯甲烷　照残留溶剂测定法(通则 0861 第一法)测定。

内标溶液　取三氯甲烷适量，用水稀释制成每 1ml 中约含 24μg 的溶液。

供试品溶液　取本品内容物约 0.1g，精密称定，置顶空瓶中，精密加内标溶液 5ml，密封瓶口，在室温下振摇使成均匀的混悬液。

对照品溶液　取二氯甲烷适量，精密称定，用内标溶液定量稀释制成每 1ml 中含 12μg 的溶液，精密量取 5ml，置顶空瓶中，密封。

色谱条件　以 6%氰丙基苯基-94%二甲基聚硅氧烷(或极性相近)为固定液；柱温为 60℃；顶空瓶平衡温度为 60℃，平衡时间为 40 分钟。

系统适用性要求　对照品溶液色谱图中，二氯甲烷峰与三氯甲烷峰之间的分离度应符合要求。

测定法　取供试品溶液与对照品溶液分别顶空进样，记录色谱图。

限度　按内标法以峰面积计算，二氯甲烷的残留量应符合规定。

溶出度　照溶出度与释放度测定法(通则 0931 第二法)测定。

溶出条件　以盐酸溶液(9→1000)1000ml 为溶出介质，转速为每分钟 75 转，依法操作，经 60 分钟时取样。

供试品溶液　取溶出液适量，滤过，精密量取续滤液 5ml，置 25ml 量瓶中，用甲醇-溶出介质(5：95)稀释至刻度，摇匀。

对照品溶液　取伊曲康唑对照品约 20mg，精密称定，置 200ml 量瓶中，加甲醇 40ml，置 40℃水浴中加热振摇使溶解，放冷，用溶出介质稀释至刻度，摇匀，精密量取 5ml，置 25ml 量瓶中，用溶出介质稀释至刻度，摇匀。

测定法　取供试品溶液与对照品溶液，照紫外-可见分光光度法(通则 0401)，在 255nm 的波长处分别测定吸光度，计算每粒的溶出量。

限度　标示量的 80%，应符合规定。

其他　应符合胶囊剂项下有关的各项规定(通则 0103)。

【含量测定】　照高效液相色谱法(通则 0512)测定。

供试品溶液　取装量差异项下的内容物，混合均匀，精密称取适量(约相当于伊曲康唑 50mg)，置 250ml 量瓶中，加甲醇-四氢呋喃(4：1)超声使伊曲康唑溶解并稀释至刻度，摇匀，滤过，取续滤液。

对照品溶液　取伊曲康唑对照品适量，精密称定，加甲醇-四氢呋喃(4：1)适量，超声溶解并定量稀释制成每 1ml 中含 0.2mg 的溶液。

色谱条件　用十八烷基硅烷键合硅胶为填充剂；以乙腈-0.02mol/L 硫酸氢四丁基铵溶液(40：60)为流动相；检测波长为 225nm；进样体积 10μl。

系统适用性要求　理论板数按伊曲康唑峰计算不低于 3000，伊曲康唑峰与相邻杂质峰之间的分离度应符合要求。

测定法　精密量取供试品溶液与对照品溶液，分别注入液相色谱仪，记录色谱图。按外标法以峰面积计算。

【类别】　同伊曲康唑。

【规格】　0.1g

【贮藏】　密封，在阴凉、干燥处保存。

肌　苷

Jigan

Inosine

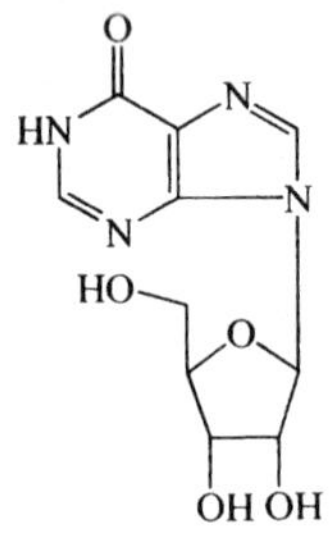

$C_{10}H_{12}N_4O_5$　268.23

本品为 9β-D-核糖次黄嘌呤。按干燥品计算，含 $C_{10}H_{12}N_4O_5$ 应为 98.0%～102.0%。

【性状】　本品为白色结晶性粉末；无臭。

本品在水中略溶，在乙醇中不溶，在稀盐酸和氢氧化钠试液中易溶。

【鉴别】　(1)取本品的 0.01%溶液适量，加等体积的 3,5-二羟基甲苯溶液(取 3,5-二羟基甲苯与三氯化铁各 0.1g，加盐酸使成 100ml)，混匀，在水浴中加热约 10 分钟，即显绿色。

(2)在含量测定项下记录的色谱图中，供试品溶液主峰的保留时间应与对照品溶液主峰的保留时间一致。

(3)本品的红外光吸收图谱应与对照的图谱(光谱集 605 图)一致。

【检查】　**溶液的透光率**　取本品 0.50g，加水 50ml 使溶解，照紫外-可见分光光度法(通则 0401)，在 430nm 的波长处测定透光率，不得低于 98.0%。(供注射用)

有关物质　照高效液相色谱法(通则 0512)测定。

供试品溶液　取本品，加水溶解并稀释制成每 1ml 中约含 0.5mg 的溶液。

对照溶液　精密量取供试品溶液 1ml，置 100ml 量瓶中，用水稀释至刻度，摇匀。

系统适用性溶液　取肌苷对照品约 10mg，加 1mol/L 盐酸溶液 1ml，80℃水浴加热 10 分钟，放冷，加 1mol/L 氢氧化钠溶液 1ml,加水至 50ml。

色谱条件　用十八烷基硅烷键合硅胶为填充剂;以甲醇-水(10∶90)为流动相;检测波长为 248nm;进样体积 20μl。

系统适用性要求　系统适用性溶液色谱图中,肌苷峰与相邻杂质峰之间的分离度应符合要求;理论板数按肌苷峰计算不低于 2000。

测定法　精密量取供试品溶液与对照溶液,分别注入液相色谱仪,记录色谱图至主成分峰保留时间的 2 倍。

限度　供试品溶液色谱图中如有杂质峰,各杂质峰面积的和不得大于对照溶液的主峰面积(1.0%)。

干燥失重　取本品,在 105℃干燥至恒重,减失重量不得过 1.0%(通则 0831)。

炽灼残渣　不得过 0.1%(供注射用),或不得过 0.2%(供口服用)(通则 0841)。

重金属　取本品 1.0g,依法检查(通则 0821 第二法),含重金属不得过百万分之十。

异常毒性　取本品,加氯化钠注射液溶解并稀释制成每 1ml 中含肌苷 10mg 的溶液,依法检查(通则 1141),应符合规定。(供注射用)

【含量测定】　照高效液相色谱法(通则 0512)测定。

供试品溶液　取本品适量,精密称定,加水溶解并定量稀释制成每 1ml 中约含 20μg 的溶液,摇匀。

对照品溶液　取肌苷对照品适量,精密称定,加水溶解并定量稀释制成每 1ml 中约含 20μg 的溶液,摇匀。

系统适用性溶液、色谱条件与系统适用性要求　见有关物质项下。

测定法　精密量取供试品溶液与对照品溶液,分别注入液相色谱仪,记录色谱图。按外标法以峰面积计算。

【类别】　细胞代谢改善药。

【贮藏】　遮光,密封保存。

【制剂】　(1)肌苷口服溶液　(2)肌苷片　(3)肌苷注射液　(4)肌苷胶囊　(5)肌苷葡萄糖注射液　(6)肌苷氯化钠注射液　(7)注射用肌苷

肌苷口服溶液

Jigan Koufurongye

Inosine Oral Solution

本品含肌苷($C_{10}H_{12}N_4O_5$)应为标示量的 90.0%～110.0%。

【性状】　本品为无色至微黄色液体。

【鉴别】　取本品,照肌苷项下的鉴别(2)项试验,显相同的结果。

【检查】　**pH 值**　应为 7.5～8.5(通则 0631)。

其他　应符合口服溶液剂项下有关的各项规定(通则 0123)。

【含量测定】　照高效液相色谱法(通则 0512)测定。

供试品溶液　精密量取本品适量,用水定量稀释制成每 1ml 中约含肌苷 20μg 的溶液。

对照品溶液、系统适用性溶液、色谱条件、系统适用性要求与测定法　见肌苷含量测定项下。

【类别】　同肌苷。

【规格】　(1)10ml∶0.1g　(2)10ml∶0.2g　(3)20ml∶0.2g　(4)20ml∶0.4g

【贮藏】　遮光,密封保存。

肌　苷　片

Jigan Pian

Inosine Tablets

本品含肌苷($C_{10}H_{12}N_4O_5$)应为标示量的 93.0%～107.0%。

【性状】　本品为白色片或糖衣片或薄膜衣片,除去包衣后显白色。

【鉴别】　(1)取本品 2 片,研细,加水 10ml 振摇使肌苷溶解,滤过,取滤液,照肌苷项下的鉴别(1)项试验,显相同的反应。

(2)在含量测定项下记录的色谱图中,供试品溶液主峰的保留时间应与对照品溶液主峰的保留时间一致。

【检查】　**溶出度**　照溶出度与释放度测定法(通则 0931 第二法)测定。

溶出条件　以水 900ml 为溶出介质,转速为每分钟 75 转,依法操作,经 30 分钟时取样。

供试品溶液　取溶出液 10ml,滤过,精密量取续滤液 5ml,置 100ml 量瓶中,用水稀释至刻度,摇匀。

对照品溶液　取肌苷对照品适量,精密称定,加水溶解并定量稀释制成每 1ml 中约含 10μg 的溶液。

测定法　取供试品溶液与对照品溶液,照紫外-可见分光光度法(通则 0401),在 248nm 的波长处分别测定吸光度,计算每片的溶出量。

限度　标示量的 80%,应符合规定。

其他　应符合片剂项下有关的各项规定(通则 0101)。

【含量测定】　照高效液相色谱法(通则 0512)测定。

供试品溶液　取本品 10 片(如为糖衣片,应除去包衣),精密称定,研细,精密称取适量(约相当于肌苷 0.1g),置 100ml 量瓶中,加水约 70ml,充分振摇使肌苷溶解,用水稀释至刻度,摇匀,滤过,精密量取续滤液 2ml,置 100ml 量瓶中,用水稀释至刻度,摇匀。

对照品溶液、系统适用性溶液、色谱条件、系统适用性要求与测定法　见肌苷含量测定项下。

【类别】 同肌苷。

【规格】 0.2g

【贮藏】 遮光，密封保存。

肌苷注射液

Jigan Zhusheye

Inosine Injection

本品为肌苷的灭菌水溶液。含肌苷($C_{10}H_{12}N_4O_5$)应为标示量的 90.0%～110.0%。

【性状】 本品为无色或几乎无色的澄明液体。

【鉴别】 取本品，照肌苷项下的鉴别(1)、(2)项试验，显相同的结果。

【检查】 **pH 值** 应为 8.5～9.5(通则 0631)。

有关物质 照高效液相色谱法(通则 0512)测定。

供试品溶液 取本品适量，用水稀释制成每 1ml 中约含肌苷 0.5mg 的溶液。

对照溶液 精密量取供试品溶液 1ml，置 50ml 量瓶中，用水稀释至刻度，摇匀。

系统适用性溶液、色谱条件、系统适用性要求与测定法 见肌苷有关物质项下。

限度 供试品溶液色谱图中如有杂质峰，各杂质峰面积的和不得大于对照溶液的主峰面积(2.0%)。

异常毒性 取本品，用氯化钠注射液稀释制成每 1ml 中含肌苷 10mg 的溶液，依法检查(通则 1141)，应符合规定。

细菌内毒素 取本品，依法检查(通则 1143)，每 1mg 肌苷中含内毒素的量应小于 0.25EU。

其他 应符合注射剂项下有关的各项规定(通则 0102)。

【含量测定】 照高效液相色谱法(通则 0512)测定。

供试品溶液 精密量取本品适量，用水定量稀释制成每 1ml 约含肌苷 20μg 的溶液。

对照品溶液、系统适用性溶液、色谱条件、系统适用性要求与测定法 见肌苷含量测定项下。

【类别】 同肌苷。

【规格】 (1)2ml : 50mg (2)2ml : 100mg (3)5ml : 100mg (4)5ml : 200mg (5)10ml : 500mg

【贮藏】 遮光，密闭保存。

肌苷胶囊

Jigan Jiaonang

Inosine Capsules

本品含肌苷($C_{10}H_{12}N_4O_5$)应为标示量的 90.0%～110.0%。

【性状】 本品内容物为白色或类白色粉末。

【鉴别】 (1)取本品内容物适量(约相当于肌苷 0.2g)，加水 10ml 振摇，使肌苷溶解，滤过，取滤液，照肌苷项下的鉴别(1)项试验，显相同的反应。

(2)在含量测定项下记录的色谱图中，供试品溶液主峰的保留时间应与对照品溶液主峰的保留时间一致。

【检查】 应符合胶囊剂项下有关的各项规定(通则 0103)。

【含量测定】 照高效液相色谱法(通则 0512)测定。

供试品溶液 取装量差异项下的内容物，研磨均匀，精密称取适量(约相当于肌苷 0.1g)，置 100ml 量瓶中，加水约 70ml，充分振摇使肌苷溶解，用水稀释至刻度，摇匀，滤过，精密量取续滤液 2ml，置 100ml 量瓶中，用水稀释至刻度，摇匀。

对照品溶液、系统适用性溶液、色谱条件、系统适用性要求与测定法 见肌苷含量测定项下。

【类别】 同肌苷。

【规格】 0.2g

【贮藏】 遮光，密封保存。

肌苷葡萄糖注射液

Jigan Putaotang Zhusheye

Inosine and Glucose Injection

本品为肌苷与葡萄糖的灭菌水溶液。含肌苷($C_{10}H_{12}N_4O_5$)应为标示量的 90.0%～110.0%，含葡萄糖($C_6H_{12}O_6 \cdot H_2O$)应为标示量的 95.0%～105.0%。

【性状】 本品为无色的澄明液体。

【鉴别】 (1)取本品，照肌苷项下的鉴别(1)项试验，显相同的反应。

(2)取本品，缓缓滴入温热的碱性酒石酸铜试液中，即生成氧化亚铜的红色沉淀。

(3)在肌苷含量测定项下记录的色谱图中，供试品溶液主峰的保留时间应与对照品溶液主峰的保留时间一致。

【检查】 **pH 值** 应为 4.0～6.0(通则 0631)。

有关物质 照高效液相色谱法(通则 0512)测定。

供试品溶液 取本品适量，用水稀释制成每 1ml 中约含肌苷 0.2mg 的溶液。

对照溶液 精密量取供试品溶液 1ml，置 100ml 量瓶中，用水稀释至刻度，摇匀。

系统适用性溶液、色谱条件、系统适用性要求与测定法 见肌苷有关物质项下。

限度 供试品溶液色谱图中如有杂质峰，各杂质峰面积的和不得大于对照溶液的主峰面积(1.0%)。

5-羟甲基糠醛 照高效液相色谱法(通则 0512)测定。

供试品溶液　取本品适量，用水定量稀释制成每 1ml 中约含葡萄糖 5mg 的溶液。

对照品溶液　取 5-羟甲基糠醛对照品适量，精密称定，加水溶解并定量稀释制成每 1ml 中约含 1.0μg 的溶液。

色谱条件　见肌苷有关物质项下。检测波长为 284nm；进样体积 10μl。

系统适用性溶液与系统适用性要求　见肌苷有关物质项下。

测定法　精密量取供试品溶液与对照品溶液，分别注入液相色谱仪，记录色谱图。

限度　供试品溶液色谱图中如有与 5-羟甲基糠醛保留时间一致的色谱峰，按外标法以峰面积计算，含 5-羟甲基糠醛不得过葡萄糖标示量的 0.02%。

重金属　取本品适量（约相当于葡萄糖 3.0g），蒸发至约 20ml，放冷，加醋酸盐缓冲液（pH 3.5）2ml 与水适量使成 25ml，依法检查（通则 0821 第一法），含重金属不得过葡萄糖标示量的百万分之五。

渗透压摩尔浓度　应为 270～320mOsmol/kg（通则 0632）。

细菌内毒素　取本品，依法检查（通则 1143），每 1ml 中含内毒素的量应小于 0.50EU。

其他　应符合注射剂项下有关的各项规定（通则 0102）。

【含量测定】　肌苷　照高效液相色谱法（通则 0512）测定。

供试品溶液　精密量取本品适量，用水定量稀释制成每 1ml 中约含肌苷 20μg 的溶液。

对照品溶液、系统适用性溶液、色谱条件、系统适用性要求与测定法　见肌苷含量测定项下。

葡萄糖　取本品，照旋光度测定法（通则 0621），在 25℃测定，按下式计算 $C_6H_{12}O_6 \cdot H_2O$ 的含量。

$$C = 2.0852 \times (\alpha + 0.492C_1)$$

式中　C 为每 100ml 注射液中含葡萄糖的重量，g；

α 为测得的旋光度；

C_1 为每 100ml 注射液中用上法测得的肌苷重量，g。

【类别】　同肌苷。

【规格】　(1)100ml：肌苷 0.2g 与葡萄糖 5.0g　(2)100ml：肌苷 0.6g 与葡萄糖 5.0g　(3)200ml：肌苷 0.4g 与葡萄糖 10g　(4)250ml：肌苷 0.6g 与葡萄糖 12.5g

【贮藏】　遮光，密闭保存。

肌苷氯化钠注射液

Jigan Lühuana Zhusheye

Inosine and Sodium Chloride Injection

本品为肌苷与氯化钠的灭菌水溶液。含肌苷（$C_{10}H_{12}N_4O_5$）应为标示量的 90.0%～110.0%，含氯化钠（NaCl）应为标示量的 95.0%～105.0%。

【性状】　本品为无色的澄明液体。

【鉴别】　(1)取本品，照肌苷项下的鉴别(1)、(2)项试验，显相同的结果。

(2)本品显钠盐鉴别(1)与氯化物鉴别(1)的反应（通则 0301）。

【检查】　pH 值　应为 6.0～8.0（通则 0631）。

有关物质　照高效液相色谱法（通则 0512）测定。

供试品溶液　取本品适量，用水稀释制成每 1ml 中约含肌苷 0.5mg 的溶液。

对照溶液　精密量取供试品溶液 1ml，置 100ml 量瓶中，用水稀释至刻度，摇匀。

系统适用性溶液、色谱条件、系统适用性要求与测定法　见肌苷有关物质项下。

限度　供试品溶液色谱图中如有杂质峰，各杂质峰面积的和（氯化钠峰除外），不得大于对照溶液的主峰面积（1.0%）。

重金属　取本品 50ml，蒸发至约 20ml，放冷，加醋酸盐缓冲液（pH 3.5）2ml 与水适量使成 25ml，依法检查（通则 0821 第一法），含重金属不得过千万分之三。

渗透压摩尔浓度　应为 270～320mOsmol/kg（通则 0632）。

细菌内毒素　取本品，依法检查（通则 1143），每 1ml 中含内毒素的量应小于 0.50EU。

其他　应符合注射剂项下有关的各项规定（通则 0102）。

【含量测定】　肌苷　照高效液相色谱法（通则 0512）测定。

供试品溶液　精密量取本品适量，用水定量稀释制成每 1ml 约含肌苷 20μg 的溶液。

对照品溶液、系统适用性溶液、色谱条件、系统适用性要求与测定法　见肌苷含量测定项下。

氯化钠　精密量取本品 10ml，加硝酸 5ml，精密加硝酸银滴定液（0.1mol/L）25ml，再加邻苯二甲酸二丁酯 3ml，强力振摇后，加硫酸铁铵指示液 2ml，用硫氰酸铵滴定液（0.1mol/L）滴定，并将滴定的结果用空白试验校正。每 1ml 硝酸银滴定液（0.1mol/L）相当于 5.844mg 的 NaCl。

【类别】　同肌苷。

【规格】　(1)100ml：肌苷 0.2g 与氯化钠 0.87g　(2)100ml：肌苷 0.2g 与氯化钠 0.9g　(3)100ml：肌苷 0.3g 与氯化钠 0.9g　(4)100ml：肌苷 0.5g 与氯化钠 0.9g　(5)100ml：肌苷 0.6g 与氯化钠 0.9g　(6)200ml：肌苷 0.4g 与氯化钠 1.8g　(7)250ml：肌苷 0.5g 与氯化钠 2.25g

【贮藏】　遮光，密闭保存。

注射用肌苷

Zhusheyong Jigan

Inosine for Injection

本品为肌苷的无菌冻干品。按平均装量计算，含肌苷（$C_{10}H_{12}N_4O_5$）应为标示量的 90.0%～110.0%。

【性状】 本品为白色疏松块状物或粉末。

【鉴别】 取本品，照肌苷项下的鉴别（1）、（2）项试验，显相同的结果。

【检查】 **碱度** 取本品，加水溶解并稀释制成每 1ml 约含肌苷 50mg 的溶液，依法测定（通则 0631），pH 值应为 8.5～9.5。

溶液的澄清度 取本品适量，加水溶解并稀释制成每 1ml 中约含肌苷 10mg 的溶液，照紫外-可见分光光度法（通则 0401），在 430nm 的波长处测定透光率，不得低于 98.0%。

有关物质 照高效液相色谱法（通则 0512）测定。

供试品溶液 取本品，加水溶解并稀释制成每 1ml 中含肌苷 0.5mg 的溶液。

对照溶液 精密量取供试品溶液 1ml，置 100ml 量瓶中，用水稀释至刻度，摇匀。

系统适用性溶液、色谱条件与系统适用性要求 见肌苷有关物质项下。

测定法 见肌苷有关物质项下。记录色谱图至主峰保留时间的 4 倍。

限度 供试品溶液色谱图中如有杂质峰，各杂质峰面积的和不得大于对照溶液的主峰面积（1.0%）。

干燥失重 取本品，在 105℃下干燥至恒重，减失重量不得过 5.0%（通则 0831）。

异常毒性 取本品，加氯化钠注射液溶解并稀释制成每 1ml 中含肌苷 10mg 的溶液，依法检查（通则 1141），应符合规定。

细菌内毒素 取本品，依法检查（通则 1143），每 1mg 肌苷中含内毒素的量应小于 0.25EU。

其他 应符合注射剂项下有关的各项规定（通则 0102）。

【含量测定】 照高效液相色谱法（通则 0512）测定。

供试品溶液 取装量差异项下混合均匀的内容物适量（约相当于肌苷 0.1g），精密称定，加水溶解并定量稀释制成每 1ml 中约含肌苷 20μg 的溶液。

对照品溶液、系统适用性溶液、色谱条件、系统适用性要求与测定法 见肌苷含量测定项下。

【类别】 同肌苷。

【规格】 （1）0.2g （2）0.3g （3）0.4g （4）0.5g （5）0.6g

【贮藏】 遮光，密闭保存。

多索茶碱

Duosuochajian

Doxofylline

$C_{11}H_{14}N_4O_4$ 266.26

本品为 7-（1，3-二氧戊环-2-基甲基）茶碱。按干燥品计算，含 $C_{11}H_{14}N_4O_4$ 应为 98.5%～102.0%。

【性状】 本品为白色针状结晶或结晶性粉末；无臭。

本品在水、乙醇或丙酮中微溶；在 0.1mol/L 盐酸溶液中略溶。

熔点 本品的熔点（通则 0612）为 142～145℃。

吸收系数 取本品，精密称定，加 0.1mol/L 盐酸溶液溶解并定量稀释制成每 1ml 中约含 15μg 的溶液，照紫外-可见分光光度法（通则 0401）在 273nm 的波长处测定吸光度，吸收系数（$E_{1cm}^{1\%}$）应为 335～356。

【鉴别】 （1）取本品约 10mg，加盐酸 1ml 与氯酸钾 0.1g，置水浴上蒸干，残渣遇氨气即显紫色，再加氢氧化钠试液数滴，紫色即消失。

（2）本品的红外光吸收图谱应与对照的图谱（光谱集 941 图）一致。

【检查】 **酸度** 取本品 0.10g，加水 100ml 溶解后，加入饱和氯化钾溶液 0.3ml，依法测定（通则 0631），pH 值应为 5.0～7.0。

溶液的澄清度与颜色 取本品 0.10g，加水 10ml 溶解，溶液应澄清无色；如显浑浊，与 1 号浊度标准液（通则 0902 第一法）比较，不得更浓；如显色，与黄色 1 号标准比色液（通则 0901 第一法）比较，不得更深。

溴化物 取本品 0.20g，加水 15ml，加稀硝酸 0.5ml，加硝酸银试液 1ml，加热至沸，放冷，加水稀释成 25ml，摇匀，与标准溴化钾溶液（每 1ml 溶液相当于 0.01mg 的 Br^-）11ml 制成的 25ml 溶液比较，不得更浓（0.055%）。

有关物质 照高效液相色谱法（通则 0512）测定。

溶剂 乙腈-水（15∶85）。

供试品溶液 取本品适量，精密称定，加溶剂溶解并定量稀释制成每 1ml 中约含 1mg 的溶液。

对照溶液 取茶碱对照品约 10mg，精密称定，置 10ml 量瓶中，加溶剂溶解并稀释至刻度，摇匀，分别精密量取 1ml 与供试品溶液 1ml，置同一 100ml 量瓶中，用溶剂稀释至刻度，摇匀，精密量取 5ml，置 50ml 量瓶中，用溶剂稀释至刻度，摇匀。

色谱条件　用十八烷基硅烷键合硅胶为填充剂；以乙腈-磷酸盐缓冲液（pH 5.8）（15∶85）为流动相；检测波长为 273nm；进样体积 10μl。

系统适用性要求　对照溶液色谱图中，茶碱峰与多索茶碱峰之间的分离度应大于 10。

测定法　精密量取供试品溶液与对照溶液，分别注入液相色谱仪，记录色谱图至主成分峰保留时间的 3 倍。

限度　供试品溶液色谱图中如有与茶碱保留时间一致的色谱峰，按外标法以峰面积计算，不得过 0.1%；其他单个杂质峰面积不得大于对照溶液中多索茶碱峰面积（0.1%）；其他杂质峰面积的和不得大于对照溶液中多索茶碱峰面积的 4 倍（0.4%）。

残留溶剂　*N*,*N*-二甲基甲酰胺与乙二醇　照残留溶剂测定法（通则 0861 第三法）测定。

供试品溶液　取本品 0.2g，精密称定，精密加入三氯甲烷 2ml 使溶解，混匀。

对照品溶液　取 *N*,*N*-二甲基甲酰胺 88mg 与乙二醇 62mg，精密称定，置 100ml 量瓶中，用三氯甲烷稀释至刻度，摇匀，精密量取 5ml，置 50ml 量瓶中，用三氯甲烷稀释至刻度，摇匀。

色谱条件　以键合和改性的交联聚乙二醇（或极性相近）为固定液的毛细管柱为色谱柱，起始温度为 60℃，维持 5 分钟，以每分钟 5℃的速度升温至 150℃，再以每分钟 50℃的速度升温至 200℃，维持 3 分钟；进样口温度为 125℃；检测器为氢火焰离子化检测器，检测器温度为 250℃；进样体积 1μl。

系统适用性要求　*N*,*N*-二甲基甲酰胺峰与乙二醇峰间的分离度应符合要求。

测定法　精密量取供试品溶液与对照品溶液，分别注入气相色谱仪，记录色谱图。

限度　按外标法以峰面积计算，均应符合规定。

甲醇、乙醇、二氯甲烷与乙酸乙烯酯　照残留溶剂测定法（通则 0861 第二法）测定。

供试品溶液　取本品 0.5g，精密称定，置顶空瓶中，精密加入 *N*,*N*-二甲基乙酰胺 5ml，密封，混匀。

对照品溶液　取甲醇 300mg、乙醇 500mg、二氯甲烷 60mg 与乙酸乙烯酯 100mg，精密称定，置 100ml 量瓶中，用 *N*,*N*-二甲基乙酰胺稀释至刻度，摇匀，精密量取 5ml，置 50ml 量瓶中，用 *N*,*N*-二甲基乙酰胺稀释至刻度，摇匀，精密量取 5ml，置顶空瓶中，密封。

色谱条件　以 6%氰丙基苯基-94%二甲基聚硅氧烷（或极性相近）为固定液的毛细管柱为色谱柱，起始温度为 40℃，维持 5 分钟，以每分钟 10℃的速度升温至 110℃，再以每分钟 50℃的速度升温至 200℃，维持 5 分钟，进样口温度为 200℃，检测器为氢火焰离子化检测器，检测器温度为 250℃；顶空瓶平衡温度为 90℃，平衡时间为 30 分钟。

系统适用性要求　对照品溶液色谱图中，各成分峰之间的分离度均应符合要求。

测定法　取供试品溶液与对照品溶液分别顶空进样，记录色谱图。

限度　按外标法以峰面积计算，均应符合规定。

干燥失重　取本品，在 105℃干燥至恒重，减失重量不得过 1.0%（通则 0831）。

炽灼残渣　取本品 1.0g，依法检查（通则 0841），炽灼温度为 500～600℃，遗留残渣不得过 0.1%。

重金属　取炽灼残渣项下的遗留残渣，依法检查（通则 0821 第二法），含重金属不得过百万分之二十。

【含量测定】　照高效液相色谱法（通则 0512）测定。

供试品溶液　取本品适量，精密称定，加溶剂溶解并定量稀释制成每 1ml 中约含 0.05mg 的溶液。

对照品溶液　取多索茶碱对照品适量，精密称定，加溶剂溶解并定量稀释制成每 1ml 中约含 0.05mg 的溶液。

溶剂与色谱条件　见有关物质项下。

系统适用性要求　理论板数按多索茶碱峰计算不低于 2000。

测定法　精密量取供试品溶液与对照品溶液，分别注入液相色谱仪，记录色谱图。按外标法以峰面积计算。

【类别】　支气管扩张剂。

【贮藏】　密封保存。

【制剂】　（1）多索茶碱片　（2）多索茶碱注射液　（3）多索茶碱胶囊

多索茶碱片

Duosuochajian Pian

Doxofylline Tablets

本品含多索茶碱（$C_{11}H_{14}N_4O_4$）应为标示量的 95.0%～105.0%。

【性状】　本品为白色或类白色片。

【鉴别】　（1）取本品细粉适量（约相当于多索茶碱 20mg），加水 10ml，振摇，滤过，滤液蒸干，加盐酸 1ml 与氯酸钾 0.1g，置水浴上蒸干，残渣遇氨气即变为紫色，再加氢氧化钠试液数滴，紫色即消失。

（2）照薄层色谱法（通则 0502）试验。

供试品溶液　取本品细粉适量，加二氯甲烷溶解并稀释制成每 1ml 中约含多索茶碱 10mg 的溶液，滤过，取续滤液。

对照品溶液　取多索茶碱对照品适量，加二氯甲烷溶解并稀释制成每 1ml 中约含 10mg 的溶液。

色谱条件　采用硅胶 GF_{254} 薄层板，以二氯甲烷-环己烷-丙酮（1∶1∶1）为展开剂。

测定法　吸取供试品溶液与对照品溶液各 5μl，分别点于同一薄层板上，展开后，晾干，置紫外光灯（254nm）下检视。

结果判定　供试品溶液所显主斑点的位置和颜色应与对照品溶液的主斑点相同。

(3)取有关物质项下的供试品溶液适量，用乙腈-水(15∶85)稀释制成每1ml中约含多索茶碱0.05mg的溶液，作为供试品溶液；另取多索茶碱对照品适量，加乙腈-水(15∶85)溶解并稀释制成每1ml中约含0.05mg的溶液，作为对照品溶液。照有关物质项下的方法，取供试品溶液与对照品溶液各10μl，分别注入液相色谱仪，记录色谱图，供试品溶液主峰的保留时间应与对照品溶液主峰的保留时间一致。

(4)取含量测定项下的溶液，照紫外-可见分光光度法(通则0401)测定，在273nm的波长处有最大吸收，在245nm的波长处有最小吸收。

以上(2)、(3)两项可选做一项。

【检查】 **有关物质**　照高效液相色谱法(通则0512)测定。

供试品溶液　取本品细粉适量(约相当于多索茶碱0.1g)，精密称定，置100ml量瓶中，加溶剂适量，振摇使多索茶碱溶解，并用溶剂稀释至刻度，摇匀，滤过，取续滤液。

对照溶液　取茶碱对照品约10mg，精密称定，置50ml量瓶中，加溶剂溶解并稀释至刻度，摇匀，分别精密量取2ml与供试品溶液1ml，置同一200ml量瓶中，用溶剂稀释至刻度，摇匀。

溶剂、色谱条件、系统适用性要求与测定法　见多索茶碱有关物质项下。

限度　供试品溶液色谱图中如有与茶碱保留时间一致的色谱峰，按外标法以峰面积计算，不得过标示量的0.2%；其他各杂质峰面积的和不得大于对照溶液中多索茶碱峰的面积(0.5%)。

溶出度　照溶出度与释放度测定法(通则0931第一法)测定。

溶出条件　以0.1mol/L盐酸溶液900ml为溶出介质，转速为每分钟100转，依法操作，经30分钟时取样。

供试品溶液　取溶出液10ml，滤过，精密量取续滤液适量，用0.1mol/L盐酸溶液定量稀释制成每1ml中约含多索茶碱15μg的溶液。

对照品溶液　取多索茶碱对照品适量，精密称定，加0.1mol/L盐酸溶液溶解并定量稀释制成每1ml中约含15μg的溶液。

测定法　取供试品溶液与对照品溶液，照紫外-可见分光光度法(通则0401)，在273nm的波长处分别测定吸光度，计算每片的溶出量。

限度　标示量的80%，应符合规定。

其他　应符合片剂项下有关的各项规定(通则0101)。

【含量测定】 照紫外-可见分光光度法(通则0401)测定。

供试品溶液　取本品20片，精密称定，研细，精密称取适量(约相当于多索茶碱0.15g)，置200ml量瓶中，加0.1mol/L盐酸溶液适量，充分振摇，使多索茶碱溶解，用0.1mol/L盐酸溶液稀释至刻度，摇匀，滤过，精密量取续滤液2ml，置100ml量瓶中，用0.1mol/L盐酸溶液稀释至刻度，摇匀。

对照品溶液　取多索茶碱对照品适量，精密称定，加0.1mol/L盐酸溶液溶解并定量稀释制成每1ml中约含15μg的溶液。

测定法　取供试品溶液与对照品溶液，在273nm的波长处分别测定吸光度，计算。

【类别】 同多索茶碱。

【规格】 (1)0.2g　(2)0.3g

【贮藏】 密封保存。

多索茶碱注射液

Duosuochajian Zhusheye

Doxofylline Injection

本品为多索茶碱的灭菌水溶液，含多索茶碱($C_{11}H_{14}N_4O_4$)应为标示量的95.0%～105.0%。

【性状】 本品为无色的澄明液体。

【鉴别】 (1)取本品适量(约相当于多索茶碱10mg)，置水浴上蒸干，加盐酸1ml与氯酸钾0.1g，置水浴上蒸干，遗留浅红色残渣，遇氨气即变为紫色；再加氢氧化钠试液数滴，紫色即消失。

(2)在含量测定项下记录的色谱图中，供试品溶液主峰的保留时间应与对照品溶液主峰的保留时间一致。

(3)取本品适量，用水稀释制成每1ml中约含多索茶碱15μg的溶液，照紫外-可见分光光度法(通则0401)测定，在273nm的波长处有最大吸收，在245nm的波长处有最小吸收。

【检查】 **pH值**　取本品10ml，加饱和氯化钾溶液1～2滴，依法检查，pH值应为4.5～6.5(通则0631)。

有关物质　照高效液相色谱法(通则0512)测定。

供试品溶液　取本品，用水稀释制成每1ml中约含多索茶碱1.0mg的溶液。

对照溶液　精密量取供试品溶液1ml，置200ml量瓶中，用水稀释至刻度，摇匀。

色谱条件　用十八烷基硅烷键合硅胶为填充剂；以乙腈-磷酸盐缓冲液(pH 5.8)(12∶88)为流动相；检测波长为273nm；进样体积10μl。

系统适用性要求　主峰与相邻杂质峰之间的分离度应符合规定。

测定法　精密量取供试品溶液与对照溶液分别注入液相色谱仪，记录色谱图至主成分峰保留时间的2倍。

限度　供试品溶液色谱图中如有杂质峰，单个杂质峰面积不得大于对照溶液主峰面积的0.2倍(0.1%)，各杂质峰面积的和不得大于对照溶液主峰面积(0.5%)。

细菌内毒素　取本品，依法检查(通则1143)，每1mg多索茶碱中含内毒素的量应小于0.50EU。

其他 应符合注射剂项下有关的各项规定(通则0102)。

【含量测定】 照高效液相色谱法(通则0512)测定。

供试品溶液 精密量取本品适量,用水定量稀释制成每1ml中约含多索茶碱0.1mg的溶液。

对照品溶液 取多索茶碱对照品适量,精密称定,加水溶解并定量稀释制成每1ml中约含0.1mg的溶液。

色谱条件 见有关物质项下。

系统适用性要求 理论板数按多索茶碱峰计算不低于2000,主峰与相邻杂质峰之间的分离度应符合规定。

测定法 精密量取供试品溶液与对照品溶液,分别注入液相色谱仪,记录色谱图。按外标法以峰面积计算。

【类别】 同多索茶碱。

【规格】 (1)10ml:0.1g (2)10ml:0.2g (3)20ml:0.3g

【贮藏】 密闭保存。

多索茶碱胶囊

Duosuochajian Jiaonang

Doxofylline Capsules

本品含多索茶碱($C_{11}H_{14}N_4O_4$)应为标示量的90.0%~110.0%。

【性状】 本品内容物为白色或类白色粉末。

【鉴别】 (1)取本品内容物适量(约相当于多索茶碱20mg),加盐酸1ml与氯酸钾0.1g,置水浴上蒸干,残渣遇氨气即变为紫色,再加氢氧化钠试液数滴,紫色即消失。

(2)照薄层色谱法(通则0502)试验。

供试品溶液 取本品内容物适量,加二氯甲烷溶解并稀释制成每1ml中约含多索茶碱10mg的溶液,滤过,取续滤液。

对照品溶液 取多索茶碱对照品适量,加二氯甲烷溶解并稀释制成每1ml中约含10mg的溶液。

色谱条件 采用硅胶GF_{254}薄层板,以二氯甲烷-环己烷-丙酮(1:1:1)为展开剂。

测定法 吸取供试品溶液与对照品溶液各5μl,分别点于同一薄层板上,展开,晾干,置紫外光灯(254nm)下检视。

结果判定 供试品溶液所显主斑点的位置和颜色应与对照品溶液的主斑点相同。

(3)取有关物质项下的供试品溶液适量,用乙腈-水(15:85)稀释制成每1ml中约含多索茶碱0.05mg的溶液,作为供试品溶液;另取多索茶碱对照品适量,加乙腈-水(15:85)溶解并稀释制成每1ml中约含0.05mg的溶液,作为对照品溶液。照有关物质项下的方法,取供试品溶液与对照品溶液各10μl,分别注入液相色谱仪,记录色谱图,供试品溶液主峰的保留时间应与对照品溶液主峰的保留时间一致。

(4)取含量测定项下的溶液,照紫外-可见分光光度法(通则0401)测定,在273nm的波长处有最大吸收,在245nm的波长处有最小吸收。

以上(2)、(3)两项可选做一项。

【检查】 **有关物质** 照高效液相色谱法(通则0512)测定。

供试品溶液 取本品内容物适量(约相当于多索茶碱0.1g),精密称定,置100ml量瓶中,加溶剂适量,振摇使多索茶碱溶解,并用溶剂稀释至刻度,摇匀,滤过,取续滤液。

对照溶液 取茶碱对照品10mg,精密称定,置50ml量瓶中,加溶剂溶解并稀释至刻度,摇匀,分别精密量取2ml与供试品溶液1ml,置同一200ml量瓶中,用溶剂稀释至刻度,摇匀。

溶剂、色谱条件、系统适用性要求与测定法 见多索茶碱有关物质项下。

限度 供试品溶液色谱图中如有与茶碱保留时间一致的色谱峰,按外标法以峰面积计算,不得过标示量的0.2%;其他杂质峰面积的和不得大于对照溶液中多索茶碱峰的面积(0.5%)。

溶出度 照溶出度与释放度测定法(通则0931第一法)测定。

溶出条件 以0.1mol/L盐酸溶液900ml为溶出介质,转速为每分钟100转,依法操作,经30分钟时取样。

供试品溶液 取溶出液适量,滤过,精密量取续滤液适量,用0.1mol/L盐酸溶液定量稀释制成每1ml中约含多索茶碱15μg的溶液。

对照品溶液 取多索茶碱对照品适量,精密称定,加0.1mol/L盐酸溶液溶解并定量稀释制成每1ml中约含15μg的溶液。

测定法 取供试品溶液与对照品溶液,照紫外-可见分光光度法(通则0401),在273nm的波长处分别测定吸光度,计算每粒的溶出量。

限度 标示量的80%,应符合规定。

其他 应符合胶囊剂项下有关的各项规定(通则0103)。

【含量测定】 照紫外-可见分光光度法(通则0401)测定。

供试品溶液 取装量差异项下的内容物,混合均匀,精密称取适量(约相当于多索茶碱0.15g),置200ml量瓶中,加0.1mol/L盐酸溶液适量,充分振摇,使多索茶碱溶解,用0.1mol/L盐酸溶液稀释至刻度,摇匀,滤过,精密量取续滤液2ml,置100ml量瓶中,用0.1mol/L盐酸溶液稀释至刻度,摇匀。

对照品溶液 取多索茶碱对照品适量,精密称定,加0.1mol/L盐酸溶液溶解并定量稀释制成每1ml中约含15μg的溶液。

测定法 取供试品溶液与对照品溶液,在273nm的波长处分别测定吸光度,计算。

【类别】 同多索茶碱。

【规格】 0.2g

【贮藏】 密封保存。

多烯酸乙酯

Duoxisuan Yizhi

Ethyl Polyenoate

本品系自海洋鱼类提取的鱼油经精制、酯化而得的多不饱和脂肪酸乙酯化的产品。含二十碳五烯酸乙酯($C_{22}H_{34}O_2$)和二十二碳六烯酸乙酯($C_{24}H_{36}O_2$)的总和不得少于 84.0%。

【性状】 本品为微黄色至黄色的澄清油状液体，略有鱼腥味。

本品在乙醚中极易溶解，在水中不溶。

相对密度 本品的相对密度(通则 0601)为0.905～0.920。

折光率 本品的折光率(通则 0622)为 1.480～1.495。

酸值 不得过 2.0(通则 0713)。

碘值 不得低于 300(通则 0713)。

【鉴别】 在含量测定项下记录的色谱图中，供试品溶液两个主峰的保留时间应分别与对照品溶液中二十碳五烯酸乙酯峰与二十二碳六烯酸乙酯峰的保留时间一致。

【检查】 **过氧化值** 不得过 15.0(通则 0713)。

不皂化物 取本品 5g，精密称定，置锥形瓶中，加入 2mol/L 的乙醇制氢氧化钾溶液 50ml，在水浴中回流 1～2 小时至溶液澄清，加水 50ml，放冷，移至分液漏斗中，用石油醚 50ml 分数次洗涤皂化用锥形瓶，洗液并入分液漏斗中，剧烈振摇 1 分钟，静置，待分层后，分出醚层皂化液，置另一分液漏斗中，再用石油醚振摇提取 2 次，每次 50ml，合并醚液，先用 50%的中性乙醇溶液 50ml 洗涤 1 次，再同法洗涤 2 次，每次 25ml，最后用水洗涤，每次 50ml，至水洗涤液对酚酞指示液不显色为止。将经洗涤后的醚层置已恒重的蒸发皿中，水浴蒸干，105℃干燥 1 小时，精密称定，残渣不得过 3%。

甲氧基苯胺值 照紫外-可见分光光度法(通则 0401)测定。避光快速操作。

供试品溶液　取本品约 0.50g(W)，精密称定，置 25ml 量瓶中，用异辛烷稀释至刻度，摇匀。

测定法　精密量取供试品溶液与异辛烷各 5ml，分别置 10ml 的甲、乙具塞试管中，分别精密加入 0.25%的 4-甲氧基苯胺冰醋酸溶液 1ml，振摇，避光准确放置 10 分钟后，立即在 350nm 的波长处以乙管溶液为空白，测定甲管溶液的吸光度(A_2)，再以异辛烷为空白测定供试品溶液的吸光度(A_1)。按下式计算。

$$甲氧基苯胺值=\frac{25\times(1.2\times A_2-A_1)}{W}$$

限度 不得过 20。

砷盐 取本品 2.0g，置 50ml 石英坩埚中，加硝酸镁 2.5g，再覆盖 0.5g 氧化镁，小火加热至始有烟生成，即停止加热，以防内容物溢出，待烟小后，再继续加热至炭化完全，在 550℃炽灼使完全灰化，放冷，加水 3ml，分次缓缓加入盐酸 7ml，使残渣溶解，转移至砷斑检查用锥形瓶中，坩埚用盐酸 3ml 洗涤，再用水洗涤 3 次，每次 5ml，洗液合并至锥形瓶中，依法检查(通则 0822 第一法)，应符合规定(0.0001%)。

多烯酸乙酯的比值 以含量测定项下测定的结果计算，二十碳五烯酸乙酯与二十二碳六烯酸乙酯含量的比值应为 0.4～1.0。

【含量测定】 照气相色谱法(通则 0521)测定。

内标溶液 取二十一烷酸甲酯适量，精密称定，加异辛烷溶解并定量稀释制成每 1ml 中约含 0.3mg 的溶液。

供试品溶液 取本品适量，精密称定，用内标溶液定量稀释制成每 1ml 中约含 1mg 的溶液。

对照品溶液 取二十碳五烯酸乙酯对照品 6mg 与二十二碳六烯酸乙酯对照品 12.5mg，精密称定，置同一 25ml 量瓶中，加内标溶液溶解并稀释至刻度，摇匀。

色谱条件 以聚乙二醇为固定液的石英毛细管柱(0.25mm×30m，0.25μm)为色谱柱；初始柱温为 190℃，保持 4 分钟，以每分钟 2℃的速率升温至 230℃，保持 15 分钟；进样口温度为 250℃；检测器温度为 270℃；载气流速为每分钟 4ml；进样量 1μl；分流比为 3∶1。

系统适用性要求 二十碳五烯酸乙酯峰、二十二碳六烯酸乙酯峰分别与相邻峰间的分离度均应大于 1.0。

测定法 精密量取供试品溶液与对照品溶液，分别注入气相色谱仪，记录色谱图。按内标法以峰面积分别计算供试品中 $C_{22}H_{34}O_2$ 和 $C_{24}H_{36}O_2$ 的含量。

【类别】 降血脂药。

【贮藏】 遮光，密封，在凉处保存。

【制剂】 多烯酸乙酯软胶囊

多烯酸乙酯软胶囊

Duoxisuanyizhi Ruanjiaonang

Ethyl Polyenoate Soft Capsules

本品为多烯酸乙酯加适量稳定剂制成的软胶囊。含二十碳五烯酸乙酯($C_{22}H_{34}O_2$)与二十二碳六烯酸乙酯($C_{24}H_{36}O_2$)的总和不得少于 80.0%；按平均装量计算，含二十碳五烯酸乙酯与二十二碳六烯酸乙酯的总和应为标示量的90.0%～115.0%。

【性状】 本品内容物为微黄色至黄色的澄清油状液体，略有鱼腥味。

酸值 本品内容物的酸值不得过 3.0(通则 0713)。

【鉴别】 照多烯酸乙酯项下的鉴别项试验，应显相同的结果。

【检查】 **过氧化值** 本品内容物的过氧化值不得过 15.0(通则 0713)。

甲氧基苯胺值 照紫外-可见分光光度法(通则 0401)测定。避光快速操作。

供试品溶液　精密称取本品内容物约 0.50g，置 25ml 量瓶中，用异辛烷稀释至刻度，摇匀。

测定法　见多烯酸乙酯甲氧基苯胺值项下。

限度　不得过 30。

多烯酸乙酯的比值　以含量测定项下测定的结果计算，本品中二十碳五烯酸乙酯与二十二碳六烯酸乙酯含量的比值应为 0.4～1.0。

其他　应符合胶囊剂项下有关的各项规定（通则 0103）。

【含量测定】　照气相色谱法（通则 0521）测定。

供试品溶液　取装量差异项下的内容物，混合均匀，精密称取适量，按标示量用内标溶液定量稀释制成每 1ml 中约含 1mg 的溶液。

内标溶液、对照品溶液、色谱条件、系统适用性要求与测定法　见多烯酸乙酯含量测定项下。

【类别】　同多烯酸乙酯。

【规格】　0.25g（按二十碳五烯酸乙酯与二十二碳六烯酸乙酯的总和计）

【贮藏】　遮光，密封，在阴凉干燥处保存。

多 潘 立 酮

Duopanlitong

Domperidone

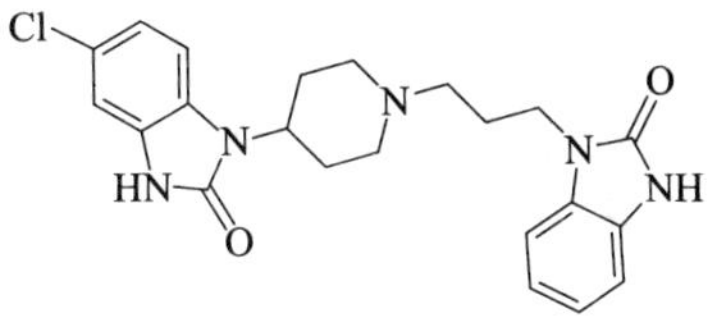

$C_{22}H_{24}ClN_5O_2$　425.92

本品为 5-氯-1-[1-[3-(2,3-二氢-2-氧代-1*H*-苯并咪唑-1-基)丙基]-4-哌啶基]-1,3-二氢-2*H*-苯并咪唑-2-酮。按干燥品计算，含 $C_{22}H_{24}ClN_5O_2$ 不得少于 99.0%。

【性状】　本品为白色或类白色结晶性粉末，无臭。

本品在甲醇中极微溶解，在水中几乎不溶；在冰醋酸中易溶。

【鉴别】　(1)取本品适量，用异丙醇制成每 1ml 中含 20μg 的溶液，照紫外-可见分光光度法（通则 0401）测定，在 289nm 与 232nm 的波长处有最大吸收，在 257nm 的波长处有最小吸收。

(2)本品的红外光吸收图谱应与对照的图谱（光谱集 606 图）一致。

(3)取本品约 20mg 与无水碳酸钠 0.10g 混合，炽灼后放冷，残渣加水 10ml，加热溶解后，滤过，滤液显氯化物鉴别(1)的反应（通则 0301）。

【检查】　**有关物质**　照高效液相色谱法（通则 0512）测定。

供试品溶液　取本品约 0.1g，置 10ml 量瓶中，加 *N*,*N*-二甲基甲酰胺溶解并稀释至刻度，摇匀。

对照溶液　精密量取供试品溶液适量，用 *N*,*N*-二甲基甲酰胺定量稀释制成每 1ml 中约含 25μg 的溶液。

系统适用性溶液　取多潘立酮与氟哌利多各约 15mg，置同一 100ml 量瓶中，加 *N*,*N*-二甲基甲酰胺溶解并稀释至刻度，摇匀。

色谱条件　用十八烷基硅烷键合硅胶为填充剂；以甲醇为流动相 A，0.5%醋酸铵溶液为流动相 B，按下表进行梯度洗脱。流速为每分钟 1.2ml；检测波长为 285nm；进样体积 10μl。

时间（分钟）	流动相 A(%)	流动相 B(%)
0	60	40
13	100	0
16	100	0
17	60	40
19	60	40

系统适用性要求　系统适用性溶液色谱图中，多潘立酮与氟哌利多以及其他相邻杂质峰之间的分离度均应符合要求。

测定法　精密量取供试品溶液与对照溶液，分别注入液相色谱仪，记录色谱图。

限度　供试品溶液色谱图中如有杂质峰，单个杂质峰面积不得大于对照溶液主峰面积（0.25%），各杂质峰面积的和不得大于对照溶液主峰面积的 2 倍（0.5%）。

残留溶剂　甲醇、二氯甲烷、四氢呋喃、*N*,*N*-二甲基甲酰胺、甲苯与二甲苯　照残留溶剂测定法（通则 0861 第二法）测定。

供试品溶液　取本品约 0.2g，精密称定，置 20ml 顶空瓶中，精密加二甲基亚砜 2ml，超声使溶解，密封。

对照品溶液　取甲醇、二氯甲烷、四氢呋喃、*N*,*N*-二甲基甲酰胺、甲苯与二甲苯各适量，精密称定，用二甲基亚砜定量制成每 1ml 中约含甲醇 150μg、二氯甲烷 60μg、四氢呋喃 72μg、*N*,*N*-二甲基甲酰胺 176μg、甲苯 44.5μg 与二甲苯 217μg 的混合溶液，精密量取该溶液 2ml，置 20ml 顶空瓶中，密封。

色谱条件　以 100%二甲基聚硅氧烷（或极性相近）为固定液的毛细管柱为色谱柱；起始温度为 40℃，维持 9 分钟，以每分钟 8℃的速率升温至 120℃，维持 2 分钟，再以每分钟 20℃的速率升至 160℃；进样口温度为 200℃；检测器为火焰离子化检测器（FID），检测器温度为 250℃；柱流速每分钟 2.5ml，分流比 1∶1；顶空瓶平衡温度为 100℃，平衡时间为 30 分钟。

系统适用性要求　对照品溶液色谱图中，各成分峰间的分离度均应符合要求。

测定法　取供试品溶液与对照品溶液分别顶空进样，记录色谱图。

限度　按外标法以峰面积计算，均应符合规定。

三氯甲烷　照残留溶剂测定法(通则 0861 第二法)测定。

供试品溶液　取本品约 0.2g，精密称定，置 20ml 顶空瓶中，精密加二甲基亚砜 5ml 使溶解，密封。

对照品溶液　取三氯甲烷适量，用二甲基亚砜定量制成每 1ml 约含三氯甲烷 2.4μg 的溶液，精密量取该溶液 5ml，置 20ml 顶空瓶中，密封。

色谱条件　以 6%氰丙基苯基-94%二甲基聚硅氧烷(或极性相近)为固定液的毛细管柱为色谱柱；起始温度为 60℃，维持 6 分钟，以每分钟 20℃的速率升温至 200℃，维持 4 分钟；进样口温度为 200℃；检测器为电子捕获检测器(ECD)，检测器温度为 300℃；柱流速每分钟 4.5ml，分流比 15：1；顶空瓶平衡温度为 100℃，平衡时间为 30 分钟。

测定法　取供试品溶液与对照品溶液分别顶空进样，记录色谱图。

限度　按外标法以峰面积计算，应符合规定。

干燥失重　取本品，在 105℃干燥至恒重，减失重量不得过 0.5%(通则 0831)。

炽灼残渣　取本品 1.0g，依法检查(通则 0841)，不得过 0.1%。

重金属　取炽灼残渣项下遗留的残渣，依法检查(通则 0821 第二法)，含重金属不得过百万分之二十。

【含量测定】　取本品约 0.35g，精密称定，加冰醋酸 40ml 使溶解，加结晶紫指示液 1 滴，用高氯酸滴定液(0.1mol/L)滴定至溶液显蓝绿色，并将滴定结果用空白试验校正。每 1ml 的高氯酸滴定液(0.1mol/L)相当于 42.59mg 的 $C_{22}H_{24}ClN_5O_2$。

【类别】　胃肠动力药。

【贮藏】　遮光，密封保存。

【制剂】　多潘立酮片

多潘立酮片

Duopanlitong Pian

Domperidone Tablets

本品含多潘立酮($C_{22}H_{24}ClN_5O_2$)应为标示量的 90.0%～110.0%。

【性状】　本品为白色片。

【鉴别】　(1)照薄层色谱法(通则 0502)试验。

供试品溶液　取本品的细粉适量(约相当于多潘立酮 10mg)，加二氯甲烷-甲醇(1：1)10ml，振摇使多潘立酮溶解，滤过，取续滤液。

对照品溶液　取多潘立酮对照品适量，加二氯甲烷-甲醇(1：1)溶解制成每 1ml 中含 1mg 的溶液。

色谱条件　采用硅胶 GF_{254} 薄层板，以乙酸乙酯-二氯甲烷-甲醇-醋酸盐缓冲液(pH 4.7)(取 1mol/L 醋酸溶液 10ml 及水 30ml，混匀，用 1mol/L 氢氧化钠溶液调节 pH 值至 4.7，用水稀释至 50ml)(54：23：18：5)为展开剂。

测定法　吸取供试品溶液与对照品溶液各 10μl，分别点于同一薄层板上，展开，晾干，置紫外光灯(254nm)下检视。

结果判定　供试品溶液所显主斑点的位置和颜色应与对照品溶液主斑点的位置和颜色一致。

(2)在含量测定项下记录的色谱图中，供试品溶液主峰的保留时间应与对照品溶液主峰的保留时间一致。

【检查】　**有关物质**　照高效液相色谱法(通则 0512)测定。

供试品溶液　取本品的细粉适量(约相当于多潘立酮 25mg)，置 50ml 量瓶中，加流动相约 25ml 使多潘立酮溶解，用流动相稀释至刻度，摇匀，滤过，取续滤液。

对照溶液　精密量取供试品溶液 1ml，置 100ml 量瓶中，用流动相稀释至刻度，摇匀。

色谱条件　用十八烷基硅烷键合硅胶为填充剂；以甲醇-0.5%醋酸铵(60：40)为流动相；检测波长为 285nm；柱温为 30℃；进样体积 20μl。

系统适用性要求　理论板数按多潘立酮峰计算不低于 3000。

测定法　精密量取供试品溶液与对照溶液，分别注入液相色谱仪，记录色谱图至主峰保留时间的 2 倍。

限度　供试品溶液色谱图中如有杂质峰，各杂质峰面积的和不得大于对照溶液主峰面积(1.0%)。

含量均匀度　取本品 1 片，置乳钵中研细，加甲醇适量分次研磨并移置 25ml 量瓶(5mg 规格)或 50ml 量瓶(10mg 规格)中，照含量测定项下的方法，自"加甲醇适量，超声使多潘立酮溶解"起，依法测定含量，应符合规定(通则 0941)。

溶出度　照溶出度与释放度测定法(通则 0931 第二法)测定。

溶出条件　以氯化钠 2g，加水适量使溶解，加盐酸 7ml，用水稀释至 1000ml，摇匀，取 500ml 为溶出介质，转速为每分钟 75 转，依法操作，经 30 分钟时取样。

供试品溶液　取溶出液适量，滤过，取续滤液。

对照品溶液　取多潘立酮对照品适量，精密称定，用甲醇溶解并定量稀释制成每 1ml 中含 1mg 的溶液，精密量取 1ml，置 100ml 量瓶(5mg 规格)或 50ml 量瓶(10mg 规格)中，用溶出介质稀释至刻度，摇匀。

测定法　取供试品溶液与对照品溶液，照紫外-可见分光光度法(通则 0401)，在 284nm 的波长处分别测定吸光度，计算每片的溶出量。

限度　标示量的 80%，应符合规定。

其他　应符合片剂项下有关的各项规定(通则 0101)。

【含量测定】　照高效液相色谱法(通则 0512)测定。

供试品溶液　取本品 20 片，精密称定，研细，精密称取适量(约相当于多潘立酮 10mg)，置 50ml 量瓶中，加甲醇适量，超声使多潘立酮溶解，放冷，用甲醇稀释至刻度，摇匀，滤过，精密量取续滤液 5ml，置 25ml 量瓶中，用流动相稀释至刻度，摇匀。

对照品溶液　取多潘立酮对照品约10mg，置50ml量瓶中，加甲醇适量，超声使溶解，放冷，用甲醇稀释至刻度，摇匀，精密量取5ml，置25ml量瓶中，用流动相稀释至刻度，摇匀。

色谱条件与系统适用性要求　见有关物质项下。

测定法　精密量取供试品溶液与对照品溶液，分别注入液相色谱仪，记录色谱图。按外标法以峰面积计算。

【类别】　同多潘立酮。

【规格】　(1)5mg　(2)10mg

【贮藏】　遮光，密封保存。

色 甘 酸 钠

Segansuanna

Sodium Cromoglicate

$C_{23}H_{14}Na_2O_{11}$　512.34

本品为5,5'-[(2-羟基-1,3-亚丙基)二氧]双(4-氧代-4*H*-1-苯并吡喃-2-羧酸)二钠盐。按干燥品计算，含$C_{23}H_{14}Na_2O_{11}$不得少于98.0%。

【性状】　本品为白色结晶性粉末；无臭；有引湿性；遇光易变色。

本品在水中溶解，在乙醇或三氯甲烷中不溶。

【鉴别】　(1)取本品0.1g，加水与氢氧化钠试液各2ml，煮沸1分钟，溶液显黄色，加重氮苯磺酸试液数滴，显血红色。

(2)取本品，加磷酸盐缓冲液(pH 7.4)溶解并稀释制成每1ml中约含10μg的溶液，照紫外-可见分光光度法(通则0401)测定，在238nm与326nm的波长处有最大吸收。

(3)本品的红外光吸收图谱应与对照的图谱(光谱集155图)一致。

(4)本品的水溶液显钠盐的鉴别反应(通则0301)。

【检查】　**酸碱度**　取本品0.10g，加水10ml溶解后，加溴麝香草酚蓝指示液1滴；如显黄色，加氢氧化钠滴定液(0.01mol/L)0.15ml，应变为蓝色；如显蓝色，加盐酸滴定液(0.01mol/L)0.15ml，应变为黄色。

草酸盐　取本品0.10g与草酸对照品溶液[取草酸(以无水物计)25mg，置100ml量瓶中，加水溶解并稀释至刻度，摇匀]1.0ml，分别置50ml量瓶中，各加水20ml与水杨酸铁试液5.0ml，用水稀释至刻度，摇匀，在480nm的波长处分别测定吸光度，供试品溶液的吸光度不得低于草酸对照品溶液的吸光度(0.25%)。

干燥失重　取本品，在120℃干燥至恒重，减失重量不得过10.0%(通则0831)。

重金属　取本品1.0g，依法检查(通则0821第二法)，含重金属不得过百万分之十。

【含量测定】　取本品约0.18g，精密称定，加丙二醇20ml与异丙醇5ml，加热使溶解，放冷，加二氧六环20ml与甲基橙-二甲苯蓝FF混合指示液数滴，用高氯酸滴定液(0.1mol/L)(用二氧六环配制)滴定至溶液显蓝灰色。每1ml高氯酸滴定液(0.1mol/L)相当于25.62mg的$C_{23}H_{14}Na_2O_{11}$。

【类别】　抗过敏药。

【贮藏】　遮光，密封保存。

【制剂】　色甘酸钠滴眼液

色甘酸钠滴眼液

Segansuanna Diyanye

Sodium Cromoglicate Eye Drops

本品含色甘酸钠($C_{23}H_{14}Na_2O_{11}$)应为标示量的90.0%～110.0%。

【性状】　本品为无色或几乎无色的澄明液体。

【鉴别】　(1)取本品5ml，加氢氧化钠试液2ml，煮沸1分钟，溶液显黄色，加重氮苯磺酸试液数滴，显血红色。

(2)取含量测定项下的溶液，照紫外-可见分光光度法(通则0401)测定，在326nm的波长处有最大吸收。

【检查】　**pH值**　应为4.0～7.0(通则0631)。

其他　应符合眼用制剂项下有关的各项规定(通则0105)。

【含量测定】　照紫外-可见分光光度法(通则0401)测定。

供试品溶液　精密量取本品2ml，置100ml量瓶中，用磷酸盐缓冲液(pH 5.8)稀释至刻度，摇匀，精密量取5ml，置100ml量瓶中，用磷酸盐缓冲液(pH 5.8)稀释至刻度，摇匀。

测定法　取供试品溶液，在326nm的波长处测定吸光度，按$C_{23}H_{14}Na_2O_{11}$的吸收系数($E_{1cm}^{1\%}$)为164计算。

【类别】　同色甘酸钠。

【规格】　8ml∶0.16g

【贮藏】　遮光，密闭保存。

色 氨 酸

Se'ansuan

Tryptophan

$C_{11}H_{12}N_2O_2$　204.23

本品为L-2-氨基-3(*β*-吲哚)丙酸。按干燥品计算，含

$C_{11}H_{12}N_2O_2$不得少于 99.0%。

【性状】 本品为白色至微黄色结晶或结晶性粉末；无臭。

本品在水中微溶，在乙醇中极微溶解，在三氯甲烷中不溶，在甲酸中易溶；在氢氧化钠试液或稀盐酸中溶解。

比旋度 取本品，精密称定，加水溶解并定量稀释制成每1ml中约含 10mg 的溶液，依法测定（通则 0621），比旋度为 −30.0°至 −32.5°。

【鉴别】 (1)取本品与色氨酸对照品各适量，分别加水溶解并稀释制成每 1ml 中约含 10mg 的溶液，作为供试品溶液与对照品溶液。照其他氨基酸项下的方法试验，供试品溶液所显主斑点的位置和颜色应与对照品溶液的主斑点相同。

(2)本品的红外光吸收图谱应与对照的图谱（光谱集 946 图）一致。

【检查】 **酸度** 取本品 0.50g，加水 50ml 溶解后，依法测定（通则 0631），pH 值应为 5.4～6.4。

溶液的透光率 取本品 0.50g，加 2mol/L 盐酸溶液 20ml 溶解后，照紫外-可见分光光度法（通则 0401），在 430nm 的波长处测定透光率，不得低于 95.0%。

氯化物 取本品 0.25g，依法检查（通则 0801），与标准氯化钠溶液 5.0ml 制成的对照液比较，不得更浓(0.02%)。

硫酸盐 取本品 1.0g，依法检查（通则 0802），与标准硫酸钾溶液 2.0ml 制成的对照液比较，不得更浓(0.02%)。

铵盐 取本品 0.10g，依法检查（通则 0808），与标准氯化铵溶液 2.0ml 制成的对照液比较，不得更深(0.02%)。

其他氨基酸 照薄层色谱法（通则 0502）试验。

供试品溶液 取本品 0.30g，置 20ml 量瓶中，加 1mol/L 盐酸溶液 1ml 与水适量使溶解，用水稀释至刻度，摇匀。

对照溶液 精密量取供试品溶液 1ml，置 200ml 量瓶中，用水稀释至刻度，摇匀。

系统适用性溶液 取色氨酸对照品与酪氨酸对照品各10mg，置同一 25ml 量瓶中，加 1mol/L 盐酸溶液 1ml 及水适量使溶解，用水稀释至刻度，摇匀。

色谱条件 采用硅胶 G 薄层板，以正丁醇-冰醋酸-水(3：1：1)为展开剂。

测定法 吸取上述三种溶液各 2μl，分别点于同一薄层板上，展开，晾干，喷以茚三酮的丙酮溶液(1→50)，在 80℃加热至斑点出现，立即检视。

系统适用性要求 对照溶液应显一个清晰的斑点，系统适用性溶液应显两个完全分离的斑点。

限度 供试品溶液如显杂质斑点，其颜色与对照溶液的主斑点比较，不得更深(0.5%)。

干燥失重 取本品，在 105℃干燥 3 小时，减失重量不得过 0.2%（通则 0831）。

炽灼残渣 取本品 1.0g，依法检查（通则 0841），遗留残渣不得过 0.1%。

铁盐 取本品 1.0g，炽灼灰化后，残渣加盐酸 2ml，置水浴上蒸干，再加稀盐酸 4ml，微热溶解后，加水 30ml 与过硫酸铵 50mg，依法检查（通则 0807），与标准铁溶液 2.0ml 制成的对照液比较，不得更深(0.002%)。

重金属 取炽灼残渣项下遗留的残渣，依法检查（通则 0821 第二法），含重金属不得过百万分之十。

砷盐 取本品 2.0g，加盐酸 5ml 与水 23ml 溶解后，依法检查（通则 0822 第一法），应符合规定(0.0001%)。

细菌内毒素 取本品，加入内毒素检查用水，并加热至80℃使其溶解，依法检查（通则 1143），每 1g 色氨酸中含内毒素的量应小于 50EU。（供注射用）

【含量测定】 取本品约 0.15g，精密称定，加无水甲酸3ml 溶解后，加冰醋酸 50ml，照电位滴定法（通则 0701），用高氯酸滴定液(0.1mol/L)滴定，并将滴定的结果用空白试验校正。每 1ml 高氯酸滴定液(0.1mol/L)相当于 20.42mg 的$C_{11}H_{12}N_2O_2$。

【类别】 氨基酸类药。

【贮藏】 遮光，密封，在凉处保存。

冰醋酸

Bingcusuan

Glacial Acetic Acid

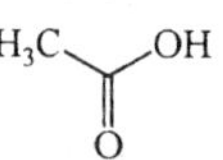

$C_2H_4O_2$　60.05

本品含 $C_2H_4O_2$ 不得少于 99.0%(g/g)。

【性状】 本品为无色的澄明液体或无色的结晶块；有强烈的特臭。

本品与水、乙醇、甘油或多数的挥发油、脂肪油均能任意混合。

凝点 本品的凝点（通则 0613）不低于 14.8℃。

【鉴别】 (1)取本品 1ml，加水 1ml，用氢氧化钠试液中和，加三氯化铁试液，即显深红色；煮沸，即生成红棕色的沉淀；再加盐酸，即溶解成黄色溶液。

(2)取本品少许，加硫酸与少量的乙醇，加热，即发生乙酸乙酯的香气。

【检查】 **氯化物** 取本品 10ml，加水 20ml，依法检查（通则 0801），与标准氯化钠溶液 4.0ml 制成的对照液比较，不得更浓(0.0004%)。

硫酸盐 取本品 20ml，加 1%无水碳酸钠溶液 1ml，置水浴上蒸干，依法检查（通则 0802），与标准硫酸钾溶液 1.0ml 制成的对照液比较，不得更浓(0.0005%)。

甲酸与易氧化物 取本品 5ml，加水 10ml 稀释后，分取5ml，加重铬酸钾滴定液(0.016 67mol/L)2.5ml 与硫酸 6ml，放置 1 分钟，再加水 20ml，放冷至 15℃，加碘化钾试液 1ml，应即显深黄色或棕色。

乙醛　照残留溶剂测定法（通则0861第二法）测定。

供试品溶液　取本品1.8ml，精密称定，置10ml量瓶中，用水稀释至刻度，摇匀，取2.5ml，置顶空瓶中，加3.2mol/L氢氧化钠溶液2.5ml，立即密封，摇匀。

对照品溶液　取乙醛对照品适量，精密称定，用1.6mol/L醋酸钠溶液稀释制成每1ml中约含0.01mg的溶液，精密量取5ml，置顶空瓶中，密封。

色谱条件　以聚乙二醇聚硅氧烷（或极性相近）为固定液的毛细管柱为色谱柱；起始温度为35℃，维持5分钟，以每分钟30℃的速率升温至120℃，维持2分钟；检测器温度为250℃；进样口温度为200℃；顶空瓶平衡温度为80℃，平衡时间为30分钟。

测定法　取供试品溶液和对照品溶液分别顶空进样，记录色谱图。

限度　按外标法以峰面积计算，含乙醛不得过0.01%。

高锰酸钾还原物质　取本品2ml，加水10ml与高锰酸钾滴定液（0.02mol/L）0.10ml，摇匀，放置30分钟，粉红色不得完全消失。

不挥发物　取本品20ml，置105℃恒重的蒸发皿中，在水浴上蒸干并在105℃干燥至恒重，遗留残渣不得过1mg。

铁盐　取本品2.0ml，置水浴上蒸干，加水15ml，微温溶解后，加水适量使成25ml，依法检查（通则0807），与标准铁溶液1.0ml制成的对照液比较，不得更深（0.0005%）。

重金属　取本品10ml，置水浴上蒸干，加醋酸盐缓冲液（pH 3.5）2ml与水15ml，微温溶解后，加水适量使成25ml，依法检查（通则0821第一法），含重金属不得过百万分之二。

【含量测定】　取本品约2ml，置称定重量的具塞锥形瓶中，精密称定，加新沸过的冷水40ml与酚酞指示液3滴，用氢氧化钠滴定液（1mol/L）滴定。每1ml氢氧化钠滴定液（1mol/L）相当于60.05mg的$C_2H_4O_2$。

【类别】　腐蚀药。

【贮藏】　密封保存。

齐多夫定

Qiduofuding

Zidovudine

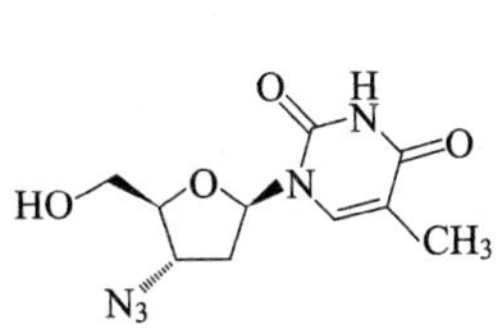

$C_{10}H_{13}N_5O_4$　267.24

本品为1-(3-叠氮-2,3-二脱氧-*β*-D-呋喃核糖基)-5-甲基嘧啶-2,4(1*H*,3*H*)-二酮。按无水物计算，含$C_{10}H_{13}N_5O_4$应为97.0%～102.0%。

【性状】　本品为白色至浅黄色结晶性粉末。

本品在甲醇、*N*,*N*-二甲基甲酰胺或二甲基亚砜中易溶，在乙醇中溶解，在水中略溶。

熔点　本品的熔点（通则0612）为122～126℃。

比旋度　取本品，精密称定，加乙醇溶解并定量稀释制成每1ml中约含10mg的溶液，在25℃时，依法测定（通则0621），比旋度为+60.5°至+63.0°。

【鉴别】　(1)取本品，加水溶解并定量稀释制成每1ml中含10μg的溶液，照紫外-可见分光光度法（通则0401）测定，在267nm的波长处有最大吸收，在234nm的波长处有最小吸收。在267nm波长处的吸收系数（$E_{1cm}^{1\%}$）应为361～399。

(2)在含量测定项下记录的色谱图中，供试品溶液主峰的保留时间应与对照品溶液主峰的保留时间一致。

(3)本品的红外光吸收图谱应与对照品的图谱一致（通则0402）。

【检查】　**溶液的澄清度与颜色**　取本品0.10g，加水10ml使溶解，溶液应澄清无色；如显浑浊，与1号浊度标准液（通则0902第一法）比较，不得更浓；如显色，与黄色1号标准比色液（通则0901第一法）比较，不得更深。

有关物质　照高效液相色谱法（通则0512）测定。

供试品溶液　取本品10mg，精密称定，置10ml量瓶中，加甲醇溶解并稀释至刻度，摇匀。

对照溶液　取司他夫定对照品12.5mg，精密称定，置25ml量瓶中，加甲醇溶解并稀释至刻度，摇匀，作为杂质对照品溶液(1)；取杂质Ⅰ、胸腺嘧啶对照品各10mg，精密称定，置10ml量瓶中，加甲醇溶解并稀释至刻度，摇匀，作为杂质对照品溶液(2)；分别精密量取杂质对照品溶液(1)、(2)各1ml，置100ml量瓶中，精密加入供试品溶液1ml，用甲醇稀释至刻度，摇匀。

系统适用性溶液　取齐多夫定对照品与杂质Ⅰ对照品适量，加甲醇溶解并稀释制成每1ml中含齐多夫定1mg与杂质Ⅰ0.01mg的混合溶液。

灵敏度溶液　精密量取对照溶液1ml，置50ml量瓶中，用甲醇稀释至刻度，摇匀。

色谱条件　用十八烷基硅烷键合硅胶为填充剂；以甲醇-水（20：80）为流动相；检测波长为265nm；进样体积10μl。

系统适用性要求　系统适用性溶液色谱图中，齐多夫定峰与杂质Ⅰ峰的分离度应大于2.0。灵敏度溶液色谱图中，齐多夫定峰的信噪比应大于10。

测定法　精密量取供试品溶液与对照溶液分别注入液相色谱仪，记录色谱图至主成分峰保留时间的2.5倍。

限度　供试品溶液色谱图中如有杂质峰，按外标法以峰面积计算，含司他夫定不得过0.5%，含杂质Ⅰ和胸腺嘧啶均不得过1.0%。其他单个杂质峰面积不得大于对照溶液中齐多夫定峰面积的0.5倍（0.5%），杂质总量不得过2.5%，小于灵敏度溶液中齐多夫定峰面积的峰忽略不计。

三苯甲醇　照高效液相色谱法（通则0512）测定。

供试品溶液　取本品 10mg，精密称定，置 10ml 量瓶中，加甲醇溶解并稀释至刻度，摇匀。

对照品溶液　取三苯甲醇对照品 10mg，精密称定，置 10ml 量瓶中，加甲醇溶解并稀释至刻度，摇匀，精密量取 1ml，置 200ml 量瓶中，用甲醇稀释至刻度，摇匀。

灵敏度溶液　精密量取对照品溶液 1ml，置 50ml 量瓶中，用甲醇稀释至刻度，摇匀。

色谱条件　用十八烷基硅烷键合硅胶为填充剂；以甲醇-水(80：20)为流动相；检测波长为 215nm；进样体积 10μl。

系统适用性要求　灵敏度溶液色谱图中，三苯甲醇峰的信噪比应大于 10。

测定法　精密量取供试品溶液与对照品溶液分别注入液相色谱仪，记录色谱图。

限度　供试品溶液色谱图中如有与三苯甲醇峰保留时间一致的色谱峰，按外标法以峰面积计算，含三苯甲醇不得过 0.5%。

残留溶剂　甲醇、二氯甲烷、乙酸乙酯、1,4-二氧六环、吡啶和甲苯　照残留溶剂测定法(通则 0861 第二法)测定。

供试品溶液　取本品，精密称定，加二甲基亚砜溶解并定量稀释制成每 1ml 中含 50mg 的溶液，精密量取 5ml 置顶空瓶中，密封。

对照品溶液　取甲醇、二氯甲烷、乙酸乙酯、1,4-二氧六环、吡啶和甲苯适量，精密称定，用二甲基亚砜定量稀释制成每 1ml 中约含甲醇 150μg、二氯甲烷 30μg、乙酸乙酯 250μg、1,4-二氧六环 19μg、吡啶 10μg 和甲苯 44.6μg 的溶液，精密量取 5ml 置顶空瓶中，密封。

色谱条件　以 6%氰丙基苯基-94%二甲基聚硅氧烷(或极性相近)为固定液的毛细管柱为色谱柱，程序升温，起始温度为 60℃，维持 15 分钟，以每分钟 40℃的速率升温至 220℃，维持 5 分钟；进样口温度为 210℃，检测器温度为 250℃；顶空瓶平衡温度为 105℃，平衡时间为 30 分钟。

系统适用性要求　对照品溶液色谱图中，各成分峰间的分离度均应符合要求。

测定法　取供试品溶液与对照品溶液分别顶空进样，记录色谱图。

限度　按外标法以峰面积计算，均应符合规定。

三乙胺、*N*,*N*-二甲基甲酰胺与二甲基亚砜　照残留溶剂测定法(通则 0861 第三法)测定。

供试品溶液　取本品，精密称定，加甲醇溶解并定量稀释制成每 1ml 中含 50mg 的溶液。

对照品溶液　取三乙胺、*N*,*N*-二甲基甲酰胺和二甲基亚砜适量，精密称定，用甲醇定量稀释制成每 1ml 中约含三乙胺 10μg、二甲基甲酰胺 44μg、二甲基亚砜 250μg 的溶液。

色谱条件　以 6%氰丙基苯基-94%二甲基聚硅氧烷(或极性相近)为固定液的毛细管柱为色谱柱；程序升温，起始温度为 60℃，维持 3 分钟，以每分钟 40℃的速率升温至 220℃，维持 5 分钟；进样口温度为 150℃，检测器温度为 250℃；进样体积 1μl。

系统适用性要求　对照品溶液色谱图中，各成分峰间的分离度均应符合要求。

测定法　精密量取供试品溶液与对照品溶液分别注入气相色谱仪，记录色谱图。

限度　按外标法以峰面积计算，含三乙胺不得过 0.02%，其他均应符合规定。

水分　取本品，照水分测定法(通则 0832 第一法 1)，含水分不得过 1.0%。

炽灼残渣　取本品 1.0g，依法检查(通则 0841)，遗留残渣不得过 0.1%。

重金属　取炽灼残渣项下遗留的残渣，依法检查(通则 0821 第二法)，含重金属不得过百万分之十。

【含量测定】　照高效液相色谱法(通则 0512)测定。

供试品溶液　取本品约 10mg，精密称定，置 50ml 量瓶中，加甲醇溶解并稀释至刻度，摇匀。

对照品溶液　取齐多夫定对照品适量，精密称定，加甲醇溶解并定量稀释成每 1ml 中约含 0.2mg 的溶液。

系统适用性溶液、色谱条件与系统适用性要求　除灵敏度要求外，其他见有关物质项下。

测定法　精密量取供试品溶液与对照品溶液，分别注入液相色谱仪，记录色谱图。按外标法以峰面积计算。

【类别】　抗病毒药。

【贮藏】　遮光，密封保存。

【制剂】　(1)齐多夫定片　(2)齐多夫定注射液　(3)齐多夫定胶囊　(4)齐多拉米双夫定片

附：

司他夫定

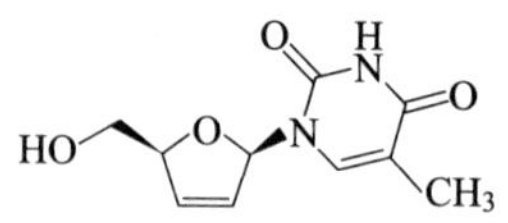

$C_{10}H_{12}N_2O_4$　224.21

杂质I

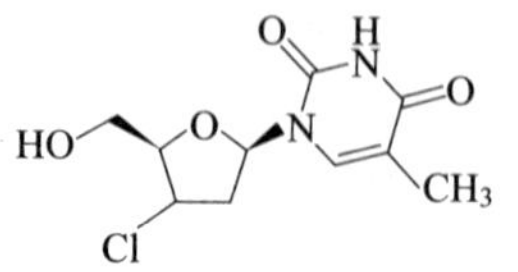

$C_{10}H_{13}N_2O_4Cl$　260.68

3′-氯-3′-脱氧胸苷

胸腺嘧啶

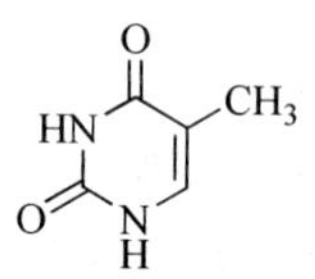

$C_5H_6N_2O_2$　126.11

三苯甲醇

$C_{19}H_{16}O$　260.34

齐多夫定片

Qiduofuding Pian

Zidovudine Tablets

本品含齐多夫定($C_{10}H_{13}N_5O_4$)应为标示量的 90.0%～110.0%。

【性状】 本品为白色片或薄膜衣片，薄膜衣片除去包衣后显类白色至浅黄色。

【鉴别】 (1)取溶出度项下的供试品溶液，照紫外-可见分光光度法(通则 0401)测定，在 265nm 的波长处有最大吸收。

(2)在含量测定项下记录的色谱图中，供试品溶液主峰的保留时间应与对照品溶液主峰的保留时间一致。

【检查】 **有关物质** 照高效液相色谱法(通则 0512)测定。

供试品溶液　取本品细粉适量(约相当于齐多夫定 0.1g)，精密称定，置 100ml 量瓶中，加流动相适量使齐多夫定溶解并稀释至刻度，摇匀，滤过，取续滤液。

对照溶液　精密量取供试品溶液 1ml，置 100ml 量瓶中，用流动相稀释至刻度，摇匀。

对照品溶液　取胸腺嘧啶对照品，精密称定，加流动相溶解并定量稀释制成每 1ml 中约含 10μg 的溶液。

系统适用性溶液　取杂质Ⅰ与齐多夫定对照品各 10mg，置同一 100ml 量瓶中，加流动相溶解并稀释至刻度，摇匀。

色谱条件　用十八烷基硅烷键合硅胶为填充剂；以甲醇-水(30∶70)为流动相；检测波长为 265nm；进样体积 10μl。

系统适用性要求　系统适用性溶液色谱图中，理论板数按齐多夫定峰计算不低于 2000，齐多夫定峰与杂质Ⅰ峰的分离度应大于 2.0。

测定法　精密量取供试品溶液、对照溶液与对照品溶液，分别注入液相色谱仪，记录色谱图至主成分峰保留时间的 3 倍。

限度　供试品溶液色谱图中如显与对照品溶液色谱图中胸腺嘧啶保留时间一致的峰，按外标法以峰面积计算，不得过齐多夫定标示量的 1.0%；其他单个杂质峰面积不得大于对照溶液的主峰面积(1.0%)，其他杂质峰面积的和不得大于对照溶液主峰面积的 2 倍(2.0%)。

溶出度 照溶出度与释放度测定法(通则 0931 第一法)测定。

溶出条件　以水 900ml 为溶出介质，转速为每分钟 100 转，依法操作，经 30 分钟时取样。

供试品溶液　取溶出液适量，滤过，精密量取续滤液适量，用水定量稀释制成每 1ml 中约含齐多夫定 15μg 的溶液。

对照品溶液　取齐多夫定对照品适量，精密称定，加水溶解并定量稀释制成每 1ml 中约含 15μg 的溶液。

测定法　取供试品溶液与对照品溶液，照紫外-可见分光光度法(通则 0401)，在 265nm 的波长处分别测定吸光度，计算每片的溶出量。

限度　标示量的 80%，应符合规定。

其他 应符合片剂项下有关的各项规定(通则 0101)。

【含量测定】 照高效液相色谱法(通则 0512)测定。

供试品溶液 取本品 20 片，精密称定，研细，精密称取适量(约相当于齐多夫定 0.1g)，置 100ml 量瓶中，加流动相振摇使齐多夫定溶解，用流动相稀释至刻度，摇匀，滤过，精密量取续滤液 10ml，置 100ml 量瓶中，用流动相稀释至刻度，摇匀。

对照品溶液 取齐多夫定对照品适量，精密称定，加流动相溶解并定量稀释制成每 1ml 中约含 0.1mg 的溶液。

系统适用性溶液、色谱条件与系统适用性要求 见有关物质项下。

测定法 精密量取供试品溶液与对照品溶液，分别注入液相色谱仪，记录色谱图。按外标法以峰面积计算。

【类别】 同齐多夫定。

【规格】 (1)0.1g　(2)0.3g

【贮藏】 遮光，密封保存。

齐多夫定注射液

Qiduofuding Zhusheye

Zidovudine Injection

本品为齐多夫定的灭菌水溶液。含齐多夫定($C_{10}H_{13}N_5O_4$)应为标示量的 90.0%～110.0%。

【性状】 本品为无色至微黄色的澄明液体。

【鉴别】 (1)取本品，用水稀释制成每 1ml 中约含 10μg 的溶液，照紫外-可见分光光度法(通则 0401)测定，在 267nm 的波长处有最大吸收，在 234nm 的波长处有最小吸收。

(2)在含量测定项下记录的色谱图中，供试品溶液主峰的保留时间应与对照品溶液主峰的保留时间一致。

【检查】 **pH 值** 应为 3.5～7.0(通则 0631)。

颜色 本品应无色；如显色，与黄色 1 号标准比色液(通则 0901 第一法)比较，不得更深。

有关物质 照高效液相色谱法(通则 0512)测定。

供试品溶液　精密量取本品 5ml，置 50ml 量瓶中，用甲醇稀释至刻度，摇匀。

对照溶液 取胸腺嘧啶对照品10mg，精密称定，置10ml量瓶中，加甲醇溶解并稀释至刻度，摇匀，精密量取1ml，置100ml量瓶中，精密加入供试品溶液1ml，用甲醇稀释至刻度，摇匀。

灵敏度溶液 精密量取对照溶液1ml，置50ml量瓶中，用甲醇稀释至刻度，摇匀。

系统适用性溶液、色谱条件、系统适用性要求与测定法 见齐多夫定有关物质项下。

限度 供试品溶液色谱图中如有杂质峰，胸腺嘧啶按外标法以峰面积计算，不得过齐多夫定标示量的0.5%，其他单个杂质峰面积不得大于对照溶液中齐多夫定峰面积的0.5倍(0.5%)，各杂质的总和不得过2.5%，小于灵敏度溶液中齐多夫定峰面积的峰忽略不计。

细菌内毒素 取本品，依法检查(通则1143)，每1mg齐多夫定中含内毒素的量应小于1.0EU。

其他 应符合注射剂项下有关的各项规定(通则0102)。

【含量测定】 照高效液相色谱法(通则0512)测定。

供试品溶液 取本品，用甲醇定量稀释制成每1ml中约含齐多夫定0.2mg的溶液。

对照品溶液、系统适用性溶液、色谱条件、系统适用性要求与测定法 见齐多夫定含量测定项下。

【类别】 同齐多夫定。

【规格】 (1)10ml：0.1g (2)20ml：0.2g

【贮藏】 遮光，密闭保存。

齐多夫定胶囊

Qiduofuding Jiaonang

Zidovudine Capsules

本品含齐多夫定($C_{10}H_{13}N_5O_4$)应为标示量的90.0%～110.0%。

【性状】 本品为胶囊剂，内容物为白色至棕色颗粒或粉末。

【鉴别】 (1)取溶出度项下的供试品溶液，照紫外-可见分光光度法(通则0401)测定，在265nm的波长处有最大吸收。

(2)在含量测定项下记录的色谱图中，供试品溶液主峰的保留时间应与对照品溶液主峰的保留时间一致。

【检查】 **有关物质** 照高效液相色谱法(通则0512)测定。

供试品溶液 取装量差异项下的内容物，研细，混匀，精密称取适量(约相当于齐多夫定0.1g)，置100ml量瓶中，加流动相适量使齐多夫定溶解并稀释至刻度，摇匀，滤过，取续滤液。

对照溶液 精密量取1ml，置100ml量瓶中，用流动相稀释至刻度，摇匀。

对照品溶液 取胸腺嘧啶对照品，精密称定，加流动相溶解并定量稀释制成每1ml中约含10μg的溶液。

系统适用性溶液 取杂质Ⅰ与齐多夫定对照品各10mg，置同一100ml量瓶中，加流动相溶解并稀释至刻度，摇匀。

色谱条件 用十八烷基硅烷键合硅胶为填充剂；以甲醇-水(30：70)为流动相；检测波长为265nm；进样量10μl。

系统适用性要求 系统适用性溶液色谱图中，理论板数按齐多夫定峰计算不低于2000，齐多夫定峰与杂质Ⅰ峰的分离度应大于2.0。

测定法 精密量取供试品溶液、对照溶液与对照品溶液，分别注入液相色谱仪，记录供试品溶液色谱图至主成分峰保留时间的3倍。

限度 供试品溶液色谱图中如显与对照品溶液色谱图中胸腺嘧啶保留时间一致的峰，按外标法以峰面积计算，不得过齐多夫定标示量的1.0%；其他单个杂质峰面积不得大于对照溶液的主峰面积(1.0%)，其他杂质峰面积的和不得大于对照溶液主峰面积的2倍(2.0%)。

溶出度 照溶出度与释放度测定法(通则0931第一法)测定。

溶出条件 以水900ml为溶出介质，转速为每分钟100转，依法操作，经30分钟时取样。

供试品溶液 取溶出液适量，滤过，精密量取续滤液适量，用水定量稀释制成每1ml中约含齐多夫定15μg的溶液。

对照品溶液 取齐多夫定对照品适量，精密称定，加水溶解并定量稀释制成每1ml中约含15μg的溶液。

测定法 取供试品溶液与对照品溶液，照紫外-可见分光光度法(通则0401)，在265nm的波长处分别测定吸光度，计算每粒的溶出量。

限度 标示量的80%，应符合规定。

其他 应符合胶囊剂项下有关的各项规定(通则0103)。

【含量测定】 照高效液相色谱法(通则0512)测定。

供试品溶液 取装量差异项下的内容物，研细，混合均匀，精密称取适量(约相当于齐多夫定0.1g)，置100ml量瓶中，加流动相适量，振摇使齐多夫定溶解，用流动相稀释至刻度，摇匀，滤过，精密量取续滤液10ml，置100ml量瓶中，用流动相稀释至刻度，摇匀。

对照品溶液 取齐多夫定对照品适量，精密称定，加流动相溶解并定量稀释制成每1ml中约含0.1mg的溶液。

系统适用性溶液、色谱条件与系统适用性要求 见有关物质项下。

测定法 精密量取供试品溶液与对照品溶液，分别注入液相色谱仪，记录色谱图。按外标法以峰面积计算。

【类别】 同齐多夫定。

【规格】 (1)0.1g (2)0.25g (3)0.3g

【贮藏】 遮光，密封保存。

齐多拉米双夫定片

Qiduolamishuangfuding Pian

Zidovudine and Lamivudine Tablets

本品含齐多夫定($C_{10}H_{13}N_5O_4$)与拉米夫定($C_8H_{11}N_3O_3S$)均应为标示量的 90.0%～110.0%。

【处方】

齐多夫定	300g
拉米夫定	150g
辅料	适量
制成	1000 片

【性状】 本品为薄膜衣片,除去包衣后显白色或类白色。

【鉴别】 (1)照薄层色谱法(通则 0502)试验。

供试品溶液　取本品细粉适量(约相当于齐多夫定 0.1g),加甲醇 50ml,充分振摇后,滤过,取续滤液。

对照品溶液　取拉米夫定对照品与齐多夫定对照品,加甲醇溶解并稀释制成每 1ml 中含拉米夫定 1mg 与齐多夫定 2mg 的混合溶液。

色谱条件　采用硅胶 GF_{254} 薄层板,以二氯甲烷-甲醇-冰醋酸(90：10：3)为展开剂。

测定法　吸取供试品溶液与对照品溶液各 10μl,分别点于同一薄层板上,展开,晾干,置紫外光灯(254nm)下检视。

结果判定　供试品溶液所显两个主斑点的位置和颜色应分别与对照品溶液相对应的主斑点相同。

(2)在含量测定项下记录的色谱图中,供试品溶液两主峰的保留时间应分别与齐多夫定和拉米夫定对照品溶液两主峰的保留时间一致。

以上(1)、(2)两项可选做一项。

【检查】 **有关物质**　照高效液相色谱法(通则 0512)测定。

供试品溶液　取本品 5 片,置 500ml 量瓶中,加水适量,充分振摇使片剂完全崩解,超声使拉米夫定与齐多夫定溶解,用水稀释至刻度,摇匀,滤过,精密量取续滤液 5ml,置 50ml 量瓶中,用 0.025mol/L 醋酸铵溶液(pH 4.0±0.1)-甲醇(95：5)稀释至刻度,摇匀。

系统适用性溶液　取齐多夫定杂质Ⅰ、胸苷与胸腺嘧啶对照品适量,加 0.025mol/L 醋酸铵溶液(pH 4.0±0.1)-甲醇(95：5)溶解并稀释制成每 1ml 中约含齐多夫定杂质Ⅰ 0.03mg、胸苷 0.03mg 与胸腺嘧啶 0.06mg 的溶液,作为对照品溶液(1)。另取齐多夫定对照品约 33mg,置 100ml 量瓶中,加入对照品溶液(1)10ml,加 0.025mol/L 醋酸铵溶液(pH 4.0±0.1)-甲醇(95：5)溶解并稀释至刻度,摇匀,作为对照品溶液(2)。取拉米夫定杂质混合对照品 1 瓶(含胞嘧啶、尿嘧啶、拉米夫定、水杨酸及拉米夫定杂质Ⅰ～Ⅴ),加入对照品溶液(2)3ml,超声使溶解,摇匀。

色谱条件　用十八烷基硅烷键合硅胶为填充剂;以 0.025mol/L 醋酸铵溶液(用冰醋酸调节 pH 值至 4.0±0.1)为流动相 A,甲醇为流动相 B,乙腈为流动相 C,按下表进行梯度洗脱;流速为每分钟 1.0ml;检测波长为 270nm;柱温为 25℃;进样体积 10μl。

时间(分钟)	流动相 A(%)	流动相 B(%)	流动相 C(%)
0～15	95	5	0
15～30	70	30	0
30～38	70	30	0
38～39	0	0	100
39～45	0	0	100
45～60	95	5	0

系统适用性要求　系统适用性溶液色谱图中,拉米夫定杂质Ⅱ峰与拉米夫定峰的分离度应符合要求,拉米夫定峰与胸苷峰的分离度应不小于 2.0,齐多夫定峰与齐多夫定杂质Ⅰ峰的分离度应不小于 2.0。

测定法　精密量取供试品溶液注入液相色谱仪,记录色谱图。

限度　供试品溶液色谱图中如有杂质峰,按下式计算,各杂质峰的相对保留时间、校正因子、限度和归属见下表。

化合物	相对保留时间	校正因子	限度(%)	归属
胞嘧啶	0.11	1.0	—	拉米夫定
尿嘧啶	0.14	1.0	—	拉米夫定
拉米夫定杂质Ⅰ	0.17	1.0	0.3	拉米夫定
拉米夫定杂质Ⅳ	0.20	1.0	—	拉米夫定
拉米夫定杂质Ⅴ	0.22	1.0	—	拉米夫定
胸腺嘧啶	0.27	0.59	1.5	齐多夫定
拉米夫定杂质Ⅱ	0.50	1.0	0.2	拉米夫定
拉米夫定	0.52	—	—	—
胸苷	0.60	1.0	—	齐多夫定
拉米夫定杂质Ⅲ	0.70	1.0	—	拉米夫定
水杨酸	0.80	1.0	—	拉米夫定
齐多夫定	1.00	1.0	—	—
齐多夫定杂质Ⅰ	1.10	1.0	1.0	齐多夫定
单个未知杂质	—	1.0	0.5	齐多夫定
拉米夫定相关杂质总量	—	—	0.6	—
齐多夫定相关杂质总量	—	—	2.0	—

$$拉米夫定的相关杂质(\%)=\frac{A_{UL}}{A_{TL}}\times 100\%$$

式中　A_{UL} 为供试品溶液色谱图中拉米夫定相关的单个杂质峰面积;

A_{TL} 为供试品溶液色谱图中拉米夫定与拉米夫定相关杂质峰面积的和。

$$齐多夫定的相关杂质(\%)=\frac{A_{UZ}}{A_{TZ}}\times f\times 100\%$$

式中　A_{UZ} 为供试品溶液色谱图中齐多夫定相关的单个杂质

峰面积；

A_{TZ}为供试品溶液色谱图中齐多夫定、齐多夫定相关杂质与其他未知杂质峰面积的和；

f 为校正因子。

溶出度　照溶出度与释放度测定法（通则 0931 第二法）测定。

溶出条件　以 0.1mol/L 盐酸溶液 900ml 为溶出介质，转速为每分钟 75 转，依法操作，经 30 分钟时取样。

供试品溶液　取溶出液适量，滤过，精密量取续滤液 1ml，置 10ml 量瓶中，用流动相稀释至刻度，摇匀。

对照品溶液　取齐多夫定对照品约 33.4mg 和拉米夫定对照品约 16.7mg，精密称定，置同一 100ml 量瓶中，加溶出介质溶解并稀释至刻度，摇匀，精密量取 5ml，置 50ml 量瓶中，用流动相稀释至刻度，摇匀。

色谱条件　用十八烷基硅烷键合硅胶为填充剂；以 0.025mol/L 醋酸铵溶液（用冰醋酸调节 pH 值至 4.0±0.1）-甲醇（80：20）为流动相，检测波长为 270nm；进样体积 10μl。

测定法　精密量取供试品溶液与对照品溶液，照高效液相色谱法（通则 0512），分别注入液相色谱仪，记录色谱图。按外标法以峰面积分别计算每片中齐多夫定和拉米夫定的溶出量。

限度　均为标示量的 80%，应符合规定。

其他　应符合片剂项下有关的各项规定（通则 0101）。

【含量测定】　照高效液相色谱法（通则 0512）测定。

对照品溶液　取齐多夫定对照品约 30mg 和拉米夫定对照品约 15mg，精密称定，置同一 100ml 量瓶中，加 0.025mol/L 醋酸铵溶液（pH 4.0±0.1）-甲醇（95：5）溶解并稀释至刻度，摇匀。

供试品溶液、系统适用性溶液、色谱条件与系统适用性要求　见有关物质项下。

测定法　精密量取供试品溶液与对照品溶液，分别注入液相色谱仪，记录色谱图。按外标法以峰面积计算。

【类别】　抗病毒药。

【贮藏】　密封保存。

附：

胞嘧啶

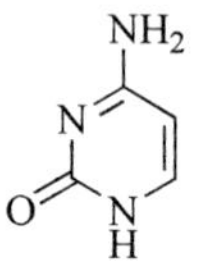

$C_4H_5N_3O$　111.10

尿嘧啶

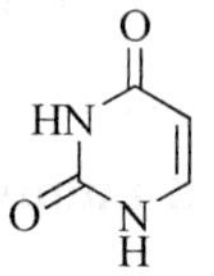

$C_4H_4N_2O_2$　112.09

胸腺嘧啶

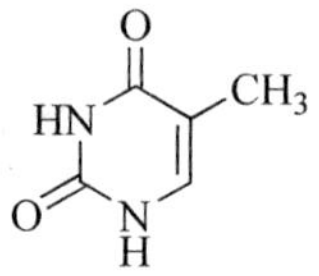

$C_5H_6N_2O_2$　126.11

胸苷

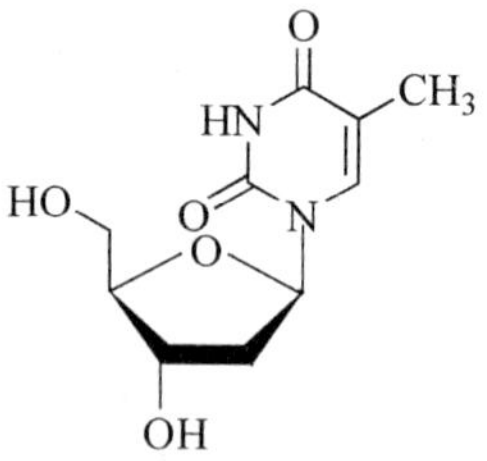

$C_{10}H_{14}N_2O_5$　242.23

水杨酸

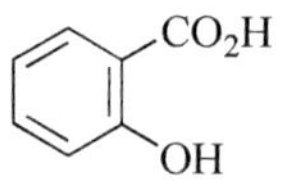

$C_7H_6O_3$　138.12

拉米夫定杂质Ⅰ（拉米夫定酸）

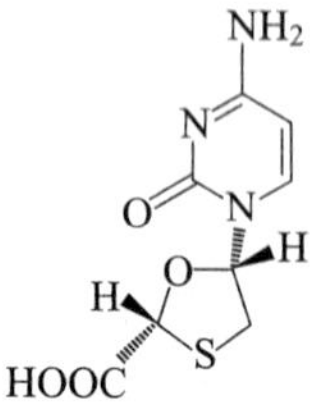

和对映异构体

$C_8H_9N_3O_4S$　243.24

（2*RS*，5*SR*）-5-[4-氨基-2-氧代嘧啶-1（2*H*）-基]-1，3-氧硫杂环戊烷-2-羧酸

拉米夫定杂质Ⅱ［拉米夫定非对映异构体，（±）-反式-拉米夫定］

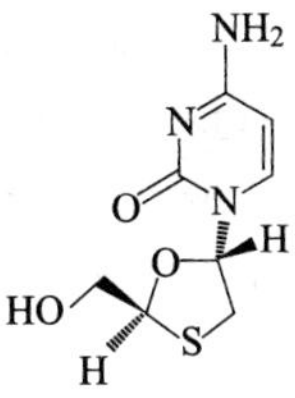

和对映异构体

$C_8H_{11}N_3O_3S$　229.26

4-氨基-1-［(2*RS*,5*RS*)-2-羟甲基-1,3-氧硫杂环戊烷-5-基］嘧啶-2(1*H*)-酮

拉米夫定杂质Ⅲ

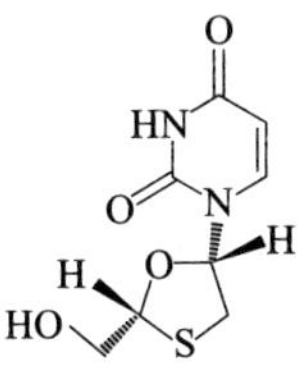

$C_8H_{10}N_2O_4S$　230.23

1-［(2*R*,5*S*)-2-羟甲基-1,3-氧硫杂环戊烷-5-基］嘧啶-2,4(1*H*,3*H*)-酮

拉米夫定杂质Ⅳ

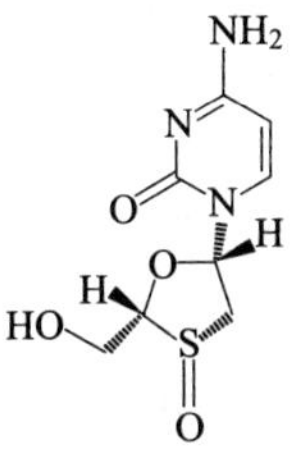

$C_8H_{11}N_3O_4S$　245.26

4-氨基-1-［(2*R*,3*S*,5*S*)-2-羟甲基-1,3-氧硫杂环戊烷-5-基］嘧啶-2(1*H*)-酮-*S*-氧化物

拉米夫定杂质Ⅴ

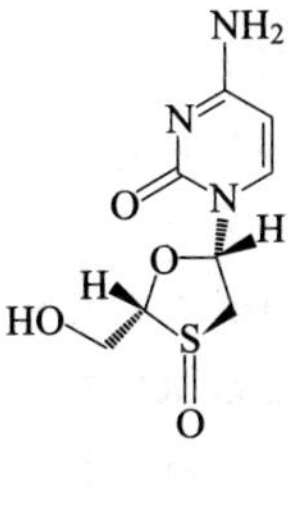

$C_8H_{11}N_3O_4S$　245.25

4-氨基-1-［(2*R*,3*R*,5*S*)-2-羟甲基-1,3-氧硫杂环戊烷-5-基］嘧啶-2(1*H*)-酮-*S*-氧化物

齐多夫定杂质Ⅰ

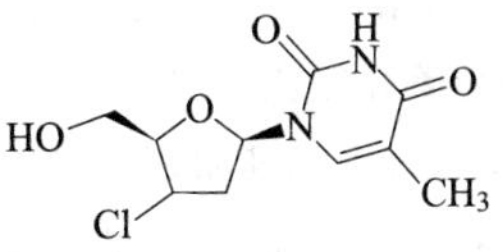

$C_{10}H_{13}N_2O_4Cl$　260.68

3′-氯-3′-脱氧胸苷

交沙霉素

Jiaoshameisu

Josamycin

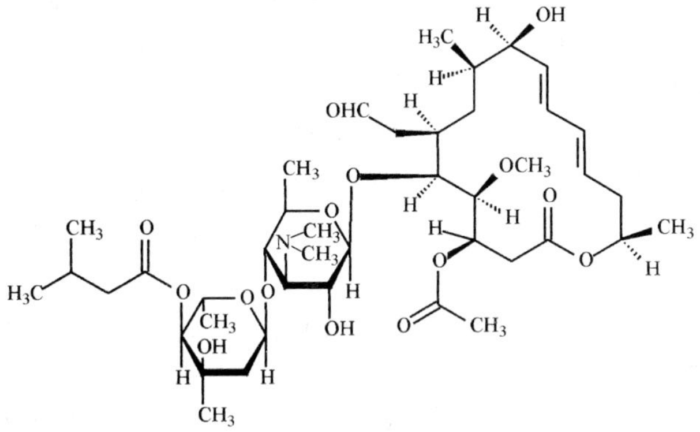

$C_{42}H_{69}NO_{15}$　827.99

本品为以吉他霉素A_3［(4*R*,5*S*,6*S*,7*R*,9*R*,10*R*,11*E*,13*E*,16*R*)-4-(乙酰氧基)-6-［［3,6-二脱氧基-4-*O*-［2,6-二脱氧基-3-*C*-甲基-4-*O*-(3-甲基丁酰基)-α-L-吡喃核己糖基］-3-(二甲基氨基)-β-D-吡喃葡萄糖基］氧］-10-羟基-5-甲氧基-9,16-二甲基-7-(2-氧代乙基)氧杂环十六烷-11,13-二烯-2-酮］为主的多组分抗生素。按干燥品计算，每1mg的效价不得少于920交沙霉素单位。

【性状】 本品为白色或类白色粉末。

本品在甲醇、乙醇或乙醚中易溶，在水中极微溶解。

比旋度 取本品，精密称定，加无水乙醇溶解并定量稀释制成每1ml中约含10mg的溶液，依法测定（通则0621），比旋度为－67°至－73°。

【鉴别】 (1)取本品2mg，加硫酸5ml，缓缓摇匀，即显红棕色。

(2)照薄层色谱法（通则0502）试验。

供试品溶液　取本品，加甲醇溶解并稀释制成每1ml中约含交沙霉素1mg的溶液。

标准品溶液　取交沙霉素标准品，加甲醇溶解并稀释制成每1ml中约含交沙霉素1mg的溶液。

色谱条件　采用硅胶G薄层板，以正己烷-丙酮（8∶7）为展开剂。

测定法　吸取供试品溶液与标准品溶液各10μl，分别点于同一薄层板上，展开后，晾干，喷以显色剂（磷钼酸的乙醇溶液 1→10)，置 110℃加热 10 分钟。

结果判定　供试品溶液所显主斑点的位置和颜色应与标准品溶液主斑点的位置和颜色相同。

(3)取本品与交沙霉素标准品，分别加乙腈溶解并稀释制成每 1ml 中约含吉他霉素 A_3 0.1mg 的溶液，照交沙霉素组分项下的方法测定，供试品溶液主组分峰的保留时间应与标准品溶液中吉他霉素 A_3 峰的保留时间一致。

(4)取本品，加甲醇溶解并稀释制成每 1ml 中约含 20μg 的溶液，照紫外-可见分光光度法(通则 0401)测定，在 231nm 的波长处有最大吸收。

(5)本品的红外光吸收图谱应与对照的图谱(光谱集 1135 图)一致。

以上(2)、(3)两项可选做一项。

【检查】　有关物质　照高效液相色谱法(通则 0512)测定。

供试品溶液　取本品适量，精密称定，加乙腈溶解并定量稀释制成每 1ml 中约含吉他霉素 A_3 1mg 的溶液。

标准品溶液　取交沙霉素标准品适量，精密称定，加乙腈溶解并定量稀释制成每 1ml 中约含吉他霉素 A_3 10μg 的溶液。

系统适用性溶液(1)　取交沙霉素标准品适量，加乙腈溶解并稀释制成每 1ml 中约含吉他霉素 A_3 1mg 的溶液。

系统适用性溶液(2)　取交沙霉素标准品 25mg，加 0.1mol/L 磷酸二氢钾溶液(用磷酸调节 pH 值至 2.0)50ml 溶解，于 40℃水浴中加热 3 小时，取出，放冷，用 2mol/L 氢氧化钠溶液调节 pH 值至 7.0±0.2，加甲醇 50ml，混匀得交沙霉素与杂质 D(相对保留时间约为 0.9)的混合溶液。

灵敏度溶液　精密量取标准品溶液适量，用乙腈定量稀释制成每 1ml 中约含吉他霉素 A_3 0.5μg 的溶液。

色谱条件　用十八烷基硅烷键合硅胶为填充剂(4.6mm×250mm，5μm 或效能相当的色谱柱)；以高氯酸溶液(取高氯酸钠一水合物 119g，加水溶解并稀释至 1000ml，用 1mol/L 盐酸溶液调节 pH 值至 2.5)-乙腈-四氢呋喃(152：94：4)为流动相 A，乙腈为流动相 B，按下表进行线性梯度洗脱，柱温为 25～30℃；检测波长为 231nm；进样体积 20μl。

时间(分钟)	流动相 A(%)	流动相 B(%)
0	100	0
23	100	0
32	86	14
37	76	24
55	76	24
56	100	0
65	100	0

系统适用性要求　系统适用性溶液(1)色谱图应与交沙霉素标准品的标准图谱一致(吉他霉素 A_3 峰的保留时间约为 40 分钟)。系统适用性溶液(2)色谱图中，吉他霉素 A_3 峰与杂质 D 峰间的分离度应不小于 1.0。灵敏度溶液色谱图中，吉他霉素 A_3 峰高的信噪比应大于 10。

测定法　精密量取供试品溶液与标准品溶液，分别注入液相色谱仪，记录色谱图。

限度　供试品溶液色谱图中如有杂质峰，按外标法以吉他霉素 A_3 的峰面积计算，含杂质 B、杂质 C、杂质 D(相对保留时间分别约为 0.90、0.78、0.98)均不得过 2.0%，杂质 E(相对保留时间约为 1.15)不得过 5.0%，其他单个杂质不得过 2.0%，杂质总量不得过 8.0%，小于灵敏度溶液主峰面积的峰忽略不计。

残留溶剂　照残留溶剂测定法(通则 0861 第三法)测定。

内标溶液　0.12%乙苯的丙酮溶液。

供试品溶液　取本品约 1g，精密称定，置 10ml 量瓶中，精密加入内标溶液 1.0ml，用丙酮稀释至刻度，摇匀。

对照品溶液　取甲苯适量，精密称定，用丙酮定量稀释制成每 1ml 中约含 0.8mg 的溶液。精密量取 1ml，置 10ml 量瓶中，精密加入内标溶液 1.0ml，用丙酮稀释至刻度，摇匀。

色谱条件　以二乙烯苯-苯乙烯型高分子多孔小球为固定相，柱温为 190℃；进样体积 2μl。

测定法　精密量取供试品溶液与对照品溶液，分别注入气相色谱仪，记录色谱图。

限度　按内标法以峰面积比值计算，甲苯的残留量应符合规定。

干燥失重　取本品，以五氧化二磷为干燥剂，在 60℃减压干燥至恒重，减失重量不得过 2.0%(通则 0831)。

炽灼残渣　取本品 1.0g，依法测定(通则 0841)，遗留残渣不得过 0.2%。

重金属　取炽灼残渣项下遗留的残渣，依法检查(通则 0821 第二法)，含重金属不得过百万分之三十。

交沙霉素组分　照高效液相色谱法(通则 0512)测定。

供试品溶液　取本品适量，精密称定，加乙腈溶解并定量稀释制成每 1ml 中约含吉他霉素 A_3 1mg 的溶液。

标准品溶液　取交沙霉素标准品适量，精密称定，加乙腈溶解并定量稀释制成每 1ml 中约含吉他霉素 A_3 1mg 的溶液。

系统适用性溶液(1)、系统适用性溶液(2)、色谱条件与系统适用性要求　见有关物质项下。

测定法　精密量取供试品溶液与标准品溶液分别注入液相色谱仪，记录色谱图。

限度　按外标法以吉他霉素 A_3 的峰面积计算，按干燥品计，吉他霉素 A_3 应不低于 87.0%；吉他霉素 A_1、A_3、A_4、A_6、A_7 与麦迪霉素 A_1 组分之和(相对保留时间分别约为 0.88、1.0、0.80、0.52、0.38、0.82)应不低于 90.0%。

【含量测定】　取本品适量，精密称定，加乙醇适量(每 10mg 加乙醇 3ml)使溶解，再用灭菌水定量稀释制成每 1ml 中约含 1000 单位的溶液，照抗生素微生物检定法(通则 1201)测定。1000 交沙霉素单位相当于 1mg 交沙霉素。

【类别】　大环内酯类抗生素。

【贮藏】　遮光保存。

【制剂】　交沙霉素片

附：

杂质

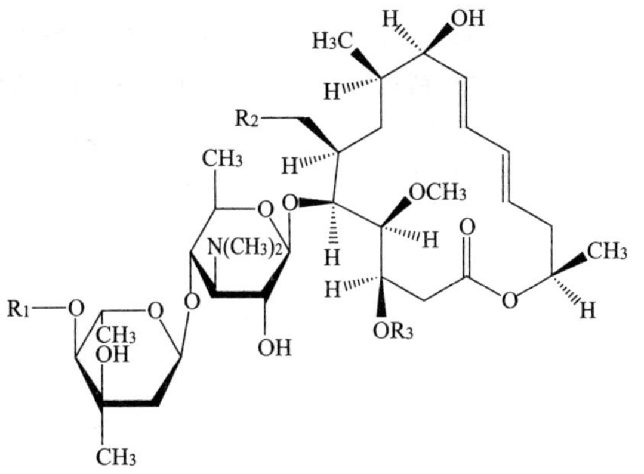

杂质 A

（4*R*，5*S*，6*S*，7*R*，9*R*，10*R*，11*E*，13*E*，16*R*）-4-（乙酰氧基）-6-[[3，6-二脱氧基-4-*O*-（2，6-二脱氧基-4-*O*-丁酰基-3-*C*-甲基-*α*-L-吡喃六碳核糖基）-3-（二甲基氨基）-*β*-D-吡喃葡萄糖基]氧]-10-羟基-5-甲氧基-9，16-二甲基-7-（2-氧乙基）氧杂环十六烷-11，13-二烯-2-酮

杂质 B

（4*R*，5*S*，6*S*，7*R*，9*R*，10*R*，11*E*，13*E*，16*R*）-4-（乙酰氧基）-6-[[3，6-二脱氧基-4-*O*-[2，6-二脱氧基-3-*C*-甲基-4-*O*-（3-甲基丁酰基）-*α*-L-吡喃六碳核糖基]-3-（二甲基氨基）-*β*-D-吡喃葡萄糖基]氧]-10-羟基-7-（2-氧乙基）-5-甲氧基-9，16-二甲基氧杂环十六烷-11，13-二烯-2-酮

杂质 D

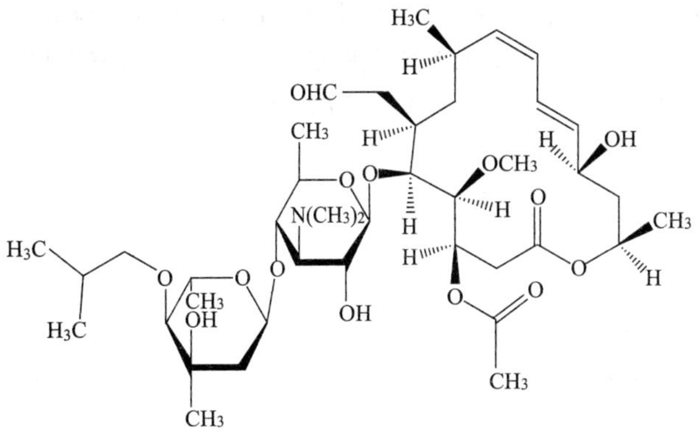

$C_{42}H_{69}NO_{15}$　827.99

（4*R*，5*S*，6*S*，7*R*，9*R*，10*Z*，12*E*，14*R*，16*R*）-4-（乙酰氧基）-6-[[3，6-二脱氧基-4-*O*-[2，6-二脱氧基-3-*C*-甲基-4-*O*-（3-甲基丁酰基）-*α*-L-吡喃六碳核糖基]-3-（二甲基氨基）-*β*-D-吡喃葡萄糖基]氧]-14-羟基-5-甲氧基-9，16-二甲基-7-（2-氧代乙基）氧杂环十六烷-10，12-二烯-2-酮（异交沙霉素）

杂质 E

（4*R*，5*S*，6*S*，7*R*，9*R*，10*R*，11*E*，13*E*，16*R*）-6-[[3，6-二脱氧基-4-*O*-[2，6-二脱氧基-3-*C*-甲基-4-*O*-（3-甲基丁酰基）-*α*-L-吡喃六碳核糖基]-3-（二甲基氨基）-*β*-D-吡喃葡萄糖基]氧]-10-羟基-5-甲氧基-9，16-二甲基-7-（2-氧乙基）-4-（丙酰氧基）氧杂环十六烷-11，13-二烯-2-酮

名称	R_1	R_2	R_3	分子式	分子量
杂质 A（A4）	$-COCH_2CH_2CH_3$	$-CHO$	$-COCH_3$	$C_{41}H_{67}NO_{15}$	813.45
杂质 B	$-COCH_2CH(CH_3)_2$	$-CH_2OH$	$-COCH_3$	$C_{42}H_{71}NO_{15}$	829.48
杂质 C	结构未确定			$C_{42}H_{69}NO_{15}$	827.47
杂质 E（X3）	$-COCH_2CH(CH_3)_2$	$-CHO$	$-COCH_2CH_3$	$C_{43}H_{71}NO_{15}$	841.48
杂质 F（A11）	$-H$	$-CHO$	$-H$	$C_{35}H_{59}NO_{14}$	717.39
杂质 G（A9）	$-COCH_3$	$-CHO$	$-H$	$C_{37}H_{61}NO_{14}$	743.41
杂质 H（A1）	$-COCH_2CH(CH_3)_2$	$-CHO$	$-H$	$C_{40}H_{67}NO_{14}$	785.46
杂质 I（A7）	$-COCH_2CH_3$	$-CHO$	$-H$	$C_{38}H_{63}NO_{14}$	757.42
杂质 J（X2）	$-CO(CH_2)_4CH_3$	$-CHO$	$-COCH_3$	$C_{43}H_{71}NO_{15}$	841.42
杂质 K（A6）	$-COCH_2CH_3$	$-CHO$	$-COCH_3$	$C_{40}H_{65}NO_{15}$	799.44
杂质 L（A5）	$-COCH_2CH_2CH_3$	$-CHO$	$-H$	$C_{39}H_{65}NO_{14}$	771.44
杂质 M（A8）	$-COCH_3$	$-CHO$	$-COCH_3$	$C_{38}H_{63}NO_{15}$	785.42
杂质 N（A10）	$-H$	$-CHO$	$-COCH_3$	$C_{37}H_{61}NO_{14}$	743.41

杂质 F

(4*R*,5*S*,6*S*,7*R*,9*R*,10*R*,11*E*,13*E*,16*R*)-6-[[3,6-二脱氧基-4-*O*-(2,6-二脱氧基-3-*C*-甲基-*α*-L-吡喃六碳核糖基)-3-(二甲基氨基)-*β*-D-吡喃葡萄糖基]氧]-4,10-二羟基-5-甲氧基-9,16-二甲基-7-(2-氧代乙基)氧杂环十六烷-11,13-二烯-2-酮

杂质 G

(4*R*,5*S*,6*S*,7*R*,9*R*,10*R*,11*E*,13*E*,16*R*)-6-[[4-*O*-(4-*O*-乙酰基-2,6-二脱氧基-3-*C*-甲基-*α*-L-吡喃六碳核糖基)-3,6-二脱氧基-3-(二甲基氨基)-*β*-D-吡喃葡萄糖基]氧]-4,10-二羟基-5-甲氧基-9,16-二甲基-7-(2-氧代乙基)氧杂环十六烷-11,13-二烯-2-酮

杂质 H

(4*R*,5*S*,6*S*,7*R*,9*R*,10*R*,11*E*,13*E*,16*R*)-6-[[3,6-二脱氧基-4-*O*-[2,6-二脱氧基-3-*C*-甲基-4-*O*-(3-甲基丁酰基)-*α*-L-吡喃六碳核糖基]-3-(二甲基氨基)-*β*-D-吡喃葡萄糖基]氧]-4,10-二羟基-5-甲氧基-9,16-二甲基-7-(2-氧代乙基)氧杂环十六烷-11,13-二烯-2-酮

杂质 I

(4*R*,5*S*,6*S*,7*R*,9*R*,10*R*,11*E*,13*E*,16*R*)-6-[[3,6-二脱氧基-4-*O*-(2,6-二脱氧基-3-*C*-甲基-4-*O*-丙酰基-*α*-L-吡喃六碳核糖基)-3-(二甲基氨基)-*β*-D-吡喃葡萄糖基]氧]-4,10-二羟基-5-甲氧基-9,16-二甲基-7-(2-氧代乙基)氧杂环十六烷-11,13-二烯-2-酮

杂质 J

(4*R*,5*S*,6*S*,7*R*,9*R*,10*R*,11*E*,13*E*,16*R*)-4-(乙酰氧基)-6-[[3,6-二脱氧基-4-*O*-(2,6-二脱氧基-4-*O*-己酰基-3-*C*-甲基-*α*-L-吡喃六碳核糖基)-3-(二甲基氨基)-*β*-D-吡喃葡萄糖基]氧]-10-羟基-5-甲氧基-9,16-二甲基-7-(2-氧代乙基)氧杂环十六烷-11,13-二烯-2-酮

杂质 K

(4*R*,5*S*,6*S*,7*R*,9*R*,10*R*,11*E*,13*E*,16*R*)-4-(乙酰氧基)-6-[[3,6-二脱氧基-4-*O*-(2,6-二脱氧基-3-*C*-甲基-4-*O*-丙酰基-*α*-L-吡喃六碳核糖基)-3-(二甲基氨基)-*β*-D-吡喃葡萄糖基]氧]-10-羟基-5-甲氧基-9,16-二甲基-7-(2-氧代乙基)氧杂环十六烷-11,13-二烯-2-酮

杂质 L

(4*R*,5*S*,6*S*,7*R*,9*R*,10*R*,11*E*,13*E*,16*R*)-6-[[3,6-二脱氧基-4-*O*-(2,6-二脱氧基-4-*O*-丁酰基-3-*C*-甲基-*α*-L-吡喃六碳核糖基)-3-(二甲基氨基)-*β*-D-吡喃葡萄糖基]氧]-4,10-二羟基-5-甲氧基-9,16-二甲基-7-(2-氧代乙基)氧杂环十六烷-11,13-二烯-2-酮

杂质 M

(4*R*,5*S*,6*S*,7*R*,9*R*,10*R*,11*E*,13*E*,16*R*)-4-(乙酰氧基)-6-[[3,6-二脱氧基-4-*O*-(2,6-二脱氧基-4-*O*-乙酰基-3-*C*-甲基-*α*-L-吡喃六碳核糖基)-3-(二甲基氨基)-*β*-D-吡喃葡萄糖基]氧]-10-羟基-5-甲氧基-9,16-二甲基-7-(2-氧代乙基)氧杂环十六烷-11,13-二烯-2-酮

杂质 N

(4*R*,5*S*,6*S*,7*R*,9*R*,10*R*,11*E*,13*E*,16*R*)-4-(乙酰氧基)-6-[[3,6-二脱氧基-4-*O*-(2,6-二脱氧基-3-*C*-甲基-*α*-L-吡喃六碳核糖基)-3-(二甲基氨基)-*β*-D-吡喃葡萄糖基]氧]-10-羟基-5-甲氧基-9,16-二甲基-7-(2-氧乙基)氧杂环十六烷-11,13-二烯-2-酮

交沙霉素片

Jiaoshameisu Pian

Josamycin Tablets

本品含交沙霉素($C_{42}H_{69}NO_{15}$)应为标示量的90.0%～110.0%。

【性状】 本品为糖衣片或薄膜衣片,除去包衣后,显白色或类白色。

【鉴别】 (1)取本品细粉适量,加甲醇使交沙霉素溶解并稀释制成每1ml中约含交沙霉素1mg的溶液,滤过,取续滤液作为供试品溶液,照交沙霉素项下的鉴别(2)试验,点样量为5μl,应显相同的结果。

(2)取本品细粉适量,加甲醇溶解并制成每1ml中约含交沙霉素20μg的溶液,滤过,滤液照交沙霉素项下的鉴别(4)试验,应显相同的结果。

【检查】 **干燥失重** 取本品,以五氧化二磷为干燥剂,在60℃减压干燥3小时,减失重量不得过5.0%(通则0831)。

溶出度 照溶出度与释放度测定法(通则0931第二法)测定。

溶出条件 以pH 4.5磷酸盐缓冲液(称取磷酸二氢钾13.61g,加水750ml溶解,用氢氧化钠试液调节pH值至4.5,加水至1000ml)900ml为溶出介质,转速为每分钟50转,依法操作,经30分钟时取样。

供试品溶液 取溶出液适量,滤过,精密量取续滤液适量,用溶出介质定量稀释制成每1ml中约含交沙霉素20μg的溶液。

对照溶液 取本品10片,研细,精密称取适量(相当于平均片重),按标示量加溶出介质溶解并定量稀释制成每1ml中

约含 0.1mg 的溶液，滤过，精密量取续滤液，用溶出介质定量稀释制成每 1ml 中约含交沙霉素 20μg 的溶液。

测定法　取供试品溶液与对照溶液，照紫外-可见分光光度法（通则 0401），在 231nm 的波长处分别测定吸光度，计算每片的溶出量。

限度　75%，应符合规定。

其他　应符合片剂项下有关的各项规定（通则 0101）。

【含量测定】　取本品 10 片，精密称定，研细，精密称取适量（约相当于交沙霉素 0.2g），加乙醇适量（每 10mg 加乙醇 3ml）超声使交沙霉素溶解，再用灭菌水定量稀释制成每 1ml 中约含 1000 单位的溶液，照交沙霉素项下的方法测定。1000 交沙霉素单位相当于 1mg 的 $C_{42}H_{69}NO_{15}$。

【类别】　同交沙霉素。

【规格】　（1）50mg（5 万单位）　（2）0.2g（20 万单位）

【贮藏】　密封，在干燥处保存。

米　力　农

Milinong

Milrinone

$C_{12}H_9N_3O$　211.22

本品为 1,6-二氢-2-甲基-6-氧代-[3,4′-双吡啶]-5-甲腈。按干燥品计算，含 $C_{12}H_9N_3O$ 不得少于 98.5%。

【性状】　本品为类白色结晶性粉末；无臭。

本品在水或乙醇中几乎不溶，在稀盐酸中略溶。

【鉴别】　（1）取本品约 20mg，加 1mol/L 盐酸羟胺的丙二醇溶液 2ml 与 1mol/L 氢氧化钾丙二醇溶液 2ml，水浴煮沸 2 分钟，加三氯化铁试液 1 滴，应显红色至紫红色。

（2）取本品约 50mg，加吡啶 2ml 溶解后，加硝酸银试液 4ml，即生成白色沉淀。

（3）取本品约 20mg，加乳酸 0.2ml 溶解后，加水稀释制成每 1ml 中约含 6μg 的溶液，照紫外-可见分光光度法（通则 0401）测定，在 266nm 与 325nm 波长处有最大吸收。

（4）本品的红外光吸收图谱应与对照的图谱（光谱集 749 图）一致。

【检查】　**氢氧化钠溶液的澄清度与颜色**　取本品 1.0g，加氢氧化钠试液 10ml 溶解后，溶液应澄清无色（通则 0902 第一法）；如显色，与黄色 2 号标准比色液（通则 0901 第一法）比较，不得更深。

有关物质　照高效液相色谱法（通则 0512）测定。

供试品溶液　取本品适量，精密称定，加流动相溶解并定量稀释制成每 1ml 中约含 2mg 的溶液（必要时，在 80℃ 水浴中加热使溶解）。

对照溶液　精密量取供试品溶液 1ml，置 100ml 量瓶中，用流动相稀释至刻度，摇匀，精密量取 1ml，置 10ml 量瓶中，用流动相稀释至刻度，摇匀。

对照品溶液　取杂质Ⅰ对照品适量，精密称定，加流动相溶解并定量稀释制成每 1ml 中约含 2μg 的溶液。

系统适用性溶液　取米力农与杂质Ⅰ对照品各适量，加流动相溶解并稀释制成每 1ml 中各约含 20μg 的溶液。

色谱条件　用辛基硅烷键合硅胶为填充剂；以磷酸氢二钾溶液（取磷酸氢二钾 2.7g，加水 800ml 溶解后，加三乙胺 2.4ml，用磷酸调 pH 值至 7.5）-乙腈（80：20）为流动相；检测波长为 220nm；进样体积 20μl。

系统适用性要求　系统适用性溶液色谱图中，杂质Ⅰ峰相对于米力农峰的保留时间约为 0.6，杂质Ⅰ峰与米力农峰的分离度应大于 4.0。

测定法　精密量取供试品溶液、对照溶液与对照品溶液，分别注入液相色谱仪，记录色谱图至主成分峰保留时间的 2 倍。

限度　供试品溶液色谱图中，如有与杂质Ⅰ峰保留时间一致的色谱峰，按外标法以峰面积计，不得过 0.1%；其他单个杂质峰面积不得过对照溶液主峰面积的 0.5 倍（0.05%），其他杂质峰面积的和不得大于对照溶液主峰面积（0.1%）。

残留溶剂　照残留溶剂测定法（通则 0861 第二法）测定。

供试品溶液　取本品约 0.1g，精密称定，置 10ml 量瓶中，加二甲基亚砜溶解并稀释至刻度，摇匀。

对照品溶液　分别取乙酸乙酯、甲醇、二氯甲烷、*N*,*N*-二甲基甲酰胺、醋酸各适量，精密称定，用二甲基亚砜溶解并定量稀释制成每 1ml 中约含乙酸乙酯 50μg、甲醇 30μg、二氯甲烷 6μg、*N*,*N*-二甲基甲酰胺 8.8μg 与醋酸 50μg 的混合溶液。

色谱条件　以聚乙二醇（PEG-20M）为固定液的毛细管柱为色谱柱，起始温度为 40℃，保持 8 分钟，以每分钟 20℃ 升温至 200℃，保持 4 分钟；进样口温度为 250℃，检测器温度为 250℃；进样体积 1μl。

系统适用性要求　各成分峰之间的分离度均应符合要求。

测定法　精密量取供试品溶液与对照品溶液，分别注入气相色谱仪，记录色谱图。

限度　按外标法以峰面积计算，乙酸乙酯、甲醇、二氯甲烷、*N*,*N*-二甲基甲酰胺与醋酸的残留量均应符合规定。

氯化物　取本品 1.0g，加水 50ml，充分振摇，滤过，取滤液 25ml，依法检查（通则 0801），如发生浑浊，与标准氯化钠溶液 7ml 制成的对照液比较，不得更浓（0.014%）。

干燥失重　取本品，在105℃干燥至恒重，减失重量不得过1.0%（通则0831）。

炽灼残渣　取本品1.0g，依法检查（通则0841），遗留残渣不得过0.1%。

重金属　取炽灼残渣项下遗留的残渣，依法检查（通则0821第二法），含重金属不得过百万分之二十。

【含量测定】　取本品约0.16g，精密称定，加冰醋酸30ml，60℃以下加热使溶解，放冷，加结晶紫指示液1滴，用高氯酸滴定液（0.1mol/L）滴定至溶液显蓝色，并将滴定的结果用空白试验校正，即得。每1ml的高氯酸滴定液（0.1mol/L）相当于21.12mg的$C_{12}H_9N_3O$。

【类别】　强心药。

【贮藏】　密封，在干燥处保存。

【制剂】　米力农注射液

附：

杂质Ⅰ

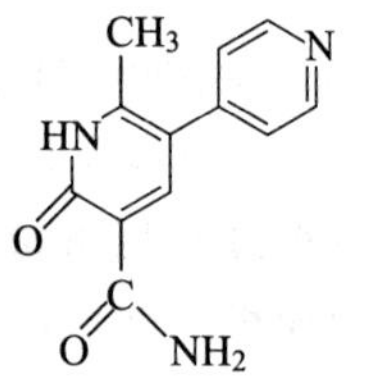

$C_{12}H_{11}N_3O_2$　229.23

1,6-二氢-2-甲基-6-氧代-(3,4′-二吡啶)-5-甲酰胺

杂质Ⅱ

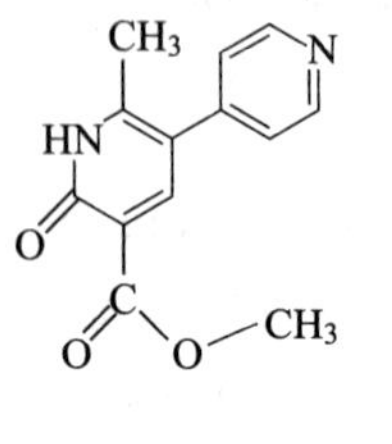

$C_{13}H_{12}N_2O_3$　244.25

1,6-二氢-2-甲基-6-氧代-(3,4′-二吡啶)-5-甲酸甲酯

米力农注射液

Milinong Zhusheye

Milrinone Injection

本品为米力农加乳酸制成的灭菌水溶液。含米力农（$C_{12}H_9N_3O$）应为标示量的95.0%～105.0%。

【性状】　本品为无色澄明液体。

【鉴别】　（1）取本品10ml，置水浴上蒸干，残渣加1mol/L盐酸羟胺的丙二醇溶液2ml与1mol/L氢氧化钾的丙二醇溶液1ml，置水浴上加热，即出现明显黄色，放冷，滤过，滤液中加三氯化铁试液1滴，即显红色至紫红色。

（2）在含量测定项下记录的色谱图中，供试品溶液主峰的保留时间应与对照品溶液主峰的保留时间一致。

（3）取本品0.6ml，置100ml量瓶中，加0.17%乳酸溶液2.5ml，用水稀释至刻度，摇匀，照紫外-可见分光光度法（通则0401）测定，在266nm与325nm的波长处有最大吸收。

【检查】　**pH值**　应为2.8～4.0（通则0631）。

乳酸　照高效液相色谱法（通则0512）测定。

供试品溶液　取本品10ml，置25ml量瓶中，加1mol/L氢氧化钠溶液5ml，摇匀，放置10分钟，加1mol/L盐酸溶液5ml，用水稀释至刻度，摇匀。

对照品溶液　取乳酸钠对照品约20mg，精密称定，置25ml量瓶中，加水约10ml使溶解，加1mol/L氢氧化钠溶液5ml，摇匀，放置10分钟，加1mol/L盐酸溶液5ml，用水稀释至刻度，摇匀。

系统适用性溶液　取乳酸钠与醋酸钠各约10mg，置10ml量瓶中，加水4ml使溶解，加1mol/L氢氧化钠溶液2ml，摇匀，放置10分钟，加1mol/L盐酸溶液2ml，用水稀释至刻度，摇匀。

色谱条件　用十八烷基硅烷键合硅胶为填充剂；以甲酸-二环己铵-水（0.1∶0.1∶100）为流动相；检测波长为210nm；进样体积50μl。

系统适用性要求　系统适用性溶液色谱图中，理论板数按乳酸峰计算不低于2000，乳酸峰与醋酸峰的分离度应符合要求。

测定法　精密量取供试品溶液与对照品溶液，分别注入液相色谱仪，记录色谱图。

限度　按外标法以峰面积计算，并将计算结果乘以0.7948。每1ml中含乳酸的量应为处方量的85.0%～115.0%。

有关物质　照高效液相色谱法（通则0512）测定。（处方中含葡萄糖的产品应检测5-羟甲基糠醛）

供试品溶液　取本品，即得。

对照溶液　精密量取供试品溶液适量，用流动相定量稀释制成每1ml中约含米力农2μg的溶液。

对照品溶液　取5-羟甲基糠醛对照品、杂质Ⅰ对照品与杂质Ⅱ对照品各适量，精密称定，加流动相溶解并定量稀释制成每1ml中分别约含10μg、1μg与1μg的溶液。

系统适用性溶液　取米力农、5-羟甲基糠醛对照品、杂质Ⅰ对照品与杂质Ⅱ对照品各适量，用流动相溶解并稀释制成每1ml中分别约含100μg、20μg、100μg与100μg的混合溶液。

色谱条件　用十八烷基硅烷键合硅胶为填充剂；以水-甲

醇-硼酸钠缓冲液(取硼酸 31g,加水 800ml,缓缓加 20%氢氧化钠溶液适量,充分振摇使硼酸完全溶解,用 20%氢氧化钠溶液调节 pH 值至 7.0,用水稀释至 1000ml,摇匀。临用新制)(725∶250∶25)为流动相;检测波长为 284nm 与 254nm;进样体积 20μl。

系统适用性要求　在 284nm,系统适用性溶液色谱图中,5-羟甲基糠醛与其相邻杂质峰之间的分离度应符合要求;在 254nm,系统适用性溶液色谱图中,杂质Ⅰ峰与米力农峰之间的分离度应大于 4.0。

测定法　精密量取供试品溶液、对照溶液与对照品溶液,分别注入液相色谱仪,记录色谱图至主成分峰保留时间的 3 倍。

限度　在 284nm,供试品溶液色谱图中如有与对照品溶液中 5-羟甲基糠醛峰保留时间一致的色谱峰,按外标法以峰面积计算,不得过葡萄糖标示量的 0.02%;在 254nm,供试品溶液色谱图中如有与对照品溶液中杂质Ⅰ峰和杂质Ⅱ峰保留时间一致的色谱峰,按外标法以峰面积计算,均不得过米力农标示量的 0.1%,其他单个杂质峰面积不得大于对照溶液主峰面积的 0.5 倍(0.1%),其他各杂质峰面积的和不得大于对照溶液主峰面积(0.2%)。

渗透压摩尔浓度　渗透压摩尔浓度比应为 0.90～1.10(通则 0632)。

细菌内毒素　取本品,依法检查(通则 1143),每 1mg 米力农中含内毒素的量应小于 12EU。

其他　应符合注射剂项下有关的各项规定(通则 0102)。

【含量测定】　照高效液相色谱法(通则 0512)测定。

供试品溶液　精密量取本品 5ml,置 50ml 量瓶中,用流动相稀释至刻度,摇匀。

对照品溶液　取米力农对照品适量,精密称定,加流动相溶解并定量稀释制成每 1ml 中约含 0.1mg 的溶液。

系统适用性溶液　取米力农、杂质Ⅰ对照品与杂质Ⅱ对照品各适量,加流动相溶解并稀释制成每 1ml 中各约含 100μg 的混合溶液。

色谱条件　见有关物质项下。检测波长为 254nm。

系统适用性要求　系统适用性溶液色谱图中,杂质Ⅰ峰与米力农峰的分离度应大于 4.0。

测定法　精密量取供试品溶液与对照品溶液,分别注入液相色谱仪,记录色谱图。按外标法以峰面积计算。

【类别】　强心药。

【规格】　(1)5ml∶5mg　(2)10ml∶10mg

【贮藏】　密闭,在干燥处保存。

【标注】　本品说明书中应注明乳酸的处方量;如使用葡萄糖,亦应注明处方量。

米非司酮

Mifeisitong

Mifepristone

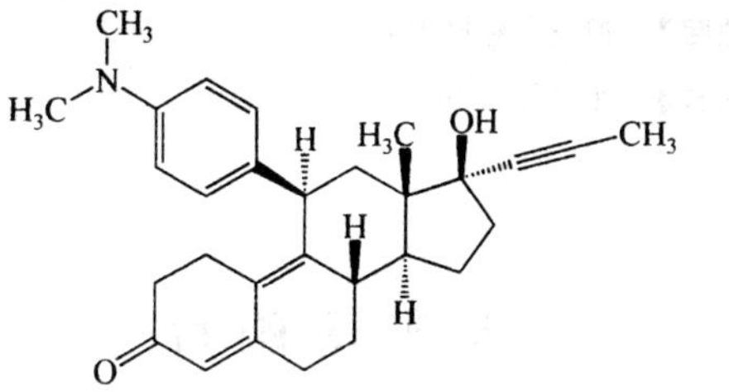

$C_{29}H_{35}NO_2$　429.61

本品为 11β-[4-(*N*,*N*-二甲氨基)-1-苯基]-17β-羟基-17α-(1-丙炔基)-雌甾-4,9-二烯-3-酮。按干燥品计算,含 $C_{29}H_{35}NO_2$ 不得少于 98.5%。

【性状】　本品为淡黄色结晶性粉末;无臭,无味。

本品在甲醇或二氯甲烷中易溶,在乙醇或乙酸乙酯中溶解,在水中几乎不溶。

熔点　本品的熔点(通则 0612)为 192～196℃。

比旋度　取本品,精密称定,加二氯甲烷溶解并定量稀释制成每 1ml 中约含 5mg 的溶液,依法测定(通则 0621),比旋度为+124°至+129°。

【鉴别】　(1)取本品,加乙醇溶解并稀释制成每 1ml 中约含 10μg 的溶液,照紫外-可见分光光度法(通则 0401)测定,在 304nm 与 260nm 的波长处有最大吸收。

(2)本品的红外光吸收图谱应与对照的图谱(光谱集 1141 图)一致。

有关物质　照高效液相色谱法(通则 0512)测定。

供试品溶液　取本品适量,加甲醇溶解并稀释制成每 1ml 中约含 0.5mg 的溶液。

对照溶液　精密量取供试品溶液 2ml,置 100ml 量瓶中,用甲醇稀释至刻度,摇匀。

色谱条件　用十八烷基硅烷键合硅胶为填充剂;以甲醇-水-三乙胺(75∶25∶0.05)为流动相;检测波长为 304nm;进样体积 10μl。

系统适用性要求　理论板数按米非司酮峰计算不低于 2000。

测定法　精密量取供试品溶液与对照溶液,分别注入液相色谱仪,记录色谱图至主成分峰保留时间的 2 倍。

限度　供试品溶液的色谱图中如有杂质峰,单个杂质峰面积不得大于对照溶液主峰面积的 0.5 倍(1.0%),各杂质峰面积的和不得大于对照溶液主峰面积(2.0%)。

干燥失重　取本品,在 105℃干燥至恒重,减失重量不得过 0.5%(通则 0831)。

【含量测定】 取本品约 0.3g，精密称定，加冰醋酸 20ml 溶解后，加结晶紫指示液 1 滴，用高氯酸滴定液（0.1mol/L）滴定至溶液显蓝绿色，并将滴定的结果用空白试验校正。每 1ml 高氯酸滴定液（0.1mol/L）相当于 42.96mg 的 $C_{29}H_{35}NO_2$。

【类别】 抗早孕药。

【贮藏】 遮光，密封保存。

【制剂】 米非司酮片

米非司酮片

Mifeisitong Pian

Mifepristone Tablets

本品含米非司酮（$C_{29}H_{35}NO_2$）应为标示量的 90.0%～110.0%。

【性状】 本品为微黄色片。

【鉴别】 取本品细粉适量（约相当于米非司酮 20mg），照米非司酮项下的鉴别（1）试验，显相同的结果。

【检查】 **有关物质** 照高效液相色谱法（通则 0512）测定。

供试品溶液 取本品细粉适量（约相当于米非司酮 50mg），精密称定，置 100ml 量瓶中，加甲醇适量，振摇 30 分钟使米非司酮溶解，用甲醇稀释至刻度，摇匀，滤过，取续滤液。

对照溶液 精密量取供试品溶液 2ml，置 100ml 量瓶中，用甲醇稀释至刻度，摇匀。

色谱条件、系统适用性要求与测定法 见米非司酮有关物质项下。

限度 供试品溶液色谱图中如有杂质峰，单个杂质峰面积不得大于对照溶液主峰面积的 0.5 倍（1.0%），各杂质峰面积的和不得大于对照溶液主峰面积（2.0%）。

含量均匀度 取本品 1 片，置 100ml（10mg 规格）或 250ml（25mg 规格）量瓶中，加 0.1mol/L 盐酸溶液适量，振摇使米非司酮溶解，用 0.1mol/L 盐酸溶液稀释至刻度，摇匀，滤过，精密量取续滤液 5ml，置 50ml 量瓶中，用 0.1mol/L 盐酸溶液稀释至刻度，摇匀，照紫外-可见分光光度法（通则 0401），在 310nm 的波长处测定吸光度，按 $C_{29}H_{35}NO_2$ 的吸收系数（$E_{1cm}^{1\%}$）为 463 计算含量，应符合规定（通则 0941）。

溶出度 照溶出度与释放度测定法（通则 0931 第一法）测定。

溶出条件 以 0.1mol/L 盐酸溶液 900ml 为溶出介质，转速为每分钟 100 转，依法操作，经 30 分钟时取样。

测定法 取溶出液 15ml，滤过，精密量取续滤液 10ml，用溶出介质定量稀释制成每 1ml 中约含米非司酮 10μg 的溶液，照紫外-可见分光光度法（通则 0401），在 310nm 的波长处测定吸光度，按 $C_{29}H_{35}NO_2$ 的吸收系数（$E_{1cm}^{1\%}$）为 463 计算每片的溶出量。

限度 标示量的 75%，应符合规定。

其他 应符合片剂项下有关的各项规定（通则 0101）。

【含量测定】 照紫外-可见分光光度法（通则 0401）测定。

供试品溶液 本品 20 片，精密称定，研细，精密称取适量（约相当于米非司酮 50mg），置 100ml 量瓶中，加 0.1mol/L 盐酸溶液适量，振摇使米非司酮溶解，用 0.1mol/L 盐酸溶液稀释至刻度，摇匀，滤过，精密量取续滤液 2ml，置 100ml 量瓶中，用 0.1mol/L 盐酸溶液稀释至刻度，摇匀。

测定法 取供试品溶液，在 310nm 的波长处测定吸光度，按 $C_{29}H_{35}NO_2$ 的吸收系数（$E_{1cm}^{1\%}$）为 463 计算。

【类别】 同米非司酮。

【规格】 （1）10mg　（2）25mg　（3）0.2g

【贮藏】 遮光，密封保存。

米诺地尔

Minuodi'er

Minoxidil

$C_9H_{15}N_5O$　209.25

本品为 6-（1-哌啶基）-2，4-嘧啶二胺，3-氧化物。按干燥品计算，含 $C_9H_{15}N_5O$ 不得少于 99.0%。

【性状】 本品为白色或类白色结晶性粉末。

本品在乙醇中略溶，在三氯甲烷或水中微溶，在丙酮中极微溶解；在冰醋酸中溶解。

【鉴别】 （1）取本品，加乙醇溶解并稀释制成每 1ml 中约含 6μg 的溶液，照紫外-可见分光光度法（通则 0401）测定，在 231nm 的波长处有最大吸收。

（2）本品的红外光吸收图谱应与对照的图谱（光谱集 608 图）一致。

【检查】 **有关物质** 照高效液相色谱法（通则 0512）测定。

供试品溶液 取本品适量，加流动相溶解并稀释制成每 1ml 中约含 0.5mg 的溶液。

对照溶液 精密量取供试品溶液适量，用流动相定量稀释制成每 1ml 中含 2.5μg 的溶液。

系统适用性溶液 取米诺地尔适量，加含 0.3%磺基丁二酸钠二辛酯的流动相溶解并稀释制成每 1ml 中含 0.5mg 的溶液，置 60℃水浴中加热 1 小时，放冷。

灵敏度溶液 精密量取对照溶液适量，用流动相定量稀释制成每 1ml 中含 0.25μg 的溶液。

色谱条件 用十八烷基硅烷键合硅胶为填充剂；以甲醇-水-三氟乙酸（450：550：1）（每 1000ml 中含庚烷磺酸钠 2g）为流动相；检测波长为 230nm；进样体积 10μl。

系统适用性要求 系统适用性溶液色谱图中，米诺地尔峰与相对保留时间约 1.2 的杂质峰之间的分离度应符合要求，理论板数按米诺地尔峰计算不低于 2000。灵敏度溶液色谱图中，主成分峰高的信噪比应大于 10。

测定法 精密量取供试品溶液与对照溶液，分别注入液相色谱仪，记录色谱图至主成分峰保留时间的 2 倍。

限度 供试品溶液色谱图中如有杂质峰，单个杂质峰面积不得大于对照溶液主峰面积的 0.4 倍（0.2%），各杂质峰面积的和不得大于对照溶液的主峰面积（0.5%），小于灵敏度溶液主峰面积的色谱峰忽略不计。

残留溶剂 照残留溶剂测定法（通则 0861 第二法）测定。

供试品溶液 取本品约 0.25g，精密称定，置顶空瓶中，精密加 *N*,*N*-二甲基甲酰胺 5ml，密封。

对照品溶液 取甲醇、乙醇、二氯甲烷与哌啶各适量，精密称定，用 *N*,*N*-二甲基甲酰胺定量稀释制成每 1ml 中分别含 150μg、250μg、30μg 与 250μg 的混合溶液，精密量取 5ml 置顶空瓶中，密封。

色谱条件 用 6%氰丙基苯基-94%二甲基聚硅氧烷（或极性相近）为固定液；起始温度为 40℃，维持 15 分钟，以每分钟 10℃的速率升温至 220℃，维持 5 分钟；进样口温度为 200℃；检测器温度为 220℃；顶空瓶平衡温度为 80℃，平衡时间为 30 分钟。

系统适用性要求 对照品溶液色谱图中，各成分峰之间的分离度应符合要求。

测定法 取供试品溶液与对照品溶液分别顶空进样，记录色谱图。

限度 按外标法以峰面积计算，哌啶的残留量不得过 0.5%，甲醇、乙醇与二氯甲烷的残留量均应符合规定。

干燥失重 取本品，在 105℃干燥至恒重，减失重量不得过 0.5%（通则 0831）。

炽灼残渣 取本品 1.0g，依法检查（通则 0841），遗留残渣不得过 0.15%。

重金属 取炽灼残渣项下遗留的残渣，依法检查（通则 0821 第二法），含重金属不得过百万分之二十。

【含量测定】 取本品约 0.15g，精密称定，加冰醋酸 50ml，微温使溶解，照电位滴定法（通则 0701），用高氯酸滴定液（0.1mol/L）滴定，并将滴定的结果用空白试验校正。每 1ml 高氯酸滴定液（0.1mol/L）相当于 20.93mg 的 $C_9H_{15}N_5O$。

【类别】 抗高血压药。

【贮藏】 遮光，密封保存。

【制剂】 米诺地尔片

米诺地尔片

Minuodi'er Pian

Minoxidil Tablets

本品含米诺地尔（$C_9H_{15}N_5O$）应为标示量的 90.0%～110.0%。

【性状】 本品为白色片。

【鉴别】 （1）取本品的细粉适量（约相当于米诺地尔 5mg），加乙醇 3ml，振摇，滤过，滤液蒸干，取残渣，加醋酐 1ml、枸橼酸 10mg，置水浴中加热 2 分钟，渐显红色。

（2）取含量测定项下的溶液，照紫外-可见分光光度法（通则 0401）测定，在 229nm 与 281nm 的波长处有最大吸收。

【检查】 **含量均匀度** 取本品 1 片，置 50ml 量瓶中，加盐酸溶液（9→1000）适量，振摇使米诺地尔溶解，加盐酸溶液（9→1000）稀释至刻度，摇匀，滤过，精密量取续滤液 2ml，置 25ml 量瓶中，加盐酸溶液（9→1000）稀释至刻度，摇匀，作为供试品溶液，照含量测定项下的方法测定含量，应符合规定（通则 0941）。

其他 应符合片剂项下有关的各项规定（通则 0101）。

【含量测定】 照紫外-可见分光光度法（通则 0401）测定。

溶剂 盐酸溶液（9→1000）。

供试品溶液 取本品 20 片，精密称定，研细，精密称取适量（约相当于米诺地尔 20mg），置 100ml 量瓶中，加溶剂约 60ml，振摇使米诺地尔溶解，用溶剂稀释至刻度，摇匀，滤过，精密量取续滤液 2ml，置 100ml 量瓶中，用溶剂稀释至刻度，摇匀。

对照品溶液 取米诺地尔对照品适量，精密称定，加溶剂溶解并定量稀释制成每 1ml 中约含 4μg 的溶液。

测定法 取供试品溶液与对照品溶液，在 281nm 的波长处分别测定吸光度，计算。

【类别】【贮藏】 同米诺地尔。

【规格】 2.5mg

米 氮 平

Midanping

Mirtazapine

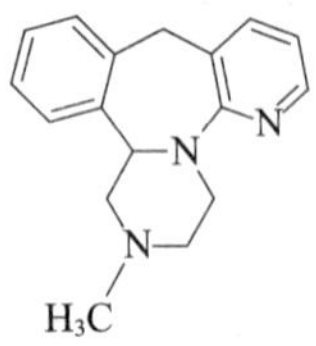

$C_{17}H_{19}N_3$　265.35

本品为 1,2,3,4,10,14*b*-六氢-2-甲基吡嗪基[2,1-*a*]吡啶并[2,3-*c*][2]苯并氮杂䓬。按无水和无溶剂物计算,含 $C_{17}H_{19}N_3$ 不得少于 99.0%。

【性状】 本品为白色或类白色结晶性粉末;无臭;有引湿性。

本品在甲醇、乙醇或四氢呋喃中易溶,在乙酸乙酯中溶解,在水中几乎不溶。

熔点　本品的熔点(通则 0612)为 114~118℃。

【鉴别】 (1)取本品约 15mg,加 0.1mol/L 盐酸溶液 5ml 使溶解,滴加碘化铋钾试液,即生成橙红色沉淀。

(2)取本品适量,加盐酸溶液(9→1000)溶解并稀释制成每 1ml 中约含 15μg 的溶液,照紫外-可见分光光度法(通则 0401)测定,在 253nm 与 315nm 波长处有最大吸收。

(3)本品的红外光吸收图谱应与对照品的图谱一致(通则 0402)。

【检查】 **旋光度**　取本品适量,加无水乙醇溶解并定量稀释制成每 1ml 中约含 10mg 的溶液,依法测定(通则 0621),旋光度为−0.1°至+0.1°。

碱度　取本品 0.10g,加水 10ml,充分振摇,滤过,取滤液依法测定(通则 0631),pH 值应为 7.0~8.5。

有关物质　照高效液相色谱法(通则 0512)测定。

供试品溶液　取本品,加 50%乙腈溶液溶解并稀释制成每 1ml 中约含 1.5mg 的溶液。

对照溶液　精密量取供试品溶液适量,加 50%乙腈溶液定量稀释制成每 1ml 中约含 1.5μg 的溶液。

灵敏度溶液　精密量取对照溶液 5ml,置 10ml 量瓶中,用 50%乙腈溶液稀释至刻度,摇匀。

色谱条件　用十八烷基硅烷键合硅胶为填充剂;以甲醇-四氢呋喃-乙腈-四甲基氢氧化铵缓冲溶液(取四甲基氢氧化铵 36.0g,加水 1900ml,振摇,用磷酸调节 pH 值至 7.4,用水稀释至 2000ml,摇匀)(12.5∶7.5∶15∶65)为流动相;检测波长为 240nm;进样体积 10μl。

系统适用性要求　理论板数按米氮平峰计算不低于 1500,米氮平峰与相邻杂质峰的分离度应符合要求。灵敏度溶液色谱图中,主成分峰高的信噪比应大于 10。

测定法　精密量取供试品溶液与对照溶液,分别注入液相色谱仪,记录色谱图至主成分峰保留时间的 2 倍。

限度　供试品溶液色谱图中如有杂质峰,单个杂质峰面积不得大于对照溶液主峰面积(0.1%),各杂质峰面积的和不得大于对照溶液主峰面积的 5 倍(0.5%),小于灵敏度溶液主峰面积的色谱峰忽略不计。

残留溶剂　照残留溶剂测定法(通则 0861)测定,应符合规定。

水分　取本品,照水分测定法(通则 0832 第一法 1)测定,含水分不得过 3.5%。

炽灼残渣　取本品 1.0g,依法检查(通则 0841),遗留残渣不得过 0.1%。

重金属　取炽灼残渣项下遗留的残渣,依法检查(通则 0821 第二法),含重金属不得过百万分之十。

【含量测定】 取本品约 0.1 g,精密称定,加冰醋酸 30ml 和醋酐 10ml 溶解后,照电位滴定法(通则 0701)测定,用高氯酸滴定液(0.1mol/L)滴定,并将滴定的结果用空白试验校正。每 1ml 高氯酸滴定液(0.1mol/L)相当于 13.27mg 的 $C_{17}H_{19}N_3$。

【类别】 抗抑郁药。

【贮藏】 遮光,密封,在阴凉处保存。

【制剂】 米氮平片

米 氮 平 片

Midanping Pian

Mirtazapine Tablets

本品含米氮平($C_{17}H_{19}N_3$)应为标示量的 90.0%~110.0%。

【性状】 本品为薄膜衣片,除去薄膜衣后显白色或类白色。

【鉴别】 (1)取本品细粉适量(约相当于米氮平 15mg),加 0.1mol/L 盐酸溶液 5ml 使米氮平溶解,滤过,取滤液,滴加碘化铋钾试液,即生成橙红色沉淀。

(2)在含量测定项下记录的色谱图中,供试品溶液主峰的保留时间应与对照品溶液主峰的保留时间一致。

(3)取本品细粉适量,加盐酸溶液(9→1000)使米氮平溶解并稀释制成每 1ml 中约含米氮平 15μg 的溶液,滤过,照紫外-可见分光光度法(通则 0401)测定,在 253nm 与 315nm 的波长处有最大吸收。

(4)取本品细粉适量(约相当于米氮平 30mg),置具塞离心管中,加水-正己烷(1∶1)30ml,振摇 5 分钟,离心,取正己烷层置蒸发皿中,水浴蒸干,取残渣照红外分光光度法(通则 0402)测定;取米氮平对照品同法处理。本品的红外光吸收图谱应与对照品的图谱一致。

【检查】 **有关物质**　照高效液相色谱法(通则 0512)测定。

供试品溶液　取含量测定项下的细粉适量，加50%乙腈溶液适量使米氮平溶解并稀释制成每1ml中约含1.5mg的溶液，滤过，取续滤液。

对照溶液　精密量取供试品溶液适量，用50%乙腈溶液定量稀释制成每1ml中约含3μg的溶液。

灵敏度溶液　精密量取对照溶液5ml，置20ml量瓶中，用50%乙腈溶液稀释至刻度，摇匀。

色谱条件、系统适用性要求与测定法　见米氮平有关物质项下。

限度　供试品溶液色谱图中如有杂质峰，单个杂质峰面积不得大于对照溶液主峰面积(0.2%)，各杂质峰面积的和不得大于对照溶液主峰面积的5倍(1.0%)，小于灵敏度溶液主峰面积的色谱峰忽略不计。

含量均匀度　(15mg规格)取本品1片，加50%乙腈溶液适量研磨，并用50%乙腈溶液分次转移至50ml量瓶中，照含量测定项下的方法，自"加50%乙腈溶液适量使米氮平溶解并稀释至刻度"起，依法测定含量，应符合规定(通则0941)。

溶出度　照溶出度与释放度测定法(通则0931第二法)测定。

溶出条件　以盐酸溶液(9→1000)900ml为溶出介质，转速为每分钟50转，依法操作，经15分钟时取样。

供试品溶液　取溶出液适量，滤过，取续滤液(15mg规格)或精密量取续滤液5ml(30mg规格)，置10ml量瓶中，用溶出介质稀释至刻度，摇匀。

对照品溶液　取米氮平对照品适量，精密称定，加溶出介质溶解并定量稀释制成每1ml中约含15μg的溶液。

测定法　取供试品溶液与对照品溶液，照紫外-可见分光光度法(通则0401)，在315nm的波长处分别测定吸光度，计算每片的溶出量。

限度　标示量的80%，应符合规定。

其他　应符合片剂项下有关的各项规定(通则0101)。

【含量测定】　照高效液相色谱法(通则0512)测定。

供试品溶液　取本品20片，精密称定，研细，精密称取适量(约相当于米氮平15mg)，置50ml量瓶中，加50%乙腈溶液适量使米氮平溶解并稀释至刻度，摇匀，滤过，取续滤液。

对照品溶液　取米氮平对照品适量，精密称定，加50%乙腈溶液溶解并定量稀释制成每1ml中约含米氮平0.3mg的溶液。

色谱条件　见有关物质项下。检测波长为290nm。

系统适用性要求　见有关物质项下。

测定法　精密量取供试品溶液与对照品溶液，分别注入液相色谱仪，记录色谱图。按外标法以峰面积计算。

【类别】　同米氮平。

【规格】　(1)15mg　(2)30mg

【贮藏】　遮光，密封，在阴凉处保存。

安钠咖注射液

Annaka Zhusheye

Caffeine and Sodium Benzoate Injection

本品为咖啡因与苯甲酸钠的灭菌水溶液。含无水咖啡因($C_8H_{10}N_4O_2$)与苯甲酸钠($C_7H_5NaO_2$)均应为标示量的93.0%～107.0%。

【性状】　本品为无色的澄明液体。

【鉴别】　(1)取本品1ml，加盐酸1ml与氯酸钾0.1g，置水浴上蒸干，残渣遇氨气即显紫色；再加氢氧化钠试液数滴，紫色即消失。

(2)取本品，蒸干，残渣显钠盐鉴别(1)的反应(通则0301)。

(3)本品显苯甲酸盐的鉴别反应(通则0301)。

【检查】　**pH值**　应为7.5～8.5(通则0631)。

其他　应符合注射剂项下有关的各项规定(通则0102)。

【含量测定】　精密量取本品5ml，置50ml量瓶中，加水稀释至刻度，摇匀，照下述方法测定。

咖啡因　精密量取上述溶液10ml，置100ml量瓶中，加水20ml与稀硫酸10ml，再精密加碘滴定液(0.05mol/L)50ml，用水稀释至刻度，摇匀，在暗处静置15分钟，用干燥滤纸滤过，精密量取续滤液50ml，用硫代硫酸钠滴定液(0.1mol/L)滴定，至近终点时，加淀粉指示液2ml，继续滴定至蓝色消失，并将滴定的结果用空白试验校正。每1ml碘滴定液(0.05mol/L)相当于4.855mg的$C_8H_{10}N_4O_2$。

苯甲酸钠　精密量取上述溶液10ml，加水15ml稀释后，加乙醚25ml与甲基橙指示液1滴，用盐酸滴定液(0.1mol/L)滴定，随滴随用强力振摇，至水层显持续的橙红色。每1ml盐酸滴定液(0.1mol/L)相当于14.41mg的$C_7H_5NaO_2$。

【类别】　中枢兴奋药。

【规格】　(1)1ml：无水咖啡因0.12g与苯甲酸钠0.13g　(2)2ml：无水咖啡因0.24g与苯甲酸钠0.26g

【贮藏】　遮光，密闭保存。

那　可　丁

Nakeding

Noscapine

N—CH3　H　H　OCH3　O　O　OCH3　OCH3

$C_{22}H_{23}NO_7$　413.43

本品为[S-(R^*,S^*)]-6,7-二甲氧基-3-(5,6,7,8-四氢-6-甲基-4-甲氧基-1,3-二氧杂环戊烯[4,5-g]-5-异喹啉基)-1(3H)-异苯并呋喃酮。按干燥品计算,含 $C_{22}H_{23}NO_7$ 不得少于 99.0%。

【性状】 本品为白色结晶性粉末或有光泽的棱柱状结晶;无臭。

本品在乙醇或乙醚中微溶,在水中几乎不溶。

熔点 本品的熔点(通则 0612)为 174～177℃。

比旋度 取本品,精密称定,加 0.1mol/L 盐酸溶液溶解并定量稀释制成每 1ml 中约含 20mg 的溶液,依法测定(通则 0621),比旋度为+42°至+48°。

【鉴别】 (1)取本品约 1mg,加硫酸 1 滴溶解后,成黄绿色溶液,温热呈红色,最后变为紫色。

(2)取本品约 1mg,加钼硫酸试液 1 滴,显深绿色,温热后渐变为紫红色。

(3)本品的红外光吸收图谱应与对照的图谱(光谱集 609 图)一致。

【检查】 **丙酮溶液的澄清度与颜色** 取本品 0.20g,加丙酮 10ml 溶解后,溶液应澄清无色;如显色,与黄色 2 号标准比色液(通则 0901 第一法)比较,不得更深。

有关物质 照高效液相色谱法(通则 0512)测定。

供试品溶液 取本品,加流动相溶解并稀释制成每 1ml 中含 1mg 的溶液。

对照溶液 精密量取供试品溶液 1ml,置 100ml 量瓶中,用流动相稀释至刻度,摇匀。

色谱条件 用十八烷基硅烷键合硅胶为填充剂;以甲醇-0.1mol/L 磷酸二氢钠溶液(85∶15)为流动相;检测波长为 290nm;进样体积 20μl。

系统适用性要求 理论板数按那可丁峰计算不低于 2000。

测定法 精密量取供试品溶液与对照溶液,分别注入液相色谱仪,记录色谱图至主成分峰保留时间的 2.5 倍。

限度 供试品溶液色谱图中如有杂质峰,各杂质峰面积的和不得大于对照溶液主峰面积(1.0%)。

干燥失重 取本品,在 105℃干燥至恒重,减失重量不得过 1.0%(通则 0831)。

炽灼残渣 不得过 0.1%(通则 0841)。

【含量测定】 取本品约 0.3g,精密称定,加冰醋酸 10ml 溶解后,加结晶紫指示液 1 滴,用高氯酸滴定液(0.1mol/L)滴定至溶液显纯蓝色,并将滴定的结果用空白试验校正。每 1ml 高氯酸滴定液(0.1mol/L)相当于 41.34mg 的 $C_{22}H_{23}NO_7$。

【类别】 镇咳药。

【贮藏】 遮光,密封保存。

【制剂】 那可丁片

那可丁片

Nakeding Pian

Noscapine Tablets

本品含那可丁($C_{22}H_{23}NO_7$)应为标示量的 93.0%～107.0%。

【性状】 本品为糖衣片,除去包衣后显白色。

【鉴别】 取本品的细粉适量(约相当于那可丁 20mg),加三氯甲烷 10ml,搅拌使那可丁溶解,滤过,滤液置水浴上蒸干,残渣照那可丁项下的鉴别(1)、(2)项试验,显相同的反应。

【检查】 **含量均匀度** 取本品 1 片,研细,加乙醇适量研磨并定量转移至 50ml 量瓶中,充分振摇,使那可丁溶解后,用乙醇稀释至刻度,摇匀,滤过,精密量取续滤液 5ml,置 25ml 量瓶中,用乙醇稀释至刻度,摇匀,作为供试品溶液;另取那可丁对照品适量,精密称定,用乙醇溶解并定量稀释制成每 1ml 中含 40μg 的溶液,作为对照品溶液。照紫外-可见分光光度法(通则 0401),在 310nm 的波长处分别测定吸光度,计算含量,应符合规定(通则 0941)。

其他 应符合片剂项下有关的各项规定(通则 0101)。

【含量测定】 取本品 30 片,除去包衣后,精密称定,研细,精密称取适量(约相当于那可丁 0.1g),加三氯甲烷 20ml,振摇,使那可丁溶解,滤过,容器与滤器用三氯甲烷洗涤 8 次,每次 5ml,合并洗液与滤液,加冰醋酸 10ml、结晶紫指示液 1 滴,用高氯酸滴定液(0.05mol/L)滴定至溶液显纯蓝色,并将滴定的结果用空白试验校正。每 1ml 高氯酸滴定液(0.05mol/L)相当于 20.67mg 的 $C_{22}H_{23}NO_7$。

【类别】 同那可丁。

【规格】 10mg

【贮藏】 遮光,密封保存。

那他霉素

Natameisu

Natamycin

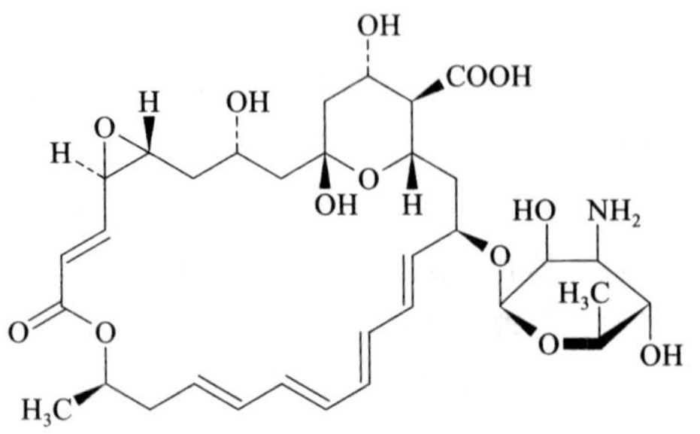

$C_{33}H_{47}NO_{13}$　665.73

本品为(1R,3S,5R,7R,8E,12R,14E,16E,18E,20E,22R,24S,25R,26S)-22-[(3-氨基-3,6-二脱氧-β-D-吡喃甘露糖基)氧基]-1,3,26-三羟基-12-甲基-10-氧代-6,11,28-三氧杂三

环[22.3.1.0^{5,7}]二十八烷基-8,14,16,18,20-五烯-25-羧酸。按无水与无溶剂物计算,含$C_{33}H_{47}NO_{13}$应为90.0%～102.0%。

【性状】 本品为类白色至淡黄色结晶性粉末。

本品在冰醋酸中溶解,在*N*,*N*-二甲基甲酰胺中略溶,在甲醇中微溶,在乙醇和水中几乎不溶。

【鉴别】 (1)取本品50mg,加水5ml润湿,再加0.1%冰醋酸甲醇溶液溶解并稀释制成每1ml中约含5μg的溶液,照紫外-可见分光光度法(通则0401)测定,在317nm、303nm和290nm的波长处有最大吸收。

(2)在含量测定项下记录的色谱图中,供试品溶液主峰的保留时间应与对照品溶液主峰的保留时间一致。

【检查】 **结晶性** 取本品,依法检查(通则0981)测定,应符合规定。

酸碱度 取本品0.25g,加水制成每1ml中约含10mg的混悬溶液,依法测定(通则0631),pH值应为5.0～7.5。

有关物质 照高效液相色谱法(通则0512)测定。避光操作。

供试品溶液 取本品20mg,置100ml量瓶中,加甲醇约20ml,超声约15分钟使溶解,用流动相稀释至刻度,摇匀。

对照溶液 精密量取供试品溶液1ml,置100ml量瓶中,用流动相稀释至刻度,摇匀。

系统适用性溶液 取那他霉素20mg,置100ml量瓶中,加盐酸甲醇溶液(取0.1mol/L盐酸1ml,加甲醇99ml,混匀)适量,摇匀,放置2小时,即得(1小时内使用)。

灵敏度溶液 精密量取对照溶液5ml,置100ml量瓶中,用流动相稀释至刻度,摇匀。

色谱条件 用十八烷基硅烷键合硅胶为填充剂(4.6mm×250mm,5μm或效能相当的色谱柱);以乙酸铵缓冲液(取乙酸铵3.0g和氯化铵1.0g,加水760ml溶解并混匀)-乙腈-四氢呋喃(76∶24∶0.5)为流动相;柱温40℃(必要时可适当调节柱温);检测波长为303nm;进样体积20μl。

系统适用性要求 系统适用性溶液色谱图中,那他霉素峰保留时间约为14分钟,那他霉素峰与杂质Ⅰ峰(相对保留时间约为1.3)之间的分离度应大于2.5;理论板数按那他霉素峰计算不小于3000,那他霉素峰拖尾因子为0.8～1.3。灵敏度溶液色谱图中,那他霉素峰高的信噪比应大于10。

测定法 精密量取供试品溶液与对照溶液,分别注入液相色谱仪,记录色谱图至主成分峰保留时间的3倍。

限度 供试品溶液色谱图中如有杂质峰,杂质Ⅰ峰面积不得大于对照溶液主峰面积的2倍(2.0%),其他单个杂质峰面积不得大于对照溶液主峰面积的0.5倍(0.5%),其他杂质峰面积的和不得大于对照溶液主峰面积的2倍(2.0%),小于灵敏度溶液主峰面积的峰忽略不计。

残留溶剂 照残留溶剂测定法(通则0861)测定,应符合规定。

水分 取本品,照水分测定法(通则0832第一法1)测定,含水分应为6.0%～9.0%。

炽灼残渣 取本品1.0g,依法检查(通则0841),遗留残渣不得过0.2%。

重金属 取炽灼残渣项下的遗留残渣,依法检查(通则0821第二法),含重金属不得过百万分之十。

【含量测定】 照高效液相色谱法(通则0512)测定。

供试品溶液 取本品约20mg,精密称定,置100ml量瓶中,加甲醇约20ml,超声约15分钟使溶解,用流动相稀释至刻度,摇匀。

对照品溶液 取那他霉素对照品20mg,精密称定,置100ml量瓶中,加甲醇约20ml,超声约15分钟使溶解,用流动相稀释至刻度,摇匀。

系统适用性溶液与色谱条件 见有关物质项下。

系统适用性要求 除灵敏度要求外,其他见有关物质项下。

测定法 精密量取供试品溶液与对照品溶液,分别注入液相色谱仪,记录色谱图,按外标法以峰面积计算。

【类别】 抗真菌药。

【贮藏】 遮光,密封保存。

【制剂】 那他霉素滴眼液

附:

杂质Ⅰ

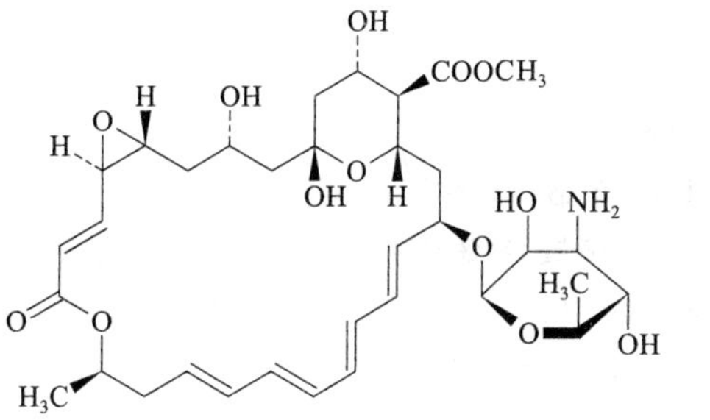

$C_{34}H_{49}NO_{13}$　679.75

(1*R*,3*S*,5*R*,7*R*,8*E*,12*R*,14*E*,16*E*,18*E*,20*E*,22*R*,24*S*,25*R*,26*S*)-22-[(3-氨基-3,6-二脱氧-β-D-吡喃甘露糖基)氧基]-1,3,26-三羟基-12-甲基-10-氧代-6,11,28-三氧杂三环[22.3.1.0^{5,7}]二十八烷基-8,14,16,18,20-五烯-25-羧酸甲酯(那他霉素甲酯)

那他霉素滴眼液

Natameisu Diyanye

Natamycin Eye Drops

本品为那他霉素的无菌混悬液。含那他霉素($C_{33}H_{47}NO_{13}$)应为标示量的90.0%～110.0%。

【性状】 本品为乳白色至淡黄色的混悬液。

【鉴别】 (1)取本品1ml(约相当于那他霉素50mg),加水4ml,再用0.1%冰醋酸甲醇溶液稀释制成每1ml中约含那他霉素 5μg 的溶液，照紫外-可见分光光度法（通则 0401）测定，在 317nm、303nm 和 290nm 的波长处有最大吸收。

（2）在含量测定项下记录的色谱图中，供试品溶液主峰的保留时间应与对照品溶液主峰的保留时间一致。

【检查】 **pH 值**　应为 5.0～7.5。（通则 0631）

有关物质　照高效液相色谱法（通则 0512）测定。避光操作。

供试品溶液　用内容量移液管精密量取本品 2ml，置 500ml 量瓶中，加甲醇约 50ml，超声约 15 分钟使那他霉素溶解，用流动相稀释至刻度，混匀。

对照溶液　精密量取供试品溶液 1ml，置 100ml 量瓶中，用流动相稀释至刻度，摇匀。

灵敏度溶液　精密量取对照溶液 5ml，置 100ml 量瓶中，用流动相稀释至刻度，摇匀。

系统适用性溶液、色谱条件、系统适用性要求与测定法　见那他霉素有关物质项下。

限度　供试品溶液色谱图中如有杂质峰，杂质Ⅰ峰面积不得大于对照溶液主峰面积的 3 倍（3.0%），其他单个杂质峰面积不得大于对照溶液主峰面积的 0.5 倍（0.5%），其他杂质峰面积的和不大于对照溶液主峰面积的 2 倍（2.0%），小于灵敏度溶液主峰面积的峰忽略不计。

渗透压摩尔浓度　取本品，依法检查（通则 0632），渗透压摩尔浓度应为 270～330mOsmol/kg。

其他　应符合眼用制剂项下有关的各项规定（通则 0105）。

【含量测定】　照高效液相色谱法（通则 0512）测定。

供试品溶液　见有关物质项下。

对照品溶液、系统适用性溶液、色谱条件、系统适用性要求与测定法　见那他霉素含量测定项下。

【类别】　同那他霉素。

【规格】　（1）5ml：250mg　（2）10ml：500mg　（3）15ml：750mg

【贮藏】　遮光，密封保存。

那格列奈

Nagelienai

Nateglinide

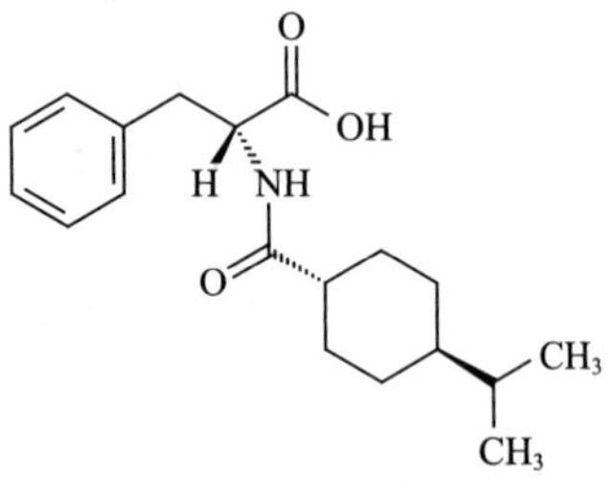

$C_{19}H_{27}NO_3$　317.43

本品为（－）-*N*-[（反-4-异丙基环己基）羰基]-D-苯丙氨酸。按干燥品计算，含 $C_{19}H_{27}NO_3$ 不得少于 99.0%。

【性状】　本品为白色或类白色结晶性粉末；味苦。

本品在甲醇、乙醇、丙酮中易溶，在乙腈中略溶，在水中几乎不溶，在 0.1mol/L 氢氧化钠溶液中溶解，在稀盐酸中几乎不溶。

熔点　本品的熔点（通则 0612）为 136～141℃，熔距不大于 2℃。

比旋度　取本品，精密称定，加 0.1mol/L 氢氧化钠溶液溶解并定量稀释制成每 1ml 中约含 10mg 的溶液，依法测定（通则 0621），比旋度为 －36°至 －40°。

【鉴别】　（1）取本品适量，加乙醇溶解并稀释制成每 1ml 中约含 1mg 的溶液，照紫外-可见分光光度法（通则 0401）测定，在 252nm、258nm 与 264nm 波长处有最大吸收。

（2）本品的红外光吸收图谱应与对照的图谱（光谱集 1142 图）一致。

（3）取本品，照 X 射线衍射法（通则 0451 第二法）测定，在衍射角（2θ）3°～60°的范围内扫描，本品的 X 射线粉末衍射图谱应与对照品的图谱一致，且在 2θ 约为 19.6°与 19.9°处应有特征衍射峰，同时在 2θ 约为 4.9°处不得出现衍射峰。

【检查】 **氯化物**　取本品 0.50g，置 50ml 纳氏比色管中，加丙酮 30ml 使溶解，加稀硝酸 10ml，摇匀，依法检查（通则 0801），与标准氯化钠溶液 5.0ml 制成的对照液比较，不得更浓（0.01%）。

有关物质　照高效液相色谱法（通则 0512）测定。

供试品溶液　取本品适量，精密称定，加流动相使溶解并稀释制成每 1ml 中约含 0.5mg 的溶液。

对照溶液　精密量取供试品溶液 1ml，置 500ml 量瓶中，用流动相稀释至刻度，摇匀。

色谱条件　用十八烷基硅烷键合硅胶为填充剂；以磷酸盐缓冲液（取磷酸二氢钾 4.08g，加水 800ml 使溶解，加三乙胺 10ml，用磷酸调节 pH 值至 4.0，加水至 1000ml）-乙腈-甲醇（32：51：17）为流动相；检测波长为 210nm；柱温 30℃；进样体积 10μl。

系统适用性要求　理论板数按那格列奈峰计算不低于 6000。

测定法　精密量取供试品溶液与对照溶液，分别注入液相色谱仪，记录色谱图至主成分峰保留时间的 2 倍。

限度　供试品溶液色谱图中如有杂质峰，单个杂质峰面积不得大于对照溶液主峰面积（0.2%），各杂质峰面积的和不得大于对照溶液主峰面积的 5 倍（1.0%）。

L-异构体与顺式异构体　照高效液相色谱法（通则 0512）测定。

供试品溶液　取本品适量，精密称定，加流动相使溶解并稀释成每 1ml 中约含 1mg 的溶液。

对照溶液　精密量取供试品溶液适量，用流动相定量稀释制成每 1ml 中含 10μg 的溶液。

系统适用性溶液　取那格列奈、L-异构体、顺式异构体各适量，加流动相溶解并稀释制成每1ml中约含上述三种化合物分别为1mg、0.01mg、0.01mg的溶液。

色谱条件　采用手性色谱柱(KR100-CHI-TBB，4.6mm×250mm，或效能相当的色谱柱)；以正己烷-异丙醇-冰醋酸(95∶5∶0.2)为流动相；检测波长为258nm；流速为每分钟0.6ml；进样体积20μl。

系统适用性要求　理论板数按那格列奈峰计算不低于8000。系统适用性溶液色谱图中那格列奈峰与L-异构体峰之间的分离度应符合要求。

测定法　精密量取供试品溶液与对照溶液，分别注入液相色谱仪，记录色谱图。

限度　供试品溶液色谱图中如有与L-异构体峰和顺式异构体峰保留时间一致的色谱峰，其峰面积均不得大于对照溶液主峰面积(1.0%)。

残留溶剂　照残留溶剂测定法(通则0861第二法)测定。

内标溶液　取无水乙醇适量，精密称定，用*N*,*N*-二甲基甲酰胺稀释并制成每1ml中约含无水乙醇0.1mg的溶液。

供试品溶液　取本品适量，精密称定，加内标溶液溶解并定量稀释制成每1ml中约含那格列奈0.2g的溶液。

对照品溶液　取甲醇、丙酮、二氯甲烷、三氯甲烷、吡啶各适量，分别精密称定，用内标溶液定量稀释制成每1ml中分别含0.6mg、1.0mg、0.12mg、0.012mg、0.04mg的混合溶液。

色谱条件　以5%苯基甲基聚硅氧烷为固定液的毛细管柱为色谱柱，起始温度为35℃，维持5分钟，再以每分钟10℃升温至200℃，维持5分钟；进样口温度为280℃；检测器温度为280℃；进样体积1μl。

系统适用性要求　对照品溶液色谱图中，甲醇、丙酮、二氯甲烷、三氯甲烷、吡啶及内标各相邻色谱峰之间的分离度均应符合要求。

测定法　精密量取供试品溶液与对照品溶液，分别注入气相色谱仪，记录色谱图。

限度　按内标法以峰面积计算。甲醇、丙酮、二氯甲烷、三氯甲烷、吡啶的残留量均应符合规定。

干燥失重　取本品，在105℃干燥至恒重，减失重量不得过0.5%(通则0831)。

炽灼残渣　取本品1.0g，依法测定(通则0841)，遗留残渣不得过0.1%。

重金属　取炽灼残渣项下遗留的残渣，依法测定(通则0821第二法)，含重金属不得过百万分之二十。

【含量测定】　取本品约0.5g，精密称定，加中性乙醇50ml溶解，加酚酞指示液2滴，用氢氧化钠滴定液(0.1mol/L)滴定。每1ml的氢氧化钠滴定液(0.1mol/L)相当于31.74mg的$C_{19}H_{27}NO_3$。

【类别】　降血糖药。

【贮藏】　遮光，密封保存。

【制剂】　(1)那格列奈片　(2)那格列奈胶囊

附：

L-异构体

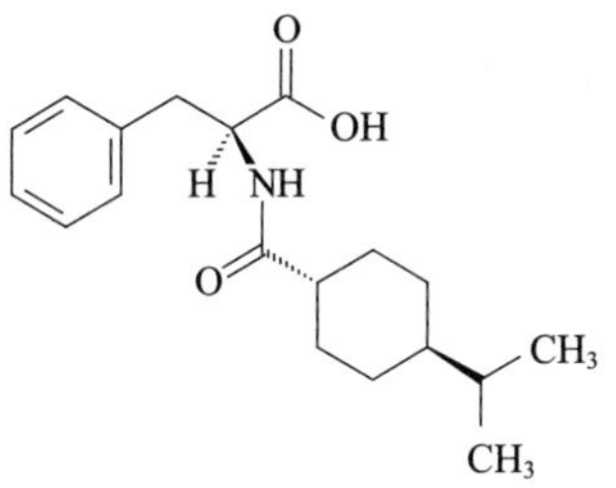

$C_{19}H_{27}NO_3$　317.43

N-[(反-4-异丙基环己基)羰基]-L-苯丙氨酸

顺式异构体

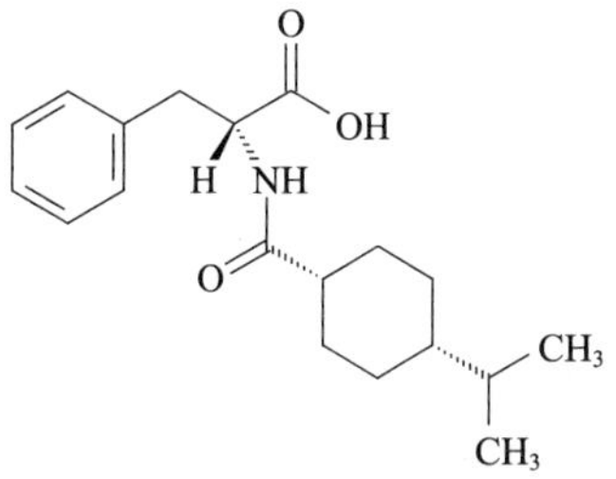

$C_{19}H_{27}NO_3$　317.43

N-[(顺-4-异丙基环己基)羰基]-D-苯丙氨酸

那格列奈片

Nagelienai Pian

Nateglinide Tablets

本品含那格列奈($C_{19}H_{27}NO_3$)应为标示量的90.0%～110.0%。

【性状】　本品为白色或类白色片或薄膜衣片，除去包衣后显白色或类白色。

【鉴别】　(1)取本品细粉适量(约相当于那格列奈50mg)，置50ml量瓶中，加乙醇适量，振摇使那格列奈溶解，加乙醇稀释至刻度，摇匀，滤过，取续滤液，照紫外-可见分光光度法(通则0401)测定，在252nm、258nm、264nm波长处有最大吸收。

(2)在含量测定项下记录的色谱图中，供试品溶液主峰的保留时间应与对照品溶液主峰的保留时间一致。

【检查】　**有关物质**　照高效液相色谱法(通则0512)测定。

供试品溶液　取本品10片，精密称定，研细，精密称取细粉适量(约相当于那格列奈70mg)，置100ml量瓶中，加55%乙腈溶液适量，振摇30分钟使那格列奈溶解，用55%乙腈溶液稀释至刻度，摇匀，滤过，取续滤液。

对照溶液 精密量取供试品溶液 1ml，置 500ml 量瓶中，用 55%乙腈溶液稀释至刻度，摇匀。

色谱条件 用十八烷基硅烷键合硅胶为填充剂；以乙腈-0.05%三氟乙酸(60∶40)为流动相；检测波长为 210nm；柱温 30℃；进样体积 10μl。

系统适用性要求 理论板数按那格列奈峰计算不低于 4000，那格列奈峰的拖尾因子不得大于 1.8。

测定法 精密量取供试品溶液与对照溶液，分别注入液相色谱仪，记录色谱图至供试品溶液主峰保留时间的 4 倍。

限度 供试品溶液色谱图中如有杂质峰，单个杂质峰面积不得大于对照溶液主峰面积(0.2%)，各杂质峰面积的和不得大于对照溶液主峰面积的 5 倍(1.0%)。

溶出度 照溶出度与释放度测定法(通则 0931 第二法)测定。

溶出条件 以磷酸盐缓冲液(pH 6.8)900ml 为溶出介质，转速为每分钟 75 转，依法操作，经 30 分钟时取样。

供试品溶液 取溶出液适量，滤过，取续滤液。

对照品溶液 取那格列奈对照品适量，精密称定，加乙腈适量(不超过总体积的 5%)使溶解，用溶出介质定量稀释制成与供试品溶液浓度相当的溶液。

色谱条件与系统适用性要求 见含量测定项下。

测定法 见含量测定项下。计算每片的溶出量。

限度 标示量的 75%，应符合规定。

其他 应符合片剂项下有关的各项规定(通则 0101)。

【含量测定】 照高效液相色谱法(通则 0512)测定。

对照品溶液 取那格列奈对照品约 35mg，精密称定，置 50ml 量瓶中，加 55%乙腈溶液适量，振摇使溶解并稀释至刻度，摇匀。

供试品溶液、色谱条件与系统适用性要求 见有关物质项下。

测定法 精密量取供试品溶液与对照品溶液，分别注入液相色谱仪，记录色谱图。按外标法以峰面积计算。

【类别】 同那格列奈。

【规格】 (1)30mg (2)60mg (3)90mg (4)120mg

【贮藏】 遮光，密封，在干燥处保存。

那格列奈胶囊

Nagelienai Jiaonang

Nateglinide Capsules

本品含那格列奈($C_{19}H_{27}NO_3$)应为标示量的 90.0%～110.0%。

【性状】 本品的内容物为白色或类白色颗粒或粉末。

【鉴别】 (1)取本品的内容物适量(约相当于那格列奈 50mg)，置 50ml 量瓶中，加乙醇适量，振摇使那格列奈溶解，加乙醇稀释至刻度，摇匀，滤过，取续滤液，照紫外-可见分光光度法(通则 0401)测定，在 252nm、258nm、264nm 波长处有最大吸收。

(2)在含量测定项下记录的色谱图中，供试品溶液主峰的保留时间应与对照品溶液主峰的保留时间一致。

【检查】 **有关物质** 照高效液相色谱法(通则 0512)测定。

供试品溶液 取装量差异项下的内容物，混合均匀，研细，精密称取适量(约相当于那格列奈 70mg)，置 100ml 量瓶中，加 55%乙腈溶液适量，振摇 30 分钟使溶解，用 55%乙腈溶液稀释至刻度，摇匀，滤过，取续滤液。

对照溶液 精密量取供试品溶液 1ml，置 500ml 量瓶中，用 55%乙腈溶液稀释至刻度，摇匀。

色谱条件 用十八烷基硅烷键合硅胶为填充剂；以乙腈-0.05%三氟乙酸(60∶40)为流动相；检测波长为 210nm；柱温 30℃；进样体积 10μl。

系统适用性要求 理论板数按那格列奈峰计算不低于 4000，那格列奈峰的拖尾因子不得大于 1.8。

测定法 精密量取供试品溶液与对照溶液，分别注入液相色谱仪，记录色谱图至供试品溶液主峰保留时间的 4 倍。

限度 供试品溶液色谱图中如有杂质峰，单个杂质峰面积不得大于对照溶液主峰面积(0.2%)，各杂质峰面积的和不得大于对照溶液主峰面积的 5 倍(1.0%)。

溶出度 照溶出度与释放度测定法(通则 0931 第二法)测定。

溶出条件 以磷酸盐缓冲液(pH 6.8)900ml 为溶出介质，转速为每分钟 75 转，依法操作，经 30 分钟时取样。

供试品溶液 取溶出液适量，滤过，取续滤液。

对照品溶液 取那格列奈对照品适量，精密称定，加乙腈适量(不超过总体积的 5%)使溶解，再用溶出介质定量稀释制成与供试品溶液浓度相当的溶液。

色谱条件与系统适用性要求 见含量测定项下。

测定法 见含量测定项下。计算每粒的溶出量。

限度 标示量的 75%，应符合规定。

其他 应符合胶囊剂项下有关的各项规定(通则 0103)。

【含量测定】 照高效液相色谱法(通则 0512)测定。

对照品溶液 取那格列奈对照品约 35mg，精密称定，置 50ml 量瓶中，加 55%乙腈溶液适量，振摇使溶解并稀释至刻度，摇匀。

供试品溶液、色谱条件与系统适用性要求 见有关物质项下。

测定法 精密量取供试品溶液与对照品溶液，分别注入液相色谱仪，记录色谱图。按外标法以峰面积计算。

【类别】 同那格列奈。

【规格】 30mg

【贮藏】 密封，在干燥处保存。

异戊巴比妥

Yiwubabituo

Amobarbital

$C_{11}H_{18}N_2O_3$　226.28

本品为 5-乙基-5-(3-甲基丁基)-2,4,6(1*H*,3*H*,5*H*)-嘧啶三酮。按干燥品计算,含 $C_{11}H_{18}N_2O_3$ 不得少于 98.5%。

【性状】 本品为白色结晶性粉末;无臭。

本品在乙醇或乙醚中易溶,在三氯甲烷中溶解,在水中极微溶解;在氢氧化钠或碳酸钠溶液中溶解。

熔点 本品的熔点(通则 0612 第一法)为 157~160℃。

【鉴别】 (1)本品显丙二酰脲类的鉴别反应(通则 0301)。

(2)本品的红外光吸收图谱应与对照的图谱(光谱集 163 图)一致。

【检查】 **碱性溶液的澄清度** 取本品 1.0g,加氢氧化钠试液 10ml 溶解后,溶液应澄清。

氯化物 取本品约 0.30g,加水 30ml,煮沸 2 分钟,放冷,滤过,自滤器上添加水适量使滤液成 50ml,摇匀,分取 25ml,依法检查(通则 0801),与标准氯化钠溶液 7.0ml 制成的对照液比较,不得更浓(0.047%)。

有关物质 照高效液相色谱法(通则 0512)测定。

供试品溶液 取本品适量,加流动相溶解并稀释制成每 1ml 中约含 1mg 的溶液。

对照溶液 精密量取供试品溶液 1ml,置 200ml 量瓶中,用流动相稀释至刻度,摇匀。

色谱条件 用十八烷基硅烷键合硅胶为填充剂;以 0.02mol/L 磷酸二氢钾溶液(用磷酸调节 pH 值至 3.0±0.1)-乙腈(65∶35)为流动相;检测波长为 220nm;进样体积 5μl。

系统适用性要求 理论板数按异戊巴比妥峰计算不低于 2500,异戊巴比妥峰与相邻杂质峰的分离度应符合要求。

测定法 精密量取供试品溶液与对照溶液,分别注入液相色谱仪,记录色谱图至主成分峰保留时间的 5 倍。

限度 供试品溶液色谱图中如有杂质峰,各杂质峰面积的和不得大于对照溶液主峰面积(0.5%)。

干燥失重 取本品,在 105℃干燥至恒重,减失重量不得过 1.0%(通则 0831)。

炽灼残渣 不得过 0.1%(通则 0841)。

【含量测定】 取本品约 0.2g,精密称定,加甲醇 40ml 使溶解,再加新制的 3%无水碳酸钠溶液 15ml,照电位滴定法(通则 0701),用硝酸银滴定液(0.1mol/L)滴定。每 1ml 硝酸银滴定液(0.1mol/L)相当于 22.63mg 的 $C_{11}H_{18}N_2O_3$。

【类别】 催眠药、抗惊厥药。

【贮藏】 密封保存。

【制剂】 异戊巴比妥片

异戊巴比妥片

Yiwubabituo Pian

Amobarbital Tablets

本品含异戊巴比妥($C_{11}H_{18}N_2O_3$)应为标示量的 94.0%~106.0%。

【性状】 本品为白色片。

【鉴别】 取本品的细粉适量(约相当于异戊巴比妥 0.5g),加碳酸钠试液 10ml,微温使异戊巴比妥溶解,滤过,滤液中滴加盐酸至沉淀完全,滤过;沉淀用水洗净,在 105℃干燥后,依法测定(通则 0612 第一法),熔点为 157~160℃;剩余的沉淀显丙二酰脲类的鉴别反应(通则 0301)。

【检查】 **有关物质** 照高效液相色谱法(通则 0512)测定。

供试品溶液 取本品细粉适量,加流动相溶解并稀释制成每 1ml 中约含异戊巴比妥 1mg 的溶液,滤过,取续滤液。

对照溶液 精密量取供试品溶液 1ml,置 100ml 量瓶中,用流动相稀释至刻度,摇匀。

色谱条件、系统适用性要求与测定法 见异戊巴比妥有关物质项下。

限度 供试品溶液色谱图中如有杂质峰,各杂质峰面积的和不得大于对照溶液主峰面积(1.0%)。

溶出度 照溶出度与释放度测定法(通则 0931 第一法)测定。

溶出条件 以磷酸盐缓冲液(pH 7.6)500ml 为溶出介质,转速为每分钟 100 转,依法操作,经 30 分钟时取样。

供试品溶液 取溶出液 10ml,滤过,精密量取续滤液 5ml,置 25ml 量瓶中,用溶出介质稀释至刻度,摇匀。

对照品溶液 取异戊巴比妥对照品适量,精密称定,加溶出介质溶解并定量稀释制成每 1ml 中约含 35μg 的溶液。

测定法 取供试品溶液与对照品溶液,照紫外-可见分光光度法(通则 0401),在 239nm 的波长处分别测定吸光度,计算每片的溶出量。

限度 标示量的 70%,应符合规定。

其他 应符合片剂项下有关的各项规定(通则 0101)。

【含量测定】 取本品 20 片,精密称定,研细,精密称取适量(约相当于异戊巴比妥 0.2g),加甲醇 40ml 使异戊巴比妥溶解后,照异戊巴比妥项下的方法,自"再加新制的 3%无水碳酸钠溶液 15ml"起,依法测定。每 1ml 硝酸银滴定液(0.1mol/L)相当于 22.63mg 的 $C_{11}H_{18}N_2O_3$。

【类别】 同异戊巴比妥。

【规格】 0.1g

【贮藏】 密封保存。

异戊巴比妥钠

Yiwubabituona

Amobarbital Sodium

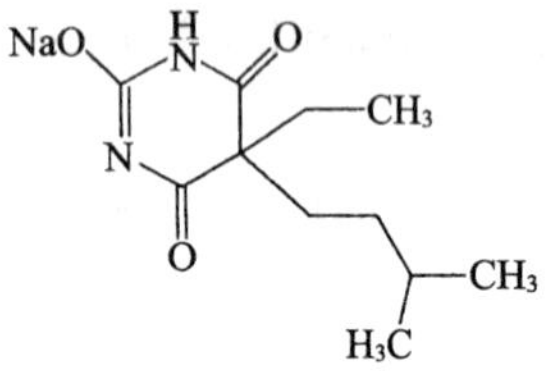

$C_{11}H_{17}N_2NaO_3$ 248.26

本品为5-乙基-5-(3-甲基丁基)-2,4,6(1*H*,3*H*,5*H*)-嘧啶三酮一钠盐。按干燥品计算,含 $C_{11}H_{17}N_2NaO_3$ 不得少于 98.5%。

【性状】 本品为白色的颗粒或粉末;无臭;有引湿性;水溶液显碱性反应。

本品在水中极易溶解,在乙醇中溶解,在三氯甲烷或乙醚中几乎不溶。

【鉴别】 (1)取本品约 0.5g,加水 10ml 溶解后,加盐酸 0.5ml,即析出异戊巴比妥的白色沉淀,滤过,沉淀用水洗净,在105℃干燥后,依法测定(通则 0612 第一法),熔点为 157～160℃。

(2)本品的红外光吸收图谱应与对照的图谱(光谱集 164 图)一致。

(3)本品显丙二酰脲类的鉴别反应(通则 0301)。

(4)取本品约 1g,炽灼后,显钠盐的鉴别反应(通则 0301)。

【检查】 **碱度** 取本品 1.0g,加水 20ml 溶解后,依法测定(通则 0631),pH 值应为 9.5～11.0。

有关物质 照高效液相色谱法(通则 0512)测定。

供试品溶液 取本品适量,加流动相溶解并稀释制成每 1ml 中约含 1mg 的溶液。

对照溶液 精密量取供试品溶液 1ml,置 200ml 量瓶中,用流动相稀释至刻度,摇匀。

色谱条件 用十八烷基硅烷键合硅胶为填充剂;以 0.02mol/L 磷酸二氢钾溶液(用磷酸调节 pH 值至 3.0±0.1)-乙腈(65∶35)为流动相;检测波长为 220nm;进样体积 5μl。

系统适用性要求 理论板数按异戊巴比妥峰计算不低于 2500,异戊巴比妥峰与相邻杂质峰的分离度应符合要求。

测定法 精密量取供试品溶液与对照溶液,分别注入液相色谱仪,记录色谱图至主成分峰保留时间的 5 倍。

限度 供试品溶液色谱图中如有杂质峰,各杂质峰面积的和不得大于对照溶液主峰面积(0.5%)。

干燥失重 取本品,在 130℃干燥至恒重,减失重量不得过 4.0%(通则 0831)。

重金属 取本品 1.0g,加水 43ml 溶解后,缓缓加稀盐酸 3ml,随加随用强力振摇,滤过,取续滤液 23ml,加醋酸盐缓冲液(pH 3.5)2ml,依法检查(通则 0821 第一法),含重金属不得过百万分之二十。

细菌内毒素 取本品,依法检查(通则 1143),每 1mg 异戊巴比妥钠中含内毒素的量应小于 0.40EU。(供注射用)

无菌 取本品,用 0.1%无菌蛋白胨水溶液制成每 1ml 中含 50mg 的溶液,经薄膜过滤法处理,冲洗液用量不少于 300ml,分次冲洗后,依法检查(通则 1101),应符合规定。(供无菌分装用)

【含量测定】 取本品约 0.2g,精密称定,照异戊巴比妥项下的方法测定。每 1ml 硝酸银滴定液(0.1mol/L)相当于 24.83mg 的 $C_{11}H_{17}N_2NaO_3$。

【类别】 抗惊厥药。

【贮藏】 遮光,严封保存。

【制剂】 注射用异戊巴比妥钠

注射用异戊巴比妥钠

Zhusheyong Yiwubabituona

Amobarbital Sodium for Injection

本品为异戊巴比妥钠的无菌粉末。按平均装量计算,含异戊巴比妥钠($C_{11}H_{17}N_2NaO_3$)应为标示量的 93.0%～107.0%。

【性状】 本品为白色的颗粒或粉末。

【鉴别】 取本品,照异戊巴比妥钠项下的鉴别(1)、(3)、(4)项试验,显相同的结果。

【检查】 **碱度** 取本品 0.50g,加水 10ml 溶解后,依法检查(通则 0631),pH 值应为 9.5～11.0。

有关物质 照高效液相色谱法(通则 0512)测定。

供试品溶液 取本品,加流动相溶解并稀释制成每 1ml 中约含异戊巴比妥钠 1mg 的溶液。

对照溶液 精密量取供试品溶液 1ml,置 200ml 量瓶中,用流动相稀释至刻度,摇匀。

色谱条件、系统适用性要求与测定法 见异戊巴比妥钠有关物质项下。

限度 供试品溶液色谱图中如有杂质峰,各杂质峰面积的和不得大于对照溶液主峰面积(0.5%)。

干燥失重 取本品,在 130℃干燥至恒重,减失重量不得过 5.0%(通则 0831)。

细菌内毒素 取本品,依法检查(通则 1143),每 1mg 异戊巴比妥钠中含内毒素的量应小于 0.40EU。

无菌 取本品,用 0.1%无菌蛋白胨水溶液制成每 1ml 中含异戊巴比妥钠 50mg 的溶液,经薄膜过滤法处理,冲洗液用量不少于 300ml,分次冲洗后,依法检查(通则 1101),应符合规定。

其他 应符合注射剂项下有关的各项规定(通则 0102)。

【含量测定】 取装量差异项下的内容物约 0.2g，精密称定，照异戊巴比妥项下的方法测定，每 1ml 硝酸银滴定液（0.1mol/L）相当于 24.83mg 的 $C_{11}H_{17}N_2NaO_3$。按干燥品计算供试品中 $C_{11}H_{17}N_2NaO_3$ 含量，再按平均装量计算，即得。

【类别】 同异戊巴比妥钠。

【规格】 （1）0.1g （2）0.25g

【贮藏】 遮光，密闭保存。

异卡波肼

Yikabojing

Isocarboxazid

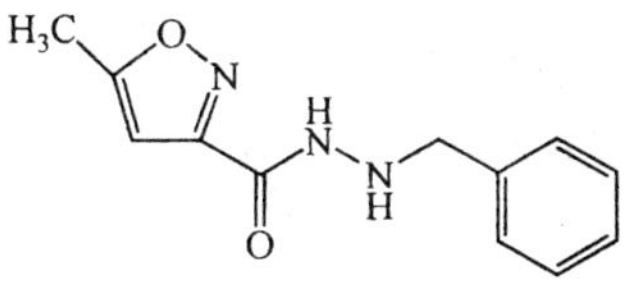

$C_{12}H_{13}N_3O_2$　231.25

本品为 5-甲基-3-异噁唑甲酰-2-（苯基甲基）-肼。按干燥品计算，含 $C_{12}H_{13}N_3O_2$ 不得少于 98.5%。

【性状】 本品为白色或类白色结晶性粉末；具有微弱的异臭。

本品在三氯甲烷中极易溶解，在乙醇中溶解，在水中微溶。

熔点 本品的熔点（通则 0612 第一法）为 105～108℃。

【鉴别】 （1）取本品约 10mg，加丙酮 10ml 溶解，再加水 0.2ml 与 1%钼酸铵的稀盐酸溶液 0.2ml，即显橙色。

（2）取本品约 15mg，溶于乙醇中，加 0.1%对二甲氨基苯甲醛的乙醇溶液 1ml，即显黄色。

（3）本品的红外光吸收图谱应与对照品的图谱一致（通则 0402）。

【检查】 **氯化物** 取本品 0.10g，加 30%过氧化氢溶液 3ml、2mol/L 氢氧化钠溶液 5ml 与水 7ml，加热煮沸 2 分钟，放冷，加水使成 40ml，滴加稀硝酸使溶液显中性，依法检查（通则 0801），与标准氯化钠溶液 2ml 制成的对照液比较，不得更浓（0.02%）。

有关物质 照薄层色谱法（通则 0502）试验。

供试品溶液 取本品，加甲醇溶解并稀释制成每 1ml 中含 50mg 的溶液。

对照品溶液（1） 取杂质Ⅰ对照品 12.5mg，置 50ml 量瓶中，加甲醇溶解并稀释至刻度，摇匀。

对照品溶液（2） 取杂质Ⅱ对照品 12.5mg，加甲醇 50ml 使溶解，加碳酸钠 1g，振摇 2 分钟，滤过，取滤液。

色谱条件 采用硅胶 GF_{254} 薄层板，以乙酸乙酯-正庚烷（3∶2）为展开剂。

测定法 吸取上述三种溶液各 20μl，分别点于同一薄层板上，展开，晾干，置紫外光灯（254nm）下检视后，再喷以新鲜制备的三氯化铁-铁氰化钾溶液（取 10%三氯化铁溶液 20ml 与 20%铁氰化钾溶液 20ml 混合）显色。

限度 在紫外光灯（254nm）下检视时，供试品溶液如显与对照品溶液（1）相应的杂质斑点，其荧光淬灭强度与对照品溶液（1）的主斑点比较，不得更强（0.5%）；显色后，供试品溶液如显与对照品溶液（2）相应的杂质斑点，其颜色与对照品溶液（2）的主斑点比较，不得更深（0.5%）。

干燥失重 取本品，在 60℃减压干燥 4 小时，减失重量不得过 0.3%（通则 0831）。

炽灼残渣 不得过 0.1%（通则 0841）。

【含量测定】 取本品约 0.5g，精密称定，加冰醋酸 20ml 溶解，加盐酸 10ml 与水 40ml，照永停滴定法（通则 0701），用亚硝酸钠滴定液（0.1mol/L）滴定。每 1ml 亚硝酸钠滴定液（0.1mol/L）相当于 23.13mg 的 $C_{12}H_{13}N_3O_2$。

【类别】 抗抑郁药。

【贮藏】 遮光，密封保存。

【制剂】 异卡波肼片

附：

杂质Ⅰ

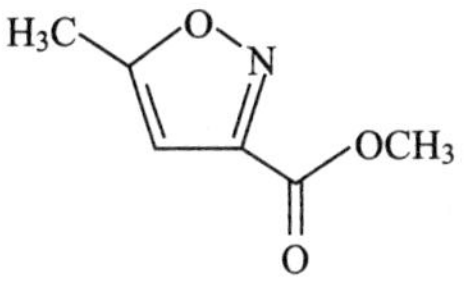

$C_6H_7NO_3$　141.23

5-甲基-3-异噁唑甲酸甲酯

杂质Ⅱ

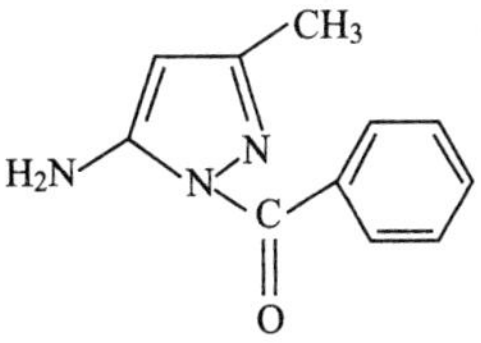

$C_{11}H_{11}N_3O$　201.23

1-苯甲酰-3-甲基-5-氨基吡唑

异卡波肼片

Yikabojing Pian

Isocarboxazid Tablets

本品含异卡波肼（$C_{12}H_{13}N_3O_2$）应为标示量的 90.0%～110.0%。

【性状】 本品为白色片。

【鉴别】 （1）取本品的细粉适量（约相当于异卡波肼 10mg），加丙酮 5ml 使异卡波肼溶解，滤过，滤液加水 4 滴，再加 1%钼酸铵的稀盐酸溶液 4 滴,即显橙色。

(2)取本品的细粉适量(约相当于异卡波肼 10mg),加乙醇 5ml 使异卡波肼溶解,滤过,滤液加 1%对二甲氨基苯甲醛的乙醇溶液(内含 1%盐酸)1ml,即显黄色。

【检查】 **含量均匀度** 取本品 1 片,置 100ml 量瓶中,加磷酸盐缓冲液(pH 7.6)适量,振摇,使异卡波肼溶解,用磷酸盐缓冲液稀释至刻度,摇匀,滤过,精密量取续滤液 5ml,置 50ml 量瓶中,用磷酸盐缓冲液(pH 7.6)稀释至刻度,摇匀,作为供试品溶液;另取异卡波肼对照品适量,精密称定,加磷酸盐缓冲液(pH 7.6)溶解并定量稀释制成每 1ml 中含 10μg 的溶液,作为对照品溶液。照紫外-可见分光光度法(通则 0401),在 232nm 的波长处分别测定吸光度,计算含量,应符合规定(通则 0941)。

溶出度 照溶出度与释放度测定法(通则 0931 第二法)测定。

溶出条件　以磷酸盐缓冲液(pH 7.6)900ml 为溶出介质,转速为每分钟 100 转,依法操作,经 45 分钟时取样。

供试品溶液　取溶出液,滤过,取续滤液。

对照品溶液　取异卡波肼对照品适量,精密称定,加磷酸盐缓冲液(pH 7.6)溶解并定量稀释制成每 1ml 中含 10μg 的溶液。

测定法　取供试品溶液与对照品溶液,照紫外-可见分光光度法(通则 0401),在 232nm 的波长处分别测定吸光度,计算每片的溶出量。

限度　标示量的 75%,应符合规定。

其他 应符合片剂项下有关的各项规定(通则 0101)。

【含量测定】 取本品 80 片,精密称定,研细,精密称取适量(约相当于异卡波肼 0.35g),加冰醋酸 20ml 溶解后,加盐酸 10ml 与水 40ml,照永停滴定法(通则 0701),用亚硝酸钠滴定液(0.1mol/L)滴定。每 1ml 亚硝酸钠滴定液(0.1mol/L)相当于 23.13mg 的 $C_{12}H_{13}N_3O_2$。

【类别】 同异卡波肼。

【规格】 10mg

【贮藏】 遮光,密封保存。

异环磷酰胺

Yihuanlinxian'an

Ifosfamide

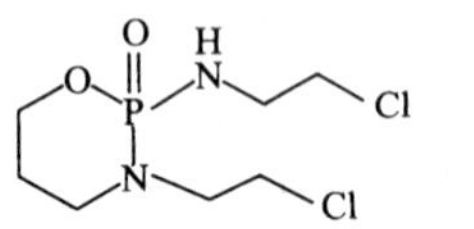

$C_7H_{15}Cl_2N_2O_2P$　261.09

本品为 3-(2-氯乙基)-2-[(2-氯乙基)氨基]四氢-2*H*-1,3,2-氧氮杂磷杂环己烷-2-氧化物。按无水物计算,含 $C_7H_{15}Cl_2N_2O_2P$ 应为 98.0%～102.0%。

【性状】 本品为白色结晶性粉末;无臭;有较强的引湿性。

本品在水或乙醇中易溶,在三氯甲烷中溶解,在丙酮中略溶。

【鉴别】 (1)在含量测定项下记录的色谱图中,供试品溶液主峰的保留时间应与对照品溶液主峰的保留时间一致。

(2)本品的红外光吸收图谱应与对照的图谱(光谱集 1138 图)一致。

【检查】 **酸度** 取本品 1.0g,加水 10ml 溶解后,立即依法测定(通则 0631),pH 值应为 4.0～7.0。

溶液的澄清度与颜色 取本品 1.0g,加水 10ml 溶解后,溶液应澄清无色;如显浑浊,与 1 号浊度标准液(通则 0902 第一法)比较,不得更浓。

有关物质 照高效液相色谱法(通则 0512)测定。

供试品溶液　取本品约 30mg,精密称定,置 10ml 量瓶中,加流动相溶解并稀释至刻度,摇匀。

对照溶液　精密量取供试品溶液 1ml,置 100ml 量瓶中,用流动相稀释至刻度,摇匀。

对照品溶液　取杂质Ⅰ对照品约 15mg,精密称定,置 50ml 量瓶中,加乙腈溶解并稀释至刻度,摇匀,精密量取 1ml,置 10ml 量瓶中,用乙腈稀释至刻度,摇匀,作为贮备液(1);取杂质Ⅱ对照品约 15mg,精密称定,置 50ml 量瓶中,加乙腈溶解并稀释至刻度,摇匀,精密量取 1ml,置 10ml 量瓶中,用乙腈稀释至刻度,摇匀,作为贮备液(2);取异环磷酰胺对照品约 30mg,精密称定,置 10ml 量瓶中,分别精密加贮备液(1)与贮备液(2)各 1ml,用流动相稀释至刻度,摇匀。

色谱条件　用十八烷基硅烷键合硅胶为填充剂;以乙腈-水(30∶70)为流动相;检测波长为 195nm;进样体积 20μl。

系统适用性要求　对照品溶液色谱图中,出峰顺序依次为杂质Ⅱ、异环磷酰胺和杂质Ⅰ;杂质Ⅱ峰、异环磷酰胺峰与杂质Ⅰ峰间的分离度均应符合要求,理论板数按异环磷酰胺峰计算不低于 800。

测定法　精密量取供试品溶液、对照溶液与对照品溶液分别注入液相色谱仪,记录色谱图至主成分峰保留时间的 2.5 倍。

限度　供试品溶液色谱图中在杂质Ⅰ峰和杂质Ⅱ峰相应位置处如有杂质峰,按外标法以峰面积计算,均不得过 0.1%,其他单个杂质峰面积不得大于对照溶液主峰面积的 0.1 倍(0.1%),杂质总量不得过 1.0%。

氯离子 取本品 2.0g,精密称定,加水 15ml 溶解后,精密加 0.06%氯化钠溶液 10ml,加冰醋酸 2ml,照电位滴定法(通则 0701),用硝酸银滴定液(0.01mol/L)滴定,并将滴定的结果用空白试验校正。本品每 1g 消耗硝酸银滴定液(0.01mol/L)不得过 0.5ml(0.018%)。

含磷量 照紫外-可见分光光度法(通则 0401)测定。

供试品溶液　取本品 1.0g,精密称定,置 100ml 量瓶中,加水溶解并稀释至刻度,摇匀,精密量取 10ml,置分液漏斗中,加水 5ml 与三氯甲烷 15ml,强力振摇 30 秒钟,静置使分层，弃去三氯甲烷层，再用三氯甲烷重复振摇提取 4 次，每次 15ml，均弃去三氯甲烷层，取水层，置锥形瓶中，用水洗分液漏斗 2 次，每次 5ml，合并洗液至锥形瓶中，加硫酸 3ml，加热至出现白烟，移开加热器，小心加浓过氧化氢溶液 0.6ml，再加热至出现白烟，如溶液有颜色，则重复上述操作，加浓过氧化氢溶液并加热，直至颜色消失，放冷，加水 25ml 与酚酞指示剂 2 滴，滴加浓氨溶液或盐酸至溶液显中性，转移该溶液至 100ml 量瓶中，用水稀释至刻度，摇匀。

对照品溶液　取磷酸二氢钾 0.1824g，精密称定，置 1000ml 量瓶中，加水溶解并稀释至刻度，摇匀，精密量取 1ml，置 100ml 量瓶中，用水稀释至刻度，摇匀。

测定法　精密量取供试品溶液与对照品溶液各 15ml，分别置 25ml 量瓶中，各加钼酸铵溶液（取钼酸铵 2.5g，加水 30ml 使溶解，加 37.5%硫酸溶液 20ml，摇匀）2.5ml，振摇，放置 30 秒钟，再各加对苯二酚溶液（取对苯二酚 0.5g，加水 100ml 溶解，加硫酸 1 滴，摇匀。溶液如变暗褐色，应重新配制）2.5ml 与新鲜配制的 20%亚硫酸钠溶液 2.5ml，用水稀释至刻度，摇匀，放置 30 分钟，在 730nm 的波长处分别测定吸光度，计算。

限度　含磷量不得过 0.0415%。

水分　取本品，照水分测定法（通则 0832 第一法 1）测定，含水分不得过 0.3%。

重金属　取本品 1.0g，加水 23ml 溶解后，加醋酸盐缓冲液（pH 3.5）2ml，依法检查（通则 0821 第一法），含重金属不得过百万分之二十。

【含量测定】　照高效液相色谱法（通则 0512）测定。

供试品溶液　取本品，精密称定，加流动相溶解并定量稀释制成每 1ml 中约含 0.6mg 的溶液。

对照品溶液　取异环磷酰胺对照品，精密称定，加流动相溶解并定量稀释制成每 1ml 中约含 0.6mg 的溶液。

色谱条件　见有关物质项下。

系统适用性要求　对照品溶液色谱图中，理论板数按异环磷酰胺峰计算不低于 800。

测定法　精密量取供试品溶液与对照品溶液，分别注入液相色谱仪，记录色谱图。按外标法以峰面积计算。

【类别】　抗肿瘤药。

【贮藏】　遮光，密封，在冷处保存。

【制剂】　注射用异环磷酰胺

附：

杂质 I

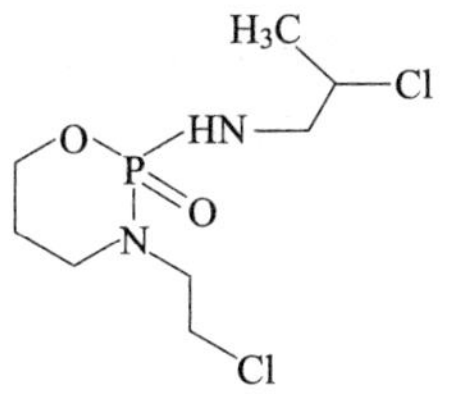

$C_8H_{17}Cl_2N_2O_2P$　275.11

3-(2-氯乙基)-2-[(2-氯丙基)氨基]四氢-2*H*-1,3,2-氧氮杂磷杂环己烷-2-氧化物

杂质 II

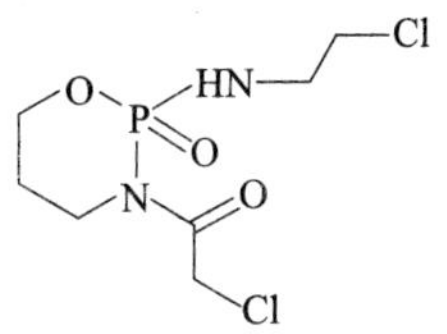

$C_7H_{13}Cl_2N_2O_3P$　275.07

3-(2-氯乙酰基)-2-[(2-氯乙基)氨基]四氢-2*H*-1,3,2-氧氮杂磷杂环己烷-2-氧化物

注射用异环磷酰胺

Zhusheyong Yihuanlinxian'an

Ifosfamide for Injection

本品为异环磷酰胺加适量辅料制成的无菌冻干品。按平均装量计算，含异环磷酰胺（$C_7H_{15}Cl_2N_2O_2P$）应为标示量的 90.0%～110.0%。

【性状】　本品为白色或类白色疏松块状物或粉末。

【鉴别】　(1)照薄层色谱法（通则 0502）试验。

供试品溶液　取本品适量（约相当于异环磷酰胺 50mg），加乙醇 2.5ml，振摇使异环磷酰胺溶解，滤过，取滤液。

对照品溶液　取异环磷酰胺对照品，加乙醇制成每 1ml 中约含 20mg 的溶液。

色谱条件　采用硅胶 G 薄层板，以异丙醇-甲苯（1：1）为展开剂。

测定法　吸取供试品溶液与对照品溶液各 10μl，分别点于同一薄层板上，展开，晾干，置碘蒸气中显色。

结果判定　供试品溶液所显主斑点的位置与颜色应与对照品溶液的主斑点相同。

(2)在含量测定项下记录的色谱图中，供试品溶液主峰的保留时间应与对照品溶液主峰的保留时间一致。

【检查】　**酸度**　取本品，加水溶解并制成每 1ml 中约含异环磷酰胺 0.10g 的溶液，依法测定（通则 0631），pH 值应为 4.0～7.0。

溶液的澄清度与颜色　取本品 1 瓶，加水 10ml 溶解后，溶液应澄清无色；如显浑浊，与 1 号浊度标准液（通则 0902 第一法）比较，不得更浓。

有关物质　照高效液相色谱法（通则 0512）测定。

供试品溶液　取本品适量（约相当于异环磷酰胺 30mg），精密称定，置 10ml 量瓶中，加流动相溶解并稀释至刻度，摇匀。

对照溶液　精密量取供试品溶液 1ml，置 100ml 量瓶中，用流动相稀释至刻度，摇匀。

对照品溶液、色谱条件、系统适用性要求与测定法　见异环磷酰胺有关物质项下。

限度　供试品溶液色谱图中在杂质Ⅰ峰和杂质Ⅱ峰相应位置处如有杂质峰，按外标法以峰面积计算，均不得过标示量的 0.1%，其他单个杂质峰面积不得大于对照溶液主峰面积的 0.1 倍(0.1%)，各杂质峰面积的和不得大于对照溶液主峰面积(1.0%)。

水分　取本品，照水分测定法(通则 0832 第一法 1)测定，含水分不得过 2.0%。

细菌内毒素　取本品，依法检查(通则 1143)，每 1mg 异环磷酰胺中含内毒素的量应小于 0.10EU。

其他　应符合注射剂项下有关的各项规定(通则 0102)。

【含量测定】　照高效液相色谱法(通则 0512)测定。

供试品溶液　取装量差异项下的内容物，混合均匀，精密称取适量(约相当于异环磷酰胺 15mg)，置 25ml 量瓶中，加流动相溶解并稀释至刻度，摇匀。

对照品溶液、色谱条件、系统适用性要求与测定法　照异环磷酰胺含量测定项下。

【类别】　同异环磷酰胺。

【规格】　(1)0.5g　(2)1.0g

【贮藏】　遮光，密封，在冷处保存。

异　氟　烷

Yifuwan

Isoflurane

$$F_3C-CH(Cl)-O-CHF_2$$

$C_3H_2ClF_5O$　184.49

本品为 2-氯-2-(二氟甲氧基)-1,1,1-三氟乙烷。

【性状】 本品为无色的澄明液体；易挥发，具有轻微气味。

本品在有机溶剂中易溶，在水中不溶。

相对密度　本品的相对密度(通则 0601 韦氏比重秤法)应为 1.495～1.510。

馏程　本品的馏程(通则 0611)应为 47～50℃。

折光率　本品的折光率(通则 0622)应为 1.2990～1.3005。

【鉴别】 (1)本品的红外光吸收图谱应与对照的图谱(光谱集 1139 图)一致。

(2)本品显有机氟化物的鉴别反应(通则 0301)。

【检查】　酸碱度　取本品 20ml，加水 20ml，振摇 3 分钟，分取水层，加溴甲酚紫指示液 2 滴，如显黄色，加氢氧化钠滴定液(0.01mol/L)0.10ml，应变为紫色；如显紫色，加盐酸滴定液(0.01mol/L)0.60ml，应变为黄色。

氯化物　取本品 15ml，加水 30ml，振摇 3 分钟，照下述方法试验。

(1)分取水层 5ml，依法检查(通则 0801)，与标准氯化钠溶液 2.5ml 制成的对照溶液比较，不得更浓(0.001%)。

(2)分取水层 10ml，加碘化钾试液 1ml 与淀粉指示液 2 滴，不得产生蓝色。

氟化物　操作时使用塑料用具。

标准溶液的制备　精密称取经 105℃干燥 4 小时的氟化钠 221mg，置 100ml 量瓶中，加水 20ml 使溶解，再加入氢氧化钠溶液(0.04%)1.0ml，用水稀释至刻度，摇匀，作为标准贮备液(每 1ml 相当于 1mg 的 F)。精密量取标准贮备液适量，用缓冲溶液(pH 5.25)(取氯化钠 110g 与枸橼酸钠 1g，置 2000ml 量瓶中，加水 700ml，振摇使溶解，小心加氢氧化钠 150g，振摇使溶解，放冷，在振摇下加冰醋酸 450ml 和异丙醇 600ml，用水稀释至刻度，混匀，溶液的 pH 值应在 5.0～5.5 之间)分别稀释制成每 1ml 中含 F 1μg、3μg、5μg、10μg 的溶液，即得。

供试品溶液的制备　精密量取本品 25ml，精密加水 25ml，振摇 5 分钟，静置使分层，精密量取水层 10ml，再精密加缓冲溶液(pH 5.25)10ml，摇匀，即得。

测定法　取上述标准溶液和供试品溶液，以甘汞电极为参比电极，氟电极为选择电极，分别测量标准溶液和供试品溶液的电位值。以氟离子浓度(μg/ml)的对数值为横坐标，以电位值(mV)为纵坐标，作图，绘制标准曲线，根据测得的供试品溶液的电位值，从标准曲线上确定供试品溶液中的氟离子浓度，不得大于 5μg/ml[0.001%(*W/V*)]。

有关物质　照气相色谱法(通则 0521)测定。

供试品溶液　取本品 1ml，置 100ml 量瓶中，用正己烷稀释至刻度，摇匀，取 5ml，置 50ml 量瓶中，用正己烷稀释至刻度，摇匀。

色谱条件　以 2-硝基对苯二酸改性的聚乙二醇(FFAP)为固定液的毛细管柱为色谱柱；柱温为 60℃；进样口温度为 150℃；采用电子捕获检测器，检测器温度为 220℃；进样体积 1μl。

系统适用性要求　理论板数按异氟烷峰计算不低于 15 000，异氟烷峰与相邻杂质峰之间的分离度应符合要求。

测定法　精密量取供试品溶液，注入气相色谱仪，记录色谱图。

限度　按面积归一化法计算，各杂质峰面积的和不得大于总峰面积的 0.5%。

残留溶剂　照残留溶剂测定法(通则 0861 第三法)测定。

供试品溶液　取本品适量，精密称定，加环己烷定量稀释制成每 1ml 中约含 0.1g 的溶液。

对照品溶液　取丙酮、*N*,*N*-二甲基甲酰胺与 *N*-甲基吡咯烷酮适量，精密称定，加环己烷溶解并定量稀释制成每 1ml 中约含丙酮 0.5mg、*N*,*N*-二甲基甲酰胺 88μg 与 *N*-甲基吡咯烷酮 53μg 的溶液。

色谱条件　以6%氰丙苯基-94%二甲基硅氧烷共聚物(或极性相近)为固定液的毛细管柱为色谱柱;起始柱温40℃,维持10分钟,以每分钟40℃的速率升温至230℃,维持5分钟;检测器温度为250℃;进样口温度为200℃;进样体积1μl。

系统适用性要求　理论板数按丙酮峰计算不低于15 000,丙酮与异氟烷的分离度应符合规定。

测定法　精密量取供试品溶液与对照品溶液,分别注入气相色谱仪,记录色谱图。

限度　按外标法以峰面积计算,丙酮、*N*,*N*-二甲基甲酰胺与*N*-甲基吡咯烷酮的残留量均应符合规定。

不挥发物　取本品10ml,置经50℃恒重的蒸发皿中,置室温下挥发至干,在50℃干燥2小时,遗留残渣不得过2.0mg。

水分　取本品,照水分测定法(通则0832第一法1)测定,含水分不得过0.1%。

装量　取本品,依法检查(通则0942),应符合规定。

【类别】　吸入全麻药。

【规格】　100ml

【贮藏】　遮光,密封,在阴凉处保存。

异亮氨酸

Yiliang'ansuan

Isoleucine

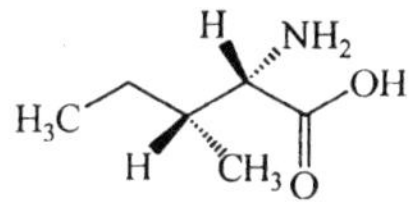

$C_6H_{13}NO_2$　131.17

本品为L-2-氨基-3-甲基戊酸。按干燥品计算,含$C_6H_{13}NO_2$不得少于98.5%。

【性状】　本品为白色结晶或结晶性粉末;无臭。

本品在水中略溶,在乙醇或乙醚中几乎不溶。

比旋度　取本品,精密称定,加6mol/L盐酸溶液溶解并定量稀释制成每1ml中约含40mg的溶液,依法测定(通则0621),比旋度为+38.9°至+41.8°。

【鉴别】　(1)取本品与异亮氨酸对照品各适量,分别加水溶解并稀释制成每1ml中约含0.4mg的溶液,作为供试品溶液与对照品溶液。照其他氨基酸项下的方法试验,供试品溶液所显主斑点的位置和颜色应与对照品溶液的主斑点相同。

(2)本品的红外光吸收图谱应与对照的图谱(光谱集894图)一致。

【检查】　**酸度**　取本品0.20g,加水20ml溶解后,依法测定(通则0631),pH值应为5.5～6.5。

溶液的透光率　取本品0.50g,加水20ml溶解后,照紫外-可见分光光度法(通则0401),在430nm的波长处测定透光率,不得低于98.0%。

氯化物　取本品0.25g,依法检查(通则0801),与标准氯化钠溶液5.0ml制成的对照液比较,不得更浓(0.02%)。

硫酸盐　取本品1.0g,依法检查(通则0802),与标准硫酸钾溶液2.0ml制成的对照液比较,不得更浓(0.02%)。

铵盐　取本品0.10g,依法检查(通则0808),与标准氯化铵溶液2.0ml制成的对照液比较,不得更深(0.02%)。

其他氨基酸　照薄层色谱法(通则0502)试验。

供试品溶液　取本品适量,加水溶解并定量稀释制成每1ml中约含20mg的溶液。

对照溶液　精密量取供试品溶液1ml,置200ml量瓶中,用水稀释至刻度,摇匀。

系统适用性溶液　取异亮氨酸对照品与缬氨酸对照品各适量,置同一量瓶中,加水溶解并稀释制成每1ml中各约含0.4mg的溶液。

色谱条件　采用硅胶G薄层板,以正丁醇-水-冰醋酸(3∶1∶1)为展开剂。

测定法　吸取上述三种溶液各5μl,分别点于同一薄层板上,展开,晾干,喷以茚三酮的丙酮溶液(1→50),在80℃加热至斑点出现,立即检视。

系统适用性要求　对照溶液应显一个清晰的斑点,系统适用性溶液应显两个完全分离的斑点。

限度　供试品溶液如显杂质斑点,其颜色与对照溶液的主斑点比较,不得更深(0.5%)。

干燥失重　取本品,在105℃干燥3小时,减失重量不得过0.2%(通则0831)。

炽灼残渣　取本品1.0g,依法检查(通则0841),遗留残渣不得过0.1%。

铁盐　取本品2.0g,依法检查(通则0807),与标准铁溶液2.0ml制成的对照液比较,不得更深(0.001%)。

重金属　取炽灼残渣项下遗留的残渣,依法检查(通则0821第二法),含重金属不得过百万分之十。

砷盐　取本品2.0g,加水5ml,加硫酸1ml与亚硫酸10ml,在水浴上加热至体积约剩2ml,加水5ml,滴加氨试液至对酚酞指示液显中性,加盐酸5ml,加水使成28ml,依法检查(通则0822第一法),应符合规定(0.0001%)。

细菌内毒素　取本品,依法检查(通则1143),每1g异亮氨酸中含内毒素的量应小于20EU。(供注射用)

【含量测定】　取本品约0.10g,精密称定,加无水甲酸1ml溶解后,加冰醋酸25ml,照电位滴定法(通则0701),用高氯酸滴定液(0.1mol/L)滴定,并将滴定的结果用空白试验校正。每1ml高氯酸滴定液(0.1mol/L)相当于13.12mg的$C_6H_{13}NO_2$。

【类别】　氨基酸类药。

【贮藏】　遮光,密封保存。

异　烟　肼

Yiyanjing

Isoniazid

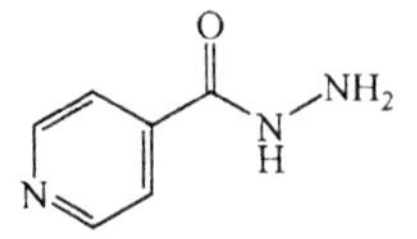

$C_6H_7N_3O$　137.14

本品为 4-吡啶甲酰肼。按干燥品计算，含 $C_6H_7N_3O$ 应为 98.0%～102.0%。

【性状】 本品为无色结晶，白色或类白色的结晶性粉末；无臭；遇光渐变质。

本品在水中易溶，在乙醇中微溶，在乙醚中极微溶解。

熔点　本品的熔点（通则 0612）为 170～173℃。

【鉴别】（1）取本品约 10mg，置试管中，加水 2ml 溶解后，加氨制硝酸银试液 1ml，即发生气泡与黑色浑浊，并在试管壁上生成银镜。

（2）在含量测定项下记录的色谱图中，供试品溶液主峰的保留时间应与对照品溶液主峰的保留时间一致。

（3）本品的红外光吸收图谱应与对照的图谱（光谱集 166 图）一致。

【检查】 **酸碱度**　取本品 0.50g，加水 10ml 溶解后，依法测定（通则 0631），pH 值应为 6.0～8.0。

溶液的澄清度与颜色　取本品 1.0g，加水 10ml 溶解后，溶液应澄清无色；如显浑浊，与 1 号浊度标准液（通则 0902 第一法）比较，不得更浓；如显色，与同体积的对照液（取比色用重铬酸钾液 3.0ml 与比色用硫酸铜液 0.10ml，用水稀释至 250ml）比较，不得更深。

游离肼　照薄层色谱法（通则 0502）试验。

溶剂　丙酮-水（1∶1）。

供试品溶液　取本品适量，加溶剂溶解并定量稀释制成每 1ml 中约含 0.1g 的溶液。

对照品溶液　取硫酸肼对照品适量，加溶剂溶解并定量稀释制成每 1ml 中约含 80μg（相当于游离肼 20μg）的溶液。

系统适用性溶液　取异烟肼与硫酸肼各适量，加溶剂溶解并稀释制成每 1ml 中分别含异烟肼 0.1g 与硫酸肼 80μg 的混合溶液。

色谱条件　采用硅胶 G 薄层板，以异丙醇-丙酮（3∶2）为展开剂。

系统适用性要求　系统适用性溶液所显游离肼与异烟肼的斑点应完全分离，游离肼的 R_f 值约为 0.75，异烟肼的 R_f 值约为 0.56。

测定法　吸取供试品溶液、对照品溶液与系统适用性溶液各 5μl，分别点于同一薄层板上，展开，晾干，喷以乙醇制对二甲氨基苯甲醛试液，15 分钟后检视。

限度　在供试品溶液主斑点前方与对照品溶液主斑点相应的位置上，不得显黄色斑点。

有关物质　照高效液相色谱法（通则 0512）测定。

供试品溶液　取本品适量，加水溶解并稀释制成每 1ml 中约含 0.5mg 的溶液。

对照溶液　精密量取供试品溶液 1ml，置 100ml 量瓶中，用水稀释至刻度，摇匀。

色谱条件　用十八烷基硅烷键合硅胶为填充剂；以 0.02mol/L 磷酸氢二钠溶液（用磷酸调 pH 值至 6.0）-甲醇（85∶15）为流动相；检测波长为 262nm；进样体积 10μl。

系统适用性要求　理论板数按异烟肼峰计算不低于 4000。

测定法　精密量取供试品溶液与对照溶液分别注入液相色谱仪，记录色谱图至主成分峰保留时间的 3.5 倍。

限度　供试品溶液色谱图中如有杂质峰，单个杂质峰面积不得大于对照溶液主峰面积的 0.35 倍（0.35%），各杂质峰面积的和不得大于对照溶液主峰面积（1.0%）。

干燥失重　取本品，在 105℃ 干燥至恒重，减失重量不得过 0.5%（通则 0831）。

炽灼残渣　取本品 1.0g，依法检查（通则 0841），遗留残渣不得过 0.1%。

重金属　取炽灼残渣项下遗留的残渣，依法检查（通则 0821 第二法），含重金属不得过百万分之十。

无菌　取本品，用适宜溶剂溶解后，经薄膜过滤法处理，依法检查（通则 1101），应符合规定。（供无菌分装用）

【含量测定】 照高效液相色谱法（通则 0512）测定。

供试品溶液　取本品适量，精密称定，加水溶解并定量稀释制成每 1ml 中约含 0.1mg 的溶液。

对照品溶液　取异烟肼对照品适量，精密称定，加水溶解并定量稀释制成每 1ml 中约含 0.1mg 的溶液。

色谱条件与系统适用性要求　见有关物质项下。

测定法　精密量取供试品溶液与对照品溶液，分别注入液相色谱仪，记录色谱图。按外标法以峰面积计算。

【类别】 抗结核病药。

【贮藏】 遮光，严封保存。

【制剂】（1）异烟肼片　（2）注射用异烟肼

异　烟　肼　片

Yiyanjing Pian

Isoniazid Tablets

本品含异烟肼（$C_6H_7N_3O$）应为标示量的 95.0%～105.0%。

【性状】 本品为白色或类白色片。

【鉴别】 (1)取本品的细粉适量(约相当于异烟肼0.1g),加水10ml,振摇,滤过,滤液照异烟肼项下的鉴别(1)项试验,显相同的反应。

(2)在含量测定项下记录的色谱图中,供试品溶液主峰的保留时间应与对照品溶液主峰的保留时间一致。

(3)取本品细粉适量(约相当于异烟肼50mg),加乙醇10ml,研磨溶解,滤过,滤液蒸干,残渣经减压干燥,依法测定(通则0402)。本品的红外光吸收图谱应与对照的图谱(光谱集166图)一致。

【检查】 **游离肼** 照薄层色谱法(通则0502)试验。

供试品溶液 取本品细粉适量,加溶剂使异烟肼溶解并定量稀释制成每1ml中约含异烟肼0.1g的溶液,滤过,取续滤液。

溶剂、对照品溶液、系统适用性溶液、色谱条件、系统适用性要求与测定法 见异烟肼游离肼项下。

限度 在供试品溶液主斑点前方与对照品溶液主斑点相应的位置上,不得显黄色斑点。

有关物质 照高效液相色谱法(通则0512)测定。

供试品溶液 取本品细粉适量,加水使异烟肼溶解并稀释制成每1ml中约含异烟肼0.5mg的溶液,滤过,取续滤液。

对照溶液 精密量取供试品溶液1ml,置100ml量瓶中,用水稀释至刻度,摇匀。

色谱条件、系统适用性要求与测定法 见异烟肼有关物质项下。

限度 供试品溶液的色谱图中如有杂质峰,单个杂质峰面积不得大于对照溶液主峰面积的0.5倍(0.5%),各杂质峰面积的和不得大于对照溶液主峰面积(1.0%)。

溶出度 照溶出度与释放度测定法(通则0931第一法)测定。

溶出条件 以水1000ml为溶出介质,转速为每分钟100转,依法操作,经30分钟时取样。

测定法 取溶出液5ml,滤过,精密量取续滤液适量,用水定量稀释制成每1ml中含10～20μg的溶液,照紫外-可见分光光度法(通则0401),在263nm的波长处测定吸光度,按$C_6H_7N_3O$的吸收系数($E_{1cm}^{1\%}$)为307计算每片的溶出量。

限度 标示量的60%,应符合规定。

其他 应符合片剂项下有关的各项规定(通则0101)。

【含量测定】 照高效液相色谱法(通则0512)测定。

供试品溶液 取本品20片,精密称定,研细,精密称取适量,加水使异烟肼溶解并定量稀释制成每1ml中约含异烟肼0.1mg的溶液,滤过,取续滤液。

对照品溶液、色谱条件、系统适用性要求与测定法 见异烟肼含量测定项下。

【类别】 同异烟肼。

【规格】 (1)50mg　(2)100mg　(3)300mg　(4)500mg

【贮藏】 遮光,密封,在干燥处保存。

注射用异烟肼

Zhusheyong Yiyanjing

Isoniazid for Injection

本品为异烟肼的无菌粉末。按平均装量计算,含异烟肼($C_6H_7N_3O$)应为标示量的95.0%～105.0%。

【性状】 本品为无色结晶、白色或类白色的结晶性粉末。

【鉴别】 照异烟肼项下的鉴别(1)、(3)试验,显相同的反应。

【检查】 **酸碱度** 取本品0.50g,加水10ml溶解后,依法测定(通则0631),pH值应为6.0～8.0。

溶液的颜色 取本品5瓶,加水10ml使溶解,与同体积的对照溶液(取比色用重铬酸钾液3.0ml与比色用硫酸铜液0.10ml,加水稀释至250ml)比较,不得更深。

游离肼 照薄层色谱法(通则0502)试验。

供试品溶液 取本品适量,加溶剂溶解并定量稀释制成每1ml中约含异烟肼0.1g的溶液。

溶剂、对照品溶液、系统适用性溶液、色谱条件、系统适用性要求、测定法与限度 见异烟肼游离肼项下。

有关物质 照高效液相色谱法(通则0512)测定。

供试品溶液 取本品适量,加水溶解并稀释制成每1ml中约含异烟肼0.5mg的溶液。

对照溶液 精密量取供试品溶液1ml,置100ml量瓶中,用水稀释至刻度,摇匀。

色谱条件、系统适用性要求、测定法与限度 见异烟肼有关物质项下。

干燥失重 取本品,在105℃干燥至恒重,减失重量不得过1.0%(通则0831)。

其他 应符合注射剂项下有关的各项规定(通则0102)。

【含量测定】 照高效液相色谱法(通则0512)测定。

供试品溶液 取装量差异项下的内容物,混合均匀,精密称取适量,加水溶解并定量稀释制成每1ml中约含0.1mg的溶液。

对照品溶液、色谱条件、系统适用性要求与测定法 见异烟肼含量测定项下。

【类别】 同异烟肼。

【规格】 0.1g

【贮藏】 遮光,密闭保存。

异 烟 腙

Yiyanzong

Ftivazide

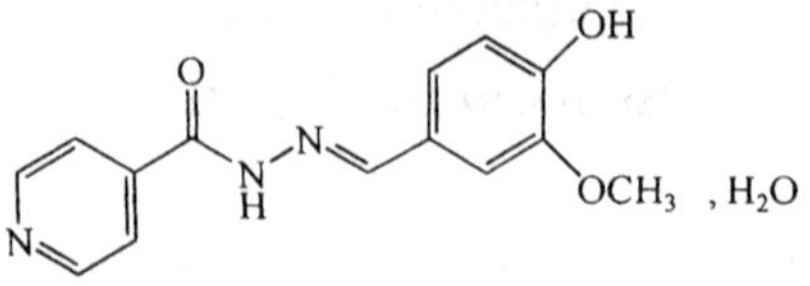

$C_{14}H_{13}N_3O_3 \cdot H_2O$ 289.29

本品为 *N*-(3-甲氧基-4-羟基苯亚甲基)-*N'*-异烟酰肼一水合物。含 $C_{14}H_{13}N_3O_3 \cdot H_2O$ 不得少于 98.0%。

【性状】 本品为淡黄色结晶性粉末。

本品在乙醇中微溶,在水中不溶。

熔点 本品的熔点(通则 0612)为 227～231℃。

【鉴别】 取本品约 50mg,加 2,4-二硝基氯苯 50mg 与乙醇 3ml,置水浴中煮沸 2～3 分钟,放冷,加 10%氢氧化钠溶液 2 滴,静置后,即显鲜红色。

【检查】 **酸度** 取本品 0.25g,加水 25ml,振摇 2 分钟,滤过,滤液中加氢氧化钠滴定液(0.1mol/L)与甲酚红指示液各 2 滴,应显粉红色。

氯化物 取本品 0.50g,加水 25ml,振摇 2 分钟,滤过,取滤液 10ml,依法检查(通则 0801),与标准氯化钠溶液 7.0ml 制成的对照液比较,不得更浓(0.035%)。

硫酸盐 取上述氯化物检查项下剩余的滤液 10ml,依法检查(通则 0802),与标准硫酸钾溶液 1.0ml 制成对照液比较,不得更浓(0.05%)。

游离异烟肼 取本品 50mg,加 0℃的水 30ml,振摇,滤过,滤液加稀盐酸至使刚果红指示液变色,加 0.1mol/L 亚硝酸钠溶液 0.1ml,摇匀,取 1 滴置碘化钾淀粉试纸上,应显蓝色斑痕并在 5 分钟内不褪。

干燥失重 取本品,在 120℃干燥至恒重,减失重量不得过 7.0%(通则 0831)。

炽灼残渣 取本品 1.0g,依法检查(通则 0841),遗留残渣不得过 0.1%。

重金属 取炽灼残渣项下遗留的残渣,依法检查(通则 0821 第二法),含重金属不得过百万分之十。

【含量测定】 取本品约 0.15g,精密称定,加冰醋酸 10ml 与醋酐 10ml,微热使溶解,放冷,照电位滴定法(通则 0701),用高氯酸滴定液(0.1mol/L)滴定,并将滴定的结果用空白试验校正。每 1ml 高氯酸滴定液(0.1mol/L)相当于 28.93mg 的 $C_{14}H_{13}N_3O_3 \cdot H_2O$。

【类别】 抗结核病药。

【贮藏】 遮光,密封保存。

【制剂】 异烟腙片

异 烟 腙 片

Yiyanzong Pian

Ftivazide Tablets

本品含异烟腙($C_{14}H_{13}N_3O_3 \cdot H_2O$)应为标示量的 95.0%～105.0%。

【性状】 本品为淡黄色片。

【鉴别】 取本品细粉适量(约相当于异烟腙 50mg),照异烟腙项下的鉴别试验,显相同的反应。

【检查】 应符合片剂项下有关的各项规定(通则 0101)。

【含量测定】 取本品 20 片,精密称定,研细,精密称取适量(约相当于异烟腙 0.2g),照异烟腙含量测定项下的方法测定,即得。

【类别】 同异烟腙。

【规格】 (1)50mg (2)100mg

【贮藏】 遮光,密封保存。

异 维 A 酸

Yiwei A Suan

Isotretinoin

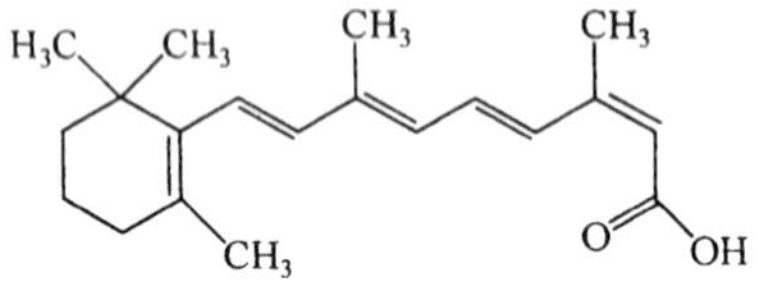

$C_{20}H_{28}O_2$ 300.44

本品为 3,7-二甲基-9-(2,6,6-三甲基-1-环己烯基)2 顺-4 反-6 反-8 反-壬四烯酸。按干燥品计算,含 $C_{20}H_{28}O_2$ 应为 98.0%～102.0%。

【性状】 本品为黄色至橙黄色的结晶性粉末;对空气、热、光敏感,在溶液中尤为敏感。

本品在三氯甲烷或乙醚中溶解,在乙醇或异丙醇中微溶,在水中几乎不溶。

【鉴别】 (1)取本品 5mg,加三氯化锑溶液(取三氯化锑 30g,用无醇三氯甲烷洗涤 2 次,每次 15ml,再用无醇三氯甲烷 100ml 微热使溶解,摇匀)2ml,显红色,渐变为紫色。

(2)取本品,加酸性异丙醇溶液(取 0.1mol/L 盐酸溶液 1ml,加异丙醇稀释至 1000ml,摇匀)溶解并稀释制成每 1ml 中约含 4μg 的溶液,照紫外-可见分光光度法(通则 0401)测定,在 354nm 的波长处有最大吸收。

(3)本品的红外光吸收图谱应与对照的图谱(光谱集 944 图)一致。

【检查】 **有关物质** 照高效液相色谱法(通则 0512)测

定。避光操作。

供试品溶液　取本品适量，精密称定，加甲醇溶解并定量稀释制成每1ml中约含1mg的溶液。

对照溶液　精密量取供试品溶液1ml，置100ml量瓶中，用甲醇稀释至刻度，摇匀。

对照品溶液　取维A酸对照品适量，精密称定，加甲醇溶解并定量稀释制成每1ml中约含10μg的溶液。

系统适用性溶液　取异维A酸对照品适量，加甲醇溶解并稀释制成每1ml中约含40μg的溶液，置3000lx照度的光源下照射30分钟。

色谱条件　用十八烷基硅烷键合硅胶为填充剂；以甲醇-水-冰醋酸（770：225：5）为流动相；检测波长为355nm；进样体积20μl。

系统适用性要求　系统适用性溶液色谱图中，理论板数按异维A酸峰计算不低于3000，光降解物峰（相对保留时间约0.93）与异维A酸峰之间的分离度应大于1.5。

测定法　精密量取供试品溶液、对照溶液与对照品溶液，分别注入液相色谱仪，记录色谱图至主成分峰保留时间的2倍。

限度　供试品溶液色谱图中如有与维A酸峰保留时间一致的色谱峰，按外标法以峰面积计算，不得过1.0%；其他各杂质峰面积的和不得大于对照溶液主峰面积（1.0%）。

干燥失重　取本品，在105℃干燥3小时，减失重量不得过0.5%（通则0831）。

炽灼残渣　取本品1.0g，依法检查（通则0841），遗留残渣不得过0.1%。

重金属　取炽灼残渣项下遗留的残渣，依法检查（通则0821第二法），含重金属不得过百万分之二十。

【含量测定】　取本品约0.2g，精密称定，加丙酮70ml溶解后，照电位滴定法（通则0701），用氢氧化四丁基铵滴定液（0.1mol/L）滴定，并将滴定的结果用空白试验校正。每1ml氢氧化四丁基铵滴定液（0.1mol/L）相当于30.04mg的$C_{20}H_{28}O_2$。

【类别】　角质溶解药。

【贮藏】　遮光，充惰性气体。0～5℃密封保存。

【制剂】　（1）异维A酸软胶囊　（2）异维A酸凝胶

异维A酸软胶囊

Yiwei A Suan Ruanjiaonang

Isotretinoin Soft Capsules

本品含异维A酸（$C_{20}H_{28}O_2$）应为标示量的90.0%～110.0%。

【性状】　本品为深褐色软胶囊，内容物为橙黄色油状混悬液。

【鉴别】　取本品内容物，加酸性异丙醇溶液（取0.1mol/L盐酸溶液1ml，加异丙醇稀释至1000ml，摇匀）溶解并稀释制成每1ml中约含4μg的溶液，照紫外-可见分光光度法（通则0401）测定，在354nm的波长处有最大吸收。

【检查】　**含量均匀度**　避光操作。取本品1粒，用剪刀小心刺穿顶部，将内容物挤至50ml量瓶中，剪开胶壳，置25ml小烧杯中，用二氯甲烷10ml分次将剪刀及胶壳上的内容物洗净，洗液合并于50ml量瓶中，振摇使异维A酸溶解，再用异辛烷稀释至刻度，摇匀，精密量取2ml，置另一100ml量瓶中，用异辛烷稀释至刻度，摇匀，作为供试品溶液，照含量测定项下的方法测定，计算每粒的含量，应符合规定（通则0941）。

其他　应符合胶囊剂项下有关的各项规定（通则0103）。

【含量测定】　照紫外-可见分光光度法（通则0401）测定。避光操作。

供试品溶液　取本品20粒，精密称定，用剪刀小心剪开胶壳，倾出内容物，混合均匀；用二氯甲烷洗净胶壳，精密称定胶壳重量，计算平均装量。精密称取内容物适量（约相当于异维A酸10mg），置50ml量瓶中，加二氯甲烷5ml，振摇使异维A酸溶解，加异辛烷稀释至刻度，摇匀，精密量取2ml，置另一100ml量瓶中，用异辛烷稀释至刻度，摇匀。

对照品溶液　取异维A酸对照品适量，精密称定，加异辛烷溶解并定量稀释制成每1ml中约含4μg的溶液。

测定法　取供试品溶液与对照品溶液，在361nm的波长处分别测定吸光度，计算。

【类别】　同异维A酸。

【规格】　10mg

【贮藏】　密封，在阴凉干燥处保存。

异维A酸凝胶

Yiwei A Suan Ningjiao

Isotretinoin Gel

本品含异维A酸（$C_{20}H_{28}O_2$）应为标示量的90.0%～110.0%。

【性状】　本品为水溶性淡黄色半透明稠厚液体。

【鉴别】　（1）取本品适量，加酸性异丙醇溶液（取0.1mol/L盐酸溶液1ml，加异丙醇稀释至1000ml，摇匀）使异维A酸溶解并稀释制成每1ml中含异维A酸4μg的溶液，照紫外-可见分光光度法（通则0401）测定，在355nm的波长处有最大吸收。

（2）在含量测定项下记录的色谱图中，供试品溶液主峰的保留时间应与对照品溶液主峰的保留时间一致。

【检查】　**酸碱度**　取本品1.0g，加水20ml，搅拌使溶解后，依法测定（通则0631），pH值应为4.5～7.5。

有关物质　照高效液相色谱法（通则0512）测定。避光操作，临用新制。

供试品溶液　取本品 1g，精密称定，置 25ml 量瓶中，加甲醇适量，超声使异维 A 酸溶解，放冷，用甲醇稀释至刻度，摇匀；取 10ml 置具塞离心管中，每分钟 4000 转离心 15 分钟，取上清液。

对照溶液　精密量取供试品溶液 1ml，置 100ml 量瓶中，用甲醇稀释至刻度，摇匀。

对照品溶液　取维 A 酸对照品，精密称定，加甲醇溶解并定量稀释制成每 1ml 中约含 10μg 的溶液。

系统适用性溶液　取异维 A 酸对照品，加甲醇溶解并稀释制成每 1ml 中约含 40μg 的溶液，置 3000lx 照度的光源下照射 30 分钟。

色谱条件　用十八烷基硅烷键合硅胶为填充剂；以乙腈-甲醇-0.1mol/L 醋酸铵（用三氟醋酸调节 pH 值为 2.5）（70：10：20）为流动相；检测波长为 355nm；进样体积 20μl。

系统适用性要求　系统适用性溶液色谱图中，理论板数按异维 A 酸峰计算不低于 3000，光降解物峰（相对保留时间约为 0.93）与异维 A 酸峰之间的分离度应大于 1.5。

测定法　精密量取供试品溶液、对照溶液与对照品溶液，分别注入液相色谱仪，记录色谱图至主成分峰保留时间的 2 倍。

限度　供试品溶液色谱图中如有与维 A 酸峰保留时间一致的色谱峰，按外标法以峰面积计算，不得过标示量的 1.0%；其他各杂质峰面积的和（保留时间 3 分钟之前的峰面积忽略不计）不得大于对照溶液主峰面积（1.0%）。

其他　应符合凝胶剂项下有关的各项规定（通则 0114）。

【含量测定】　照高效液相色谱法（通则 0512）测定。避光操作。

供试品溶液　取本品约 0.5g，精密称定，置 25ml 量瓶中，加甲醇适量，摇匀，超声使异维 A 酸溶解，放冷，用甲醇稀释至刻度，摇匀，取 10ml，置具塞离心管中，每分钟 4000 转离心 15 分钟，取上清液。

对照品溶液　取异维 A 酸对照品适量，精密称定，加甲醇溶解并定量稀释制成每 1ml 中约含 10μg 的溶液。

系统适用性溶液、色谱条件与系统适用性要求　见有关物质项下。

测定法　精密量取供试品溶液与对照品溶液，分别注入液相色谱仪，记录色谱图。按外标法以峰面积计算。

【类别】　同异维 A 酸。

【规格】　10g：5mg

【贮藏】　避光，密封，在阴凉处保存。

异 福 片

Yifu Pian

Rifampin and Isoniazid Tablets

本品含利福平（$C_{43}H_{58}N_4O_{12}$）与异烟肼（$C_6H_7N_3O$）均应为标示量的 90.0%～110.0%。

【性状】　本品为薄膜衣片，除去包衣后，显橙红色至暗红色。

【鉴别】　（1）取本品细粉适量（约相当于利福平 5mg），加 0.1mol/L 盐酸溶液 2ml，振摇使利福平溶解后，加 0.1mol/L 亚硝酸钠溶液 2 滴，溶液即由橙红色变为暗红色。

（2）取本品细粉适量（约相当于异烟肼 0.1g），置试管中，加水 10ml，振摇，滤过，滤液加氨制硝酸银试液 1ml，即发生气泡与黑色浑浊，并在试管壁上生成银镜。

（3）在含量测定利福平、异烟肼项下记录的色谱图中，供试品溶液主峰的保留时间应分别与相应对照品溶液主峰的保留时间一致。

【检查】　**有关物质**　照高效液相色谱法（通则 0512）测定。临用新制。

溶剂　乙腈-水（1：1）。

供试品溶液　取含量测定利福平项下的细粉适量（约相当于利福平 50mg），精密称定，加溶剂使利福平溶解并定量稀释制成每 1ml 中约含利福平 0.5mg 的溶液，摇匀，滤过，取续滤液。

对照品溶液　取利福平对照品适量，精密称定，加溶剂溶解并定量稀释制成每 1ml 中约含 5μg 的溶液。

杂质对照品溶液（1）　取醌式利福平对照品适量，精密称定，加溶剂溶解并定量稀释制成每 1ml 中约含 5μg 的溶液。

杂质对照品溶液（2）　取 *N*-氧化利福平对照品适量，精密称定，加溶剂溶解并定量稀释制成每 1ml 中约含 5μg 的溶液。

杂质对照品溶液（3）　取 3-甲酰利福霉素 SV 对照品适量，精密称定，加溶剂溶解并定量稀释制成每 1ml 中约含 5μg 的溶液。

系统适用性溶液　取利福平对照品约 4mg 与异烟肼对照品约 2mg，加 1mol/L 乙酸溶液 25ml 使溶解，在室温下放置 4 小时。

色谱条件　用辛基硅烷键合硅胶为填充剂；以甲醇-乙腈-0.075mol/L 磷酸二氢钾溶液-1.0mol/L 枸橼酸溶液（30：30：36：4），并用 10mol/L 氢氧化钠溶液调节 pH 值至 7.0 为流动相；检测波长为 254nm；进样体积 10μl。

系统适用性要求　系统适用性溶液色谱图中，出峰顺序依次为异烟肼峰、异烟肼利福霉素腙峰（最大杂质）与利福平峰。异烟肼利福霉素腙峰与利福平峰之间的分离度应大于 4.0。

测定法　精密量取供试品溶液、对照品溶液、杂质对照品溶液（1）、杂质对照品溶液（2）与杂质对照品溶液（3），分别注入液相色谱仪，记录色谱图至利福平峰保留时间的 4 倍。

限度　供试品溶液色谱图中，如有与醌式利福平峰、*N*-氧化利福平峰和 3-甲酰利福霉素 SV 峰保留时间一致的色谱峰，按外标法以峰面积计算，分别不得过利福平标示量的 2.0%、2.0%与 0.5%；以利福平为对照按外标法以峰面积计算，异烟肼利福霉素腙不得过利福平标示量的 3.0%，其他单个杂质不得过利福平标示量的1.5%，其他杂质总量不得过利福平标示量的3.0%。杂质含量小于0.1%或相对利福平保留时间小于0.23的色谱峰忽略不计。

溶出度 照溶出度与释放度测定法（通则0931第二法）测定。

溶出条件 以0.01mol/L磷酸盐缓冲液（取无水磷酸氢二钠7g，加水5000ml使溶解，用磷酸调节pH值至6.8）900ml为溶出介质，转速为每分钟75转，依法操作，经45分钟时取样。

利福平 供试品溶液 取溶出液适量，滤过，精密量取续滤液适量，用溶出介质定量稀释制成每1ml中约含利福平60μg的溶液，立即测定。

对照品溶液 取利福平对照品适量，精密称定，加溶出介质溶解并定量稀释制成与供试品溶液中利福平浓度相当的溶液，立即测定。

系统适用性溶液、色谱条件与系统适用性要求 见含量测定利福平项下。

测定法 见含量测定利福平项下。计算每片中利福平的溶出量。

限度 标示量的75%，应符合规定。

异烟肼 供试品溶液 取溶出度利福平项下的供试品溶液，立即测定。

对照品溶液 取异烟肼对照品适量，精密称定，加溶出介质溶解并定量稀释制成与供试品溶液中异烟肼浓度相当的溶液，立即测定。

色谱条件 见含量测定异烟肼项下。

测定法 见含量测定异烟肼项下。计算每片中异烟肼的溶出量。

限度 标示量的80%，应符合规定。

干燥失重 取本品细粉，在60℃减压干燥3小时，减失重量不得过3.0%（通则0831）。

其他 应符合片剂项下有关的各项规定（通则0101）。

【含量测定】 **利福平** 照高效液相色谱法（通则0512）测定。临用新制。

供试品溶液 取本品20片，精密称定，研细，取细粉适量（约相当于利福平60mg），精密称定，加溶剂适量振摇使利福平溶解并定量稀释制成每1ml中约含利福平60μg的溶液，摇匀，滤过，取续滤液。

对照品溶液 取利福平对照品适量，精密称定，加溶剂适量振摇使溶解并定量稀释制成每1ml中约含60μg的溶液。

色谱条件 见有关物质项下。进样体积20μl。

溶剂、系统适用性溶液与系统适用性要求 见有关物质项下。

测定法 精密量取供试品溶液与对照品溶液，分别注入液相色谱仪，记录色谱图。按外标法以峰面积计算。

异烟肼 照高效液相色谱法（通则0512）测定。临用新制。

供试品溶液 取含量测定利福平项下的细粉适量（约相当于异烟肼30mg），精密称定，加水适量，超声使异烟肼溶解并定量稀释制成每1ml中约含异烟肼30μg的溶液，滤过，取续滤液。

对照品溶液 取异烟肼对照品适量，精密称定，加水溶解并定量稀释制成每1ml中约含30μg的溶液。

色谱条件 用十八烷基硅烷键合硅胶为填充剂；以醋酸铵溶液（取醋酸铵50g，加水1000ml溶解，用冰醋酸调节pH值至5.0）-甲醇（94：6）为流动相；检测波长为270nm；进样体积20μl。

测定法 精密量取供试品溶液与对照品溶液，分别注入液相色谱仪，记录色谱图。按外标法以峰面积计算。

【类别】 抗结核病药。

【规格】 (1)0.45g（$C_{43}H_{58}N_4O_{12}$ 0.3g与$C_6H_7N_3O$ 0.15g）

(2)0.4g（$C_{43}H_{58}N_4O_{12}$ 0.2g与$C_6H_7N_3O$ 0.2g）

(3)0.25g（$C_{43}H_{58}N_4O_{12}$ 0.15g与$C_6H_7N_3O$ 0.1g）

(4)0.225g（$C_{43}H_{58}N_4O_{12}$ 0.15g与$C_6H_7N_3O$ 0.075g）

【贮藏】 遮光，密封，在干燥处保存。

附：

异烟肼利福霉素腙（HYD）

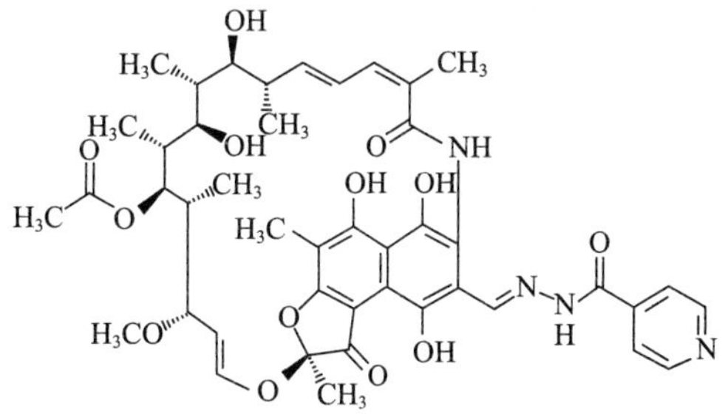

$C_{44}H_{52}N_4O_{13}$ 844.92

异福胶囊

Yifu Jiaonang

Rifampin and Isoniazid Capsules

本品含利福平（$C_{43}H_{58}N_4O_{12}$）与异烟肼（$C_6H_7N_3O$）均应为标示量的90.0%～110.0%。

【鉴别】 (1)取本品内容物适量（约相当于利福平5mg），加0.1mol/L盐酸溶液2ml，振摇使利福平溶解后，加0.1mol/L亚硝酸钠溶液2滴，溶液即由橙红色变为暗红色。

(2)取本品内容物适量（约相当于异烟肼0.1g），置试管中，加水10ml，振摇，滤过，滤液加氨制硝酸银试液1ml，即发生气泡与黑色浑浊，并在试管壁上生成银镜。

(3)在含量测定利福平、异烟肼项下记录的色谱图中，供试品溶液主峰的保留时间应分别与相应对照品溶液主峰的保留时间一致。

【检查】 有关物质 照高效液相色谱法(通则 0512)测定。临用新制。

溶剂　乙腈-水(1∶1)。

供试品溶液　取含量测定项下内容物适量(约相当于利福平 50mg)，精密称定，加溶剂使利福平溶解并定量稀释制成每 1ml 中约含利福平 0.5mg 的溶液，摇匀，滤过，取续滤液。

对照品溶液　取利福平对照品适量，精密称定，加溶剂溶解并定量稀释制成每 1ml 中约含 5μg 的溶液。

杂质对照品溶液(1)　取醌式利福平对照品适量，精密称定，加溶剂溶解并定量稀释制成每 1ml 中约含 5μg 的溶液。

杂质对照品溶液(2)　取 *N*-氧化利福平对照品适量，精密称定，加溶剂溶解并定量稀释制成每 1ml 中约含 5μg 的溶液。

杂质对照品溶液(3)　取 3-甲酰利福霉素 SV 对照品适量，精密称定，加溶剂溶解并定量稀释制成每 1ml 中约含 5μg 的溶液。

系统适用性溶液　取利福平对照品约 4mg 与异烟肼对照品约 2mg，加 1mol/L 乙酸溶液 25ml 使溶解，在室温下放置 4 小时。

色谱条件　用辛基硅烷键合硅胶为填充剂；以甲醇-乙腈-0.075mol/L 磷酸二氢钾溶液-1.0mol/L 枸橼酸溶液(30∶30∶36∶4)，并用 10mol/L 氢氧化钠溶液调节 pH 值至 7.0 为流动相；检测波长为 254nm；进样体积 10μl。

系统适用性要求　系统适用性溶液色谱图中，出峰顺序依次为异烟肼峰、异烟肼利福霉素腙峰(最大杂质)与利福平峰。异烟肼利福霉素腙峰与利福平峰之间的分离度应大于 4.0。

测定法　精密量取供试品溶液、对照品溶液、杂质对照品溶液(1)、杂质对照品溶液(2)与杂质对照品溶液(3)，分别注入液相色谱仪，记录色谱图至利福平峰保留时间的 4 倍。

限度　供试品溶液色谱图中，如有与醌式利福平峰、*N*-氧化利福平峰和 3-甲酰利福霉素 SV 峰保留时间一致的色谱峰，按外标法以峰面积计算，分别不得过利福平标示量的 2.0%、2.0%与 0.5%；以利福平为对照按外标法以峰面积计算，异烟肼利福霉素腙不得过利福平标示量的 3.0%，其他单个杂质不得过利福平标示量的 1.5%，其他杂质总量不得过利福平标示量的 3.0%。杂质含量小于 0.1%或相对利福平保留时间小于 0.23 的峰忽略不计。

溶出度 照溶出度与释放度测定法(通则 0931 第二法)测定。

溶出条件　以 0.01mol/L 磷酸盐缓冲液(取无水磷酸氢二钠 7g，加水 5000ml 使溶解，用磷酸调节 pH 值至 6.8) 900ml 为溶出介质，转速为每分钟 75 转，依法操作，经 45 分钟时取样。

利福平　供试品溶液　取溶出液适量，滤过，精密量取续滤液适量，用溶出介质定量稀释制成每 1ml 中约含利福平 60μg 的溶液，立即测定。

对照品溶液　取利福平对照品适量，精密称定，加溶出介质溶解并定量稀释制成与供试品溶液中利福平浓度相当的溶液，立即测定。

系统适用性溶液、色谱条件与系统适用性要求　见含量测定利福平项下。

测定法　见含量测定利福平项下。计算每粒中利福平的溶出量。

限度　标示量的 75%，应符合规定。

异烟肼　供试品溶液　取溶出度利福平项下的供试品溶液，立即测定。

对照品溶液　取异烟肼对照品适量，精密称定，加溶出介质溶解并定量稀释制成与供试品溶液中异烟肼浓度相当的溶液，立即测定。

色谱条件　见含量测定异烟肼项下。

测定法　见含量测定异烟肼项下。计算每粒中异烟肼的溶出量。

限度　标示量的 80%，应符合规定。

干燥失重 取本品的内容物，在 60℃减压干燥 3 小时，减失重量不得过 3.0%(通则 0831)。

其他 应符合胶囊剂项下有关的各项规定(通则 0103)。

【含量测定】 利福平 照高效液相色谱法(通则 0512)测定。临用新制。

供试品溶液　取装量差异项下内容物，混匀，取适量(约相当于利福平 60mg)，精密称定，加溶剂振摇使利福平溶解并定量稀释制成每 1ml 中约含利福平 60μg 的溶液，摇匀，滤过，取续滤液。

对照品溶液　取利福平对照品适量，精密称定，加溶剂适量振摇使溶解并定量稀释制成每 1ml 中约含 60μg 的溶液。

色谱条件　见有关物质项下。进样体积 20μl。

溶剂、系统适用性溶液与系统适用性要求　见有关物质项下。

测定法　精密量取供试品溶液与对照品溶液，分别注入液相色谱仪，记录色谱图。按外标法以峰面积计算。

异烟肼 照高效液相色谱法(通则 0512)测定。临用新制。

供试品溶液　取装量差异项下内容物，混匀，取适量(约相当于异烟肼 30mg)，精密称定，加水适量，超声使异烟肼溶解并定量稀释制成每 1ml 中约含异烟肼 30μg 的溶液，滤过，取续滤液。

对照品溶液　取异烟肼对照品适量，精密称定，加水溶解并定量稀释制成每 1ml 中约含 30μg 的溶液。

色谱条件　用十八烷基硅烷键合硅胶为填充剂；以醋酸铵溶液（取醋酸铵 50g，加水 1000ml 溶解，用冰醋酸调节 pH 值至 5.0）-甲醇（94∶6）为流动相；检测波长为 270nm；进样体积 20μl。

测定法　精密量取供试品溶液与对照品溶液，分别注入液相色谱仪，记录色谱图。按外标法以峰面积计算。

【类别】　抗结核病药。

【规格】　(1)0.225g（$C_{43}H_{58}N_4O_{12}$ 0.15g 与 $C_6H_7N_3O$ 0.075g）

(2)0.25g（$C_{43}H_{58}N_4O_{12}$ 0.15g 与 $C_6H_7N_3O$ 0.1g）

(3)0.45g（$C_{43}H_{58}N_4O_{12}$ 0.3g 与 $C_6H_7N_3O$ 0.15g）

【贮藏】　遮光，密封，在干燥处保存。

附：

异烟肼利福霉素腙(HYD)

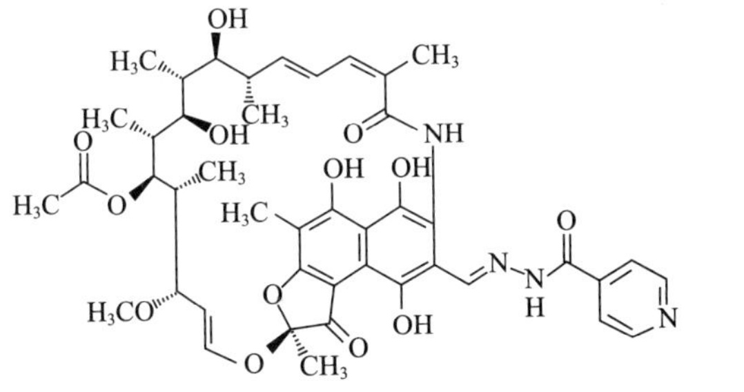

$C_{44}H_{52}N_4O_{13}$　844.92

异福酰胺片

Yifuxian'an Pian

Rifampin Isoniazid and Pyrazinamide Tablets

本品含利福平（$C_{43}H_{58}N_4O_{12}$）、异烟肼（$C_6H_7N_3O$）和吡嗪酰胺（$C_5H_5N_3O$）均应为标示量的 90.0%～110.0%。

【性状】　本品为薄膜衣片，除去包衣后显橙红色至红色。

【鉴别】　(1)取本品细粉适量（约相当于利福平 5mg），加 0.1mol/L 盐酸溶液 2ml，振摇使利福平溶解后，加 0.1mol/L 亚硝酸钠溶液 2 滴，溶液即由橙色变为暗红色。

(2)取本品细粉适量（约相当于异烟肼 0.1g），置试管中，加水 10ml，振摇，滤过，滤液加氨制硝酸银试液 1ml，即发生气泡与黑色浑浊，并在试管壁上生成银镜。

(3)取本品细粉适量（约相当于吡嗪酰胺 0.2g），置试管中，加氢氧化钠试液 5ml，缓缓煮沸，即发生氨臭，能使湿润的红色石蕊试纸变蓝色。

(4)在含量测定利福平、异烟肼与吡嗪酰胺项下记录的色谱图中，供试品溶液各主峰的保留时间应分别与相应的对照品溶液主峰的保留时间一致。

【检查】　**有关物质**　照高效液相色谱法（通则 0512）测定。临用新制。

溶剂　乙腈-水（1∶1）。

供试品溶液　取含量测定利福平项下的细粉适量（约相当于利福平 50mg），精密称定，加溶剂使利福平溶解并定量稀释制成每 1ml 中约含利福平 0.5mg 的溶液，摇匀，滤过，取续滤液。

对照品溶液　取利福平对照品适量，精密称定，加溶剂溶解并定量稀释制成每 1ml 中约含 5μg 的溶液。

杂质对照品溶液(1)　取醌式利福平对照品适量，精密称定，加溶剂溶解并定量稀释制成每 1ml 中约含 5μg 的溶液。

杂质对照品溶液(2)　取 *N*-氧化利福平对照品适量，精密称定，加溶剂溶解并定量稀释制成每 1ml 中约含 5μg 的溶液。

杂质对照品溶液(3)　取 3-甲酰利福霉素 SV 对照品适量，精密称定，加溶剂溶解并定量稀释制成每 1ml 中约含 5μg 的溶液。

系统适用性溶液　取利福平对照品约 4mg 与异烟肼对照品约 2mg，加 1mol/L 乙酸溶液 25ml 使溶解，在室温下放置 4 小时。

色谱条件　用辛基硅烷键合硅胶为填充剂；以甲醇-乙腈-0.075mol/L 磷酸二氢钾溶液-1.0mol/L 枸橼酸溶液（30∶30∶36∶4），并用 10mol/L 氢氧化钠溶液调节 pH 值至 7.0 为流动相；检测波长为 254nm；进样体积 10μl。

系统适用性要求　系统适用性溶液色谱图中，出峰顺序依次为异烟肼峰、异烟肼利福霉素腙峰（最大杂质）与利福平峰。异烟肼利福霉素腙峰与利福平峰之间的分离度应大于 4.0。

测定法　精密量取供试品溶液、对照品溶液、杂质对照品溶液(1)、杂质对照品溶液(2)与杂质对照品溶液(3)，分别注入液相色谱仪，记录色谱图至利福平峰保留时间的 4 倍。

限度　供试品溶液色谱图中，如有与醌式利福平峰、*N*-氧化利福平峰和 3-甲酰利福霉素 SV 峰保留时间一致的色谱峰，按外标法以峰面积计算，分别不得过利福平标示量的 2.0%、2.0%与 0.5%；以利福平为对照按外标法以峰面积计算，异烟肼利福霉素腙不得过利福平标示量的 3.0%，其他单个杂质不得过利福平标示量的 1.5%，其他杂质总量不得过利福平标示量的 3.0%。杂质含量小于 0.1%或相对利福平保留时间小于 0.23 的色谱峰忽略不计。

溶出度　照溶出度与释放度测定法（通则 0931 第二法）测定。

溶出条件　以 0.01mol/L 磷酸盐缓冲液（取无水磷酸氢二钠 7g，加水 5000ml 使溶解，用磷酸调节 pH 值至 6.8）900ml 为溶出介质，转速为每分钟 75 转，依法操作，经 45 分钟时取样。

利福平　供试品溶液　取溶出液适量，滤过，精密量取续滤液适量，用溶出介质定量稀释制成每 1ml 中约含利福平 60μg 的溶液，立即测定。

对照品溶液　取利福平对照品适量，精密称定，加溶出介质溶解并定量稀释制成与供试品溶液中利福平浓度相当的溶液，立即测定。

系统适用性溶液、色谱条件与系统适用性要求　见含量测定利福平项下。

测定法　见含量测定利福平项下。计算每片中利福平的溶出量。

限度　标示量的 75%，应符合规定。

异烟肼与吡嗪酰胺　供试品溶液　取溶出度利福平项下的供试品溶液，立即测定。

混合对照品溶液　取异烟肼对照品与吡嗪酰胺对照品各适量，精密称定，加溶出介质溶解并定量稀释制成与供试品溶液中异烟肼和吡嗪酰胺浓度相当的混合溶液，立即测定。

色谱条件与系统适用性要求　见含量测定异烟肼与吡嗪酰胺项下。

测定法　见含量测定异烟肼与吡嗪酰胺项下。分别计算每片中异烟肼与吡嗪酰胺的溶出量。

限度　异烟肼为标示量的 80%，吡嗪酰胺为标示量的 75%，均应符合规定。

干燥失重　取本品细粉，在 60℃减压干燥 3 小时，减失重量不得过 3.0%（通则 0831）。

其他　应符合片剂项下有关的各项规定（通则 0101）。

【含量测定】　利福平　照高效液相色谱法（通则 0512）测定。临用新制。

供试品溶液　取本品 20 片，精密称定，研细，取细粉适量（约相当于利福平 60mg），精密称定，加溶剂适量振摇使利福平溶解并定量稀释制成每 1ml 中约含利福平 60μg 的溶液，摇匀，滤过，取续滤液。

对照品溶液　取利福平对照品适量，精密称定，加溶剂适量振摇使溶解并定量稀释制成每 1ml 中约含 60μg 的溶液。

色谱条件　见有关物质项下。进样体积 20μl。

溶剂、系统适用性溶液与系统适用性要求　见有关物质项下。

测定法　精密量取供试品溶液与对照品溶液，分别注入液相色谱仪，记录色谱图。按外标法以峰面积计算。

异烟肼与吡嗪酰胺　照高效液相色谱法（通则 0512）测定。临用新制。

供试品溶液　取含量测定利福平项下的细粉适量（约相当于异烟肼 30mg），精密称定，加水适量，超声使异烟肼与吡嗪酰胺溶解并定量稀释制成每 1ml 中约含异烟肼 30μg 的溶液，滤过，取续滤液。

混合对照品溶液　取异烟肼对照品与吡嗪酰胺对照品各适量，精密称定，加水溶解并定量稀释制成与供试品溶液中两组分浓度相当的溶液。

色谱条件　用十八烷基硅烷键合硅胶为填充剂；以醋酸铵溶液（取醋酸铵 50g，加水 1000ml 溶解，用冰醋酸调节 pH 值至 5.0）-甲醇（94：6）为流动相；检测波长为 270nm；进样体积 20μl。

系统适用性要求　混合对照品溶液色谱图中，出峰顺序依次为异烟肼峰与吡嗪酰胺峰，异烟肼峰与吡嗪酰胺峰之间的分离度应符合要求。

测定法　精密量取供试品溶液与混合对照品溶液，分别注入液相色谱仪，记录色谱图。按外标法以峰面积分别计算异烟肼与吡嗪酰胺的含量。

【类别】　抗结核病药。

【规格】　0.45g（$C_{43}H_{58}N_4O_{12}$　0.12g，$C_6H_7N_3O$ 0.08g 与 $C_5H_5N_3O$　0.25g）

【贮藏】　遮光，密封，在干燥处保存。

附：

异烟肼利福霉素腙（HYD）

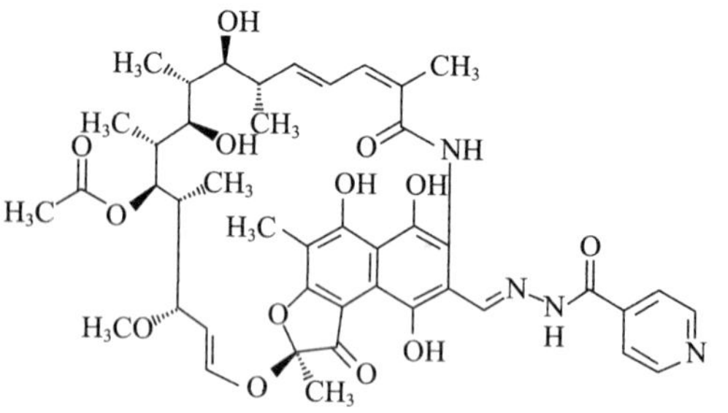

$C_{44}H_{52}N_4O_{13}$　844.92

异福酰胺胶囊

Yifuxian'an Jiaonang

Rifampin Isoniazid and Pyrazinamide Capsules

本品含利福平（$C_{43}H_{58}N_4O_{12}$）、异烟肼（$C_6H_7N_3O$）与吡嗪酰胺（$C_5H_5N_3O$）均应为标示量的 90.0%～110.0%。

【鉴别】　（1）取本品内容物适量（约相当于利福平 5mg），加 0.1mol/L 盐酸溶液 2ml，振摇使利福平溶解后，加 0.1mol/L 亚硝酸钠溶液 2 滴，溶液即由橙色变为暗红色。

（2）取本品内容物适量（约相当于异烟肼 0.1g），置试管中，加水 10ml，振摇，滤过，滤液加氨制硝酸银试液 1ml，即发生气泡与黑色浑浊，并在试管壁上生成银镜。

（3）取本品内容物适量（约相当于吡嗪酰胺 0.2g），置试管中，加氢氧化钠试液 5ml，缓缓煮沸，即发生氨臭，能使湿润的红色石蕊试纸变蓝色。

（4）在含量测定利福平、异烟肼与吡嗪酰胺项下记录的色谱图中，供试品溶液各主峰的保留时间应分别与相应的对照品溶液主峰的保留时间一致。

【检查】 有关物质 照高效液相色谱法（通则 0512）测定。临用新制。

溶剂 乙腈-水（1∶1）。

供试品溶液 取含量测定项下内容物适量（约相当于利福平 50mg），精密称定，加溶剂使利福平溶解并定量稀释制成每 1ml 中约含利福平 0.5mg 的溶液，摇匀，滤过，取续滤液。

对照品溶液 取利福平对照品适量，精密称定，加溶剂溶解并定量稀释制成每 1ml 中约含 5μg 的溶液。

杂质对照品溶液（1） 取醌式利福平对照品适量，精密称定，加溶剂溶解并定量稀释制成每 1ml 中约含 5μg 的溶液。

杂质对照品溶液（2） 取 *N*-氧化利福平对照品适量，精密称定，加溶剂溶解并定量稀释制成每 1ml 中约含 5μg 的溶液。

杂质对照品溶液（3） 取 3-甲酰利福霉素 SV 对照品适量，精密称定，加溶剂溶解并定量稀释制成每 1ml 中约含 5μg 的溶液。

系统适用性溶液 取利福平对照品约 4mg 与异烟肼对照品约 2mg，加 1mol/L 乙酸溶液 25ml 使溶解，在室温下放置 4 小时。

色谱条件 用辛基硅烷键合硅胶为填充剂；以甲醇-乙腈-0.075mol/L 磷酸二氢钾溶液-1.0mol/L 枸橼酸溶液（30∶30∶36∶4），并用 10mol/L 氢氧化钠溶液调节 pH 值至 7.0 为流动相；检测波长为 254nm；进样体积 10μl。

系统适用性要求 系统适用性溶液色谱图中，出峰顺序依次为异烟肼峰、异烟肼利福霉素腙峰（最大杂质）与利福平峰。异烟肼利福霉素腙峰与利福平峰之间的分离度应大于 4.0。

测定法 精密量取供试品溶液、对照品溶液、杂质对照品溶液（1）、杂质对照品溶液（2）与杂质对照品溶液（3），分别注入液相色谱仪，记录色谱图至利福平峰保留时间的 4 倍。

限度 供试品溶液色谱图中，如有与醌式利福平峰、*N*-氧化利福平峰及 3-甲酰利福霉素 SV 峰保留时间一致的色谱峰，按外标法以峰面积计算，分别不得过利福平标示量的 2.0%、2.0%与 0.5%；以利福平为对照按外标法以峰面积计算，异烟肼利福霉素腙不得过利福平标示量的 3.0%，其他单个杂质不得过利福平标示量的 1.5%，其他杂质总量不得过利福平标示量的 3.0%。杂质含量小于 0.1%或相对利福平保留时间小于 0.23 的峰忽略不计。

溶出度 照溶出度与释放度测定法（通则 0931 第二法）测定。

溶出条件 以 0.01mol/L 磷酸盐缓冲液（取无水磷酸氢二钠 7g，加水 5000ml 使溶解，用磷酸调节 pH 值至 6.8）900ml 为溶出介质，转速为每分钟 75 转，依法操作，经 45 分钟时取样。

利福平 供试品溶液 取溶出液适量，滤过，精密量取续滤液适量，用溶出介质定量稀释制成每 1ml 中约含利福平 60μg 的溶液，立即测定。

对照品溶液 取利福平对照品适量，精密称定，加溶出介质溶解并定量稀释制成与供试品溶液中利福平浓度相当的溶液，立即测定。

系统适用性溶液、色谱条件与系统适用性要求 见含量测定利福平项下。

测定法 见含量测定利福平项下。计算每粒中利福平的溶出量。

限度 标示量的 75%，应符合规定。

异烟肼与吡嗪酰胺 供试品溶液 取溶出度利福平项下的供试品溶液，立即测定。

混合对照品溶液 取异烟肼对照品与吡嗪酰胺对照品各适量，精密称定，加溶出介质溶解并定量稀释制成与供试品溶液中异烟肼和吡嗪酰胺浓度相当的混合溶液，立即测定。

色谱条件与系统适用性要求 见含量测定异烟肼与吡嗪酰胺项下。

测定法 见含量测定异烟肼与吡嗪酰胺项下。分别计算每粒中异烟肼与吡嗪酰胺的溶出量。

限度 异烟肼为标示量的 80%，吡嗪酰胺为标示量的 75%，均应符合规定。

干燥失重 取本品的内容物，在 60℃减压干燥 3 小时，减失重量不得过 3.0%（通则 0831）。

其他 应符合胶囊剂项下有关的各项规定（通则 0103）。

【含量测定】 利福平 照高效液相色谱法（通则 0512）测定。临用新制。

供试品溶液 取装量差异项下的内容物，混匀，取适量（约相当于利福平 60mg），精密称定，加溶剂适量振摇使利福平溶解并定量稀释制成每 1ml 中约含利福平 60μg 的溶液，摇匀，滤过，取续滤液。

对照品溶液 取利福平对照品适量，精密称定，加溶剂适量振摇使溶解并定量稀释制成每 1ml 中约含 60μg 的溶液。

色谱条件 见有关物质项下。进样体积 20μl。

溶剂、系统适用性溶液与系统适用性要求 见有关物质项下。

测定法 精密量取供试品溶液与对照品溶液，分别注入液相色谱仪，记录色谱图。按外标法以峰面积计算。

异烟肼与吡嗪酰胺 照高效液相色谱法（通则 0512）测定。临用新制。

供试品溶液 取装量差异项下的内容物，混匀，取适量（约相当于异烟肼 30mg），精密称定，加水适量，超声使异烟肼与吡嗪酰胺溶解并定量稀释制成每 1ml 中约含异烟肼 30μg 的溶液，滤过，取续滤液。

混合对照品溶液 取异烟肼对照品与吡嗪酰胺对照品各适量，精密称定，加水溶解并定量稀释制成与供试品溶液中两组分浓度相当的溶液。

色谱条件 用十八烷基硅烷键合硅胶为填充剂；以醋酸铵溶液（取醋酸铵 50g，加水 1000ml 溶解，用冰醋酸调节 pH

值至 5.0)-甲醇(94∶6)为流动相;检测波长为 270nm;进样体积 20μl。

系统适用性要求　混合对照品溶液色谱图中,出峰顺序依次为异烟肼峰与吡嗪酰胺峰,异烟肼峰与吡嗪酰胺峰之间分离度应符合要求。

测定法　精密量取供试品溶液与混合对照品溶液,分别注入液相色谱仪,记录色谱图。按外标法以峰面积分别计算异烟肼与吡嗪酰胺的含量。

【类别】　抗结核病药。

【规格】　(1)0.225g($C_{43}H_{58}N_4O_{12}$ 0.06g,$C_6H_7N_3O$ 0.04g 与 $C_5H_5N_3O$ 0.125g)

(2)0.375g($C_{43}H_{58}N_4O_{12}$ 0.075g,$C_6H_7N_3O$ 0.05g 与 $C_5H_5N_3O$ 0.25g)

(3)0.45g($C_{43}H_{58}N_4O_{12}$ 0.12g,$C_6H_7N_3O$ 0.08g 与 $C_5H_5N_3O$ 0.25g)

【贮藏】　遮光,密封,在干燥处保存。

附:

异烟肼利福霉素腙(HYD)

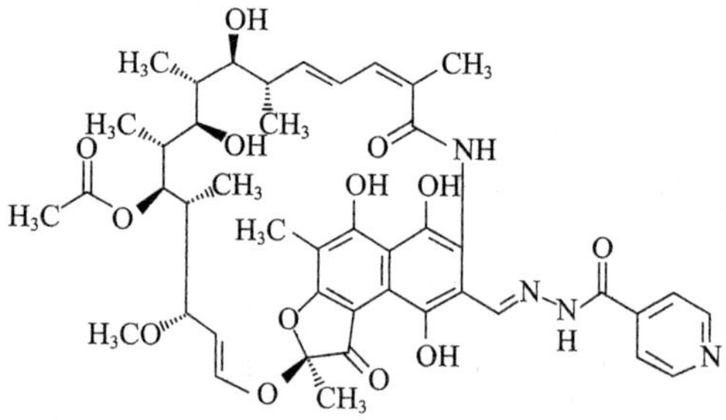

$C_{44}H_{52}N_4O_{13}$　844.92

红　霉　素

Hongmeisu

Erythromycin

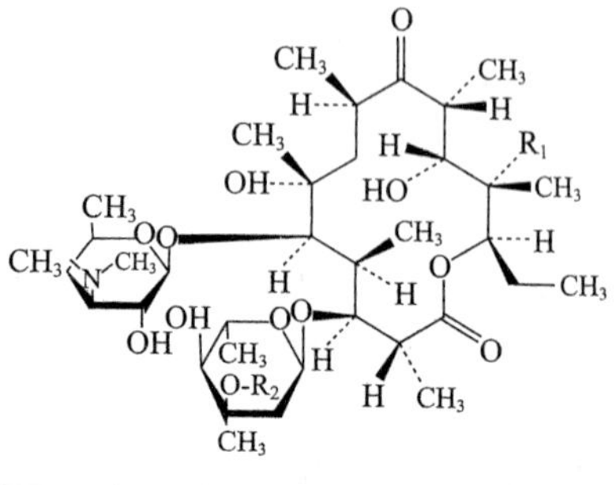

红霉素	分子式	分子量	R_1	R_2
A	$C_{37}H_{67}NO_{13}$	733.94	OH	CH_3
B	$C_{37}H_{67}NO_{12}$	717.94	H	CH_3
C	$C_{36}H_{65}NO_{13}$	719.90	OH	H

本品按无水物计算,每 1mg 的效价不得少于 920 红霉素单位。

【性状】　本品为白色或类白色的结晶或粉末;无臭;微有引湿性。

本品在甲醇、乙醇或丙酮中易溶,在水中极微溶解。

比旋度　取本品,精密称定,加无水乙醇溶解并定量稀释制成每 1ml 中约含 20mg 的溶液,放置 30 分钟后依法测定(通则 0621),比旋度为 −71°至 −78°。

【鉴别】　(1)在红霉素组分项下记录的色谱图中,供试品溶液主峰的保留时间应与标准品溶液主峰的保留时间一致。

(2)本品的红外光吸收图谱应与对照的图谱(光谱集 167 图)一致。如不一致,取本品与标准品适量,加少量三氯甲烷溶解后,水浴蒸干,置五氧化二磷干燥器中减压干燥后测定,除 $1980cm^{-1}$ 至 $2050cm^{-1}$ 波长范围外,应与标准品的图谱一致。

【检查】　**碱度**　取本品 0.10g,加水 150ml,振摇,依法测定(通则 0631),pH 值应为 8.0～10.5。

有关物质　照高效液相色谱法(通则 0512)测定。

pH 8.0 磷酸盐溶液　取磷酸氢二钾 11.5g,加水 900ml 使溶解,用 10% 磷酸溶液调节 pH 值至 8.0,用水稀释成 1000ml。

供试品溶液　取本品约 40mg,置 10ml 量瓶中,加甲醇 4ml 使溶解,用 pH 8.0 磷酸盐溶液稀释至刻度,摇匀。

对照溶液　精密量取供试品溶液 1ml,置 100ml 量瓶中,用 pH 8.0 磷酸盐溶液-甲醇(3∶2)稀释至刻度,摇匀。

系统适用性溶液(1)　取红霉素标准品约 40mg,置 10ml 量瓶中,加甲醇 4ml 使溶解,用 pH 8.0 磷酸盐溶液稀释至刻度,摇匀。

系统适用性溶液(2)　取红霉素系统适用性对照品 40mg,置 10ml 量瓶中,加甲醇 4ml 使溶解,用 pH 8.0 磷酸盐溶液稀释至刻度,摇匀。

灵敏度溶液　精密量取对照溶液适量,用 pH 8.0 磷酸盐溶液-甲醇(3∶2)定量稀释制成每 1ml 中约含 4μg 的溶液。

色谱条件　用十八烷基硅烷键合硅胶为填充剂(XTerra RP C18 柱,4.6mm×250mm,3.5μm 或效能相当的色谱柱);以乙腈-0.2mol/L 磷酸氢二钾溶液(用磷酸调节 pH 值至 7.0)-水(35∶5∶60)为流动相 A,以乙腈-0.2mol/L 磷酸氢二钾溶液(用磷酸调节 pH 值至 7.0)-水(50∶5∶45)为流动相 B,先以流动相 A 等度洗脱,待红霉素 B 洗脱完毕后立即按下表进行线性梯度洗脱;流速为每分钟 1.0ml;柱温为 65℃;检测波长为 210nm;进样体积 100μl。

时间(分钟)	流动相 A(%)	流动相 B(%)
0	100	0
t_g	100	0
t_g+2	0	100
t_g+9	0	100
t_g+10	100	0
t_g+20	100	0

注:t_g 为红霉素 B 的保留时间

系统适用性要求　系统适用性溶液(1)色谱图中,红霉素A峰的拖尾因子应不大于2.0。系统适用性溶液(2)色谱图,应与红霉素系统适用性对照品的标准图谱一致,红霉素A峰的保留时间约为23分钟,杂质A、杂质B、杂质C、杂质D、杂质E与杂质F的相对保留时间分别约为0.4、0.5、0.9、1.6、2.3和1.8,红霉素B与红霉素C的相对保留时间分别约为1.7和0.55,杂质B峰与红霉素C峰、红霉素B峰与杂质F峰间的分离度应不小于1.2,杂质C峰与红霉素A峰间的分离度应符合要求。灵敏度溶液色谱图中,主成分色谱峰高的信噪比应大于10。

测定法　精密量取供试品溶液与对照溶液,分别注入液相色谱仪,记录色谱图。

限度　供试品溶液色谱图中如有杂质峰,杂质C峰面积不得大于对照溶液主峰面积的3倍(3.0%),杂质E与杂质F校正后的峰面积(乘以校正因子0.08)均不得大于对照溶液主峰面积的2倍(2.0%),杂质D校正后的峰面积(乘以校正因子2)不得大于对照溶液主峰面积的2倍(2.0%),杂质A、杂质B及其他单个杂质的峰面积均不得大于对照溶液主峰面积的2倍(2.0%),各杂质校正后的峰面积之和不得大于对照溶液主峰面积的7倍(7.0%),小于灵敏度溶液主峰面积的峰忽略不计。

硫氰酸盐　照紫外-可见分光光度法(通则0401)测定。

供试品溶液　取本品约0.1g,精密称定,置50ml棕色瓶中,加甲醇20ml溶解,再加三氯化铁试液1ml,用甲醇稀释至刻度,摇匀。

对照品溶液　取105℃干燥1小时的硫氰酸钾2份,各约0.1g,精密称定,分别置两个50ml量瓶中,加甲醇20ml溶解并稀释至刻度,摇匀,精密量取5ml,置50ml量瓶中,用甲醇稀释至刻度,摇匀,再精密量取5ml,置50ml棕色瓶中,加三氯化铁试液1ml,用甲醇稀释至刻度,摇匀。

空白溶液　量取三氯化铁试液1ml,置50ml棕色瓶中,用甲醇稀释至刻度。

测定法　取供试品溶液、对照品溶液与空白溶液,在492nm的波长处分别测定吸光度(均应在30分钟内测定),两份对照品溶液单位重量吸光度的比值应为0.985～1.015。

限度　硫氰酸盐的含量不得过0.3%。硫氰酸根与硫氰酸钾的分子量分别为58.08与97.18。

水分　取本品约0.2g,加10%的咪唑无水甲醇溶液使溶解,照水分测定法(通则0832第一法1)测定,含水分不得过6.0%。

炽灼残渣　不得过0.2%(通则0841)。

红霉素组分　照高效液相色谱法(通则0512)测定。

供试品溶液　取本品约40mg,精密称定,置10ml量瓶中,加甲醇4ml使溶解,用pH 8.0磷酸盐溶液稀释至刻度,摇匀。

标准品溶液(1)　取红霉素标准品约40mg,精密称定,置10ml量瓶中,加甲醇4ml使溶解,用pH 8.0磷酸盐溶液稀释至刻度,摇匀。

标准品溶液(2)　精密量取标准品溶液(1)1ml,置100ml量瓶中,用pH 8.0磷酸盐溶液-甲醇(3∶2)稀释至刻度,摇匀。

pH 8.0磷酸盐溶液、系统适用性溶液(1)、系统适用性溶液(2)、色谱条件　见有关物质项下。

系统适用性要求　除灵敏度要求外,其他见有关物质项下。

测定法　精密量取供试品溶液与标准品溶液(1)、标准品溶液(2),分别注入液相色谱仪,记录色谱图。

限度　按外标法以标准品溶液(1)中红霉素A的峰面积计算供试品中红霉素A的含量,按无水物计,不得少于93.0%;按外标法以标准品溶液(2)中红霉素A的峰面积计算供试品中红霉素B和红霉素C的含量,按无水物计,均不得过3.0%。

【含量测定】　精密称取本品适量,加乙醇(10mg加乙醇1ml)溶解后,用灭菌水定量稀释制成每1ml中约含1000单位的溶液,照抗生素微生物检定法(通则1201)测定,可信限率不得大于7%。1000红霉素单位相当于1mg的$C_{37}H_{67}NO_{13}$。

【类别】　大环内酯类抗生素。

【贮藏】　密封,在干燥处保存。

【制剂】　(1)红霉素肠溶片　(2)红霉素肠溶胶囊　(3)红霉素软膏　(4)红霉素眼膏

附:

1. 红霉素组分参考色谱图

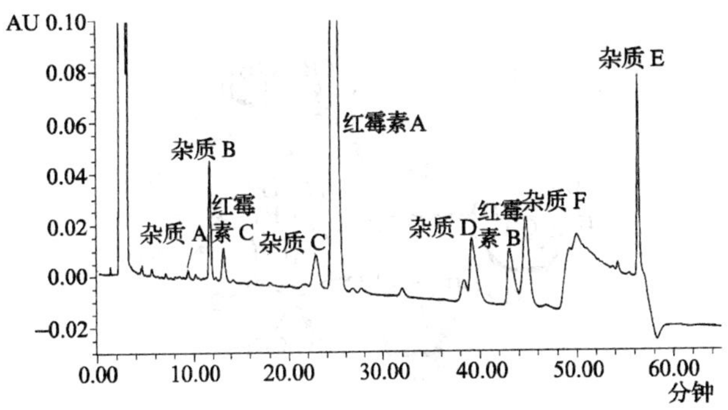

2. 杂质

杂质A(红霉素F)

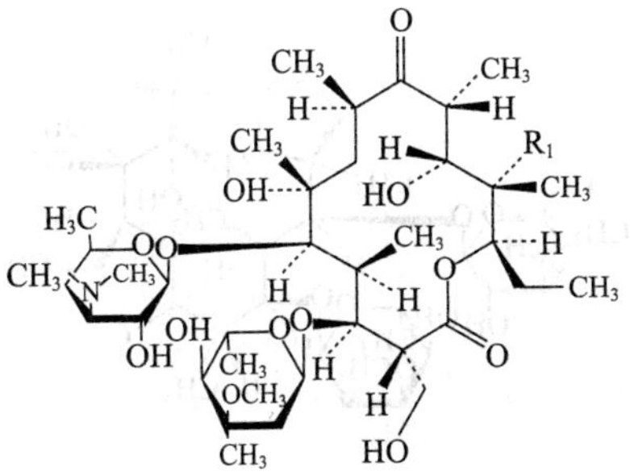

$C_{37}H_{67}NO_{14}$　749.46

杂质 B（*N*-去甲基红霉素 A）

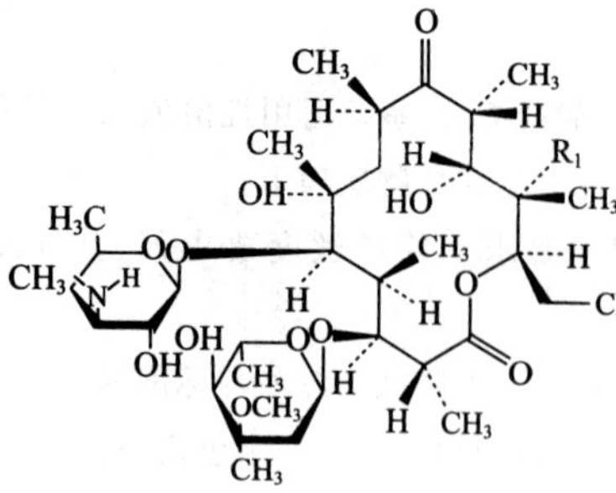

$C_{36}H_{65}NO_{13}$　719.45

杂质 C（红霉素 E）

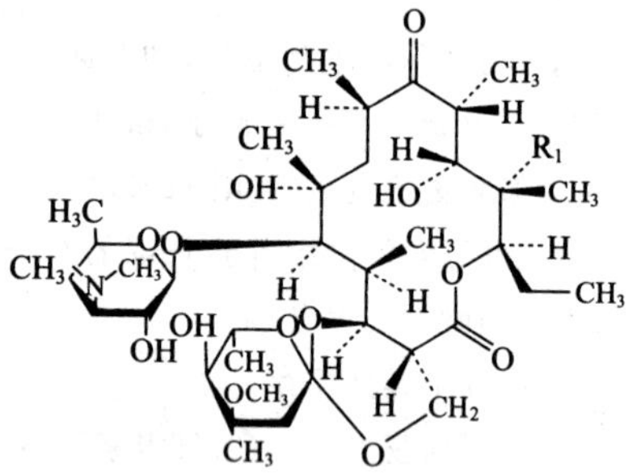

$C_{37}H_{65}NO_{14}$　747.44

杂质 D（脱水红霉素 A）

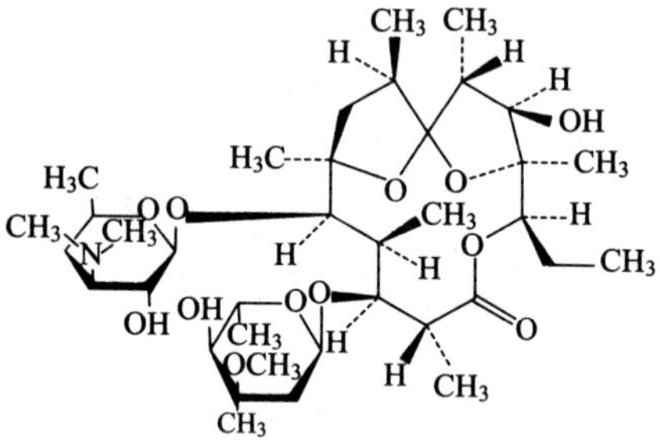

$C_{37}H_{65}NO_{12}$　715.45

杂质 E（红霉素 A 烯醇醚）

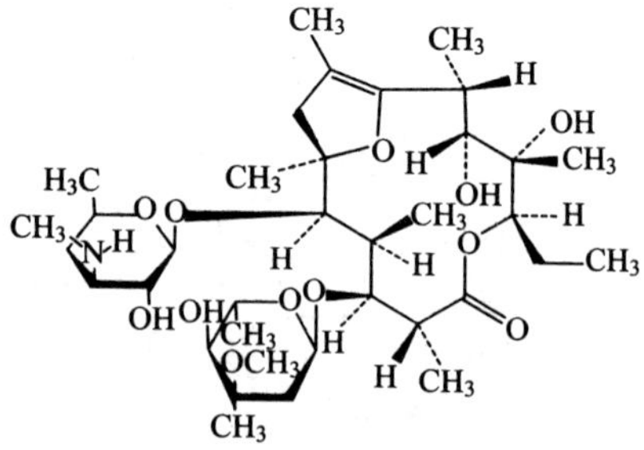

$C_{37}H_{65}NO_{12}$　715.45

杂质 F（表红霉素 A 烯醇醚）

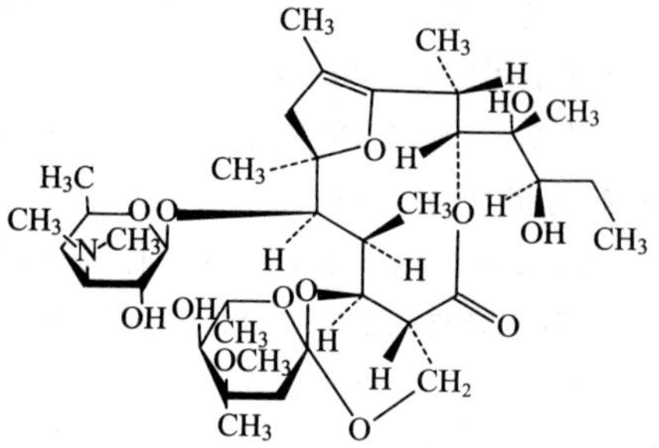

$C_{37}H_{65}NO_{12}$　715.45

红霉素肠溶片

Hongmeisu Changrongpian

Erythromycin Enteric-coated Tablets

本品含红霉素（$C_{37}H_{67}NO_{13}$）应为标示量的 90.0%～110.0%。

【性状】 本品为肠溶衣片或肠溶薄膜衣片，除去包衣后，显白色或类白色。

【鉴别】 （1）照薄层色谱法（通则 0502）试验。

供试品溶液　取本品细粉适量，加甲醇使红霉素溶解并稀释制成每 1ml 中约含红霉素 2.5mg 的溶液，滤过，取续滤液。

标准品溶液　取红霉素标准品适量，加甲醇溶解并稀释制成每 1ml 中约含 2.5mg 的溶液。

色谱条件　采用硅胶 G 薄层板，以三氯甲烷-甲醇（85∶15）为展开剂。

测定法　吸取供试品溶液与标准品溶液各 10μl，分别点于同一薄层板上，展开，晾干，喷以乙醇-对甲氧基苯甲醛-硫酸（90∶5∶5）的混合溶液，置 100℃加热约数分钟，至出现黑色至红紫色斑点。

结果判定　供试品溶液所显主斑点的位置和颜色应与标准品溶液主斑点的位置和颜色相同。

（2）在红霉素 A 组分项下记录的色谱图中，供试品溶液主峰的保留时间应与标准品溶液主峰的保留时间一致。

以上（1）、（2）两项可选做一项。

【检查】 **溶出度**　照溶出度与释放度测定法（通则 0931 第一法 方法 2）测定。

酸中溶出量　溶出条件　以盐酸溶液（9→1000）900ml 为溶出介质，转速为每分钟 100 转，依法操作，经 2 小时时，立即将转篮升出液面。

限度　每片肠膜均不得有裂缝。

缓冲液中溶出量　溶出条件　取酸中溶出量项下 2 小时后的转篮，随即以磷酸盐缓冲液（pH 6.8）（取 0.2mol/L 磷酸二氢钾溶液 250ml，加 0.2mol/L 氢氧化钠溶液 118ml，用水稀释至 1000ml，摇匀）900ml 为溶出介质，转速不变，继续依法操作，经 45 分钟时取样。

供试品溶液　取溶出液适量，滤过，精密量取续滤液适量，用溶出介质定量稀释制成每 1ml 中约含红霉素 55μg 的溶液。

对照溶液　取本品 10 片，研细，精密称取适量（相当于平均片重），加乙醇适量（10mg 加乙醇 1ml）使红霉素溶解后，按标示量用溶出介质定量稀释制成每 1ml 中约含 55μg 的溶液。

测定法　精密量取供试品溶液与对照溶液各 5ml，分别精密加硫酸溶液（75→100）5ml，混匀，放置约 30～40 分钟，放冷，照紫外-可见分光光度法（通则 0401），在 482nm 的波长处分别测定吸光度，计算每片的溶出量。

限度　80%，应符合规定。

红霉素 A 组分　照高效液相色谱法（通则 0512）测定。

供试品溶液　取本品 20 片，除去包衣，精密称定，研细，精密称取适量（相当于红霉素 0.1g），加甲醇 5ml 使红霉素溶解，用磷酸盐缓冲液（pH 7.0）-甲醇（15：1）定量稀释制成每 1ml 中约含红霉素 4mg 的溶液，滤过，取续滤液。

标准品溶液(1)、系统适用性溶液(1)、系统适用性溶液(2)、色谱条件、系统适用性要求与测定法　见红霉素红霉素组分项下。

限度　按标示量计算，含红霉素 A 不得少于 83.5%。

其他　应符合片剂项下有关的各项规定（通则 0101）。

【含量测定】　取本品 4 片，研细，用乙醇适量（红霉素约 0.25g 用乙醇 25ml），分次研磨使红霉素溶解，并用灭菌水定量稀释制成每 1ml 中约含 1000 单位的溶液，摇匀，静置，精密量取上清液适量，照红霉素项下的方法测定，即得。

【类别】　同红霉素。

【规格】　(1)0.125g(12.5 万单位)　(2)0.25g(25 万单位)　(3)50mg(5 万单位)

【贮藏】　密封，在干燥处保存。

红霉素肠溶胶囊

Hongmeisu Changrongjiaonang

Erythromycin Enteric Capsules

本品含红霉素（$C_{37}H_{67}NO_{13}$）应为标示量的 90.0%～110.0%。

【性状】　本品内容物为白色或类白色肠溶微丸或颗粒。

【鉴别】　(1)取本品的内容物，研细，取约 5mg，加丙酮 2ml 溶解后，加盐酸 2ml，即显橙黄色，渐变为紫红色，再加三氯甲烷 2ml 振摇，三氯甲烷层显蓝色。

(2)照薄层色谱法（通则 0502）试验。

供试品溶液　取本品内容物适量，研细，加甲醇使红霉素溶解并稀释制成每 1ml 中约含红霉素 2.5mg 的溶液，滤过，取续滤液。

标准品溶液　取红霉素标准品适量，加甲醇溶解并稀释制成每 1ml 中约含 2.5mg 的溶液。

混合溶液　取供试品溶液与标准品溶液等量混合。

色谱条件　采用硅胶 G 薄层板，以三氯甲烷-甲醇（85：15）为展开剂。

测定法　吸取供试品溶液、标准品溶液与混合溶液各 10μl，分别点于同一薄层板上，展开，晾干，喷以乙醇-对甲氧基苯甲醛-硫酸（90：5：5）的混合溶液，在 100℃下加热数分钟，至出现黑色至红紫色斑点。

系统适用性要求　混合溶液所显主斑点应为单一斑点。

结果判定　供试品溶液所显主斑点的位置和颜色应与标准品溶液主斑点的位置和颜色相同。

(3)在红霉素 A 组分项下记录的色谱图中，供试品溶液主峰的保留时间应与标准品溶液主峰的保留时间一致。

以上(2)、(3)两项可选做一项。

【检查】　**水分**　取本品的内容物，加 10%咪唑的甲醇溶液使溶解，照水分测定法（通则 0832 第一法 1）测定。含水分不得过 7.5%。

溶出度　照溶出度与释放度测定法（通则 0931 第一法方法 2）测定。

酸中溶出量　溶出条件　以盐酸溶液（9→1000）900ml 为溶出介质，转速为每分钟 50 转，依法操作，经 60 分钟时取样，并立即将转篮升出液面。

供试品溶液　取溶出液适量，滤过，取续滤液。

对照贮备液　取装量差异项下的内容物，研细，精密称取适量（相当于平均装量），置 50ml 量瓶中，加乙醇溶解并稀释至刻度，摇匀，滤过，取续滤液。

对照溶液　精密量取对照贮备液适量，用溶出介质定量稀释制成每 1ml 中约含红霉素 14μg（0.125g 规格）或 28μg（0.25g 规格）的溶液。

测定法　精密量取供试品溶液与对照溶液各 5ml，分别精密加入硫酸溶液（75→100）5ml，混匀，放置 30～40 分钟，冷却后，照紫外-可见分光光度法（通则 0401），在 482nm 的波长处分别测定吸光度，计算每粒的溶出量。

限度　不大于 10%，应符合规定。

缓冲液中溶出量　溶出条件　取酸中溶出量项下 1 小时后的转篮，随即以磷酸盐缓冲液（pH 6.8）（取 0.2mol/L 磷酸二氢钾溶液 250ml，加 0.2mol/L 氢氧化钠溶液 118ml，用水稀释至 1000ml，摇匀）900ml 为溶出介质，转速不变，继续依法操作，经 60 分钟时取样。

供试品溶液　取溶出液适量，滤过，精密量取续滤液适量，用溶出介质定量稀释制成每 1ml 中约含红霉素 55μg 的溶液。

对照溶液　精密量取酸中溶出量项下的对照贮备液适量，用溶出介质定量稀释制成每 1ml 中约含红霉素 55μg 的溶液。

测定法　见酸中溶出量项下。

限度　不低于 80%，应符合规定。

红霉素 A 组分　照高效液相色谱法（通则 0512）测定。

供试品溶液　取装量差异项下内容物，研细，精密称取适量（相当于红霉素 0.1g），加甲醇 5ml 使红霉素溶解，再用磷酸盐缓冲液（pH 7.0）-甲醇（15：1）定量稀释制成每 1ml 中约含红霉素 4mg 的溶液，滤过，取续滤液。

标准品溶液(1)、系统适用性溶液(1)、系统适用性溶液(2)、色谱条件、系统适用性要求与测定法　见红霉素红霉素组分项下。

限度　按标示量计算，含红霉素 A 不得少于 83.5%。

其他　应符合胶囊剂项下有关的各项规定(通则 0103)。

【含量测定】　取装量差异项下的内容物，研细，精密称取细粉适量(约相当于红霉素 0.25g)，加乙醇适量(红霉素 10mg 用乙醇 1ml)，分次研磨使红霉素溶解，并用灭菌水定量稀释制成每 1ml 中约含 1000 单位的溶液，摇匀，静置，精密量取上清液适量，照红霉素项下的方法测定，即得。

【类别】　同红霉素。

【规格】　(1)0.125g(12.5 万单位)　(2)0.25g(25 万单位)

【贮藏】　密封，在干燥处保存。

红霉素软膏

Hongmeisu Ruangao

Erythromycin Ointment

本品含红霉素($C_{37}H_{67}NO_{13}$)应为标示量的 90.0%～110.0%。

【性状】　本品为白色至黄色软膏。

【鉴别】　取本品约 0.5g，加 0.1mol/L 硫酸溶液 5ml，置水浴上加热使溶解，冷却，倾取水层，加硫酸 2ml，缓缓摇匀，即显红棕色。

【检查】　应符合软膏剂项下有关的各项规定(通则 0109)。

【含量测定】　取本品适量，精密称定(约相当于红霉素 10mg)，置分液漏斗中，加石油醚 20ml，缓缓振摇，使基质溶解，用磷酸盐缓冲液(pH 7.8～8.0)提取 4 次，每次约 25ml，合并提取液，置 100ml 量瓶中，用磷酸盐缓冲液(pH 7.8～8.0)稀释至刻度，摇匀，照红霉素项下的方法测定，即得。

【类别】　同红霉素。

【规格】　1%

【贮藏】　密闭，在阴凉干燥处保存。

红霉素眼膏

Hongmeisu Yangao

Erythromycin Eye Ointment

本品含红霉素($C_{37}H_{67}NO_{13}$)应为标示量的 90.0%～110.0%。

【性状】　本品为白色至黄色的软膏。

【鉴别】　取本品约 0.5g，加 0.1mol/L 硫酸溶液 5ml，置水浴上加热使溶解，冷却，倾取水层，加硫酸 2ml，缓缓摇匀，即显红棕色。

【检查】　应符合眼用制剂项下有关的各项规定(通则 0105)。

【含量测定】　取本品适量，精密称定(约相当于红霉素 10mg)，置分液漏斗中，加石油醚 20ml，缓缓振摇，使基质溶解，用磷酸盐缓冲液(pH 7.8～8.0)提取 4 次，每次约 25ml，合并提取液，置 100ml 量瓶中，用磷酸盐缓冲液(pH 7.8～8.0)稀释至刻度，摇匀，照红霉素项下的方法测定，即得。

【类别】　同红霉素。

【规格】　0.5%

【贮藏】　密封，在阴凉干燥处保存。

麦白霉素

Maibaimeisu

Meleumycin

本品为含麦迪霉素 A_1 及吉他霉素 A_6 为主的多组分混合物。按干燥品计算，每 1mg 的效价不得少于 850 麦白霉素单位。

【性状】　本品为白色或类白色粉末或结晶性粉末；微有特臭。

本品在甲醇中极易溶解，在乙醇、丙酮或乙酸乙酯中易溶，在水中极微溶解，在石油醚中不溶。

【鉴别】　(1)在麦迪霉素 A_1、A_2 与吉他霉素 A_4、A_6、A_8 组分检查项下记录的色谱图中，供试品溶液应出现五个与麦白霉素标准品溶液中吉他霉素 A_8、吉他霉素 A_6、麦迪霉素 A_1、吉他霉素 A_4、麦迪霉素 A_2 峰保留时间一致的色谱峰。

(2)取本品，加无水乙醇溶解并稀释制成每 1ml 中约含 16μg 的溶液，照紫外-可见分光光度法(通则 0401)测定，在 232nm 的波长处有最大吸收。

【检查】　有关物质　照高效液相色谱法(通则 0512)测定。

供试品溶液　取本品适量，精密称定，加流动相溶解并定量稀释制成每 1ml 中约含 2mg 的溶液。

标准品溶液　取麦白霉素标准品，精密称定，加流动相溶解并定量稀释制成每 1ml 中约含 2mg 的溶液。

色谱条件　用十八烷基硅烷键合硅胶为填充剂，以 0.2mol/L 甲酸铵溶液(用三乙胺调节 pH 值至 7.6)-乙腈(62∶38)为流动相，流速为每分钟 1.5ml；柱温 30℃；检测波长为 232nm；进样体积 10μl。

系统适用性要求　标准品溶液色谱图应与麦白霉素标准图谱一致。各 A 组分的出峰顺序依次为吉他霉素 A_8、吉他霉素 A_6、麦迪霉素 A_1、吉他霉素 A_4、麦迪霉素 A_2。

测定法　精密量取供试品溶液与标准品溶液，分别注入液相色谱仪，记录色谱图。

限度　A 系列组分以外的其他有关物质按外标法以麦迪霉素 A_1 的峰面积计算，总量不得过 25%，小于标准品溶液中麦迪霉素 A_1 峰面积 0.05% 的峰忽略不计。

干燥失重　取本品适量，在 105℃干燥至恒重，减失重量不得过 2.0%(通则 0831)。

炽灼残渣 不得过 0.5%(通则 0841)。

麦迪霉素 A_1、A_2 与吉他霉素 A_4、A_6、A_8 组分 照高效液相色谱法(通则 0512)测定。

供试品溶液、标准品溶液、色谱条件、系统适用性要求与测定法 见有关物质项下。

限度 按外标法以麦迪霉素 A_1 的峰面积计算,按干燥品计,麦迪霉素 A_1 应不低于 48%,吉他霉素 A_6 应不低于 12%,麦迪霉素 A_1、A_2 与吉他霉素 A_4、A_6、A_8 之和应不低于 70%。

【含量测定】 精密称取本品适量,加乙醇(每 4mg 加乙醇 1ml)溶解后,用灭菌水定量稀释制成每 1ml 中约含 1000 单位的溶液,照抗生素微生物检定法(通则 1201)测定。1000 麦白霉素单位相当于 1mg 麦白霉素。

【类别】 大环内酯类抗生素。

【贮藏】 密封,在干燥处保存。

【制剂】 (1)麦白霉素片 (2)麦白霉素胶囊

麦白霉素片

Maibaimeisu Pian

Meleumycin Tablets

本品含麦白霉素应为标示量的 90.0%~110.0%。

【性状】 本品为糖衣片或薄膜衣片,除去包衣后,显白色或类白色。

【鉴别】 取本品,除去包衣后,研细,加乙醇使麦白霉素溶解,滤过,取续滤液照麦白霉素项下的鉴别试验,显相同的结果。

【检查】 **有关物质** 照高效液相色谱法(通则 0512)测定。

供试品溶液 本品 10 片,精密称定,研细,精密称取适量(约相当于麦白霉素 20mg),置 10ml 量瓶中,加流动相溶解并稀释至刻度,摇匀,滤过,取续滤液。

标准品溶液、色谱条件、系统适用性要求与测定法 见麦白霉素有关物质项下。

限度 A 系列组分以外的其他有关物质按外标法以麦迪霉素 A_1 的峰面积计算,总量不得过标示量的 30%,小于标准品溶液中麦迪霉素 A_1 峰面积 0.05% 的峰忽略不计。

溶出度 照溶出度与释放度测定法(通则 0931 第一法)测定。

溶出条件 以盐酸溶液(稀盐酸 24ml 加水至 1000ml)900ml 为溶出介质,转速为每分钟 100 转,依法操作,经 30 分钟时取样。

供试品溶液 取溶出液适量,滤过,精密量取续滤液适量,用溶出介质定量稀释制成每 1ml 中约含麦白霉素 16μg 的溶液。

对照溶液 取本品 10 片,研细,精密称取适量(约相当于平均片重),按标示量加溶出介质溶解并定量稀释制成每 1ml 中约含 16μg 的溶液,滤过,取续滤液。

测定法 取供试品溶液与对照溶液,照紫外-可见分光光度法(通则 0401),在 232nm 的波长处分别测定吸光度,计算每片的溶出量。

限度 80%,应符合规定。

麦迪霉素 A_1、A_2 与吉他霉素 A_4、A_6、A_8 组分 照高效液相色谱法(通则 0512)测定。

供试品溶液、标准品溶液、色谱条件、系统适用性要求与测定法 见有关物质项下。

限度 按标示量计算,麦迪霉素 A_1 应不低于 35%,吉他霉素 A_6 应不低于 13%,麦迪霉素 A_1、A_2 与吉他霉素 A_4、A_6、A_8 之和应不低于 60%。

其他 应符合片剂项下有关的各项规定(通则 0101)。

【含量测定】 取本品 10 片,精密称定,研细,精密称取适量(约相当于麦白霉素 0.1g),用乙醇 25ml(如为糖衣片,取 5 片,研细,用乙醇 125ml),分次研磨使麦白霉素溶解,再用灭菌水定量稀释制成每 1ml 中约含 1000 单位的溶液,照麦白霉素项下的方法测定,即得。1000 麦白霉素单位相当于 1mg 麦白霉素。

【类别】 同麦白霉素。

【规格】 (1)0.05g(5 万单位) (2)0.1g(10 万单位)

【贮藏】 密封,在干燥处保存。

麦白霉素胶囊

Maibaimeisu Jiaonang

Meleumycin Capsules

本品含麦白霉素应为标示量的 90.0%~110.0%。

【性状】 本品内容物为白色或类白色粉末。

【鉴别】 取本品的内容物适量,加乙醇使麦白霉素溶解,滤过,取续滤液照麦白霉素项下的鉴别试验,显相同的结果。

【检查】 **有关物质** 照高效液相色谱法(通则 0512)测定。

供试品溶液 取本品的内容物适量(约相当于麦白霉素 20mg),精密称定,置 10ml 量瓶中,加流动相溶解并稀释至刻度,摇匀,滤过,取续滤液。

标准品溶液、色谱条件、系统适用性要求与测定法 见麦白霉素有关物质项下。

限度 A 系列组分以外的其他有关物质按外标法以麦迪霉素 A_1 的峰面积计算,总量不得过标示量的 30%,小于标准品溶液中麦迪霉素 A_1 峰面积 0.05% 的峰忽略不计。

干燥失重 取本品,在 105℃ 干燥至恒重,减失重量不得过 5.0%(通则 0831)。

溶出度 照溶出度与释放度测定法(通则 0931 第一法)测定。

溶出条件 以盐酸-胃蛋白酶溶液(稀盐酸 24ml 加水至 1000ml,加入 1% 胃蛋白酶)900ml 为溶出介质,转速为每分钟 100 转,依法操作,经 45 分钟时取样。

供试品溶液 取溶出液适量,滤过,精密量取续滤液适量,用溶出介质定量稀释制成每 1ml 中约含麦白霉素 16μg 的溶液。

对照溶液 取装量差异项下的内容物,混合均匀,精密称取适量(相当于平均装量),加溶出介质溶解并定量稀释制成每 1ml 中约含麦白霉素 16μg 的溶液,滤过,取续滤液。

测定法　取供试品溶液与对照溶液,照紫外-可见分光光度法(通则 0401),在 235nm 的波长处分别测定吸光度,计算每粒的溶出量。

限度　80%,应符合规定。

麦迪霉素 A_1、A_2 与吉他霉素 A_4、A_6、A_8 组分　照高效液相色谱法(通则 0512)测定。

供试品溶液、标准品溶液、色谱条件、系统适用性要求与测定法　见有关物质项下。

限度　按标示量计算,麦迪霉素 A_1 应不低于 35%,吉他霉素 A_6 应不低于 13%,麦迪霉素 A_1、A_2 与吉他霉素 A_4、A_6、A_8 之和应不低于 60%。

其他　应符合胶囊剂项下有关的各项规定(通则 0103)。

【含量测定】　取装量差异项下的内容物,混合均匀,精密称取适量(约相当于麦白霉素 0.1g),用乙醇 25ml,分次研磨使麦白霉素溶解,再用灭菌水定量稀释制成每 1ml 中约含 1000 单位的溶液,照麦白霉素项下的方法测定,即得。1000 麦白霉素单位相当于 1mg 麦白霉素。

【类别】　同麦白霉素。

【规格】　(1)0.05g(5 万单位)　(2)0.1g(10 万单位)　(3)0.2g(20 万单位)

【贮藏】　密封,在干燥处保存。

坎地沙坦酯

Kandishatanzhi

Candesartan Cilexetil

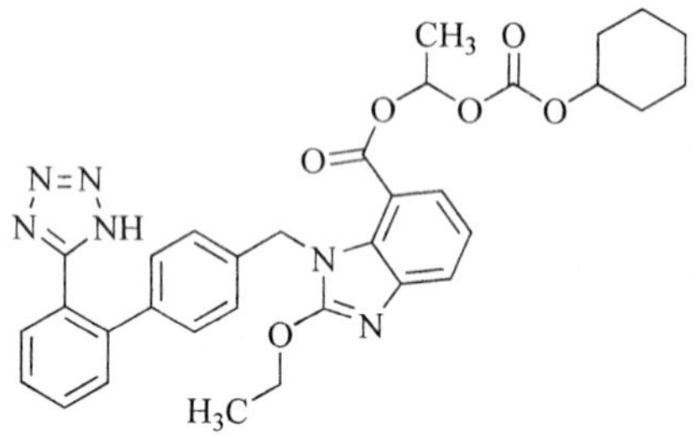

$C_{33}H_{34}N_6O_6$　610.67

本品为(±)-1-[(环己氧基)羰基氧基]乙基 2-乙氧基-1-[[2'-(1*H*-四氮唑基-5-基)联苯-4-基]甲基]-1*H*-苯并咪唑-7-羧酸酯。按干燥品计算,含 $C_{33}H_{34}N_6O_6$ 不得少于 98.5%。

【生产要求】　应对生产工艺等进行评估以确定形成遗传毒性杂质 *N*,*N*-二甲基亚硝胺和 *N*,*N*-二乙基亚硝胺等的可能性。必要时,应采用适宜的分析方法对产品进行分析,以确认 *N*,*N*-二甲基亚硝胺和 *N*,*N*-二乙基亚硝胺等的含量符合我国药品监管部门相关指导原则或 ICH M7 指导原则的要求。

【性状】　本品为白色或类白色结晶性粉末。

本品在三氯甲烷中易溶,在无水乙醇中微溶,在水中几乎不溶。

【鉴别】　(1)取有关物质项下的对照溶液作为供试品溶液;另取坎地沙坦酯对照品适量,加乙腈-水(3∶2)溶解并稀释制成每 1ml 中约含 4μg 的溶液作为对照品溶液。照有关物质项下的色谱条件测定,供试品溶液主峰的保留时间应与对照品溶液主峰的保留时间一致。

(2)本品的红外光吸收图谱应与对照的图谱(光谱集 1147 图)一致。

【检查】　**氯化物**　取本品 0.40g,加水 100ml,强力振摇 10 分钟,滤过,取续滤液 25ml,依法检查(通则 0801),与标准氯化钠溶液 5.0ml 制成的对照液比较,不得更深(0.05%)。

【有关物质】　照高效液相色谱法(通则 0512)测定。

溶剂　乙腈-水(3∶2)。

供试品溶液　取本品约 20mg,置 50ml 量瓶中,加溶剂溶解并稀释至刻度,摇匀。

对照溶液　精密量取供试品溶液 1ml,置 100ml 量瓶中,用溶剂稀释至刻度,摇匀。

系统适用性贮备溶液　取供试品溶液 20ml,在 90℃水浴加热 2 小时后,放冷,加乙腈至 20ml。

系统适用性溶液　取杂质Ⅰ对照品适量,加溶剂溶解并稀释制成每 1ml 中约含 40μg 的溶液。取 2ml,置 20ml 量瓶中,用系统适用性贮备溶液稀释至刻度,摇匀。

灵敏度溶液　精密量取对照溶液适量,用溶剂定量稀释制成每 1ml 中约含坎地沙坦酯 0.2μg 的溶液。

色谱条件　用十八烷基硅烷键合硅胶为填充剂(Kromasil 100-5 C18 柱,4.6mm×250mm,5μm,或效能相当的色谱柱);以乙腈-冰醋酸-水(57∶1∶43)为流动相 A,乙腈-冰醋酸-水(90∶1∶10)为流动相 B,检测波长为 254nm。按下表进行梯度洗脱。进样体积为 10μl。

时间(分钟)	流动相 A(%)	流动相 B(%)
0	100	0
3	100	0
33	0	100
40	0	100
41	100	0
50	100	0

系统适用性要求　系统适用性溶液色谱图中,出峰顺序为杂质Ⅰ峰、杂质Ⅱ峰、杂质Ⅲ峰、坎地沙坦酯峰、杂质Ⅳ峰、杂质Ⅴ峰与杂质Ⅵ峰;各峰间的分离度均应符合规定。灵敏度溶液色谱图中,坎地沙坦酯峰峰高的信噪比应大于 10。

测定法　精密量取供试品溶液和对照溶液,分别注入液相色谱仪,记录色谱图。

限度　供试品溶液色谱图中如有杂质峰,杂质Ⅰ峰面积和杂质Ⅵ峰面积均不得大于对照溶液主峰面积的 0.2 倍(0.2%),杂质Ⅱ峰面积不得大于对照溶液主峰面积的 0.3 倍(0.3%),其他单个杂质峰面积不得大于对照溶液主峰面积的 0.1 倍(0.1%),各杂质峰面积的和不得大于对照溶液主峰面积的 0.6 倍

(0.6%)。小于灵敏度溶液主峰面积的色谱峰忽略不计。

残留溶剂　照残留溶剂测定法(通则 0861 第二法)测定。

供试品溶液　取本品适量,精密称定,加二甲基亚砜溶解并定量稀释制成每 1ml 中约含 0.1g 的溶液,精密量取 5ml 置顶空瓶中,密封。

对照品溶液　取乙醇、二氯甲烷、甲苯与 *N*,*N*-二甲基甲酰胺各适量,精密称定,用二甲基亚砜定量稀释制成每 1ml 中含乙醇 0.5mg、二氯甲烷 60μg、甲苯 89μg 与 *N*,*N*-二甲基甲酰胺 88μg 的溶液,精密量取 5ml 置顶空瓶中,密封。

色谱条件　以 6%氰丙基苯基-94%二甲基聚硅氧烷(或极性相近)为固定液的毛细管柱为色谱柱;起始温度为 60℃,维持 8 分钟,以每分钟 35℃的速率升温至 150℃,维持 10 分钟;进样口温度为 200℃;检测器温度为 250℃;顶空瓶平衡温度为 95℃,平衡时间为 60 分钟。

系统适用性要求　对照品溶液色谱图中,各成分峰之间的分离度均应符合要求。

测定法　取供试品溶液与对照品溶液分别顶空进样,记录色谱图。

限度　按外标法以峰面积计算,乙醇、二氯甲烷、甲苯与 *N*,*N*-二甲基甲酰胺的残留量均应符合规定。

干燥失重　取本品 1.0g,在 105℃干燥至恒重,减失重量不得过 0.5%(通则 0831)。

炽灼残渣　取本品 1.0g,依法检查(通则 0841),遗留残渣不得过 0.1%。

重金属　取炽灼残渣项下遗留的残渣,依法检查(通则 0821 第二法),含重金属不得过百万分之十。

【含量测定】　取本品约 0.45g,精密称定,加冰醋酸-醋酐(1∶1)40ml,振摇使溶解,照电位滴定法(通则 0701),用高氯酸滴定液(0.1mol/L)滴定,并将滴定的结果用空白试验校正。每 1ml 高氯酸滴定液(0.1mol/L)相当于 61.07mg 的 $C_{33}H_{34}N_6O_6$。

【类别】　抗高血压药。

【贮藏】　密封保存。

【制剂】　坎地沙坦酯片

附:

1. 色谱图

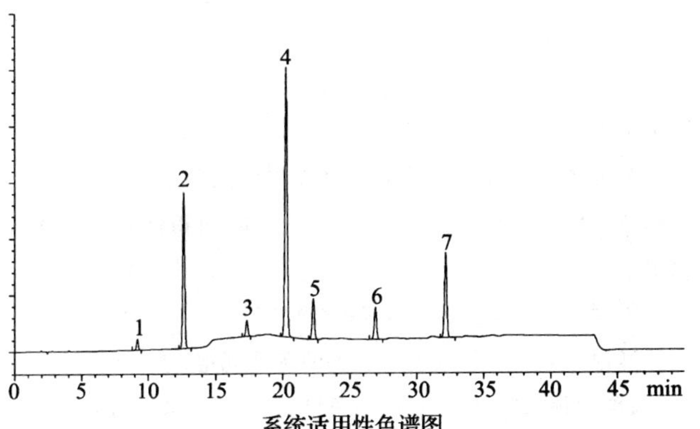

系统适用性色谱图

峰 1:杂质Ⅰ;峰 2:杂质Ⅱ;峰 3:杂质Ⅲ;峰 4:坎地沙坦酯;峰 5:杂质Ⅳ;峰 6:杂质Ⅴ;峰 7:杂质Ⅵ

2. 杂质

杂质Ⅰ

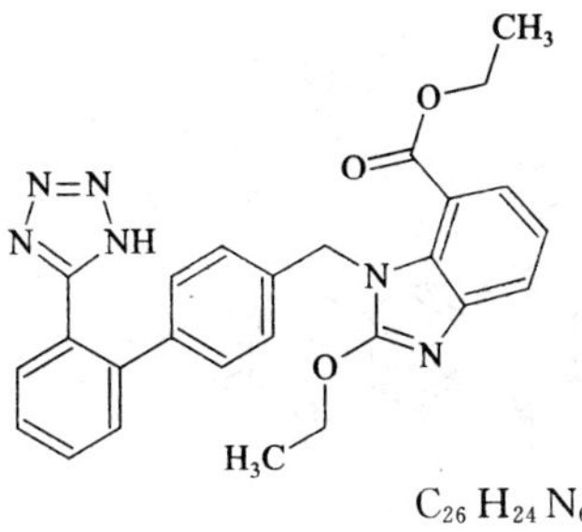

$C_{26}H_{24}N_6O_3$　468.51

2-乙氧基-1-[[2′-(1*H*-四氮唑基-5-基)联苯-4-基]甲基]-1*H*-苯并咪唑-7-羧酸乙酯

杂质Ⅱ

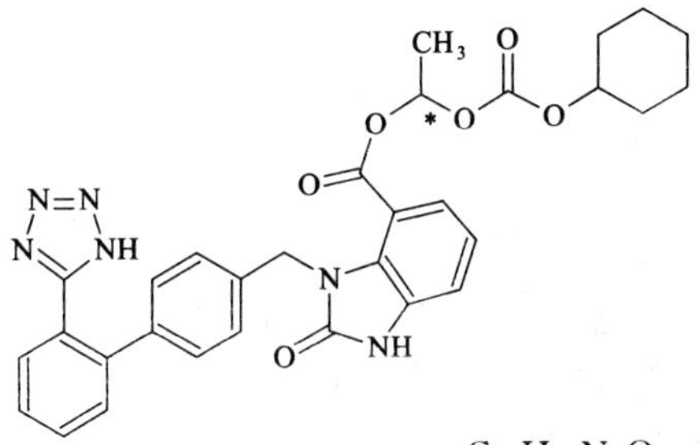

$C_{31}H_{30}N_6O_6$　582.61

(1*RS*)-2-氧代-3-[[2′-(1*H*-四氮唑基***-5-基)联苯-4-基]甲基]-2,3-二氢-1*H*-苯并咪唑-4-羧酸-1-[[(环己氧基)羰基]氧基]乙基酯

杂质Ⅲ

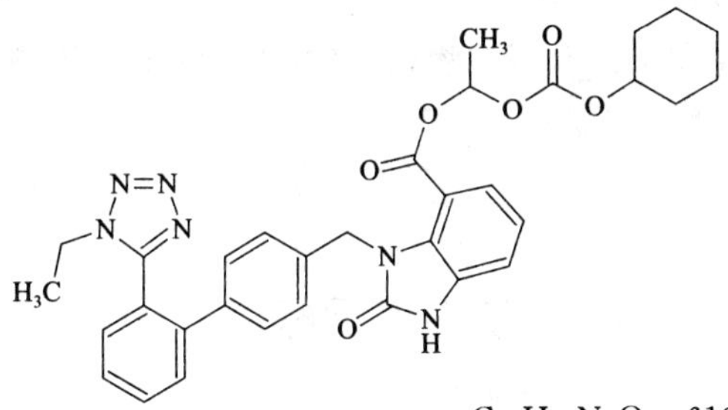

$C_{33}H_{34}N_6O_6$　610.66

(1*RS*)-3-[[2′-(1-乙基-1*H*-四氮唑基-5-基)联苯-4-基]甲基]-2-氧代-2,3-二氢-1*H*-苯并咪唑-4-羧酸-1-[[(环己氧基)羰基]氧基]乙基酯

杂质Ⅳ

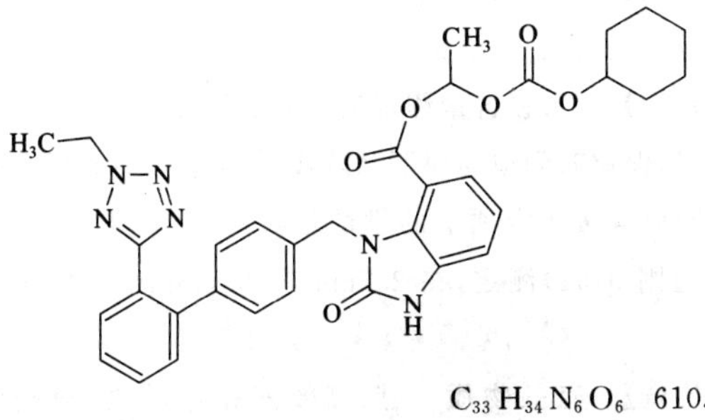

$C_{33}H_{34}N_6O_6$　610.66

(1*RS*)- 3-[[2′-(2-乙基-2*H*-四氮唑基-5-基)联苯-4-基]甲基]-2-氧代-2,3-二氢-1*H*-苯并咪唑-4-羧酸-1-[[(环己氧基)羰基]氧基]乙基酯

杂质Ⅴ

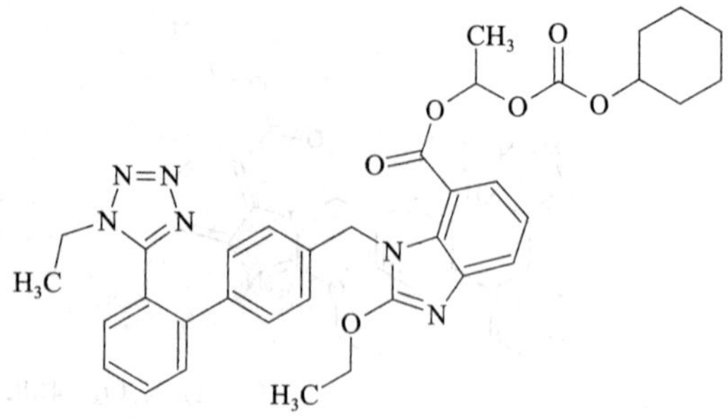

$C_{35}H_{38}N_6O_6$　638.71

(1*RS*)-2-乙氧基-1-[[2′-(1-乙基-1*H*-四氮唑基-5-基)联苯-4-基]甲基]-1*H*-苯并咪唑-7-羧酸-1-[[(环己氧基)羰基]氧基]乙基酯

杂质Ⅵ

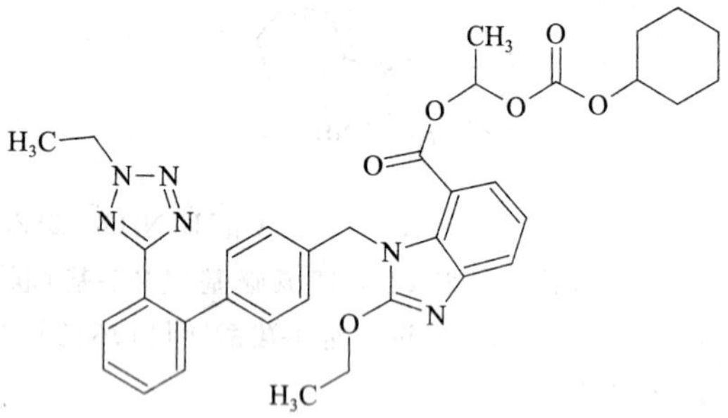

$C_{35}H_{38}N_6O_6$　638.71

(1*RS*)-2-乙氧基-1-[[2′-(2-乙基-2*H*-四氮唑基-5-基)联苯-4-基]甲基]-1*H*-苯并咪唑-7-羧酸-1-[[(环己氧基)羰基]氧基]乙基酯

坎地沙坦酯片

Kandishatanzhi Pian

Candesartan Cilexetil Tablets

本品含坎地沙坦酯($C_{33}H_{34}N_6O_6$)应为标示量的 90.0%～110.0%。

【性状】 本品为白色或类白色片或着色片或薄膜衣片，除去包衣后显白色或类白色。

【鉴别】 (1)在含量测定项下记录的色谱图中，供试品溶液主峰的保留时间应与对照品溶液主峰的保留时间一致。

(2)取含量测定项下的供试品溶液，照紫外-可见分光光度法(通则 0401)测定，在 255nm 与 305nm 的波长处有最大吸收。

【检查】 **有关物质** 照高效液相色谱法(通则 0512)测定。

供试品溶液　取本品细粉适量，加溶剂溶解并稀释制成每 1ml 中约含坎地沙坦酯 0.4mg 的溶液，滤过。

对照溶液　精密量取供试品溶液 1ml，置 100ml 量瓶中，用溶剂稀释至刻度，摇匀。

系统适用性贮备溶液　取坎地沙坦酯适量，加溶剂溶解并稀释制成每 1ml 中约含坎地沙坦酯 0.4mg 的溶液，取 20ml，在 90℃水浴加热 2 小时后，放冷，加乙腈至 20ml，摇匀。

系统适用性溶液　取杂质Ⅰ对照品适量，加溶剂溶解并稀释制成每 1ml 中约含 40μg 的溶液。取 2ml，置 20ml 量瓶中，用系统适用性贮备溶液稀释至刻度，摇匀。

灵敏度溶液　精密量取对照溶液适量，用溶剂定量稀释制成每 1ml 中约含坎地沙坦酯 0.2μg 的溶液。

溶剂、色谱条件、系统适用性要求和测定法　见坎地沙坦酯有关物质项下。

限度　供试品溶液色谱图中如有杂质峰，杂质Ⅰ峰面积不得大于对照溶液主峰面积的 0.2 倍(0.2%)，杂质Ⅱ峰面积不得大于对照溶液主峰面积的 0.8 倍(0.8%)，杂质Ⅲ峰面积、杂质Ⅳ峰面积和杂质Ⅴ峰面积均不得大于对照溶液主峰面积的 0.5 倍(0.5%)，杂质Ⅵ峰面积不得大于对照溶液主峰面积的 0.6 倍(0.6%)，其他单个杂质峰面积不得大于对照溶液主峰面积的 0.1 倍(0.1%)，各杂质峰面积的和不得大于对照溶液主峰面积的 2.5 倍(2.5%)。小于灵敏度溶液主峰面积的色谱峰忽略不计。

含量均匀度 以含量测定项下测得的每片含量计算，应符合规定(通则 0941)。

溶出度 照溶出度与释放度测定法(通则 0931 第二法)测定。

溶出条件　以含 0.35%聚山梨酯 20 的 pH 6.5 磷酸盐缓冲液 900ml 为溶出介质，转速为每分钟 50 转，依法操作，经 45 分钟时取样。

供试品溶液　取溶液适量，滤过，精密量取续滤液适量，用溶出介质定量稀释制成每 1ml 中约含坎地沙坦酯 4μg 的溶液。

对照品溶液　取坎地沙坦酯对照品约 10mg，精密称定，置 100ml 量瓶中，加乙醇溶解并稀释至刻度，摇匀，精密量取适量，用溶出介质定量稀释制成每 1ml 中约含 4μg 的溶液。

系统适用性溶液、色谱条件和系统适用性要求　见含量测定项下。

测定法　精密量取供试品溶液与对照品溶液，分别注入液相色谱仪，记录色谱图。按外标法以峰面积计算每片的溶出量。

限度　标示量的 75%，应符合规定。

其他 应符合片剂项下有关的各项规定(通则 0101)。

【含量测定】 照高效液相色谱法(通则 0512)测定。

供试品溶液 取本品 10 片(必要时薄膜衣片除去包衣)，分别置 50ml 量瓶中，加水 3ml 使崩散，加溶剂适量，超声使坎地沙坦酯溶解，用溶剂稀释至刻度，摇匀，滤过，精密量取续滤液适量，用溶剂定量稀释制成每 1ml 中约含坎地沙坦酯 16μg 的溶液。

对照品溶液　取坎地沙坦酯对照品约 16mg，精密称定，加溶剂溶解并定量稀释制成每 1ml 中约含 16μg 的溶液。

溶剂、系统适用性溶液　见有关物质项下。

色谱条件　用十八烷基硅烷键合硅胶为填充剂（Kromasil 100-5 C18 柱，4.6mm×250mm，5μm，或效能相当的色谱柱）；以乙腈-冰醋酸-水（77：1：23）为流动相，检测波长为 254nm。进样体积为 20μl。

系统适用性要求　系统适用性溶液色谱图中，出峰顺序为杂质Ⅰ峰、杂质Ⅱ峰、杂质Ⅲ峰、坎地沙坦酯峰、杂质Ⅳ峰、杂质Ⅴ峰与杂质Ⅵ峰，坎地沙坦酯峰与杂质Ⅲ峰和杂质Ⅳ峰间的分离度均应大于 2.0。

测定法　精密量取供试品溶液与对照品溶液，分别注入液相色谱仪，记录色谱图。按外标法以峰面积计算每片的含量，并求得 10 片的平均含量。

【类别】　抗高血压药。

【规格】　(1)4mg　(2)8mg　(3)12mg　(4)16mg

【贮藏】　密封保存。

芬 布 芬

Fenbufen

Fenbufen

$C_{16}H_{14}O_3$　254.28

本品为 3-(4-联苯基羰基)丙酸。按干燥品计算，含 $C_{16}H_{14}O_3$ 不得少于 98.5%。

【性状】　本品为白色或类白色结晶性粉末；无臭。

本品在乙醇中溶解，在水中几乎不溶；在热碱溶液中易溶。

熔点　本品的熔点（通则 0612）为 185～188℃。

【鉴别】　(1)取本品约 0.1g，加硫酸 2ml，溶液显橙红色，加水稀释后，颜色即消失，并生成白色沉淀。

(2)取本品约 0.1g，加无水乙醇 5ml，加热使溶解，放冷，滴加三氯化铁试液，即生成橘黄色沉淀。

(3)取本品，加无水乙醇制成每 1ml 中约含 5μg 的溶液，照紫外-可见分光光度法（通则 0401）测定，在 281nm 的波长处有最大吸收，在 238nm 的波长处有最小吸收。

(4)本品的红外光吸收图谱应与对照的图谱（光谱集 170 图）一致。

【检查】　**氯化物**　取无水碳酸钠 2g，铺于坩埚底部和四周，再取本品 1.0g，置无水碳酸钠上，用少量水湿润，干燥后，先用小火炽灼使炭化，再在 700～800℃ 炽灼使完全灰化，放冷，加水适量使溶解，滤过，坩埚和滤器用水洗涤，合并滤液与洗液，置 50ml 量瓶中，用水稀释至刻度，摇匀，精密量取 10ml，加水使成 25ml，依法检查（通则 0801），与标准氯化钠溶液 6.0ml 用同一方法制成的对照液比较，不得更深（0.03%）。

硫酸盐　取上述氯化物项下剩余的滤液 10.0ml，加水使成 25ml，依法检查（通则 0802），与标准硫酸钾溶液 2.0ml 用同一方法制成的对照液比较，不得更深（0.1%）。

有关物质　照高效液相色谱法（通则 0512）测定。

溶剂　1.8%冰醋酸溶液-乙腈（68：32）。

供试品溶液　取本品约 50mg，置 25ml 量瓶中，加 *N*,*N*-二甲基甲酰胺 10ml，振摇使溶解，用溶剂稀释至刻度，摇匀。

对照溶液　精密量取供试品溶液 1ml，置 100ml 量瓶中，用溶剂稀释至刻度，摇匀。

系统适用性溶液　取芬布芬与酮洛芬对照品各适量，加溶剂溶解并稀释制成每 1ml 中约含芬布芬 0.02mg 与酮洛芬 0.05mg 的混合溶液。

色谱条件　用十八烷基硅烷键合硅胶为填充剂；流动相 A 为 1.8%冰醋酸溶液，流动相 B 为乙腈，按下表进行梯度洗脱；流速为每分钟 1.5ml；检测波长为 283nm；柱温为 30℃；进样体积 20μl。

时间(分钟)	流动相 A(%)	流动相 B(%)
0	68	32
25	68	32
30	50	50
55	50	50
60	68	32
65	68	32

系统适用性要求　系统适用性溶液色谱图中，酮洛芬峰与芬布芬峰之间的分离度应大于 5.0。

测定法　精密量取供试品溶液与对照溶液，分别注入液相色谱仪，记录色谱图。

限度　供试品溶液色谱图中如有杂质峰，单个杂质峰面积不得大于对照溶液主峰面积（1.0%），各杂质峰面积的和不得大于对照溶液主峰面积的 2 倍（2.0%）

干燥失重　取本品，在 105℃ 干燥至恒重，减失重量不得过 1.0%（通则 0831）。

炽灼残渣　取本品 1.0g，依法检查（通则 0841），遗留残渣不得过 0.1%。

重金属　取炽灼残渣项下遗留的残渣，依法检查（通则 0821 第二法），含重金属不得过百万分之十。

砷盐　取上述氯化物项下剩余的滤液 10.0ml，加盐酸

5ml 与水 13ml，依法检查（通则 0822 第一法），应符合规定（0.001%）。

【含量测定】 取本品 0.4g，精密称定，加中性乙醇 50ml，置热水中使溶解，放冷，加酚酞指示液 2 滴，用氢氧化钠滴定液（0.1mol/L）滴定。每 1ml 氢氧化钠滴定液（0.1mol/L）相当于 25.43mg 的 $C_{16}H_{14}O_3$。

【类别】 解热镇痛、非甾体抗炎药。

【贮藏】 遮光，密封保存。

【制剂】 （1）芬布芬片　（2）芬布芬胶囊

芬 布 芬 片

Fenbufen Pian

Fenbufen Tablets

本品含芬布芬（$C_{16}H_{14}O_3$）应为标示量的 90.0%～110.0%。

【性状】 本品为白色片或类白色片。

【鉴别】 （1）取本品的细粉适量（约相当于芬布芬 0.2g），加无水乙醇 20ml，置水浴上加热使芬布芬溶解，放冷，滤过，取滤液 5ml，加三氯化铁试液 5 滴，即生成橘黄色沉淀。

（2）在含量测定项下记录的色谱图中，供试品溶液主峰的保留时间应与对照品溶液主峰的保留时间一致。

（3）取本品细粉适量（约相当于芬布芬 100mg），加乙醇 10ml，研磨溶解，滤过，滤入石油醚中，快速搅拌使成结晶，放置 15 分钟，用垂熔玻璃漏斗滤过，取残渣，105℃干燥 15 分钟，依法测定。本品的红外光吸收图谱应与对照的图谱（光谱集 170 图）一致。

【检查】 **有关物质** 照高效液相色谱法（通则 0512）测定。

供试品溶液　取本品细粉适量（约相当于芬布芬 0.1g），置 50ml 量瓶中，加 *N*，*N*-二甲基甲酰胺 20ml，振摇使溶解，用溶剂稀释至刻度，摇匀，滤过，取续滤液。

对照溶液　精密量取供试品溶液 1ml，置 100ml 量瓶中，用溶剂稀释至刻度，摇匀。

溶剂、系统适用性溶液、色谱条件、系统适用性要求与测定法　见芬布芬有关物质项下。

限度　供试品溶液的色谱图中如有杂质峰，单个杂质峰面积不得大于对照溶液主峰面积（1.0%），各杂质峰面积的和不得大于对照溶液主峰面积的 2 倍（2.0%）

溶出度 照溶出度与释放度测定法（通则 0931 第二法）测定。

溶出条件　以磷酸盐缓冲液（pH 7.6）900ml 为溶出介质，转速为每分钟 100 转，依法操作，经 45 分钟时取样。

测定法　取溶出液 10ml，滤过，精密量取续滤液 2ml，置 50ml 量瓶（0.15g 规格）或 100ml 量瓶（0.3g 规格）中，用溶出介质稀释至刻度，摇匀。照紫外-可见分光光度法（通则 0401），在 285nm 的波长处测定吸光度，按 $C_{16}H_{14}O_3$ 的吸收系数（$E_{1cm}^{1\%}$）为 868 计算每片的溶出量。

限度　标示量的 65%，应符合规定。

其他 应符合片剂项下有关的各项规定（通则 0101）。

【含量测定】 照高效液相色谱法（通则 0512）测定。

供试品溶液 取本品 20 片，精密称定，研细，精密称取适量（约相当于芬布芬 0.15g），置 100ml 量瓶中，加甲醇 30ml，超声 15 分钟使芬布芬溶解，用流动相稀释至刻度，摇匀，滤过，精密量取续滤液 2ml 置 50ml 量瓶中，用流动相稀释至刻度，摇匀。

对照品溶液 取芬布芬对照品 15mg，精密称定，置 10ml 量瓶中，加甲醇 3ml，超声 15 分钟使溶解，用流动相稀释至刻度，摇匀，精密量取 2ml，置 50ml 量瓶中，用流动相稀释至刻度，摇匀。

色谱条件 用十八烷基硅烷键合硅胶为填充剂；以 1.8% 冰醋酸溶液-乙腈（56∶44）为流动相；检测波长为 280nm；进样体积 10μl。

系统适用性要求 理论板数按芬布芬峰计算不低于 5000。

测定法 精密量取供试品溶液与对照品溶液，分别注入液相色谱仪，记录色谱图。按外标法以峰面积计算。

【类别】 同芬布芬。

【规格】 （1）0.15g　（2）0.3g

【贮藏】 遮光，密封保存。

芬 布 芬 胶 囊

Fenbufen Jiaonang

Fenbufen Capsules

本品含芬布芬（$C_{16}H_{14}O_3$）应为标示量的 90.0%～110.0%。

【性状】 内容物为白色或类白色粉末。

【鉴别】 （1）取本品的内容物适量（约相当于芬布芬 0.2g），加无水乙醇 20ml，置水浴上加热使芬布芬溶解，放冷，滤过，取滤液 5ml，加三氯化铁试液 5 滴，即生成橘黄色沉淀。

（2）在含量测定项下记录的色谱图中，供试品溶液主峰的保留时间应与对照品溶液主峰的保留时间一致。

（3）取本品 2 粒的内容物，研细，加乙醇或丙酮 10ml，溶解，滤过，滤入石油醚中，快速搅拌使成结晶，放置 15 分钟，用垂熔玻璃漏斗滤过，取残渣，105℃干燥 15 分钟，依法测定。本品的红外光吸收图谱应与对照的图谱（光谱集 170 图）一致。

【检查】　有关物质　照高效液相色谱法(通则 0512)测定。

供试品溶液　取本品的内容物适量(约相当于芬布芬 0.1g),置 50ml 量瓶中,加 *N*,*N*-二甲基甲酰胺 20ml,振摇使溶解,用溶剂稀释至刻度,摇匀,滤过,取续滤液。

对照溶液　精密量取供试品溶液 1ml,置 100ml 量瓶中,用溶剂稀释至刻度,摇匀。

溶剂、系统适用性溶液、色谱条件、系统适用性要求与测定法　见芬布芬有关物质项下。

限度　供试品溶液的色谱图中如有杂质峰,单个杂质峰面积不得大于对照溶液主峰面积(1.0%),各杂质峰面积的和不得大于对照溶液主峰面积的 2 倍(2.0%)。

溶出度　照溶出度与释放度测定法(通则 0931 第一法)测定。

溶出条件　以磷酸盐缓冲液(pH 7.6)900ml 为溶出介质,转速为每分钟 100 转,依法操作,经 45 分钟时取样。

测定法　取溶出液 10ml,滤过,精密量取续滤液 2ml,置 50ml 量瓶中,用溶出介质稀释至刻度,摇匀。照紫外-可见分光光度法(通则 0401),在 285nm 的波长处测定吸光度,按 $C_{16}H_{14}O_3$ 的吸收系数($E_{1cm}^{1\%}$)为 868 计算每粒的溶出量。

限度　标示量的 70%,应符合规定。

其他　应符合胶囊剂项下有关的各项规定(通则 0103)。

【含量测定】　照高效液相色谱法(通则 0512)测定。

供试品溶液　取装量差异项下的内容物,混匀,精密称取适量(约相当于芬布芬 0.15g),置 100ml 量瓶中,加甲醇 30ml,超声约 15 分钟使芬布芬溶解,用流动相稀释至刻度,摇匀,滤过,精密量取续滤液 2ml,置 50ml 量瓶中,用流动相稀释至刻度,摇匀。

对照品溶液　取芬布芬对照品约 15mg,精密称定,置 10ml 量瓶中,加甲醇 3ml,超声 15 分钟使溶解,用流动相稀释至刻度,摇匀,精密量取 2ml,置 50ml 量瓶中,用流动相稀释至刻度,摇匀。

色谱条件　用十八烷基硅烷键合硅胶为填充剂;以 1.8%冰醋酸溶液-乙腈(56 : 44)为流动相;检测波长为 280nm;进样体积 10μl。

系统适用性要求　理论板数按芬布芬峰计算不低于 5000。

测定法　精密量取供试品溶液与对照品溶液,分别注入液相色谱仪,记录色谱图。按外标法以峰面积计算。

【类别】　同芬布芬。

【规格】　0.15g

【贮藏】　遮光,密封保存。

苄达赖氨酸

Bianda Lai'ansuan

Bendazac Lysine

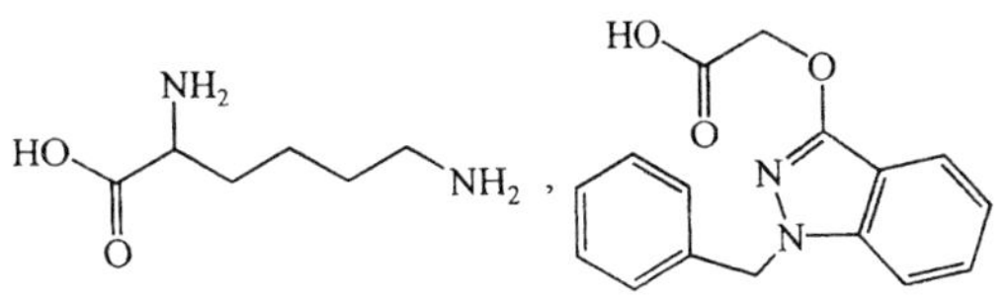

$C_6H_{14}N_2O_2 \cdot C_{16}H_{14}N_2O_3$　428.49

本品为 L-赖氨酸(1-苄基-1*H*-吲唑-3-氧基)乙酸盐。按干燥品计算,含 $C_6H_{14}N_2O_2 \cdot C_{16}H_{14}N_2O_3$ 不得少于 98.5%。

【性状】　本品为白色或类白色的结晶性粉末。

本品在水中溶解,在乙醇中几乎不溶。

熔点　本品的熔点(通则 0612)为 179~184℃。

吸收系数　取本品,精密称定,加水溶解并定量稀释制成每 1ml 中约含 40μg 的溶液,照紫外-可见分光光度法(通则 0401),在 307nm 的波长处测定吸光度,吸收系数($E_{1cm}^{1\%}$)为125~135。

【鉴别】　(1)取本品,加水溶解并稀释制成每 1ml 中约含 30μg 的溶液,照紫外-可见分光光度法(通则 0401)测定,在 307nm 的波长处有最大吸收,在 272nm 的波长处有最小吸收。

(2)本品的红外光吸收图谱应与对照的图谱(光谱集 1284 图)一致。

【检查】　酸碱度　取本品 1.0g,加水 50ml 溶解后,依法测定(通则 0631),pH 值应为 5.5~7.5。

溶液的澄清度与颜色　取本品 0.10g,加水 10ml 溶解后,溶液应澄清无色;如显色,与黄色 1 号标准比色液(通则 0901 第一法)比较,不得更深。

有关物质　照高效液相色谱法(通则 0512)测定。

供试品溶液　取本品,加水溶解并定量稀释制成每 1ml 中约含 1mg 的溶液。

对照溶液　精密量取供试品溶液适量,用水定量稀释制成每 1ml 中约含 2μg 的溶液。

杂质Ⅰ贮备液　取苄达赖氨酸杂质Ⅰ对照品约 10mg,精密称定,置 100ml 量瓶中,加甲醇溶解并稀释至刻度,摇匀。

杂质Ⅰ对照品溶液　精密量取杂质Ⅰ贮备液 2ml,置 100ml 量瓶中,用水稀释至刻度,摇匀。

系统适用性溶液　取苄达赖氨酸对照品与杂质Ⅰ贮备液各适量,加水制成每 1ml 中约含苄达赖氨酸 1mg 与杂质Ⅰ 2μg 的混合溶液。

色谱条件　用十八烷基硅烷键合硅胶为填充剂;以 0.1mol/L 醋酸溶液-乙腈(53 : 47)为流动相;检测波长为 227nm;进样体积 10μl。

系统适用性要求　系统适用性溶液色谱图中,理论板数按苄达赖氨酸峰计算不低于 3000，苄达赖氨酸峰与杂质Ⅰ峰的分离度应符合要求。

测定法　精密量取供试品溶液、对照溶液与杂质Ⅰ对照品溶液，分别注入液相色谱仪，记录色谱图至主成分峰保留时间的 5 倍。

限度　供试品溶液色谱图中如有杂质Ⅰ峰，按外标法以峰面积计算，不得过 0.2%；其他单个杂质峰面积不得大于对照溶液主峰面积(0.2%)；杂质总量不得过 1.0%，小于对照溶液主峰面积 0.25 倍的峰忽略不计(0.05%)。

干燥失重　取本品，在 105℃干燥至恒重，减失重量不得过 1.0%(通则 0831)。

炽灼残渣　取本品 1.0g，依法检查(通则 0841)，遗留残渣不得过 0.2%。

重金属　取炽灼残渣项下遗留的残渣，依法检查(通则 0821 第二法)，含重金属不得过百万分之二十。

【含量测定】　取本品 0.2g，精密称定，加冰醋酸 20ml 溶解后，加结晶紫指示液 1 滴，用高氯酸滴定液(0.1mol/L)滴定至溶液显蓝绿色，并将滴定的结果用空白试验校正。每 1ml 的高氯酸滴定液(0.1mol/L)相当于 21.42mg 的 $C_6H_{14}N_2O_2 \cdot C_{16}H_{14}N_2O_3$。

【类别】　眼科用药。

【贮藏】　密封，在干燥处保存。

【制剂】　苄达赖氨酸滴眼液

附：

杂质Ⅰ

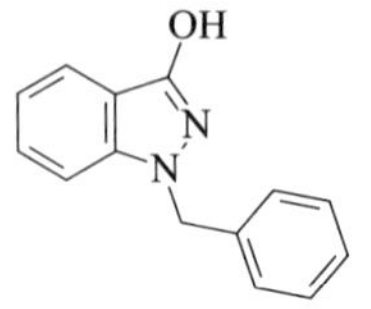

$C_{14}H_{12}N_2O$　224.26

3-羟基-1-苄基吲唑

苄达赖氨酸滴眼液

Bianda Lai'ansuan Diyanye

Bendazac Lysine Eye Drops

本品为苄达赖氨酸与适量的抑菌剂制成的水溶液。含苄达赖氨酸($C_6H_{14}N_2O_2 \cdot C_{16}H_{14}N_2O_3$)应为标示量的 90.0%～110.0%。

【性状】　本品为无色或几乎无色的澄明液体。

【鉴别】　(1)在含量测定项下记录的色谱图中，供试品溶液主峰的保留时间应与对照品溶液主峰的保留时间一致。

(2)取本品适量，用水稀释制成每 1ml 中约含苄达赖氨酸 40μg 的溶液，照紫外-可见分光光度法(通则 0401)测定，在 307nm 的波长处有最大吸收。

【检查】　**pH 值**　应为 6.8～7.8(通则 0631)。

渗透压摩尔浓度　取本品，依法检查(通则 0632)，渗透压摩尔浓度比应为 0.9～1.1。

有关物质　照高效液相色谱法(通则 0512)测定。

供试品溶液　取本品，用水定量稀释制成每 1ml 中含苄达赖氨酸 1mg 的溶液，摇匀。

对照溶液　精密量取供试品溶液 1ml，置 200ml 量瓶中，用水稀释至刻度，摇匀。

杂质Ⅰ贮备液、杂质Ⅰ对照品溶液、系统适用性溶液、色谱条件、系统适用性要求与测定法　见苄达赖氨酸有关物质项下。

限度　除辅料(抑菌剂)峰外，供试品溶液色谱图中如有杂质Ⅰ峰，按外标法以峰面积计算，不得过 0.2%；其他单个杂质峰面积不得大于对照溶液主峰面积(0.5%)；杂质总量不得过 1.0%，小于对照溶液主峰面积 0.1 倍的峰忽略不计(0.05%)。

羟苯乙酯、苯扎氯铵或硫柳汞　照高效液相色谱法(通则 0512)测定。

供试品溶液　取本品(含硫柳汞、苯扎氯铵的样品)，即得；或精密量取本品 2ml，置 100ml 量瓶中，用水稀释至刻度，摇匀(含对羟苯乙酯的样品)。

混合对照品溶液　取硫柳汞对照品约 10mg，精密称定，置 100ml 量瓶中，加水溶解并稀释至刻度，摇匀，作为硫柳汞贮备液；取苯扎氯铵对照品约 25mg，精密称定，置 50ml 量瓶中，加水溶解并稀释至刻度，摇匀，作为苯扎氯铵贮备液；取羟苯乙酯对照品 25mg，精密称定，置 100ml 量瓶中，加乙醇 5ml 溶解并用水稀释至刻度，摇匀，作为羟苯乙酯贮备液。分别精密量取硫柳汞贮备液 5ml、苯扎氯铵贮备液 10ml 与羟苯乙酯贮备液 1ml，置同一 50ml 量瓶中，用水稀释至刻度，摇匀。

色谱条件　用十八烷基硅烷键合硅胶为填充剂；以 1% 三乙胺溶液(用磷酸调节 pH 值至 3.0)为流动相 A，甲醇为流动相 B，按下表进行梯度洗脱；检测波长为 262nm；进样体积 20μl。

时间(分钟)	流动相 A(%)	流动相 B(%)
0	50	50
2	50	50
17	10	90
29	10	90
30	50	50
38	50	50

系统适用性要求　出峰顺序依次为羟苯乙酯、硫柳汞与苯扎氯铵，各峰间的分离度应符合要求。

测定法　精密量取供试品溶液与混合对照品溶液，分别注入液相色谱仪，记录色谱图。

限度　供试品中如含羟苯乙酯、苯扎氯铵或硫柳汞类防腐剂，按外标法以峰面积计算，其含量不得过标示量的120%。

其他　应符合眼用制剂项下有关的各项规定(通则0105)。

【含量测定】　照高效液相色谱法(通则0512)测定。

供试品溶液　精密量取本品适量，用水定量稀释制成每1ml中含苄达赖氨酸0.25mg的溶液。

对照品溶液　取苄达赖氨酸对照品，精密称定，加水溶解并定量稀释制成每1ml中含0.25mg的溶液。

色谱条件　见有关物质项下。检测波长为307nm。

系统适用性要求　理论板数按苄达赖氨酸峰计算不低于2000。

测定法　精密量取供试品溶液与对照品溶液，分别注入液相色谱仪，记录色谱图。按外标法以峰面积计算。

【类别】　同苄达赖氨酸。

【规格】　(1)5ml∶25mg　(2)8ml∶40mg

【贮藏】　遮光，密封保存。

【标注】　本品标签或使用说明书中应注明抑菌剂的量。

苄星青霉素

Bianxingqingmeisu

Benzathine Benzylpenicillin

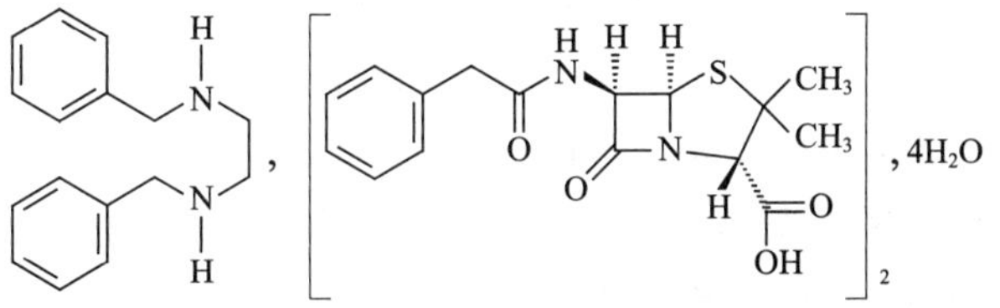

$(C_{16}H_{18}N_2O_4S)_2 \cdot C_{16}H_{20}N_2 \cdot 4H_2O$　981.18

本品为(2*S*,5*R*,6*R*)-3,3-二甲基-7-氧代-6-(2-苯乙酰氨基)-4-硫杂-1-氮杂双环[3.2.0]庚烷-2-甲酸的*N*,*N*′-二苄基乙二胺盐四水合物，或加适量缓冲剂及助悬剂制成的无菌粉末。按无水物计算，含二苄基乙二胺($C_{16}H_{20}N_2$)应为24.0%～27.0%，含青霉素($C_{16}H_{18}N_2O_4S$)应为69.9%～75.0%，每1mg含青霉素应为1244～1335单位。

【性状】　本品为白色结晶性粉末。

本品在*N*,*N*-二甲基甲酰胺或甲酰胺中易溶，在乙醇中微溶，在水中极微溶解。

【鉴别】　在含量测定项下记录的色谱图中，供试品溶液两个主峰的保留时间应分别与对照品溶液中相应两个主峰的保留时间一致。

【检查】　**酸碱度**　取本品50mg，加水10ml制成混悬液，依法测定(通则0631)，pH值应为5.0～7.5。

有关物质　照高效液相色谱法(通则0512)测定。临用新制。

磷酸盐缓冲液　取磷酸二氢钾6.8g与磷酸氢二钾1.14g，加水溶解并稀释至1000ml。

供试品溶液　取本品约70mg，精密称定，置50ml量瓶中，加乙腈10ml振摇使均匀分散后，加甲醇10ml充分振摇使溶解，立即用磷酸盐缓冲液稀释至刻度，摇匀。

对照溶液　精密量取供试品溶液1ml，置100ml量瓶中，用磷酸盐缓冲液稀释至刻度，摇匀。

系统适用性溶液　取本品70mg，置50ml量瓶中，加乙腈10ml和甲醇5ml使溶解，加0.1mol/L盐酸溶液2.0ml，放置10分钟，加0.1mol/L氢氧化钠溶液2.0ml中和，用0.05mol/L磷酸盐缓冲液(pH 6.0)稀释至刻度，摇匀。

色谱条件　用十八烷基硅烷键合硅胶为填充剂；0.05mol/L磷酸二氢钾溶液(用磷酸调节pH值至3.1)为流动相A，甲醇为流动相B，按下表进行线性梯度洗脱；柱温为40℃；检测波长为220nm；进样体积20μl。

时间(分钟)	流动相A(%)	流动相B(%)
0	75	25
30	35	65
55	35	65
56	75	25
70	75	25

系统适用性要求　系统适用性溶液色谱图中，青霉素峰的保留时间约20分钟，二苄基乙二胺峰与相邻杂质峰间的分离度和青霉素峰与相邻杂质峰间的分离度均应符合要求。

测定法　精密量取供试品溶液与对照溶液，分别注入液相色谱仪，记录色谱图。

限度　供试品溶液色谱图中如有杂质峰，单个杂质峰面积不得大于对照溶液两主峰面积和的2倍(2.0%)，各杂质峰面积的和不得大于对照溶液两主峰面积和的3.5倍(3.5%)，小于对照溶液两主峰面积和0.05倍的峰忽略不计。

水分　取本品，照水分测定法(通则0832第一法1)测定，含水分应为5.0%～8.0%。

抽针试验　取本品1.0g，加水4ml，摇匀，用装有$5\frac{1}{2}$号针头的注射器抽取，应能顺利通过，不得阻塞。

可见异物　取制剂项下的最大规格量5份，分别加*N*,*N*-二甲基甲酰胺适量溶解后，依法检查(通则0904)，应符合规定。(供无菌分装用)

细菌内毒素　取本品，依法检查(通则1143)，每1000单位青霉素中含内毒素的量应小于0.25EU。(供注射用)

无菌　取本品，用适宜溶剂使分散均匀，加青霉素酶灭活后，依法检查(通则1101)，应符合规定。(供无菌分装用)

【含量测定】　照高效液相色谱法(通则0512)测定。

供试品溶液　取本品约 35mg，精密称定，置 50ml 量瓶中，加乙腈 10ml 振摇使均匀分散后，加甲醇 10ml 充分振摇使溶解，立即用磷酸盐缓冲液稀释至刻度，摇匀。

对照品溶液　取苄星青霉素对照品约 35mg，精密称定，置 50ml 量瓶中，加乙腈 10ml 振摇使均匀分散后，加甲醇 10ml 充分振摇使溶解，立即用磷酸盐缓冲液稀释至刻度，摇匀。

磷酸盐缓冲液与系统适用性溶液　见有关物质项下。

色谱条件　用十八烷基硅烷键合硅胶为填充剂；以 0.05mol/L 磷酸二氢钾溶液（用磷酸调节 pH 值至 5.1）-乙腈（83∶17）为流动相；检测波长为 220nm；进样体积 20μl。

系统适用性要求　系统适用性溶液色谱图中，二苄基乙二胺峰与相邻杂质峰间的分离度和青霉素峰与相邻杂质峰间的分离度均应符合要求。

测定法　精密量取供试品溶液与对照品溶液，分别注入液相色谱仪，记录色谱图。按外标法以峰面积计算供试品中青霉素（$C_{16}H_{18}N_2O_4S$）和二苄基乙二胺（$C_{16}H_{20}N_2$）的含量。每 1mg 的 $C_{16}H_{18}N_2O_4S$ 相当于 1780 青霉素单位。

【类别】　β-内酰胺类抗生素，青霉素类。

【贮藏】　密封，在干燥处保存。

【制剂】　注射用苄星青霉素

注射用苄星青霉素

Zhusheyong Bianxingqingmeisu

Benzathine Benzylpenicillin for Injection

本品为青霉素的二苄基乙二胺盐加适量缓冲剂及助悬剂制成的无菌粉末。按无水物计算，含二苄基乙二胺（$C_{16}H_{20}N_2$）应为 24.0%～27.0%，含青霉素（$C_{16}H_{18}N_2O_4S$）应为 69.9%～75.0%，每 1mg 含青霉素应为 1244～1335 单位；按平均装量计算，含青霉素（$C_{16}H_{18}N_2O_4S$）应为标示量的 95.0%～105.0%。

【性状】　本品为白色结晶性粉末。

【鉴别】　在含量测定项下记录的色谱图中，供试品溶液两个主峰的保留时间应分别与对照品溶液中相应两个主峰的保留时间一致。

【检查】　**有关物质**　照高效液相色谱法（通则 0512）测定。临用新制。

供试品溶液　取本品约 70mg，精密称定，置 50ml 量瓶中，加乙腈 10ml 振摇使均匀分散后，加甲醇 10ml 充分振摇使溶解，立即用磷酸盐缓冲液稀释至刻度，摇匀。

对照溶液　精密量取供试品溶液 1ml，置 100ml 量瓶中，用磷酸盐缓冲液稀释至刻度，摇匀。

磷酸盐缓冲液、系统适用性溶液、色谱条件、系统适用性要求、测定法与限度　见苄星青霉素有关物质项下。

抽针试验　取本品 1 瓶，按每 30 万单位加水 1ml，摇匀，用装有 $5\frac{1}{2}$ 号针头的注射器抽取，应能顺利通过，不得阻塞。

可见异物　取本品 5 瓶，分别加 N，N-二甲基甲酰胺适量溶解后，依法检查（通则 0904），应符合规定。

酸碱度、水分、细菌内毒素与无菌　照苄星青霉素项下的方法检查，均应符合规定。

其他　应符合注射剂项下有关的各项规定（通则 0102）。

【含量测定】　照高效液相色谱法（通则 0512）测定。

供试品溶液　取装量差异项下的内容物约 35mg，精密称定，置 50ml 量瓶中，加乙腈 10ml 振摇使均匀分散后，加甲醇 10ml 充分振摇使溶解，立即用磷酸盐缓冲液稀释至刻度，摇匀。

磷酸盐缓冲液、对照品溶液、系统适用性溶液、色谱条件、系统适用性要求与测定法　见苄星青霉素含量测定项下。

【类别】　同苄星青霉素。

【规格】　(1)30 万单位　(2)60 万单位　(3)120 万单位

【贮藏】　密闭，在干燥处保存。

苄氟噻嗪

Bianfusaiqin

Bendroflumethiazide

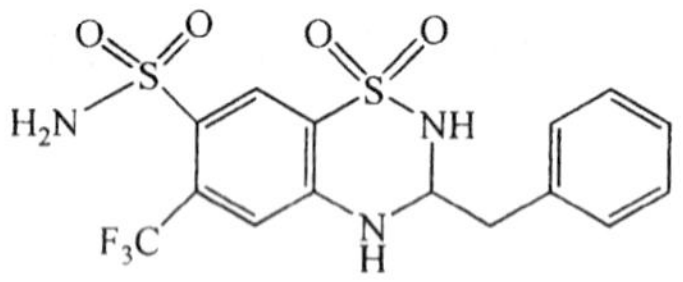

$C_{15}H_{14}F_3N_3O_4S_2$　421.41

本品为 3-苄基-6-三氟甲基-7-磺酰氨基-3，4-二氢-2*H*-1，2，4-苯并噻二嗪-1，1-二氧化物。按干燥品计算，含 $C_{15}H_{14}F_3N_3O_4S_2$ 应为 98.0%～102.0%。

【性状】　本品为白色或几乎白色的结晶性粉末；无臭。

本品在丙酮中易溶，在乙醇中溶解，在乙醚中微溶，在水或三氯甲烷中不溶；在碱性溶液中溶解。

【鉴别】　(1)取本品约 20mg，置小试管中，用直火缓缓加热至炭化，即发生二氧化硫的刺激性特臭。

(2)取本品，加 0.01mol/L 氢氧化钠溶液溶解并稀释制成每 1ml 中约含 15μg 的溶液，照紫外-可见分光光度法（通则 0401）测定，在 274nm 与 329nm 的波长处有最大吸收。

(3)本品的红外光吸收图谱应与对照的图谱（光谱集 173 图）一致。

(4)本品显有机氟化物的鉴别反应（通则 0301）。

【检查】　**芳香第一胺**　照紫外-可见分光光度法（通则 0401）测定。

供试品溶液　取本品 80mg，精密称定，置 100ml 量瓶中，加丙酮溶解并稀释至刻度，摇匀。

测定法　精密量取 1ml，加 1mol/L 盐酸溶液 9.0ml，立即加 4%亚硝酸钠溶液 0.10ml，摇匀，放置 1 分钟，加 10%氨基磺酸铵溶液 0.20ml，摇匀，放置 3 分钟，加 2%二盐酸萘基乙二胺的稀乙醇溶液 0.80ml，摇匀，放置 2 分钟（以上操作均在 20℃进行），在 518nm 的波长处测定吸光度。

限度　吸光度不得大于 0.11。

干燥失重　取本品，在 105℃干燥至恒重，减失重量不得过 0.5%（通则 0831）。

炽灼残渣　取本品 1.0g，依法检查（通则 0841），遗留残渣不得过 0.1%。

重金属　取炽灼残渣项下遗留的残渣，依法检查（通则 0821 第二法），含重金属不得过百万分之二十。

【含量测定】　取本品约 0.2g，精密称定，加 *N*，*N*-二甲基甲酰胺 40ml 溶解后，加偶氮紫指示液 3 滴，在氮气流中，用甲醇钠滴定液（0.1mol/L）滴定至溶液恰显蓝色，并将滴定的结果用空白试验校正。每 1ml 甲醇钠滴定液（0.1mol/L）相当于 21.07mg 的 $C_{15}H_{14}F_3N_3O_4S_2$。

【类别】　利尿药。

【贮藏】　密封保存。

【制剂】　苄氟噻嗪片

苄氟噻嗪片

Bianfusaiqin Pian

Bendroflumethiazide Tablets

本品含苄氟噻嗪（$C_{15}H_{14}F_3N_3O_4S_2$）应为标示量的 90.0%～110.0%。

【性状】　本品为白色片。

【鉴别】　取本品细粉适量（约相当于苄氟噻嗪 50mg），加丙酮 5ml，振摇使苄氟噻嗪溶解，滤过，滤液置水浴上蒸干，取残渣照苄氟噻嗪项下的鉴别（1）、（4）项试验，显相同的反应。

【检查】　**含量均匀度**　取本品 1 片，置乳钵中，研细，加 0.4%氢氧化钠溶液适量，研磨，用 0.4%氢氧化钠溶液分次转移至 25ml 量瓶中，充分振摇使苄氟噻嗪溶解，用 0.4%氢氧化钠溶液稀释至刻度，摇匀，滤过，精密量取续滤液 2ml，置 25ml 量瓶中，用水稀释至刻度，摇匀，作为供试品溶液。照含量测定项下的方法测定吸光度，并计算含量，应符合规定（通则 0941）。

其他　应符合片剂项下有关的各项规定（通则 0101）。

【含量测定】　照紫外-可见分光光度法（通则 0401）测定。

供试品溶液　取本品 20 片，精密称定，研细，精密称取适量（约相当于苄氟噻嗪 15mg），置 100ml 量瓶中，加 0.4%氢氧化钠溶液间断振摇 10 分钟，使苄氟噻嗪溶解，用 0.4%氢氧化钠溶液稀释至刻度，摇匀，滤过，精密量取续滤液 5ml，置 50ml 量瓶中，用水稀释至刻度，摇匀。

对照品溶液　取苄氟噻嗪对照品适量，精密称定，加 0.01mol/L 氢氧化钠溶液溶解并定量稀释制成每 1ml 中约含 15μg 的溶液。

测定法　取供试品溶液与对照品溶液，在 274nm 的波长处分别测定吸光度，计算。

【类别】　同苄氟噻嗪。

【规格】　5mg

【贮藏】　密封保存。

克拉维酸钾

Kelaweisuan Jia

Clavulanate Potassium

$C_8H_8KNO_5$　237.25

本品为（*Z*）-（2*S*，5*R*）-3-（2-羟亚乙基）-7-氧代-4-氧杂-1-氮杂双环[3.2.0]庚烷-2-羧酸钾。按无水物计算，含克拉维酸（$C_8H_9NO_5$）应为 81.0%～85.6%。

【性状】　本品为白色至微黄色结晶性粉末；微臭；极易引湿。

本品在水中极易溶解，在甲醇中易溶，在乙醇中微溶，在乙醚中不溶。

比旋度　取本品，精密称定，加水溶解并定量稀释制成每 1ml 中约含 10mg 的溶液，依法测定（通则 0621），比旋度为 +55°至 +60°。

【鉴别】　（1）在含量测定项下记录的色谱图中，供试品溶液主峰的保留时间应与对照品溶液主峰的保留时间一致。

（2）本品的红外光吸收图谱应与对照的图谱（光谱集 950 图）一致。

（3）本品的水溶液显钾盐鉴别（2）的反应（通则 0301）。

【检查】　**酸碱度**　取本品 0.20g，加水 20ml 溶解后，依法测定（通则 0631），pH 值应为 6.0～8.0。

吸光度　取本品 50mg，精密称定，置 50ml 量瓶中，加 pH 7.0 的 0.1mol/L 磷酸盐缓冲液（称取磷酸二氢钾 1.361g，置 100ml 量瓶中，加水溶解并稀释至刻度，用 35%氢氧化钠溶液调节 pH 值至 7.0）溶解并稀释至刻度，摇匀，照紫外-可见分光光度法（通则 0401），在 278nm 的波长处立即测定，吸光度不得过 0.40。

有关物质　照高效液相色谱法（通则 0512）测定。临用新制。

供试品溶液　取本品适量，加流动相 A 溶解并稀释制成每 1ml 中含克拉维酸约 8mg 的溶液。

对照溶液 精密量取供试品溶液适量，用流动相 A 定量稀释制成每 1ml 中约含克拉维酸 0.08mg 的溶液。

系统适用性溶液 取阿莫西林与克拉维酸对照品各适量，加流动相 A 溶解并稀释制成每 1ml 中各约含 2mg 的混合溶液。

色谱条件 用十八烷基硅烷键合硅胶为填充剂；以 0.05mol/L 磷酸二氢钠溶液(用磷酸调节 pH 值至 4.0)为流动相 A；以 0.05mol/L 磷酸二氢钠溶液(用磷酸调节 pH 值至 4.0)-甲醇(50：50)为流动相 B；按下表进行线性梯度洗脱，柱温为 40℃；检测波长为 230nm；进样体积 20μl。

时间(分钟)	流动相 A(%)	流动相 B(%)
0	100	0
4	100	0
15	50	50
18	50	50
24	100	0
39	100	0

系统适用性要求 系统适用性溶液色谱图中，克拉维酸峰与阿莫西林峰的相对保留时间分别为 1.0 与 2.5，克拉维酸峰与阿莫西林峰间的分离度应大于 13。

测定法 精密量取供试品溶液与对照溶液，分别注入液相色谱仪，记录色谱图。

限度 供试品溶液色谱图中如有杂质峰，单个杂质峰面积不得大于对照溶液主峰面积(1.0%)，各杂质峰面积的和不得大于对照溶液主峰面积的 2 倍(2.0%)，小于对照溶液主峰面积 0.05 倍的峰忽略不计。

残留溶剂 照残留溶剂测定法(通则 0861 第二法)测定。

供试品溶液 取本品约 0.2g，精密称定，置顶空瓶中，精密加入氯化钠 0.5g，精密加 1mol/L 氢氧化钠溶液 2ml，密封。

对照品溶液 分别取丙酮、异丙醇、甲苯与正丁醇各适量，精密称定，用 1mol/L 氢氧化钠溶液定量稀释制成各自的贮备液，分别精密量取适量，用 1mol/L 氢氧化钠溶液定量稀释制成每 1ml 中分别约含丙酮 0.5mg、异丙醇 0.5mg、甲苯 0.089mg 和正丁醇 0.5mg 的混合溶液，精密量取 2ml，置顶空瓶中，精密加入氯化钠 0.5g，密封。

色谱条件 以硝基对苯二酸改性的聚乙二醇(或极性相近)为固定液的毛细管柱为色谱柱，起始温度 60℃，维持 10 分钟，再以每分钟 20℃的速率升温至 120℃，维持 8 分钟；进样口温度为 150℃；检测器温度为 250℃；顶空瓶平衡温度为 80℃，平衡时间为 30 分钟。

系统适用性要求 对照品溶液色谱图中，丙酮、异丙醇、甲苯和正丁醇依次出峰，各主峰间的分离度均应符合要求。

测定法 取供试品溶液与对照品溶液分别顶空进样，记录色谱图。

限度 按外标法以峰面积计算，丙酮、异丙醇、甲苯与正丁醇的残留量均应符合规定。

2-乙基己酸 取本品，依法测定(通则 0873)，不得过 0.8%。

水分 取本品，照水分测定法(通则 0832 第一法 1)测定，含水分不得过 0.5%。

重金属 取本品 0.2g，加水 23ml 溶解后，加醋酸盐缓冲液(pH 3.5)2ml，依法检查(通则 0821 第一法)，含重金属不得过百万分之二十。

可见异物 取本品 5 份，每份各 0.2g，加微粒检查用水溶解，依法检查(通则 0904)，应符合规定。(供无菌分装用)

不溶性微粒 取本品，加微粒检查用水制成每 1ml 中含 60mg 的溶液，依法检查(通则 0903)，每 1g 样品中含 10μm 及 10μm 以上的微粒不得过 6000 粒，含 25μm 及 25μm 以上的微粒不得过 600 粒。(供无菌分装用)

细菌内毒素 取本品，依法检查(通则 1143)，每 1mg 克拉维酸中含内毒素的量应小于 0.030EU。(供注射用)

无菌 取本品，用适宜溶剂溶解并稀释后，经薄膜过滤法处理，依法检查(通则 1101)，应符合规定。(供无菌分装用)

【含量测定】 照高效液相色谱法(通则 0512)测定。临用新制。

供试品溶液 取本品适量(约相当于克拉维酸 25mg)，精密称定，置 100ml 量瓶中，加水溶解并稀释至刻度，摇匀。

对照品溶液 取克拉维酸对照品适量，精密称定，加水溶解并定量稀释制成每 1ml 中约含克拉维酸 0.25mg 的溶液。

系统适用性溶液 取克拉维酸对照品与阿莫西林对照品各适量，加水溶解并稀释制成每 1ml 中约含克拉维酸 0.25mg 与阿莫西林(按 $C_{16}H_{19}N_3O_5S$ 计)0.45mg 的混合溶液。

色谱条件 用十八烷基硅烷键合硅胶为填充剂；以磷酸盐缓冲液(取磷酸二氢钠 7.8g，加水约 900ml 溶解，用稀磷酸或 10mol/L 氢氧化钠溶液调节 pH 值至 4.4，用水稀释至 1000ml)-乙腈(95：5)为流动相，检测波长为 220nm；进样体积 20μl。

系统适用性要求 系统适用性溶液色谱图中，克拉维酸峰与阿莫西林峰间的分离度应大于 3.5。

测定法 精密量取供试品溶液与对照品溶液，分别注入液相色谱仪，记录色谱图。按外标法以峰面积计算供试品中 $C_8H_9NO_5$ 的含量。

【类别】 β-内酰胺酶抑制药。

【贮藏】 严封，在－20℃以下干燥处保存。

【制剂】 (1)阿莫西林克拉维酸钾干混悬剂 (2)阿莫西林克拉维酸钾片 (3)阿莫西林克拉维酸钾分散片 (4)阿莫西林克拉维酸钾颗粒 (5)注射用阿莫西林钠克拉维酸钾

阿莫西林克拉维酸钾干混悬剂

Amoxilin Kelaweisuanjia Ganhunxuanji

Amoxicillin and Clavulanate Potassium for Suspension

本品为阿莫西林和克拉维酸钾的混合制剂[阿莫西林(按 $C_{16}H_{19}N_3O_5S$ 计)与克拉维酸($C_8H_9NO_5$)标示量之比为 4∶1 或 7∶1 或 14∶1],含阿莫西林(按 $C_{16}H_{19}N_3O_5S$ 计)应为标示量的 90.0%～120.0%,含克拉维酸($C_8H_9NO_5$)应为标示量的 90.0%～125.0%。

【性状】 本品为白色至淡黄色粉末或细颗粒;气芳香。

【鉴别】 (1)照薄层色谱法(通则 0502)试验。

供试品溶液　取本品 1 包,必要时研细,加 pH 7.0 磷酸盐缓冲液溶解(必要时冰浴超声 10～15 分钟助溶)并制成每 1ml 中约含阿莫西林(按 $C_{16}H_{19}N_3O_5S$ 计)5mg 的溶液,滤过,取续滤液。

对照品溶液　取阿莫西林对照品与克拉维酸对照品各适量,加 pH 7.0 磷酸盐缓冲液溶解(必要时冰浴超声 10～15 分钟助溶,其中克拉维酸待超声后加入)并稀释制成每 1ml 中含阿莫西林(按 $C_{16}H_{19}N_3O_5S$ 计)与克拉维酸各 5mg 的溶液。

系统适用性溶液　取阿莫西林对照品、克拉维酸对照品与头孢克洛对照品各适量,加 pH 7.0 磷酸盐缓冲液溶解(必要时冰浴超声 10～15 分钟助溶,其中克拉维酸待超声后加入)并稀释制成每 1ml 中含阿莫西林(按 $C_{16}H_{19}N_3O_5S$ 计)、克拉维酸与头孢克洛各 5mg 的混合溶液。

色谱条件　采用硅胶 GF_{254} 薄层板,以乙酸乙酯-乙醚-二氯甲烷-甲酸(5∶4∶5∶4)为展开剂。

测定法　吸取上述三种溶液各 2μl,分别点于同一薄层板上,展开,晾干,置紫外光灯(365nm)下检视。

系统适用性要求　系统适用性溶液应显三个清晰分离的斑点。

结果判定　供试品溶液所显主斑点的位置和荧光应与对照品溶液主斑点的位置和荧光相同。

(2)在含量测定项下记录的色谱图中,供试品溶液两个主峰的保留时间应与对照品溶液两个主峰的保留时间一致。

以上(1)、(2)两项可选做一项。

【检查】 **有关物质**　照高效液相色谱法(通则 0512)测定。临用新制。

供试品溶液　取本品的细粉适量,加流动相 A 溶解(必要时冰浴超声 5～10 分钟助溶)并稀释制成每 1ml 中约含阿莫西林(按 $C_{16}H_{19}N_3O_5S$ 计)2mg 的溶液,滤过,取续滤液。

对照溶液　精密量取供试品溶液适量,用流动相 A 定量稀释制成每 1ml 中含阿莫西林(按 $C_{16}H_{19}N_3O_5S$ 计)40μg 的溶液。

系统适用性溶液　取阿莫西林克拉维酸系统适用性对照品适量,加流动相 A 溶解并稀释制成每 1ml 中约含 2.5mg 的溶液。

色谱条件　用十八烷基硅烷键合硅胶为填充剂;以 0.01mol/L 磷酸二氢钾溶液(用 2mol/L 氢氧化钠溶液调节 pH 值至 6.0)为流动相 A,以 0.01mol/L 磷酸二氢钾溶液(用 2mol/L 氢氧化钠溶液调节 pH 值至 6.0)-乙腈(20∶80)为流动相 B;先以流动相 A-流动相 B(98∶2)等度洗脱,待阿莫西林洗脱完毕后立即按下表进行线性梯度洗脱;检测波长为 230nm;进样体积 20μl。

时间(分钟)	流动相 A(%)	流动相 B(%)
0	98	2
20	70	30
22	98	2
32	98	2

系统适用性要求　阿莫西林峰的保留时间约为 10 分钟,系统适用性溶液色谱图应与标准图谱一致。

测定法　精密量取供试品溶液与对照溶液,分别注入液相色谱仪,记录色谱图。

限度　供试品溶液色谱图中如有杂质峰,单个杂质峰面积不得大于对照溶液两个主峰面积和的 1.25 倍(2.5%),各杂质峰面积的和不得大于对照溶液两个主峰面积和的 3.5 倍(7.0%),小于对照溶液两个主峰面积和 0.05 倍的峰忽略不计。

水分　取本品,研细,照水分测定法(通则 0832 第一法 1)测定,含水分不得过 5.0%(规格为含 $C_{16}H_{19}N_3O_5S$ 0.25g 或以下)或不得过 7.0%(规格为含 $C_{16}H_{19}N_3O_5S$ 0.6g)。

含量均匀度(14∶1 规格)　取本品 10 包,分别置 500ml 量瓶中,加水适量冰浴超声使溶解,用水稀释至刻度,摇匀,滤过,精密量取续滤液适量,用水定量稀释制成每 1ml 中含克拉维酸 0.04mg 的溶液,作为供试品溶液。照含量测定项下的方法测定克拉维酸的含量,应符合规定(通则 0941)。

溶出度　照溶出度与释放度测定法(通则 0931 第二法)测定。

溶出条件　以水 900ml 为溶出介质,转速为每分钟 75 转,依法操作,经 30 分钟时取样。

供试品溶液　取溶出液适量,滤过,取续滤液。立即测定。

对照品溶液　取阿莫西林对照品与克拉维酸对照品各适量,精密称定,加水溶解并定量稀释制成与供试品溶液浓度相同的混合溶液。立即测定。

系统适用性溶液、色谱条件与系统适用性要求　见含量测定项下。

测定法　见含量测定项下。分别计算每包中阿莫西林

(按 $C_{16}H_{19}N_3O_5S$ 计)与克拉维酸的溶出量。

限度　均为标示量的 80%,应符合规定。

装量差异　照颗粒剂项下装量差异(通则 0104)检查,应符合规定。

其他　除沉降体积比(单剂量包装)外,应符合口服混悬剂项下有关的各项规定(通则 0123)。

【含量测定】　照高效液相色谱法(通则 0512)测定。临用新制。

供试品溶液　取本品 10 包,精密称定,研细,精密称取适量(约相当于平均装量),加水适量,冰浴超声使溶解并定量稀释制成每 1ml 中约含阿莫西林(按 $C_{16}H_{19}N_3O_5S$ 计)0.5mg 的溶液,滤过。

对照品溶液　取阿莫西林对照品与克拉维酸对照品各适量,精密称定,加水溶解并定量稀释制成与供试品溶液浓度相同的混合溶液。

系统适用性溶液　取阿莫西林克拉维酸系统适用性对照品,加流动相溶解并稀释制成每 1ml 中约含 0.8mg 的溶液。

色谱条件　用十八烷基硅烷键合硅胶为填充剂;以 0.05mol/L 磷酸二氢钠溶液(取磷酸二氢钠 7.8g,加水 900ml 使溶解,用 10%磷酸溶液或氢氧化钠试液调节 pH 值至 4.4±0.1,加水稀释至 1000ml)-甲醇(95∶5)为流动相;检测波长为 220nm;进样体积 20μl。

系统适用性要求　系统适用性溶液色谱图应与标准图谱一致。

测定法　精密量取供试品溶液与对照品溶液,分别注入液相色谱仪,记录色谱图。按外标法以峰面积分别计算供试品中 $C_{16}H_{19}N_3O_5S$ 与 $C_8H_9NO_5$ 的含量。

【类别】　β-内酰胺类抗生素,青霉素类。

【规格】　(1)①0.15625g($C_{16}H_{19}N_3O_5S$ 0.125g 与 $C_8H_9NO_5$ 0.03125g)

②0.3125g($C_{16}H_{19}N_3O_5S$ 0.25g 与 $C_8H_9NO_5$ 0.0625g)

(2)0.2285g($C_{16}H_{19}N_3O_5S$ 0.2g 与 $C_8H_9NO_5$ 0.0285g)

(3)0.643g($C_{16}H_{19}N_3O_5S$ 0.6g 与 $C_8H_9NO_5$ 0.043g)

【贮藏】　密封,在凉暗干燥处保存。

阿莫西林克拉维酸钾片

Amoxilin Kelaweisuanjia Pian

Amoxicillin and Clavulanate Potassium Tablets

本品为阿莫西林与克拉维酸钾的混合制剂[阿莫西林(按 $C_{16}H_{19}N_3O_5S$ 计)与克拉维酸($C_8H_9NO_5$)标示量之比为 2∶1 或 4∶1 或 7∶1],含阿莫西林(按 $C_{16}H_{19}N_3O_5S$ 计)和克拉维酸($C_8H_9NO_5$)均应为标示量的 90.0%~120.0%。

【性状】　本品为薄膜衣片,除去包衣后显类白色至淡黄色。

【鉴别】　(1)照薄层色谱法(通则 0502)试验。

供试品溶液　取本品 1 片,研细,加 pH 7.0 磷酸盐缓冲液溶解(必要时冰浴超声 10~15 分钟助溶)并制成每 1ml 中约含阿莫西林(按 $C_{16}H_{19}N_3O_5S$ 计)5mg 的溶液,滤过,取续滤液。

对照品溶液　取阿莫西林对照品与克拉维酸对照品各适量,加 pH 7.0 磷酸盐缓冲液溶解(必要时冰浴超声 10~15 分钟助溶,其中克拉维酸待超声后加入)并稀释制成每 1ml 中约含阿莫西林(按 $C_{16}H_{19}N_3O_5S$ 计)5mg 与克拉维酸 2mg 的溶液。

系统适用性溶液　取阿莫西林对照品、克拉维酸对照品与头孢克洛对照品各适量,加 pH 7.0 磷酸盐缓冲液溶解(必要时冰浴超声 10~15 分钟助溶,其中克拉维酸待超声后加入)并稀释制成每 1ml 中分别含阿莫西林(按 $C_{16}H_{19}N_3O_5S$ 计)、克拉维酸与头孢克洛各约 5mg 的混合溶液。

色谱条件　采用硅胶 GF_{254} 薄层板,以乙酸乙酯-乙醚-二氯甲烷-甲酸(5∶4∶5∶4)为展开剂。

测定法　吸取上述三种溶液各 2μl,分别点于同一薄层板上,展开,晾干,置紫外光灯(365nm)下检视。

系统适用性要求　系统适用性溶液应显三个清晰分离的斑点。

结果判定　供试品溶液所显主斑点的位置和荧光应与对照品溶液主斑点的位置和荧光相同。

(2)在含量测定项下记录的色谱图中,供试品溶液两个主峰的保留时间应分别与对照品溶液两个主峰的保留时间一致。

以上(1)、(2)两项可选做一项。

【检查】　**有关物质**　照高效液相色谱法(通则 0512)测定。临用新制。

供试品溶液　取本品的细粉适量,加流动相 A 溶解(必要时冰浴超声 5~10 分钟助溶)并稀释制成每 1ml 中约含阿莫西林(按 $C_{16}H_{19}N_3O_5S$ 计)2mg 的溶液,滤过,取续滤液。

对照溶液　精密量取供试品溶液适量,用流动相 A 定量稀释制成每 1ml 中含阿莫西林(按 $C_{16}H_{19}N_3O_5S$ 计)40μg 的溶液。

系统适用性溶液　取阿莫西林克拉维酸系统适用性对照品适量,加流动相 A 溶解并稀释制成每 1ml 中约含 2.5mg 的溶液。

色谱条件　用十八烷基硅烷键合硅胶为填充剂;以 0.01mol/L 磷酸二氢钾溶液(用 2mol/L 氢氧化钠溶液调节 pH 值至 6.0)为流动相 A,以 0.01mol/L 磷酸二氢钾溶液(用 2mol/L 氢氧化钠溶液调节 pH 值至 6.0)-乙腈(20∶80)为流动相 B;先以流动相 A-流动相 B(98∶2)等度洗脱,待阿莫西林洗脱完毕后立即按下表进行线性梯度洗脱;检测波长为 230nm;进样体积 20μl。

时间(分钟)	流动相 A(%)	流动相 B(%)
0	98	2
20	70	30
22	98	2
32	98	2

系统适用性要求　阿莫西林峰的保留时间约为 10 分钟，系统适用性溶液色谱图应与标准图谱一致。

测定法　精密量取供试品溶液与对照溶液，分别注入液相色谱仪，记录色谱图。

限度　供试品溶液色谱图中如有杂质峰，单个杂质峰面积不得大于对照溶液两个主峰面积和的 1.25 倍(2.5%)，各杂质峰面积的和不得大于对照溶液两个主峰面积和的 3.5 倍(7.0%)，小于对照溶液两个主峰面积和 0.05 倍的峰忽略不计。

水分　取本品，研细，照水分测定法(通则 0832 第一法 1)测定，含水分不得过 7.5%(规格为含 $C_{16}H_{19}N_3O_5S$ 0.25g 或小于 0.25g)或不得过 10.0%(规格为含 $C_{16}H_{19}N_3O_5S$ 大于 0.25g 至 0.5g)或不得过 11.0%(规格为含$C_{16}H_{19}N_3O_5S$大于 0.5g)。

溶出度　照溶出度与释放度测定法(通则 0931 第二法)测定。

溶出条件　以水 900ml 为溶出介质，转速为每分钟 75 转，依法操作，经 30 分钟时取样。

供试品溶液　取溶出液适量，滤过，取续滤液。立即测定。

对照品溶液　取阿莫西林对照品与克拉维酸对照品各适量，精密称定，加水溶解并定量稀释制成与供试品溶液浓度相同的混合溶液。立即测定。

系统适用性溶液、色谱条件与系统适用性要求　见含量测定项下。

测定法　见含量测定项下。分别计算每片中阿莫西林(按 $C_{16}H_{19}N_3O_5S$ 计)与克拉维酸的溶出量。

限度　均为标示量的 80%，应符合规定。

其他　应符合片剂项下有关的各项规定(通则 0101)。

【含量测定】　照高效液相色谱法(通则 0512)测定。临用新制。

供试品溶液　取本品 10 片，精密称定，研细，精密称取适量(约相当于平均片重)，加水适量，冰浴超声使溶解并定量稀释制成每 1ml 中约含阿莫西林(按 $C_{16}H_{19}N_3O_5S$ 计)0.5mg 的溶液，滤过。

对照品溶液　取阿莫西林对照品与克拉维酸对照品各适量，精密称定，加水溶解并定量稀释制成与供试品溶液浓度相同的混合溶液。

系统适用性溶液　取阿莫西林克拉维酸系统适用性对照品，加流动相溶解并稀释制成每 1ml 中约含 0.8mg 的溶液。

色谱条件　用十八烷基硅烷键合硅胶为填充剂；以 0.05mol/L 磷酸二氢钠溶液(取磷酸二氢钠 7.8g，加水 900ml 使溶解，用 10%磷酸溶液或氢氧化钠试液调节 pH 值至 4.4±0.1，加水稀释至 1000ml)-甲醇(95∶5)为流动相；检测波长为 220nm；进样体积 20μl。

系统适用性要求　系统适用性溶液色谱图应与标准图谱一致。

测定法　精密量取供试品溶液与对照品溶液，分别注入液相色谱仪，记录色谱图。按外标法以峰面积分别计算供试品中 $C_{16}H_{19}N_3O_5S$ 与 $C_8H_9NO_5$ 的含量。

【类别】　β-内酰胺类抗生素，青霉素类。

【规格】　(1)0.375g($C_{16}H_{19}N_3O_5S$ 0.25g 与 $C_8H_9NO_5$ 0.125g)

(2)①0.625g($C_{16}H_{19}N_3O_5S$ 0.5g 与 $C_8H_9NO_5$ 0.125g)

②0.3125g($C_{16}H_{19}N_3O_5S$ 0.25g 与 $C_8H_9NO_5$ 0.0625g)

(3)①0.457g($C_{16}H_{19}N_3O_5S$ 0.4g 与 $C_8H_9NO_5$ 0.057g)

②1.0g($C_{16}H_{19}N_3O_5S$ 0.875g 与 $C_8H_9NO_5$ 0.125g)

【贮藏】　密封，在凉暗干燥处保存。

阿莫西林克拉维酸钾分散片

Amoxilin Kelaweisuanjia Fensanpian

Amoxicillin and Clavulanate Potassium Dispersible Tablets

本品为阿莫西林和克拉维酸钾的混合制剂[阿莫西林(按 $C_{16}H_{19}N_3O_5S$ 计)与克拉维酸($C_8H_9NO_5$)标示量之比为 4∶1 或 7∶1]，含阿莫西林(按 $C_{16}H_{19}N_3O_5S$ 计)和克拉维酸($C_8H_9NO_5$)均应为标示量的 90.0%～120.0%。

【性状】　本品为类白色至淡黄色片或薄膜衣片，除去包衣后显类白色至淡黄色。

【鉴别】　(1)照薄层色谱法(通则 0502)试验。

供试品溶液　取本品 1 片，研细，加 pH 7.0 磷酸盐缓冲液溶解(必要时冰浴超声 10 分钟助溶)并制成每 1ml 中约含阿莫西林(按 $C_{16}H_{19}N_3O_5S$ 计)5mg 的溶液，滤过，取续滤液。

对照品溶液　取阿莫西林对照品与克拉维酸对照品各适量，加 pH 7.0 磷酸盐缓冲液溶解(必要时冰浴超声 10 分钟助溶，其中克拉维酸待超声后加入)并稀释制成每 1ml 中约含阿莫西林(按 $C_{16}H_{19}N_3O_5S$ 计)5mg 与克拉维酸 2mg 的溶液。

系统适用性溶液　取阿莫西林对照品、克拉维酸对照品与头孢克洛对照品各适量，加 pH 7.0 磷酸盐缓冲液溶解(必要时冰浴超声 10 分钟助溶，其中克拉维酸待超声后加入)并稀释制成每 1ml 中分别含阿莫西林(按 $C_{16}H_{19}N_3O_5S$ 计)、克拉维酸与头孢克洛各约 5mg 的混合溶液。

色谱条件　采用硅胶 GF_{254} 薄层板，以乙酸乙酯-乙醚-二氯甲烷-甲酸(5：4：5：4)为展开剂。

测定法　吸取上述三种溶液各 2μl,分别点于同一薄层板上,展开,晾干,置紫外光灯(365nm)下检视。

系统适用性要求　系统适用性溶液应显三个清晰分离的斑点。

结果判定　供试品溶液所显主斑点的位置和荧光应与对照品溶液主斑点的位置和荧光相同。

(2)在含量测定项下记录的色谱图中,供试品溶液两个主峰的保留时间应分别与对照品溶液两个主峰的保留时间一致。

以上(1)、(2)两项可选做一项。

【检查】　有关物质　照高效液相色谱法(通则 0512)测定。临用新制。

供试品溶液　取本品的细粉适量,加流动相 A 溶解(必要时冰浴超声 5～10 分钟助溶)并稀释制成每 1ml 中约含阿莫西林(按 $C_{16}H_{19}N_3O_5S$ 计)2mg 的溶液,滤过,取续滤液。

对照溶液　精密量取供试品溶液适量,用流动相 A 定量稀释制成每 1ml 中含阿莫西林(按 $C_{16}H_{19}N_3O_5S$ 计)40μg 的溶液。

系统适用性溶液　取阿莫西林克拉维酸系统适用性对照品适量,加流动相 A 溶解并稀释制成每 1ml 中约含 2.5mg 的溶液。

色谱条件　用十八烷基硅烷键合硅胶为填充剂;以 0.01mol/L 磷酸二氢钾溶液(用 2mol/L 氢氧化钠溶液调节 pH 值至 6.0)为流动相 A,以 0.01mol/L 磷酸二氢钾溶液(用 2mol/L 氢氧化钠溶液调节 pH 值至 6.0)-乙腈(20：80)为流动相 B;先以流动相 A-流动相 B(98：2)等度洗脱,待阿莫西林洗脱完毕后立即按下表进行线性梯度洗脱;检测波长为 230nm;进样体积 20μl。

时间(分钟)	流动相 A(%)	流动相 B(%)
0	98	2
20	70	30
22	98	2
32	98	2

系统适用性要求　阿莫西林峰的保留时间约为 10 分钟,系统适用性溶液色谱图应与标准图谱一致。

测定法　精密量取供试品溶液与对照溶液,分别注入液相色谱仪,记录色谱图。

限度　供试品溶液色谱图中如有杂质峰,单个杂质峰面积不得大于对照溶液两个主峰面积和的 1.25 倍(2.5%),各杂质峰面积的和不得大于对照溶液两个主峰面积和的 3.5 倍(7.0%),小于对照溶液两个主峰面积和 0.05 倍的峰忽略不计。

水分　取本品,研细,照水分测定法(通则 0832 第一法 1)测定,含水分不得过 7.0%(规格为含 $C_{16}H_{19}N_3O_5S$ 0.125g)或不得过 9.0%(规格为含 $C_{16}H_{19}N_3O_5S$ 0.2g 至 0.4g)。

溶出度　照溶出度与释放度测定法(通则 0931 第二法)测定。

溶出条件　以水 900ml 为溶出介质,转速为每分钟 75 转,依法操作,经 15 分钟时取样。

供试品溶液　取溶出液适量,滤过,取续滤液。立即测定。

对照品溶液　取阿莫西林对照品与克拉维酸对照品各适量,精密称定,加水溶解并定量稀释制成与供试品溶液浓度相同的混合溶液。立即测定。

系统适用性溶液、色谱条件与系统适用性要求　见含量测定项下。

测定法　见含量测定项下。分别计算每片中阿莫西林(按 $C_{16}H_{19}N_3O_5S$ 计)与克拉维酸的溶出量。

限度　均为标示量的 80%,应符合规定。

其他　应符合片剂项下有关的各项规定(通则 0101)。

【含量测定】　照高效液相色谱法(通则 0512)测定。临用新制。

供试品溶液　取本品 10 片,精密称定,研细,精密称取适量(约相当于平均片重),加水适量,冰浴超声使溶解并定量稀释制成每 1ml 中约含阿莫西林(按 $C_{16}H_{19}N_3O_5S$ 计)0.5mg 的溶液,滤过。

对照品溶液　取阿莫西林对照品与克拉维酸对照品各适量,精密称定,加水溶解并定量稀释制成与供试品溶液浓度相同的混合溶液。

系统适用性溶液　取阿莫西林克拉维酸系统适用性对照品,加流动相溶解并稀释制成每 1ml 中约含 0.8mg 的溶液。

色谱条件　用十八烷基硅烷键合硅胶为填充剂;以 0.05mol/L 磷酸二氢钠溶液(取磷酸二氢钠 7.8g,加水 900ml 使溶解,用 10%磷酸溶液或氢氧化钠试液调节 pH 值至 4.4±0.1,加水稀释至 1000ml)-甲醇(95：5)为流动相;检测波长为 220nm;进样体积 20μl。

系统适用性要求　系统适用性溶液色谱图应与标准图谱一致。

测定法　精密量取供试品溶液与对照品溶液,分别注入液相色谱仪,记录色谱图。按外标法以峰面积分别计算供试品中 $C_{16}H_{19}N_3O_5S$ 与 $C_8H_9NO_5$ 的含量。

【类别】　β-内酰胺类抗生素,青霉素类。

【规格】　(1)0.15625g($C_{16}H_{19}N_3O_5S$ 0.125g 与 $C_8H_9NO_5$ 0.03125g)

(2) ①0.2285g ($C_{16}H_{19}N_3O_5S$ 0.2g 与 $C_8H_9NO_5$ 0.0285g)

②0.457g($C_{16}H_{19}N_3O_5S$ 0.4g 与 $C_8H_9NO_5$ 0.057g)

【贮藏】　密封,在凉暗干燥处保存。

阿莫西林克拉维酸钾颗粒

Amoxilin Kelaweisuanjia Keli

Amoxicillin and Clavulanate Potassium Granules

本品为阿莫西林和克拉维酸钾的混合制剂[阿莫西林(按 $C_{16}H_{19}N_3O_5S$ 计)与克拉维酸($C_8H_9NO_5$)标示量之比为 2∶1 或 4∶1 或 7∶1],含阿莫西林(按 $C_{16}H_{19}N_3O_5S$ 计)应为标示量的 90.0%～110.0%,含克拉维酸($C_8H_9NO_5$)应为标示量的 90.0%～120.0%。

【性状】 本品为白色至淡黄色颗粒或混悬型颗粒或细颗粒;气芳香。

【鉴别】 (1)照薄层色谱法(通则 0502)试验。

供试品溶液　取本品 1 包,必要时研细,加 pH 7.0 磷酸盐缓冲液溶解(必要时冰浴超声 10～15 分钟助溶)并制成每 1ml 中约含阿莫西林(按 $C_{16}H_{19}N_3O_5S$ 计)5mg 的溶液,滤过,取续滤液。

对照品溶液　取阿莫西林对照品与克拉维酸对照品各适量,加 pH 7.0 磷酸盐缓冲液溶解(必要时冰浴超声 10～15 分钟助溶,其中克拉维酸待超声后加入)并稀释制成每 1ml 中含阿莫西林(按 $C_{16}H_{19}N_3O_5S$ 计)与克拉维酸各 5mg 的溶液。

系统适用性溶液　取阿莫西林对照品、克拉维酸对照品与头孢克洛对照品各适量,加 pH 7.0 磷酸盐缓冲液溶解(必要时冰浴超声 10～15 分钟助溶,其中克拉维酸待超声后加入)并稀释制成每 1ml 中含阿莫西林(按 $C_{16}H_{19}N_3O_5S$ 计)、克拉维酸与头孢克洛各 5mg 的混合溶液。

色谱条件　采用硅胶 GF_{254} 薄层板,以乙酸乙酯-乙醚-二氯甲烷-甲酸(5∶4∶5∶4)为展开剂。

测定法　吸取上述三种溶液各 2μl,分别点于同一薄层板上,展开,晾干,置紫外光灯(365nm)下检视。

系统适用性要求　系统适用性溶液应显三个清晰分离的斑点。

结果判定　供试品溶液所显主斑点的位置和荧光应与对照品溶液主斑点的位置和荧光相同。

(2)在含量测定项下记录的色谱图中,供试品溶液两个主峰的保留时间应分别与对照品溶液两个主峰的保留时间一致。

以上(1)、(2)两项可选做一项。

【检查】 **酸度**　取本品,加水制成每 1ml 中约含阿莫西林(按 $C_{16}H_{19}N_3O_5S$ 计)25mg 的均匀混悬液,依法测定(通则 0631),pH 值应为 4.5～7.0。

有关物质　照高效液相色谱法(通则 0512)测定。临用新制。

供试品溶液　取本品的细粉适量,加流动相 A 溶解(必要时冰浴超声 5～10 分钟助溶)并稀释制成每 1ml 中约含阿莫西林(按 $C_{16}H_{19}N_3O_5S$ 计)2mg 的溶液,滤过,取续滤液。

对照溶液　精密量取供试品溶液适量,用流动相 A 定量稀释制成每 1ml 中约含阿莫西林(按 $C_{16}H_{19}N_3O_5S$ 计)40μg 的溶液。

系统适用性溶液　取阿莫西林克拉维酸系统适用性对照品适量,加流动相 A 溶解并稀释制成每 1ml 中约含 2.5mg 的溶液。

色谱条件　用十八烷基硅烷键合硅胶为填充剂;以 0.01mol/L 磷酸二氢钾溶液(用 2mol/L 氢氧化钠溶液调节 pH 值至 6.0)为流动相 A,以 0.01mol/L 磷酸二氢钾溶液(用 2mol/L 氢氧化钠溶液调节 pH 值至 6.0)-乙腈(20∶80)为流动相 B;先以流动相 A-流动相 B(98∶2)等度洗脱,待阿莫西林洗脱完毕后立即按下表进行线性梯度洗脱;检测波长为 230nm;进样体积 20μl。

时间(分钟)	流动相 A(%)	流动相 B(%)
0	98	2
20	70	30
22	98	2
32	98	2

系统适用性要求　阿莫西林峰的保留时间约为 10 分钟,系统适用性溶液色谱图应与标准图谱一致。

测定法　精密量取供试品溶液与对照溶液,分别注入液相色谱仪,记录色谱图。

限度　供试品溶液色谱图中如有杂质峰,单个杂质峰面积不得大于对照溶液两个主峰面积和的 1.25 倍(2.5%),各杂质峰面积的和不得大于对照溶液两个主峰面积和的 3.5 倍(7.0%),小于对照溶液两个主峰面积和 0.05 倍的峰忽略不计。

水分　取本品,研细,照水分测定法(通则 0832 第一法 1)测定,含水分不得过 2.0%(规格为含 $C_{16}H_{19}N_3O_5S$ 0.125g)或不得过 5.0%(规格为含 $C_{16}H_{19}N_3O_5S$ 0.2g 或以上)。

粒度　取本品,照粒度和粒度分布测定法[通则 0982 第二法(2)]检查,应符合规定。细粒剂中不能通过五号筛与能通过九号筛的总和不得超过供试量的 10.0%。

其他　应符合颗粒剂项下有关的各项规定(通则 0104)。

【含量测定】 照高效液相色谱法(通则 0512)测定。临用新制。

供试品溶液　取装量差异项下的内容物,研细,精密称取适量(约相当于平均装量),加水适量,冰浴超声使溶解并定量稀释制成每 1ml 中约含阿莫西林(按 $C_{16}H_{19}N_3O_5S$ 计)0.5mg 的溶液,滤过,取续滤液。

对照品溶液　取阿莫西林对照品与克拉维酸对照品各适量,精密称定,加水溶解并定量稀释制成与供试品溶液浓度相同的混合溶液。

系统适用性溶液　取阿莫西林克拉维酸系统适用性对

照品，加流动相溶解并稀释制成每 1ml 中约含 0.8mg 的溶液。

色谱条件　用十八烷基硅烷键合硅胶为填充剂；以 0.05mol/L 磷酸二氢钠溶液（取磷酸二氢钠 7.8g，加水 900ml 使溶解，用 10% 磷酸溶液或氢氧化钠试液调节 pH 值至 4.4±0.1，加水稀释至 1000ml）-甲醇（95∶5）为流动相；检测波长为 220nm；进样体积 20μl。

系统适用性要求　系统适用性溶液色谱图应与标准图谱一致。

测定法　精密量取供试品溶液与对照品溶液，分别注入液相色谱仪，记录色谱图。按外标法以峰面积分别计算供试品中 $C_{16}H_{19}N_3O_5S$ 与 $C_8H_9NO_5$ 的含量。

【类别】　β-内酰胺类抗生素，青霉素类。

【规格】　（1）0.156 25g（$C_{16}H_{19}N_3O_5S$ 0.125g 与 $C_8H_9NO_5$ 0.031 25g）

（2）0.2285g（$C_{16}H_{19}N_3O_5S$ 0.2g 与 $C_8H_9NO_5$ 0.0285g）

（3）0.375g（$C_{16}H_{19}N_3O_5S$ 0.25g 与 $C_8H_9NO_5$ 0.125g）

【贮藏】　密封，在凉暗干燥处保存。

注射用阿莫西林钠克拉维酸钾

Zhusheyong Amoxilinna Kelaweisuanjia

Amoxicillin Sodium and Clavulanate Potassium for Injection

本品为阿莫西林钠与克拉维酸钾［阿莫西林（按 $C_{16}H_{19}N_3O_5S$ 计）与克拉维酸（$C_8H_9NO_5$）标示量之比为 5∶1］均匀混合制成的无菌粉末。按无水物计算，每 1mg 中含阿莫西林（按 $C_{16}H_{19}N_3O_5S$ 计）和克拉维酸（$C_8H_9NO_5$）分别不得少于 660μg 和 132μg；按平均装量计算，含阿莫西林（按 $C_{16}H_{19}N_3O_5S$ 计）和克拉维酸（$C_8H_9NO_5$）均应为标示量的 90.0%～110.0%。

【性状】　本品为白色或类白色粉末。

【鉴别】　（1）照薄层色谱法（通则 0502）试验。

供试品溶液　取本品 1 瓶，加 pH 7.0 磷酸盐缓冲液溶解并制成每 1ml 中约含阿莫西林（按 $C_{16}H_{19}N_3O_5S$ 计）10mg 的溶液。

对照品溶液　取阿莫西林对照品与克拉维酸对照品各适量，加 pH 7.0 磷酸盐缓冲液溶解（必要时冰浴超声 10～15 分钟助溶，其中克拉维酸待超声后加入）并稀释制成每 1ml 中约含阿莫西林（按 $C_{16}H_{19}N_3O_5S$ 计）10mg 与克拉维酸 2mg 的溶液。

系统适用性溶液　取阿莫西林对照品、克拉维酸对照品与头孢克洛对照品各适量，加 pH 7.0 磷酸盐缓冲液溶解（必要时冰浴超声 10～15 分钟助溶，其中克拉维酸待超声后加入）并稀释制成每 1ml 中含阿莫西林（按 $C_{16}H_{19}N_3O_5S$ 计）、克拉维酸与头孢克洛各约 5mg 的混合溶液。

色谱条件　采用硅胶 GF_{254} 薄层板，以乙酸乙酯-乙醚-二氯甲烷-甲酸（5∶4∶5∶4）为展开剂。

测定法　吸取上述三种溶液各 2μl，分别点于同一薄层板上，展开，晾干，置紫外光灯（365nm）下检视。

系统适用性要求　系统适用性溶液应显三个清晰分离的斑点。

结果判定　供试品溶液所显主斑点的位置和荧光应与对照品溶液主斑点的位置和荧光相同。

（2）在含量测定项下记录的色谱图中，供试品溶液两个主峰的保留时间应分别与对照品溶液两个主峰的保留时间一致。

以上（1）、（2）两项可选做一项。

【检查】　**碱度**　取本品，加水制成每 1ml 中约含 0.1g 的溶液，依法测定（通则 0631），pH 值应为 8.0～10.0。

溶液的澄清度与颜色　取本品 5 瓶，按标示量分别加水制成每 1ml 中含阿莫西林（按 $C_{16}H_{19}N_3O_5S$ 计）50mg 的溶液，溶液应澄清无色；如显浑浊，与 2 号浊度标准液（通则 0902 第一法）比较，均不得更浓；如显色，与黄色或黄绿色 6 号标准比色液（通则 0901 第一法）比较，均不得更深。

有关物质　照高效液相色谱法（通则 0512）测定。临用新制。

供试品溶液　取装量差异项下的内容物，混合均匀，精密称取适量，加流动相 A 溶解并稀释制成每 1ml 中约含阿莫西林（按 $C_{16}H_{19}N_3O_5S$ 计）2mg 的溶液。

对照溶液　精密量取供试品溶液适量，用流动相 A 定量稀释制成每 1ml 中约含阿莫西林（按 $C_{16}H_{19}N_3O_5S$ 计）40μg 的溶液。

系统适用性溶液　取阿莫西林克拉维酸系统适用性对照品，加流动相 A 溶解并稀释制成每 1ml 中约含 2.5mg 的溶液。

色谱条件　用十八烷基硅烷键合硅胶为填充剂；以 0.01mol/L 磷酸二氢钾溶液（用 2mol/L 氢氧化钠溶液调节 pH 值至 6.0）为流动相 A，以 0.01mol/L 磷酸二氢钾溶液（用 2mol/L 氢氧化钠溶液调节 pH 值至 6.0）-乙腈（20∶80）为流动相 B；先以流动相 A-流动相 B（98∶2）等度洗脱，待阿莫西林洗脱完毕后立即按下表进行线性梯度洗脱；检测波长为 230nm；进样体积 20μl。

时间（分钟）	流动相 A（%）	流动相 B（%）
0	98	2
20	70	30
22	98	2
32	98	2

系统适用性要求　阿莫西林峰的保留时间约为 10 分钟，系统适用性溶液色谱图应与标准图谱一致。

测定法　精密量取供试品溶液与对照溶液，分别注入液

相色谱仪，记录色谱图。

限度　供试品溶液色谱图中如有杂质峰，单个杂质峰面积不得大于对照溶液两个主峰面积和的1.25倍(2.5%)，各杂质峰面积的和不得大于对照溶液两个主峰面积和的3.5倍(7.0%)，小于对照溶液两个主峰面积和0.05倍的峰忽略不计。

水分　取本品适量，照水分测定法(通则0832第一法1)测定，含水分不得过4.0%。

不溶性微粒　取本品3份，分别用微粒检查用水制成每1ml中含30mg的溶液，依法检查(通则0903)，标示量为1.0g以下的折算为每1.0g样品中含10μm及10μm以上的微粒不得过6000粒，含25μm及25μm以上的微粒不得过600粒；标示量为1.0g以上(包括1.0g)每个供试品容器中含10μm及10μm以上的微粒不得过6000粒，含25μm及25μm以上的微粒不得过600粒。

细菌内毒素　取本品，依法检查(通则1143)，每1mg本品中含内毒素的量应小于0.25EU。

无菌　取本品，用适宜溶剂溶解并稀释后，经薄膜过滤法处理，依法检查(通则1101)，应符合规定。

其他　应符合注射剂项下有关的各项规定(通则0102)。

【含量测定】　照高效液相色谱法(通则0512)测定。临用新制。

供试品溶液　取装量差异项下的内容物，混合均匀，精密称取适量，加水溶解并定量稀释制成每1ml中约含阿莫西林(按$C_{16}H_{19}N_3O_5S$计)0.5mg的溶液。

对照品溶液　取阿莫西林对照品与克拉维酸对照品各适量，精密称定，加水溶解并定量稀释制成每1ml中约含阿莫西林(按$C_{16}H_{19}N_3O_5S$计)0.5mg、克拉维酸0.1mg的混合溶液。

系统适用性溶液　取阿莫西林克拉维酸系统适用性对照品，加流动相溶解并稀释制成每1ml中约含0.8mg的溶液。

色谱条件　用十八烷基硅烷键合硅胶为填充剂；以0.05mol/L磷酸二氢钠溶液(取磷酸二氢钠7.8g，加水900ml使溶解，用10%磷酸溶液或氢氧化钠试液调节pH值至4.4±0.1，加水稀释至1000ml)-甲醇(95：5)为流动相；检测波长为220nm；进样体积20μl。

系统适用性要求　系统适用性溶液色谱图应与标准图谱一致。

测定法　精密量取供试品溶液与对照品溶液，分别注入液相色谱仪，记录色谱图。按外标法以峰面积分别计算供试品中$C_{16}H_{19}N_3O_5S$与$C_8H_9NO_5$的含量。

【类别】　β-内酰胺类抗生素，青霉素类。

【规格】　(1)0.3g($C_{16}H_{19}N_3O_5S$ 0.25g与$C_8H_9NO_5$ 0.05g)　(2)0.6g($C_{16}H_{19}N_3O_5S$ 0.5g与$C_8H_9NO_5$ 0.1g)　(3)1.2g($C_{16}H_{19}N_3O_5S$ 1g与$C_8H_9NO_5$ 0.2g)

【贮藏】　密闭，在凉暗干燥处保存。

克拉霉素

Kelameisu

Clarithromycin

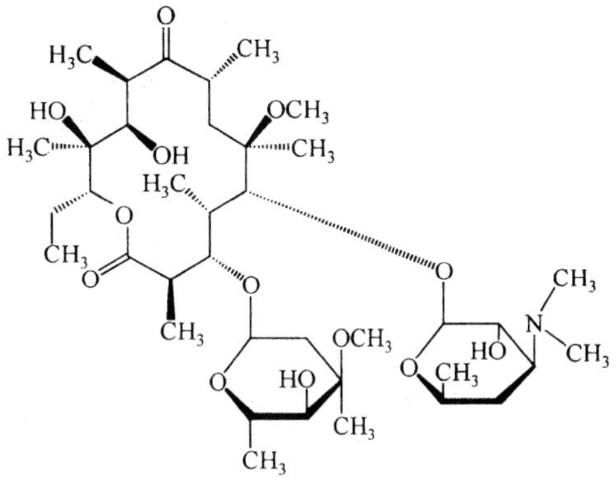

$C_{38}H_{69}NO_{13}$　747.96

本品为6-*O*-甲基红霉素。按无水物计算，含克拉霉素($C_{38}H_{69}NO_{13}$)不得少于94.0%。

【性状】　本品为白色或类白色结晶性粉末；无臭。

本品在丙酮或乙酸乙酯中溶解，在甲醇或乙醇中微溶，在水中不溶。

比旋度　取本品，精密称定，加三氯甲烷溶解并定量稀释制成每1ml中约含10mg的溶液，依法测定(通则0621)，比旋度为－89°至－95°。

【鉴别】　(1)在含量测定项下记录的色谱图中，供试品溶液主峰的保留时间应与对照品溶液主峰的保留时间一致。

(2)本品的红外光吸收图谱应与对照的图谱(光谱集756图)一致，必要时取供试品与对照品适量，溶于三氯甲烷，于室温挥发至干，经真空干燥后取残渣测定，应与对照品的图谱一致。

【检查】　**碱度**　取本品，用水-甲醇(19：1)混合溶液制成每1ml中含2mg的混悬液，依法测定(通则0631)，pH值应为7.5～10.0。

结晶性　取本品，依法检查(通则0981)，应符合规定。

有关物质　照高效液相色谱法(通则0512)测定。

供试品溶液　取本品适量，加流动相溶解并稀释制成每1ml中约含1.0mg的溶液。

对照溶液　精密量取供试品溶液5ml，置100ml量瓶中，用流动相稀释至刻度，摇匀。

色谱条件　用十八烷基硅烷键合硅胶为填充剂；以磷酸盐缓冲液(取磷酸二氢钾9.11g，加水溶解并稀释至1000ml，加三乙胺2ml，用磷酸调节pH值至5.5)-乙腈(600：400)为流动相；柱温为45℃；检测波长为210nm；进样体积20μl。

系统适用性要求　克拉霉素峰的拖尾因子不得过2.0；克拉霉素峰与相邻杂质峰间的分离度应符合要求。

测定法　精密量取供试品溶液与对照溶液，分别注入液相色谱仪，记录色谱图至主成分峰保留时间的4倍。

限度 供试品溶液色谱图中如有杂质峰，单个杂质峰面积不得大于对照溶液主峰面积的 0.5 倍(2.5%)；各杂质峰面积的和不得大于对照溶液主峰面积的 1.2 倍(6.0%)。

水分 取本品，加 10%咪唑无水甲醇溶液溶解，照水分测定法(通则 0832 第一法 1)测定，含水分不得过 2.0%。

炽灼残渣 取本品 1.0g，依法检查(通则 0841)，遗留残渣不得过 0.3%。

重金属 取炽灼残渣项下遗留的残渣，依法检查(通则 0821 第二法)，含重金属不得过百万分之二十。

【含量测定】 照高效液相色谱法(通则 0512)测定。

供试品溶液 取本品适量，精密称定，加流动相溶解并定量稀释制成每 1ml 中约含 0.35mg 的溶液。

对照品溶液 取克拉霉素对照品适量，精密称定，加流动相溶解并定量稀释制成每 1ml 中约含 0.35mg 的溶液。

色谱条件与系统适用性要求 见有关物质项下。

测定法 精密量取供试品溶液与对照品溶液，分别注入液相色谱仪，记录色谱图。按外标法以峰面积计算。

【类别】 大环内酯类抗生素。

【贮藏】 遮光，密封保存。

【制剂】 (1)克拉霉素片 (2)克拉霉素胶囊 (3)克拉霉素颗粒

克拉霉素片

Kelameisu Pian

Clarithromycin Tablets

本品含克拉霉素($C_{38}H_{69}NO_{13}$)应为标示量的 90.0%～110.0%。

【性状】 本品为白色或类白色片或糖衣片或薄膜衣片，除去包衣后显白色或类白色。

【鉴别】 在含量测定项下记录的色谱图中，供试品溶液主峰的保留时间应与对照品溶液主峰的保留时间一致。

【检查】 **有关物质** 照高效液相色谱法(通则 0512)测定。

供试品溶液 取本品细粉适量，加流动相溶解并稀释制成每 1ml 中约含克拉霉素 1.0mg 的溶液，以每分钟 3000 转离心 5 分钟，取上清液。

对照溶液 精密量取供试品溶液 5ml，置 100ml 量瓶中，用流动相稀释至刻度，摇匀。

色谱条件、系统适用性要求与测定法 见克拉霉素有关物质项下。

限度 供试品溶液色谱图中如有杂质峰，单个杂质峰面积不得大于对照溶液主峰面积的 0.7 倍(3.5%)。

溶出度 照溶出度与释放度测定法(通则 0931 第一法)测定。

溶出条件 以醋酸盐缓冲液(pH 5.0)(取 0.1mol/L 醋酸钠溶液，用冰醋酸调节 pH 值至 5.0)900ml 为溶出介质，转速为每分钟 100 转，依法操作，经 30 分钟时取样。

供试品溶液 取溶出液适量，滤过，精密量取续滤液适量，用溶出介质定量稀释制成每 1ml 中约含克拉霉素 55μg 的溶液。

对照品溶液 取克拉霉素对照品适量，精密称定，加少量乙腈溶解后，用溶出介质定量稀释制成每 1ml 中约含 55μg 的溶液。

色谱条件 见含量测定项下，进样体积 50μl。

系统适用性要求 见含量测定项下。

测定法 见含量测定项下。计算每片的溶出量。

限度 标示量的 80%，应符合规定。

其他 应符合片剂项下有关的各项规定(通则 0101)。

【含量测定】 照高效液相色谱法(通则 0512)测定。

供试品溶液 取本品 10 片，精密称定，研细，精密称取适量(约相当于克拉霉素 35mg)，置 100ml 量瓶中，加流动相适量充分振摇使溶解并稀释至刻度，摇匀，滤过，取续滤液。

对照品溶液、色谱条件、系统适用性要求与测定法 见克拉霉素含量测定项下。

【类别】 同克拉霉素。

【规格】 (1)50mg (2)0.125g (3)0.25g

【贮藏】 遮光，密封，在阴凉干燥处保存。

克拉霉素胶囊

Kelameisu Jiaonang

Clarithromycin Capsules

本品含克拉霉素($C_{38}H_{69}NO_{13}$)应为标示量的 90.0%～110.0%。

【性状】 本品内容物为白色或类白色颗粒或结晶性粉末。

【鉴别】 在含量测定项下记录的色谱图中，供试品溶液主峰的保留时间应与对照品溶液主峰的保留时间一致。

【检查】 **有关物质** 照高效液相色谱法(通则 0512)测定。

供试品溶液 取本品内容物适量，加流动相溶解并稀释制成每 1ml 中约含克拉霉素 1.0mg 的溶液，以每分钟 3000 转离心 5 分钟，取上清液。

对照溶液 精密量取供试品溶液 5ml，置 100ml 量瓶中，用流动相稀释至刻度，摇匀。

色谱条件、系统适用性要求与测定法 见克拉霉素有关物质项下。

限度 供试品溶液色谱图中如有杂质峰，单个杂质峰面积不得大于对照溶液主峰面积的 0.7 倍(3.5%)。

溶出度　照溶出度与释放度测定法（通则 0931 第二法）测定。

溶出条件　以醋酸盐缓冲液（pH 5.0）（取 0.1mol/L 醋酸钠溶液，用冰醋酸调节 pH 值至 5.0）900ml 为溶出介质，转速为每分钟 50 转，依法操作，经 30 分钟时取样。

供试品溶液　取溶出液适量，滤过，精密量取续滤液适量，用溶出介质定量稀释制成每 1ml 中约含克拉霉素 55μg 的溶液。

对照品溶液　取克拉霉素对照品适量，精密称定，加少量乙腈溶解后，用溶出介质定量稀释制成每 1ml 中约含 55μg 的溶液。

色谱条件与系统适用性要求　见含量测定项下。

测定法　见含量测定项下。计算每粒的溶出量。

限度　标示量的 80%，应符合规定。

其他　应符合胶囊剂项下有关的各项规定（通则 0103）。

【含量测定】　照高效液相色谱法（通则 0512）测定。

供试品溶液　取装量差异项下的内容物，混匀，精密称取适量（约相当于克拉霉素 35mg），置 100ml 量瓶中，加流动相适量充分振摇使溶解并稀释至刻度，摇匀，滤过，取续滤液。

对照品溶液、色谱条件、系统适用性要求与测定法　见克拉霉素含量测定项下。

【类别】　同克拉霉素。

【规格】　（1）0.125g　（2）0.25g

【贮藏】　遮光，密封，在阴凉干燥处保存。

克拉霉素颗粒

Kelameisu Keli

Clarithromycin Granules

本品含克拉霉素（$C_{38}H_{69}NO_{13}$）应为标示量的 90.0%～110.0%。

【性状】　本品为混悬颗粒或混悬型包衣颗粒。

【鉴别】　在含量测定项下记录的色谱图中，供试品溶液主峰的保留时间应与对照品溶液主峰的保留时间一致。

【检查】　**碱度**　取本品适量，加水制成每 1ml 中含克拉霉素 2mg 的混悬液，依法测定（通则 0631），pH 值应为 8.0～10.0。

水分　取本品约 0.2g，加 10%咪唑无水甲醇溶液适量使溶解，照水分测定法（通则 0832 第一法 1）测定，含水分不得过 2.0%。

溶出度　包衣颗粒　照溶出度与释放度测定法（通则 0931 第二法）测定。

溶出条件　以 0.1mol/L 醋酸盐缓冲液（取无水醋酸钠 82g，加水 7500ml，用冰醋酸调节 pH 值至 7.0，加水使成 10 000ml）900ml 为溶出介质，转速为每分钟 50 转，依法操作，经 45 分钟时取样。

供试品溶液　取溶出液适量，滤过，取续滤液适量，用 0.1mol/L 醋酸盐缓冲液定量稀释制成每 1ml 中约含克拉霉素 55μg 的溶液。

对照溶液　取装量差异项下的内容物，混匀，精密称取适量（约相当于 1 袋的平均重量），加甲醇适量使溶解（1mg 克拉霉素约加甲醇 1ml），按标示量加 0.1mol/L 醋酸盐缓冲液定量稀释制成每 1ml 中约含 55μg 的溶液，滤过，取续滤液。

测定法　精密量取供试品溶液与对照溶液各 5ml，分别精密加硫酸溶液（75→100）5ml，混匀，放置 30 分钟，放冷，照紫外-可见分光光度法（通则 0401），在 482nm 的波长处分别测定吸光度，计算每袋的溶出量。

限度　75%，应符合规定。

其他　应符合颗粒剂项下有关的各项规定（通则 0104）。

【含量测定】　照高效液相色谱法（通则 0512）测定。

供试品溶液　取装量差异项下的内容物，研细，精密称取适量，加流动相充分振摇使溶解并定量稀释制成每 1ml 中约含克拉霉素 0.35mg 的溶液，滤过，取续滤液。

对照品溶液、色谱条件、系统适用性要求与测定法　见克拉霉素含量测定项下。

【类别】　同克拉霉素。

【规格】　（1）0.05g　（2）0.1g　（3）0.125g　（4）0.25g

【贮藏】　遮光，密封，在阴凉干燥处保存。

克林霉素磷酸酯

Kelinmeisu Linsuanzhi

Clindamycin Phosphate

$C_{18}H_{34}ClN_2O_8PS$　504.97

本品为 7-氯-6，7，8-三脱氧-6-（1-甲基-反-4-丙基-L-2-吡咯烷甲酰氨基）-1-硫代-L-苏式-α-D-吡喃半乳辛糖甲苷-2-二氢磷酸酯。按无水物计算，含克林霉素（$C_{18}H_{33}ClN_2O_5S$）不得少于 77.0%。

【性状】　本品为白色或类白色结晶性粉末；有引湿性。

本品在水中易溶；在甲醇中微溶；在乙醇、丙酮中几乎不溶。

比旋度　取本品，精密称定，加水溶解并定量稀释制成每 1ml 中约含 10mg 的溶液，依法测定（通则 0621），比旋度为 +115°至 +130°。

【鉴别】　(1)在含量测定项下记录的色谱图中，供试品溶液主峰的保留时间应与对照品溶液主峰的保留时间一致。

(2)本品的红外光吸收图谱应与对照品的图谱一致（通则 0402）。

【检查】　**结晶性**　取本品，依法测定（通则 0981），应符合规定。

酸度　取本品，加水制成每 1ml 中约含 10mg 的溶液，依法测定（通则 0631），pH 值应为 3.5～4.5。

溶液的澄清度与颜色　取本品 5 份，各 1.0g，分别加水 20ml 溶解后，溶液应澄清无色；如显浑浊，与 2 号浊度标准液（通则 0902 第一法）比较，均不得更浓（供非注射用）；或与 1 号浊度标准液（通则 0902 第一法）比较，均不得更浓（供注射用）；如显色，与黄色 2 号标准比色液（通则 0901 第一法）比较，均不得更深。

有关物质　照高效液相色谱法（通则 0512）测定。

溶剂　磷酸缓冲液（pH 3.9）（取磷酸 3.5ml，加水 1000ml 与浓氨溶液 2.5ml，必要时用浓氨溶液调节 pH 值至 3.9±0.05）-90%乙腈甲醇溶液（80：20）。

供试品溶液　取本品适量，精密称定，加溶剂溶解并定量稀释制成每 1ml 中约含 3.57mg 的溶液。

对照品溶液(1)　取克林霉素磷酸酯对照品适量，精密称定，加溶剂溶解并定量稀释制成每 1ml 中约含 3.57mg 的溶液。

对照品溶液(2)　精密量取对照品溶液(1)适量，用溶剂定量稀释制成每 1ml 中约含 107μg 的溶液。

对照品溶液　分别取克林霉素对照品与林可霉素对照品各适量，精密称定，加对照品溶液(2)溶解并定量稀释制成每 1ml 中约含克林霉素磷酸酯 107μg、克林霉素 30μg 与林可霉素 6μg 的混合溶液。

色谱条件　用十八烷基硅烷键合硅胶为填充剂（4.6mm×250mm，5μm 或效能相当的色谱柱）；以磷酸缓冲液（pH 3.9）-90%乙腈甲醇溶液（92：8）为流动相 A，以磷酸缓冲液（pH 3.9）-90%乙腈甲醇溶液（52：48）为流动相 B；按下表进行线性梯度洗脱；流速为每分钟 1.2ml；柱温为 40℃；检测波长为 210nm；进样体积 50μl。

时间(分钟)	流动相 A(%)	流动相 B(%)
0	95	5
40	5	95
41	95	5
46	95	5

系统适用性要求　对照品溶液色谱图中，克林霉素磷酸酯峰的保留时间约为 20 分钟，洗脱顺序为林可霉素、克林霉素磷酸酯及克林霉素，林可霉素峰与克林霉素磷酸酯峰之间、克林霉素磷酸酯峰与克林霉素峰之间的分离度应分别大于 30 和 6。对照品溶液(1)色谱图中，杂质 A 峰（相对保留时间约为 0.97）与克林霉素磷酸酯峰之间的分离度应不小于 1.0。

测定法　精密量取供试品溶液与对照品溶液，分别注入液相色谱仪，记录色谱图。

限度　供试品溶液色谱图中如有与林可霉素和克林霉素保留时间一致的色谱峰，其含量按外标法以峰面积计算，分别不得过 0.2%与 0.5%；如有克林霉素 B 磷酸酯峰（相对保留时间约为 0.75）、杂质 A 峰与其他杂质峰，按外标法以克林霉素磷酸酯峰面积计算，克林霉素 B 磷酸酯不得过 1.5%或 1.2%（供注射用）；杂质 A 不得过 1.5%或 1.0%（供注射用）；其他单个杂质不得过 0.5%；其他杂质总量不得过 2.0%或 1.0%（供注射用），小于对照品溶液中克林霉素磷酸酯峰面积 0.02 倍的峰忽略不计。

残留溶剂　照残留溶剂测定法（通则 0861）测定。

供试品溶液　取本品约 1.0g，精密称定，置 10ml 量瓶中，加水 2ml 与 10%氢氧化钠溶液 1ml 使溶解，用水稀释至刻度，摇匀，精密量取 2ml 置顶空瓶中，密封。

对照品溶液　取乙醇、丙酮、三氯甲烷与吡啶各适量，精密称定，用 1%氢氧化钠溶液定量稀释制成每 1ml 中各约含乙醇 25mg、丙酮 25mg、三氯甲烷 0.3mg 与吡啶 1mg 的混合溶液，作为对照品贮备溶液；精密量取适量，用 1%氢氧化钠溶液定量稀释制成每 1ml 中各约含乙醇 0.5mg、丙酮 0.5mg、三氯甲烷 6μg 与吡啶 20μg 的混合溶液，精密量取 2ml，置顶空瓶中，密封。

色谱条件　以 6%氰丙基苯基-94%二甲基聚硅氧烷为固定液（或极性相近）的毛细管柱为色谱柱，起始温度为 50℃，维持 10 分钟，然后以每分钟 10℃的速率升温至 90℃，再以每分钟 30℃的速率升温至 210℃，维持 2 分钟；进样口温度为 250℃；检测器温度为 300℃；顶空瓶平衡温度为 100℃，平衡时间为 15 分钟。

系统适用性要求　对照品溶液色谱图中，各峰间的分离度均应符合要求。

测定法　取供试品溶液与对照品溶液分别顶空进样，记录色谱图。

限度　按外标法以峰面积计算，乙醇、丙酮、三氯甲烷与吡啶的残留量均应符合规定。

水分　取本品，照水分测定法（通则 0832 第一法 1）测定，含水分不得过 6.0%。

异常毒性　取本品，用氯化钠注射液制成每 1ml 中约含克林霉素 5mg 的溶液，依法检查（通则 1141），应符合规定。（供注射用）

降压物质　取本品，依法检查（通则 1145），剂量按猫体重每 1kg 注射 5mg（按克林霉素计），应符合规定。（供注射用）

细菌内毒素　取本品，依法检查（通则 1143），每 1mg 克林霉素中含内毒素的量应小于 0.10EU。（供注射用）

无菌　取本品，用 0.1%无菌蛋白胨水溶液溶解并稀释制成每 1ml 中约含 20mg 的溶液，经薄膜过滤法处理，用 0.1% 无菌蛋白胨水溶液分次冲洗（每膜 1000ml），以金黄色葡萄球菌为阳性对照菌，依法检查（通则 1101），应符合规定。（供无菌分装用）

【含量测定】 照高效液相色谱法（通则 0512）测定。

供试品溶液 取本品适量，精密称定，加流动相溶解并定量稀释制成每 1ml 中约含克林霉素 0.3mg 的溶液。

对照品溶液 取克林霉素磷酸酯对照品适量，精密称定，加流动相溶解并定量稀释制成每 1ml 中约含克林霉素 0.3mg 的溶液。

系统适用性溶液(1) 见有关物质项下对照品溶液(1)。

系统适用性溶液(2) 分别称取克林霉素磷酸酯对照品与克林霉素对照品各适量，加流动相溶解并稀释制成每 1ml 中各约含 0.3mg 的混合溶液。

色谱条件 用辛基硅烷键合硅胶为填充剂（4.6mm×250mm，5μm 或效能相当的色谱柱）；以磷酸盐缓冲液（取磷酸二氢钾 13.61g，加水 1000ml 使溶解，用 85%磷酸溶液调节 pH 值至 2.5）-乙腈（80：20）为流动相；检测波长为 210nm；进样体积 20μl。

系统适用性要求 系统适用性溶液(1)色谱图中，杂质 A 峰（相对保留时间约为 0.97）与克林霉素磷酸酯峰之间的分离度应不小于 1.0。系统适用性溶液(2)色谱图中，克林霉素磷酸酯峰的保留时间约为 16 分钟，克林霉素磷酸酯峰与克林霉素峰之间的分离度应大于 6.0。

测定法 精密量取供试品溶液与对照品溶液，分别注入液相色谱仪，记录色谱图。按外标法以峰面积计算供试品中 $C_{18}H_{33}ClN_2O_5S$ 的含量。

【类别】 抗生素类药。

【贮藏】 遮光，密封保存。

【制剂】 (1)克林霉素磷酸酯外用溶液　(2)克林霉素磷酸酯注射液　(3)克林霉素磷酸酯栓

附：

克林霉素 B 磷酸酯

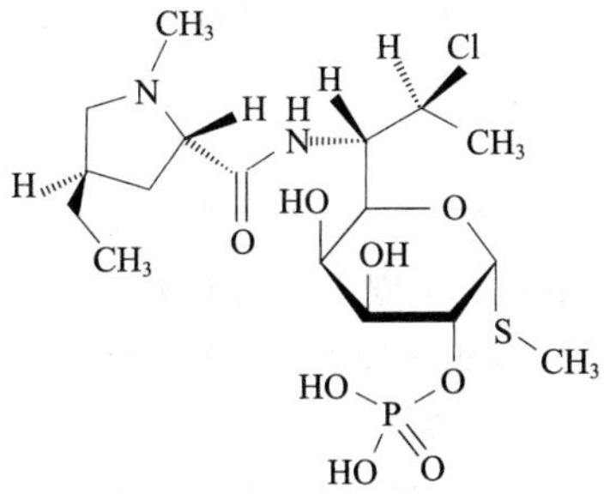

$C_{17}H_{32}ClN_2O_8PS$　490.94

甲基(5*R*)-5-[(1*S*,2*S*)-2-氯代-1-[[(4*R*)-4-乙基-1-甲基-L-脯氨酰基]氨基]丙烷基]-2-*O*-磷酰基-1-硫代-*β*-L-阿拉伯糖吡喃糖苷

杂质 A（7-表克林霉素磷酸酯）

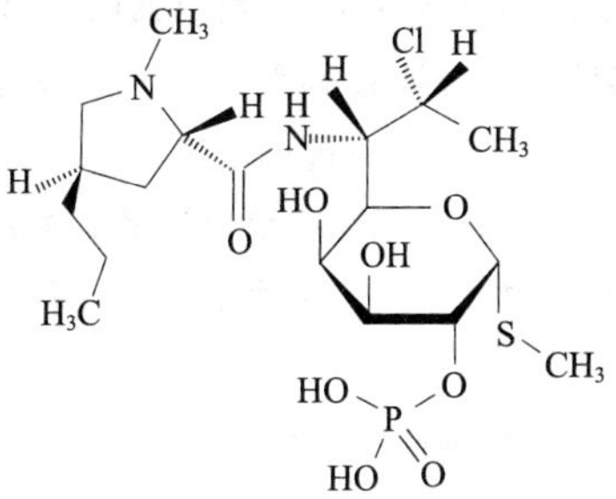

$C_{18}H_{34}ClN_2O_8PS$　504.96

甲基(5*R*)-5-[(1*S*,2*R*)-2-氯代-1-[[(4*R*)-1-甲基-4-丙基-L-脯氨酰基]氨基]丙烷基]-2-*O*-磷酰基-1-硫代-*β*-L-阿拉伯糖吡喃糖苷

克林霉素磷酸酯外用溶液

Kelinmeisu Linsuanzhi Waiyong Rongye

Clindamycin Phosphate Topical Solution

本品含克林霉素磷酸酯按克林霉素（$C_{18}H_{33}ClN_2O_5S$）计，应为标示量的 90.0%～110.0%。

【性状】 本品为无色的澄明液体。

【鉴别】 照克林霉素磷酸酯项下的鉴别(1)试验，显相同的结果。

【检查】 **pH 值** 应为 4.0～7.0（通则 0631）。

有关物质 照高效液相色谱法（通则 0512）测定。

供试品溶液　精密量取本品适量，用溶剂定量稀释制成每 1ml 中约含克林霉素 3mg 的溶液。

对照溶液　精密量取供试品溶液适量，用溶剂定量稀释制成每 1ml 中约含克林霉素 90μg 的溶液。

对照品溶液　分别取克林霉素对照品与林可霉素对照品各适量，精密称定，加对照溶液溶解并定量稀释制成每 1ml 中约含克林霉素 30μg 与林可霉素 6μg 的混合溶液。

溶剂、对照品溶液(1)、色谱条件与系统适用性要求　见克林霉素磷酸酯中有关物质项下。

测定法　精密量取供试品溶液、对照溶液与对照品溶液，分别注入液相色谱仪，记录色谱图。

限度　供试品溶液色谱图中如有与林可霉素和克林霉素保留时间一致的色谱峰，其含量按外标法以峰面积计算，分别不得过标示量的 0.5%与 2.0%；其他单个杂质（除相对保留时间小于 0.2 的峰外）峰面积不得大于对照溶液主峰面积的 2/3 倍(2.0%)，其他杂质峰面积的和不得大于对照溶液主峰面积的 2 倍(6.0%)，小于对照溶液主峰面积 0.02 倍的峰忽略不计。

微生物限度 取本品，照非无菌产品微生物限度检查：微生物计数法（通则 1105）和控制菌检查法（通则 1106）及非无菌药品微生物限度标准（通则 1107）检查，应符合规定。

其他　应符合涂剂项下有关的各项规定(通则 0118)。

【含量测定】　照高效液相色谱法(通则 0512)测定。

供试品溶液　精密量取本品适量,用流动相定量稀释制成每 1ml 中含克林霉素 0.3mg 的溶液。

对照品溶液、系统适用性溶液(1)、系统适用性溶液(2)、色谱条件、系统适用性要求与测定法　见克林霉素磷酸酯中含量测定项下。

【类别】　同克林霉素磷酸酯。

【规格】　按 $C_{18}H_{33}ClN_2O_5S$ 计　(1)20ml∶0.2g　(2)30ml∶0.3g

【贮藏】　遮光、密闭,在阴凉处保存。

克林霉素磷酸酯注射液

Kelinmeisu Linsuanzhi Zhusheye

Clindamycin Phosphate Injection

本品为克林霉素磷酸酯的灭菌水溶液。含克林霉素磷酸酯按克林霉素($C_{18}H_{33}ClN_2O_5S$)计,应为标示量的 90.0%～110.0%。

【性状】　本品为无色至微黄色的澄明液体。

【鉴别】　照克林霉素磷酸酯项下的鉴别(1)试验,显相同的结果。

【检查】　**pH 值**　应为 5.5～7.0(通则 0631)。

颜色　取本品 5 瓶,分别与黄色 2 号标准比色液(通则 0901 第一法)比较,均不得更深。

有关物质　照高效液相色谱法(通则 0512)测定。

供试品溶液　精密量取本品适量,用溶剂定量稀释制成每 1ml 中约含克林霉素 3mg 的溶液。

对照溶液　精密量取供试品溶液适量,用溶剂定量稀释制成每 1ml 中约含克林霉素 90μg 的溶液。

对照品溶液　分别取克林霉素对照品与林可霉素对照品各适量,精密称定,加对照溶液溶解并定量稀释制成每 1ml 中约含克林霉素 30μg 与林可霉素 6μg 的混合溶液。

溶剂、对照品溶液(1)、色谱条件与系统适用性要求　见克林霉素磷酸酯中有关物质项下。

测定法　精密量取供试品溶液、对照溶液与对照品溶液,分别注入液相色谱仪,记录色谱图。

限度　供试品溶液色谱图中如有与林可霉素和克林霉素保留时间一致的色谱峰,其含量按外标法以峰面积计算,分别不得过标示量的 0.2%与 1.5%;其他单个杂质(除苯甲醇峰外)峰面积不得大于对照溶液的主峰面积(3.0%),其他杂质峰面积之和不得大于对照溶液主峰面积的 2 倍(6.0%),小于对照溶液主峰面积 0.02 倍的峰忽略不计。

苯甲醇　照高效液相色谱法(通则 0512)测定。

供试品溶液　精密量取本品 1ml,置 200ml 量瓶中,用流动相稀释至刻度,摇匀。

对照品溶液　取苯甲醇约 0.25g,精密称定,置 50ml 量瓶中,加二甲基亚砜 2.5ml,轻摇使溶解,用流动相稀释至刻度,摇匀,精密量取适量,用流动相定量稀释制成每 1ml 中约含 0.05mg 的溶液。

混合对照溶液　取克林霉素磷酸酯对照品适量,精密称定,加对照品溶液溶解并定量稀释制成每 1ml 中分别约含克林霉素磷酸酯 0.75mg 和苯甲醇 0.05mg 的混合溶液。

色谱条件　见含量测定项下。

系统适用性要求　混合对照溶液色谱图中,克林霉素磷酸酯峰与苯甲醇峰间的分离度应大于 2.0。

测定法　精密量取供试品溶液与对照品溶液,分别注入液相色谱仪,记录色谱图。

限度　供试品溶液色谱图中如有苯甲醇峰,按外标法以峰面积计算,每 1ml 本品中含苯甲醇不得过 9.45mg。

异常毒性、降压物质、细菌内毒素与无菌　照克林霉素磷酸酯项下的方法检查,均应符合规定。

其他　应符合注射剂项下有关的各项规定(通则 0102)。

【含量测定】　照高效液相色谱法(通则 0512)测定。

供试品溶液　精密量取本品适量,用流动相定量稀释制成每 1ml 中约含克林霉素 0.3mg 的溶液。

对照品溶液、系统适用性溶液(1)、系统适用性溶液(2)、色谱条件、系统适用性要求与测定法　见克林霉素磷酸酯含量测定项下。

【类别】　同克林霉素磷酸酯。

【规格】　按 $C_{18}H_{33}ClN_2O_5S$ 计　(1)2ml∶0.15g　(2)2ml∶0.3g　(3)4ml∶0.6g　(4)5ml∶0.6g

【贮藏】　遮光,密闭,在阴凉处保存。

克林霉素磷酸酯栓

Kelinmeisu Linsuanzhi Shuan

Clindamycin Phosphate Suppositories

本品含克林霉素磷酸酯按克林霉素($C_{18}H_{33}ClN_2O_5S$)计算,应为标示量的 90.0%～110.0%。

【性状】　本品为脂肪性基质制成的白色至微黄色栓。

【鉴别】　(1)取本品适量(约相当于克林霉素 0.12g),加 0.1mol/L 盐酸溶液 5ml,置 50～60℃水浴中加热使融化,滤过,取续滤液 1ml,加钼酸铵 10mg,即产生乳白色沉淀;再加浓氨溶液 1ml,沉淀溶解。

(2)照克林霉素磷酸酯项下的鉴别(1)试验,显相同的结果。

【检查】　**酸度**　取本品 2 粒,加水 20ml,置 40～50℃水浴中加热使融化,冷却,滤过,取续滤液,依法测定(通则 0631),pH 值应为 3.0～5.0。

有关物质　照高效液相色谱法(通则 0512)测定。

供试品溶液　取本品适量(约相当于克林霉素 0.3g),精密称定,置 100ml 量瓶中,加溶剂适量,置 40～50℃水浴中加热使融化,振摇,冷却,用溶剂稀释至刻度,摇匀,滤过,取续滤液。

对照溶液　精密量取供试品溶液适量,用溶剂定量稀释制成每 1ml 中约含克林霉素 90μg 的溶液。

对照品溶液　分别取克林霉素对照品与林可霉素对照品各适量,精密称定,加对照溶液溶解并定量稀释制成每 1ml 中约含克林霉素 30μg 与林可霉素 6μg 的混合溶液。

溶剂、对照品溶液(1)、色谱条件与系统适用性要求　见克林霉素磷酸酯中有关物质项下。

测定法　精密量取供试品溶液、对照溶液与对照品溶液,分别注入液相色谱仪,记录色谱图。

限度　供试品溶液色谱图中如有与林可霉素和克林霉素保留时间一致的色谱峰,其含量按外标法以峰面积计算,分别不得过标示量的 0.5%与 1.0%;其他单个杂质(除相对保留时间小于 0.2 的峰外)峰面积不得大于对照溶液主峰面积的 2/3 倍(2.0%),其他杂质峰面积的和不得大于对照溶液主峰面积的 2 倍(6.0%),小于对照溶液主峰面积 0.02 倍的峰忽略不计。

微生物限度　取本品,照非无菌产品微生物限度检查:微生物计数法(通则 1105)和控制菌检查法(通则 1106)及非无菌药品微生物限度标准(通则 1107)检查,应符合规定。

其他　应符合栓剂项下有关的各项规定(通则 0107)。

【含量测定】　照高效液相色谱法(通则 0512)测定。

供试品溶液　取本品适量(约相当于克林霉素 30mg),精密称定,置 100ml 量瓶中,加流动相适量,置 40～50℃水浴中加热使融化,振摇,冷却,加流动相至刻度,摇匀,滤过,取续滤液。

对照品溶液、系统适用性溶液(1)、系统适用性溶液(2)、色谱条件、系统适用性要求与测定法　见克林霉素磷酸酯中含量测定项下。

【类别】　同克林霉素磷酸酯。

【规格】　0.1g(按 $C_{18}H_{33}ClN_2O_5S$ 计)

【贮藏】　遮光,密闭,在阴凉处保存。

克 罗 米 通

Keluomitong

Crotamiton

$C_{13}H_{17}NO$　203.28

本品为 *N*-乙基-*N*-(2-甲基苯基)-2-丁烯酰胺的顺式和反式异构体的混合物。含 $C_{13}H_{17}NO$ 应为 98.0%～102.0%。

【性状】　本品为无色至淡黄色油状液体;微臭;在低温下可部分或全部固化。

本品在乙醇或乙醚中极易溶解,在水中微溶。

相对密度　本品的相对密度(通则 0601)为 1.008～1.011。

折光率　本品的折光率(通则 0622)为 1.540～1.542。

【鉴别】　(1)取本品的饱和水溶液约 10ml,加高锰酸钾试液数滴,即显棕色,静置后形成棕色沉淀。

(2)在含量测定项下记录的色谱图中,供试品溶液主峰的保留时间应与对照品溶液主峰的保留时间一致。

(3)取本品,加环己烷制成每 1ml 中约含 10μg 的溶液,照紫外-可见分光光度法(通则 0401)测定,在 242nm 的波长处有最大吸收。

【检查】　顺式异构体　在含量测定项下供试品溶液的色谱图中如有顺式异构体峰,其峰面积不得过顺、反式异构体峰面积和的 15%。

有关物质　照高效液相色谱法(通则 0512)测定。

供试品溶液　取本品适量,精密称定,加流动相溶解并稀释制成每 1ml 中约含 0.5mg 的溶液。

对照溶液　精密量取供试品溶液 1ml,置 100ml 量瓶中,用流动相稀释至刻度,摇匀。

色谱条件　用硅胶为填充剂;以环己烷-四氢呋喃(92∶8)为流动相,检测波长为 242nm;进样体积 20μl。

系统适用性要求　克罗米通顺式异构体峰的相对保留时间在 0.5～0.6 之间,理论板数按克罗米通反式异构体峰计算不低于 5000,克罗米通反式异构体峰与克罗米通顺式异构体峰之间的分离度应大于 8.0。

测定法　精密量取供试品溶液与对照溶液,分别注入液相色谱仪,记录色谱图至克罗米通反式异构体峰保留时间的 2.5 倍。

限度　供试品溶液色谱图中如有杂质峰,杂质Ⅰ峰(相对保留时间为 0.7～0.8)的峰面积不得大于对照溶液中顺、反式异构体峰面积总和的 0.75 倍(0.75%);除顺式异构体和杂质Ⅰ外,其他杂质峰面积的和不得大于对照溶液中顺、反式异构体峰面积的总和(1.0%)。小于对照溶液中顺、反式异构体峰面积总和 0.02 倍的色谱峰忽略不计。

氯化物　取本品 1.0g,加乙醇 25ml 与 20%氢氧化钠溶液 5ml,加热回流 1 小时,放冷,移置分液漏斗中,加乙醚 25ml 与水 10ml,振摇,静置使分层,分取水层,置 50ml 纳氏比色管中,加水使成 25ml,加硝酸 5ml 与水适量使成 50ml,加硝酸银试液 1.0ml,摇匀,依法检查(通则 0801);与标准氯化钠溶液 10.0ml,加 20%氢氧化钠溶液 5ml 与水适量使成 25ml,自"加硝酸 5ml"起同法操作制成的对照液比较,不得更浓(0.01%)。

游离胺　取本品 5.0g,加乙醚 70ml 溶解后,用稀盐酸振摇提取 2 次,每次 10ml,合并提取液,用乙醚洗涤 2 次,每次

50ml,分取酸性提取液,置水浴上蒸发至干,在 105℃干燥至恒重,遗留残渣不得过 2.5mg。

炽灼残渣 不得过 0.1%(通则 0841)。

【含量测定】 照高效液相色谱法(通则 0512)测定。

供试品溶液 取本品约 50mg,精密称定,置 100ml 量瓶中,加流动相溶解并稀释至刻度,摇匀,精密量取 5ml,置 100ml 量瓶中,用流动相稀释至刻度,摇匀。

对照品溶液 取克罗米通对照品适量,精密称定,加流动相溶解并定量稀释制成每 1ml 中约含 25μg 的溶液。

色谱条件与系统适用性要求 见有关物质项下。

测定法 精密量取供试品溶液与对照品溶液,分别注入液相色谱仪,记录色谱图。按外标法以克罗米通顺、反式异构体峰面积之和计算。

【类别】 抗疥螨药。

【贮藏】 遮光,密封保存。

【制剂】 克罗米通乳膏

附:

杂质Ⅰ

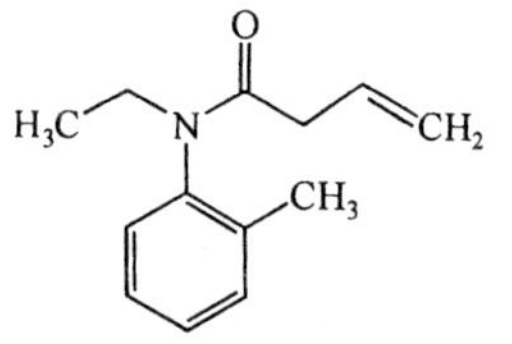

$C_{13}H_{17}NO$ 203.28

N-乙基-*N*-(2-甲苯基)-3-丁烯酰胺

克罗米通乳膏

Keluomitong Rugao

Crotamiton Cream

本品含克罗米通($C_{13}H_{17}NO$)应为标示量的 93.0%~107.0%。

【性状】 本品为白色乳膏。

【鉴别】 (1)取本品 0.2g,加热水 10ml,充分振摇使克罗米通溶解,滤过,滤液加高锰酸钾试液数滴,即显棕色,静置后形成棕色沉淀。

(2)照薄层色谱法(通则 0502)试验。

供试品溶液 取本品适量(约相当于克罗米通 50mg),加环己烷 50ml,振摇使分散(必要时置水浴上加热)。

对照品溶液 取克罗米通对照品适量,加环己烷溶解并稀释制成每 1ml 中含 1mg 的溶液。

色谱条件 采用硅胶 GF_{254} 薄层板,以甲醇为展开剂。

测定法 吸取供试品溶液与对照品溶液各 10μl,分别点于同一薄层板上,展开,晾干,置紫外光灯(254nm)下检视。

结果判定 供试品溶液所显主斑点的位置应与对照品溶液的主斑点相同。

(3)在含量测定项下记录的色谱图中,供试品溶液主峰的保留时间应与对照品溶液主峰的保留时间一致。

以上(2)、(3)两项可选做一项。

【检查】 应符合乳膏剂项下有关的各项规定(通则 0109)。

【含量测定】 照高效液相色谱法(通则 0512)测定。

供试品溶液 取本品适量(约相当于克罗米通 25mg),精密称定,置 50ml 量瓶中,加环己烷适量,置热水浴中,振摇使克罗米通溶解,放冷至室温,用环己烷稀释至刻度,摇匀,静置 1 小时,精密量取上清液 5ml,置 100ml 量瓶中,用环己烷稀释至刻度,摇匀。

对照品溶液 取克罗米通对照品适量,精密称定,加环己烷溶解并定量稀释制成每 1ml 中约含 25μg 的溶液。

色谱条件、系统适用性要求与测定法 见克罗米通含量测定项下。

【类别】 同克罗米通。

【规格】 (1)10g:1g (2)30g:3g

【贮藏】 密封,在阴凉处保存。

克 霉 唑

Kemeizuo

Clotrimazole

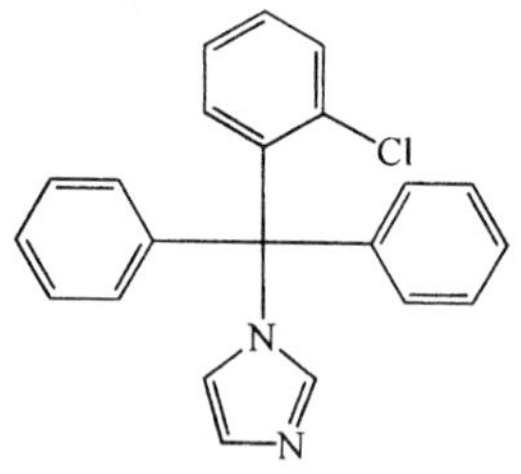

$C_{22}H_{17}ClN_2$ 344.84

本品为 1-[(2-氯苯基)二苯甲基]-1*H*-咪唑。按干燥品计算,含 $C_{22}H_{17}ClN_2$ 不得少于 98.5%。

【性状】 本品为白色至微黄色的结晶性粉末;无臭。

本品在甲醇中易溶,在乙醇或丙酮中溶解,在水中几乎不溶。

熔点 本品的熔点(通则 0612)为 141~145℃。

【鉴别】 (1)取本品约 10mg,加硫酸 1ml 溶解后,显橙黄色;加水 3ml 稀释后,颜色消失;再加硫酸 3ml,复显橙黄色。

(2)照薄层色谱法(通则 0502)试验。

供试品溶液 取本品适量,加二氯甲烷溶解并稀释制成每 1ml 中约含 5mg 的溶液。

对照品溶液 取克霉唑对照品,加二氯甲烷溶解并稀释制成每 1ml 中约含 5mg 的溶液。

色谱条件 采用硅胶 G 薄层板,以异丙醚为展开剂,并在展开缸中放入装有浓氨溶液的小烧杯进行饱和。

测定法　吸取供试品溶液与对照品溶液各10μl，分别点于同一薄层板上，展开，晾干，在碘蒸气中显色。

结果判定　供试品溶液所显主斑点的位置和颜色应与对照品溶液的主斑点相同。

（3）本品的红外光吸收图谱应与对照的图谱（光谱集1270图）一致。

【检查】　咪唑　照薄层色谱法（通则0502）试验。

供试品溶液　取本品，精密称定，加三氯甲烷溶解并定量稀释制成每1ml中约含100mg的溶液。

对照品溶液　取咪唑对照品，加三氯甲烷溶解并定量稀释制成每1ml中约含0.50mg的溶液。

色谱条件　采用硅胶G薄层板，以二甲苯-正丙醇-浓氨溶液（180：20：1）为展开剂。

测定法　吸取供试品溶液与对照品溶液各5μl，分别点于同一薄层板上，展开，晾干，在碘蒸气中显色。

限度　供试品溶液如显与对照品溶液相应的杂质斑点，其颜色与对照品溶液的主斑点比较，不得更深（0.5%）。

有关物质　照高效液相色谱法（通则0512）测定。

溶剂　70%甲醇溶液。

供试品溶液　取本品，精密称定，加溶剂溶解并定量稀释制成每1ml中约含0.2mg的溶液。

对照溶液　精密量取供试品溶液1ml，置100ml量瓶中，用溶剂稀释至刻度，摇匀。

对照品溶液　取杂质Ⅰ对照品适量，精密称定，加溶剂溶解并定量稀释制成每1ml中约含1μg的溶液。

系统适用性溶液　取克霉唑对照品、杂质Ⅰ对照品与咪唑对照品各适量，加溶剂溶解并稀释制成每1ml中分别含0.04mg、0.03mg与0.05mg的溶液。

色谱条件　用十八烷基硅烷键合硅胶为填充剂；以甲醇-0.05mol/L的磷酸二氢钾溶液（7：3）（用10%磷酸调节pH值至5.7～5.8）为流动相；检测波长为215nm；系统适用性溶液进样体积10μl，其他溶液进样体积20μl。

系统适用性要求　系统适用性溶液色谱图中，理论板数按克霉唑峰计算不低于4000，克霉唑峰与杂质Ⅰ峰之间的分离度应大于2.0。

测定法　精密量取供试品溶液、对照溶液与对照品溶液，分别注入液相色谱仪，记录色谱图至主成分峰保留时间的2.5倍。

限度　供试品溶液色谱图中如有与杂质Ⅰ峰保留时间一致的色谱峰，按外标法以峰面积计算，含杂质Ⅰ不得过0.3%，除咪唑和杂质Ⅰ外，其他杂质峰面积的和不得大于对照溶液主峰面积的0.25倍（0.25%）。

干燥失重　取本品，在105℃干燥至恒重，减失重量不得过0.5%（通则0831）。

炽灼残渣　取本品1.0g，依法检查（通则0841），遗留残渣不得过0.1%。

重金属　取炽灼残渣项下遗留的残渣，依法检查（通则0821第二法），含重金属不得过百万分之二十。

【含量测定】　取本品0.3g，精密称定，加冰醋酸20ml溶解后，加结晶紫指示液1滴，用高氯酸滴定液（0.1mol/L）滴定至溶液显蓝绿色，并将滴定的结果用空白试验校正。每1ml高氯酸滴定液（0.1mol/L）相当于34.48mg的$C_{22}H_{17}ClN_2$。

【类别】　抗真菌药。

【贮藏】　遮光，密封，在阴凉处保存。

【制剂】　（1）克霉唑口腔药膜　（2）克霉唑阴道片　（3）克霉唑阴道膨胀栓　（4）克霉唑乳膏　（5）克霉唑药膜　（6）克霉唑栓　（7）克霉唑喷雾剂　（8）克霉唑溶液　（9）克霉唑倍他米松乳膏　（10）复方克霉唑乳膏

附：

杂质Ⅰ

$C_{19}H_{15}ClO$　294.77

二苯基-（2-氯苯基）甲醇

克霉唑口腔药膜

Kemeizuo Kouqiang Yaomo

Clotrimazole Oral Pellicles

本品含克霉唑（$C_{22}H_{17}ClN_2$）应为标示量的90.0%～110.0%。

【性状】　本品为白色片状薄膜。

【鉴别】　（1）取本品适量（约相当于克霉唑20mg），加0.1mol/L硫酸溶液10ml，搅拌，使克霉唑溶解，滤过，滤液加三硝基苯酚试液数滴，即产生黄色沉淀。

（2）取本品适量（约相当于克霉唑20mg），加二氯甲烷4ml，振摇使克霉唑溶解，离心，取上清液作为供试品溶液。照克霉唑项下的鉴别（2）试验，应显相同的结果。

（3）在含量测定项下记录的色谱图中，供试品溶液主峰的保留时间应与对照品溶液主峰的保留时间一致。

以上（2）、（3）两项可选做一项。

【检查】　二苯基-（2-氯苯基）甲醇（杂质Ⅰ）　照高效液相色谱法（通则0512）测定。

溶剂　70%甲醇溶液。

供试品溶液　取本品适量（相当于克霉唑10mg），精密称定，置50ml量瓶中，加甲醇28ml，超声，并时时振摇使克霉唑溶解，加水12ml，摇匀，放冷，用溶剂稀释至刻度，摇匀，滤过，取续滤液。

对照品溶液 取杂质Ⅰ对照品适量，精密称定，加溶剂溶解并定量稀释制成每1ml中约含2μg的溶液。

系统适用性溶液 取克霉唑对照品与杂质Ⅰ对照品各适量，加溶剂溶解并稀释制成每1ml中分别含0.04mg与0.03mg的溶液。

色谱条件 用十八烷基硅烷键合硅胶为填充剂；以甲醇-0.05mol/L磷酸二氢钾溶液（70：30）（用10%磷酸调节pH值至5.7～5.8）为流动相；检测波长为215nm；进样体积10μl。

系统适用性要求 系统适用性溶液色谱图中，理论板数按克霉唑峰计算不低于4000，克霉唑峰与杂质Ⅰ峰之间的分离度应大于2.0。

测定法 精密量取供试品溶液与对照品溶液，分别注入液相色谱仪，记录色谱图。

限度 供试品溶液色谱图中如有与杂质Ⅰ峰保留时间一致的色谱峰，按外标法以峰面积计算，不得过标示量的1.0%。

含量均匀度 以含量测定项下测得的每片含量计算，应符合规定（通则0941）。

溶化时限 取本品，分别剪成1cm² 大小的薄膜6片，分别用两层筛孔内径为2.0mm的不锈钢丝夹住，照崩解时限检查法片剂项下的方法（通则0921）检查，应在15分钟内全部溶化，并通过筛网。

其他 应符合膜剂项下有关的各项规定（通则0125）。

【含量测定】 照高效液相色谱法（通则0512）测定。

供试品溶液 取本品10片，剪碎，分别置100ml量瓶中，加甲醇56ml，超声，并时时振摇使克霉唑溶解，加水24ml，摇匀，放冷，用溶剂稀释至刻度，摇匀，滤过，取续滤液。

对照品溶液 取克霉唑对照品适量，精密称定，加溶剂溶解并定量稀释制成每1ml中约含0.04mg的溶液。

溶剂、系统适用性溶液、色谱条件与系统适用性要求 见二苯基-（2-氯苯基）甲醇（杂质Ⅰ）项下。

测定法 精密量取供试品溶液与对照品溶液，分别注入液相色谱仪，记录色谱图。按外标法以峰面积计算每片的含量，并求得10片的平均含量。

【类别】 同克霉唑。

【规格】 4mg

【贮藏】 密封，在凉暗干燥处保存。

克霉唑阴道片

Kemeizuo Yindaopian

Clotrimazole Vaginal Tablets

本品含克霉唑（$C_{22}H_{17}ClN_2$）应为标示量的95.0%～105.0%。

【性状】 本品为白色或类白色片。

【鉴别】 （1）取本品细粉适量（约相当于克霉唑20mg），加二氯甲烷4ml，振摇使克霉唑溶解，离心，取上清液作为供试品溶液。照克霉唑项下的鉴别（2）试验，应显相同的结果。

（2）在含量测定项下记录的色谱图中，供试品溶液主峰的保留时间应与对照品溶液主峰的保留时间一致。

以上（1）、（2）两项可选做一项。

【检查】 **酸度** 取本品细粉适量（约相当于克霉唑1.0g），加水20ml，充分振摇后，依法测定（通则0631），pH值应为3.0～4.5。

二苯基-（2-氯苯基）甲醇（杂质Ⅰ） 照高效液相色谱法（通则0512）测定。

溶剂 70%甲醇溶液。

供试品溶液 取含量测定项下的细粉适量（约相当于克霉唑10mg），精密称定，置50ml量瓶中，加溶剂溶解并稀释至刻度，摇匀，滤过，取续滤液。

对照品溶液 取杂质Ⅰ对照品适量，精密称定，加溶剂溶解并定量稀释制成每1ml中约含2μg的溶液。

系统适用性溶液 取克霉唑对照品与杂质Ⅰ对照品各适量，加溶剂溶解并稀释制成每1ml中分别含0.04mg与0.03mg的溶液。

色谱条件 用十八烷基硅烷键合硅胶为填充剂；以甲醇-0.05mol/L磷酸二氢钾溶液（70：30）（用10%磷酸调节pH值至5.7～5.8）为流动相；检测波长为215nm；进样体积10μl。

系统适用性要求 系统适用性溶液色谱图中，理论板数按克霉唑峰计算不低于4000，克霉唑峰与杂质Ⅰ峰之间的分离度应大于2.0。

测定法 精密量取供试品溶液与对照品溶液，分别注入液相色谱仪，记录色谱图。

限度 供试品溶液色谱图中如有与杂质Ⅰ峰保留时间一致的色谱峰，按外标法以峰面积计算，不得过标示量的1.0%。

其他 应符合片剂项下有关的各项规定（通则0101）。

【含量测定】 照高效液相色谱法（通则0512）测定。

供试品溶液 取本品20片，精密称定，研细，精密称取适量（约相当于克霉唑80mg），置100ml量瓶中，加溶剂60ml振摇使克霉唑溶解，并用溶剂稀释至刻度，摇匀，滤过，精密量取续滤液5ml，置100ml量瓶中，用溶剂稀释至刻度，摇匀，滤膜滤过，取续滤液。

对照品溶液 取克霉唑对照品适量，精密称定，加溶剂溶解并定量稀释制成每1ml中约含0.04mg的溶液。

溶剂、系统适用性溶液、色谱条件与系统适用性要求 见二苯基-（2-氯苯基）甲醇（杂质Ⅰ）项下。

测定法 精密量取供试品溶液与对照品溶液，分别注入液相色谱仪，记录色谱图。按外标法以峰面积计算。

【类别】 同克霉唑。

【规格】 （1）0.1g （2）0.15g （3）0.25g （4）0.5g

【贮藏】 避光，密封，在干燥处保存。

克霉唑阴道膨胀栓

Kemeizuo Yindao Pengzhangshuan

Clotrimazole Vaginal Swelling Suppositories

本品含克霉唑($C_{22}H_{17}ClN_2$)应为标示量的 90.0%～110.0%。

【性状】 本品为乳白色至微黄色的栓，内含膨胀棉条。

【鉴别】 (1)取本品 2 粒(除去棉条)，加石油醚 10ml，置水浴上温热使基质溶解，放冷后，倾去石油醚，残渣再用石油醚少量洗涤 2 次，弃去洗液，置水浴上加热至残余的石油醚挥尽；取残渣照克霉唑项下的鉴别(2)试验，显相同结果。

(2)在含量测定项下记录的色谱图中，供试品溶液主峰的保留时间应与对照品溶液主峰的保留时间一致。

以上(1)、(2)两项可选做一项。

【检查】 **二苯基-(2-氯苯基)甲醇(杂质Ⅰ)** 照高效液相色谱法(通则 0512)测定。

溶剂 70%甲醇溶液。

供试品溶液 取本品(除去棉条)适量(相当于克霉唑 20mg)，精密称定，置 100ml 量瓶中，加甲醇 56ml，置 50℃水浴中加热，时时振摇使溶解，取出强烈振摇约 5 分钟，加水 24ml，摇匀，放冷，用溶剂稀释至刻度，摇匀，滤膜滤过，取续滤液。

对照品溶液 取杂质Ⅰ对照品适量，精密称定，加溶剂溶解并定量稀释制成每 1ml 中约含 2μg 的溶液。

系统适用性溶液 取克霉唑对照品与杂质Ⅰ对照品各适量，加溶剂溶解并稀释制成每 1ml 中分别含 0.04mg 与 0.03mg 的溶液。

色谱条件 用十八烷基硅烷键合硅胶为填充剂；以甲醇-0.05mol/L 磷酸二氢钾溶液(70∶30)(用 10%磷酸调节 pH 值至 5.7～5.8)为流动相；检测波长为 215nm；进样体积 10μl。

系统适用性要求 系统适用性溶液色谱图中，理论板数按克霉唑峰计算不低于 4000，克霉唑峰与杂质Ⅰ峰之间的分离度应大于 2.0。

测定法 精密量取供试品溶液与对照品溶液，分别注入液相色谱仪，记录色谱图。

限度 供试品溶液色谱图中如有与杂质Ⅰ峰保留时间一致的色谱峰，按外标法以峰面积计算，不得过标示量的 1.0%。

重量差异 取本品 10 粒，分别精密称定重量后，轻刮下含药基质(不得损失棉条)，将棉条置于 60～70℃的 300ml 乙醇中，并在 80kHz 频率超声清洗 5 分钟，使棉条表面残余的基质溶解脱除，取出棉条用力挤干，再用滤纸吸 3 遍，于 105℃干燥 2 小时，取出，室温放置 1 小时后，分别精密称定棉条重量，求出每粒含药基质重量与平均含药基质重量，每粒含药基质重量与平均含药基质重量比较，超出平均含药基质重量±10%的不得多于 2 粒，并不得有 1 粒超出限度 1 倍。

其他 应符合栓剂项下有关的各项规定(通则 0107)。

【含量测定】 照高效液相色谱法(通则 0512)测定。

供试品溶液 取本品重量差异项下的含药基质，置蒸发皿中，水浴上加热至熔化，并不断搅拌，使混合均匀，冷却，精密称取适量(约相当于克霉唑 40mg)，置 100ml 量瓶中，加甲醇适量，置 50℃水浴中加热，时时振摇使溶解，然后取出强烈振摇约 5 分钟，放冷，用甲醇稀释至刻度，摇匀，滤过，精密量取续滤液 10ml，置 100ml 量瓶中，用溶剂稀释至刻度，摇匀，滤膜滤过，取续滤液。

对照品溶液 取克霉唑对照品适量，精密称定，加溶剂溶解并定量稀释制成每 1ml 中约含 0.04mg 的溶液。

溶剂、系统适用性溶液、色谱条件与系统适用性要求 见二苯基-(2-氯苯基)甲醇(杂质Ⅰ)项下。

测定法 精密量取供试品溶液与对照品溶液，分别注入液相色谱仪，记录色谱图。按外标法以峰面积计算。

【类别】 同克霉唑。

【规格】 0.15g

【贮藏】 避光，密封，置阴凉干燥处。

克霉唑乳膏

Kemeizuo Rugao

Clotrimazole Cream

本品含克霉唑($C_{22}H_{17}ClN_2$)应为标示量的 90.0%～110.0%。

【性状】 本品为白色乳膏。

【鉴别】 (1)取本品适量(约相当于克霉唑 20mg)，加 0.5mol/L 硫酸溶液 10ml，在水浴中微温，搅拌使克霉唑溶解，放冷，滤过，滤液加三硝基苯酚试液数滴，即产生淡黄色沉淀。

(2)取本品适量(约相当于克霉唑 20mg)，加二氯甲烷 4ml 微温，振摇使克霉唑溶解，放冷，离心，取上清液作为供试品溶液。照克霉唑项下的鉴别(2)试验，应显相同的结果。

(3)在含量测定项下记录的色谱图中，供试品溶液主峰的保留时间应与对照品溶液主峰的保留时间一致。

以上(2)、(3)两项可选做一项。

【检查】 **二苯基-(2-氯苯基)甲醇(杂质Ⅰ)** 照高效液相色谱法(通则 0512)测定。

溶剂 70%甲醇溶液。

供试品溶液 取本品适量(相当于克霉唑 10mg)，精密称定，置50ml量瓶中，加甲醇28ml，置50℃水浴中加热约5分钟，时时振摇，取出后强烈振摇约5分钟，加水12ml，摇匀，放冷，用溶剂稀释至刻度，摇匀，置冰浴中放置2小时，滤膜滤过，取续滤液放至室温。

对照品溶液　取杂质Ⅰ对照品适量，精密称定，加溶剂溶解并定量稀释制成每1ml中约含2μg的溶液。

系统适用性溶液　取克霉唑对照品与杂质Ⅰ对照品各适量，加溶剂溶解并稀释制成每1ml中分别含0.04mg与0.03mg的溶液。

色谱条件　用十八烷基硅烷键合硅胶为填充剂；以甲醇-0.05mol/L磷酸二氢钾溶液（70：30）（用10%磷酸调节pH值至5.7～5.8）为流动相；检测波长为215nm；进样体积10μl。

系统适用性要求　系统适用性溶液色谱图中，理论板数按克霉唑峰计算不低于4000，克霉唑峰与杂质Ⅰ峰之间的分离度应大于2.0。

测定法　精密量取供试品溶液与对照品溶液，分别注入液相色谱仪，记录色谱图。

限度　供试品溶液色谱图中如有与杂质Ⅰ峰保留时间一致的色谱峰，按外标法以峰面积计算，不得过标示量的1.0%。

其他　应符合乳膏剂项下有关的各项规定（通则0109）。

【含量测定】　照高效液相色谱法（通则0512）测定。

供试品溶液　取本品5支内容物混匀，精密称取适量（约相当于克霉唑4mg），置100ml量瓶中，加甲醇56ml，置50℃水浴中加热5分钟，时时振摇，取出后强烈振摇约5分钟，加水24ml，摇匀，放冷，用溶剂稀释至刻度，摇匀，置冰浴中冷却2小时，滤膜滤过，取续滤液放至室温。

对照品溶液　取克霉唑对照品适量，精密称定，加溶剂溶解并定量稀释制成每1ml中约含0.04mg的溶液。

溶剂、系统适用性溶液、色谱条件与系统适用性要求　见二苯基-(2-氯苯基)甲醇(杂质Ⅰ)项下。

测定法　精密量取供试品溶液与对照品溶液，分别注入液相色谱仪，记录色谱图。按外标法以峰面积计算。

【类别】　同克霉唑。

【规格】　(1)1%　(2)3%

【贮藏】　密封，在凉暗处保存。

克霉唑药膜

Kemeizuo Yaomo

Clotrimazole Pellicles

本品含克霉唑（$C_{22}H_{17}ClN_2$）应为标示量的90.0%～110.0%。

【性状】　本品为白色片状薄膜。

【鉴别】　(1)取本品适量（约相当于克霉唑20mg），加0.1mol/L硫酸溶液10ml，搅拌，使克霉唑溶解，滤过，滤液加三硝基苯酚试液数滴，即产生黄色沉淀。

(2)取本品适量（约相当于克霉唑20mg），加二氯甲烷4ml微温，振摇使克霉唑溶解，放冷，滤过，取滤液作为供试品溶液。照克霉唑项下的鉴别(2)试验，应显相同的结果。

(3)在含量测定项下记录的色谱图中，供试品溶液主峰的保留时间应与对照品溶液主峰的保留时间一致。

以上(2)、(3)两项可选做一项。

【检查】　**二苯基-(2-氯苯基)甲醇(杂质Ⅰ)**　照高效液相色谱法（通则0512）测定。

溶剂　70%甲醇溶液。

供试品溶液　取本品适量（相当于克霉唑10mg），精密称定，置50ml量瓶中，加溶剂30ml，置60℃水浴中加热10分钟，时时振摇，取出后强烈振摇约5分钟，放冷，用溶剂稀释至刻度，摇匀，滤膜滤过，取续滤液。

对照品溶液　取杂质Ⅰ对照品适量，精密称定，加溶剂溶解并定量稀释制成每1ml中约含2μg的溶液。

系统适用性溶液　取克霉唑对照品与杂质Ⅰ对照品各适量，加溶剂溶解并稀释制成每1ml中分别含0.04mg与0.03mg的溶液。

色谱条件　用十八烷基硅烷键合硅胶为填充剂；以甲醇-0.05mol/L磷酸二氢钾溶液（70：30）（用10%磷酸调节pH值至5.7～5.8）为流动相；检测波长为215nm。进样体积10μl。

系统适用性要求　系统适用性溶液色谱图中，理论板数按克霉唑峰计算不低于4000，克霉唑峰与杂质Ⅰ峰之间的分离度应大于2.0。

测定法　精密量取供试品溶液与对照品溶液，分别注入液相色谱仪，记录色谱图。

限度　供试品溶液色谱图中如有与杂质Ⅰ峰保留时间一致的色谱峰，按外标法以峰面积计算，不得过标示量的1.0%。

溶化时限　取本品，分别剪成$1cm^2$大小的薄膜6片，分别用两层筛孔内径为2.0mm的不锈钢丝夹住，照崩解时限检查法片剂项下的方法（通则0921）检查，应在15分钟内全部溶化，并通过筛网。

其他　应符合膜剂项下有关的各项规定（通则0125）。

【含量测定】　照高效液相色谱法（通则0512）测定。

供试品溶液　取本品20片，精密称定，剪碎，精密称取适量（约相当于克霉唑80mg），置100ml量瓶中，加溶剂60ml，置60℃水浴中加热10分钟，时时振摇，取出后强烈振摇约5分钟，放冷，用溶剂稀释至刻度，摇匀，滤过，精密量取续滤液5ml，置100ml量瓶中，用溶剂稀释至刻度，摇匀，滤膜滤过，取续滤液。

对照品溶液　取克霉唑对照品适量，精密称定，加溶剂溶解并定量稀释制成每1ml中约含0.04mg的溶液。

溶剂、系统适用性溶液、色谱条件与系统适用性要求 见二苯基-(2-氯苯基)甲醇(杂质Ⅰ)项下。

测定法 精密量取供试品溶液与对照品溶液,分别注入液相色谱仪,记录色谱图。按外标法以峰面积计算。

【类别】 同克霉唑。

【规格】 50mg

【贮藏】 密封,在阴凉干燥处保存。

克霉唑栓

Kemeizuo Shuan

Clotrimazole Suppositories

本品含克霉唑($C_{22}H_{17}ClN_2$)应为标示量的90.0%～110.0%。

【性状】 本品为乳白色至微黄色的栓。

【鉴别】 (1)取本品2粒,加石油醚10ml,置水浴上温热使基质溶解,放冷后,倾去石油醚,残渣再用石油醚少量洗涤2次,弃去洗液,置水浴上加热至残余的石油醚挥尽;取残渣照克霉唑项下的鉴别(2)试验,显相同结果。

(2)在含量测定项下记录的色谱图中,供试品溶液主峰的保留时间应与对照品溶液主峰的保留时间一致。

以上(1)、(2)两项可选做一项。

【检查】 **二苯基-(2-氯苯基)甲醇(杂质Ⅰ)** 照高效液相色谱法(通则0512)测定。

溶剂 70%甲醇溶液。

供试品溶液 取本品适量(相当于克霉唑20mg),精密称定,置100ml量瓶中,加甲醇56ml,置50℃水浴中加热,时时振摇使溶解,取出强烈振摇约5分钟,加水24ml,摇匀,放冷,用溶剂稀释至刻度,摇匀,滤膜滤过,取续滤液。

对照品溶液 取杂质Ⅰ对照品适量,精密称定,加溶剂溶解并定量稀释制成每1ml中约含2μg的溶液。

系统适用性溶液 取克霉唑对照品与杂质Ⅰ对照品各适量,加溶剂溶解并稀释制成每1ml中分别含0.04mg与0.03mg的溶液。

色谱条件 用十八烷基硅烷键合硅胶为填充剂;以甲醇-0.05mol/L磷酸二氢钾溶液(70∶30)(用10%磷酸调节pH值至5.7～5.8)为流动相;检测波长为215nm;进样体积10μl。

系统适用性要求 系统适用性溶液色谱图中,理论板数按克霉唑峰计算不低于4000,克霉唑峰与杂质Ⅰ峰之间的分离度应大于2.0。

测定法 精密量取供试品溶液与对照品溶液,分别注入液相色谱仪,记录色谱图。

限度 供试品溶液色谱图中如有与杂质Ⅰ峰保留时间一致的色谱峰,按外标法以峰面积计算,不得过标示量的1.0%。

其他 应符合栓剂项下有关的各项规定(通则0107)。

【含量测定】 照高效液相色谱法(通则0512)测定。

供试品溶液 取本品10粒,精密称定,置蒸发皿中,水浴上加热至熔化,并不断搅拌,使混合均匀,冷却,精密称取适量(约相当于克霉唑40mg),置100ml量瓶中,加甲醇适量,置50℃水浴中加热,时时振摇使溶解,然后取出强烈振摇约5分钟,放冷,用甲醇稀释至刻度,摇匀,滤过,精密量取续滤液10ml,置100ml量瓶中,用溶剂稀释至刻度,摇匀,滤膜滤过,取续滤液。

对照品溶液 取克霉唑对照品适量,精密称定,加溶剂溶解并定量稀释制成每1ml中约含0.04mg的溶液。

溶剂、系统适用性溶液、色谱条件与系统适用性要求 见二苯基-(2-氯苯基)甲醇(杂质Ⅰ)项下。

测定法 精密量取供试品溶液与对照品溶液,分别注入液相色谱仪,记录色谱图。按外标法以峰面积计算。

【类别】 同克霉唑。

【规格】 0.15g

【贮藏】 密封,在30℃以下保存。

克霉唑喷雾剂

Kemeizuo Penwuji

Clotrimazole Spray

本品为非定量外用喷雾剂。含克霉唑($C_{22}H_{17}ClN_2$)应为标示量的90.0%～110.0%。

【性状】 本品内容物为无色至微黄色的澄清液体。

【鉴别】 (1)取本品适量,置水浴上蒸干,残渣加三氯甲烷溶解并稀释制成每1ml中含克霉唑2mg的溶液;另取克霉唑对照品适量,加三氯甲烷溶解并稀释制成每1ml中含2mg的溶液。照克霉唑项下的鉴别(2)试验,应显相同的结果。

(2)在含量测定项下记录的色谱图中,供试品溶液主峰的保留时间应与对照品溶液主峰的保留时间一致。

以上(1)、(2)两项可选做一项。

【检查】 **二苯基-(2-氯苯基)甲醇(杂质Ⅰ)** 照高效液相色谱法(通则0512)测定。

溶剂 70%甲醇溶液。

供试品溶液 精密量取本品2ml,置100ml量瓶中,用溶剂稀释至刻度,摇匀。

对照品溶液 取杂质Ⅰ对照品适量,精密称定,加溶剂溶解并定量稀释制成每1ml中约含3μg的溶液。

系统适用性溶液 取克霉唑与杂质Ⅰ对照品各适量,加溶剂溶解并稀释制成每1ml中分别含0.04mg与0.03mg的溶液。

色谱条件 用十八烷基硅烷键合硅胶为填充剂;以甲

醇-0.05mol/L 磷酸二氢钾溶液(70∶30)(用 10%磷酸调节 pH 值至 5.7～5.8)为流动相;检测波长为 215nm;进样体积 10μl。

系统适用性要求　系统适用性溶液色谱图中,理论板数按克霉唑峰计算不低于 4000,克霉唑峰与杂质Ⅰ峰之间的分离度应大于 2.0。

测定法　精密量取供试品溶液与对照品溶液,分别注入液相色谱仪,记录色谱图。

限度　供试品溶液色谱图中如有与杂质Ⅰ峰保留时间一致的色谱峰,按外标法以峰面积计算,不得过标示量的 1.0%。

其他　应符合喷雾剂项下有关的各项规定(通则 0112)。

【含量测定】　照高效液相色谱法(通则 0512)测定。

供试品溶液　精密量取本品 2ml,置 100ml 量瓶中,用溶剂稀释至刻度,摇匀,精密量取 5ml,置 50ml 量瓶中,用溶剂稀释至刻度,摇匀。

对照品溶液　取克霉唑对照品适量,精密称定,加溶剂溶解并定量稀释制成每 1ml 中约含 0.03mg 的溶液。

溶剂、系统适用性溶液、色谱条件与系统适用性要求　见二苯基-(2-氯苯基)甲醇(杂质Ⅰ)项下。

测定法　精密量取供试品溶液与对照品溶液,分别注入液相色谱仪,记录色谱图。按外标法以峰面积计算。

【类别】　同克霉唑。

【规格】　1.5%

【贮藏】　密闭,在阴凉处保存。

克霉唑溶液

Kemeizuo Rongye

Clotrimazole Solution

本品含克霉唑($C_{22}H_{17}ClN_2$)应为标示量的 90.0%～110.0%。

【性状】　本品为无色至微黄色的澄清液体。

【鉴别】　(1)取本品适量,置水浴上蒸干,残渣加三氯甲烷制成每 1ml 中含克霉唑 2mg 的溶液;另取克霉唑对照品,加三氯甲烷溶解并稀释制成每 1ml 中含 2mg 的溶液。照克霉唑项下的鉴别(2)试验,应显相同的结果。

(2)在含量测定项下记录的色谱图中,供试品溶液主峰的保留时间应与对照品溶液主峰的保留时间一致。

以上(1)、(2)两项可选做一项。

【检查】　**二苯基-(2-氯苯基)甲醇(杂质Ⅰ)**　照高效液相色谱法(通则 0512)测定。

溶剂　70%甲醇溶液。

供试品溶液　精密量取本品 2ml,置 100ml 量瓶中,用溶剂稀释至刻度,摇匀,滤膜滤过,取续滤液。

对照品溶液　取杂质Ⅰ对照品适量,精密称定,加溶剂溶解并定量稀释制成每 1ml 中约含 4.5μg 的溶液。

系统适用性溶液　取克霉唑对照品与杂质Ⅰ对照品各适量,加溶剂溶解并稀释制成每 1ml 中分别含 0.04mg 与 0.03mg 的溶液。

色谱条件　用十八烷基硅烷键合硅胶为填充剂;以甲醇-0.05mol/L 磷酸二氢钾溶液(70∶30)(用 10%磷酸调节 pH 值至 5.7～5.8)为流动相;检测波长为 215nm;进样体积 10μl。

系统适用性要求　系统适用性溶液色谱图中,理论板数按克霉唑峰计算不低于 4000,克霉唑峰与杂质Ⅰ峰之间的分离度应大于 2.0。

测定法　精密量取供试品溶液与对照品溶液,分别注入液相色谱仪,记录色谱图。

限度　供试品溶液色谱图中如有与杂质Ⅰ峰保留时间一致的色谱峰,按外标法以峰面积计算,不得过标示量的 1.5%。

其他　应符合涂剂项下有关的各项规定(通则 0118)。

【含量测定】　照高效液相色谱法(通则 0512)测定。

供试品溶液　精密量取本品 1ml,置 100ml 量瓶中,用溶剂稀释至刻度,摇匀,滤膜滤过,精密量取续滤液 5ml,置 25ml 量瓶中,用溶剂稀释至刻度,摇匀。

对照品溶液　取克霉唑对照品适量,精密称定,加溶剂溶解并定量稀释制成每 1ml 中约含 0.03mg 的溶液。

溶剂、系统适用性溶液、色谱条件与系统适用性要求　见二苯基-(2-氯苯基)甲醇(杂质Ⅰ)项下。

测定法　精密量取供试品溶液与对照品溶液,分别注入液相色谱仪,记录色谱图。按外标法以峰面积计算。

【类别】　同克霉唑。

【规格】　1.5%

【贮藏】　密闭保存。

克霉唑倍他米松乳膏

Kemeizuo Beitamisong Rugao

Clotrimazole and Betamethasone Dipropionate Cream

本品含克霉唑($C_{22}H_{17}ClN_2$)与二丙酸倍他米松以倍他米松($C_{22}H_{29}FO_5$)计算,均应为标示量的 90.0%～110.0%。

【处方】

克霉唑	10g
二丙酸倍他米松	0.643g(相当于倍他米松 0.5g)
基质	适量
制成	1000g

【性状】　本品为白色乳膏。

【鉴别】　在含量测定项下记录的色谱图中,供试品溶液两主峰的保留时间应与对照品溶液中相应两主峰的保留时间一致。

【检查】 二苯基-(2-氯苯基)甲醇(克霉唑杂质Ⅰ) 照高效液相色谱法(通则 0512)测定。

溶剂 70%甲醇溶液。

供试品溶液 取本品适量(相当于克霉唑 10mg),精密称定,置 50ml 量瓶中,加甲醇 28ml,置 50℃水浴中加热,时时振摇使溶解,然后取出强烈振摇 5 分钟,加水 12ml,摇匀,放冷,用溶剂稀释至刻度,摇匀,滤膜滤过,取续滤液。

对照品溶液 取克霉唑杂质Ⅰ对照品适量,精密称定,加溶剂溶解并定量稀释制成每 1ml 中约含 4μg 的溶液。

色谱条件 用十八烷基硅烷键合硅胶为填充剂;以甲醇-0.05mol/L 磷酸二氢钾溶液(70∶30)(用 10%磷酸调节 pH 值至 5.7～5.8)为流动相;检测波长为 215nm;进样体积 10μl。

系统适用性要求 理论板数按克霉唑峰计算不低于 4000,克霉唑峰、二丙酸倍他米松峰、克霉唑杂质Ⅰ峰与其他杂质峰之间的分离度均应符合要求。

测定法 精密量取供试品溶液与对照品溶液,分别注入液相色谱仪,记录色谱图。

限度 供试品溶液色谱图中如有与克霉唑杂质Ⅰ峰保留时间一致的色谱峰,按外标法以峰面积计算,不得过克霉唑标示量的 2.0%。

其他 应符合乳膏剂项下有关的各项规定(通则 0109)。

【含量测定】 照高效液相色谱法(通则 0512)测定。

供试品溶液 取本品适量(约相当于克霉唑 10mg),置 50ml 量瓶中,加溶剂适量,置 50℃水浴中加热,时时振摇使两主成分溶解,然后取出强烈振摇约 5 分钟,摇匀,放冷,用溶剂稀释至刻度,摇匀,置冰浴中冷却 2 小时,滤膜滤过,取续滤液,放置至室温。

对照品溶液 取克霉唑对照品与二丙酸倍他米松对照品各适量,加溶剂溶解并定量稀释制成每 1ml 中约含克霉唑 0.2mg 与二丙酸倍他米松 10μg 的溶液。

色谱条件 见二苯基-(2-氯苯基)甲醇(杂质Ⅰ)项下。检测波长为 240nm,进样体积 50μl。

溶剂、系统适用性要求 见二苯基-(2-氯苯基)甲醇(杂质Ⅰ)项下。

测定法 精密量取供试品溶液与对照品溶液,分别注入液相色谱仪,记录色谱图。按外标法以峰面积计算。

【类别】 抗真菌药。

【规格】 5g∶克霉唑 50mg 与二丙酸倍他米松 3.215mg(以倍他米松计 2.5mg)

【贮藏】 密封,在 25℃以下保存。

苏 氨 酸

Su' ansuan

Threonine

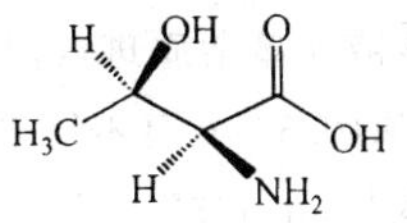

$C_4H_9NO_3$　119.12

本品为 L-2-氨基-3-羟基丁酸。按干燥品计算,含 $C_4H_9NO_3$ 不得少于 98.5%。

【性状】 本品为白色结晶或结晶性粉末;无臭。

本品在水中溶解,在乙醇中几乎不溶。

比旋度 取本品,精密称定,加水溶解并定量稀释制成每 1ml 中约含 60mg 的溶液,依法测定(通则 0621),比旋度为 −26.0°至 −29.0°。

【鉴别】 (1)取本品 0.1g,加水 50ml 使溶解,取 1ml,加 2%高碘酸钠溶液 1ml,再加哌啶 0.2ml 和 2.5%亚硝基铁氰化钠溶液 0.1ml,溶液即显蓝色,放置数分钟后,溶液变为黄色。

(2)取本品与苏氨酸对照品各适量,分别加水溶解并稀释制成每 1ml 中约含 10mg 的溶液,作为供试品溶液与对照品溶液。照其他氨基酸项下的方法试验,供试品溶液所显主斑点的位置和颜色应与对照品溶液的主斑点相同。

(3)本品的红外光吸收图谱应与对照的图谱(光谱集 957 图)一致。

【检查】 酸度 取本品 0.20g,加水 20ml 溶解后,依法测定(通则 0631),pH 值应为 5.0～6.5。

溶液的透光率 取本品 1.0g,加水 20ml 溶解后,照紫外-可见分光光度法(通则 0401),在 430nm 的波长处测定透光率,不得低于 98.0%。

氯化物 取本品 0.30g,依法检查(通则 0801),与标准氯化钠溶液 6.0ml 制成的对照液比较,不得更浓(0.02%)。

硫酸盐 取本品 1.0g,依法检查(通则 0802),与标准硫酸钾溶液 2.0ml 制成的对照液比较,不得更浓(0.02%)。

铵盐 取本品 0.10g,依法检查(通则 0808),与标准氯化铵溶液 2.0ml 制成的对照液比较,不得更深(0.02%)。

其他氨基酸 照薄层色谱法(通则 0502)试验。

供试品溶液 取本品适量,加水溶解并稀释制成每 1ml 中约含 10mg 的溶液。

对照溶液 精密量取供试品溶液 1ml,置 200ml 量瓶中,用水稀释至刻度,摇匀。

系统适用性溶液 取苏氨酸对照品与脯氨酸对照品各适量,置同一量瓶中,加水溶解并稀释制成每 1ml 中分别约含 10mg 与 0.1mg 的溶液。

色谱条件 采用硅胶 G 薄层板,以正丁醇-冰醋酸-水

(6 : 2 : 2)为展开剂。

测定法　吸取上述三种溶液各 5μl,分别点于同一薄层板上,展开,晾干,喷以茚三酮的丙酮溶液(1→50),在 90℃加热至斑点出现,立即检视。

系统适用性要求　对照溶液应显一个清晰的斑点,系统适用性溶液应显两个完全分离的斑点。

限度　供试品溶液如显杂质斑点,其颜色与对照溶液的主斑点比较,不得更深(0.5%),且不得超过 1 个。

干燥失重　取本品,在 105℃干燥 3 小时,减失重量不得过 0.2%(通则 0831)。

炽灼残渣　取本品 1.0g,依法检查(通则 0841),遗留残渣不得过 0.1%。

铁盐　取本品 1.0g,依法检查(通则 0807),与标准铁溶液 1.0ml 制成的对照液比较,不得更深(0.001%)。

重金属　取炽灼残渣项下遗留的残渣,依法检查(通则 0821 第二法),含重金属不得过百万分之十。

砷盐　取本品 2.0g,加水 23ml 溶解后,加盐酸 5ml,依法检查(通则 0822 第一法),应符合规定(0.0001%)。

细菌内毒素　取本品,依法检查(通则 1143),每 1g 苏氨酸中含内毒素的量应小于 12EU。(供注射用)

【含量测定】　取本品约 0.1g,精密称定,加无水甲酸 3ml 使溶解,再加冰醋酸 50ml,照电位滴定法(通则 0701),用高氯酸滴定液(0.1mol/L)滴定,并将滴定的结果用空白试验校正。每 1ml 高氯酸滴定液(0.1mol/L)相当于 11.91mg 的 $C_4H_9NO_3$。

【类别】　氨基酸类药。

【贮藏】　密封保存。

劳拉西泮

Laolaxipan

Lorazepam

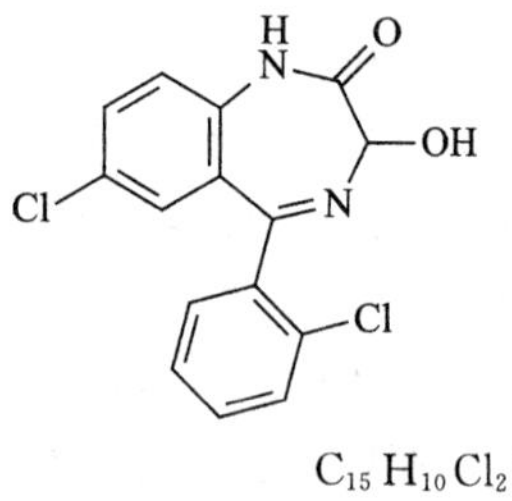

$C_{15}H_{10}Cl_2N_2O_2$　321.16

本品为 7-氯-5-(2-氯苯基)-1,3-二氢-3-羟基-2*H*-1,4-苯并二氮杂䓬-2-酮。按干燥品计算,含 $C_{15}H_{10}Cl_2N_2O_2$ 应为 98.5%～102.0%。

【性状】　本品为白色或类白色的结晶性粉末;无臭。

本品在乙醇中略溶,在水中几乎不溶。

吸收系数　取本品适量,精密称定,加乙醇溶解并定量稀释制成每 1ml 中约含 5μg 的溶液,照紫外-可见分光光度法(通则 0401)测定,在 230nm 的波长处测定吸光度,吸收系数($E_{1cm}^{1\%}$)应为 1070～1170。

【鉴别】　(1)取本品约 10mg,加稀盐酸 15ml,水浴加热 15 分钟,放冷,滤过,滤液显芳香第一胺的鉴别反应(通则 0301)。

(2)在含量测定项下记录的色谱图中,供试品溶液主峰的保留时间应与对照品溶液主峰的保留时间一致。

(3)本品的红外光吸收图谱应与对照的图谱(光谱集 1144 图)一致。

【检查】　**乙醇溶液的澄清度与颜色**　取本品 0.10g,加无水乙醇 50ml,振摇使溶解,溶液应澄清无色,如显色,与黄色 2 号标准比色液(通则 0901 第一法)比较,不得更深。

有关物质　照高效液相色谱法(通则 0512)测定。

供试品溶液　取本品,精密称定,加乙腈溶解并定量稀释制成每 1ml 中含 1mg 的溶液。

对照品溶液　取杂质Ⅰ对照品适量,精密称定,加乙腈溶解并定量稀释制成每 1ml 中含 10μg 的溶液。

对照溶液　精密量取供试品溶液与对照品溶液各 1ml,置同一 100ml 量瓶中,用乙腈稀释至刻度,摇匀。

系统适用性溶液(含杂质Ⅱ)　取劳拉西泮对照品 10mg,置 50ml 量瓶中,加 30ml 流动相溶解,加磷酸 5 滴,置 80℃水浴中加热 1 小时,放冷,用流动相稀释至刻度,摇匀。

色谱条件　用十八烷基硅烷键合硅胶为填充剂;以 0.05mol/L 磷酸二氢铵溶液(含 0.5%三乙胺,用磷酸调节 pH 值至 2.5)-甲醇-乙腈(40 : 35 : 30)为流动相;检测波长为 230nm;进样体积 20μl。

系统适用性要求　系统适用性溶液色谱图中,杂质Ⅱ峰与劳拉西泮峰之间的分离度应大于 4.0。

测定法　精密量取供试品溶液与对照溶液,分别注入液相色谱仪,记录色谱图至主成分峰保留时间的 3 倍。

限度　供试品溶液色谱图中如有与对照溶液中杂质Ⅰ保留时间一致的色谱峰,按外标法以峰面积计算,不得过 0.01%,如有与杂质Ⅱ保留时间一致的色谱峰,其峰面积不得大于对照溶液中劳拉西泮峰面积的 0.5 倍(0.5%),其他单个杂质峰面积不得大于对照溶液中劳拉西泮峰面积的 0.5 倍(0.5%),各杂质峰面积的和不得大于对照溶液中劳拉西泮峰面积(1.0%)。

残留溶剂　照残留溶剂测定法(通则 0861 第二法)测定。

供试品溶液　取本品,精密称定,加 *N*,*N*-二甲基甲酰胺溶解并定量稀释制成每 1ml 中约含 0.1g 的溶液,精密量取 2ml 置顶空瓶中,密封。

对照品溶液　取丙酮、乙酸乙酯与二氯甲烷各适量,精密称定,加 *N*,*N*-二甲基甲酰胺定量稀释制成每 1ml 中含丙酮 0.5mg、乙酸乙酯 0.5mg 与二氯甲烷 60μg 的溶液,精密量取 2ml 置顶空瓶中,密封。

色谱条件　用 6%氰丙苯基-94%二甲基聚硅氧烷(或极性相近)为固定液的毛细管柱为色谱柱;进样口温度为 200℃,

检测器温度为 250℃；起始温度为 100℃，维持 5 分钟，以每分钟 10℃的速率升温至 200℃；顶空瓶平衡温度为 100℃，平衡时间为 30 分钟。

系统适用性要求　对照品溶液色谱图中，各成分峰之间的分离度均应符合要求。

测定法　精密量取供试品溶液与对照品溶液分别顶空进样，记录色谱图。

限度　按外标法以峰面积计算，丙酮、乙酸乙酯与二氯甲烷的残留量均应符合规定。

干燥失重　取本品，在 105℃减压干燥至恒重，减失重量不得过 0.5%（通则 0831）。

炽灼残渣　取本品 1.0g，依法检查（通则 0841），遗留残渣不得过 0.1%。

重金属　取炽灼残渣项下遗留的残渣，依法检查（通则 0821 第二法），含重金属不得过百万分之十。

【含量测定】　照高效液相色谱法（通则 0512）测定。

供试品溶液　取本品，精密称定，加 60%乙腈溶解并定量稀释制成每 1ml 中含 20μg 的溶液，摇匀。

对照品溶液　取劳拉西泮对照品，精密称定，加 60%乙腈溶解并定量稀释制成每 1ml 中含 20μg 的溶液，摇匀。

色谱条件　见有关物质项下。进样体积 10μl。

系统适用性溶液与系统适用性要求　见有关物质项下。

测定法　精密量取供试品溶液与对照品溶液，分别注入液相色谱仪，记录色谱图。按外标法以峰面积计算。

【类别】　镇静催眠类药。

【贮藏】　遮光，密封保存。

【制剂】　劳拉西泮片

附：

杂质 Ⅰ

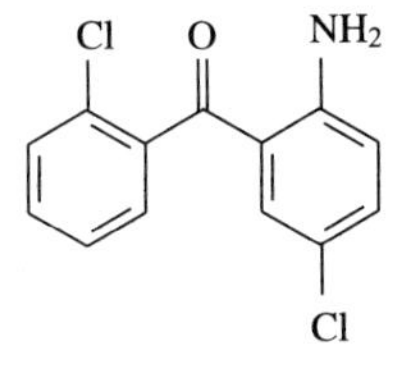

$C_{13}H_9Cl_2NO$　266.12

2-氨基-2′,5-二氯二苯甲酮

杂质 Ⅱ

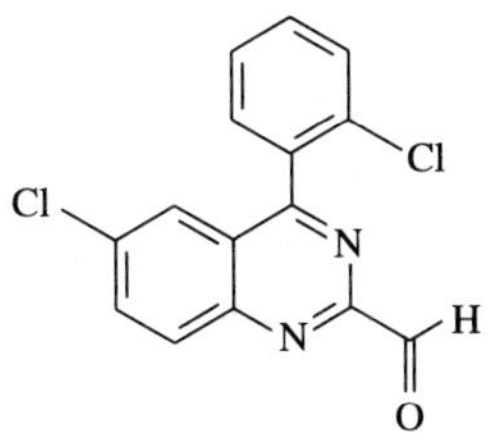

$C_{15}H_8Cl_2N_2O$　303.14

6-氯-4-(2-氯苯基)喹唑啉-2-甲醛

劳拉西泮片

Laolaxipan Pian

Lorazepam Tablets

本品含劳拉西泮（$C_{15}H_{10}Cl_2N_2O_2$）应为标示量的 90.0%～110.0%。

【性状】　本品为白色或类白色片或薄膜衣片，除去包衣后显白色。

【鉴别】　(1)取溶出度检查项下的供试品溶液，照紫外-可见分光光度法（通则 0401）测定，在 230nm 的波长处有最大吸收。

(2)在含量测定项下记录的色谱图中，供试品溶液主峰的保留时间应与对照品溶液主峰的保留时间一致。

【检查】　**有关物质**　照高效液相色谱法（通则 0512）测定。

供试品溶液　取含量测定项下的细粉适量，加乙腈溶解并稀释制成每 1ml 中约含劳拉西泮 0.2mg 的溶液，滤过，取续滤液。

对照溶液　精密量取供试品溶液 1ml，置 50ml 量瓶中，用乙腈稀释至刻度，摇匀。

系统适用性溶液（含杂质Ⅱ）、色谱条件、系统适用性要求与测定法　见劳拉西泮有关物质项下。

限度　供试品溶液色谱图中如有与杂质Ⅱ保留时间一致的色谱峰，其峰面积不得大于对照溶液中劳拉西泮峰面积（2.0%），各杂质峰面积的和不得大于对照溶液中劳拉西泮峰面积的 1.5 倍（3.0%）。

含量均匀度　取本品 1 片，置 25ml（0.5mg 规格）或 50ml（1mg 规格）量瓶中，加 60%乙腈适量，超声使劳拉西泮溶解，用 60%乙腈稀释至刻度，摇匀，滤过，取续滤液作为供试品溶液，照含量测定项下方法测定含量，应符合规定（通则 0941）。

溶出度　照溶出度与释放度测定法（通则 0931 第一法）测定。

溶出条件　以水 500ml 为溶出介质，转速为每分钟 100 转，依法操作，经 30 分钟时取样。

供试品溶液　取溶出液 10ml，滤过，取续滤液。

对照品溶液　取劳拉西泮对照品，精密称定，加少量乙腈溶解后用水定量稀释制成每 1ml 含 1μg（0.5mg 规格）或 2μg（1mg 规格）的溶液。

色谱条件　见含量测定项下。进样体积 50μl。

系统适用性溶液（含杂质Ⅱ）与系统适用性要求　见含量测定项下。

测定法　见含量测定项下。计算每片的溶出量。

限度　标示量的 70%，应符合规定。

其他　应符合片剂项下的各项有关规定（通则 0101）。

【含量测定】 照高效液相色谱法(通则 0512)测定。

供试品溶液 取本品 20 片,精密称定,研细,精密称取适量,加 60%乙腈超声溶解并定量稀释制成每 1ml 中含劳拉西泮 20μg 的溶液,滤过。

对照品溶液、色谱条件、系统适用性溶液(含杂质Ⅱ)、系统适用性要求与测定法 见劳拉西泮含量测定项下。

【类别】 同劳拉西泮。

【规格】 (1)0.5mg (2)1mg

【贮藏】 遮光,密封保存。

杆 菌 肽

Ganjuntai

Bacitracin

本品按干燥品计算,每 1mg 的效价不得少于 55 杆菌肽单位。

【性状】 本品为类白色至淡黄色的粉末;无臭;有引湿性;易被氧化剂破坏,在溶液中能被多种重金属盐类沉淀。

本品在水中易溶,在乙醇中溶解,在丙酮或乙醚中不溶。

【鉴别】 照薄层色谱法(通则 0502)试验。

溶剂 1%乙二胺四醋酸二钠溶液。

供试品溶液 取本品适量,加溶剂制成每 1ml 中约含 6.0mg 的溶液。

标准品溶液 取杆菌肽标准品适量,加溶剂制成每 1ml 中约含 6.0mg 的溶液。

色谱条件 采用硅胶 GF_{254} 薄层板(临用前于 105℃活化 1～2 小时),以正丁醇-冰醋酸-水-吡啶-乙醇(60∶15∶10∶6∶5)为展开剂。

测定法 吸取供试品溶液与标准品溶液各 5μl,分别点于同一薄层板上,自然干燥,展开,晾干,喷以 1%茚三酮的丁醇-吡啶(99∶1)溶液,于 105℃加热约 5 分钟,至出现棕红色斑点。

结果判定 供试品溶液所显主斑点的位置和颜色应与标准品溶液主斑点的位置和颜色相同。

【检查】 酸碱度 取本品,加水制成每 1ml 中含 1000 单位的溶液,依法测定(通则 0631),pH 值应为 5.5～7.5。

干燥失重 取本品,以五氧化二磷为干燥剂,在 60℃减压干燥 3 小时,减失重量不得过 5.0%(通则 0831)。

【含量测定】 精密称取本品适量,用灭菌水溶解并定量稀释制成每 1ml 中约含 100 单位的溶液,照抗生素微生物检定法(通则 1201)测定。

【类别】 抗菌药。

【贮藏】 密封,在干燥处保存。

【制剂】 (1)杆菌肽软膏 (2)杆菌肽眼膏 (3)复方新霉素软膏

杆菌肽软膏

Ganjuntai Ruangao

Bacitracin Ointment

本品含杆菌肽应为标示量的 90.0%～120.0%。

【性状】 本品为淡黄色或黄色的油膏。

【鉴别】 取本品适量,加 1%乙二胺四醋酸二钠溶液适量,置水浴上加热搅拌,使杆菌肽溶解,放冷,滤过,滤液制成每 1ml 中约含 500 杆菌肽单位的溶液,作为供试品溶液;另取杆菌肽标准品适量,加 1%乙二胺四醋酸二钠溶液制成每 1ml 中含 500 杆菌肽单位的溶液,作为标准品溶液,照杆菌肽项下的鉴别法试验,显相同的结果。

【检查】 应符合软膏剂项下有关的各项规定(通则 0109)。

【含量测定】 取本品约 2g,精密称定,置分液漏斗中,加不含过氧化物的乙醚 20ml,振摇使凡士林溶解,用磷酸盐缓冲液(pH 6.0)提取 3～4 次,每次 10ml,合并提取液,用上述缓冲液定量稀释至一定的浓度,照杆菌肽项下的方法测定,即得。

【类别】 同杆菌肽。

【规格】 8g(4000 单位)

【贮藏】 密闭,在干燥阴凉处保存。

杆菌肽眼膏

Ganjuntai Yangao

Bacitracin Eye Ointment

本品含杆菌肽应为标示量的 90.0%～120.0%。

【性状】 本品为淡黄色或黄色的油膏。

【鉴别】 取本品适量,加 1%乙二胺四醋酸二钠溶液适量,置水浴上加热搅拌,使杆菌肽溶解,放冷,滤过,滤液制成每 1ml 中约含 500 杆菌肽单位的溶液,作为供试品溶液;另取杆菌肽标准品适量,加 1%乙二胺四醋酸二钠溶液制成每 1ml 中约含 500 杆菌肽单位的溶液,作为标准品溶液。照杆菌肽项下的鉴别法试验,显相同的结果。

【检查】 应符合眼用制剂项下有关的各项规定(通则 0105)。

【含量测定】 取本品约 2g,精密称定,置分液漏斗中,加不含过氧化物的乙醚 20ml,振摇使凡士林溶解,用磷酸盐缓冲液(pH 6.0)提取 3～4 次,每次 10ml,合并提取液,用上述缓冲液定量稀释至一定的浓度,照杆菌肽项下的方法测定,即得。

【类别】 同杆菌肽。

【规格】 2g(1000 单位)

【贮藏】 密封,在干燥阴凉处保存。

更昔洛韦

Gengxiluowei

Ganciclovir

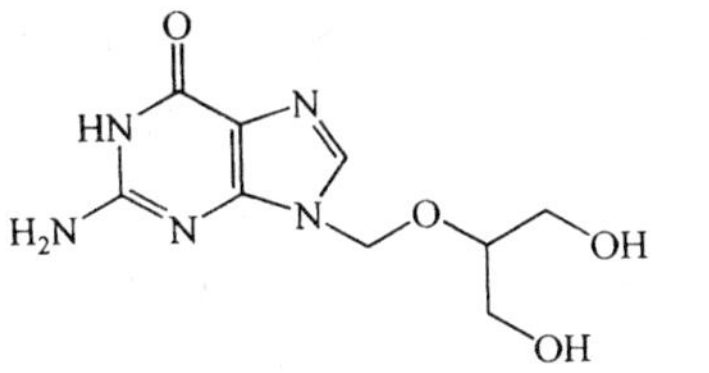

$C_9H_{13}N_5O_4$　255.21

本品为9-[[2-羟基-1-(羟甲基)乙氧基]甲基]鸟嘌呤。按干燥品计算，含 $C_9H_{13}N_5O_4$ 不得少于99.0%。

【性状】 本品为白色结晶性粉末；无臭；有引湿性。

本品在水或冰醋酸中微溶，在甲醇中几乎不溶，在二氯甲烷中不溶；在盐酸溶液或氢氧化钠溶液中略溶。

【鉴别】 (1)取本品适量，加水溶解并稀释制成每1ml中约含10μg的溶液，照紫外-可见分光光度法(通则0401)测定，在252nm的波长处有最大吸收；在222nm的波长处有最小吸收。

(2)本品的红外光吸收图谱应与对照的图谱(光谱集1266图)一致。如不一致，取本品和对照品适量，分别加水制成饱和溶液，滤过，取滤液在10℃以下放置过夜，待析出结晶，滤过，滤渣经105℃干燥后，再次测定。

【检查】 **有关物质** 照高效液相色谱法(通则0512)测定。

供试品溶液　取本品15mg，置50ml量瓶中，加0.4%氢氧化钠溶液1ml使溶解，用流动相稀释至刻度，摇匀。

对照溶液　精密量取供试品溶液1ml，置100ml量瓶中，用流动相稀释至刻度，摇匀。

色谱条件　用十八烷基硅烷键合硅胶为填充剂；以甲醇-水(5∶95)为流动相；检测波长为252nm；进样体积20μl。

系统适用性要求　理论板数按更昔洛韦峰计算不低于3000。

测定法　精密量取供试品溶液与对照溶液，分别注入液相色谱仪，记录色谱图至主成分峰保留时间的2倍。

限度　供试品溶液色谱图中如有杂质峰，各杂质峰面积的和不得大于对照溶液的主峰面积(1.0%)。

干燥失重 取本品，在105℃干燥至恒重，减失重量不得过6.0%(通则0831)。

炽灼残渣 取本品1.0g，依法检查(通则0841)，遗留残渣不得过0.1%。

重金属 取炽灼残渣项下遗留的残渣，依法检查(通则0821第二法)，含重金属不得过百万分之十。

【含量测定】 取本品约0.15g，精密称定，加冰醋酸40ml，加热使溶解，放冷，加结晶紫指示液1滴，用高氯酸滴定液(0.1mol/L)滴定至溶液显绿色，并将滴定的结果用空白试验校正。每1ml的高氯酸滴定液(0.1mol/L)相当于25.52mg的 $C_9H_{13}N_5O_4$。

【类别】 抗病毒药。

【贮藏】 遮光，密封保存。

【制剂】 (1)更昔洛韦胶囊　(2)更昔洛韦氯化钠注射液　(3)注射用更昔洛韦

更昔洛韦胶囊

Gengxiluowei Jiaonang

Ganciclovir Capsules

本品含更昔洛韦($C_9H_{13}N_5O_4$)应为标示量的90.0%～110.0%。

【性状】 本品内容物为类白色颗粒。

【鉴别】 (1)取本品内容物适量(约相当于更昔洛韦30mg)，研细，加水10ml，置水浴上温热使更昔洛韦溶解，滤过，滤液中加氨制硝酸银试液数滴，即发生白色絮状沉淀。

(2)在含量测定项下记录的色谱图中，供试品溶液主峰的保留时间应与对照品溶液主峰的保留时间一致。

【检查】 **有关物质** 照高效液相色谱法(通则0512)测定。

供试品溶液　取装量差异项下的内容物，研细，精密称取适量(约相当于更昔洛韦15mg)，置50ml量瓶中，加0.4%氢氧化钠溶液1ml使溶解，用流动相稀释至刻度，摇匀，滤过，取续滤液。

对照溶液　精密量取供试品溶液适量，用流动相定量稀释制成每1ml中含更昔洛韦1.5μg的溶液。

鸟嘌呤对照品溶液　取鸟嘌呤对照品10mg，精密称定，置100ml量瓶中，加0.4%氢氧化钠溶液适量使溶解，用流动相稀释至刻度，摇匀，精密量取3ml，置100ml量瓶中，用流动相稀释至刻度，摇匀。

系统适用性溶液　临用新制。取更昔洛韦对照品约4mg，加甲酸溶液(1→2)1ml使溶解，水浴加热20分钟，放冷，加流动相20ml，摇匀。

灵敏度溶液　精密量取供试品溶液适量，用流动相定量稀释制成每1ml中含更昔洛韦0.15μg的溶液。

色谱条件　用强酸性阳离子交换键合全多孔不规则形硅胶为填充剂(SCX-UG80，4.6mm×250mm，5μm或其他适宜色谱柱)；以0.02mol/L磷酸二氢铵溶液(用磷酸调节pH值至2.5～2.7)-乙腈(90∶10)为流动相；检测波长为254nm；柱温40℃；进样体积20μl。

系统适用性要求　系统适用性溶液色谱图中，理论板数按更昔洛韦峰计算不低于4000，更昔洛韦峰与相邻杂质峰(相对保留时间约为0.95)之间的分离度应大于1.4。灵敏度溶液色谱图中，主成分峰峰高的信噪比应大于10。

测定法　精密量取供试品溶液、对照溶液与鸟嘌呤对照品溶液，分别注入液相色谱仪，记录色谱图至主成分峰保留时间的 4 倍。

限度　供试品溶液色谱图中如有杂质峰，按外标法以峰面积计算，含鸟嘌呤不得过更昔洛韦标示量的 0.5%；其他各杂质峰面积的和不得大于对照溶液的主峰面积(0.5%)，小于灵敏度溶液主峰面积的杂质峰忽略不计(0.05%)。

溶出度　照溶出度与释放度测定法(通则 0931 第二法)测定。

溶出条件　以 0.1mol/L 盐酸溶液 900ml 为溶出介质，转速为每分钟 50 转，依法操作，经 30 分钟时取样。

供试品溶液　取溶出液适量，滤过，精密量取续滤液，用溶出介质定量稀释制成每 1ml 中约含更昔洛韦 10μg 的溶液。

对照品溶液　取更昔洛韦对照品，精密称定，加溶出介质溶解并定量稀释制成每 1ml 中含 10μg 的溶液。

测定法　取供试品溶液与对照品溶液，照紫外-可见分光光度法(通则 0401)，在 255nm 的波长处分别测定吸光度，计算每粒的溶出量。

限度　标示量的 80%，应符合规定。

其他　应符合胶囊剂项下有关的各项规定(通则 0103)。

【含量测定】　照高效液相色谱法(通则 0512)测定。

供试品溶液　取装量差异项下的内容物，研细，精密称取适量(约相当于更昔洛韦 20mg)，置 50ml 量瓶中，加 0.4%氢氧化钠溶液 1ml，振摇使更昔洛韦溶解，用流动相稀释至刻度，摇匀，滤过，精密量取续滤液 5ml，置 50ml 量瓶中，用流动相稀释至刻度，摇匀。

对照品溶液　取更昔洛韦对照品约 20mg，精密称定，置 50ml 量瓶中，加 0.4%氢氧化钠溶液 1ml，振摇使更昔洛韦溶解，用流动相稀释至刻度，摇匀，精密量取 5ml，置 50ml 量瓶中，用流动相稀释至刻度，摇匀。

系统适用性溶液、色谱条件与系统适用性要求　除灵敏度要求外，其他见有关物质项下。

测定法　精密量取供试品溶液与对照品溶液，分别注入液相色谱仪，记录色谱图。按外标法以峰面积计算。

【类别】　同更昔洛韦。

【规格】　0.25g

【贮藏】　遮光，密封保存。

更昔洛韦氯化钠注射液

Gengxiluowei Lühuana Zhusheye

Ganciclovir and Sodium Chloride Injection

本品为更昔洛韦与氯化钠的灭菌水溶液。含更昔洛韦($C_9H_{13}N_5O_4$)应为标示量的 90.0%～110.0%，含氯化钠(NaCl)应为标示量的 95.0%～105.0%。

【性状】　本品为无色澄明液体。

【鉴别】　(1)取本品适量(约相当于更昔洛韦 20mg)，置水浴上蒸干，放冷，加盐酸 1ml 与氯酸钾 0.1g，置水浴上蒸干，残渣加氨试液数滴即显紫红色；再加氢氧化钠试液数滴，紫红色消失。

(2)在含量测定项下记录的色谱图中，供试品溶液主峰的保留时间应与更昔洛韦对照品溶液主峰的保留时间一致。

(3)本品显钠盐鉴别(1)的反应与氯化物鉴别(1)的反应(通则 0301)。

【检查】　**pH 值**　应为 7.0～9.0(通则 0631)。

有关物质　照高效液相色谱法(通则 0512)测定。

供试品溶液　取本品，用流动相稀释制成每 1ml 中约含更昔洛韦 0.3mg 的溶液。

对照溶液　精密量取供试品溶液 1ml，置 100ml 量瓶中，用流动相稀释至刻度，摇匀。

色谱条件、系统适用性要求与测定法　见更昔洛韦有关物质项下。

限度　除氯化钠峰外，供试品溶液色谱图中如有杂质峰，各杂质峰面积的和不得大于对照溶液的主峰面积(1.0%)。

重金属　取本品 50ml，置水浴上蒸发至约 20ml，放冷，加醋酸盐缓冲液(pH 3.5)2ml 与水适量使成 25ml，依法检查(通则 0821 第一法)，含重金属不得过千万分之三。

渗透压摩尔浓度　应为 270～310mOsmol/kg(通则 0632)。

细菌内毒素　取本品，依法检查(通则 1143)，每 1ml 中含内毒素的量应小于 0.50EU。

其他　应符合注射剂项下有关的各项规定(通则 0102)。

【含量测定】　**更昔洛韦**　照高效液相色谱法(通则 0512)测定。

供试品溶液　精密量取本品适量，用流动相定量稀释制成每 1ml 中含更昔洛韦 40μg 的溶液。

对照品溶液　取更昔洛韦对照品约 25mg，精密称定，置 25ml 量瓶中，加 0.4%氢氧化钠溶液 1ml 使溶解，用流动相稀释至刻度，摇匀，精密量取适量，用流动相定量稀释制成每 1ml 中约含 40μg 的溶液。

色谱条件与系统适用性要求　见有关物质项下。

测定法　精密量取供试品溶液与对照品溶液，分别注入液相色谱仪，记录色谱图。按外标法以峰面积计算。

氯化钠　精密量取本品 10ml，加水 40ml、2%糊精溶液 5ml、碳酸钙 0.1g 与荧光黄指示液 5～8 滴，用硝酸银滴定液(0.1mol/L)滴定，每 1ml 硝酸银滴定液(0.1mol/L)相当于 5.844mg 的 NaCl。

【类别】　同更昔洛韦。

【规格】　(1)100ml：更昔洛韦 0.05g 与氯化钠 0.9g　(2)100ml：更昔洛韦 0.1g 与氯化钠 0.9g　(3)250ml：更昔洛韦 0.25g 与氯化钠 2.25g

【贮藏】　密闭保存。

注射用更昔洛韦

Zhusheyong Gengxiluowei

Ganciclovir for Injection

本品为更昔洛韦加适量的氢氧化钠溶液，经冷冻干燥的无菌制品。按平均装量计算，含更昔洛韦（$C_9H_{13}N_5O_4$）应为标示量的 90.0%～110.0%。

【性状】 本品为白色疏松块状物或粉末；有引湿性。

【鉴别】 (1)取本品适量(约相当于更昔洛韦 20mg)，加盐酸 2ml，置水浴上蒸干，再加盐酸 1ml 与氯酸钾约 30mg，置水浴上蒸干，残渣滴加氨试液数滴即显紫红色，再加氢氧化钠试液数滴，紫红色消失。如有干扰，取鉴别(3)项下的白色沉淀，再次试验。

(2)在含量测定项下记录的色谱图中，供试品溶液主峰的保留时间应与对照品溶液主峰的保留时间一致。

(3)取本品适量，加水使溶解，用稀盐酸或氨试液调至中性，即生成白色的沉淀，滤过，滤液显钠盐鉴别(1)的反应(通则 0301)。

【检查】 **碱度** 取本品，加水溶解并稀释制成每 1ml 中含更昔洛韦 12.5mg 的溶液，依法测定(通则 0631)，pH 值应为 10.5～11.5。

溶液的澄清度 取本品，加水溶解并稀释成每 1ml 中含更昔洛韦 10mg 的溶液，溶液应澄清，如显浑浊，与 1 号浊度标准液(通则 0902 第一法)比较，不得更浓。

有关物质 照高效液相色谱法(通则 0512)测定。

供试品溶液 取本品，加流动相溶解并稀释制成每 1ml 中约含更昔洛韦 0.3mg 的溶液。

对照溶液 精密量取供试品溶液 1ml，置 100ml 量瓶中，用流动相稀释至刻度，摇匀。

色谱条件、系统适用性要求与测定法 见更昔洛韦有关物质项下。

限度 供试品溶液色谱图中如有杂质峰，各杂质峰面积之和不得大于对照溶液的主峰面积(1.0%)。

水分 取本品，照水分测定法(通则 0832 第一法 1)测定，含水分不得过 6.0%。

细菌内毒素 取本品，依法检查(通则 1143)，每 1mg 更昔洛韦中含内毒素的量应小于 0.50EU。

无菌 取本品，加 0.9%无菌氯化钠溶液适量溶解后，经薄膜过滤法处理，依法检查(通则 1101)，应符合规定。

其他 应符合注射剂项下有关的各项规定(通则 0102)。

【含量测定】 照高效液相色谱法(通则 0512)测定。

供试品溶液 取本品 5 支，分别精密称定内容物重量，并将各容器中内容物分别加流动相溶解后全量转移至同一量瓶中，混匀，精密量取适量，用流动相定量稀释制成每 1ml 中约含更昔洛韦 40μg 的溶液。

对照品溶液 取更昔洛韦对照品约 25mg，精密称定，置 25ml 量瓶中，加 0.4%氢氧化钠溶液 1ml 溶解，用流动相稀释至刻度，摇匀，精密量取适量，用流动相定量稀释制成每 1ml 中约含 40μg 的溶液。

色谱条件与系统适用性要求 见有关物质项下。

测定法 精密量取供试品溶液与对照品溶液，分别注入液相色谱仪，记录色谱图。按外标法以峰面积计算。

【类别】 同更昔洛韦。

【规格】 (1)0.05g (2)0.15g (3)0.25g (4)0.5g

【贮藏】 遮光，密闭保存。

两性霉素 B

Liangxingmeisu B

Amphotericin B

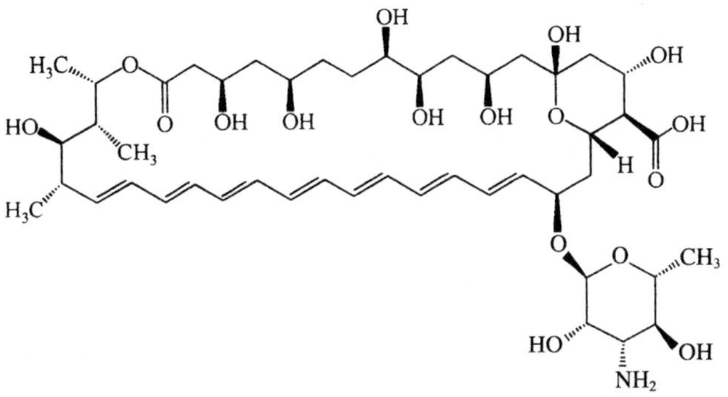

$C_{47}H_{73}NO_{17}$　924.09

本品为[1*R*-(1*R**, 3*S**, 5*R**, 6*R**, 9*R**, 11*R**, 15*S**, 16*R**, 17*R**, 18*S**, 19*E*, 21*E*, 23*E*, 25*E*, 27*E*, 29*E*, 31*E*, 33*R**, 35*S**, 36*R**, 37*S**)]-33-[(3-氨基-3,6-二脱氧-*β*-D-吡喃甘露糖基)氧]-1,3,5,6,9,11,17,37-八羟基-15,16,18-三甲基-13-氧代-14,39-二氧双环[33.3.1]三十九烷-19,21,23,25,27,29,31-七烯-36-羧酸。按干燥品计算，每 1mg 的效价不得少于 850 两性霉素 B 单位。

【性状】 本品为黄色至橙黄色粉末，无臭或几乎无臭；有引湿性，在日光下易破坏失效。

本品在二甲基亚砜中溶解，在 *N*,*N*-二甲基甲酰胺中微溶，在甲醇中极微溶解，在水、无水乙醇或乙醚中不溶。

【鉴别】 (1)在含量测定项下记录的色谱图中，供试品溶液主峰的保留时间应与对照品溶液主峰的保留时间一致。

(2)本品的红外光吸收图谱应与对照的图谱(光谱集 176 图)一致。

【检查】 **酸度** 取本品 3%的混悬液，依法测定(通则 0631)，pH 值应为 4.0～6.0。

有关物质 照高效液相色谱法(通则 0512)测定。临用新制。

溶剂 *N*,*N*-二甲基甲酰胺-水(1∶1)。

供试品溶液　取本品适量，精密称定，置棕色量瓶中，加 N，N-二甲基甲酰胺溶解并定量稀释制成每 1ml 中约含 0.8mg 的溶液，精密量取适量，用溶剂定量稀释制成每 1ml 中约含 80μg 的溶液。

对照品溶液　取两性霉素 B 对照品适量，精密称定，置棕色量瓶中，加 N，N-二甲基甲酰胺溶解并定量稀释制成每 1ml 中约含 0.8mg 的溶液，精密量取适量，用溶剂定量稀释制成每 1ml 中约含 0.8μg 的溶液。

系统适用性溶液　取两性霉素 B 约 8mg，置 50ml 棕色量瓶中，加 N，N-二甲基甲酰胺 5ml 使溶解，用甲醇稀释至刻度，加盐酸 0.1ml，摇匀，放置 1 小时，取 5ml，置 10ml 量瓶中，用水稀释至刻度，摇匀。

灵敏度溶液　精密量取对照品溶液适量，用溶剂定量稀释制成每 1ml 中约含 0.08μg 的溶液。

色谱条件　用十八烷基硅烷键合硅胶为填充剂（4.6mm×250mm，5μm 或效能相当的色谱柱）；以乙腈-磷酸溶液（pH 1.00±0.05）（300：700）为流动相 A，以乙腈-磷酸溶液（pH 1.00±0.05）（500：500）为流动相 B，按下表进行线性梯度洗脱；流速为每分钟 0.8ml；柱温为 25℃；检测波长为 303nm 和 383nm；进样体积 100μl。

时间（分钟）	流动相 A（%）	流动相 B（%）
0	100	0
50	20	80
51	100	0
60	100	0

系统适用性要求　系统适用性溶液色谱图（383nm）中，必要时调整流动相的比例使两性霉素 B 的保留时间在 25～30 分钟之间，杂质 C 峰与杂质 B 峰间的分离度应符合要求。灵敏度溶液色谱图（383nm）中，主成分色谱峰高的信噪比应大于 10。

测定法　精密量取供试品溶液与对照品溶液，分别注入液相色谱仪，记录色谱图。

限度　供试品溶液色谱图（303nm）中如有杂质峰，杂质 A（相对保留时间约为 0.75）峰面积不得大于两性霉素 B 峰面积的 0.5 倍（2.0%）（供注射用），杂质 A 峰面积不得大于两性霉素 B 峰面积的 1.25 倍（5.0%）（供非注射用），其他单个杂质峰面积不得大于两性霉素 B 峰面积的 0.25 倍（1.0%），小于两性霉素 B 峰面积的 0.025 倍的峰忽略不计（0.1%）；供试品溶液色谱图（383nm）中如有杂质峰，按外标法以对照品溶液主峰面积计算，杂质 B 与杂质 D 之和不得过 4.0%，其他单个杂质峰不得过 2.0%，小于灵敏度溶液主峰面积的峰忽略不计。303nm 处与 383nm 处检测的杂质总量不得过 15.0%。

干燥失重　取本品，以五氧化二磷为干燥剂，在 60℃减压干燥至恒重，减失重量不得过 5.0%（通则 0831）。

【含量测定】　照高效液相色谱法（通则 0512）测定。临用新制。

溶剂　见有关物质项下。

供试品溶液　取本品适量，精密称定，置棕色量瓶中，加 N，N-二甲基甲酰胺溶解并定量稀释制成每 1ml 中约含 0.8mg 的溶液，精密量取 1ml，置 10ml 棕色量瓶中，用溶剂稀释至刻度，摇匀。

对照品溶液　取两性霉素 B 对照品适量，精密称定，置棕色量瓶中，加 N，N-二甲基甲酰胺溶解并定量稀释制成每 1ml 中约含 0.8mg 的溶液，精密量取 1ml，置 10ml 棕色量瓶中，用溶剂稀释至刻度，摇匀。

色谱条件　用十八烷基硅烷键合硅胶为填充剂；以乙腈-磷酸溶液（pH 1.00±0.05）（370：630）为流动相；流速为每分钟 0.8ml；柱温为 25℃；检测波长为 383nm；进样体积 10μl。

系统适用性要求　对照品溶液色谱图中，两性霉素 B 峰与相邻杂质峰间的分离度应符合要求。

测定法　精密量取供试品溶液与对照品溶液，分别注入液相色谱仪，记录色谱图。按外标法以峰面积计算。每 1mg 的 $C_{47}H_{73}NO_{17}$ 相当于 1049 两性霉素 B 单位。

【类别】　抗真菌药。

【贮藏】　遮光，严封，冷藏。

【制剂】　注射用两性霉素 B

附：

1. 两性霉素 B 有关物质分析典型色谱图

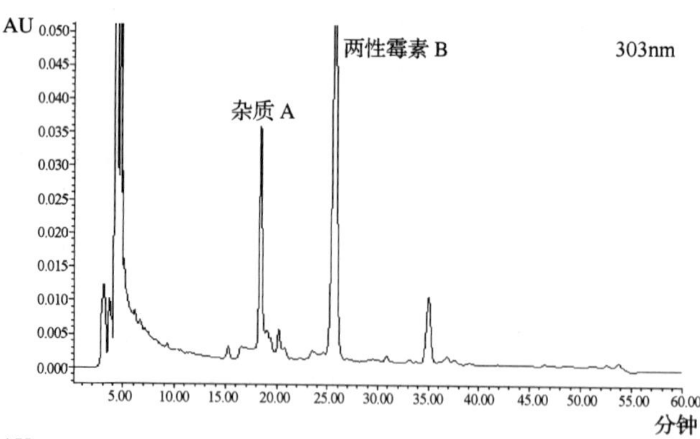

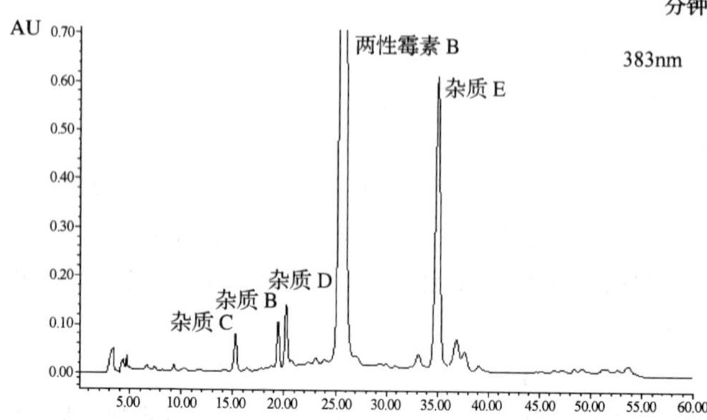

填料品牌：XBridge shield RP18、XAqua C18 等，可分离杂质 B 和杂质 D。

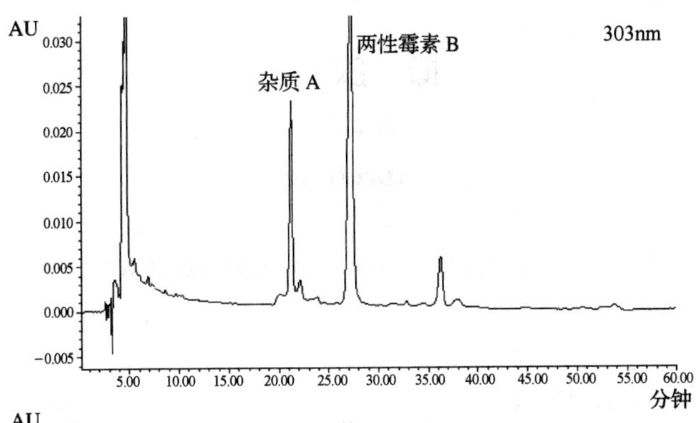

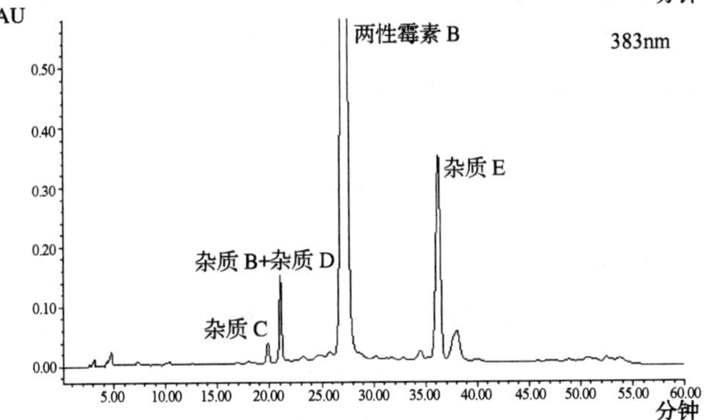

填料品牌：CAPCELL PAK C18 MG Ⅱ、Ultimate LP-C18、Inspire C18 等，杂质 B 和杂质 D 同时洗脱。

2. 杂质结构

杂质 A(两性霉素 A)

$C_{47}H_{75}NO_{17}$　926.11

杂质 B

$C_{48}H_{75}NO_{17}$　938.12

1*R*-氧-甲基-两性霉素 B

杂质 C

$C_{49}H_{77}NO_{17}$　952.15

1-氧-乙基-两性霉素 B

杂质 D

$C_{48}H_{75}NO_{17}$　938.12

1*S*-氧-甲基-两性霉素 B

杂质 E

$C_{48}H_{73}NO_{18}$　952.10

33-(3-甲酰基)-两性霉素 B

注射用两性霉素 B

Zhusheyong Liangxingmeisu B

Amphotericin B for Injection

本品为两性霉素 B 与去氧胆酸钠加适量磷酸盐缓冲剂制成的无菌冻干品。按平均装量计算，含两性霉素 B($C_{47}H_{73}NO_{17}$)应为标示量的 90.0%～110.0%。

【性状】 本品为黄色至橙黄色疏松块状物或粉末。

【鉴别】 在含量测定项下记录的色谱图中，供试品溶液主峰的保留时间应与对照品溶液主峰的保留时间一致。

【检查】 **碱度** 取本品 1 瓶，加水 5ml 溶解后，依法测定（通则 0631），pH 值应为 7.2～8.0。

溶液的澄清度 取本品 5 瓶，按标示量分别加水制成每 1ml 中含 5mg 的溶液，溶液应澄清；如显浑浊，与 1 号浊度标准液（通则 0902 第一法）比较，均不得更浓。

有关物质 照高效液相色谱法（通则 0512）测定。临用新制。

供试品溶液 取装量差异项下的内容物，混合均匀，精密称取适量，置棕色量瓶中，加 *N*，*N*-二甲基甲酰胺溶解并定量稀释制成每 1ml 中约含两性霉素 B 0.8mg 的溶液，精密量取适量，用溶剂定量稀释制成每 1ml 中约含两性霉素 B 80μg 的溶液。

溶剂、对照品溶液、系统适用性溶液、灵敏度溶液、色谱条件、系统适用性要求与测定法 见两性霉素 B 有关物质项下。

限度 供试品溶液色谱图（303nm）中如有杂质峰，杂质 A（相对保留时间约为 0.75）峰面积不得大于两性霉素 B 峰面积的 0.5 倍（2.0%），其他单个杂质峰面积不得大于两性霉素 B 峰面积的 0.25 倍（1.0%），任何小于两性霉素 B 峰面积 0.025 倍的峰忽略不计（0.1%）；供试品溶液色谱图（383nm）中如有杂质峰，按外标法以对照品溶液主峰面积计算，杂质 B 和杂质 D 之和不得过标示量的 4.0%，其他单个杂质峰不得过标示量的 3.0%，小于灵敏度溶液主峰面积的峰忽略不计。303nm 处和 383nm 处检测的杂质总量不得过 15.0%。

干燥失重 取本品，以五氧化二磷为干燥剂，在 60℃ 减压干燥至恒重，减失重量不得过 8.0%（通则 0831）。

细菌内毒素 取本品，依法检查（通则 1143），每 1mg 两性霉素 B 中含内毒素的量应小于 5.0EU。若供鞘内注射，每 1mg 两性霉素 B 中含内毒素的量应小于 0.90EU。

无菌 取本品，用适宜溶剂溶解并稀释后，经薄膜过滤法处理，依法检查（通则 1101），应符合规定。

其他 应符合注射剂项下有关的各项规定（通则 0102）。

【含量测定】 照高效液相色谱法（通则 0512）测定。临用新制。

供试品溶液 取装量差异项下的内容物，精密称取适量，置棕色量瓶中，加 *N*，*N*-二甲基甲酰胺溶解并定量稀释制成每 1ml 中约含两性霉素 B 0.8mg 的溶液，精密量取 1ml，置 10ml 棕色量瓶中，用溶剂稀释至刻度，摇匀。

溶剂、对照品溶液、色谱条件、系统适用性要求与测定法 见两性霉素 B 含量测定项下。

【类别】 同两性霉素 B。

【规格】 （1）5mg（5000 单位） （2）25mg（2.5 万单位） （3）50mg（5 万单位）

【贮藏】 遮光，密闭，冷处保存。

抑 肽 酶

Yitaimei

Aprotinin

本品系自牛胰或牛肺中提取、纯化制得的具有抑制蛋白水解酶活性的多肽。按无水物计算，每 1mg 抑肽酶的活力不得少于 3.0 单位。

【制法要求】 本品应从检疫合格的牛胰或肺中提取，生产过程应符合现行版《药品生产质量管理规范》的要求。本品为动物来源，工艺中应进行病毒的安全性控制。

【性状】 本品为白色至微黄色粉末。

本品在水或 0.9% 氯化钠溶液中易溶，在乙醇、丙酮或乙醚中不溶。

【鉴别】 （1）取本品与胰蛋白酶，分别加水溶解并稀释制成每 1ml 中含 1mg 的溶液，各取 10μl 置点滴板上，混匀后，加对甲苯磺酰-L-精氨酸甲酯盐酸盐试液 0.2ml，放置数分钟后，应不显紫红色。以胰蛋白酶溶液 10μl 作对照，同法操作，应显紫红色。

（2）在 *N*-焦谷氨酰-抑肽酶和有关物质项下记录的色谱图中，供试品溶液主峰的保留时间应与对照品溶液主峰的保留时间一致。

【检查】 **吸光度** 取本品，精密称定，加水溶解并定量稀释制成每 1ml 中含 3.0 单位的溶液，照紫外-可见分光光度法（通则 0401）测定，在 277nm 的波长处有最大吸收，吸光度不得过 0.8。

酸度 取本品，加水溶解并稀释制成每 1ml 中含 5mg 的溶液，依法测定（通则 0631），pH 值应为 5.0～7.0。

溶液的澄清度 取本品，加水溶解并稀释制成每 1ml 中含 2mg 的溶液，依法检查（通则 0902 第一法），溶液应澄清。

高分子蛋白质 照分子排阻色谱法（通则 0514）测定。

供试品溶液 取本品，加水溶解并定量稀释制成每 1ml 中含 5 单位的溶液。

系统适用性溶液 取经 112℃ 加热 2 小时处理过的抑肽酶适量，加水溶解并稀释制成每 1ml 中含 5 单位的溶液。

色谱条件 以亲水的改性硅胶为填充剂（TSKgel G4000SWXL 柱，7.8mm×300mm，8μm 或其他适宜的色谱柱），用 3 根色谱柱串联；以 3mol/L 醋酸溶液为流动相；流速为每分钟 1.0ml；检测波长为 280nm；柱温为 35℃；进样体积 100μl。

系统适用性要求 系统适用性溶液色谱图中，二聚体峰相对抑肽酶峰的保留时间约为 0.9；二聚体峰与抑肽酶峰间的分离度应大于 1.0；抑肽酶主峰的拖尾因子不得大于 2.5。

测定法 精密量取供试品溶液，注入液相色谱仪，记录色谱图。

限度 供试品溶液色谱图中，保留时间小于抑肽酶主峰的均为高分子蛋白质峰，按峰面积归一化法计算，高分子蛋白质的总量不得大于 1.0%。

去丙氨酸-去甘氨酸-抑肽酶和去丙氨酸-抑肽酶　照毛细管电泳法(通则 0542)测定。

供试品溶液　取本品适量,加水溶解并定量稀释制成每 1ml 中约含 5 单位的溶液。

对照品溶液　取抑肽酶对照品,加水溶解并定量稀释制成每 1ml 中约含 5 单位的溶液。

电泳条件　用熔融石英毛细管为分离柱(75μm×600mm,有效长度 500mm);以 120mmol/L 磷酸二氢钾缓冲液(pH 2.5)为操作缓冲液;检测波长为 214nm;毛细管温度为 30℃;操作电压为 12kV。进样端为正极,1.5kPa 压力进样,进样时间为 3 秒。每次进样前,依次用 0.1mol/L 氢氧化钠溶液、去离子水和操作缓冲液清洗毛细管柱 2、2 和 5 分钟。

系统适用性要求　对照品溶液电泳图中,去丙氨酸-去甘氨酸-抑肽酶峰相对抑肽酶峰的迁移时间为 0.98,去丙氨酸-抑肽酶峰相对抑肽酶峰的迁移时间为 0.99;去丙氨酸-去甘氨酸-抑肽酶峰与去丙氨酸-抑肽酶峰间的分离度应大于 0.8,去丙氨酸-抑肽酶峰与抑肽酶峰间的分离度应大于 0.5。抑肽酶峰的拖尾因子不得大于 3。

测定法　取供试品溶液进样,记录电泳图。

限度　按公式 $100(r_i/r_s)$ 计算,其中 r_i 为去丙氨酸-去甘氨酸-抑肽酶或去丙氨酸-抑肽酶的校正峰面积(峰面积/迁移时间),r_s 为去丙氨酸-去甘氨酸-抑肽酶、去丙氨酸-抑肽酶与抑肽酶的校正峰面积总和。去丙氨酸-去甘氨酸-抑肽酶的量不得大于 8.0%,去丙氨酸-抑肽酶的量不得大于 7.5%。

***N*-焦谷氨酰-抑肽酶和有关物质**　照高效液相色谱法(通则 0512)测定。

供试品溶液　取本品适量,加流动相 A 溶解并稀释制成每 1ml 中约含 5 单位的溶液。

对照品溶液　取抑肽酶对照品,加流动相 A 溶解并稀释制成每 1ml 中约含 5 单位的溶液。

色谱条件　用阳离子色谱柱(TSK-GEL IC-Cation-SW 柱,7.8mm×750mm,10μm 或其他适宜的色谱柱);以磷酸盐缓冲液(取磷酸二氢钾 3.52g、磷酸氢二钠 7.26g,加水 1000ml 使溶解)为流动相 A,以磷酸盐-硫酸铵缓冲液(取磷酸二氢钾 3.52g、磷酸氢二钠 7.26g、硫酸铵 66.07g,加水 1000ml 使溶解)为流动相 B,按下表进行梯度洗脱;流速为每分钟 1.0ml;检测波长为 210nm;柱温为 40℃;进样体积 40μl。

时间(分钟)	流动相 A(%)	流动相 B(%)
0	72	28
21	30	70
30	0	100
31	72	28
40	72	28

系统适用性要求　对照品溶液色谱图中,抑肽酶峰的保留时间为 17～20 分钟;*N*-焦谷氨酰-抑肽酶峰相对抑肽酶峰的保留时间为 0.9;*N*-焦谷氨酰-抑肽酶峰与抑肽酶峰间的分离度应大于 1.0;抑肽酶峰的拖尾因子应大于 2.0。

测定法　精密量取供试品溶液,注入液相色谱仪,记录色谱图。

限度　按峰面积归一化法计算,*N*-焦谷氨酰-抑肽酶的峰面积不得大于 1.0%;单个未知杂质的峰面积不得大于 0.5%,未知杂质峰面积的和不得大于 1.0%。

水分　取本品,照水分测定法(通则 0832 第一法 1)测定,含水分不得过 6.0%。

热原　取本品,加灭菌注射用水溶解并稀释制成每 1ml 中含 15 单位的溶液,依法检查(通则 1142),剂量按家兔体重每 1kg 注射 1ml,应符合规定。

异常毒性　取本品,加氯化钠注射液溶解并稀释制成每 1ml 中含 4 单位的溶液,依法检查(通则 1141),应符合规定。

降压物质　取本品,加氯化钠注射液溶解并稀释,依法检查(通则 1145),剂量按猫体重每 1kg 注射 1.5 单位,应符合规定。

【效价测定】　**底物溶液**　取 *N*-苯甲酰-L-精氨酸乙酯盐酸盐 171.3mg,加水溶解并稀释至 25ml。临用新制。

胰蛋白酶溶液　取胰蛋白酶对照品适量,精密称定,加盐酸滴定液(0.001mol/L)溶解并定量稀释制成每 1ml 中约含 0.8 单位(每 1ml 中约含 1mg)的溶液,临用新制并置冰浴中。

胰蛋白酶稀释液　精密量取胰蛋白酶溶液 1ml,置 20ml 量瓶中,用硼砂-氯化钙缓冲液(pH 8.0)稀释至刻度,摇匀,放置 10 分钟,置冰浴中。

供试品溶液　取本品适量,精密称定,加硼砂-氯化钙缓冲液(pH 8.0)溶解并定量稀释制成每 1ml 中约含 1.67 单位(每 1ml 中约含 0.6mg)的溶液,精密量取 0.5ml 与胰蛋白酶溶液 2ml,置 20ml 量瓶中,再用硼砂-氯化钙缓冲液(pH 8.0)稀释至刻度,摇匀,反应 10 分钟,置冰浴中(2 小时内使用)。

测定法　取硼砂-氯化钙缓冲液(pH 8.0)9.0ml 与底物溶液 1.0ml,置 25ml 烧杯中,于 25℃±0.5℃恒温水浴中放置3～5 分钟,在搅拌下滴加氢氧化钠滴定液(0.1mol/L)调节 pH 值至 8.0,精密加入供试品溶液(经 25℃保温 3～5 分钟)1ml,并立即计时,用 1ml 微量滴定管以氢氧化钠滴定液(0.1mol/L)滴定释放出的酸,使溶液的 pH 值始终保持在7.9～8.1。每隔 60 秒读取 pH 值恰为 8.0 时所消耗的氢氧化钠滴定液(0.1mol/L)的体积(ml),共 6 分钟。另精密量取胰蛋白酶稀释液 1ml,按上法操作,作为对照(重复一次)。以时间为横坐标,消耗的氢氧化钠滴定液(0.1mol/L)为纵坐标作图,应为一条直线。供试品和对照两条直线应基本重合,求出每秒钟消耗氢氧化钠滴定液(0.1mol/L)的体积(ml),按下式计算。

$$每\ 1mg\ 抑肽酶的效价(单位)=\frac{(2n_1-n_2)4000\cdot f}{W}$$

式中　4000 为系数;

W 为抑肽酶制成每 1ml 中约含 1.67 单位时的酶量,mg;

n_1 为对照测定时每秒钟消耗的氢氧化钠滴定液(0.1mol/L)的体积,ml;

n_2 为供试品溶液每秒钟消耗氢氧化钠滴定液（0.1mol/L）的体积，ml；

2 为供试品溶液中所加入胰蛋白酶的量为对照测定时的 2 倍；

f 为氢氧化钠滴定液（0.1mol/L）校正因子。

效价单位定义　能抑制一个胰蛋白酶单位［每秒钟能水解 1μmol 的 *N*-苯甲酰-L-精氨酸乙酯（BAEE）为一个胰蛋白酶单位（microkatal）］的活力称为一个抑肽酶活力单位（EPU）。每 1EPU 的抑肽酶相当于 1800KIU。

抑肽酶活性是测定对已知活性的胰蛋白酶的抑制作用。用胰蛋白酶原有活性与残存活性间的差值计算活力单位。

【类别】　蛋白酶抑制药。

【贮藏】　遮光，严封保存。

【制剂】　注射用抑肽酶

注射用抑肽酶

Zhusheyong Yitaimei

Aprotinin for Injection

本品为抑肽酶的无菌冻干品。含抑肽酶的效价应为标示量的 85.0%～120.0%。

【性状】　本品为白色或类白色冻干块状物或粉末。

【鉴别】　（1）取本品，加水溶解并稀释制成每 1ml 中含 3 单位的溶液，作为供试品溶液。照抑肽酶项下的鉴别（1）项试验，显相同的结果。

（2）在 *N*-焦谷氨酰-抑肽酶和有关物质项下记录的色谱图中，供试品溶液主峰的保留时间应与对照品溶液主峰的保留时间一致。

【检查】　**酸度**　取本品，加水 2ml 溶解后，依法测定（通则 0631），pH 值应为 5.0～7.0。

溶液的颜色　取本品，加水溶解并稀释制成每 1ml 中含 6 单位的溶液，应无色；如显色，与黄色 2 号标准比色液（通则 0901 第一法）比较，不得更深。

高分子蛋白质　照分子排阻色谱法（通则 0514）测定。

供试品溶液　取本品，加水溶解并定量稀释制成每 1ml 中含 5 单位的溶液。

系统适用性溶液、色谱条件、系统适用性要求与测定法　见抑肽酶高分子蛋白质项下。

限度　供试品溶液色谱图中，保留时间小于抑肽酶主峰的均为高分子蛋白质峰，按峰面积归一化法计算，高分子蛋白质的总量不得大于 1.5%。

去丙氨酸-去甘氨酸-抑肽酶和去丙氨酸-抑肽酶　照毛细管电泳法（通则 0542）测定。

供试品溶液　取本品适量，加水溶解并定量稀释制成每 1ml 中约含 5 单位的溶液。

对照品溶液、电泳条件、系统适用性要求、测定法与限度　见抑肽酶去丙氨酸-去甘氨酸-抑肽酶和去丙氨酸-抑肽酶项下。

***N*-焦谷氨酰-抑肽酶和有关物质**　照高效液相色谱法（通则 0512）测定。

供试品溶液　取本品适量，加流动相 A 溶解并稀释制成每 1ml 中约含 5 单位的溶液。

对照品溶液、色谱条件、系统适用性要求、测定法与限度　见抑肽酶 *N*-焦谷氨酰-抑肽酶和有关物质项下。

水分　取本品，照水分测定法（通则 0832 第一法 1）测定，含水分不得过 7.0%。

过敏反应　取本品适量，加氯化钠注射液溶解并稀释制成每 1ml 中含 0.065 单位的溶液，依法检查（通则 1147），应符合规定。

热原与降压物质　照抑肽酶项下的方法检查，均应符合规定。

其他　应符合注射剂项下有关的各项规定（通则 0102）。

【效价测定】　取本品 5 支，分别精密加硼砂-氯化钙缓冲液（pH 8.0）2ml 溶解后合并，混匀。精密量取适量（约相当于含抑肽酶 33.4 单位），置 20ml 量瓶中，用硼砂-氯化钙缓冲液（pH 8.0）稀释至刻度，摇匀，精密量取 0.5ml 与胰蛋白酶溶液 2ml，置 20ml 量瓶中，用硼砂-氯化钙缓冲液（pH 8.0）稀释至刻度，摇匀，反应 10 分钟后，立即照抑肽酶效价测定项下的方法测定并计算。

【类别】　同抑肽酶。

【规格】　（1）28 单位（5 万 KIU）　（2）56 单位（10 万 KIU）　（3）112 单位（20 万 KIU）　（4）278 单位（50 万 KIU）

【贮藏】　遮光，密闭，在阴凉处保存。

来曲唑

Laiquzuo

Letrozole

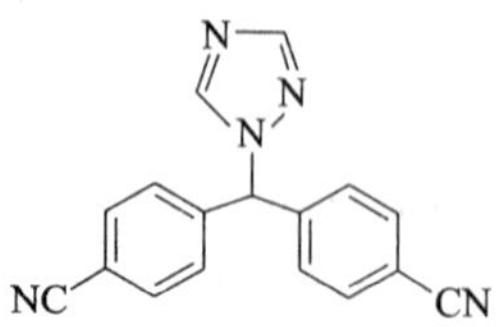

$C_{17}H_{11}N_5$　285.31

本品为 4,4′-（1*H*-1,2,4-三氮唑-1-基-亚甲基）-二苯腈。按干燥品计算，含 $C_{17}H_{11}N_5$ 应为 98.0%～102.0%。

【性状】　本品为白色或类白色结晶或结晶性粉末；无臭。

本品在丙酮中溶解，在甲醇中微溶，在水和 0.1mol/L 盐酸溶液中几乎不溶。

熔点　本品的熔点（通则 0612）为 181～185℃。

吸收系数　取本品约 10mg，精密称定，加甲醇 2ml 使溶解，加 0.1mol/L 盐酸溶液定量稀释制成每 1ml 中约含 5μg 的溶液，照紫外-可见分光光度法（通则 0401），在 240nm 的波长处测定吸光度，吸收系数（$E_{1cm}^{1\%}$）为 1150～1222。

【鉴别】（1）在含量测定项下记录的色谱图中，供试品溶液主峰的保留时间应与对照品溶液主峰的保留时间一致。

（2）取吸收系数项下溶液，照紫外-可见分光光度法（通则 0401）测定，在 240nm 的波长处有最大吸收。

（3）本品的红外光吸收图谱应与对照的图谱（光谱集 953 图）一致。

【检查】 **有关物质**　照高效液相色谱法（通则 0512）测定。

溶剂　乙腈-水（30∶70）。

供试品溶液　取本品约 20mg，精密称定，置 200ml 量瓶中，加溶剂溶解并稀释至刻度，摇匀。

对照溶液　精密量取供试品溶液适量，用溶剂定量稀释制成每 1ml 中含 0.1μg 的溶液。

系统适用性溶液　取来曲唑系统适用性对照品（含杂质Ⅰ）适量，加乙腈溶解后，用溶剂稀释制成每 1ml 约含来曲唑 0.1mg 的溶液。

色谱条件　用十八烷基硅烷键合硅胶为填充剂（Zorbax SB-C18，4.6mm×150mm，5μm 或效能相当的色谱柱）；以水为流动相 A，乙腈为流动相 B，按下表进行线性梯度洗脱；检测波长为 230nm；进样体积 20μl。

时间（分钟）	流动相 A（%）	流动相 B（%）
0	70	30
25	30	70
25.1	70	30
30	70	30

系统适用性要求　系统适用性溶液色谱图中，来曲唑峰的保留时间为 8～10 分钟，杂质Ⅰ峰（相对保留时间约为 0.67）与来曲唑峰的分离度应不小于 5.0。

测定法　精密量取供试品溶液与对照溶液，分别注入液相色谱仪，记录色谱图。

限度　供试品溶液色谱图中如有杂质峰，杂质Ⅰ的峰面积不得大于对照溶液主峰面积的 3 倍（0.3%），其他单个杂质峰面积不得大于对照溶液的主峰面积（0.1%），其他杂质峰面积的和不得大于对照溶液主峰面积的 3 倍（0.3%），小于对照溶液主峰面积 0.5 倍的峰忽略不计（0.05%）。

干燥失重　取本品，在 105℃干燥至恒重，减失重量不得过 0.5%（通则 0831）。

炽灼残渣　取本品 1.0g，依法检查（通则 0841），遗留残渣不得过 0.1%。

重金属　取炽灼残渣项下遗留的残渣，依法检查（通则 0821 第二法），含重金属不得过百万分之十。

【含量测定】 照高效液相色谱法（通则 0512）测定。

供试品溶液　取本品约 25mg，精密称定，置 50ml 量瓶中，加乙腈 15ml，振摇使溶解，用水稀释至刻度，摇匀；精密量取 2ml，置 100ml 量瓶中，加溶剂稀释至刻度，摇匀。

对照品溶液　取来曲唑对照品约 25mg，精密称定，置 50ml 量瓶中，加乙腈 15ml，振摇使溶解，用水稀释至刻度，摇匀；精密量取 2ml，置 100ml 量瓶中，加溶剂稀释至刻度，摇匀。

溶剂、系统适用性溶液、色谱条件与系统适用性要求　见有关物质项下。

测定法　精密量取供试品溶液与对照品溶液，分别注入液相色谱仪，记录色谱图。按外标法以峰面积计算。

【类别】 抗肿瘤药。

【贮藏】 遮光，密封保存。

【制剂】 来曲唑片

附：

杂质Ⅰ

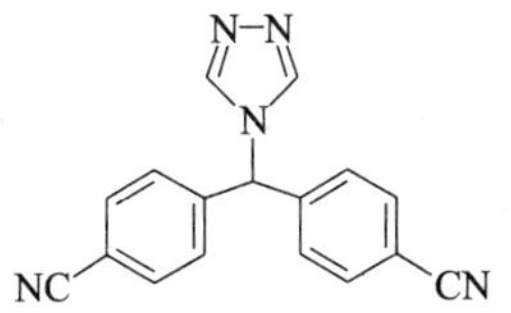

$C_{17}H_{11}N_5$　285.31

4，4′-（4*H*-1，2，4-三氮唑-4-基-亚甲基）-二苯腈

来曲唑片

Laiquzuo Pian

Letrozole Tablets

本品含来曲唑（$C_{17}H_{11}N_5$）应为标示量的 95.0%～105.0%。

【性状】 本品为白色或类白色片或薄膜衣片，除去包衣后显白色。

【鉴别】（1）在含量测定项下记录的色谱图中，供试品溶液主峰的保留时间应与对照品溶液主峰的保留时间一致。

（2）取含量测定项下的溶液，照紫外-可见分光光度法（通则 0401）测定，在 240nm 的波长处有最大吸收。

【检查】 **有关物质**　照高效液相色谱法（通则 0512）测定。

供试品溶液　取本品 10 片，置 250ml 量瓶中，加溶剂 150ml，振摇 15 分钟使溶解，用溶剂稀释至刻度，摇匀，离心，取上清液。

对照溶液　精密量取供试品溶液适量，加溶剂定量稀释制成每 1ml 中约含来曲唑 0.1μg 的溶液。

灵敏度溶液　精密量取对照溶液适量，加溶剂定量稀释制成每 1ml 中约含来曲唑 0.05μg 的溶液。

溶剂、系统适用性溶液、色谱条件、系统适用性要求与测定法　见来曲唑有关物质项下。

限度　供试品溶液色谱图中如有杂质峰，杂质Ⅰ的峰面积不得大于对照溶液主峰面积的 3 倍（0.3%），其他单个杂质峰面积不得大于对照溶液主峰面积（0.1%），其他杂质峰面积的和不得大于对照溶液主峰面积的 3 倍（0.3%）。供试品溶液色谱图中小于灵敏度溶液主峰面积的峰忽略不计（0.05%）。

含量均匀度　以含量测定项下测得的每片含量计算，应符合规定（通则 0941）。

溶出度　照溶出度与释放度测定法（通则 0931 第二法）测定。

溶出条件　以 0.1mol/L 盐酸溶液 500ml 为溶出介质，转速为每分钟 75 转，依法操作，经 30 分钟时取样。

供试品溶液　取溶液适量，滤过，取续滤液。

对照品溶液　取来曲唑对照品适量，精密称定，加溶出介质溶解并定量稀释制成每 1ml 中约含 5μg 的溶液。

系统适用性溶液、色谱条件与系统适用性要求　见含量测定项下。

测定法　见含量测定项下。计算每片的溶出度。

限度　标示量的 80%，应符合规定。

【含量测定】　照高效液相色谱法（通则 0512）测定。

供试品溶液　取本品 10 片，分别置 250ml 量瓶中，加溶剂适量，超声使来曲唑溶解并稀释至刻度，摇匀，离心，取上清液。

对照品溶液　取来曲唑对照品适量，加溶剂溶解并制成每 1ml 中约含 10μg 的溶液。

溶剂与系统适用性溶液　见有关物质项下。

色谱条件　用十八烷基硅烷键合硅胶为填充剂；以水-乙腈（52∶48）为流动相；检测波长为 230nm；进样体积 20μl。

系统适用性要求　系统适用性溶液色谱图中，理论板数按来曲唑峰计算应不低于 3000，杂质Ⅰ峰与来曲唑峰之间的分离度应符合要求。

测定法　精密量取供试品溶液与对照品溶液，分别注入液相色谱仪，记录色谱图。按外标法以峰面积计算，计算平均含量。

【类别】　同来曲唑。

【规格】　2.5mg

【贮藏】　密封保存。

来氟米特

Laifumite

Leflunomide

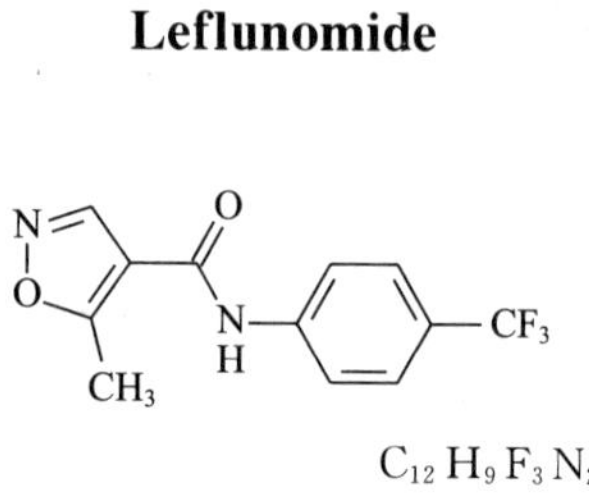

$C_{12}H_{9}F_{3}N_{2}O_{2}$　270.20

本品为 *N*-(4-三氟甲基苯基)-5-甲基异噁唑-4-甲酰胺，按干燥品计算，含 $C_{12}H_{9}F_{3}N_{2}O_{2}$ 应为 98.0%～102.0%。

【性状】　本品为白色结晶或粉末，无臭。

本品在甲醇或冰醋酸中易溶，在乙醇中溶解，在三氯甲烷中略溶，在水中几乎不溶。

熔点　本品的熔点（通则 0612）为 165～168℃。

【鉴别】　（1）在含量测定项下记录的色谱图中，供试品溶液主峰的保留时间应与对照品溶液主峰的保留时间一致。

（2）本品的红外光吸收图谱应与对照品的图谱一致（通则 0402）。

【检查】　**有关物质**　照高效液相色谱法（通则 0512）测定。

供试品溶液（1）　取本品约 25mg，精密称定，置 50ml 量瓶中，加乙腈 10ml 使溶解，用流动相稀释至刻度，摇匀。

供试品溶液（2）　取本品约 125mg，精密称定，置 50ml 量瓶中，加乙腈 10ml 使溶解，用流动相稀释至刻度，摇匀。

对照溶液　精密量取供试品溶液（1）适量，用流动相定量稀释制成每 1ml 中约含 0.5μg 的溶液。

对照品溶液　取杂质Ⅰ对照品适量，精密称定，加流动相溶解并定量稀释制成每 1ml 中约含 0.25μg 的溶液。

系统适用性溶液　取来氟米特、杂质Ⅱ与杂质Ⅲ各适量，加乙腈适量使溶解，用流动相稀释制成每 1ml 中约含来氟米特 0.5mg、杂质Ⅱ 1.5μg 与杂质Ⅲ 0.5μg 的混合溶液。

色谱条件　用十八烷基硅烷键合硅胶为填充剂；以 0.025mol/L 磷酸二氢钾溶液（用磷酸调节 pH 值至 3.0）-乙腈（60∶40）为流动相；检测波长为 210nm；进样体积 20μl。

系统适用性要求　系统适用性溶液色谱图中，来氟米特峰与杂质Ⅲ峰之间的分离度应符合要求。对照品溶液色谱图中，主成分峰高的信噪比应大于 10。

测定法　精密量取供试品溶液（1）、供试品溶液（2）、对照溶液与对照品溶液，分别注入液相色谱仪，记录色谱图至主成分峰保留时间的 2 倍。

限度　供试品溶液（1）色谱图中如有杂质峰，杂质Ⅱ峰面积不得大于对照溶液主峰面积的 3 倍（0.3%），其他单个杂质峰面积不得大于对照溶液主峰面积（0.1%），其他各杂质峰面积的和不得大于对照溶液主峰面积的 2 倍（0.2%）；供试品溶液（2）色谱图中如有与杂质Ⅰ保留时间一致的色谱峰，按外标法以峰面积计算，不得过 0.01%。

残留溶剂　照残留溶剂测定法（通则 0861 第三法）测定。

内标溶液　取正丙醇适量，加 *N*,*N*-二甲基甲酰胺溶解并稀释制成每 1ml 中约含 0.25mg 的溶液。

供试品溶液　取本品约 0.5g，精密称定，精密加内标溶液 5ml 使溶解，摇匀。

对照品溶液　取无水乙醇、二氯甲烷与甲苯各适量，精密称定，加内标溶液溶解并定量稀释制成每 1ml 中约含乙醇 0.5mg、二氯甲烷 60μg 与甲苯 89μg 的混合溶液。

色谱条件　以5%苯基-95%甲基聚硅氧烷（或极性相近）为固定液的毛细管柱为色谱柱；起始温度为40℃，维持10分钟，以每分钟10℃的速率升温至140℃，再以每分钟20℃的速率升温至250℃，维持5分钟；进样口温度240℃；检测器温度270℃；进样体积1μl。

系统适用性要求　对照品溶液色谱图中，各成分峰之间的分离度均应符合要求。

测定法　取供试品溶液与对照品溶液，分别注入气相色谱仪，记录色谱图。

限度　按内标法以峰面积计算，乙醇、二氯甲烷与甲苯的残留量均应符合规定。

干燥失重　取本品，在105℃干燥至恒重，减失重量不得过0.5%（通则0831）。

炽灼残渣　取本品1.0g，依法检查（通则0841），遗留残渣不得过0.1%。

重金属　取炽灼残渣项下遗留的残渣，依法检查（通则0821第二法），含重金属不得过百万分之二十。

【含量测定】　照高效液相色谱法（通则0512）测定。

供试品溶液　见有关物质项下供试品溶液（1）。

对照品溶液　取来氟米特对照品约25mg，精密称定，置50ml量瓶中，加乙腈10ml使溶解，用流动相稀释至刻度，摇匀。

系统适用性溶液与色谱条件　见有关物质项下。

系统适用性要求　系统适用性溶液色谱图中，来氟米特峰与杂质Ⅲ峰之间的分离度应符合要求。

测定法　精密量取供试品溶液与对照品溶液，分别注入液相色谱仪，记录色谱图。按外标法以峰面积计算。

【类别】　解热镇痛、非甾体抗炎药，免疫调节药。

【贮藏】　遮光，密封，阴凉处保存。

【制剂】　来氟米特片

附：

杂质Ⅰ

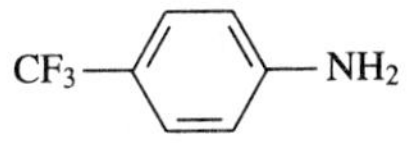

CF_3—C₆H₄—NH_2

$C_7H_6F_3N$　161.12

4-三氟甲基苯胺

杂质Ⅱ

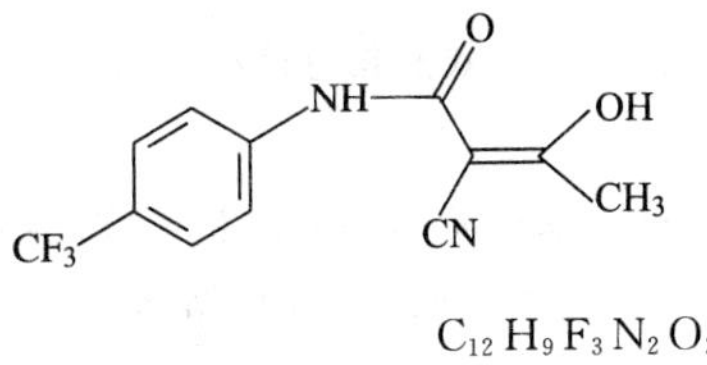

$C_{12}H_9F_3N_2O_2$　270.21

(2*Z*)-2-氰基-3-羟基-*N*-(4-三氟甲基苯基)-2-丁烯酰胺

杂质Ⅲ

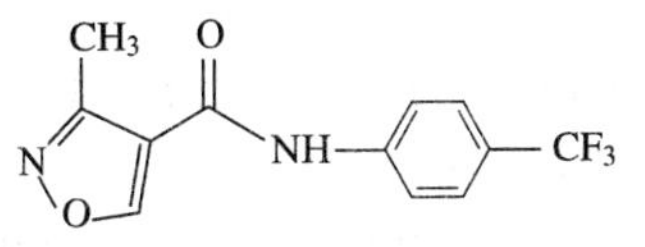

$C_{12}H_9F_3N_2O_2$　270.20

N-(4-三氟甲基苯基)-3-甲基异噁唑-4-甲酰胺

来氟米特片

Laifumite Pian

Leflunomide Tablets

本品含来氟米特（$C_{12}H_9F_3N_2O_2$）应为标示量的90.0%～110.0%。

【性状】　本品为薄膜衣片，除去包衣后显白色。

【鉴别】　（1）取含量均匀度项下的溶液，照紫外-可见分光光度法（通则0401）测定，在261nm的波长处有最大吸收。

（2）在含量测定项下记录的色谱图中，供试品溶液主峰的保留时间应与对照品溶液主峰的保留时间一致。

【检查】　**有关物质**　照高效液相色谱法（通则0512）测定。

供试品溶液　取本品20片，精密称定，研细，精密称取适量（约相当于来氟米特25mg），置50ml量瓶中，加乙腈10ml与流动相20ml，振摇20分钟，使来氟米特溶解，用流动相稀释至刻度，摇匀，滤过，取续滤液。

对照溶液　精密量取供试品溶液1ml，置100ml量瓶中，用流动相稀释至刻度，摇匀。

对照品溶液　取杂质Ⅰ对照品适量，精密称定，加流动相溶解并定量稀释制成每1ml中约含0.5μg的溶液。

灵敏度溶液　精密量取对照品溶液5ml，置10ml量瓶中，用流动相稀释至刻度，摇匀。

系统适用性溶液与色谱条件　见来氟米特有关物质项下。

系统适用性要求　见来氟米特有关物质项下。灵敏度溶液色谱图中，主成分峰高的信噪比应大于10。

测定法　精密量取供试品溶液、对照溶液与对照品溶液，分别注入液相色谱仪，记录色谱图至主成分峰保留时间的2倍。

限度　供试品溶液色谱图中如有杂质峰（相对主峰保留时间0.5之前的溶剂峰和辅料峰除外），杂质Ⅱ峰面积不得大于对照溶液主峰面积的1.5倍（1.5%），其他单个杂质峰面积不得大于对照溶液主峰面积的0.2倍（0.2%）；如有与杂质Ⅰ保留时间一致的色谱峰，按外标法以峰面积计算，不得过来氟米特标示量的0.1%，杂质总量不得过2.0%。

含量均匀度　取本品1片，置50ml量瓶中，加60%乙醇溶液适量，超声10分钟，放冷，用60%乙醇溶液稀释至刻度，摇匀，滤过，精密量取续滤液适量，用60%乙醇溶液稀释制成每1ml中约含来氟米特8μg的溶液，作为供试品溶液。照紫外-可见分光光度法（通则 0401），在 261nm 的波长处测定吸光度；取来氟米特对照品适量，精密称定，加 60%乙醇溶液溶解并稀释制成每 1ml 中约含 8μg 的溶液，同法测定。计算含量，应符合规定（通则 0941）。

溶出度　照溶出度与释放度测定法（通则 0931 第二法）测定。

溶出条件　以 30%乙醇溶液制成的含 0.5%十二烷基硫酸钠溶液 900ml 为溶出介质，转速为每分钟 100 转，依法操作，经 45 分钟时取样。

供试品溶液　取溶出液适量，滤过，精密量取续滤液适量，用溶出介质定量稀释制成每 1ml 约含来氟米特 5μg 的溶液。

对照品溶液　取来氟米特对照品适量，精密称定，加溶出介质溶解并定量稀释制成每 1ml 中约含 5μg 的溶液。

测定法　取供试品溶液与对照品溶液，照紫外-可见分光光度法（通则 0401），在 261nm 的波长处分别测定吸光度，计算每片的溶出量。

限度　标示量的 75%，应符合规定。

其他　应符合片剂项下有关的各项规定（通则 0101）。

【含量测定】　照高效液相色谱法（通则 0512）测定。

供试品溶液　见有关物质项下。

对照品溶液、系统适用性溶液、色谱条件、系统适用性要求与测定法　见来氟米特含量测定项下。

【类别】　同来氟米特。

【规格】　（1）5mg　（2）10mg　（3）20mg

【贮藏】　遮光，密封，干燥处保存。

呋喃妥因

Funantuoyin

Nitrofurantoin

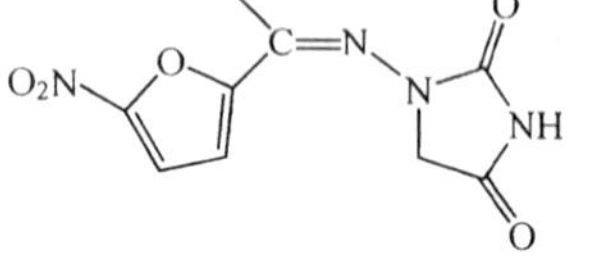

$C_8H_6N_4O_5$　238.16

本品为 1-[(5-硝基呋喃亚甲基)氨基]乙内酰脲。按干燥品计算，含 $C_8H_6N_4O_5$ 应为 98.0%～102.0%。

【性状】　本品为黄色结晶性粉末；无臭；遇光色渐变深。

本品在 *N*,*N*-二甲基甲酰胺中溶解，在丙酮中微溶，在乙醇中极微溶解，在水中几乎不溶。

【鉴别】　（1）取本品约 5mg，加水与氢氧化钠试液各 5ml 溶解后，溶液显深橙红色。

（2）取本品约 5mg，加水 5ml 与氨试液 0.2ml 使溶解，加硝酸银试液 5ml，即生成黄色沉淀（与呋喃西林及呋喃唑酮的区别）。

（3）本品的红外光吸收图谱应与对照的图谱（光谱集 181 图）一致。

【检查】　**酸度**　取本品 0.50g，加水 50ml，振摇 10 分钟，滤过，取滤液，依法测定（通则 0631），pH 值应为 5.5～7.0。

有关物质　照薄层色谱法（通则 0502）试验。避光操作。

供试品溶液　取本品 0.25g，置 10ml 量瓶中，加 *N*,*N*-二甲基甲酰胺 5ml 使溶解，用丙酮稀释至刻度。

对照溶液　精密量取供试品溶液 1ml，置 100ml 量瓶中，用丙酮稀释至刻度。

色谱条件　采用硅胶 GF_{254} 薄层板，以硝基甲烷-甲醇（9∶1）为展开剂。

测定法　吸取供试品溶液与对照溶液各 3μl，分别点于同一薄层板上，展开，晾干，在 105℃干燥 5 分钟，置紫外光灯（254nm）下检视，再喷以盐酸苯肼溶液（取盐酸苯肼 0.75g，加水 50ml 溶解后，用活性炭脱色，滤过，取全部滤液加盐酸 25ml，加水至 200ml），在 105℃加热 10 分钟。

限度　供试品溶液如显杂质斑点，与对照溶液的主斑点比较，不得更深。

呋喃西林　照高效液相色谱法（通则 0512）测定。避光操作。

供试品溶液　取本品约 0.1g，精密称定，置 25ml 量瓶中，精密加 *N*,*N*-二甲基甲酰胺 2ml 使溶解，再精密加水 20ml，摇匀，放置 15 分钟使沉淀形成，滤膜滤过，取续滤液。

对照品溶液　取呋喃西林对照品适量，精密称定，加 *N*,*N*-二甲基甲酰胺溶解并定量稀释制成每 1ml 中含 5μg 的溶液，精密量取 2ml，置 25ml 量瓶中，精密加水 20ml，摇匀。

系统适用性溶液　取供试品溶液与对照品溶液各 1ml，混匀。

色谱条件　用十八烷基硅烷键合硅胶为填充剂；以磷酸盐缓冲液（取磷酸二氢钾 6.8g，加水 500ml 溶解，用 1.0mol/L 的氢氧化钠溶液调节 pH 值至 7.0，用水稀释至 1000ml）-四氢呋喃（90∶10）为流动相；检测波长为 375nm；进样体积 100μl。

系统适用性要求　系统适用性溶液色谱图中，呋喃妥因峰与呋喃西林峰间的分离度应大于 4.0。

测定法　精密量取供试品溶液与对照品溶液，分别注入液相色谱仪，记录色谱图。

限度　供试品溶液色谱图中如有与呋喃西林保留时间一致的色谱峰，按外标法以峰面积计算，不得过 0.01%。

干燥失重　取本品，在 105℃干燥至恒重，减失重量不得过 1.0%（通则 0831）。

炽灼残渣　取本品 1.0g，依法检查（通则 0841），遗留残渣不得过 0.1%。

【含量测定】　照高效液相色谱法（通则 0512）测定。避光操作。

供试品溶液　取本品约 20mg，精密称定，置 100ml 量瓶中，加 *N*,*N*-二甲基甲酰胺 40ml 使溶解，用水稀释至刻度，摇匀。

对照品溶液　取呋喃妥因对照品约 20mg，精密称定，置 100ml 量瓶中，加 *N*,*N*-二甲基甲酰胺 40ml 使溶解，用水稀释至刻度，摇匀。

系统适用性溶液　取乙酰苯胺适量，加水溶解并稀释制成每 1ml 中含 1mg 的溶液；取呋喃妥因对照品适量，加 *N*，*N*-二甲基甲酰胺溶解并稀释制成每 1ml 中含 0.5mg 的溶液。取上述两种溶液各 10ml，混匀。

色谱条件　用十八烷基硅烷键合硅胶为填充剂；以磷酸盐缓冲液（取磷酸二氢钾 6.8g，加水 500ml 溶解，用 1mol/L 的氢氧化钠溶液调节 pH 值至 7.0，用水稀释至 1000ml）-乙腈（88：12）为流动相；检测波长为 254nm；进样体积 10μl。

系统适用性要求　系统适用性溶液色谱图中，呋喃妥因峰与乙酰苯胺峰间的分离度应大于 3.0。

测定法　精密量取供试品溶液与对照品溶液，分别注入液相色谱仪，记录色谱图。按外标法以峰面积计算。

【类别】　抗菌药。

【贮藏】　遮光，密封保存。

【制剂】　呋喃妥因肠溶片

呋喃妥因肠溶片

Funantuoyin Changrongpian

Nitrofurantoin Enteric-coated Tablets

本品含呋喃妥因（$C_8H_6N_4O_5$）应为标示量的 93.0%～107.0%。

【性状】　本品为肠溶片，除去包衣后显黄色。

【鉴别】　（1）取含量测定项下的本品细粉适量（约相当于呋喃妥因 25mg），加水 25ml 与氨试液 1ml，振摇使呋喃妥因溶解，滤过，滤液应显橙黄色；照呋喃妥因项下的鉴别（1）、（2）项试验，显相同的反应。

（2）在含量测定项下记录的色谱图中，供试品溶液主峰的保留时间应与对照品溶液主峰的保留时间一致。

【检查】　**有关物质**　照薄层色谱法（通则 0502）试验。避光操作。

供试品溶液　取含量测定项下的细粉适量（约相当于呋喃妥因 0.25g），置 10ml 量瓶中，加 *N*，*N*-二甲基甲酰胺 5ml 使呋喃妥因溶解，用丙酮稀释至刻度，滤过，取续滤液。

对照溶液　精密量取供试品溶液 1ml，置 100ml 量瓶中，用丙酮稀释至刻度。

色谱条件与测定法　见呋喃妥因有关物质项下。

限度　供试品溶液如显杂质斑点，与对照溶液的主斑点比较，不得更深。

呋喃西林　照高效液相色谱法（通则 0512）测定。避光操作。

供试品溶液　精密称取含量测定项下的细粉适量（约相当于呋喃妥因 0.1g），置 25ml 量瓶中，精密加 *N*，*N*-二甲基甲酰胺 2ml 使呋喃妥因溶解，再精密加水 20ml，摇匀，放置 15 分钟，滤膜滤过，取续滤液。

对照品溶液、系统适用性溶液、色谱条件、系统适用性要求与测定法　见呋喃妥因呋喃西林项下。

限度　供试品溶液色谱图中如有与呋喃西林保留时间一致的色谱峰，按外标法以峰面积计算，不得过标示量的 0.01%。

溶出度　照溶出度与释放度测定法（通则 0931 第二法方法 2）测定。

酸中溶出量　溶出条件　以 0.1mol/L 盐酸溶液 1000ml 为溶出介质，转速为每分钟 75 转，依法操作，经 2 小时时，立即将桨板升出液面。

限度　供试片均不得有裂缝或崩解等现象。

缓冲液中溶出量　溶出条件　取酸中溶出量项下 2 小时后的供试片，随即浸入磷酸盐缓冲液（pH 7.2）1000ml 的溶出介质中，转速不变，继续依法操作，经 2 小时时取样。

测定法　取溶出液适量，滤过，精密量取续滤液 3ml，置 25ml 量瓶中，用溶出介质稀释至刻度，摇匀，照紫外-可见分光光度法（通则 0401），在 375nm 的波长处测定吸光度，按 $C_8H_6N_4O_5$ 的吸收系数（$E_{1cm}^{1\%}$）为 753 计算每片的溶出量。

限度　标示量的 70%，应符合规定。

其他　应符合片剂项下有关的各项规定（通则 0101）。

【含量测定】　照高效液相色谱法（通则 0512）测定。避光操作。

供试品溶液　取本品 20 片，除去包衣，精密称定，研细，精密称取适量（约相当于呋喃妥因 20mg）置 100ml 量瓶中，加 *N*，*N*-二甲基甲酰胺 40ml 振摇使呋喃妥因溶解，用水稀释至刻度，摇匀，滤膜滤过，取续滤液。

对照品溶液、系统适用性溶液、色谱条件、系统适用性要求与测定法　见呋喃妥因含量测定项下。

【类别】　同呋喃妥因。

【规格】　50mg

【贮藏】　遮光，密封保存。

呋 喃 唑 酮

Funanzuotong

Furazolidone

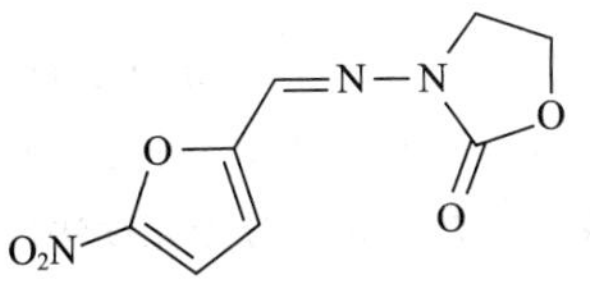

$C_8H_7N_3O_5$　225.16

本品为 3-[[(5-硝基-2-呋喃基)亚甲基]氨基]-2-噁唑烷酮。按干燥品计算，含 $C_8H_7N_3O_5$ 应为 97.0%～103.0%。

【性状】　本品为黄色粉末或结晶性粉末；无臭。

本品在N,N-二甲基甲酰胺中微溶，在水、乙醇或乙醚中几乎不溶。

【鉴别】 (1)取本品约20mg，加乙醇5ml与氢氧化钠溶液(1→10)3ml，即显红色。

(2)取本品约1mg，加N,N-二甲基甲酰胺0.1ml使溶解，加水5ml、亚硝基铁氰化钠试液1ml与氢氧化钠试液1ml，摇匀，放置2分钟，溶液初显橄榄绿色，渐变为墨绿色(与呋喃西林、呋喃妥因的区别)。

(3)取含量测定项下的供试品溶液，照紫外-可见分光光度法(通则0401)测定，在367nm的波长处有最大吸收，在302nm的波长处有最小吸收。

(4)本品的红外光吸收图谱应与对照的图谱(光谱集182图)一致。

【检查】 **酸度** 取本品1.0g，加水100ml，振摇15分钟，滤过，取滤液依法测定(通则0631)，pH值应为5.5～7.0。

乙醇中溶解物 取本品5.0g，置250ml锥形瓶中，加乙醇100ml，加热回流5分钟，放冷至25℃±2℃，用5号垂熔漏斗滤过，滤渣用乙醇50ml洗涤，洗液与滤液合并，置已称定重量的蒸发皿中，蒸去乙醇，残渣在80℃干燥1小时，遗留残渣不得过0.5%。

5-硝基糠醛二乙酸酯 照薄层色谱法(通则0502)试验。避光操作。

供试品溶液 取本品约50mg，精密称定，置10ml量瓶中，加N,N-二甲基甲酰胺5ml，置水浴中微温使溶解，放冷，用丙酮稀释至刻度，摇匀。

对照品溶液 取5-硝基糠醛二乙酸酯对照品适量，加N,N-二甲基甲酰胺-丙酮(1∶1)溶液溶解并定量稀释制成每1ml中含50μg的溶液。

色谱条件 采用硅胶G薄层板，以甲苯-二氧六环(95∶5)为展开剂。

测定法 吸取供试品溶液与对照品溶液各20μl，分别点于同一薄层板上，展开，取出，晾干，在105℃干燥5分钟，喷以盐酸苯肼溶液(取盐酸苯肼0.75g，加乙醇10ml使溶解，用水稀释至50ml，用活性炭脱色，滤过，取全部滤液，加盐酸25ml，加水至200ml)，在105℃加热5分钟。

限度 供试品溶液如显与对照品溶液主斑点相应的杂质斑点，其颜色与对照品溶液主斑点比较，不得更深(1.0%)。

干燥失重 取本品，在105℃干燥至恒重，减失重量不得过0.5%(通则0831)。

炽灼残渣 取本品1.0g，依法检查(通则0841)，遗留残渣不得过0.2%。

重金属 取炽灼残渣项下遗留的残渣，依法检查(通则0821第二法)，含重金属不得过百万分之二十。

【含量测定】 照紫外-可见分光光度法(通则0401)测定。避光操作。

供试品溶液 取本品约20mg，精密称定，置250ml量瓶中，加N,N-二甲基甲酰胺40ml，振摇使溶解，用水稀释至刻度，摇匀，精密量取10ml，置100ml量瓶中，用水稀释至刻度，摇匀。

对照品溶液 取呋喃唑酮对照品约20mg，精密称定，置250ml量瓶中，加N,N-二甲基甲酰胺40ml，振摇使溶解，用水稀释至刻度，摇匀，精密量取10ml，置100ml量瓶中，用水稀释至刻度，摇匀。

测定法 取供试品溶液与对照品溶液，在367nm的波长处分别测定吸光度，计算。

【类别】 抗菌药。

【贮藏】 遮光，密封保存。

【制剂】 呋喃唑酮片

附：

5-硝基糠醛二乙酸酯

O_2N O O CH₃ O O CH₃

$C_9H_9NO_7$ 243.17

呋喃唑酮片

Funanzuotong Pian

Furazolidone Tablets

本品含呋喃唑酮($C_8H_7N_3O_5$)应为标示量的90.0%～110.0%。

【性状】 本品为黄色片或糖衣片，除去包衣后显黄色。

【鉴别】 (1)取本品的细粉适量(约相当于呋喃唑酮30mg)，加乙醇10ml，置水浴中加热5分钟，放冷，滤过，取滤液5ml，加氢氧化钠溶液(1→10)3ml，即显红色。

(2)取上述剩余的滤液1ml，在水浴上蒸去乙醇，残渣照呋喃唑酮项下的鉴别(2)项试验，显相同的反应。

(3)取含量测定项下的供试品溶液，照紫外-可见分光光度法(通则0401)测定，在367nm的波长处有最大吸收，在302nm的波长处有最小吸收。

【检查】 **含量均匀度** 避光操作。取本品1片(10mg规格)，置乳钵中，研细，加N,N-二甲基甲酰胺40ml分次转移至250ml量瓶中，振摇使呋喃唑酮溶解，用水稀释至刻度，摇匀，滤过，精密量取续滤液10ml，置50ml量瓶中，用水稀释至刻度，摇匀，作为供试品溶液。照含量测定方法测定含量，应符合规定(通则0941)。

溶出度 照溶出度与释放度测定法(通则0931第二法)测定。避光操作。

溶出条件 以1.3%十二烷基硫酸钠溶液1000ml为溶

出介质，转速为每分钟 120 转，依法操作，经 60 分钟时取样。

供试品溶液　取溶出液适量，滤过，取续滤液（10mg 规格）或精密量取续滤液适量，用水定量稀释制成每 1ml 中约含呋喃唑酮 10μg 的溶液（30mg 规格和 100mg 规格）。

对照品溶液　取呋喃唑酮对照品约 20mg，精密称定，置 200ml 量瓶中，加 *N*，*N*-二甲基甲酰胺 20ml 溶解，用水稀释至刻度，摇匀，精密量取 5ml，置 50ml 量瓶中，用水稀释至刻度，摇匀。

测定法　取供试品溶液与对照品溶液，照紫外-可见分光光度法（通则 0401），在 367nm 的波长处分别测定吸光度，计算每片的溶出量。

限度　标示量的 70%，应符合规定。

其他　应符合片剂项下有关的各项规定（通则 0101）。

【含量测定】　照紫外-可见分光光度法（通则 0401）测定。避光操作。

供试品溶液　取本品 10 片，精密称定，研细，精密称取适量（约相当于呋喃唑酮 20mg），置 250ml 量瓶中，加 *N*，*N*-二甲基甲酰胺 40ml，振摇使呋喃唑酮溶解，用水稀释至刻度，摇匀，滤过，精密量取续滤液 10ml，置 100ml 量瓶中，用水稀释至刻度，摇匀。

对照品溶液与测定法　见呋喃唑酮含量测定项下。

【类别】　同呋喃唑酮。

【规格】　（1）10mg　（2）30mg　（3）100mg

【贮藏】　遮光，密封保存。

呋 塞 米

Fusaimi

Furosemide

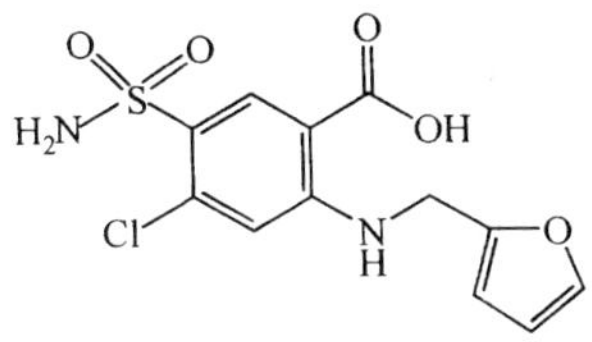

$C_{12}H_{11}ClN_2O_5S$　330.75

本品为 2-[（2-呋喃甲基）氨基]-5-（氨磺酰基）-4-氯苯甲酸。按干燥品计算，含 $C_{12}H_{11}ClN_2O_5S$ 不得少于 99.0%。

【性状】　本品为白色或类白色的结晶性粉末；无臭。

本品在丙酮中溶解，在乙醇中略溶，在水中不溶。

吸收系数　取本品，精密称定，加 0.4% 氢氧化钠溶液溶解并定量稀释制成每 1ml 中约含 10μg 的溶液，照紫外-可见分光光度法（通则 0401），在 271nm 的波长处测定吸光度，吸收系数（$E_{1cm}^{1\%}$）为 565～595。

【鉴别】　（1）取本品约 25mg，加水 5ml，滴加氢氧化钠试液使恰溶解，加硫酸铜试液 1～2 滴，即生成绿色沉淀。

（2）取本品 25mg，置试管中，加乙醇 2.5ml 溶解后，沿管壁滴加对二甲氨基苯甲醛试液 2ml，即显绿色，渐变深红色。

（3）取本品，加 0.4% 氢氧化钠溶液制成每 1ml 中约含 5μg 的溶液，照紫外-可见分光光度法（通则 0401）测定，在 228nm、271nm 与 333nm 的波长处有最大吸收。

（4）本品的红外光吸收图谱应与对照的图谱（光谱集 184 图）一致。

【检查】　**碱性溶液的澄清度与颜色**　取本品 0.50g，加氢氧化钠试液 5ml 溶解后，加水 5ml，溶液应澄清无色；如显浑浊，与 2 号浊度标准液（通则 0902 第一法）比较，不得更浓；如显色，与黄色 3 号标准比色液（通则 0901 第一法）比较，不得更深。

氯化物　取本品 2.0g，加水 100ml，充分振摇后，滤过；取滤液 25ml，依法检查（通则 0801），与标准氯化钠溶液 7.0ml 制成的对照液比较，不得更浓（0.014%）。

硫酸盐　取上述氯化物项下剩余的滤液 25ml，依法检查（通则 0802），与标准硫酸钾溶液 2.0ml 制成的对照液比较，不得更浓（0.04%）。

有关物质　照高效液相色谱法（通则 0512）测定。避光操作。

混合溶剂　取冰醋酸 22ml，加乙腈-水（1：1）至 1000ml，混匀。

供试品溶液　取本品，加混合溶剂溶解并稀释制成每 1ml 中约含 1mg 的溶液。

对照溶液　精密量取供试品溶液适量，用混合溶剂定量稀释制成每 1ml 中含 10μg 的溶液。

色谱条件　用十八烷基硅烷键合硅胶为填充剂；以水-四氢呋喃-冰醋酸（70：30：1）为流动相；检测波长为 272nm；进样体积 20μl。

系统适用性要求　理论板数按呋塞米峰计算不低于 4000。

测定法　精密量取供试品溶液与对照溶液，分别注入液相色谱仪，记录色谱图至主成分峰保留时间的 3 倍。

限度　供试品溶液色谱图中如有杂质峰，单个杂质峰面积不得大于对照溶液主峰面积的 0.2 倍（0.2%），各杂质峰面积的和不得大于对照溶液的主峰面积（1.0%）。

干燥失重　取本品，在 105℃ 干燥至恒重，减失重量不得过 0.5%（通则 0831）。

炽灼残渣　不得过 0.1%（通则 0841）。

重金属　取本品 0.50g，依法检查（通则 0821 第三法），含重金属不得过百万分之二十。

砷盐　取本品 1.0g，加氢氧化钙 1g 混合，加水少量，搅拌均匀，先以小火加热，再炽灼至完全灰化，放冷，加盐酸 5ml 与水 23ml，依法检查（通则 0822 第一法），应符合规定（0.0002%）。

【含量测定】　取本品约 0.5g，精密称定，加乙醇 30ml，微温使溶解，放冷，加甲酚红指示液 4 滴与麝香草酚蓝指示液 1 滴，用氢氧化钠滴定液（0.1mol/L）滴定至溶液显紫红色，并将滴定的结果用空白试验校正。每 1ml 氢氧化钠滴定液（0.1mol/L）相当于 33.07mg 的 $C_{12}H_{11}ClN_2O_5S$。

【类别】 利尿药。

【贮藏】 遮光，密封保存。

【制剂】 (1)呋塞米片 (2)呋塞米注射液 (3)复方呋塞米片

呋塞米片

Fusaimi Pian

Furosemide Tablets

本品含呋塞米($C_{12}H_{11}ClN_2O_5S$)应为标示量的90.0%～110.0%。

【性状】 本品为白色片。

【鉴别】 取本品细粉适量(约相当于呋塞米 80mg)，加乙醇 10ml，振摇使呋塞米溶解，滤过，滤液蒸干，残渣照呋塞米项下的鉴别(1)、(2)、(3)项试验，显相同的结果。

【检查】 **溶出度** 照溶出度与释放度测定法(通则 0931 第二法)测定。

溶出条件 以磷酸盐缓冲液(pH 5.8)1000ml 为溶出介质，转速为每分钟 50 转，依法操作，经 30 分钟时取样。

供试品溶液 取溶出液适量，滤过，精密量取续滤液 5ml，置 10ml 量瓶中，用 0.8%氢氧化钠溶液稀释至刻度，摇匀。

测定法 取供试品溶液，照紫外-可见分光光度法(通则 0401)，在 271nm 的波长处测定吸光度，按 $C_{12}H_{11}ClN_2O_5S$ 的吸收系数($E_{1cm}^{1\%}$)为 580 计算每片的溶出量。

限度 标示量的 65%，应符合规定。

其他 应符合片剂项下有关的各项规定(通则 0101)。

【含量测定】 照紫外-可见分光光度法(通则 0401)测定。

溶剂 0.4%氢氧化钠溶液。

供试品溶液 取本品 20 片，精密称定，研细，精密称取适量(约相当于呋塞米 20mg)，置 100ml 量瓶中，加溶剂约 60ml，振摇 10 分钟使呋塞米溶解，用溶剂稀释至刻度，摇匀，滤过，精密量取续滤液 5ml，置 100ml 量瓶中，用溶剂稀释至刻度，摇匀。

测定法 取供试品溶液，在 271nm 的波长处测定吸光度，按 $C_{12}H_{11}ClN_2O_5S$ 的吸收系数($E_{1cm}^{1\%}$)为 580 计算。

【类别】 同呋塞米。

【规格】 20mg

【贮藏】 遮光，密封，在干燥处保存。

呋塞米注射液

Fusaimi Zhusheye

Furosemide Injection

本品为呋塞米加氢氧化钠与氯化钠制成的灭菌水溶液。含呋塞米($C_{12}H_{11}ClN_2O_5S$)应为标示量的 90.0%～110.0%。

【性状】 本品为无色或几乎无色的澄明液体。

【鉴别】 取本品，照呋塞米项下的鉴别(1)、(2)、(3)项试验，显相同的结果。

【检查】 **pH 值** 应为 8.5～9.5(通则 0631)。

有关物质 照高效液相色谱法(通则 0512)测定。避光操作。

混合溶剂 取冰醋酸 22ml，加乙腈-水(1∶1)至 1000ml，混匀。

供试品溶液 取本品适量，用混合溶剂稀释制成每 1ml 中约含呋塞米 1mg 的溶液。

对照溶液 精密量取供试品溶液适量，用混合溶剂定量稀释制成每 1ml 中含 10μg 的溶液。

色谱条件、系统适用性要求与测定法 见呋塞米有关物质项下。

限度 供试品溶液色谱图中如有杂质峰，单个杂质峰面积不得大于对照溶液主峰面积的 1.5 倍(1.5%)，各杂质峰面积的和不得大于对照溶液主峰面积的 3 倍(3.0%)。

细菌内毒素 取本品，依法检查(通则 1143)，每 1mg 呋塞米中含内毒素的量应小于 1.2EU。

其他 应符合注射剂项下有关的各项规定(通则 0102)。

【含量测定】 照高效液相色谱法(通则 0512)测定。

供试品溶液 精密量取本品适量，用混合溶剂定量稀释制成每 1ml 中约含呋塞米 0.1mg 的溶液。

对照品溶液 取呋塞米对照品适量，精密称定，用混合溶剂溶解并定量稀释制成每 1ml 中约含 0.1mg 的溶液。

混合溶剂、色谱条件与系统适用性要求 见有关物质项下。

测定法 精密量取供试品溶液与对照品溶液，分别注入液相色谱仪，记录色谱图。按外标法以峰面积计算。

【类别】 同呋塞米。

【规格】 2ml∶20mg

【贮藏】 遮光，密闭保存。

吡拉西坦

Bilaxitan

Piracetam

$C_6H_{10}N_2O_2$ 142.16

本品为 2-氧代-1-吡咯烷基乙酰胺。按干燥品计算，含 $C_6H_{10}N_2O_2$ 应为 98.0%～102.0%。

【性状】 本品为白色或类白色的结晶性粉末；无臭。

本品在水中易溶，在乙醇中略溶，在乙醚中几乎不溶。

熔点 本品的熔点(通则 0612)为 151～154℃。

【鉴别】 (1)取本品 0.1g，置点滴板上，加水数滴溶解，加高锰酸钾试液与氢氧化钠试液各 1 滴，搅匀，放置，溶液应显紫色，渐变成蓝色，最后显绿色。

（2）在含量测定项下记录的色谱图中，供试品溶液主峰的保留时间应与对照品溶液主峰的保留时间一致。

（3）本品的红外光吸收图谱应与对照的图谱（光谱集 185 图）一致。

【检查】 溶液的澄清度与颜色 取本品 2.0g，加水 10ml 溶解后，溶液应澄清无色；如显浑浊，与 1 号浊度标准液（通则 0902 第一法）比较，不得更浓。

酸度 取本品 1.0g，加水 20ml 使溶解，依法测定（通则 0631），pH 值应为 5.0～7.0。

有关物质 照高效液相色谱法（通则 0512）测定。

供试品溶液 取本品，加流动相溶解并稀释制成每 1ml 中约含 0.5mg 的溶液。

对照溶液 精密量取供试品溶液适量，用流动相定量稀释制成每 1ml 中约含 5μg 的溶液。

系统适用性溶液 取吡拉西坦适量，加流动相溶解并稀释制成每 1ml 中约含 0.1mg 的溶液。

色谱条件 用十八烷基硅烷键合硅胶为填充剂；以甲醇-水（10：90）为流动相，检测波长为 210nm；进样体积 10μl。

系统适用性要求 系统适用性溶液色谱图中，理论板数按吡拉西坦峰计算不低于 2000。

测定法 精密量取供试品溶液与对照溶液，分别注入液相色谱仪，记录色谱图至主成分峰保留时间的 3 倍。

限度 供试品溶液色谱图中如有杂质峰，各杂质峰面积的和不得大于对照溶液主峰面积的 0.5 倍（0.5%）。

干燥失重 取本品，在 105℃ 干燥至恒重，减失重量不得过 0.5%（通则 0831）。

炽灼残渣 不得过 0.1%（通则 0841）。

重金属 取本品 1.0g，加水 25ml 溶解后，依法检查（通则 0821 第一法），含重金属不得过百万分之二十。

细菌内毒素 取本品，依法检查（通则 1143），每 1mg 吡拉西坦中含内毒素的量应小于 0.012EU。（供注射用）

无菌 取本品，用 pH 7.0 无菌氯化钠-蛋白胨缓冲液溶解并稀释制成每 1ml 中含 25mg 的溶液，经薄膜过滤法处理，用 pH 7.0 无菌氯化钠-蛋白胨缓冲液冲洗（每膜不少于 100ml），以金黄色葡萄球菌为阳性对照菌，依法检查（通则 1101），应符合规定。（供无菌分装用）

【含量测定】 照高效液相色谱法（通则 0512）测定。

供试品溶液 取本品适量，精密称定，加流动相溶解并定量稀释制成每 1ml 中约含 0.1mg 的溶液。

对照品溶液 取吡拉西坦对照品适量，精密称定，加流动相溶解并定量稀释制成每 1ml 中约含 0.1mg 的溶液。

系统适用性溶液、色谱条件与系统适用性要求 见有关物质项下。

测定法 精密量取供试品溶液与对照品溶液，分别注入液相色谱仪，记录色谱图。按外标法以峰面积计算。

【类别】 脑代谢改善药。

【贮藏】 遮光，密封保存。

【制剂】 （1）吡拉西坦口服溶液 （2）吡拉西坦片 （3）吡拉西坦注射液 （4）吡拉西坦胶囊 （5）吡拉西坦氯化钠注射液 （6）注射用吡拉西坦

吡拉西坦口服溶液

Bilaxitan Koufurongye

Piracetam Oral Solution

本品含吡拉西坦（$C_6H_{10}N_2O_2$）应为标示量的 95.0%～105.0%。

【性状】 本品为橙黄色至黄褐色的澄清液体。

【鉴别】 （1）取本品适量（约相当于吡拉西坦 0.5g），加三氯甲烷 10ml，振摇提取，静置使分层，分取三氯甲烷液 2ml，加高锰酸钾试液与氢氧化钠试液各 5 滴，振摇，上层即显绿色。

（2）在含量测定项下记录的色谱图中，供试品溶液主峰的保留时间应与对照品溶液主峰的保留时间一致。

【检查】 相对密度 不得低于 1.10（通则 0601）。

pH 值 应为 4.0～6.5（通则 0631）。

有关物质 照高效液相色谱法（通则 0512）测定。

供试品溶液 取本品，用流动相稀释制成每 1ml 中约含吡拉西坦 0.5mg 的溶液。

对照溶液 精密量取供试品溶液适量，用流动相定量稀释制成每 1ml 中约含吡拉西坦 5μg 的溶液。

系统适用性溶液、色谱条件、系统适用性要求与测定法 见吡拉西坦有关物质项下。

限度 供试品溶液色谱图中如有杂质峰，各杂质峰面积的和不得大于对照溶液主峰面积的 1.5 倍（1.5%）。

其他 应符合口服溶液剂项下有关的各项规定（通则 0123）。

【含量测定】 照高效液相色谱法（通则 0512）测定。

供试品溶液 精密量取本品适量，用流动相定量稀释制成每 1ml 中约含吡拉西坦 0.1mg 的溶液。

对照品溶液、系统适用性溶液、色谱条件、系统适用性要求与测定法 见吡拉西坦含量测定项下。

【类别】 同吡拉西坦。

【规格】 10ml：0.8g

【贮藏】 遮光，密闭保存。

吡拉西坦片

Bilaxitan Pian

Piracetam Tablets

本品含吡拉西坦（$C_6H_{10}N_2O_2$）应为标示量的 95.0%～105.0%。

【性状】 本品为白色或类白色片。

【鉴别】 (1)取本品的细粉适量(约相当于吡拉西坦0.5g),加水10ml,振摇,使吡拉西坦溶解,滤过,取滤液2ml置点滴板上,加高锰酸钾试液与氢氧化钠试液各1滴,搅匀,放置,溶液应显紫色,渐变成蓝色,最后显绿色。

(2)在含量测定项下记录的色谱图中,供试品溶液主峰的保留时间应与对照品溶液主峰的保留时间一致。

【检查】 应符合片剂项下有关的各项规定(通则0101)。

【含量测定】 照高效液相色谱法(通则0512)测定。

供试品溶液 取本品20片,精密称定,研细,精密称取适量(约相当于吡拉西坦0.1g),置100ml量瓶中,加流动相适量,振摇使吡拉西坦溶解,用流动相稀释至刻度,摇匀,滤过,精密量取续滤液5ml,置50ml量瓶中,用流动相稀释至刻度,摇匀。

对照品溶液、系统适用性溶液、色谱条件、系统适用性要求与测定法 见吡拉西坦含量测定项下。

【类别】 同吡拉西坦。

【规格】 0.4g

【贮藏】 遮光,密封保存。

吡拉西坦注射液

Bilaxitan Zhusheye

Piracetam Injection

本品为吡拉西坦的灭菌水溶液。含吡拉西坦($C_6H_{10}N_2O_2$)应为标示量的95.0%～105.0%。

【性状】 本品为无色的澄明液体。

【鉴别】 (1)取本品适量(约相当于吡拉西坦0.1g),置点滴板上,加高锰酸钾试液与氢氧化钠试液各1滴,搅匀,放置,溶液由紫红色渐变成蓝色,最后显绿色。

(2)在含量测定项下记录的色谱图中,供试品溶液主峰的保留时间应与对照品溶液主峰的保留时间一致。

【检查】 **pH值** 应为4.0～7.0(通则0631)。

有关物质 照高效液相色谱法(通则0512)测定。

供试品溶液 取本品适量,用流动相稀释制成每1ml中约含吡拉西坦0.5mg的溶液。

对照溶液 精密量取供试品溶液适量,用流动相定量稀释制成每1ml中约含吡拉西坦5μg的溶液。

系统适用性溶液、色谱条件、系统适用性要求与测定法 见吡拉西坦有关物质项下。

限度 供试品溶液色谱图中如有杂质峰,各杂质峰面积的和不得大于对照溶液的主峰面积(1.0%)。

细菌内毒素 取本品,依法检查(通则1143),每1mg吡拉西坦中含内毒素的量应小于0.04EU。

其他 应符合注射剂项下有关的各项规定(通则0102)。

【含量测定】 照高效液相色谱法(通则0512)测定。

供试品溶液 精密量取本品适量,用流动相定量稀释制成每1ml中约含吡拉西坦0.1mg的溶液。

对照品溶液、系统适用性溶液、色谱条件、系统适用性要求与测定法 见吡拉西坦含量测定项下。

【类别】 同吡拉西坦。

【规格】 (1)5ml∶1g　(2)20ml∶4g　(3)20ml∶8g

【贮藏】 遮光,密闭保存。

吡拉西坦胶囊

Bilaxitan Jiaonang

Piracetam Capsules

本品含吡拉西坦($C_6H_{10}N_2O_2$)应为标示量的95.0%～105.0%。

【性状】 本品内容物为白色或类白色颗粒状粉末或粉末。

【鉴别】 (1)取本品的内容物适量(约相当于吡拉西坦0.5g),加水10ml,振摇,使吡拉西坦溶解,滤过,取滤液2ml置点滴板上,加高锰酸钾试液与氢氧化钠试液各1滴,搅匀,放置,溶液应显紫色,渐变成蓝色,最后显绿色。

(2)在含量测定项下记录的色谱图中,供试品溶液主峰的保留时间应与对照品溶液主峰的保留时间一致。

【检查】 应符合胶囊剂项下有关的各项规定(通则0103)。

【含量测定】 照高效液相色谱法(通则0512)测定。

供试品溶液 取装量差异项下的内容物,混匀,精密称取适量(约相当于吡拉西坦0.1g),置100ml量瓶中,加流动相适量,振摇使吡拉西坦溶解,用流动相稀释至刻度,摇匀,滤过,精密量取续滤液5ml,置50ml量瓶中,用流动相稀释至刻度,摇匀。

对照品溶液、系统适用性溶液、色谱条件、系统适用性要求与测定法 见吡拉西坦含量测定项下。

【类别】 同吡拉西坦。

【规格】 (1)0.2g　(2)0.4g

【贮藏】 遮光,密封保存。

吡拉西坦氯化钠注射液

Bilaxitan Lühuana Zhusheye

Piracetam and Sodium Chloride Injection

本品为吡拉西坦与氯化钠的灭菌水溶液。含吡拉西坦($C_6H_{10}N_2O_2$)和氯化钠(NaCl)均应为标示量的95.0%～105.0%。

【性状】 本品为无色的澄明液体。

【鉴别】 (1)取本品适量(约相当于吡拉西坦0.1g),置点滴板上,加高锰酸钾试液与氢氧化钠试液各1滴,搅匀,放置,溶液由紫红色渐变成蓝色，最后显绿色。

(2)在含量测定项下记录的色谱图中，供试品溶液主峰的保留时间应与对照品溶液主峰的保留时间一致。

(3)本品显钠盐的鉴别反应与氯化物鉴别(1)的反应(通则 0301)。

【检查】 **pH 值**　应为 4.0～7.0(通则 0631)。

有关物质　照高效液相色谱法(通则 0512)测定。

供试品溶液　取本品适量，用流动相稀释制成每 1ml 中约含吡拉西坦 0.5mg 的溶液。

对照溶液　精密量取供试品溶液适量，用流动相定量稀释制成每 1ml 中约含吡拉西坦 5μg 的溶液。

系统适用性溶液、色谱条件、系统适用性要求与测定法　见吡拉西坦有关物质项下。

限度　供试品溶液色谱图中，除氯化钠峰外，如有杂质峰，各杂质峰面积的和不得大于对照溶液主峰面积的 1.5 倍(1.5%)。

重金属　取本品 20ml，加醋酸盐缓冲液(pH 3.5)2ml 和适量的水使成 25ml，依法检查(通则 0821 第一法)，含重金属不得过千万分之十。

细菌内毒素　取本品，依法检查(通则 1143)，每 1ml 中含内毒素的量应小于 0.50EU。

其他　应符合注射剂项下有关的各项规定(通则 0102)。

【含量测定】 **吡拉西坦**　照高效液相色谱法(通则 0512)测定。

供试品溶液　精密量取本品适量，用流动相定量稀释制成每 1ml 中约含吡拉西坦 0.1mg 的溶液。

对照品溶液、系统适用性溶液、色谱条件、系统适用性要求与测定法　见吡拉西坦含量测定项下。

氯化钠　精密量取本品 10ml，加水 30ml，加 2%糊精溶液 5ml、2.5%硼砂溶液 2ml 与荧光黄指示液 5～8 滴，用硝酸银滴定液(0.1mol/L)滴定。每 1ml 硝酸银滴定液(0.1mol/L)相当于 5.844mg 的 NaCl。

【类别】　同吡拉西坦。

【规格】　250ml：吡拉西坦 8g 与氯化钠 2.25g

【贮藏】　遮光，密闭保存。

注射用吡拉西坦

Zhusheyong Bilaxitan

Piracetam for Injection

本品为吡拉西坦的无菌粉末、无菌冻干品或加适量赋形剂制成的无菌冻干品。按平均装量计算，含吡拉西坦($C_6H_{10}N_2O_2$)应为标示量的 95.0%～105.0%。

【性状】　本品为白色或类白色粉末或结晶性粉末，或疏松块状物。

【鉴别】　(1)取本品适量(约相当于吡拉西坦 0.1g)，置点滴板上，加水数滴使溶解，加高锰酸钾试液与氢氧化钠试液各 1 滴，搅匀，静置，溶液由紫红色渐变成蓝色，最后显绿色。

(2)在含量测定项下记录的色谱图中，供试品溶液主峰的保留时间应与对照品溶液主峰的保留时间一致。

【检查】 **酸度**　取本品适量，加水溶解并稀释制成每 1ml 中约含吡拉西坦 50mg 的溶液，依法测定(通则 0631)，pH 值应为 5.0 ～7.0。

溶液的澄清度与颜色　取本品适量，加水溶解并稀释制成每 1ml 中含吡拉西坦 0.2g 的溶液，溶液应澄清无色。

有关物质　照高效液相色谱法(通则 0512)测定。

供试品溶液　取本品，加流动相使吡拉西坦溶解并稀释制成每 1ml 中约含吡拉西坦 0.5mg 的溶液。

对照溶液　精密量取供试品溶液适量，用流动相定量稀释制成每 1ml 中约含吡拉西坦 2.5μg 的溶液。

系统适用性溶液、色谱条件、系统适用性要求与测定法　见吡拉西坦有关物质项下。

限度　供试品溶液色谱图中如有杂质峰，各杂质峰面积的和不得大于对照溶液的主峰面积(0.5%)。

干燥失重　取本品，在 105℃干燥至恒重，减失重量不得过 3.0%(通则 0831)。

重金属　取本品 1.0g，加水 25ml 溶解后，依法检查(通则 0821 第一法)，含重金属不得过百万分之十。

细菌内毒素　取本品，依法检查(通则 1143)，每 1mg 吡拉西坦中含内毒素的量应小于 0.012EU。

其他　应符合注射剂项下有关的各项规定(通则 0102)。

【含量测定】　照高效液相色谱法(通则 0512)测定。

供试品溶液　取装量差异项下的内容物，混合均匀，精密称取适量，加流动相溶解并定量稀释制成每 1ml 中约含吡拉西坦 0.1mg 的溶液。

对照品溶液、系统适用性溶液、色谱条件、系统适用性要求与测定法　见吡拉西坦含量测定项下。

【类别】　同吡拉西坦。

【规格】　(1)1.0g　(2)2.0g　(3)4.0g　(4)6.0g　(5)8.0g

【贮藏】　遮光，密闭保存。

吡罗昔康

Biluoxikang

Piroxicam

OH　O　N　H　N　S　O　O　CH_3

$C_{15}H_{13}N_3O_4S$　331.35

本品为 2-甲基-4-羟基-*N*-(2-吡啶基)-2*H*-1,2-苯并噻嗪-3-甲酰胺-1,1-二氧化物。按干燥品计算，含 $C_{15}H_{13}N_3O_4S$ 不得少于 98.5%。

【性状】 本品为类白色至微黄绿色的结晶性粉末；无臭。

本品在三氯甲烷中易溶，在丙酮中略溶，在乙醇或乙醚中微溶，在水中几乎不溶；在酸中溶解，在碱中略溶。

熔点 本品的熔点(通则 0612)为 198～202℃，熔融时同时分解。

【鉴别】 (1)取本品约 30mg，加三氯甲烷 1ml 溶解后，加三氯化铁试液 1 滴，即显玫瑰红色。

(2)取本品，加 0.01mol/L 盐酸甲醇溶液溶解并稀释制成每 1ml 中含 5μg 的溶液，照紫外-可见分光光度法(通则 0401)测定，在 243nm 与 334nm 的波长处有最大吸收。

(3)本品的红外光吸收图谱应与对照的图谱(光谱集 188 图)一致。

【检查】 **有关物质** 照高效液相色谱法(通则 0512)测定。

供试品溶液　取本品，加乙腈溶解并稀释制成每 1ml 中约含 1.5mg 的溶液。

对照溶液　精密量取供试品溶液适量，用乙腈定量稀释制成每 1ml 中约含 7.5μg 的溶液。

色谱条件　用十八烷基硅烷键合硅胶为填充剂；以乙腈-0.05mol/L 磷酸二氢钾溶液(用磷酸调节 pH 值至 3.0)(35∶65)为流动相；检测波长为 230nm；进样体积 20μl。

系统适用性要求　理论板数按吡罗昔康峰计算不低于 5000，吡罗昔康峰与相邻杂质峰之间的分离度应符合要求。

测定法　精密量取供试品溶液与对照溶液，分别注入液相色谱仪，记录色谱图至主峰保留时间的 5 倍。

限度　供试品溶液色谱图中如有杂质峰，单个杂质峰面积不得大于对照溶液主峰面积(0.5%)，各杂质峰面积的和不得大于对照溶液主峰面积的 2 倍(1.0%)，小于对照溶液主峰面积 0.1 倍的色谱峰忽略不计。

氯化物 取无水碳酸钠 2g，铺于坩埚底部及四周，取本品 1.0g，置无水碳酸钠上，用少量水湿润，干燥后，先用小火灼烧使完全灰化，放冷，加水适量使溶解，滤过，坩埚及滤器用水洗净，合并滤液和洗液，加水使成 20ml，摇匀，取滤液 1ml，滴加硝酸使成中性，再加硝酸 1 滴，摇匀，置 75～85℃水浴中，除尽硫化氢，放冷，滴加 1%碳酸钠溶液，使呈中性，加水使成 25ml，依法检查(通则 0801)，与标准氯化钠溶液 5.0ml 制成的对照液比较，不得更浓(0.1%)。

干燥失重 取本品，在 105℃干燥至恒重，减失重量不得过 0.5%(通则 0831)。

炽灼残渣 取本品 1.0g，依法检查(通则 0841)，遗留残渣不得过 0.1%。

重金属 取炽灼残渣项下遗留的残渣，依法检查(通则 0821 第二法)，含重金属不得过百万分之十。

砷盐 取上述氯化物检查项下剩余的溶液 10ml，加盐酸 5ml 与水 13ml，依法检查(通则 0822 第一法)，应符合规定(0.0004%)。

【含量测定】 取本品约 0.2g，精密称定，加冰醋酸 20ml 使溶解，加结晶紫指示液 1 滴，用高氯酸滴定液(0.1mol/L)滴定至溶液显蓝绿色，并将滴定的结果用空白试验校正。每 1ml 高氯酸滴定液(0.1mol/L)相当于 33.14mg 的 $C_{15}H_{13}N_3O_4S$。

【类别】 解热镇痛、非甾体抗炎药。

【贮藏】 遮光，密封保存。

【制剂】 (1)吡罗昔康片　(2)吡罗昔康肠溶片　(3)吡罗昔康软膏　(4)吡罗昔康注射液　(5)吡罗昔康胶囊　(6)吡罗昔康凝胶

吡罗昔康片

Biluoxikang Pian

Piroxicam Tablets

本品含吡罗昔康($C_{15}H_{13}N_3O_4S$)应为标示量的 90.0%～110.0%。

【性状】 本品为类白色至微黄绿色片、薄膜衣片或糖衣片，除去包衣后显类白色至微黄绿色。

【鉴别】 (1)取本品(糖衣片应除去包衣)的细粉适量(约相当于吡罗昔康 40mg)，加三氯甲烷 10ml 振摇使吡罗昔康溶解，滤过，取滤液照吡罗昔康项下鉴别(1)项试验，显相同的反应。

(2)取本品含量测定项下的溶液，照紫外-可见分光光度法(通则 0401)测定，在 243nm 与 334nm 的波长处有最大吸收。

【检查】 **含量均匀度** 取本品 1 片(糖衣片除去包衣)，置 100ml 量瓶中，加 0.1mol/L 盐酸甲醇溶液适量，超声 20 分钟使吡罗昔康溶解，用 0.1mol/L 盐酸甲醇溶液稀释至刻度，摇匀，滤过，精密量取续滤液适量，用 0.1mol/L 盐酸甲醇溶液定量稀释制成每 1ml 中含吡罗昔康 5μg 的溶液，照紫外-可见分光光度法(通则 0401)，在 334nm 波长处测定吸光度，按 $C_{15}H_{13}N_3O_4S$ 的吸收系数($E_{1cm}^{1\%}$)为 856 计算含量，应符合规定(通则 0941)。

溶出度 照溶出度与释放度测定法(通则 0931 第二法)测定。

溶出条件　以盐酸溶液(9→1000)900ml 为溶出介质，转速为每分钟 75 转，依法操作，经 40 分钟时取样。

供试品溶液　取溶出液适量，滤过，精密量取续滤液 3ml，置 5ml 量瓶(10mg 规格)或 10ml 量瓶(20mg 规格)中，用溶出介质稀释至刻度，摇匀。

对照品溶液　取吡罗昔康对照品约 12mg，精密称定，置 200ml 量瓶中，加 1mol/L 盐酸溶液溶解并稀释至刻度，摇匀，精密量取 5ml，置 50ml 量瓶中，用水稀释至刻度，摇匀。

测定法　取供试品溶液与对照品溶液，照紫外-可见分光光度法（通则 0401），在 334nm 的波长处分别测定吸光度，计算每片的溶出量。

限度　标示量的 75%，应符合规定。

其他　应符合片剂项下有关的各项规定（通则 0101）。

【含量测定】　照紫外-可见分光光度法（通则 0401）测定。

供试品溶液　取本品 20 片（糖衣片除去包衣），精密称定，研细，精密称取适量（约相当于吡罗昔康 10mg），置 100ml 量瓶中，加 0.1mol/L 盐酸甲醇溶液使吡罗昔康溶解并稀释至刻度，摇匀，滤过，精密量取续滤液 5ml，置 100ml 量瓶中，用 0.1mol/L 盐酸甲醇溶液稀释至刻度，摇匀。

测定法　取供试品溶液，在 334nm 的波长处测定吸光度，按 $C_{15}H_{13}N_3O_4S$ 的吸收系数（$E_{1cm}^{1\%}$）为 856 计算。

【类别】　同吡罗昔康。

【规格】　(1)10mg　(2)20mg

【贮藏】　遮光，密封保存。

吡罗昔康肠溶片

Biluoxikang Changrongpian

Piroxicam Enteric-coated Tablets

本品含吡罗昔康（$C_{15}H_{13}N_3O_4S$）应为标示量的 90.0%～110.0%。

【性状】　本品为肠溶衣片，除去包衣后显类白色至微黄绿色。

【鉴别】　(1)取本品，除去包衣，研细，取适量（约相当于吡罗昔康 40mg），加三氯甲烷 10ml 振摇使吡罗昔康溶解，滤过，取滤液加三氯化铁试液，即显玫瑰红色。

(2)取含量测定项下的溶液，照紫外-可见分光光度法（通则 0401）测定，在 243nm 与 334nm 的波长处有最大吸收。

【检查】　**含量均匀度**　取本品 1 片，除去包衣，置 100ml 量瓶中，加 0.1mol/L 盐酸甲醇溶液适量，超声使吡罗昔康溶解，用 0.1mol/L 盐酸甲醇溶液稀释至刻度，摇匀，滤过，精密量取续滤液适量，用 0.1mol/L 盐酸甲醇溶液定量稀释制成每 1ml 中约含吡罗昔康 5μg 的溶液，作为供试品溶液。照含量测定项下的方法测定含量，应符合规定（通则 0941）。

溶出度　照溶出度与释放度测定法（通则 0931 第一法方法 2）测定。

酸中溶出量　溶出条件　以盐酸溶液（9→1000）1000ml 为溶出介质，转速为每分钟 100 转，依法操作，经 2 小时时，立即将转篮升出液面。

限度　供试片均不得有裂缝或崩解等现象。

缓冲液中溶出量　溶出条件　取酸中溶出量项下 2 小时后的转篮，随即浸入预热至 37℃±0.5℃ 的磷酸盐缓冲液（pH 6.8）1000ml 的溶出介质中，转速不变，继续依法操作，经 1 小时时取样。

供试品溶液　取溶出液适量，滤过，精密量取续滤液 5ml，置 10ml 量瓶中，用溶出介质稀释至刻度，摇匀（规格为 10mg 直接取续滤液）。

对照品溶液　取吡罗昔康对照品约 10mg，精密称定，置 100ml 量瓶中，加溶出介质微温超声使溶解并稀释至刻度，摇匀，精密量取 5ml，置 50ml 量瓶中，用溶出介质稀释至刻度，摇匀。

测定法　取供试品溶液与对照品溶液，照紫外-可见分光光度法（通则 0401），在 353nm 的波长处分别测定吸光度，计算每片的溶出量。

限度　标示量的 70%，应符合规定。

其他　应符合片剂项下有关的各项规定（通则 0101）。

【含量测定】　照紫外-可见分光光度法（通则 0401）测定。

供试品溶液　取本品 20 片，除去包衣，精密称定，研细，精密称取适量（约相当于吡罗昔康 10mg），置 100ml 量瓶中，加 0.1mol/L 盐酸甲醇溶液使吡罗昔康溶解并稀释至刻度，摇匀，滤过，精密量取续滤液 5ml，置 100ml 量瓶中，用 0.1mol/L 盐酸甲醇溶液稀释至刻度，摇匀。

测定法　取供试品溶液，在 334nm 的波长处测定吸光度，按 $C_{15}H_{13}N_3O_4S$ 的吸收系数（$E_{1cm}^{1\%}$）为 856 计算。

【类别】　同吡罗昔康。

【规格】　(1)10mg　(2)20mg

【贮藏】　遮光，密封保存。

吡罗昔康软膏

Biluoxikang Ruangao

Piroxicam Ointment

本品含吡罗昔康（$C_{15}H_{13}N_3O_4S$）应为标示量的 90.0%～110.0%。

【性状】　本品为淡黄色软膏。

【鉴别】　(1)取本品适量（约相当于吡罗昔康 40mg），加三氯甲烷 10ml，在 70℃ 水浴上加热使融化，置冰浴中冷却后，滤过，滤液加三氯化铁试液 1 滴，即显玫瑰红色。

(2)取含量测定项下的溶液，照紫外-可见分光光度法（通则 0401）测定，在 243nm 与 334nm 的波长处有最大吸收。

【检查】　应符合软膏剂项下有关的各项规定（通则 0109）。

【含量测定】　照紫外-可见分光光度法（通则 0401）测定。

供试品溶液　取本品适量（约相当于吡罗昔康 10mg），精密称定，置 100ml 烧杯中，加 0.1mol/L 盐酸甲醇溶液 30ml，在 70℃水浴上搅拌，提取 10 分钟，置冰浴中冷却，使基质凝固，滤过，滤液置 100ml 量瓶中，残渣再依法处理 2 次，合并提取液，用 0.1mol/L 盐酸甲醇溶液稀释至刻度，摇匀，精密量取 5ml，置 100ml 量瓶中，用 0.1mol/L 盐酸甲醇溶液稀释至刻度，摇匀。

测定法　取供试品溶液，在 334nm 的波长处测定吸光度，按 $C_{15}H_{13}N_3O_4S$ 的吸收系数（$E_{1cm}^{1\%}$）为 856 计算。

【类别】　同吡罗昔康。

【规格】　(1)10g∶0.1g　(2)20g∶0.2g

【贮藏】　密闭，在阴凉处保存。

吡罗昔康注射液

Biluoxikang Zhusheye

Piroxicam Injection

本品为吡罗昔康加适宜助溶剂制成的灭菌水溶液。含吡罗昔康（$C_{15}H_{13}N_3O_4S$）应为标示量的 93.0%～107.0%。

【性状】　本品为淡黄绿色的澄明液体。

【鉴别】　(1)取本品适量，加 1mol/L 盐酸溶液使呈酸性，用三氯甲烷振摇提取，取三氯甲烷液，加三氯化铁试液 1 滴，渐显玫瑰红色。

(2)取(1)项下三氯甲烷液数滴，加溴试液至有持久的黄色，再加磺基水杨酸饱和溶液至黄色消失，加 5%碘化钾溶液适量与淀粉指示液数滴，即显蓝色。

(3)在含量测定项下记录的色谱图中，供试品溶液主峰的保留时间应与对照品溶液主峰的保留时间一致。

【检查】　**pH 值**　应为 8.5～9.5（通则 0631）。

有关物质　照高效液相色谱法（通则 0512）测定。

供试品溶液　取本品适量，用乙腈稀释制成每 1ml 中约含吡罗昔康 1.5mg 的溶液。

对照溶液　精密量取供试品溶液适量，用乙腈定量稀释制成每 1ml 中约含吡罗昔康 7.5μg 的溶液。

色谱条件、系统适用性要求与测定法　见吡罗昔康有关物质项下。

限度　供试品溶液色谱图中如有杂质峰，单个杂质峰面积不得大于对照溶液主峰面积（0.5%），各杂质峰面积的和不得大于对照溶液主峰面积的 2 倍（1.0%），小于对照溶液主峰面积 0.1 倍的色谱峰忽略不计。

其他　应符合注射剂项下有关的各项规定（通则 0102）。

【含量测定】　照高效液相色谱法（通则 0512）测定。

供试品溶液　精密量取本品适量，用流动相定量稀释制成每 1ml 中约含吡罗昔康 40μg 的溶液。

对照品溶液　取吡罗昔康对照品适量，精密称定，加流动相溶解并定量稀释制成每 1ml 中约含 40μg 的溶液。

色谱条件　见有关物质项下。检测波长为 246nm。

系统适用性要求　理论板数按吡罗昔康峰计算应不低于 5000。

测定法　精密量取供试品溶液与对照品溶液，分别注入液相色谱仪，记录色谱图。按外标法以峰面积计算。

【类别】　同吡罗昔康。

【规格】　2ml∶20mg

【贮藏】　遮光，密闭保存。

吡罗昔康胶囊

Biluoxikang Jiaonang

Piroxicam Capsules

本品含吡罗昔康（$C_{15}H_{13}N_3O_4S$）应为标示量的 90.0%～110.0%。

【鉴别】　取本品的内容物适量，照吡罗昔康片项下的鉴别(1)、(2)项试验，显相同的结果。

【检查】　**溶出度**　照溶出度与释放度测定法（通则 0931 第一法）测定。

溶出条件　以盐酸溶液（9→1000）900ml 为溶出介质，转速为每分钟 100 转，依法操作，经 30 分钟时取样。

供试品溶液　取溶出液适量，滤过，精密量取续滤液 5ml，置 10ml 量瓶（10mg 规格）或 20ml 量瓶（20mg 规格）中，用溶出介质稀释至刻度，摇匀。

对照品溶液　取吡罗昔康对照品约 10mg，精密称定，置 100ml 量瓶中，加 1mol/L 盐酸溶液溶解并稀释至刻度，摇匀，精密量取 5ml，置 100ml 量瓶中，加水 50ml，用溶出介质稀释至刻度，摇匀。

测定法　取供试品溶液与对照品溶液，照紫外-可见分光光度法（通则 0401），在 334nm 的波长处分别测定吸光度，计算每粒的溶出量。

限度　标示量的 80%，应符合规定。

其他　应符合胶囊剂项下有关的各项规定（通则 0103）。

【含量测定】　照紫外-可见分光光度法（通则 0401）测定。

供试品溶液　取装量差异项下的内容物，混匀，精密称取适量（约相当于吡罗昔康 10mg），置 100ml 量瓶中，加 0.1mol/L 盐酸甲醇溶液使吡罗昔康溶解并稀释至刻度，摇匀，滤过，精密量取续滤液 5ml，置 100ml 量瓶中，用 0.1mol/L 盐酸甲醇溶液稀释至刻度，摇匀。

测定法　取供试品溶液，在 334nm 的波长处测定吸光度，按 $C_{15}H_{13}N_3O_4S$ 的吸收系数（$E_{1cm}^{1\%}$）为 856 计算。

【类别】【贮藏】　同吡罗昔康。

【规格】　(1)10mg　(2)20mg

吡罗昔康凝胶

Biluoxikang Ningjiao

Piroxicam Gel

本品含吡罗昔康($C_{15}H_{13}N_3O_4S$)应为标示量的 90.0%～110.0%。

【性状】 本品为黄绿色凝胶。

【鉴别】 (1)取本品少许,加三氯化铁试液 1 滴,搅匀呈玫瑰红色。

(2)取含量测定项下的供试品溶液,照紫外-可见分光光度法(通则 0401)测定,在 252nm、286nm 与 353nm 的波长处有最大吸收。

【检查】 **酸碱度** 取本品适量,加水制成 1%的乳浊液,依法测定(通则 0631),pH 值应为 7.0～8.5。

其他 应符合凝胶剂项下有关的各项规定(通则 0114)。

【含量测定】 照紫外-可见分光光度法(通则 0401)测定。

溶剂 硼酸氯化钾缓冲液(pH 9.0)。

供试品溶液 取本品约 2g,迅速精密称定,置烧杯中,加溶剂适量,充分搅拌使凝胶分散,再加溶剂搅拌使吡罗昔康溶解,溶液转移至 100ml 量瓶中,用溶剂洗涤容器,洗液并入量瓶中,用溶剂稀释至刻度,摇匀,滤过,精密量取续滤液 5ml,置 50ml 量瓶中,用溶剂稀释至刻度,摇匀。

对照品溶液 取吡罗昔康对照品适量,精密称定,加溶剂溶解并定量稀释制成每 1ml 中约含 10μg 的溶液。

测定法 取供试品溶液与对照品溶液(必要时滤膜滤过),在 353nm 的波长处分别测定吸光度,计算。

【类别】 同吡罗昔康。

【规格】 (1)10g∶50mg　(2)12g∶60mg　(3)20g∶100mg　(4)25g∶125mg

【贮藏】 遮光、密封,在阴凉处保存。

吡　哌　酸

Bipaisuan

Pipemidic Acid

$C_{14}H_{17}N_5O_3 \cdot 3H_2O$　357.36

本品为 8-乙基-5-氧代-5,8-二氢-2-(1-哌嗪基)吡啶并[2,3-*d*]嘧啶-6-羧酸三水合物。按无水物计算,含 $C_{14}H_{17}N_5O_3$ 不得少于 98.5%。

【性状】 本品为微黄色至黄色的结晶性粉末;无臭。

本品在甲醇中微溶,在水中极微溶解,在乙醇或乙醚中不溶;在冰醋酸或氢氧化钠试液中易溶。

【鉴别】 (1)取本品与吡哌酸对照品各适量,分别加流动相溶解并稀释制成每 1ml 中约含 0.1mg 的溶液,作为供试品溶液与对照品溶液。照有关物质项下的色谱条件测定,供试品溶液主峰的保留时间应与对照品溶液主峰的保留时间一致。

(2)取本品,加 0.01mol/L 的盐酸溶液溶解并稀释制成每 1ml 中约含 3μg 的溶液,照紫外-可见分光光度法(通则 0401)测定,在 275nm 的波长处有最大吸收。

(3)本品的红外光吸收图谱应与对照的图谱(光谱集 189 图)一致。

【检查】 **碱性溶液的澄清度** 取本品 0.50g,加氢氧化钠试液 10ml 溶解后,溶液应澄清(通则 0902)。

有关物质 照高效液相色谱法(通则 0512)测定。

供试品溶液　取本品适量,加流动相溶解并稀释制成每 1ml 中约含 0.3mg 的溶液。

对照溶液　精密量取供试品溶液适量,用流动相定量稀释制成每 1ml 中含 0.6μg 的溶液。

系统适用性溶液　取吡哌酸适量,加流动相溶解并稀释制成每 1ml 中约含 0.3mg 的溶液,置敞口玻璃容器中,在紫外光下 5cm 处照射 3 小时(30W)或 6 小时(15W),得吡哌酸与其降解杂质的混合溶液(其中与主峰相对保留时间 0.8 和 1.2 处杂质的量不少于 0.2%)。

灵敏度溶液　精密量取对照溶液适量,用流动相定量稀释制成每 1ml 中含 0.06μg 的溶液。

色谱条件　用十八烷基硅烷键合硅胶为填充剂;以枸橼酸癸烷磺酸钠溶液(取枸橼酸 5.7g、癸烷磺酸钠 1.7g,加水溶解并稀释至 1000ml)-乙腈-甲醇(60∶20∶20)为流动相;检测波长为 275nm;进样体积 20μl。

系统适用性要求　系统适用性溶液色谱图中,吡哌酸峰的保留时间约为 18 分钟,吡哌酸峰与其相对保留时间 0.8 和 1.2 处杂质峰间的分离度应分别大于 4.5 和 3.5。灵敏度溶液色谱图中,主成分峰峰高的信噪比应大于 10。

测定法　精密量取供试品溶液与对照溶液,分别注入液相色谱仪,记录色谱图至主成分峰保留时间的 2 倍。

限度　供试品溶液色谱图中如有杂质峰,单个杂质的峰面积不得大于对照溶液的主峰面积(0.2%);各杂质峰面积的和不得大于对照溶液主峰面积的 5 倍(1.0%),小于对照溶液主峰面积 0.25 倍的峰忽略不计。

干燥失重 取本品,在 105℃干燥至恒重,减失重量应为 15.0%～16.0%(通则 0831)。

炽灼残渣 取本品 1.0g,置铂坩埚中,依法检查(通则 0841),遗留残渣不得过 0.2%。

重金属 取本品 1.0g,置铂金坩埚中,缓缓炽灼至完全炭化,放冷,加硫酸 0.5～1.0ml,使恰湿润,低温加热至硫酸除尽后,加硝酸 0.5ml,蒸干,至氧化氮蒸气除尽后,放冷,在 500～600℃炽灼使完全炭化,依法检查(通则 0821 第二法),含重金属不得过百万分之二十。

【含量测定】 取本品约 0.2g,精密称定,加冰醋酸 20ml 溶解后,加结晶紫指示液 1 滴,用高氯酸滴定液(0.1mol/L)滴定至溶液显纯蓝色,并将滴定的结果用空白试验校正。每 1ml 高氯酸滴定液(0.1mol/L)相当于 30.33mg 的 $C_{14}H_{17}N_5O_3$。

【类别】 喹诺酮类抗菌药。

【贮藏】 密封保存。

【制剂】 (1)吡哌酸片 (2)吡哌酸胶囊

吡 哌 酸 片

Bipaisuan Pian

Pipemidic Acid Tablets

本品含吡哌酸($C_{14}H_{17}N_5O_3 \cdot 3H_2O$)应为标示量的 95.0%～105.0%。

【性状】 本品为淡黄色片或薄膜衣片,除去包衣后显淡黄色。

【鉴别】 (1)取本品细粉适量,加流动相溶解并稀释制成每 1ml 中约含吡哌酸 0.1mg 的溶液,滤过,取续滤液作为供试品溶液,照吡哌酸项下的鉴别(1)试验,显相同的结果。

(2)取本品细粉适量,加 0.01mol/L 盐酸溶液溶解并稀释制成每 1ml 中约含吡哌酸 3μg 的溶液,滤过,取续滤液,照吡哌酸项下的鉴别(2)试验,显相同的结果。

【检查】 **有关物质** 照高效液相色谱法(通则 0512)测定。

供试品溶液 取本品细粉适量,加流动相溶解并稀释制成每 1ml 中约含吡哌酸 0.3mg 的溶液,滤过,取续滤液。

对照溶液 精密量取供试品溶液适量,用流动相定量稀释制成每 1ml 中约含吡哌酸 0.6μg 的溶液。

灵敏度溶液 精密量取对照溶液适量,用流动相定量稀释制成每 1ml 中约含吡哌酸 0.06μg 的溶液。

系统适用性溶液、色谱条件、系统适用性要求、测定法与限度 见吡哌酸有关物质项下。

溶出度 照溶出度与释放度测定法(通则 0931 第一法)测定。

溶出条件 以 0.01mol/L 盐酸溶液 900ml 为溶出介质,转速为每分钟 75 转,依法操作,经 30 分钟时取样。

供试品溶液 取溶出液适量,滤过,精密量取续滤液适量,用溶出介质定量稀释制成每 1ml 中约含吡哌酸 3μg 的溶液。

对照品溶液 取吡哌酸对照品适量,精密称定,加溶出介质溶解并定量稀释制成每 1ml 中约含吡哌酸(按 $C_{14}H_{17}N_5O_3 \cdot 3H_2O$ 计)3μg 的溶液。

测定法 取供试品溶液与对照品溶液,照紫外-可见分光光度法(通则 0401),在 275nm 的波长处分别测定吸光度,计算每片的溶出量。

限度 标示量的 75%,应符合规定。

其他 应符合片剂项下有关的各项规定(通则 0101)。

【含量测定】 照紫外-可见分光光度法(通则 0401)测定。

溶剂 0.01mol/L 盐酸溶液。

供试品溶液 取本品 10 片,精密称定,研细,精密称取适量(约相当于吡哌酸 0.2g),置 500ml 量瓶中,加溶剂适量,超声使吡哌酸溶解并稀释至刻度,摇匀,滤过,精密量取续滤液 2ml,置 250ml 量瓶中,用溶剂稀释至刻度,摇匀。

对照品溶液 取吡哌酸对照品适量,精密称定,加溶剂溶解并定量稀释制成每 1ml 中约含吡哌酸(按 $C_{14}H_{17}N_5O_3 \cdot 3H_2O$ 计)3μg 的溶液。

测定法 取供试品溶液与对照品溶液,在 275nm 的波长处分别测定吸光度,计算出供试品中吡哌酸的含量。

【类别】 同吡哌酸。

【规格】 按 $C_{14}H_{17}N_5O_3 \cdot 3H_2O$ 计 (1)0.25g (2)0.5g

【贮藏】 密封保存。

吡 哌 酸 胶 囊

Bipaisuan Jiaonang

Pipemidic Acid Capsules

本品含吡哌酸($C_{14}H_{17}N_5O_3 \cdot 3H_2O$)应为标示量的 95.0%～105.0%。

【鉴别】 (1)取本品内容物适量,加流动相溶解并稀释制成每 1ml 中约含吡哌酸 0.1mg 的溶液,滤过,取续滤液作为供试品溶液,照吡哌酸项下的鉴别(1)试验,显相同的结果。

(2)取本品内容物适量,加 0.01mol/L 盐酸溶液溶解并稀释制成每 1ml 中约含吡哌酸 3μg 的溶液,滤过,取续滤液,照吡哌酸项下的鉴别(2)试验,显相同的结果。

【检查】 **有关物质** 照高效液相色谱法(通则 0512)测定。

供试品溶液 取本品内容物适量,加流动相溶解并稀释制成每 1ml 中约含吡哌酸 0.3mg 的溶液,滤过,取续滤液。

对照溶液 精密量取供试品溶液适量,用流动相定量稀释制成每 1ml 中约含吡哌酸 0.6μg 的溶液。

灵敏度溶液 精密量取对照溶液适量,用流动相定量稀释制成每 1ml 中约含吡哌酸 0.06μg 的溶液。

系统适用性溶液、色谱条件、系统适用性要求、测定法与限度　见吡哌酸有关物质项下。

溶出度　照溶出度与释放度测定法（通则 0931 第一法）测定。

溶出条件　以 0.01mol/L 盐酸溶液 900ml 为溶出介质，转速为每分钟 75 转，依法操作，经 30 分钟时取样。

供试品溶液　取溶出液适量，滤过，精密量取续滤液适量，用溶出介质定量稀释制成每 1ml 中约含吡哌酸 3μg 的溶液。

对照品溶液　取吡哌酸对照品适量，精密称定，加溶出介质溶解并定量稀释制成每 1ml 中约含吡哌酸（按 $C_{14}H_{17}N_5O_3 \cdot 3H_2O$ 计）3μg 的溶液。

测定法　取供试品溶液与对照品溶液，照紫外-可见分光光度法（通则 0401），在 275nm 的波长处分别测定吸光度，计算每粒的溶出量。

限度　标示量的 75%，应符合规定。

其他　应符合胶囊剂项下有关的各项规定（通则 0103）。

【含量测定】　照紫外-可见分光光度法（通则 0401）测定。

溶剂　0.01mol/L 盐酸溶液。

供试品溶液　取装量差异项下的内容物，混匀，精密称取适量（约相当于吡哌酸 0.2g），置 500ml 量瓶中，加溶剂适量，超声使吡哌酸溶解并用溶剂稀释至刻度，摇匀，滤过，精密量取续滤液 2ml，置 250ml 量瓶中，用溶剂稀释至刻度，摇匀。

对照品溶液　取吡哌酸对照品适量，精密称定，加溶剂溶解并定量稀释制成每 1ml 中约含吡哌酸（按 $C_{14}H_{17}N_5O_3 \cdot 3H_2O$ 计）3μg 的溶液。

测定法　取供试品溶液与对照品溶液，在 275nm 的波长处分别测定吸光度，计算出供试品中吡哌酸的含量。

【类别】　同吡哌酸。

【规格】　0.25g（按 $C_{14}H_{17}N_5O_3 \cdot 3H_2O$ 计）

【贮藏】　密封保存。

吡　喹　酮

Bikuitong

Praziquantel

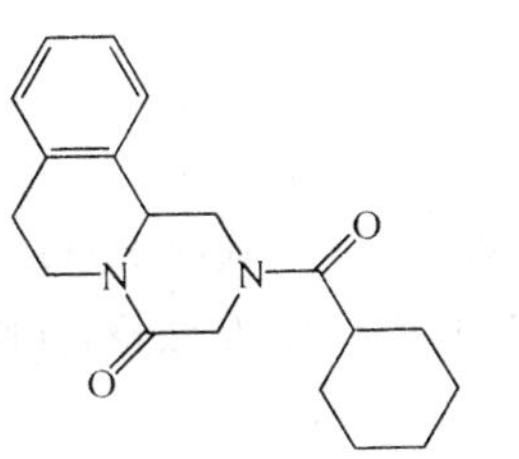

$C_{19}H_{24}N_2O_2$　312.41

本品为 2-（环己基羰基）-1,2,3,6,7,11*b*-六氢-4*H*-吡嗪并[2,1-*a*]异喹啉-4-酮。按干燥品计算，含 $C_{19}H_{24}N_2O_2$ 应为 98.0%～102.0%。

【性状】　本品为白色或类白色结晶性粉末。

本品在三氯甲烷中易溶，在乙醇中溶解，在乙醚或水中不溶。

熔点　本品的熔点（通则 0612）为 136～141℃。

【鉴别】　（1）取本品，加乙醇制成每 1ml 中含 0.5mg 的溶液，照紫外-可见分光光度法（通则 0401）测定，在 264nm 与 272nm 的波长处有最大吸收。

（2）本品的红外光吸收图谱应与对照的图谱（光谱集 190 图）一致。

【检查】　**酸度**　取本品 0.50g，加中性乙醇（对甲基红指示液显中性）15ml 溶解后，加甲基红指示液 1 滴与 0.01mol/L 氢氧化钠溶液 0.10ml，应显黄色。

有关物质　照高效液相色谱法（通则 0512）测定。

供试品溶液　取本品 20mg，置 100ml 量瓶中，加流动相溶解并稀释至刻度，摇匀。

对照溶液　精密量取供试品溶液适量，用流动相定量稀释制成每 1ml 中含 2μg 的溶液。

色谱条件　用十八烷基硅烷键合硅胶为填充剂；乙腈-水（60∶40）为流动相；检测波长为 210nm；进样体积 20μl。

系统适用性要求　理论板数按吡喹酮峰计算不低于 3000。

测定法　精密量取供试品溶液与对照溶液，分别注入液相色谱仪，记录色谱图至主成分峰保留时间的 4 倍。

限度　供试品溶液色谱图中如有杂质峰，各杂质峰面积的和不得大于对照溶液主峰面积（1.0%）。

干燥失重　取本品，在 105℃ 干燥至恒重，减失重量不得过 0.5%（通则 0831）。

炽灼残渣　取本品 1.0g，依法检查（通则 0841），遗留残渣不得过 0.1%。

重金属　取炽灼残渣项下遗留的残渣，依法检查（通则 0821 第二法），含重金属不得过百万分之二十。

【含量测定】　照高效液相色谱法（通则 0512）测定。

供试品溶液　取本品约 50mg，精密称定，置 100ml 量瓶中，加流动相适量，振摇使溶解，用流动相稀释至刻度，摇匀。精密量取 5ml，置 50ml 量瓶中，用流动相稀释至刻度，摇匀。

对照品溶液　取吡喹酮对照品适量，精密称定，加流动相溶解并定量稀释制成每 1ml 中约含 50μg 的溶液。

色谱条件与系统适用性要求　见有关物质项下。

测定法　精密量取供试品溶液与对照品溶液，分别注入液相色谱仪，记录色谱图。按外标法以峰面积计算。

【类别】　驱肠虫药。

【贮藏】　遮光，密封保存。

【制剂】　吡喹酮片

吡 喹 酮 片

Bikuitong Pian

Praziquantel Tablets

本品含吡喹酮（$C_{19}H_{24}N_2O_2$）应为标示量的 93.0%～107.0%。

【性状】 本品为白色片。

【鉴别】 取本品的细粉适量（约相当于吡喹酮 10mg），加乙醇 20ml，振摇使吡喹酮溶解，滤过，取续滤液，照紫外-可见分光光度法（通则 0401）测定，在 264nm 与 272nm 的波长处有最大吸收。

【检查】 **溶出度** 照溶出度与释放度测定法（通则 0931 第二法）测定。

溶出条件　以含 0.2%十二烷基硫酸钠的盐酸溶液（9→1000）900ml 为溶出介质，转速为每分钟 50 转，依法操作，经 60 分钟时取样。

供试品溶液　取溶出液适量，滤过，取续滤液（0.2g 规格）或取续滤液用溶出介质定量稀释制成每 1ml 约含 0.2mg 的溶液（0.6g 规格）。

对照品溶液　取吡喹酮对照品适量，精密称定，用溶出介质定量稀释制成每 1ml 约含 0.2mg 的溶液。

测定法　取供试品溶液与对照品溶液，照紫外-可见分光光度法（通则 0401），在 263nm 的波长处分别测定吸光度，计算每片的溶出量。

限度　标示量的 75%，应符合规定。

其他 应符合片剂项下有关的各项规定（通则 0101）。

【含量测定】 照高效液相色谱法（通则 0512）测定。

供试品溶液 取本品 20 片，精密称定，研细，精密称取适量（约相当于吡喹酮 50mg），置 100ml 量瓶中，加流动相振摇使吡喹酮溶解，用流动相稀释至刻度，摇匀，滤过，精密量取续滤液 5ml，置 50ml 量瓶中，用流动相稀释至刻度，摇匀。

对照品溶液、色谱条件、系统适用性要求与测定法 见吡喹酮含量测定项下。

【类别】 同吡喹酮。

【规格】 （1）0.2g　（2）0.6g

【贮藏】 遮光，密封保存。

吡 嗪 酰 胺

Biqinxian'an

Pyrazinamide

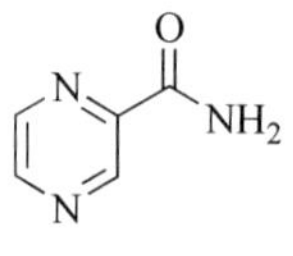

$C_5H_5N_3O$　123.12

本品为吡嗪甲酰胺。按干燥品计算，含 $C_5H_5N_3O$ 不得少于 99.0%。

【性状】 本品为白色或类白色结晶性粉末。

本品在水中略溶，在甲醇或乙醇中微溶。

熔点 本品的熔点（通则 0612）为 188～192℃。

【鉴别】 （1）取本品 0.1g，加水 10ml 溶解，加硫酸亚铁试液 1ml，溶液显橙红色；加氢氧化钠试液使成碱性后，转变为蓝色。

（2）取本品适量，加水溶解并稀释制成每 1ml 中约含 50μg 的溶液，作为供试品溶液（1），照紫外-可见分光光度法（通则 0401）测定，在 310nm 的波长处有最大吸收。取供试品溶液（1）用水稀释制成每 1ml 中约含 10μg 的溶液，作为供试品溶液（2），照紫外-可见分光光度法（通则 0401）测定，在 268nm 的波长处有最大吸收。

（3）本品的红外光吸收图谱应与对照的图谱（光谱集 191 图）一致。

【检查】 **酸度** 取本品，加水溶解并稀释制成每 1ml 中约含 15mg 的溶液，依法测定（通则 0631），pH 值应为 5.0～7.0。

溶液的颜色 取本品 0.10g，加水 10ml 溶解后，溶液应无色。

硫酸盐 取本品 0.30g，依法检查（通则 0802），与标准硫酸钾溶液 1.0ml 制成的对照液比较，不得更浓（0.033%）。

有关物质 照高效液相色谱法（通则 0512）测定。

供试品溶液　取本品约 20mg，加水溶解并稀释制成每 1ml 中约含 0.4mg 的溶液。

对照溶液　精密量取供试品溶液适量，用水定量稀释制成每 1ml 中约含 0.8μg 的溶液。

系统适用性溶液　取吡嗪酰胺适量，加水溶解并定量稀释制成每 1ml 中约含 0.04mg 的溶液，取溶液 4ml 与盐酸 1ml，混匀，置水浴中加热 5 分钟，使吡嗪酰胺部分水解为吡嗪酸，放冷。

色谱条件　用十八烷基硅烷键合硅胶为填充剂；以水（用冰醋酸调节 pH 值至 3.0）-甲醇（92∶8）为流动相；检测波长为 268nm；进样体积 20μl。

系统适用性要求　系统适用性溶液色谱图中，理论板数按吡嗪酰胺峰计算不低于 3000，最大降解产物吡嗪酸峰与吡嗪酰胺峰之间的分离度应大于 3.0。

测定法　精密量取供试品溶液与对照溶液，分别注入液相色谱仪，记录色谱图至主成分峰保留时间的 2 倍。

限度　供试品溶液色谱图中如有杂质峰，各杂质峰面积的和不得大于对照溶液的主峰面积（0.2%）。

干燥失重 取本品，置五氧化二磷干燥器中减压干燥至恒重，减失重量不得过 0.5%（通则 0831）。

炽灼残渣 取本品 1.0g，依法检查（通则 0841），遗留残渣不得过 0.1%。

重金属 取本品 0.5g，加醋酸盐缓冲液（pH 3.5）2ml 与水 23ml，加热溶解后，依法检查（通则 0821 第一法），含重金属不得过百万分之二十。

【含量测定】 取本品约 0.10g，精密称定，加醋酐 50ml 溶解后，照电位滴定法（通则 0701），用高氯酸滴定液（0.1mol/L）滴定，并将滴定的结果用空白试验校正。每 1ml 高氯酸滴定液（0.1mol/L）相当于 12.31mg 的 $C_5H_5N_3O$。

【类别】 抗结核病药。

【贮藏】 遮光，密封保存。

【制剂】 （1）吡嗪酰胺片 （2）吡嗪酰胺胶囊

吡嗪酰胺片

Biqinxian'an Pian

Pyrazinamide Tablets

本品含吡嗪酰胺（$C_5H_5N_3O$）应为标示量的 95.0%～105.0%。

【性状】 本品为白色或类白色片。

【鉴别】 （1）取本品细粉适量（约相当于吡嗪酰胺 0.5g），加无水乙醇 10ml，研磨使溶解，滤过，滤液水浴蒸干，取残渣照吡嗪酰胺项下的鉴别（1）项试验，显相同的反应。

（2）取含量测定项下的供试品溶液，照紫外-可见分光光度法（通则 0401）测定，在 268nm 的波长处有最大吸收。

（3）取鉴别（1）项下的残渣，经 105℃ 干燥 30 分钟后，依法测定（通则 0402）；另取吡嗪酰胺对照品，同法操作，本品的红外光吸收图谱应与对照品的图谱一致。

【检查】 **有关物质** 照高效液相色谱法（通则 0512）测定。

供试品溶液 取含量测定项下的细粉适量，加流动相溶解并稀释制成每 1ml 中约含吡嗪酰胺 0.4mg 的溶液，滤过，取续滤液。

对照溶液 精密量取供试品溶液适量，用流动相定量稀释制成每 1ml 中约含 0.8μg 的溶液。

系统适用性溶液、色谱条件、系统适用性要求与测定法 见吡嗪酰胺有关物质项下。

限度 供试品溶液色谱图中如有杂质峰，单个杂质峰面积不得大于对照溶液主峰面积（0.2%），各杂质峰面积的和不得大于对照溶液主峰面积的 2.5 倍（0.5%）。

溶出度 照溶出度与释放度测定法（通则 0931 第二法）测定。

溶出条件 以水 900ml 为溶出介质，转速为每分钟 50 转，依法操作，经 45 分钟时取样。

供试品溶液 取溶出液 5ml，滤过，精密量取续滤液适量，用水定量稀释制成每 1ml 中约含吡嗪酰胺 10μg 的溶液。

对照品溶液 取吡嗪酰胺对照品适量，精密称定，加水溶解并定量稀释制成每 1ml 中约含 10μg 的溶液。

测定法 取供试品溶液与对照品溶液，照紫外-可见分光光度法（通则 0401），在 268nm 的波长处分别测定吸光度，计算每片的溶出量。

限度 标示量的 75%，应符合规定。

其他 应符合片剂项下有关的各项规定（通则 0101）。

【含量测定】 照紫外-可见分光光度法（通则 0401）测定。

供试品溶液 取本品 20 片，精密称定，研细，精密称取细粉适量（约相当于吡嗪酰胺 0.25g），置 100ml 量瓶中，加水适量，振摇使吡嗪酰胺溶解，用水稀释至刻度，摇匀，滤过，精密量取续滤液 1ml，置 250ml 量瓶中，用水稀释至刻度，摇匀。

对照品溶液 取吡嗪酰胺对照品适量，精密称定，加水溶解并定量稀释制成每 1ml 中约含 10μg 的溶液。

测定法 取供试品溶液与对照品溶液，在 268nm 的波长处分别测定吸光度，计算。

【类别】 同吡嗪酰胺。

【规格】 （1）0.25g （2）0.5g

【贮藏】 遮光，密封保存。

吡嗪酰胺胶囊

Biqinxian'an Jiaonang

Pyrazinamide Capsules

本品含吡嗪酰胺（$C_5H_5N_3O$）应为标示量的 95.0%～105.0%。

【性状】 本品的内容物为白色或类白色粉末。

【鉴别】 （1）取本品内容物适量（约相当于吡嗪酰胺 0.5g），加无水乙醇 10ml，使溶解，滤过，滤液水浴蒸干，取残渣，照吡嗪酰胺项下的鉴别（1）项试验，显相同的反应。

（2）取含量测定项下的供试品溶液，照紫外-可见分光光度法（通则 0401）测定，在 268nm 的波长处有最大吸收。

（3）取鉴别（1）项下的残渣，经 105℃ 干燥 30 分钟后，依法测定（通则 0402）；另取吡嗪酰胺对照品，同法操作，本品的红外光吸收图谱应与对照品的图谱一致。

【检查】 **有关物质** 照高效液相色谱法（通则 0512）测定。

供试品溶液 取本品内容物适量，加流动相溶解并稀释制成每 1ml 中约含吡嗪酰胺 0.4mg 的溶液，滤过，取续滤液。

对照溶液 精密量取供试品溶液适量，用流动相定量稀释制成每 1ml 中约含 0.8μg 的溶液。

系统适用性溶液、色谱条件、系统适用性要求与测定法 见吡嗪酰胺有关物质项下。

限度 供试品溶液色谱图中如有杂质峰，单个杂质峰面积不得大于对照溶液的主峰面积（0.2%），各杂质峰面积的和不得大于对照溶液主峰面积的 2.5 倍（0.5%）。

溶出度 照溶出度与释放度测定法（通则 0931 第一法）测定。

溶出条件 以水 900ml 为溶出介质，转速为每分钟 100

转，依法操作，经 30 分钟时取样。

供试品溶液　取溶出液 5ml，滤过，精密量取续滤液适量，用水定量稀释制成每 1ml 中约含吡嗪酰胺 10μg 的溶液。

对照品溶液　取吡嗪酰胺对照品适量，精密称定，加水溶解并定量稀释制成每 1ml 中约含 10μg 的溶液。

测定法　取供试品溶液与对照品溶液，照紫外-可见分光光度法（通则 0401），在 268nm 的波长处分别测定吸光度，计算每粒的溶出量。

限度　标示量的 75%，应符合规定。

其他　应符合胶囊剂项下有关的各项规定（通则 0103）。

【含量测定】　照紫外-可见分光光度法（通则 0401）测定。

供试品溶液　取装量差异项下的内容物，混合均匀，精密称取适量（约相当于吡嗪酰胺 0.25g），置 100ml 量瓶中，加水适量，振摇使吡嗪酰胺溶解，用水稀释至刻度，摇匀，滤过，精密量取续滤液 1ml，置 250ml 量瓶中，用水稀释至刻度，摇匀。

对照品溶液　取吡嗪酰胺对照品适量，精密称定，加水溶解并定量稀释制成每 1ml 中约含 10μg 的溶液。

测定法　取供试品溶液与对照品溶液，在 268nm 的波长处分别测定吸光度，计算。

【类别】　同吡嗪酰胺。

【规格】　0.25g

【贮藏】　遮光，密封保存。

吲达帕胺

Yindapa'an

Indapamide

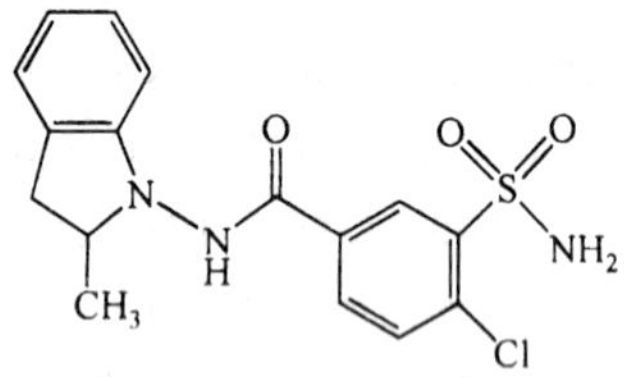

$C_{16}H_{16}ClN_3O_3S$　365.83

本品为 *N*-(2-甲基-2,3-二氢-1*H*-吲哚-1-基)-3-氨磺酰基-4-氯-苯甲酰胺。按干燥品计算，含 $C_{16}H_{16}ClN_3O_3S$ 不得少于 98.5%。

【性状】　本品为类白色针状结晶或结晶性粉末；无臭。

本品在丙酮、冰醋酸中易溶，在乙醇或乙酸乙酯中溶解，在三氯甲烷或乙醚中微溶；在水中几乎不溶，在稀盐酸中几乎不溶。

熔点　本品的熔点（通则 0612）为 162～167℃（以形成弯月面时的温度作为全熔温度）。

【鉴别】　（1）取本品约 50mg，加水 3ml，振摇，加过氧化氢试液 0.5ml，振摇，微微加热至近沸，放冷，滤过，滤液中加三氯化铁试液 3 滴，摇匀，加氢氧化钠试液 1～2 滴，即产生棕红色沉淀。

（2）取本品约 50mg，滴加氢氧化钠溶液（0.4→100）1～2ml，制成饱和溶液，滤过，滤液中加硫酸铜试液 1 滴，即产生土黄色或棕色沉淀。

（3）在含量测定项下记录的色谱图中，供试品溶液主峰的保留时间应与对照品溶液主峰的保留时间一致。

（4）本品的红外光吸收图谱应与对照的图谱（光谱集 1275 图）一致。

【检查】　**有关物质**　照高效液相色谱法（通则 0512）测定。

供试品溶液　取本品，加流动相适量，置热水浴中振摇溶解后，用流动相稀释制成每 1ml 中约含 0.5mg 的溶液。

对照溶液　精密量取供试品溶液适量，用流动相定量稀释制成每 1ml 中约含 5μg 的溶液。

系统适用性溶液　取本品约 20mg，加甲醇 5ml 溶解，用流动相稀释至 100ml，摇匀，取 5ml，加 1mol/L 氢氧化钠溶液 2ml，摇匀，置水浴中加热 1 小时，放冷，用 1mol/L 盐酸溶液调节至中性，用流动相稀释至 50ml，摇匀。

色谱条件　用十八烷基硅烷键合硅胶为填充剂；以甲醇-水-冰醋酸（45：55：0.1）为流动相；检测波长为 240nm；进样体积 20μl。

系统适用性要求　系统适用性溶液色谱图中，吲达帕胺峰的保留时间约为 12 分钟，吲达帕胺峰与相对保留时间约为 1.26 的降解产物峰之间的分离度应大于 6.0。

测定法　精密量取供试品溶液与对照溶液，分别注入液相色谱仪，记录色谱图至主成分峰保留时间的 3 倍。

限度　供试品溶液色谱图中如有杂质峰，单个杂质峰面积不得大于对照溶液主峰面积的 0.5 倍（0.5%），各杂质峰面积的和不得大于对照溶液的主峰面积（1.0%），小于对照溶液主峰面积 0.02 倍的色谱峰忽略不计。

干燥失重　取本品，在 105℃干燥至恒重，减失重量不得过 2.4%（通则 0831）。

炽灼残渣　取本品 1.0g，依法检查（通则 0841），遗留残渣不得过 0.1%。

重金属　取炽灼残渣项下遗留的残渣，依法检查（通则 0821 第二法），含重金属不得过百万分之十。

【含量测定】　照高效液相色谱法（通则 0512）测定。

供试品溶液　取本品约 20mg，精密称定，置 100ml 量瓶中，加甲醇 5ml 使溶解，用流动相稀释至刻度，摇匀，精密量取 10ml，置 50ml 量瓶中，用流动相稀释至刻度，摇匀。

对照品溶液　取吲达帕胺对照品适量，精密称定，加甲醇适量使溶解，用流动相定量稀释制成每 1ml 中约含 40μg 的溶液。

系统适用性溶液、色谱条件与系统适用性要求　见有关物质项下。

测定法　精密量取供试品溶液与对照品溶液，分别注入液相色谱仪，记录色谱图。按外标法以峰面积计算。

【类别】　抗高血压药。

【贮藏】　遮光，密封保存。

【制剂】　（1）吲达帕胺片　（2）吲达帕胺胶囊

吲达帕胺片

Yindapa'an Pian

Indapamide Tablets

本品含吲达帕胺($C_{16}H_{16}ClN_3O_3S$)应为标示量的90.0%～110.0%。

【性状】 本品为糖衣片或薄膜衣片，除去包衣后显白色。

【鉴别】 (1)取本品的细粉适量(约相当于吲达帕胺50mg)，用丙酮20ml研磨，滤过，滤液置水浴上蒸干，残渣照吲达帕胺项下的鉴别(1)、(2)项试验，显相同反应。

(2)取有关物质项下的供试品溶液5ml，置50ml量瓶中，用流动相稀释至刻度，摇匀，作为供试品溶液；另取吲达帕胺对照品适量，加流动相适量，置热水浴中振摇溶解后，用流动相制成每1ml中约含50μg的对照品溶液，照有关物质项下的色谱条件，分别取供试品溶液与对照品溶液20μl，注入液相色谱仪，供试品溶液主峰的保留时间应与对照品溶液主峰的保留时间一致。

【检查】 **有关物质** 照高效液相色谱法(通则0512)测定。

供试品溶液　取本品细粉适量，加流动相适量，置热水浴中振摇5分钟使吲达帕胺溶解，用流动相稀释制成每1ml中约含吲达帕胺0.5mg的溶液，滤过，取续滤液。

对照溶液　精密量取供试品溶液适量，用流动相定量稀释制成每1ml中约含吲达帕胺5μg的溶液。

系统适用性溶液、色谱条件、系统适用性要求与测定法见吲达帕胺有关物质项下。

限度　供试品溶液色谱图中，各杂质峰面积的和不得大于对照溶液的主峰面积(1.0%)，小于对照溶液主峰面积0.02倍的色谱峰忽略不计。

含量均匀度 取本品1片，置乳钵中，加乙醇适量，研磨，并用乙醇分次转移至100ml量瓶中，振摇，使吲达帕胺溶解，加乙醇稀释至刻度，摇匀，滤过，精密量取续滤液10ml，置50ml量瓶中，加乙醇稀释至刻度，摇匀，作为供试品溶液。取供试品溶液与含量测定项下的对照品溶液，照紫外-可见分光光度法(通则0401)，在242nm的波长处分别测定吸光度，计算含量，应符合规定(通则0941)。

溶出度 照溶出度与释放度测定法(通则0931第一法)测定。

溶出条件　以磷酸盐缓冲液(pH 6.8)900ml为溶出介质，转速为每分钟100转，依法操作，经45分钟时取样。

供试品溶液　取溶出液滤过，取续滤液。

对照品溶液　取吲达帕胺对照品25mg，精密称定，置50ml量瓶中，加甲醇溶解并稀释至刻度，摇匀；精密量取5ml，置50ml量瓶中，用溶出介质稀释至刻度，摇匀；精密量取5ml，置100ml量瓶中，用溶出介质稀释至刻度，摇匀。

测定法　取供试品溶液与对照品溶液，照紫外-可见分光光度法(通则0401)，在240nm的波长处分别测定吸光度，计算每片的溶出量。

限度　标示量的75%，应符合规定。

其他 应符合片剂项下有关的各项规定(通则0101)。

【含量测定】 照紫外-可见分光光度法(通则0401)测定。

供试品溶液 取本品20片，精密称定，研细，精密称取适量(约相当于吲达帕胺5mg)，置100ml量瓶中，加乙醇适量，充分振摇使吲达帕胺溶解，用乙醇稀释至刻度，摇匀，滤过，精密量取续滤液5ml，置50ml量瓶中，用乙醇稀释至刻度，摇匀。

对照品溶液 取吲达帕胺对照品适量，精密称定，加乙醇溶解并定量稀释制成每1ml中约含5μg的溶液。

测定法 取供试品溶液与对照品溶液，在242nm的波长处分别测定吸光度，计算。

【类别】 同吲达帕胺。

【规格】 2.5mg

【贮藏】 遮光，密封保存。

吲达帕胺胶囊

Yindapa'an Jiaonang

Indapamide Capsules

本品含吲达帕胺($C_{16}H_{16}ClN_3O_3S$)应为标示量的90.0%～110.0%。

【性状】 本品内容物为白色或类白色颗粒或粉末。

【鉴别】 (1)取本品内容物适量(约相当于吲达帕胺100mg)，加丙酮40ml研磨，滤过，滤液置水浴上蒸干，取残渣适量，加水3ml，振摇，加过氧化氢试液0.5ml，振摇，缓缓加热至近沸，放冷，滤过，滤液加三氯化铁试液3滴，摇匀，加氢氧化钠试液1～2滴，即产生棕红色沉淀。

(2)取鉴别(1)项下残渣适量，加氢氧化钠溶液(0.4→100)1～2ml，制成饱和溶液，滤过，滤液加硫酸铜试液1滴，即产生土黄色或棕色沉淀。

(3)取有关物质项下的供试品溶液5ml，置50ml量瓶中，用流动相稀释至刻度，摇匀，作为供试品溶液；另取吲达帕胺对照品适量，加流动相适量，置热水浴中振摇溶解后，用流动相稀释制成每1ml中约含50μg的溶液作为对照品溶液，照有关物质项下的色谱条件，取供试品溶液与对照品溶液各20μl，分别注入液相色谱仪，记录色谱图，供试品溶液主峰的保留时间应与对照品溶液主峰的保留时间一致。

【检查】 **有关物质** 照高效液相色谱法(通则0512)

测定。

供试品溶液 取含量测定项下的细粉适量，加流动相适量，置热水浴中振摇使吲达帕胺溶解，用流动相稀释制成每1ml中约含吲达帕胺0.5mg的溶液，滤过，取续滤液。

对照溶液 精密量取供试品溶液适量，用流动相定量稀释制成每1ml中约含吲达帕胺5μg的溶液。

系统适用性溶液、色谱条件、系统适用性要求与测定法 见吲达帕胺有关物质项下。

限度 供试品溶液色谱图中如有杂质峰，各杂质峰面积的和不得大于对照溶液的主峰面积（1.0%），小于对照溶液主峰面积0.02倍的色谱峰忽略不计。

含量均匀度 取本品1粒，倾出内容物置乳钵中，研磨，用乙醇分次转移至100ml量瓶中，囊壳用少量乙醇冲洗，洗液并入量瓶中，振摇，使吲达帕胺溶解，用乙醇稀释至刻度，摇匀，滤过，精密量取续滤液5ml，置25ml量瓶中，用乙醇稀释至刻度，摇匀，作为供试品溶液，照含量测定项下的方法测定含量，应符合规定（通则0941）。

溶出度 照溶出度与释放度测定法（通则0931第一法）测定。

溶出条件 以磷酸盐缓冲液（pH 6.8）900ml为溶出介质，转速为每分钟100转，依法操作，经45分钟时取样。

供试品溶液 取溶出液10ml，滤过，取续滤液。

对照品溶液 取吲达帕胺对照品约10mg，精密称定，置200ml量瓶中，加乙醇10ml使溶解，用溶出介质稀释至刻度，摇匀，精密量取5ml，置100ml量瓶中，用溶出介质稀释至刻度，摇匀。

测定法 见含量测定项下。计算出每粒的溶出量。

限度 标示量的70%，应符合规定。

其他 应符合胶囊剂项下有关的各项规定（通则0103）。

【含量测定】 照紫外-可见分光光度法（通则0401）测定。

供试品溶液 取本品20粒的内容物，精密称定，计算平均装量，取内容物研细，混匀，精密称取适量（约相当于吲达帕胺5mg），置100ml量瓶中，加乙醇适量，充分振摇使吲达帕胺溶解，用乙醇稀释至刻度，摇匀，滤过，精密量取续滤液5ml，置50ml量瓶中，用乙醇稀释至刻度，摇匀。

对照品溶液 取吲达帕胺对照品适量，精密称定，加乙醇溶解并定量稀释制成每1ml中约含5μg的溶液。

测定法 取供试品溶液与对照品溶液，在242nm的波长处分别测定吸光度，计算。

【类别】 同吲达帕胺。

【规格】 2.5mg

【贮藏】 遮光，密封保存。

吲哚美辛

Yinduomeixin

Indometacin

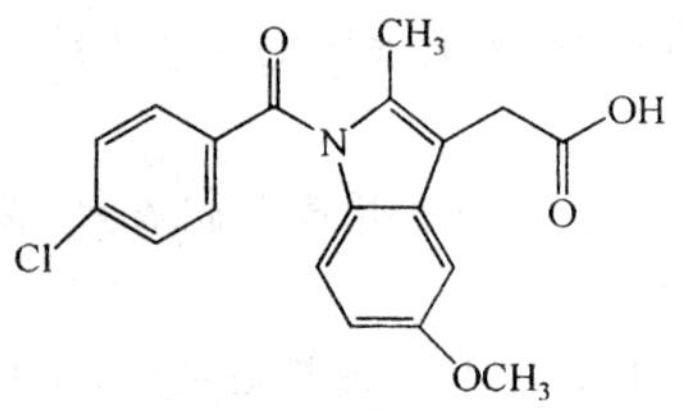

$C_{19}H_{16}ClNO_4$ 357.79

本品为2-甲基-1-(4-氯苯甲酰基)-5-甲氧基-1*H*-吲哚-3-乙酸。按干燥品计算，含$C_{19}H_{16}ClNO_4$不得少于99.0%。

【性状】 本品为类白色至微黄色结晶性粉末；几乎无臭。

本品在丙酮中溶解，在甲醇、乙醇、三氯甲烷或乙醚中略溶，在甲苯中极微溶解，在水中几乎不溶。

熔点 本品的熔点（通则0612）为158～162℃。

吸收系数 取本品50mg，精密称定，置100ml量瓶中，加甲醇50ml，振摇使溶解，用磷酸盐缓冲液（pH 7.2）稀释至刻度，摇匀，精密量取5ml，置100ml量瓶中，加磷酸盐缓冲液（pH 7.2）-甲醇（1∶1）溶液稀释至刻度，摇匀。照紫外-可见分光光度法（通则0401），在320nm的波长处测定吸光度，吸收系数（$E_{1cm}^{1\%}$）为185～200。

【鉴别】 （1）取本品约10mg，加水10ml与20%氢氧化钠溶液2滴使溶解；取溶液1ml，加0.03%重铬酸钾溶液0.3ml，加热至沸，放冷，加硫酸2～3滴，置水浴上缓缓加热，应显紫色；另取溶液1ml，加0.1%亚硝酸钠溶液0.3ml，加热至沸，放冷，加盐酸0.5ml，应显绿色，放置后，渐变黄色。

（2）本品的红外光吸收图谱应与对照的图谱（光谱集193图）一致。

【检查】 **氯化物** 取本品0.30g，加水25ml，强力振摇3分钟，滤过，取滤液依法检查（通则0801），与标准氯化钠溶液6.0ml制成的对照液比较，不得更浓（0.02%）。

有关物质 照高效液相色谱法（通则0512）测定。

供试品溶液 取本品约50mg，置100ml量瓶中，加甲醇适量，振摇使溶解，用甲醇稀释至刻度，摇匀，取5ml，置25ml量瓶中，用50%甲醇溶液稀释至刻度，摇匀。

对照溶液 精密量取供试品溶液1ml，置200ml量瓶中，用50%甲醇溶液稀释至刻度，摇匀。

色谱条件 用十八烷基硅烷键合硅胶为填充剂；以0.1mol/L冰醋酸溶液-乙腈（50∶50）为流动相；检测波长为228nm；进样体积50μl。

系统适用性要求 理论板数按吲哚美辛峰计算不低于2000，吲哚美辛峰与相邻杂质峰之间的分离度应符合要求。

测定法 精密量取供试品溶液与对照溶液，分别注入液相色谱仪，记录色谱图至供试品溶液主峰保留时间的3倍。

限度　供试品溶液色谱图中如有杂质峰，各杂质峰面积的和不得大于对照溶液主峰面积(0.5%)。

干燥失重　取本品，在105℃干燥至恒重，减失重量不得过0.5%(通则0831)。

炽灼残渣　取本品1.0g，依法检查(通则0841)，遗留残渣不得过0.1%。

重金属　取炽灼残渣项下遗留的残渣，依法检查(通则0821第二法)，含重金属不得过百万分之十。

【含量测定】　取本品约0.5g，精密称定，加乙醇30ml，微温使溶解，放冷，加水20ml，加酚酞指示液7～8滴，迅速用氢氧化钠滴定液(0.1mol/L)滴定，并将滴定的结果用空白试验校正。每1ml氢氧化钠滴定液(0.1mol/L)相当于35.78mg的$C_{19}H_{16}ClNO_4$。

【类别】　解热镇痛、非甾体抗炎药。

【贮藏】　遮光，密封保存。

【制剂】　(1)吲哚美辛片　(2)吲哚美辛肠溶片　(3)吲哚美辛乳膏　(4)吲哚美辛贴片　(5)吲哚美辛栓　(6)吲哚美辛胶囊　(7)吲哚美辛搽剂　(8)吲哚美辛缓释片　(9)吲哚美辛缓释胶囊

附：

杂质Ⅰ

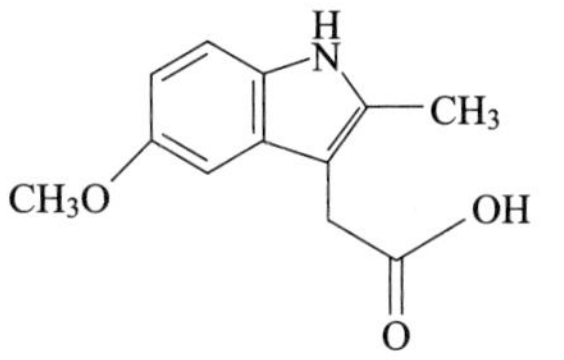

$C_{12}H_{13}NO_3$　219.24

2-甲基-5-甲氧基-1*H*-吲哚-3-乙酸

杂质Ⅱ

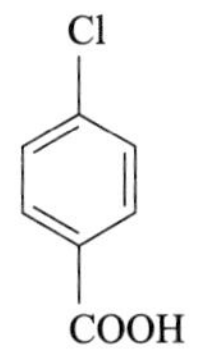

$C_7H_5ClO_2$　156.57

4-氯苯甲酸

吲哚美辛片

Yinduomeixin Pian

Indometacin Tablets

本品含吲哚美辛($C_{19}H_{16}ClNO_4$)应为标示量的90.0%～110.0%。

【性状】　本品为白色片。

【鉴别】　(1)取本品细粉适量(约相当于吲哚美辛10mg)，加水10ml，振摇浸透后，加20%氢氧化钠溶液2滴，振摇使吲哚美辛溶解，滤过，取滤液1ml，加0.03%重铬酸钾溶液0.3ml，加热至沸，放冷，加硫酸2～3滴，置水浴上缓缓加热，应显紫色；另取滤液1ml，加0.1%亚硝酸钠溶液0.3ml，加热至沸，放冷，加盐酸0.5ml，应显绿色，放置后，渐变黄色。

(2)在含量测定项下记录的色谱图中，供试品溶液主峰的保留时间应与对照品溶液主峰的保留时间一致。

【检查】　**有关物质**　照高效液相色谱法(通则0512)测定。

供试品溶液　取本品20片，精密称定，研细，精密称取适量(约相当于吲哚美辛50mg)，置100ml量瓶中，加甲醇适量，超声使吲哚美辛溶解，放冷，用甲醇稀释至刻度，摇匀，滤过，精密量取续滤液2ml，置10ml量瓶中，用50%甲醇溶液稀释至刻度，摇匀。

对照溶液　精密量取供试品溶液1ml，置100ml量瓶中，用50%甲醇溶液稀释至刻度，摇匀。

灵敏度溶液　精密量取对照溶液1ml，置20ml量瓶中，用50%甲醇溶液稀释至刻度，摇匀。

色谱条件、系统适用性要求与测定法　见吲哚美辛有关物质项下。灵敏度溶液色谱图中，主成分峰高的信噪比应大于10。

限度　供试品溶液色谱图中如有杂质峰，单个杂质峰面积不得大于对照溶液主峰面积(1.0%)，各杂质峰面积的和不得大于对照溶液主峰面积的2倍(2.0%)。供试品溶液色谱图中小于灵敏度溶液主峰面积的色谱峰忽略不计。

含量均匀度　以含量测定项下测得的每片含量计算，应符合规定(通则0941)。

溶出度　照溶出度与释放度测定法(通则0931第一法)测定。

溶出条件　以磷酸盐缓冲液(pH 6.8)1000ml为溶出介质，转速为每分钟100转，依法操作，经45分钟时取样。

供试品溶液　取溶出液，滤过，取续滤液。

测定法　取供试品溶液，照紫外-可见分光光度法(通则0401)，在320nm的波长处测定吸光度，按$C_{19}H_{16}ClNO_4$的吸收系数($E_{1cm}^{1\%}$)为196计算每片的溶出量。

限度　标示量的80%，应符合规定。

其他　应符合片剂项下有关的各项规定(通则0101)。

【含量测定】　照高效液相色谱法(通则0512)测定。

供试品溶液　取本品10片，分别置研钵中，研细，分别用甲醇约35ml分次研磨并定量转移至50ml量瓶中，超声使吲哚美辛溶解，放冷，用甲醇稀释至刻度，摇匀，滤过，精密量取续滤液5ml，置25ml量瓶中，用50%甲醇溶液稀释至刻度，摇匀。

对照品溶液　取吲哚美辛对照品约25mg，精密称定，置

50ml 量瓶中，加甲醇适量，超声使溶解，放冷，用甲醇稀释至刻度，摇匀，精密量取适量，用 50%甲醇溶液定量稀释制成每 1ml 中约含 0.1mg 的溶液。

色谱条件 见有关物质项下。进样体积 20μl。

系统适用性要求 理论板数按吲哚美辛峰计算应不低于 2000，吲哚美辛峰与相邻杂质峰之间的分离度应符合要求。

测定法 精密量取供试品溶液与对照品溶液，分别注入液相色谱仪，记录色谱图。按外标法以峰面积计算每片的含量，求出平均含量。

【类别】 同吲哚美辛。

【规格】 25mg

【贮藏】 遮光，密封保存。

吲哚美辛肠溶片

Yinduomeixin Changrongpian

Indometacin Enteric-coated Tablets

本品含吲哚美辛($C_{19}H_{16}ClNO_4$)应为标示量的 90.0%～110.0%。

【性状】 本品为肠溶包衣片，除去包衣后显白色。

【鉴别】 (1)取本品，除去包衣后，研细，取适量(约相当于吲哚美辛 10mg)，加水 10ml，振摇浸透后，加 20%氢氧化钠溶液 2 滴，振摇使吲哚美辛溶解，滤过，取滤液，照吲哚美辛项下的鉴别(1)项试验，显相同的反应。

(2)在含量测定项下记录的色谱图中，供试品溶液主峰的保留时间应与对照品溶液主峰的保留时间一致。

【检查】 **有关物质** 照高效液相色谱法(通则 0512)测定。

供试品溶液 取本品 10 片，除去包衣后，精密称定，研细，精密称取细粉适量(约相当于吲哚美辛 50mg)，置 100ml 量瓶中，加甲醇适量，超声使吲哚美辛溶解，放冷，用甲醇稀释至刻度，摇匀，滤过，精密量取续滤液 2ml，置 10ml 量瓶中，用 50%甲醇稀释至刻度，摇匀。

对照溶液 精密量取供试品溶液 1ml，置 100ml 量瓶中，用 50%甲醇稀释至刻度，摇匀。

色谱条件、系统适用性要求与测定法 见吲哚美辛有关物质项下。

限度 供试品溶液色谱图中如有杂质峰，单个杂质峰面积不得大于对照溶液主峰面积(1.0%)，各杂质峰面积的和不得大于对照溶液主峰面积的 2 倍(2.0%)。

溶出度 照溶出度与释放度测定法(通则 0931 第一法方法 2)测定。

酸中溶出量 溶出条件 以 0.1mol/L 盐酸溶液 1000ml 为溶出介质，转速为每分钟 100 转，依法操作，经 2 小时时，立即将转篮升出液面。

限度 供试片均不得有裂缝或崩解等现象。

缓冲液中溶出量 溶出条件 取酸中溶出量项下 2 小时后的转篮，随即浸入温度为 37℃±0.5℃ 的磷酸盐缓冲液(pH 6.8)1000ml 的溶出介质中，转速不变，继续依法操作，经 45 分钟时取样。

测定法 取溶出液滤过，取续滤液，照紫外-可见分光光度法(通则 0401)，在 320nm 的波长处分别测定吸光度，按$C_{19}H_{16}ClNO_4$的吸收系数($E_{1cm}^{1\%}$)为 196 计算每片的溶出量。

限度 标示量的 70%，应符合规定。

其他 应符合片剂项下有关的各项规定(通则 0101)。

【含量测定】 照高效液相色谱法(通则 0512)测定。

对照品溶液 取吲哚美辛对照品约 25mg，精密称定，置 50ml 量瓶中，加甲醇适量，超声使溶解，放冷，用甲醇稀释至刻度，摇匀，精密量取 2ml，置 10ml 量瓶中，用 50%甲醇溶液稀释至刻度，摇匀。

色谱条件 见有关物质项下。进样体积 20μl。

供试品溶液与系统适用性要求 见有关物质项下。

测定法 精密量取供试品溶液与对照品溶液，分别注入液相色谱仪，记录色谱图。按外标法以峰面积计算。

【类别】 同吲哚美辛。

【规格】 25mg

【贮藏】 遮光，密封保存。

吲哚美辛乳膏

Yinduomeixin Rugao

Indometacin Cream

本品含吲哚美辛($C_{19}H_{16}ClNO_4$)应为标示量的 90.0%～110.0%。

【性状】 本品为淡黄色乳膏。

【鉴别】 取本品约 2.5g，加环己烷 50ml 与甲醇 25ml，振摇提取，静置分层，取下层甲醇溶液照下述方法试验。

(1)取甲醇溶液 1ml，加 0.1mol/L 氢氧化钠溶液 3～4 滴，加 0.03%重铬酸钾溶液 0.5ml，加热至沸，放冷，加硫酸 4～5 滴，置水浴上缓缓加热，显紫色。

(2)取甲醇溶液 1ml，加 0.1mol/L 氢氧化钠溶液 3～4 滴，加 0.1%亚硝酸钠溶液 0.5ml，加热至沸，放冷，加盐酸 0.5ml，应显绿色，放置后渐变为黄色。

(3)在含量测定项下记录的色谱图中，供试品溶液主峰的保留时间应与对照品溶液主峰的保留时间一致。

【检查】 应符合乳膏剂项下有关的各项规定(通则 0109)。

【含量测定】 照高效液相色谱法(通则 0512)测定。

供试品溶液 取本品适量(约相当于吲哚美辛 10mg)，精密称定，置 100ml 量瓶中，加甲醇适量，超声使吲哚美辛溶解，放冷，用甲醇稀释至刻度，摇匀，置冰浴中放置 1 小时，滤过，取续滤液，放冷。

对照品溶液　取吲哚美辛对照品适量，精密称定，加甲醇溶解并定量稀释制成每 1ml 中约含 0.1mg 的溶液。

色谱条件　用十八烷基硅烷键合硅胶为填充剂；以 0.1mol/L 冰醋酸溶液-乙腈（50：50）为流动相；检测波长为 228nm；进样体积 20μl。

系统适用性要求　理论板数按吲哚美辛峰计算不低于 2000，吲哚美辛峰与相邻杂质峰之间的分离度应符合要求。

测定法　精密量取供试品溶液与对照品溶液，分别注入液相色谱仪，记录色谱图。按外标法以峰面积计算。

【类别】　同吲哚美辛。

【规格】　10g：100mg

【贮藏】　遮光，密封，在阴凉处保存。

吲哚美辛贴片

Yinduomeixin Tiepian

Indometacin Patches

本品含吲哚美辛（$C_{19}H_{16}ClNO_4$）应为标示量的 80.0%～120.0%。

【性状】　本品为无色透明片状聚丙烯酸酯贴片。

【鉴别】　取含量测定项下的浸渍液 40ml（约相当于吲哚美辛 10mg），置水浴上蒸干，残渣加水 10ml 与 20% 氢氧化钠溶液 2 滴，搅拌使吲哚美辛溶解，滤过，滤液做以下试验。

（1）取滤液 1ml，加 0.03% 重铬酸钾溶液 0.3ml，加热至沸，放冷，加硫酸 2～3 滴，置水浴上缓缓加热，应显紫色。

（2）取滤液 1ml，加 0.1% 亚硝酸钠溶液 0.3ml，加热至沸，放冷，加盐酸 0.5ml，应显绿色，放置后，渐变黄色。

【检查】　**含量均匀度**　取本品 1 片，剪成小条，除去保护层，置干燥的具塞锥形瓶中，精密加甲醇 50ml，照含量测定项下的方法，自“避光放置”起，依法测定含量，限度为±20%，应符合规定（通则 0941）。

其他　除释放度外，应符合贴剂项下有关的各项规定（通则 0121）。

【含量测定】　照紫外-可见分光光度法（通则 0401）测定。

供试品溶液　取本品 5 片，分别剪成小条，除去保护层，置干燥的具塞锥形瓶中，精密加甲醇 250ml，避光放置，浸渍 2 小时后，摇匀，精密量取浸渍液 5ml，置 50ml 量瓶中，加甲醇稀释至刻度，摇匀。

测定法　取供试品溶液，在 320nm 的波长处测定吸光度，按 $C_{19}H_{16}ClNO_4$ 的吸收系数（$E_{1cm}^{1\%}$）为 179 计算。

【类别】　同吲哚美辛。

【规格】　7.2cm×7.2cm，含吲哚美辛 12.5mg

【贮藏】　密封，在干燥处保存。

吲哚美辛栓

Yinduomeixin Shuan

Indometacin Suppositories

本品含吲哚美辛（$C_{19}H_{16}ClNO_4$）应为标示量的 90.0%～110.0%。

【性状】　本品为脂肪性基质制成的白色至淡黄色栓。

【鉴别】　取本品适量（约相当于吲哚美辛 50mg），加水 50ml 与 20% 氢氧化钠溶液 0.5ml，加热搅拌使吲哚美辛溶解，放冷，待基质凝固后滤过，取滤液，照吲哚美辛项下的鉴别（1）项试验，显相同的反应。

【检查】　**有关物质**　照高效液相色谱法（通则 0512）测定。

供试品溶液　取本品 10 粒，精密称定，仔细切碎，混合均匀，精密称取适量（约相当于吲哚美辛 25mg），置 50ml 量瓶中，加甲醇适量，置水浴加热使吲哚美辛溶解，放冷，用甲醇稀释至刻度，摇匀，滤过，精密量取续滤液 5ml，置 25ml 量瓶中，用 50% 甲醇溶液稀释至刻度，摇匀。

对照溶液　精密量取供试品溶液 1ml，置 100ml 量瓶中，用 50% 甲醇溶液稀释至刻度，摇匀。

色谱条件、系统适用性要求与测定法　见吲哚美辛有关物质项下。

限度　供试品溶液色谱图中如有杂质峰，各杂质峰面积的和不得大于对照溶液主峰面积的 2 倍（2.0%）。

其他　应符合栓剂项下有关各项规定（通则 0107）。

【含量测定】　照高效液相色谱法（通则 0512）测定。

对照品溶液　取吲哚美辛对照品约 25mg，精密称定，置 50ml 量瓶中，加甲醇适量，振摇使溶解，用甲醇稀释至刻度，摇匀，精密量取适量，用 50% 甲醇溶液定量稀释制成每 1ml 中约含 0.1mg 的溶液。

色谱条件　见有关物质项下。进样体积 20μl。

供试品溶液与系统适用性要求　见有关物质项下。

测定法　精密量取供试品溶液与对照品溶液，分别注入液相色谱仪，记录色谱图。按外标法以峰面积计算。

【类别】　同吲哚美辛。

【规格】　（1）25mg　（2）50mg　（3）100mg

【贮藏】　遮光，密封，在 25℃ 以下保存。

吲哚美辛胶囊

Yinduomeixin Jiaonang

Indometacin Capsules

本品含吲哚美辛($C_{19}H_{16}ClNO_4$)应为标示量的 90.0%～110.0%。

【鉴别】 (1)取本品的内容物适量(约相当于吲哚美辛 10mg),加水 10ml,振摇浸透后,再加 20%氢氧化钠溶液 3 滴,振摇使吲哚美辛溶解,滤过,取滤液,照吲哚美辛项下的鉴别(1)项试验,显相同的反应。

(2)在含量测定项下记录的色谱图中,供试品溶液主峰的保留时间应与对照品溶液主峰的保留时间一致。

【检查】 **有关物质** 照高效液相色谱法(通则 0512)测定。

供试品溶液　取本品 20 粒,倾出内容物,精密称定,精密称取内容物适量(约相当于吲哚美辛 50mg),置 100ml 量瓶中,加甲醇适量,振摇使吲哚美辛溶解,用甲醇稀释至刻度,摇匀,滤过,精密量取续滤液 5ml,置 25ml 量瓶中,用 50%甲醇溶液稀释至刻度,摇匀。

对照溶液　精密量取供试品溶液 1ml,置 100ml 量瓶中,用 50%甲醇溶液稀释至刻度,摇匀。

色谱条件、系统适用性要求与测定法　见吲哚美辛有关物质项下。

限度　供试品溶液色谱中如有杂质峰,各杂质峰面积的和不得大于对照溶液主峰面积的 2 倍(2.0%)。

含量均匀度 取本品 1 粒,将内容物倾入 50ml 量瓶中,囊壳用甲醇 35ml 分次洗净,洗液并入量瓶中,充分振摇,微温使吲哚美辛溶解,放冷,用甲醇稀释至刻度,摇匀,静置;精密量取上清液 5ml,置 100ml 量瓶中,用磷酸盐缓冲液(pH 7.2)-甲醇(1∶1)溶液稀释至刻度,摇匀。照紫外-可见分光光度法(通则 0401),在 320nm 的波长处测定吸光度,按 $C_{19}H_{16}ClNO_4$ 的吸收系数($E_{1cm}^{1\%}$)为 193 计算含量,应符合规定(通则 0941)。

溶出度 照溶出度与释放度测定法(通则 0931 第二法)测定。

溶出条件　以磷酸盐缓冲液(pH 7.2)-水(1∶4)900ml 为溶出介质,转速为每分钟 100 转,依法操作,经 45 分钟时取样。

测定法　取溶出液滤过,取续滤液,照紫外-可见分光光度法(通则 0401),在 320nm 的波长处测定吸光度,按 $C_{19}H_{16}ClNO_4$ 的吸收系数($E_{1cm}^{1\%}$)为 198 计算每粒的溶出量。

限度　标示量的 70%,应符合规定。

其他 应符合胶囊剂项下有关的各项规定(通则 0103)。

【含量测定】 照高效液相色谱法(通则 0512)测定。

对照品溶液 取吲哚美辛对照品约 25mg,精密称定,置 50ml 量瓶中,加甲醇适量,振摇使溶解,用甲醇稀释至刻度,摇匀,精密量取适量,用 50%甲醇溶液定量稀释制成每 1ml 中约含 0.1mg 的溶液。

色谱条件 见有关物质项下。进样体积 20μl。

供试品溶液与系统适用性要求 见有关物质项下。

测定法 精密量取供试品溶液与对照品溶液,分别注入液相色谱仪,记录色谱图。按外标法以峰面积计算。

【类别】 同吲哚美辛。

【规格】 25mg

【贮藏】 遮光,密封保存。

吲哚美辛搽剂

Yinduomeixin Chaji

Indometacin Liniment

本品含吲哚美辛($C_{19}H_{16}ClNO_4$)应为标示量的 90.0%～110.0%。

【性状】 本品为黄色微有黏性的澄清液体。

【鉴别】 取本品 2ml(约相当于吲哚美辛 20mg),加水至 10ml,再加 20%氢氧化钠溶液 2～3 滴,摇匀,照下述方法试验。

(1)取溶液 1ml,加 0.03%重铬酸钾溶液 0.3ml,加热至沸,放冷,加硫酸 2～3 滴,置水浴上缓缓加热,应显红紫色。

(2)取溶液 1ml,加 0.1%亚硝酸钠溶液 0.3ml,加热至沸,放冷,加盐酸 0.5ml,应显绿色,放置后,渐变黄色。

【检查】 **pH 值** 应为 6.0～7.0(通则 0631)。

乙醇量 应为 52.0%～62.0%(通则 0711)。

其他 应符合搽剂项下有关的各项规定(通则 0117)。

【含量测定】 照紫外-可见分光光度法(通则 0401)测定。

供试品溶液 精密量取本品适量(约相当于吲哚美辛 50mg),置 100ml 量瓶中,用甲醇稀释至刻度,摇匀;精密量取 5ml,置 100ml 量瓶中,用磷酸盐缓冲液(pH 7.2)-甲醇(1∶1)溶液稀释至刻度,摇匀。

测定法 取供试品溶液,在 320nm 的波长处测定吸光度,按 $C_{19}H_{16}ClNO_4$ 的吸收系数($E_{1cm}^{1\%}$)为 193 计算。

【类别】 同吲哚美辛。

【规格】 (1)20ml∶200mg　(2)50ml∶500mg

【贮藏】 遮光,密封,在阴凉处保存。

吲哚美辛缓释片

Yinduomeixin Huanshipian

Indometacin Sustained-release Tablets

本品含吲哚美辛($C_{19}H_{16}ClNO_4$)应为标示量的 95.0%～105.0%。

【性状】 本品为异形薄膜衣片，除去包衣后显白色。

【鉴别】 (1) 取本品1片，除去包衣后，研细，加水25ml与20%氢氧化钠溶液5滴，研磨使溶解，滤过，取滤液1ml，加0.03%重铬酸钾溶液0.3ml，加热至沸，放冷，加硫酸2～3滴，置水浴上缓缓加热，应显紫色；另取滤液1ml，加0.1%亚硝酸钠溶液0.3ml，加热至沸，放冷，加盐酸0.5ml，应显绿色，放置后，渐变黄色。

(2)在含量测定项下记录的色谱图中，供试品溶液主峰的保留时间应与对照品溶液主峰的保留时间一致。

【检查】 **有关物质** 照高效液相色谱法(通则0512)测定。

供试品溶液 取本品细粉适量(约相当于吲哚美辛50mg)，精密称定，置100ml量瓶中，加四氢呋喃10ml，充分振摇使吲哚美辛溶解，用乙腈稀释至刻度，摇匀，滤过，精密量取续滤液5ml，置25ml量瓶中，用乙腈稀释至刻度，摇匀。

对照品溶液 分别取杂质Ⅰ对照品与杂质Ⅱ对照品各适量，精密称定，加乙腈溶解并定量稀释制成每1ml中各约含0.1mg的混合溶液。

对照溶液 分别精密量取供试品溶液1ml、对照品溶液1ml，置同一200ml量瓶中，用乙腈稀释至刻度，摇匀。

色谱条件 见吲哚美辛有关物质项下。进样体积20μl。

系统适用性要求 见吲哚美辛有关物质项下。吲哚美辛峰与各杂质峰之间的分离度均应符合要求。

测定法 精密量取供试品溶液与对照溶液，分别注入液相色谱仪，记录色谱图至主成分峰保留时间的3倍。

限度 供试品溶液色谱图中如有杂质峰，按外标法以峰面积分别计算杂质Ⅰ与杂质Ⅱ的含量，均不得过吲哚美辛标示量的0.5%；其他单个杂质峰面积不得大于对照溶液中吲哚美辛峰面积(0.5%)，杂质总量不得过2.0%。

含量均匀度 以含量测定项下测得的每片含量计算，应符合规定(通则0941)。

溶出度 照溶出度与释放度测定法(通则0931第二法)测定。

溶出条件 以磷酸盐缓冲液(pH 7.2)500ml为溶出介质，转速为每分钟100转，依法操作，经2小时、4小时、6小时、8小时、12小时与20小时时分别取溶出液5ml，并即时补充相同温度、相同体积的溶出介质。

供试品溶液(1) 分别取2小时、4小时、6小时、8小时时的溶出液，滤过，取续滤液。

供试品溶液(2) 分别取12小时、20小时时的溶出液，滤过，精密量取续滤液各3ml，分别置10ml量瓶中，用溶出介质稀释至刻度，摇匀。

对照品溶液 取吲哚美辛对照品约25mg，精密称定，置100ml量瓶中，加四氢呋喃0.5ml使溶解，用溶出介质稀释至刻度，摇匀，精密量取5ml，置50ml量瓶中，用溶出介质稀释至刻度，摇匀。

测定法 取供试品溶液(1)、供试品溶液(2)与对照品溶液，照紫外-可见分光光度法(通则0401)，在320nm的波长处分别测定吸光度，分别计算每片在不同时间的溶出量。

限度 每片在2小时、4小时、6小时、8小时、12小时与20小时时的溶出量应分别为标示量的15%～30%、30%～50%、40%～65%、50%～80%、70%～95%和80%以上，均应符合规定。

其他 应符合片剂项下有关的各项规定(通则0101)。

【含量测定】 照高效液相色谱法(通则0512)测定。

供试品溶液 取本品10片，分别置研钵中，研细，用甲醇约35ml分次研磨并定量转移至50ml量瓶中，超声使吲哚美辛溶解，放冷，用甲醇稀释至刻度，摇匀，滤过，精密量取续滤液2ml，置10ml量瓶中，用50%甲醇溶液稀释至刻度，摇匀。

对照品溶液 取吲哚美辛对照品约25mg，精密称定，置50ml量瓶中，加甲醇适量，超声使溶解，放冷，用甲醇稀释至刻度，摇匀，精密量取2ml，置10ml量瓶中，用50%甲醇溶液稀释至刻度，摇匀。

色谱条件与系统适用性要求 见有关物质项下。

测定法 精密量取供试品溶液与对照品溶液，分别注入液相色谱仪，记录色谱图。按外标法以峰面积计算每片的含量，并求出10片的平均含量。

【类别】 同吲哚美辛。

【规格】 25mg

【贮藏】 遮光，密封保存。

吲哚美辛缓释胶囊

Yinduomeixin Huanshijiaonang

Indometacin Sustained-release Capsules

本品含吲哚美辛($C_{19}H_{16}ClNO_4$)应为标示量的90.0%～110.0%。

【性状】 本品内容物为白色至微黄色小丸。

【鉴别】 (1)取本品内容物适量(约相当于吲哚美辛10mg)，研细，加水10ml，振摇，加20%氢氧化钠溶液3滴，充分振摇，滤过，取滤液1ml，加0.03%重铬酸钾溶液0.3ml，加热至沸，放冷，加硫酸2～3滴，置水浴上缓缓加热，应显紫色；另取滤液1ml，加0.1%亚硝酸钠溶液0.3ml，加热至沸，放冷，加盐酸0.5ml，应显绿色，放置后，渐变黄色。

(2)在含量测定项下记录的色谱图中，供试品溶液主峰的保留时间应与对照品溶液主峰的保留时间一致。

【检查】 **有关物质** 照高效液相色谱法(通则0512)测定。

供试品溶液 取本品20粒，精密称定，混合均匀，研细，精密称取适量(约相当于吲哚美辛50mg)，置100ml量瓶中，加甲醇适量，超声使吲哚美辛溶解，放冷，用甲醇稀释至刻度，摇匀，滤过，精密量取续滤液 5ml，置 25ml 量瓶中，用 50%甲醇溶液稀释至刻度，摇匀。

对照溶液　精密量取供试品溶液 1ml，置 200ml 量瓶中，用 50%甲醇溶液稀释至刻度，摇匀。

色谱条件、系统适用性要求与测定法　见吲哚美辛有关物质项下。

限度　供试品溶液色谱图中如有杂质峰，单个杂质峰面积不得大于对照溶液主峰面积(0.5%)，各杂质峰面积的和不得大于对照溶液主峰面积的 2 倍(1.0%)。

含量均匀度　取本品 1 粒，将内容物倾入研钵中，研细，用甲醇约 35ml(25mg 规格)或 70ml(75mg 规格)分次转移至 50ml(25mg 规格)或 100ml(75mg 规格)量瓶中，超声使吲哚美辛溶解，放冷，用甲醇稀释至刻度，摇匀，滤过，精密量取续滤液 5ml(25mg 规格)或 3ml(75mg 规格)，置 25ml 量瓶中，用 50%甲醇稀释至刻度，摇匀，照含量测定项下的方法测定，应符合规定(通则 0941)。

溶出度　照溶出度与释放度测定法(通则 0931 第二法)测定。

溶出条件　以磷酸盐缓冲液(pH 7.2)-水(1∶4)750ml(25mg 规格)或 1000ml(75mg 规格)为溶出介质，转速为每分钟 150 转，依法操作，在 3 小时、6 小时与 12 小时时分别取溶出液 10ml，并即时补充相同温度、相同体积的溶出介质。

供试品溶液　分别取 3 小时、6 小时与 12 小时时的溶出液，滤过，取续滤液(25mg 规格)或精密量取续滤液 5ml，置 10ml 量瓶中，用溶出介质稀释至刻度，摇匀(75mg 规格)。

对照品溶液　取吲哚美辛对照品适量，精密称定，加溶出介质溶解并定量稀释制成每 1ml 中约含 30μg 的溶液。

测定法　取供试品溶液与对照品溶液，照紫外-可见分光光度法(通则 0401)，在 320nm 的波长处分别测定吸光度，分别计算每粒在不同时间的溶出量。

限度　每粒在 3 小时、6 小时与 12 小时时的溶出量应分别为标示量的 25%～55%、45%～85%和 70%以上，均应符合规定。

其他　应符合胶囊项下有关的各项规定(通则 0103)。

【含量测定】　照高效液相色谱法(通则 0512)测定。

对照品溶液　取吲哚美辛对照品约 25mg，精密称定，置 50ml 量瓶中，加甲醇适量，超声使溶解，放冷，用甲醇稀释至刻度，摇匀，精密量取适量，用 50%甲醇溶液定量稀释制成每 1ml 中约含 0.1mg 的溶液。

色谱条件　见有关物质项下。进样体积 20μl。

供试品溶液与系统适用性要求　见有关物质项下。

测定法　精密量取供试品溶液与对照品溶液，分别注入液相色谱仪，记录色谱图。按外标法以峰面积计算。

【类别】　同吲哚美辛。

【规格】　(1)25mg　(2)75mg

【贮藏】　遮光，密封保存。

吲哚洛尔

Yinduoluo'er

Pindolol

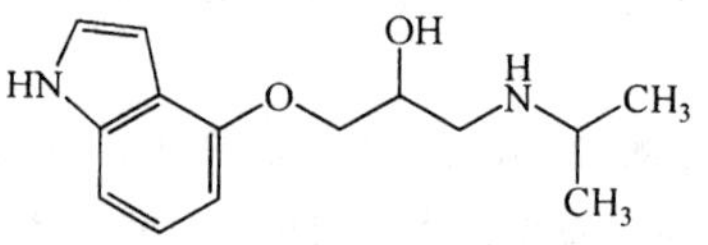

$C_{14}H_{20}N_2O_2$　248.32

本品为 3-(异丙胺基)-1-(1*H*-吲哚-4-氧基)-2-丙醇。按干燥品计算，含 $C_{14}H_{20}N_2O_2$ 不得少于 99.0%。

【性状】　本品为白色或类白色的结晶性粉末；略有异臭。

本品在甲醇或乙醇中微溶，在水或苯中几乎不溶；在冰醋酸中易溶。

熔点　本品的熔点(通则 0612)为 167～171℃。

【鉴别】　(1)取本品，加无水乙醇溶解并制成每 1ml 中约含 10μg 的溶液，照紫外-可见分光光度法(通则 0401)测定，在 265nm 与 288nm 的波长处有最大吸收。

(2)本品的红外光吸收图谱应与对照的图谱(光谱集 610 图)一致。

【检查】　**干燥失重**　取本品，在 105℃干燥至恒重，减失重量不得过 0.5%(通则 0831)。

炽灼残渣　取本品 1.0g，依法检查(通则 0841)，遗留残渣不得过 0.1%。

重金属　取炽灼残渣项下遗留的残渣，依法检查(通则 0821 第二法)，含重金属不得过百万分之十。

【含量测定】　取本品约 0.1g，精密称定，加冰醋酸 10ml 使溶解，加结晶紫指示液 1 滴，用高氯酸滴定液(0.1mol/L)滴定至溶液显蓝色，并将滴定的结果用空白试验校正。每 1ml 高氯酸滴定液(0.1mol/L)相当于 24.83mg 的 $C_{14}H_{20}N_2O_2$。

【类别】　β 肾上腺素受体阻滞剂。

【贮藏】　遮光，密封保存。

吲哚菁绿

Yinduo Jinglü

Indocyanine Green

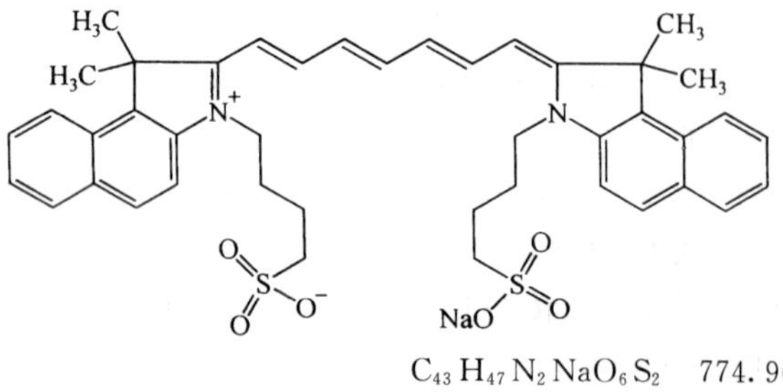

$C_{43}H_{47}N_2NaO_6S_2$　774.96

本品为 2-[7-[1,1-二甲基-3-(4-磺丁基)]苯并[*e*](2-二氢

亚吲哚基)-1,3,5-庚三烯基]-1,1-二甲基-3-(4-磺丁基)-1*H*-苯并[*e*]二氢亚吲哚内盐,钠盐。按干燥品计算,含 $C_{43}H_{47}N_2NaO_6S_2$ 应为 94.0%~105.0%。

【性状】 本品为暗绿青色或暗棕红色粉末;无臭;遇光与热易变质。

本品在水或甲醇中溶解,在丙酮中几乎不溶。

【鉴别】 (1)取本品约 10mg,加水 5ml 使溶解,加氢氧化钠试液 10 滴,加热至约 60℃,加 3%过氧化氢溶液 10 滴,即显暗红褐色,放置,渐变为橙黄色。

(2)取含量测定项下的溶液,照紫外-可见分光光度法(通则 0401)测定,在 216nm、263nm 与 784nm 的波长处有最大吸收。

(3)本品的红外光吸收图谱应与对照的图谱(光谱集 611 图)一致。

(4)本品炽灼灰化后,显钠盐与硫酸盐的鉴别反应(通则 0301)。

【检查】 **碘化钠** 取本品约 0.2g,精密称定,加水 100ml 溶解后,加硝酸 1ml,摇匀,照电位滴定法(通则 0701),用硝酸银滴定液(0.01mol/L)滴定。每 1ml 硝酸银滴定液(0.01mol/L)相当于 1.499mg 的 NaI。按干燥品计算,含碘化钠不得过 5.0%。

有关物质 照高效液相色谱法(通则 0512)测定。

供试品溶液 取本品约 50mg,置 100ml 量瓶中,加流动相适量,振摇使溶解,用流动相稀释至刻度,摇匀。

对照溶液 精密量取供试品溶液 1ml,置 100ml 量瓶中,用流动相稀释至刻度,摇匀。

色谱条件 用十八烷基硅烷键合硅胶为填充剂;以磷酸盐缓冲液(pH 5.8)-乙腈-甲醇(50:47:3)为流动相;检测波长为 263nm;进样体积 10μl。

系统适用性要求 理论板数按吲哚菁绿峰计算不低于 1000,吲哚菁绿峰与相邻杂质峰的分离度应符合要求。

测定法 精密量取供试品溶液与对照溶液,分别注入液相色谱仪,记录色谱图至主成分峰保留时间的 2 倍。

限度 供试品溶液色谱图中如有杂质峰,各杂质峰面积的和不得大于对照溶液主峰面积的 3 倍(3.0%)。

干燥失重 取本品,在 50℃减压干燥 3 小时,减失重量不得过 6.0%(通则 0831)。

重金属 取本品 1.0g,置坩埚中,用小火加热使炭化,放冷,加硝酸 2ml 与硫酸 5 滴,加热至白烟除尽后,在 500~600℃炽灼,使完全灰化,放冷,加盐酸 2ml,置水浴上蒸干,残渣用盐酸 3 滴使湿润,加热水 7ml,加热 2 分钟,加酚酞指示液 1 滴,用氨试液调节至微红色,加稀醋酸 0.4ml,移至纳氏比色管中,必要时滤过,用水 2ml 洗涤坩埚,并加水稀释至 10ml,作为供试品溶液;另取硝酸 2ml、硫酸 5 滴与盐酸 2ml,蒸发至干,加盐酸 3 滴使湿润,加热水 7ml,加热 2 分钟,加酚酞指示液 1 滴,用氨试液调至微红色,加稀醋酸 0.4ml,移至另一纳氏比色管中,加标准铅溶液 1.0ml,再用水稀释至 10ml,作为对照溶液;供试品溶液与对照溶液中各加硫化钠甘油溶液(取硫化钠 5g,加水 10ml 溶解后,加甘油 30ml 混合制成,置冰箱中可保留 3 个月)1 滴,摇匀,放置 5 分钟,依法检查(通则 0821),含重金属不得过百万分之十。

砷盐 取本品 0.25g,加氢氧化钠 0.5g,混合,加水少量,搅拌均匀,干燥后,先用小火烧灼使炭化,再在 600~700℃炽灼使完全灰化,放冷,加盐酸 5ml 与水 23ml 使溶解,依法检查(通则 0822),应符合规定(0.0008%)。

【含量测定】 照紫外-可见分光光度法(通则 0401)测定。

供试品溶液 取本品适量,精密称定,加甲醇适量使溶解并定量稀释制成每 1ml 中约含 2μg 的溶液。

测定法 取供试品溶液,在 784nm 的波长处测定吸光度,按 $C_{43}H_{47}N_2NaO_6S_2$ 的吸收系数($E_{1cm}^{1\%}$)为 3120 计算。

【类别】 诊断用药。

【贮藏】 遮光,密封,在阴凉干燥处保存。

【制剂】 注射用吲哚菁绿

注射用吲哚菁绿

Zhusheyong Yinduo Jinglü

Indocyanine Green for Injection

本品为吲哚菁绿的无菌冻干品,含吲哚菁绿($C_{43}H_{47}N_2NaO_6S_2$)应为标示量的 90.0%~110.0%。

【性状】 本品为暗绿青色疏松状固体;遇光与热易变质。

【鉴别】 (1)取本品约 10mg,加水 5ml 溶解后,加氢氧化钠试液 10 滴,加热至约 60℃,加 3%过氧化氢溶液 10 滴,即显暗红褐色,放置,渐变为橙黄色。

(2)本品炽灼灰化后,显钠盐与硫酸盐的鉴别反应(通则 0301)。

【检查】 **酸度** 取本品 50mg,加水 10ml 溶解后,依法测定(通则 0631),pH 值应为 5.0~7.0。

有关物质 照高效液相色谱法(通则 0512)测定。

供试品溶液 取本品适量,加流动相溶解并稀释制成每 1ml 中约含吲哚菁绿 0.5mg 的溶液。

对照溶液 精密量取供试品溶液 1ml,置 100ml 量瓶中,用流动相稀释至刻度,摇匀。

色谱条件、系统适用性要求与测定法 见吲哚菁绿有关物质项下。

限度 供试品溶液色谱图中如有杂质峰,各杂质峰面积的和不得大于对照溶液主峰面积的 5 倍(5.0%)。

水分 取本品,照水分测定法(通则 0832 第一法 1)测定,含水分不得过 6.0%。

细菌内毒素 取本品,依法检查(通则 1143),每 1mg 吲哚菁绿中含内毒素的量应小于 6.0EU。

其他 应符合注射剂项下有关的各项规定(通则 0102)。

【含量测定】 照紫外-可见分光光度法（通则 0401）测定。

供试品溶液 取本品 5 支，分别加甲醇适量使吲哚菁绿溶解后，分别置 10ml 量瓶中，用甲醇分次洗涤容器，洗液并入量瓶中，用甲醇稀释至刻度，摇匀，精密量取适量，用甲醇定量稀释制成每 1ml 中约含吲哚菁绿 2.5μg 的溶液。

测定法 取供试品溶液，在 784nm 的波长处分别测定吸光度，按 $C_{43}H_{47}N_2NaO_6S_2$ 的吸收系数（$E_{1cm}^{1\%}$）为 3120 计算每支的含量，并求得 5 支的平均含量。

【类别】 同吲哚菁绿。

【规格】 （1）10mg　（2）25mg

【贮藏】 遮光，密闭，在冷处保存。

别嘌醇

Biepiaochun

Allopurinol

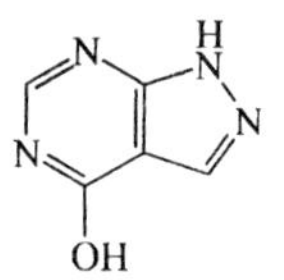

$C_5H_4N_4O$　136.11

本品为 1*H*-吡唑并[3,4-*d*]嘧啶-4-醇。按干燥品计算，含 $C_5H_4N_4O$ 应为 97.0%～102.0%。

【性状】 本品为白色或类白色结晶性粉末；几乎无臭。

本品在水或乙醇中极微溶解，在三氯甲烷或乙醚中不溶；在 0.1mol/L 氢氧化钠或氢氧化钾溶液中易溶。

【鉴别】 （1）取本品约 50mg，加 5% 氢氧化钠溶液 5ml，加碱性碘化汞钾试液 1ml，加热至沸，放置后生成黄色沉淀。

（2）取含量测定项下的溶液，照紫外-可见分光光度法（通则 0401）测定，在 250nm 的波长处有最大吸收，在 231nm 的波长处有最小吸收。在 231nm 与 250nm 波长处的吸光度比值应为 0.52～0.60。

（3）本品的红外光吸收图谱应与对照的图谱（光谱集 194 图）一致。

【检查】 **有关物质** 照高效液相色谱法（通则 0512）测定。

供试品溶液　取本品约 15mg，置 25ml 量瓶中，加 0.4% 氢氧化钠溶液 12.5ml 使溶解，用盐酸溶液（9→1000）稀释至刻度，摇匀。

对照溶液　精密量取供试品溶液 1ml，置 100ml 量瓶中，用流动相稀释至刻度，摇匀。

色谱条件　用十八烷基硅烷键合硅胶为填充剂；以甲醇-0.125%磷酸二氢钾溶液（20∶80）为流动相；检测波长为 230nm；进样体积 20μl。

系统适用性要求　理论板数按别嘌醇峰计算不低于 2000，别嘌醇峰与相邻杂质峰之间的分离度应符合要求。

测定法　精密量取供试品溶液与对照溶液，分别注入液相色谱仪，记录色谱图至主成分峰保留时间的 2.5 倍。

限度　供试品溶液色谱图中如有杂质峰，单个杂质峰面积不得大于对照溶液主峰面积的 0.5 倍（0.5%），各杂质峰面积的和不得大于对照溶液主峰面积（1.0%）。

干燥失重 取本品，在 105℃ 干燥至恒重，减失重量不得过 0.5%（通则 0831）。

【含量测定】 照紫外-可见分光光度法（通则 0401）测定。

供试品溶液 取本品约 20mg，精密称定，加 0.4%氢氧化钠溶液 10ml 使溶解，用盐酸溶液（9→1000）定量稀释制成每 1ml 中约含 10μg 的溶液。

测定法 取供试品溶液，在 250nm 的波长处测定吸光度，按 $C_5H_4N_4O$ 的吸收系数（$E_{1cm}^{1\%}$）为 571 计算。

【类别】 抗痛风药。

【贮藏】 遮光，密封保存。

【制剂】 别嘌醇片

别嘌醇片

Biepiaochun Pian

Allopurinol Tablets

本品含别嘌醇（$C_5H_4N_4O$）应为标示量的 93.0%～107.0%。

【性状】 本品为白色片。

【鉴别】 （1）取本品的细粉适量（约相当于别嘌醇 0.1g），加 5%氢氧化钠溶液 10ml，搅拌使别嘌醇溶解，滤过，取滤液 5ml，照别嘌醇项下的鉴别（1）项试验，显相同的反应。

（2）取含量测定项下的溶液，照别嘌醇项下的鉴别（2）项试验，显相同的结果。

（3）取细粉适量（约相当于别嘌醇 50mg），加氢氧化钠试液 10ml，研磨使溶解，滤过，滤液加稀盐酸酸化至析出结晶，滤过，结晶用无水乙醇洗涤后，用无水乙醚洗涤，室温干燥后，105℃ 干燥 3 小时，依法测定。本品的红外光吸收图谱应与对照的图谱（光谱集 194 图）一致。

【检查】 **有关物质** 照高效液相色谱法（通则 0512）测定。

供试品溶液　取本品细粉适量（约相当于别嘌醇 15mg），置 25ml 量瓶中，加 0.4%氢氧化钠溶液 12.5ml 使别嘌醇溶解，用盐酸溶液（9→1000）稀释至刻度，摇匀，滤过，取续滤液。

对照溶液　精密量取供试品溶液 1ml，置 100ml 量瓶中，用流动相稀释至刻度，摇匀。

色谱条件、系统适用性要求与测定法　见别嘌醇有关物质项下。

限度　供试品溶液色谱图中如有杂质峰，单个杂质峰面积不得大于对照溶液主峰面积的 0.5 倍(0.5%)，各杂质峰面积的和不得大于对照溶液主峰面积(1.0%)。

溶出度　照溶出度与释放度测定法(通则 0931 第二法)测定。

溶出条件　以盐酸溶液(9→1000)1000ml 为溶出介质，转速为每分钟 100 转，依法操作，经 45 分钟时取样。

测定法　取溶出液 10ml，滤过，精密量取续滤液 5ml，置 50ml 量瓶中，用溶出介质稀释至刻度，摇匀。照紫外-可见分光光度法(通则 0401)，在 250nm 的波长处测定吸光度，按 $C_5H_4N_4O$ 的吸收系数($E_{1cm}^{1\%}$)为 571 计算每片的溶出量。

限度　标示量的 70%，应符合规定。

其他　应符合片剂项下有关的各项规定(通则 0101)。

【含量测定】　照紫外-可见分光光度法(通则 0401)测定。

供试品溶液　取本品 20 片，精密称定，研细，精密称取适量(约相当于别嘌醇 0.1g)，置 100ml 量瓶中，加 0.2% 氢氧化钠溶液 20ml，振摇 15 分钟使别嘌醇溶解，用水稀释至刻度，摇匀，滤过，精密量取续滤液 5ml，置 500ml 量瓶中，用盐酸溶液(9→1000)稀释至刻度，摇匀。

测定法　见别嘌醇含量测定项下。

【类别】　同别嘌醇。

【规格】　0.1g

【贮藏】　遮光，密封保存。

利巴韦林

Libaweilin

Ribavirin

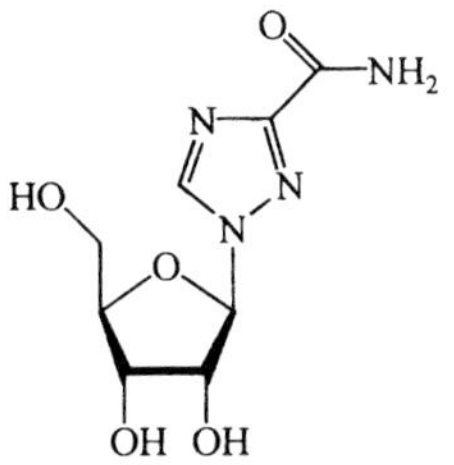

$C_8H_{12}N_4O_5$　244.21

本品为 1-β-D-呋喃核糖基-1*H*-1,2,4-三氮唑-3-羧酰胺。按干燥品计算，含 $C_8H_{12}N_4O_5$ 应为 98.5%～101.5%。

【性状】　本品为白色或类白色结晶性粉末；无臭。

本品在水中易溶，在乙醇中微溶，在乙醚或二氯甲烷中不溶。

比旋度　取本品，精密称定，加水溶解并定量稀释制成每 1ml 中约含 40mg 的溶液，依法测定(通则 0621)，比旋度为 −35.0°至 −37.0°。

【鉴别】　(1)取本品约 0.1g，加水 10ml 使溶解，加氢氧化钠试液 5ml，加热至沸，即发生氨臭，能使湿润的红色石蕊试纸变蓝色。

(2)在含量测定项下记录的色谱图中，供试品溶液主峰的保留时间应与对照品溶液主峰的保留时间一致。

(3)本品的红外光吸收图谱应与对照的图谱(光谱集 22 图)一致。

【检查】　**酸度**　取本品 1.0g，加水 50ml 溶解后，加饱和氯化钾溶液 0.2ml，摇匀，依法测定(通则 0631)，pH 值应为 4.0～6.5。

溶液的澄清度与颜色　取本品 0.50g，加水 10ml 溶解后，溶液应澄清无色；如显浑浊，与 2 号浊度标准液(通则 0902 第一法)比较，不得更浓；如显色，与黄色或黄绿色 1 号标准比色液(通则 0901 第一法)比较，不得更深。(供注射用)

有关物质　照高效液相色谱法(通则 0512)测定。

供试品溶液　取本品，加流动相溶解并稀释制成每 1ml 中约含 0.4mg 的溶液。

对照溶液　精密量取供试品溶液 1ml，置 200ml 量瓶中，用流动相稀释至刻度，摇匀。

色谱条件　用磺化交联的苯乙烯-二乙烯基共聚物的氢型阳离子交换树脂为填充剂；以水(用稀硫酸调节 pH 值至 2.5±0.1)为流动相；检测波长为 207nm；进样体积 20μl。

系统适用性要求　理论板数按利巴韦林峰计算不低于 2000。

测定法　精密量取供试品溶液与对照溶液，分别注入液相色谱仪，记录色谱图至主峰保留时间的 2 倍。

限度　供试品溶液色谱图中如有杂质峰，单个杂质的峰面积不得大于对照溶液主峰面积的 0.5 倍(0.25%)，各杂质峰面积的和不得大于对照溶液主峰面积的 2 倍(1.0%)。

干燥失重　取本品，在 105℃ 干燥至恒重，减失重量不得过 0.5%(通则 0831)。

炽灼残渣　取本品 1.0g，依法检查(通则 0841)，遗留残渣不得过 0.1%。

重金属　取炽灼残渣项下遗留的残渣，依法检查(通则 0821 第二法)，含重金属不得过百万分之十。

【含量测定】　照高效液相色谱法(通则 0512)测定。

供试品溶液　取本品，精密称定，加流动相溶解并定量稀释制成每 1ml 中约含 50μg 的溶液。

对照品溶液　取利巴韦林对照品，精密称定，加流动相溶解并定量稀释制成每 1ml 中约含 50μg 的溶液。

色谱条件与系统适用性要求　见有关物质项下。

测定法　精密量取供试品溶液与对照品溶液，分别注入液相色谱仪。按外标法以峰面积计算。

【类别】　抗病毒药。

【贮藏】　遮光，密封保存。

【制剂】 (1)利巴韦林口服溶液　(2)利巴韦林片　(3)利巴韦林分散片　(4)利巴韦林含片　(5)利巴韦林注射液　(6)利巴韦林胶囊　(7)利巴韦林颗粒　(8)利巴韦林滴眼液　(9)利巴韦林滴鼻液　(10)利巴韦林葡萄糖注射液　(11)利巴韦林氯化钠注射液　(12)注射用利巴韦林

利巴韦林口服溶液

Libaweilin Koufurongye

Ribavirin Oral Solution

本品含利巴韦林($C_8H_{12}N_4O_5$)应为标示量的 90.0%～110.0%。

【性状】 本品为无色至淡黄色液体;味甜。

【鉴别】 取本品,照利巴韦林项下的鉴别(1)、(2)项试验,显相同的结果。

【检查】 **pH 值** 应为 4.0～6.0(通则 0631)。

颜色 取本品,与黄色 4 号标准比色液(通则 0901 第一法)比较,不得更深。

其他 应符合口服溶液剂项下有关的各项规定(通则 0123)。

【含量测定】 照高效液相色谱法(通则 0512)测定。

供试品溶液 精密量取本品适量(约相当于利巴韦林 0.15g),用水定量稀释制成每 1ml 中约含利巴韦林 30μg 的溶液。

对照品溶液 取利巴韦林对照品适量,精密称定,加水溶解并定量稀释制成每 1ml 中约含利巴韦林 30μg 的溶液。

色谱条件 用十八烷基硅烷键合硅胶为填充剂;以水为流动相;检测波长为 207nm;进样体积 20μl。

系统适用性要求 理论板数按利巴韦林峰计算不低于 2500。

测定法 精密量取供试品溶液与对照品溶液,分别注入液相色谱仪,记录色谱图。按外标法以峰面积计算。

【类别】 同利巴韦林。

【规格】 (1)5ml∶0.15g　(2)10ml∶0.3g

【贮藏】 密封保存。

利巴韦林片

Libaweilin Pian

Ribavirin Tablets

本品含利巴韦林($C_8H_{12}N_4O_5$)应为标示量的 90.0%～110.0%。

【性状】 本品为白色或类白色片。

【鉴别】 取本品的细粉适量(约相当于利巴韦林 0.1g),加水 20ml,研磨,滤过,取滤液,照利巴韦林项下的鉴别(1)、(2)项试验,显相同的反应。

【检查】 应符合片剂项下有关的各项规定(通则 0101)。

【含量测定】 照高效液相色谱法(通则 0512)测定。

供试品溶液 取本品 20 片,精密称定,研细,精密称取适量(约相当于利巴韦林 0.1g),加流动相振摇使利巴韦林溶解并定量稀释制成每 1ml 中约含利巴韦林 50μg 的溶液,摇匀,滤过,取续滤液。

对照品溶液、色谱条件、系统适用性要求与测定法 见利巴韦林含量测定项下。

【类别】 同利巴韦林。

【规格】 (1)20mg　(2)50mg　(3)100mg　(4)200mg

【贮藏】 密封保存。

利巴韦林分散片

Libaweilin Fensanpian

Ribavirin Dispersable Tablets

本品含利巴韦林($C_8H_{12}N_4O_5$)应为标示量的 90.0%～110.0%。

【性状】 本品为白色或类白色片。

【鉴别】 (1)取本品细粉适量(约相当于利巴韦林 0.1g),加水 10ml,研磨,滤过,滤液加氢氧化钠试液 5ml,加热至沸,即发生氨臭,能使湿润的红色石蕊试纸变蓝。

(2)在含量测定项下记录的色谱图中,供试品溶液主峰的保留时间应与对照品溶液主峰的保留时间一致。

【检查】 应符合片剂项下有关的各项规定(通则 0101)。

【含量测定】 照高效液相色谱法(通则 0512)测定。

供试品溶液 取本品 20 片,精密称定,研细,精密称取适量(约相当于利巴韦林 0.1g),加流动相溶解并定量稀释制成每 1ml 中约含利巴韦林 50μg 的溶液,摇匀,滤过,取续滤液。

对照品溶液、色谱条件、系统适用性要求与测定法 见利巴韦林含量测定项下。

【类别】 同利巴韦林。

【规格】 (1)50mg　(2)100mg　(3)200mg

【贮藏】 密封,在阴凉干燥处保存。

利巴韦林含片

Libaweilin Hanpian

Ribavirin Buccal Tablets

本品含利巴韦林($C_8H_{12}N_4O_5$)应为标示量的 90.0%～110.0%。

【性状】 本品为淡黄色片；气香；味甜。

【鉴别】 取本品的细粉适量（约相当于利巴韦林 0.1g），加水 20ml，研磨，滤过，取滤液，照利巴韦林项下的鉴别（1）、（2）项试验，显相同的结果。

【检查】 应符合片剂项下有关的各项规定（通则 0101）。

【含量测定】 照高效液相色谱法（通则 0512）测定。

供试品溶液 取本品 20 片，精密称定，研细，精密称取适量（约相当于利巴韦林 0.1g），加流动相振摇使利巴韦林溶解并定量稀释制成每 1ml 中约含利巴韦林 50μg 的溶液，摇匀，滤过，取续滤液。

对照品溶液、色谱条件、系统适用性要求与测定法 见利巴韦林含量测定项下。

【类别】 同利巴韦林。

【规格】 （1）20mg （2）50mg （3）100mg

【贮藏】 密封保存。

利巴韦林注射液

Libaweilin Zhusheye

Ribavirin Injection

本品为利巴韦林的灭菌水溶液。含利巴韦林（$C_8H_{12}N_4O_5$）应为标示量的 90.0%～110.0%。

【性状】 本品为无色的澄明液体。

【鉴别】 取本品，照利巴韦林项下的鉴别（1）、（2）项试验，显相同的结果。

【检查】 **pH 值** 应为 4.0～6.0（通则 0631）。

有关物质 照高效液相色谱法（通则 0512）测定。

供试品溶液 取本品，用流动相稀释制成每 1ml 中约含 0.4mg 的溶液。

对照溶液 精密量取供试品溶液 1ml，置 200ml 量瓶中，用流动相稀释至刻度，摇匀。

色谱条件、系统适用性要求、测定法与限度 见利巴韦林有关物质项下。

细菌内毒素 取本品，依法检查（通则 1143），每 1mg 利巴韦林中含内毒素的量应小于 0.15EU。

其他 应符合注射剂项下有关的各项规定（通则 0102）。

【含量测定】 照高效液相色谱法（通则 0512）测定。

供试品溶液 精密量取本品适量，用流动相定量稀释制成每 1ml 中约含利巴韦林 50μg 的溶液。

对照品溶液、色谱条件、系统适用性要求与测定法 见利巴韦林含量测定项下。

【类别】 同利巴韦林。

【规格】 （1）1ml：100mg （2）2ml：100mg （3）2ml：200mg （4）2ml：250mg （5）5ml：250mg （6）5ml：500mg

【贮藏】 密闭保存。

利巴韦林胶囊

Libaweilin Jiaonang

Ribavirin Capsules

本品含利巴韦林（$C_8H_{12}N_4O_5$）应为标示量的 90.0%～110.0%。

【性状】 本品内容物为白色或类白色的颗粒或粉末。

【鉴别】 取本品内容物适量（约相当于利巴韦林 0.1g），照利巴韦林项下的鉴别（1）、（2）项试验，显相同的结果。

【检查】 应符合胶囊剂项下有关的各项规定（通则 0103）。

【含量测定】 照高效液相色谱法（通则 0512）测定。

供试品溶液 取装量差异项下的内容物，混合均匀，精密称取适量（约相当于利巴韦林 0.1g），加流动相溶解并定量稀释制成每 1ml 中约含利巴韦林 50μg 的溶液，摇匀，滤过，取续滤液。

对照品溶液、色谱条件、系统适用性要求与测定法 见利巴韦林含量测定项下。

【类别】 同利巴韦林。

【规格】 （1）0.1g （2）0.15g

【贮藏】 密封保存。

利巴韦林颗粒

Libaweilin Keli

Ribavirin Granules

本品含利巴韦林（$C_8H_{12}N_4O_5$）应为标示量的 90.0%～110.0%。

【性状】 本品为白色或类白色可溶颗粒。

【鉴别】 取本品适量（约相当于利巴韦林 0.1g），加水 20ml，研磨，滤过，取滤液，照利巴韦林项下的鉴别（1）、（2）项试验，显相同的结果。

【检查】 **干燥失重** 取本品，在 105℃干燥至恒重，减失重量不得过 2.0%（通则 0831）。

其他 应符合颗粒剂项下有关的各项规定（通则 0104）。

【含量测定】 照高效液相色谱法（通则 0512）测定。

供试品溶液 取装量差异项下的内容物适量，混合均匀，精密称取适量（约相当于利巴韦林 0.1g），加流动相研磨使溶解并定量稀释制成每 1ml 中约含利巴韦林 50μg 的溶液，滤过，取续滤液。

对照品溶液、色谱条件、系统适用性要求与测定法 见利巴韦林含量测定项下。

【类别】 同利巴韦林。

【规格】 （1）50mg （2）0.1g （3）0.15g

【贮藏】 密封，在干燥处保存。

利巴韦林滴眼液

Libaweilin Diyanye

Ribavirin Eye Drops

本品含利巴韦林($C_8H_{12}N_4O_5$)应为标示量的 90.0%～110.0%。

本品中可加适量的抑菌剂。

【性状】 本品为无色的澄明液体。

【鉴别】 取本品，照利巴韦林项下的鉴别(1)、(2)项试验，显相同的结果。

【检查】 **pH 值** 应为 5.0～7.0(通则 0631)。

渗透压摩尔浓度 应为 250～330mOsmol/kg(通则 0632)。

其他 应符合眼用制剂项下有关的各项规定(通则 0105)。

【含量测定】 照高效液相色谱法(通则 0512)测定。

供试品溶液 精密量取本品适量，用流动相定量稀释制成每 1ml 中约含利巴韦林 50μg 的溶液。

系统适用性要求 见利巴韦林含量测定项下。利巴韦林峰与抑菌剂峰的分离度应符合规定。

对照品溶液、色谱条件与测定法 见利巴韦林含量测定项下。

【类别】 同利巴韦林。

【规格】 (1)0.5ml∶0.5mg　(2)8ml∶8mg　(3)10ml∶10mg　(4)10ml∶50mg

【贮藏】 密封，在阴凉处保存。

利巴韦林滴鼻液

Libaweilin Dibiye

Ribavirin Nasal Drops

本品含利巴韦林($C_8H_{12}N_4O_5$)应为标示量的 90.0%～110.0%。

本品中可加适量的抑菌剂。

【性状】 本品为无色的澄明液体。

【鉴别】 取本品，照利巴韦林项下鉴别(1)、(2)项试验，显相同的结果。

【检查】 **pH 值** 应为 4.5～6.5(通则 0631)。

渗透压摩尔浓度 应为 270～330mOsmol/kg(通则 0632)。

其他 应符合鼻用制剂项下有关的各项规定(通则 0106)。

【含量测定】 照高效液相色谱法(通则 0512)测定。

供试品溶液 精密量取本品适量，用流动相定量稀释制成每 1ml 中约含利巴韦林 50μg 的溶液。

系统适用性要求 见利巴韦林含量测定项下。利巴韦林峰与抑菌剂峰的分离度应符合规定。

对照品溶液、色谱条件与测定法 见利巴韦林含量测定项下。

【类别】 同利巴韦林。

【规格】 (1)8ml∶40mg　(2)10ml∶50mg

【贮藏】 密封，在阴凉处保存。

利巴韦林葡萄糖注射液

Libaweilin Putaotang Zhusheye

Ribavirin and Glucose Injection

本品为利巴韦林和葡萄糖的灭菌水溶液，含利巴韦林($C_8H_{12}N_4O_5$)应为标示量的 90.0%～110.0%，含葡萄糖($C_6H_{12}O_6 \cdot H_2O$)应为标示量的 95.0%～105.0%。

【性状】 本品为无色的澄明液体。

【鉴别】 (1)取本品，照利巴韦林项下的鉴别(1)、(2)项试验，显相同的结果。

(2)取本品，缓缓滴入温热的碱性酒石酸铜试液，即发生氧化亚铜的红色沉淀。

【检查】 **pH 值** 应为 4.0～6.0(通则 0631)。

5-羟甲基糠醛 精密量取本品适量(约相当于葡萄糖 0.1g)，置 50ml 量瓶中，用水稀释至刻度，摇匀，照紫外-可见分光光度法(通则 0401)，在 284nm 的波长处测定，吸光度不得大于 0.25。

有关物质 照高效液相色谱法(通则 0512)测定。

供试品溶液　取本品，用流动相定量稀释制成每 1ml 中约含 0.4mg 的溶液。

对照溶液　精密量取供试品溶液 1ml，置 200ml 量瓶中，用流动相稀释至刻度，摇匀。

色谱条件、系统适用性要求、测定法与限度　见利巴韦林有关物质项下。

重金属 取本品适量(约相当于葡萄糖 3g)，必要时蒸发至约 20ml，放冷，加醋酸盐缓冲液(pH 3.5)2ml，依法检查(通则 0821 第一法)，含重金属不得过葡萄糖标示量的百万分之五。

渗透压摩尔浓度 应为 260～310mOsmol/kg(通则 0632)。

细菌内毒素 取本品，依法检查(通则 1143)，每 1ml 中含内毒素的量应小于 0.50EU。

其他 应符合注射剂项下有关的各项规定(通则 0102)。

【含量测定】 **利巴韦林** 照高效液相色谱法(通则 0512)测定。

供试品溶液　精密量取本品适量，用流动相定量稀释制成每 1ml 中约含利巴韦林 50μg 的溶液。

对照品溶液、色谱条件、系统适用性要求与测定法　见利巴韦林含量测定项下。

葡萄糖　精密量取本品 2ml(约相当于葡萄糖 0.1g)，置碘瓶中，精密加碘滴定液(0.05mol/L)25ml，边振摇边滴加氢氧化钠滴定液(0.1mol/L)40ml，在暗处放置 30 分钟，加稀硫酸 4ml，用硫代硫酸钠滴定液(0.1mol/L)滴定，近终点时，加淀粉指示液 2ml，继续滴定至蓝色消失，并将滴定的结果用空白试验校正。每 1ml 的碘滴定液(0.05mol/L)相当于 9.909mg 的葡萄糖($C_6H_{12}O_6 \cdot H_2O$)。

【类别】　同利巴韦林。

【规格】　(1)100ml：利巴韦林 0.1g 与葡萄糖 5g　(2)100ml：利巴韦林 0.2g 与葡萄糖 5g　(3)100ml：利巴韦林 0.5g 与葡萄糖 5g　(4)250ml：利巴韦林 0.25g 与葡萄糖 12.5g　(5)250ml：利巴韦林 0.5g 与葡萄糖 12.5g　(6)500ml：利巴韦林 0.5g 与葡萄糖 25g

【贮藏】　遮光，密闭，在阴凉处保存。

利巴韦林氯化钠注射液

Libaweilin Lühuana Zhusheye

Ribavirin and Sodium Chloride Injection

本品为利巴韦林与氯化钠的灭菌水溶液，含利巴韦林($C_8H_{12}N_4O_5$)应为标示量的 90.0%～110.0%，含氯化钠(NaCl)应为标示量的 95.0%～105.0%。

【性状】　本品为无色的澄明液体。

【鉴别】　(1)取本品，照利巴韦林项下的鉴别(1)、(2)项试验，显相同的结果。

(2)本品显钠盐鉴别(1)与氯化物鉴别(1)的反应(通则 0301)。

【检查】　**pH 值**　应为 4.0～6.0(通则 0631)。

有关物质　照高效液相色谱法(通则 0512)测定。

供试品溶液　取本品，用流动相定量稀释制成每 1ml 中约含 0.4mg 的溶液。

对照溶液　精密量取供试品溶液 1ml，置 200ml 量瓶中，用流动相稀释至刻度，摇匀。

色谱条件、系统适用性要求、测定法与限度　见利巴韦林有关物质项下。

重金属　取本品 50ml，蒸发至约 20ml，放冷，加醋酸盐缓冲液(pH 3.5)2ml 与水适量使成 25ml，依法检查(通则 0821 第一法)，含重金属不得过千万分之三。

渗透压摩尔浓度　应为 260～310mOsmol/kg(通则 0632)。

细菌内毒素　取本品，依法检查(通则 1143)，每 1ml 中含内毒素的量应小于 0.50EU。

其他　应符合注射剂项下有关的各项规定(通则 0102)。

【含量测定】　**利巴韦林**　照高效液相色谱法(通则 0512)测定。

供试品溶液　精密量取本品适量，用流动相定量稀释制成每 1ml 中约含利巴韦林 50μg 的溶液。

对照品溶液、色谱条件、系统适用性要求与测定法　见利巴韦林含量测定项下。

氯化钠　精密量取本品 10ml，加水 40ml，再加糊精溶液(1→50)5ml、碳酸钙 0.1g 与荧光黄指示液 8 滴，用硝酸银滴定液(0.1mol/L)滴定。每 1ml 硝酸银滴定液(0.1mol/L)相当于 5.844mg 的氯化钠。

【类别】　同利巴韦林。

【规格】　(1)100ml：利巴韦林 0.2g 与氯化钠 0.9g　(2)100ml：利巴韦林 0.5g 与氯化钠 0.8g　(3)100ml：利巴韦林 0.5g 与氯化钠 0.9g　(4)250ml：利巴韦林 0.5g 与氯化钠 1.95g　(5)250ml：利巴韦林 0.5g 与氯化钠 2.125g　(6)250ml：利巴韦林 0.5g 与氯化钠 2.25g

【贮藏】　遮光，密闭，在阴凉处保存。

注射用利巴韦林

Zhusheyong Libaweilin

Ribavirin for Injection

本品为利巴韦林加适宜赋形剂制成的无菌冻干品。按平均装量计算，含利巴韦林($C_8H_{12}N_4O_5$)应为标示量的 90.0%～110.0%。

【性状】　本品为白色或类白色的疏松块状物。

【鉴别】　取本品，照利巴韦林项下的鉴别(1)、(2)项试验，显相同的结果。

【检查】　**酸度**　取本品适量(约相当于利巴韦林 1.0g)，加水 50ml 使溶解，加入 0.2ml 饱和氯化钾溶液，摇匀，依法测定(通则 0631)，pH 值应为 4.0～7.0。

溶液的澄清度与颜色　取本品，加水溶解并稀释制成每 1ml 中含利巴韦林 50mg 的溶液，溶液应澄清无色；如显浑浊，与 1 号浊度标准液(通则 0902 第一法)比较，不得更浓；如显色，与黄色或黄绿色 1 号标准比色液(通则 0901 第一法)比较，不得更深。

有关物质　照高效液相色谱法(通则 0512)测定。

供试品溶液　取本品，加流动相溶解并稀释制成每 1ml 中约含 0.4mg 的溶液。

对照溶液　精密量取供试品溶液 1ml，置 200ml 量瓶中，用流动相稀释至刻度，摇匀。

色谱条件、系统适用性要求、测定法与限度　见利巴韦林有关物质项下。

干燥失重　取本品，在 105℃干燥至恒重，减失重量不得过 5.0%(通则 0831)。

细菌内毒素　取本品，依法检查(通则 1143)，每 1mg 利巴韦林中含内毒素的量应小于 0.15EU。

其他　应符合注射剂项下有关的各项规定(通则 0102)。

【含量测定】　照高效液相色谱法(通则 0512)测定。

供试品溶液　取装量差异项下的内容物适量，混合均匀，精密称取适量(约相当于利巴韦林 0.1g)，加流动相溶解并定量稀释制成每 1ml 中约含利巴韦林 50μg 的溶液。

对照品溶液、色谱条件、系统适用性要求与测定法　见利巴韦林含量测定项下。

【类别】　同利巴韦林。

【规格】　(1)0.1g　(2)0.25g　(3)0.5g

【贮藏】　密闭，在阴凉处保存。

利　血　平

Lixueping

Reserpine

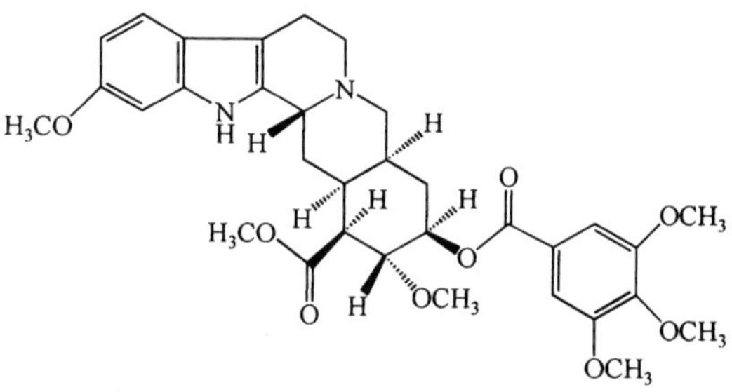

$C_{33}H_{40}N_2O_9$　608.69

本品为 18β-(3,4,5-三甲氧基苯甲酰氧基)-11,17α-二甲氧基-3β,20α-育亨烷-16β-甲酸甲酯。按干燥品计算，含 $C_{33}H_{40}N_2O_9$ 不得少于 98.5%。

【性状】　本品为白色至淡黄褐色的结晶或结晶性粉末；无臭，遇光色渐变深。

本品在三氯甲烷中易溶，在丙酮中微溶，在水、甲醇、乙醇或乙醚中几乎不溶。

比旋度　取本品，精密称定，加三氯甲烷溶解并定量稀释制成每 1ml 中约含 10mg 的溶液，依法测定(通则 0621)，比旋度为 −115° 至 −131°。

【鉴别】　(1)取本品约 1mg，加 0.1% 钼酸钠的硫酸溶液 0.3ml，即显黄色，约 5 分钟后转变为蓝色。

(2)取本品约 1mg，加新制的香草醛试液 0.2ml，约 2 分钟后显玫瑰红色。

(3)取本品约 0.5mg，加对二甲氨基苯甲醛 5mg、冰醋酸 0.2ml 与硫酸 0.2ml，混匀，即显绿色；再加冰醋酸 1ml，转变为红色。

(4)本品的红外光吸收图谱应与对照的图谱(光谱集 195 图)一致。

【检查】　**氧化产物**　取本品 20mg，置 100ml 量瓶中，加冰醋酸溶解并稀释至刻度，摇匀，照紫外-可见分光光度法(通则 0401)，在 388nm 的波长处测定吸光度，不得过 0.10。

有关物质　照高效液相色谱法(通则 0512)测定。避光操作。

供试品溶液　取本品约 10mg，置 10ml 量瓶中，加冰醋酸 1ml 使溶解，加甲醇稀释至刻度，摇匀。

对照溶液　精密量取供试品溶液 1ml，置 100ml 量瓶中，用流动相稀释至刻度，摇匀。

系统适用性溶液　取利血平 10mg，加冰醋酸 1ml 使溶解，用甲醇稀释制成每 1ml 中约含 40μg 的溶液，摇匀。

色谱条件　用十八烷基硅烷键合硅胶为填充剂；以乙腈-1%乙酸铵溶液(46∶54)为流动相；检测波长为 268nm；进样体积 10μl。

系统适用性要求　系统适用性溶液色谱图中，理论板数按利血平峰计算不低于 4000。利血平峰与相邻杂质峰之间的分离度应符合要求。

测定法　精密量取供试品溶液与对照溶液，分别注入液相色谱仪，记录色谱图至主成分峰保留时间的 2 倍。

限度　供试品溶液色谱图中如有杂质峰，各杂质峰面积的和不得大于对照溶液主峰面积的 1.5 倍(1.5%)。

干燥失重　取本品，在 60℃ 减压干燥至恒重，减失重量不得过 0.5%(通则 0831)。

炽灼残渣　不得过 0.15%(通则 0841)。

【含量测定】　照高效液相色谱法(通则 0512)测定。避光操作。

供试品溶液　取本品约 50mg，置 100ml 量瓶中，加冰醋酸 3ml 使溶解，用甲醇稀释至刻度，摇匀，精密量取适量，用甲醇定量稀释制成每 1ml 中约含 40μg 的溶液。

对照品溶液　取利血平对照品约 50mg，置 100ml 量瓶中，加冰醋酸 3ml 使溶解，用甲醇稀释至刻度，摇匀，精密量取适量，用甲醇定量稀释制成每 1ml 中约含 40μg 的溶液。

系统适用性溶液、色谱条件与系统适用性要求　除进样体积为 20μl 外，见有关物质项下。

测定法　精密量取供试品溶液与对照品溶液，分别注入液相色谱仪，记录色谱图。按外标法以峰面积计算。

【类别】　抗高血压药。

【贮藏】　遮光，密封保存。

【制剂】　(1)利血平片　(2)利血平注射液

利　血　平　片

Lixueping Pian

Reserpine Tablets

本品含利血平($C_{33}H_{40}N_2O_9$)应为标示量的 90.0%～

110.0%。

【性状】 本品为着色片或糖衣片。除去包衣后显白色或淡黄褐色。

【鉴别】 取本品的细粉适量（约相当于利血平 2.5mg），用三氯甲烷 10ml 提取，滤过，滤液蒸干，残渣照利血平项下的鉴别(1)、(2)、(3)项试验，显相同的反应。

【检查】 **含量均匀度** 避光操作。取本品 1 片，置 50ml 棕色量瓶中，加热水 5ml，充分振摇使崩解，加三氯甲烷 5ml，振摇后，用乙醇稀释至刻度，摇匀，滤过，精密量取续滤液，用乙醇定量稀释制成每 1ml 中约含利血平 2μg 的溶液，作为供试品溶液，照含量测定项下的方法测定含量，应符合规定（通则 0941）。

溶出度 照溶出度与释放度测定法（通则 0931 第二法）测定。

溶出条件　以 0.1mol/L 醋酸溶液 900ml 为溶出介质，转速为每分钟 100 转，依法操作，经 30 分钟时取样。

供试品溶液　取溶出液约 25ml，用滤膜（孔径小于 0.8μm）滤过，弃去初滤液 10ml，取续滤液。

对照品溶液　取利血平对照品 25mg，精密称定，加三氯甲烷 1ml 与无水乙醇 80ml 使溶解，用 0.1mol/L 醋酸溶液定量稀释制成每 1ml 中约含利血平 0.25μg（0.25mg 规格）或 0.1μg（0.1mg 规格）的溶液。

测定法　精密量取供试品溶液与对照品溶液各 5ml，分别置具塞试管中，加无水乙醇 5.0ml、五氧化二钒试液 1.0ml，振摇，在 30℃放置 1 小时，照荧光分析法（通则 0405），在激发光波长 400nm、发射光波长 500nm 处分别测定荧光强度，计算每片的溶出量。

限度　标示量的 70%，应符合规定。

其他 应符合片剂项下有关的各项规定（通则 0101）。

【含量测定】 照荧光分析法（通则 0405）测定。避光操作。

供试品溶液 取本品 20 片，如为糖衣片应除去包衣，精密称定，研细，精密称取适量（约相当于利血平 0.5mg），置 100ml 棕色量瓶中，加热水 10ml，摇匀，加三氯甲烷 10ml，振摇，用乙醇稀释至刻度，摇匀，滤过，精密量取续滤液，用乙醇定量稀释制成每 1ml 中约含利血平 2μg 的溶液。

对照品溶液 精密称取利血平对照品 10mg，置 100ml 棕色量瓶中，加三氯甲烷 10ml 使利血平溶解，用乙醇稀释至刻度，摇匀；精密量取 2ml，置 100ml 棕色量瓶中，用乙醇稀释至刻度，摇匀。

测定法 精密量取供试品溶液与对照品溶液各 5ml，分别置具塞试管中，加五氧化二钒试液 2.0ml，激烈振摇后，在 30℃放置 1 小时，在激发光波长 400nm、发射光波长 500nm 处分别测定荧光强度，计算。

【类别】 同利血平。

【规格】 (1)0.1mg　(2)0.25mg

【贮藏】 遮光，密封保存。

利血平注射液

Lixueping Zhusheye

Reserpine Injection

本品为利血平的灭菌水溶液。含利血平（$C_{33}H_{40}N_2O_9$）应为标示量的 90.0%～110.0%。

【性状】 本品为微黄绿色带荧光的澄明液体。

【鉴别】 (1)取本品适量（约相当于利血平 25mg），加水 10ml 与氨试液 5ml，用三氯甲烷 10ml 提取，分取三氯甲烷层，置水浴上蒸干。残渣照利血平项下的鉴别(1)、(2)、(3)项试验，显相同的反应。

(2)在含量测定项下记录的色谱图中，供试品溶液主峰的保留时间应与对照品溶液主峰的保留时间一致。

【检查】 **pH 值** 应为 2.5～3.5（通则 0631）。

有关物质 照高效液相色谱法（通则 0512）测定。避光操作。

供试品溶液　取本品，用甲醇稀释制成每 1ml 中约含利血平 1mg 的溶液。

对照溶液　精密量取 1ml，置 100ml 量瓶中，用流动相稀释至刻度，摇匀。

系统适用性溶液、色谱条件、系统适用性要求与测定法　见利血平有关物质项下。

限度　供试品溶液色谱图中如有杂质峰，各杂质峰面积的和不得大于对照溶液主峰面积的 3 倍(3.0%)。

细菌内毒素 取本品，依法检查（通则 1143），每 1mg 利血平中含内毒素的量应小于 71EU。

其他 应符合注射剂项下有关的各项规定（通则 0102）。

【含量测定】 照高效液相色谱法（通则 0512）测定。避光操作。

供试品溶液 精密量取本品适量，用甲醇定量稀释制成每 1ml 中约含利血平 20μg 的溶液。

对照品溶液 精密称取利血平对照品约 12.5mg，置 50ml 量瓶中，加三氯甲烷 1.5ml 使溶解，用甲醇稀释至刻度，摇匀，精密量取 2ml，置 25ml 量瓶中，用甲醇稀释至刻度，摇匀。

系统适用性溶液、色谱条件、系统适用性要求与测定法 见利血平含量测定项下。

【类别】 同利血平。

【规格】 (1)1ml : 1mg　(2)1ml : 2.5mg

【贮藏】 遮光，密闭保存。

利 培 酮

Lipeitong

Risperidone

$C_{23}H_{27}FN_4O_2$　410.49

本品为 3-[2-[4-(6-氟-1,2-苯并异噁唑-3-基)-1-哌啶基]乙基]-6,7,8,9-四氢-2-甲基-4*H*-吡啶并[1,2-α]嘧啶-4-酮。按干燥品计算,含 $C_{23}H_{27}FN_4O_2$ 不得少于 99.0%。

【性状】 本品为白色或类白色粉末或结晶性粉末。

本品在甲醇中溶解,在乙醇中略溶,在水中几乎不溶;在 0.1mol/L 盐酸溶液中略溶。

熔点 本品的熔点(通则 0612)为 169～173℃,熔距不得过 2℃。

【鉴别】 (1)取本品与利培酮对照品各适量,分别加流动相超声使溶解并稀释制成每 1ml 中约含 20μg 的溶液,作为供试品溶液与对照品溶液。照有关物质项下的方法试验,供试品溶液主峰的保留时间应与对照品溶液主峰的保留时间一致。

(2)取鉴别(1)项下供试品溶液,照紫外-可见分光光度法(通则 0401)测定,在 277nm 的波长处有最大吸收,在 253nm 的波长处有最小吸收。

(3)本品的红外光吸收图谱应与对照品的图谱一致(通则 0402)。

【检查】 **氯化物** 取本品 0.20g,加稀硝酸 10ml 溶解后,依法检查(通则 0801),与标准氯化钠溶液 2.0ml 制成的对照液比较,不得更浓(0.01%)。

硫酸盐 取本品 1.0g,加水 40ml,煮沸,放冷,滤过,取滤液,依法检查(通则 0802),与标准硫酸钾溶液 1.0ml 制成的对照液比较,不得更浓(0.01%)。

有关物质 照高效液相色谱法(通则 0512)测定。

供试品溶液　取本品约 25mg,置 50ml 量瓶中,加流动相适量,超声使利培酮溶解,放冷,用流动相稀释至刻度,摇匀。

对照溶液　精密量取供试品溶液 1ml,置 100ml 量瓶中,用流动相稀释至刻度,摇匀。

灵敏度溶液　精密量取对照溶液 1ml,置 20ml 量瓶中,用流动相稀释至刻度,摇匀。

色谱条件　用十八烷基硅烷键合硅胶为填充剂(4.6mm×250mm,5μm 或效能相当的色谱柱);以甲醇-0.05mol/L 醋酸铵溶液(用氨试液调节 pH 值至 7.0)(60∶40)为流动相;检测波长为 234nm;进样体积 20μl。

系统适用性要求　理论板数按利培酮峰计算不低于 5000,利培酮峰与相邻杂质峰之间的分离度应符合要求。灵敏度溶液色谱图中,主成分峰高的信噪比应大于 10。

测定法　精密量取供试品溶液与对照溶液,分别注入液相色谱仪,记录色谱图至主成分峰保留时间的 3 倍。

限度　供试品溶液色谱图中如有杂质峰,单个杂质峰面积不得大于对照溶液主峰面积的 0.2 倍(0.2%),各杂质峰面积的和不得大于对照溶液主峰面积的 0.3 倍(0.3%)。

残留溶剂　甲醇、丙酮、异丙醇、乙腈、二氯甲烷、正己烷、乙酸乙酯与甲苯　照残留溶剂测定法(通则 0861 第二法)测定。

供试品溶液　取本品约 0.30g,精密称定,置顶空瓶中,精密加 *N*,*N*-二甲基甲酰胺 5ml,密封,70℃水浴加热 10 分钟使溶解。

对照品溶液　分别精密称取甲醇 0.18g、丙酮 0.3g、异丙醇 0.3g、乙腈 24.6mg、二氯甲烷 36.0mg、正已烷 17.5mg、乙酸乙酯 0.3g 与甲苯 53.4mg,置已加入适量 *N*,*N*-二甲基甲酰胺的 100ml 量瓶中,用 *N*,*N*-二甲基甲酰胺稀释至刻度,摇匀,精密量取 5ml,置 50ml 量瓶中,用 *N*,*N* 二甲基甲酰胺稀释至刻度,摇匀,精密量取 5ml 置顶空瓶中,密封。

色谱条件　以 6%氰丙基苯基-94%二甲基聚硅氧烷(或极性相近)为固定液的毛细管柱为色谱柱;起始温度为 40℃,维持 15 分钟,以每分钟 10℃的速率升温至 100℃,维持 3 分钟,以每分钟 30℃的速率升温至 200℃,维持 5 分钟;进样温度为 200℃;检测器温度为 250℃;顶空瓶平衡温度为 85℃,平衡时间为 20 分钟。

系统适用性要求　对照品溶液色谱图中,各成分峰之间的分离度均应符合要求。

测定法　取供试品溶液与对照品溶液分别顶空进样,记录色谱图。

限度　按外标法以峰面积计算,残留量均应符合规定。

三氯甲烷与 *N*,*N*-二甲基甲酰胺　照残留溶剂测定法(通则 0861 第三法)测定。

供试品溶液　精密称取本品适量,加二甲基亚砜溶解并定量稀释制成每 1ml 中含 40mg 的溶液。

对照品溶液　分别精密称取三氯甲烷、*N*,*N*-二甲基甲酰胺适量,加二甲基亚砜定量稀释制成每 1ml 中含三氯甲烷 2.4μg 与 *N*,*N*-二甲基甲酰胺 35.2μg 的溶液。

色谱条件　以 5%二苯基-95%二甲基聚硅氧烷为固定液的毛细管柱为色谱柱;进样温度为 100℃;检测器温度为 260℃;起始温度为 50℃,维持 5 分钟,以每分钟 5℃的速率升温至 175℃,再以每分钟 35℃的速率升温至 260℃,维持 20 分钟;进样体积 1μl。

系统适用性要求　对照品溶液色谱图中,各成分峰之间的分离度均应符合要求。

测定法　精密量取供试品溶液与对照品溶液分别进样,记录色谱图。

限度　按外标法以峰面积计算，残留量均应符合规定。

干燥失重　取本品，在105℃干燥至恒重，减失重量不得过0.5%（通则0831）。

炽灼残渣　取本品1.0g，依法检查（通则0841），遗留残渣不得过0.1%。

重金属　取炽灼残渣项下遗留的残渣，依法检查（通则0821第二法），含重金属不得过百万分之十。

【含量测定】　取本品0.15g，精密称定，加冰醋酸20ml振摇使溶解，加结晶紫指示液1滴，用高氯酸滴定液（0.1mol/L）滴定至溶液显纯蓝色，并将滴定的结果用空白试验校正。每1ml高氯酸滴定液相当于20.52mg的$C_{23}H_{27}FN_4O_2$。

【类别】　抗精神病药。

【贮藏】　密封保存。

【制剂】　（1）利培酮口服溶液　（2）利培酮口崩片　（3）利培酮片　（4）利培酮胶囊

利培酮口服溶液

Lipeitong Koufu Rongye

Risperidone Oral Solution

本品含利培酮（$C_{23}H_{27}FN_4O_2$）应为标示量的95.0%～105.0%。

【性状】　本品为无色至微黄色的澄明液体。

【鉴别】　在含量测定项下记录的色谱图中，供试品溶液主峰的保留时间应与对照品溶液主峰的保留时间一致。

【检查】　**pH值**　应为2.5～4.0（通则0631）。

颜色　取本品，与黄色2号标准比色液（通则0901第一法）比较，不得更深。

有关物质　照高效液相色谱法（通则0512）测定。

供试品溶液　量取本品5ml，置10ml量瓶中，用流动相稀释至刻度，摇匀。

对照溶液　精密量取供试品溶液1ml，置100ml量瓶中，用流动相稀释至刻度，摇匀。

灵敏度溶液　精密量取对照溶液1ml，置20ml量瓶中，用流动相稀释至刻度，摇匀。

色谱条件、系统适用性要求与测定法　见利培酮有关物质项下。

限度　供试品溶液色谱图中如有杂质峰（相对保留时间0.43之前的峰不计），单个杂质峰面积不得大于对照溶液主峰面积的0.5倍（0.5%），各杂质峰面积的和不得大于对照溶液主峰面积（1.0%）。

苯甲酸　照高效液相色谱法（通则0512）测定。

供试品溶液　精密量取本品5ml，置100ml量瓶中，用流动相稀释至刻度，摇匀。

对照品溶液　取苯甲酸对照品约15mg，精密称定，置100ml量瓶中，加流动相溶解并稀释至刻度，摇匀。

色谱条件　见含量测定项下。检测波长为280nm。

测定法　精密量取供试品溶液与对照品溶液，分别注入液相色谱仪，记录色谱图。

限度　按外标法以峰面积计算，每1ml中含苯甲酸不得过3mg。

其他　应符合口服溶液剂项下有关的各项规定（通则0123）。

【含量测定】　照高效液相色谱法（通则0512）测定。

供试品溶液　精密量取本品2ml，置100ml量瓶中，用流动相稀释至刻度，摇匀。

对照品溶液　取利培酮对照品约10mg，精密称定，置50ml量瓶中，加流动相溶解并稀释至刻度，摇匀，精密量取5ml，置50ml量瓶中，用流动相稀释至刻度，摇匀。

色谱条件　见有关物质项下。

系统适用性要求　利培酮峰的保留时间约为8分钟，理论板数按利培酮峰计算不低于5000，利培酮峰与相邻杂质峰之间的分离度应符合要求。

测定法　精密量取供试品溶液与对照品溶液，分别注入液相色谱仪，记录色谱图。按外标法以峰面积计算。

【类别】　同利培酮。

【规格】　30ml：30mg

【贮藏】　遮光，密封保存。

利培酮口崩片

Lipeitong Koubengpian

Risperidone Orally Disintegrating Tablets

本品含利培酮（$C_{23}H_{27}FN_4O_2$）应为标示量的90.0%～110.0%。

【性状】　本品为白色或类白色片。

【鉴别】　（1）在含量测定项下记录的色谱图中，供试品溶液主峰的保留时间应与对照品溶液主峰的保留时间一致。

（2）取含量测定项下的供试品溶液，照紫外-可见分光光度法（通则0401）测定，在277nm的波长处有最大吸收，在253nm的波长处有最小吸收。

【检查】　**有关物质**　照高效液相色谱法（通则0512）测定。

供试品溶液　取本品细粉适量（约相当于利培酮5mg），置10ml量瓶中，加流动相适量，超声使利培酮溶解，放冷，用流动相稀释至刻度，摇匀，滤过，取续滤液。

对照溶液　精密量取供试品溶液1ml，置100ml量瓶中，用流动相稀释至刻度，摇匀。

灵敏度溶液　精密量取对照溶液1ml，置20ml量瓶中，用流动相稀释至刻度，摇匀。

色谱条件、系统适用性要求与测定法　见利培酮有关物质项下。

限度　供试品溶液色谱图中如有杂质峰(相对保留时间0.3之前的峰不计),单个杂质峰面积不得大于对照溶液主峰面积的0.5倍(0.5%),各杂质峰面积的和不得大于对照溶液主峰面积(1.0%)。

含量均匀度　以含量测定项下测得的每片含量计算,应符合规定(通则0941)。

溶出度　照溶出度与释放度测定法(通则0931第二法)测定。

溶出条件　以0.1mol/L盐酸溶液500ml为溶出介质,转速为每分钟50转,依法操作,经15分钟时取样。

供试品溶液　取溶出液,滤过,取续滤液。

对照品溶液　取利培酮对照品适量,精密称定,加溶出介质溶解并定量稀释制成每1ml中约含1μg(0.5mg规格)或2μg(1mg规格)或4μg(2mg规格)的溶液。

色谱条件　见含量测定项下。检测波长为280nm;进样体积50μl。

系统适用性要求　见含量测定项下。

测定法　见含量测定项下。计算每片的溶出量。

限度　标示量的80%,应符合规定。

其他　应符合片剂项下有关的各项规定(通则0101)。

【含量测定】　照高效液相色谱法(通则0512)测定。

供试品溶液　取本品10片,分别置25ml(0.5mg规格)或50ml(1mg规格)或100ml(2mg规格)量瓶中,加流动相适量,超声使利培酮溶解,放冷,用流动相稀释至刻度,摇匀,滤过,取续滤液。

对照品溶液　取利培酮对照品适量,精密称定,加流动相溶解并定量稀释制成每1ml中约含20μg的溶液。

色谱条件　见有关物质项下。

系统适用性要求　利培酮峰的保留时间约为8分钟。理论板数按利培酮峰计算不低于5000,利培酮峰与相邻杂质峰之间的分离度应符合要求。

测定法　精密量取供试品溶液与对照品溶液,分别注入液相色谱仪,记录色谱图,按外标法以峰面积分别计算每片的含量,并求得10片的平均含量。

【类别】　同利培酮。

【规格】　(1)0.5mg　(2)1mg　(3)2mg

【贮藏】　遮光,密封,在干燥处保存。

利培酮片

Lipeitong Pian

Risperidone Tablets

本品含利培酮($C_{23}H_{27}FN_4O_2$)应为标示量的90.0%～110.0%。

【性状】　本品为薄膜衣片,除去包衣后显白色或类白色。

【鉴别】　(1)在含量测定项下记录的色谱图中,供试品溶液主峰的保留时间应与对照品溶液主峰的保留时间一致。

(2)取含量测定项下的供试品溶液,照紫外-可见分光光度法(通则0401)测定,在277nm的波长处有最大吸收,在253nm的波长处有最小吸收。

【检查】　**有关物质**　照高效液相色谱法(通则0512)测定。

供试品溶液　取本品细粉适量(约相当于利培酮5mg),置10ml量瓶中,加流动相适量,超声使利培酮溶解,放冷,用流动相稀释至刻度,摇匀,离心,滤膜滤过,取续滤液。

对照溶液　精密量取供试品溶液1ml,置100ml量瓶中,用流动相稀释至刻度,摇匀。

灵敏度溶液　精密量取对照溶液1ml,置20ml量瓶中,用流动相稀释至刻度,摇匀。

色谱条件、系统适用性要求与测定法　见利培酮有关物质项下。

限度　供试品溶液色谱图中如有杂质峰(相对保留时间0.3之前的峰不计),单个杂质峰面积不得大于对照溶液主峰面积的0.5倍(0.5%),各杂质峰面积的和不得大于对照溶液主峰面积(1.0%)。

含量均匀度　以含量测定项下测得的每片含量计算,应符合规定(通则0941)。

溶出度　照溶出度与释放度测定法(通则0931第二法)测定。

溶出条件　以0.1mol/L盐酸溶液500ml为溶出介质,转速为每分钟50转,依法操作,经30分钟时取样。

供试品溶液　取溶出液,滤过,取续滤液。

对照品溶液　取利培酮对照品适量,精密称定,加溶出介质溶解并定量稀释制成每1ml中约含2μg(1mg规格)或4μg(2mg规格)或6μg(3mg规格)的溶液。

色谱条件　见含量测定项下。检测波长为280nm;进样体积50μl。

系统适用性要求　理论板数按利培酮峰计算不低于3000。

测定法　见含量测定项下。计算每片的溶出量。

限度　标示量的75%,应符合规定。

其他　应符合片剂项下有关的各项规定(通则0101)。

【含量测定】　照高效液相色谱法(通则0512)测定。

供试品溶液　取本品10片,分别置50ml(1mg规格)或100ml(2mg、3mg规格)量瓶中,加流动相适量,超声使利培酮溶解,放冷,用流动相稀释至刻度,摇匀,离心,滤膜滤过,取续滤液。

对照品溶液　取利培酮对照品适量，精密称定，加流动相溶解并定量稀释制成每 1ml 中约含 20μg（1mg、2mg 规格）或 30μg（3mg 规格）的溶液。

色谱条件　见有关物质项下。

系统适用性要求　利培酮峰的保留时间约为 8 分钟，理论板数按利培酮峰计算不低于 5000，利培酮峰与相邻杂质峰之间的分离度应符合要求。

测定法　精密量取供试品溶液与对照品溶液，分别注入液相色谱仪，记录色谱图。按外标法以峰面积分别计算每片的含量，并求出 10 片的平均含量。

【类别】　同利培酮。

【规格】　(1)1mg　(2)2mg　(3)3mg

【贮藏】　密封保存。

利培酮胶囊

Lipeitong Jiaonang

Risperidone Capsules

本品含利培酮（$C_{23}H_{27}FN_4O_2$）应为标示量的 90.0%～110.0%。

【性状】　本品内容物为白色或类白色颗粒或粉末。

【鉴别】　(1)在含量测定项下记录的色谱图中，供试品溶液主峰的保留时间应与对照品溶液主峰的保留时间一致。

(2)取含量测定项下的供试品溶液，照紫外-可见分光光度法（通则 0401）测定，在 277nm 的波长处有最大吸收，在 253nm 的波长处有最小吸收。

【检查】　**有关物质**　照高效液相色谱法（通则 0512）测定。

供试品溶液　取本品内容物研细，取适量（约相当于利培酮 5mg），置 10ml 量瓶中，加流动相适量，超声使利培酮溶解，放冷，用流动相稀释至刻度，摇匀，滤膜滤过，取续滤液。

对照溶液　精密量取供试品溶液 1ml，置 100ml 量瓶中，用流动相稀释至刻度，摇匀。

灵敏度溶液　精密量取对照溶液 1ml，置 20ml 量瓶中，用流动相稀释至刻度，摇匀。

色谱条件、系统适用性要求与测定法　见利培酮有关物质项下。

限度　供试品溶液色谱图中如有杂质峰（相对保留时间 0.3 之前的峰不计），单个杂质峰面积不得大于对照溶液主峰面积的 0.5 倍（0.5%），各杂质峰面积的和不得大于对照溶液主峰面积（1.0%）。

含量均匀度　取本品 1 粒，将内容物倾入 50ml 量瓶中，囊壳用 0.1mol/L 盐酸溶液洗净，洗液并入 50ml 量瓶中，加 0.1mol/L 盐酸溶液适量，超声使利培酮溶解，放冷，用 0.1mol/L 盐酸溶液稀释至刻度，摇匀，滤过，取续滤液作为供试品溶液；另取利培酮对照品适量，精密称定，加 0.1mol/L 盐酸溶液溶解并稀释制成每 1ml 中约含 20μg 的溶液，作为对照品溶液。取供试品溶液与对照品溶液，照紫外-可见分光光度法（通则 0401），在 274nm 的波长处分别测定吸光度，计算含量，应符合规定（通则 0941）。

溶出度　照溶出度与释放度测定法（通则 0931 第二法）测定。

溶出条件　以 0.1mol/L 盐酸溶液 500ml 为溶出介质，转速为每分钟 50 转，依法操作，经 30 分钟时取样。

供试品溶液　取溶出液，滤过，弃去初滤液 15ml，取续滤液。

对照品溶液　取利培酮对照品适量，精密称定，加溶出介质溶解并定量稀释制成每 1ml 中约含 2μg 的溶液。

色谱条件　见含量测定项下。进样体积 50μl。

系统适用性要求　见含量测定项下。

测定法　见含量测定项下。计算每粒的溶出量。

限度　标示量的 80%，应符合规定。

其他　应符合胶囊剂项下有关的各项规定（通则 0103）。

【含量测定】　照高效液相色谱法（通则 0512）测定。

供试品溶液　取本品 20 粒的内容物，精密称定，研细混匀，精密称取适量（约相当于利培酮 2mg），置 100ml 量瓶中，加流动相适量，超声使利培酮溶解，放冷，用流动相稀释至刻度，摇匀，滤过，取续滤液。

对照品溶液　取利培酮对照品适量，精密称定，加流动相溶解并定量稀释制成每 1ml 中约含 20μg 的溶液。

色谱条件　见有关物质项下。

系统适用性要求　利培酮峰的保留时间约为 8 分钟。理论板数按利培酮峰计算不低于 5000，利培酮峰与相邻杂质峰之间的分离度应符合要求。

测定法　精密量取供试品溶液与对照品溶液，分别注入液相色谱仪，记录色谱图。按外标法以峰面积计算。

【类别】　同利培酮。

【规格】　1mg

【贮藏】　密封保存。

利　鲁　唑

Liluzuo

Riluzole

$C_8H_5F_3N_2OS$　234.20

本品为 2-氨基-6-三氟甲氧基苯并噻唑。按无水物计算，

含 $C_8H_5F_3N_2OS$ 不得少于 98.5%。

【性状】 本品为白色至微黄色结晶或结晶性粉末；无臭。

本品在甲醇或乙醇中易溶，在水中几乎不溶。

熔点 本品的熔点（通则 0612）为 117～119.5℃。

【鉴别】 （1）取本品适量，加 0.1mol/L 盐酸溶液溶解并稀释制成每 1ml 中约含 10μg 的溶液，照紫外-可见分光光度法（通则 0401）测定，在 254nm、280nm 与 287nm 的波长处有最大吸收。

（2）本品的红外光吸收图谱应与对照品的图谱一致（通则 0402）。

【检查】 **乙醇溶液的澄清度与颜色** 取本品适量，加乙醇溶解并稀释制成每 1ml 中含 10mg 的溶液，溶液应澄清无色；如显色，与黄色 2 号标准比色液（通则 0901 第一法）比较，不得更深。

有关物质 照高效液相色谱法（通则 0512）测定。

供试品溶液 取本品，加流动相溶解并稀释制成每 1ml 中约含 0.5mg 的溶液。

对照溶液 精密量取供试品溶液 1ml，置 100ml 量瓶中，用流动相稀释至刻度，摇匀。

色谱条件 用十八烷基硅烷键合硅胶为填充剂；以甲醇-水（70：30）为流动相；检测波长为 221nm；进样体积 10μl。

系统适用性要求 理论板数按利鲁唑峰计算不低于 2000。

测定法 精密量取供试品溶液与对照溶液，分别注入液相色谱仪，记录色谱图至主成分峰保留时间的 3 倍。

限度 供试品溶液色谱图中如有杂质峰，单个杂质峰面积不得大于对照溶液主峰面积的 0.5 倍（0.5%），各杂质峰面积的和不得大于对照溶液主峰面积（1.0%）。

水分 取本品，照水分测定法（通则 0832 第一法 1）测定，不得过 0.5%。

炽灼残渣 取本品 1.0g，依法检查（通则 0841），遗留残渣不得过 0.1%。

重金属 取炽灼残渣项下遗留的残渣，依法检查（通则 0821 第二法），含重金属不得过百万分之十。

【含量测定】 取本品约 0.19g，精密称定，加冰醋酸 25ml 与醋酐 5ml 使溶解，加结晶紫指示液 1 滴，用高氯酸滴定液（0.1mol/L）迅速滴定至溶液呈蓝绿色，并将滴定结果用空白试验校正。每 1ml 高氯酸滴定液（0.1mol/L）相当于 23.42mg 的 $C_8H_5F_3N_2OS$。

【类别】 神经系统用药。

【贮藏】 密封保存。

【制剂】 利鲁唑片

利鲁唑片

Liluzuo Pian

Riluzole Tablets

本品含利鲁唑（$C_8H_5F_3N_2OS$）应为标示量的 95.0%～105.0%。

【性状】 本品为白色或类白色片或薄膜衣片，除去包衣后显类白色。

【鉴别】 （1）取有关物质项下的供试品溶液，用流动相稀释制成每 1ml 中约含利鲁唑 10μg 的溶液；另取利鲁唑对照品适量，加流动相溶解并稀释制成每 1ml 中约含 10μg 的溶液。照有关物质项下的色谱条件测定，供试品溶液主峰的保留时间应与对照品溶液主峰的保留时间一致。

（2）取含量测定项下的供试品溶液，照紫外-可见分光光度法（通则 0401）测定，在 254nm、280nm 与 287nm 的波长处有最大吸收。

（3）本品显有机氟化物的鉴别反应（通则 0301）。

【检查】 **有关物质** 照高效液相色谱法（通则 0512）测定。

供试品溶液 取本品细粉适量，加流动相使利鲁唑溶解并稀释制成每 1ml 中约含利鲁唑 0.5mg 的溶液，滤过，取续滤液。

对照溶液 精密量取供试品溶液 1ml，置 100ml 量瓶中，用流动相稀释至刻度，摇匀。

色谱条件、系统适用性要求与测定法 见利鲁唑有关物质项下。

限度 供试品溶液色谱图中如有杂质峰，单个杂质峰面积不得大于对照溶液主峰面积的 0.5 倍（0.5%），各杂质峰面积的和不得大于对照溶液主峰面积（1.0%）。

溶出度 照溶出度与释放度测定法（通则 0931 第二法）测定。

溶出条件 以 0.1mol/L 盐酸溶液 900ml 为溶出介质，转速为每分钟 50 转，依法操作，经 30 分钟时取样。

供试品溶液 取溶出液适量，滤过，精密量取续滤液 5ml，置 25ml 量瓶中，用 0.1mol/L 盐酸溶液稀释至刻度，摇匀。

对照品溶液 取利鲁唑对照品适量，精密称定，加 0.1mol/L 盐酸溶液溶解并定量稀释制成每 1ml 中约含 10μg 的溶液。

测定法 取供试品溶液与对照品溶液，照紫外-可见分光光度法（通则 0401），在 254nm 的波长处分别测定吸光度，计算每片的溶出量。

限度 标示量的 80%，应符合规定。

其他 应符合片剂项下有关的各项规定（通则 0101）。

【含量测定】 照紫外-可见分光光度法（通则 0401）测定。

供试品溶液　取本品20片，精密称定，研细，精密称取细粉适量（约相当于利鲁唑50mg），置250ml量瓶中，加0.1mol/L盐酸溶液使利鲁唑溶解（必要时超声）并稀释至刻度，摇匀，滤过，精密量取续滤液5ml，置100ml量瓶中，用0.1mol/L盐酸溶液稀释至刻度，摇匀。

对照品溶液　取利鲁唑对照品适量，精密称定，加0.1mol/L盐酸溶液溶解并定量稀释制成每1ml中约含10μg的溶液。

测定法　取供试品溶液与对照品溶液，在254nm的波长处分别测定吸光度，计算。

【类别】　同利鲁唑。

【规格】　50mg

【贮藏】　遮光，密封保存。

利　福　平

Lifuping

Rifampicin

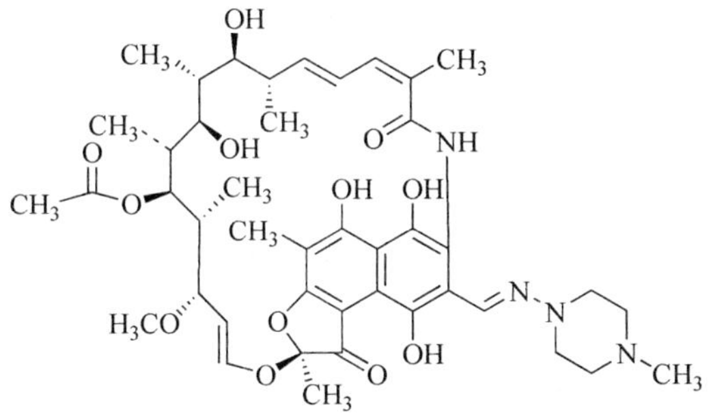

$C_{43}H_{58}N_4O_{12}$　822.95

本品为3-[[(4-甲基-1-哌嗪基)亚氨基]甲基]利福霉素。按干燥品计算，含利福平($C_{43}H_{58}N_4O_{12}$)应为97.0%～102.0%。

【性状】　本品为鲜红色或暗红色的结晶性粉末。无臭。

本品在甲醇中溶解，在水中几乎不溶。

【鉴别】　(1)取本品约10mg，加甲醇10ml溶解后，取1ml，用磷酸盐缓冲液(pH 7.0)稀释制成每1ml中约含20μg的溶液，照紫外-可见分光光度法（通则0401）测定，在237nm、254nm、334nm和473nm的波长处有最大吸收，在296nm、394nm的波长处有最小吸收。

(2)照薄层色谱法（通则0502）试验。

供试品溶液　取本品适量，加甲醇溶解并稀释制成每1ml中约含10mg的溶液。

对照品溶液　取利福平对照品适量，加甲醇溶解并稀释制成每1ml中约含10mg的溶液。

系统适用性溶液　取利福平对照品与利福喷丁对照品各适量，加甲醇溶解并稀释制成每1ml中约含利福平10mg与利福喷丁10mg的混合溶液。

色谱条件　采用硅胶G薄层板，以乙酸乙酯-甲醇-浓氨溶液(8：2：0.2)为展开剂。

测定法　吸取上述三种溶液各2μl，分别点于同一薄层板上，展开，晾干，日光下检视。

系统适用性要求　系统适用性溶液所显利福平和利福喷丁斑点应完全分离。

结果判定　供试品溶液所显主斑点的位置和颜色应与对照品溶液主斑点的位置和颜色一致。

(3)在含量测定项下记录的色谱图中，供试品溶液主峰的保留时间应与对照品溶液主峰的保留时间一致。

(4)本品的红外光吸收图谱应与对照的图谱（光谱集198图）或对照品（Ⅰ或Ⅱ晶型）图谱一致（通则0402）。

以上(2)、(3)两项可选做一项。

【检查】　**结晶性**　取本品少许，依法检查（通则0981），应符合规定。

酸度　取本品，加水制成每1ml中约含10mg的混悬液，依法测定（通则0631），pH值应为4.0～6.5。

有关物质　照高效液相色谱法（通则0512）测定。临用新制或存放于2～8℃条件下6小时内使用。

溶剂　乙腈-水(1：1)。

供试品溶液　取本品适量，精密称定，加少量乙腈（约10mg加1ml乙腈）溶解后，再用溶剂定量稀释制成每1ml中约含1mg的溶液。

对照品溶液　取利福平对照品适量，精密称定，加少量乙腈（约10mg加1ml乙腈）溶解后，再用溶剂定量稀释制成每1ml中约含10μg的溶液。

杂质对照品溶液(1)　取醌式利福平对照品适量，精密称定，加乙腈适量（约10mg加1ml乙腈）溶解后，再用溶剂定量稀释制成每1ml中约含10μg的溶液。

杂质对照品溶液(2)　取*N*-氧化利福平对照品适量，精密称定，加乙腈适量（约10mg加1ml乙腈）溶解后，再用溶剂定量稀释制成每1ml中约含10μg的溶液。

杂质对照品溶液(3)　取3-甲酰利福霉素SV对照品适量，精密称定，加乙腈适量（约10mg加1ml乙腈）溶解后，再用溶剂定量稀释制成每1ml中约含10μg的溶液。

系统适用性溶液　取利福平对照品、醌式利福平对照品、*N*-氧化利福平对照品和利福霉素SV对照品各适量，加乙腈适量（约10mg加1ml乙腈）溶解后，再用溶剂稀释制成每1ml中各约含0.04mg的混合溶液[醌式利福平与*N*-氧化利福平在此溶液中产生的杂质A（即醌式利福平后相邻的杂质）]。

灵敏度溶液　精密量取对照品溶液适量，用溶剂定量稀释制成每1ml中约含0.5μg的溶液。

色谱条件　用辛基硅烷键合硅胶为填充剂；以甲醇-乙腈-0.075mol/L磷酸二氢钾溶液-1.0mol/L枸橼酸溶液(30：30：36：4)为流动相；检测波长为254nm；进样体积10μl。

系统适用性要求　系统适用性溶液色谱图中，醌式利福平峰与杂质A峰、利福平峰与利福霉素SV峰间的分离度均应符合要求。灵敏度溶液色谱图中，主成分色谱峰峰高的信噪比应大于 10。

测定法　精密量取供试品溶液、对照品溶液、杂质对照品溶液(1)～(3)，分别注入液相色谱仪，记录色谱图至主成分峰保留时间的 4 倍。

限度　供试品溶液色谱图中如有杂质峰，醌式利福平、*N*-氧化利福平、3-甲酰利福霉素 SV 按外标法以峰面积计算，分别不得过 1.5%、0.5%、0.5%；其他杂质按主成分外标法以峰面积计算，其他单个杂质不得过 1.0%，其他杂质总量不得过 3.0%，小于灵敏度溶液主峰面积的峰忽略不计。

干燥失重　取本品，在 105℃干燥至恒重，减失重量不得过 1.0%(通则 0831)。

炽灼残渣　取本品 1.0g，依法检查(通则 0841)，遗留残渣不得过 0.1%。

重金属　取炽灼残渣项下遗留的残渣，依法检查(通则 0821 第二法)，含重金属不得过百万分之二十。

【含量测定】　照高效液相色谱法(通则 0512)测定。临用新制或存放于 2～8℃条件下 6 小时内使用。

供试品溶液　取本品适量，精密称定，加乙腈溶解并定量稀释制成每 1ml 中约含 1mg 的溶液；精密量取适量，用乙腈-水(1∶1)定量稀释制成每 1ml 中约含 0.1mg 的溶液。

对照品溶液　取利福平对照品适量，精密称定，加乙腈溶解并定量稀释制成每 1ml 中约含 1mg 的溶液；精密量取适量，用乙腈-水(1∶1)定量稀释制成每 1ml 中约含 0.1mg 的溶液。

系统适用性溶液与色谱条件　见有关物质项下。

系统适用性要求　除灵敏度要求外，其他见有关物质项下。

测定法　精密量取供试品溶液与对照品溶液，分别注入液相色谱仪，记录色谱图。按外标法以峰面积计算。

【类别】　抗结核病药。

【贮藏】　密封，在干燥阴暗处保存。

【制剂】　(1)利福平片　(2)利福平胶囊　(3)注射用利福平

附：

3-甲酰利福霉素 SV(3-formyl rifamycin SV)

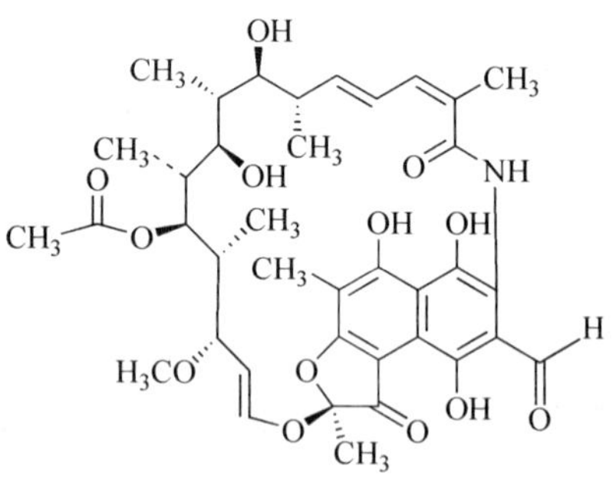

$C_{38}H_{47}NO_{13}$　725.78

利福霉素 SV(rifamycin SV)

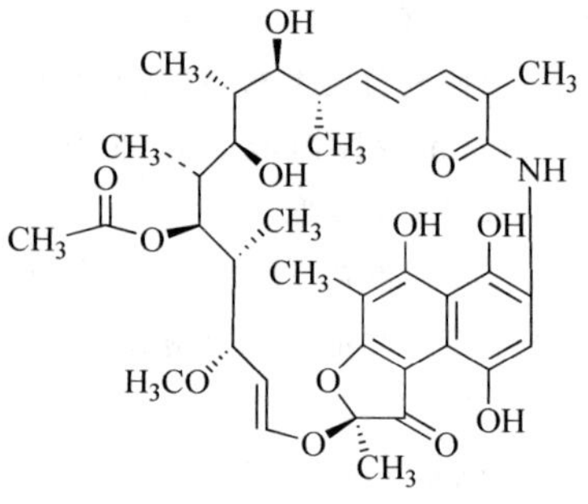

$C_{37}H_{47}NO_{12}$　697.77

醌式利福平(rifampicin quinone)

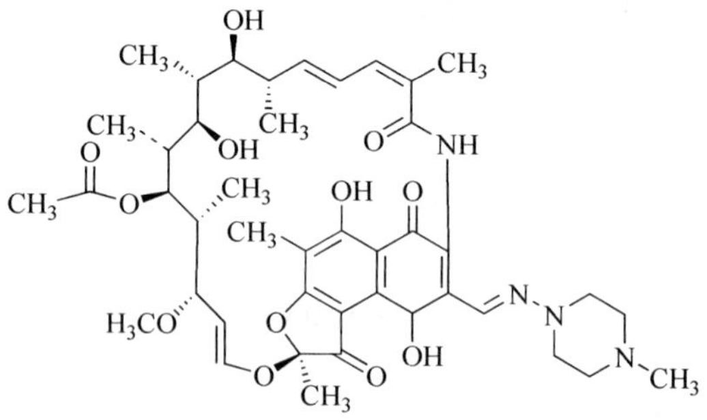

$C_{43}H_{56}N_4O_{12}$　820.95

***N*-氧化利福平**(*N*-oxide rifampicin)

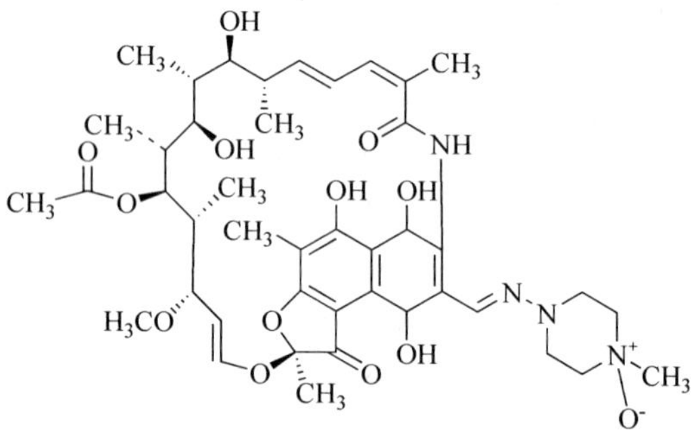

$C_{43}H_{58}N_4O_{13}$　838.95

利 福 平 片

Lifuping Pian

Rifampicin Tablets

本品含利福平($C_{43}H_{58}N_4O_{12}$)应为标示量的 90.0%～110.0%。

【性状】　本品为糖衣片。除去包衣后显橙红色或暗红色。

【鉴别】　(1)取本品的细粉适量，加甲醇溶解并稀释制成每 1ml 中约含利福平 10mg 的溶液，滤过，取续滤液照利福平项下的鉴别(2)试验，显相同的结果。

(2)在含量测定项下记录的色谱图中，供试品溶液主峰的保留时间应与对照品溶液主峰的保留时间一致。

以上(1)、(2)两项可选做一项。

【检查】 **有关物质**　照高效液相色谱法(通则 0512)测定。临用新制或存放于 2～8℃条件下 6 小时内使用。

供试品溶液　精密称取含量测定项下细粉适量(约相当于利福平 0.1g),加少量乙腈(约利福平 10mg 加 1ml 乙腈)溶解,再用溶剂定量稀释制成每 1ml 中约含利福平 1mg 的溶液,滤过,取续滤液。

溶剂、对照品溶液、杂质对照品溶液(1)～(3)、系统适用性溶液、灵敏度溶液、色谱条件、系统适用性要求与测定法　见利福平有关物质项下。

限度　供试品溶液色谱图中如有杂质峰,醌式利福平、*N*-氧化利福平、3-甲酰利福霉素 SV 按外标法以峰面积计算,分别不得过标示量的 3.0%、1.0%、0.5%;其他杂质按主成分外标法以峰面积计算,其他杂质总量不得过标示量的 3.5%,小于灵敏度溶液主峰面积的峰忽略不计。

溶出度　照溶出度与释放度测定法(通则 0931 第二法)测定。

溶出条件　以盐酸溶液(9→1000)900ml 为溶出介质,转速为每分钟 50 转,依法操作,经 45 分钟时取样。

测定法　取溶出液适量,滤过,精密量取续滤液适量,用磷酸盐缓冲液(取磷酸二氢钾 3.02g 与磷酸氢二钾 6.2g,加水溶解成 1000ml,pH 值为 7.0)定量稀释制成每 1ml 中约含利福平 20μg 的溶液,照紫外-可见分光光度法(通则 0401),立即在 474nm 的波长处测定吸光度,按 $C_{43}H_{58}N_4O_{12}$ 的吸收系数($E_{1cm}^{1\%}$)为 187 计算每片的溶出量。

限度　标示量的 70%,应符合规定。

其他　应符合片剂项下有关的各项规定(通则 0101)。

【含量测定】　照高效液相色谱法(通则 0512)测定。临用新制或存放于 2～8℃条件下 6 小时内使用。

供试品溶液　取本品 10 片,精密称定,研细,精密称取适量(约相当于利福平 0.1g),加少量乙腈(约利福平 10mg 加 1ml 乙腈)溶解,再用乙腈-水(1∶1)定量稀释制成每 1ml 中约含利福平 1mg 的溶液,滤过,精密量取续滤液适量,用乙腈-水(1∶1)定量稀释制成每 1ml 中约含利福平 0.1mg 的溶液。

对照品溶液、系统适用性溶液、色谱条件、系统适用性要求与测定法　见利福平含量测定项下。

【类别】　同利福平。

【规格】　0.15g

【贮藏】　密封,在阴暗干燥处保存。

利福平胶囊

Lifuping Jiaonang

Rifampicin Capsules

本品含利福平($C_{43}H_{58}N_4O_{12}$)应为标示量的 90.0%～110.0%。

【鉴别】　(1)取本品的内容物适量,加甲醇溶解并稀释制成每 1ml 中约含利福平 10mg 的溶液,滤过,取续滤液,照利福平项下的鉴别(2)试验,显相同的结果。

(2)在含量测定项下记录的色谱图中,供试品溶液主峰的保留时间应与对照品溶液主峰的保留时间一致。

以上(1)、(2)两项可选做一项。

【检查】 **有关物质**　照高效液相色谱法(通则 0512)测定。临用新制或存放于 2～8℃条件下 6 小时内使用。

供试品溶液　取装量差异项下的内容物适量(约相当于利福平 0.1g),精密称定,加少量乙腈(约利福平 10mg 加 1ml 乙腈)溶解,再用溶剂定量稀释制成每 1ml 中约含利福平 1mg 的溶液,滤过,取续滤液。

溶剂、对照品溶液、杂质对照品溶液(1)～(3)、系统适用性溶液、灵敏度溶液、色谱条件、系统适用性要求与测定法　见利福平有关物质项下。

限度　供试品溶液色谱图中如有杂质峰,醌式利福平、*N*-氧化利福平、3-甲酰利福霉素 SV 按外标法以峰面积计算,分别不得过标示量的 2.0%、1.0%、0.5%;其他杂质按主成分外标法以峰面积计算,其他杂质总量不得过标示量的 3.5%,小于灵敏度溶液主峰面积的峰忽略不计。

干燥失重　取本品的内容物,在 105℃干燥至恒重,减失重量不得过 2.0%(通则 0831)。

溶出度　照溶出度与释放度测定法(通则 0931 第一法)测定。

溶出条件　以盐酸溶液(9→1000)900ml 为溶出介质,转速为每分钟 50 转,依法操作,经 45 分钟时取样。

测定法　取溶出液适量,滤过,精密量取续滤液适量,用磷酸盐缓冲液(取磷酸二氢钾 3.02g 与磷酸氢二钾 6.2g,加水溶解成 1000ml,pH 值为 7.0)定量稀释制成每 1ml 中约含利福平 20μg 的溶液,照紫外-可见分光光度法(通则 0401),立即在 474nm 的波长处测定吸光度,按 $C_{43}H_{58}N_4O_{12}$ 的吸收系数($E_{1cm}^{1\%}$)为 187 计算每粒的溶出量。

限度　标示量的 75%,应符合规定。

其他　应符合胶囊剂项下有关的各项规定(通则 0103)。

【含量测定】　照高效液相色谱法(通则 0512)测定。临用新制或存放于 2～8℃条件下 6 小时内使用。

供试品溶液　取装量差异项下的内容物,混合均匀。精密称取适量(约相当于利福平 0.1g),加少量乙腈(约利福平 10mg 加 1ml 乙腈)溶解,再用乙腈-水(1∶1)定量稀释制成每 1ml 中约含利福平 1mg 的溶液,滤过,精密量取续滤液适量,用乙腈-水(1∶1)定量稀释制成每 1ml 中约含利福平 0.1mg 的溶液。

对照品溶液、系统适用性溶液、色谱条件、系统适用性要求与测定法　见利福平含量测定项下。

【类别】　同利福平。

【规格】　(1)0.15g　(2)0.3g

【贮藏】　密封,在阴暗干燥处保存。

注射用利福平

Zhusheyong Lifuping

Rifampicin for Injection

本品为利福平加适量助溶剂制成的无菌制剂。含利福平($C_{43}H_{58}N_4O_{12}$)应为标示量的 90.0%～110.0%。

【性状】 本品为暗红色疏松块状物和粉末。

【鉴别】 (1)取本品适量，加甲醇溶解并稀释制成每 1ml 中约含利福平 10mg 的溶液，照利福平项下的鉴别(2)试验，显相同的结果。

(2)在含量测定项下记录的色谱图中，供试品溶液主峰的保留时间应与对照品溶液主峰的保留时间一致。

以上(1)、(2)两项可选做一项。

【检查】 **碱度** 取本品适量，加水溶解并稀释制成每 1ml 中约含利福平 60mg 的溶液，依法测定(通则 0631)，pH 值应为 7.8～8.8。

溶液的澄清度 取本品 5 瓶，分别加水制成每 1ml 中约含利福平 1.2mg 的溶液，溶液应澄清(通则 0902 第一法)。

水分 取本品，照水分测定法(通则 0832 第一法 1)测定，含水分不得过 1.5%。

有关物质 照高效液相色谱法(通则 0512)测定。临用新制或存放于 2～8℃条件下 6 小时内使用。

供试品溶液 取本品适量，精密称定，加少量乙腈(约利福平 10mg 加乙腈 1ml)溶解，再用溶剂定量稀释制成每 1ml 中约含利福平 1mg 的溶液。

溶剂、对照品溶液、杂质对照品溶液(1)～(3)、系统适用性溶液、灵敏度溶液、色谱条件、系统适用性要求与测定法见利福平有关物质项下。

限度 供试品溶液色谱图中如有杂质峰，醌式利福平、*N*-氧化利福平、3-甲酰利福霉素 SV 按外标法以峰面积计算，分别不得过标示量的 1.5%、1.0%、1.0%；其他杂质按主成分外标法以峰面积计算，其他杂质总量不得过标示量的 3.5%，小于灵敏度溶液主峰面积的峰忽略不计。

细菌内毒素 取本品，依法检查(通则 1143)，每 1mg 利福平中含内毒素的量应小于 0.50EU。

其他 应符合注射剂项下有关的各项规定(通则 0102)。

【含量测定】 照高效液相色谱法(通则 0512)测定。临用新制或存放于 2～8℃条件下 6 小时内使用。

供试品溶液 取装量差异项下的内容物适量，精密称定，加少量乙腈(约利福平 10mg 加乙腈 1ml)溶解，再用乙腈-水(1∶1)定量稀释制成每 1ml 中约含利福平 0.1mg 的溶液。

对照品溶液、系统适用性溶液、色谱条件、系统适用性要求与测定法 见利福平含量测定项下。

【类别】 同利福平。

【规格】 (1)0.15g　(2)0.45g　(3)0.6g

【贮藏】 密封，在凉暗干燥处保存。

利福昔明

Lifuximing

Rifaximin

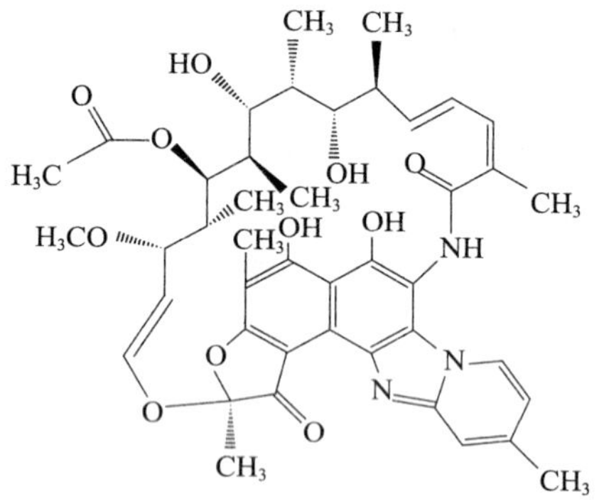

$C_{43}H_{51}N_3O_{11}$　785.89

本品为(2*S*,16*Z*,18*E*,20*S*,21*S*,22*R*,23*R*,24*R*,25*S*,26*R*,27*S*,28*E*)-5,6,21,23,25-五羟基-27-甲氧基-2,4,11,16,20,22,24,26-八甲基-2,7-(环氧基十五烷基-[1,11,13]三烯亚氨基)苯并呋喃并[4,5-*e*]吡啶并[1,2-*a*]-苯并咪唑-1,15(2*H*)-二酮,25-乙酸酯。按干燥品计算，含利福昔明($C_{43}H_{51}N_3O_{11}$)不得少于 95.0%。

【性状】 本品为橙红色至暗红色的结晶性粉末；无臭。

本品在甲醇、乙腈中易溶，在乙醇中溶解，在 0.1mol/L 盐酸溶液或水中几乎不溶。

【鉴别】 (1)在含量测定项下记录的色谱图中，供试品溶液主峰的保留时间应与利福昔明对照品溶液主峰的保留时间一致。

(2)本品的红外光吸收图谱应与对照品的图谱一致(通则 0402)。

【检查】 **结晶性** 取本品少许，依法检查(通则 0981 第一法)，应符合规定。

酸碱度 取本品，加水制成每 1ml 中约含 10mg 的混悬液，依法测定(通则 0631)，pH 值应为 4.5～7.5。

有关物质 照高效液相色谱法(通则 0512)测定。临用新制。

供试品溶液 取本品适量，精密称定，加流动相溶解并定量稀释制成每 1ml 中约含 0.4mg 的溶液。

对照品溶液 取利福昔明对照品适量，精密称定，加流动相溶解并定量稀释制成每 1ml 中约含 4μg 的溶液。

系统适用性溶液 取利福昔明对照品、杂质 A 对照品与杂质 B 对照品各适量，加流动相溶解并稀释制成每 1ml 中含利福昔明约 40μg、杂质 A 约 40μg 与杂质 B 约 100μg 的混合溶液。

灵敏度溶液　精密量取对照品溶液适量，用流动相定量稀释制成每 1ml 中约含 0.2μg 的溶液。

色谱条件　用辛基硅烷键合硅胶为填充剂；以甲醇-乙腈-缓冲液[0.075mol/L 磷酸二氢钾溶液-0.5mol/L 枸橼酸溶液(55：10)](513：95：392)为流动相；检测波长为 240nm；进样体积 20μl。

系统适用性要求　系统适用性溶液色谱图中，按杂质 A、利福昔明、杂质 B 的顺序出峰，利福昔明峰与杂质 A 峰间的分离度应大于 5.0；杂质 B 的相对保留时间约为 4。灵敏度溶液色谱图中，主成分色谱峰峰高的信噪比应大于 10。

测定法　精密量取供试品溶液与对照品溶液，分别注入液相色谱仪，记录色谱图至杂质 B 峰被完全洗脱。

限度　供试品溶液色谱图中如有杂质峰，按外标法以利福昔明峰面积计算，单个杂质不得过 1.0%，杂质总量不得过 3.0%，小于灵敏度溶液主峰面积的峰忽略不计。

残留溶剂　照残留溶剂测定法(通则 0861 第二法)测定。

内标溶液　取丁酮适量，精密称定，用 *N*,*N*-二甲基甲酰胺稀释制成每 1ml 中约含 0.2mg 的溶液，摇匀。

供试品溶液　取本品约 0.1g，精密称定，置 10ml 顶空瓶中，精密加入内标溶液 1ml，振摇使溶解，密封。

对照品溶液　取乙醇、二氯甲烷、正己烷、正丁醇、甲苯、乙酸丁酯各适量，精密称定，用内标溶液定量稀释制成每 1ml 中含乙醇、二氯甲烷、正己烷、正丁醇、甲苯、乙酸丁酯分别约为 0.5mg、0.06mg、0.029mg、0.5mg、0.089mg 和 0.5mg 的混合溶液，精密量取 1ml 置 10ml 顶空瓶中，密封。

色谱条件　以 100%二甲基聚硅氧烷(或极性相近)为固定液的毛细管柱为色谱柱，起始温度为 40℃，维持 4 分钟，以每分钟 10℃速率升温至 100℃，维持 2 分钟。进样口温度为 200℃，检测器温度为 250℃；顶空瓶平衡温度为 80℃，平衡时间为 20 分钟。

系统适用性要求　对照品溶液色谱图中，出峰顺序依次为乙醇、二氯甲烷、丁酮(内标)、正己烷、正丁醇、甲苯、*N*,*N*-二甲基甲酰胺(溶剂)与乙酸丁酯，各峰间的分离度均应符合要求。

测定法　取供试品溶液与对照品溶液分别顶空进样，记录色谱图。

限度　按内标法以峰面积比值计算，乙醇、二氯甲烷、正己烷、正丁醇、甲苯与乙酸丁酯的残留量均应符合规定。

干燥失重　取本品，在 105℃干燥至恒重，减失重量不得过 4.5%(通则 0831)。

炽灼残渣　取本品 1.0g，依法检查(通则 0841)，遗留残渣不得过 0.1%。

重金属　取炽灼残渣项下遗留的残渣，依法检查(通则 0821 第二法)，含重金属不得过百万分之二十。

【含量测定】　照高效液相色谱法(通则 0512)测定。临用新制。

供试品溶液　取本品适量，精密称定，加流动相溶解并定量稀释制成每 1ml 中约含 40μg 的溶液。

对照品溶液　取利福昔明对照品适量，精密称定，加流动相溶解并定量稀释制成每 1ml 中约含 40μg 的溶液。

系统适用性溶液与色谱条件　见有关物质项下。

系统适用性要求　除灵敏度要求外，其他见有关物质项下。

测定法　精密量取供试品溶液与对照品溶液，分别注入液相色谱仪，记录色谱图。按外标法以峰面积计算。

【类别】　抗生素类药。

【贮藏】　密封，在干燥阴凉处保存。

【制剂】　(1)利福昔明干混悬剂　(2)利福昔明片　(3)利福昔明胶囊

附：

杂质 A

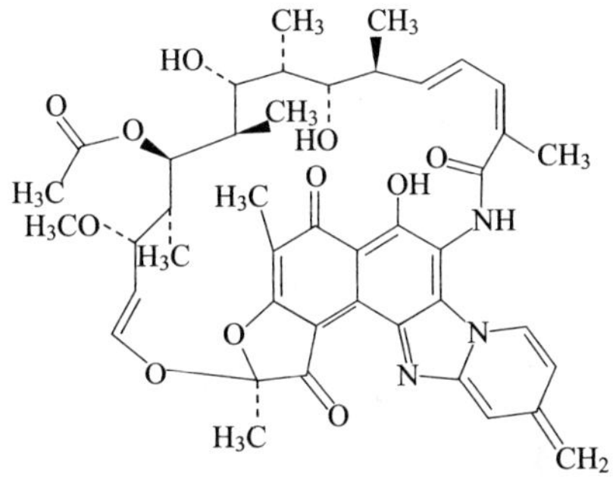

$C_{43}H_{49}N_3O_{11}$　783.86

(2*S*,20*S*,21*S*,22*R*,23*R*,24*R*,25*S*,26*R*,27*S*)-6,21,23-三羟基-27-甲氧基-2,4,16,20,22,24,26-七甲基-11-亚甲基-1,5,15-三氧代-1,2,5,11-四氢化-2,7-(环氧十五烷基[1,11,13]三烯亚胺基)呋喃并[2″,3″：7′,8′]萘并[1′,2′：4,5]咪唑并[1,2-*a*]吡啶-25-基醋酸酯

杂质 B

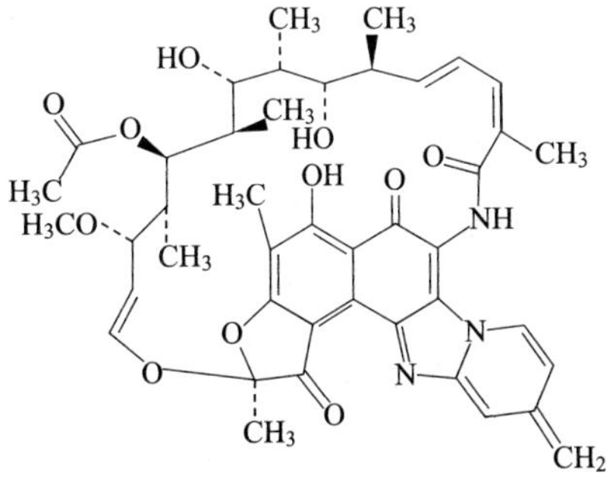

$C_{43}H_{49}N_3O_{11}$　783.86

(2*S*,20*S*,21*S*,22*R*,23*R*,24*R*,25*S*,26*R*,27*S*)-5,21,23-三羟基-27-甲氧基-2,4,16,20,22,24,26-七甲基-11-亚甲基-

1,6,15-三氧代-1,2,6,11-四氢化-2,7-(环氧十五烷基[1,11,13]三烯亚胺基)呋喃并[2″,3″：7′,8′]萘并[1′,2′：4,5]咪唑并[1,2-*a*]吡啶-25-基醋酸酯

利福昔明干混悬剂

Lifuximing Ganhunxuanji

Rifaximin for Suspension

本品含利福昔明($C_{43}H_{51}N_3O_{11}$)应为标示量的 90.0%～110.0%。

【性状】 本品为橙红色或暗红色颗粒和粉末。

【鉴别】 (1)照薄层色谱法(通则 0502)试验。

供试品溶液　取本品的细粉适量,加甲醇溶解并稀释制成每 1ml 中约含利福昔明 10mg 的溶液,滤过,取续滤液。

对照品溶液　取利福昔明对照品适量,加甲醇溶解并稀释制成每 1ml 中约含 10mg 的溶液。

色谱条件　采用硅胶 GF_{254} 薄层板,以二氯甲烷-甲醇(95：5)为展开剂。

测定法　吸取供试品溶液与对照品溶液各 10μl,分别点于同一薄层板上,展开,取出,晾干,在 105℃干燥 30 分钟,置紫外光灯(254nm)下检视。

结果判定　供试品溶液所显主斑点的位置和颜色应与对照品溶液主斑点的位置和颜色一致。

(2)在含量测定项下记录的色谱图中,供试品溶液主峰的保留时间应与对照品溶液主峰的保留时间一致。

以上(1)、(2)两项可选做一项。

【检查】 **有关物质**　照高效液相色谱法(通则 0512)测定。临用新制。

供试品溶液　取含量测定项下细粉适量(约相当于利福昔明 40mg),置 100ml 量瓶中,加流动相适量,充分振摇,使利福昔明溶解,并用流动相稀释至刻度,摇匀,滤过,取续滤液。

对照溶液　精密量取供试品溶液 1ml,置 100ml 量瓶中,用流动相稀释至刻度,摇匀。

灵敏度溶液　精密量取对照溶液适量,用流动相定量稀释制成每 1ml 中约含利福昔明 0.2μg 的溶液。

系统适用性溶液、色谱条件、系统适用性要求与测定法　见利福昔明有关物质项下。

限度　供试品溶液色谱图中如有杂质峰,单个杂质峰面积不得大于对照溶液主峰面积(1.0%),各杂质峰面积的和不得大于对照溶液主峰面积的 3 倍(3.0%),小于灵敏度溶液主峰面积的峰忽略不计。

溶出度　照溶出度与释放度测定法(通则 0931 第二法)测定。

溶出条件　以 0.5%十二烷基硫酸钠溶液 900ml 为溶出介质,转速为每分钟 75 转,依法操作,经 45 分钟时取样。

供试品溶液　取溶出液适量,滤过,精密量取续滤液适量,用溶出介质定量稀释制成每 1ml 中约含利福昔明 20μg 的溶液。

对照品溶液　取利福昔明对照品适量,精密称定,加溶出介质溶解并定量稀释制成每 1ml 中约含 20μg 的溶液。

测定法　取供试品溶液与对照品溶液,照紫外-可见分光光度法(通则 0401),在 448nm 的波长处分别测定吸光度,计算每袋的溶出量。

限度　标示量的 75%,应符合规定。

干燥失重　取本品,以五氧化二磷为干燥剂,在 60℃减压干燥 3 小时,减失重量不得过 2.0%(通则 0831)。

其他　除沉降体积比外(单剂量包装),应符合口服混悬剂项下有关的各项规定(通则 0123)。

【含量测定】 照高效液相色谱法(通则 0512)测定。临用新制。

供试品溶液　取装量差异项下的内容物,混合均匀,研细,精密称取适量(约相当于利福昔明 0.1g),置 250ml 量瓶中,加流动相溶解并稀释至刻度,摇匀,滤过,精密量取续滤液 5ml,置 50ml 量瓶中,用流动相稀释至刻度,摇匀。

对照品溶液、系统适用性溶液、色谱条件、系统适用性要求与测定法　见利福昔明含量测定项下。

【类别】 同利福昔明。

【规格】 (1)0.1g　(2)0.2g

【贮藏】 密封,在阴凉干燥处保存。

利福昔明片

Lifuximing Pian

Rifaximin Tablets

本品含利福昔明($C_{43}H_{51}N_3O_{11}$)应为标示量的 90.0%～110.0 %。

【性状】 本品为薄膜衣片,除去包衣后显橙红色至暗红色。

【鉴别】 (1)照薄层色谱法(通则 0502)试验。

供试品溶液　取本品的细粉适量,加甲醇溶解并稀释制成每 1ml 中约含利福昔明 10mg 的溶液,滤过,取续滤液。

对照品溶液　取利福昔明对照品适量,加甲醇溶解并稀释制成每 1ml 中约含 10mg 的溶液。

色谱条件　采用硅胶 GF_{254} 薄层板,以二氯甲烷-甲醇(95：5)为展开剂。

测定法　吸取供试品溶液与对照品溶液各 10μl,分别点于同一薄层板上,展开,取出,晾干,在 105℃干燥 30 分钟,置紫外光灯(254nm)下检视。

结果判定　供试品溶液所显主斑点的位置和颜色应与对

照品溶液主斑点的位置和颜色一致。

(2)在含量测定项下记录的色谱图中，供试品溶液主峰的保留时间应与对照品溶液主峰的保留时间一致。

上述(1)、(2)两项可选做一项。

【检查】 **有关物质** 照高效液相色谱法(通则 0512)测定。临用新制。

供试品溶液　取含量测定项下细粉适量(约相当于利福昔明 40mg)，加流动相溶解并稀释制成每 1ml 中约含利福昔明 0.4mg 的溶液，滤过，取续滤液。

对照溶液　精密量取供试品溶液 1ml，置 100ml 量瓶中，用流动相稀释至刻度，摇匀。

灵敏度溶液　精密量取对照溶液适量，用流动相定量稀释制成每 1ml 中约含利福昔明 0.2μg 的溶液。

系统适用性溶液、色谱条件、系统适用性要求与测定法　见利福昔明有关物质项下。

限度　供试品溶液色谱图中如有杂质峰，单个杂质峰面积不得大于对照溶液主峰面积(1.0%)，各杂质峰面积的和不得大于对照溶液主峰面积的 3 倍(3.0%)，小于灵敏度溶液主峰面积的峰忽略不计。

溶出度 照溶出度与释放度测定法(通则 0931 第二法)测定。

溶出条件　以 0.5%十二烷基硫酸钠溶液 900ml 为溶出介质，转速为每分钟 75 转，依法操作，经 45 分钟时取样。

供试品溶液　取溶出液适量，滤过，精密量取续滤液适量，用溶出介质定量稀释制成每 1ml 中约含利福昔明 20μg 的溶液。

对照品溶液　取利福昔明对照品适量，精密称定，加溶出介质溶解并定量稀释制成每 1ml 中约含 20μg 的溶液。

测定法　取供试品溶液与对照品溶液，照紫外-可见分光光度法(通则 0401)，在 448nm 的波长处分别测定吸光度，计算每片的溶出量。

限度　标示量的 75%，应符合规定。

干燥失重 取本品细粉适量，以五氧化二磷为干燥剂，在 60℃减压干燥 3 小时，减失重量不得过 8.0%(通则 0831)。

其他 应符合片剂项下有关的各项规定(通则 0101)。

【含量测定】 照高效液相色谱法(通则 0512)测定。临用新制。

供试品溶液 取本品 10 片，精密称定，研细，精密称取适量(约相当于利福昔明 0.1g)，置 100ml 量瓶中，加流动相溶解并稀释至刻度，摇匀，滤过，精密量取续滤液 2ml，置 50ml 量瓶中，用流动相稀释至刻度，摇匀。

对照品溶液、系统适用性溶液、色谱条件、系统适用性要求与测定法 见利福昔明含量测定项下。

【类别】 同利福昔明。

【规格】 (1)0.1g　(2)0.2g

【贮藏】 遮光，密封保存。

利福昔明胶囊

Lifuximing Jiaonang

Rifaximin Capsules

本品含利福昔明($C_{43}H_{51}N_3O_{11}$)应为标示量的 90.0%～110.0%。

【性状】 本品内容物为橙红色至暗红色颗粒或粉末。

【鉴别】 (1)照薄层色谱法(通则 0502)试验。

供试品溶液　取本品内容物适量，加甲醇制成每 1ml 中约含利福昔明 10mg 的溶液，滤过，取续滤液。

对照品溶液　取利福昔明对照品适量，加甲醇溶解并稀释制成每 1ml 中约含 10mg 的溶液。

色谱条件　采用硅胶 GF_{254} 薄层板，以二氯甲烷-甲醇(95∶5)为展开剂。

测定法　吸取供试品溶液与对照品溶液各 10μl，分别点于同一薄层板上，展开，取出，晾干，在 105℃干燥 30 分钟，置紫外光灯(254nm)下检视。

结果判定　供试品溶液所显主斑点的位置和颜色应与对照品溶液主斑点的位置和颜色一致。

(2)在含量测定项下记录的色谱图中，供试品溶液主峰的保留时间应与对照品溶液主峰的保留时间一致。

以上(1)、(2)两项可选做一项。

【检查】 **有关物质** 照高效液相色谱法(通则 0512)测定。临用新制。

供试品溶液　取装量差异项下的内容物适量(约相当于利福昔明 40mg)，加流动相溶解并稀释制成每 1ml 中约含利福昔明 0.4mg 的溶液，滤过，取续滤液。

对照溶液　精密量取供试品溶液 1ml，置 100ml 量瓶中，用流动相稀释至刻度，摇匀。

灵敏度溶液　精密量取对照溶液适量，用流动相定量稀释制成每 1ml 中约含利福昔明 0.2μg 的溶液。

系统适用性溶液、色谱条件、系统适用性要求与测定法　见利福昔明有关物质项下。

限度　供试品溶液色谱图中如有杂质峰，单个杂质峰面积不得大于对照溶液主峰面积(1.0%)，各杂质峰面积的和不得大于对照溶液主峰面积的 3 倍(3.0%)，小于灵敏度溶液主峰面积的峰忽略不计。

溶出度 照溶出度与释放度测定法(通则 0931 第二法)测定。

溶出条件　以 0.5%十二烷基硫酸钠溶液 900ml 为溶出介质，转速为每分钟 75 转，依法操作，经 45 分钟时取样。

供试品溶液　取溶出液适量，滤过，精密量取续滤液适量，用溶出介质定量稀释制成每 1ml 中约含利福昔明 20μg 的溶液。

对照品溶液　取利福昔明对照品适量，精密称定，加溶出介质溶解并定量稀释制成每 1ml 中约含 20μg 的溶液。

测定法　取供试品溶液与对照品溶液，照紫外-可见分光光度法（通则 0401），在 448nm 的波长处分别测定吸光度，计算每粒的溶出量。

限度　标示量的 80%，应符合规定。

干燥失重　取本品，以五氧化二磷为干燥剂，在 60℃减压干燥 3 小时，减失重量不得过 7.0%（通则 0831）。

其他　应符合胶囊剂项下有关的各项规定（通则 0103）测定。

【含量测定】　照高效液相色谱法（通则 0512）测定。临用新制。

供试品溶液　取装量差异项下的内容物，混合均匀，精密称取适量（约相当于利福昔明 0.1g），置 100ml 量瓶中，加流动相溶解并稀释至刻度，摇匀，滤过，精密量取续滤液 2ml，置 50ml 量瓶中，用流动相稀释至刻度，摇匀。

对照品溶液、系统适用性溶液、色谱条件、系统适用性要求与测定法　见利福昔明含量测定项下。

【类别】　同利福昔明。

【规格】　（1）0.1g　（2）0.2g

【贮藏】　密封，在阴凉干燥处保存。

佐 匹 克 隆

Zuopikelong

Zopiclone

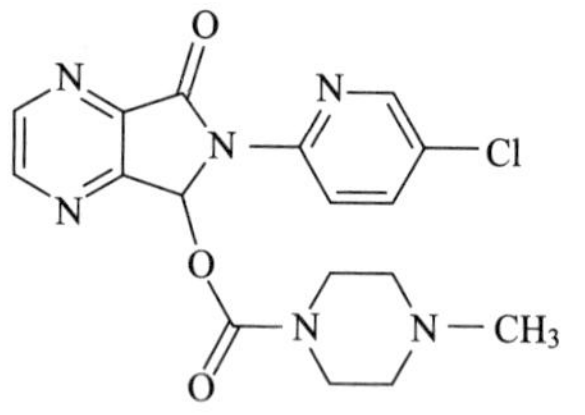

$C_{17}H_{17}ClN_6O_3$　388.81

本品为 6-(5-氯吡啶-2-基)-7-[(4-甲基哌嗪-1-基)甲酰氧基]-5,6-二氢吡咯并[3,4-*b*]吡嗪-5-酮。按干燥品计算，含 $C_{17}H_{17}ClN_6O_3$ 不得少于 98.5%。

【性状】　本品为白色至微黄色的结晶性粉末。

本品在二氯乙烷中易溶，在甲醇或 *N*,*N*-二甲基甲酰胺中略溶，在乙醇中微溶，在水中几乎不溶；在稀盐酸中微溶。

熔点　本品的熔点（通则 0612）为 175～178℃。

吸收系数　取本品，精密称定，用 0.1mol/L 盐酸溶液溶解并定量稀释制成每 1ml 中含 15μg 的溶液，照紫外-可见分光光度法（通则 0401）测定，在 303nm 的波长处测定吸光度，吸收系数（$E_{1cm}^{1\%}$）为 345～380。

【鉴别】　（1）取本品约 10mg，加稀盐酸 5ml，振摇使佐匹克隆溶解，加碘化汞钾试液约 3 滴，即产生微乳黄色沉淀。

（2）取吸收系数项下的溶液，照紫外-可见分光光度法（通则 0401）测定，在 303nm 的波长处有最大吸收。

（3）本品的红外光吸收图谱应与对照的图谱（光谱集 755 图）一致。

【检查】　**旋光度**　精密称取本品 0.25g，置 25ml 量瓶中，加 *N*,*N*-二甲基甲酰胺溶解并稀释至刻度，摇匀，依法测定（通则 0621），旋光度为 −0.05°至 +0.05°。

溶液的澄清度与颜色　取本品 0.50g，加 *N*,*N*-二甲基甲酰胺 10ml 溶解后，溶液应澄清无色；如显浑浊，与 2 号浊度标准液（通则 0902 第一法）比较，不得更浓；如显色，与黄色 5 号标准比色液（通则 0901 第一法）比较，不得更深。

氯化物　取本品 1.0g，加水 50ml，超声使溶解，滤过，取续滤液 25.0ml，依法检查（通则 0801），与标准氯化钠溶液 5.0ml 制成的对照液比较，不得更浓（0.01%）。

有关物质　照高效液相色谱法（通则 0512）测定。

供试品溶液　取本品约 10mg，置 10ml 量瓶中，加流动相超声使佐匹克隆溶解并稀释至刻度，摇匀。

对照溶液　精密量取供试品溶液 1ml，置 200ml 量瓶中，用流动相稀释至刻度，摇匀。

系统适用性溶液　取本品约 10mg，置 10ml 量瓶中，加甲醇 2ml 使溶解，加 30% 过氧化氢溶液 0.1ml，水浴加热 15 分钟，放冷，用流动相稀释至刻度，摇匀。

灵敏度溶液　精密量取对照溶液 1ml，置 20ml 量瓶中，用流动相稀释至刻度，摇匀。

色谱条件　用十八烷基硅烷键合硅胶为填充剂（Agilent C18，4.6mm×250mm，5μm 或效能相当的色谱柱）；以乙腈-磷酸盐溶液（取十二烷基硫酸钠 8.1g 与磷酸二氢钠 1.6g，加水 1000ml 使溶解，用磷酸调节 pH 值至 3.5）（37.5∶62.5）为流动相；检测波长为 303nm；进样体积 20μl。

系统适用性要求　系统适用性溶液色谱图中，主成分色谱峰的保留时间约为 27～31 分钟，主成分峰与相对保留时间约为 0.9 处杂质峰之间的分离度应符合要求。理论板数按佐匹克隆峰计算不低于 3000。灵敏度溶液色谱图中，主成分峰高的信噪比应大于 10。

测定法　精密量取供试品溶液与对照溶液，分别注入液相色谱仪，记录色谱图至主成分峰保留时间的 1.5 倍。

限度　供试品溶液色谱图中如有杂质峰，单个杂质峰面积不得大于对照溶液主峰面积的 0.2 倍（0.1%），各杂质峰面积的和不得大于对照溶液主峰面积（0.5%），小于对照溶液主峰面积 0.1 倍的色谱峰忽略不计。

残留溶剂　照残留溶剂测定法（通则 0861 第二法）测定。

供试品溶液　取本品约 0.5g，精密称定，置 20ml 顶空瓶中，精密加入二甲基亚砜 5ml，密封，振摇使溶解。

对照品溶液　分别取三氯甲烷、二氯甲烷、二氧六环、乙醇、乙腈、异丙醚、吡啶与 *N*,*N*-二甲基甲酰胺各适量，精密称定，用二甲基亚砜定量稀释制成每 1ml 中分别约含 6μg、60μg、38μg、0.5mg、41μg、0.5mg、20μg 与 88μg 的混合溶液，精密量取 5ml，置 20ml 顶空瓶中，密封。

色谱条件　以 6%氰丙基苯基-94%二甲基聚硅氧烷（或极性相近）为固定液的毛细管柱为色谱柱；起始温度为 40℃，维持 8.5 分钟，以每分钟 5℃的速率升温至 100℃，再以每分钟 20℃的速率升温至 200℃，维持 2 分钟；进样口温度为 200℃；检测器温度为 250℃；顶空瓶平衡温度为 100℃，平衡时间为 30 分钟。

系统适用性要求　对照品溶液色谱图中，各成分峰之间的分离度均应符合要求。

测定法　取供试品溶液与对照品溶液分别顶空进样，记录色谱图。

限度　按外标法以峰面积计算，异丙醚的残留量不得过 0.5%，三氯甲烷、二氯甲烷、二氧六环、乙醇、乙腈、吡啶与 *N*，*N*-二甲基甲酰胺的残留量均应符合规定。

干燥失重　取本品，以五氧化二磷为干燥剂，在 60℃减压干燥至恒重，减失重量不得过 0.5%（通则 0831）。

炽灼残渣　取本品 1.0g，依法检查（通则 0841），遗留残渣不得过 0.1%。

重金属　取炽灼残渣项下遗留的残渣，依法检查（通则 0821），含重金属不得过百万分之二十。

【含量测定】　取本品约 0.3g，精密称定，加冰醋酸 20ml 溶解后，加结晶紫指示液 1 滴，用高氯酸滴定液（0.1mol/L）滴定至溶液显蓝色，并将滴定的结果用空白试验校正。每 1ml 高氯酸滴定液（0.1mol/L）相当于 38.88mg 的 $C_{17}H_{17}ClN_6O_3$。

【类别】　催眠药。

【贮藏】　遮光，密封保存。

【制剂】　（1）佐匹克隆片　（2）佐匹克隆胶囊

佐匹克隆片

Zuopikelong Pian

Zopiclone Tablets

本品含佐匹克隆（$C_{17}H_{17}ClN_6O_3$）应为标示量的 90.0%～110.0%。

【性状】　本品为薄膜衣片，除去包衣后显白色或类白色。

【鉴别】　（1）取本品细粉适量（约相当于佐匹克隆 10mg），加稀盐酸 15ml，振摇使佐匹克隆溶解，滤过，滤液加碘化汞钾试液约 3 滴，即产生微乳黄色沉淀。

（2）取有关物质项下的供试品溶液，用有关物质项下流动相稀释成每 1ml 含 0.1mg 的溶液，作为供试品溶液；取佐匹克隆对照品适量，用有关物质项下流动相稀释制成每 1ml 含 0.1mg 的溶液作为对照品溶液，照有关物质项下的方法试验，供试品溶液主峰的保留时间应与对照品溶液主峰的保留时间一致。

（3）取含量测定项下的供试品溶液，照紫外-可见分光光度法（通则 0401）测定，在 304nm 的波长处有最大吸收。

【检查】　**有关物质**　照高效液相色谱法（通则 0512）测定。

供试品溶液　取本品细粉适量（约相当于佐匹克隆 10mg），置 10ml 量瓶中，加流动相超声使佐匹克隆溶解并稀释至刻度，摇匀，滤过，取续滤液。

对照溶液　精密量取供试品溶液 1ml，置 200ml 量瓶中，用流动相稀释至刻度，摇匀。

灵敏度溶液　精密量取对照溶液 1ml，置 20ml 量瓶中，用流动相稀释至刻度，摇匀。

系统适用性溶液、色谱条件、系统适用性要求与测定法　见佐匹克隆有关物质项下。

限度　供试品溶液色谱图中如有杂质峰，单个杂质峰面积不得大于对照溶液主峰面积（0.5%），各杂质峰面积的和不得大于对照溶液主峰面积的 3 倍（1.5%），小于对照溶液主峰面积 0.1 倍的色谱峰忽略不计。

含量均匀度　以含量测定项下测得的每片含量计算，应符合规定（通则 0941）。

溶出度　照溶出度与释放度测定法（通则 0931 第三法）测定。

溶出条件　以 0.1mol/L 盐酸溶液 250ml 为溶出介质，转速为每分钟 50 转，依法操作，经 30 分钟时取样。

供试品溶液　取溶出液，滤过，取续滤液，用 0.1mol/L 盐酸溶液定量稀释制成每 1ml 中约含 15μg 的溶液。

对照品溶液　见含量测定项下。

测定法　取供试品溶液与对照品溶液，照紫外-可见分光光度法（通则 0401），在 304nm 的波长处分别测定吸光度，计算每片的溶出量。

限度　标示量的 75%，应符合规定。

其他　应符合片剂项下有关的各项规定（通则 0101）。

【含量测定】　照紫外-可见分光光度法（通则 0401）测定。

供试品溶液　取本品 10 片，分别用 0.1mol/L 盐酸溶液分次研磨并转移至 50ml 量瓶中，用 0.1mol/L 盐酸溶液稀释至刻度，摇匀，滤过，精密量取续滤液适量，用 0.1mol/L 盐酸溶液定量稀释制成每 1ml 中约含 15μg 的溶液。

对照品溶液　取佐匹克隆对照品适量，精密称定，加 0.1mol/L 盐酸溶液溶解并定量稀释制成每 1ml 中约含 15μg 的溶液。

测定法　取供试品溶液与对照品溶液，在 304nm 波长处分别测定吸光度。计算每片的含量，并求得 10 片的平均含量。

【类别】　同佐匹克隆。

【规格】　（1）3.75mg　（2）7.5mg

【贮藏】　遮光，密封保存。

佐匹克隆胶囊

Zuopikelong Jiaonang

Zopiclone Capsules

本品含佐匹克隆($C_{17}H_{17}ClN_6O_3$)应为标示量的90.0%～110.0%。

【性状】 本品内容物为白色或类白色颗粒。

【鉴别】 (1)取本品内容物适量(约相当于佐匹克隆10mg),加稀盐酸5ml,振摇使佐匹克隆溶解,滤过,滤液加碘化汞钾试液约3滴,即产生微乳黄色沉淀。

(2)取有关物质项下的供试品溶液,用有关物质项下的流动相稀释成每1ml含0.1mg的溶液作为供试品溶液;取佐匹克隆对照品适量,用有关物质项下流动相稀释制成每1ml含0.1mg的溶液作为对照品溶液,照有关物质项下的方法试验,供试品溶液主峰的保留时间应与对照品溶液主峰的保留时间一致。

(3)取含量测定项下的供试品溶液,照紫外-可见分光光度法(通则0401)测定,在304nm的波长处有最大吸收。

【检查】 **有关物质** 照高效液相色谱法(通则0512)测定。

供试品溶液　取本品内容物适量(约相当于佐匹克隆10mg),置10ml量瓶中,加流动相超声使佐匹克隆溶解并稀释至刻度,摇匀,滤过,取续滤液。

对照溶液　精密量取供试品溶液1ml,置200ml量瓶中,用流动相稀释至刻度,摇匀。

灵敏度溶液　精密量取对照溶液1ml,置20ml量瓶中,用流动相稀释至刻度,摇匀。

系统适用性溶液、色谱条件、系统适用性要求与测定法　见佐匹克隆有关物质项下。

限度　供试品溶液色谱图中如有杂质峰,单个杂质峰面积不得大于对照溶液主峰面积的0.2倍(0.1%),各杂质峰面积的和不得大于对照溶液主峰面积(0.5%),小于对照溶液主峰面积0.1倍的色谱峰忽略不计。

含量均匀度 以含量测定项下测得的每粒含量计算,应符合规定(通则0941)。

溶出度 照溶出度与释放度测定法(通则0931第三法)测定。

溶出条件　以0.1mol/L盐酸溶液250ml为溶出介质,转速为每分钟50转,依法操作,经30分钟时取样。

供试品溶液　取溶出液,滤过,取续滤液用0.1mol/L盐酸溶液定量稀释制成每1ml中约含15μg的溶液。

对照品溶液　见含量测定项下。

测定法　取供试品溶液与对照品溶液,照紫外-可见分光光度法(通则0401),在304nm的波长处分别测定吸光度,计算每粒的溶出量。

限度　标示量的80%,应符合规定。

其他 应符合胶囊剂项下有关的各项规定(通则0103)。

【含量测定】 照紫外-可见分光光度法(通则0401)测定。

供试品溶液 取本品10粒,分别将内容物倾入50ml量瓶中,囊壳分次用0.1mol/L盐酸溶液洗净,洗液并入量瓶中,加0.1mol/L盐酸溶液约30ml,充分振摇使佐匹克隆溶解,用0.1mol/L盐酸溶液稀释至刻度,摇匀,滤过,精密量取续滤液适量,用0.1mol/L盐酸溶液定量稀释制成每1ml中约含15μg的溶液。

对照品溶液 取佐匹克隆对照品适量,精密称定,加0.1mol/L盐酸溶液溶解并定量稀释制成每1ml中约含15μg的溶液。

测定法 取供试品溶液与对照品溶液,在304nm的波长处分别测定吸光度,计算每粒的含量,并求得10粒的平均含量。

【类别】 同佐匹克隆。

【规格】 3.75mg

【贮藏】 遮光,密封保存。

佐米曲普坦

Zuomiquputan

Zolmitriptan

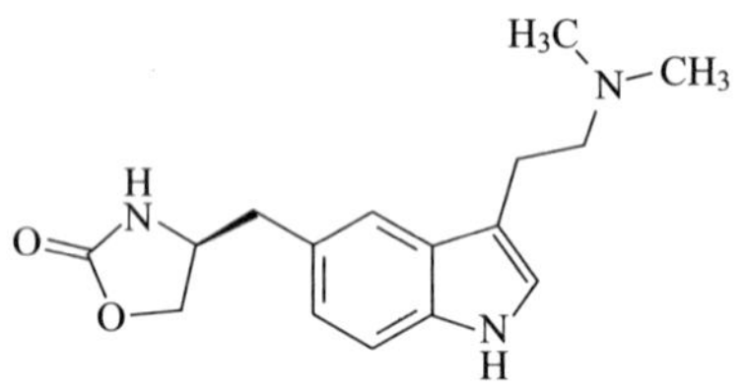

$C_{16}H_{21}N_3O_2$ 287.36

本品为(S)-4-[[3-[2-(二甲氨基)乙基]吲哚-5-基]甲基]-2-噁唑烷酮。按干燥品计算,含$C_{16}H_{21}N_3O_2$不得少于99.0%。

【性状】 本品为白色或类白色结晶性粉末;无臭。

本品在甲醇中易溶,在丙酮或乙腈中略溶,在水中极微溶解,在0.1mol/L盐酸溶液中略溶。

熔点 本品的熔点(通则0612)为135～140℃。

比旋度 取本品,精密称定,加甲醇溶解并定量稀释制成每1ml中约含40mg的溶液,依法测定(通则0621),比旋度为−4.0°至−6.0°。

【鉴别】 (1)取本品10mg,置干燥具塞试管中,加丙二酸20mg,醋酐20滴,置沸水浴中加热1～3分钟,溶液即显红棕色。

(2)取本品与佐米曲普坦对照品各适量,照有关物质测定项下的方法,加流动相溶解并稀释制成每1ml中约含佐米曲普坦25μg的溶液,取20μl注入液相色谱仪,记录色谱图,供试品溶液主峰的保留时间应与对照品溶液主峰的保留时间一致。

(3)取本品，加 0.1mol/L 盐酸溶液溶解并稀释制成每 1ml 中约含 5μg 的溶液，照紫外-可见分光光度法(通则 0401)测定，在 222nm 与 283nm 的波长处有最大吸收，在 247nm 的波长处有最小吸收。

(4)本品的红外光吸收图谱应与对照品的图谱一致(通则 0402)。

【检查】 有关物质 照高效液相色谱法(通则 0512)测定。

供试品溶液 取本品，加流动相溶解并稀释制成每 1ml 中约含 0.5mg 的溶液。

对照溶液 精密量取供试品溶液 1ml，置 100ml 量瓶中，用流动相稀释至刻度。

色谱条件 用十八烷基硅烷键合硅胶为填充剂(Ultimate XB C18，4.6mm×250mm，5μm 或效能相当的色谱柱)；以磷酸盐溶液(取磷酸二氢钾 6.8g，庚烷磺酸钠 1.01g，加水溶解并稀释至 1000ml，用三乙胺调节 pH 值至 6.0)-乙腈(82∶18)为流动相；检测波长为 224nm；进样体积 20μl。

系统适用性要求 理论板数按佐米曲普坦峰计算不低于 2000，佐米曲普坦峰与相邻杂质峰之间的分离度应符合要求。

测定法 精密量取供试品溶液与对照溶液，分别注入液相色谱仪，记录色谱图至主成分峰保留时间的 2 倍。

限度 供试品溶液色谱图中如有杂质峰，单个杂质峰面积不得大于对照溶液主峰面积的 0.5 倍(0.5%)，各杂质峰面积的和不得大于对照溶液主峰面积(1.0%)，小于对照溶液主峰面积 0.01 倍的色谱峰忽略不计。

***R*-异构体** 照毛细管电泳法(通则 0542)测定。

供试品溶液 取本品约 50mg，置 100ml 量瓶中，加 0.1mol/L 盐酸溶液溶解并稀释至刻度，摇匀。

对照溶液 精密量取供试品溶液 1ml，置 200ml 量瓶中，用 0.1mol/L 盐酸溶液稀释至刻度，摇匀。

系统适用性溶液 分别取佐米曲普坦对照品与 *R*-异构体对照品适量，加 0.1mol/L 盐酸溶液溶解并稀释成每 1ml 中含佐米曲普坦 0.5mg 与 *R*-异构体 2.5μg 的混合溶液。

电泳条件 用弹性石英毛细管柱(内径 50μm)为分离通道；以 30mmol/L 羟丙基-β 环糊精溶液(用磷酸调节 pH 值至 2.2 的 50mmol/L 磷酸二氢钠缓冲溶液配制)为运行缓冲液；检测波长为 225nm；分离电压为 20kV，进样端为阳极；柱温 25℃；0.5psi 压力进样 5 秒；进样前需用运行缓冲液预清洗 10 分钟。

系统适用性要求 系统适用性溶液电泳图中，理论板数按佐米曲普坦峰计算不低于 5000，佐米曲普坦峰与 *R*-异构体峰之间的分离度应符合要求。

测定法 取供试品溶液与对照溶液，分别进样，记录电泳图。

限度 供试品溶液电泳图中如有与 *R*-异构体迁移时间一致的色谱峰，其峰面积不得大于对照溶液主峰面积(0.5%)。

残留溶剂 甲醇、异丙醇、二氯甲烷、乙酸乙酯、二氧六环与甲苯 照残留溶剂测定法(通则 0861 第三法)测定。

供试品溶液 取本品约 1.0g，置 10ml 量瓶中，加 *N*，*N*-二甲基甲酰胺适量，振摇使溶解，并稀释至刻度，摇匀。

对照品溶液 取甲醇、异丙醇、二氯甲烷、乙酸乙酯、二氧六环与甲苯适量，精密称定，用 *N*，*N*-二甲基甲酰胺定量稀释制成每 1ml 中分别含甲醇 0.3mg、异丙醇 0.5mg、二氯甲烷 60μg、乙酸乙酯 0.5mg、二氧六环 38μg 与甲苯 89μg 的混合溶液。

色谱条件 以 6%氰丙基苯基-94%二甲基聚硅氧烷(或极性相近)为固定液的毛细管柱为色谱柱；起始温度为 40℃，维持 2 分钟，以每分钟 10℃的速率升温至 150℃，再以每分钟 30℃的速率升温至 220℃，维持 2 分钟；进样口温度为 200℃；氢火焰离子化检测器(FID)，检测器温度为 250℃；进样体积 1μl。

系统适用性要求 对照品溶液色谱图中，各成分峰之间的分离度应符合要求。

测定法 精密量取供试品溶液与对照品溶液，分别注入气相色谱仪，记录色谱图。

限度 按外标法以峰面积计算，残留量均应符合规定。

三氯甲烷 照残留溶剂测定法(通则 0861 第三法)测定。

供试品溶液 取本品约 0.5g，置 10ml 量瓶中，加 *N*，*N*-二甲基甲酰胺适量，振摇使溶解，并稀释至刻度，摇匀。

对照品溶液 取三氯甲烷适量，精密称定，用 *N*，*N*-二甲基甲酰胺定量稀释制成每 1ml 中约含 3μg 的溶液。

色谱条件 以 6%氰丙基苯基-94%二甲基聚硅氧烷(或极性相近)为固定液的毛细管柱为色谱柱；起始温度为 50℃，维持 1 分钟，以每分钟 10℃的速率升温至 140℃，再以每分钟 30℃的速率升温至 220℃，维持 2 分钟；进样口温度为 220℃；电子捕获检测器(uECD)；检测器温度为 350℃；进样体积 1μl。

测定法 精密量取供试品溶液与对照品溶液，分别注入气相色谱仪，记录色谱图。

限度 按外标法以峰面积计算，残留量应符合规定。

干燥失重 取本品，在 105℃干燥至恒重，减失重量不得过 0.5%(通则 0831)。

炽灼残渣 取本品，依法检查(通则 0841)，遗留残渣不得过 0.1%。

重金属 取炽灼残渣项下遗留的残渣，依法检查(通则 0821 第二法)，含重金属不得过百万分之十。

【含量测定】 取本品约 0.25g，精密称定，加冰醋酸 25ml 和醋酐 5ml 使溶解，加结晶紫指示液 1 滴，用高氯酸滴定液(0.1mol/L)滴定至溶液显蓝色，并将滴定的结果用空白试验校正。每 1ml 高氯酸滴定液(0.1mol/L)相当于 28.74mg 的 $C_{16}H_{21}N_3O_2$。

【类别】 抗偏头痛。

【贮藏】 遮光，密封保存。

【制剂】 (1)佐米曲普坦片 (2)佐米曲普坦分散片

附：

***R*-异构体**(*R*-佐米曲普坦)

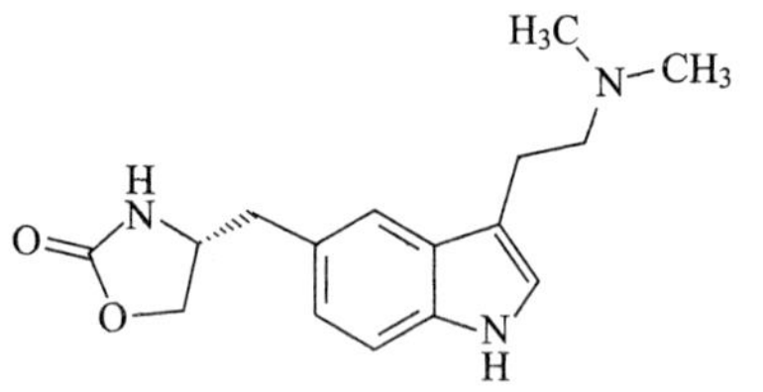

$C_{16}H_{21}N_3O_2$　287.36

(*R*)-4-[[3-[2-(*N*,*N*-二甲氨基)乙基]吲哚-5-基]甲基]-2-噁唑烷酮

佐米曲普坦片

Zuomiqupután Pian

Zolmitriptan Tablets

本品含佐米曲普坦($C_{16}H_{21}N_3O_2$)应为标示量的 90.0%～110.0%。

【性状】 本品为白色片或类白色片或薄膜衣片，除去包衣后显白色或类白色。

【鉴别】 (1)取本品的细粉适量(约相当于佐米曲普坦 10mg)，置干燥具塞试管中，加丙二酸 20mg，醋酐 20 滴，置沸水浴中加热 1～3 分钟，溶液即显红棕色。

(2)在含量测定项下记录的色谱图中，供试品溶液主峰的保留时间应与对照品溶液主峰的保留时间一致。

(3)取本品细粉适量，加 0.1mol/L 盐酸溶液溶解并稀释制成每 1ml 中约含佐米曲普坦 5μg 的溶液，滤过，取续滤液，照紫外-可见分光光度法(通则 0401)测定，在 222nm 与 283nm 的波长处有最大吸收，在 247nm 的波长处有最小吸收。

【检查】 **有关物质** 照高效液相色谱法(通则 0512)测定。

供试品溶液 取本品细粉适量，加流动相溶解并稀释制成每 1ml 中约含佐米曲普坦 0.5mg 的溶液，滤过，取续滤液。

对照溶液 精密量取供试品溶液 1ml，置 100ml 量瓶中，用流动相稀释至刻度，摇匀。

色谱条件、系统适用性要求与测定法 见佐米曲普坦有关物质项下。

限度 供试品溶液色谱图中如有杂质峰，单个杂质峰面积不得大于对照溶液主峰面积的 0.5 倍(0.5%)，各杂质峰面积的和不得大于对照溶液主峰面积(1.0%)，小于对照溶液主峰面积 0.01 倍的色谱峰忽略不计。

***R*-异构体** 照毛细管电泳法(通则 0542)测定。

供试品溶液 取本品细粉适量(约相当于佐米曲普坦 50mg)，置 100ml 量瓶中，加 0.1mol/L 盐酸溶液溶解并稀释至刻度，摇匀，滤过，取续滤液。

对照溶液 精密量取供试品溶液 1ml，置 200ml 量瓶中，用 0.1mol/L 盐酸溶液稀释至刻度，摇匀。

系统适用性溶液、电泳条件、系统适用性要求与测定法 见佐米曲普坦 *R*-异构体项下。

限度 供试品溶液电泳图中如有与 *R*-异构体迁移时间一致的色谱峰，其峰面积不得大于对照溶液主峰面积(0.5%)。

含量均匀度 以含量测定项下测得的每片含量计算，应符合规定(通则 0941)。

溶出度 照溶出度与释放度测定法(通则 0931 第一法)测定。

溶出条件 以 0.1mol/L 盐酸溶液 500ml 为溶出介质，转速为每分钟 100 转，依法操作，经 30 分钟时取样。

供试品溶液 取溶出液，滤过，取续滤液。

对照品溶液 取佐米曲普坦对照品适量，精密称定，加溶出介质溶解并定量稀释制成每 1ml 中含 5μg(2.5mg 规格)或 10μg(5mg 规格)的溶液。

色谱条件 见含量测定项下。进样体积 10μl。

系统适用性要求 见含量测定项下。

测定法 见含量测定项下。计算每片的溶出量。

限度 标示量的 80%，应符合规定。

其他 应符合片剂项下有关的各项规定(通则 0101)。

【含量测定】 照高效液相色谱法(通则 0512)测定。

供试品溶液 取本品 10 片，分别置 100ml 量瓶(2.5mg 规格)或 200ml 量瓶(5mg 规格)中，加流动相适量，超声使佐米曲普坦溶解并用流动相稀释至刻度，摇匀，滤过，取续滤液。

对照品溶液 取佐米曲普坦对照品适量，精密称定，加流动相溶解并定量稀释制成每 1ml 中约含 25μg 的溶液。

色谱条件与系统适用性要求 见有关物质项下。

测定法 精密量取供试品溶液与对照品溶液，分别注入液相色谱仪，记录色谱图。按外标法以峰面积分别计算每片的含量，求出 10 片的平均含量。

【类别】 同佐米曲普坦。

【规格】 (1)2.5mg (2)5mg

【贮藏】 遮光，密封保存。

佐米曲普坦分散片

Zuomiquputan Fensanpian

Zolmitriptan Dispersible Tablets

本品含佐米曲普坦($C_{16}H_{21}N_3O_2$)应为标示量的 90.0%～110.0%。

【性状】 本品为白色片或类白色片。

【鉴别】 (1)取本品的细粉适量(约相当于佐米曲普坦 5mg),置试管中,加 0.1mol/L 盐酸溶液 2ml,振摇使佐米曲普坦溶解,滤过,滤液加碘化铋钾试液 2 滴,即生成桔黄色沉淀。

(2)在含量测定项下记录的色谱图中,供试品溶液主峰的保留时间应与对照品溶液主峰的保留时间一致。

(3)取本品的细粉适量,加 0.1mol/L 盐酸溶液溶解并稀释制成每 1ml 中约含佐米曲普坦 5μg 的溶液,滤过,取续滤液照紫外-可见分光光度法(通则 0401)测定,在 222nm 与 283nm 的波长处有最大吸收,在 247nm 的波长处有最小吸收。

【检查】 **有关物质** 照高效液相色谱法(通则 0512)测定。

供试品溶液　取本品细粉适量,加流动相溶解并稀释制成每 1ml 中约含佐米曲普坦 0.5mg 的溶液,滤过,取续滤液。

对照溶液　精密量取供试品溶液适量,用流动相定量稀释制成每 1ml 中约含佐米曲普坦 2.5μg 的溶液。

灵敏度溶液　精密量取对照溶液 5ml,置 50ml 量瓶中,用流动相稀释至刻度,摇匀。

色谱条件、系统适用性要求与测定法　见佐米曲普坦有关物质项下。记录色谱图至主成分峰保留时间的 3 倍。

限度　供试品溶液色谱图中如有杂质峰,单个杂质峰面积不得大于对照溶液主峰面积(0.5%),各杂质峰面积的和不得大于对照溶液主峰面积的 2 倍(1.0%),小于灵敏度溶液主峰面积的色谱峰忽略不计。

***R*-异构体** 照毛细管电泳法(通则 0542)测定。

供试品溶液　取本品细粉适量(约相当于佐米曲普坦 50mg),置 100ml 量瓶中,加 0.1mol/L 盐酸溶液溶解并稀释至刻度,摇匀,滤过,取续滤液。

对照溶液　精密量取供试品溶液 1ml,置 200ml 量瓶中,用 0.1mol/L 盐酸溶液稀释至刻度,摇匀。

系统适用性溶液、电泳条件、系统适用性要求与测定法　见佐米曲普坦 *R*-异构体项下。

限度　供试品溶液色谱图中如有与 *R*-异构体迁移时间一致的峰,其峰面积不得大于对照溶液主峰面积(0.5%)。

含量均匀度 以含量测定项下测得的每片含量计算,应符合规定(通则 0941)。

溶出度 照溶出度与释放度测定法(通则 0931 第一法)测定。

溶出条件　以 0.1mol/L 盐酸溶液 500ml 为溶出介质,转速为每分钟 100 转,依法操作,经 30 分钟时取样。

供试品溶液　取溶出液 10ml,滤过,取续滤液。

对照品溶液　取佐米曲普坦对照品适量,精密称定,加溶出介质溶解并定量稀释制成每 1ml 中约含 5μg 的溶液。

色谱条件　见含量测定项下。进样体积 10μl。

系统适用性要求　见含量测定项下。

测定法　见含量测定项下。计算每片的溶出量。

限度　标示量的 80%,应符合规定。

其他 应符合片剂项下有关的各项规定(通则 0101)。

【含量测定】 照高效液相色谱法(通则 0512)测定。

供试品溶液 取本品 10 片,分别置 100ml 量瓶中,加流动相适量,超声使佐米曲普坦溶解并用流动相稀释至刻度,摇匀,滤过,取续滤液。

对照品溶液 取佐米曲普坦对照品适量,精密称定,加流动相溶解并定量稀释制成每 1ml 中约含 25μg 的溶液。

色谱条件与系统适用性要求 见有关物质项下。

测定法 精密量取供试品溶液与对照品溶液,分别注入液相色谱仪,记录色谱图。按外标法以峰面积分别计算每片的含量,求出 10 片的平均含量。

【类别】 同佐米曲普坦。

【规格】 2.5mg

【贮藏】 密封,在阴凉干燥处保存。

谷丙甘氨酸胶囊

Gubinggan'ansuan Jiaonang

Glutamic Acid, Alanine and Glycine Capsules

本品含谷氨酸($C_5H_9NO_4$)、丙氨酸($C_3H_7NO_2$)、甘氨酸($C_2H_5NO_2$)均应为标示量的 90.0%～110.0%。

【处方】

谷氨酸	265g
丙氨酸	100g
甘氨酸	45g
辅料	适量
制成	1000 粒

【性状】 本品内容物为白色或类白色结晶性粉末。

【鉴别】 (1)取本品 0.2g,加水 10ml 使溶解,滤过,取滤液 5ml,加茚三酮约 3mg,加热,溶液显蓝紫色。

(2)在含量测定项下记录的色谱图中,供试品溶液三个主峰的保留时间应分别与对照品溶液各相应的氨基酸峰的保留时间一致。

【检查】 **含量均匀度**　取本品 1 粒，置 100ml 烧杯中，加水约 80ml，置水浴中加热，搅拌，使氨基酸溶解，放冷，全量转移至 100ml 量瓶中，用水稀释至刻度，摇匀，滤过。精密量取续滤液 5ml，置 50ml 量瓶中，用水稀释至刻度，摇匀，作为供试品溶液。照含量测定项下的方法测定含量，应符合规定（通则 0941）。

溶出度　照溶出度与释放度测定法（通则 0931 第一法）测定。

溶出条件　以水 900ml 为溶出介质，转速为每分钟 70 转，依法操作，经 20 分钟时取样。

供试品溶液　取溶出液滤过，精密量取续滤液 2ml，照含量测定项下自“置试管中，加 0.5mol/L 碳酸氢钠溶液 2ml”起制备。

对照品溶液、色谱条件与系统适用性要求　见含量测定项下。

测定法　见含量测定项下。计算每粒中谷氨酸的溶出量。

限度　标示量的 80%，应符合规定。

其他　应符合胶囊剂项下有关的各项规定（通则 0103）。

【含量测定】 采用适宜的氨基酸分析法或照高效液相色谱法（通则 0512）测定。

供试品溶液　取装量差异项下的内容物，混合均匀，精密称取适量（约相当于谷氨酸 132.5mg），置 500ml 烧杯中，加水约 400ml，置水浴中加热，振摇，使氨基酸溶解，放冷，全量转移至 500ml 量瓶中，用水稀释至刻度，摇匀，滤过，精密量取续滤液 2ml，置试管中，加 0.5mol/L 碳酸氢钠溶液 2ml 与 2,4-二硝基氟苯乙腈溶液（1→100）0.5ml，混匀，置 60℃ 水浴中反应 50 分钟，放冷，全量转移至 25ml 量瓶中，用磷酸盐缓冲液（pH 7.0）洗涤试管，洗液并入量瓶中，用磷酸盐缓冲液（pH 7.0）稀释至刻度，摇匀。

对照品溶液　取谷氨酸对照品约 132.5mg、丙氨酸对照品约 50mg、甘氨酸对照品约 22.5mg，精密称定，置同一 500ml 量瓶中，加水约 400ml，置水浴中加热，振摇，使氨基酸溶解，放冷，用水稀释至刻度，摇匀，精密量取 2ml，自“置试管中，加 0.5mol/L 碳酸氢钠溶液 2ml”起，制备方法同供试品溶液。

色谱条件　用十八烷基硅烷键合硅胶为填充剂；以 0.1mol/L 醋酸钠溶液（用稀醋酸调节 pH 值为 6.5）-乙腈（84∶16）为流动相；柱温为 40℃；检测波长为 360nm；进样体积 20μl。

系统适用性要求　理论板数按谷氨酸峰计算不低于 2000，各氨基酸峰与其相邻峰间的分离度均应符合要求。

测定法　精密量取供试品溶液与对照品溶液，分别注入液相色谱仪，记录色谱图。按外标法以峰面积分别计算各氨基酸的含量。

【类别】 氨基酸类药。

【贮藏】 密封，在干燥处保存。

谷 氨 酰 胺

Gu'anxian'an

Glutamine

$C_5H_{10}N_2O_3$　146.14

本品为 L-2-氨基戊酰胺酸。按干燥品计算，含 $C_5H_{10}N_2O_3$ 不得少于 99.0%。

【性状】 本品为白色结晶或结晶性粉末；无臭。

本品在水中溶解，在乙醇或乙醚中几乎不溶。

比旋度　取本品，精密称定，加水适量，置 40℃ 水浴中溶解，放冷，用水定量稀释制成每 1ml 中约含 40mg 的溶液，依法测定（通则 0621），比旋度为 +6.3° 至 +7.3°。

【鉴别】 (1)取本品的水溶液（1→50）5ml，加稀盐酸 5 滴与亚硝酸钠试液 1ml，应发泡。

(2)取本品的水溶液（1→1000）5ml，加茚三酮试液 1ml，加热 3 分钟，溶液显紫色。

(3)本品的红外光吸收图谱应与对照的图谱（光谱集 895 图）一致。

(4)取本品与谷氨酰胺对照品各适量，分别加水溶解并稀释制成每 1ml 中约含 2.5mg 的溶液，作为供试品溶液和对照品溶液。照有关物质项下的色谱条件，供试品溶液主峰的保留时间应与对照品溶液主峰的保留时间一致。

【检查】 **酸度**　取本品，加水溶解并稀释制成每 1ml 中含 20mg 的溶液，依法测定（通则 0631），pH 值应为 4.8～5.8。

溶液的透光率　取本品，加水溶解并稀释制成每 1ml 中含 25mg 的溶液，照紫外-可见分光光度法（通则 0401），在 430nm 的波长处测定透光率，不得低于 98.0%。

氯化物　取本品 0.30g，依法检查（通则 0801），与标准氯化钠溶液 6.0ml 制成的对照液比较，不得更浓（0.02%）。

硫酸盐　取本品 0.70g，依法检查（通则 0802），与标准硫酸钾溶液 1.4ml 制成的对照液比较，不得更浓（0.02%）。

铵盐　取本品 0.10g，在 60℃ 以下减压蒸馏，依法检查（通则 0808），与标准氯化铵溶液 10.0ml 制成的对照液比较，不得更深（0.10%）。

有关物质　照高效液相色谱法（通则 0512）测定。

供试品溶液　取本品适量，精密称定，加水溶解并定量稀释制成每 1ml 中约含 2.5mg 的溶液。

对照品溶液　取谷氨酰胺对照品、谷氨酸对照品与焦谷氨酸对照品各适量，精密称定，置同一量瓶中，加水溶解并定量稀释制成每 1ml 中各约含 12.5μg 的混合溶液。

色谱条件　用十八烷基硅烷键合硅胶为填充剂；以辛烷磺酸钠溶液（取辛烷磺酸钠 0.865g，加水 1000ml 溶解，加磷酸 0.5ml，混匀）-乙腈（95∶5）为流动相；检测波长为 210nm；进样体积 10μl。

系统适用性要求　对照品溶液色谱图中，焦谷氨酸峰、谷氨酰胺峰与谷氨酸峰依次出峰，且各峰间的分离度均应符合要求。

测定法　精密量取供试品溶液与对照品溶液，分别注入液相色谱仪，记录色谱图至谷氨酰胺峰保留时间的 2 倍。

限度　供试品溶液色谱图中，如有与对照品溶液色谱图中焦谷氨酸峰和谷氨酸峰保留时间一致的色谱峰，按外标法分别以峰面积计算，含焦谷氨酸与谷氨酸均不得过 0.5%；其他单个杂质以对照品溶液色谱图中谷氨酰胺峰面积计算，不得过 0.5%，其他杂质之和不得过 1.0%，小于对照品溶液中谷氨酰胺峰面积 0.1 倍的峰忽略不计。

干燥失重　取本品，在 105℃干燥 3 小时，减失重量不得过 0.30%（通则 0831）。

炽灼残渣　取本品 1.0g，依法检查（通则 0841），遗留残渣不得过 0.1%。

铁盐　取本品 1.0g，依法检查（通则 0807），与标准铁溶液 1.0ml 制成的对照液比较，不得更深（0.001%）。

重金属　取本品 1.0g，加水 23ml 溶解后，加醋酸盐缓冲液（pH 3.5）2ml，依法检查（通则 0821 第一法），含重金属不得过百万分之十。

砷盐　取本品 2.0g，加水 23ml 溶解后，加盐酸 5ml，依法检查（通则 0822 第一法），应符合规定（0.0001%）。

热原　取本品，加氯化钠注射液溶解并稀释制成每 1ml 中含 10mg 的溶液，用氢氧化钠溶液调节 pH 值至 7，依法检查（通则 1142），剂量按家兔体重每 1kg 注射 10ml，应符合规定。（供注射用）

【含量测定】　取本品约 0.12g，精密称定，加无水甲酸 3ml 溶解后，加冰醋酸 50ml，照电位滴定法（通则 0701），用高氯酸滴定液（0.1mol/L）滴定，并将滴定的结果用空白试验校正。每 1ml 的高氯酸滴定液（0.1mol/L）相当于 14.61mg 的 $C_5H_{10}N_2O_3$。

【类别】　氨基酸类药。

【贮藏】　遮光，密封保存。

【制剂】　（1）谷氨酰胺胶囊　（2）谷氨酰胺颗粒

附：

谷氨酸

$C_5H_9NO_4$　147.13

焦谷氨酸

$C_5H_7NO_3$　129.11

谷氨酰胺胶囊

Gu'anxian'an Jiaonang

Glutamine Capsules

本品含谷氨酰胺（$C_5H_{10}N_2O_3$）应为标示量的 90.0%～110.0%。

【性状】　本品内容物为白色或类白色颗粒。

【鉴别】　（1）取本品内容物适量（约相当于谷氨酰胺 1g），加水 50ml，溶解，滤过，取滤液 5ml，加稀盐酸 5 滴与亚硝酸钠试液 1ml，应发泡。

（2）取本品内容物适量（约相当于谷氨酰胺 0.1g），加水 100ml，溶解，滤过，取滤液 5ml，加茚三酮试液 1ml，加热 3 分钟，溶液显紫色。

（3）在含量测定项下记录的色谱图中，供试品溶液主峰的保留时间应与对照品溶液主峰的保留时间一致。

【检查】　**有关物质**　照高效液相色谱法（通则 0512）测定。

供试品溶液　取装量差异项下的内容物，混匀，精密称取适量（约相当于谷氨酰胺 0.25g），加水溶解并定量稀释制成每 1ml 中约含谷氨酰胺 2.5mg 的溶液，滤过，取续滤液。

对照品溶液、色谱条件、系统适用性要求、测定法与限度　见谷氨酰胺有关物质项下。

干燥失重　取本品的内容物适量，在 105℃干燥至恒重，减失重量不得过 0.4%（通则 0831）。

溶出度　照溶出度与释放度测定法（通则 0931 第一法）测定。

溶出条件　以水 500ml 为溶出介质，转速为每分钟 50 转，依法操作，经 30 分钟时取样。

供试品溶液　取溶出液适量，滤过，取续滤液。

对照品溶液、系统适用性溶液、色谱条件与系统适用性要求　见含量测定项下。

测定法　见含量测定项下。计算每粒的溶出量。

限度　标示量的 80%，应符合规定。

其他　应符合胶囊剂项下有关的各项规定（通则 0103）。

【含量测定】　照高效液相色谱法（通则 0512）测定。

供试品溶液　取装量差异项下的内容物，混匀，研细，精密称取适量，加水溶解并定量稀释制成每 1ml 中约含谷氨酰胺 0.5mg 的溶液，滤过，取续滤液。

对照品溶液　取谷氨酰胺对照品适量，精密称定，加水溶解并定量稀释制成每 1ml 中约含 0.5mg 的溶液。

系统适用性溶液　取本品内容物 50mg，加水溶解并稀释至 10ml，置水浴加热 20 分钟，滤过，取续滤液。

色谱条件　用十八烷基硅烷键合硅胶为填充剂；以辛烷磺酸钠溶液（取辛烷磺酸钠 0.865g，加水 1000ml 溶解，加磷酸 0.5ml，混匀）-乙腈（95∶5）为流动相；检测波长为 210nm；进样体积 20μl。

系统适用性要求　系统适用性溶液色谱图中，谷氨酰胺峰与相邻杂质峰的分离度应符合要求。

测定法　精密量取供试品溶液与对照品溶液，分别注入液相色谱仪，记录色谱图。按外标法以峰面积计算。

【类别】　同谷氨酰胺。

【规格】　0.25g

【贮藏】　遮光，密封保存。

谷氨酰胺颗粒

Gu'anxian'an Keli

Glutamine Granules

本品含谷氨酰胺（$C_5H_{10}N_2O_3$）应为标示量的 90.0%～110.0%。

【性状】　本品为白色或类白色颗粒。

【鉴别】　（1）取本品适量（约相当于谷氨酰胺 1g），加水 50ml，微热使溶解，滤过，取滤液 5ml，加稀盐酸 5 滴和亚硝酸钠试液 1ml，应发泡。

（2）取本品适量（约相当于谷氨酰胺 0.1g），加水 100ml，微热使溶解，滤过，取滤液 5ml，加茚三酮试液 1ml，加热 3 分钟，溶液应显紫色。

（3）在含量测定项下记录的色谱图中，供试品溶液主峰的保留时间应与对照品溶液主峰的保留时间一致。

【检查】　**有关物质**　照高效液相色谱法（通则 0512）测定。

供试品溶液　取装量差异项下的内容物，混合均匀，精密称取适量（约相当于谷氨酰胺 0.25g），加水溶解并定量稀释制成每 1ml 中约含谷氨酰胺 2.5mg 的溶液，滤过，取续滤液。

辅料对照溶液　取羟丙甲基纤维素与糊精各适量，加水溶解并稀释制成每 1ml 中各约含 0.2mg 的溶液，滤过，取续滤液。

对照品溶液、色谱条件、系统适用性要求与测定法　见谷氨酰胺有关物质项下。

限度　供试品溶液色谱图中，除辅料峰外，如有与对照品溶液色谱图中焦谷氨酸峰和谷氨酸峰保留时间一致的色谱峰，按外标法分别以峰面积计算，含焦谷氨酸与谷氨酸均不得过 0.5%；其他单个杂质以对照品溶液色谱图中谷氨酰胺峰面积计算，不得过 0.5%，其他杂质之和不得过 1.0%，小于对照品溶液中谷氨酰胺峰面积 0.1 倍的峰忽略不计。

干燥失重　取本品，在 80℃减压干燥至恒重，减失重量不得过 2.0%（通则 0831）。

其他　应符合颗粒剂项下有关的各项规定（通则 0104）。

【含量测定】　照高效液相色谱法（通则 0512）测定。

供试品溶液　取装量差异项下的内容物，混合均匀，精密称取适量（约相当于谷氨酰胺 0.25g），加水溶解并定量稀释制成每 1ml 中约含谷氨酰胺 0.5mg 的溶液，滤过，取续滤液。

对照品溶液　取谷氨酰胺对照品适量，精密称定，加水溶解并定量稀释制成每 1ml 中约含 0.5mg 的溶液。

系统适用性溶液　取本品 50mg，加水溶解并稀释至 10ml，置水浴加热 20 分钟，滤过，取续滤液。

色谱条件　用十八烷基硅烷键合硅胶为填充剂；以辛烷磺酸钠溶液（取辛烷磺酸钠 0.865g，加水 1000ml 溶解，加磷酸 0.5ml，混匀）-乙腈（95∶5）为流动相；检测波长为 210nm；进样体积 20μl。

系统适用性要求　系统适用性溶液色谱图中，谷氨酰胺峰与相邻杂质峰的分离度应符合要求。

测定法　精密量取供试品溶液与对照品溶液，分别注入液相色谱仪，记录色谱图。按外标法以峰面积计算。

【类别】　同谷氨酰胺。

【规格】　（1）1.0g　（2）2.5g

【贮藏】　遮光，置阴凉处密封保存。

谷　氨　酸

Gu'ansuan

Glutamic Acid

$C_5H_9NO_4$　147.13

本品为 L-2-氨基戊二酸。按干燥品计算，含 $C_5H_9NO_4$ 不得少于 98.5%。

【性状】　本品为白色结晶或结晶性粉末。

本品在热水中溶解，在水中微溶，在乙醇、丙酮或乙醚中不溶，在稀盐酸或 1mol/L 氢氧化钠溶液中易溶。

比旋度　取本品，精密称定，加 2mol/L 盐酸溶液溶解并定量稀释制成每 1ml 中约含 70mg 的溶液，依法测定（通则 0621），比旋度为＋31.5°至＋32.5°。

【鉴别】　（1）取本品与谷氨酸对照品各适量，分别加 0.5mol/L 盐酸溶液溶解并稀释制成每 1ml 中约含 0.2mg 的供试品溶液与对照品溶液。照其他氨基酸项下的方法试验，供试品溶液所显主斑点的位置和颜色应与对照品溶液的主斑点相同。

（2）本品的红外光吸收图谱应与对照的图谱（光谱集 958 图）一致。

【检查】 **溶液的透光率**　取本品 1.0g，加 2mol/L 盐酸溶液 20ml 溶解后，照紫外-可见分光光度法（通则 0401），在 430nm 的波长处测定透光率，不得低于 98.0%。

氯化物　取本品 0.30g，依法检查（通则 0801），与标准氯化钠溶液 6.0ml 制成的对照液比较，不得更浓（0.02%）。

硫酸盐　取本品 0.50g，加稀盐酸 2ml 和水 5ml，振摇使溶解，依法检查（通则 0802），与标准硫酸钾溶液 1.0ml 制成的对照液比较，不得更浓（0.02%）。

铵盐　取本品 0.10g，依法检查（通则 0808），与标准氯化铵溶液 2.0ml 制成的对照液比较，不得更深（0.02%）。

其他氨基酸　照薄层色谱法（通则 0502）试验。

供试品溶液　取本品，加 0.5mol/L 盐酸溶液溶解并稀释制成每 1ml 中约含 10mg 的溶液。

对照溶液　精密量取供试品溶液 1ml，置 200ml 量瓶中，用 0.5mol/L 盐酸溶液稀释至刻度，摇匀。

系统适用性溶液　取谷氨酸对照品与门冬氨酸对照品各适量，置同一量瓶中，加 0.5mol/L 盐酸溶液溶解并稀释制成每 1ml 中分别约含谷氨酸 10mg 与门冬氨酸 0.05mg 的溶液。

色谱条件　采用硅胶 G 薄层板，以正丁醇-水-冰醋酸（2：1：1）为展开剂。

测定法　吸取上述三种溶液各 5μl，分别点于同一薄层板上，展开，晾干，喷以茚三酮的丙酮溶液（1→50），在 80℃ 加热至斑点出现，立即检视。

系统适用性要求　对照溶液应显一个清晰的斑点，系统适用性溶液应显两个完全分离的斑点。

限度　供试品溶液如显杂质斑点，其颜色与对照溶液的主斑点比较，不得更深（0.5%）。

干燥失重　取本品，在 105℃ 干燥至恒重，减失重量不得过 0.5%（通则 0831）。

炽灼残渣　取本品 1.0g，依法检查（通则 0841），遗留残渣不得过 0.1%。

铁盐　取本品 2.0g，加稀盐酸 6ml 与水适量，加热使溶解，放冷，加水至 25ml，依法检查（通则 0807），与标准铁溶液 1.0ml 制成的对照液比较，不得更深（0.0005%）。

重金属　取炽灼残渣项下遗留的残渣，依法检查（通则 0821 第二法），含重金属不得过百万分之十。

砷盐　取本品 2.0g，加盐酸 5ml 和水 23ml 使溶解，依法检查（通则 0822 第一法），应符合规定（0.0001%）。

热原　取本品，加氯化钠注射液稀释制成每 1ml 中含 20mg 的溶液，加热使溶解，放冷至 37℃，依法检查（通则 1142），剂量按家兔体重每 1kg 注射 10ml，应符合规定。（供注射用）

【含量测定】 取本品约 0.25g，精密称定，加沸水 50ml 使溶解，放冷，加溴麝香草酚蓝指示液 5 滴，用氢氧化钠滴定液（0.1mol/L）滴定至溶液由黄色变为蓝绿色。每 1ml 氢氧化钠滴定液（0.1mol/L）相当于 14.71mg 的 $C_5H_9NO_4$。

【类别】 氨基酸类药。

【贮藏】 遮光，密封保存。

【制剂】 谷氨酸片

谷 氨 酸 片

Gu'ansuan Pian

Glutamic Acid Tablets

本品含谷氨酸（$C_5H_9NO_4$）应为标示量的 95.0%～105.0%。

【性状】 本品为白色片。

【鉴别】 （1）取本品的细粉适量（约相当于谷氨酸 5mg），加水 5ml，加热使谷氨酸溶解，滤过，取滤液，加茚三酮约 5mg，加热，溶液显蓝至紫蓝色。

（2）照薄层色谱法（通则 0502）试验。

供试品溶液　取本品的细粉适量，加氢氧化钠试液适量，振摇使谷氨酸溶解后，滤过，滤液加盐酸中和，析出的结晶滤过，用水洗涤结晶，烘干；取结晶适量，加 0.5mol/L 盐酸溶液溶解并稀释制成每 1ml 中约含 0.2mg 的溶液。

对照品溶液　取谷氨酸对照品适量，加 0.5mol/L 盐酸溶液溶解并定量稀释制成每 1ml 中约含 0.2mg 的溶液。

色谱条件　采用硅胶 G 薄层板，以正丁醇-水-冰醋酸（2：1：1）为展开剂。

测定法　吸取供试品溶液与对照品溶液各 5μl，分别点于同一薄层板上，展开，晾干，喷以茚三酮的丙酮溶液（1→50），在 80℃ 加热至斑点出现，立即检视。

结果判定　供试品溶液所显主斑点的位置和颜色应与对照品溶液的主斑点相同。

【检查】 **溶出度**　照溶出度与释放度测定法（通则 0931 第二法）测定。

溶出条件　以磷酸盐缓冲液（pH 7.2）1000ml 为溶出介质，转速为每分钟 100 转，依法操作，经 45 分钟时取样。

供试品溶液　取溶出液 10ml，滤过，取续滤液，用溶出介质定量稀释制成每 1ml 中约含 0.3mg 的溶液。

对照品溶液　取谷氨酸对照品适量，精密称定，加溶出介质溶解并定量稀释制成每 1ml 中约含 0.3mg 的溶液。

测定法　精密量取供试品溶液与对照品溶液各 1ml，分别置 50ml 量瓶中，精密加入 0.5% 茚三酮溶液与溶出介质各 1ml，摇匀，置水浴中加热 20 分钟，取出，放冷，用溶出介质稀释至刻度，摇匀，照紫外-可见分光光度法（通则 0401），在 567nm 的波长处分别测定吸光度，计算每片的溶出量。

限度　标示量的 70%，应符合规定。

其他　应符合片剂项下有关的各项规定（通则 0101）。

【含量测定】 取本品 10 片，精密称定，研细，精密称取适量（约相当于谷氨酸 0.4g），加沸水 50ml 使谷氨酸溶解，放冷，加溴麝香草酚蓝指示液 0.5ml，用氢氧化钠滴定液

(0.1mol/L)滴定至溶液由黄色变为蓝绿色。每 1ml 氢氧化钠滴定液(0.1mol/L)相当于 14.71mg 的 $C_5H_9NO_4$。

【类别】 同谷氨酸。

【规格】 (1)0.3g (2)0.5g

【贮藏】 遮光,密封保存。

谷氨酸钠

Gu'ansuanna

Sodium Glutamate

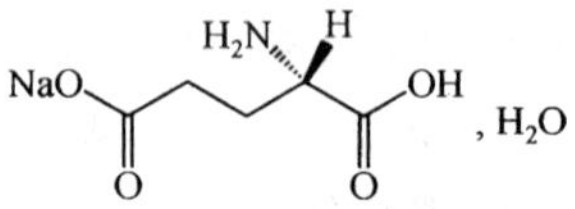

$C_5H_8NNaO_4 \cdot H_2O$ 187.13

本品为 L-2-氨基戊二酸的单钠盐。按干燥品计算,含 $C_5H_8NNaO_4 \cdot H_2O$ 应为 99.0%～100.5%。

【性状】 本品为白色结晶或结晶性粉末。

本品在水中易溶,在乙醇中微溶。

比旋度 取本品,精密称定,加 2mol/L 盐酸溶液溶解并定量稀释制成每 1ml 中约含 0.1g 的溶液,依法测定(通则 0621),比旋度为+24.8°至+25.3°。

【鉴别】 (1)取本品约 5mg,加水 1ml 使溶解,加茚三酮试液数滴,加热,溶液显蓝色至紫蓝色。

(2)取本品与谷氨酸钠对照品各适量,分别加水溶解并稀释制成每 1ml 中约含 0.4mg 溶液,作为供试品溶液与对照品溶液。照其他氨基酸项下的方法试验,供试品溶液所显主斑点的位置和颜色应与对照品溶液的主斑点相同。

(3)本品的红外光吸收图谱应与对照的图谱(光谱集 959 图)一致。

(4)本品的水溶液显钠盐鉴别(1)的反应(通则 0301)。

【检查】 **酸碱度** 取本品 1.0g,加水 10ml 溶解后,依法测定(通则 0631),pH 值应为 6.7～7.2。

溶液的透光率 取本品 1.0g,加水 10ml 溶解后,照紫外-可见分光光度法(通则 0401),在 430nm 的波长处测定透光率,不得低于 98.0%。

氯化物 取本品 0.10g,依法检查(通则 0801),与标准氯化钠溶液 5.0ml 制成的对照液比较,不得更浓(0.05%)。

硫酸盐 取本品 0.5g,依法检查(通则 0802),与标准硫酸钾溶液 1.5ml 制成的对照液比较,不得更浓(0.03%)。

铵盐 取本品 0.10g,依法检查(通则 0808),与标准氯化铵溶液 2.0ml 制成的对照液比较,不得更深(0.02%)。

其他氨基酸 照薄层色谱法(通则 0502)试验。

供试品溶液 取本品适量,加水溶解并稀释制成每 1ml 中约含 10mg 的溶液。

对照溶液 精密量取供试品溶液 1ml,置 200ml 量瓶中,用水稀释至刻度,摇匀。

系统适用性溶液 取谷氨酸钠对照品与门冬氨酸对照品各适量,置同一量瓶中,加水溶解并稀释制成每 1ml 中各约含 0.4mg 的溶液。

色谱条件 采用硅胶 G 薄层板,以正丁醇-水-冰醋酸(2∶1∶1)为展开剂。

测定法 吸取上述三种溶液各 5μl,分别点于同一薄层板上,展开,晾干,喷以茚三酮的丙酮溶液(1→50),在 80℃加热至斑点出现,立即检视。

系统适用性要求 对照溶液应显一个清晰的斑点,系统适用性溶液应显两个完全分离的斑点。

限度 供试品溶液如显杂质斑点,其颜色与对照溶液的主斑点比较,不得更深(0.5%)。

干燥失重 取本品,在 97～99℃干燥 5 小时,减失重量不得过 0.1%(通则 0831)。

铁盐 取本品 1.0g,依法检查(通则 0807),与标准铁溶液 1.0ml 制成的对照液比较,不得更深(0.001%)。

重金属 取本品 1.0g,加水 23ml 溶解后,加醋酸盐缓冲液(pH 3.5)2ml,依法检查(通则 0821 第一法),含重金属不得过百万分之十。

砷盐 取本品 2.0g,加水 23ml 溶解后,加盐酸 5ml,依法检查(通则 0822 第一法),应符合规定(0.0001%)。

细菌内毒素 取本品,依法检查(通则 1143),每 1g 谷氨酸钠中含内毒素的量应小于 25EU。(供注射用)

【含量测定】 取本品约 80mg,精密测定,加无水甲酸 3ml 溶解后,加冰醋酸 30ml,照电位滴定法(通则 0701),用高氯酸滴定液(0.1mol/L)滴定,并将滴定的结果用空白试验校正。每 1ml 高氯酸滴定液(0.1mol/L)相当于 9.357mg 的 $C_5H_8NNaO_4 \cdot H_2O$。

【类别】 氨基酸类药。

【贮藏】 遮光,密封保存。

【制剂】 谷氨酸钠注射液

谷氨酸钠注射液

Gu'ansuanna Zhusheye

Sodium Glutamate Injection

本品为谷氨酸钠的灭菌水溶液,或谷氨酸加氢氧化钠适量制成的灭菌水溶液。含谷氨酸钠($C_5H_8NNaO_4$)应为标示量的 95.0%～105.0%。

【性状】 本品为无色至微黄色的澄明液体。

【鉴别】 (1)取本品 1 滴,加水 2ml 稀释后,加茚三酮约 2mg,加热,溶液显蓝至紫蓝色。

(2)取本品,照谷氨酸钠鉴别(2)项试验,显相同的结果。

(3)本品显钠盐鉴别(1)的反应(通则 0301)。

【检查】 **pH 值** 应为 7.5～8.5(通则 0631)。

颜色　取本品，与黄色1号标准比色液（通则0901第一法）比较，不得更深。

细菌内毒素　取本品，依法检查（通则1143），每1g谷氨酸钠中含内毒素的量应小于25EU。

其他　应符合注射剂项下有关的各项规定（通则0102）。

【含量测定】　精密量取本品15ml，置50ml量瓶中，加盐酸10ml，用水稀释至刻度，摇匀，依法测定旋光度（通则0621），与11.972相乘，即得本品每100ml中含$C_5H_8NNaO_4$的重量（g）。

【类别】　同谷氨酸。

【规格】　20ml：5.75g

【贮藏】　遮光，密闭保存。

谷氨酸钾注射液

Gu'ansuanjia Zhusheye

Potassium Glutamate Injection

本品为谷氨酸加氢氧化钾适量制成的灭菌水溶液。含谷氨酸钾（$C_5H_8KNO_4$）应为标示量的95.0%～105.0%，每1ml中含钾（K）应为59.6～72.8mg。

【性状】　本品为无色至微黄色或微黄绿色的澄明液体。

【鉴别】　（1）取本品1滴，加水2ml稀释后，加茚三酮约2mg，加热，溶液即显蓝至紫蓝色。

（2）取本品适量，用0.5mol/L盐酸溶液稀释制成每1ml中约含0.4mg的溶液，作为供试品溶液。另取谷氨酸对照品适量，加0.5mol/L盐酸溶液溶解并稀释制成每1ml中约含0.4mg的溶液，作为对照品溶液。照有关物质项下的方法试验，供试品溶液所显主斑点的位置和颜色应与对照品溶液的主斑点相同。

（3）本品显钾盐的鉴别反应（通则0301）。

【检查】　**pH值**　应为7.5～8.5（通则0631）。

颜色　取本品，与黄色或黄绿色2号标准比色液（通则0901第一法）比较，不得更深。

有关物质　照薄层色谱法（通则0502）试验。

供试品溶液　取本品适量，用0.5mol/L盐酸溶液稀释制成每1ml中约含谷氨酸20mg的溶液。

对照溶液　精密量取供试品溶液1ml，置200ml量瓶中，用0.5mol/L盐酸溶液稀释至刻度，摇匀。

系统适用性溶液　取谷氨酸对照品与门冬氨酸对照品各适量，置同一量瓶中，用0.5mol/L盐酸溶液溶解并稀释制成每1ml中各约含0.4mg的溶液。

色谱条件　采用硅胶G薄层板，以正丁醇-水-冰醋酸（2：1：1）为展开剂。

测定法　吸取上述三种溶液各5μl，分别点于同一薄层板上，展开，晾干，喷以茚三酮的丙酮溶液（1→50），在80℃加热至斑点出现，立即检视。

系统适用性要求　对照溶液应显一个清晰的斑点，系统适用性溶液应显两个完全分离的斑点。

限度　供试品溶液如显杂质斑点，其颜色与对照溶液的主斑点比较，不得更深（0.5%）。

细菌内毒素　取本品，依法检查（通则1143），每1g谷氨酸钾中含内毒素的量应小于12EU。

其他　应符合注射剂项下有关的各项规定（通则0102）。

【含量测定】　**谷氨酸钾**　精密量取本品15ml，置50ml量瓶中，加盐酸10ml，用水稀释至刻度，摇匀，依法测定旋光度（通则0621），与13.113相乘，即得本品每100ml中含有$C_5H_8KNO_4$的重量（g）。

钾　精密量取本品10ml，置50ml量瓶中，用水稀释至刻度，摇匀，精密量取2ml，置锥形瓶中，加稀醋酸2ml，摇匀，缓缓滴加1%四苯硼钠溶液35ml，摇匀，放置30分钟，用干燥至恒重的4号垂熔玻璃坩埚滤过，沉淀用1%四苯硼钠溶液25ml分次洗涤，再用水25ml分次洗涤，在105℃干燥至恒重，精密称定，所得沉淀重量与0.1091相乘，即得供试量中含有钾（K）的重量（mg）。

【类别】　同谷氨酸。

【规格】　20ml：6.3g

【贮藏】　遮光，密闭保存。

谷胱甘肽片

Guguanggantai Pian

Glutathione Tablets

本品含谷胱甘肽（$C_{10}H_{17}N_3O_6S$）应为标示量的93.0%～107.0%。

【性状】　本品为糖衣片或薄膜衣片，除去包衣后显白色。

【鉴别】　（1）取本品的细粉适量，加水溶解并稀释制成每1ml中含谷胱甘肽约10mg的溶液，滤过，取滤液10ml，加氢氧化钠试液1ml与亚硝基铁氰化钠试液约8滴，摇匀，即显深红色，放置后渐显黄色，上层留有红色环，摇匀后又变成红色。

（2）在含量测定项下记录的色谱图中，供试品溶液主峰的保留时间应与对照品溶液主峰的保留时间一致。

【检查】　**有关物质**　照高效液相色谱法（通则0512）测定。

供试品溶液　临用新制。取含量测定项下的细粉适量（约相当于谷胱甘肽60mg），精密称定，置100ml量瓶中，加流动相适量，超声使溶解，用流动相稀释至刻度，摇匀，滤过，取续滤液。

对照溶液　精密量取供试品溶液1ml，置100ml量瓶中，用流动相稀释至刻度，摇匀。

杂质对照品溶液　取氧化型谷胱甘肽对照品适量，精密称定，加流动相溶解并定量稀释制成每 1ml 中约含 12μg 的溶液。

灵敏度溶液　精密量取对照溶液 5ml，置 100ml 量瓶中，用流动相稀释至刻度，摇匀。

色谱条件　用十八烷基硅烷键合硅胶为填充剂；以磷酸盐缓冲液（取磷酸二氢钠 6.8g 与庚烷磺酸钠 2.2g，加水 1000ml 使溶解，用磷酸调节 pH 值至 3.0）-甲醇（96∶4）为流动相；检测波长为 210nm；进样体积 10μl。

系统适用性要求　理论板数按谷胱甘肽峰计算不低于 2000。灵敏度溶液色谱图中，谷胱甘肽主峰的信噪比应大于 10。

测定法　精密量取供试品溶液、对照溶液与杂质对照品溶液，分别注入液相色谱仪，记录色谱图至主成分峰保留时间的 5 倍。

限度　供试品溶液色谱图中如有杂质峰，按外标法以峰面积计算，含氧化型谷胱甘肽不得过谷胱甘肽标示量的 2.0%；其他单个杂质峰面积不得大于对照溶液主峰面积（1.0%）；其他各杂质峰面积的和不得大于对照溶液主峰面积的 3 倍（3.0%），小于灵敏度溶液主峰面积的峰忽略不计。

溶出度　照溶出度与释放度测定法（通则 0931 第一法）测定。

溶出条件　以水 900ml 为溶出介质，转速为每分钟 100 转，依法操作，经 45 分钟时取样。

供试品溶液　取溶出液适量，滤过，取续滤液。

对照品溶液　取含量测定项下的对照品溶液适量，用水定量稀释制成每 1ml 中约含 0.1mg（0.1g 规格）或 0.2mg（0.2g 规格）的溶液。

色谱条件与系统适用性要求　见含量测定项下。

测定法　见含量测定项下。计算每片的溶出量。

限度　标示量的 80%，应符合规定。

其他　应符合片剂项下有关的各项规定（通则 0101）。

【含量测定】　照高效液相色谱法（通则 0512）测定。临用新制。

供试品溶液　取本品 10 片（糖衣片除去糖衣），精密称定，研细，精密称取适量（约相当于谷胱甘肽 0.1g），置 100ml 量瓶中，加流动相适量，超声使溶解，用流动相稀释至刻度，摇匀，滤过，精密量取续滤液适量，用流动相定量稀释制成每 1ml 中约含 0.2mg 的溶液。

对照品溶液　取谷胱甘肽对照品适量，精密称定，加流动相溶解并定量稀释制成每 1ml 中约含 0.2mg 的溶液。

色谱条件与系统适用性要求　见有关物质项下。

测定法　精密量取供试品溶液与对照品溶液，分别注入液相色谱仪，记录色谱图。按外标法以峰面积计算。

【类别】　肝病辅助用药。

【规格】　（1）0.1g　（2）0.2g

【贮藏】　密封，置阴凉干燥处保存。

妥布霉素

Tuobumeisu

Tobramycin

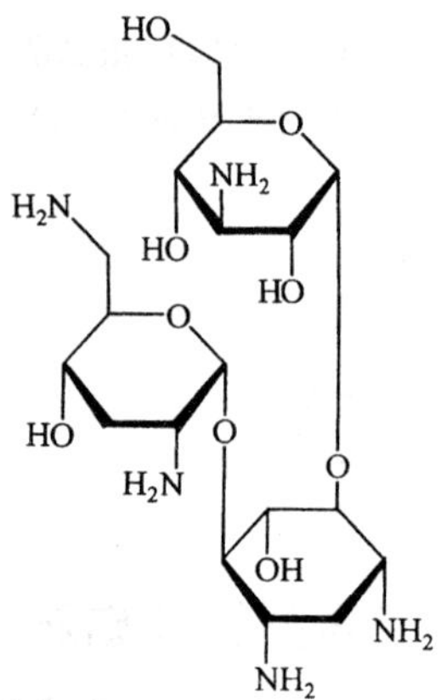

$C_{18}H_{37}N_5O_9$　467.52

本品为 *O*-3-氨基-3-脱氧-*α*-*O*-葡吡喃糖基-（1→6）-*O*-[2,6-二氨基-2,3,6-三脱氧-*α*-D-核-己吡喃糖基-（1→4）]-2-脱氧-D-链霉胺。按无水物计算，每 1mg 效价不得少于 900 妥布霉素单位。

【性状】　本品为白色或类白色粉末；有引湿性。

本品在水中易溶，在乙醇中极微溶解，在乙醚中几乎不溶。

比旋度　取本品，精密称定，加水溶解并定量稀释制成每 1ml 中约含 40mg 的溶液，依法测定（通则 0621），比旋度为 +138°至 +148°。

【鉴别】　（1）照薄层色谱法（通则 0502）试验。

供试品溶液　取本品，加水制成每 1ml 中约含 10mg 的溶液。

标准品溶液　取妥布霉素标准品，加水制成每 1ml 中约含 10mg 的溶液。

系统适用性溶液　取卡那霉素对照品、新霉素标准品与妥布霉素标准品，加水制成每 1ml 中约含上述三种对照品或标准品各 10mg 的混合溶液。

色谱条件　采用硅胶 G 薄层板（临用前于 105℃ 活化 2 小时），以二氯甲烷-甲醇-浓氨溶液（1∶3∶2）为展开剂。

测定法　吸取上述三种溶液各 2μl，分别点于同一薄层板上，展开，晾干，喷以 1% 茚三酮的水饱和正丁醇溶液，在 105℃ 加热 2 分钟。

系统适用性要求　系统适用性溶液应显三个完全分离的斑点。

结果判定　供试品溶液所显主斑点的位置和颜色应与标准品溶液主斑点的位置和颜色相同。

（2）取本品与妥布霉素标准品，分别加水溶解并定量稀释制成每 1ml 中约含 0.8mg 的溶液，作为供试品溶液和标准品溶液，照有关物质项下的色谱条件试验，供试品溶液主峰的保留时间应与标准品溶液主峰的保留时间一致。

以上(1)、(2)两项可选做一项。

【检查】 **溶液的澄清度与颜色**　取本品 5 份，各 0.60g，分别加水 5ml 溶解后，溶液应澄清(通则0902第一法)无色；如显色，与黄色或黄绿色 3 号标准比色液(通则 0901 第一法)比较，均不得更深。

碱度　取本品，加水制成每 1ml 中含 0.1g 的溶液，依法测定(通则 0631)，pH 值应为 9.0～11.0。

有关物质　照高效液相色谱法(通则 0512)测定。

供试品溶液　取本品适量，加水溶解并定量稀释制成每 1ml 中约含 4mg 的溶液。

对照溶液(1)　精密量取供试品溶液适量，用水定量稀释制成每 1ml 中约含 12μg 的溶液。

对照溶液(2)　精密量取供试品溶液适量，用水定量稀释制成每 1ml 中约含 24μg 的溶液。

对照溶液(3)　精密量取供试品溶液适量，用水定量稀释制成每 1ml 中约含 48μg 的溶液。

系统适用性溶液　分别称取卡那霉素 B 对照品与妥布霉素标准品适量，加水溶解并稀释制成每 1ml 中约含卡那霉素 B 0.25mg 与妥布霉素 0.25mg 的混合溶液。

色谱条件　用十八烷基硅烷键合硅胶为填充剂(pH 值使用范围为 0.8～8)；以 0.2mol/L 三氟醋酸溶液为流动相；流速为每分钟 0.4ml；用蒸发光散射检测器检测(参考条件：飘移管温度 70～110℃，载气流量为每分钟 3.0L)；进样体积 10μl。

系统适用性要求　系统适用性溶液色谱图中，妥布霉素峰的保留时间约为 12 分钟，卡那霉素 B 峰与妥布霉素峰之间的分离度应符合要求。

测定法　精密量取对照溶液(1)～(3)，分别注入液相色谱仪，记录色谱图，以对照溶液浓度的对数值与相应峰面积的对数值计算线性回归方程，相关系数(r)应不小于 0.99；精密量取供试品溶液，注入液相色谱仪，记录色谱图至主成分峰保留时间的 2 倍。

限度　供试品溶液色谱图中如有杂质峰，用线性回归方程计算，最大单一杂质的量不得过 1.0%，其他单个杂质的量不得过 0.5%，各杂质总量不得过 1.5%。

水分　取本品，照水分测定法(通则 0832 第一法 1)测定，含水分不得过 8.0%。

炽灼残渣　取本品 1.0g，依法检查(通则 0841)，不得过 0.3%。

细菌内毒素　取本品，依法检查(通则 1143)，每 1mg 妥布霉素中含内毒素的量应小于 2.0EU。(供注射用)

【含量测定】 精密称取本品适量，加灭菌水溶解并定量稀释制成每 1ml 中约含 1000 单位的溶液，照抗生素微生物检定法(通则 1201)测定。可信限率不得大于 7%。1000 妥布霉素单位相当于 1mg 的 $C_{18}H_{37}N_5O_9$。

【类别】 氨基糖苷类抗生素。

【贮藏】 密封，在干燥处保存。

【制剂】 (1)妥布霉素滴眼液　(2)妥布霉素地塞米松滴眼液　(3)妥布霉素地塞米松眼膏　(4)硫酸妥布霉素注射液

妥布霉素滴眼液

Tuobumeisu Diyanye

Tobramycin Eye Drops

本品含妥布霉素($C_{18}H_{37}N_5O_9$)应为标示量的 90.0%～110.0%。

本品可加适量的防腐剂。

【性状】 本品为无色至微黄色澄明液体。

【鉴别】 (1)照薄层色谱法(通则 0502)试验。

供试品溶液　取本品。

标准品溶液　取妥布霉素标准品适量，加水溶解并稀释制成每 1ml 中约含 3mg 的溶液。

系统适用性溶液　取供试品溶液与标准品溶液等量混合。

色谱条件　采用硅胶 G 薄层板(临用前于 105℃ 活化 2 小时)，以二氯甲烷-甲醇-浓氨溶液(1∶3∶2)为展开剂。

测定法　吸取上述三种溶液各 3μl，分别点于同一薄层板上，展开，晾干，喷以 1% 茚三酮的水饱和正丁醇溶液，在 105℃ 加热 2 分钟。

系统适用性要求　系统适用性溶液应显单一斑点。

结果判定　供试品溶液所显主斑点的位置和颜色应与标准品溶液主斑点的位置和颜色相同。

(2)取本品与妥布霉素标准品，分别加水溶解并稀释制成每 1ml 中约含 0.6mg 的溶液，作为供试品溶液与标准品溶液，照有关物质项下的色谱条件试验，供试品溶液主峰的保留时间应与标准品溶液主峰的保留时间一致。

以上(1)、(2)两项可选做一项。

【检查】 **pH 值**　应为 7.0～8.0(通则 0631)。

颜色　本品应无色，如显色，与黄色或黄绿色 2 号标准比色液(通则 0901 第一法)比较，不得更深。

有关物质　照高效液相色谱法(通则 0512)测定。

供试品溶液　取本品。

对照溶液(1)　取妥布霉素标准品适量，精密称定，加水溶解并定量稀释制成每 1ml 中约含 3mg 的溶液，精密量取 4ml，置 200ml 量瓶中，加 0.2%的硫酸溶液约 0.3ml(调节 pH 值至 7～8)，用水稀释至刻度，摇匀(60μg/ml，2.0%)。

对照溶液(2)　取妥布霉素标准品适量，精密称定，加水溶解并定量稀释制成每 1ml 中约含 3mg 的溶液，精密量取 5ml，置 200ml 量瓶中，加 0.2%的硫酸溶液约 0.3ml(调节 pH 值至 7～8)，用水稀释至刻度，摇匀(75μg/ml，2.5%)。

系统适用性溶液、色谱条件与系统适用性要求　见妥布霉素有关物质项下。

测定法　精密量取供试品溶液、对照溶液(1)与对照溶液(2)，分别注入液相色谱仪，记录色谱图至主成分峰保留时间的 2 倍。

限度　供试品溶液色谱图中如有杂质峰(除与主峰相对保留时间小于 0.7 的峰外)，最大单个杂质峰面积不得大于对照溶液(2)主峰面积(2.5%)，其他杂质峰面积的和不得大于对照溶液(1)主峰面积(2.0%)。

羟苯乙酯、羟苯丙酯与苯扎氯铵　如使用羟苯乙酯、羟苯丙酯与苯扎氯胺作为防腐剂，照高效液相色谱法(通则 0512)测定。

供试品溶液　取本品，按处方中羟苯乙酯、羟苯丙酯或苯扎氯铵的含量，用水定量稀释制成每 1ml 中约含羟苯乙酯 8μg 或羟苯丙酯 8μg 或苯扎氯铵 0.14mg 的溶液。

对照品溶液　取羟苯乙酯对照品、羟苯丙酯对照品或苯扎氯铵对照品适量，用水定量稀释制成每 1ml 中约含羟苯乙酯 8μg 或羟苯丙酯 8μg 或苯扎氯铵 0.14mg 的溶液。

系统适用性溶液　取羟苯乙酯、羟苯丙酯与苯扎氯铵对照品各适量，加水溶解并稀释制成每 1ml 中各含 8μg、8μg 与 0.14mg 的混合溶液。

色谱条件　用十八烷基硅烷键合硅胶为填充剂；以乙腈-5mmol/L 醋酸铵溶液(含 1%三乙胺，用冰醋酸调节 pH 值至 5.0±0.5)(65∶35)为流动相；检测波长为 262nm；进样体积 20μl。

系统适用性要求　系统适用性溶液色谱图中，羟苯乙酯峰、羟苯丙酯峰与苯扎氯铵峰间的分离度均应符合要求，苯扎氯铵峰的拖尾因子应小于 1.5。

测定法　精密量取供试品溶液与对照品溶液，分别注入液相色谱仪，记录色谱图。

限度　供试品如含羟苯乙酯、羟苯丙酯、苯扎氯铵，按外标法以峰面积计算，均应为标示量的 80.0%～120.0%。

渗透压摩尔浓度　应为 260～320mOsmol/kg(通则 0632)。

其他　应符合滴眼剂项下有关的各项规定(通则 0105)。

【含量测定】　精密量取本品适量，用灭菌水定量稀释制成每 1ml 中约含 900 单位的溶液。照妥布霉素项下的方法测定，即得。

【类别】　同妥布霉素。

【规格】　(1)5ml∶15mg　(2)8ml∶24mg

【贮藏】　遮光，密闭，在凉暗处保存。

妥布霉素地塞米松滴眼液

Tuobumeisu Disaimisong Diyanye

Tobramycin and Dexamethasone Eye Drops

本品含妥布霉素($C_{18}H_{37}N_5O_9$)应为标示量的 90.0%～110.0%，含地塞米松($C_{22}H_{29}FO_5$)应为标示量的 90.0%～110.0%。

【性状】　本品为白色至类白色的混悬液体。

【鉴别】　(1)照薄层色谱法(通则 0502)试验。

供试品溶液　取本品 1ml，加硫酸钠 0.1g，充分振摇，离心，取上清液。

标准品溶液　取妥布霉素标准品适量，加水溶解并稀释制成每 1ml 中约含 3mg 的溶液。

系统适用性溶液　取供试品溶液与标准品溶液等量混合。

色谱条件　采用硅胶 G 薄层板(临用前于 105℃活化 2 小时)，以二氯甲烷-甲醇-浓氨溶液(1∶3∶2)为展开剂。

测定法　吸取上述三种溶液各 3μl，分别点于同一薄层板上，展开，晾干，喷以 1%茚三酮的水饱和正丁醇溶液，在 105℃加热 2 分钟。

系统适用性要求　系统适用性溶液应显单一斑点。

结果判定　供试品溶液所显主斑点的位置和颜色应与标准品溶液主斑点的位置和颜色相同。

(2)在地塞米松含量测定项下记录的色谱图中，供试品溶液中地塞米松峰的保留时间应与对照品溶液主峰的保留时间一致。

【检查】　**pH 值**　应为 5.0～6.0(通则 0631)。

妥布霉素有关物质　照高效液相色谱法(通则 0512)测定。

供试品溶液　取本品，滤过，取续滤液。

对照溶液(1)　取妥布霉素标准品适量，精密称定，加水溶解并定量稀释制成每 1ml 中约含 3mg 的溶液，精密量取 4ml，置 200ml 量瓶中，用 0.0015%的硫酸溶液稀释至刻度，摇匀(60μg/ml，2.0%)。

对照溶液(2)　取妥布霉素标准品适量，精密称定，加水溶解并定量稀释制成每 1ml 中约含 3mg 的溶液，精密量取 5ml，置 200ml 量瓶中，用 0.002%的硫酸溶液稀释至刻度，摇匀(75μg/ml，2.5%)。

系统适用性溶液　分别称取卡那霉素 B 对照品与妥布霉素标准品适量，加水溶解并稀释制成每 1ml 中约含卡那霉素 B 0.25mg 与妥布霉素 0.25mg 的混合溶液。

色谱条件　用十八烷基硅烷键合硅胶为填充剂(pH 值使用范围为 0.8～8)；以 0.2mol/L 三氟醋酸溶液为流动相；流速为每分钟 0.4ml；用蒸发光散射检测器检测(参考条件：飘移管温度 70～110℃，载气流量为每分钟 3.0L)；进样体积 10μl。

系统适用性要求　系统适用性溶液色谱图中，妥布霉素峰的保留时间约为 12 分钟，卡那霉素 B 峰与妥布霉素峰间的分离度应符合要求。

测定法　精密量取供试品溶液、对照溶液(1)与对照溶液(2)，分别注入液相色谱仪，记录色谱图至主成分峰保留时间的 2 倍。

限度　供试品溶液色谱图中如有杂质峰(除与主峰相对保留时间小于 0.7 的峰外，必要时用辅料进行对照)，最大单个杂质峰面积不得大于对照溶液(2)主峰面积(2.5%)，其他各杂质峰面积的和不得大于对照溶液(1)主峰面积(2.0%)。

地塞米松有关物质　照高效液相色谱法(通则 0512)测定。

供试品溶液　取本品，摇匀，精密量取 6ml(约相当于地塞米松 6mg)，置离心管中，以每分钟 5000 转离心 10 分钟，倾去上清液，加甲醇 5ml 振摇使沉淀溶解，用流动相定量稀释至 10ml，摇匀。

对照品溶液　取倍他米松对照品适量，精密称定，加甲醇溶解并定量稀释制成每 1ml 中约含 0.6mg 的溶液，精密量取 1ml，置 100ml 量瓶中，精密加供试品溶液 1ml，用流动相稀释至刻度，摇匀。

灵敏度溶液　精密量取对照品溶液适量，用流动相定量稀释制成每 1ml 中约含地塞米松 0.3μg 的溶液，摇匀。

色谱条件　用十八烷基硅烷键合硅胶为填充剂；以乙腈-水(28∶72)为流动相，检测波长为 240nm；进样体积 20μl。

系统适用性要求　对照品溶液色谱图中，出峰顺序依次为倍他米松峰与地塞米松峰，倍他米松峰与地塞米松峰间的分离度应符合要求。灵敏度溶液色谱图中，地塞米松峰高的信噪比应大于 10。

测定法　精密量取供试品溶液与对照品溶液，分别注入液相色谱仪，记录色谱图至主成分峰保留时间的 2.5 倍。

限度　供试品溶液色谱图中如有与倍他米松峰保留时间一致的色谱峰，按外标法以峰面积计算，不得过地塞米松标示量的 0.5%；其他单个杂质峰面积不得大于对照品溶液中地塞米松峰面积(1.0%)，其他杂质峰面积的和不得大于对照品溶液中地塞米松峰面积的 2 倍(2.0%)，小于灵敏度溶液中地塞米松峰面积的峰忽略不计。

苯扎氯(溴)铵　如使用苯扎氯(溴)铵作为防腐剂，照高效液相色谱法(通则 0512)测定。

供试品溶液　取本品，摇匀，滤过，取续滤液。

对照品溶液　取苯扎氯(溴)铵对照品适量，精密称定，加水溶解并定量稀释制成每 1ml 中约含 0.1mg 的溶液。

色谱条件　用十八烷基硅烷键合硅胶为填充剂；以乙腈-5mmol/L 醋酸铵溶液(含 1%三乙胺，用冰醋酸调节 pH 值至 5.0±0.5)(65∶35)为流动相；检测波长为 262nm；进样体积 20μl。

系统适用性要求　对照品溶液色谱图中，苯扎氯(溴)铵峰拖尾因子应小于 2.0。

测定法　精密量取供试品溶液与对照品溶液，分别注入液相色谱仪，记录色谱图。

限度　供试品中如含苯扎氯(溴)铵，按外标法以峰面积计算，应为标示量的 80.0%～120.0%。

渗透压摩尔浓度　取本品，依法检查(通则 0632)，渗透压摩尔浓度应为 270～330mOsmol/kg。

无菌　取本品，用适宜溶剂稀释后，经薄膜过滤法处理，依法检查(通则 1101)，应符合规定。

其他　应符合眼用制剂项下有关的各项规定(通则 0105)。

【含量测定】　妥布霉素　精密量取本品适量，用灭菌水定量稀释制成每 1ml 中约含 1000 单位的溶液。照抗生素微生物检定法(通则 1201)测定。可信限率不得大于 7%。1000 妥布霉素单位相当于 1mg 的 $C_{18}H_{37}N_5O_9$。

地塞米松　照高效液相色谱法(通则 0512)测定。

供试品溶液　取本品，充分振摇后，精密量取 2ml，置 50ml 量瓶中，加甲醇 5ml，超声使地塞米松溶解，用流动相稀释至刻度，摇匀，滤过，取续滤液。

对照品溶液　取地塞米松对照品约 25mg，精密称定，置 25ml 量瓶中，加甲醇适量使溶解并稀释至刻度，摇匀；精密量取 2ml，置 50ml 量瓶中，用流动相稀释至刻度，摇匀。

系统适用性溶液　见地塞米松有关物质项下对照品溶液。

色谱条件　见地塞米松有关物质项下。

系统适用性要求　除灵敏度要求外，其他见地塞米松有关物质项下。

测定法　精密量取供试品溶液与对照品溶液，分别注入液相色谱仪，记录色谱图。按外标法以峰面积计算供试品中地塞米松($C_{22}H_{29}FO_5$)的含量。

【类别】　眼科用药。

【规格】　5ml∶妥布霉素 15mg 与地塞米松 5mg

【贮藏】　遮光，在阴凉处保存。

妥布霉素地塞米松眼膏

Tuobumeisu Disaimisong Yangao

Tobramycin and Dexamethasone Ophthalmic Ointment

本品含妥布霉素($C_{18}H_{37}N_5O_9$)应为标示量的 90.0%～120.0%；含地塞米松($C_{22}H_{29}FO_5$)应为标示量的 90.0%～110.0%。

【性状】　本品为白色至黄色的软膏。

【鉴别】　(1)照薄层色谱法(通则 0502)试验。

供试品溶液　取本品约 1g，加二氯甲烷 2ml，振摇使基质溶解，加 10%硫酸钠溶液 0.5ml，剧烈振摇，离心，取上清液适量，用水制成每 1ml 中约含妥布霉素 3mg 的溶液。

标准品溶液　取妥布霉素标准品适量，加水溶解并稀释制成每 1ml 中约含 3mg 的溶液。

系统适用性溶液　取供试品溶液与标准品溶液等量混合。

色谱条件　采用硅胶 G 薄层板(临用前于 105℃活化 2

小时)，以二氯甲烷-甲醇-浓氨溶液(1∶3∶2)为展开剂。

测定法　吸取上述三种溶液各3μl，分别点于同一薄层板上，展开，晾干，喷以1%茚三酮的水饱和正丁醇溶液，在105℃加热4分钟。

系统适用性要求　系统适用性溶液应显单一斑点。

结果判定　供试品溶液所显主斑点的位置和颜色应与标准品溶液主斑点的位置和颜色相同。

(2)在地塞米松含量测定项下记录的色谱图中，供试品溶液中地塞米松峰的保留时间应与对照品溶液主峰的保留时间一致。

【检查】 **无菌**　取本品，加无菌十四烷酸异丙酯溶解并用适宜的方法处理后，经薄膜过滤法处理，依法检查(通则1101)，应符合规定。

其他　应符合眼用制剂项下有关的各项规定(通则0105)。

【含量测定】 **妥布霉素**　精密称取本品适量(约相当于妥布霉素1mg)，置分液漏斗中，加乙醚50ml，缓缓振摇，使基质溶解，用水提取5次，每次15ml，合并提取液，置100ml量瓶中，用水稀释至刻度。照抗生素微生物检定法(通则1201)测定。可信限率不得大于7%。1000妥布霉素单位相当于1mg的$C_{18}H_{37}N_5O_9$。

地塞米松　照高效液相色谱法(通则0512)测定。

溶剂　甲醇溶液(3→4)。

供试品溶液　取本品适量，精密称定(约相当于地塞米松3mg)，置分液漏斗中，加正己烷50ml，缓缓振摇，使基质溶解，用溶剂提取3次，每次15ml，合并提取液，置50ml量瓶中，用溶剂稀释至刻度，摇匀。

对照品溶液　取地塞米松对照品约20mg，精密称定，置100ml量瓶中，加溶剂溶解并稀释至刻度，摇匀，精密量取15ml，置分液漏斗中，加正己烷50ml，用溶剂提取2次，每次15ml，合并提取液，置50ml量瓶中，用溶剂稀释至刻度，摇匀。

系统适用性溶液　取地塞米松与倍他米松对照品各适量，加甲醇适量使溶解，用溶剂稀释制成每1ml中各约含0.03mg的溶液。

色谱条件　用十八烷基硅烷键合硅胶为填充剂；以乙腈-水(28∶72)为流动相；检测波长为240nm；进样体积20μl。

系统适用性要求　系统适用性溶液色谱图中，出峰顺序依次为倍他米松峰与地塞米松峰，倍他米松峰与地塞米松峰间的分离度应符合要求。

测定法　精密量取供试品溶液与对照品溶液，分别注入液相色谱仪，记录色谱图。按外标法以峰面积计算供试品中地塞米松($C_{22}H_{29}FO_5$)的含量。

【类别】 眼科用药。

【规格】 3g∶妥布霉素9mg与地塞米松3mg

【贮藏】 遮光，在25℃以下保存。

硫酸妥布霉素注射液

Liusuan Tuobumeisu Zhusheye

Tobramycin Sulfate Injection

本品为妥布霉素加硫酸适量制成的无菌水溶液。含妥布霉素($C_{18}H_{37}N_5O_9$)应为标示量的90.0%～110.0%。

【性状】 本品为无色至微黄色澄明液体。

【鉴别】 (1)取本品1ml，加0.2%茚三酮溶液约1ml，直火缓缓加热约3分钟，应呈紫色。

(2)取本品，照妥布霉素项下的鉴别(1)或(2)项试验，显相同的结果。

(3)本品显硫酸盐的鉴别反应(通则0301)。

【检查】 **pH值**　应为4.0～6.0(通则0631)。

颜色　本品应无色；如显色，与黄色或黄绿色3号标准比色液(通则0901第一法)比较，均不得更深。

有关物质　照高效液相色谱法(通则0512)测定。

供试品溶液　取本品适量，按标示量用水定量稀释制成每1ml中约含4mg的溶液。

对照溶液(1)～(3)、系统适用性溶液、色谱条件、系统适用性要求与测定法　见妥布霉素有关物质项下。

限度　供试品溶液色谱图中如有杂质峰(除与主峰相对保留时间小于0.6的峰外)，用线性回归方程计算，单个杂质的量不得过标示量的1.5%，各杂质总量不得过标示量的2.0%。

细菌内毒素　取本品，依法检查(通则1143)，每1mg妥布霉素中含内毒素的量应小于2.0EU。

无菌　取本品，用适宜溶剂稀释后，经薄膜过滤法处理，依法检查(通则1101)，应符合规定。

其他　应符合注射剂项下有关的各项规定(通则0102)。

【含量测定】 精密量取本品适量，照妥布霉素项下的方法测定，即得。

【类别】 同妥布霉素。

【规格】 (1)1ml∶40mg(4万单位)　(2)2ml∶80mg(8万单位)

【贮藏】 密闭，在凉暗处保存。

肝　素　钙

Gansugai

Heparin Calcium

本品系自猪肠黏膜中提取的硫酸氨基葡聚糖的钙盐，是由不同分子量的糖链组成的混合物，由α-D-氨基葡萄糖(*N*-硫酸化，*O*-硫酸化或*N*-乙酰化)和*O*-硫酸化糖醛酸(α-L-艾杜糖醛酸或β-D葡萄糖醛酸)交替连接形成聚合物，具有延长血凝时间的作用。按干燥品计算，本品每 1mg 抗Ⅱa 因子的效价不得少于 180IU。抗Ⅹa 因子效价与抗Ⅱa 因子的效价比应为 0.9～1.1。

【制法要求】 本品应从检疫合格的猪肠黏膜中提取，并对肝素的动物来源进行种属鉴别，生产过程应符合现行版《药品生产质量管理规范》要求。生产工艺应经病毒灭活验证，并能有效去除有害的污染物。

【性状】 本品为白色至类白色的粉末；极具引湿性。

本品在水中易溶。

比旋度 取本品，精密称定，加水溶解并定量稀释制成每 1ml 中约含 40mg 的溶液，依法测定（通则 0621），比旋度应不小于+50°。

【鉴别】 （1）取本品，照肝素钠项下的鉴别（1）、（2）项试验，显相同的结果。

（2）本品的水溶液显钙盐的鉴别反应（通则 0301）。

【检查】 **分子量与分子量分布** 照分子排阻色谱法（通则 0514）测定。

供试品溶液 取本品适量，加流动相溶解并定量稀释制成每 1ml 中约含 5mg 的溶液。

对照品溶液 取肝素分子量对照品适量，加流动相溶解并定量稀释制成每 1ml 中约含 5mg 的溶液。

系统适用性溶液 取肝素分子量系统适用性对照品适量，加流动相溶解并定量稀释制成每 1ml 中约含 5mg 的溶液。

色谱条件 以亲水改性键合硅胶为填充剂（TSK 预柱，6mm × 40mm，TSKgel G4000SWXL，7.8mm × 300mm，TSKgel G3000SWXL，7.8mm × 300mm，串联使用）；以 0.1mol/L 醋酸铵溶液为流动相；流速为每分钟 0.6ml；柱温为 30℃；示差折光检测器；进样体积 25μl。

系统适用性要求 系统适用性溶液色谱图中，主峰与溶剂峰能够彻底洗脱，重均分子量应在标示值±500 范围内。

测定法 取对照品溶液，注入液相色谱仪，记录色谱图。准确计算对照品溶液色谱图中肝素峰的总面积（不包括盐峰）及每个点的累积峰面积百分比，确定与肝素分子量对照品附带的宽分布标样表中累积峰面积百分比最接近点的保留时间及对应的分子量，以保留时间为横坐标，分子量的对数值为纵坐标，使用 GPC 软件，拟合三次方程，建立校正曲线，相关系数应不小于 0.990。

另取供试品溶液，注入液相色谱仪，记录色谱图，按下式计算本品的重均分子量。

$$M_W = \sum(RI_i M_i)/\sum RI_i$$

式中 RI_i 为洗脱的 i 级分的物质量，即示差色谱图的峰高；

M_i 为由校正曲线计算得出的 i 级分的分子量。

限度 重均分子量应为 15 000～19 000，分子量大于 24 000 的级分不得大于 20%，分子量 8000～16 000 的级分与分子量 16 000～24 000 的级分比应不小于 1.0。

酸碱度 取本品 0.10g，加水 10ml 溶解后，依法测定（通则 0631），pH 值应为 5.5～8.0。

蛋白质 照蛋白质含量测定法（通则 0731 第二法）测定。

供试品溶液 取本品适量，精密称定，加水溶解并定量稀释制成每 1ml 中约含 30mg 的溶液。

对照品溶液 取牛血清白蛋白对照品适量，精密称定，分别加水溶解并定量稀释制成每 1ml 中各约含 0、10μg、20μg、30μg、40μg 与 50μg 的溶液。

限度 按干燥品计算，含蛋白质不得过 0.5%。

有关物质 照高效液相色谱法（通则 0512）测定。

供试品溶液 取本品适量，精密称定，加水溶解并定量稀释制成每 1ml 中约含 100mg 的溶液，涡旋混合至完全溶解，精密量取 0.5ml，加 1mol/L 盐酸溶液 0.25ml 与 25%亚硝酸钠溶液 0.05ml，振摇混匀，反应 40 分钟，加 1mol/L 氢氧化钠溶液 0.2ml 终止反应。

对照品溶液（1） 取肝素对照品 0.25g，精密称定，精密加水 2ml，涡旋混匀至完全溶解。

对照品溶液（2） 精密量取对照品溶液（1）1.2ml，加 2%硫酸皮肤素对照品 0.15ml 与 2%多硫酸软骨素对照品 0.15ml。

对照品溶液（3） 取对照品溶液（2）0.1ml，用水稀释至 1ml。

对照品溶液（4） 取对照品溶液（1）0.4ml，加水 0.1ml，混匀，加 1mol/L 盐酸溶液 0.25ml 与 25%亚硝酸钠溶液 0.05ml，振摇混匀，反应 40 分钟，加 1mol/L 氢氧化钠溶液 0.2ml 终止反应。

对照品溶液（5） 精密量取对照品溶液（2）0.5ml，加 1mol/L 盐酸溶液 0.25ml 和 25%亚硝酸钠溶液 0.05ml，振摇混匀，反应 40 分钟，加 1mol/L 氢氧化钠溶液 0.2ml 终止反应。

色谱条件 以烷醇季铵为功能基的乙基乙烯基苯-二乙烯基苯聚合物树脂为填充剂（AS11-HC 阴离子交换柱，2mm×250mm，与 AG11-HC 保护柱，2mm×50mm，或其他适宜的色谱柱）；以 0.04%磷酸二氢钠溶液（用磷酸调节 pH 值至 3.0，0.45μm 滤膜过滤，临用前脱气）为流动相 A，以高氯酸钠-磷酸盐溶液（取高氯酸钠 140g，用 0.04%磷酸二氢钠溶液溶解并稀释至 1000ml，用磷酸调节 pH 值至 3.0，0.45μm 滤膜过滤，临用前脱气）为流动相 B，按下表进行线性梯度洗脱；流速为每分钟 0.22ml；检测波长为 202nm；进样体积 20μl。

时间（分钟）	流动相 A（%）	流动相 B（%）
0～10	75	25
10～35	75～0	25～100
35～40	0	100

系统适用性要求 对照品溶液（4）色谱图中应不出现肝素峰，对照品溶液（5）色谱图中硫酸皮肤素与多硫酸软骨素色谱峰的分离度不得小于 3.0。

测定法　精密量取供试品溶液，注入液相色谱仪，记录色谱图。

限度　供试品溶液色谱图中硫酸皮肤素的峰面积不得大于对照品溶液(5)中硫酸皮肤素的峰面积(2.0%)；除硫酸皮肤素峰外，不得出现其他色谱峰。

残留溶剂　照残留溶剂测定法(通则 0861 第二法)测定。

内标溶液　称取正丙醇适量，用水定量稀释制成每 1ml 中约含 80μg 的溶液。

供试品溶液　取本品约 2.0g，精密称定，置 10ml 量瓶中，加内标溶液溶解并稀释至刻度，摇匀，精密量取 3ml，置预先加有氯化钠 0.5g 的顶空瓶中，密封。

对照品溶液　取甲醇、乙醇、丙酮适量，精密称定，用内标溶液定量稀释制成每 1ml 中约含甲醇 400μg、乙醇 400μg 与丙酮 80μg 的混合溶液，精密量取 3ml，置预先加有氯化钠 0.5g 的顶空瓶中，密封。

色谱条件　采用 6%氰丙基苯基-94%二甲基聚硅氧烷(或极性相似)为固定液的毛细管柱为色谱柱；起始温度为 40℃，维持 4 分钟，以每分钟 3℃的速率升温至 58℃，再以每分钟 20℃的速率升温至 160℃；进样口温度为 160℃；检测器温度为 250℃；顶空瓶平衡温度为 90℃，平衡时间为 20 分钟。

系统适用性要求　对照品溶液色谱图中，出峰顺序依次为甲醇、乙醇、丙酮、正丙醇，相邻各色谱峰间分离度均应符合规定。

测定法　取供试品溶液与对照品溶液分别顶空进样，记录色谱图。

限度　按内标法以峰面积计算，甲醇、乙醇与丙酮的残留量均应符合规定。

钙　取本品 0.2g，精密称定，置 500ml 锥形瓶内，加水 300ml 溶解，加 10mol/L 氢氧化钠溶液 6.3ml 与钙紫红素指示剂 15mg，用乙二胺四醋酸二钠滴定液(0.05mol/L)滴定至溶液由紫色转变为纯蓝色。每 1ml 乙二胺四醋酸二钠滴定液(0.05mol/L)相当于 2.004mg 的钙。按干燥品计算，本品含钙(Ca)应为 9.5%～11.5%。

钠　取本品 1.0g，加水 100ml 溶解后，照原子吸收分光光度法(通则 0406 第一法)，在 589.0nm 的波长处测定，按干燥品计算，不得过 0.15%。

重金属　取炽灼残渣项下遗留的残渣，依法检查(通则 0821 第二法)，自"滴加氨试液至对酚酞指示液显微粉红色"后，加入冰醋酸调至无色，再加入 0.5ml 冰醋酸。过滤，收集滤液至纳氏比色管中，加醋酸盐缓冲液(pH 3.5)2ml，加水稀释成 25ml，作为乙管，含重金属不得过百万分之三十。

总氮量、溶液的澄清度与颜色、核酸、干燥失重与炽灼残渣　照肝素钠项下的方法检查，均应符合规定。

细菌内毒素　取本品，依法检查(通则 1143)，每 1 单位肝素中含内毒素的量应小于 0.010EU。

【**效价测定**】　照肝素钠项下的方法测定。

抗Ⅱa 因子效价应为标示值的 90%～110%，抗Ⅹa 因子效价与抗Ⅱa 因子的效价比应符合规定。

【**类别**】　抗凝血药。

【**贮藏**】　密封，在干燥处保存。

【**制剂**】　肝素钙注射液

肝素钙注射液

Gansugai Zhusheye

Heparin Calcium Injection

本品为肝素钙的无菌水溶液。其效价应为标示量的 90%～110%。

【**性状**】　本品为无色至淡黄色的澄明液体。

【**鉴别**】　(1)取本品，照肝素钠项下的鉴别(1)项试验，显相同的结果。

(2)取本品适量，用水稀释制成每 1ml 中约含 1000 单位的溶液，照肝素钠项下的鉴别(2)项试验，显相同的结果。

(3)本品显钙盐的鉴别反应(通则 0301)。

【**检查**】　**分子量与分子量分布**　照分子排阻色谱法(通则 0514)测定。

供试品溶液　取本品适量，用流动相定量稀释制成每 1ml 中约 1000IU 的溶液。

对照品溶液、系统适用性溶液、色谱条件、系统适用性要求与测定法　见肝素钙分子量与分子量分布项下。

限度　重均分子量应为 15 000～19 000，分子量大于 24 000 的级分不得大于 20%，分子量 8000～16 000 的级分与分子量 16 000～24 000 的级分比应不小于 1.0。

pH 值　应为 5.5～8.5(通则 0631)。

有关物质　照高效液相色谱法(通则 0512)测定。

供试品溶液　精密量取本品 0.5ml，加 1mol/L 盐酸溶液 0.25ml 与 25%亚硝酸钠溶液 0.05ml，振摇混匀，反应 40 分钟，加 1mol/L 氢氧化钠溶液 0.2ml 终止反应。

对照品溶液(1)、对照品溶液(2)、对照品溶液(3)、对照品溶液(4)、对照品溶液(5)、色谱条件、系统适用性要求、测定法与限度　见肝素钙有关物质项下。

细菌内毒素　照肝素钙项下的方法检查，应符合规定。

其他　应符合注射剂项下有关的各项规定(通则 0102)。

【**效价测定**】　取本品，照肝素钙项下的方法测定，即得。

【**类别**】　同肝素钙。

【**规格**】　(1)1ml：5000 单位　(2)1ml：7500 单位　(3)1ml：10 000 单位　(4)2ml：10 000 单位

【**贮藏**】　密闭保存。

肝 素 钠

Gansuna

Heparin Sodium

本品系自猪肠黏膜中提取的硫酸氨基葡聚糖的钠盐，是由不同分子量的糖链组成的混合物，由 α-D-氨基葡萄糖（*N*-硫酸化，*O*-硫酸化或 *N*-乙酰化）和 *O*-硫酸化糖醛酸（α-L-艾杜糖醛酸或 β-D 葡萄糖醛酸）交替连接形成聚合物，具有延长血凝时间的作用。按干燥品计算，本品每 1mg 抗Ⅱa 因子的效价不得少于 180IU，抗Ⅹa 因子效价与抗Ⅱa 因子的效价比应为 0.9～1.1。

【制法要求】 本品应从检疫合格的猪肠黏膜中提取，并对肝素的动物来源进行种属鉴别，生产过程应符合现行版《药品生产质量管理规范》要求。生产工艺应经病毒灭活验证，并能有效去除有害的污染物。

【性状】 本品为白色或类白色的粉末；极具引湿性。

本品在水中易溶。

比旋度 取本品，精密称定，加水溶解并定量稀释制成每 1ml 中约含 40mg 的溶液，依法测定（通则 0621），比旋度应不小于+50°。

【鉴别】 （1）取本品，照效价测定项下的方法测定，抗Ⅹa 因子效价与抗Ⅱa 因子效价比应为 0.9～1.1。

（2）取本品适量，加水溶解并稀释制成每 1ml 中约含 10mg 的溶液，作为供试品溶液。照有关物质项下的方法测定，对照品溶液（3）色谱图中，硫酸皮肤素峰高与肝素和硫酸皮肤素峰之间谷高之比不得少于 1.3，供试品溶液色谱图中，供试品溶液主峰的保留时间应与对照品溶液（3）主峰的保留时间一致，保留时间相对偏差不得过 5.0%。

（3）本品的水溶液显钠盐鉴别（1）的反应（通则 0301）。

【检查】 **分子量与分子量分布** 照分子排阻色谱法（通则 0514）测定。

供试品溶液　取本品适量，加流动相溶解并稀释制成每 1ml 中约含 5mg 的溶液。

对照品溶液　取肝素分子量对照品适量，加流动相溶解并稀释制成每 1ml 中约含 5mg 的溶液。

系统适用性溶液　取肝素分子量系统适用性对照品适量，加流动相溶解并稀释制成每 1ml 中约含 5mg 的溶液。

色谱条件　以亲水改性键合硅胶为填充剂（TSK 预柱，6mm × 40mm，TSKgel G4000SWXL，7.8mm × 300mm，TSKgel G3000SWXL，7.8mm × 300mm，串联使用）；以 0.1mol/L 醋酸铵溶液为流动相；流速为每分钟 0.6ml；柱温为 30℃；示差折光检测器；进样体积 25μl。

系统适用性要求　系统适用性溶液色谱图中，主峰与溶剂峰能够彻底洗脱，重均分子量应在标示值±500 范围内。

测定法　取对照品溶液，注入液相色谱仪，记录色谱图。准确计算对照品溶液色谱图中肝素峰的总面积（不包括盐峰）及每个点的累积峰面积百分比，确定与肝素分子量对照品附带的宽分布标样表中累积峰面积百分比最接近点的保留时间及对应的分子量，以保留时间为横坐标，分子量的对数值为纵坐标，使用 GPC 软件，拟合三次方程，建立校正曲线，相关系数应不小于 0.990。

另取供试品溶液，注入液相色谱仪，记录色谱图，按下式计算本品的重均分子量。

$$M_W = \sum(RI_i M_i)/\sum RI_i$$

式中　RI_i 为洗脱的 i 级分的物质量，即示差色谱图的峰高；

M_i 为由校正曲线计算得出的 i 级分的分子量。

限度　重均分子量应为 15 000～19 000，分子量大于 24 000 的级分不得大于 20%，分子量 8000～16 000 的级分与分子量 16 000～24 000 的级分比应不小于 1.0。

总氮量 取本品，照氮测定法（通则 0704 第二法）测定，按干燥品计算，本品总氮（N）含量应为 1.3%～2.5%。

酸碱度 取本品 0.10g，加水 10ml 溶解后，依法测定（通则 0631），pH 值应为 5.0～8.0。

溶液的澄清度与颜色 取本品 0.50g，加水 10ml 溶解后，溶液应澄清无色；如显浑浊，照紫外-可见分光光度法（通则 0401），在 640nm 的波长处测定吸光度，不得过 0.018；如显色，与黄色 1 号标准比色液（通则 0901 第一法）比较，不得更深。

核酸 取本品，精密称定，加水溶解并定量稀释制成每 1ml 中约含 4mg 的溶液，照紫外-可见分光光度法（通则 0401），在 260nm 的波长处测定吸光度，不得过 0.10。

蛋白质 照蛋白质含量测定法（通则 0731 第二法）测定。

供试品溶液　取本品适量，精密称定，加水溶解并定量稀释制成每 1ml 中约含 30mg 的溶液。

对照品溶液　取牛血清白蛋白对照品适量，精密称定，分别加水溶解并定量稀释制成每 1ml 中各约含 0、10μg、20μg、30μg、40μg 与 50μg 的溶液。

限度　按干燥品计算，含蛋白质不得过 0.5%。

有关物质 照高效液相色谱法（通则 0512）测定。

供试品溶液　取本品适量，精密称定，加水溶解并定量稀释制成每 1ml 中约含 100mg 的溶液，涡旋混合至完全溶解，精密量取 0.5ml，加 1mol/L 盐酸溶液 0.25ml 与 25%亚硝酸钠溶液 0.05ml，振摇混匀，反应 40 分钟，加 1mol/L 氢氧化钠溶液 0.2ml 终止反应。

对照品溶液（1）　取肝素对照品 0.25g，精密称定，精密加水 2ml，涡旋混匀至完全溶解。

对照品溶液（2）　精密量取对照品溶液（1）1.2ml，加 2%硫酸皮肤素对照品 0.15ml 与 2%多硫酸软骨素对照品 0.15ml。

对照品溶液（3）　取对照品溶液（2）0.1ml，用水稀释至 1ml。

对照品溶液（4）　取对照品溶液（1）0.4ml，加水 0.1ml，混匀，加 1mol/L 盐酸溶液 0.25ml 与 25% 亚硝酸钠溶液 0.05ml，振摇混匀，反应 40 分钟，加 1mol/L 氢氧化钠溶液 0.2ml 终止反应。

对照品溶液(5)　精密量取对照品溶液(2)0.5ml，加 1mol/L 盐酸溶液 0.25ml 和 25% 亚硝酸钠溶液 0.05ml，振摇混匀，反应 40 分钟，加 1mol/L 氢氧化钠溶液 0.2ml 终止反应。

色谱条件　以烷醇季铵为功能基的乙基乙烯基苯-二乙烯基苯聚合物树脂为填充剂（AS11-HC 阴离子交换柱，2mm×250mm，与 AG11-HC 保护柱，2mm×50mm，或其他适宜的色谱柱）；以 0.04% 磷酸二氢钠溶液（用磷酸调节 pH 值至 3.0，0.45μm 滤膜过滤，临用前脱气）为流动相 A，以高氯酸钠-磷酸盐溶液（取高氯酸钠 140g，用 0.04% 磷酸二氢钠溶液溶解并稀释至 1000ml，用磷酸调节 pH 值至 3.0，0.45μm 滤膜过滤，临用前脱气）为流动相 B，按下表进行线性梯度洗脱；流速为每分钟 0.22ml；检测波长为 202nm；进样体积 20μl。

时间(分钟)	流动相 A(%)	流动相 B(%)
0～10	75	25
10～35	75～0	25～100
35～40	0	100

系统适用性要求　对照品溶液(4)色谱图中应不出现肝素峰，对照品溶液(5)色谱图中硫酸皮肤素与多硫酸软骨素色谱峰的分离度不得小于 3.0。

测定法　精密量取供试品溶液，注入液相色谱仪，记录色谱图。

限度　供试品溶液色谱图中硫酸皮肤素的峰面积不得大于对照品溶液(5)中硫酸皮肤素的峰面积(2.0%)；除硫酸皮肤素峰外，不得出现其他色谱峰。

残留溶剂　照残留溶剂测定法（通则 0861 第二法）测定。

内标溶液　称取正丙醇适量，用水定量稀释制成每 1ml 中约含 80μg 的溶液。

供试品溶液　取本品约 2.0g，精密称定，置 10ml 量瓶中，加内标溶液溶解并稀释至刻度，摇匀，精密量取 3ml，置预先加有氯化钠 0.5g 的顶空瓶中，密封。

对照品溶液　取甲醇、乙醇、丙酮适量，精密称定，用内标溶液定量稀释制成每 1ml 中约含甲醇 400μg、乙醇 400μg 与丙酮 80μg 的混合溶液，精密量取 3ml，置预先加有氯化钠 0.5g 的顶空瓶中，密封。

色谱条件　采用 6% 氰丙基苯基-94% 二甲基聚硅氧烷（或极性相似）为固定液的毛细管柱为色谱柱；起始温度为 40℃，维持 4 分钟，以每分钟 3℃ 的速率升温至 58℃，再以每分钟 20℃ 的速率升温至 160℃；进样口温度为 160℃；检测器温度为 250℃；顶空瓶平衡温度为 90℃，平衡时间为 20 分钟。

系统适用性要求　对照品溶液色谱图中，出峰顺序依次为甲醇、乙醇、丙酮、正丙醇，相邻各色谱峰间分离度均应符合规定。

测定法　取供试品溶液与对照品溶液分别顶空进样，记录色谱图。

限度　按内标法以峰面积计算，甲醇、乙醇与丙酮的残留量均应符合规定。

干燥失重　取本品，置五氧化二磷干燥器内，在 60℃ 减压干燥至恒重，减失重量不得过 5.0%（通则 0831）。

炽灼残渣　取本品 0.50g，依法检查（通则 0841），遗留残渣应为 28.0%～41.0%。

钠　照原子吸收分光光度法（通则 0406 第一法）测定。

盐酸溶液　0.1mol/L 盐酸溶液（每 1ml 中含氯化铯 1.27mg）。

供试品溶液　取本品约 50mg，精密称定，置 100ml 量瓶中，加盐酸溶液溶解并稀释至刻度，摇匀。

对照品溶液　精密量取钠单元素标准溶液（每 1ml 中含 Na 200μg），用盐酸溶液分别定量稀释制成每 1ml 中约含钠 25μg、50μg、75μg 的溶液。

测定法　在 330nm 的波长处分别测定各对照品溶液和供试品溶液的吸光度。

限度　按干燥品计算，含钠(Na)应为 10.5%～13.5%。

重金属　取炽灼残渣项下遗留的残渣，依法检查（通则 0821 第二法），含重金属不得过百万分之三十。

细菌内毒素　取本品，依法检查（通则 1143），每 1 单位肝素中含内毒素的量应小于 0.010EU。

【效价测定】 **抗Ⅹa 因子**　照肝素生物测定法（通则 1208 抗Ⅱa 因子/抗Ⅹa 因子效价测定法），即得。

抗Ⅱa 因子　照肝素生物测定法（通则 1208 抗Ⅱa 因子/抗Ⅹa 因子效价测定法），即得。

抗Ⅱa 因子效价应为标示值的 90%～110%，抗Ⅹa 因子效价与抗Ⅱa 因子的效价比应符合规定。

【类别】 抗凝血药。

【贮藏】 密封，在干燥处保存。

【制剂】 (1)肝素钠乳膏　(2)肝素钠注射液

肝素钠乳膏

Gansuna Rugao

Heparin Sodium Cream

本品含肝素钠应为标示量的 90%～110%。

【性状】 本品为白色乳膏。

【鉴别】 (1)取本品，照肝素钠项下的鉴别(1)项试验，显相同的结果。

(2)取本品适量（约相当于肝素钠 700 单位），加 60% 乙醇溶液 10ml，水浴加热使溶解，于 4℃ 的冰箱中放置约 5 小时，取出，滤过，取滤液作为供试品溶液；另取肝素钠标准品，加水溶解并稀释制成每 1ml 中含 200 单位的标准品溶液。取标准品溶液与供试品溶液各 2μl，照电泳法（通则 0541 第三法）试验，供试品溶液与对照品溶液所显电泳条带的迁移距离的比值应为 0.9～1.1。

(3)取鉴别(1)项下的供试品溶液，应显钠盐鉴别(1)的反应(通则 0301)。

【检查】 **酸碱度**　取本品 1g，加水 10ml，混匀，依法测定(通则 0631)，pH 值应为 6.5～8.5。

其他　应符合乳膏剂项下有关的各项规定(通则 0109)。

【效价测定】 取本品约 2g，精密称定，加无水乙醇 30ml，置水浴上加热使溶解，放冷，移至 100ml 量瓶中，用 0.9%氯化钠溶液稀释至刻度，摇匀，置 4℃冰箱内过夜，取出，滤过，精密量取续滤液 50ml，置水浴上蒸发至无乙醇臭，移至 50ml 量瓶中，用 0.9%氯化钠溶液稀释至刻度，摇匀，照肝素钠项下的方法测定，即得。

【类别】 抗凝血药。

【规格】 (1)20g：5000 单位　(2)20g：7000 单位　(3)25g：8750单位

【贮藏】 密封保存。

肝素钠注射液

Gansuna Zhusheye

Heparin Sodium Injection

本品为肝素钠的灭菌水溶液。其效价应为标示量的 90%～110%。

【性状】 本品为无色至淡黄色的澄明液体。

【鉴别】 (1)取本品，照肝素钠项下的鉴别(1)项试验，显相同的结果。

(2)取本品(2ml：1000 单位规格)或取本品适量，用水稀释制成每 1ml 中约含 1000 单位的溶液，照肝素钠项下的鉴别(2)项试验，显相同的结果。

(3)本品显钠盐鉴别(1)的反应(通则 0301)。

【检查】 **分子量与分子量分布**　照分子排阻色谱法(通则 0514)测定。

供试品溶液　取本品(2ml：1000 单位规格)或取本品适量，用流动相稀释制成每 1ml 中含 1000IU 的溶液。

对照品溶液、系统适用性溶液、色谱条件、系统适用性要求与测定法　见肝素钠分子量与分子量分布项下。

限度　重均分子量应为 15 000～19 000，分子量大于 24 000 的级分不得大于 20%，分子量 8000～16 000 的级分与分子量 16 000～24 000 的级分比应不小于 1.0。

pH 值　应为 5.5～8.0(通则 0631)。

有关物质　照高效液相色谱法(通则 0512)测定。

供试品溶液　精密量取本品 0.5ml，加 1mol/L 盐酸溶液 0.25ml 和 25%亚硝酸钠溶液 0.05ml，振摇混匀，反应 40 分钟，加 1mol/L 氢氧化钠溶液 0.2ml 终止反应。

对照品溶液(1)～(5)、色谱条件、系统适用性要求、测定法与限度　见肝素钠有关物质项下。

细菌内毒素　照肝素钠项下的方法检查，应符合规定。

其他　应符合注射剂项下有关的各项规定(通则 0102)。

【效价测定】 取本品，照肝素钠项下的方法测定，即得。

【类别】 同肝素钠。

【规格】 (1)2ml：1000 单位　(2)2ml：5000 单位　(3)2ml：12 500 单位

【贮藏】 密闭保存。

辛伐他汀

Xinfatating

Simvastatin

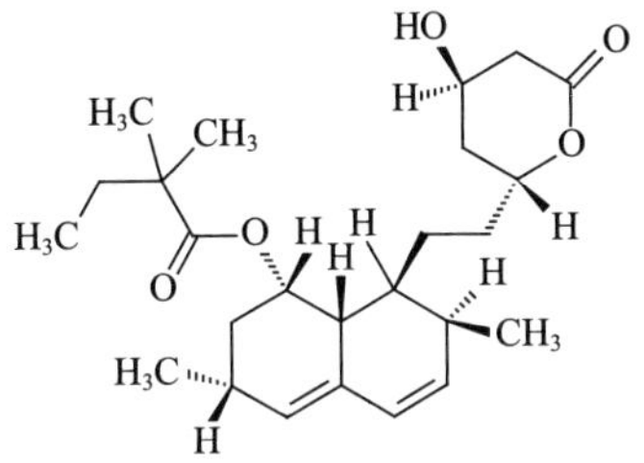

$C_{25}H_{38}O_5$　418.57

本品为 2,2-二甲基丁酸(4*R*,6*R*)-6-[2-[(1*S*,2*S*,6*R*,8*S*,8a*R*)-1,2,6,7,8,8*a*-六氢-8-羟基-2,6-二甲基-1-萘基]乙基]四氢-4-羟基-2*H*-吡喃-2-酮-8-酯。按干燥品计算，含 $C_{25}H_{38}O_5$ 应为 98.0%～102.0%。

【性状】 本品为白色或类白色粉末或结晶性粉末。

本品在乙腈、乙醇或甲醇中易溶，在水中不溶。

比旋度　取本品，精密称定，加乙腈溶解并定量稀释制成每 1ml 中约含 5mg 的溶液，在 25℃时依法测定(通则 0621)，比旋度为+285°至+298°。

【鉴别】 (1)在含量测定项下记录的色谱图中，供试品溶液主峰的保留时间应与对照品溶液主峰的保留时间一致。

(2)取本品，加乙腈溶解并稀释制成每 1ml 中约含 10μg 的溶液，照紫外-可见分光光度法(通则 0401)测定，在 231nm、238nm 与 247nm 的波长处有最大吸收。

(3)本品的红外光吸收图谱应与对照的图谱(光谱集 962 图)一致。

【检查】 **有关物质**　照高效液相色谱法(通则 0512)测定。

溶剂　乙腈-0.01mol/L 磷酸二氢钾溶液(用磷酸调节 pH 值至 4.0)(60：40)。

供试品溶液　取本品适量，加溶剂溶解并稀释制成每 1ml 中约含 0.8mg 的溶液(3 小时内测定)。

对照溶液　精密量取供试品溶液适量，用溶剂定量稀释制成每 1ml 中约含 4μg 的溶液。

系统适用性溶液　取辛伐他汀对照品 20mg，置 50ml 量瓶中，加 0.2mol/L 氢氧化钠溶液-乙腈（1∶1）的混合溶液 5ml，振摇使溶解，放置 5 分钟，加稀盐酸中和后，用溶剂稀释至刻度，得到含开环降解物的辛伐他汀酸溶液；取洛伐他汀与辛伐他汀各约 2mg，置同一 100ml 量瓶中，加入辛伐他汀酸溶液 5ml，用溶剂溶解并稀释至刻度，摇匀。

色谱条件　用十八烷基硅烷键合硅胶为填充剂（4.6mm×33mm，3μm 或效能相当的色谱柱）；以乙腈-0.1%磷酸溶液（50∶50）为流动相 A，0.1%磷酸的乙腈溶液为流动相 B，按下表进行梯度洗脱；流速为每分钟 3.0ml；检测波长为 238nm；进样体积 10μl。

时间（分钟）	流动相 A（%）	流动相 B（%）
0	100	0
4.5	100	0
4.6	95	5
8.0	25	75
11.5	25	75
11.6	100	0
13	100	0

系统适用性要求　系统适用性溶液色谱图中，辛伐他汀酸峰与洛伐他汀峰之间的分离度应符合要求，洛伐他汀峰与辛伐他汀峰之间的分离度应大于 4.0。

测定法　精密量取供试品溶液与对照溶液，分别注入液相色谱仪，记录色谱图。

限度　供试品溶液色谱图中如有与洛伐他汀峰保留时间一致的色谱峰，其峰面积不得大于对照溶液的主峰面积（0.5%），其他单个杂质峰面积不得大于对照溶液主峰面积的 0.8 倍（0.4%），其他各杂质峰面积的和不得大于对照溶液主峰面积的 2 倍（1.0%），小于对照溶液主峰面积 0.05 倍的色谱峰忽略不计。

干燥失重　取本品，在 60℃减压干燥 3 小时，减失重量不得过 0.5%（通则 0831）。

炽灼残渣　取本品 1.0g，依法检查（通则 0841），遗留残渣不得过 0.1%。

重金属　取炽灼残渣项下遗留的残渣，依法检查（通则 0821 第二法），含重金属不得过百万分之二十。

【含量测定】　照高效液相色谱法（通则 0512）测定。

供试品溶液　取本品约 40mg，精密称定，置 100ml 量瓶中，加溶剂溶解并稀释至刻度，摇匀。

对照品溶液　取辛伐他汀对照品适量，精密称定，加溶剂溶解并定量稀释制成每 1ml 中约含 0.4mg 的溶液。

溶剂、系统适用性溶液、色谱条件与系统适用性要求　见有关物质项下。

测定法　精密量取供试品溶液与对照品溶液，分别注入液相色谱仪，记录色谱图。按外标法以峰面积计算。

【类别】　降血脂药。

【贮藏】　密封、充氮、阴凉处保存。

【制剂】　（1）辛伐他汀片　（2）辛伐他汀胶囊

辛伐他汀片

Xinfatating Pian

Simvastatin Tablets

本品含辛伐他汀（$C_{25}H_{38}O_5$）应为标示量的 90.0%～110.0%。

【性状】　本品为白色或类白色片或薄膜衣片，除去包衣后显白色或类白色。

【鉴别】　（1）在含量测定项下记录的色谱图中，供试品溶液主峰的保留时间应与对照品溶液主峰的保留时间一致。

（2）取本品细粉适量，加溶剂Ⅰ［乙腈-0.05mol/L 醋酸钠溶液（用冰醋酸调节 pH 值至 4.0）（8∶2）］适量，振摇使辛伐他汀溶解并稀释制成每 1ml 中约含辛伐他汀 10μg 的溶液，滤过，取续滤液，照紫外-可见分光光度法（通则 0401）测定，在 231nm、238nm 与 247nm 的波长处有最大吸收。

【检查】　**有关物质**　照高效液相色谱法（通则 0512）测定。

溶剂Ⅱ　乙腈-0.01mol/L 磷酸二氢钾溶液（用磷酸调节 pH 值至 4.0）（60∶40）。

供试品溶液　取本品细粉适量（约相当于辛伐他汀 80mg），置 100ml 量瓶中，加溶剂Ⅱ适量，充分振摇，使辛伐他汀溶解并稀释至刻度，摇匀，滤过，取续滤液（3 小时内测定）。

对照溶液　精密量取供试品溶液 1ml，置 100ml 量瓶中，用溶剂Ⅱ稀释至刻度，摇匀。

系统适用性溶液、色谱条件、系统适用性要求与测定法　见辛伐他汀有关物质项下。

限度　供试品溶液色谱图中如有杂质峰，扣除相对保留时间 0.3 倍前的辅料峰，单个杂质峰面积不得大于对照溶液主峰面积（1.0%），各杂质峰面积的和不得大于对照溶液主峰面积的 3 倍（3.0%），小于对照溶液主峰面积 0.05 倍的色谱峰忽略不计。

含量均匀度　取本品 1 片，置 50ml（5mg 规格）、100ml（10mg 规格）或 200ml（20mg 规格）量瓶中，加鉴别（2）项下的溶剂Ⅰ适量，充分振摇使辛伐他汀溶解，用溶剂Ⅰ稀释至刻度，摇匀，滤过，取续滤液，作为供试品溶液，照含量测定项下的方法测定含量，应符合规定（通则 0941）。

溶出度　照溶出度与释放度测定法（通则 0931 第二法）测定。

溶出条件　以含 0.5%十二烷基硫酸钠的 0.01mol/L 磷酸二氢钠缓冲液（用 50%氢氧化钠溶液调节 pH 值至 7.0）900ml 为溶出介质，转速为每分钟 50 转，依法操作，经 30 分钟时取样。

供试品溶液　取溶出液10ml，滤过，取续滤液。

对照品溶液　取辛伐他汀对照品，精密称定，加溶出介质溶解并定量稀释制成每1ml中约含6μg(5mg规格)、12μg(10mg规格)、24μg(20mg规格)或48μg(40mg规格)的溶液。

色谱条件与系统适用性要求　见含量测定项下。

测定法　见含量测定项下。计算每片的溶出量。

限度　标示量的80%，应符合规定。

其他　应符合片剂项下有关的各项规定(通则0101)。

【含量测定】　照高效液相色谱法(通则0512)测定。

溶剂Ⅰ　见鉴别(2)项下。

供试品溶液　取本品20片，精密称定，研细，精密称取适量(约相当于辛伐他汀10mg)，置100ml量瓶中，加溶剂Ⅰ适量，超声使辛伐他汀溶解，用溶剂Ⅰ稀释至刻度，摇匀，滤过，取续滤液。

对照品溶液　取辛伐他汀对照品，精密称定，加溶剂Ⅰ使溶解并定量稀释制成每1ml中约含0.1mg的溶液。

系统适用性溶液　取辛伐他汀与洛伐他汀各适量，加溶剂Ⅰ溶解并稀释制成每1ml中各约含20μg的溶液。

色谱条件　用十八烷基硅烷键合硅胶为填充剂；以0.025mol/L磷酸二氢钠溶液(用磷酸或氢氧化钠试液调节pH值至4.5)-乙腈(35:65)为流动相；检测波长为238nm；进样体积20μl。

系统适用性要求　系统适用性溶液色谱图中，辛伐他汀峰与洛伐他汀峰之间的分离度应大于3.0，理论板数按辛伐他汀峰计算不低于2000。

测定法　精密量取供试品溶液与对照品溶液，注入液相色谱仪，记录色谱图。按外标法以峰面积计算。

【类别】　同辛伐他汀。

【规格】　(1)5mg　(2)10mg　(3)20mg　(4)40mg

【贮藏】　遮光，密封，阴凉处保存。

辛伐他汀胶囊

Xinfatating Jiaonang

Simvastatin Capsules

本品含辛伐他汀($C_{25}H_{38}O_5$)应为标示量的90.0%～110.0%。

【性状】　本品内容物为白色或类白色颗粒或粉末。

【鉴别】　(1)在含量测定项下记录的色谱图中，供试品溶液主峰的保留时间应与对照品溶液主峰的保留时间一致。

(2)取本品内容物适量，加溶剂Ⅰ[乙腈-0.05mol/L醋酸钠溶液(用冰醋酸调节pH值至4.0)(8:2)]适量，振摇使辛伐他汀溶解并稀释制成每1ml中约含辛伐他汀10μg的溶液，滤过，取续滤液，照紫外-可见分光光度法(通则0401)测定，在231nm、238nm与247nm的波长处有最大吸收。

【检查】　**有关物质**　照高效液相色谱法(通则0512)测定。

溶剂Ⅱ　乙腈-0.01mol/L磷酸二氢钾溶液(用磷酸调节pH值至4.0)(60:40)。

供试品溶液　取本品内容物适量(约相当于辛伐他汀80mg)，置100ml量瓶中，加溶剂Ⅱ适量，充分振摇，使辛伐他汀溶解并稀释至刻度，摇匀，滤过，取续滤液(3小时内测定)。

对照溶液　精密量取供试品溶液1ml，置100ml量瓶中，用溶剂Ⅱ稀释至刻度，摇匀。

系统适用性溶液、色谱条件、系统适用性要求与测定法　见辛伐他汀有关物质项下。

限度　供试品溶液的色谱图中如有杂质峰，扣除相对保留时间0.3倍前的辅料峰，单个杂质峰面积不得大于对照溶液的主峰面积(1.0%)，各杂质峰面积的和不得大于对照溶液主峰面积的3倍(3.0%)，小于对照溶液主峰面积0.05倍的色谱峰忽略不计。

含量均匀度　取本品1粒，将内容物倾入50ml(5mg规格)、100ml(10mg规格)或200ml(20mg规格)量瓶中，囊壳用鉴别(2)项下的溶剂Ⅰ分次洗涤，洗液并入同一量瓶中，加溶剂Ⅰ适量，充分振摇使辛伐他汀溶解并稀释至刻度，摇匀，滤过，取续滤液作为供试品溶液，照含量测定项下的方法测定含量，应符合规定(通则0941)。

溶出度　照溶出度与释放度测定法(通则0931第一法)测定。

溶出条件　以含0.5%十二烷基硫酸钠的0.01mol/L磷酸二氢钠缓冲液(用50%氢氧化钠溶液调节pH值至7.0)900ml为溶出介质，转速为每分钟100转，依法操作，经30分钟时取样。

供试品溶液　取溶出液10ml，滤过，取续滤液。

对照品溶液　取辛伐他汀对照品适量，精密称定，加溶出介质溶解并定量稀释制成每1ml中约含6μg(5mg规格)、12μg(10mg规格)、24μg(20mg规格)或48μg(40mg规格)的溶液。

色谱条件与系统适用性要求　见含量测定项下。

测定法　见含量测定项下。计算每粒的溶出量。

限度　标示量的80%，应符合规定。

其他　应符合胶囊剂项下有关的各项规定(通则0103)。

【含量测定】　照高效液相色谱法(通则0512)测定。

溶剂Ⅰ　见鉴别(2)项下。

供试品溶液　取本品20粒，精密称定，计算平均装量，倾出内容物或取装量差异项下的内容物(40mg规格)，混合均匀，研细，精密称取适量(约相当于辛伐他汀10mg)，置100ml量瓶中，加溶剂Ⅰ适量，超声使辛伐他汀溶解，用溶剂Ⅰ稀释至刻度，摇匀，滤过，取续滤液。

对照品溶液　取辛伐他汀对照品，精密称定，加溶剂Ⅰ使溶解并定量稀释制成每1ml中约含0.1mg的溶液。

系统适用性溶液　取辛伐他汀与洛伐他汀各适量，加溶剂Ⅰ溶解并稀释制成每 1ml 中各约含 20μg 的溶液。

色谱条件　用十八烷基硅烷键合硅胶为填充剂；以 0.025mol/L 磷酸二氢钠溶液（用磷酸或氢氧化钠试液调节 pH 值至 4.5）-乙腈（35：65）为流动相；检测波长为 238nm；进样体积 20μl。

系统适用性要求　系统适用性溶液色谱图中，辛伐他汀峰与洛伐他汀峰之间的分离度应大于 3.0，理论板数按辛伐他汀峰计算不低于 2000。

测定法　精密量取供试品溶液与对照品溶液，分别注入液相色谱仪，记录色谱图。按外标法以峰面积计算。

【类别】　同辛伐他汀。

【规格】　(1)5mg　(2)10mg　(3)20mg　(4)40mg

【贮藏】　遮光，密封保存。

间 苯 二 酚

Jianben'erfen

Resorcinol

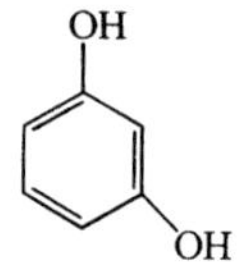

$C_6H_6O_2$　110.11

本品按干燥品计算，含 $C_6H_6O_2$ 不得少于 99.5%。

【性状】　本品为白色或类白色的针状结晶或粉末或薄片；微有特臭；在日光或空气中即缓缓变成粉红色。

本品在水或乙醇中极易溶解，在乙醚或甘油中易溶。

熔点　本品的熔点（通则 0612）为 109～111℃。

【鉴别】　(1)取本品约 25mg，加水 5ml 溶解后，加三氯化铁试液 2 滴，即显紫蓝色；再加氨试液数滴，变为棕黄色。

(2)取本品 0.1g，加氢氧化钠试液 2ml 使溶解，加三氯甲烷 1 滴，加热即显深红色，再加微过量的盐酸，变为淡黄色。

(3)本品的红外光吸收图谱应与对照的图谱（光谱集 206 图）一致。

【检查】　**酸碱度**　取本品 2.5g，加新沸冷水 25ml 使溶解，分取 10ml，加溴酚蓝溶液（取溴酚蓝 0.5g，加 0.1mol/L 氢氧化钠溶液 3ml 与乙醇 10ml，加热使溶解，放冷后，用乙醇稀释至 100ml）50μl，加不多于 0.05ml 的 0.1mol/L 盐酸溶液或 0.1mol/L 氢氧化钠溶液均可使指示剂的颜色发生改变。

有关物质　照高效液相色谱法（通则 0512）测定。

供试品溶液　取本品适量，精密称定，加水溶解并定量稀释制成每 1ml 中约含 1mg 的溶液。

对照溶液　精密量取供试品溶液 1ml，置 100ml 量瓶中，用流动相稀释至刻度，摇匀。

对照品溶液　取邻苯二酚对照品与苯酚对照品各适量，精密称定，加水溶解并定量稀释制成每 1ml 中各约含 1μg 的混合溶液。

系统适用性溶液　取间苯二酚、邻苯二酚与苯酚各适量，加水溶解并稀释制成每 1ml 中各约含 0.1mg 的混合溶液。

色谱条件　用十八烷基硅烷键合硅胶为填充剂；以磷酸盐缓冲液（取磷酸氢二钠 1.8g、磷酸二氢钾 2.8g 与庚烷磺酸钠 1.0g，加水溶解并稀释至 1000ml，用磷酸溶液调节 pH 值至 6.0）-甲醇（70：30）为流动相；检测波长为 276nm；进样体积 20μl。

系统适用性要求　系统适用性溶液色谱图中，间苯二酚峰、邻苯二酚峰与苯酚峰之间的分离度均应符合要求，理论板数按间苯二酚峰计算不低于 5000。

测定法　精密量取供试品溶液、对照溶液与对照品溶液，分别注入液相色谱仪，记录色谱图至主成分峰保留时间的 6 倍。

限度　供试品溶液色谱图中如有与邻苯二酚峰和苯酚峰保留时间一致的色谱峰，按外标法以峰面积计算，均不得过 0.1%；其他杂质峰面积的和不得大于对照溶液主峰面积的 0.5 倍（0.5%）。

干燥失重　取本品，置硅胶干燥器中干燥至恒重，减失重量不得过 1.0%（通则 0831）。

炽灼残渣　不得过 0.05%（通则 0841）。

【含量测定】　取本品约 0.15g，精密称定，置 100ml 量瓶中，加水适量使溶解并稀释至刻度，摇匀；精密量取 25ml，置碘瓶中，精密加溴滴定液（0.05mol/L）30ml，再加水 50ml 与盐酸 5ml，立即密塞，振摇，在暗处静置 15 分钟，注意开启瓶塞，加碘化钾试液 5ml，立即密塞，摇匀，在暗处静置 15 分钟，用硫代硫酸钠滴定液（0.1mol/L）滴定，至近终点时，加淀粉指示液 1ml，继续滴定至蓝色消失，并将滴定的结果用空白试验校正。每 1ml 溴滴定液（0.05mol/L）相当于 1.835mg 的 $C_6H_6O_2$。

【类别】　消毒防腐药。

【贮藏】　遮光，密封保存。

沙 丁 胺 醇

Shading'anchun

Salbutamol

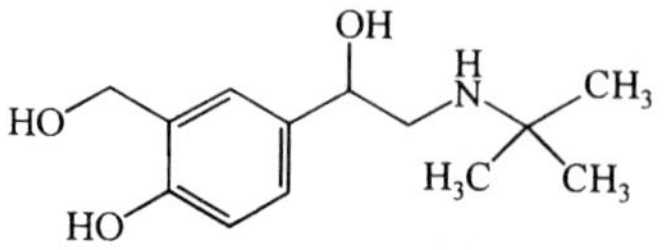

$C_{13}H_{21}NO_3$　239.31

本品为 1-(4-羟基-3-羟甲基苯基)-2-(叔丁氨基)乙醇。按干燥品计算，含 $C_{13}H_{21}NO_3$ 不得少于 98.5%。

【性状】 本品为白色结晶性粉末；无臭。

本品在乙醇中溶解，在水中略溶，在乙醚中不溶。

熔点 本品的熔点（通则0612）为 154～158℃，熔融时同时分解。

【鉴别】 （1）取本品约 20mg，加水 2ml 溶解后，加三氯化铁试液 2 滴，振摇，溶液显紫色，加碳酸氢钠试液，溶液变为橙红色。

（2）取本品，加 0.1mol/L 盐酸溶液制成每 1ml 中约含 80μg 的溶液，照紫外-可见分光光度法（通则 0401）测定，在 276nm 的波长处有最大吸收。

（3）本品的红外光吸收图谱应与对照品的图谱一致（通则 0402）。

【检查】 **旋光度** 取本品约 0.50g，精密称定，置 25ml 量瓶中，加甲醇溶解并稀释至刻度，摇匀，依法测定（通则 0621），旋光度应为－0.10°至＋0.10°。

乙醇溶液的颜色 取本品 0.40g，加无水乙醇 10ml，置温水浴中加热使溶解，如显色与同体积的比色液（取黄色贮备液 0.5ml 加无水乙醇 10ml）（通则 0901 第一法）比较，不得更深。

沙丁胺酮 取本品 50.0mg，精密称定，置 25ml 量瓶中，加 0.01mol/L 盐酸溶液溶解并稀释至刻度，摇匀，照紫外-可见分光光度法（通则 0401），在 310nm 的波长处测定吸光度，不得大于 0.10（0.2%）。

有关物质 照高效液相色谱法（通则 0512）测定。

供试品溶液 取本品适量，加流动相溶解并稀释制成每 1ml 中约含 2mg 的溶液（12 小时内测定）。

对照溶液 精密量取供试品溶液 1ml，置 100ml 量瓶中，用流动相稀释至刻度，摇匀（12 小时内测定）。

系统适用性溶液 取硫酸特布他林与沙丁胺醇各适量，加流动相溶解并稀释制成每 1ml 中各约含 0.2mg 的溶液。

色谱条件 用辛基硅烷键合硅胶为填充剂；以庚烷磺酸钠溶液[取庚烷磺酸钠 2.87g 与磷酸二氢钾 2.5g，加水溶解并稀释至 1000ml，用磷酸溶液（1→2）调节 pH 值至 3.65]-乙腈（78：22）为流动相；检测波长为 220nm；进样体积 20μl。

系统适用性要求 系统适用性溶液色谱图中，沙丁胺醇峰与特布他林峰之间的分离度应符合要求。

测定法 精密量取供试品溶液与对照溶液，分别注入液相色谱仪，记录色谱图至主成分峰保留时间的 25 倍。

限度 供试品溶液色谱图中如有杂质峰，单个杂质峰面积不得大于对照溶液主峰面积的 0.3 倍（0.3%），各杂质峰面积的和不得大于对照溶液主峰面积（1.0%），小于对照溶液主峰面积 0.05 倍的峰忽略不计。

干燥失重 取本品，在 105℃干燥至恒重，减失重量不得过 0.5%（通则 0831）。

炽灼残渣 不得过 0.1%（通则 0841）。

硼 照紫外-可见分光光度法（通则 0401）测定。

供试品溶液 取本品 50mg，加碳酸盐溶液（取无水碳酸钠 1.3g 与碳酸钾 1.7g，加水溶解制成 100ml）5ml，水浴蒸干，在 120℃干燥后，迅速炽灼进行有机破坏，破坏完全后，放冷，加水 0.5ml 与临用新制的 0.125%姜黄素冰醋酸溶液 3ml，微温使残渣溶解，放冷，加硫酸-冰醋酸溶液（1：1）3ml，混匀，放置 30 分钟，转移至 100ml 量瓶中，用乙醇稀释至刻度，摇匀，滤过，取续滤液。

对照溶液 取硼酸适量，加水溶解并定量稀释制成每 1ml 中含 5.72μg 的溶液，精密量取 2.5ml，自"加碳酸盐溶液 5ml"起，照上述供试品溶液同法操作。

测定法 取供试品溶液与对照溶液，分别在 555nm 的波长处测定吸光度。

限度 供试品溶液的吸光度不得大于对照溶液的吸光度（百万分之五十）。

【含量测定】 取本品约 0.2g，精密称定，加冰醋酸 25ml 溶解后，加结晶紫指示液 1 滴，用高氯酸滴定液（0.1mol/L）滴定至溶液显蓝色，并将滴定的结果用空白试验校正。每 1ml 高氯酸滴定液（0.1mol/L）相当于 23.93mg 的 $C_{13}H_{21}NO_3$。

【类别】 $β_2$ 肾上腺素受体激动药。

【贮藏】 遮光，密封保存。

【制剂】 沙丁胺醇吸入气雾剂

沙丁胺醇吸入气雾剂

Shading'anchun Xiruqiwuji

Salbutamol Inhalation Aerosol

本品为沙丁胺醇的溶液型或混悬型定量吸入气雾剂，贮藏于有定量阀门系统的密封容器中。本品前、中、后各 10 揿的平均每揿含沙丁胺醇（$C_{13}H_{21}NO_3$）均应为标示量的 80.0%～120.0%。

【性状】 溶液型为含有乙醇的无色至微黄色的澄清液体；混悬型为白色或类白色混悬液。

【鉴别】 （1）取本品 1 罐，用注射针头通过铝盖钻一小孔（混悬型需冷冻后操作），待气放完后除去铝盖，倾取内容物置试管中，加三氯化铁试液 2 滴，振摇，溶液显紫色，再滴加碳酸氢钠试液即生成橙红色混浊。

（2）照薄层色谱法（通则 0502）试验。

供试品溶液 取本品 1 罐，照鉴别（1）操作，取内容物用甲醇制成每 1ml 中约含沙丁胺醇 1mg 的溶液（若溶液混浊，则需滤过后取续滤液）。

对照品溶液 取沙丁胺醇对照品适量，加甲醇溶解并稀释制成每 1ml 中含 1mg 的溶液。

色谱条件 采用硅胶 G 薄层板，以乙酸乙酯-异丙醇-水-浓氨溶液（50：30：16：4）为展开剂。

测定法 吸取供试品溶液与对照品溶液各 10μl，分别点于同一薄层板上，展开后，晾干，置二乙胺饱和蒸气中熏蒸 5 分钟，取出，喷以重氮对硝基苯胺试液使显色。

结果判定　供试品溶液所显主斑点的位置和颜色应与对照品溶液的主斑点相同。

(3)在含量测定项下记录的色谱图中，供试品溶液主峰的保留时间应与对照品溶液主峰的保留时间一致。

以上(2)、(3)两项可选做一项。

【检查】　有关物质　照高效液相色谱法(通则 0512)测定。

供试品溶液　取本品 1 罐，揿压喷射数次(约相当于沙丁胺醇 5mg)置干燥的小烧杯中，精密加流动相 10ml，超声使沙丁胺醇溶解，滤过，取续滤液(12 小时内测定)。

对照溶液　精密量取供试品溶液 1ml，置 100ml 量瓶中，用流动相稀释至刻度，摇匀(12 小时内测定)。

系统适用性溶液、色谱条件、系统适用性要求与测定法见沙丁胺醇有关物质项下。

限度　供试品溶液的色谱图中如有杂质峰，单个杂质峰面积不得大于对照溶液主峰面积的 0.5 倍(0.5%)，各杂质峰面积的和不得大于对照溶液主峰面积(1.0%)，小于对照溶液主峰面积 0.05 倍的峰忽略不计。

微细粒子剂量　照吸入制剂微细粒子空气动力学特性测定法(通则 0951)测定。

供试品溶液　取本品，依法测定，下层锥形瓶中置 30ml 乙醇吸收液，上层锥形瓶置 7ml 乙醇吸收液。充分振摇，试揿 5 次，揿压喷射 20 次(注意每揿间隔 5 秒并缓缓振摇)，用乙醇适量清洗规定部件，合并洗液与下层锥形瓶中的吸收液，置 50ml 量瓶中，用乙醇稀释至刻度，摇匀，滤过，取续滤液。

对照品溶液　取沙丁胺醇对照品适量，精密称定，加乙醇溶解并定量稀释制成每 1ml 中含 12μg 的溶液。

系统适用性溶液、色谱条件、系统适用性要求与测定法见含量测定项下。

限度　按外标法以峰面积计算，溶液型气雾剂的微细粒子药物量应不低于每揿标示量的 20%，混悬型气雾剂的微细粒子药物量应不低于每揿标示量的 30%。

泄漏率　取供试品 12 罐，去除外包装，用乙醇将表面清洗干净，室温垂直(直立)放置 24 小时，分别精密称定重量(W_1)，再在室温放置 72 小时(精确至 30 分钟)，再分别精密称定重量(W_2)，置 2～8℃冷却后，迅速在阀上面钻一小孔，放置至室温，待抛射剂完全气化挥尽后，将瓶与阀分离，用乙醇洗净，在室温下干燥，分别精密称定重量(W_3)，按下式计算每瓶年泄漏率。平均年泄漏率应小于 3.5%，并不得有 1 瓶大于 5%。

$$\text{年泄漏率}=365\times24\times(W_1-W_2)/[72\times(W_1-W_3)]\times100\%$$

其他　除每揿喷量与递送剂量均一性外，应符合气雾剂项下有关的各项规定(通则 0113)。

【含量测定】　照高效液相色谱法(通则 0512)测定。

供试品溶液　取本品 1 罐，充分振摇，试揿 5 次，用流动相洗净喷头与套口，充分干燥后，振摇 30 秒，倒置于已加入流动相吸收液 30ml 的烧杯中，将套口浸入吸收液的液面下(至少 25mm)，揿压喷射 10 次(注意每揿间隔 5 秒并缓缓振摇)，取出，用吸收液洗净套口内外，合并洗液与吸收液，定量转移至 50ml 量瓶中，用流动相稀释至刻度，摇匀。

对照品溶液　取沙丁胺醇对照品适量，精密称定，加流动相溶解并定量稀释制成每 1ml 中约含 28μg(混悬型 20μg)的溶液。

系统适用性溶液　取硫酸特布他林与沙丁胺醇各适量，加流动相溶解并稀释制成每 1ml 中各含 24μg 的混合溶液。

色谱条件　用十八烷基硅烷键合硅胶为填充剂；以甲醇-0.1%醋酸铵溶液(80∶20)为流动相；检测波长为 276nm；进样体积 20μl。

系统适用性要求　系统适用性溶液色谱图中，理论板数按沙丁胺醇峰计算不低于 3000，沙丁胺醇峰与特布他林峰之间的分离度应符合要求。

测定法　精密量取供试品溶液与对照品溶液，分别注入液相色谱仪，记录色谱图。按外标法以峰面积计算，并将所得结果除以 10，即为前 10 揿的平均每揿主药含量。按上述方法，再分别测定标示揿数的中(每瓶 200 揿取 96～105 揿，或每瓶 240 揿取 116～125 揿)、后(每瓶 200 揿取 191～200 揿，或每瓶 240 揿取 231～240 揿)各 10 揿的平均每揿主药含量。

【类别】　β_2 肾上腺素受体激动药。

【规格】　溶液型　每罐 200 揿，每揿含沙丁胺醇 0.14mg

混悬型　每罐 200 揿，每揿含沙丁胺醇 0.10mg

混悬型　每罐 240 揿，每揿含沙丁胺醇 0.10mg

【贮藏】　遮光，密闭，在阴凉处保存。

沙利度胺

Shalidu'an

Thalidomide

$C_{13}H_{10}N_2O_4$　258.23

本品为(±)-*N*-(2,6-二氧代-3-哌啶基)-邻苯二甲酰亚胺。按干燥品计算，含 $C_{13}H_{10}N_2O_4$ 应为 98.0%～102.0%。

【性状】　本品为白色至类白色粉末；无臭。

本品在 *N*,*N*-二甲基甲酰胺或吡啶中溶解，在水、甲醇或乙醇中极微溶解，在乙醚中不溶。

【鉴别】　(1)取本品约 0.1g，置试管中，加氢氧化钠试液 10ml，加热至沸，即产生氨的臭气，放冷，加茚三酮 10mg，茚三酮周围显蓝色。

(2)本品的红外光吸收图谱应与对照品的图谱一致(通则 0402)。

【检查】 **有关物质** 照高效液相色谱法(通则 0512)测定。

溶剂 乙腈-水-磷酸(50∶50∶0.1)。

供试品溶液 取本品约 0.1g,精密称定,置 50ml 量瓶中,加溶剂适量,超声使溶解并稀释至刻度,摇匀,精密量取 10ml,置 100ml 量瓶中,加磷酸溶液(1→100)10ml,用水稀释至刻度,摇匀。

对照品溶液 取沙利度胺对照品适量,加乙腈溶解并稀释制成每 1ml 中含 1mg 的溶液,作为溶液(1);另取邻苯二甲酸对照品适量,精密称定,用乙腈-水(80∶5)溶解并定量稀释制成每 1ml 中含 1mg 的溶液,精密量取适量,用乙腈定量稀释制成每 1ml 中含 0.1mg 的溶液,作为溶液(2);精密量取溶液(1)、(2)各 2ml,置同一 100ml 量瓶中,用溶剂稀释至刻度,摇匀,精密量取 10ml,置 100ml 量瓶中,加磷酸溶液(1→100)10ml,用水稀释至刻度,摇匀。

色谱条件 用十八烷基硅烷键合硅胶为填充剂(3.9mm×150mm,4μm 或效能相当的色谱柱);以乙腈-水-磷酸(5∶95∶0.1)为流动相 A,乙腈-水-磷酸(15∶85∶0.1)为流动相 B,流速为每分钟 2ml,按下表进行梯度洗脱;检测波长为 218nm;进样体积 200μl。

时间(分钟)	流动相 A(%)	流动相 B(%)
0	100	0
15	50	50
20	100	0
30	100	0

系统适用性要求 对照品溶液色谱图中,调节流速使沙利度胺峰的保留时间约为 14 分钟;邻苯二甲酸峰与沙利度胺峰的相对保留时间约为 0.3。

测定法 精密量取供试品溶液与对照品溶液,分别注入液相色谱仪,记录色谱图。

限度 供试品溶液的色谱图中如有杂质峰,按外标法以邻苯二甲酸峰面积计算,单个杂质不得过 0.1%,杂质总量不得过 0.3%。

残留溶剂 照残留溶剂测定法(通则 0861 第三法)测定。

供试品溶液 取本品 0.1g,精密称定,置 10ml 量瓶中,加二甲基亚砜溶解并稀释至刻度,摇匀。

对照品溶液 取 *N*,*N*-二甲基甲酰胺适量,精密称定,用二甲基亚砜定量稀释制成每 1ml 中含 8.8μg 的溶液。

色谱条件 以聚乙二醇(PEG-20M)(或极性相近)为固定液;起始温度为 50℃,维持 3 分钟,以每分钟 20℃的速率升温至 200℃,维持 7 分钟;进样口温度为 250℃;检测器温度为 280℃;进样体积 1μl。

测定法 精密量取供试品溶液与对照品溶液,分别注入气相色谱仪,记录色谱图。

限度 按外标法以峰面积计算,*N*,*N*-二甲基甲酰胺的残留量应符合规定。

干燥失重 取本品,在 105℃干燥 4 小时,减失重量不得过 0.5%(通则 0831)。

炽灼残渣 取本品 1.0g,依法检查(通则 0841),遗留残渣不得过 0.3%。

重金属 取炽灼残渣项下遗留的残渣,依法检查(通则 0821),含重金属不得过百万分之二十。

【含量测定】 照高效液相色谱法(通则 0512)测定。

供试品溶液 取本品约 0.1g,精密称定,置 100ml 量瓶中,加乙腈 80ml,超声使溶解,放冷,用乙腈稀释至刻度,摇匀,精密量取 10ml,置 100ml 量瓶中,加磷酸溶液(1→100)10ml,用水稀释至刻度,摇匀。

对照品溶液 取沙利度胺对照品约 0.1g,精密称定,置 100ml 量瓶中,加乙腈 80ml,超声使溶解,放冷,用乙腈稀释至刻度,摇匀,精密量取 10ml,置 100ml 量瓶中,加磷酸溶液(1→100)10ml,用水稀释至刻度,摇匀。

色谱条件 用十八烷基硅烷键合硅胶为填充剂;以乙腈-水-磷酸(15∶85∶0.1)为流动相;检测波长为 237nm;进样体积 20μl。

系统适用性要求 理论板数按沙利度胺峰计算不低于 7000。

测定法 精密量取供试品溶液与对照品溶液,分别注入液相色谱仪,记录色谱图。按外标法以峰面积计算。

【类别】 免疫调节药。

【贮藏】 密封保存。

【制剂】 沙利度胺片

沙利度胺片

Shalidu'an Pian

Thalidomide Tablets

本品含沙利度胺($C_{13}H_{10}N_2O_4$)应为标示量的 93.0%~107.0%。

【性状】 本品为白色或类白色片。

【鉴别】 (1)取本品细粉适量(约相当于沙利度胺 0.1g),照沙利度胺项下的鉴别(1)试验,显相同的反应。

(2)在含量测定项下记录的色谱图中,供试品溶液主峰的保留时间应与对照品溶液主峰的保留时间一致。

【检查】 **有关物质** 照高效液相色谱法(通则 0512)测定。

供试品溶液 取本品细粉适量(约相当于沙利度胺 0.1g),精密称定,置 50ml 量瓶中,加溶剂适量,超声使沙利度胺溶解并稀释至刻度,摇匀,滤过,精密量取续滤液 10ml,置 100ml 量瓶中,加磷酸溶液(1→100)10ml,用水稀释至刻度,摇匀。

溶剂、对照品溶液、色谱条件、系统适用性要求与测定法见沙利度胺有关物质项下。

限度　供试品溶液色谱图中如有杂质峰，按外标法以邻苯二甲酸峰面积计算，单个杂质不得过标示量的 0.1%，杂质总量不得过标示量的 0.3%。

溶出度　照溶出度与释放度测定法（通则 0931 第二法）测定。

溶出条件　以聚氧乙烯十二烷基醚溶液[取 5% 聚氧乙烯十二烷基醚溶液 2.5ml，加盐酸溶液（2→100）稀释至 1000ml] 900ml 为溶出介质，转速为每分钟 75 转，依法操作，经 60 分钟时取样。

供试品溶液　取溶出液滤过，取续滤液。

对照品溶液　取沙利度胺对照品适量，精密称定，加乙腈溶解并定量稀释制成每 1ml 中含 0.25mg（25mg 规格）或 0.5mg（50mg 规格）的溶液，精密量取 10ml，置 100ml 量瓶中，加磷酸溶液（1→100）10ml，用水稀释至刻度，摇匀。

色谱条件与系统适用性要求　见含量测定项下。

测定法　见含量测定项下。计算每片的溶出量。

限度　标示量的 70%，应符合规定。

其他　应符合片剂项下有关的各项规定（通则 0101）。

【含量测定】　照高效液相色谱法（通则 0512）测定。

供试品溶液　取本品 20 片，精密称定，研细，精密称取适量（约相当于沙利度胺 0.1g），置 100ml 量瓶中，加乙腈 80ml，超声使沙利度胺溶解，放冷，用乙腈稀释至刻度，摇匀，滤过，精密量取续滤液 10ml，置 100ml 量瓶中，加磷酸溶液（1→100）10ml，用水稀释至刻度，摇匀。

对照品溶液、色谱条件、系统适用性要求与测定法　见沙利度胺含量测定项下。

【类别】　同沙利度胺。

【规格】　（1）25mg　（2）50mg

【贮藏】　遮光，密封保存。

泛昔洛韦

Fanxiluowei

Famciclovir

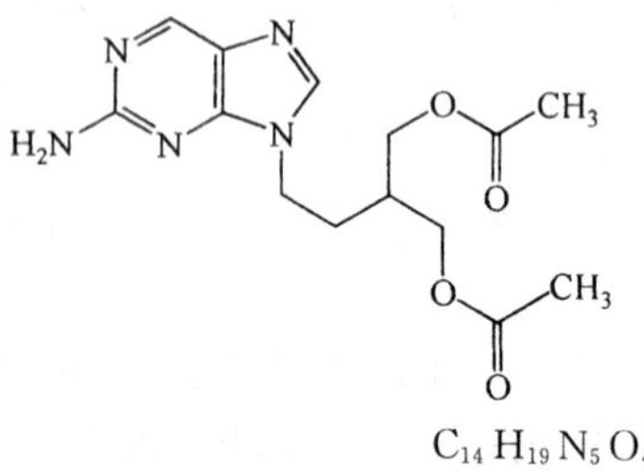

$C_{14}H_{19}N_5O_4$　321.34

本品为 2-[2-[9-(2-氨基-9*H*-嘌呤基)]乙基]-1,3-丙二醇二乙酸酯。按干燥品计算，含 $C_{14}H_{19}N_5O_4$ 不得少于 98.5%。

【性状】　本品为白色或类白色结晶性粉末；无臭。

本品在水、甲醇、乙醇或二氯甲烷中易溶，在乙酸乙酯中略溶，在乙醚中几乎不溶。

熔点　本品的熔点（通则 0612）为 102～104℃。

吸收系数　取本品，精密称定，加水溶解并定量稀释制成每 1ml 中约含 20μg 的溶液，照紫外-可见分光光度法（通则 0401），在 305nm 的波长处测定吸光度，吸收系数（$E_{1cm}^{1\%}$）为 205～220。

【鉴别】　（1）取本品适量，加水溶解并稀释制成每 1ml 中约含 10μg 的溶液，照紫外-可见分光光度法（通则 0401）测定，在 221nm、243nm 与 305nm 的波长处有最大吸收。

（2）在含量测定项下记录的色谱图中，供试品溶液主峰的保留时间应与对照品溶液主峰的保留时间一致。

（3）本品的红外光吸收图谱应与对照的图谱（光谱集 956 图）一致。

【检查】　**酸碱度**　取本品 0.10g，加水 10ml 溶解后，依法测定（通则 0631），pH 值应为 6.0～7.5。

有关物质　照高效液相色谱法（通则 0512）测定。

供试品溶液　取本品，加流动相溶解并稀释制成每 1ml 中约含 0.2mg 的溶液。

对照溶液　精密量取供试品溶液 1ml，置 200ml 量瓶中，用流动相稀释至刻度，摇匀。

色谱条件　用十八烷基硅烷键合硅胶为填充剂；以乙腈-0.02mol/L 磷酸二氢钾溶液（20：80）为流动相；检测波长为 221nm；进样体积 20μl。

系统适用性要求　理论板数按泛昔洛韦峰计算不低于 2500。

测定法　精密量取供试品溶液与对照溶液，分别注入液相色谱仪，记录色谱图至主峰保留时间的 2.5 倍。

限度　供试品溶液色谱图中如有杂质峰，各单个杂质峰面积不得大于对照溶液的主峰面积（0.5%），各杂质峰面积的和不得大于对照溶液主峰面积的 2 倍（1.0%）。

残留溶剂　照残留溶剂测定法（通则 0861 第一法）测定。

供试品溶液　取本品约 0.25g，精密称定，置顶空瓶中，精密加水 5ml 使溶解，密封。

对照品溶液　取甲醇、乙酸乙酯与二氯甲烷各适量，精密称定，用水定量稀释制成每 1ml 中约含甲醇 0.15mg、乙酸乙酯 0.25mg 和二氯甲烷 0.03mg 的混合溶液，精密量取 5ml，置顶空瓶中，密封。

色谱条件　以 5% 苯基甲基硅氧烷为固定液的毛细管柱为色谱柱；柱温为 50℃；进样口温度为 200℃；检测器温度为 250℃；顶空瓶平衡温度为 85℃，平衡时间为 30 分钟。

系统适用性要求　对照品溶液色谱图中，各色谱峰间的分离度均应符合要求。

测定法　取供试品溶液与对照品溶液分别顶空进样，记录色谱图。

限度　按外标法以峰面积分别计算，甲醇、乙酸乙酯与二氯甲烷的残留量均应符合规定。

干燥失重　取本品，在 80℃减压干燥至恒重，减失重量不得过0.5%(通则0831)。

炽灼残渣 取本品1.0g,依法检查(通则0841),遗留残渣不得过0.1%。

重金属 取炽灼残渣项下遗留的残渣,依法检查(通则0821第二法),含重金属不得过百万分之二十。

【含量测定】 照高效液相色谱法(通则0512)测定。

供试品溶液 取本品适量,精密称定,加流动相溶解并定量稀释制成每1ml中约含50μg的溶液。

对照品溶液 取泛昔洛韦对照品,精密称定,加流动相溶解并定量稀释制成每1ml中约含50μg的溶液。

色谱条件 见有关物质项下。检测波长为305nm。

系统适用性要求 见有关物质项下。

测定法 精密量取供试品溶液与对照品溶液,分别注入液相色谱仪,记录色谱图。按外标法以峰面积计算。

【类别】 抗病毒药。

【贮藏】 密封,在干燥处保存。

【制剂】 (1)泛昔洛韦片 (2)泛昔洛韦胶囊

泛昔洛韦片

Fanxiluowei Pian

Famciclovir Tablets

本品含泛昔洛韦($C_{14}H_{19}N_5O_4$)应为标示量的90.0%~110.0%。

【性状】 本品为白色至类白色片或薄膜衣片,除去包衣后显白色至类白色。

【鉴别】 (1)取本品,研细(薄膜衣片除去包衣),取细粉适量,加水振摇使泛昔洛韦溶解并稀释制成每1ml中含泛昔洛韦约10μg的溶液,滤过,取滤液,照紫外-可见分光光度法(通则0401)测定,在221nm、243nm与305nm的波长处有最大吸收。

(2)在含量测定项下记录的色谱图中,供试品溶液主峰的保留时间应与对照品溶液主峰的保留时间一致。

【检查】 **溶出度** 照溶出度与释放度测定法(通则0931第一法)测定。

溶出条件 以水900ml为溶出介质,转速为每分钟100转,依法操作,经30分钟时取样。

供试品溶液 取溶出液10ml,滤过,精密量取续滤液适量,用水定量稀释制成每1ml中约含25μg的溶液。

对照品溶液 取泛昔洛韦对照品适量,精密称定,加水溶解并定量稀释制成每1ml中约含25μg的溶液。

测定法 取供试品溶液与对照品溶液,照紫外-可见分光光度法(通则0401),在305nm的波长处分别测定吸光度,计算每片的溶出量。

限度 标示量的80%,应符合规定。

其他 应符合片剂项下有关的各项规定(通则0101)。

【含量测定】 照高效液相色谱法(通则0512)测定。

供试品溶液 取本品20片,精密称定,研细,精密称取适量(约相当于泛昔洛韦0.1g),加流动相使泛昔洛韦溶解并定量稀释制成每1ml中约含泛昔洛韦50μg的溶液,摇匀,滤过,取续滤液。

对照品溶液、色谱条件、系统适用性要求与测定法 见泛昔洛韦含量测定项下。

【类别】 同泛昔洛韦。

【规格】 (1)0.125g (2)0.25g

【贮藏】 密封保存。

泛昔洛韦胶囊

Fanxiluowei Jiaonang

Famciclovir Capsules

本品含泛昔洛韦($C_{14}H_{19}N_5O_4$)应为标示量的90.0%~110.0%。

【性状】 本品内容物为白色或类白色粉末。

【鉴别】 (1)取本品内容物适量,加水振摇使泛昔洛韦溶解并稀释制成每1ml中含泛昔洛韦约10μg的溶液,滤过,取滤液,照紫外-可见分光光度法(通则0401)测定,在221nm、243nm与305nm的波长处有最大吸收。

(2)在含量测定项下记录的色谱图中,供试品溶液主峰的保留时间应与对照品溶液主峰的保留时间一致。

【检查】 **溶出度** 照溶出度与释放度测定法(通则0931第一法)测定。

溶出条件 以水900ml为溶出介质,转速为每分钟100转,依法操作,经30分钟时取样。

供试品溶液 取溶出液10ml,滤过,精密量取续滤液适量,用水定量稀释制成每1ml中约含25μg的溶液。

对照品溶液 取泛昔洛韦对照品适量,精密称定,加水溶解并定量稀释制成每1ml中约含25μg的溶液。

测定法 取供试品溶液与对照品溶液,照紫外-可见分光光度法(通则0401),在305nm的波长处分别测定吸光度,计算每粒的溶出量。

限度 标示量的80%,应符合规定。

其他 应符合胶囊剂项下有关的各项规定(通则0103)。

【含量测定】 照高效液相色谱法(通则0512)测定。

供试品溶液 取装量差异项下的内容物,混匀,精密称取适量(约相当于泛昔洛韦0.1g),加流动相使泛昔洛韦溶解并定量稀释制成每1ml中约含泛昔洛韦50μg的溶液,摇匀,滤过,取续滤液。

对照品溶液、色谱条件、系统适用性要求与测定法 见泛昔洛韦含量测定项下。

【类别】 同泛昔洛韦。

【规格】 0.125g

【贮藏】 密封保存。

泛酸钙

Fansuangai

Calcium Pantothenate

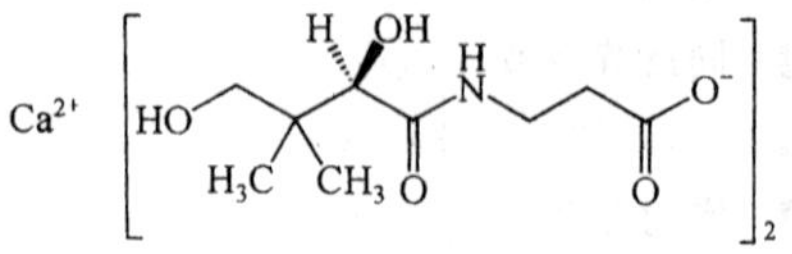

$C_{18}H_{32}CaN_2O_{10}$　476.54

本品为(*R*)-*N*-(3,3-二甲基-2,4-二羟基-1-氧代丁基)-3-丙氨酸钙盐。按干燥品计算,含钙(Ca)应为 8.20%～8.60%,含氮(N)应为 5.70%～6.00%。

【性状】 本品为白色粉末;无臭;有引湿性;水溶液显中性或弱碱性。

本品在水中易溶,在乙醇中极微溶解,在三氯甲烷或乙醚中几乎不溶。

比旋度　取本品,精密称定,加水溶解并定量稀释制成每 1ml 中约含 50mg 的溶液,依法测定(通则 0621),比旋度为 +25.0°至 +28.5°。

【鉴别】 (1)取本品约 50mg,加氢氧化钠试液 5ml,振摇,加硫酸铜试液 2 滴,即显蓝紫色。

(2)取本品约 50mg,加氢氧化钠试液 5ml,振摇,煮沸 1 分钟,放冷,加酚酞指示液 1 滴,滴加盐酸溶液(9→100)至溶液褪色后再多加 0.5ml,加三氯化铁试液 2 滴,即显鲜明的黄色。

(3)本品的红外光吸收图谱应与对照的图谱(光谱集 208 图)一致。

(4)本品显钙盐的鉴别反应(通则 0301)。

【检查】 **酸碱度**　取本品 1.0g,加水 20ml 溶解后,依法测定(通则 0631),pH 值应为 6.8～8.0。

溶液的澄清度与颜色　酸碱度项下的溶液应澄清无色。

***β*-丙氨酸**　照薄层色谱法(通则 0502)试验。

供试品溶液　取本品适量,精密称定,加水溶解并定量稀释制成每 1ml 中约含 40mg 的溶液。

对照品溶液　取 *β*-丙氨酸对照品适量,精密称定,加水溶解并定量稀释制成每 1ml 中约含 0.4mg 的溶液。

色谱条件　采用硅胶 G 薄层板,以乙醇-水(65∶35)为展开剂。

测定法　吸取供试品溶液与对照品溶液各 5μl,分别点于同一薄层板上,展开,晾干,喷以茚三酮试液,在 110℃干燥 10 分钟,立即检视。

限度　供试品溶液如显与对照品溶液主斑点相应的杂质斑点,其颜色与对照品溶液的主斑点比较,不得更深(1.0%)。

干燥失重　取本品,在 105℃干燥至恒重,减失重量不得过 5.0%(通则 0831)。

重金属　取本品 1.0g,加水适量使溶解,加盐酸溶液(9→100)1.0ml,加水稀释至 25ml,依法检查(通则 0821 第一法),含重金属不得过百万分之二十。

【含量测定】 **钙**　取本品约 0.5g,精密称定,加水 100ml 溶解后,加氢氧化钠试液 15ml 与钙紫红素指示剂约 0.1g,用乙二胺四醋酸二钠滴定液(0.05mol/L)滴定至溶液自紫红色转变为纯蓝色。每 1ml 乙二胺四醋酸二钠滴定液(0.05mol/L)相当于 2.004mg 的钙(Ca)。

氮　取本品约 0.5g,精密称定,照氮测定法(通则 0704 第一法)测定。每 1ml 硫酸滴定液(0.05mol/L)相当于 1.401mg 的氮(N)。

【类别】 维生素类药。

【贮藏】 密封,在干燥处保存。

【制剂】 泛酸钙片

泛酸钙片

Fansuangai Pian

Calcium Pantothenate Tablets

本品含泛酸钙($C_{18}H_{32}CaN_2O_{10}$)应为标示量的 93.0%～107.0%。

【性状】 本品为白色片。

【鉴别】 (1)取本品的细粉适量(约相当于泛酸钙 50mg),加氢氧化钠试液 5ml,振摇,滤过,滤液中加硫酸铜试液 1 滴,即显深蓝色。

(2)取本品的细粉适量(约相当于泛酸钙 50mg),加氢氧化钠试液 5ml,煮沸 1 分钟,放冷,加 1mol/L 盐酸溶液 5ml,再加三氯化铁试液 2 滴,即显黄色。

(3)取本品的细粉适量,加水振摇,滤过,滤液显钙盐的鉴别反应(通则 0301)。

【检查】 **含量均匀度**　取本品 1 片,置 10ml(5mg 规格)或 20ml(10mg 规格)量瓶中,加流动相适量,超声使泛酸钙溶解,放冷,用流动相稀释至刻度,摇匀,离心,取上清液作为供试品溶液,照含量测定项下的方法测定,计算每片的含量,应符合规定(通则 0941)。

溶出度　照溶出度与释放度测定法(通则 0931 第二法)测定。

溶出条件　以水 900ml 为溶出介质,转速为每分钟 50 转,依法操作,经 45 分钟时取样。

供试品溶液　取溶出液滤过,取续滤液。

对照品溶液　取泛酸钙对照品适量,精密称定,加水溶解并定量稀释制成每 1ml 中约含 5.6μg(5mg 规格)或 11.1μg(10mg 规格)的溶液。

色谱条件与系统适用性要求　见含量测定项下。

测定法　见含量测定项下。计算每片的溶出量。

限度　标示量的 75%,应符合规定。

其他　应符合片剂项下有关的各项规定(通则 0101)。

【含量测定】　照高效液相色谱法(通则 0512)测定。

供试品溶液　取本品 20 片，精密称定，研细，精密称取适量(约相当于泛酸钙 25mg)，置 50ml 量瓶中，加流动相适量，超声使泛酸钙溶解，放冷，用流动相稀释至刻度，摇匀，离心，取上清液。

对照品溶液　取泛酸钙对照品适量，精密称定，加流动相溶解并定量稀释制成每 1ml 中约含 0.5mg 的溶液。

色谱条件　用十八烷基硅烷键合硅胶为填充剂；以乙腈-水-磷酸(50：950：1)为流动相；检测波长为 210nm；进样体积 10μl。

系统适用性要求　泛酸钙峰与相邻杂质峰的分离度应符合要求。

测定法　精密量取供试品溶液与对照品溶液，分别注入液相色谱仪，记录色谱图。按外标法以峰面积计算。

【类别】　同泛酸钙。

【规格】　(1)5mg　(2)10mg

【贮藏】　遮光，密封，在干燥处保存。

泛影酸

Fanyingsuan

Diatrizoic Acid

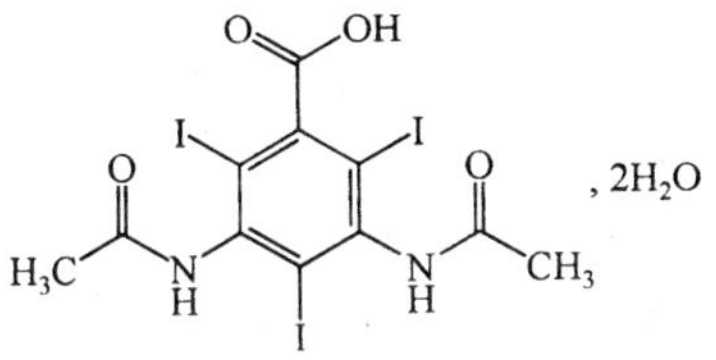

$C_{11}H_9I_3N_2O_4 \cdot 2H_2O$　649.95

本品为 3,5-二乙酰氨基-2,4,6-三碘苯甲酸二水合物。按干燥品计算，含 $C_{11}H_9I_3N_2O_4$ 不得少于 98.5%。

【性状】　本品为白色粉末；无臭。

本品在水中极微溶解；在氨溶液或氢氧化钠溶液中溶解。

【鉴别】　(1)取本品约 10mg，置坩埚中，小火加热，即产生紫色的碘蒸气。

(2)取本品与泛影酸对照品，分别加甲醇-浓氨溶液(97：3)溶解并稀释制成每 1ml 中约含 5mg 的溶液。照有关物质项下的方法试验，供试品溶液所显主斑点的位置和颜色应与对照品溶液的主斑点相同。

(3)本品的红外光吸收图谱应与对照的图谱(光谱集 209 图)一致。

【检查】　**酸度**　取本品 1.0g，加水 20ml，振摇数分钟，滤过，依法测定(通则 0631)，pH 值应为 2.5～3.5。

碱性溶液的颜色　取本品 4.8g，加氢氧化钠试液 10ml 溶解后溶液应无色；如显色，与对照液(取黄色 3 号或橙红色 2 号标准比色液 5ml，加水 5ml，摇匀)比较，不得更深。

游离碘　取碱性溶液的颜色项下的溶液 2.0ml，用水稀释至 10ml，加稀醋酸至对石蕊试纸显酸性，加碘化钾 0.5g，振摇溶解后，加淀粉指示液 1ml，摇匀；如显色，与对照液(取等量供试品，用同一方法操作，以水 1ml 代替淀粉指示液 1ml)比较，不得更深。

卤化物　取本品 2.0g，加氢氧化钠试液 4ml 溶解后，加水 30ml，滴加稀硝酸 3ml，搅拌数分钟，使泛影酸析出，滤过，沉淀用水少量洗涤，合并洗液与滤液，用水稀释至 50ml，摇匀，必要时重复滤过；分取滤液 20ml 照氯化物检查法(通则 0801)检查，与标准氯化钠溶液 4.0ml 制成的对照液比较，不得更浓(0.005%)。

碘化物　取卤化物项下剩余的滤液 20ml，加三氯甲烷 1ml、稀硝酸 3ml 与浓过氧化氢溶液 1ml，振摇，静置分层后，三氯甲烷层如显色，与 0.0013%碘化钾溶液(每 1ml 相当于 10μg 的 I)2.0ml 加水使成 20ml 后，用同一方法制成的对照液比较，不得更深(0.0025%)。

氨基化合物　照紫外-可见分光光度法(通则 0401)测定。

供试品溶液　取本品 1.0g，加水 5ml 与氢氧化钠试液 5ml 使溶解，加水至 100ml，摇匀，取 10ml，加亚硝酸钠滴定液(0.1mol/L)5ml 与盐酸溶液(9→100)10ml，摇匀，放置 10 分钟，加 2.5%氨基磺酸铵溶液 5ml，摇匀，放置 5 分钟，加碱性 β-萘酚试液 2ml 与氢氧化钠试液 15ml，加水至 50ml，摇匀。

测定法　取供试品溶液，在 485nm 的波长处测定吸光度。

限度　吸光度不得过 0.25。

有关物质　照薄层色谱法(通则 0502)试验。

溶剂　甲醇-浓氨溶液(97：3)。

供试品溶液　取本品适量，加溶剂溶解并稀释制成每 1ml 中约含 50mg 的溶液。

对照溶液　精密量取供试品溶液适量，用溶剂定量稀释制成每 1ml 中约含 0.1mg 的溶液。

色谱条件　采用高效硅胶 GF_{254} 薄层板，以无水甲酸-丁酮-甲苯(20：25：60)为展开剂。

测定法　吸取供试品溶液与对照溶液各 5μl，分别点于同一薄层板上，展开后，晾干，置紫外光灯(254nm)下检视。

限度　供试品溶液如显杂质斑点，与对照溶液的主斑点比较，不得更深。

干燥失重　取本品，在 130℃干燥至恒重，减失重量不得过 6.0%(通则 0831)。

炽灼残渣　取本品 1.0g，依法检查(通则 0841)，遗留残渣不得过 0.1%。

铁盐　取炽灼残渣项下遗留的残渣，加盐酸 1ml，置水浴上蒸干，加稀盐酸 1ml 与水适量，置水浴上加热，滤过，坩埚用水洗涤，合并滤液与洗液并加水使成 25ml，依法检查(通则 0807)，与标准铁溶液 1.0ml 用同一方法制成的对照液比较，不得更深(0.001%)。

重金属　取本品 1.0g，依法检查(通则 0821 第二法)，含重金属不得过百万分之十。

【含量测定】 取本品约 0.4g，精密称定，加氢氧化钠试液 30ml 与锌粉 1.0g，加热回流 30 分钟，放冷，冷凝管用少量水洗涤，滤过，烧瓶与滤器用水洗涤 3 次，每次 15ml，合并洗液与滤液，加冰醋酸 5ml 与曙红钠指示液 5 滴，用硝酸银滴定液（0.1mol/L）滴定。每 1ml 硝酸银滴定液（0.1mol/L）相当于 20.46mg 的 $C_{11}H_9I_3N_2O_4$。

【类别】 诊断用药。

【贮藏】 遮光，密封保存。

【制剂】 (1)泛影葡胺注射液 (2)泛影酸钠注射液 (3)复方泛影葡胺注射液

泛影葡胺注射液

Fanyingpu'an Zhusheye

Meglumine Diatrizoate Injection

本品为泛影酸与等分子葡甲胺制成的灭菌水溶液。含泛影葡胺（$C_{11}H_9I_3N_2O_4 \cdot C_7H_{17}NO_5$）应为标示量的 95.0%～105.0%。

【性状】 本品为无色至淡黄色的澄明液体。

【鉴别】 (1)取本品约 1ml，蒸干后，小火加热，产生紫色的碘蒸气。

(2)取本品约 0.1ml，加三氯化铁试液 1ml，滴加 20%氢氧化钠溶液 2ml，即生成棕红色沉淀，随即溶解成棕红色溶液。

(3)照薄层色谱法（通则 0502）试验。

供试品溶液 取本品适量，用水稀释制成每 1ml 中含泛影葡胺 3mg 的溶液。

对照品溶液 取泛影酸对照品 20mg，加 0.04%氢氧化钠溶液 10ml 使溶解。

色谱条件 采用硅胶 HF_{254} 薄层板，以正丁醇-冰醋酸-水（4：1：5）为展开剂。

测定法 吸取供试品溶液与对照品溶液各 10μl，分别点于同一薄层板上，展开，晾干，置紫外光灯（254nm）下检视。

结果判定 供试品溶液所显主斑点的位置应与对照品溶液的主斑点相同。

【检查】 **pH 值** 应为 6.0～7.6（通则 0631）。

颜色 取本品，与黄色 6 号标准比色液（通则 0901 第一法）比较，不得更深。

游离碘 取本品适量（约相当于泛影葡胺 1.0g），用水稀释至 10ml，照泛影酸项下游离碘的方法检查，应符合规定。

碘化物 取本品适量（约相当于泛影葡胺 1.0g），用水稀释至 10ml，滴加稀硝酸 3ml，搅拌数分钟，析出沉淀，滤过，沉淀用水 5ml 洗涤；合并滤液与洗液，加三氯甲烷与浓过氧化氢溶液各 1ml，振摇，静置分层。三氯甲烷层如显色，与 0.0013%碘化钾溶液（每 1ml 相当于 10μg 的 I）4.0ml 用同一方法制成的对照液比较，不得更深。

游离胺 照紫外-可见分光光度法（通则 0401）测定。避光操作。

0.1%盐酸萘乙二胺溶液 临用新制。取盐酸萘乙二胺 0.1g，置 100ml 量瓶中，加水 30ml 溶解后，用 1,2-丙二醇稀释至刻度，摇匀。

供试品溶液 取本品适量（约相当于泛影葡胺 1.0g），置 50ml 量瓶中，用水稀释至 5ml，加 0.1mol/L 氢氧化钠溶液 10ml 与二甲基亚砜 25ml，摇匀，置冰浴中放置 5 分钟，缓缓加入盐酸 2ml，摇匀，放置 5 分钟，加 2%亚硝酸钠溶液 2ml，摇匀，放置 5 分钟，加 8%氨基磺酸溶液 1ml，摇匀，放置 5 分钟，加 0.1%盐酸萘乙二胺溶液 2ml，摇匀，将量瓶从冰浴中取出，置 22～25℃水浴中放置 10 分钟，时时振摇，加二甲基亚砜稀释至刻度，摇匀。

空白溶液 取水 5ml，置 50ml 量瓶中，照供试品溶液自“加 0.1mol/L 氢氧化钠溶液 10ml 与二甲基亚砜 25ml”起，同法制备。

测定法 以空白溶液作为空白，取供试品溶液 5 分钟内在 470nm 的波长处测定吸光度。

限度 吸光度不得过 0.40。

葡甲胺 取本品，在 25℃依法测定旋光度（通则 0621），结果除以 24.9，即得供试品中含有葡甲胺（$C_7H_{17}NO_5$）的浓度（g/ml）。含 $C_7H_{17}NO_5$ 应为泛影葡胺标示量的 22.9%～25.3%。

热原 取本品，依法检查（通则 1142），剂量按家兔体重每 1kg 缓缓注射 3ml，应符合规定。

其他 应符合注射剂项下有关的各项规定（通则 0102）。

【含量测定】 精密量取本品适量（约相当于泛影葡胺 6g），置 100ml 量瓶中，用水稀释至刻度，摇匀，精密量取 10ml，照泛影酸项下的方法，自“加氢氧化钠试液 30ml 与锌粉 1.0g”起，依法测定。每 1ml 硝酸银滴定液（0.1mol/L）相当于 26.97mg 的 $C_{11}H_9I_3N_2O_4 \cdot C_7H_{17}NO_5$。

【类别】 诊断用药。

【规格】 (1)1ml：0.3g (2)20ml：12g (3)20ml：15.2g (4)50ml：30g (5)50ml：32.5g (6)100ml：60g (7)100ml：65g (8)200ml：130g

【贮藏】 遮光，密闭保存。

泛影酸钠注射液

Fanyingsuanna Zhusheye

Sodium Diatrizoate Injection

本品为泛影酸用氢氧化钠中和后的灭菌水溶液。含泛影酸钠（$C_{11}H_8I_3N_2NaO_4$）应为标示量的 95.0%～105.0%。

【性状】 本品为无色至淡黄色的澄明液体。

【鉴别】 (1)取本品约 1ml,蒸干后,小火加热,产生紫色的碘蒸气。

(2)照薄层色谱法(通则 0502)试验。

供试品溶液 取本品适量,用 0.08%氢氧化钠的甲醇溶液稀释制成每 1ml 中约含 1mg 的溶液。

对照品溶液 取泛影酸对照品适量,加 0.08%氢氧化钠的甲醇溶液溶解并稀释制成每 1ml 中约含 1mg 的溶液。

色谱条件 采用硅胶 HF_{254} 薄层板,以正丁醇-冰醋酸-水(4∶1∶5)为展开剂。

测定法 吸取供试品溶液与对照品溶液各 10μl,分别点于同一薄层板上,展开,晾干,置紫外光灯(254nm)下检视。

结果判定 供试品溶液所显主斑点的位置应与对照品溶液的主斑点相同。

(3)本品显钠盐的鉴别反应(通则 0301)。

【检查】 **pH 值** 应为 6.5~8.0(通则 0631)。

颜色 取本品,与黄色 3 号标准比色液(通则 0901 第一法)比较,不得更深。

游离碘 取本品适量(约相当于泛影酸钠 1.0g),加水至 10ml,照泛影酸项下的方法检查,应符合规定。

碘化物 取本品适量(约相当于泛影酸钠 0.8g),用水稀释至 10ml,滴加稀硝酸 3ml,搅拌数分钟,析出沉淀,滤过,沉淀用水 5ml 洗涤;合并滤液与洗液,加三氯甲烷与浓过氧化氢溶液各 1ml,振摇,静置分层后,三氯甲烷层如显色,与 0.0013%碘化钾溶液(每 1ml 相当于 10μg 的 I)4.0ml 用同一方法制成的对照液比较,不得更深。

热原 取本品,依法检查(通则 1142),剂量按家兔体重每 1kg 缓慢注射 3ml,应符合规定。

其他 应符合注射剂项下有关的各项规定(通则 0102)。

【含量测定】 精密量取本品适量(约相当于泛影酸钠 5g),置 100ml 量瓶中,用水稀释至刻度,摇匀,精密量取 10ml,照泛影酸项下的方法,自"加氢氧化钠试液 30ml 与锌粉 1.0g"起,依法测定。每 1ml 硝酸银滴定液(0.1mol/L)相当于 21.20mg 的 $C_{11}H_8I_3N_2NaO_4$。

【类别】 诊断用药。

【规格】 (1)1ml∶0.3g (2)20ml∶10g

【贮藏】 遮光,密闭保存。

尿促性素

Niaocuxingsu

Menotropins

本品为绝经妇女尿中提取的促性腺激素,主要含卵泡刺激素(Follicle-stimulating Hormone,简称 FSH)与黄体生成素(Luteinising Hormone,简称 LH)。每 1mg 中卵泡刺激素效价不得少于 400 单位,黄体生成素的效价与卵泡刺激素效价的比值约为 1。

【制法要求】 本品应从健康人群的尿中提取,生产过程应符合现行版《药品生产质量管理规范》要求。本品在生产过程中需经适宜的工艺方法进行病毒安全性控制,以使任何病毒如肝炎病毒、人免疫缺陷病毒等去除或灭活。

【性状】 本品为类白色至淡黄色粉末。

本品在水中溶解。

【鉴别】 照效价测定项下的方法,测定结果应能使未成年雌性大鼠卵巢增大,使未成年雄性大鼠的精囊和前列腺增重。

【检查】 **残留溶剂** 照残留溶剂测定法(通则 0861 第二法)测定。

供试品溶液 取本品约 0.1g,精密称定,置顶空瓶中,精密加入水 2ml 使溶解,密封。

对照品溶液 取无水乙醇适量,精密称定,用水定量稀释制成每 1ml 中约含 0.25mg 的溶液,精密量取 2ml,置顶空瓶中,密封。

色谱条件 以聚乙二醇为固定液的毛细管柱为色谱柱;起始温度为 60℃,维持 5 分钟,以每分钟 50℃的速率升温至 200℃,维持 15 分钟;进样口温度为 200℃;检测器温度为 250℃;顶空瓶平衡温度为 90℃,平衡时间为 20 分钟。

测定法 取供试品溶液与对照品溶液分别顶空进样,记录色谱图。

限度 按外标法以峰面积计算,乙醇的残留量应符合规定。

水分 取本品,照水分测定法(0832 第一法)测定,含水分不得过 5.0%。

乙肝表面抗原 取本品,加 0.9%氯化钠溶液溶解并稀释制成每 1ml 中含 10mg 的溶液,按试剂盒说明书测定,应为阴性。

异常毒性 取本品,加氯化钠注射液溶解并稀释制成每 1ml 中含 100 单位(以卵泡刺激素效价计)的溶液,依法检查(通则 1141),按静脉注射法给药,应符合规定。

细菌内毒素 取本品,依法检查(通则 1143),每 1 单位尿促性素(以卵泡刺激素效价计)中含内毒素的量应小于 1.0EU。

【效价测定】 **卵泡刺激素** 照卵泡刺激素生物测定法(通则 1216)测定,应符合规定,测定的结果应为标示值的 80%~125%。

黄体生成素 照黄体生成素生物测定法(通则 1217)测定,应符合规定,测定的结果应为标示值的 80%~125%。

【类别】 促性腺激素药。

【贮藏】 遮光,密封,在冷处保存。

【制剂】 注射用尿促性素

注射用尿促性素

Zhusheyong Niaocuxingsu

Menotropins for Injection

本品为尿促性素加适宜的赋形剂溶解，经冷冻干燥制得的无菌制品。含卵泡刺激素和黄体生成素效价均应为标示量的76%～135%。黄体生成素的效价与卵泡刺激素效价的比值约为1。

【性状】 本品为白色或类白色冻干块状物或粉末。

【鉴别】 取本品，照尿促性素项下的鉴别试验，显相同的结果。

【检查】 **酸碱度** 取本品，每支加水3ml溶解后，依法测定（通则0631），pH值应为6.0～8.0。

干燥失重 取本品约0.10g，置五氧化二磷干燥器中，室温减压干燥至恒重，减失重量不得过5.0%（通则0831）。

异常毒性与细菌内毒素 照尿促性素项下的方法检查，均应符合规定。

其他 应符合注射剂项下有关的各项规定（通则0102）。

【效价测定】 取本品5支（150单位）或10支（75单位），照尿促性素项下的方法测定。

【类别】 同尿促性素。

【规格】 以卵泡刺激素效价计 （1）75单位 （2）150单位

【贮藏】 遮光，密闭，在阴凉处保存。

尿　素

Niaosu

Urea

O

H2N　NH2

CH_4N_2O　60.06

本品含CH_4N_2O不得少于99.5%。

【性状】 本品为无色棱柱状结晶或白色结晶性粉末；几乎无臭，味咸凉；放置较久后，渐渐发生微弱的氨臭；水溶液显中性反应。

本品在水或乙醇中易溶，在乙醚或三氯甲烷中不溶。

熔点 本品的熔点（通则0612）为132～135℃。

【鉴别】 （1）取本品0.5g，置试管中加热，液化并放出氨气；继续加热至液体显浑浊，冷却，加水10ml与氢氧化钠试液2ml溶解后，加硫酸铜试液1滴，即显紫红色。

（2）取本品0.1g，加水1ml溶解后，加硝酸1ml，即生成白色结晶性沉淀。

（3）本品的红外光吸收图谱应与对照的图谱（光谱集210图）一致。

【检查】 **氯化物** 取本品1.0g，依法检查（通则0801），与标准氯化钠溶液7.0ml制成的对照液比较，不得更浓（0.007%）。

硫酸盐 取本品4.0g，依法检查（通则0802），与标准硫酸钾溶液4.0ml制成的对照液比较，不得更浓（0.010%）。

乙醇中不溶物 取本品5.0g，加热乙醇50ml，如有不溶物，用105℃恒重的垂熔玻璃坩埚滤过，滤渣用热乙醇20ml洗涤，并在105℃干燥至恒重，遗留残渣不得过2mg。

炽灼残渣 不得过0.1%（通则0841）。

重金属 取本品1.0g，加水20ml溶解后，加0.1mol/L盐酸溶液5ml，依法检查（通则0821第一法），含重金属不得过百万分之二十。

【含量测定】 取本品约0.15g，精密称定，置凯氏烧瓶中，加水25ml、3%硫酸铜溶液2ml与硫酸8ml，缓缓加热至溶液呈澄明的绿色后，继续加热30分钟，放冷，加水100ml，摇匀，沿瓶壁缓缓加20%氢氧化钠溶液75ml，自成一液层，加锌粒0.2g，用氮气球将凯氏烧瓶与冷凝管连接，并将冷凝管的末端伸入盛有4%硼酸溶液50ml的500ml锥形瓶的液面下；轻轻摆动凯氏烧瓶，使溶液混合均匀，加热蒸馏，俟氨馏尽，停止蒸馏；馏出液中加甲基红指示液数滴，用盐酸滴定液（0.2mol/L）滴定，并将滴定的结果用空白试验校正。每1ml盐酸滴定液（0.2mol/L）相当于6.006mg的CH_4N_2O。

【类别】 角质软化药。

【贮藏】 密封保存。

【制剂】 （1）尿素软膏 （2）尿素乳膏

尿素软膏

Niaosu Ruangao

Urea Ointment

本品含尿素（CH_4N_2O）应为标示量的90.0%～110.0%。

【性状】 本品为黄色稠度均匀的软膏。

【鉴别】 （1）取含量测定项下剩余溶液2～3ml，加盐酸1滴，摇匀后，加10%呫吨氢醇的甲醇溶液2～3滴，即产生沉淀，此沉淀加等量的乙醇应不溶解。

（2）照薄层色谱法（通则0502）试验。

供试品溶液 取本品适量（约相当于尿素50mg），加无水乙醇5ml，水浴加热使尿素溶解，置冰浴中冷却，滤过，取滤液。

对照品溶液 取尿素对照品约50mg，加无水乙醇5ml，振摇使溶解。

系统适用性溶液 取供试品溶液与对照品溶液各1ml，混匀。

色谱条件 采用硅胶G薄层板，以无水乙醇与13.5mol/L的氨水（99∶1）为展开剂。

测定法　吸取上述三种溶液各 5μl，分别点于同一薄层板上，展开，取出，晾干，喷以含 0.5%对二甲氨基苯甲醛与 0.5%硫酸的无水乙醇溶液。

系统适用性要求　系统适用性溶液只能显 1 个斑点。

结果判定　供试品溶液所显主斑点的位置和颜色应与对照品溶液的主斑点一致。

【检查】 应符合软膏剂项下有关的各项规定（通则 0109）。

【含量测定】 照紫外-可见分光光度法（通则 0401）测定。

供试品溶液　取本品适量（约相当于尿素 50mg），精密称定，置 50ml 烧杯中，加乙醇 20ml，置水浴中加热使尿素溶解，置冰浴中冷却 30 分钟后，滤过，滤液置 100ml 量瓶中，用乙醇淋洗容器，滤过，再用乙醇淋洗滤器，滤液与洗液合并置同一量瓶中，放至室温，用乙醇稀释至刻度，摇匀。

对照品溶液　取尿素对照品适量，精密称定，加乙醇溶解并定量稀释制成每 1ml 中约含 0.5mg 的溶液。

测定法　精密量取供试品溶液与对照品溶液各 3ml，分别置 25ml 量瓶中，各精密加对二甲氨基苯甲醛溶液（取对二甲氨基苯甲醛 2g，加乙醇 96ml 与盐酸 4ml 使溶解）10ml，用乙醇稀释至刻度，摇匀，暗处放置 15 分钟，必要时滤过，立即在 420nm 的波长处测定吸光度，计算。

【类别】 皮肤外用药。

【规格】 10%

【贮藏】 密封，在凉暗处保存。

尿素乳膏

Niaosu Rugao

Urea Cream

本品含尿素（CH_4N_2O）应为标示量的 90.0%～110.0%。

【性状】 本品为白色乳膏。

【鉴别】 取本品适量（约相当于尿素 0.5g），置分液漏斗中，加三氯甲烷 50ml，振摇使分散，加氯化钠 4g 与水 100ml，振摇提取，俟分层，收集上层水溶液于 200ml 烧杯中，蒸去水分，残渣备用。

（1）取上述残渣少许，置试管中，缓缓加热（注意勿炭化），即发生氨臭，能使湿润的红色石蕊试纸变蓝；继续加热数分钟，冷却，加水 10ml 溶解后，加氢氧化钠试液 1ml，混匀，加硫酸铜试液 1 滴，摇匀，溶液即呈蓝紫色。

（2）取上述残渣适量，加水适量制成饱和溶液，取上清液 1ml，加硝酸 1ml，振摇，即产生白色结晶性沉淀。

【检查】 应符合乳膏剂项下有关的各项规定（通则 0109）。

【含量测定】 照紫外-可见分光光度法（通则 0401）测定。

供试品溶液　取本品适量，精密称定（约相当于尿素 50mg），置 50ml 烧杯中，加乙醇 20ml，置水浴中加热使尿素溶解，置冰浴中冷却 30 分钟，滤过，滤液置 100ml 量瓶中，用乙醇洗涤容器及滤器，洗液并入量瓶中，放至室温，用乙醇稀释至刻度，摇匀，滤过，取续滤液。

对照品溶液　取尿素对照品适量，精密称定，加乙醇溶解并定量稀释制成每 1ml 中约含 0.5mg 的溶液。

测定法　精密量取供试品溶液与对照品溶液各 3ml，分别置 25ml 量瓶中，各精密加对二甲氨基苯甲醛溶液（取对二甲氨基苯甲醛 2g，加乙醇 96ml 与盐酸 4ml 使溶解，即得）10ml，用乙醇稀释至刻度，摇匀，暗处放置 15 分钟，必要时滤过，立即在 420nm 的波长处测定吸光度，计算。

【类别】 同尿素。

【规格】 （1）10g：0.2g　（2）10g：1g　（3）10g：2g

【贮藏】 密封，在阴凉处保存。

尿激酶

Niaojimei

Urokinase

本品系从新鲜人尿中提取的一种能激活纤维蛋白溶酶原的酶。它是由高分子量尿激酶（M_W54 000）和低分子量尿激酶（M_W33 000）组成的混合物，高分子量尿激酶含量不得少于 90%，每 1mg 蛋白中尿激酶活力不得少于 12 万单位。

【制法要求】 本品应从健康人群的尿中提取，生产过程应符合现行版《药品生产质量管理规范》要求。本品在生产过程中应有病毒安全性控制的措施，工艺中需经 60℃加热 10 小时，以使病毒灭活。

【性状】 本品为白色或类白色粉末。

【鉴别】 取效价测定项下的供试品溶液，用巴比妥-氯化钠缓冲液（pH 7.8）稀释制成每 1ml 中含 20 单位的溶液，取 1ml，加牛纤维蛋白原溶液 0.3ml，再依次加入牛纤维蛋白溶酶原溶液 0.2ml 与牛凝血酶溶液 0.2ml，迅速摇匀，立即置 37℃±0.5℃恒温水浴中保温，立即计时。应在 30～45 秒内凝结，且凝块在 15 分钟内重新溶解。以 0.9%氯化钠溶液作空白，同法操作，凝块在 2 小时内不溶（上述试剂的配制同效价测定）。

【检查】 **溶液的澄清度与颜色**　取本品，加 0.9%氯化钠溶液溶解并稀释制成每 1ml 中含 3000 单位的溶液，依法检查（通则 0901 第一法与通则 0902 第一法），应澄清无色。

干燥失重　取本品，以五氧化二磷为干燥剂，在 60℃减压干燥至恒重，减失重量不得大于 5.0%（通则 0831）。

分子组分比　取本品，加水溶解并稀释制成每 1ml 中含 2mg 的溶液后，加入等体积的缓冲液[取浓缩胶缓冲液（F 液）2.5ml、20%十二烷基硫酸钠溶液 2.5ml、0.1%溴酚蓝溶液

1.0ml 与 87%甘油溶液 3.5ml,加水至 10ml],置水浴中 3 分钟,放冷,作为供试品溶液,取 10μl,加至样品孔,照电泳法(通则 0541 第五法 考马斯亮蓝法染色)测定,按下式计算高分子量尿激酶相对含量(%)。

高分子量尿激酶相对含量(%)=

$$\frac{\text{高分子量尿激酶的峰面积}}{\text{高、低分子量尿激酶的峰面积之和}}\times 100\%$$

乙肝表面抗原 取本品,加 0.9%氯化钠溶液溶解并稀释制成每 1ml 中含 10mg 的溶液,按试剂盒说明书项下测定,应为阴性。

异常毒性 取本品,加氯化钠注射液溶解并稀释制成每 1ml 中含 5000 单位的溶液,依法检查(通则 1141),应符合规定。

细菌内毒素 取本品,依法检查(通则 1143),每 1 万单位尿激酶中含内毒素的量应小于 1.0EU。

凝血质样活性物质 血浆的制备 取新鲜兔血,加 3.8%枸橼酸钠溶液(每 9ml 兔血加 3.8%枸橼酸钠溶液 1ml),混匀,在 2~8℃条件下,以每分钟 5000 转离心 20 分钟。取上清液在 −20℃速冻保存备用,用前在 25℃融化。

测定法 取本品,加巴比妥缓冲液(pH 7.4)溶解并稀释制成每 1ml 中各含 5000 单位、2500 单位、1250 单位、625 单位与 312 单位的供试品溶液。若供试品中含乙二胺四醋酸盐或磷酸盐,必须先经巴比妥缓冲液(pH 7.4)在 2℃透析除去,再配成上述浓度的溶液。

取小试管(12mm×75mm)7 支,在第 1 管和第 7 管各加巴比妥缓冲液(pH 7.4)0.1ml 作空白对照,其余 5 管分别加入上述倍比稀释的供试品溶液各 0.1ml,再依次加入 6-氨基己酸溶液[取 6-氨基己酸 1.97g,加巴比妥缓冲液(pH 7.4)使溶解,并稀释至 50ml]与血浆各 0.1ml,轻轻摇匀,在 25℃水浴中,静置 3 分钟,加入已预温至 25℃的氯化钙溶液(取氯化钙 1.84g,加水使溶解并稀释至 500ml)0.1ml,混匀,置水浴中,立即计时。注意观察血浆凝固,终点判断为轻轻倾斜试管置水平状,溶液呈斜面但不流动,记录凝固时间(秒)。每个浓度测 3 次,求平均值(3 次测定中最大值与最小值的差不得超过平均值的 10%)。以供试品溶液浓度的对数为纵坐标,复钙缩短时间(空白管的凝固时间减去供试品管的凝固时间)为横坐标绘图。连接不同稀释度的供试品各点,应成一直线,延伸直线与纵坐标轴的交点为供试品浓度,即凝血质样活性为零值时的供试品酶活力,按每 1ml 供试品溶液的单位表示,每 1ml 应不得少于 150 单位。

【效价测定】 **酶活力** 牛纤维蛋白原溶液 取牛纤维蛋白原,加巴比妥-氯化钠缓冲液(pH 7.8)溶解并稀释制成每 1ml 中含 6.67mg 可凝结蛋白的溶液。

牛凝血酶溶液 取牛凝血酶,加巴比妥-氯化钠缓冲液(pH 7.8)溶解并稀释制成每 1ml 中含 6.0 单位的溶液。

牛纤维蛋白溶酶原溶液 取牛纤维蛋白溶酶原,加三羟甲基氨基甲烷缓冲液(pH 9.0)溶解并稀释制成每 1ml 中含 1~1.4 酪蛋白单位的溶液(如溶液浑浊,离心,取上清液备用)。

混合溶液 临用前取等体积的牛凝血酶溶液和牛纤维蛋白溶酶原溶液,混匀。

标准品溶液 取尿激酶标准品,加巴比妥-氯化钠缓冲液(pH 7.8)溶解并定量稀释制成每 1ml 中约含 60 单位的溶液。

供试品溶液 取本品适量,精密称定,加巴比妥-氯化钠缓冲液(pH 7.8)溶解,并定量稀释制成与标准品溶液相同浓度的溶液,摇匀。

测定法 取试管 4 支,各加牛纤维蛋白原溶液 0.3ml,置 37℃±0.5℃水浴中,分别加巴比妥-氯化钠缓冲液(pH 7.8)0.9ml、0.8ml、0.7ml、0.6ml,依次加标准品溶液 0.1ml、0.2ml、0.3ml、0.4ml,再分别加混合溶液 0.4ml,立即摇匀,分别计时。反应系统应在 30~40 秒内凝结,当凝块内小气泡上升到反应系统体积一半时作为反应终点,立即计时。每个浓度测 3 次,求平均值(3 次测定中最大值与最小值的差不得超过平均值的 10%)。以尿激酶浓度的对数为横坐标,以反应终点时间的对数为纵坐标,进行线性回归。供试品按上法测定,用线性回归方程求得供试品溶液浓度,计算每 1mg 供试品的效价(单位)。

蛋白质含量 取本品约 10mg,精密称定,照蛋白质含量测定法(通则 0731 第一法)测定,即得。

比活 每 1mg 蛋白中含尿激酶活力单位数。

【类别】 溶栓药。

【贮藏】 遮光,密封,在 10℃以下保存。

【制剂】 注射用尿激酶

注射用尿激酶

Zhusheyong Niaojimei

Urokinase for Injection

本品为尿激酶加适量稳定剂和赋形剂的无菌冻干品。本品的尿激酶活力单位应为标示量的 85.0%~120.0%。

【性状】 本品为白色或类白色的冻干块状物或粉末。

【鉴别】 照尿激酶项下的鉴别试验,显相同的结果。

【检查】 **酸碱度** 取本品,每支加水 2ml 溶解后,混匀,依法测定(通则 0631),pH 值应为 6.0~7.5。

溶液的澄清度与颜色 取本品,加 0.9%氯化钠溶液溶解并稀释制成每 1ml 中含 3000 单位的溶液,依法检查(通则 0901 第一法与通则 0902 第一法)应澄清无色。

干燥失重 取本品,以五氧化二磷为干燥剂,在 60℃减压干燥 4 小时,减失重量不得大于 5.0%(通则 0831)。

细菌内毒素 照尿激酶项下的方法检查,应符合规定。

其他 应符合注射剂项下有关的各项规定(通则 0102)。

【效价测定】　取本品5支，分别加适量巴比妥-氯化钠缓冲液（pH 7.8）溶解，并全量转移至同一100ml量瓶中，用上述缓冲液稀释至刻度，摇匀。精密量取适量，用上述缓冲液定量稀释制成适宜浓度的溶液（应在标准曲线浓度范围内）。照尿激酶项下的方法测定酶活力，即得。

【类别】　同尿激酶。

【规格】　(1)5000单位　(2)1万单位　(3)5万单位　(4)10万单位　(5)20万单位　(6)25万单位　(7)50万单位　(8)100万单位　(9)150万单位

【贮藏】　遮光，密闭，在10℃以下保存。

阿　片

Apian

Opium

本品为罂粟科植物罂粟 *Papaver somniferum* L. 的未成熟蒴果被划破后渗出的乳状液经干燥制成。含吗啡按无水吗啡（$C_{17}H_{19}NO_3$）计算，不得少于9.5%。

【性状】　本品为棕色或暗棕色膏状物。新鲜品略柔软，存放日久，则变坚硬或脆。臭特殊。

【鉴别】　(1)取本品约0.1g，加水5ml，加热浸渍后，滤过，滤液中加三氯化铁试液数滴，即显紫红色，再加稀盐酸或二氯化汞试液数滴，颜色无变化。

(2)取本品约0.1g，加三氯甲烷5ml与氨试液数滴，振摇10分钟，分取三氯甲烷液，置表面皿中，在水浴上蒸干，残留物为灰白色结晶，加甲醛硫酸试液2滴，即显深红色。

(3)照薄层色谱法（通则0502）试验。

溶剂　三氯甲烷-乙醇（1∶1）。

供试品溶液　取本品0.2g，加水5ml与氨试液5ml，研匀，移置分液漏斗中，加溶剂20ml，轻轻振摇提取，分取提取液，置水浴上蒸干，残渣加溶剂1ml使溶解。

对照品溶液　取吗啡对照品、磷酸可待因对照品、盐酸罂粟碱对照品、那可汀对照品与蒂巴因对照品适量，分别加溶剂溶解并稀释制成每1ml中各约含1mg的溶液。

色谱条件　采用硅胶G薄层板，以苯-丙酮-甲醇-浓氨溶液（8∶4∶0.6∶0.25）为展开剂。

测定法　吸取供试品溶液与对照品溶液各10μl，分别点于同一薄层板上，展开，取出，晾干，喷以碘化铋钾试液。

结果判定　供试品溶液最少应显7个明显的斑点，其中5个斑点的颜色和位置应分别与5个对照品溶液所显的主斑点一致。

【含量测定】　照高效液相色谱法（通则0512）测定。

固相萃取柱的前处理、系统适用性试验与要求　取固相萃取柱1支（用十八烷基硅烷键合硅胶为填充剂），依次用甲醇-水（3∶1）15ml与水5ml冲洗，再用pH值约为9的氨水溶液（取水适量，滴加氨试液至pH值为9）冲洗至流出液pH值约为9，待用。

精密量取每1ml中约含吗啡对照品0.5mg的5%醋酸溶液0.5ml，置处理后的固相萃取柱上，以供试品溶液中相同的洗脱条件洗脱，用5ml量瓶收集洗脱液至刻度，摇匀，作为固相萃取柱系统适用性溶液。精密量取该溶液与对照品溶液各10μl，分别注入液相色谱仪，记录色谱图。

固相萃取柱系统适用性试验结果（f_S）按下列公式计算，应在0.97～1.03之间。

$$系统适用性试验结果(f_S)=\frac{A_X/C_X}{A_R/C_R}$$

式中　A_X为系统适用性溶液中吗啡峰面积；

A_R为对照品溶液中吗啡峰面积；

C_X为系统适用性溶液浓度；

C_R为对照品溶液浓度。

供试品溶液　取本品约5g，研细（过五号筛），取约1g，精密称定，置200ml量瓶中，加5%醋酸溶液适量，超声30分钟使吗啡溶解，取出，放冷，用5%醋酸溶液稀释至刻度，摇匀，滤过，精密量取续滤液0.5ml，置处理后的固相萃取柱上，滴加氨试液适量使柱内溶液的pH值约为9（上样前，另取同体积的续滤液预先调试，以确定滴加氨试液的量），摇匀，待溶剂滴尽后，用水20ml冲洗，以含20%甲醇的5%醋酸溶液洗脱，用5ml量瓶收集洗脱液至刻度，摇匀。

对照品溶液　取吗啡对照品适量，精密称定，加含20%甲醇的5%醋酸溶液溶解并定量稀释制成每1ml中约含50μg的溶液。

色谱条件　用辛基硅烷键合硅胶为填充剂；以50mmol/L磷酸二氢钾溶液-2.5mmol/L庚烷磺酸钠溶液-乙腈（5∶5∶2）为流动相；检测波长为220nm；进样体积10μl。

系统适用性要求　理论板数按吗啡峰计算不低于1000。

测定法　精密量取供试品溶液与对照品溶液，分别注入液相色谱仪，记录色谱图，按外标法以峰面积计算。

【类别】　镇痛药，止泻药。

【贮藏】　密封保存。

阿　片　粉

Apian Fen

Powdered Opium

本品为阿片在70℃以下干燥，研细，测定含量后，加乳糖或其他稀释剂，研匀制成。含吗啡按无水吗啡（$C_{17}H_{19}NO_3$）计算，应为9.5%～10.5%。

【性状】　本品为淡棕色至淡黄棕色粉末；臭特殊。

【鉴别】　取本品，照阿片项下的鉴别试验，显相同的反应。

【含量测定】　照阿片项下的方法测定，即得。

【类别】 同阿片。

【贮藏】 密封保存。

【制剂】 (1)阿片片　(2)阿片酊　(3)阿桔片　(4)复方甘草片

阿　片　片

Apian Pian

Opium Tablets

本品为阿片粉压制片，每片含吗啡按无水吗啡($C_{17}H_{19}NO_3$)计算，应为 4.5～5.5mg。

【性状】 本品为淡棕色片。

【鉴别】 (1)取本品细粉适量(约相当于阿片粉 0.1g)，加水 5ml，加热浸渍后，滤过，滤液中加三氯化铁数滴，即显紫色，再加稀盐酸或二氯化汞试液数滴，颜色无变化。

(2)取本品细粉适量(约相当于阿片粉 0.2g)，加水 5ml 与氨试液 5ml，研匀，移至分液漏斗中，加三氯甲烷-乙醇(1∶1)溶液 20ml，轻轻振摇提取，分取提取液，置水浴上蒸干，残渣加三氯甲烷-乙醇(1∶1)溶液 1ml 使溶解，作为供试品溶液；照阿片项下的鉴别(3)试验，应显相同的结果。

【检查】 应符合片剂项下有关的各项规定(通则 0101)。

【含量测定】 照高效液相色谱法(通则 0512)测定。

固相萃取柱的前处理、系统适用性试验与要求　取固相萃取柱 1 支(用十八烷基硅烷键合硅胶为填充剂)，依次用甲醇-水(3∶1)15ml 与水 5ml 冲洗，再用 pH 值约为 9 的氨水溶液(取水适量、滴加氨试液至 pH 值为 9)冲洗至流出液 pH 值约为 9，待用。

精密量取每 1ml 中约含吗啡对照品 0.15mg 的 5%醋酸溶液 1ml，置处理后的固相萃取柱上，以供试品溶液中相同的洗脱条件洗脱，用 5ml 量瓶收集洗脱液至刻度，摇匀，作为固相萃取柱系统适用性溶液。精密量取该溶液与对照品溶液各 10μl，分别注入液相色谱仪，记录色谱图。

固相萃取柱系统适用性试验结果(f_S)按下列公式计算，应在 0.97～1.03 之间。

$$系统适用性试验结果(f_S)=\frac{A_X/C_X}{A_R/C_R}$$

式中 A_X 为系统适用性溶液中吗啡峰面积；

A_R 为对照品溶液中吗啡峰面积；

C_X 为系统适用性溶液浓度；

C_R 为对照品溶液浓度。

供试品溶液　取本品 20 片，精密称定，研细，精密称取适量(约相当于吗啡 1.5mg)，置磨口锥形瓶中，精密加入 5%醋酸溶液 10ml，超声 20 分钟使吗啡溶解，取出放冷，滤过；精密量取续滤液 1ml，置处理后的固相萃取柱上，滴加氨试液适量使柱内溶液的 pH 值约为 9(上样前，另取同体积的续滤液预先调试，以确定滴加氨试液的量)，摇匀，待溶剂滴尽后，用水 20ml 冲洗至中性，以 5%醋酸溶液洗脱，用 5ml 量瓶收集洗脱液至刻度，摇匀。

对照品溶液　取吗啡对照品适量，精密称定，加 5%醋酸溶液溶解并定量稀释制成每 1ml 中约含 30μg 的溶液。

色谱条件　用辛基硅烷键合硅胶为填充剂，以 50mmol/L 碳酸二氢钾溶液-2.5mmol/L 庚烷磺酸钠溶液-乙腈(2∶2∶1)为流动相，检测波长为 220nm；进样体积 10μl。

系统适用性要求与测定法　见阿片含量测定项下。

【类别】 同阿片。

【贮藏】 遮光，密封保存。

阿　片　酊

Apian Ding

Opium Tincture

本品含无水吗啡($C_{17}H_{19}NO_3$)应为 0.95%～1.05%。

【性状】 本品为棕色液体；与水振摇能起多量泡沫。

【鉴别】 取本品适量，置水浴上蒸干，残渣照阿片项下的鉴别试验，显相同的结果。

【检查】 **乙醇量**　应为 41%～46%(通则 0711)。

其他　应符合酊剂项下有关的各项规定(通则 0120)。

【含量测定】 照高效液相色谱法(通则 0512)测定。

固相萃取柱的前处理、系统适用性试验与要求　取固相萃取柱 1 支(用十八烷基硅烷键合硅胶为填充剂)，依次用甲醇-水(3∶1)15ml 与水 5ml 冲洗，再用 pH 值约为 9 的氨水溶液(取水适量，滴加氨试液至 pH 值为 9)冲洗至流出液 pH 值约为 9，待用。

精密量取每 1ml 中约含吗啡对照品 1mg 的 5%醋酸溶液 1ml，置处理后的固相萃取柱上，以供试品溶液中相同的洗脱条件洗脱，用 5ml 量瓶收集洗脱液至刻度，摇匀，作为固相萃取柱系统适用性溶液。精密量取该溶液与对照品溶液各 10μl，分别注入液相色谱仪，记录色谱图。

固相萃取柱系统适用性试验结果(f_S)按下列公式计算，应在 0.97～1.03 之间。

$$系统适用性试验结果(f_S)=\frac{A_X/C_X}{A_R/C_R}$$

式中 A_X 为系统适用性溶液中吗啡峰面积；

A_R 为对照品溶液中吗啡峰面积；

C_X 为系统适用性溶液浓度；

C_R 为对照品溶液浓度。

供试品溶液　取本品 1 瓶，摇匀，精密量取 5ml，置磨口锥形瓶中，在 90℃水浴减压蒸干，精密加 5%醋酸溶液 50ml，密塞，超声 15 分钟使吗啡溶解，取出，放冷，滤过；精密量取续滤液 1ml，置处理后的固相萃取柱上，滴加氨试液适量使柱内溶液的 pH 值约为 9(上样前，另取同体积的续滤液预先调试，以确定滴加氨试液的量），摇匀，待溶剂滴尽后，用水 20ml 冲洗，以含 10%甲醇的 5%醋酸溶液洗脱，用 5ml 量瓶收集洗脱液至刻度，摇匀。

对照品溶液　取吗啡对照品适量，精密称定，加含 10%甲醇的 5%醋酸溶液溶解并定量稀释制成每 1ml 中约含 0.2mg 的溶液。

色谱条件、系统适用性要求与测定法　见阿片含量测定项下。

【类别】　同阿片。

【贮藏】　密封，在 30℃以下保存。

阿　桔　片

A Jie Pian

Compound Platycodon Tablets

本品每片中含无水吗啡（$C_{17}H_{19}NO_3$）应为 2.7～3.3mg。

【处方】

阿片粉	30g
桔梗粉	90g
硫酸钾	180g
辅料	适量
制成	1000 片

【性状】　本品为淡棕色片。

【鉴别】　取本品的细粉适量（约相当于阿片粉 0.1g），照阿片项下的鉴别试验，显相同的反应。

【检查】　除崩解时限为 20 分钟外，其他应符合片剂项下有关的各项规定（通则 0101）。

【含量测定】　照高效液相色谱法（通则 0512）测定。

固相萃取柱的前处理、系统适用性试验与要求　取固相萃取柱 1 支（用十八烷基硅烷键合硅胶为填充剂），依次用甲醇-水（3：1）15ml 与水 5ml 冲洗，再用 pH 值约为 9 的氨水溶液（取水适量，滴加氨试液至 pH 值为 9）冲洗至流出液 pH 值约为 9，待用。

精密量取每 1ml 中约含吗啡对照品 0.3mg 的 5%醋酸溶液 1ml，置处理后的固相萃取柱上，与供试品溶液中相同的洗脱条件洗脱，用 5ml 量瓶收集洗脱液至刻度，摇匀，作为固相萃取柱系统适用性溶液。精密量取该溶液与对照品溶液各 10μl，分别注入液相色谱仪，记录色谱图。

固相萃取柱系统适用性试验结果（f_S）按下列公式计算，应在 0.97～1.03 之间。

$$系统适用性试验结果(f_S)=\frac{A_X/C_X}{A_R/C_R}$$

式中　A_X 为系统适用性溶液中吗啡峰面积；

A_R 为对照品溶液中吗啡峰面积；

C_X 为系统适用性溶液浓度；

C_R 为对照品溶液浓度。

供试品溶液　取本品 20 片，精密称定，研细，精密称取约 1 片量，置磨口锥形瓶中，精密加 5%醋酸溶液 10ml，超声 20 分钟使吗啡溶解，取出，放冷，滤过；精密量取续滤液 1ml，置处理后的固相萃取柱上，滴加氨试液适量使柱内溶液的 pH 值约为 9（上样前，另取同体积的续滤液预先调试，以确定滴加氨试液的量），摇匀，待溶剂滴尽后，用水 20ml 冲洗，以含 20%甲醇的 5%醋酸溶液洗脱，用 5ml 量瓶收集洗脱液至刻度，摇匀。

对照品溶液　取吗啡对照品适量，精密称定，加含 20%甲醇的 5%醋酸溶液溶解并定量稀释制成每 1ml 中约含 60μg 的溶液。

色谱条件　用辛基硅烷键合硅胶为填充剂；以 50mmol/L 磷酸二氢钾溶液-2.5mmol/L 庚烷磺酸钠溶液-乙腈（2：2：1）为流动相；检测波长为 220nm；进样体积 10μl。

系统适用性要求与测定法　见阿片含量测定项下。

【类别】　镇咳祛痰药。

【贮藏】　遮光，密封保存。

阿 仑 膦 酸 钠

Alunlinsuanna

Alendronate Sodium

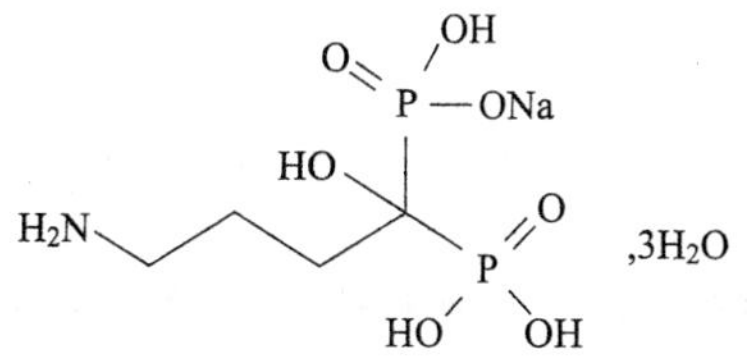

$C_4H_{12}NNaO_7P_2 \cdot 3H_2O$　325.12

本品为（4-氨基-1-羟基亚丁基）-1,1-二膦酸单钠盐三水化合物。按干燥品计算，含 $C_4H_{12}NNaO_7P_2$ 不得少于 98.5%。

【性状】　本品为白色结晶性粉末。

本品在水中略溶，在热水中溶解，在乙醇或丙酮中不溶；在氢氧化钠试液中易溶。

【鉴别】　（1）取本品约 20mg，加水 2ml 溶解后，加氢氧化钠试液适量使呈碱性，再加茚三酮试液 1ml，混合，加热煮沸数分钟，即显紫红色。

（2）取本品适量，置 150℃干燥至恒重后测定。本品的红外光吸收图谱应与对照品的图谱一致（通则 0402）。

（3）本品的水溶液显钠盐鉴别（1）的反应（通则 0301）。

【检查】　**酸度**　取本品 0.80g，加水 50ml 使溶解，依法测定（通则 0631），pH 值应为 4.2～4.6。

溶液的澄清度与颜色　取本品 0.50g，加水 50ml 溶解后，溶液应澄清无色。

氯化物　取本品 0.50g，依法检查（通则 0801），与标准氯化钠溶液 5.0ml 制成的对照液比较，不得更浓（0.01%）。

磷酸盐与亚磷酸盐　照离子色谱法(通则 0513)测定。

供试品溶液　取本品约 0.1g,精密称定,置 100ml 量瓶中,加水适量超声使溶解,用水稀释至刻度,摇匀,经 0.22μm 滤膜滤过,取续滤液。

对照品溶液　取磷酸、亚磷酸各适量,精密称定,加水溶解并定量稀释制成每 1ml 中各约含 2μg 的溶液。

色谱条件　用阴离子交换色谱柱(Dionex RFIC™ IonPac AS11 色谱柱,保护柱:Dionex IonPac™ AG11;或效能相当的色谱柱);检测器为电导检测器,检测方式为抑制电导检测;柱温 30℃;以水为流动相 A,50mmol/L 氢氧化钾溶液为流动相 B,按下表进行梯度洗脱;流速为每分钟 1.0ml;进样体积 20μl。

时间(分钟)	流动相 A(%)	流动相 B(%)
0	85	15
7	85	15
7.1	74	26
19.0	74	26
19.1	0	100
25.0	0	100
25.1	85	15
35	85	15

系统适用性要求　适当调整梯度,使亚磷酸盐峰的保留时间约为 6 分钟,磷酸盐峰的保留时间约为 19 分钟,磷酸盐峰、亚磷酸盐峰与相邻杂质峰之间的分离度均应符合要求。

测定法　精密量取供试品溶液与对照品溶液,分别注入离子色谱仪,记录色谱图。

限度　按外标法以峰面积计,并折算为磷酸盐与亚磷酸盐的量,均不得过 0.5%。

4-氨基丁酸　照薄层色谱法(通则 0502)试验。

供试品溶液　取本品适量,加水溶解并定量稀释制成每 1ml 中约含 10mg 的溶液。

对照品溶液　取 4-氨基丁酸对照品适量,加水溶解并定量稀释制成每 1ml 中约含 0.05mg 的溶液。

色谱条件　采用硅胶 G 薄层板,以水-冰醋酸-正丁醇(2∶2∶6)为展开剂。

测定法　吸取上述两种溶液各 5μl,分别点于同一薄层板上,展开至 15cm 以上,取出,晾干,喷以茚三酮溶液[称取茚三酮约 0.2g,加稀醋酸(冰醋酸 12g,加水至 100ml,摇匀)-正丁醇(5∶95)的混合溶液 100ml 使溶解],置 105℃加热 15 分钟,立即检视。

限度　供试品溶液如显与对照品溶液相应的杂质斑点,其颜色与对照品溶液的主斑点比较,不得更深(0.5%)。

干燥失重　取本品,在 150℃干燥至恒重,减失重量应为 16.1%～17.1%(通则 0831)。

重金属　取本品 1.0g,依法检查(通则 0821 第三法),含重金属不得过百万分之十。

【含量测定】　取本品约 0.6g,精密称定,加新沸过的冷水 75ml,温热使溶解,放冷,照电位滴定法(通则 0701),用氢氧化钠滴定液(0.1mol/L)滴定。每 1ml 的氢氧化钠滴定液(0.1mol/L)相当于 27.11mg 的 $C_4H_{12}NNaO_7P_2$。

【类别】　抗骨质疏松药。

【贮藏】　密封保存。

【制剂】　(1)阿仑膦酸钠片　(2)阿仑膦酸钠肠溶片

阿仑膦酸钠片

Alunlinsuanna Pian

Alendronate Sodium Tablets

本品含阿仑膦酸钠按阿仑膦酸($C_4H_{13}NO_7P_2$)计算,应为标示量的 90.0%～110.0%。

【性状】　本品为白色或类白色片。

【鉴别】　(1)取本品细粉适量(约相当于阿仑膦酸 0.2g),加水 10ml 振摇使溶解,滤过,取续滤液 1ml,加氢氧化钠试液使呈碱性,加茚三酮试液 1ml,加热煮沸数分钟,即显紫红色。

(2)在含量测定项下记录的色谱图中,供试品溶液主峰的保留时间应与对照品溶液主峰的保留时间一致。

【检查】　**含量均匀度**(10mg 规格)　取本品 1 片,置 25ml 量瓶中,加水适量超声使阿仑膦酸钠溶解,用水稀释至刻度,摇匀,以转速为每分钟 3000 转离心 3 分钟,取上清液,滤过,取续滤液作为供试品溶液,照含量测定项下的方法测定,计算每片的含量,应符合规定(通则 0941)。

溶出度　照溶出度与释放度测定法[通则 0931 第三法(10mg 规格)或第二法(70mg 规格)]测定。

溶出条件　以水 100ml(10mg 规格)或 700ml(70mg 规格)为溶出介质,转速为每分钟 75 转,依法操作,经 30 分钟时取样。

供试品溶液　取溶出液适量,滤过,取续滤液。

对照品溶液　取阿仑膦酸钠对照品适量,精密称定,加水溶解并定量稀释制成每 1ml 中约含阿仑膦酸 80μg 的溶液。

测定法　精密量取对照品溶液与供试品溶液各 3ml,分别置 25ml 量瓶中,加过硫酸铵溶液(1→100)8ml,置水浴中加热 20 分钟,放冷,加钼酸铵溶液(取钼酸铵 7.5g,加水 100ml 溶解,加 5mol/L 硫酸溶液 100ml,混匀)2.0ml,摇匀,放置 15 分钟,加对甲氨基酚硫酸盐溶液(取对甲氨基酚硫酸盐 0.5g,加 15%亚硫酸氢钠溶液 195ml,加 20%亚硫酸钠溶液 5ml,摇匀)2ml,摇匀,放置 15 分钟,加 34%醋酸钠溶液 5ml,用水稀释至刻度,摇匀,照紫外-可见分光光度法(通则 0401),在 710nm 的波长处分别测定吸光度,计算每片阿仑膦酸的溶出量。

限度　标示量的 85%,应符合规定。

其他　应符合片剂项下有关的各项规定(通则0101)。

【含量测定】　照离子色谱法(通则0513)测定。

供试品溶液　取本品20片,精密称定,研细,精密称取细粉适量(约相当于阿仑膦酸20mg),置50ml量瓶中,加水适量超声使阿仑膦酸钠溶解,用水稀释至刻度,摇匀,以转速为每分钟3000转离心3分钟,取上清液,滤过,取续滤液。

对照品溶液　取阿仑膦酸钠对照品适量,精密称定,加水适量使溶解并定量稀释制成每1ml中约含阿仑膦酸0.4mg的溶液。

色谱条件　用阴离子交换色谱柱(Dionex RFIC™ IonPac AS23色谱柱,保护柱:Dionex IonPac™ AG23;或效能相当的色谱柱);检测器为电导检测器,检测方式为非抑制电导检测;柱温30℃;以6mmol/L的草酸溶液为流动相;流速为每分钟1.0ml;进样体积20μl。

系统适用性要求　阿仑膦酸峰的保留时间约为7分钟,理论板数按阿仑膦酸峰计算不低于2000。

测定法　精密量取供试品溶液与对照品溶液,分别注入液相色谱仪,记录色谱图。按外标法以峰面积计算。

【类别】　同阿仑膦酸钠。

【规格】　按$C_4H_{13}NO_7P_2$计　(1)10mg　(2)70mg

【贮藏】　密封保存。

阿仑膦酸钠肠溶片

Alunlinsuanna Changrongpian

Alendronate Sodium Enteric-coated Tablets

本品含阿仑膦酸钠按阿仑膦酸($C_4H_{13}NO_7P_2$)计算,应为标示量的90.0%～110.0%。

【性状】　本品为肠溶包衣片,除去包衣后显白色或类白色。

【鉴别】　(1)取本品的细粉适量(约相当于阿仑膦酸0.2g),加水20ml振摇使溶解,滤过,取续滤液2ml,加氢氧化钠试液使呈碱性,加茚三酮试液1ml,加热煮沸数分钟,即显紫红色。

(2)在含量测定项下记录的色谱图中,供试品溶液主峰的保留时间应与对照品溶液主峰的保留时间一致。

【检查】　**含量均匀度**(10mg规格)　取本品1片,置25ml量瓶中,加水适量超声使阿仑膦酸钠溶解,用水稀释至刻度,摇匀,以转速为每分钟3000转离心3分钟,取上清液滤过,取续滤液作为供试品溶液,照含量测定项下的方法测定,计算每片的含量,应符合规定(通则0941)。

溶出度　照溶出度与释放度测定法[通则0931第三法方法2(10mg规格)或第二法方法2(70mg规格)]测定。

酸中溶出量　溶出条件　以0.1mol/L的盐酸溶液100ml(10mg规格)或700ml(70mg规格)为溶出介质,转速为每分钟75转,依法操作,经2小时时,弃去溶出杯中酸液。

限度　供试片均不得有裂缝、崩解或溶胀现象。

缓冲液中溶出量　溶出条件　在溶出杯中立即加入预热至37℃±0.5℃的醋酸钠缓冲液(pH 6.8)(取无水醋酸钠65.82g,加水1000ml使溶解,用冰醋酸调节pH值至6.8±0.05)100ml(10mg规格)或700ml(70mg规格),转速不变,继续依法操作,经45分钟时取样。

供试品溶液　取溶出液适量,滤过,取续滤液。

对照品溶液　取阿仑膦酸钠对照品适量,精密称定,加醋酸钠缓冲液(pH 6.8)溶解并定量稀释制成每1ml中约含阿仑膦酸0.1mg的溶液。

测定法　精密量取供试品溶液与对照品溶液各3ml,分别置25ml量瓶中,加1mol/L硫酸溶液1.2ml、过硫酸铵溶液(1→100)6ml,置水浴中加热15分钟,放冷,加钼酸铵溶液(取钼酸铵5g,加水100ml使溶解,加5mol/L硫酸溶液100ml,混匀)4.5ml,摇匀,放置15分钟,加对甲氨基酚硫酸盐溶液(取对甲氨基酚硫酸盐0.5g,加15%亚硫酸氢钠溶液195ml,加20%亚硫酸钠溶液5ml,摇匀)2ml,摇匀,放置15分钟,加34%醋酸钠溶液5ml,用水稀释至刻度,摇匀,滤过,照紫外-可见分光光度法(通则0401),在710nm波长处分别测定吸光度,计算每片阿仑膦酸的溶出量。

限度　标示量的80%,应符合规定。

其他　应符合片剂项下有关的各项规定(通则0101)。

【含量测定】　照离子色谱法(通则0513)测定。

供试品溶液　取本品20片,精密称定,研细,精密称取细粉适量(约相当于阿仑膦酸20mg),置50ml量瓶中,加水适量超声使阿仑膦酸钠溶解,用水稀释至刻度,摇匀,以转速为每分钟3000转离心3分钟,取上清液,滤过,取续滤液。

对照品溶液　取阿仑膦酸钠对照品适量,精密称定,加水适量使溶解并定量稀释制成每1ml中约含阿仑膦酸0.4mg的溶液。

色谱条件　用阴离子交换色谱柱(Dionex RFIC™ IonPac AS23色谱柱,保护柱:Dionex IonPac™ AG23;或效能相当的色谱柱);检测器为电导检测器,检测方式为非抑制电导检测;柱温30℃;以6mmol/L的草酸溶液为流动相;流速为每分钟1.0ml;进样体积20μl。

系统适用性要求　阿仑膦酸峰的保留时间约为7分钟,理论板数按阿仑膦酸峰计算不低于2000。

测定法　精密量取供试品溶液与对照品溶液,分别注入液相色谱仪,记录色谱图。按外标法以峰面积计算。

【类别】　同阿仑膦酸钠。

【规格】　按$C_4H_{13}NO_7P_2$计　(1)10mg　(2)70mg

【贮藏】　密封保存。

阿卡波糖

Akabotang

Acarbose

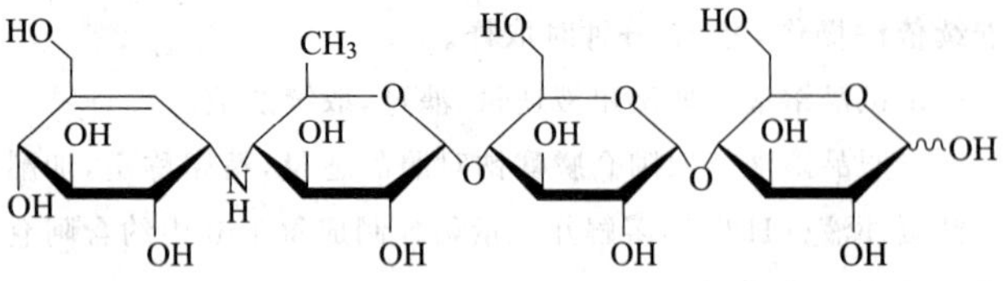

$C_{25}H_{43}NO_{18}$　645.63

本品为 *O*-4,6-双去氧-4-[[(1*S*,4*R*,5*S*,6*S*)-4,5,6-三羟基-3-(羟基甲基)环己烯-2-基]氨基]-*α*-D-吡喃葡糖基-(1→4)-*O*-*α*-D-吡喃葡糖基-(1→4)-D-吡喃葡糖。按无水物计算，含 $C_{25}H_{43}NO_{18}$ 应为 95.0%～102.0%。

【性状】 本品为白色至淡黄色无定形粉末，无臭。

本品在水中极易溶解，在甲醇中溶解，在乙醇中极微溶解，在丙酮或乙腈中不溶。

比旋度 取本品，精密称定，加水溶解并定量稀释制成每 1ml 中约含 5mg 的溶液，依法测定（通则 0621），比旋度为＋168°至＋183°。

【鉴别】 (1)在含量测定项下记录的色谱图中，供试品溶液主峰的保留时间应与对照品溶液主峰的保留时间一致。

(2)本品的红外光吸收图谱应与对照品的图谱一致（通则 0402）。

【检查】 **酸碱度** 取本品，加水溶解并制成每 1ml 中含 20mg 的溶液，依法测定（通则 0631），pH 值应为 5.5～7.5。

吸光度 取本品，加水溶解并稀释制成每 1ml 中约含 50mg 的溶液，照紫外-可见分光光度法（通则 0401），在 425nm 的波长处测定吸光度，不得过 0.15。

有关物质 照高效液相色谱法（通则 0512）测定。

供试品溶液　取本品适量，加水溶解并稀释制成每 1ml 中约含 20mg 的溶液。

对照溶液　精密量取供试品溶液 1ml，置 100ml 量瓶中，用水稀释至刻度，摇匀。

系统适用性溶液　取阿卡波糖约 0.2g，置 10ml 量瓶中，加少量水使溶解，加 0.1mol/L 氢氧化钠溶液 1ml，混匀，放置 1 小时，加 0.1mol/L 盐酸溶液 1ml 中和，用水稀释至刻度，摇匀。

灵敏度溶液　精密量取对照溶液适量，用水定量稀释制成每 1ml 中约含 10μg 的溶液。

色谱条件　用氨基键合硅胶为填充剂（Welch Ultimate XB-NH_2 色谱柱，4.6mm×250mm，5μm 或效能相当的色谱柱）；以磷酸盐缓冲液（取磷酸二氢钾 0.6g 与无水磷酸氢二钠 0.279g，加水溶解并稀释至 1000ml）-乙腈(25∶75)为流动相；流速为每分钟 2.0ml；检测波长为 210nm；柱温 35℃；进样体积 10μl。

系统适用性要求　系统适用性溶液色谱图中，杂质Ⅳ峰、杂质Ⅱ峰、杂质Ⅰ峰与杂质Ⅲ峰的相对保留时间分别为 0.5、0.8、0.9 和 1.2。杂质Ⅰ的峰高（*H*p，从基线至杂质Ⅰ峰的最高点）与杂质Ⅰ和阿卡波糖两峰之间的峰谷（*H*v，从基线至两峰之间的最低点）之比（*H*p/*H*v）不得低于 2.0，理论板数按阿卡波糖峰计算不低于 2000。灵敏度溶液色谱图中，阿卡波糖峰高的信噪比应大于 10。

测定法　精密量取供试品溶液与对照溶液，分别注入液相色谱仪，记录色谱图至主成分峰保留时间的 2.5 倍。

限度　供试品溶液色谱图中如有杂质峰，杂质Ⅳ峰面积乘以 0.75、杂质Ⅱ峰面积乘以 0.63、杂质Ⅰ峰面积与杂质Ⅲ峰面积分别不得大于对照溶液主峰面积的 1 倍(1.0%)、0.5 倍(0.5%)、0.6 倍(0.6%)与 1.5 倍(1.5%)；其他单个杂质峰面积不得大于对照溶液主峰面积的 0.2 倍(0.2%)；校正后总峰面积不得大于对照溶液主峰面积的 3 倍(3.0%)。小于灵敏度溶液主峰面积的杂质峰忽略不计。

水分 取本品，照水分测定法（通则 0832 第一法 1）测定，含水分不得过 4.0%。

炽灼残渣 取本品 1.0g，依法测定（通则 0841），遗留残渣不得过 0.2%。

重金属 取炽灼残渣项下遗留的残渣，依法检查（通则 0821 第二法），含重金属不得过百万分之二十。

【含量测定】 照高效液相色谱法（通则 0512）测定。

供试品溶液 取本品适量，精密称定，加水溶解并定量稀释制成每 1ml 中约含 1mg 的溶液。

对照品溶液 取阿卡波糖对照品适量，精密称定，加水溶解并定量稀释制成每 1ml 中约含 1mg 的溶液。

系统适用性溶液、色谱条件与系统适用性要求 除灵敏度要求外，见有关物质项下。

测定法 精密量取供试品溶液与对照品溶液，分别注入液相色谱仪，记录色谱图。按外标法以峰面积计算。

【类别】 降糖药。

【贮藏】 密封，凉暗处保存。

【制剂】 (1)阿卡波糖片　(2)阿卡波糖胶囊

附：

杂质Ⅰ

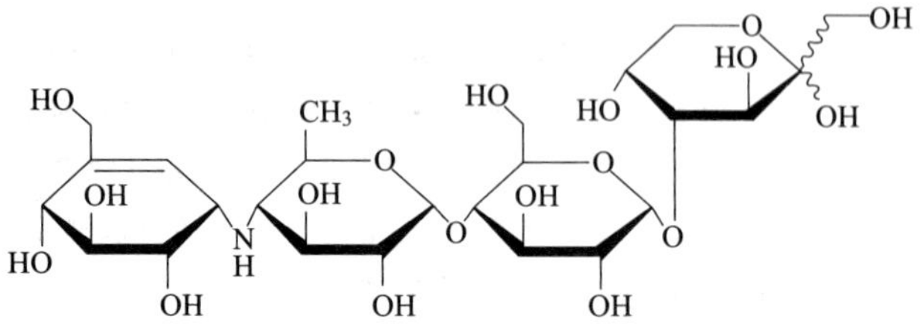

$C_{25}H_{43}NO_{18}$　645.25

O-4,6-双去氧-4-[[(1*S*,4*R*,5*S*,6*S*)-4,5,6-三羟基-3-(羟基甲基)环己烯-2-基]氨基]-*α*-D-吡喃葡糖基-(1→4)-*O*-*α*-D-吡喃葡糖基-(1→4)-D-吡喃阿拉伯糖

杂质Ⅱ

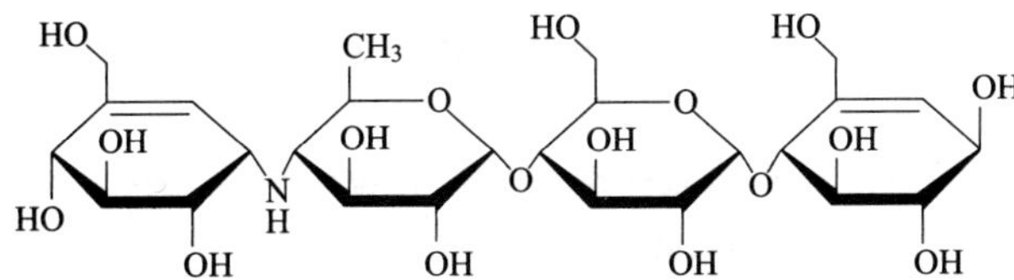

$C_{26}H_{43}NO_{17}$　641.25

(1*R*,4*R*,5*S*,6*R*)-4,5,6-三羟基-2-(羟基甲基)环己烯-2-基,4-*O*-[4,6-双去氧-4-[[(1*S*,4*R*,5*S*,6*S*)-4,5,6-三羟基-3-(羟基甲基)环己烯-2-基]氨基]-*α*-D-吡喃葡糖基]-*α*-D-吡喃葡糖苷

杂质Ⅲ

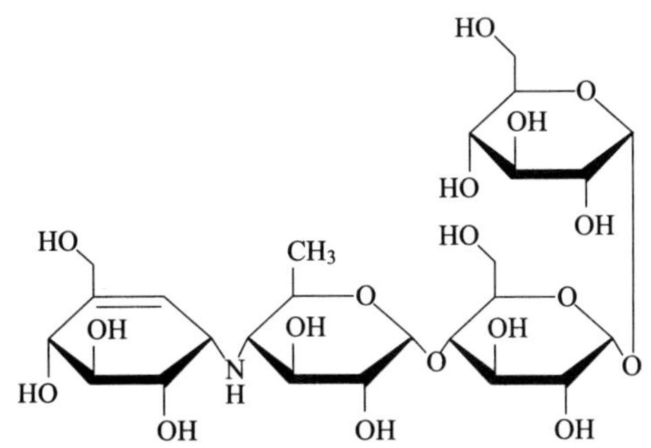

$C_{25}H_{43}NO_{18}$　645.25

α-D-吡喃葡糖基,4-*O*-[4,6-双去氧-4-[[(1*S*,4*R*,5*S*,6*S*)-4,5,6-三羟基-3-(羟基甲基)环己烯-2-基]氨基]-*α*-D-吡喃葡糖基]-*α*-D-吡喃葡萄糖苷

杂质Ⅳ

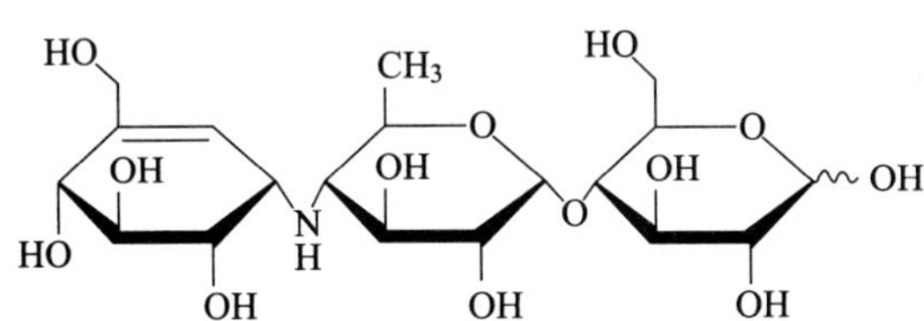

$C_{19}H_{33}NO_{13}$　483.20

4-*O*-[4,6-双去氧-4-[[(1*S*,4*R*,5*S*,6*S*)-4,5,6-三羟基-3-(羟基甲基)环己烯-2-基]氨基]-*α*-D-吡喃葡糖基]-D-吡喃葡糖

阿卡波糖片

Akabotang Pian

Acarbose Tablets

本品含阿卡波糖($C_{25}H_{43}NO_{18}$)应为标示量的95.0%～105.0%。

【性状】 本品为类白色或淡黄色片。

【鉴别】 在含量测定项下记录的色谱图中,供试品溶液主峰的保留时间应与对照品溶液主峰的保留时间一致。

【检查】 **有关物质** 照高效液相色谱法(通则0512)测定。

供试品溶液　取本品细粉适量(约相当于阿卡波糖0.5g),置25ml量瓶中,加水适量,振摇使阿卡波糖溶解,用水稀释至刻度,摇匀,滤过,取续滤液。

对照溶液　精密量取供试品溶液1ml,置100ml量瓶中,用水稀释至刻度,摇匀。

灵敏度溶液　精密量取对照溶液适量,用水定量稀释制成每1ml中约含阿卡波糖10μg的溶液。

系统适用性溶液、色谱条件、系统适用性要求与测定法　见阿卡波糖有关物质项下。

限度　供试品溶液色谱图中如有杂质峰,杂质Ⅳ峰面积乘以0.75、杂质Ⅱ峰面积乘以0.63、杂质Ⅰ峰面积与杂质Ⅲ峰面积分别不得大于对照溶液主峰面积的1倍(1.0%)、0.5倍(0.5%)、1.2倍(1.2%)与1.5倍(1.5%);其他单个杂质峰面积不得大于对照溶液主峰面积的0.2倍(0.2%);校正后总峰面积不得大于对照溶液主峰面积的3倍(3.0%)。小于灵敏度溶液主峰面积的杂质峰忽略不计。

溶出度 照溶出度与释放度测定法(通则0931第二法)测定。

溶出条件　以水900ml为溶出介质,转速为每分钟75转,依法操作,经30分钟时取样。

供试品溶液　取溶出液10ml,滤过,取续滤液。

对照品溶液　取阿卡波糖对照品适量,精密称定,加水溶解并定量稀释制成每1ml中约含50μg(50mg规格)或100μg(100mg规格)的溶液。

系统适用性溶液　见含量测定项下。

色谱条件　见含量测定项下。进样体积30μl。

系统适用性要求　见含量测定项下。主峰出峰时间在5～10分钟之间。

测定法　见含量测定项下。计算每片的溶出量。

限度　标示量的80%,应符合规定。

其他 应符合片剂项下有关的各项规定(通则0101)。

【含量测定】 照高效液相色谱法(通则0512)测定。

供试品溶液 取本品20片,精密称定,研细,精密称取细粉适量(约相当于阿卡波糖50mg),置50ml量瓶中,加水适量,超声使阿卡波糖溶解,用水稀释至刻度,摇匀,滤过,取续滤液。

对照品溶液、系统适用性溶液、色谱条件、系统适用性要求与测定法 见阿卡波糖含量测定项下。

【类别】 同阿卡波糖。

【规格】 (1)50mg　(2)100mg

【贮藏】 密封,凉暗处保存。

阿卡波糖胶囊

Akabotang Jiaonang

Acarbose Capsules

本品含阿卡波糖($C_{25}H_{43}NO_{18}$)应为标示量的 95.0%～105.0%。

【性状】 本品内容物为白色或类白色粉末。

【鉴别】 在含量测定项下记录的色谱图中,供试品溶液主峰的保留时间应与对照品溶液主峰的保留时间一致。

【检查】 **有关物质** 照高效液相色谱法(通则 0512)测定。

供试品溶液　取本品内容物适量(约相当于阿卡波糖 0.5g),置 25ml 量瓶中,加水适量,振摇使阿卡波糖溶解,用水稀释至刻度,摇匀,滤过,取续滤液。

对照溶液　精密量取供试品溶液 1ml,置 100ml 量瓶中,用水稀释至刻度,摇匀。

灵敏度溶液　精密量取对照溶液适量,用水定量稀释制成每 1ml 中约含阿卡波糖 10μg 的溶液。

系统适用性溶液、色谱条件、系统适用性要求与测定法　见阿卡波糖有关物质项下。

限度　供试品溶液色谱图中如有杂质峰,扣除相对保留时间 0.2 之前的色谱峰,杂质Ⅳ峰面积乘以 0.75、杂质Ⅱ峰面积乘以 0.63、杂质Ⅰ峰面积与杂质Ⅲ峰面积分别不得大于对照溶液主峰面积的 1 倍(1.0%)、0.5 倍(0.5%)、1.2 倍(1.2%)与 1.5 倍(1.5%);其他单个杂质峰面积不得大于对照溶液主峰面积的 0.2 倍(0.2%);校正后总峰面积不得大于对照溶液主峰面积的 3 倍(3.0%)。小于灵敏度溶液主峰面积的杂质峰忽略不计。

溶出度 照溶出度与释放度测定法(通则 0931 第一法)测定。

溶出条件　以水 900ml 为溶出介质,转速为每分钟 50 转,依法操作,经 30 分钟时取样。

供试品溶液　取溶出液 10ml,滤过,取续滤液。

对照品溶液　取阿卡波糖对照品适量,精密称定,加水溶解并定量稀释制成每 1ml 中约含 50μg 的溶液。

系统适用性溶液　见含量测定项下。

色谱条件　见含量测定项下。进样体积 30μl。

系统适用性要求　见含量测定项下。主峰出峰时间在 5～10 分钟之间。

测定法　见含量测定项下。计算每粒的溶出量。

限度　标示量的 80%,应符合规定。

水分 取本品内容物,照水分测定法(通则 0832 第一法 1)测定,含水分不得过 12.0%。

其他 应符合胶囊剂项下有关的各项规定(通则 0103)。

【含量测定】 照高效液相色谱法(通则 0512)测定。

供试品溶液 取装量差异下内容物适量,混合均匀,精密称取适量(约相当于阿卡波糖 50mg),置 50ml 量瓶中,加水适量,超声使阿卡波糖溶解,用水稀释至刻度,摇匀,滤过,取续滤液。

对照品溶液、系统适用性溶液、色谱条件、系统适用性要求与测定法 见阿卡波糖含量测定项下。

【类别】 同阿卡波糖。

【规格】 50mg

【贮藏】 密封,凉暗处保存。

阿立哌唑

Alipaizuo

Aripiprazole

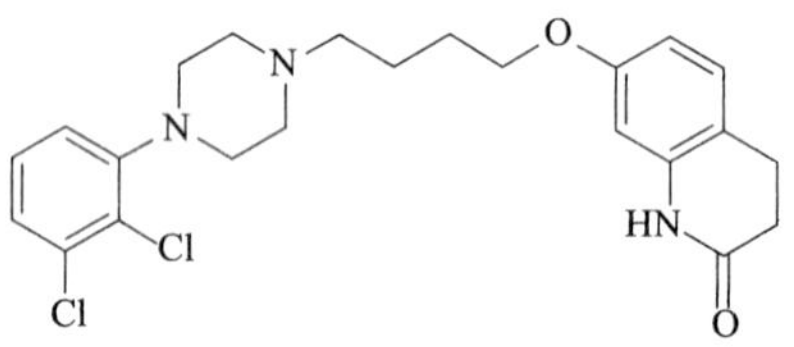

$C_{23}H_{27}Cl_2N_3O_2$　448.39

本品为 7-[4-[4-(2,3-二氯苯基)-1-哌嗪基]丁氧基]-3,4-二氢喹诺酮,按干燥品计算,含 $C_{23}H_{27}Cl_2N_3O_2$ 不得少于 98.5%。

【性状】 本品为白色或类白色结晶性粉末,无臭。

本品在三氯甲烷中易溶,在甲醇、丙酮或乙腈中微溶,在水、0.1mol/L 盐酸溶液或 0.1mol/L 氢氧化钠溶液中几乎不溶。

【鉴别】 (1)取阿立哌唑对照品适量,加甲醇溶解并稀释制成每 1ml 中约含 0.2mg 的溶液,作为对照品溶液。照有关物质项下色谱条件试验,取对照品溶液与有关物质项下的供试品溶液各 10μl,分别注入液相色谱仪,记录色谱图,供试品溶液主峰的保留时间应与对照品溶液主峰的保留时间一致。

(2)取本品,加甲醇溶解并稀释制成每 1ml 中约含 16μg 的溶液,照紫外-可见分光光度法(通则 0401)测定,在 255nm 的波长处有最大吸收。

(3)本品的红外光吸收图谱应与对照的图谱(光谱集 1291 图)一致。

(4)取本品适量,照 X 射线衍射法(通则 0451 粉末 X 射线衍射法)检查,在晶面间距 8.0Å±0.1Å、6.2Å±0.1Å、5.3Å±0.1Å、4.6Å±0.1Å、4.4Å±0.1Å 与 4.0Å±0.1Å 处应有特征衍射峰。

【检查】 **有关物质** 照高效液相色谱法(通则 0512)测定。

供试品溶液　取本品 10mg,置 50ml 量瓶中,加甲醇溶解并稀释至刻度,摇匀。

对照溶液　精密量取供试品溶液 1ml,置 200ml 量瓶中,用甲醇稀释至刻度,摇匀。

系统适用性溶液　取杂质Ⅰ对照品、杂质Ⅱ对照品与阿立哌唑对照品各适量，加甲醇溶解并稀释制成每1ml中分别约含杂质Ⅰ、杂质Ⅱ及阿立哌唑各5μg的混合溶液。

色谱条件　用十八烷基硅烷键合硅胶为填充剂；以枸橼酸盐缓冲液（取枸橼酸二铵9.6g、枸橼酸1.6g及十二烷基硫酸钠2.0g，加水溶解并稀释至1000ml，用氨水调节pH值至4.7）-乙腈（55：45）为流动相；检测波长为255nm；进样体积10μl。

系统适用性要求　系统适用性溶液色谱图中，出峰顺序依次为杂质Ⅰ、杂质Ⅱ与阿立哌唑，各色谱峰之间的分离度均应大于3.0。

测定法　精密量取供试品溶液与对照溶液，分别注入液相色谱仪，记录色谱图至主成分峰保留时间的2倍。

限度　供试品溶液色谱图中如有杂质峰，杂质Ⅰ峰面积不得大于对照溶液主峰面积的0.2倍（0.1%），杂质Ⅱ以校正后的峰面积计（乘以校正因子1.2），不得大于对照溶液主峰面积的0.2倍（0.1%），其他单个杂质峰面积不得大于对照溶液主峰面积的0.2倍（0.1%），各杂质峰面积的和（其中杂质Ⅱ以校正后的峰面积计算）不得大于对照溶液主峰面积（0.5%）。

残留溶剂　照残留溶剂测定法（通则0861第二法）测定。

对照品贮备液　取无水乙醇适量，精密称定，加二甲基亚砜溶解并定量稀释制成每1ml中含乙醇0.1mg的溶液。

供试品溶液　取本品约0.1g，精密称定，置20ml顶空瓶中，精密加入对照品贮备液5ml使溶解，密封。

对照品溶液　精密量取对照品贮备液5ml，置20ml顶空瓶中，密封。

色谱条件　以6%氰丙基苯基-94%二甲基聚硅氧烷（或极性相近）为固定液的毛细管柱为色谱柱，起始温度为40℃，维持5分钟，再以每分钟10℃的速率升温至180℃；检测器温度为250℃，进样口温度为200℃；分流比为1：1，顶空瓶平衡温度为80℃，平衡时间为30分钟。

系统适用性要求　对照品溶液色谱图中，乙醇峰与溶剂峰之间的分离度应符合要求，理论板数按乙醇峰计不低于5000。

测定法　取供试品溶液与对照品溶液分别顶空进样，记录色谱图。

限度　按外标法以峰面积计算，扣除对照品溶液中的乙醇峰面积后，乙醇残留量应符合规定。

干燥失重　取本品1.0g，在105℃干燥至恒重，减失重量不得过0.5%（通则0831）。

炽灼残渣　取本品1.0g，依法检查（通则0841），遗留残渣不得过0.1%。

重金属　取炽灼残渣项下遗留的残渣，依法检查（通则0821第二法），含重金属不得过百万分之十。

【含量测定】　取本品约0.35g，精密称定，加冰醋酸30ml使溶解，加结晶紫指示液1滴，用高氯酸滴定液（0.1mol/L）滴定至溶液显蓝色，并将滴定的结果用空白试验校正，即得。每1ml高氯酸滴定液（0.1mol/L）相当于44.84mg的$C_{23}H_{27}Cl_2N_3O_2$。

【类别】　抗精神病药。

【贮藏】　遮光，密封，在干燥处保存。

【制剂】　（1）阿立哌唑口崩片　（2）阿立哌唑片　（3）阿立哌唑胶囊

附：

杂质Ⅰ

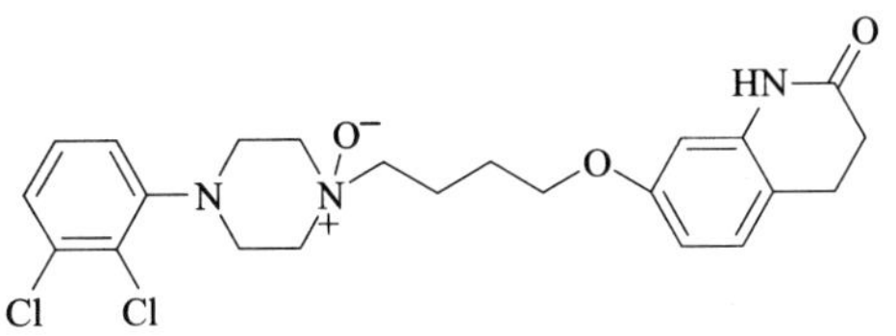

$C_{23}H_{27}Cl_2N_3O_3$　464.40

7-[4-[4-(2,3-二氯苯基)-1-氧代哌嗪基]丁氧基]-3,4-二氢喹诺酮

杂质Ⅱ

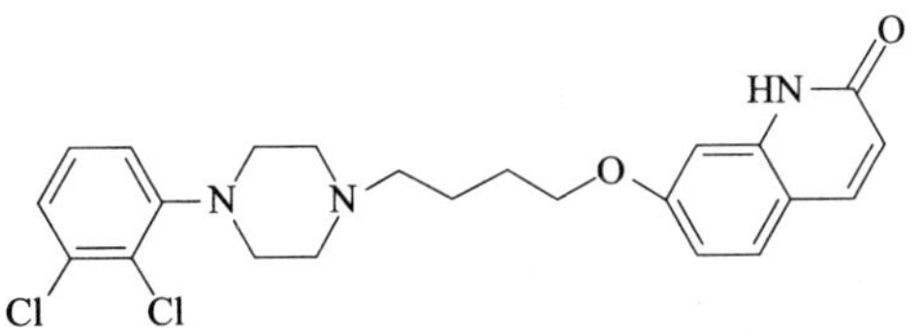

$C_{23}H_{25}Cl_2N_3O_2$　446.40

7-[4-[4-(2,3-二氯苯基)-1-哌嗪基]丁氧基]喹诺酮

阿立哌唑口崩片

Alipaizuo Koubengpian

Aripiprazole Orally Disintegrating Tablets

本品含阿立哌唑（$C_{23}H_{27}Cl_2N_3O_2$）应为标示量的90.0%～110.0%。

【性状】　本品为白色或类白色片。

【鉴别】　（1）在含量测定项下记录的色谱图中，供试品溶液主峰的保留时间应与对照品溶液主峰的保留时间一致。

（2）取本品细粉适量，加甲醇溶解并稀释制成每1ml中约含阿立哌唑16μg的溶液，滤过，照紫外-可见分光光度法（通则0401）测定，在255nm的波长处有最大吸收。

【检查】　**有关物质**　照高效液相色谱法（通则0512）测定。

供试品溶液　取本品细粉适量（约相当于阿立哌唑

10mg)置 50ml 量瓶中,加甲醇溶解并稀释至刻度,摇匀,滤过,取续滤液。

对照溶液　精密量取供试品溶液 1ml,置 200ml 量瓶中,用甲醇稀释至刻度,摇匀。

系统适用性溶液、色谱条件、系统适用性要求与测定法　见阿立哌唑有关物质项下。

限度　供试品溶液色谱图中如有杂质峰,杂质Ⅰ峰面积不得大于对照溶液主峰面积的 0.4 倍(0.2%),杂质Ⅱ以校正后的峰面积计(乘以校正因子 1.2),不得大于对照溶液主峰面积的 0.4 倍(0.2%),其他单个杂质峰面积不得大于对照溶液主峰面积的 0.4 倍(0.2%),各杂质峰面积的和(其中杂质Ⅱ以校正后的峰面积计算)不得大于对照溶液主峰面积的 2 倍(1.0%)。

含量均匀度　取本品 1 片,加甲醇使阿立哌唑溶解并定量稀释制成每 1ml 含 0.2mg 的溶液,摇匀,滤过,取续滤液作为供试品溶液。照含量测定项下的方法测定含量,应符合规定(通则 0941)。

溶出度　照溶出度与释放度测定法(通则 0931 第三法)测定。

溶出条件　以含 1% 十二烷基硫酸钠的 0.1mol/L 盐酸溶液 250ml 为溶出介质,转速为每分钟 100 转,依法操作,经 30 分钟时取样。

供试品溶液　取溶出液 10ml 滤过,精密量取续滤液适量,用溶出介质定量稀释制成每 1ml 中约含 20μg 的溶液。

对照品溶液　取阿立哌唑对照品适量,精密称定,加溶出介质溶解并定量稀释制成每 1ml 中约含 20μg 的溶液。

测定法　取供试品溶液与对照品溶液,照紫外-可见分光光度法(通则 0401),在 250nm 的波长处分别测定吸光度,计算每片的溶出量。

限度　标示量的 70%,应符合规定。

其他　应符合片剂项下有关的各项规定(通则 0101)。

【含量测定】　照高效液相色谱法(通则 0512)测定。

供试品溶液　取本品 20 片,精密称定,研细,精密称取适量(约相当于阿立哌唑 10mg),置 50ml 量瓶中,加甲醇使阿立哌唑溶解并稀释至刻度,摇匀,滤过,取续滤液。

对照品溶液　取阿立哌唑对照品适量,精密称定,加甲醇溶解并定量稀释制成每 1ml 中约含 0.2mg 的溶液。

系统适用性溶液、色谱条件与系统适用性要求　见有关物质项下。

测定法　精密量取供试品溶液与对照品溶液,分别注入液相色谱仪,记录色谱图。按外标法以峰面积计算。

【类别】　同阿立哌唑。

【规格】　(1)5mg　(2)10mg　(3)20mg

【贮藏】　密封保存。

阿立哌唑片

Alipaizuo Pian

Aripiprazole Tablets

本品含阿立哌唑($C_{23}H_{27}Cl_2N_3O_2$)应为标示量的 90.0%～110.0%。

【性状】　本品为类白色片或着色片或薄膜衣片,除去包衣后显白色或类白色。

【鉴别】　(1)在含量测定项下记录的色谱图中,供试品溶液主峰的保留时间应与对照品溶液主峰的保留时间一致。

(2)取本品细粉适量,加甲醇溶解并稀释制成每 1ml 中约含阿立哌唑 16μg 的溶液,滤过,照紫外-可见分光光度法(通则 0401)测定,在 255nm 的波长处有最大吸收。

【检查】　**有关物质**　照高效液相色谱法(通则 0512)测定。

供试品溶液　取本品细粉适量(约相当于阿立哌唑 10mg),置 50ml 量瓶中,加甲醇溶解并稀释至刻度,摇匀,滤过,取续滤液。

对照溶液　精密量取供试品溶液 1ml,置 200ml 量瓶中,用甲醇稀释至刻度,摇匀。

系统适用性溶液、色谱条件、系统适用性要求与测定法　见阿立哌唑有关物质项下。

限度　供试品溶液色谱图中如有杂质峰,杂质Ⅰ峰面积不得大于对照溶液主峰面积的 0.4 倍(0.2%),杂质Ⅱ以校正后的峰面积计(乘以校正因子 1.2),不得大于对照溶液主峰面积的 0.4 倍(0.2%),其他单个杂质峰面积不得大于对照溶液主峰面积的 0.4 倍(0.2%),各杂质峰面积的和(其中杂质Ⅱ以校正后的峰面积计算)不得大于对照溶液主峰面积的 2 倍(1.0%)。

含量均匀度　取本品 1 片,置 25ml(5mg、15mg 规格)或 50ml(10mg 规格)量瓶中,加甲醇适量使阿立哌唑溶解并稀释至刻度,摇匀,滤过,取续滤液作为供试品溶液(5mg、10mg 规格)或精密量取 3ml,置 10ml 量瓶中,用甲醇稀释至刻度,摇匀,作为供试品溶液(15mg 规格)。照含量测定项下的方法测定含量,应符合规定(通则 0941)。

溶出度　照溶出度与释放度测定法(通则 0931 第二法)测定。

溶出条件　以盐酸-氯化钾缓冲液(取氯化钾 3.73g,加 0.2mol/L 盐酸 425ml,加水溶解并稀释至 1000ml,摇匀)900ml 为溶出介质,转速为每分钟 60 转,依法操作,经 30 分钟时取样。

供试品溶液　取溶出液 20ml 滤过,弃去初滤液 10ml,取续滤液。

对照品溶液　取阿立哌唑对照品适量,精密称定,加甲醇适量使溶解，用溶出介质定量稀释制成每 1ml 中约含 10μg（10mg、15mg 规格）或 5μg（5mg 规格）的溶液。

系统适用性溶液、色谱条件与系统适用性要求　见含量测定项下。

测定法　见含量测定项下。计算每片的溶出量。

限度　标示量的 75%，应符合规定。

其他　应符合片剂项下有关的各项规定（通则 0101）。

【含量测定】　照高效液相色谱法（通则 0512）测定。

供试品溶液　取本品 20 片，精密称定，研细，精密称取适量（约相当于阿立哌唑 10mg），置 50ml 量瓶中，加甲醇使阿立哌唑溶解并稀释至刻度，摇匀，滤过，取续滤液。

对照品溶液　取阿立哌唑对照品适量，精密称定，加甲醇溶解并定量稀释制成每 1ml 中约含 0.2mg 的溶液。

系统适用性溶液、色谱条件与系统适用性要求　见有关物质项下。

测定法　精密量取供试品溶液与对照品溶液，分别注入液相色谱仪，记录色谱图。按外标法以峰面积计算。

【类别】　同阿立哌唑。

【规格】　(1)5mg　(2)10mg　(3)15mg

【贮藏】　遮光，密封，在干燥处保存。

阿立哌唑胶囊

Alipaizuo Jiaonang

Aripiprazole Capsules

本品含阿立哌唑（$C_{23}H_{27}Cl_2N_3O_2$）应为标示量的 90.0%～110.0%。

【性状】　本品内容物为白色粉末。

【鉴别】　(1)在含量测定项下记录的色谱图中，供试品溶液主峰的保留时间应与对照品溶液主峰的保留时间一致。

(2)取本品内容物适量，加甲醇溶解并稀释制成每 1ml 中约含 16μg 的溶液，滤过，照紫外-可见分光光度法（通则 0401）测定，在 255nm 的波长处有最大吸收。

【检查】　**有关物质**　照高效液相色谱法（通则 0512）测定。

供试品溶液　取本品内容物适量（约相当于阿立哌唑 10mg），置 50ml 量瓶中，加甲醇溶解并稀释至刻度，摇匀，滤过，取续滤液。

对照溶液　精密量取供试品溶液 1ml，置 200ml 量瓶中，用甲醇稀释至刻度，摇匀。

系统适用性溶液、色谱条件、系统适用性要求与测定法　见阿立哌唑有关物质项下。

限度　供试品溶液色谱图中如有杂质峰，杂质Ⅰ峰面积不得大于对照溶液主峰面积的 0.4 倍（0.2%），杂质Ⅱ以校正后的峰面积计算（乘以校正因子 1.2），不得大于对照溶液主峰面积的 0.4 倍（0.2%），其他单个杂质峰面积不得大于对照溶液主峰面积的 0.4 倍（0.2%），各杂质峰面积的和（其中杂质Ⅱ以校正后的峰面积计算）不得大于对照溶液主峰面积的 2 倍（1.0%）。

含量均匀度　取本品 1 粒，将内容物倾入 25ml 量瓶中，囊壳用甲醇分次洗涤，洗液并入量瓶中，加甲醇溶解并稀释至刻度，滤过，取续滤液作为供试品溶液，照含量测定项下的方法，依法测定，应符合规定（通则 0941）。

溶出度　照溶出度与释放度测定法（通则 0931 第三法）测定。

溶出条件　以十二烷基硫酸钠-醋酸钠缓冲液（取十二烷基硫酸钠 5g、醋酸钠 2g，加水溶解并稀释至 1000ml，用醋酸调节 pH 值至 4.7）200ml 为溶出介质，转速为每分钟 100 转，依法操作，经 45 分钟时取出。

供试品溶液　取溶出液 20ml 滤过，弃去初滤液 10ml，取续滤液。

对照品溶液　取阿立哌唑对照品适量，精密称定，加甲醇适量使溶解，用溶出介质定量稀释制成每 1ml 中约含 25μg 的溶液。

色谱条件　用十八烷基硅烷键合硅胶为填充剂；以甲醇-0.1%三乙胺溶液（90∶10）为流动相；检测波长为 255nm；进样体积 20μl。

系统适用性要求　理论板数按阿立哌唑峰计算不低于 1000。

测定法　精密量取供试品溶液与对照品溶液，照高效液相色谱法（通则 0512）测定，分别注入液相色谱仪，记录色谱图。按外标法以峰面积计算每粒的溶出量。

限度　标示量的 75%，应符合规定。

其他　应符合胶囊剂项下有关的各项规定（通则 0103）。

【含量测定】　照高效液相色谱法（通则 0512）测定。

供试品溶液　取本品 20 粒，精密称定，倾出内容物，精密称定囊壳的重量，求出平均装量，将内容物混匀，精密称取适量（约相当于阿立哌唑 10mg），置 50ml 量瓶中，加甲醇使阿立哌唑溶解并稀释至刻度，摇匀，滤过，取续滤液。

对照品溶液　取阿立哌唑对照品适量，精密称定，加甲醇溶解并定量稀释制成每 1ml 中约含 0.2mg 的溶液。

系统适用性溶液、色谱条件与系统适用性要求　见有关物质项下。

测定法　精密量取供试品溶液与对照品溶液，分别注入液相色谱仪，记录色谱图。按外标法以峰面积计算。

【类别】　同阿立哌唑。

【规格】　5mg

【贮藏】　密封，在干燥处保存。

阿司匹林

Asipilin

Aspirin

$C_9H_8O_4$　180.16

本品为 2-(乙酰氧基)苯甲酸。按干燥品计算，含 $C_9H_8O_4$ 不得少于 99.5%。

【性状】 本品为白色结晶或结晶性粉末；无臭或微带醋酸臭；遇湿气即缓缓水解。

本品在乙醇中易溶，在三氯甲烷或乙醚中溶解，在水或无水乙醚中微溶；在氢氧化钠溶液或碳酸钠溶液中溶解，但同时分解。

【鉴别】 (1)取本品约 0.1g，加水 10ml，煮沸，放冷，加三氯化铁试液 1 滴，即显紫堇色。

(2)取本品约 0.5g，加碳酸钠试液 10ml，煮沸 2 分钟后，放冷，加过量的稀硫酸，即析出白色沉淀，并发生醋酸的臭气。

(3)本品的红外光吸收图谱应与对照的图谱(光谱集 5 图)一致。

【检查】 **溶液的澄清度**　取本品 0.50g，加温热至约 45℃的碳酸钠试液 10ml 溶解后，溶液应澄清。

游离水杨酸　照高效液相色谱法(通则 0512)测定。临用新制。

溶剂　1%冰醋酸的甲醇溶液。

供试品溶液　取本品约 0.1g，精密称定，置 10ml 量瓶中，加溶剂适量，振摇使溶解并稀释至刻度，摇匀。

对照品溶液　取水杨酸对照品约 10mg，精密称定，置 100ml 量瓶中，加溶剂适量使溶解并稀释至刻度，摇匀，精密量取 5ml，置 50ml 量瓶中，用溶剂稀释至刻度，摇匀。

色谱条件　用十八烷基硅烷键合硅胶为填充剂；以乙腈-四氢呋喃-冰醋酸-水(20：5：5：70)为流动相；检测波长为 303nm；进样体积 10μl。

系统适用性要求　理论板数按水杨酸峰计算不低于 5000。阿司匹林峰与水杨酸峰之间的分离度应符合要求。

测定法　精密量取供试品溶液与对照品溶液，分别注入液相色谱仪，记录色谱图。

限度　供试品溶液色谱图中如有与水杨酸峰保留时间一致的色谱峰，按外标法以峰面积计算，不得过 0.1%。

易炭化物　取本品 0.50g，依法检查(通则 0842)，与对照液(取比色用氯化钴液 0.25ml、比色用重铬酸钾液 0.25ml、比色用硫酸铜液 0.40ml，加水使成 5ml)比较，不得更深。

有关物质　照高效液相色谱法(通则 0512)测定。

溶剂　1%冰醋酸的甲醇溶液。

供试品溶液　取本品约 0.1g，置 10ml 量瓶中，加溶剂适量，振摇使溶解并稀释至刻度，摇匀。

对照溶液　精密量取供试品溶液 1ml，置 200ml 量瓶中，用溶剂稀释至刻度，摇匀。

水杨酸对照品溶液　见游离水杨酸项下对照品溶液。

灵敏度溶液　精密量取对照溶液 1ml，置 10ml 量瓶中，用溶剂稀释至刻度，摇匀。

色谱条件　用十八烷基硅烷键合硅胶为填充剂；以乙腈-四氢呋喃-冰醋酸-水(20：5：5：70)为流动相 A，乙腈为流动相 B，按下表进行梯度洗脱；检测波长为 276nm；进样体积 10μl。

时间(分钟)	流动相 A(%)	流动相 B(%)
0	100	0
60	20	80

系统适用性要求　阿司匹林峰的保留时间约为 8 分钟，阿司匹林峰与水杨酸峰之间的分离度应符合要求。灵敏度溶液色谱图中主成分峰高的信噪比应大于 10。

测定法　精密量取供试品溶液、对照溶液、灵敏度溶液与水杨酸对照品溶液，分别注入液相色谱仪，记录色谱图。

限度　供试品溶液色谱图中如有杂质峰，除水杨酸峰外，其他各杂质峰面积的和不得大于对照溶液主峰面积(0.5%)，小于灵敏度溶液主峰面积的色谱峰忽略不计。

干燥失重　取本品，置五氧化二磷为干燥剂的干燥器中，在 60℃减压干燥至恒重，减失重量不得过 0.5%(通则 0831)。

炽灼残渣　不得过 0.1%(通则 0841)。

重金属　取本品 1.0g，加乙醇 23ml 溶解后，加醋酸盐缓冲液(pH 3.5)2ml，依法检查(通则 0821 第一法)，含重金属不得过百万分之十。

【含量测定】 取本品约 0.4g，精密称定，加中性乙醇(对酚酞指示液显中性)20ml 溶解后，加酚酞指示液 3 滴，用氢氧化钠滴定液(0.1mol/L)滴定。每 1ml 氢氧化钠滴定液(0.1mol/L)相当于 18.02mg 的 $C_9H_8O_4$。

【类别】 解热镇痛、非甾体抗炎药，抗血小板聚集药。

【贮藏】 密封，在干燥处保存。

【制剂】 (1)阿司匹林片　(2)阿司匹林肠溶片　(3)阿司匹林肠溶胶囊　(4)阿司匹林泡腾片　(5)阿司匹林栓

阿司匹林片

Asipilin Pian

Aspirin Tablets

本品含阿司匹林($C_9H_8O_4$)应为标示量的 95.0%～105.0%。

【性状】 本品为白色片。

【鉴别】 (1)取本品的细粉适量(约相当于阿司匹林 0.1g),加水 10ml,煮沸,放冷,加三氯化铁试液 1 滴,即显紫堇色。

(2)在含量测定项下记录的色谱图中,供试品溶液主峰的保留时间应与对照品溶液主峰的保留时间一致。

【检查】 **游离水杨酸** 照高效液相色谱法(通则 0512)测定。临用新制。

供试品溶液 取本品细粉适量(约相当于阿司匹林 0.5g),精密称定,置 100ml 量瓶中,加溶剂振摇使阿司匹林溶解并稀释至刻度,摇匀,滤膜滤过,取续滤液。

对照品溶液 取水杨酸对照品约 15mg,精密称定,置 50ml 量瓶中,加溶剂溶解并稀释至刻度,摇匀,精密量取 5ml,置 100ml 量瓶中,用溶剂稀释至刻度,摇匀。

溶剂、色谱条件、系统适用性要求与测定法 见阿司匹林游离水杨酸项下。

限度 供试品溶液色谱图中如有与水杨酸峰保留时间一致的色谱峰,按外标法以峰面积计算,不得过阿司匹林标示量的 0.3%。

溶出度 照溶出度与释放度测定法(通则 0931 第一法)测定。

溶出条件 以盐酸溶液(稀盐酸 24ml 加水至 1000ml) 500ml(50mg 规格)或 1000ml(0.1g、0.3g、0.5g 规格)为溶出介质,转速为每分钟 100 转,依法操作,经 30 分钟时取样。

供试品溶液 取溶出液 10ml 滤过,取续滤液。

阿司匹林对照品溶液 取阿司匹林对照品适量,精密称定,加溶剂溶解并定量稀释制成每 1ml 中约含 0.08mg (50mg、0.1g 规格)、0.24mg(0.3g 规格)或 0.4mg(0.5g 规格)的溶液。

水杨酸对照品溶液 取水杨酸对照品适量,精密称定,加溶剂溶解并定量稀释制成每 1ml 中约含 10μg(50mg、0.1g 规格)、30μg(0.3g 规格)或 50μg(0.5g 规格)的溶液。

溶剂、色谱条件与系统适用性要求 见含量测定项下。

测定法 精密量取供试品溶液、阿司匹林对照品溶液与水杨酸对照品溶液,分别注入液相色谱仪,记录色谱图。按外标法以峰面积分别计算每片中阿司匹林与水杨酸含量,将水杨酸含量乘以 1.304 后,与阿司匹林含量相加即得每片溶出量。

限度 标示量的 80%,应符合规定。

其他 应符合片剂项下有关的各项规定(通则 0101)。

【含量测定】 照高效液相色谱法(通则 0512)测定。

溶剂 见游离水杨酸项下。

供试品溶液 取本品 20 片,精密称定,充分研细,精密称取细粉适量(约相当于阿司匹林 10mg),置 100ml 量瓶中,用溶剂强烈振摇使阿司匹林溶解,并用溶剂稀释至刻度,摇匀,滤膜滤过,取续滤液。

对照品溶液 取阿司匹林对照品适量,精密称定,加溶剂振摇使溶解并定量稀释制成每 1ml 中约含 0.1mg 的溶液。

色谱条件 见游离水杨酸项下。检测波长为 276nm。

系统适用性要求 理论板数按阿司匹林峰计算不低于 3000。阿司匹林峰与水杨酸峰之间的分离度应符合要求。

测定法 精密量取供试品溶液与对照品溶液,分别注入液相色谱仪,记录色谱图。按外标法以峰面积计算。

【类别】 同阿司匹林。

【规格】 (1)50mg (2)0.1g (3)0.3g (4)0.5g

【贮藏】 密封,在干燥处保存。

阿司匹林肠溶片

Asipilin Changrongpian

Aspirin Enteric-coated Tablets

本品含阿司匹林($C_9H_8O_4$)应为标示量的 93.0%～107.0%。

【性状】 本品为肠溶包衣片,除去包衣后显白色。

【鉴别】 (1)取本品的细粉适量(约相当于阿司匹林 0.1g),加水 10ml,煮沸,放冷,加三氯化铁试液 1 滴,即显紫堇色。

(2)在含量测定项下记录的色谱图中,供试品溶液主峰的保留时间应与对照品溶液主峰的保留时间一致。

【检查】 **游离水杨酸** 照高效液相色谱法(通则 0512)测定。临用新制。

供试品溶液 取本品细粉适量(约相当于阿司匹林 0.1g),精密称定,置 100ml 量瓶中,加溶剂振摇使阿司匹林溶解并稀释至刻度,摇匀,滤膜滤过,取续滤液。

对照品溶液 取水杨酸对照品约 15mg,精密称定,置 50ml 量瓶中,加溶剂溶解并稀释至刻度,摇匀,精密量取 5ml,置 100ml 量瓶中,用溶剂稀释至刻度,摇匀。

溶剂、色谱条件、系统适用性要求与测定法 见阿司匹林游离水杨酸项下。

限度 供试品溶液色谱图中如有与水杨酸峰保留时间一致的色谱峰,按外标法以峰面积计算,不得过阿司匹林标示量的 1.5%。

溶出度 照溶出度与释放度测定法(通则 0931 第一法方法 1)测定。

酸中溶出量 溶出条件 以 0.1mol/L 的盐酸溶液 600ml(25mg、40mg、50mg 规格)或 750ml(100mg、300mg 规格)为溶出介质,转速为每分钟 100 转,依法操作,经 2 小时时取样。

供试品溶液　取溶出液 10ml，滤过，取续滤液。

对照品溶液　取阿司匹林对照品适量，精密称定，加溶剂溶解并定量稀释制成每 1ml 中约含 4.25μg(25mg 规格)、7μg(40mg 规格)、8.25μg(50mg 规格)、13μg(100mg 规格)、40μg(300mg 规格)的溶液。

溶剂、色谱条件与系统适用性要求　见含量测定项下。

测定法　见含量测定项下。计算每片中阿司匹林的溶出量。

限度　小于阿司匹林标示量的 10%，应符合规定。

缓冲液中溶出量　溶出条件　酸中溶出量项下 2 小时取样后，在溶出杯中，立即加入 37℃的 0.2mol/L 磷酸钠溶液 200ml(25mg、40mg、50mg 规格)或 250ml(100mg、300mg 规格)，混匀，用 2mol/L 盐酸溶液或 2mol/L 氢氧化钠溶液调节溶液的 pH 值至 6.8±0.05，继续溶出，经 45 分钟时取样。

供试品溶液　取溶出液 10ml，滤过，取续滤液。

阿司匹林对照品溶液　取阿司匹林对照品适量，精密称定，加溶剂溶解并定量稀释制成每 1ml 中约含 22μg(25mg 规格)、35μg(40mg 规格)、44μg(50mg 规格)、72μg(100mg 规格)、0.2mg(300mg 规格)的溶液。

水杨酸对照品溶液　取水杨酸对照品适量，精密称定，加溶剂溶解并定量稀释制成每 1ml 中约含 1.7μg(25mg 规格)、2.6μg(40mg 规格)、3.4μg(50mg 规格)、5.5μg(100mg 规格)、16μg(300mg 规格)的溶液。

溶剂、色谱条件与系统适用性要求　见含量测定项下。

测定法　精密量取供试品溶液、阿司匹林对照品溶液与水杨酸对照品溶液，分别注入液相色谱仪，记录色谱图。按外标法以峰面积分别计算每片中阿司匹林和水杨酸的含量，将水杨酸含量乘以 1.304 后，与阿司匹林含量相加即得每片缓冲液中溶出量。

限度　标示量的 70%，应符合规定。

其他　应符合片剂项下有关的各项规定(通则 0101)。

【含量测定】　照高效液相色谱法(通则 0512)测定。

溶剂　见游离水杨酸项下。

供试品溶液　取本品 20 片，精密称定，充分研细，精密称取适量(约相当于阿司匹林 10mg)，置 100ml 量瓶中，加溶剂强烈振摇使阿司匹林溶解并稀释至刻度，摇匀，滤膜滤过，取续滤液。

对照品溶液　取阿司匹林对照品适量，精密称定，加溶剂溶解并定量稀释制成每 1ml 中约含 0.1mg 的溶液。

色谱条件　见游离水杨酸项下。检测波长为 276nm。

系统适用性要求　理论板数按阿司匹林峰计算不低于 3000。阿司匹林峰与水杨酸峰之间的分离度应符合要求。

测定法　精密量取供试品溶液与对照品溶液，分别注入液相色谱仪，记录色谱图。按外标法以峰面积计算。

【类别】　同阿司匹林。

【规格】　(1)25mg　(2)40mg　(3)50mg　(4)100mg　(5)300mg

【贮藏】　密封，在干燥处保存。

阿司匹林肠溶胶囊

Asipilin Changrongjiaonang

Aspirin Enteric Capsules

本品含阿司匹林($C_9H_8O_4$)应为标示量的 93.0%～107.0%。

【性状】　本品内容物为白色颗粒或肠溶衣小丸，除去包衣后显白色。

【鉴别】　(1)取本品内容物适量(约相当于阿司匹林 0.1g)，加水 10ml，煮沸，放冷，加三氯化铁试液 1 滴，即显紫堇色。

(2)在含量测定项下记录的色谱图中，供试品溶液主峰的保留时间应与对照品溶液主峰的保留时间一致。

【检查】　**游离水杨酸**　照高效液相色谱法(通则 0512)测定。临用新制。

供试品溶液　取含量测定项下细粉适量(约相当于阿司匹林 0.1g)，精密称定，置 100ml 量瓶中，加溶剂振摇使阿司匹林溶解并稀释至刻度，摇匀，滤膜滤过，取续滤液。

溶剂、对照品溶液、色谱条件、系统适用性要求与测定法　见阿司匹林游离水杨酸项下。

限度　供试品溶液色谱图中如有与水杨酸峰保留时间一致的色谱峰，按外标法以峰面积计算，不得过阿司匹林标示量的 1.0%。

溶出度　照溶出度与释放度测定法(通则 0931 第一法方法 1)测定。

酸中溶出量　溶出条件　以 0.1mol/L 的盐酸溶液 750ml 为溶出介质，转速为每分钟 100 转，依法操作，经 2 小时时取样。

供试品溶液　取溶出液适量，滤过，取续滤液。

阿司匹林对照品溶液(1)　取阿司匹林对照品适量，精密称定，加溶剂溶解并定量稀释制成每 1ml 中约含 0.06mg(0.075g 规格)、0.08mg(0.1g 规格)、0.12mg(0.15g 规格)的溶液。

阿司匹林对照品溶液(2)　精密量取阿司匹林对照品溶液(1)15ml，置 100ml 量瓶中，用溶剂稀释至刻度，摇匀。

溶剂、色谱条件与系统适用性要求　见含量测定项下。

测定法　精密量取供试品溶液与阿司匹林对照品溶液(2)，分别注入液相色谱仪，记录色谱图。按外标法以峰面积计算每粒在酸中的溶出量。

限度　小于阿司匹林标示量的 10%，应符合规定。

缓冲液中溶出量　溶出条件　酸中溶出量项下 2 小时取样后，在溶出杯中立即加入 37℃ 的 0.2mol/L 磷酸钠溶液 250ml，混匀，用 2mol/L 盐酸溶液或 2mol/L 氢氧化钠溶液调节溶液的 pH 值至 6.8±0.05，继续溶出，经 45 分钟时取样。

供试品溶液　取溶出液适量，滤过，取续滤液。

阿司匹林对照品溶液　见酸中溶出量项下的阿司匹林对照品溶液(1)。

水杨酸对照品溶液　取水杨酸对照品适量，精密称定，加溶剂溶解并定量稀释制成每 1ml 中约含 7.5μg(0.075g 规格)、10μg(0.1g 规格)、15μg(0.15g 规格)的溶液。

溶剂、色谱条件与系统适用性要求　见含量测定项下。

测定法　精密量取供试品溶液、阿司匹林对照品溶液(1)与水杨酸对照品溶液，分别注入液相色谱仪，记录色谱图。按外标法以峰面积计算每粒中阿司匹林与水杨酸的含量，将水杨酸含量乘以 1.304 后，与阿司匹林含量相加即得每粒在缓冲液中溶出量。

限度　标示量的 80%，应符合规定。

其他　应符合胶囊剂项下有关的各项规定(通则 0103)。

【含量测定】　照高效液相色谱法(通则 0512)测定。

溶剂　见游离水杨酸项下。

供试品溶液　取装量差异项下内容物，研细，精密称取适量(约相当于阿司匹林 10mg)，置 100ml 量瓶中，加溶剂强烈振摇使阿司匹林溶解并稀释至刻度，摇匀，滤膜滤过，取续滤液。

对照品溶液　取阿司匹林对照品适量，精密称定，加溶剂溶解并定量稀释制成每 1ml 中约含 0.1mg 的溶液。

色谱条件　见游离水杨酸项下。检测波长为 276nm。

系统适用性要求　理论板数按阿司匹林峰计算不低于 3000。阿司匹林峰与水杨酸峰之间的分离度应符合要求。

测定法　精密量取供试品溶液与对照品溶液，分别注入液相色谱仪，记录色谱图。按外标法以峰面积计算。

【类别】　同阿司匹林。

【规格】　(1)0.075g　(2)0.1g　(3)0.15g

【贮藏】　密封，在干燥处保存。

阿司匹林泡腾片

Asipilin Paotengpian

Aspirin Effervescent Tablets

本品含阿司匹林($C_9H_8O_4$)应为标示量的 90.0%～110.0%。

【性状】　本品为白色或淡黄色片，片面有散在的小黄点。

【鉴别】　(1)取本品的细粉适量(约相当于阿司匹林 0.1g)，加水 10ml，煮沸，放冷，加三氯化铁试液 1 滴，即显紫堇色。

(2)在含量测定项下记录的色谱图中，供试品溶液主峰的保留时间应与对照品溶液主峰的保留时间一致。

【检查】　**游离水杨酸**　照高效液相色谱法(通则 0512)测定。临用新制。

供试品溶液　取本品细粉适量(约相当于阿司匹林 0.1g)，精密称定，置 100ml 量瓶中，加溶剂振摇使阿司匹林溶解并稀释至刻度，摇匀，滤膜滤过，取续滤液。

对照品溶液　取水杨酸对照品约 15mg，精密称定，置 50ml 量瓶中，加溶剂溶解并稀释至刻度，摇匀，精密量取 1ml，置 10ml 量瓶中，用溶剂稀释至刻度，摇匀。

溶剂、色谱条件、系统适用性要求与测定法　见阿司匹林游离水杨酸项下。

限度　供试品溶液色谱图中如有与水杨酸峰保留时间一致的色谱峰，按外标法以峰面积计算，不得过阿司匹林标示量的 3.0%。

其他　除脆碎度外，应符合片剂项下有关的各项规定(通则 0101)。

【含量测定】　照高效液相色谱法(通则 0512)测定。

溶剂　见游离水杨酸项下。

供试品溶液　取本品 10 片，精密称定，充分研细，精密称取细粉适量(约相当于阿司匹林 10mg)，置 100ml 量瓶中，加溶剂强烈振摇使阿司匹林溶解，并用溶剂稀释至刻度，摇匀，滤膜滤过，取续滤液。

对照品溶液　取阿司匹林对照品适量，精密称定，加溶剂振摇使溶解并定量稀释制成每 1ml 中约含 0.1mg 的溶液。

色谱条件　见游离水杨酸项下。检测波长为 276nm。

系统适用性要求　理论板数按阿司匹林峰计算不低于 3000。阿司匹林峰与水杨酸峰间的分离度应符合要求。

测定法　精密量取供试品溶液与对照品溶液，分别注入液相色谱仪，记录色谱图。按外标法以峰面积计算。

【类别】　同阿司匹林。

【规格】　(1)0.1g　(2)0.5g

【贮藏】　密封，在干燥处保存。

阿司匹林栓

Asipilin Shuan

Aspirin Suppositories

本品含阿司匹林($C_9H_8O_4$)应为标示量的 90.0%～

110.0%。

【性状】 本品为乳白色或微黄色栓。

【鉴别】 取本品适量(约相当于阿司匹林 0.6g),加乙醇 20ml,微温使阿司匹林溶解,置冰浴中冷却 5 分钟,并不断搅拌,滤过,滤液置水浴上蒸干,残渣照阿司匹林项下的鉴别(1)、(2)项试验,显相同的结果。

【检查】 **游离水杨酸** 照高效液相色谱法(通则 0512)测定。临用新制。

供试品贮备液 取本品 5 粒,精密称定,置小烧杯中,在 40～50℃水浴上微温熔融,在不断搅拌下放冷,精密称取适量(约相当于阿司匹林 0.1g),置 50ml 量瓶中,加溶剂适量,在 40～50℃水浴中充分振摇使阿司匹林溶解,放冷,用溶剂稀释至刻度,摇匀,置冰浴中冷却 1 小时,取出,迅速滤过,取续滤液。

供试品溶液 精密量取供试品贮备液 5ml,置 10ml 量瓶中,用溶剂稀释至刻度,摇匀。

对照品溶液 取水杨酸对照品约 15mg,精密称定,置 50ml 量瓶中,加溶剂溶解并稀释至刻度,摇匀,精密量取 1ml,置 10ml 量瓶中,用溶剂稀释至刻度,摇匀。

溶剂、色谱条件、系统适用性要求与测定法 见阿司匹林游离水杨酸项下。

限度 供试品溶液色谱图中如有与水杨酸峰保留时间一致的色谱峰,按外标法以峰面积计算,不得过阿司匹林标示量的 3.0%。

其他 应符合栓剂项下有关的各项规定(通则 0107)。

【含量测定】 照高效液相色谱法(通则 0512)测定。

溶剂 见游离水杨酸项下。

供试品溶液 精密量取游离水杨酸项下的供试品贮备液 5ml,置 100ml 量瓶中,用溶剂稀释至刻度,摇匀。

对照品溶液 取阿司匹林对照品适量,精密称定,加溶剂溶解并定量稀释制成每 1ml 中约含 0.1mg 的溶液。

色谱条件 见游离水杨酸项下。检测波长为 276nm。

系统适用性要求 理论板数按阿司匹林峰计算不低于 3000。阿司匹林峰与水杨酸峰之间的分离度应符合要求。

测定法 精密量取供试品溶液与对照品溶液,分别注入液相色谱仪,记录色谱图。按外标法以峰面积计算。

【类别】 同阿司匹林。

【规格】 (1)0.1g　(2)0.15g　(3)0.3g　(4)0.45g　(5)0.5g

【贮藏】 密封,在阴凉干燥处保存。

阿托伐他汀钙

Atuofatatinggai

Atorvastatin Calcium

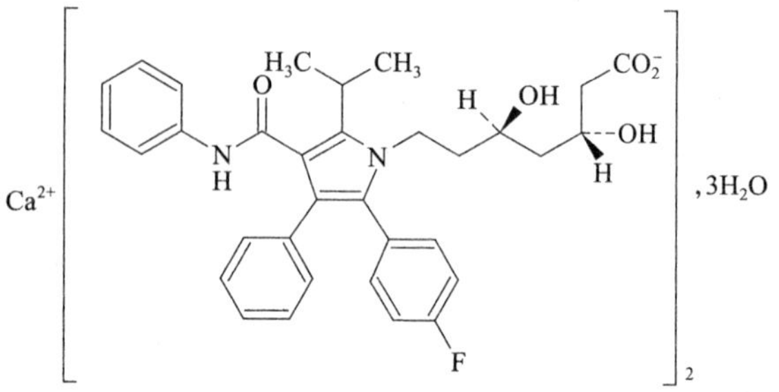

$C_{66}H_{68}CaF_2N_4O_{10} \cdot 3H_2O$　1209.42

本品为(3*R*,5*R*)-7-[2-(4-氟苯基)-3-苯基-4-(苯基氨甲酰基)-5-异丙基吡咯-1-基]-3,5-二羟基庚酸钙三水合物。按无水与无溶剂物计算,含 $C_{66}H_{68}CaF_2N_4O_{10}$ 应为 98.0%～102.0%。

【性状】 本品为白色或类白色结晶性粉末;无臭,味苦。

本品在甲醇中易溶,在乙醇和丙酮中微溶,在水中极微溶解,在三氯甲烷和乙醚中几乎不溶或不溶。

比旋度 取本品,精密称定,加二甲基亚砜溶解并定量稀释制成每 1ml 中含 10mg 的溶液,依法测定(通则 0621),比旋度为 −7.0°至 −9.0°。

【鉴别】 (1)在含量测定项下记录的色谱图中,供试品溶液主峰的保留时间应与对照品溶液主峰的保留时间一致。

(2)本品的红外光吸收图谱应与对照的图谱(光谱集 965 图)一致。

(3)本品显钙盐鉴别(1)的反应(通则 0301)。

【检查】 **甲醇溶液的澄清度与颜色** 取本品 0.10g,加甲醇 10ml 溶解,溶液应澄清无色。

氯化物 取本品 0.25g,加水 30ml,充分振摇 10 分钟,滤过,取滤液 15ml,依法检查(通则 0801),与标准氯化钠溶液 5.0ml 制成的对照液比较,不得更浓(0.04%)。

有关物质 照高效液相色谱法(通则 0512)测定。

供试品溶液 取本品适量,加二甲基甲酰胺适量,超声使溶解,用二甲基甲酰胺稀释制成每 1ml 中约含 1mg 的溶液。

对照溶液 精密量取供试品溶液 5ml,置 100ml 量瓶中,用二甲基甲酰胺稀释至刻度,摇匀,再精密量取 1ml,置 50ml 量瓶中,用二甲基甲酰胺稀释至刻度,摇匀。

系统适用性溶液 取阿托伐他汀钙与杂质Ⅰ对照品、杂质Ⅱ对照品、杂质Ⅲ对照品、杂质Ⅳ对照品、杂质Ⅴ对照品、杂质Ⅵ对照品和杂质Ⅶ对照品各约 2.5mg,置 50ml 量瓶中,加二甲基甲酰胺溶解并稀释至刻度,摇匀。

灵敏度溶液 精密量取对照溶液 5ml,置 10ml 量瓶中,用二甲基甲酰胺稀释至刻度,摇匀。

色谱条件 用辛基硅烷键合硅胶为填充剂(Agilent 5 HC-C8,4.6mm×250mm,5μm 或效能相当的色谱柱);乙腈-四氢呋喃-醋酸铵缓冲液(3.9g/L 醋酸铵溶液，用冰醋酸调节 pH 值至 5.0)(21∶12∶67)为流动相 A，以乙腈-四氢呋喃-醋酸铵缓冲液(3.9g/L 醋酸铵溶液，用冰醋酸调节 pH 值为 5.0)(61∶12∶27)为流动相 B；按下表进行梯度洗脱；检测波长为 244nm；流速为每分钟 1.0ml，柱温为 35℃；进样体积 20μl。

时间(分钟)	流动相 A(%)	流动相 B(%)
0	100	0
60	100	0
105	20	80
130	0	100

系统适用性要求　系统适用性溶液色谱图中，出峰顺序为：杂质Ⅶ峰、杂质Ⅰ峰、杂质Ⅱ峰、阿托伐他汀峰、杂质Ⅲ峰、杂质Ⅳ峰、杂质Ⅵ峰、杂质Ⅴ峰。阿托伐他汀峰与杂质Ⅱ峰之间的分离度应不小于 1.5。灵敏度溶液色谱图中，阿托伐他汀峰峰高的信噪比应不小于 10。

测定法　精密量取供试品溶液和对照溶液，分别注入液相色谱仪，记录色谱图。

限度　供试品溶液的色谱图中如有杂质峰，杂质Ⅰ和杂质Ⅱ峰面积分别不得大于对照溶液主峰面积的 3 倍(0.3%)，杂质Ⅲ和杂质Ⅵ峰面积分别不得大于对照溶液主峰面积的 1.5 倍(0.15%)，杂质Ⅳ、杂质Ⅴ和杂质Ⅶ峰面积分别不得大于对照溶液的主峰面积(0.1%)，其他单个杂质峰面积不得大于对照溶液的主峰面积(0.1%)，各杂质峰面积的和不得大于对照溶液主峰面积的 10 倍(1.0%)，小于灵敏度溶液主峰面积的色谱峰忽略不计。

对映异构体(杂质Ⅷ)　照高效液相色谱法(通则 0512)测定。

溶剂Ⅰ　正己烷-无水乙醇(1∶1)。

供试品溶液　取本品适量，加少量甲醇使溶解，用溶剂Ⅰ稀释制成每 1ml 中约含 1.5mg 的溶液。

对照溶液　精密量取供试品溶液适量，用溶剂Ⅰ定量稀释制成每 1ml 中约含 4.5μg 的溶液。

系统适用性溶液　取阿托伐他汀钙和杂质Ⅷ对照品适量，加少量甲醇使溶解，用溶剂Ⅰ稀释制成每 1ml 中各约含 7.5μg 的溶液。

色谱条件　用直链淀粉-三(3,5-二甲苯基氨基甲酸酯)为填充剂(大赛璐 AD-H，4.6mm×250mm，5μm 或 Ultimate Amy-D，4.6mm×250mm，10μm，或效能相当的色谱柱)；以正己烷-乙醇-冰醋酸(92∶8∶0.3)为流动相；检测波长为 246nm；进样体积 20μl。

系统适用性要求　系统适用性溶液色谱图中，阿托伐他汀峰与杂质Ⅷ峰的分离度应大于 2.0。系统适用性溶液连续进样 5 次，杂质Ⅷ峰面积相对标准偏差不得大于 5.0%。

测定法　精密量取供试品溶液和对照溶液，分别注入液相色谱仪，记录色谱图。

限度　供试品溶液的色谱图中，如有与杂质Ⅷ峰保留时间一致的色谱峰，其峰面积不得大于对照溶液的主峰面积(0.3%)。

残留溶剂　照残留溶剂测定法(通则 0861)测定，应符合规定。

水分　取本品，照水分测定法(通则 0832 第一法 1)测定，含水分应为 3.5%～5.5%。

钙　取本品约 0.5g，精密称定，加甲醇 30ml 与 1mol/L 氢氧化钠溶液 15ml，振摇使阿托伐他汀钙溶解，加钙紫红素指示剂适量，摇匀，用乙二胺四醋酸二钠滴定液(0.05mol/L)滴定至溶液由紫红色转变为蓝色。每 1ml 乙二胺四醋酸二钠滴定液(0.05mol/L)相当于 2.004mg 的 Ca。按无水物计算，含钙(Ca)应为 2.8%～3.8%。

重金属　取本品 1.0g，依法检查(通则 0821 第二法)，含重金属不得过百万分之二十。

【含量测定】　照高效液相色谱法(通则 0512)测定。

溶剂Ⅱ　乙腈-枸橼酸铵缓冲液(取 9.62g 无水枸橼酸，加水 900ml 溶解，用氨水调节 pH 值至 7.4，用水稀释至 1000ml)(1∶1)。

供试品溶液　取本品 10mg，精密称定，置 100ml 量瓶中，加溶剂Ⅱ溶解并稀释至刻度。

对照品溶液　取阿托伐他汀钙对照品适量，精密称定，加溶剂Ⅱ溶解并定量稀释制成每 1ml 中约含 0.1mg 的溶液。

系统适用性溶液　取阿托伐他汀钙 10mg 和杂质Ⅳ对照品 1mg，置 100ml 量瓶中，加溶剂Ⅱ溶解并稀释至刻度，摇匀。

色谱条件　用十八烷基硅烷键合硅胶为填充剂；以乙腈-四氢呋喃-枸橼酸铵缓冲液(取 9.62g 无水枸橼酸，加水 950ml 溶解，用氨水调节 pH 值至 4.0，用水稀释至 1000ml)(27∶20∶53)为流动相；流速为每分钟 1.0ml；检测波长为 244nm；进样体积 20μl。

系统适用性要求　系统适用性溶液色谱图中，阿托伐他汀峰与杂质Ⅳ峰之间的分离度应不小于 5.0。

测定法　精密量取供试品溶液和对照品溶液，分别注入液相色谱仪，记录色谱图，按外标法以峰面积计算。

【类别】　降血脂药。

【贮藏】　遮光，密封保存。

附：

杂质Ⅰ(去氟阿托伐他汀钙)

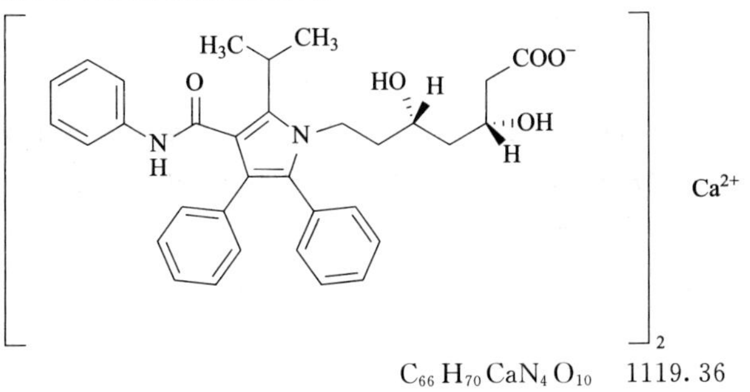

$C_{66}H_{70}CaN_4O_{10}$　1119.36

(3*R*,5*R*)-7-[2-异丙基-4,5-二苯基-3-(苯基氨甲酰基)吡咯-1-基]-3,5-二羟基庚酸钙

杂质Ⅱ(阿托伐他汀钙非对映异构体)

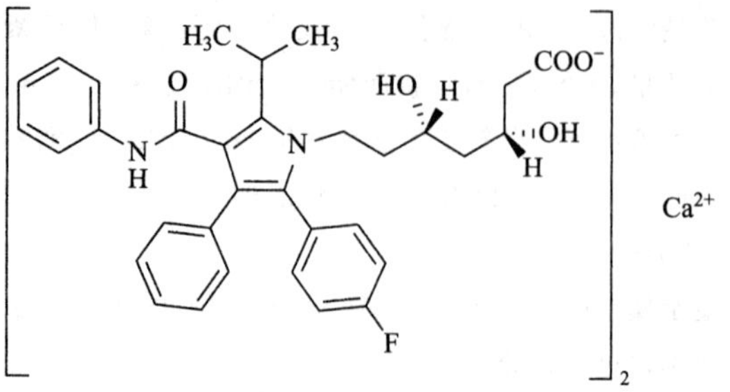

及其对映异构体

$C_{66}H_{68}CaF_2N_4O_{10}$　1155.34

(3*RS*,5*SR*)-7-[2-(4-氟苯基)-3-苯基-4-(苯基氨甲酰基)-5-异丙基吡咯-1-基]-3,5-二羟基庚酸钙

杂质Ⅲ(二氟阿托伐他汀钙)

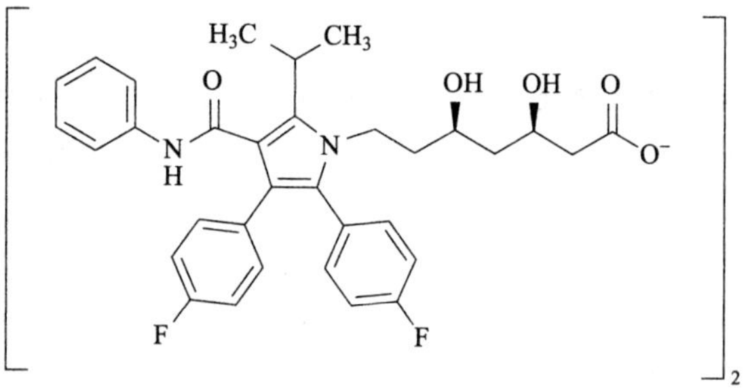

$C_{66}H_{66}CaF_4N_4O_{10}$　1191.32

(3*R*,5*R*)-7-[2,3-二(4-氟苯基)-4-(苯基氨甲酰基)-5-异丙基吡咯-1-基]-3,5-二羟基庚酸钙

杂质Ⅳ(阿托伐他汀内酯)

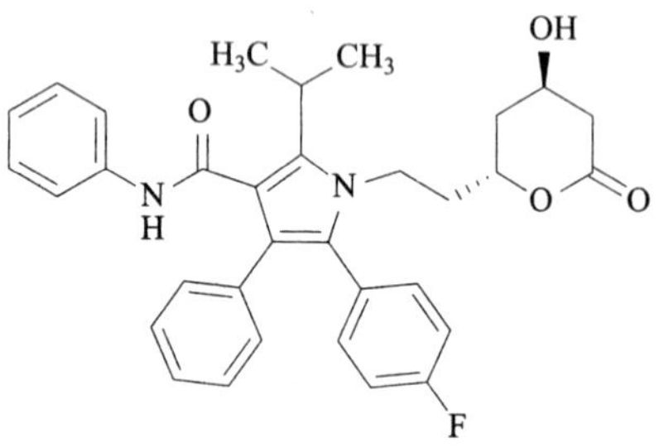

$C_{33}H_{33}FN_2O_4$　540.62

(4*R*,6*R*)-6-[2-[2-(4-氟苯基)-5-异丙基-3-苯基-4-氨甲酰基-1*H*-吡咯-1-基]-乙基]-4-羟基四氢-2*H*-吡喃-2-酮

杂质Ⅴ(阿托伐他汀缩合物)

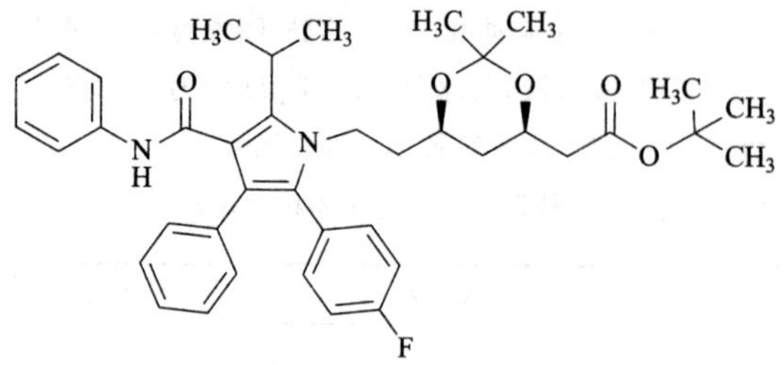

$C_{40}H_{47}FN_2O_5$　654.81

2-[(4*R*,6*R*)-6-[2-[2-(4-氟苯基)-3-苯基-4-(苯基氨甲酰基)-5-异丙基吡咯-1-基]乙基]-2,2-二甲基-1,3-二氧六环-4-基]乙酸叔丁酯

杂质Ⅵ(阿托伐他汀环氧物)

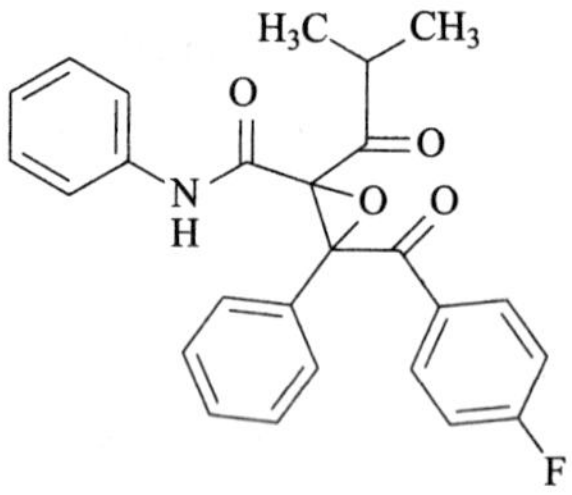

$C_{26}H_{22}FNO_4$　431.46

3-(4-氟苯甲酰)-2-异丁酰-*N*,3-二苯基环氧乙烷-2-甲酰胺

杂质Ⅶ(阿托伐他汀钙二胺)

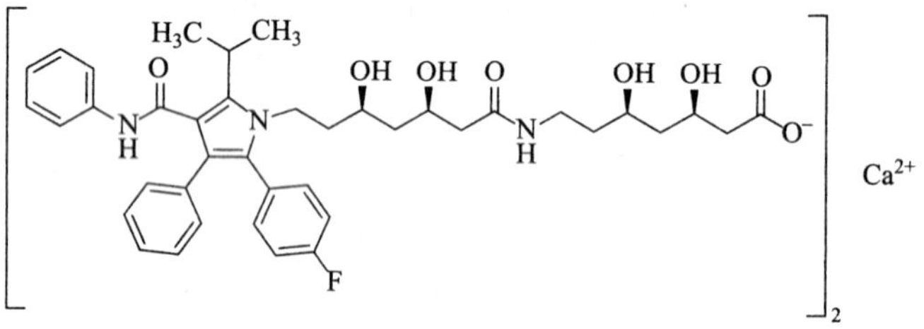

$C_{80}H_{94}CaF_2N_6O_{16}$　1473.72

(3*R*,5*R*)-7-[(3*R*,5*R*)-7-[2-(4-氟苯基)-3-苯基-4-(苯基甲酰基)-1*H*-吡咯-1-基]-3,5-二羟基庚酰胺-3,5-二羟基庚酸钙(2∶1)

杂质Ⅷ(阿托伐他汀钙对映异构体)

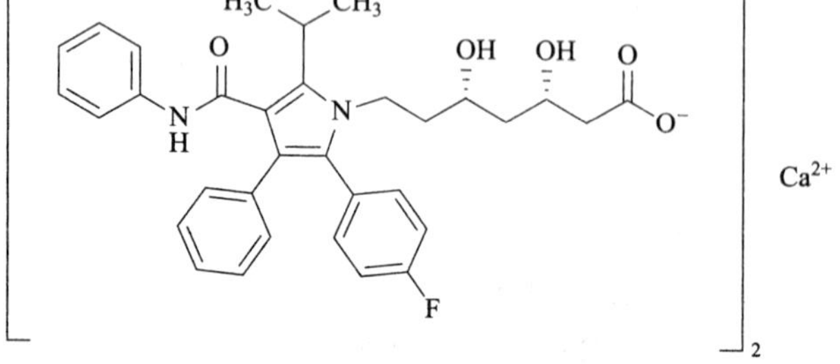

$C_{66}H_{68}CaF_2N_4O_{10}$　1155.34

(3*S*,5*S*)-7-[2-(4-氟苯基)-5-异丙基-3-苯基-4-(苯基氨甲酰基)-1*H*-吡咯-1-基]-3,5-二羟基庚酸钙(2∶1)

阿米卡星

Amikaxing

Amikacin

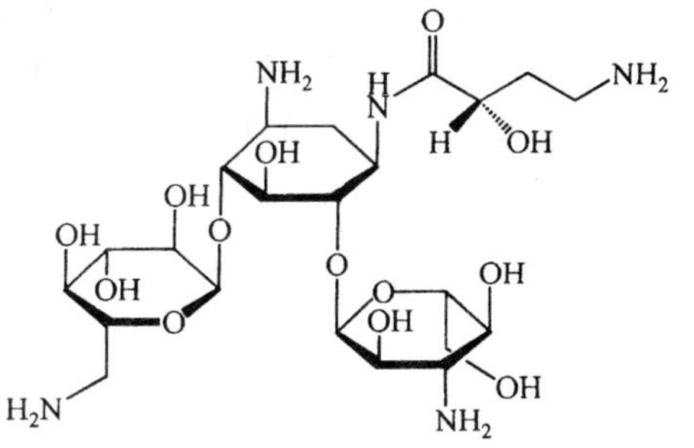

$C_{22}H_{43}N_5O_{13}$　585.61

本品为 *O*-3-氨基-3-脱氧-*α*-D-葡吡喃糖基-(1→4)-*O*-[6-氨基-6-脱氧-*α*-D-葡吡喃糖基-(1→6)]-N^3-(4-氨基-2-羟基-1-氧代丁基)-2-脱氧-L-链霉胺。按干燥品计算，含阿米卡星($C_{22}H_{43}N_5O_{13}$)应为95.0%～102.0%。

【性状】 本品为白色或类白色粉末或结晶性粉末；几乎无臭。

本品在水中易溶，在乙醇中几乎不溶。

比旋度 取本品，精密称定，加水溶解并定量稀释制成每1ml中约含20mg的溶液，依法测定(通则0621)，比旋度为+97°至+105°。

【鉴别】 (1)取本品约10mg，加水1ml溶解后，加0.1%蒽酮的硫酸溶液4ml，即显蓝紫色。

(2)取本品约10mg，加水1ml溶解后，加4%氢氧化钠溶液1ml，混合，加5%硝酸钴溶液2ml，即产生紫蓝色絮状沉淀。

(3)照薄层色谱法(通则0502)试验。

供试品溶液　取本品适量，加水溶解制成每1ml中约含阿米卡星5mg的溶液。

对照品溶液　取对照品适量，加水溶解制成每1ml中约含阿米卡星5mg的溶液。

系统适用性溶液　取供试品溶液和对照品溶液，等量混合。

色谱条件　见卡那霉素检查项下。

测定法　吸取上述3种溶液各5μl，分别点于同一薄层板上，展开，晾干，喷以0.2%茚三酮的水饱和正丁醇溶液，在100℃加热数分钟。

系统适用性要求　系统适用性溶液应显单一斑点。

结果判断　供试品溶液所显主斑点的位置和颜色应与对照品溶液所显主斑点的位置和颜色相同。

(4)在含量测定项下记录的色谱图中，供试品溶液主峰的保留时间应与对照品溶液主峰的保留时间一致。

以上(3)、(4)两项可选做一项。

【检查】 **碱度** 取本品0.10g，加水10ml溶解后，依法测定(通则0631)，pH值应为9.5～11.5。

溶液的澄清度与颜色 取本品5份，各0.60g，分别加0.5mol/L硫酸溶液5ml使溶解，溶液应澄清无色；如显浑浊，与1号浊度标准液(通则0902第一法)比较，均不得更浓；如显色，与黄色或黄绿色2号标准比色液(通则0901第一法)比较，均不得更深。

有关物质 照高效液相色谱法(通则0512)测定。

供试品溶液　取本品适量，加流动相A溶解并稀释制成每1ml中约含5.0mg的溶液。

对照溶液　精密量取供试品溶液适量，用流动相A定量稀释制成每1ml中约含50μg的溶液。

系统适用性溶液　取阿米卡星对照品适量，加流动相A溶解并稀释制成每1ml中约含5.0mg的溶液。

色谱条件　用十八烷基硅烷键合硅胶为填充剂(Spursil柱，4.6mm×250mm，5μm或效能相当的色谱柱)；取辛烷磺酸钠1.8g和无水硫酸钠20.0g，加pH 3.0的0.2mol/L磷酸盐缓冲液(0.2mol/L磷酸二氢钾溶液，用0.2mol/L磷酸溶液调节pH值至3.0)50ml和水900ml溶解，加乙腈50ml，混匀，作为流动相A；取辛烷磺酸钠1.8g和无水硫酸钠20.0g，加pH 3.0的0.2mol/L磷酸盐缓冲液50ml和水850ml溶解，加乙腈100ml，混匀，作为流动相B，流速为每分钟1.3ml；按下表进行线性梯度洗脱；柱温为40℃；检测波长为200nm；进样体积10μl。

时间(分钟)	流动相A(%)	流动相B(%)
0	50	50
30	50	50
60	0	100
70	0	100
71	50	50
100	50	50

系统适用性要求　系统适用性溶液色谱图中，阿米卡星峰的保留时间应在20～30分钟之间(必要时适当调整流动相A和流动相B的比例)，阿米卡星峰与杂质B峰(相对保留时间约为0.92)之间的分离度应符合要求。

测定法　精密量取供试品溶液与对照溶液，分别注入液相色谱仪，记录色谱图。

限度　供试品溶液色谱图中如有杂质峰，杂质F(相对保留时间约为0.89)、杂质A(相对保留时间约为1.60，必要时用杂质A对照品确认)和杂质H(相对保留时间约为2.44)均不得大于对照溶液的主峰面积(1.0%)，杂质B和杂质E(相对保留时间约为1.41)均不得大于对照溶液主峰面积的0.5倍(0.5%)，其他单个杂质峰面积不得大于对照溶液主峰面积(1.0%)，各杂质峰面积的和不得大于对照溶液主峰面积的3倍(3.0%)。

卡那霉素 照薄层色谱法(通则0502)试验。

供试品溶液　取本品，精密称定，加水溶解并定量稀释制成每 1ml 中约含 25mg 的溶液。

对照品溶液　取卡那霉素对照品适量，精密称定，加水溶解并定量稀释制成每 1ml 中约含 0.25mg 的溶液。

系统适用性溶液　取阿米卡星与卡那霉素对照品各适量，加水溶解并稀释制成每 1ml 中分别约含阿米卡星 25mg 和卡那霉素 0.75mg 的溶液。

色谱条件　采用硅胶 G 薄层板，以二氯甲烷-甲醇-浓氨溶液(25∶40∶30)为展开剂。

测定法　吸取上述 3 种溶液各 5μl，分别点于同一薄层板上，展开，晾干，喷以 0.2% 茚三酮的水饱和正丁醇溶液，在 100℃加热数分钟。

系统适用性要求　系统适用性溶液中阿米卡星与卡那霉素斑点应完全分离。

限度　供试品溶液如显卡那霉素斑点，与对照品溶液的主斑点比较，不得更深(1%)。

残留溶剂　照残留溶剂测定法(通则 0861 第一法)测定。

供试品溶液　取本品约 0.2g，精密称定，置顶空瓶中，精密加入水 5ml 使溶解，密封。

对照品溶液　取甲醇、乙醇、丙酮与乙腈各适量，精密称定，用水定量稀释制成每 1ml 中约含甲醇 0.12mg、乙醇 0.2mg、丙酮 0.2mg 与乙腈 0.016mg 的混合溶液，精密量取 5ml，置顶空瓶中，密封。

色谱条件　以 6% 氰丙基苯基-94% 二甲基聚硅氧烷(或极性相近)为固定液的毛细管柱为色谱柱；柱温为 40℃；进样口温度为 140℃；检测器温度为 250℃；顶空瓶平衡温度为 80℃，平衡时间为 30 分钟。

系统适用性要求　对照品溶液色谱图中，各主峰之间的分离度均应符合要求。

测定法　取供试品溶液与对照品溶液分别顶空进样，记录色谱图。

限度　按外标法以峰面积计算，甲醇、乙醇、丙酮与乙腈的残留量均应符合规定。

干燥失重　取本品，在 120℃干燥至恒重，减失重量不得过 7.0%(通则 0831)。

炽灼残渣　不得过 0.5%(通则 0841)。

细菌内毒素　取本品，依法检查(通则 1143)，每 1mg 阿米卡星中含内毒素的量应小于 0.33EU。(供注射用)

【含量测定】　照高效液相色谱法(通则 0512)测定。

供试品溶液　取本品适量，精密称定，加流动相溶解并定量稀释制成每 1ml 中约含 2.5mg 的溶液。

对照品溶液　取阿米卡星对照品适量，精密称定，加流动相溶解并定量稀释制成每 1ml 中约含阿米卡星 2.5mg 的溶液。

色谱条件　用十八烷基硅烷键合硅胶为填充剂(Spursil 柱，4.6mm×250mm，5μm 或效能相当的色谱柱)；取辛烷磺酸钠 1.8g 和无水硫酸钠 20.0g，加 pH 3.0 的 0.2mol/L 磷酸盐缓冲液(0.2mol/L 磷酸二氢钾溶液，用 0.2mol/L 磷酸溶液调节 pH 值至 3.0)50ml 和水 875ml 溶解，加乙腈 75ml，混匀，作为流动相；流速为每分钟 1.3ml；柱温为 40℃；检测波长为 200nm；进样体积 10μl。

系统适用性要求　对照品溶液色谱图中，阿米卡星峰的保留时间应在 20～30 分钟之间，阿米卡星峰与相邻杂质峰之间的分离度应符合要求。

测定法　精密量取供试品溶液与对照品溶液，分别注入液相色谱仪，记录色谱图。按外标法以峰面积计算。1mg 的 $C_{22}H_{43}N_5O_{13}$ 相当于 1000 阿米卡星单位。

【类别】　氨基糖苷类抗生素。

【贮藏】　严封，在干燥处保存。

附：

杂质 A

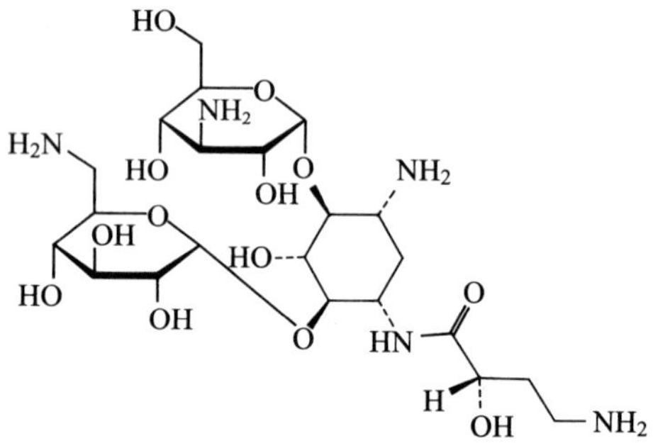

$C_{22}H_{43}N_5O_{13}$　585.61

4-*O*-(3-氨基-3-脱氧-α-D-吡喃葡萄糖基)-6-*O*-(6-氨基-6-脱氧-α-D-吡喃葡萄糖基)-1-*N*-[(2*S*)-4-氨基-2-羟基-丁酰氧基]-2-脱氧-L-链霉胺

杂质 B

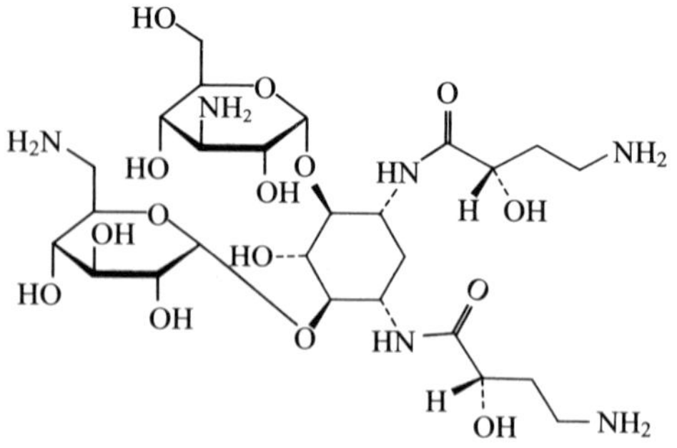

$C_{26}H_{50}N_6O_{15}$　686.76

4-*O*-(3-氨基-3-脱氧-α-D-吡喃葡萄糖基)-6-*O*-(6-氨基-6-脱氧-α-D-吡喃葡萄糖基)-1,3-*N*-2[(2*S*)-4-氨基-2-羟基-丁酰氧基]-2-脱氧-L-链霉胺

杂质 E

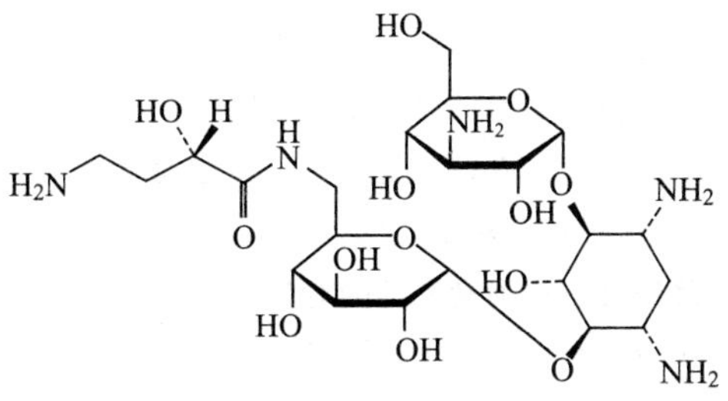

$C_{22}H_{43}N_5O_{13}$　585.61

4-*O*-(3-氨基-3-脱氧-α-D-吡喃葡萄糖基)-6-*O*-[6-[[(2*S*)-4-氨基-2-羟基-丁酰氧基]氨基]-6-脱氧-α-D-吡喃葡萄糖基]-2-脱氧-L-链霉胺

杂质 F

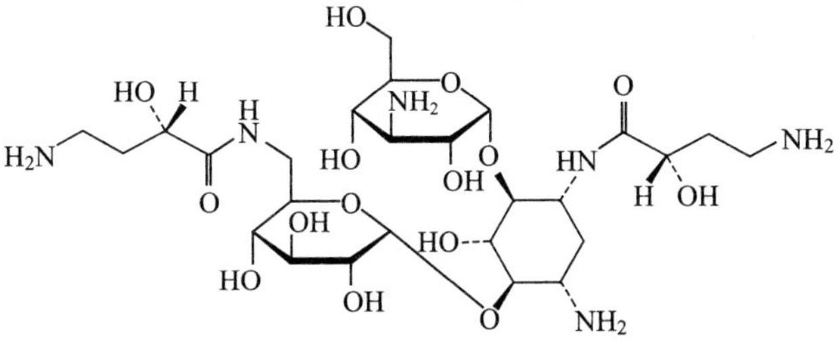

$C_{26}H_{50}N_6O_{15}$　686.76

6-*O*-(3-氨基-3-脱氧-α-D-吡喃葡萄糖基)-4-*O*-[6-[(2*S*)-4-氨基-2-羟基-丁酰氧基]氨基-6-脱氧-α-D-吡喃葡萄糖基]-1-*N*-[(2*S*)-4-氨基-2-羟基-丁酰氧基]-2-脱氧-D-链霉胺

杂质 H

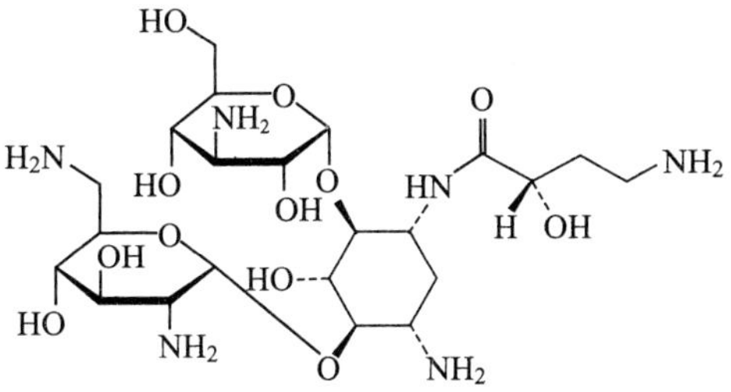

$C_{22}H_{44}N_6O_{12}$　584.66

6-*O*-(3-氨基-3-脱氧-α-D-吡喃葡萄糖基)-1-*N*-[(2*S*)-4-氨基-2-羟基-丁酰氧基]-4-*O*-(2,6-二氨基-2,6-双脱氧-α-D-吡喃葡萄糖基]-2-脱氧-D-链霉胺

阿利沙坦酯

Alishatanzhi

Allisartan Isoproxil

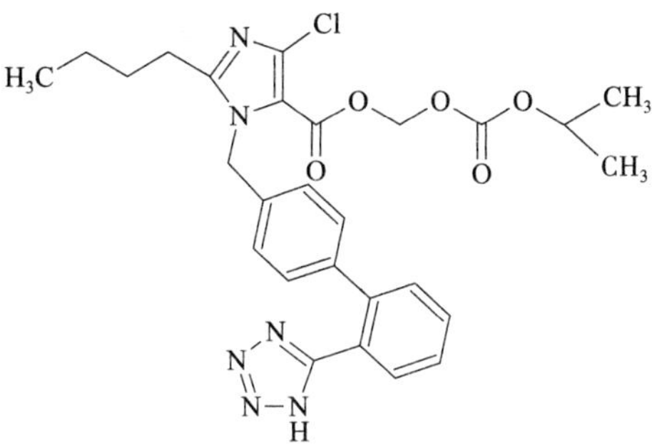

$C_{27}H_{29}ClN_6O_5$　553.01

本品为 2-丁基-5-氯-3-[[4-[2-(2*H*-四唑-5-基)苯基]苯基]甲基]咪唑-4-甲酸-[[(异丙氧基)羰基]氧基]甲基酯。按干燥品计算，含 $C_{27}H_{29}ClN_6O_5$ 应为 98.0%～102.0%。

【生产要求】 应对生产工艺等进行评估以确定形成遗传毒性杂质 *N*,*N*-二甲基亚硝胺和 *N*,*N*-二乙基亚硝胺等的可能性。必要时，应采用适宜的分析方法对产品进行分析，以确认 *N*,*N*-二甲基亚硝胺和 *N*,*N*-二乙基亚硝胺等的含量符合我国药品监管部门相关指导原则或 ICH M7 指导原则的要求。

【性状】 本品为白色至类白色结晶性粉末，无臭。

本品在丙酮中易溶，在甲醇或乙腈中略溶，在乙醇中微溶，在水中不溶。

熔点 本品的熔点(通则 0612)为 155～159℃。

【鉴别】 (1)取本品约 50mg，加 1mol/L 氢氧化钠溶液 3ml，置沸水浴中加热 10 分钟，加 1mol/L 盐酸溶液 3ml，即生成白色沉淀。

(2)在含量测定项下记录的色谱图中，供试品溶液主峰的保留时间应与对照品溶液主峰的保留时间一致。

(3)取本品，加无水乙醇制成每 1ml 中约含 14μg 的溶液，照紫外-可见分光光度法(通则 0401)测定，在 254nm 的波长处有最大吸收。

(4)本品的红外光吸收图谱应与对照品的图谱一致(通则 0402)。

【检查】 **氯化物** 取本品 1.0g，加水 50ml，煮沸，放冷，滤过，取滤液 25ml，依法检查(通则 0801)，与标准氯化钠溶液 5.0ml 制成的对照液比较，不得更浓(0.01%)。

游离胺 取本品 5.0g，精密称定，加二氯甲烷 70ml 使溶解，用稀盐酸振摇提取 2 次，每次 20ml，合并提取液，用二氯甲烷洗涤 2 次，每次 40ml，分取酸性提取液，置水浴上蒸干，在 105℃干燥至恒重，遗留残渣不得过 0.1%。

有关物质 照高效液相色谱法(通则 0512)测定。

供试品溶液　取本品约 75mg，精密称定，置 50ml 量瓶中，加甲醇溶解并稀释至刻度，摇匀，精密量取 2ml，置 10ml

量瓶中，用甲醇稀释至刻度，摇匀。

对照溶液　精密量取供试品溶液 1ml，置 50ml 量瓶中，用甲醇稀释至刻度，摇匀，精密量取 1ml，置 20ml 量瓶中，用甲醇稀释至刻度，摇匀。

对照品溶液　分别取杂质Ⅰ对照品、杂质Ⅱ对照品和杂质Ⅲ对照品各适量，精密称定，加甲醇溶解并定量稀释制成每 1ml 中约含杂质Ⅰ 0.6μg、杂质Ⅱ 0.9μg 和杂质Ⅲ 0.6μg 的混合溶液。

系统适用性溶液　取阿利沙坦酯混合物对照品（含阿利沙坦酯及其杂质Ⅰ、杂质Ⅱ、杂质Ⅲ、杂质Ⅳ、杂质Ⅴ）适量，加甲醇溶解并稀释制成每 1ml 中约含 0.36mg 的溶液。

灵敏度溶液　精密量取对照溶液 3ml，置 10ml 量瓶中，用甲醇稀释至刻度，摇匀。

色谱条件　用辛基硅烷键合硅胶为填充剂（ZORBAX Eclipse XDB-C8，4.6mm×250mm，5μm 或效能相当的色谱柱）；以乙腈为流动相 A，以 0.02mol/L 磷酸二氢钾溶液（用磷酸调节 pH 值至 3.0）为流动相 B，按下表进行梯度洗脱；流速为每分钟 1.0ml；检测波长为 254nm；柱温为 35℃；进样体积 10μl。

时间(分钟)	流动相 A(%)	流动相 B(%)
0	40	60
25	70	30
35	70	30
38	40	60
50	40	60

系统适用性要求　系统适用性溶液色谱图中，阿利沙坦酯峰的保留时间约为 19 分钟，出峰顺序为杂质Ⅰ峰、杂质Ⅳ峰（相对保留时间约为 0.6～0.7）、杂质Ⅱ峰、杂质Ⅲ峰、杂质Ⅴ峰（相对保留时间约为 0.9）与阿利沙坦酯峰，各相邻色谱峰之间的分离度均应符合要求。灵敏度溶液色谱图中，主成分峰高的信噪比应大于 10。对照溶液连续进样 5 次，阿利沙坦酯峰面积的相对标准偏差应小于 5%。

测定法　精密量取供试品溶液、对照溶液和对照品溶液，分别注入液相色谱仪，记录色谱图。

限度　供试品溶液色谱图中如有杂质峰，杂质Ⅰ峰、杂质Ⅱ峰与杂质Ⅲ峰按外标法以峰面积计算，杂质Ⅱ不得过 0.3%，杂质Ⅰ和杂质Ⅲ均不得过 0.2%；杂质Ⅳ峰面积不得大于对照溶液的主峰面积（0.1%）；杂质Ⅴ峰面积乘以校正因子 1.3 不得大于对照溶液的主峰面积（0.1%）；其他单个杂质峰面积不得大于对照溶液的主峰面积（0.1%）；杂质总量不得过 1.0%。小于灵敏度溶液主峰面积的色谱峰忽略不计。

残留溶剂　照残留溶剂测定法（通则 0861）测定，应符合规定。

干燥失重　取本品，以五氧化二磷为干燥剂，在 60℃减压干燥至恒重，减失重量不得过 0.5%（通则 0831）。

炽灼残渣　取本品 1.0g，依法检查（通则 0841），遗留残渣不得过 0.1%。

重金属　取炽灼残渣项下遗留的残渣，依法检查（通则 0821 第二法），含重金属不得过百万分之二十。

【含量测定】　照高效液相色谱法（通则 0512）测定。

供试品溶液　取本品约 75mg，精密称定，置 50ml 量瓶中，加甲醇溶解并稀释至刻度，摇匀，精密量取 5ml，置 50ml 量瓶中，用甲醇稀释至刻度，摇匀。

对照品溶液　取阿利沙坦酯对照品适量，精密称定，加甲醇溶解并定量稀释制成每 1ml 中约含 0.15mg 的溶液。

系统适用性溶液　见有关物质项下。

色谱条件　用辛基硅烷键合硅胶为填充剂；以乙腈-0.02mol/L 磷酸二氢钾溶液（用磷酸调节 pH 值至 3.0）（57∶43）为流动相；检测波长为 254nm；柱温 35℃；进样体积 10μl。

系统适用性要求　系统适用性溶液色谱图中，阿利沙坦酯峰与杂质Ⅴ峰之间的分离度应大于 2.0。

测定法　精密量取供试品溶液与对照品溶液，分别注入液相色谱仪，记录色谱图。按外标法以峰面积计算。

【类别】　抗高血压药。

【贮藏】　遮光，密封保存。

【制剂】　阿利沙坦酯片

附

杂质Ⅰ

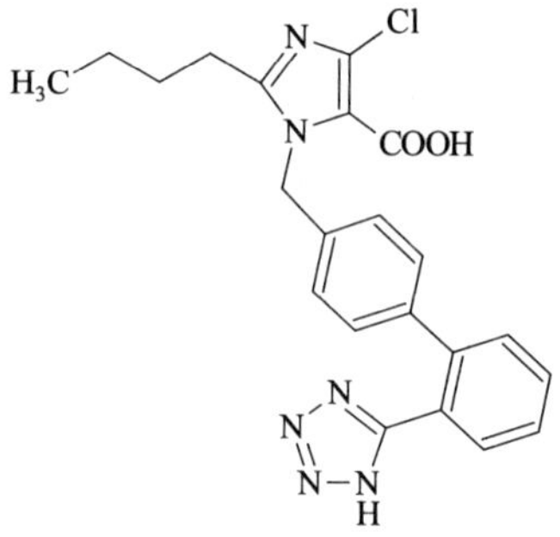

$C_{22}H_{21}ClN_6O_2$　436.89

2-丁基-5-氯-3-[[4-[2-(2*H*-四唑-5-基)苯基]苯基]甲基]咪唑-4-甲酸

杂质Ⅱ

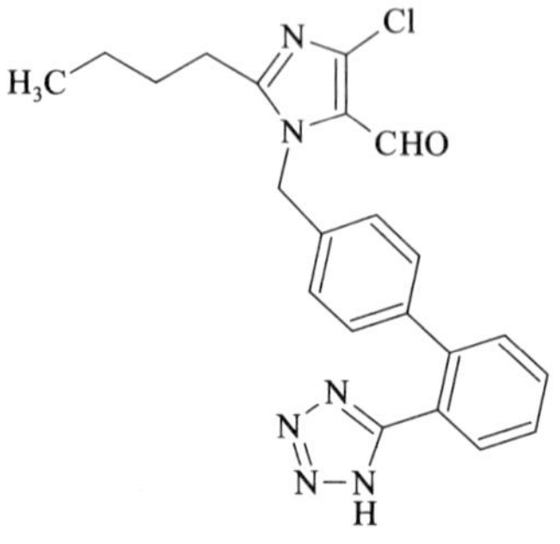

$C_{22}H_{21}ClN_6O$　420.89

2-丁基-5-氯-3-[[4-[2-(2*H*-四唑-5-基)苯基]苯基]甲基]咪唑-4-甲醛

杂质Ⅲ

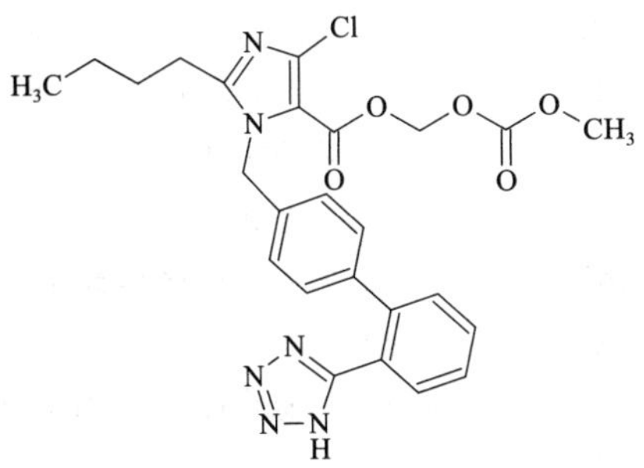

$C_{25}H_{25}ClN_6O_5$　524.96

2-丁基-5-氯-3-[[4-[2-(2*H*-四唑-5-基)苯基]苯基]甲基]咪唑-4-甲酸-[[(甲氧基)羰基]氧基]甲基酯

杂质Ⅳ

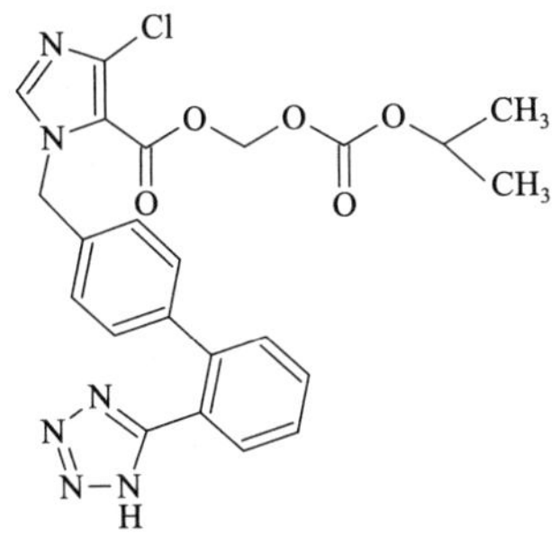

$C_{23}H_{21}ClN_6O_5$　496.90

5-氯-3-[[4-[2-(2*H*-四唑-5-基)苯基]苯基]甲基]咪唑-4-甲酸-[[(异丙氧基)羰基]氧基]甲基酯

杂质Ⅴ

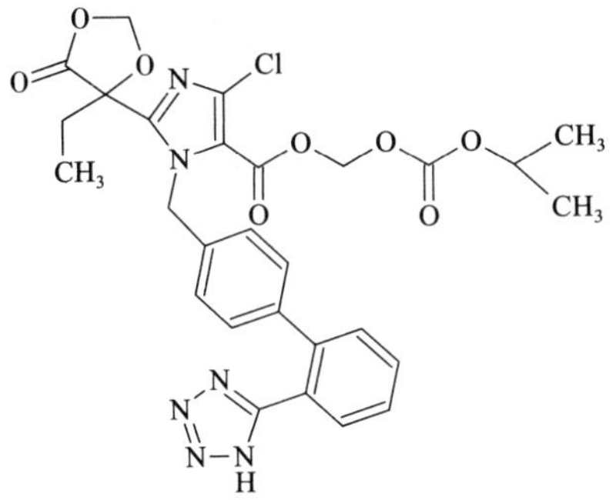

$C_{28}H_{27}ClN_6O_8$　611.00

2-(4-乙基-5-氧代-1,3-二氧戊环-4-基)-5-氯-3-[[4-[2-(2*H*-四唑-5-基)苯基]苯基]甲基]咪唑-4-甲酸-[[(异丙氧基)羰基]氧基]甲基酯

阿利沙坦酯片

Alishatanzhi Pian

Allisartan Isoproxil Tablets

本品含阿利沙坦酯($C_{27}H_{29}ClN_6O_5$)应为标示量的95.0%～105.0%。

【性状】 本品为薄膜衣片，除去包衣后显白色或类白色。

【鉴别】 (1)取本品细粉适量(约相当于阿利沙坦酯50mg)，加1mol/L氢氧化钠溶液3ml使溶解，离心，取上清液1ml，加1mol/L盐酸溶液1ml，即生成白色沉淀。

(2)在含量测定项下记录的色谱图中，供试品溶液主峰的保留时间应与对照品溶液主峰的保留时间一致。

(3)取本品细粉适量，加甲醇使阿利沙坦酯溶解并稀释制成每1ml中约含阿利沙坦酯6μg的溶液，滤过，取续滤液，照紫外-可见分光光度法(通则0401)测定，在254nm的波长处有最大吸收。

【检查】 **有关物质**　照高效液相色谱法(通则0512)测定。

供试品溶液　取本品9片(80mg规格)，置200ml量瓶中，加水30ml崩解后，加甲醇150ml，或取本品5片(240mg规格)，置500ml量瓶中，加水75ml超声使崩解，加甲醇375ml，超声30分钟使阿利沙坦酯溶解，放冷，用甲醇稀释至刻度，摇匀，离心约5分钟(12 000转/分钟)，精密量取上清液适量，用甲醇定量稀释制成每1ml中约含阿利沙坦酯0.36mg的溶液。

对照溶液　精密量取供试品溶液5ml，置100ml量瓶中，用甲醇稀释至刻度，摇匀，精密量取1ml，置50ml量瓶中，用甲醇稀释至刻度，摇匀。

对照品溶液　分别取杂质Ⅰ对照品、杂质Ⅱ对照品和杂质Ⅲ对照品适量，精密称定，加甲醇溶解并定量稀释制成每1ml中含杂质Ⅰ 0.72μg、杂质Ⅱ 1.08μg和杂质Ⅲ 0.72μg的混合溶液。

灵敏度溶液　精密量取对照溶液5ml，置10ml量瓶中，用甲醇稀释至刻度，摇匀。

系统适用性溶液、色谱条件和系统适用性要求　见阿利沙坦酯有关物质项下。

测定法　精密量取供试品溶液、对照溶液和对照品溶液，分别注入液相色谱仪，记录色谱图。

限度　供试品溶液色谱图中如有杂质峰，杂质Ⅰ峰、杂质Ⅱ峰与杂质Ⅲ峰按外标法以峰面积计算，杂质Ⅱ不得过标示量的0.3%，杂质Ⅰ和杂质Ⅲ分别不得过标示量的0.2%；其他单个杂质峰面积不得大于对照溶液的主峰面积(0.1%)；杂质总量不得过1.0%。小于灵敏度溶液主峰面积的色谱峰忽略不计。

溶出度　照溶出度与释放度测定法(通则0931第二法)测定。

溶出条件　以磷酸盐缓冲液(取0.1mol/L盐酸溶液750ml和0.2mol/L磷酸钠溶液250ml，混匀，必要时用2mol/L盐酸溶液或2mol/L氢氧化钠溶液调节pH值至6.8±0.05)900ml为溶出介质，转速为每分钟50转，依法操作，经30分钟时取样。

供试品溶液　取溶出液10ml，滤过，立即精密量取续滤液适量，用溶出介质定量稀释制成每1ml中约含阿利沙坦酯

13.3μg 的溶液。

对照品溶液　取阿利沙坦酯对照品适量，精密称定，加甲醇适量使溶解，用溶出介质定量稀释制成每 1ml 中约含阿利沙坦酯 13.3μg 的溶液。

测定法　取供试品溶液与对照品溶液，照紫外-可见分光光度法（通则 0401），在 256nm 波长处测定吸光度，计算每片的溶出量。

限度　标示量的 80%，应符合规定。

残留溶剂　照残留溶剂测定法（通则 0861）测定，应符合规定。

其他　应符合片剂项下有关的各项规定（通则 0101）。

【含量测定】　照高效液相色谱法（通则 0512）测定。

供试品溶液　精密量取有关物质项下的供试品溶液 5ml，置 25ml 量瓶中，用甲醇稀释至刻度，摇匀。

对照品溶液　取阿利沙坦酯对照品适量，精密称定，加甲醇溶解并定量稀释制成每 1ml 中约含 72μg 的溶液。

系统适用性溶液、色谱条件与系统适用性要求　见阿利沙坦酯含量测定项下。

测定法　精密量取供试品溶液与对照品溶液，分别注入液相色谱仪，记录色谱图。按外标法以峰面积计算。

【类别】　同阿利沙坦酯。

【规格】　(1)80mg　(2)240mg

【贮藏】　密封，在干燥处保存。

阿昔洛韦

Axiluowei

Aciclovir

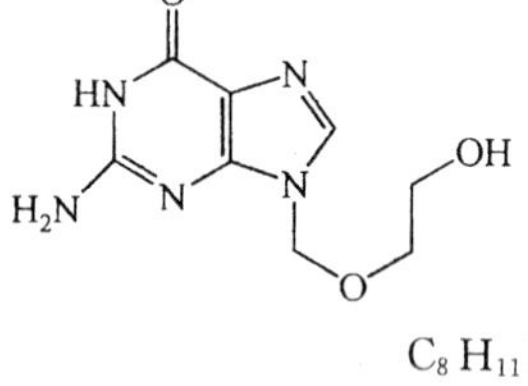

$C_8H_{11}N_5O_3$　225.21

本品为 9-(2-羟乙氧甲基)鸟嘌呤。按干燥品计算，含 $C_8H_{11}N_5O_3$ 不得少于 98.0%。

【性状】　本品为白色结晶性粉末；无臭。

本品在冰醋酸或热水中略溶，在乙醚或二氯甲烷中几乎不溶；在氢氧化钠试液中易溶。

【鉴别】　(1)在含量测定项下记录的色谱图中，供试品溶液主峰的保留时间应与对照品溶液主峰的保留时间一致。

(2)本品的红外光吸收图谱应与对照的图谱（光谱集 213 图）一致。

【检查】　**溶液的澄清度与颜色**　取本品 0.50g，加 1% 氢氧化钠溶液 10ml 使溶解，溶液应澄清无色；如显浑浊，与 1 号浊度标准液（通则 0902 第一法）比较，不得更浓（供注射用）或与 2 号浊度标准液（通则 0902 第一法 ）比较，不得更浓（供口服、外用）；如显色，与黄色 1 号标准比色液（通则 0901 第一法）比较，不得更深（供注射用）或与黄色 2 号标准比色液（通则 0901 第一法）比较，不得更深（供口服、外用）。

有关物质　照薄层色谱法（通则 0502）试验。

供试品溶液　取本品，加二甲基亚砜溶解并定量稀释制成每 1ml 中约含 10mg 的溶液。

色谱条件　采用硅胶 GF_{254} 薄层板，以三氯甲烷-甲醇-浓氨溶液（80：20：2）为展开剂。

测定法　吸取供试品溶液 5μl，点于薄层板上，展开，取出，晾干，置紫外光灯（254nm）下检视。

限度　除主斑点外，不得显其他杂质斑点。

鸟嘌呤与其他有关物质　照高效液相色谱法（通则 0512）测定。

供试品溶液　取本品约 40mg，精密称定，置 200ml 量瓶中，加 0.4% 氢氧化钠溶液 2ml 使溶解，加 0.1%(*V*/*V*) 磷酸溶液 25ml 后用水稀释至刻度，摇匀。

对照溶液　精密量取供试品溶液 1ml，置 100ml 量瓶中，加 0.1% 磷酸溶液 5ml，用水稀释至刻度，摇匀。

鸟嘌呤对照品贮备液　取鸟嘌呤对照品 10mg，精密称定，置 50ml 量瓶中，加 0.4% 氢氧化钠溶液 5ml 使溶解，加 0.1% 磷酸溶液 5ml，用水稀释至刻度，摇匀。

鸟嘌呤对照品溶液　精密量取鸟嘌呤对照品贮备液 1ml，置 100ml 量瓶中，用水稀释至刻度，摇匀。

系统适用性溶液　取对照溶液与鸟嘌呤对照品溶液各适量，等体积混合，摇匀。

色谱条件　用十八烷基硅烷键合硅胶为填充剂；以水为流动相 A，甲醇为流动相 B，按下表进行梯度洗脱；柱温为 35℃；检测波长为 254nm；进样体积 20μl。

时间(分钟)	流动相 A(%)	流动相 B(%)
0	94	6
15	94	6
40	65	35
41	94	6
51	94	6

系统适用性要求　系统适用性溶液色谱图中，阿昔洛韦峰与鸟嘌呤峰间的分离度应大于 3.0。

测定法　精密量取供试品溶液、对照溶液与鸟嘌呤对照品溶液，分别注入液相色谱仪，记录色谱图。

限度　供试品溶液色谱图中如有杂质峰，按外标法以峰面积计算，含鸟嘌呤不得过 0.7%；其他各杂质峰面积之和不得大于对照溶液的主峰面积（1.0%）。

干燥失重　取本品，在 105℃ 干燥至恒重，减失重量不得过 6.0%（通则 0831）。

炽灼残渣　取本品 1.0g，依法检查（通则 0841），遗留残渣不得过 0.1%。

重金属　取炽灼残渣项下遗留的残渣，依法检查（通则

0821 第二法），含重金属不得过百万分之十。

【含量测定】 照高效液相色谱法（通则 0512）测定。

供试品溶液 取本品约 50mg，精密称定，置 50ml 量瓶中，加 0.4%氢氧化钠溶液 5ml 使溶解，用水稀释至刻度，摇匀，精密量取 2ml，置 100ml 量瓶中，用水稀释至刻度，摇匀。

对照品溶液 取阿昔洛韦对照品约 50mg，精密称定，置 50ml 量瓶中，加 0.4%氢氧化钠溶液 5ml 使溶解，用水稀释至刻度，摇匀，精密量取 2ml，置 100ml 量瓶中，用水稀释至刻度，摇匀。

鸟嘌呤对照品贮备液 见鸟嘌呤与其他有关物质项下。

系统适用性溶液 取对照品溶液 5ml，加入鸟嘌呤对照品贮备液 1ml，摇匀。

色谱条件 用十八烷基硅烷键合硅胶为填充剂；以甲醇-水（10∶90）为流动相；检测波长为 254nm；进样体积 20μl。

系统适用性要求 系统适用性溶液色谱图中，阿昔洛韦峰与鸟嘌呤峰间的分离度应符合要求。

测定法 精密量取供试品溶液与对照品溶液，分别注入液相色谱仪，记录色谱图。按外标法以峰面积计算。

【类别】 抗病毒药。

【贮藏】 遮光，密封保存。

【制剂】 （1）阿昔洛韦片 （2）阿昔洛韦咀嚼片 （3）阿昔洛韦乳膏 （4）阿昔洛韦胶囊 （5）阿昔洛韦葡萄糖注射液 （6）阿昔洛韦滴眼液 （7）阿昔洛韦颗粒 （8）注射用阿昔洛韦

阿昔洛韦片

Axiluowei Pian

Aciclovir Tablets

本品含阿昔洛韦（$C_8H_{11}N_5O_3$）应为标示量的 93.0%～107.0%。

【性状】 本品为白色或类白色片。

【鉴别】 （1）取本品的细粉适量（约相当于阿昔洛韦 10mg），加水 10ml，振摇，滤过，取滤液加氨制硝酸银试液数滴，即产生白色絮状沉淀。

（2）在含量测定项下记录的色谱图中，供试品溶液主峰的保留时间应与对照品溶液主峰的保留时间一致。

【检查】 **鸟嘌呤** 照高效液相色谱法（通则 0512）测定。

供试品溶液 取含量测定项下的续滤液，即得。

对照溶液 精密量取供试品溶液 1ml，置 100ml 量瓶中，用水稀释至刻度，摇匀。

鸟嘌呤对照品贮备液 取鸟嘌呤对照品 10mg，精密称定，置 50ml 量瓶中，加 0.4%氢氧化钠溶液 5ml 使溶解，用水稀释至刻度，摇匀。

鸟嘌呤对照品溶液 精密量取鸟嘌呤对照品贮备液 1ml，置 100ml 量瓶中，用水稀释至刻度，摇匀。

系统适用性溶液 取对照溶液与鸟嘌呤对照品溶液各适量，等体积混合，摇匀。

色谱条件 用十八烷基硅烷键合硅胶为填充剂；以甲醇-水（10∶90）为流动相；检测波长为 254nm；进样体积 20μl。

系统适用性要求 系统适用性溶液色谱图中，阿昔洛韦峰与鸟嘌呤峰之间的分离度应符合要求。

测定法 精密量取供试品溶液与鸟嘌呤对照品溶液，分别注入液相色谱仪，记录色谱图。

限度 按外标法以峰面积计算，含鸟嘌呤不得过阿昔洛韦标示量的 1.0%。

溶出度 照溶出度与释放度测定法（通则 0931 第二法）测定。

溶出条件 以 0.1mol/L 盐酸溶液 900ml 为溶出介质，转速为每分钟 50 转，依法操作，经 30 分钟时取样。

供试品溶液 取溶出液 10ml，滤过，精密量取续滤液适量，用 0.1mol/L 盐酸溶液定量稀释制成每 1ml 中约含 10μg 的溶液。

对照品溶液 取阿昔洛韦对照品适量，精密称定，用 0.1mol/L 盐酸溶液溶解并定量稀释制成每 1ml 中约含 10μg 的溶液。

测定法 取供试品溶液与对照品溶液，照紫外-可见分光光度法（通则 0401），立即在 254nm 的波长处分别测定吸光度，计算每片的溶出量。

限度 标示量的 80%，应符合规定。

其他 应符合片剂项下有关的各项规定（通则 0101）。

【含量测定】 照高效液相色谱法（通则 0512）测定。

供试品溶液 取本品 20 片，精密称定，研细，精密称取细粉适量（约相当于阿昔洛韦 50mg），置 250ml 量瓶中，加 0.4%氢氧化钠溶液 5ml，超声 1 分钟，加水适量，于热水浴振摇 10 分钟，放冷，用水稀释至刻度，摇匀，滤过，精密量取续滤液适量，用水定量稀释制成每 1ml 中约含 20μg 的溶液。

对照品溶液、鸟嘌呤对照品贮备液、系统适用性溶液、色谱条件、系统适用性要求与测定法 见阿昔洛韦含量测定项下。

【类别】 同阿昔洛韦。

【规格】 （1）0.1g （2）0.2g （3）0.4g

【贮藏】 密封保存。

阿昔洛韦咀嚼片

Axiluowei Jujuepian

Aciclovir Chewable Tablets

本品含阿昔洛韦（$C_8H_{11}N_5O_3$）应为标示量的 93.0%～107.0%。

【性状】 本品为白色或类白色片；味甜。

【鉴别】 (1)取本品的细粉适量(约相当于阿昔洛韦10mg),加水10ml,振摇,滤过,取滤液加氨制硝酸银试液数滴,即产生白色絮状沉淀。

(2)在含量测定项下记录的色谱图中,供试品溶液主峰的保留时间应与对照品溶液主峰的保留时间一致。

【检查】 **鸟嘌呤** 照高效液相色谱法(通则0512)测定。

供试品溶液 取含量测定项下的续滤液,即得。

对照溶液 精密量取供试品溶液1ml,置100ml量瓶中,用水稀释至刻度,摇匀。

鸟嘌呤对照品贮备液 取鸟嘌呤对照品10mg,精密称定,置50ml量瓶中,加0.4%氢氧化钠溶液5ml使溶解,用水稀释至刻度,摇匀。

鸟嘌呤对照品溶液 精密量取鸟嘌呤对照品贮备液1ml,置100ml量瓶中,用水稀释至刻度,摇匀。

系统适用性溶液 取对照溶液与鸟嘌呤对照品溶液各适量,等体积混合,摇匀。

色谱条件 用十八烷基硅烷键合硅胶为填充剂;以甲醇-水(10∶90)为流动相;检测波长为254nm;进样体积20μl。

系统适用性要求 系统适用性溶液色谱图中,阿昔洛韦峰与鸟嘌呤峰之间的分离度应符合要求。

测定法 精密量取供试品溶液与鸟嘌呤对照品溶液,分别注入液相色谱仪,记录色谱图。

限度 按外标法以峰面积计算,含鸟嘌呤不得过阿昔洛韦标示量的1.0%。

其他 除崩解时限外,应符合片剂项下有关的各项规定(通则0101)。

【含量测定】 照高效液相色谱法(通则0512)测定。

供试品溶液 取本品10片,精密称定,研细,精密称取细粉适量(约相当于阿昔洛韦50mg),置250ml量瓶中,加0.4%氢氧化钠溶液5ml,超声1分钟,加水适量,热水浴中振摇10分钟,放冷,用水稀释至刻度,摇匀,滤过,精密量取续滤液适量,用水定量稀释制成每1ml中约含20μg的溶液。

对照品溶液、鸟嘌呤对照品贮备液、系统适用性溶液、色谱条件、系统适用性要求与测定法 见阿昔洛韦含量测定项下。

【类别】 同阿昔洛韦。

【规格】 0.4g

【贮藏】 密封,在干燥处保存。

阿昔洛韦乳膏

Axiluowei Rugao

Aciclovir Cream

本品含阿昔洛韦($C_8H_{11}N_5O_3$)应为标示量的90.0%～110.0%。

【性状】 本品为白色乳膏。

【鉴别】 (1)取含量测定项下供试品续滤液50ml,置蒸发皿中,置水浴上蒸干,残渣加盐酸2ml,置水浴上蒸干,再加盐酸1ml与氯酸钾约30mg,置水浴上蒸干,残渣滴加氨试液即显紫红色,再加氢氧化钠试液数滴,紫红色消失。

(2)在含量测定项下记录的色谱图中,供试品溶液主峰的保留时间应与对照品溶液主峰的保留时间一致。

【检查】 **鸟嘌呤** 照高效液相色谱法(通则0512)测定。

供试品溶液 取含量测定项下的续滤液,即得。

对照溶液 精密量取供试品溶液1ml,置100ml量瓶中,用水稀释至刻度,摇匀。

鸟嘌呤对照品贮备液 取鸟嘌呤对照品10mg,精密称定,置50ml量瓶中,加0.4%氢氧化钠溶液5ml使溶解,用水稀释至刻度,摇匀。

鸟嘌呤对照品溶液 精密量取鸟嘌呤对照品贮备液1ml,置100ml量瓶中,用水稀释至刻度,摇匀。

系统适用性溶液 取对照溶液与鸟嘌呤对照品溶液各适量,等体积混合,摇匀。

色谱条件 用十八烷基硅烷键合硅胶为填充剂;以甲醇-水(10∶90)为流动相;检测波长为254nm;进样体积20μl。

系统适用性要求 系统适用性溶液色谱图中,阿昔洛韦峰与鸟嘌呤峰之间的分离度应符合要求。

测定法 精密量取供试品溶液与鸟嘌呤对照品溶液,分别注入液相色谱仪,记录色谱图。

限度 按外标法以峰面积计算,含鸟嘌呤不得过阿昔洛韦标示量的1.0%。

其他 应符合乳膏剂项下有关的各项规定(通则0109)。

【含量测定】 照高效液相色谱法(通则0512)测定。

供试品溶液 取本品适量(约相当于阿昔洛韦50mg),精密称定,置烧杯中,加0.4%氢氧化钠溶液5ml,置热水浴中1分钟,混匀,边搅拌边加氯化钠5g,用热水适量转移至250ml量瓶中,于热水浴振摇10分钟,放冷,用水稀释至刻度,摇匀,滤过,精密量取续滤液适量,用水定量稀释制成每1ml中约含阿昔洛韦20μg的溶液。

对照品溶液、鸟嘌呤对照品贮备液、系统适用性溶液、色谱条件、系统适用性要求与测定法 见阿昔洛韦含量测定项下。

【类别】 同阿昔洛韦。

【规格】 3%

【贮藏】 密封,在凉暗干燥处保存。

阿昔洛韦胶囊

Axiluowei Jiaonang

Aciclovir Capsules

本品含阿昔洛韦($C_8H_{11}N_5O_3$)应为标示量的93.0%～107.0%。

【性状】 本品内容物为白色至类白色粉末。

【鉴别】 (1)取本品的内容物适量(约相当于阿昔洛韦10mg),加水10ml,振摇,滤过,取滤液加氨制硝酸银试液数滴,即产生白色絮状沉淀。

(2)在含量测定项下记录的色谱图中,供试品溶液主峰的保留时间应与对照品溶液主峰的保留时间一致。

【检查】 **鸟嘌呤** 照高效液相色谱法(通则0512)测定。

供试品溶液 取含量测定项下的续滤液,即得。

对照溶液 精密量取供试品溶液1ml,置100ml量瓶中,用水稀释至刻度,摇匀。

鸟嘌呤对照品贮备液 取鸟嘌呤对照品10mg,精密称定,置50ml量瓶中,加0.4%氢氧化钠溶液5ml使溶解,用水稀释至刻度,摇匀。

鸟嘌呤对照品溶液 精密量取鸟嘌呤对照品贮备液1ml,置100ml量瓶中,用水稀释至刻度,摇匀。

系统适用性溶液 取对照溶液与鸟嘌呤对照品溶液各适量,等体积混合,摇匀。

色谱条件 用十八烷基硅烷键合硅胶为填充剂;以甲醇-水(10:90)为流动相;检测波长为254nm;进样体积20μl。

系统适用性要求 系统适用性溶液色谱图中,阿昔洛韦峰与鸟嘌呤峰之间的分离度应符合要求。

测定法 精密量取供试品溶液与鸟嘌呤对照品溶液,分别注入液相色谱仪,记录色谱图。

限度 按外标法以峰面积计算,含鸟嘌呤不得过阿昔洛韦标示量的1.0%。

溶出度 照溶出度与释放度测定法(通则0931第一法)测定。

溶出条件 以0.1mol/L盐酸溶液900ml为溶出介质,转速为每分钟100转,依法操作,经30分钟时取样。

供试品溶液 取溶出液10ml,滤过,精密量取续滤液适量,用0.1mol/L盐酸溶液定量稀释制成每1ml中约含10μg的溶液。

对照品溶液 取阿昔洛韦对照品适量,精密称定,用0.1mol/L盐酸溶液溶解并定量稀释制成每1ml中约含10μg的溶液。

测定法 取供试品溶液与对照品溶液,照紫外-可见分光光度法(通则0401),立即在254nm的波长处分别测定吸光度,计算每粒的溶出量。

限度 标示量的80%,应符合规定。

其他 应符合胶囊剂项下有关的各项规定(通则0103)。

【含量测定】 照高效液相色谱法(通则0512)测定。

供试品溶液 取装量差异项下的内容物,混合均匀,精密称取适量(约相当于阿昔洛韦50mg),置250ml量瓶中,加0.4%氢氧化钠溶液5ml,超声1分钟,加水适量,于热水浴振摇10分钟,放冷,用水稀释至刻度,摇匀,滤过,精密量取续滤液适量,用水定量稀释制成每1ml中约含20μg的溶液。

对照品溶液、鸟嘌呤对照品贮备液、系统适用性溶液、色谱条件、系统适用性要求与测定法 见阿昔洛韦含量测定项下。

【类别】 同阿昔洛韦。

【规格】 0.2g

【贮藏】 密封保存。

阿昔洛韦葡萄糖注射液

Axiluowei Putaotang Zhusheye

Aciclovir and Glucose Injection

本品为阿昔洛韦与葡萄糖的灭菌水溶液。含阿昔洛韦($C_8H_{11}N_5O_3$)应为标示量的95.0%~105.0%,含葡萄糖($C_6H_{12}O_6 \cdot H_2O$)应为标示量的95.0%~105.0%。

【性状】 本品应为无色或几乎无色的澄明液体。

【鉴别】 (1)取本品,缓缓滴入温热的碱性酒石酸铜试液中,即生成氧化亚铜的红色沉淀。

(2)在含量测定项下记录的色谱图中,供试品溶液主峰的保留时间应与对照品溶液主峰的保留时间一致。

【检查】 **pH值** 应为3.5~5.5(通则0631)。

鸟嘌呤与其他有关物质 照高效液相色谱法(通则0512)测定。

供试品溶液 精密量取本品10ml,置50ml量瓶中,用水稀释至刻度,摇匀。

对照溶液 精密量取供试品溶液1ml,置100ml量瓶中,用水稀释至刻度,摇匀。

鸟嘌呤对照品贮备液 取鸟嘌呤对照品10mg,精密称定,置50ml量瓶中,加0.4%氢氧化钠溶液5ml使溶解,用水稀释至刻度,摇匀。

鸟嘌呤对照品溶液 精密量取鸟嘌呤对照品贮备液1ml,置100ml量瓶中,加入0.5%磷酸溶液2ml,用水稀释至刻度,摇匀。

系统适用性溶液、色谱条件、系统适用性要求与测定法 见阿昔洛韦鸟嘌呤与其他有关物质项下。

限度 供试品溶液色谱图中如有杂质峰,按外标法以峰面积计算,含鸟嘌呤不得过阿昔洛韦标示量的1.0%;其他各杂质峰面积之和不得大于对照溶液的主峰面积(1.0%)。

5-羟甲基糠醛 照高效液相色谱法(通则0512)测定。

供试品溶液 精密量取本品10ml,置50ml量瓶中,用水稀释至刻度,摇匀。

5-羟甲基糠醛对照品溶液 取5-羟甲基糠醛对照品适量,精密称定,加水溶解并定量稀释成每1ml中含3μg的溶液。

色谱条件 见含量测定项下。检测波长为284nm。

系统适用性溶液与系统适用性要求 见含量测定项下。

测定法　精密量取供试品溶液与5-羟甲基糠醛对照品溶液，分别注入液相色谱仪，记录色谱图。

限度　按外标法以峰面积计算，供试品中含5-羟甲基糠醛的量不得过葡萄糖标示量的0.03%。

渗透压摩尔浓度　应为250～320mOsmol/kg（通则0632）。

重金属　取本品适量（约相当于葡萄糖3g），蒸发至约20ml，放冷，加醋酸盐缓冲液（pH 3.5）2ml与水适量使成25ml，依法检查（通则0821第一法），含重金属不得过葡萄糖标示量的百万分之五。

细菌内毒素　取本品，依法检查（通则1143），每1ml中含内毒素的量应小于1.0EU。

其他　应符合注射剂项下有关的各项规定（通则0102）。

【含量测定】 **阿昔洛韦**　照高效液相色谱法（通则0512）测定。

供试品溶液　精密量取本品适量，用水定量稀释制成每1ml中约含20μg的溶液。

对照品溶液、鸟嘌呤对照品贮备液、系统适用性溶液、色谱条件、系统适用性要求与测定法　见阿昔洛韦含量测定项下。

葡萄糖　取本品，在25℃时，依法测定旋光度（通则0621），与2.0852相乘，即得供试品中葡萄糖（$C_6H_{12}O_6 \cdot H_2O$）的含量（g）。

【类别】　同阿昔洛韦。

【规格】　（1）100ml：阿昔洛韦0.1g与葡萄糖5g　（2）250ml：阿昔洛韦0.125g与葡萄糖12.5g　（3）250ml：阿昔洛韦0.25g与葡萄糖12.5g

【贮藏】　遮光，密闭，在10℃以上保存。

阿昔洛韦滴眼液

Axiluowei Diyanye

Aciclovir Eye Drops

本品含阿昔洛韦（$C_8H_{11}N_5O_3$）应为标示量的90.0%～110.0%。

【性状】　本品为无色的澄明液体。

【鉴别】　（1）取本品20ml，置蒸发皿中，置水浴上蒸干，残渣加盐酸2ml，置水浴上蒸干，再加盐酸1ml与氯酸钾约30mg，置水浴上蒸干，残渣滴加氨试液即显紫红色，再加氢氧化钠试液数滴，紫红色消失。

（2）在含量测定项下记录的色谱图中，供试品溶液主峰的保留时间应与对照品溶液主峰的保留时间一致。

【检查】 **pH值**　应为7.5～9.0（通则0631）。

鸟嘌呤　照高效液相色谱法（通则0512）测定。

供试品溶液　精密量取本品适量，用水定量稀释制成每1ml中含阿昔洛韦200μg的溶液。

对照溶液　精密量取供试品溶液1ml，置100ml量瓶中，用水稀释至刻度，摇匀。

鸟嘌呤对照品贮备液　取鸟嘌呤对照品10mg，精密称定，置50ml量瓶中，加0.4%氢氧化钠溶液5ml使溶解，用水稀释至刻度，摇匀。

鸟嘌呤对照品溶液　精密量取鸟嘌呤对照品贮备液1ml，置100ml量瓶中，用水稀释至刻度，摇匀。

系统适用性溶液　取对照溶液与鸟嘌呤对照品溶液各适量，等体积混合，摇匀。

色谱条件　用十八烷基硅烷键合硅胶为填充剂；以甲醇-水（10：90）为流动相；检测波长为254nm；进样体积20μl。

系统适用性要求　系统适用性溶液色谱图中，阿昔洛韦峰与鸟嘌呤峰之间的分离度应符合要求。

测定法　精密量取供试品溶液与鸟嘌呤对照品溶液，分别注入液相色谱仪，记录色谱图。

限度　按外标法以峰面积计算，含鸟嘌呤不得过阿昔洛韦标示量的1.0%。

羟苯乙酯、苯扎溴铵与硫柳汞（根据所使用的抑菌剂选择测定）　照高效液相色谱法（通则0512）测定。

供试品溶液　取本品，即得（含硫柳汞、苯扎溴铵的样品）；或取本品2ml，置100ml量瓶中，用水稀释至刻度，摇匀（含羟苯乙酯的样品）。

硫柳汞贮备液　取硫柳汞对照品约20mg，精密称定，加水溶解并定量稀释至100ml。

苯扎溴铵贮备液　取苯扎溴铵对照品约25mg，精密称定，加水溶解并定量稀释至50ml。

羟苯乙酯贮备液　取羟苯乙酯对照品25mg，精密称定，置100ml量瓶中，加乙醇5ml溶解并用水稀释至刻度。

混合对照品溶液　分别精密量取硫柳汞贮备液5ml、苯扎溴铵贮备液10ml与羟苯乙酯贮备液1ml，置同一50ml量瓶中，用水稀释至刻度，摇匀。

色谱条件　用十八烷基硅烷键合硅胶为填充剂；以1%三乙胺溶液（用磷酸调节pH值至3.0）为流动相A，以甲醇为流动相B，按下表进行梯度洗脱；检测波长为262nm；进样体积20μl。

时间（分钟）	流动相A（%）	流动相B（%）
0	50	50
2	50	50
17	10	90
29	10	90
30	50	50
38	50	50

系统适用性要求　羟苯乙酯峰、苯扎溴铵峰与硫柳汞峰之间的分离度均应符合规定。

测定法　精密量取供试品溶液与混合对照品溶液，分别注入液相色谱仪，记录色谱图。

限度　按外标法以峰面积分别计算，供试品中含羟苯乙酯、苯扎溴铵或硫柳汞类抑菌剂的量，均不得过其标示量的 120%。

渗透压摩尔浓度　应为 250～310mOsmol/kg(通则 0632)。

其他　应符合眼用制剂项下有关的各项规定(通则 0105)。

【含量测定】　照高效液相色谱法(通则 0512)测定。

供试品溶液　精密量取本品适量，用水定量稀释制成每 1ml 中约含阿昔洛韦 20μg 的溶液。

对照品溶液、鸟嘌呤对照品贮备液、系统适用性溶液、色谱条件、系统适用性要求与测定法　见阿昔洛韦含量测定项下。

【类别】　同阿昔洛韦。

【规格】　(1)0.5ml : 0.5mg　(2)5ml : 5mg　(3)8ml : 8mg

【贮藏】　密封，在凉暗处保存。

【标注】　应在标签或使用说明书中明确抑菌剂的量。

阿昔洛韦颗粒

Axiluowei Keli

Aciclovir Granules

本品含阿昔洛韦($C_8H_{11}N_5O_3$)应为标示量的 90.0%～110.0%。

【性状】　本品为白色至类白色的可溶颗粒；味微甜。

【鉴别】　(1)取本品的细粉适量(约相当于阿昔洛韦 10mg)，加水 10ml，振摇，滤过，取滤液加氨制硝酸银试液数滴，即产生白色絮状沉淀。

(2)在含量测定项下记录的色谱图中，供试品溶液主峰的保留时间应与对照品溶液主峰的保留时间一致。

【检查】　**干燥失重**　取本品，在 105℃干燥至恒重(通则 0831)，减失重量不得过 6.0%。

鸟嘌呤　照高效液相色谱法(通则 0512)测定。

供试品溶液　取含量测定项下的续滤液，即得。

对照溶液　精密量取供试品溶液 1ml，置 100ml 量瓶中，用水稀释至刻度，摇匀。

鸟嘌呤对照品贮备液　取鸟嘌呤对照品 10mg，精密称定，置 50ml 量瓶中，加 0.4%氢氧化钠溶液 5ml 使溶解，用水稀释至刻度，摇匀。

鸟嘌呤对照品溶液　精密量取鸟嘌呤对照品贮备液 1ml，置 100ml 量瓶中，用水稀释至刻度，摇匀。

系统适用性溶液　取对照溶液与鸟嘌呤对照品溶液各适量，等体积混合，摇匀。

色谱条件　用十八烷基硅烷键合硅胶为填充剂；以甲醇-水(10 : 90)为流动相；检测波长为 254nm；进样体积 20μl。

系统适用性要求　系统适用性溶液色谱图中，阿昔洛韦峰与鸟嘌呤峰之间的分离度应符合要求。

测定法　精密量取供试品溶液与鸟嘌呤对照品溶液，分别注入液相色谱仪，记录色谱图。

限度　按外标法以峰面积计算，含鸟嘌呤不得过阿昔洛韦标示量的 1.0%。

其他　应符合颗粒剂项下有关的各项规定(通则 0104)。

【含量测定】　照高效液相色谱法(通则 0512)测定。

供试品溶液　取装量差异项下的内容物，研细，混合均匀，精密称取适量(约相当于阿昔洛韦 50mg)，置 250ml 量瓶中，加 0.4%氢氧化钠溶液 5ml，超声 1 分钟，加水适量，于热水浴振摇 10 分钟，放冷，用水稀释至刻度，摇匀，滤过，精密量取续滤液适量，用水定量稀释制成每 1ml 中约含 20μg 的溶液。

对照品溶液、鸟嘌呤对照品贮备液、系统适用性溶液、色谱条件、系统适用性要求与测定法　见阿昔洛韦含量测定项下。

【类别】　同阿昔洛韦。

【规格】　0.2g

【贮藏】　密封保存。

注射用阿昔洛韦

Zhusheyong Axiluowei

Aciclovir for Injection

本品为阿昔洛韦加氢氧化钠溶液，经冷冻干燥或经喷雾干燥再分装制成的无菌制品。按平均装量计算，含阿昔洛韦($C_8H_{11}N_5O_3$)应为标示量的 90.0%～110.0%。

【性状】　本品为白色粉末或疏松块状物。

【鉴别】　(1)取本品约 20mg，加盐酸 2ml，置水浴上蒸干，再加盐酸 1ml 与氯酸钾约 30mg，置水浴上蒸干，残渣滴加氨试液即显紫红色，再加氢氧化钠试液数滴，紫红色消失。

(2)取本品的内容物适量(约相当于阿昔洛韦 10mg)，加水 10ml，振摇使溶解，加氨制硝酸银试液数滴，即产生白色絮状沉淀。

(3)在含量测定项下记录的色谱图中，供试品溶液主峰的保留时间应与对照品溶液主峰的保留时间一致。

(4)本品的水溶液显钠盐鉴别(1)的反应(通则 0301)。

以上(1)、(2)可选做一项。

【检查】　**碱度**　取本品，加水溶解并稀释制成每 1ml 中约含阿昔洛韦 12.5mg 的溶液，依法测定(通则 0631)，pH 值应为 10.5～11.5。

溶液的澄清度与颜色　取本品，加水溶解并稀释制成每 1ml 中约含阿昔洛韦 50mg 的溶液，溶液应澄清无色；如显浑浊，与 2 号浊度标准液(通则 0902 第一法)比较，不得更浓；如显色，与黄色或黄绿色 1 号标准液(通则 0901 第一法)比较，不得更深。

鸟嘌呤与其他有关物质　照高效液相色谱法(通则 0512)测定。

供试品溶液　取装量差异项下的内容物适量(约相当于阿昔洛韦 50mg)，精密称定，置 250ml 量瓶中，加水溶解并稀释至刻度，摇匀。

对照溶液　精密量取供试品溶液 1ml，置 100ml 量瓶中，

加 0.1%磷酸溶液 5ml,用水稀释至刻度,摇匀。

鸟嘌呤对照品贮备液、鸟嘌呤对照品溶液、系统适用性溶液、色谱条件、系统适用性要求与测定法　见阿昔洛韦鸟嘌呤与其他有关物质项下。

限度　供试品溶液色谱图中如有杂质峰,按外标法以峰面积计算,含鸟嘌呤不得过阿昔洛韦标示量的 1.0%;其他杂质峰面积的和不得大于对照溶液的主峰面积(1.0%)。

水分　取本品,照水分测定法(通则 0832 第一法 1)测定,含水分不得过 5.5%。

细菌内毒素　取本品,依法检查(通则 1143),每 1mg 阿昔洛韦中含内毒素的量应小于 0.17EU。

其他　应符合注射剂项下有关的各项规定(通则 0102)。

【含量测定】　照高效液相色谱法(通则 0512)测定。

供试品溶液　取装量差异项下的内容物适量(约相当于阿昔洛韦 50mg),精密称定,置 250ml 量瓶中,加水溶解并稀释至刻度,摇匀,精密量取适量,用水定量稀释制成每 1ml 中约含阿昔洛韦 20μg 的溶液。

对照品溶液、鸟嘌呤对照品贮备液、系统适用性溶液、色谱条件、系统适用性要求与测定法　见阿昔洛韦含量测定项下。

【类别】　同阿昔洛韦。

【规格】　(1)0.25g　(2)0.5g

【贮藏】　遮光,密闭保存。

阿 昔 莫 司

Aximosi

Acipimox

$C_6H_6N_2O_3$　154.13

本品为 5-甲基吡嗪-2-甲酸 4-氧化物。按干燥品计算,含 $C_6H_6N_2O_3$ 不得少于 98.5% 。

【性状】　本品为白色至微黄色粉末或结晶性粉末;无臭或有微臭。

本品在水中略溶,在乙醇、甲醇、丙酮或三氯甲烷中微溶;在 0.1mol/L 盐酸溶液中略溶。

熔点　本品的熔点(通则 0612)为 187～191℃,熔融时同时分解。

【鉴别】　(1)取本品,加水溶解并稀释制成每 1ml 中约含 8μg 的溶液,照紫外-可见分光光度法(通则 0401)测定,在 225nm 与 264nm 的波长处有最大吸收。

(2)在有关物质项下记录的色谱图中,供试品溶液主峰的保留时间应与系统适用性溶液中阿昔莫司峰的保留时间一致。

(3)本品的红外光吸收图谱应与对照的图谱(光谱集 966 图)一致。

【检查】　**酸度**　取本品,加水溶解并稀释制成每 1ml 中约含 6mg 的溶液,依法测定(通则 0631),pH 值应为 1.5～3.5。

有关物质　照高效液相色谱法(通则 0512)测定。

供试品溶液　取本品,精密称定,加流动相溶解并定量稀释制成每 1ml 中约含 0.2mg 的溶液。

对照溶液　精密量取供试品溶液适量,用流动相定量稀释制成每 1ml 中约含 1μg 的溶液。

对照品溶液　取杂质Ⅰ对照品适量,精密称定,加流动相溶解并定量稀释制成每 1ml 中约含 1μg 的溶液。

系统适用性溶液　取阿昔莫司与杂质Ⅰ对照品各适量,加流动相溶解并稀释制成每 1ml 中分别约含 200μg 与 2μg 的混合溶液。

色谱条件　用十八烷基硅烷键合硅胶为填充剂;甲醇-0.01mol/L 四丁基氢氧化铵溶液(15∶85)(用磷酸调节 pH 值至 6.0)为流动相,检测波长为 264nm;进样体积 20μl。

系统适用性要求　系统适用性溶液色谱图中,理论板数按阿昔莫司峰计算不低于 6000,阿昔莫司峰与杂质Ⅰ峰之间的分离度应符合要求。

测定法　精密量取供试品溶液、对照溶液与对照品溶液,分别注入液相色谱仪,记录色谱图至主成分峰保留时间的 2 倍。

限度　供试品溶液色谱图中,如有与杂质Ⅰ峰保留时间一致的色谱峰,按外标法以峰面积计算不得过 0.5%;其他单个杂质峰面积不得大于对照溶液主峰面积的 0.2 倍(0.1%),其他各杂质峰面积的和不得大于对照溶液的主峰面积(0.5%)。

干燥失重　取本品,在 105℃干燥至恒重,减失重量不得过 0.5%(通则 0831)。

炽灼残渣　取本品 1.0g,依法测定(通则 0841),遗留残渣不得过 0.1%。

重金属　取炽灼残渣项下遗留的残渣,依法测定(通则 0821 第二法),含重金属不得过百万分之二十。

【含量测定】　取本品约 0.3g,精密称定,加水 50ml 溶解后,加酚酞指示液 1 滴,用氢氧化钠滴定液(0.1mol/L)滴定至溶液由无色变为粉红色,并将滴定的结果用空白试验校正。每 1ml 氢氧化钠滴定液(0.1mol/L)相当于 15.41mg 的 $C_6H_6N_2O_3$。

【类别】　降血脂药。

【贮藏】　密封保存。

【制剂】　阿昔莫司胶囊

附:

杂质Ⅰ

$C_6H_6N_2O_2$　138.12

5-甲基吡嗪-2-甲酸

阿昔莫司胶囊

Aximosi Jiaonang

Acipimox Capsules

本品含阿昔莫司($C_6H_6N_2O_3$)应为标示量的93.0%～107.0%。

【性状】 本品内容物为白色至微黄色颗粒或粉末。

【鉴别】 (1)取含量测定项下的供试品溶液,照紫外-可见分光光度法(通则0401)测定,在225nm与264nm的波长处有最大吸收。

(2)在有关物质项下记录的色谱图中,供试品溶液主峰的保留时间应与系统适用性溶液中阿昔莫司峰的保留时间一致。

【检查】 **有关物质** 照高效液相色谱法(通则0512)测定。

供试品溶液 取本品内容物,精密称定,加流动相使阿昔莫司溶解并定量稀释制成每1ml中约含阿昔莫司0.2mg的溶液,摇匀,滤过,取续滤液。

对照溶液 精密量取供试品溶液适量,用流动相定量稀释制成每1ml中约含阿昔莫司1μg的溶液。

对照品溶液、系统适用性溶液、色谱条件、系统适用性要求与测定法 见阿昔莫司有关物质项下。

限度 供试品溶液色谱图中,如有与杂质Ⅰ峰保留时间一致的色谱峰,按外标法以峰面积计算,不得过阿昔莫司标示量的0.5%;其他单个杂质峰面积不得大于对照溶液主峰面积的0.4倍(0.2%),其他各杂质峰面积的和不得大于对照溶液的主峰面积(0.5%)。

溶出度 照溶出度与释放度测定法(通则0931第一法)测定。

溶出条件 以盐酸溶液(取氯化钠2g,加盐酸7ml,用水稀释至1000ml)900ml为溶出介质,转速为每分钟100转,依法操作,经20分钟时取样。

供试品溶液 取溶出液滤过,精密量取续滤液3ml,置100ml量瓶中,用溶出介质稀释至刻度,摇匀。

对照品溶液 取阿昔莫司对照品适量,精密称定,加溶出介质溶解并定量稀释制成每1ml中含7.5μg的溶液。

测定法 取供试品溶液与对照品溶液,照紫外-可见分光光度法(通则0401),在270nm的波长处分别测定吸光度,计算出每粒的溶出量。

限度 标示量的80%,应符合规定。

其他 应符合胶囊剂项下有关的各项规定(通则0103)。

【含量测定】 照紫外-可见分光光度法(通则0401)测定。

供试品溶液 取装量差异项下的内容物,研细,混匀,精密称取细粉适量(约相当于阿昔莫司50mg),置250ml量瓶中,加水适量,超声使阿昔莫司溶解,用水稀释至刻度,摇匀,滤过,精密量取续滤液2ml,置50ml量瓶中,用水稀释至刻度,摇匀。

对照品溶液 取阿昔莫司对照品适量,精密称定,加水溶解并定量稀释制成每1ml中含8μg的溶液。

测定法 取供试品溶液与对照品溶液,在264nm的波长处分别测定吸光度,计算。

【类别】 同阿昔莫司。

【规格】 250mg

【贮藏】 遮光,密封,在干燥处保存。

阿那曲唑

Anaqzuo

Anastrozole

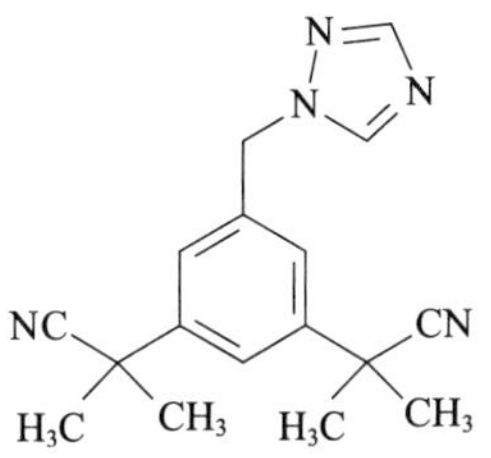

$C_{17}H_{19}N_5$　293.37

本品为α,α,α′,α′-四甲基-5-(1*H*-1,2,4-三氮唑-1-基甲基)-1,3-苯二乙腈。按干燥品计算,含$C_{17}H_{19}N_5$应为98.0%～102.0%。

【性状】 本品为白色或类白色结晶性粉末;无臭。

本品在乙腈或乙酸乙酯中易溶,在乙醇中溶解,在水中几乎不溶。

熔点 本品的熔点(通则0612)为81～85℃。

【鉴别】 (1)取本品约5mg,置干燥试管中,加丙二酸约50mg与醋酐2ml,在85～95℃水浴中加热10分钟,溶液显棕红色。

(2)在含量测定项下记录的色谱图中,供试品溶液主峰的保留时间应与对照品溶液主峰的保留时间一致。

(3)本品的红外光吸收图谱应与对照的图谱(光谱集1151图)一致。

【检查】 **有关物质** 照高效液相色谱法(通则0512)测定。

供试品溶液 取本品适量,加流动相A溶解并稀释制成每1ml中约含2mg的溶液。

对照溶液 精密量取供试品溶液适量,用流动相A定量稀释制成每1ml中含4μg的溶液。

系统适用性溶液 取阿那曲唑、杂质Ⅰ对照品和杂质Ⅳ对照品各适量,加流动相A溶解并稀释制成每1ml中约含阿那曲唑1mg、杂质Ⅰ 10μg和杂质Ⅳ 10μg的溶液。

色谱条件 用十八烷基硅烷键合硅胶为填充剂(Ultimate

XB-C_{18}柱，4.6mm×250mm，5μm 或效能相当色谱柱)；流动相A为乙腈-水(40：60)，流动相B为乙腈-水(60：40)，按下表进行线性梯度洗脱；流速为每分钟1.0ml；柱温为35℃；检测波长为215nm；进样体积10μl。

时间	流动相A(%)	流动相B(%)
0	100	0
10	100	0
55	0	100
60	0	100
61	100	0
70	100	0

系统适用性要求　系统适用性溶液色谱图中，阿那曲唑峰的保留时间约为10分钟，杂质Ⅰ峰与杂质Ⅳ峰的分离度应不小于3.0。

测定法　精密量取供试品溶液与对照溶液，分别注入液相色谱仪，记录色谱图。

限度　供试品溶液色谱图中如有与杂质Ⅱ(相对保留时间约为0.8)、杂质Ⅲ(相对保留时间约为1.2)保留时间一致的色谱峰，其峰面积均不得大于对照溶液的主峰面积(0.2%)，其他单个杂质峰面积不得大于对照溶液主峰面积的0.5倍(0.1%)，各杂质峰面积的和不得大于对照溶液主峰面积的2.5倍(0.5%)，小于对照溶液主峰面积0.1倍的峰忽略不计。

氰化物　取本品1.0g，加乙酸乙酯10ml溶解后，加水15ml提取，取水层按氰化物检查法(通则0806第一法)，自"加10%酒石酸溶液3ml起"，依法检查，不得显蓝色或绿色。

干燥失重　取本品，在60℃减压干燥至恒重，减失重量不得过0.5%(通则0831)。

炽灼残渣　取本品1.0g，依法检查(通则0841)，遗留残渣不得过0.1%。

重金属　取炽灼残渣项下遗留的残渣，依法检查(通则0821第二法)，含重金属不得过百万分之二十。

【含量测定】　照高效液相色谱法(通则0512)测定。

供试品溶液　取本品适量，精密称定，用流动相溶解并定量稀释制成每1ml中约含0.5mg的溶液。

对照品溶液　取阿那曲唑对照品适量，精密称定，用流动相溶解并定量稀释制成每1ml中约含0.5mg的溶液。

色谱条件　用十八烷基硅烷键合硅胶为填充剂；以乙腈-水(40：60)为流动相；检测波长为215nm；进样体积10μl。

系统适用性要求　对照品溶液色谱图中，理论板数按阿那曲唑峰计算不低于5000。

测定法　精密量取供试品溶液与对照品溶液，分别注入液相色谱仪，记录色谱图。按外标法以峰面积计算。

【类别】　抗肿瘤药。

【贮藏】　密封保存。

【制剂】　阿那曲唑片

附：

杂质Ⅰ

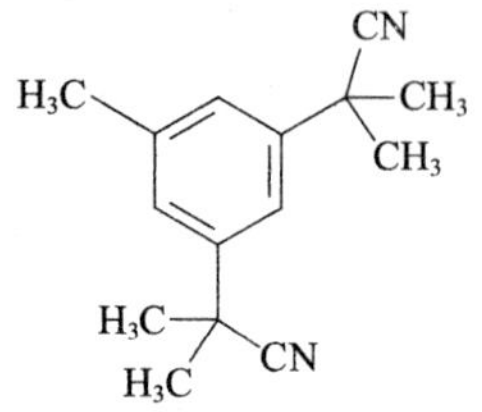

3,5-二(1-氰基-1-甲基乙基)甲苯

杂质Ⅱ

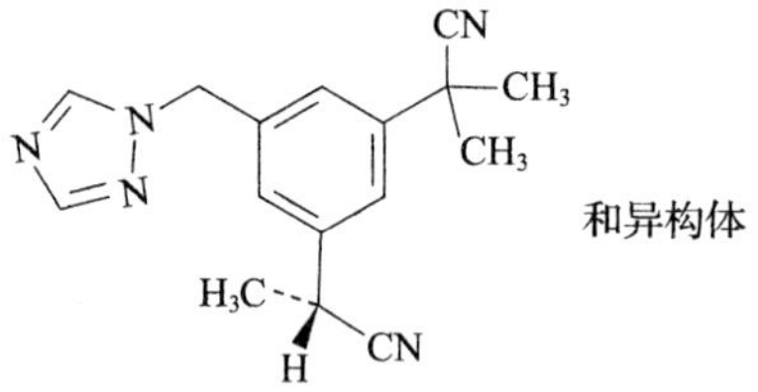

和异构体

2-[3-(1-氰基乙基)-5-(1*H*-1,2,4-三氮唑-1-甲基)苯基]-2-甲基丙腈

杂质Ⅲ

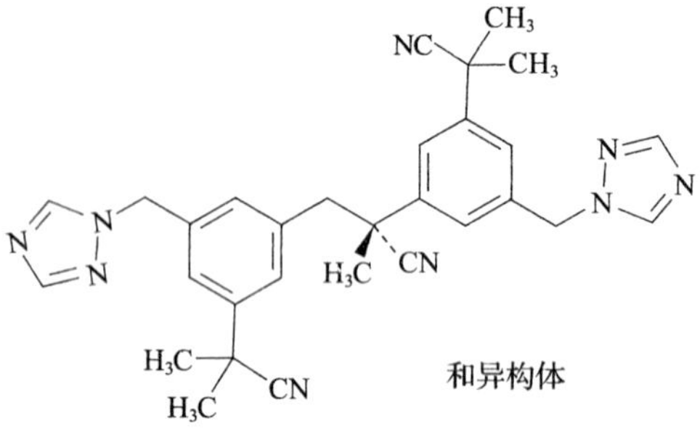

和异构体

2,3-二[3-(1-氰基-1-甲基乙基)-5-(1*H*-1,2,4-三氮唑-1-甲基)苯基]-2-甲基丙腈

杂质Ⅳ

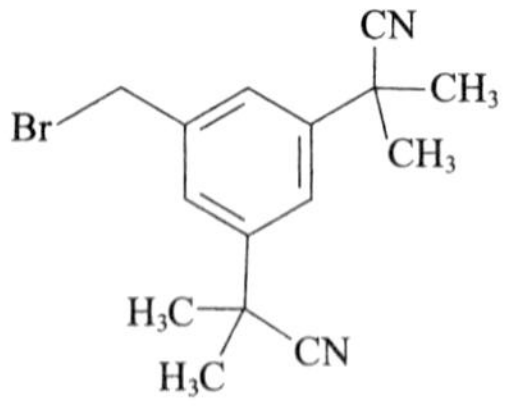

5-溴甲基-α,α,α′,α′-四甲基-1,3-苯二乙腈

阿那曲唑片

Anaquzuo Pian

Anastrozole Tablets

本品含阿那曲唑($C_{17}H_{19}N_5$)应为标示量的90.0%～110.0%。

【性状】 本品为类白色片或薄膜衣片，除去包衣后显白色或类白色。

【鉴别】 (1)取本品5片，研细，加乙腈约10ml，振摇，过滤至干燥试管中，蒸干，冷却，加丙二酸约50mg与醋酐2ml，在85～95℃水浴中加热10分钟，溶液应呈棕红色。

(2)在含量测定项下记录的色谱图中，供试品溶液主峰的保留时间应与对照品溶液主峰的保留时间一致。

【检查】 **有关物质** 照高效液相色谱法(通则0512)测定。

供试品溶液 取本品细粉适量(约相当于阿那曲唑5mg)，精密称定，置具塞锥形瓶中，精密加入流动相A 5ml，超声使阿那曲唑溶解，摇匀，用0.22μm滤膜滤过，取续滤液。

对照溶液 精密量取供试品溶液适量，用流动相A定量稀释制成每1ml中含阿那曲唑4μg的溶液。

系统适用性溶液、色谱条件、系统适用性要求与测定法 见阿那曲唑有关物质项下。

限度 供试品溶液色谱图中如有杂质峰，单个杂质峰面积不得大于对照溶液主峰面积的0.5倍(0.2%)，各杂质峰面积的和不得大于对照溶液主峰面积的2倍(0.8%)，小于对照溶液主峰面积0.05倍的峰忽略不计。

含量均匀度 取本品1片，置10ml量瓶中，加含量测定项下的流动相适量，超声使阿那曲唑溶解，放冷，用流动相稀释至刻度，摇匀，用0.22μm滤膜滤过，取续滤液作为供试品溶液，照含量测定项下的方法测定含量，应符合规定(通则0941)。

溶出度 照溶出度与释放度测定法(通则0931第二法)测定。

溶出条件 以水900ml为溶剂，转速为每分钟50转，依法操作，经30分钟时取样。

供试品溶液 取溶出液适量，滤过，取续滤液。

对照品溶液 取阿那曲唑对照品适量，精密称定，加乙腈适量使溶解，加水定量稀释制成每1ml中约含1.1μg的溶液。

色谱条件 见含量测定项下。进样体积100μl。

系统适用性要求 见含量测定项下。

测定法 见含量测定项下。计算每片的溶出量。

限度 标示量的85%，应符合规定。

其他 应符合片剂项下有关的各项规定(通则0101)。

【含量测定】 照高效液相色谱法(通则0512)测定。

供试品溶液 取本品20片，精密称定，研细，精密称取适量(约相当于阿那曲唑2.5mg)，置25ml量瓶中，加流动相适量，超声使阿那曲唑溶解，放冷至室温，用流动相稀释至刻度，摇匀，用0.22μm滤膜滤过，取续滤液。

对照品溶液 取阿那曲唑对照品适量，精密称定，加流动相溶解并定量稀释成每1ml中约含0.1mg的溶液。

色谱条件、系统适用性要求与测定法 见阿那曲唑含量测定项下。

【类别】 同阿那曲唑。

【规格】 1mg

【贮藏】 密封保存。

阿苯达唑

Abendazuo

Albendazole

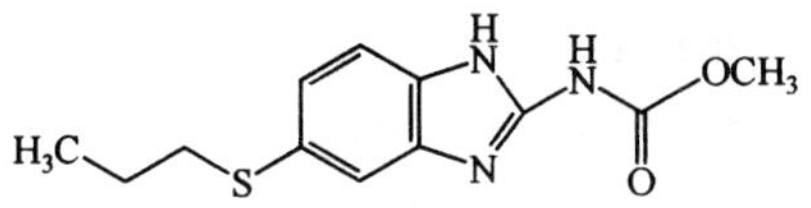

$C_{12}H_{15}N_3O_2S$　265.34

本品为*N*-(5-丙硫基-1*H*-苯并咪唑-2-基)氨基甲酸甲酯。按干燥品计算，含$C_{12}H_{15}N_3O_2S$不得少于98.5%。

【性状】 本品为白色或类白色粉末；无臭。

本品在丙酮或三氯甲烷中微溶，在乙醇中几乎不溶，在水中不溶；在冰醋酸中溶解。

熔点 本品的熔点(通则0612)为206～212℃，熔融时同时分解。

吸收系数 取本品约10mg，精密称定，置100ml量瓶中，加冰醋酸5ml溶解后，用乙醇稀释至刻度，摇匀，精密量取5ml，置50ml量瓶中，用乙醇稀释至刻度，摇匀，照紫外-可见分光光度法(通则0401)，在295nm的波长处测定吸光度，吸收系数($E_{1cm}^{1\%}$)为430～458。

【鉴别】 (1)取本品约0.1g，置试管底部，管口放一湿润的醋酸铅试纸，加热灼烧试管底部，产生的气体能使醋酸铅试纸显黑色。

(2)取本品约0.1g，溶于微温的稀硫酸中，滴加碘化铋钾试液，即生成红棕色沉淀。

(3)取吸收系数项下的溶液，照紫外-可见分光光度法(通则0401)测定，在295nm的波长处有最大吸收，在277nm的波长处有最小吸收。

(4)本品的红外光吸收图谱应与对照的图谱(光谱集1092图)一致。如发现在1380cm^{-1}处的吸收峰与对照的图谱不一致时，可取本品适量溶于无水乙醇中，置水浴上蒸干，减压干燥后测定。

【检查】 **有关物质** 照薄层色谱法(通则0502)试验。

溶剂 三氯甲烷-冰醋酸(9∶1)。

供试品溶液 取本品，加溶剂溶解并稀释制成每1ml中约含10mg的溶液。

对照溶液(1) 精密量取供试品溶液适量，用溶剂定量稀释制成每1ml中约含100μg的溶液。

对照溶液(2) 精密量取供试品溶液适量，用溶剂定量稀释制成每1ml中约含20μg的溶液。

色谱条件 采用硅胶G薄层板，以三氯甲烷-乙醚-冰醋酸(30∶7∶3)为展开剂。

测定法 吸取供试品溶液、对照溶液(1)与对照溶液(2)各5μl，分别点于同一薄层板上，展开，晾干，立即置紫外光灯(254nm)下检视。

系统适用性要求 对照溶液(2)应显一个明显斑点。

限度　供试品溶液如显杂质斑点，其荧光强度与对照溶液(1)的主斑点比较，不得更强。

干燥失重　取本品，在 105℃干燥至恒重，减失重量不得过 0.5%(通则 0831)。

炽灼残渣　取本品 1.0g，依法检查(通则 0841)，遗留残渣不得过 0.2%。

铁盐　取炽灼残渣项下遗留的残渣，加盐酸 2ml，置水浴上蒸干，再加稀盐酸 4ml，微温溶解后，加水 30ml 与过硫酸铵 50mg，依法检查(通则 0807)，与标准铁溶液 3.0ml 制成的对照液比较，不得更深(0.003%)。

【含量测定】　取本品约 0.2g，精密称定，加冰醋酸 20ml 溶解后，加结晶紫指示液 1 滴，用高氯酸滴定液(0.1mol/L)滴定至溶液显绿色，并将滴定的结果用空白试验校正。每 1ml 高氯酸滴定液(0.1mol/L)相当于 26.53mg 的 $C_{12}H_{15}N_3O_2S$。

【类别】　驱肠虫药。

【贮藏】　密封保存。

【制剂】　(1)阿苯达唑片　(2)阿苯达唑胶囊　(3)阿苯达唑颗粒

阿苯达唑片

Abendazuo Pian

Albendazole Tablets

本品含阿苯达唑($C_{12}H_{15}N_3O_2S$)应为标示量的 90.0%～110.0%。

【性状】　本品为类白色片、糖衣片或薄膜衣片，除去包衣后显白色或类白色。

【鉴别】　(1)取本品的细粉适量(约相当于阿苯达唑 0.2g)，加乙醇 30ml，置水浴上加热使阿苯达唑溶解，滤过，滤液置水浴上蒸干，残渣照阿苯达唑项下的鉴别(1)、(2)项试验，显相同的反应。

(2)取含量测定项下的溶液，照紫外-可见分光光度法(通则 0401)测定，在 295nm 的波长处有最大吸收，在 277nm 波长处有最小吸收。

【检查】　**溶出度**　照溶出度与释放度测定法(通则 0931 第二法)测定。

溶出条件　以 0.1mol/L 盐酸溶液 900ml 为溶出介质，转速为每分钟 75 转，依法操作，经 45 分钟时取样。

供试品溶液　取溶出液滤过，精密量取续滤液适量，用 0.1mol/L 氢氧化钠溶液定量稀释制成每 1ml 中约含阿苯达唑 10μg 的溶液。

对照品溶液　取阿苯达唑对照品约 20mg，精密称定，置 100ml 量瓶中，加 2%盐酸甲醇溶液 5ml，振摇使溶解，用 0.1mol/L 盐酸溶液稀释至刻度，摇匀，精密量取 5ml 置 100ml 量瓶中，用 0.1mol/L 氢氧化钠溶液稀释至刻度，摇匀。

测定法　取供试品溶液与对照品溶液，照紫外-可见分光光度法(通则 0401)，在 308nm 的波长处分别测定吸光度，计算每片的溶出量。

限度　标示量的 65%，应符合规定。

其他　应符合片剂项下有关的各项规定(通则 0101)。

【含量测定】　照紫外-可见分光光度法(通则 0401)测定。

供试品溶液　取本品 20 片(如为糖衣片则除去包衣)，精密称定，研细，精密称取适量(约相当于阿苯达唑 20mg)，置 100ml 量瓶中，加冰醋酸 10ml，振摇使阿苯达唑溶解，用乙醇稀释至刻度，摇匀，滤过，精密量取续滤液 5ml，置 100ml 量瓶中，用乙醇稀释至刻度，摇匀。

测定法　取供试品溶液，在 295nm 的波长处测定吸光度，按 $C_{12}H_{15}N_3O_2S$ 的吸收系数($E_{1cm}^{1\%}$)为 444 计算。

【类别】　同阿苯达唑。

【规格】　(1)0.1g　(2)0.2g　(3)0.4g

【贮藏】　密封保存。

阿苯达唑胶囊

Abendazuo Jiaonang

Albendazole Capsules

本品含阿苯达唑($C_{12}H_{15}N_3O_2S$)应为标示量的 90.0%～110.0%。

【鉴别】　(1)取本品的内容物适量(约相当于阿苯达唑 0.2g)，照阿苯达唑项下的鉴别(1)、(2)项试验，显相同的反应。

(2)取含量测定项下的溶液，照紫外-可见分光光度法(通则 0401)测定，在 295nm 的波长处有最大吸收，在 277nm 的波长处有最小吸收。

【检查】　**溶出度**　照溶出度与释放度测定法(通则 0931 第二法)测定。

溶出条件　以 0.5%十二烷基硫酸钠的 0.1mol/L 盐酸溶液 900ml 为溶出介质，转速为每分钟 100 转，依法操作，经 45 分钟时取样。

供试品溶液　取溶出液滤过，精密量取续滤液适量，用 0.1mol/L 氢氧化钠溶液定量稀释制成每 1ml 中约含阿苯达唑 6μg 的溶液。

对照品溶液　取阿苯达唑对照品约 20mg，精密称定，置 100ml 量瓶中，加 2%盐酸甲醇 5ml，振摇使溶解，用 0.1mol/L 盐酸溶液稀释至刻度，摇匀，精密量取 3ml 置 100ml 量瓶中，用 0.1mol/L 氢氧化钠稀释至刻度，摇匀。

测定法　取供试品溶液与对照品溶液，照紫外-可见分光光度法(通则 0401)，立即在 308nm 的波长处分别测定吸光度，计算每粒的溶出量。

限度　标示量的 70%，应符合规定。

其他　应符合胶囊剂项下有关的各项规定（通则 0103）。

【含量测定】　照紫外-可见分光光度法（通则 0401）测定。

供试品溶液　取装量差异项下的内容物，混匀，精密称取适量（约相当于阿苯达唑 20mg），置 100ml 量瓶中，加冰醋酸 10ml，振摇使阿苯达唑溶解，用乙醇稀释至刻度，摇匀，滤过，精密量取续滤液 5ml，置 100ml 量瓶中，用乙醇稀释至刻度，摇匀。

测定法　取供试品溶液，在 295nm 的波长处测定吸光度，按 $C_{12}H_{15}N_3O_2S$ 的吸收系数（$E_{1cm}^{1\%}$）为 444 计算。

【类别】　同阿苯达唑。

【规格】　（1）0.1g　（2）0.2g

【贮藏】　密封保存。

阿苯达唑颗粒

Abendazuo Keli

Albendazole Granules

本品含阿苯达唑（$C_{12}H_{15}N_3O_2S$）应为标示量的 90.0%～110.0%。

【性状】　本品为着色颗粒；气芳香。

【鉴别】　（1）取本品的细粉适量（约相当于阿苯达唑 0.2g），加乙醇 30ml，置水浴上加热使阿苯达唑溶解，滤过，滤液置水浴上蒸干，残渣照阿苯达唑项下的鉴别（2）项试验，显相同的反应。

（2）取含量测定项下的溶液，照紫外-可见分光光度法（通则 0401）测定，在 295nm 的波长处有最大吸收，在 277nm 的波长处有最小吸收。

【检查】　应符合颗粒剂项下有关的各项规定（通则 0104）。

【含量测定】　照紫外-可见分光光度法（通则 0401）测定。

供试品溶液　取本品的细粉适量（约相当于阿苯达唑 20mg），精密称定，置 100ml 量瓶中，加冰醋酸 10ml，振摇使阿苯达唑溶解，用乙醇稀释至刻度，摇匀，滤过，精密量取续滤液 5ml，置 100ml 量瓶中，用乙醇稀释至刻度，摇匀。

测定法　取供试品溶液，在 295nm 的波长处测定吸光度，按 $C_{12}H_{15}N_3O_2S$ 的吸收系数（$E_{1cm}^{1\%}$）为 444 计算。

【类别】　同阿苯达唑。

【规格】　（1）1g∶0.1g　（2）1g∶0.2g

【贮藏】　密封，在干燥处保存。

阿 奇 霉 素

Aqimeisu

Azithromycin

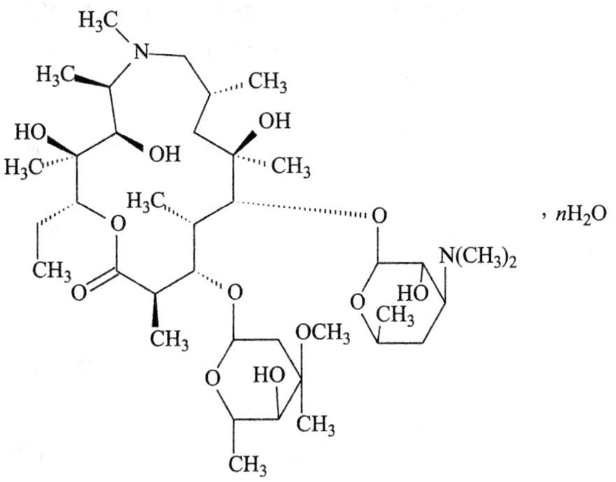

$C_{38}H_{72}N_2O_{12}$（无水物）　749.00

本品为（2*R*，3*S*，4*R*，5*R*，8*R*，10*R*，11*R*，12*S*，13*S*，14*R*）-13-[（2，6-二脱氧-3-*C*-甲基-3-*O*-甲基-α-L-核-己吡喃糖基）氧]-2-乙基-3，4，10-三羟基-3，5，6，8，10，12，14-七甲基-11-[[3，4，6-三脱氧-3-（二甲氨基）-β-D-木-己吡喃糖基]氧]-1-氧杂-6-氮杂环十五烷-15-酮。按无水物计算，含 $C_{38}H_{72}N_2O_{12}$ 应为 96.0%～102.0%。

【性状】　本品为白色或类白色结晶性粉末；无臭；微有引湿性。

本品在甲醇、丙酮、无水乙醇或稀盐酸中易溶，在乙腈中溶解，在水中几乎不溶。

比旋度　取本品，精密称定，加无水乙醇溶解并定量稀释制成每 1ml 中约含 20mg 的溶液，依法测定（通则 0621），比旋度应为 −45° 至 −49°。

【鉴别】　（1）照薄层色谱法（通则 0502）试验。

供试品溶液　取本品，加无水乙醇溶解并稀释制成每 1ml 中约含 5mg 的溶液。

对照品溶液　取阿奇霉素对照品适量，加无水乙醇溶解并稀释制成每 1ml 中约含 5mg 的溶液。

色谱条件　采用硅胶 G 薄层板，以乙酸乙酯-正己烷-二乙胺（10∶10∶2）为展开剂。

测定法　吸取供试品溶液与对照品溶液各 2μl，分别点于同一薄层板上，展开，晾干，喷以显色剂（取钼酸钠 2.5g、硫酸铈 1g，加 10% 硫酸溶液溶解并稀释至 100ml），置 105℃ 加热数分钟。

结果判定　供试品溶液所显主斑点的位置和颜色应与对照品溶液主斑点的位置和颜色相同。

（2）在含量测定项下记录的色谱图中，供试品溶液主峰的保留时间应与对照品溶液主峰的保留时间一致。

(3)本品的红外光吸收图谱应与对照的图谱(光谱集 772 图)或与对照品图谱一致。(如不一致时,可取本品与对照品各适量,分别溶于丙酮中,于室温挥发至干,测定。)

以上(1)、(2)两项可选做一项。

【检查】 **结晶性**　取本品,用水分散,依法检查(通则 0981),应符合规定。

碱度　取本品约 0.10g,加甲醇 25ml,振摇使溶解后,加水 25ml,摇匀,依法测定(通则 0631),pH 值应为 9.0～11.0。

有关物质　照高效液相色谱法(通则 0512)测定。临用新制或使用低温进样器。

稀释液　磷酸二氢铵溶液(称取磷酸二氢铵 1.73g,加水溶解并稀释至 1000ml,用氨试液调节 pH 值至 10.0±0.05)-甲醇-乙腈(7∶7∶6)。

供试品溶液　取本品适量,精密称定,加稀释液溶解并定量稀释制成每 1ml 中约含 10mg 的溶液。

对照溶液　精密量取供试品溶液 1ml,置 200ml 量瓶中,用稀释液稀释至刻度,摇匀。

杂质 S 对照品与杂质 A 对照品溶液　取杂质 S 对照品与杂质 A 对照品各适量,加稀释液溶解并稀释制成每 1ml 中各约含 0.05mg 的溶液。

系统适用性溶液　取阿奇霉素系统适用性对照品(含杂质 R、杂质 Q、杂质 J、杂质 I、杂质 H、阿奇霉素和杂质 B)适量,加杂质 S 对照品与杂质 A 对照品溶液溶解并稀释制成每 1ml 中约含 10mg 的溶液。

灵敏度溶液　精密量取对照溶液 10ml,置 50ml 量瓶中,用稀释液稀释至刻度,摇匀。

色谱条件　用十八烷基硅烷键合硅胶为填充剂;以磷酸盐缓冲液(取 0.05mol/L 磷酸氢二钾溶液,用 20%的磷酸溶液调节 pH 值至 8.2)-乙腈(45∶55)为流动相 A,以甲醇为流动相 B,柱温为 30℃(必要时适当调整);按下表进行线性梯度洗脱;流速为每分钟 1.0ml,检测波长为 210nm;进样体积 50μl。

时间(分钟)	流动相 A(%)	流动相 B(%)
0	75	25
35	95	5
64	95	5
65	75	25
71	75	25

系统适用性要求　系统适用性溶液色谱图中,各峰之间的分离度均应大于 1.2,阿奇霉素峰的保留时间应在 30～40 分钟之间。灵敏度溶液色谱图中,主成分峰峰高的信噪比应大于 10。

测定法　精密量取供试品溶液与对照溶液,分别注入液相色谱仪,记录色谱图。

限度　供试品溶液色谱图中如有杂质峰,杂质 B 峰面积不得大于对照溶液主峰面积的 2 倍(1.0%),杂质 R、杂质 Q、杂质 J、杂质 I、杂质 S、杂质 A 与杂质 H 按校正后的峰面积计算(分别乘以校正因子 0.5、0.4、0.7、1.6、0.4、1.4、0.1)均不得大于对照溶液主峰面积(0.5%),其他单个杂质峰面积不得大于对照溶液主峰面积(0.5%),各杂质峰面积的和按校正后的峰面积计算不得大于对照溶液主峰面积的 4 倍(2.0%)(供注射用)。供试品溶液色谱图中如有杂质峰,杂质 B 峰面积不得大于对照溶液主峰面积的 4 倍(2.0%),杂质 R、杂质 Q、杂质 J、杂质 I、杂质 S、杂质 A 和杂质 H 按校正后的峰面积计算(分别乘以校正因子 0.5、0.4、0.7、1.6、0.4、1.4、0.1)均不得大于对照溶液主峰面积的 2 倍(1.0%),其他单个杂质峰面积不得大于对照溶液主峰面积的 2 倍(1.0%),各杂质峰面积的和按校正后的峰面积计算不得大于对照溶液主峰面积的 8 倍(4.0%)(供口服用)。小于灵敏度溶液主峰面积的峰忽略不计。

水分　取本品,照水分测定法(通则 0832 第一法 1)测定,含水分不得过 5.0%。

炽灼残渣　取本品 1.0g,依法测定(通则 0841),遗留残渣不得过 0.2%。

重金属　取炽灼残渣项下遗留的残渣,依法检查(通则 0821 第二法),含重金属不得过百万分之十(供注射用),不得过百万分之二十五(供口服用)。

【含量测定】 照高效液相色谱法(通则 0512)测定。

供试品溶液　取本品适量,精密称定,加乙腈溶解并定量稀释制成每 1ml 中约含 1mg 的溶液。

对照品溶液　取阿奇霉素对照品适量,精密称定,加乙腈溶解并定量稀释制成每 1ml 中约含 1mg 的溶液。

系统适用性溶液　取阿奇霉素系统适用性对照品适量,加乙腈溶解并稀释制成每 1ml 中含 10mg 的溶液。

色谱条件　用十八烷基硅烷键合硅胶为填充剂;以磷酸盐缓冲液(取 0.05mol/L 磷酸氢二钾溶液,用 20%磷酸溶液调节 pH 值至 8.2)-乙腈(45∶55)为流动相;检测波长为 210nm;进样体积 50μl。

系统适用性要求　系统适用性溶液色谱图应与标准图谱一致。

测定法　精密量取供试品溶液与对照品溶液,分别注入液相色谱仪,记录色谱图。按外标法以峰面积计算。

【类别】 大环内酯类抗生素。

【贮藏】 密封,在阴凉干燥处保存。

【制剂】 (1)阿奇霉素干混悬剂　(2)阿奇霉素片　(3)阿奇霉素胶囊　(4)阿奇霉素颗粒　(5)注射用阿奇霉素

附：

杂质 A（氮红霉素 A）

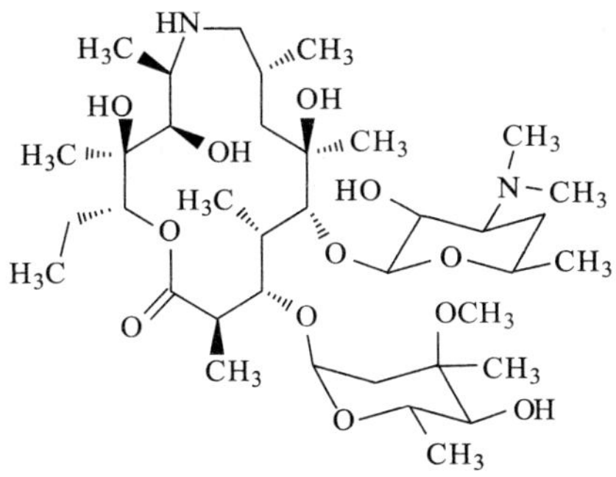

$C_{37}H_{70}N_2O_{12}$　734.96

9-去氧-9a-氮杂-高红霉素 A

杂质 B（阿奇霉素 B）

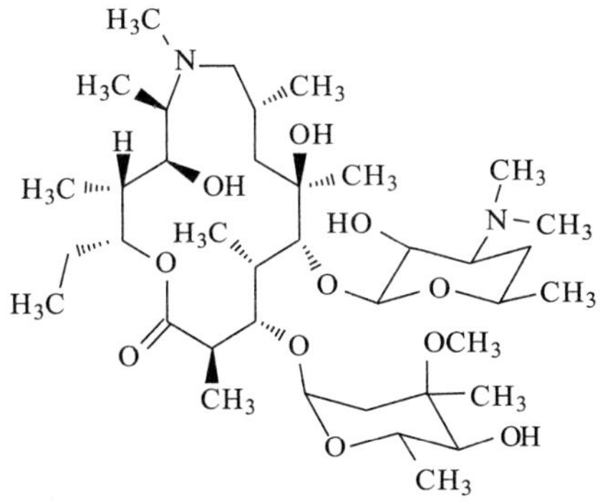

$C_{38}H_{72}N_2O_{11}$　732.98

(2*R*,3*R*,4*S*,5*R*,8*R*,10*R*,11*R*,12*S*,13*S*,14*R*)-13-[[2,6-双脱氧-3-*C*-甲基-3-*O*-甲基-*α*-L-核糖-吡喃己糖基]氧]-2-乙基-4,10-二羟基-3,5,6,8,10,12,14-七甲基-11-[[3,4,6-三脱氧-3-(二甲氨基)-*β*-D-木糖-吡喃己糖基]氧]-1-氧杂-6-氮杂环十五烷-15-酮

杂质 H

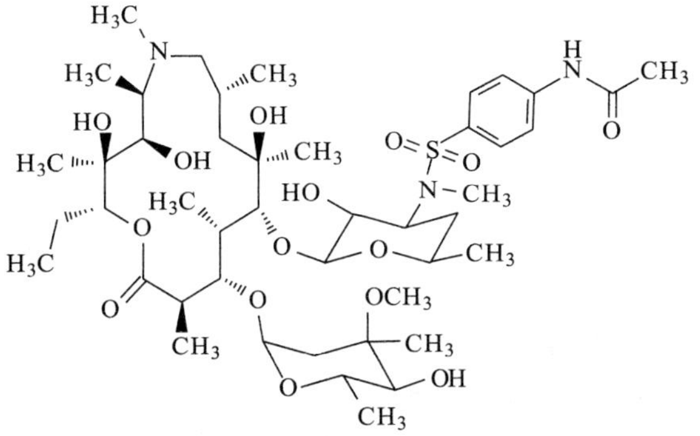

$C_{44}H_{77}N_3O_{15}S$　767.02

3′-*N*-[[4-(乙酰氨基)苯基]磺酸基]-3′-*N*-去甲基阿奇霉素

杂质 I[阿奇霉素 I(3′-*N*-去甲基阿奇霉素)]

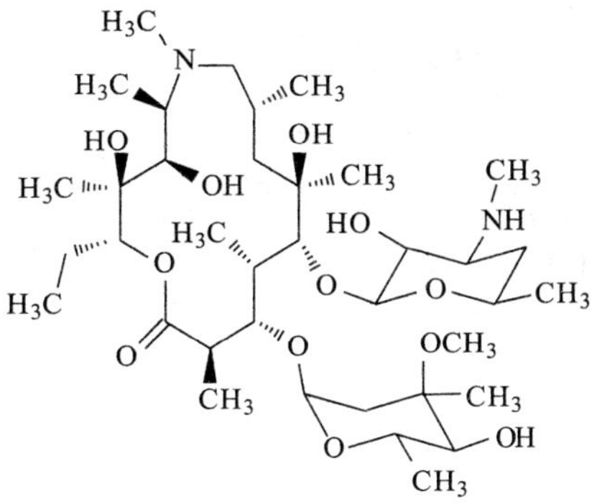

$C_{37}H_{70}N_2O_{12}$　734.96

(2*R*,3*S*,4*R*,5*R*,8*R*,10*R*,11*R*,12*S*,13*S*,14*R*)-13-[[2,6-双脱氧-3-*C*-甲基-3-*O*-甲基-*α*-L-核糖-吡喃己糖基]氧]-2-乙基-3,4,10-三羟基-3,5,6,8,10,12,14-七甲基-11-[[3,4,6-三脱氧-3-甲氨基-*β*-D-木糖-吡喃己糖基]氧]-1-氧杂-6-氮杂环十五烷-15-酮

杂质 J[阿奇霉素 J(3-*O*-去克拉定糖基阿奇霉素)]

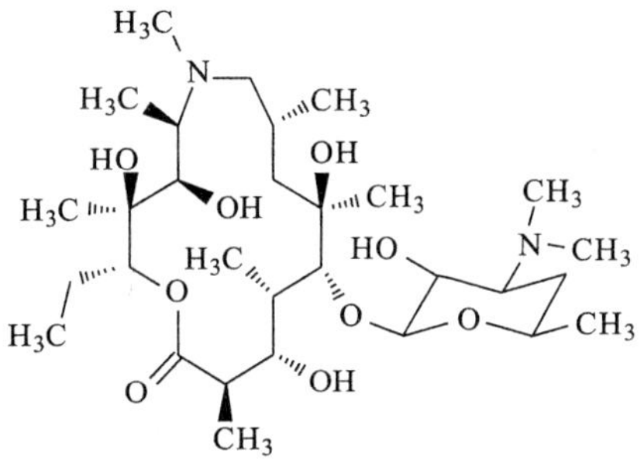

$C_{30}H_{58}N_2O_9$　590.79

(2*R*,3*S*,4*R*,5*R*,8*R*,10*R*,11*R*,12*S*,13*S*,14*R*)-2-乙基-3,4,10,13-四羟基-3,5,6,8,10,12,14-七甲基-11-[[3,4,6-三脱氧-3-二甲氨基-*β*-D-木糖-吡喃己糖基]氧]-1-氧杂-6-氮杂环十五烷-15-酮

杂质 Q（红霉素 A 6,9-亚胺醚）

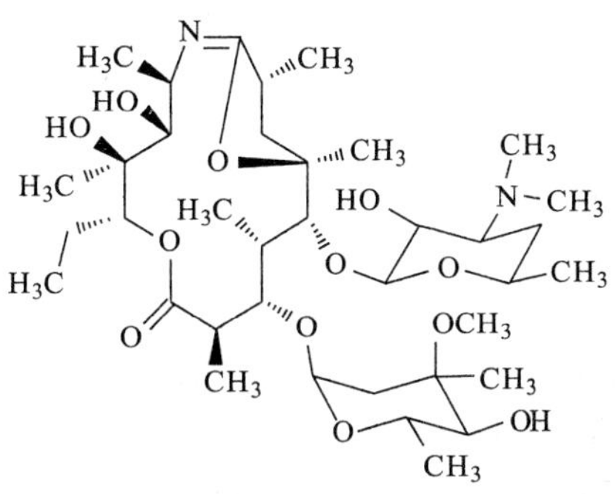

$C_{37}H_{66}N_2O_{12}$　730.93

9-去氧-6-去氧-6,9-环氧-9,9*α*-双脱氢-9*α*-氮杂-高红霉素 A

杂质 R(红霉素 A 9,11-亚胺醚)

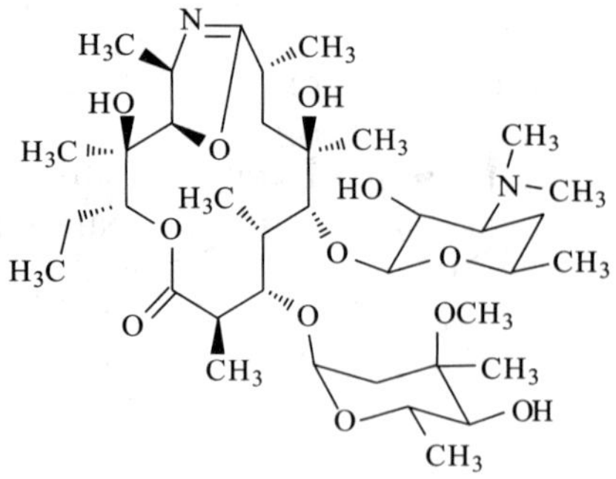

$C_{37}H_{66}N_2O_{11}$　714.93

9-去氧-11-去氧-9,11-环氧-9,9*a*-双脱氢-9*a*-氮杂-高红霉素 A

杂质 S(红霉素 A-*E*-肟)

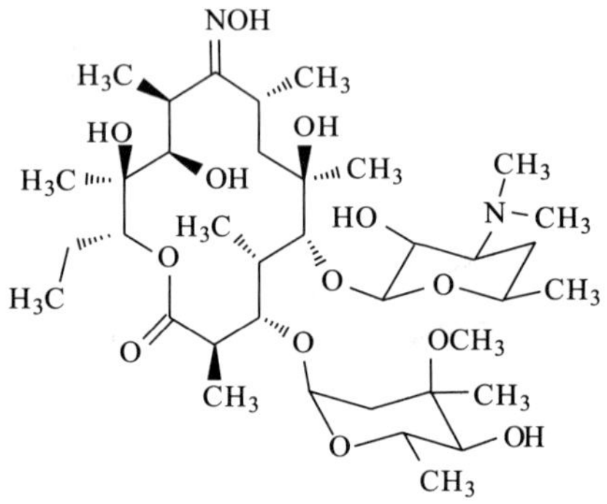

$C_{37}H_{68}N_2O_{13}$　748.94

9-去氧-9-肟基-红霉素 A

阿奇霉素干混悬剂

Aqimeisu Ganhunxuanji

Azithromycin for Suspension

本品含阿奇霉素($C_{38}H_{72}N_2O_{12}$)应为标示量的 90.0%～110.0%。

【性状】 本品为颗粒或粉末;气芳香。

【鉴别】 取本品细粉适量,加乙醇制成每 1ml 中含阿奇霉素 5mg 的溶液,滤过,取续滤液作为供试品溶液;照阿奇霉素项下的鉴别(1)或(2)项试验,显相同的结果。

【检查】 **碱度** 取本品适量,加甲醇(每 10mg 阿奇霉素加甲醇 2.5ml)使溶解,加水制成每 1ml 中含阿奇霉素 2mg 的溶液,摇匀,10 分钟后依法测定(通则 0631),pH 值应为 9.0～11.0。

有关物质 照高效液相色谱法(通则 0512)测定。临用新制或使用低温进样器。

供试品溶液　取本品细粉适量,加乙腈使阿奇霉素溶解并稀释制成每 1ml 中约含阿奇霉素 10mg 的溶液,滤过,取续滤液。

对照溶液　精密量取供试品溶液 1ml,置 200ml 量瓶中,用稀释液稀释至刻度,摇匀。

灵敏度溶液　精密量取对照溶液 10ml,置 50ml 量瓶中,用稀释液稀释至刻度,摇匀。

稀释液、杂质 S 对照品与杂质 A 对照品溶液、系统适用性溶液、色谱条件、系统适用性要求与测定法　见阿奇霉素有关物质项下。

限度　供试品溶液色谱图中如有杂质峰,杂质 B 峰面积不得大于对照溶液主峰面积的 4 倍(2.0%),杂质 H 与杂质 Q 按校正后的峰面积计算(分别乘以校正因子 0.1、0.4)不得大于对照溶液主峰面积的 2 倍(1.0%),其他单个杂质峰面积不得大于对照溶液主峰面积的 2 倍(1.0%),各杂质峰面积的和按校正后的峰面积计算不得大于对照溶液主峰面积的 8 倍(4.0%),小于灵敏度溶液主峰面积的峰忽略不计。

水分 取本品适量,照水分测定法(通则 0832 第一法 1)测定,含水分不得过 2.0%。

其他 除沉降体积比外(单剂量包装),应符合口服混悬剂项下有关的各项规定(通则 0123)。

【含量测定】 照高效液相色谱法(通则 0512)测定。

供试品溶液 取装量差异项下的内容物,混合均匀,精密称取适量(约相当于阿奇霉素 0.1g),加乙腈溶解并定量稀释制成每 1ml 中约含阿奇霉素 1mg 的溶液,滤过,取续滤液。

对照品溶液、系统适用性溶液、色谱条件、系统适用性要求与测定法 见阿奇霉素含量测定项下。

【类别】 同阿奇霉素。

【规格】 0.1g

【贮藏】 密封,在干燥处保存。

阿奇霉素片

Aqimeisu Pian

Azithromycin Tablets

本品含阿奇霉素($C_{38}H_{72}N_2O_{12}$)应为标示量的 90.0%～110.0%。

【性状】 本品为白色片或薄膜衣片,除去包衣后显白色或类白色。

【鉴别】 取本品细粉适量,加乙醇制成每 1ml 中含阿奇霉素 5mg 的溶液,滤过,取续滤液作为供试品溶液。照阿奇霉素项下的鉴别(1)或(2)项试验,显相同的结果。

【检查】 **有关物质** 照高效液相色谱法(通则 0512)测定。临用新制或使用低温进样器。

供试品溶液　取本品细粉适量,加稀释液使阿奇霉素溶解并稀释制成每 1ml 中约含阿奇霉素 10mg 的溶液，滤过，取续滤液。

对照溶液　精密量取供试品溶液 1ml，置 200ml 量瓶中，用稀释液稀释至刻度，摇匀。

灵敏度溶液　精密量取对照溶液 10ml，置 50ml 量瓶中，用稀释液稀释至刻度，摇匀。

稀释液、杂质 S 对照品与杂质 A 对照品溶液、系统适用性溶液、色谱条件、系统适用性要求与测定法　见阿奇霉素有关物质项下。

限度　供试品溶液色谱图中如有杂质峰，杂质 B 峰面积不得大于对照溶液主峰面积的 4 倍(2.0%)，杂质 H 与杂质 Q 按校正后的峰面积计算(分别乘以校正因子 0.1、0.4)不得大于对照溶液主峰面积的 2 倍(1.0%)，其他单个杂质峰面积不得大于对照溶液主峰面积的 2 倍(1.0%)，各杂质峰面积的和按校正后的峰面积计算不得大于对照溶液主峰面积的 8 倍(4.0%)，小于灵敏度溶液主峰面积的峰忽略不计。

溶出度　照溶出度与释放度测定法(通则 0931 第二法)测定。

溶出条件　以磷酸盐缓冲液(pH 6.0)(0.1mol/L 磷酸氢二钠溶液 6000ml，加盐酸约 40ml，调节 pH 值至 6.0±0.05)900ml 为溶出介质(0.1g 和 0.125g 规格溶出介质为 500ml)，转速为每分钟 100 转，依法操作，经 45 分钟时取样。

供试品溶液　取溶出液适量，滤过，精密量取续滤液适量，用溶出介质定量稀释制成每 1ml 中约含阿奇霉素 0.2mg 的溶液。

对照品溶液　取阿奇霉素对照品适量，精密称定，加适量乙醇(每 2mg 约加乙醇 1ml)使溶解，用溶出介质定量稀释制成每 1ml 中约含 0.2mg 的溶液。

系统适用性溶液、色谱条件与系统适用性要求　见含量测定项下。

测定法　见含量测定项下。计算每片的溶出量。

限度　标示量的 75%，应符合规定。

其他　应符合片剂项下有关的各项规定(通则 0101)。

【含量测定】　照高效液相色谱法(通则 0512)测定。

供试品溶液　取本品 10 片，精密称定，研细，精密称取适量(约相当于阿奇霉素 0.1g)，加乙腈溶解并定量稀释制成每 1ml 中约含阿奇霉素 1mg 的溶液，滤过，取续滤液。

对照品溶液、系统适用性溶液、色谱条件、系统适用性要求与测定法　见阿奇霉素含量测定项下。

【类别】　同阿奇霉素。

【规格】　(1)0.1g　(2)0.125g　(3)0.25g　(4)0.5g

【贮藏】　密封，在干燥处保存。

阿奇霉素胶囊

Aqimeisu Jiaonang

Azithromycin Capsules

本品含阿奇霉素($C_{38}H_{72}N_2O_{12}$)应为标示量的 90.0%～110.0%。

【鉴别】　取本品的内容物适量，加乙醇制成每 1ml 中含阿奇霉素 5mg 的溶液，滤过，取续滤液作为供试品溶液。照阿奇霉素项下的鉴别(1)或(2)项试验，显相同的结果。

【检查】　**有关物质**　照高效液相色谱法(通则 0512)测定。临用新制或使用低温进样器。

供试品溶液　取本品的内容物适量，加稀释液使阿奇霉素溶解并稀释制成每 1ml 中约含阿奇霉素 10mg 的溶液，滤过，取续滤液。

对照溶液　精密量取供试品溶液 1ml，置 200ml 量瓶中，用稀释液稀释至刻度，摇匀。

灵敏度溶液　精密量取对照溶液 10ml，置 50ml 量瓶中，用稀释液稀释至刻度，摇匀。

稀释液、杂质 S 对照品与杂质 A 对照品溶液、系统适用性溶液、色谱条件、系统适用性要求与测定法　见阿奇霉素有关物质项下。

限度　供试品溶液色谱图中如有杂质峰，杂质 B 峰面积不得大于对照溶液主峰面积的 4 倍(2.0%)，杂质 H 与杂质 Q 按校正后的峰面积计算(分别乘以校正因子 0.1、0.4)不得大于对照溶液主峰面积的 2 倍(1.0%)，其他单个杂质峰面积不得大于对照溶液主峰面积的 2 倍(1.0%)，各杂质峰面积的和按校正后的峰面积计算不得大于对照溶液主峰面积的 8 倍(4.0%)，小于灵敏度溶液主峰面积的峰忽略不计。

水分　取本品的内容物，照水分测定法(通则 0832 第一法 1)测定，含水分不得过 6.0%。

溶出度　照溶出度与释放度测定法(通则 0931 第二法)测定。

溶出条件　以磷酸盐缓冲液(pH 6.0)(0.1mol/L 磷酸氢二钠溶液 6000ml，加盐酸约 40ml，调节 pH 值至 6.0±0.05)900ml 为溶出介质(0.125g 规格溶出介质为 500ml)，转速为每分钟 100 转，依法操作，经 45 分钟时取样。

供试品溶液　取溶出液适量，滤过，取续滤液。

对照品溶液　取阿奇霉素对照品适量，精密称定，加适量乙醇(每 2mg 约加乙醇 1ml)使溶解，用溶出介质定量稀释制成每 1ml 中约含 0.25mg(0.25g 规格为 0.28mg)的溶液。

系统适用性溶液、色谱条件与系统适用性要求　见含量测定项下。

测定法　见含量测定项下。计算每粒的溶出量。

限度　标示量的 75%，应符合规定。

其他　应符合胶囊剂项下有关的各项规定(通则 0103)。

【含量测定】 照高效液相色谱法(通则0512)测定。

供试品溶液 取装量差异项下的内容物,混匀,研细,精密称取适量(约相当于阿奇霉素0.1g),加乙腈定量稀释制成每1ml中约含阿奇霉素1mg的溶液,滤过,取续滤液。

对照品溶液、系统适用性溶液、色谱条件、系统适用性要求与测定法 见阿奇霉素含量测定项下。

【类别】 同阿奇霉素。

【规格】 (1)0.125g　(2)0.25g

【贮藏】 密封,在阴凉干燥处保存。

阿奇霉素颗粒

Aqimeisu Keli

Azithromycin Granules

本品含阿奇霉素($C_{38}H_{72}N_2O_{12}$)应为标示量的90.0%～110.0%。

【性状】 本品为混悬颗粒。

【鉴别】 取本品细粉适量,加乙醇制成每1ml中含阿奇霉素5mg的溶液,滤过,取续滤液作为供试品溶液,照阿奇霉素项下的鉴别(1)或(2)项试验,显相同的结果。

【检查】 **碱度** 取本品适量(约相当于阿奇霉素20mg),加甲醇5ml溶解后,再加水5ml,混匀,10分钟后,依法测定(通则0631),pH值应为8.5～11.5。

有关物质 照高效液相色谱法(通则0512)测定。临用新制或使用低温进样器。

供试品溶液　取本品细粉适量,加稀释液使阿奇霉素溶解并稀释制成每1ml中约含阿奇霉素10mg的溶液,滤过,取续滤液。

对照溶液　精密量取供试品溶液1ml,置200ml量瓶中,用稀释液稀释至刻度,摇匀。

灵敏度溶液　精密量取对照溶液10ml,置50ml量瓶中,用稀释液稀释至刻度,摇匀。

稀释液、杂质S对照品与杂质A对照品溶液、系统适用性溶液、色谱条件、系统适用性要求与测定法　见阿奇霉素有关物质项下。

限度　供试品溶液色谱图中如有杂质峰,杂质B峰面积不得大于对照溶液主峰面积的4倍(2.0%),杂质R、杂质Q、杂质J、杂质I、杂质S、杂质A和杂质H按校正后的峰面积计算(分别乘以校正因子0.5、0.4、0.7、1.6、0.4、1.4、0.1)均不得大于对照溶液主峰面积的2倍(1.0%),其他单个杂质峰面积不得大于对照溶液主峰面积的2倍(1.0%),各杂质峰面积的和按校正后的峰面积计算不得大于对照溶液主峰面积的8倍(4.0%),小于灵敏度溶液主峰面积的峰忽略不计。

水分 取本品,照水分测定法(通则0832第一法1)测定,含水分不得过2.0%。

溶出度 照溶出度与释放度测定法(通则0931第二法)测定。

溶出条件　以磷酸盐缓冲液(pH 6.0)(0.1mol/L磷酸氢二钠溶液6000ml,加盐酸约40ml,调节pH值至6.0±0.05)900ml为溶出介质(0.1g和0.125g规格溶出介质为500ml),转速为每分钟50转,依法操作,经30分钟时取样。

供试品溶液(1)　取溶出液适量,滤过,取续滤液。

供试品溶液(2)　精密量取供试品溶液(1)适量,用有关物质项下的稀释液定量稀释制成每1ml中约含阿奇霉素0.1mg的溶液,滤过,取续滤液。

对照品溶液(1)　取阿奇霉素对照品适量,精密称定,加溶出介质溶解并定量稀释制成与供试品溶液(1)浓度相同的溶液。

对照品溶液(2)　精密量取对照品溶液(1)适量,用有关物质项下的稀释液定量稀释制成每1ml中约含0.1mg的溶液,滤过,取续滤液。

色谱条件与系统适用性要求　除进样体积100μl外,见含量测定项下。

测定法　精密量取供试品溶液(2)与对照品溶液(2),分别注入液相色谱仪,记录色谱图。计算每袋的溶出量。

限度　标示量的75%,应符合规定。

其他 应符合颗粒剂项下有关的各项规定(通则0104)。

【含量测定】 照高效液相色谱法(通则0512)测定。

供试品溶液 取装量差异项下的内容物,混合均匀,精密称取适量(约相当于阿奇霉素0.1g),加有关物质项下稀释液适量,超声使阿奇霉素溶解,放冷,用有关物质项下稀释液定量稀释制成每1ml中约含阿奇霉素1mg的溶液,滤过,取续滤液。

对照品溶液 取阿奇霉素对照品适量,精密称定,加有关物质项下稀释液溶解并定量稀释制成每1ml中约含1mg的溶液。

系统适用性溶液、色谱条件、系统适用性要求与测定法 见阿奇霉素含量测定项下。

【类别】 同阿奇霉素。

【规格】 (1)0.1g　(2)0.125g　(3)0.25g　(4)0.5g

【贮藏】 密封,在干燥处保存。

注射用阿奇霉素

Zhusheyong Aqimeisu

Azithromycin for Injection

本品为阿奇霉素加适量枸橼酸或其他适宜助溶剂制成的无菌制剂。按平均装量计算,含阿奇霉素($C_{38}H_{72}N_2O_{12}$)应为标示量的93.0%～107.0%;如为过量投料产品,按平均装量计算,含阿奇霉素($C_{38}H_{72}N_2O_{12}$)应为标示量的101.0%～115.0%。

【性状】 本品为白色或类白色疏松块状物或粉末。

【鉴别】 取本品适量,加水适量(50mg阿奇霉素加水

1ml)溶解后,用乙醇稀释制成每 1ml 中约含阿奇霉素 5mg 的溶液,作为供试品溶液。照阿奇霉素项下的鉴别(1)或(2)试验,显相同的结果。

【检查】 **酸碱度**　取本品适量,加水制成每 1ml 中约含阿奇霉素 25mg 的溶液,依法测定(通则 0631),pH 值应为 5.5～7.5。

溶液的澄清度与颜色　取本品 5 瓶,分别加水制成每 1ml 中含阿奇霉素 0.1g 的溶液,溶液应澄清无色;如显浑浊,与 1 号浊度标准液(通则 0902 第一法)比较,均不得更浓;如显色,与黄色 1 号标准比色液(通则 0901 第一法)比较,均不得更深。

有关物质　照高效液相色谱法(通则 0512)测定。临用新制或使用低温进样器。

供试品溶液　取本品适量,精密称定,加水适量(50mg 阿奇霉素加水 1ml)溶解后,用稀释液定量稀释制成每 1ml 中约含阿奇霉素 10mg 的溶液。

对照溶液　精密量取供试品溶液 1ml,置 200ml 量瓶中,用稀释液稀释至刻度,摇匀。

灵敏度溶液　精密量取对照溶液 10ml,置 50ml 量瓶中,用稀释液稀释至刻度,摇匀。

稀释液、杂质 S 对照品与杂质 A 对照品溶液、系统适用性溶液、色谱条件、系统适用性要求与测定法　见阿奇霉素有关物质项下。

限度　供试品溶液色谱图中如有杂质峰,应符合阿奇霉素(供注射用)项下的规定。

水分　取本品,照水分测定法(通则 0832 第一法 1)测定,含水分不得过 2.0%。

细菌内毒素　取本品,依法检查(通则 1143),每 1mg 阿奇霉素中含内毒素的量应小于 0.30EU。

无菌　取本品,用 0.9%无菌氯化钠溶液溶解并稀释制成每 1ml 中含阿奇霉素 20mg 的溶液,经薄膜过滤法处理,每膜阿奇霉素载药量不超过 3.3g,用 0.1%无菌蛋白胨水溶液分次冲洗(每膜不少于 600ml),以金黄色葡萄球菌为阳性对照菌,依法检查(通则 1101),应符合规定。

其他　应符合注射剂项下有关的各项规定(通则 0102)。

【含量测定】　照高效液相色谱法(通则 0512)测定。

供试品溶液　取装量差异项下的内容物(约相当于阿奇霉素 0.1g),精密称定,加水适量(50mg 阿奇霉素加水 1ml)溶解后,用有关物质项下的稀释液定量稀释制成每 1ml 中约含阿奇霉素 1mg 的溶液。

对照品溶液、系统适用性溶液、色谱条件、系统适用性要求与测定法　见阿奇霉素含量测定项下。

【类别】　同阿奇霉素。

【规格】　按 $C_{38}H_{72}N_2O_{12}$ 计　(1)0.1g　(2)0.125g　(3)0.25g　(4)0.5g

【贮藏】　密闭,在阴凉处保存。

【标注】　如产品为过量投料,应在说明书规格项下同时注明阿奇霉素的投料量。

阿法骨化醇

Afaguhuachun

Alfacalcidol

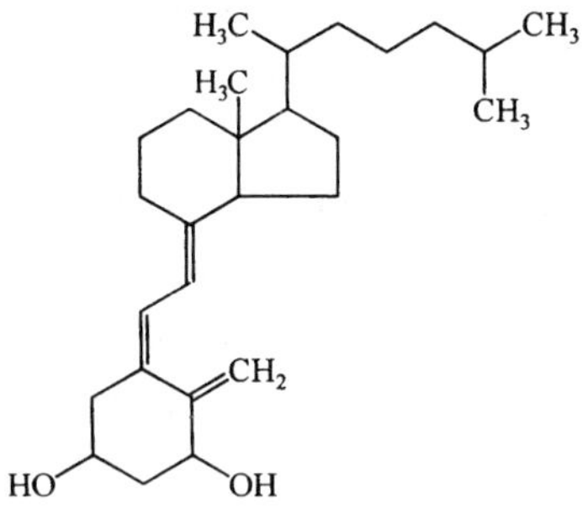

$C_{27}H_{44}O_2$　400.65

本品为(5*Z*,7*E*)-9,10-开环胆甾-5,7,10(19)-三烯-1α,3β-二醇。含 $C_{27}H_{44}O_2$ 应为 97.5%～102.0%。

【性状】　本品为白色结晶性粉末;无臭;遇光、湿、热均易变质。

本品在乙醇或二氯甲烷中易溶,在乙醚中溶解,在水中几乎不溶。

熔点　本品的熔点(通则 0612)为 137～142℃,熔融时同时分解。

比旋度　取本品,精密称定,加无水乙醇溶解并定量稀释制成每 1ml 中约含 1.25mg 的溶液,依法测定(通则 0621),比旋度为+46.0°至+52.0°。

吸收系数　取本品,精密称定,加无水乙醇溶解并定量稀释制成每 1ml 中约含 10μg 的溶液,照紫外-可见分光光度法(通则 0401),在 265nm 的波长处测定吸光度,吸收系数($E_{1cm}^{1\%}$)为 420～447。

【鉴别】　(1)取本品约 0.02mg,加三氯甲烷 0.2ml 溶解后,加醋酸 3 滴与硫酸 1 滴,振摇,初显黄色,瞬间变红色,渐成黄绿色。

(2)在含量测定项下记录的色谱图中,供试品溶液主峰的保留时间应与对照品溶液主峰的保留时间一致。

(3)本品的红外光吸收图谱应与对照品的图谱一致(通则 0402)。

【检查】　**有关物质**　照高效液相色谱法(通则 0512)测定。

供试品溶液　取本品适量,加流动相溶解并稀释制成每 1ml 中约含 0.1mg 的溶液。

对照溶液　精密量取供试品溶液 1ml,置 100ml 量瓶中,用流动相稀释至刻度,摇匀。

系统适用性溶液(1)　取阿法骨化醇适量,加流动相溶解并稀释制成每 1ml 中约含 0.1mg 的溶液,在日光或钨灯光下照射 0.5 小时。

系统适用性溶液(2)　取系统适用性溶液(1)2ml,在

80℃水浴中加热回流 2 小时，放冷。

色谱条件 用硅胶为填充剂；以石油醚（60～90℃）-乙酸乙酯-三氯甲烷（44∶42∶14）为流动相；检测波长为 265nm；进样体积 20μl。

系统适用性要求 系统适用性溶液（1）色谱图中，反式阿法骨化醇峰相对阿法骨化醇峰的相对保留时间约为 0.92，阿法骨化醇峰与反式阿法骨化醇峰之间的分离度应符合要求。系统适用性溶液（2）色谱图中，前阿法骨化醇峰相对阿法骨化醇峰的相对保留时间约为 1.3，阿法骨化醇峰与前阿法骨化醇峰之间的分离度应符合要求。理论板数按阿法骨化醇峰计算不低于 2000。

测定法 精密量取供试品溶液与对照溶液，分别注入液相色谱仪，记录色谱图至主成分峰保留时间的 2 倍。

限度 供试品溶液色谱图中如有杂质峰，除前阿法骨化醇峰外，单个杂质峰面积不得大于对照溶液主峰面积的 0.5 倍（0.5%），各杂质峰面积的和不得大于对照溶液主峰面积（1.0%）。

【含量测定】 照高效液相色谱法（通则 0512）测定。

供试品溶液 取本品适量，精密称定，加流动相溶解并定量稀释制成每 1ml 中约含 1μg 的溶液。

对照品溶液 取阿法骨化醇对照品适量，精密称定，加流动相溶解并定量稀释制成每 1ml 中约含 1μg 的溶液。

系统适用性溶液（1）、系统适用性溶液（2）、色谱条件与系统适用性要求 见有关物质项下。

测定法 精密量取供试品溶液与对照品溶液，分别注入液相色谱仪，记录色谱图。按外标法以峰面积计算。

【类别】 钙代谢调节药。

【贮藏】 遮光，充氮，密封，在冷处保存。

【制剂】 （1）阿法骨化醇片 （2）阿法骨化醇软胶囊

阿法骨化醇片

Afaguhuachun Pian

Alfacalcidol Tablets

本品含阿法骨化醇（$C_{27}H_{44}O_2$）应为标示量的 85.0%～115.0%。

【性状】 本品为白色片。

【鉴别】 在含量测定项下记录的色谱图中，供试品溶液主峰的保留时间应与对照品溶液主峰的保留时间一致。

【检查】 **含量均匀度** 取本品 1 片，置具塞离心管中压碎，精密加流动相-二氯甲烷（1∶1）1ml，密塞，旋涡振荡和超声处理交叉进行 4 分钟，使阿法骨化醇溶解，高速离心，取上清液，作为供试品溶液，照含量测定项下的方法测定含量。限度为±25%，应符合规定（通则 0941）。

其他 应符合片剂项下有关的各项规定（通则 0101）。

【含量测定】 照高效液相色谱法（通则 0512）测定。

供试品溶液 取本品 20 片，精密称定，研细，精密称取适量（约相当于阿法骨化醇 1μg），置具塞离心管中，精密加流动相-二氯甲烷（1∶1）2ml，旋涡振荡和超声处理交叉进行 4 分钟，使阿法骨化醇溶解，高速离心，取上清液。

对照品溶液 取阿法骨化醇对照品适量，精密称定，加流动相溶解并定量稀释制成每 1ml 中约含 0.5μg 的溶液。

系统适用性溶液（1）、系统适用性溶液（2）、色谱条件、系统适用性要求与测定法 见阿法骨化醇含量测定项下。

【类别】 同阿法骨化醇。

【规格】 （1）0.25μg （2）0.5μg

【贮藏】 遮光，密封，在干燥凉暗处保存。

阿法骨化醇软胶囊

Afaguhuachun Ruanjiaonang

Alfacalcidol Soft Capsules

本品由阿法骨化醇加精制食用植物油并可加适宜抗氧剂制成，含阿法骨化醇（$C_{27}H_{44}O_2$）应为标示量的 90.0%～120.0%。

【性状】 本品的内容物为淡黄色至深黄色油状液。

【鉴别】 在含量测定项下记录的色谱图中，供试品溶液主峰的保留时间应与对照品溶液主峰的保留时间一致。

【检查】 应符合胶囊剂项下有关的各项规定（通则 0103）。

【含量测定】 照高效液相色谱法（通则 0512）测定。避光操作。

供试品溶液 取本品 60 粒（0.25μg 规格）或 40 粒（0.5μg 规格），精密称定，倾出内容物，囊壳用乙醚洗净。挥净乙醚，精密称定，求出每粒内容物的平均重量。将内容物混匀，精密称取适量，加流动相溶解并定量稀释制成每 1ml 中约含阿法骨化醇 1μg 的溶液。

对照品溶液 取阿法骨化醇对照品适量，精密称定，加流动相溶解并定量稀释制成每 1ml 中约含 1μg 的溶液。

系统适用性溶液 取对照品溶液适量，在日光或钨灯光下照射 0.5 小时，产生一定量反式阿法骨化醇。

色谱条件 用硅胶为填充剂；以石油醚（60～90℃）-乙酸乙酯-四氢呋喃（2∶1∶1）为流动相；检测波长为 265nm；进样体积 20μl。

系统适用性要求 系统适用性溶液色谱图中，反式阿法骨化醇峰相对阿法骨化醇峰的相对保留时间约为 0.94，阿法骨化醇峰与反式阿法骨化醇峰之间的分离度应符合要求，阿法骨化醇峰拖尾因子应小于 1.5，理论板数按阿法骨化醇峰计算不低于 2500。

测定法 精密量取供试品溶液与对照品溶液，分别注入

液相色谱仪，记录色谱图。按外标法以峰面积计算。

【类别】 同阿法骨化醇。

【规格】 (1)0.25μg (2)0.5μg

【贮藏】 遮光，密封，在凉暗干燥处保存。

阿洛西林钠

Aluoxilinna

Azlocillin Sodium

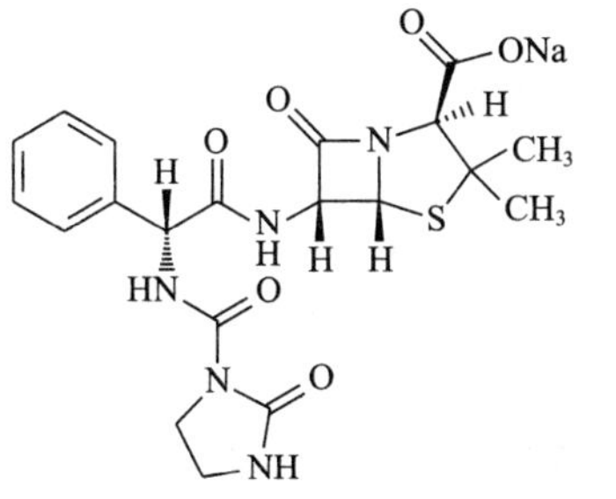

$C_{20}H_{22}N_5NaO_6S$　483.47

本品为(2*S*,5*R*,6*R*)-3,3-二甲基-6-[(*R*)-2-(2-氧代-1-咪唑烷甲酰氨基)-2-苯乙酰氨基]-7-氧代-4-硫杂-1-氮杂双环[3.2.0]庚烷-2-甲酸钠盐。按无水物计算，含 $C_{20}H_{23}N_5O_6S$ 不得少于 90.0%。

【性状】 本品为白色或类白色粉末或疏松块状物；无臭；有引湿性。

本品在水中易溶，在乙醇中微溶，在乙酸乙酯或丙酮中不溶。

比旋度 取本品，精密称定，加水溶解并定量稀释成每 1ml 中约含 10mg 的溶液，依法测定(通则 0621)，比旋度为 +170°至+200°。

【鉴别】 (1)在含量测定项下记录的色谱图中，供试品溶液主峰的保留时间应与对照品溶液主峰的保留时间一致。

(2)本品的红外光吸收图谱应与对照的图谱(光谱集 773 图)一致。

(3)本品显钠盐鉴别(1)的反应(通则 0301)。

【检查】 **酸碱度** 取本品，加水制成每 1ml 中含 0.1g 的溶液，依法测定(通则 0631)，pH 值应为 6.0~8.0。

溶液的澄清度与颜色 取本品 5 份，各 0.56g，分别加水 5ml 溶解后立即观察，溶液应澄清无色；如显浑浊，与 1 号浊度标准液(通则 0902 第一法)比较，均不得更浓；如显色，与黄色或黄绿色 3 号标准比色液(通则 0901 第一法)比较，均不得更深。

有关物质 照高效液相色谱法(通则 0512)测定。临用新制。

供试品溶液 取本品适量，加流动相溶解并稀释制成每 1ml 中约含阿洛西林 0.5mg 的溶液。

对照溶液 精密量取供试品溶液适量，用流动相定量稀释制成每 1ml 中约含阿洛西林 10μg 的溶液。

系统适用性溶液 分别称取氨苄西林与阿洛西林适量，加流动相溶解并稀释制成每 1ml 中约含氨苄西林 6μg 与阿洛西林 0.25mg 的混合溶液。

色谱条件 用十八烷基硅烷键合硅胶为填充剂；以磷酸盐缓冲液(取无水磷酸氢二钾 4.09g 与磷酸二氢钾 0.58g，加水溶解并稀释至 1000ml)-乙腈(85:15)为流动相；检测波长为 210nm；进样体积 20μl。

系统适用性要求 系统适用性溶液色谱图中，氨苄西林峰与阿洛西林峰之间的分离度应大于 10。阿洛西林峰与相邻杂质峰之间的分离度应符合要求。

测定法 精密量取供试品溶液与对照溶液，分别注入液相色谱仪，记录色谱图至主成分峰保留时间的 3 倍。

限度 供试品溶液色谱图中如有杂质峰，单个杂质峰面积不得大于对照溶液主峰面积的 0.75 倍(1.5%)，各杂质峰面积的和不得大于对照溶液主峰面积的 1.5 倍(3.0%)。

阿洛西林聚合物 照分子排阻色谱法(通则 0514)测定。临用新制。

供试品溶液 取本品约 0.3g，精密称定，置 10ml 量瓶中，加水溶解并稀释至刻度，摇匀。

对照溶液 取阿洛西林对照品适量，精密称定，加 0.5% 碳酸氢钠溶液适量(每 6.25mg 约加 0.5% 碳酸氢钠溶液 1ml)使溶解，再用水定量稀释制成每 1ml 中约含 50μg 的溶液。

系统适用性溶液(1) 取蓝色葡聚糖 2000 适量，加水溶解并稀释制成每 1ml 中约含 0.2mg 的溶液。

系统适用性溶液(2) 称取阿洛西林钠约 0.4g，置 10ml 量瓶中，用 0.04mg/ml 的蓝色葡聚糖 2000 溶液溶解并稀释至刻度，摇匀。

色谱条件 用葡聚糖凝胶 G-10(40~120μm)为填充剂；玻璃柱内径 1.0~1.4cm，柱长 30~40cm；以 pH 7.0 的 0.05mol/L 磷酸盐缓冲液[0.05mol/L 磷酸氢二钠溶液-0.05mol/L 磷酸二氢钠溶液(61:39)]为流动相 A，以水为流动相 B；流速每分钟 1.5ml；检测波长为 254nm；进样体积 100~200μl。

系统适用性要求 系统适用性溶液(1)分别在以流动相 A 与流动相 B 为流动相记录的色谱图中，按蓝色葡聚糖 2000 峰计算，理论板数均不低于 400，拖尾因子均应小于 2.0，蓝色葡聚糖 2000 的保留时间的比值应在 0.93~1.07 之间。系统适用性溶液(2)在以流动相 A 为流动相记录的色谱图中，高聚体的峰高与单体和高聚体之间的谷高比应大于 2.0。对照溶液色谱图中主峰与供试品溶液色谱图中聚合物峰，与相应色谱系统中蓝色葡聚糖 2000 峰的保留时间的比值均应在 0.93~1.07 之间。以流动相 B 为流动相，精密量取对照溶液连续进样 5 次，峰面积的相对标准偏差应不大于 5.0%。

测定法 以流动相 A 为流动相，精密量取供试品溶液注入液相色谱仪，记录色谱图；以流动相 B 为流动相，精密量取对照溶液注入液相色谱仪，记录色谱图。

限度　按外标法以阿洛西林峰面积计算，阿洛西林聚合物的量不得过 0.3%。

残留溶剂　照残留溶剂测定法(通则 0861 第二法)测定。

内标溶液　取丁酮适量，用水稀释制成每 1ml 中约含 250μg 的溶液。

供试品溶液　取本品约 0.5g，精密称定，置顶空瓶中，精密加入内标溶液 5ml 使溶解，密封。

对照品溶液　取二氯甲烷、丙酮、乙酸乙酯、乙醇与异丙醇各适量，精密称定，用内标溶液定量稀释制成每 1ml 中含二氯甲烷 60μg、丙酮、乙酸乙酯、乙醇、异丙醇各 0.5mg 的混合溶液，精密量取 5ml，置顶空瓶中，密封。

色谱条件　以 100%二甲基聚硅氧烷(或极性相近)为固定液的毛细管柱为色谱柱；起始温度为 30℃，维持 7 分钟，再以每分钟 50℃的速率升温至 180℃，维持 5 分钟；进样口温度为 200℃；检测器温度为 250℃；顶空瓶平衡温度为 85℃，平衡时间为 30 分钟。

系统适用性要求　对照品溶液色谱图中，按乙醇、丙酮、异丙醇、二氯甲烷、丁酮(内标)与乙酸乙酯顺序出峰，各成分峰之间的分离度均应符合要求。

测定法　取供试品溶液与对照品溶液分别顶空进样，记录色谱图。

限度　按内标法以峰面积比值计算，乙醇、丙酮、异丙醇、二氯甲烷与乙酸乙酯的残留量均应符合规定。

水分　取本品，照水分测定法(通则 0832 第一法 1)测定，含水分不得过 2.0%。

可见异物　取本品 5 份，各 3.0g，加微粒检查用水溶解，依法检查(通则 0904)，应符合规定。(供无菌分装用)

不溶性微粒　取本品，加微粒检查用水溶解并稀释制成每 1ml 中含 30mg 的溶液，依法检查(通则 0903)，每 1g 样品中，含 10μm 及 10μm 以上的微粒不得过 6000 粒，含 25μm 及 25μm 以上的微粒不得过 600 粒。(供无菌分装用)

细菌内毒素　取本品，依法检查(通则 1143)，每 1mg 阿洛西林中含内毒素的量应小于 0.070EU。(供注射用)

无菌　取本品，用适宜溶剂溶解并稀释后，经薄膜过滤法处理，依法检查(通则 1101)，应符合规定。(供无菌分装用)

【含量测定】　照高效液相色谱法(通则 0512)测定。

供试品溶液　取本品适量，精密称定，加流动相溶解并定量稀释制成每 1ml 中约含阿洛西林 0.25mg 的溶液。

对照品溶液　取阿洛西林对照品适量，精密称定，加流动相溶解并定量稀释制成每 1ml 中约含阿洛西林 0.25mg 的溶液。

系统适用性溶液、色谱条件与系统适用性要求　见有关物质项下。

测定法　精密量取供试品溶液与对照品溶液，分别注入液相色谱仪，记录色谱图。按外标法以峰面积计算供试品中 $C_{20}H_{23}N_5O_6S$ 的含量。

【类别】　β-内酰胺类抗生素，青霉素类。

【贮藏】　密封，在干燥处保存。

【制剂】　注射用阿洛西林钠

注射用阿洛西林钠

Zhusheyong Aluoxilinna

Azlocillin Sodium for Injection

本品为阿洛西林钠的无菌粉末或无菌冻干品。按无水物计算，含阿洛西林($C_{20}H_{23}N_5O_6S$)不得少于 90.0%；按平均装量计算，含阿洛西林($C_{20}H_{23}N_5O_6S$)应为标示量的 95.0%～105.0%。

【性状】　本品为白色或类白色粉末或疏松块状物。

【鉴别】　照阿洛西林钠项下的鉴别(1)、(3)试验，显相同的结果。

【检查】　**溶液的澄清度与颜色**　取本品 5 瓶，按标示量分别加水制成每 1ml 中含 0.1g 的溶液，溶液应澄清无色；如显浑浊，与 1 号浊度标准液(通则 0902 第一法)比较，均不得更浓；如显色，与黄色或黄绿色 3 号标准比色液(通则 0901 第一法)比较，均不得更深。

有关物质　照高效液相色谱法(通则 0512)测定。临用新制。

供试品溶液　取本品适量，加流动相溶解并稀释制成每 1ml 中约含阿洛西林 0.5mg 的溶液。

对照溶液　精密量取供试品溶液适量，用流动相定量稀释制成每 1ml 中约含阿洛西林 10μg 的溶液。

系统适用性溶液、色谱条件、系统适用性要求、测定法与限度　见阿洛西林钠有关物质项下。

阿洛西林聚合物　照分子排阻色谱法(通则 0514)测定。临用新制。

供试品溶液　取本品约 0.3g，精密称定，置 10ml 量瓶中，加水溶解并稀释至刻度，摇匀。

对照溶液、系统适用性溶液(1)、系统适用性溶液(2)、色谱条件、系统适用性要求、测定法与限度　见阿洛西林钠阿洛西林聚合物项下。

不溶性微粒　取本品，按标示量加微粒检查用水溶解并稀释制成每 1ml 中含 30mg 的溶液，依法检查(通则 0903)，标示量为 1.0g 以下的折算为：每 1g 样品中含 10μm 及 10μm 以上的微粒不得过 6000 粒，含 25μm 及 25μm 以上的微粒不得过 600 粒；标示量为 1.0g 以上(包括 1.0g)：每个供试品容器中含 10μm 及 10μm 以上的微粒不得过 6000 粒，含 25μm 及 25μm 以上的微粒不得过 600 粒。

酸碱度、水分、细菌内毒素与无菌　照阿洛西林钠项下的方法检查，均应符合规定。

其他　应符合注射剂项下有关的各项规定(通则 0102)。

【含量测定】　照高效液相色谱法(通则 0512)测定。

供试品溶液　取装量差异项下的内容物，精密称定，加流动相溶解并定量稀释成每 1ml 中约含阿洛西林 0.25mg 的溶液。

对照品溶液、系统适用性溶液、色谱条件、系统适用性要求与测定法　见阿洛西林钠含量测定项下。

【类别】　同阿洛西林钠。

【规格】　按 $C_{20}H_{23}N_5O_6S$ 计　(1)0.5g　(2)1.0g　(3)1.5g　(4)2.0g　(5)3.0g

【贮藏】　密闭，在干燥处保存。

阿 莫 西 林

Amoxilin

Amoxicillin

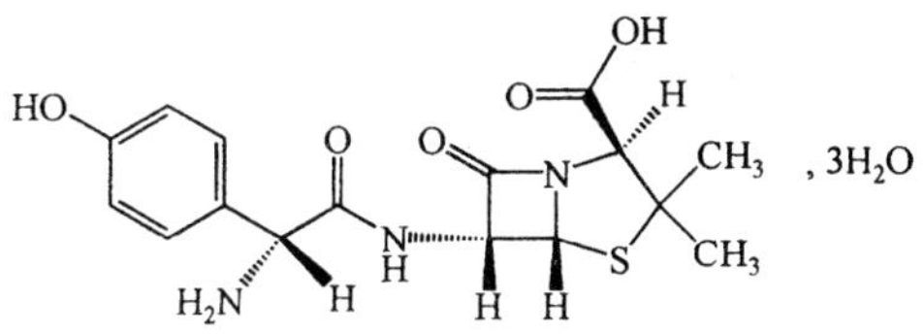

$C_{16}H_{19}N_3O_5S \cdot 3H_2O$　419.46

本品为(2*S*,5*R*,6*R*)-3,3-二甲基-6-[(*R*)-(−)-2-氨基-2-(4-羟基苯基)乙酰氨基]-7-氧代-4-硫杂-1-氮杂双环[3.2.0]庚烷-2-甲酸三水合物。按无水物计算，含阿莫西林(按 $C_{16}H_{19}N_3O_5S$ 计)不得少于 95.0%。

【性状】　本品为白色或类白色结晶性粉末。

本品在水中微溶，在乙醇中几乎不溶。

比旋度　取本品，精密称定，加水溶解并定量稀释制成每 1ml 中约含 2mg 的溶液，依法测定(通则 0621)，比旋度为 +290°至 +315°。

【鉴别】　(1)照薄层色谱法(通则 0502)试验。

供试品溶液　取本品约 0.125g，加 4.6%碳酸氢钠溶液溶解并稀释制成每 1ml 中约含 10mg 的溶液。

对照品溶液　取阿莫西林对照品约 0.125g，加 4.6%碳酸氢钠溶液溶解并稀释制成每 1ml 中约含 10mg 的溶液。

系统适用性溶液　取阿莫西林对照品和头孢唑林对照品各适量，加 4.6%碳酸氢钠溶液溶解并稀释制成每 1ml 中分别约含 10mg 和 5mg 的溶液。

色谱条件　采用硅胶 GF_{254} 薄层板，以乙酸乙酯-丙酮-冰醋酸-水(5∶2∶2∶1)为展开剂。

测定法　吸取上述三种溶液各 2μl，分别点于同一薄层板上，展开，晾干，置紫外光灯(254nm)下检视。

系统适用性要求　系统适用性溶液应显两个清晰分离的斑点。

结果判定　供试品溶液所显主斑点的位置和颜色应与对照品溶液主斑点的位置和颜色相同。

(2)在含量测定项下记录的色谱图中，供试品溶液主峰的保留时间应与对照品溶液主峰的保留时间一致。

(3)本品的红外光吸收图谱应与对照的图谱(光谱集 441 图)一致。

以上(1)、(2)两项可选做一项。

【检查】　**酸度**　取本品，加水制成每 1ml 中含 2mg 的溶液，依法测定(通则 0631)，pH 值应为 3.5～5.5。

溶液的澄清度　取本品 5 份，各 1.0g，分别加 0.5mol/L 盐酸溶液 10ml，溶解后立即观察，另取本品 5 份，各 1.0g，分别加 2mol/L 氨溶液 10ml 溶解后立即观察，溶液均应澄清。如显浑浊，与 2 号浊度标准液(通则 0902 第一法)比较，均不得更浓。

有关物质　照高效液相色谱法(通则 0512)测定。临用新制。

供试品溶液　取本品适量，精密称定，加流动相 A 溶解并定量稀释制成每 1ml 中约含阿莫西林(按 $C_{16}H_{19}N_3O_5S$ 计)2.0mg 的溶液。

对照品溶液　取阿莫西林对照品适量，精密称定，加流动相 A 溶解并定量稀释制成每 1ml 中约含阿莫西林(按 $C_{16}H_{19}N_3O_5S$ 计)20μg 的溶液。

系统适用性溶液　取阿莫西林系统适用性对照品适量，加流动相 A 溶解并稀释制成每 1ml 中约含 2.0mg 的溶液。

色谱条件　用十八烷基硅烷键合硅胶为填充剂；以 0.05mol/L 磷酸盐缓冲液(取 0.05mol/L 磷酸二氢钾溶液，用 2mol/L 氢氧化钾溶液调节 pH 值至 5.0)-乙腈(99∶1)为流动相 A，以 0.05mol/L 磷酸盐缓冲液(pH 5.0)-乙腈(80∶20)为流动相 B；先以流动相 A-流动相 B(92∶8)等度洗脱，待阿莫西林峰洗脱完毕后立即按下表线性梯度洗脱；检测波长为 254nm；进样体积 20μl。

时间(分钟)	流动相 A(%)	流动相 B(%)
0	92	8
25	0	100
40	0	100
41	92	8
55	92	8

系统适用性要求　系统适用性溶液色谱图应与标准图谱一致。

测定法　精密量取供试品溶液与对照品溶液，分别注入液相色谱仪，记录色谱图。

限度　供试品溶液色谱图中如有杂质峰，按主成分外标法以峰面积计算，单个杂质不得过 1.0%，杂质总量不得过 3.0%，小于对照品溶液主峰面积 0.05 倍的峰忽略不计。

阿莫西林聚合物　照分子排阻色谱法(通则 0514)测定。临用新制。

供试品溶液　取本品约 0.2g，精密称定，置 10ml 量瓶中，加 2%无水碳酸钠溶液 4ml 使溶解，用水稀释至刻度，摇匀。

对照溶液　取青霉素对照品适量，精密称定，加水溶解并定量稀释制成每 1ml 中约含 0.2mg 的溶液。

系统适用性溶液(1)　取蓝色葡聚糖 2000 适量，加水溶解并稀释制成每 1ml 中约含 0.2mg 的溶液。

系统适用性溶液(2)　称取阿莫西林约 0.2g，置 10ml 量瓶中，加 2%无水碳酸钠溶液 4ml 使溶解后，用 0.3mg/ml 的蓝色葡聚糖 2000 溶液稀释至刻度，摇匀。

色谱条件　用葡聚糖凝胶 G-10(40～120μm)为填充剂；玻璃柱内径 1.0～1.4cm，柱长 30～40cm；以 pH 8.0 的 0.05mol/L 磷酸盐缓冲液[0.05mol/L 磷酸氢二钠溶液-0.05mol/L 磷酸二氢钠溶液(95：5)]为流动相 A，以水为流动相 B；流速为每分钟 1.5ml；检测波长为 254nm；进样体积 100～200μl。

系统适用性要求　系统适用性溶液(1)分别在以流动相 A 与流动相 B 为流动相记录的色谱图中，按蓝色葡聚糖 2000 峰计算，理论板数均不低于 500，拖尾因子均应小于 2.0，蓝色葡聚糖 2000 的保留时间比值应在 0.93～1.07 之间。系统适用性溶液(2)在以流动相 A 为流动相记录的色谱图中，高聚体的峰高与单体和高聚体之间的谷高比应大于 2.0。对照溶液色谱图中主峰与供试品溶液色谱图中聚合物峰，与相应色谱系统中蓝色葡聚糖 2000 峰的保留时间的比值均应在 0.93～1.07 之间。以流动相 B 为流动相，精密量取对照溶液连续进样 5 次，峰面积的相对标准偏差应不大于 5.0%。

测定法　以流动相 A 为流动相，精密量取供试品溶液，注入液相色谱仪，记录色谱图；以流动相 B 为流动相，精密量取对照溶液，注入液相色谱仪，记录色谱图。

限度　按外标法以青霉素峰面积计算，并乘以校正因子 0.1，阿莫西林聚合物的量不得过 0.15%。

残留溶剂　照残留溶剂测定法(通则 0861 第二法)测定。

供试品溶液　取本品 0.25g，精密称定，置顶空瓶中，精密加 *N*,*N*-二甲基乙酰胺 5ml 溶解，密封。

对照品溶液　取丙酮和二氯甲烷适量，精密称定，加 *N*,*N*-二甲基乙酰胺定量稀释制成每 1ml 中约含丙酮 40μg 和二氯甲烷 30μg 的溶液，精密量取 5ml，置顶空瓶中，密封。

色谱条件　以 6%氰丙基苯基-94%二甲基聚硅氧烷(或极性相近)为固定液的毛细管柱为色谱柱；初始温度为 40℃，维持 4 分钟，再以每分钟 30℃的速率升温至 200℃，维持 6 分钟；进样口温度为 300℃，检测器温度为 250℃；顶空瓶平衡温度为 80℃，平衡时间为 30 分钟。

系统适用性要求　对照品溶液色谱图中，丙酮和二氯甲烷的分离度应符合要求。

测定法　取供试品溶液与对照品溶液分别顶空进样，记录色谱图。

限度　按外标法以峰面积计算，二氯甲烷的残留量不得过 0.12%，丙酮的残留量应符合规定。

水分　取本品，照水分测定法(通则 0832 第一法 1)测定，含水分应为 12.0%～15.0%。

炽灼残渣　取本品 1.0g，依法检查(通则 0841)，遗留残渣不得过 1.0%。

【含量测定】　照高效液相色谱法(通则 0512)测定。

供试品溶液　取本品适量(约相当于阿莫西林，按 $C_{16}H_{19}N_3O_5S$ 计 25mg)，精密称定，置 50ml 量瓶中，加流动相溶解并稀释至刻度，摇匀。

对照品溶液　取阿莫西林对照品适量，精密称定，加流动相溶解并定量稀释制成每 1ml 中约含阿莫西林(按 $C_{16}H_{19}N_3O_5S$ 计)0.5mg 的溶液。

系统适用性溶液　取阿莫西林系统适用性对照品约 25mg，置 50ml 量瓶中，加流动相溶解并稀释至刻度，摇匀。

色谱条件　用十八烷基硅烷键合硅胶为填充剂；以 0.05mol/L 磷酸二氢钾溶液(用 2mol/L 氢氧化钾溶液调节 pH 值至 5.0)-乙腈(97.5：2.5)为流动相；检测波长为 254nm；进样体积 20μl。

系统适用性要求　系统适用性溶液色谱图应与标准图谱一致。

测定法　精密量取供试品溶液与对照品溶液，分别注入液相色谱仪，记录色谱图。按外标法以峰面积计算。

【类别】　*β*-内酰胺类抗生素，青霉素类。

【贮藏】　遮光，密封保存。

【制剂】　(1)阿莫西林干混悬剂　(2)阿莫西林片　(3)阿莫西林胶囊　(4)阿莫西林颗粒

阿莫西林干混悬剂

Amoxilin Ganhunxuanji

Amoxicillin for Suspension

本品含阿莫西林(按 $C_{16}H_{19}N_3O_5S$ 计)应为标示量的 90.0%～120.0%。

【性状】　本品为细小颗粒或粉末；气芳香。

【鉴别】　(1)取本品适量(约相当于阿莫西林，按 $C_{16}H_{19}N_3O_5S$ 计 0.125g)，加 4.6%碳酸氢钠溶液溶解并稀释制成每 1ml 中约含阿莫西林(按 $C_{16}H_{19}N_3O_5S$ 计)10mg 的溶液，滤过，作为供试品溶液；照阿莫西林项下的鉴别(1)项试验，显相同的结果。

(2)在含量测定项下记录的色谱图中，供试品溶液主峰的保留时间应与对照品溶液主峰的保留时间一致。

以上(1)、(2)两项可选做一项。

【检查】　**酸度**　取本品，加水制成每 1ml 中含阿莫西林(按 $C_{16}H_{19}N_3O_5S$ 计)25mg 的混悬液，依法测定(通则 0631)，pH 值应为 4.0～7.0。

水分　取本品，照水分测定法(通则 0832 第一法 1)测定，含水分不得过 3.0%。

其他　除沉降体积比外(单剂量包装)，应符合口服混悬剂项下有关的各项规定(通则 0123)。

【含量测定】　照高效液相色谱法(通则 0512)测定。

供试品溶液　取装量差异项下的内容物，混合均匀，精密称取适量（约相当于阿莫西林，按 $C_{16}H_{19}N_3O_5S$ 计 0.125g），加流动相溶解并定量稀释制成每 1ml 中约含阿莫西林（按 $C_{16}H_{19}N_3O_5S$ 计）0.5mg 的溶液，滤过，取续滤液。

对照品溶液、系统适用性溶液、色谱条件、系统适用性要求与测定法　见阿莫西林含量测定项下。

【类别】　同阿莫西林。

【规格】　按 $C_{16}H_{19}N_3O_5S$ 计　(1)0.125g　(2)0.25g　(3)1.25g　(4)2.5g

【贮藏】　避光，密封保存。

阿莫西林片

Amoxilin Pian

Amoxicillin Tablets

本品含阿莫西林（按 $C_{16}H_{19}N_3O_5S$ 计）应为标示量的 90.0%～110.0%。

【性状】　本品为白色或类白色片或薄膜衣片，除去包衣后显白色或类白色。

【鉴别】　(1)取本品细粉适量（约相当于阿莫西林，按 $C_{16}H_{19}N_3O_5S$ 计 0.125g），加 4.6%碳酸氢钠溶液溶解并稀释制成每 1ml 中约含阿莫西林（按 $C_{16}H_{19}N_3O_5S$ 计）10mg 的溶液，滤过，作为供试品溶液，照阿莫西林项下的鉴别(1)项试验，显相同的结果。

(2)在含量测定项下记录的色谱图中，供试品溶液主峰的保留时间应与对照品溶液主峰的保留时间一致。

以上(1)、(2)两项可选做一项。

【检查】　**有关物质**　照高效液相色谱法（通则 0512）测定。临用新制。

供试品溶液　取本品的细粉适量，精密称定，加流动相 A 溶解并定量稀释制成每 1ml 中约含阿莫西林（按 $C_{16}H_{19}N_3O_5S$ 计）2.0mg 的溶液，滤过，取续滤液。

对照品溶液、系统适用性溶液、色谱条件、系统适用性要求与测定法　见阿莫西林有关物质项下。

限度　供试品溶液色谱图中如有杂质峰，按主成分外标法以峰面积计算，单个杂质不得过标示量的 1.0%，杂质总量不得过标示量的 5.0%，小于对照品溶液主峰面积 0.05 倍的峰忽略不计。

溶出度　照溶出度与释放度测定法（通则 0931 第二法）测定。

溶出条件　以水 900ml 为溶出介质，转速为每分钟 75 转，依法操作，经 30 分钟时取样。

供试品溶液　取溶出液适量，滤过，精密量取续滤液适量，用水定量稀释制成每 1ml 中约含阿莫西林（按 $C_{16}H_{19}N_3O_5S$ 计）0.13mg 的溶液。

对照溶液　取本品 10 片，研细，精密称取适量（约相当于平均片重），按标示量加水溶解并定量稀释制成每 1ml 中约含 0.13mg 的溶液，滤过，取续滤液。

测定法　取供试品溶液与对照溶液，照紫外-可见分光光度法（通则 0401），在 272nm 的波长处分别测定吸光度，计算每片的溶出量。

限度　80%，应符合规定。

其他　应符合片剂项下有关的各项规定（通则 0101）。

【含量测定】　照高效液相色谱法（通则 0512）测定。

供试品溶液　取本品 10 片，精密称定，研细，精密称取适量（约相当于阿莫西林，按 $C_{16}H_{19}N_3O_5S$ 计 0.125g），加流动相溶解并定量稀释制成每 1ml 中约含阿莫西林（按 $C_{16}H_{19}N_3O_5S$ 计）0.5mg 的溶液，滤过，取续滤液。

对照品溶液、系统适用性溶液、色谱条件、系统适用性要求与测定法　见阿莫西林含量测定项下。

【类别】　同阿莫西林。

【规格】　按 $C_{16}H_{19}N_3O_5S$ 计　(1)0.125g　(2)0.25g

【贮藏】　遮光，密封保存。

阿莫西林胶囊

Amoxilin Jiaonang

Amoxicillin Capsules

本品含阿莫西林（按 $C_{16}H_{19}N_3O_5S$ 计）应为标示量的 90.0%～110.0%。

【性状】　本品内容物为白色至黄色粉末或颗粒。

【鉴别】　(1)取本品内容物适量（约相当于阿莫西林，按 $C_{16}H_{19}N_3O_5S$ 计 0.125g），加 4.6%碳酸氢钠溶液使溶解并稀释制成每 1ml 中约含阿莫西林（按 $C_{16}H_{19}N_3O_5S$ 计）10mg 的溶液，滤过，作为供试品溶液；照阿莫西林项下的鉴别(1)项试验，显相同的结果。

(2)在含量测定项下记录的色谱图中，供试品溶液主峰的保留时间应与对照品溶液主峰的保留时间一致。

以上(1)、(2)两项可选做一项。

【检查】　**有关物质**　照高效液相色谱法（通则 0512）测定。临用新制。

供试品溶液　取本品的内容物适量，精密称定，加流动相 A 溶解并定量稀释制成每 1ml 中含阿莫西林（按 $C_{16}H_{19}N_3O_5S$ 计）2.0mg 的溶液，滤过，取续滤液。

对照品溶液、系统适用性溶液、色谱条件、系统适用性要求与测定法　见阿莫西林有关物质项下。

限度　供试品溶液色谱图中如有杂质峰，按主成分外标法以峰面积计算，单个杂质不得过标示量的 1.0%，杂质总量不得过标示量的 5.0%，小于对照品溶液主峰面积 0.05 倍的峰忽略不计。

阿莫西林聚合物　照分子排阻色谱法(通则 0514)测定。临用新制。

供试品溶液　取本品内容物,混匀,精密称取适量(约相当于阿莫西林,按 $C_{16}H_{19}N_3O_5S$ 计 0.2g),置 10ml 量瓶中,加 2%无水碳酸钠溶液 5ml 使溶解并用水稀释至刻度,摇匀,滤过,取续滤液。

对照溶液、系统适用性溶液(1)、系统适用性溶液(2)、色谱条件、系统适用性要求与测定法　见阿莫西林阿莫西林聚合物项下。

限度　按外标法以青霉素峰面积计算,并乘以校正因子 0.1,含阿莫西林聚合物的量不得过标示量的 0.2%。

水分　取本品的内容物,照水分测定法(通则 0832 第一法 1)测定,含水分不得过 16.0%。

溶出度　照溶出度与释放度测定法(通则 0931 第一法)测定。

溶出条件　以水 900ml 为溶出介质,转速为每分钟 100 转,依法操作,经 90 分钟时取样。

供试品溶液　取溶出液适量,滤过,精密量取续滤液适量,用水定量稀释制成每 1ml 中约含阿莫西林(按 $C_{16}H_{19}N_3O_5S$ 计)0.13mg 的溶液。

对照品溶液　取阿莫西林对照品适量,加水溶解并定量稀释制成每 1ml 中约含阿莫西林(按 $C_{16}H_{19}N_3O_5S$ 计)0.13mg 的溶液。

测定法　取供试品溶液与对照品溶液,照紫外-可见分光光度法(通则 0401),在 272nm 的波长处分别测定吸光度,计算每粒的溶出量。

限度　标示量的 80%,应符合规定。

其他　应符合胶囊剂项下有关的各项规定(通则 0103)。

【含量测定】　照高效液相色谱法(通则 0512)测定。

供试品溶液　取装量差异项下的内容物,混合均匀,精密称取适量(约相当于阿莫西林,按 $C_{16}H_{19}N_3O_5S$ 计 0.125g),加流动相溶解并定量稀释制成每 1ml 中约含阿莫西林(按 $C_{16}H_{19}N_3O_5S$ 计)0.5mg 的溶液,滤过,取续滤液。

对照品溶液、系统适用性溶液、色谱条件、系统适用性要求与测定法　见阿莫西林含量测定项下。

【类别】　同阿莫西林。

【规格】　按 $C_{16}H_{19}N_3O_5S$ 计　(1)0.125g　(2)0.25g　(3)0.5g

【贮藏】　遮光,密封保存。

阿莫西林颗粒

Amoxilin Keli

Amoxicillin Granules

本品含阿莫西林(按 $C_{16}H_{19}N_3O_5S$ 计)应为标示量的 90.0%～110.0%。

【性状】　本品为颗粒和粉末;气芳香。

【鉴别】　(1)取本品适量(约相当于阿莫西林,按 $C_{16}H_{19}N_3O_5S$ 计 0.125g),加 4.6%碳酸氢钠溶液溶解并稀释制成每 1ml 中约含阿莫西林(按 $C_{16}H_{19}N_3O_5S$ 计)10mg 的溶液,滤过,作为供试品溶液;照阿莫西林项下的鉴别(1)项试验,显相同的结果。

(2)在含量测定项下记录的色谱图中,供试品溶液主峰的保留时间应与对照品溶液主峰的保留时间一致。

以上(1)、(2)两项可选做一项。

【检查】　**酸度**　取本品,加水制成每 1ml 中含阿莫西林(按 $C_{16}H_{19}N_3O_5S$ 计)25mg 的混悬液,依法测定(通则 0631),pH 值应为 4.0～7.0。

干燥失重　取本品,照颗粒剂项下规定的方法(通则 0104)测定,减失重量不得过 5.0%。

溶化性　取本品适量(约相当于阿莫西林,按 $C_{16}H_{19}N_3O_5S$ 计 1.25g),加热水 200ml,搅拌 5 分钟,应全部溶化或轻微浑浊,但不得有异物。

其他　应符合颗粒剂项下有关的各项规定(通则 0104)。

【含量测定】　照高效液相色谱法(通则 0512)测定。

供试品溶液　取装量差异项下的内容物,混合均匀,精密称取适量(约相当于阿莫西林,按 $C_{16}H_{19}N_3O_5S$ 计 0.125g),加流动相溶解并定量稀释制成每 1ml 中约含阿莫西林(按 $C_{16}H_{19}N_3O_5S$ 计)0.5mg 的溶液,滤过,取续滤液。

对照品溶液、系统适用性溶液、色谱条件、系统适用性要求与测定法　见阿莫西林含量测定项下。

【类别】　同阿莫西林。

【规格】　按 $C_{16}H_{19}N_3O_5S$ 计　(1)0.125g　(2)0.25g　(3)1.5g

【贮藏】　避光,密封保存。

阿莫西林钠

Amoxilinna

Amoxicillin Sodium

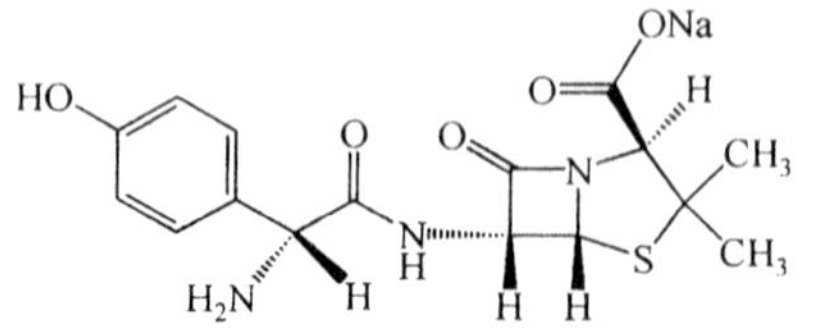

$C_{16}H_{18}N_3NaO_5S$　387.40

本品为(2*S*,5*R*,6*R*)-3,3-二甲基-6-[(*R*)-(—)-2-氨基-2-(4-羟基苯基)乙酰氨基]-7-氧代-4-硫杂-1-氮杂双环[3.2.0]庚烷-2-甲酸钠。按无水物计算,含阿莫西林(按 $C_{16}H_{19}N_3O_5S$ 计)不得少于 80.0%。

【性状】　本品为白色或类白色粉末或结晶;无臭或微臭;有引湿性。

本品在水中易溶，在乙醇中略溶，在乙醚中不溶。

比旋度　取本品，精密称定，加水溶解并定量稀释制成每1ml中约含2.5mg的溶液，依法测定（通则0621），比旋度为+240°至+290°。

【鉴别】（1）取本品适量，照阿莫西林鉴别项下（1）试验，显相同的结果。

（2）在含量测定项下记录的色谱图中，供试品溶液主峰的保留时间应与对照品溶液主峰的保留时间一致。

（3）本品的红外光吸收图谱应与对照的图谱（光谱集1152图）一致。

（4）本品显钠盐鉴别（1）的反应（通则0301）。

以上（1）、（2）两项可选做一项。

【检查】　碱度　取本品适量，加水溶解并制成每1ml中含0.1g的溶液，依法测定（通则0631），pH值应为8.0～10.0。

溶液的澄清度与颜色　取本品5份，各0.60g，分别加水5ml溶解后，溶液应澄清无色；如显浑浊，与1号浊度标准液（通则0902第一法）比较，均不得更浓；如显色，与黄色或黄绿色5号标准比色液（通则0901第一法）比较，均不得更深。溶液初溶时可呈现短暂的粉红色。

有关物质　照高效液相色谱法（通则0512）测定。临用新制。

供试品溶液　取本品适量，精密称定，加流动相A溶解并定量稀释制成每1ml中含2.0mg的溶液。

对照溶液　精密量取供试品溶液1ml，置100ml量瓶中，用流动相A稀释至刻度，摇匀。

系统适用性溶液　取阿莫西林系统适用性对照品适量，加流动相A溶解并稀释制成每1ml中约含2.0mg的溶液。

色谱条件　用十八烷基硅烷键合硅胶为填充剂；以0.05mol/L磷酸盐缓冲液（取0.05mol/L磷酸二氢钾溶液，用2mol/L氢氧化钾溶液调节pH值至5.0）-乙腈（99：1）为流动相A，以0.05mol/L磷酸盐缓冲液（pH 5.0）-乙腈（80：20）为流动相B；先以流动相A-流动相B（92：8）等度洗脱，待阿莫西林峰洗脱完毕后立即按下表线性梯度洗脱；检测波长为254nm；进样体积20μl。

时间（分钟）	流动相A（%）	流动相B（%）
0	92	8
25	0	100
40	0	100
41	92	8
55	92	8

系统适用性要求　系统适用性溶液色谱图应与标准图谱一致。

测定法　精密量取供试品溶液与对照溶液，分别注入液相色谱仪，记录色谱图。

限度　供试品溶液色谱图中如有杂质峰，阿莫西林二聚体（相对保留时间约为4.1）峰面积不得大于对照溶液主峰面积的3倍（3.0%）；其他单个杂质峰面积不得大于对照溶液主峰面积的2倍（2.0%）；各杂质峰面积的和不得大于对照溶液主峰面积的9倍（9.0%），小于对照溶液主峰面积0.05倍的峰忽略不计。

残留溶剂　照残留溶剂测定法（通则0861第二法）测定。

供试品溶液　取本品0.25g，精密称定，置顶空瓶中，精密加水5ml溶解，密封。

对照品溶液　取乙醇、乙酸甲酯适量，精密称定，用水定量稀释制成每1ml中约含乙醇0.3mg、乙酸甲酯0.2mg的溶液，精密量取5ml，置顶空瓶中，密封。

色谱条件　以6%氰丙基苯基-94%二甲基聚硅氧烷（或极性相近）为固定液的毛细管柱为色谱柱；初始温度为33℃，维持6分钟，再以每分钟30℃的速率升温至200℃，维持6分钟；进样口温度为250℃，检测器温度为250℃；顶空瓶平衡温度为80℃，平衡时间为30分钟。

系统适用性要求　对照品溶液色谱图中，各峰之间的分离度应符合要求。

测定法　取供试品溶液与对照品溶液分别顶空进样，记录色谱图。

限度　按外标法以峰面积计算，乙醇与乙酸甲酯的残留量均应符合规定。

2-乙基己酸　取本品，依法测定（通则0873），不得过1.0%。

水分　取本品，照水分测定法（通则0832第一法1）测定，含水分不得过3.0%。

可见异物　取本品5份，每份各2.0g，加微粒检查用水溶解，依法检查（通则0904），应符合规定。（供无菌分装用）

不溶性微粒　取本品，加微粒检查用水制成每1ml中含50mg的溶液，依法检查（通则0903），每1g样品中含10μm及10μm以上的微粒不得过6000粒，含25μm及25μm以上的微粒不得过600粒。（供无菌分装用）

细菌内毒素　取本品，依法检查（通则1143），每1mg阿莫西林（按$C_{16}H_{19}N_3O_5S$计）中含内毒素的量应小于0.15EU。（供注射用）

无菌　取本品，用适宜溶剂溶解并稀释后，经薄膜过滤法处理，依法检查（通则1101），应符合规定。（供无菌分装用）

【含量测定】　照高效液相色谱法（通则0512）测定。

供试品溶液　取本品适量，精密称定，加流动相溶解并定量稀释制成每1ml中约含阿莫西林（按$C_{16}H_{19}N_3O_5S$计）0.5mg的溶液。

对照品溶液　取阿莫西林对照品适量，精密称定，加流动相溶解并定量稀释制成每1ml中约含阿莫西林（按$C_{16}H_{19}N_3O_5S$计）0.5mg的溶液。

系统适用性溶液　取阿莫西林系统适用性对照品约25mg，置50ml量瓶中，加流动相溶解并稀释至刻度，摇匀。

色谱条件　用十八烷基硅烷键合硅胶为填充剂；以0.05mol/L磷酸二氢钾溶液（用2mol/L氢氧化钾溶液调节pH值至5.0）-乙腈（97.5：2.5）为流动相；检测波长为254nm；进样体积20μl。

系统适用性要求　系统适用性溶液色谱图应与标准图谱

一致。

测定法　精密量取供试品溶液与对照品溶液，分别注入液相色谱仪，记录色谱图。按外标法以峰面积计算。

【类别】　β-内酰胺类抗生素，青霉素类。

【贮藏】　严封，在干燥处保存。

【制剂】　注射用阿莫西林钠

注射用阿莫西林钠

Zhusheyong Amoxilinna

Amoxicillin Sodium for Injection

本品为阿莫西林钠的无菌粉末。按无水物计算，含阿莫西林（按 $C_{16}H_{19}N_3O_5S$ 计）不得少于 80.0%；按平均装量计算，含阿莫西林（按 $C_{16}H_{19}N_3O_5S$ 计）应为标示量的 90.0%～110.0%。

【性状】　本品为白色或类白色粉末或结晶。

【鉴别】　取本品，照阿莫西林钠项下的鉴别项试验，显相同的结果。

【检查】　**溶液的澄清度与颜色**　取本品 5 瓶，按标示量分别加水制成每 1ml 中约含 0.1g 的溶液，溶液应澄清无色；如显浑浊，与 1 号浊度标准液（通则 0902 第一法）比较，均不得更浓；如显色，与黄色或黄绿色 6 号标准比色液（通则 0901 第一法）比较，均不得更深。溶液初溶时可呈现短暂的粉红色。

有关物质　照高效液相色谱法（通则 0512）测定。临用新制。

供试品溶液　取本品适量，精密称定，加流动相 A 溶解并定量稀释制成每 1ml 中约含阿莫西林（按 $C_{16}H_{19}N_3O_5S$ 计）2.0mg 的溶液。

对照溶液　精密量取供试品溶液 1ml，置 100ml 量瓶中，用流动相 A 稀释至刻度，摇匀。

系统适用性溶液、色谱条件、系统适用性要求、测定法与限度　见阿莫西林钠有关物质项下。

水分　取本品，照水分测定法（通则 0832 第一法 1）测定，含水分不得过 3.5%。

不溶性微粒　取本品，按标示量加微粒检查用水制成每 1ml 中含 50mg 的溶液，依法检查（通则 0903），标示量为 1.0g 以下的折算为每 1g 样品中含 10μm 及 10μm 以上的微粒不得过 6000 粒，含 25μm 及 25μm 以上的微粒不得过 600 粒；标示量为 1.0g 以上（包括 1.0g）每个供试品容器中含 10μm 及 10μm 以上的微粒不得过 6000 粒，含 25μm 及 25μm 以上的微粒不得过 600 粒。

碱度、细菌内毒素与无菌　照阿莫西林钠项下的方法检查，均应符合规定。

其他　应符合注射剂项下有关的各项规定（通则 0102）。

【含量测定】　照高效液相色谱法（通则 0512）测定。

供试品溶液　取装量差异项下内容物适量，精密称定，加流动相溶解并定量稀释制成每 1ml 中约含阿莫西林（按 $C_{16}H_{19}N_3O_5S$ 计）0.5mg 的溶液。

对照品溶液、系统适用性溶液、色谱条件、系统适用性要求与测定法　见阿莫西林钠含量测定项下。

【类别】　同阿莫西林钠。

【规格】　按 $C_{16}H_{19}N_3O_5S$ 计　(1)0.5g　(2)1.0g　(3)2.0g

【贮藏】　遮光，密封保存。

阿　维　A

Awei A

Acitretin

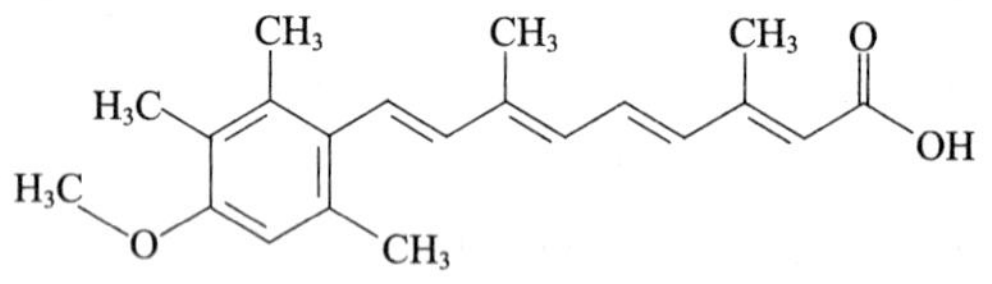

$C_{21}H_{26}O_3$　326.43

本品为全反式-9-(4-甲氧基-2,3,6-三甲基苯基)-3,7-二甲基-2,4,6,8-壬四烯酸。按干燥品计算，含 $C_{21}H_{26}O_3$ 应为 98.5%～102.0%。

【性状】　本品为黄色结晶性粉末；无臭；遇光不稳定。

本品在 *N*,*N*-二甲基甲酰胺中溶解，在二甲基亚砜中略溶，在乙醇中极微溶解，在水中几乎不溶。

【鉴别】　(1)取本品约 5mg，加 *N*,*N*-二甲基甲酰胺 5ml 使溶解，加 0.5mol/L 盐酸 1ml 溶液，加高锰酸钾试液 2 滴，紫红色即褪去。

(2)取本品约 5mg，加三氯甲烷约 5ml，振摇，使溶解，加三氯化锑的三氯甲烷溶液（1→10）4ml，即显绿色。

(3)在含量测定项下记录的色谱图中，供试品溶液主峰的保留时间应与对照品溶液主峰的保留时间一致。

(4)本品的红外光吸收图谱应与对照的图谱（光谱集 1153 图）一致。

【检查】　**有关物质**　照高效液相色谱法（通则 0512）测定。避光操作。

供试品溶液　取本品适量，精密称定，加四氢呋喃约 5ml 溶解后，用甲醇定量稀释制成每 1ml 中含阿维 A 0.25mg 的溶液。

对照溶液　精密量取供试品溶液适量，用甲醇定量稀释制成每 1ml 中含阿维 A 0.25μg 的溶液。

对照品溶液　取杂质Ⅰ、杂质Ⅱ与杂质Ⅲ对照品各适量，精密称定，加四氢呋喃约 5ml 溶解后，用甲醇定量稀释制成每 1ml 中含杂质Ⅰ 0.75μg、杂质Ⅱ 0.5μg 与杂质Ⅲ 1.0μg 的溶液。

系统适用性溶液　取杂质Ⅰ、杂质Ⅳ、阿维 A、杂质Ⅱ与杂质Ⅲ对照品各适量，加四氢呋喃约 5ml 溶解后，用甲醇稀释制成每1ml中含杂质Ⅰ 0.75μg、杂质Ⅳ 0.5μg、阿维A 250μg、杂质Ⅱ 0.5μg与杂质Ⅲ 1.0μg的溶液。

色谱条件　用十八烷基硅烷键合硅胶为填充剂；以甲醇-0.5%醋酸溶液(83∶17)为流动相；进样温度为4℃；检测波长为360nm；进样体积20μl。

系统适用性要求　系统适用性溶液色谱图中，理论板数按阿维A峰计算不低于5000，相邻色谱峰之间的分离度均应符合要求。

测定法　精密量取供试品溶液、对照溶液与对照品溶液，分别注入液相色谱仪，记录色谱图至主成分峰保留时间的2倍。

限度　供试品溶液色谱图中如显与杂质Ⅰ、杂质Ⅱ与杂质Ⅲ保留时间一致的色谱峰，按外标法以峰面积计算，分别不得过0.3%、0.2%与0.4%；其他单个未知杂质峰面积不得大于对照溶液主峰面积(0.1%)；杂质总量不得过1.0%。

干燥失重　取本品，在60℃减压干燥至恒重，减失重量不得过0.5%(通则0831)。

炽灼残渣　取本品1.0g，依法检查(通则0841)，遗留残渣不得过0.1%。

重金属　取炽灼残渣项下遗留的残渣，依法检查(通则0821第二法)，含重金属不得过百万分之二十。

【含量测定】　照高效液相色谱法(通则0512)测定。避光操作。

供试品溶液　取本品约25mg，精密称定，加四氢呋喃约5ml，振摇使溶解，用甲醇定量稀释制成每1ml中约含阿维A 50μg的溶液。

对照品溶液　取阿维A对照品约25mg，精密称定，加四氢呋喃约5ml，振摇使溶解，用甲醇定量稀释制成每1ml中约含阿维A 50μg的溶液。

色谱条件　见有关物质项下。

系统适用性要求　理论板数按阿维A峰计算不低于3000。

测定法　精密量取供试品溶液与对照品溶液，分别注入液相色谱仪，记录色谱图。按外标法以峰面积计算。

【类别】　抗皮肤角化异常药。

【贮藏】　密封，凉暗处保存。

【制剂】　阿维A胶囊

附：

杂质Ⅰ(13-顺阿维A)

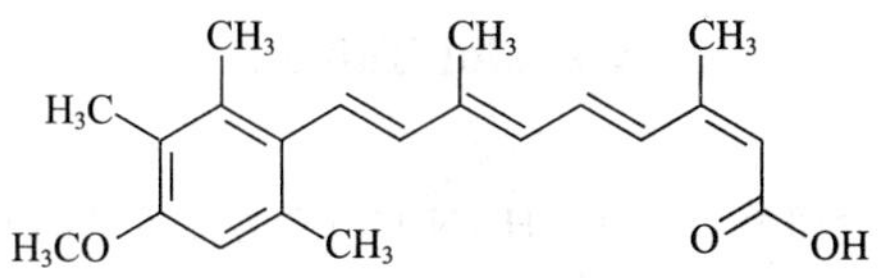

$C_{21}H_{26}O_3$　326.43

杂质Ⅱ(9-顺阿维A)

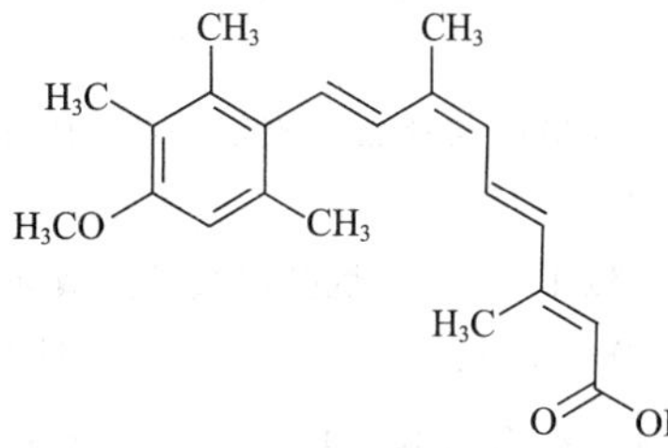

$C_{21}H_{26}O_3$　326.43

杂质Ⅲ(13-乙基阿维A)

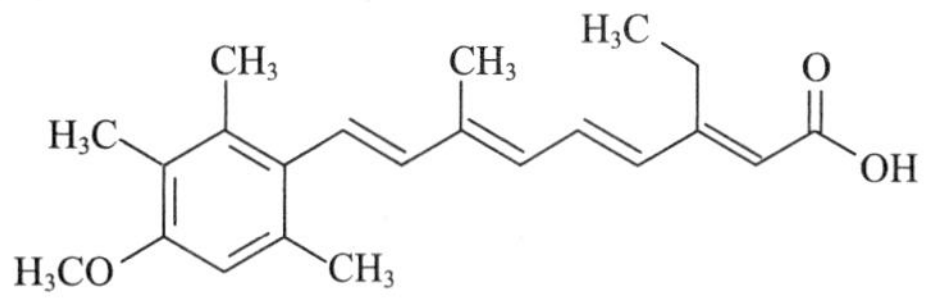

$C_{22}H_{28}O_3$　340.46

杂质Ⅳ(11-顺阿维A)

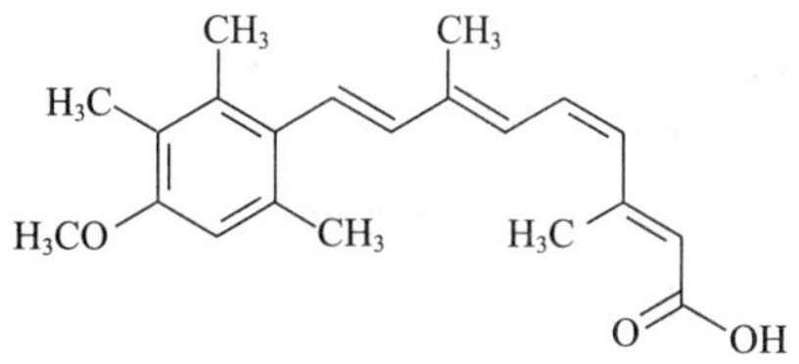

$C_{21}H_{26}O_3$　326.43

阿维A胶囊

Awei A Jiaonang

Acitretin Capsules

本品含阿维A($C_{21}H_{26}O_3$)应为标示量的90.0%～110.0%。

【性状】　本品内容物为黄色颗粒或粉末。

【鉴别】　(1)取本品内容物适量(约相当于阿维A 5mg)，加三氯甲烷约5ml，振摇，使阿维A溶解，加三氯化锑的三氯甲烷溶液(1→10)4ml，即显绿色。

(2)在含量测定项下记录的色谱图中，供试品溶液主峰的保留时间应与对照品溶液主峰的保留时间一致。

【检查】　**含量均匀度**　避光操作。取本品1粒，将内容物倾入100ml(10mg规格)或250ml(25mg规格)量瓶中，囊壳用*N*,*N*-二甲基甲酰胺分次洗净，洗液并入量瓶中，振摇使阿维A溶解，用*N*,*N*-二甲基甲酰胺稀释至刻度，摇匀，滤过，精密量取续滤液5ml，置100ml量瓶中，用*N*,*N*-二甲基甲酰胺稀释至刻度，摇匀，照紫外-可见分光光度法(通则0401)，在360nm的波长处测定吸光度；另取阿维A对照品，精密称定，用 *N*,*N*-二甲基甲酰胺溶解并定量稀释制成每1ml中约含5μg的溶液，同法测定，计算含量。应符合规定（通则0941）。

溶出度　照溶出度与释放度测定法（通则0931第二法）测定。避光操作。

溶出条件　以1.2%十二烷基硫酸钠溶液900ml为溶出介质，转速为每分钟75转，依法操作，经30分钟时取样。

供试品溶液　取溶出液10ml，滤过，精密量取续滤液适量，用溶出介质定量稀释制成每1ml中约含5μg的溶液。

对照品溶液　取阿维A对照品约25mg，精密称定，置50ml量瓶中，加 *N*,*N*-二甲基甲酰胺溶解并稀释至刻度，摇匀，精密量取1ml，置100ml量瓶中，用溶出介质稀释至刻度，摇匀。

测定法　取供试品溶液与对照品溶液，照紫外-可见分光光度法（通则0401），在350nm的波长处分别测定吸光度，计算每粒的溶出量。

限度　标示量的60%，应符合规定。

其他　应符合胶囊剂项下有关的各项规定（通则0103）。

【含量测定】　照高效液相色谱法（通则0512）测定。避光操作。

供试品溶液　取本品20粒，精密称定，倾出内容物，精密称定囊壳重量，计算出平均装量。取内容物，混合均匀，精密称取适量，加 *N*,*N*-二甲基甲酰胺约5ml使阿维A溶解，用无水乙醇定量稀释制成每1ml中约含阿维A 5μg的溶液，摇匀，滤过，取续滤液。

对照品溶液、色谱条件、系统适用性要求与测定法　见阿维A含量测定项下。

【类别】　同阿维A。

【规格】　(1)10mg　(2)25mg

【贮藏】　遮光，密封，阴凉处保存。

阿替洛尔

Atiluo'er

Atenolol

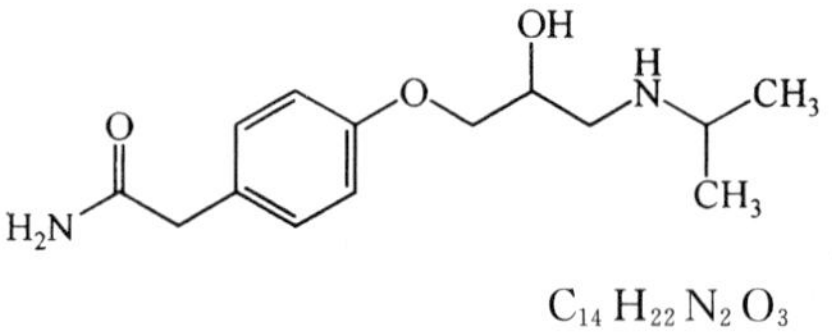

$C_{14}H_{22}N_2O_3$　266.34

本品为4-[3-(2-羟基-3-异丙氨基)丙氧基]苯乙酰胺。按干燥品计算，含 $C_{14}H_{22}N_2O_3$ 应为98.0%～102.0%。

【性状】　本品为白色粉末；无臭或微臭。

本品在乙醇中溶解，在三氯甲烷或水中微溶，在乙醚中几乎不溶。

熔点　本品的熔点（通则0612）为151～155℃。

【鉴别】　(1)取本品，加无水乙醇制成每1ml中含10μg的溶液，照紫外-可见分光光度法（通则0401）测定，在227nm、276nm与283nm的波长处有最大吸收。

(2)本品的红外光吸收图谱应与对照的图谱（光谱集214图）一致。

【检查】　**溶液的澄清度**　取本品50mg，加水10ml与稀盐酸5ml，使溶解，溶液应澄清。

有关物质　照高效液相色谱法（通则0512）测定。

供试品溶液　取本品约10mg，置100ml量瓶中，加流动相适量，超声使溶解并稀释至刻度，摇匀。

对照溶液　精密量取供试品溶液1ml，置100ml量瓶中，用流动相稀释至刻度，摇匀。

色谱条件　用十八烷基硅烷键合硅胶为填充剂；以磷酸盐缓冲液（取磷酸二氢钾6.8g，辛烷磺酸钠1.3g，加水溶解并稀释至1000ml，用磷酸调节pH值至3.0）-甲醇（70：30）为流动相；检测波长为226nm；进样体积20μl。

系统适用性要求　理论板数按阿替洛尔峰计算不低于2000。阿替洛尔峰与相邻杂质峰之间的分离度应符合要求。

测定法　精密量取供试品溶液与对照溶液，分别注入液相色谱仪，记录色谱图至主成分峰保留时间的3倍。

限度　供试品溶液色谱图中如有杂质峰，各杂质峰面积的和不得大于对照溶液的主峰面积（1.0%）。

干燥失重　取本品，在105℃干燥至恒重，减失重量不得过1.0%（通则0831）。

炽灼残渣　不得过0.1%（通则0841）。

【含量测定】　照高效液相色谱法（通则0512）测定。

供试品溶液　取本品约25mg，精密称定，置100ml量瓶中，加流动相适量，超声使溶解并稀释至刻度，摇匀，精密量取2ml，置10ml量瓶中，用流动相稀释至刻度，摇匀。

对照品溶液　取阿替洛尔对照品适量，精密称定，加流动相溶解并定量稀释制成每1ml中约含0.05mg的溶液。

色谱条件与系统适用性要求　见有关物质项下。

测定法　精密量取供试品溶液与对照品溶液，分别注入液相色谱仪，记录色谱图。按外标法以峰面积计算。

【类别】　β肾上腺素受体阻滞剂。

【贮藏】　密封保存。

【制剂】　阿替洛尔片

阿替洛尔片

Atiluo'er Pian

Atenolol Tablets

本品含阿替洛尔（$C_{14}H_{22}N_2O_3$）应为标示量的90.0%～110.0%。

【性状】　本品为白色片或糖衣片，除去包衣后显白色。

【鉴别】 (1)取本品，加无水乙醇制成每 1ml 中约含阿替洛尔 10μg 的溶液，照阿替洛尔项下的鉴别(1)项试验，显相同的结果。

(2)在含量测定项下记录的色谱图中，供试品溶液主峰的保留时间应与对照品溶液主峰的保留时间一致。

【检查】 **有关物质** 照高效液相色谱法(通则 0512)测定。

供试品溶液 取含量测定项下的细粉适量(约相当于阿替洛尔 10mg)，置 100ml 量瓶中，加流动相适量，超声使阿替洛尔溶解，用流动相稀释至刻度，摇匀，滤过，取续滤液。

对照溶液 精密量取供试品溶液 1ml，置 100ml 量瓶中，用流动相稀释至刻度，摇匀。

色谱条件、系统适用性要求与测定法 见阿替洛尔有关物质项下。

限度 供试品溶液色谱图中如有杂质峰(除溶剂峰及其之前的峰外)，各杂质峰面积的和不得大于对照溶液的主峰面积(1.0%)。

溶出度 照溶出度与释放度测定法(通则 0931 第二法)测定。

溶出条件 以盐酸溶液(9→1000)1000ml 为溶出介质，转速为每分钟 50 转，依法操作，经 45 分钟时取样。

供试品溶液 取溶出液 10ml，滤过，精密量取续滤液适量，用溶出介质定量稀释制成每 1ml 中约含阿替洛尔 10μg 的溶液。

对照品溶液 取阿替洛尔对照品适量，精密称定，加溶出介质溶解并定量稀释制成每 1ml 中约含 10μg 的溶液。

测定法 取供试品溶液与对照品溶液，照紫外-可见分光光度法(通则 0401)，在 224nm 的波长处分别测定吸光度，计算每片的溶出量。

限度 标示量的 70%，应符合规定。

其他 应符合片剂项下有关的各项规定(通则 0101)。

【含量测定】 照高效液相色谱法(通则 0512)测定。

供试品溶液 取本品 20 片(糖衣片应除去包衣)，精密称定，研细，精密称取细粉适量(约相当于阿替洛尔 25mg)，置 100ml 量瓶中，加流动相适量，超声使阿替洛尔溶解并稀释至刻度，摇匀，滤过，精密量取续滤液 2ml，置 10ml 量瓶中，用流动相稀释至刻度，摇匀。

对照品溶液、色谱条件、系统适用性要求与测定法 见阿替洛尔含量测定项下。

【类别】【贮藏】 同阿替洛尔。

【规格】 (1)12.5mg　(2)25mg　(3)50mg　(4)100mg

阿普唑仑

Apuzuolun

Alprazolam

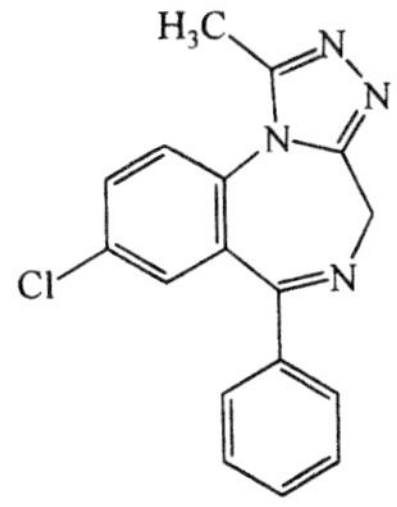

$C_{17}H_{13}ClN_4$　308.77

本品为 1-甲基-6-苯基-8-氯-4*H*-(1,2,4-三氮唑)并[4,3-*a*][1,4]-苯并二氮杂䓬。按干燥品计算，含 $C_{17}H_{13}ClN_4$ 不得少于 98.5%。

【性状】 本品为白色或类白色结晶性粉末。

本品在三氯甲烷中易溶，在乙醇或丙酮中略溶，在水或乙醚中几乎不溶。

【鉴别】 (1)取本品约 5mg，加盐酸溶液(9→1000)2ml 溶解后，分为两份：一份加硅钨酸试液 1 滴，即生成白色沉淀；另一份加碘化铋钾试液 1 滴，即生成橙红色沉淀。

(2)本品的红外光吸收图谱应与对照的图谱(光谱集 1271 图)一致。

【检查】 **氯化物** 取本品 0.50g，加水 50ml，振摇 10 分钟，滤过，取滤液 25ml，依法检查(通则 0801)，与标准氯化钠溶液 5.0ml 制成的对照液比较，不得更浓(0.02%)。

有关物质 照高效液相色谱法(通则 0512)测定。

供试品溶液 取本品，加 *N*,*N*-二甲基甲酰胺溶解并稀释制成每 1ml 中约含 10mg 的溶液。

对照溶液 精密量取供试品溶液适量，用 *N*,*N*-二甲基甲酰胺定量稀释制成每 1ml 中约含 25μg 的溶液。

系统适用性溶液 取阿普唑仑对照品与三唑仑对照品各适量，加 *N*,*N*-二甲基甲酰胺溶解并稀释制成每 1ml 中均约含 20μg 的混合溶液。

色谱条件 用苯基硅烷键合硅胶为填充剂；以醋酸铵缓冲液(pH 4.2)(取醋酸铵 7.7g，加水 1000ml 振摇使溶解，用冰醋酸调节 pH 值至 4.2)-甲醇(44：56)为流动相 A，以醋酸铵缓冲液(pH 4.2)-甲醇(5：95)为流动相 B，按下表进行梯度洗脱；检测波长为 254nm；进样体积 10μl。

时间(分钟)	流动相 A(%)	流动相 B(%)
0	98	2
15	98	2
35	1	99
40	1	99
45	98	2
53	98	2

系统适用性要求　系统适用性溶液色谱图中，阿普唑仑峰的保留时间为 10～11 分钟，三唑仑峰与阿普唑仑峰之间的分离度应符合要求。

测定法　精密量取供试品溶液与对照溶液，分别注入液相色谱仪，记录色谱图。

限度　供试品溶液色谱图中如有杂质峰，各杂质峰面积的和不得大于对照溶液主峰面积的 4 倍(1.0%)，小于对照溶液主峰面积 0.2 倍的色谱峰忽略不计。

干燥失重　取本品，在 105℃干燥至恒重，减失重量不得过 0.5%(通则 0831)。

炽灼残渣　不得过 0.3%(通则 0841)。

【含量测定】　取本品约 0.12g，精密称定，加醋酐 10ml，振摇溶解后，加结晶紫指示液 1 滴，用高氯酸滴定液(0.1mol/L)滴定至溶液显黄绿色，并将滴定的结果用空白试验校正。每 1ml 高氯酸滴定液(0.1mol/L)相当于 15.44mg 的 $C_{17}H_{13}ClN_4$。

【类别】　催眠镇静药。

【贮藏】　遮光，密封保存。

【制剂】　阿普唑仑片

阿普唑仑片

Apuzuolun Pian

Alprazolam Tablets

本品含阿普唑仑($C_{17}H_{13}ClN_4$)应为标示量的 90.0%～110.0%。

【性状】　本品为白色或类白色片。

【鉴别】　(1)取本品的细粉适量(约相当于阿普唑仑 2mg)，加盐酸溶液(9→1000)3ml，振摇使阿普唑仑溶解，滤过，滤液照阿普唑仑项下的鉴别(1)项试验，显相同的反应。

(2)在含量测定项下记录的色谱图中，供试品溶液主峰的保留时间应与对照品溶液主峰的保留时间一致。

【检查】　**含量均匀度**　取本品 1 片，置 20ml 量瓶中，加水 2ml，超声使崩解后，再加乙腈适量，超声使阿普唑仑溶解，放冷，用乙腈稀释至刻度，摇匀，滤过，取续滤液作为供试品溶液，照含量测定项下的方法测定含量，应符合规定(通则 0941)。

溶出度　照溶出度与释放度测定法(通则 0931 第一法)测定。

溶出条件　以磷酸盐缓冲液(取磷酸二氢钾 16g 与磷酸氢二钾 4g，加水溶解并稀释至 2000ml，用磷酸或 1mol/L 氢氧化钠溶液调节 pH 值至 6.0±0.1)500ml 为溶出介质，转速为每分钟 100 转，依法操作，经 30 分钟时取样。

供试品溶液　取溶出液适量，滤过，取续滤液。

对照品溶液　取阿普唑仑对照品适量，精密称定，加甲醇溶解并定量稀释制成每 1ml 中约含 16μg 的溶液，精密量取 5ml，置 100ml 量瓶中，用溶出介质稀释至刻度，摇匀。

色谱条件　见含量测定项下。进样体积 100μl。

系统适用性溶液与系统适用性要求　见含量测定项下。

测定法　见含量测定项下。计算每片的溶出量。

限度　标示量的 80%，应符合规定。

其他　应符合片剂项下有关的各项规定(通则 0101)。

【含量测定】　照高效液相色谱法(通则 0512)测定。

供试品溶液　取本品 20 片，精密称定，研细，精密称取适量(约相当于阿普唑仑 1mg)，置 50ml 量瓶中，加水 5ml，超声使粉末分散均匀，加乙腈适量，超声使阿普唑仑溶解，放冷，用乙腈稀释至刻度，摇匀，滤过，取续滤液。

对照品溶液　取阿普唑仑对照品适量，精密称定，加乙腈-水(9：1)溶解并定量稀释制成每 1ml 中约含 20μg 的溶液。

系统适用性溶液　取阿普唑仑对照品与三唑仑对照品各适量，加乙腈-水(9：1)溶解并稀释制成每 1ml 中分别约含 20μg 的混合溶液。

色谱条件　用十八烷基硅烷键合硅胶为填充剂；以磷酸盐缓冲液(pH 6.0)(同溶出度项下)-乙腈-四氢呋喃(78：19：3)为流动相；检测波长为 254nm；进样体积 20μl。

系统适用性要求　系统适用性溶液色谱图中，理论板数按阿普唑仑峰计算不低于 2000，阿普唑仑峰与三唑仑峰之间的分离度应符合要求。

测定法　精密量取供试品溶液与对照品溶液，分别注入液相色谱仪，记录色谱图。按外标法以峰面积计算。

【类别】　同阿普唑仑。

【规格】　0.4mg

【贮藏】　遮光，密封保存。

阿德福韦酯

Adefuweizhi

Adefovir Dipivoxil

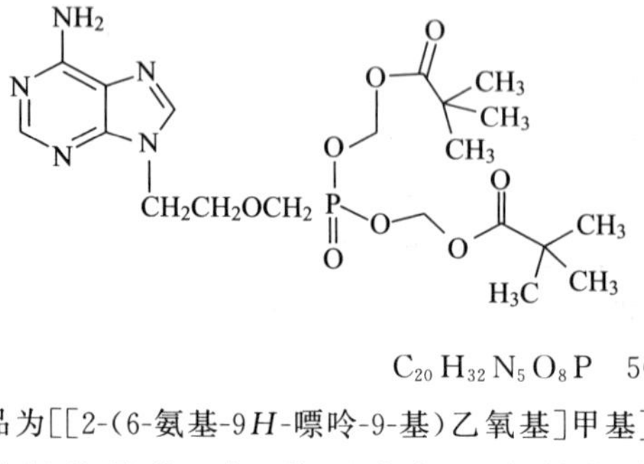

$C_{20}H_{32}N_5O_8P$　501.47

本品为[[2-(6-氨基-9*H*-嘌呤-9-基)乙氧基]甲基]膦酸二(特戊酰氧基甲基)酯。按无水与无溶剂物计算，含 $C_{20}H_{32}N_5O_8P$ 应为 97.5%～102.0%。

【性状】　本品为白色或类白色结晶性粉末。

本品在乙醇中易溶，在水中几乎不溶。

【鉴别】 (1)取本品，加 0.1mol/L 盐酸溶液制成每 1ml 中约含 20μg 的溶液，照紫外-可见分光光度法(通则 0401)测定，在 259nm 的波长处有最大吸收。

(2)在含量测定项下记录的色谱图中，供试品溶液主峰的保留时间应与对照品溶液主峰的保留时间一致。

(3)取本品约 50mg，置玛瑙研钵中，加丙酮 3～5 滴使溶解。待溶剂挥干出现油状物后，研磨至白色固体析出。再置红外灯下继续干燥约 15 分钟，其红外光吸收图谱应与同法处理的对照品的图谱一致(通则 0402)。

(4)取本品约 0.1g 与无水碳酸钠 1g，置瓷坩埚中，混匀，加热熔融后，放冷，加水 20ml 使溶解，滤过，滤液加硝酸使成中性后，显磷酸盐的鉴别反应(通则 0301)。

【检查】 **溶液的澄清度与颜色**　取本品 0.10g，加甲醇 10ml 溶解后，溶液应澄清无色；如显浑浊，与 1 号浊度标准液(通则 0902 第一法)比较，不得更浓。

有关物质　照高效液相色谱法(通则 0512)测定。临用新制。

溶剂　0.025mol/L 磷酸二氢钾溶液-乙腈(82∶18)。

供试品溶液　取本品，精密称定，加溶剂溶解并定量稀释制成每 1ml 中约含 1mg 的溶液。

对照溶液　精密量取供试品溶液 1ml，置 100ml 量瓶中，用溶剂稀释至刻度，摇匀。

对照品溶液(1)　取阿德福韦单酯对照品，精密称定，加溶剂溶解并定量稀释制成每 1ml 中含 5μg 的溶液。

对照品溶液(2)　取阿德福韦对照品，精密称定，加溶剂溶解并定量稀释制成每 1ml 中含 5μg 的溶液。

系统适用性溶液　取阿德福韦、阿德福韦单酯与阿德福韦酯对照品，加溶剂溶解并稀释制成每 1ml 中分别约含阿德福韦、阿德福韦单酯与阿德福韦酯 0.5μg、0.5μg、0.2mg 的溶液，必要时在冰浴中超声使溶解。

色谱条件　用十八烷基硅烷键合硅胶为填充剂；以 0.025mol/L 磷酸二氢钾溶液为流动相 A，以乙腈为流动相 B，按下表进行梯度洗脱；检测波长为 260nm；进样体积 10μl。

时间(分钟)	流动相 A(%)	流动相 B(%)
0	82	18
1	82	18
9	42	58
11	35	65
18	21	79
20	21	79
20.5	82	18

系统适用性要求　系统适用性溶液色谱图中，阿德福韦峰与阿德福韦单酯峰间的分离度应符合要求，阿德福韦单酯峰与阿德福韦酯峰间的分离度应大于 9。

测定法　精密量取供试品溶液、对照溶液、对照品溶液(1)与对照品溶液(2)，分别注入液相色谱仪，记录色谱图。

限度　供试品溶液色谱图中如有与阿德福韦、阿德福韦单酯保留时间相同的色谱峰，按外标法以峰面积计算，含阿德福韦单酯不得过 1.0%，含阿德福韦不得过 0.5%；其他单个杂质峰面积不得大于对照溶液主峰面积的 0.5 倍(0.5%)；杂质总量不得过 2.0%。

残留溶剂　丙酮、二氯甲烷、乙腈、甲苯　照残留溶剂测定法(通则 0861 第二法)测定。

供试品溶液　取本品约 80mg，精密称定，置顶空瓶中，精密加 *N*,*N*-二甲基甲酰胺 1ml 使溶解，密封。

对照品溶液　取丙酮 100mg，精密称定，置盛有 *N*,*N*-二甲基甲酰胺适量的 10ml 量瓶中，用 *N*,*N*-二甲基甲酰胺稀释至刻度，摇匀；另取二氯甲烷 120mg、乙腈 82mg 与甲苯 178mg，精密称定，分别置盛有 *N*,*N*-二甲基甲酰胺适量的 100ml 量瓶中，用 *N*,*N*-二甲基甲酰胺稀释至刻度，摇匀；各精密量取 1ml，置 25ml 量瓶中，用 *N*,*N*-二甲基甲酰胺稀释至刻度，摇匀，精密量取 1ml，置顶空瓶中，密封。

色谱条件　用 6%氰丙基苯基-94%二甲基硅氧烷(或极性相近)为固定液的毛细管柱；起始柱温为 40℃，保持 5 分钟，以每分钟 10℃的速率升温至 150℃，再以每分钟 40℃的速率升温至 220℃；进样口温度为 200℃；检测器温度为 250℃；顶空瓶平衡温度为 90℃，平衡时间为 30 分钟。

测定法　取供试品溶液与对照品溶液，分别顶空进样，记录色谱图。

限度　按外标法以峰面积计算，均应符合规定。

N,*N*-二甲基甲酰胺　照残留溶剂测定法(通则 0861 第三法)测定。

供试品溶液　取本品 0.8g，精密称定，置 10ml 量瓶中，加入无水乙醇溶解并稀释至刻度，摇匀。

对照品溶液　取 *N*,*N*-二甲基甲酰胺 0.35g，精密称定，置 100ml 量瓶中，用无水乙醇稀释至刻度，摇匀，精密量取 1ml，置 50ml 量瓶中，用无水乙醇稀释至刻度，摇匀。

色谱条件　用键合交联聚乙二醇为固定液的毛细管柱(HP-innowax 或效能相当)；起始柱温为 60℃，保持 3 分钟，以每分钟 40℃的速率升温至 240℃，保持 4 分钟；进样口温度为 250℃；检测器温度为 280℃；进样体积 1μl。

测定法　精密量取供试品溶液与对照品溶液，分别注入气相色谱仪，记录色谱图。

限度　按外标法以峰面积计算，应符合规定。

水分　取本品，照水分测定法(通则 0832 第一法 1)测定，含水分不得过 1.0%。

重金属　取本品 1g，加乙醇 10ml 溶解后，依法检查(通则 0821 第一法)，含重金属不得过百万分之十。

【含量测定】 照高效液相色谱法(通则 0512)测定。

供试品溶液　取本品，精密称定，加溶剂适量使溶解并定量稀释制成每 1ml 中约含 0.2mg 的溶液。

对照品溶液　取阿德福韦酯对照品适量，精密称定，加溶剂适量使溶解并定量稀释制成每1ml中约含0.2mg的溶液。

溶剂、系统适用性溶液、色谱条件与系统适用性要求　见有关物质项下。

测定法　精密量取供试品溶液与对照品溶液，分别注入液相色谱仪，记录色谱图。按外标法以峰面积计算。

【类别】　核苷类抗病毒药。

【贮藏】　遮光，密封，在冷处保存。

【制剂】　（1）阿德福韦酯片　（2）阿德福韦酯胶囊

阿德福韦酯片

Adefuweizhi Pian

Adefovir Dipivoxil Tablets

本品含阿德福韦酯（$C_{20}H_{32}N_5O_8P$）应为标示量的90.0%～110.0%。

【性状】　本品为白色或类白色片。

【鉴别】　（1）取本品细粉适量，加0.1mol/L盐酸溶液制成每1ml中含阿德福韦酯20μg的溶液，滤过，滤液照紫外-可见分光光度法（通则0401）测定，在259nm的波长处有最大吸收。

（2）在含量测定项下记录的色谱图中，供试品溶液主峰的保留时间应与对照品溶液主峰的保留时间一致。

【检查】　有关物质　照高效液相色谱法（通则0512）测定。临用新制。

供试品溶液　取本品细粉适量（约相当于阿德福韦酯10mg），精密称定，置10ml量瓶中，加溶剂适量，振摇使阿德福韦酯溶解，用溶剂稀释至刻度，摇匀，滤过，取续滤液。

对照溶液　精密量取供试品溶液1ml，置100ml量瓶中，用溶剂稀释至刻度，摇匀。

对照品溶液　取阿德福韦单酯对照品，精密称定，加溶剂溶解并定量稀释制成每1ml中含10μg的溶液。

系统适用性溶液　取阿德福韦单酯与阿德福韦酯对照品，加溶剂溶解并稀释制成每1ml中分别约含阿德福韦单酯0.5μg与阿德福韦酯0.2mg的溶液，必要时在冰浴中超声使溶解。

溶剂与色谱条件　见阿德福韦酯有关物质项下。

系统适用性要求　系统适用性溶液色谱图中，阿德福韦酯峰与阿德福韦单酯峰的分离度应大于9。

测定法　精密量取供试品溶液、对照溶液与对照品溶液，分别注入液相色谱仪，记录色谱图。

限度　供试品溶液色谱图中如有与阿德福韦单酯保留时间相同的色谱峰，按外标法以峰面积计算，含阿德福韦单酯不得过阿德福韦酯标示量的2.5%；其他单个杂质峰面积不得大于对照溶液主峰面积（1.0%）；其他杂质峰面积的和不得大于对照溶液主峰面积的2倍（2.0%）。

含量均匀度　以含量测定项下测得的每片含量计算，应符合规定（通则0941）。

溶出度　照溶出度与释放度测定法（通则0931第二法）测定。

溶出条件　以0.01mol/L盐酸溶液600ml为溶出介质，转速为每分钟50转，依法操作，经30分钟时取样。

供试品溶液　取溶出液5ml，滤过，取续滤液。

对照品溶液　取阿德福韦酯对照品适量，精密称定，加溶出介质溶解并定量稀释制成每1ml中约含16μg的溶液，必要时置冰浴中超声使溶解。

测定法　取供试品溶液与对照品溶液，照紫外-可见分光光度法（通则0401），在259nm波长处分别测定吸光度，计算每片的溶出量。

限度　标示量的80%，应符合规定。

其他　应符合片剂项下有关的各项规定（通则0101）。

【含量测定】　照高效液相色谱法（通则0512）测定。

供试品溶液　取本品10片，分别置50ml量瓶中，加溶剂适量，超声使阿德福韦酯溶解，放冷，用溶剂稀释至刻度，摇匀，滤过，取续滤液。

对照品溶液　取阿德福韦酯对照品适量，精密称定，加溶剂溶解并定量稀释制成每1ml中含0.2mg的溶液，必要时置冰浴中超声使溶解。

溶剂、系统适用性溶液、色谱条件与系统适用性要求　见有关物质项下。

测定法　精密量取供试品溶液与对照品溶液，分别注入液相色谱仪，记录色谱图。按外标法以峰面积计算每片的含量，计算10片的平均含量。

【类别】　同阿德福韦酯。

【规格】　10mg

【贮藏】　密封，25℃以下干燥处保存。

阿德福韦酯胶囊

Adefuweizhi Jiaonang

Adefovir Dipivoxil Capsules

本品含阿德福韦酯（$C_{20}H_{32}H_5O_8P$）应为标示量的90.0%～110.0%。

【性状】　本品内容物为白色或类白色粉末。

【鉴别】　（1）取本品细粉适量，加0.1mol/L盐酸溶液制成每1ml中含阿德福韦酯20μg的溶液，滤过，滤液照紫外-可见分光光度法（通则0401）测定，在259nm的波长处有最大吸收。

（2）在含量测定项下记录的色谱图中，供试品溶液主峰的保留时间应与对照品溶液主峰的保留时间一致。

【检查】　有关物质　照高效液相色谱法（通则0512）测

定。临用新制。

供试品溶液　取本品内容物适量(约相当于阿德福韦酯10mg),精密称定,置10ml量瓶中,加溶剂适量,振摇使阿德福韦酯溶解,用溶剂稀释至刻度,摇匀,滤过,取续滤液。

对照溶液　精密量取供试品溶液1ml,置100ml量瓶中,用溶剂稀释至刻度,摇匀。

对照品溶液　取阿德福韦单酯对照品适量,精密称定,加溶剂溶解并定量稀释制成每1ml中约含10μg的溶液。

系统适用性溶液　取阿德福韦单酯与阿德福韦酯对照品,加溶剂溶解并稀释制成每1ml中分别约含阿德福韦单酯0.5μg与阿德福韦酯0.2mg的溶液,必要时在冰浴中超声使溶解。

溶剂与色谱条件　见阿德福韦酯有关物质项下。

系统适用性要求　系统适用性溶液色谱图中,阿德福韦酯峰与阿德福韦单酯峰的分离度应大于9。

测定法　精密量取供试品溶液、对照溶液与对照品溶液,分别注入液相色谱仪,记录色谱图。

限度　供试品溶液色谱图中如有与阿德福韦单酯保留时间相同的色谱峰,按外标法以峰面积计算,含阿德福韦单酯不得过阿德福韦酯标示量的2.5%;其他单个杂质峰面积不得大于对照溶液主峰面积(1.0%),其他杂质峰面积的和不得大于对照溶液主峰面积的2倍(2.0%)。

含量均匀度　以含量测定项下测得的每粒胶囊的含量计算,应符合规定(通则0941)。

溶出度　照溶出度与释放度测定法(通则0931第二法)测定。

溶出条件　加沉降篮,以0.1mol/L盐酸溶液500ml为溶出介质,转速为每分钟50转,依法操作,经30分钟时取样。

供试品溶液　取溶出液5ml,滤过,取续滤液。

对照品溶液　取阿德福韦酯对照品适量,精密称定,加溶出介质溶解并定量稀释制成每1ml中约含20μg的溶液,必要时置冰浴中超声使溶解。

测定法　取供试品溶液与对照品溶液,照紫外-可见分光光度法(通则0401),在259nm波长处分别测定吸光度,计算每粒的溶出量。

限度　标示量的80%,应符合规定。

其他　应符合胶囊剂项下有关的各项规定(通则0103)。

【含量测定】　照高效液相色谱法(通则0512)测定。

供试品溶液　取本品10粒,分别将内容物倾入不同的50ml量瓶中,用溶剂冲洗囊壳,洗液并入量瓶中,加溶剂适量,振摇使阿德福韦酯溶解,用溶剂稀释至刻度,摇匀,滤过,取续滤液。

对照品溶液　取阿德福韦酯对照品适量,精密称定,加溶剂溶解并定量稀释制成每1ml中含0.2mg的溶液,必要时置冰浴中超声使溶解。

溶剂、系统适用性溶液、色谱条件与系统适用性要求　见有关物质项下。

测定法　精密量取供试品溶液与对照品溶液,分别注入液相色谱仪,记录色谱图。按外标法以峰面积计算每粒的含量,计算10粒的平均含量。

【类别】　同阿德福韦酯。

【规格】　10mg

【贮藏】　密封,在2～20℃的干燥处保存。

阿魏酸哌嗪

Aweisuan Paiqin

Piperazine Ferulate

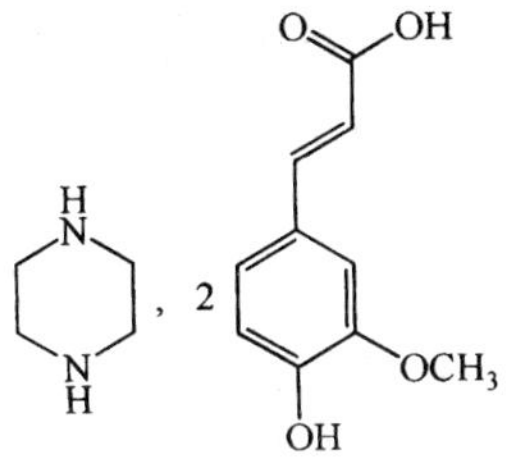

$C_4H_{10}N_2 \cdot 2C_{10}H_{10}O_4$　474.51

本品为3-甲氧基-4-羟基桂皮酸哌嗪。按干燥品计算,含$C_4H_{10}N_2 \cdot 2C_{10}H_{10}O_4$不得少于99.0%。

【性状】　本品为白色或类白色片状结晶或结晶性粉末;无臭。

本品在水中微溶,在乙醇中极微溶解,在三氯甲烷中几乎不溶。

吸收系数　避光操作。取本品,精密称定,加水溶解并定量稀释制成每1ml中约含6μg的溶液,照紫外-可见分光光度法(通则0401),在310nm的波长处测定吸光度,吸收系数($E_{1cm}^{1\%}$)为637～669。

【鉴别】　(1)取本品,加水制成每1ml中含6μg的溶液,照紫外-可见分光光度法(通则0401)测定,在287nm与310nm的波长处有最大吸收,在254nm的波长处有最小吸收。

(2)本品的红外光吸收图谱应与对照的图谱(光谱集969图)一致。

【检查】　**酸度**　取本品,加水溶解并稀释制成每1ml中约含0.10mg的溶液,依法测定(通则0631),pH值应为4.5～6.0。

有关物质　照薄层色谱法(通则0502)试验。避光操作。

供试品溶液　取本品,加甲醇溶解并稀释制成每1ml中约含5mg的溶液。

对照品溶液(1)　取阿魏酸对照品,精密称定,加甲醇溶解并稀释制成每1ml中约含阿魏酸80μg的溶液。

对照品溶液(2)　取哌嗪对照品,精密称定,加甲醇溶解并稀释制成每1ml中约含哌嗪50μg的溶液。

色谱条件　采用硅胶G薄层板,以乙酸乙酯-甲醇-浓氨溶液(10:6:3)为展开剂。

测定法 吸取上述三种溶液各 20μl，分别点于同一薄层板上，展开，晾干，置碘蒸气中显色，立即检视。

限度 供试品溶液除显与对照品溶液(1)与对照品溶液(2)相同位置的两个主斑点外，如显其他杂质斑点，不得多于 2 个，且与对照品溶液(1)所显的主斑点比较，不得更深。

干燥失重 取本品，在 80℃干燥至恒重，减失重量不得过 0.5%(通则 0831)。

炽灼残渣 取本品 1.0g，依法检查(通则 0841)，遗留残渣不得过 0.1%。

重金属 取炽灼残渣项下遗留的残渣，依法检查(通则 0821 第二法)，含重金属不得过百万分之十。

【含量测定】 取本品约 0.2g，精密称定，加冰醋酸 20ml 溶解后，加结晶紫指示液 1 滴，用高氯酸滴定液(0.1mol/L)滴定至溶液显蓝绿色，并将滴定的结果用空白试验校正。每 1ml 高氯酸滴定液(0.1mol/L)相当于 23.73mg 的 $C_4H_{10}N_2 \cdot 2C_{10}H_{10}O_4$。

【类别】 抗凝血药。

【贮藏】 遮光，密封保存。

【制剂】 阿魏酸哌嗪片

阿魏酸哌嗪片

Aweisuan Paiqin Pian

Piperazine Ferulate Tablets

本品含阿魏酸哌嗪($C_4H_{10}N_2 \cdot 2C_{10}H_{10}O_4$)应为标示量的 90.0%～110.0%。

【性状】 本品为白色或类白色片。

【鉴别】 取含量测定项下的供试品溶液，照紫外-可见分光光度法(通则 0401)测定，在 287nm 与 310nm 的波长处有最大吸收，在 254nm 的波长处有最小吸收。

【检查】 **溶出度** 照溶出度与释放度测定法(通则 0931 第一法)测定。避光操作。

溶出条件 以水 1000ml 为溶出介质，转速为每分钟 50 转，依法操作，经 30 分钟时取样。

供试品溶液 取溶出液 10ml，滤过，精密量取续滤液 3ml，置 25ml(50mg 规格)或 50ml(100mg 规格)量瓶中，用水稀释至刻度，摇匀。

对照品溶液 取阿魏酸哌嗪对照品，精密称定，加水溶解并定量稀释制成每 1ml 中约含 6μg 的溶液。

测定法 见含量测定项下，计算每片的溶出量。

限度 标示量的 75%，应符合规定。

其他 应符合片剂项下有关的各项规定(通则 0101)。

【含量测定】 照紫外-可见分光光度法(通则 0401)测定。避光操作。

供试品溶液 取本品 10 片，精密称定，研细，精密称取适量(约相当于阿魏酸哌嗪 30mg)，置 250ml 量瓶中，加水使阿魏酸哌嗪溶解并稀释至刻度，摇匀，滤过，精密量取续滤液 5ml，置 100ml 量瓶中，用水稀释至刻度，摇匀。

对照品溶液 取阿魏酸哌嗪对照品，精密称定，加水溶解并定量稀释制成每 1ml 中约含 6μg 的溶液。

测定法 取供试品溶液和对照品溶液，在 310nm 的波长处分别测定吸光度，计算。

【类别】 同阿魏酸哌嗪。

【规格】 (1)50mg (2)100mg

【贮藏】 遮光，密封保存。

阿 魏 酸 钠

Aweisuanna

Sodium Ferulate

H_3CO … ONa , $2H_2O$ (结构式)

$C_{10}H_9NaO_4 \cdot 2H_2O$ 252.20

本品为 3-甲氧基-4-羟基桂皮酸钠盐二水合物。按无水物计算，含 $C_{10}H_9NaO_4$ 不得少于 98.5%(供口服用)或 99.0%(供注射用)。

【性状】 本品为白色或类白色结晶或结晶性粉末；无臭。

本品在水中溶解，在乙醇中极微溶解，在三氯甲烷或乙醚中不溶。

吸收系数 避光操作。取本品，精密称定，加水溶解并定量稀释制成每 1ml 中约含 10μg 的溶液，照紫外-可见分光光度法(通则 0401)，在 310nm 的波长处测定吸光度，$C_{10}H_9NaO_4$ 的吸收系数($E_{1cm}^{1\%}$)为 690～732。

【鉴别】 (1)取吸收系数测定项下的溶液，照紫外-可见分光光度法(通则 0401)测定，在 287nm 与 310nm 的波长处有最大吸收，在 254nm 的波长处有最小吸收。

(2)本品的红外光吸收图谱应与对照的图谱(光谱集 775 图)一致。

(3)本品显钠盐的鉴别反应(通则 0301)。

【检查】 **酸碱度** 取本品，加水制成每 1ml 中约含 50mg 的溶液，依法检查(通则 0631)，pH 值应为 6.0～7.5。

溶液的澄清度与颜色 取本品，加水制成每 1ml 中约含 20mg 的溶液，溶液应澄清无色；如显色，与黄色或黄绿色 2 号标准比色液(通则 0901 第一法)比较，不得更深(供注射用)。

有关物质 照高效液相色谱法(通则 0512)测定。避光操作。

供试品溶液 取本品，加流动相溶解并稀释制成每 1ml 中约含 0.7mg 的溶液。

对照溶液 精密量取供试品溶液 1ml，置 200ml 量瓶中，用流动相稀释至刻度，摇匀。

色谱条件 用十八烷基硅烷键合硅胶为填充剂；甲醇-水-

醋酸(30∶69∶1.5)为流动相;检测波长为 322nm;进样体积 10μl。

系统适用性要求　理论板数按阿魏酸钠峰计算不低于 2000,阿魏酸钠峰与相邻杂质峰之间的分离度应符合要求。

测定法　精密量取供试品溶液与对照溶液,分别注入液相色谱仪,记录色谱图至主成分峰保留时间的 2.5 倍。

限度　供试品溶液色谱图中如有杂质峰,各杂质峰面积的和不得大于对照溶液的主峰面积(0.5%)。

水分　取本品,照水分测定法(通则 0832 第一法 1)测定,含水分应为 13.0%~15.5%。

热原　取本品,加灭菌注射用水制成每 1ml 中含阿魏酸钠 5mg 的溶液,依法检查(通则 1142),剂量按家兔体重每 1kg 缓慢注射 3ml,应符合规定。(供注射用)

无菌　取本品,用适宜溶剂溶解后,经薄膜过滤法处理,依法检查(通则 1101),应符合规定。(供无菌分装用)

【含量测定】　避光操作。取本品约 0.15g,精密称定,加冰醋酸 20ml 使溶解,加醋酐 3ml 与结晶紫指示液 1 滴,用高氯酸滴定液(0.1mol/L)滴定至溶液显蓝绿色,并将滴定的结果用空白试验校正。每 1ml 的高氯酸滴定液(0.1mol/L)相当于 21.62mg 的 $C_{10}H_9NaO_4$。

【类别】　抗血小板聚集药。

【贮藏】　遮光,密封保存。

【制剂】　(1)阿魏酸钠片　(2)注射用阿魏酸钠

阿魏酸钠片

Aweisuanna Pian

Sodium Ferulate Tablets

本品含阿魏酸钠($C_{10}H_9NaO_4 \cdot 2H_2O$)应为标示量的 90.0%~110.0%。

【性状】　本品为白色或类白色片。

【鉴别】　(1)取含量测定项下的溶液,照阿魏酸钠项下鉴别(1)项试验,显相同的反应。

(2)本品显钠盐鉴别(1)的反应(通则 0301)。

【检查】　**有关物质**　照高效液相色谱法(通则 0512)测定。避光操作。

供试品溶液　取本品细粉适量,加流动相使阿魏酸钠溶解并稀释制成每 1ml 中约含阿魏酸钠 0.7mg 的溶液。

对照溶液　精密量取供试品溶液 1ml,置 200ml 量瓶中,用流动相稀释至刻度,摇匀。

色谱条件、系统适用性要求与测定法　见阿魏酸钠有关物质项下。

限度　供试品溶液色谱图中如有杂质峰,各杂质峰面积的和不得大于对照溶液的主峰面积(0.5%)。

溶出度　照溶出度与释放度测定法(通则 0931 第一法)测定。避光操作。

溶出条件　以水 900ml 为溶出介质,转速为每分钟 50 转,依法操作,经 30 分钟时取样。

测定法　取溶出液滤过,取续滤液,用水定量稀释制成每 1ml 中约含阿魏酸钠 10μg 的溶液,照紫外-可见分光光度法(通则 0401),在 310nm 的波长处测定吸光度,按 $C_{10}H_9NaO_4$ 的吸收系数($E_{1cm}^{1\%}$)为 712 计算,并将结果乘以 1.167。计算每片的溶出量。

限度　标示量的 80%,应符合规定。

其他　应符合片剂项下有关的各项规定(通则 0101)。

【含量测定】　照紫外-可见分光光度法(通则 0401)测定。避光操作。

供试品溶液　取本品 20 片,精密称定,研细,精密称取适量(约相当于阿魏酸钠 50mg),置 250ml 量瓶中,加水适量,振摇使阿魏酸钠溶解,用水稀释至刻度,摇匀,滤过,精密量取续滤液 5ml,置 100ml 量瓶中,用水稀释至刻度,摇匀。

测定法　取供试品溶液,在 310nm 的波长处测定吸光度,按 $C_{10}H_9NaO_4$ 的吸收系数($E_{1cm}^{1\%}$)为 712 计算,并将结果乘以 1.167。

【类别】　同阿魏酸钠。

【规格】　50mg

【贮藏】　遮光,密封保存。

注射用阿魏酸钠

Zhusheyong Aweisuanna

Sodium Ferulate for Injection

本品为阿魏酸钠的无菌粉末或无菌冻干品。按平均装量计算,含阿魏酸钠($C_{10}H_9NaO_4 \cdot 2H_2O$)应为标示量的 90.0%~110.0%。

【性状】　本品为白色或类白色结晶或结晶性粉末(供无菌粉末用);或白色至淡黄色或淡黄绿色疏松块状物或粉末(供无菌冻干品用);无臭。

【鉴别】　取本品,照阿魏酸钠项下鉴别(1)、(3)项试验,显相同的反应。

【检查】　**酸碱度**　取本品,加水制成每 1ml 中含阿魏酸钠 50mg 的溶液,依法检查(通则 0631),pH 值应为 6.0~7.5。

溶液的澄清度与颜色　取本品,加水制成每 1ml 中约含阿魏酸钠 20mg 的溶液,溶液应澄清无色;如显浑浊,与 1 号浊度标准液(通则 0902 第一法)比较,不得更浓;如显色,与黄色或黄绿色 3 号标准比色液(通则 0901 第一法)比较,不得更深。

有关物质　照高效液相色谱法(通则 0512)测定。避光操作。

供试品溶液　取本品,加流动相溶解并定量稀释制成每

1ml 中约含 0.7mg 的溶液。

对照溶液　精密量取供试品溶液 1ml，置 200ml 量瓶中，用流动相稀释至刻度，摇匀。

色谱条件、系统适用性要求与测定法　见阿魏酸钠有关物质项下。

限度　供试品溶液的色谱图中如有杂质峰，各杂质峰面积的和不得大于对照溶液的主峰面积(0.5%)。

水分　取本品，照水分测定法(通则 0832 第一法 1)测定，含水分应为 13.0%～16.0%(供无菌粉末用)或应不超过 3.0%(供无菌冻干品用)。

热原　取本品，加灭菌注射用水制成每 1ml 中含阿魏酸钠 5mg 的溶液，依法检查(通则 1142)，剂量按家兔体重每 1kg 缓慢注射 3ml，应符合规定。

无菌　照阿魏酸钠项下的方法检查，应符合规定。

其他　应符合注射剂项下有关的各项规定(通则 0102)。

【含量测定】　避光操作。取装量差异项下的内容物约 0.15g，精密称定，加冰醋酸 20ml 使阿魏酸钠溶解，照阿魏酸钠项下的方法，自"加醋酐 3ml"起，依法测定。每 1ml 高氯酸滴定液(0.1mol/L)相当于 25.22mg 的 $C_{10}H_9NaO_4 \cdot 2H_2O$。

【类别】　同阿魏酸钠。

【规格】　(1)0.1g　(2)0.3g

【贮藏】　遮光，密闭保存。

纯　化　水

Chunhuashui

Purified Water

H_2O　18.02

本品为饮用水经蒸馏法、离子交换法、反渗透法或其他适宜的方法制得的制药用水，不含任何添加剂。

【性状】　本品为无色的澄清液体；无臭。

【检查】　**酸碱度**　取本品 10ml，加甲基红指示液 2 滴，不得显红色；另取 10ml，加溴麝香草酚蓝指示液 5 滴，不得显蓝色。

硝酸盐　取本品 5ml 置试管中，于冰浴中冷却，加 10% 氯化钾溶液 0.4ml 与 0.1% 二苯胺硫酸溶液 0.1ml，摇匀，缓缓滴加硫酸 5ml，摇匀，将试管于 50℃ 水浴中放置 15 分钟，溶液产生的蓝色与标准硝酸盐溶液[取硝酸钾 0.163g，加水溶解并稀释至 100ml，摇匀，精密量取 1ml，加水稀释成 100ml，再精密量取 10ml，加水稀释成 100ml，摇匀，即得(每 1ml 相当于 1μg NO_3)]0.3ml，加无硝酸盐的水 4.7ml，用同一方法处理后的颜色比较，不得更深(0.000 006%)。

亚硝酸盐　取本品 10ml，置纳氏管中，加对氨基苯磺酰胺的稀盐酸溶液(1→100)1ml 与盐酸萘乙二胺溶液(0.1→100)1ml，产生的粉红色，与标准亚硝酸盐溶液[取亚硝酸钠 0.750g(按干燥品计算)，加水溶解，稀释至 100ml，摇匀，精密量取 1ml，加水稀释成 100ml，摇匀，再精密量取 1ml，加水稀释成 50ml，摇匀，即得(每 1ml 相当于 1μg NO_2)]0.2ml，加无亚硝酸盐的水 9.8ml，用同一方法处理后的颜色比较，不得更深(0.000 002%)。

氨　取本品 50ml，加碱性碘化汞钾试液 2ml，放置 15 分钟；如显色，与氯化铵溶液(取氯化铵 31.5mg，加无氨水适量使溶解并稀释成 1000ml)1.5ml，加无氨水 48ml 与碱性碘化汞钾试液 2ml 制成的对照液比较，不得更深(0.000 03%)。

电导率　应符合规定(通则 0681)。

总有机碳　不得过 0.50mg/L(通则 0682)。

易氧化物　取本品 100ml，加稀硫酸 10ml，煮沸后，加高锰酸钾滴定液(0.02mol/L)0.10ml，再煮沸 10 分钟，粉红色不得完全消失。

以上总有机碳和易氧化物两项可选做一项。

不挥发物　取本品 100ml，置 105℃ 恒重的蒸发皿中，在水浴上蒸干，并在 105℃ 干燥至恒重，遗留残渣不得过 1mg。

重金属　取本品 100ml，加水 19ml，蒸发至 20ml，放冷，加醋酸盐缓冲液(pH 3.5)2ml 与水适量使成 25ml，加硫代乙酰胺试液 2ml，摇匀，放置 2 分钟，与标准铅溶液 1.0ml 加水 19ml 用同一方法处理后的颜色比较，不得更深(0.000 01%)。

微生物限度　取本品不少于 1ml，经薄膜过滤法处理，采用 R2A 琼脂培养基，30～35℃ 培养不少于 5 天，依法检查(通则 1105)，1ml 供试品中需氧菌总数不得过 100cfu。

R2A 琼脂培养基处方及制备

酵母浸出粉	0.5g
蛋白胨	0.5g
酪蛋白水解物	0.5g
葡萄糖	0.5g
可溶性淀粉	0.5g
磷酸氢二钾	0.3g
无水硫酸镁	0.024g
丙酮酸钠	0.3g
琼脂	15g
纯化水	1000ml

除葡萄糖、琼脂外，取上述成分，混合，微温溶解，调节 pH 值使加热后在 25℃ 的 pH 值为 7.2±0.2，加入琼脂，加热溶化后，再加入葡萄糖，摇匀，分装，灭菌。

R2A 琼脂培养基适用性检查试验　照非无菌产品微生物限度检查：微生物计数法(通则 1105)中"计数培养基适用性检查"的胰酪大豆胨琼脂培养基的适用性检查方法进行，试验菌株为铜绿假单胞菌和枯草芽孢杆菌。应符合规定。

【类别】　溶剂、稀释剂。

【贮藏】　密闭保存。

环丙沙星

Huanbingshaxing

Ciprofloxacin

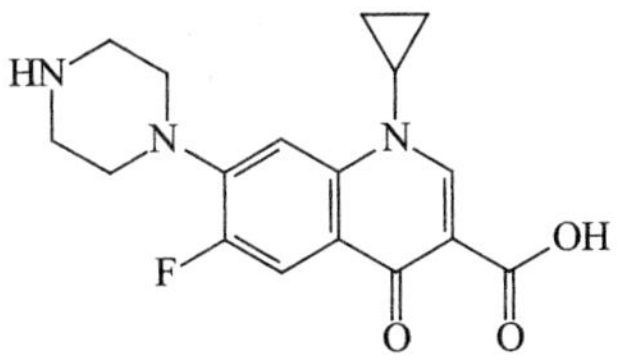

$C_{17}H_{18}FN_3O_3$　331.34

本品为 1-环丙基-6-氟-1,4-二氢-4-氧代-7-(1-哌嗪基)-3-喹啉羧酸。按干燥品计算,含 $C_{17}H_{18}FN_3O_3$ 应为 98.5%～102.0%。

【性状】 本品为白色至微黄色结晶性粉末;几乎无臭。

本品在醋酸中溶解,在乙醇中极微溶解,在水中几乎不溶。

【鉴别】 (1)在含量测定项下记录的色谱图中,供试品溶液主峰的保留时间应与对照品溶液主峰的保留时间一致。

(2)本品的红外光吸收图谱应与对照的图谱(光谱集 979 图)一致。

【检查】 **结晶性** 取本品少许,依法检查(通则 0981),应符合规定。

溶液的澄清度与颜色 取本品 0.10g,加 0.1mol/L 盐酸溶液 10ml 溶解后,溶液应澄清无色;如显色,与黄色或黄绿色 4 号标准比色液(通则 0901 第一法)比较,不得更深。

有关物质 照高效液相色谱法(通则 0512)测定。

供试品溶液　取本品约 25mg,精密称定,加 7%磷酸溶液 0.2ml 溶解后,用流动相 A 定量稀释制成每 1ml 中约含 0.5mg 的溶液。

对照溶液　精密量取供试品溶液适量,用流动相 A 定量稀释制成每 1ml 中约含 1μg 的溶液。

杂质 A 对照品溶液　取杂质 A 对照品约 15mg,精密称定,置 100ml 量瓶中,加 6mol/L 氨溶液 0.6ml 与水适量溶解,用水稀释至刻度,摇匀,精密量取 1ml,置 100ml 量瓶中,用流动相 A 稀释至刻度,摇匀。

系统适用性溶液　取氧氟沙星对照品、环丙沙星对照品和杂质Ⅰ对照品各适量,加流动相 A 溶解并稀释制成每 1ml 中约含氧氟沙星 5μg、环丙沙星 0.5mg 和杂质Ⅰ 10μg 的混合溶液。

灵敏度溶液　精密量取对照溶液适量,用流动相 A 定量稀释制成每 1ml 中约含 0.1μg 的溶液。

色谱条件　用十八烷基硅烷键合硅胶为填充剂;流动相 A 为 0.025mol/L 磷酸溶液-乙腈(87：13)(用三乙胺调节 pH 值至 3.0±0.1),流动相 B 为乙腈,按下表进行线性梯度洗脱;流速为每分钟 1.5ml;检测波长为 278nm 和 262nm;进样体积 20μl。

时间(分钟)	流动相 A(%)	流动相 B(%)
0	100	0
16	100	0
53	40	60
54	100	0
65	100	0

系统适用性要求　系统适用性溶液色谱图(278nm)中,环丙沙星的保留时间约为 12 分钟,氧氟沙星峰与环丙沙星峰和环丙沙星与杂质Ⅰ峰之间的分离度均应符合要求。杂质 E、杂质 B、杂质 C、杂质Ⅰ和杂质 D 峰的相对保留时间分别约为 0.3、0.6、0.7、1.1 和 1.2。灵敏度溶液色谱图中(278nm),主成分峰峰高的信噪比应大于 10。

测定法　精密量取供试品溶液、对照溶液和杂质 A 对照品溶液,分别注入液相色谱仪,记录色谱图。

限度　供试品溶液色谱图中如有杂质峰,杂质 A(262nm)按外标法以峰面积计算,不得过 0.3%;杂质 B、C、D 和 E(278nm)按校正后的峰面积计算(分别乘以校正因子 0.7、0.6、1.4 和 6.7),均不得大于对照溶液主峰面积(0.2%);其他单个杂质(278nm)峰面积不得大于对照溶液主峰面积(0.2%);各杂质(278nm)校正后峰面积的和不得大于对照溶液主峰面积的 2.5 倍(0.5%);小于灵敏度溶液主峰面积的峰忽略不计。

干燥失重 取本品,以五氧化二磷为干燥剂,在 120℃减压干燥 6 小时,减失重量不得过 1.0%(通则 0831)。

炽灼残渣 取本品 1.0g,置铂坩埚中,依法检查(通则 0841),遗留残渣不得过 0.1%。

重金属 取炽灼残渣项下遗留的残渣,依法检查(通则 0821),含重金属不得过百万分之二十。

【含量测定】 照高效液相色谱法(通则 0512)测定。

供试品溶液 取本品约 25mg,精密称定,加 7%磷酸溶液 0.2ml 溶解后,用流动相定量稀释制成每 1ml 中约含 0.1mg 的溶液。

对照品溶液 取环丙沙星对照品适量,精密称定,加 7%磷酸溶液 0.2ml 溶解后,用流动相定量稀释制成每 1ml 中约含 0.1mg 的溶液。

系统适用性溶液 取氧氟沙星对照品、环丙沙星对照品和杂质Ⅰ对照品各适量,加流动相溶解并稀释制成每 1ml 中约含氧氟沙星 5μg、环丙沙星 0.1mg 和杂质Ⅰ 10μg 的混合溶液。

色谱条件 用十八烷基硅烷键合硅胶为填充剂;以 0.025mol/L 磷酸溶液-乙腈(87：13)(用三乙胺调节 pH 值至 3.0±0.1)为流动相;流速为每分钟 1.5ml;检测波长为 278nm;进样体积 20μl。

系统适用性要求 系统适用性溶液色谱图中,环丙沙星的保留时间约为 12 分钟，氧氟沙星峰与环丙沙星峰之间、环丙沙星峰与杂质Ⅰ峰之间的分离度均应符合要求。

测定法　精密量取供试品溶液与对照品溶液，分别注入液相色谱仪，记录色谱图。按外标法以峰面积计算。

【类别】　喹诺酮类抗菌药。

【贮藏】　遮光，密封保存。

【制剂】　乳酸环丙沙星注射液

附：

杂质 A

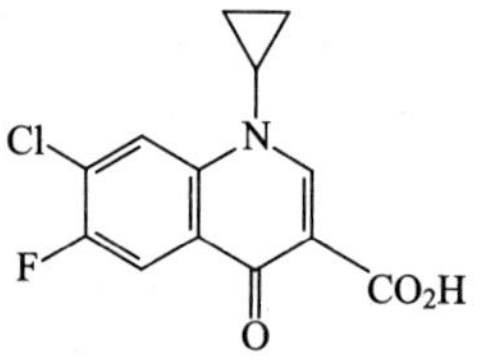

$C_{13}H_9ClFNO_3$　281.68

7-氯-1-环丙基-6-氟-4-氧代-1,4-二氢喹啉-3-羧酸

杂质 B

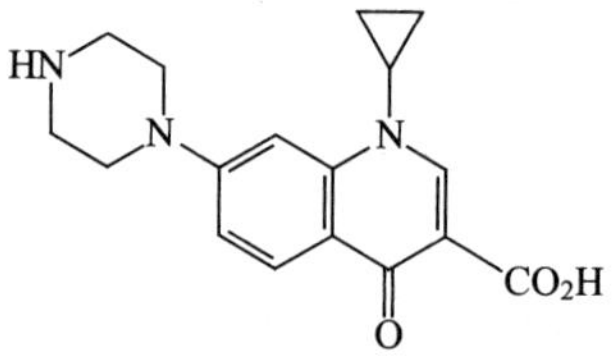

$C_{17}H_{19}N_3O_3$　313.35

1-环丙基-4-氧代-7-(1-哌嗪基)-1,4-二氢喹啉-3-羧酸

杂质 C

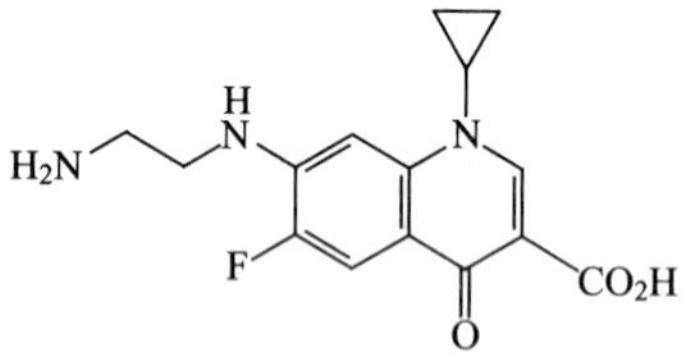

$C_{15}H_{16}FN_3O_3$　305.30

7-[(2-氨乙基)氨基]-1-环丙基-6-氟-4-氧代-1,4-二氢喹啉-3-羧酸

杂质 D

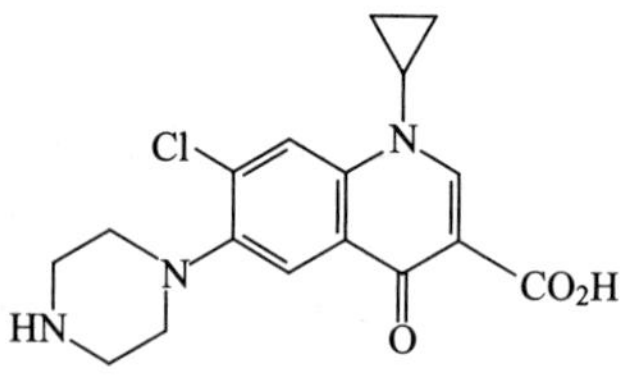

$C_{17}H_{18}ClN_3O_3$　347.80

7-氯-1-环丙基-4-氧代-6-(1-哌嗪基)-1,4-二氢喹啉-3-羧酸

杂质 E

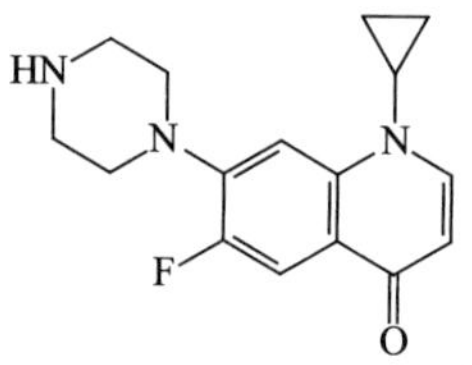

$C_{16}H_{18}FN_3O$　287.33

1-环丙基-6-氟-7-(哌嗪 1-基)喹啉-4-(1*H*)酮

杂质 I

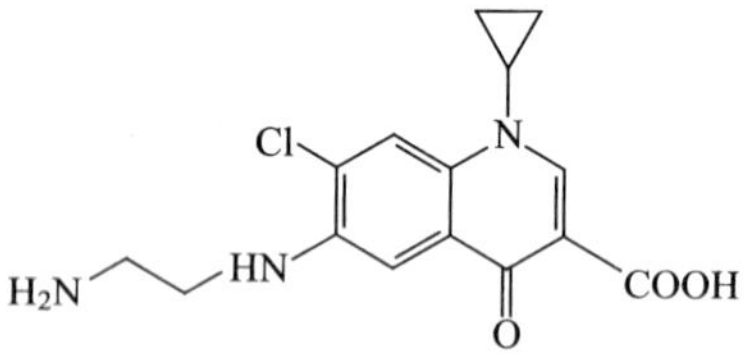

$C_{15}H_{16}ClN_3O_3$　321.76

1-环丙基-7-氯-6-[(2-氨乙基)氨基]-4-氧代-1,4-二氢喹啉-3-羧酸

乳酸环丙沙星注射液

Rusuan Huanbingshaxing Zhusheye

Ciprofloxacin Lactate Injection

本品为乳酸环丙沙星的灭菌水溶液。含乳酸环丙沙星按环丙沙星($C_{17}H_{18}FN_3O_3$)计算，应为标示量的 90.0%～110.0%。

【性状】　本品为淡黄色或淡黄绿色的澄明液体。

【鉴别】　(1)照薄层色谱法(通则 0502)试验。

供试品溶液　取本品适量，用乙醇稀释制成每 1ml 中约含环丙沙星 1mg 的溶液。

对照品溶液　取环丙沙星对照品适量，加 0.1mol/L 盐酸溶液适量(每 5mg 环丙沙星加 0.1mol/L 盐酸溶液 1ml)使溶解，用乙醇稀释制成每 1ml 中约含 1mg 的溶液。

系统适用性溶液　取环丙沙星对照品与氧氟沙星对照品各适量，加 0.1mol/L 盐酸溶液适量(每 5mg 环丙沙星加 0.1mol/L 盐酸溶液 1ml)使溶解，用乙醇稀释制成每 1ml 中各约含 1mg 的溶液。

色谱条件　采用硅胶 GF_{254} 薄层板，以乙酸乙酯-甲醇-浓氨溶液(5：6：2)为展开剂。

测定法　吸取上述三种溶液各 2μl，分别点于同一薄层板上，展开，取出，晾干，置紫外光灯(254nm 或 365nm)下检视。

系统适用性要求　系统适用性溶液应显两个完全分离的斑点。

结果判定　供试品溶液所显主斑点的位置和颜色应与对照品溶液主斑点的位置和颜色相同。

(2)在含量测定项下记录的色谱图中，供试品溶液主峰的保留时间应与对照品溶液主峰的保留时间一致。

(3)照薄层色谱法(通则 0502)试验。

供试品溶液　量取本品适量，用水定量稀释制成每 1ml 中约含环丙沙星 10mg 的溶液

对照品溶液　取乳酸适量，用水定量稀释制成每 1ml 中约含乳酸 5.5mg 的溶液。

系统适用性溶液　取乳酸、琥珀酸和马来酸适量，加水溶解并稀释制成每 1ml 中约含乳酸 5.5mg、琥珀酸 2.6mg 和马来酸 2.6mg 的混合溶液。

色谱条件　采用硅胶 G 薄层板，以甲苯-乙酸乙酯-乙醚-甲酸(6：3：2：1)为展开剂。

测定法　吸取上述三种溶液各 5μl，分别点于同一薄层板上，展开，取出，晾干，在 105℃加热 20 分钟后，放冷，喷以显色剂(含 0.075%溴甲酚绿和 0.025%溴酚蓝的无水乙醇溶液)显色。

系统适用性要求　系统适用性溶液应显三个完全分离的斑点。

结果判定　供试品溶液所显主斑点的位置和颜色应与对照品溶液主斑点的位置和颜色相同。

(4)取本品适量，用流动相定量稀释制成每 1ml 中含环丙沙星 0.5mg(约相当于乳酸 0.13mg)的溶液，作为供试品溶液；另取乳酸适量，用流动相定量稀释制成每 1ml 中约含乳酸 0.13mg 的溶液，作为对照品溶液。照含量测定项下的色谱条件，检测波长为 210nm，精密量取供试品溶液和对照品溶液各 20μl，分别注入液相色谱仪，记录色谱图，供试品溶液应有与对照品溶液主峰保留时间一致的色谱峰，且峰面积应不小于对照品溶液主峰面积。

以上(1)和(2)两项可选做一项，(3)和(4)两项可选做一项。

【检查】 **pH 值**　应为 3.5～4.5(通则 0631)。

颜色　量取本品适量，用 0.1mol/L 盐酸溶液制成每 1ml 中含环丙沙星 2mg 的溶液，照紫外-可见分光光度法(通则 0401)，在 450nm 的波长处测定，吸光度不得过 0.03。

有关物质　照高效液相色谱法(通则 0512)测定。

供试品溶液　精密量取本品适量，用流动相 A 定量稀释制成每 1ml 中约含环丙沙星 0.5mg 的溶液。

对照溶液　精密量取供试品溶液适量，用流动相 A 定量稀释制成每 1ml 中约含环丙沙星 1μg 的溶液。

灵敏度溶液　精密量取对照溶液适量，用流动相 A 定量稀释制成每 1ml 中约含环丙沙星 0.1μg 的溶液。

杂质 A 对照品溶液、系统适用性溶液、色谱条件、系统适用性要求与测定法　见环丙沙星有关物质项下。

限度　供试品溶液的色谱图中如有杂质峰(除乙二胺四醋酸峰外)，杂质 A(262nm)按外标法以峰面积计算，不得过标示量的 0.3%；杂质 C(278nm)按校正后的峰面积计算(乘以校正因子 0.6)，不得大于对照溶液主峰面积的 2.5 倍(0.5%)；杂质 B、D 和 E(278nm)按校正后的峰面积计算(分别乘以校正因子 0.7、1.4 和 6.7)，均不得大于对照溶液主峰面积(0.2%)；其他单个杂质(278nm)峰面积不得大于对照溶液主峰面积(0.2%)；各杂质(278nm)校正后峰面积的和不得大于对照溶液主峰面积的 3.5 倍(0.7%)；小于灵敏度溶液主峰面积的峰忽略不计。

细菌内毒素　取本品，依法检查(通则 1143)，每 1mg 环丙沙星中含内毒素的量应小于 0.75EU。

无菌　取本品，用 0.1%无菌蛋白胨水溶液稀释制成每 1ml 中含环丙沙星 50mg 的溶液，经薄膜过滤法处理，用 0.1%无菌蛋白胨水溶液分次冲洗(每膜不少于 900ml)，以大肠埃希菌为阳性对照菌，依法检查(通则 1101)，应符合规定。

其他　应符合注射剂项下有关的各项规定(通则 0102)。

【含量测定】　照高效液相色谱法(通则 0512)测定。

供试品溶液　精密量取本品适量，用流动相定量稀释制成每 1ml 中约含环丙沙星 0.1mg 的溶液。

对照品溶液、系统适用性溶液、色谱条件与系统适用性要求　见环丙沙星含量测定项下。

测定法　见环丙沙星含量测定项下。按外标法以峰面积计算供试品中 $C_{17}H_{18}FN_3O_3$ 的含量。

【类别】　同环丙沙星。

【规格】　按 $C_{17}H_{18}FN_3O_3$ 计　(1)2ml：0.1g　(2)5ml：0.1g　(3)5ml：0.2g　(4)10ml：0.1g　(5)20ml：0.2g

【贮藏】　遮光，在阴凉处保存。

环吡酮胺

Huanbitong'an

Ciclopirox Olamine

$C_{12}H_{17}NO_2 \cdot C_2H_7NO$　268.36

本品为 4-甲基-6-环己基-1-羟基-2(1*H*)-吡啶酮与 2-氨基乙醇的复盐。按干燥品计算，含 $C_{12}H_{17}NO_2$ 应为 75.7%～78.0%；含 C_2H_7NO 应为 22.3%～23.0%。

【性状】　本品为白色结晶性粉末；无臭。

本品在甲醇、乙醇中易溶，在二甲基甲酰胺或水中略溶，在乙醚中微溶。

【鉴别】 (1)取本品约10mg,加水5ml溶解后,加茚三酮试液2滴,煮沸,溶液显蓝紫色。

(2)照薄层色谱法(通则0502)试验。

供试品溶液 取本品适量,加甲醇溶解并稀释制成每1ml中约含4mg的溶液。

对照品溶液 取环吡酮胺对照品适量,加甲醇溶解并稀释制成每1ml中约含4mg的溶液。

色谱条件 采用硅胶 GF_{254} 薄层板,以苯-乙醇-冰醋酸-*N*,*N*-二甲基甲酰胺(90∶8∶1∶1)为展开剂。

测定法 吸取供试品溶液与对照品溶液各10μl,分别点于同一薄层板上,展开,晾干,置紫外光灯(254nm)下检视。

结果判定 供试品溶液所显主斑点的位置和颜色应与对照品溶液的主斑点相同。

(3)取本品,加乙醇溶解并稀释制成每1ml中约含20μg的溶液,照紫外-可见分光光度法(通则0401)测定,在304nm与231nm的波长处有最大吸收。

(4)本品的红外光吸收图谱应与对照的图谱(光谱集1258图)一致。

【检查】 **碱度** 取本品0.20g,加水20ml使溶解,依法测定(通则0631),pH值应为8.0～9.0。

甲醇溶液的澄清度与颜色 取本品1.0g,加甲醇溶解并稀释至10ml,溶液应澄清无色;如显色,与黄色2号标准比色液(通则0901第一法)比较,不得更深。

有关物质 照高效液相色谱法(通则0512)测定。避光操作,并尽量减少与本品直接接触材料(如色谱柱、试剂、溶剂等)中的金属离子,如为新色谱柱,先用冰醋酸-乙酰丙酮-水-乙腈(1∶1∶500∶500)冲洗15小时以上,再用流动相冲洗至少5小时,流速为每分钟0.2ml。

供试品溶液 取本品适量(约相当于环吡酮30mg),置20ml量瓶中,加含冰醋酸20μl、乙腈2ml与流动相15ml的混合溶液使溶解(必要时超声助溶),用流动相稀释至刻度,摇匀。

对照溶液 精密量取供试品溶液1ml,置200ml量瓶中,用乙腈-流动相(1∶9)稀释至刻度,摇匀。

色谱条件 用氰基键合硅胶为填充剂;以乙腈-0.096%乙二胺四醋酸二钠溶液-冰醋酸(230∶770∶0.1)为流动相;流速为每分钟0.7ml;检测波长为220nm与298nm;进样体积10μl。

系统适用性要求 供试品溶液色谱图中,环吡酮峰的拖尾因子应在0.8～2.0之间;环吡酮峰保留时间应在8～11分钟之间。

测定法 精密量取供试品溶液与对照溶液,分别注入液相色谱仪,记录色谱图至环吡酮峰保留时间的2.5倍。

限度 供试品溶液色谱图(220nm与298nm)中如有杂质峰,除2-氨基乙醇峰外,各杂质峰面积的和均不得大于对应波长下对照溶液的主峰面积(0.5%)。

干燥失重 取本品,置五氧化二磷干燥器中,室温减压干燥至恒重,减失重量不得过1.0%(通则0831)。

炽灼残渣 取本品1.0g,依法检查(通则0841),遗留残渣不得过0.1%。

重金属 取炽灼残渣项下遗留的残渣,依法检查(通则0821第二法),含重金属不得过百万分之二十。

【含量测定】 **环吡酮** 取本品约0.3g,精密称定,加*N*,*N*-二甲基甲酰胺40ml,使溶解,加1%麝香草酚蓝甲醇指示液2滴,在氮气流中用甲醇锂滴定液(0.1mol/L)滴定至溶液显蓝色,并将滴定的结果用空白试验校正。每1ml甲醇锂滴定液(0.1mol/L)相当于20.73mg的 $C_{12}H_{17}NO_2$。

2-氨基乙醇 取本品约0.3g,精密称定,加甲醇20ml,使溶解,加溴甲酚绿指示液3滴,用盐酸滴定液(0.1mol/L)滴定至溶液显黄色,并将滴定的结果用空白试验校正。每1ml盐酸滴定液(0.1mol/L)相当于6.108mg的 C_2H_7NO。

【类别】 抗真菌药。

【贮藏】 遮光,密封保存。

【制剂】 环吡酮胺乳膏

环吡酮胺乳膏

Huanbitong'an Rugao

Ciclopirox Olamine Cream

本品含环吡酮胺($C_{12}H_{17}NO_2 \cdot C_2H_7NO$)应为标示量的90.0%～110.0%。

【性状】 本品为乳白色乳膏。

【鉴别】 (1)取本品约0.1g,加茚三酮试液2ml,搅拌,煮沸即显蓝紫色。

(2)取本品4g,加甲醇10ml,置温水浴中加热使环吡酮胺溶解,置冰水浴中冷却,滤过,滤液作为供试品溶液;另取环吡酮胺对照品4mg,加甲醇1ml使溶解,作为对照品溶液。照环吡酮胺鉴别(2)试验,显相同的结果。

(3)取本品4g,置50ml离心管中,加0.5mol/L氢氧化钠溶液10ml与氯化钠1g,强烈振摇,用三氯甲烷10ml提取并离心3次,水层置分液漏斗中,加10mol/L盐酸溶液使石蕊试纸恰显红色,再加0.5mol/L盐酸溶液1ml,用三氯甲烷提取2次,每次15ml,合并提取液,减压蒸干,放冷。取残渣约10mg,加乙醇溶解并转移至100ml量瓶,用乙醇稀释至刻度,摇匀。滤过,取续滤液5ml,置25ml量瓶中,用乙醇稀释至刻度,摇匀,照紫外-可见分光光度法(通则0401)测定,在304nm与231nm±3nm的波长处有最大吸收。

【检查】 **酸碱度** 取本品约3.5g,加pH值6～7的沸水15ml,搅拌,置水浴上加热10分钟,放冷,依法测定(通则0631),pH值为5.0～8.0。

其他 应符合乳膏剂项下有关的各项规定(通则0109)。

【含量测定】 照紫外-可见分光光度法(通则 0401)测定。

供试品溶液 取本品适量(约相当于环吡酮胺 30mg),精密称定,加甲醇 25ml,在温水浴中加热使环吡酮胺溶解,再置冰水中冷却,滤过,同法提取 3 次,合并滤液,置 100ml 量瓶中,用甲醇稀释至刻度,摇匀,精密量取 5ml,置 25ml 棕色量瓶中,加甲醇 15ml,摇匀,精密加硫酸亚铁溶液(取硫酸亚铁 0.6g,加冰醋酸 0.6ml,加水溶解并稀释至 25ml,摇匀)1.5ml,摇匀,用甲醇稀释至刻度,摇匀,置暗处放置 1 小时。

对照品溶液 取环吡酮胺对照品约 30mg,精密称定,置 100ml 量瓶中,加甲醇适量使溶解,并稀释至刻度,摇匀,自“精密量取 5ml”起,照上述供试品溶液同法操作。

测定法 取供试品溶液与对照品溶液,在 440nm 的波长处分别测定吸光度,计算。

【类别】 同环吡酮胺。

【规格】 (1)10g∶0.1g　(2)15g∶0.15g

【贮藏】 遮光,密封,在阴凉处保存。

环　孢　素

Huanbaosu

Ciclosporin

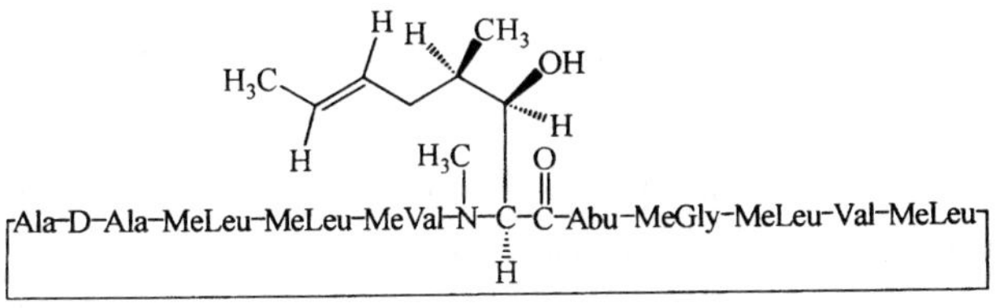

Ala-D-Ala-MeLeu-MeLeu-MeVal-N-C-C-Abu-MeGly-MeLeu-Val-MeLeu

$C_{62}H_{111}N_{11}O_{12}$　1202.63

本品为环[[(*E*)-(2*S*,3*R*,4*R*)-3-羟基-4-甲基-2-(甲氨基)-6-辛烯酰]-L-2-氨基丁酰-*N*-甲基甘氨酰-*N*-甲基-L-亮氨酰-L-缬氨酰-*N*-甲基-L-亮氨酰-L-丙氨酰-D-丙氨酰-*N*-甲基-L-亮氨酰-*N*-甲基-L-亮氨酰-*N*-甲基-L-缬氨酰]。按干燥品计算,含环孢素($C_{62}H_{111}N_{11}O_{12}$)不得少于 98.5%。

【性状】 本品为白色或类白色粉末;无臭。

本品在甲醇、乙醇或乙腈中极易溶解,在乙酸乙酯中易溶,在丙酮或乙醚中溶解,在水中几乎不溶。

比旋度 取本品,精密称定,加甲醇溶解并定量稀释制成每 1ml 中约含 10mg 的溶液,依法测定(通则 0621),比旋度为 −185°至 −193°。

【鉴别】 (1)取本品约 5mg,加甲醇 5ml 溶解,加高锰酸钾试液 1 滴,放置,紫红色应逐渐消失。

(2)在含量测定项下记录的色谱图中,供试品溶液主峰的保留时间应与对照品溶液主峰的保留时间一致。

(3)本品的红外光吸收图谱应与对照的图谱(光谱集 784 图)一致。

【检查】 **有关物质** 照高效液相色谱法(通则 0512)测定。

供试品溶液 取本品适量,精密称定,加 50%乙腈溶液溶解并定量稀释制成每 1ml 中约含 2.5mg 的溶液。

对照品溶液 取环孢素对照品,精密称定,加 50%乙腈溶液溶解并定量稀释制成每 1ml 中约含 25μg 的溶液。

系统适用性溶液 取环孢素系统适用性对照品适量,加 50%乙腈溶液溶解并稀释制成每 1ml 中含 2.5mg 的溶液。

色谱条件 用十八烷基硅烷键合硅胶为填充剂(柱前连接 Φ0.25mm×1000mm 的不锈钢管);以乙腈-水-叔丁基甲醚-磷酸(430∶520∶50∶1)为流动相;不锈钢管和柱温 70℃;检测波长为 210nm;进样体积 20μl。

系统适用性要求 系统适用性溶液的色谱图应与标准图谱一致。

测定法 精密量取供试品溶液与对照品溶液,分别注入液相色谱仪,记录色谱图至主成分峰保留时间的 2 倍。

限度 供试品溶液色谱图中如有杂质峰,按外标法以环孢素峰面积计算,单个杂质不得过 0.7%,杂质总量不得过 1.5%,小于对照溶液主峰面积 0.05 倍的峰忽略不计。

干燥失重 取本品 0.5g,以五氧化二磷为干燥剂,在 60℃减压干燥 3 小时,减失重量不得过 2.0%(通则 0831)。

重金属 取本品 0.5g,依法检查(通则 0821 第二法),含重金属不得过百万分之二十。

【含量测定】 照高效液相色谱法(通则 0512)测定。

供试品溶液 取本品适量,精密称定,加 50%乙腈溶液溶解并定量稀释制成每 1ml 中约含 1.25mg 的溶液。

对照品溶液 取环孢素对照品适量,精密称定,加 50%乙腈溶液溶解并定量稀释制成每 1ml 中约含 1.25mg 的溶液。

系统适用性溶液、色谱条件与系统适用性要求 见有关物质项下。

测定法 精密量取供试品溶液与对照品溶液,分别注入液相色谱仪,记录色谱图。按外标法以峰面积计算。

【类别】 免疫抑制剂。

【贮藏】 遮光,密封保存。

【制剂】 环孢素口服溶液

环孢素口服溶液

Huanbaosu Koufurongye

Ciclosporin Oral Solution

本品含环孢素($C_{62}H_{111}N_{11}O_{12}$)应为标示量的 90.0%～110.0%。

【性状】 本品为淡黄色或黄色的澄清油状液体。

【鉴别】 (1)照薄层色谱法(通则 0502)试验。

供试品溶液 取本品适量,加 20%三氯甲烷的甲醇溶液制成每 1ml 中约含环孢素 1mg 的溶液。

对照品溶液　取环孢素对照品适量，加20%三氯甲烷的甲醇溶液制成每1ml中约含1mg的溶液。

色谱条件　采用硅胶G薄层板，以乙醚为展开剂1，以乙酸乙酯-丁酮-水-甲醇(60：40：2：1)为展开剂2。

测定法　吸取供试品溶液与对照品溶液各10μl，分别点于同一薄层板上，以展开剂1展开后，晾干，移置另一展开缸内，以展开剂2展开后，晾干，先喷以碘化铋钾试液，再立即喷以过氧化氢试液显色。

结果判定　供试品溶液所显主斑点的位置和颜色应与对照品溶液主斑点的位置和颜色相同。

(2)在含量测定项下记录的色谱图中，供试品溶液主峰的保留时间应与对照品溶液主峰的保留时间一致。

以上(1)、(2)两项可选做一项。

【检查】 **乙醇量**　取供试品溶液与乙醇适量，用丁醇定量稀释至一定浓度，依法检查(通则0711)，乙醇含量应为标示量的80.0%～120.0%。

其他　应符合口服溶液剂项下有关的各项规定(通则0123)。

【含量测定】 照高效液相色谱法(通则0512)测定

供试品溶液　取本品适量，精密称定，加20%三氯甲烷的甲醇溶液定量稀释制成每1ml中约含环孢素1mg的溶液。

对照品溶液　取环孢素对照品适量，精密称定，加20%三氯甲烷的甲醇溶液定量稀释制成每1ml中约含1mg的溶液。

色谱条件　用十八烷基硅烷键合硅胶为填充剂；以乙腈-水-甲醇-磷酸(550：400：50：0.5)为流动相；柱温为50～70℃；检测波长为210nm；进样体积20μl。

系统适用性溶液与系统适用性要求　见环孢素含量测定项下。

测定法　精密量取供试品溶液与对照品溶液，分别注入液相色谱仪，记录色谱图，按外标法以峰面积计算，并照相对密度测定法(通则0601)，在与含量测定相同温度下测得的密度进行换算。

【类别】 同环孢素。

【规格】 50ml：5g

【贮藏】 遮光，密封，在阴凉处保存。

环扁桃酯

Huanbiantaozhi

Cyclandelate

$C_{17}H_{24}O_3$　276.37

本品为3,3,5-三甲基环己醇-α-苯基-α-羟基乙酸酯。按干燥品计算，含$C_{17}H_{24}O_3$不得少于98.0%。

【性状】 本品为白色或类白色的无定形粉末；有特臭，味苦。

本品在乙醇或丙酮中极易溶解，在水中几乎不溶。

熔点　本品的熔点(通则0612)为50～62℃，熔距在7℃以内。

【鉴别】 (1)取本品，加乙醇溶解并稀释制成每1ml中约含0.5mg的溶液，照紫外-可见分光光度法(通则0401)测定，在252nm、258nm与264nm的波长处有最大吸收。

(2)本品的红外光吸收图谱应与对照的图谱(光谱集217图)一致。

【检查】 **酸度**　取本品1.0g，加中性乙醇(对酚酞指示液显中性)20ml溶解后，加酚酞指示液数滴，用氢氧化钠滴定液(0.1mol/L)滴定至显微红色，消耗氢氧化钠滴定液(0.1mol/L)不得过0.35ml。

乙醇溶液的澄清度　取本品1.0g，加乙醇10ml，溶解后溶液应澄清无色；如显浑浊，与1号浊度标准液(通则0902第一法)比较，不得更浓。

有关物质　照高效液相色谱法(通则0512)测定。

供试品溶液　取本品，加流动相溶解并稀释制成每1ml中约含1mg的溶液。

对照溶液　精密量取供试品溶液适量，用流动相定量稀释制成每1ml中约含30μg的溶液。

系统适用性溶液　分别取环扁桃酯与邻苯二甲酸二环己酯各适量，加乙腈适量使溶解，用流动相稀释制成每1ml中分别约含1mg的溶液，取上述两种溶液各适量，用流动相稀释制成每1ml中分别含0.2mg的混合溶液。

色谱条件　用十八烷基硅烷键合硅胶为填充剂；以乙腈-水(4：1)为流动相；检测波长为228nm；进样体积10μl。

系统适用性要求　系统适用性溶液色谱图中，理论板数按环扁桃酯峰计算不低于3000，环扁桃酯峰与邻苯二甲酸二环己酯峰之间的分离度应大于7.0。

测定法　精密量取供试品溶液与对照溶液，分别注入液相色谱仪，记录色谱图至主成分峰保留时间的3倍。

限度　供试品溶液的色谱图中如有杂质峰，各杂质峰面积的和不得大于对照溶液的主峰面积(3.0%)。

残留溶剂　照残留溶剂测定法(通则0861第二法)测定。

供试品溶液　取本品约0.5g，精密称定，置20ml顶空瓶中，精密加入*N*,*N*-二甲基甲酰胺10ml使溶解，密封。

对照品溶液　取环己烷适量，精密称定，用*N*,*N*-二甲基甲酰胺定量稀释制成每1ml中约含0.19mg的溶液，精密量取10ml，置20ml顶空瓶中，密封。

色谱条件　以6%氰丙基苯基-94%二甲基聚硅氧烷(或极性相近)为固定液；起始温度为40℃，维持5分钟，以每分钟45℃的速率升温至150℃，维持3分钟；进样口温度为200℃；检测器温度为250℃；顶空瓶平衡温度为80℃，平衡时间为30

分钟。

测定法　取供试品溶液与对照品溶液分别顶空进样，记录色谱图。

限度　按外标法以峰面积计算，环己烷的残留量应符合规定。

干燥失重　取本品，置五氧化二磷干燥器中，减压干燥至恒重，减失重量不得过0.5%（通则0831）。

炽灼残渣　取本品1.0g，依法检查（通则0841），遗留残渣不得过0.1%。

重金属　取炽灼残渣项下遗留的残渣，依法检查（通则0821第二法），含重金属不得过百万分之二十。

【含量测定】　照高效液相色谱法（通则0512）测定。

供试品溶液　取本品适量，精密称定，加流动相溶解并定量稀释制成每1ml中约含0.2mg的溶液。

对照品溶液　取环扁桃酯对照品，精密称定，加流动相溶解并定量稀释制成每1ml中约含0.2mg的溶液。

系统适用性溶液、色谱条件与系统适用性要求　见有关物质项下。

测定法　精密量取供试品溶液与对照品溶液，分别注入液相色谱仪，记录色谱图。按外标法以峰面积计算。

【类别】　血管扩张药。

【贮藏】　遮光，密封保存。

【制剂】　环扁桃酯胶囊

环扁桃酯胶囊

Huanbiantaozhi Jiaonang

Cyclandelate Capsules

本品含环扁桃酯（$C_{17}H_{24}O_3$）应为标示量的90.0%～110.0%。

【鉴别】　（1）在含量测定项下记录的色谱图中，供试品溶液主峰的保留时间应与对照品溶液主峰的保留时间一致。

（2）取本品内容物适量（约相当于环扁桃酯25mg），加乙醇溶解并稀释制成每1ml中含环扁桃酯0.5mg的溶液，滤过，取滤液，照紫外-可见分光光度法（通则0401）测定，在252nm、258nm与264nm的波长处有最大吸收。

【检查】　**溶出度**　照溶出度与释放度测定法（通则0931第二法）测定。

溶出条件　以0.5%十二烷基硫酸钠溶液1000ml为溶出介质，转速为每分钟75转，依法操作，经60分钟时取样。

供试品溶液　取溶出液滤过，取续滤液。

对照品溶液　取环扁桃酯对照品约10mg，置100ml量瓶中，加乙醇5ml溶解后，用溶出介质稀释至刻度，摇匀。

系统适用性溶液、色谱条件与系统适用性要求　见含量测定项下。

测定法　见含量测定项下。计算出每粒的溶出量。

限度　标示量的60%，应符合规定。

其他　应符合胶囊剂项下有关的各项规定（通则0103）。

【含量测定】　照高效液相色谱法（通则0512）测定。

供试品溶液　取装量差异项下的内容物，混合均匀，精密称取适量（约相当于环扁桃酯0.1g），置100ml量瓶中，加流动相适量，振摇使环扁桃酯溶解并稀释至刻度，摇匀，滤过，精密量取续滤液5ml，置25ml量瓶中，用流动相稀释至刻度，摇匀。

对照品溶液、系统适用性溶液、色谱条件、系统适用性要求与测定法　见环扁桃酯含量测定项下。

【类别】【贮藏】　同环扁桃酯。

【规格】　0.1g

环 磷 酰 胺

Huanlinxian'an

Cyclophosphamide

$C_7H_{15}Cl_2N_2O_2P \cdot H_2O$　279.10

本品为*P*-［*N*,*N*-双（*β*-氯乙基）］-1-氧-3-氮-2-磷杂环己烷-*P*-氧化物一水合物。按无水物计算，含$C_7H_{15}Cl_2N_2O_2P$应为98.0%～102.0%。

【性状】　本品为白色结晶或结晶性粉末；失去结晶水即液化。

本品在乙醇中易溶，在水或丙酮中溶解。

熔点　取本品，不经干燥，依法测定（通则0612），熔点为48.5～52℃。

【鉴别】　（1）取本品约0.1g与无水碳酸钠1g，置坩埚中混匀，加热熔融后，放冷，加水20ml使溶解，滤过；滤液加硝酸使成酸性后，显氯化物鉴别（1）的反应与磷酸盐的鉴别反应（通则0301）。

（2）在含量测定项下记录的色谱图中，供试品溶液主峰的保留时间应与对照品溶液主峰的保留时间一致。

（3）本品的红外光吸收图谱应与对照的图谱（光谱集218图）一致。

【检查】　**酸度**　取本品0.20g，加水10ml使溶解，立即依法测定（通则0631），pH值应为4.5～6.5。

溶液的澄清度与颜色　取本品0.20g，加水10ml使溶解，溶液应澄清无色；如显浑浊，与1号浊度标准液（通则0902第一法）比较，不得更浓；如显色，与黄色1号标准比色液（通则0901第一法）比较，不得更深。（供注射用）

氯化物　取本品0.40g，依法检查（通则0801），立即观察，与标准氯化钠溶液7.2ml制成的对照液比较，不得更浓（0.018%）。

磷酸盐　取本品 0.10g，加水 100ml 使溶解，加钼酸铵溶液（取钼酸铵 2.5g，加水 20ml，加热使溶解；另取水 50ml，加硫酸 28ml，摇匀，放冷，将上述两种溶液混合，摇匀，加水稀释至 100ml）4ml，加酸性氯化亚锡溶液（临用前，取酸性氯化亚锡试液 1ml，加 2mol/L 盐酸溶液 10ml，摇匀）0.1ml，摇匀，放置 10 分钟，如显色，与取标准磷酸盐溶液（取磷酸二氢钾适量，加水溶解并稀释制成每 1ml 中含磷酸 5μg 的溶液）2ml，加水 98ml，同法操作制成的对照溶液比较，不得更深（0.01%）。

有关物质　照薄层色谱法（通则 0502）试验。

供试品溶液　取本品，加乙醇溶解并稀释制成每 1ml 中约含 20mg 的溶液。

对照溶液　精密量取供试品溶液适量，用乙醇定量稀释制成每 1ml 中含 0.2mg 的溶液。

色谱条件　采用硅胶 G 薄层板，用丁酮-水-丙酮-无水甲酸（80∶12∶4∶2）为展开剂。

测定法　吸取供试品溶液与对照溶液各 10μl，分别点于同一薄层板上，展开，在暖气流下晾干后，置 110℃ 加热 10 分钟。取另一展开缸，在底部放一小烧杯，加等体积的 5% 高锰酸钾溶液与盐酸，将加热后的薄层板趁热放入此展开缸中，盖上盖子，在氯气中放置 2 分钟，取出。将薄层板置冷气流下，除去多余的氯气，直至在点样处的下方，滴碘化钾淀粉溶液（取碘化钾 0.75g，加水 100ml 使溶解，加热至沸，边搅拌边加入已加可溶性淀粉 0.5g 的水 35ml，煮沸 2 分钟）1 滴后，薄层板仅显极浅的蓝色（避免薄层板过长时间地置于冷气流下）。喷以碘化钾淀粉溶液，放置 5 分钟后，立即检视。

限度　供试品溶液如显杂质斑点（除原点外），其颜色与对照溶液的主斑点比较，不得更深。

水分　取本品，照水分测定法（通则 0832 第一法 1）测定，含水分应为 6.0%～7.0%。

重金属　取本品 1.0g，依法检查（通则 0821 第一法），含重金属不得过百万分之二十。

无菌　取本品，用适宜溶剂溶解后，经薄膜过滤法处理，依法检查（通则 1101），应符合规定。（供无菌分装用）

【含量测定】　照高效液相色谱法（通则 0512）测定。

供试品溶液　取本品约 25mg，精密称定，置 50ml 量瓶中，加流动相溶解并稀释至刻度，摇匀。

对照品溶液　取环磷酰胺对照品约 25mg，精密称定，置 50ml 量瓶中，加流动相溶解并稀释至刻度，摇匀。

色谱条件　用十八烷基硅烷键合硅胶为填充剂；以乙腈-水（36∶65）为流动相；检测波长为 195nm；进样体积为 20μl。

系统适用性要求　理论板数按环磷酰胺峰计算不低于 2000。

测定法　精密量取供试品溶液与对照品溶液，分别注入液相色谱仪，记录色谱图。按外标法以峰面积计算。

【类别】　抗肿瘤药。

【贮藏】　遮光，密封（供口服用）或严封（供注射用），在 30℃ 以下保存。

【制剂】　（1）环磷酰胺片　（2）注射用环磷酰胺

环磷酰胺片

Huanlinxian'an Pian

Cyclophosphamide Tablets

本品含环磷酰胺（$C_7H_{15}Cl_2N_2O_2P \cdot H_2O$）应为标示量的 90.0%～110.0%。

【性状】　本品为糖衣片，除去包衣后显白色。

【鉴别】　（1）取本品，除去包衣，研细，取细粉适量（约相当于环磷酰胺 0.2g），用乙醚提取，滤过；滤液除去乙醚后，残渣照环磷酰胺项下的鉴别（1）、（3）项试验，显相同的结果。

（2）在含量测定项下记录的色谱图中，供试品溶液主峰的保留时间应与对照品溶液主峰的保留时间一致。

【检查】　**酸度**　取本品细粉适量（约相当于环磷酰胺 0.25g），加水 20ml，振摇使环磷酰胺溶解，滤过，滤液加酚酞指示液数滴，用氢氧化钠滴定液（0.1mol/L）滴定，不得过 0.25ml。

有关物质　照薄层色谱法（通则 0502）试验。

供试品溶液　取本品细粉适量（约相当于环磷酰胺 0.2g），加三氯甲烷 50ml，振摇 15 分钟使环磷酰胺溶解，滤过，蒸干滤液，加乙醇 10ml 使残渣溶解。

对照溶液　精密量取供试品溶液适量，用乙醇定量稀释制成每 1ml 中含环磷酰胺 0.2mg 的溶液。

色谱条件、测定法与限度　见环磷酰胺有关物质项下。

其他　应符合片剂项下有关的各项规定（通则 0101）。

【含量测定】　照高效液相色谱法（通则 0512）测定。

供试品溶液　取本品 20 片，除去包衣，精密称定，研细，精密称取适量（约相当于环磷酰胺 0.1g），置 100ml 量瓶中，加水 50ml，超声 10 分钟，放冷，用水稀释至刻度，摇匀，滤过，精密量取续滤液 25ml，置 50ml 量瓶中，用流动相稀释至刻度，摇匀。

对照品溶液、色谱条件、系统适用性要求与测定法　见环磷酰胺含量测定项下。

【类别】　同环磷酰胺。

【规格】　50mg

【贮藏】　遮光，密封，在 30℃ 以下保存。

注射用环磷酰胺

Zhusheyong Huanlinxian'an

Cyclophosphamide for Injection

本品为环磷酰胺的灭菌结晶或粉末。按平均装量计算，含环磷酰胺（$C_7H_{15}Cl_2N_2O_2P \cdot H_2O$）应为标示量的95.0%～105.0%。

【性状】 本品为白色结晶或结晶性粉末。

【鉴别】 取本品，照环磷酰胺项下的鉴别试验，显相同的反应。

【检查】 **氯化物** 取本品1瓶，加水溶解使成10ml，迅速加稀硝酸10ml和硝酸银试液1ml，摇匀，依法检查（通则0801），立即与标准氯化钠溶液1.8ml（0.1g规格）或3.6ml（0.2g规格）制成的对照液（加水使成10ml，加稀硝酸10ml和硝酸银试液1ml，摇匀，在暗处放置5分钟）比较，不得更浓（0.018%）。

酸度与水分 照环磷酰胺项下的方法检查，均应符合规定。

有关物质 照薄层色谱法（通则0502）试验。

供试品溶液 取装量差异项下的内容物适量，加乙醇溶解并制成每1ml中约含环磷酰胺20mg的溶液。

对照溶液 精密量取供试品溶液适量，用乙醇定量稀释制成每1ml中含0.2mg的溶液。

色谱条件、测定法与限度 见环磷酰胺有关物质项下。

细菌内毒素 取本品，依法检查（通则1143），每1mg环磷酰胺中含内毒素的量应小于0.17EU。

其他 应符合注射剂项下有关的各项规定（通则0102）。

【含量测定】 照高效液相色谱法（通则0512）测定。

供试品溶液 取装量差异项下的内容物约25mg，精密称定，置50ml量瓶中，加流动相溶解并稀释至刻度，摇匀。

对照品溶液、色谱条件、系统适用性要求与测定法 见环磷酰胺含量测定项下。

【类别】 同环磷酰胺。

【规格】 (1)0.1g　(2)0.2g

【贮藏】 遮光，密闭，在30℃以下保存。

环磷腺苷

Huanlinxian'gan

Adenosine Cyclophosphate

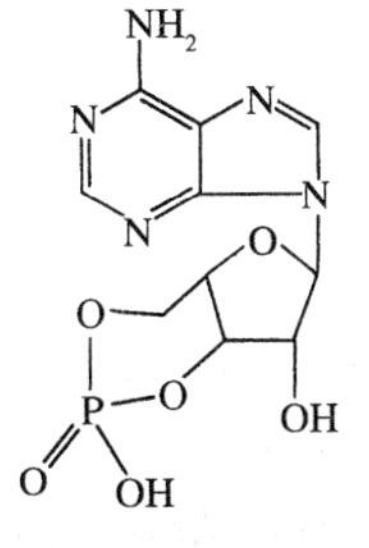

$C_{10}H_{12}N_5O_6P$　329.21

本品为6-氨基-9-β-D-呋喃核糖基-9*H*-嘌呤-4′,5′-环磷酸氢酯。按干燥品计算，含$C_{10}H_{12}N_5O_6P$应为97.0%～103.0%。

【性状】 本品为白色或类白色粉末；无臭。

本品在水中微溶，在乙醇或乙醚中几乎不溶。

【鉴别】 (1)取本品约10mg，加稀硝酸1ml溶解后，加钼酸铵试液1ml，加热数分钟后，放冷，析出黄色沉淀。

(2)在含量测定项下记录的色谱图中，供试品溶液主峰的保留时间应与对照品溶液主峰的保留时间一致。

【检查】 **酸度** 取本品0.10g，加水50ml溶解后，依法测定（通则0631），pH值应为2.0～4.0。

溶液的澄清度与颜色 取本品0.10g，加水50ml溶解后，依法检查（通则0901第一法与通则0902第一法），溶液应澄清无色。

有关物质 照高效液相色谱法（通则0512）测定。

供试品溶液 取本品，加水溶解并定量稀释成每1ml中约含0.5mg的溶液。

对照溶液 精密量取供试品溶液1ml，置100ml量瓶中，用水稀释至刻度，摇匀。

系统适用性溶液 取环磷腺苷对照品约10mg，加水5ml使溶解，加1mol/L的盐酸溶液1ml，水浴加热30分钟后冷却，用氢氧化钠试液调至中性，用水稀释制成每1ml中约含0.2mg的溶液。

色谱条件 用十八烷基硅烷键合硅胶为填充剂；以磷酸二氢钾溶液与四丁基溴化铵的混合溶液（取磷酸二氢钾6.8g与四丁基溴化铵3.2g，加水溶解并稀释至1000ml，摇匀，用磷酸调节pH值至4.3）-乙腈（85∶15）为流动相；检测波长为258nm；进样体积20μl。

系统适用性要求 系统适用性溶液色谱图中，环磷腺苷峰与相邻杂质峰的分离度应符合要求。理论板数按环磷腺苷峰计算不低于2000，拖尾因子应小于1.4。

测定法 精密量取供试品溶液和对照溶液，分别注入液相色谱仪，记录色谱图至主峰保留时间的4倍左右（至三磷酸腺苷出峰）。

限度 供试品溶液的色谱图中如有杂质峰，各杂质峰面积的和不得大于对照溶液的主峰面积（1.0%）。

干燥失重 取本品，在105℃干燥至恒重，减失重量不得过10.0%（通则0831）。

炽灼残渣 取本品1.0g，置铂坩埚中，依法检查（通则0841），遗留残渣不得过0.1%。

重金属 取本品0.50g，依法检查（通则0821第三法），含重金属不得过百万分之二十。

细菌内毒素 取本品，依法检查（通则1143），每1mg环磷腺苷中含内毒素的量应小于3.7EU。

【含量测定】 照高效液相色谱法（通则0512）测定。

供试品溶液 取本品适量，精密称定，加水溶解并定量稀释制成每1ml中约含0.1mg的溶液。

对照品溶液 取环磷腺苷对照品适量，精密称定，加水溶解并定量稀释制成每1ml中约含0.1mg的溶液。

系统适用性溶液、色谱条件与系统适用性要求 见有关物质项下。

测定法　精密量取供试品溶液与对照品溶液，分别注入液相色谱仪，记录色谱图。按外标法以峰面积计算。

【类别】　血管舒张药。

【贮藏】　严封，在阴凉处保存。

【制剂】　注射用环磷腺苷

注射用环磷腺苷

Zhusheyong Huanlinxian'gan

Adenosine Cyclophosphate for Injection

本品为环磷腺苷的无菌冻干品。按平均装量计算，含环磷腺苷($C_{10}H_{12}N_5O_6P$)应为标示量的 90.0%～110.0%。

【性状】　本品为白色或类白色疏松块状物或粉末。

【鉴别】　取本品，照环磷腺苷项下的鉴别试验，显相同的结果。

【检查】　**酸度**　取本品，加水溶解并稀释制成每 1ml 中含环磷腺苷 10mg 的溶液，依法测定(通则 0631)，pH 值应为 5.0～7.0。

水分　取本品，照水分测定法(通则 0832 第一法 1)测定，含水分不得过 5.0%。

溶液的澄清度与颜色、有关物质与细菌内毒素　照环磷腺苷项下的方法检查，均应符合规定。

其他　应符合注射剂项下有关的各项规定(通则 0102)。

【含量测定】　照高效液相色谱法(通则 0512)测定。

供试品溶液　精密称取装量差异项下的内容物适量(约相当于环磷腺苷 20mg)，加水溶解并定量稀释制成每 1ml 中约含环磷腺苷 0.1mg 的溶液。

对照品溶液、系统适用性溶液、色谱条件、系统适用性要求与测定法　见环磷腺苷含量测定项下。

【类别】　同环磷腺苷。

【规格】　(1)20mg　(2)40mg　(3)60mg

【贮藏】　密封，在阴凉处保存。

青　蒿　素

Qinghaosu

Artemisinin

$C_{15}H_{22}O_5$　282.34

本品为(3*R*,5a*S*,6*R*,8a*S*,9*R*,12*S*,12a*R*)-八氢-3,6,9-三甲基-3,12-氧桥-12*H*-吡喃并[4,3-*j*]-1,2-苯并二氧杂环庚熳-10(3*H*)-酮。按干燥品计算，含 $C_{15}H_{22}O_5$ 应为 98.0%～102.0%。

【性状】　本品为无色或白色针状结晶。

本品在丙酮、乙酸乙酯、三氯甲烷中易溶，在甲醇、乙醇、稀乙醇、乙醚及石油醚中溶解，在水中几乎不溶；在冰醋酸中易溶。

熔点　本品的熔点(通则 0612 第一法)为 150～153℃。

比旋度　取本品，精密称定，加无水乙醇溶解并定量稀释制成每 1ml 中含 10mg 的溶液，依法测定(通则 0621)，比旋度为+75°至+78°。

【鉴别】　(1)取本品约 5mg，加无水乙醇 0.5ml 溶解后，加碘化钾试液 0.4ml，稀硫酸 2.5ml 与淀粉指示液 4 滴，立即显紫色。

(2)取本品约 5mg，加无水乙醇 0.5ml 溶解后，加盐酸羟胺试液 0.5ml 与氢氧化钠试液 0.25ml，置水浴中微沸，放冷后，加盐酸 2 滴和三氯化铁试液 1 滴，立即显深紫红色。

(3)照薄层色谱法(通则 0502)试验。

供试品溶液　取本品适量，加二氯甲烷溶解并稀释制成每 1ml 中约含 3mg 的溶液。

对照品溶液　取青蒿素对照品适量，加二氯甲烷溶解并稀释制成每 1ml 中约含 3mg 的溶液。

色谱条件　采用硅胶 G 薄层板，以石油醚(60～90℃)-乙醚(1∶1)为展开剂。

测定法　吸取上述两种溶液各 5μl，分别点于同一薄层板上，展开，晾干，喷以茴香醛甲醇溶液(取冰醋酸 10ml 与浓硫酸 5ml，缓缓加到 55ml 甲醇中，放冷，将此溶液加入含有 0.5ml 茴香醛的 30ml 甲醇中，摇匀，避光保存)，在 110℃加热 3～5 分钟使显色。

结果判断　供试品溶液所显主斑点的颜色和位置应与对照品溶液的主斑点一致。

(4)在含量测定项下记录的色谱图中，供试品溶液主峰的保留时间应与对照品溶液主峰的保留时间一致。

(5)本品的红外光吸收图谱应与对照的图谱(光谱集 220 图)一致。

以上(3)或(4)可选做一项。

【检查】　**有关物质**　照高效液相色谱法(通则 0512)测定。

供试品溶液　取本品，加流动相溶解并稀释制成每 1ml 中约含青蒿素 10mg 的溶液。

对照溶液　精密量取供试品溶液 1ml，置 100ml 量瓶中，用流动相稀释至刻度，摇匀。

灵敏度溶液　精密量取对照溶液 1ml，置 20ml 量瓶中，用流动相稀释至刻度，摇匀。

色谱条件　用十八烷基硅烷键合硅胶为填充剂(Phenomenex Luna C18柱，4.6mm×150mm，5μm或效能相当的色谱柱)；以乙腈-水(50∶50)为流动相；检测波长为210nm；进样体积20μl。

系统适用性要求　青蒿素峰与杂质Ⅰ峰(相对保留时间约为0.80)之间的分离度应大于4.0。灵敏度溶液色谱图中，主成分峰高的信噪比应大于10。

测定法　精密量取供试品溶液与对照溶液，分别注入液相色谱仪，记录色谱图至主成分峰保留时间的1.5倍。

限度　供试品溶液的色谱图中如有杂质峰，杂质Ⅰ(相对保留时间约为0.80)校正后的峰面积(校正因子为0.027)不得大于对照溶液主峰面积的0.15倍(0.15%)，相对保留时间约为0.10处的杂质峰面积不得大于对照溶液主峰面积的2倍(2.0%)，其他单个杂质峰面积不得大于对照溶液主峰面积的0.3倍(0.3%)，各杂质峰面积的和(杂质Ⅰ按校正后的峰面积计算)不得大于对照溶液主峰面积的2.5倍(2.5%)，小于灵敏度溶液主峰面积的色谱峰忽略不计。

干燥失重　取本品，在80℃干燥至恒重，减失重量不得过0.5%(通则0831)。

炽灼残渣　不得过0.1%(通则0841)。

【含量测定】　照高效液相色谱法(通则0512)测定。

供试品溶液　取本品约25mg，精密称定，置25ml量瓶中，加流动相溶解并稀释至刻度，摇匀。

对照品溶液　取青蒿素对照品约25mg，精密称定，置25ml量瓶中，加流动相溶解并稀释至刻度，摇匀。

色谱条件与系统适用性要求　除灵敏度要求外，见有关物质项下。

测定法　精密量取供试品溶液与对照品溶液，分别注入液相色谱仪，记录色谱图。按外标法以峰面积计算。

【类别】　抗疟药。

【贮藏】　遮光，密封保存。

附：

杂质Ⅰ(青蒿烯)

$C_{15}H_{20}O_5$　280.32

(3*R*,5*aS*,6*R*,8*aS*,12*S*,12*aR*)-八氢-3,6-二甲基-9-亚甲基-3,12-氧桥-12*H*-吡喃并[4,3-*j*]-1,2-苯并二氧杂环庚熳-10(3*H*)-酮

青蒿素哌喹片

Qinghaosu Paikui Pian

Artemisinin and Piperaquine Tablets

本品含青蒿素($C_{15}H_{22}O_5$)与哌喹($C_{29}H_{32}Cl_2N_6$)均应为标示量的90.0%～110.0%。

【处方】

青蒿素	62.5g
哌喹	375g
辅料	适量
制成	1000片

【性状】　本品为薄膜衣片，除去包衣后显类白色至淡黄色。

【鉴别】　(1)照薄层色谱法(通则0502)试验。

供试品溶液　取本品细粉适量(约相当于青蒿素10mg)，加二氯甲烷3ml，使溶解，滤过，取续滤液。

对照品溶液(1)　取青蒿素对照品适量，加无水乙醇溶解并稀释制成每1ml含3mg的溶液。

对照品溶液(2)　取哌喹对照品适量，加二氯甲烷溶解并稀释制成每1ml含18mg的溶液。

色谱条件　采用硅胶GF_{254}薄层板，以二氯甲烷-正己烷-二乙胺(5∶5∶1)为展开剂。

测定法　吸取上述三种溶液各5μl，分别点于同一薄层板上(薄层板预饱和20分钟)，展开后，晾干，置紫外光灯(254nm)下检视；再喷以茴香醛甲醇溶液(取冰醋酸10ml与浓硫酸5ml，缓缓加到55ml甲醇中，放冷，将此溶液加入含有0.5ml茴香醛的30ml甲醇中，摇匀，避光保存)，在110℃加热3～5分钟使显色。

结果判定　紫外灯光(254nm)下检视，供试品溶液所显主斑点的位置和颜色应与对照品溶液(2)的主斑点一致；显色后，供试品溶液所显主斑点的位置和颜色应与对照品溶液(1)的主斑点一致。

(2)在青蒿素与哌喹含量测定项下记录的色谱图中，供试品溶液主峰的保留时间应与对照品溶液主峰的保留时间一致。

(3)取本品细粉适量(约相当于青蒿素60mg)，加丙酮2ml，振摇使溶解，滤过，滤液置60℃水浴蒸干，在80℃干燥30分钟，照红外分光光度法(通则0402)测定。除在1574cm^{-1}处的一组小吸收峰外，本品的红外光吸收图谱应与对照的图谱(光谱集220图)一致。

(4)取本品细粉适量(约相当于哌喹100mg)，加0.1mol/L盐酸溶液15ml，振摇使溶解，滤过，滤液置分液漏斗中，加1mol/L氢氧化钠溶液2ml，使析出白色沉淀，再加二氯甲烷15ml，振摇提取，静置分层，取二氯甲烷层用水洗涤2次，每次15ml，取二氯甲烷层，通过无水硫酸钠滤过，滤液置60℃水浴

蒸干，在80℃干燥30分钟，照红外分光光度法（通则0402）测定。本品的红外光吸收图谱应与对照的图谱（光谱集274图）一致。

以上(1)、(2)两项可选做一项。

【检查】 **有关物质Ⅰ** 照高效液相色谱法（通则0512）测定。

供试品溶液　取含量测定项下细粉适量（约相当于青蒿素100mg），加丙酮适量使溶解，滤过，残渣挥干丙酮，加80%乙腈溶解并稀释至10ml，摇匀。

对照溶液　精密量取供试品溶液1ml，置100ml量瓶中，用80%乙腈稀释至刻度，摇匀。

杂质Ⅱ定位溶液　取杂质Ⅱ对照品适量，加80%乙腈溶解并稀释制成每1ml中约含5μg的溶液。

色谱条件　用十八烷基硅烷键合硅胶为填充剂（4.6mm×150mm，5μm）；以乙腈-水（50∶50）为流动相；检测波长为210nm；进样体积20μl。

系统适用性要求　青蒿素峰（保留时间约为10分钟）与杂质Ⅰ峰（相对保留时间约为0.8）之间的分离度应大于4.0。

测定法　精密量取供试品溶液、对照溶液与杂质Ⅱ定位溶液，分别注入液相色谱仪，记录色谱图至主成分峰保留时间的1.5倍。

限度　供试品溶液色谱图中如有杂质峰，除杂质Ⅱ峰外，杂质Ⅰ峰（相对保留时间约为0.8）的峰面积乘以校正因子0.027后不得大于对照溶液主峰面积的0.2倍（0.2%），其他单个杂质峰面积不得大于对照溶液主峰面积的3倍（3.0%），各杂质峰面积的和（杂质Ⅰ按校正后的峰面积计算）不得大于对照溶液主峰面积的5倍（5.0%），小于对照溶液主峰面积0.05倍的色谱峰忽略不计。

有关物质Ⅱ 照高效液相色谱法（通则0512）测定。避光操作。

供试品溶液　取含量测定项下细粉适量，加流动相溶解并稀释制成每1ml中约含哌喹1mg的溶液，滤过，取续滤液。

对照溶液　精密量取供试品溶液1ml，置100ml量瓶中，用流动相稀释至刻度，摇匀。

色谱条件　用十八烷基硅烷键合硅胶为填充剂；以乙腈-0.1%三氯乙酸溶液-三乙胺（18∶82∶0.2，磷酸调节pH值至2.5）为流动相；检测波长为216nm；进样体积20μl。

系统适用性要求　哌喹峰与相邻色谱峰之间的分离度应大于2.0。

测定法　精密量取供试品溶液与对照溶液，分别注入液相色谱仪，记录色谱图至主成分峰保留时间的3倍。

限度　供试品溶液色谱图中如有杂质峰，单个杂质峰面积不得大于对照溶液主峰面积（1.0%），各杂质峰面积的和不得大于对照溶液主峰面积的2.5倍（2.5%）。

溶出度　照溶出度与释放度测定法（通则0931第二法）测定。

青蒿素　溶出条件　以含0.5%十二烷基硫酸钠的磷酸盐缓冲液（取磷酸二氢钠6.9g，氢氧化钠0.9g，十二烷基硫酸钠5g，加水800ml，超声30分钟，用2mol/L氢氧化钠溶液调节pH值至6.8，用水稀释至1000ml）1000ml为溶出介质，转速为每分钟75转，依法操作，经45分钟时取样。

供试品溶液　取溶出液滤过，取续滤液。

对照品溶液　取青蒿素对照品适量，精密称定，加无水乙醇溶解并定量稀释制成每1ml中约含1.25mg的溶液，摇匀，精密量取5ml，置100ml量瓶中，用溶出介质稀释至刻度，摇匀。

色谱条件与系统适用性要求　见含量测定青蒿素项下。

测定法　见含量测定青蒿素项下。计算每片的溶出量。

限度　标示量的70%，应符合规定。

哌喹　溶出条件　以0.05mol/L盐酸溶液1000ml为溶出介质，转速为每分钟50转，依法操作，经30分钟时取样。

供试品溶液　取溶出液10ml，滤过，精密量取续滤液2ml，置100ml量瓶中，用溶出介质稀释至刻度，摇匀。

对照品溶液　取哌喹对照品适量，精密称定，加溶出介质溶解并定量稀释制成每1ml中约含0.75mg的溶液，摇匀，精密量取1ml，置100ml量瓶中，用溶出介质稀释至刻度，摇匀。

测定法　取供试品溶液与对照品溶液，照紫外-可见分光光度法（通则0401），在347nm的波长处分别测定吸光度，计算每片的溶出量。

限度　标示量的80%，应符合规定。

其他　应符合片剂项下有关的各项规定（通则0101）。

【含量测定】 **青蒿素**　照高效液相色谱法（通则0512）测定。

供试品溶液　取本品20片，精密称定，研细，精密称取适量（约相当于青蒿素100mg），置100ml量瓶中，加乙腈适量，超声使溶解，放冷，用乙腈稀释至刻度，摇匀，滤过。

对照品溶液　取青蒿素对照品适量，精密称定，加乙腈溶解并定量稀释制成每1ml中约含1mg的溶液。

色谱条件与系统适用性要求　见有关物质Ⅰ项下。

测定法　精密量取供试品溶液与对照品溶液，分别注入液相色谱仪，记录色谱图。按外标法以峰面积计算。

哌喹　照高效液相色谱法（通则0512）测定。

供试品溶液　取含量测定青蒿素项下的细粉适量（约相当于哌喹250mg），精密称定，置250ml量瓶中，加流动相适量，超声使溶解，放冷，用流动相稀释至刻度，摇匀，滤过，精密量取续滤液5ml，置50ml量瓶中，用流动相稀释至刻度，摇匀。

对照品溶液　取哌喹对照品适量，精密称定，加流动相溶解并定量稀释制成每 1ml 中约含 0.1mg 的溶液。

色谱条件与系统适用性要求　见有关物质Ⅱ项下。检测波长为 347nm。

测定法　精密量取供试品溶液与对照品溶液，分别注入液相色谱仪，记录色谱图。按外标法以峰面积计算。

【类别】　抗疟药。

【贮藏】　遮光，密封，在阴凉干燥处保存。

附：

杂质Ⅰ（青蒿烯）

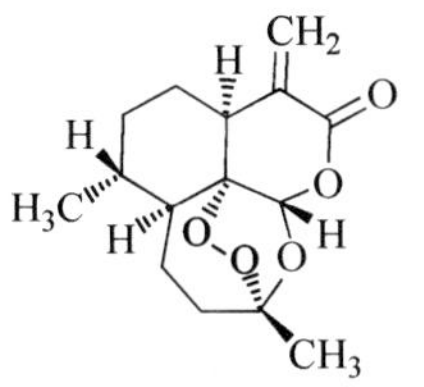

$C_{15}H_{20}O_5$　280.32

（3*R*，5*aS*，6*R*，8*aS*，12*S*，12*aR*）-八氢-3，6-二甲基-9-亚甲基-3，12-氧桥-12*H*-吡喃并[4，3-*j*]-1，2-苯并二氧杂环庚熳-10（3*H*）-酮

杂质Ⅱ

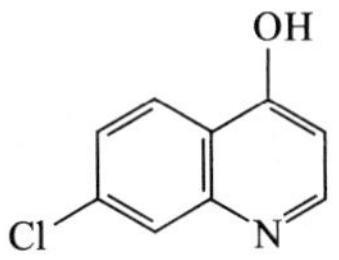

C_9H_6ClNO　179.60

7-氯-4-羟基喹啉

青蒿琥酯

Qinghaohuzhi

Artesunate

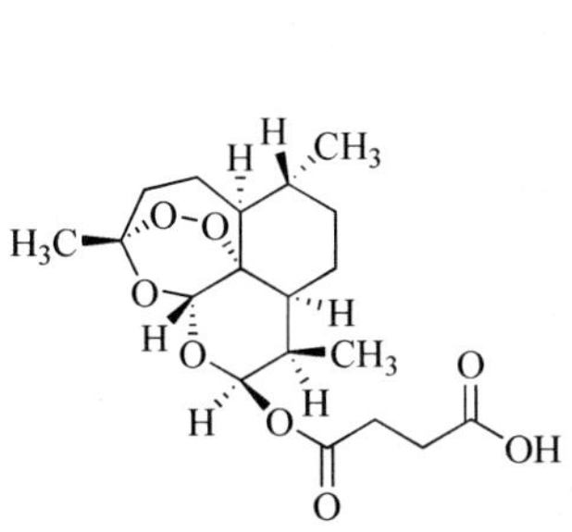

$C_{19}H_{28}O_8$　384.42

本品为二氢青蒿素-10*α*-丁二酸单酯。按无水物计算，含 $C_{19}H_{28}O_8$ 应为 98.0%～102.0%。

【性状】　本品为白色结晶性粉末；无臭。

本品在乙醇、丙酮或二氯甲烷中易溶，在水中极微溶解。

比旋度　取本品，精密称定，加二氯甲烷使溶解并定量稀释制成每 1ml 中含 25mg 的溶液，依法测定（通则 0621），比旋度为＋4.5°至＋6.5°。

【鉴别】　（1）照薄层色谱法（通则 0502）试验。

供试品溶液　取本品，加甲醇溶解并稀释制成每 1ml 中含 1mg 的溶液。

对照品溶液　取青蒿琥酯对照品 10mg，加甲醇 10ml 溶解。

色谱条件　采用硅胶 G 薄层板，以乙醇-甲苯-浓氨试液（70：30：1.5）为展开剂。

测定法　吸取供试品溶液与对照品溶液各 5μl，分别点于同一薄层板上，展开，取出晾干后，喷以含 2%香草醛的硫酸乙醇溶液（20→100），120℃加热 5 分钟，在日光下检视。

结果判定　供试品溶液所显主斑点的位置和颜色应与对照品溶液的主斑点一致。

（2）在含量测定项下记录的色谱图中，供试品溶液主峰的保留时间应与对照品溶液主峰的保留时间一致。

（3）本品的红外光吸收图谱应与对照的图谱（光谱集 221 图）一致。

以上（1）、（2）两项可选做一项。

【检查】　**酸度**　取本品 0.20g，加水 20ml 振摇，依法测定（通则 0631），pH 值应为3.5～4.5。

溶液的澄清度与颜色　取本品 0.60g，加 5%碳酸氢钠溶液 6ml 使溶解，溶液应澄清无色；如显浑浊，与 1 号浊度标准液（通则 0902 第一法）比较，不得更浓。（供注射用）

氯化物　取本品 0.25g，加水 25ml 振摇，滤过，取续滤液依法检查（通则 0801），如发生浑浊，与标准氯化钠溶液 5.0ml 制成的对照液比较，不得更浓（0.02%）。

有关物质　照高效液相色谱法（通则 0512）测定。

供试品溶液　取本品约 40mg，精密称定，置 10ml 量瓶中，加乙腈溶解并稀释至刻度，摇匀。

对照溶液　精密量取供试品溶液 1ml，置 100ml 量瓶中，用乙腈稀释至刻度，摇匀。

系统适用性溶液　取双氢青蒿素对照品与青蒿素对照品各 10mg，置同一 10ml 量瓶中，加乙腈溶解并稀释至刻度，摇匀，作为混合杂质对照品溶液；另取青蒿琥酯对照品 10mg，置 10ml 量瓶中，加混合杂质对照品溶液 1ml，加乙腈适量溶解并稀释至刻度，摇匀。

色谱条件　用十八烷基硅烷键合硅胶为填充剂[Phenomenex Luna C18(2)，4.6mm×100mm，3μm 或效能相当的色谱柱]；以乙腈-磷酸盐缓冲液（取磷酸二氢钾 1.36g，加水 900ml 使溶解，用磷酸调节 pH 值至 3.0，加水至 1000ml）（44：56）为流动相；柱温为 30℃；检测波长为 216nm；进样体积 20μl。

系统适用性要求　系统适用性溶液色谱图中，青蒿琥酯峰（保留时间约为 9 分钟）、两个双氢青蒿素峰与青蒿素峰的相对保留时间分别约为 1.0、0.58、0.91 与 1.30。双氢青蒿素第二个色谱峰的峰高与双氢青蒿素第二个色谱峰和青蒿琥酯峰之间的谷高比应大于 5.0。

测定法　精密量取供试品溶液与对照溶液，分别注入液相色谱仪，记录色谱图至主成分峰保留时间的 4 倍。

限度　供试品溶液色谱图中如有与双氢青蒿素（呈两个色谱峰）峰保留时间一致的色谱峰，两峰面积的和不得大于对照溶液主峰面积（1.0%），如有与青蒿素保留时间一致的色谱峰，其峰面积不得大于对照溶液主峰面积的 0.5 倍（0.5%），如有与脱水双氢青蒿素（杂质Ⅰ）（相对保留时间约为 2.7）保留时间一致的色谱峰，其峰面积乘以校正因子 0.07 后不得大于对照溶液主峰面积的 0.2 倍（0.2%），其他单个杂质峰面积不得大于对照溶液主峰面积的 0.2 倍（0.2%），各杂质峰面积的和（杂质Ⅰ峰面积乘以校正因子 0.07 计）不得大于对照溶液主峰面积的 2 倍（2.0%），小于对照溶液主峰面积 0.05 倍的色谱峰忽略不计。

水分　取本品 0.5g，照水分测定法（通则 0832 第一法 1）测定，含水分不得过 0.5%。

炽灼残渣　取本品 1.0g，依法检查（通则 0841），遗留残渣不得过 0.1%。

重金属　取炽灼残渣项下遗留的残渣，依法检查（通则 0821 第二法）含重金属不得过百万分之二十。

细菌内毒素　取本品，依法检查（通则 1143），每 1mg 青蒿琥酯中含内毒素的量应小于 1.25EU。（供注射用）

无菌　取本品，用适宜溶剂溶解并稀释后，经薄膜过滤法处理，依法检查（通则 1101），应符合规定。（供无菌分装用）

【含量测定】　照高效液相色谱法（通则 0512）测定。

对照品溶液　取青蒿琥酯对照品适量，精密称定，加乙腈溶解并定量稀释制成每 1ml 中约含 4mg 的溶液。

供试品溶液、系统适用性溶液、色谱条件与系统适用性要求　见有关物质项下。

测定法　精密量取供试品溶液与对照品溶液注入液相色谱仪，记录色谱图。按外标法以峰面积计算。

【类别】　抗疟药。

【贮藏】　遮光，密封，在阴凉处保存。

【制剂】　（1）青蒿琥酯片　（2）注射用青蒿琥酯

附：

杂质Ⅰ

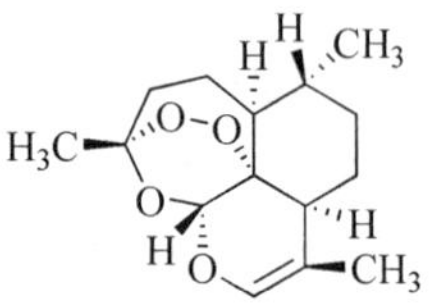

$C_{15}H_{22}O_4$　266.33

（$3R$，$5aS$，$6R$，$8aS$，$12R$，$12aR$）-3，6，9-三甲基-3，4，5，$5a$，6，7，8，$8a$-八氢-$12H$-3，12-桥氧-吡喃并［4，3-j］-1，2-苯并二塞平

青蒿琥酯片

Qinghaohuzhi Pian

Artesunate Tablets

本品含青蒿琥酯（$C_{19}H_{28}O_8$）应为标示量的 90.0%～110.0%。

【性状】　本品为白色片或薄膜衣片，除去包衣后呈白色。

【鉴别】　（1）照薄层色谱法（通则 0502）试验。

供试品溶液　取本品细粉适量（约相当于青蒿琥酯 10mg），加甲醇 10ml 溶解，滤过，取续滤液。

对照品溶液　取青蒿琥酯对照品 10mg，加甲醇 10ml 溶解。

色谱条件、测定法与结果判定　见青蒿琥酯鉴别（1）项下。

（2）在含量测定项下记录的色谱图中，供试品溶液主峰的保留时间应与对照品溶液主峰的保留时间一致。

（3）取本品的细粉适量（约相当于青蒿琥酯 0.1g），加 15ml 丙酮振摇使溶解，滤过，滤液挥干，残渣用硅胶为干燥剂减压干燥。照红外分光光度法（通则 0402）测定，本品的红外光吸收图谱应与对照的图谱（光谱集 221 图）一致。

以上（1）、（2）两项可选做一项。

【检查】　**有关物质**　照高效液相色谱法（通则 0512）测定。

供试品溶液　取本品 10 片，精密称定，研细，精密称取适量（约相当于青蒿琥酯 40mg），置 10ml 量瓶中，加乙腈适量，超声使青蒿琥酯溶解，放冷，用乙腈稀释至刻度，摇匀，滤过。

对照溶液　精密量取供试品溶液 1ml，置 100ml 量瓶中，用乙腈稀释至刻度，摇匀。

系统适用性溶液、色谱条件、系统适用性要求与测定法　见青蒿琥酯有关物质项下。

限度　供试品溶液色谱图中，如有与双氢青蒿素（呈两个色谱峰）峰保留时间一致的色谱峰，两峰面积的和不得大于对照溶液主峰面积的 2.5 倍（2.5%），如有与青蒿素保留时间一致的色谱峰，其峰面积不得大于对照溶液主峰面积的 0.5 倍（0.5%），如有与杂质Ⅰ（相对保留时间约为 2.7）保留时间一致的色谱峰，其峰面积乘以校正因子 0.07 后不得大于对照溶液主峰面积的 0.3 倍（0.3%），其他单个杂质峰面积不得大于对照溶液主峰面积的 0.3 倍（0.3%），各杂质峰面积的和（杂质Ⅰ峰面积乘以校正因子 0.07 计算）不得大于对照溶液主峰面积的 3.5 倍（3.5%），小于对照溶液主峰面积 0.1 倍的色谱峰忽略不计。

溶出度　照溶出度与释放度测定法（通则 0931 第二法）测定。

溶出条件　以磷酸盐缓冲液（取磷酸二氢钠 6.9g，氢氧化钠 0.9g，加水 800ml 使溶解，用 2mol/L 氢氧化钠溶液调节 pH 值至 6.8，用水稀释至 1000ml）900ml 为溶出介质，转速为每分钟 75 转，依法操作，经 45 分钟时取样。

供试品溶液　取溶出液滤过，取续滤液，立即测定。

对照品溶液　临用新制。取青蒿琥酯对照品约 12.5mg，精密称定，置 25ml 量瓶中，加乙腈适量使溶解并稀释至刻度，摇匀，精密量取适量，加溶出介质定量稀释制成每 1ml 中约含 0.05mg（50mg 规格）或 0.1mg（100mg 规格）的溶液。

色谱条件　用十八烷基硅烷键合硅胶为填充剂（4.6mm×250mm，5μm 或效能相当的色谱柱），以乙腈-磷酸盐缓冲液（取磷酸二氢钾 1.36g，加水 900ml 使溶解，用磷酸调节 pH 值至 3.0，加水至 1000ml）（50：50）为流动相；流速为每分钟 1.5ml；柱温为 30℃；检测波长为 210nm；进样体积 100μl。

测定法　精密量取供试品溶液与对照品溶液，照高效液相色谱法（通则 0512）分别注入液相色谱仪，记录色谱图。按外标法以峰面积计算每片的溶出量。

限度　标示量的 80%，应符合规定。

其他　应符合片剂项下有关的各项规定（通则 0101）。

【含量测定】　照高效液相色谱法（通则 0512）测定。

供试品溶液　见有关物质项下。

对照品溶液、系统适用性溶液、色谱条件、系统适用性要求与测定法　见青蒿琥酯含量测定项下。

【类别】　同青蒿琥酯。

【规格】　（1）50mg　（2）100mg

【贮藏】　遮光，密封保存。

注射用青蒿琥酯

Zhusheyong Qinghaohuzhi

Artesunate for Injection

本品为青蒿琥酯的无菌粉末。按无水物计算，含青蒿琥酯（$C_{19}H_{28}O_8$）应为 98.0%～102.0%；按平均装量计算，含青蒿琥酯（$C_{19}H_{28}O_8$）应为标示量的 93.0%～110.0%。

【性状】　本品为白色结晶性粉末。

【鉴别】　（1）照薄层色谱法（通则 0502）试验。

供试品溶液　取本品，加甲醇溶解并稀释制成每 1ml 中含 1mg 的溶液。

对照品溶液、色谱条件、测定法与结果判定　见青蒿琥酯鉴别（1）项下。

（2）在含量测定项下记录的色谱图中，供试品溶液主峰的保留时间应与对照品溶液主峰的保留时间一致。

（3）本品的红外光吸收图谱应与对照的图谱（光谱集 221 图）一致。

以上（1）、（2）两项可选做一项。

【检查】　**酸度**　取本品 0.20g，加水 20ml 振摇，依法测定（通则 0631），pH 值应为 3.5～4.5。

溶液的澄清度与颜色　取本品 0.60g，加注射用青蒿琥酯专用溶剂 6ml 使溶解，溶液应澄清无色；如显浑浊，与 1 号浊度标准液（通则 0902 第一法）比较，不得更浓。

氯化物　取本品 0.25g，加水 25ml 振摇，滤过，取续滤液依法检查（通则 0801），如发生浑浊，与标准氯化钠溶液 5.0ml 制成的对照液比较，不得更浓（0.02%）。

有关物质　照高效液相色谱法（通则 0512）测定。

供试品溶液　取装量差异项下的内容物，混匀，精密称取约 40mg，置 10ml 量瓶中，加乙腈溶解并稀释至刻度，摇匀。

对照溶液　精密量取供试品溶液 1ml，置 100ml 量瓶中，用乙腈稀释至刻度，摇匀。

系统适用性溶液、色谱条件、系统适用性要求与测定法　见青蒿琥酯有关物质项下。

限度　供试品溶液色谱图中如有与双氢青蒿素（呈两个色谱峰）峰保留时间一致的色谱峰，两峰面积的和不得大于对照溶液主峰面积（1.0%），如有与青蒿素保留时间一致的色谱峰，其峰面积不得大于对照溶液主峰面积的 0.5 倍（0.5%），如有与杂质Ⅰ（相对保留时间约为 2.7）保留时间一致的色谱峰，其峰面积乘以校正因子 0.07 后不得大于对照溶液主峰面积的 0.2 倍（0.2%），其他单个杂质峰面积不得大于对照溶液主峰面积的 0.2 倍（0.2%），各杂质峰面积的和（杂质Ⅰ峰面积乘以校正因子 0.07 计算）不得大于对照溶液主峰面积的 2 倍（2.0%），小于对照溶液主峰面积 0.05 倍的色谱峰忽略不计。

水分　取本品 0.5g，照水分测定法（通则 0832 第一法 1）测定，含水分不得过 0.5%。

细菌内毒素　取本品，加注射用青蒿琥酯专用溶剂溶解，依法检查（通则 1143），每 1mg 青蒿琥酯中含内毒素的量应小于 1.25EU。

其他　应符合注射剂项下有关的各项规定（通则 0102）。

【含量测定】　照高效液相色谱法（通则 0512）测定。

供试品溶液　见有关物质项下。

对照品溶液、系统适用性溶液、色谱条件、系统适用性要求与测定法　见青蒿琥酯含量测定项下。

【类别】　同青蒿琥酯。

【规格】　60mg

【贮藏】　遮光，密闭，在阴凉处保存。

附：

注射用青蒿琥酯专用溶剂

本品为碳酸氢钠的灭菌水溶液，应符合碳酸氢钠注射液的规定。

【规格】　1ml：50mg

【贮藏】　同注射用青蒿琥酯。

青霉素V钾

Qingmeisu V Jia

Phenoxymethylpenicillin Potassium

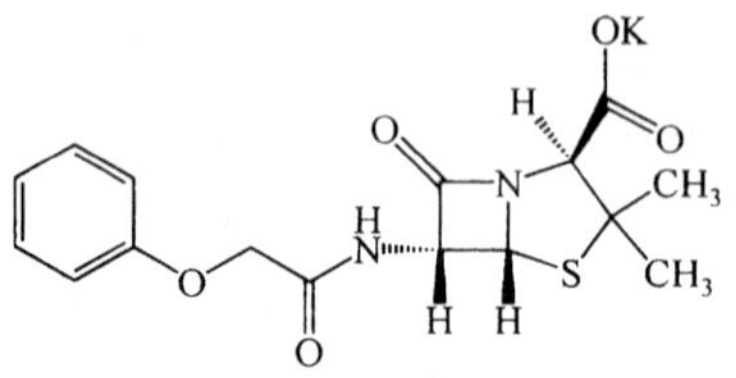

$C_{16}H_{17}KN_2O_5S$　388.49

本品为(2S,5R,6R)-3,3-二甲基-7-氧代-6-(2-苯氧基乙酰氨基)-4-硫杂-1-氮杂双环[3.2.0]庚烷-2-甲酸钾盐。按无水物计算,含 $C_{16}H_{18}N_2O_5S$ 不得少于85.7%。

【性状】 本品为白色结晶或结晶性粉末;无臭或微臭。

本品在水中易溶,在乙醚或液体石蜡中几乎不溶。

比旋度 取本品适量,精密称定,加新沸并放冷的水溶解并定量稀释制成每1ml中约含10mg的溶液,依法测定(通则0621),比旋度为+215°至+230°。

【鉴别】 (1)在含量测定项下记录的色谱图中,供试品溶液主峰的保留时间应与对照品溶液主峰的保留时间一致。

(2)本品的红外光吸收图谱应与对照的图谱(光谱集792图)一致。

(3)本品显钾盐鉴别(1)的反应(通则0301)。

【检查】 **吸光度** 取本品,加0.1mol/L氢氧化钠溶液溶解并定量稀释制成每1ml中含1mg的溶液,照紫外-可见分光光度法(通则0401),在306nm的波长处测定,吸光度不得过0.33;另取本品,用上述氢氧化钠溶液溶解并定量稀释制成每1ml中含0.2mg的溶液,在274nm的波长处测定,吸光度不得小于0.50。

结晶性 取本品少许,依法检查(通则0981),应符合规定。

酸碱度 取本品,加水制成每1ml中含5mg的溶液,依法测定(通则0631),pH值应为5.0～7.5。

有关物质 照高效液相色谱法(通则0512)测定。临用新制。

pH 6.5磷酸盐缓冲液　取0.2mol/L磷酸二氢钾溶液125ml,加水250ml,混匀,用氢氧化钠试液调节pH值至6.5,再用水稀释至500ml。

供试品溶液　取本品适量,精密称定,加pH6.5磷酸盐缓冲液溶解并稀释制成每1ml中约含青霉素V 3.6mg的溶液。

对照溶液　精密量取供试品溶液1ml,置100ml量瓶中,用pH 6.5磷酸盐缓冲液稀释至刻度,摇匀。

系统适用性溶液　取青霉素V钾对照品和青霉素对照品各10mg,置10ml量瓶中,加pH 6.5磷酸盐缓冲液溶解并稀释至刻度,摇匀。

色谱条件　用十八烷基硅烷键合硅胶为填充剂;以pH3.5磷酸盐缓冲液(取0.5mol/L磷酸二氢钾溶液,用磷酸调节pH值至3.5)-甲醇-水(10∶30∶60)为流动相A,以pH3.5磷酸盐缓冲液-甲醇-水(10∶55∶35)为流动相B,先以流动相A-流动相B(60∶40)等度洗脱,待青霉素V峰洗脱完毕后立即按下表进行线性梯度洗脱,检测波长为268nm;进样体积20μl。

时间(分钟)	流动相A(%)	流动相B(%)
0	60	40
20	0	100
35	0	100
50	60	40

系统适用性要求　系统适用性溶液色谱图中,青霉素V峰与青霉素峰之间的分离度应大于6.0。

测定法　精密量取供试品溶液和对照溶液,分别注入液相色谱仪,记录色谱图。

限度　供试品溶液色谱图中如有杂质峰,单个杂质峰面积不得大于对照溶液主峰面积的1.5倍(1.5%),各杂质峰面积的和不得大于对照溶液主峰面积的3倍(3.0%),小于对照溶液主峰面积0.05倍的峰忽略不计。

青霉素V聚合物 照分子排阻色谱法(通则0514)测定。临用新制。

供试品溶液　取本品约0.4g,精密称定,置10ml量瓶中,加水溶解并稀释至刻度,摇匀。

对照溶液　取青霉素V对照品适量,精密称定,加水溶解并定量稀释制成每1ml中约含0.2mg的溶液。

系统适用性溶液(1)　取蓝色葡聚糖2000适量,加水溶解并稀释制成每1ml中约含0.1mg的溶液。

系统适用性溶液(2)　称取本品约0.4g,置10ml量瓶中,加0.04mg/ml蓝色葡聚糖2000溶液溶解并稀释至刻度,摇匀。

色谱条件　用葡聚糖凝胶G-10(40～120μm)为填充剂,玻璃柱内径:1.0～1.4cm,柱长:30～40cm;以pH7.0的0.1mol/L磷酸盐缓冲液[0.1mol/L磷酸氢二钠溶液-0.1mol/L磷酸二氢钠溶液(61∶39)]为流动相A,以水为流动相B;流速为每分钟1.5ml;检测波长为254nm;进样体积100～200μl。

系统适用性要求　系统适用性溶液(1)分别在以流动相A与流动相B为流动相记录的色谱图中,按蓝色葡聚糖2000峰计算,理论板数均不低于400,拖尾因子均应小于2.0,蓝色葡聚糖2000的保留时间比值应在0.93～1.07之间。系统适用性溶液(2)在以流动相A为流动相记录的色谱图中,高聚体的峰高与单体和高聚体之间的谷高比应大于2.0。对照溶液色谱图中主峰与供试品溶液色谱图中聚合物峰,与相应色谱系统中蓝色葡聚糖2000峰的保留时间的比值均应在0.93～1.07之间。以流动相B为流动相，精密量取对照溶液连续进样 5 次，峰面积的相对标准偏差应不大于 5.0%。

测定法　以流动相 A 为流动相，精密量取供试品溶液，注入液相色谱仪，记录色谱图；以流动相 B 为流动相，精密量取对照溶液，注入液相色谱仪，记录色谱图。

限度　按外标法以青霉素 V 峰面积计算，青霉素 V 聚合物的量不得过 0.6%。

水分　取本品，照水分测定法（通则 0832 第一法 1）测定，含水分不得过 1.5%。

【含量测定】　照高效液相色谱法（通则 0512）测定。

供试品溶液　取本品适量，精密称定，加 pH 6.5 磷酸盐缓冲液溶解并稀释制成每 1ml 中约含青霉素 V 1mg 的溶液。

对照品溶液　取青霉素 V 对照品适量，精密称定，加 pH 6.5 磷酸盐缓冲液溶解并定量稀释制成每 1ml 中约含青霉素 V 1mg 的溶液。

色谱条件　用十八烷基硅烷键合硅胶为填充剂；以有关物质项下流动相 A-流动相 B（60：40）为流动相；检测波长为 268nm，进样体积 20μl。

pH 6.5 磷酸盐缓冲液、系统适用性溶液与系统适用性要求　见有关物质项下。

测定法　精密量取供试品溶液与对照品溶液，分别注入液相色谱仪，记录色谱图。按外标法以峰面积计算供试品中 $C_{16}H_{18}N_2O_5S$ 的含量。每 1mg 的 $C_{16}H_{18}N_2O_5S$ 相当于 1695 青霉素 V 单位。

【类别】　β-内酰胺类抗生素，青霉素类。

【贮藏】　遮光，密封，在凉暗处保存。

【制剂】　（1）青霉素 V 钾片　（2）青霉素 V 钾胶囊

青霉素 V 钾片

Qingmeisu V Jia Pian

Phenoxymethylpenicillin Potassium Tablets

本品含青霉素 V 钾按青霉素 V（$C_{16}H_{18}N_2O_5S$）计算，应为标示量的 90.0%～110.0%。

【性状】　本品为白色片或薄膜衣片或糖衣片，除去包衣后显白色。

【鉴别】　（1）在含量测定项下记录的色谱图中，供试品溶液主峰的保留时间应与对照品溶液主峰的保留时间一致。

（2）取本品的细粉约 1g，炽灼，放冷后，取残渣，加 2mol/L 盐酸溶液 5ml，加热至沸，放冷，滤过，滤液显钾盐鉴别（2）的反应（通则 0301）。

【检查】　**有关物质**　照高效液相色谱法（通则 0512）测定。临用新制。

供试品溶液　取本品 10 片，精密称定，研细，精密称取适量，加 pH 6.5 磷酸盐缓冲液溶解并定量稀释制成每 1ml 中约含青霉素 V 3.6mg 的溶液，滤过，取续滤液。

对照溶液　精密量取供试品溶液 1ml，置 100ml 量瓶中，用 pH 6.5 磷酸盐缓冲液稀释至刻度，摇匀。

pH 6.5 磷酸盐缓冲液、系统适用性溶液、色谱条件、系统适用性要求与测定法　见青霉素 V 钾有关物质项下。

限度　供试品溶液色谱图中如有杂质峰，各杂质峰面积的和不得大于对照溶液主峰面积的 5 倍（5.0%），小于对照溶液主峰面积 0.05 倍的峰忽略不计。

溶出度　照溶出度与释放度测定法（通则 0931 第一法）测定。

溶出条件　以磷酸盐缓冲液（pH 6.8）900ml 为溶出介质，转速为每分钟 100 转，依法操作，经 30 分钟时取样。

供试品溶液　取溶出液适量，滤过，精密量取续滤液适量，用溶出介质定量稀释制成每 1ml 中约含青霉素 V 0.15mg 的溶液。

对照品溶液　取青霉素 V 对照品适量，精密称定，加溶出介质溶解并定量稀释制成每 1ml 中约含 0.15mg 的溶液。

测定法　取供试品溶液与对照品溶液，照紫外-可见分光光度法（通则 0401），在 268nm 的波长处分别测定吸光度，计算每片的溶出量。

限度　标示量的 75%，应符合规定。

其他　应符合片剂项下有关的各项规定（通则 0101）。

【含量测定】　照高效液相色谱法（通则 0512）测定。

供试品溶液　取本品 10 片，精密称定，研细，精密称取适量（约相当于青霉素 V 0.25g），置 250ml 量瓶中，加有关物质项下 pH 6.5 磷酸盐缓冲液溶解并稀释至刻度，摇匀，滤过，取续滤液。

对照品溶液、系统适用性溶液、色谱条件、系统适用性要求与测定法　见青霉素 V 钾含量测定项下。

【类别】　同青霉素 V 钾。

【规格】　按 $C_{16}H_{18}N_2O_5S$ 计　（1）0.236g（40 万单位）（2）0.472g（80 万单位）

【贮藏】　遮光，密封，在凉暗处保存。

青霉素 V 钾胶囊

Qingmeisu V Jia Jiaonang

Phenoxymethylpenicillin Potassium Capsules

本品含青霉素 V 钾按青霉素 V（$C_{16}H_{18}N_2O_5S$）计算，应为标示量的 90.0%～110.0%。

【性状】　本品内容物为白色或类白色颗粒或粉末。

【鉴别】　（1）在含量测定项下记录的色谱图中，供试品溶液主峰的保留时间应与对照品溶液主峰的保留时间一致。

（2）取本品的内容物约 1g，炽灼，放冷后，取残渣，加 2mol/L 盐酸溶液 5ml，加热至沸，放冷，滤过，滤液显钾盐鉴别（2）的反应（通则 0301）。

【检查】 **有关物质**　照高效液相色谱法（通则 0512）测定。临用新制。

供试品溶液　取装量差异项下的内容物适量，精密称定，研细，精密称取适量，加 pH 6.5 磷酸盐缓冲液溶解并定量稀释制成每 1ml 中约含青霉素 V 3.6mg 的溶液，滤过，取续滤液。

对照溶液　精密量取供试品溶液 1ml，置 100ml 量瓶中，用 pH 6.5 磷酸盐缓冲液稀释至刻度，摇匀。

pH 6.5 磷酸盐缓冲液、系统适用性溶液、色谱条件、系统适用性要求与测定法　见青霉素 V 钾有关物质项下。

限度　供试品溶液色谱图中如有杂质峰，各杂质峰面积的和不得大于对照溶液主峰面积的 5 倍（5.0%），小于对照溶液主峰面积 0.05 倍的峰忽略不计。

溶出度　照溶出度与释放度测定法（通则 0931 第一法）测定。

溶出条件　以磷酸盐缓冲液（pH 6.8）900ml 为溶出介质，转速为每分钟 100 转，依法操作，经 30 分钟时取样。

供试品溶液　取溶出液适量，滤过，精密量取续滤液适量，用溶出介质定量稀释制成每 1ml 中约含青霉素 V 0.15mg 的溶液。

对照品溶液　取青霉素 V 对照品适量，精密称定，加溶出介质溶解并定量稀释制成每 1ml 中约含 0.15mg 的溶液。

测定法　取供试品溶液与对照品溶液，照紫外-可见分光光度法（通则 0401），在 268nm 的波长处分别测定吸光度，计算每粒的溶出量。

限度　标示量的 75%，应符合规定。

青霉素 V 聚合物　照分子排阻色谱法（通则 0514）测定。临用新制。

供试品溶液　取本品的内容物适量，精密称定，加流动相 A 溶解并定量稀释制成每 1ml 中约含青霉素 V40mg 的溶液，滤过，取续滤液。

对照溶液　取青霉素 V 对照品适量，精密称定，加水溶解并定量稀释制成每 1ml 中约含 0.2mg 的溶液。

系统适用性溶液（1）、系统适用性溶液（2）、色谱条件、系统适用性要求与测定法　见青霉素 V 钾青霉素 V 聚合物项下。

限度　按外标法以青霉素 V 峰面积计算，青霉素 V 聚合物的量不得过标示量的 0.6%。

干燥失重　取本品的内容物，在 105℃ 干燥至恒重，减失重量不得过 2.0%（通则 0831）。

其他　应符合胶囊剂项下有关的各项规定（通则 0103）。

【含量测定】　照高效液相色谱法（通则 0512）测定。

供试品溶液　取装量差异项下的内容物，精密称定，研细，精密称取适量（约相当于青霉素 V 0.25g），置 250ml 量瓶中，加有关物质项下 pH 6.5 磷酸盐缓冲液溶解并稀释至刻度，摇匀，滤过，取续滤液。

对照品溶液、系统适用性溶液、色谱条件、系统适用性要求与测定法　见青霉素 V 钾含量测定项下。

【类别】　同青霉素 V 钾。

【规格】　按 $C_{16}H_{18}N_2O_5S$ 计　（1）0.118g（20 万单位）　（2）0.236g（40 万单位）

【贮藏】　遮光，密封，在凉暗处保存。

青霉素钠

Qingmeisuna

Benzylpenicillin Sodium

$C_{16}H_{17}N_2NaO_4S$　356.38

本品为（2*S*，5*R*，6*R*）-3，3-二甲基-6-（2-苯乙酰氨基）-7-氧代-4-硫杂-1-氮杂双环[3.2.0]庚烷-2-甲酸钠盐。按干燥品计算，含 $C_{16}H_{17}N_2NaO_4S$ 不得少于 96.0%。

【性状】　本品为白色结晶性粉末；无臭或微有特异性臭；有引湿性；遇酸、碱或氧化剂等即迅速失效，水溶液在室温放置易失效。

本品在水中极易溶解，在乙醇中溶解，在脂肪油或液状石蜡中不溶。

【鉴别】　（1）在含量测定项下记录的色谱图中，供试品溶液主峰的保留时间应与对照品溶液主峰的保留时间一致。

（2）本品的红外光吸收图谱应与对照的图谱（光谱集 222 图）一致。

（3）本品显钠盐鉴别（1）的反应（通则 0301）。

【检查】　**结晶性**　取本品少许，依法检查（通则 0981），应符合规定。

酸碱度　取本品，加水制成每 1ml 中含 30mg 的溶液，依法测定（通则 0631），pH 值应为 5.0～7.5。

溶液的澄清度与颜色　取本品 5 份，各 0.30g，分别加水 5ml 使溶解，溶液应澄清无色；如显浑浊，与 1 号浊度标准液（通则 0902 第一法）比较，均不得更浓；如显色，与黄色或黄绿色 1 号标准比色液（通则 0901 第一法）比较，均不得更深。

吸光度　取本品，精密称定，加水溶解并定量稀释制成每 1ml 中约含 1.80mg 的溶液，照紫外-可见分光光度法（通则 0401），在 280nm 与 325nm 波长处测定，吸光度均不得大于 0.10；在 264nm 波长处有最大吸收，吸光度应为 0.80～0.88。

有关物质　照高效液相色谱法（通则 0512）测定。临用新制。

供试品溶液　取本品适量，加水溶解并稀释制成每 1ml 中约含 4mg 的溶液。

对照溶液　精密量取供试品溶液 1ml，置 100ml 量瓶中，用水稀释至刻度，摇匀。

系统适用性溶液　取青霉素系统适用性对照品适量，加水溶解并稀释制成每 1ml 中约含 4mg 的溶液。

灵敏度溶液　精密量取对照溶液适量，用水定量稀释制成每 1ml 中约含 1.0μg 的溶液。

色谱条件　用十八烷基硅烷键合硅胶为填充剂；以磷酸盐缓冲液（取磷酸二氢钾 10.6g，加水至 1000ml，用磷酸调节 pH 值至 3.4）-甲醇（72：14）为流动相 A，乙腈为流动相 B，先以流动相 A-流动相 B（86.5：13.5）等度洗脱，待杂质 E 的第 3 个色谱峰（见参考图谱）洗脱完毕后，立即按下表进行线性梯度洗脱；检测波长为 225nm；流速为每分钟 1.0ml；柱温为 34℃；进样体积为 20μl。

时间（分钟）	流动相 A（%）	流动相 B（%）
0	86.5	13.5
t_g+2	86.5	13.5
t_g+26	64	36
t_g+38	64	36
t_g+39	86.5	13.5
t_g+50	86.5	13.5

t_g：青霉素系统适用性对照品溶液中杂质 E 的第 3 个色谱峰的保留时间。

系统适用性要求　系统适用性溶液色谱图应与标准图谱一致；灵敏度溶液色谱图中，主成分色谱峰峰高的信噪比应大于 10。

测定法　精密量取供试品溶液和对照溶液，分别注入液相色谱仪，记录色谱图。

限度　供试品溶液色谱图中如有杂质峰，各杂质峰面积的和不得大于对照溶液主峰面积（1.0%），小于灵敏度溶液主峰面积的峰忽略不计。

青霉素聚合物　照分子排阻色谱法（通则 0514）测定。临用新制。

供试品溶液　取本品约 0.4g，精密称定，置 10ml 量瓶中，加水适量使溶解后，用水稀释至刻度，摇匀。

对照溶液　取青霉素对照品适量，精密称定，加水溶解并定量稀释制成每 1ml 中约含 0.1mg 的溶液。

系统适用性溶液（1）　取蓝色葡聚糖 2000 适量，加水溶解并稀释制成每 1ml 中约含 0.1mg 的溶液。

系统适用性溶液（2）　取青霉素钠约 0.4g，置 10ml 量瓶中，加 0.05mg/ml 的蓝色葡聚糖 2000 溶液溶解并稀释至刻度，摇匀。

色谱条件　用葡聚糖凝胶 G-10（40～120μm）为填充剂；玻璃柱内径为 1.0～1.4cm，柱长为 30～40cm；以 pH 7.0 的 0.1mol/L 磷酸盐缓冲液［0.1mol/L 磷酸氢二钠溶液-0.1mol/L 磷酸二氢钠溶液（61：39）］为流动相 A，以水为流动相 B；流速为每分钟 1.5ml；检测波长为 254nm；进样体积 100～200μl。

系统适用性要求　系统适用性溶液（1）分别在以流动相 A 与流动相 B 为流动相记录的色谱图中，按蓝色葡聚糖 2000 峰计算，理论板数均不低于 400，拖尾因子均应小于 2.0，蓝色葡聚糖 2000 的保留时间的比值应在 0.93～1.07 之间。系统适用性溶液（2）在以流动相 A 为流动相记录的色谱图中，高聚体的峰高与单体和高聚体之间的谷高比应大于 2.0。对照溶液色谱图中主峰与供试品溶液色谱图中聚合物峰，与相应色谱系统中蓝色葡聚糖 2000 峰的保留时间的比值均应在 0.93～1.07 之间。以流动相 B 为流动相，精密量取对照溶液连续进样 5 次，峰面积的相对标准偏差应不大于 5.0%。

测定法　以流动相 A 为流动相，精密量取供试品溶液，注入液相色谱仪，记录色谱图；以流动相 B 为流动相，精密量取对照溶液，注入液相色谱仪，记录色谱图。

限度　按外标法以青霉素峰面积计算，青霉素聚合物的量不得过 0.08%。

干燥失重　取本品，在 105℃ 干燥，减失重量不得过 0.5%（通则 0831）。

可见异物　取本品 5 份，每份各 2.4g，加微粒检查用水溶解，依法检查（通则 0904），应符合规定。（供无菌分装用）

不溶性微粒　取本品，加微粒检查用水制成每 1ml 中含 60mg 的溶液，依法检查（通则 0903），每 1g 样品中，含 10μm 及 10μm 以上的微粒不得过 6000 粒，含 25μm 及 25μm 以上的微粒不得过 600 粒。（供无菌分装用）

细菌内毒素　取本品，依法检查（通则 1143），每 1000 青霉素单位中含内毒素的量应小于 0.10EU。（供注射用）

无菌　取本品，用适宜溶剂溶解，加青霉素酶灭活后或用适宜溶剂稀释后，经薄膜过滤法处理，依法检查（通则 1101），应符合规定。（供无菌分装用）

【含量测定】　照高效液相色谱法（通则 0512）测定。

供试品溶液　取本品适量，精密称定，加水溶解并定量稀释制成每 1ml 中约含 1mg 的溶液。

对照品溶液　取青霉素对照品适量，精密称定，加水溶解并定量稀释制成每 1ml 中约含 1mg 的溶液。

系统适用性溶液　取青霉素系统适用性对照品适量，加水溶解并稀释制成每 1ml 中约含 1mg 的溶液。

色谱条件　用十八烷基硅烷键合硅胶为填充剂；以有关物质项下流动相 A-流动相 B（85：15）为流动相；检测波长为 225nm；进样体积为 20μl。

系统适用性要求　系统适用性溶液色谱图应与标准图谱一致。

测定法　精密量取供试品溶液与对照品溶液，分别注入液相色谱仪，记录色谱图。按外标法以峰面积计算，其结果乘以 1.0658，即为供试品中 $C_{16}H_{17}N_2NaO_4S$ 的含量。

【类别】　β-内酰胺类抗生素，青霉素类。

【贮藏】　严封，在凉暗干燥处保存。

【制剂】　注射用青霉素钠

附：

1. 青霉素钠有关物质参考图谱

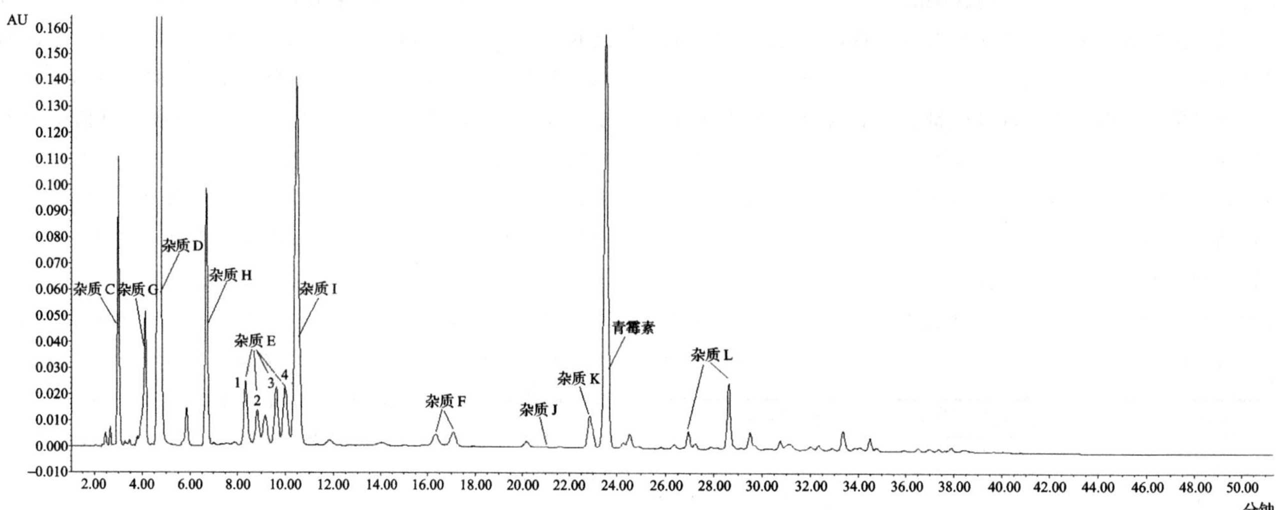

2. 杂质

杂质C

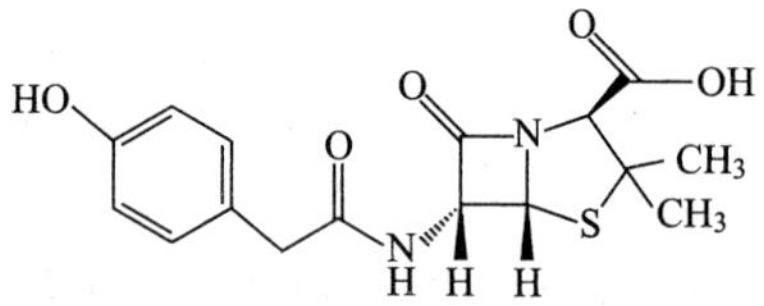

$C_{16}H_{18}N_2O_5S$　350.09

(2*S*,5*R*,6*R*)-6-[[(4-羟基苯基)乙酰基]氨基]-3,3-二甲基-7-氧代-4-硫杂-1-氮杂双环[3.2.0]庚烷-2-羧酸

杂质D

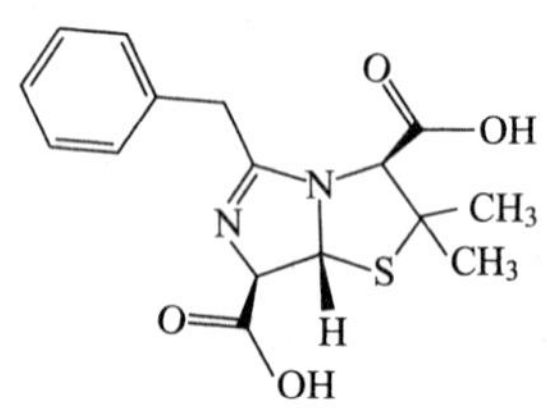

$C_{16}H_{18}N_2O_4S$　334.10

(3*S*,7*R*,7a*R*)-5-苯基-2,2-二甲基-2,3,7,7*a*-四氢咪唑并[5,1-*b*]噻唑-3,7-二羧酸

杂质E

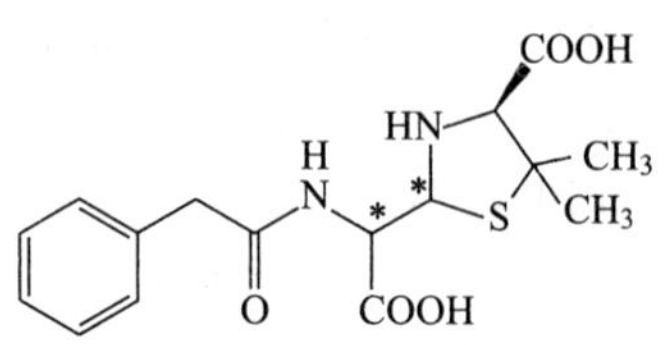

$C_{16}H_{20}N_2O_5S$　352.11

(4*S*)-2-[羧基[(苯乙酰基)氨基]甲基]-5,5-二甲基噻唑烷-4-羧酸

杂质F

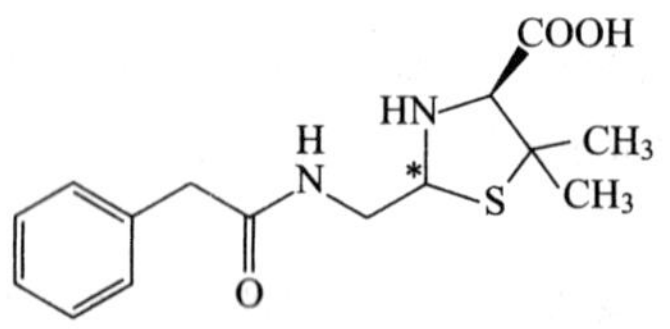

$C_{15}H_{20}N_2O_3S$　308.12

(2*RS*,4*S*)-2-[[(苯乙酰基)氨基]甲基]-5,5-二甲基噻唑烷-4-羧酸

杂质G

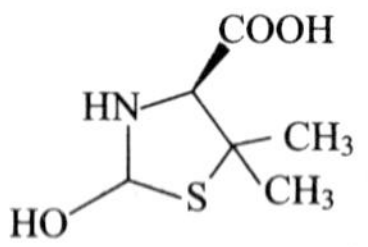

$C_6H_{11}NO_3S$　177.05

2-羟基-5,5-二甲基噻唑烷-4-羧酸

杂质H

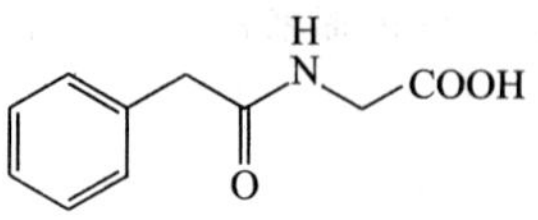

$C_{10}H_{11}NO_3$　193.07

2-[(苯乙酰基)氨基]-乙酸

杂质 I

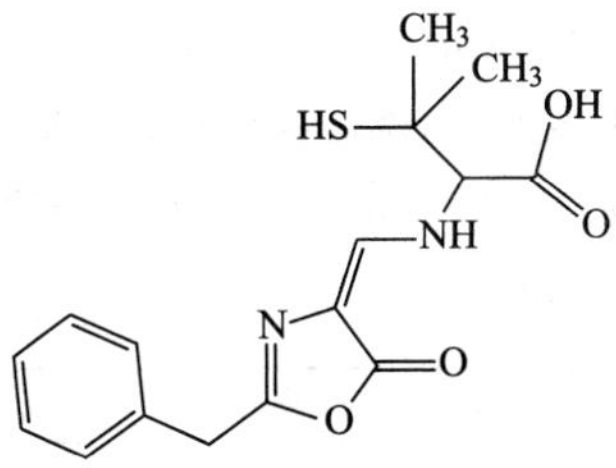

$C_{16}H_{18}N_2O_4S$　334.10

2-[(1*E*)-[2-苄基-5-氧代噁唑-4(5*H*)-亚基]甲氨基]-3-巯基-3-甲基丁酸

杂质 J

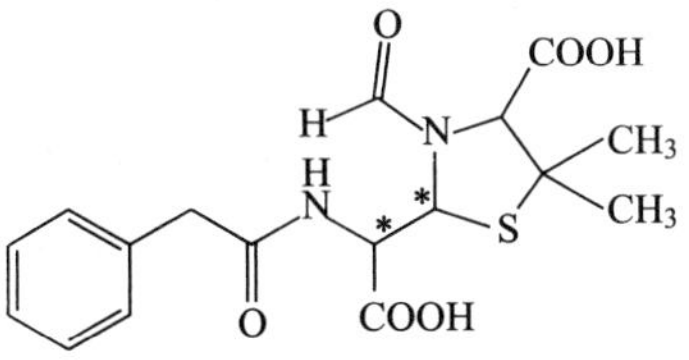

$C_{17}H_{20}N_2O_6S$　380.10

2-[羧基[(苯乙酰基)氨基]甲基]-3-甲酰基-5,5-二甲基噻唑烷-4-羧酸

杂质 K

青霉酸二聚体(Penicillic acid dimer)

杂质 L

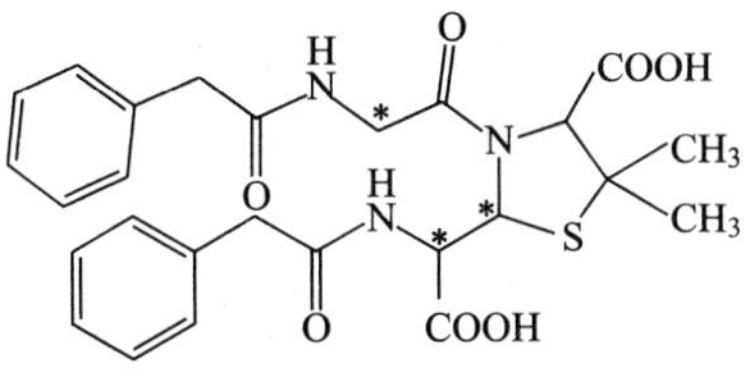

$C_{26}H_{29}N_3O_7S$　527.17

2-[羧基[(苯乙酰基)氨基]甲基]-3-[2-[(苯乙酰基)氨基]乙酰基]- 5,5-二甲基噻唑烷-4-羧酸

注射用青霉素钠

Zhusheyong Qingmeisuna

Benzylpenicillin Sodium for Injection

本品为青霉素钠的无菌粉末。按干燥品计算,含 $C_{16}H_{17}N_2NaO_4S$不得少于 96.0%;按平均装量计算,含 $C_{16}H_{17}N_2NaO_4S$应为标示量的 95.0%~115.0%。

【性状】 本品为白色结晶性粉末。

【鉴别】 取本品,照青霉素钠项下的鉴别试验,显相同的结果。

【检查】 **溶液的澄清度与颜色** 取本品 5 瓶,按标示量分别加水制成每 1ml 中含 60mg 的溶液,溶液应澄清无色;如显浑浊,与 1 号浊度标准液(通则 0902 第一法)比较,均不得更浓;如显色,与黄色或黄绿色 2 号标准比色液(通则 0901 第一法)比较,均不得更深。

有关物质 照高效液相色谱法(通则 0512)测定。临用新制。

供试品溶液　取装量差异项下内容物适量,加水溶解并定量稀释制成每 1ml 中约含青霉素钠 4mg 的溶液。

对照溶液　精密量取供试品溶液 1.0ml,置 100ml 量瓶中,用水稀释至刻度,摇匀。

灵敏度溶液　精密量取对照溶液适量,用水定量稀释制成每 1ml 中约含青霉素钠 1.0μg 的溶液。

系统适用性溶液、色谱条件、系统适用性要求与测定法　见青霉素钠有关物质项下。

限度　供试品溶液色谱图中如有杂质峰,各杂质峰面积的和不得大于对照溶液主峰面积(1.0%),小于灵敏度溶液主峰面积的峰忽略不计。

青霉素聚合物 照分子排阻色谱法(通则 0514)测定。临用新制。

供试品溶液　取装量差异项下的内容物约 0.4g,精密称定,置 10ml 量瓶中,加水适量使溶解后,用水稀释至刻度,摇匀。

对照溶液、系统适用性溶液(1)、系统适用性溶液(2)、色谱条件、系统适用性要求与测定法　见青霉素钠青霉素聚合物项下。

限度　按外标法以青霉素峰面积计算,青霉素聚合物的量不得过标示量的 0.10%。

干燥失重 取本品,在 105℃ 干燥,减失重量不得过 1.0%(通则 0831)。

不溶性微粒 取本品,按标示量加微粒检查用水制成每 1ml 中含 60mg 的溶液,依法检查(通则 0903),标示量为 1.0g 以下的折算为每 1g 样品中含 10μm 及 10μm 以上的微粒不得过 6000 粒,含 25μm 及 25μm 以上的微粒不得过 600 粒;标示量为 1.0g 以上(包括 1.0g)每个供试品容器中含 10μm 及 10μm 以上的微粒不得过 6000 粒,含 25μm 及 25μm 以上的微粒不得过 600 粒。

酸碱度、细菌内毒素与无菌 照青霉素钠项下的方法检查,均应符合规定。

其他 应符合注射剂项下有关的各项规定(通则 0102)。

【含量测定】 照高效液相色谱法(通则 0512)测定。

供试品溶液 取装量差异项下的内容物适量,精密称定,加水溶解并定量稀释制成每 1ml 中约含青霉素钠 1mg 的溶液。

对照品溶液、系统适用性溶液、色谱条件与系统适用性要求 见青霉素钠含量测定项下。

测定法 见青霉素钠含量测定项下。每 1mg 的

$C_{16}H_{17}N_2NaO_4S$ 相当于 1670 青霉素单位。

【类别】 同青霉素钠。

【规格】 按 $C_{16}H_{17}N_2NaO_4S$ 计　(1)0.12g(20 万单位)　(2)0.24g(40 万单位)　(3)0.48g(80 万单位)　(4)0.6g(100 万单位)　(5)0.96g(160 万单位)　(6)2.4g(400 万单位)

【贮藏】 密闭，在凉暗干燥处保存。

青霉素钾

Qingmeisujia

Benzylpenicillin Potassium

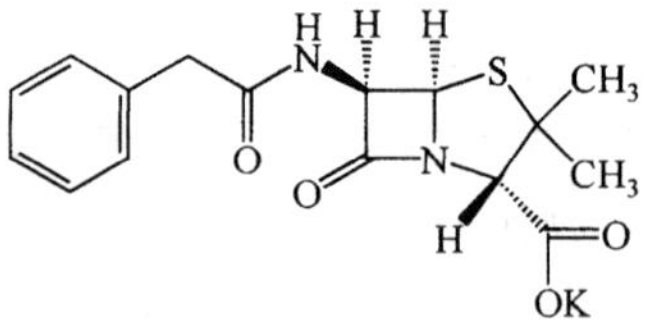

$C_{16}H_{17}KN_2O_4S$　372.49

本品为(2*S*,5*R*,6*R*)-3,3-二甲基-6-(2-苯乙酰氨基)-7-氧代-4-硫杂-1-氮杂双环[3.2.0]庚烷-2-甲酸钾盐。按干燥品计算，含 $C_{16}H_{17}KN_2O_4S$ 不得少于 96.0%。

【性状】 本品为白色结晶性粉末；无臭或微有特异性臭；有引湿性；遇酸、碱或氧化剂等即迅速失效，水溶液在室温放置易失效。

本品在水中极易溶解，在乙醇中略溶，在脂肪油或液状石蜡中不溶。

【鉴别】 (1)在含量测定项下记录的色谱图中，供试品溶液主峰的保留时间应与对照品溶液主峰的保留时间一致。

(2)本品的红外光吸收图谱应与对照的图谱(光谱集 223 图)一致。

(3)本品显钾盐鉴别(1)的反应(通则 0301)。

【检查】 **吸光度**　取本品，精密称定，加水溶解并定量稀释制成每 1ml 中含 1.88mg 的溶液，照紫外-可见分光光度法(通则 0401)测定，在 280nm 与 325nm 的波长处，吸光度均不得大于 0.10；在 264nm 的波长处有最大吸收，吸光度应为 0.80～0.88。

有关物质　照高效液相色谱法(通则 0512)测定。临用新制。

供试品溶液　取本品适量，加水溶解并定量稀释制成每 1ml 中约含 4mg 的溶液。

对照溶液　精密量取供试品溶液 1ml，置 100ml 量瓶中，用水稀释至刻度，摇匀。

系统适用性溶液　取青霉素系统适用性对照品适量，加水溶解并稀释制成每 1ml 中约含 4mg 的溶液。

灵敏度溶液　精密量取对照溶液适量，用水定量稀释制成每 1ml 中约含 1.0μg 的溶液。

色谱条件　用十八烷基硅烷键合硅胶为填充剂；以磷酸盐缓冲液(取磷酸二氢钾 10.6g，加水至 1000ml，用磷酸调节 pH 值至 3.4)-甲醇(72∶14)为流动相 A，乙腈为流动相 B，先以流动相 A-流动相 B(86.5∶13.5)等度洗脱，待杂质 E 的第 3 个色谱峰(见参考图谱)洗脱完毕后，立即按下表进行线性梯度洗脱；检测波长为 225nm；流速为每分钟 1.0ml；柱温为 34℃；进样体积为 20μl。

时间(分钟)	流动相 A(%)	流动相 B(%)
0	86.5	13.5
t_g+2	86.5	13.5
t_g+26	64	36
t_g+38	64	36
t_g+39	86.5	13.5
t_g+50	86.5	13.5

t_g：青霉素系统适用性对照品溶液中杂质 E 的第 3 个色谱峰的保留时间。

系统适用性要求　系统适用性溶液色谱图应与标准图谱一致；灵敏度溶液色谱图中，主成分色谱峰峰高的信噪比应大于 10。

测定法　精密量取供试品溶液和对照溶液，分别注入液相色谱仪，记录色谱图。

限度　供试品溶液色谱图中如有杂质峰，各杂质峰面积的和不得大于对照溶液主峰面积(1.0%)，小于灵敏度溶液主峰面积的峰忽略不计。

青霉素聚合物　照分子排阻色谱法(通则 0514)测定。临用新制。

供试品溶液　取本品约 0.4g，精密称定，置 10ml 量瓶中，加水适量使溶解后，用水稀释至刻度，摇匀。

对照溶液　取青霉素对照品适量，精密称定，加水溶解并定量稀释制成每 1ml 中约含 0.1mg 的溶液。

系统适用性溶液(1)　取蓝色葡聚糖 2000 适量，加水溶解并稀释制成每 1ml 中约含 0.1mg 的溶液。

系统适用性溶液(2)　取青霉素钾约 0.4g，置 10ml 量瓶中，加 0.05mg/ml 的蓝色葡聚糖 2000 溶液溶解并稀释至刻度，摇匀。

色谱条件　用葡聚糖凝胶 G-10(40～120μm)为填充剂；玻璃柱内径为 1.0～1.4cm，柱长为 30～40cm；以 pH 7.0 的 0.1mol/L 磷酸盐缓冲液[0.1mol/L 磷酸氢二钠溶液-0.1mol/L 磷酸二氢钠溶液(61∶39)]为流动相 A，以水为流动相 B；流速为每分钟 1.5ml；检测波长为 254nm；进样体积为 100～200μl。

系统适用性要求　系统适用性溶液(1)分别在以流动相 A 与流动相 B 为流动相记录的色谱图中，按蓝色葡聚糖 2000 峰计算，理论板数均不低于 400，拖尾因子均应小于 2.0，蓝色葡聚糖 2000 的保留时间的比值应在 0.93～1.07 之间。系统适用性溶液(2)在以流动相 A 为流动相记录的色谱图中，高聚体的峰高与单体和高聚体之间的谷高比应大于 2.0。对照溶液色谱图中主峰与供试品溶液色谱图中聚合物峰，与相应色谱系统中蓝色葡聚糖 2000 峰的保留时间的比值均应在 0.93～1.07 之间。以流动相 B 为流动相，精密量取对照溶液连续进样 5 次，峰面积的相对标准偏差应不大于 5.0%。

测定法　以流动相 A 为流动相，精密量取供试品溶液，注入液相色谱仪，记录色谱图；以流动相 B 为流动相，精密量取对照溶液，注入液相色谱仪，记录色谱图。

限度　按外标法以青霉素峰面积计算，青霉素聚合物的量不得过 0.08%。

可见异物　取本品 5 份，每份各 0.625g，加微粒检查用水溶解，依法检查（通则 0904），应符合规定。（供无菌分装用）

不溶性微粒　取本品，加微粒检查用水制成每 1ml 中含 50mg 的溶液，依法检查（通则 0903），每 1g 样品中，含 10μm 及 10μm 以上的微粒不得过 6000 粒，含 25μm 及 25μm 以上的微粒不得过 600 粒。（供无菌分装用）

结晶性、酸碱度、溶液的澄清度与颜色、干燥失重、细菌内毒素（供注射用）**与无菌**（供无菌分装用）　照青霉素钠项下的方法检查，均应符合规定。

【含量测定】　照高效液相色谱法（通则 0512）测定。

供试品溶液　取本品适量，精密称定，加水溶解并定量稀释制成每 1ml 中约含 1mg 的溶液。

对照品溶液　取青霉素对照品适量，精密称定，加水溶解并定量稀释制成每 1ml 中约含 1mg 的溶液。

系统适用性溶液　取青霉素系统适用性对照品适量，加水溶解并稀释制成每 1ml 中约含 1mg 的溶液。

色谱条件　用十八烷基硅烷键合硅胶为填充剂；以有关物质项下的流动相 A-流动相 B(85∶15)为流动相，检测波长为 225nm；进样体积为 20μl。

系统适用性要求　系统适用性溶液色谱图应与标准图谱一致。

测定法　精密量取供试品溶液与对照品溶液，分别注入液相色谱仪，记录色谱图。按外标法以峰面积计算，其结果乘以 1.1136，即为供试品中 $C_{16}H_{17}KN_2O_4S$ 的含量。

【类别】　β-内酰胺类抗生素，青霉素类。

【贮藏】　严封，在凉暗干燥处保存。

【制剂】　注射用青霉素钾

注射用青霉素钾

Zhusheyong Qingmeisujia

Benzylpenicillin Potassium for Injection

本品为青霉素钾的结晶性无菌粉末。按干燥品计算，含 $C_{16}H_{17}KN_2O_4S$ 不得少于 96.0%；按平均装量计算，含 $C_{16}H_{17}KN_2O_4S$ 应为标示量的 95.0%～115.0%。

【性状】　本品为白色结晶性粉末。

【鉴别】　取本品，照青霉素钾项下的鉴别试验，显相同的结果。

【检查】　**溶液的澄清度与颜色**　照注射用青霉素钠项下的方法检查，应符合规定。

有关物质　照高效液相色谱法（通则 0512）测定。临用新制。

供试品溶液　取装量差异项下内容物适量，加水溶解并定量稀释制成每 1ml 中约含青霉素钾 4mg 的溶液。

对照溶液　精密量取供试品溶液 1ml，置 100ml 量瓶中，用水稀释至刻度，摇匀。

灵敏度溶液　精密量取对照溶液适量，用水定量稀释制成每 1ml 中约含青霉素钾 1μg 的溶液。

系统适用性溶液、色谱条件、系统适用性要求与测定法　见青霉素钾有关物质项下。

限度　供试品溶液色谱图中如有杂质峰，各杂质峰面积的和不得大于对照溶液主峰面积（1.0%），小于灵敏度溶液主峰面积的峰忽略不计。

青霉素聚合物　照分子排阻色谱法（通则 0514）测定。临用新制。

供试品溶液　取装量差异项下的内容物约 0.4g，精密称定，置 10ml 量瓶中，加水适量使溶解后，用水稀释至刻度，摇匀。

对照溶液、系统适用性溶液(1)、系统适用性溶液(2)、色谱条件、系统适用性要求与测定法　见青霉素钾青霉素聚合物项下。

限度　按外标法以青霉素峰面积计算，青霉素聚合物的量不得过标示量的 0.10%。

干燥失重　取本品，在 105℃ 干燥，减失重量不得过 1.0%（通则 0831）。

不溶性微粒　取本品，按标示量加微粒检查用水制成每 1ml 中含 50mg 的溶液，依法检查（通则 0903），标示量为 1.0g 以下的折算为每 1g 样品中含 10μm 及 10μm 以上的微粒不得过 6000 粒，含 25μm 及 25μm 以上的微粒不得过 600 粒。

酸碱度、细菌内毒素与无菌　照青霉素钠项下的方法检查，均应符合规定。

其他　应符合注射剂项下有关的各项规定（通则 0102）。

【含量测定】　照高效液相色谱法（通则 0512）测定。

供试品溶液　取装量差异项下的内容物适量，精密称定，加水溶解并定量稀释制成每 1ml 中约含青霉素钾 1mg 的溶液。

对照品溶液、系统适用性溶液、色谱条件与系统适用性要求　见青霉素钾含量测定项下。

测定法　见青霉素钾含量测定项下。每 1mg 的 $C_{16}H_{17}KN_2O_4S$ 相当于 1598 青霉素单位。

【类别】　同青霉素钾。

【规格】　按 $C_{16}H_{17}KN_2O_4S$ 计　(1)0.125g(20 万单位)　(2)0.25g(40 万单位)　(3)0.5g(80 万单位)　(4)0.625g

(100 万单位)

【贮藏】 密闭,在凉暗干燥处保存。

青 霉 胺

Qingmei'an

Penicillamine

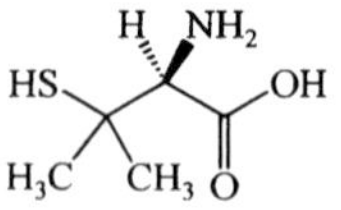

$C_5H_{11}NO_2S$　149.21

本品为 D-3-巯基缬氨酸,按干燥品计算,含 $C_5H_{11}NO_2S$ 不得少于 95.0%。

【性状】 本品为白色或类白色结晶性粉末。

本品在水中易溶,在乙醇中微溶,在乙醚中不溶。

比旋度 取本品,精密称定,加 1mol/L 氢氧化钠溶液溶解并定量稀释制成每 1ml 中约含 50mg 的溶液,依法测定(通则 0621),比旋度为−61.0°至−65.0°。

【鉴别】 (1)取本品约 40mg,加水 4ml 溶解,加磷钨酸溶液(1→10)2ml,摇匀,放置数分钟后溶液显深蓝色。

(2)照薄层色谱法(通则 0502)试验。

供试品溶液　取本品,加水溶解并稀释制成每 1ml 中约含 2.5mg 的溶液。

对照品溶液　取青霉胺对照品适量,加水溶解并稀释制成每 1ml 中约含 2.5mg 的溶液。

色谱条件　采用硅胶 G 薄层板,以正丁醇-冰醋酸-水(72∶18∶18)为展开剂。

测定法　吸取供试品溶液与对照品溶液各 2μl,分别点于同一薄层板上,展开,于 105℃干燥 10 分钟,置碘蒸气缸内5～10 分钟。

结果判定　供试品溶液所显主斑点的位置和颜色应与对照品溶液所显的主斑点的位置和颜色相同。

(3)取本品约 0.5mg,加盐酸 0.5ml 与丙酮 4ml 的混合液温热溶解后,置冰浴中冷却,并以玻棒摩擦管壁使白色沉淀析出,滤过,沉淀用丙酮洗涤,在空气中干燥,取此沉淀物配成 1%水溶液,应呈右旋性。

【检查】 **酸度** 取本品,加水制成每 1ml 中含 10mg 的溶液,依法测定(通则 0631),pH 值应为 4.0～6.0。

青霉胺二硫化物 照高效液相色谱法(通则 0512)测定。

溶剂　取乙二胺四醋酸二钠 1.0g,加水溶解并稀释制成 1000ml,摇匀。

供试品溶液　取本品约 0.125g,精密称定,置 100ml 量瓶中,加溶剂溶解并稀释至刻度,摇匀。

对照品溶液　取青霉胺二硫化物对照品适量,精密称定,加溶剂溶解并定量稀释制成每 1ml 中约含 12.5μg 的溶液。

系统适用性溶液　取青霉胺对照品与青霉胺二硫化物对照品各适量,加溶剂溶解并稀释制成每 1ml 中含青霉胺 1mg 和青霉胺二硫化物 0.1mg 的溶液。

色谱条件　用十八烷基硅烷键合硅胶为填充剂;以磷酸钠己烷磺酸钠溶液[取磷酸二氢钠 6.9g 和己烷磺酸钠 0.2g,加水 900ml 使溶解,用磷酸溶液(1→10)调节 pH 值至 3.0±0.1,再用水稀释至 1000ml,混匀]为流动相;检测波长为 210nm;进样体积为 20μl。

系统适用性要求　系统适用性溶液色谱图中,青霉胺峰和青霉胺二硫化物峰之间的分离度应大于 3.0。

测定法　精密量取供试品溶液与对照品溶液,分别注入液相色谱仪,记录色谱图。

限度　按外标法以峰面积计算,含青霉胺二硫化物不得过 1.0%。

青霉素 照抗生素微生物检定法(通则 1201)测定。

培养基的制备　胨 6.0g,胰酶消化酪蛋白 4.0g,酵母浸出粉 3.0g,牛肉浸出粉 1.5g,葡萄糖 1.0g,琼脂 15.0g,水 1000ml,调节 pH 值使灭菌后为 6.5～6.7,在 115℃灭菌 30 分钟。

试验菌　藤黄微球菌照藤黄微球菌[CMCC(B)28001]项下制备菌液。

对照品溶液的制备　精密称取青霉素对照品适量,加灭菌磷酸盐缓冲液(pH 6.0)溶解并定量稀释制成每 1ml 中含 0.02 单位的溶液。

供试品溶液的制备　取本品 1g,精密称定,置分液漏斗中,加水 9ml 使溶解,加乙醚 10ml 与磷酸盐缓冲液(pH 2.5)1ml,振摇提取 1 分钟,分取水层至另一分液漏斗中,用乙醚提取 2 次,每次 10ml,合并醚层,加水 9ml 及磷酸盐缓冲液(pH 2.5)1ml,振摇 30 秒,弃去水层(以上操作应在 6～7 分钟内完成)。醚层用 10ml 灭菌磷酸盐缓冲液(pH 6.0)提取 3 分钟,分取水层 5ml 为供试品溶液(1),剩余水层加 0.1ml 青霉素酶(每 1ml 青霉素酶应大于 300 万单位)在 36～37℃放置 1 小时作为供试品溶液(2)。

测定法　取双碟不少于 4 个,每双碟中底层加培养基 10ml,菌层加培养基 5ml,每双碟安置不锈钢小管 6 个,分别在对角的两管中滴加对照品溶液、供试品溶液(1)与供试品溶液(2),在 29～30℃培养 24 小时,测量各抑菌圈直径。供试品溶液(1)所致的抑菌圈平均直径不得大于对照品溶液所致抑菌圈的平均直径,供试品溶液(2)不得产生抑菌圈(0.2 单位/g)。

干燥失重 取本品,以五氧化二磷为干燥剂,在 60℃减压干燥至恒重,减失重量不得过 0.5%(通则 0831)。

【含量测定】 取本品约 0.15g,精密称定,加醋酸盐缓冲液(取醋酸钠 5.4g,置 100ml 量瓶中,加水 50ml 使溶解,用冰醋酸调节 pH 值至 4.6,加水稀释至刻度,摇匀)100ml 溶解并稀释至刻度,照电位滴定法(通则 0701),以铂电极为指示电极,汞-硫酸亚汞电极为参比电极,用硝酸汞滴定液(0.05mol/L)缓慢滴定至终点。每 1ml 硝酸汞滴定液(0.05mol/L)相当于 7.461mg

的 $C_5H_{11}NO_2S$。

【类别】 重金属解毒药。

【贮藏】 密封保存。

【制剂】 青霉胺片

青霉胺片

Qingmei'an Pian

Penicillamine Tablets

本品含青霉胺($C_5H_{11}NO_2S$)应为标示量的 90.0%～110.0%。

【性状】 本品为糖衣片,除去包衣后显白色。

【鉴别】 取本品,除去包衣后,研细,称取适量(约相当于青霉胺 0.25g),加水 25ml 搅拌使溶解,滤过,滤液照青霉胺项下的鉴别(1)、(2)项试验,显相同的结果。

【检查】 **青霉胺二硫化物** 照高效液相色谱法(通则 0512)测定。

供试品溶液 取本品 20 片,精密称定,研细,精密称取适量(约相当于青霉胺 0.125g),置 200ml 量瓶中,加溶剂适量,振摇约 5 分钟使青霉胺溶解,静置 90 分钟,再加溶剂至刻度,摇匀,滤过,取续滤液。

对照品溶液 取青霉胺二硫化物对照品适量,精密称定,加溶剂溶解并定量稀释制成每 1ml 中约含 18.75μg 的溶液。

溶剂、系统适用性溶液、色谱条件、系统适用性要求与测定法 见青霉胺青霉胺二硫化物项下。

限度 按外标法以峰面积计算,含青霉胺二硫化物不得过标示量的 3.0%。

其他 应符合片剂项下有关的各项规定(通则 0101)。

【含量测定】 取本品 10 片,精密称定,研细,精密称取适量(约相当于青霉胺 0.15g),照青霉胺项下的方法测定,即得。

【类别】 同青霉胺。

【规格】 0.125g

【贮藏】 密封保存。

苯丁酸氮芥

Bendingsuan Danjie

Chlorambucil

$C_{14}H_{19}Cl_2NO_2$　304.22

本品为 4-[双(2-氯乙基)氨基]苯丁酸。按无水物计算,含 $C_{14}H_{19}Cl_2NO_2$ 不得少于 98.0%。

【性状】 本品为类白色结晶性粉末;微臭;遇光或放置日久,色渐变深。

本品在丙酮中极易溶解,在乙醇或三氯甲烷中易溶,在水中不溶。

熔点 本品的熔点(通则 0612)为 64～68℃。

【鉴别】 (1)取本品,加无水乙醇溶解并制成每 1ml 中约含 15μg 的溶液,照紫外-可见分光光度法(通则 0401)测定,在 257nm 与 302nm 的波长处有最大吸收,在 225nm 与 280nm 的波长处有最小吸收。

(2)本品的红外光吸收图谱应与对照的图谱(光谱集 226 图)一致。

(3)取本品约 50mg,加丙酮 5ml 使溶解,加水 5ml,摇匀,加 2mol/L 硫酸溶液 1 滴与硝酸银试液 4 滴,立即观察,溶液应不显浑浊;置水浴中加热后,溶液应显浑浊。

【检查】 **有关物质** 照薄层色谱法(通则 0502)试验。

供试品溶液 取本品,加丙酮溶解并稀释制成每 1ml 中约含 20mg 的溶液。

对照溶液 精密量取供试品溶液适量,用丙酮定量稀释制成每 1ml 中含 0.40mg 的溶液。

色谱条件 采用硅胶 HF_{254} 薄层板(室温干燥 24 小时),以甲苯-甲醇-庚烷-丁酮(8:5:4:4)为展开剂。

测定法 吸取供试品溶液与对照溶液各 10μl,分别点于同一薄层板上,展开,晾干,置紫外光灯(254nm)下检视。

限度 供试品溶液如显杂质斑点,与对照溶液的主斑点比较,不得更深。

水分 取本品,照水分测定法(通则 0832 第一法 1)测定,含水分不得过 0.5%。

【含量测定】 取本品约 0.2g,精密称定,加丙酮 10ml 溶解后,立即加水 10ml 与酚酞指示液 3 滴,用氢氧化钠滴定液(0.1mol/L)迅速滴定,并将滴定的结果用空白试验校正。每 1ml 氢氧化钠滴定液(0.1mol/L)相当于 30.42mg 的 $C_{14}H_{19}Cl_2NO_2$。

【类别】 抗肿瘤药。

【贮藏】 遮光,密封保存。

【制剂】 苯丁酸氮芥纸型片

苯丁酸氮芥纸型片

Bendingsuan Danjie Zhixingpian

Chlorambucil Chart Tablets

本品含苯丁酸氮芥($C_{14}H_{19}Cl_2NO_2$)应为标示量的 85.0%～110.0%。

【性状】 本品为白色或类白色纸型片。

【鉴别】 (1)取本品 5 格(约相当于苯丁酸氮芥 10mg),

加丙酮 5ml，振摇使苯丁酸氮芥溶解，滤过，滤液加水 5ml，摇匀，加硝酸溶液（1→2）与硝酸银试液各 4 滴，置水浴上加热，即产生浑浊。

（2）取含量测定项下的供试品溶液，照紫外-可见分光光度法（通则 0401）测定，在 257nm 与 302nm 的波长处有最大吸收，在 225nm 与 280nm 的波长处有最小吸收。

【检查】　含量均匀度　取本品 1 格，精密加异丙醚-乙醇（1∶9）25ml，振摇使苯丁酸氮芥溶解，静置，取上清液（必要时滤过）作为供试品溶液，照含量测定项下的方法测定含量，应符合规定（通则 0941）。

【含量测定】　照紫外-可见分光光度法（通则 0401）测定。

供试品溶液　取本品 20 格，剪碎，置具塞锥形瓶中，精密加异丙醚（预先用水洗涤 4 次）50ml，振摇 15 分钟，再加 10% 磷酸二氢钾溶液 5ml，密塞，强力振摇 15 分钟，静置 5 分钟后，精密量取异丙醚提取液 5ml，置 50ml 量瓶中，用乙醇稀释至刻度，摇匀。

对照品溶液　取苯丁酸氮芥对照品约 40mg，精密称定，置 50ml 量瓶中，加异丙醚（预先用水洗涤 4 次）稀释至刻度，摇匀，精密量取 5ml，置 50ml 量瓶中，用乙醇稀释至刻度，摇匀。

测定法　取供试品溶液与对照品溶液，在 302nm 的波长处分别测定吸光度，计算。

【类别】　同苯丁酸氮芥。

【规格】　2mg

【贮藏】　遮光，密封，在凉处保存。

苯扎贝特

Benzhabeite

Bezafibrate

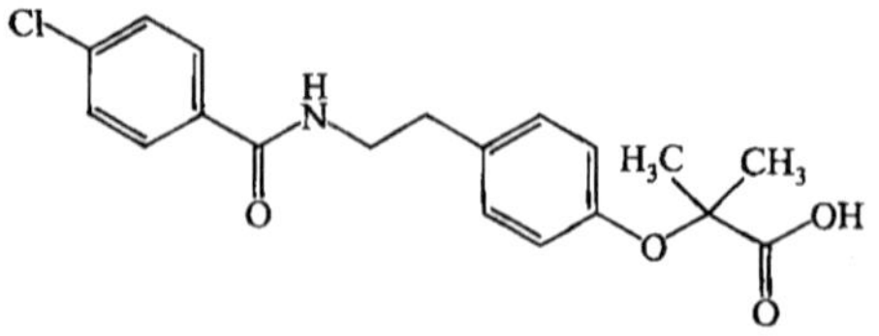

$C_{19}H_{20}ClNO_4$　361.82

本品为 2-[4-[2-(4-氯苯甲酰氨基)乙基]苯氧基]-2-甲基丙酸。按干燥品计算，含 $C_{19}H_{20}ClNO_4$ 不得少于 98.5%。

【性状】　本品为白色或类白色结晶或结晶性粉末；无臭。

本品在甲醇中溶解，在乙醇中略溶，在水中几乎不溶。

熔点　本品的熔点（通则 0612）为 180～184℃。

【鉴别】　（1）取本品，加磷酸盐缓冲液（pH 7.6）溶解并制成每 1ml 中约含 10μg 的溶液，照紫外-可见分光光度法（通则 0401）测定，在 228nm 的波长处有最大吸收。

（2）本品的红外光吸收图谱应与对照的图谱（光谱集 787 图）一致。如不一致，取本品和苯扎贝特对照品，用少量甲醇溶解后，置水浴上蒸干，并于 80℃减压干燥 1 小时，取残渣测定，本品的红外光吸收图谱应与对照品的图谱一致（通则 0402）。

（3）取本品约 10mg，加无水碳酸钠 20mg，混匀，炽灼后，放冷，残渣加水浸渍，滤过，滤液经硝酸酸化后，显氯化物鉴别（1）的反应（通则 0301）。

【检查】　氯化物　取本品 0.50g，置 50ml 量瓶中，加 *N*，*N*-二甲基甲酰胺 10ml 使溶解，用水稀释至刻度，振摇，滤过，精密量取续滤液 15ml，置 50ml 纳氏比色管中，加水使成 25ml，依法检查（通则 0801），与标准氯化钠溶液 5.0ml 与 *N*，*N*-二甲基甲酰胺 2.0ml 制成的对照溶液比较，不得更浓（0.03%）。

有关物质　照高效液相色谱法（通则 0512）测定。

供试品溶液　取本品，加流动相溶解并稀释制成每 1ml 中约含 0.5mg 的溶液。

对照溶液　精密量取供试品溶液 1ml，置 100ml 量瓶中，用流动相稀释至刻度，摇匀。

系统适用性溶液　取苯扎贝特与杂质Ⅰ对照品各适量，加流动相溶解并稀释制成每 1ml 中分别约含 0.1mg 的溶液。

色谱条件　用十八烷基硅烷键合硅胶为填充剂；以 0.01mol/L 磷酸二氢钾溶液（用磷酸调节 pH 值至 3.8）-甲醇（40∶60）为流动相；流动相比例可适当调节以使苯扎贝特峰的保留时间为 6～10 分钟；检测波长为 228nm；进样体积 20μl。

系统适用性要求　系统适用性溶液色谱图中，苯扎贝特峰与杂质Ⅰ峰之间的分离度应大于 5.0，理论板数按苯扎贝特峰计算不低于 3000。

测定法　精密量取供试品溶液与对照溶液，分别注入液相色谱仪，记录色谱图至主成分峰保留时间的 4 倍。

限度　供试品溶液色谱图中如有杂质峰，单个杂质峰面积不得大于对照溶液主峰面积的 0.5 倍（0.5%），各杂质峰面积的和不得大于对照溶液主峰面积的 0.75 倍（0.75%）。

残留溶剂　照残留溶剂测定法（通则 0861 第二法）测定。

供试品溶液　精密称取本品 0.50g，置顶空瓶中，精密加 *N*，*N*-二甲基甲酰胺 5ml，使溶解。

对照品溶液　精密称取三氯甲烷适量，加 *N*，*N*-二甲基甲酰胺溶解并定量稀释制成每 1ml 中约含 6μg 的溶液。

色谱条件　以 5%二苯基-95%二甲基硅氧烷共聚物（或极性相近）为固定液；起始温度为 50℃，维持 5 分钟，以每分钟 8℃的速率升温至 175℃，维持 3 分钟；进样口温度 120℃；检测器温度 250℃；顶空瓶平衡温度为 85℃，平衡时间为 30 分钟。

测定法　取供试品溶液与对照品溶液，分别顶空进样，记录色谱图。

限度　按外标法以峰面积计算，三氯甲烷的残留量应符合规定。

干燥失重　取本品，在 105℃干燥至恒重，减失重量不得过 1.0%（通则 0831）。

炽灼残渣　取本品 1.0g，依法检查（通则 0841），遗留残渣不得过 0.1%。

重金属　取炽灼残渣项下遗留的残渣，依法检查（通则 0821 第二法），含重金属不得过百万分之十。

【含量测定】　取本品约 0.4g，精密称定，加中性乙醇（对酚酞指示液显中性）50ml，置温水浴中加热溶解后，冷却至室温，加酚酞指示液 3 滴，用氢氧化钠滴定液（0.05mol/L）滴定。每 1ml 氢氧化钠滴定液（0.05mol/L）相当于 18.09mg 的 $C_{19}H_{20}ClNO_4$。

【类别】　降血脂药。

【贮藏】　密封保存。

【制剂】　（1）苯扎贝特片　（2）苯扎贝特胶囊

附：

杂质 I

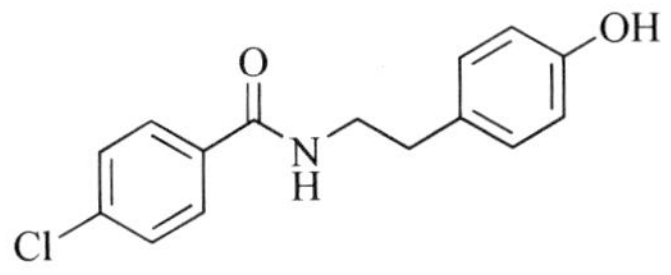

$C_{15}H_{14}ClNO_2$　275.73

N-（4-氯苯甲酰基）-酪胺

苯扎贝特片

Benzhabeite Pian

Bezafibrate Tablets

本品含苯扎贝特（$C_{19}H_{20}ClNO_4$）应为标示量的 90.0%～110.0%。

【性状】　本品为白色或类白色片或薄膜衣片，除去包衣后显白色或类白色。

【鉴别】　（1）取本品细粉适量，加流动相适量，振摇使溶解并稀释制成每 1ml 中约含苯扎贝特 0.1mg 的溶液，滤过，取续滤液作为供试品溶液；另取苯扎贝特对照品适量，加流动相溶解制成每 1ml 约含 0.1mg 的溶液，作为对照品溶液。照有关物质项下的色谱条件，供试品溶液的主峰保留时间应与对照品溶液主峰保留时间一致。

（2）取含量测定项下的供试品溶液，照紫外-可见分光光度法（通则 0401）测定，在 228nm 的波长处有最大吸收。

【检查】　**有关物质**　照高效液相色谱法（通则 0512）测定。

供试品溶液　取本品细粉，加流动相适量，振摇使溶解并稀释制成每 1ml 中约含苯扎贝特 0.5mg 的溶液，滤过，取续滤液。

对照溶液　精密量取供试品溶液 1ml，置 100ml 量瓶中，用流动相稀释至刻度，摇匀。

系统适用性溶液、色谱条件、系统适用性要求与测定法　见苯扎贝特有关物质项下。

限度　供试品溶液中如有杂质峰，单个杂质峰面积不得大于对照溶液主峰面积的 0.5 倍（0.5%），各杂质峰面积的和不得大于对照溶液的主峰面积（1.0%）。

溶出度　照溶出度与释放度测定法（通则 0931 第二法）测定。

溶出条件　以磷酸盐缓冲液（pH 7.6）900ml 为溶出介质，转速为每分钟 50 转，依法操作，经 45 分钟时取样。

供试品溶液　取溶出液适量，滤过，精密量取续滤液适量，用溶出介质定量稀释制成每 1ml 中约含 10μg 的溶液。

对照品溶液　取苯扎贝特对照品适量，精密称定，加溶出介质溶解并定量稀释制成每 1ml 中约含 10μg 的溶液。

测定法　取供试品溶液与对照品溶液，照紫外-可见分光光度法（通则 0401），在 228nm 的波长处分别测定吸光度，计算每片的溶出量。

限度　标示量的 80%，应符合规定。

其他　应符合片剂项下有关的各项规定（通则 0101）。

【含量测定】　照紫外-可见分光光度法（通则 0401）测定。

供试品溶液　取本品 20 片，精密称定，研细，精密称取适量（约相当于苯扎贝特 0.1g），置 100ml 量瓶中，加磷酸盐缓冲液（pH 7.6）适量，振摇，使苯扎贝特溶解并稀释至刻度，摇匀，滤过，精密量取续滤液适量，用磷酸盐缓冲液（pH 7.6）定量稀释制成每 1ml 中约含苯扎贝特 10μg 的溶液。

对照品溶液　取苯扎贝特对照品适量，精密称定，加磷酸盐缓冲液（pH 7.6）溶解并定量稀释制成每 1ml 中约含 10μg 的溶液。

测定法　取供试品溶液与对照品溶液，在 228nm 的波长处分别测定吸光度，按外标法以峰面积计算。

【类别】　同苯扎贝特。

【规格】　0.2g

【贮藏】　密封，在阴凉干燥处保存。

苯扎贝特胶囊

Benzhabeite Jiaonang

Bezafibrate Capsules

本品含苯扎贝特（$C_{19}H_{20}ClNO_4$）应为标示量的 90.0%～110.0%。

【性状】　本品内容物为白色颗粒或粉末。

【鉴别】　（1）取本品内容物适量，加流动相适量，振摇使苯扎贝特溶解并稀释制成每 1ml 中约含苯扎贝特 0.1mg 的溶液，滤过，取续滤液作为供试品溶液；另取苯扎贝特对照品适量，加流动相溶解制成每 1ml 约含 0.1mg 的溶液，作为对照品溶液。照有关物质项下的色谱条件，供试品溶液主峰的保留时间应与对照品溶液主峰的保留时间一致。

(2)取含量测定项下的供试品溶液，照紫外-可见分光光度法（通则 0401）测定，在 228nm 的波长处有最大吸收。

【检查】 有关物质 照高效液相色谱法（通则 0512）测定。

供试品溶液　取本品内容物，加流动相适量，振摇使苯扎贝特溶解并稀释制成每 1ml 中约含苯扎贝特 0.5mg 的溶液，滤过，取续滤液。

对照溶液　精密量取供试品溶液 1ml，置 100ml 量瓶中，用流动相稀释至刻度，摇匀。

系统适用性溶液、色谱条件、系统适用性要求与测定法　见苯扎贝特有关物质项下。

限度　供试品溶液色谱图中如有杂质峰，单个杂质峰面积不得大于对照溶液主峰面积的 0.5 倍（0.5%），各杂质峰面积的和不得大于对照溶液主峰面积（1.0%）。

溶出度 照溶出度与释放度测定法（通则 0931 第二法）测定。

溶出条件　以磷酸盐缓冲液（pH 6.5）900ml 为溶出介质，转速为每分钟 50 转，依法操作，经 45 分钟时取样。

供试品溶液　取溶出液适量，滤过，精密量取续滤液适量，用溶出介质定量稀释制成每 1ml 中约含苯扎贝特 10μg 的溶液。

对照品溶液　取苯扎贝特对照品适量，精密称定，加溶出介质溶解并定量稀释制成每 1ml 中约含 10μg 的溶液。

测定法　取供试品溶液与对照品溶液，照紫外-可见分光光度法（通则 0401），在 228nm 的波长处分别测定吸光度，计算每粒的溶出量。

限度　标示量的 80%，应符合规定。

其他 应符合胶囊剂项下有关的各项规定（通则 0103）。

【含量测定】 照紫外-可见分光光度法（通则 0401）测定。

供试品溶液 取装量差异项下的内容物，研细，混合均匀，精密称取适量（约相当于苯扎贝特 10mg），置 100ml 量瓶中，加磷酸盐缓冲液（pH 7.6）适量，振摇，使苯扎贝特溶解并稀释至刻度，摇匀，滤过，精密量取续滤液适量，用磷酸盐缓冲液（pH 7.6）定量稀释制成每 1ml 中约含苯扎贝特 10μg 的溶液。

对照品溶液 取苯扎贝特对照品适量，精密称定，加磷酸盐缓冲液（pH 7.6）溶解并定量稀释制成每 1ml 中约含 10μg 的溶液。

测定法 取供试品溶液与对照品溶液，在 228nm 的波长处分别测定吸光度，计算。

【类别】 同苯扎贝特。

【规格】 0.2g

【贮藏】 密封，在阴凉干燥处保存。

苯扎氯铵

Benzhalü'an

Benzalkonium Chloride

本品为氯化二甲基苄基烃铵的混合物。按无水物计算，含烃铵盐（$C_{22}H_{40}ClN$）应为 95.0%～105.0%。

【性状】 本品为白色蜡状固体或黄色胶状体；水溶液显中性或弱碱性反应，振摇时产生多量泡沫。

本品在水或乙醇中极易溶解，在乙醚中微溶。

【鉴别】 (1)取本品约 0.2g，加硫酸 1ml 使溶解，加硝酸钠 0.1g，置水浴上加热 5 分钟，放冷，加水 10ml 与锌粉 0.5g，置水浴上微温 5 分钟，取上清液 2ml，加 5% 亚硝酸钠溶液 1ml，置冰水中冷却，再加碱性 β-萘酚试液 3ml，即显猩红色。

(2)取本品，加水溶解并稀释制成每 1ml 中约含 0.5mg 的溶液，照紫外-可见分光光度法（通则 0401）测定，在 257nm、262nm 与 269nm 的波长处有最大吸收。

(3)取本品 1% 水溶液 10ml，加稀硝酸 0.5ml，即发生白色沉淀，滤过，沉淀能在乙醇中溶解，滤液显氯化物鉴别(1)的反应（通则 0301）。

【检查】 酸碱度 取本品 0.50g，加水 50ml 使溶解，加溴甲酚紫溶液（取溴甲酚紫 50mg，加 0.1mol/L 氢氧化钠溶液 0.92ml 与乙醇 20ml 使溶解，加水稀释至 100ml）0.1ml，若溶液显黄色，用氢氧化钠滴定液（0.1mol/L）滴定；若溶液显蓝紫色，用盐酸滴定液（0.1mol/L）滴定，消耗的滴定液均不得过 0.1ml。

溶液的澄清度与颜色 取本品 1.0g，加新沸放冷的水 100ml 使溶解，溶液应澄清无色；如显浑浊，与 1 号浊度标准液（通则 0902 第一法）比较，不得更浓；如显色，与黄色 2 号标准比色液（通则 0901 第一法）比较，不得更深。

水不溶物 取本品 1.0g，加水 10ml 溶解后，不得显浑浊，不得有不溶物。

氨化合物 取本品 0.10g，加水 5ml 溶解后，加氢氧化钠试液 3ml，加热煮沸，不得发生氨臭。

水分 取本品，照水分测定法（通则 0832 第一法 1）测定，含水分不得过 10.0%。

炽灼残渣 取本品 1.0g，依法检查（通则 0841），遗留残渣不得过 0.1%。

【含量测定】 取本品约 0.5g，精密称定，置烧杯中，用水 35ml 分次洗入 250ml 分液漏斗中，加 0.1mol/L 氢氧化钠溶液 10ml 与三氯甲烷 25ml，精密加新制的 5% 碘化钾溶液 10ml，振摇，静置使分层，水层用三氯甲烷提取 3 次，每次 10ml，弃去三氯甲烷层，水层移入 250ml 具塞锥形瓶中，用水约 15ml 分 3 次淋洗分液漏斗，合并洗液与水液，加盐酸 40ml，放冷，用碘酸钾滴定液（0.05mol/L）滴定至淡棕色，加三氯甲烷 5ml，继续滴定并剧烈振摇至三氯甲烷层无色，并将滴定的结果用空白试验校正。每 1ml 碘酸钾滴定液(0.05mol/L)相当于 35.40mg 的 $C_{22}H_{40}ClN$。

【类别】 消毒防腐药。

【贮藏】 遮光，密封保存。

【制剂】 苯扎氯铵溶液

苯扎氯铵溶液

Benzhalü'an Rongye

Benzalkonium Chloride Solution

本品为苯扎氯铵的水溶液，含烃铵盐以 $C_{22}H_{40}ClN$ 计算，应为标示量的 95.0%～105.0%。

【性状】 本品为无色至淡黄色的澄清液体；气芳香。振摇时能产生大量泡沫。

【鉴别】 取本品，在水浴上蒸干后，残渣照苯扎氯铵项下鉴别试验，显相同的反应。

【检查】 **铵盐** 取本品 1ml，置试管中，加水 4ml，加氢氧化钠试液 3ml，加热煮沸，不得发生氨臭。

装量 取本品，依法检查(通则 0942)，应符合规定。

微生物限度 取本品，照非无菌产品微生物限度检查：微生物计数法(通则 1105)和控制菌检查(通则 1106)及非无菌产品微生物限度标准(通则 1107)检查，应符合规定。

【含量测定】 精密称取本品 5ml(约相当于苯扎氯铵 0.5g)，照苯扎氯铵含量测定项下的方法测定，即得。

【类别】 同苯扎氯铵。

【规格】 10%

【贮藏】 遮光，密闭保存。

苯 扎 溴 铵

Benzhaxiu'an

Benzalkonium Bromide

本品为溴化二甲基苄基烃铵的混合物。按无水物计算，含烃铵盐($C_{22}H_{40}BrN$)应为 95.0%～105.0%。

【性状】 本品在常温下为黄色胶状体，低温时可能逐渐形成蜡状固体；水溶液呈碱性反应，振摇时产生多量泡沫。

本品在水或乙醇中易溶，在丙酮中微溶，在乙醚中不溶。

【鉴别】 (1)取本品约 0.2g，加硫酸 1ml 使溶解，加硝酸钠 0.1g，置水浴上加热 5 分钟，放冷，加水 10ml 与锌粉 0.5g，置水浴上微温 5 分钟；取上清液 2ml，加 5%亚硝酸钠溶液 1ml，置冰浴中冷却，再加碱性 β-萘酚试液 3ml，即显橙红色。

(2)取本品 1%水溶液 10ml，加稀硝酸 0.5ml，即生成白色沉淀，滤过，沉淀加乙醇即溶解；滤液显溴化物的鉴别反应(通则 0301)。

【检查】 **溶液的澄清度与颜色** 取本品 1.0g，加新沸放冷的水 100ml 使溶解，溶液应澄清无色；如显浑浊，与 1 号浊度标准液(通则 0902 第一法)比较，不得更浓；如显色，与黄色 2 号标准比色液(通则 0901 第一法)比较，不得更深。

氨化合物 取本品溶液(2→100)5ml，置试管中，加氢氧化钠试液 3ml，加热煮沸，不得发生氨臭。

非季铵类物 取本品 4.0g，加水溶解并稀释至 100ml，取 25.0ml，置分液漏斗中，加三氯甲烷 25ml 与氢氧化钠滴定液(0.1mol/L)10ml，精密加新制的 5%碘化钾溶液 10ml，振摇，静置使分层，分取水层用三氯甲烷振摇洗涤 3 次，每次 10ml，弃去三氯甲烷层，水层加盐酸 40ml，放冷，加 50%溴化钾溶液 40ml，用碘酸钾滴定液(0.05mol/L)滴定至淡棕色，加三氯甲烷 2ml，继续滴定并剧烈振摇至三氯甲烷层红色消失；另量取上述剩余的水溶液 25.0ml，置分液漏斗中，加三氯甲烷 25ml 与盐酸滴定液(0.1mol/L)10ml，照上述方法，自"精密加新制的 5%碘化钾溶液 10ml"起，依法测定。前后两次消耗的碘酸钾滴定液(0.05mol/L)之差，不得大于 0.5ml。

水分 取本品，照水分测定法(通则 0832 第一法 1)测定，含水分不得过 10.0%。

炽灼残渣 取本品 1.0g，依法检查(通则 0841)，遗留残渣不得过 0.1%。

【含量测定】 取本品约 0.25g，精密称定，置具塞锥形瓶中，加水 50ml 与氢氧化钠试液 1ml，摇匀，加溴酚蓝指示液 0.4ml 与三氯甲烷 10ml，用四苯硼钠滴定液(0.02mol/L)滴定，将近终点时必须强力振摇，至三氯甲烷层的蓝色消失，即得。每 1ml 四苯硼钠滴定液(0.02mol/L)相当于 7.969mg 的 $C_{22}H_{40}BrN$。

【类别】 消毒防腐药。

【贮藏】 遮光，密封保存。

【制剂】 苯扎溴铵溶液

苯扎溴铵溶液

Benzhaxiu'an Rongye

Benzalkonium Bromide Solution

本品为苯扎溴铵的水溶液，含烃铵盐以 $C_{22}H_{40}BrN$ 计算，应为标示量的 95.0%～105.0%。

【性状】 本品为无色至淡黄色的澄清液体；气芳香。强力振摇则发生多量泡沫。遇低温可能发生浑浊或沉淀。

【鉴别】 取本品 6ml，置水浴上蒸干后，残渣照苯扎溴铵项下的鉴别试验，显相同的反应。

【检查】 **装量** 取本品，依法检查(通则 0942)，应符合规定。

微生物限度 取本品，照非无菌产品微生物限度检查：微生物计数法（通则 1105）和控制菌检查（通则 1106）及非无菌产品微生物限度标准（通则 1107）检查，应符合规定。

【含量测定】 精密量取本品 5ml，照苯扎溴铵含量测定项下的方法测定，即得。

【类别】 同苯扎溴铵。

【规格】 5%

【贮藏】 遮光，密闭保存。

苯巴比妥

Benbabituo

Phenobarbital

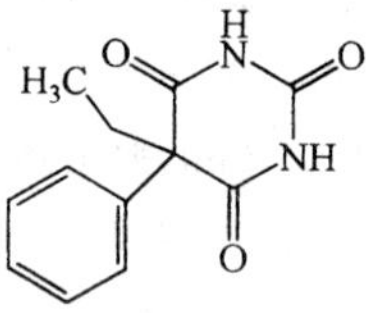

$C_{12}H_{12}N_2O_3$ 232.24

本品为 5-乙基-5-苯基-2，4，6（1*H*，3*H*，5*H*）-嘧啶三酮。按干燥品计算，含 $C_{12}H_{12}N_2O_3$ 不得少于 98.5%。

【性状】 本品为白色有光泽的结晶性粉末；无臭；饱和水溶液显酸性反应。

本品在乙醇或乙醚中溶解，在三氯甲烷中略溶，在水中极微溶解；在氢氧化钠或碳酸钠溶液中溶解。

熔点 本品的熔点（通则 0612 第一法）为 174.5～178℃。

【鉴别】 （1）取本品约 10mg，加硫酸 2 滴与亚硝酸钠约 5mg，混合，即显橙黄色，随即转橙红色。

（2）取本品约 50mg，置试管中，加甲醛试液 1ml，加热煮沸，冷却，沿管壁缓缓加硫酸 0.5ml，使成两液层，置水浴中加热，接界面显玫瑰红色。

（3）本品的红外光吸收图谱应与对照的图谱（光谱集 227 图）一致。

（4）本品显丙二酰脲类的鉴别反应（通则 0301）。

【检查】 **酸度** 取本品 0.20g，加水 10ml，煮沸搅拌 1 分钟，放冷，滤过，取滤液 5ml，加甲基橙指示液 1 滴，不得显红色。

乙醇溶液的澄清度 取本品 1.0g，加乙醇 5ml，加热回流 3 分钟，溶液应澄清。

有关物质 照高效液相色谱法（通则 0512）测定。

供试品溶液 取本品，加流动相溶解并稀释制成每 1ml 中约含 1mg 的溶液。

对照溶液 精密量取供试品溶液 1ml，置 200ml 量瓶中，用流动相稀释至刻度，摇匀。

色谱条件 用辛基硅烷键合硅胶为填充剂；以乙腈-水（25∶75）为流动相；检测波长为 220nm；进样体积 5μl。

系统适用性要求 理论板数按苯巴比妥峰计算不低于 2500，苯巴比妥峰与相邻杂质峰之间的分离度应符合要求。

测定法 精密量取供试品溶液与对照溶液，分别注入液相色谱仪，记录色谱图至主成分峰保留时间的 3 倍。

限度 供试品溶液色谱图中如有杂质峰，单个杂质峰面积不得大于对照溶液主峰面积（0.5%），各杂质峰面积的和不得大于对照溶液主峰面积的 2 倍（1.0%）。

中性或碱性物质 取本品 1.0g，置分液漏斗中，加氢氧化钠试液 10ml 溶解后，加水 5ml 与乙醚 25ml，振摇 1 分钟，分取醚层，用水振摇洗涤 3 次，每次 5ml，取醚液经干燥滤纸滤过，滤液置 105℃恒重的蒸发皿中，蒸干，在 105℃干燥 1 小时，遗留残渣不得过 3mg。

干燥失重 取本品，在 105℃干燥至恒重，减失重量不得过 1.0%（通则 0831）。

炽灼残渣 不得过 0.1%（通则 0841）。

【含量测定】 取本品约 0.2g，精密称定，加甲醇 40ml 使溶解，再加新制的 3%无水碳酸钠溶液 15ml，照电位滴定法（通则 0701），用硝酸银滴定液（0.1mol/L）滴定。每 1ml 硝酸银滴定液（0.1mol/L）相当于 23.22mg 的 $C_{12}H_{12}N_2O_3$。

【类别】 镇静催眠药、抗惊厥药。

【贮藏】 密封保存。

【制剂】 苯巴比妥片

苯巴比妥片

Benbabituo Pian

Phenobarbital Tablets

本品含苯巴比妥（$C_{12}H_{12}N_2O_3$）应为标示量的 93.0%～107.0%。

【性状】 本品为白色片。

【鉴别】 （1）取本品的细粉适量（约相当于苯巴比妥 0.1g），加无水乙醇 10ml，充分振摇，滤过，滤液置水浴上蒸干，残渣照苯巴比妥项下的鉴别（1）、（4）项试验，显相同的反应。

（2）在含量测定项下记录的色谱图中，供试品溶液主峰的保留时间应与对照品溶液主峰的保留时间一致。

【检查】 **有关物质** 照高效液相色谱法（通则 0512）测定。

供试品溶液 取本品细粉适量，加流动相溶解并稀释制成每 1ml 中约含苯巴比妥 1mg 的溶液，滤过，取续滤液。

对照溶液 精密量取供试品溶液 1ml，置 200ml 量瓶中，用流动相稀释到刻度，摇匀。

色谱条件、系统适用性要求与测定法 见苯巴比妥有关物质项下。

限度 供试品溶液色谱图中如有杂质峰，单个杂质峰面积不得大于对照溶液主峰面积（0.5%），各杂质峰面积的和不得大于对照溶液主峰面积的 2 倍（1.0%）。

含量均匀度 取本品 1 片，置 50ml（30mg 规格）或 25ml

(15mg 规格)量瓶中,加流动相适量,照含量测定项下的方法,自"超声 20 分钟"起,依法测定,应符合规定(通则 0941)。

溶出度　照溶出度与释放度测定法(通则 0931 第二法)测定。

溶出条件　以水 900ml 为溶出介质,转速为每分钟 50 转,依法操作,经 45 分钟时取样。

供试品溶液　取溶出液滤过,精密量取续滤液适量,加硼酸氯化钾缓冲液(pH 9.6)定量稀释制成每 1ml 中约含 5μg 的溶液,摇匀。

对照品溶液　取苯巴比妥对照品,精密称定,加硼酸氯化钾缓冲液(pH 9.6)溶解并定量稀释制成每 1ml 中约含 5μg 的溶液。

测定法　取供试品溶液与对照品溶液,照紫外-可见分光光度法(通则 0401),在 240nm 的波长处分别测定吸光度,计算每片的溶出量。

限度　标示量的 75%,应符合规定。

其他　应符合片剂项下有关的各项规定(通则 0101)。

【含量测定】　照高效液相色谱法(通则 0512)测定。

供试品溶液　取本品 20 片,精密称定,研细,精密称取适量(约相当于苯巴比妥 30mg),置 50ml 量瓶中,加流动相适量,超声 20 分钟使苯巴比妥溶解,放冷,用流动相稀释至刻度,摇匀,滤过,精密量取续滤液 1ml,置 10ml 量瓶中,用流动相稀释至刻度,摇匀。

对照品溶液　取苯巴比妥对照品适量,精密称定,加流动相溶解并定量稀释制成每 1ml 中约含苯巴比妥 60μg 的溶液。

色谱条件　用辛基硅烷键合硅胶为填充剂;以乙腈-水(30∶70)为流动相;检测波长为 220nm,进样体积 10μl。

系统适用性要求　理论板数按苯巴比妥峰计算不低于 2000,苯巴比妥峰与相邻色谱峰之间的分离度应符合要求。

测定法　精密量取供试品溶液与对照品溶液,分别注入液相色谱仪,记录色谱图。按外标法以峰面积计算。

【类别】　同苯巴比妥。

【规格】　(1)15mg　(2)30mg　(3)50mg　(4)100mg

【贮藏】　密封保存。

苯巴比妥钠

Benbabituona

Phenobarbital Sodium

$C_{12}H_{11}N_2NaO_3$　254.22

本品为 5-乙基-5-苯基-2,4,6(1*H*,3*H*,5*H*)-嘧啶三酮一钠盐。按干燥品计算,含 $C_{12}H_{11}N_2NaO_3$ 不得少于 98.5%。

【性状】　本品为白色结晶性颗粒或粉末;无臭;有引湿性。

本品在水中极易溶解,在乙醇中溶解,在三氯甲烷或乙醚中几乎不溶。

【鉴别】　(1)取本品约 0.5g,加水 5ml 溶解后,加稍过量的稀盐酸,即析出白色结晶性沉淀,滤过;沉淀用水洗净,在 105℃干燥后,依法测定(通则 0612),熔点为 174～178℃;剩余的沉淀照苯巴比妥项下的鉴别试验,显相同的反应。

(2)本品的红外光吸收图谱应与对照的图谱(光谱集 228 图)一致。

(3)本品显钠盐的鉴别反应(通则 0301)。

【检查】　**碱度**　取本品 1.0g,加水 10ml 溶解后,依法测定(通则 0631),pH 值应为 9.5～10.5。

溶液的澄清度　取本品 1.0g,加水 10ml 溶解后,溶液应澄清。(供注射用)

有关物质　照高效液相色谱法(通则 0512)测定。

供试品溶液　取本品,加流动相溶解并稀释制成每 1ml 中约含 1mg 的溶液。

对照溶液　精密量取供试品溶液 1ml,置 200ml 量瓶中,用流动相稀释到刻度,摇匀。

色谱条件　用辛基硅烷键合硅胶为填充剂;以乙腈-水(25∶75)为流动相;检测波长为 220nm;进样体积 5μl。

系统适用性要求　理论板数按苯巴比妥峰计算不低于 2500,苯巴比妥峰与相邻杂质峰之间的分离度应符合要求。

测定法　精密量取供试品溶液与对照溶液,分别注入液相色谱仪,记录色谱图至主成分峰保留时间的 3 倍。

限度　供试品溶液色谱图中如有杂质峰,单个杂质峰面积不得大于对照溶液的主峰面积(0.5%),各杂质峰面积的和不得大于对照溶液主峰面积的 2 倍(1.0%)。

干燥失重　取本品,在 150℃干燥至恒重,减失重量不得过 6.0%(通则 0831)。

重金属　取本品 2.0g,加水 32ml 溶解后,缓缓加 1mol/L 盐酸溶液 8ml,充分振摇,静置数分钟,滤过;取滤液 20ml,加酚酞指示液 1 滴与氨试液适量至溶液恰显粉红色,加醋酸盐缓冲液(pH 3.5)2ml 与水适量使成 25ml,依法检查(通则 0821 第一法),含重金属不得过百万分之十。

细菌内毒素　取本品依法检查(通则 1143),每 1mg 苯巴比妥钠中含内毒素的量应小于 0.50EU。(供注射用)

无菌　取本品,用灭菌水各 10ml 溶解后,经薄膜过滤法处理,依法检查(通则 1101),应符合规定。(供无菌分装用)

【含量测定】　取本品约 0.2g,精密称定,照苯巴比妥项下的方法测定。每 1ml 硝酸银滴定液(0.1mol/L)相当于 25.42mg 的 $C_{12}H_{11}N_2NaO_3$。

【类别】　镇静催眠药、抗惊厥药。

【贮藏】　遮光,严封保存。

【制剂】　注射用苯巴比妥钠

注射用苯巴比妥钠

Zhusheyong Benbabituona

Phenobarbital Sodium for Injection

本品为苯巴比妥钠的无菌结晶或粉末。按干燥品计算，含 $C_{12}H_{11}N_2NaO_3$ 不得少于 98.5%；按平均装量计算，含苯巴比妥钠（$C_{12}H_{11}N_2NaO_3$）应为标示量的 93.0%～107.0%。

【性状】 本品为白色结晶性颗粒或粉末。

【鉴别】 照苯巴比妥钠项下的鉴别试验，显相同的结果。

【检查】 **碱度** 照苯巴比妥钠项下的方法检查，应符合规定。

有关物质 照高效液相色谱法（通则 0512）测定。

供试品溶液 取本品约 10mg，置 10ml 量瓶中，加流动相溶解并稀释至刻度，摇匀。

对照溶液 精密量取供试品溶液 1ml，置 200ml 量瓶中，用流动相稀释到刻度，摇匀。

色谱条件、系统适用性要求与测定法 见苯巴比妥钠有关物质项下。

限度 供试品溶液色谱图中如有杂质峰，单个杂质峰面积不得大于对照溶液的主峰面积（0.5%），各杂质峰面积的和不得大于对照溶液主峰面积的 2 倍（1.0%）。

干燥失重 取本品，在 150℃ 干燥至恒重，减失重量不得过 7.0%（通则 0831）。

细菌内毒素 取本品，依法检查（通则 1143），每 1mg 苯巴比妥钠中含内毒素的量应小于 0.50EU。

无菌 取本品，分别用灭菌水制成每 1ml 中含 50mg 的溶液，经薄膜过滤法处理，依法检查（通则 1101），应符合规定。

其他 应符合注射剂项下有关的各项规定（通则 0102）。

【含量测定】 取装量差异项下的内容物，照苯巴比妥项下的方法测定。每 1ml 硝酸银滴定液（0.1mol/L）相当于 25.42mg 的 $C_{12}H_{11}N_2NaO_3$。

【类别】 同苯巴比妥钠。

【规格】 （1）50mg　（2）100mg　（3）200mg

【贮藏】 遮光，密闭保存。

苯丙氨酸

Benbing'ansuan

Phenylalanine

$C_9H_{11}NO_2$　165.19

本品为 L-2-氨基-3-苯基丙酸。按干燥品计算，含 $C_9H_{11}NO_2$ 不得少于 98.5%。

【性状】 本品为白色结晶或结晶性粉末；无臭。

本品在热水中溶解，在水中略溶，在乙醇中不溶；在稀酸或氢氧化钠试液中易溶。

比旋度 取本品，精密称定，加水溶解并定量稀释制成每 1ml 中约含 20mg 的溶液，依法测定（通则 0621），比旋度为 −33.0°至 −35.0°。

【鉴别】 （1）取本品与苯丙氨酸对照品各适量，分别加冰醋酸溶液（50→100）溶解并稀释制成每 1ml 中约含 10mg 的溶液，作为供试品溶液与对照品溶液。照其他氨基酸项下的方法试验，供试品溶液所显主斑点的位置和颜色应与对照品溶液的主斑点相同。

（2）本品的红外光吸收图谱应与对照的图谱（光谱集 983 图）一致。

【检查】 **酸度** 取本品 0.20g，加水 20ml 溶解后，依法测定（通则 0631），pH 值应为 5.4～6.0。

溶液的透光率 取本品 0.50g，加水 25ml 溶解后，照紫外-可见分光光度法（通则 0401），在 430nm 的波长处测定透光率，不得低于 98.0%。

氯化物 取本品 0.30g，依法检查（通则 0801），与标准氯化钠溶液 6.0ml 制成的对照液比较，不得更浓（0.02%）。

硫酸盐 取本品 0.70g，依法检查（通则 0802），与标准硫酸钾溶液 1.4ml 制成的对照液比较，不得更浓（0.02%）。

铵盐 取本品 0.10g，依法检查（通则 0808），与标准氯化铵溶液 2.0ml 制成的对照液比较，不得更深（0.02%）。

其他氨基酸 照薄层色谱法（通则 0502）试验。

供试品溶液 取本品适量，加冰醋酸溶液（50→100）溶解并稀释制成每 1ml 中约含 10mg 的溶液。

对照溶液 精密量取供试品溶液 1ml，置 200ml 量瓶中，用水稀释至刻度，摇匀。

系统适用性溶液 取苯丙氨酸对照品和酪氨酸对照品各适量，置同一量瓶中，加适量冰醋酸溶液（50→100）溶解，用水稀释制成每 1ml 中约含苯丙氨酸 10mg 和酪氨酸 0.1mg 的溶液。

色谱条件 采用硅胶 G 薄层板，以正丁醇-冰醋酸-水（6∶2∶2）为展开剂。

测定法 吸取上述三种溶液各 5μl，分别点于同一薄层板上，展开，晾干，喷以茚三酮的丙酮溶液（1→50），在 90℃ 加热至斑点出现，立即检视。

系统适用性要求 对照溶液应显一个清晰的斑点，系统适用性溶液应显两个完全分离的斑点。

限度 供试品溶液如显杂质斑点，其颜色与对照溶液的主斑点比较，不得更深（0.5%）。

干燥失重 取本品，在 105℃ 干燥 3 小时，减失重量不得过 0.2%（通则 0831）。

炽灼残渣 取本品 1.0g，依法检查（通则 0841），遗留残渣不得过 0.1%。

铁盐　取本品 1.0g，依法检查（通则 0807），与标准铁溶液 1.0ml 制成的对照液比较，不得更深（0.001%）。

重金属　取炽灼残渣项下遗留的残渣，依法检查（通则 0821 第二法），含重金属不得过百万分之十。

砷盐　取本品 2.0g，加水 23ml 溶解后，加盐酸 5ml，依法检查（通则 0822 第一法），应符合规定（0.0001%）。

细菌内毒素　取本品，加入内毒素检查用水，置温水浴中加热使其溶解，依法检查（通则 1143），每 1g 苯丙氨酸中含内毒素的量应小于 25EU。（供注射用）

【含量测定】　取本品约 0.13g，精密称定，加无水甲酸 3ml 溶解后，加冰醋酸 50ml，照电位滴定法（通则 0701），用高氯酸滴定液（0.1mol/L）滴定，并将滴定的结果用空白试验校正。每 1ml 高氯酸滴定液（0.1mol/L）相当于 16.52mg 的 $C_9H_{11}NO_2$。

【类别】　氨基酸类药。

【贮藏】　密封保存。

苯丙酸诺龙

Benbingsuan Nuolong

Nandrolone Phenylpropionate

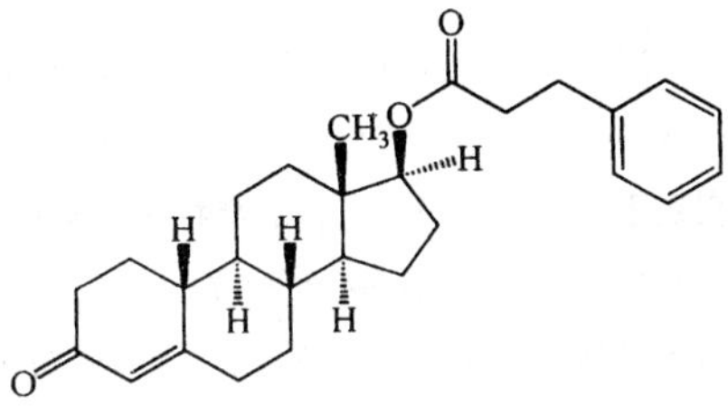

$C_{27}H_{34}O_3$　406.57

本品为 17β-羟基雌甾-4-烯-3-酮-3-苯丙酸酯。按干燥品计算，含 $C_{27}H_{34}O_3$ 应为 97.0%～103.0%。

【性状】　本品为白色或类白色结晶性粉末；有特殊臭。

本品在甲醇或乙醇中溶解，在植物油中略溶，在水中几乎不溶。

熔点　本品的熔点（通则 0612）为 93～99℃。

比旋度　取本品，精密称定，加二氧六环溶解并定量稀释制成每 1ml 中约含 10mg 的溶液，依法测定（通则 0621），比旋度为+48°至+51°。

【鉴别】　(1)在含量测定项下记录的色谱图中，供试品溶液主峰的保留时间应与对照品溶液主峰的保留时间一致。

(2)本品的红外光吸收图谱应与对照的图谱（光谱集 231 图）一致。

【检查】　**有关物质**　照高效液相色谱法（通则 0512）测定。

供试品溶液　取本品适量，加甲醇溶解并稀释制成每 1ml 中约含 2mg 的溶液。

对照溶液　精密量取供试品溶液 2ml，置 100ml 量瓶中，用甲醇稀释至刻度，摇匀。

系统适用性溶液　取苯丙酸诺龙与丙酸睾酮适量，加甲醇溶解并稀释制成每 1ml 中各约含 0.4mg 的溶液。

色谱条件　用十八烷基硅烷键合硅胶为填充剂；以甲醇-水（82∶18）为流动相；检测波长为 254nm；进样体积 10μl。

系统适用性要求　系统适用性溶液色谱图中，出峰顺序依次为丙酸睾酮峰与苯丙酸诺龙峰，丙酸睾酮峰与苯丙酸诺龙峰之间的分离度应大于 10.0。

测定法　精密量取供试品溶液与对照溶液，分别注入液相色谱仪，记录色谱图至主成分峰保留时间的 2 倍。

限度　供试品溶液的色谱图中如有杂质峰，单个杂质峰面积不得大于对照溶液主峰面积的 0.5 倍（1.0%），各杂质峰面积的和不得大于对照溶液主峰面积的 0.75 倍（1.5%）。供试品溶液色谱图中小于对照溶液主峰面积 0.01 倍的色谱峰忽略不计。

干燥失重　取本品，置五氧化二磷干燥器中，减压干燥至恒重，减失重量不得过 0.5%（通则 0831）。

【含量测定】　照高效液相色谱法（通则 0512）测定。

供试品溶液　取本品约 20mg，精密称定，置 50ml 量瓶中，加甲醇溶解并稀释至刻度，摇匀。

对照品溶液　取苯丙酸诺龙对照品约 20mg，精密称定，置 50ml 量瓶中，加甲醇溶解并稀释至刻度，摇匀。

色谱条件　见有关物质项下。检测波长为 241nm。

系统适用性溶液与系统适用性要求　见有关物质项下。

测定法　精密量取供试品溶液与对照品溶液，分别注入液相色谱仪，记录色谱图。按外标法以峰面积计算。

【类别】　同化激素药。

【贮藏】　遮光，密封保存。

【制剂】　苯丙酸诺龙注射液

苯丙酸诺龙注射液

Benbingsuan Nuolong Zhusheye

Nandrolone Phenylpropionate Injection

本品为苯丙酸诺龙的灭菌油溶液。含苯丙酸诺龙（$C_{27}H_{34}O_3$）应为标示量的 90.0%～110.0%。

【性状】　本品为淡黄色的澄明油状液体。

【鉴别】　(1)照薄层色谱法（通则 0502）试验。

供试品溶液　取本品适量（约相当于苯丙酸诺龙 50mg），加石油醚（沸程 40～60℃）8ml 使苯丙酸诺龙溶解，用冰醋酸-水（7∶3）提取 3 次，每次 8ml，合并提取液，用石油醚（沸程 40～60℃）10ml 洗涤一次，弃去洗液，提取液用水稀释至溶液变浑有析出物后，置冰浴中放置 2 小时，滤过；沉淀用水洗净，置五氧化二磷干燥器中减压干燥后，得白色结晶性粉末。取此粉末适量，加丙酮溶解并稀释制成每 1ml 中约含 5mg 的溶液。

对照品溶液　取苯丙酸诺龙对照品适量，加丙酮溶解并稀释制成每 1ml 中约含 5mg 的溶液。

色谱条件　采用硅胶 G 薄层板，以正庚烷-丙酮(2∶1)为展开剂。

测定法　吸取供试品溶液与对照品溶液各 10μl，分别点于同一薄层板上，展开，晾干，喷以硫酸-乙醇(1∶49)，在 110℃加热 15 分钟。

结果判定　供试品溶液所显主斑点的位置和颜色应与对照品溶液的主斑点相同。

(2)在含量测定项下记录的色谱图中，供试品溶液主峰的保留时间应与对照品溶液主峰的保留时间一致。

以上(1)、(2)两项可选做一项。

【检查】 **有关物质**　照高效液相色谱法(通则 0512)测定。

供试品溶液　用内容量移液管精密量取本品适量(约相当于苯丙酸诺龙 100mg)，置 20ml 量瓶中，用乙醚分数次洗涤移液管内壁，洗液并入量瓶中，用乙醚稀释至刻度，摇匀；精密量取 10ml，置具塞离心管中，在温水浴中使乙醚挥散，用甲醇振摇提取 4 次(第 1～3 次每次 5ml，第 4 次 3ml)，每次振摇 10 分钟后离心 15 分钟，并用滴管将甲醇液移置 25ml 量瓶中，合并提取液，用甲醇稀释至刻度，摇匀。

对照溶液　精密量取供试品溶液 2ml，置 100ml 量瓶中，用甲醇稀释至刻度，摇匀。

系统适用性溶液、色谱条件、系统适用性要求与测定法　见苯丙酸诺龙有关物质项下。

限度　供试品溶液的色谱图中如有杂质峰，扣除苯甲醇峰，单个杂质峰面积不得大于对照溶液主峰面积的 0.5 倍(1.0%)，各杂质峰面积的和不得大于对照溶液主峰面积的 0.75 倍(1.5%)。供试品溶液色谱图中小于对照溶液主峰面积 0.01 倍的色谱峰忽略不计。

其他　应符合注射剂项下有关的各项规定(通则 0102)。

【含量测定】 照高效液相色谱法(通则 0512)测定。

供试品溶液　用内容量移液管精密量取本品适量(约相当于苯丙酸诺龙 50mg)，置 25ml 量瓶中，用乙醚分数次洗涤移液管内壁，洗液并入量瓶中，用乙醚稀释至刻度，摇匀；精密量取 5ml，置具塞离心管中，在温水浴中使乙醚挥散，用甲醇振摇提取 4 次(第 1～3 次每次 5ml，第 4 次 3ml)，每次振摇 10 分钟后离心 15 分钟，并用滴管将甲醇液移置 25ml 量瓶中，合并提取液，用甲醇稀释至刻度，摇匀。

对照品溶液、系统适用性溶液、色谱条件、系统适用性要求与测定法　见苯丙酸诺龙含量测定项下。

【类别】 同苯丙酸诺龙。

【规格】 (1)1ml∶10mg　(2)1ml∶25mg

【贮藏】 遮光，密闭保存。

苯丙醇

Benbingchun

Phenylpropanol

$C_9H_{12}O$　136.19

本品为 1-苯基丙醇。含 $C_9H_{12}O$ 不得少于 98.5%。

【性状】 本品为无色至微黄色油状液体；气芳香。

本品在甲醇、乙醇或三氯甲烷中极易溶解，在水中微溶。

相对密度　本品的相对密度(通则 0601)为 0.992～0.996。

折光率　本品的折光率(通则 0622)为 1.517～1.522。

【鉴别】 (1)取硝酸溶液(1→2)10ml，置试管中，加 5% 重铬酸钾溶液 5 滴，摇匀，再加本品 2 滴，振摇后，溶液显浅蓝色。

(2)取本品，加乙醇制成每 1ml 中含 0.5mg 的溶液，照紫外-可见分光光度法(通则 0401)测定，在 247nm、252nm、258nm 与 264nm 的波长处有最大吸收。

(3)本品的红外光吸收图谱应与对照的图谱(光谱集 232 图)一致。

【检查】 **苯丙酮**　取鉴别(2)项下测得的吸光度，247nm 处吸光度与 258nm 处吸光度的比值，不得过 0.79。

【含量测定】 取本品约 0.8g，精密称定，精密加新配制的醋酐-吡啶(1∶4)5ml，附回流冷凝管，置水浴上加热 1 小时，加水 10ml，继续加热 10 分钟，放冷，用丁醇(对酚酞指示液显中性)10ml 洗涤冷凝管和瓶颈，加酚酞指示液 2 滴，用氢氧化钠滴定液(0.5mol/L)滴定，并将滴定的结果用空白试验校正。每 1ml 氢氧化钠滴定液(0.5mol/L)相当于 68.10mg 的 $C_9H_{12}O$。

【类别】 利胆药。

【贮藏】 密封保存。

【制剂】 苯丙醇软胶囊

苯丙醇软胶囊

Benbingchun Ruanjiaonang

Phenylpropanol Soft Capsules

本品含苯丙醇($C_9H_{12}O$)应为标示量的 90.0%～110.0%。

【性状】 本品内容物为无色至微黄色油状液体；气芳香。

【鉴别】 取本品内容物，照苯丙醇项下的鉴别(1)、(2)项试验，显相同的结果。

【检查】 应符合胶囊剂项下有关的各项规定（通则0103）。

【含量测定】 取装量差异项下的内容物，照苯丙醇含量测定项下的方法测定。每1ml氢氧化钠滴定液（0.5mol/L）相当于68.10mg的$C_9H_{12}O$。

【类别】【贮藏】 同苯丙醇。

【规格】 (1)0.1g　(2)0.2g

苯　甲　酸

Benjiasuan

Benzoic Acid

$C_7H_6O_2$　122.12

本品含$C_7H_6O_2$不得少于99.0%。

【性状】 本品为白色有丝光的鳞片或针状结晶或结晶性粉末；质轻；无臭或微臭；在热空气中微有挥发性；水溶液显酸性反应。

本品在乙醇、三氯甲烷或乙醚中易溶，在沸水中溶解，在水中微溶。

熔点 本品的熔点（通则0612）为121～124.5℃。

【鉴别】 (1)取本品约0.2g，加0.4%氢氧化钠溶液15ml，振摇，滤过，滤液中加三氯化铁试液2滴，即生成赭色沉淀。

(2)本品的红外光吸收图谱应与对照的图谱（光谱集233图）一致。

【检查】 **乙醇溶液的澄清度与颜色** 取本品5.0g，加乙醇溶解并稀释至100ml，溶液应澄清无色。

卤化物和卤素 照紫外-可见分光光度法（通则0401）测定。本实验所用的玻璃仪器使用前必须用500g/L硝酸溶液浸泡过夜，用水清洗后装满水，以保证无氯元素。

溶液A　取本品6.7g置100ml量瓶中，加1mol/L氢氧化钠溶液40ml与乙醇50ml使溶解，用水稀释至刻度，摇匀。取上述溶液10ml，加2mol/L氢氧化钠溶液7.5ml与镍铝合金0.125g，置水浴上加热10分钟，放冷，滤过，滤液置25ml量瓶中，滤渣用乙醇洗涤3次，每次2ml，洗液并入滤液中，用水稀释至刻度。

溶液B　空白溶液，制备方法同溶液A。

标准氯化物溶液　精密量取0.132%（*W*/*V*）氯化钠溶液1ml，置100ml量瓶中，用水稀释至刻度。临用新制。

硫酸铁铵溶液　取硫酸铁铵30g，加硝酸40ml，振摇，用水稀释至100ml，滤过，取续滤液。避光保存。

硫氰酸汞溶液　取硫氰酸汞0.3g，加无水乙醇溶解使成100ml。配制后在7日内使用。

测定法　取溶液A、溶液B、标准氯化物溶液与水各10ml，分别置25ml量瓶中，各加硫酸铁铵溶液5ml，摇匀，滴加硝酸2ml（边加边振摇），再各加硫氰酸汞溶液5ml，振摇，用水稀释至刻度，在20℃水浴中放置15分钟。在460nm的波长处分别测定溶液A（以溶液B为空白）与标准氯化物溶液（以水为空白）的吸光度。

限度　溶液A的吸光度不得大于标准氯化物溶液的吸光度（0.03%）。

易氧化物 取水100ml，加硫酸1.5ml，煮沸后，滴加高锰酸钾滴定液（0.02mol/L）适量，至显出的粉红色持续30秒钟不消失，趁热加本品1.0g，溶解后，加高锰酸钾滴定液（0.02mol/L）0.25ml，应显粉红色，并在15秒钟内不消失。

易碳化物 取本品0.50g，加硫酸[含H_2SO_4 94.5%～95.5%（g/g）]5ml振摇，放置5分钟，与黄色2号标准比色液比较，不得更深。

炽灼残渣 不得过0.1%（通则0841）。

重金属 取本品1.0g，加乙醇22ml溶解后，加醋酸盐缓冲液（pH 3.5）2ml与水适量，使成25ml，依法检查（通则0821第一法），含重金属不得过百万分之十。

【含量测定】 取本品约0.25g，精密称定，加中性稀乙醇（对酚酞指示液显中性）25ml溶解后，加酚酞指示液3滴，用氢氧化钠滴定液（0.1mol/L）滴定。每1ml氢氧化钠滴定液（0.1mol/L）相当于12.21mg的$C_7H_6O_2$。

【类别】 消毒防腐药。

【贮藏】 密封保存。

苯甲酸利扎曲普坦

Benjiasuan Lizhaquputan

Rizatriptan Benzoate

$C_{15}H_{19}N_5 \cdot C_7H_6O_2$　391.47

本品为3-[2-(二甲氨基)乙基]-5-(1*H*-1,2,4-三氮唑-1-基甲基)吲哚苯甲酸盐。按干燥品计算，含$C_{15}H_{19}N_5 \cdot C_7H_6O_2$不得少于98.5%。

【性状】 本品为白色或类白色结晶或结晶性粉末；无臭。

本品在水或甲醇中溶解，在乙醇中略溶，在乙酸乙酯中极微溶解。

熔点　本品的熔点(通则 0612)为 179～183℃。

【鉴别】　(1)取本品,加水溶解并稀释成每 1ml 中约含 30μg 的溶液,照紫外-可见分光光度法(通则 0401)测定,在 280nm 的波长处有最大吸收,在 252nm 的波长处有最小吸收。

(2)本品的红外光吸收图谱应与对照品的图谱一致(通则 0402)。

(3)本品显苯甲酸盐的鉴别反应(通则 0301)。

【检查】　**酸碱度**　取本品,加水制成每 1ml 中约含 10mg 的溶液,依法测定(通则 0631),pH 值应为 5.5～7.5。

氯化物　取本品 0.25g,依法检查(通则 0801),与标准氯化钠溶液 5.0ml 制成的对照液比较,不得更浓(0.02%)。

硫酸盐　取本品 0.50g,依法检查(通则 0802),与标准硫酸钾溶液 2.5ml 制成的对照液比较,不得更浓(0.05%)。

有关物质　照高效液相色谱法(通则 0512)测定。

供试品溶液　取本品,加流动相溶解并稀释制成每 1ml 中约含 1.2mg 的溶液。

对照溶液　精密量取供试品溶液适量,用流动相定量稀释制成每 1ml 中约含 12μg 的溶液。

色谱条件　用十八烷基硅烷键合硅胶为填充剂;以庚烷磺酸钠溶液(取庚烷磺酸钠 1.04g,加水 1000ml 使溶解,加磷酸 3ml,冰醋酸 3ml,用三乙胺调节 pH 值至 3.0)-乙腈(80∶20)为流动相;检测波长为 280nm;进样体积 20μl。

系统适用性要求　出峰顺序依次为利扎曲普坦与苯甲酸,理论板数按利扎曲普坦峰计算不低于 2500。

测定法　精密量取供试品溶液与对照溶液,分别注入液相色谱仪,记录色谱图至主成分峰保留时间的 4 倍。

限度　供试品溶液色谱图中如有杂质峰,单个杂质峰面积不得大于对照溶液主峰面积的 0.1 倍(0.1%),各杂质峰面积的和不得大于对照溶液主峰面积的 0.3 倍(0.3%)。

残留溶剂　照残留溶剂测定法(通则 0861 第三法)测定。

供试品溶液　取本品,精密称定,加 *N*,*N*-二甲基甲酰胺溶解并定量稀释制成每 1ml 中约含 10mg 的溶液。

对照品溶液　取甲醇、二氯甲烷、吡啶与甲苯适量,精密称定,用 *N*,*N*-二甲基甲酰胺定量稀释制成每 1ml 中约含 30μg、6μg、2μg 与 8.9μg 的混合溶液。

色谱条件　以 5%二苯基-95%二甲基聚硅氧烷(或极性相近)为固定液的毛细管柱为色谱柱;程序升温,起始温度为 40℃,维持 2 分钟,以每分钟 10℃的速率升温至 220℃,维持 2 分钟;进样口温度为 180℃;检测器温度为 300℃;进样体积 1μl。

系统适用性要求　对照品溶液色谱图中,各成分峰之间的分离度均应符合要求。

测定法　精密量取供试品溶液与对照品溶液,分别注入气相色谱仪,记录色谱图。

限度　按外标法以峰面积计算,甲醇、二氯甲烷、吡啶与甲苯的残留量均应符合规定。

干燥失重　取本品,在 105℃干燥至恒重,减失重量不得过 0.5%(通则 0831)。

炽灼残渣　取本品 1.0g,依法检查(通则 0841),遗留残渣不得过 0.1%。

重金属　取炽灼残渣项下遗留的残渣,依法检查(通则 0821 第二法),含重金属不得过百万分之十。

【含量测定】　取本品约 0.15g,精密称定,加冰醋酸 40ml 与醋酐 5ml 溶解后,照电位滴定法(通则 0701),用高氯酸滴定液(0.1mol/L)滴定,并将滴定结果用空白试验校正。每 1ml 高氯酸滴定液(0.1mol/L)相当于 19.57mg 的 $C_{15}H_{19}N_5 \cdot C_7H_6O_2$。

【类别】　抗偏头痛药。

【贮藏】　遮光,密封保存。

苯甲酸雌二醇

Benjiasuan Ci'erchun

Estradiol Benzoate

$C_{25}H_{28}O_3$　376.50

本品为 3-羟基雌甾-1,3,5(10)-三烯-17*β*-醇-3-苯甲酸酯,按干燥品计算,含 $C_{25}H_{28}O_3$ 应为 97.0%～103.0%。

【性状】　本品为白色结晶性粉末;无臭。

本品在丙酮中略溶,在乙醇或植物油中微溶,在水中不溶。

熔点　本品的熔点(通则 0612)为 191～196℃。

比旋度　取本品,精密称定,加二氧六环溶解并定量稀释制成每 1ml 中含 10mg 的溶液,依法测定(通则 0621),比旋度为+58°至+63°。

吸收系数　取本品,精密称定,加无水乙醇溶解并定量稀释制成每 1ml 中含 10μg 的溶液,照紫外-可见分光光度法(通则 0401),在 230nm 的波长处测定吸光度,吸收系数($E_{1cm}^{1\%}$)为 490～520。

【鉴别】　(1)取本品约 2mg,加硫酸 2ml 使溶解,溶液即显黄绿色,并有蓝色荧光;将此溶液倾入水 2ml 中,溶液显淡橙色。

(2)在含量测定项下记录的色谱图中,供试品溶液主峰的保留时间应与对照品溶液主峰的保留时间一致。

(3)本品的红外光吸收图谱应与对照的图谱(光谱集 235 图)一致。

【检查】　**有关物质**　照高效液相色谱法(通则 0512)测定。

供试品溶液　取本品适量,加乙腈溶解并稀释制成每 1ml 中约含 2mg 的溶液。

对照溶液　精密量取供试品溶液 1ml,置 100ml 量瓶中,

用乙腈稀释至刻度，摇匀。

色谱条件　用十八烷基硅烷键合硅胶为填充剂；以乙腈-水(60∶40)为流动相A，乙腈为流动相B，按下表程序进行线性梯度洗脱，调节流速使苯甲酸雌二醇峰的保留时间约为26分钟；检测波长为230nm；进样体积10μl。

时间(分钟)	流动相A(%)	流动相B(%)
$0 \to t_R+2$	100	0
$t_R+2 \to t_R+12$	100→10	0→90
$t_R+12 \to t_R+32$	10	90
$t_R+32 \to t_R+37$	10→100	90→0
$t_R+37 \to t_R+47$	100	0

t_R为苯甲酸雌二醇峰保留时间。

系统适用性要求　理论板数按苯甲酸雌二醇峰计算不低于4500，苯甲酸雌二醇峰与相邻杂质峰之间的分离度应符合要求。

测定法　精密量取供试品溶液与对照溶液，分别注入液相色谱仪，记录色谱图。

限度　供试品溶液色谱图中如有杂质峰，单个杂质峰面积不得大于对照溶液主峰面积(1.0%)，各杂质峰面积的和不得大于对照溶液主峰面积的1.5倍(1.5%)，小于对照溶液主峰面积0.01倍的色谱峰忽略不计。

干燥失重　取本品，在105℃干燥至恒重，减失重量不得过0.5%(通则0831)。

【含量测定】　照高效液相色谱法(通则0512)测定。

供试品溶液　取本品约25mg，精密称定，置25ml量瓶中，加甲醇微温使溶解，放冷，用甲醇稀释至刻度，摇匀，精密量取5ml，置25ml量瓶中，用甲醇稀释至刻度，摇匀。

对照品溶液　取苯甲酸雌二醇对照品约25mg，精密称定，置25ml量瓶中，加甲醇微温使溶解，放冷，用甲醇稀释至刻度，摇匀，精密量取5ml，置25ml量瓶中，用甲醇稀释至刻度，摇匀。

色谱条件　用十八烷基硅烷键合硅胶为填充剂；以甲醇-水(80∶20)为流动相；检测波长为230nm；进样体积10μl。

系统适用性要求　理论板数按苯甲酸雌二醇峰计算不低于4500。

测定法　精密量取供试品溶液与对照品溶液，分别注入液相色谱仪，记录色谱图。按外标法以峰面积计算。

【类别】　雌激素药。

【贮藏】　遮光，密封保存。

【制剂】　苯甲酸雌二醇注射液

苯甲酸雌二醇注射液

Benjiasuan Ci'erchun Zhusheye

Estradiol Benzoate Injection

本品为苯甲酸雌二醇的灭菌油溶液。含苯甲酸雌二醇($C_{25}H_{28}O_3$)应为标示量的90.0%～110.0%。

【性状】　本品为淡黄色的澄明油状液体。

【鉴别】　(1)照薄层色谱法(通则0502)试验。

供试品溶液　取本品适量(约相当于苯甲酸雌二醇1mg)，加无水乙醇10ml，强力振摇，置冰浴中放置使分层，取上层乙醇溶液，置离心管中，离心，取上清液。

对照品溶液　取苯甲酸雌二醇对照品适量，加无水乙醇溶解并稀释制成每1ml中约含0.1mg的溶液。

色谱条件　采用硅胶G薄层板，以苯-乙醚-冰醋酸(50∶30∶0.5)为展开剂。

测定法　吸取供试品溶液与对照品溶液各10μl，分别点于同一薄层板上，展开，晾干，喷以硫酸-无水乙醇(1∶1)，于105℃加热10～20分钟，取出，放冷，置紫外光灯(365nm)下检视。

结果判定　供试品溶液所显主斑点的位置和颜色应与对照品溶液的主斑点相同。

(2)在含量测定项下记录的色谱图中，供试品溶液主峰的保留时间应与对照品溶液主峰的保留时间一致。

以上(1)、(2)两项可选做一项。

【检查】　**有关物质**　照高效液相色谱法(通则0512)测定。

供试品溶液　用内容量移液管精密量取本品适量(约相当于苯甲酸雌二醇2mg)，置100ml量瓶中，加无水乙醇适量，充分振摇，待溶液澄清后，用无水乙醇稀释至刻度，摇匀。

对照溶液　精密量取供试品溶液1ml，置100ml量瓶中，用无水乙醇稀释至刻度，摇匀。

色谱条件　见苯甲酸雌二醇有关物质项下。进样体积20μl。

系统适用性要求与测定法　见苯甲酸雌二醇有关物质项下。

限度　供试品溶液的色谱图中如有杂质峰，单个杂质峰面积不得大于对照溶液主峰面积(1.0%)，各杂质峰面积的和不得大于对照溶液主峰面积的1.5倍(1.5%)，小于对照溶液主峰面积0.01倍的色谱峰忽略不计。

其他　应符合注射剂项下有关的各项规定(通则0102)。

【含量测定】　照高效液相色谱法(通则0512)测定。

供试品溶液　用内容量移液管精密量取本品适量(约相当于苯甲酸雌二醇2mg)，置100ml量瓶中，用无水乙醇分数次洗涤移液管内壁，洗液并入量瓶中，加无水乙醇适量，充分振摇，待溶液澄清后，用无水乙醇稀释至刻度，摇匀。

对照品溶液　取苯甲酸雌二醇对照品适量，精密称定，加无水乙醇溶解并定量稀释制成每1ml中约含20μg的溶液。

色谱条件　见苯甲酸雌二醇含量测定项下，进样体积20μl。

系统适用性要求与测定法　见苯甲酸雌二醇含量测定项下。

【类别】　同苯甲酸雌二醇。

【规格】　(1)1ml∶1mg　(2)1ml∶2mg　(3)1ml∶5mg

【贮藏】　遮光，密闭保存。

苯　甲　醇

Benjiachun

Benzyl Alcohol

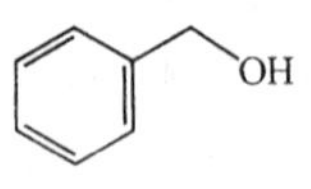

C_7H_8O　108.14

本品含 C_7H_8O 不得少于 98.0%。

【性状】 本品为无色液体;具有微弱香气;遇空气逐渐氧化生成苯甲醛和苯甲酸。

本品在水中溶解,与乙醇、三氯甲烷或乙醚能任意混合。

相对密度 本品的相对密度(通则 0601)为 1.043~1.050。

馏程 取本品,照馏程测定法(通则 0611)测定,在203~206℃馏出的量不得少于 95%(ml/ml)。

折光率 本品的折光率(通则 0622)为 1.538~1.541。

酸值 本品的酸值(通则 0713)不大于 0.3。

过氧化值 本品的过氧化值(通则 0713)不大于 5。

【鉴别】 (1)取高锰酸钾试液 2ml,加稀硫酸溶液 2ml,再加本品 2~3 滴,振摇,即发生苯甲醛的特臭。

(2)本品的红外光吸收图谱应与对照的图谱(光谱集 236 图)一致。

【检查】 **溶液的澄清度与颜色** 取本品 2ml,加水 58ml,振摇,依法检查(通则 0901 与通则 0902),溶液应澄清无色。

氯化物 取本品 1.0g,依法检查(通则 0801),与标准氯化钠溶液 3.0ml 制成的对照液比较,不得更深(0.003%)。

有关物质 照气相色谱法(通则 0521)测定。

供试品溶液　取本品,即得。

对照品溶液　取苯甲醛对照品适量,精密称定,加丙酮溶解并定量稀释制成每 1ml 中含苯甲醛 0.5mg 的溶液,摇匀。

色谱条件　以聚乙二醇 20M(或极性相近)为固定液;分流进样,分流比 20∶1;起始温度为 50℃,以每分钟 5℃的速率升温至 220℃,维持 35 分钟;进样口温度为 200℃;检测器温度为 310℃;进样体积 1μl。

测定法　精密量取供试品溶液与对照品溶液,分别注入气相色谱仪,记录色谱图。

限度　供试品溶液色谱图中如有与苯甲醛保留时间一致的色谱峰,按外标法以峰面积计算,含苯甲醛不得过 0.1%;如有其他杂质峰,除丙酮峰外,按面积归一化法计算,单个未知杂质不得过 0.02%,其他杂质总量不得过 0.1%。供试品溶液色谱图中小于主峰面积 0.0001%的峰忽略不计。

有机氯 取铜片,在无色火焰中燃烧至不显绿色,放冷,蘸取本品,再置无色火焰中燃烧,应不显绿色。

【含量测定】 取本品约 1.2g,精密称定,精密加醋酐-吡啶(1∶7)混合液 15ml,置水浴上,加热回流 30 分钟,放冷,加水 25ml,加酚酞指示液 2 滴,用氢氧化钠滴定液(1mol/L)滴定,并将滴定的结果用空白试验校正。每 1ml 氢氧化钠滴定液(1mol/L)相当于 108.1mg 的 C_7H_8O。

【类别】 局麻药、消毒防腐药。

【贮藏】 遮光,密封保存。

苯　佐　卡　因

Benzuokayin

Benzocaine

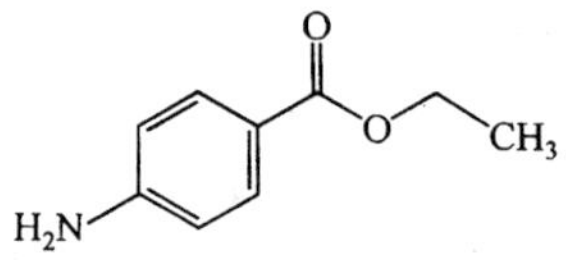

$C_9H_{11}NO_2$　165.19

本品为对氨基苯甲酸乙酯。按干燥品计算,含 $C_9H_{11}NO_2$ 不得少于 99.0%。

【性状】 本品为白色结晶性粉末;无臭;遇光色渐变黄。

本品在乙醇、三氯甲烷或乙醚中易溶,在脂肪油中略溶,在水中极微溶解。

熔点 本品的熔点(通则 0612)为 88~91℃。

【鉴别】 (1)取本品约 0.1g,加氢氧化钠试液 5ml,煮沸,即有乙醇生成;加碘试液,加热,即生成黄色沉淀,并发生碘仿的臭气。

(2)本品的红外光吸收图谱应与对照的图谱(光谱集 237 图)一致。

(3)本品显芳香第一胺类的鉴别反应(通则 0301)。

【检查】 **酸度** 取本品 1.0g,加中性乙醇(对酚酞指示液显中性)10ml 溶解后,加酚酞指示液 2 滴与氢氧化钠滴定液(0.1mol/L)0.10ml,应显淡红色。

溶液的澄清度与颜色 取本品 1.0g,加乙醇 20ml 溶解后,溶液应澄清无色。

氯化物 取本品 0.20g,加乙醇 5ml 溶解后,加稀硝酸 3 滴与硝酸银试液 3 滴,不得立即发生浑浊。

有关物质 照薄层色谱法(通则 0502)试验。

供试品溶液　取本品,加无水乙醇溶解并稀释制成每 1ml 中含 10mg 的溶液。

对照溶液(1)　精密量取供试品溶液适量,用无水乙醇定量稀释制成每 1ml 中含 0.01mg 的溶液。

对照溶液(2)　精密量取供试品溶液适量,用无水乙醇定量稀释制成每 1ml 中含 0.025mg 的溶液。

对照溶液(3)　精密量取供试品溶液适量,用无水乙醇定量稀释制成每 1ml 中含 0.05mg 的溶液。

对照溶液(4)　精密量取供试品溶液适量,用无水乙醇定量稀释制成每 1ml 中含 0.1mg 的溶液。

色谱条件　采用硅胶 GF_{254} 薄层板,以无水乙醇-三氯甲烷(0.75∶99.25)为展开剂。

测定法　吸取上述五种溶液各 20μl，分别点于同一薄层板上，展开，晾干，在紫外光灯（254nm）下检视。

结果判定　供试品溶液如有杂质斑点（如原点观察到杂质斑点，应以杂质斑点计），与对照溶液的主斑点比较，杂质总量不得过 1.0%。

干燥失重　取本品，置五氧化二磷干燥器中干燥至恒重，减失重量不得过 0.5%（通则 0831）。

炽灼残渣　取本品 1.0g，依法检查（通则 0841），遗留残渣不得过 0.1%。

重金属　取炽灼残渣项下遗留的残渣，依法检查（通则 0821 第二法），含重金属不得过百万分之十。

【含量测定】　取本品约 0.35g，精密称定，照永停滴定法（通则 0701），用亚硝酸钠滴定液（0.1mol/L）滴定。每 1ml 亚硝酸钠滴定液（0.1mol/L）相当于 16.52mg 的 $C_9H_{11}NO_2$。

【类别】　局麻药。

【贮藏】　遮光，密封保存。

苯 妥 英 钠

Bentuoyingna

Phenytoin Sodium

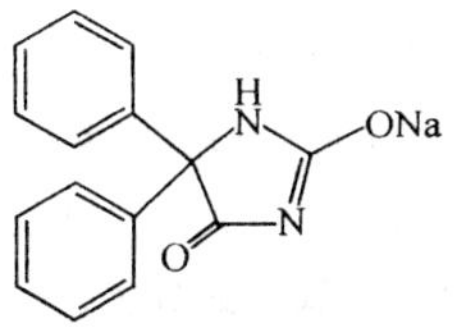

$C_{15}H_{11}N_2NaO_2$　274.25

本品为 5,5-二苯基乙内酰脲钠盐。按干燥品计算，含 $C_{15}H_{11}N_2NaO_2$ 应为 98.0%～102.0%。

【性状】　本品为白色粉末；无臭；微有引湿性；在空气中渐渐吸收二氧化碳，分解成苯妥英；水溶液显碱性反应，常因部分水解而发生浑浊。

本品在水中易溶，在乙醇中溶解，在三氯甲烷或乙醚中几乎不溶。

【鉴别】　（1）取本品约 1.0g，加水 2ml 溶解后，加二氯化汞试液数滴，即生成白色沉淀；在氨试液中不溶。

（2）取本品约 10mg，加高锰酸钾 10mg、氢氧化钠 0.25g 与水 10ml，小火加热 5 分钟，放冷，取上清液 5ml，加正庚烷 20ml，振摇提取，静置分层后，取正庚烷提取液，照紫外-可见分光光度法（通则 0401）测定，在 248nm 的波长处有最大吸收。

（3）取本品约 150mg，加水 20ml 使溶解，加 3mol/L 盐酸溶液 5ml，加三氯甲烷 20ml 提取，分取三氯甲烷层，用水 20ml 洗涤三氯甲烷层，取三氯甲烷液，置水浴蒸干，残渣置 105℃干燥 1 小时，残渣的红外光吸收图谱应与苯妥英对照品的图谱一致（通则 0402）。

（4）本品显钠盐鉴别（1）的反应（通则 0301）。

【检查】　**溶液的澄清度与颜色**　取本品 0.50g，加水 20ml 溶解后，加 0.4%氢氧化钠溶液 2ml，溶液应澄清无色。

有关物质　照高效液相色谱法（通则 0512）测定。

供试品溶液　取本品，加流动相溶解并稀释制成每 1ml 中约含 1mg 的溶液。

对照溶液　精密量取供试品溶液适量，用流动相定量稀释制成每 1ml 中约含 10μg 的溶液。

系统适用性溶液　取杂质Ⅰ与苯妥英钠对照品各适量，加少量甲醇溶解，用流动相稀释制成每 1ml 中约含杂质Ⅰ 0.15mg 与苯妥英钠 0.1mg 的混合溶液。

色谱条件　用十八烷基硅烷键合硅胶为填充剂；以 0.05mol/L 磷酸二氢铵溶液（用磷酸调节 pH 值至 2.5）-乙腈-甲醇（45：35：20）为流动相；流速为每分钟 1.5ml；检测波长为 220nm；进样体积 20μl。

系统适用性要求　系统适用性溶液色谱图中，出峰顺序为苯妥英钠与杂质Ⅰ，两峰之间的分离度应符合要求，理论板数按苯妥英钠峰计算不低于 5000。

测定法　精密量取供试品溶液与对照溶液，分别注入液相色谱仪，记录色谱图至主成分峰保留时间的 3 倍。

限度　供试品溶液色谱图中如有杂质峰，各杂质峰面积的和不得大于对照溶液主峰面积（1.0%）。

干燥失重　取本品，在 105℃干燥至恒重，减失重量不得过 2.0%（供注射用）或 2.5%（供口服用）（通则 0831）。

重金属　取本品 2.0g，加水 37ml，煮沸溶解后，放冷，加稀盐酸 2.5ml，摇匀，滤过；分取滤液 20ml，加酚酞指示液 1 滴与氨试液适量至溶液显淡红色，加醋酸盐缓冲液（pH 3.5）2ml 与水适量使成 25ml，依法检查（通则 0821 第一法），含重金属不得过百万分之十。

无菌　取本品，用灭菌水 20ml 溶解后，经薄膜过滤法处理，依法检查（通则 1101），应符合规定。（供无菌分装用）

【含量测定】　照高效液相色谱法（通则 0512）测定。

供试品溶液　取本品，精密称定，加流动相溶解并定量稀释制成每 1ml 中约含 50μg 的溶液。

对照品溶液　取苯妥英钠对照品，精密称定，加流动相溶解并定量稀释制成每 1ml 中约含 50μg 的溶液。

系统适用性溶液、色谱条件与系统适用性要求　见有关物质项下。

测定法　精密量取供试品溶液与对照品溶液，分别注入液相色谱仪，记录色谱图。按外标法以峰面积计算。

【类别】　抗癫痫药、抗心律失常药。

【贮藏】　密封（供口服用）或严封（供注射用），遮光保存。

【制剂】　（1）苯妥英钠片　（2）注射用苯妥英钠

附：

杂质Ⅰ

O　OH
C—CH

$C_{14}H_{12}O_2$　212.25

2-羟基-1,2-二苯基乙酮

苯妥英钠片

Bentuoyingna Pian

Phenytoin Sodium Tablets

本品含苯妥英钠（$C_{15}H_{11}N_2NaO_2$）应为标示量的93.0%～107.0%。

【性状】 本品为白色片或薄膜衣片。

【鉴别】 （1）取本品的细粉适量（约相当于苯妥英钠1g），加水20ml，浸渍使苯妥英钠溶解，滤过；滤液照苯妥英钠项下的鉴别（1）、（2）项试验，显相同的结果；另取部分滤液，蒸干，残渣照苯妥英钠项下的鉴别（4）项试验，显相同的反应。

（2）在含量测定项下记录的色谱图中，供试品溶液主峰的保留时间应与对照品溶液主峰的保留时间一致。

【检查】 **有关物质** 照高效液相色谱法（通则0512）测定。

供试品溶液　取含量测定项下的细粉适量，加流动相溶解并稀释制成每1ml中约含苯妥英钠1mg的溶液，滤膜滤过，取续滤液。

对照溶液　精密量取供试品溶液适量，用流动相定量稀释制成每1ml中约含苯妥英钠10μg的溶液。

系统适用性溶液、色谱条件、系统适用性要求与测定法　见苯妥英钠有关物质项下。

限度　供试品溶液色谱图中如有杂质峰，除相对保留时间0.3前的色谱峰不计，各杂质峰面积的和不得大于对照溶液主峰面积（1.0%）。

溶出度 照溶出度与释放度测定法（通则0931第二法）测定。

溶出条件　以水500ml为溶出介质，转速为每分钟100转，依法操作，经45分钟时取样。

供试品溶液　取溶出液滤过，取续滤液。

对照品溶液　取苯妥英钠对照品，精密称定，加水溶解并定量稀释制成每1ml中约含0.1mg（50mg规格）或0.2mg（100mg规格）的溶液。

测定法　取供试品溶液与对照品溶液，照紫外-可见分光光度法（通则0401），在258nm的波长处分别测定吸光度，计算出每片的溶出量。

限度　标示量的75%，应符合规定。

其他 应符合片剂项下有关的各项规定（通则0101）。

【含量测定】 照高效液相色谱法（通则0512）测定。

供试品溶液 取本品20片，精密称定，研细，精密称取适量（约相当于苯妥英钠25mg），置50ml量瓶中，加流动相适量，振摇30分钟使苯妥英钠溶解，用流动相稀释至刻度，摇匀，滤过，精密量取续滤液5ml，置50ml量瓶中，用流动相稀释至刻度，摇匀。

对照品溶液 取苯妥英钠对照品适量，精密称定，加流动相溶解并定量稀释制成每1ml中约含50μg的溶液。

系统适用性溶液、色谱条件、系统适用性要求与测定法 见苯妥英钠含量测定项下。

【类别】 同苯妥英钠。

【规格】 （1）50mg　（2）100mg

【贮藏】 遮光，密封保存。

注射用苯妥英钠

Zhusheyong Bentuoyingna

Phenytoin Sodium for Injection

本品为苯妥英钠10份与无水碳酸钠4份混合的无菌粉末。按平均装量计算，含苯妥英钠（$C_{15}H_{11}N_2NaO_2$）应为标示量的93.0%～107.0%。

【性状】 本品为白色粉末。

【鉴别】 （1）取本品适量（约相当于苯妥英钠50mg），加水5ml使苯妥英钠溶解后，滴加稀硫酸使苯妥英析出，滤过；沉淀加水1ml与0.4%氢氧化钠溶液8～10滴使溶解，加二氯化汞试液数滴，即生成白色沉淀；在氨试液中不溶。

（2）照苯妥英钠项下的鉴别（2）、（4）项试验，显相同的结果。

（3）在含量测定项下记录的色谱图中，供试品溶液主峰的保留时间应与对照品溶液主峰的保留时间一致。

【检查】 **碱度** 取本品0.35g，加水10ml溶解后，依法测定（通则0631），pH值应为9.5～11.5。

有关物质 照高效液相色谱法（通则0512）测定。

供试品溶液　取装量差异项下内容物，混匀，称取适量，加流动相制成每1ml中约含苯妥英钠1mg的溶液。

对照溶液　精密量取供试品溶液适量，用流动相定量稀释制成每1ml中约含10μg的溶液。

系统适用性溶液、色谱条件、系统适用性要求与测定法　见苯妥英钠有关物质项下。

限度　供试品溶液色谱图中如有杂质峰，各杂质峰面积的和不得大于对照溶液主峰面积（1.0%）。

干燥失重 取本品，在105℃干燥至恒重，减失重量不得过2.5%（通则0831）。

无菌 取本品，分别用灭菌水制成每1ml中含25mg的溶液，经薄膜过滤法处理，依法检查（通则1101），应符合规定。

其他 应符合注射剂项下有关的各项规定（通则0102）。

【含量测定】 照高效液相色谱法(通则 0512)测定。

供试品溶液 取装量差异项下的内容物,混匀,精密称取适量(约相当于苯妥英钠 25mg),置 50ml 量瓶中,加流动相适量,振摇使苯妥英钠溶解,用流动相稀释至刻度,摇匀,精密量取 5ml,置 50ml 量瓶中,用流动相稀释至刻度,摇匀。

对照品溶液 取苯妥英钠对照品适量,精密称定,加流动相溶解并定量稀释制成每 1ml 中约含 50μg 的溶液。

系统适用性溶液、色谱条件、系统适用性要求与测定法 见苯妥英钠含量测定项下。

【类别】 同苯妥英钠。

【规格】 (1)0.1g (2)0.25g

【贮藏】 遮光,密闭保存。

苯唑西林钠

Benzuoxilinna

Oxacillin Sodium

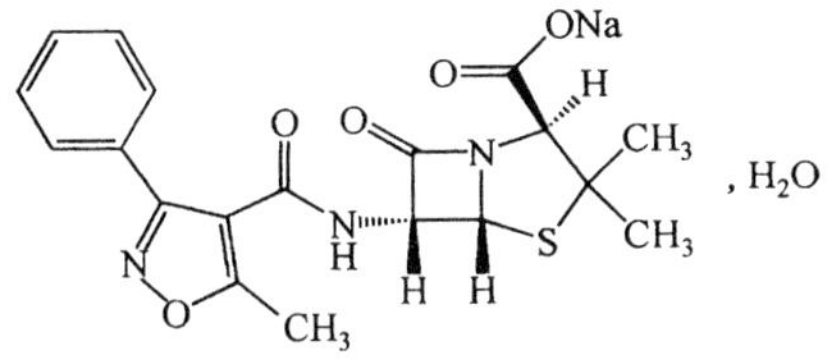

$C_{19}H_{18}N_3NaO_5S \cdot H_2O$ 441.44

本品为(2*S*,5*R*,6*R*)-3,3-二甲基-6-(5-甲基-3-苯基-4-异噁唑甲酰氨基)-7-氧代-4-硫杂-1-氮杂双环[3.2.0]庚烷-2-甲酸钠盐一水合物。按无水物计算,含苯唑西林($C_{19}H_{19}N_3O_5S$)不得少于 90.0%。

【性状】 本品为白色粉末或结晶性粉末;无臭或微臭。

本品在水中易溶,在丙酮或丁醇中极微溶解,在乙酸乙酯或石油醚中几乎不溶。

比旋度 取本品,精密称定,加水溶解并定量稀释制成每 1ml 中约含 10mg 的溶液,依法测定(通则 0621),比旋度为 +195°至 +214°。

【鉴别】 (1)在含量测定项下记录的色谱图中,供试品溶液主峰的保留时间应与对照品溶液主峰的保留时间一致。

(2)本品的红外光吸收图谱应与对照的图谱(光谱集 239 图)一致。

(3)本品显钠盐鉴别(1)的反应(通则 0301)。

【检查】 **酸度** 取本品,加水制成每 1ml 中约含 20mg 的溶液,依法测定(通则 0631),pH 值应为 5.0～7.0。

溶液的澄清度与颜色 取本品 5 份,各 0.60g,分别加水 5ml 溶解后,溶液应澄清无色(通则 0901 第一法);如显浑浊,与 1 号浊度标准液(通则 0902 第一法)比较,均不得更浓。

有关物质 照高效液相色谱法(通则 0512)测定。临用新制。

供试品溶液 取本品适量,精密称定,加流动相溶解并稀释制成每 1ml 中约含苯唑西林 1mg 的溶液。

对照溶液 精密量取供试品溶液 1ml,置 100ml 量瓶中,用流动相稀释至刻度,摇匀。

系统适用性溶液 取本品 25mg,置 100ml 量瓶中,加 0.05mol/L 氢氧化钠溶液 1ml 使溶解,放置 3 分钟后,用流动相稀释至刻度,摇匀,得每 1ml 中约含 0.25mg 的苯唑西林与其降解杂质的混合溶液(1),另取氯唑西林对照品适量,加混合溶液(1)溶解并稀释制成每 1ml 中约含氯唑西林 0.1mg 的混合溶液。

灵敏度溶液 精密量取对照溶液适量,用流动相定量稀释制成每 1ml 中约含苯唑西林 1μg 的溶液。

色谱条件 用十八烷基硅烷键合硅胶为填充剂,以磷酸二氢钾溶液(取磷酸二氢钾 2.7g,加水 1000ml 使溶解,调节 pH 值至 5.0)-乙腈(75∶25)为流动相;检测波长为 225nm;进样体积为 20μl。

系统适用性要求 系统适用性溶液色谱图中,杂质 B_1、杂质 B_2、杂质 D、氯唑西林的相对保留时间分别为 0.4、0.5、0.9 和 1.45,杂质 D 峰与苯唑西林峰之间的分离度应符合要求,苯唑西林峰与氯唑西林峰之间的分离度应大于 2.5。灵敏度溶液色谱图中,主成分峰高的信噪比应大于 10。

测定法 精密量取供试品溶液与对照溶液,分别注入液相色谱仪,记录色谱图至主成分峰保留时间的 7 倍。

限度 供试品溶液色谱图中如有杂质峰,杂质 B_1 与杂质 B_2 峰面积的和不得大于对照溶液主峰面积的 1.5 倍(1.5%);杂质 D 峰面积不得大于对照溶液主峰面积的 0.5 倍(0.5%);氯唑西林峰面积不得大于对照溶液主峰面积(1.0%);其他单个杂质峰面积不得大于对照溶液主峰面积的 0.5 倍(0.5%);各杂质峰面积的和不得大于对照溶液主峰面积的 3 倍(3.0%),小于灵敏度溶液主峰面积的峰忽略不计。

苯唑西林聚合物 照分子排阻色谱法(通则 0514)测定。临用新制。

供试品溶液 取本品约 0.2g,精密称定,置 10ml 量瓶中,加水溶解并稀释至刻度,摇匀。

对照溶液 取苯唑西林对照品约 25mg,精密称定,加水溶解并定量稀释制成每 1ml 中约含苯唑西林 50μg 的溶液。

系统适用性溶液(1) 取蓝色葡聚糖 2000 适量,加水溶解并定量制成每 1ml 中约含 0.1mg 的溶液。

系统适用性溶液(2) 取苯唑西林钠约 0.2g,置 10ml 量瓶中,加 0.4mg/ml 的蓝色葡聚糖 2000 溶液溶解并稀释至刻度,摇匀。

色谱条件 用葡聚糖凝胶 G-10(40～120μm)为填充剂,玻璃柱内径 1.0～1.4cm,柱长 30～40cm。流动相 A 为 pH 7.0 的 0.01mol/L 磷酸盐缓冲液[0.01mol/L 磷酸氢二钠溶液-0.01mol/L 磷酸二氢钠溶液(61∶39)],流动相 B 为水;检测波长为 254nm;进样体积 100～200μl。

系统适用性要求 系统适用性溶液(1)分别在以流动相 A 与流动相 B 为流动相记录的色谱图中,按蓝色葡聚糖 2000 峰计算,均不低于 400,拖尾因子均应小于 2.0,保留时间的比值应在 0.93～1.07 之间。系统适用性溶液(2)在以流动相 A 为流动相记录的色谱图中，高聚体的峰高与单体和高聚体之间的谷高比应大于 2.0。对照溶液色谱图中主峰与供试品溶液色谱图中聚合物峰，与相应色谱系统中蓝色葡聚糖 2000 峰的保留时间的比值均应在 0.93～1.07 之间。以流动相 B 为流动相，精密量取对照溶液，连续进样 5 次，峰面积的相对标准偏差应不大于 5.0%。

测定法　以流动相 A 为流动相，精密量取供试品溶液注入液相色谱仪，记录色谱图；以流动相 B 为流动相，精密量取对照溶液注入液相色谱仪，记录色谱图。

限度　按外标法以苯唑西林峰面积计算，含苯唑西林聚合物的量不得过 0.10%。

残留溶剂　照残留溶剂测定法(通则 0861 第二法)测定。

供试品贮备液　取本品约 1g，置 10ml 量瓶中，加水溶解并稀释至刻度，摇匀。

供试品溶液　精密量取供试品贮备液 1ml 置顶空瓶中，再精密加水 1ml，摇匀，密封。

对照品贮备液　精密称取乙醇、乙酸乙酯、正丁醇与乙酸丁酯各约 0.25g，置 50ml 量瓶中，用水稀释至刻度，摇匀，精密量取 10ml，置 100ml 量瓶中，用水稀释至刻度，摇匀。

对照品溶液　精密量取对照品贮备液 1ml 置顶空瓶中，精密加供试品贮备液 1ml，摇匀，密封。

系统适用性溶液　精密量取对照品贮备液 1ml 置顶空瓶中，再精密加水 1ml，摇匀，密封。

色谱条件　以 100%二甲基聚硅氧烷(或极性相近)为固定液的毛细管柱为色谱柱；起始温度为 40℃，维持 8 分钟，再以每分钟 30℃的速率升至 100℃，维持 5 分钟；进样口温度为 200℃；检测器温度为 250℃；顶空瓶平衡温度为 70℃，平衡时间为 30 分钟。

系统适用性要求　系统适用性溶液色谱图中，出峰顺序依次为：乙醇、乙酸乙酯、正丁醇与乙酸丁酯，各色谱峰间的分离度均应符合要求；取对照品溶液顶空进样，计算数次进样结果，其相对标准偏差不得过 5.0%。

测定法　取供试品溶液与对照品溶液分别顶空进样，记录色谱图。

限度　用标准加入法以峰面积计算，乙醇、乙酸乙酯、正丁醇与乙酸丁酯的残留量均应符合规定。

2-乙基己酸　取本品，依法检查(通则 0873)，不得过 0.8%。

水分　取本品，照水分测定法(通则 0832 第一法 1)测定，含水分不得过 5.0%。

可见异物　取本品 5 份，每份各 1g，加微粒检查用水溶解，依法检查(通则 0904)，应符合规定。(供无菌分装用)

不溶性微粒　取本品，加微粒检查用水制成每 1ml 中含 50mg 的溶液，依法检查(通则 0903)，每 1g 样品中，含 10μm 及 10μm 以上的微粒不得过 6000 粒，含 25μm 及 25μm 以上的微粒不得过 600 粒。(供无菌分装用)

细菌内毒素　取本品，依法检查(通则 1143)，每 1mg 苯唑西林中含内毒素的量应小于 0.10EU。(供注射用)

无菌　取本品，用适宜溶剂溶解并稀释后，经薄膜过滤法处理，依法检查(通则 1101)，应符合规定。(供无菌分装用)

【含量测定】　照高效液相色谱法(通则 0512)测定。

供试品溶液　取本品适量，精密称定，加流动相溶解并定量稀释制成每 1ml 中约含苯唑西林 0.1mg 的溶液。

对照品溶液　取苯唑西林对照品适量，精密称定，加流动相溶解并定量稀释制成每 1ml 中约含苯唑西林 0.1mg 的溶液。

系统适用性溶液与色谱条件　见有关物质项下。

系统适用性要求　除灵敏度要求外，其他见有关物质项下。

测定法　精密量取供试品溶液与对照品溶液，分别注入液相色谱仪，记录色谱图。按外标法以峰面积计算供试品中 $C_{19}H_{19}N_3O_5S$ 的含量。

【类别】　β-内酰胺类抗生素，青霉素类。

【贮藏】　严封，在干燥处保存。

【制剂】　(1)苯唑西林钠片　(2)苯唑西林钠胶囊　(3)注射用苯唑西林钠

附：

杂质 B_1 与杂质 B_2

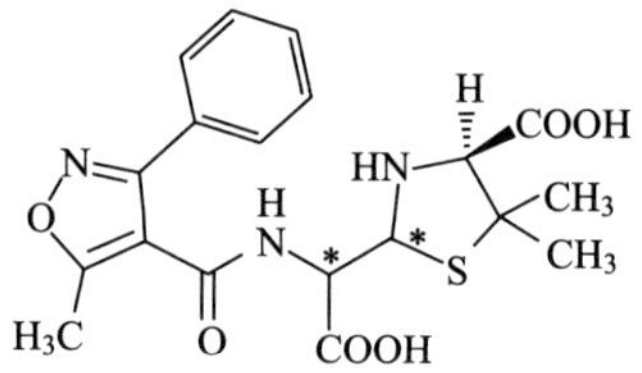

$C_{19}H_{21}N_3O_6S$　419.45

(4*S*)-2-[羧基[[(5-甲基-3-苯基异噁唑-4-基)甲酰基]氨基]甲基]-5,5-二甲基噻唑烷-4-羧酸

杂质 D

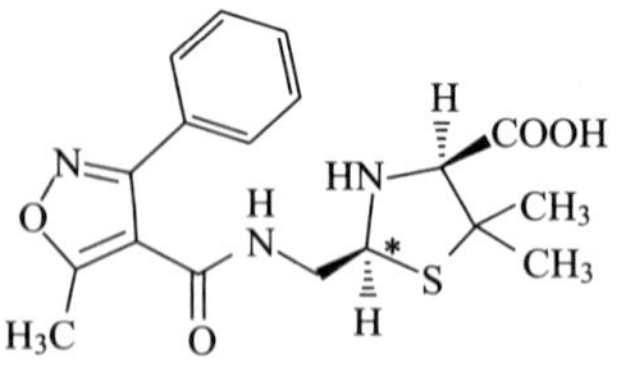

$C_{18}H_{21}N_3O_4S$　375.44

(2*RS*,4*S*)-5,5-二甲基-2[[[(5-甲基-3-苯基异噁唑-4-基)甲酰基]氨基]甲基]噻唑烷-4-羧酸

苯唑西林钠片

Benzuoxilinna Pian

Oxacillin Sodium Tablets

本品含苯唑西林钠按苯唑西林($C_{19}H_{19}N_3O_5S$)计算，应为标示量的 90.0%～110.0%。

【性状】 本品为糖衣片或包衣片，除去包衣后显白色或类白色。

【鉴别】 在含量测定项下记录的色谱图中，供试品溶液主峰的保留时间应与对照品溶液主峰的保留时间一致。

【检查】 **水分** 取本品细粉，照水分测定法（通则 0832 第一法 1）测定，含水分不得过 6.0%。

溶出度 照溶出度与释放度测定法（通则 0931 第二法）测定。

溶出条件 以水 900ml 为溶出介质，转速为每分钟 100 转，依法操作，经 45 分钟时取样。

供试品溶液 取溶出液适量，滤过，精密量取续滤液适量，用水定量稀释制成每 1ml 中约含苯唑西林 13μg 的溶液。

对照品溶液 取苯唑西林对照品适量，精密称定，加水溶解并定量稀释制成每 1ml 中约含苯唑西林 13μg 的溶液。

测定法 取供试品溶液与对照品溶液，照紫外-可见分光光度法（通则 0401），在 225nm 的波长处分别测定吸光度，计算每片的溶出量。

限度 标示量的 75%，应符合规定。

有关物质 照高效液相色谱法（通则 0512）测定。临用新制。

供试品溶液 取本品 10 片，除去包衣后，研细，精密称取适量，加流动相溶解并稀释制成每 1ml 中约含苯唑西林 1mg 的溶液，滤过，取续滤液。

对照溶液 精密量取供试品溶液 1ml，置 100ml 量瓶中，用流动相稀释至刻度，摇匀。

灵敏度溶液 精密量取对照溶液适量，用流动相定量稀释制成每 1ml 中约含苯唑西林 1μg 的溶液。

系统适用性溶液、色谱条件、系统适用性要求与测定法 见苯唑西林钠有关物质项下。

限度 供试品溶液色谱图中如有杂质峰，杂质 B_1 与杂质 B_2 峰面积的和不得大于对照溶液主峰面积的 1.5 倍（1.5%）；杂质 D 峰面积不得大于对照溶液主峰面积的 0.5 倍（0.5%）；氯唑西林峰面积不得大于对照溶液主峰面积（1.0%）；其他单个杂质峰面积不得大于对照溶液主峰面积的 0.8 倍（0.8%）；各杂质峰面积的和不得大于对照溶液主峰面积的 3 倍（3.0%），小于灵敏度溶液主峰面积的峰忽略不计。

其他 应符合片剂项下有关的各项规定（通则 0101）。

【含量测定】 照高效液相色谱法（通则 0512）测定。

供试品溶液 取本品 10 片，除去包衣后，研细，精密称取适量（约相当于苯唑西林 0.25g），置 250ml 量瓶中，加流动相溶解并稀释至刻度，摇匀，滤过，精密量取续滤液 5ml，置 50ml 量瓶中，用流动相稀释至刻度，摇匀。

对照品溶液、系统适用性溶液、色谱条件、系统适用性要求与测定法 见苯唑西林钠含量测定项下。

【类别】 同苯唑西林钠。

【规格】 0.25g（按 $C_{19}H_{19}N_3O_5S$ 计）

【贮藏】 密封，在干燥处保存。

苯唑西林钠胶囊

Benzuoxilinna Jiaonang

Oxacillin Sodium Capsules

本品含苯唑西林钠按苯唑西林（$C_{19}H_{19}N_3O_5S$）计算，应为标示量的 90.0%～110.0%。

【鉴别】 在含量测定项下记录的色谱图中，供试品溶液主峰的保留时间应与对照品溶液主峰的保留时间一致。

【检查】 **水分** 取本品的内容物，照水分测定法（通则 0832 第一法 1）测定，含水分不得过 6.0%。

溶出度 照溶出度与释放度测定法（通则 0931 第一法）测定。

溶出条件 以水 900ml 为溶出介质，转速为每分钟 100 转，依法操作，经 45 分钟时取样。

供试品溶液 取溶出液适量，滤过，精密量取续滤液适量，用水定量稀释制成每 1ml 中约含苯唑西林 13μg 的溶液。

对照品溶液 取苯唑西林对照品适量，精密称定，加水溶解并定量稀释制成每 1ml 中约含苯唑西林 13μg 的溶液。

测定法 取供试品溶液与对照品溶液，照紫外-可见分光光度法（通则 0401），在 225nm 的波长处分别测定吸光度，计算每粒的溶出量。

限度 标示量的 80%，应符合规定。

有关物质 照高效液相色谱法（通则 0512）测定。临用新制。

供试品溶液 取本品适量，精密称定，加流动相溶解并定量稀释制成每 1ml 中约含苯唑西林 1mg 的溶液，滤过，取续滤液。

对照溶液 精密量取供试品溶液 1ml，置 100ml 量瓶中，用流动相稀释至刻度，摇匀。

灵敏度溶液 精密量取对照溶液适量，用流动相定量稀释制成每 1ml 中约含苯唑西林 1μg 的溶液。

系统适用性溶液、色谱条件、系统适用性要求与测定法 见苯唑西林钠有关物质项下。

限度 供试品溶液色谱图中如有杂质峰，杂质 B_1 与杂质 B_2 峰面积的和不得大于对照溶液主峰面积的 1.5 倍（1.5%）；杂质 D 峰面积不得大于对照溶液主峰面积的 0.5 倍（0.5%）；氯唑西林峰面积不得大于对照溶液主峰面积（1.0%）；其他单个杂质峰面积不得大于对照溶液主峰面积的 0.8 倍（0.8%）；各杂质峰面积的和不得大于对照溶液主峰面积的 3 倍（3.0%），小于灵敏度溶液主峰面积的峰忽略不计。

其他 应符合胶囊剂项下有关的各项规定（通则 0103）。

【含量测定】 照高效液相色谱法（通则 0512）测定。

供试品溶液　取装量差异项下的内容物，混合均匀，精密称取适量（约相当于苯唑西林0.25g），置250ml量瓶中，加流动相溶解并稀释至刻度，摇匀，滤过，精密量取续滤液5ml，置50ml量瓶中，用流动相稀释至刻度，摇匀。

对照品溶液、系统适用性溶液、色谱条件、系统适用性要求与测定法　见苯唑西林钠含量测定项下。

【类别】　同苯唑西林钠。

【规格】　0.25g（按$C_{19}H_{19}N_3O_5S$计）

【贮藏】　密闭，在干燥处保存。

注射用苯唑西林钠

Zhusheyong Benzuoxilinna

Oxacillin Sodium for Injection

本品为苯唑西林钠的无菌粉末。按无水物计算，含苯唑西林（$C_{19}H_{19}N_3O_5S$）不得少于90.0%；按平均装量计算，含苯唑西林（$C_{19}H_{19}N_3O_5S$）应为标示量的95.0%～105.0%。

【性状】　本品为白色粉末或结晶性粉末。

【鉴别】　取本品，照苯唑西林钠项下的鉴别（1）、（3）试验，显相同的结果。

【检查】　**溶液的澄清度与颜色**　取本品5瓶，分别加水制成每1ml中含苯唑西林0.1g的溶液，溶液应澄清无色（通则0901第一法）；如显浑浊，与1号浊度标准液（通则0902第一法）比较，均不得更浓。

水分　取本品，照水分测定法（通则0832第一法1）测定，含水分不得过5.5%。

不溶性微粒　取本品，按标示量加微粒检查用水制成每1ml中含50mg的溶液，依法检查（通则0903），标示量为1.0g以下的折算为每1.0g样品中含10μm及10μm以上的微粒不得过6000粒，含25μm及25μm以上的微粒不得过600粒；标示量为1.0g以上（包括1.0g）每个供试品容器中含10μm及10μm以上的微粒不得过6000粒，含25μm及25μm以上的微粒不得过600粒。

有关物质　照高效液相色谱法（通则0512）测定。临用新制。

供试品溶液　取本品适量，精密称定，加流动相溶解并定量稀释制成每1ml中约含苯唑西林1mg的溶液，滤过，取续滤液。

对照溶液　精密量取供试品溶液1ml，置100ml量瓶中，用流动相稀释至刻度，摇匀。

灵敏度溶液　精密量取对照溶液适量，用流动相定量稀释制成每1ml中约含苯唑西林1μg的溶液。

系统适用性溶液、色谱条件、系统适用性要求与测定法　见苯唑西林钠有关物质项下。

限度　供试品溶液色谱图中如有杂质峰，杂质B_1与杂质B_2峰面积的和不得大于对照溶液主峰面积的1.5倍（1.5%）；杂质D峰面积不得大于对照溶液主峰面积的0.5倍（0.5%）；氯唑西林峰面积不得大于对照溶液主峰面积（1.0%）；其他单个杂质峰面积不得大于对照溶液主峰面积的0.5倍（0.5%）；各杂质峰面积的和不得大于对照溶液主峰面积的3倍（3.0%），小于灵敏度溶液主峰面积的峰忽略不计。

苯唑西林聚合物　照分子排阻色谱法（通则0514）测定。临用新制。

供试品溶液　取本品适量（约相当于苯唑西林0.2g），精密称定，置10ml量瓶中，加水溶解并稀释至刻度，摇匀。

对照溶液、系统适用性溶液（1）、系统适用性溶液（2）、色谱条件、系统适用性要求与测定法　见苯唑西林钠苯唑西林聚合物项下。

限度　按外标法以苯唑西林峰面积计算，含苯唑西林聚合物的量不得过标示量的0.10%。

酸度、细菌内毒素与无菌　照苯唑西林钠项下的方法检查，应符合规定。

其他　除装量差异限度不得过±7.0%外，均应符合注射剂项下有关的各项规定（通则0102）。

【含量测定】　照高效液相色谱法（通则0512）测定。

供试品溶液　取装量差异项下的内容物适量，精密称定，加流动相溶解并定量稀释制成每1ml中约含苯唑西林0.1mg的溶液。

对照品溶液、系统适用性溶液、色谱条件、系统适用性要求与测定法　见苯唑西林钠含量测定项下。

【类别】　同苯唑西林钠。

【规格】　按$C_{19}H_{19}N_3O_5S$计　（1）0.5g　（2）1.0g

【贮藏】　密闭，在干燥处保存。

苯　酚

Benfen

Phenol

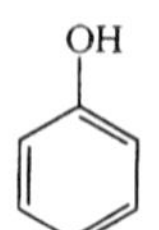

C_6H_6O　94.11

本品含C_6H_6O不得少于99.0%。

【性状】　本品为无色至微红色的针状结晶或结晶性块；有特臭；有引湿性；水溶液显弱酸性反应；遇光或在空气中色渐变深。

本品在乙醇、三氯甲烷、乙醚、甘油、脂肪油或挥发油中易溶，在水中溶解，在液状石蜡中略溶。

凝点　本品的凝点（通则0613）不低于40℃。

【鉴别】　取本品0.1g，加水10ml溶解后，照下述方法试验。

(1)取溶液5ml,加三氯化铁试液1滴,即显蓝紫色。

(2)取溶液5ml,加溴试液,即生成瞬即溶解的白色沉淀,但溴试液过量时,即生成持久的沉淀。

(3)本品的红外光吸收图谱应与对照的图谱(光谱集240图)一致。

【检查】 **不挥发物** 取本品5.0g,置水浴蒸发挥散后,在105℃干燥至恒重,遗留残渣不得过2.5mg。

【含量测定】 取本品约0.15g,精密称定,置100ml量瓶中,加水适量使溶解并稀释至刻度,摇匀;精密量取25ml,置碘瓶中,精密加溴滴定液(0.05mol/L)30ml,再加盐酸5ml,立即密塞,振摇30分钟,静置15分钟后,注意微开瓶塞,加碘化钾试液6ml,立即密塞,充分振摇后,加三氯甲烷1ml,摇匀,用硫代硫酸钠滴定液(0.1mol/L)滴定,至近终点时,加淀粉指示液,继续滴定至蓝色消失,并将滴定的结果用空白试验校正。每1ml溴滴定液(0.05mol/L)相当于1.569mg的C_6H_6O。

【类别】 消毒防腐药。

【贮藏】 遮光,密封保存。

苯溴马隆

Benxiumalong

Benzbromarone

$C_{17}H_{12}Br_2O_3$ 424.08

本品为(3,5-二溴-4-羟基苯基)-(2-乙基-3-苯并呋喃基)甲酮。按干燥品计算,含$C_{17}H_{12}Br_2O_3$不得少于98.5%。

【性状】 本品为白色至微黄色结晶性粉末;无臭。

本品在二甲基甲酰胺中极易溶解,在三氯甲烷或丙酮中易溶,在乙醚中溶解,在乙醇中略溶,在水中几乎不溶。

熔点 本品的熔点(通则0612第一法)为149~153℃。

【鉴别】 (1)取本品,加磷酸盐缓冲液(pH 7.6)溶解并稀释制成每1ml中含10μg的溶液,照紫外-可见分光光度法(通则0401)测定,在357nm的波长处有最大吸收,在289nm的波长处有最小吸收,在240nm的波长处有肩峰。

(2)本品的红外光吸收图谱应与对照的图谱(光谱集1094图)一致。

(3)取本品0.1g,置坩埚中,加无水碳酸钠1g,在700℃炽灼1小时,放冷,加水50ml,加热溶解,加稀硝酸中和,溶液显溴化物的鉴别反应(通则0301)。

【检查】 **酸碱度** 取本品0.50g,加水10ml,振摇1分钟,滤过,取滤液2.0ml,加甲基红指示液0.1ml和盐酸滴定液(0.01mol/L)0.1ml,溶液应呈红色;再加氢氧化钠滴定液(0.01mol/L)0.3ml,溶液应呈黄色。

三氯甲烷溶液的澄清度与颜色 取本品1.0g,加三氯甲烷10ml溶解后,溶液应澄清无色。如显色,与黄色3号标准比色液(通则0901第一法)比较,不得更深。

可溶性卤化物 取本品0.30g,加丙酮35ml使溶解,依法检查(通则0801),与标准氯化钠溶液5.0ml制成的对照液比较,不得更浓(0.017%)。

有关物质 照高效液相色谱法(通则0512)测定。

供试品溶液 取本品约50mg,加甲醇15ml,超声20分钟使溶解,放冷,用流动相稀释制成每1ml中含2.5mg的溶液。

对照溶液 精密量取供试品溶液适量,用流动相定量稀释制成每1ml中约含2.5μg的溶液。

色谱条件 用十八烷基硅烷键合硅胶为填充剂;以甲醇-乙腈-水-冰醋酸(990∶25∶300∶5)为流动相;检测波长为231nm;进样体积20μl。

系统适用性要求 理论板数按苯溴马隆峰计算不低于2000。苯溴马隆峰与相邻杂质峰间的分离度应符合要求。

测定法 精密量取供试品溶液与对照溶液,分别注入液相色谱仪,记录色谱图至主成分峰保留时间的2.5倍。

限度 供试品溶液色谱图中如有杂质峰,杂质Ⅰ(相对保留时间为0.5~0.6)峰面积不得大于对照溶液主峰面积的4倍(0.4%),杂质Ⅱ(相对保留时间为2.0~2.5)峰面积不得大于对照溶液主峰面积的5倍(0.5%),其他单个杂质峰面积不得大于对照溶液主峰面积(0.1%),其他各杂质峰面积的和不得大于对照溶液主峰面积的2倍(0.2%),小于对照溶液主峰面积0.2倍的色谱峰忽略不计。

干燥失重 取本品,以五氧化二磷为干燥剂,在50℃减压干燥至恒重,减失重量不得过0.5%(通则0831)。

炽灼残渣 取本品1.0g,依法检查(通则0841),遗留残渣不得过0.1%。

铁盐 取炽灼残渣项下遗留的残渣,加硝酸0.5ml,蒸干,至氧化氮蒸气除尽后,放冷,加盐酸2ml,置水浴上蒸干,再加稀盐酸4ml,微热溶解后,加过硫酸铵50mg,加水使成35ml,依法检查(通则0807),与标准铁溶液2.0ml制成的对照液比较,不得更深(0.002%)。

重金属 取本品1.0g,依法检查(通则0821第二法),含重金属不得过百万分之十。

砷盐 取本品2.0g,置坩埚中,加硝酸镁乙醇溶液(1→50)10ml,点燃乙醇,使缓缓烧灼炭化,放冷,用硝酸少量湿润,蒸干,至氧化氮蒸气除尽后,在600℃炽灼至完全灰化,放冷,加盐酸5ml与水23ml使溶解,依法检查(通则0822第一法),应符合规定(0.0001%)。

【含量测定】 取本品约0.3g,精密称定,加甲醇60ml溶解后,加水10ml,照电位滴定法(通则0701),用氢氧化钠滴定液(0.1mol/L)滴定,并将滴定的结果用空白试验校正。每1ml氢氧化钠滴定液(0.1mol/L)相当于42.41mg的$C_{17}H_{12}Br_2O_3$。

【类别】 抗痛风药。

【贮藏】 遮光，密封保存。

【制剂】 (1)苯溴马隆片　(2)苯溴马隆胶囊

附：

杂质Ⅰ

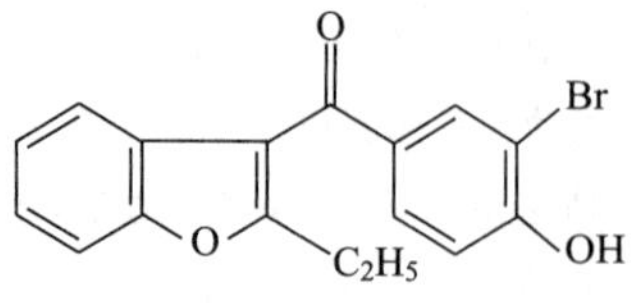

$C_{17}H_{13}BrO_3$　345.19

(3-溴-4-羟基苯基)-(2-乙基-3-苯并呋喃基)甲酮

杂质Ⅱ

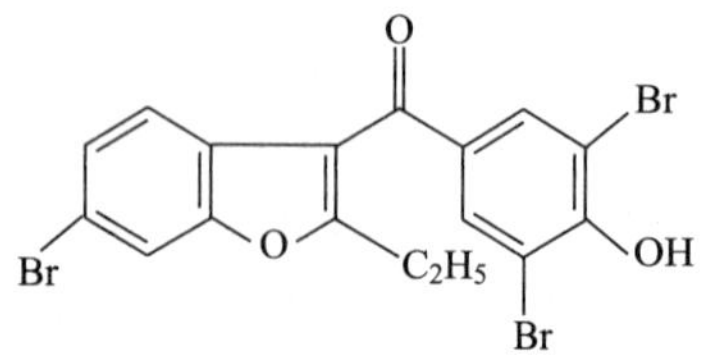

$C_{17}H_{11}Br_3O_3$　502.98

(6-溴-2-乙基-3-苯并呋喃基)-(3,5-二溴-4-羟基苯基)甲酮

苯溴马隆片

Benxiumalong Pian

Benzbromarone Tablets

本品含苯溴马隆($C_{17}H_{12}Br_2O_3$)应为标示量的 93.0%～107.0%。

【性状】 本品为白色或类白色片。

【鉴别】 (1)照薄层色谱法(通则 0502)试验。

供试品溶液　取本品的细粉适量(约相当于苯溴马隆 20mg)，加三氯甲烷 4ml，超声 5 分钟，离心，取上清液。

对照品溶液　取苯溴马隆对照品，加三氯甲烷溶解并稀释制成每 1ml 中含 5mg 的溶液。

色谱条件　采用硅胶 GF_{254} 薄层板，以三氯甲烷-丙酮-甲醇-甲酸(100∶0.5∶0.5∶0.5)为展开剂。

测定法　吸取供试品溶液与对照品溶液各 5μl，分别点于同一薄层板上，展开后，晾干，置紫外光灯(254nm)下检视。

结果判定　供试品溶液所显主斑点的位置和颜色应与对照品溶液的主斑点一致。

(2)在含量测定项下记录的色谱图中，供试品溶液主峰的保留时间应与对照品溶液主峰的保留时间一致。

【检查】 **有关物质**　照高效液相色谱法(通则 0512)测定。

供试品溶液　取本品细粉适量(约相当于苯溴马隆 50mg)，加甲醇 15ml，超声 20 分钟使苯溴马隆溶解，放冷，用流动相稀释制成每 1ml 中含苯溴马隆 2.5mg 的溶液，滤过，取续滤液。

对照溶液　精密量取供试品溶液适量，用流动相定量稀释制成每 1ml 中约含 2.5μg 的溶液。

色谱条件、系统适用性要求与测定法　见苯溴马隆有关物质项下。

限度　供试品溶液色谱图中如有杂质峰，杂质Ⅰ峰面积不得大于对照溶液主峰面积的 4 倍(0.4%)，杂质Ⅱ峰面积不得大于对照溶液主峰面积的 5 倍(0.5%)，其他单个杂质峰面积不得大于对照溶液主峰面积(0.1%)，其他各杂质峰面积的和不得大于对照溶液主峰面积的 5 倍(0.5%)，小于对照溶液主峰面积 0.2 倍的色谱峰忽略不计。

溶出度　照溶出度与释放度测定法(通则 0931 第二法)测定。

溶出条件　以磷酸盐缓冲液(取磷酸氢二钠 12.5g，磷酸二氢钾 1.46g 和十二烷基硫酸钠 2.5g，加水溶解并稀释至 1000ml，用 2mol/L 的氢氧化钠溶液或稀磷酸调节 pH 值至 7.5)1000ml 为溶出介质，转速为每分钟 100 转，依法操作，经 45 分钟时取样。

供试品溶液　取溶出液适量，滤过，精密量取续滤液 5ml，置 25ml 量瓶中，用溶出介质稀释至刻度，摇匀。

对照品溶液　取苯溴马隆对照品，精密称定，加溶出介质溶解并定量稀释制成每 1ml 中约含 10μg 的溶液。

测定法　取供试品溶液与对照品溶液，照紫外-可见分光光度法(通则 0401)，在 356nm 的波长处分别测定吸光度，计算出每片的溶出量。

限度　标示量的 75%，应符合规定。

其他　应符合片剂项下有关的各项规定(通则 0101)。

【含量测定】 照高效液相色谱法(通则 0512)测定。

供试品溶液　取本品 20 片，精密称定，研细，精密称取适量(约相当于苯溴马隆 50mg)，置 100ml 量瓶中，加甲醇 15ml，超声 20 分钟使苯溴马隆溶解，放冷，用流动相稀释至刻度，摇匀，滤过，精密量取续滤液 5ml，置 50ml 量瓶中，用流动相稀释至刻度，摇匀。

对照品溶液　取苯溴马隆对照品约 50mg，精密称定，置 100ml 量瓶中，加甲醇 15ml，超声使溶解，放冷，用流动相稀释至刻度，摇匀，精密量取 5ml，置 50ml 量瓶中，用流动相稀释至刻度，摇匀。

色谱条件与系统适用性要求　见有关物质项下。

测定法　精密量取供试品溶液与对照品溶液，分别注入液相色谱仪，记录色谱图。按外标法以峰面积计算。

【类别】 同苯溴马隆。

【规格】 50mg

【贮藏】 遮光，密封保存。

苯溴马隆胶囊

Benxiumalong Jiaonang

Benzbromarone Capsules

本品含苯溴马隆($C_{17}H_{12}Br_2O_3$)应为标示量的 93.0%～107.0%。

【性状】 本品内容物为白色或类白色粉末。

【鉴别】 (1)照薄层色谱法(通则 0502)试验。

供试品溶液　取本品内容物适量(约相当于苯溴马隆 20mg),加三氯甲烷 4ml,超声 5 分钟,离心,取上清液。

对照品溶液　取苯溴马隆对照品,加三氯甲烷溶解并稀释制成每 1ml 中含 5mg 的溶液。

色谱条件　采用硅胶 GF_{254} 薄层板,以三氯甲烷-丙酮-甲醇-甲酸(100∶0.5∶0.5∶0.5)为展开剂。

测定法　吸取供试品溶液与对照品溶液各 5μl,分别点于同一薄层板上,展开后,晾干,置紫外光灯(254nm)下检视。

结果判定　供试品溶液所显主斑点的位置和颜色应与对照品溶液的主斑点一致。

(2)在含量测定项下记录的色谱图中,供试品溶液主峰的保留时间应与对照品溶液主峰的保留时间一致。

【检查】 **有关物质**　照高效液相色谱法(通则 0512)测定。

供试品溶液　取本品内容物适量(约相当于苯溴马隆 50mg),加甲醇 15ml,超声 20 分钟使苯溴马隆溶解,放冷,用流动相稀释制成每 1ml 中含苯溴马隆 2.5mg 的溶液,滤过,取续滤液。

对照溶液　精密量取供试品溶液适量,用流动相定量稀释制成每 1ml 中约含 2.5μg 的溶液。

色谱条件、系统适用性要求与测定法　见苯溴马隆有关物质项下。

限度　供试品溶液色谱图中如有杂质峰,杂质Ⅰ峰面积不得大于对照溶液主峰面积的 4 倍(0.4%);杂质Ⅱ峰面积不得大于对照溶液主峰面积的 5 倍(0.5%);其他单个杂质峰面积不得大于对照溶液主峰面积(0.1%),其他各杂质峰面积的和不得大于对照溶液主峰面积的 5 倍(0.5%),小于对照溶液主峰面积 0.2 倍的色谱峰忽略不计。

溶出度　照溶出度与释放度测定法(通则 0931 第一法)测定。

溶出条件　以磷酸盐缓冲液(取磷酸氢二钠 12.5g,磷酸二氢钾 1.46g 和十二烷基硫酸钠 2.5g,加水溶解并稀释至 1000ml,用 2mol/L 的氢氧化钠溶液或稀磷酸调节 pH 值至 7.5)1000ml 为溶出介质,转速为每分钟 100 转,依法操作,经 45 分钟时取样。

供试品溶液　取溶出液适量,滤过,精密量取续滤液 5ml,置 25ml 量瓶中,用溶出介质稀释至刻度,摇匀。

对照品溶液　取苯溴马隆对照品,精密称定,加溶出介质溶解并定量稀释制成每 1ml 中约含 10μg 的溶液。

测定法　取供试品溶液与对照品溶液,照紫外-可见分光光度法(通则 0401),在 356nm 的波长处分别测定吸光度,计算出每粒的溶出量。

限度　标示量的 75%,应符合规定。

其他　应符合胶囊剂项下有关的各项规定(通则 0103)。

【含量测定】 照高效液相色谱法(通则 0512)测定。

供试品溶液　取装量差异项下的内容物,混匀,研细,精密称取适量(约相当于苯溴马隆 50mg),置 100ml 量瓶中,加甲醇 15ml,超声 20 分钟使苯溴马隆溶解,放冷,用流动相稀释至刻度,摇匀,滤过,精密量取续滤液 5ml,置 50ml 量瓶中,用流动相稀释至刻度,摇匀。

对照品溶液　取苯溴马隆对照品 50mg,精密称定,置 100ml 量瓶中,加甲醇 15ml,超声使溶解,放冷,用流动相稀释至刻度,摇匀,精密量取 5ml,置 50ml 量瓶中,用流动相稀释至刻度,摇匀。

色谱条件与系统适用性要求　见有关物质项下。

测定法　精密量取供试品溶液与对照品溶液,分别注入液相色谱仪,记录色谱图。按外标法以峰面积计算。

【类别】 同苯溴马隆。

【规格】 50mg

【贮藏】 遮光,密封保存。

苯磺顺阿曲库铵

Benhuang Shun'aquku'an

Cisatracurium Besilate

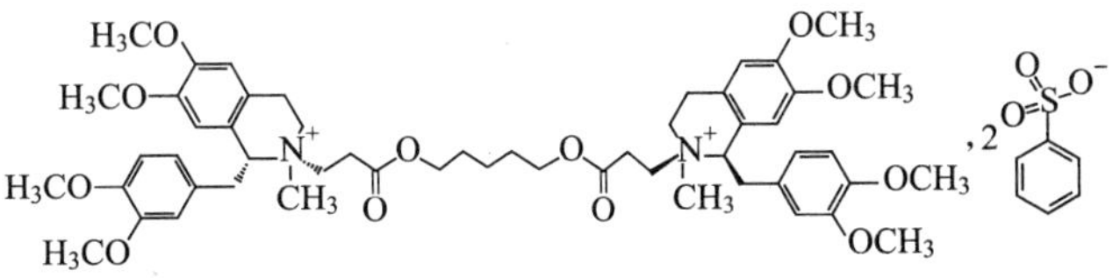

$C_{53}H_{72}N_2O_{12} \cdot 2C_6H_5O_3S$　1243.49

本品为(1*R*,1′*R*,2*R*,2′*R*)-2,2′-(3,11-二氧代-4,10-二氧十三烷-1,13-二基)双[1,2,3,4-四氢-6,7-二甲氧基-2-甲基-1-((3,4-二甲氧基苯基)甲基)异喹啉鎓]二苯磺酸盐。按干燥品计算,含 $C_{53}H_{72}N_2O_{12} \cdot 2C_6H_5O_3S$ 应为 95.0%～102.0%。

【性状】 本品为白色或类白色粉末;无臭;有引湿性。

本品在三氯甲烷或乙醇中易溶,在丙酮中溶解,在水中略溶。

比旋度　取本品,精密称定,加乙醇溶解并定量稀释制成每 1ml 中约含 10mg 的溶液,依法测定(通则 0621),比旋度为 −54°至 −60°。

【鉴别】 (1)取本品约 10mg,加稀盐酸 1ml 溶解后,滴加稀碘化铋钾试液,即生成黄色沉淀。

(2)在含量测定项下记录的色谱图中，供试品溶液主峰的保留时间应与对照品溶液主峰的保留时间一致。

(3)本品的红外光吸收图谱应与对照的图谱(光谱集 1164 图)一致。

【检查】 **酸度**　取本品 0.10g，加水 10ml 溶解，依法测定(通则 0631)，pH 值应为 3.5～5.0。

溶液的澄清度与颜色　取本品 0.10g，加水 10ml 溶解，溶液应澄清无色；如显浑浊，与 1 号浊度标准溶液(通则 0902 第一法)比较，不得更浓；如显色，与黄色 2 号标准比色液(通则 0901 第一法)比较，不得更深。

硫酸盐　取本品 0.50g，加水 30ml 溶解后，依法检查(通则 0802)，与标准硫酸钾溶液 2.5ml 制成的对照液比较，不得更浓(0.05%)。

有关物质　照高效液相色谱法(通则 0512)测定。

供试品溶液　取本品适量，加流动相 A 溶解并稀释制成每 1ml 中约含 1mg 的溶液。

对照溶液　精密量取供试品溶液 1ml，置 100ml 量瓶中，用流动相 A 稀释至刻度，摇匀。

定位溶液　取单季铵盐杂质对照品适量，加流动相 A 溶解并稀释制成每 1ml 中约含 20μg 的溶液。

系统适用性溶液　取苯磺酸阿曲库铵对照品适量，加流动相 A 溶解并稀释制成每 1ml 中约含 0.1mg 的溶液。

色谱条件　用十八烷基硅烷键合硅胶为填充剂；以 1.02%磷酸二氢钾缓冲溶液(用磷酸调节 pH 值至 3.1)-甲醇-乙腈(75∶5∶20)为流动相 A，以 1.02%磷酸二氢钾缓冲溶液(用磷酸调节 pH 值至 3.1)-甲醇-乙腈(50∶30∶20)为流动相 B，按下表进行梯度洗脱；检测波长为 280nm；进样体积 20μl。

时间(分钟)	流动相 A(%)	流动相 B(%)
0	80	20
5	80	20
15	40	60
25	40	60
30	0	100
45	0	100

系统适用性要求　系统适用性溶液色谱图中，顺阿曲库铵峰保留时间约为 30 分钟，出峰顺序依次为杂质Ⅰ(相对保留时间约为 0.8)、杂质Ⅱ(相对保留时间约为 0.9)与顺阿曲库铵，各相邻色谱峰之间的分离度均应符合要求。

测定法　精密量取供试品溶液、对照溶液与定位溶液，分别注入液相色谱仪，记录色谱图。

限度　供试品溶液色谱图中如有杂质峰，杂质Ⅰ与杂质Ⅱ峰面积均不得大于对照溶液主峰面积的 0.5 倍(0.5%)，单季铵盐峰面积不得大于对照溶液主峰面积的 1.5 倍(1.5%)，其他单个杂质峰面积不得大于对照溶液主峰面积的 1.5 倍(1.5%)；除杂质Ⅰ、杂质Ⅱ峰外，其他各杂质峰面积的和不得大于对照溶液主峰面积的 5 倍(5.0%)。

干燥失重　取本品，以五氧化二磷为干燥剂，在 50℃减压干燥至恒重，减失重量不得过 2.0%(通则 0831)。

炽灼残渣　取本品 1.0g，依法检查(通则 0841)，遗留残渣不得过 0.2%。

重金属　取炽灼残渣项下遗留的残渣，依法检查(通则 0821 第二法)，含重金属不得过百万分之二十。

【含量测定】　照高效液相色谱法(通则 0512)测定。

供试品溶液　取本品，精密称定，加流动相 A 溶解并定量稀释制成每 1ml 中约含 0.4mg 的溶液。

对照品溶液　取苯磺顺阿曲库铵对照品适量，精密称定，加流动相 A 溶解并定量稀释制成每 1ml 中约含 0.4mg 的溶液。

系统适用性溶液、色谱条件与系统适用性要求　见有关物质项下。

测定法　精密量取供试品溶液与对照品溶液，分别注入液相色谱仪，记录色谱图。按外标法以峰面积计算。

【类别】　骨骼肌松弛药。

【贮藏】　遮光，密封，在 2～8℃保存。

【制剂】　注射用苯磺顺阿曲库铵

附：

苯磺酸阿曲库铵

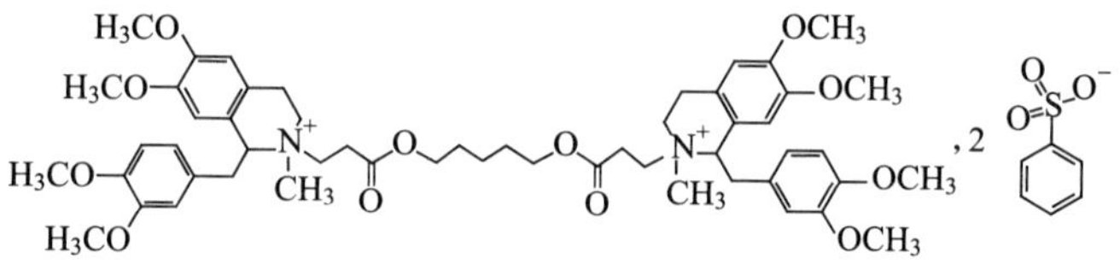

$C_{53}H_{72}N_2O_{12} \cdot 2C_6H_5O_3S$　1243.49

2,2′-(3,11-二氧代-4,10-二氧十三烷-1,13-二基)双[1,2,3,4-四氢-6,7-二甲氧基-2-甲基-1-((3,4-二甲氧基苯基)甲基)异喹啉鎓]二苯磺酸盐

杂质Ⅰ

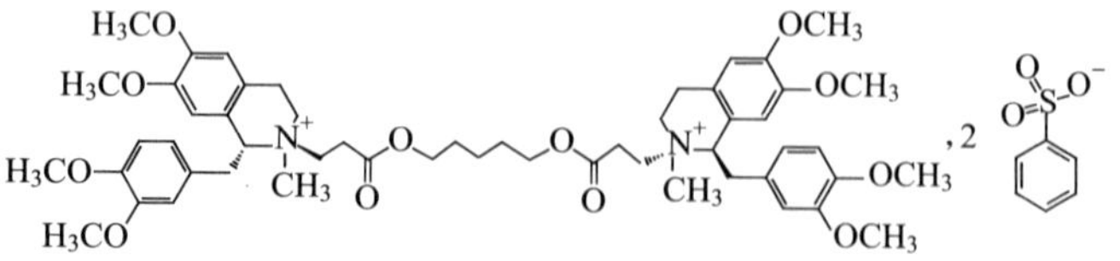

$C_{53}H_{72}N_2O_{12} \cdot 2C_6H_5O_3S$　1243.49

(1*R*,1′*R*,2*S*,2′*S*)-2,2′-(3,11-二氧代-4,10-二氧十三烷-1,13-二基)双[1,2,3,4-四氢-6,7-二甲氧基-2-甲基-1-((3,4-二甲氧基苯基)甲基)异喹啉鎓]二苯磺酸盐

杂质Ⅱ

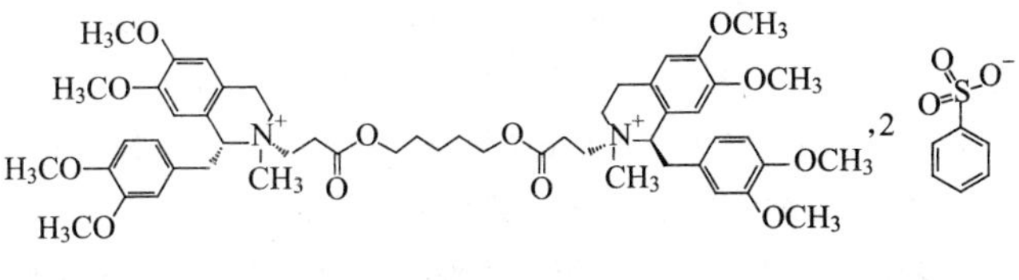

$C_{53}H_{72}N_2O_{12} \cdot 2C_6H_5O_3S$　1243.49

(1*R*,1′*R*,2*R*,2′*S*)-2,2′-(3,11-二氧代-4,10-二氧十三烷-1,13-二基)双[1,2,3,4-四氢-6,7-二甲氧基-2-甲基-1-((3,4-二甲氧基苯基)甲基)异喹啉鎓]二苯磺酸盐

注射用苯磺顺阿曲库铵

Zhusheyong Benhuang Shun'aqukuˈan

Cisatracurium Besilate for Injection

本品为苯磺顺阿曲库铵加适宜辅料制成的无菌冻干品。含苯磺顺阿曲库铵,以顺阿曲库铵($C_{53}H_{72}N_2O_{12}$)计,应为标示量的 90.0%～110.0%。

【性状】 本品为白色或类白色疏松块状物或粉末。

【鉴别】 (1)取本品,用 0.1mol/L 盐酸溶液制成每 1ml 中含顺阿曲库铵 50μg 的溶液,照紫外-可见分光光度法(通则 0401)测定,在 280nm 的波长处有最大吸收。

(2)在含量测定项下记录的色谱图中,供试品溶液主峰的保留时间应与对照品溶液主峰的保留时间一致。

【检查】 **酸度** 取本品,加水溶解并制成每 1ml 中含顺阿曲库铵 2.0mg 的溶液,依法测定(通则 0631),pH 值应为 3.0～4.0。

溶液的澄清度与颜色 取本品,加水溶解并制成每 1ml 中含顺阿曲库铵 2.0mg 的溶液,溶液应澄清无色;如显浑浊,与 1 号浊度标准液(通则 0902 第一法)比较,不得更浓;如显色,与黄色或黄绿色 2 号标准比色液(通则 0901 第一法)比较,不得更深。

有关物质 照高效液相色谱法(通则 0512)测定。

供试品溶液　取本品适量,用流动相 A 溶解并稀释制成每 1ml 中约含顺阿曲库铵 1mg 的溶液。

对照溶液　精密量取供试品溶液 2ml,置 100ml 量瓶中,用流动相 A 稀释至刻度,摇匀。

定位溶液、系统适用性溶液、色谱条件、系统适用性要求与测定法　见苯磺顺阿曲库铵有关物质项下。

限度　供试品溶液色谱图中如有杂质峰,杂质Ⅰ、杂质Ⅱ峰面积均不得大于对照溶液主峰面积的 0.25 倍(0.5%),单季铵盐峰面积不得大于对照溶液主峰面积的 0.75 倍(1.5%),其他单个杂质峰面积不得大于对照溶液主峰面积的 1.5 倍(3.0%),除杂质Ⅰ、杂质Ⅱ峰外,各杂质峰面积的和不得大于对照溶液主峰面积的 4 倍(8.0%)。

水分 取本品,照水分测定法(通则 0832 第一法 1)测定,含水分不得过 3.5%。

含量均匀度 以含量测定项下测得的每瓶含量计算,应符合规定(通则 0941)。

细菌内毒素 取本品,依法检查(通则 1143),每 1mg 顺阿曲库铵中含内毒素的量应小于 3.0EU。

无菌 取本品,用 pH 7.0 无菌氯化钠-蛋白胨缓冲液适量溶解并稀释制成每 1ml 中含顺阿曲库铵 2mg 的溶液,经薄膜过滤法处理,以金黄色葡萄球菌为阳性对照菌,依法检查(通则 1101),应符合规定。

其他 应符合注射剂项下有关的各项规定(通则 0102)。

【含量测定】 照高效液相色谱法(通则 0512)测定。

供试品溶液 取本品 10 瓶,分别加水溶解后,用流动相 A 定量稀释制成每 1ml 中约含顺阿曲库铵 0.2mg 的溶液。

对照品溶液 取苯磺顺阿曲库铵对照品适量,精密称定,加流动相 A 溶解并定量稀释制成每 1ml 中约含 0.2mg 的溶液。

系统适用性溶液、色谱条件与系统适用性要求 见苯磺顺阿曲库铵含量测定项下。

测定法 精密量取 10 份供试品溶液与对照品溶液,分别注入液相色谱仪,记录色谱图;按外标法以峰面积计算。并求出 10 瓶的平均含量。

【类别】 同苯磺顺阿曲库铵。

【规格】 按 $C_{53}H_{72}N_2O_{12}$ 计　(1)5mg　(2)10mg　(3)20mg

【贮藏】 遮光,密闭,在 2～8℃保存。

苯磺酸左氨氯地平

Benhuangsuan Zuoˈanlüdiping

Levamlodipine Besilate

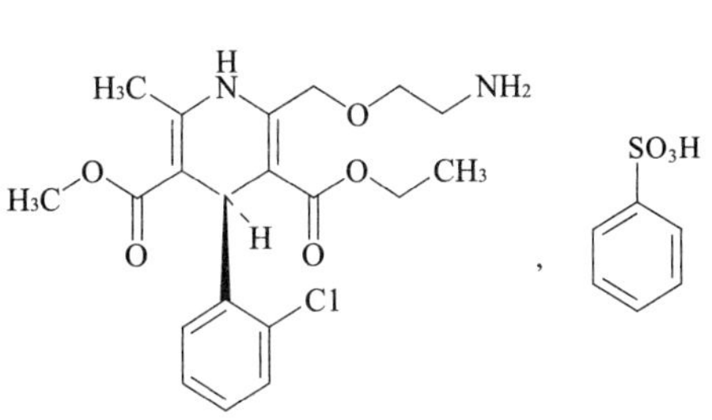

$C_{20}H_{25}ClN_2O_5 \cdot C_6H_6O_3S$　567.05

本品为(4*S*)-2-[(2-氨基乙氧基)甲基]-4-(2-氯苯基)-6-甲基-1,4-二氢吡啶-3,5-二羧酸-3-乙酯-5-甲酯苯磺酸盐。按无水与无溶剂物计算,含 $C_{20}H_{25}ClN_2O_5 \cdot C_6H_6O_3S$ 应为 98.5%～102.0%。

【性状】 本品为白色或类白色粉末;无臭,味微苦,有引湿性。

本品在甲醇、乙醇中易溶,在水中微溶。

比旋度　取本品，精密称定，加甲醇溶解并定量稀释制成每 1ml 中含 50mg 的溶液，依法测定（通则 0621），比旋度为 −24.2°至 −28.3°。

【鉴别】（1）照薄层色谱法（通则 0502）试验。

供试品溶液　取本品约 20mg，加甲醇 4ml，超声使溶解。

对照品溶液　取苯磺酸左氨氯地平对照品适量，加甲醇溶解并稀释制成每 1ml 中约含 5mg 的溶液。

色谱条件　采用硅胶 G 薄层板，以甲基异丁基酮-冰醋酸-水（2∶1∶1）的上层液为展开剂。

测定法　吸取供试品溶液与对照品溶液各 10μl，分别点于同一薄层板上，展开，晾干，喷以稀碘化铋钾试液。

结果判定　供试品溶液所显主斑点位置和颜色应与对照品溶液主斑点的位置和颜色相同。

（2）在右氨氯地平项下记录的色谱图中，供试品溶液主峰的保留时间应与系统适用性溶液中左氨氯地平峰的保留时间一致。

（3）取本品适量，加盐酸溶液（0.9→1000）溶解并稀释制成每 1ml 中含 10μg 的溶液，照紫外-可见分光光度法（通则 0401）测定，在 239nm 和 365nm 的波长处有最大吸收，在 225nm 的波长处有最小吸收。

（4）本品的红外光吸收图谱应与对照品的图谱一致（通则 0402）。

【检查】　**有关物质Ⅰ**　照薄层色谱法（通则 0502）试验。

供试品溶液　取本品适量，加甲醇溶解并稀释制成每 1ml 中约含 70mg 的溶液。

对照溶液（1）　精密量取供试品溶液适量，用甲醇定量稀释制成每 1ml 中约含 0.21mg 的溶液。

对照溶液（2）　精密量取供试品溶液适量，用甲醇定量稀释制成每 1ml 中约含 0.07mg 的溶液。

色谱条件　采用硅胶 G 薄层板，以甲基异丁基酮-冰醋酸-水（2∶1∶1）的上层液为展开剂。

测定法　吸取供试品溶液、对照溶液（1）与对照溶液（2）各 10μl，分别点于同一薄层板上，展开，80℃干燥 15 分钟，置紫外光灯（254nm 和 365nm）下检视。

限度　供试品溶液如显杂质斑点，与对照溶液（1）的主斑点比较，不得更深（0.3%），深于对照溶液（2）主斑点的杂质斑点不得多于 2 个（0.1%）。

有关物质Ⅱ　照高效液相色谱法（通则 0512）测定。避光操作。

供试品溶液　取本品适量，加流动相溶解并稀释制成每 1ml 中约含 1mg 的溶液。

对照溶液　精密量取供试品溶液适量，用流动相定量稀释制成每 1ml 中约含 3μg 的溶液。

系统适用性溶液　取苯磺酸左氨氯地平 5mg，加浓过氧化氢溶液 5ml，置 70℃加热 10～30 分钟。

灵敏度溶液　精密量取供试品溶液适量，用流动相定量稀释制成每 1ml 中约含 0.5μg 的溶液。

色谱条件　用十八烷基硅烷键合硅胶为填充剂（Phenomenex Luna C18，4.6mm×250mm，5μm 或效能相当的色谱柱）；以甲醇-乙腈-0.7%三乙胺溶液（取三乙胺 7.0ml，加水稀释至 1000ml，用磷酸调节 pH 值至 3.0±0.1）（35∶15∶50）为流动相；检测波长为 237nm；进样体积 20μl。

系统适用性要求　系统适用性溶液色谱图中，左氨氯地平峰保留时间约为 18 分钟，左氨氯地平峰与氨氯地平杂质Ⅰ峰（相对保留时间约 0.5）之间的分离度应不小于 4.5，理论板数按左氨氯地平峰计算不低于 3000。灵敏度溶液色谱图中，左氨氯地平峰高的信噪比应不小于 10。

测定法　精密量取供试品溶液和对照溶液，分别注入液相色谱仪，记录色谱图至主成分峰保留时间的 4 倍。

限度　供试品溶液的色谱图中如有杂质峰，氨氯地平杂质Ⅰ峰的峰面积乘以 2 不得大于对照溶液的主峰面积（0.3%），其他各杂质峰面积的和不得大于对照溶液的主峰面积（0.3%），小于灵敏度溶液主峰面积的色谱峰忽略不计。

右氨氯地平　照高效液相色谱法（通则 0512）测定。避光操作。

供试品溶液　取本品适量，精密称定，加 50%乙腈溶液溶解并定量稀释制成每 1ml 中约含 0.2mg 的溶液。

对照溶液　精密量取供试品溶液适量，用 50%乙腈溶液定量稀释制成每 1ml 中约含 2μg 的溶液。

系统适用性溶液　取苯磺酸氨氯地平适量，加 50%乙腈溶液溶解并稀释制成每 1ml 中约含 0.4mg 的溶液。

色谱条件　用卵粘蛋白键合硅胶为填充剂（ULTRON ES-OVM 手性色谱柱，2.0mm×150mm，5μm，或效能相当的色谱柱）；以乙腈-0.02mol/L 磷酸氢二钾溶液（用磷酸调节 pH 值至 6.0）（20∶80）为流动相；检测波长为 237nm；进样体积 10μl。

系统适用性要求　系统适用性溶液色谱图中，出峰顺序为右氨氯地平峰、左氨氯地平峰，两峰之间的分离度应符合要求。

测定法　精密量取供试品溶液和对照溶液，分别注入液相色谱仪，记录色谱图。

限度　供试品溶液的色谱图中如有与右氨氯地平峰保留时间一致的色谱峰，右氨氯地平峰的峰面积不得大于对照溶液的主峰面积（1.0%）。

残留溶剂　乙醇与二氯甲烷　照残留溶剂测定法（通则 0861 第二法）测定。

供试品溶液　取本品约 0.2g，精密称定，置顶空瓶中，精密加入二甲基亚砜 5ml 使溶解，密封。

对照品溶液　取乙醇与二氯甲烷各适量，精密称定，用二甲基亚砜定量稀释制成每 1ml 中约含乙醇 200μg 和二氯甲烷 24μg 的溶液，精密量取 5ml，置顶空瓶中，密封。

色谱条件　以 6%氰丙基苯基-94%二甲基聚硅氧烷（或极性相近）为固定液；初始温度为 45℃，维持 8 分钟，以每分钟 20℃升至 180℃，维持 6 分钟；进样口温度为 250℃；检测器温度为 280℃；顶空瓶平衡温度为 90℃，平衡时间为 30 分钟。

系统适用性要求　对照品溶液色谱图中，各组分峰之间的分离度均应符合要求。

测定法　取供试品溶液与对照品溶液分别顶空进样，记录色谱图。

限度　按外标法以峰面积计算，均应符合规定。

N,*N*-二甲基甲酰胺　照残留溶剂测定法（通则 0861 第三法）测定。

内标溶液　取甲苯适量，用甲醇稀释制成每 1ml 中约含甲苯 100μg 的溶液。

供试品溶液　取本品约 0.2g，精密称定，置 10ml 量瓶中，加内标溶液 1ml，用甲醇溶解并稀释至刻度，摇匀。

对照品溶液　精密称取 *N*,*N*-二甲基甲酰胺 1.76mg，置 10ml 量瓶中，用甲醇稀释至刻度，精密量取 1ml，置 10ml 量瓶中，加内标溶液 1ml，用甲醇稀释至刻度，摇匀。

色谱条件　以 6%氰丙基苯基-94%二甲基聚硅氧烷（或极性相近）为固定液；初始温度为 90℃，维持 7 分钟，以每分钟 70℃升至 220℃，维持 2 分钟；进样口温度为 180℃；检测器温度为 300℃。

测定法　精密量取供试品溶液和对照品溶液各 1μl，分别注入气相色谱仪，记录色谱图。

限度　按内标法以峰面积计算，应符合规定。

水分　取本品 0.2g，照水分测定法（通则 0832 第一法 1）测定，含水分不得过 5.5%。

炽灼残渣　取本品 1.0g，依法检查（通则 0841），遗留残渣不得过 0.1%。

重金属　取炽灼残渣项下的残渣，依法检查（通则 0821 第二法），含重金属不得过百万分之二十。

【含量测定】　照高效液相色谱法（通则 0512）测定。避光操作。

供试品溶液　精密称取本品适量，加流动相溶解并定量稀释成每 1ml 中约含 25μg 的溶液。

对照品溶液　取苯磺酸左氨氯地平对照品，精密称定，加流动相溶解并定量稀释制成每 1ml 中约含 25μg 的溶液。

系统适用性溶液与色谱条件　见有关物质Ⅱ项下。

系统适用性要求　系统适用性溶液色谱图中，左氨氯地平峰保留时间约为 18 分钟，左氨氯地平峰与氨氯地平杂质Ⅰ峰（相对保留时间约 0.5）的分离度应不小于 4.5，理论板数按左氨氯地平峰计算不低于 3000。

测定法　精密量取供试品溶液与对照品溶液，分别注入液相色谱仪，记录色谱图；按外标法以峰面积计算。

【类别】　钙通道阻滞药。

【贮藏】　遮光，密封，在凉暗处保存。

【制剂】　苯磺酸左氨氯地平片

附：

氨氯地平杂质Ⅰ

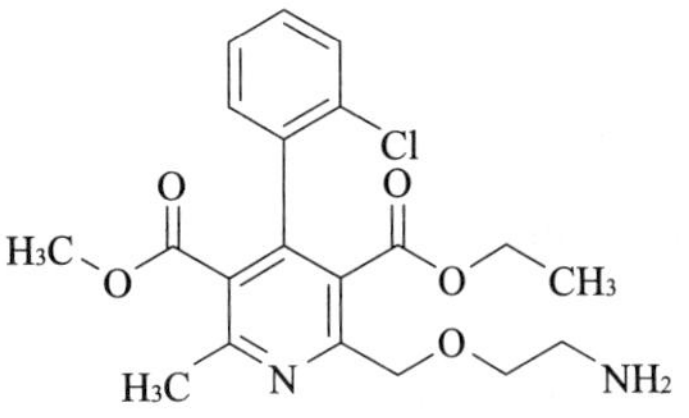

$C_{20}H_{23}ClN_2O_5$　406.9

2-[(2-氨基乙氧基)甲基]-4-(2-氯苯基)-6-甲基吡啶-3,5-二羧酸-3-乙酯-5-甲酯

苯磺酸左氨氯地平片

Benhuangsuan Zuo'anlüdiping Pian

Levamlodipine Besilate Tablets

本品含苯磺酸左氨氯地平按左氨氯地平（$C_{20}H_{25}ClN_2O_5$）计应为标示量的 93.0%～107.0%。

【性状】　本品为白色片。

【鉴别】　(1)照薄层色谱法（通则 0502）试验。

供试品溶液　取本品细粉适量（约相当于左氨氯地平 20mg），加甲醇 4ml，超声约 20 分钟使苯磺酸左氨氯地平溶解，滤过，取续滤液。

对照品溶液　取苯磺酸左氨氯地平对照品适量，加甲醇溶解并稀释制成每 1ml 中约含左氨氯地平 5mg 的溶液。

色谱条件　采用硅胶 G 薄层板，以甲基异丁基酮-冰醋酸-水（2∶1∶1）的上层液为展开剂。

测定法　吸取供试品溶液与对照品溶液各 10μl，分别点于同一薄层板上，展开，晾干，喷以稀碘化铋钾试液，立即检视。

结果判定　供试品溶液所显主斑点位置和颜色应与对照品溶液主斑点的位置和颜色相同。

(2)在含量测定项下记录的色谱图中，供试品溶液主峰的保留时间应与对照品溶液主峰的保留时间一致。

(3)在右氨氯地平项下记录的色谱图中，供试品溶液中主峰的保留时间应与系统适用性溶液中左氨氯地平峰的保留时间一致。

(4)取本品细粉适量，加盐酸溶液（0.9→1000）溶解并稀释制成每 1ml 中约含左氨氯地平 10μg 的溶液，摇匀，滤过，取续滤液，照紫外-可见分光光度法（通则 0401）测定，在 239nm 和 365nm 的波长处有最大吸收，在 225nm 的波长处有最小吸收。

以上(1)、(2)两项可选做一项。

【检查】　有关物质　照高效液相色谱法（通则 0512）测定。避光操作。

供试品溶液　取本品细粉适量(约相当于左氨氯地平50mg),精密称定,置50ml量瓶中,加流动相适量,超声约30分钟使苯磺酸左氨氯地平溶解,放冷,用流动相稀释至刻度,摇匀,滤过,取续滤液。

对照溶液　精密量取供试品溶液适量,用流动相定量稀释制成每1ml中约含5μg的溶液。

系统适用性溶液、灵敏度溶液、色谱条件、系统适用性要求与测定法　见苯磺酸左氨氯地平有关物质Ⅱ项下。

限度　供试品溶液的色谱图中如有杂质峰,氨氯地平杂质Ⅰ峰(相对保留时间约0.5)的峰面积乘以2不得大于对照溶液主峰面积的2倍(1.0%),其他单个杂质峰面积不得大于对照溶液的主峰面积(0.5%),氨氯地平杂质Ⅰ峰的峰面积乘以2与其他各杂质峰面积的和不得大于对照溶液主峰面积的3倍(1.5%),小于灵敏度溶液主峰面积的色谱峰忽略不计。

右氨氯地平　照高效液相色谱法(通则0512)测定。避光操作。

供试品溶液　取本品细粉适量(约相当于左氨氯地平5mg),精密称定,置25ml量瓶中,加50%乙腈溶液适量,超声约30分钟使苯磺酸左氨氯地平溶解,放冷,用50%乙腈溶液稀释至刻度,摇匀,滤过,取续滤液。

对照溶液　精密量取供试品溶液适量,用50%乙腈溶液定量稀释制成每1ml中约含左氨氯地平2μg的溶液。

系统适用性溶液、色谱条件、系统适用性要求与测定法　见苯磺酸左氨氯地平右氨氯地平项下。

限度　供试品溶液的色谱图中如有与右氨氯地平峰保留时间一致的色谱峰,右氨氯地平峰的峰面积不得大于对照溶液的主峰面积(1.0%)。

含量均匀度　以含量测定项下测得的每片含量计算,应符合规定(通则0941)。

溶出度　照溶出度与释放度测定法(通则0931第二法)测定。

溶出条件　以盐酸溶液(0.9→1000)500ml为溶出介质,转速为每分钟75转,依法操作,经30分钟时取样。

供试品溶液　取溶出液适量,滤过,取续滤液。

对照品溶液　取苯磺酸左氨氯地平对照品适量,精密称定,加甲醇适量使溶解,用溶出介质定量稀释制成每1ml中约含左氨氯地平5μg(2.5mg规格)或10μg(5mg规格)的溶液。

色谱条件与系统适用性要求　见含量测定项下。

测定法　见含量测定项下。计算每片的溶出量。

限度　标示量的80%,应符合规定。

其他　应符合片剂项下有关的各项规定(通则0101)。

【含量测定】　照高效液相色谱法(通则0512)测定。

供试品溶液　取本品10片,分别置100ml量瓶中,加流动相约70ml,超声约30分钟使苯磺酸左氨氯地平溶解,放冷,用流动相稀释至刻度,摇匀,滤过,取续滤液。

对照品溶液　取苯磺酸左氨氯地平对照品适量,精密称定,加流动相溶解并定量稀释制成每1ml中约含左氨氯地平25μg(2.5mg规格)或50μg(5mg规格)的溶液。

系统适用性溶液与色谱条件　见有关物质项下。

系统适用性要求　系统适用性溶液色谱图中,左氨氯地平峰保留时间约为18分钟,左氨氯地平峰与氨氯地平杂质Ⅰ峰(相对保留时间约0.5)之间的分离度应不小于4.5,理论板数按左氨氯地平峰计算不低于3000。

测定法　精密量取供试品溶液与对照品溶液,分别注入液相色谱仪,记录色谱图。按外标法以峰面积计算每片的含量,并求得10片的平均含量。(每1mg $C_{20}H_{25}ClN_2O_5 \cdot C_6H_6O_3S$ 相当于0.7210mg的 $C_{20}H_{25}ClN_2O_5$)

【类别】　同苯磺酸左氨氯地平。

【规格】　按左氨氯地平计　(1)2.5mg　(2)5mg

【贮藏】　遮光,密封,阴凉处保存。

苯磺酸氨氯地平

Benhuangsuan Anlüdiping

Amlodipine Besilate

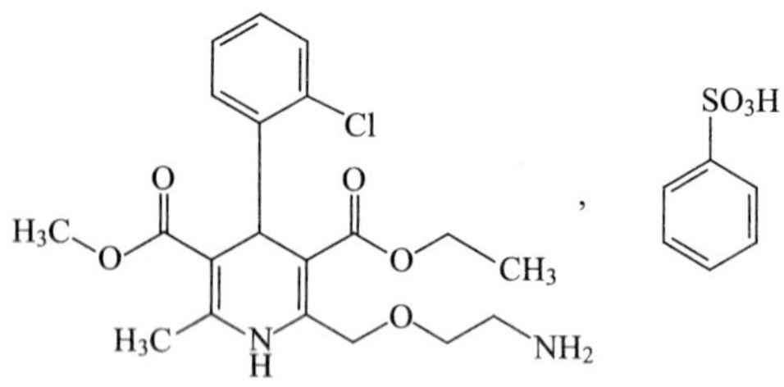

$C_{20}H_{25}ClN_2O_5 \cdot C_6H_6O_3S$　567.05

本品为(±)-2-[(2-氨基乙氧基)甲基]-4-(2-氯苯基)-6-甲基-1,4-二氢吡啶-3,5-二羧酸-3-乙酯-5-甲酯苯磺酸盐。按干燥品计算,含 $C_{20}H_{25}ClN_2O_5 \cdot C_6H_6O_3S$ 不得少于98.5%。

【性状】　本品为白色或类白色粉末。

本品在甲醇或*N*,*N*-二甲基甲酰胺中易溶,在乙醇中略溶,在水或丙酮中微溶。

【鉴别】　(1)照薄层色谱法(通则0502)试验。

供试品溶液　取本品适量,加甲醇溶解并稀释制成每1ml中约含氨氯地平5mg的溶液。

对照品溶液　取苯磺酸氨氯地平对照品适量,加甲醇溶解并稀释制成每1ml中约含氨氯地平5mg的溶液。

色谱条件　采用硅胶G薄层板,以甲基异丁基酮-冰醋酸-水(2∶1∶1)的上层液为展开剂。

测定法　吸取供试品溶液与对照品溶液各10μl,分别点于同一薄层板上,展开后,晾干,喷以稀碘化铋钾试液。

结果判定　供试品溶液所显主斑点的位置和颜色应与对照品溶液主斑点的位置和颜色相同。

(2)取本品,加盐酸溶液(0.9→1000)溶解并稀释制成每1ml中含氨氯地平约10μg的溶液,摇匀,照紫外-可见分光光度法（通则 0401）在 200～400nm 范围内扫描，在 239nm 与 365nm 的波长处有最大吸收，在 225nm 的波长处有最小吸收。

（3）本品的红外光吸收图谱应与对照的图谱（光谱集 790 图）一致。

【检查】 **旋光度**　取本品 0.25g，精密称定，置 25ml 量瓶中，加甲醇溶解并稀释至刻度，摇匀。依法测定（通则 0621），旋光度应为－0.10°至＋0.10°。

有关物质Ⅰ　照薄层色谱法（通则 0502）试验。

供试品溶液　取本品适量，加甲醇溶解并稀释制成每 1ml 中含 70mg 的溶液。

对照溶液（1）　精密量取供试品溶液适量，用甲醇定量稀释制成每 1ml 中含 0.21mg 的溶液。

对照溶液（2）　精密量取供试品溶液适量，用甲醇定量稀释制成每 1ml 中含 0.07mg 的溶液。

色谱条件　采用硅胶 G 薄层板，以甲基异丁基酮-冰醋酸-水（2：1：1）的上层液为展开剂。

测定法　吸取上述三种溶液各 10μl，分别点于同一薄层板上，展开后，80℃干燥 15 分钟，置紫外光灯（254nm 和 365nm）下检视。

限度　供试品溶液如显杂质斑点，与对照溶液（1）的主斑点比较，不得更深（0.3%），深于对照溶液（2）主斑点的杂质斑点不得多于 2 个。

有关物质Ⅱ　照高效液相色谱法（通则 0512）测定。

供试品溶液　取本品适量，加流动相溶解并稀释制成每 1ml 中含 1mg 的溶液。

对照溶液　精密量取供试品溶液适量，用流动相定量稀释制成每 1ml 中含 3μg 的溶液。

系统适用性溶液　取苯磺酸氨氯地平对照品 5mg，加浓过氧化氢溶液 5ml，置 70℃加热 10～30 分钟。

色谱条件　用十八烷基硅烷键合硅胶为填充剂（Phenomenex Luna C18 柱，4.6mm×250mm，5μm 或效能相当的色谱柱）；以甲醇-乙腈-0.7%三乙胺溶液（取三乙胺 7.0ml，加水稀释至 1000ml，用磷酸调节 pH 值至 3.0±0.1）（35：15：50）为流动相；检测波长为 237nm；进样体积 20μl。

系统适用性要求　系统适用性溶液色谱图中，氨氯地平峰保留时间约为 18 分钟，氨氯地平峰与氨氯地平杂质Ⅰ峰（相对保留时间约 0.5）之间的分离度应大于 4.5，理论板数按氨氯地平峰计算不低于 3000。

测定法　精密量取供试品溶液与对照溶液，分别注入液相色谱仪，记录色谱图至主成分峰保留时间的 3 倍。

限度　供试品溶液的色谱图中如有杂质峰，氨氯地平杂质Ⅰ的峰面积乘以 2 不得大于对照溶液主峰面积（0.3%），其他各杂质峰面积的和不得大于对照溶液主峰面积（0.3%），小于对照溶液主峰面积 0.1 倍的色谱峰忽略不计。

残留溶剂　照残留溶剂测定法（通则 0861 第二法）测定。

内标溶液　取正丙醇约 100mg，精密称定，置 500ml 量瓶中，加 *N*，*N*-二甲基甲酰胺溶解并稀释至刻度，摇匀。

供试品溶液　取本品适量，精密称定，加内标溶液溶解并定量稀释制成每 1ml 中含 200mg 的溶液。

对照品溶液　分别精密称取甲醇、乙醇、二氯甲烷、四氢呋喃与二氯乙烷适量，精密称定，加内标溶液溶解并定量稀释制成每 1ml 中分别含甲醇 0.6mg、乙醇 1.0mg、二氯甲烷 0.12mg、四氢呋喃 0.144mg 与二氯乙烷 0.001mg 的溶液。

色谱条件　以（6%）氰丙基苯基-（94%）二甲基聚硅氧烷（或极性相近）为固定液；起始温度为 40℃，维持 10 分钟，以每分钟 40℃的速率升温至 200℃，维持 3 分钟；进样口温度为 220℃，检测器温度为 240℃；顶空瓶平衡温度为 80℃，平衡时间为 20 分钟。

系统适用性要求　对照品溶液色谱图中，各成分峰间的分离度应符合要求。

测定法　精密量取供试品溶液和对照品溶液顶空进样，记录色谱图。

限度　按内标法以峰面积计算，甲醇、乙醇、二氯甲烷、四氢呋喃与二氯乙烷的残留量均应符合规定。

氯化物　取本品 0.50g，加甲醇 25ml 使溶解，置 50ml 纳氏比色管中，加硝酸银试液 1.0ml，摇匀，在暗处放置 10 分钟，如显浑浊，可反复滤过，至滤液完全澄清，再加标准氯化钠溶液 5.0ml，加水使成 50ml，摇匀，在暗处放置 5 分钟，作为对照溶液；另取本品 0.5g，加甲醇 25ml 使溶解，置 50ml 纳氏比色管中，加硝酸银试液 1.0ml，加水使成 50ml，摇匀，在暗处放置 5 分钟，依法检查（通则 0801），与对照溶液比较，不得更浓（0.01%）。

干燥失重　取本品，在 105℃干燥至恒重，减失重量不得过 0.5%（通则 0831）。

炽灼残渣　取本品 1.0g，依法检查（通则 0841），遗留残渣不得过 0.1%。

铁盐　取本品 1.0g，在 500～600℃炽灼使完全灰化，加 0.5g 硫酸氢钾加热使熔融，冷却，加 10%盐酸溶液 10ml，加热至沸腾溶解，放冷，转移至 50ml 量瓶中，用水稀释至刻度。取 25ml，依法检查（通则 0807），与标准铁溶液 1.0ml 同一方法制成的对照液比较，不得更深（0.002%）。

重金属　取炽灼残渣项下遗留的残渣，依法检查（通则 0821 第二法），含重金属不得过百万分之十。

【含量测定】　取本品约 0.5g，精密称定，加甲醇 25ml 使溶解，精密加入 1mol/L 高氯酸溶液（取 70%～72%高氯酸 8.5ml，加水至 100ml）25ml 与邻二氮菲指示液 2 滴，立即用硫酸铈滴定液（0.1mol/L）滴定至橙红色消失，并将滴定的结果用空白试验校正。每 1ml 硫酸铈滴定液（0.1mol/L）相当于 28.35mg 的 $C_{20}H_{25}ClN_2O_5 \cdot C_6H_6O_3S$。

【类别】　钙通道阻滞药。

【贮藏】　遮光，密封保存。

【制剂】　（1）苯磺酸氨氯地平片　（2）苯磺酸氨氯地平胶囊

附：

氨氯地平杂质Ⅰ

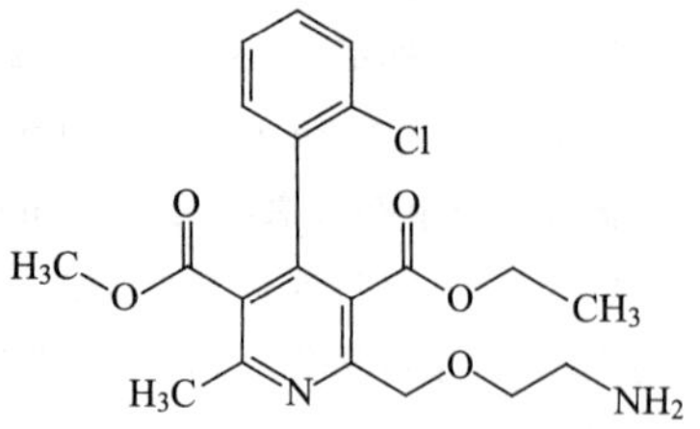

$C_{20}H_{23}ClN_2O_5$　406.9

2-[(2-氨基乙氧基)甲基]-4-(2-氯苯基)-6-甲基吡啶-3,5-二羧酸-3-乙酯-5-甲酯

苯磺酸氨氯地平片

Benhuangsuan Anlüdiping Pian

Amlodipine Besilate Tablets

本品含苯磺酸氨氯地平按氨氯地平($C_{20}H_{25}ClN_2O_5$)计算,应为标示量的 90.0%～110.0%。

【性状】 本品为白色或类白色片。

【鉴别】 (1)照薄层色谱法(通则 0502)试验。

供试品溶液　取本品细粉适量(约相当于氨氯地平 20mg),加甲醇 4ml,超声约 20 分钟使苯磺酸氨氯地平溶解,滤过,取滤液。

对照品溶液　取苯磺酸氨氯地平对照品适量,加甲醇溶解并稀释制成每 1ml 中约含氨氯地平 5mg 的溶液。

色谱条件　采用硅胶 G 薄层板,以甲基异丁基酮-冰醋酸-水(2∶1∶1)的上层液为展开剂。

测定法　吸取供试品溶液与对照品溶液各 10μl,分别点于同一薄层板上,展开后,晾干,喷以稀碘化铋钾试液。

结果判定　供试品溶液所显主斑点的位置和颜色应与对照品溶液主斑点的位置和颜色相同。

(2)在含量测定项下记录的色谱图中,供试品溶液主峰的保留时间应与对照品溶液主峰的保留时间一致。

(3)取本品细粉适量,加盐酸溶液(0.9→1000)使苯磺酸氨氯地平溶解并稀释制成每 1ml 中含氨氯地平 10μg 的溶液,摇匀,滤过,取续滤液照紫外-可见分光光度法(通则 0401)在 200～400nm 范围内扫描,在 239nm 与 365nm 的波长处有最大吸收,在 225nm±3nm 的波长处有最小吸收。

以上(1)、(2)两项可选做一项。

【检查】 **有关物质**　照高效液相色谱法(通则 0512)测定。

供试品溶液　取本品细粉适量(约相当于氨氯地平 50mg),置 50ml 量瓶中,加流动相约 40ml,超声约 30 分钟使苯磺酸氨氯地平溶解,取出,放冷,用流动相稀释至刻度,摇匀,滤过,取续滤液。

对照溶液　精密量取供试品溶液 1ml,置 100ml 量瓶中,用流动相稀释至刻度,摇匀。

系统适用性溶液、色谱条件、系统适用性要求与测定法　见苯磺酸氨氯地平有关物质Ⅱ项下。

限度　供试品溶液色谱图中如有杂质峰,氨氯地平杂质Ⅰ峰(相对保留时间约 0.5)的峰面积乘以 2 不得大于对照溶液主峰面积(1.0%),其他单个杂质峰面积不得大于对照溶液主峰面积的 0.5 倍(0.5%),氨氯地平杂质Ⅰ峰的峰面积乘以 2 与其他各杂质峰面积的和不得大于对照溶液主峰面积的 1.5 倍(1.5%),小于对照溶液主峰面积 0.03 倍的色谱峰忽略不计。

含量均匀度　以含量测定项下测得的每片含量计算,应符合规定(通则 0941)。

溶出度　照溶出度与释放度测定法(通则 0931 第二法)。

溶出条件　以盐酸溶液(0.9→1000)500ml 为溶出介质,转速为每分钟 75 转,依法操作,经 30 分钟时取样。

供试品溶液　取溶出液适量,滤过,精密量取续滤液适量,用溶出介质定量稀释制成每 1ml 中含氨氯地平 5μg 的溶液。

对照品溶液　取苯磺酸氨氯地平对照品适量,精密称定,加甲醇适量使溶解,用溶出介质定量稀释制成每 1ml 中约含氨氯地平 5μg 的溶液。

系统适用性溶液、色谱条件与系统适用性要求　见含量测定项下。

测定法　精密量取供试品溶液与对照品溶液,分别注入液相色谱仪,记录色谱图。按外标法以峰面积计算每片的溶出量。

限度　标示量的 80%,应符合规定。

其他　应符合片剂项下有关的各项规定(通则 0101)。

【含量测定】 照高效液相色谱法(通则 0512)测定。

供试品溶液　取本品 10 片,分别置 50ml(2.5mg 规格)、100ml(5mg 规格)或 200ml(10mg 规格)量瓶中,加流动相约 30ml,超声约 30 分钟使苯磺酸氨氯地平溶解,放冷,用流动相稀释至刻度,摇匀,滤过,取续滤液。

对照品溶液　取苯磺酸氨氯地平对照品适量,精密称定,加流动相溶解并定量稀释制成每 1ml 中约含氨氯地平 50μg 的溶液。

系统适用性溶液、色谱条件与系统适用性要求　见有关物质项下。

测定法　精密量取供试品溶液与对照品溶液,分别注入液相色谱仪,记录色谱图。按外标法以峰面积计算每片的含量,并求得 10 片的平均含量。

【类别】 同苯磺酸氨氯地平。

【规格】 按 $C_{20}H_{25}ClN_2O_5$ 计　(1)2.5mg　(2)5mg　(3)10mg

【贮藏】 遮光,密封保存。

苯磺酸氨氯地平胶囊

Benhuangsuan Anlüdiping Jiaonang

Amlodipine Besilate Capsules

本品含苯磺酸氨氯地平按氨氯地平($C_{20}H_{25}ClN_2O_5$)计算,应为标示量的 90.0%～110.0%。

【性状】 本品内容物为白色或类白色的颗粒或粉末。

【鉴别】 (1)照薄层色谱法(通则 0502)试验。

供试品溶液　取本品内容物适量(约相当于氨氯地平 20mg),加甲醇 4ml,超声 20 分钟使苯磺酸氨氯地平溶解,滤过,取续滤液。

对照品溶液　取苯磺酸氨氯地平对照品适量,加甲醇溶解并稀释制成每 1ml 中约含氨氯地平 5mg 的溶液。

色谱条件　采用硅胶 G 薄层板,以甲基异丁基酮-冰醋酸-水(2∶1∶1)的上层液为展开剂。

测定法　吸取供试品溶液与对照品溶液各 10μl,分别点于同一薄层板上,展开后,晾干,喷以稀碘化铋钾试液。

结果判定　供试品溶液所显主斑点的位置和颜色应与对照品溶液主斑点的位置和颜色相同。

(2)在含量测定项下记录的色谱图中,供试品溶液主峰的保留时间应与对照品溶液主峰的保留时间一致。

(3)取本品内容物适量,加盐酸溶液(0.9→1000)使苯磺酸氨氯地平溶解并稀释制成每 1ml 中含氨氯地平 10μg 的溶液,摇匀,滤过,取续滤液照紫外-可见分光光度法(通则 0401)在 200～400nm 范围内扫描,在 239nm 与 365nm 的波长处有最大吸收,在 225nm 的波长处有最小吸收。

以上(1)、(2)两项可选做一项。

【检查】 **有关物质**　照高效液相色谱法(通则 0512)测定。

供试品溶液　取本品内容物适量(约相当于氨氯地平 50mg),置 50ml 量瓶中,加流动相约 40ml,超声约 30 分钟使苯磺酸氨氯地平溶解,取出,放冷,用流动相稀释至刻度,摇匀,滤过,取续滤液。

对照溶液　精密量取供试品溶液 1ml,置 100ml 量瓶中,用流动相稀释至刻度,摇匀。

系统适用性溶液、色谱条件、系统适用性要求与测定法　见苯磺酸氨氯地平有关物质Ⅱ项下。

限度　供试品溶液色谱图中如有杂质峰,氨氯地平杂质Ⅰ峰(相对保留时间约 0.5)的峰面积乘以 2 不得大于对照溶液主峰面积(1.0%),其他单个杂质峰面积不得大于对照溶液主峰面积的 0.5 倍(0.5%),氨氯地平杂质Ⅰ峰的峰面积乘以 2 与其他各杂质峰面积的和不得大于对照溶液主峰面积的 1.5 倍(1.5%),小于对照溶液主峰面积 0.03 倍的色谱峰忽略不计。

含量均匀度　以含量测定项下测得的每粒含量计算,应符合规定(通则 0941)。

溶出度　照溶出度与释放度测定法(通则 0931 第一法)测定。

溶出条件　以盐酸溶液(0.9→1000)500ml 为溶出介质,转速为每分钟 100 转,依法操作,经 30 分钟时取样。

供试品溶液　取溶出液适量,滤过,取续滤液。

对照品溶液　取苯磺酸氨氯地平对照品适量,精密称定,加甲醇适量使溶解,用溶出介质定量稀释制成每 1ml 中约含氨氯地平 10μg 的溶液。

系统适用性溶液、色谱条件与系统适用性要求　见含量测定项下。

测定法　精密量取供试品溶液与对照品溶液,分别注入液相色谱仪,记录色谱图。按外标法以峰面积计算每粒的溶出量。

限度　标示量的 80%,应符合规定。

其他　应符合胶囊剂项下有关的各项规定(通则 0103)。

【含量测定】 照高效液相色谱法(通则 0512)测定。

供试品溶液　取本品 10 粒,分别将内容物倾入 100ml 量瓶中,囊壳用流动相适量清洗,洗液并入量瓶中,加流动相适量,超声约 30 分钟使苯磺酸氨氯地平溶解,放冷,用流动相稀释至刻度,摇匀,滤过,取续滤液。

对照品溶液　取苯磺酸氨氯地平对照品适量,精密称定,加流动相溶解并定量稀释制成每 1ml 中约含氨氯地平 50μg 的溶液。

系统适用性溶液、色谱条件与系统适用性要求　见有关物质项下。

测定法　精密量取供试品溶液与对照品溶液,分别注入液相色谱仪,记录色谱图。按外标法以峰面积计算每粒的含量,并求得 10 粒的平均含量。

【类别】 同苯磺酸氨氯地平。

【规格】 5mg(按 $C_{20}H_{25}ClN_2O_5$ 计)

【贮藏】 遮光,密封保存。

苯　噻　啶

Bensaiding

Pizotifen

$C_{19}H_{21}NS$　295.45

本品为 1-甲基-4-[9,10-二氢-4*H*-苯并[4,5]-环庚三烯并[1,2-*b*]-噻吩-4-亚基]-哌啶。按干燥品计算,含 $C_{19}H_{21}NS$ 不

得少于 98.5%。

【性状】 本品为类白色结晶性粉末；无臭。

本品在三氯甲烷中易溶，在乙醇中略溶，在水中不溶。

熔点 本品的熔点（通则 0612）为 147～152℃。

吸收系数 取本品，精密称定，加盐酸溶液（0.9→1000）溶解并定量稀释制成每 1ml 中约含 10μg 的溶液，照紫外-可见分光光度法（通则 0401），在 230nm 的波长处测定吸光度，吸收系数（$E_{1cm}^{1\%}$）为 582～618。

【鉴别】 （1）取本品约 5mg，加硫酸 1 滴，即显橙红色，加水 1ml，橙红色即消失。

（2）本品的红外光吸收图谱应与对照的图谱（光谱集 242 图）一致。

（3）取本品约 5mg，照氧瓶燃烧法（通则 0703）进行有机破坏，以 5%氢氧化钠溶液 5ml 与浓过氧化氢溶液 1ml 为吸收液，燃烧完全后，用稀盐酸酸化，溶液显硫酸盐的鉴别反应（通则 0301）。

【检查】 **有关物质** 照薄层色谱法（通则 0502）试验。

供试品溶液　取本品，加乙醇溶解并制成每 1ml 中含 10mg 的溶液。

对照溶液　精密量取供试品溶液适量，用乙醇定量稀释制成每 1ml 中含 0.10mg 的溶液。

色谱条件　采用硅胶 G 薄层板，以正丁醇-醋酸-水（4：1：5）为展开剂。

测定法　吸取供试品溶液与对照溶液各 10μl，分别点于同一薄层板上，展开，晾干，置碘蒸气中显色。

结果判定　供试品溶液如显杂质斑点，其颜色与对照溶液的主斑点比较，不得更深。

干燥失重 取本品，在 105℃干燥至恒重，减失重量不得过 0.5%（通则 0831）。

炽灼残渣 不得过 0.1%（通则 0841）。

【含量测定】 取本品约 0.2g，精密称定，加冰醋酸 10ml 溶解后，加结晶紫指示液 1 滴，用高氯酸滴定液（0.1mol/L）滴定至溶液显蓝色，并将滴定的结果用空白试验校正。每 1ml 高氯酸滴定液（0.1mol/L）相当于 29.54mg 的 $C_{19}H_{21}NS$。

【类别】 抗偏头痛药。

【贮藏】 遮光，密封保存。

【制剂】 苯噻啶片

苯噻啶片

Bensaiding Pian

Pizotifen Tablets

本品含苯噻啶（$C_{19}H_{21}NS$）应为标示量的 90.0%～110.0%。

【性状】 本品为糖衣片，除去包衣后显白色。

【鉴别】 取本品，除去包衣后，研细，称取适量（相当于苯噻啶 20mg），加三氯甲烷 20ml，振摇使苯噻啶溶解，分取三氯甲烷层，滤过，滤液蒸干，残渣照苯噻啶项下的鉴别（1）、（3）项试验，显相同的反应。

【检查】 **含量均匀度** 取本品 1 片，置乳钵中，研细，用 0.01mol/L 盐酸溶液约 40ml 分次研磨并转移至 50ml 量瓶中，充分振摇使苯噻啶溶解，用 0.01mol/L 盐酸溶液稀释至刻度，摇匀，滤过，取滤液，作为供试品溶液，照含量测定项下的方法测定含量，应符合规定（通则 0941）。

溶出度 照溶出度与释放度测定法（通则 0931 第三法）测定。

溶出条件　以盐酸溶液（9→1000）100ml 为溶出介质，转速为每分钟 75 转，依法操作，经 45 分钟时取样。

供试品溶液　取溶出液 10ml，滤过，取续滤液。

对照品溶液　取苯噻啶对照品适量，精密称定，加溶出介质溶解并定量稀释制成每 1ml 中约含 5μg 的溶液。

测定法　取供试品溶液与对照品溶液，照紫外-可见分光光度法（通则 0401），在 230nm 的波长处分别测定吸光度，计算每片的溶出量。

限度　标示量的 70%，应符合规定。

其他 应符合片剂项下有关的各项规定（通则 0101）。

【含量测定】 照紫外-可见分光光度法（通则 0401）测定。

供试品溶液 取本品 20 片，除去包衣后，精密称定，研细，精密称取适量（约相当于苯噻啶 5mg），置 100ml 量瓶中，加 0.01mol/L 盐酸溶液 70ml，充分振摇使苯噻啶溶解，用 0.01mol/L 盐酸溶液稀释至刻度，摇匀，滤过，精密量取续滤液 10ml，置 50ml 量瓶中，用 0.01mol/L 盐酸溶液稀释至刻度，摇匀。

测定法 取供试品溶液，在 230nm 的波长处测定吸光度，按 $C_{19}H_{21}NS$ 的吸收系数（$E_{1cm}^{1\%}$）为 600 计算。

【类别】 同苯噻啶。

【规格】 0.5mg

【贮藏】 遮光，密封保存。

林　旦

Lindan

Lindane

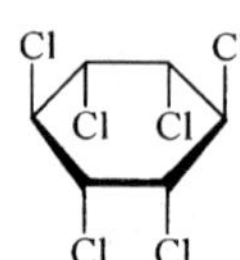

$C_6H_6Cl_6$　290.83

本品为（1α、2α、3β、4α、5α、6β）-1，2，3，4，5，6-六氯环己烷。含 $C_6H_6Cl_6$ 不得少于 99.0%。

【性状】 本品为白色结晶性粉末；微臭。

本品在丙酮、乙醚中易溶，在无水乙醇中溶解，在水中不溶。

凝点　本品的凝点不低于112℃（通则0613）。

【鉴别】　（1）取本品0.5%的乙醇溶液1ml，置具塞试管中，加乙醇3ml与乙醇制氢氧化钾试液1ml，放置10分钟，溶液显氯化物鉴别（1）的反应（通则0301）。

（2）本品的红外光吸收图谱应与对照的图谱（光谱集977图）一致。

【检查】　**α-六六六**　照气相色谱法（通则0521）测定。

供试品溶液　取本品约10mg，精密称定，置100ml量瓶中，加丙酮溶解并稀释至刻度，摇匀，精密量取2ml，置50ml量瓶中，用环己烷稀释至刻度，摇匀，精密量取5ml，置100ml量瓶中，用环己烷稀释至刻度，摇匀。

对照品溶液　取α-六六六对照品适量，精密称定，加丙酮溶解并定量稀释成每1ml中约含1μg的溶液，精密量取适量，用环己烷定量稀释制成每1ml中约含2ng的溶液。

系统适用性溶液　取供试品溶液1ml，置10ml量瓶中，用对照品溶液稀释至刻度，摇匀。

色谱条件　以5%苯基-95%甲基聚硅氧烷为固定液的毛细管柱为色谱柱；柱温为190℃；检测器为电子捕获检测器；进样体积1μl。

系统适用性要求　系统适用性溶液色谱图中，理论板数按林旦峰计算不低于5000。林旦峰与α-六六六峰间的分离度应大于3.0。

测定法　精密量取供试品溶液与对照品溶液，分别注入气相色谱仪，记录色谱图。

限度　供试品溶液色谱图中如有与α-六六六峰保留时间一致的峰，按外标法以峰面积计算，含α-六六六不得过1.0%。

酸度　取本品10.0g，加丙酮25ml使溶解，加水75ml与甲基红指示液1滴，摇匀，用氢氧化钠滴定液（0.02mol/L）滴定至溶液显黄色，并将滴定的结果用空白试验校正。消耗氢氧化钠滴定液（0.02mol/L）不得过5.0ml。

氯化物　取本品0.75g，加水15ml，煮沸1分钟，冷却，不断振摇，滤过，取滤液10ml，加水3ml与乙醇2ml，依法检查（通则0801），与标准氯化钠溶液5.0ml制成的对照溶液比较，不得更浓（0.01%）。

炽灼残渣　不得过0.1%（通则0841）。

【含量测定】　取本品约0.4g，精密称定，加乙醇25ml，置水浴中加热使溶解，冷却，加1mol/L乙醇制氢氧化钾溶液10ml，轻轻摇匀，静置10分钟，加水100ml，加2mol/L硝酸溶液中和，并过量10ml，精密加硝酸银滴定液（0.1mol/L）50ml，摇匀，加硫酸铁铵指示液2ml，用硫氰酸铵滴定液（0.1mol/L）滴定至溶液显淡棕红色，并将滴定的结果用空白试验校正。每1ml硝酸银滴定液（0.1mol/L）相当于9.694mg的$C_6H_6Cl_6$。

【类别】　抗寄生虫药。

【贮藏】　遮光，密封，不得与铁器接触。

【制剂】　林旦乳膏

林旦乳膏

Lindan Rugao

Lindane Cream

本品含林旦（$C_6H_6Cl_6$）应为标示量的90.0%～110.0%。

【性状】　本品为白色乳膏。

【鉴别】　在含量测定项下记录的色谱图中，供试品溶液主峰的保留时间应与对照品溶液主峰的保留时间一致。

【检查】　**α-六六六**　照气相色谱法（通则0521）测定。

供试品溶液　取本品适量（约相当于林旦10mg），精密称定，置100ml量瓶中，加丙酮溶解并稀释至刻度，摇匀（必要时用0.45μm微孔滤膜滤过），精密量取2ml，置50ml量瓶中，用环己烷稀释至刻度，摇匀，精密量取5ml，置100ml量瓶中，用环己烷稀释至刻度，摇匀。

对照品溶液、系统适用性溶液、色谱条件、系统适用性要求与测定法　见林旦α-六六六项下。

限度　按外标法以峰面积计算，含α-六六六不得过林旦标示量的1.0%。

其他　应符合乳膏剂项下有关的各项规定（通则0109）。

【含量测定】　照气相色谱法（通则0521）测定。

对照品溶液　取林旦对照品约10mg，精密称定，置100ml量瓶中，加丙酮使溶解并稀释至刻度，摇匀，精密量取2ml，置50ml量瓶中，用环己烷稀释至刻度，摇匀，精密量取5ml，置100ml量瓶中，用环己烷稀释至刻度，摇匀。

供试品溶液、系统适用性溶液、色谱条件与系统适用性要求　见α-六六六项下。

测定法　精密量取供试品溶液与对照品溶液，分别注入气相色谱仪，记录色谱图。按外标法以峰面积计算。

【类别】　同林旦。

【规格】　1%

【贮藏】　密封，在阴凉处保存。

拉西地平

Laxidiping

Lacidipine

$C_{26}H_{33}NO_6$　455.54

本品为（*E*）-4-[2-[3-（叔丁氧基）-3-氧代丙基-1-烯-1-基]

苯基]-2,6-二甲基-1,4-二氢吡啶-3,5-二羧酸乙酯。按干燥品计算,含拉西地平($C_{26}H_{33}NO_6$)应为98.0%～102.0%。

【性状】 本品为白色至淡黄色结晶性粉末,无臭无味,遇光不稳定。

本品在乙酸乙酯中易溶,在丙酮中溶解,在甲醇、乙醇中略溶,在水中几乎不溶。

熔点 本品的熔点(通则0612)为175～179℃。

【鉴别】 (1)在含量测定项下记录的色谱图中,供试品溶液主峰的保留时间应与对照品溶液主峰的保留时间一致。

(2)取含量测定项下的供试品溶液,照紫外-可见分光光度法(通则0401)测定,在210、239、284与368nm的波长处有最大吸收。

(3)本品的红外光吸收图谱应与对照的图谱(光谱集976图)一致。

【检查】 **氯化物** 取本品1.25g,加冰醋酸4.0ml和水30ml,振摇,小心加热至沸腾,冷却,过滤,残渣用10ml热水分三次洗涤,合并滤液与洗液于50ml量瓶中,放冷,用水稀释至刻度,摇匀,作为供试品溶液,取10ml依法检查(通则0801),如发生浑浊,与标准氯化钠溶液5ml制成的对照液比较,不得更深(0.02%)。

硫酸盐 取氯化物项下的供试品溶液12ml依法检查(通则0802),如发生浑浊,与标准硫酸钾溶液1.5ml制成的对照液比较,不得更深(0.05%)。

有关物质 照高效液相色谱法(通则0512)测定。避光操作。

供试品溶液 取本品适量,加流动相溶解并稀释制成每1ml中约含1mg的溶液。

对照溶液 精密量取供试品溶液适量,用流动相定量稀释制成每1ml中约含2μg的溶液。

杂质对照品贮备液 取杂质Ⅰ对照品与杂质Ⅱ对照品各适量,加流动相溶解并稀释制成每1ml中各约含1mg的溶液。

系统适用性溶液 取拉西地平约10mg,置100ml量瓶中,加甲醇10ml使溶解,摇匀,光照48小时后,加杂质对照品贮备液1ml,用流动相稀释至刻度,摇匀。

灵敏度溶液 精密量取对照溶液适量,用流动相定量稀释制成每1ml中约含1μg的溶液。

色谱条件 用十八烷基硅烷键合硅胶为填充剂;以甲醇-水(75∶25)为流动相;检测波长为239nm;进样体积10μl。

系统适用性要求 系统适用性溶液色谱图中,出峰顺序为:杂质Ⅱ峰、杂质Ⅰ峰、杂质Ⅲ峰与拉西地平峰,理论板数按拉西地平峰计算不低于2000,拉西地平峰与各峰之间的分离度均应符合规定。灵敏度溶液色谱图中,拉西地平峰高的信噪比应大于10。

测定法 精密量取供试品溶液和对照溶液,分别注入液相色谱仪,记录色谱图至主成分峰保留时间的2倍。

限度 供试品溶液的色谱图中,如有与杂质Ⅱ峰保留时间一致的色谱峰,其峰面积乘以校正因子2.0不得大于对照溶液的主峰面积(0.2%),其他单个杂质峰面积不得大于对照溶液的主峰面积(0.2%),各杂质峰面积的和(杂质Ⅱ峰面积乘以校正因子2.0后)不得大于对照溶液主峰面积的2.5倍(0.5%)。小于灵敏度溶液主峰面积0.5倍的色谱峰忽略不计。

残留溶剂 照残留溶剂测定法(通则0861)测定,应符合规定。

干燥失重 取本品,在105℃干燥至恒重,减失重量不得过0.5%(通则0831)。

炽灼残渣 取本品1.0g,依法检查(通则0841),遗留残渣不得过0.2%。

重金属 取炽灼残渣项下遗留的残渣,依法检查(通则0821第二法),含重金属不得过百万分之十。

【含量测定】 照高效液相色谱法(通则0512)测定。避光操作。

供试品溶液 取本品约30mg,精密称定,置100ml量瓶中,加乙醇溶解后,用流动相稀释至刻度,摇匀,再精密量取5ml,置50ml量瓶中,用流动相稀释至刻度,摇匀。

对照品溶液 取拉西地平对照品约30mg,加乙醇适量溶解后,用流动相定量稀释制成每1ml中约含30μg的溶液。

系统适用性溶液、系统适用性要求与色谱条件 除检测波长为284nm与灵敏度要求外,见有关物质项下。

测定法 精密量取供试品溶液与对照品溶液,分别注入液相色谱仪,记录色谱图,按外标法以峰面积计算。

【类别】 钙通道阻滞剂。

【贮藏】 遮光,密封保存。

【制剂】 拉西地平片

附:

杂质Ⅰ

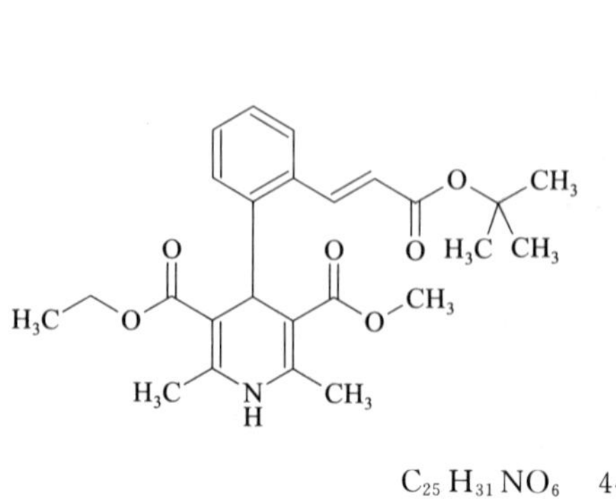

$C_{25}H_{31}NO_6$　441.52

(*E*)-4-[2-[3-(叔丁氧基)-3-氧代丙基-1-烯-1-基]苯基]-2,6-二甲基-1,4-二氢吡啶-3-甲酸乙酯-5-羧酸乙酯

杂质Ⅱ

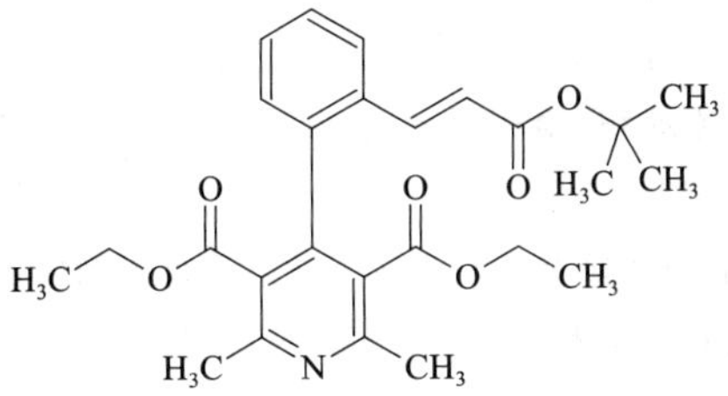

$C_{26}H_{31}NO_6$ 453.53

(*E*)-4-[2-[3-(叔丁氧基)-3-氧代丙基-1-烯-1-基]苯基]-2,6-二甲基吡啶-3,5-二羧酸乙酯

杂质Ⅲ

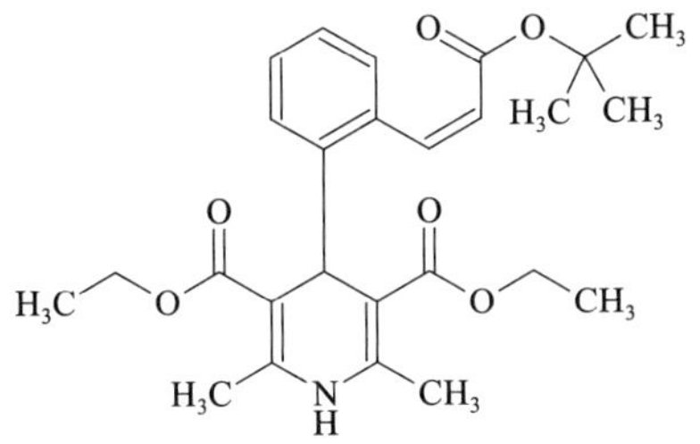

$C_{26}H_{33}NO_6$ 455.59

(*Z*)-4-[2-[3-(叔丁氧基)-3-氧代丙基-1-烯-1-基]苯基]-2,6-二甲基-1,4-二氢吡啶-3,5-二羧酸乙酯

拉西地平片

Laxidiping Pian

Lacidipine Tablets

本品含拉西地平($C_{26}H_{33}NO_6$)应为标示量的 95.0%~105.0%。

【性状】 本品为白色片或薄膜衣片,除去包衣后显类白色。

【鉴别】 (1)在含量测定项下记录的色谱图中,供试品溶液主峰的保留时间应与对照品溶液主峰的保留时间一致。

(2)取含量测定项下的供试品溶液,照紫外-可见分光光度法(通则 0401)测定,在 239、284 与 368nm 的波长处有最大吸收。

【检查】 **有关物质** 照高效液相色谱法(通则 0512)测定。避光操作。

供试品溶液 取本品细粉适量,加流动相溶解并稀释制成每 1ml 中约含拉西地平 1mg 的溶液,滤过,取续滤液。

对照溶液 精密量取供试品溶液 1ml,置 100ml 量瓶中,用流动相稀释至刻度,摇匀。

灵敏度溶液 精密量取对照溶液适量,用流动相定量稀释制成每 1ml 中约含 1μg 的溶液。

杂质对照品贮备液、系统适用性溶液、色谱条件、系统适用性要求和测定法 见拉西地平有关物质项下。

限度 供试品溶液的色谱图中,如有与杂质Ⅱ峰保留时间一致的色谱峰,其峰面积乘以校正因子 2.0 不得大于对照溶液主峰面积的 1.5 倍(1.5%),其他单个杂质峰面积不得大于对照溶液主峰面积的 0.5 倍(0.5%),各杂质峰面积的和(杂质Ⅱ峰面积乘以校正因子 2.0 后)不得大于对照溶液主峰面积的 2.5 倍(2.5%)。小于灵敏度溶液主峰面积 0.5 倍的色谱峰忽略不计。

含量均匀度 以含量测定项下测得的每片含量计算,应符合规定(通则 0941)。

溶出度 照溶出度与释放度测定法(通则 0931 第二法)测定。

溶出条件 以聚山梨酯 20-水(1∶100)500ml 为溶出介质,转速为每分钟 50 转,依法操作,经 45 分钟时取样。

供试品溶液 取溶出液 10ml,滤过,精密量取续滤液适量,用溶出介质定量稀释制成每 1ml 中约含 8μg 的溶液。

对照品溶液 取拉西地平对照品适量,精密称定,加乙醇适量使溶解,用流动相定量稀释制成每 1ml 中约含 8μg 的溶液。

色谱条件与系统适用性要求 见含量测定项下。

测定法 见含量测定项下。计算每片的溶出量。

限度 标示量的 70%,应符合规定。

其他 应符合片剂项下有关的各项规定(通则 0101)。

【含量测定】 照高效液相色谱法(通则 0512)测定。避光操作。

供试品溶液 取本品 10 片,分别研细,加无水乙醇适量研磨使溶解,再分别用无水乙醇分次转移至 100ml 量瓶中,用无水乙醇稀释至刻度,摇匀,滤过,精密量取续滤液适量,用流动相定量稀释制成每 1ml 中约含拉西地平 24μg 的溶液。

对照品溶液 取拉西地平对照品适量,精密称定,加乙醇适量使溶解,用流动相定量稀释制成每 1ml 中约含拉西地平 24μg 的溶液。

系统适用性溶液、色谱条件与系统适用性要求 见拉西地平含量测定项下。

测定法 精密量取供试品溶液与对照品溶液,分别注入液相色谱仪,记录色谱图,按外标法以峰面积计算每片的含量,并求得 10 片的平均含量。

【类别】 同拉西地平。

【规格】 (1)4mg (2)6mg

【贮藏】 遮光,密封保存。

拉米夫定

Lamifuding

Lamivudine

$C_8H_{11}N_3O_3S$　229.26

本品为(－)-1-[(2*R*,5*S*)-2-(羟甲基)-1,3-氧硫杂环戊烷-5-基]胞嘧啶。按无水与无溶剂物计算,含拉米夫定($C_8H_{11}N_3O_3S$)应为97.5%～102.0%。

【性状】 本品为白色或类白色结晶性粉末。

本品在水中溶解,在甲醇中略溶。

熔点 本品的熔点(通则0612)为174～179℃。

比旋度 取本品,精密称定,加水溶解并定量稀释制成每1ml中约含5mg的溶液,依法测定(通则0621),比旋度为－97°至－99°。

【鉴别】 (1)本品的红外光吸收图谱应与对照的图谱(光谱集975图)一致。如不一致,取本品与拉米夫定对照品分别用甲醇溶解,挥发后测定,本品的红外光吸收图谱应与拉米夫定对照品的图谱一致(通则0402)。

(2)在拉米夫定对映体检查项下记录的色谱图中,供试品溶液主峰的保留时间应与系统适用性溶液中拉米夫定峰的保留时间一致。

【检查】 **溶液的颜色** 取本品,精密称定,加水溶解并定量稀释制成每1ml中含50mg的溶液,照紫外-可见分光光度法(通则0401),用4cm石英吸收池,在440nm的波长处测定,吸光度不得过0.3。

有关物质 照高效液相色谱法(通则0512)测定。

供试品溶液　取本品适量,精密称定,加流动相溶解并定量稀释制成每1ml中约含0.5mg的溶液。

对照溶液　精密量取供试品溶液1ml,置100ml量瓶中,用流动相稀释至刻度,再精密量取5ml,置50ml量瓶中,用流动相稀释至刻度。

对照品溶液　取水杨酸对照品适量,精密称定,加流动相溶解并定量稀释制成每1ml中含0.5μg的溶液。

系统适用性溶液　取胞嘧啶对照品与尿嘧啶对照品各适量,加流动相溶解并稀释制成每1ml中分别含10μg的溶液,作为溶液(1)。另取拉米夫定分离度混合物B对照品(包含拉米夫定与杂质Ⅱ)5mg,置10ml量瓶中,加流动相2ml,振摇使溶解,再精密加入溶液(1)1ml,用流动相稀释至刻度,摇匀。

色谱条件　用十八烷基硅烷键合硅胶为填充剂(Zorbax XDB-C18,4.6mm×250mm,5μm或效能相当的色谱柱);以0.025mol/L醋酸铵溶液(取醋酸铵1.9g,加水900ml使溶解,用冰醋酸调节pH值至3.8,用水稀释至1000ml)-甲醇(95:5)为流动相;检测波长为277nm;柱温为35℃;进样体积10μl。

系统适用性要求　系统适用性溶液色谱图中,胞嘧啶、尿嘧啶、杂质Ⅱ和拉米夫定各峰间的分离度均应符合要求。

测定法　精密量取供试品溶液、对照溶液与对照品溶液,分别注入液相色谱仪,记录色谱图至供试品溶液主峰保留时间的3倍。

限度　供试品溶液色谱图中如有杂质峰,水杨酸按外标法以峰面积计算不得过0.1%,其他各杂质峰面积乘以各自的校正因子后与对照溶液主峰面积进行比较,杂质Ⅰ的校正峰面积不得大于对照溶液主峰面积的3倍(0.3%),杂质Ⅱ的校正峰面积不得大于对照溶液主峰面积的2倍(0.2%),其他单个杂质的校正峰面积均不得大于对照溶液主峰的面积(0.1%),杂质总量不得过0.6%(各杂质峰的相对保留时间和校正因子见下表)。

杂质	相对保留时间	校正因子
胞嘧啶	0.28	0.6
尿嘧啶	0.32	2.2
杂质Ⅰ	0.36	1.0
杂质Ⅱ	0.91	1.0
拉米夫定	1.00	1.0
杂质Ⅲ	1.45	2.2
其他未知杂质	—	1.0

拉米夫定对映体 照高效液相色谱法(通则0512)测定。

供试品溶液　取本品适量,加水溶解并稀释制成每1ml中约含0.25mg的溶液。

对照溶液　精密量取供试品溶液1ml,置100ml量瓶中,用水稀释至刻度,摇匀,再精密量取3ml,置10ml量瓶中,用水稀释至刻度,摇匀。

系统适用性溶液　取拉米夫定分离度混合物A对照品(含拉米夫定与拉米夫定对映体)约2.5mg,置10ml量瓶中,加水溶解并稀释至刻度,摇匀。

色谱条件　用β-环糊精键合硅胶为填充剂;以0.1mol/L醋酸铵溶液-甲醇(95:5)为流动相,检测波长为270nm;柱温为15～30℃;流速为每分钟1.0ml;进样体积10μl。

系统适用性要求　系统适用性溶液色谱图中,拉米夫定峰与拉米夫定对映体峰间的分离度应不小于1.5。

测定法　精密量取供试品溶液与对照溶液,分别注入液相色谱仪,记录色谱图。

限度　供试品溶液色谱图中拉米夫定对映体峰面积不得大于对照溶液主峰面积(0.3%)。

残留溶剂 甲醇、乙醇、异丙醇、乙酸乙酯、乙酸异丙酯、二氯甲烷、三乙胺、四氢呋喃与*N*,*N*-二甲基甲酰胺　照残留溶剂测定法(通则0861第三法)测定。

内标贮备液　取2-戊酮0.2ml,置100ml量瓶中,用二甲基亚砜-水(1∶1)稀释至刻度,摇匀。

内标溶液　精密量取内标贮备液20ml,置200ml量瓶中,用二甲基亚砜-水(1∶1)稀释至刻度,摇匀。

供试品溶液　取本品约0.5g,精密称定,精密加入内标溶液10ml,振摇使溶解。

对照品贮备液　精密称取甲醇300mg、无水乙醇500mg、异丙醇500mg、乙酸乙酯500mg、乙酸异丙酯500mg、二氯甲烷60mg、三乙胺100mg、四氢呋喃72mg与*N*,*N*-二甲基甲酰胺88mg,置同一200ml量瓶中,用二甲基亚砜-水(1∶1)稀释至刻度,摇匀。

对照品溶液　精密量取对照品贮备液5ml,置50ml量瓶中,精密加入内标贮备液5ml,用二甲基亚砜-水(1∶1)稀释至刻度,摇匀。

色谱条件　采用6%氰丙基苯基-94%甲基聚硅氧烷为固定液的毛细管色谱柱(HP-624,0.53mm×105m,3μm或极性相近);进样口温度为150℃;分流比为10∶1;初始柱温为40℃,保持5分钟,然后以每分钟5℃的升温速率升至100℃,再以每分钟10℃的升温速率升至200℃,维持5分钟;载气流速为每分钟5ml;检测器温度为250℃;进样体积1μl。

测定法　精密量取供试品溶液与对照品溶液,分别注入气相色谱仪,记录色谱图。

限度　按内标法以峰面积比值计算,三乙胺不得过0.032%,其他均应符合规定。

乙醚、正己烷与甲苯　照残留溶剂测定法(通则0861第二法)测定。

供试品溶液　取本品约0.5g,精密称定,置顶空瓶中,精密加入*N*,*N*-二甲基乙酰胺5ml,摇匀。

对照品贮备液　精密称取乙醚500mg、正己烷29mg和甲苯89mg,置同一100ml量瓶中,用*N*,*N*-二甲基乙酰胺稀释至刻度,摇匀。

对照品溶液　精密量取对照品贮备液5ml,置50ml量瓶中,用*N*,*N*-二甲基乙酰胺稀释至刻度,摇匀,精密量取5ml,置顶空瓶中。

色谱条件　采用6%氰丙基苯基-94%甲基聚硅氧烷为固定液的毛细管色谱柱(HP-624,0.53mm×75m,3μm或极性相近);进样口温度为200℃;分流比为3∶1;初始柱温为40℃,保持5分钟,然后以每分钟10℃的升温速率升至200℃,保持5分钟;载气流速为每分钟5ml;检测器温度为250℃;顶空瓶平衡温度为90℃;平衡时间为30分钟。

测定法　取供试品溶液和对照品溶液分别顶空进样,记录色谱图。

限度　按外标法以峰面积计算,均应符合规定。

水分　取本品,照水分测定法(通则0832第一法1)测定,含水分不得过0.2%。

炽灼残渣　取本品1.0g,依法检查(通则0841),遗留残渣不得过0.1%。

重金属　取炽灼残渣项下遗留的残渣,依法检查(通则0821第二法),含重金属不得过百万分之二十。

【含量测定】　照高效液相色谱法(通则0512)测定。

供试品溶液　取本品适量,精密称定,加流动相溶解并定量稀释制成每1ml中约含0.25mg的溶液。

对照品溶液　取拉米夫定对照品适量,精密称定,加流动相溶解并定量稀释制成每1ml中约含0.25mg的溶液。

系统适用性溶液、色谱条件与系统适用性要求　见有关物质项下。

测定法　精密量取供试品溶液与对照品溶液,分别注入液相色谱仪,记录色谱图。按外标法以峰面积计算,结果减去拉米夫定对映体的含量。

【类别】　抗病毒药。

【贮藏】　遮光,密封保存。

【制剂】　拉米夫定片

附:

胞嘧啶(Cytosine)

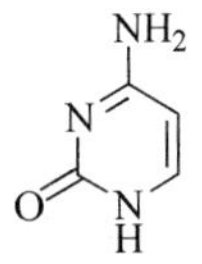

$C_4H_5N_3O$　111.10

尿嘧啶(Uracil)

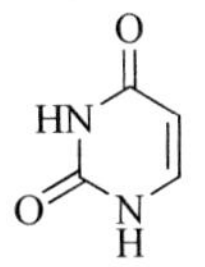

$C_4H_4N_2O_2$　112.09

杂质Ⅰ(拉米夫定酸)

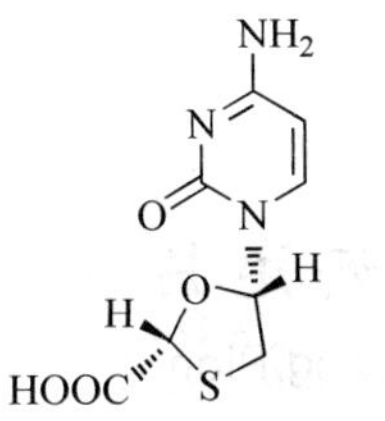

和对映异构体

$C_8H_9N_3O_4S$　243.24

(2*RS*,5*SR*)-5-[4-氨基-2-氧代嘧啶-1(2*H*)-基]-1,3-氧硫杂环戊烷-2-羧酸

杂质Ⅱ[拉米夫定非对映异构体，(±)-反式拉米夫定]

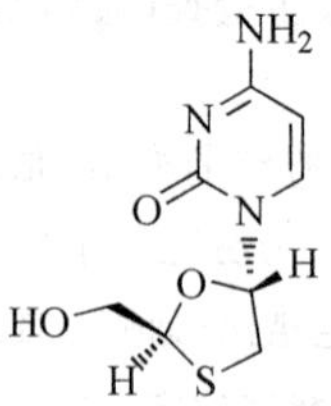

和对映异构体

$C_8H_{11}N_3O_3S$　229.26

4-氨基-1-[(2*RS*,5*RS*)-2-羟甲基-1,3-氧硫杂环戊烷-5-基]嘧啶-2(1*H*)-酮

杂质Ⅲ

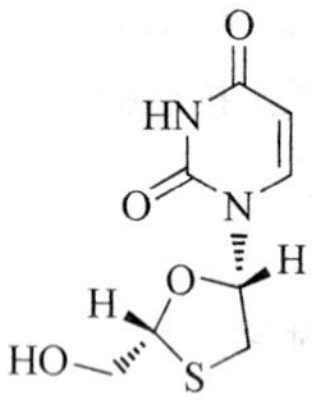

$C_8H_{10}N_2O_4S$　230.23

1-[(2*R*,5*S*)-2-羟甲基-1,3-氧硫杂环戊烷-5-基]嘧啶-2,4(1*H*,3*H*)-酮

拉米夫定对映体

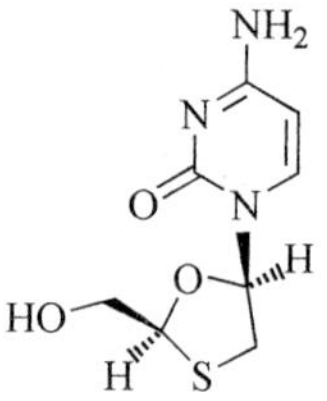

$C_8H_{11}N_3O_3S$　229.26

4-氨基-1-[(2*S*,5*R*)-2-羟甲基-1,3-氧硫杂环戊烷-5-基]嘧啶-2(1*H*)-酮

水杨酸(Salicylic acid)

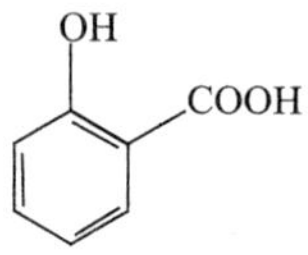

$C_7H_6O_3$　138.12

拉米夫定片

Lamifuding Pian

Lamivudine Tablets

本品含拉米夫定($C_8H_{11}N_3O_3S$)应为标示量的 90.0%～110.0%。

【性状】 本品为薄膜衣片，除去包衣后显白色或类白色。

【鉴别】 (1)取本品的细粉适量(约相当于拉米夫定 0.3g)，加甲醇 5ml，振摇 15 分钟使拉米夫定溶解，滤过，滤液在缓缓通入氮气的条件下蒸干，残渣的红外光吸收图谱应与对照的图谱(光谱集 975 图)一致。如不一致，取拉米夫定对照品同法处理后测定，本品的红外光吸收图谱应与拉米夫定对照品的图谱一致(通则 0402)。

(2)在含量测定项下记录的色谱图中，供试品溶液主峰的保留时间应与对照品溶液主峰的保留时间一致。

【检查】 **有关物质** 照高效液相色谱法(通则 0512)测定。

供试品溶液　取本品 5 片，置 500ml 量瓶中，加水适量，振摇约 15 分钟，使拉米夫定溶解，用水稀释至刻度，摇匀，滤过，精密量取续滤液适量，用流动相定量稀释制成每 1ml 中约含拉米夫定 0.2mg 的溶液。

对照溶液　精密量取供试品溶液 1ml，置 500ml 量瓶中，用流动相稀释至刻度，摇匀。

对照品溶液　取水杨酸对照品适量，精密称定，加流动相溶解并定量稀释制成每 1ml 中含 0.2μg 的溶液(0.1g 规格)或 0.18μg 的溶液(0.15g 和 0.3g 规格)。

色谱条件　见拉米夫定有关物质项下，系统适用性溶液进样体积 10μl，其他溶液进样体积 20μl。

系统适用性溶液、系统适用性要求与测定法　见拉米夫定有关物质项下。

限度　供试品溶液色谱图中如有杂质峰，水杨酸按外标法以峰面积计算不得过拉米夫定标示量的 0.1%，其他各已知杂质峰面积乘以各自的校正因子后与对照溶液主峰面积进行比较，杂质Ⅰ的校正峰面积不得大于对照溶液主峰面积的 1.5 倍(0.3%)；杂质Ⅱ的校正峰面积不得大于对照溶液主峰面积(0.2%)，其他单个杂质校正峰面积均不得大于对照溶液主峰面积的 0.5 倍(0.1%)，杂质总量不得过 0.6%(各杂质峰的相对保留时间和校正因子见下表)。小于对照溶液主峰面积 0.05 倍的峰忽略不计。

杂质	相对保留时间	校正因子
胞嘧啶	0.28	0.6
尿嘧啶	0.32	2.2
杂质Ⅰ	0.36	1.0
杂质Ⅱ	0.91	1.0
拉米夫定	1.00	1.0
杂质Ⅲ	1.45	2.2
其他未知杂质	—	1.0

溶出度 照溶出度与释放度测定法(通则 0931 第二法)测定。

溶出条件　以 0.1mol/L 盐酸溶液 900ml 为溶出介质，转速为每分钟 50 转，依法操作，经 30 分钟时取样。

供试品溶液　取溶出液 10ml，滤过，取续滤液，用溶出介质定量稀释制成每 1ml 中约含拉米夫定 6μg 的溶液。

对照品溶液　取拉米夫定对照品适量，精密称定，加溶出介质溶解并定量稀释制成每 1ml 中约含 6μg 的溶液。

测定法　取供试品溶液与对照品溶液，照紫外-可见分光光度法（通则 0401），在 280nm 的波长处分别测定吸光度，计算每片的溶出量。

限度　标示量的 85%，应符合规定。

其他　应符合片剂项下有关的各项规定（通则 0101）。

【含量测定】　照高效液相色谱法（通则 0512）测定。

对照品溶液　取拉米夫定对照品适量，精密称定，加流动相溶解并定量稀释制成每 1ml 中约含 0.2mg 的溶液。

供试品溶液、系统适用性溶液、色谱条件与系统适用性要求　见有关物质项下。

测定法　精密量取供试品溶液与对照品溶液，分别注入液相色谱仪，记录色谱图。按外标法以峰面积计算。

【类别】　同拉米夫定。

【规格】　(1)0.1g　(2)0.15g　(3)0.3g

【贮藏】　遮光，密封保存。

拉氧头孢钠

Layangtoubaona

Latamoxef Sodium

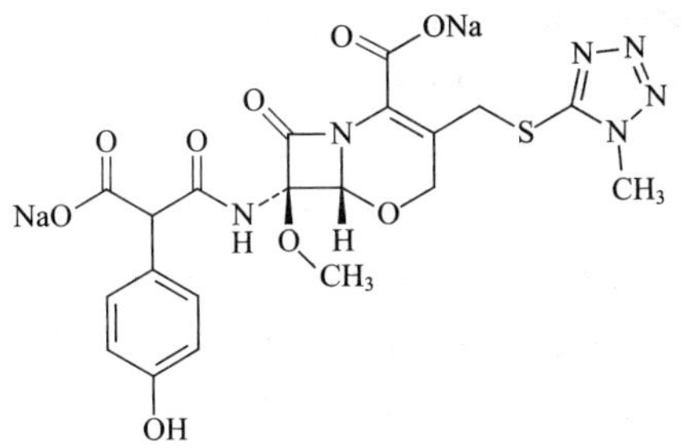

$C_{20}H_{18}N_6Na_2O_9S$　564.44

本品为(6*R*,7*R*)-7-[2-羧基-2-(4-羟基苯基)乙酰氨基]-7-甲氧基-3-[(1-甲基-1*H*-四氮唑-5-基)硫代甲基]-8-氧代-5-氧杂-1-氮杂双环[4.2.0]辛-2-烯-2-甲酸二钠盐。按无水物计算，含 $C_{20}H_{20}N_6O_9S$ 不得少于 83.0%。

【性状】　本品为白色至淡黄色粉末或块状物；无臭，有引湿性。

本品在水和甲醇中易溶；在乙醇中微溶，在乙醚中几乎不溶。

比旋度　取本品，精密称定，加磷酸盐缓冲液(pH 7.0)溶解并定量稀释制成每 1ml 中约含 10mg 的溶液，依法测定（通则 0621），比旋度为 −32°至 −40°。

吸收系数　取本品，精密称定，加水溶解并定量稀释制成每 1ml 中约含 20μg 的溶液，照紫外-可见分光光度法（通则 0401），在 270nm 的波长处测定吸光度，吸收系数($E_{1cm}^{1\%}$)为 200～230。

【鉴别】　(1)取本品约 20mg，加水 15ml 使溶解，加盐酸羟胺醋酸钠试液 2ml 与氢氧化钠试液 2ml，放置 5 分钟，加 1mol/L 盐酸溶液 3ml 与三氯化铁试液 1ml，摇匀，溶液呈棕褐色。

(2)照薄层色谱法（通则 0502）试验。

供试品溶液　取本品适量，加水溶解并制成每 1ml 中含拉氧头孢 10mg 的溶液。

对照品溶液　取拉氧头孢对照品适量，加水溶解并制成每 1ml 中含拉氧头孢 10mg 的溶液。

色谱条件　采用硅胶 G 薄层板，以乙酸乙酯-水-乙腈-冰醋酸(21∶9∶7∶7)为展开剂。

测定法　吸取供试品溶液与对照品溶液各 10μl，分别点于同一薄层板上，展开，取出，热风吹干，置碘蒸气中显色。

结果判定　供试品溶液所显主斑点的位置和颜色应与对照品溶液主斑点的位置和颜色相同。

(3)在含量测定项下记录的色谱图中，供试品溶液主峰的保留时间应与对照品溶液主峰的保留时间一致。

(4)取本品适量，加水溶解并稀释制成每 1ml 中约含拉氧头孢 20μg 的溶液，照紫外-可见分光光度法（通则 0401）测定，在 226nm 及 270nm 的波长处应有最大吸收。

(5)本品的红外光吸收图谱应与对照的图谱（光谱集 1161 图）一致。

(6)本品显钠盐鉴别(1)的反应（通则 0301）。

以上(2)、(3)两项可选做一项。

【检查】　**酸度**　取本品，加水制成每 1ml 中约含拉氧头孢 0.1g 的溶液，依法测定（通则 0631），pH 值应为 5.0～7.0。

溶液的澄清度与颜色　取本品 5 份，分别加水制成每 1ml 中含拉氧头孢 0.1g 的溶液，溶液应澄清无色；如显浑浊，与 1 号浊度标准液（通则 0902 第一法）比较，均不得更浓；如显色，与黄色或黄绿色 6 号标准比色液（通则 0901 第一法）比较，均不得更深。

异构体　在含量测定项下记录的色谱图中，拉氧头孢 *R* 异构体与拉氧头孢 *S* 异构体峰面积之比应为 0.8～1.4。

有关物质　照高效液相色谱法（通则 0512）测定。

供试品溶液　取本品适量，加水溶解并定量稀释制成每 1ml 中约含拉氧头孢 1.0mg 的溶液。

对照溶液　精密量取供试品溶液 1ml，置 100ml 量瓶中，用水稀释至刻度，摇匀。

系统适用性溶液　取供试品溶液适量，在 80℃水浴中加热 30 分钟，冷却。

色谱条件　用十八烷基硅烷键合硅胶为填充剂；流动相 A 为 0.01mol/L 醋酸铵溶液-甲醇(99∶1)，流动相 B 为 0.01mol/L 醋酸铵溶液-甲醇(70∶30)，按下表进行线性梯度洗脱；检测波长为 254nm；进样体积为 10μl。

时间(分钟)	流动相 A(%)	流动相 B(%)
0	99	1
30	50	50
40	0	100
50	0	100
51	99	1
65	99	1

系统适用性要求　系统适用性溶液色谱图中，拉氧头孢 *R*、*S* 异构体两主峰之间的分离度应大于 3.0，两主峰与相邻杂质峰之间的分离度均应符合要求。

测定法　精密量取供试品溶液和对照溶液，分别注入液相色谱仪，记录色谱图。

限度　供试品溶液色谱图中如有杂质峰，单个杂质峰面积不得大于对照溶液两主峰面积之和的 2 倍(2.0%)，各杂质峰面积的和不得大于对照溶液两主峰面积之和的 5 倍(5.0%)，小于对照溶液两主峰面积和 0.05 倍的峰忽略不计。

残留溶剂　乙酸乙酯、丁酮、丙酮、二氯甲烷与甲醇　照残留溶剂测定法(通则 0861 第二法)测定。

内标溶液　取正丙醇适量，用水稀释制成每 1ml 中约含 200μg 的溶液。

供试品溶液　取本品约 0.2g，精密称定，置顶空瓶中，精密加内标溶液 5ml 使溶解，密封。

对照品溶液(1)　取乙酸乙酯、丁酮、丙酮各适量，精密称定，分别置 50ml 量瓶中，用内标溶液稀释至刻度，摇匀；取二氯甲烷约 0.1g，精密称定，置 50ml 量瓶中，加二甲基亚砜 10ml 使溶解，用内标溶液稀释至刻度，摇匀；再分别精密量取上述溶液各适量，用内标溶液定量稀释制成每 1ml 中含乙酸乙酯 200μg、丁酮 200μg、丙酮 200μg、二氯甲烷 24μg 的混合溶液。精密量取 5ml，置顶空瓶中，密封。

对照品溶液(2)　取甲醇适量，精密称定，置 50ml 量瓶中，用内标溶液稀释至刻度，摇匀，精密量取适量，用内标溶液定量稀释制成每 1ml 中含甲醇 120μg 的溶液。精密量取 5ml，置顶空瓶中，密封。

系统适用性溶液　取硝基甲烷、丁酮与乙酸乙酯各适量，精密称定，加二甲基亚砜适量使溶解，用内标溶液稀释制成每 1ml 中约含硝基甲烷 200μg、丁酮 200μg 和乙酸乙酯 200μg 的混合溶液，量取 5ml，置顶空瓶中，密封。

色谱条件　以 6%氰丙基苯基-94%二甲基聚硅氧烷(或极性相近)为固定液的毛细管柱为色谱柱，起始温度为 30℃，维持 15 分钟；再以每分钟 8℃的速率升至 120℃，维持 8 分钟；进样口温度为 150℃，检测器温度为 170℃；顶空瓶平衡温度为 80℃(乙酸乙酯、丁酮、丙酮)或 60℃(甲醇)，平衡时间为 30 分钟。

系统适用性要求　系统适用性溶液色谱图中，按正丙醇、硝基甲烷、丁酮、乙酸乙酯顺序出峰，各峰间的分离度均应符合要求。

测定法　精密量取供试品溶液，对照品溶液(1)与对照品溶液(2)，分别顶空进样，记录色谱图。

限度　按内标法以峰面积比值计算，乙酸乙酯、丁酮、丙酮、二氯甲烷与甲醇的残留量均应符合规定。

吡啶与硝基甲烷　照残留溶剂测定法(通则 0861 第二法)测定。

内标溶液　取正丙醇适量，用水稀释制成每 1ml 中约含 0.2mg 的溶液。

供试品溶液　取本品约 0.5g，精密称定，置顶空瓶中，精密加内标溶液 5ml 使溶解，密封。

对照品溶液　精密称取吡啶、硝基甲烷各约 0.2g，分别置 100ml 量瓶中，加二甲基亚砜 10ml 使溶解，用内标溶液稀释至刻度，摇匀，精密量取适量，用内标溶液定量稀释制成每 1ml 中含吡啶 20μg、硝基甲烷 5μg 的溶液。精密量取 5ml，置顶空瓶中，密封。

色谱条件　见残留溶剂乙酸乙酯、丁酮、丙酮、二氯甲烷、甲醇项下。顶空瓶平衡温度为 80℃，平衡时间为 30 分钟。

系统适用性溶液与系统适用性要求　见残留溶剂乙酸乙酯、丁酮、丙酮、二氯甲烷、甲醇项下。

测定法　取供试品溶液与对照品溶液分别顶空进样，记录色谱图。

限度　按内标法以峰面积比值计算，吡啶与硝基甲烷的残留量均应符合规定。

水分　取本品，照水分测定法(通则 0832 第一法 1)测定，含水分不得过 5.0%。

可见异物　取本品 5 份，每份为制剂最大规格量，加微粒检查用水溶解，依法检查(通则 0904)，应符合规定。(供无菌分装用)

不溶性微粒　取本品，加微粒检查用水制成每 1ml 中含 50mg 的溶液，依法检查(通则 0903)，每 1g 样品中，含 10μm 及 10μm 以上的微粒不得过 6000 粒，含 25μm 及 25μm 以上的微粒不得过 600 粒。(供无菌分装用)

细菌内毒素　取本品，依法检查(通则 1143)，每 1mg 拉氧头孢中含内毒素的量应小于 0.050EU。(供注射用)

无菌　取本品，用 0.1%的无菌蛋白胨水溶液溶解并稀释后，经薄膜过滤法处理，依法检查(通则 1101)，应符合规定。(供无菌分装用)

【含量测定】　照高效液相色谱法(通则 0512)测定。

供试品溶液　取本品适量(约相当于拉氧头孢 25mg)，精密称定，置 100ml 量瓶中，加水溶解并稀释至刻度，摇匀。

对照品溶液　取拉氧头孢对照品适量，精密称定，加水溶解并定量稀释制成每 1ml 中约含拉氧头孢 0.25mg 的溶液，摇匀。

系统适用性溶液　取拉氧头孢对照品适量，加水溶解并稀释成每 1ml 中约含 0.25mg 的溶液，取溶液适量，在 80℃水浴中加热 30 分钟，冷却。

色谱条件　用十八烷基硅烷键合硅胶为填充剂；以

0.01mol/L醋酸铵溶液-甲醇(19∶1)为流动相;检测波长为254nm;进样体积为10μl。

系统适用性要求　系统适用性溶液色谱图中,拉氧头孢*R*异构体、拉氧头孢*S*异构体依次洗脱;拉氧头孢*R*异构体峰与拉氧头孢*S*异构体峰之间的分离度应大于4.0,两个主峰与相邻杂质峰之间的分离度均应符合要求。

测定法　精密量取供试品溶液与对照品溶液,分别注入液相色谱仪,记录色谱图。按外标法以峰面积计算供试品中$C_{20}H_{20}N_6O_9S$的含量。

【类别】　β-内酰胺类抗生素,氧头孢类。

【贮藏】　5℃以下,密闭保存。

【制剂】　注射用拉氧头孢钠

注射用拉氧头孢钠

Zhusheyong Layangtoubaona

Latamoxef Sodium for Injection

本品为拉氧头孢钠的无菌粉末或无菌冻干品。按平均装量计算,含拉氧头孢($C_{20}H_{20}N_6O_9S$)应为标示量的90.0%～110.0%。

【性状】　本品为白色至淡黄色的粉末或块状物;无臭,有引湿性。

【鉴别】　取本品,照拉氧头孢钠项下的鉴别(2)或(3)、(4)、(6)试验,显相同的结果。

【检查】　**溶液的澄清度与颜色**　取本品5份,按标示量分别加水制成每1ml中约含0.1g的溶液,溶液应澄清无色;如显浑浊,与1号浊度标准液(通则0902第一法)比较,不得更浓;如显色,与黄色或黄绿色7号标准比色液(通则0901第一法)比较,不得更深。

有关物质　照高效液相色谱法(通则0512)测定。

供试品溶液　取本品适量,精密称定,加水溶解并定量稀释制成每1ml中约含拉氧头孢1.0mg的溶液。

对照溶液　精密量取供试品溶液1ml,置100ml量瓶中,用水稀释至刻度,摇匀。

系统适用性溶液、色谱条件、系统适用性要求与测定法　见拉氧头孢钠有关物质项下。

限度　供试品溶液色谱图中如有杂质峰,单个杂质峰面积不得大于对照溶液两主峰面积之和的4倍(4.0%),各杂质峰面积的和不得大于对照溶液两主峰面积之和的7倍(7.0%),小于对照溶液两主峰面积和0.05倍的峰忽略不计。

水分　取本品,照水分测定法(通则0832第一法1)测定,含水分不得过5.0%(无菌粉末)或2.0%(无菌冻干品)。

不溶性微粒　取本品,按标示量加微粒检查用水制成每1ml中含50mg的溶液,依法检查(通则0903),标示量为1.0g以下的折算为每1g样品中含10μm及10μm以上的微粒不得过6000粒,含25μm及25μm以上的微粒不得过600粒;标示量为1.0g以上(包括1.0g)每个供试品容器中含10μm及10μm以上的微粒不得过6000粒,含25μm及25μm以上的微粒不得过600粒。

酸度、异构体、细菌内毒素与无菌　照拉氧头孢钠项下的方法检查,均应符合规定。

其他　应符合注射剂项下有关的各项规定(通则0102)。

【含量测定】　照高效液相色谱法(通则0512)测定。

供试品溶液　取装量差异项下的内容物适量(约相当于拉氧头孢25mg),精密称定,置100ml量瓶中,加水溶解并稀释至刻度,摇匀。

对照品溶液、系统适用性溶液、色谱条件、系统适用性要求与测定法　见拉氧头孢钠含量测定项下。

【类别】　同拉氧头孢钠。

【规格】　按$C_{20}H_{20}N_6O_9S$计　(1)0.25g　(2)0.5g　(3)1.0g

【贮藏】　遮光,密闭,在阴凉干燥处保存。

奈韦拉平

Naiweilaping

Nevirapine

$C_{15}H_{14}N_4O$　266.30

本品为11-环丙基-5,11-二氢-4-甲基-6*H*-二吡啶并[3,2-*b*∶2′,3′-*e*][1,4]二氮杂䓬-6-酮。按无水物计算,含$C_{15}H_{14}N_4O$应为98.0%～102.0%。

【性状】　本品为白色或类白色粉末。

本品在乙醇或甲醇中微溶,在水中几乎不溶。

【鉴别】　(1)在含量测定项下记录的色谱图中,供试品溶液主峰的保留时间应与对照品溶液主峰的保留时间一致。

(2)本品的红外光吸收图谱应与对照的图谱(光谱集1159图)一致。

【检查】　**有关物质**　照高效液相色谱法(通则0512)测定。

供试品溶液　取含量测定项下的供试品贮备液。

对照溶液　精密量取供试品溶液1ml,置100ml量瓶中,用流动相稀释至刻度,摇匀,再精密量取5ml,置50ml量瓶中,用流动相稀释至刻度,摇匀。

系统适用性溶液　取奈韦拉平对照品、杂质Ⅰ对照品、杂质Ⅱ对照品与杂质Ⅲ对照品各适量,加少量乙腈-流动相(1∶

2.2)混合溶液超声使溶解，放冷，用流动相稀释制成每 1ml 中各约含 2.4μg 的溶液。

色谱条件　用十六烷基酰胺基键合硅胶为填充剂(ZORBAX Bonus-RP 柱，4.6mm×150mm，5μm 或效能相当的色谱柱)；以 0.025mol/L 磷酸铵缓冲液(取磷酸二氢铵 2.88g，加水 800ml 使溶解，用 1mol/L 氢氧化钠溶液调节 pH 值至 5.0，再加水稀释至 1000ml，混匀)-乙腈(80：20)为流动相；检测波长为 220nm；系统适用性溶液进样体积 25μl，其他溶液进样体积 50μl。

系统适用性要求　系统适用性溶液色谱图中，奈韦拉平峰与杂质Ⅰ峰、杂质Ⅱ峰的分离度均应大于 5.0。

测定法　精密量取供试品溶液与对照溶液，分别注入液相色谱仪，记录色谱图至主成分峰保留时间的 10 倍。

限度　供试品溶液的色谱图中如有与杂质Ⅰ、杂质Ⅱ和杂质Ⅲ保留时间一致的色谱峰，各杂质峰面积均不得大于对照溶液主峰面积的 2 倍(0.2%)，其他单个杂质峰面积不得大于对照溶液的主峰面积(0.1%)，各杂质峰面积的和不得大于对照溶液主峰面积的 6 倍(0.6%)。

残留溶剂　照残留溶剂测定法(通则 0861 第三法)测定。

供试品溶液　取本品约 0.1g，精密称定，精密加入二甲基亚砜 2ml 使溶解。

对照品溶液　分别取乙酸乙酯、甲醇、乙醇、甲苯、邻二甲苯、*N*,*N*-二甲基甲酰胺与醋酸适量，精密称定，用二甲基亚砜定量稀释制成每 1ml 中约含乙酸乙酯 250μg、甲醇 150μg、乙醇 250μg、甲苯 44.5μg、邻二甲苯 108.5μg、*N*,*N*-二甲基甲酰胺 44μg、醋酸 250μg 的混合溶液。

色谱条件　以聚乙二醇(或极性相近)为固定液的毛细管柱为色谱柱；程序升温，初始温度 50℃，维持 6 分钟，以每分钟 25℃的速率升温至 230℃；进样口温度为 250℃；检测器温度为 260℃；进样体积 1μl。

系统适用性要求　对照品溶液色谱图中，各成分峰间的分离度均应符合要求。

测定法　精密量取供试品溶液与对照品溶液，分别注入气相色谱仪，记录色谱图。

限度　按外标法以峰面积计算，乙酸乙酯、甲醇、乙醇、甲苯、邻二甲苯、*N*,*N*-二甲基甲酰胺与醋酸的残留量均应符合规定。

水分　取本品，照水分测定法(通则 0832 第一法 1)测定，含水分不得过 0.2%。

炽灼残渣　取本品 1.0g，依法检查(通则 0841)，遗留残渣不得过 0.1%。

重金属　取炽灼残渣项下遗留的残渣，依法检查(通则 0821 第二法)，含重金属不得过百万分之十。

【含量测定】　照高效液相色谱法(通则 0512)测定。

供试品贮备液　取本品约 24mg，精密称定，置 100ml 量瓶中，加乙腈 4ml 和流动相 80ml，超声使溶解，放冷，用流动相稀释至刻度，摇匀。

供试品溶液　精密量取供试品贮备液 3ml，置 25ml 量瓶中，用流动相稀释至刻度，摇匀。

对照品溶液　取奈韦拉平对照品约 24mg，精密称定，置 100ml 量瓶中，加乙腈 4ml 和流动相 80ml，超声使溶解，放冷，用流动相稀释至刻度，摇匀；精密量取 3ml，置 25ml 量瓶中，用流动相稀释至刻度，摇匀。

色谱条件　见有关物质项下。进样体积 25μl。

系统适用性溶液与系统适用性要求　见有关物质项下。

测定法　精密量取供试品溶液与对照品溶液，分别注入液相色谱仪，记录色谱图。按外标法以峰面积计算。

【类别】　抗病毒药。

【贮藏】　遮光，密封保存。

【制剂】　奈韦拉平片

附：

杂质Ⅰ

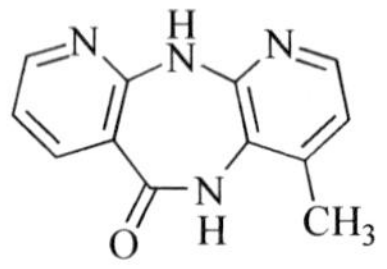

$C_{12}H_{10}N_4O$　226.23

4-甲基-5,11-二氢-6*H*-二吡啶并[3,2-*b*：2′,3′-*e*][1,4]二氮杂䓬-6-酮

杂质Ⅱ

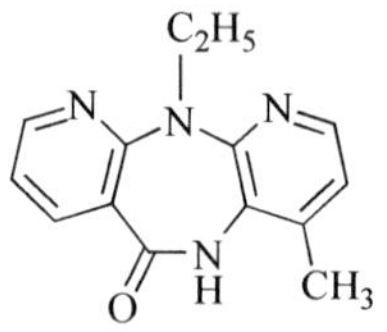

$C_{14}H_{14}N_4O$　254.29

11-乙基-4-甲基-5,11-二氢-6*H*-二吡啶并[3,2-*b*：2′,3′-*e*][1,4]二氮杂䓬-6-酮

杂质Ⅲ

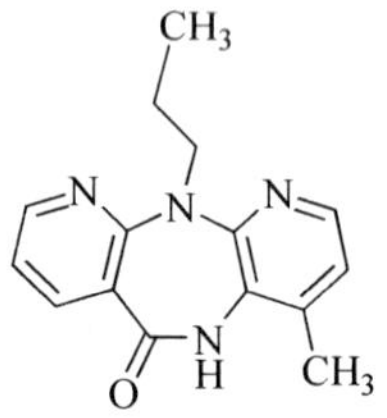

$C_{15}H_{16}N_4O$　268.31

4-甲基-11-丙基-5,11-二氢-6*H*-二吡啶并[3,2-*b*：2′,3′-*e*][1,4]二氮杂䓬-6-酮

奈韦拉平片

Naiweilaping Pian

Nevirapine Tablets

本品含奈韦拉平($C_{15}H_{14}N_4O$)应为标示量的 95.0%～105.0%。

【性状】 本品为白色或类白色片。

【鉴别】 (1)在含量测定项下记录的色谱图中,供试品溶液主峰的保留时间应与对照品溶液主峰的保留时间一致。

(2)取本品的细粉适量(约相当于奈韦拉平 25mg),加二氯甲烷 10ml,振摇 1 分钟,用滤纸滤过,取滤液再用 0.45μm 聚四氟乙烯滤膜滤过,滤液置蒸发皿中,80℃蒸干,残渣在 105℃干燥 1 小时后测定。本品的红外光吸收图谱应与对照的图谱(光谱集 1159 图)一致。

【检查】 **有关物质** 照高效液相色谱法(通则 0512)测定。

供试品溶液　取含量测定项下的供试品贮备液。

对照溶液　精密量取供试品溶液 1ml,置 100ml 量瓶中,用 50%乙醇溶液稀释至刻度,摇匀,再精密量取 5ml,置 50ml 量瓶中,用 50%乙醇溶液稀释至刻度,摇匀。

系统适用性溶液　取杂质Ⅰ对照品和奈韦拉平对照品适量,加 50%乙醇溶液适量,超声使溶解,放冷,用 50%乙醇溶液稀释制成每 1ml 中各约含 2.4μg 的溶液。

色谱条件　用十八烷基硅烷键合硅胶为填充剂;以乙腈-水(23∶77)为流动相;柱温 30℃;检测波长为 220nm;进样体积 20μl。

系统适用性要求　系统适用性溶液色谱图中,理论板数按奈韦拉平峰计算不低于 5000,杂质Ⅰ峰和奈韦拉平峰间的分离度应不小于 3.0。

测定法　精密量取供试品溶液与对照溶液,分别注入液相色谱仪,记录色谱图至主成分峰保留时间的 3 倍。

限度　供试品溶液的色谱图中如有杂质峰,单个杂质峰面积不得大于对照溶液主峰面积的 2 倍(0.2%),各杂质峰面积的和不得大于对照溶液主峰面积的 5 倍(0.5%)。小于对照溶液主峰面积 0.05 倍的峰忽略不计。

溶出度 照溶出度与释放度测定法(通则 0931 第二法)测定。

溶出条件　以磷酸盐缓冲液(取磷酸 3.9ml,磷酸二氢钠 5.73g,加水溶解并稀释至 1000ml,用磷酸调节 pH 值至2.0±0.02)900ml 为溶出介质,转速为每分钟 50 转,依法操作,经 60 分钟时取样。

供试品溶液　取溶出液适量,滤过,精密量取续滤液 5ml,置 50ml 量瓶中,用溶出介质稀释至刻度,摇匀。

对照品溶液　取奈韦拉平对照品约 20mg,精密称定,置 50ml 量瓶中,加乙醇 5ml,加溶出介质 30ml,超声处理 20 分钟使溶解,放冷后用溶出介质稀释至刻度,摇匀,精密量取 5ml,置 100ml 量瓶中,用溶出介质稀释至刻度,摇匀。

测定法　取供试品溶液与对照品溶液,照紫外-可见光光度法(通则 0401),在 313nm 的波长处分别测定吸光度,计算每片的溶出量。

限度　标示量的 80%,应符合规定。

其他 应符合片剂项下有关的各项规定(通则 0101)。

【含量测定】 照高效液相色谱法(通则 0512)测定。

供试品贮备液 取本品 20 片,精密称定,研细,精密称取适量(约相当于奈韦拉平 50mg),置 100ml 量瓶中,加 50%乙醇溶液 40ml,超声 10 分钟使奈韦拉平溶解,用 50%乙醇溶液稀释至刻度,摇匀,滤过,取续滤液。

供试品溶液 精密量取供试品贮备液 5ml,置 50ml 量瓶中,用 50%乙醇溶液稀释至刻度,摇匀。

对照品溶液 取奈韦拉平对照品约 50mg,精密称定,置 100ml 量瓶中,加 50%乙醇溶液 40ml,超声 10 分钟使溶解,用 50%乙醇溶液稀释至刻度,摇匀;精密量取 5ml,置 50ml 量瓶中,用 50%乙醇溶液稀释至刻度,摇匀。

系统适用性溶液、色谱条件与系统适用性要求 见有关物质项下。

测定法 精密量取供试品溶液与对照品溶液,分别注入液相色谱仪,记录色谱图。按外标法以峰面积计算。

【类别】 同奈韦拉平。

【规格】 0.2g

【贮藏】 遮光,密封保存。

奋乃静

Fennaijing

Perphenazine

$C_{21}H_{26}ClN_3OS$　403.97

本品为 4-[3-(2-氯吩噻嗪-10-基)丙基]-1-哌嗪乙醇。按干燥品计算,含 $C_{21}H_{26}ClN_3OS$ 不得少于 98.5%。

【性状】 本品为白色至淡黄色的结晶性粉末;几乎无臭。

本品在三氯甲烷中极易溶解,在甲醇中易溶,在乙醇中溶解,在水中几乎不溶;在稀盐酸中溶解。

熔点 本品的熔点(通则0612 第一法)为 94～100℃。

【鉴别】 (1)取本品 5mg,加盐酸与水各 1ml,加热至 80℃,加过氧化氢溶液数滴,即显深红色;放置后,红色渐褪去。

(2)取本品,加甲醇溶解并稀释制成每1ml中含10μg的溶液,照紫外-可见分光光度法(通则0401)测定,在258nm与313nm的波长处有最大吸收,在313nm与258nm波长处的吸光度比值应为0.12～0.13。

(3)本品的红外光吸收图谱应与对照的图谱(光谱集243图)一致。

【检查】 **甲醇溶液的澄清度与颜色** 取本品0.20g,加甲醇10ml溶解后,溶液应澄清无色;如显色,与黄色2号标准比色液(通则0901第一法)比较,不得更深。

有关物质 照高效液相色谱法(通则0512)测定。避光操作。

供试品溶液　取本品适量,加甲醇溶解并稀释制成每1ml中约含1mg的溶液。

对照溶液　精密量取供试品溶液1ml,置100ml量瓶中,用甲醇稀释至刻度,摇匀。

系统适用性溶液　取奋乃静25mg,置25ml量瓶中,加甲醇15ml溶解,加入30%过氧化氢溶液2ml,摇匀,用甲醇稀释至刻度,摇匀,放置1.5小时。

色谱条件　用十八烷基硅烷键合硅胶为填充剂;以甲醇为流动相A,以0.03mol/L醋酸铵溶液为流动相B,按下表进行梯度洗脱;检测波长为254nm;进样体积为20μl。

时间(分钟)	流动相A(%)	流动相(B%)
0	67	33
40	67	33
50	90	10
60	100	0
75	67	33

系统适用性要求　系统适用性溶液色谱图中,奋乃静峰保留时间约为27分钟,与相对保留时间约为0.73的降解杂质峰之间的分离度应大于7.0。

测定法　精密量取供试品溶液与对照溶液,分别注入液相色谱仪,记录色谱图。

限度　供试品溶液色谱图中如有杂质峰,单个杂质峰面积不得大于对照溶液主峰面积的0.5倍(0.5%),各杂质峰面积的和不得大于对照溶液主峰面积的2倍(2.0%),小于对照溶液主峰面积0.03倍的色谱峰忽略不计。

干燥失重 取本品,置五氧化二磷干燥器中,减压干燥至恒重,减失重量不得过0.5%(通则0831)。

炽灼残渣 不得过0.1%(通则0841)。

【含量测定】 取本品约0.15g,精密称定,加冰醋酸20ml溶解后,加结晶紫指示液1滴,用高氯酸滴定液(0.1mol/L)滴定至溶液显蓝绿色,并将滴定的结果用空白试验校正。每1ml高氯酸滴定液(0.1mol/L)相当于20.20mg的$C_{21}H_{26}ClN_3OS$。

【类别】 抗精神病药。

【贮藏】 遮光,密封保存。

【制剂】 (1)奋乃静片　(2)奋乃静注射液

奋乃静片

Fennaijing Pian

Perphenazine Tablets

本品含奋乃静($C_{21}H_{26}ClN_3OS$)应为标示量的93.0%～107.0%。

【性状】 本品为糖衣片或薄膜衣片,除去包衣后显白色或类白色。

【鉴别】 (1)取本品的细粉适量(约相当于奋乃静5mg),加三氯甲烷2ml,振摇,滤过,滤液蒸干,残渣照奋乃静项下的鉴别(1)项试验,显相同的反应。

(2)避光操作。取含量测定项下的供试品溶液,照紫外-可见分光光度法(通则0401)测定,在255nm的波长处有最大吸收。

【检查】 **有关物质** 照高效液相色谱法(通则0512)测定。避光操作。

供试品溶液　取含量测定项下的细粉适量(约相当于奋乃静10mg),置10ml量瓶中,加甲醇适量,充分振摇使奋乃静溶解,用甲醇稀释至刻度,摇匀,离心,取上清液(必要时滤过)。

对照溶液　精密量取供试品溶液1ml,置100ml量瓶中,用甲醇稀释至刻度,摇匀。

系统适用性溶液、色谱条件、系统适用性要求与测定法见奋乃静有关物质项下。

限度　供试品溶液色谱图中如有杂质峰,单个杂质峰面积不得大于对照溶液主峰面积的0.5倍(0.5%),各杂质峰面积的和不得大于对照溶液主峰面积的3倍(3.0%),小于对照溶液主峰面积0.05倍的色谱峰忽略不计。

含量均匀度 避光操作。取本品1片,除去包衣后,置乳钵中,加水5滴,湿润后,研细,加溶剂(取乙醇500ml,加盐酸10ml,加水至1000ml,摇匀)适量,研磨均匀,用溶剂定量转移至50ml(2mg规格)或100ml(4mg规格)量瓶中,充分振摇使奋乃静溶解,用溶剂稀释至刻度,摇匀,滤过,精密量取续滤液1ml,置10ml量瓶中,用溶剂稀释至刻度,摇匀,作为供试品溶液;另取奋乃静对照品,精密称定,加上述溶剂溶解并定量稀释制成每1ml中约含4μg的溶液,作为对照品溶液。取上述两种溶液,照紫外-可见分光光度法(通则0401),在255nm的波长处分别测定吸光度,计算含量,应符合规定(通则0941)。

溶出度 照溶出度与释放度测定法(通则0931第二法)测定。避光操作。

溶出条件　以0.1mol/L盐酸溶液900ml为溶出介质,转速为每分钟75转,依法操作,经45分钟时(糖衣片)或30分钟时(薄膜衣片)取样。

供试品溶液　取溶出液10ml,滤膜滤过,取续滤液。

对照品溶液　取奋乃静对照品约10mg,精密称定,置

100ml 量瓶中，加乙醇 1ml 溶解后，用溶出介质稀释至刻度，摇匀，精密量取适量，用溶出介质定量稀释制成每 1ml 中约含 2μg(2mg 规格)或 4μg(4mg 规格)的溶液。

测定法　取供试品溶液与对照品溶液，照紫外-可见分光光度法(通则 0401)，在 254nm 的波长处分别测定吸光度，计算每片的溶出量。

限度　标示量的 75%，应符合规定。

其他　应符合片剂项下有关的各项规定(通则0101)。

【含量测定】　照紫外-可见分光光度法(通则 0401)测定。避光操作。

溶剂　取乙醇 500ml，加盐酸 10ml，加水至 1000ml，摇匀。

供试品溶液　取本品 20 片，除去包衣后，精密称定，研细，取适量(约相当于奋乃静 10mg)，精密称定，置 100ml 量瓶中，加溶剂约 70ml，充分振摇使奋乃静溶解，用溶剂稀释至刻度，摇匀，滤过，精密量取续滤液 5ml，置 100ml 量瓶中，用溶剂稀释至刻度，摇匀。

对照品溶液　取奋乃静对照品适量，精密称定，加溶剂溶解并定量稀释制成每 1ml 中约含 5μg 的溶液。

测定法　取供试品溶液与对照品溶液，在 255nm 的波长处分别测定吸光度，计算。

【类别】　同奋乃静。

【规格】　(1)2mg　(2)4mg

【贮藏】　遮光，密封保存。

奋乃静注射液

Fennaijing Zhusheye

Perphenazine Injection

本品为奋乃静的灭菌水溶液。含奋乃静($C_{21}H_{26}ClN_3OS$)应为标示量的 93.0%～107.0%。

【性状】　本品为无色至微黄色的澄明液体。

【鉴别】　(1)取本品 1ml，加盐酸与水各 1ml，加热至 80℃，加过氧化氢溶液数滴，即显深红色，放置后，红色渐褪去。

(2)取本品 1ml，置蒸发皿中，在水浴上蒸干，放冷，残渣加硫酸 5ml 溶解，显樱桃红色，放置后色渐深；取部分硫酸溶液加温，转为品红色；其余硫酸溶液中加 0.1mol/L 重铬酸钾溶液数滴，渐成深红色至红棕色，最后显棕绿色。

【检查】　**pH 值**　应为 3.0～5.0(通则0631)。

细菌内毒素　取本品，依法检查(通则1143)，每 1mg 奋乃静中含内毒素的量应小于 30EU。

其他　应符合注射剂项下有关的各项规定(通则0102)。

【含量测定】　精密量取本品适量(约相当于奋乃静 125mg)，置分液漏斗中，加氢氧化钠试液 2ml 使成碱性，用三氯甲烷振摇提取 4 次，每次 20ml，合并提取液，以置有无水硫酸钠 5g 的干燥滤纸滤过，滤液置水浴上蒸干，加冰醋酸 10ml 溶解，加结晶紫指示液 1 滴，用高氯酸滴定液(0.1mol/L)滴定，并将滴定的结果用空白试验校正。每 1ml 高氯酸滴定液(0.1mol/L)相当于 20.20mg 的 $C_{21}H_{26}ClN_3OS$。

【类别】　同奋乃静。

【规格】　1ml∶5mg

【贮藏】　遮光，密闭保存。

软　皂

Ruanzao

Soft Soap

本品为适宜的植物油用氢氧化钾皂化制成，含脂肪酸不得低于 40.0%。

【性状】　本品为黄白色至黄棕色或黄绿色、透明或半透明、均匀、黏滑的软块；微有特臭。

本品在水或乙醇中溶解。

【鉴别】　(1)取本品 20g，加水 100ml，随时搅拌或加热促其溶解制成水溶液，此水溶液遇酚酞指示液，显碱性反应。

(2)取上述水溶液 2ml，加稀硫酸 2ml 即出现大量絮状沉淀。

【检查】　**乙醇中不溶物**　取本品 5.0g，加热中性乙醇(对酚酞指示液显中性)100ml 溶解后，经 105℃恒重的垂熔玻璃坩埚滤过，滤渣用热中性乙醇洗净，并在 105℃干燥 1 小时，遗留残渣不得过 3.0%。

脂肪酸的酸值和碘值　取本品 30g，置干燥的大烧杯中，加热水 300ml，搅拌使溶解，缓慢加入 4mol/L 硫酸溶液 60ml，在水浴中加热至脂肪酸形成透明层，移置分液漏斗中，用热水 50ml 洗涤，弃去洗液，分取油层置干燥烧杯中，放冷，应对甲基橙指示液显中性，置烘箱中除去多余的水分，滤过，照脂肪与脂肪油测定法(通则0713)测定，酸值不得大于 205，碘值不得小于 85。

游离氢氧化钾　取上述乙醇中不溶物项下的滤液与洗液，加酚酞指示液 1～2 滴与硫酸滴定液(0.05mol/L)2.3ml，溶液不得显红色或粉红色。

碳酸盐　取上述乙醇中不溶物项下的残渣，用沸水 50ml 洗涤，洗液放冷，加甲基橙指示液 2～3 滴与硫酸滴定液(0.05mol/L)2.5ml，应显红色。

未皂化物　取本品 1.0g，加热水 20ml，应完全溶解成几乎澄清的溶液。

水分　照水分测定法(通则0832 第四法)，取甲苯 250ml 置 A 瓶中，加干燥氯化钡 10g；另取本品 1.0g，用一小张玻璃纸包裹后置入 A 瓶，自"将仪器各部分连接"起，依法操作，检读水量，作为空白测定值；然后精密称取本品约 7g，用玻璃纸包裹后投入上述 A 瓶中，再依法缓缓加热，直至水分完全馏出，放冷至室温，检读第二次水量；两者之差即为供试量中的含水量。含水分不得过 52.0%。

树脂 取本品 10g，置干燥的烧杯中，加热水 100ml，搅拌使溶解，缓慢加入 4mol/L 硫酸溶液 20ml，在水浴中加热至脂肪酸形成透明层，移置分液漏斗中，用热水 50ml 洗涤，弃去洗液，吸取上述已溶解的脂肪酸 0.5ml，置试管中，加醋酐 2ml，加热振摇使溶解，放冷，吸取上述溶液 1 滴，置白瓷板上，加 50%硫酸溶液 1 滴，用玻璃棒搅拌，不得显紫色。

【含量测定】 取本品 30.0g，加热水 100ml 使溶解，将溶液定量转移至分液漏斗中，用 1mol/L 硫酸溶液 60ml 进行酸化后，再分别用 50ml、40ml 与 30ml 的乙醚进行萃取，合并乙醚液，定量转移至分液漏斗中，用水洗涤至水层溶液的 pH 值约为 6～7，取乙醚层，挥去乙醚液，将残留物在 80℃干燥 5 小时，称定重量，计算，即得。

【类别】 去垢剂。

【贮藏】 密封保存。

非那雄胺

Feinaxiong'an

Finasteride

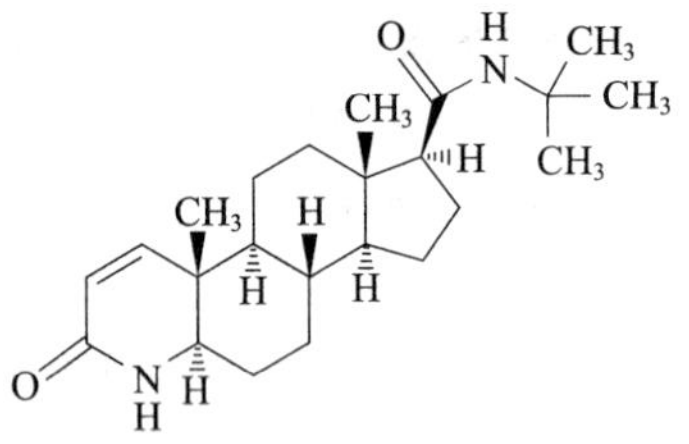

$C_{23}H_{36}N_2O_2$　372.55

本品为 *N*-叔丁基-3-氧代-4-氮杂-5α-雄甾-1-烯-17β-甲酰胺。按干燥品计算，含 $C_{23}H_{36}N_2O_2$ 应为 98.0%～102.0%。

【性状】 本品为白色或类白色结晶性粉末；无臭。

本品在甲醇、乙醇中易溶，在乙腈、乙酸乙酯中略溶，在水中几乎不溶；在冰醋酸中易溶。

比旋度 取本品约 0.5g，精密称定，置 50ml 量瓶中，加甲醇使溶解并稀释至刻度，摇匀，依法测定(通则 0621)，比旋度为+12°至+14°。

【鉴别】 (1)取本品约 20mg，加氢氧化钠 0.1g，置试管中，混匀，加热至熔化，产生的气体能使湿润的红色石蕊试纸变蓝。

(2)在含量测定项下记录的色谱图中，供试品溶液主峰的保留时间应与对照品溶液主峰的保留时间一致。

(3)本品的红外光吸收图谱应与对照的图谱(光谱集 793 图)一致(如不一致，则取本品与非那雄胺对照品，分别加甲醇溶解后蒸干，残渣依法测定，两者的红外光吸收图谱应一致)。

【检查】 **有关物质** 照高效液相色谱法(通则 0512)测定。

供试品溶液 取本品约 25mg，置 25ml 量瓶中，加流动相使溶解并稀释至刻度，摇匀。

对照溶液 精密量取供试品溶液 1ml，置 200ml 量瓶中，用流动相稀释至刻度，摇匀。

系统适用性溶液 取非那雄胺与杂质Ⅰ适量，加流动相溶解并稀释制成每 1ml 中约含非那雄胺 0.1mg 与杂质Ⅰ 0.01mg 的溶液。

色谱条件 用十八烷基硅烷键合硅胶为填充剂；以乙腈-水(50∶50)为流动相；检测波长为 210nm；柱温为 30℃；进样体积 20μl。

系统适用性要求 系统适用性溶液色谱图中，理论板数按非那雄胺峰计算不低于 3000，非那雄胺峰与杂质Ⅰ峰之间的分离度应符合要求。

测定法 精密量取供试品溶液与对照溶液，分别注入液相色谱仪，记录色谱图至主成分色谱峰保留时间的 2 倍。

限度 供试品溶液的色谱图中如有杂质峰，单个杂质峰面积不得大于对照溶液主峰面积(0.5%)，各杂质峰面积的和不得大于对照溶液主峰面积的 2 倍(1.0%)，小于对照溶液主峰面积 0.1 倍的峰忽略不计。

残留溶剂 照残留溶剂测定法(通则 0861 第三法)测定。

内标溶液 取正丁醇适量，加 *N*-甲基吡咯烷酮稀释制成每 1ml 中含正丁醇约为 0.2mg 的溶液，摇匀。

供试品溶液 取本品约 0.5g，精密称定，置 10ml 量瓶中，加内标溶液使溶解并稀释至刻度，摇匀。

对照品溶液 取环己烷、四氢呋喃、乙酸乙酯、甲醇、二氯甲烷、甲苯、二氧六环、吡啶、氯苯、*N*，*N*-二甲基甲酰胺与乙二醇各适量，精密称定，加内标溶液定量稀释制成每 1ml 中约含环己烷 0.194mg、四氢呋喃 0.036mg、乙酸乙酯 0.25mg、甲醇 0.15mg、二氯甲烷 0.03mg、甲苯 0.044mg、二氧六环 0.019mg、吡啶 0.01mg、氯苯 0.018mg、*N*，*N*-二甲基甲酰胺 0.044mg 与乙二醇 0.031mg 的溶液。

色谱条件 以聚乙二醇为固定液的毛细管柱(HP-INNOWAX，1.0μm 或极性相近)为色谱柱；程序升温，起始温度 40℃，维持 6 分钟，以每分钟 10℃的速率升温至 220℃，维持 2 分钟；进样口温度 220℃；检测器温度 240℃；进样体积 1μl。

系统适用性要求 对照品溶液色谱图中，各成分峰之间的分离度均应符合要求。

测定法 精密量取供试品溶液与对照品溶液，分别注入气相色谱仪，记录色谱图。

限度 按内标法以峰面积计算，环己烷、四氢呋喃、乙酸乙酯、甲醇、二氯甲烷、甲苯、二氧六环、吡啶、氯苯、*N*，*N*-二甲基甲酰胺与乙二醇的残留量均应符合规定。

干燥失重 取本品，在 105℃干燥至恒重，减失重量不得过 0.5%(通则 0831)。

炽灼残渣 取本品 1.0g，依法检查(通则 0841)，遗留残渣不得过 0.1%。

重金属　取炽灼残渣项下遗留的残渣，依法检查(通则0821第二法)，含重金属不得过百万分之十。

硒　取本品0.10g，依法检查(通则0804)，应符合规定(0.005%)。

砷盐　取本品0.50g，加氢氧化钙0.5g，混匀，小火加热至炭化，550℃灰化，加盐酸5ml与水23ml，依法操作(通则0822)，应符合规定(0.0004%)。

【含量测定】　照高效液相色谱法(通则0512)测定。

供试品溶液　取本品约25mg，精密称定，置25ml量瓶中，加流动相适量使溶解并稀释至刻度，摇匀，精密量取5ml，置50ml量瓶中，用流动相稀释至刻度，摇匀。

对照品溶液　取非那雄胺对照品约25mg，精密称定，置25ml量瓶中，加流动相适量使溶解并稀释至刻度，摇匀，精密量取5ml，置50ml量瓶中，用流动相稀释至刻度，摇匀。

系统适用性溶液、色谱条件与系统适用性要求　见有关物质项下。

测定法　精密量取供试品溶液与对照品溶液，分别注入液相色谱仪，记录色谱图。按外标法以峰面积计算。

【类别】　5α-还原酶抑制剂。

【贮藏】　遮光，密封保存。

【制剂】　(1)非那雄胺片　(2)非那雄胺胶囊

附：

杂质Ⅰ

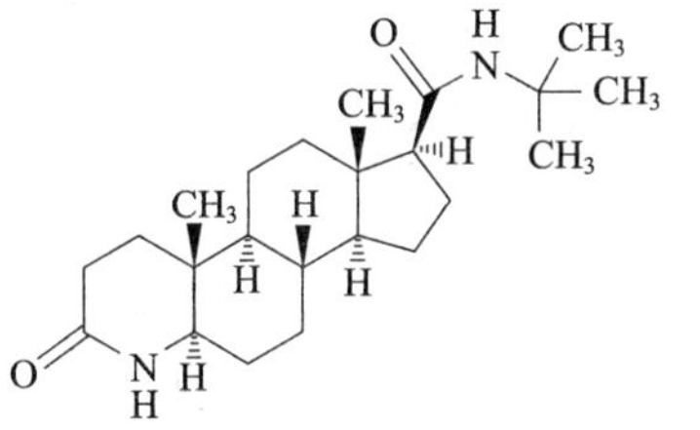

$C_{23}H_{38}N_2O_2$　374.57

N-叔丁基-3-氧代-4-氮杂-5α-雄甾烷-17β-甲酰胺

非那雄胺片

Feinaxiong'an Pian

Finasteride Tablets

本品含非那雄胺($C_{23}H_{36}N_2O_2$)应为标示量的95.0%～105.0%。

【性状】　本品为白色或类白色片或薄膜衣片，除去包衣后显白色或类白色。

【鉴别】　(1)取本品细粉适量(约相当于非那雄胺20mg)，加甲醇10ml，超声使非那雄胺溶解，滤过，滤液减压蒸干，加氢氧化钠0.1g，混匀，加热，产生的气体能使湿润的红色石蕊试纸变蓝。

(2)在含量测定项下记录的色谱图中，供试品溶液主峰的保留时间应与对照品溶液主峰的保留时间一致。

【检查】　**有关物质**　照高效液相色谱法(通则0512)测定。

供试品溶液　取本品细粉适量(约相当于非那雄胺25mg)，置25ml量瓶中，加流动相适量，振摇使非那雄胺溶解并稀释至刻度，摇匀，滤过，取续滤液。

对照溶液　精密量取供试品溶液1ml，置200ml量瓶中，用流动相稀释至刻度，摇匀。

系统适用性溶液、色谱条件、系统适用性要求与测定法　见非那雄胺有关物质项下。

限度　供试品溶液的色谱图中如有杂质峰，单个杂质峰面积不得大于对照溶液主峰面积(0.5%)，各杂质峰面积的和不得大于对照溶液主峰面积的2倍(1.0%)，小于对照溶液主峰面积0.1倍的峰忽略不计。

含量均匀度　取本品1片，研细，置10ml(1mg规格)或50ml(5mg规格)量瓶中，加流动相适量，振摇使非那雄胺溶解并稀释至刻度，摇匀，滤过，取续滤液作为供试品溶液。照含量测定项下的方法测定，计算每片的含量，应符合规定(通则0941)。

溶出度　照溶出度与释放度测定法[通则0931第三法(1mg规格)或第二法(5mg规格)]测定。

溶出条件　以水200ml(1mg规格)或900ml(5mg规格)为溶出介质，转速为每分钟50转，依法操作，经45分钟时取样。

供试品溶液　取溶出液10ml，滤过，取续滤液。

对照品溶液　取非那雄胺对照品约12.5mg，精密称定，置50ml量瓶中，加少量甲醇使溶解，用水稀释至刻度，摇匀，精密量取2ml，置100ml量瓶中，用水稀释至刻度，摇匀。

色谱条件　见含量测定项下。系统适用性溶液进样体积20μl，其他溶液进样体积50μl。

系统适用性溶液与系统适用性要求　见含量测定项下。

测定法　见含量测定项下。计算每片的溶出量。

限度　标示量的75%，应符合规定。

其他　应符合片剂项下有关的各项规定(通则0101)。

【含量测定】　照高效液相色谱法(通则0512)测定。

供试品溶液　取本品30片(1mg规格)或20片(5mg规格)，精密称定，研细，精密称取细粉适量(约相当于非那雄胺10mg)，置100ml量瓶中，加流动相适量，振摇使非那雄胺溶解并稀释至刻度，摇匀，滤过，取续滤液。

对照品溶液　取非那雄胺对照品约10mg，精密称定，置100ml量瓶中，加流动相适量使溶解并稀释至刻度，摇匀。

系统适用性溶液、色谱条件、系统适用性要求与测定法　见非那雄胺含量测定项下。

【类别】　同非那雄胺。

【规格】　(1)1mg　(2)5mg

【贮藏】　遮光，密封保存。

非那雄胺胶囊

Feinaxiong'an Jiaonang

Finasteride Capsules

本品含非那雄胺($C_{23}H_{36}N_2O_2$)应为标示量的95.0%～105.0%。

【性状】 本品内容物为白色或类白色颗粒或粉末。

【鉴别】 (1)取本品内容物适量(约相当于非那雄胺20mg),加甲醇10ml,超声使非那雄胺溶解,滤过,滤液减压蒸干,加氢氧化钠0.1g,混匀,加热,产生的气体能使湿润的红色石蕊试纸变蓝。

(2)在含量测定项下记录的色谱图中,供试品溶液主峰的保留时间应与对照品溶液主峰的保留时间一致。

【检查】 **有关物质** 照高效液相色谱法(通则 0512)测定。

供试品溶液　取本品内容物适量(约相当于非那雄胺25mg),置25ml量瓶中,加流动相适量,振摇使非那雄胺溶解并稀释至刻度,摇匀,滤过,取续滤液。

对照溶液　精密量取供试品溶液1ml,置200ml量瓶中,用流动相稀释至刻度,摇匀。

系统适用性溶液、色谱条件、系统适用性要求与测定法　见非那雄胺有关物质项下。

限度　供试品溶液的色谱图中如有杂质峰,单个杂质峰面积不得大于对照溶液主峰面积(0.5%),各杂质峰面积的和不得大于对照溶液主峰面积的2倍(1.0%),小于对照溶液主峰面积0.1倍的峰忽略不计。

含量均匀度 取本品1粒,将内容物倾入50ml量瓶中,囊壳用流动相分次洗涤,洗液并入量瓶中,加流动相适量,振摇使非那雄胺溶解并稀释至刻度,摇匀,滤过,取续滤液作为供试品溶液。照含量测定项下的方法测定,计算每粒的含量,应符合规定(通则 0941)。

溶出度 照溶出度与释放度测定法(通则 0931 第二法)测定。

溶出条件　以水1000ml为溶出介质,转速为每分钟50转,依法操作,经45分钟时取样。

供试品溶液　取溶出液10ml,滤过,取续滤液。

对照品溶液　取非那雄胺对照品约12.5mg,精密称定,置50ml量瓶中,加少量甲醇使溶解,用水稀释至刻度,摇匀,精密量取2ml,置100ml量瓶中,用水稀释至刻度,摇匀。

色谱条件　见含量测定项下。系统适用性溶液进样体积20μl,其他溶液进样体积50μl。

系统适用性溶液与系统适用性要求　见含量测定项下。

测定法　见含量测定项下。计算每粒的溶出量。

限度　标示量的75%,应符合规定。

其他 应符合胶囊剂项下有关的各项规定(通则 0103)。

【含量测定】 照高效液相色谱法(通则 0512)测定。

供试品溶液 取本品20粒,精密称定,倾出内容物,精密称定壳重量,计算平均装量。取内容物,混匀,研细,精密称取细粉适量(约相当于非那雄胺25mg),置50ml量瓶中,加流动相适量,振摇使非那雄胺溶解并稀释至刻度,摇匀,滤过,精密量取续滤液10ml,置50ml量瓶中,用流动相稀释至刻度,摇匀。

对照品溶液 取非那雄胺对照品约10mg,精密称定,置100ml量瓶中,加流动相适量使溶解,并稀释至刻度,摇匀。

系统适用性溶液、色谱条件、系统适用性要求与测定法 见非那雄胺含量测定项下。

【类别】 同非那雄胺。

【规格】 5mg

【贮藏】 遮光,密封保存。

非洛地平

Feiluodiping

Felodipine

$C_{18}H_{19}Cl_2NO_4$　384.25

本品为(±)-2,6-二甲基-4-(2,3-二氯苯基)-1,4-二氢-3,5-吡啶二甲酸甲酯乙酯。按干燥品计算,含$C_{18}H_{19}Cl_2NO_4$不得少于99.0%。

【性状】 本品为白色至淡黄色结晶或结晶性粉末;无臭;遇光不稳定。

本品在丙酮、甲醇或乙醇中易溶,在水中几乎不溶。

熔点 本品的熔点(通则0612)为141～145℃。

【鉴别】 (1)取本品20mg,加盐酸1ml溶解后,加盐酸羟胺试液1ml,混匀,滴加20%氢氧化钠溶液使呈碱性,置水浴煮沸30分钟,放冷,再滴加1mol/L盐酸溶液使恰呈酸性,加三氯化铁试液数滴,溶液显红褐色。

(2)取本品,加乙醇溶解并稀释制成每1ml中含20μg的溶液,照紫外-可见分光光度法(通则0401)测定,在238nm与361nm的波长处有最大吸收。

(3)本品的红外光吸收图谱应与对照的图谱(光谱集794图)一致。

【检查】 **甲醇溶液的澄清度与颜色** 取本品1.0g,加甲醇20ml溶解后,溶液应澄清无色;如显色,依法检查(通则

0901 第二法)，在 440nm 的波长处测定吸光度，不得过 0.10。

氯化物　取本品 2.0g，加水 50ml，煮沸，立即冷却，加水补充至 50ml，滤过，取续滤液 25ml，依法检查(通则0801)，与标准氯化钠溶液 5.0ml 制成的对照液比较，不得更浓(0.005%)。

有关物质　照高效液相色谱法(通则 0512)测定。避光操作。

供试品溶液　取本品适量，精密称定，加甲醇溶解并定量稀释制成每 1ml 中约含 1mg 的溶液。

对照溶液　取杂质Ⅰ适量，精密称定，加甲醇溶解并定量稀释制成每 1ml 中约含 0.1mg 的溶液，精密量取 1ml，置 100ml 量瓶中，精密加入供试品溶液 1ml，用流动相稀释至刻度，摇匀。

系统适用性溶液　取非洛地平和杂质Ⅰ对照品各适量，加甲醇溶解并稀释制成每 1ml 中分别约含 1mg 和 10μg 的混合溶液。

色谱条件　用十八烷基硅烷键合硅胶为填充剂；以甲醇-乙腈-水(50：15：35)为流动相；检测波长为 238nm；进样体积 10μl。

系统适用性要求　系统适用性溶液色谱图中，杂质Ⅰ峰与非洛地平峰之间的分离度应大于 3.0。

测定法　精密量取供试品溶液和对照溶液，分别注入液相色谱仪，记录色谱图至主成分峰保留时间的 3 倍。

限度　供试品溶液色谱图中如有与杂质Ⅰ峰保留时间一致的色谱峰，按外标法以峰面积计算，不得过 0.1%；其他单个杂质峰面积不得大于对照溶液中非洛地平峰面积的 0.5 倍(0.5%)；杂质总量不得过 1.0%。

干燥失重　取本品，在 105℃干燥至恒重，减失重量不得过 0.5%(通则0831)。

炽灼残渣　取本品 1.0g，依法检查(通则0841)，遗留残渣不得过 0.1%。

重金属　取炽灼残渣项下遗留的残渣，依法检查(通则0821 第二法)，含重金属不得过百万分之十。

砷盐　取本品 1.0g，加氢氧化钙 1g 混合，加水少量，搅拌均匀，先以小火加热，再炽灼至完全灰化，呈灰白色，放冷，残渣加盐酸 8ml 与水 20ml 使溶解，依法检查(通则0822 第一法)，应符合规定(0.0002%)。

【含量测定】　取本品 0.3g，精密称定，加冰醋酸 40ml 溶解后，加稀硫酸 20ml 与邻二氮菲指示液 2 滴，用硫酸铈滴定液(0.1mol/L)滴定至橙色消失，并将滴定结果用空白试验校正。每 1ml 的硫酸铈滴定液(0.1mol/L)相当于 19.21mg 的 $C_{18}H_{19}Cl_2NO_4$。

【类别】　钙通道阻滞药。

【贮藏】　遮光，密封保存。

【制剂】　非洛地平片

附：

杂质Ⅰ

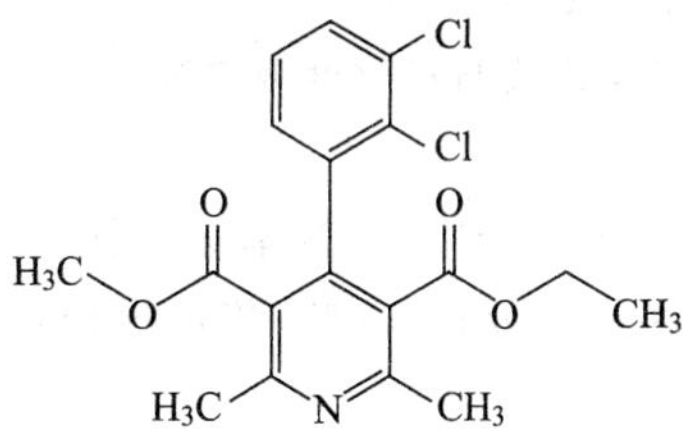

$C_{18}H_{17}Cl_2NO_4$　382.24

2,6-二甲基-4-(2,3-二氯苯基)-3,5-吡啶二甲酸甲酯乙酯

非洛地平片

Feiluodiping Pian

Felodipine Tablets

本品含非洛地平($C_{18}H_{19}Cl_2NO_4$)应为标示量的90.0%～110.0%。

【性状】　本品为白色或类白色片。

【鉴别】　(1)在含量测定项下记录的色谱图中，供试品溶液主峰的保留时间应与对照品溶液主峰的保留时间一致。

(2)取含量测定项下的供试品溶液，照紫外-可见分光光度法(通则0401)测定，在 238nm 与 361nm 的波长处有最大吸收。

【检查】　**有关物质**　照高效液相色谱法(通则 0512)测定。避光操作。

供试品溶液　取含量测定项下的细粉，精密称定，加甲醇超声使非洛地平溶解并定量稀释制成每 1ml 中约含非洛地平 1mg 的溶液，滤过，取续滤液。

对照溶液　取杂质Ⅰ对照品，精密称定，加甲醇溶解并定量稀释制成每 1ml 中约含 0.3mg 的溶液，精密量取 1ml，置 100ml 量瓶中，精密加入供试品溶液 1ml，用流动相稀释至刻度，摇匀。

系统适用性溶液、色谱条件、系统适用性要求与测定法见非洛地平有关物质项下。

限度　供试品溶液色谱图中如有与杂质Ⅰ峰保留时间一致的色谱峰，按外标法以峰面积计算，不得过非洛地平标示量的 0.3%；其他单个杂质峰面积不得大于对照溶液中非洛地平峰面积(1.0%);杂质总量不得过 1.5%。

含量均匀度　避光操作。取本品 1 片,置乳钵中研细,加少量乙醇研磨,用乙醇分次转移至 50ml 量瓶中,振摇约 15 分钟使非洛地平溶解,用乙醇稀释至刻度,摇匀,滤过,精密量取续滤液适量,用乙醇定量稀释制成每 1ml 中约含非洛地平 20μg 的溶液,作为供试品溶液。照含量测定项下的方法测定含量,应符合规定(通则0941)。

溶出度　照溶出度与释放度测定法(通则 0931 第二法)测定。避光操作。

溶出条件　以 0.3% 十二烷基硫酸钠溶液 1000ml 为溶出介质,转速为每分钟 50 转,依法操作,经 45 分钟时取样。

供试品溶液　取溶出液适量,滤过,取续滤液。

对照品溶液　取非洛地平对照品约 10mg,精密称定,置 100ml 量瓶中,加乙醇 5ml,振摇使溶解,用溶出介质稀释至刻度,摇匀,精密量取适量,用溶出介质定量稀释制成每 1ml 中约含非洛地平 2.5μg(2.5mg 规格)、5μg(5mg 规格)和 10μg(10mg 规格)的溶液。

色谱条件与系统适用性要求　见含量测定项下。

测定法　见含量测定项下。计算每片的溶出量。

限度　标示量的 80%,应符合规定。

其他　应符合片剂项下有关的各项规定(通则0101)。

【含量测定】　照高效液相色谱法(通则 0512)测定。避光操作。

供试品溶液　取本品 20 片,精密称定,研细,精密称取适量(约相当于非洛地平 10mg),置 50ml 量瓶中,加乙醇适量,振摇约 15 分钟使非洛地平溶解,用乙醇稀释至刻度,摇匀,滤过,精密量取续滤液 5ml,置 50ml 量瓶中,用乙醇稀释至刻度,摇匀。

对照品溶液　取非洛地平对照品,精密称定,加乙醇溶解并定量稀释制成每 1ml 中约含 20μg 的溶液。

色谱条件　用十八烷基硅烷键合硅胶为填充剂;以甲醇-乙腈-水(50 : 15 : 35)为流动相;检测波长为 238nm。进样体积 20μl。

系统适用性要求　理论板数按非洛地平峰计算不低于 3500,非洛地平峰与相邻杂质峰的分离度应符合要求。

测定法　精密量取供试品溶液与对照品溶液,分别注入液相色谱仪,记录色谱图。按外标法以峰面积计算。

【类别】　同非洛地平。

【规格】　(1)2.5mg　(2)5mg　(3)10mg

【贮藏】　遮光,密封保存。

非诺贝特

Feinuobeite

Fenofibrate

$C_{20}H_{21}ClO_4$　360.84

本品为 2-甲基-2-[4-(4-氯苯甲酰基)苯氧基]丙酸异丙酯。按干燥品计算,含 $C_{20}H_{21}ClO_4$ 不得少于 98.5%。

【性状】　本品为白色或类白色结晶性粉末;无臭。

本品在三氯甲烷中极易溶解,在丙酮或乙醚中易溶,在乙醇中略溶,在水中几乎不溶。

熔点　本品的熔点(通则0612)应为 78～82℃。

【鉴别】　(1)取本品,加无水乙醇溶解并制成每 1ml 中约含 10μg 的溶液,照紫外-可见分光光度法(通则0401)测定,在 286nm 的波长处有最大吸收。

(2)本品的红外光吸收图谱应与对照的图谱(光谱集 248 图)一致。

【检查】　**乙醇溶液的澄清度与颜色**　取本品 1.0g,加乙醇 25ml,振摇使溶解(必要时微温),溶液应澄清无色;如显色,与黄色 1 号标准比色液(通则0901 第一法)比较,不得更深。

硫酸盐　取本品 1.0g,加水 50ml,振摇,在 50℃ 加热 10 分钟,充分振摇使溶解,放冷,滤过,取滤液 25ml,依法检查(通则0802),与标准硫酸钾溶液 2.0ml 制成的对照液比较,不得更浓(0.04%)。

氯化物　取本品 1.0g,加水 10ml,振摇,在 50℃ 加热 10 分钟,充分振摇使溶解,放冷,加水至 20ml,滤过,取滤液 10ml,依法检查(通则0801),与标准氯化钠溶液 5.0ml 制成的对照液比较,不得更浓(0.01%)。

有关物质　照高效液相色谱法(通则 0512)测定。

供试品溶液　取本品,加流动相溶解并稀释制成每 1ml 中约含 0.4mg 的溶液。

对照溶液　精密量取供试品溶液适量,用流动相定量稀释制成每 1ml 中含 0.4μg 的溶液。

系统适用性溶液　取杂质Ⅰ对照品与杂质Ⅱ对照品各适量,加流动相溶解并稀释制成每 1ml 中各含 1μg 的混合溶液。

色谱条件　用十八烷基硅烷键合硅胶为填充剂;以水(用磷酸调节 pH 值至 2.5)-乙腈(30 : 70)为流动相;检测波长为 286nm;进样体积 10μl。

系统适用性要求　系统适用性溶液色谱图中,杂质Ⅰ峰与杂质Ⅱ峰之间的分离度应符合要求。

测定法　精密量取供试品溶液和对照溶液,分别注入液相色谱仪，记录色谱图至主成分峰保留时间的 2 倍。

限度　供试品溶液的色谱图中如有杂质峰，单个杂质峰面积不得大于对照溶液的主峰面积(0.1%)，各杂质峰面积的和不得大于对照溶液主峰面积的 5 倍(0.5%)，小于对照溶液主峰面积 0.1 倍的色谱峰忽略不计。

残留溶剂　照残留溶剂测定法(通则 0861 第二法)测定。

内标溶液　取正丙醇，用 *N*,*N*-二甲基甲酰胺稀释制成每 1ml 中约含 1mg 的溶液。

供试品溶液　取本品约 1.0g，精密称定，置 20ml 顶空瓶中，精密加入内标溶液 1ml 与 *N*,*N*-二甲基甲酰胺 9ml，振摇使溶解，密封。

对照品溶液　分别取丙酮、异丙醇、三氯甲烷与甲苯各适量，精密称定，用 *N*,*N*-二甲基甲酰胺定量稀释制成每 1ml 中分别约含 1mg、1mg、0.012mg 与 0.178mg 的混合溶液，精密量取 5ml，置 20ml 顶空瓶中，精密加入内标溶液 1ml 与 *N*,*N*-二甲基甲酰胺 4ml，摇匀，密封。

色谱条件　以 6%氰丙基苯基-94%二甲基聚硅氧烷(或极性相近)为固定液；起始温度为 40℃，维持 8 分钟，以每分钟 45℃的速率升温至 200℃，维持 3 分钟；进样口温度 200℃；检测器温度 250℃；顶空瓶平衡温度为 80℃；平衡时间为 30 分钟。

系统适用性要求　对照品溶液色谱图中，各成分峰间的分离度均应符合要求。

测定法　取供试品溶液与对照品溶液分别顶空进样，记录色谱图。

限度　按内标法以峰面积计算，丙酮、异丙醇、三氯甲烷与甲苯的残留量均应符合规定。

干燥失重　取本品，在 50℃减压干燥至恒重，减失重量不得过 0.5%(通则0831)。

炽灼残渣　取本品 1.0g，依法检查(通则0841)，遗留残渣不得过 0.1%。

重金属　取炽灼残渣项下遗留的残渣，依法检查(通则 0821 第二法)，含重金属不得过百万分之十。

【含量测定】　照高效液相色谱法(通则 0512)测定。

供试品溶液　取本品约 10mg，精密称定，置 100ml 量瓶中，加流动相适量，充分振摇使溶解，用流动相稀释至刻度，摇匀。

对照品溶液　取非诺贝特对照品约 10mg，精密称定，置 100ml 量瓶中，加流动相适量，充分振摇使溶解，用流动相稀释至刻度，摇匀。

色谱条件　用十八烷基硅烷键合硅胶为填充剂；以水(用磷酸调节 pH 值至 2.5)-乙腈(30∶70)为流动相；检测波长为 286nm；进样体积 10μl。

系统适用性要求　理论板数按非诺贝特峰计算不低于 3000。

测定法　精密量取供试品溶液与对照品溶液，分别注入液相色谱仪，记录色谱图。按外标法以峰面积计算。

【类别】　降血脂药。

【贮藏】　遮光，密封保存。

【制剂】　(1)非诺贝特片　(2)非诺贝特胶囊

附：

杂质Ⅰ

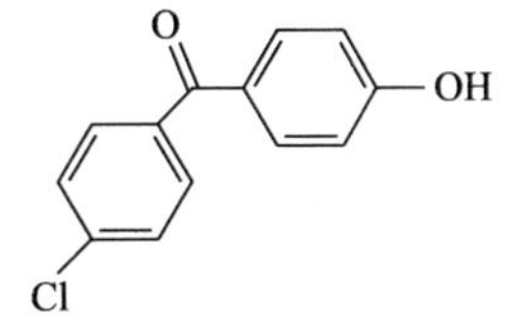

$C_{13}H_9ClO_2$　232.66

4′-氯-4-羟基二苯甲酮

杂质Ⅱ

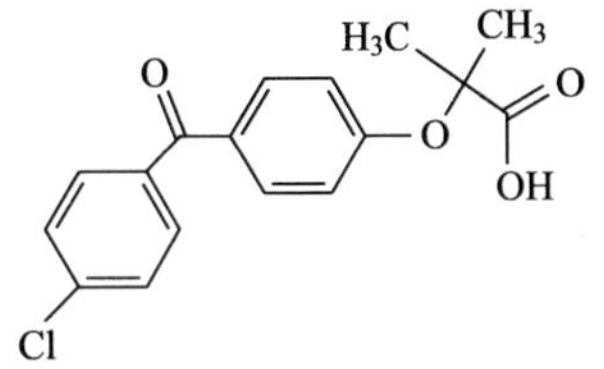

$C_{17}H_{15}ClO_4$　318.75

2-[4-(4-氯苯甲酰基)-苯氧基]-2-甲基丙酸

非诺贝特片

Feinuobeite Pian

Fenofibrate Tablets

本品含非诺贝特($C_{20}H_{21}ClO_4$)应为标示量的 93.0%～107.0%。

【性状】　本品为白色或类白色片。

【鉴别】　(1)在含量测定项下记录的色谱图中，供试品溶液主峰的保留时间应与对照品溶液主峰的保留时间一致。

(2)取本品的细粉适量，加无水乙醇适量，充分振摇使非诺贝特溶解，滤过，取滤液，用无水乙醇稀释制成每 1ml 中约含 10μg 的溶液，照紫外-可见分光光度法(通则0401)测定，在 286nm 的波长处有最大吸收。

【检查】　**有关物质**　照高效液相色谱法(通则 0512)测定。

供试品溶液　本品细粉适量，加流动相适量，振摇使非诺贝特溶解并稀释制成每 1ml 中约含非诺贝特 0.4mg 的溶液，滤过，取续滤液。

对照溶液　精密量取供试品溶液 1ml，置 100ml 量瓶中，用流动相稀释至刻度，摇匀。

系统适用性溶液、色谱条件、系统适用性要求与测定法见非诺贝特有关物质项下。

限度　供试品溶液的色谱图中如有杂质峰，单个杂质峰面积不得大于对照溶液主峰面积的 0.5 倍(0.5%)，各杂质峰面积的和不得大于对照溶液的主峰面积(1.0%)，小于对照溶液主峰面积 0.01 倍的色谱峰忽略不计。

溶出度　照溶出度与释放度测定法(通则 0931 第二法)测定。

溶出条件　以 1.0% 十二烷基硫酸钠溶液 1000ml 为溶出介质，转速为每分钟 100 转，依法操作，经 60 分钟时取样。

供试品溶液　取溶出液 10ml，滤过，精密量取续滤液 5ml，置 50ml 量瓶中，用水稀释至刻度，摇匀。

对照品溶液　取非诺贝特对照品约 10mg，精密称定，置 100ml 量瓶中，加无水乙醇溶解并稀释至刻度，摇匀，精密量取 5ml，置 50ml 量瓶中，加溶出介质 5ml，用水稀释至刻度，摇匀。

测定法　取供试品溶液与对照品溶液，照紫外-可见分光光度法(通则 0401)，在 289nm 的波长处分别测定吸光度，计算每片的溶出量。

限度　标示量的 60%，应符合规定。

其他　应符合片剂项下有关的各项规定(通则0101)。

【含量测定】　照高效液相色谱法(通则 0512)测定。

供试品溶液　取本品 20 片，精密称定，研细，精密称取适量(约相当于非诺贝特 10mg)，置 100ml 量瓶中，加流动相适量，充分振摇使非诺贝特溶解，用流动相稀释至刻度，摇匀，滤过，取续滤液。

对照品溶液、色谱条件、系统适用性要求与测定法　见非诺贝特含量测定项下。

【类别】　同非诺贝特。

【规格】　0.1g

【贮藏】　遮光，密封保存。

非诺贝特胶囊

Feinuobeite Jiaonang

Fenofibrate Capsules

本品含非诺贝特($C_{20}H_{21}ClO_4$)应为标示量的 90.0%～110.0%。

【性状】　本品的内容物为白色或类白色的粉末、颗粒或小丸。

【鉴别】　(1)在含量测定项下记录的色谱图中，供试品溶液主峰的保留时间应与对照品溶液主峰的保留时间一致。

(2)取本品的内容物适量，加无水乙醇适量，充分振摇使非诺贝特溶解，滤过，取滤液用无水乙醇稀释制成每 1ml 中约含非诺贝特 10μg 的溶液，照紫外-可见分光光度法(通则 0401)测定，在 286nm 的波长处有最大吸收。

【检查】　**有关物质**　照高效液相色谱法(通则 0512)测定。

供试品溶液　取装量差异项下的内容物，混合均匀，精密称取适量(约相当于非诺贝特 40mg)，置 100ml 量瓶中，加流动相适量，振摇使非诺贝特溶解并稀释至刻度，摇匀，滤过，取续滤液。

对照溶液　精密量取供试品溶液 1ml，置 100ml 量瓶中，用流动相稀释至刻度，摇匀。

系统适用性溶液、色谱条件、系统适用性要求与测定法　见非诺贝特有关物质项下。

限度　供试品溶液的色谱图中如有杂质峰，单个杂质峰面积不得大于对照溶液主峰面积的 0.5 倍(0.5%)，各杂质峰面积的和不得大于对照溶液的主峰面积(1.0%)，小于对照溶液主峰面积 0.01 倍的色谱峰忽略不计。

溶出度　照溶出度与释放度测定法(通则 0931 第二法)测定。

溶出条件　以 0.025mol/L 十二烷基硫酸钠溶液 1000ml 为溶出介质，转速为每分钟 75 转，依法操作，经 30 分钟时取样。

供试品溶液　取溶出液 10ml，滤过，精密量取续滤液适量，用溶出介质定量稀释制成每 1ml 中含非诺贝特 10μg 的溶液。

对照品溶液　取非诺贝特对照品 10mg，精密测定，置 100ml 量瓶中，加无水乙醇 10ml 溶解，用无水乙醇稀释至刻度，摇匀，精密量取 5ml，置 50ml 量瓶中，用溶出介质稀释至刻度，摇匀。

测定法　取供试品溶液与对照品溶液，照紫外-可见分光光度法(通则 0401)，在 289nm 的波长处分别测定吸光度，计算每粒的溶出量。

限度　标示量的 75%，应符合规定。

其他　应符合胶囊剂项下有关的各项规定(通则 0103)。

【含量测定】　照高效液相色谱法(通则 0512)测定。

供试品溶液　取装量差异项下的内容物，混合均匀，精密称取适量(约相当于非诺贝特 10mg)，置 100ml 量瓶中，加流动相适量，充分振摇使非诺贝特溶解，用流动相稀释至刻度，摇匀，滤过，取续滤液。

对照品溶液、色谱条件、系统适用性要求与测定法　见非诺贝特含量测定项下。

【类别】　同非诺贝特。

【规格】　(1)0.1g　(2)0.2g

【贮藏】　遮光，密封保存。

非诺洛芬钙

Feinuoluofengai

Fenoprofen Calcium

$C_{30}H_{26}CaO_6 \cdot 2H_2O$　558.64

本品为(±)-α-甲基-3-苯氧基-苯乙酸钙二水合物。按无水物计算,含 $C_{30}H_{26}CaO_6$ 不得少于 97.5%。

【性状】 本品为白色结晶性粉末;无臭。

本品在乙醇中溶解,在甲醇中微溶,在水中极微溶解,在三氯甲烷中几乎不溶。

【鉴别】 (1)取本品约 20mg,加醋酸 1ml 微温溶解后,加草酸铵试液 1 滴,即生成白色沉淀,滤过,沉淀能在盐酸中溶解。

(2)取本品约 0.1g,加冰醋酸 5ml 溶解后,用甲醇稀释至 100ml,摇匀,量取适量,用甲醇稀释制成每 1ml 中约含 50μg 的溶液,照紫外-可见分光光度法(通则0401)测定,在 272nm 与 278nm 的波长处有最大吸收,在 266nm 的波长处有一肩峰。

(3)本品的红外光吸收图谱应与对照的图谱(光谱集 249 图)一致。

【检查】 **有关物质** 照薄层色谱法(通则 0502)试验。

供试品溶液　取本品,加三氯甲烷-甲醇(1∶1)溶液制成每 1ml 中含 50mg 的溶液。

对照溶液　精密量取供试品溶液适量,加三氯甲烷-甲醇(1∶1)溶液定量稀释制成每 1ml 中约含 0.25mg 的溶液。

色谱条件　采用硅胶 GF_{254} 薄层板上,以甲苯-冰醋酸(10∶1)为展开剂。

测定法　吸取供试品溶液与对照溶液各 20μl,分别点于同一薄层板上,展开,晾干,置紫外光灯(254nm)下检视。

结果判定　供试品溶液如显杂质斑点,其颜色与对照溶液的主斑点比较,不得更深。

水分　取本品,照水分测定法(通则0832 第一法 1)测定,水分应为 5.0%～8.0%。

钙　取本品约 0.25g,精密称定,加乙醇 15ml 与水 10ml,微温使溶解,加氢氧化钠试液 15ml 与钙紫红素指示剂约 0.1g,摇匀,用乙二胺四醋酸二钠滴定液(0.05mol/L)滴定至溶液由紫红色转变为纯蓝色。每 1ml 乙二胺四醋酸二钠滴定液(0.05mol/L)相当于 2.004mg 的 Ca。按无水物计算,含钙应为 7.3%～8.0%。

【含量测定】 取本品约 0.25g,精密称定,加冰醋酸 20ml 与醋酐 2ml 溶解后,加结晶紫指示液 1 滴,用高氯酸滴定液(0.1mol/L)滴定至溶液显蓝绿色,并将滴定的结果用空白试验校正。每 1ml 高氯酸滴定液(0.1mol/L)相当于 26.13mg 的 $C_{30}H_{26}CaO_6$。

【类别】 解热镇痛、非甾体抗炎药。

【贮藏】 密封保存。

【制剂】 非诺洛芬钙片

非诺洛芬钙片

Feinuoluofengai Pian

Fenoprofen Calcium Tablets

本品含非诺洛芬钙以非诺洛芬($C_{15}H_{14}O_3$)计算,应为标示量的 95.0%～105.0%。

【性状】 本品为白色片。

【鉴别】 (1)取本品的细粉适量(约相当于非诺洛芬钙 0.1g),加醋酸 5ml,振摇,滤过,滤液照非诺洛芬钙项下的鉴别(1)项试验,显相同的反应。

(2)取含量测定项下的溶液,照紫外-可见分光光度法(通则0401)测定,在 272nm 与 278nm 的波长处有最大吸收,在 266nm 的波长处有一肩峰。

【检查】 应符合片剂项下有关的各项规定(通则0101)。

【含量测定】 照紫外-可见分光光度法(通则 0401)测定。

供试品溶液　取本品 20 片,精密称定,研细,精密称取适量(约相当于非诺洛芬 0.2g),置 200ml 量瓶中,加冰醋酸 5ml,振摇 1 分钟,加甲醇 100ml,振摇 5 分钟,用甲醇稀释至刻度,摇匀,滤过,精密量取续滤液 5ml,置 100ml 量瓶中,用甲醇稀释至刻度,摇匀。

测定法　取供试品溶液,在 272nm 的波长处测定吸光度,按 $C_{15}H_{14}O_3$ 的吸收系数($E_{1cm}^{1\%}$)为 80.7 计算。

【类别】 同非诺洛芬钙。

【规格】 0.3g(按 $C_{15}H_{14}O_3$ 计)

【贮藏】 密封保存。

帕司烟肼

Pasiyanjing

Pasiniazid

$C_6H_7N_3O \cdot C_7H_7NO_3$　290.27

本品为 4-吡啶甲酰肼对氨基水杨酸盐。按干燥品计算,含 $C_6H_7N_3O \cdot C_7H_7NO_3$ 不得少于 98.0%。

【性状】 本品为黄色结晶性粉末,无臭。

本品在丙酮中易溶,在热水中溶解,在乙醇和甲醇中略溶。

熔点 本品的熔点为 139～144℃，熔融同时分解（通则 0612）。

【鉴别】 （1）取本品 50mg，加水 5ml 溶解，加氨制硝酸银试液 1ml，溶液呈白色浑浊，加热后，试管壁上生成银镜。

（2）取本品 2mg，加水 10ml 溶解，加稀盐酸 2 滴及三氯化铁试液 2 滴，即显紫色。

（3）取本品，加水溶解并稀释制成每 1ml 中约含 10μg 的溶液，照紫外-可见分光光度法（通则 0401）测定，在 265nm 和 298nm 的波长处有最大吸收。

（4）本品的红外光吸收图谱应与对照品的图谱一致（通则 0402）。

【检查】 **间氨基酚** 照高效液相色谱法（通则 0512）测定。避光操作。

供试品溶液 临用新制。取本品适量，精密称定，加流动相溶解并定量稀释制成每 1ml 中约含 1mg 的溶液。

对照品溶液 取间氨基酚对照品适量，精密称定，加流动相溶解并定量稀释制成每 1ml 中约含 1.8μg 的溶液。

系统适用性溶液 取帕司烟肼和间氨基酚对照品适量，加流动相溶解并稀释制成每 1ml 中约含帕司烟肼 1mg 和间氨基酚 1.8μg 的混合溶液。

色谱条件 用十八烷基硅烷键合硅胶为填充剂，以磷酸盐缓冲液（取磷酸氢二钠 8.7g 与磷酸二氢钠 3.4g，加水适量使溶解，加 10%四丁基氢氧化铵溶液 23ml，加水至 1000ml）-甲醇（90∶10）为流动相；检测波长为 280nm；进样体积 20μl。

系统适用性要求 系统适用性溶液色谱图中，理论板数按间氨基酚峰计算不低于 5000，异烟肼峰、间氨基酚峰和对氨基水杨酸峰之间的分离度均应符合要求。

测定法 精密量取供试品溶液与对照品溶液，分别注入液相色谱仪，记录色谱图。

限度 供试品溶液的色谱图中如有与间氨基酚峰保留时间一致的色谱峰，按外标法以峰面积计算，不得过 0.25%。

氯化物 取本品 0.50g，加水 48ml，加热溶解，放冷，加硝酸 2ml，摇匀，将溶液分为两等份，分置 50ml 纳氏比色管中，一份中加硝酸银试液 1ml，放置 10 分钟，用滤纸反复滤过，至滤液完全澄清，加标准氯化钠溶液 7.5ml 与水适量使成 50ml，摇匀，在暗处放置 5 分钟，作为对照溶液。另一份中加硝酸银试液 1ml 与水使成 50ml，摇匀，在暗处放置 5 分钟，如显浑浊，与对照溶液比较，不得更浓（0.03%）。

硫酸盐 取本品 2.0g，加水 50ml，水浴加热溶解，放冷，加稀盐酸 4ml，反复滤过至溶液澄清，滤液分为两等份，分置 50ml 的纳氏比色管中，一份加 25%氯化钡溶液 5ml，摇匀，放置 10 分钟，如浑浊，反复滤过至滤液澄清，再加标准硫酸钾溶液 5.0ml 与水适量使成 50ml，摇匀，放置 10 分钟，作为对照溶液。另一份中加 25%氯化钡溶液 5ml 与水适量使成 50ml，摇匀，放置 10 分钟，如显浑浊，与对照溶液比较，不得更浓（0.05%）。

干燥失重 取本品，以五氧化二磷为干燥剂，在 80℃减压干燥至恒重，减失重量不得过 0.5%（通则 0831）。

【含量测定】 取本品 0.25g，精密称定，加冰醋酸 30ml 使溶解，加醋酐 2ml，结晶紫指示液 1 滴，用高氯酸滴定液（0.1mol/L）滴定至蓝色为终点，并将滴定结果用空白试验校正。每 1ml 的高氯酸滴定液（0.1mol/L）相当于 29.03mg 的 $C_6H_7N_3O \cdot C_7H_7NO_3$。

【类别】 抗结核药。

【贮藏】 密封保存。

帕米膦酸二钠

Pamilinsuan'erna

Pamidronate Disodium

$C_3H_9NNa_2O_7P_2 \cdot 5H_2O$　369.11

本品为 3-氨基-1-羟基丙叉二膦酸二钠五水合物。按干燥品计算，含 $C_3H_9NNa_2O_7P_2$ 不得少于 98.0%。

【性状】 本品为白色结晶或结晶性粉末；无臭；略有引湿性。

本品在水中溶解，在乙醇中不溶；在氢氧化钠试液中易溶。

【鉴别】 （1）取本品约 10mg，加水 2ml，加热使溶解，加茚三酮 2mg，加热，溶液显蓝色至紫蓝色。

（2）本品的红外光吸收图谱应与对照的图谱（光谱集 778 图）一致。

（3）本品显钠盐的鉴别反应（通则 0301）。

（4）取本品约 0.1g，置坩埚中加无水碳酸钠 2g，混匀，加热熔融后，放冷，加水 10ml 使溶解，滤过，滤液加硝酸使呈酸性后，显磷酸盐的鉴别反应（通则 0301）。

【检查】 **碱度** 取本品 1.0g，加水 50ml 溶解后，依法测定（通则0631），pH 值应为7.3～8.3。

溶液的澄清度与颜色 取本品 1.0g，加水 25ml 溶解后，溶液应澄清无色。

亚磷酸盐 取本品约 3.2g，精密称定，置 250ml 碘瓶中，加水 70ml 使溶解，加磷酸盐缓冲液（pH 7.3）（取磷酸二氢钠 6.9g，加水溶解制成 500ml，加 0.1mol/L 氢氧化钠溶液 400ml，摇匀）20ml，用 6mol/L 醋酸溶液调节 pH 值至 7.3±0.2，精密加碘滴定液（0.05mol/L）20ml，摇匀，密塞，在暗处静置 1 小时后，加 6mol/L 醋酸溶液 0.5ml，立即用硫代硫酸钠滴定液（0.1mol/L）滴定，至近终点时，加淀粉指示液 2ml，继续滴定至蓝色消失，并将滴定的结果用空白试验校正。每 1ml 碘滴定液（0.05mol/L）相当于 5.2mg 的 NaH_2PO_3。含 NaH_2PO_3 不得过 0.5%。

***β*-丙氨酸** 照高效液相色谱法（通则 0512）测定。

供试品溶液　取本品适量，精密称定，加水溶解并定量稀释制成每1ml中约含3.0mg的溶液，精密量取2ml，置10ml量瓶中，加水3ml、5%碳酸钠溶液1.0ml与2,4-二硝基氟苯乙腈溶液（取2,4-二硝基氟苯适量，加乙腈溶解并稀释制成每1ml中约含2,4-二硝基氟苯15mg的溶液）2.0ml，摇匀，在40℃水浴中反应2小时后取出，放冷，用水稀释至刻度，摇匀。

对照品溶液　取*β*-丙氨酸对照品适量，精密称定，加水溶解并定量稀释制成每1ml中约含9μg的溶液，自“精密量取2ml”起，制备方法同供试品溶液。

色谱条件　用十八烷基硅烷键合硅胶为填充剂；以0.01mol/L磷酸二氢钾缓冲液（用氢氧化钠溶液调节pH值至7.0）-甲醇（70∶30）为流动相；柱温40℃；检测波长为360nm；进样体积10μl。

系统适用性要求　理论板数按*β*-丙氨酸衍生物峰计算不低于2000。

测定法　精密量取供试品溶液与对照溶液，分别注入液相色谱仪，记录色谱图。

限度　供试品溶液的色谱图中如有与*β*-丙氨酸衍生物峰保留时间一致的色谱峰，按外标法以峰面积计算，不得过0.3%。

干燥失重　取本品约0.5g，在160℃干燥20小时，减失重量应为23.0%～25.0%（通则0831）。

重金属　取本品1.0g，加水23ml溶解后，加醋酸盐缓冲液（pH 3.5）2ml，依法检查（通则0821第一法），含重金属不得过百万分之十。

【含量测定】　取本品约0.25g，精密称定，加水70ml溶解后，照电位滴定法（通则0701），用盐酸滴定液（0.1mol/L）滴定并将滴定的结果用空白试验校正。每1ml盐酸滴定液（0.1mol/L）相当于27.91mg的$C_3H_9NNa_2O_7P_2$。

【类别】　钙调节药。

【贮藏】　密封保存。

【制剂】　帕米膦酸二钠注射液

帕米膦酸二钠注射液

Pamilinsuan'erna Zhusheye

Pamidronate Disodium Injection

本品为帕米膦酸二钠加适量甘露醇制成的灭菌水溶液。含无水帕米膦酸二钠（$C_3H_9NNa_2O_7P_2$）应为标示量的90.0%～110.0%。

【性状】　本品为无色的澄明液体。

【鉴别】　（1）取本品3ml，加茚三酮2mg，加热，溶液显蓝至紫蓝色。

（2）在含量测定项下记录的色谱图中，供试品溶液主峰的保留时间应与对照品溶液主峰的保留时间一致。

【检查】　**pH值**　应为5.0～7.0（通则0631）。

***β*-丙氨酸**　照高效液相色谱法（通则0512）测定。

供试品溶液　精密量取本品2ml，置10ml量瓶中，加水3ml、5%碳酸钠溶液1.0ml与2,4-二硝基氟苯乙腈溶液（取2,4-二硝基氟苯适量，加乙腈溶解并稀释制成每1ml含2,4-二硝基氟苯15mg的溶液）2.0ml，摇匀，在40℃水浴中反应2小时后取出，放冷，用水稀释至刻度，摇匀。

对照品溶液、色谱条件、系统适用性要求与测定法　见帕米磷酸二钠*β*-丙氨酸项下。

限度　供试品溶液的色谱图中如有与*β*-丙氨酸衍生物峰保留时间一致的色谱峰，按外标法以峰面积计算，不得过无水帕米膦酸二钠标示量的0.3%。

无菌　取本品，经薄膜过滤法处理，用0.1%无菌蛋白胨水溶液冲洗（每膜不少于100ml），以金黄色葡萄球菌为阳性对照菌，依法检查（通则1101），应符合规定。

细菌内毒素　取本品，依法检查（通则1143），每1mg帕米膦酸二钠中含内毒素的量应小于1.6EU。

其他　应符合注射剂项下有关的各项规定（通则0102）。

【含量测定】　照离子色谱法（通则0513）测定。

供试品溶液　精密量取本品适量，用水定量稀释制成每1ml中约含无水帕米膦酸二钠0.45mg的溶液。

对照品溶液　取帕米膦酸二钠对照品适量，精密称定，加水溶解并定量稀释制成每1ml中约含无水帕米膦酸二钠0.45mg的溶液。

色谱条件　用阴离子交换色谱柱；以3mmol/L草酸溶液为流动相；流速为每分钟1.2ml；检测器为电导检测器；进样体积25μl。

系统适用性要求　理论板数按帕米膦酸二钠峰计算不低于2000。

测定法　精密量取供试品溶液与对照品溶液，分别注入液相色谱仪，记录色谱图；按外标法以峰面积计算。

【类别】　同帕米膦酸二钠。

【规格】　5ml∶15mg（按$C_3H_9NNa_2O_7P_2$计）

【贮藏】　密闭保存。

肾上腺素

Shenshangxiansu

Epinephrine

$C_9H_{13}NO_3$　183.21

本品为(*R*)-4-[2-(甲氨基)-1-羟基乙基]-1,2-苯二酚。按干燥品计算,含 $C_9H_{13}NO_3$ 不得少于98.5%。

【性状】 本品为白色或类白色结晶性粉末;无臭;与空气接触或受日光照射,易氧化变质;在中性或碱性水溶液中不稳定;饱和水溶液显弱碱性反应。

本品在水中极微溶解,在乙醇、三氯甲烷、乙醚、脂肪油或挥发油中不溶;在无机酸或氢氧化钠溶液中易溶,在氨溶液或碳酸钠溶液中不溶。

比旋度 取本品,精密称定,加盐酸溶液(9→200)溶解并定量稀释制成每1ml中含20mg的溶液,依法测定(通则0621),比旋度为−50.0°至−53.5°。

【鉴别】 (1)取本品约2mg,加盐酸溶液(9→1000)2～3滴溶解后,加水2ml与三氯化铁试液1滴,即显翠绿色;再加氨试液1滴,即变紫色,最后变成紫红色。

(2)取本品10mg,加盐酸溶液(9→1000)2ml溶解后,加过氧化氢试液10滴,煮沸,即显血红色。

【检查】 **酸性溶液的澄清度与颜色** 取比旋度项下的溶液检查,应澄清无色;如显色,与同体积的对照液(取黄色3号标准比色液或橙红色2号标准比色液5ml加水5ml)比较(通则0901第一法),不得更深。

酮体 取本品,加盐酸溶液(9→2000)制成每1ml中含2.0mg的溶液,照紫外-可见分光光度法(通则0401),在310nm的波长处测定,吸光度不得过0.05。

有关物质 照高效液相色谱法(通则0512)测定。

供试品溶液 取本品约10mg,置10ml量瓶中,加盐酸0.1ml使溶解,用流动相稀释至刻度,摇匀。

对照溶液 精密量取供试品溶液1ml,置500ml量瓶中,用流动相稀释至刻度,摇匀。

氧化破坏溶液 取本品50mg,置50ml量瓶中,加浓过氧化氢溶液1ml,放置过夜,加盐酸0.5ml,用流动相稀释至刻度,摇匀。

系统适用性溶液 取重酒石酸去甲肾上腺素对照品适量,加氧化破坏溶液溶解并稀释制成每1ml中含20μg的溶液。

色谱条件 用十八烷基硅烷键合硅胶为填充剂;以硫酸氢四甲基铵溶液(取硫酸氢四甲基铵4.0g,庚烷磺酸钠1.1g,0.1mol/L乙二胺四醋酸二钠溶液2ml,加水溶解并稀释至950ml)-甲醇(95∶5)(用1mol/L氢氧化钠溶液调节pH值至3.5)为流动相;流速为每分钟2ml;检测波长为205nm;进样体积20μl。

系统适用性要求 系统适用性溶液色谱图中,去甲肾上腺素峰与肾上腺素峰间应出现两个未知杂质峰,理论板数按去甲肾上腺素峰计算不低于3000,去甲肾上腺素峰、肾上腺素峰与相邻杂质峰之间的分离度均应符合要求。

测定法 精密量取供试品溶液与对照溶液,分别注入液相色谱仪,记录色谱图。

限度 供试品溶液色谱图中如有杂质峰,单个杂质峰面积不得大于对照溶液的主峰面积(0.2%),各杂质峰面积的和不得大于对照溶液主峰面积的2.5倍(0.5%)。

干燥失重 取本品,置五氧化二磷干燥器中,减压干燥18小时,减失重量不得过1.0%(通则0831)。

炽灼残渣 不得过0.1%(通则0841)。

【含量测定】 取本品约0.15g,精密称定,加冰醋酸10ml,振摇溶解后,加结晶紫指示液1滴,用高氯酸滴定液(0.1mol/L)滴定至溶液显蓝绿色,并将滴定的结果用空白试验校正。每1ml高氯酸滴定液(0.1mol/L)相当于18.32mg的 $C_9H_{13}NO_3$。

【类别】 肾上腺素受体激动药。

【贮藏】 遮光,减压严封,在阴凉处保存。

【制剂】 盐酸肾上腺素注射液

盐酸肾上腺素注射液

Yansuan Shenshangxiansu Zhusheye

Epinephrine Hydrochloride Injection

本品为肾上腺素加盐酸适量,并加氯化钠适量使成等渗的灭菌水溶液。含肾上腺素($C_9H_{13}NO_3$)应为标示量的85.0%～115.0%。

本品中可加适宜的稳定剂。

【性状】 本品为无色或几乎无色的澄明液体;受日光照射或与空气接触易变质。

【鉴别】 取本品2ml,加三氯化铁试液1滴,即显翠绿色;再加氨试液1滴,即变为紫色,最后变成紫红色。

【检查】 **pH值** 应为2.5～5.0(通则0631)。

有关物质 照高效液相色谱法(通则0512)测定。

供试品溶液 精密量取本品适量,用流动相定量稀释制成每1ml中含肾上腺素0.2mg的溶液。

对照溶液 取重酒石酸去甲肾上腺素对照品适量,精密称定,加流动相溶解并定量稀释制成每1ml中含去甲肾上腺素20μg的溶液,精密量取5ml,置50ml量瓶中,精密加入供试品溶液5ml,用流动相稀释至刻度。

空白辅料溶液 取焦亚硫酸钠适量,加流动相溶解并稀释制成每1ml中含0.2mg的溶液。

氧化破坏溶液、系统适用性溶液与色谱条件 见肾上腺素有关物质项下。

系统适用性要求 见肾上腺素有关物质项下。理论板数按肾上腺素峰计算不低于2000,去甲肾上腺素峰与肾上腺素峰之间的分离度应大于4.0。

测定法 精密量取上述三种溶液,分别注入液相色谱仪,记录色谱图至主成分峰保留时间的3倍。

限度 供试品溶液的色谱图中如有与去甲肾上腺素峰保留时间一致的色谱峰,按外标法以峰面积计算,不得过肾上腺素标示量的 1.0%；如有其他杂质峰，扣除焦亚硫酸钠峰及之前的辅料峰，与辅料峰相邻的最大色谱峰不得大于对照溶液中肾上腺素峰的峰面积(10%)，其他各杂质峰面积的和不得大于对照溶液中肾上腺素峰面积的 0.1 倍(1.0%)。

渗透压摩尔浓度　取本品，依法测定(通则0632)，渗透压摩尔浓度应为 257～315mOsmol/kg。

细菌内毒素　取本品，依法检查(通则1143)，每 1mg 肾上腺素中含内毒素的量应小于 30EU。

其他　应符合注射剂项下有关的各项规定(通则0102)。

【含量测定】　照高效液相色谱法(通则 0512)测定。

对照品溶液　取肾上腺素对照品适量，精密称定，加流动相适量，加冰醋酸 2～3 滴，振摇使肾上腺素溶解，用流动相定量稀释制成每 1ml 中含肾上腺素 0.2mg 的溶液，摇匀。

系统适用性要求　系统适用性溶液色谱图中，去甲肾上腺素峰与肾上腺素峰间应出现两个未知杂质峰，理论板数按去甲肾上腺素峰计算不低于 3000，去甲肾上腺素峰、肾上腺素峰与相邻杂质峰的分离度均应符合要求。

色谱条件　见有关物质项下。检测波长为 280nm。

供试品溶液、氧化破坏溶液与系统适用性溶液　见有关物质项下。

测定法　精密量取供试品溶液与对照品溶液，分别注入液相色谱仪，记录色谱图。按外标法以峰面积计算。

【类别】　同肾上腺素。

【规格】　按 $C_9H_{13}NO_3$ 计　(1)0.5ml：0.5mg　(2)1ml：1mg

【贮藏】　遮光，密闭，在阴凉处保存。

果　糖

Guotang

Fructose

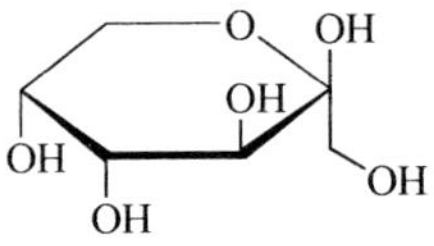

$C_6H_{12}O_6$　180.16

本品为 D-(－)-吡喃果糖。按干燥品计算，含 $C_6H_{12}O_6$ 应为 98.0%～102.0%。

【性状】　本品为无色或白色结晶或结晶性粉末；无臭，味甜。

本品在水中极易溶解，在乙醇中微溶，在乙醚中不溶。

【鉴别】　(1)取本品 0.25g，加水 1ml 溶解后，加间苯二酚 0.2g 和稀盐酸 9ml，置水浴中加热 2 分钟，溶液显红色。

(2)本品的红外光吸收图谱应与对照品的图谱一致(通则 0402)。

【检查】　**酸度**　取本品 2.0g，加水 20ml 溶解后，加酚酞指示液 3 滴与氢氧化钠滴定液(0.02mol/L)0.20ml，应显粉红色。

溶液的澄清度与颜色　取本品 5.0g，加水 10ml 溶解后，溶液应澄清无色；如显色，与黄色或黄绿色 1 号标准比色液(通则 0901 第一法)比较，不得更深。

5-羟甲基糠醛　取本品 0.50g，加水 10ml 溶解后，照紫外-可见分光光度法(通则 0401)，在 284nm 的波长处测定，吸光度不得过 0.32。

氯化物　取本品 0.60g，依法检查(通则 0801)，与标准氯化钠溶液 6.0ml 制成的对照液比较，不得更浓(0.01%)。

硫酸盐　取本品 2.0g，依法检查(通则 0802)，与标准硫酸钾溶液 2.0ml 制成的对照液比较，不得更浓(0.01%)。

钡盐　取本品 10.0g，加水溶解并稀释至 100ml，作为贮备液。取贮备液 10ml，加 1mol/L 硫酸溶液 1ml 制成供试品溶液，立即与对照液(取贮备液 10ml，加水 1ml)比较，1 小时后再次比较，均不得更浑浊。

钙与镁(以钙计)　取本品 2.0g，精密称定，加水 20ml 使溶解，加盐酸 2 滴，加氨-氯化铵缓冲液(pH 10.0)5ml 和铬黑 T 指示剂适量，用乙二胺四醋酸二钠滴定液(0.005mol/L)滴定至蓝色。消耗乙二胺四醋酸二钠滴定液(0.005mol/L)不得过 0.5ml。

蔗糖　取本品 5.0g，加水 10ml，摇匀，各取 1ml 分别置甲、乙两支比色管中，甲管中加乙醇 9ml，乙管中加水 9ml，摇匀。甲管的乳光不得比乙管更强。

干燥失重　取本品，在 70℃减压干燥 4 小时，减失重量不得过 0.5%(通则 0831)。

炽灼残渣　不得过 0.1%(通则 0841)。

重金属　取本品 5.0g，加水 23ml 溶解后，加醋酸盐缓冲液(pH 3.5)2ml，依法检查(通则 0821 第一法)，含重金属不得过百万分之四。

砷盐　取本品 2.0g，加水 5ml 溶解后，加稀硫酸 5ml 和溴试液 1ml，置水浴上加热并浓缩至约 5ml，放冷，加盐酸 5ml 与水适量使成 28ml，依法检查(通则 0822 第一法)，应符合规定(0.0001%)。

无菌　取本品，用 0.1%无菌蛋白胨水溶解后，经薄膜过滤法处理，用 0.1%无菌蛋白胨水冲洗(每膜不少于 100ml)，以金黄色葡萄球菌为阳性对照菌，依法检查(通则 1101)，应符合规定。(供无菌分装用)

【含量测定】　取本品 10g，精密称定，置 100ml 量瓶中，加水适量与氨试液 0.2ml，溶解后，用水稀释至刻度，摇匀，放置 30 分钟后，在 25℃时，依法测定旋光度(通则 0621)，与 1.124 相乘，即得供试品中 $C_6H_{12}O_6$ 的重量(g)。

【类别】　营养药。

【贮藏】　密封，阴凉干燥处保存。

明　　胶

Mingjiao

Gelatin

本品为动物的皮、骨、腱与韧带中胶原蛋白经适度水解(酸法、碱法、酸碱混合法或酶法)后纯化得到的制品，或为上述不同明胶制品的混合物。

【性状】 本品为微黄色至黄色、透明或半透明、微带光泽的薄片或粉粒；无臭。在水中久浸即吸水膨胀并软化，重量可增加 5～10 倍。

本品在热水或甘油与水的热混合液中溶解，在乙醇、三氯甲烷或乙醚中不溶；在醋酸中溶解。

【鉴别】 (1)取本品 0.5g，加水 50ml，加热使溶解，取溶液 5ml，加重铬酸钾试液-稀盐酸(4∶1)数滴，即产生橘黄色絮状沉淀。

(2)取鉴别(1)项下剩余的溶液 1ml，加水 100ml，摇匀，加鞣酸试液数滴，即发生浑浊。

(3)取本品，加钠石灰，加热，即发生氨臭。

【检查】 **凝冻浓度**　取本品 1.10g，置称定重量的锥形瓶中，加水 80ml，在 15～18℃放置 2 小时，使完全膨胀后，置 60℃水浴中加热溶解，取出，称重，加水适量使内容物成 100g，取 10ml，置内径 13mm 的试管中，在 0℃冰浴中冷冻 6 小时，取出，倒置 10 秒钟，应不流下。

酸碱度　取本品 1.0g，加热水 100ml，充分振摇使溶解，放冷至 35℃，依法测定(通则0631)，pH 值应为 3.6～7.6。

透光率　照紫外-可见分光光度法(通则 0401)测定。

供试品溶液　取本品 2.0g，加 50～60℃的水溶解并制成 6.67%的溶液，冷却至 45℃。

测定法　取供试品溶液，分别在 450nm 与 620nm 的波长处测定透光率。

限度　不得低于 50%(450nm)和 70%(620nm)。

电导率　取本品 1.0g，加不超过 60℃的水溶解并制成 1.0%的溶液，作为供试品溶液；另取水 100ml 作为空白溶液。将供试品溶液与空白溶液置 30℃±1℃的水浴中保温 1 小时后，用电导率仪测定，以铂黑电极作为测定电极，先用空白溶液冲洗电极 3 次后，测定空白溶液的电导率，其电导率值应不得过 5.0μS/cm。取出电极，再用供试品溶液冲洗电极 3 次后，测定供试品溶液的电导率，不得过 0.5mS/cm。

亚硫酸盐　取本品 20g，置长颈圆底烧瓶中，加水 50ml，放置使膨胀后，加稀硫酸 50ml，即时连接冷凝管，用水蒸气蒸馏，馏液导入过氧化氢试液(对甲基红-亚甲蓝混合指示液显中性)20ml 中，至馏出液达 80ml，停止蒸馏；馏出液中加甲基红-亚甲蓝混合指示液数滴，用氢氧化钠滴定液(0.1mol/L)滴定至溶液显草绿色，并将滴定的结果用空白试验校正，消耗氢氧化钠滴定液(0.1mol/L)不得过 1.0ml。

过氧化物　取本品 10g，置 250ml 具塞烧瓶中，加水 140ml，放置 2 小时，在 50℃的水浴中加热使迅速溶解，立即冷却，加硫酸溶液(1→5)6ml、碘化钾 0.2g、1%淀粉溶液 2ml 与 0.5%钼酸铵溶液 1ml，密塞，摇匀，置暗处放置 10 分钟，溶液不得显蓝色。

干燥失重　取本品，在 105℃干燥 15 个小时，减失重量不得过 15.0%(通则0831)。

炽灼残渣　取本品 1.0g，依法检查(通则0841)，遗留残渣不得过 2.0%。

铬　照原子吸收分光光度法(通则 0406 第一法)测定。

供试品溶液　取本品 0.5g，置聚四氟乙烯消解罐内，加硝酸 5～10ml，混匀，浸泡过夜，盖好内盖，旋紧外套，置适宜的微波消解炉内进行消解。消解完全后，取消解内罐置电热板上缓缓加热至红棕色蒸气挥尽并近干，用 2%硝酸溶液转移至 50ml 量瓶中，用 2%硝酸溶液稀释至刻度，摇匀。

铬标准贮备液　取铬单元素标准溶液，用 2%硝酸溶液稀释制成每 1ml 中含铬 1.0μg 的溶液。

对照品溶液　临用时，分别精密量取铬标准贮备液适量，用 2%硝酸溶液稀释制成每 1ml 中含铬 0～80ng 的溶液。

测定法　取供试品溶液与对照品溶液，以石墨炉为原子化器，在 357.9nm 的波长处测定，同时进行空白试验校正，计算。

限度　不得过百万分之二。

重金属　取炽灼残渣项下遗留的残渣，依法检查(通则0821)，含重金属不得过百万分之三十。

砷盐　取本品 2.0g，加淀粉 0.5g 与氢氧化钙 1.0g，加水少量，搅拌均匀，干燥后，先用小火炽灼使炭化，再在 500～600℃炽灼使呈灰白色，放冷，加盐酸 8ml 与水 20ml 溶解后，依法检查(通则0822 第一法)，应符合规定(0.0001%)。

微生物限度　照非无菌产品微生物限度检查：微生物计数法(通则 1105)和控制菌检查法(通则 1106)检查。1g 供试品中需氧菌总数不得过 10^3cfu、霉菌和酵母菌总数不得过 10^2cfu、不得检出大肠埃希菌；10g 供试品中不得检出沙门菌。

【类别】 吸收性止血剂。

【贮藏】 密封，在凉暗处保存。

【制剂】 吸收性明胶海绵

吸收性明胶海绵

Xishouxing Mingjiao Haimian

Absorbable Gelatin Sponge

本品系取明胶溶于水，经打泡、冷冻、干燥、灭菌制成。

【性状】 本品为白色至微黄色、质轻、软而多孔的海绵状物；具吸水性，但在水中不溶；经较重的揉搓，不致崩碎。

【鉴别】 取本品约 2cm×2cm×0.5cm 浸入 60～70℃的水中，使之完全浸润后，弃去多余的水，在此海绵上滴加硫酸铜试液 1 滴，再滴加 2mol/L 氢氧化钠溶液 1 滴，即显蓝紫色。

【检查】 吸水力 取本品约 1cm×1cm×0.5cm，精密称定，浸入 20℃的水中，用手指轻揉，注意不使破损，俟吸足水分，用小镊子轻轻夹住一角，提出水面停留 1 分钟后，精密称定，吸收的水分不得少于供试品重量的 35 倍。

甲醛 照紫外-可见分光光度法（通则 0401）测定。

供试品溶液 取本品 10 片，剪碎，混合均匀，精密称取 0.5g，加水 100ml，浸泡 2 小时，并时时振摇，取上清液。

对照溶液 0.003%（*W*/*V*）标准甲醛溶液。

测定法 吸取供试品溶液与对照溶液各 1.0ml，分别加变色酸试液 20ml，摇匀，加塞，分别置水浴中加热 30 分钟，放冷，在 570nm 的波长处分别测定吸光度。

限度 供试品溶液的吸光度，与对照溶液的吸光度比较，不得更大（0.6%）。

炽灼残渣 取本品 0.1g，依法检查（通则0841），遗留残渣不得过 2.0%。

无菌 取本品，依法检查（通则1101），应符合规定。

【类别】 同明胶。

【规格】 （1）2cm × 2cm × 0.5cm　（2）6cm × 2cm × 0.5cm　（3）6cm×6cm×1cm　（4）8cm×6cm×0.5cm

【贮藏】 严封保存。

咖 啡 因

Kafeiyin

Caffeine

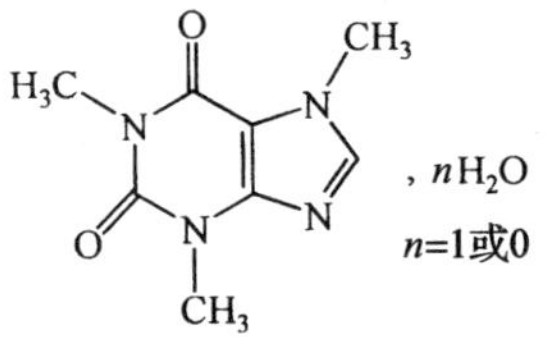

, nH_2O n=1或0

$C_8H_{10}N_4O_2 \cdot H_2O$　212.21

$C_8H_{10}N_4O_2$　194.19

本品为 1,3,7-三甲基-3,7-二氢-1*H*-嘌呤-2,6-二酮一水合物或其无水物。按干燥品计算，含 $C_8H_{10}N_4O_2$ 不得少于 98.5%。

【性状】 本品为白色或带极微黄绿色、有丝光的针状结晶或结晶性粉末；无臭；有风化性。

本品在热水或三氯甲烷中易溶，在水、乙醇或丙酮中略溶，在乙醚中极微溶解。

熔点 本品的熔点（通则0612 第一法）为 235～238℃。

【鉴别】 （1）取本品约 10mg，加盐酸 1ml 与氯酸钾 0.1g，置水浴上蒸干，残渣遇氨气即显紫色；再加氢氧化钠试液数滴，紫色即消失。

（2）取本品的饱和水溶液 5ml，加碘试液 5 滴，不生成沉淀；再加稀盐酸 3 滴，即生成红棕色的沉淀，并能在稍过量的氢氧化钠试液中溶解。

（3）本品的红外光吸收图谱应与对照的图谱（光谱集 1289 图）一致。

【检查】 溶液的澄清度 取本品 1.0g，加水 50ml，加热煮沸，放冷，溶液应澄清。

有关物质 照薄层色谱法（通则 0502）试验。

溶剂 三氯甲烷-甲醇（3∶2）。

供试品溶液 取本品适量，加溶剂溶解制成每 1ml 中约含 20mg 的溶液。

对照溶液 精密量取供试品溶液适量，用溶剂定量稀释制成每 1ml 中约含 0.10mg 的溶液。

色谱条件 采用硅胶 GF_{254} 薄层板，以正丁醇-丙酮-三氯甲烷-浓氨溶液（40∶30∶30∶10）为展开剂。

测定法 吸取上述两种溶液各 10μl，分别点于同一薄层板上，展开，取出，晾干，在紫外光灯（254nm）下检视。

限度 供试品溶液如显杂质斑点，与对照溶液的主斑点比较，不得更深。

干燥失重 取本品，在 105℃干燥 2 小时，减失重量不得过 8.5%；如为无水咖啡因，在 105℃干燥 1 小时，减失重量不得过 0.5%（通则0831）。

炽灼残渣 不得过 0.1%（通则0841）。

重金属 取本品 0.50g，加水 20ml，加热溶解后，放冷，加醋酸盐缓冲液（pH 3.5）2ml 与水适量使成 25ml（必要时滤过），依法检查（通则0821 第一法），含重金属不得过百万分之十。

【含量测定】 取本品约 0.15g，精密称定，加醋酐-冰醋酸（5∶1）的混合液 25ml，微温使溶解，放冷，加结晶紫指示液 1 滴，用高氯酸滴定液（0.1mol/L）滴定至溶液显黄色，并将滴定的结果用空白试验校正。每 1ml 高氯酸滴定液（0.1mol/L）相当于 19.42mg 的 $C_8H_{10}N_4O_2$。

【类别】 中枢兴奋药。

【贮藏】 密封保存。

罗 红 霉 素

Luohongmeisu

Roxithromycin

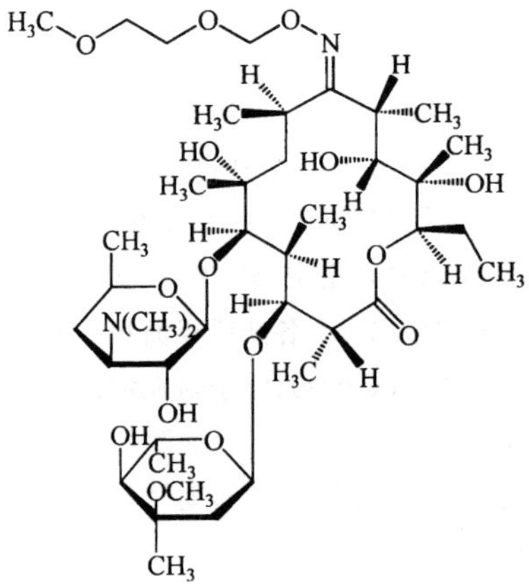

$C_{41}H_{76}N_2O_{15}$　837.03

本品为9-[O-[(2-甲氧基乙氧基)甲基]肟]红霉素。按无水与无溶剂物计算,含罗红霉素($C_{41}H_{76}N_2O_{15}$)不得少于94.0%。

【性状】 本品为白色或类白色的结晶性粉末;无臭;略有引湿性。

本品在乙醇或丙酮中易溶,在甲醇中溶解,在乙腈中略溶,在水中几乎不溶。

比旋度 取本品,精密称定,加无水乙醇溶解并定量稀释制成每1ml中约含20mg的溶液,依法测定(通则0621),比旋度为−82°至−87°。

【鉴别】 (1)在含量测定项下记录的色谱图中,供试品溶液主峰的保留时间应与对照品溶液主峰的保留时间一致。

(2)本品的红外光吸收图谱应与对照的图谱(光谱集786图)一致。如不一致时,取本品1g,置10ml具塞试管中,加80%丙酮溶液2ml,加热振摇使溶解,自然或冰浴降温结晶,如结晶为糊状或絮状,重新加热溶解后再结晶,抽滤,取残渣置60℃下减压干燥后测定。

【检查】 **碱度** 取本品0.10g,加水150ml,振摇制成每1ml中约含0.7mg的混悬液,依法测定(通则0631),pH值应为8.0～10.0。

有关物质 照高效液相色谱法(通则0512)测定。

供试品溶液 取本品适量,加流动相溶解并稀释制成每1ml中约含2.0mg的溶液。

对照溶液 精密量取供试品溶液1ml,置100ml量瓶中,用流动相稀释至刻度,摇匀。

系统适用性溶液 取罗红霉素对照品和红霉素标准品适量,加流动相溶解并稀释制成每1ml中各约含1mg的混合溶液。

色谱条件 用十八烷基硅烷键合硅胶为填充剂;以0.067mol/L磷酸二氢铵溶液(用三乙胺调节pH值至6.5)-乙腈(65∶35)为流动相;检测波长为210nm;进样体积为20μl。

系统适用性要求 系统适用性溶液色谱图中,罗红霉素峰的保留时间约为14分钟,其与红霉素峰间的分离度应不小于15.0,罗红霉素峰与相对保留时间约为0.95处杂质峰之间的分离度应不小于1.0,与相对保留时间约为1.2处杂质峰之间的分离度应不小于2.0。

测定法 精密量取供试品溶液与对照溶液,分别注入液相色谱仪,记录色谱图至主成分峰保留时间的4倍。

限度 供试品溶液色谱图中如有杂质峰,除N,N-二甲基甲酰胺峰(用流动相制成0.001%的N,N-二甲基甲酰胺溶液同法测定,按保留时间定位)外,单个杂质峰面积不得大于对照溶液主峰面积(1.0%),各杂质峰面积的和不得大于对照溶液主峰面积的4倍(4.0%),小于对照溶液主峰面积0.1倍的峰忽略不计。

残留溶剂 甲醇、丙酮、三乙胺与二氯甲烷 照残留溶剂测定法(通则0861第二法)测定。

供试品溶液 取本品约0.2g,精密称定,置顶空瓶中,精密加二甲基亚砜5ml使溶解,密封。

对照品溶液 精密称取甲醇、丙酮、三乙胺和二氯甲烷各适量,用二甲基亚砜定量稀释制成每1ml中约含甲醇0.12mg、丙酮0.20mg、三乙胺0.013mg和二氯甲烷0.024mg的混合溶液,精密量取5ml置顶空瓶中,密封。

色谱条件 以6%氰丙基苯基-94%二甲基聚硅氧烷(或极性相近)为固定液的毛细管柱为色谱柱;起始温度为40℃,维持5分钟,以每分钟30℃速率升至200℃,维持15分钟;检测器温度为250℃;进样口温度为230℃;顶空瓶平衡温度为105℃,平衡时间为30分钟。

系统适用性要求 对照品溶液色谱图中,各成分峰间的分离度均应符合要求。

测定法 取供试品溶液与对照品溶液,分别顶空进样,记录色谱图。

限度 按外标法以峰面积计算,三乙胺的残留量不得过0.032%,甲醇、丙酮、二氯甲烷的残留量均应符合规定。

N,N-二甲基甲酰胺 照残留溶剂测定法(通则0861第三法)测定。

供试品溶液 取本品适量,精密称定,加二甲基亚砜溶解并定量稀释制成每1ml中约含50mg的溶液。

对照品溶液 取N,N-二甲基甲酰胺适量,精密称定,用二甲基亚砜定量稀释制成每1ml中约含N,N-二甲基甲酰胺45μg的溶液。

色谱条件 以6%氰丙基苯基-94%二甲基聚硅氧烷(或极性相似)为固定液的毛细管柱为色谱柱:起始温度为120℃,维持4分钟,以每分钟30℃的速率升至200℃,维持5分钟;检测器温度为250℃;进样口温度为230℃;进样体积1.0μl。

测定法 精密量取供试品溶液与对照品溶液,分别注入气相色谱仪,记录色谱图。

限度 按外标法以峰面积计算,N,N-二甲基甲酰胺的残留量应符合规定。

水分 取本品,照水分测定法(通则0832第一法1)测定,含水分不得过3.0%。

炽灼残渣 取本品1.0g,依法检查(通则0841),遗留残渣不得过0.1%。

重金属 取炽灼残渣项下遗留的残渣,依法检查(通则0821第二法),含重金属不得过百万分之十。

【含量测定】 照高效液相色谱法(通则0512)测定。

供试品溶液 取本品适量,精密称定,加流动相溶解并定量稀释制成每1ml中约含1.0mg的溶液。

对照品溶液 取罗红霉素对照品适量,精密称定,加流动相溶解并定量稀释制成每1ml中约含1.0mg的溶液。

系统适用性溶液、色谱条件与系统适用性要求 见有关物质项下。

测定法 精密量取供试品溶液与对照品溶液,分别注入液相色谱仪,记录色谱图。按外标法以峰面积计算。

【类别】 大环内酯类抗生素。

【贮藏】 密封，在干燥处保存。

【制剂】 (1)罗红霉素干混悬剂　(2)罗红霉素片　(3)罗红霉素胶囊　(4)罗红霉素颗粒

罗红霉素干混悬剂

Luohongmeisu Ganhunxuanji

Roxithromycin for Suspension

本品含罗红霉素($C_{41}H_{76}N_2O_{15}$)应为标示量的90.0%～110.0%。

【性状】 本品为粉末；气芳香。

【鉴别】 (1)取鉴别(2)项下的供试品溶液1ml，加浓硫酸5滴，1分钟内溶液颜色呈墨绿色。

(2)照薄层色谱法(通则0502)试验。

供试品溶液　取本品的细粉适量，加无水乙醇溶解并稀释制成每1ml中约含罗红霉素5mg的溶液，滤过，取续滤液。

对照品溶液　取罗红霉素对照品适量，加无水乙醇溶解并稀释制成每1ml中约含5mg的溶液。

混合溶液　取供试品溶液与对照品溶液，等量混合。

色谱条件　采用硅胶G薄层板，以甲苯-二氯甲烷-二乙胺(50：40：7)为展开剂。

测定法　吸取上述三种溶液各10μl，分别点于同一薄层板上，展开，晾干，喷以显色剂(取磷钼酸2.5g，加冰醋酸50ml、硫酸2.5ml使溶解，摇匀)，再置105℃加热数分钟。

结果判定　混合溶液所显主斑点应为单一斑点，供试品溶液所显主斑点的位置和颜色应与对照品溶液或混合溶液主斑点的位置和颜色相同。

(3)在含量测定项下记录的色谱图中，供试品溶液主峰的保留时间应与对照品溶液主峰的保留时间一致。

以上(2)、(3)两项可选做一项。

【检查】 **碱度**　取本品适量(约相当于罗红霉素15mg)，加水10ml溶解，振摇，依法测定(通则0631)，pH值应为7.0～9.0。

干燥失重　取本品适量，在80℃减压干燥至恒重，减失重量不得过2.0%(通则0831)。

溶出度　照溶出度与释放度测定法(通则0931第二法)测定。

溶出条件　以醋酸盐缓冲液(取0.04mol/L醋酸钠溶液，用冰醋酸调节pH值至5.5)900ml为溶出介质(50mg规格溶出介质为600ml，25mg规格溶出介质为500ml)，转速为每分钟50转，依法操作，经30分钟时取样。

供试品溶液　取溶出液适量，滤过，取续滤液。

对照品溶液　取罗红霉素对照品适量，精密称定，加溶出介质溶解并定量稀释制成每1ml中约含0.08mg(25mg规格为0.05mg)的溶液。

系统适用性溶液、色谱条件与系统适用性要求　见含量测定项下。

测定法　见含量测定项下。计算出每袋的溶出量。

限度　标示量的80%，应符合规定。

其他　除沉降体积比(单剂量包装)外，应符合口服混悬剂项下有关的各项规定(通则0123)。

【含量测定】 照高效液相色谱法(通则0512)测定。

供试品溶液　取装量差异项下的内容物，研细，精密称取适量(约相当于罗红霉素50mg)，加流动相适量，超声助溶，再用流动相定量稀释制成每1ml中约含罗红霉素0.5mg的溶液，滤过，取续滤液。

对照品溶液　取罗红霉素对照品适量，精密称定，加流动相溶解并定量稀释制成每1ml中约含0.5mg的溶液。

系统适用性溶液、色谱条件、系统适用性要求与测定法　见罗红霉素含量测定项下。

【类别】 同罗红霉素。

【规格】 (1)25mg　(2)50mg　(3)75mg

【贮藏】 遮光，密封，在干燥处保存。

罗红霉素片

Luohongmeisu Pian

Roxithromycin Tablets

本品含罗红霉素($C_{41}H_{76}N_2O_{15}$)应为标示量的90.0%～110.0%。

【性状】 本品为白色或类白色片或薄膜衣片，除去包衣后显白色或类白色。

【鉴别】 (1)取鉴别(2)项下的供试品溶液1ml，加浓硫酸5滴，1分钟内溶液颜色呈深墨绿色。

(2)照薄层色谱法(通则0502)试验。

供试品溶液　取本品的细粉适量，加无水乙醇溶解并稀释制成每1ml中约含罗红霉素25mg的溶液，滤过，取续滤液。

对照品溶液　取罗红霉素对照品适量，加无水乙醇溶解并稀释制成每1ml中约含25mg的溶液。

混合溶液　取供试品溶液与对照品溶液，等量混合。

色谱条件　采用硅胶G薄层板，以甲苯-二氯甲烷-二乙胺(50：40：7)为展开剂。

测定法　吸取上述三种溶液各2μl，分别点于同一薄层板上，展开，晾干，喷以显色剂(取磷钼酸2.5g，加冰醋酸50ml、硫酸2.5ml使溶解，摇匀)，再置105℃加热数分钟。

结果判定　混合溶液所显主斑点应为单一斑点，供试品溶液所显主斑点的位置和颜色应与对照品溶液或混合溶液主斑点的位置和颜色相同。

(3)在含量测定项下记录的色谱图中，供试品溶液主峰的保留时间应与对照品溶液主峰的保留时间一致。

以上(2)、(3)两项可选做一项。

【检查】 **有关物质** 照高效液相色谱法(通则 0512)测定。

供试品溶液 取本品的细粉适量(如为薄膜衣片,除去薄膜衣),加流动相溶解并稀释制成每 1ml 中约含罗红霉素 2.0mg 的溶液,滤过,取续滤液。

对照溶液 精密量取供试品溶液 1ml,置 100ml 量瓶中,用流动相稀释至刻度,摇匀。

系统适用性溶液、色谱条件、系统适用性要求与测定法 见罗红霉素有关物质项下。

限度 供试品溶液色谱图中如有杂质峰,除与罗红霉素峰相对保留时间为 0.30 之前的峰外,单个杂质峰面积不得大于对照溶液主峰面积的 1.5 倍(1.5%),各杂质峰面积的和不得大于对照溶液主峰面积的 4.5 倍(4.5%),小于对照溶液主峰面积 0.1 倍的峰忽略不计。

溶出度 照溶出度与释放度测定法(通则 0931 第一法)测定。

溶出条件 以醋酸盐缓冲液(取 0.04mol/L 醋酸钠溶液,用冰醋酸调节 pH 值至 5.5)900ml 为溶出介质(50mg 规格溶出介质为 600ml),转速为每分钟 100 转,依法操作,经 45 分钟时取样。

供试品溶液 取溶出液适量,滤过,取续滤液。

对照品溶液 取罗红霉素对照品适量,精密称定,加溶出介质溶解并定量稀释制成每 1ml 中约含 0.16mg(75mg 和 50mg 规格为 0.08mg)的溶液。

系统适用性溶液、色谱条件与系统适用性要求 见含量测定项下。

测定法 见含量测定项下。计算出每片的溶出量。

限度 标示量的 80%,应符合规定。

其他 应符合片剂项下有关的各项规定(通则0101)。

【含量测定】 照高效液相色谱法(通则 0512)测定。

供试品溶液 取本品 10 片,精密称定,研细,精密称取适量(约相当于罗红霉素 50mg),加流动相适量,超声 20 分钟助溶,再用流动相定量稀释制成每 1ml 中约含罗红霉素 1.0mg 的溶液,滤过,取续滤液。

对照品溶液、系统适用性溶液、色谱条件、系统适用性要求与测定法 见罗红霉素含量测定项下。

【类别】 同罗红霉素。

【规格】 (1)50mg (2)75mg (3)150mg

【贮藏】 密封,在干燥处保存。

罗红霉素胶囊

Luohongmeisu Jiaonang

Roxithromycin Capsules

本品含罗红霉素($C_{41}H_{76}N_2O_{15}$)应为标示量的 90.0%~110.0%。

【性状】 本品内容物为白色或类白色粉末和颗粒。

【鉴别】 (1)取鉴别(2)项下的供试品溶液 1ml,加浓硫酸 5 滴,1 分钟内溶液颜色呈深墨绿色。

(2)照薄层色谱法(通则 0502)试验。

供试品溶液 取本品的内容物适量,加无水乙醇溶解并稀释制成每 1ml 中约含罗红霉素 25mg 的溶液,滤过,取续滤液。

对照品溶液 取罗红霉素对照品适量,加无水乙醇溶解并稀释制成每 1ml 中约含 25mg 的溶液。

混合溶液 取供试品溶液与对照品溶液,等量混合。

色谱条件 采用硅胶 G 薄层板,以甲苯-二氯甲烷-二乙胺(50∶40∶7)为展开剂。

测定法 吸取上述三种溶液各 2μl,分别点于同一薄层板上,展开,晾干,喷以显色剂(取磷钼酸 2.5g,加冰醋酸 50ml、硫酸 2.5ml 使溶解,摇匀),再置 105℃加热数分钟。

结果判定 混合溶液所显主斑点应为单一斑点,供试品溶液所显主斑点的位置和颜色应与对照品溶液或混合溶液主斑点的位置和颜色相同。

(3)在含量测定项下记录的色谱图中,供试品溶液主峰的保留时间应与对照品溶液主峰的保留时间一致。

以上(2)、(3)两项可选做一项。

【检查】 **有关物质** 照高效液相色谱法(通则 0512)测定。

供试品溶液 取本品的内容物适量,加流动相溶解并稀释制成每 1ml 中约含罗红霉素 2.0mg 的溶液,滤过,取续滤液。

对照溶液 精密量取供试品溶液 1ml,置 100ml 量瓶中,用流动相稀释至刻度,摇匀。

系统适用性溶液、色谱条件、系统适用性要求与测定法 见罗红霉素有关物质项下。

限度 供试品溶液色谱图中如有杂质峰,除与罗红霉素峰相对保留时间为 0.30 之前的峰外,单个杂质峰面积不得大于对照溶液主峰面积的 1.5 倍(1.5%),各杂质峰面积的和不得大于对照溶液主峰面积的 4.5 倍(4.5%),小于对照溶液主峰面积 0.1 倍的峰忽略不计。

溶出度 照溶出度与释放度测定法(通则 0931 第一法)测定。

溶出条件 以醋酸盐缓冲液(取 0.04mol/L 醋酸钠溶液,用冰醋酸调节 pH 值至 5.5)900ml 为溶出介质(50mg 规格溶出介质为 600ml)[如不符合规定,应以含胰酶(每 1ml 中含胰蛋白酶不少于 0.08 活性单位、胰淀粉酶不少于 1.1 活性单位和胰脂肪酶不少于 0.4 活性单位)的醋酸盐缓冲液(pH 5.5)为溶出介质,重新试验],转速为每分钟 100 转,依法操作,经 45 分钟时取样。

供试品溶液 取溶出液适量,滤过,取续滤液。

对照品溶液 取罗红霉素对照品适量,精密称定,加溶出介质溶解并定量稀释制成每 1ml 中约含 0.16mg(75mg 和

50mg 规格为 0.08mg)的溶液。

系统适用性溶液、色谱条件与系统适用性要求　见含量测定项下。

测定法　见含量测定项下。计算出每粒的溶出量。

限度　标示量的 75%,应符合规定。

其他　应符合胶囊剂项下有关的各项规定(通则0103)。

【含量测定】　照高效液相色谱法(通则 0512)测定。

供试品溶液　取装量差异项下的内容物,研细,精密称取适量(约相当于罗红霉素 50mg),加流动相适量,超声 20 分钟助溶,再用流动相定量稀释制成每 1ml 中约含罗红霉素 1.0mg 的溶液,滤过,取续滤液。

对照品溶液、系统适用性溶液、色谱条件、系统适用性要求与测定法　见罗红霉素含量测定项下。

【类别】　同罗红霉素。

【规格】　(1)50mg　(2)75mg　(3)150mg

【贮藏】　遮光,密封,在干燥处保存。

罗红霉素颗粒

Luohongmeisu Keli

Roxithromycin Granules

本品为罗红霉素的混悬颗粒或包衣颗粒,含罗红霉素($C_{41}H_{76}N_2O_{15}$)应为标示量的 90.0%～110.0%。

【性状】　本品如为包衣颗粒,除去包衣后显白色或类白色。

【鉴别】　(1)取鉴别(2)项下的供试品溶液 1ml,加浓硫酸 5 滴,1 分钟内溶液颜色呈墨绿色。

(2)照薄层色谱法(通则 0502)试验。

供试品溶液　取本品的内容物适量,研细,加无水乙醇溶解并稀释制成每 1ml 中约含罗红霉素 5mg 的溶液,滤过,取续滤液。

对照品溶液　取罗红霉素对照品适量,加无水乙醇溶解并稀释制成每 1ml 中约含 5mg 的溶液。

混合溶液　取供试品溶液与对照品溶液,等量混合。

色谱条件　采用硅胶 G 薄层板,以甲苯-二氯甲烷-二乙胺(50∶40∶7)为展开剂。

测定法　吸取上述三种溶液各 10μl,分别点于同一薄层板上,展开,晾干,喷以显色剂(取磷钼酸 2.5g,加冰醋酸 50ml、硫酸 2.5ml 使溶解,摇匀),再置 105℃加热数分钟。

结果判定　混合溶液所显主斑点应为单一斑点,供试品溶液所显主斑点的位置和颜色应与对照品溶液或混合溶液主斑点的位置和颜色相同。

(3)在含量测定项下记录的色谱图中,供试品溶液主峰的保留时间应与对照品溶液主峰的保留时间一致。

以上(2)、(3)两项可选做一项。

【检查】　**干燥失重**　取本品,在 105℃干燥至恒重,减失重量不得过 2.0%(通则0831)。

溶出度　非包衣颗粒　照溶出度与释放度测定法(通则 0931 第二法)测定。

溶出条件　以醋酸盐缓冲液(取 0.04mol/L 醋酸钠溶液,用冰醋酸调节 pH 值至 5.5)900ml 为溶出介质(50mg 规格溶出介质为 600ml,25mg 规格溶出介质为 500ml),转速为每分钟 50 转,依法操作,经 30 分钟时取样。

供试品溶液　取溶出液适量,滤过,取续滤液。

对照品溶液　取罗红霉素对照品适量,精密称定,加溶出介质溶解并定量稀释制成每 1ml 中约含 0.16mg(75mg 和 50mg 规格为 0.08mg;25mg 规格为 0.05mg)的溶液。

系统适用性溶液、色谱条件与系统适用性要求　见含量测定项下。

测定法　见含量测定项下。计算出每袋的溶出量。

限度　标示量的 80%,应符合规定。

包衣颗粒　照溶出度与释放度测定法(通则 0931 第一法)测定。

溶出条件　以盐酸溶液(1→1000)900ml 为溶出介质(50mg 规格溶出介质为 600ml,25mg 规格溶出介质为 500ml),转速为每分钟 100 转,依法操作,经 45 分钟时取样。

供试品溶液　取溶出液适量,滤过,取续滤液。

对照品溶液　取罗红霉素对照品适量,精密称定,加溶出介质溶解并定量稀释制成每 1ml 中约含 0.16mg(75mg 和 50mg 规格为 0.08mg;25mg 规格为 0.05mg)的溶液。

系统适用性溶液、色谱条件与系统适用性要求　见含量测定项下。

测定法　见含量测定项下。计算出每袋的溶出量。

限度　标示量的 70%,应符合规定。

其他　应符合颗粒剂项下有关的各项规定(通则0104)。

【含量测定】　照高效液相色谱法(通则 0512)测定。

供试品溶液　取装量差异项下的内容物,研细,精密称取适量(约相当于罗红霉素 50mg),加流动相适量,超声 20 分钟助溶,再用流动相定量稀释制成每 1ml 中约含罗红霉素 0.5mg 的溶液,滤过,取续滤液。

对照品溶液　取罗红霉素对照品适量,精密称定,加流动相溶解并定量稀释制成每 1ml 中约含 0.5mg 的溶液。

系统适用性溶液、色谱条件、系统适用性要求与测定法　见罗红霉素含量测定项下。

【类别】　同罗红霉素。

【规格】　(1)25mg　(2)50mg　(3)75mg　(4)150mg

【贮藏】　密封,在干燥处保存。

罗库溴铵

Luokuxiu'an

Rocuronium Bromide

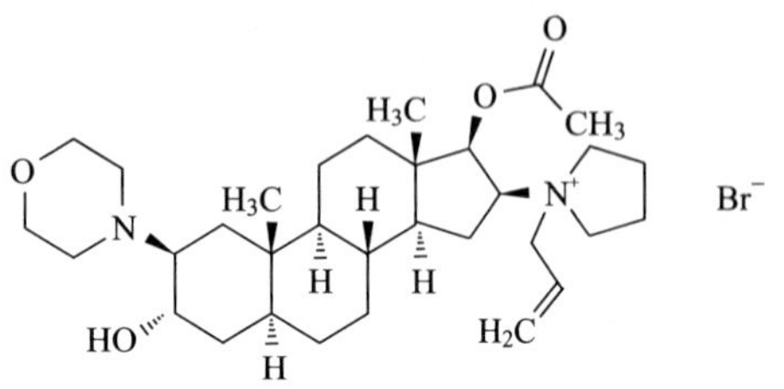

$C_{32}H_{53}BrN_2O_4$　609.70

本品为溴化 1-烯丙基-1-[3α,17β-(二羟基)-2β-(吗啉-1-基)-5α-雄甾-16β-基]吡咯烷鎓-17-乙酸酯。按无水与无溶剂物计算，含 $C_{32}H_{53}BrN_2O_4$ 应为 98.0%～102.0%。

【性状】 本品为类白色至微黄色粉末；有引湿性。

本品在乙醇中极易溶解，在水或二氯甲烷中易溶，在乙醚中几乎不溶；在 0.1mol/L 盐酸溶液中极易溶解。

比旋度 取本品适量，精密称定，加 0.1mol/L 盐酸溶液溶解并定量稀释制成每 1ml 中约含 10mg 的溶液，依法测定(通则 0621)，比旋度应为＋28.5°至＋32.0°。

【鉴别】 (1)在含量测定项下记录的色谱图中，供试品溶液主峰的保留时间应与对照品溶液主峰的保留时间一致。

(2)本品的红外光吸收图谱应与对照品的图谱一致(通则 0402)。

(3)本品的水溶液显溴化物鉴别(1)的反应(通则 0301)。

【检查】 **碱度** 取本品 0.10g，加水 10ml 溶解后，依法测定(通则 0631)，pH 值应为 8.0～9.5。

溶液的澄清度与颜色 取本品 0.10g，加水 10ml 溶解后，溶液应澄清无色；如显色，与黄色或橙黄色 2 号标准比色液(通则 0901 第一法)比较，不得更深。

有关物质 照高效液相色谱法(通则 0512)测定。

供试品溶液　取本品适量，精密称定，加乙腈-水(9∶1)溶解并稀释制成每 1ml 中约含 5mg 的溶液。

对照溶液　精密量取供试品溶液 1ml，置 100ml 量瓶中，用乙腈-水(9∶1)稀释至刻度，摇匀。

系统适用性溶液　分别取罗库溴铵杂质Ⅰ、Ⅱ、Ⅲ、Ⅳ、Ⅴ对照品与罗库溴铵对照品各适量，加乙腈-水(9∶1)溶解(杂质Ⅳ溶解时可加稀盐酸 1 滴助溶)并稀释制成每 1ml 中分别含罗库溴铵 1mg 与杂质Ⅰ、Ⅱ、Ⅲ、Ⅳ、Ⅴ各 0.1mg 的混合溶液。

色谱条件　用硅胶为填充剂；以 0.025mol/L 氢氧化四甲基铵溶液(取 25%氢氧化四甲基铵水溶液 9.1ml 或取氢氧化四甲基铵五水合物 4.53g，加水 900ml，摇匀，用磷酸调节 pH 值至 7.4，用水稀释至 1000ml)-乙腈(10∶90)为流动相；流速为每分钟 2.0ml；检测波长为 210nm；进样体积 10μl。

系统适用性要求　系统适用性溶液色谱图中，出峰顺序依次为溴离子峰，杂质Ⅰ、Ⅱ、Ⅲ、Ⅳ，罗库溴铵与杂质Ⅴ；理论板数按罗库溴铵峰计算不低于 5000，罗库溴铵峰与杂质Ⅴ峰间的分离度应大于 3.5。

测定法　精密量取供试品溶液与对照溶液，分别注入液相色谱仪，记录色谱图至主成分峰保留时间的 2.5 倍。

限度　供试品溶液色谱图中如有杂质峰，已知杂质按加校正因子(见下表)的主成分自身对照法计算，其他未知杂质按不加校正因子的主成分自身对照法计算，杂质Ⅰ不得过 0.2%，杂质Ⅱ、Ⅲ均不得过 0.1%，杂质Ⅳ、Ⅴ均不得过 0.3%，其他单个杂质不得过 0.2%，杂质总量不得过 1.5%。杂质Ⅰ之前的色谱峰不计。

杂质名称	相对保留时间	校正因子
杂质Ⅰ	0.20	0.47
杂质Ⅱ	0.44	0.43
杂质Ⅲ	0.75	1.26
杂质Ⅳ	0.80	1.0
杂质Ⅴ	1.2	1.0

残留溶剂 照残留溶剂测定法(通则 0861 第二法)测定。

供试品溶液　取本品约 0.5g，精密称定，置顶空瓶中，精密加 20% *N*,*N*-二甲基甲酰胺溶液 5ml 溶解，密封。

对照品溶液　取甲醇、乙醇、乙醚、丙酮、异丙醇、乙腈与二氯甲烷各适量，精密称定，用 20% *N*,*N*-二甲基甲酰胺溶液定量稀释制成每 1ml 中约含甲醇 300μg、乙醇 500μg、乙醚 500μg、丙酮 500μg、异丙醇 500μg、乙腈 41μg 与二氯甲烷 60μg 的混合溶液，精密量取 5ml，置顶空瓶中，密封。

色谱条件　以 6%氰丙基苯基-94%二甲基聚硅氧烷(或极性相近)为固定液的毛细管柱为色谱柱；起始柱温为 45℃，维持 10 分钟，再以每分钟 20℃的速率升温至 180℃，维持 2 分钟；进样口温度 200℃；检测器温度 250℃；顶空瓶平衡温度为 90℃，平衡时间为 30 分钟。

系统适用性要求　对照品溶液色谱图中，各成分峰之间的分离度均应符合要求。

测定法　精密量取对照品溶液与供试品溶液，分别顶空进样，记录色谱图。

限度　按外标法以峰面积计算，甲醇、乙醇、乙醚、丙酮、异丙醇、乙腈与二氯甲烷的残留量均应符合规定。

水分 取本品，照水分测定法(通则 0832 第一法 1)测定，含水分不得过 4.0%。

炽灼残渣 取本品 1.0g，依法检查(通则 0841)，遗留残渣不得过 0.1%。

重金属 取炽灼残渣项下遗留的残渣，依法检查(通则 0821 第二法)，含重金属不得过百万分之十。

【含量测定】 照高效液相色谱法(通则 0512)测定。

供试品溶液 取本品适量，精密称定，加乙腈-水(9∶1)溶解并定量稀释制成每 1ml 中约含 1mg 的溶液。

对照品溶液　取罗库溴铵对照品适量，精密称定，加乙腈-水(9：1)溶解并定量稀释制成每 1ml 中约含 1mg 的溶液。

系统适用性溶液、色谱条件与系统适用性要求　见有关物质项下。

测定法　精密量取供试品溶液与对照品溶液，分别注入液相色谱仪，记录色谱图。按外标法以峰面积计算。

【类别】　肌松药。

【贮藏】　遮光，密封，在阴凉处保存。

【制剂】　罗库溴铵注射液

附：

杂质Ⅰ

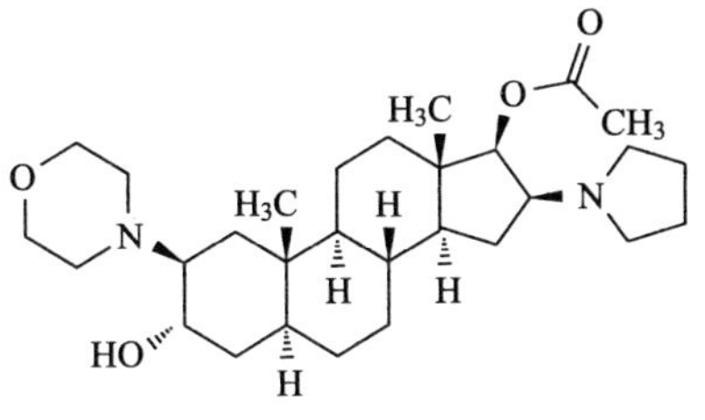

$C_{29}H_{48}N_2O_4$　488.70

3α，17β-(二羟基)-2β-(吗啉-1-基)-16-(吡咯烷-1-基)-5α-雄甾-17-乙酸酯

杂质Ⅱ

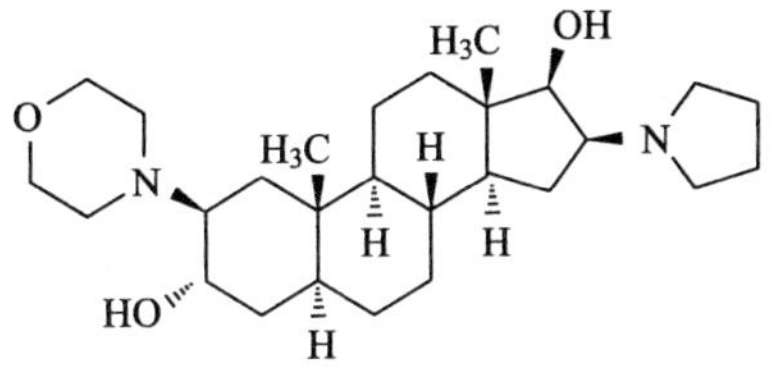

$C_{27}H_{46}N_2O_3$　446.67

3α，17β-(二羟基)-2β-(吗啉-1-基)-16-(吡咯烷-1-基)-5α-雄甾烷

杂质Ⅲ

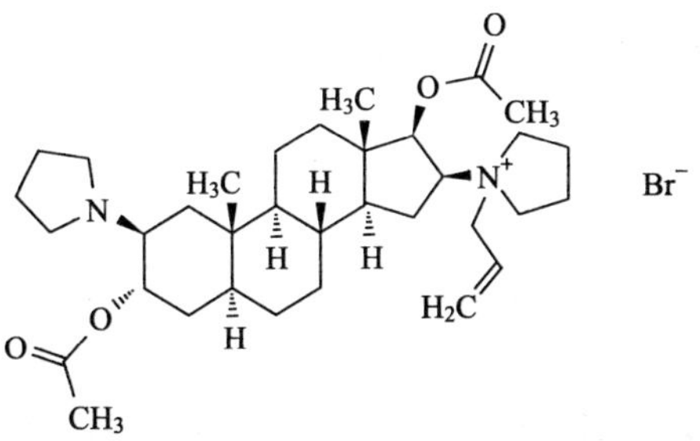

$C_{34}H_{55}BrN_2O_4$　635.72

溴化 1-烯丙基-1-[3α，17β-(二羟基)-2β-(吡咯烷基)-5β-雄甾-16β-基]吡咯烷鎓-3，17-二乙酸酯

杂质Ⅳ

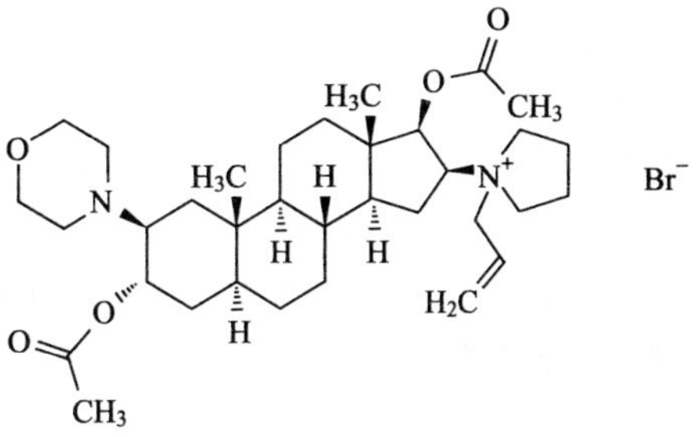

$C_{34}H_{55}BrN_2O_5$　651.71

溴化 1-烯丙基-1-[3α，17β-(二羟基)-2β-(吗啉-1-基)-5α-雄甾-16β-基]吡咯烷鎓-3，17-二乙酸酯

杂质Ⅴ

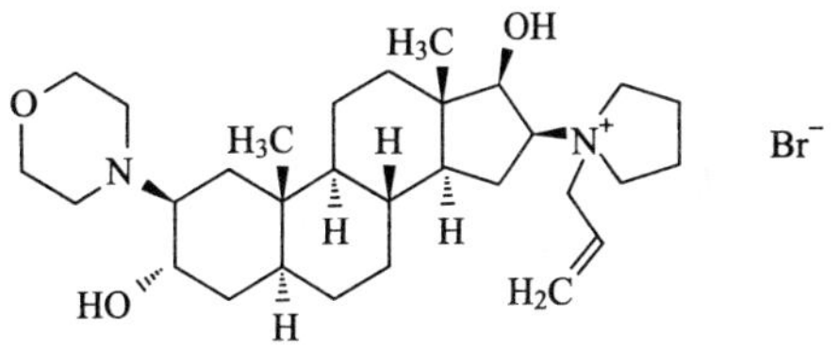

$C_{30}H_{51}BrN_2O_3$　567.64

溴化 1-烯丙基-1-[3β，17β-(二羟基)-2β-(吗啉-1-基)-5α-雄甾-16β-基]吡咯烷鎓

罗库溴铵注射液

Luokuxiu'an Zhusheye

Rocuronium Bromide Injection

本品为罗库溴铵的灭菌水溶液。含罗库溴铵($C_{32}H_{53}BrN_2O_4$)应为标示量的 93.0%～107.0%。

【性状】　本品为无色至微黄色的澄明液体。

【鉴别】　(1)在含量测定项下记录的色谱图中，供试品溶液主峰的保留时间应与对照品溶液主峰的保留时间一致。

(2)取本品 5ml，用水稀释至 15ml，显溴化物的鉴别反应(通则 0301)。

【检查】　**pH 值**　应为 3.8～4.2(通则 0631)。

溶液的澄清度与颜色　本品应澄清无色；如显色，与黄色或橙黄色 2 号标准比色液(通则 0901 第一法)比较，不得更深。

有关物质　照高效液相色谱法(通则 0512)测定。

供试品溶液　精密量取适量(约相当于罗库溴铵 5mg)，置适宜容器中，在 45℃以下用氮气吹干。精密加入乙腈 2ml，涡旋，超声，离心，取上清液。

对照溶液　精密量取供试品溶液 1ml，置 100ml 量瓶中，用乙腈-水(9：1)稀释至刻度，摇匀。

空白溶液　取空白溶剂(取氯化钠 30mg,醋酸钠 20mg,溴化钠 17mg,加水 10ml 溶解,用冰醋酸调节 pH 值至 4.0)1ml,置适宜容器中,在 45℃以下用氮气吹干。精密加入乙腈 2ml,涡旋,超声,离心,取上清液。

系统适用性溶液、色谱条件、系统适用性要求与测定法　见罗库溴铵有关物质项下。

限度　供试品溶液色谱图中如有杂质峰,已知杂质按加校正因子(见罗库溴铵有关物质项下)的主成分自身对照法计算,其他未知杂质按不加校正因子的主成分自身对照法计算,杂质Ⅰ不得过 0.2%,杂质Ⅱ、Ⅲ均不得过 0.1%,杂质Ⅳ不得过 0.3%,杂质Ⅴ不得过 2.0%,其他单个杂质不得过 0.2%,除杂质Ⅴ外杂质总量不得过 0.6%。空白溶液及杂质Ⅰ之前的色谱峰不计。

细菌内毒素　取本品,依法检查(通则 1143),每 1mg 罗库溴铵含内毒素的量应小于 2.2EU。

其他　应符合注射剂项下有关的各项规定(通则 0102)。

【含量测定】　照高效液相色谱法(通则 0512)测定。

供试品溶液　精密量取本品 5ml,置 50ml 量瓶中,用乙腈稀释至刻度,摇匀。

对照品溶液　取罗库溴铵对照品适量,精密称定,加乙腈-水(9∶1)溶解并定量稀释制成每 1ml 中约含 1mg 的溶液。

系统适用性溶液、色谱条件与系统适用性要求　见罗库溴铵含量测定项下。

测定法　精密量取供试品溶液与对照品溶液,分别注入液相色谱仪,记录色谱图。按外标法以峰面积计算。

【类别】　同罗库溴铵。

【规格】　(1)2.5ml∶25mg　(2)5ml∶50mg

【贮藏】　遮光,在 2～8℃保存。

罗　通　定

Luotongding

Rotundine

$C_{21}H_{25}NO_4$　355.43

本品为 2,3,9,10-四甲氧基-5,8,13,13*a*-四氢-6*H*-二苯并[*a*,*g*]喹嗪。按干燥品计算,含 $C_{21}H_{25}NO_4$ 应为 98.5%～102.0%。

【性状】　本品为白色至微黄色的结晶;无臭;遇光受热易变黄。

本品在三氯甲烷中溶解,在乙醇或乙醚中略溶,在水中不溶;在稀硫酸中易溶。

熔点　本品的熔点(通则0612第一法)为 141～144℃。

比旋度　取本品,精密称定,加乙醇溶解并定量稀释制成每 1ml 中含 8mg 的溶液,在 25℃时依法测定(通则0621),比旋度为 −290°至 −300°。

吸收系数　取本品,精密称定,加 0.5%硫酸溶液溶解并定量稀释制成每 1ml 中约含 30μg 的溶液,照紫外-可见分光光度法(通则0401),在 281nm 的波长处测定吸光度,吸收系数($E_{1cm}^{1\%}$)为 150～160。

【鉴别】　(1)取本品 0.1g,加水 10ml 与稀硫酸 1ml,振摇溶解后,取溶液各 2ml:第一份加重铬酸钾试液 1 滴,即生成黄色沉淀;第二份加饱和氯化钠溶液 1 滴,即生成白色沉淀;第三份加稀铁氰化钾试液,即生成黄色沉淀,渐变为绿色,稍加热,渐变为蓝色。

(2)在含量测定项下记录的色谱图中,供试品溶液主峰的保留时间应与对照品溶液主峰的保留时间一致。

(3)本品的红外光吸收图谱应与对照的图谱(光谱集 251 图)一致。

【检查】　**酸性溶液的澄清度与颜色**　取本品 0.15g,加 5%硫酸溶液 5ml 溶解后,溶液应澄清无色;如显色,与黄绿色 4 号标准比色液(通则0901 第一法)比较,不得更深。

有关物质　照高效液相色谱法(通则 0512)测定。

供试品溶液　取本品约 20mg,置 100ml 量瓶中,加甲醇 10ml,超声 5 分钟使溶解,用流动相稀释至刻度,摇匀。

对照溶液　精密量取供试品溶液 1ml,置 200ml 量瓶中,用流动相稀释至刻度,摇匀。

色谱条件　用十八烷基硅烷键合硅胶为填充剂;以磷酸盐缓冲液[0.05mol/L 磷酸二氢钾溶液和 0.05mol/L 庚烷磺酸钠溶液(1∶1),含 0.2%三乙胺,用磷酸调节 pH 值至 6.5±0.05]-甲醇(35∶65)为流动相;检测波长为 280nm;进样体积 20μl。

系统适用性要求　理论板数按罗通定峰计算不低于 2500。

测定法　精密量取供试品溶液与对照溶液,分别注入液相色谱仪,记录色谱图至主成分峰保留时间的 2 倍。

限度　供试品溶液色谱图中如有杂质峰,各杂质峰面积的和不得大于对照溶液主峰面积(0.5%)。

干燥失重　取本品,在 105℃干燥至恒重,减失重量不得过 5.0%(通则0831)。

炽灼残渣　取本品 1.0g,依法检查(通则0841),遗留残渣不得过 0.1%。

重金属　取炽灼残渣项下遗留的残渣,依法检查(通则 0821 第二法),含重金属不得过百万分之二十。

【含量测定】　照高效液相色谱法(通则 0512)测定。

供试品溶液　取本品约 25mg,精密称定,置 50ml 量瓶中,加甲醇 10ml,超声 5 分钟使溶解,用流动相稀释至刻度,摇匀,精密量取 5ml,置 50ml 量瓶中,用流动相稀释至刻度,摇匀。

对照品溶液　取罗通定对照品约25mg，精密称定，制备方法同供试品溶液。

色谱条件与系统适用性要求　见有关物质项下。

测定法　精密量取供试品溶液与对照品溶液，分别注入液相色谱仪，记录色谱图。按外标法以峰面积计算。

【类别】　镇痛药。

【贮藏】　遮光，密封保存。

【制剂】　(1)罗通定片　(2)硫酸罗通定注射液

罗通定片

Luotongding Pian

Rotundine Tablets

本品含罗通定($C_{21}H_{25}NO_4$)应为标示量的93.0%～107.0%。

【性状】　本品为白色至微黄色片。

【鉴别】　(1)取本品的细粉适量(约相当于罗通定0.1g)，加水10ml与稀硫酸1ml，振摇使罗通定溶解，滤过；滤液照罗通定项下的鉴别(1)项试验，显相同的反应。

(2)在含量测定项下记录的色谱图中，供试品溶液主峰的保留时间应与对照品溶液主峰的保留时间一致。

(3)取本品3片，研细，加乙醚20ml，研磨使罗通定溶解，滤过，滤液挥干，残渣置80℃减压干燥3小时，残渣的红外光吸收图谱应与对照的图谱(光谱集251图)一致。

【检查】　**有关物质**　照高效液相色谱法(通则0512)测定。

供试品溶液　取本品细粉适量(约相当于罗通定20mg)，精密称定，置100ml量瓶中，加甲醇10ml，超声5分钟使罗通定溶解，用流动相稀释至刻度，摇匀，滤过，取续滤液。

对照溶液　精密量取供试品溶液1ml，置100ml量瓶中，用流动相稀释至刻度，摇匀。

色谱条件、系统适用性要求与测定法　见罗通定有关物质项下。

限度　供试品溶液色谱图中如有杂质峰，各杂质峰面积的和不得大于对照溶液主峰面积(1.0%)。

溶出度　照溶出度与释放度测定法(通则0931第一法)测定。

溶出条件　以盐酸溶液(9→1000)900ml为溶出介质，转速为每分钟100转，依法操作，经45分钟时取样。

测定法　取溶出液，滤过，取续滤液(60mg规格，精密量取续滤液5ml，置10ml量瓶中，用溶出介质稀释至刻度)。照紫外-可见分光光度法(通则0401)，在281nm的波长处测定吸光度，按$C_{21}H_{25}NO_4$的吸收系数($E_{1cm}^{1\%}$)为155计算每片的溶出量。

限度　标示量的70%，应符合规定。

其他　应符合片剂项下有关的各项规定(通则0101)。

【含量测定】　照高效液相色谱法(通则0512)测定。

供试品溶液　取本品20片，精密称定，研细，精密称取适量(约相当于罗通定25mg)，置50ml量瓶中，加甲醇10ml，超声5分钟使罗通定溶解，用流动相稀释至刻度，摇匀，滤过，精密量取续滤液5ml，置50ml量瓶中，用流动相稀释至刻度，摇匀。

对照品溶液、色谱条件、系统适用性要求与测定法　见罗通定含量测定项下。

【类别】　同罗通定。

【规格】　(1)30mg　(2)60mg

【贮藏】　遮光，密封保存。

硫酸罗通定注射液

Liusuan Luotongding Zhusheye

Rotundine Sulfate Injection

本品为罗通定加稀硫酸适量制成的灭菌水溶液。含硫酸罗通定[$(C_{21}H_{25}NO_4)_2 \cdot H_2SO_4$]应为标示量的93.0%～107.0%。

【性状】　本品为淡黄色至黄色的澄明液体，遇光、受热色泽加深。

【鉴别】　(1)取本品，照罗通定项下的鉴别(1)项试验，显相同的反应。

(2)精密量取本品5ml与水10ml，混匀后，依法测定旋光度(通则0621)，按标示量计算，比旋度应为－237°以上(与硫酸延胡索乙素的区别)。

【检查】　**pH值**　应为2.5～4.0(通则0631)。

颜色　取本品5ml，与黄绿色9号标准比色液(通则0901第一法)比较，不得更深。

其他　应符合注射剂项下有关的各项规定(通则0102)。

【含量测定】　照紫外-可见分光光度法(通则0401)测定。

供试品溶液　精密量取本品适量，用0.5%硫酸溶液定量稀释制成每1ml中含硫酸罗通定30μg的溶液。

测定法　取供试品溶液，在281nm的波长处测定吸光度，按$(C_{21}H_{25}NO_4)_2 \cdot H_2SO_4$的吸收系数($E_{1cm}^{1\%}$)为136计算。

【类别】　同罗通定。

【规格】　2ml∶60mg

【贮藏】　遮光，密闭保存。

垂体后叶粉

Chuitihouye Fen

Powdered Posterior Pituitary

本品系猪脑垂体后叶经脱水、干燥、研细制成。按干燥品计算，每1mg中含升压素不得低于0.6单位，且应为标示值的

85%～120%；缩宫素与升压素的效价比值应为 0.9～1.7。

【制法要求】 生产用动物应检疫合格，从脑垂体后叶分离开始至垂体后叶粉制成的整个生产过程均应符合现行版《药品生产质量管理规范》要求。必要时采用适宜的方法进行种属确认。本品为动物来源，工艺中应有有效去除病毒或病毒灭活等病毒安全性控制的方法和措施。

【性状】 本品为类白色至淡黄色粉末；有特臭。

本品在水中几乎不溶。

【鉴别】 照高效液相色谱法（通则 0512）试验。

供试品溶液　取本品约 20mg，置研钵中，加少量 0.25% 醋酸溶液，研磨均匀，全部转移至具塞试管中，用 0.25%醋酸溶液稀释至 10ml，摇匀，放入沸水浴中，时时振摇，加热（煮沸）5 分钟取出，迅速冷却，以每分钟 3000 转离心 10 分钟，取上清液经 0.45μm 滤膜滤过，取续滤液，即得。

标准品溶液　取赖氨酸升压素标准品和缩宫素标准品适量，加 0.25%醋酸溶液溶解并稀释制成每 1ml 中分别含 6 单位的溶液。

色谱条件　用十八烷基硅烷键合硅胶为填充剂（4.6mm×250mm，5μm）；以 0.05mol/L 磷酸二氢钠溶液为流动相 A，以乙腈-0.1mol/L 磷酸二氢钠溶液（50：50）为流动相 B，按下表进行梯度洗脱；流速为每分钟 1ml；检测波长为 220nm；柱温为 30℃；进样体积 50μl。

时间（分钟）	流动相 A（%）	流动相 B（%）
0	70	30
30	40	60
40	10	90
50	10	90
50.1	70	30
65	70	30

系统适用性要求　标准品溶液色谱图中，赖氨酸升压素峰与缩宫素峰之间的分离度应不低于 5。

测定法　精密量取供试品溶液与标准品溶液，分别注入液相色谱仪，记录色谱图。

结果判定　供试品溶液应有与标准品溶液中两个主峰保留时间一致的色谱峰。

【检查】 **残留溶剂**　照残留溶剂测定法（通则 0861 第二法）测定。

供试品溶液　取本品约 20mg，精密称定，置顶空进样瓶中，精密加水 2ml，密封，充分振摇。

对照品溶液　取丙酮适量，精密称定，用水定量稀释制成每 1ml 中含丙酮为 0.05mg 的溶液，精密量取 2ml，置顶空瓶中，密封。

色谱条件　以 6%氰丙基苯基-94%二甲基聚硅氧烷为固定液（或极性相近）的毛细管柱为色谱柱；起始温度为 40℃，维持 10 分钟，以每分钟 20℃的速率升温至 220℃，维持 15 分钟；进样口温度为 200℃；检测器温度为 230℃；顶空瓶平衡温度为 80℃，平衡时间为 20 分钟。

测定法　取供试品溶液与对照品溶液分别顶空进样，记录色谱图。

限度　按外标法以峰面积计算，丙酮的残留量应符合规定。

干燥失重　取本品，以五氧化二磷为干燥剂，在 60℃减压干燥至恒重，减失重量不得过 5.0%（通则 0831）。

重金属　取本品，依法检查（通则 0821 第二法），含重金属不得过百万分之二十。

微生物限度　取本品，照非无菌产品微生物限度检查：微生物计数法（通则 1105）检查，1g 供试品中需氧菌总数不得过 10 000cfu。（供注射用）

【效价测定】 **升压素**　照升压素生物测定法（通则 1205）测定，即得。

缩宫素　照缩宫素生物测定法（通则 1210）测定，并将测得结果与升压素效价进行比较，即得。

【类别】 血管收缩药，抗利尿药。

【贮藏】 密封，在冷处保存。

【制剂】 垂体后叶注射液

垂体后叶注射液

Chuitihouye Zhusheye

Posterior Pituitary Injection

本品为垂体后叶粉经冰醋酸溶液提取、滤过制得的无菌溶液；或由猪脑垂体后叶经脱水、干燥、研细制成粉（必要时采用适宜的方法进行种属确认。本品为动物来源，工艺中应有有效去除病毒或病毒灭活等病毒安全性控制的方法和措施），再经冰醋酸溶液提取、滤过制得的无菌溶液。以升压素计，效价应为标示量的 87%～115%，且每 1mg 蛋白中升压素效价不得少于 4.0 单位；缩宫素与升压素的效价比值应为 0.9～1.7。

【性状】 本品为无色或几乎无色的澄明液体。

【鉴别】 取本品作为供试品溶液，照垂体后叶粉鉴别项下的方法试验，供试品溶液应有与标准品溶液两个主峰保留时间一致的色谱峰。

【检查】 **pH 值**　应为 3.0～4.0（通则 0631）。

澄清度　取本品，依法检查（通则 0902 第一法），应澄清。

高分子量物质　照分子排阻色谱法（通则 0514）测定。

供试品溶液　取本品，即得。

分子量对照溶液　分别取核糖核酸酶 A（分子量 13 700）对照品、人胰岛素（分子量 5808）对照品、胸腺法新（分子量 3108）对照品、生长抑素（分子量 1638）对照品各 1 支，加流动相溶解并稀释制成每 1ml 中各含 1mg 的溶液。

色谱条件　以亲水改性硅胶为填充剂（TSKgel G2000SWXL 柱，7.8mm×300mm，5μm 或其他适宜的色谱柱)；以三氟乙酸-乙腈-水(0.5：350：650)为流动相；检测波长为 214nm；进样体积 20μl。

系统适用性要求　分子量对照溶液重复进样色谱图中，其保留时间的相对标准偏差不得大于 2.0%。理论板数按核糖核酸酶 A 峰计算不得低于 4000，相邻色谱峰间的分离度均不得小于 1.0。以各峰的保留时间为横坐标，分子量对数为纵坐标，进行线性回归，相关系数(r)绝对值应不小于 0.99。

测定法　精密量取供试品溶液，注入液相色谱仪，记录色谱图。

限度　按面积归一化法计算，分子量大于 10 000 的高分子量物质不得过 10.0%。

醋酸盐　取冰醋酸适量，精密称定，用稀释液[流动相 A(通则 0872)-甲醇(95：5)]定量稀释制成每 1ml 中含 1mg、3mg、5mg、7mg、9mg 和 10mg 的溶液，作为系列标准曲线用溶液。照合成多肽中的醋酸测定法(通则 0872)测定，精密量取上述系列标准曲线用溶液各 5μl，分别注入液相色谱仪，记录色谱图，以峰面积与相应浓度计算直线回归方程，相关系数(r)应不小于0.99。精密量取本品 5μl，注入液相色谱仪，记录色谱图，用直线回归方程计算，本品每 1ml 中含醋酸盐(以醋酸计)不得过 8mg。

三氯叔丁醇　照气相色谱法(通则 0521)测定。

供试品溶液　取本品，即得。

系列标准曲线用溶液　取三氯叔丁醇对照品约 0.25g，精密称定，置 50ml 量瓶中，加适量 0.25%醋酸溶液，置水浴中不断振摇使三氯叔丁醇溶解，取出，放冷，用 0.25%醋酸溶液稀释至刻度，摇匀，精密量取适量，用 0.25%醋酸溶液分别定量稀释制成每 1ml 中各含 0.5mg、1.5mg、2.5mg、3.5mg、4.5mg 和 5mg 的溶液。

色谱条件　以聚乙二醇(或极性相近)为固定液的毛细管柱为色谱柱；起始温度为 90℃，维持 2 分钟，以每分钟 50℃的速率升温至 200℃，维持 2 分钟；进样口温度为 250℃；检测器温度为 280℃；进样体积 1μl。

系统适用性要求　系列标准曲线用溶液色谱图中，以三氯叔丁醇峰面积与相应浓度计算直线回归方程，相关系数(r)应不小于 0.99。

测定法　精密量取供试品溶液，注入气相色谱仪，记录色谱图。

限度　用直线回归方程计算，含三氯叔丁醇不得过标签上所标示的量。

细菌内毒素　取本品，依法检查(通则 1143)，每 1 单位升压素中含内毒素的量应小于 15EU。

异常毒性　取本品，用氯化钠注射液稀释制成每 1ml 中含 0.6 升压素单位的溶液，依法检查(通则 1141)，应符合规定。

其他　应符合注射剂项下有关的各项规定(通则 0102)。

【效价测定】　**升压素**　照升压素生物测定法(通则 1205)测定，即得。

比活　取本品，作为游离氨基酸测定用供试品溶液；取本品 1ml，加 7mol/L 盐酸溶液 6ml，密封，110℃水解 16 小时，将水解液转移后，蒸干，精密加水 2ml 复溶残渣，用 0.45μm 的滤膜滤过，取续滤液作为水解氨基酸测定用供试品溶液；另取门冬氨酸、谷氨酸、丝氨酸、组氨酸、甘氨酸、苏氨酸、胱氨酸、丙氨酸、精氨酸、酪氨酸、缬氨酸、甲硫氨酸、苯丙氨酸、异亮氨酸、亮氨酸、赖氨酸和脯氨酸各对照品适量，精密称定，置同一量瓶中，加水溶解并定量稀释制成每 1ml 中含各氨基酸约 0.1mg 的溶液，作为对照品溶液。采用适宜的氨基酸分析方法测定，按外标法分别计算游离氨基酸与水解氨基酸的量。以水解氨基酸的量减去游离氨基酸的量即为本品中的蛋白质含量。

根据升压素的效价测定结果与蛋白质含量计算本品每 1mg 蛋白中含升压素的单位数，即得。

缩宫素　照缩宫素生物测定法(通则 1210)测定，并将测得结果与升压素效价进行比较，即得。

【类别】　同垂体后叶粉。

【规格】　(1)0.5ml：3 单位　(2)1ml：6 单位　(3)2ml：3 单位　(4)2ml：6 单位

【贮藏】　遮光，密闭，在冷处保存。

【标注】　本品标签或使用说明书中应标注三氯叔丁醇的量。

依巴斯汀

Yibasiting

Ebastine

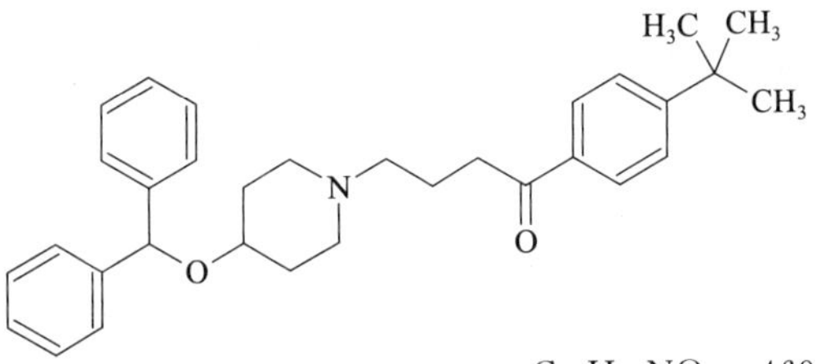

$C_{32}H_{39}NO_2$　469.67

本品为 4-[4-(二苯甲基氧基)-哌啶-1-基]-1-(4-叔丁基苯基)-1-丁酮。按干燥品计算，含 $C_{32}H_{39}NO_2$ 不得少于 99.0%。

【性状】　本品为白色或类白色结晶性粉末；无臭；无味。

本品在乙醇中微溶，在水中几乎不溶；在冰醋酸中易溶，在稀盐酸或氢氧化钠试液中几乎不溶。

熔点　本品的熔点(通则 0612)为 84～87℃。

吸收系数　取本品，精密称定，加乙醇溶解并定量稀释制成每 1ml 中约含 10μg 的溶液，照紫外-可见分光光度法(通则 0401)，在 253nm 的波长处测定吸光度，吸收系数($E_{1cm}^{1\%}$)为 345～375。

【鉴别】　(1)取本品约 20mg，置干燥试管中，加枸橼酸-醋酐饱和溶液(临用新配)1ml，置水浴上加热 1～2 分钟，溶液显红色。

(2)取吸收系数项下的溶液，照紫外-可见分光光度法(通则 0401)测定,在 253nm 的波长处有最大吸收,在 232nm 的波长处有最小吸收。

(3)本品的红外光吸收图谱应与对照品的图谱一致(通则 0402)。

【检查】 **有关物质**　照高效液相色谱法(通则 0512)测定。避光操作。

供试品溶液　取本品适量,精密称定,加流动相溶解并定量稀释制成每 1ml 中约含 1mg 的溶液。

对照溶液　精密量取供试品溶液 2ml,置 100ml 量瓶中,用流动相稀释至刻度,摇匀,精密量取 5ml,置 50ml 量瓶中,用流动相稀释至刻度,摇匀。

杂质对照品溶液　取杂质Ⅲ对照品适量,精密称定,加流动相溶解并定量稀释制成每 1ml 中约含 1μg 的溶液。

系统适用性溶液　取杂质Ⅰ对照品、杂质Ⅱ对照品、杂质Ⅲ对照品与依巴斯汀各适量,加流动相溶解并定量稀释制成每 1ml 中含杂质Ⅰ、杂质Ⅱ、杂质Ⅲ各 2μg 与依巴斯汀 10μg 的混合溶液。

灵敏度溶液　精密量取对照溶液 5ml,置 20ml 量瓶中,用流动相稀释至刻度,摇匀。

色谱条件　用十八烷基硅烷键合硅胶为填充剂;乙腈-磷酸盐缓冲液(取磷酸二氢钾 3.4g,加适量水溶解并稀释至 1000ml,用氢氧化钠试液调节 pH 值至 7.0)(75:25)为流动相;检测波长为 210nm;进样体积 20μl。

系统适用性要求　系统适用性溶液色谱图中,杂质Ⅰ、杂质Ⅱ、杂质Ⅲ及依巴斯汀各峰之间的分离度均应符合规定。灵敏度溶液色谱图中,依巴斯汀峰高的信噪比应不小于 10。

测定法　精密量取供试品溶液、对照溶液与杂质对照品溶液,分别注入液相色谱仪,记录色谱图至主成分峰保留时间的 2 倍。

限度　供试品溶液色谱图中如有与杂质Ⅲ保留时间一致的色谱峰,按外标法以峰面积计算,含杂质Ⅲ不得过 0.1%;其他单个杂质峰面积不得大于对照溶液主峰面积的 0.5 倍(0.1%),其他杂质峰面积的和不得大于对照溶液主峰面积的 1.5 倍(0.3%)。小于灵敏度溶液主峰面积的峰忽略不计(0.05%)。

残留溶剂　照残留溶剂测定法(通则 0861)测定,应符合规定。

氯化物　取本品 0.10g,研细,加水 25ml,边加水边研磨使氯化物溶解完全,滤过,取滤液作为供试品溶液,依法检查(通则 0801),与标准氯化钠溶液 3.0ml 制成的对照液比较,不得更浓(0.03%)。

干燥失重　取本品,在 60℃下减压干燥至恒重,减失重量不得过 0.5%(通则 0831)。

炽灼残渣　取本品 1.0g,依法检查(通则 0841),遗留残渣不得过 0.1%。

重金属　取炽灼残渣项下遗留的残渣,依法检查(通则 0821 第二法),含重金属不得过百万分之二十。

【含量测定】　取本品约 0.4g,精密称定,加冰醋酸 20ml 溶解后,加结晶紫指示液 1 滴,用高氯酸滴定液(0.1mol/L)滴定至溶液显蓝色,并将滴定结果用空白试验校正。每 1ml 高氯酸滴定液(0.1mol/L)相当于 46.97mg 的 $C_{32}H_{39}NO_2$。

【类别】　H_1受体拮抗剂。

【贮藏】　密封保存。

【制剂】　依巴斯汀片

附:

杂质Ⅰ

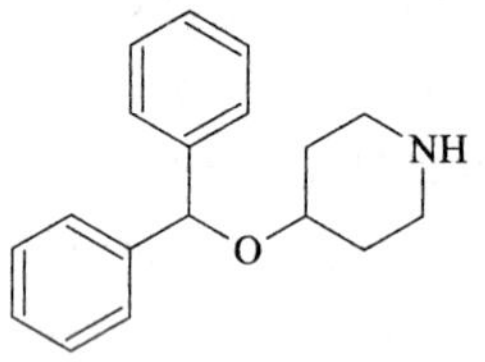

$C_{18}H_{21}NO$　267.37

4-二苯甲基氧基哌啶

杂质Ⅱ

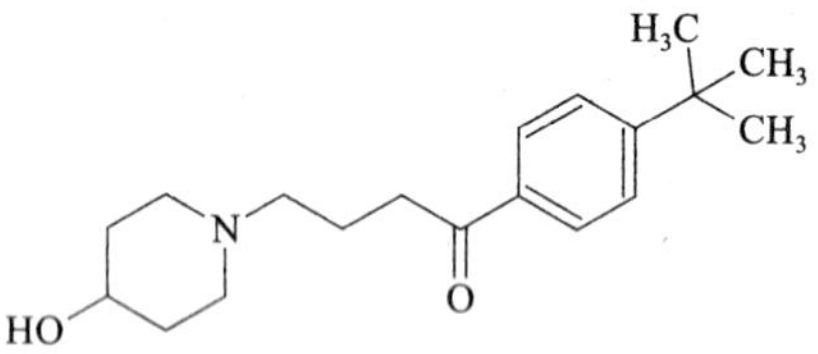

$C_{19}H_{29}NO_2$　303.45

4-(4-羟基哌啶-1-基)-1-(4-叔丁基苯基)-1-丁酮

杂质Ⅲ

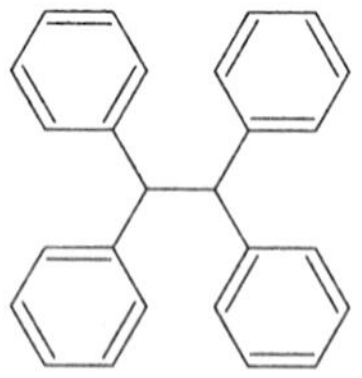

$C_{26}H_{22}$　334.46

1,1,2,2-四苯乙烷

依巴斯汀片

Yibasiting Pian

Ebastine Tablets

本品含依巴斯汀($C_{32}H_{39}NO_2$)应为标示量的 90.0%～110.0%。

【性状】 本品为白色或类白色片。

【鉴别】 (1)取本品细粉适量(约相当于依巴斯汀20mg),置干燥试管中,加枸橼酸-醋酐饱和溶液(临用新配)1ml,置水浴上加热1～2分钟,溶液显红色。

(2)在含量测定项下记录的色谱图中,供试品溶液主峰的保留时间应与对照品溶液主峰的保留时间一致。

(3)取本品细粉适量,加乙醇适量使依巴斯汀溶解并稀释制成每1ml中约含依巴斯汀12μg的溶液,滤过,取滤液照紫外-可见分光光度法(通则0401)测定,在253nm的波长处有最大吸收,在232nm的波长处有最小吸收。

【检查】 **有关物质** 照高效液相色谱法(通则0512)测定。避光操作。

供试品溶液 取本品细粉适量,精密称定,加流动相溶解并定量稀释制成每1ml中约含依巴斯汀1mg的溶液,滤过,取续滤液。

对照溶液 精密量取供试品溶液2ml,置100ml量瓶中,用流动相稀释至刻度,摇匀,精密量取5ml置50ml量瓶中,用流动相稀释至刻度,摇匀。

灵敏度溶液 精密量取对照溶液5ml,置20ml量瓶中,用流动相稀释至刻度,摇匀。

杂质对照品溶液、系统适用性溶液、色谱条件、系统适用性要求与测定法 见依巴斯汀有关物质项下。

限度 供试品溶液色谱图中如有与杂质Ⅲ保留时间一致的色谱峰,按外标法以峰面积计算,含杂质Ⅲ不得过标示量的0.2%;其他单个杂质峰面积不得大于对照溶液主峰面积(0.2%),其他杂质峰面积的和不得大于对照溶液主峰面积的4倍(0.8%)。小于灵敏度溶液主峰面积的峰忽略不计(0.05%)。

含量均匀度 以含量测定项下测得的每片含量计算,应符合规定(通则0941)。

溶出度 照溶出度与释放度测定法(通则0931第二法)测定。

溶出条件 以盐酸溶液(0.9→1000)1000ml为溶出介质,转速为每分钟50转,依法操作,经30分钟时取样。

供试品溶液 取溶出液适量,滤过,取续滤液。

对照品溶液 取依巴斯汀对照品约25mg,精密称定,置50ml量瓶中,加乙醇适量溶解并稀释至刻度,摇匀,精密量取适量,用溶出介质定量稀释制成每1ml中约含10μg的溶液。

测定法 照紫外-可见分光光度法(通则0401),在258nm的波长处分别测定吸光度。计算每片的溶出量。

限度 标示量的75%,应符合规定。

其他 应符合片剂项下有关的各项规定(通则0101)。

【含量测定】 照高效液相色谱法(通则0512)测定。

供试品溶液 取本品10片,分别置50ml量瓶中,各加水约5ml使崩解,再各加甲醇适量,超声约30分钟使依巴斯汀溶解,放冷,用甲醇稀释至刻度,摇匀,滤过。

对照品溶液 取依巴斯汀对照品适量,精密称定,加甲醇溶解并定量稀释制成每1ml中含0.2mg的溶液。

系统适用性溶液与色谱条件 见有关物质项下。

系统适用性要求 除灵敏度要求外,其他见有关物质项下。

测定法 精密量取供试品溶液与对照品溶液,分别注入液相色谱仪,记录色谱图。按外标法以峰面积计算每片的含量,并求得10片的平均含量。

【类别】 H_1受体拮抗剂。

【规格】 10mg。

【贮藏】 遮光、密闭保存。

依他尼酸

Yitanisuan

Etacrynic Acid

$C_{13}H_{12}Cl_2O_4$　303.14

本品为[2,3-二氯-4-(2-亚甲基丁酰基)苯氧基]乙酸。按干燥品计算,含$C_{13}H_{12}Cl_2O_4$不得少于98.0%。

【性状】 本品为白色结晶性粉末;无臭。

本品在乙醇或乙醚中易溶,在水中几乎不溶;在冰醋酸中易溶。

熔点 本品的熔点(通则0612)为121～125℃。

【鉴别】 (1)取本品约30mg,加氢氧化钠试液2ml,置水浴中加热5分钟,放冷,加硫酸溶液(1→2)0.25ml与10%的变色酸钠溶液0.5ml,小心加硫酸2ml,即显深紫色。

(2)取本品,加盐酸-甲醇(1∶1000)溶解并稀释制成每1ml中约含50μg的溶液,照紫外-可见分光光度法(通则0401)测定,在270nm的波长处有最大吸收。

(3)本品的红外光吸收图谱应与对照的图谱(光谱集196图)一致。

(4)取本品约20mg与无水碳酸钠0.10g,混合,炽灼后放冷,残渣显氯化物的鉴别反应(通则0301)。

【检查】 **苯提取物** 取本品1.0g,加8%亚硫酸钠溶液50ml,振摇使溶解,放置20分钟,加盐酸5ml,摇匀,用苯提取3次,每次15ml,振摇2分钟,分取苯层,必要时置离心管中离心,合并苯液置已恒重的蒸发皿中,置水浴上蒸发至干,在60℃减压干燥2小时,遗留残渣不得过20mg。

干燥失重 取本品,置五氧化二磷干燥器中,60℃减压干燥至恒重,减失重量不得过0.5%(通则0831)。

炽灼残渣 取本品1.0g,依法检查(通则0841),遗留残渣不得过0.1%。

重金属 取炽灼残渣项下遗留的残渣，依法检查(通则0821第二法)，含重金属不得过百万分之二十。

【含量测定】 取本品约0.15g，精密称定，置碘瓶中，加冰醋酸40ml溶解后，精密加溴滴定液(0.05mol/L)25ml，加盐酸3ml，立即密塞，摇匀，在暗处放置1小时，注意微开瓶塞，加碘化钾试液10ml，立即密塞，摇匀，再加水100ml，用硫代硫酸钠滴定液(0.1mol/L)滴定，至近终点时，加淀粉指示液2ml，继续滴定至蓝色消失，并将滴定的结果用空白试验校正。每1ml溴滴定液(0.05mol/L)相当于15.16mg的$C_{13}H_{12}Cl_2O_4$。

【类别】 利尿药。

【贮藏】 遮光，密封保存。

【制剂】 依他尼酸片

依他尼酸片

Yitanisuan Pian

Etacrynic Acid Tablets

本品含依他尼酸($C_{13}H_{12}Cl_2O_4$)应为标示量的90.0%～110.0%。

【性状】 本品为白色片。

【鉴别】 取本品细粉适量(约相当于依他尼酸0.1g)，加乙醇10ml，搅拌使依他尼酸溶解，滤过，滤液置水浴上蒸干，照依他尼酸项下的鉴别(1)、(2)、(4)项试验，显相同的结果。

【检查】 **溶出度** 照溶出度与释放度测定法(通则0931第二法)测定。

溶出条件 以磷酸盐缓冲液(pH 8.0)(取磷酸二氢钾13.6g，加0.1mol/L氢氧化钠溶液95ml，用0.1mol/L氢氧化钠溶液调节pH值至8.0，用水稀释至1000ml)900ml为溶出介质，转速为每分钟50转，依法操作，经45分钟时取样。

供试品溶液 取溶出液适量，滤过，取续滤液。

对照品溶液 取依他尼酸对照品适量，精密称定，加溶出介质溶解并定量稀释制成每1ml中约含30μg的溶液。

测定法 取供试品溶液与对照品溶液，照紫外-可见分光光度法(通则0401)，在277nm的波长处分别测定吸光度，计算每片的溶出量。

限度 标示量的75%，应符合规定。

其他 应符合片剂项下有关的各项规定(通则0101)。

【含量测定】 取本品20片，精密称定，研细，精密称取适量(约相当于依他尼酸0.15g)，置分液漏斗中，加0.1mol/L盐酸溶液25ml，摇匀，用二氯甲烷振摇提取3次，每次50ml，合并提取液，滤过，滤液置250ml碘瓶中，在水浴上蒸发至干，照依他尼酸项下的方法，自“加冰醋酸40ml溶解后”起，依法测定。每1ml溴滴定液(0.05mol/L)相当于15.16mg的$C_{13}H_{12}Cl_2O_4$。

【类别】 同依他尼酸。

【规格】 25mg

【贮藏】 遮光，密封保存。

依他尼酸钠

Yitanisuanna

Sodium Etacrynate

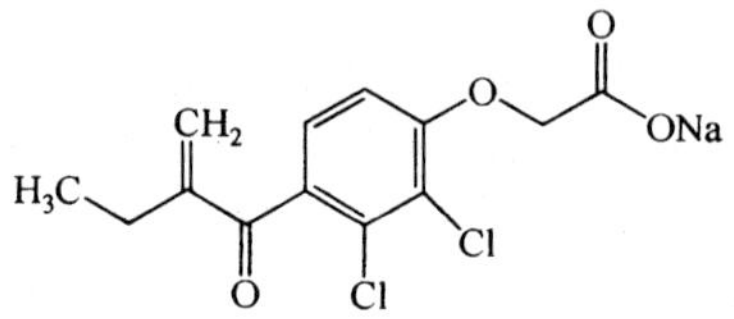

$C_{13}H_{11}Cl_2NaO_4$ 325.12

本品为[2,3-二氯-4-(2-亚甲基丁酰基)苯氧基]乙酸钠。按干燥品计算，含$C_{13}H_{11}Cl_2NaO_4$不得少于98.0%。

【性状】 本品为白色粉末；无臭。

本品在水中溶解，在乙醇中微溶。

【鉴别】 (1)取本品，照依他尼酸项下的鉴别(1)、(4)项试验，显相同的反应。

(2)本品的红外光吸收图谱应与对照的图谱(光谱集197图)一致。

(3)本品显钠盐的鉴别反应(通则0301)。

【检查】 **酸度** 取本品25mg，加水25ml溶解后，依法测定(通则0631)，pH值应为5.5～7.0。

干燥失重 取本品，以五氧化二磷为干燥剂，在60℃减压干燥至恒重，减失重量不得过4.0%(通则0831)。

重金属 取本品1.0g，依法检查(通则0821第二法)，含重金属不得过百万分之二十。

无菌 取本品，用适宜溶剂溶解并稀释后，经薄膜过滤法处理，依法检查(通则1101)，应符合规定。

【含量测定】 取本品约0.15g，精密称定，照依他尼酸项下的方法测定。每1ml溴滴定液(0.05mol/L)相当于16.26mg的$C_{13}H_{11}Cl_2NaO_4$。

【类别】 利尿药。

【贮藏】 遮光，严封保存。

【制剂】 注射用依他尼酸钠

注射用依他尼酸钠

Zhusheyong Yitanisuanna

Sodium Etacrynate for Injection

本品为依他尼酸钠的灭菌粉末。按平均装量计算，含依他尼酸钠($C_{13}H_{11}Cl_2NaO_4$)应为标示量的90.0%～110.0%。

【性状】 本品为白色粉末;无臭。

【鉴别】 取本品,照依他尼酸钠项下的鉴别试验,显相同的反应。

【检查】 **酸度** 取本品 25mg,加水 25ml 溶解后,依法测定(通则0631),pH 值应为 5.5～7.0。

干燥失重 取本品,以五氧化二磷为干燥剂,在 60℃减压干燥至恒重,减失重量不得过 5.0%(通则0831)。

无菌 取本品,用适宜溶剂溶解并稀释制成每 1ml 中含 10mg 的溶液,经薄膜过滤法处理,依法检查(通则1101),应符合规定。

其他 应符合注射剂项下有关的各项规定(通则0102)。

【含量测定】 取装量差异项下的内容物,混合均匀,精密称取约 0.15g,照依他尼酸项下的方法测定。每 1ml 溴滴定液(0.05mol/L)相当于 16.26mg 的 $C_{13}H_{11}Cl_2NaO_4$。

【类别】 同依他尼酸钠。

【规格】 25mg

【贮藏】 遮光,密闭保存。

依地酸钙钠

Yidisuan Gaina

Calcium Disodium Edetate

$C_{10}H_{12}CaN_2Na_2O_8 \cdot 6H_2O$　482.38

本品为乙二胺四醋酸钙二钠六水合物。按无水物计算,含 $C_{10}H_{12}CaN_2Na_2O_8$ 应为 97.0%～102.0%。

【性状】 本品为白色结晶性或颗粒性粉末;无臭;易潮解。

本品在水中易溶,在乙醇或乙醚中不溶。

【鉴别】 (1)取本品约 1g,加水 5ml 使溶解,加硝酸铅溶液(3→100)3ml,振摇,加碘化钾试液 1ml,不产生黄色沉淀。用氨试液调节至碱性,再加草酸铵试液 1ml,即生成白色沉淀。

(2)本品的红外光吸收图谱应与对照的图谱(光谱集 1303 图)一致。

(3)本品显钠盐鉴别(1)的反应(通则 0301)。

【检查】 **酸碱度** 取本品 5.0g,加水 25ml 使溶解,摇匀,依法测定(通则0631),pH 值应为 6.5～8.0。

溶液的澄清度与颜色 取本品 0.10g,加水 50ml 溶解后,溶液应澄清无色。

氯化物 取本品 0.10g,加水溶解使成 25ml,再加稀硝酸 10ml,放置 30 分钟,滤过,取滤液,依法检查(通则0801),如发生浑浊,与标准氯化钠溶液 7.0ml 制成的对照液比较,不得更浓(0.07%)。

硫酸盐 取本品 0.50g,依法检查(通则0802),如发生浑浊,与标准硫酸钾溶液 5.0ml 制成的对照液比较,不得更浓(0.1%)。

依地酸二钠 取本品 5.00g,精密称定,置锥形瓶中,加水 250ml 溶解,加氨-氯化铵缓冲液(pH 10.0)5ml,加铬黑 T 指示剂少许。用锌滴定液(0.05mol/L)滴定,至溶液由纯蓝色变成紫色。消耗锌滴定液(0.05mol/L)不得过 3.0ml(1.0%)。

氨基三乙酸 照高效液相色谱法(通则 0512)测定。

供试品溶液　取本品 1.00g,精密称定,置 100ml 量瓶中,加 1%硝酸铜溶液溶解并稀释至刻度,摇匀。

对照品贮备液　取氨基三乙酸对照品 0.1g,精密称定,置 100ml 量瓶中,加浓氨溶液 0.5ml 溶解,用水稀释至刻度,摇匀。

对照品溶液　取本品 1.00g,精密称定,置 100ml 量瓶中,精密加对照品贮备液 1ml,用 1%硝酸铜溶液溶解并稀释至刻度,摇匀。

系统适用性溶液　取供试品溶液 1ml,置 100ml 量瓶中,加对照品贮备液 1ml,用 1%硝酸铜溶液稀释至刻度,摇匀。

色谱条件　用辛基硅烷键合硅胶为填充剂;以 0.01mol/L 氢氧化四丁基铵溶液(用磷酸调节 pH 值至 7.5±0.1)-甲醇(90∶10)为流动相;流速为每分钟 1.5ml;检测波长为 254nm;进样体积 50μl。

系统适用性要求　系统适用性溶液色谱图中,氨基三乙酸峰与硝酸铜峰之间的分离度应大于 3.0,理论板数按氨基三乙酸峰计算不低于 4000。

测定法　精密量取供试品溶液与对照品溶液,分别注入液相色谱仪,记录色谱图。

限度　供试品溶液色谱图中如有与氨基三乙酸保留时间一致的色谱峰,其峰面积不得大于对照品溶液与供试品溶液中氨基三乙酸峰面积的差值(0.1%)。

水分 取本品,照水分测定法(通则0832 第一法 1)测定,含水分不得过 25%。

重金属 取本品 1.0g,置铂坩埚中,缓缓炽灼至完全炭化,依法检查(通则0821 第二法),含重金属不得过百万分之二十。

铁盐 取本品 0.10g,炽灼使炭化,放冷,加水 25ml,滤过,依法检查(通则0807),如显色,与标准铁溶液 4.0ml 制成的对照液比较,不得更深(0.04%)。

【含量测定】 取本品约 50mg,精密称定,置锥形瓶中,加水 100ml 使溶解,加二甲酚橙指示液 3 滴,用硝酸铋滴定液(0.01mol/L)滴定至溶液由黄色变为红色。每 1ml 硝酸铋滴定液(0.01mol/L)相当于 3.743mg 的 $C_{10}H_{12}CaN_2Na_2O_8$。

【类别】 重金属解毒药。

【贮藏】 密封保存。

【制剂】 依地酸钙钠注射液

依地酸钙钠注射液

Yidisuan Gaina Zhusheye

Calcium Disodium Edetate Injection

本品为依地酸钙钠的灭菌水溶液。含依地酸钙钠（按 $C_{10}H_{12}CaN_2Na_2O_8$ 计）应为标示量的 90.0%～110.0%。

【性状】 本品为无色的澄明液体。

【鉴别】 取本品约 5ml，照依地酸钙钠项下的鉴别(1)、(3)项试验，显相同的反应。

【检查】 **pH 值** 应为 6.5～8.0（通则0631）。

依地酸二钠 精密量取本品适量（相当于依地酸钙钠，按 $C_{10}H_{12}CaN_2Na_2O_8$ 计 5g），置锥形瓶中，加水 250ml 溶解，加氨-氯化铵缓冲液（pH 10.0）5ml，加铬黑 T 指示剂少许。用锌滴定液（0.05mol/L）滴定，至溶液由纯蓝色变成紫色。消耗锌滴定液（0.05mol/L）不得过 3.0ml(1.0%)。

氨基三乙酸 照高效液相色谱法（通则 0512）测定。

供试品溶液　精密量取本品 5ml，置 100ml 量瓶中，用1%硝酸铜溶液稀释至刻度，摇匀。

对照品溶液　精密量取本品 5ml，置 100ml 量瓶中，精密加对照品贮备液 1ml，用 1%硝酸铜溶液稀释至刻度，摇匀。

系统适用性溶液　取供试品溶液 1ml，置 100ml 量瓶中，加对照品贮备液 1ml，用 1%硝酸铜溶液稀释至刻度，摇匀。

对照品贮备液、色谱条件、系统适用性要求与测定法　见依地酸钙钠的氨基三乙酸项下。

限度　供试品溶液色谱图中如有与氨基三乙酸保留时间一致的色谱峰，其峰面积不得大于对照品溶液与供试品溶液中氨基三乙酸峰面积的差值(0.1%)。

细菌内毒素 取本品，依法检查（通则1143），每 1mg 依地酸钙钠（按 $C_{10}H_{12}CaN_2Na_2O_8$ 计）中含内毒素的量应小于 0.010EU。

其他 应符合注射剂项下有关的各项规定（通则0102）。

【含量测定】 精密量取本品 10ml，置 200ml 量瓶中，加水稀释至刻度。精密量取 5ml，置锥形瓶中，加水 95ml 和二甲酚橙指示液 3 滴，用硝酸铋滴定液（0.01mol/L）滴定至溶液由黄色变为红色。每 1ml 硝酸铋滴定液（0.01mol/L）相当于 3.743mg 的 $C_{10}H_{12}CaN_2Na_2O_8$。

【类别】 同依地酸钙钠。

【规格】 5ml：1g（按 $C_{10}H_{12}CaN_2Na_2O_8$ 计）

【贮藏】 遮光，密闭保存。

依托红霉素

Yituo Hongmeisu

Erythromycin Estolate

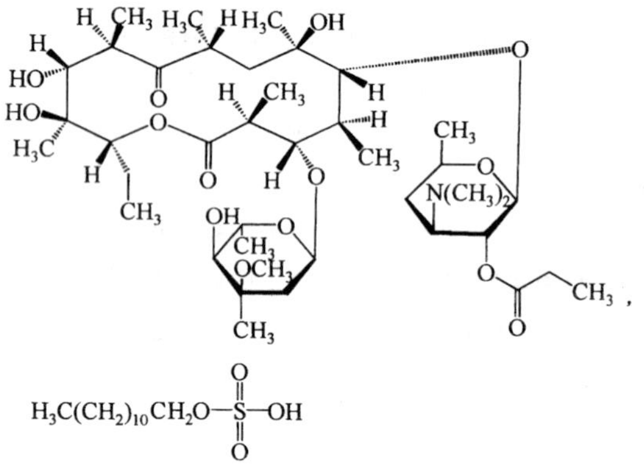

$C_{40}H_{71}NO_{14} \cdot C_{12}H_{26}O_4S$　1056.40

本品为红霉素丙酸酯的十二烷基硫酸盐。按无水物计算，每 1mg 的效价不得少于 610 红霉素单位。

【性状】 本品为白色结晶性粉末；无臭。

本品在乙醇中易溶，在水中几乎不溶。

熔点 取本品，置五氧化二磷干燥器中干燥后，依法测定（通则 0612），熔点为 132～138℃，熔融同时分解。

【鉴别】 (1)取本品约 5mg，加丙酮 2ml 溶解后，加盐酸 2ml，即显橙黄色，渐变为紫红色，再加三氯甲烷 2ml 振摇，三氯甲烷层显蓝色。

(2)本品的红外光吸收图谱应与对照的图谱（光谱集 36 图）一致。

【检查】 **酸碱度** 取本品 0.40g，加水 10ml，充分搅拌后，取上清液，依法测定（通则0631），pH 值应为 5.0～7.2。

游离红霉素 照高效液相色谱法（通则 0512）测定。临用新制。

供试品溶液　取本品适量，加乙腈溶解并定量稀释制成每 1ml 中含 5mg 的溶液。

对照品溶液　取红霉素标准品适量，加乙腈溶解并定量稀释制成每 1ml 中含红霉素 A 0.15mg 的溶液。

系统适用性溶液　取依托红霉素与红霉素标准品各适量，加流动相溶解并稀释制成每 1ml 中各约含 0.5mg 的溶液。

色谱条件　用十八烷基硅烷键合硅胶为填充剂；以磷酸二氢钾溶液（称取磷酸二氢钾 3.4g，加三乙胺 2.75ml，再加水溶解并稀释至 1000ml）-乙腈（65：35），用稀盐酸调节 pH 值至 3.0 为流动相；柱温为 30℃；检测波长为 195nm；进样体积 20μl。

系统适用性要求　系统适用性溶液色谱图中，红霉素 A 峰与依托红霉素峰间的分离度应大于 5.0。

测定法　精密量取供试品溶液与对照品溶液，分别注入液相色谱仪，记录色谱图。

限度　按外标法以峰面积计算，游离红霉素不得过3.0%。

残留溶剂　照残留溶剂测定法（通则0861第一法）测定。

供试品溶液　取本品约50mg，精密称定，置顶空瓶中，精密加水5ml，摇匀，密封。

对照品溶液　取丙酮适量，精密称定，加水定量稀释制成每1ml中约含0.05mg的溶液，精密量取5ml置顶空瓶中，密封。

色谱条件　以6%氰丙基苯基-94%二甲基聚硅氧烷（或极性相近）为固定液的毛细管柱为色谱柱；柱温为50℃；检测器温度为250℃；进样口温度为140℃；顶空瓶平衡温度为90℃，平衡时间为30分钟。

测定法　精密量取供试品溶液与对照品溶液分别顶空进样，记录色谱图。按外标法以峰面积计算。

限度　丙酮的残留量应符合规定。

水分　取本品，加10%咪唑无水甲醇溶液溶解后，照水分测定法（通则0832第一法1）测定，含水分不得过4.0%。

【含量测定】　精密称取本品适量（约相当于红霉素50mg），置100ml量瓶中，加乙醇50ml溶解后，再用磷酸盐缓冲液（pH 7.8）稀释至刻度，摇匀，60℃水浴中放置4小时，使水解完全；另取红霉素标准品约25mg，精密称定，置50ml量瓶中，加乙醇25ml使溶解，再用磷酸盐缓冲液（pH 7.8）稀释至刻度，摇匀，照抗生素微生物检定法红霉素项下的方法（通则1201）测定。1000红霉素单位相当于1mg的$C_{37}H_{67}NO_{13}$。

【类别】　大环内酯类抗生素。

【贮藏】　遮光，密封保存。

【制剂】　（1）依托红霉素片　（2）依托红霉素胶囊　（3）依托红霉素颗粒

依托红霉素片

Yituo Hongmeisu Pian

Erythromycin Estolate Tablets

本品含依托红霉素按红霉素（$C_{37}H_{67}NO_{13}$）计算，应为标示量的90.0%～110.0%。

【性状】　本品为白色片。

【鉴别】　取本品1片，研细，加三氯甲烷5ml，研磨，滤过，取滤液蒸去三氯甲烷，残渣照依托红霉素项下的鉴别（1）试验，显相同的结果。

【检查】　**溶出度**　照溶出度与释放度测定法（通则0931第二法）测定。

溶出条件　以含0.2%的十二烷基硫酸钠的盐酸溶液（9→1000）900ml为溶出介质（50mg，62.5mg规格，溶出介质为600ml），转速为每分钟75转，依法操作，经45分钟时取样。

供试品溶液　取溶出液适量，滤过，精密量取续滤液适量，用溶出介质定量稀释制成每1ml中约含红霉素83μg的溶液。

对照溶液　取本品10片，精密称定，研细，精密称取适量（约相当于平均片重），加乙醇适量（按标示量每25mg红霉素加乙醇5ml）溶解后，按标示量用溶出介质定量稀释制成每1ml中约含红霉素83μg的溶液，滤过，取续滤液。

测定法　精密量取供试品溶液与对照溶液各5ml，分别精密加入硫酸溶液（75→100）5ml，摇匀，放置30分钟，冷却后，照紫外-可见分光光度法（通则0401），在482nm的波长处分别测定吸光度，计算每片的溶出量。

限度　70%，应符合规定。

其他　应符合片剂项下有关的各项规定（通则0101）。

【含量测定】　取本品10片，精密称定，研细，精密称取适量（约相当于红霉素0.125g），置250ml量瓶中，加乙醇125ml溶解后，再用磷酸盐缓冲液（pH 7.8）稀释至刻度，摇匀，60℃水浴中放置4小时，使水解完全。精密量取上清液适量，照依托红霉素项下的方法测定，即得。

【类别】　同依托红霉素。

【规格】　按$C_{37}H_{67}NO_{13}$计　（1）50mg（5万单位）　（2）62.5mg（6.25万单位）　（3）0.125g（12.5万单位）

【贮藏】　遮光，密封保存。

依托红霉素胶囊

Yituo Hongmeisu Jiaonang

Erythromycin Estolate Capsules

本品含依托红霉素按红霉素（$C_{37}H_{67}NO_{13}$）计算，应为标示量的90.0%～110.0%。

【鉴别】　取本品内容物适量（约相当于依托红霉素50mg），研细，加三氯甲烷5ml，研磨，滤过，取滤液蒸去三氯甲烷，残渣照依托红霉素项下的鉴别（1）试验，显相同的结果。

【检查】　**水分**　取本品内容物约0.2g，加10%咪唑无水甲醇溶液使溶解，照水分测定法（通则0832第一法1）测定，含水分不得过5.0%。

溶出度　照溶出度与释放度测定法（通则0931第二法）测定。

溶出条件　以含0.2%的十二烷基硫酸钠的盐酸溶液（9→1000）900ml为溶出介质（50mg规格溶出介质为600ml），转速为每分钟75转，依法操作，经45分钟时取样。

供试品溶液　取溶出液适量，滤过，精密量取续滤液适量，用溶出介质定量稀释制成每1ml中约含红霉素83μg的溶液。

对照溶液　取装量差异项下的内容物，混合均匀，研细，精密称取适量（约相当于平均装量），加乙醇适量（按标示量每 25mg 红霉素加乙醇 5ml）溶解后，按标示量用溶出介质定量稀释制成每 1ml 中约含红霉素 83μg 的溶液，滤过，取续滤液。

测定法　精密量取供试品溶液与对照溶液各 5ml，分别精密加入硫酸溶液（75→100）5ml，摇匀，放置 30 分钟，冷却后，照紫外-可见分光光度法（通则 0401），在 482nm 的波长处分别测定吸光度，计算每粒的溶出量。

限度　70%，应符合规定。

其他　应符合胶囊剂项下有关的各项规定（通则0103）。

【含量测定】　取装量差异项下的内容物，混合均匀，研细，精密称取适量（约相当于红霉素 0.125g），置 250ml 量瓶中，加乙醇 125ml 溶解后，再用磷酸盐缓冲液（pH 7.8）稀释至刻度，摇匀，60℃水浴中放置 4 小时，使水解完全。精密量取上清液适量，照依托红霉素项下的方法测定，即得。

【类别】　同依托红霉素。

【规格】　按 $C_{37}H_{67}NO_{13}$ 计　（1）50mg（5 万单位）（2）0.125g（12.5 万单位）　（3）0.25g（25 万单位）

【贮藏】　遮光，密封保存。

依托红霉素颗粒

Yituo Hongmeisu Keli

Erythromycin Estolate Granules

本品含依托红霉素按红霉素（$C_{37}H_{67}NO_{13}$）计算，应为标示量的 90.0%～110.0%。

【性状】　本品为混悬颗粒；气芳香。

【鉴别】　取本品细粉适量（约相当于依托红霉素 20mg），置离心管中，加水适量，使成均匀的混悬液，离心，弃去上清液，重复上述操作 3 次。将沉淀置五氧化二磷干燥器中干燥后，照依托红霉素项下的鉴别（1）试验，显相同的反应。

【检查】　**酸碱度**　取本品 3.30g，加水 10ml 使成均匀的混悬液，依法测定（通则0631），pH 值应为 5.0～7.0。

水分　取本品约 0.2g，加 10%咪唑无水甲醇溶液使溶解，照水分测定法（通则 0832 第一法 1）测定，含水分不得过 2.0%。

其他　应符合颗粒剂项下有关的各项规定（通则0104）。

【含量测定】　取装量差异项下的内容物，混合均匀，研细，精密称取适量（约相当于红霉素 0.125g），置 250ml 量瓶中，加乙醇 125ml 溶解后，再用磷酸盐缓冲液（pH 7.8）稀释至刻度，摇匀，60℃水浴中放置 4 小时，使水解完全。精密量取上清液适量，照依托红霉素项下的方法测定，即得。

【类别】　同依托红霉素。

【规格】　按 $C_{37}H_{67}NO_{13}$ 计　（1）50mg（5 万单位）（2）75mg（7.5 万单位）　（3）100mg（10 万单位）　（4）125mg（12.5 万单位）　（5）250mg（25 万单位）

【贮藏】　遮光，密封保存。

依托泊苷

Yituobogan

Etoposide

$C_{29}H_{32}O_{13}$　588.56

本品为 9-[4,6-*O*-(*R*)-亚乙基-β-D-吡喃葡萄糖苷]-4′-去甲基表鬼臼毒素。按无水物计算，含 $C_{29}H_{32}O_{13}$ 应为95.0%～103.0%。

【性状】　本品为白色或类白色结晶性粉末；无臭，有引湿性。

本品在丙酮中略溶，在甲醇或三氯甲烷中微溶，在乙醇中极微溶，在水中几乎不溶。

比旋度　取本品，精密称定，加三氯甲烷-甲醇（9∶1）溶解并定量稀释制成每 1ml 中约含 5mg 的溶液，依法测定（通则0621），比旋度为－110°至－118°。

【鉴别】　（1）取本品适量，加甲醇 1ml 溶解后，加 10% α-萘酚甲醇溶液数滴，混匀，小心沿壁加硫酸 2ml，在两液界面处产生紫褐色环。

（2）在含量测定项下记录的色谱图中，供试品溶液主峰的保留时间应与对照品溶液主峰的保留时间一致。

（3）本品的红外光吸收图谱应与对照的图谱（光谱集 615 图）一致。

【检查】　**溶液的澄清度与颜色**　取本品 0.30g，加二氯甲烷-甲醇（9∶1）的混合溶液 10ml 溶解，溶液应澄清无色。如显色，与黄色 1 号标准比色液（通则0901 第一法）比较，不得更深。

有关物质　照高效液相色谱法（通则 0512）测定。

混合溶剂　乙腈-醋酸盐缓冲液（取醋酸钠 5.44g，加水溶解并稀释至 2000ml，用冰醋酸调节 pH 值至 4.0）（30∶70）。

供试品溶液　取本品，加混合溶剂溶解并稀释制成每 1ml 中约含 2mg 的溶液。

对照溶液　取对羟基苯甲酸丙酯适量，加混合溶剂溶解并稀释制成每1ml中约含0.2mg的溶液，取1ml，置200ml量瓶中，再精密加入供试品溶液1ml，用混合溶剂稀释至刻度，摇匀。

色谱条件　用苯基硅烷键合硅胶为填充剂；以乙腈-醋酸盐缓冲液(20∶80)为流动相A，乙腈-醋酸盐缓冲液(60∶40)为流动相B，按下表进行梯度洗脱；检测波长为254nm；进样体积20μl。

时间(分钟)	流动相A(%)	流动相B(%)
0	100	0
15	100	0
30	40	60
40	40	60
42	0	100
45	0	100
47	100	0
50	100	0

系统适用性要求　依托泊苷峰的保留时间约为25分钟，依托泊苷峰与对羟基苯甲酸丙酯峰的分离度应符合要求。

测定法　精密量取供试品溶液与对照溶液，分别注入液相色谱仪，记录色谱图至40分钟。

限度　供试品溶液的色谱图中如有杂质峰，单个杂质峰面积不得大于对照溶液中依托泊苷峰面积的2倍(1.0%)，各杂质峰面积的和不得大于对照溶液中依托泊苷峰面积的4倍(2.0%)。

水分　取本品，照水分测定法(通则0832第一法1)测定，含水分不得过6.0%。

炽灼残渣　取本品1.0g，依法检查(通则0841)，遗留残渣不得过0.1%。

重金属　取炽灼残渣项下遗留的残渣，依法检查(通则0821第二法)，含重金属不得过百万分之二十。

【含量测定】　照高效液相色谱法(通则0512)测定。

供试品溶液　取本品适量，精密称定，加流动相溶解并定量稀释制成每1ml中约含0.2mg的溶液。

对照品溶液　取依托泊苷对照品适量，精密称定，加流动相溶解并定量稀释制成每1ml中约含0.2mg的溶液。

色谱条件　用苯基硅烷键合硅胶为填充剂；以乙腈-醋酸盐缓冲液(pH 4.0)(30∶70)为流动相；检测波长为254nm；进样体积20μl。

系统适用性要求　理论板数按依托泊苷峰计算不低于3000。

测定法　精密量取供试品溶液与对照品溶液，分别注入液相色谱仪，记录色谱图。按外标法以峰面积计算。

【类别】　抗肿瘤药。

【贮藏】　遮光，密封，在干燥处保存。

【制剂】　(1)依托泊苷软胶囊　(2)依托泊苷注射液

依托泊苷软胶囊

Yituobogan Ruanjiaonang

Etoposide Soft Capsules

本品含依托泊苷($C_{29}H_{32}O_{13}$)应为标示量的90.0%～110.0%。

【性状】　本品为软胶囊，内容物为无色至淡黄色的澄清黏稠液体。

【鉴别】　(1)取本品内容物适量(约相当于依托泊苷40mg)，加甲醇1ml溶解后，加10%α-萘酚甲醇溶液数滴，混匀，小心沿壁加硫酸2ml，在两液层界面处产生紫褐色环。

(2)在含量测定项下记录的色谱图中，供试品溶液主峰的保留时间应与对照品溶液主峰的保留时间一致。

【检查】　**有关物质**　照高效液相色谱法(通则0512)测定。

供试品溶液　取装量差异项下的内容物适量(约相当于依托泊苷50mg)，精密称定，置25ml量瓶中，加混合溶剂使依托泊苷溶解并稀释至刻度，摇匀。

对照溶液　取对羟基苯甲酸丙酯适量，加混合溶剂溶解并稀释制成每1ml中约含0.2mg的溶液，取1ml，置200ml量瓶中，再精密加入供试品溶液1ml，用混合溶剂稀释至刻度，摇匀。

混合溶剂、色谱条件、系统适用性要求与测定法　见依托泊苷有关物质项下。

限度　供试品溶液的色谱图中如有杂质峰，各杂质峰面积的和不得大于对照溶液中依托泊苷峰面积的6倍(3.0%)。

其他　应符合胶囊剂项下有关的各项规定(通则0103)。

【含量测定】　照高效液相色谱法(通则0512)测定。

供试品溶液　取装量差异项下的内容物适量(约相当于依托泊苷20mg)，精密称定，置100ml量瓶中，用流动相稀释至刻度，摇匀。

对照品溶液、色谱条件、系统适用性要求与测定法　见依托泊苷含量测定项下。

【类别】　同依托泊苷。

【规格】　50mg

【贮藏】　遮光，密封，在冷处保存。

依托泊苷注射液

Yituobogan Zhusheye

Etoposide Injection

本品为依托泊苷以聚乙二醇400与无水乙醇为混合溶剂制成的灭菌溶液。含依托泊苷($C_{29}H_{32}O_{13}$)应为标示量的90.0%～110.0%。

【性状】 本品为无色至淡黄色的澄明液体。

【鉴别】 (1)取本品 2ml,加 10%α-萘酚甲醇溶液数滴,混匀,小心沿壁加硫酸 2ml,在两液层界面处产生紫褐色环。

(2)在含量测定项下记录的色谱图中,供试品溶液主峰的保留时间应与对照品溶液主峰的保留时间一致。

【检查】 **pH 值** 取本品 5ml,加水 45ml,混匀,依法测定(通则0631),应为 3.0～4.0。

颜色 取本品,与黄色 3 号标准比色液(通则0901)比较,不得更深。

有关物质 照高效液相色谱法(通则 0512)测定。

供试品溶液 精密量取本品适量,用混合溶剂定量稀释制成每 1ml 中含 2mg 的溶液。

对照溶液 取对羟基苯甲酸丙酯适量,加混合溶剂溶解并稀释制成每 1ml 中约含 0.2mg 的溶液,取 1ml,置 200ml 量瓶中,精密加入供试品溶液 1ml,用混合溶剂稀释至刻度,摇匀。

混合溶剂、色谱条件、系统适用性要求与测定法 见依托泊苷有关物质项下。

限度 供试品溶液的色谱图中如有杂质峰,各杂质峰面积的和不得大于对照溶液中依托泊苷峰面积的 6 倍(3.0%)。

细菌内毒素 取本品,依法测定(通则1143),每 1mg 依托泊苷中含内毒素的量应小于 2.0EU。

其他 应符合注射剂项下有关的各项规定(通则0102)。

【含量测定】 照高效液相色谱法(通则 0512)测定。

供试品溶液 精密量取本品适量,用流动相定量稀释制成每 1ml 中含 0.2mg 的溶液。

对照品溶液、色谱条件、系统适用性要求与测定法 见依托泊苷含量测定项下。

【类别】 同依托泊苷。

【规格】 (1)2ml : 40mg (2)5ml : 100mg

【贮藏】 遮光,密闭保存。

依托咪酯

Yituomizhi

Etomidate

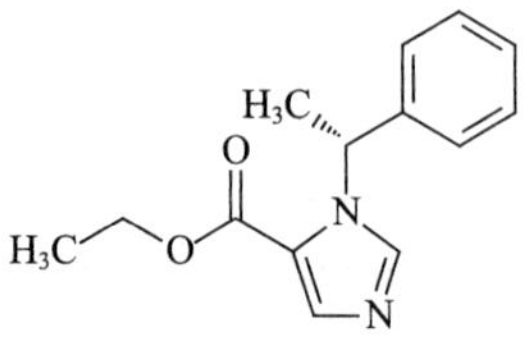

$C_{14}H_{16}N_2O_2$　244.29

本品为(+)-1-(α-甲苄基)咪唑-5-羧酸乙酯。按干燥品计算,含 $C_{14}H_{16}N_2O_2$ 不得少于 99.0%。

【性状】 本品为白色结晶或结晶性粉末。

本品在乙醇或三氯甲烷中极易溶解,在水中不溶;在稀盐酸中易溶。

熔点 本品的熔点(通则0612第一法)为 66～70℃。

比旋度 取本品,精密称定,加乙醇溶解并定量稀释制成每 1ml 中含 10mg 的溶液,依法测定(通则0621),比旋度为 +67°至 +72°。

【鉴别】 (1)取本品适量,加稀盐酸溶解,加碘化铋钾试液数滴,即产生砖红色沉淀。

(2)取本品,加乙醇制成每 1ml 中含 10μg 的溶液,照紫外-可见分光光度法(通则0401)测定,在 241nm 的波长处有最大吸收。

(3)本品的红外光吸收图谱应与对照的图谱(光谱集 253 图)一致。

【检查】 **乙醇溶液的澄清度与颜色** 取本品 0.25g,加无水乙醇 25ml 溶解后,溶液应澄清无色。

有关物质 照高效液相色谱法(通则 0512)测定。

供试品溶液 取本品适量,加流动相溶解并稀释制成每 1ml 中含 1mg 的溶液。

对照溶液 精密量取供试品溶液 1ml,置 100ml 量瓶中,用流动相稀释至刻度,摇匀。

系统适用性溶液 取依托咪酯与杂质Ⅰ对照品各适量,加流动相溶解并稀释制成每 1ml 中约含依托咪酯 1mg 与杂质Ⅰ 10μg 的溶液。

色谱条件 用十八烷基硅烷键合硅胶为填充剂;以甲醇-0.062%醋酸铵溶液(60 : 40)为流动相;检测波长为 240nm;柱温为 50℃;进样体积 5μl。

系统适用性要求 系统适用性溶液色谱图中,杂质Ⅰ峰与依托咪酯峰的分离度应符合要求,理论板数按依托咪酯峰计算不低于 2000。

测定法 精密量取供试品溶液与对照溶液,分别注入液相色谱仪,记录色谱图至主成分色谱峰保留时间的 2 倍。

限度 供试品溶液色谱图中如有杂质峰,单个杂质峰面积不得大于对照溶液主峰面积的 0.3 倍(0.3%),各杂质峰面积的和不得大于对照溶液主峰面积的 0.5 倍(0.5%)。

干燥失重 取本品,以五氧化二磷为干燥剂,在 60℃减压干燥至恒重,减失重量不得过 0.5%(通则0831)。

硫酸盐 取本品 0.50g,加水使成 40ml,振摇,加稀盐酸 2ml,充分振摇溶解,依法检查(通则0802),与标准硫酸钾溶液 1.0ml 制成的对照液比较,不得更浓(0.02%)。

炽灼残渣 取本品 1.0g,依法检查(通则0841),遗留残渣不得过 0.1%。

重金属 取炽灼残渣项下遗留的残渣,依法检查(通则 0821 第二法),含重金属不得过百万分之二十。

【含量测定】 取本品约 0.2g,精密称定,加冰醋酸 20ml 使溶解,加萘酚苯甲醇指示液 2 滴,用高氯酸滴定液

(0.1mol/L)滴定至溶液显绿色，并将滴定的结果用空白试验校正。每1ml高氯酸滴定液(0.1mol/L)相当于24.43mg的$C_{14}H_{16}N_2O_2$。

【类别】 麻醉药。

【贮藏】 遮光，密封，在阴凉处保存。

【制剂】 依托咪酯注射液

附：

杂质Ⅰ(2-巯基依托咪酯)

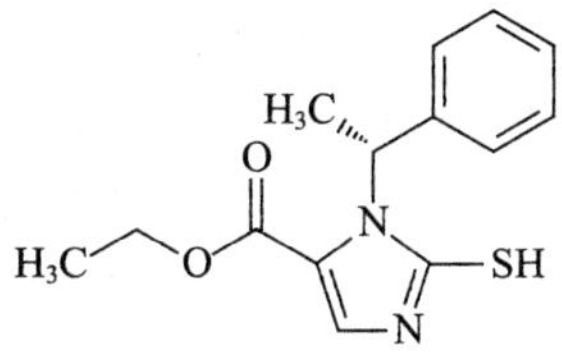

$C_{14}H_{16}N_2SO_2$　276.36

(+)-1-[(1*R*)-(α-甲苄基)]-2-巯基-1*H*-咪唑-5-羧酸乙酯

依托咪酯注射液

Yituomizhi Zhusheye

Etomidate Injection

本品为依托咪酯加1,2-丙二醇制成的灭菌水溶液，含依托咪酯($C_{14}H_{16}N_2O_2$)应为标示量的90.0%～110.0%。

【性状】 本品为无色的澄明液体。

【鉴别】 (1)取本品1ml，加碘化铋钾试液数滴，即产生砖红色沉淀。

(2)取本品与依托咪酯对照品各适量，分别用流动相稀释制成每1ml中约含依托咪酯0.1mg的溶液作为供试品溶液与对照品溶液，照有关物质项下方法试验，供试品溶液主峰的保留时间应与对照品溶液主峰的保留时间一致。

(3)取含量测定项下的供试品溶液，照紫外-可见分光光度法(通则0401)测定，在241nm的波长处有最大吸收。

【检查】 **pH值** 应为5.0～6.5(通则0631)。

有关物质 照高效液相色谱法(通则0512)测定。

供试品溶液　取本品适量，用流动相稀释制成每1ml中含依托咪酯1mg的溶液。

对照溶液　精密量取供试品溶液1ml，置100ml量瓶中，用流动相稀释至刻度，摇匀。

系统适用性溶液、色谱条件、系统适用性要求与测定法见依托咪酯有关物质项下。

限度　供试品溶液色谱图中如有杂质峰，单个杂质峰面积不大于对照溶液主峰面积(1.0%)，各杂质峰面积的和不得大于对照溶液主峰面积的1.5倍(1.5%)。

1,2-丙二醇 照气相色谱法(通则0521)测定。

内标溶液　取正辛醇适量，加甲醇溶解并稀释制成每1ml中含0.2mg的溶液。

供试品溶液　精密量取本品1ml，置100ml量瓶中，用内标溶液稀释至刻度，摇匀，再精密量取5ml，置50ml量瓶中，用内标溶液稀释至刻度，摇匀。

对照品溶液　取1,2-丙二醇对照品适量，精密称定，用内标溶液溶解并定量稀释制成每1ml中含1,2-丙二醇0.35mg的溶液。

系统适用性溶液　取1,2-丙二醇、1,3-丙二醇与二甘醇适量，加内标溶液溶解并稀释制成每1ml中分别含0.35mg的混合溶液。

色谱条件　以聚乙二醇(或极性相近)为固定液；程序升温：初始温度为120℃，维持3分钟，以每分钟10℃的速率升温至230℃，维持5分钟；进样口温度为220℃；检测器温度为250℃；进样体积1μl。

系统适用性要求　系统适用性溶液色谱图中，出峰顺序依次为内标物、1,2-丙二醇、1,3-丙二醇与二甘醇，各相邻峰间的分离度均应大于2.0。

测定法　精密量取供试品溶液与对照品溶液，分别注入气相色谱仪，记录色谱图。

限度　按内标法以峰面积计算。每1ml中含1,2-丙二醇应为315～385mg。

二甘醇 照气相色谱法(通则0521)测定。

供试品溶液　精密量取本品5ml，置100ml量瓶中，用甲醇稀释至刻度，摇匀。

对照品溶液　取二甘醇对照品适量，精密称定，加甲醇溶解并定量稀释制成每1ml中含二甘醇25μg的溶液。

系统适用性溶液、色谱条件、系统适用性要求与测定法见1,2-丙二醇项下。

限度　按外标法以峰面积计算。含二甘醇不得过0.05%(*W*/*V*)。

细菌内毒素 取本品，依法检查(通则1143)，每1mg依托咪酯中含内毒素的量应小于8.3EU。

其他 应符合注射剂项下有关的各项规定(通则0102)。

【含量测定】 照紫外-可见分光光度法(通则0401)测定。

供试品溶液 精密量取本品适量，用乙醇定量稀释制成每1ml中含10μg的溶液。

对照品溶液 取依托咪酯对照品适量，精密称定，加乙醇溶解并定量稀释制成每1ml中含10μg的溶液。

测定法 取供试品溶液与对照品溶液，在241nm的波长处分别测定吸光度，计算。

【类别】 同依托咪酯。

【规格】 10ml：20mg

【贮藏】 遮光，密闭，在阴凉处保存。

依托度酸

Yituodusuan

Etodolac

$C_{17}H_{21}NO_3$ 287.36

本品为(±)1,8-二乙基-1,3,4,9-四氢吡喃并[3,4-*b*]吲哚-1-乙酸。按干燥品计算，含 $C_{17}H_{21}NO_3$ 不得少于98.5%。

【性状】 本品为白色或类白色结晶性粉末。

本品在乙醇中易溶，在水中几乎不溶。

熔点 本品的熔点(通则0612)为144～150℃。

【鉴别】 (1)照薄层色谱法(通则0502)试验。

供试品溶液 取本品适量，加丙酮溶解并稀释制成每1ml中约含1mg的溶液。

对照品溶液 取依托度酸对照品适量，加丙酮溶解并稀释制成每1ml中约含1mg的溶液。

色谱条件 采用硅胶 GF_{254} 薄层板上，以甲苯-无水乙醇-冰醋酸(70:30:0.5)为展开剂。

测定法 吸取供试品溶液与对照品溶液各5μl，分别点于同一薄层板上，展开，取出，晾干，置紫外光灯(254nm)下检视。

结果判定 供试品溶液所显主斑点的位置和颜色应与对照品溶液的主斑点一致。

(2)本品的红外光吸收图谱应与对照品的图谱一致(通则0402)。

【检查】 **有关物质** 照高效液相色谱法(通则0512)测定。

供试品溶液 取本品适量，加乙腈溶解并稀释制成每1ml中约含0.5mg的溶液。

对照溶液 精密量取供试品溶液适量，用乙腈定量稀释制成每1ml中约含1μg的溶液。

系统适用性溶液 取依托度酸对照品与杂质Ⅰ对照品各适量，加乙腈溶解并稀释制成每1ml中含依托度酸约0.5mg与杂质Ⅰ约10μg的混合溶液。

色谱条件 用辛基硅烷键合硅胶为填充剂；以0.6%(*V*/*V*)磷酸溶液为流动相A，0.6%(*V*/*V*)磷酸乙腈溶液为流动相B；按下表进行梯度洗脱；检测波长为225nm；进样体积20μl。

时间(分钟)	流动相A(%)	流动相B(%)
0	60	40
5	60	40
35	20	80
35.1	60	40
45	60	40

系统适用性要求 系统适用性溶液色谱图中，杂质Ⅰ峰与依托度酸峰间的分离度应大于6.0。

测定法 精密量取供试品溶液与对照溶液，分别注入液相色谱仪，记录色谱图。

限度 供试品溶液色谱图中如有杂质峰，杂质Ⅰ与杂质Ⅱ(杂质Ⅰ与杂质Ⅱ保留时间相同)峰面积的和不得大于对照溶液主峰面积的2.5倍(0.5%)，其他单个杂质峰面积不得大于对照溶液主峰面积(0.2%)，各杂质峰面积的和不得大于对照溶液主峰面积的5倍(1.0%)。

残留溶剂 照残留溶剂测定法(通则0861第二法)测定。

供试品溶液 取本品约0.1g，精密称定，置顶空瓶中，精密加入*N*,*N*-二甲基甲酰胺2ml使溶解，密封。

对照品溶液 取甲醇和甲苯各适量，精密称定，用*N*,*N*-二甲基甲酰胺定量稀释制成每1ml中含甲醇0.15mg和甲苯0.0445mg的混合溶液，精密量取2ml，置顶空瓶中，密封。

色谱条件 以6%氰丙基苯基-94%二甲基聚硅氧烷(或极性相近)为固定液的毛细管柱为色谱柱；起始温度40℃，维持5分钟，再以每分钟35℃的速率升温至220℃，维持2分钟；进样口温度为200℃，检测器温度为260℃；顶空瓶平衡温度为80℃，平衡时间为30分钟。

系统适用性要求 对照品溶液色谱图中，甲醇峰与甲苯峰间的分离度应符合要求。

测定法 精密量取供试品溶液与对照品溶液分别顶空进样，记录色谱图。

限度 按外标法以峰面积计算，甲醇和甲苯的残留量均应符合规定。

氯化物 取本品0.20g，加甲醇34ml，振摇使溶解，加水6ml，依法检查(通则0801)，与标准氯化钠溶液6.0ml，加甲醇34ml制成的对照液比较，不得更浓(0.03%)。

干燥失重 取本品，以五氧化二磷为干燥剂，在60℃减压干燥至恒重，减失重量不得过0.5%(通则0831)。

炽灼残渣 取本品1.0g，依法检查(通则0841)，遗留残渣不得过0.1%。

重金属 取炽灼残渣项下遗留的残渣，依法检查(通则0821第二法)，含重金属不得过百万分之十。

【含量测定】 取本品约0.5g，精密称定，加中性乙醇(对酚酞指示液显中性)30ml，溶解后，加酚酞指示液数滴，用氢氧化钠滴定液(0.1mol/L)滴定。每1ml的氢氧化钠滴定液(0.1mol/L)相当于28.74mg的 $C_{17}H_{21}NO_3$。

【类别】 解热镇痛、非甾体抗炎药。

【贮藏】 密封，干燥处保存。

【制剂】 依托度酸片

附：

杂质Ⅰ（1-甲基依托度酸）

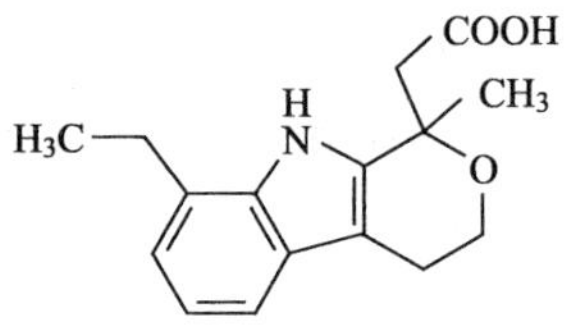

$C_{16}H_{19}NO_3$　273.4

（±）8-乙基-1-甲基-1,3,4,9-四氢吡喃并[3,4-*b*]吲哚-1-乙酸

杂质Ⅱ（8-甲基依托度酸）

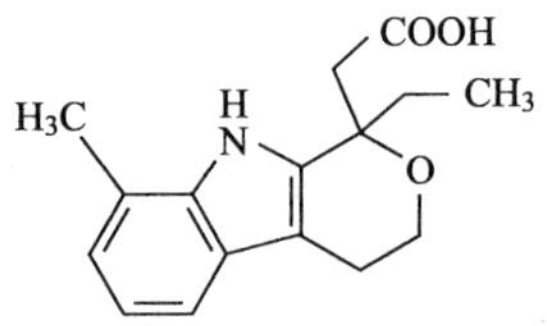

$C_{16}H_{19}NO_3$　273.4

（±）1-乙基-8-甲基-1,3,4,9-四氢吡喃并[3,4-*b*]吲哚-1-乙酸

依托度酸片

Yituodusuan Pian

Etodolac Tablets

本品含依托度酸（$C_{17}H_{21}NO_3$）应为标示量的95.0%～105.0%。

【性状】 本品为薄膜衣片，除去包衣后显白色或类白色。

【鉴别】 (1)取本品细粉适量，加乙醇溶解并稀释制成每1ml中含依托度酸5μg的溶液，滤过，续滤液照紫外-可见分光光度法（通则0401）测定，在226nm与280nm的波长处有最大吸收，在247nm的波长处有最小吸收。

(2)在含量测定项下记录的色谱图中，供试品溶液主峰的保留时间应与对照品溶液主峰的保留时间一致。

【检查】 **有关物质** 照高效液相色谱法（通则0512）测定。

供试品溶液　取本品细粉适量，加乙腈溶解并稀释制成每1ml中含依托度酸0.5mg的溶液，滤过，取续滤液。

对照溶液　精密量取供试品溶液适量，用乙腈定量稀释制成每1ml中约含1μg的溶液。

系统适用性溶液、色谱条件、系统适用性要求与测定法见依托度酸有关物质项下。

限度　供试品溶液色谱图中如有杂质峰，杂质Ⅰ与杂质Ⅱ（二者保留时间相同）峰面积的和不得大于对照溶液主峰面积的2.5倍（0.5%），其他单个杂质峰面积不得大于对照溶液主峰面积（0.2%），各杂质峰面积的和不得大于对照溶液主峰面积的5倍（1.0%）。

溶出度 照溶出度与释放度测定法（通则0931第一法）测定。

溶出条件　以磷酸盐缓冲液（pH 6.8）（取0.2mol/L磷酸二氢钾250ml，加0.2mol/L氢氧化钠溶液112ml，加水至1000ml）900ml为溶出介质，转速为每分钟100转，依法操作，经30分钟时取样。

供试品溶液　取溶出液适量滤过，精密量取续滤液适量，用溶出介质定量稀释制成每1ml中约含12μg的溶液。

对照品溶液　取依托度酸对照品适量，精密称定，加溶出介质溶解并定量稀释制成每1ml中约含12μg的溶液。

测定法　取供试品溶液与对照品溶液，照紫外-可见分光光度法（通则0401），在278nm的波长处分别测定吸光度。

限度　标示量的80%，应符合规定。

其他 应符合片剂项下有关的各项规定（通则0101）。

【含量测定】 照高效液相色谱法（通则0512）测定。

供试品溶液 取本品20片，精密称定，研细，精密称取适量（约相当于依托度酸50mg），置250ml量瓶中，加流动相适量，振摇使依托度酸溶解，用流动相稀释至刻度，摇匀，滤过，取续滤液。

对照品溶液 取依托度酸对照品适量，精密称定，加流动相溶解并定量稀释制成每1ml中约含0.2mg的溶液。

系统适用性溶液 取依托度酸对照品与杂质Ⅰ对照品各适量，加流动相溶解并稀释制成每1ml中约含依托度酸0.2mg与杂质Ⅰ10μg的混合溶液。

色谱条件 用辛基硅烷键合硅胶为填充剂；以乙腈-水-磷酸（500：500：0.25）为流动相；流速为每分钟1.5ml；检测波长为274nm；系统适用性溶液进样体积20μl，其他溶液进样体积10μl。

系统适用性要求 系统适用性溶液色谱图中，杂质Ⅰ峰和依托度酸峰间的分离度应符合要求。

测定法 精密量取供试品溶液与对照品溶液，分别注入液相色谱仪，记录色谱图。按外标法以峰面积计算。

【类别】 同依托度酸。

【规格】 (1)0.2g　(2)0.4g

【贮藏】 遮光，密封保存。

依西美坦

Yiximeitan

Exemestane

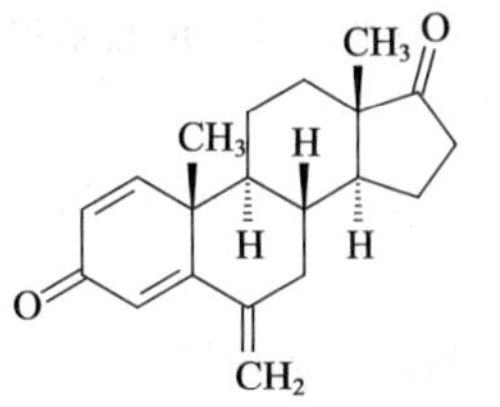

$C_{20}H_{24}O_2$　296.41

本品为 6-亚甲基雄甾-1,4-二烯-3,17-二酮。按干燥品计算,含 $C_{20}H_{24}O_2$ 应为98.0%～102.0%。

【性状】 本品为白色或类白色结晶性粉末;无臭。

本品在三氯甲烷中易溶,在乙酸乙酯、丙酮、甲醇或乙醇中溶解,在水中几乎不溶。

熔点　本品的熔点(通则 0612)为 192～196℃。

比旋度　取本品约 0.5g,精密称定,置 50ml 量瓶中,加乙醇使溶解并稀释至刻度,摇匀,依法测定(通则 0621),比旋度为＋288°至＋298°。

吸收系数　取本品约 25mg,精密称定,置 50ml 量瓶中,加乙醇使溶解并稀释至刻度,摇匀,精密量取 2ml,置 100ml 量瓶中,用乙醇稀释至刻度,照紫外-可见分光光度法(通则 0401),在 246nm 的波长处测定吸光度,吸收系数($E_{1cm}^{1\%}$)为475～495。

【鉴别】 (1)取本品约 5mg,加硫酸 3ml 使溶解,放置 5 分钟,溶液渐变为橙红色,倾入 1ml 水中,溶液变为棕红色,并有絮状沉淀。

(2)在含量测定项下记录的色谱图中,供试品溶液主峰的保留时间应与对照品溶液主峰的保留时间一致。

(3)取本品,加乙醇溶解制成每 1ml 中含 10μg 的溶液,照紫外-可见分光光度法(通则 0401)测定,在 246nm 的波长处有最大吸收。

(4)本品的红外光吸收图谱应与对照的图谱(光谱集 1156 图)一致。

【检查】 **乙醇溶液的澄清度与颜色**　取本品 0.10g,加乙醇 10ml 溶解,溶液应澄清无色。

有关物质　照高效液相色谱法(通则 0512)测定。

供试品溶液　取本品适量,加流动相溶解并稀释制成每 1ml 中约含 0.5mg 的溶液。

对照溶液　精密量取供试品溶液 1ml,置 200ml 量瓶中,用流动相稀释至刻度,摇匀。

系统适用性溶液　取依西美坦对照品及杂质Ⅰ对照品适量,加流动相使溶解并稀释制成每 1ml 中含依西美坦和杂质Ⅰ均为 2.5μg 的混合溶液。

色谱条件　用十八烷基硅烷键合硅胶为填充剂,以乙腈-水(35∶65)为流动相;检测波长为 249nm;柱温为 40℃;进样体积 20μl。

系统适用性要求　系统适用性溶液色谱图中,依西美坦峰与杂质Ⅰ峰间的分离度应大于 2.5。

测定法　精密量取供试品溶液与对照溶液,分别注入液相色谱仪,记录色谱图至主成分峰保留时间的 2.5 倍。

限度　供试品溶液色谱图中如有杂质峰,单个杂质峰面积不得大于对照溶液主峰面积(0.5%),各杂质峰面积的和不得大于对照溶液主峰面积的 2 倍(1.0%)。

残留溶剂　照残留溶剂测定法(通则 0861 第二法)测定。

内标溶液　取正丁醇适量,加 *N*-甲基吡咯烷酮溶解并稀释制成每 1ml 中含 0.5mg 的溶液。

供试品溶液　取本品约 0.2g,精密称定,置顶空瓶中,精密加入内标溶液 2ml,振摇使溶解,密封。

对照品溶液　取甲苯、环己烷、四氢呋喃、二氧六环、二氯甲烷、三氯甲烷与甲醇各适量,精密称定,加内标溶液溶解并定量稀释制成每 1ml 中各约含 0.089mg、0.388mg、0.072mg、0.038mg、0.06mg、0.006mg 与 0.3mg 的混合溶液,精密量取 2ml,置顶空瓶中,密封。

色谱条件　以聚乙二醇(或极性相近)为固定液的毛细管柱为色谱柱;起始温度 30℃,维持 30 分钟,以每分钟 20℃的速率升温至 300℃,维持 7 分钟;进样口温度为 200℃;检测器温度为 220℃;顶空瓶平衡温度为 80℃,平衡时间为 20 分钟。

系统适用性要求　对照品溶液色谱图中,各成分峰间的分离度均应符合要求。

测定法　取供试品溶液与对照品溶液分别顶空进样,记录色谱图。

限度　按内标法以峰面积计算,甲苯、环己烷、四氢呋喃、二氧六环、二氯甲烷、三氯甲烷与甲醇的残留量均应符合规定。

干燥失重　取本品,在 105℃干燥至恒重,减失重量不得过 0.5%(通则 0831)。

炽灼残渣　取本品 1.0g,依法检查(通则 0841),遗留残渣不得过 0.1%。

重金属　取炽灼残渣项下遗留的残渣,依法检查(通则 0821 第二法),含重金属不得过百万分之十。

【含量测定】 照高效液相色谱法(通则 0512)测定。

供试品溶液　取本品约 25mg,精密称定,置 50ml 量瓶中,加流动相适量使溶解并稀释至刻度,摇匀,精密量取 5ml,置 100ml 量瓶中,用流动相稀释至刻度,摇匀。

对照品溶液　取依西美坦对照品约 25mg,精密称定,置 50ml 量瓶中,加流动相适量使溶解并稀释至刻度,摇匀,精密量取 5ml,置 100ml 量瓶中,用流动相稀释至刻度,摇匀。

系统适用性溶液、色谱条件与系统适用性要求　见有关物质项下。

测定法　精密量取供试品溶液与对照品溶液,分别注入液相色谱仪,记录色谱图。按外标法以峰面积计算。

【类别】 抗肿瘤药。

【贮藏】 遮光，密封保存。

【制剂】 (1)依西美坦片　(2)依西美坦胶囊

附：

杂质Ⅰ

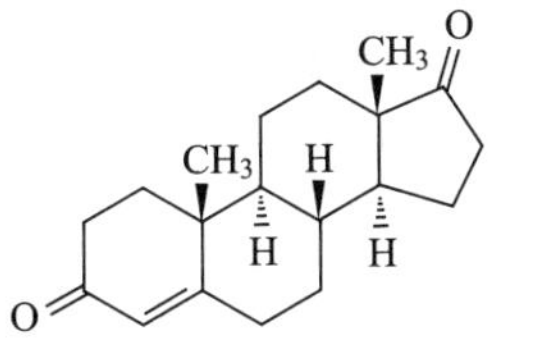

$C_{19}H_{26}O_2$　286.41

雄甾-4-烯-3,17-二酮

依西美坦片

Yiximeitan Pian

Exemestane Tablets

本品含依西美坦($C_{20}H_{24}O_2$)应为标示量的93.0%～107.0%。

【性状】 本品为白色或类白色片或薄膜衣片，除去包衣后显白色或类白色。

【鉴别】 (1)取本品细粉适量(约相当于依西美坦5mg)，加乙醇约10ml，充分振摇使依西美坦溶解，滤过，滤液置水浴上蒸干，残渣加硫酸3ml使溶解，放置5分钟，溶液渐变为橙红色，倾入1ml水中，溶液变为棕红色，并有絮状沉淀。

(2)在含量测定项下记录的色谱图中，供试品溶液主峰的保留时间应与对照品溶液主峰的保留时间一致。

(3)取本品细粉适量，加乙醇制成每1ml中约含依西美坦10μg的溶液，滤过，取续滤液照紫外-可见分光光度法(通则0401)测定，在246nm的波长处有最大吸收。

【检查】 **有关物质** 照高效液相色谱法(通则0512)测定。

供试品溶液　取本品细粉适量，加流动相溶解并稀释制成每1ml中约含依西美坦0.5mg的溶液，滤过，取续滤液。

对照溶液　精密量取供试品溶液1ml，置200ml量瓶中，用流动相稀释至刻度。

系统适用性溶液、色谱条件、系统适用性要求与测定法　见依西美坦有关物质项下。

限度　供试品溶液色谱图中如有杂质峰，单个杂质峰面积不得大于对照溶液主峰面积的2倍(1.0%)，各杂质峰面积的和不得大于对照溶液主峰面积的3倍(1.5%)。

溶出度 照溶出度与释放度测定法(通则0931第一法)测定。

溶出条件　以0.5%十二烷基硫酸钠溶液1000ml为溶出介质，转速为每分钟100转，依法操作，经30分钟时取样。

供试品溶液　取溶出液10ml，滤过，精密量取续滤液5ml，置10ml量瓶中，用0.5%十二烷基硫酸钠溶液稀释至刻度，摇匀。

对照品溶液　取依西美坦对照品适量，精密称定，加0.5%十二烷基硫酸钠溶液溶解并定量稀释制成每1ml中约含10μg的溶液。

测定法　取供试品溶液与对照品溶液，照紫外-可见分光光度法(通则0401)，在246nm的波长处分别测定吸光度，计算每片的溶出量。

限度　标示量的75%，应符合规定。

其他 应符合片剂项下有关的各项规定(通则0101)。

【含量测定】 照高效液相色谱法(通则0512)测定。

供试品溶液 取本品20片，精密称定，研细，精密称取适量(约相当于依西美坦25mg)，置50ml量瓶中，加流动相适量，振摇使依西美坦溶解，用流动相稀释至刻度，摇匀，滤过，精密量取续滤液5ml，置100ml量瓶中，用流动相稀释至刻度，摇匀。

对照品溶液、系统适用性溶液、色谱条件、系统适用性要求与测定法 见依西美坦含量测定项下。

【类别】 同依西美坦。

【规格】 25mg

【贮藏】 遮光，密封保存。

依西美坦胶囊

Yiximeitan Jiaonang

Exemestane Capsules

本品含依西美坦($C_{20}H_{24}O_2$)应为标示量的93.0%～107.0%。

【性状】 本品内容物为白色或类白色粉末或颗粒状粉末。

【鉴别】 (1)取本品的内容物适量(约相当于依西美坦5mg)，加乙醇约10ml，充分振摇使依西美坦溶解，滤过，滤液置水浴上蒸干，残渣加硫酸3ml使溶解，放置5分钟，溶液渐变为橙红色，倾入1ml水中，溶液变为棕红色，并有絮状沉淀。

(2)在含量测定项下记录的色谱图中，供试品溶液主峰的保留时间应与对照品溶液主峰的保留时间一致。

(3)取本品内容物适量，加乙醇制成每1ml中约含依西美坦10μg的溶液，滤过，取续滤液，照紫外-可见分光光度法(通则0401)测定，在246nm的波长处有最大吸收。

【检查】 **有关物质** 照高效液相色谱法(通则0512)测定。

供试品溶液　取本品内容物适量，加流动相溶解并稀释制成每1ml中约含依西美坦0.5mg的溶液，滤过，取续滤液。

对照溶液　精密量取供试品溶液1ml，置200ml量瓶中，用流动相稀释至刻度。

系统适用性溶液、色谱条件、系统适用性要求与测定法　见依西美坦有关物质项下。

限度　供试品溶液色谱图中如有杂质峰，单个杂质峰面积不得大于对照溶液主峰面积的2倍(1.0%)，各杂质峰面积的和不得大于对照溶液主峰面积的3倍(1.5%)。

溶出度　照溶出度与释放度测定法(通则0931第一法)测定。

溶出条件　以0.5%十二烷基硫酸钠溶液1000ml为溶出介质，转速为每分钟100转，依法操作，经30分钟时取样。

供试品溶液　取溶出液10ml，滤过，精密量取续滤液5ml，置10ml量瓶中，用0.5%十二烷基硫酸钠溶液稀释至刻度，摇匀。

对照品溶液　取依西美坦对照品适量，精密称定，加0.5%十二烷基硫酸钠溶液溶解并定量稀释制成每1ml中约含10μg的溶液。

测定法　取供试品溶液与对照品溶液，照紫外-可见分光光度法(通则0401)，在246nm的波长处分别测定吸光度，计算每粒的溶出量。

限度　标示量的75%，应符合规定。

其他　应符合胶囊剂项下有关的各项规定(通则0103)。

【含量测定】　照高效液相色谱法(通则0512)测定。

供试品溶液　取装量差异项下的内容物，混合均匀，精密称取适量(约相当于依西美坦25mg)，置50ml量瓶中，加流动相适量，振摇使依西美坦溶解，用流动相稀释至刻度，摇匀，滤过，精密量取续滤液5ml，置100ml量瓶中，用流动相稀释至刻度，摇匀。

对照品溶液、系统适用性溶液、色谱条件、系统适用性要求与测定法　见依西美坦含量测定项下。

【类别】　同依西美坦。

【规格】　25mg

【贮藏】　遮光，密封保存。

依达拉奉

Yidalafeng

Edaravone

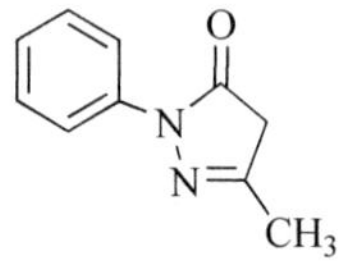

$C_{10}H_{10}N_2O$　174.20

本品为3-甲基-1-苯基-2-吡唑啉-5-酮。按干燥品计算，含$C_{10}H_{10}N_2O$不得少于99.0%。

【性状】　本品为白色或类白色结晶性粉末；无臭。

本品在甲醇中易溶或溶解，在乙醇中溶解，在水中极微溶解或几乎不溶。

熔点　本品的熔点为126～130℃(通则0612)。

【鉴别】　(1)取本品50mg，加乙醇2ml使溶解，加溴试液2滴，摇匀，溴试液褪色。

(2)取本品，加乙醇溶解并稀释制成每1ml中约含8μg的溶液，照紫外-可见分光光度法(通则0401)测定，在244nm的波长处有最大吸收。

(3)本品的红外光吸收图谱应与对照品的图谱一致(通则0402)。

【检查】　**酸度**　取本品0.50g，加水50ml，振摇10分钟，滤过，取滤液依法测定(通则0631)，pH值应为4.5～5.5。

乙醇溶液的澄清度与颜色　取本品0.10g，加乙醇10ml使溶解，溶液应澄清无色；如显色，与黄色或黄绿色1号标准比色液(通则0901第一法)比较，不得更深。

有关物质　照高效液相色谱法(通则0512)测定。临用新制。

供试品溶液　取本品适量，加流动相溶解并稀释制成每1ml中约含1mg的溶液。

对照溶液　精密量取供试品溶液适量，用流动相定量稀释制成每1ml中约含1μg的溶液。

系统适用性溶液　取杂质Ⅰ对照品适量，加甲醇溶解并稀释制成每1ml中约含2μg的溶液，取1ml，加供试品溶液1ml，混匀。

色谱条件　用十八烷基硅烷键合硅胶为填充剂；以甲醇-0.05mol/L磷酸二氢铵溶液(用20%磷酸溶液调节pH值至3.5)(50∶50)为流动相；检测波长为245nm；进样体积10μl。

系统适用性要求　系统适用性溶液色谱图中，依达拉奉峰与杂质Ⅰ峰之间的分离度应大于8.0。

测定法　精密量取供试品溶液与对照溶液，分别注入液相色谱仪，记录色谱图至主成分峰保留时间的7倍。

限度　供试品溶液色谱图中如有与杂质Ⅰ峰保留时间一致的色谱峰，其峰面积不得大于对照溶液主峰面积(0.1%)，其他单个杂质峰面积不得大于对照溶液主峰面积(0.1%)，各杂质峰面积的和不得大于对照溶液主峰面积的3倍(0.3%)。

苯肼　照高效液相色谱法(通则0512)测定。临用新制。

供试品溶液　取本品适量，精密称定，加流动相溶解并定量稀释制成每1ml中约含1mg的溶液。

对照品溶液　取苯肼适量，精密称定，加流动相溶解并定量稀释制成每1ml中约含0.5μg的溶液。

色谱条件　用十八烷基硅烷键合硅胶为填充剂；以甲醇-0.05mol/L磷酸二氢铵溶液(用20%磷酸溶液调节pH值至3.5)(25∶75)为流动相；检测波长为226nm；进样体积20μl。

测定法　精密量取供试品溶液与对照溶液，分别注入液

相色谱仪，记录色谱图。

限度　供试品溶液色谱图中如有与苯肼峰保留时间一致的色谱峰，按外标法以峰面积计算，不得过 0.05%。

干燥失重　取本品，在 60℃减压干燥至恒重，减失重量不得过 0.5%（通则 0831）。

炽灼残渣　取本品约 1.0g，依法检查（通则 0841），遗留残渣不得过 0.1%。

重金属　取炽灼残渣项下遗留的残渣，依法检查（通则 0821 第二法），含重金属不得过百万分之十。

【含量测定】　取本品约 0.32g，精密称定，加乙醇 60ml，微热使溶解，放冷，照电位滴定法（通则 0701），用氢氧化钠滴定液（0.1mol/L）滴定，并将滴定的结果用空白试验校正。每 1ml 氢氧化钠滴定液（0.1mol/L）相当于 17.42mg 的 $C_{10}H_{10}N_2O$。

【类别】　自由基清除药。

【贮藏】　遮光，密封保存。

【制剂】　依达拉奉注射液

附：

杂质Ⅰ

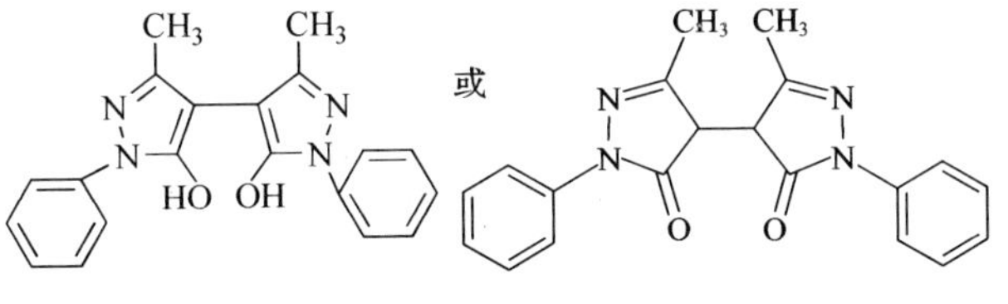

或

$C_{20}H_{18}N_4O_2$　346.38

3,3′-二甲基-1,1′-二苯基-1*H*,1′*H*-4,4′-联吡唑-5,5′-二醇或 4,4′-双-(3-甲基-1-苯基-5-吡唑啉酮)

依达拉奉注射液

Yidalafeng Zhusheye

Edaravone Injection

本品为依达拉奉的灭菌水溶液。含依达拉奉（$C_{10}H_{10}N_2O$）应为标示量的 90.0%～110.0%。

【性状】　本品为无色至微黄色（或微黄绿色）的澄明液体。

【鉴别】　（1）取本品 2ml，加溴试液 1 滴，摇匀，溴试液褪色。

（2）在含量测定项下记录的色谱图中，供试品溶液主峰的保留时间应与对照品溶液主峰的保留时间一致。

（3）取本品，用水稀释制成每 1ml 中约含依达拉奉 8μg 的溶液，照紫外-可见分光光度法（通则 0401）测定，在 239nm 的波长处有最大吸收。

【检查】　**pH 值**　应为 3.0～4.5（通则 0631）。

颜色　本品应无色；如显色，与黄色或黄绿色 1 号标准比色液（通则 0901 第一法）比较，不得更深。

有关物质　照高效液相色谱法（通则 0512）测定。

供试品溶液　取本品适量，用流动相稀释制成每 1ml 中约含依达拉奉 0.5mg 的溶液。

对照溶液　精密量取供试品溶液适量，用流动相定量稀释制成每 1ml 中约含依达拉奉 0.5μg 的溶液。

系统适用性溶液　取依达拉奉与杂质Ⅰ对照品各适量，加甲醇溶解并稀释制成每 1ml 中各约含 0.5μg 的混合溶液。

色谱条件　见依达拉奉有关物质项下。进样体积 20μl。

系统适用性要求与测定法　见依达拉奉有关物质项下。

限度　供试品溶液色谱图中如有与杂质Ⅰ峰保留时间一致的色谱峰，其峰面积不得大于对照溶液主峰面积（0.1%），其他单个杂质峰面积不得大于对照溶液主峰面积的 6 倍（0.6%），各杂质峰面积的和不得大于对照溶液主峰面积的 12 倍（1.2%）。

细菌内毒素　取本品，依法检查（通则 1143），每 1mg 依达拉奉中含内毒素的量应小于 2.0EU。

无菌　取本品，经薄膜过滤法处理，用 pH 7.0 无菌氯化钠-蛋白胨缓冲液分次冲洗（每膜不少于 200ml），以金黄色葡萄球菌为阳性对照菌，依法检查（通则 1101），应符合规定。

其他　应符合注射剂项下有关的各项规定（通则 0102）。

【含量测定】　照高效液相色谱法（通则 0512）测定。

供试品溶液　精密量取本品适量，用流动相定量稀释制成每 1ml 中约含依达拉奉 50μg 的溶液。

对照品溶液　取依达拉奉对照品适量，精密称定，加流动相溶解并定量稀释制成每 1ml 中约含 50μg 的溶液。

系统适用性溶液、色谱条件与系统适用性要求　见有关物质项下。

测定法　精密量取供试品溶液与对照品溶液，分别注入液相色谱仪，记录色谱图。按外标法以峰面积计算。

【类别】　同依达拉奉。

【规格】　（1）5ml∶10mg　（2）10ml∶15mg　（3）20ml∶30mg

【贮藏】　遮光，密闭保存。

依诺沙星

Yinuoshaxing

Enoxacin

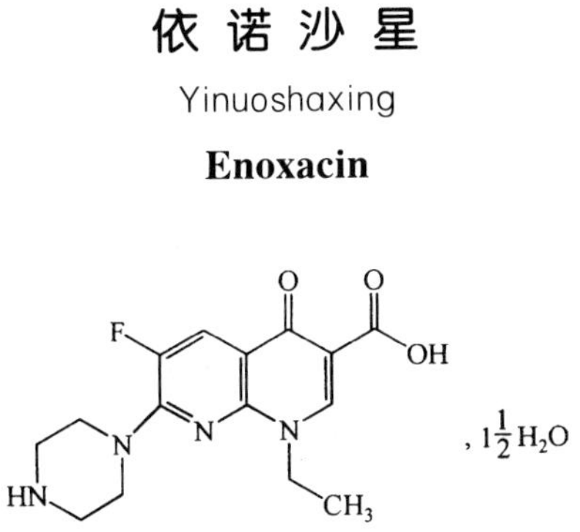

$,1\frac{1}{2}H_2O$

$C_{15}H_{17}FN_4O_3 \cdot 1\frac{1}{2}H_2O$　347.35

本品为1-乙基-6-氟-1,4-二氢-4-氧代-7-(1-哌嗪基)-1,8-萘啶-3-羧酸倍半水合物。按干燥品计算,含依诺沙星(按 $C_{15}H_{17}FN_4O_3$ 计)应为98.5%~102.0%。

【性状】 本品为类白色至微黄色结晶性粉末;无臭。

本品在甲醇中微溶,在乙醇中极微溶解,在水中不溶;在冰醋酸或氢氧化钠试液中易溶。

【鉴别】 (1)在含量测定项下记录的色谱图中,供试品溶液主峰的保留时间应与对照品溶液主峰的保留时间一致。

(2)本品的红外光吸收图谱应与对照的图谱(光谱集282图)一致。

【检查】 **溶液的澄清度与颜色** 取本品0.50g,加氢氧化钠试液10ml溶解后,溶液应澄清无色,如显浑浊,与1号浊度标准液(通则0902第一法)比较,不得更浓;如显色,与黄色或黄绿色4号标准比色液(通则0901第一法)比较,不得更深。

有关物质 照高效液相色谱法(通则0512)测定。

供试品溶液　取本品约25mg,置100ml量瓶中,加0.1mol/L盐酸溶液约20ml使溶解,用流动相A稀释至刻度,摇匀。

对照溶液　精密量取供试品溶液1ml,置100ml量瓶中,用流动相A稀释至刻度,摇匀。

系统适用性溶液　取依诺沙星对照品、诺氟沙星杂质B对照品和氧氟沙星对照品适量,加0.1mol/L盐酸溶液溶解并稀释制成每1ml中约含依诺沙星(按 $C_{15}H_{17}FN_4O_3$ 计)0.25mg、诺氟沙星杂质B 2.5μg和氧氟沙星2.5μg的混合溶液。

色谱条件　用十八烷基硅烷键合硅胶为填充剂;以0.025mol/L磷酸溶液(用三乙胺调节pH值至3.0)-甲醇-乙腈(80∶10∶10)为流动相A,以0.025mol/L磷酸溶液(用三乙胺调节pH值至3.0)-甲醇-乙腈(350∶325∶325)为流动相B,按下表进行线性梯度洗脱;柱温为40℃;检测波长为269nm;进样体积20μl。

时间(分钟)	流动相A(%)	流动相B(%)
0	100	0
10	100	0
25	0	100
35	0	100
36	100	0
45	100	0

系统适用性要求　系统适用性溶液色谱图中,依诺沙星峰的保留时间约为9分钟,诺氟沙星杂质B峰与依诺沙星峰之间的分离度应大于4.9,依诺沙星峰与氧氟沙星峰之间的分离度应大于1.1。

测定法　精密量取供试品溶液与对照溶液,分别注入液相色谱仪,记录色谱图。

限度　供试品溶液色谱图中如有杂质峰,单个杂质峰面积不得大于对照溶液主峰面积的0.3倍(0.3%),各杂质峰面积的和不得大于对照溶液主峰面积(1.0%),小于对照溶液主峰面积0.05倍的峰忽略不计。

干燥失重 取本品,在105℃干燥至恒重,减失重量应为7.8%~9.0%(通则0831)。

炽灼残渣 取本品1.0g,置铂坩埚中,依法检查(通则0841),遗留残渣不得过0.1%。

重金属 取炽灼残渣项下遗留的残渣,依法检查(通则0821第二法),含重金属不得过百万分之二十。

【含量测定】 照高效液相色谱法(通则0512)测定。

供试品溶液 取本品适量(约相当于依诺沙星,按 $C_{15}H_{17}FN_4O_3$ 计25mg),精密称定,置100ml量瓶中,加0.1mol/L盐酸溶液约20ml使溶解,用流动相稀释至刻度,摇匀,精密量取5ml,置25ml量瓶中,用流动相稀释至刻度,摇匀。

对照品溶液 取依诺沙星对照品约25mg,精密称定,制备方法同供试品溶液。

系统适用性溶液 取依诺沙星对照品5mg、诺氟沙星杂质B对照品和氧氟沙星对照品各2.5mg,置100ml量瓶中,加0.1mol/L盐酸溶液约4ml使溶解,用流动相稀释至刻度,摇匀。

色谱条件 用十八烷基硅烷键合硅胶为填充剂;以0.025mol/L磷酸溶液(用三乙胺调节pH值至3.0)-甲醇-乙腈(80∶10∶10)为流动相;检测波长为269nm;进样体积20μl。

系统适用性要求 系统适用性溶液色谱图中,依诺沙星峰的保留时间约为9分钟,诺氟沙星杂质B峰与依诺沙星峰之间的分离度应大于4.9,依诺沙星峰与氧氟沙星峰之间的分离度应大于1.1。

测定法 精密量取供试品溶液与对照品溶液,分别注入液相色谱仪,记录色谱图。按外标法以峰面积计算。

【类别】 喹诺酮类抗菌药。

【贮藏】 遮光,密封,在干燥处保存。

【制剂】 (1)依诺沙星片　(2)依诺沙星乳膏　(3)依诺沙星胶囊　(4)依诺沙星滴眼液

依诺沙星片

Yinuoshaxing Pian

Enoxacin Tablets

本品含依诺沙星(按 $C_{15}H_{17}FN_4O_3$ 计)应为标示量的93.0%~107.0%。

【性状】 本品为类白色或微黄色片或薄膜衣片,除去包衣后显类白色或微黄色。

【鉴别】 (1)在含量测定项下记录的色谱图中,供试品溶液主峰的保留时间应与对照品溶液主峰的保留时间一致。

(2)取本品细粉适量,加 0.1mol/L 氢氧化钠溶液溶解并稀释制成每 1ml 中约含依诺沙星(按 $C_{15}H_{17}FN_4O_3$ 计)4μg 的溶液,滤过,照紫外-可见分光光度法(通则0401)测定,在 266nm 与 346nm 的波长处有最大吸收。

【检查】 **有关物质** 照高效液相色谱法(通则 0512)测定。

供试品溶液 取本品细粉适量(约相当于依诺沙星,按 $C_{15}H_{17}FN_4O_3$ 计 25mg),置 100ml 量瓶中,加 0.1mol/L 盐酸溶液约 20ml 使依诺沙星溶解,用流动相 A 稀释至刻度,摇匀,滤过,取续滤液。

对照溶液 精密量取供试品溶液 1ml,置 100ml 量瓶中,用流动相 A 稀释至刻度,摇匀。

系统适用性溶液、色谱条件、系统适用性要求与测定法 见依诺沙星有关物质项下。

限度 供试品溶液色谱图中如有杂质峰,单个杂质峰面积不得大于对照溶液主峰面积的 0.4 倍(0.4%),各杂质峰面积的和不得大于对照溶液主峰面积(1.0%)。

溶出度 照溶出度与释放度测定法(通则 0931 第二法)测定。

溶出条件 以水 900ml 为溶出介质,转速为每分钟 50 转,依法操作,经 45 分钟时取样。

供试品溶液 取溶出液适量,滤过,精密量取续滤液适量,用盐酸溶液(取稀盐酸 24ml 加水至 1000ml)定量稀释制成每 1ml 中约含依诺沙星(按 $C_{15}H_{17}FN_4O_3$ 计)4μg 的溶液。

对照品溶液 取依诺沙星对照品适量,精密称定,加上述盐酸溶液溶解并定量稀释制成每 1ml 中约含依诺沙星(按 $C_{15}H_{17}FN_4O_3$ 计)4μg 的溶液。

测定法 取供试品溶液与对照品溶液,照紫外-可见分光光度法(通则 0401),在 268nm 的波长处分别测定吸光度,计算每片的溶出量。

限度 标示量的 80%,应符合规定。

其他 应符合片剂项下有关的各项规定(通则0101)。

【含量测定】 照高效液相色谱法(通则 0512)测定。

供试品溶液 取本品 10 片,精密称定,研细,精密称取适量(约相当于依诺沙星,按 $C_{15}H_{17}FN_4O_3$ 计 0.1g),置 200ml 量瓶中,加 0.1mol/L 盐酸溶液约 80ml 使溶解,用流动相稀释至刻度,摇匀,滤过,精密量取续滤液 5ml,置 50ml 量瓶中,用流动相稀释至刻度,摇匀。

对照品溶液、系统适用性溶液、色谱条件、系统适用性要求与测定法 见依诺沙星含量测定项下。

【类别】 同依诺沙星。

【规格】 按 $C_{15}H_{17}FN_4O_3$ 计 (1)0.1g (2)0.2g

【贮藏】 遮光,密封保存。

依诺沙星乳膏

Yinuoshaxing Rugao

Enoxacin Cream

本品含依诺沙星(按 $C_{15}H_{17}FN_4O_3$ 计)应为标示量的 90.0%~110.0%。

【性状】 本品为白色至淡黄色乳膏。

【鉴别】 (1)在含量测定项下记录的色谱图中,供试品溶液主峰的保留时间应与对照品溶液主峰的保留时间一致。

(2)取本品适量,加 0.1mol/L 氢氧化钠溶液适量,置 50~60℃水浴加热,并稀释制成每 1ml 中约含依诺沙星(按 $C_{15}H_{17}FN_4O_3$ 计)4μg 的溶液,置冰浴冷却,使基质凝固,滤过,照紫外-可见分光光度法(通则0401)测定,在 266nm 与 346nm 的波长处有最大吸收。

【检查】 应符合乳膏剂项下有关的各项规定(通则 0109)。

【含量测定】 照高效液相色谱法(通则 0512)测定。

供试品溶液 取本品适量(约相当于依诺沙星,按 $C_{15}H_{17}FN_4O_3$ 计 25mg),精密称定,置 100ml 烧杯中,加 0.1mol/L 盐酸溶液约 50ml,搅拌均匀,使依诺沙星溶解,转移至 100ml 量瓶中,用甲醇稀释至刻度,摇匀,滤过,精密量取续滤液 5ml,置 25ml 量瓶中,用流动相稀释至刻度,摇匀。

对照品溶液、系统适用性溶液、色谱条件、系统适用性要求与测定法 见依诺沙星含量测定项下。

【类别】 同依诺沙星。

【规格】 10g∶0.1g(按 $C_{15}H_{17}FN_4O_3$ 计)

【贮藏】 密封,在阴凉干燥处保存。

依诺沙星胶囊

Yinuoshaxing Jiaonang

Enoxacin Capsules

本品含依诺沙星(按 $C_{15}H_{17}FN_4O_3$ 计)应为标示量的 90.0%~110.0%。

【性状】 本品内容物为类白色至微黄色粉末或颗粒。

【鉴别】 (1)在含量测定项下记录的色谱图中,供试品溶液主峰的保留时间应与对照品溶液主峰的保留时间一致。

(2)取本品内容物适量,加 0.1mol/L 氢氧化钠溶液溶解并稀释制成每 1ml 中约含依诺沙星(按 $C_{15}H_{17}FN_4O_3$ 计)4μg 的溶液,滤过,照紫外-可见分光光度法(通则0401)测定,在 266nm 与 346nm 的波长处有最大吸收。

【检查】 **有关物质** 照高效液相色谱法(通则 0512)测定。

供试品溶液　取本品内容物适量(约相当于依诺沙星,按 $C_{15}H_{17}FN_4O_3$ 计 25mg),置 100ml 量瓶中,加 0.1mol/L 盐酸溶液约 20ml 使依诺沙星溶解,用流动相 A 稀释至刻度,摇匀,滤过,取续滤液。

对照溶液　精密量取供试品溶液 1ml,置 100ml 量瓶中,用流动相 A 稀释至刻度,摇匀。

系统适用性溶液、色谱条件、系统适用性要求与测定法　见依诺沙星有关物质项下。

限度　供试品溶液色谱图中如有杂质峰,单个杂质峰面积不得大于对照溶液主峰面积的 0.4 倍(0.4%),各杂质峰面积的和不得大于对照溶液主峰面积(1.0%)。

溶出度　照溶出度与释放度测定法(通则 0931 第一法)测定。

溶出条件　以稀盐酸溶液(稀盐酸 24ml 加水至 1000ml)900ml 为溶出介质,转速为每分钟 100 转,依法操作,经 30 分钟时取样。

供试品溶液　取溶出液适量,滤过,精密量取续滤液适量,用溶出介质定量稀释制成每 1ml 中约含依诺沙星(按 $C_{15}H_{17}FN_4O_3$ 计)4μg 的溶液。

对照品溶液　取依诺沙星对照品适量,精密称定,加溶出介质溶解并定量稀释制成每 1ml 中约含依诺沙星(按 $C_{15}H_{17}FN_4O_3$ 计)4μg 的溶液。

测定法　取供试品溶液与对照品溶液,照紫外-可见分光光度法(通则 0401),在 268nm 的波长处分别测定吸光度,计算每粒的溶出量。

限度　标示量的 80%,应符合规定。

其他　应符合胶囊剂项下有关的各项规定(通则0103)。

【含量测定】　照高效液相色谱法(通则 0512)测定。

供试品溶液　取装量差异项下的内容物,混合均匀,研细,精密称取适量(约相当于依诺沙星,按 $C_{15}H_{17}FN_4O_3$ 计 0.1g),置 200ml 量瓶中,加 0.1mol/L 盐酸溶液约 80ml 使溶解,用流动相稀释至刻度,摇匀,滤过,精密量取续滤液 5ml,置 50ml 量瓶中,用流动相稀释至刻度,摇匀。

对照品溶液、系统适用性溶液、色谱条件、系统适用性要求与测定法　见依诺沙星含量测定项下。

【类别】　同依诺沙星。

【规格】　按 $C_{15}H_{17}FN_4O_3$ 计　(1)0.1g　(2)0.2g

【贮藏】　遮光,密封,在干燥处保存。

依诺沙星滴眼液

Yinuoshaxing Diyanye

Enoxacin Eye Drops

本品含依诺沙星(按 $C_{15}H_{17}FN_4O_3$ 计)应为标示量的 90.0%～110.0%。

【性状】　本品为无色至微黄色的澄明液体。

【鉴别】　(1)在含量测定项下记录的色谱图中,供试品溶液主峰的保留时间应与对照品溶液主峰的保留时间一致。

(2)取本品适量,加 0.1mol/L 氢氧化钠溶液制成每 1ml 中含依诺沙星(按 $C_{15}H_{17}FN_4O_3$ 计)4μg 的溶液,照紫外-可见分光光度法(通则0401)测定,在 266nm 与 346nm 的波长处有最大吸收。

【检查】　**pH 值**　应为 4.5～5.5(通则0631)。

颜色　取本品,与黄色或黄绿色 2 号标准比色液(通则 0901 第一法)比较,不得更深。

有关物质　照高效液相色谱法(通则 0512)测定。

供试品溶液　精密量取本品 2ml,置 25ml 量瓶中,用流动相 A 稀释至刻度,摇匀。

对照溶液　精密量取供试品溶液 1ml,置 100ml 量瓶中,用流动相 A 稀释至刻度,摇匀。

系统适用性溶液、色谱条件、系统适用性要求与测定法　见依诺沙星有关物质项下。

限度　供试品溶液色谱图中如有杂质峰,单个杂质峰面积不得大于对照溶液主峰面积的 0.4 倍(0.4%),各杂质峰面积的和不得大于对照溶液主峰面积 1.5 倍(1.5%)。

其他　应符合眼用制剂项下有关的各项规定(通则0105)。

【含量测定】　照高效液相色谱法(通则 0512)测定。

供试品溶液　精密量取本品 2ml,置 25ml 量瓶中,用流动相稀释至刻度,摇匀,精密量取 5ml,置 25ml 量瓶中,用流动相稀释至刻度,摇匀。

对照品溶液、系统适用性溶液、色谱条件、系统适用性要求与测定法　见依诺沙星含量测定项下。

【类别】　同依诺沙星。

【规格】　8ml∶24mg(按 $C_{15}H_{17}FN_4O_3$ 计)

【贮藏】　遮光,密封,阴凉处保存。

依替膦酸二钠

Yitilinsuan'erna

Etidronate Disodium

H_3C, OH, HO, P, OH, NaO, P, ONa, O, O

$C_2H_6Na_2O_7P_2$　249.99

本品为(1-羟基亚乙基)二膦酸二钠盐。按干燥品计算,含 $C_2H_6Na_2O_7P_2$ 不得少于 98.0%。

【性状】　本品为白色粉末;无臭,味微咸;有引湿性。

本品在水中易溶,在甲醇、无水乙醇、三氯甲烷或乙醚中几乎不溶。

【鉴别】（1）取本品约 0.2g，加水 20ml，振摇使溶解，加硫酸铜试液 1ml，摇匀，放置 10 分钟，产生蓝色沉淀。

（2）本品的红外光吸收图谱应与对照的图谱（光谱集 1158 图）一致。

（3）本品显钠盐的鉴别反应（通则 0301）。

【检查】 **酸度**　取本品，加水制成每 1ml 中含 10mg 的溶液，依法测定（通则0631），pH 值应为 4.2～5.2。

亚磷酸盐　取本品约 3.5g，精密称定，置 250ml 碘瓶中，加水 70ml 使溶解，加磷酸盐缓冲液（pH 7.3）（取磷酸二氢钠 6.9g，加水 500ml 振摇使溶解，加 0.1mol/L 氢氧化钠溶液 400ml，摇匀）20ml，用 25%氢氧化钠溶液调节 pH 值至 7.3±0.2，精密加碘滴定液（0.05mol/L）20ml，摇匀，密塞，在暗处静置 3 小时，用 6mol/L 醋酸溶液调节 pH 值至 4.5±0.2，用硫代硫酸钠滴定液（0.1mol/L）滴定，至近终点时，加淀粉指示液 2ml，继续滴定至蓝色消失，并将滴定的结果用空白试验校正，每 1ml 碘滴定液（0.05mol/L）相当于 5.199mg NaH_2PO_3，含亚磷酸二氢钠不得过 1.0%。

氯化物　取本品 0.50g，依法检查（通则0801），与标准氯化钠溶液 5.0ml 制成的对照液比较，不得更浓（0.01%）。

干燥失重　取本品，在 210℃ 干燥至恒重，减失重量不得过 5.0%（通则0831）。

重金属　取本品 0.50g，置石英坩埚中，炽灼完全，放冷，依法检查（通则0821 第二法），含重金属不得过百万分之二十。

【含量测定】 取本品约 0.1g，精密称定，加无水甲酸 2ml，摇匀，加冰醋酸 50ml 与醋酐 2ml，振摇使溶解，照电位滴定法（通则0701），用高氯酸滴定液（0.1mol/L）滴定，并将滴定的结果用空白试验校正。每 1ml 高氯酸滴定液（0.1mol/L）相当于 12.50mg 的 $C_2H_6Na_2O_7P_2$。

【类别】 钙调节药。

【贮藏】 密封，干燥处保存。

【制剂】 依替膦酸二钠片

依替膦酸二钠片

Yitilinsuan'erna Pian

Etidronate Disodium Tablets

本品含依替膦酸二钠（$C_2H_6Na_2O_7P_2$）应为标示量的 90.0%～110.0%。

【性状】 本品为白色片。

【鉴别】（1）取本品细粉适量（约相当于依替膦酸二钠 0.2g），加水 20ml，振摇使依替膦酸二钠溶解，滤过，取滤液 5ml，加硫酸铜试液 1ml，摇匀，放置 10 分钟，产生蓝色沉淀。

（2）取本品细粉适量（约相当于依替膦酸二钠 0.2g），加水 10ml，振摇使依替膦酸二钠溶解，滤过，滤液加热浓缩，放冷，有结晶析出，取结晶体在 105℃ 干燥 3 小时，照红外分光光度法（通则 0402）测定，在 898cm^{-1}、811cm^{-1}、644cm^{-1}、543 cm^{-1}和 463cm^{-1}波数处有特征吸收。

【检查】 **溶出度**　照溶出度与释放度测定法（通则 0931 第一法）测定。

溶出条件　以水 900ml 为溶出介质，转速为每分钟 100 转，依法操作，经 30 分钟时取样。

供试品溶液　取溶出液适量，滤过，精密量取续滤液 2ml，置 10ml 量瓶中，精密加 0.07%硫酸铜溶液 2ml，用水稀释至刻度，摇匀。

对照品系列溶液　取依替膦酸二钠对照品适量，精密称定，加水溶解并分别定量稀释制成每 1ml 中约含 0.12mg、0.21mg 与 0.24mg 的溶液，精密量取上述溶液各 2ml，分别置 10ml 量瓶中，再精密加 0.07%硫酸铜溶液 2ml，用水稀释至刻度，摇匀。

空白溶液　精密量取 0.07%硫酸铜溶液 2ml，置 10ml 量瓶中，用水稀释至刻度，摇匀。

测定法　取对照品系列溶液与供试品溶液，照紫外-可见分光光度法（通则 0401），在 233nm 的波长处分别测定吸光度，根据对照品系列溶液的吸光度与浓度，绘制标准曲线，计算每片的溶出量。

限度　标示量的 85%，应符合规定。

其他　应符合片剂项下有关的各项规定（通则0101）。

【含量测定】 取本品 20 片，精密称定，研细，精密称取适量（约相当于依替膦酸二钠 0.1g），加无水甲酸 2ml 与冰醋酸 50ml，溶解后，照电位滴定法（通则0701），用高氯酸滴定液（0.1mol/L）滴定，并将滴定的结果用空白试验校正。每 1ml 高氯酸滴定液（0.1mol/L）相当于 12.50mg 的 $C_2H_6Na_2O_7P_2$。

【类别】 同依替膦酸二钠。

【规格】 0.2g

【贮藏】 密封，干燥处保存。

依 普 黄 酮

Yipuhuangtong

Ipriflavone

H_3C　O　O

CH_3　O

$C_{18}H_{16}O_3$　280.32

本品为 7-异丙氧基-3-苯基-4*H*-1-苯并吡喃-4-酮。按干燥品计算，含 $C_{18}H_{16}O_3$ 不得少于 98.5%。

【性状】 本品为白色或类白色结晶或结晶性粉末；无臭。

本品在 *N*，*N*-二甲基甲酰胺或三氯甲烷中易溶，在丙酮或乙酸乙酯中溶解，在无水乙醇或乙醚中微溶，在水中几乎不溶。

熔点　本品的熔点(通则0612)为 116～120℃。

【鉴别】　(1)取本品约 0.1g,加无水乙醇 5ml,微温溶解,加盐酸 0.5ml 与镁粉 0.05g,轻微振摇,放置 10 分钟,溶液显黄色。

(2)取本品,加无水乙醇溶解并稀释制成每 1ml 中约含 10μg 的溶液,照紫外-可见分光光度法(通则0401)测定,在 249nm 与 298nm 的波长处有最大的吸收,在 277nm 的波长处有最小吸收。

(3)本品的红外光吸收图谱应与对照的图谱(光谱集 616 图)一致。

【检查】　**酸度**　取本品 2.0g,加水 100ml,置水浴中振摇溶解 10 分钟,立即放冷,滤过,取续滤液 25ml,加酚酞指示液 2 滴,用氢氧化钠滴定液(0.02mol/L)滴定至显微红色,消耗氢氧化钠滴定液(0.02mol/L)不得过 0.10ml。

氯化物　取上述酸度项下的滤液 25ml,依法检查(通则0801),与标准氯化钠溶液 10.0ml 制成的对照液比较,不得更浓(0.020%)。

有关物质　照高效液相色谱法(通则 0512)测定。

供试品溶液　取本品适量,加甲醇溶解并稀释制成每 1ml 中约含 0.2mg 的溶液。

对照溶液　精密量取供试品溶液适量,用甲醇定量稀释制成每 1ml 中约含 2μg 的溶液。

系统适用性溶液　取依普黄酮适量,加甲醇溶解并定量稀释制成每 1ml 中约含依普黄酮 20μg 的溶液。

色谱条件　用十八烷基硅烷键合硅胶为填充剂;以甲醇-水(75∶25)为流动相;检测波长为 250nm;进样体积 20μl。

系统适用性要求　系统适用性溶液色谱图中,理论板数按依普黄酮峰计算不低于 2500。

测定法　精密量取供试品溶液与对照溶液,分别注入液相色谱仪,记录色谱图至主成分峰保留时间的 2 倍。

限度　供试品溶液色谱图中如有杂质峰,各杂质峰面积的和不得大于对照溶液主峰面积(1.0%)。

干燥失重　取本品,在 105℃干燥至恒重,减失重量不得过 0.5%(通则0831)。

炽灼残渣　取本品 1.0g,依法检查(通则0841),遗留残渣不得过 0.1%。

重金属　取炽灼残渣项下遗留的残渣,依法检查(通则0821 第二法),含重金属不得过百万分之二十。

【含量测定】　照高效液相色谱法(通则 0512)测定。

供试品溶液　取本品适量,精密称定,加甲醇溶解并定量稀释制成每 1ml 中约含依普黄酮 20μg 的溶液。

对照品溶液　取依普黄酮对照品适量,精密称定,加甲醇溶解并定量稀释制成每 1ml 中约含依普黄酮 20μg 的溶液。

系统适用性溶液、色谱条件与系统适用性要求　见有关物质项下。

测定法　精密量取供试品溶液与对照品溶液,分别注入液相色谱仪,记录色谱图。按外标法以峰面积计算。

【类别】　钙调节药。

【贮藏】　遮光,阴凉处密封保存。

【制剂】　依普黄酮片

依普黄酮片

Yipuhuangtong Pian

Ipriflavone Tablets

本品含依普黄酮($C_{18}H_{16}O_3$)应为标示量的 93.0%～107.0%。

【性状】　本品为白色或类白色片。

【鉴别】　(1)取本品细粉适量(约相当于依普黄酮 0.1g),加无水乙醇适量,微温振摇 10 分钟,使依普黄酮溶解,放冷,滤过,滤液加盐酸 0.5ml 与镁粉 0.05g,轻微振摇,放置 10 分钟,显黄色。

(2)在含量测定项下记录的色谱图中,供试品溶液主峰的保留时间应与对照品溶液主峰的保留时间一致。

(3)取本品细粉适量,加无水乙醇微温振摇,使依普黄酮溶解,放冷,用无水乙醇稀释制成每 1ml 中约含依普黄酮 10μg 的溶液,摇匀,滤过,取续滤液,照紫外-可见分光光度法(通则 0401)测定,在 249nm 与 298nm 的波长处有最大吸收,在 277nm 的波长处有最小吸收。

【检查】　**溶出度**　照溶出度与释放度测定法(通则 0931 第二法)测定。

溶出条件　以 1.0%十二烷基硫酸钠溶液 900ml 为溶出介质,转速为每分钟 100 转,依法操作,经 60 分钟时取样。

供试品溶液　取溶出液 10ml,滤过,精密量取续滤液 5ml,置 100ml 量瓶中,用溶出介质稀释至刻度,摇匀。

对照品溶液　取依普黄酮对照品约 10mg,精密称定,置 1000ml 量瓶中,加溶出介质约 600ml,置温水浴中超声 20 分钟,使依普黄酮溶解,放冷,用溶出介质稀释至刻度,摇匀。

测定法　取供试品溶液与对照品溶液适量,照紫外-可见分光光度法(通则 0401),在 303nm 的波长处分别测定吸光度,计算每片的溶出量。

限度　标示量的 70%,应符合规定。

其他　应符合片剂项下有关的各项规定(通则 0101)。

【含量测定】　照高效液相色谱法(通则 0512)测定。

供试品溶液　取本品 10 片,精密称定,研细,精密称取适量(约相当于依普黄酮 40mg),置 200ml 量瓶中,加甲醇约 150ml,超声 20 分钟,使依普黄酮溶解,放冷,用甲醇稀释至刻度,摇匀,滤过,精密量取续滤液 10ml,置 100ml 量瓶中,用甲醇稀释至刻度,摇匀。

对照品溶液、系统适用性溶液、色谱条件、系统适用性要求与测定法　见依普黄酮含量测定项下。

【类别】　同依普黄酮。

【规格】　0.2g

【贮藏】　遮光,密封保存。

乳果糖浓溶液

Ruguotang Nongrongye

Lactulose Concentrated Solution

本品为乳果糖的水溶液。含乳果糖($C_{12}H_{22}O_{11}$)应为63.0%～73.0%(g/ml)。

【性状】 本品为无色至浅棕黄色的澄清黏稠液体。

【鉴别】 (1)取本品5%水溶液,缓缓滴入温热的碱性酒石酸铜试液5ml中,即生成氧化亚铜红色沉淀。

(2)在含量测定项下记录的色谱图中,供试品溶液主峰的保留时间应与对照品溶液主峰的保留时间一致。

【检查】 **相对密度** 本品的相对密度(通则0601)为1.260～1.390。

pH值 应为3.0～7.0。取本品与电极接触15分钟后测定(通则0631)。

溶液的颜色 取本品,照紫外-可见分光光度法(通则0401),以水为空白,在420nm的波长处测定吸光度,不得过0.5。

有关物质 照高效液相色谱法(通则0512)测定。

供试品溶液 取本品适量(约相当于乳果糖1g),精密称定,置25ml量瓶中,加乙腈-水(1∶1)溶液溶解并稀释至刻度,摇匀。

对照品溶液 取乳果糖、果糖、半乳糖、乳糖对照品各适量,精密称定,加乙腈-水(1∶1)溶解并定量稀释制成每1ml中各含3.2mg、0.4mg、4.8mg、4mg的混合溶液。

系统适用性溶液 分别取乳果糖、果糖、半乳糖、乳糖对照品各适量,加乙腈-水(1∶1)溶液溶解制成每1ml中各含40mg、0.4mg、4.8mg、4mg的混合溶液。

色谱条件 用氨丙基硅烷键合硅胶为填充剂;以乙腈-磷酸盐缓冲液(取磷酸二氢钠1.15g,溶于1000ml水中)(84∶16)为流动相;以示差折光检测器测定;柱温和检测池温度均为40℃;流速为每分钟1.5ml;进样体积20μl。

系统适用性要求 系统适用性溶液色谱图中,出峰顺序依次为果糖、半乳糖、乳果糖与乳糖,果糖峰高的信噪比应大于10,乳果糖峰与乳糖峰间的分离度应大于2.0。

测定法 精密量取供试品溶液与对照品溶液,分别注入液相色谱仪,记录色谱图。

限度 供试品溶液色谱图中,如有与果糖、半乳糖和乳糖保留时间一致的色谱峰,按外标法以峰面积计算,含果糖、半乳糖和乳糖分别不得过乳果糖含量的1.0%、15.0%和10.0%;在相对于果糖峰保留时间约0.9处如有色谱峰(塔格糖)或在相对于乳果糖峰保留时间约0.9处如有色谱峰(依匹乳糖),按外标法以对照品溶液中乳果糖峰面积计算,分别不得过乳果糖含量的4.0%和10.0%。

炽灼残渣 取本品1.5g,依法检查(通则0841),遗留残渣不得过0.1%。

重金属 取炽灼残渣项下遗留的残渣,依法检查(通则0821第二法),含重金属不得过百万分之二十。

【含量测定】 照高效液相色谱法(通则0512)测定。

对照品溶液 取乳果糖对照品约1g,精密称定,置25ml量瓶中,加乙腈-水(1∶1)溶液溶解并稀释至刻度,摇匀。

供试品溶液、系统适用性溶液、色谱条件与系统适用性要求 见有关物质项下。

测定法 精密量取供试品溶液与对照品溶液,分别注入液相色谱仪,记录色谱图。按外标法以峰面积计算。

【类别】 降血氨及缓泻药。

【贮藏】 遮光,密封保存。

【制剂】 乳果糖口服溶液

乳果糖口服溶液

Ruguotang Koufurongye

Lactulose Oral Solution

本品为乳果糖的灭菌水溶液。含乳果糖($C_{12}H_{22}O_{11}$)应为标示量的90.0%～110.0%。

【性状】 本品为无色至浅棕黄色的澄清黏稠液体。

【鉴别】 (1)取本品5%水溶液,缓缓滴入温热的碱性酒石酸铜试液5ml中,即生成氧化亚铜红色沉淀。

(2)在含量测定项下记录的色谱图中,供试品溶液主峰的保留时间应与对照品溶液主峰的保留时间一致。

【检查】 **相对密度** 本品的相对密度(通则0601)为1.260～1.390。

pH值 应为3.0～7.0。在与电极接触15分钟后测定(通则0631)。

溶液的颜色 取本品,照紫外-可见分光光度法(通则0401),以水为空白,在420nm的波长处测定吸光度,不得过0.5。

有关物质 照高效液相色谱法(通则0512)测定。

供试品溶液 取本品适量(约相当于乳果糖1g),精密称定,置25ml量瓶中,加乙腈-水(1∶1)溶液溶解并稀释至刻度,摇匀。

对照品溶液、系统适用性溶液、色谱条件、系统适用性要求与测定法 见乳果糖浓溶液有关物质项下。

限度 供试品溶液色谱图中,如有果糖、半乳糖、乳糖的色谱峰,按外标法以峰面积计算,含果糖、半乳糖和乳糖分别不得过乳果糖标示量的1.0%、15.0%和10.0%;在相对于果糖峰保留时间约0.9处如有色谱峰(塔格糖)或在相对于乳果糖峰保留时间约0.9处如有色谱峰(依匹乳糖),按外标法以对照品溶液中乳果糖峰面积计算,分别不得过乳果糖标示量的4.0%和10.0%。

炽灼残渣 取本品1.5g,依法检查(通则0841),遗留残渣不得过0.1%。

重金属　取炽灼残渣项下遗留的残渣，依法检查（通则 0821 第二法），含重金属不得过百万分之二十。

其他　应符合口服溶液剂项下有关的各项规定（通则 0123）。

【含量测定】　照高效液相色谱法（通则 0512）测定。

供试品溶液　见有关物质项下。

对照品溶液、系统适用性溶液、色谱条件、系统适用性要求与测定法　见乳果糖浓溶液含量测定项下。

【类别】　降血氨及泻药。

【规格】　(1)10ml∶5g　(2)100ml∶50g　(3)100ml∶66.7g

【贮藏】　遮光，密封保存。

乳　酶　生

Rumeisheng

Lactasin

本品系屎肠球菌（*Enterococcus faecium*）经培养制成的活菌制品。每 1g 含活屎肠球菌数不得少于 1.0×10^7cfu。

【制法要求】　本品的生产工艺应经验证并经国务院药品监督管理部门批准，生产过程应符合现行版《药品生产质量管理规范》和微生态活菌制品总论（《中国药典》三部）项下的要求。生产用菌种来源途径应经国务院药品监督管理部门批准并符合国家有关的管理规范。

【性状】　本品为白色或淡黄色粉末，无腐败臭或其他恶臭。

【鉴别】　(1)牛奶凝固力　取本品 0.3g，加至 20ml 牛奶培养基（取新鲜牛奶或市售纯牛奶，分装至 100ml 离心管，于 4～8℃，以每分钟 5000 转离心 5～10 分钟，去除上层脂肪层；或取新鲜牛奶置沸水浴中煮 30 分钟，于 2～10℃ 放置 18 小时以上，使乳脂析出，取脱脂溶液。将制备好的脱脂牛奶分装于试管中，每管 20ml，于 115℃ 湿热灭菌 20 分钟。或取脱脂奶粉，制成 10%～15% 的溶液，分装，于 115℃ 湿热灭菌 20 分钟）中，摇匀，作为供试品管，取 2 管平行试验；另取牛奶培养基 20ml 作为对照管，在 37℃ 培养 48 小时（必要时延长至 72 小时）。对照管牛奶应无凝固现象，供试品管牛奶应凝固。

(2)染色镜检　自含量测定项下计数平皿中，选取具有透明圈的 3～5 个菌落涂片，革兰染色，镜检。应为阳性球菌，菌体呈单个、短链或成对排列。

(3)运动性检查　自含量测定项下计数平皿中，选取具有透明圈的不同形态菌落各 2 个，分别接种于含量测定项下的含糖牛肉汤培养基中，置 37℃ 培养 24 小时，取培养物，以悬滴法观察。应无运动性。

(4)酸度　取鉴别(3)项下含糖牛肉汤培养物适量，接种于鉴别(1)项下牛奶培养基 20ml 中，作为供试品管；另取牛奶培养基 20ml，作为对照管。分别置 37℃ 培养 48 小时，取供试品管和对照管培养物各 5ml，分别加水 20ml 和酚酞指示液 3 滴，用氢氧化钠滴定液（0.1mol/L）滴定至溶液显淡红色，并保持 1 分钟不褪。两者消耗氢氧化钠滴定液（0.1mol/L）毫升数的差值，应不小于 2ml。

(5)乳酸鉴别　取鉴别(4)项下供试品管和对照管的培养物各 1ml，分别加 10% 硫酸溶液 3～5 滴，振摇，加乙醚约 10ml，强力振摇，放置数分钟，取上层乙醚液，置水浴中，蒸去乙醚，残渣加水 2ml，摇匀，各取 0.2ml，分别加硫酸 2ml，摇匀，置水浴中加热 2 分钟，取出，立刻用冷水冷却，分别滴加 10% 愈创木酚的乙醇溶液 1 滴，振摇。对照管应显橙色，供试品管应显红色。

(6)生化反应　自含量测定项下计数平皿中，挑取具有透明圈的菌落适量，分别接种于山梨醇、L-阿拉伯糖、甘露醇、D-棉子糖生化管（取牛肉膏 5g、蛋白胨 5g、酵母浸膏 5g、聚山梨酯 80 0.5ml、琼脂 1.5g 与 1.6% 溴甲酚紫乙醇溶液 1.4ml，加蒸馏水溶解并稀释至 1000ml，按 0.5% 加入所需糖类或醇类，分装小试管，115℃ 湿热灭菌 20 分钟）中，置 37℃ 培养 24～48 小时。山梨醇、D-棉子糖反应呈阴性，L-阿拉伯糖、甘露醇反应呈阳性。

【检查】　**干燥失重**　取本品，在 105℃ 干燥至恒重，减失重量不得过 5.0%（通则 0831）。

杂菌　取本品，照微生态活菌制品总论项下的方法检查（《中国药典》三部），非致病性杂菌数测定采用磷酸盐缓冲液营养琼脂培养基[每 1000ml 营养琼脂培养基（胨 10.0g，氯化钠 5.0g，牛肉浸出粉 3.0g，琼脂 14.0g，水 1000ml，取上述成分混合，微温溶解，调节 pH 为弱碱性，煮沸，滤清，调节 pH 值使灭菌后为 7.2±0.2）中，加入磷酸二氢钾 3.56g、磷酸氢二钠 7.23g，溶解，混匀，分装，121℃ 湿热灭菌 20 分钟]。除屎肠球菌外，1g 供试品中含非致病菌性杂菌数不得过 500cfu，含真菌数不得过 100cfu，不得检出大肠埃希菌、金黄色葡萄球菌、铜绿假单胞菌、沙门菌和志贺菌。

【含量测定】　**培养基制备方法**　培养基可按以下处方制备，也可以使用按该处方生产的符合要求的商品化培养基。配制后，应采用验证合格的灭菌程序灭菌。

1. 含糖牛肉汤培养基

牛肉膏	3g
氯化钠	5g
胨	10g
乳糖	20g
水	1000ml

取上述成分，混合，微温溶解，调节 pH 值使灭菌后为 6.0，115℃ 湿热灭菌 20 分钟。

2. 1% 碳酸钙含糖牛肉琼脂培养基　按上述含糖牛肉汤培养基的处方和制法，加入溴甲酚紫 0.06g、碳酸钙 10g、琼脂 15～20g，加热溶解，混匀，分装，115℃ 湿热灭菌 20 分钟。

测定法　接种与培养　无菌称取本品 10g，加无菌的 0.9% 氯化钠溶液至 100ml，加适量无菌玻璃珠，摇匀，制成 1∶10 的混悬液，取上述混悬液，用无菌的 0.9% 氯化钠溶液梯度稀释。取 3 个连续适宜稀释度的混悬液 1ml，置无菌平皿中，每个稀释级至少 2 个平皿中，注入 15～20ml 温度不超过 45℃ 的 1% 碳酸钙含糖牛肉琼脂培养基，混匀，凝固，倒置，于 37℃培养 48 小时，观察结果。有透明圈的菌落为乳酸菌。

菌落计数　选取平均菌落数为 10～300cfu 的稀释级，作为菌落报告的依据。以最高的平均菌落数乘以稀释倍数的值报告每 1g 样品所含的活乳酸菌数(取两位有效数字，若两个平皿的菌落数相差 1 倍以上，需重新试验)。

【类别】 助消化药。

【贮藏】 遮光，密封，在凉暗处保存。

【制剂】 乳酶生片

乳酶生片

Rumeisheng Pian

Lactasin Tablets

本品按标示量计算，每 1g 含活屎肠球菌(*Enterococcus faecium*)数不得少于 3.0×10^6cfu。

【性状】 本品为白色或类白色片。

【鉴别】 取本品，照乳酶生项下的鉴别项试验，显相同的结果。

【检查】 **杂菌**　取本品，照乳酶生项下的杂菌项检查，除屎肠球菌外，1g 供试品中含非致病菌性杂菌数不得过 1000cfu，含真菌数不得过 100cfu，不得检出大肠埃希菌、金黄色葡萄球菌、铜绿假单胞菌、沙门菌和志贺菌。

其他　应符合片剂项下有关的各项规定(通则 0101)。

【含量测定】 无菌条件下取本品适量，研细，称取适量，(相当于乳酶生 10g)，加无菌的 0.9%氯化钠溶液至 100ml，加适量无菌玻璃珠，摇匀，制成 1∶10 的混悬液，照乳酶生项下的方法测定，计算，即得。

【类别】 同乳酶生。

【规格】 (1)0.1g　(2)0.15g　(3)0.3g

【贮藏】 遮光，密封，在凉暗处保存。

乳　酸

Rusuan

Lactic Acid

$C_3H_6O_3$　90.08

本品为 2-羟基丙酸及其缩合物的混合物。含乳酸以 $C_3H_6O_3$ 计算，应为 85.0%～92.0%(g/g)。

【性状】 本品为无色或几乎无色的澄清黏稠液体；几乎无臭；有引湿性；水溶液显酸性反应。

本品与水、乙醇能任意混合。

相对密度　本品的相对密度(通则 0601)为 1.20～1.21。

【鉴别】 本品的水溶液显乳酸盐(通则 0301)的鉴别反应。

【检查】 **颜色**　取本品，与黄色 1 号标准比色液(通则 0901 第一法)比较，不得更深。

氯化物　取本品 3.0g，依法检查(通则 0801)，与标准氯化钠溶液 6.0ml 制成的对照液比较，不得更浓(0.002%)。

硫酸盐　取本品 2.0g，依法检查(通则 0802)，与标准硫酸钾溶液 2.0ml 制成的对照液比较，不得更浓(0.010%)。

枸橼酸、草酸、磷酸或酒石酸　取本品 0.50g，加水适量使成 5ml，混匀，用氨试液调至微碱性，加氯化钙试液 1ml，置水浴中加热 5 分钟，不得产生浑浊。

易炭化物　取 95%(g/g)硫酸 5ml，置洁净的试管中，注意沿管壁加本品 5ml，使成两液层，在 15℃静置 15 分钟，接界面的颜色不得比淡黄色更深。

还原糖　取本品 0.50g，加水 10ml 混匀，用 20%氢氧化钠溶液调至中性，加碱性酒石酸铜试液 6ml，加热煮沸 2 分钟，不得生成红色沉淀。

炽灼残渣　不得过 0.1%(通则 0841)。

钙盐　取本品 1.0g，加水 10ml 溶解，加氨试液中和，加草酸铵试液数滴，不得产生浑浊。

铁盐　取本品 1.0g，依法检查(通则 0807)，与标准铁溶液 1.0ml 制成的对照液比较，不得更深(0.001%)。

重金属　取本品 2.0g，加水 10ml 与酚酞指示液 1 滴，滴加氨试液适量至溶液显粉红色，加稀盐酸 3ml 与水适量使成 25ml，依法检查(通则 0821 第一法)，含重金属不得过百万分之十。

砷盐　取本品 2.0g，加水 23ml 稀释后，加盐酸 5ml，依法检查(通则 0822 第一法)，应符合规定(0.0001%)。

【含量测定】 取本品约 1g，精密称定，加水 50ml，精密加氢氧化钠滴定液(1mol/L)25ml，煮沸 5 分钟，加酚酞指示液 2 滴，趁热用硫酸滴定液(0.5mol/L)滴定，并将滴定的结果用空白试验校正，即得。每 1ml 氢氧化钠滴定液(1mol/L)相当于 90.08mg 的 $C_3H_6O_3$。

【类别】 消毒防腐药。

【贮藏】 密封保存。

乳酸依沙吖啶

Rusuan Yisha'ading

Ethacridine Lactate

$C_{15}H_{15}N_3O\cdot C_3H_6O_3\cdot H_2O$　361.40

本品为 6,9-二氨基-2-乙氧基吖啶乳酸盐水合物。按干燥品计算，含 $C_{15}H_{15}N_3O\cdot C_3H_6O_3$ 不得少于 99.0%。

【性状】 本品为黄色结晶性粉末；无臭。

本品在热水中易溶，在沸无水乙醇中溶解，在水中略溶，在乙醇中微溶，在乙醚中不溶。

【鉴别】 (1)取本品约 0.1g，加水 10ml，溶解后，加氢氧化钠试液使成碱性，即析出黄色沉淀，滤过，滤液中加 0.5mol/L 硫酸溶液 2ml 与高锰酸钾试液数滴，即显紫红色，加热后颜色消褪。

(2)取本品约 50mg，加水 5ml，溶解后，加稀盐酸使成酸性，再加亚硝酸钠试液 1ml，即显樱桃红色。

(3)取本品的水溶液(1→2000)，加碘试液数滴，即产生深蓝绿色沉淀，当加入乙醇时，沉淀消失。

(4)本品的红外光吸收图谱应与对照的图谱(光谱集 971 图)一致。

【检查】 **酸度** 取本品 0.10g，加水 100ml 溶解后，依法测定(通则 0631)，pH 值应为6.0～7.0。

溶液的澄清度与颜色 取本品 0.20g，加新沸过并冷至 50℃的水 10ml 使溶解，溶液应澄清。取此溶液 5ml，加水稀释至 10ml，与对照液(取 1%三硝基苯酚溶液 9.5ml 与比色用三氯化铁液 0.22ml 及水 0.28ml 混合制成)比较，颜色不得更深。

氯化物 取本品 1.0g，加水 80ml，置水浴上加热溶解后，放冷，加氢氧化钠试液 10ml，加水稀释至 100ml，振摇，混匀，放置 30 分钟，滤过，取续滤液 20ml，加稀硝酸 7ml 与硝酸银试液 1ml，加水适量使成 50ml，依法检查(通则 0801)，与标准氯化钠溶液 5ml 制成的对照液比较，不得更浓(0.025%)。

硫酸盐 取上述滤液 20ml，加水 4.5ml 与稀盐酸 1.5ml，依法检查(通则 0802)，与标准硫酸钾溶液 10ml 制成的对照液比较，不得更深(0.5%)。

有关物质 照高效液相色谱法(通则 0512)测定。

供试品溶液 取本品约 25mg，置 50ml 量瓶中，加流动相溶解并稀释至刻度，摇匀。

对照溶液 精密量取供试品溶液 1ml，置 100ml 量瓶中，用流动相稀释至刻度，摇匀。

色谱条件 用十八烷基硅烷键合硅胶为填充剂；以含 0.1%辛烷磺酸钠的溶液[磷酸盐缓冲液(取磷酸二氢钠 7.8g，加水 900ml 溶解后，用磷酸调节 pH 值至 2.8，用水稀释至 1000ml)-乙腈(70∶30)]为流动相；检测波长为 270nm；进样体积 10μl。

系统适用性要求 理论板数按依沙吖啶峰计算不低于 3000。

测定法 精密量取供试品溶液与对照溶液，分别注入液相色谱仪，记录色谱图至主成分峰保留时间的 3 倍。

限度 供试品溶液色谱图中如有杂质峰，单个杂质峰面积不得大于对照溶液主峰面积的 0.3 倍(0.3%)，各杂质峰面积的和不得大于对照溶液主峰面积(1.0%)。

干燥失重 取本品，在 105℃干燥至恒重，减失重量应在 4.5%～5.5%(通则 0831)。

炽灼残渣 取本品 1.0g，依法检查(通则 0841)，遗留残渣不得过 0.1%。

重金属 取炽灼残渣项下遗留的残渣，依法检查(通则 0821 第二法)，含重金属不得过百万分之三十。

【含量测定】 取本品约 0.27g，精密称定，加无水甲酸 5.0ml 使溶解，加冰醋酸 60ml，照电位滴定法(通则 0701)，用高氯酸滴定液(0.1mol/L)滴定，并将滴定的结果用空白试验校正。每 1ml 高氯酸滴定液(0.1mol/L)相当于 34.34mg 的 $C_{15}H_{15}N_3O \cdot C_3H_6O_3$。

【类别】 消毒防腐药。

【贮藏】 密封保存。

【制剂】 (1)乳酸依沙吖啶注射液 (2)乳酸依沙吖啶溶液

乳酸依沙吖啶注射液

Rusuan Yisha'ading Zhusheye

Ethacridine Lactate Injection

本品为乳酸依沙吖啶的灭菌水溶液。含乳酸依沙吖啶(按 $C_{15}H_{15}N_3O \cdot C_3H_6O_3$ 计)应为标示量的 93.0%～107.0%。

【性状】 本品为黄色的澄明液体。

【鉴别】 (1)取本品约 2ml，加稀盐酸使成酸性，再加亚硝酸钠试液 1ml，即显樱桃红色。

(2)取本品约 4ml，加氢氧化钠试液使成碱性，即析出黄色沉淀，滤过，滤液加硫酸溶液(3→100)2ml 与高锰酸钾试液数滴，即显紫红色，加热后颜色消失。

(3)取本品适量，加水稀释成每 1ml 中含 5μg 的溶液，照紫外-可见分光光度法(通则 0401)测定，在 206nm、269nm 与 362nm 的波长处有最大吸收。

【检查】 **pH 值** 应为 5.5～7.0(通则 0631)。

溶液的颜色 取本品 2.0ml，加水稀释至 10ml，与对照液(取 1%三硝酸基苯酚溶液 9.5ml、比色用重铬酸钾溶液 0.22ml 及水 0.28ml 混合制成)比较，颜色不得更深。

有关物质 照高效液相色谱法(通则 0512)测定。

供试品溶液 取本品 1ml，置 50ml 量瓶中，用流动相稀释至刻度，摇匀。

对照溶液 精密量取供试品溶液 1ml，置 100ml 量瓶中，用流动相稀释至刻度，摇匀。

色谱条件、系统适用性要求与测定法 见乳酸依沙吖啶有关物质项下。

限度 供试品溶液色谱图中如有杂质峰，辅料中如含有氨基比林应扣除氨基比林峰，单个杂质峰面积不得大于对照溶液主峰面积 0.3 倍(0.3%)，各杂质峰面积的和不得大于对照溶液主峰面积(1.0%)。

细菌内毒素　取本品,依法检查(通则 1143),每 1mg 乳酸依沙吖啶(按 $C_{15}H_{15}N_3O \cdot C_3H_6O_3$ 计)中含内毒素的量应小于 1.0EU。

其他　应符合注射剂项下有关的各项规定(通则 0102)。

【含量测定】　照高效液相色谱法(通则 0512)测定。

供试品溶液　精密量取本品适量,用流动相定量稀释制成每 1ml 中含乳酸依沙吖啶(按 $C_{15}H_{15}N_3O \cdot C_3H_6O_3$ 计)0.1mg 的溶液。

对照品溶液　取乳酸依沙吖啶对照品适量,精密称定,加流动相溶解并定量稀释制成每 1ml 中含 0.1mg 的溶液。

色谱条件与系统适用性要求　见有关物质项下。

测定法　精密量取供试品溶液与对照品溶液,分别注入液相色谱仪,记录色谱图。按外标法以峰面积计算。

【类别】　同乳酸依沙吖啶。

【规格】　2ml : 50mg(按 $C_{15}H_{15}N_3O \cdot C_3H_6O_3$ 计)

【贮藏】　遮光,密闭保存。

乳酸依沙吖啶溶液

Rusuan Yisha'ading Rongye

Ethacridine Lactate Solution

本品为乳酸依沙吖啶的水溶液。含乳酸依沙吖啶(按 $C_{15}H_{15}N_3O \cdot C_3H_6O_3$ 计)应为标示量的 93.0%～107.0%。

【性状】　本品为黄色的澄清液体。

【鉴别】　(1)取本品约 10ml,加稀盐酸使成酸性,再加亚硝酸钠试液 1ml,即显樱桃红色。

(2)取本品约 10ml,加氢氧化钠试液使成碱性,即析出黄色沉淀,滤过,滤液加硫酸溶液(3→100)2ml 与高锰酸钾试液数滴,即显紫红色,加热后颜色消失。

【检查】　**pH 值**　应为 5.0～7.5(通则 0631)。

装量　取本品,照最低装量检查法(通则 0942)检查,应符合规定。

微生物限度　取本品,照非无菌产品微生物限度检查:微生物计数法(通则 1105)和控制菌检查法(通则 1106)及非无菌药品微生物限度标准(通则 1107)检查,应符合规定。

【含量测定】　照高效液相色谱法(通则 0512)测定。

供试品溶液　精密量取本品适量,用流动相定量稀释制成每 1ml 中含乳酸依沙吖啶(按 $C_{15}H_{15}N_3O \cdot C_3H_6O_3$ 计)0.1mg 的溶液。

对照品溶液　取乳酸依沙吖啶对照品适量,精密称定,加流动相溶解并定量稀释制成每 1ml 中约含 0.1mg 的溶液。

色谱条件　用十八烷基硅烷键合硅胶为填充剂;以含 0.1%辛烷磺酸钠的溶液[磷酸盐缓冲液(取磷酸二氢钠 7.8g,加水 900ml 溶解,用磷酸调节 pH 值至 2.8,用水稀释至 1000ml)-乙腈(70 : 30)]为流动相;检测波长为 270nm;进样体积 10μl。

系统适用性要求　理论板数按依沙吖啶峰计算不低于 3000。

测定法　精密量取供试品溶液与对照品溶液,分别注入液相色谱仪,记录色谱图。按外标法以峰面积计算。

【类别】　同乳酸依沙吖啶。

【规格】　0.1%(按 $C_{15}H_{15}N_3O \cdot C_3H_6O_3$ 计)

【贮藏】　遮光,密闭保存。

乳　酸　钙

Rusuangai

Calcium Lactate

$$Ca^{2+}\left[H_3C-CH(OH)-COO^-\right]_2 , 5H_2O$$

$C_6H_{10}CaO_6 \cdot 5H_2O$　308.30

本品为 α-羟基丙酸钙五水合物。按干燥品计算,含 $C_6H_{10}CaO_6$ 应为 98.0%～103.0%。

【性状】　本品为白色或类白色结晶性或颗粒性粉末;几乎无臭;微有风化性。

本品在热水中易溶,在水中溶解,在乙醇、三氯甲烷或乙醚中几乎不溶。

【鉴别】　(1)本品的红外光吸收图谱应与对照的图谱(光谱集 254 图)一致。

(2)本品显钙盐与乳酸盐的鉴别反应(通则 0301)。

【检查】　**酸度**　取本品 1.0g,加温水 20ml 溶解,放冷,加酚酞指示液 2 滴与氢氧化钠滴定液(0.1mol/L)0.50ml,应显粉红色。

溶液的澄清度与颜色　取本品 7.1g,加水 100ml 溶解后,溶液应澄清无色;如显浑浊,与 2 号浊度标准液(通则 0902 第一法)比较,不得更浓;如显色,与黄色 2 号标准比色液(通则 0901 第一法)比较,不得更深。

氯化物　取本品 0.10g,依法检查(通则 0801),与标准氯化钠溶液 5.0ml 制成的对照液比较,不得更浓(0.05%)。

硫酸盐　取本品 0.40g,依法检查(通则 0802),与标准硫酸钾溶液 3.0ml 制成的对照液比较,不得更浓(0.075%)。

干燥失重　取本品,在 125℃干燥至恒重,减失重量应为 26.0%～31.0%(通则 0831)。

镁盐与碱性盐　取本品 7.1g,加水 100ml 使溶解,摇匀,取 20ml,加水 20ml、氯化铵 2g 与 6mol/L 氨溶液 2ml,加热至沸后迅速加热 4%草酸铵溶液 40ml,摇匀,放置 4 小时,用水稀释至 100ml,摇匀,滤过,量取续滤液 50ml,加硫酸 0.5ml,

水浴蒸发至干后，在 600℃炽灼至恒重，遗留残渣不得过 5mg。

钡盐　取本品 1.0g，加水 20ml 溶解后，分为两等份，一份作为对照管，另一份加硫酸钙试液 1ml，放置 15 分钟，与对照管比较，不得更浓。

铁盐　取本品 0.50g，加水 25ml，置水浴中加热溶解，放冷，依法检查（通则 0807），与标准铁溶液 2.5ml 用同一方法制成的对照液比较，不得更深（0.005%）。

重金属　取本品 1.0g，加水 15ml 与醋酸盐缓冲液（pH 3.5）2ml 微热溶解，放冷，加水适量使成 25ml，依法检查（通则 0821 第一法），含重金属不得过百万分之十。

砷盐　取本品 1.0g，加盐酸 5ml 与水 23ml 溶解后，依法检查（通则 0822 第一法），应符合规定（0.0002%）。

【含量测定】　取本品约 0.3g，精密称定，加水 100ml，加热使溶解，放冷，加氢氧化钠试液 15ml 与钙紫红素指示剂约 0.1g，用乙二胺四醋酸二钠滴定液（0.05mol/L）滴定至溶液由紫红色转变为纯蓝色。每 1ml 乙二胺四醋酸二钠滴定液（0.05mol/L）相当于 10.91mg 的 $C_6H_{10}CaO_6$。

【类别】　补钙药。

【贮藏】　密封保存。

【制剂】　乳酸钙片

乳酸钙片

Rusuangai Pian

Calcium Lactate Tablets

本品含乳酸钙（$C_6H_{10}CaO_6 \cdot 5H_2O$）应为标示量的 95.0%～105.0%。

【性状】　本品为白色片。

【鉴别】　取本品细粉适量（约相当于乳酸钙 1g），加水 20ml，加热使乳酸钙溶解，滤过，滤液显钙盐与乳酸盐的鉴别反应（通则 0301）。

【检查】　除崩解时限应在 20 分钟内崩解外，应符合片剂项下有关的各项规定（通则 0101）。

【含量测定】　取本品 10 片，精密称定，研细，精密称取适量（约相当于乳酸钙 0.3g），加水 100ml，加热使乳酸钙溶解，放冷，照乳酸钙含量测定项下的方法，自“加氢氧化钠试液 15ml”起，依法测定。每 1ml 乙二胺四醋酸二钠滴定液（0.05mol/L）相当于 15.42mg 的 $C_6H_{10}CaO_6 \cdot 5H_2O$。

【类别】　同乳酸钙。

【规格】　（1）0.25g　（2）0.3g　（3）0.5g

【贮藏】　密封保存。

乳酸钠溶液

Rusuanna Rongye

Sodium Lactate Solution

本品含乳酸钠（$C_3H_5NaO_3$）不得少于 40.0%（g/g）。

【性状】　本品为无色或几乎无色的澄清黏稠液体。

本品能与水、乙醇或甘油任意混合。

【鉴别】　本品显钠盐与乳酸盐的鉴别反应（通则 0301）。

【检查】　**酸碱度**　取本品，加水制成每 1ml 中含乳酸钠 0.112g 的溶液，置水浴中加热 30 分钟，放冷，依法测定（通则 0631），pH 值应为 6.5～7.5。

溶液的澄清度与颜色　本品应澄清无色，如显色，与黄色 1 号标准比色液（通则 0901 第一法）比较，不得更深。

氯化物　取本品 1.0g，依法检查（通则 0801），与标准氯化钠溶液 5.0ml 制成的对照液比较，不得更浓（0.005%）。

硫酸盐　取本品 2.0g，依法检查（通则 0802），与标准硫酸钾溶液 2.0ml 制成的对照液比较，不得更浓（0.010%）。

枸橼酸盐、草酸盐、磷酸盐或酒石酸盐　取本品 1.0g，用水适量制成 5ml，混匀，加氯化钙试液 1ml，置水浴中加热 5 分钟，不得产生浑浊。

甲醇与甲酯　照紫外-可见分光光度法（通则 0401）测定。

供试品溶液　取本品 40g，精密称定，置凯氏烧瓶中，加水 10ml，小心加入 5mol/L 氢氧化钾溶液 30ml，通水蒸气蒸馏，用 100ml 量瓶加乙醇 10ml 为吸收液，收集馏出液至约 95ml，用水稀释至刻度，摇匀。

对照品溶液　取甲醇约 10mg，精密称定，置 100ml 量瓶中，用 10%乙醇溶液稀释至刻度，摇匀。

测定法　精密量取供试品溶液与对照品溶液各 10ml，分别置 25ml 量瓶中，各加高锰酸钾-磷酸溶液（取高锰酸钾 3g，加磷酸 15ml 和水 70ml 的混合液溶解，用水稀释至 100ml）5ml，混匀，静置 15 分钟，各加草酸-硫酸溶液（取水 50ml，小心加硫酸 50ml，混匀，放冷，加草酸 5g，溶解）2ml，用玻璃棒搅拌至溶液无色，分别加品红亚硫酸试液 5ml，用水稀释至刻度，摇匀，静置 2 小时，以水为空白，于 575nm 的波长处分别测定吸光度。

限度　供试品溶液的吸光度不得大于对照品溶液的吸光度（0.025%）。

还原糖　取本品 0.50g，加水 10ml 混匀，加碱性酒石酸铜试液 6ml，加热煮沸 2 分钟，不得生成红色沉淀。

重金属　取本品适量（约相当于乳酸钠 2.0g），置石英坩埚（或铂坩埚）中，依法检查（通则 0821 第二法），含重金属不得过百万分之十。

砷盐　取本品适量（约相当于乳酸钠 1.0g），加盐酸 5ml 与水 23ml，依法检查（通则 0822 第一法），应符合规定（0.0002%）。

【含量测定】　取本品约 0.2g，精密称定，置锥形瓶中，在

105℃干燥 1 小时，加冰醋酸 15ml 与醋酐 2ml，加热使溶解，放冷，加结晶紫指示液 1 滴，用高氯酸滴定液(0.1mol/L)滴定至溶液显蓝绿色，并将滴定的结果用空白试验校正。每 1ml 高氯酸滴定液(0.1mol/L)相当于 11.21mg 的 $C_3H_5NaO_3$。

【类别】 碱性钠盐。

【贮藏】 遮光，密封保存。

【制剂】 (1)乳酸钠注射液 (2)乳酸钠林格注射液

乳酸钠注射液

Rusuanna Zhusheye

Sodium Lactate Injection

本品为乳酸钠的灭菌水溶液。含 $C_3H_5NaO_3$ 应为标示量的 95.0%～110.0%。

【性状】 本品为无色的澄明液体。

【鉴别】 本品显钠盐与乳酸盐的鉴别反应(通则 0301)。

【检查】 **pH 值** 应为 6.0～7.5(通则 0631)。

细菌内毒素 取本品，依法检查(通则 1143)，每 1ml 中含内毒素的量应小于 1.0EU。

其他 应符合注射剂项下有关的各项规定(通则 0102)。

【含量测定】 精密量取本品 1ml，置锥形瓶中，在 105℃干燥 1 小时，照乳酸钠溶液含量测定项下的方法，自“加冰醋酸 15ml 与醋酐 2ml”起，依法测定。每 1ml 高氯酸滴定液(0.1mol/L)相当于 11.21mg 的 $C_3H_5NaO_3$。

【类别】 同乳酸钠溶液。

【规格】 (1)10ml∶1.12g (2)20ml∶2.24g (3)50ml∶5.60g

【贮藏】 遮光，密闭保存。

乳酸钠林格注射液

Rusuanna Linge Zhusheye

Sodium Lactate Ringer's Injection

本品为乳酸钠、氯化钠、氯化钾与氯化钙的灭菌水溶液。含乳酸钠($C_3H_5NaO_3$)应为标示量的 93.0%～107.0%；含氯化钠(NaCl)、氯化钾(KCl)、氯化钙($CaCl_2 \cdot 2H_2O$)均应为标示量的 95.0%～105.0%。

【处方】

乳酸钠	3.10g
氯化钠	6.00g
氯化钾	0.30g
氯化钙($CaCl_2 \cdot 2H_2O$)	0.20g
注射用水	适量
全量	1000ml

【性状】 本品为无色的澄明液体。

【鉴别】 本品显钙盐鉴别(2)的反应、钠盐鉴别(1)的反应、钾盐、乳酸盐与氯化物鉴别(1)的反应(通则 0301)。

【检查】 **pH 值** 应为 6.0～7.5(通则 0631)。

总氯量 精密量取本品 10ml，加冰醋酸 10ml、甲醇 75ml 与曙红钠指示液 3 滴，用硝酸银滴定液(0.1mol/L)滴定至粉红色。每 1ml 硝酸银滴定液(0.1mol/L)相当于 3.545mg 的 Cl。本品每 1ml 含总氯量应为 3.60～4.15mg。

重金属 取本品 100ml，置水浴上蒸发至约 20ml，放冷，加醋酸盐缓冲液(pH 3.5)2ml，与水适量制成 25ml，依法检查(通则 0821 第一法)，含重金属不得过千万分之三。

渗透压摩尔浓度 取本品，依法检查(通则 0632)，渗透压摩尔浓度应为 240～270mOsmol/kg。

砷盐 取本品 25ml，加盐酸 5ml，依法检查(通则 0822 第一法)，应符合规定(0.000 008%)。

细菌内毒素 取本品，依法检查(通则 1143)，每 1ml 乳酸钠林格注射液中含内毒素的量应小于 0.50EU。

其他 应符合注射剂项下有关的各项规定(通则 0102)。

【含量测定】 **氯化钾** 取经 105℃干燥至恒重的氯化钾，精密称定，加水溶解并定量稀释制成每 1ml 中含氯化钾 15μg 的溶液，作为对照品溶液。

精密量取本品 10ml，置 100ml 量瓶中，用水稀释至刻度，摇匀，精密量取 10ml，置 100ml 量瓶中，用水稀释至刻度，摇匀，作为供试品溶液。

测定法 精密量取对照品溶液 15ml、17.5ml、20ml、22.5ml 与 25ml，分别置 100ml 量瓶中，各精密加混合溶液[取乳酸钠 0.31g、氯化钠 0.60g、氯化钙($CaCl_2 \cdot 2H_2O$) 0.02g，置 100ml 量瓶中，加水溶解并稀释至刻度，摇匀] 1.0ml，用水稀释至刻度，摇匀。将上述各溶液与供试品溶液，照原子吸收分光光度法(通则 0406 第一法)，在 767nm 的波长处测定，计算。

氯化钠 取经 105℃干燥至恒重的氯化钠，精密称定，加水溶解并定量稀释制成每 1ml 中含氯化钠 20μg 的溶液，摇匀，作为对照品溶液。

精密量取本品 2ml，置 100ml 量瓶中，用水稀释至刻度，摇匀，精密量取 2ml，置 100ml 量瓶中，用水稀释至刻度，摇匀，作为供试品溶液。

测定法 精密量取对照品溶液 10ml、12.5ml、15ml、17.5ml 与 20ml，分别置 100ml 量瓶中，用水稀释至刻度，摇匀。将上述各溶液与供试品溶液，照原子吸收分光光度法(通则 0406 第一法)，在 589nm 的波长处测定，按下式计算，即得。

氯化钠标示含量(NaCl)%＝

(W－1.6165×乳酸钠标示含量%)÷6×100%

式中 W 为本品 1ml 中所测得的氯化钠总量，mg。

氯化钙 取经 105℃干燥至恒重的碳酸钙约 0.3125g，精密称定，置 500ml 量瓶中，加 1mol/L 盐酸溶液 25ml 溶解，用水稀释至刻度，制成每 1ml 中含钙 250μg 的溶液，摇匀，作为对照品溶液。

镧溶液的制备　称取氧化镧 6.6g，加盐酸 10ml 使溶解，用水稀释至 100ml，摇匀。

精密量取本品 10ml，置 50ml 量瓶中，加镧溶液 2ml，用水稀释至刻度，摇匀，作为供试品溶液。

测定法　精密量取对照品溶液 1ml、1.5ml、2ml、2.5ml 与 3ml，分别置 50ml 量瓶中，各精密加混合溶液（取乳酸钠 0.31g、氯化钠 0.60g、氯化钾 0.03g，置 100ml 量瓶中，加水溶解并稀释至刻度，摇匀）10ml 与镧溶液 2ml，用水稀释至刻度，摇匀。取上述各溶液与供试品溶液，照原子吸收分光光度法（通则 0406 第一法），在 422.7nm 的波长处测定，计算。

乳酸钠　精密量取本品 10ml，置碘量瓶中，精密加重铬酸钾滴定液（0.016 67mol/L）25ml，加硫酸（1→2）15ml，置水浴上加热 20 分钟，放冷，加碘化钾 2.5g，密塞，瓶口加水少许，置暗处放置 10 分钟后，加水 10ml，用硫代硫酸钠滴定液（0.1mol/L）滴定至近终点，加淀粉指示液 1ml，继续滴定至蓝色消失，溶液显亮绿色，并将滴定结果用空白试验校正。每 1ml 的重铬酸钾滴定液（0.016 67mol/L）相当于 2.802mg 的 $C_3H_5NaO_3$。

【类别】　体液、电解质、酸碱平衡调节药。

【规格】　(1)250ml　(2)500ml　(3)1000ml

【贮藏】　密闭保存。

乳糖酸红霉素

Rutangsuan Hongmeisu

Erythromycin Lactobionate

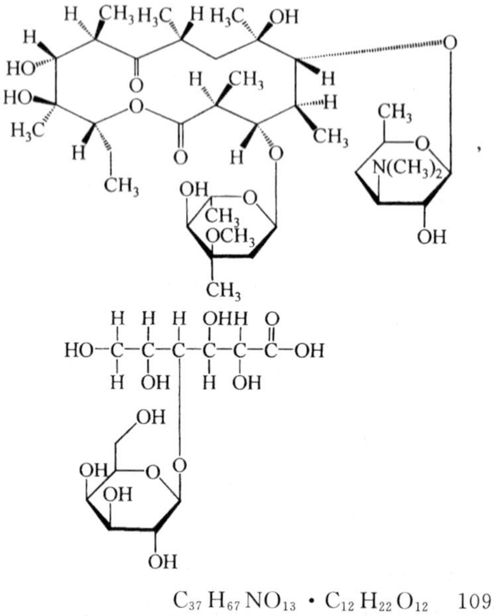

$C_{37}H_{67}NO_{13} \cdot C_{12}H_{22}O_{12}$　1092.24

本品为红霉素的乳糖醛酸盐。按无水物计算，每 1mg 的效价不得少于 610 红霉素单位。

【性状】　本品为白色或类白色的结晶或粉末；无臭。

本品在水或乙醇中易溶，在丙酮中微溶，在乙醚中不溶。

【鉴别】　(1)在红霉素 A 组分项下记录的色谱图中，供试品溶液主峰的保留时间应与标准品溶液主峰的保留时间一致。

(2)本品的红外光吸收图谱应与对照的图谱（光谱集 257 图）一致。如发现在 1750～1680cm^{-1} 处的吸收峰与对照的图谱不一致时，可取本品适量，溶于无水乙醇中，在水浴上蒸干，置减压干燥器中减压干燥后测定。

【检查】　**酸碱度**　取本品 0.85g，加水 10ml 溶解后，依法测定（通则 0631），pH 值应为 6.0～7.5。

溶液的澄清度与颜色　取本品 5 份，各 0.85g，分别加水 10ml 溶解后，溶液应澄清无色；如显浑浊，与 1 号浊度标准液（通则 0902 第一法）比较，均不得更浓；如显色，与黄色 1 号标准比色液（通则 0901 第一法）比较，均不得更深。

红霉素 B、C 组分及有关物质　照高效液相色谱法（通则 0512）测定。临用新制。

溶剂　磷酸盐缓冲液（pH 7.0）-甲醇（15：1）。

供试品溶液　取本品，加甲醇适量（10mg 加甲醇 1ml）溶解后，用溶剂定量稀释制成每 1ml 中约含红霉素 4mg 的溶液。

对照溶液　精密量取供试品溶液 5ml，置 100ml 量瓶中，用溶剂稀释至刻度，摇匀。

系统适用性溶液　取红霉素标准品适量，130℃加热破坏 4 小时，加甲醇适量（红霉素 10mg 加甲醇 1ml）溶解后，用溶剂稀释制成每 1ml 中约含 4mg 的溶液。

色谱条件　用十八烷基硅烷键合硅胶为填充剂；以磷酸盐溶液（取磷酸氢二钾 8.7g，加水 1000ml，用 20%磷酸调节 pH 值至 8.2）-乙腈（40：60）为流动相；柱温为 35℃；波长为 215nm；进样体积 20μl。

系统适用性要求　系统适用性溶液色谱图中，按红霉素 C、红霉素 A、杂质Ⅰ、红霉素 B、红霉素烯醇醚峰的顺序出峰（必要时，用红霉素 C、红霉素 B、红霉素烯醇醚对照品进行峰定位），红霉素 A 峰与红霉素烯醇醚峰之间的分离度应大于 14.0，红霉素 A 峰的拖尾因子应小于 2.0。

测定法　精密量取供试品溶液与对照溶液，分别注入液相色谱仪，记录色谱图至主成分峰保留时间的 5 倍。

限度　红霉素 B 按校正后的峰面积计算（乘以校正因子 0.7）和红霉素 C 峰面积均不得大于对照溶液主峰面积（5.0%），供试品溶液色谱图中如有杂质峰，除乳糖酸外（约为 2 分钟），红霉素烯醇醚和杂质Ⅰ按校正后的峰面积计算（分别乘以校正因子 0.09、0.15）和其他单个杂质峰面积均不得大于对照溶液主峰面积的 0.6 倍（3.0%），其他各杂质峰面积的和不得大于对照溶液主峰面积(5.0%),小于对照溶液主峰面积 0.01 倍的峰忽略不计。

水分　取本品约 0.2g,加 10%的咪唑无水甲醇溶液使溶解,照水分测定法(通则 0832 第一法 1)测定,含水分不得过 4.0%。

红霉素 A 组分　照高效液相色谱法(通则 0512)测定。

供试品溶液　取本品约 0.17g,精密称定,加甲醇适量(10mg 加甲醇 1ml)溶解后,用溶剂定量稀释制成每 1ml 中约含红霉素 4mg 的溶液。

标准品溶液　取红霉素标准品约 0.1g,精密称定,加甲醇适量(10mg 加甲醇 1ml)溶解后,用溶剂定量稀释制成每 1ml 中约含红霉素 4mg 的溶液。

溶剂、系统适用性溶液、色谱条件与系统适用性要求　见红霉素 B、C 组分及有关物质项下。

测定法　精密量取供试品溶液与标准品溶液,分别注入液相色谱仪。

限度　按外标法以峰面积计算供试品中红霉素 A 的含量。按无水物计,不得少于 59.1%。

可见异物　取本品 5 份,每份为制剂最大规格量,分别加微粒检查用水溶解,依法检查(通则 0904),应符合规定。(供无菌分装用)

不溶性微粒　取本品 3 份,分别加微粒检查用水溶解,依法检查(通则 0903),每 1g 样品中,含 10μm 及 10μm 以上的微粒不得过 6000 粒,含 25μm 及 25μm 以上的微粒不得过 600 粒。(供无菌分装用)

细菌内毒素　取本品,依法检查(通则 1143),每 1mg 红霉素中含内毒素的量应小于 1.0EU。(供注射用)

无菌　取本品,用适宜溶剂溶解并稀释后,经薄膜过滤法处理,依法检查(通则 1101),应符合规定。(供无菌分装用)

【含量测定】　取本品适量,精密称定,加灭菌水溶解并定量稀释制成每 1ml 中约含 1000 单位的溶液,照抗生素微生物检定法红霉素项下的方法(通则 1201 第一法)测定。1000 红霉素单位相当于 1mg 的 $C_{37}H_{67}NO_{13}$。可信限率不得大于 7%。

【类别】　大环内酯类抗生素。

【贮藏】　严封,在干燥处保存。

【制剂】　注射用乳糖酸红霉素

注射用乳糖酸红霉素

Zhusheyong Rutangsuan Hongmeisu

Erythromycin Lactobionate for Injection

本品为乳糖酸红霉素的无菌结晶、粉末或无菌冻干品。按无水物计算,每 1mg 的效价不得少于 610 红霉素单位;按平均装量计算,含红霉素($C_{37}H_{67}NO_{13}$)应为标示量的 93.0%~107.0%。

【性状】　本品为白色或类白色的结晶或粉末或疏松块状物。

【鉴别】　取本品,照乳糖酸红霉素项下的鉴别试验,显相同的结果。

【检查】　**溶液的澄清度与颜色**　取本品 5 瓶,按标示量分别加水制成每 1ml 中约含红霉素 50mg 的溶液,溶液应澄清无色;如显浑浊,与 1 号浊度标准液(通则 0902 第一法)比较,均不得更浓;如显色,与黄色 1 号标准比色液(通则 0901 第一法)比较,均不得更深。

红霉素 B、C 组分及有关物质　照高效液相色谱法(通则 0512)测定。临用新制。

供试品溶液　取本品,加甲醇适量(10mg 加甲醇 1ml)溶解后,用溶剂定量稀释制成每 1ml 中约含红霉素 4mg 的溶液。

对照溶液　精密量取供试品溶液 5ml,置 100ml 量瓶中,用溶剂稀释至刻度,摇匀。

溶剂、系统适用性溶液、色谱条件、系统适用性要求、测定法与限度　见乳糖酸红霉素红霉素 B、C 组分及有关物质项下。

水分　取本品约 0.2g,加 10%的咪唑无水甲醇溶液使溶解,照水分测定法(通则 0832 第一法 1)测定,含水分不得过 5.0%。

红霉素 A 组分　照高效液相色谱法(通则 0512)测定。

供试品溶液　取本品适量,精密称定,加甲醇适量(10mg 加甲醇 1ml)溶解后,用溶剂定量稀释制成每 1ml 中约含红霉素 4mg 的溶液。

溶剂、标准品溶液、系统适用性溶液、色谱条件、系统适用性要求、测定法与限度　见乳糖酸红霉素红霉素 A 组分项下。

酸碱度、细菌内毒素与无菌　照乳糖酸红霉素项下的方法检查,均应符合规定。

其他　应符合注射剂项下有关的各项规定(通则 0102)。

【含量测定】　取装量差异项下的内容物,精密称取适量,照乳糖酸红霉素项下的方法测定,即得。

【类别】　同乳糖酸红霉素。

【规格】　按红霉素计　(1)0.25g(25 万单位)　(2)0.3g(30 万单位)

【贮藏】　密闭,在干燥处保存。

鱼 石 脂

Yushizhi

Ichthammol

本品系植物油(豆油、桐油、玉米油等)经硫化,磺化,再与氨水反应后得到的混合物。含有机硫(S)不得少于 5.5%,含氨(NH_3)不得少于 2.5%。

【性状】 本品为棕黑色的黏稠性液体;有特臭。

本品在水中溶解。

【鉴别】 (1)取本品,加等量的氢氧化钠试液,加热,即发生氨臭。

(2)取本品约 1g,加水 50ml 溶解后,加盐酸少量,即生成棕褐色沉淀;放置后在容器壁及底部附着黑褐色树脂状沉淀。

【检查】 **水中溶解度** 取本品 0.50g,置 100ml 烧杯中,加水 50ml,搅拌溶解后,移置 50ml 纳氏比色管中,于距离 25W 白炽灯泡 10～20cm 处观察,应为均匀的棕色溶液,不得有溶质的颗粒或液滴。

甘油中溶解度 取本品 1.0g,加甘油 9ml,应完全溶解。

无机硫 取本品约 2g,精密称定,置 250ml 烧杯中,加水 100ml 溶解后(必要时加热使溶解),加 10%氯化铜溶液 20ml,搅匀,煮沸,放冷,加氨试液 5ml,搅匀,滤过,滤液移入 200ml 量瓶中,沉淀用水洗涤数次,洗液与滤液合并,加水至刻度,摇匀;精密量取 100ml,煮沸,加盐酸中和后,再加盐酸 1ml,并缓缓加氯化钡试液 10ml,置水浴上加热 30 分钟,放冷,用无灰滤纸滤过,沉淀用温水分次洗涤,至洗液不再显氯化物的反应,干燥并炽灼至恒重,残渣重量经用空白试验校正后,与 0.1374 相乘,即得供试量中含有无机硫(S)的重量。不得过总硫量的 20.0%。

干燥失重 取本品约 1g,精密称定,加无水乙醇约 5ml,放置 15 分钟,待浸润后,在 105℃干燥至恒重,减失重量不得过 50.0%(通则 0831)。

炽灼残渣 不得过 0.25%(通则 0841)。

【含量测定】 **总硫量** 取本品约 0.5g,精密称定,置坩埚中,加无水碳酸钠 4g 与三氯甲烷 3ml,混匀,微热并搅拌使三氯甲烷挥散,捣碎,加硝酸铜粗粉 10g,搅匀,用小火缓缓加热,至氧化完全,稍加强火力炽灼至完全炭化,放冷,加盐酸 20ml,待作用完毕,用水约 100ml 分次将熔融物定量转移置烧杯中,煮沸使氧化铜溶解,滤过,滤渣用水洗涤数次,洗液与滤液合并,加水至约 200ml,煮沸,缓缓加氯化钡试液 40ml,置水浴上加热 30 分钟,放冷,用无灰滤纸滤过;沉淀用温水分次洗涤,至洗液不再显氯化物的反应,干燥并炽灼至恒重,残渣重量经用空白试验校正后,与 0.1374 相乘,即得供试量中含有总硫(S)的重量。

有机硫 从总硫量(%)中减去无机硫的含量(%),即得有机硫的含量(%)。

氨 取本品约 0.5g,精密称定,加水 20ml,加石蜡 0.6g 和氢氧化钠溶液(2→5)4ml,蒸馏。精密量取硫酸滴定液(0.05mol/L)15ml,置锥形瓶中,收集约 10ml 馏出液,加甲基红指示液 2 滴,用氢氧化钠滴定液(0.1mol/L)滴定至溶液自粉红色变为黄色,并将滴定的结果用空白试验校正。每 1ml 硫酸滴定液(0.05mol/L)相当于 1.703mg 的 NH_3。

【类别】 消毒防腐药。

【贮藏】 密封,在阴凉处保存。

【制剂】 鱼石脂软膏

鱼石脂软膏

Yushizhi Ruangao

Ichthammol Ointment

本品含鱼石脂按氨(NH_3)计不得少于 0.25%。

【性状】 本品为棕黑色软膏;有特臭。

【鉴别】 (1)取本品约 0.5g,置试管中,加氢氧化钠试液 1ml,加热即发生氨臭,并能使湿润的红色石蕊试纸变蓝色。

(2)取本品约 5g,加水 25ml,加热,搅拌使鱼石脂溶解,放冷,滤过,滤液加盐酸少许,即生成棕褐色沉淀,放置后,在容器壁及底部附着黑褐色树脂状沉淀。

【检查】 应符合软膏剂项下有关的各项规定(通则 0109)。

【含量测定】 取本品约 4g,精密称定,加沸水约 20ml,水浴加热 10 分钟,并时时搅拌,室温放置 15～20 分钟。置冰箱使上层液体凝结,取出后用装有脱脂棉的漏斗过滤,收集滤液置 100ml 量瓶中,凝结部分加适量沸水后重复以上操作,至水层几乎无色,合并滤液,用水稀释至刻度,摇匀。精密量取 50ml,加石蜡 1.5g 与氢氧化钠溶液(2→5)10ml,蒸馏。精密量取硫酸滴定液(0.05mol/L)10ml,置锥形瓶中,收集约 25ml 馏出液,加甲基红指示液 2 滴,用氢氧化钠滴定液(0.1mol/L)滴定至溶液自粉红色变为黄色,并将滴定的结果用空白试验校正。每 1ml 硫酸滴定液(0.05mol/L)相当于 1.703mg 的 NH_3。

【类别】 同鱼石脂。

【规格】 10%

【贮藏】 密闭保存。

鱼肝油酸钠注射液

Yuganyousuanna Zhusheye

Sodium Morrhuate Injection

本品为鱼肝油中各种脂肪酸钠盐的灭菌水溶液。含鱼肝油酸钠应为标示量的 93.0%～107.0%。

【性状】 本品为黄色至棕黄色的澄明液体；遇光能变质。

【鉴别】 (1)取碘值项下的三氯甲烷液 5ml，置水浴上蒸发至 1ml，加硫酸 1 滴，即显红色，瞬即变为棕红色。

(2)本品显钠盐的火焰反应(通则 0301)。

【检查】 **酸碱度** 取本品 5.0ml，加中性乙醇 5ml 与酚酞指示液 2 滴后，如不显红色，加氢氧化钠滴定液(0.1mol/L) 0.5ml，应显淡红色；如显红色，加盐酸滴定液(0.1mol/L) 0.3ml，应褪色。

碘值 取含量测定项下的石油醚提取液，在 60℃蒸干后，置五氧化二磷干燥器中，减压干燥 12 小时，精密称定脂肪酸的重量，加三氯甲烷适量使溶解并定量稀释制成 100ml，精密量取 25ml，依法测定(通则 0713)，碘值应不低于 130。

苯甲醇 照高效液相色谱法(通则 0512)测定。

供试品溶液　精密量取本品 2ml，置 100ml 量瓶中，用水稀释至刻度，摇匀。

对照品溶液　精密量取苯甲醇对照品 2ml，置 100ml 量瓶中，用水稀释至刻度，摇匀，精密量取 2ml，置另一 100ml 量瓶中，用水稀释至刻度，摇匀。

色谱条件　用十八烷基硅烷键合硅胶为填充剂；以甲醇-水(48∶52)为流动相；检测波长为 254nm；进样体积 20μl。

系统适用性要求　理论板数按苯甲醇峰计算不低于 5000。

测定法　精密量取供试品溶液与对照品溶液，分别注入液相色谱仪，记录色谱图。

限度　按外标法以峰面积计算，苯甲醇的含量不得过 3.0%。

细菌内毒素 取本品，依法检查(通则 1143)，每 1mg 鱼肝油酸钠中含内毒素的量应小于 1.2EU。

其他 应符合注射剂项下有关的各项规定(通则 0102)。

【含量测定】 精密量取本品适量(约相当于鱼肝油酸钠 0.5g)，置分液漏斗中，加石油醚 25ml，再精密加硫酸滴定液(0.05mol/L)25ml，振摇，静置俟分层，分取酸层，石油醚层用水振摇洗涤 2 次，每次 10ml，洗液并入酸液中，加甲基橙指示液 1 滴，用氢氧化钠滴定液(0.1mol/L)滴定。每 1ml 硫酸滴定液(0.05mol/L)相当于 32.40mg 的鱼肝油酸钠。

【类别】 硬化药、止血药。

【规格】 (1)1ml∶0.05g　(2)2ml∶0.1g　(3)5ml∶0.25g　(4)10ml∶0.5g

【贮藏】 遮光，密闭保存。

放线菌素 D

Fangxianjunsu D

Dactinomycin

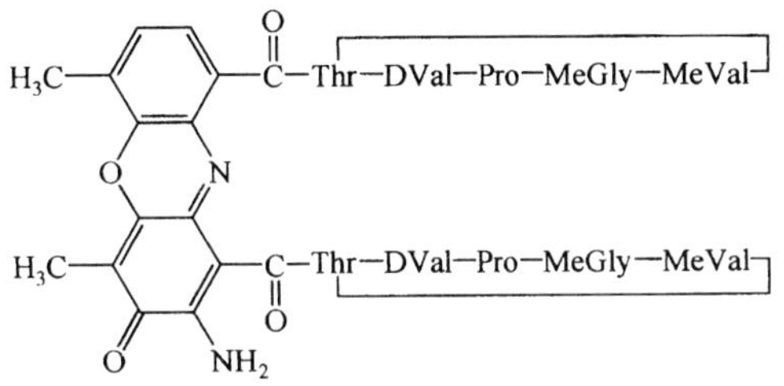

$C_{62}H_{86}N_{12}O_{16}$　1255.44

本品为放线菌素 D。按干燥品计算，含放线菌素 D ($C_{62}H_{86}N_{12}O_{16}$)应为 95.0%～102.0%。

注意：应小心避免吸入和皮肤接触放线菌素 D。

【性状】 本品为鲜红色或深红色结晶，或橙红色结晶性粉末；无臭；有引湿性；遇光极不稳定。

本品在丙酮或异丙醇中易溶，在甲醇中略溶，在乙醇中微溶，在水中几乎不溶，在 10℃水中溶解。

比旋度 取本品，精密称定，加甲醇溶解并定量稀释制成每 1ml 中约含 1mg 的溶液，依法测定(通则 0621)，比旋度为 －293°至－329°。

【鉴别】 (1)取本品适量，加甲醇溶解并稀释制成每 1ml 中约含 25μg 的溶液，照紫外-可见分光光度法(通则 0401)测定，在 241nm 与 442nm 的波长处有最大吸收。在 241nm 波长处的吸光度与 442nm 波长处的吸光度的比值为 1.3～1.5。

(2)在含量测定项下记录的色谱图中，供试品溶液主峰的保留时间应与对照品溶液主峰的保留时间一致。

(3)本品的红外光吸收图谱应与对照的图谱(光谱集 177 图)一致。

【检查】 **结晶性** 取本品少许，依法检查(通则 0981)，应符合规定。

有关物质 照高效液相色谱法(通则 0512)测定。临用新制，避光操作。

溶剂　乙腈-水(60∶40)。

供试品溶液　取本品约 20mg，精密称定，置 100ml 棕色量瓶中，加溶剂溶解并稀释至刻度，摇匀。

对照溶液　精密量取供试品溶液 1ml，置 100ml 棕色量瓶中，用溶剂稀释至刻度，摇匀。

系统适用性溶液　取放线菌素 D 对照品适量，加溶剂溶解并稀释制成每 1ml 中约含 0.2mg 的溶液。

色谱条件　用十八烷基硅烷键合硅胶为填充剂(4.6mm×250mm,5μm 或效能相当的色谱柱);以醋酸盐缓冲液(取醋酸钠 2.72g 与醋酸 2ml,加水溶解并稀释至 1000ml)-乙腈(51∶49)为流动相 A,以上述醋酸盐缓冲液-乙腈(20∶80)为流动相 B,按下表进行线性梯度洗脱;流速为每分钟 1.5ml;检测波长为 254nm;进样体积 100μl。

时间(分钟)	流动相 A(%)	流动相 B(%)
0	100	0
35	100	0
45	0	100
55	0	100
56	100	0
65	100	0

系统适用性要求　系统适用性溶液色谱图应与标准图谱一致,放线菌素 D 与杂质Ⅰ间的分离度应符合规定。放线菌素 D 峰的保留时间约为 30 分钟。

测定法　精密量取供试品溶液与对照溶液,分别注入液相色谱仪,记录色谱图。

限度　供试品溶液色谱图中如有杂质峰,单个杂质峰面积不得大于对照溶液主峰面积的 2 倍(2.0%),各杂质峰面积的和不得大于对照溶液主峰面积的 5 倍(5.0%),小于对照溶液主峰面积 0.05 倍的峰忽略不计。

干燥失重　取本品,以五氧化二磷为干燥剂,在 60℃减压干燥至恒重,减失重量不得过 5.0%(通则 0831)。

细菌内毒素　取本品,加内毒素检查用水超声使溶解后,依法检查(通则 1143),每 1mg 放线菌素 D 中含内毒素的量应小于 100EU。(供注射用)

【含量测定】　照高效液相色谱法(通则 0512)测定。临用新制,避光操作。

溶剂与供试品溶液　见有关物质项下。

对照品溶液　取放线菌素 D 对照品适量,精密称定,加溶剂溶解并定量稀释制成每 1ml 中约含 0.2mg 的溶液。

色谱条件　用十八烷基硅烷键合硅胶为填充剂(4.6mm×150mm,5μm 或效能相当的色谱柱);以甲醇-乙腈-水(65∶10∶25)为流动相;检测波长为 254nm;进样体积 10μl。

系统适用性要求　理论板数按放线菌素 D 峰计不低于 2000。

测定法　精密量取供试品溶液与对照品溶液,分别注入液相色谱仪,记录色谱图。按外标法以峰面积计算。

【类别】　抗肿瘤抗生素类药。

【贮藏】　遮光,严封,在干燥处保存。

【制剂】　注射用放线菌素 D

附:

杂质Ⅰ

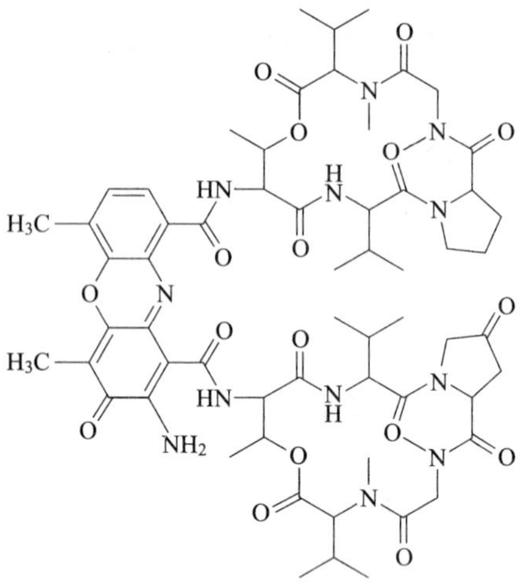

$C_{62}H_{84}N_{12}O_{17}$　1268.40

2-胺基-4,6-二甲基-3-羰基-*N*-[7,11,14-三甲基-2,5,9,12,15,18-六羰基-3,10-二异丙基-8-氧杂-1,4,11,14-四氮杂双环[14.3.0]十九烷酮-6]-*N*′-[7,11,14-三甲基-2,5,9,12,15-五羰基-3,10-二异丙基-8-氧杂-1,4,11,14-四氮杂双环[14.3.0]十九烷酮-6]吩嗪-1,9-二甲酰胺

杂质Ⅱ

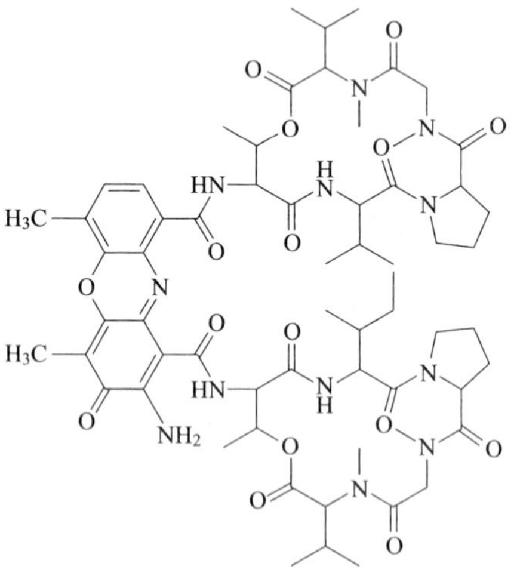

$C_{63}H_{88}N_{12}O_{16}$　1268.47

2-胺基-4,6-二甲基-3-羰基-*N*-[7,11,14-三甲基-2,5,9,12,15-五羰基-3-(2-丁基)-10-异丙基-8-氧杂-1,4,11,14-四氮杂双环[14.3.0]十九烷酮-6]-*N*′-[7,11,14-三甲基-2,5,9,12,15-五羰基-3,10-二异丙基-8-氧杂-1,4,11,14-四氮杂双环[14.3.0]十九烷酮-6]吩嗪-1,9-二甲酰胺

注射用放线菌素 D

Zhusheyong Fangxianjunsu D

Dactinomycin for Injection

本品为放线菌素 D 与适宜的赋形剂制成的无菌粉末或无菌冻干品。按平均含量计算，含放线菌素 D($C_{62}H_{86}N_{12}O_{16}$)应为标示量的 93.0%～107.0%。

注意：应小心避免吸入和皮肤接触放线菌素 D。

【性状】 本品为淡橙红色结晶性粉末或黄色至橙黄色冻干块状物；遇光不稳定。

【鉴别】 (1)取本品，加甲醇溶解并稀释制成每 1ml 中含放线菌素 D 25μg 的溶液，滤过，照放线菌素 D 项下的鉴别(1)项试验，显相同的结果。

(2)在含量测定项下记录的色谱图中，供试品溶液主峰的保留时间应与对照品溶液主峰的保留时间一致。

【检查】 **酸碱度** 取本品 1 瓶，加水 5ml 溶解后，依法测定(通则0631)，pH 值应为 5.5～7.5。

有关物质 照高效液相色谱法(通则 0512)测定。临用新制，避光操作。

供试品溶液　取本品 1 瓶，精密加入溶剂 1ml 使溶解，摇匀。

对照溶液　精密量取供试品溶液 1ml，置 100ml 棕色量瓶中，用溶剂稀释至刻度，摇匀。

溶剂、系统适用性溶液、色谱条件、系统适用性要求与测定法　见放线菌素 D 有关物质项下。

限度　供试品溶液色谱图中如有杂质峰，单个杂质峰面积不得大于对照溶液主峰面积的 2 倍(2.0%)，各杂质峰面积的和不得大于对照溶液主峰面积的 5 倍(5.0%)。

干燥失重 取本品，以五氧化二磷为干燥剂，在 60℃减压干燥至恒重，减失重量不得过 2.0%(通则 0831)。

含量均匀度 以含量测定项下测得的每瓶含量计算，应符合规定(通则 0941)。

细菌内毒素 照放线菌素 D 项下的方法检查，应符合规定。

无菌 取本品，用适宜溶剂溶解并稀释后，经薄膜过滤法处理，依法检查(通则 1101)，应符合规定。

其他 应符合注射剂项下有关的各项规定(通则 0102)。

【含量测定】 照高效液相色谱法(通则 0512)测定。临用新制，避光操作。

供试品溶液 取本品 10 瓶，分别精密加入溶剂 1ml，振摇约 5 分钟使放线菌素 D 溶解，摇匀。

溶剂、对照品溶液、色谱条件与系统适用性要求 见放线菌素 D 含量测定项下。

测定法 见放线菌素 D 含量测定项下，并求出 10 瓶的平均含量。

【类别】 同放线菌素 D。

【规格】 0.2mg

【贮藏】 遮光，密闭保存。

炔　孕　酮

Queyuntong

Ethisterone

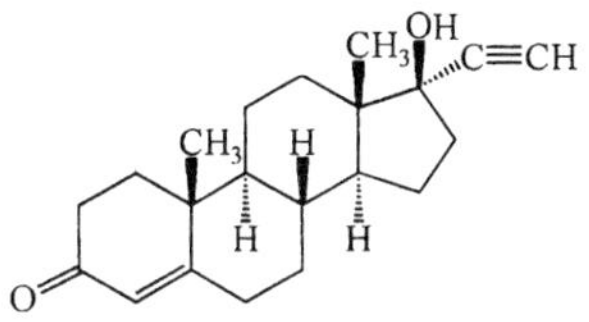

$C_{21}H_{28}O_2$　312.45

本品为 17β-羟基-17α-乙炔基-雄甾-4-烯-3-酮。按干燥品计算，含 $C_{21}H_{28}O_2$ 应为 97.0%～103.0%。

【性状】 本品为白色或类白色的结晶性粉末；无臭或几乎无臭。

本品在吡啶中略溶，在三氯甲烷中微溶，在水中几乎不溶。

比旋度 取本品，精密称定，加吡啶溶解并定量稀释制成每 1ml 中约含 10mg 的溶液，依法测定(通则 0621)，比旋度应为＋28°至＋33°。

【鉴别】 (1)取本品约 2mg，加无水乙醇-硫酸(1∶1)4ml，在水浴中加热溶解，溶液呈红色，置紫外光灯(365nm)下检视。呈亮红色荧光。

(2)取本品约 2mg，加乙醇 2ml、1%2,6-二叔丁基对甲酚乙醇溶液 1ml 与氢氧化钠试液 2ml，在水浴中加热 30 分钟，放冷，即显深蓝色。

(3)取本品约 2mg，置洁净的试管中，加乙醇 2ml 与氨制硝酸银试液 1ml，置水浴中加热，银即游离并附在试管壁上生成银镜。

(4)本品的红外光吸收图谱应与对照的图谱(光谱集 617 图)一致。

【检查】 **有关物质** 照薄层色谱法(通则 0502)试验。

溶剂　三氯甲烷-甲醇(3∶1)。

供试品溶液　取本品适量，加溶剂溶解并稀释制成每 1ml 中约含 10mg 的溶液。

对照溶液　精密量取供试品溶液 1ml，置 200ml 量瓶中，用溶剂稀释至刻度，摇匀。

色谱条件　采用硅胶 G 薄层板，以三氯甲烷-甲醇(95∶5)为展开剂。

测定法　吸取供试品溶液与对照品溶液各 10μl，分别点于同一薄层板上，展开，晾干，喷以硫酸-乙醇(2∶8)，在 120℃加热 5 分钟，置紫外光灯(365nm)下检视。

限度　供试品溶液如显杂质斑点，其荧光强度与对照溶液的主斑点比较，不得更深(0.5%)。

干燥失重　取本品，在 105℃干燥 4 小时，减失重量不得过 0.5%（通则 0831）。

【含量测定】　照紫外-可见分光光度法（通则 0401）测定。

供试品溶液　取本品适量，精密称定，加无水乙醇溶解并定量稀释制成每 1ml 中约含 10μg 的溶液。

测定法　取供试品溶液，在 240nm 的波长处测定吸光度，按 $C_{21}H_{28}O_2$ 的吸收系数（$E_{1cm}^{1\%}$）为 520 计算。

【类别】　孕激素类药。

【贮藏】　遮光，密封保存。

【制剂】　炔孕酮片

炔孕酮片

Queyuntong Pian

Ethisterone Tablets

本品含炔孕酮（$C_{21}H_{28}O_2$）应为标示量的 90.0%～110.0%。

【性状】　本品为白色片。

【鉴别】　(1)取含量测定项下得到的提取物约 10mg，加乙醇 1ml 溶解后，加硝酸银试液 5～6 滴，即生成白色沉淀。

(2)取含量测定项下得到的提取物适量，加无水乙醇制成每 1ml 中含约 10μg 的溶液，照紫外-可见分光光度法（通则 0401）测定，在 240nm 的波长处有最大吸收，吸光度为 0.50～0.54。

【检查】　应符合片剂项下有关的各项规定（通则 0101）。

【含量测定】　取本品 20 片，精密称定，研细，精密称取适量（约相当于炔孕酮 50mg），置分液漏斗中，用石油醚提取 4 次，弃去石油醚提取液，并将分液漏斗中石油醚除尽，再用三氯甲烷提取 4 次，每次 15ml，合并三氯甲烷提取液，置恒重的容器中，蒸发除去三氯甲烷，至近干燥，残渣于 105℃干燥 2 小时，精密称定，即得供试量中含有 $C_{21}H_{28}O_2$ 的重量。

【类别】　同炔孕酮。

【规格】　(1)5mg　(2)10mg　(3)25mg

【贮藏】　遮光，密封保存。

炔诺孕酮

Quenuoyuntong

Norgestrel

$C_{21}H_{28}O_2$　312.45

本品为 13-乙基-17-羟基-18，19-二去甲-17α-孕甾-4-烯-20-炔-3-酮。含 $C_{21}H_{28}O_2$ 应为 97.0%～103.0%。

【性状】　本品为白色或类白色结晶性粉末；无臭。

本品在三氯甲烷中溶解，在甲醇中微溶，在水中不溶。

熔点　本品的熔点（通则 0612）为 204～212℃，熔距在 5℃以内。

【鉴别】　(1)在含量测定项下记录的色谱图中，供试品溶液主峰的保留时间应与对照品溶液主峰的保留时间一致。

(2)本品的红外光吸收图谱应与对照的图谱（光谱集 109 图）一致。

【检查】　**乙炔基**　取本品约 0.2g，精密称定，置 50ml 烧杯中，加四氢呋喃 20ml，搅拌使溶解，加 5%硝酸银溶液 10ml，照电位滴定法（通则 0701），以玻璃电极为指示电极，饱和甘汞电极（套管内装硝酸钾饱和溶液）为参比电极，用氢氧化钠滴定液（0.1mol/L）滴定。每 1ml 氢氧化钠滴定液（0.1mol/L）相当于 2.503mg 的乙炔基（—C≡CH）。含乙炔基应为 7.8%～8.2%。

有关物质　照高效液相色谱法（通则 0512）测定。

供试品溶液　取本品适量，加流动相溶解并稀释制成每 1ml 中约含 75μg 的溶液。

对照溶液　精密量取供试品溶液 2ml，置 100ml 量瓶中，用流动相稀释至刻度，摇匀。

色谱条件　用十八烷基硅烷键合硅胶为填充剂；以乙腈-水（70∶30）为流动相；检测波长为 240nm；进样体积 20μl。

系统适用性要求　理论板数按炔诺孕酮峰计算不低于 2000。

测定法　精密量取供试品溶液与对照溶液，分别注入液相色谱仪，记录色谱图至主成分峰保留时间的 2 倍。

限度　供试品溶液色谱图中如有杂质峰，各杂质峰面积的和不得大于对照溶液主峰面积（2.0%）。

【含量测定】　照高效液相色谱法（通则 0512）测定。

内标溶液　取醋酸甲地孕酮适量，加乙腈溶解并稀释制成每 1ml 中约含 1mg 的溶液。

供试品溶液　取本品约 7.5mg，精密称定，置 50ml 量瓶中，加流动相溶解并稀释至刻度，摇匀；精密量取该溶液与内标溶液各 2ml，混合均匀。

对照品溶液　取炔诺孕酮对照品适量，精密称定，加流动相溶解并定量稀释制成每 1ml 中约含炔诺孕酮 0.15mg 的溶液；精密量取该溶液与内标溶液各 2ml，混合均匀。

色谱条件　见有关物质项下。

系统适用性要求　见有关物质项下，炔诺孕酮峰与内标物质峰的分离度应符合要求。

测定法　精密量取供试品溶液与对照品溶液，分别注入液相色谱仪，记录色谱图。按内标法以峰面积计算。

【类别】　孕激素类药。

【贮藏】　遮光，密封保存。

【制剂】 (1)炔诺孕酮炔雌醚片　(2)复方炔诺孕酮片　(3)复方炔诺孕酮滴丸

炔诺孕酮炔雌醚片

Quenuoyuntong Quecimi Pian

Norgestrel and Quinestrol Tablets

本品含炔诺孕酮($C_{21}H_{28}O_2$)应为标示量的 90.0%～115.0%,含炔雌醚($C_{25}H_{32}O_2$)应为标示量的 94.0%～115.0%。

【处方】

炔诺孕酮	12g
炔雌醚	3g
制成	1000 片

【性状】 本品为糖衣片或薄膜衣片,除去包衣后显白色或类白色。

【鉴别】 照薄层色谱法(通则 0502)试验。

供试品溶液　取本品 1 片,研细,加三氯甲烷 5ml,充分搅拌后,滤过,取滤液。

对照品溶液　取炔诺孕酮对照品与炔雌醚对照品适量,加三氯甲烷溶解并稀释制成每 1ml 中约含炔诺孕酮与炔雌醚各 1mg 的溶液。

色谱条件　采用硅胶 G 薄层板,以三氯甲烷-甲醇(9∶1)为展开剂。

测定法　吸取供试品溶液与对照品溶液各 30μl,分别点于同一薄层板上,展开,晾干,喷以硫酸-无水乙醇(1∶1),在 105℃加热使显色。

结果判定　供试品溶液所显两个成分主斑点的位置和颜色应与对照品溶液相应的主斑点相同。

【检查】 **含量均匀度**　取本品 1 片,照含量测定项下的方法,自“置 50ml 量瓶中”起,依法测定,按内标法以峰面积计算含量,应符合规定(通则 0941)。

其他　应符合片剂项下有关的各项规定(通则 0101)。

【含量测定】 照高效液相色谱法(通则 0512)测定。

内标溶液　取己酸孕酮适量,加乙腈溶解并稀释制成每 1ml 中约含 0.12mg 的溶液。

供试品溶液　取本品 20 片,精密称定,研细,精密称取适量(约相当于炔诺孕酮 12mg),置 50ml 量瓶中,加流动相适量,超声使炔诺孕酮与炔雌醚溶解,放冷,用流动相稀释至刻度,摇匀,滤过,精密量取续滤液与内标溶液各 1ml,混匀。

对照品溶液　取炔诺孕酮对照品与炔雌醚对照品适量,精密称定,加流动相溶解并定量稀释制成每 1ml 中约含炔诺孕酮 0.24mg 与炔雌醚 60μg 的溶液,精密量取此溶液与内标溶液各 1ml,混匀。

色谱条件　用十八烷基硅烷键合硅胶为填充剂;以乙腈-水(80∶20)为流动相;检测波长为 220nm;进样体积 20μl。

系统适用性要求　理论板数按炔诺孕酮峰计算不低于 3000,各成分峰与内标物质峰的分离度应符合要求。

测定法　精密量取供试品溶液与对照品溶液,分别注入液相色谱仪,记录色谱图。按内标法以峰面积计算。

【类别】 孕激素类药。

【贮藏】 遮光,密封保存。

炔　诺　酮

Quenuotong

Norethisterone

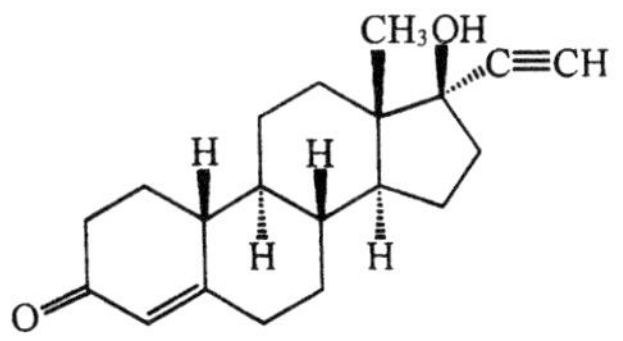

$C_{20}H_{26}O_2$　298.43

本品为 17β-羟基-19-去甲-17α-孕甾-4-烯-20-炔-3-酮。按干燥品计算,含 $C_{20}H_{26}O_2$ 应为 97.0%～102.0%。

【性状】 本品为白色或类白色粉末或结晶性粉末;无臭。

本品在三氯甲烷中溶解,在乙醇中微溶,在丙酮中略溶,在水中不溶。

熔点　本品的熔点(通则 0612)为 202～208℃。

比旋度　取本品,精密称定,加丙酮溶解并定量稀释制成每 1ml 中约含 10mg 的溶液,依法测定(通则 0621),比旋度为 −32°至 −37°。

【鉴别】 (1)取本品约 10mg,加乙醇 1ml 溶解后,加硝酸银试液 5～6 滴,即生成白色沉淀。

(2)本品的红外光吸收图谱应与对照的图谱(光谱集 258 图)一致。

【检查】 **有关物质**　照高效液相色谱法(通则 0512)测定。

供试品溶液　取本品适量,加甲醇溶解并稀释制成每 1ml 中约含 2mg 的溶液。

对照溶液　精密量取供试品溶液 3ml,置 200ml 量瓶中,用甲醇稀释至刻度,摇匀。

系统适用性溶液　取炔诺酮适量,加甲醇溶解并定量稀释制成每 1ml 中约含 0.1mg 的溶液。

色谱条件　用十八烷基硅烷键合硅胶为填充剂;以甲醇-水(65∶35)为流动相;检测波长为 244nm;进样体积 10μl。

系统适用性要求　系统适用性溶液色谱图中,理论板数按炔诺酮峰计算不低于 1500。

测定法　精密量取供试品溶液与对照溶液,分别注入液相色谱仪,记录色谱图至主成分峰保留时间的 2 倍。

限度　供试品溶液色谱图中如有杂质峰,各杂质峰面积的和不得大于对照溶液主峰面积(1.5%)。

干燥失重　取本品,在 105℃干燥至恒重,减失重量不得过 0.5%(通则 0831)。

【含量测定】 照高效液相色谱法(通则 0512)测定。

供试品溶液 取本品适量,精密称定,加甲醇溶解并定量稀释制成每 1ml 中约含 0.1mg 的溶液。

对照品溶液 取炔诺酮对照品适量,精密称定,加甲醇溶解并定量稀释制成每 1ml 中约含 0.1mg 的溶液。

色谱条件 见有关物质项下。进样体积 20μl。

系统适用性溶液与系统适用性要求 见有关物质项下。

测定法 精密量取供试品溶液与对照品溶液,分别注入液相色谱仪,记录色谱图。按外标法以峰面积计算。

【类别】 孕激素类药。

【贮藏】 遮光,密封保存。

【制剂】 (1)炔诺酮片 (2)炔诺酮滴丸 (3)复方炔诺酮片 (4)复方炔诺酮膜

炔 诺 酮 片

Quenuotong Pian

Norethisterone Tablets

本品含炔诺酮($C_{20}H_{26}O_2$)应为标示量的90.0%~110.0%。

【性状】 本品为糖衣片或薄膜衣片,除去包衣后显白色或类白色。

【鉴别】 (1)取本品的细粉适量(约相当于炔诺酮 10mg),加乙醇 1ml 溶解后,离心,取上清液,加硝酸银试液 5~6滴,即生成白色沉淀。

(2)在含量测定项下记录的色谱图中,供试品溶液主峰的保留时间应与对照品溶液主峰的保留时间一致。

(3)取本品细粉适量,加无水乙醇溶解并稀释制成每 1ml 中约含炔诺酮 10μg 的溶液,滤过,取续滤液照紫外-可见分光光度法(通则 0401)测定,在 240nm 的波长处有最大吸收。

【检查】 **含量均匀度** 取本品 1 片,置 25ml(0.625mg 规格)或 100ml(2.5mg 规格)量瓶中,加流动相适量,超声使炔诺酮溶解,加流动相稀释至刻度,摇匀,离心,取上清液作为供试品溶液,照含量测定项下的方法测定,计算每片的含量,限度为±20%,应符合规定(通则 0941)。

溶出度 0.625mg 规格 照溶出度与释放度测定法(通则 0931 第二法)测定。

溶出条件 以 0.5%十二烷基硫酸钠溶液 500ml 为溶出介质,转速为每分钟 75 转,依法操作,经 60 分钟时(糖衣片)或 45 分钟时(薄膜衣片)取样。

供试品溶液 取溶出液 20ml,滤过,取续滤液。

对照品溶液 取炔诺酮对照品约 12.5mg,精密称定,置 200ml 量瓶中,加甲醇适量使溶解,用溶出介质稀释至刻度,摇匀,精密量取 5ml,置 250ml 量瓶中,用溶出介质稀释至刻度,摇匀。

色谱条件与系统适用性要求 见含量测定项下。

测定法 见含量测定项下。计算每片的溶出量。

限度 标示量的 60%(糖衣片)或 80%(薄膜衣片),应符合规定。

其他 应符合片剂项下有关的各项规定(通则 0101)。

【含量测定】 照高效液相色谱法(通则 0512)测定。

供试品溶液 取本品 20 片,精密称定,研细,精密称取适量(约相当于炔诺酮 1.25mg),置 50ml 量瓶中,加流动相适量,超声使炔诺酮溶解,放冷,用流动相稀释至刻度,摇匀,离心,取上清液。

对照品溶液 取炔诺酮对照品适量,精密称定,加流动相溶解并定量稀释制成每 1ml 中约含 25μg 的溶液。

系统适用性要求 理论板数按炔诺酮峰计算不低于 1500,炔诺酮峰与其相邻杂质峰的分离度应符合要求。

色谱条件与测定法 见炔诺酮含量测定项下。

【类别】 同炔诺酮。

【规格】 (1)0.625mg (2)2.5mg

【贮藏】 遮光,密封保存。

炔 诺 酮 滴 丸

Quenuotong Diwan

Norethisterone Pills

本品含炔诺酮($C_{20}H_{26}O_2$)应为标示量的 90.0%~110.0%。

【性状】 本品为乳白色至淡黄色滴丸。

【鉴别】 在含量测定项下记录的色谱图中,供试品溶液主峰的保留时间应与对照品溶液主峰的保留时间一致。

【检查】 应符合丸剂项下有关的各项规定(通则 0108)。

【含量测定】 照高效液相色谱法(通则 0512)测定。

内标溶液 取醋酸氢化可的松 25mg,置 100ml 量瓶中,加甲醇 5ml,置热水浴中加热使溶解,放冷,用流动相稀释至刻度,摇匀。

供试品溶液 取本品 20 丸,精密称定,研细,精密称取适量(约相当于炔诺酮 10mg),置 50ml 量瓶中,加流动相适量,置热水浴中振摇使炔诺酮溶解,放冷,用流动相稀释至刻度,摇匀,滤过,精密量取续滤液与内标溶液各 5ml,置同一 25ml 量瓶中,用流动相稀释至刻度,摇匀。

对照品溶液 取炔诺酮对照品约 10mg,精密称定,置 50ml 量瓶中,加流动相适量,超声数分钟使溶解,用流动相稀释至刻度,摇匀,精密量取该溶液与内标溶液各 5ml,置同一 25ml 量瓶中,用流动相稀释至刻度,摇匀。

色谱条件 用十八烷基硅烷键合硅胶为填充剂;以甲醇-水(60∶40)为流动相;检测波长为 240nm;进样体积 20μl。

系统适用性要求 理论板数按炔诺酮峰计算不低于 2500,炔诺酮峰与内标物质峰之间的分离度应符合要求。

测定法 精密量取供试品溶液与对照品溶液，分别注入液相色谱仪，记录色谱图。按内标法以峰面积计算。

【类别】 同炔诺酮。

【规格】 3mg

【贮藏】 遮光，密封保存。

炔 雌 醇

Quecichun

Ethinylestradiol

$C_{20}H_{24}O_2$ 296.41

本品为 3-羟基-19-去甲-17α-孕甾-1,3,5(10)-三烯-20-炔-17-醇。按干燥品计算，含 $C_{20}H_{24}O_2$ 应为 97.0%～103.0%。

【性状】 本品为白色或类白色的结晶性粉末；无臭。

本品在乙醇、丙醇或乙醚中易溶，在三氯甲烷中溶解，在水中不溶。

熔点 本品的熔点（通则 0612）为 180～186℃。

比旋度 取本品，精密称定，加吡啶溶解并定量稀释制成每 1ml 中约含 10mg 的溶液，依法测定（通则 0621），比旋度为 −26°至 −31°。

【鉴别】 (1)取本品 2mg，加硫酸 2ml 溶解后，溶液显橙红色，在反射光线下出现黄绿色荧光；将此溶液倾入水 4ml 中，即生成玫瑰红色絮状沉淀。

(2)取本品 10mg，加乙醇 1ml 溶解后，加硝酸银试液 5～6 滴，即生成白色沉淀。

(3)在含量测定项下记录的色谱图中，供试品溶液主峰的保留时间应与对照品溶液主峰的保留时间一致。

(4)本品的红外光吸收图谱应与对照的图谱（光谱集 259 图）一致。

【检查】 **有关物质** 照高效液相色谱法（通则 0512）测定。

供试品溶液 取本品适量，精密称定，加流动相溶解并定量稀释制成每 1ml 中约含 1mg 的溶液。

对照溶液 精密量取供试品溶液 1ml，置 100ml 量瓶中，用流动相稀释至刻度，摇匀。

系统适用性溶液 取雌二醇 10mg，置 50ml 量瓶中，加供试品溶液 10ml，用流动相稀释至刻度，摇匀。取 1ml，置 10ml 量瓶中，用流动相稀释至刻度，摇匀。

色谱条件 用十八烷基硅烷键合硅胶为填充剂；以乙腈-水(45∶55)为流动相；检测波长为 280nm；进样体积 20μl。

系统适用性要求 系统适用性溶液色谱图中，理论板数按炔雌醇峰计算不低于 1000，雌二醇峰与炔雌醇峰之间的分离度应大于 3.5。

测定法 精密量取供试品溶液与对照溶液，分别注入液相色谱仪，记录色谱图至主成分峰保留时间的 2.5 倍。

限度 供试品溶液色谱图中如有杂质峰，单个杂质峰面积不得大于对照溶液主峰面积(1.0%)，各杂质峰面积的和不得大于对照溶液主峰面积的 1.5 倍(1.5%)。

干燥失重 取本品，在 105℃干燥至恒重，减失重量不得过 0.5%（通则 0831）。

【含量测定】 照高效液相色谱法（通则 0512）测定。

对照品溶液 取炔雌醇对照品适量，精密称定，加流动相溶解并定量稀释制成每 1ml 中约含 1mg 的溶液。

供试品溶液、系统适用性溶液、色谱条件与系统适用性要求 见有关物质项下。

测定法 精密量取供试品溶液与对照品溶液，分别注入液相色谱仪，记录色谱图。按外标法以峰面积计算。

【类别】 雌激素药。

【贮藏】 遮光，密封保存。

【制剂】 炔雌醇片

炔 雌 醇 片

Quecichun Pian

Ethinylestradiol Tablets

本品含炔雌醇($C_{20}H_{24}O_2$)应为标示量的 90.0%～110.0%。

【性状】 本品为糖衣片，除去包衣后，显白色或类白色。

【鉴别】 (1)取本品细粉适量（约相当于炔雌醇 20μg），加无水乙醇 5ml，研磨数分钟，滤过，滤液置水浴中蒸干，残渣中滴加硫酸 1ml，即显橙红色。

(2)在含量测定项下记录的色谱图中，供试品溶液主峰的保留时间应与对照品溶液主峰的保留时间一致。

【检查】 **含量均匀度** 取本品 1 片，置具塞试管（5μg 规格、20μg 规格和 50μg 规格）或 100ml 量瓶（500μg 规格）中，精密加流动相 1ml（5μg 规格）或 4ml（20μg 规格）或 10ml（50μg 规格）或适量（500μg 规格），超声使炔雌醇溶解，放冷，后者用流动相稀释至刻度，摇匀，离心，取上清液作为供试品溶液，照含量测定项下的方法测定，计算每片的含量，限度为±20%，应符合规定（通则 0941）。

其他 应符合片剂项下有关的各项规定（通则 0101）。

【含量测定】 照高效液相色谱法（通则 0512）测定。

供试品溶液 取本品 20 片，精密称定，研细，精密称取适量（约相当于炔雌醇 50μg），置具塞试管中，精密加流动相 10ml，超声使炔雌醇溶解，摇匀，放冷，离心，取上清液。

对照品溶液 取炔雌醇对照品适量，精密称定，加流动相溶解并定量稀释制成每 1ml 中约含 5μg 的溶液。

色谱条件　用十八烷基硅烷键合硅胶为填充剂；以甲醇-水(70：30)为流动相；检测波长为220nm；进样体积20μl。

系统适用性要求　理论板数按炔雌醇峰计算不低于2000，炔雌醇峰与相邻峰之间的分离度应符合要求。

测定法　精密量取供试品溶液与对照品溶液，分别注入液相色谱仪，记录色谱图。按外标法以峰面积计算。

【类别】　同炔雌醇。

【规格】　(1)5μg　(2)20μg　(3)50μg　(4)500μg

【贮藏】　遮光，密封保存。

炔　雌　醚

Quecimi

Quinestrol

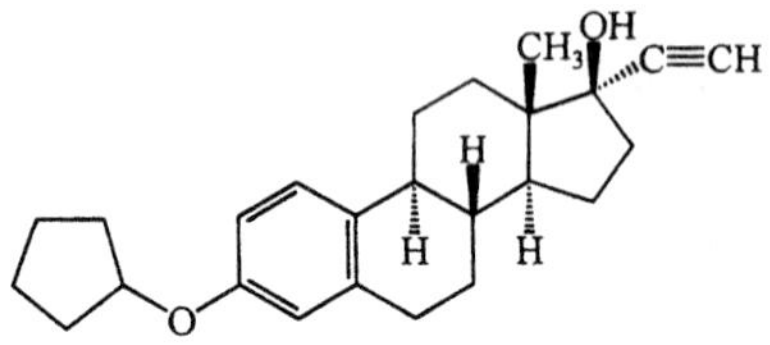

$C_{25}H_{32}O_2$　364.50

本品为3-环戊基氧基-19-去甲-17α-孕甾-1,3,5(10)-三烯-20-炔-17-醇。按干燥品计算，含$C_{25}H_{32}O_2$应为97.5%～102.5%。

【性状】　本品为白色或类白色的结晶或结晶性粉末。

本品在乙醇、丙酮、乙酸乙酯或三氯甲烷中溶解，在水中几乎不溶。

熔点　本品的熔点(通则0612)为106～112℃。

比旋度　取本品，精密称定，加二氧六环溶解并定量稀释制成每1ml中约含10mg的溶液，依法测定(通则0621)，比旋度为0°至+5°。

【鉴别】　(1)取本品约2mg，加硫酸2ml溶解，溶液即显橙红色，在紫外光灯下观察显黄绿色荧光；加水2ml，即产生红色沉淀。

(2)在含量测定项下记录的色谱图中，供试品溶液主峰的保留时间应与对照品溶液主峰的保留时间一致。

(3)本品的红外光吸收图谱应与对照的图谱(光谱集1163图)一致。

【检查】　**有关物质**　照高效液相色谱法(通则0512)测定。

供试品溶液　取本品适量，加无水乙醇溶解并稀释制成每1ml中约含4mg的溶液。

对照溶液　精密量取供试品溶液1ml，置100ml量瓶中，用无水乙醇稀释至刻度，摇匀。

系统适用性溶液　分别取炔雌醇与炔雌醚适量，加无水乙醇溶解并稀释制成每1ml中各约含0.1mg的混合溶液。

色谱条件　用十八烷基硅烷键合硅胶为填充剂；以甲醇-水(90：10)为流动相；检测波长为279nm；进样体积20μl。

系统适用性要求　系统适用性溶液色谱图中，理论板数按炔雌醚峰计算不低于2000，炔雌醚峰与炔雌醇峰之间的分离度应大于12。

测定法　精密量取供试品溶液与对照溶液，分别注入液相色谱仪，记录色谱图至主成分峰保留时间的2倍。

限度　供试品溶液色谱图中如有杂质峰，各杂质峰面积的和不得大于对照溶液主峰面积的3倍(3.0%)。

干燥失重　取本品，在80℃干燥至恒重，减失重量不得过1.0%(通则0831)。

【含量测定】　照高效液相色谱法(通则0512)测定。

供试品溶液　取本品适量，精密称定，加无水乙醇溶解并定量稀释制成每1ml中约含0.4mg的溶液。

对照品溶液　取炔雌醚对照品适量，精密称定，加无水乙醇溶解并定量稀释制成每1ml中约含0.4mg的溶液。

系统适用性溶液、色谱条件与系统适用性要求　见有关物质项下。

测定法　精密量取供试品溶液与对照品溶液，分别注入液相色谱仪，记录色谱图。按外标法以峰面积计算。

【类别】　雌激素药。

【贮藏】　密封保存。

单硝酸异山梨酯

Danxiaosuan Yishanlizhi

Isosorbide Mononitrate

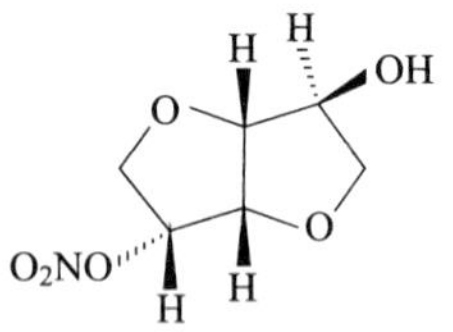

$C_6H_9NO_6$　191.14

本品为1,4：3,6-二脱水-D-山梨醇-5-单硝酸酯。按干燥品计算，含$C_6H_9NO_6$应为98.0%～102.0%。

【性状】　本品为白色针状结晶或结晶性粉末；无臭。

本品在甲醇或丙酮中易溶，在三氯甲烷或水中溶解，在己烷中几乎不溶。

本品受热或受到撞击易发生爆炸。

比旋度　取本品，精密称定，加无水乙醇溶解并定量稀释制成每1ml中约含10mg的溶液，依法测定(通则0621)，比旋度为+170°至+176°。

【鉴别】　(1)在含量测定项下记录的色谱图中，供试品溶液主峰的保留时间应与对照品溶液主峰的保留时间一致。

(2)本品的红外光吸收图谱应与对照的图谱(光谱集776

图)一致。

【检查】 **有关物质**　照高效液相色谱法(通则 0512)测定。

供试品溶液　取本品适量,加流动相溶解并定量稀释制成每 1ml 中含 1mg 的溶液。

对照溶液　取硝酸异山梨酯对照品和 2-单硝酸异山梨酯对照品适量,精密称定,加流动相溶解并定量稀释制成每 1ml 中各约含 0.25mg 的混合溶液,精密量取 2ml,置 200ml 量瓶中,再精密加供试品溶液 1ml,用流动相稀释至刻度,摇匀。

系统适用性溶液　取单硝酸异山梨酯对照品与 2-单硝酸异山梨酯对照品适量,加流动相溶解并稀释制成每 1ml 中各约含 5μg 的溶液。

色谱条件　用十八烷基硅烷键合硅胶为填充剂;以甲醇-水(25∶75)为流动相;检测波长为 210nm;进样体积 20μl。

系统适用性要求　系统适用性溶液色谱图中,理论板数按单硝酸异山梨酯峰计算不低于 3000,单硝酸异山梨酯峰与 2-单硝酸异山梨酯峰之间的分离度应大于 2.0。

测定法　精密量取供试品溶液与对照溶液,分别注入液相色谱仪,记录色谱图至硝酸异山梨酯峰保留时间的 1.1 倍。

限度　供试品溶液色谱图中,如有与硝酸异山梨酯峰和 2-单硝酸异山梨酯峰保留时间一致的色谱峰,按外标法以峰面积计算,均不得过 0.25%;其他单个杂质峰面积不得大于对照溶液中单硝酸异山梨酯峰面积的 0.5 倍(0.25%),杂质总量不得过 0.5%。

氯化物　取本品 0.20g,依法检查(通则 0801),与标准氯化钠溶液 6.0ml 制成的对照液比较,不得更浓(0.03%)。

干燥失重　取本品,置五氧化二磷干燥器中减压干燥至恒重,减失重量不得过 0.5%(通则 0831)。

重金属　取本品 1.0g,依法检查(通则 0821 第一法),含重金属不得过百万分之十。

【含量测定】 照高效液相色谱法(通则 0512)测定。

供试品溶液　取本品约 25mg,精密称定,置 25ml 量瓶中,加流动相溶解并稀释至刻度,摇匀,精密量取 5ml,置 50ml 量瓶中,用流动相稀释至刻度,摇匀。

对照品溶液　取单硝酸异山梨酯对照品适量,精密称定,加流动相溶解并定量稀释制成每 1ml 约含 0.1mg 的溶液。

系统适用性溶液、色谱条件与系统适用性要求　见有关物质项下。

测定法　精密量取供试品溶液与对照品溶液,分别注入液相色谱仪,记录色谱图。按外标法以峰面积计算。

【类别】 血管舒张药。

【贮藏】 遮光,密封保存。

【制剂】 (1)单硝酸异山梨酯片　(2)单硝酸异山梨酯注射液　(3)单硝酸异山梨酯胶囊　(4)单硝酸异山梨酯缓释片　(5)单硝酸异山梨酯葡萄糖注射液　(6)单硝酸异山梨酯氯化钠注射液

附:

2-单硝酸异山梨酯

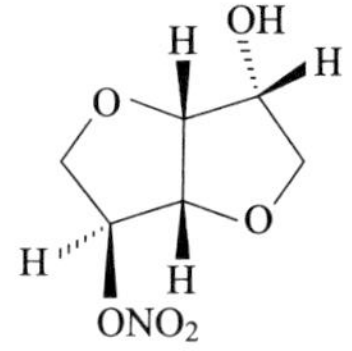

$C_6H_9NO_6$　191.14

单硝酸异山梨酯片

Danxiaosuan Yishanlizhi Pian

Isosorbide Mononitrate Tablets

本品含单硝酸异山梨酯($C_6H_9NO_6$)应为标示量的 90.0%～110.0%。

【性状】 本品为白色片。

【鉴别】 (1)取本品细粉适量(约相当于单硝酸异山梨酯 60mg),加三氯甲烷 10ml,充分振摇,滤过,滤液置水浴上蒸干。取残渣约 20mg 置试管中,加水 1ml 与浓硫酸 2ml,混匀,溶解后放冷,沿管壁缓缓加硫酸亚铁试液 3ml,使成两液层,接界面显棕色。

(2)在含量测定项下记录的色谱图中,供试品溶液主峰的保留时间应与对照品溶液主峰的保留时间一致。

【检查】 **硝酸异山梨酯与 2-单硝酸异山梨酯**　照高效液相色谱法(通则 0512)测定。

供试品溶液　取含量测定项下的续滤液。

对照品溶液　取硝酸异山梨酯对照品和 2-单硝酸异山梨酯对照品,精密称定,加流动相溶解并定量稀释制成每 1ml 中各约含 5μg 的混合溶液。

系统适用性溶液、色谱条件与系统适用性要求　见单硝酸异山梨酯有关物质项下。

测定法　精密量取供试品溶液与对照品溶液,分别注入液相色谱仪,记录色谱图至硝酸异山梨酯峰保留时间的 1.1 倍。

限度　供试品溶液色谱图中,如有与硝酸异山梨酯峰和 2-单硝酸异山梨酯峰保留时间一致的色谱峰,按外标法以峰面积计算,均不得过单硝酸异山梨酯标示量的 0.5%。

含量均匀度　取本品 1 片,置 100ml(10mg 规格)或 200ml(20mg 规格)量瓶中,加流动相适量,振摇约 20 分钟使单硝酸异山梨酯溶解,用流动相稀释至刻度,摇匀,滤过,取续滤液作为供试品溶液;另取单硝酸异山梨酯对照品,精密称定,加流动相溶解并定量稀释制成每 1ml 中约含 0.1mg 的溶液,作为对照品溶液。照含量测定项下的方法测定含量,应符合规定(通则 0941)。

溶出度　照溶出度与释放度测定法(通则 0931 第一法)测定。

溶出条件　以水 500ml 为溶出介质,转速为每分钟 100 转,依法操作,经 30 分钟时取样。

供试品溶液　取溶出液滤过,取续滤液。

对照品溶液　取单硝酸异山梨酯对照品,精密称定,加水溶解并定量稀释制成每 1ml 中约含 20μg(10mg 规格)或 40μg(20mg 规格)的溶液。

系统适用性溶液、色谱条件与系统适用性要求　见含量测定项下。

测定法　见含量测定项下。计算每片的溶出量。

限度　标示量的 80%,应符合规定。

其他　应符合片剂项下有关的各项规定(通则 0101)。

【含量测定】　照高效液相色谱法(通则 0512)测定。

供试品溶液　取本品 20 片,精密称定,研细,精密称取适量(约相当于单硝酸异山梨酯 25mg),置 25ml 量瓶中,加流动相适量,振摇约 20 分钟使单硝酸异山梨酯溶解,用流动相稀释至刻度,摇匀,滤过,精密量取续滤液 5ml,置 50ml 量瓶中,用流动相稀释至刻度,摇匀。

对照品溶液、系统适用性溶液、色谱条件、系统适用性要求与测定法　见单硝酸异山梨酯含量测定项下。

【类别】　同单硝酸异山梨酯。

【规格】　(1)10mg　(2)20mg

【贮藏】　遮光,密封保存。

单硝酸异山梨酯注射液

Danxiaosuan Yishanlizhi Zhusheye

Isosorbide Mononitrate Injection

本品为单硝酸异山梨酯的灭菌水溶液,含单硝酸异山梨酯($C_6H_9NO_6$)应为标示量的 90.0%～110.0%。

【性状】　本品为无色的澄明液体。

【鉴别】　(1)取本品适量(约含单硝酸异山梨酯 20mg),置试管中,加硫酸 2ml,混匀,放冷,沿管壁缓缓加硫酸亚铁试液 5ml,使成两液层,接界面显棕色。

(2)在含量测定项下记录的色谱图中,供试品溶液主峰的保留时间应与对照品溶液主峰的保留时间一致。

【检查】　**pH 值**　应为 4.0～6.0(2ml∶25mg 规格)或 6.0～8.0(通则 0631)。

硝酸异山梨酯与 2-单硝酸异山梨酯　照高效液相色谱法(通则 0512)测定。

供试品溶液　精密量取本品适量,用流动相定量稀释制成每 1ml 中约含单硝酸异山梨酯 1mg 的溶液。

对照品溶液　取硝酸异山梨酯对照品与 2-单硝酸异山梨酯对照品,精密称定,加流动相溶解并定量稀释制成每 1ml 中各约含 5μg 的混合溶液。

系统适用性溶液、色谱条件与系统适用性要求　见单硝酸异山梨酯有关物质项下。

测定法　精密量取供试品溶液与对照品溶液,分别注入液相色谱仪,记录色谱图至硝酸异山梨酯峰保留时间的 1.1 倍。

限度　供试品溶液色谱图中,如有与硝酸异山梨酯峰和 2-单硝酸异山梨酯峰保留时间一致的色谱峰,按外标法以峰面积计算,均不得过单硝酸异山梨酯标示量的 0.5%。

细菌内毒素　取本品,依法检查(通则 1143),每 1mg 单硝酸异山梨酯中含内毒素的量应小于 14EU。

其他　应符合注射剂项下有关的各项规定(通则 0102)。

【含量测定】　照高效液相色谱法(通则 0512)测定。

供试品溶液　精密量取本品适量,用流动相定量稀释制成每 1ml 中约含单硝酸异山梨酯 0.1mg 的溶液。

对照品溶液、系统适用性溶液、色谱条件、系统适用性要求与测定法　见单硝酸异山梨酯含量测定项下。

【类别】　同单硝酸异山梨酯。

【规格】　(1)1ml∶10mg　(2)2ml∶20mg　(3)2ml∶25mg　(4)5ml∶20mg

【贮藏】　密闭,在阴凉处保存。

单硝酸异山梨酯胶囊

Danxiaosuan Yishanlizhi Jiaonang

Isosorbide Mononitrate Capsules

本品含单硝酸异山梨酯($C_6H_9NO_6$)应为标示量的 90.0%～110.0%。

【性状】　本品的内容物为白色或类白色粉末。

【鉴别】　(1)取本品内容物细粉适量(约相当于单硝酸异山梨酯 60mg),加三氯甲烷 10ml,充分振摇,滤过,滤液置水浴上蒸干。取残渣约 20mg,置试管中,加水 1ml 与浓硫酸 2ml,混匀,溶解后放冷,沿管壁缓缓加硫酸亚铁试液 3ml,使成两液层,接界面显棕色。

(2)在含量测定项下记录的色谱图中,供试品溶液主峰的保留时间应与对照品溶液主峰的保留时间一致。

【检查】　**硝酸异山梨酯与 2-单硝酸异山梨酯**　照高效液相色谱法(通则 0512)测定。

供试品溶液　取含量测定项下的续滤液。

对照品溶液　取硝酸异山梨酯对照品与 2-单硝酸异山梨酯对照品,精密称定,加流动相溶解并定量稀释制成每 1ml 中各约含 5μg 的混合溶液。

系统适用性溶液、色谱条件与系统适用性要求　见单硝酸异山梨酯有关物质项下。

测定法　精密量取供试品溶液与对照品溶液,分别注入

液相色谱仪，记录色谱图至硝酸异山梨酯峰保留时间的1.1倍。

限度　供试品溶液色谱图中，如有与硝酸异山梨酯峰和2-单硝酸异山梨酯峰保留时间一致的色谱峰，按外标法以峰面积计算，均不得过单硝酸异山梨酯标示量的0.5%。

含量均匀度　取本品1粒，将内容物置100ml(10mg规格)或200ml(20mg规格)量瓶中，囊壳用少量流动相分次洗涤，洗液并入量瓶中，加流动相适量，振摇约20分钟使单硝酸异山梨酯溶解，用流动相稀释至刻度，摇匀，滤过，取续滤液作为供试品溶液。照含量测定项下的方法测定含量，应符合规定(通则0941)。

溶出度　照溶出度与释放度测定法(通则0931第二法)测定。

溶出条件　以水500ml为溶出介质，转速为每分钟50转，依法操作，经30分钟时取样。

供试品溶液　取溶出液滤过，取续滤液。

对照品溶液　取单硝酸异山梨酯对照品，精密称定，加水溶解并定量稀释制成每1ml中约含20μg(10mg规格)或40μg(20mg规格)的溶液。

色谱条件　见含量测定项下。进样体积50μl。

系统适用性溶液与系统适用性要求　见含量测定项下。

测定法　见含量测定项下。计算每粒的溶出量。

限度　标示量的80%，应符合规定。

其他　应符合胶囊剂项下有关的各项规定(通则0103)。

【含量测定】　照高效液相色谱法(通则0512)测定。

供试品溶液　取本品20粒，精密称定，计算平均装量。取内容物混合均匀，精密称取适量(约相当于单硝酸异山梨酯25mg)，置25ml量瓶中，加流动相适量，振摇约20分钟使单硝酸异山梨酯溶解，用流动相稀释至刻度，摇匀，滤过，精密量取续滤液5ml，置50ml量瓶中，用流动相稀释至刻度，摇匀。

对照品溶液、系统适用性溶液、色谱条件、系统适用性要求与测定法　见单硝酸异山梨酯含量测定项下。

【类别】　同单硝酸异山梨酯。

【规格】　(1)10mg　(2)20mg

【贮藏】　遮光，密封保存。

单硝酸异山梨酯缓释片

Danxiaosuan Yishanlizhi Huanshipian

Isosorbide Mononitrate Sustained-release Tablets

本品含单硝酸异山梨酯($C_6H_9NO_6$)应为标示量的90.0%～110.0%。

【性状】　本品为类白色片或薄膜衣片，除去包衣后显白色或类白色。

【鉴别】　(1)取本品的细粉适量(约相当于单硝酸异山梨酯60mg)，加三氯甲烷10ml，充分振摇，滤过，滤液置水浴上蒸干，取残渣约20mg，置试管中，加水1ml与浓硫酸2ml，混匀，溶解后放冷，沿管壁缓缓加硫酸亚铁试液3ml，使成两液层，接界面显棕色。

(2)在含量测定项下记录的色谱图中，供试品溶液主峰的保留时间应与对照品溶液主峰的保留时间一致。

【检查】　**硝酸异山梨酯与2-单硝酸异山梨酯**　照高效液相色谱法(通则0512)测定。

供试品溶液　取本品的细粉适量(约相当于单硝酸异山梨酯50mg)，精密称定，置50ml量瓶中，加流动相约35ml，振摇约20分钟，用流动相稀释至刻度，摇匀，离心，取上清液，滤过，取续滤液。

对照品溶液　取硝酸异山梨酯对照品与2-单硝酸异山梨酯对照品，精密称定，加流动相溶解并定量稀释制成每1ml中各约含5μg的混合溶液。

系统适用性溶液、色谱条件与系统适用性要求　见单硝酸异山梨酯有关物质项下。

测定法　精密量取供试品溶液与对照品溶液，分别注入液相色谱仪，记录色谱图至硝酸异山梨酯峰保留时间的1.1倍。

限度　供试品溶液色谱图中，如有与硝酸异山梨酯峰和2-单硝酸异山梨酯峰保留时间一致的色谱峰，按外标法以峰面积计算，均不得过单硝酸异山梨酯标示量的0.5%。

溶出度　照溶出度与释放度测定法(通则0931第一法)测定。

溶出条件　以水500ml为溶出介质，转速为每分钟50转，依法操作，经1小时、4小时与8小时时分别取溶出液5ml，并即时补充相同温度、相同体积的溶出介质。

供试品溶液　分别取1小时、4小时、8小时时的溶出液，滤过，取续滤液。

对照品溶液　取单硝酸异山梨酯对照品，精密称定，加水溶解并定量稀释制成每1ml中约含60μg(30mg规格)、80μg(40mg规格)、100μg(50mg规格)或120μg(60mg规格)的溶液。

系统适用性溶液、色谱条件与系统适用性要求　见含量测定项下。

测定法　见含量测定项下。计算每片在不同时间的溶出量。

限度　每片在1小时、4小时与8小时时的溶出量应分别为标示量的15%～40%、40%～75%和75%以上，应符合规定。

其他　应符合片剂项下有关的各项规定(通则0101)。

【含量测定】　照高效液相色谱法(通则0512)测定。

供试品溶液　取本品20片，精密称定，研细，精密称取适量(约相当于单硝酸异山梨酯25mg)，置250ml量瓶中，加流动相适量，振摇约20分钟使单硝酸异山梨酯溶解，用流动相稀释至刻度，摇匀，滤过，取续滤液。

对照品溶液、系统适用性溶液、色谱条件、系统适用性要求与测定法　见单硝酸异山梨酯含量测定项下。

【类别】　同单硝酸异山梨酯。

【规格】 (1)30mg　(2)40mg　(3)50mg　(4)60mg

【贮藏】 遮光，密封保存。

单硝酸异山梨酯葡萄糖注射液

Danxiaosuan Yishanlizhi Putaotang Zhusheye

Isosorbide Mononitrate and Glucose Injection

本品为单硝酸异山梨酯与葡萄糖的灭菌水溶液，含单硝酸异山梨酯($C_6H_9NO_6$)应为标示量的 90.0%～110.0%；含葡萄糖($C_6H_{12}O_6 \cdot H_2O$)应为标示量的 95.0%～105.0%。

【性状】 本品为无色的澄明液体。

【鉴别】 (1)取本品 5ml，缓缓滴入温热的碱性酒石酸铜试液，即生成氧化亚铜的红色沉淀。

(2)在含量测定项下记录的色谱图中，供试品溶液主峰的保留时间应与对照品溶液主峰的保留时间一致。

【检查】 **pH 值**　应为 4.0～6.0(通则 0631)。

硝酸异山梨酯与 2-单硝酸异山梨酯　照高效液相色谱法(通则 0512)测定。

供试品溶液　精密量取本品适量，用流动相定量稀释制成每 1ml 中约含单硝酸异山梨酯 80μg 的溶液。

对照品溶液　取硝酸异山梨酯对照品和 2-单硝酸异山梨酯对照品，精密称定，加流动相溶解并定量稀释制成每 1ml 中各约含 0.4μg 的混合溶液。

系统适用性溶液、色谱条件与系统适用性要求　见单硝酸异山梨酯有关物质项下。

测定法　精密量取供试品溶液与对照品溶液，分别注入液相色谱仪，记录色谱图至硝酸异山梨酯峰保留时间的 1.1 倍。

限度　供试品溶液色谱图中，如有与硝酸异山梨酯峰和 2-单硝酸异山梨酯峰保留时间一致的色谱峰，按外标法以峰面积计算，均不得过单硝酸异山梨酯标示量的 0.5%。

5-羟甲基糠醛　精密量取本品适量(约相当于葡萄糖 1.0g)，置 100ml 量瓶中，用水稀释至刻度，摇匀，照紫外-可见分光光度法(通则 0401)，在 284nm 的波长处测定，吸光度不得大于 0.32。

重金属　取本品适量(约相当于葡萄糖 3g)，置水浴上蒸发至约 20ml，放冷，加醋酸盐缓冲液(pH 3.5)2ml 与水适量使成 25ml，依法检查(通则 0821 第一法)，含重金属不得过葡萄糖标示量的百万分之五。

渗透压摩尔浓度　取本品，依法检查(通则 0632)，渗透压摩尔浓度应为 260～320mOsmol/kg。

细菌内毒素　取本品，依法检查(通则 1143)，每 1ml 中含内毒素的量应小于 0.50EU。

其他　应符合注射剂项下有关的各项规定(通则 0102)。

【含量测定】 **单硝酸异山梨酯**　照高效液相色谱法(通则 0512)测定。

供试品溶液　见硝酸异山梨酯与 2-单硝酸异山梨酯项下。

对照品溶液　取单硝酸异山梨酯对照品，精密称定，加流动相溶解并定量稀释制成每 1ml 中约含 80μg 的溶液。

系统适用性溶液、色谱条件、系统适用性要求与测定法　见单硝酸异山梨酯含量测定项下。

葡萄糖　取本品，在 25℃，依法测定旋光度(通则 0621)，与 2.0852 相乘，即得供试品 100ml 中含有 $C_6H_{12}O_6 \cdot H_2O$ 的重量(g)。

【类别】 同单硝酸异山梨酯。

【规格】 (1)100ml：单硝酸异山梨酯 20mg 与葡萄糖 5g　(2)250ml：单硝酸异山梨酯 20mg 与葡萄糖 12.5g

【贮藏】 密闭，在阴凉干燥处保存。

单硝酸异山梨酯氯化钠注射液

Danxiaosuan Yishanlizhi Lühuana Zhusheye

Isosorbide Mononitrate and Sodium Chloride Injection

本品为单硝酸异山梨酯与氯化钠的灭菌水溶液，含单硝酸异山梨酯($C_6H_9NO_6$)应为标示量的 90.0%～110.0%；含氯化钠(NaCl)应为标示量的 95.0%～105.0%。

【性状】 本品为无色的澄明液体。

【鉴别】 (1)取本品 40ml，至蒸发皿中，水浴上蒸发到 1～2ml，移至试管中，加硫酸 2ml，混匀，放冷，沿管壁缓缓加硫酸亚铁试液 3ml，使成两液层，接界面显棕色。

(2)在含量测定项下记录的色谱图中，供试品溶液主峰的保留时间应与对照品溶液主峰的保留时间一致。

(3)本品显钠盐鉴别(1)的反应和氯化物鉴别(1)的反应(通则 0301)。

【检查】 **pH 值**　应为 4.0～7.0(通则 0631)。

硝酸异山梨酯与 2-单硝酸异山梨酯　照高效液相色谱法(通则 0512)测定。

供试品溶液　精密量取本品适量，用流动相定量稀释制成每 1ml 中约含单硝酸异山梨酯 80μg 的溶液。

对照品溶液　取硝酸异山梨酯对照品与 2-单硝酸异山梨酯对照品，精密称定，加流动相溶解并定量稀释制成每 1ml 中各约含 0.4μg 的混合溶液。

系统适用性溶液、色谱条件与系统适用性要求　见单硝酸异山梨酯有关物质项下。

测定法　精密量取供试品溶液与对照品溶液，分别注入液相色谱仪，记录色谱图至硝酸异山梨酯峰保留时间的 1.1 倍。

限度　供试品溶液色谱图中，如有与硝酸异山梨酯峰和 2-单硝酸异山梨酯峰保留时间一致的色谱峰，按外标法以峰面积计算，均不得过单硝酸异山梨酯标示量的 0.5%。

重金属　取本品50ml,蒸发至约20ml,放冷,加醋酸盐缓冲液(pH 3.5)2ml与水适量使成25ml,依法检查(通则0821第一法),含重金属不得过千万分之三。

渗透压摩尔浓度　取本品,依法检查(通则0632),渗透压摩尔浓度应为260～320mOsmol/kg。

细菌内毒素　取本品,依法检查(通则1143),每1ml中含内毒素的量应小于0.50EU。

其他　应符合注射剂项下有关的各项规定(通则0102)。

【含量测定】　**单硝酸异山梨酯**　照高效液相色谱法(通则0512)测定。

供试品溶液　见硝酸异山梨酯与2-单硝酸异山梨酯项下。

对照品溶液　取单硝酸异山梨酯对照品,精密称定,加流动相溶解并定量稀释制成每1ml中约含80μg的溶液。

系统适用性溶液、色谱条件、系统适用性要求与测定法　见单硝酸异山梨酯含量测定项下。

氯化钠　精密量取本品20ml,加水30ml,加2%糊精溶液5ml,2.5%硼砂溶液2ml与荧光黄指示液5～8滴,用硝酸银滴定液(0.1mol/L)滴定。每1ml硝酸银滴定液(0.1mol/L)相当于5.844mg的NaCl。

【类别】　同单硝酸异山梨酯。

【规格】　(1)100ml∶单硝酸异山梨酯20mg与氯化钠0.9g　(2)100ml∶单硝酸异山梨酯25mg与氯化钠0.85g　(3)250ml∶单硝酸异山梨酯20mg与氯化钠2.25g　(4)250ml∶单硝酸异山梨酯50mg与氯化钠2.25g

【贮藏】　密闭,在阴凉处保存。

法罗培南钠

Faluopeinanna

Faropenem Sodium

[结构式：CO2Na; O; N; H; HO; H3C; H; H; S; H; O; , $2\frac{1}{2}H_2O$]

$C_{12}H_{14}NNaO_5S \cdot 2\frac{1}{2}H_2O$　352.34

本品为(5*R*,6*S*)-6-[(1*R*)-1-羟基乙基]-7-氧代-3-[(2*R*)-四氢呋喃-2-基]-4-硫杂-1-氮杂双环[3.2.0]庚-2-烯-2-羧酸钠盐二倍半水合物。按无水与无溶剂物计算,含法罗培南($C_{12}H_{15}NO_5S$)应为90.0%～94.3%。

【性状】　本品为白色至淡黄色结晶或结晶性粉末;无臭或微有特殊臭。

本品在水或甲醇中易溶;在乙醇中微溶,在乙酸乙酯中几乎不溶。

比旋度　取本品,精密称定,加水溶解并定量稀释制成每1ml中约含法罗培南10mg的溶液,依法测定(通则0621),比旋度为+145°至+150°。

【鉴别】　(1)取本品约10mg,加盐酸羟胺试液1ml溶解,静置3分钟后,加入酸性硫酸铁铵试液1ml,振摇,溶液显红棕色或棕色。

(2)在含量测定项下记录的色谱图中,供试品溶液主峰的保留时间应与对照品溶液主峰的保留时间一致。

(3)取本品适量,加水溶解并稀释制成每1ml中约含法罗培南36μg的溶液,照紫外-可见分光光度法(通则0401)测定,在256nm和306nm的波长处有最大吸收,在236nm的波长处有最小吸收。

(4)本品的红外光吸收图谱应与对照品的图谱一致(通则0402)。

(5)本品显钠盐鉴别(1)的反应(通则0301)。

【检查】　**酸度**　取本品0.10g,加水10ml溶解,依法测定(通则0631),pH值应为5.0～7.0。

溶液的澄清度与颜色　取本品5份,各0.20g,分别加水10ml溶解,溶液应澄清无色;如显浑浊,与1号浊度标准液(通则0902第一法)比较,均不得更浓;如显色,与黄色2号标准比色液(通则0901第一法)比较,均不得更深。

有关物质Ⅰ　照高效液相色谱法(通则0512)测定。临用新制。

溶剂　磷酸盐缓冲液(取磷酸二氢钾4.8g、磷酸氢二钠5.4g与溴化四丁基铵1.0g,加水溶解并稀释至1000ml,摇匀)-乙腈(85∶15)混合溶液。

供试品溶液　取本品,加溶剂使溶解并稀释制成每1ml中约含法罗培南0.5mg的溶液。

对照溶液　精密量取供试品溶液1ml,置100ml量瓶中,用溶剂稀释至刻度,摇匀。

系统适用性溶液　取法罗培南对照品与杂质Ⅰ对照品各适量,加溶剂溶解并稀释制成每1ml中各约含0.25mg的混合溶液。

灵敏度溶液　精密量取对照溶液适量,用溶剂定量稀释制成每1ml中约含法罗培南0.25μg的溶液。

色谱条件　用十八烷基硅烷键合硅胶为填充剂(4.6mm×250mm,5μm或效能相当的色谱柱);流动相A为磷酸盐缓冲液(取磷酸二氢钾6.12g、磷酸氢二钠1.79g与溴化四丁基铵1.61g,加水溶解并稀释制成1000ml),流动相B为磷酸盐缓冲液-乙腈(50∶50),流速为每分钟1.0ml,按下表进行线性梯度洗脱;柱温为40℃;检测波长为240nm;进样体积20μl。

时间(分钟)	流动相A(%)	流动相B(%)
0	84	16
25	70	30
35	50	50
54	30	70
55	84	16
64	84	16

系统适用性要求　系统适用性溶液色谱图中，法罗培南峰的保留时间约为 31 分钟，法罗培南峰与杂质Ⅰ峰间的分离度应符合要求。灵敏度溶液色谱图中，主成分峰峰高的信噪比应大于 10。

测定法　精密量取供试品溶液与对照溶液，分别注入液相色谱仪，记录色谱图。

限度　供试品溶液色谱图中如有杂质峰，杂质Ⅰ峰面积不得大于对照溶液主峰面积的 0.3 倍(0.3%)，其他单个杂质峰面积不得大于对照溶液主峰面积的 0.15 倍(0.15%)，其他各杂质峰面积的和不得大于对照溶液主峰面积的 0.5 倍(0.5%)，小于灵敏度溶液主峰面积的峰忽略不计。

有关物质Ⅱ　照分子排阻色谱法(通则 0514)测定。临用新制。

供试品溶液　取本品适量，精密称定，加水溶解并定量稀释制成每 1ml 中约含法罗培南 1mg 的溶液。

对照品溶液　取法罗培南对照品适量，精密称定，加水溶解并定量稀释制成每 1ml 中约含法罗培南 10μg 的溶液。

系统适用性溶液　取供试品溶液适量，75℃水浴加热 10 分钟，放冷。

灵敏度溶液　精密量取对照品溶液适量，用水定量稀释制成每 1ml 中约含 0.5μg 的溶液。

色谱条件　用球状亲水硅胶(分子量适用范围为葡聚糖 1000～30 000)为填充剂(7.5mm×300mm，10μm 或效能相当的色谱柱)；以磷酸盐缓冲液(pH 7.0)[0.005mol/L 磷酸氢二钠溶液-0.005mol/L 磷酸二氢钠溶液(61∶39)]-乙腈(95∶5)为流动相；流速为每分钟 0.6ml，检测波长为 220nm；进样体积 20μl。

系统适用性要求　系统适用性溶液色谱图中，法罗培南峰与相对保留时间约为 0.85 的降解物峰间的分离度应符合要求。灵敏度溶液色谱图中，主成分色谱峰峰高的信噪比应大于 10。

测定法　精密量取供试品溶液与对照品溶液，分别注入液相色谱仪，记录色谱图。

限度　供试品溶液色谱图中如有杂质峰，按外标法以法罗培南峰面积计算，保留时间小于法罗培南峰的杂质总量不得过 1.0%。

残留溶剂　照残留溶剂测定法(通则 0861 第二法)测定。

供试品溶液　取本品约 1.0g，精密称定，置顶空瓶中，精密加二甲基亚砜 5ml 使溶解，密封。

对照品溶液　取正己烷、丙酮、四氢呋喃、二氯甲烷、乙腈、甲苯、二甲苯对照品适量，精密称定，用二甲基亚砜定量稀释制成每 1ml 中分别含正己烷 0.058mg、丙酮 1.0mg、四氢呋喃 0.144mg、二氯甲烷 0.12mg、乙腈 0.082mg、甲苯 0.178mg、二甲苯 0.434mg 的混合溶液，精密量取 5ml，置顶空瓶中，密封。

色谱条件　以聚乙二醇(或极性相近)为固定液的毛细管柱为色谱柱，起始温度为 30℃，维持 15 分钟，再以每分钟 50℃的速率升至 150℃，维持 5 分钟；进样口温度为 170℃；检测器温度为 200℃；顶空瓶平衡温度为 80℃；平衡时间为 30 分钟。

系统适用性要求　对照品溶液色谱图中，按正己烷、丙酮、四氢呋喃、二氯甲烷、乙腈、甲苯、二甲苯、二甲基亚砜(溶剂)的顺序依次洗脱。各主峰之间的分离度均应符合要求。

测定法　取供试品溶液与对照品溶液分别顶空进样，记录色谱图。

限度　按外标法以峰面积计算，正己烷、丙酮、四氢呋喃、二氯甲烷、乙腈、甲苯与二甲苯的残留量均应符合规定。

2-乙基己酸　精密称取供试品 0.30g，加 33%盐酸溶液 4.0ml 制成混悬溶液，依法测定(通则 0873)，按无水与无溶剂物计算，不得过 0.3%。

水分　取本品，照水分测定法(通则 0832 第一法 1)测定，含水分应为 12.6%～13.1%。

重金属　取本品 1.0g，依法检查(通则 0821 第二法)，含重金属不得过百万分之十。

【含量测定】　照高效液相色谱法(通则 0512)测定。

供试品溶液　取本品适量，精密称定，加流动相溶解并定量稀释制成每 1ml 中约含法罗培南 0.25mg 的溶液。

对照品溶液　取法罗培南对照品适量，精密称定，加流动相溶解并定量稀释制成每 1ml 中约含法罗培南 0.25mg 的溶液。

系统适用性溶液　见有关物质Ⅰ项下。

色谱条件　用十八烷基硅烷键合硅胶为填充剂；以磷酸盐缓冲液(取磷酸二氢钾 4.8g、磷酸氢二钠 5.4g 与溴化四丁基铵 1.0g，加水溶解并稀释至 1000ml，摇匀)-乙腈(85∶15)为流动相；流速为每分钟 1.0ml；柱温为 40℃；检测波长为 305nm；进样体积 20μl。

系统适用性要求　系统适用性溶液色谱图中，法罗培南峰与杂质Ⅰ峰间的分离度应符合要求。

测定法　精密量取供试品溶液与对照品溶液，分别注入液相色谱仪，记录色谱图。按外标法以峰面积计算供试品中 $C_{12}H_{15}NO_5S$ 的含量。

【类别】　*β*-内酰胺类抗生素。

【贮藏】　遮光、密封，在凉暗处保存。

附：

杂质Ⅰ(法罗培南 *S* 异构体)

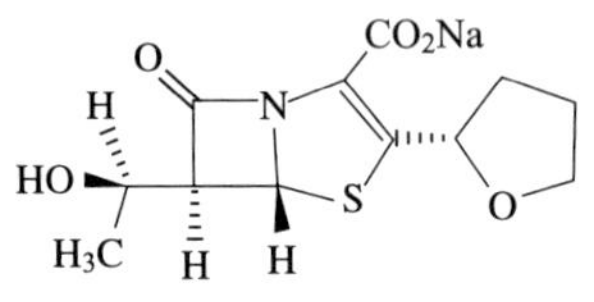

$C_{12}H_{14}NNaO_5S$　307.29

(5*R*,6*S*)-6-[(1*R*)-1-羟基乙基]-7-氧代-3-[(2*S*)-四氢呋喃-2-基]-4-硫杂-1-氮杂双环[3.2.0]庚-2-烯-2-羧酸钠盐

法 莫 替 丁

Famotiding

Famotidine

$C_8H_{15}N_7O_2S_3$　337.45

本品为[1-氨基-3-[[[2-[(二氨基亚甲基)氨基]-4-噻唑基]甲基]硫基]亚丙基]硫酰胺。按干燥品计算，含 $C_8H_{15}N_7O_2S_3$ 不得少于 98.0%。

【性状】 本品为白色或类白色的结晶性粉末；遇光色变深。

本品在甲醇中微溶，在丙酮中极微溶解，在水或三氯甲烷中几乎不溶；在冰醋酸中易溶。

熔点 本品的熔点(通则 0612 第一法)为 160～165℃，熔融时同时分解。

【鉴别】 (1)取本品，加 pH 4.5 磷酸二氢钾缓冲液(取磷酸二氢钾 13.6g，加水溶解并稀释至 1000ml，调节 pH 值至 4.5)，制成每 1ml 中含 15μg 的溶液，照紫外-可见分光光度法(通则 0401)测定，在 266nm 的波长处有最大吸收，吸光度为 0.45～0.48。

(2)本品的红外光吸收图谱应与对照的图谱(光谱集 781 图)一致。

【检查】 **酸性溶液的澄清度与颜色** 取本品 0.50g，加盐酸溶液(4.5→100)10ml 使溶解，溶液应澄清无色；如显色，与黄色 2 号标准比色液(通则 0901 第一法)比较，不得更深。

有关物质 照高效液相色谱法(通则 0512)测定。

溶剂 取磷酸二氢钠 13.6g，置 900ml 水中，用 1mol/L 氢氧化钠溶液调节 pH 值至 7.0±0.1，加水至 1000ml，混匀，取 930ml 与乙腈 70ml 混合。

供试品溶液 取本品，加甲醇适量溶解，用溶剂稀释制成每 1ml 中约含法莫替丁 0.5mg 的溶液。

对照溶液 精密量取供试品溶液适量，用溶剂定量稀释制成每 1ml 中约含 5μg 的溶液。

系统适用性溶液 取法莫替丁约 25mg，加乙腈 2ml、溶剂 2ml 使溶解，加 0.5mol/L 盐酸溶液 3ml，40℃水浴加热 5 分钟，加 0.5mol/L 氢氧化钠溶液 3ml，再加 1mol/L 氢氧化钠溶液 5ml，60℃水浴加热 5 分钟，加 1mol/L 盐酸溶液 5ml，用溶剂稀释制成每 1ml 中约含 0.5mg 的溶液。

色谱条件 用十八烷基硅烷键合硅胶为填充剂(Kromasil C18，4.6mm×250mm，5μm 或效能相当的色谱柱)；以醋酸盐缓冲液(取醋酸钠 13.6g，置 900ml 水中，用冰醋酸调节 pH 值至 6.0±1.0，加水至 1000ml)-乙腈(93∶7)为流动相 A，以乙腈为流动相 B，按下表进行梯度洗脱，流速为每分钟 1.5ml；检测波长为 270nm；柱温为 35℃；进样体积 20μl。

时间(分钟)	流动相 A(%)	流动相 B(%)
0	100	0
15	100	0
42	52	48
43	100	0
48	100	0

系统适用性要求 调节流动相比例，使系统适用性溶液色谱图中法莫替丁色谱峰的保留时间约为 10 分钟，杂质Ⅰ峰与杂质Ⅱ峰相对法莫替丁峰的保留时间约为 0.7 与 1.2。理论板数按法莫替丁峰计算不低于 5000。法莫替丁峰与相邻杂质峰之间的分离度应符合要求。

测定法 精密量取供试品溶液与对照溶液，分别注入液相色谱仪，记录色谱图。

限度 供试品溶液色谱图中如有杂质峰，单个杂质峰面积不得大于对照溶液主峰面积的 0.3 倍(0.3%)，各杂质峰面积的和不得大于对照溶液主峰面积(1.0%)。

干燥失重 取本品，在 105℃干燥至恒重，减失重量不得过 0.5%(通则 0831)。

炽灼残渣 取本品 1.0g，依法检查(通则 0841)，遗留残渣不得过 0.1%。

重金属 取炽灼残渣项下遗留的残渣，依法检查(通则 0821 第二法)，含重金属不得过百万分之十。

【含量测定】 取本品约 0.12g，精密称定，加冰醋酸 20ml 与醋酐 5ml 溶解后，加结晶紫指示液 1 滴，用高氯酸滴定液(0.1mol/L)滴定至溶液显绿色，并将滴定的结果用空白试验校正。每 1ml 高氯酸滴定液(0.1mol/L)相当于 16.87mg 的 $C_8H_{15}N_7O_2S_3$。

【类别】 H_2 受体拮抗药。

【贮藏】 遮光，密封保存。

【制剂】 (1)法莫替丁片 (2)法莫替丁注射液 (3)法莫替丁胶囊 (4)法莫替丁颗粒 (5)注射用法莫替丁

附：

杂质Ⅰ

$C_8H_{14}N_6O_3S_3$　338

[N′-[3-[[[2-(二氨基亚甲基)氨基]-4-噻唑基]甲基]硫基]丙酰基]硫酰胺

杂质Ⅱ

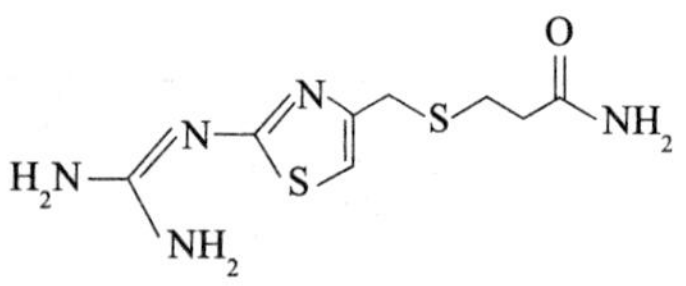

$C_8H_{13}N_5OS_2$　259

3-[[[2-[(二氨基亚甲基)氨基]-4-噻唑基]甲基]硫基]丙酰胺

法莫替丁片

Famotiding Pian

Famotidine Tablets

本品含法莫替丁($C_8H_{15}N_7O_2S_3$)应为标示量的90.0%～110.0%。

【性状】 本品为白色片、糖衣片或薄膜衣片，除去包衣后，显白色或类白色。

【鉴别】 (1)在含量测定项下记录的色谱图中，供试品溶液主峰的保留时间应与对照品溶液主峰的保留时间一致。

(2)取含量均匀度项下的溶液，照紫外-可见分光光度法(通则 0401)测定，在 266nm 波长处有最大吸收。

【检查】 **有关物质** 照高效液相色谱法(通则 0512)测定。

供试品溶液　取本品 20 片，精密称定，研细，精密称取适量(约相当于法莫替丁 25mg)，置 50ml 量瓶中，加甲醇适量，置冷水浴中超声使法莫替丁溶解，放冷，用溶剂稀释至刻度，摇匀，滤过，取续滤液。

对照溶液　精密量取供试品溶液适量，用溶剂定量稀释制成每 1ml 中约含 5μg 的溶液。

溶剂、系统适用性溶液、色谱条件、系统适用性要求与测定法　见法莫替丁有关物质项下。

限度　供试品溶液色谱图中如有杂质峰，单个杂质峰面积不得大于对照溶液主峰面积(1.0%)，各杂质峰面积的和不得大于对照溶液主峰面积的 2 倍(2.0%)。

含量均匀度　取本品 1 片，置 100ml 量瓶中，加 pH 4.5 磷酸盐缓冲液(取磷酸二氢钾 13.6g，加水适量使溶解并稀释至 1000ml，摇匀，调节 pH 值至 4.5)40ml，振摇使溶解，用 pH 4.5磷酸盐缓冲液稀释至刻度，摇匀，滤过，精密量取续滤液适量，用 pH 4.5 磷酸盐缓冲液定量稀释制成每 1ml 中含法莫替丁 10μg 的溶液，作为供试品溶液，照紫外-可见分光光度法(通则 0401)，在 266nm 的波长处测定吸光度；另精密称取法莫替丁对照品适量，加 pH 4.5 磷酸盐缓冲液溶解并定量稀释制成每 1ml 中含 10μg 的溶液，同法测定，计算含量，应符合规定(通则 0941)。

溶出度　照溶出度与释放度测定法(通则 0931 第一法)测定。

溶出条件　以 pH 4.5 磷酸盐缓冲液 900ml 为溶出介质，转速为每分钟 100 转，依法操作，经 30 分钟时取样。

供试品溶液　取溶出液滤过，精密量取续滤液适量，用溶出介质定量稀释制成每 1ml 中约含法莫替丁 10μg 的溶液。

对照品溶液　取法莫替丁对照品适量，精密称定，加溶出介质溶解并定量稀释制成每 1ml 中约含 10μg 的溶液。

测定法　取供试品溶液与对照品溶液，照紫外-可见分光光度法(通则 0401)，在 266nm 的波长处分别测定吸光度，计算每片的溶出量。

限度　标示量的 80%，应符合规定。

其他　应符合片剂项下有关的各项规定(通则 0101)。

【含量测定】 照高效液相色谱法(通则 0512)测定。

供试品溶液　精密量取有关物质项下的供试品溶液 5ml，置 50ml 量瓶中，用溶剂稀释至刻度，摇匀。

对照品溶液　取法莫替丁对照品适量，精密称定，加甲醇适量使溶解，用溶剂定量稀释制成每 1ml 中约含 0.05mg 的溶液。

色谱条件　用十八烷基硅烷键合硅胶为填充剂(Kromasil C18，4.6mm×250mm，5μm 或效能相当的色谱柱)；以有关物质项下的流动相 A 为流动相，流速为每分钟 1.5ml；检测波长为 270nm；柱温为 35℃；进样体积 20μl。

溶剂、系统适用性溶液与系统适用性要求　见有关物质项下。

测定法　精密量取供试品溶液与对照品溶液，分别注入液相色谱仪，记录色谱图。按外标法以峰面积计算。

【类别】 同法莫替丁。

【规格】 (1)10mg　(2)20mg

【贮藏】 遮光，密封保存。

法莫替丁注射液

Famotiding Zhusheye

Famotidine Injection

本品为法莫替丁的灭菌水溶液，含法莫替丁($C_8H_{15}N_7O_2S_3$)应为标示量的 90.0%～110.0%。

【性状】 本品为无色至微黄色的澄明液体。

【鉴别】 在含量测定项下记录的色谱图中，供试品溶液主峰的保留时间应与对照品溶液主峰的保留时间一致。

【检查】 **pH 值**　应为 5.0～6.0(通则 0631)。

颜色　取本品，依法检查(通则 0901 第一法)，与黄色 3 号标准比色液比较，不得更深。

有关物质　照高效液相色谱法(通则 0512)测定。

供试品溶液　取本品适量，用溶剂稀释制成每 1ml 中约含法莫替丁 0.5mg 的溶液。

对照溶液　精密量取供试品溶液适量，用溶剂定量稀释制成每 1ml 中约含 5μg 的溶液。

溶剂、系统适用性溶液、色谱条件、系统适用性要求与测定法　见法莫替丁有关物质项下。

限度　供试品溶液色谱图中如有杂质峰，单个杂质峰面积不得大于对照溶液主峰面积的 2.5 倍(2.5%)，各杂质峰面积的和不得大于对照溶液主峰面积的 5 倍(5.0%)。

细菌内毒素　取本品，依法检查(通则 1143)，每 1mg 法莫替丁中含内毒素的量应小于 7.5EU。

无菌　取本品，经薄膜过滤法处理，用 0.1%蛋白胨水溶液冲洗(每膜不少于 100ml)，以金黄色葡萄球菌为阳性对照菌，依法检查(通则 1101)，应符合规定。

其他　应符合注射剂项下有关的各项规定(通则 0102)。

【含量测定】　照高效液相色谱法(通则 0512)测定。

供试品溶液　精密量取本品 5ml，置 100ml 量瓶中，用溶剂稀释至刻度，摇匀，精密量取 5ml，置 50ml 量瓶中，用溶剂稀释至刻度，摇匀。

对照品溶液　取法莫替丁对照品适量，精密称定，加甲醇适量使溶解，用溶剂定量稀释制成每 1ml 中约含 0.05mg 的溶液。

色谱条件　用十八烷基硅烷键合硅胶为填充剂(Kromasil C18，4.6mm×250mm，5μm 或效能相当的色谱柱)；以有关物质项下的流动相 A 为流动相；流速为每分钟 1.5ml；检测波长为 270nm；柱温为 35℃；进样体积 20μl。

溶剂、系统适用性溶液与系统适用性要求　见有关物质项下。

测定法　精密量取供试品溶液与对照品溶液，分别注入液相色谱仪，记录色谱图。按外标法以峰面积计算。

【类别】　同法莫替丁。

【规格】　2ml∶20mg

【贮藏】　冷处，遮光，密闭保存。

法莫替丁胶囊

Famotiding Jiaonang

Famotidine Capsules

本品含法莫替丁($C_8H_{15}N_7O_2S_3$)应为标示量的90.0%～110.0%。

【性状】　本品内容物为白色或类白色粉末。

【鉴别】　(1)在含量测定项下记录的色谱图中，供试品溶液主峰的保留时间应与对照品溶液主峰的保留时间一致。

(2)取溶出度项下的溶液，照紫外-可见分光光度法(通则 0401)测定，在 266nm 波长处有最大吸收。

【检查】　**有关物质**　照高效液相色谱法(通则 0512)测定。

供试品溶液　取本品 20 粒，精密称定，计算平均装量。取内容物，混匀，精密称取适量(约相当于法莫替丁 25mg)，置 50ml 量瓶中，加甲醇适量，置冷水浴中超声使法莫替丁溶解，放冷，用溶剂稀释至刻度，摇匀，滤过，取续滤液。

对照溶液　精密量取供试品溶液适量，用溶剂定量稀释制成每 1ml 中约含 5μg 的溶液。

溶剂、系统适用性溶液、色谱条件、系统适用性要求与测定法　见法莫替丁有关物质项下。

限度　供试品溶液色谱图中如有杂质峰，单个杂质峰面积不得大于对照溶液主峰面积(1.0%)，各杂质峰面积的和不得大于对照溶液主峰面积的 2 倍(2.0%)。

含量均匀度　取本品 1 粒，将内容物倾入 100ml 量瓶中，用少量 pH 4.5 磷酸盐缓冲液(取磷酸二氢钾 13.6g，加水适量使溶解并稀释至 1000ml，摇匀，调节 pH 值至 4.5)洗涤囊壳，洗液并入量瓶中，加 pH 4.5 磷酸盐缓冲液 40ml，振摇使溶解，用 pH 4.5 磷酸盐缓冲液稀释至刻度，摇匀，滤过，精密量取续滤液适量，用 pH 4.5 磷酸盐缓冲液定量稀释制成每 1ml 中含法莫替丁 10μg 的溶液，照紫外-可见分光光度法(通则 0401)，在 266nm 的波长处测定吸光度；另取法莫替丁对照品适量，精密称定，加 pH 4.5 磷酸盐缓冲液溶解并定量稀释制成每 1ml 中含 10μg 的溶液，同法测定，计算含量，应符合规定(通则 0941)。

溶出度　照溶出度与释放度测定法(通则 0931 第一法)测定。

溶出条件　以 pH 4.5 磷酸盐缓冲液 900ml 为溶出介质，转速为每分钟 50 转，依法操作，经 30 分钟时取样。

供试品溶液　取溶出液滤过，精密量取续滤液适量，用溶出介质定量稀释制成每 1ml 中约含法莫替丁 10μg 的溶液。

对照品溶液　取法莫替丁对照品适量，精密称定，加溶出介质溶解并定量稀释制成每 1ml 中约含 10μg 的溶液。

测定法　取供试品溶液与对照品溶液，照紫外-可见分光光度法(通则 0401)，在 266nm 的波长处分别测定吸光度，计算每粒的溶出量。

限度　标示量的 80%，应符合规定。

其他　应符合胶囊剂项下有关的各项规定(通则 0103)。

【含量测定】　照高效液相色谱法(通则 0512)测定。

供试品溶液　精密量取有关物质项下的供试品溶液 5ml，置 50ml 量瓶中，用溶剂稀释至刻度，摇匀。

对照品溶液　取法莫替丁对照品适量，精密称定，加甲醇适量使溶解，用溶剂定量稀释制成每 1ml 中约含 0.05mg 的溶液。

色谱条件　用十八烷基硅烷键合硅胶为填充剂(Kromasil C18，4.6mm×250mm，5μm 或效能相当的色谱柱)；以有关物质项下的流动相 A 为流动相；流速为每分钟 1.5ml；检测波长为 270nm；柱温为 35℃；进样体积 20μl。

溶剂、系统适用性溶液与系统适用性要求　见有关物质项下。

测定法　精密量取供试品溶液与对照品溶液，分别注入液相色谱仪，记录色谱图。按外标法以峰面积计算。

【类别】　同法莫替丁。

【规格】　20mg

【贮藏】　遮光，密封保存。

法莫替丁颗粒

Famotiding Keli

Famotidine Granules

本品含法莫替丁($C_8H_{15}N_7O_2S_3$)应为标示量的90.0%～110.0%。

【性状】　本品为白色或类白色的颗粒；味甜。

【鉴别】　(1)在含量测定项下记录的色谱图中，供试品溶液主峰的保留时间应与对照品溶液主峰的保留时间一致。

(2)取含量均匀度项下的供试品溶液，照紫外-可见分光光度法(通则 0401)测定，在 266nm 波长处有最大吸收。

【检查】　**有关物质**　照高效液相色谱法(通则 0512)测定。

供试品溶液　取本品 10 袋，精密称定，计算平均装量，取内容物研细，精密称取适量(约相当于法莫替丁 25mg)，置 50ml 量瓶中，加甲醇适量，置冷水浴中超声使法莫替丁溶解，放冷，用溶剂定量稀释至刻度，摇匀，滤过，取续滤液。

对照溶液　精密量取供试品溶液适量，用溶剂定量稀释制成每 1ml 中约含 5μg 的溶液。

溶剂、系统适用性溶液、色谱条件、系统适用性要求与测定法　见法莫替丁有关物质项下。

限度　供试品溶液色谱图中如有杂质峰，单个杂质峰面积不得大于对照溶液主峰面积(1.0%)，各杂质峰面积的和不得大于对照溶液主峰面积的 2 倍(2.0%)。

含量均匀度　取本品 1 袋，置 100ml 量瓶中，加 pH 4.5 磷酸盐缓冲液(取磷酸二氢钾 13.6g，加水适量使溶解并稀释至 1000ml，摇匀，调节 pH 值至 4.5)40ml，充分振摇使法莫替丁溶解，用 pH 4.5 磷酸盐缓冲液稀释至刻度，摇匀，滤过，精密量取适量，用 pH 4.5 磷酸盐缓冲液定量稀释制成每 1ml 中含法莫替丁 10μg 的溶液，作为供试品溶液，照紫外-可见分光光度法(通则 0401)，在 266nm 的波长处测定吸光度；另精密称取法莫替丁对照品适量，加 pH 4.5 磷酸盐缓冲液溶解并定量稀释制成每 1ml 中含 10μg 的溶液，同法测定，计算每袋含量，应符合规定(通则 0941)。

溶出度　照溶出度与释放度测定法(通则 0931 第一法)测定。

溶出条件　以 pH 4.5 磷酸盐缓冲液 900ml 为溶出介质，转速为每分钟 100 转，依法操作，经 20 分钟时取样。

供试品溶液　取溶出液滤过，精密量取续滤液 5ml，置 10ml 量瓶中，用溶出介质稀释至刻度，摇匀。

对照品溶液　取法莫替丁对照品适量，精密称定，加溶出介质溶解并定量稀释制成每 1ml 中含 10μg 的溶液。

测定法　取供试品溶液与对照品溶液，照紫外-可见分光光度法(通则 0401)，在 266nm 的波长处分别测定吸光度，计算每袋的溶出量。

限度　标示量的 85%，应符合规定。

其他　应符合颗粒剂项下有关的各项规定(通则 0104)。

【含量测定】　照高效液相色谱法(通则 0512)测定。

供试品溶液　精密量取有关物质项下的供试品溶液 5ml，置 50ml 量瓶中，用溶剂稀释至刻度，摇匀。

对照品溶液　取法莫替丁对照品适量，精密称定，加甲醇适量溶解后，用溶剂定量稀释制成每 1ml 中约含 0.05mg 的溶液。

色谱条件　用十八烷基硅烷键合硅胶为填充剂(Kromasil C18，4.6mm×250mm，5μm 或效能相当的色谱柱)；以有关物质项下的流动相 A 为流动相；流速为每分钟 1.5ml；检测波长为 270nm；柱温为 35℃；进样体积 20μl。

溶剂、系统适用性溶液与系统适用性要求　见有关物质项下。

测定法　精密量取供试品溶液与对照品溶液，分别注入液相色谱仪，记录色谱图。按外标法以峰面积计算。

【类别】　同法莫替丁。

【规格】　20mg

【贮藏】　遮光，密封保存。

注射用法莫替丁

Zhusheyong Famotiding

Famotidine for Injection

本品为法莫替丁的无菌冻干品。按平均装量计算，含法莫替丁($C_8H_{15}N_7O_2S_3$)应为标示量的 90.0%～110.0%。

【性状】　本品为白色疏松块状物或粉末。

【鉴别】　在含量测定项下记录的色谱图中，供试品溶液主峰的保留时间应与对照品溶液主峰的保留时间一致。

【检查】　**溶液的澄清度与颜色**　取本品 5 支，分别加水 2ml 使溶解，溶液均应澄清无色。

酸度　取本品 1 支，加水 20ml，振摇使溶解，依法测定(通则 0631)，pH 值应为 4.5～6.0。

有关物质　照高效液相色谱法(通则 0512)测定。

供试品溶液　取装量差异项下内容物，混匀，精密称取适量(约相当于法莫替丁 25mg)，置 50ml 量瓶中，加甲醇适量，振摇使溶解，用溶剂稀释至刻度，摇匀，滤过，取续滤液。

对照溶液　精密量取供试品溶液适量，用溶剂定量稀释制成每1ml中约含法莫替丁5μg的溶液。

溶剂、系统适用性溶液、色谱条件、系统适用性要求与测定法　见法莫替丁有关物质项下。

限度　供试品溶液色谱图中如有杂质峰，单个杂质峰面积不得大于对照溶液主峰面积(1.0%)，各杂质峰面积的和不得大于对照溶液主峰面积的1.5倍(1.5%)。

干燥失重　取本品约0.3g，精密称定，在80℃减压干燥至恒重，减失重量不得过2.0%(通则0831)。

细菌内毒素　取本品，依法检查(通则1143)，每1mg法莫替丁中含内毒素的量应小于5.0EU。

无菌　取本品，用0.9%无菌氯化钠溶液溶解，经薄膜过滤法处理，用0.1%蛋白胨溶液冲洗(每膜不少于100ml)，以金黄色葡萄球菌为阳性对照菌，依法检查(通则1101)，应符合规定。

其他　应符合注射剂项下有关的各项规定(通则0102)。

【含量测定】　照高效液相色谱法(通则0512)测定。

供试品溶液　精密量取有关物质项下的供试品溶液5ml，置50ml量瓶中，用溶剂稀释至刻度，摇匀。

对照品溶液　取法莫替丁对照品适量，精密称定，加甲醇适量使溶解，用溶剂定量稀释制成每1ml中约含0.05mg的溶液。

色谱条件　用十八烷基硅烷键合硅胶为填充剂(Kromasil C18，4.6mm×250mm，5μm或效能相当的色谱柱)；以有关物质项下的流动相A为流动相，流速为每分钟1.5ml；检测波长为270nm；柱温为35℃；进样体积20μl。

溶剂、系统适用性溶液与系统适用性要求　见有关物质项下。

测定法　精密量取供试品溶液与对照品溶液，分别注入液相色谱仪，记录色谱图。按外标法以峰面积计算。

【类别】　同法莫替丁。

【规格】　20mg

【贮藏】　遮光，密闭保存。

注 射 用 水

Zhusheyong Shui

Water for Injection

本品为纯化水经蒸馏所得的水。

【性状】　本品为无色的澄明液体；无臭。

【检查】　**pH值**　取本品100ml，加饱和氯化钾溶液0.3ml，依法测定(通则0631)，pH值应为5.0～7.0。

氨　取本品50ml，照纯化水项下的方法检查，其中对照用氯化铵溶液改为1.0ml，应符合规定(0.000 02%)。

硝酸盐与亚硝酸盐、电导率、总有机碳、不挥发物与重金属　照纯化水项下的方法检查，应符合规定。

细菌内毒素　取本品，依法检查(通则1143)，每1ml中含内毒素的量应小于0.25EU。

微生物限度　取本品不少于100ml，经薄膜过滤法处理，采用R2A琼脂培养基，30～35℃培养不少于5天，依法检查(通则1105)，100ml供试品中需氧菌总数不得过10cfu。

R2A琼脂培养基处方、制备及适用性检查试验　照纯化水项下的方法检查，应符合规定。

【类别】　溶剂。

【贮藏】　密闭保存。

灭菌注射用水

Miejun Zhusheyong Shui

Sterile Water for Injection

本品为注射用水照注射剂生产工艺制备所得。

【性状】　本品为无色的澄明液体；无臭。

【检查】　**pH值**　取本品100ml，加饱和氯化钾溶液0.3ml，依法测定(通则0631)，pH值应为5.0～7.0。

氯化物、硫酸盐与钙盐　取本品，分置三支试管中，每管各50ml，第一管中加硝酸5滴与硝酸银试液1ml，第二管中加氯化钡试液5ml，第三管中加草酸铵试液2ml，均不得发生浑浊。

二氧化碳　取本品25ml，置50ml具塞量筒中，加氢氧化钙试液25ml，密塞振摇，放置，1小时内不得发生浑浊。

易氧化物　取本品100ml，加稀硫酸10ml，煮沸后，加高锰酸钾滴定液(0.02mol/L)0.10ml，再煮沸10分钟，粉红色不得完全消失。

硝酸盐与亚硝酸盐、氨、电导率、不挥发物、重金属与细菌内毒素　照注射用水项下的方法检查，应符合规定。

其他　应符合注射剂项下有关的各项规定(通则0102)。

【类别】　溶剂、冲洗剂。

【规格】　(1)1ml　(2)2ml　(3)3ml　(4)5ml　(5)10ml　(6)20ml　(7)50ml　(8)500ml　(9)1000ml　(10)3000ml(冲洗用)

【贮藏】　密闭保存。

注射用维库溴铵

Zhusheyong Weikuxiu'an

Vecuronium Bromide for Injection

本品为维库溴铵的无菌冻干品。含维库溴铵($C_{34}H_{57}BrN_2O_4$)应为标示量的90.0%～110.0%。

【性状】 本品为白色或类白色疏松状物。

【鉴别】 (1)取本品约 10mg,加水 2ml 溶解后,加 1,2-二氯乙烷 1ml 与甲基橙指示液 1 滴,振摇,分离,用硫酸酸化有机层,即显红色。

(2)取本品约 10mg,加水 10ml 溶解后,滴加硝酸银试液,即生成淡黄色凝乳状沉淀,分离,沉淀能在氨试液中微溶,但在硝酸中几乎不溶。

【检查】 **溶液的澄清度** 取本品 5 瓶,各加水 1ml,2 分钟内应溶解,10 分钟内应澄清。

酸度 取本品,加水溶解制成每 1ml 中含维库溴铵 4.0mg 的溶液,依法测定(通则 0631),pH 值应为 3.8～4.2。

干燥失重 取本品约 0.15g(称样环境相对湿度不得过 40%),在 105℃干燥 4 小时,减失重量不得过 4.0%(通则 0831)。

含量均匀度 以含量测定项下测得的每瓶含量计算,应符合规定(通则 0941)。

细菌内毒素 取本品 1 瓶,加 1ml 细菌内毒素检查用水溶解后,用盐酸三羟甲基氨基甲烷缓冲液(pH 7.2)(取盐酸三羟甲基氨基甲烷 15.8g,加细菌内毒素检查用水适量使溶解并稀释至 100ml,摇匀,作为溶液Ⅰ;取三羟甲基氨基甲烷 1.2g,加细菌内毒素检查用水适量使溶解并稀释至 10ml,摇匀,作为溶液Ⅱ。取溶液Ⅰ100ml 与溶液Ⅱ10ml,加细菌内毒素检查用水至 550ml,摇匀,用 0.1mol/L 盐酸溶液或 0.1mol/L 氢氧化钠溶液调节 pH 值至 7.2,用无热原的输液瓶分装,加塞压盖后 121℃灭菌 15 分钟。)适量稀释,依法检查(通则 1143),每 1mg 维库溴铵中含内毒素的量应小于 4.0EU。

无菌 取本品,分别加灭菌水溶解制成每 1ml 中含维库溴铵 2mg 的溶液,依法检查(通则 1101),应符合规定。

其他 应符合注射剂项下有关的各项规定(通则 0102)。

【含量测定】 照高效液相色谱法(通则 0512)测定。

供试品溶液 取本品 10 瓶,分别精密加入 0.01mol/L 盐酸溶液 2ml,超声使维库溴铵溶解。

对照品溶液 取维库溴铵对照品,精密称定,加 0.01mol/L 盐酸溶液溶解并定量稀释制成每 1ml 中约含 2mg 的溶液。

色谱条件 用十八烷基硅烷键合硅胶为填充剂;以甲醇-氯化铵溶液(取氯化铵 1.6g 与浓氨溶液 8ml,加 0.25mol/L 高氯酸溶液溶解并稀释至 200ml,混匀)(800∶200)为流动相;检测波长为 210nm;进样体积 10μl。

系统适用性要求 理论板数按维库溴铵峰计算不低于 3000,维库溴铵峰与相邻杂质峰的分离度应符合要求。

测定法 取供试品溶液与对照品溶液,分别注入液相色谱仪,记录色谱图。按外标法以峰面积计算每瓶的含量,并求得 10 瓶的平均含量。

【类别】 肌松药。

【规格】 4mg

【贮藏】 密闭,在阴凉处保存。

注射用硫喷妥钠

Zhusheyong Liupentuona

Thiopental Sodium for Injection

本品为硫喷妥钠 100 份与无水碳酸钠 6 份混合的无菌粉末。按平均装量计算,含硫喷妥钠($C_{11}H_{17}N_2NaO_2S$)应为标示量的 93.0%～107.0%。

【性状】 本品为淡黄色粉末。

【鉴别】 (1)取本品约 0.5g,加水 10ml 使硫喷妥钠溶解,加过量的稀盐酸,即生成白色沉淀;滤过,沉淀用水洗净,在 105℃干燥后,依法测定(通则 0612),熔点为 157～161℃。

(2)取本品约 0.1g,加吡啶溶液(1→10)10ml 使硫喷妥钠溶解,加铜吡啶试液 1ml,振摇,放置 1 分钟,即生成绿色沉淀。

(3)取本品约 0.2g,加氢氧化钠试液 5ml 与醋酸铅试液 2ml,生成白色沉淀;加热后,沉淀变为黑色。

(4)取本品,炽灼后,显钠盐的火焰反应(通则 0301)。

【检查】 **碱度** 取本品 0.5g,加水 10ml 溶解后,依法测定(通则 0631),pH 值应为 9.5～11.2。

溶液的澄清度 取本品 1.0g,加水 10ml 溶解后,溶液应澄清。

硫酸盐 取本品 0.30g,加水 23ml 溶解后,加稀盐酸 7ml,搅拌,滤过,取续滤液 10ml,加水使成 45ml,依法检查(通则 0802),与标准硫酸钾溶液 1.0ml 制成的对照液比较,不得更浓(0.10%)。

有关物质 照薄层色谱法(通则 0502)试验。

供试品溶液　取本品适量,加水溶解并稀释制成每 1ml 中约含硫喷妥钠 10mg 的溶液。

对照溶液　精密量取供试品溶液 1ml,置 200ml 量瓶中,用水稀释至刻度,摇匀。

色谱条件　采用硅胶 GF_{254} 薄层板,以 13.5mol/L 氨溶液-乙醇-三氯甲烷(5∶15∶80)的下层溶液为展开剂。

测定法　吸取供试品溶液与对照溶液各 20μl,分别点于同一薄层板上,展开,晾干,立即在紫外光灯(254nm)下检视。

限度　供试品溶液如显杂质斑点(除原点外),与对照溶液的主斑点比较,不得更深。

干燥失重 取本品,在 80℃减压干燥 4 小时,减失重量不得过 2.0%(通则 0831)。

细菌内毒素 取本品,依法检查(通则 1143),每 1mg 硫喷妥钠中内毒素的量应小于 0.50EU。

无菌 取本品,分别加灭菌水制成每 1ml 中含 10mg 的溶液,依法检查(通则 1101),应符合规定。

其他 应符合注射剂项下有关的各项规定(通则 0102)。

【含量测定】 照紫外-可见分光光度法(通则 0401)测定。

供试品溶液 取装量差异项下的内容物,混合均匀,精密称取适量(约相当于硫喷妥钠 0.25g),置 500ml 量瓶中,加水使硫喷妥钠溶解并稀释至刻度,摇匀,精密量取适量,用 0.4%氢氧化钠溶液定量稀释制成每 1ml 中约含 5μg 的溶液。

对照品溶液　取硫喷妥对照品,精密称定,用 0.4%氢氧化钠溶液溶解并定量稀释制成每 1ml 中约含 5μg 的溶液。

测定法　取供试品溶液与对照品溶液,在 304nm 的波长处分别测定吸光度,根据每支的平均装量计算。每 1mg 硫喷妥相当于 1.091mg 的 $C_{11}H_{17}N_2NaO_2S$。

【类别】　静脉麻醉药。

【规格】　按 $C_{11}H_{17}N_2NaO_2S$ 计　(1)0.5g　(2)1g

【贮藏】　遮光,密封保存。

泮托拉唑钠

Pantuolazuona

Pantoprazole Sodium

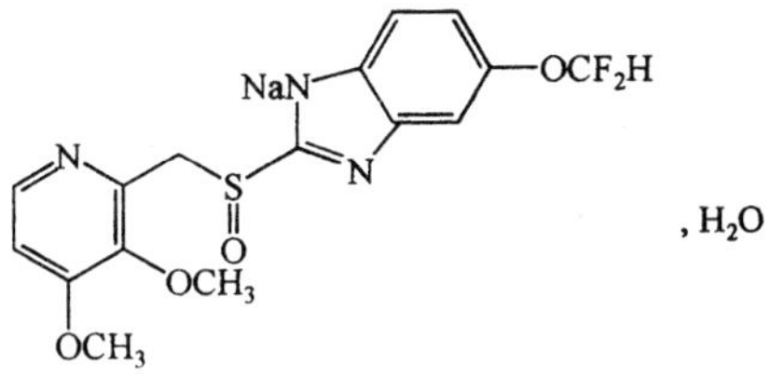

$C_{16}H_{14}F_2N_3NaO_4S \cdot H_2O$　423.38

本品为 5-二氟甲氧基-2-[[(3,4-二甲氧基-2-吡啶基)甲基]亚磺酰基]-1*H*-苯并咪唑钠一水合物。按无水与无溶剂物计算,含 $C_{16}H_{14}F_2N_3NaO_4S$ 应为 98.0%～102.0%。

【性状】　本品为白色或类白色结晶性粉末。

本品在水或甲醇中易溶,在三氯甲烷或乙醚中几乎不溶。

【鉴别】　(1)取本品 10mg,加水 20ml 使溶解,取 2ml,加稀盐酸 5 滴,再滴加硅钨酸试液 1ml,即产生白色絮状沉淀。

(2)取本品,加乙醇制成每 1ml 中约含 15μg 的溶液,照紫外-可见分光光度法(通则 0401)测定,在 292nm 的波长处有最大吸收,在 250nm 的波长处有最小吸收。

(3)本品的红外光吸收图谱应与对照的图谱(光谱集 1083 图)一致。

(4)本品显钠盐鉴别(1)的反应(通则 0301)。

【检查】　**旋光度**　取本品约 0.2g,精密称定,置烧杯中,加水 10ml 使溶解,用 0.2mol/L 氢氧化钠溶液调节 pH 值至 11.5～12.0,用水转移至 20ml 量瓶中,用水稀释至刻度,摇匀,依法测定(通则 0621),旋光度应为－0.4°至＋0.4°。

碱度　取本品,加水制成每 1ml 中含 20mg 的溶液,依法测定(通则 0631),pH 值应为 9.5～11.0。

溶液的澄清度与颜色　取本品 0.20g,加水 10ml 溶解后,溶液应澄清无色;如显色,与黄色 2 号标准比色液(通则 0901 第一法)比较,不得更深。

有关物质　照高效液相色谱法(通则 0512)测定。临用新制。

溶剂　0.001mol/L 氢氧化钠溶液-乙腈(1∶1)。

供试品溶液　取本品,加溶剂溶解并稀释制成每 1ml 中约含 0.4mg 的溶液。

对照溶液　精密量取供试品溶液 1ml,置 200ml 量瓶中,用溶剂稀释至刻度,摇匀。

系统适用性溶液　取泮托拉唑钠约 8mg,置 10ml 量瓶中,加 0.3%过氧化氢溶液 1ml 使溶解,用溶剂稀释至刻度,摇匀。

色谱条件　用十八烷基硅烷键合硅胶为填充剂(Kromasil C18,4.6mm×250mm,5μm 或效能相当的色谱柱);以 0.01mol/L 磷酸氢二钾溶液(用磷酸调节 pH 值至 7.0)为流动相 A,以乙腈为流动相 B,按下表进行梯度洗脱;检测波长为 289nm;柱温为 40℃;进样体积 20μl。

时间(分钟)	流动相 A(%)	流动相 B(%)
0	90	10
30	60	40
45	15	85

系统适用性要求　系统适用性溶液色谱图中,泮托拉唑钠峰与氧化降解产物峰(相对保留时间约为 0.9)间的分离度应大于 2.0。

测定法　精密量取供试品溶液与对照溶液,分别注入液相色谱仪,记录色谱图。

限度　供试品溶液色谱图中如有杂质峰,单个杂质峰面积不得大于对照溶液主峰面积的 0.4 倍(0.2%);各杂质峰面积的和不得大于对照溶液主峰面积(0.5%),小于对照溶液主峰面积 0.1 倍的色谱峰忽略不计。

残留溶剂　照残留溶剂测定法(通则 0861 第二法)测定。

供试品溶液　取本品 0.2g,精密称定,置顶空瓶中,精密加水 2ml 使溶解,密封。

对照品溶液　取甲苯与丙酮适量,精密称定,用水定量稀释制成每 1ml 中约含甲苯 90μg 与丙酮 500μg 的混合溶液(甲苯不溶于水,可先用适量 *N*,*N*-二甲基甲酰胺溶解后再分散于溶液中),精密量取 2ml 置顶空瓶中,密封。

色谱条件　以 5%苯基-95%甲基聚硅氧烷(或极性相近)为固定液的毛细管柱为色谱柱;采用程序升温:初始温度为 40℃,保持 4 分钟,然后以每分钟 20℃的速率升温至 150℃,保持 3 分钟,进样口温度为 200℃,检测器温度为 250℃;顶空瓶平衡温度为 60℃,平衡时间为 30 分钟。

系统适用性要求　对照品溶液色谱图中,各成分峰间的分离度均应符合要求。

测定法　取供试品溶液与对照品溶液分别顶空进样,记录色谱图。

限度　按外标法以峰面积计算,丙酮与甲苯的残留量均应符合规定。

水分　取本品，照水分测定法(通则 0832 第一法 1)测定，含水分应为 4.0%～6.0%。

重金属　取本品 0.5g，置铂坩埚中，缓缓炽灼至完全炭化(约 4 小时)，放冷，加硫酸 1.2～1.5ml 使恰湿润，低温加热至硫酸蒸气除尽后，加硝酸 0.5ml，蒸干，在 500～600℃ 炽灼使完全灰化，放冷，自"加盐酸 2ml"起，依法检查(通则 0821 第二法)，含重金属不得过百万分之二十。

【含量测定】　照高效液相色谱法(通则 0512)测定。

溶剂　见有关物质项下。

供试品溶液　取本品适量，精密称定，加溶剂溶解并定量稀释制成每 1ml 中约含 40μg 的溶液。

对照品溶液　取泮托拉唑钠对照品，精密称定，加溶剂溶解并定量稀释制成每 1ml 中约含 40μg 的溶液。

色谱条件　用十八烷基硅烷键合硅胶为填充剂；以 0.01mol/L 磷酸氢二钾溶液(用磷酸调节 pH 值至 7.0)-乙腈(65：35)为流动相；检测波长为 289nm；进样体积 20μl。

系统适用性要求　理论板数按泮托拉唑峰计算不低于 2500。

测定法　精密量取供试品溶液与对照品溶液，分别注入液相色谱仪，记录色谱图。按外标法以峰面积计算。

【类别】　消化系统用药。

【贮藏】　遮光，密封，在凉暗处保存。

【制剂】　(1)泮托拉唑钠肠溶胶囊　(2)注射用泮托拉唑钠

泮托拉唑钠肠溶胶囊

Pantuolazuona Changrongjiaonang

Pantoprazole Sodium Enteric Capsules

本品含泮托拉唑钠按泮托拉唑($C_{16}H_{15}F_2N_3O_4S$)计算，应为标示量的 90.0%～110.0%。

【性状】　本品内容物为白色或类白色粉末或肠溶微丸。

【鉴别】　(1)取本品内容物的细粉适量(约相当于泮托拉唑钠 10mg)，加水 20ml，振摇使泮托拉唑钠溶解，滤过，取滤液 2ml，照泮托拉唑钠项下的鉴别(1)项试验，显相同的反应。

(2)在含量测定项下记录的色谱图中，供试品溶液主峰的保留时间应与对照品溶液主峰的保留时间一致。

(3)取鉴别(1)项下的滤液，显钠盐鉴别(1)的反应(通则 0301)。

【检查】　有关物质　照高效液相色谱法(通则 0512)测定。临用新制。

供试品溶液　取本品的内容物研细，取适量，加溶剂溶解并稀释制成每 1ml 中约含泮托拉唑 0.4mg 的溶液，滤过或离心，取续滤液或上清液。

对照溶液　精密量取供试品溶液 1ml，置 100ml 量瓶中，用溶剂稀释至刻度，摇匀。

溶剂、系统适用性溶液、色谱条件、系统适用性要求与测定法　见泮托拉唑钠有关物质项下。

限度　供试品溶液色谱图中如有杂质峰，单个杂质峰面积不得大于对照溶液主峰面积的 0.5 倍(0.5%)；各杂质峰面积的和不得大于对照溶液主峰面积的 1.5 倍(1.5%)，小于对照溶液主峰面积 0.05 倍的色谱峰忽略不计。

含量均匀度(20mg 规格)　取本品 1 粒，置 50ml 量瓶中，加溶剂[0.001mol/L 氢氧化钠溶液-乙腈(1：1)]适量，超声使溶解，并稀释至刻度，摇匀，滤过或离心，精密量取续滤液或上清液 5ml，置 50ml 量瓶中，用上述溶剂稀释至刻度，摇匀，作为供试品溶液，照含量测定项下的方法测定含量，应符合规定(通则 0941)。

溶出度　照溶出度与释放度测定法(通则 0931 第一法方法 2)测定。避光操作。

溶出条件　以 0.1mol/L 盐酸溶液(测定中如发现囊壳与肠溶微丸粘连，可加入胃蛋白酶至 0.5%浓度)900ml 为溶出介质，转速为每分钟 100 转，依法操作，经 120 分钟时，弃去上述容器中的溶液，加 37℃ 的磷酸盐缓冲液(pH 6.8)900ml，转速不变，继续依法操作，经 45 分钟时取样。

供试品溶液　取溶出液滤过，精密量取续滤液 5ml，精密加 0.15mol/L 氢氧化钠溶液 1ml，摇匀。

对照品溶液　取泮托拉唑钠对照品适量，精密称定，加磷酸盐缓冲液(pH 6.8)溶解并定量稀释制成每 1ml 中约含泮托拉唑 22μg(20mg 规格)或 44μg(40mg 规格)的溶液，精密量取 5ml，精密加 0.15mol/L 氢氧化钠溶液 1ml，摇匀。

色谱条件与系统适用性要求　见含量测定项下。

测定法　见含量测定项下。计算每粒的溶出量。

限度　标示量的 80%，应符合规定。

耐酸力　照溶出度与释放度测定法(通则 0931 第一法)测定。如平均溶出量不小于标示量的 90%，则不再进行测定。

溶出条件　以 0.1mol/L 盐酸溶液(测定中如发现囊壳与肠溶微丸粘连，可加入胃蛋白酶至 0.5%浓度)900ml 为溶出介质，转速为每分钟 100 转，依法操作，经 120 分钟时取下转篮。

供试品溶液　用水洗转篮内颗粒(肠溶微丸)或胶囊(肠溶胶囊)至洗液呈中性，用 0.001mol/L 氢氧化钠溶液 15ml(20mg 规格)或 30ml(40mg 规格)将胶囊的内容物转移至 50ml 量瓶(20mg 规格)或 100ml 量瓶(40mg 规格)中，超声 15 分钟，放冷，加乙腈 15ml(20mg 规格)或 30ml(40mg 规格)，超声 15 分钟，放冷，用溶剂稀释至刻度，摇匀，滤过或离心，精密量取续滤液或上清液 5ml，置 50ml 量瓶中，用溶剂稀释至刻度，摇匀。

溶剂、对照品溶液、色谱条件、系统适用性要求与测定法　见含量测定项下。

限度　6 粒中每粒含量均不得低于标示量的 90%；如有 1～2 粒低于标示量的 90%，但平均含量不得低于标示量的 90%。

其他　应符合胶囊剂项下有关的各项规定(通则 0103)。

【含量测定】　照高效液相色谱法(通则 0512)测定。

供试品溶液　取本品 20 粒，精密称定，计算平均装量，取内容物混合均匀，研细，精密称取适量(约相当于泮托拉唑 40mg)置 100ml 量瓶中，加溶剂适量，超声使泮托拉唑钠溶解并稀释至刻度，摇匀，滤过或离心，精密量取续滤液或上清液 5ml，置 50ml 量瓶中，加溶剂稀释至刻度，摇匀。

溶剂、对照品溶液、色谱条件与系统适用性要求　见泮托拉唑钠含量测定项下。

测定法　见泮托拉唑钠含量测定项下。每 1mg 的泮托拉唑钠相当于 0.9457mg 的泮托拉唑。

【类别】　同泮托拉唑钠。

【规格】　按 $C_{16}H_{15}F_2N_3O_4S$ 计　(1)20mg　(2)40mg

【贮藏】　遮光，密封，在阴凉处保存。

注射用泮托拉唑钠

Zhusheyong Pantuolazuona

Pantoprazole Sodium for Injection

本品为泮托拉唑钠的无菌冻干品，含泮托拉唑($C_{16}H_{15}F_2N_3O_4S$)应为标示量的 90.0%～110.0%。

【性状】　本品为白色或类白色疏松块状物或(和)粉末。

【鉴别】　(1)取本品适量(约相当于泮托拉唑 10mg)，加水 20ml 使溶解，取 2ml，加稀盐酸 5 滴，再滴加硅钨酸试液 1ml，即产生白色絮状沉淀。

(2)在含量测定项下记录的色谱图中，供试品溶液主峰的保留时间应与对照品溶液主峰的保留时间一致。

(3)本品显钠盐鉴别(1)的反应(通则 0301)。

【检查】　**碱度**　取本品，加水制成每 1ml 中含泮托拉唑 4.0mg 的溶液，依法测定(通则 0631)，pH 值应为 9.5～11.0。

溶液的澄清度与颜色　取本品，加水制成每 1ml 中含泮托拉唑 4.0mg 的溶液，溶液应澄清无色；如显色，与黄色 2 号标准比色液(通则 0901 第一法)比较，不得更深。

有关物质　照高效液相色谱法(通则 0512)测定。临用新制。

供试品溶液　取本品，加溶剂溶解并稀释制成每 1ml 中约含泮托拉唑 0.4mg 的溶液。

对照溶液　精密量取供试品溶液 1ml，置 100ml 量瓶中，用溶剂稀释至刻度，摇匀。

溶剂、系统适用性溶液、色谱条件、系统适用性要求与测定法　见泮托拉唑钠有关物质项下。

限度　供试品溶液色谱图中如有杂质峰，单个杂质峰面积不得大于对照溶液主峰面积的 0.5 倍(0.5%)；各杂质峰面积的和不得大于对照溶液主峰面积(1.0%)，小于对照溶液主峰面积 0.05 倍的色谱峰忽略不计。

水分　取本品，照水分测定法(通则 0832 第一法)测定，含水分不得过 4.0%。

细菌内毒素　取本品，依法检查(通则 1143)，每 1mg 泮托拉唑中含内毒素的量应小于 1.2EU。

无菌　取本品，用 0.9%氯化钠溶液适量使溶解，经薄膜过滤法处理，用 0.1%无菌蛋白胨水溶液冲洗(每膜不少于 100ml)，以金黄色葡萄球菌为阳性对照菌，依法检查(通则 1101)，应符合规定。

其他　应符合注射剂项下有关的各项规定(通则 0102)。

【含量测定】　照高效液相色谱法(通则 0512)测定。

供试品溶液　取本品 4 瓶，加溶剂溶解并定量转移至同一 100ml 量瓶中，用溶剂稀释至刻度，摇匀，精密量取适量，用溶剂定量稀释制成每 1ml 中约含泮托拉唑 40μg 的溶液。

对照品溶液　取泮托拉唑钠对照品适量，精密称定，加溶剂溶解并定量稀释制成每 1ml 中约含泮托拉唑 40μg 的溶液。

溶剂、色谱条件与系统适用性要求　见泮托拉唑钠含量测定项下。

测定法　见泮托拉唑钠含量测定项下。每 1mg 的泮托拉唑钠相当于 0.9457mg 的泮托拉唑。

【类别】　同泮托拉唑钠。

【规格】　按 $C_{16}H_{15}F_2N_3O_4S$ 计　(1)40mg　(2)60mg　(3)80mg

【贮藏】　遮光，密闭，在阴凉处保存。

泼　尼　松

Ponisong

Prednisone

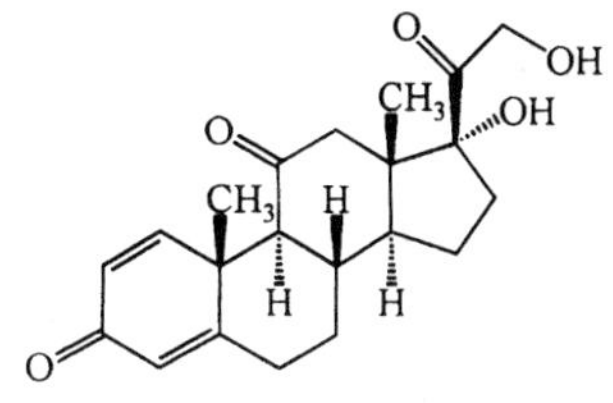

$C_{21}H_{26}O_5$　358.43

本品为 17α,21-二羟基孕甾-1,4-二烯-3,11,20-三酮。按干燥品计算，含 $C_{21}H_{26}O_5$ 应为 97.0%～102.0%。

【性状】　本品为白色或类白色的结晶性粉末；无臭。

本品在乙醇或三氯甲烷中微溶，在水中几乎不溶。

比旋度　取本品，精密称定，加二氧六环溶解并定量稀释制成每 1ml 中约含 5mg 的溶液，依法测定(通则 0621)，比旋度为＋167°至＋175°。

吸收系数　取本品，精密称定，加乙醇溶解并定量稀释制成每 1ml 中约含 15μg 的溶液，照紫外-可见分光光度法（通则 0401），在 240nm 的波长处测定吸光度，吸收系数（$E_{1cm}^{1\%}$）为405～435。

【鉴别】（1）取本品约 5mg，加硫酸 2ml 使溶解，放置 5 分钟即显橙色；将此液倒入 10ml 水中，溶液即变成黄色，渐渐变为蓝绿色。

（2）在含量测定项下记录的色谱图中，供试品溶液主峰的保留时间应与对照品溶液主峰的保留时间一致。

（3）本品的红外光吸收图谱应与对照的图谱（光谱集 612 图）一致。

【检查】 **有关物质**　照高效液相色谱法（通则 0512）测定。

供试品溶液　取本品适量，精密称定，加流动相溶解并定量稀释制成每 1ml 中约含 0.5mg 的溶液。

对照溶液　精密量取供试品溶液 1ml，置 100ml 量瓶中，用流动相稀释至刻度，摇匀。

对照品溶液　取可的松对照品适量，加流动相溶解并定量稀释制成每 1ml 中约含 5μg 的溶液。

系统适用性溶液　取泼尼松与可的松适量，加流动相溶解并稀释制成每 1ml 中各约含 5μg 的溶液。

色谱条件　用十八烷基硅烷键合硅胶为填充剂；以乙腈-水（24∶76）为流动相；检测波长为 240nm；进样体积 20μl。

系统适用性要求　系统适用性溶液色谱图中，泼尼松峰与可的松峰之间的分离度应大于 3.4。

测定法　精密量取供试品溶液、对照溶液与对照品溶液，分别注入液相色谱仪，记录色谱图至主成分峰保留时间的 2.5 倍。

限度　供试品溶液色谱图中如有与对照品溶液色谱图中可的松峰保留时间一致的色谱峰，按外标法以峰面积计算，不得过 0.5%；其他单个杂质峰面积不得大于对照溶液主峰面积的 0.5 倍（0.5%），其他杂质峰面积的和不得大于对照溶液主峰面积（1.0%），小于对照溶液主峰面积 0.01 倍的色谱峰忽略不计。

干燥失重　取本品约 0.5g，在 105℃干燥 3 小时，减失重量不得过 1.0%（通则 0831）。

【含量测定】 照高效液相色谱法（通则 0512）测定。

供试品溶液　取本品适量，精密称定，加流动相溶解并定量稀释制成每 1ml 中约含 50μg 的溶液。

对照品溶液　取泼尼松对照品适量，精密称定，加流动相溶解并定量稀释制成每 1ml 中约含 50μg 的溶液。

系统适用性溶液、色谱条件与系统适用性要求　见有关物质项下。

测定法　精密量取供试品溶液与对照品溶液，分别注入液相色谱仪，记录色谱图。按外标法以峰面积计算。

【类别】 肾上腺皮质激素药。

【贮藏】 遮光，密封保存。

泼尼松龙

Ponisonglong

Prednisolone

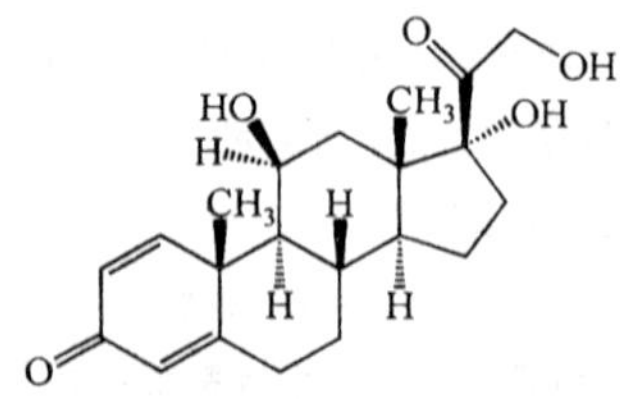

$C_{21}H_{28}O_5$　360.45

本品为 11β，17α，21-三羟基孕甾-1，4-二烯-3，20-二酮。按干燥品计算，含 $C_{21}H_{28}O_5$ 应为 97.0%～102.0%。

【性状】 本品为白色或类白色的结晶性粉末；无臭；有引湿性。

本品在甲醇或乙醇中溶解，在丙酮或二氧六环中略溶，在三氯甲烷中微溶，在水中极微溶解。

比旋度　取本品，精密称定，加二氧六环溶解并定量稀释制成每 1ml 中约含 10mg 的溶液，依法测定（通则 0621），比旋度为＋96°至＋103°。

吸收系数　取本品，精密称定，加乙醇溶解并定量稀释制成每 1ml 中约含 10μg 的溶液，照紫外-可见分光光度法（通则 0401），在 243nm 的波长处测定吸光度，吸收系数（$E_{1cm}^{1\%}$）为400～430。

【鉴别】（1）取本品 10mg，加甲醇 1ml 溶解后，加碱性酒石酸铜试液 1ml，加热，即生成橙红色沉淀。

（2）取本品约 2mg，加硫酸 2ml，渐显深红色，无荧光；加水 10ml，红色褪去，生成灰色絮状沉淀。

（3）在含量测定项下记录的色谱图中，供试品溶液主峰的保留时间应与对照品溶液主峰的保留时间一致。

（4）本品的红外光吸收图谱应与对照的图谱（光谱集 284 图）一致。

【检查】 **有关物质**　照薄层色谱法（通则 0502）试验。

供试品溶液　取本品适量，加三氯甲烷-甲醇（9∶1）溶解并稀释制成每 1ml 中约含 3mg 的溶液。

对照溶液　精密量取供试品溶液 2ml，置 100ml 量瓶中，用三氯甲烷-甲醇（9∶1）稀释至刻度，摇匀。

色谱条件　采用硅胶 G 薄层板，以二氯甲烷-乙醚-甲醇-水（77∶12∶6∶0.4）为展开剂。

测定法　吸取供试品溶液与对照溶液各 5μl，分别点于同一薄层板上，展开，晾干，在 105℃干燥 10 分钟，放冷，喷以碱性四氮唑蓝试液，立即检视。

限度　供试品溶液如显杂质斑点，不得多于 3 个，其颜色与对照溶液的主斑点比较，不得更深。

干燥失重　取本品，在 105℃干燥至恒重，减失重量不得过 1.0%（通则 0831）。

【含量测定】 照高效液相色谱法(通则 0512)测定。

内标溶液 取炔诺酮适量，加甲醇溶解并稀释制成每 1ml 中约含 1.5mg 的溶液。

供试品溶液 取本品适量，精密称定，加甲醇溶解并定量稀释制成每 1ml 中约含 1mg 的溶液；精密量取该溶液与内标溶液各 5ml，置 50ml 量瓶中，用甲醇稀释至刻度，摇匀。

对照品溶液 取泼尼松龙对照品适量，精密称定，加甲醇溶解并定量稀释制成每 1ml 中约含 1mg 的溶液；精密量取该溶液与内标溶液各 5ml，置 50ml 量瓶中，用甲醇稀释至刻度，摇匀。

色谱条件 用十八烷基硅烷键合硅胶为填充剂；以甲醇-水(65：35)为流动相；检测波长为 240nm；进样体积 10μl。

系统适用性要求 理论板数按泼尼松龙峰计算不低于 1000，泼尼松龙峰和内标物质峰之间的分离度应大于 3.5。

测定法 精密量取供试品溶液与对照品溶液，分别注入液相色谱仪，记录色谱图。按内标法以峰面积计算。

【类别】 肾上腺皮质激素药。

【贮藏】 遮光，密封保存。

【制剂】 泼尼松龙片

泼尼松龙片

Ponisonglong Pian

Prednisolone Tablets

本品含泼尼松龙($C_{21}H_{28}O_5$)应为标示量的 90.0%～110.0%。

【性状】 本品为白色片。

【鉴别】 取本品的细粉适量(约相当于泼尼松龙 50mg)，加三氯甲烷 30ml，搅拌使泼尼松龙溶解，滤过，滤液置水浴上蒸干，残渣照泼尼松龙项下的鉴别(1)、(2)项试验，显相同的反应。

【检查】 **含量均匀度** 取本品 1 片，置乳钵中，研细，加乙醇适量，研磨，并用乙醇分次转移至 50ml 量瓶中，充分振摇使泼尼松龙溶解，用乙醇稀释至刻度，摇匀，滤过，精密量取续滤液 5ml，置另一 50ml 量瓶中，用乙醇稀释至刻度，摇匀，作为供试品溶液，照含量测定项下的方法测定，计算每片的含量，应符合规定(通则 0941)。

其他 应符合片剂项下有关的各项规定(通则 0101)。

【含量测定】 照紫外-可见分光光度法(通则 0401)测定。

供试品溶液 取本品 20 片，精密称定，研细，精密称取适量(约相当于泼尼松龙 20mg)，置 100ml 量瓶中，加乙醇约 75ml，振摇 30 分钟使泼尼松龙溶解，用乙醇稀释至刻度，摇匀，滤过，精密量取续滤液 5ml，置另一 100ml 量瓶中，用乙醇稀释至刻度，摇匀。

测定法 取供试品溶液，在 243nm 的波长处测定吸光度，按 $C_{21}H_{28}O_5$ 的吸收系数($E_{1cm}^{1\%}$)为 415 计算。

【类别】 同泼尼松龙。

【规格】 5mg

【贮藏】 遮光，密封保存。

组氨酸

Zu'ansuan

Histidine

$C_6H_9N_3O_2$　155.16

本品为 L-2-氨基-3-(1*H*-咪唑-4)丙酸。按干燥品计算，含 $C_6H_9N_3O_2$ 不得少于 99.0%。

【性状】 本品为白色或类白色结晶或结晶性粉末；无臭。

本品在水中溶解，在乙醇中极微溶，在乙醚中不溶。

比旋度 取本品，精密称定，加 6mol/L 盐酸溶液溶解并定量稀释制成每 1ml 中约含 0.11g 的溶液，依法测定(通则 0621)，比旋度为＋12.0°至＋12.8°。

【鉴别】 (1)取本品与组氨酸对照品各适量，分别加水溶解并稀释制成每 1ml 中约含 0.4mg 的溶液，作为供试品溶液与对照品溶液。照其他氨基酸项下的方法试验，供试品溶液所显主斑点的位置和颜色应与对照品溶液的主斑点相同。

(2)本品的红外光吸收图谱应与对照的图谱(光谱集 981 图)一致。

【检查】 **酸碱度** 取本品 1.0g，加水 50ml 溶解后，依法测定(通则 0631)，pH 值应为 7.0～8.5。

溶液的透光率 取本品 0.60g，加水 20ml 溶解后，照紫外-可见分光光度法(通则 0401)，在 430nm 的波长处测定透光率，不得低于 98.0%。

氯化物 取本品 0.25g，依法检查(通则 0801)，与标准氯化钠溶液 5.0ml 制成的对照液比较，不得更浓(0.02%)。

硫酸盐 取本品 1.0g，依法检查(通则 0802)，与标准硫酸钾溶液 2.0ml 制成的对照液比较，不得更浓(0.02%)。

铵盐 取本品 0.10g，依法检查(通则 0808)，与标准氯化铵溶液 2.0ml 制成的对照液比较，不得更深(0.02%)。

其他氨基酸 照薄层色谱法(通则 0502)试验。

供试品溶液 取本品适量，加水溶解并稀释制成每 1ml 中约含 10mg 的溶液。

对照溶液 精密量取供试品溶液 1ml，置 200ml 量瓶中，用水稀释至刻度，摇匀。

系统适用性溶液 取组氨酸对照品与脯氨酸对照品各适量，置同一量瓶中，加水溶解并稀释制成每 1ml 中各约含

0.4mg 的溶液。

色谱条件　采用硅胶 G 薄层板，以正丙醇-浓氨溶液(67∶33)为展开剂。

测定法　吸取上述三种溶液各 5μl，分别点于同一薄层板上，展开，晾干，喷以茚三酮的丙酮溶液(1→50)，在 80℃ 加热至斑点出现，立即检视。

系统适用性要求　对照溶液应显一个清晰的斑点，系统适用性溶液应显两个完全分离的斑点。

限度　供试品溶液如显杂质斑点，其颜色与对照溶液的主斑点比较，不得更深(0.5%)。

干燥失重　取本品，在 105℃ 干燥 3 小时，减失重量不得过 0.2%(通则 0831)。

炽灼残渣　不得过 0.1%(通则 0841)。

铁盐　取本品 1.0g，依法检查(通则 0807)，与标准铁溶液 1.0ml 制成的对照液比较，不得更深(0.001%)。

重金属　取本品 1.0g，依法检查(通则 0821 第一法)，含重金属不得过百万分之十。

砷盐　取本品 2.0g，加水 23ml 溶解后，加盐酸 5ml，依法检查(通则 0822 第一法)，应符合规定(0.0001%)。

细菌内毒素　取本品，依法检查(通则 1143)，每 1g 组氨酸中含内毒素量应小于 6.0EU。(供注射用)

【含量测定】　取本品约 0.15g，精密称定，加无水甲酸 2ml 使溶解，加冰醋酸 50ml，照电位滴定法(通则 0701)，用高氯酸滴定液(0.1mol/L)滴定，并将滴定的结果用空白试验校正。每 1ml 高氯酸滴定液(0.1mol/L)相当于 15.52mg 的 $C_6H_9N_3O_2$。

【类别】　氨基酸类药。

【贮藏】　遮光，密封保存。

细胞色素 C 溶液

Xibaosesu C Rongye

Cytochrome C Solution

本品系自猪或牛心中提取的细胞色素 C 的水溶液。每 1ml 中含细胞色素 C 不得少于 15mg。

【制法要求】　本品应从检疫合格的猪或牛心中提取，所用动物的种属应明确，生产过程应符合现行版《药品生产质量管理规范》的要求。本品为动物来源，工艺中应进行病毒的安全性控制。

【性状】　本品为深红色的澄清液体。

【鉴别】　(1)取含铁量项下的供试品溶液 1ml，滴加 20% 三氯醋酸溶液，即生成棕色或棕红色的凝乳状沉淀，溶液的红色消失。沉淀能在水中溶解，溶液显棕红色。

(2)取含铁量项下的供试品溶液 1ml，置 50ml 量瓶中，用磷酸盐缓冲液(取磷酸二氢钠 1.38g 与磷酸氢二钠 31.2g，加水适量使溶解并制成 1000ml，调节 pH 值至 7.3)稀释至刻度，加连二亚硫酸钠约 15mg，摇匀，照紫外-可见分光光度法(通则 0401)测定，在 520nm 与 550nm 的波长处有最大吸收，在 535nm 的波长处有最小吸收。

【检查】　**含铁量**　照紫外-可见分光光度法(通则 0401)测定。

标准铁溶液　取硫酸铁铵 50g，加水 300ml 与硫酸 6ml 的混合溶液溶解后，加水适量使成 1000ml，摇匀。精密量取 25ml，置碘瓶中，加盐酸 5ml，混合，加碘化钾试液 12ml，密塞，静置 10 分钟，用硫代硫酸钠滴定液(0.1mol/L)滴定，至近终点时，加淀粉指示液 1ml，继续滴定至蓝色消失。每 1ml 硫代硫酸钠滴定液(0.1mol/L)相当于 5.585mg 的 Fe。根据硫代硫酸钠滴定液(0.1mol/L)消耗的量(ml)，计算每 1ml 中含 Fe 量(mg)。精密量取适量，加硫酸稀释液(取稀硫酸 2ml，用水稀释至 500ml)制成每 1ml 中含 23μg 的 Fe。

供试品溶液　精密量取本品适量(约相当于细胞色素 C 100mg)，置 10ml 量瓶中，用水稀释至刻度。

测定法　精密量取供试品溶液 5ml，置已炽灼至恒重的坩埚中，蒸干，在 105℃ 干燥至恒重，精密称定重量 W_1，缓缓炽灼至完全炭化后，继续在 500～600℃ 炽灼使完全灰化并恒重，精密称定重量 W_2。另精密量取供试品溶液 1ml，置 25ml 量瓶中，加 30% 过氧化氢溶液 0.7ml 与稀硫酸 0.5ml，置水浴中，加热 30 分钟，取出，放冷，精密加入联吡啶试液 2ml，置冷水浴中，缓缓加入亚硫酸钠试液 5ml，随加随振摇，置 60～70℃ 水浴中，加热 30 分钟，取出，放冷，用水稀释至刻度，摇匀，在 522nm 的波长处测定吸光度 A_1，另精密量取标准铁溶液 2ml，置 25ml 量瓶中，照上述方法，自"加 30% 过氧化氢溶液 0.7ml"起，依法操作，测定吸光度 A_2，按下式计算，

$$含铁量\% = \frac{A_1 \times 23}{A_2(W_1 - W_2)} \times 100\%$$

限度　应为 0.40%～0.46%。

细菌内毒素　取本品，依法检查(通则 1143)，每 1mg 细胞色素 C 中含内毒素的量应小于 5.0EU。

过敏反应　取本品适量，加注射用水稀释制成每 1ml 中含细胞色素 C 7.5mg 的溶液，作为供试品溶液，依法检查(通则 1147)，应符合规定。

活力　照细胞色素 C 活力测定法(通则 1206)测定，不得低于 95.0%。

【含量测定】　照紫外-可见分光光度法(通则 0401)测定。

供试品溶液　精密量取含铁量项下的供试品溶液 1ml，置 50ml 量瓶中，用鉴别(2)项下的磷酸盐缓冲液稀释至刻度，加连二亚硫酸钠约 15mg，摇匀。

测定法　取供试品溶液，在约 550nm 的波长处，以间隔 0.5nm 找出最大吸收波长，测定吸光度，按细胞色素 C 的吸收系数($E_{1cm}^{1\%}$)为 23.0 计算。

【类别】　细胞代谢改善药。

【贮藏】 密封，在 4℃以下保存。

【制剂】 (1)细胞色素 C 注射液　(2)注射用细胞色素 C

细胞色素 C 注射液

Xibaosesu C Zhusheye

Cytochrome C Injection

本品为细胞色素 C 的灭菌水溶液。含细胞色素 C 应为标示量的 90.0%～110.0%。

本品加等量双甘氨肽作稳定剂，加亚硫酸氢钠或亚硫酸钠适量作抗氧剂。

【性状】 本品为橙红色的澄明液体。

【鉴别】 (1)取本品 1ml，照细胞色素 C 溶液项下的鉴别(1)项试验，显相同的反应。

(2)取含量测定项下测定后的溶液，照细胞色素 C 溶液项下的鉴别(2)项试验，显相同的结果。

【检查】 **pH 值** 应为 6.0～7.5(通则 0631)。

细菌内毒素与过敏反应 照细胞色素 C 溶液项下的方法检查，均应符合规定。

活力 照细胞色素 C 活力测定法(通则 1206)测定，不得低于 90.0%。

其他 应符合注射剂项下有关的各项规定(通则 0102)。

【含量测定】 照紫外-可见分光光度法(通则 0401)测定。

供试品溶液 精密量取本品 1ml，置 50ml 量瓶中，用磷酸盐缓冲液(取磷酸二氢钠 1.38g 与磷酸氢二钠 31.2g，加水适量使溶解并制成 1000ml，调节 pH 值至 7.3)稀释至刻度，加连二亚硫酸钠约 15mg，摇匀。

测定法 取供试品溶液，在约 550nm 的波长处，以间隔 0.5nm 找出最大吸收波长，测定吸光度，按细胞色素 C 的吸收系数($E_{1cm}^{1\%}$)为 23.0 计算。

【类别】 同细胞色素 C 溶液。

【规格】 2ml∶15mg

【贮藏】 密闭，在凉暗处保存。

注射用细胞色素 C

Zhusheyong Xibaosesu C

Cytochrome C for Injection

本品为细胞色素 C 加适宜的赋形剂与抗氧剂，经冷冻干燥制得的无菌制品。含细胞色素 C 应为标示量的 90.0%～115.0%。

【性状】 本品为粉红色冻干块状物。

【鉴别】 (1)取本品 1 支，加水 5ml 使溶解，取 1ml，照细胞色素 C 溶液项下的鉴别(1)项试验，显相同的反应。

(2)取含量测定项下测定后的溶液，照细胞色素 C 溶液项下的鉴别(2)项试验，显相同的结果。

【检查】 **酸碱度** 取本品，加注射用水溶解并稀释制成每 1ml 中含 3mg 的溶液，依法测定(通则 0631)，pH 值应为 6.0～7.5。

细菌内毒素与过敏反应 照细胞色素 C 溶液项下的方法检查，均应符合规定。

活力 照细胞色素 C 活力测定法测定(通则 1206)，不得低于 90.0%。

其他 应符合注射剂项下有关的各项规定(通则 0102)。

【含量测定】 照紫外-可见分光光度法(通则 0401)测定。

供试品溶液 取本品 5 支，各加磷酸盐缓冲液(取磷酸二氢钠 1.38g 与磷酸氢二钠 31.2g，加水适量使溶解并制成 1000ml，调节 pH 值至 7.3)适量使溶解，并全量转移至同一 100ml 量瓶中，用上述磷酸盐缓冲液稀释至刻度，摇匀。精密量取 2ml，置 10ml 量瓶中，用上述磷酸盐缓冲液稀释至刻度，加连二亚硫酸钠约 15mg，摇匀。

测定法 取供试品溶液，在约 550nm 的波长处，以间隔 0.5nm 找出最大吸收波长，测定吸光度，按细胞色素 C 的吸收系数($E_{1cm}^{1\%}$)为 23.0 计算。

【类别】 同细胞色素 C 溶液。

【规格】 15mg

【贮藏】 密闭，在凉暗处保存。

玻璃酸酶

Bolisuanmei

Hyaluronidase

本品系自哺乳动物睾丸中提取的一种能水解玻璃酸类黏多糖的酶。每 1mg 中玻璃酸酶的活力不得少于 300 单位。每 1mg 蛋白中玻璃酸酶的活力不得少于 1800 单位。

【制法要求】 本品应从检疫合格的哺乳动物睾丸中提取。生产过程应符合现行版《药品生产质量管理规范》的要求。同一批玻璃酸酶的动物来源应一致，并采用适宜的方法进行种属确认。本品为动物来源，工艺中应进行病毒的安全性控制。

【性状】 本品为白色至微黄色粉末；无臭。

本品在水中易溶，在乙醇、丙酮或乙醚中不溶。

【鉴别】 (1)取本品，加磷酸盐缓冲液(通则 1207)溶解并稀释制成每 1ml 中含 500～1000 单位的溶液；取试管 2 支，各加上述溶液 1ml，取其中 1 支加热煮沸，放冷，然后 2 支内各加玻璃酸钾贮备液(通则 1207)1ml，摇匀，置 37℃水浴中保温 30 分钟，取出，各加血清溶液(通则 1207)1ml，摇匀，未加热煮沸的试管内的溶液应较清。

(2)取健康豚鼠1只，分别于背部两处，皮内注射0.25%亚甲蓝的氯化钠注射液0.1ml，作为对照，另两处皮内注射用上述溶液制成的每1ml中含本品10单位的溶液0.1ml，四处注射位置须交叉排列，相互间的距离应大于3cm，注射后5分钟，处死动物，将皮剥下，自反面观察亚甲蓝的扩散现象，供试品溶液所致的蓝色圈应大于对照所致的蓝色圈。

【检查】 **酸碱度** 取本品适量，加水溶解并稀释制成每1ml中含3mg的溶液，依法测定(通则0631)，pH值应为4.5～7.5。

溶液的澄清度与颜色 取本品0.10g，加水10ml溶解后，依法检查(通则0901第一法与通则0902第一法)，溶液应澄清无色；如显色，与黄色4号标准比色液比较，不得更深。

吸光度 取本品适量，精密称定，加水溶解并定量稀释制成每1ml中含300单位的溶液，照紫外-可见分光光度法(通则0401)测定，在280nm波长处的吸光度不得大于0.60；在260nm的波长处的吸光度不得大于0.42。

酪氨酸 照紫外-可见分光光度法(通则0401)测定。

供试品溶液 取本品适量，精密称定，加水溶解并定量稀释制成每1ml约含5mg的溶液。

酪氨酸对照品溶液 取酪氨酸对照品适量，精密称定，加0.2mol/L硫酸溶液溶解并定量稀释制成每1ml中约含30μg的溶液。

测定法 取甲、乙两支离心管，甲管中加供试品溶液1ml，乙管中加水1ml，分别在105℃蒸发至干，各加6mol/L氢氧化钠溶液0.2ml，以121℃饱和蒸汽加热3小时或于水浴中加热4～5小时，取出放冷，各加3.5mol/L硫酸溶液0.3ml，甲管中加水1.5ml，乙管中加酪氨酸对照品溶液1.5ml，然后各加含15%硫酸汞的2.5mol/L硫酸溶液1.5ml，置水浴中加热10分钟，放冷，加3.5mol/L硫酸溶液1ml与0.2%亚硝酸钠溶液1ml，摇匀，立即加水至6ml，计时，摇匀，离心。20分钟后，吸取上清液，在540nm的波长处分别测定吸光度，按下式计算。

$$\text{酪氨酸含量}(\mu g/\text{单位}) = \frac{(A_T \div A_S) \times C \times 1.5}{W_T(mg) \times \text{每 1mg 含有的玻璃酸酶活力单位}}$$

式中 A_T为供试品溶液的吸光度；

A_S为酪氨酸对照品溶液的吸光度；

W_T为本品的取样量，mg；

C为对照品溶液浓度，μg/ml。

限度 每1单位玻璃酸酶中含酪氨酸不得过0.1μg。

干燥失重 取本品约0.50g，以五氧化二磷为干燥剂，在60℃减压干燥2小时，减失重量不得过5.0%(通则0831)。

异常毒性 取体重17～22g的健康小鼠5只，分别由皮下注射每1ml中含玻璃酸酶10 000单位的氯化钠注射液0.25ml，48小时内不得发生皮下组织坏死或死亡现象，如有一只小鼠发生组织坏死或死亡，应按上述方法复试，全部小鼠在48小时内不得有组织坏死或死亡现象。

细菌内毒素 取本品，依法检查(通则1143)，每1单位玻璃酸酶中含内毒素的量应小于0.20EU。

【效价测定】 **酶活力** 照玻璃酸酶测定法(通则1207)测定，即得。

蛋白质含量 取本品约25mg，精密称定，照蛋白质含量测定法(通则0731第一法)测定，即得。

比活 由测得的酶活力和蛋白质含量计算每1mg蛋白中玻璃酸酶活力的单位数。

【类别】 黏多糖分解酶。

【贮藏】 密封，在阴凉干燥处保存。

【制剂】 注射用玻璃酸酶

注射用玻璃酸酶

Zhusheyong Bolisuanmei

Hyaluronidase for Injection

本品为玻璃酸酶加适宜的赋形剂，经冷冻干燥的无菌制品。含玻璃酸酶的效价应为标示量的90.0%～120.0%。

【性状】 本品为白色或类白色的冻干块状物或粉末。

【鉴别】 照玻璃酸酶项下的鉴别试验，显相同的结果。

【检查】 **酸碱度** 取本品，每支加水2ml溶解后，依法测定(通则0631)，pH值应为6.0～7.5。

酪氨酸 照紫外-可见分光光度法(通则0401)测定。

供试品溶液 取本品，加水溶解并定量稀释制成每1ml约含1500单位的溶液。

测定法 见玻璃酸酶酪氨酸项下。按下式计算。

$$\text{酪氨酸含量}(\mu g/\text{单位}) = \frac{(A_T \div A_S) \times C \times 1.5}{\text{每 1ml 含有的玻璃酸酶标示单位}}$$

式中 A_T为供试品溶液的吸光度；

A_S为酪氨酸对照品溶液的吸光度；

C为对照品溶液浓度，μg/ml。

酪氨酸对照品溶液与限度 见玻璃酸酶酪氨酸项下。

水分 取本品，照水分测定法(通则0832第一法1)测定，含水分不得过5.0%。

细菌内毒素 照玻璃酸酶项下的方法检查，应符合规定。

其他 应符合注射剂项下有关的各项规定(通则0102)。

【效价测定】 取本品5支，分别加适量冷的水解明胶稀释液(通则1207)溶解，并定量转移至同一100ml量瓶中，用上述稀释液稀释至刻度，摇匀。精密量取适量，用上述稀释液定量稀释制成每1ml中约含1.5单位的溶液，照玻璃酸酶测定法(通则1207)测定。

【类别】 同玻璃酸酶。

【规格】 (1)150单位 (2)1500单位

【贮藏】 密闭，在阴凉干燥处保存。

草乌甲素

Caowujiasu

Bulleyaconitine A

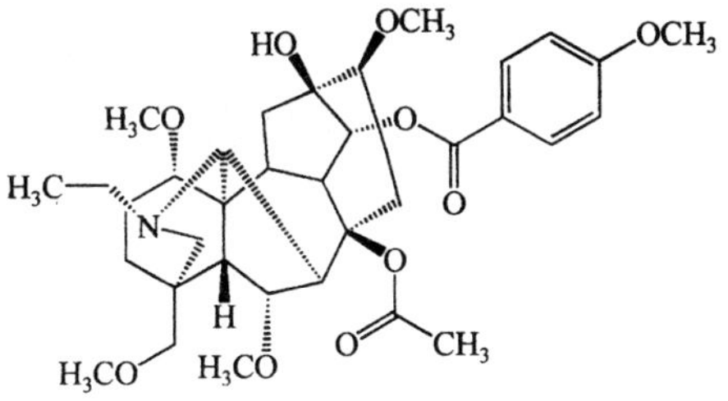

$C_{35}H_{49}NO_{10}$　643.77

本品为(1α,6α,14α,16β)四氢-8,13,14-三醇-20-乙基-1,6,16-三甲氧基-4-甲氧甲基-8-乙酰氧基-14-(4′-对甲氧基苯甲酯)-乌头烷。按干燥品计算，含 $C_{35}H_{49}NO_{10}$ 不得少于 97.0%。

【性状】 本品为白色结晶或结晶性粉末。

本品在乙醇、三氯甲烷或乙醚中易溶，在水中不溶；在稀盐酸或稀硫酸中极易溶解。

熔点 本品的熔点(通则 0612 第一法)为 160～165℃。

【鉴别】 (1)取本品 10mg，加 0.1mol/L 盐酸溶液溶解后分成两份，一份加碘化汞钾试液数滴，即产生白色沉淀；另一份加碘化铋钾试液数滴，即产生橙红色沉淀。

(2)在含量测定项下记录的色谱图中，供试品溶液主峰的保留时间应与对照品溶液主峰的保留时间一致。

(3)本品的红外光吸收图谱应与对照品的图谱一致(通则 0402)。

【检查】 **其他生物碱** 照高效液相色谱法(通则 0512)测定。

供试品溶液　取本品适量，加流动相溶解并稀释制成每 1ml 中约含 0.2mg 的溶液。

对照溶液　精密量取供试品溶液适量，用流动相定量稀释制成每 1ml 中含 4μg 的溶液。

色谱条件　用十八烷基硅烷键合硅胶为填充剂；以 0.2%三乙胺水溶液(用磷酸调节 pH 值至 3.1±0.1)-乙腈(60：40)为流动相；检测波长为 260nm；进样体积 20μl。

系统适用性要求　理论板数按草乌甲素峰计算不低于 3000。

测定法　精密量取供试品溶液与对照溶液，分别注入液相色谱仪，记录色谱图至主成分峰保留时间的 2 倍。

限度　供试品溶液色谱图中如有杂质峰，各杂质峰面积的和不得大于对照溶液的主峰面积(2.0%)。

残留溶剂 照残留溶剂测定法(通则 0861 第二法)测定。

供试品溶液　取本品适量，精密称定，加 *N*,*N*-二甲基甲酰胺溶解并定量稀释制成每 1ml 中约含 0.1g 的溶液，精密量取 3ml 置顶空瓶中，密封。

对照溶液　取甲醇、三氯甲烷与苯各适量，精密称定，用 *N*,*N*-二甲基甲酰胺定量稀释制成每 1ml 中约含 300μg、6μg 与 0.2μg 的混合溶液，精密量取 3ml 置顶空瓶中，密封。

色谱条件　采用二甲基聚硅氧烷(或极性相近)为固定液的毛细管柱为色谱柱；程序升温：初温 50℃维持 2 分钟，以每分钟 10℃的速率升温至 70℃，维持 3 分钟，再以每分钟 20℃的速率升温至 200℃，维持 3 分钟；检测器温度为 280℃，气化室温度为 220℃，顶空瓶平衡温度 80℃，平衡时间 10 分钟。

系统适用性要求　对照品溶液色谱图中，各成分峰间的分离度均应符合要求。

测定法　取供试品溶液与对照品溶液分别顶空进样，记录色谱图。

限度　按外标法以峰面积计算，甲醇、三氯甲烷与苯的残留量均应符合规定。

干燥失重 取本品，置五氧化二磷干燥器中，在 60℃减压干燥 24 小时，减失重量不得过 0.5%(通则 0831)。

【含量测定】 照高效液相色谱法(通则 0512)测定。

供试品溶液 取本品约 20mg，精密称定，置 100ml 量瓶中，加流动相溶解并稀释至刻度，摇匀，精密量取 5ml，置 50ml 量瓶中，用流动相稀释至刻度，摇匀。

对照品溶液 取草乌甲素对照品约 20mg，精密称定，置 100ml 量瓶中，加流动相溶解并稀释至刻度，摇匀，精密量取 5ml，置 50ml 量瓶中，用流动相稀释至刻度，摇匀。

色谱条件与系统适用性要求 见其他生物碱项下。

测定法 精密量取供试品溶液与对照品溶液，分别注入液相色谱仪，记录色谱图。按外标法以峰面积计算。

【类别】 镇痛药。

【贮藏】 凉暗、干燥处保存。

【制剂】 (1)草乌甲素口服溶液　(2)草乌甲素片

草乌甲素口服溶液

Caowujiasu Koufurongye

Bulleyaconitine A Oral Solution

本品含草乌甲素($C_{35}H_{49}NO_{10}$)应为标示量的90.0%～110.0%。

【性状】 本品为淡黄色的澄清液体。

【鉴别】 (1)取本品 40ml，滴加 0.5mol/L 碳酸钠溶液调节 pH 值至 9～10，用乙醚 40ml 提取 2 次，合并乙醚液，在水浴上蒸干，取残渣照草乌甲素项下的鉴别(1)项试验，显相同结果。

(2)在含量测定项下记录的色谱图中，供试品溶液主峰的保留时间应与对照品溶液主峰的保留时间一致。

【检查】 **相对密度** 本品的相对密度应不低于 1.050(通则 0601)。

pH 值　应为 4.0～6.0（通则 0631）。

其他　应符合口服溶液剂项下有关的各项规定（通则 0123）。

【含量测定】　照高效液相色谱法（通则 0512）测定。

供试品溶液　精密量取本品适量，用流动相定量稀释制成每 1ml 中含 20μg 的溶液。

对照品溶液、色谱条件、系统适用性要求与测定法　见草乌甲素含量测定项下。

【类别】　同草乌甲素。

【规格】　10ml：0.4mg

【贮藏】　遮光，密封保存。

草乌甲素片

Caowujiasu Pian

Bulleyaconitine A Tablets

本品含草乌甲素（$C_{35}H_{49}NO_{10}$）应为标示量的 90.0%～110.0%。

【性状】　本品为白色片。

【鉴别】　(1)取本品适量（约相当于草乌甲素 1mg），研细，加 0.1mol/L 盐酸溶液 10ml，振摇使草乌甲素溶解，滤过，滤液分为两份，一份加碘化汞钾试液数滴，即产生白色沉淀；另一份加碘化铋钾试液数滴，即产生橙红色沉淀。

(2)在含量测定项下记录的色谱图中，供试品溶液主峰的保留时间应与对照品溶液主峰的保留时间一致。

【检查】　含量均匀度　取本品 1 片，置 25ml 量瓶中，加流动相适量，崩解后，照含量测定项下的方法，自“超声 15 分钟使草乌甲素溶解”起，同法操作。计算每片的含量，应符合规定（通则 0941）。

溶出度　照溶出度与释放度测定法（通则 0931 第三法）测定。

溶出条件　以 0.1mol/L 的盐酸溶液 100ml 为溶出介质，转速为每分钟 100 转，依法操作，经 20 分钟时取样。

供试品溶液　取溶出液 10ml，滤过，取续滤液。

对照品溶液　取草乌甲素对照品适量，精密称定，加流动相溶解并定量稀释制成每 1ml 约含草乌甲素 4μg 的溶液。

色谱条件与系统适用性要求　见含量测定项下。

测定法　见含量测定项下。计算每片的溶出量。

限度　标示量的 80%，应符合规定。

其他　应符合片剂项下有关的各项规定（通则 0101）。

【含量测定】　照高效液相色谱法（通则 0512）测定。

供试品溶液　取本品 20 片，精密称定，研细，精密称取适量（约相当于草乌甲素 2mg），置 100ml 量瓶中，加流动相适量，超声 15 分钟使草乌甲素溶解，用流动相稀释至刻度，摇匀，滤过，取续滤液。

对照品溶液、色谱条件、系统适用性要求与测定法　见草乌甲素含量测定项下。

【类别】　同草乌甲素。

【规格】　0.4mg

【贮藏】　遮光，在阴凉干燥处保存。

草酸艾司西酞普兰

Caosuan Aisixitaipulan

Escitalopram Oxalate

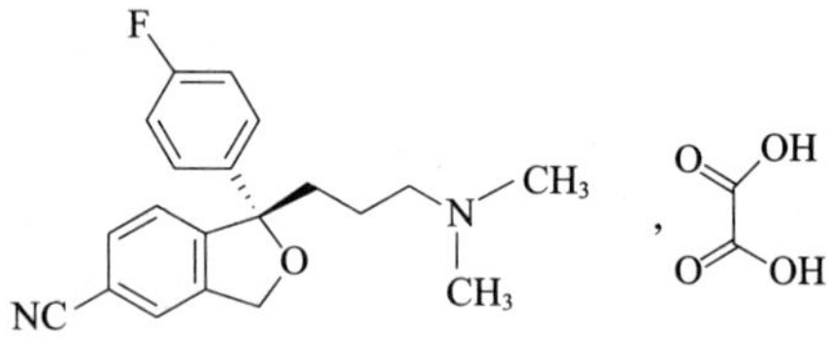

$C_{20}H_{21}FN_2O \cdot C_2H_2O_4$　414.43

本品为(+)-(*S*)-1-[3-(*N*,*N*-二甲基氨基)丙基]-1-(4-氟苯基)-1,3-二氢-5-异苯并呋喃甲腈草酸氢盐。按干燥品计算，含 $C_{20}H_{21}FN_2O \cdot C_2H_2O_4$ 不得少于 98.5%。

【性状】　本品为白色或类白色结晶性粉末。

本品在甲醇中易溶，在水中溶解，在乙醇中微溶，在 0.1mol/L 盐酸溶液中易溶。

熔点　本品的熔点（通则 0612）为 148～154℃。熔融同时分解。

比旋度　取本品，精密称定，加甲醇溶解并定量稀释制成每 1ml 中约含 10mg 的溶液，依法测定（通则 0621），比旋度为 +11.5°至 +13.5°。

【鉴别】　(1)取本品约 20mg，加水 10ml 使溶解，加氯化钡约 0.1g，搅拌，数分钟后显白色沉淀，滴加盐酸，沉淀即消失。

(2)取本品与氢溴酸西酞普兰对照品各适量，分别加乙醇溶解并稀释制成每 1ml 中约含 0.04mg 与 0.1mg 的溶液，作为供试品溶液与对照品溶液。照光学异构体项下的方法试验，供试品溶液主峰的保留时间应与对照品溶液中艾司西酞普兰峰（第二个主峰）的保留时间一致。

(3)本品的红外光吸收图谱应与对照品的图谱一致（通则 0402）。

【检查】　酸度　取本品 0.50g，加水 100ml 使溶解，依法测定（通则 0631），pH 值应为 2.5～3.5。

有关物质　照高效液相色谱法（通则 0512）测定。

供试品溶液　取本品适量，加流动相 A 溶解并稀释制成每 1ml 中约含 0.5mg 的溶液。

对照溶液　精密量取供试品溶液适量，用流动相 A 定量稀释制成每 1ml 中约含 0.5μg 的溶液。

系统适用性溶液　分别取草酸艾司西酞普兰与杂质Ⅰ对照品各适量，加流动相 A 溶解并稀释制成每 1ml 中含草酸艾司西酞普兰与杂质Ⅰ各约 2μg 的混合溶液。

灵敏度溶液　精密量取对照溶液1ml，置10ml量瓶中，用流动相A稀释至刻度，摇匀。

色谱条件　用十八烷基硅胶键合硅胶为填充剂(4.6mm×250mm，5μm或效能相当的色谱柱)；以0.025mol/L磷酸二氢钾溶液(用磷酸或氢氧化钠溶液调节pH值至3.0)-乙腈(90：10)为流动相A，以0.025mol/L磷酸二氢钾溶液(用磷酸或氢氧化钠溶液调节pH值至3.0)-乙腈(35：65)为流动相B，按下表进行梯度洗脱；检测波长为237nm；柱温为45℃；进样体积20μl。

时间(分钟)	流动相A(%)	流动相B(%)
0	95	5
35	65	35
45	0	100
45.1	0	100
60	0	100
60.1	95	5
68	95	5

系统适用性要求　系统适用性溶液色谱图中，艾司西酞普兰峰与杂质Ⅰ峰的分离度应符合要求。灵敏度溶液色谱图中，主成分峰高的信噪比应大于10。

测定法　精密量取供试品溶液与对照溶液，分别注入液相色谱仪，记录色谱图。

限度　供试品溶液色谱图中如有杂质峰，杂质Ⅱ(相对保留时间约为0.90)按校正后的峰面积计算(乘以校正因子1.27)不得大于对照溶液主峰面积(0.1%)；其他单个杂质峰面积不得大于对照溶液主峰面积(0.1%)，各杂质峰面积的和(杂质Ⅱ按校正后的峰面积计算)不得大于对照溶液主峰面积的5倍(0.5%)，小于灵敏度溶液主峰面积的色谱峰忽略不计(0.01%)。

光学异构体　照高效液相色谱法(通则0512)测定。

供试品溶液　取本品适量，加乙醇溶解并稀释制成每1ml中约含0.25mg的溶液。

对照溶液　精密量取供试品溶液适量，用乙醇定量稀释制成每1ml中约含2.5μg的溶液。

系统适用性溶液　取氢溴酸西酞普兰对照品适量，加乙醇溶解并稀释制成每1ml中约含0.5mg的溶液。

色谱条件　用纤维素-三[3,5-二甲苯基氨基甲酸酯]衍生物键合硅胶为填充剂；以正己烷-异丙醇-二乙胺(90：10：0.1)为流动相；柱温为30℃；检测波长为237nm；流速为每分钟0.8ml；进样体积20μl。

系统适用性要求　系统适用性溶液色谱图中，出峰顺序依次为杂质Ⅲ与艾司西酞普兰，两者的分离度应符合要求。

测定法　精密量取供试品溶液与对照溶液，分别注入液相色谱仪，记录色谱图。

限度　供试品溶液色谱图中如有与杂质Ⅲ保留时间一致的色谱峰，其峰面积不得大于对照溶液主峰面积(1.0%)。

残留溶剂　照残留溶剂测定法(通则0861第二法)测定。

供试品溶液　取本品适量，精密称定，加*N*,*N*-二甲基甲酰胺溶解并定量稀释制成每1ml中约含0.05g的溶液，精密量取5ml，置顶空瓶中，密封。

对照品溶液　取甲醇、乙醇、乙醚、丁酮、四氢呋喃与甲苯各适量，精密称定，用*N*,*N*-二甲基甲酰胺定量稀释制成每1ml中约含甲醇150μg、乙醇250μg、乙醚50μg、丁酮100μg、四氢呋喃36μg与甲苯45μg的混合溶液，精密量取5ml，置顶空瓶中，密封。

色谱条件　以二甲基聚硅氧烷(或极性相近)为固定液的毛细管柱为色谱柱；起始温度为40℃，维持5分钟，以每分钟20℃的速率升温至100℃，再以每分钟40℃的速率升温至200℃，维持8分钟；进样口温度为200℃；检测器温度为200℃；顶空瓶平衡温度80℃，平衡时间为30分钟；进样体积为1.0ml。

系统适用性要求　对照品溶液色谱图中，各成分峰间的分离度均应符合要求。

测定法　取供试品溶液与对照品溶液分别顶空进样，记录色谱图。

限度　按外标法以峰面积计算，甲醇、乙醇、乙醚、丁酮、四氢呋喃与甲苯的残留量均应符合规定。

干燥失重　取本品，在105℃干燥至恒重，减失重量不得过1.0%(通则0831)。

炽灼残渣　取本品1.0g，依法检查(通则0841)，遗留残渣不得过0.1%。

重金属　取炽灼残渣项下遗留的残渣，依法检查(通则0821第二法)，含重金属不得过百万分之十。

【含量测定】　取本品约0.3g，精密称定，加冰醋酸20ml使溶解，照电位滴定法(通则0701)，用高氯酸滴定液(0.1mol/L)滴定，并将滴定的结果用空白试验校正。每1ml高氯酸滴定液(0.1mol/L)相当于41.44mg的$C_{20}H_{21}FN_2O \cdot C_2H_2O_4$。

【类别】　抗抑郁药。

【贮藏】　遮光，密封保存。

【制剂】　草酸艾司西酞普兰片

附：

杂质Ⅰ

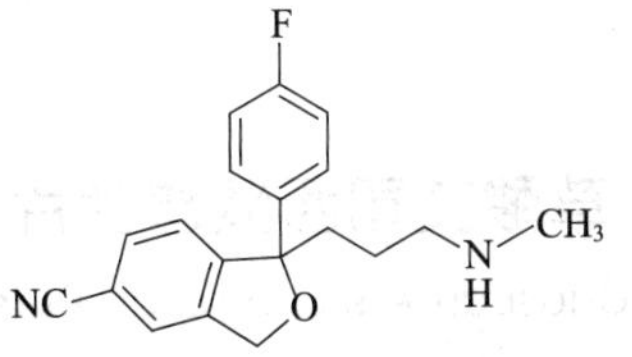

$C_{19}H_{19}FN_2O$　310.37

1-[3-(*N*-甲基氨基)丙基]-1-(4-氟苯基)-1,3-二氢-5-异苯并呋喃甲腈

杂质Ⅱ

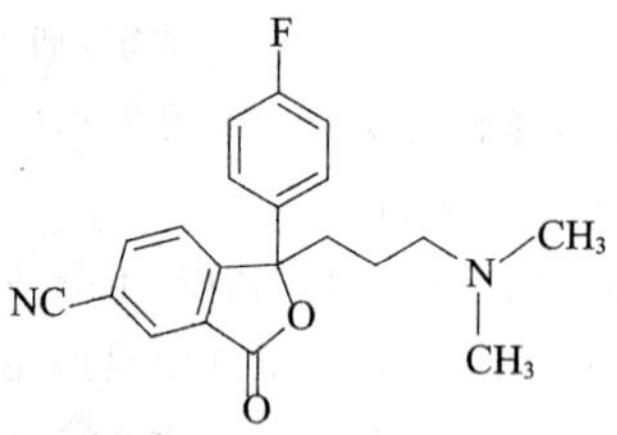

$C_{20}H_{19}FN_2O_2$　338.22

1-[3-(*N*,*N*-二甲基氨基)丙基]-1-(4-氟苯基)-3-氧代-5-异苯并呋喃甲腈

杂质Ⅲ(光学异构体,*R*-西酞普兰)

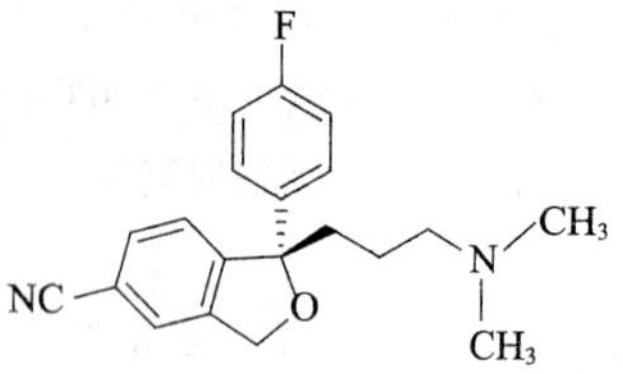

$C_{20}H_{21}FN_2O$　324.40

(－)-(*R*)-1-[3-(*N*,*N*-二甲基氨基)丙基]-1-(4-氟苯基)-1,3-二氢-5-异苯并呋喃甲腈

杂质Ⅳ

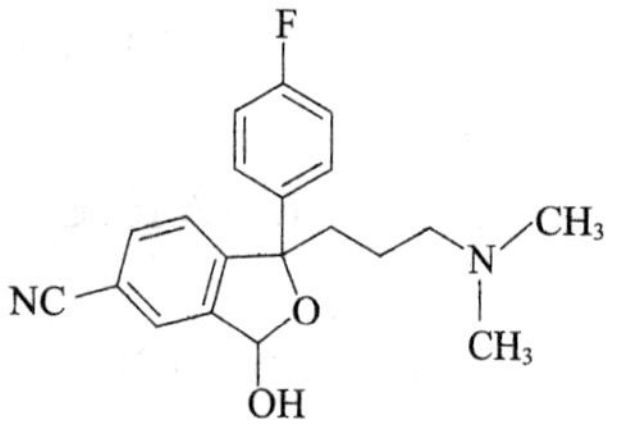

$C_{20}H_{21}FN_2O_2$　340.39

1-[3-(*N*,*N*-二甲基氨基)丙基]-1-(4-氟苯基)-3-羟基-5-异苯并呋喃甲腈

杂质Ⅴ

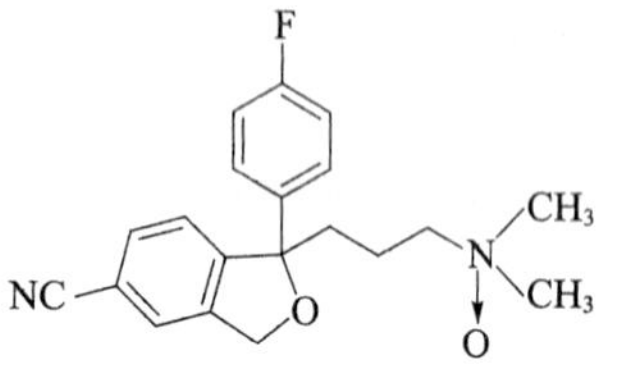

$C_{20}H_{21}FN_2O_2$　340.39

1-[3-(*N*,*N*-二甲基氨基)丙基]-1-(4-氟苯基)-1,3-二氢-5-异苯并呋喃甲腈 *N*-氧化物

草酸艾司西酞普兰片

Caosuan Aisixitaipulan Pian

Escitalopram Oxalate Tablets

本品含草酸艾司西酞普兰按艾司西酞普兰($C_{20}H_{21}FN_2O$)计,应为标示量的95.0%～105.0%。

【性状】 本品为薄膜衣片,除去包衣后显白色。

【鉴别】 (1)照高效液相色谱法(通则0512)试验。

供试品溶液　取本品细粉适量,加乙醇溶解并稀释制成每1ml中约含艾司西酞普兰0.04mg的溶液,滤过,取续滤液。

对照品溶液　取氢溴酸西酞普兰对照品适量,加乙醇溶解并稀释制成每1ml中约含氢溴酸西酞普兰0.1mg的溶液。

色谱条件　用纤维素-三[3,5-二甲苯基氨基甲酸酯]衍生物键合硅胶为填充剂;以正己烷-异丙醇-二乙胺(90∶10∶0.1)为流动相;柱温为30℃;检测波长为237nm;流速为每分钟0.8ml;进样体积20μl。

系统适用性要求　对照品溶液色谱图中,出峰顺序依次为杂质Ⅲ与艾司西酞普兰,两者的分离度应符合要求。

测定法　精密量取供试品溶液与对照品溶液,分别注入液相色谱仪,记录色谱图。

结果判定　供试品溶液主峰的保留时间应与对照品溶液中艾司西酞普兰峰(第二个主峰)的保留时间一致。

(2)取本品细粉适量,加0.1mol/L盐酸溶液溶解并稀释制成每1ml中约含艾司西酞普兰10μg的溶液,滤过,取续滤液,照紫外-可见分光光度法(通则0401)测定,在238nm的波长处有最大吸收。

【检查】 **有关物质**　照高效液相色谱法(通则0512)测定。

供试品溶液　取本品细粉适量(约相当于艾司西酞普兰12.5mg),置25ml量瓶中,加流动相A适量,充分振摇或超声使草酸艾司西酞普兰溶解,用流动相A稀释至刻度,摇匀,滤过,取续滤液。

对照溶液　精密量取供试品溶液适量,用流动相A定量稀释制成每1ml中约含艾司西酞普兰1.0μg的溶液。

灵敏度溶液　精密量取对照溶液1ml,置10ml量瓶中,用流动相A稀释至刻度,摇匀。

系统适用性溶液、色谱条件、系统适用性要求与测定法见草酸艾司西酞普兰有关物质项下。

限度　供试品溶液色谱图中如有与杂质Ⅱ、杂质Ⅳ和杂质Ⅴ保留时间一致的色谱峰,杂质Ⅱ(相对保留时间约为0.90)按校正后的峰面积计算(乘以校正因子1.27)不得大于对照溶液主峰面积的2倍(0.4%),杂质Ⅳ(相对保留时间约为0.74)的峰面积不得大于对照溶液主峰面积的1.5倍(0.3%),杂质Ⅴ(相对保留时间约为1.1)的峰面积不得大于对照溶液主峰面积(0.2%);其他单个杂质峰面积不得大于对照溶液主峰面积的0.5倍(0.1%),各杂质峰面积的和(杂质Ⅱ按校正后的峰面积计算)不得大于对照溶液主峰面积的5倍(1.0%),小于灵敏度溶液主峰面积的色谱峰忽略不计(0.02%)。

含量均匀度　以含量测定项下测得的每片含量计算,应符合规定(通则0941)。

溶出度　照溶出度与释放度测定法(通则0931第二法)测定。

溶出条件　以0.1mol/L盐酸溶液900ml为溶出介质,转速为每分钟50转,依法操作,经30分钟时取样。

供试品溶液　取溶出液 10ml，滤过，取续滤液。

对照品溶液　取草酸艾司西酞普兰对照品适量，精密称定，加 0.1mol/L 盐酸溶液溶解并定量稀释制成每 1ml 中约含艾司西酞普兰 5μg（5mg 规格）或 10μg（10mg 规格）或 20μg（20mg 规格）的溶液。

色谱条件与系统适用性要求　见含量测定项下。

测定法　见含量测定项下。计算每片的溶出量。

限度　标示量的 85%，应符合规定。

其他　应符合片剂项下有关的各项规定（通则 0101）。

【含量测定】　照高效液相色谱法（通则 0512）测定。

供试品溶液　取本品 10 片，分别置 50ml 量瓶中，加流动相适量，充分振摇或超声使草酸艾司西酞普兰溶解，用流动相稀释至刻度，摇匀，滤过（5mg 规格），或精密量取续滤液适量，用流动相定量稀释制成每 1ml 中约含艾司西酞普兰 0.1mg 的溶液（10mg 规格或 20mg 规格）。

对照品溶液　取草酸艾司西酞普兰对照品适量，精密称定，加流动相溶解并定量稀释制成每 1ml 中约含艾司西酞普兰 0.1mg 的溶液。

色谱条件　用十八烷基硅烷键合硅胶为填充剂；以 0.025mol/L 磷酸二氢钾溶液（用磷酸或氢氧化钠溶液调节 pH 值至 3.0）-乙腈（65∶35）为流动相；检测波长为 237nm；进样体积 20μl。

系统适用性要求　理论板数按艾司西酞普兰峰计算不低于 2000。

测定法　精密量取供试品溶液与对照品溶液，分别注入液相色谱仪，记录色谱图。按外标法以峰面积计算每片的含量，并求得 10 片的平均含量。

【类别】　同草酸艾司西酞普兰。

【规格】　按 $C_{20}H_{21}FN_2O$ 计　（1）5mg　（2）10mg　（3）20mg

【贮藏】　密封保存。

茴拉西坦

Huilaxitan

Aniracetam

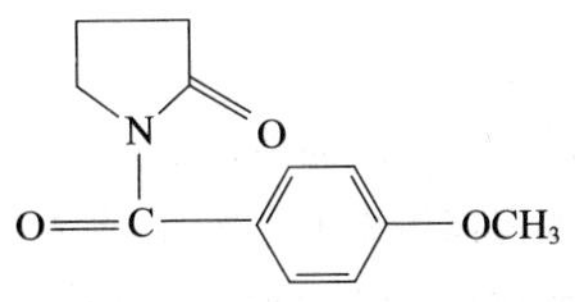

$C_{12}H_{13}NO_3$　219.24

本品为 1-(4-甲氧基苯甲酰基)-2-吡咯烷酮。按干燥品计算，含 $C_{12}H_{13}NO_3$ 应为 98.0%～102.0%。

【性状】　本品为白色或类白色结晶性粉末；无臭。

本品在三氯甲烷中易溶，在丙酮或乙酸乙酯中溶解，在无水乙醇中微溶，在水中不溶。

熔点　本品的熔点（通则 0612）为 118～122℃。

吸收系数　取本品适量，精密称定，加无水乙醇溶解并定量稀释制成每 1ml 中约含 10μg 的溶液，照紫外-可见分光光度法（通则 0401），在 282nm 的波长处测定吸光度，吸收系数（$E_{1cm}^{1\%}$）为 476～506。

【鉴别】　（1）取本品约 50mg，置试管中，加硫酸 2ml 使溶解，溶液显淡黄色，加水 2ml，加亚硝酸钠试液数滴，振摇 10～15 分钟，生成白色沉淀。

（2）本品的红外光吸收图谱应与对照的图谱（光谱集 769 图）一致。

【检查】　**有关物质**　照高效液相色谱法（通则 0512）测定。

供试品溶液　取本品约 10mg，加流动相溶解并稀释制成每 1ml 中含 1mg 的溶液。

对照溶液　精密量取供试品溶液适量，用流动相定量稀释制成每 1ml 中含 2μg 的溶液。

系统适用性溶液　取茴拉西坦 50mg，置 50ml 比色管中，加甲醇 5ml，置 70℃水浴中加热 1 小时，放冷，用流动相稀释制成每 1ml 中含 1mg 的溶液。

色谱条件　用十八烷基硅烷键合硅胶为填充剂；以乙腈-水（35∶65）为流动相；检测波长为 254nm；进样体积 10μl。

系统适用性要求　系统适用性溶液色谱图中，理论板数按茴拉西坦峰计算不低于 1500，茴拉西坦峰与降解产物峰（相对保留时间约为 0.88）的分离度应符合要求。

测定法　精密量取供试品溶液与对照溶液，分别注入液相色谱仪，记录色谱图至主成分峰保留时间的 4 倍。

限度　供试品溶液色谱图中如有杂质峰，单个杂质峰面积不得大于对照溶液主峰面积（0.2%），各杂质峰面积的和不得大于对照溶液主峰面积的 5 倍（1.0%）。

残留溶剂　照残留溶剂测定法（通则 0861 第二法）测定。

供试品溶液　取本品约 0.1g，精密称定，置 20ml 顶空瓶中，精密加入 *N*,*N*-二甲基甲酰胺 1ml 使溶解，密封。

对照品溶液　分别取乙醇、甲苯适量，精密称定，用 *N*,*N*-二甲基甲酰胺定量稀释制成每 1ml 中分别含乙醇 500μg、甲苯 89μg 的溶液，精密量取 1ml，置 20ml 顶空瓶中，密封。

色谱条件　以 6%氰丙基苯基-94%二甲基聚硅氧烷为固定液（或极性相近）的毛细管柱为色谱柱；起始温度为 40℃，维持 5 分钟，以每分钟 20℃的速率升温至 160℃，维持 5 分钟；检测器温度为 240℃；进样口温度为 220℃；顶空瓶平衡温度为 100℃，平衡时间为 30 分钟。

系统适用性要求　对照品溶液色谱图中，乙醇峰与甲苯峰间的分离度应符合要求。

测定法　取供试品溶液与对照品溶液分别顶空进样，记录色谱图。

限度　按外标法以峰面积计算，乙醇与甲苯的残留量均应符合规定。

干燥失重　取本品，以五氧化二磷为干燥剂，在 60℃减压干燥 4 小时，减失重量不得过 0.5%(通则 0831)。

炽灼残渣　取本品 1.0g，依法检查(通则 0841)，遗留残渣不得过 0.1%。

重金属　取炽灼残渣项下遗留的残渣，依法检查(通则 0821 第二法)，含重金属不得过百万分之十。

【含量测定】　照高效液相色谱法(通则 0512)测定。

供试品溶液　取本品适量，精密称定，加流动相溶解并定量稀释制成每 1ml 中含 0.08mg 的溶液。

对照品溶液　取茴拉西坦对照品适量，精密称定，加流动相溶解并定量稀释制成每 1ml 中含 0.08mg 的溶液。

系统适用性溶液、色谱条件与系统适用性要求　见有关物质项下。检测波长为 283nm。

测定法　精密量取供试品溶液与对照品溶液，分别注入液相色谱仪，记录色谱图。按外标法以峰面积计算。

【类别】　脑功能改善药。

【贮藏】　遮光，密封保存。

【制剂】　茴拉西坦胶囊

茴拉西坦胶囊

Huilaxitan Jiaonang

Aniracetam Capsules

本品含茴拉西坦($C_{12}H_{13}NO_3$)应为标示量的 93.0%～107.0%。

【性状】　本品内容物为白色或类白色粉末。

【鉴别】　(1)取本品内容物适量(约相当于茴拉西坦 50mg)，加三氯甲烷 5ml，振摇，滤过，滤液置水浴上蒸干，残渣照茴拉西坦项下的鉴别(1)试验，显相同的反应。

(2)在含量测定项下记录的色谱图中，供试品溶液主峰的保留时间应与对照品溶液主峰的保留时间一致。

【检查】　**有关物质**　照高效液相色谱法(通则 0512)测定。

供试品溶液　取本品内容物适量(约相当于茴拉西坦 10mg)，加流动相溶解并稀释制成每 1ml 中含茴拉西坦 1mg 的溶液，滤过，取续滤液。

对照溶液　精密量取供试品溶液适量，用流动相定量稀释制成每 1ml 中含茴拉西坦 5μg 的溶液。

系统适用性溶液、色谱条件、系统适用性要求与测定法　见茴拉西坦有关物质项下。

限度　供试品溶液色谱图中如有杂质峰，单个杂质峰面积不得大于对照溶液主峰面积(0.5%)，各杂质峰面积的和不得大于对照溶液主峰面积的 2 倍(1.0%)。

溶出度　照溶出度与释放度测定法(通则 0931 第一法)测定。

溶出条件　以盐酸溶液(9→1000)900ml 为溶出介质，转速为每分钟 100 转，依法操作，经 45 分钟时取样。

供试品溶液　取溶出液 20ml，滤过，精密量取续滤液 5ml，置 50ml 量瓶中，用溶出介质稀释至刻度，摇匀。

对照品溶液　取茴拉西坦对照品适量，加乙醇适量使溶解，用溶出介质定量稀释制成每 1ml 中约含 11μg(0.1g 规格)和 22μg(0.2g 规格)的溶液。

测定法　取供试品溶液与对照品溶液，照紫外-可见分光光度法(通则 0401)，在 282nm 的波长处分别测定吸光度，计算每粒的溶出量。

限度　标示量的 80%，应符合规定。

其他　应符合胶囊剂项下有关的各项规定(通则 0103)。

【含量测定】　照高效液相色谱法(通则 0512)测定。

供试品溶液　取装量差异项下的内容物适量，精密称定，加流动相使茴拉西坦溶解并定量稀释制成每 1ml 中含茴拉西坦 0.08mg 的溶液，滤过，取续滤液。

对照品溶液　取茴拉西坦对照品，精密称定，加流动相溶解并定量稀释制成每 1ml 中含 0.08mg 的溶液。

系统适用性溶液、色谱条件、系统适用性要求与测定法　见茴拉西坦含量测定项下。

【类别】　同茴拉西坦。

【规格】　(1)0.1g　(2)0.2g

【贮藏】　遮光，密封保存。

茶苯海明

Chabenhaiming

Dimenhydrinate

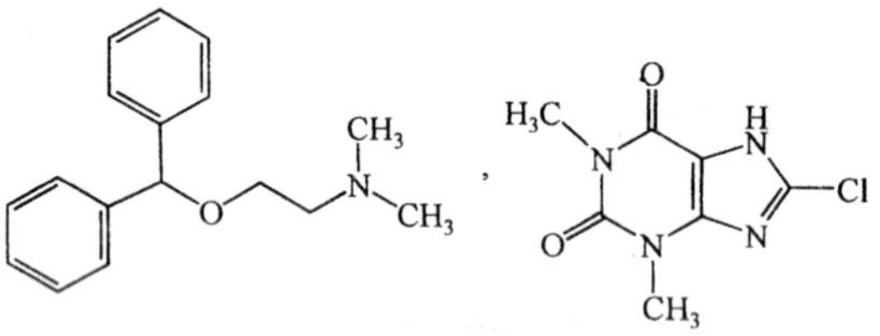

$C_{24}H_{28}ClN_5O_3$　469.97

本品为 1,3-二甲基-8-氯-3,7-二氢-1*H*-嘌呤-2,6-二酮和 *N*,*N*-二甲基-2-(二苯基甲氧基)乙胺(1∶1)。按干燥品计算，含苯海拉明($C_{17}H_{21}NO$)应为 53.0%～55.5%；含 8-氯茶碱($C_7H_7ClN_4O_2$)应为 44.0%～47.0%。

【性状】　本品为白色结晶性粉末；无臭。

本品在乙醇或三氯甲烷中易溶，在水或乙醚中微溶。

熔点　本品的熔点(通则 0612)为 102～107℃。

【鉴别】　(1)取本品 0.1g，加盐酸 1ml 与氯酸钾 0.1g，置水浴上蒸干，加氨试液数滴，即显紫红色。

(2)本品的红外光吸收图谱应与对照的图谱(光谱集 271 图)一致。

【检查】　**氯化物**　取本品 0.30g，置 200ml 量瓶中，加水

50ml、氨试液 3ml 与 10%硝酸铵溶液 6ml，置水浴上加热 5 分钟，加硝酸银试液 25ml，摇匀，再置水浴上加热 15 分钟，并时时振摇，放冷，用水稀释至刻度，摇匀，放置 15 分钟，滤过，取续滤液 25ml，置 50ml 纳氏比色管中，加稀硝酸 10ml，用水稀释使成 50ml，摇匀，在暗处放置 5 分钟，依法检查（通则 0801），与标准氯化钠溶液 1.5ml 制成的对照液比较，不得更浓（0.04%）。

有关物质　照高效液相色谱法（通则 0512）测定。

供试品溶液　取本品适量，加流动相溶解并稀释制成每 1ml 中含茶苯海明 0.4mg 的溶液。

对照溶液　精密量取供试品溶液适量，用流动相定量稀释制成每 1ml 中含茶苯海明 6μg 的溶液。

系统适用性溶液　取茶碱与茶苯海明适量，加流动相溶解并稀释制成每 1ml 中各约含 20μg 的溶液。

色谱条件　用十八烷基硅烷键合硅胶为填充剂；以甲醇-三乙胺缓冲液（1∶1）为流动相；检测波长为 225nm；进样体积 10μl。

系统适用性要求　系统适用性溶液色谱图中，出峰顺序依次为茶碱峰、8-氯茶碱峰与苯海拉明峰，理论板数按苯海拉明峰计算不低于 2000，茶碱峰与 8-氯茶碱峰之间的分离度应符合要求。

测定法　精密量取供试品溶液与对照溶液，分别注入液相色谱仪，记录色谱图至苯海拉明峰保留时间的 2 倍。

限度　供试品溶液色谱图中如有杂质峰，茶碱峰面积不得大于对照溶液中 8-氯茶碱峰面积的 0.75 倍，各杂质峰面积的和不得大于对照溶液中 8-氯茶碱峰面积。

干燥失重　取本品，置五氧化二磷干燥器中，减压干燥至恒重，减失重量不得过 0.5%（通则 0831）。

炽灼残渣　取本品 1.0g，依法检查（通则 0841），遗留残渣不得过 0.1%。

重金属　取炽灼残渣项下遗留的残渣，依法检查（通则 0821 第二法），含重金属不得过百万分之十。

【含量测定】　**苯海拉明**　取本品约 0.3g，精密称定，加冰醋酸 15ml，微温使溶解，放冷，加结晶紫指示液 1 滴，用高氯酸滴定液（0.1mol/L）滴定至溶液显蓝色，并将滴定的结果用空白试验校正。每 1ml 高氯酸滴定液（0.1mol/L）相当于 25.54mg 的 $C_{17}H_{21}NO$。

8-氯茶碱　取本品 0.3g，精密称定，置 200ml 量瓶中，加水 50ml、氨试液 3ml 与 10%硝酸铵溶液 6ml，置水浴上加热 5 分钟，精密加硝酸银滴定液（0.1mol/L）25ml，摇匀，再置水浴上加热 15 分钟，并时时振摇，放冷，用水稀释至刻度，摇匀，放置 15 分钟，滤过，精密量取续滤液 100ml，加硝酸使成酸性后，再加硝酸 3ml 与硫酸铁铵指示液 2ml，用硫氰酸铵滴定液（0.1mol/L）滴定。每 1ml 硝酸银滴定液（0.1mol/L）相当于 21.46mg 的 $C_7H_7ClN_4O_2$。

【类别】　抗组胺药。

【贮藏】　密封，在干燥处保存。

【制剂】　茶苯海明片

茶苯海明片

Chabenhaiming Pian

Dimenhydrinate Tablets

本品含茶苯海明（$C_{24}H_{28}ClN_5O_3$）应为标示量的 90.0%～110.0%，含 8-氯茶碱（$C_7H_7ClN_4O_2$）应为茶苯海明含量的 43.4%～47.9%。

【性状】　本品为白色片。

【鉴别】　（1）取本品细粉适量（约相当于茶苯海明 0.4g），加微温的乙醇 40ml，研磨，滤过，滤液蒸干，照茶苯海明项下的鉴别（1）试验，显相同的反应。

（2）在含量测定项下记录的色谱图中，供试品溶液两主峰的保留时间应与对照品溶液相应两主峰的保留时间一致。

【检查】　**有关物质**　照高效液相色谱法（通则 0512）测定。

供试品溶液　取本品 20 片，精密称定，研细，精密称取适量（约相当于茶苯海明 40mg），置 100ml 量瓶中，加流动相适量，超声使溶解，用流动相稀释至刻度，摇匀，滤过，取续滤液。

对照溶液　精密量取供试品溶液适量，用流动相定量稀释制成每 1ml 中约含茶苯海明 6μg 的溶液。

系统适用性溶液、色谱条件、系统适用性要求与测定法　见茶苯海明有关物质项下。

限度　供试品溶液色谱图中如有杂质峰，茶碱峰面积不得大于对照溶液中 8-氯茶碱峰面积的 0.75 倍，各杂质峰面积的和不得大于对照溶液中 8-氯茶碱峰面积。

溶出度　照溶出度与释放度测定法（通则 0931 第二法）测定。

溶出条件　以水 900ml 为溶出介质，转速为每分钟 50 转，依法操作，经 45 分钟时取样。

供试品溶液　取溶出液 10ml，滤过，精密量取续滤液 5ml 置 20ml 量瓶（50mg 规格）或 10ml 量瓶（25mg 规格）中，用水稀释至刻度，摇匀。

对照品溶液　取茶苯海明对照品适量，精密称定，加水溶解并定量稀释制成每 1ml 中约含 14μg 的溶液。

测定法　取供试品溶液与对照品溶液，照紫外-可见分光光度法（通则 0401），在 278nm 的波长处分别测定吸光度，计算每片的溶出量。

限度　标示量的 75%，应符合规定。

其他　应符合片剂项下有关的各项规定（通则 0101）。

【含量测定】　照高效液相色谱法（通则 0512）测定。

对照品溶液　取茶苯海明对照品适量，精密称定，加流动相溶解并定量稀释制成每 1ml 中约含 0.4mg 的溶液。

供试品溶液、系统适用性溶液、色谱条件与系统适用性要求　见有关物质项下。

测定法　精密量取供试品溶液与对照品溶液，分别注入液相色谱仪，记录色谱图。按外标法以峰面积分别计算茶苯海明与 8-氯茶碱的含量。

【类别】　同茶苯海明。

【规格】　(1)25mg　(2)50mg

【贮藏】　密封，在干燥处保存。

茶　碱

Chajian

Theophylline

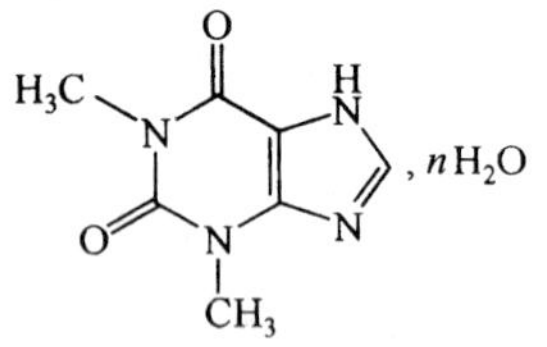

$n=0, C_7H_8N_4O_2$　180.17

$n=1, C_7H_8N_4O_2 \cdot H_2O$　198.18

本品为 1,3-二甲基-3,7-二氢-1*H*-嘌呤-2,6-二酮一水合物或无水物。按干燥品计算，含茶碱(按 $C_7H_8N_4O_2$ 计)不得少于 99.0%。

【性状】　本品为白色结晶性粉末；无臭。

本品在乙醇或三氯甲烷中微溶，在水中极微溶解，在乙醚中几乎不溶；在氢氧化钾溶液或氨溶液中易溶。

【鉴别】　(1)取本品约 10mg，加盐酸 1ml 与氯酸钾 0.1g，置水浴上蒸干，遗留浅红色的残渣，遇氨气即变为紫色；再加氢氧化钠试液数滴，紫色即消失。

(2)取本品约 50mg，加氢氧化钠试液 1ml 溶解后，加重氮苯磺酸试液 3ml，应显红色。

(3)取本品约 10mg，加水 5ml 溶解，加氨-氯化铵缓冲液(pH 8.0)3ml，再加铜吡啶试液 1ml，摇匀后，加三氯甲烷 5ml，振摇，三氯甲烷层显绿色。

(4)本品的红外光吸收图谱应与对照的图谱(光谱集 272 图)一致。

【检查】　**酸度**　取本品 0.10g，加热水 25ml 溶解后，加甲基红指示液 1 滴与氢氧化钠滴定液(0.02mol/L)0.20ml，应显黄色。

有关物质　照高效液相色谱法(通则 0512)测定。

供试品溶液　取本品适量，加流动相溶解并稀释制成每 1ml 中约含 2mg 的溶液。

对照溶液　精密量取供试品溶液适量，用流动相定量稀释制成每 1ml 中约含 10μg 的溶液。

系统适用性溶液　取茶碱与可可碱各适量，加流动相溶解并稀释制成每 1ml 中各含 10μg 的混合溶液。

色谱条件　用十八烷基硅烷键合硅胶为填充剂；以醋酸盐缓冲液(取醋酸钠 1.36g，加水 100ml 使溶解，加冰醋酸 5ml，再加水稀释至 1000ml，摇匀)-乙腈(93∶7)为流动相；检测波长为 271nm；进样体积 20μl。

系统适用性要求　系统适用性溶液色谱图中，理论板数按茶碱峰计算不低于 5000，可可碱峰与茶碱峰之间的分离度应大于 2.0。

测定法　精密量取供试品溶液与对照溶液，分别注入液相色谱仪，记录色谱图至主成分峰保留时间的 3 倍。

限度　供试品溶液色谱图中如有杂质峰，单个杂质峰面积不得大于对照溶液主峰面积的 0.2 倍(0.1%)，各杂质峰面积的和不得大于对照溶液主峰面积(0.5%)。

干燥失重　取本品，在 105℃干燥至恒重，减失重量不得过 9.5%；如为无水茶碱，减失重量不得过 0.5%(通则 0831)。

炽灼残渣　不得过 0.1%(通则 0841)。

【含量测定】　取本品约 0.3g，精密称定，加水 50ml，微温溶解后，放冷，加硝酸银滴定液(0.1mol/L)25ml，再加溴麝香草酚蓝指示液 1ml，摇匀，用氢氧化钠滴定液(0.1mol/L)滴定至溶液显蓝色。每 1ml 氢氧化钠滴定液(0.1mol/L)相当于 18.02mg 的 $C_7H_8N_4O_2$。

【类别】　平滑肌松弛药。

【贮藏】　密封保存。

【制剂】　(1)茶碱缓释片　(2)茶碱缓释胶囊

茶碱缓释片

Chajian Huanshipian

Theophylline Sustained-release Tablets

本品含茶碱(按 $C_7H_8N_4O_2$ 计)应为标示量的 90.0%～110.0%。

【性状】　本品为白色片。

【鉴别】　取本品的细粉适量(约相当于茶碱，按 $C_7H_8N_4O_2$ 计 0.2g)，加热水 10ml，振摇，滤过，滤液蒸干，残留物照茶碱项下的鉴别(1)、(2)与(3)试验，显相同的反应。

【检查】　**有关物质**　照高效液相色谱法(通则 0512)测定。

供试品溶液　取本品的细粉适量，加流动相溶解并稀释制成每 1ml 中约含茶碱(按 $C_7H_8N_4O_2$ 计)2mg 的溶液，滤过，取续滤液。

对照溶液　精密量取供试品溶液 1ml，置 200ml 量瓶中，用流动相稀释至刻度，摇匀。

系统适用性溶液、色谱条件、系统适用性要求与测定法　见茶碱有关物质项下。

限度　供试品溶液色谱图中如有杂质峰，各杂质峰面积的和不得大于对照溶液主峰面积(0.5%)。

溶出度　照溶出度与释放度测定法(通则 0931 第二法)测定。

溶出条件　以水 900ml 为溶出介质，转速为每分钟 50 转，依法操作，在 2 小时、6 小时与 12 小时时分别取溶出液

5ml，并即时补充相同温度、相同体积的溶出介质。

供试品溶液　分别取 2 小时、6 小时与 12 小时时的溶出液，滤过，精密量取续滤液适量，各用水定量稀释制成每 1ml 中约含茶碱（按 $C_7H_8N_4O_2$ 计）7μg 的溶液。

对照品溶液　取茶碱对照品适量，精密称定，加水溶解并定量稀释制成每 1ml 中约含茶碱（按 $C_7H_8N_4O_2$ 计）7μg 的溶液。

测定法　取供试品溶液与对照品溶液，照紫外-可见分光光度法（通则 0401），在 272nm 的波长处分别测定吸光度，分别计算每片在不同时间的溶出量。

限度　2 小时、6 小时与 12 小时时的溶出量应分别为标示量的 20%～40%、40%～65%和 70%以上，均应符合规定。

其他　应符合片剂项下有关的各项规定（通则 0101）。

【含量测定】　取本品 20 片，精密称定，研细，精密称取适量（约相当于茶碱，按 $C_7H_8N_4O_2$ 计 0.3g），置研钵中，加热水 50ml 分次研磨，并定量转移入锥形烧瓶中，放冷后，加硝酸银滴定液（0.1mol/L）25ml、茜素磺酸钠指示剂 8 滴，混匀，迅速用氢氧化钠滴定液（0.1mol/L）滴定至溶液显微红色。每 1ml 氢氧化钠滴定液（0.1mol/L）相当于 18.02mg 的 $C_7H_8N_4O_2$。

【类别】　同茶碱。

【规格】　0.1g（按 $C_7H_8N_4O_2$ 计）

【贮藏】　遮光，密封保存。

茶碱缓释胶囊

Chajian Huanshi Jiaonang

Theophylline Sustained-release Capsules

本品含茶碱（按 $C_7H_8N_4O_2$ 计）应为标示量的 90.0%～110.0%。

【性状】　本品的内容物为类白色的球形小丸。

【鉴别】　（1）取本品内容物的细粉适量（约相当于茶碱，按 $C_7H_8N_4O_2$ 计 0.5g），加热水 15ml，振摇，滤过，滤液蒸干，取残留物约 10mg，加水 5ml 溶解，加氨-氯化铵缓冲液（pH 8.0）3ml，再加铜吡啶试液 1ml，摇匀后，加三氯甲烷 5ml，振摇，三氯甲烷层显绿色。

（2）在含量测定项下记录的色谱图中，供试品溶液主峰的保留时间应与对照品溶液主峰的保留时间一致。

【检查】　**有关物质**　照高效液相色谱法（通则 0512）测定。

供试品溶液　取装量差异项下的内容物，研细，取细粉适量（约相当于茶碱，按 $C_7H_8N_4O_2$ 计 0.1g），置 50ml 量瓶中，加流动相适量，超声使茶碱溶解，用流动相稀释至刻度，摇匀，滤过，取续滤液。

对照溶液　精密量取供试品溶液 1ml，置 200ml 量瓶中，用流动相稀释至刻度，摇匀。

系统适用性溶液、色谱条件、系统适用性要求与测定法　见茶碱有关物质项下。

限度　供试品溶液色谱图中如有杂质峰，各杂质峰面积的和不得大于对照溶液主峰面积（0.5%）。

溶出度　照溶出度与释放度测定法（通则 0931 第二法）测定。

缓冲液（pH 3.0）中溶出量　溶出条件　以磷酸盐缓冲液（pH 3.0）（取磷酸二氢钾 6.804g，加水溶解使成 1000ml，用磷酸调节 pH 值至 3.0）900ml 为溶出介质，转速为每分钟 50 转，依法操作，经 1 小时、2 小时与 3.5 小时时，分别取溶出液 10ml，并即时补充相同温度、相同体积的溶出介质。

供试品溶液　分别取 1 小时、2 小时与 3.5 小时时的溶出液，滤过，分别精密量取各续滤液适量，用 0.01mol/L 盐酸溶液定量稀释制成每 1ml 中约含茶碱（按 $C_7H_8N_4O_2$ 计）5～10μg 的溶液。

对照品溶液　取茶碱对照品约 0.1g，精密称定，置 100ml 量瓶中，加 0.1mol/L 盐酸溶液 10ml 溶解并用水稀释至刻度，摇匀，精密量取适量，用 0.01mol/L 盐酸溶液定量稀释制成每 1ml 中约含茶碱（按 $C_7H_8N_4O_2$ 计）10μg 的溶液。

测定法　取供试品溶液与对照品溶液，照紫外-可见分光光度法（通则 0401），在 271nm 的波长处分别测定吸光度，分别计算每粒在不同时间的溶出量。

限度　1 小时、2 小时与 3.5 小时时的溶出量应分别为标示量的 13%～38%、25%～50%与 37%～65%，均应符合规定。

缓冲液（pH 7.4）中溶出量　溶出条件　缓冲液（pH 3.0）中溶出量项下 3.5 小时取样后，在溶出杯中立即用 5.3mol/L 氢氧化钠溶液调节溶出介质的 pH 值至 7.4，继续试验，经 5 小时时取样。

供试品溶液　取溶出液 10ml，滤过，精密量取续滤液适量，用 0.01mol/L 盐酸溶液定量稀释制成每 1ml 中约含茶碱（按 $C_7H_8N_4O_2$ 计）10μg 的溶液。

对照品溶液与测定法　见缓冲液（pH 3.0）中溶出量项下。

限度　5 小时时的溶出量应为标示量的 85%以上，应符合规定。

其他　应符合胶囊剂项下有关的各项规定（通则 0103）。

【含量测定】　照高效液相色谱法（通则 0512）测定。

供试品溶液　取装量差异项下的内容物，研细，精密称取适量（约相当于茶碱，按 $C_7H_8N_4O_2$ 计 0.1g），置 100ml 量瓶中，加流动相适量，超声使茶碱溶解，用流动相稀释至刻度，摇匀，滤过，精密量取续滤液 5ml，置 50ml 量瓶中，用流动相稀释至刻度，摇匀。

对照品溶液　取茶碱对照品适量，精密称定，加流动相溶解并定量稀释制成每 1ml 中约含茶碱（按 $C_7H_8N_4O_2$ 计）0.1mg 的溶液。

系统适用性溶液、色谱条件与系统适用性要求　见有关物质项下。

测定法　精密量取供试品溶液与对照品溶液，分别注入液相色谱仪，记录色谱图。按外标法以峰面积计算。

【类别】 同茶碱。

【规格】 按 $C_7H_8N_4O_2$ 计　(1)0.1g　(2)0.2g

【贮藏】 密封保存。

荧 光 素 钠

Yingguangsuna

Fluorescein Sodium

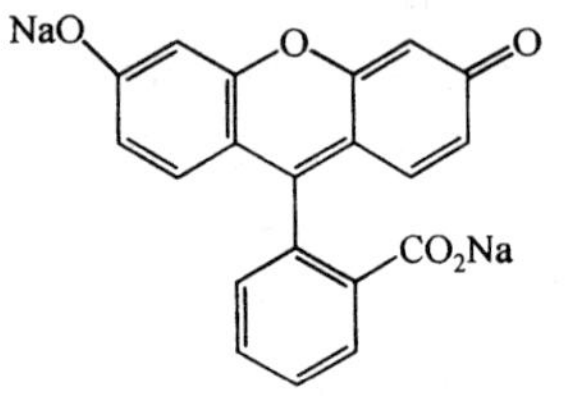

$C_{20}H_{10}Na_2O_5$　376.28

本品为 9-(邻羧基苯基)-6-羟基-3*H*-呫吨-3-酮二钠盐。按无水物计算，含 $C_{20}H_{10}Na_2O_5$ 应为 98.0%～102.0%。

【性状】 本品为橙红色粉末或略带金属光泽的块状物，研细后为橙红色粉末；无臭；极具引湿性。

本品在水中易溶，在乙醇中略溶。

【鉴别】 (1)取本品的水溶液(1→2000)1 滴，点于滤纸上，即生成黄色斑点，趁湿置溴蒸气中，1 分钟后再使与氨蒸气接触，斑点即变为深粉红色。

(2)本品的水溶液显强烈的荧光，用大量的水稀释后仍极明显；但加酸使成酸性后，荧光即消失；再加碱使成碱性，荧光又显出。

(3)本品的红外光吸收图谱应与对照的图谱(光谱集 273 图)一致。如不一致时，可取本品 0.1g，加水 0.1ml，用玻棒搅拌使完全溶解，于 105℃干燥 4 小时后测定。

(4)本品炽灼灰化后显钠盐的鉴别反应(通则 0301)。

【检查】 **碱度**　取本品 0.20g，加水 10ml 使溶解，依法测定(通则 0631)，pH 值应为 7.0～9.0。

有关物质　照高效液相色谱法(通则 0512)测定。

溶剂　乙腈-水(15∶85)。

供试品溶液　取本品适量，精密称定，加溶剂溶解并定量稀释制成每 1ml 中约含 0.5mg 的溶液。

对照溶液　精密量取供试品溶液 1ml，置 200ml 量瓶中，用溶剂稀释至刻度，摇匀。

对照品溶液　取间苯二酚(杂质Ⅰ)对照品与邻苯二甲酸(杂质Ⅱ)对照品适量，精密称定，加溶剂溶解并定量稀释制成每 1ml 中各约含 2.5μg 的混合溶液。

色谱条件　用辛基硅烷键合硅胶为填充剂(4.6mm×250mm，5μm)；以磷酸盐溶液(取磷酸二氢钾 1.22g，加水溶解并稀释至 1000ml，用磷酸调节 pH 值至 2.0)为流动相 A，乙腈为流动相 B，按下表进行梯度洗脱；检测波长为 220nm；柱温为 30℃；进样体积 20μl。

时间(分钟)	流动相 A(%)	流动相 B(%)
0	85	15
25	20	80
34	20	80
35	85	15
45	85	15

系统适用性要求　对照品溶液色谱图中，杂质Ⅰ峰与杂质Ⅱ峰之间的分离度应大于 5.0。

测定法　精密量取供试品溶液、对照溶液与对照品溶液，分别注入液相色谱仪，记录色谱图。

限度　供试品溶液色谱图中如有与对照品溶液色谱图中杂质Ⅰ或杂质Ⅱ保留时间一致的色谱峰，按外标法以峰面积计算，均不得过 0.5%；其他单个杂质峰面积不得大于对照溶液主峰面积的 0.6 倍(0.3%)，其他杂质峰面积的和不得大于对照溶液主峰面积(0.5%)，小于对照溶液主峰面积 0.1 倍的峰忽略不计。

氯化物　取本品 0.10g，加水 50ml 使溶解，加稀硝酸 1ml，摇匀，静置 10 分钟，使荧光素钠沉淀完全，滤过至澄清。分取滤液二份，每份 10ml，分置 50ml 纳氏比色管中，其中一份加水使成 40ml，加硝酸银试液 1.0ml，摇匀，在暗处放置 10 分钟，如显浑浊，滤过至澄清，取滤液加入标准氯化钠溶液 7.0ml，加水至 50ml，摇匀，作为对照溶液。另一份加水使成 40ml，加硝酸银试液 1.0ml，加水至 50ml，摇匀，作为供试品溶液。取对照溶液和供试品溶液，在暗处放置 5 分钟，依法检查(通则 0801)，供试品溶液与对照溶液比较，不得更浓(0.35%)。

硫酸盐　取本品 0.20g，加水 100ml 使溶解，加稀盐酸 7ml，使荧光素钠沉淀完全，滤过至澄清。分取滤液二份，每份 25ml，分置 50ml 纳氏比色管中，其中一份加水使成 40ml，加 25%氯化钡溶液 5ml，摇匀，在暗处放置 10 分钟，如显浑浊，滤过至澄清，取滤液加入标准硫酸钾溶液 2.5ml，加水至 50ml，摇匀，作为对照溶液。另一份加水使成 40ml，加 25%氯化钡溶液 5ml，加水至 50ml，摇匀，作为供试品溶液。取对照溶液和供试品溶液，在暗处放置 10 分钟，依法检查(通则 0802)。供试品溶液与对照溶液比较，不得更浓(0.50%)。

水分　取本品，照水分测定法(通则 0832 第一法 1)测定，含水分不得过 17.0%。

锌盐　取本品 0.10g，加氯化钠的饱和水溶液 10ml 溶解后，加稀盐酸 2ml，摇匀，滤过，滤液中加亚铁氰化钾试液 1ml，不得发生浑浊。

【含量测定】 照高效液相色谱法(通则 0512)测定。

供试品溶液　取本品约 25mg，精密称定，置 50ml 量瓶中，加水溶解并稀释至刻度，摇匀，精密量取 2ml，置 100ml 量瓶中，用水稀释至刻度，摇匀。

对照品溶液　取荧光素钠对照品约 25mg，精密称定，置 50ml 量瓶中，加水溶解并稀释至刻度，摇匀，精密量取 2ml，置 100ml 量瓶中，用水稀释至刻度，摇匀。

色谱条件　用十八烷基硅烷键合硅胶为填充剂；以乙腈-0.1%磷酸溶液（30∶70）为流动相；检测波长为 232nm；进样体积 20μl。

系统适用性要求　荧光素钠峰与相邻各杂质峰之间的分离度应符合要求。

测定法　精密量取供试品溶液与对照品溶液，分别注入液相色谱仪，记录色谱图。按外标法以峰面积计算。

【类别】　诊断用药。

【贮藏】　密封保存。

【制剂】　荧光素钠注射液

荧光素钠注射液

Yingguangsuna Zhusheye

Fluorescein Sodium Injection

本品为荧光素钠的灭菌水溶液。含荧光素钠（$C_{20}H_{10}Na_2O_5$）应为标示量的 90.0%～110.0%。

【性状】　本品为橙红色澄明液体。

【鉴别】　（1）取本品，照荧光素钠项下的鉴别（1）、（2）项试验，显相同的反应。

（2）在含量测定项下记录的色谱图中，供试品溶液主峰的保留时间应与对照品溶液主峰的保留时间一致。

【检查】　**pH 值**　应为 8.0～9.8（通则 0631）。

有关物质　照高效液相色谱法（通则 0512）测定。

供试品溶液　精密量取本品适量，用溶剂定量稀释制成每 1ml 中约含荧光素钠 0.5mg 的溶液。

对照溶液　精密量取供试品溶液 1ml，置 200ml 量瓶中，用溶剂稀释至刻度，摇匀。

溶剂、对照品溶液、色谱条件、系统适用性要求与测定法　见荧光素钠有关物质项下。

限度　供试品溶液色谱图中如有与对照品溶液色谱图中杂质Ⅰ或杂质Ⅱ保留时间一致的色谱峰，按外标法以峰面积计算，均不得过标示量的 0.5%；其他单个杂质峰面积不得大于对照溶液主峰面积的 0.6 倍（0.3%），其他杂质峰面积的和不得大于对照溶液主峰面积（0.5%），小于对照溶液主峰面积 0.1 倍的峰忽略不计。

热原　取本品，依法检查（通则 1142），剂量按家兔体重每 1kg 注射 250mg，应符合规定。

其他　应符合注射剂项下有关的各项规定（通则 0102）。

【含量测定】　照高效液相色谱法（通则 0512）测定。

供试品溶液　精密量取本品适量（约相当于荧光素钠 200mg），置 200ml 量瓶中，用水稀释至刻度，摇匀，精密量取 2ml，置 200ml 量瓶中，用水稀释至刻度，摇匀。

对照品溶液、色谱条件、系统适用性要求与测定法　见荧光素钠含量测定项下。

【类别】　同荧光素钠。

【规格】　（1）3ml∶0.3g　（2）3ml∶0.6g

【贮藏】　密闭保存。

药　用　炭

Yaoyongtan

Medicinal Charcoal

【性状】　本品为黑色粉末；无臭；无砂性。

【鉴别】　取本品 0.1g，置耐热玻璃管中，在缓缓通入压缩空气的同时，在放置样品的玻璃管处，用酒精灯加热灼烧（注意不应产生明火），产生的气体通入氢氧化钙试液中，即生成白色沉淀。

【检查】　**酸碱度**　取本品 2.5g，加水 50ml，煮沸 5 分钟，放冷，滤过，滤渣用水洗涤，合并滤液与洗液使成 50ml；滤液应澄清，遇石蕊试纸应显中性反应。

氯化物　取酸碱度项下的滤液 10ml，加水稀释成 200ml，摇匀；分取 20ml，依法检查（通则 0801），与标准氯化钠溶液 5.0ml 制成的对照液比较，不得更浓（0.1%）。

硫酸盐　取酸碱度项下剩余的滤液 20ml，依法检查（通则 0802），与标准硫酸钾溶液 5.0ml 制成的对照液比较，不得更浓（0.05%）。

未炭化物　取本品 0.25g，加氢氧化钠试液 10ml，煮沸，滤过；滤液如显色，与对照液（取比色用氯化钴液 0.3ml，比色用重铬酸钾液 0.2ml，水 9.5ml 混合制成）比较，不得更深。

酸中溶解物　取本品 1.0g，加水 20ml 与盐酸 5ml，煮沸 5 分钟，滤过，滤渣用热水 10ml 洗净，合并滤液与洗液，加硫酸 1ml，蒸干后，炽灼至恒重，遗留残渣不得过 10mg。

干燥失重　取本品，在 120℃干燥至恒重，减失重量不得过 10.0%（通则 0831）。

炽灼残渣　取本品约 0.50g，加乙醇 2～3 滴湿润后，依法检查（通则 0841），遗留残渣不得过 3.0%。

铁盐　取本品 1.0g，加 1mol/L 盐酸溶液 25ml，煮沸 5 分钟，放冷，滤过，用热水 30ml 分次洗涤残渣，合并滤液与洗液，加水适量使成 100ml，摇匀；精密量取 5ml，置 50ml 纳氏比色管中，依法检查（通则 0807），与标准铁溶液 2.5ml 制成的对照液比较，不得更深（0.05%）。

锌盐　取本品 1.0g，加水 25ml，煮沸 5 分钟，放冷，滤过，用热水 30ml 分次洗涤残渣，合并滤液与洗液，加水适量使成 100ml，摇匀；精密量取 10ml，置 50ml 纳氏比色管中，加维生素 C 0.5g，加盐酸溶液（1→2）4ml 与亚铁氰化钾试液 3ml，加水稀释至刻度，摇匀，如发生浑浊，与标准锌溶液[精密称取硫酸锌（$ZnSO_4 \cdot 7H_2O$）44mg，置 100ml 量瓶中，加水溶解并稀释至刻度，摇匀，精密量取 10ml，置另一 100ml 量瓶中，加水稀释至刻度，摇匀，即得。每 1ml 相当于 10μg 的 Zn]2.0ml 用同一方法制成的对照液比较，不得更浓（0.02%）。

重金属　取本品 1.0g，加稀盐酸 10ml 与溴试液 5ml，煮沸 5 分钟，滤过，滤渣用沸水 35ml 洗涤，合并滤液与洗液，加水适量使成 50ml，摇匀；分取 20ml，加酚酞指示液 1 滴，并滴加氨试液至溶液显淡红色，加醋酸盐缓冲液（pH 3.5）2ml 与水适量使成 25ml，加维生素 C 0.5g 溶解后，依法检查（通则 0821 第一法），5 分钟时比色，含重金属不得过百万分之三十。

吸着力　（1）取干燥至恒重的本品 1.0g，加 0.12% 硫酸奎宁溶液 100ml，在室温不低于 20℃下，用力振摇 5 分钟，立即用干燥的中速滤纸滤过，分取续滤液 10ml，加盐酸 1 滴与碘化汞钾试液 5 滴，不得发生浑浊。

（2）精密量取 0.1% 亚甲蓝溶液 50ml 两份，分别置 100ml 具塞量筒中，一支量筒中加干燥至恒重的本品 0.25g，密塞，在室温不低于 20℃下，强力振摇 5 分钟，将两支量筒中的溶液分别用干燥的中速滤纸滤过，精密量取续滤液各 25ml，分别置两只 250ml 量瓶中，各加 10% 醋酸钠溶液 50ml，摇匀后，在不断轻微振摇下，各精密加碘滴定液（0.05mol/L）35ml，密塞，摇匀，放置，每隔 10 分钟强力振摇 1 次，50 分钟后，分别用水稀释至刻度，摇匀，放置 10 分钟，分别用干燥滤纸滤过，精密量取续滤液各 100ml，分别用硫代硫酸钠滴定液（0.1mol/L）滴定。两者消耗碘滴定液（0.05mol/L）体积的差值不得少于 1.2ml。

【类别】　吸附药。

【贮藏】　密封保存。

【制剂】　（1）药用炭片　（2）药用炭胶囊

药用炭片

Yaoyongtan Pian

Medicinal Charcoal Tablets

【性状】　本品为黑色或灰黑色片或薄膜衣片，除去包衣后显黑色或灰黑色。

【鉴别】　取本品细粉适量，置耐热玻璃管中，在缓缓通入氧气的同时，在放置样品的玻璃管处，用酒精灯加热灼烧（注意不应产生明火），产生的气体通入氢氧化钙试液中，即生成白色沉淀。

【检查】　**吸着力**　取本品的细粉适量（约相当于药用炭 0.3g），置 50ml 具塞量筒中，加水与 0.1% 亚甲蓝溶液各 25ml，密塞，在不低于 25℃，用力振摇 10 分钟，立即用中速滤纸滤过，弃去初滤液 10ml，续滤液应无色；如显色，取续滤液 30ml，置 50ml 的比色管中，用水稀释至 50ml，与对照液（精密量取 0.1% 亚甲蓝溶液 0.05ml，用水稀释至 50ml）比较，不得更深。

其他　应符合片剂项下有关的各项规定（通则 0101）。

【类别】　同药用炭。

【规格】　（1）0.2g　（2）0.3g

【贮藏】　密封保存。

药用炭胶囊

Yaoyongtan Jiaonang

Medicinal Charcoal Capsules

【性状】　本品的内容物为黑色粉末或颗粒。

【鉴别】　取本品内容物 0.1g，置耐热玻璃管中，在缓缓通入氧气的同时，在放置样品的玻璃管处，用酒精灯加热灼烧（注意不应产生明火），产生的气体通入氢氧化钙试液中，即生成白色沉淀。

【检查】　**吸着力**　（1）取干燥至恒重的本品内容物 1.0g，加 0.12% 硫酸奎宁溶液 100ml，在室温不低于 20℃下，用力振摇 5 分钟，立即用干燥的中速滤纸滤过，取续滤液 10ml，加盐酸 1 滴与碘化汞钾试液 5 滴，不得发生浑浊。

（2）精密量取 0.1% 亚甲蓝溶液 50ml 两份，分别置 100ml 具塞量筒中，一支量筒中加干燥至恒重的本品 0.25g，密塞，在室温不低于 20℃下，强力振摇 5 分钟，将两支量筒中的溶液分别用干燥的中速滤纸滤过，精密量取续滤液各 25ml，分别置两只 250ml 量瓶中，各加 10% 醋酸钠溶液 50ml，摇匀后，在不断轻微振摇下，各精密加碘滴定液（0.05mol/L）35ml，密塞，摇匀，放置，每隔 10 分钟强力振摇 1 次，50 分钟后，分别用水稀释至刻度，摇匀，放置 10 分钟，分别用干燥滤纸滤过，精密量取续滤液各 100ml，分别用硫代硫酸钠滴定液（0.1mol/L）滴定。两者消耗碘滴定液（0.05mol/L）体积的差值不得少于 1.2ml。

装量差异　取本品，照胶囊剂装量差异检查方法（通则 0103）检查。每粒的装量与标示量相比较，装量差异限度为 ±10%，应符合规定。

微生物限度　取本品，照非无菌产品微生物限度检查：微生物计数法（通则 1105）和控制菌检查法（通则 1106）及非无菌药品微生物限度标准（通则 1107）检查，应符合规定。

其他　应符合胶囊剂项下有关的各项规定（通则 0103）。

【类别】　同药用炭。

【规格】　0.3g

【贮藏】　密封保存。

枸橼酸乙胺嗪

Juyuansuan Yi'anqin

Diethylcarbamazine Citrate

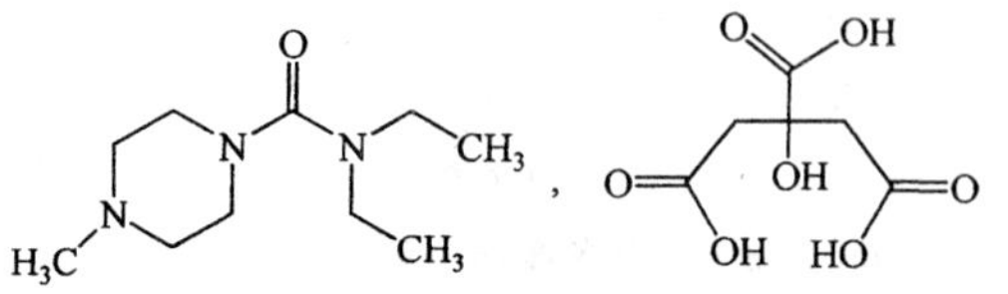

$C_{10}H_{21}N_3O \cdot C_6H_8O_7$　391.42

本品为 4-甲基-*N*,*N*-二乙基-1-哌嗪甲酰胺枸橼酸二氢盐。

按干燥品计算,含 $C_{10}H_{21}N_3O \cdot C_6H_8O_7$ 不得少于 98.0%。

【性状】 本品为白色结晶性粉末;无臭;微有引湿性。

本品在水中易溶,在乙醇中略溶,在丙酮、三氯甲烷或乙醚中不溶。

熔点 本品的熔点(通则 0612 第一法)为 135～139℃。

【鉴别】 (1)取本品约 0.2g,加水 2ml 溶解后,加氢氧化钠试液使成碱性,用三氯甲烷 5ml 振摇提取,分取三氯甲烷液,蒸干,残渣加钼酸铵硫酸试液 2ml,置水浴中加热,即生成蓝色沉淀。

(2)本品的红外光吸收图谱应与对照的图谱(光谱集 264 图)一致。

(3)上述三氯甲烷抽提后遗留的水溶液显枸橼酸盐的鉴别反应(通则 0301)。

【检查】 ***N*-甲基哌嗪** 照薄层色谱法(通则 0502)试验。

供试品溶液 取本品,加甲醇溶解并稀释制成每 1ml 中含 50mg 的溶液。

对照品溶液 取 *N*-甲基哌嗪对照品,加甲醇溶解并稀释制成每 1ml 中含 50μg 的溶液。

色谱条件 采用硅胶 G 薄层板,以三氯甲烷-甲醇-氨溶液(13∶5∶1)为展开剂。

测定法 吸取供试品溶液与对照品溶液各 10μl,分别点于同一薄层板上,展开,晾干,置碘蒸气中显色。

限度 供试品溶液如显与对照品溶液相应的杂质斑点,其颜色与对照品溶液的主斑点比较,不得更深(0.1%)。

干燥失重 取本品,在 105℃干燥至恒重,减失重量不得过 0.5%(通则 0831)。

炽灼残渣 不得过 0.1%(通则 0841)。

重金属 取本品 2.0g,加水 20ml 溶解后,加 1mol/L 盐酸溶液 1.0ml 与水适量使成 25ml,依法检查(通则 0821 第一法),含重金属不得过百万分之十。

【含量测定】 取本品约 0.3g,精密称定,加醋酐 1ml 与冰醋酸 10ml 使溶解,加结晶紫指示液 1 滴,用高氯酸滴定液(0.1mol/L)滴定至溶液显蓝色,并将滴定的结果用空白试验校正。每 1ml 高氯酸滴定液(0.1mol/L)相当于 39.14mg 的 $C_{10}H_{21}N_3O \cdot C_6H_8O_7$。

【类别】 抗丝虫病药。

【贮藏】 密封,在干燥处保存。

【制剂】 枸橼酸乙胺嗪片

枸橼酸乙胺嗪片

Juyuansuan Yi'anqin Pian

Diethylcarbamazine Citrate Tablets

本品含枸橼酸乙胺嗪($C_{10}H_{21}N_3O \cdot C_6H_8O_7$)应为标示量的 95.0%～105.0%。

【性状】 本品为白色片。

【鉴别】 取本品的细粉适量(约相当于枸橼酸乙胺嗪 0.2g),加水 10ml,振摇使枸橼酸乙胺嗪溶解,滤过,滤液照枸橼酸乙胺嗪项下的鉴别(1)、(3)试验,显相同的反应。

【检查】 应符合片剂项下有关的各项规定(通则 0101)。

【含量测定】 取本品 20 片,精密称定,研细,精密称取适量(约相当于枸橼酸乙胺嗪 0.25g),置具塞锥形瓶中,加酒石酸(临用前,研细,在 105℃干燥 2 小时)0.20g 与冰醋酸 10ml,用小火加热微沸 3～5 分钟,放冷,加醋酐 5ml 与结晶紫指示液 1 滴,摇匀,用高氯酸滴定液(0.1mol/L)滴定至近终点时,强力振摇 2 分钟,继续滴定至溶液显蓝色,并将滴定的结果用空白试验校正。每 1ml 高氯酸滴定液(0.1mol/L)相当于 39.14mg 的 $C_{10}H_{21}N_3O \cdot C_6H_8O_7$。

【类别】 同枸橼酸乙胺嗪。

【规格】 (1)50mg (2)100mg

【贮藏】 密封,在干燥处保存。

枸橼酸他莫昔芬

Juyuansuan Tamoxifen

Tamoxifen Citrate

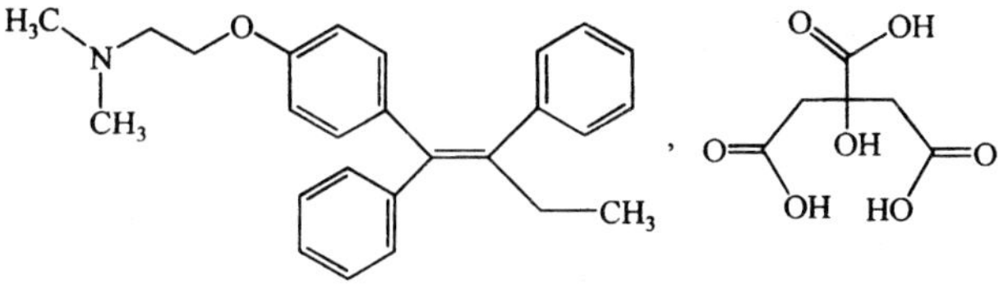

$C_{26}H_{29}NO \cdot C_6H_8O_7$　563.65

本品为(*Z*)-*N*,*N*-二甲基-2-[4-(1,2-二苯基-1-丁烯基)苯氧基]乙胺枸橼酸盐。按干燥品计算,含 $C_{26}H_{29}NO \cdot C_6H_8O_7$ 不得少于 99.0%。

【性状】 本品为白色或类白色结晶性粉末;无臭。

本品在甲醇中溶解,在乙醇或丙酮中微溶,在三氯甲烷中极微溶解,在水中几乎不溶;在冰醋酸中易溶。

熔点 本品的熔点(通则 0612)为 142～148℃,熔融时同时分解。

【鉴别】 (1)取本品适量,加醋酐-吡啶(1∶5)5ml,摇匀,置水浴上加热,溶液颜色由黄色变为红色。

(2)取本品,加无水乙醇溶解并稀释制成每 1ml 中约含 10μg 的溶液,照紫外-可见分光光度法(通则 0401)测定,在 238nm 与 278nm 的波长处有最大吸收。

(3)本品的红外光吸收图谱应与对照的图谱(光谱集 265 图)一致;如不一致时,取本品用丙酮重结晶后测定。

【检查】 **有关物质** 照高效液相色谱法(通则 0512)测定。避光操作,临用新制。

供试品溶液 取本品,精密称定,加流动相溶解并定量稀释制成每 1ml 中约含 1.5mg 的溶液。

对照溶液 精密量取供试品溶液适量,用流动相定量稀释制成每 1ml 中含 7.5μg 的溶液。

对照品溶液　取杂质Ⅰ对照品，精密称定，加流动相溶解并定量稀释制成每 1ml 中约含 7.5μg 的溶液。

系统适用性溶液　对照溶液与对照品溶液等量混合溶液。

色谱条件　用十八烷基硅烷键合硅胶为填充剂，以磷酸盐缓冲液（取磷酸二氢钠 0.9g 与 *N*,*N*-二甲基辛胺 4.8g，加水溶解并稀释成 1000ml，用磷酸调节 pH 值至 3.0）-乙腈（60∶40）为流动相；检测波长为 240nm；进样体积 10μl。

系统适用性要求　系统适用性溶液色谱图中，理论板数按杂质Ⅰ峰计算不低于 2000，杂质Ⅰ峰与主成分峰（他莫昔芬 *Z*-异构体）的分离度应大于 3.0。

测定法　精密量取供试品溶液、对照溶液与对照品溶液，分别注入液相色谱仪，记录色谱图至主成分峰保留时间的 2 倍。

限度　供试品溶液色谱图中如有与对照品溶液色谱图中杂质Ⅰ峰保留时间一致的峰，按外标法以峰面积计算，不得过 0.5%；如有其他杂质峰，单个杂质峰面积不得大于对照溶液主峰面积（0.5%），其他各杂质峰面积的和不得大于对照溶液主峰面积的 2 倍（1.0%）。

干燥失重　取本品，在 105℃ 干燥 4 小时，减失重量不得过 0.5%（通则 0831）。

【含量测定】　取本品约 0.35g，精密称定，加冰醋酸 50ml，微温使溶解后，加结晶紫指示液 1 滴，用高氯酸滴定液（0.1mol/L）滴定至溶液显蓝绿色，并将滴定的结果用空白试验校正。每 1ml 高氯酸滴定液（0.1mol/L）相当于 56.36mg 的 $C_{26}H_{29}NO \cdot C_6H_8O_7$。

【类别】　抗肿瘤药。

【贮藏】　遮光，密封，在干燥处保存。

【制剂】　枸橼酸他莫昔芬片

附：

杂质Ⅰ（他莫昔芬 *E*-异构体）

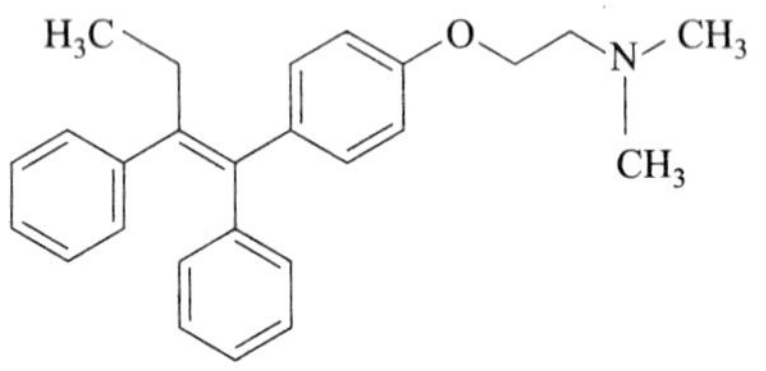

$C_{26}H_{29}NO$　371.51

枸橼酸他莫昔芬片

Juyuansuan Tamoxifen Pian

Tamoxifen Citrate Tablets

本品含枸橼酸他莫昔芬按他莫昔芬（$C_{26}H_{29}NO$）计算，应为标示量的 90.0%～110.0%。

【性状】　本品为白色片。

【鉴别】　（1）取本品的细粉适量，照枸橼酸他莫昔芬项下的鉴别（1）项试验，显相同的反应。

（2）取含量测定项下的供试品溶液，照紫外-可见分光光度法（通则 0401）测定，在 238nm 与 278nm 的波长处有最大吸收。

【检查】　**有关物质**　照高效液相色谱法（通则 0512）测定。避光操作，临用新制。

供试品溶液　取本品细粉适量（约相当于他莫昔芬 50mg），精密称定，置 50ml 量瓶中，加流动相适量，超声处理 5 分钟，放冷，用流动相稀释至刻度，摇匀，离心，取上清液。

对照溶液　精密量取供试品溶液适量，用流动相定量稀释制成每 1ml 中含 5μg 的溶液。

对照品溶液、系统适用性溶液、色谱条件、系统适用性要求与测定法　见枸橼酸他莫昔芬有关物质项下。

限度　供试品溶液色谱图中如有与对照品溶液色谱图中杂质Ⅰ峰保留时间一致的峰，其峰面积不得大于对照品溶液的主峰面积（0.75%）；如有其他杂质峰，单个杂质峰面积不得大于对照溶液主峰面积（0.5%），其他各杂质峰面积的和不得大于对照溶液主峰面积的 2 倍（1.0%）。

含量均匀度　取本品 1 片，置乳钵中，研细，加无水乙醇适量研磨，用无水乙醇分次转移至 100ml 量瓶中，照含量测定项下的方法，自"振摇 15 分钟"起，依法测定含量，应符合规定（通则 0941）。

溶出度　照溶出度与释放度测定法（通则 0931 第二法）测定。

溶出条件　以 0.02mol/L 盐酸溶液 1000ml 为溶出介质，转速为每分钟 100 转，依法操作，经 30 分钟时取样。

测定法　取溶出液 10ml，滤过，取续滤液。照紫外-可见分光光度法（通则 0401），在 275nm 的波长处测定吸光度，按 $C_{26}H_{29}NO$ 的吸收系数（$E_{1cm}^{1\%}$）为 311 计算每片的溶出量。

限度　标示量的 75%，应符合规定。

其他　应符合片剂项下有关的各项规定（通则 0101）。

【含量测定】　照紫外-可见分光光度法（通则 0401）测定。

供试品溶液　取本品 20 片，精密称定，研细，精密称取适量（约相当于他莫昔芬 10mg），置 100ml 量瓶中，加无水乙醇适量，振摇 15 分钟，超声处理 15 分钟，使枸橼酸他莫昔芬溶解，放冷，用无水乙醇稀释至刻度，摇匀，滤过，精密量取续滤液 5ml，置 50ml 量瓶中，用无水乙醇稀释至刻度，摇匀。

测定法　取供试品溶液，在 238nm 的波长处测定吸光度，按 $C_{26}H_{29}NO$ 的吸收系数（$E_{1cm}^{1\%}$）为 531 计算。

【类别】　同枸橼酸他莫昔芬。

【规格】　10mg（按他莫昔芬计）

【贮藏】　遮光，密封保存。

枸橼酸托瑞米芬

Juyuansuan Tuoruimifen

Toremifene Citrate

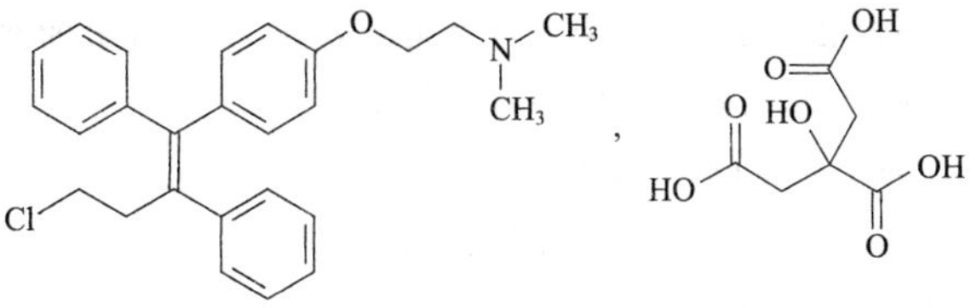

$C_{26}H_{28}ClNO \cdot C_6H_8O_7$　598.10

本品为 2-[4-[(*Z*)-4-氯-1,2-二苯基-1-丁烯基]苯氧基]-*N*,*N*-二甲基乙胺枸橼酸盐。按干燥品计算,含 $C_{26}H_{28}ClNO \cdot C_6H_8O_7$ 不得少于 98.5%。

【性状】 本品为白色或类白色结晶性粉末;无臭。

本品在甲醇或乙醇中微溶,在丙酮中极微溶解,在水中几乎不溶;在冰醋酸中易溶。

熔点 本品的熔点(通则 0612)为 159～163℃,熔融同时分解。

吸收系数 取本品,精密称定,加甲醇溶解并定量稀释制成每 1ml 中约含 12μg 的溶液,照紫外-可见分光光度法(通则 0401),在 237nm 的波长处测定吸光度,吸收系数($E_{1cm}^{1\%}$)为335～356。

【鉴别】 (1)取吸收系数项下的溶液,照紫外-可见分光光度法(通则 0401)测定,在 237nm 的波长处有最大吸收,在 221nm 的波长处有最小吸收。

(2)本品的红外光吸收图谱应与对照的图谱(光谱集 795 图)一致。

(3)本品显枸橼酸盐的鉴别反应(通则 0301)。

【检查】 **有关物质** 照高效液相色谱法(通则 0512)测定。

供试品溶液　取本品,加流动相溶解并稀释制成每 1ml 中含 1.0mg 的溶液。

对照溶液　精密量取供试品溶液适量,用流动相定量稀释制成每 1ml 中含 10μg 的溶液。

色谱条件　用十八烷基硅烷键合硅胶为填充剂;以甲醇-水-三乙胺(930∶69∶1)为流动相;检测波长为 240nm;进样体积 20μl。

系统适用性要求　理论板数按托瑞米芬峰计算不低于 1500。

测定法　精密量取供试品溶液与对照溶液,分别注入液相色谱仪,记录色谱图至主成分峰保留时间的 2 倍。

限度　供试品溶液色谱图中如有杂质峰,各杂质峰面积的和不得大于对照溶液主峰面积(1.0%)。

***E*-异构体** 照高效液相色谱法(通则 0512)测定。

供试品溶液　取本品适量,加流动相溶解并稀释制成每 1ml 中含 2.5mg 的溶液。

对照溶液　精密量取供试品溶液 1ml,置 100ml 量瓶中,用流动相稀释至刻度。

系统适用性溶液　取枸橼酸托瑞米芬异构体混合物(约含 *E*、*Z* 异构体各 50%)适量,加流动相溶解并稀释制成每 1ml 中各含 1mg 的溶液。

色谱条件　用三十碳烷基硅烷键合硅胶为填充剂;以 0.5%三乙胺溶液(用磷酸调节 pH 值至 3.0)-乙腈-四氢呋喃(55∶40∶5)为流动相;检测波长为 240nm;进样体积 10μl。

系统适用性要求　系统适用性溶液色谱图中,出峰顺序依次为 *E*、*Z* 异构体,两峰间的分离度应符合规定。

测定法　精密量取供试品溶液与对照溶液,分别注入液相色谱仪,记录色谱图。

限度　供试品溶液中 *E*-异构体的峰面积不得大于对照溶液主峰面积的 0.5 倍(0.5%)。

干燥失重 取本品,在 105℃干燥至恒重,减失重量不得过 1.0%(通则 0831)。

炽灼残渣 取本品 1.0g,依法检查(通则 0841),遗留残渣不得过 0.1%。

重金属 取炽灼残渣项下遗留的残渣,依法检查(通则 0821 第二法),含重金属不得过百万分之二十。

【含量测定】 取本品约 0.45g,精密称定,加冰醋酸 50ml 溶解后,加结晶紫指示液 1 滴,用高氯酸滴定液(0.1mol/L)滴定至溶液显蓝绿色,并将滴定的结果用空白试验校正。每 1ml 的高氯酸滴定液(0.1mol/L)相当于 59.81mg 的$C_{26}H_{28}ClNO \cdot C_6H_8O_7$。

【类别】 抗肿瘤药。

【贮藏】 密封保存。

【制剂】 枸橼酸托瑞米芬片

附:

***E*-异构体**

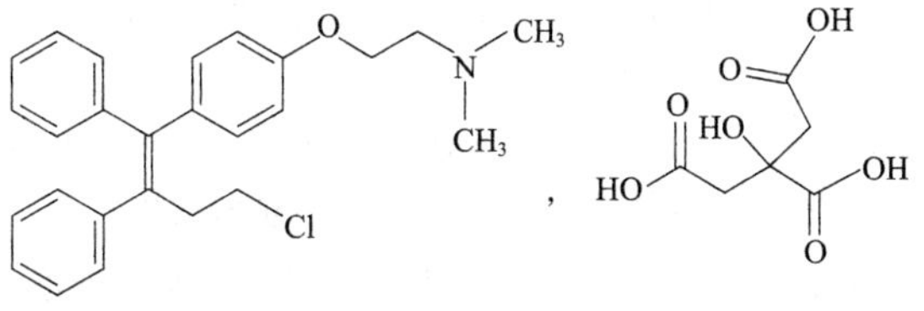

$C_{26}H_{28}ClNO \cdot C_6H_8O_7$　598.10

N,*N*-二甲基-2-[4-[(*E*)-4-氯-1,2-二苯基-1-丁烯基]苯氧基]乙胺枸橼酸盐

枸橼酸托瑞米芬片

Juyuansuan Tuoruimifen Pian

Toremifene Citrate Tablets

本品含枸橼酸托瑞米芬按托瑞米芬($C_{26}H_{28}ClNO$)计算,应为标示量的 90.0%～110.0%。

【性状】 本品为白色或类白色片。

【鉴别】（1）取本品细粉适量，加流动相制成每 1ml 中约含托瑞米芬 10μg 的溶液，滤过，取滤液作为供试品溶液；另取枸橼酸托瑞米芬对照品，加流动相制成每 1ml 中含托瑞米芬 10μg 的溶液，作为对照品溶液。取上述两种溶液，照有关物质项下的方法试验，供试品溶液主峰的保留时间应与对照品溶液主峰的保留时间一致。

（2）取含量测定项下的供试品溶液，照紫外-可见分光光度法（通则 0401）测定，在 237nm 的波长处有最大吸收，在 221nm 的波长处有最小吸收。

（3）取本品细粉适量（约相当于枸橼酸 10mg），加水 2ml，振摇，滤过，滤液应显枸橼酸盐鉴别（1）的反应（通则 0301）。

【检查】**有关物质**　照高效液相色谱法（通则 0512）测定。

供试品溶液　取本品的细粉适量，加流动相制成每 1ml 中约含枸橼酸托瑞米芬 1.0mg 的溶液。

对照溶液　精密量取供试品溶液适量，用流动相定量稀释制成每 1ml 中约含枸橼酸托瑞米芬 10μg 的溶液。

色谱条件、系统适用性要求与测定法　见枸橼酸托瑞米芬有关物质项下。

限度　供试品溶液色谱图中如有杂质峰，各杂质峰面积的和不得大于对照溶液主峰面积（1.0%）。

***E*-异构体**　照高效液相色谱法（通则 0512）测定。

供试品溶液　取本品的细粉适量（约相当于枸橼酸托瑞米芬 25mg），置 10ml 量瓶中，加流动相适量，超声使溶解，用流动相稀释至刻度，摇匀，滤过，取续滤液。

对照溶液　取供试品溶液 1ml，置 100ml 量瓶中，用流动相稀释至刻度。

系统适用性溶液、色谱条件、系统适用性要求与测定法　见枸橼酸托瑞米芬 *E*-异构体项下。

限度　供试品溶液色谱图中 *E*-异构体的峰面积不得大于对照溶液主峰面积的 0.5 倍（0.5%）。

溶出度　照溶出度与释放度测定法（通则 0931 第一法）测定。

溶出条件　以 0.02mol/L 盐酸溶液 1000ml 为溶出介质，转速为每分钟 100 转，依法操作，经 30 分钟时取样。

供试品溶液　取溶出液 10ml，滤过，精密量取续滤液 5ml，置 25ml 量瓶中，用 0.02mol/L 盐酸溶液稀释至刻度，摇匀。

对照品溶液　取枸橼酸托瑞米芬对照品，精密称定，加少量甲醇溶解后，用 0.02mol/L 盐酸溶液定量稀释制成每 1ml 中约含托瑞米芬 8μg 的溶液。

测定法　取供试品溶液与对照品溶液，照紫外-可见分光光度法（通则 0401），在 234nm 的波长处分别测定吸光度，计算每片的溶出量。

限度　标示量的 75%，应符合规定。

其他　应符合片剂项下有关的各项规定（通则 0101）。

【含量测定】紫外-可见分光光度法（通则 0401）测定。

供试品溶液　取本品 10 片，精密称定，研细，精密称取适量（约相当于托瑞米芬 20mg），置 100ml 量瓶中，加甲醇适量，振摇，使枸橼酸托瑞米芬溶解，用甲醇稀释至刻度，摇匀，滤过，精密量取续滤液 2ml，置 50ml 量瓶中，用甲醇稀释至刻度，摇匀。

对照品溶液　取枸橼酸托瑞米芬对照品，精密称定，加甲醇溶解并定量稀释制成每 1ml 约含相当于托瑞米芬 8μg 的溶液。

测定法　取供试品溶液与对照品溶液，在 237nm 的波长处分别测定吸光度，计算，并将结果乘以 0.6790。

【类别】同枸橼酸托瑞米芬。

【规格】40mg（按托瑞米芬计）

【贮藏】密封保存。

枸橼酸芬太尼

Juyuansuan Fentaini

Fentanyl Citrate

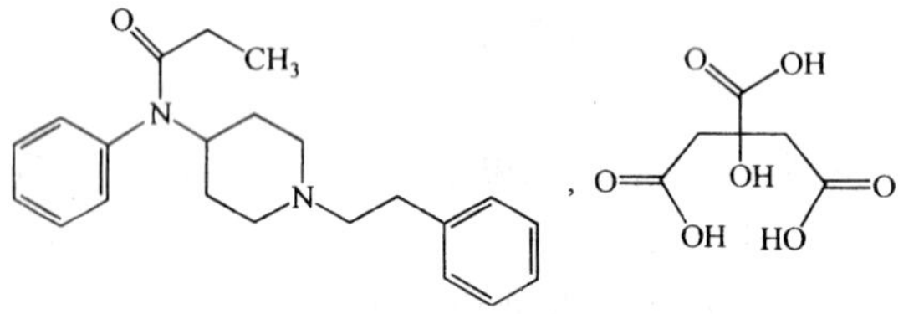

$C_{22}H_{28}N_2O \cdot C_6H_8O_7$　528.60

本品为 *N*-[1-(2-苯乙基)-4-哌啶基]-*N*-苯基丙酰胺枸橼酸盐。按干燥品计算，含 $C_{22}H_{28}N_2O \cdot C_6H_8O_7$ 不得少于 98.0%。

【性状】本品为白色结晶性粉末；水溶液呈酸性反应。

本品在热异丙醇中易溶，在甲醇中溶解，在水或三氯甲烷中略溶。

熔点　本品的熔点（通则 0612 第一法）为 150～153℃，熔融时同时分解。

【鉴别】（1）取本品约 0.1g，加水 5ml 溶解，加三硝基苯酚试液 10ml，搅拌，即析出沉淀，滤过，滤渣用水少许分次洗涤，在 105℃ 干燥后，依法测定（通则 0612 第一法），熔点为 173～176℃。

（2）本品的红外光吸收图谱应与对照的图谱（光谱集 266 图）一致。

（3）本品的水溶液显枸橼酸盐的鉴别反应（通则 0301）。

【检查】**有关物质**　照高效液相色谱法（通则 0512）测定。

供试品溶液　取本品，加流动相溶解并稀释制成每 1ml 中约含 0.4mg 的溶液。

对照品溶液　取杂质Ⅰ对照品适量，加流动相溶解并制成每 1ml 中含 0.4mg 的溶液。

对照溶液　精密量取供试品溶液 1ml 与对照品溶液 1ml，置 200ml 量瓶中，用流动相稀释至刻度，摇匀。

空白溶液　取枸橼酸适量，加流动相溶解并稀释制成每 1ml 中含 0.15mg 的溶液。

色谱条件　用十八烷基硅烷键合硅胶为填充剂；以含

0.1%无水硫酸钠与 0.2%醋酸铵的溶液-甲醇-乙腈(4∶3∶1)(用冰醋酸调节 pH 值至 6.3±0.1)为流动相;检测波长为 220nm;柱温为 30℃;进样体积 50μl。

系统适用性要求　对照溶液色谱图中,出峰顺序依次为杂质Ⅰ与芬太尼,两峰间的分离度应大于 5。

测定法　精密量取供试品溶液、对照溶液与空白溶液,分别注入液相色谱仪,记录色谱图至主成分峰保留时间的 2 倍。

限度　供试品溶液色谱图中如有杂质峰,单个杂质峰面积不得大于对照溶液中芬太尼峰面积的 0.5 倍(0.25%),各杂质峰面积的和不得大于对照溶液中芬太尼峰面积(0.5%),小于对照溶液芬太尼峰面积 0.1 倍的色谱峰忽略不计。

干燥失重　取本品,在 105℃干燥至恒重,减失重量不得过 0.5%(通则 0831)。

炽灼残渣　不得过 0.2%(通则 0841)。

重金属　取本品 1.0g,加醋酸盐缓冲液(pH 3.5)2ml,混匀,再加水适量使溶解成 25ml,依法检查(通则 0821 第一法),含重金属不得过百万分之二十。

【含量测定】　取本品约 0.5g,精密称定,加冰醋酸 15ml 溶解后,加结晶紫指示液 1 滴,用高氯酸滴定液(0.1mol/L)滴定至显绿色,并将滴定结果用空白试验校正。每 1ml 高氯酸滴定液(0.1mol/L)相当于 52.86mg 的 $C_{22}H_{28}N_2O \cdot C_6H_8O_7$。

【类别】　镇痛药。

【贮藏】　密封保存。

【制剂】　枸橼酸芬太尼注射液

附:

杂质Ⅰ

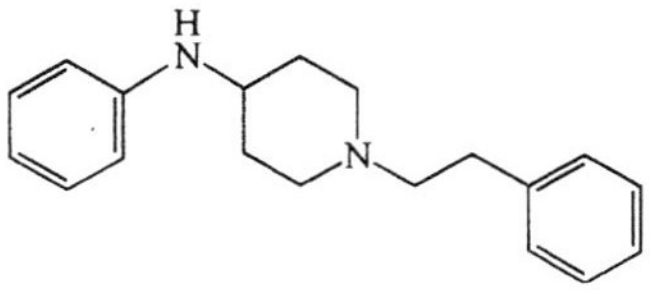

$C_{19}H_{24}N_2$　280.41

N-苯基-1-(2-苯乙基)哌啶-4-胺

枸橼酸芬太尼注射液

Juyuansuan Fentaini Zhusheye

Fentanyl Citrate Injection

本品为枸橼酸芬太尼的灭菌水溶液。含芬太尼($C_{22}H_{28}N_2O$)应为标示量的 90.0%～110.0%。

【性状】　本品为无色的澄明液体。

【鉴别】　(1)取本品,照紫外-可见分光光度法(通则 0401)测定,在 256nm 的波长处有最大吸收。

(2)取本品 20ml,蒸发至约 10ml,显枸橼酸盐的鉴别反应(通则 0301)。

【检查】　**pH 值**　应为 4.0～6.0(通则 0631)。

有关物质　照高效液相色谱法(通则 0512)测定。

供试品溶液　取本品,即得。

对照品溶液　取杂质Ⅰ对照品适量,精密称定,加流动相溶解并制成每 1ml 中含 0.05mg 的溶液。

对照溶液　精密量取供试品溶液 1ml 与对照品溶液 1ml,置 200ml 量瓶中,用流动相稀释至刻度,摇匀。

空白溶液　取氯化钠与枸橼酸适量,加水溶解并制成每 1ml 中含氯化钠 8.5mg 与枸橼酸 0.028mg 的混合溶液。

色谱条件　见枸橼酸芬太尼有关物质项下。进样体积 100μl。

系统适用性要求与测定法　见枸橼酸芬太尼有关物质项下。

限度　供试品溶液色谱图中,如有与杂质Ⅰ保留时间一致的色谱峰,按外标法以峰面积计算,不得过枸橼酸芬太尼标示量的 0.5%;其他单个杂质峰面积不得大于对照溶液中芬太尼峰面积的 0.5 倍(0.25%),其他各杂质峰面积的和不得大于对照溶液中芬太尼峰面积的 1.5 倍(0.75%),小于对照溶液中芬太尼峰面积 0.1 倍的色谱峰忽略不计。

细菌内毒素　取本品,依法检查(通则 1143),每 1mg 芬太尼中含内毒素的量应小于 50EU。

其他　应符合注射剂项下有关的各项规定(通则 0102)。

【含量测定】　照高效液相色谱法(通则 0512)测定。

供试品溶液　取本品,即得。

对照品溶液　取枸橼酸芬太尼对照品适量,精密称定,加水溶解并定量稀释制成每 1ml 中约含 50μg 的溶液。

色谱条件　用十八烷基硅烷键合硅胶为填充剂;以含 0.1%无水硫酸钠与 0.2%醋酸铵的溶液-甲醇-乙腈(4∶3∶1)(用冰醋酸调节 pH 值至 6.3±0.1)为流动相;检测波长为 220nm;进样体积 20μl。

系统适用性要求　理论板数按芬太尼峰计算不低于 2500。

测定法　精密量取供试品溶液与对照品溶液,分别注入液相色谱仪,记录色谱图。按外标法以峰面积计算。

【类别】　同枸橼酸芬太尼。

【规格】　(1)2ml∶0.1mg　(2)10ml∶0.5mg

【贮藏】　遮光,密闭保存。

枸橼酸坦度螺酮

Juyuansuan Tanduluotong

Tandospirone Citrate

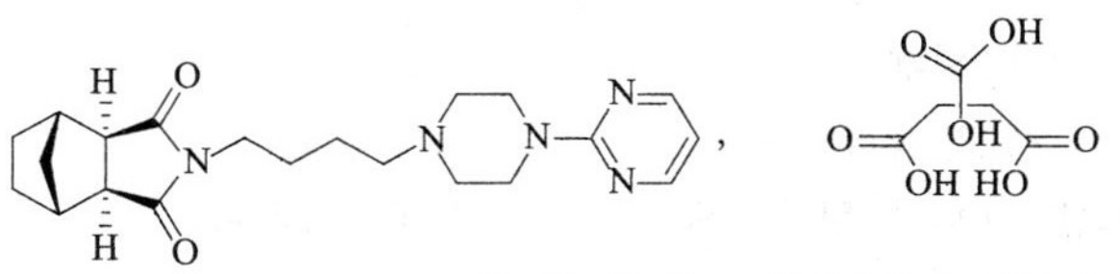

$C_{21}H_{29}N_5O_2 \cdot C_6H_8O_7$　575.61

本品为(1*S*,2*R*,6*S*,7*R*)-4-[4-[4-(2-嘧啶基)哌嗪-1-基]丁基]-4-氮杂三环[5.2.1.$0^{2,6}$]癸烷-3,5-二酮 枸橼酸盐。按干燥品计算,含 $C_{21}H_{29}N_5O_2 \cdot C_6H_8O_7$ 不得少于 99.0%。

【性状】 本品为白色或类白色结晶性粉末,无臭。

本品在水或甲醇中略溶,在乙醇中微溶,在乙醚中几乎不溶;在冰醋酸中易溶。

熔点 本品的熔点(通则 0612)为 166～171℃,熔融同时分解。

【鉴别】 (1)取本品约 10mg,加 0.1mol/L 盐酸溶液 3ml 溶解,加碘化铋钾试液 2 滴,即生成橙红色沉淀。

(2)取本品适量,加甲醇溶解并稀释制成每 1ml 中约含 15μg 的溶液,照紫外-可见分光光度法(通则 0401)测定,在 240nm 的波长处有最大吸收。

(3)本品的红外光吸收图谱应与对照品的图谱一致(通则 0402)。

(4)本品显枸橼酸盐的鉴别反应(通则 0301)。

【检查】 **酸度** 取本品,加水制成每 1ml 中约含 10mg 的溶液,依法测定(通则 0631),pH 值应为 3.0～5.0。

卤化物 取本品 0.50g,依法检查(通则 0801),与标准氯化钠溶液 10.0ml 制成的对照液比较,不得更深(0.02%)。

有关物质 照高效液相色谱法(通则 0512)测定。

供试品溶液 取本品适量,精密称定,加流动相溶解并定量稀释制成每 1ml 中约含 0.5mg 的溶液。

对照溶液 精密量取供试品溶液适量,用流动相定量稀释制成每 1ml 中约含 0.5μg 的溶液。

杂质对照品溶液 取杂质Ⅰ对照品与杂质Ⅱ对照品各适量,精密称定,加流动相溶解并定量稀释制成每 1ml 中各约含 0.5μg 的溶液。

灵敏度溶液 精密量取对照溶液 5ml,置 10ml 量瓶中,用流动相稀释至刻度,摇匀。

色谱条件 用十八烷基硅烷键合硅胶为填充剂;以 0.01mol/L 磷酸二氢钾溶液(用 10%氢氧化钠溶液调节 pH 值至 7.5)-乙腈(60∶40)为流动相;检测波长为 243nm;进样体积 20μl。

系统适用性要求 理论板数按坦度螺酮峰计算不低于 5000。灵敏度溶液色谱图中,主成分峰高的信噪比应大于 10。

测定法 精密量取供试品溶液、对照溶液与杂质对照品溶液,分别注入液相色谱仪,记录色谱图至主成分峰保留时间的 2 倍。

限度 供试品溶液色谱图中如有杂质峰,杂质Ⅰ与杂质Ⅱ分别按外标法以峰面积计算,均不得过 0.1%,其他单个杂质峰面积不得大于对照溶液主峰面积(0.1%),杂质总量不得过 0.5%,小于灵敏度溶液主峰面积的色谱峰忽略不计。

残留溶剂 照残留溶剂测定法(通则 0861 第二法)测定。

供试品溶液 取本品约 0.1g,精密称定,置 20ml 顶空瓶中,精密加入二甲基亚砜 1ml 使溶解,摇匀,密封。

对照品溶液 分别取甲醇、乙醇、异丙醇、乙酸乙酯、*N*,*N*-二甲基甲酰胺与甲苯各适量,精密称定,用二甲基亚砜制成每 1ml 中约含甲醇 300μg、乙醇 500μg、异丙醇 500μg、乙酸乙酯 500μg、*N*,*N*-二甲基甲酰胺 88μg 与甲苯 89μg 的混合溶液,精密量取 1ml,置 20ml 顶空瓶中,密封。

色谱条件 以 6%氰丙基苯基-94%二甲基聚硅氧烷(或极性相近)为固定液的毛细管柱为色谱柱;起始温度为 40℃,维持 5 分钟,以每分钟 20℃的速率升温至 220℃,维持 2 分钟;检测器温度为 250℃;进样口温度为 200℃。顶空瓶平衡温度为 90℃,平衡时间为 30 分钟。

系统适用性要求 对照品溶液色谱图中,各成分峰之间的分离度均应符合要求。

测定法 取供试品溶液与对照品溶液分别顶空进样,记录色谱图。

限度 按外标法以峰面积计算,甲醇、乙醇、异丙醇、乙酸乙酯、*N*,*N*-二甲基甲酰胺与甲苯的残留量均应符合规定。

干燥失重 取本品,在 105℃干燥至恒重,减失重量不得过 1.0%(通则 0831)。

炽灼残渣 取本品 1.0g,依法检查(通则 0841),遗留残渣不得过 0.1%。

重金属 取炽灼残渣项下遗留的残渣,依法检查(通则 0821 第二法),含重金属不得过百万分之十。

【含量测定】 取本品约 0.2g,精密称定,加冰醋酸 40ml 溶解后,照电位滴定法(通则 0701),用高氯酸滴定液(0.1mol/L)滴定,并将滴定的结果用空白试验校正。每 1ml 的高氯酸滴定液(0.1mol/L)相当于 28.78mg 的 $C_{21}H_{29}N_5O_2 \cdot C_6H_8O_7$。

【类别】 抗焦虑药。

【贮藏】 密封保存。

【制剂】 枸橼酸坦度螺酮胶囊

附:

杂质Ⅰ

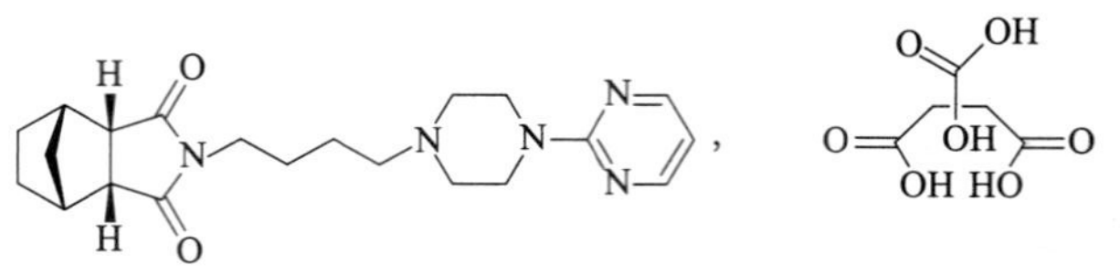

$C_{21}H_{29}N_5O_2 \cdot C_6H_8O_7$　575.61

(1*S*,2*S*,6*R*,7*R*)-4-[4-[4-(2-嘧啶基)哌嗪-1-基]丁基]-4-氮杂三环[5.2.1.$0^{2,6}$]癸烷-3,5-二酮 枸橼酸盐

杂质Ⅱ

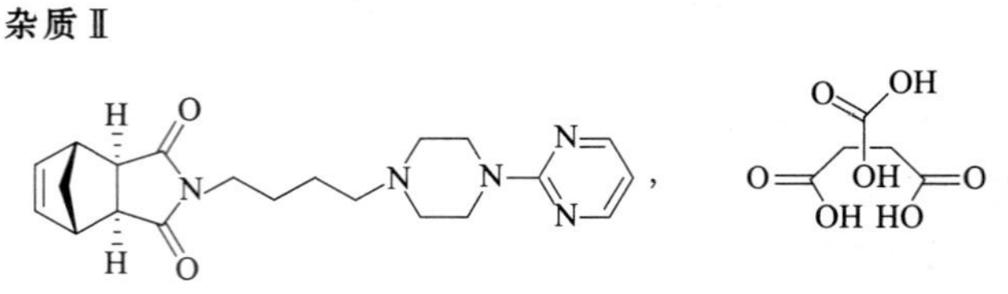

$C_{21}H_{27}N_5O_2 \cdot C_6H_8O_7$　573.61

(1*S*,2*S*,6*R*,7*R*)-4-[4-[4-(2-嘧啶基)哌嗪-1-基]丁基]-4-氮杂三环[5.2.1.$0^{2,6}$]癸-8-烯-3,5-二酮 枸橼酸盐

枸橼酸坦度螺酮胶囊

Juyuansuan Tanduluotong Jiaonang

Tandospirone Citrate Capsules

本品含枸橼酸坦度螺酮($C_{21}H_{29}N_5O_2 \cdot C_6H_8O_7$)应为标示量的 93.0%～107.0%。

【性状】 本品内容物为白色粉末。

【鉴别】 (1)取本品内容物适量(约相当于枸橼酸坦度螺酮 20mg),加 0.1mol/L 盐酸溶液 5ml,振摇使枸橼酸坦度螺酮溶解,滤过,滤液加碘化铋钾试液 2 滴,即生成橙红色沉淀。

(2)在含量测定项下记录的色谱图中,供试品溶液主峰的保留时间应与对照品溶液主峰的保留时间一致。

【检查】 **有关物质** 照高效液相色谱法(通则 0512)测定。

供试品溶液　取本品内容物适量(约相当于枸橼酸坦度螺酮 25mg),精密称定,置 50ml 量瓶中,加 90%乙腈适量,振摇使枸橼酸坦度螺酮溶解,用 90%乙腈稀释至刻度,摇匀,滤过,取续滤液。

对照溶液　精密量取供试品溶液适量,用 90%乙腈定量稀释并制成每 1ml 中约含枸橼酸坦度螺酮 1μg 的溶液。

灵敏度溶液　精密量取对照溶液 5ml,置 20ml 量瓶中,用流动相稀释至刻度,摇匀。

杂质对照品溶液、色谱条件、系统适用性要求与测定法　见枸橼酸坦度螺酮有关物质项下。

限度　供试品溶液色谱图中如有杂质峰,杂质Ⅰ与杂质Ⅱ分别按外标法以峰面积计算,均不得过枸橼酸坦度螺酮标示量的 0.1%,其他单个杂质峰面积不得大于对照溶液主峰面积(0.2%),杂质总量不得过 1.0%,小于灵敏度溶液主峰面积的色谱峰忽略不计。

含量均匀度　以含量测定项下测得的每粒含量计算,应符合规定(通则 0941)。

溶出度　照溶出度与释放度测定法(通则 0931 第一法)测定。

溶出条件　以水 900ml 为溶出介质,转速为每分钟 75 转,依法操作,经 30 分钟时取样。

供试品溶液　取溶出液适量,滤过,取续滤液(5mg 规格)或精密量取续滤液 5ml,用水定量稀释至 10ml,摇匀(10mg 规格)。

对照品溶液　取枸橼酸坦度螺酮对照品适量,精密称定,加流动相溶解并定量稀释制成每 1ml 中约含 0.56mg 的溶液,精密量取适量,用水定量稀释制成每 1ml 中约含 5.6μg 的溶液。

色谱条件与系统适用性要求　见含量测定项下。

测定法　见含量测定项下。计算每粒的溶出量。

限度　标示量的 85%,应符合规定。

其他　应符合胶囊剂项下有关的各项规定(通则 0103)。

【含量测定】 照高效液相色谱法(通则 0512)测定。

供试品溶液　取本品 10 粒,分别将内容物用流动相适量转移至 25ml 量瓶中,囊壳用流动相分次洗涤,洗液并入同一量瓶中,加流动相适量,振摇使溶解,用流动相稀释至刻度,摇匀,滤过,精密量取续滤液适量,用流动相稀释制成每 1ml 中约含 40μg 的溶液。

对照品溶液　取枸橼酸坦度螺酮对照品适量,精密称定,加流动相溶解并定量稀释制成每 1ml 中约含 40μg 的溶液。

色谱条件与系统适用性要求　除灵敏度要求外,其他见有关物质项下。

测定法　精密量取供试品溶液与对照品溶液,分别注入液相色谱仪,记录色谱图。按外标法以峰面积计算每粒的含量,并求得 10 粒的平均含量。

【类别】 同枸橼酸坦度螺酮。

【规格】 (1)5mg　(2)10mg

【贮藏】 密封保存。

枸橼酸哌嗪

Juyuansuan Paiqin

Piperazine Citrate

[HN⟨piperazine⟩NH]$_3$, [citric acid]$_2$, $5H_2O$

$(C_4H_{10}N_2)_3 \cdot 2C_6H_8O_7 \cdot 5H_2O$　732.74

本品按无水物计算,含$(C_4H_{10}N_2)_3 \cdot 2C_6H_8O_7$不得少于 98.5%。

【性状】 本品为白色结晶性粉末或半透明结晶性颗粒;无臭;微有引湿性。

本品在水中易溶,在甲醇中极微溶解,在乙醇、三氯甲烷、乙醚或石油醚中不溶。

【鉴别】 (1)取本品约 0.1g,加水 5ml 溶解后,加碳酸氢钠 0.5g、铁氰化钾试液 0.5ml 与汞 1 滴,强力振摇 1 分钟,在 20℃以上放置约 20 分钟,即缓缓显红色。

(2)本品的水溶液显枸橼酸盐的鉴别反应(通则 0301)。

【检查】 **第一胺与氨**　照紫外-可见分光光度法(通则 0401)测定。

供试品溶液　取本品 0.50g,加水 10ml 与 10%氢氧化钠溶液 1.0ml,振摇使溶解,加丙酮与亚硝基铁氰化钠试液各 1.0ml,混匀,准确放置 10 分钟。

空白　取水 11ml,加丙酮与亚硝基铁氰化钠试液各 1.0ml,混匀,准确放置 10 分钟。

测定法　取供试品溶液,在 520nm 与 600nm 的波长处分别测定吸光度。

限度　600nm 波长处的吸光度与 520nm 波长处的吸光度的比值,应不大于 0.50(相当于第一胺与氨约 0.7%)。

水分　取本品，照水分测定法（通则 0832 第一法 1）测定，含水分应为 10.0%～14.0%。

炽灼残渣　不得过 0.1%（通则 0841）。

铁盐　取本品 2.0g，加水 35ml 与盐酸 3ml 溶解后，加过硫酸铵 50mg 与硫氰酸铵溶液（30→100）3ml，再加水适量使成 50ml，摇匀，加丁醇 20ml，振摇提取后，放置俟分层，分取丁醇层，如显色，与标准铁溶液 1.0ml 用同一方法制成的对照液比较，不得更深（0.0005%）。

重金属　取本品 2.0g，加水 20ml 溶解后，加稀盐酸 4.0ml，依法检查（通则 0821 第一法），含重金属不得过百万分之十。

【含量测定】　取本品约 0.1g，精密称定，加冰醋酸 30ml，振摇使溶解，加结晶紫指示液 1 滴，用高氯酸滴定液（0.1mol/L）滴定至溶液显蓝绿色，并将滴定的结果用空白试验校正。每 1ml 高氯酸滴定液（0.1mol/L）相当于 10.71mg $(C_4H_{10}N_2)_3 \cdot 2C_6H_8O_7$。

【类别】　抗蠕虫药。

【贮藏】　遮光，密封保存。

【制剂】　（1）枸橼酸哌嗪片　（2）枸橼酸哌嗪糖浆

枸橼酸哌嗪片

Juyuansuan Paiqin Pian

Piperazine Citrate Tablets

本品含枸橼酸哌嗪$[(C_4H_{10}N_2)_3 \cdot 2C_6H_8O_7 \cdot 5H_2O]$应为标示量的 93.0%～107.0%。

【性状】　本品为白色片。

【鉴别】　取本品的细粉适量（约相当于枸橼酸哌嗪 0.5g），加水 20ml，振摇使枸橼酸哌嗪溶解，滤过，滤液照枸橼酸哌嗪项下的鉴别试验，显相同的反应。

【检查】　应符合片剂项下有关的各项规定（通则 0101）。

【含量测定】　取本品 20 片，精密称定，研细，精密称取适量（约相当于枸橼酸哌嗪 0.1g），照枸橼酸哌嗪项下的方法测定。每 1ml 高氯酸滴定液（0.1mol/L）相当于 12.21mg 的 $(C_4H_{10}N_2)_3 \cdot 2C_6H_8O_7 \cdot 5H_2O$。

【类别】　同枸橼酸哌嗪。

【规格】　（1）0.25g　（2）0.5g

【贮藏】　遮光，密封保存。

枸橼酸哌嗪糖浆

Juyuansuan Paiqin Tangjiang

Piperazine Citrate Syrup

本品含枸橼酸哌嗪$[(C_4H_{10}N_2)_3 \cdot 2C_6H_8O_7 \cdot 5H_2O]$应为 14.4%～17.6%(g/ml)。

【处方】

枸橼酸哌嗪	160g
蔗糖	650g
防腐剂	适量
调味剂	适量
水	适量
全量	1000ml

【性状】　本品为澄清的浓厚液体；带调味剂的芳香气味。

【鉴别】　取本品 3ml，加水 2ml 稀释后，照枸橼酸哌嗪项下的鉴别（1）项试验，显相同的反应。

【检查】　**相对密度**　本品的相对密度（通则 0601）应为 1.270～1.305。

其他　应符合糖浆剂项下有关的各项规定（通则 0116）。

【含量测定】　用内容量移液管精密量取本品 5ml，置 50ml 量瓶中，用少量水洗出移液管内壁的附着液，洗液并入量瓶中，用水稀释至刻度，摇匀，精密量取 10ml，置 150ml 烧杯中，加三硝基苯酚试液 70ml，搅拌，加热，至上层溶液澄清，放冷，1 小时后，用 105℃恒重的垂熔玻璃坩埚滤过，沉淀用哌嗪的三硝基苯酚衍生物$(C_4H_{10}N_2 \cdot 2C_6H_3N_3O_7)$的饱和溶液洗涤数次后，在 105℃干燥至恒重，精密称定，沉淀的重量与 0.4487 相乘，即得供试量中含有$(C_4H_{10}N_2)_3 \cdot 2C_6H_8O_7 \cdot 5H_2O$的重量。

【类别】　同枸橼酸哌嗪。

【贮藏】　遮光，密封保存。

枸 橼 酸 钠

Juyuansuanna

Sodium Citrate

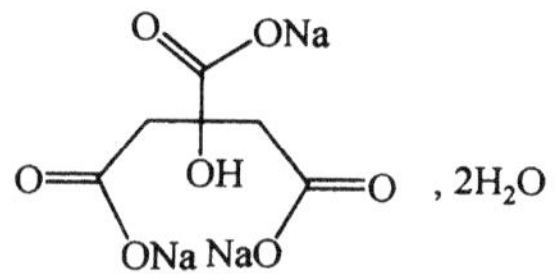

$C_6H_5Na_3O_7 \cdot 2H_2O$　294.10

本品为 2-羟基丙烷-1，2，3-三羧酸钠二水合物。按干燥品计算，含 $C_6H_5Na_3O_7$ 不得少于 99.0%。

【性状】　本品为无色结晶或白色结晶性粉末；无臭；在湿空气中微有潮解性，在热空气中有风化性。

本品在水中易溶，在乙醇中不溶。

【鉴别】　本品的水溶液显钠盐与枸橼酸盐的鉴别反应（通则 0301）。

【检查】　**碱度**　取本品 1.0g，加水 20ml 溶解后，加酚酞指示液 1 滴与硫酸滴定液（0.05mol/L）0.10ml，不得显红色。

溶液的澄清度与颜色　取本品 2.5g，加水 10ml 溶解后，溶液应澄清无色。

氯化物　取本品 0.60g，依法检查（通则 0801），与标准氯化钠溶液 3.0ml 制成的对照液比较，不得更浓(0.005%)。

硫酸盐　取本品 1.0g，加水使成 40ml，振摇，加稀盐酸 2.5ml，充分振摇溶解，依法检查(通则 0802)，与标准硫酸钾溶液 1.5ml 制成的对照液比较，不得更浓(0.015%)。

酒石酸盐　取本品 1.0g，置试管中，加水 2ml 溶解后，加醋酸钾试液与醋酸各 1ml，用玻璃棒摩擦管壁，不得析出结晶性沉淀。

易炭化物　取本品 0.40g，加硫酸(含 H_2SO_4 94.5%～95.5%)5ml，在 90℃±1℃加热 1 小时，立即放冷，依法检查(通则 0842)，与黄色或黄绿色 8 号标准比色液比较，不得更深。

干燥失重　取本品，在 180℃干燥至恒重，减失重量应为 10.0%～13.0%(通则 0831)。

钙盐或草酸盐　取本品 2.0g，加新沸的冷水 20ml 溶解后，加氨试液 0.4ml 与草酸铵试液 2ml，摇匀，放置 1 小时，如发生浑浊，与标准钙溶液[精密称取碳酸钙 0.125g，置 500ml 量瓶中，加水 5ml 与盐酸 0.5ml 的混合液使溶解，并用水稀释至刻度，摇匀，每 1ml 相当于 0.10mg 的钙(Ca)]1.0ml 制成的对照液比较，不得更浓(0.005%)。

在上述检查中，如不发生浑浊，应另取本品 1.0g，加水 1ml 与稀盐酸 3ml 的混合液使溶解，加 90%乙醇 4ml 与氯化钙试液 4 滴，静置 1 小时，不得发生浑浊。

铁盐　取本品 1.0g，依法检查(通则 0807)，加正丁醇提取后，与标准铁溶液 1.0ml 用同一方法制成的对照液比较，不得更深(0.001%)。

重金属　取本品 2.0g，加水 10ml 溶解后，加稀醋酸 10ml 与水适量使成 25ml，依法检查(通则 0821 第一法)，含重金属不得过百万分之五。

砷盐　取本品 2.0g，加水 23ml 溶解后，加盐酸 5ml，依法检查(通则 0822 第一法)，应符合规定(0.0001%)。

细菌内毒素　取本品，依法检查(通则 1143)，每 1mg 枸橼酸钠中含内毒素的量应小于 0.25EU。(供注射用)

【含量测定】　取本品约 80mg，精密称定，加冰醋酸 30ml，加热溶解后，放冷，加醋酐 10ml，照电位滴定法(通则 0701)，用高氯酸滴定液(0.1mol/L)滴定，并将滴定的结果用空白试验校正。每 1ml 高氯酸滴定液(0.1mol/L)相当于 8.602mg 的 $C_6H_5Na_3O_7$。

【类别】　抗凝血药。

【贮藏】　密封保存。

【制剂】　(1)抗凝血用枸橼酸钠溶液　(2)输血用枸橼酸钠注射液

抗凝血用枸橼酸钠溶液

Kangningxueyong Juyuansuanna Rongye

Anticoagulant Sodium Citrate Solution

本品为枸橼酸钠的灭菌水溶液。含枸橼酸钠($C_6H_5Na_3O_7 \cdot 2H_2O$)应为标示量的 95.0%～105.0%。

【性状】　本品为无色的澄明液体。

【鉴别】　本品显钠盐鉴别(1)与枸橼酸盐的鉴别反应(通则 0301)。

【检查】　**pH 值**　应为 6.5～8.5(通则 0631)。

细菌内毒素　取本品，依法检查(通则 1143)，每 1ml 中内毒素的量应小于 5.56EU。

其他　应符合注射剂项下有关的各项规定(通则 0102)。

【含量测定】　照高效液相色谱法(通则 0512)测定。

供试品溶液　精密量取本品适量，加流动相稀释制成每 1ml 中约含枸橼酸钠($C_6H_5Na_3O_7 \cdot 2H_2O$)0.2mg 的溶液。

对照品溶液　取枸橼酸对照品约 13mg，精密称定，置 100ml 量瓶中，加流动相溶解并稀释至刻度，摇匀。

色谱条件　用十八烷基硅烷键合硅胶为填充剂；以 0.05mol/L 磷酸二氢钾溶液(用磷酸调节 pH 值至 2.3)-甲醇(90：10)为流动相；检测波长为 210nm；进样体积 20μl。

系统适用性要求　理论板数按枸橼酸峰计算不低于 3000。

测定法　精密量取供试品溶液与对照品溶液，分别注入液相色谱仪，记录色谱图，按外标法以峰面积计算，并将结果乘以 1.5308。

【类别】　同枸橼酸钠。

【规格】　(1)2.5%　(2)4.0%

【贮藏】　密闭保存。

曾用名：(1)输血用枸橼酸钠注射液(适应证为仅用于单采原料血浆的体外抗凝血)　(2)枸橼酸钠抗凝剂

输血用枸橼酸钠注射液

Shuxueyong Juyuansuanna Zhusheye

Sodium Citrate Injection for Transfusion

本品为枸橼酸钠的灭菌水溶液。含枸橼酸钠($C_6H_5Na_3O_7 \cdot 2H_2O$)应为标示量的 95.0%～105.0%。

【性状】　本品为无色的澄明液体。

【鉴别】　本品显钠盐鉴别(1)与枸橼酸盐的鉴别反应(通则 0301)。

【检查】　**pH 值**　应为 6.5～8.5(通则 0631)。

细菌内毒素　取本品，依法检查(通则 1143)，每 1ml 中内毒素的量应小于 5.56EU。

其他　应符合注射剂项下有关的各项规定(通则 0102)。

【含量测定】　照高效液相色谱法(通则 0512)测定。

供试品溶液　精密量取本品适量，加流动相稀释制成每 1ml 中约含枸橼酸钠($C_6H_5Na_3O_7 \cdot 2H_2O$)0.2mg 的溶液。

对照品溶液　取枸橼酸对照品约 13mg，精密称定，置 100ml 量瓶中，加流动相溶解并稀释至刻度，摇匀。

色谱条件　用十八烷基硅烷键合硅胶为填充剂；以

0.05mol/L磷酸二氢钾溶液(用磷酸调节pH值至2.3)-甲醇(90：10)为流动相;检测波长为210nm;进样体积20μl。

系统适用性要求　理论板数按枸橼酸峰计算不低于3000。

测定法　精密量取供试品溶液与对照品溶液,分别注入液相色谱仪,记录色谱图,按外标法以峰面积计算,并将结果乘以1.5308。

【类别】　同枸橼酸钠。

【规格】　(1)2.5%　(2)4.0%

【贮藏】　密闭保存。

枸橼酸钙

Juyuansuangai

Calcium Citrate

Ca^{2+} $\left[Ca^{2+}\ {}^{-}O\text{-}C(O)\text{-}CH_2\text{-}C(OH)(COO^-)\text{-}CH_2\text{-}C(O)\text{-}O^- \right]_2$,$4H_2O$

$C_{12}H_{10}Ca_3O_{14}\cdot 4H_2O$　570.50

本品为2-羟基-1,2,3-丙烷三羧酸钙四水合物。按干燥品计算,含$C_{12}H_{10}Ca_3O_{14}$不得少于98.0%。

【性状】　本品为白色结晶性粉末;无臭。

本品在水或乙醇中不溶;在稀盐酸中易溶。

【鉴别】　(1)取本品约0.5g,加水10ml与2mol/L硝酸溶液2.5ml溶解,加硫酸汞试液1ml,加热至沸,加高锰酸钾试液1ml,即生成白色沉淀。

(2)取本品约0.5g,置瓷坩埚中,在尽可能低的温度下炽灼完全,放冷,残渣加水10ml与冰醋酸1ml的混合液溶解,滤过,滤液中加草酸铵试液数滴,即生成白色沉淀,沉淀在盐酸中溶解。

(3)本品的红外光吸收图谱应与对照的图谱(光谱集1168图)一致。

【检查】　**干燥失重**　取本品,在150℃干燥4小时,减失重量为10.0%～13.3%(通则0831)。

酸中不溶物　取本品5.0g,加盐酸10ml与水50ml,在水浴中加热30分钟使溶解,用4号垂熔玻璃坩埚滤过,残渣用水10ml洗涤后,在105℃干燥2小时,遗留残渣不得过10mg(0.2%)。

重金属　取本品1.0g,加水15ml与盐酸2ml,溶解后,加浓氨溶液1.5ml,加醋酸盐缓冲液(pH3.5)2ml与水适量使成25ml,依法检查(通则0821第一法),含重金属不得过百万分之十。

砷盐　取本品1.0g,加水23ml与盐酸5ml溶解后,依法检查(通则0822第一法),应符合规定(0.0002%)。

氟化物　取本品2.0g,置连接有冷凝管的50ml蒸馏瓶中,加高氯酸5ml、水15ml与玻璃珠数粒;瓶塞具有2孔,分别插入装有水的滴液漏斗(下接毛细管)与温度计;毛细管前端与温度计汞球均插入液面之下,缓缓加热至135℃,于加有水约5ml的液面下收集馏出液,再从滴液漏斗通过毛细管逐滴注入水,使温度维持在135～140℃,继续蒸馏至馏出液达75ml,用水冲洗冷凝管,并稀释至80ml,摇匀,量取40ml置比色管中作为供试品溶液;另量取水40ml置另一比色管中作为对照溶液。在两管中各加茜素磺酸钠指示液0.1ml,于供试品溶液中滴加0.05mol/L氢氧化钠溶液至与对照溶液颜色一致(刚显红色),再各加0.1mol/L盐酸溶液1ml,供试品溶液中精密滴加0.025%硝酸钍溶液至淡红色,记录消耗的体积数,对照溶液中精密滴加相同体积的0.025%硝酸钍溶液,摇匀,再精密滴加氟对照溶液(每1ml含20μg的F),使溶液的颜色与供试品溶液一致,消耗氟对照溶液不得过1.5ml(<0.003%)。

【含量测定】　取本品约0.2g,精密称定,加稀盐酸2ml与水10ml溶解后,用水稀释至100ml,加氢氧化钠试液15ml与钙紫红素指示剂0.1g,用乙二胺四醋酸二钠滴定液(0.05mol/L)滴定至蓝色。每1ml乙二胺四醋酸二钠滴定液(0.05mol/L)相当于8.307mg的$C_{12}H_{10}Ca_3O_{14}$。

【类别】　补钙药。

【贮藏】　密封保存。

【制剂】　枸橼酸钙片

枸橼酸钙片

Juyuansuangai Pian

Calcium Citrate Tablets

本品含枸橼酸钙($C_{12}H_{10}Ca_3O_{14}\cdot 4H_2O$)应为标示量的95.0%～105.0%。

【性状】　本品为白色片或薄膜衣片,薄膜衣片除去包衣后显白色。

【鉴别】　(1)取本品细粉适量(约相当于枸橼酸钙0.5g),加水10ml与2mol/L硝酸溶液2.5ml,振摇使枸橼酸钙溶解,滤过,取滤液加硫酸汞试液1ml,加热至沸,加高锰酸钾试液1ml,即生成白色沉淀。

(2)取本品细粉适量(约相当于枸橼酸钙0.5g),置瓷坩埚中,在尽可能低的温度下炽灼完全,放冷,残渣加水10ml与冰醋酸1ml的混合液溶解,滤过,滤液中加草酸铵试液数滴,即生成白色沉淀,沉淀在盐酸中溶解。

【检查】　**溶出度**　照溶出度与释放度测定法(通则0931第一法)测定。

溶出条件　以盐酸溶液(9→1000)900ml为溶出介质,转速为每分钟100转,依法操作,经30分钟时取样。

测定法　取溶出液适量，滤过，精密量取续滤液 20ml，加 1mol/L 氢氧化钠溶液 15ml，摇匀，放置 10 分钟，加三乙醇胺 1 滴，摇匀，加钙紫红素指示剂少许，用乙二胺四醋酸二钠滴定液（0.01mol/L）滴定至溶液显纯蓝色。每 1ml 乙二胺四醋酸二钠滴定液（0.01mol/L）相当于 1.902mg 的 $C_{12}H_{10}Ca_3O_{14} \cdot 4H_2O$，计算每片的溶出量。

限度　标示量的 75%，应符合规定。

其他　应符合片剂项下有关的各项规定（通则 0101）。

【含量测定】　取本品 10 片，精密称定，研细，精密称取适量（约相当于枸橼酸钙 0.8g），置 100ml 量瓶中，加稀盐酸 8ml 与水适量，振摇使枸橼酸钙溶解，用水稀释至刻度，摇匀，滤过，精密量取续滤液 25ml，加水 75ml，加氢氧化钠试液 15ml 与钙紫红素指示剂 0.1g，用乙二胺四醋酸二钠滴定液（0.05mol/L）滴定至蓝色。每 1ml 乙二胺四醋酸二钠滴定液（0.05mol/L）相当于 9.508mg 的 $C_{12}H_{10}Ca_3O_{14} \cdot 4H_2O$。

【类别】　同枸橼酸钙。

【规格】　0.5g（相当于钙 0.1g）

【贮藏】　密封保存。

枸橼酸钾

Juyuansuanjia

Potassium Citrate

$C_6H_5K_3O_7 \cdot H_2O$　324.41

本品为 2-羟基丙烷-1,2,3-三羧酸钾一水合物。按无水物计算，含 $C_6H_5K_3O_7$ 不得少于 99.0%。

【性状】　本品为白色颗粒状结晶或结晶性粉末；无臭；微有引湿性。

本品在水或甘油中易溶，在乙醇中几乎不溶。

【鉴别】　本品显钾盐与枸橼酸盐的鉴别反应（通则 0301）。

【检查】　**酸碱度**　取本品 2.0g，加水 25ml 溶解后，加麝香草酚蓝指示液 1 滴；如显蓝色，加盐酸滴定液（0.1mol/L）0.20ml，应变为黄色；加氢氧化钠滴定液（0.1mol/L）0.20ml，应变为蓝色。

氯化物　取本品 0.20g，依法检查（通则 0801），与标准氯化钠溶液 7.0ml 制成的对照液比较，不得更浓（0.035%）。

硫酸盐　取本品 0.20g，依法检查（通则 0802），与标准硫酸钾溶液 3.0ml 制成的对照液比较，不得更浓（0.15%）。

易炭化物　取本品 0.50g，加硫酸[含 H_2SO_4 94.5%～95.5%（g/g）]5ml，置水浴中加热 1 小时，立即冷却，依法检查（通则 0842），与对照液（取比色用氯化钴液 0.5ml 与比色用重铬酸钾液 4.5ml 混合）比较，不得更深。

草酸盐　取本品 1.0g，加水 1ml 与稀盐酸 3ml 使溶解，加 90% 乙醇 4ml 与氯化钙试液 4 滴，静置 1 小时，不得发生浑浊。

水分　取本品约 0.1g，精密称定，加无水甲醇 70ml，搅拌 5 分钟，照水分测定法（通则 0832 第一法 1）测定，含水分应为 4.0%～7.0%。

重金属　取本品 2.0g，加水 10ml 溶解后，加稀盐酸 5ml 与水适量使成 25ml，依法检查（通则 0821 第一法），含重金属不得过百万分之十。

砷盐　取本品 1.0g，加水 23ml 溶解后，加盐酸 5ml，依法检查（通则 0822 第一法），应符合规定（0.0002%）。

【含量测定】　取本品约 80mg，精密称定，加冰醋酸 20ml 与醋酐 2ml，加热使溶解，放冷后，加结晶紫指示液 1 滴，用高氯酸滴定液（0.1mol/L）滴定至溶液显蓝色，并将滴定的结果用空白试验校正。每 1ml 高氯酸滴定液（0.1mol/L）相当于 10.21mg 的 $C_6H_5K_3O_7$。

【类别】　碱性钾盐。

【贮藏】　密封保存。

【制剂】　枸橼酸钾颗粒

枸橼酸钾颗粒

Juyuansuanjia Keli

Potassium Citrate Granules

本品含枸橼酸钾（$C_6H_5K_3O_7 \cdot H_2O$）应为标示量的 93.0%～107.0%。

【性状】　本品为白色或类白色或着色颗粒，味酸甜，略带咸味。

【鉴别】　本品显钾盐与枸橼酸盐的鉴别反应（通则 0301）。

【检查】　**酸度**　取本品，加水制成每 1ml 中约含枸橼酸钾 7.3mg 的溶液，依法检查（通则 0631），pH 值应为 4.0～6.5。

其他　应符合颗粒剂项下有关的各项规定（通则 0104）。

【含量测定】　取装量差异项下的内容物，研细，精密称取适量（约相当于枸橼酸钾 80mg），加冰醋酸 20ml 与醋酐 2ml，微热使溶解，放冷后，加结晶紫指示液 1 滴，用高氯酸滴定液（0.1mol/L）滴定至溶液显绿色，并将滴定的结果用空白试验校正。每 1ml 高氯酸滴定液（0.1mol/L）相当于 10.81mg 的 $C_6H_5K_3O_7 \cdot H_2O$。

【类别】　同枸橼酸钾。

【规格】　（1）1.45g　（2）1.46g　（3）2.92g

【贮藏】　密封保存。

枸橼酸铋钾

Juyuansuanbijia

Bismuth Potassium Citrate

本品为一种组成不定的含铋复合物。按干燥品计算，含铋(Bi)应为 35.0%～38.5%。

【性状】 本品为白色粉末；有引湿性。

本品在水中极易溶解，在乙醇中极微溶解。

【鉴别】 (1)取本品约 1mg，加水 5ml 溶解后，加稀硫酸 2～3滴酸化，加 10%硫脲溶液数滴，即显深黄色。

(2)取本品约 0.1g，加水 5ml 溶解后，加高氯酸溶液(1→10)10 滴，即发生白色沉淀，分离沉淀，沉淀在氢氧化钠试液中不溶，在浓氨溶液中溶解。

(3)取本品约 10mg，加水 0.2ml 溶解后，迅速加新配制的吡啶-醋酐(3∶1)约 5ml，初显黄色，渐变为红色或紫红色。

【检查】 **酸碱度** 取本品 0.60g，加水 10ml 溶解后，依法测定(通则 0631)，pH 值应为 6.0～8.0。

硫酸盐 取本品 1.0g，加水 20ml 溶解后，滴加稀盐酸 4ml，置水浴中加热 10 分钟，放冷，滤过，滤液分成 2 等份：1份中加 25%氯化钡溶液 5ml，放置 10 分钟，反复滤过，至滤液澄清，用水稀释成 40ml 后，加标准硫酸钾溶液 2.0ml，再加水适量使成 50ml，摇匀，放置 10 分钟，作为对照液；另 1 份中用水稀释成 40ml 后，加 25%氯化钡溶液 5ml，再加水适量使成 50ml，摇匀，放置 10 分钟，与对照液比较，不得更浓(0.04%)。

硝酸盐 取本品 0.50g，置试管中，加水 5ml 溶解后，加硫酸 5ml，注意混匀，放冷，沿管壁缓缓加硫酸亚铁试液 5ml，使成两液层，接界面不得立即显棕色。

干燥失重 取本品，在 105℃干燥 5 小时，减失重量不得过 5.0%(通则 0831)。

铜盐 取本品 0.20g，加水 2ml 和 10%枸橼酸铵溶液 2ml 溶解后，用氨试液调节溶液的 pH 值为 8～9，加 0.1%双环己酮草酰二腙稀乙醇溶液 5ml，再加水使成 50ml，如显色，与标准硫酸铜溶液[称取硫酸铜($CuSO_4 \cdot 5H_2O$)0.393g，置1000ml 量瓶中，加水溶解并稀释至刻度，摇匀；精密量取10ml，置 100ml 量瓶中，用水稀释至刻度，摇匀，每 1ml 相当于10μg 的铜(Cu)]0.50ml 按同法操作制成的对照液比较，不得更深(0.0025%)。

铅盐 以本品 1.0g，在 600℃炽灼使完全灰化，放冷后滴加硝酸 0.5～1.0ml 使溶解，在水浴上蒸干，放冷，加氢氧化钾溶液(1→6)约 5ml，使 pH 值达 10 以上，煮沸 2 分钟，放冷，滤过，残渣用少量水洗，洗液与滤液合并，用醋酸调节 pH 值至 7，用水稀释成 25ml，加醋酸盐缓冲液(pH 3.5)2ml 与硫代乙酰胺试液 2ml，摇匀，放置 2 分钟，如显色，与标准铅溶液 2.0ml 用同一方法制成的对照液比较，不得更深(0.002%)。

含氨量 取本品约 1g，精密称定，照氮测定法(通则 0704第一法)，自“沿瓶壁缓缓加水 250ml”起(但将加 40%氢氧化钠溶液 75ml 改为 30ml)，依法测定。每 1ml 硫酸滴定液(0.05mol/L)相当于 1.703mg 的 NH_3。含氨量应为 2%～6%。

【含量测定】 取本品约 0.5g，精密称定，加水 50ml 溶解后，再加硝酸溶液(1→3)3ml 与二甲酚橙指示液 2 滴，用乙二胺四醋酸二钠滴定液(0.05mol/L)滴定至溶液显黄色。每 1ml 乙二胺四醋酸二钠滴定液(0.05mol/L)相当于 10.45mg 的 Bi。

【类别】 胃黏膜保护药。

【贮藏】 遮光，密封，在干燥处保存。

【制剂】 (1)枸橼酸铋钾片 (2)枸橼酸铋钾胶囊 (3)枸橼酸铋钾颗粒

枸橼酸铋钾片

Juyuansuanbijia Pian

Bismuth Potassium Citrate Tablets

本品含枸橼酸铋钾以铋(Bi)计算，应为标示量的 90.0%～110.0%。

【性状】 本品为白色片或薄膜衣片，除去包衣后显白色。

【鉴别】 取本品的细粉适量(约相当于铋 220mg)，加水 50ml，充分搅拌，使枸橼酸铋钾溶解，滤过，滤液照下述方法试验。

(1)取滤液 1ml，加稀硫酸 2～3 滴酸化，加 10%硫脲溶液数滴，即显深黄色。

(2)取滤液 10ml，加高氯酸溶液(1→10)10 滴，即发生白色沉淀。

(3)取滤液 0.2ml，迅速加新配制的吡啶-醋酐(3∶1)5ml，初显黄色，渐变为红色或紫红色。

【检查】 应符合片剂项下有关的各项规定(通则 0101)。

【含量测定】 取本品 20 片，精密称定，研细，精密称取适量(约相当于铋 180mg)，加水 50ml，充分振摇使枸橼酸铋钾溶解，再加硝酸溶液(1→5)5ml 与二甲酚橙指示液 2 滴，用乙二胺四醋酸二钠滴定液(0.05mol/L)滴定至溶液显黄色。每 1ml 乙二胺四醋酸二钠滴定液(0.05mol/L)相当于 10.45mg 的 Bi。

【类别】 同枸橼酸铋钾。

【规格】 0.3g(相当于铋 110mg)

【贮藏】 遮光，密封，在阴凉处保存。

枸橼酸铋钾胶囊

Juyuansuanbijia Jiaonang

Bismuth Potassium Citrate Capsules

本品含枸橼酸铋钾以铋(Bi)计算，应为标示量的 90.0%～110.0%。

【性状】 本品内容物为白色颗粒或粉末。

【鉴别】 取本品的细粉适量(约相当于铋 220mg),加水 50ml,充分搅拌,使枸橼酸铋钾溶解,滤过,滤液照下述方法试验。

(1)取滤液 1ml,加稀硫酸 2～3 滴酸化,加 10%硫脲溶液数滴,即显深黄色。

(2)取滤液 10ml,加高氯酸溶液(1→10)10 滴,即发生白色沉淀。

(3)取滤液 0.2ml,迅速加新配制的吡啶-醋酐(3∶1)5ml,初显黄色,渐变为红色或紫红色。

【检查】 应符合胶囊剂项下有关的各项规定(通则 0103)。

【含量测定】 取装量差异项下的内容物,混合均匀,精密称取适量(约相当于铋 200mg),加稀硝酸 18ml,充分振摇,使枸橼酸铋钾溶解,加水 50ml,混匀,加二甲酚橙指示液 3 滴,用乙二胺四醋酸二钠滴定液(0.05mol/L)滴定至溶液显黄色。每 1ml 乙二胺四醋酸二钠滴定液(0.05mol/L)相当于 10.45mg 的铋(Bi)。

【类别】 同枸橼酸铋钾。

【规格】 0.3g(含铋 110mg)

【贮藏】 遮光,密封,在干燥处保存。

枸橼酸铋钾颗粒

Juyuansuanbijia Keli

Bismuth Potassium Citrate Granules

本品含枸橼酸铋钾以铋(Bi)计算,应为标示量的 90.0%～110.0%。

【性状】 本品为白色至淡黄色颗粒。

【鉴别】 取本品的细粉适量(约相当于铋 220mg),加水 50ml,充分搅拌,使枸橼酸铋钾溶解,滤过,滤液照下述方法试验。

(1)取滤液 1ml,加稀硫酸 2～3 滴酸化,加 10%硫脲溶液数滴,即显深黄色。

(2)取滤液 10ml,加高氯酸溶液(1→10)10 滴,即发生白色沉淀。

(3)取滤液 0.2ml,迅速加新配制的吡啶-醋酐(3∶1)5ml,初显黄色,渐变为红色或紫红色。

【检查】 **干燥失重** 取本品,在 105℃干燥至恒重,减失重量不得过 5.0%(通则 0831)。

其他 应符合颗粒剂项下有关的各项规定(通则 0104)。

【含量测定】 取装量差异项下的内容物,研细,精密称取适量(约相当于铋 180mg),加水 50ml,充分振摇使枸橼酸铋钾溶解,再加硝酸(1→5)5ml 与二甲酚橙指示液 2 滴,用乙二胺四醋酸二钠滴定液(0.05mol/L)滴定至溶液显黄色。每 1ml 乙二胺四醋酸二钠滴定液(0.05mol/L)相当于 10.45mg 的 Bi。

【类别】 同枸橼酸铋钾。

【规格】 (1)每袋 1.0g∶含铋 110mg　(2)每袋 1.2g∶含铋 110mg

【贮藏】 遮光,密封,在干燥处保存。

枸橼酸铋雷尼替丁

Juyuansuanbi Leinitiding

Ranitidine Bismuth Citrate

本品为雷尼替丁与枸橼酸铋生成的组成不定的复合物。按干燥品计算,雷尼替丁与枸橼酸铋量为 1∶1 者,含雷尼替丁($C_{13}H_{22}N_4O_3S$)应为 42.5%～45.5%;雷尼替丁与枸橼酸铋量为 1∶1.1 者,含雷尼替丁($C_{13}H_{22}N_4O_3S$)应为 39.5%～42.5%;含枸橼酸铋以铋(Bi)计算,均应为 27.5%～30.5%。

【性状】 本品为类白色至淡黄棕色粉末,或结晶性或颗粒性粉末;潮解,吸潮后颜色变深。

本品在水中极易溶解,在乙醇、乙醚、丙酮或三氯甲烷中几乎不溶。

【鉴别】 (1)取本品约 0.5g,置试管中,用小火缓缓加热,产生的气体能使湿润的醋酸铅试纸显黑色。

(2)在雷尼替丁含量测定项下记录的色谱图中,供试品溶液主峰的保留时间应与对照品溶液主峰的保留时间一致。

(3)取本品,用水制成每 1ml 中约含 25μg 的溶液,照紫外-可见分光光度法(通则 0401)测定,在 228nm 与 314nm 的波长处有最大吸收。

(4)本品的水溶液显铋盐(2)与枸橼酸盐的鉴别反应(通则 0301)。

【检查】 **酸度** 取本品 1.0g,加水 10ml 溶解后,依法测定(通则 0631),pH 值应为 4.5～6.5。

溶液的澄清度 取本品 1.0g,加水 10ml 溶解后,溶液应澄清;如显浑浊,与 2 号浊度标准液(通则 0902 第一法)比较,不得更浓。

有关物质 照高效液相色谱法(通则 0512)测定。

供试品溶液　取本品适量(约相当于雷尼替丁 0.1g),置 100ml 量瓶中,加水溶解并稀释至刻度,摇匀。

对照溶液　精密量取供试品溶液 1ml,置 100ml 量瓶中,用水稀释至刻度,摇匀。

系统适用性溶液　取盐酸雷尼替丁约 0.1g,置 100ml 量瓶中,加 50%氢氧化钠溶液 1ml,加水约 60ml,振摇使溶解,用水稀释至刻度,摇匀,放置 1 小时。

色谱条件　用十八烷基硅烷键合硅胶为填充剂(Kromasil C18,4.6mm×150mm,5μm 或效能相当的色谱柱);流动相 A 为磷酸盐缓冲液(取磷酸 6.8ml,置 1900ml 水中,加入 50%氢氧化钠溶液 8.6ml,加水至 2000ml,用磷酸或 50%氢氧化钠溶液调节 pH 值至 7.1±0.05)-乙腈(98∶2),流动相 B 为磷酸盐缓冲液-乙腈(78∶22),按下表进行梯度洗脱；检测波长为 230nm；流速为每分钟 1.5ml；柱温为 35℃；进样体积 10μl。

时间(分钟)	流动相 A(%)	流动相 B(%)
0	100	0
15	0	100
23	0	100
24	100	0
30	100	0

系统适用性要求　调节流速或流动相比例，使系统适用性溶液色谱图中主成分色谱峰的保留时间约为 12 分钟，盐酸雷尼替丁杂质Ⅰ峰相对雷尼替丁峰的保留时间约为 0.85，雷尼替丁峰与盐酸雷尼替丁杂质Ⅰ峰之间的分离度应大于 4.0。

测定法　精密量取供试品溶液与对照溶液，分别注入液相色谱仪，记录色谱图。

限度　供试品溶液色谱图中如有杂质峰，扣除相对保留时间 0.15 之前的色谱峰，单个杂质峰面积不得大于对照溶液主峰面积(1.0%)，各杂质峰面积的和不得大于对照溶液主峰面积的 2 倍(2.0%)，小于对照溶液主峰面积 0.05 倍的色谱峰忽略不计。

硫酸盐　取本品 1.0g，加水 20ml 使溶解，加稀盐酸 4ml，摇匀，滤过，滤液分成 2 等份；1 份中加 25%氯化钡溶液 5ml，放置 10 分钟，反复滤过，至滤液澄清，用水稀释成 40ml 后，加标准硫酸钾溶液 2.0ml，再加水适量使成 50ml，摇匀，放置 10 分钟，作为对照液；另 1 份用水稀释成 40ml 后，加 25%氯化钡溶液 5ml，再加水适量使成 50ml，摇匀，放置 10 分钟，与对照液比较，不得更浓(0.04%)。

硝酸盐　取本品 0.50g，置试管中，加水 5ml 溶解后，加硫酸 5ml，混匀，放冷，沿管壁缓缓加入硫酸亚铁试液 5ml，使成两液层，接触面不得立即显棕色。

干燥失重　取本品，以五氧化二磷为干燥剂，在 60℃减压干燥 4 小时，减失重量不得过 6.0%(通则 0831)。

铅盐　取本品 1.0g，在 600℃炽灼使完全灰化，放冷后滴加硝酸 0.5～1ml 使溶解，在水浴上蒸干，放冷，加氢氧化钾溶液(1→6)约 5ml，使 pH 值达到 10 以上，煮沸 2 分钟，放冷，滤过，残渣用少量水洗，洗液与滤液合并，用醋酸调节 pH 值至 7，用水稀释成 25ml，加醋酸盐缓冲液(pH 3.5)2ml 与硫代乙酰胺试液 2ml，摇匀，放置 2 分钟，如显色，与标准铅溶液 2.0ml 用同一方法制成的对照液比较，不得更深(0.002%)。

【含量测定】　铋　取本品约 0.6g，精密称定，加水 50ml，振摇使溶解后，再加硝酸溶液(1→3)3ml 与二甲酚橙指示液 2 滴，用乙二胺四醋酸二钠滴定液(0.05mol/L)滴定至溶液显黄色。每 1ml 乙二胺四醋酸二钠滴定液(0.05mol/L)相当于 10.45mg 的 Bi。

雷尼替丁　照高效液相色谱法(通则 0512)测定。

供试品溶液　取本品适量(约相当于雷尼替丁 20mg)，精密称定，置 200ml 量瓶中，加水溶解并稀释至刻度，摇匀。

对照品溶液　取盐酸雷尼替丁对照品约 22mg，精密称定，置 200ml 量瓶中，加水溶解并稀释至刻度，摇匀。

系统适用性溶液、色谱条件与系统适用性要求　见有关物质项下。

测定法　精密量取供试品溶液与对照品溶液，分别注入液相色谱仪，记录色谱图。按外标法以峰面积计算，并将结果乘以 0.8961。

【类别】　H_2 受体拮抗药。

【贮藏】　遮光，密封，在凉暗干燥处保存。

【制剂】　(1)枸橼酸铋雷尼替丁片　(2)枸橼酸铋雷尼替丁胶囊

枸橼酸铋雷尼替丁片

Juyuansuanbi Leinitiding Pian

Ranitidine Bismuth Citrate Tablets

本品为枸橼酸铋与雷尼替丁的复合物。雷尼替丁与枸橼酸铋量为 1∶1.1，每片含枸橼酸铋以铋(Bi)计算，应为 52.0～64.0mg；含雷尼替丁($C_{13}H_{22}N_4O_3S$)应为 72.0～88.0mg。

【性状】　本品为薄膜衣片，除去包衣后显类白色至微黄色。

【鉴别】　(1)取本品的细粉适量(约相当于枸橼酸铋雷尼替丁 0.5g)，置试管中，用小火缓缓加热，产生的气体能使湿润的醋酸铅试纸显黑色。

(2)在含量测定雷尼替丁项下记录的色谱图中，供试品溶液主峰的保留时间应与对照品溶液主峰的保留时间一致。

(3)取本品的细粉适量，加水振摇，滤过，滤液显铋盐(2)与枸橼酸盐(2)的鉴别反应(通则 0301)。

【检查】　有关物质　照高效液相色谱法(通则 0512)测定。

供试品溶液　取本品的细粉适量(约相当于雷尼替丁 0.1g)，置 100ml 量瓶中，加水适量，充分振摇使雷尼替丁溶解，并用水稀释至刻度，摇匀，滤过，取续滤液。

对照溶液　精密量取供试品溶液 1ml，置 100ml 量瓶中，用水稀释至刻度，摇匀。

系统适用性溶液、色谱条件、系统适用性要求与测定法　见枸橼酸铋雷尼替丁有关物质项下。

限度　供试品溶液色谱图中如有杂质峰，扣除相对保留时间 0.15 之前的色谱峰，单个杂质峰面积不得大于对照溶液主峰面积(1.0%)，各杂质峰面积的和不得大于对照溶液主峰面积的 2 倍(2.0%)，小于对照溶液主峰面积 0.05 倍的色谱峰忽略不计。

溶出度　照溶出度与释放度测定法（通则 0931 第一法）测定。

溶出条件　以水 900ml 为溶出介质，转速为每分钟 100 转，依法操作，经 30 分钟时取样。

测定法　取溶出液适量，滤过，精密量取续滤液 5ml，置 50ml 量瓶中，用水稀释至刻度，摇匀，照紫外-可见分光光度法（通则 0401），在 314nm 的波长处测定吸光度，按 $C_{13}H_{22}N_4O_3S$ 的吸收系数（$E_{1cm}^{1\%}$）为 495 计算出每片的溶出量。

限度　雷尼替丁标示量的 80%，应符合规定。

其他　应符合片剂项下有关的各项规定（通则 0101）。

【含量测定】　铋　取本品 20 片，精密称定，研细，精密称取适量（约相当于枸橼酸铋雷尼替丁 0.6g），加水 50ml，充分振摇使枸橼酸铋雷尼替丁溶解，加硝酸溶液（1→3）3ml 与二甲酚橙指示液 2 滴，用乙二胺四醋酸二钠滴定液（0.05mol/L）滴定至溶液显黄色。每 1ml 乙二胺四醋酸二钠滴定液（0.05mol/L）相当于 10.45mg 的 Bi。

雷尼替丁　照高效液相色谱法（通则 0512）测定。

供试品溶液　取含量测定铋项下的细粉适量（约相当于雷尼替丁 20mg），精密称定，置 200ml 量瓶中，加水适量，充分振摇使雷尼替丁溶解，用水稀释至刻度，摇匀，滤过，取续滤液。

对照品溶液、系统适用性溶液、色谱条件、系统适用性要求与测定法　见枸橼酸铋雷尼替丁含量测定雷尼替丁项下。

【类别】　同枸橼酸铋雷尼替丁。

【规格】　0.2g（雷尼替丁与枸橼酸铋量为 1∶1.1）

【贮藏】　遮光，密封，在干燥处保存。

枸橼酸铋雷尼替丁胶囊

Juyuansuanbi Leinitiding Jiaonang

Ranitidine Bismuth Citrate Capsules

本品含枸橼酸铋雷尼替丁复合物。雷尼替丁与枸橼酸铋量为 1∶1.1 者，每粒含雷尼替丁（$C_{13}H_{22}N_4O_3S$）应为 72.0～88.0mg，含枸橼酸铋以铋（Bi）计算，应为 52.0～64.0mg；雷尼替丁与枸橼酸铋量为 1∶1 者，每粒含雷尼替丁（$C_{13}H_{22}N_4O_3S$）应为 139～169mg，含枸橼酸铋以铋（Bi）计算，应为 91～111mg。

【性状】　本品内容物为微黄色至淡黄棕色颗粒或粉末。

【鉴别】　（1）取本品内容物适量（约相当于枸橼酸铋雷尼替丁 0.5g），置试管中，用小火缓缓加热，产生的气体能使湿润的醋酸铅试纸显黑色。

（2）在雷尼替丁含量测定项下记录的色谱图中，供试品溶液主峰的保留时间应与对照品溶液主峰的保留时间一致。

（3）取本品内容物适量，加水振摇，滤过，滤液显铋盐（2）与枸橼酸盐（2）的鉴别反应（通则 0301）。

【检查】　有关物质　照高效液相色谱法（通则 0512）测定。

供试品溶液　取本品内容物适量（约相当于雷尼替丁 0.1g），置 100ml 量瓶中，加水使雷尼替丁溶解并稀释至刻度，摇匀，滤过，取续滤液。

对照溶液　精密量取供试品溶液 1ml，置 100ml 量瓶中，用水稀释至刻度，摇匀。

系统适用性溶液、色谱条件、系统适用性要求与测定法　见枸橼酸铋雷尼替丁有关物质项下。

限度　供试品溶液色谱图中如有杂质峰，扣除相对保留时间 0.15 之前的色谱峰，单个杂质峰面积不得大于对照溶液主峰面积（1.0%），各杂质峰面积的和不得大于对照溶液主峰面积的 2 倍（2.0%），小于对照溶液主峰面积 0.05 倍的色谱峰忽略不计。

其他　应符合胶囊剂项下有关的各项规定（通则 0103）。

【含量测定】　铋　取装量差异项下的内容物，混合均匀，精密称取适量（约相当于枸橼酸铋雷尼替丁 0.6g），加水 50ml，充分振摇使枸橼酸铋溶解，再加硝酸溶液（1→3）3ml 与二甲酚橙指示液 2 滴，用乙二胺四醋酸二钠滴定液（0.05mol/L）滴定至溶液显黄色。每 1ml 乙二胺四醋酸二钠滴定液（0.05mol/L）相当于 10.45mg 的 Bi。

雷尼替丁　照高效液相色谱法（通则 0512）测定。

供试品溶液　取装量差异项下的内容物，混合均匀，精密称取适量（约相当于雷尼替丁 20mg），置 200ml 量瓶中，加水适量，充分振摇使雷尼替丁溶解并用水稀释至刻度，摇匀，滤过，取续滤液。

对照品溶液、系统适用性溶液、色谱条件、系统适用性要求与测定法　见枸橼酸铋雷尼替丁含量测定雷尼替丁项下。

【类别】　同枸橼酸铋雷尼替丁。

【规格】　（1）0.2g（雷尼替丁与枸橼酸铋量为 1∶1.1）（2）0.35g（雷尼替丁与枸橼酸铋量为 1∶1）

【贮藏】　密封，在干燥处保存。

枸橼酸喷托维林

Juyuansuan Pentuoweilin

Pentoxyverine Citrate

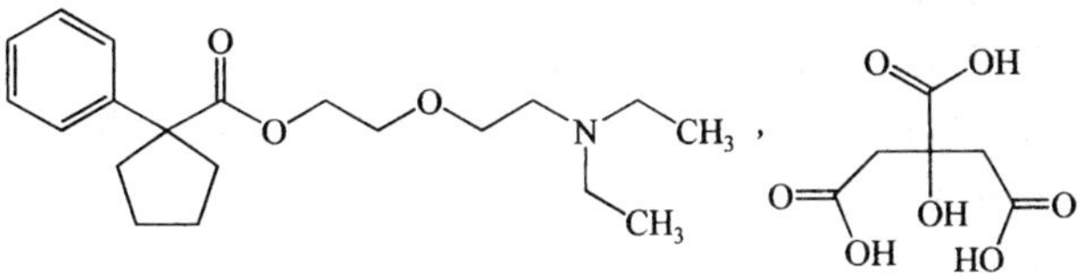

$C_{20}H_{31}NO_3 \cdot C_6H_8O_7$　525.60

本品为1-苯基环戊烷羧酸-2-(2-二乙氨基乙氧基)乙酯枸橼酸盐。按干燥品计算，含 $C_{20}H_{31}NO_3 \cdot C_6H_8O_7$ 不得少于 98.5%。

【性状】 本品为白色或类白色的结晶性或颗粒性粉末；无臭。

本品在水中易溶，在乙醇中溶解，在乙醚中几乎不溶。

熔点 取本品，装入熔点测定毛细管中，减压熔封，依法测定(通则 0612)，熔点为 88～93℃。

【鉴别】 (1)取本品约 20mg，加水 2ml 溶解后，加稀盐酸 4 滴与亚铁氰化钾试液数滴，即生成黄白色晶形沉淀。

(2)取本品约 20mg，加水 10ml 溶解后，加稀盐酸 2 滴与重铬酸钾试液数滴，即生成黄色沉淀。

(3)本品的红外光吸收图谱应与对照的图谱(光谱集 267 图)一致。

(4)本品显枸橼酸盐的鉴别反应(通则 0301)。

【检查】 **溶液的澄清度** 取本品 0.50g，加水 5ml，振摇使溶解，与 3 号浊度标准液(通则 0902 第一法)比较，不得更浓。

有关物质 照高效液相色谱法(通则 0512)测定。

供试品溶液 取本品约 50mg，置 50ml 量瓶中，加流动相溶解并稀释至刻度，摇匀。

对照溶液 精密量取供试品溶液 1ml，置 100ml 量瓶中，用流动相稀释至刻度，摇匀。

色谱条件 用十八烷基硅烷键合硅胶为填充剂；以水(取三乙胺 10ml，用水稀释至 1000ml，用磷酸调节 pH 值至 3.0)-甲醇(45∶55)为流动相；检测波长为 215nm；进样体积 20μl。

系统适用性要求 理论板数按喷托维林峰计算不低于 2000，喷托维林峰与相邻杂质峰之间的分离度应符合要求。

测定法 精密量取供试品溶液与对照溶液，分别注入液相色谱仪，记录色谱图至主成分峰保留时间的 3 倍。

限度 供试品溶液色谱图中如有杂质峰，单个杂质峰面积不得大于对照溶液主峰面积的 0.2 倍(0.2%)，各杂质峰面积的和不得大于对照溶液的主峰面积(1.0%)。

干燥失重 取本品，置五氧化二磷干燥器中，在 60℃减压干燥至恒重，减失重量不得过 1.0%(通则 0831)。

炽灼残渣 取本品 1.0g，依法检查(通则 0841)，遗留残渣不得过 0.1%。

重金属 取炽灼残渣项下遗留的残渣，依法检查(通则 0821 第二法)，含重金属不得过百万分之十五。

【含量测定】 取本品约 0.4g，精密称定，加冰醋酸 10ml 溶解后，加结晶紫指示液 1 滴，用高氯酸滴定液(0.1mol/L)滴定至溶液显蓝色，并将滴定的结果用空白试验校正。每 1ml 高氯酸滴定液(0.1mol/L)相当于 52.56mg 的 $C_{20}H_{31}NO_3 \cdot C_6H_8O_7$。

【类别】 镇咳药。

【贮藏】 密封，在干燥处保存。

【制剂】 (1)枸橼酸喷托维林片 (2)枸橼酸喷托维林滴丸

枸橼酸喷托维林片

Juyuansuan Pentuoweilin Pian

Pentoxyverine Citrate Tablets

本品含枸橼酸喷托维林($C_{20}H_{31}NO_3 \cdot C_6H_8O_7$)应为标示量的 90.0%～110.0%。

【性状】 本品为糖衣片，除去包衣后显白色。

【鉴别】 (1)取本品，除去包衣后，研细，称取适量(约相当于枸橼酸喷托维林 0.10g)，加水 50ml 使枸橼酸喷托维林溶解，滤过；滤液照枸橼酸喷托维林项下的鉴别(1)、(2)试验，显相同的反应。

(2)本品的细粉显枸橼酸盐的鉴别反应(通则 0301)。

【检查】 **有关物质** 照高效液相色谱法(通则 0512)测定。

供试品溶液 取本品细粉适量(约相当于枸橼酸喷托维林 50mg)，置 50ml 量瓶中，加流动相适量，超声使枸橼酸喷托维林溶解，用流动相稀释至刻度，摇匀，滤过，取续滤液。

对照溶液 精密量取供试品溶液 1ml，置 100ml 量瓶中，用流动相稀释至刻度，摇匀。

色谱条件、系统适用性要求与测定法 见枸橼酸喷托维林有关物质项下。

限度 供试品溶液色谱图中如有杂质峰，单个杂质峰面积不得大于对照溶液主峰面积(1.0%)，各杂质峰面积的和不得大于对照溶液主峰面积的 2.5 倍(2.5%)。

其他 应符合片剂项下有关的各项规定(通则 0101)。

【含量测定】 照高效液相色谱法(通则 0512)测定。

供试品溶液 取本品 20 片，精密称定，研细，精密称取适量(约相当于枸橼酸喷托维林 25mg)，置 100ml 量瓶中，加流动相适量，超声使枸橼酸喷托维林溶解，用流动相稀释至刻度，摇匀，滤过，取续滤液。

对照品溶液 取枸橼酸喷托维林对照品 12.5mg，精密称定，置 50ml 量瓶中，加流动相适量，超声使溶解，用流动相稀释至刻度，摇匀。

色谱条件 见有关物质项下。

系统适用性要求 理论板数按喷托维林峰计算不低于 2000，喷托维林峰与相邻杂质峰之间的分离度应符合要求。

测定法 精密量取供试品溶液与对照品溶液，分别注入液相色谱仪，记录色谱图。按外标法以峰面积计算。

【类别】 同枸橼酸喷托维林。

【规格】 25mg

【贮藏】 密封，在干燥处保存。

枸橼酸喷托维林滴丸

Juyuansuan Pentuoweilin Diwan

Pentoxyverine Citrate Pills

本品含枸橼酸喷托维林($C_{20}H_{31}NO_3 \cdot C_6H_8O_7$)应为标示量的 90.0%～110.0%。

【性状】 本品为白色滴丸。

【鉴别】 取本品 4 粒,加水 5ml,微温,使枸橼酸喷托维林溶解,放冷,滤过,滤液照枸橼酸喷托维林项下的鉴别(1)、(2)、(4)项试验,显相同的反应。

【检查】 除溶散时限应在 60 分钟内以外,其他应符合丸剂项下有关的各项规定(通则 0108)。

【含量测定】 取本品 10 粒,加三氯甲烷 20ml 使枸橼酸喷托维林溶解,加冰醋酸 10ml 与结晶紫指示液 1 滴,用高氯酸滴定液(0.1mol/L)滴定至溶液显蓝色,并将滴定的结果用空白试验校正。每 1ml 高氯酸滴定液(0.1mol/L)相当于 52.56mg 的 $C_{20}H_{31}NO_3 \cdot C_6H_8O_7$。

【类别】 同枸橼酸喷托维林。

【规格】 25mg

【贮藏】 密封,在干燥处保存。

枸 橼 酸 锌

Juyuansuanxin

Zinc Citrate

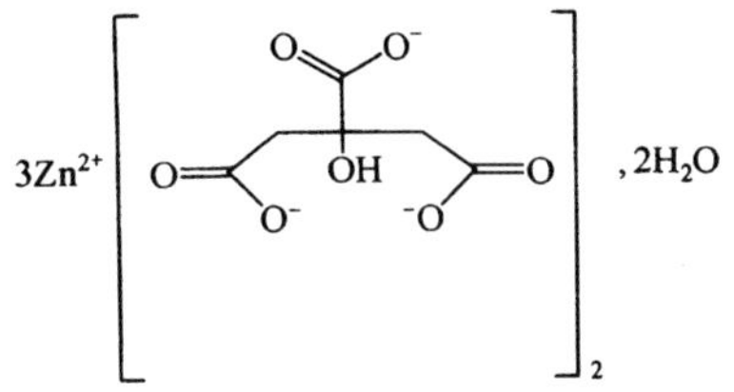

$$3Zn^{2+}\left[\ \mathrm{citrate}^{3-}\ \right]_2 , 2H_2O$$

$(C_6H_5O_7)_2Zn_3 \cdot 2H_2O$　610.35

本品按干燥品计算,含$(C_6H_5O_7)_2Zn_3$不得少于 98.5%。

【性状】 本品为白色颗粒状结晶或结晶性粉末;无臭;有风化性。

本品在水中微溶,在盐酸溶液中溶解。

【鉴别】 本品显锌盐与枸橼酸盐的鉴别反应(通则 0301)。

【检查】 **酸度**　取本品 0.10mg,加水 10ml,搅拌 5 分钟,滤过,滤液加甲基橙指示液 1 滴,不得显橙红色。

碱度　取本品 1.0g,加热水 10ml,搅拌 5 分钟,放冷,滤过,滤液加酚酞指示液 2 滴,不得显粉红色。

干燥失重　取本品,在 180℃干燥 6 小时,减失重量不得过 6.5%(通则 0831)。

铁盐　取本品 0.20g,加稀盐酸 4ml 与水适量,振摇使溶解后,依法检查(通则 0807),与标准铁溶液 1.0ml 用同一方法制成的溶液比较,不得更深(0.005%)。

铅盐　取本品 0.50g,置烧杯中,加硝酸 3ml 与 30%过氧化氢溶液 1ml,加热煮沸 2 分钟,放冷,用水完全转移至 10ml 量瓶中,并稀释至刻度,摇匀,作为供试品溶液。另精密量取标准铅溶液(每 1ml 含铅 10μg)0.5ml,同法操作,作为对照溶液。取上述两种溶液照原子吸收分光光度法(通则 0406),在 217.0nm 的波长处测定,供试品溶液的吸光度不得大于对照溶液的吸光度(0.001%)。

砷盐　取本品 1.0g,加盐酸 5ml 与水 21ml,振摇使溶解后,依法检查(通则 0822 第一法),应符合规定(0.0002%)。

【含量测定】 取本品约 0.2g,精密称定,加水 20ml 与氨-氯化铵缓冲液(pH 10.0)10ml,振摇使溶解,加铬黑 T 指示剂少许,用乙二胺四醋酸二钠滴定液(0.05mol/L)滴定至溶液由紫色变为纯蓝色。每 1ml 乙二胺四醋酸二钠滴定液(0.05mol/L)相当于 9.572mg 的$(C_6H_5O_7)_2Zn_3$。

【类别】 补锌药。

【贮藏】 密封保存。

【制剂】 枸橼酸锌片

枸 橼 酸 锌 片

Juyuansuanxin Pian

Zinc Citrate Tablets

本品含枸橼酸锌以锌(Zn)计,应为标示量的 95.0%～105.0%。

【性状】 本品为白色片。

【鉴别】 本品显锌盐与枸橼酸盐的鉴别反应(通则 0301)。

【检查】 **溶出度**　照溶出度与释放度测定法(通则 0931 第一法)测定。

溶出条件　以稀盐酸 24ml 加水至 1000ml 为溶出介质,转速为每分钟 100 转,依法操作,经 30 分钟时取样。

供试品溶液　取溶出液,滤过,精密量取续滤液 3ml,置 25ml 量瓶中,用溶出介质稀释至刻度,摇匀。

对照品溶液　取枸橼酸锌对照品适量,精密称定,加溶出介质溶解并定量稀释制成每 1ml 中含 2μg、4μg 与 6μg 的溶液。

测定法　取供试品溶液与对照品溶液,照原子吸收分光光度法(通则 0406 第一法),在 213.9nm 的波长处测定,计算每片的溶出量。

限度　标示量的 80%,应符合规定。

其他　应符合片剂项下有关的各项规定(通则 0101)。

【含量测定】 取本品 10 片,精密称定,研细,精密称取适量（约相当于枸橼酸锌 0.4g），置 100ml 量瓶中，加稀盐酸 2ml，加水适量振摇使枸橼酸锌溶解并稀释至刻度，摇匀，滤过，精密量取续滤液 50ml，加 0.025% 甲基红的乙醇溶液 1 滴，滴加氨试液至溶液显微黄色，加氨-氯化铵缓冲液（pH 10.0）10ml 与铬黑 T 指示剂少许，用乙二胺四醋酸二钠滴定液（0.05mol/L）滴定至溶液由紫色变为纯蓝色。每 1ml 乙二胺四醋酸二钠滴定液（0.05mol/L）相当于 3.269mg 的 Zn。

【类别】 同枸橼酸锌。

【规格】 12.5mg（按 Zn 计）

【贮藏】 密封保存。

枸橼酸氯米芬

Juyuansuan Lümifen

Clomifene Citrate

与反式异构体

$C_{26}H_{28}ClNO \cdot C_6H_8O_7$　598.09

本品为 *N*,*N*-二乙基-2-[4-(1,2-二苯基-2-氯乙烯基)苯氧基]乙胺顺反异构体混合物的枸橼酸盐。按无水物计算，含 $C_{26}H_{28}ClNO \cdot C_6H_8O_7$ 不得少于 98.0%。

【性状】 本品为白色或类白色粉末；无臭。

本品在乙醇中略溶，在水或三氯甲烷中微溶，在乙醚中不溶。

【鉴别】 （1）取本品适量，精密称定，加 0.1mol/L 盐酸溶液溶解并定量稀释制成每 1ml 中约含 25μg 的溶液，照紫外-可见分光光度法（通则 0401）测定，在 233nm 与 290nm 的波长处有最大吸收，吸光度分别为 0.76～0.82 与 0.42～0.46。

（2）本品的红外光吸收图谱应与对照的图谱（光谱集 268 图）一致。

（3）本品显枸橼酸盐的鉴别反应（通则 0301）。

【检查】 **甲醇溶液的澄清度与颜色** 取本品 1.0g，加甲醇 30ml 溶解后，溶液应澄清无色；如显色，与黄色 1 号标准比色液比较（通则 0901 第一法），不得更深。

顺式异构体 照高效液相色谱法（通则 0512）测定。

供试品溶液　取本品，加流动相溶解并稀释制成每 1ml 中约含 0.1mg 的溶液。

色谱条件　用硅胶为填充剂；以正己烷-三氯甲烷-三乙胺（80：20：1）为流动相（三乙胺用量可适当改变；必要时，三氯甲烷可用水分次洗涤，经无水硫酸钠干燥，临用新鲜蒸馏）；检测波长为 302nm；进样体积 20μl。

系统适用性要求　理论板数按顺式异构体峰计算不低于 3000，顺、反式异构体峰的分离度应大于 1.3，出峰顺序依次为顺式异构体（*Z*）与反式异构体（*E*）。

测定法　取供试品溶液注入液相色谱仪，记录色谱图。

限度　按峰面积归一化法计算，供试品含顺式异构体应为 30%～50%。

水分 取本品，照水分测定法（通则 0832 第一法 1）测定，含水分不得过 1.0%。

重金属 取本品 1.0g，依法检查（通则 0821 第二法），含重金属不得过百万分之十。

【含量测定】 取本品约 0.5g，精密称定，加冰醋酸 20ml 使溶解，加结晶紫指示液 1 滴，用高氯酸滴定液（0.1mol/L）滴定，并将滴定的结果用空白试验校正。每 1ml 高氯酸滴定液（0.1mol/L）相当于 59.81mg 的 $C_{26}H_{28}ClNO \cdot C_6H_8O_7$。

【类别】 促排卵药。

【贮藏】 遮光，密封保存。

【制剂】 （1）枸橼酸氯米芬片　（2）枸橼酸氯米芬胶囊

枸橼酸氯米芬片

Juyuansuan Lümifen Pian

Clomifene Citrate Tablets

本品含枸橼酸氯米芬（$C_{26}H_{28}ClNO \cdot C_6H_8O_7$）应为标示量的 90.0%～110.0%。

【性状】 本品为白色片。

【鉴别】 （1）取含量测定项下的供试品溶液，照紫外-可见分光光度法（通则 0401）测定，在 233nm 与 290nm 的波长处有最大吸收。

（2）本品显枸橼酸盐的鉴别反应（通则 0301）。

【检查】 **溶出度** 照溶出度与释放度测定法（通则 0931 第一法）测定。

溶出条件　以盐酸溶液（9→1000）1000ml 为溶出介质，转速为每分钟 100 转，依法操作，经 45 分钟时取样。

供试品溶液　取溶出液适量，滤过，精密量取续滤液 5ml，置 10ml 量瓶中，用溶出介质稀释至刻度，摇匀。

对照品溶液　见含量测定项下。

测定法　见含量测定项下。计算每片的溶出量。

限度　标示量的 70%，应符合规定。

其他 应符合片剂项下有关的各项规定（通则 0101）。

【含量测定】 照紫外-可见分光光度法（通则 0401）测定。

供试品溶液 取本品 10 片，精密称定，研细，精密称取适量（约相当于枸橼酸氯米芬 50mg），置 100ml 量瓶中，加 0.1mol/L 盐酸溶液适量，振摇 30 分钟使枸橼酸氯米芬溶解，用 0.1mol/L 盐酸溶液稀释至刻度，摇匀，滤过，精密量取续滤液 5ml，置 100ml 量瓶中，用 0.1mol/L 盐酸溶液稀释至刻度，摇匀。

对照品溶液 取枸橼酸氯米芬对照品适量，精密称定，加0.1mol/L盐酸溶液溶解并定量稀释制成每1ml中约含25μg的溶液。

测定法 取供试品溶液与对照品溶液，在290nm的波长处分别测定吸光度，计算。

【类别】 同枸橼酸氯米芬。

【规格】 50mg

【贮藏】 遮光，密封保存。

枸橼酸氯米芬胶囊

Juyuansuan Lümifen Jiaonang

Clomifene Citrate Capsules

本品含枸橼酸氯米芬($C_{26}H_{28}ClNO \cdot C_6H_8O_7$)应为标示量的90.0%～110.0%。

【鉴别】 (1)取含量测定项下的供试品溶液，照紫外-可见分光光度法(通则0401)测定，在233nm与290nm的波长处有最大吸收。

(2)本品的内容物显枸橼酸盐的鉴别反应(通则0301)。

【检查】 **溶出度** 照溶出度与释放度测定法(通则0931第一法)测定。

溶出条件 以盐酸溶液(9→1000)1000ml为溶出介质，转速为每分钟100转，依法操作，经45分钟时取样。

供试品溶液 取溶出液20ml，滤过，弃去初滤液10ml，精密量取续滤液5ml，置10ml量瓶中，用溶出介质稀释至刻度，摇匀。

对照品溶液与测定法 见含量测定项下。

限度 标示量的75%，应符合规定。

其他 应符合胶囊剂项下有关的各项规定(通则0103)。

【含量测定】 照紫外-可见分光光度法(通则0401)测定。

供试品溶液 取装量差异项下的内容物，混合均匀，精密称取适量(约相当于枸橼酸氯米芬50mg)，置100ml量瓶中，加0.1mol/L盐酸溶液适量，振摇30分钟使枸橼酸氯米芬溶解，用0.1mol/L盐酸溶液稀释至刻度，摇匀，滤过，精密量取续滤液5ml，置另一100ml量瓶中，用0.1mol/L盐酸溶液稀释至刻度，摇匀。

对照品溶液 取枸橼酸氯米芬对照品适量，精密称定，加0.1mol/L盐酸溶液溶解并定量稀释制成每1ml中约含25μg的溶液。

测定法 取供试品溶液与对照品溶液，在290nm的波长处分别测定吸光度，计算。

【类别】 同枸橼酸氯米芬。

【规格】 50mg

【贮藏】 遮光，密封保存。

枸橼酸舒芬太尼

Juyuansuan Shufentaini

Sufentanil Citrate

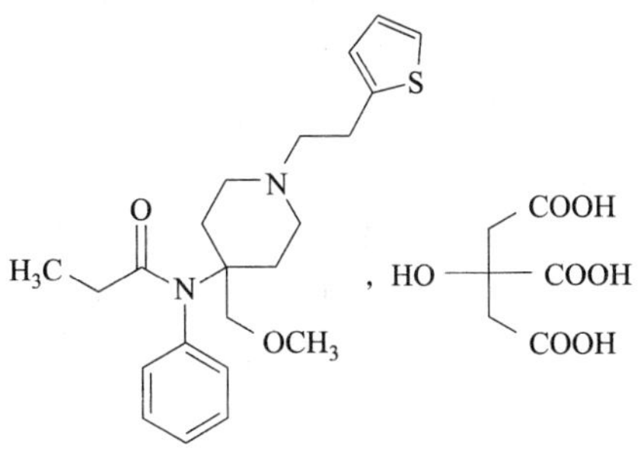

$C_{22}H_{30}N_2O_2S \cdot C_6H_8O_7$ 578.69

本品为*N*-[4-(甲氧基甲基)-1-[2-(2-噻吩基)乙基]-4-哌啶基]丙酰苯胺枸橼酸盐。按干燥品计算，含$C_{22}H_{30}N_2O_2S \cdot C_6H_8O_7$不得少于99.0%

【性状】 本品为白色或类白色结晶性粉末。

本品在甲醇中易溶，在乙醇或水中溶解，在丙酮或三氯甲烷中微溶。

熔点 本品的熔点为137～143℃(通则0612)，熔融同时分解。

【鉴别】 (1)取本品约5mg，加水适量使溶解，加磷钨酸试液1～2滴，即析出白色沉淀。

(2)本品的红外光吸收图谱应与对照的图谱(光谱集1320图)一致。

(3)本品的水溶液显枸橼酸盐的鉴别反应(通则0301)。

【检查】 **酸度** 取本品0.2g，加水20ml使溶解，依法测定(通则0631)，pH值应为3.5～4.5。

溶液的澄清度与颜色 取本品0.1g，加水10ml使溶解，溶液应澄清无色；如显浑浊与1号浊度标准液(通则0902第一法)比较，不得更浓；如显色，与黄色1号标准比色液(通则0901第一法)比较，不得更深。

氰化物 取本品1.0g，依法检查(通则0806第二法)，含氰化物不得过百万分之五。

有关物质 照高效液相色谱法(通则0512)测定。

供试品溶液 取本品，加流动相溶解并定量稀释制成每1ml中约含7.5mg的溶液。

对照溶液 精密量取供试品溶液1ml，置100ml量瓶中，用流动相稀释至刻度。

系统适用性溶液 取枸橼酸舒芬太尼约10mg，加稀盐酸10ml使溶解，在水浴上加热回流4小时，用稀氢氧化钠试液调节至中性，水浴蒸干，放冷，加10ml甲醇溶解残渣，滤过，取续滤液1ml，置10ml量瓶中，用流动相稀释至刻度。

空白溶液 取枸橼酸适量，加流动相溶解并稀释制成每1ml中约含2.5mg的溶液。

色谱条件 用十八烷基硅烷键合硅胶为填充剂(Thermo

ODS-2 HYPERSIL C18，4.6mm×250mm，5μm 或效能相当的色谱柱）；以甲醇-0.13mol/L 醋酸铵溶液-乙腈（45∶31∶24），用冰醋酸或氨水调节 pH 值至 7.2 为流动相；检测波长为 228nm；柱温为 40℃；进样体积 10μl。

系统适用性要求　系统适用性溶液色谱图中，舒芬太尼峰与降解杂质峰（相对保留时间约为 0.5）的分离度应大于 10。

测定法　精密量取供试品溶液、对照溶液与空白溶液，分别注入液相色谱仪，记录色谱图至主成分峰保留时间的 4 倍。

限度　供试品溶液色谱图中如有杂质峰，除与空白溶液相同位置的色谱峰外，单个杂质峰面积不得大于对照溶液主峰面积的 0.5 倍（0.5%），各杂质峰面积的和不得大于对照溶液主峰面积（1.0%）。

残留溶剂　乙酸乙酯、丙酮、异丙醇与甲醇　照残留溶剂测定法（通则 0861 第一法）测定。

供试品溶液　取本品约 1g，精密称定，置 10ml 量瓶中，加水适量超声使溶解并稀释至刻度，摇匀，精密量取 2ml，置顶空瓶中，密封。

对照品溶液　取乙酸乙酯、丙酮、异丙醇与甲醇，精密称定，用水定量稀释制成每 1ml 中约含乙酸乙酯 0.5mg、丙酮 0.5mg、异丙醇 0.5mg 与甲醇 0.3mg 的溶液，精密量取 2ml，置顶空瓶中，密封。

色谱条件　以改性聚乙二醇（或极性相近）为固定液的毛细管柱为色谱柱；柱温为 50℃；进样口温度为 250℃，检测器温度为 250℃。顶空瓶平衡温度为 70℃，平衡时间为 20 分钟。

系统适用性要求　对照品溶液色谱图中，理论板数按丙酮峰计算不低于 1000，各峰间的分离度均应符合要求。

测定法　取供试品溶液与对照品溶液分别顶空进样，记录色谱图。

限度　按外标法以峰面积计算，残留量均应符合规定。

四氯化碳　照残留溶剂测定法（通则 0861 第二法）测定。

供试品溶液　取本品 1g，精密称定，置 10ml 量瓶中，加 *N*，*N*-二甲基甲酰胺适量使溶解并稀释至刻度，精密量取 2ml，置顶空瓶中，密封。

对照品溶液　取四氯化碳适量，精密称定，用 *N*，*N*-二甲基甲酰胺定量稀释制成每 1ml 中约含 0.4μg 的溶液，精密量取 2ml，置顶空瓶中，密封。

色谱条件　以 6%氰丙基苯基-94%二甲基聚硅氧烷（或极性相近）为固定液的毛细管柱为色谱柱，起始柱温为 40℃，维持 5 分钟，以每分钟 5℃的速率升温至 240℃；进样口温度为 150℃，采用电子捕获检测器，温度为 400℃。顶空瓶平衡温度为 70℃，平衡时间为 20 分钟。

测定法　取供试品溶液与对照品溶液分别顶空进样，记录色谱图。

限度　按外标法以峰面积计算，残留量应符合规定。

干燥失重　取本品，在 60℃减压干燥至恒重，减失重量不得过 0.5%（通则 0831）。

炽灼残渣　不得过 0.1%（通则 0841）。

重金属　取本品 1.0g，加水 23ml 溶解后，加醋酸盐缓冲液（pH 3.5）2ml，依法检查（通则 0821 第一法），含重金属不得过百万分之二十。

【含量测定】　取本品 0.5g，精密称定，加冰醋酸 30ml 使溶解，加 β-萘酚甲醇指示剂 3 滴，用高氯酸滴定液（0.1mol/L）滴定至黄绿色，并将滴定的结果用空白试验校正，即得。每 1ml 高氯酸滴定液（0.1mol/L）相当于 57.87mg 的 $C_{22}H_{30}N_2O_2S \cdot C_6H_8O_7$。

【类别】　镇痛药。

【贮藏】　遮光，密封保存。

【制剂】　枸橼酸舒芬太尼注射液

枸橼酸舒芬太尼注射液

Juyuansuan Shufentaini Zhusheye

Sufentanil Citrate Injection

本品为枸橼酸舒芬太尼的灭菌水溶液，含枸橼酸舒芬太尼以舒芬太尼（$C_{22}H_{30}N_2O_2S$）计应为标示量的 95.0%～105.0%。

【性状】　本品为无色的澄明液体。

【鉴别】　（1）取本品适量（约相当于枸橼酸舒芬太尼 1mg），加磷钨酸试液 1～2 滴，即产生白色沉淀。

（2）在含量测定项下记录的色谱图中，供试品溶液主峰的保留时间应与对照品溶液主峰的保留时间一致。

【检查】　**pH 值**　应为 3.5～6.0（通则 0631）。

有关物质　照高效液相色谱法（通则 0512）测定。

供试品溶液　取本品，即得。

对照溶液　精密量取供试品溶液 1ml，置 100ml 量瓶中，用流动相稀释至刻度。

空白溶液　取枸橼酸与氯化钠适量，加流动相溶解并稀释制成每 1ml 中约含 25μg 和 9mg 的溶液。

系统适用性溶液、系统适用性要求与测定法　见枸橼酸舒芬太尼有关物质项下。

色谱条件　见枸橼酸舒芬太尼有关物质项下。进样体积 100μl。

限度　供试品溶液色谱图中如有杂质峰，除与空白溶液相同位置的色谱峰外，单个杂质峰面积不得大于对照溶液主峰面积的 0.5 倍（0.5%），各杂质峰面积的和不得大于对照溶液主峰面积（1.0%）。

细菌内毒素　取本品，依法检查（通则 1143），每 1ml 中含内毒素的量应小于 6.25EU。

其他　应符合注射剂项下有关的各项规定（通则 0102）。

【含量测定】　照高效液相色谱法（通则 0512）测定。

对照品溶液　取枸橼酸舒芬太尼对照品适量，精密称定，加流动相溶解并定量稀释制成每 1ml 中约含 75μg 的溶液。

色谱条件　见有关物质项下。进样体积 10μl。

供试品溶液、系统适用性溶液与系统适用性要求　见有关物质项下。

测定法　精密量取供试品溶液与对照品溶液，分别注入液相色谱仪，记录色谱图。按外标法以峰面积计算，结果乘以 0.67。

【类别】　同枸橼酸舒芬太尼。

【规格】　按 $C_{22}H_{30}N_2O_2S$ 计　(1)1ml∶50μg　(2)2ml∶100μg　(3)5ml∶250μg

【贮藏】　遮光，密闭保存。

柳氮磺吡啶

Liudanhuangbiding

Sulfasalazine

$C_{18}H_{14}N_4O_5S$　398.39

本品为 5-[对-(2-吡啶胺磺酰基)苯]偶氮水杨酸。按干燥品计算，含 $C_{18}H_{14}N_4O_5S$ 应为 97.0%～101.5%。

【性状】　本品为暗黄色至棕黄色粉末；无臭。

本品在乙醇中极微溶解，在水中几乎不溶；在氢氧化钠试液中易溶。

【鉴别】　(1)取含量测定项下的溶液，照紫外-可见分光光度法(通则 0401)测定，在 359nm 的波长处有最大吸收。

(2)本品的红外光吸收图谱应与对照的图谱(光谱集 620 图)一致。

【检查】　**酸度**　取本品 1.0g，加水 100ml，置水浴中加热 5 分钟，放冷，滤过，取滤液 50ml，加酚酞指示液 2 滴与氢氧化钠滴定液(0.1mol/L)0.5ml，应显红色。

氯化物　取本品 1.0g，加水 100ml，加热至 70℃，5 分钟后，放冷，滤过，取滤液 25ml，依法检查(通则 0801)，与标准氯化钠溶液 7.0ml 制成的对照液比较，不得更浓(0.028%)。

硫酸盐　取氯化物检查项下的滤液 50ml，依法检查(通则 0802)，与标准硫酸钾溶液 2.0ml 制成的对照液比较，不得更浓(0.04%)。

有关物质　照高效液相色谱法(通则 0512)测定。

氨溶液　取浓氨溶液 8ml，用水稀释至 1000ml。

供试品溶液　取本品适量，精密称定，加氨溶液溶解并定量稀释制成每 1ml 中含 1mg 的溶液。

对照溶液　精密量取供试品溶液适量，用氨溶液定量稀释制成每 1ml 中含 10μg 的溶液。

色谱条件　用十八烷基硅烷键合硅胶为填充剂；以磷酸盐缓冲液(pH 4.8)(取磷酸二氢钠 1.0g 与醋酸钠 2.5g，加水 900ml 使溶解，并用冰醋酸调节 pH 值至 4.8，用水稀释至 1000ml)为流动相 A，以甲醇-磷酸盐缓冲液(pH 4.8)(80∶20)为流动相 B，按下表进行梯度洗脱；检测波长为 320nm；进样体积 20μl。

时间(分钟)	流动相 A(%)	流动相 B(%)
0	60	40
15	45	55
25	45	55
60	0	100
65	0	100
67	60	40
77	60	40

系统适用性要求　柳氮磺吡啶峰与相邻杂质峰之间的分离度应符合要求。

测定法　精密量取供试品溶液与对照溶液，分别注入液相色谱仪，记录色谱图。

限度　供试品溶液色谱图中如有杂质峰，除磺胺吡啶峰与水杨酸峰外，单个杂质峰面积不得大于对照溶液主峰面积(1.0%)，各杂质峰面积的和不得大于对照溶液主峰面积的 4 倍(4.0%)，小于对照溶液主峰面积 0.05 倍的峰忽略不计。

水杨酸与磺胺吡啶　照高效液相色谱法(通则 0512)测定。

氨溶液、供试品溶液　见有关物质项下。

对照品溶液　取水杨酸对照品与磺胺吡啶对照品各适量，精密称定，加氨溶液溶解并定量稀释制成每 1ml 中各含 5μg 的溶液。

色谱条件　用十八烷基硅烷键合硅胶为填充剂；以磷酸盐缓冲液(pH 4.8)(取磷酸二氢钠 1.0g 与醋酸钠 2.5g，加水 900ml 使溶解，并用冰醋酸调节 pH 值至 4.8，用水稀释至 1000ml)-甲醇(76∶24)为流动相 A，以甲醇-磷酸盐缓冲液(pH 4.8)(80∶20)为流动相 B，按下表进行梯度洗脱；检测波长为 300nm；进样体积 20μl。

时间(分钟)	流动相 A(%)	流动相 B(%)
0	100	0
10	100	0
11	0	100
23	0	100
24	100	0
33	100	0

系统适用性要求　水杨酸峰与磺胺吡啶峰之间的分离度应大于 2.0。

测定法　精密量取供试品溶液与对照品溶液，分别注入液相色谱仪，记录色谱图。

限度　供试品溶液色谱图中如有与水杨酸和磺胺吡啶保留时间一致的色谱峰，按外标法以峰面积计算，均不得过0.5%。

干燥失重　取本品，在105℃干燥至恒重，减失重量不得过1.0%（通则0831）。

炽灼残渣　不得过0.2%（通则0841）。

重金属　取本品1.0g，依法检查（通则0821第二法），含重金属不得过百万分之二十。

【含量测定】　照紫外-可见分光光度法（通则0401）测定。

供试品溶液　取本品0.15g，精密称定，置100ml量瓶中，加0.1mol/L氢氧化钠溶液10ml使溶解，用水稀释至刻度，摇匀，精密量取1ml，置200ml量瓶中，加水180ml，用醋酸-醋酸钠缓冲液（pH 4.5）稀释至刻度，摇匀。

测定法　取供试品溶液，以水作空白，在359nm的波长处测定吸光度，按 $C_{18}H_{14}N_4O_5S$ 的吸收系数（$E_{1cm}^{1\%}$）为658计算。

【类别】　磺胺类抗菌药。

【贮藏】　遮光，密封保存。

【制剂】　（1）柳氮磺吡啶肠溶片　（2）柳氮磺吡啶栓

柳氮磺吡啶肠溶片

Liudanhuangbiding Changrongpian

Sulfasalazine Enteric-coated Tablets

本品含柳氮磺吡啶（$C_{18}H_{14}N_4O_5S$）应为标示量的95.0%～105.0%。

【性状】　本品为肠溶糖衣片或薄膜衣片，除去包衣后，显黄色至棕黄色。

【鉴别】　（1）取本品细粉适量（约相当于柳氮磺吡啶20mg），加冰醋酸2ml溶解后，加锌粉约0.2g，缓缓煮沸，所显黄色立即消失。

（2）取本品细粉适量（约相当于柳氮磺吡啶50mg），置小试管中，用直火加热，即熔融，继续加热，即发生黄烟与二硫化碳的臭气。

（3）取含量测定项下的溶液，照紫外-可见分光光度法（通则0401）测定，在359nm的波长处有最大吸收。

【检查】　**有关物质**　照高效液相色谱法（通则0512）测定。

供试品溶液　取含量测定项下的细粉适量（约相当于柳氮磺吡啶0.1g），精密称定，置100ml量瓶中，加氨溶液适量，超声使柳氮磺吡啶溶解，放冷，用氨溶液稀释至刻度，摇匀，滤过，取续滤液。

对照溶液　精密量取供试品溶液适量，用氨溶液定量稀释制成每1ml中含柳氮磺吡啶10μg的溶液。

氨溶液、色谱条件、系统适用性要求与测定法　见柳氮磺吡啶有关物质项下。

限度　供试品溶液色谱图中如有杂质峰，除磺胺吡啶峰与水杨酸峰外，单个杂质峰面积不得大于对照溶液主峰面积（1.0%），各杂质峰面积的和不得大于对照溶液主峰面积的4倍（4.0%），小于对照溶液主峰面积0.05倍的峰忽略不计。

水杨酸与磺胺吡啶　照高效液相色谱法（通则0512）测定。

供试品溶液　见有关物质项下。

氨溶液、对照品溶液、色谱条件、系统适用性要求与测定法　见柳氮磺吡啶水杨酸与磺胺吡啶项下。

限度　供试品溶液色谱图中如有与水杨酸和磺胺吡啶保留时间一致的色谱峰，按外标法以峰面积计算，均不得过标示量的0.5%。

溶出度　照溶出度与释放度测定法（通则0931第一法　方法2）测定。

酸中溶出量　溶出条件　以盐酸溶液（9→1000）1000ml为溶出介质，转速为每分钟100转，依法操作，经2小时时，立即将转篮提出液面。

限度　供试片均不得有裂缝或崩解现象。

缓冲液中溶出量　溶出条件　取酸中溶出量项下2小时后的转篮随即浸入磷酸盐缓冲液（pH 7.5）（取磷酸二氢钾6.8g与氢氧化钠1.66g，加水溶解并稀释至1000ml，用5mol/L氢氧化钠溶液或磷酸调节pH值至7.5）900ml的溶出介质中，转速不变，继续依法操作，经1小时时取样。

测定法　取溶出液适量，滤过，精密量取续滤液2ml，置100ml量瓶中，用醋酸-醋酸钠缓冲液（pH 4.5）稀释至刻度，摇匀。照紫外-可见分光光度法（通则0401），在359nm的波长处测定吸光度，按 $C_{18}H_{14}N_4O_5S$ 的吸收系数（$E_{1cm}^{1\%}$）为658计算每片的溶出量。

限度　标示量的70%，应符合规定。

其他　应符合片剂项下有关的各项规定（通则0101）。

【含量测定】　照紫外-可见分光光度法（通则0401）测定。

供试品溶液　取本品10片，除去包衣，研细，精密称取细粉适量（约相当于柳氮磺吡啶0.15g），置100ml量瓶中，加0.1mol/L氢氧化钠溶液10ml，振摇使柳氮磺吡啶溶解，用水稀释至刻度，摇匀，滤过，精密量取续滤液1ml，置200ml量瓶中，加水180ml，用醋酸-醋酸钠缓冲液（pH 4.5）稀释至刻度，摇匀。

测定法　见柳氮磺吡啶含量测定项下。

【类别】　同柳氮磺吡啶。

【规格】　0.25g

【贮藏】　遮光，密封保存。

柳氮磺吡啶栓

Liudanhuangbiding Shuan

Sulfasalazine Suppositories

本品含柳氮磺吡啶($C_{18}H_{14}N_4O_5S$)应为标示量的 90.0%～110.0%。

【性状】 本品为脂肪性基质制成的黄色栓。

【鉴别】 (1)取含量测定项下的溶液，照紫外-可见分光光度法(通则 0401)测定，在 359nm 的波长处有最大吸收。

(2)取本品适量(约相当于柳氮磺吡啶 120mg)，切碎，加冰醋酸 10ml，搅拌，滤过，取滤液 2ml，加锌粉约 0.2g，缓缓煮沸，所显黄色即消失。

【检查】 **有关物质** 照高效液相色谱法(通则 0512)测定。

供试品溶液　取含量测定项下切碎的本品适量(约相当于柳氮磺吡啶 0.1g)，精密称定，置 100ml 量瓶中，加氨溶液适量，置热水浴中，振摇使柳氮磺吡啶溶解，放冷，用氨溶液稀释至刻度，摇匀，滤过，取续滤液。

对照溶液　精密量取供试品溶液适量，用氨溶液定量稀释制成每 1ml 中含柳氮磺吡啶 10μg 的溶液。

氨溶液、色谱条件、系统适用性要求与测定法　见柳氮磺吡啶有关物质项下。

限度　供试品溶液色谱图中如有杂质峰，除磺胺吡啶峰与水杨酸峰外，单个杂质峰面积不得大于对照溶液主峰面积(1.0%)，各杂质峰面积的和不得大于对照溶液主峰面积的 4 倍(4.0%)，小于对照溶液主峰面积 0.05 倍的峰忽略不计。

水杨酸与磺胺吡啶 照高效液相色谱法(通则 0512)测定。

供试品溶液　见有关物质项下。

氨溶液、对照品溶液、色谱条件、系统适用性要求与测定法　见柳氮磺吡啶水杨酸与磺胺吡啶项下。

限度　供试品溶液色谱图中如有与水杨酸和磺胺吡啶保留时间一致的色谱峰，按外标法以峰面积计算，均不得过标示量的 0.5%。

其他 应符合栓剂项下有关的各项规定(通则 0107)。

【含量测定】 照紫外-可见分光光度法(通则 0401)测定。

供试品溶液 取本品 10 粒，精密称定，切碎，混匀，精密称取适量(约相当于柳氮磺吡啶 0.15g)，置 200ml 量瓶中，加 0.1mol/L 氢氧化钠溶液 20ml，置热水浴中，振摇使柳氮磺吡啶溶解，放冷，用水稀释至刻度，摇匀，滤过，精密量取续滤液 2ml，置 200ml 量瓶中，加醋酸-醋酸钠缓冲液(pH 4.5)20ml，用水稀释至刻度，摇匀。

测定法 见柳氮磺吡啶含量测定项下。

【类别】 同柳氮磺吡啶。

【规格】 0.5g

【贮藏】 遮光，密闭，在 30℃以下保存。

胃蛋白酶

Weidanbaimei

Pepsin

本品系自猪、羊或牛的胃黏膜中提取制得的胃蛋白酶。按干燥品计算，每 1g 中含胃蛋白酶活力不得少于 3800 单位。

【制法要求】 本品应从检疫合格的猪、羊或牛的胃黏膜中提取，所用动物的种属应明确，生产过程应符合现行版《药品生产质量管理规范》的要求。本品为动物来源，工艺中应进行病毒的安全性控制。

【性状】 本品为白色至淡黄色的粉末；无霉败臭；有引湿性；水溶液显酸性反应。

【鉴别】 取本品的水溶液，加 5%鞣酸或 25%氯化钡溶液，即生成沉淀。

【检查】 **干燥失重** 取本品，在 100℃干燥 4 小时，减失重量不得过 5.0%(通则 0831)。

微生物限度 取本品，照非无菌产品微生物限度检查：微生物计数法(通则 1105)和控制菌检查法(通则 1106)检查。1g 供试品中需氧菌总数不得过 5×10^3cfu 霉菌和酵母菌总数不得过 10^2cfu 不得检出大肠埃希菌。10g 供试品中不得检出沙门菌。

【效价测定】 照紫外-可见分光光度法(通则 0401)测定。

盐酸溶液 取 1mol/L 盐酸溶液 65ml，加水至 1000ml。

供试品溶液 取本品适量，精密称定，加盐酸溶液溶解并定量稀释制成每 1ml 中约含 0.2～0.4 单位的溶液。

对照品溶液 取酪氨酸对照品适量，精密称定，加盐酸溶液溶解并定量稀释制成每 1ml 中含 0.5mg 的溶液。

测定法 取试管 6 支，其中 3 支各精密加入对照品溶液 1ml，另 3 支各精密加入供试品溶液 1ml，置 37℃±0.5℃水浴中，保温 5 分钟，精密加入预热至 37℃±0.5℃的血红蛋白试液 5ml，摇匀，并准确计时，在 37℃±0.5℃水浴中反应 10 分钟，立即精密加入 5%三氯醋酸溶液 5ml，摇匀，滤过，取续滤液备用。另取试管 2 支，各精密加入血红蛋白试液 5ml，置 37℃±0.5℃水浴中保温 10 分钟，再精密加入 5%三氯醋酸溶液 5ml，其中 1 支加供试品溶液 1ml，另 1 支加盐酸溶液 1ml，摇匀，滤过，取续滤液，分别作为供试品与对照品的空白对照，在 275nm 的波长处测定吸光度，算出平均值 $\bar{A}_S$ 和 $\bar{A}$，按下式计算。

$$每\ 1g\ 含胃蛋白酶的量(单位)=\frac{\bar{A}\times W_S\times n}{\bar{A}_S\times W\times 10\times 181.19}$$

式中　$\bar{A}_S$ 为对照品的平均吸光度；

$\bar{A}$ 为供试品的平均吸光度；

W_S 为每 1ml 对照品溶液中含酪氨酸的量，μg；

W 为供试品取样量，g；

n 为供试品稀释倍数。

在上述条件下，每分钟能催化水解血红蛋白生成 1μmol 酪氨酸的酶量，为一个蛋白酶活力的单位。

【类别】 助消化药。

【贮藏】 密封，在阴凉干燥处保存。

【制剂】（1）胃蛋白酶片　（2）胃蛋白酶颗粒　（3）含糖胃蛋白酶

胃蛋白酶片

Weidanbaimei Pian

Pepsin Tablets

本品含胃蛋白酶活力不得少于 120 单位。

【性状】本品为糖衣片，除去包衣后显微黄色。

【鉴别】取本品，适量，加水研磨，使溶解，滤过，滤液照胃蛋白酶项下的鉴别试验，显相同的反应。

【检查】**微生物限度**　取本品，照胃蛋白酶项下的方法检查，应符合规定。

其他　除崩解时限应在 30 分钟内崩解外，应符合片剂项下有关的各项规定（通则 0101）。

【效价测定】照紫外-可见分光光度法（通则 0401）测定。

供试品溶液　取本品 5 片，置研钵中，加盐酸溶液适量，研磨均匀，全量转移至 250ml 量瓶中，用盐酸溶液稀释至刻度，摇匀，精密量取适量，用盐酸溶液定量稀释制成每 1ml 中约含 0.2～0.4 单位的溶液。

盐酸溶液、对照品溶液与测定法　见胃蛋白酶效价测定项下。

【类别】同胃蛋白酶。

【规格】120 单位

【贮藏】密封，在凉暗处保存。

胃蛋白酶颗粒

Weidanbaimei Keli

Pepsin Granules

本品含胃蛋白酶活力不得少于 480 单位。

【性状】本品为类白色至黄色颗粒。

【鉴别】取本品适量，加水研磨使溶解，滤过，滤液照胃蛋白酶项下的鉴别试验，显相同的反应。

【检查】**酸度**　取本品 1.0g，加水 20ml 溶解后，依法测定（通则 0631），pH 值应为 3.0～4.0。

干燥失重　取本品，在 100℃干燥 4 小时，减失重量不得过 5.0%（通则 0831）。

微生物限度　取本品，照胃蛋白酶项下的方法检查，应符合规定。

其他　应符合颗粒剂项下有关的各项规定（通则 0104）。

【效价测定】照紫外-可见分光光度法（通则 0401）测定。

供试品溶液　取装量差异项下的内容物，混匀，精密称取适量（约相当于胃蛋白酶 240 单位），加盐酸溶液溶解并定量稀释制成每 1ml 中约含 0.2～0.4 单位的溶液。

盐酸溶液、对照品溶液与测定法　见胃蛋白酶效价测定项下。

【类别】同胃蛋白酶。

【规格】480 单位

【贮藏】密封，在阴凉干燥处保存。

含糖胃蛋白酶

Hantang Weidanbaimei

Saccharated Pepsin

本品系胃蛋白酶用乳糖、葡萄糖或蔗糖稀释制得。按干燥品计算，每 1g 中含蛋白酶活力不得少于 120 单位或 1200 单位。

【性状】本品为白色至淡黄色的粉末；无霉败臭。

【鉴别】取本品的水溶液，照胃蛋白酶项下的鉴别试验，显相同反应。

【检查】**干燥失重**　取本品，在 100℃干燥 4 小时，减失重量不得过 5.0%（通则 0831）。

微生物限度　取本品，照胃蛋白酶项下的方法检查，应符合规定。

【效价测定】照紫外-可见分光光度法（通则 0401）测定。

供试品溶液　取本品，精密称定，加盐酸溶液溶解并定量稀释制成每 1ml 中约含 0.2～0.4 单位的溶液。

盐酸溶液、对照品溶液与测定法　见胃蛋白酶效价测定项下。

【类别】同胃蛋白酶。

【规格】（1）1g：120 单位　（2）1g：1200 单位

【贮藏】密封，在阴凉干燥处保存。

哌库溴铵

Paikuxiu'an

Pipecuronium Bromide

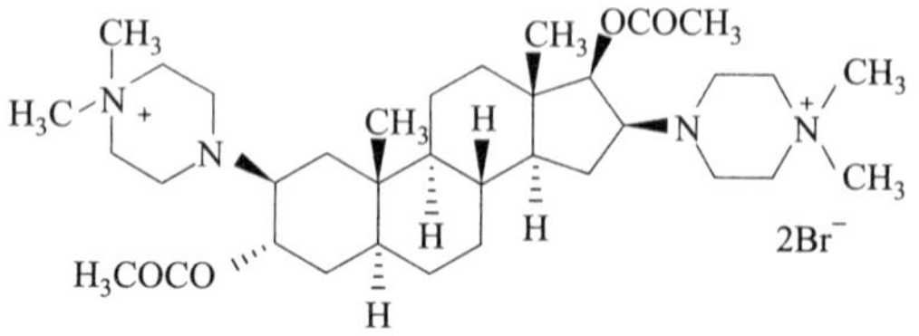

$C_{35}H_{62}Br_2N_4O_4$　762.7

本品为二溴化 4,4′-(3α,17β-二羟基-5α-雄甾-2β,16β-二基)双[1,1-二甲基哌嗪鎓]3,17-二乙酸酯。按无水、无溶剂物计算，含哌库溴铵（$C_{35}H_{62}Br_2N_4O_4$）应为 97.0%～102.0%。

【性状】本品为白色或类白色粉末，无臭；在空气中易变质，有引湿性。

本品在水中溶解，在乙醇中略溶，在三氯甲烷中微溶，在乙醚或丙酮中不溶。

比旋度　取本品，精密称定，加水溶解并定量稀释成每1ml中含哌库溴铵10mg的溶液，依法测定（通则0621），比旋度为+7.0°至+11.0°。

【鉴别】（1）取本品，加水溶解后，加硝酸使成酸性，加硝酸银试液，即生成淡黄色沉淀。

（2）在含量测定项下记录的色谱图中，供试品溶液主峰的保留时间应与对照品溶液主峰的保留时间一致。

（3）本品的红外光吸收图谱应与对照品的图谱一致（通则0402）。

【检查】　**酸度**　取本品，加水制成每1ml中含2.0mg的溶液，依法测定（通则0631），pH值应为5.0～7.0。

溶液的澄清度与颜色　取本品，加水制成每1ml中含2.0mg的溶液，溶液应澄清无色或几乎无色。

有关物质　照高效液相色谱法（通则0512）测定。

供试品溶液　取本品0.1g，置10ml量瓶中，加流动相溶解并稀释至刻度，摇匀。

对照溶液　精密量取供试品溶液适量，用流动相定量稀释制成每1ml中含0.1mg的溶液。

灵敏度溶液　精密量取对照溶液1ml，置20ml量瓶中，用流动相稀释至刻度，摇匀。

色谱条件　用十八烷基硅烷键合硅胶为填充剂；以0.02mol/L庚烷磺酸钠溶液（含0.5%三乙胺，用磷酸调节pH值至3.5）-甲醇（49∶51）为流动相；检测波长为210nm；进样体积20μl。

系统适用性要求　理论板数按哌库溴铵峰计算不低于2000。灵敏度溶液色谱图中，主成分峰高的信噪比应大于10。

测定法　精密量取供试品溶液与对照溶液，分别注入液相色谱仪，记录色谱图至主成分峰保留时间的4倍。

限度　供试品溶液色谱图中如有杂质峰，单个杂质峰面积不得大于对照溶液主峰面积（1.0%），各杂质峰面积的和不得大于对照溶液主峰面积的1.5倍（1.5%），小于灵敏度溶液主峰面积的色谱峰忽略不计。

残留溶剂　照残留溶剂测定法（通则0861第二法）测定。

供试品溶液　取本品约0.1g，精密称定，置10ml顶空瓶中，加水1ml密封，振摇使溶解。

对照品溶液　分别取甲醇、丙酮、乙腈与四氢呋喃各适量，精密称定，加水制成贮备液；另取二氯甲烷适量，精密称定，加*N*,*N*-二甲基甲酰胺制成贮备液；分别精密量取各贮备液适量，用水定量稀释制成每1ml含甲醇0.3mg、丙酮0.5mg、乙腈0.041mg、二氯甲烷0.06mg与四氢呋喃0.072mg的混合溶液，精密量取1ml置10ml顶空瓶中，密封。

色谱条件　以6%氰丙基苯基-94%二甲基聚硅氧烷为固定液的毛细管柱为色谱柱；程序升温，初始温度为40℃，保持6分钟，然后以每分钟10℃的速率升温至180℃，保持5分钟；检测器温度为250℃；进样口温度为200℃；顶空瓶平衡温度为80℃；平衡时间为30分钟。

系统适用性要求　对照品溶液色谱图中，各峰间的分离度均应符合要求。

测定法　取供试品溶液与对照品溶液分别顶空进样，记录色谱图。

限度　按外标法以峰面积计算，甲醇、丙酮、乙腈、二氯甲烷与四氢呋喃的残留量均应符合规定。

水分　取本品，照水分测定法（通则0832第一法1）测定，含水分不得过10.0%。

重金属　取本品2.0g，依法检查（通则0821第二法），含重金属不得过百万分之二十。

【含量测定】　照高效液相色谱法（通则0512）测定。

供试品溶液　取本品适量，精密称定，加流动相溶解并定量稀释制成每1ml中约含0.4mg的溶液。

对照品溶液　取哌库溴铵对照品适量，精密称定，加流动相溶解并定量稀释制成每1ml中约含0.4mg的溶液。

色谱条件与系统适用性要求　除灵敏度要求外，见有关物质项下。

测定法　精密量取供试品溶液与对照品溶液，分别注入液相色谱仪，记录色谱图。按外标法以峰面积计算。

【类别】　肌松药。

【贮藏】　密封，在阴凉干燥处保存。

【制剂】　注射用哌库溴铵

注射用哌库溴铵

Zhusheyong Paikuxiu'an

Pipecuronium Bromide for Injection

本品为哌库溴铵加适量甘露醇制成的无菌冻干品，含哌库溴铵（$C_{35}H_{62}Br_2N_4O_4$）应为标示量的90.0%～110.0%。

【性状】　本品为白色或类白色粉末。

【鉴别】（1）取本品1瓶的内容物，加水5ml溶解后，加硝酸使成酸性，加硝酸银试液，即生成淡黄色沉淀。

（2）在含量测定项下记录的色谱图中，供试品溶液主峰的保留时间应与对照品溶液主峰的保留时间一致。

【检查】　**酸度**　取本品5瓶，各加0.9%氯化钠溶液2ml溶解后，合并，混匀，依法测定（通则0631），pH值应为5.0～7.0。

溶液的澄清度与颜色　取本品5瓶，分别加0.9%氯化钠溶液2ml溶解，溶液应澄清（通则0902第一法）无色或几乎无色（通则0901第一法）。

有关物质　照高效液相色谱法（通则0512）测定。

供试品溶液　取本品，精密称定，加流动相溶解并稀释制成每1ml中约含10mg的溶液。

对照溶液　精密量取供试品溶液适量，用流动相定量稀释制成每 1ml 中约含 0.1mg 的溶液。

灵敏度溶液　精密量取对照溶液 1ml，置 20ml 量瓶中，用流动相稀释至刻度，摇匀。

色谱条件、系统适用性要求与测定法　见哌库溴铵有关物质项下。

限度　供试品溶液色谱图中如有杂质峰，单个杂质峰面积不得大于对照溶液主峰面积(1.0%)，各杂质峰面积的和不得大于对照溶液主峰面积的 2 倍(2.0%)，小于灵敏度溶液主峰面积的色谱峰忽略不计。

含量均匀度　以含量测定项下测得的每瓶含量计算，应符合规定(通则 0941)。

细菌内毒素　取本品，依法检查(通则 1143)，每 1mg 哌库溴铵中含内毒素的量应小于 20 EU。

水分　取本品，照水分测定法(通则 0832 第一法 1)测定，含水分不得过 5.0%。

其他　应符合注射剂项下有关的各项规定(通则 0102)。

【含量测定】　照高效液相色谱法(通则 0512)测定。

供试品溶液　取本品 10 瓶，分别加流动相适量使溶解，用流动相分次定量转移至 10ml 量瓶中，并用流动相稀释至刻度，摇匀。

对照品溶液　取哌库溴铵对照品适量，精密称定，加流动相适量溶解并定量稀释制成每 1ml 中约含哌库溴铵 0.4mg 的溶液。

色谱条件与系统适用性要求　见哌库溴铵含量测定项下。

测定法　见哌库溴铵含量测定项下。按外标法以峰面积分别计算每瓶的含量，并求得 10 瓶的平均含量。

【类别】　同哌库溴铵。

【规格】　4mg

【贮藏】　遮光，密闭，在 2～8℃干燥处保存。

哌 拉 西 林

Pailaxilin

Piperacillin

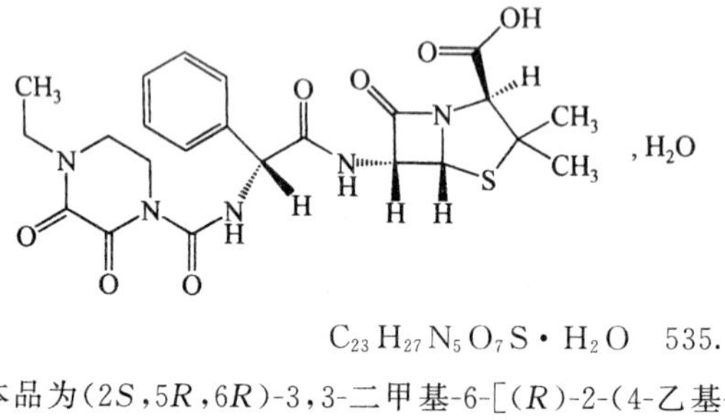

$C_{23}H_{27}N_5O_7S \cdot H_2O$　535.58

本品为(2*S*,5*R*,6*R*)-3,3-二甲基-6-[(*R*)-2-(4-乙基-2,3-二氧代-1-哌嗪甲酰氨基)-2-苯乙酰氨基]-7-氧代-4-硫杂-1-氮杂双环[3.2.0]庚烷-2-甲酸一水合物。按无水物计算，含哌拉西林(按 $C_{23}H_{27}N_5O_7S$ 计)不得少于 92.0%。

【性状】　本品为白色结晶性粉末；无臭；略有引湿性。

本品在甲醇中易溶，在无水乙醇或丙酮中溶解，在水中极微溶解。

比旋度　取本品，精密称定，加无水乙醇溶解并定量稀释制成每 1ml 中约含 10mg 的溶液，依法测定(通则 0621)，比旋度为＋160°至＋178°。

【鉴别】　(1)取本品 10mg，加水 2ml 与盐酸羟胺溶液[取 34.8%盐酸羟胺溶液 1 份，醋酸钠-氢氧化钠溶液(取醋酸钠 10.3g 与氢氧化钠 86.5g，加水溶解使成 1000ml)1 份与乙醇 4 份，混匀]3ml，振摇溶解后，放置 5 分钟，加酸性硫酸铁铵试液 1ml，摇匀，显红棕色。

(2)在含量测定项下记录的色谱图中，供试品溶液主峰的保留时间应与对照品溶液主峰的保留时间一致。

(3)本品的红外光吸收图谱应与对照的图谱(光谱集 621 图)一致。

【检查】　**酸度**　取本品，加水制成每 1ml 中含 10mg 的混悬液，依法测定(通则 0631)，pH 值应为 2.5～4.0。

溶液的澄清度与颜色　取本品 5 份，各 0.55g，分别加甲醇 5ml 溶解后，溶液应澄清无色；如显浑浊，与 1 号浊度标准液(通则 0902 第一法)比较，均不得更浓；如显色，与黄绿色或黄色 2 号标准比色液(通则 0901 第一法)比较，均不得更深。

有关物质Ⅰ　照高效液相色谱法(通则 0512)测定。

供试品溶液　取本品适量，加适量甲醇溶解后，用流动相稀释制成每 1ml 中约含 2.0mg 的溶液。

对照溶液　精密量取供试品溶液适量，用流动相定量稀释制成每 1ml 中约含 20μg 的溶液。

系统适用性溶液　取氨苄西林与哌拉西林对照品适量，加流动相溶解并稀释制成每 1ml 中含氨苄西林(按 $C_{16}H_{19}N_3O_4S$ 计)0.2mg、哌拉西林(按 $C_{23}H_{27}N_5O_7S$ 计)0.4mg 的混合溶液。

色谱条件　用十八烷基硅烷键合硅胶为填充剂；以甲醇-水-0.2mol/L 磷酸二氢钠溶液-0.4mol/L 氢氧化四丁基铵溶液(450∶447∶100∶3)(用磷酸调节 pH 值至 5.50±0.02)为流动相，检测波长为 254nm；进样体积 10μl。

系统适用性要求　系统适用性溶液色谱图中，氨苄西林峰相对保留时间约为 0.31，杂质 A 峰相对保留时间约为 0.62，哌拉西林峰与氨苄西林峰间的分离度应大于 16，哌拉西林峰的拖尾因子不得大于 1.2。

测定法　精密量取供试品溶液与对照溶液，分别注入液相色谱仪，记录色谱图至主成分峰保留时间的 1.1 倍。

限度　供试品溶液色谱图中如有杂质峰，氨苄西林(相对保留时间约为 0.31)峰面积不得大于对照溶液主峰面积的 0.2 倍(0.2%)，杂质 A(相对保留时间约为 0.62)按校正后的峰面积计算(乘以校正因子 1.4)，不得大于对照溶液主峰面积(1.0%)，其他单个杂质峰面积不得大于对照溶液主峰面积的

2 倍(2.0%)。

有关物质Ⅱ 照高效液相色谱法(通则 0512)测定。

供试品溶液　取本品适量,加甲醇适量溶解后,用流动相稀释制成每 1ml 中含 2.0mg 的溶液。

对照溶液　精密量取供试品溶液适量,用流动相定量稀释制成每 1ml 中约含 20μg 的溶液。

色谱条件　用十八烷基硅烷键合硅胶为填充剂;以甲醇-水-0.2mol/L 磷酸二氢钠溶液-0.4mol/L 氢氧化四丁基铵溶液(615：282：100：3)(用磷酸调节 pH 值至 5.50±0.02)为流动相;检测波长为 220nm;进样体积 10μl。

测定法　精密量取供试品溶液与对照溶液,分别注入液相色谱仪,记录色谱图至主成分峰保留时间的 3 倍。

限度　供试品溶液色谱图中如有杂质峰,杂质 D(相对保留时间约为 2.55)按校正后的峰面积计算(乘以校正因子 1.47),不得大于对照溶液主峰面积的 2 倍(2.0%)。有关物质Ⅰ与有关物质Ⅱ杂质之和不得过 3.8%。

水分　取本品,照水分测定法(通则 0832 第一法 1)测定,含水分不得过 5.0%。

细菌内毒素　取本品,加 1mol/L 氢氧化钠溶液适量使溶解并调节 pH 值至近中性,依法检查(通则1143),每 1mg 哌拉西林(按 $C_{23}H_{27}N_5O_7S$ 计)中含内毒素的量应小于 0.050EU。(供注射用)

【含量测定】 照高效液相色谱法(通则 0512)测定。

供试品溶液　取本品适量(约相当于哌拉西林,按$C_{23}H_{27}N_5O_7S$ 计 40mg),精密称定,置 100ml 量瓶中,加适量甲醇溶解后,用流动相稀释至刻度,摇匀。

对照品溶液　取哌拉西林对照品适量,精密称定,加适量甲醇溶解后,用流动相定量稀释制成每 1ml 中约含哌拉西林(按$C_{23}H_{27}N_5O_7S$计)0.4mg 的溶液。

系统适用性溶液、色谱条件与系统适用性要求　见有关物质Ⅰ项下

测定法　精密量取供试品溶液与对照品溶液,分别注入液相色谱仪,记录色谱图。按外标法以峰面积计算供试品中 $C_{23}H_{27}N_5O_7S$ 的含量。

【类别】 β-内酰胺类抗生素,青霉素类。

【贮藏】 严封,在凉暗干燥处保存。

附:

杂质 A

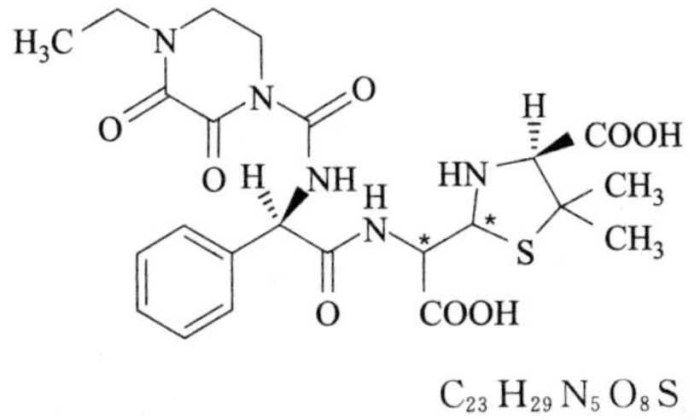

$C_{23}H_{29}N_5O_8S$　535.57

4-羧基-α-[2-(4-乙基-2,3-二氧代-1-哌嗪甲酰氨基)-2-苯基乙酰氨基]-5,5-二甲基-2-噻唑烷乙酸

杂质 D

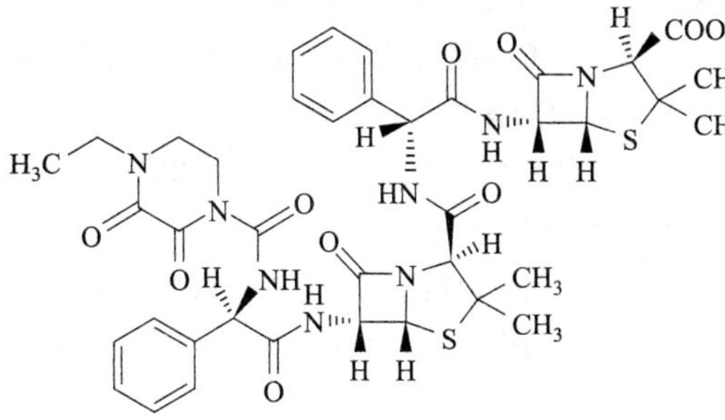

$C_{39}H_{44}N_8O_{10}S_2$　848.94

6-[2(*R*)-[6(*S*)-[2-(4-乙基-2,3-二氧代-1-哌嗪甲酰氨基)-2(*R*)-苯乙酰氨基]-3,3-二甲基-7-氧代-(5*R*,6*R*)-4-硫杂-1-氮杂双环[3.2.0]庚烷-2-甲酰氨基]-2-苯乙酰氨基]-3,3-二甲基-7-氧代-(5*R*,6*R*)-4-硫杂-1-氮杂双环[3.2.0]庚烷-2(*S*)-羧酸

哌拉西林钠

Pailaxilinna

Piperacillin Sodium

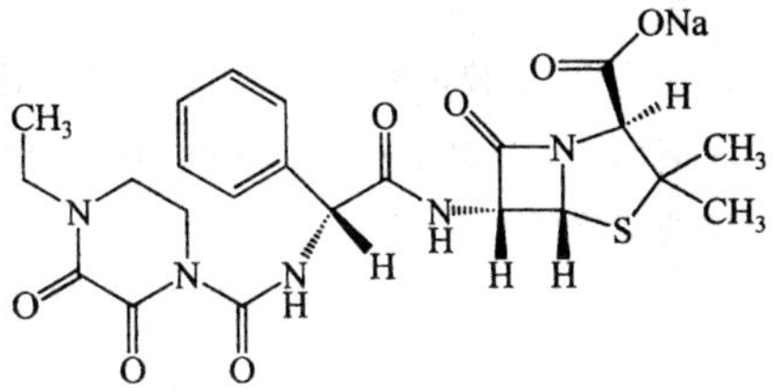

$C_{23}H_{26}N_5NaO_7S$　539.54

本品为(2*S*,5*R*,6*R*)-3,3-二甲基-6-[(*R*)-2-(4-乙基-2,3-二氧代-1-哌嗪甲酰氨基)-2-苯乙酰氨基]-7-氧代-4-硫杂-1-氮杂双环[3.2.0]庚烷-2-甲酸钠盐。按无水物计算,含哌拉西林(按 $C_{23}H_{27}N_5O_7S$ 计)不得少于 87.0%。

【性状】 本品为白色或类白色粉末;无臭;极易引湿。

本品在水中或甲醇中极易溶解,在无水乙醇中溶解,在丙酮中不溶。

比旋度　取本品,精密称定,加水溶解并定量稀释制成每 1ml 中约含 10mg 的溶液,依法测定(通则0621),比旋度为 +175°至 +190°。

【鉴别】 (1)取本品,照哌拉西林项下的鉴别(1)、(2)项试验,显相同的结果。

(2)本品显钠盐鉴别(1)的反应(通则 0301)。

【检查】 **酸度**　取本品,加水制成每 1ml 中含 0.1g 的溶液,依法测定(通则0631),pH 值应为 5.0～7.0。

溶液的澄清度与颜色　取本品 5 份,各 0.60g,分别加

水 5ml 溶解后，溶液应澄清无色；如显浑浊，与 1 号浊度标准液（通则0902第一法）比较，均不得更浓；如显色，与黄绿色或黄色 2 号标准比色液（通则0901第一法）比较，均不得更深。

有关物质　照高效液相色谱法（通则 0512）测定。

供试品溶液　取本品适量，加适量甲醇溶解后，用流动相稀释制成每 1ml 中约含 2.0mg 的溶液。

对照溶液　精密量取供试品溶液适量，用流动相定量稀释制成每 1ml 中约含 20μg 的溶液。

系统适用性溶液　取氨苄西林与哌拉西林对照品适量，加流动相溶解并稀释制成每 1ml 中含氨苄西林（按 $C_{16}H_{19}N_3O_4S$ 计）0.2mg、哌拉西林（按 $C_{23}H_{27}N_5O_7S$ 计）0.4mg 的混合溶液。

色谱条件　用十八烷基硅烷键合硅胶为填充剂；以甲醇-水-0.2mol/L 磷酸二氢钠溶液-0.4mol/L 氢氧化四丁基铵溶液（450：447：100：3）（用磷酸调节 pH 值至 5.50±0.02）为流动相；检测波长为 254nm；进样体积 10μl。

系统适用性要求　系统适用性溶液色谱图中，氨苄西林峰相对保留时间约为 0.31，杂质 A 峰相对保留时间约为 0.62，哌拉西林峰与氨苄西林峰间的分离度应大于 16，哌拉西林峰的拖尾因子不得大于 1.2。

测定法　精密量取供试品溶液与对照溶液，分别注入液相色谱仪，记录色谱图至主成分峰保留时间的 1.1 倍。

限度　供试品溶液色谱图中如有杂质峰，氨苄西林峰面积不得大于对照溶液主峰面积的 0.2 倍（0.2%），杂质 A 按校正后的峰面积计算（乘以校正因子 1.4），不得大于对照溶液主峰面积的 3.5 倍（3.5%），其他单个杂质峰面积不得大于对照溶液主峰面积的 2 倍（2.0%）。

残留溶剂　照残留溶剂测定法（通则 0861 第二法）测定。

供试品贮备液　取本品约 1g，精密称定，置 10ml 量瓶中，加水溶解并稀释至刻度，摇匀。

供试品溶液　精密量取供试品贮备液 1ml，置顶空瓶中，再精密加水 1ml，摇匀，密封。

对照品贮备液　取丙酮与乙酸乙酯各约 0.25g，精密称定，置 50ml 量瓶中，用水稀释至刻度，摇匀，精密量取 10ml，置 100ml 量瓶中，加水稀释至刻度，摇匀。

对照品溶液　精密量取对照品贮备液 1ml，置顶空瓶中，精密加供试品贮备液 1ml，摇匀，密封。

系统适用性溶液　精密量取对照品贮备液 1ml，置顶空瓶中，再精密加水 1ml，摇匀，密封。

色谱条件　以 100%二甲基聚硅氧烷（或极性相近）为固定液的毛细管柱为色谱柱；起始温度为 40℃，维持 12 分钟，再以每分钟 30℃的速率升至 100℃，维持 5 分钟；进样口温度为 200℃；检测器温度为 250℃；顶空瓶平衡温度为 70℃，平衡时间为 30 分钟。

系统适用性要求　系统适用性溶液色谱图中，出峰顺序依次为：丙酮、乙酸乙酯；两峰间的分离度应符合要求。

测定法　取供试品溶液与对照品溶液分别顶空进样，记录色谱图。

限度　按标准加入法以峰面积计算，丙酮与乙酸乙酯的残留量均应符合规定。

水分　取本品，照水分测定法（通则0832 第一法 1）测定，含水分不得过 2.0%。

可见异物　取本品 5 份，每份各 2.0g，加微粒检查用水 5ml 溶解，依法检查（通则0904），应符合规定。（供无菌分装用）

不溶性微粒　取本品，加微粒检查用水制成每 1ml 中含 50mg 的溶液，依法检查（通则0903），每 1g 样品中，含 10μm 及 10μm 以上的微粒不得过 6000 粒，含 25μm 及 25μm 以上的微粒不得过 600 粒。（供无菌分装用）

细菌内毒素　取本品，依法检查（通则1143），每 1mg 哌拉西林（按 $C_{23}H_{27}N_5O_7S$ 计）中含内毒素的量应小于 0.050EU。（供注射用）

无菌　取本品，用适宜溶剂溶解并稀释后，经薄膜过滤法处理，依法检查（通则 1101），应符合规定。（供无菌分装用）

【含量测定】　照高效液相色谱法（通则 0512）测定。

供试品溶液　取本品适量（约相当于哌拉西林，按 $C_{23}H_{27}N_5O_7S$ 计 45mg），精密称定，置 100ml 量瓶中，加水溶解后，用流动相稀释至刻度，摇匀。

对照品溶液　取哌拉西林对照品适量，精密称定，加适量水溶解后，用流动相定量稀释制成每 1ml 中约含哌拉西林（按 $C_{23}H_{27}N_5O_7S$ 计）0.45mg 的溶液。

系统适用性溶液、色谱条件与**系统适用性要求**　见有关物质项下。

测定法　精密量取供试品溶液与对照品溶液，分别注入液相色谱仪，记录色谱图。按外标法以峰面积计算供试品中 $C_{23}H_{27}N_5O_7S$ 的含量。

【类别】　β-内酰胺类抗生素，青霉素类。

【贮藏】　严封，在凉暗干燥处保存。

【制剂】　（1）注射用哌拉西林钠　（2）注射用哌拉西林钠他唑巴坦钠

注射用哌拉西林钠

Zhusheyong Pailaxilinna

Piperacillin Sodium for Injection

本品为哌拉西林钠的无菌粉末或无菌冻干品。按无水物计算，含哌拉西林（按 $C_{23}H_{27}N_5O_7S$ 计）不得少于 87.0%；按平均装量计算，含哌拉西林（按 $C_{23}H_{27}N_5O_7S$ 计）应为标示量的 95.0%～105.0%。

【性状】　本品为白色或类白色粉末或疏松块状物；无臭。

【鉴别】 取本品,照哌拉西林钠项下的鉴别试验,显相同的结果。

【检查】 **溶液的澄清度与颜色** 取本品 5 瓶,按标示量分别加水制成每 1ml 中含 0.1g 的溶液,溶液均应澄清无色;如显浑浊,与 1 号浊度标准液(通则0902第一法)比较,均不得更浓;如显色,与黄绿色或黄色 3 号标准比色液(通则0901第一法)比较,均不得更深。

有关物质 照高效液相色谱法(通则 0512)测定。

供试品溶液 取本品适量,加适量甲醇溶解后,用流动相稀释制成每 1ml 中约含哌拉西林(按 $C_{23}H_{27}N_5O_7S$ 计)2.0mg 的溶液。

对照溶液 精密量取供试品溶液适量,用流动相定量稀释制成每 1ml 中约含哌拉西林(按 $C_{23}H_{27}N_5O_7S$ 计)20μg 的溶液。

系统适用性溶液、色谱条件、系统适用性要求、测定法与限度 见哌拉西林钠有关物质项下。

不溶性微粒 取本品,按标示量加微粒检查用水制成每 1ml 中含 50mg 的溶液,依法检查(通则0903),标示量为 1.0g 以下的折算为每 1.0g 样品中含 10μm 及 10μm 以上的微粒不得过 6000 粒,含 25μm 及 25μm 以上的微粒不得过 600 粒;标示量为 1.0g 以上(包括 1.0g)每个供试品容器中含 10μm 及 10μm 以上的微粒不得过 6000 粒,含 25μm 及 25μm 以上的微粒不得过 600 粒。

酸度、水分、细菌内毒素与无菌 照哌拉西林钠项下的方法检查,均应符合规定。

其他 应符合注射剂项下有关的各项规定(通则0102)。

【含量测定】 照高效液相色谱法(通则 0512)测定。

供试品溶液 取装量差异项下内容物适量(约相当于哌拉西林,按 $C_{23}H_{27}N_5O_7S$ 计 45mg),精密称定,置 100ml 量瓶中,加水溶解后,用流动相稀释至刻度,摇匀。

对照品溶液、系统适用性溶液、色谱条件、系统适用性要求与测定法 见哌拉西林钠含量测定项下。

【类别】 同哌拉西林钠。

【规格】 按 $C_{23}H_{27}N_5O_7S$ 计 (1)0.5g (2)1.0g (3)2.0g (4)4.0g

【贮藏】 密闭,在凉暗干燥处保存。

注射用哌拉西林钠他唑巴坦钠

Zhusheyong Pailaxilinna Tazuobatanna

Piperacillin Sodium and Tazobactam Sodium for Injection

本品为哌拉西林钠与他唑巴坦钠[哌拉西林(按 $C_{23}H_{27}N_5O_7S$ 计)和他唑巴坦($C_{10}H_{12}N_4O_5S$)标示量之比为8∶1]均匀混合的无菌冻干粉末。按无水物计算,每 1mg 中含哌拉西林(按 $C_{23}H_{27}N_5O_7S$ 计)不得少于 765μg,含他唑巴坦($C_{10}H_{12}N_4O_5S$)不得少于 96μg;按平均装量计算,含哌拉西林(按 $C_{23}H_{27}N_5O_7S$ 计)与他唑巴坦($C_{10}H_{12}N_4O_5S$)均应为标示量的 90.0%～110.0%。

【性状】 本品为白色或类白色疏松块状物或粉末;无臭;极具引湿性。

【鉴别】 (1)在含量测定项下记录的色谱图中,供试品溶液中两个主峰的保留时间应分别与对照品溶液中两个主峰的保留时间一致。

(2)本品显钠盐鉴别(1)的反应(通则 0301)。

【检查】 **酸度** 取本品,加水制成每 1ml 中含 0.2g 的溶液,依法测定(通则0631),pH 值应为 5.5～6.8。

溶液的澄清度与颜色 取本品 5 瓶,分别加水制成每 1ml 中约含哌拉西林(按 $C_{23}H_{27}N_5O_7S$ 计)0.1g 的溶液,溶液应澄清无色;如显浑浊,与 1 号浊度标准液(通则0902第一法)比较,均不得更浓;如显色,与黄色或黄绿色 3 号标准比色液(通则0901第一法)比较,均不得更深。

有关物质 照高效液相色谱法(通则 0512)测定。

供试品溶液 取本品适量,加流动相溶解并稀释制成每 1ml 中约含哌拉西林(按 $C_{23}H_{27}N_5O_7S$ 计)2.0mg 的溶液。

对照溶液 精密量取供试品溶液适量,用流动相定量稀释制成每 1ml 中含哌拉西林(按 $C_{23}H_{27}N_5O_7S$ 计)40μg 的溶液。

系统适用性溶液 取哌拉西林与他唑巴坦对照品适量,加流动相溶解并稀释制成每 1ml 中约含哌拉西林(按 $C_{23}H_{27}N_5O_7S$ 计)1.6mg 与他唑巴坦 0.2mg 的溶液,在 60℃ 水浴中加热 60 分钟,得含他唑巴坦降解物的混合液。

色谱条件 用十八烷基硅烷键合硅胶为填充剂;以甲醇-水-0.2mol/L 磷酸二氢钠溶液-10% 四丁基氢氧化铵溶液(450∶447∶100∶3)为流动相,检测波长为 220nm;进样体积 10μl。

系统适用性要求 系统适用性溶液色谱图中,与他唑巴坦峰相对保留时间约 0.87 处的较大杂质峰为他唑巴坦降解物峰,他唑巴坦降解物峰与他唑巴坦峰之间的分离度应大于 2.4,哌拉西林峰与他唑巴坦峰之间的分离度应大于 20.0,哌拉西林峰与相邻杂质峰之间的分离度应符合要求。

测定法 精密量取供试品溶液与对照溶液,分别注入液相色谱仪,记录色谱图至哌拉西林峰保留时间的 2 倍。

限度 供试品溶液色谱图中如有杂质峰,单个杂质峰面积不得大于对照溶液两主峰面积的和(2.0%);各杂质峰面积之和不得大于对照溶液两主峰面积之和的 2 倍(4.0%),小于对照溶液两主峰面积之和 0.05 倍的峰忽略不计。

水分 取本品,照水分测定法(通则0832第一法 1)测定,含水分不得过 2.5%。

细菌内毒素 取本品,依法检查(通则1143),每 1mg 本品中含内毒素的量应小于 0.060EU。

无菌 取本品,用适宜溶剂溶解并稀释后,经薄膜过滤法处理,依法检查(通则 1101),应符合规定。

其他　应符合注射剂项下有关的各项规定(通则0102)。

【含量测定】　照高效液相色谱法(通则 0512)测定。

供试品溶液　取装量差异项下内容物，混合均匀，精密称取适量，加流动相溶解并定量稀释制成每 1ml 中约含哌拉西林(按 $C_{23}H_{27}N_5O_7S$ 计)0.8mg 与他唑巴坦 0.1mg 的溶液。

对照品溶液　取哌拉西林与他唑巴坦对照品各适量，精密称定，加流动相溶解并定量稀释制成每 1ml 中约含哌拉西林(按 $C_{23}H_{27}N_5O_7S$ 计)0.8mg 与他唑巴坦 0.1mg 的溶液。

系统适用性溶液、色谱条件与系统适用性要求　见有关物质项下。

测定法　精密量取供试品溶液与对照品溶液，分别注入液相色谱仪，记录色谱图。按外标法以峰面积计算供试品中 $C_{23}H_{27}N_5O_7S$ 与 $C_{10}H_{12}N_4O_5S$ 的含量。

【类别】　抗生素类药。

【规格】　(1)0.5625g ($C_{23}H_{27}N_5O_7S$ 0.5g 与 $C_{10}H_{12}N_4O_5S$ 0.0625g)

(2)1.125g ($C_{23}H_{27}N_5O_7S$ 1.0g 与 $C_{10}H_{12}N_4O_5S$ 0.125g)

(3)2.25g ($C_{23}H_{27}N_5O_7S$ 2.0g 与 $C_{10}H_{12}N_4O_5S$ 0.25g)

(4)4.5g ($C_{23}H_{27}N_5O_7S$ 4.0g 与 $C_{10}H_{12}N_4O_5S$ 0.5g)

【贮藏】　遮光、密闭，在凉暗干燥处保存。

哈西奈德

Haxinaide

Halcinonide

$C_{24}H_{32}ClFO_5$　454.97

本品为 16α,17-[(1-甲基亚乙基)双(氧)]-11β-羟基-21-氯-9-氟孕甾-4-烯-3,20-二酮。按干燥品计算，含 $C_{24}H_{32}ClFO_5$ 应为 97.0%～102.0%。

【性状】　本品为白色至微黄色结晶性粉末；无臭。

本品在三氯甲烷中溶解，在甲醇或乙醇中微溶，在水中不溶。

比旋度　取本品，精密称定，加三氯甲烷溶解并定量稀释制成每 1ml 中约含 10mg 的溶液，依法测定(通则 0621)，比旋度为＋150°至＋159°。

【鉴别】　(1)在含量测定项下记录的色谱图中，供试品溶液主峰的保留时间应与对照品溶液主峰的保留时间一致。

(2)本品的红外光吸收图谱应与对照的图谱(光谱集 498 图)一致。

(3)本品显有机氟化物的鉴别反应(通则 0301)。

(4)取本品约 15mg，照氧瓶燃烧法(通则 0703)进行有机破坏，以水 20ml 为吸收液，俟燃烧完全后，溶液显氯化物鉴别(1)的反应(通则 0301)。

【检查】　**氟**　取本品，照氟检查法(通则 0805)测定，含氟量应为 3.4%～4.4%。

有关物质　照高效液相色谱法(通则 0512)测定。

供试品溶液　取本品约 25mg，置 50ml 量瓶中，加甲醇 38ml，超声使溶解，用水稀释至刻度，摇匀。

对照溶液　精密量取供试品溶液 1ml，置 100ml 量瓶中，用流动相稀释至刻度，摇匀。

系统适用性溶液　取哈西奈德，加甲醇溶解并稀释制成每 1ml 中约含 1mg 的溶液，取 25ml，加 1mol/L 氢氧化钠溶液 10ml，摇匀，加热回流 1 小时，放冷，用 1mol/L 盐酸溶液调节 pH 值至中性，转移至 50ml 量瓶中，用甲醇稀释至刻度，摇匀，取 5ml，置 25ml 量瓶中，用流动相稀释至刻度，摇匀。

色谱条件　用十八烷基硅烷键合硅胶为填充剂；以甲醇-水(70：30)为流动相；检测波长为 240nm；进样体积 10μl。

系统适用性要求　系统适用性溶液色谱图中，哈西奈德峰的保留时间约为 12 分钟；哈西奈德峰与降解产物峰(相对保留时间约为 1.1)之间的分离度应大于 1.7。

测定法　精密量取供试品溶液与对照溶液，分别注入液相色谱仪，记录色谱图至主成分峰保留时间的 2.5 倍。

限度　供试品溶液色谱图中如有杂质峰，单个杂质峰面积不得大于对照溶液主峰面积的 0.5 倍(0.5%)，各杂质峰面积的和不得大于对照溶液主峰面积的 1.5 倍(1.5%)，小于对照溶液主峰面积 0.05 倍的峰忽略不计。

干燥失重　取本品，在 105℃ 干燥至恒重，减失重量不得过 1.0%(通则 0831)。

炽灼残渣　不得过 0.1%(通则 0841)。

【含量测定】　照高效液相色谱法(通则 0512)测定。

供试品溶液　取本品约 25mg，精密称定，置 100ml 量瓶中，加甲醇溶解并稀释至刻度，摇匀，精密量取 5ml，置 50ml 量瓶中，用流动相稀释至刻度，摇匀。

对照品溶液　取哈西奈德对照品约 25mg，精密称定，置 100ml 量瓶中，加甲醇溶解并稀释至刻度，摇匀，精密量取 5ml，置 50ml 量瓶中，用流动相稀释至刻度，摇匀。

系统适用性溶液、色谱条件与系统适用性要求　见有关物质项下。

测定法　精密量取供试品溶液与对照品溶液，分别注入液相色谱仪，记录色谱图。按外标法以峰面积计算。

【类别】　肾上腺皮质激素药。

【贮藏】　密封保存。

【制剂】　(1)哈西奈德软膏　(2)哈西奈德乳膏　(3)哈西奈德涂膜　(4)哈西奈德溶液

哈西奈德软膏

Haxinaide Ruangao

Halcinonide Ointment

本品含哈西奈德($C_{24}H_{32}ClFO_5$)应为标示量的90.0%～110.0%。

【性状】 本品为乳白色软膏。

【鉴别】 (1)照薄层色谱法(通则0502)试验。

供试品溶液　取本品适量(约相当于哈西奈德2mg),置分液漏斗中,加环己烷50ml与甲醇25ml,振摇使全部溶解,分取下层置另一含有5%硫酸铝钾溶液50ml的分液漏斗中,上层用甲醇-10%氯化钠溶液(5：1)提取2次(15ml,10ml),将下层并入上述分液漏斗中,用三氯甲烷提取4次(50ml,25ml,5ml,5ml),合并三氯甲烷溶液,通过加有无水硫酸钠约10g的漏斗滤入烧杯中,置水浴上蒸干,残渣用三氯甲烷-甲醇(9：1)1ml溶解。

对照品溶液　取哈西奈德对照品适量,加三氯甲烷-甲醇(9：1)溶解并稀释制成每1ml中约含哈西奈德2mg的溶液。

色谱条件　采用硅胶G薄层板,以三氯甲烷-乙酸乙酯(3：1)为展开剂。

测定法　吸取供试品溶液与对照品溶液各10μl,分别点于同一薄层板上,展开,取出,晾干,在105℃干燥10分钟,喷以碱性四氮唑蓝试液,立即检视。

结果判定　供试品溶液主斑点的位置和颜色应与对照品溶液的主斑点相同。

(2)在含量测定项下记录的色谱图中,供试品溶液主峰的保留时间应与对照品溶液主峰的保留时间一致。

以上(1)、(2)两项可选做一项。

【检查】 应符合软膏剂项下有关的各项规定(通则0109)。

【含量测定】 照高效液相色谱法(通则0512)测定。

内标溶液　取黄体酮,加流动相溶解并稀释制成每1ml中约含0.15mg的溶液。

供试品溶液　取本品适量(约相当于哈西奈德1.25mg),精密称定,置50ml量瓶中,加甲醇约30ml,置80℃水浴中加热2分钟,振摇使哈西奈德溶解,放冷,精密加内标溶液5ml,用甲醇稀释至刻度,摇匀,置冰浴中冷却2小时以上,取出后迅速滤过,放至室温,取续滤液。

对照品溶液　取哈西奈德对照品约12.5mg,精密称定,置100ml量瓶中,加甲醇溶解并稀释至刻度,摇匀,精密量取该溶液10ml与内标溶液5ml,置50ml量瓶中,用甲醇稀释至刻度,摇匀。

色谱条件　见哈西奈德含量测定项下。进样体积20μl。

系统适用性要求　理论板数按哈西奈德峰计算不低于2000,哈西奈德峰与内标物质峰之间的分离度应符合要求。

测定法　精密量取供试品溶液与对照品溶液,分别注入液相色谱仪,记录色谱图。按内标法以峰面积计算。

【类别】 同哈西奈德。

【规格】 10g：10mg

【贮藏】 密闭,在阴凉处保存。

哈西奈德乳膏

Haxinaide Rugao

Halcinonide Cream

本品含哈西奈德($C_{24}H_{32}ClFO_5$)应为标示量的85.0%～115.0%。

【性状】 本品为白色乳膏。

【鉴别】 在含量测定项下记录的色谱图中,供试品溶液主峰的保留时间应与对照品溶液主峰的保留时间一致。

【检查】 应符合乳膏剂项下有关的各项规定(通则0109)。

【含量测定】 照高效液相色谱法(通则0512)测定。

内标溶液　取黄体酮,加流动相溶解并稀释制成每1ml中约含0.15mg的溶液。

供试品溶液　取本品适量(约相当于哈西奈德1.25mg),精密称定,置50ml量瓶中,加甲醇约30ml,置80℃水浴中加热2分钟,振摇使哈西奈德溶解,放冷,精密加内标溶液5ml,用甲醇稀释至刻度,摇匀,置冰浴中冷却2小时以上,取出后迅速滤过,放至室温,取续滤液。

对照品溶液　取哈西奈德对照品约12.5mg,精密称定,置100ml量瓶中,加甲醇溶解并稀释至刻度,摇匀,精密量取该溶液10ml与内标溶液5ml,置50ml量瓶中,用甲醇稀释至刻度,摇匀。

色谱条件　见哈西奈德含量测定项下。进样体积20μl。

系统适用性要求　理论板数按哈西奈德峰计算不低于2000,哈西奈德峰与内标物质峰之间的分离度应符合要求。

测定法　精密量取供试品溶液与对照品溶液,分别注入液相色谱仪,记录色谱图。按内标法以峰面积计算。

【类别】 同哈西奈德。

【规格】 10g：10mg

【贮藏】 密封,在阴凉处保存。

哈西奈德涂膜

Haxinaide Tumo

Halcinonide Film

本品含哈西奈德($C_{24}H_{32}ClFO_5$)应为标示量的90.0%～110.0%。

【性状】 本品为无色微有黏性的澄清液体。

【鉴别】 在含量测定项下记录的色谱图中，供试品溶液主峰的保留时间应与对照品溶液主峰的保留时间一致。

【检查】 应符合涂膜剂项下有关的各项规定（通则0119）。

【含量测定】 照高效液相色谱法（通则 0512）测定。

供试品溶液 取本品适量（约相当于哈西奈德 2.5mg），精密称定，置 100ml 量瓶中，加流动相振摇使哈西奈德溶解并稀释至刻度，摇匀。

对照品溶液 取哈西奈德对照品约 25mg，精密称定，置 100ml 量瓶中，加甲醇 74ml 振摇使溶解，用水稀释至刻度，摇匀，精密量取 5ml，置 50ml 量瓶中，用流动相稀释至刻度，摇匀。

色谱条件 见哈西奈德含量测定项下。进样体积 20μl。

系统适用性溶液、系统适用性要求与测定法 见哈西奈德含量测定项下。

【类别】 同哈西奈德。

【规格】 10g：10mg

【贮藏】 密闭，在阴凉处保存。

哈西奈德溶液

Haxinaide Rongye

Halcinonide Solution

本品含哈西奈德（$C_{24}H_{32}ClFO_5$）应为标示量的 90.0%～110.0%。

【性状】 本品为无色澄清液体，可微显黏性。

【鉴别】 在含量测定项下记录的色谱图中，供试品溶液主峰的保留时间应与对照品溶液主峰的保留时间一致。

【检查】 **装量** 照最低装量检查法（通则 0942）试验，应符合下表规定。

标示装量	平均装量	每个容器装量
20ml 以下	不少于标示装量的 95%	不少于标示装量的 90%
20ml 及 20ml 以上	不少于标示装量的 97%	不少于标示装量的 93%

其他 应符合涂剂项下有关的各项规定（通则 0118）。

【含量测定】 照高效液相色谱法（通则 0512）测定。

供试品溶液 精密量取本品适量（约相当于哈西奈德 25mg），置 100ml 量瓶中，用甲醇稀释至刻度，摇匀，精密量取 5ml，置 50ml 量瓶中，用流动相稀释至刻度，摇匀。

对照品溶液、系统适用性溶液、色谱条件、系统适用性要求与测定法 见哈西奈德含量测定项下。

【类别】 同哈西奈德。

【规格】 (1)0.1%　(2)0.025%

【贮藏】 遮光，密闭保存。

咪达唑仑

Midazuolun

Midazolam

$C_{18}H_{13}ClFN_3$　325.77

本品为 1-甲基-8-氯-6-(2-氟苯基)-4*H*-咪唑并[1,5-*a*][1,4]苯并二氮杂䓬。按干燥品计算，含 $C_{18}H_{13}ClFN_3$ 应为 98.5%～101.5%。

【性状】 本品为白色至微黄色的结晶或结晶性粉末；无臭；遇光渐变黄。

本品在冰醋酸或乙醇中易溶，在甲醇中溶解，在水中几乎不溶。

熔点 本品的熔点（通则 0612 第一法）为 160～164℃。

【鉴别】 (1)取本品与咪达唑仑对照品，加甲醇分别溶解并稀释制成每 1ml 中约含 10μg 的溶液作为供试品溶液与对照品溶液，照有关物质项下方法，供试品溶液主峰的保留时间应与对照品溶液主峰的保留时间一致。

(2)本品的红外光吸收图谱应与对照的图谱（光谱集 1084 图）一致。

(3)本品显有机氟化物的鉴别反应（通则 0301）。

(4)取鉴别(3)项下制备的吸收液 2ml，显氯化物鉴别(2)的反应（通则 0301）。

【检查】 **酸性溶液的澄清度与颜色** 取本品 0.10g，加 0.1mol/L 盐酸溶液 10ml 溶解后，溶液应澄清无色；如显色，与黄色或黄绿色 1 号标准比色液（通则 0901 第一法）比较，不得更深。

有关物质 照高效液相色谱法（通则 0512）测定。

供试品溶液　取本品，加甲醇溶解并稀释制成每 1ml 中含 1mg 的溶液。

对照溶液　精密量取供试品溶液 1ml，置 100ml 量瓶中，用甲醇稀释至刻度，摇匀。

系统适用性溶液　取咪达唑仑对照品与杂质Ⅰ对照品各适量，加甲醇溶解并制成每 1ml 中各约含 10μg 的溶液。

色谱条件　用辛基硅烷键合硅胶为填充剂；以醋酸盐缓冲液（取醋酸铵 7.7g 和 40%四丁基氢氧化铵溶液 10ml，加水溶解并稀释至 1000ml，用冰醋酸调节 pH 值至 5.3）-甲醇（44：56）为流动相；检测波长为 254nm；进样体积 10μl。

系统适用性要求　系统适用性溶液色谱图中，咪达唑仑峰与杂质Ⅰ峰的分离度应大于 4.0。

测定法　精密量取供试品溶液与对照溶液，分别注入液相色谱仪，记录色谱图至主成分峰保留时间的 2.5 倍。

限度　供试品溶液色谱图中如有杂质峰，单个杂质峰面积不得大于对照溶液主峰面积的 0.2 倍(0.2%)，各杂质峰面积的和不得大于对照溶液主峰面积的 0.5 倍(0.5%)，小于对照溶液主峰面积 0.05 倍的色谱峰忽略不计。

干燥失重　取本品，在 105℃干燥至恒重，减失重量不得过 0.5%(通则 0831)。

炽灼残渣　取本品 1.0g，依法检查(通则 0841)，遗留残渣不得过 0.1%。

重金属　取炽灼残渣项下遗留的残渣，依法检查(通则 0821 第二法)，含重金属不得过百万分之二十。

【含量测定】　取本品约 0.12g，精密称定，加冰醋酸 30ml 溶解后，加醋酐 20ml，照电位滴定法(通则 0701)，用高氯酸滴定液(0.1mol/L)滴定，并将滴定的结果用空白试验校正。每 1ml 高氯酸滴定液(0.1mol/L)相当于 16.29mg 的 $C_{18}H_{13}ClFN_3$。

【类别】　麻醉药。

【贮藏】　遮光，密封保存。

【制剂】　(1)马来酸咪达唑仑片　(2)咪达唑仑注射液

附：

杂质Ⅰ

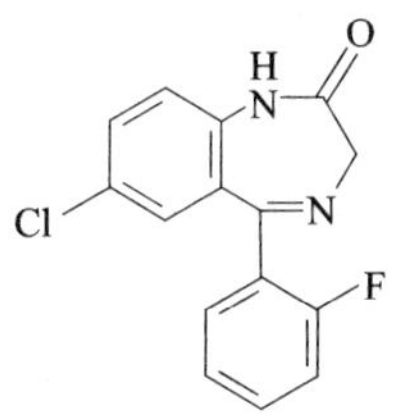

$C_{15}H_{10}ClFN_2O$　288.71

1,3-二氢-7-氯-5-(2-氟苯基)-2*H*-1,4-苯并二氮杂䓬-2-酮

咪达唑仑注射液

Midazuolun Zhusheye

Midazolam Injection

本品为咪达唑仑添加适量盐酸、氯化钠制成的灭菌水溶液。含咪达唑仑($C_{18}H_{13}ClFN_3$)应为标示量的 95.0%～105.0%。

【性状】　本品为无色至微黄色或微黄绿色的澄明液体。

【鉴别】　(1)在含量测定项下记录的色谱图中，供试品溶液主峰的保留时间应与对照品溶液主峰的保留时间一致。

(2)本品显钠盐与氯化物鉴别(1)的反应(通则 0301)。

【检查】　**pH 值**　应为 2.9～3.7 (通则 0631)。

颜色　取本品，依法检查(通则 0901 第一法)，与黄色或黄绿色 2 号标准比色液比较，不得更深。

有关物质　照高效液相色谱法(通则 0512)测定。

供试品溶液　取本品适量(约相当于咪达唑仑 5mg)，置 10ml 量瓶中，加 0.01mol/L 氢氧化钠溶液 1ml，避光放置 1 小时，用流动相稀释至刻度，摇匀。

对照溶液　精密量取供试品溶液 1ml，置 100ml 量瓶中，用流动相稀释至刻度，摇匀。

系统适用性溶液　取咪达唑仑对照品与杂质Ⅰ对照品各适量，加流动相溶解并稀释制成每 1ml 中各约含 10μg 的溶液。

色谱条件　用十八烷基硅烷键合硅胶为填充剂；以磷酸盐缓冲液(取同体积的 0.1mol/L 磷酸溶液与 0.03mol/L 三乙胺溶液混合，用 0.1mol/L 氢氧化钠溶液调节混合液的 pH 值至 3.5)-甲醇(35∶65)为流动相；检测波长为 220nm；柱温为 40℃；进样体积 10μl。

系统适用性要求　系统适用性溶液色谱图中，咪达唑仑峰与杂质Ⅰ峰的分离度应大于 3.0。

测定法　取供试品溶液与对照溶液避光放置 3 小时，精密量取供试品溶液与对照溶液，分别注入液相色谱仪，记录色谱图至主成分峰保留时间的 3 倍。

限度　供试品溶液色谱图中如有杂质峰，单个杂质峰面积不得大于对照溶液主峰面积的 0.5 倍(0.5%)，各杂质峰面积的和不得大于对照溶液的主峰面积(1.0%)，小于对照溶液主峰面积 0.05 倍的色谱峰忽略不计。

细菌内毒素　取本品，依法检查(通则 1143)，每 1mg 咪达唑仑中内毒素含量应小于 8.3EU。

无菌　取本品，经薄膜过滤法处理，以金黄色葡萄球菌为阳性对照菌，依法检查(通则 1101)，应符合规定。

其他　应符合注射液项下有关的各项规定(通则 0102)。

【含量测定】　照高效液相色谱法(通则 0512)测定。

供试品溶液　精密量取本品适量(约相当于咪达唑仑 10mg)，置 100ml 量瓶中，用流动相稀释至刻度，摇匀，避光放置不少于 2 小时。

对照品溶液　取咪达唑仑对照品约 10mg，精密称定，置 100ml 量瓶中，加流动相溶解并稀释至刻度，摇匀，避光放置不少于 2 小时。

系统适用性溶液、色谱条件与系统适用性要求　见有关物质项下。

测定法　精密量取供试品溶液与对照品溶液，分别注入液相色谱仪，记录色谱图。按外标法以峰面积计算。

【类别】　同咪达唑仑。

【规格】　(1)2ml∶2mg　(2)5ml∶5mg　(3)1ml∶5mg　(4)2ml∶10mg

【贮藏】　遮光，密闭保存。

咪康唑氯倍他索乳膏

Mikangzuo Lübeitasuo Rugao

Compound Miconazole Nitrate Cream

本品含硝酸咪康唑($C_{18}H_{14}Cl_4N_2O \cdot HNO_3$)与丙酸氯倍他索($C_{25}H_{32}ClFO_5$)均应为标示量的 90.0%～110.0%。

【处方】

硝酸咪康唑	20g
丙酸氯倍他索	0.5g
基质	适量
制成	1000g

【性状】 本品为乳白色乳膏。

【鉴别】 (1)取本品约 2g,加无水乙醇 20ml,温热使溶解,放冷,滤过,滤液置水浴上蒸干,滴加二苯胺试液,即显蓝色。

(2)在含量测定项下记录的色谱图中,供试品溶液两主峰的保留时间应与对照品溶液两主峰的保留时间一致。

【检查】 应符合乳膏剂项下有关的各项规定(通则 0109)。

【含量测定】 照高效液相色谱法(通则 0512)测定。

供试品溶液 取本品 2.5g,精密称定,置烧杯中,加甲醇 20ml,置 80℃水浴中加热搅拌使硝酸咪康唑与丙酸氯倍他索溶解,用甲醇适量转移至 50ml 量瓶中,放冷,用甲醇稀释至刻度,摇匀,在冰浴中冷却 1 小时后立即滤过,取续滤液放置至室温。

对照品溶液 取硝酸咪康唑对照品与丙酸氯倍他索对照品适量,精密称定,加甲醇溶解并定量稀释制成每 1ml 中约含硝酸咪康唑 1mg 与丙酸氯倍他索 25μg 的溶液。

色谱条件 用十八烷基硅烷键合硅胶为填充剂;以甲醇-乙腈-0.5%醋酸铵溶液(38:38:24)为流动相;柱温为 35℃;检测波长为 240nm;进样体积 20μl。

系统适用性要求 理论板数按硝酸咪康唑峰计算不低于 2000。硝酸咪康唑峰与丙酸氯倍他索峰间的分离度应符合要求。

测定法 精密量取供试品溶液与对照品溶液,分别注入液相色谱仪,记录色谱图。按外标法以峰面积计算。

【类别】 皮肤外用药。

【贮藏】 遮光,密封,在阴凉处保存。

氟 马 西 尼

Fumaxini

Flumazenil

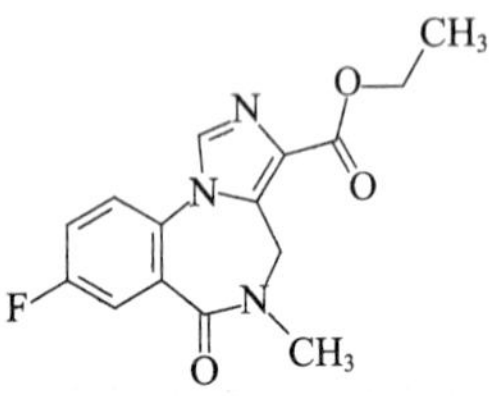

$C_{15}H_{14}FN_3O_3$　303.29

本品为 8-氟-5,6-二氢-5-甲基-6-氧代-4*H*-咪唑并-[1,5-*a*][1,4]苯并二氮䓬-3-甲酸乙酯。按干燥品计算,含 $C_{15}H_{14}FN_3O_3$ 不得少于 99.0%。

【性状】 本品为白色或类白色结晶性粉末;无臭。

本品在三氯甲烷或冰醋酸中易溶,在甲醇中略溶,在水中几乎不溶。

熔点 本品的熔点(通则 0612 第一法)为 198～202℃,熔融时同时分解。

【鉴别】 (1)取本品约 10mg,滴加冰醋酸使恰能溶解,加稀碘化铋钾试液,即生成橙红色沉淀。

(2)取本品,加甲醇溶解并稀释制成每 1ml 中含 4μg 的溶液,照紫外-可见分光光度法(通则 0401)测定,在 244nm 的波长处有最大吸收,在 227nm 的波长处有最小吸收。

(3)本品的红外光吸收图谱应与对照的图谱(光谱集 993 图)一致。

(4)本品显有机氟化物的鉴别反应(通则 0301)。

【检查】 **醋酸溶液的澄清度与颜色** 取本品 0.10g,加醋酸 10ml 溶解后,溶液应澄清无色。

有关物质 照高效液相色谱法(通则 0512)测定。

供试品溶液 取本品,加流动相溶解并稀释制成每 1ml 中含 1.0mg 的溶液。

对照溶液 精密量取供试品溶液适量,加流动相定量稀释制成每 1ml 中含 10μg 的溶液。

色谱条件 用十八烷基硅烷键合硅胶为填充剂;以稀磷酸溶液(取水 1000ml,用磷酸调节 pH 值至 2.0)-甲醇-四氢呋喃(80:13:7)为流动相;检测波长为 230nm;进样体积 20μl。

系统适用性要求 理论板数按氟马西尼峰计算不低于 3000。

测定法 精密量取供试品溶液与对照溶液,分别注入液相色谱仪,记录色谱图至主成分峰保留时间的 3 倍。

限度 供试品溶液色谱图中如有杂质峰,单个杂质峰面积不得大于对照溶液主峰面积的 0.2 倍(0.2%),各杂质峰面积的和不得大于对照溶液主峰面积的 0.5 倍(0.5%)。

干燥失重 取本品,在 105℃干燥至恒重,减失重量不得过 0.2%(通则 0831)。

炽灼残渣 取本品 1.0g,置铂坩埚中,依法检查(通则 0841),遗留残渣不得过 0.1%。

重金属 取炽灼残渣项下遗留的残渣,依法检查(通则 0821 第二法),含重金属不得过百万分之二十。

【含量测定】 取本品约 0.25g,精密称定,加冰醋酸 30ml 和醋酐 20ml 溶解后,照电位滴定法(通则 0701),用高氯酸滴定液(0.1mol/L)滴定,并将滴定的结果用空白试验校正。每 1ml 高氯酸滴定液(0.1mol/L)相当于 30.33mg 的 $C_{15}H_{14}FN_3O_3$。

【类别】 苯二氮䓬类药拮抗剂。

【贮藏】 遮光,密封保存。

【制剂】 氟马西尼注射液

氟马西尼注射液

Fumaxin Zhusheye

Flumazenil Injection

本品为氟马西尼的灭菌水溶液。含氟马西尼($C_{15}H_{14}FN_3O_3$)

应为标示量的 90.0%～110.0%。

【性状】 本品为无色的澄明液体。

【鉴别】 在含量测定项下记录的色谱图中，供试品溶液主峰的保留时间应与对照品溶液主峰的保留时间一致。

【检查】 **pH 值** 应为 3.5～4.2(通则 0631)。

有关物质 照高效液相色谱法(通则 0512)测定。

供试品溶液 取本品，即得。

对照溶液 精密量取供试品溶液适量，用水定量稀释制成每 1ml 中约含氟马西尼 1μg 的溶液。

色谱条件、系统适用性要求与测定法 见氟马西尼有关物质项下。

限度 供试品溶液色谱图中如有杂质峰，单个杂质峰面积不得大于对照溶液的主峰面积(1.0%)，各杂质峰面积的和不得大于对照溶液主峰面积的 2 倍(2.0%)。

细菌内毒素 取本品，依法检查(通则 1143)，每 1mg 氟马西尼中含内毒素的量应小于 25EU。

其他 应符合注射剂项下有关的各项规定(通则 0102)。

【含量测定】 照高效液相色谱法(通则 0512)测定。

供试品溶液 取本品，即得。

对照品溶液 取氟马西尼对照品约 20mg，精密称定，置 200ml 量瓶中，加甲醇 20ml，振摇使溶解，用水稀释至刻度，摇匀。

色谱条件与系统适用性要求 见有关物质项下。

测定法 精密量取供试品溶液与对照品溶液，分别注入液相色谱仪，记录色谱图。按外标法以峰面积计算。

【类别】 同氟马西尼。

【规格】 (1)2ml : 0.2mg (2)5ml : 0.5mg (3)10ml : 1.0mg

【贮藏】 避光，密闭保存。

氟比洛芬

Fubiluofen

Flurbiprofen

$C_{15}H_{13}FO_2$ 244.27

本品为(±)-2-(2-氟-4-联苯基)-丙酸。按干燥品计算，含 $C_{15}H_{13}FO_2$ 不得少于 99.0%。

【性状】 本品为白色或类白色结晶性粉末。

本品在甲醇、乙醇、丙酮或乙醚中易溶，在乙腈中溶解，在水中几乎不溶。

熔点 本品的熔点(通则 0612 第一法)为 114～117℃。

【鉴别】 (1)取三氧化铬的饱和硫酸溶液约 1ml，置小试管中，转动试管，溶液应能均匀涂于管壁；加本品约 2mg，微热，转动试管，溶液应不能再均匀涂于管壁，而类似油污存在于管壁。

(2)取本品，加 0.1mol/L 氢氧化钠溶液制成每 1ml 中约含 5μg 的溶液，照紫外-可见分光光度法(通则 0401)测定，在 247nm 的波长处有最大吸收。

(3)本品的红外光吸收图谱应与对照的图谱(光谱集 1169 图)一致。

【检查】 **有关物质** 照高效液相色谱法(通则 0512)测定。

溶剂 乙腈-水(45 : 55)。

供试品溶液 取本品适量，精密称定，加溶剂溶解并定量稀释制成每 1ml 中约含 2.0mg 的溶液。

对照品溶液 取杂质Ⅰ对照品适量，精密称定，加溶剂溶解并定量稀释制成每 1ml 中约含 10μg 的溶液。

系统适用性溶液 取氟比洛芬对照品与杂质Ⅰ对照品各适量，加溶剂溶解并稀释制成每 1ml 中分别含氟比洛芬 2mg 与杂质Ⅰ 10μg 的混合溶液。

色谱条件 用十八烷基硅烷键合硅胶为填充剂；以乙腈-水-冰醋酸(35 : 60 : 5)为流动相；检测波长为 254nm；进样体积 20μl。

系统适用性要求 系统适用性溶液色谱图中，出峰顺序依次为杂质Ⅰ与氟比洛芬，并使氟比洛芬与杂质Ⅰ的峰谷高度低于杂质Ⅰ峰高的 10%。

测定法 精密量取供试品溶液与对照品溶液，分别注入液相色谱仪，记录色谱图至主成分峰保留时间的 3 倍。

限度 供试品溶液色谱图中如有与杂质Ⅰ保留时间一致的色谱峰，按外标法以峰面积计算，不得过 0.5%，各杂质峰面积的和不得大于对照品溶液主峰面积的 2 倍(1.0%)。

残留溶剂 照残留溶剂测定法(通则 0861 第二法)测定。

供试品溶液 取本品约 0.5g，精密称定，置 20ml 顶空瓶中，精密加入二甲基亚砜 5ml 使溶解，密封。

对照品溶液 取苯适量，精密称定，用二甲基亚砜定量稀释制成每 1ml 中约含 0.2μg 的溶液，精密量取 5ml，置 20ml 顶空瓶中，密封。

色谱条件 以甲基聚硅氧烷(或极性相近)为固定液的毛细管柱为色谱柱；起始温度为 45℃，维持 6 分钟，以每分钟 60℃的速率升温至 180℃，维持 7 分钟；进样口温度为 200℃；检测器温度为 250℃；顶空瓶平衡温度为 80℃，平衡时间为 30 分钟。

系统适用性要求 对照品溶液色谱图中，各成分峰间的分离度均应符合要求。

测定法 取供试品溶液与对照品溶液分别顶空进样，记录色谱图。

限度 按外标法以峰面积计算，苯的残留量应符合规定。

干燥失重 取本品，以五氧化二磷为干燥剂，在 60℃减压干燥至恒重，减失重量不得过 0.5%(通则 0831)。

炽灼残渣 不得过 0.1%(通则 0841)。

重金属 取本品 2.0g，加甲醇 23ml 溶解后，加醋酸盐缓冲液(pH 3.5)2ml，依法检查(通则 0821 第一法)，含重金属不得过百万分之十。

【含量测定】 取本品约 0.5g，精密称定，加中性乙醇(对酚酞指示液显中性）100ml 溶解后，加酚酞指示液数滴，用氢氧化钠滴定液（0.1mol/L）滴定，每 1ml 氢氧化钠滴定液（0.1mol/L）相当于 24.43mg 的 $C_{15}H_{13}FO_2$。

【类别】 解热镇痛、非甾体抗炎药。

【贮藏】 遮光，密封保存。

附：

杂质Ⅰ

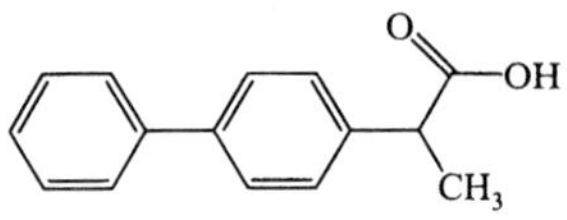

$C_{15}H_{14}O_2$　226.27

2-(4-联苯基)丙酸

氟 他 胺

Futa'an

Flutamide

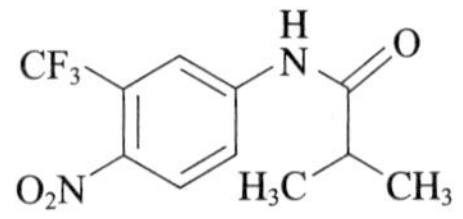

$C_{11}H_{11}F_3N_2O_3$　276.21

本品为 *N*-[4-硝基-3-(三氟甲基)苯基]-2-甲基丙酰胺。按干燥品计算，含 $C_{11}H_{11}F_3N_2O_3$ 应为 98.0%～102.0%。

【性状】 本品为淡黄色结晶或结晶性粉末；无臭。

本品在甲醇或乙醇中易溶，在三氯甲烷中溶解，在水中几乎不溶。

熔点 本品的熔点（通则 0612）为 110～114℃。

吸收系数 取本品，精密称定，加乙醇溶解并定量稀释制成每 1ml 中约含 20μg 的溶液，照紫外-可见分光光度法（通则 0401），在 295nm 的波长处测定吸光度，吸收系数（$E_{1cm}^{1\%}$）为284～302。

【鉴别】 （1）取本品约 20mg，加新制的 5%硫酸亚铁铵溶液 1.5ml，再加稀硫酸 2 滴与 2mol/L 氢氧化钾甲醇溶液 1ml，振摇，在 2 分钟内应生成红棕色沉淀。

（2）取本品约 0.1g，加稀盐酸 5ml，煮沸 1 分钟，放冷，滤过，滤液加亚硝酸钠试液数滴，摇匀，加碱性 *β*-萘酚试液数滴，即生成橙黄色沉淀。

（3）取吸收系数项下的溶液，照紫外-可见分光光度法（通则 0401）测定，在 227nm 与 295nm 的波长处有最大吸收，在 252nm 的波长处有最小吸收。

（4）本品的红外光吸收图谱应与对照的图谱（光谱集 797 图）一致。

【检查】 **乙醇溶液的澄清度** 取本品 1.0g，加乙醇 10ml 溶解后，溶液应澄清（通则 0902 第一法）。

硫酸盐 取本品 1.0g，加水 50ml，加热充分振摇后，放冷，滤过，取滤液 25ml，依法检查（通则 0802），与标准硫酸钾溶液 1.0ml 制成的对照液比较，不得更浓（0.02%）。

氟 取本品约 10mg，精密称定，照氟检查法（通则 0805）测定，含氟量应为 18.6%～21.2%。

有关物质 照高效液相色谱法（通则 0512）测定。

供试品溶液　取本品适量，精密称定，加流动相溶解并稀释制成每 1ml 中约含 0.2mg 的溶液。

对照溶液　精密量取供试品溶液适量，用流动相定量稀释成每 1ml 中约含 0.4μg 的溶液。

对照品贮备液　取杂质Ⅰ对照品适量，精密称定，加流动相溶解并稀释制成每 1ml 中约含 0.2mg 的溶液。

对照品溶液　精密量取对照品贮备液适量，用流动相定量稀释成每 1m 中约含 0.4μg 的溶液。

系统适用性溶液　取供试品溶液和对照品贮备液各适量，用流动相定量稀释成每 1ml 中各约含 10μg 的溶液。

灵敏度溶液　精密量取对照溶液适量，用流动相定量稀释成每 1m 中约含 0.1μg 的溶液。

色谱条件　用十八烷基硅烷键合硅胶为填充剂；以水-乙腈（55∶45）为流动相；检测波长为 240nm；进样体积 20μl。

系统适用性要求　系统适用性溶液色谱图中，杂质Ⅰ峰和主成分峰之间的分离度应大于 20；灵敏度溶液色谱图中，主成分峰高的信噪比应大于 10。

测定法　精密量取供试品溶液、对照溶液和对照品溶液，分别注入液相色谱仪，记录色谱图至主成分峰保留时间的 2 倍。

限度　供试品溶液的色谱图中如有与杂质Ⅰ峰保留时间一致的色谱峰，按外标法以峰面积计算，不得过 0.2%；其他单个杂质峰面积不得大于对照溶液主峰面积（0.2%），其他各杂质峰面积的和不得大于对照溶液主峰面积的 1.5 倍（0.3%）；供试品溶液色谱图中小于灵敏度溶液主峰面积的峰忽略不计。

残留溶剂 照残留溶剂测定法（通则 0861）测定，应符合规定。

干燥失重 取本品，在 60℃减压干燥 4 小时，减失重量不得过 0.5%（通则 0831）。

炽灼残渣 取本品 1.0g，依法检查（通则 0841），遗留残渣不得过 0.1%。

重金属 取炽灼残渣项下遗留的残渣，依法检查（通则 0821 第二法），含重金属不得过百万分之二十。

【含量测定】 照高效液相色谱法（通则 0512）测定。

供试品溶液 取本品适量，精密称定，加流动相溶解并定量稀释制成每 1ml 中约含 0.1mg 的溶液。

对照品溶液 取氟他胺对照品适量，精密称定，加流动相溶解并定量稀释制成每 1ml 中约含 0.1mg 的溶液。

色谱条件 用十八烷基硅烷键合硅胶为填充剂；以甲醇-水（60∶40）为流动相；检测波长为 230nm；进样体积 20μl。

系统适用性要求 理论板数按氟他胺峰计算不低于 2000。

测定法 精密量取供试品溶液与对照品溶液，分别注入液相色谱仪，记录色谱图。按外标法以峰面积计算。

【类别】 抗肿瘤药。

【贮藏】 遮光，密封保存。

【制剂】 氟他胺片

附：

杂质Ⅰ

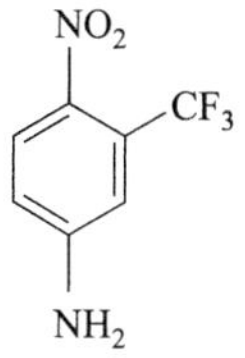

$C_7H_5F_3N_2O_2$ 206.12

2-硝基-5-氨基三氟甲苯

氟他胺片

Futa'an Pian

Flutamide Tablets

本品含氟他胺($C_{11}H_{11}F_3N_2O_3$)应为标示量的 93.0%～107.0%。

【性状】 本品为淡黄色片。

【鉴别】 (1)在含量测定项下记录的色谱图中，供试品溶液主峰的保留时间应与对照品溶液主峰的保留时间一致。

(2)取本品的细粉适量(约相当于氟他胺 0.2g)，加乙醇 10ml，振摇使氟他胺溶解，滤过，取续滤液适量，用乙醇稀释制成每 1ml 中约含氟他胺 20μg 的溶液，照紫外-可见分光光度法(通则 0401)测定，在 227nm 与 295nm 的波长处有最大吸收，在 252nm 的波长处有最小吸收。

【检查】 **有关物质** 照高效液相色谱法(通则 0512)测定。

供试品溶液 取本品细粉适量，精密称定，加流动相使氟他胺溶解并稀释制成每 1ml 中约含氟他胺 0.2mg 的溶液，滤过，取续滤液。

对照溶液 精密量取供试品溶液适量，用流动相定量稀释成每 1ml 中约含 0.4μg 的溶液。

对照品贮备液、对照品溶液、系统适用性溶液、灵敏度溶液、色谱条件、系统适用性要求和测定法 见氟他胺有关物质项下。

限度 供试品溶液的色谱图中如有与杂质Ⅰ峰保留时间一致的色谱峰，按外标法以峰面积计算，不得过氟他胺标示量的 0.5%；其他单个杂质峰面积不得大于对照溶液主峰面积(0.2%)，其他各杂质峰面积的和不得大于对照溶液主峰面积的 1.5 倍(0.3%)；供试品溶液色谱图中小于灵敏度溶液主峰面积的峰忽略不计。

溶出度 照溶出度与释放度测定法(通则 0931 第二法)测定。

溶出条件 以含 1%聚山梨酯 80 的磷酸盐缓冲液(pH 6.8)1000ml 为溶出介质，转速为每分钟 75 转，依法操作，经 45 分钟时取样。

供试品溶液 取溶出液滤过，精密量取续滤液 5ml，置 50ml 量瓶中，用磷酸盐缓冲液(pH 6.8)稀释至刻度，摇匀。

对照品溶液 取氟他胺对照品约 24mg，精密称定，置 100ml 量瓶中，加乙醇少量使溶解，用溶出介质稀释至刻度，摇匀，精密量取 5ml，置 50ml 量瓶中，用磷酸盐缓冲液(pH 6.8)稀释至刻度，摇匀。

测定法 取供试品溶液与对照品溶液，照紫外-可见分光光度法(通则 0401)，在 303nm 的波长处分别测定吸光度，计算每片的溶出量。

限度 标示量的 75%，应符合规定。

其他 应符合片剂项下有关的各项规定(通则 0101)。

【含量测定】 照高效液相色谱法(通则 0512)测定。

供试品溶液 取本品 10 片，精密称定，研细，精密称取适量(约相当于氟他胺 0.1g)，置 100ml 量瓶中，加流动相适量，振摇使氟他胺溶解，用流动相稀释至刻度，摇匀，滤过，精密量取续滤液 5ml，置 50ml 量瓶中，用流动相稀释至刻度，摇匀。

对照品溶液 取氟他胺对照品适量，精密称定，加流动相溶解并定量稀释制成每 1ml 中约含 0.1mg 的溶液。

色谱条件、系统适用性要求与测定法 见氟他胺含量测定项下。

【类别】 同氟他胺。

【规格】 0.25g

【贮藏】 遮光，密封，在干燥处保存。

氟尿苷

Funiaogan

Floxuridine

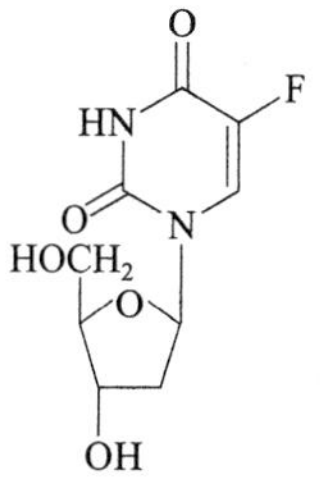

$C_9H_{11}FN_2O_5$ 246.19

本品为 5-氟-2'-脱氧尿嘧啶核苷。按干燥品计算，含 $C_9H_{11}FN_2O_5$ 应为 98.0%～102.0%。

【性状】 本品为白色结晶或结晶性粉末。

本品在水中易溶，在热乙醇中溶解。

熔点 本品的熔点(通则 0612，供试品不经研细)为 146～151℃，熔距不得过 2℃。

比旋度　取本品，精密称定，加水溶解并定量稀释制成每1ml中约含10mg的溶液，依法测定（通则0621），比旋度为+36°至+39°。

【鉴别】（1）取本品约200mg，加水10ml溶解后，加溴试液1ml，振摇，红色即消失。

（2）在含量测定项下记录的色谱图中，供试品溶液主峰的保留时间应与对照品溶液主峰的保留时间一致。

（3）本品的红外光吸收图谱应与对照品的图谱一致（通则0402）。

【检查】 **氟化物**　缓冲液　取氯化钠55g和枸橼酸钠0.5g，置1000ml量瓶中，加水约350ml使溶解，小心加入氢氧化钠75g，振摇使溶解，放冷，边搅拌边小心加入冰醋酸225ml，放冷，加异丙醇300ml，用水稀释至1000ml，摇匀（pH值为5.0～5.5）。

供试品溶液　取本品1.0g，精密称定，置100ml量瓶中，加缓冲液溶解并稀释至刻度，摇匀。

对照品溶液　精密称取经105℃干燥至恒重的氟化钠22.1mg，置100ml量瓶中，加水20ml使溶解，再加0.04%氢氧化钠溶液1ml，用水稀释至刻度，摇匀，精密量取1ml，置100ml量瓶中，用缓冲液稀释至刻度，摇匀（每1ml中含氟离子1μg）。

测定法　取供试品溶液与对照品溶液，照电位滴定法（通则0701），用氟离子电极-甘汞电极分别测定其电位。

限度　供试品溶液的电位数应小于对照品溶液的电位数，即含游离氟离子（F^-）不得过0.01%。

有关物质　照高效液相色谱法（通则0512）测定。

供试品溶液　取本品适量，精密称定，加水溶解并稀释制成每1ml中约含0.4mg的溶液。

对照品溶液　取杂质Ⅰ对照品与氟尿苷对照品各适量，精密称定，置同一量瓶中，加水溶解并定量稀释制成每1ml中约含杂质Ⅰ2μg和氟尿苷0.8μg的溶液。

系统适用性溶液　取杂质Ⅰ对照品与氟尿苷对照品各适量，加水溶解并稀释制成每1ml中分别约含杂质Ⅰ2μg与氟尿苷0.4mg的溶液。

灵敏度溶液　取供试品溶液适量，用水定量稀释制成每1ml中约含氟尿苷0.2μg的溶液。

色谱条件　用十八烷基硅烷键合硅胶为填充剂；以磷酸盐缓冲液（取磷酸二氢钾6.8g，加水适量溶解，用氢氧化钠试液调节pH值至7.0，加水稀释至1000ml）-甲醇（95：5）为流动相，检测波长为268nm；进样体积20μl。

系统适用性要求　系统适用性溶液色谱图中，杂质Ⅰ峰与氟尿苷峰间的分离度应符合要求。理论板数按氟尿苷峰计算应不低于3000。灵敏度溶液色谱图中，氟尿苷峰高的信噪比应不小于10。

测定法　精密量取供试品溶液与对照品溶液，分别注入液相色谱仪，记录色谱图至主成分峰保留时间的2倍。

限度　供试品溶液色谱图中如有与杂质Ⅰ保留时间一致的色谱峰，按外标法以峰面积计算，不得过0.5%；其他杂质按主成分外标法以峰面积计算，单个杂质不得过0.2%，其他杂质总量不得过0.5%。供试品溶液色谱图中小于灵敏度溶液主峰面积的峰忽略不计。

残留溶剂　取本品，照残留溶剂测定法（通则0861）测定，应符合规定。

干燥失重　取本品，以五氧化二磷为干燥剂，在60℃减压干燥3小时，减失重量不得过0.2%（通则0831）。

炽灼残渣　取本品1.0g，置铂坩埚中，依法检查（通则0841），遗留残渣不得过0.1%。

重金属　取炽灼残渣项下遗留的残渣，依法检查（通则0821第二法），含重金属不得过百万分之二十。

【含量测定】　照高效液相色谱法（通则0512）测定。

供试品溶液　取本品适量，精密称定，加流动相溶解并定量稀释制成每1ml中约含0.1mg的溶液，摇匀。

对照品溶液　取氟尿苷对照品适量，精密称定，加流动相溶解并定量稀释制成每1ml中含0.1mg的溶液，摇匀。

系统适用性溶液、色谱条件与系统适用性要求　见有关物质项下，进样体积10μl。

测定法　精密量取供试品溶液与对照品溶液，分别注入液相色谱仪，记录色谱图，按外标法以峰面积计算。

【类别】　抗肿瘤药。

【贮藏】　遮光，密封保存。

附：

杂质Ⅰ

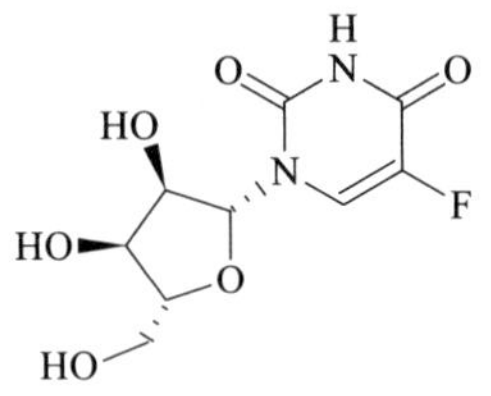

$C_9H_{11}FN_2O_6$　264.19

5-氟尿嘧啶核苷

氟尿嘧啶

Funiaomiding

Fluorouracil

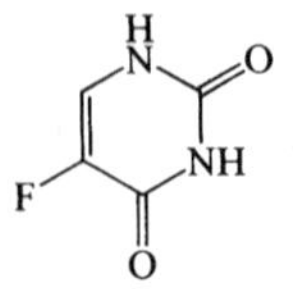

$C_4H_3FN_2O_2$　130.08

本品为5-氟-2,4(1*H*,3*H*)-嘧啶二酮。按干燥品计算，含

$C_4H_3FN_2O_2$ 应为97.0%～103.0%。

【性状】 本品为白色或类白色的结晶或结晶性粉末。

本品在水中略溶，在乙醇中微溶，在三氯甲烷中几乎不溶；在稀盐酸或氢氧化钠溶液中溶解。

吸收系数 取本品，精密称定，加0.1mol/L盐酸溶液溶解并定量稀释制成每1ml中约含12μg的溶液，照紫外-可见分光光度法（通则0401），在265nm的波长处测定吸光度，吸收系数（$E_{1cm}^{1\%}$）为535～568。

【鉴别】 (1)取本品的水溶液（1→100）5ml，加溴试液1ml，振摇，溴液的颜色即消失；加氢氧化钡试液2ml，生成紫色沉淀。

(2)取三氧化铬的饱和硫酸溶液约1ml，置小试管中，转动试管，溶液应能均匀涂于管壁；加本品的细粉约2mg，微热，转动试管，溶液应不能再均匀涂于管壁，而类似油垢存在于管壁。

(3)取含量测定项下的供试品溶液，照紫外-可见分光光度法（通则0401）测定，在265nm的波长处有最大吸收，在232nm的波长处有最小吸收。

(4)本品的红外光吸收图谱应与对照的图谱（光谱集280图）一致。

【检查】 **含氟量** 取本品约15mg，精密称定，照氟检查法（通则0805）测定，含氟量应为13.1%～14.6%。

溶液的澄清度 取本品0.10g，加水10ml溶解后，溶液应澄清；如显浑浊，与1号浊度标准液（通则0902第一法）比较，不得更浓。

氯化物 取本品2.0g，加水100ml，加热使溶解，放冷，滤过；分取滤液25ml，依法检查（通则0801），与标准氯化钠溶液7.0ml制成的对照液比较，不得更浓（0.014%）。

硫酸盐 取上述氯化物项下剩余的滤液50ml，依法检查（通则0802），与标准硫酸钾溶液2.0ml制成的对照液比较，不得更浓（0.02%）。

有关物质 照高效液相色谱法（通则0512）测定。

供试品溶液 取本品，加流动相溶解并稀释制成每1ml中约含0.1mg的溶液。

对照溶液 精密量取供试品溶液适量，用流动相定量稀释制成每1ml中约含0.25μg的溶液。

色谱条件 用十八烷基硅烷键合硅胶为填充剂；以水（用0.05mol/L磷酸溶液调节pH值至3.5）-甲醇（95∶5）为流动相；检测波长为265nm；进样体积20μl。

系统适用性要求 理论板数按氟尿嘧啶峰计算不小于2500，氟尿嘧啶峰与相邻杂质峰的分离度应符合要求。

测定法 精密量取供试品溶液与对照溶液，分别注入液相色谱仪，记录色谱图至主成分峰保留时间的5倍。

限度 供试品溶液色谱图中如有杂质峰，单个杂质峰面积不得大于对照溶液主峰面积的2倍（0.5%），各杂质峰面积的和不得大于对照溶液主峰面积的3倍（0.75%）。

干燥失重 取本品，在105℃干燥至恒重，减失重量不得过0.5%（通则0831）。

重金属 取本品0.50g，依法检查（通则0821第三法），含重金属不得过百万分之二十。

【含量测定】 照紫外-可见分光光度法（通则0401）测定。

供试品溶液 取本品，精密称定，加0.1mol/L盐酸溶液溶解并定量稀释制成每1ml中约含10μg的溶液。

测定法 取供试品溶液，在265nm的波长处测定吸光度，按$C_4H_3FN_2O_2$的吸收系数（$E_{1cm}^{1\%}$）为552计算。

【类别】 抗肿瘤药。

【贮藏】 遮光，密封保存。

【制剂】 (1)氟尿嘧啶乳膏 (2)氟尿嘧啶注射液

氟尿嘧啶乳膏

Funiaomiding Rugao

Fluorouracil Cream

本品含氟尿嘧啶（$C_4H_3FN_2O_2$）应为标示量的90.0%～110.0%。

【性状】 本品为白色乳膏。

【鉴别】 取本品1g，加水35ml，在水浴上加热使融化，置冰浴中冷却后，滤过，滤液蒸干，残渣照氟尿嘧啶项下的鉴别(1)、(2)项试验，显相同的反应。

【检查】 应符合乳膏剂项下有关的各项规定（通则0109）。

【含量测定】 取本品适量（约相当于氟尿嘧啶0.1g），精密称定，加氯化钠1g，置水浴上加热融化，加水50ml，煮沸，使氟尿嘧啶溶解，放冷，滤过，滤液置200ml量瓶中，同法提取三次，用水洗涤滤器，洗液并入量瓶中，用水稀释至刻度，摇匀，精密量取100ml，照氮测定法（通则0704第一法）测定。每1ml硫酸滴定液（0.05mol/L）相当于6.504mg的$C_4H_3FN_2O_2$。

【类别】 同氟尿嘧啶。

【规格】 (1)4g∶20mg (2)4g∶100mg

【贮藏】 密封，在阴凉处保存。

氟尿嘧啶注射液

Funiaomiding Zhusheye

Fluorouracil Injection

本品为氟尿嘧啶加适量氢氧化钠制成的水溶液。含氟尿嘧啶（$C_4H_3FN_2O_2$）应为标示量的93.0%～107.0%。

【性状】 本品为无色或几乎无色的澄明液体。

【鉴别】 (1)取本品2ml，加溴试液1ml，振摇，溴液的颜色即消失；加氢氧化钡试液2ml，生成紫色沉淀。

(2)取三氧化铬的饱和硫酸溶液约 1ml，置小试管中，转动试管，溶液应能均匀涂于管壁；加本品 2 滴，微热，转动试管，溶液应不能再均匀涂于管壁，而类似油垢存在于管壁。

(3)取含量测定项下的供试品溶液，照紫外-可见分光光度法(通则 0401)测定，在 265nm 的波长处有最大吸收，在 232nm 的波长处有最小吸收。

【检查】 **pH 值**　应为 8.4～9.2(通则 0631)。

有关物质　照高效液相色谱法(通则 0512)测定。

供试品溶液　取本品适量，用流动相稀释制成每 1ml 中约含氟尿嘧啶 0.1mg 的溶液。

对照溶液　精密量取供试品溶液适量，用流动相定量稀释制成每 1ml 中约含氟尿嘧啶 0.25μg 的溶液。

色谱条件、系统适用性要求与测定法　见氟尿嘧啶有关物质项下。

限度　供试品溶液色谱图中如有杂质峰，单个杂质峰面积不得大于对照溶液主峰面积的 2 倍(0.5%)，各杂质峰面积的和不得大于对照溶液主峰面积的 3 倍(0.75%)。

细菌内毒素　取本品，依法检查(通则 1143)，每 1mg 氟尿嘧啶中含内毒素的量应小于 0.25EU。

其他　应符合注射剂项下有关的各项规定(通则 0102)。

【含量测定】　照紫外-可见分光光度法(通则 0401)测定。

供试品溶液　精密量取本品适量，用 0.1mol/L 盐酸溶液定量稀释制成每 1ml 中含氟尿嘧啶 10μg 的溶液。

测定法　见氟尿嘧啶含量测定项下。

【类别】　同氟尿嘧啶。

【规格】　(1)5ml：0.125g　(2)10ml：0.25g

【贮藏】　遮光，密闭保存。

氟 罗 沙 星

Fuluoshaxing

Fleroxacin

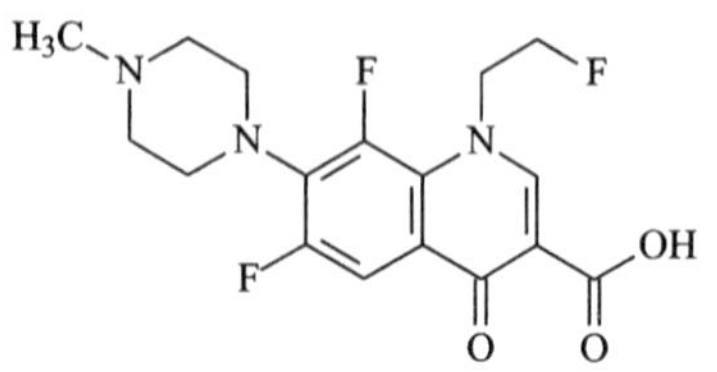

$C_{17}H_{18}F_3N_3O_3$　369.34

本品为 6,8-二氟-1-(2-氟乙基)-1,4-二氢-7-(4-甲基-1-哌嗪基)-4-氧代-3-喹啉羧酸。按干燥品计算，含氟罗沙星($C_{17}H_{18}F_3N_3O_3$)应为 98.5%～102.0%。

【性状】　本品为白色至微黄色结晶性粉末；无臭。

本品在二氯甲烷中微溶，在甲醇中极微溶解，在水中极微溶解或几乎不溶，在乙酸乙酯中几乎不溶；在冰醋酸中易溶，在氢氧化钠试液中略溶。

【鉴别】　(1)照薄层色谱法(通则 0502)试验。

溶剂　二氯甲烷-甲醇(4：1)。

供试品溶液　取本品适量，加溶剂制成每 1ml 中含 1mg 的溶液。

对照品溶液　取氟罗沙星对照品适量，加溶剂制成每 1ml 中含 1mg 的溶液。

系统适用性溶液　取氟罗沙星对照品与氧氟沙星对照品适量，加溶剂制成每 1ml 中约含氟罗沙星 1mg 和氧氟沙星 1mg 的混合溶液。

色谱条件　采用硅胶 GF_{254} 薄层板，以乙酸乙酯-甲醇-浓氨溶液(5：6：2)为展开剂。

测定法　吸取上述三种溶液各 2μl，分别点于同一薄层板上，展开，晾干，置紫外光灯(254nm)下检视。

系统适用性要求　系统适用性溶液应显示两个清晰分离的斑点。

结果判定　供试品溶液所显主斑点的位置和荧光应与对照品溶液主斑点的位置和荧光相同。

(2)在含量测定项下记录的色谱图中，供试品溶液主峰的保留时间应与对照品溶液主峰的保留时间一致。

(3)本品的红外光吸收图谱应与对照的图谱(光谱集 799 图)一致。

以上(1)、(2)两项可选做一项。

【检查】 **溶液的澄清度与颜色**　取本品 5 份，各 0.50g，分别加氢氧化钠试液 10ml 溶解后，溶液应澄清无色；如显浑浊，与 2 号浊度标准液(通则 0902 第一法)比较，均不得更浓；如显色，与黄色或黄绿色 5 号标准比色液(通则 0901 第一法)比较，均不得更深。(供注射用)

有关物质　照高效液相色谱法(通则 0512)测定。

供试品溶液　取本品适量，加流动相溶解并稀释制成每 1ml 中约含 0.2mg 的溶液。

对照溶液　精密量取供试品溶液适量，用流动相定量稀释制成每 1ml 中约含 0.4μg 的溶液。

系统适用性溶液　取氟罗沙星对照品约 10mg，加氢氧化钠试液 1ml 溶解，置 60℃水浴中加热 60 分钟后，放冷，用流动相稀释制成每 1ml 中约含氟罗沙星 0.4mg 的溶液；取培氟沙星对照品适量，加流动相溶解并稀释制成每 1ml 中约含 2.5μg 的溶液，取上述两种溶液等体积混合。

灵敏度溶液　精密量取对照溶液适量，用流动相定量稀释制成每 1ml 中约含 0.08μg 的溶液。

色谱条件　用十八烷基硅烷键合硅胶为填充剂(4.6mm×250mm，5μm 或效能相当的色谱柱)；以三乙胺磷酸溶液(取三乙胺 5ml 和磷酸 7ml，加水至 1000ml)-乙腈(87：13)为流动相；柱温为 30℃；检测波长为 286nm；进样体积 20μl。

系统适用性要求　系统适用性溶液色谱图中，杂质Ⅰ峰(相对保留时间约为 0.96)与氟罗沙星峰间的分离度应大于 1.0，杂质Ⅱ峰(碱降解物峰，相对保留时间约为 0.92)与杂质Ⅰ峰、氟罗沙星峰与培氟沙星峰间的分离度均应符合要求。灵敏度溶液色谱图中，主成分色谱峰峰高的信噪比应大于 10。

测定法　精密量取供试品溶液与对照溶液，分别注入液相色谱仪，记录色谱图至主成分峰保留时间的2倍。

限度　供试品溶液色谱图中如有杂质峰，单个杂质峰面积不得大于对照溶液主峰面积（0.2%），各杂质峰面积的和不得大于对照溶液主峰面积的5倍（1.0%），小于灵敏度溶液主峰面积的峰忽略不计。

干燥失重　取本品，在105℃干燥至恒重，减失重量不得过0.5%（通则0831）。

炽灼残渣　取本品1.0g，置铂坩埚中，依法检查（通则0841），遗留残渣不得过0.2%（供口服用）或0.1%（供注射用）。

重金属　取炽灼残渣项下遗留的残渣，依法检查（通则0821第二法），含重金属不得过百万分之二十（供口服用）或百万分之十（供注射用）。

细菌内毒素　取本品，依法检查（通则1143），每1mg氟罗沙星中含内毒素的量应小于0.125EU。（供注射用）

【含量测定】　照高效液相色谱法（通则0512）测定。

供试品溶液　取本品适量，精密称定，加流动相溶解并定量稀释制成每1ml中约含0.08mg的溶液。

对照品溶液　取氟罗沙星对照品适量，精密称定，加流动相溶解并定量稀释制成每1ml中约含0.08mg的溶液。

系统适用性溶液与色谱条件　见有关物质项下。

系统适用性要求　除灵敏度要求外，其他见有关物质项下。

测定法　精密量取供试品溶液与对照品溶液，分别注入液相色谱仪，记录色谱图。按外标法以峰面积计算。

【类别】　喹诺酮类抗菌药。

【贮藏】　遮光，密封，在干燥处保存。

【制剂】　（1）氟罗沙星片　（2）氟罗沙星胶囊

氟罗沙星片

Fuluoshaxing Pian

Fleroxacin Tablets

本品含氟罗沙星（$C_{17}H_{18}F_3N_3O_3$）应为标示量的90.0%～110.0%。

【性状】　本品为白色至微黄色片或薄膜衣片，除去包衣后显白色至微黄色。

【鉴别】　（1）取本品细粉适量，加二氯甲烷-甲醇（4：1）使氟罗沙星溶解并稀释制成每1ml中含氟罗沙星1mg的溶液，振摇，滤过，续滤液作为供试品溶液，照氟罗沙星项下的鉴别（1）项试验，显相同的结果。

（2）在含量测定项下记录的色谱图中，供试品溶液主峰的保留时间应与对照品溶液主峰的保留时间一致。

（3）取本品细粉适量，加0.1mol/L盐酸溶液使氟罗沙星溶解并稀释制成每1ml中含氟罗沙星6μg的溶液，滤过，取续滤液照紫外-可见分光光度法（通则0401）测定，在286nm与320nm的波长处有最大吸收。

【检查】　**溶出度**　照溶出度与释放度测定法（通则0931第一法）测定。

溶出条件　以盐酸溶液（9→1000）900ml为溶出介质，转速为每分钟75转，依法操作，经30分钟时取样。

供试品溶液　取溶出液适量，滤过，精密量取续滤液适量，用溶出介质定量稀释制成每1ml中约含氟罗沙星4μg的溶液。

对照品溶液　取氟罗沙星对照品适量，加溶出介质溶解并定量稀释制成每1ml中含4μg的溶液。

测定法　取供试品溶液与对照品溶液，照紫外-可见分光光度法（通则0401），在286nm波长处分别测定吸光度，计算每片的溶出量。

限度　标示量的80%，应符合规定。

其他　应符合片剂项下有关的各项规定（通则0101）。

【含量测定】　照高效液相色谱法（通则0512）测定。

供试品溶液　取本品10片，精密称定，研细，精密称取适量（约相当于氟罗沙星0.16g），置100ml量瓶中，加流动相使氟罗沙星溶解并稀释至刻度，摇匀，滤过，精密量取续滤液5ml，置100ml量瓶中，用流动相稀释至刻度，摇匀。

对照品溶液、系统适用性溶液、色谱条件、系统适用性要求与测定法　见氟罗沙星含量测定项下。

【类别】　同氟罗沙星。

【规格】　0.1g

【贮藏】　遮光，密封，在干燥处保存。

氟罗沙星胶囊

Fuluoshaxing Jiaonang

Fleroxacin Capsules

本品含氟罗沙星（$C_{17}H_{18}F_3N_3O_3$）应为标示量的90.0%～110.0%。

【性状】　本品内容物为白色至微黄色颗粒或粉末。

【鉴别】　（1）取本品内容物适量，加二氯甲烷-甲醇（4：1）使氟罗沙星溶解并稀释制成每1ml中含氟罗沙星1mg的溶液，振摇，滤过，续滤液作为供试品溶液，照氟罗沙星项下的鉴别（1）项试验，显相同的结果。

（2）在含量测定项下记录的色谱图中，供试品溶液主峰的保留时间应与对照品溶液主峰的保留时间一致。

（3）取本品内容物适量，加0.1mol/L盐酸溶液使氟罗沙星溶解并稀释制成每1ml中含氟罗沙星6μg的溶液，滤过，取续滤液照紫外-可见分光光度法（通则0401）测定，在286nm与320nm的波长处有最大吸收。

【检查】　**溶出度**　照溶出度与释放度测定法（通则0931第一法）测定。

溶出条件　以盐酸溶液(9→1000)900ml 为溶出介质,转速为每分钟 75 转,依法操作,经 30 分钟时取样。

供试品溶液　取溶出液适量,滤过,精密量取续滤液适量,用溶出介质定量稀释制成每 1ml 中约含氟罗沙星 4μg 的溶液。

对照品溶液　取氟罗沙星对照品适量,加溶出介质溶解并定量稀释制成每 1ml 中含 4μg 的溶液。

测定法　取供试品溶液与对照品溶液,照紫外-可见分光光度法(通则 0401),在 286nm 波长处分别测定吸光度,计算每粒的溶出量。

限度　标示量的 80%,应符合规定。

其他　应符合胶囊剂项下有关的各项规定(通则 0103)。

【含量测定】　照高效液相色谱法(通则 0512)测定。

供试品溶液　取装量差异项下内容物,混合均匀,精密称取适量(约相当于氟罗沙星 0.16g),置 100ml 量瓶中,加流动相使氟罗沙星溶解并稀释至刻度,摇匀,滤过,精密量取续滤液 5ml,置 100ml 量瓶中,用流动相稀释至刻度,摇匀。

对照品溶液、系统适用性溶液、色谱条件、系统适用性要求与测定法　见氟罗沙星含量测定项下。

【类别】　同氟罗沙星。

【规格】　0.1g

【贮藏】　遮光,密封,在干燥处保存。

氟 哌 利 多

Fupailiduo

Droperidol

$C_{22}H_{22}FN_3O_2$　379.43

本品为 1-[1-[3-(4-氟苯甲酰基)丙基]-1,2,3,6-四氢-4-吡啶基]-2-苯并咪唑啉酮。按干燥品计算,含 $C_{22}H_{22}FN_3O_2$ 不得少于 98.0%。

【性状】　本品为类白色至浅黄色结晶性粉末;无臭;遇光易变色。

本品在三氯甲烷或 *N*,*N*-二甲基甲酰胺中易溶,在乙醇或乙酸乙酯中极微溶解,在水中不溶。

【鉴别】　(1)取本品,加盐酸溶液(9→1000)溶解并稀释制成每 1ml 中含 15μg 的溶液,照紫外-可见分光光度法(通则 0401)测定,在 228nm、246nm 与 276nm 的波长处有最大吸收。

(2)本品的红外光吸收图谱应与对照的图谱(光谱集 1171 图)一致。

【检查】　**有关物质**　照高效液相色谱法(通则 0512)测定。临用新制,使用棕色量瓶。

溶剂　1%乳酸溶液。

供试品溶液　取本品,加溶剂溶解并稀释制成每 1ml 中约含 1mg 的溶液。

对照溶液　精密量取供试品溶液 1ml,置 100ml 量瓶中,用溶剂稀释至刻度,摇匀。

系统适用性溶液　取氟哌利多与多潘立酮对照品各 5mg,置 100ml 量瓶中,加溶剂溶解并稀释至刻度,摇匀。

色谱条件　用十八烷基硅烷键合硅胶为填充剂(BDS 或效能相当柱适用);以 0.34%硫酸氢四丁基铵溶液为流动相 A,以乙腈为流动相 B,按下表进行梯度洗脱;流速为每分钟 1.5ml;检测波长为 275nm;进样体积 20μl。

时间(分钟)	流动相 A(%)	流动相 B(%)
0	100	0
15	60	40
20	60	40
25	100	0

系统适用性要求　系统适用性溶液色谱图中,氟哌利多峰与多潘立酮峰的分离度应大于 3.5。

测定法　精密量取供试品溶液与对照溶液,分别注入液相色谱仪,记录色谱图。

限度　供试品溶液色谱图中如有杂质峰,单个杂质峰面积不得大于对照溶液主峰面积(1.0%),各杂质峰面积的和不得大于对照溶液主峰面积的 2 倍(2.0%),小于对照溶液主峰面积 0.05 倍的色谱峰忽略不计。

干燥失重　取本品,在 70℃减压干燥至恒重,减失重量不得过 5.0%(通则 0831)。

炽灼残渣　取本品 1.0g,置铂坩埚中,依法检查(通则 0841),遗留残渣不得过 0.2%。

重金属　取炽灼残渣项下遗留的残渣,依法检查(通则 0821 第二法),含重金属不得过百万分之二十。

【含量测定】　取经干燥后的本品约 0.3g,精密称定,加冰醋酸 30ml,微温使溶解,加萘酚苯甲醇指示液 2 滴,用高氯酸滴定液(0.1mol/L)滴定至溶液显绿色,并将滴定的结果用空白试验校正。每 1ml 高氯酸滴定液(0.1mol/L)相当于 37.94mg 的 $C_{22}H_{22}FN_3O_2$。

【类别】　抗精神病药。

【贮藏】　遮光,密封保存。

【制剂】　氟哌利多注射液

氟哌利多注射液

Fupailiduo Zhusheye

Droperidol Injection

本品含氟哌利多($C_{22}H_{22}FN_3O_2$)应为标示量的 90.0%～110.0%。

【性状】 本品为无色至微黄色的澄明液体。

【鉴别】 (1)取本品，用水稀释制成每 1ml 中含氟哌利多 15μg 的溶液，照紫外-可见分光光度法(通则 0401)测定，在 228nm、246nm 与 276nm 的波长处有最大吸收。

(2)在含量测定项下记录的色谱图中，供试品溶液主峰的保留时间应与对照品溶液主峰的保留时间一致。

【检查】 **pH 值** 应为 3.5～5.0(通则 0631)。

有关物质 照高效液相色谱法(通则 0512)测定。临用新制，使用棕色量瓶。

供试品溶液　取本品适量，用溶剂稀释制成每 1ml 中含氟哌利多 1mg 的溶液。

对照溶液　精密量取供试品溶液 1ml，置 100ml 量瓶中，用溶剂稀释至刻度，摇匀。

溶剂、系统适用性溶液、色谱条件、系统适用性要求与测定法　见氟哌利多有关物质项下。

限度　供试品溶液色谱图中如有杂质峰，单个杂质峰面积不得大于对照溶液主峰面积的 2 倍(2.0%)，各杂质峰面积的和不得大于对照溶液主峰面积的 3 倍(3.0%)，小于对照溶液主峰面积 0.05 倍的色谱峰忽略不计。

细菌内毒素 取本品，依法检查(通则 1143)，每 1mg 氟哌利多中含内毒素的量应小于 15EU。

其他 应符合注射剂项下有关的各项规定(通则 0102)。

【含量测定】 照高效液相色谱法(通则 0512)测定。

供试品溶液 精密量取本品适量(约相当于氟哌利多 10mg)，使用棕色量瓶。用溶剂定量稀释制成每 1ml 中含氟哌利多 0.1mg 的溶液。

对照品溶液 取氟哌利多对照品约 10mg，精密称定，置 100ml 量瓶中，加溶剂溶解并稀释至刻度，摇匀。

溶剂、系统适用性溶液、色谱条件与系统适用性要求 见有关物质项下。

测定法 精密量取供试品溶液与对照品溶液，分别注入液相色谱仪，记录色谱图。按外标法以峰面积计算。

【类别】 同氟哌利多。

【规格】 (1)2ml : 5mg　(2)2ml : 10mg

【贮藏】 遮光，密闭，在阴凉处保存。

氟 哌 啶 醇

Fupaidingchun

Haloperidol

$C_{21}H_{23}ClFNO_2$　375.87

本品为 1-(4-氟苯基)-4-[4-(4-氯苯基)-4-羟基-1-哌啶基]-1-丁酮。按干燥品计算，含 $C_{21}H_{23}ClFNO_2$ 不得少于 98.5%。

【性状】 本品为白色或类白色的结晶性粉末；无臭。

本品在三氯甲烷中溶解，在乙醇中略溶，在乙醚中微溶，在水中几乎不溶。

熔点 本品的熔点(通则 0612 第一法)为 149～153℃。

吸收系数 避光操作。取本品适量，精密称定，加盐酸溶液(9→100)-甲醇(1 : 99)溶解并定量稀释制成每 1ml 中约含 15μg 的溶液，照紫外-可见分光光度法(通则 0401)，在 244nm 的波长处测定吸光度，吸收系数($E_{1cm}^{1\%}$)为 338～360。

【鉴别】 (1)取三氧化铬的饱和硫酸溶液约 1ml，置小试管中，转动试管，溶液应能均匀涂于管壁；加本品约 2mg，微温，转动试管，溶液应不能再均匀涂于管壁，而类似油垢存在于管壁。

(2)本品的红外光吸收图谱应与对照的图谱(光谱集 281 图)一致。

(3)取本品约 20mg，照氧瓶燃烧法(通则 0703)进行有机破坏，用氢氧化钠试液 5ml 为吸收液，吸收完全后，加稀硝酸使成酸性后，缓缓煮沸 2 分钟，溶液应显氯化物鉴别(1)的反应(通则 0301)。

【检查】 **酸性溶液的澄清度** 取本品 50mg，加乳酸溶液(0.5→100)10ml，加热溶解后，溶液应澄清。

有关物质 照高效液相色谱法(通则 0512)测定。避光操作。

供试品溶液　取本品 50mg，置 50ml 量瓶中，加流动相溶解并稀释至刻度，摇匀。

对照溶液　精密量取供试品溶液 1ml，置 100ml 量瓶中，用流动相稀释至刻度，摇匀。

色谱条件　用十八烷基硅烷键合硅胶为填充剂；以甲醇-0.05mol/L 磷酸二氢钾溶液(50 : 50)(用磷酸调节 pH 值至 4.0)为流动相；检测波长为 220nm；进样体积 15μl。

系统适用性要求　氟哌啶醇峰的保留时间约为 13 分钟，氟哌啶醇峰与相邻杂质峰的分离度应符合要求。

测定法　精密量取供试品溶液与对照溶液，分别注入液相色谱仪，记录色谱图至主成分峰保留时间的 2.5 倍。

限度　供试品溶液色谱图中如有杂质峰，单个杂质峰面积不得大于对照溶液主峰面积的 0.5 倍(0.5%)，各杂质峰面积的和不得大于对照溶液主峰面积(1.0%)，小于对照溶液主峰面积 0.05 倍的色谱峰忽略不计。

干燥失重 取本品，在 60℃减压干燥至恒重，减失重量不得过 0.5%(通则 0831)。

炽灼残渣 不得过 0.1%(通则 0841)。

【含量测定】 取本品约 0.2g，精密称定，加冰醋酸 20ml，微温使溶解，放冷，加萘酚苯甲醇指示液 2 滴，用高氯酸滴定液(0.1mol/L)滴定至溶液显绿色，并将滴定的结果用空白试验校正。每 1ml 高氯酸滴定液(0.1mol/L)相当于 37.59mg 的 $C_{21}H_{23}ClFNO_2$。

【类别】 抗精神病药。

【贮藏】 遮光，密封保存。

【制剂】 (1)氟哌啶醇片 (2)氟哌啶醇注射液

氟哌啶醇片

Fupaidingchun Pian

Haloperidol Tablets

本品含氟哌啶醇($C_{21}H_{23}ClFNO_2$)应为标示量的90.0%～110.0%。

【性状】 本品为糖衣片，除去包衣后显白色。

【鉴别】 (1)取本品细粉适量(约相当于氟哌啶醇2mg)，加三氯甲烷2ml，振摇，滤过，滤液蒸干，残渣照氟哌啶醇项下的鉴别(1)项试验，显相同的反应。

(2)取含量测定项下的溶液，照紫外-可见分光光度法(通则0401)测定，在244nm的波长处有最大吸收，在232nm的波长处有最小吸收。

(3)取本品(约相当于氟哌啶醇100mg)，除去糖衣后研细，取细粉置分液漏斗中，加水20ml、氢氧化钠试液5ml及三氯甲烷50ml，振摇提取，静置，三氯甲烷层用脱脂棉滤过，蒸干，残渣经60℃减压干燥4小时后的红外吸收图谱应与对照的图谱(光谱集281图)一致。

【检查】 有关物质 照高效液相色谱法(通则0512)测定。避光操作。

供试品溶液 取本品细粉适量(约相当于氟哌啶醇10mg)，置10ml量瓶中，加流动相适量，超声使氟哌啶醇溶解，放冷，用流动相稀释至刻度，摇匀，滤过，取续滤液。

对照溶液 精密量取供试品溶液1ml，置100ml量瓶中，用流动相定量稀释至刻度，摇匀。

色谱条件、系统适用性要求与测定法 见氟哌啶醇有关物质项下。

限度 供试品溶液色谱图中如有杂质峰，单个杂质峰面积不得大于对照溶液主峰面积的0.5倍(0.5%)，各杂质峰面积的和不得大于对照溶液主峰面积(1.0%)，相对保留时间小于0.25的色谱峰和小于对照溶液主峰面积0.05倍的色谱峰均忽略不计。

含量均匀度 避光操作。取本品1片，除去包衣后，置乳钵中，研细，加盐酸溶液(9→100)1ml，研磨2分钟后，用甲醇30ml分次转移至50ml量瓶中，置水浴上加热振摇使氟哌啶醇溶解，放冷，用甲醇稀释至刻度，摇匀，用干燥滤纸滤过，精密量取续滤液5ml，置20ml量瓶中，用盐酸溶液(9→100)-甲醇(1：99)稀释至刻度，摇匀，作为供试品溶液。照含量测定项下的方法测定含量，应符合规定(通则0941)。

溶出度 照溶出度与释放度测定法(通则0931第一法)测定。避光操作。

溶出条件 以盐酸溶液(9→1000)900ml为溶出介质，转速为每分钟100转，依法操作，经30分钟时取样。

供试品溶液 取溶出液10ml，滤过，取续滤液(2mg规格)；或精密量取续滤液5ml，置10ml量瓶中，用溶出介质稀释至刻度，摇匀(4mg规格)。

对照品溶液 取氟哌啶醇对照品10mg，精密称定，置50ml量瓶中，加盐酸溶液(9→100)-甲醇(1：99)溶解并稀释至刻度，摇匀，精密量取1ml，置100ml量瓶中，加溶出介质稀释至刻度，摇匀。

色谱条件 见有关物质项下。进样体积50μl。

系统适用性要求 见有关物质项下。

测定法 精密量取供试品溶液与对照品溶液，分别注入液相色谱仪，记录色谱图。按外标法以峰面积计算每片的溶出量。

限度 标示量的80%，应符合规定。

其他 应符合片剂项下有关的各项规定(通则0101)。

【含量测定】 照紫外-可见分光光度法(通则0401)测定。避光操作。

供试品溶液 取本品20片，除去包衣后，精密称定，研细，精密称取适量(约相当于氟哌啶醇10mg)，置100ml量瓶中，加盐酸溶液(9→100)1ml，振摇2分钟后，加甲醇60ml，置水浴上加热振摇使氟哌啶醇溶解，放冷，用甲醇稀释至刻度，摇匀，滤过，精密量取续滤液10ml，置100ml量瓶中，用盐酸溶液(9→100)-甲醇(1：99)稀释至刻度，摇匀。

测定法 取供试品溶液，在244nm的波长处测定吸光度，按$C_{21}H_{23}ClFNO_2$的吸收系数($E_{1cm}^{1\%}$)为353计算。

【类别】 同氟哌啶醇。

【规格】 (1)2mg (2)4mg

【贮藏】 遮光，密封保存。

氟哌啶醇注射液

Fupaidingchun Zhusheye

Haloperidol Injection

本品为氟哌啶醇加乳酸适量制成的灭菌水溶液。含氟哌啶醇($C_{21}H_{23}ClFNO_2$)应为标示量的90.0%～110.0%。

【性状】 本品为无色的澄明液体。

【鉴别】 (1)取本品3滴，照氟哌啶醇项下的鉴别(1)项试验，显相同的反应。

(2)避光操作。取含量测定项下的溶液，照紫外-可见分光光度法(通则0401)测定，在244nm的波长处有最大吸收，在232nm的波长处有最小吸收。

【检查】 pH值 应为2.8～3.6(通则0631)。

有关物质 照高效液相色谱法(通则0512)测定。避光操作。

供试品溶液 取本品 2ml，置 10ml 量瓶中，用流动相稀释至刻度，摇匀。

对照溶液 精密量取供试品溶液 1ml，置 100ml 量瓶中，用流动相稀释至刻度，摇匀。

色谱条件、系统适用性要求与测定法 见氟哌啶醇有关物质项下。

限度 供试品溶液色谱图中如有杂质峰，单个杂质峰面积不得大于对照溶液主峰面积的 0.5 倍（0.5%），各杂质峰面积的和不得大于对照溶液主峰面积的 1.5 倍（1.5%），相对保留时间小于 0.25 的色谱峰和小于对照溶液主峰面积 0.05 倍的色谱峰均忽略不计。

细菌内毒素 取本品，依法检查（通则 1143），每 1mg 氟哌啶醇中含内毒素的量应小于 10EU。

其他 应符合注射剂项下有关的各项规定（通则 0102）。

【含量测定】 照紫外-可见分光光度法（通则 0401）测定。避光操作。

供试品溶液 精密量取本品适量，用盐酸溶液（9→100）-甲醇（1：99）定量稀释制成每 1ml 中约含氟哌啶醇 10μg 的溶液。

测定法 取供试品溶液，在 244nm 的波长处测定吸光度，按 $C_{21}H_{23}ClFNO_2$ 的吸收系数（$E_{1cm}^{1\%}$）为 353 计算。

【类别】 同氟哌啶醇。

【规格】 1ml：5mg

【贮藏】 遮光，密闭保存。

氟胞嘧啶

Fubaomiding

Flucytosine

$C_4H_4FN_3O$ 129.09

本品为 5-氟-4-氨基-2(1*H*)-嘧啶酮。按干燥品计算，含 $C_4H_4FN_3O$ 不得少于 98.5%。

【性状】 本品为白色或类白色结晶性粉末，无臭或微臭。

本品在水中略溶，在乙醇中微溶，在乙醚中几乎不溶；在稀盐酸或氢氧化钠试液中易溶。

【鉴别】 （1）取本品的水溶液（1→100）5ml，加溴试液 0.15ml，溴液的颜色即消失或减褪。

（2）取本品，加盐酸溶液（9→100）溶解并稀释制成每 1ml 中约含 10μg 的溶液，照紫外-可见分光光度法（通则 0401）测定，在 286nm 的波长处有最大吸收，吸光度约为 0.71。

（3）本品的红外光吸收图谱应与对照的图谱（光谱集 625 图）一致。

【检查】 **酸碱度** 取本品 0.10g，加新沸过的冷水 10ml 溶解，依法测定（通则 0631），pH 值应为 5.5～7.5。

溶液的澄清度与颜色 取本品 0.10g，加新沸过的冷水 10ml 溶解后，溶液应澄清无色；如显色，与黄色 2 号标准比色液（通则 0901 第一法）比较，不得更深。

有关物质 照高效液相色谱法（通则 0512）测定。

供试品溶液 取本品适量，精密称定，加流动相溶解并定量稀释制成每 1ml 中约含 1mg 的溶液。

对照品溶液 取氟尿嘧啶对照品适量，精密称定，加流动相溶解并定量稀释制成每 1ml 中约含 0.2mg 的溶液。

对照溶液 精密量取供试品溶液与对照品溶液各 1ml，置 100ml 量瓶中，用流动相稀释至刻度，摇匀。

色谱条件 用十八烷基硅烷键合硅胶为填充剂；以水（用 0.05mol/L 磷酸溶液调节 pH 值至 3.5）-甲醇（95：5）为流动相；检测波长为 265nm；进样体积 20μl。

系统适用性要求 对照溶液色谱图中，理论板数按氟胞嘧啶计算不低于 2000，氟胞嘧啶峰与氟尿嘧啶峰间的分离度应符合要求。

测定法 精密量取供试品溶液与对照溶液，分别注入液相色谱仪，记录色谱图至主成分峰保留时间的 5 倍。

限度 供试品溶液色谱图中如有与氟尿嘧啶保留时间一致的色谱峰，按外标法以峰面积计算，不得过 0.2%，其他杂质峰面积的和不得大于对照溶液中氟胞嘧啶峰面积（1.0%）。

干燥失重 取本品，在 105℃ 干燥至恒重，减失重量不得过 0.5%（通则 0831）。

炽灼残渣 取本品 1.0g，依法检查（通则 0841），遗留残渣不得过 0.2%。

重金属 取炽灼残渣项下遗留的残渣，依法检查（通则 0821 第二法），含重金属不得过百万分之二十。

【含量测定】 取本品约 0.1g，精密称定，加冰醋酸 20ml 与醋酐 10ml，微温使溶解，放冷，照电位滴定法（通则 0701），用高氯酸滴定液（0.1mol/L）滴定，并将滴定的结果用空白试验校正。每 1ml 高氯酸滴定液（0.1mol/L）相当于 12.91mg 的 $C_4H_4FN_3O$。

【类别】 抗真菌药。

【贮藏】 遮光，密封保存。

【制剂】 （1）氟胞嘧啶片 （2）氟胞嘧啶注射液

氟胞嘧啶片

Fubaomiding Pian

Flucytosine Tablets

本品含氟胞嘧啶（$C_4H_4FN_3O$）应为标示量的 93.0%～

107.0%。

【性状】 本品为白色或类白色片。

【鉴别】 (1)取本品细粉适量(约相当于氟胞嘧啶 0.1g),加水 10ml,振摇使氟胞嘧啶溶解,滤过,取滤液 5ml,加溴试液数滴,同时以空白对照,供试品溶液中溴的颜色应消失或显著浅于空白。

(2)取本品细粉与氟胞嘧啶对照品各适量,分别加有关物质项下的流动相溶解并稀释制成每 1ml 中含氟胞嘧啶 0.1mg 的溶液,作为供试品溶液与对照品溶液,照有关物质项下的色谱条件试验,供试品溶液主峰的保留时间应与对照品溶液主峰的保留时间一致。

(3)取含量测定项下的供试品溶液,照紫外-可见分光光度法(通则 0401)测定,在 286nm 的波长处有最大吸收,在 245nm 的波长处有最小吸收。

【检查】 **有关物质** 照高效液相色谱法(通则 0512)测定。

供试品溶液　取本品细粉适量,精密称定,加流动相溶解并定量稀释制成每 1ml 中约含氟胞嘧啶 1mg 的溶液,滤过,取续滤液。

对照品溶液　取氟尿嘧啶对照品适量,精密称定,加流动相溶解并定量稀释制成每 1ml 中约含 0.2mg 的溶液。

对照溶液　精密量取供试品溶液与对照品溶液各 1ml,置 100ml 量瓶中,用流动相稀释至刻度,摇匀。

色谱条件、系统适用性要求与测定法　见氟胞嘧啶有关物质项下。

限度　供试品溶液色谱图中如有与氟尿嘧啶保留时间一致的色谱峰,按外标法以峰面积计算,不得过标示量的 0.2%,其他杂质峰面积的和不得大于对照溶液中氟胞嘧啶峰的峰面积(1.0%)。

溶出度　照溶出度与释放度测定法(通则 0931 第二法)测定。

溶出条件　以水 1000ml 为溶出介质,转速为每分钟 50 转,依法操作,经 45 分钟时取样。

供试品溶液　取溶出液适量,滤过,取续滤液用水定量稀释制成每 1ml 中约含氟胞嘧啶 10μg 的溶液。

对照品溶液　取氟胞嘧啶对照品适量,精密称定,加水溶解并定量稀释制成每 1ml 中约含 10μg 的溶液。

测定法　取供试品溶液与对照品溶液,照紫外-可见分光光度法(通则 0401),在 276nm 的波长处分别测定吸光度。计算每片的溶出量。

限度　标示量的 80%,应符合规定。

其他　应符合片剂项下有关的各项规定(通则 0101)。

【含量测定】 照紫外-可见分光光度法(通则 0401)测定。

溶剂　0.1mol/L 盐酸溶液。

供试品溶液　取本品 20 片(0.25g 规格)或 10 片(0.5g 规格),精密称定,研细,精密称取适量(约相当于氟胞嘧啶 0.1g),置 250ml 量瓶中,加溶剂约 150ml,振摇使氟胞嘧啶溶解,并用溶剂稀释至刻度,摇匀,滤过,精密量取续滤液 5ml,置 200ml 量瓶中,用溶剂稀释至刻度,摇匀。

对照品溶液　取氟胞嘧啶对照品适量,精密称定,加溶剂溶解并定量稀释制成每 1ml 中约含 10μg 的溶液。

测定法　取供试品溶液与对照品溶液,在 286nm 的波长处分别测定吸光度,计算。

【类别】 同氟胞嘧啶。

【规格】 (1)0.25g　(2)0.5g

【贮藏】 遮光,密封保存。

氟胞嘧啶注射液

Fubaomiding Zhusheye

Flucytosine Injection

本品为氟胞嘧啶加适量氯化钠使成等渗的灭菌水溶液。含氟胞嘧啶($C_4H_4FN_3O$)应为标示量的 93.0%～107.0%。

【性状】 本品为无色或几乎无色的澄明液体。

【鉴别】 (1)取重铬酸钾的饱和硫酸溶液 1～2ml,置小试管中,转动试管,溶液应能均匀涂湿于玻璃管壁,此时无油状存在,然后加本品 1 滴,微热,转动试管,溶液不再沾壁而有类似油垢存在于玻壁上。

(2)取本品约 5ml,加溴试液数滴,同时以空白对照,供试品溶液中溴的色泽应消失或显著浅于空白。

(3)取含量测定项下的溶液,照紫外-可见分光光度法(通则 0401)测定,在 286nm 的波长处有最大吸收,在 245nm 的波长处有最小吸收。

【检查】 **pH 值**　应为 6.0～8.0(通则 0631)。

有关物质　照高效液相色谱法(通则 0512)测定。

供试品溶液　精密量取本品适量,用流动相定量稀释制成每 1ml 中约含氟胞嘧啶 1mg 的溶液。

对照品溶液　取氟尿嘧啶对照品适量,精密称定,加流动相溶解并定量稀释制成每 1ml 中约含 0.5mg 的溶液。

对照溶液　精密量取供试品溶液与对照品溶液各 1ml,置 100ml 量瓶中,用流动相稀释至刻度,摇匀。

色谱条件、系统适用性要求与测定法　见氟胞嘧啶有关物质项下。

限度　供试品溶液色谱图中如有与氟尿嘧啶保留时间一致的色谱峰,按外标法以峰面积计算,不得过标示量的 0.5%,其他杂质峰面积的和不得大于对照溶液中氟胞嘧啶峰面积(1.0%)。

热原　取本品,依法检查(通则 1142),剂量按家兔体重每 1kg 注射 10ml,应符合规定。

其他　应符合注射剂项下有关的各项规定(通则 0102)。

【含量测定】 照紫外-可见分光光度法(通则 0401)测定。

供试品溶液　精密量取本品适量,用 0.1mol/L 盐酸溶液定量稀释制成每 1ml 中约含氟胞嘧啶 5μg 的溶液。

测定法　取供试品溶液与对照品溶液，在 286nm 的波长处分别测定吸光度，按 $C_4H_4FN_3O$ 的吸收系数（$E_{1cm}^{1\%}$）为 709 计算。

【类别】　同氟胞嘧啶。

【规格】　250ml∶2.5g

【贮藏】　遮光，密闭，在阴凉处保存。

氟 康 唑

Fukangzuo

Fluconazole

$C_{13}H_{12}F_2N_6O$　306.28

本品为 *α*-(2,4-二氟苯基)-*α*-(1*H*-1,2,4-三唑-1-基甲基)-1*H*-1,2,4-三唑-1-基乙醇。按干燥品计算，含 $C_{13}H_{12}F_2N_6O$ 不得少于 98.5%。

【性状】　本品为白色或类白色结晶或结晶性粉末；无臭或微带特异臭。

本品在甲醇中易溶，在乙醇中溶解，在二氯甲烷、水或醋酸中微溶，在乙醚中不溶。

熔点　本品的熔点（通则 0612）为 137～141℃。

【鉴别】　(1)取本品适量，加流动相溶解并稀释制成每 1ml 中约含 1mg 的溶液作为供试品溶液；另称取氟康唑对照品适量，加流动相溶解并稀释制成每 1ml 中约含 1mg 的溶液作为对照品溶液，照有关物质项下色谱条件试验，供试品溶液主峰的保留时间应与对照品溶液主峰的保留时间一致。

(2)取本品，加乙醇溶解并稀释制成每 1ml 中约含 0.2mg 的溶液，照紫外-可见分光光度法（通则 0401）测定，在 261nm 与 267nm 的波长处有最大吸收，在 264nm 的波长处有最小吸收。

(3)本品的红外光吸收图谱应与对照的图谱（光谱集 893 图）一致。

【检查】　**溶液的澄清度**　取本品 20mg，加水 10ml 使溶解，溶液应澄清；如显浑浊，与 1 号浊度标准液（通则 0902 第一法）比较，不得更浓。（供注射用）

有关物质　照高效液相色谱法（通则 0512）测定。

供试品溶液　取本品适量，加流动相溶解并稀释制成每 1ml 中约含 10mg 的溶液。

对照溶液　精密量取供试品溶液适量，用流动相定量稀释制成每 1ml 中约含 50μg 的溶液。

系统适用性溶液　取氟康唑与杂质Ⅰ对照品各适量，加流动相溶解并稀释制成每 1ml 中分别约含 1mg 与 0.1mg 的溶液。

灵敏度溶液　取对照溶液适量，用流动相稀释制成每 1ml 中约含 5μg 的溶液。

色谱条件　用十八烷基硅烷键合硅胶为填充剂（4.6mm×250mm，5μm 或效能相当的色谱柱）；以乙腈-0.063%甲酸铵溶液（20∶80）为流动相；柱温为 40℃；检测波长为 260nm；进样体积 20μl。

系统适用性要求　系统适用性溶液色谱图中，氟康唑峰的保留时间约为 10 分钟，杂质Ⅰ峰（相对保留时间约为 0.9）与氟康唑峰间的分离度应符合要求。灵敏度溶液色谱图中，主成分峰峰高的信噪比应大于 5。

测定法　精密量取供试品溶液与对照溶液，分别注入液相色谱仪，记录色谱图至主成分峰保留时间的 3 倍。

限度　供试品溶液色谱图中如有杂质峰，单个杂质峰面积不得大于对照溶液主峰面积（0.5%），各杂质峰面积的和不得大于对照溶液主峰面积的 2 倍（1.0%），小于灵敏度溶液主峰面积的峰忽略不计。

含氯化合物　取本品约 20mg，精密称定，照氧瓶燃烧法（通则 0703）进行有机破坏，以 0.4%氢氧化钠溶液 20ml 为吸收液，俟吸收完全后，强力振摇 5 分钟，加稀硝酸 10ml，移至 50ml 纳氏比色管中，照氯化物检查法（通则 0801）检查，与对照溶液（与供试品同法操作，但燃烧时滤纸中不含供试品，并加标准氯化钠溶液 6.0ml）比较，不得更浓（0.3%）。

干燥失重　取本品，在 105℃干燥至恒重，减失重量不得过 0.5%（通则 0831）。

炽灼残渣　取本品 1.0g，依法检查（通则 0841），遗留残渣不得过 0.1%。

重金属　取炽灼残渣项下遗留的残渣，依法检查（通则 0821 第二法），含重金属不得过百万分之二十。

【含量测定】　取本品约 0.1g，精密称定，加冰醋酸 50ml 溶解后，照电位滴定法（通则 0701），用高氯酸滴定液（0.1mol/L）滴定，并将滴定的结果用空白试验校正。每 1ml 高氯酸滴定液（0.1mol/L）相当于 15.31mg 的 $C_{13}H_{12}F_2N_6O$。

【类别】　抗真菌药。

【贮藏】　密封，在干燥处保存。

【制剂】　(1)氟康唑片　(2)氟康唑注射液　(3)氟康唑胶囊　(4)氟康唑氯化钠注射液

附：

杂质Ⅰ

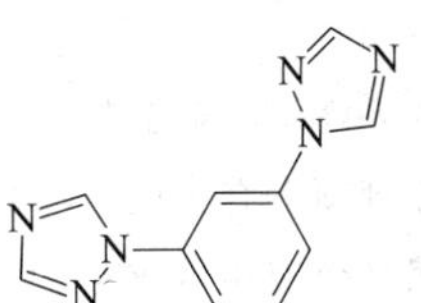

$C_{10}H_8N_6$　212.08

1,3-二(1*H*-1,2,4-三氮唑-1-基)苯

氟 康 唑 片

Fukangzuo Pian

Fluconazole Tablets

本品含氟康唑($C_{13}H_{12}F_2N_6O$)应为标示量的 90.0%～110.0%。

【性状】 本品为白色或类白色片或薄膜衣片,除去包衣后显白色或类白色。

【鉴别】 (1)在含量测定项下记录的色谱图中,供试品溶液主峰的保留时间应与对照品溶液主峰的保留时间一致。

(2)取本品的细粉适量,加乙醇溶解并稀释制成每 1ml 中含氟康唑 0.2mg 的溶液,滤过,取续滤液照紫外-可见分光光度法(通则 0401)测定,在 261nm 与 267nm 的波长处有最大吸收,在 264nm 的波长处有最小吸收。

【检查】 **有关物质** 照高效液相色谱法(通则 0512)测定。

供试品溶液 取本品细粉适量,加流动相溶解并稀释制成每 1ml 中约含氟康唑 1mg 的溶液,滤过,取续滤液。

对照溶液 精密量取供试品溶液适量,用流动相定量稀释制成每 1ml 中约含氟康唑 10μg 的溶液。

色谱条件 用十八烷基硅烷键合硅胶为填充剂;以甲醇-磷酸盐缓冲液(pH 7.0)(45 : 55)为流动相;检测波长为 261nm;进样体积 20μl。

系统适用性要求 理论板数按氟康唑峰计算不低于 1500。

测定法 精密量取供试品溶液与对照溶液,分别注入液相色谱仪,记录色谱图至主成分峰保留时间的 2 倍。

限度 供试品溶液色谱图中如有杂质峰,各杂质峰面积的和不得大于对照溶液主峰面积(1.0%)。

溶出度 照溶出度与释放度测定法(通则 0931 第一法)测定。

溶出条件 以盐酸溶液(9→1000)500ml(50mg 规格)或 1000ml(100mg、150mg 规格)为溶出介质,转速为每分钟 100 转,依法操作,经 45 分钟时取样。

供试品溶液 取溶出液适量,滤过,取续滤液。

对照品溶液 取氟康唑对照品适量,精密称定,加溶出介质溶解并定量稀释制成每 1ml 中约含 0.1mg 的溶液。

测定法 取供试品溶液与对照品溶液,照紫外-可见分光光度法(通则 0401),在 261nm 波长处分别测定吸光度,计算每片的溶出量。

限度 标示量的 80%,应符合规定。

其他 应符合片剂项下有关的各项规定(通则 0101)。

【含量测定】 照高效液相色谱法(通则 0512)测定。

供试品溶液 取本品 20 片,精密称定,研细,精密称取适量(约相当于氟康唑 50mg),置 100ml 量瓶中,加流动相振摇使氟康唑溶解并稀释至刻度,摇匀,滤过,取续滤液。

对照品溶液 取氟康唑对照品,精密称定,加流动相溶解并定量稀释制成每 1ml 中约含 0.5mg 的溶液。

色谱条件与系统适用性要求 见有关物质项下。

测定法 精密量取供试品溶液与对照品溶液,分别注入液相色谱仪,记录色谱图。按外标法以峰面积计算。

【类别】 同氟康唑。

【规格】 (1)50mg (2)100mg (3)150mg

【贮藏】 遮光,密封保存。

氟康唑注射液

Fukangzuo Zhusheye

Fluconazole Injection

本品为氟康唑的灭菌水溶液。含氟康唑($C_{13}H_{12}F_2N_6O$)应为标示量的 90.0%～110.0%。

【性状】 本品为无色的澄明液体。

【鉴别】 (1)在含量测定项下记录的色谱图中,供试品溶液主峰的保留时间应与对照品溶液主峰的保留时间一致。

(2)取本品适量,用水稀释制成每 1ml 中约含氟康唑 0.2mg 的溶液,照紫外-可见分光光度法(通则 0401)测定,在 261nm 与 267nm 的波长处有最大吸收,在 264nm 的波长处有最小吸收。

【检查】 **pH 值** 应为 4.0～8.0(通则 0631)。

有关物质 照高效液相色谱法(通则 0512)测定。

供试品溶液 取本品适量,用流动相稀释制成每 1ml 中约含氟康唑 10mg 的溶液。

对照溶液 精密量取供试品溶液适量,用流动相定量稀释制成每 1ml 中约含氟康唑 50μg 的溶液。

灵敏度溶液 取对照溶液适量,用流动相稀释制成每 1ml 中约含氟康唑 5μg 的溶液。

系统适用性溶液、色谱条件、系统适用性要求与测定法 见氟康唑有关物质项下。

限度 供试品溶液色谱图中如有杂质峰,单个杂质峰面积不得大于对照溶液主峰面积(0.5%),各杂质峰面积的和不得大于对照溶液主峰面积的 2 倍(1.0%),小于灵敏度溶液主峰面积的峰忽略不计。

细菌内毒素 取本品,依法检查(通则 1143),每 1mg 氟康唑中含内毒素的量应小于 0.37EU。

无菌 取本品,用 0.1%无菌蛋白胨水溶液稀释制成每 1ml 中约含氟康唑 20mg 的溶液,经薄膜过滤法处理,每膜氟康唑载药量不超过 2g,用 0.1%无菌蛋白胨水溶液分次冲洗(每膜不少于 500ml),以白色念珠菌为阳性对照菌,依法检查(通则 1101),应符合规定。

其他 应符合注射剂项下有关的各项规定(通则 0102)。

【含量测定】 照高效液相色谱法(通则 0512)测定。

供试品溶液 精密量取本品适量,用流动相定量稀释制成每 1ml 中约含氟康唑 1mg 的溶液。

对照品溶液 取氟康唑对照品适量,精密称定,加流动相溶解并定量稀释制成每 1ml 中约含 1mg 的溶液。

系统适用性溶液与色谱条件 见有关物质项下。

系统适用性要求 除灵敏度要求外,其他见有关物质项下。

测定法 精密量取供试品溶液与对照品溶液,分别注入液相色谱仪,记录色谱图。按外标法以峰面积计算。

【类别】 同氟康唑。

【规格】 (1)5ml∶0.1g　(2)5ml∶0.2g　(3)10ml∶0.1g

【贮藏】 遮光,密闭保存。

氟康唑胶囊

Fukangzuo Jiaonang

Fluconazole Capsules

本品含氟康唑($C_{13}H_{12}F_2N_6O$)应为标示量的 90.0%～110.0%。

【性状】 本品的内容物为白色或类白色粉末或颗粒。

【鉴别】 (1)照薄层色谱法(通则 0502)试验。

供试品溶液　取本品适量(约相当于氟康唑 0.1g),加甲醇 10ml,振摇使氟康唑溶解,滤过,取滤液。

对照品溶液　取氟康唑对照品 0.1g,加甲醇 10ml 溶解。

色谱条件　采用硅胶 GF_{254} 薄层板,以二氯甲烷-甲醇-浓氨溶液(80∶20∶1)为展开剂。

测定法　吸取上述两种溶液各 10μl,分别点于同一薄层板上,展开,晾干,置紫外光灯(254nm)下检视。

结果判定　供试品溶液所显主斑点的位置和颜色应与对照品溶液的主斑点相同。

(2)在含量测定项下记录的色谱图中,供试品溶液主峰的保留时间应与对照品溶液主峰的保留时间一致。

(3)取本品内容物适量,加乙醇溶解并稀释制成每 1ml 中约含氟康唑 0.2mg 的溶液,滤过,取续滤液,照紫外-可见分光光度法(通则 0401)测定,在 261nm 与 267nm 的波长处有最大吸收,在 264nm 的波长处有最小吸收。

以上(1)、(2)两项可选做一项。

【检查】 **有关物质** 照高效液相色谱法(通则 0512)测定。

供试品溶液　取装量差异项下的内容物,研细,精密称取适量,加流动相溶解并稀释制成每 1ml 中约含氟康唑 1mg 的溶液,滤过,取续滤液。

对照溶液　精密量取供试品溶液适量,用流动相定量稀释制成每 1ml 中约含氟康唑 10μg 的溶液。

色谱条件　用十八烷基硅烷键合硅胶为填充剂;以甲醇-磷酸盐缓冲液(pH 7.0)(45∶55)为流动相;检测波长为 261nm;进样体积 20μl。

系统适用性要求　理论板数按氟康唑峰计算不低于 2000。

测定法　精密量取供试品溶液与对照溶液,分别注入液相色谱仪,记录色谱图至主成分峰保留时间的 2 倍。

限度　供试品溶液色谱图中如有杂质峰,各杂质峰面积的和不得大于对照溶液主峰面积(1.0%)。

溶出度 照溶出度与释放度测定法(通则 0931 第一法)测定。

溶出条件　以盐酸溶液(9→1000)500ml(50mg 规格)或 1000ml(100mg、150mg 规格)为溶出介质,转速为每分钟 100 转,依法操作,经 45 分钟时取样。

供试品溶液　取溶出液适量,滤过,取续滤液。

对照品溶液　取氟康唑对照品适量,精密称定,加溶出介质溶解并定量稀释制成每 1ml 中约含 0.1mg 的溶液。

测定法　取供试品溶液与对照品溶液,照紫外-可见分光光度法(通则 0401),在 261nm 的波长处分别测定吸光度,计算每粒的溶出量。

限度　标示量的 80%,应符合规定。

其他 应符合胶囊剂项下有关的各项规定(通则 0103)。

【含量测定】 照高效液相色谱法(通则 0512)测定。

供试品溶液 取装量差异项下的内容物,研细,精密称取适量(约相当于氟康唑 50mg),置 100ml 量瓶中,加流动相振摇使氟康唑溶解并稀释至刻度,摇匀,滤过,取续滤液。

对照品溶液 取氟康唑对照品,精密称定,加流动相溶解并定量稀释制成每 1ml 中约含 0.5mg 的溶液。

色谱条件与系统适用性要求 见有关物质项下。

测定法 精密量取供试品溶液与对照品溶液,分别注入液相色谱仪,记录色谱图。按外标法以峰面积计算。

【类别】 同氟康唑。

【规格】 (1)50mg　(2)100mg　(3)150mg

【贮藏】 密封,在干燥处保存。

氟康唑氯化钠注射液

Fukangzuo Lühuana Zhusheye

Fluconazole and Sodium Chloride Injection

本品为氟康唑与氯化钠的等渗灭菌水溶液。含氟康唑($C_{13}H_{12}F_2N_6O$)与氯化钠(NaCl)均应为标示量的 95.0%～105.0%。

【性状】 本品为无色的澄明液体。

【鉴别】 (1)在含量测定项下记录的色谱图中,供试品溶液主峰的保留时间应与对照品溶液主峰的保留时间一致。

(2)取本品适量，用水稀释制成每 1ml 中约含氟康唑 0.2mg 的溶液，照紫外-可见分光光度法(通则 0401)测定，在 261nm 与 267nm 的波长处有最大吸收，在 264nm 的波长处有最小吸收。

(3)本品显钠盐鉴别(1)的反应和氯化物鉴别(1)的反应(通则 0301)。

【检查】 pH 值　应为 4.0～6.0(通则 0631)。

有关物质　照高效液相色谱法(通则 0512)测定。

供试品溶液　取本品，用流动相稀释制成每 1ml 中含氟康唑 1mg 的溶液。

对照溶液　精密量取供试品溶液适量，用流动相定量稀释制成每 1ml 中含氟康唑 10μg 的溶液。

色谱条件　用十八烷基硅烷键合硅胶为填充剂；以甲醇-磷酸盐缓冲溶液(pH 7.0)(45∶55)为流动相；检测波长为 260nm；进样体积 20μl。

系统适用性要求　理论板数按氟康唑峰计算不低于 2000。

测定法　精密量取供试品溶液与对照溶液，分别注入液相色谱仪，记录色谱图至主成分峰保留时间的 2 倍。

限度　供试品溶液色谱图中如有杂质峰，各杂质峰面积的和不得大于对照溶液主峰面积(1.0%)。

重金属　取本品 50ml，蒸发至约 20ml，放冷，加醋酸盐缓冲液(pH 3.5)2ml 与水适量使成 25ml，依法检查(通则 0821 第一法)，含重金属不得过千万分之三。

细菌内毒素　取本品，依法检查(通则 1143)，每 1ml 中含内毒素的量应小于 0.50EU。

无菌　取本品，用适宜溶剂稀释后，经薄膜过滤法处理，依法检查(通则 1101)，应符合规定。

其他　应符合注射剂项下有关的各项规定(通则 0102)。

【含量测定】 氟康唑　照高效液相色谱法(通则 0512)测定。

供试品溶液　精密量取本品适量，用流动相定量稀释制成每 1ml 中含氟康唑 0.5mg 的溶液。

对照品溶液　取氟康唑对照品适量，精密称定，加流动相溶解并定量稀释制成每 1ml 中含 0.5mg 的溶液。

色谱条件与系统适用性要求　见有关物质项下。

测定法　精密量取供试品溶液与对照品溶液，分别注入液相色谱仪，记录色谱图。按外标法以峰面积计算。

氯化钠　精密量取本品 10ml，加水至 50ml、2%糊精溶液 5ml、碳酸钙 0.1g 与荧光黄指示液 5～8 滴，用硝酸银滴定液(0.1mol/L)滴定。每 1ml 硝酸银滴定液(0.1mol/L)相当于 5.844mg 的 NaCl。

【类别】　同氟康唑。

【规格】　(1)50ml∶氟康唑 0.1g 与氯化钠 0.45g　(2)100ml∶氟康唑 0.1g 与氯化钠 0.9g　(3)100ml∶氟康唑 0.2g 与氯化钠 0.9g

【贮藏】　遮光，密闭保存。

氟　烷

Fuwan

Halothane

```
    F   Cl
    |   |
F—C—C—H
    |   |
    F   Br
```

$C_2HBrClF_3$　197.38

本品为 1,1,1-三氟-2-氯-2-溴乙烷。

加有 0.01%(g/g)麝香草酚为稳定剂。

【性状】　本品为无色、易流动的重质液体；有类似三氯甲烷的香气。

本品能与乙醇、三氯甲烷、乙醚或非挥发性油类任意混合，在水中微溶。

相对密度　本品的相对密度(通则 0601)为 1.871～1.875。

【鉴别】　(1)取本品 1ml，置试管中，加硫酸 2ml 后，本品应在酸层下面(与甲氧氟烷的区别)。

(2)本品显有机氟化物的鉴别反应(通则 0301)。

【检查】 酸度　取本品 20ml，加水 20ml，振摇 3 分钟后，分取水层，加溴甲酚紫指示液 2 滴与氢氧化钠滴定液(0.01mol/L)0.10ml，应显淡紫色。

卤化物与游离卤素　取本品 15ml，加新沸过的冷水 30ml，振摇 3 分钟后，照下述方法试验。

(1)分取水层 5ml，加水 5ml，加硝酸 1 滴与硝酸银试液 0.2ml，如发生浑浊，与对照液(取水层 5ml，加水 5ml，加硝酸 1 滴制成)比较，不得更浓。

(2)分取水层 10ml，加碘化镉试液 1ml 与淀粉指示液 2 滴，不得产生蓝色。

麝香草酚　精密量取 0.225%麝香草酚的四氯化碳溶液 1ml，用四氯化碳稀释至 10ml，摇匀，精密量取 0.5ml，置 25ml 具塞比色管(甲)中；另精密量取 0.225%麝香草酚的四氯化碳溶液 1ml，用四氯化碳稀释至 15ml，摇匀，精密量取 0.5ml，置 25ml 具塞比色管(乙)中；再精密量取供试品 0.5ml，置 25ml 具塞比色管(丙)中。分别各加四氯化碳与硫酸钛试液各 5ml，用力振摇 30 秒后，放置使分层；(丙)管下层显出的黄褐色应在(甲)管与(乙)管之间(0.008%～0.012%)。

不挥发物　取本品 50ml，置水浴上缓缓蒸发至干，在 105℃干燥 2 小时，遗留残渣不得过 1mg。

挥发性杂质　照气相色谱法(通则 0521)测定。

供试品溶液　取本品，即得。

对照品溶液　精密量取杂质Ⅰ对照品 2μl，置盛有供试品溶液 20ml 的量瓶中，摇匀。

色谱条件　以磷酸三辛酯为固定液，涂布浓度为 25%；柱温为 50℃；进样体积 1～3μl。

系统适用性要求　理论板数按氟烷峰计算不低于 750，氟烷与杂质Ⅰ峰的分离度应符合要求。

测定法　精密量取供试品溶液与对照品溶液，分别注入气相色谱仪，记录色谱图。

限度　供试品溶液色谱图中如有杂质峰，各杂质峰面积的和不得大于对照品溶液中杂质Ⅰ峰面积(0.01%)。

【类别】 吸入麻醉药。

【规格】 (1)20ml　(2)100ml

【贮藏】 遮光，密封，在阴凉处保存。

附：

杂质Ⅰ

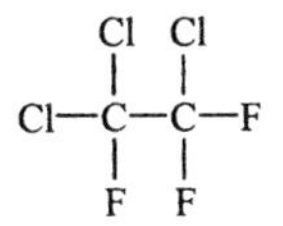

$C_2Cl_3F_3$　187.38

1,1,2-三氯-1,2,2-三氟乙烷

氟氯西林钠

Fulüxilinna

Flucloxacillin Sodium

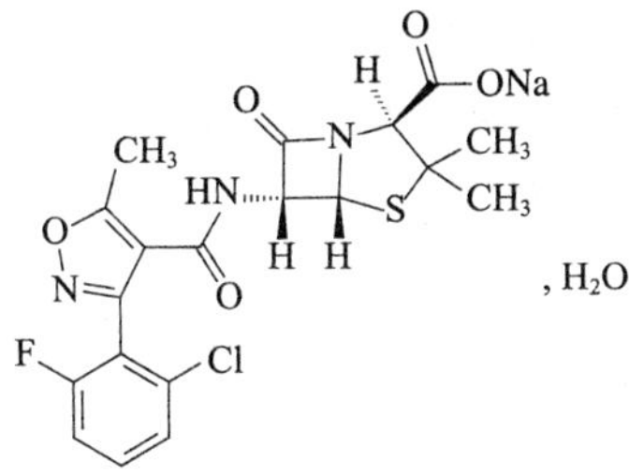

$C_{19}H_{16}ClFN_3NaO_5S \cdot H_2O$　493.9

本品为(2*S*,5*R*,6*R*)-6-[[[3-(2-氯-6-氟苯基)-5-甲基异噁唑-4-基]羰基]氨基]-3,3-二甲基-7-氧代-4-硫杂-1-氮杂二环[3.2.0]庚烷-2-甲酸钠一水合物。按无水物计算，含氟氯西林($C_{19}H_{17}ClFN_3O_5S$)不得少于 91.0%。

【性状】 本品为白色或类白色结晶性粉末；有引湿性。

本品在水中极易溶，在甲醇中易溶，在乙醇中溶解。

比旋度　取本品适量，精密称定，加水溶解并定量稀释制成每 1ml 中约含 10mg 的溶液，依法测定(通则 0621)，比旋度为+158°至+168°。

【鉴别】 (1)取本品约 2mg，加水 0.05ml 和硫酸-甲醛试液(取甲醛溶液 2ml，加硫酸 100ml，混匀)2ml，混匀，溶液显黄绿色，在水浴中加热 1 分钟，溶液变黄色。

(2)在含量测定项下记录的色谱图中，供试品溶液主峰的保留时间应与对照品溶液主峰的保留时间一致。

(3)本品的红外光吸收图谱应与对照品的图谱一致(通则 0402)。

(4)本品显钠盐鉴别(1)的反应(通则 0301)。

【检查】 **结晶性**　取本品少许，依法检查(通则 0981)，应符合规定。

酸度　取本品，加水制成每 1ml 中约含氟氯西林 0.1g 的溶液，依法测定(通则 0631)，pH 值应为 5.0～7.0。

溶液的澄清度　取本品 5 份，各 0.60g，分别加水 5ml 溶解后，溶液应澄清；如显浑浊，与 1 号浊度标准液(通则 0902 第一法)比较，均不得更浓。

吸光度　取本品，加水制成每 1ml 中约含氟氯西林 0.1g 的溶液，照紫外-可见分光光度法(通则 0401)，在 430nm 的波长处测定，吸光度不得大于 0.04。

有关物质　照高效液相色谱法(通则 0512)测定。

供试品溶液　取本品适量，加流动相溶解并稀释制成每 1ml 中约含氟氯西林 1mg 的溶液。

对照溶液　精密量取供试品溶液 1ml，置 100ml 量瓶中，用流动相稀释至刻度，摇匀。

系统适用性溶液　取氟氯西林对照品与氯唑西林对照品各约 5mg，置 50ml 量瓶中，加流动相溶解并稀释至刻度，摇匀。

灵敏度溶液　精密量取对照溶液适量，用流动相定量稀释制成每 1ml 中约含氟氯西林 0.5μg 的溶液。

色谱条件　用十八烷基硅烷键合硅胶为填充剂；以乙腈-2.7g/L 磷酸二氢钾溶液(用 1mol/L 氢氧化钠溶液调节 pH 值至 5.0)(25∶75)为流动相，检测波长为 225nm；进样体积 20μl。

系统适用性要求　系统适用性溶液色谱图中，氟氯西林峰与氯唑西林峰之间的分离度应大于 2.5；灵敏度溶液色谱图中，主成分峰峰高的信噪比应大于 10。

测定法　精密量取供试品溶液与对照溶液，分别注入液相色谱仪，记录色谱图至主成分峰保留时间的 6 倍。

限度　供试品溶液的色谱图中如有杂质峰，单个杂质峰面积不得大于对照溶液主峰面积(1.0%)，各杂质峰面积的和不得大于对照溶液主峰面积的 5 倍(5.0%)，小于灵敏度溶液主峰面积的峰忽略不计。

残留溶剂　丙酮、乙酸乙酯、乙醇与甲醇　照残留溶剂测定法(通则 0861 第二法)测定。

供试品溶液　取本品约 0.3g，精密称定，置顶空瓶中，精密加水 3ml 使溶解，密封。

对照品溶液　取丙酮、乙酸乙酯、乙醇和甲醇适量，精密称定，分别用水定量稀释制成每 1ml 中含丙酮 0.5mg、乙酸乙酯 0.5mg、乙醇 0.5mg 与甲醇 0.3mg 的混合溶液，精密量取 3ml，置顶空瓶中，密封。

色谱条件　以 100%二甲基聚硅氧烷(或极性相近)为固定液的毛细管柱为色谱柱，起始温度为 40℃，维持 6 分钟，再以每分钟 20℃的速率升温至 120℃,维持 5 分钟;进样口温度为 200℃,检测器温度为 250℃;顶空瓶平衡温度为 80℃,平衡时间为 30 分钟。

系统适用性要求　对照品溶液色谱图中,按甲醇、乙醇、丙酮和乙酸乙酯顺序出峰,各成分峰之间的分离度均应符合要求。

测定法　取供试品溶液与对照品溶液分别顶空进样,记录色谱图。

限度　按外标法以峰面积计算,丙酮、乙酸乙酯、乙醇与甲醇的残留量均应符合规定。

N,*N*-二甲基甲酰胺　照残留溶剂测定法(通则 0861 第三法)测定。

供试品溶液　取本品约 0.3g,精密称定,加二甲基亚砜溶解并定量稀释制成每 1ml 中约含 30mg 溶液,摇匀。

对照品溶液　取 *N*,*N*-二甲基甲酰胺对照品适量,精密称定,用二甲基亚砜定量稀释制成每 1ml 中含 26μg 的溶液。

色谱条件　以 5%苯基-95%二甲基聚硅氧烷(或极性相近)为固定液的毛细管柱为色谱柱,柱温度为 100℃;进样口温度为 200℃;检测器温度为 250℃;进样体积 1μl。

测定法　精密量取供试品溶液与对照品溶液,分别注入气相色谱仪,记录色谱图。

限度　按外标法以峰面积计算,*N*,*N*-二甲基甲酰胺的残留量应符合规定。

2-乙基己酸　取本品,依法测定(通则 0873),不得过 0.8% 。

水分　取本品约 0.3g,照水分测定法(通则 0832 第一法 1)测定,含水分应为 3.0%～4.5%。

重金属　取本品 1.0g,依法检查(通则 0821 第一法),含重金属不得过百万分之二十。

可见异物　取本品 5 份,各 1.0g,加微粒检查用水溶解,依法检查(通则 0904),应符合规定。(供无菌分装用)

不溶性微粒　取本品,加微粒检查用水制成每 1ml 中约含 50mg 的溶液,依法检查(通则 0903),每 1.0g 样品中,含 10μm 及 10μm 以上微粒不得过 6000 粒,含 25μm 及 25μm 以上的微粒不得过 600 粒。(供无菌分装用)

细菌内毒素　取本品,依法检测(通则 1143),每 1mg 氟氯西林中含内毒素的量应小于 0.35EU。(供注射用)

无菌　取本品,用适宜的溶剂溶解并稀释后,经薄膜过滤法处理,依法检查(通则 1101),应符合规定。(供无菌分装用)

【含量测定】　照高效液相色谱法(通则 0512)测定。

供试品溶液　取本品适量,精密称定,加流动相溶解并定量稀释制成每 1ml 中约含氟氯西林 0.1mg 的溶液。

对照品溶液　取氟氯西林对照品适量,精密称定,加流动相溶解并定量稀释制成每 1ml 中约含氟氯西林 0.1mg 的溶液,摇匀。

系统适用性溶液与色谱条件　见有关物质项下。

系统适用性要求　除灵敏度要求外,其他见有关物质项下。

测定法　精密量取供试品溶液与对照品溶液,分别注入液相色谱仪,记录色谱图。按外标法以峰面积计算供试品中 $C_{19}H_{17}ClFN_3O_5S$ 的含量。

【类别】　β-内酰胺类抗生素,青霉素类。

【贮藏】　密封,在凉暗干燥处保存。

【制剂】　(1)氟氯西林钠胶囊　(2)注射用氟氯西林钠

氟氯西林钠胶囊

Fulüxilinna Jiaonang

Flucloxacillin Sodium Capsules

本品含氟氯西林钠按氟氯西林($C_{19}H_{17}ClFN_3O_5S$)计算,应为标示量的 92.5%～107.5%。

【性状】　本品内容物为白色或类白色结晶性粉末。

【鉴别】　在含量测定项下记录的色谱图中,供试品溶液主峰的保留时间应与对照品溶液主峰的保留时间一致。

【检查】　**有关物质**　照高效液相色谱法(通则 0512)测定。

供试品溶液　取装量差异项下的内容物适量,加流动相使氟氯西林钠溶解并稀释制成每 1ml 中约含氟氯西林 1mg 的溶液,滤过,取续滤液。

对照溶液　精密量取供试品溶液 1ml,置 100ml 量瓶中,用流动相稀释至刻度,摇匀。

灵敏度溶液　精密量取对照溶液适量,用流动相定量稀释制成每 1ml 中约含氟氯西林 0.5μg 的溶液。

系统适用性溶液、色谱条件、系统适用性要求、测定法与限度　见氟氯西林钠有关物质项下。

水分　取本品内容物,照水分测定法(通则 0832 第一法 1)测定,含水分不得过 5.0%。

溶出度　照溶出度与释放度测定法(通则 0931 第一法)测定。

溶出条件　以水 900ml 为溶出介质,转速为每分钟 100 转,依法操作,经 20 分钟时取样。

供试品溶液　取溶出液适量,滤过,精密量取续滤液适量,用溶出介质定量稀释制成每 1ml 中约含氟氯西林 140μg 的溶液。

对照品溶液　取氟氯西林对照品适量,精密称定,加溶出介质溶解并定量稀释制成每 1ml 中约含氟氯西林 140μg 的溶液。

测定法　取供试品溶液与对照品溶液,照紫外-可见分光光度法(通则 0401),在 273nm 的波长处分别测定吸光度,计算每粒的溶出量。

限度　标示量的 80%,应符合规定。

其他　应符合胶囊剂项下有关的各项规定(通则 0103)。

【含量测定】　照高效液相色谱法(通则 0512)测定。

供试品溶液　取装量差异项下内容物,混匀,精密称取适量(约相当于氟氯西林 0.25g),加流动相使氟氯西林钠溶解并定量稀释制成每 1ml 中约含氟氯西林 0.1mg 的溶液,滤过,取续滤液。

对照品溶液、系统适用性溶液、色谱条件、系统适用性要求与测定法　见氟氯西林钠含量测定项下。

【类别】　同氟氯西林钠。

【规格】　0.25g(按 $C_{19}H_{17}ClFN_3O_5S$ 计)

【贮藏】　密封,在凉暗干燥处保存。

注射用氟氯西林钠

Zhusheyong Fulüxilinna

Flucloxacillin Sodium for Injection

本品为氟氯西林钠的无菌粉末。按无水物计算,含氟氯西林($C_{19}H_{17}ClFN_3O_5S$)不得少于 91.0%;按平均装量计算,含氟氯西林($C_{19}H_{17}ClFN_3O_5S$)应为标示量的 95.0%～105.0%。

【性状】　本品为白色或类白色结晶性粉末。

【鉴别】　照氟氯西林钠鉴别项下方法试验,显相同的结果。

【检查】　**溶液的澄清度与颜色**　取本品 5 瓶,按标示量分别加水制成每 1ml 中约含 0.1g 的溶液,溶液应澄清无色;如显浑浊,与 1 号浊度标准液(通则 0902 第一法)比较,均不得更浓;如显色,与黄色或黄绿色 2 号标准比色液(通则 0901 第一法)比较,均不得更深。

有关物质　照高效液相色谱法(通则 0512)测定。

供试品溶液　取装量差异项下的内容物适量,加流动相使氟氯西林钠溶解并稀释制成每 1ml 中约含氟氯西林 1mg 的溶液,滤过,取续滤液。

对照溶液　精密量取供试品溶液 1ml,置 100ml 量瓶中,用流动相稀释至刻度,摇匀。

灵敏度溶液　精密量取对照溶液适量,用流动相定量稀释制成每 1ml 中约含氟氯西林 0.5μg 的溶液。

系统适用性溶液、色谱条件、系统适用性要求、测定法与限度　见氟氯西林钠有关物质项下。

不溶性微粒　取本品,按标示量加微粒检查用水制成每 1ml 中约含 50mg 的溶液,依法检查(通则 0903),标示量为 1.0g 以下的折算为每 1.0g 样品中含 10μm 及 10μm 以上微粒不得过 6000 粒,含 25μm 及 25μm 以上的微粒不得过 600 粒;标示量为 1.0g 以上(包括 1.0g)的每个供试品容器中含 10μm 及 10μm 以上微粒不得过 6000 粒,含 25μm 及 25μm 以上的微粒不得过 600 粒。

酸度、水分、细菌内毒素与无菌　照氟氯西林钠项下的方法检查,均应符合规定。

其他　应符合注射剂项下有关的各项规定(通则 0102)。

【含量测定】　照高效液相色谱法(通则 0512)测定。

供试品溶液　取装量差异项下内容物,混匀,精密称取适量(约相当于氟氯西林 0.25g),加流动相使氟氯西林钠溶解并定量稀释制成每 1ml 中约含氟氯西林 0.1mg 的溶液,滤过,取续滤液。

对照品溶液、系统适用性溶液、色谱条件、系统适用性要求与测定法　见氟氯西林钠含量测定项下。

【类别】　同氟氯西林钠。

【规格】　按 $C_{19}H_{17}ClFN_3O_5S$ 计　(1)0.25g　(2)0.5g　(3)1.0g

【贮藏】　密封,在凉暗干燥处保存。

氢化可的松

Qinghua Kedisong

Hydrocortisone

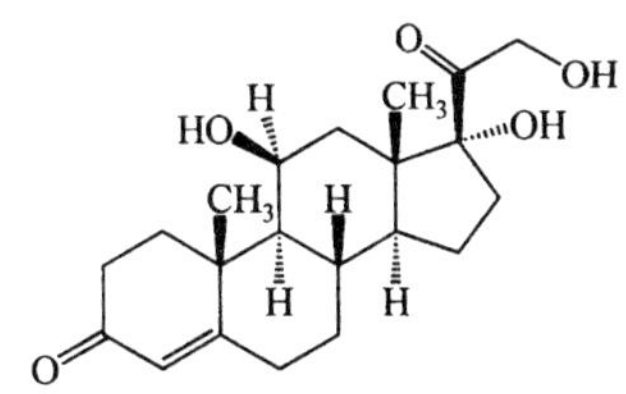

$C_{21}H_{30}O_5$　362.47

本品为 11β,17α,21-三羟基孕甾-4-烯-3,20-二酮。按干燥品计算,含 $C_{21}H_{30}O_5$ 应为 97.0%～103.0%。

【性状】　本品为白色或类白色的结晶性粉末;无臭;遇光渐变质。

本品在乙醇或丙酮中略溶,在三氯甲烷中微溶,在乙醚中几乎不溶,在水中不溶。

比旋度　取本品适量,精密称定,加无水乙醇溶解并定量稀释制成每 1ml 中约含 10mg 的溶液,依法测定(通则 0621),比旋度为+162°至+169°。

吸收系数　取本品适量,精密称定,加无水乙醇溶解并定量稀释制成每 1ml 中约含 10μg 的溶液,照紫外-可见分光光度法(通则 0401),在 242nm 的波长处测定吸光度,吸收系数($E_{1cm}^{1\%}$)为 422～448。

【鉴别】　(1)取本品约 0.1mg,加乙醇 1ml 溶解后,加临用新制的硫酸苯肼试液 8ml,在 70℃加热 15 分钟,即显黄色。

(2)取本品约 2mg,加硫酸 2ml 使溶解,放置 5 分钟,显棕黄色至红色,并显绿色荧光;将此溶液倾入 10ml 水中,即变成黄色至橙黄色,并微带绿色荧光,同时生成少量絮状沉淀。

(3)在含量测定项下记录的色谱图中,供试品溶液主峰的保留时间应与对照品溶液主峰的保留时间一致。

(4)本品的红外光吸收图谱应与对照的图谱(光谱集 283 图)一致。

【检查】　有关物质　照高效液相色谱法(通则 0512)测定。

供试品溶液　取本品适量,精密称定,加甲醇溶解并定量稀释制成每 1ml 中约含 0.5mg 的溶液。

对照溶液　精密量取供试品溶液 1ml,置 100ml 量瓶中,用甲醇稀释至刻度,摇匀。

对照品溶液　取泼尼松龙对照品适量,精密称定,加甲醇溶解并定量稀释制成每 1ml 中约含 5μg 的溶液。

系统适用性溶液　取氢化可的松与泼尼松龙适量,加甲醇溶解并稀释制成每 1ml 中约含 5μg 的溶液。

色谱条件　用十八烷基硅烷键合硅胶为填充剂;以乙腈-水(28∶72)为流动相;检测波长为 245nm;进样体积 20μl。

系统适用性要求　系统适用性溶液色谱图中,出峰顺序依次为泼尼松龙与氢化可的松,泼尼松龙峰与氢化可的松峰之间的分离度应符合要求。

测定法　精密量取供试品溶液、对照溶液与对照品溶液,分别注入液相色谱仪,记录色谱图至供试品溶液主成分峰保留时间的 3 倍。

限度　供试品溶液色谱图中如有与泼尼松龙保留时间一致的峰,按外标法以峰面积计算,不得过 0.5%;其他单个杂质峰面积不得大于对照溶液主峰面积的 0.5 倍(0.5%),杂质总量不得过 1.5%,小于对照溶液主峰面积 0.01 倍的峰忽略不计。

干燥失重　取本品,在 105℃干燥至恒重,减失重量不得过 0.5%(通则 0831)。

【含量测定】　照高效液相色谱法(通则 0512)测定。

供试品溶液　取本品适量,精密称定,加甲醇溶解并定量稀释制成每 1ml 中约含 0.1mg 的溶液。

对照品溶液　取氢化可的松对照品适量,精密称定,加甲醇溶解并定量稀释制成每 1ml 中约含 0.1mg 的溶液。

系统适用性溶液、色谱条件与系统适用性要求　见有关物质项下。

测定法　精密量取供试品溶液与对照品溶液,分别注入液相色谱仪,记录色谱图。按外标法以峰面积计算。

【类别】　肾上腺皮质激素药。

【贮藏】　遮光,密封保存。

【制剂】　(1)氢化可的松片　(2)氢化可的松乳膏　(3)氢化可的松注射液

氢化可的松片

Qinghua Kedisong Pian

Hydrocortisone Tablets

本品含氢化可的松($C_{21}H_{30}O_5$)应为标示量的 90.0%～110.0%。

【性状】　本品为白色片。

【鉴别】　取本品细粉适量(约相当于氢化可的松 5mg),加无水乙醇 5ml,研磨提取,滤过,滤液置水浴上蒸干,残渣照氢化可的松项下的鉴别(1)、(2)项试验,显相同的反应。

【检查】　溶出度　照溶出度与释放度测定法(通则 0931 第二法)测定。

溶出条件　以水 900ml 为溶出介质,转速为每分钟 50 转,依法操作,经 30 分钟时取样。

测定法　取溶出液适量,滤过,精密量取续滤液 5ml,置 10ml 量瓶中,用水稀释至刻度,摇匀,照紫外-可见分光光度法(通则 0401),在 248nm 的波长处测定吸光度,按 $C_{21}H_{30}O_5$ 的吸收系数($E_{1cm}^{1\%}$)为 449.3 计算每片的溶出量。

限度　标示量的 70%,应符合规定。

其他　应符合片剂项下有关的各项规定(通则 0101)。

【含量测定】　照紫外-可见分光光度法(通则 0401)测定。

供试品溶液　取本品 20 片,精密称定,研细,精密称取适量(约相当于氢化可的松 20mg),置 100ml 量瓶中,加无水乙醇约 75ml,振摇 1 小时使氢化可的松溶解,用无水乙醇稀释至刻度,摇匀,滤过,精密量取续滤液 5ml,置 100ml 量瓶中,用无水乙醇稀释至刻度,摇匀。

测定法　取供试品溶液,在 242nm 的波长处测定吸光度,按 $C_{21}H_{30}O_5$ 的吸收系数($E_{1cm}^{1\%}$)为 435 计算。

【类别】　同氢化可的松。

【规格】　(1)10mg　(2)20mg

【贮藏】　遮光,密封保存。

氢化可的松乳膏

Qinghua Kedisong Rugao

Hydrocortisone Cream

本品含氢化可的松($C_{21}H_{30}O_5$)应为标示量的 90.0%～110.0%。

【性状】　本品为乳白色乳膏。

【鉴别】　取本品约 5g,置烧杯中,加无水乙醇 30ml,在水浴上加热使融化,置冰浴中冷却后,滤过,滤液蒸干,残渣照下述方法试验。

(1)取残渣少许,加乙醇 1ml 溶解后,加新制的硫酸苯肼试液 8ml,在 70℃加热 15 分钟,即显黄色。

(2)取残渣少许,加硫酸 2ml,摇匀,放置 5 分钟,溶液显黄色至棕黄色,并带绿色荧光。

【检查】　应符合乳膏剂项下有关的各项规定(通则 0109)。

【含量测定】　照紫外-可见分光光度法(通则 0401)测定。

供试品溶液　取本品适量(约相当于氢化可的松 20mg)，精密称定，置烧杯中，加无水乙醇约 30ml，在水浴上加热使溶解，再置冰浴中冷却，滤过，滤液置 100ml 量瓶中，同法提取 3 次，滤液并入量瓶中，放至室温，用无水乙醇稀释至刻度，摇匀。

对照品溶液　取氢化可的松对照品约 20mg，精密称定，置 100ml 量瓶中，加无水乙醇溶解并稀释至刻度，摇匀。

测定法　精密量取供试品溶液与对照品溶液各 1ml，分别置干燥具塞试管中，各精密加无水乙醇 9ml 与氯化三苯四氮唑试液 1ml，摇匀，各再精密加氢氧化四甲基铵试液 1ml，摇匀，在 25℃的暗处放置 40～45 分钟，在 485nm 的波长处分别测定吸光度，计算。

【类别】　同氢化可的松。

【规格】　(1)10g∶25mg　(2)10g∶50mg　(3)10g∶100mg

【贮藏】　密封，在凉暗处保存。

氢化可的松注射液

Qinghua Kedisong Zhusheye

Hydrocortisone Injection

本品为氢化可的松的灭菌稀乙醇溶液。含氢化可的松($C_{21}H_{30}O_5$)应为标示量的 93.0%～107.0%。

【性状】　本品为无色的澄明液体。

【鉴别】　(1)取本品约 1ml，置水浴上蒸干，残渣照氢化可的松项下的鉴别(1)、(2)项试验，显相同的反应。

(2)在含量测定项下记录的色谱图中，供试品溶液主峰的保留时间应与对照品溶液主峰的保留时间一致。

【检查】　**有关物质**　照高效液相色谱法(通则 0512)测定。

供试品溶液　精密量取本品适量，用流动相定量稀释制成每 1ml 中约含氢化可的松 0.5mg 的溶液。

对照溶液　精密量取供试品溶液 1ml，置 100ml 量瓶中，用流动相稀释至刻度，摇匀。

空白辅料溶液　精密量取 50%乙醇溶液 5ml，置 50ml 量瓶中，用流动相稀释至刻度，摇匀。

对照品溶液、系统适用性溶液、色谱条件、系统适用性要求　见氢化可的松有关物质项下。

测定法　见氢化可的松有关物质项下。取空白辅料溶液 20μl 注入液相色谱仪，扣除空白辅料色谱峰。

限度　供试品溶液色谱图中如有与泼尼松龙保留时间一致的峰，按外标法以峰面积计算，不得过氢化可的松标示量的 0.5%；其他单个杂质峰面积不得大于对照溶液主峰面积的 0.5 倍(0.5%)，杂质总量不得过 2.0%，小于对照溶液主峰面积 0.01 倍的峰忽略不计。

乙醇量　应为 47%～55%(通则 0711)。

细菌内毒素　取本品，依法检查(通则 1143)，每 1mg 氢化可的松中含内毒素的量应小于 1.0EU。

其他　应符合注射剂项下有关的各项规定(通则 0102)。

【含量测定】　照高效液相色谱法(通则 0512)测定。

供试品溶液　精密量取本品适量，用甲醇定量稀释制成每 1ml 中约含氢化可的松 0.1mg 的溶液。

对照品溶液、系统适用性溶液、色谱条件、系统适用性要求与测定法　见氢化可的松含量测定项下。

【类别】　同氢化可的松。

【规格】　(1)2ml∶10mg　(2)5ml∶25mg　(3)10ml∶50mg　(4)20ml∶100mg

【贮藏】　遮光，密闭保存。

氢化可的松琥珀酸钠

Qinghua Kedisong Huposuanna

Hydrocortisone Sodium Succinate

$C_{25}H_{33}NaO_8$　484.52

本品为 11β，17α-二羟基-21-(3-羧基-1-羟丙氧基)孕甾-4-烯-3，20-二酮一钠盐。按干燥品计算，含 $C_{25}H_{33}NaO_8$ 应为 97.0%～102.0%。

【性状】　本品为白色或类白色的粉末；无臭；有引湿性。

本品在水中易溶，在乙醇中略溶，在三氯甲烷中不溶。

比旋度　取本品适量，精密称定，加乙醇溶解并定量稀释制成每 1ml 中约含 10mg 的溶液，依法测定(通则 0621)，比旋度为＋135°至＋145°。

【鉴别】　(1)取本品 1%的水溶液，加入等体积的碱性酒石酸铜试液，加热后，即产生红色沉淀。

(2)本品的红外光吸收图谱应与对照的图谱(光谱集 994 图)一致。

(3)本品显钠盐鉴别(1)的反应(通则 0301)。

【检查】　**溶液的澄清度与颜色**　取本品 0.50g，加水 10ml 溶解后，溶液应澄清无色。

有关物质　照高效液相色谱法(通则 0512)测定。临用新制。

供试品溶液　取本品，精密称定，加流动相溶解并定量稀释制成每 1ml 中约含 0.2mg 的溶液。

对照溶液　精密量取供试品溶液 1ml，置 100ml 量瓶中，用流动相稀释至刻度，摇匀。

对照品溶液　取氢化可的松对照品适量，精密称定，加流动相溶解并定量稀释制成每 1ml 中约含 6μg 的溶液。

系统适用性溶液　取氢化可的松琥珀酸钠与氢化可的松适量，加流动相溶解并稀释制成每 1ml 中约含氢化可的松琥珀酸钠 0.2mg 与氢化可的松 6μg 的溶液。

色谱条件　用十八烷基硅烷键合硅胶为填充剂；以磷酸盐缓冲液(取 8mmol/L 磷酸二氢钾溶液，用 8mmol/L 磷酸氢二钾溶液调节 pH 值至 5.0±0.1)-甲醇(57∶43)为流动相；柱温 40℃；检测波长为 242nm；进样体积 20μl。

系统适用性要求　系统适用性溶液色谱图中，氢化可的松琥珀酸钠峰的保留时间约为 16 分钟，氢化可的松峰相对氢化可的松琥珀酸钠峰的相对保留时间约为 1.2，理论板数按氢化可的松琥珀酸钠峰计算不低于 3000，氢化可的松琥珀酸钠峰与氢化可的松峰之间的分离度应大于 4.0。

测定法　精密量取供试品溶液、对照溶液与对照品溶液，分别注入液相色谱仪，记录色谱图至供试品溶液主成分峰保留时间的 2 倍。

限度　供试品溶液色谱图中如有与氢化可的松保留时间一致的峰，按外标法以峰面积计算，不得过 3.0%；其他单个杂质峰面积不得大于对照溶液主峰面积(1.0%)，氢化可的松与其他杂质总量不得过 3.0%。

干燥失重　取本品，在 105℃干燥 3 小时，减失重量不得过 2.0%(通则 0831)。

含钠量　取本品 1.0g，精密称定，加冰醋酸 75ml，缓慢加热使溶解，放冷，加二氧六环 20ml，加结晶紫指示液 1 滴，用高氯酸滴定液(0.1mol/L)滴定至溶液显蓝紫色，并将滴定的结果用空白试验校正。每 1ml 高氯酸滴定液(0.1mol/L)相当于 2.299mg 的钠，按干燥品计算，含钠量应为4.60%～4.84%。

【含量测定】　照高效液相色谱法(通则 0512)测定。

供试品溶液　取本品适量，精密称定，加流动相溶解并定量稀释制成每 1ml 中约含 40μg 的溶液。

对照品溶液　取氢化可的松琥珀酸钠对照品适量，精密称定，加流动相溶解并定量稀释制成每 1ml 中约含 40μg 的溶液。

系统适用性溶液、色谱条件与系统适用性要求　见有关物质项下。

测定法　精密量取供试品溶液与对照品溶液，分别注入液相色谱仪，记录色谱图。按外标法以峰面积计算。

【类别】　肾上腺皮质激素药。

【贮藏】　遮光，密封保存。

【制剂】　注射用氢化可的松琥珀酸钠

注射用氢化可的松琥珀酸钠

Zhusheyong Qinghua Kedisong Huposuanna

Hydrocortisone Sodium Succinate for Injection

本品为氢化可的松琥珀酸钠与磷酸盐缓冲液制成的无菌冻干品。含氢化可的松琥珀酸钠按氢化可的松($C_{21}H_{30}O_5$)计算，应为标示量的 90.0%～110.0%。

【性状】　本品为白色或类白色的疏松块状物。

【鉴别】　(1)取本品 1%的水溶液，加入等体积的碱性酒石酸铜试液，加热后即产生红色沉淀。

(2)在含量测定项下记录的色谱图中，供试品溶液主峰的保留时间应与对照品溶液主峰的保留时间一致。

(3)取本品适量(约相当于氢化可的松琥珀酸钠 100mg)，加无水乙醇 4ml，充分搅拌，滤过(滤膜孔径 0.45μm 或以下)，取滤液，水浴蒸干，取蒸干后的残渣依法测定。本品的红外光吸收图谱应与对照的图谱(光谱集 994 图)一致。

(4)本品显钠盐鉴别(1)的反应(通则 0301)。

【检查】　**碱度**　取本品适量，加水制成每 1ml 中含 50mg 的溶液，依法测定(通则 0631)，pH 值应为 7.0～8.0。

溶液的颜色　取本品 0.50g，加水 10ml 溶解后，溶液应无色；如显色，与黄色 4 号标准比色液(通则 0901 第一法)比较，不得更深。

有关物质　照高效液相色谱法(通则 0512)测定。临用新制。

供试品溶液　取本品适量，精密称定，加流动相溶解并定量稀释制成每 1ml 中约含氢化可的松琥珀酸钠(按氢化可的松计)0.2mg 的溶液。

对照溶液　精密量取供试品溶液 3ml，置 100ml 量瓶中，用流动相稀释至刻度，摇匀。

对照品溶液、系统适用性溶液、色谱条件　见氢化可的松琥珀酸钠有关物质项下。

系统适用性要求　系统适用性溶液色谱图中，氢化可的松琥珀酸钠峰的保留时间约为 16 分钟，17-氢化可的松琥珀酸钠峰相对氢化可的松琥珀酸钠峰的相对保留时间约为 0.7，氢化可的松峰相对氢化可的松琥珀酸钠峰的相对保留时间约为 1.2，理论板数按氢化可的松琥珀酸钠峰计算不低于 3000，氢化可的松琥珀酸钠峰与氢化可的松峰之间的分离度应大于 4.0。

测定法　精密量取供试品溶液、对照溶液与对照品溶液，分别注入液相色谱仪，记录色谱图至供试品溶液主成分峰保留时间的 2 倍。

限度　供试品溶液色谱图中如有与氢化可的松保留时间一致的峰，按外标法以峰面积计算，不得过氢化可的松标示量的 3.0%；其他各杂质峰面积的和不得大于对照溶液主峰面积(3.0%)。

干燥失重　取本品，在 105℃干燥 3 小时，减失重量不得过 2.0%(通则 0831)。

细菌内毒素　取本品，依法检查(通则 1143)，每 1mg(按氢化可的松计)中含内毒素的量应小于 0.30EU。

异常毒性　取本品，加灭菌注射用水制成每 1ml 中含 10mg 的溶液(按氢化可的松计)，依法检查(通则 1141)，按静脉注射给药，应符合规定。

其他　应符合注射剂项下有关的各项规定(通则 0102)。

【含量测定】　照高效液相色谱法(通则 0512)测定。

供试品溶液　取装量差异项下混合均匀的内容物适量，精密称定，加流动相溶解并定量稀释制成每 1ml 中约含氢化可的松琥珀酸钠 40μg 的溶液。

对照品溶液　取氢化可的松琥珀酸钠对照品与氢化可的松对照品适量，分别精密称定，加流动相溶解并定量稀释制成每 1ml 中约含 0.4mg 与 0.1mg 的溶液，精密量取上述两种溶液各 5ml，置同一 50ml 量瓶中，用流动相稀释至刻度，摇匀。

系统适用性溶液、色谱条件与系统适用性要求　见有关物质项下。

测定法　精密量取供试品溶液与对照品溶液，分别注入液相色谱仪，记录色谱图。供试品溶液色谱图中，出峰顺序依次为 17-氢化可的松琥珀酸钠、21-氢化可的松琥珀酸钠和氢化可的松。按外标法以峰面积计算，以 17-氢化可的松琥珀酸钠峰和 21-氢化可的松琥珀酸钠峰面积总和，作为氢化可的松琥珀酸钠的峰面积计算，并乘以 0.748，折合为氢化可的松的量与氢化可的松的量合并计算。

【类别】　同氢化可的松琥珀酸钠。

【规格】　按 $C_{21}H_{30}O_5$ 计　(1)0.05g　(2)0.1g

【贮藏】　避光，密封保存。

氢氧化铝

Qingyanghualü

Dried Aluminium Hydroxide

本品为以氢氧化铝为主要成分的混合物，可含有一定量的碳酸盐，含氢氧化铝[$Al(OH)_3$]不得少于 76.5%。

【性状】　本品为白色粉末；无臭。

本品在水或乙醇中不溶；在稀无机酸或氢氧化钠溶液中溶解。

【鉴别】　取本品约 0.5g，加稀盐酸 10ml，加热溶解后，显铝盐的鉴别反应（通则 0301）。

【检查】　制酸力　取本品约 0.12g，精密称定，置 250ml 具塞锥形瓶中，精密加盐酸滴定液（0.1mol/L）50ml，密塞，在 37℃不断振摇 1 小时，放冷，加溴酚蓝指示液 6～8 滴，用氢氧化钠滴定液（0.1mol/L）滴定。每 1g 消耗盐酸滴定液（0.1mol/L）不得少于 250ml。

碱金属碳酸盐　取本品 0.20g，加新沸过的冷水 10ml，混匀后，滤过，滤液中加酚酞指示液 2 滴；如显粉红色，加盐酸滴定液（0.1mol/L）0.10ml，粉红色应消失。

氯化物　取本品 0.10g，加稀硝酸 6ml，煮沸溶解后，放冷，用水稀释成 20ml，滤过；分取滤液 5ml，依法检查（通则 0801），与标准氯化钠溶液 5.0ml 制成的对照液比较，不得更浓（0.2%）。

硫酸盐　取本品 0.10g，加稀盐酸 3ml，煮沸溶解后，放冷，用水稀释成 50ml，滤过；取滤液 25ml，依法检查（通则 0802），与标准硫酸钾溶液 5.0ml 制成的对照液比较，不得更浓（1.0%）。

镉　取本品 0.50g 两份，一份中加硝酸 4ml，煮沸溶解后，放冷，定量转移至 50ml 量瓶中，用水稀释至刻度，摇匀，滤过，取续滤液作为供试品溶液；另一份中精密加标准镉溶液（精密量取镉单元素标准溶液适量，用水定量稀释制成每 1ml 中含镉 1.0μg 的溶液）1ml，同法操作，取续滤液作为对照品溶液。照原子吸收分光光度法（通则 0406 第二法），在 228.8nm 的波长处分别测定，应符合规定（0.0002%）。

汞　取本品 1.0g 两份，分别置 50ml 量瓶中，一份中加盐酸 4ml 摇匀后，加水 25ml 摇匀，加 5%高锰酸钾溶液 0.5ml，摇匀，滴加 5%盐酸羟胺溶液至紫色恰消失，用水稀释至刻度，混匀，滤过，取续滤液作为供试品溶液；另一份中精密加标准汞溶液（精密量取汞单元素标准溶液适量，用水定量稀释制成每 1ml 中含汞 2.0μg 的溶液）1ml，同法操作，取续滤液作为对照品溶液。照原子吸收分光光度法（通则 0406 第二法），在 253.6nm 的波长处分别测定，应符合规定（0.0002%）。

重金属　取本品 1.0g，加盐酸 5ml，置水浴上蒸发至干，再加水 5ml，搅匀，继续蒸发至近干时，搅拌使成干燥的粉末，加醋酸盐缓冲液（pH 3.5）2ml 与水 10ml，微温溶解后，滤过，滤液中加水适量使成 25ml，依法检查（通则 0821 第一法），含重金属不得过百万分之三十。

砷盐　取本品 0.20g，加稀硫酸 10ml，煮沸，放冷，加盐酸 5ml 与水适量使成 28ml，依法检查（通则 0822 第一法），应符合规定（0.001%）。

【含量测定】　取本品约 0.6g，精密称定，加盐酸与水各 10ml，煮沸溶解后，放冷，定量转移至 250ml 量瓶中，用水稀释至刻度，摇匀；精密量取 25ml，加氨试液中和至恰析出沉淀，再滴加稀盐酸至沉淀恰溶解为止，加醋酸-醋酸铵缓冲液（pH 6.0）10ml，再精密加乙二胺四醋酸二钠滴定液（0.05mol/L）25ml，煮沸 3～5 分钟，放冷，加二甲酚橙指示液 1ml，用锌滴定液（0.05mol/L）滴定至溶液自黄色转变为红色，并将滴定的结果用空白试验校正。每 1ml 乙二胺四醋酸二钠滴定液（0.05mol/L）相当于 3.900mg 的 $Al(OH)_3$。

【类别】　抗酸药。

【贮藏】　密封保存。

【制剂】　(1)氢氧化铝片　(2)氢氧化铝凝胶　(3)复方氢氧化铝片

氢氧化铝片

Qingyanghualü Pian

Aluminium Hydroxide Tablets

本品每片中含氢氧化铝[$Al(OH)_3$]不得少于 0.207g。

【性状】　本品为白色片。

【鉴别】　(1)取本品细粉（约相当于氢氧化铝 1.0g），置于带有玻璃导管的具塞锥形瓶中，玻璃管的尖端浸于装有氢氧化钙试液的试管中。向锥形瓶中加盐酸溶液(3mol/L)10ml，立刻加塞，振摇，锥形瓶中有气体产生，试管中有沉淀产生。

(2)取上述锥形瓶中残留溶液，滤过，滤液显铝盐的鉴别反应(通则 0301)。

【检查】 **制酸力**　精密称取本品的细粉适量(约相当于氢氧化铝 0.15g)，置 250ml 具塞锥形瓶中，精密加盐酸滴定液(0.1mol/L)50ml，密塞，在 37℃不断振摇 1 小时，放冷，加溴酚蓝指示液 6～8 滴，用氢氧化钠滴定液(0.1mol/L)滴定。每片消耗盐酸滴定液(0.1mol/L)不得少于 60ml。

其他　除崩解时限不检查外，应符合片剂项下有关的各项规定(通则 0101)。

【含量测定】 取本品 20 片，精密称定，研细，精密称取适量(约相当于氢氧化铝 0.6g)，加盐酸与水各 10ml，煮沸溶解后，放冷，滤过，滤液置 250ml 量瓶中，滤器用水洗涤，洗液并入量瓶中，用水稀释至刻度，摇匀。照氢氧化铝含量测定项下的方法自“精密量取 25ml，加氨试液中和至恰析出沉淀”起，同法测定。每 1ml 乙二胺四醋酸二钠滴定液(0.05mol/L)相当于 3.900mg 的 $Al(OH)_3$。

【类别】 同氢氧化铝。

【规格】 0.3g

【贮藏】 密封，在干燥处保存。

氢氧化铝凝胶

Qingyanghualü Ningjiao

Aluminium Hydroxide Gel

本品为氢氧化铝的胶体小粒子分散在水中形成的混悬型凝胶液。含氢氧化铝[$Al(OH)_3$]应为 5.50%～6.75%(g/g)。

本品可加适量的矫味剂与防腐剂。

【性状】 本品为白色黏稠的混悬型凝胶液；静置，能析出大量的水分；遇红色或蓝色的石蕊试纸均微有反应，遇酚酞指示液不显红色。

【鉴别】 (1)取本品 5g，置于带有玻璃导管的具塞锥形瓶中，玻璃管的尖端浸于装有氢氧化钙试液的试管中。向锥形瓶中加盐酸溶液(3mol/L)10ml，立刻加塞，振摇，锥形瓶中有气体产生，试管中有沉淀产生。

(2)取上述锥形瓶中残留溶液，滤过，滤液显铝盐的鉴别反应(通则 0301)。

【检查】 **pH 值**　应为 5.5～8.0(通则 0631)。

制酸力　取本品约 1.5g，精密称定，置 250ml 具塞锥形瓶中，精密加盐酸滴定液(0.1mol/L)50ml，密塞，在 37℃不断振摇 1 小时，加溴酚蓝指示液 6～8 滴，用氢氧化钠滴定液(0.1mol/L)滴定。每 1g 消耗盐酸滴定液(0.1mol/L)应为 12.5～25.0ml。

氯化物　取本品 0.40g，加稀硝酸 6ml，煮沸，溶解后，放冷，用水稀释至 50ml，滤过；分取滤液 25ml，依法检查(通则 0801)，与标准氯化钠溶液 7.0ml 制成的对照液比较，不得更浓(0.035%)。

硫酸盐　取本品 1.0g，加稀盐酸 1ml，煮沸溶解后，放冷，用水稀释至 50ml，滤过；分取滤液 20ml，依法检查(通则 0802)，与标准硫酸钾溶液 5.0ml 制成的对照液比较，不得更浓(0.125%)。

重金属　取本品 5.0g，加盐酸 5ml，置水浴上蒸干，加水 5ml，搅拌，继续蒸发至近干时，搅拌使成干燥的粉末，加醋酸盐缓冲液(pH 3.5)2ml 与水 10ml，微温溶解后，滤过，滤液中加水适量使成 25ml，依法检查(通则 0821 第一法)，含重金属不得过百万分之五。

砷盐　取本品 2.5g，加稀硫酸 10ml，煮沸，放冷后，加盐酸 5ml 与水适量使成 28ml，依法检查(通则 0822 第一法)，应符合规定(0.000 08%)。

其他　应符合凝胶剂项下有关的各项规定(通则 0114)。

【含量测定】 取本品约 8g，精密称定，照氢氧化铝含量测定项下的方法自“加盐酸与水各 10ml，煮沸溶解后”起，同法测定。每 1ml 乙二胺四醋酸二钠滴定液(0.05mol/L)相当于 3.900mg 的 $Al(OH)_3$。

【类别】 同氢氧化铝。

【规格】 4%(g/ml)

【贮藏】 密封，防冻保存。

氢氯噻嗪

Qinglüsaiqin

Hydrochlorothiazide

$C_7H_8ClN_3O_4S_2$　297.74

本品为 6-氯-3,4-二氢-2*H*-1,2,4-苯并噻二嗪-7-磺酰胺-1,1-二氧化物。按干燥品计算，含 $C_7H_8ClN_3O_4S_2$ 应为 98.0%～102.0%。

【性状】 本品为白色结晶性粉末；无臭。

本品在丙酮中溶解，在乙醇中微溶，在水、三氯甲烷或乙醚中不溶；在氢氧化钠试液中溶解。

【鉴别】 (1)在含量测定项下记录的色谱图中，供试品溶液主峰的保留时间应与对照品溶液主峰的保留时间一致。

(2)取本品 50mg，置 100ml 量瓶中，加 0.1mol/L 氢氧化钠溶液 10ml 使溶解，用水稀释至刻度，摇匀，精密量取 2ml，置 100ml 量瓶中，用 0.01mol/L 氢氧化钠溶液稀释至刻度，摇匀，照紫外-可见分光光度法(通则 0401)测定，在 273nm 与

323nm 波长处有最大吸收，273nm 波长处的吸光度与 323nm 波长处的吸光度比值为 5.4～5.7。

(3)本品的红外光吸收图谱应与对照的图谱(光谱集 285 图)一致。

【检查】 **酸碱度**　取本品 0.50g，加水 25ml，振摇 2 分钟，滤过，取续滤液 10ml，加 0.01mol/L 氢氧化钠溶液 0.2ml 与甲基红指示液 0.15ml，溶液应显黄色。再加 0.01mol/L 盐酸溶液 0.4ml，溶液应呈红色。

氯化物　取本品 1.0g，加水 20ml，振摇，滤过，分取滤液 10ml，依法检查(通则 0801)，与标准氯化钠溶液 5.0ml 制成的对照液比较，不得更浓(0.01%)。

有关物质　照高效液相色谱法(通则 0512)测定。

供试品溶液　取本品约 15mg，加有机相[甲醇-乙腈(1：1)] 2.5ml 溶解后，用水相[0.02mol/L 磷酸二氢钾溶液(用磷酸调节 pH 值至 3.2)]稀释至 10ml，摇匀。

对照溶液　精密量取供试品溶液适量，用混合溶剂[有机相-水相(1：3)]定量稀释制成每 1ml 中含 7.5μg 的溶液。

系统适用性溶液　取氢氯噻嗪与氯噻嗪对照品各约 15mg，置同一 100ml 量瓶中，加有机相 25ml 溶解，用水相稀释至刻度，摇匀，量取适量，加混合溶剂稀释制成每 1ml 中各约含 7.5μg 的溶液。

色谱条件　用十八烷基硅烷键合硅胶为填充剂；以水相-甲醇-四氢呋喃(94：6：1)为流动相 A，以水相-甲醇-四氢呋喃(50：50：5)为流动相 B；流速为每分钟 1.0ml，按下表进行梯度洗脱；检测波长为 224nm；进样体积 10μl。

时间(分钟)	流动相 A(%)	流动相 B(%)
0	100	0
22.5	55	45
45	55	45
52.5	100	0
75	100	0

系统适用性要求　系统适用性溶液色谱图中，氢氯噻嗪峰与氯噻嗪峰的分离度应大于 2.5。

测定法　精密量取供试品溶液与对照溶液，分别注入液相色谱仪，记录色谱图。

限度　供试品溶液色谱图中如有杂质峰，单个杂质峰面积不得大于对照溶液主峰面积(0.5%)，各杂质峰面积的和不得大于对照溶液主峰面积的 2 倍(1.0%)，小于对照溶液主峰面积 0.1 倍(0.05%)的峰忽略不计。

残留溶剂　照残留溶剂测定法(通则 0861 第二法)测定。

内标溶液　取异丙醇适量，用水定量稀释制成每 1ml 约含 0.2mg 的溶液。

供试品溶液　取本品约 0.25g，精密称定，置 20ml 顶空瓶中，加 *N*,*N*-二甲基甲酰胺 2ml，振摇使溶解，精密加内标溶液 1ml，用水稀释至 10ml，密封，摇匀。

对照品溶液　分别取甲醇与乙醇，精密称定，用水定量稀释制成每 1ml 含甲醇、乙醇分别约为 0.15mg 与 0.25mg 的溶液，精密量取 5ml，置 20ml 顶空瓶中，加 *N*,*N*-二甲基甲酰胺 2ml，精密加内标溶液 1ml，用水稀释至 10ml，密封。

色谱条件　以 6%氰丙基-94%甲基聚硅氧烷(或极性相近)为固定液；起始温度为 40℃，维持 8 分钟后，以每分钟 45℃的速率升温至 200℃，维持 3 分钟；进样口温度为 200℃；检测器温度为 250℃；顶空瓶平衡温度为 80℃，平衡时间为 30 分钟。

系统适用性要求　对照品溶液色谱图中，甲醇峰与乙醇峰的分离度应符合要求。

测定法　取供试品溶液与对照品溶液分别顶空进样，记录色谱图。

限度　按内标法以峰面积比值计算，甲醇与乙醇的残留量均应符合规定。

干燥失重　取本品，在 105℃干燥至恒重，减失重量不得过 0.5%(通则 0831)。

炽灼残渣　不得过 0.1%(通则 0841)。

重金属　取本品 1.0g，加氢氧化钠试液 7ml 溶解后，用水稀释至 25ml，依法检查(通则 0821 第三法)，含重金属不得过百万分之十五。

【含量测定】 照高效液相色谱法(通则 0512)测定。

供试品溶液　取本品约 20mg，精密称定，置 100ml 量瓶中，加甲醇-乙腈(1：1)5ml，振摇使溶解，用流动相稀释至刻度，摇匀，精密量取适量，用流动相定量稀释制成每 1ml 中约含 50μg 的溶液。

对照品溶液　取氢氯噻嗪对照品，精密称定，加流动相溶解并定量稀释制成每 1ml 中约含 50μg 的溶液。

系统适用性溶液　取氢氯噻嗪与氯噻嗪对照品，加流动相溶解并稀释制成每 1ml 中各含 0.05mg 的溶液。

色谱条件　用十八烷基硅烷键合硅胶为填充剂；以 0.1mol/L 磷酸二氢钠-乙腈(9：1)(用磷酸调节 pH 值至 3.0±0.1)为流动相；检测波长为 271nm；流速为每分钟 1.5ml；柱温 30℃；进样体积 10μl。

系统适用性要求　系统适用性溶液色谱图中，氢氯噻嗪峰与氯噻嗪峰的分离度应大于 2.0。

测定法　精密量取供试品溶液与对照品溶液，分别注入液相色谱仪，记录色谱图。按外标法以峰面积计算。

【类别】 利尿药，抗高血压药。

【贮藏】 遮光，密封保存。

【制剂】 氢氯噻嗪片

氢氯噻嗪片

Qinglüsaiqin Pian

Hydrochlorothiazide Tablets

本品含氢氯噻嗪($C_7H_8ClN_3O_4S_2$)应为标示量的 93.0%～

107.0%。

【性状】 本品为白色片。

【鉴别】 照薄层色谱法(通则 0502)试验。

供试品溶液　取本品细粉适量(约相当于氢氯噻嗪 10mg),加丙酮 10ml 振摇使氢氯噻嗪溶解,滤过,取续滤液。

对照品溶液　取氢氯噻嗪对照品,加丙酮溶解并稀释制成 0.1%的溶液。

色谱条件　采用硅胶 GF_{254} 薄层板,以乙酸乙酯为展开剂。

测定法　取供试品溶液与对照品溶液各 5μl,分别点于同一薄层板上,展开,晾干,置紫外光灯(254nm)下检视。

结果判定　供试品溶液所显示斑点的位置和颜色应与对照品溶液主斑点相同。

【检查】 **有关物质**　照高效液相色谱法(通则 0512)测定。

供试品溶液　取本品细粉适量(约相当于氢氯噻嗪 15mg),加有机相[甲醇-乙腈(1∶1)]2.5ml 使氢氯噻嗪溶解,用水相[0.02mol/L 磷酸二氢钾溶液(用磷酸调节 pH 值至 3.2)]稀释至 10ml,摇匀,滤过,取续滤液。

对照溶液　精密量取供试品溶液适量,用混合溶剂[有机相-水相(1∶3)]定量稀释制成每 1ml 中含 7.5μg 的溶液。

系统适用性溶液、色谱条件、系统适用性要求与测定法　见氢氯噻嗪有关物质项下。

限度　供试品溶液色谱图中如有杂质峰,单个杂质峰面积不得大于对照溶液主峰面积的 2 倍(1.0%),各杂质峰面积的和不得大于对照溶液主峰面积的 4 倍(2.0%),小于对照溶液主峰面积 0.1 倍(0.05%)的峰忽略不计。

含量均匀度　取本品 1 片,置 200ml 量瓶中(10mg 规格)或 500ml 量瓶中(25mg 规格),加流动相 10ml,放置 30 分钟,加甲醇-乙腈(1∶1)10ml,超声处理使氢氯噻嗪溶解,放冷,用流动相稀释至刻度,摇匀,滤过,取续滤液作为供试品溶液,照含量测定项下的方法测定含量,应符合规定(通则 0941)。

溶出度　照溶出度与释放度测定法(通则 0931 第一法)测定。

溶出条件　以 0.1mol/L 盐酸溶液 900ml 为溶出介质,转速为每分钟 100 转,依法操作,经 30 分钟时取样。

供试品溶液　取溶出液 10ml,滤过,精密量取续滤液适量,用溶出介质定量稀释制成每 1ml 中约含 5～10μg 的溶液。

对照品溶液　取氢氯噻嗪对照品,精密称定,加溶出介质溶解并定量稀释制成每 1ml 中约含 5～10μg 的溶液。

测定法　取供试品溶液与对照品溶液,照紫外-可见分光光度法(通则 0401),在 272nm 的波长处分别测定吸光度,计算每片的溶出量。

限度　标示量的 60%,应符合规定。

其他　应符合片剂项下有关的各项规定(通则 0101)。

【含量测定】 照高效液相色谱法(通则 0512)测定。

供试品溶液　取本品 20 片,精密称定,研细,取细粉适量(约相当于氢氯噻嗪 20mg),精密称定,置 100ml 量瓶中,加甲醇-乙腈(1∶1)5ml,振摇,加流动相 20ml,超声约 5 分钟使氢氯噻嗪溶解,放冷,用流动相稀释至刻度,摇匀,滤过,精密量取续滤液适量,用流动相定量稀释制成每 1ml 中约含 50μg 的溶液。

对照品溶液、系统适用性溶液、色谱条件、系统适用性要求与测定法　见氢氯噻嗪含量测定项下。

【类别】 同氢氯噻嗪。

【规格】 (1)10mg　(2)25mg　(3)50mg

【贮藏】 遮光,密封保存。

氢溴酸山莨菪碱

Qingxiusuan Shanlangdangjian

Anisodamine Hydrobromide

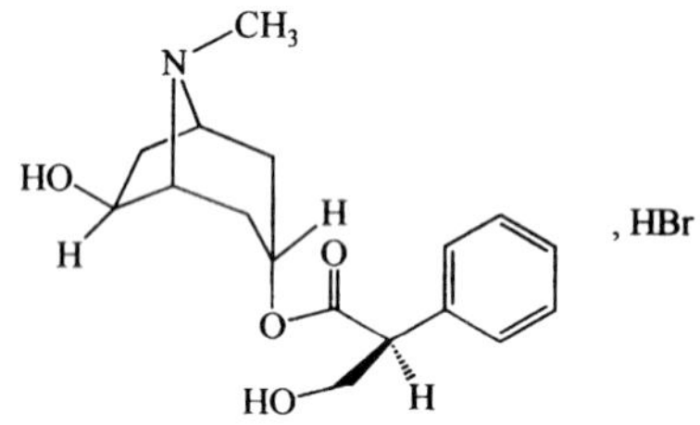

$C_{17}H_{23}NO_4 \cdot HBr$　386.29

本品为从茄科植物山莨菪 *Scopolia tangutica* Maxim. 根中提取得到的一种生物碱的氢溴酸盐。按干燥品计算,含 $C_{17}H_{23}NO_4 \cdot HBr$ 不得少于 98.5%。

【性状】 本品为白色结晶或结晶性粉末;无臭。

本品在水中极易溶解,在乙醇中易溶,在丙酮中微溶。

熔点　本品的熔点(通则 0612 第一法)为 176～181℃。

比旋度　取本品,精密称定,加水溶解并定量稀释制成每 1ml 中约含 0.1g 的溶液,依法测定(通则 0621),比旋度应为 −9.0°至 −11.5°。

【鉴别】 (1)本品的红外光吸收图谱应与对照的图谱(光谱集 287 图)一致。

(2)本品显托烷生物碱类的鉴别反应(通则 0301)。

(3)本品的水溶液显溴化物的鉴别反应(通则 0301)。

【检查】 **酸度**　取本品 0.50g,加水 15ml 溶解后,加甲基红指示液 1 滴,如显红色,加氢氧化钠滴定液(0.02mol/L)0.30ml,应变为黄色。

其他生物碱　照薄层色谱法(通则 0502)试验。

供试品溶液　取本品,加甲醇溶解并稀释制成每 1ml 中含 10mg 的溶液。

对照品溶液　取氢溴酸山莨菪碱对照品,加甲醇溶解并稀释制成每 1ml 中含 10mg 的溶液。

色谱条件　采用氧化铝(中性,活度Ⅱ～Ⅲ级)薄层板,以三氯甲烷-无水乙醇(95∶5)为展开剂。

测定法　取供试品溶液与对照品溶液各 10μl,分别点于同一薄层板上,展开,晾干,喷以稀碘化铋钾试液-碘化钾碘试液(1∶1)。

限度　供试品溶液除显一个与对照品溶液主斑点位置相同的灰黑色斑点外,不得显其他斑点。

干燥失重　取本品,在 120℃干燥至恒重,减失重量不得过 1.0%(通则 0831)。

【含量测定】　取本品约 0.2g,精密称定,加冰醋酸 20ml 溶解后(必要时微热使溶解),加醋酸汞试液 5ml 与结晶紫指示液 1 滴,用高氯酸滴定液(0.1mol/L)滴定至溶液显纯蓝色,并将滴定的结果用空白试验校正。每 1ml 高氯酸滴定液(0.1mol/L)相当于 38.63mg 的 $C_{17}H_{23}NO_4 \cdot HBr$。

【类别】　抗胆碱药。

【贮藏】　遮光,密封保存。

【制剂】　(1)氢溴酸山莨菪碱片　(2)氢溴酸山莨菪碱注射液

氢溴酸山莨菪碱片

Qingxiusuan Shanlangdangjian Pian

Anisodamine Hydrobromide Tablets

本品含氢溴酸山莨菪碱($C_{17}H_{23}NO_4 \cdot HBr$)应为标示量的 95.0%～115.0%。

【性状】　本品为白色片。

【鉴别】　(1)取本品的细粉适量(约相当于氢溴酸山莨菪碱 10mg),加乙醇 5ml,搅拌,滤过,取滤液置水浴上蒸干,残渣显托烷生物碱类的鉴别反应(通则 0301)。

(2)取本品的细粉,加水适量,搅拌,滤过,滤液显溴化物的鉴别反应(通则 0301)。

【检查】　应符合片剂项下有关的各项规定(通则 0101)。

【含量测定】　照紫外-可见分光光度法(通则 0401)测定。

供试品溶液　取本品 20 片,精密称定,研细,精密称取适量(约相当于氢溴酸山莨菪碱 7mg),置 100ml 量瓶中,加水使氢溴酸山莨菪碱溶解并稀释至刻度,摇匀,滤过,取续滤液。

对照品溶液　取氢溴酸山莨菪碱对照品适量,精密称定,加水溶解并定量稀释制成每 1ml 约含 70μg 的溶液。

测定法　精密量取供试品溶液与对照品溶液各 3ml,分别置预先精密加三氯甲烷 15ml 的分液漏斗中,各加溴甲酚绿溶液(取溴甲酚绿 50mg 与邻苯二甲酸氢钾 1.021g,加 0.2mol/L 盐酸溶液 1.6ml 使溶解后,用水稀释至 100ml,摇匀,必要时滤过)6.0ml,摇匀,振摇 3 分钟后,静置使分层,分取澄清的三氯甲烷液,在 420nm 的波长处分别测定吸光度,计算。

【类别】　同氢溴酸山莨菪碱。

【规格】　5mg

【贮藏】　遮光,密封保存。

氢溴酸山莨菪碱注射液

Qingxiusuan Shanlangdangjian Zhusheye

Anisodamine Hydrobromide Injection

本品为氢溴酸山莨菪碱的灭菌水溶液。含氢溴酸山莨菪碱($C_{17}H_{23}NO_4 \cdot HBr$)应为标示量的 90.0%～110.0%。

【性状】　本品为无色的澄明液体。

【鉴别】　(1)取本品 1ml,置水浴上蒸干,残渣照氢溴酸山莨菪碱项下的其他生物碱检查法试验,供试品溶液所显主斑点的位置和颜色应与对照品溶液的主斑点一致。

(2)取本品 1ml,置水浴上蒸干后,残渣显托烷生物碱类的鉴别反应(通则 0301)。

(3)本品显溴化物的鉴别反应(通则 0301)。

【检查】　**pH 值**　应为 3.5～5.5(通则 0631)。

其他　应符合注射剂项下有关的各项规定(通则 0102)。

【含量测定】　照紫外-可见分光光度法(通则 0401)测定。

供试品溶液　精密量取本品适量,用水定量稀释制成每 1ml 中约含氢溴酸山莨菪碱 70μg 的溶液。

对照品溶液　取氢溴酸山莨菪碱对照品适量,精密称定,加水溶解并定量稀释制成每 1ml 约含 70μg 的溶液。

测定法　精密量取供试品溶液与对照品溶液各 3ml,分别置预先精密加三氯甲烷 15ml 的分液漏斗中,各加溴甲酚绿溶液(取溴甲酚绿 50mg 与邻苯二甲酸氢钾 1.021g,加 0.2mol/L 盐酸溶液 1.6ml 使溶解后,用水稀释至 100ml,摇匀,必要时滤过)6.0ml,摇匀,振摇 3 分钟后,静置使分层,分取澄清的三氯甲烷液,在 420nm 的波长处分别测定吸光度,计算。

【类别】　同氢溴酸山莨菪碱。

【规格】　(1)1ml∶10mg　(2)1ml∶20mg

【贮藏】　遮光,密闭保存。

氢溴酸右美沙芬

Qingxiusuan Youmeishafen

Dextromethorphan Hydrobromide

$C_{18}H_{25}NO \cdot HBr \cdot H_2O$　370.33

本品为 3-甲氧基-17-甲基-(9α,13α,14α)-吗啡喃氢溴酸一水合物,按无水物计算,含 $C_{18}H_{25}NO \cdot HBr$ 应为 98.0%～102.0%。

【性状】 本品为白色或类白色结晶性粉末,无臭。

本品在乙醇中易溶,在三氯甲烷中溶解,在水中略溶,在乙醚中不溶。

比旋度 取本品,精密称定,加 0.1mol/L 盐酸溶液溶解并定量稀释制成每 1ml 中约含 20mg 的溶液,依法测定(通则 0621),比旋度为+28.0°至+30.0°。

【鉴别】 (1)取本品约 25mg,加水 5ml 溶解后,加 2mol/L 硝酸溶液 5 滴和硝酸银试液 2ml,产生黄色沉淀。

(2)取本品,用 0.1mol/L 盐酸溶液制成每 1ml 中约含 0.1mg 的溶液,照紫外-可见分光光度法(通则 0401)测定,在 278nm 的波长处有最大吸收,在 245nm 的波长处有最小吸收。

(3)本品的红外光吸收图谱应与对照品的图谱一致(通则 0402)。

【检查】 **酸度** 取本品 0.20g,加水 20ml 溶解后,依法测定(通则 0631),pH 值应为 5.2～6.5。

乙醇溶液的澄清度与颜色 取本品 0.50g,加乙醇 10ml 溶解后,溶液应澄清无色。

***N*,*N*-二甲基苯胺** 取本品 0.50g,加水 20ml,置水浴中加热溶解后冷却,加 1mol/L 醋酸溶液 2ml 和 1%亚硝酸钠溶液 1ml,再加水使成 25ml,摇匀;如显色,与对照液(取 *N*,*N*-二甲基苯胺对照品 20mg,精密称定,置 20ml 量瓶中,加水适量,于水浴中温热使溶解,加水稀释至刻度,摇匀,精密量取 1.0ml,置 200ml 量瓶中,用水稀释至刻度,摇匀)1ml,用同一方法处理后的颜色比较,不得更深(0.001%)。

酚类化合物 取本品约 5mg,加 3mol/L 盐酸溶液 1 滴,水 1ml 和三氯化铁试液 2 滴,混匀,加铁氰化钾试液 2 滴,2 分钟后,不得显蓝绿色。

有关物质 照高效液相色谱法(通则 0512)测定。

供试品溶液 取本品适量,加流动相溶解并稀释制成每 1ml 中约含 1.5mg 的溶液。

对照溶液 精密量取供试品溶液 1ml,置 100ml 量瓶中,用流动相稀释至刻度,摇匀。

系统适用性溶液 取氢溴酸右美沙芬适量,加水溶解并稀释制成每 1ml 中约含 1.5mg 的溶液,置紫外光灯(365nm)下照射 24 小时。

灵敏度溶液 精密量取对照溶液 1ml,置 20ml 量瓶中,用流动相稀释至刻度,摇匀。

色谱条件 用十八烷基硅烷键合硅胶为填充剂(Agilent Zorbax SB C18,4.6mm×250mm,5μm 或效能相当的色谱柱);以缓冲液(取磺基丁二酸钠二辛酯 3.11g 与硝酸铵 0.56g,加水 450ml 与乙腈 300ml 使溶解,用冰醋酸约 220ml 调节 pH 值至 2.0,用水稀释至 1000ml)-乙腈(72∶28)为流动相;检测波长为 280nm;进样体积 20μl。

系统适用性要求 系统适用性溶液色谱图中,主成分色谱峰的保留时间约为 16 分钟,右美沙芬峰与杂质Ⅲ峰之间的分离度应大于 3.5。灵敏度溶液色谱图中主成分峰高的信噪比应大于 10。

测定法 精密量取供试品溶液与对照溶液,分别注入液相色谱仪,记录色谱图至主成分峰保留时间的 2.5 倍。

限度 供试品溶液色谱图中如有下表所示的杂质峰,杂质Ⅰ、Ⅱ、Ⅳ及乘以校正因子后的杂质Ⅲ(校正因子为 0.2)的峰面积均不得大于对照溶液主峰面积的 0.5 倍(0.5%),且其峰面积(或校正后的峰面积)在对照溶液主峰面积 0.25～0.5 倍之间的杂质峰不得超过 1 个;其他单个杂质峰面积不得大于对照溶液主峰面积的 0.1 倍(0.1%),校正后各杂质峰面积的和不得大于对照溶液的主峰面积(1.0%),小于灵敏度溶液主峰面积的色谱峰忽略不计。

杂质名称	相对保留时间
杂质Ⅰ	1.1
杂质Ⅱ	0.4
杂质Ⅲ	0.8
杂质Ⅳ	0.9

残留溶剂 照残留溶剂测定法(通则 0861 第二法)测定。

供试品溶液 取本品约 1g,精密称定,置 20ml 顶空瓶中,精密加入二甲基亚砜 5ml 使溶解,密封。

对照品溶液 取甲醇、丙酮与甲苯各适量,精密称定,用二甲基亚砜定量稀释制成每 1ml 中分别含 0.6mg、1.0mg 与 0.18mg 的混合溶液,精密量取 5ml,置 20ml 顶空瓶中,密封。

色谱条件 以 6%氰丙基苯基-94%二甲基聚硅氧烷(或极性相近)为固定液的毛细管柱为色谱柱;起始温度为 32℃,维持 7 分钟,以每分钟 50℃的速率升温至 200℃,维持 3 分钟;进样口温度为 150℃,检测器温度为 250℃;顶空瓶平衡温度为 80℃,平衡时间为 30 分钟。

系统适用性要求 对照品溶液色谱图中,各色谱峰之间的分离度均应符合要求。

测定法 取供试品溶液与对照品溶液分别顶空进样,记录色谱图。

限度 按外标法以峰面积计算,甲醇、丙酮与甲苯的残留量均应符合规定。

水分 取本品,照水分测定法(通则 0832 第一法 1)测定,水分应为 3.5%～5.5%。

炽灼残渣 不得过 0.1%(通则 0841)。

【含量测定】 照高效液相色谱法(通则 0512)测定。

供试品溶液 取本品适量,精密称定,加流动相溶解并定量稀释制成每 1ml 中约含 0.5mg 的溶液。

对照品溶液 取氢溴酸右美沙芬对照品适量,精密称定,加流动相溶解并定量稀释制成每 1ml 中约含 0.5mg 的溶液。

系统适用性溶液、色谱条件与系统适用性要求 除灵敏度要求外,见有关物质项下。

测定法 精密量取供试品溶液与对照品溶液,分别注入

液相色谱仪，记录色谱图。按外标法以峰面积计算。

【类别】 镇咳药。

【贮藏】 遮光，密封保存。

【制剂】 (1)氢溴酸右美沙芬口服溶液　(2)氢溴酸右美沙芬片　(3)氢溴酸右美沙芬胶囊　(4)氢溴酸右美沙芬缓释片　(5)氢溴酸右美沙芬颗粒　(6)注射用氢溴酸右美沙芬

附：

杂质Ⅰ

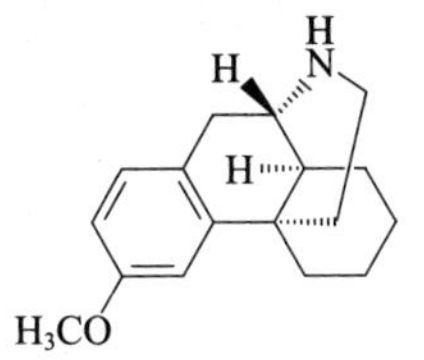

$C_{17}H_{23}NO$　257.37

3-甲氧基吗啡喃对映异构体

杂质Ⅱ

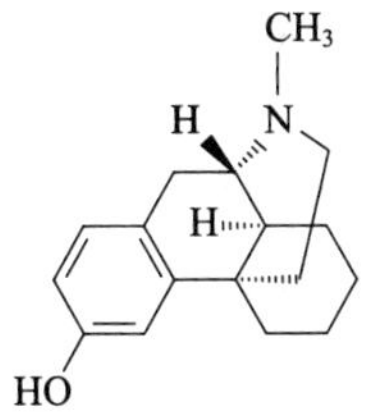

$C_{17}H_{23}NO$　257.37

17-甲基吗啡喃-3-醇对映异构体

杂质Ⅲ

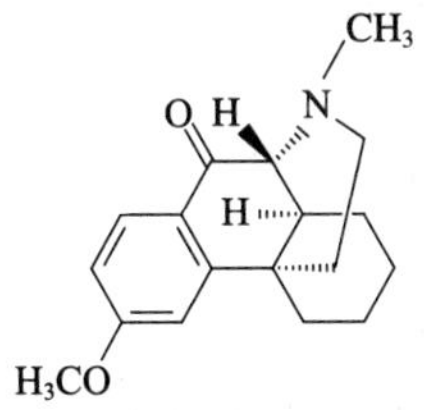

$C_{18}H_{23}NO_2$　285.38

3-甲氧基-17-甲基吗啡喃-10-酮对映异构体

杂质Ⅳ

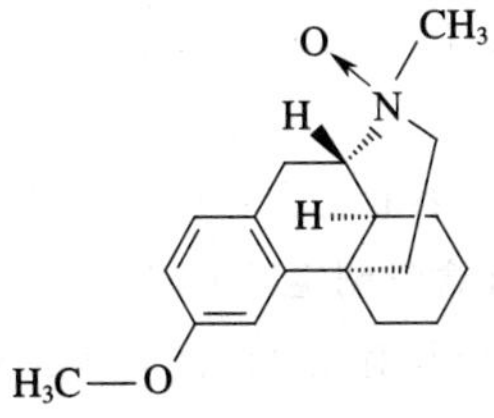

$C_{18}H_{25}NO_2$　287.40

右美沙芬氮氧化物

氢溴酸右美沙芬口服溶液

Qingxiusuan Youmeishafen Koufurongye

Dextromethorphan Hydrobromide Oral Solution

本品含氢溴酸右美沙芬($C_{18}H_{25}NO \cdot HBr \cdot H_2O$)应为标示量的 90.0%～110.0%。

【性状】 本品为微黄色至黄色的澄清液体。

【鉴别】 (1)在含量测定项下记录的色谱图中，供试品溶液主峰的保留时间应与对照品溶液主峰的保留时间一致。

(2)本品显溴化物鉴别(1)的反应(通则 0301)。

【检查】 **相对密度**　本品的相对密度(通则 0601)应不小于 1.10。

pH 值　应为 4.0～6.0(通则 0631)。

有关物质　照高效液相色谱法(通则 0512)测定。

供试品溶液　取本品适量，用流动相稀释制成每 1ml 中约含 1.5mg 的溶液。

对照溶液　精密量取供试品溶液 1ml，置 100ml 量瓶中，用流动相稀释至刻度，摇匀。

灵敏度溶液　精密量取对照溶液 1ml，置 20ml 量瓶中，用流动相稀释至刻度，摇匀。

系统适用性溶液、色谱条件、系统适用性要求与测定法见氢溴酸右美沙芬有关物质项下。

限度　供试品溶液色谱图中如有下表所示的杂质峰，除相对保留时间 0.3 之前的辅料峰外，杂质Ⅰ、Ⅱ、Ⅳ及乘以校正因子后的杂质Ⅲ(校正因子为 0.2)的峰面积均不得大于对照溶液主峰面积(1.0%)，且其峰面积(或校正后的峰面积)在对照溶液主峰面积 0.5～1.0 倍之间的杂质峰不得超过 1 个；其他单个杂质峰面积不得大于对照溶液主峰面积(1.0%)，校正后各杂质峰面积的和不得大于对照溶液主峰面积的 2 倍(2.0%)，小于灵敏度溶液主峰面积的色谱峰忽略不计。

杂质名称	相对保留时间
杂质Ⅰ	1.1
杂质Ⅱ	0.4
杂质Ⅲ	0.8
杂质Ⅳ	0.9

其他　应符合口服溶液剂项下有关的各项规定(通则 0123)。

【含量测定】 照高效液相色谱法(通则 0512)测定。

供试品溶液　精密量取本品适量，用流动相定量稀释制成每 1ml 中约含 0.75mg 的溶液，摇匀，滤过，取续滤液。

对照品溶液　取氢溴酸右美沙芬对照品适量，精密称定，加流动相溶解并定量稀释制成每1ml中约含氢溴酸右美沙芬(按 $C_{18}H_{25}NO \cdot HBr \cdot H_2O$ 计)0.75mg 的溶液。

系统适用性溶液、色谱条件、系统适用性要求与测定法 见氢溴酸右美沙芬含量测定项下。

【类别】 同氢溴酸右美沙芬。

【规格】 (1)10ml∶15mg (2)120ml∶180mg (3)100ml∶150mg

【贮藏】 遮光,密封保存。

氢溴酸右美沙芬片

Qingxiusuan Youmeishafen Pian

Dextromethorphan Hydrobromide Tablets

本品含氢溴酸右美沙芬($C_{18}H_{25}NO \cdot HBr \cdot H_2O$)应为标示量的90.0%~110.0%。

【性状】 本品为白色片或糖衣片,除去糖衣后显白色。

【鉴别】 (1)在含量测定项下记录的色谱图中,供试品溶液主峰的保留时间应与对照品溶液主峰的保留时间一致。

(2)取本品细粉适量,加水振摇,滤过,滤液显溴化物鉴别(1)的反应(通则0301)。

【检查】 **有关物质** 照高效液相色谱法(通则0512)测定。

供试品溶液 取本品细粉适量,加流动相溶解并稀释制成每1ml中约含1.5mg的溶液。

对照溶液 精密量取供试品溶液1ml,置100ml量瓶中,用流动相稀释至刻度,摇匀。

灵敏度溶液 精密量取对照溶液1ml,置20ml量瓶中,用流动相稀释至刻度,摇匀。

系统适用性溶液、色谱条件、系统适用性要求与测定法 见氢溴酸右美沙芬有关物质项下。

限度 供试品溶液色谱图中如有下表所示的杂质峰,除相对保留时间0.3倍之前的辅料峰外,杂质Ⅰ、Ⅱ、Ⅳ及乘以校正因子后的杂质Ⅲ(校正因子为0.2)的峰面积均不得大于对照溶液的主峰面积(1.0%),且其峰面积(或校正后的峰面积)在对照溶液主峰面积0.5~1.0倍之间的杂质峰不得超过1个;其他单个杂质峰面积不得大于对照溶液的主峰面积(1.0%),校正后各杂质峰面积的和不得大于对照溶液主峰面积的2倍(2.0%),小于灵敏度溶液主峰面积的色谱峰忽略不计。

杂质名称	相对保留时间
杂质Ⅰ	1.1
杂质Ⅱ	0.4
杂质Ⅲ	0.8
杂质Ⅳ	0.9

含量均匀度 以含量测定项下测得的每片含量计算,应符合规定(通则0941)。

溶出度 照溶出度与释放度测定法(通则0931第一法)测定。

溶出条件 以水900ml为溶出介质,转速为每分钟50转,依法操作,经30分钟时取样。

供试品溶液 取溶出液适量,滤过,取续滤液。

对照品溶液 取氢溴酸右美沙芬对照品,精密称定,加水溶解并定量稀释制成每1ml中约含氢溴酸右美沙芬(按 $C_{18}H_{25}NO \cdot HBr \cdot H_2O$ 计)17μg 的溶液。

色谱条件 见含量测定项下。进样体积100μl。

系统适用性溶液与系统适用性要求 见含量测定项下。

测定法 精密量取供试品溶液与对照品溶液,分别注入液相色谱仪,记录色谱图,按外标法以峰面积计算每片的溶出量。

限度 标示量的80%,应符合规定。

其他 应符合片剂项下有关的各项规定(通则0101)。

【含量测定】 照高效液相色谱法(通则0512)测定。

供试品溶液 取本品10片,分别置20ml量瓶中,加流动相适量,超声使氢溴酸右美沙芬溶解,放冷,用流动相稀释至刻度,摇匀,滤过,取续滤液。

对照品溶液 取氢溴酸右美沙芬对照品适量,精密称定,加流动相溶解并定量稀释制成每1ml中约含氢溴酸右美沙芬(按 $C_{18}H_{25}NO \cdot HBr \cdot H_2O$ 计)0.75mg 的溶液。

系统适用性溶液、色谱条件与系统适用性要求 见氢溴酸右美沙芬含量测定项下。

测定法 精密量取供试品溶液与对照品溶液,分别注入液相色谱仪,记录色谱图。按外标法以峰面积计算每片的含量,并求得10片的平均含量。

【类别】 同氢溴酸右美沙芬。

【规格】 15mg

【贮藏】 遮光,密封保存。

氢溴酸右美沙芬胶囊

Qingxiusuan Youmeishafen Jiaonang

Dextromethorphan Hydrobromide Capsules

本品含氢溴酸右美沙芬($C_{18}H_{25}NO \cdot HBr \cdot H_2O$)应为标示量的90.0%~110.0%。

【性状】 本品内容物为白色粉末。

【鉴别】 (1)在含量测定项下记录的色谱图中,供试品溶液主峰的保留时间应与对照品溶液主峰的保留时间一致。

(2)取本品内容物适量(约相当于氢溴酸右美沙芬0.15g),加水15ml使氢溴酸右美沙芬溶解,振摇,滤过,取滤液,显溴化物鉴别(1)的反应(通则0301)。

【检查】 有关物质 照高效液相色谱法(通则 0512)测定。

供试品溶液 取本品内容物适量,加流动相溶解并稀释制成每 1ml 中约含 1.5mg 的溶液。

对照溶液 精密量取供试品溶液 1ml,置 100ml 量瓶中,用流动相稀释至刻度,摇匀。

灵敏度溶液 精密量取对照溶液 1ml,置 20ml 量瓶中,用流动相稀释至刻度,摇匀。

系统适用性溶液、色谱条件、系统适用性要求与测定法 见氢溴酸右美沙芬有关物质项下。

限度 供试品溶液色谱图中如有下表所示的杂质峰,除相对保留时间 0.3 之前的辅料峰外,杂质Ⅰ、Ⅱ、Ⅳ及乘以校正因子后的杂质Ⅲ(校正因子为 0.2)的峰面积均不得大于对照溶液的主峰面积(1.0%),且其峰面积(或校正后的峰面积)在对照溶液主峰面积 0.5～1.0 倍之间的杂质峰不得超过 1 个;其他单个杂质峰面积不得大于对照溶液的主峰面积(1.0%),校正后各杂质峰面积的和不得大于对照溶液主峰面积的 2 倍(2.0%),小于灵敏度溶液主峰面积的色谱峰忽略不计。

杂质名称	相对保留时间
杂质Ⅰ	1.1
杂质Ⅱ	0.4
杂质Ⅲ	0.8
杂质Ⅳ	0.9

含量均匀度 以含量测定项下测得的每粒含量计算,应符合规定(通则 0941)。

溶出度 照溶出度与释放度测定法(通则 0931 第一法)测定。

溶出条件 以 0.1mol/L 盐酸溶液 500ml 为溶出介质,转速为每分钟 100 转,依法操作,经 30 分钟时取样。

供试品溶液 取溶出液适量,滤过,取续滤液。

对照品溶液 取氢溴酸右美沙芬对照品,精密称定,加溶出介质溶解并定量稀释制成每 1ml 中约含氢溴酸右美沙芬(按 $C_{18}H_{25}NO \cdot HBr \cdot H_2O$ 计)30μg 的溶液。

色谱条件 见含量测定项下。进样体积 100μl。

系统适用性溶液与系统适用性要求 见含量测定项下。

测定法 精密量取供试品溶液与对照品溶液,分别注入液相色谱仪,记录色谱图,按外标法以峰面积计算每粒的溶出量。

限度 标示量的 85%,应符合规定。

其他 应符合胶囊剂项下有关的各项规定(通则 0103)。

【含量测定】 照高效液相色谱法(通则 0512)测定。

供试品溶液 取本品 10 粒,分别将内容物倾入 50ml 量瓶中,囊壳用少量流动相分次洗净,洗液并入量瓶中,加流动相适量,超声使氢溴酸右美沙芬溶解,放冷,用流动相稀释至刻度,摇匀,滤过,取续滤液。

对照品溶液 取氢溴酸右美沙芬对照品适量,精密称定,加流动相溶解并定量稀释制成每 1ml 中含氢溴酸右美沙芬(按 $C_{18}H_{25}NO \cdot HBr \cdot H_2O$ 计)0.3mg 的溶液。

系统适用性溶液、色谱条件与系统适用性要求 见氢溴酸右美沙芬含量测定项下。

测定法 精密量取供试品溶液与对照品溶液,分别注入液相色谱仪,记录色谱图,按外标法以峰面积计算每粒的含量,并求得 10 粒的平均含量。

【类别】 同氢溴酸右美沙芬。

【规格】 15mg

【贮藏】 遮光,密封保存。

氢溴酸右美沙芬缓释片

Qingxiusuan Youmeishafen Huanshipian

Dextromethorphan Hydrobromide Sustained-release Tablets

本品含氢溴酸右美沙芬($C_{18}H_{25}NO \cdot HBr \cdot H_2O$)应为标示量的 90.0%～110.0%。

【性状】 本品为白色或类白色片。

【鉴别】 (1)取本品的细粉适量(约相当于氢溴酸右美沙芬 0.15g),加水 15ml,振摇使氢溴酸右美沙芬溶解,滤过,取滤液 0.5ml,置水浴上蒸干,残渣加新制的钼硫酸试液数滴,即显黄绿色。

(2)在含量测定项下记录的色谱图中,供试品溶液主峰的保留时间应与对照品溶液主峰的保留时间一致。

(3)取鉴别(1)项下剩余的滤液,显溴化物鉴别(1)的反应(通则 0301)。

【检查】 溶出度 照溶出度与释放度测定法(通则 0931 第三法)测定。

溶出条件 以水 250ml 为溶出介质,转速为每分钟 50 转,依法操作,在 2 小时、4 小时、8 小时时分别取溶出液 10ml,并即时补充相同温度、相同体积的溶出介质。

供试品溶液 分别取 2 小时、4 小时、8 小时时的溶出液,滤过,取续滤液。

对照品溶液 取氢溴酸右美沙芬对照品,精密称定,加水溶解并定量稀释制成每 1ml 中约含氢溴酸右美沙芬(按 $C_{18}H_{25}NO \cdot HBr \cdot H_2O$ 计)80μg 的溶液。

测定法 取供试品溶液与对照品溶液,照紫外-可见分光光度法(通则 0401),在 278nm 的波长处分别测定吸光度,计算每片在不同时间的溶出量。

限度 每片在 2 小时、4 小时和 8 小时时的溶出量应分别为标示量的 30%～60%、45%～70%和 70%以上,均应符合规定。

其他 应符合片剂项下有关的各项规定(通则 0101)。

【含量测定】 照高效液相色谱法(通则 0512)测定。

供试品溶液 取本品 20 片，精密称定，研细，精密称取适量(约相当于氢溴酸右美沙芬 37.5mg)，置 50ml 量瓶中，加流动相适量，超声使氢溴酸右美沙芬溶解，用流动相稀释至刻度，摇匀，滤过，精密量取续滤液 5ml，置 25ml 量瓶中，用流动相稀释至刻度，摇匀。

对照品溶液 取氢溴酸右美沙芬对照品适量，精密称定，加流动相溶解并定量稀释制成每 1ml 中含氢溴酸右美沙芬(按 $C_{18}H_{25}NO \cdot HBr \cdot H_2O$ 计)0.15mg 的溶液。

色谱条件 用十八烷基硅烷键合硅胶为填充剂，以磷酸盐缓冲液(取磷酸和三乙胺各 5ml，加水至 1000ml，混匀)-乙腈(70：30)为流动相；检测波长为 278nm；进样体积 20μl。

系统适用性要求 理论板数按右美沙芬峰计算不低于 1500。

测定法 精密量取供试品溶液与对照品溶液，分别注入液相色谱仪，记录色谱图。按外标法以峰面积计算。

【类别】 同氢溴酸右美沙芬。

【规格】 30mg

【贮藏】 遮光，密封保存。

氢溴酸右美沙芬颗粒

Qingxiusuan Youmeishafen Keli

Dextromethorphan Hydrobromide Granules

本品含氢溴酸右美沙芬($C_{18}H_{25}NO \cdot HBr \cdot H_2O$)应为标示量的 90.0%～110.0%。

【性状】 本品为白色颗粒。

【鉴别】 (1)在含量测定项下记录的色谱图中，供试品溶液主峰的保留时间应与对照品溶液主峰的保留时间一致。

(2)取本品的细粉适量(约相当于氢溴酸右美沙芬 0.15g)，加水 15ml，振摇使氢溴酸右美沙芬溶解，滤过，取滤液，显溴化物鉴别(1)的反应(通则 0301)。

【检查】 **有关物质** 照高效液相色谱法(通则 0512)测定。

供试品溶液 取本品内容物适量，加流动相溶解并稀释制成每 1ml 中约含 1mg 的溶液，滤过，取续滤液。

对照溶液 精密量取供试品溶液 1ml，置 100ml 量瓶中，用流动相稀释至刻度，摇匀。

灵敏度溶液 精密量取对照溶液 1ml，置 20ml 量瓶中，用流动相稀释至刻度，摇匀。

系统适用性溶液、色谱条件、系统适用性要求与测定法 见氢溴酸右美沙芬有关物质项下。

限度 供试品溶液色谱图中如有下表所示的杂质峰，除相对保留时间 0.2 之前的辅料峰外，杂质Ⅰ、Ⅱ、Ⅳ及乘以校正因子后的杂质Ⅲ(校正因子为 0.2)的峰面积均不得大于对照溶液的主峰面积(1.0%)，且其峰面积(或校正后的峰面积)在对照溶液主峰面积 0.5～1.0 倍之间的杂质峰不得超过 1 个；其他单个杂质峰面积不得大于对照溶液的主峰面积(1.0%)，校正后各杂质峰面积的和不得大于对照溶液主峰面积的 2 倍(2.0%)，小于灵敏度溶液主峰面积的色谱峰忽略不计。

杂质名称	相对保留时间
杂质Ⅰ	1.1
杂质Ⅱ	0.4
杂质Ⅲ	0.8
杂质Ⅳ	0.9

含量均匀度 以含量测定项下测得的每袋含量计算，应符合规定(通则 0941)。

其他 应符合颗粒剂项下有关的各项规定(通则 0104)。

【含量测定】 照高效液相色谱法(通则 0512)测定。

供试品溶液 取本品 10 袋，分别将内容物倾入 50ml(15mg 规格)或 25ml(7.5mg 规格)量瓶中，包装袋内壁用少量流动相分次洗涤，洗液并入同一量瓶中，加流动相适量，超声使氢溴酸右美沙芬溶解，放冷，用流动相稀释至刻度，摇匀，滤过，取续滤液。

对照品溶液 取氢溴酸右美沙芬对照品适量，精密称定，加流动相溶解并定量稀释制成每 1ml 中约含氢溴酸右美沙芬(按 $C_{18}H_{25}NO \cdot HBr \cdot H_2O$ 计)0.3mg 的溶液。

系统适用性溶液、色谱条件与系统适用性要求 见氢溴酸右美沙芬含量测定项下。

测定法 精密量取供试品溶液与对照品溶液，分别注入液相色谱仪，记录色谱图，按外标法以峰面积计算每袋的含量，并求得 10 袋的平均含量。

【类别】 同氢溴酸右美沙芬。

【规格】 (1)7.5mg (2)15mg

【贮藏】 遮光，密封保存。

注射用氢溴酸右美沙芬

Zhusheyong Qingxiusuan Youmeishafen

Dextromethorphan Hydrobromide for Injection

本品为氢溴酸右美沙芬的无菌冻干品。含氢溴酸右美沙芬($C_{18}H_{25}NO \cdot HBr \cdot H_2O$)应为标示量的 93.0%～107.0%。

【性状】 本品为白色或类白色疏松块状物或粉末。

【鉴别】 (1)在含量测定项下记录的色谱图中，供试品溶液主峰的保留时间应与对照品溶液主峰的保留时间一致。

(2)本品的水溶液显溴化物鉴别(1)的反应(通则 0301)。

【检查】 **酸度** 取本品适量，加水溶解并稀释制成每 1ml 中约含氢溴酸右美沙芬 5.0mg 的溶液，依法测定(通则 0631)，pH 值应为 5.0～7.0。

溶液的澄清度与颜色 取本品，加水溶解并制成每 1ml

中含氢溴酸右美沙芬 5.0mg 的溶液，溶液应澄清无色；如显浑浊，与 1 号浊度标准液（通则 0902 第一法）比较，不得更浓；如显色，与黄色或黄绿色 1 号标准比色液（通则 0901 第一法）比较，不得更深。

有关物质　照高效液相色谱法（通则 0512）测定。

供试品溶液　取本品适量，加流动相溶解并稀释制成每 1ml 中约含 1.5mg 的溶液。

对照溶液　精密量取供试品溶液 1ml，置 100ml 量瓶中，用流动相稀释至刻度，摇匀。

灵敏度溶液　精密量取对照溶液 1ml，置 20ml 量瓶中，用流动相稀释至刻度，摇匀。

系统适用性溶液、色谱条件、系统适用性要求与测定法　见氢溴酸右美沙芬有关物质项下。

限度　供试品溶液色谱图中如有下表所示的杂质峰，杂质Ⅰ、Ⅱ、Ⅳ及乘以校正因子后的杂质Ⅲ（校正因子为 0.2）的峰面积均不得大于对照溶液的主峰面积的 0.5 倍（0.5%），且其峰面积（或校正后的峰面积）在对照溶液主峰面积 0.25～0.5 倍之间的杂质峰不得超过 1 个；其他单个杂质峰面积不得大于对照溶液主峰面积的 0.5 倍（0.5%），校正后各杂质峰面积的和不得大于对照溶液的主峰面积（1.0%），小于灵敏度溶液主峰面积的色谱峰忽略不计。

杂质名称	相对保留时间
杂质Ⅰ	1.1
杂质Ⅱ	0.4
杂质Ⅲ	0.8
杂质Ⅳ	0.9

含量均匀度　以含量测定项下测得的每瓶含量计算，应符合规定（通则 0941）。

水分　取本品，照水分测定法（通则 0832 第一法）测定，含水分不得过 2.0%。

细菌内毒素　取本品，依法检查（通则 1143），每 1mg 氢溴酸右美沙芬中含内毒素的量应小于 15EU。

无菌　取本品，用 0.9%无菌氯化钠溶液适量溶解后，经薄膜过滤法处理，用 0.1%无菌蛋白胨水溶液冲洗（每膜不少于 100ml），以金黄色葡萄球菌为阳性对照菌，依法检查（通则 1101），应符合规定。

其他　应符合注射剂项下有关的各项规定（通则 0102）。

【含量测定】　照高效液相色谱法（通则 0512）测定。

供试品溶液　取本品 10 瓶，分别加水适量使溶解，并分别定量转移至 25ml 量瓶中，用水稀释至刻度，摇匀。

对照品溶液　取氢溴酸右美沙芬对照品适量，精密称定，加水溶解并定量稀释制成每 1ml 中约含氢溴酸右美沙芬（按 $C_{18}H_{25}NO \cdot HBr \cdot H_2O$ 计）0.2mg 的溶液。

系统适用性溶液、色谱条件与系统适用性要求　见氢溴酸右美沙芬含量测定项下。

测定法　精密量取供试品溶液与对照品溶液，分别注入液相色谱仪，记录色谱图。按外标法以峰面积计算每瓶的含量，并求得 10 瓶的平均含量。

【类别】　同氢溴酸右美沙芬。

【规格】　5mg

【贮藏】　遮光，密闭保存。

氢溴酸东莨菪碱

Qingxiusuan Donglangdangjian

Scopolamine Hydrobromide

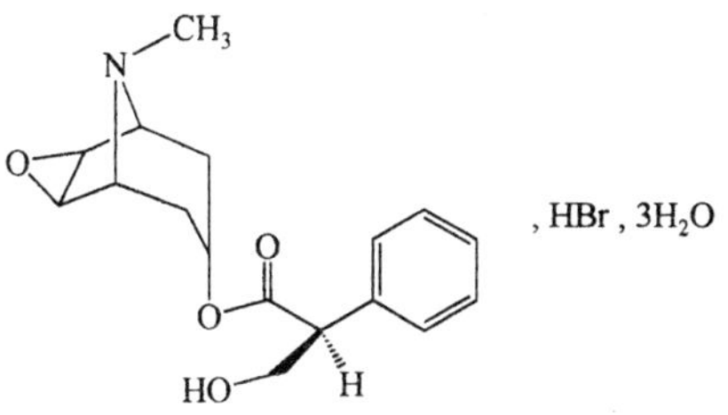

$C_{17}H_{21}NO_4 \cdot HBr \cdot 3H_2O$　438.32

本品为 6*β*，7*β*-环氧-1*αH*，5*αH*-托烷-3*α*-醇（－）托品酸酯氢溴酸盐三水合物。按干燥品计算，含 $C_{17}H_{21}NO_4 \cdot HBr$ 应为 99.0%～102.0%。

【性状】　本品为无色结晶或白色结晶性粉末；无臭；微有风化性。

本品在水中易溶，在乙醇中略溶，在三氯甲烷中极微溶解，在乙醚中不溶。

熔点　本品的熔点（通则 0612 第一法）为 195～199℃，熔融时同时分解。

比旋度　取本品，精密称定，加水溶解并定量稀释制成每 1ml 中约含 50mg 的溶液，依法测定（通则 0621），比旋度为 －24°至－27°。

【鉴别】　（1）取本品约 10mg，加水 1ml 溶解后，置分液漏斗中，加氨试液使成碱性后，加三氯甲烷 5ml，振摇，分取三氯甲烷液，置水浴上蒸干，残渣中加二氯化汞的乙醇溶液（取二氯化汞 2g，加 60%乙醇使成 100ml）1.5ml，即生成白色沉淀（与阿托品及后马托品的区别）。

（2）本品的红外光吸收图谱应与对照的图谱（光谱集 288 图）一致。

（3）本品显托烷生物碱类的鉴别反应（通则 0301）。

（4）本品的水溶液显溴化物的鉴别反应（通则 0301）。

【检查】　**溶液的澄清度**　取本品 0.50g，加水 15ml 溶解后，溶液应澄清。

酸度　取本品 0.50g，加水 10ml 溶解后，依法测定（通则 0631），pH 值应为 4.0～5.5。

其他生物碱　取本品 0.10g，加水 2ml 溶解后，分成两等份：一份中加氨试液 2～3 滴，不得发生浑浊；另一份中加氢氧化钾试液数滴，只许发生瞬即消失的类白色浑浊。

有关物质　照高效液相色谱法（通则 0512）测定。

供试品溶液　取本品适量，加水溶解并制成每 1ml 中含 0.3mg 的溶液。

对照溶液　精密量取供试品溶液 1ml，置 100ml 量瓶中，用流动相稀释至刻度，摇匀。

色谱条件　用辛基硅烷键合硅胶为填充剂；以 0.25% 十二烷基硫酸钠溶液（用磷酸调节 pH 值至 2.5）-乙腈（60∶40）为流动相；检测波长为 210nm；进样体积 20μl。

系统适用性要求　理论板数按东莨菪碱峰计算不低于 6000。

测定法　精密量取供试品溶液与对照溶液，分别注入液相色谱仪，记录色谱图至主成分峰保留时间的 3 倍。

限度　供试品溶液的色谱图中如有杂质峰，除溶剂峰附近的溴离子峰外，单个杂质峰面积不得大于对照溶液主峰面积的 0.5 倍（0.5%），各杂质峰面积的和不得大于对照溶液主峰面积（1.0%）。

易氧化物　取本品 0.15g，加水 5ml 溶解后，在 15～20℃ 加高锰酸钾滴定液（0.02mol/L）0.05ml，10 分钟内红色不得完全消失。

干燥失重　取本品，先在 60℃ 干燥 1 小时，再升温至 105℃ 干燥至恒重，减失重量不得过 13.0%（通则 0831）。

【含量测定】　照高效液相色谱法（通则 0512）测定。

供试品溶液　取本品适量，精密称定，加水溶解并定量稀释制成每 1ml 中约含 0.3mg 的溶液。

对照品溶液　取氢溴酸东莨菪碱对照品适量，精密称定，加水溶解并定量稀释制成每 1ml 中约含 0.26mg 的溶液。

色谱条件与系统适用性要求　见有关物质项下。

测定法　精密量取供试品溶液与对照品溶液，分别注入液相色谱仪，记录色谱图。按外标法以峰面积计算。

【类别】　抗胆碱药。

【贮藏】　遮光，密封保存。

【制剂】　（1）氢溴酸东莨菪碱片　（2）氢溴酸东莨菪碱注射液

氢溴酸东莨菪碱片

Qingxiusuan Donglangdangjian Pian

Scopolamine Hydrobromide Tablets

本品含氢溴酸东莨菪碱（$C_{17}H_{21}NO_4 \cdot HBr \cdot 3H_2O$）应为标示量的 90.0%～110.0%。

【性状】　本品为白色片。

【鉴别】　（1）在含量测定项下记录的色谱图中，供试品溶液主峰的保留时间应与对照品溶液主峰的保留时间一致。

（2）取本品的细粉适量（约相当于氢溴酸东莨菪碱 3mg），置离心管中，加乙醇 2ml，振摇提取后，离心，取上清液置水浴上蒸干，残渣显托烷生物碱类的鉴别反应（通则 0301）。

（3）取本品的细粉适量，加水振摇，滤过，滤液显溴化物的鉴别反应（通则 0301）。

【检查】　含量均匀度　取本品 1 片，置 10ml 量瓶中，加水适量，超声处理使溶解，放冷，用水稀释至刻度，摇匀，滤膜滤过，取续滤液作为供试品溶液。照含量测定项下的方法测定含量，应符合规定（通则 0941）。

其他　应符合片剂项下有关的各项规定（通则 0101）。

【含量测定】　照高效液相色谱法（通则 0512）测定。

供试品溶液　取本品 20 片，精密称定，研细，精密称取适量（约相当于氢溴酸东莨菪碱 0.75mg），置 25ml 量瓶中，加水适量，超声使氢溴酸东莨菪碱溶解，放冷，用水稀释至刻度，摇匀，滤膜滤过，取续滤液。

对照品溶液　取氢溴酸东莨菪碱对照品，精密称定，加水溶解并定量稀释制成每 1ml 中约含 0.026mg 的溶液。

色谱条件与系统适用性要求　见氢溴酸东莨菪碱含量测定项下。进样体积 50μl。

测定法　精密量取供试品溶液与对照品溶液，分别注入液相色谱仪，记录色谱图。按外标法以峰面积计算，并将结果乘以 1.141。

【类别】　同氢溴酸东莨菪碱。

【规格】　0.3mg

【贮藏】　遮光，密封保存。

氢溴酸东莨菪碱注射液

Qingxiusuan Donglangdangjian Zhusheye

Scopolamine Hydrobromide Injection

本品为氢溴酸东莨菪碱的灭菌水溶液。含氢溴酸东莨菪碱（$C_{17}H_{21}NO_4 \cdot HBr \cdot 3H_2O$）应为标示量的 90.0%～110.0%。

【性状】　本品为无色的澄明液体。

【鉴别】　（1）在含量测定项下记录的色谱图中，供试品溶液主峰的保留时间应与对照品溶液主峰的保留时间一致。

（2）取本品适量（约相当于氢溴酸东莨菪碱 2.5mg），置水浴上蒸干，残渣显托烷生物碱类的鉴别反应（通则 0301）。

（3）本品显溴化物鉴别（2）的反应（通则 0301）。

【检查】　pH 值　应为 3.0～5.0（通则 0631）。

有关物质　照高效液相色谱法（通则 0512）测定。

供试品溶液　取本品，用流动相稀释制成每 1ml 中含氢溴酸东莨菪碱 0.3mg 的溶液。

对照溶液　精密量取供试品溶液 1ml，置 100ml 量瓶中，用流动相稀释至刻度，摇匀。

色谱条件、系统适用性要求与测定法　见氢溴酸东莨菪碱有关物质项下。

限度　供试品溶液色谱图中如有杂质峰，除溶剂峰附近的溴离子峰外，各杂质峰面积的和不得大于对照溶液主峰面积(1.0%)。

细菌内毒素　取本品,依法检查(通则 1143),每 1mg 氢溴酸东莨菪碱中含内毒素的量应小于 20EU。

其他　应符合注射剂项下有关的各项规定(通则 0102)。

【含量测定】　照高效液相色谱法(通则 0512)测定。

供试品溶液　精密量取本品适量,用流动相定量稀释制成每 1ml 中含氢溴酸东莨菪碱 0.3mg 的溶液。

对照品溶液、色谱条件与系统适用性要求　见氢溴酸东莨菪碱含量测定项下。

测定法　见氢溴酸东莨菪碱含量测定项下,将结果与 1.141 相乘。

【类别】　同氢溴酸东莨菪碱。

【规格】　(1)1ml∶0.3mg　(2)1ml∶0.5mg

【贮藏】　遮光,密闭保存。

氢溴酸加兰他敏

Qingxiusuan Jialantamin

Galantamine Hydrobromide

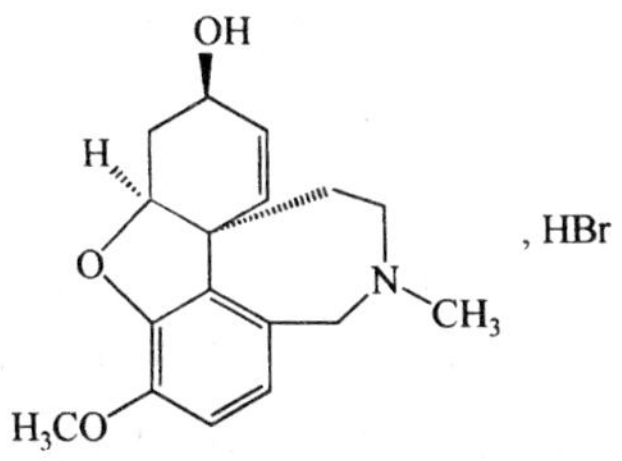

$C_{17}H_{21}NO_3 \cdot HBr$　368.27

本品为(4a*S*,6*R*,8a*S*)-11-甲基-3-甲氧基-4*a*,5,9,10,11,12-六氢-6*H*-苯并呋喃并[3*a*,3,2-*ef*][2]苯并氮杂䓬-6-醇氢溴酸盐。按干燥品计算,含 $C_{17}H_{21}NO_3 \cdot HBr$ 不得少于 98.0%。

【性状】　本品为白色或类白色的结晶性粉末;无臭。

本品在水中溶解,在乙醇中微溶,在丙酮、三氯甲烷、乙醚中不溶。

比旋度　取本品,精密称定,加水溶解并定量稀释制成每 1ml 中约含 20mg 的溶液,依法测定(通则 0621),比旋度为−90°至−100°。

吸收系数　取本品,精密称定,加水溶解并定量稀释制成每 1ml 中约含 50μg 的溶液,照紫外-可见分光光度法(通则 0401),在 289nm 的波长处测定吸光度,吸收系数($E_{1cm}^{1\%}$)为 79.6～86.2。

【鉴别】　(1)取本品约 1mg,置瓷蒸发皿中,加 0.5%钼酸铵溶液 1ml,置水浴上蒸干,加硫酸 1～2 滴,显蓝绿色。

(2)取本品与氢溴酸加兰他敏对照品,分别用有关物质项下流动相溶解并稀释制成每 1ml 中约含 0.1mg 的溶液作为供试品溶液与对照品溶液,照有关物质项下的方法试验,供试品溶液主峰的保留时间应与对照品溶液主峰的保留时间一致。

(3)本品的水溶液显溴化物的鉴别反应(通则 0301)。

【检查】　**酸度**　取溶液的澄清度项下的溶液,依法测定(通则 0631),pH 值应为 4.5～6.5。

溶液的澄清度　取本品 0.10g,加水 10ml 溶解后,溶液应澄清。

有关物质　照高效液相色谱法(通则 0512)测定。

供试品溶液　取本品,加流动相溶解并稀释制成每 1ml 中含 1mg 的溶液。

对照溶液　精密量取供试品溶液 1ml,置 100ml 量瓶中,用流动相稀释至刻度,摇匀。

系统适用性溶液　取氢溴酸力克拉敏适量,用上述供试品溶液溶解并稀释制成每 1ml 中含氢溴酸力克拉敏约 0.1mg 与氢溴酸加兰他敏约 1mg 的混合溶液。

色谱条件　用十八烷基硅烷键合硅胶为填充剂;以三乙胺磷酸缓冲液(取三乙胺 7ml,加水 900ml,用 0.5mol/L 磷酸溶液调节 pH 值至 6.0,加水至 1000ml)-甲醇(75∶25)为流动相;检测波长为 228nm;进样体积 20μl。

系统适用性要求　系统适用性溶液色谱图中,力克拉敏峰与加兰他敏峰的分离度应符合要求。

测定法　精密量取供试品溶液与对照溶液,分别注入液相色谱仪,记录色谱图至主成分峰保留时间的 3 倍。

限度　供试品溶液色谱图中如有杂质峰,单个杂质峰面积不得大于对照溶液主峰面积(1.0%),各杂质峰面积的和不得大于对照溶液主峰面积的 2 倍(2.0%)。

干燥失重　取本品,在 105℃干燥至恒重,减失重量不得过 1.0%(通则 0831)。

【含量测定】　取本品约 0.3g,精密称定,加无水甲酸 10ml 溶解后,加醋酐 50ml,照电位滴定法(通则 0701),用高氯酸滴定液(0.1mol/L)滴定,并将滴定的结果用空白试验校正。每 1ml 高氯酸滴定液(0.1mol/L)相当于 36.83mg 的 $C_{17}H_{21}NO_3 \cdot HBr$。

【类别】　抗胆碱酯酶药。

【贮藏】　遮光,密封保存。

【制剂】　(1)氢溴酸加兰他敏片　(2)氢溴酸加兰他敏注射液

附:

氢溴酸力克拉敏

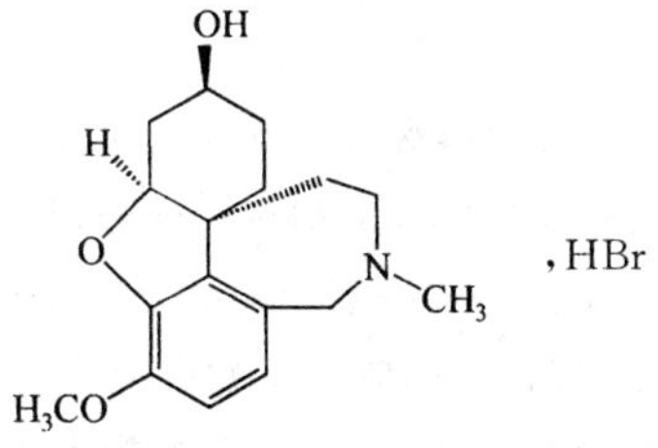

$C_{17}H_{23}NO_3 \cdot HBr$　370.37

11-甲基-3-甲氧基-4*a*,5,7,8,9,10,11,12-八氢-6*H*-苯并呋喃并[3*a*,3,2-*ef*][2]苯并氮杂䓬-6-醇氢溴酸盐

氢溴酸加兰他敏片

Qingxiusuan Jialantamin Pian

Galantamine Hydrobromide Tablets

本品含氢溴酸加兰他敏($C_{17}H_{21}NO_3 \cdot HBr$)按加兰他敏($C_{17}H_{21}NO_3$)计，应为标示量的 90.0%～110.0%。

【性状】 本品为白色片或薄膜衣片，除去包衣后显白色。

【鉴别】 (1)取本品细粉适量(约相当于氢溴酸加兰他敏 10mg)，加 0.5%钼酸铵溶液 10ml，振摇使氢溴酸加兰他敏溶解，滤过，取滤液 1ml 置瓷蒸发皿中，水浴上蒸干，加硫酸 1～2 滴，即显蓝绿色。

(2)在含量测定项下记录的色谱图中，供试品溶液主峰的保留时间应与对照品溶液主峰的保留时间一致。

【检查】 **有关物质** 照高效液相色谱法(通则 0512)测定。

供试品溶液　取本品细粉适量(约相当于氢溴酸加兰他敏 10mg)，置 10ml 量瓶中，加流动相适量，振摇使氢溴酸加兰他敏溶解，用流动相稀释至刻度，摇匀，滤过，取续滤液。

对照溶液　精密量取供试品溶液 1ml，置 100ml 量瓶中，用流动相稀释至刻度，摇匀。

系统适用性溶液、色谱条件、系统适用性要求与测定法　见氢溴酸加兰他敏有关物质项下。

限度　供试品溶液色谱图中如有杂质峰，单个杂质峰面积不得大于对照溶液主峰面积(1.0%)，各杂质峰面积的和不得大于对照溶液主峰面积的 2 倍(2.0%)，小于对照溶液主峰面积 0.05 倍的色谱峰忽略不计。

含量均匀度 以含量测定项下测定的每片含量计算，应符合规定(通则 0941)。

溶出度 照溶出度与释放度测定法(通则 0931 第三法)测定。

溶出条件　以水 100ml(4mg 规格)或 200ml(8mg 规格)为溶出介质，转速为每分钟 50 转，依法操作，经 30 分钟时取样。

供试品溶液　取溶出液适量，滤过，取续滤液。

对照品溶液　取氢溴酸加兰他敏对照品适量，精密称定，加溶出介质溶解并定量稀释制成每 1ml 中约含氢溴酸加兰他敏 50μg 的溶液。

测定法　取供试品溶液与对照品溶液，照紫外-可见分光光度法(通则 0401)，在 289nm 的波长处分别测定吸光度，计算出每片的溶出量。

限度　标示量的 80%，应符合规定。

其他 应符合片剂项下有关的各项规定(通则 0101)。

【含量测定】 照高效液相色谱法(通则 0512)测定。

供试品溶液 取本品 10 片，分别置 25ml(4mg 规格)或 50ml(8mg 规格)量瓶中，加流动相适量振摇使氢溴酸加兰他敏溶解并稀释至刻度，摇匀，滤过，取续滤液。

对照品溶液 取氢溴酸加兰他敏对照品适量，精密称定，加流动相溶解并定量稀释制成每 1ml 中约含氢溴酸加兰他敏 0.2mg 的溶液。

系统适用性溶液、色谱条件与系统适用性要求 见有关物质项下。

测定法 取供试品溶液与对照品溶液，分别注入液相色谱仪，记录色谱图。按外标法以峰面积计算每片含量，结果乘以 0.7812，并求得 10 片的平均含量。

【类别】 同氢溴酸加兰他敏。

【规格】 按 $C_{17}H_{21}NO_3$ 计　(1)4mg　(2)8mg

【贮藏】 遮光，密闭保存。

氢溴酸加兰他敏注射液

Qingxiusuan Jialantamin Zhusheye

Galantamine Hydrobromide Injection

本品为氢溴酸加兰他敏的灭菌水溶液。含氢溴酸加兰他敏($C_{17}H_{21}NO_3 \cdot HBr$)应为标示量的 90.0%～110.0%。

【性状】 本品为无色的澄明液体。

【鉴别】 (1)取本品适量，照氢溴酸加兰他敏项下的鉴别(1)项试验，显相同的反应。

(2)在含量测定项下记录的色谱图中，供试品溶液主峰的保留时间应与对照品溶液主峰的保留时间一致。

【检查】 **pH 值** 应为 4.5～7.0(通则 0631)。

有关物质 照高效液相色谱法(通则 0512)测定。

供试品溶液　取本品适量，用流动相稀释制成每 1ml 中含氢溴酸加兰他敏 1mg 的溶液。

对照溶液　精密量取供试品溶液 1ml，置 100ml 量瓶中，用流动相稀释至刻度，摇匀。

系统适用性溶液、色谱条件、系统适用性要求与测定法　见氢溴酸加兰他敏有关物质项下。

限度　供试品溶液色谱图中如有杂质峰，单个杂质峰面积不得大于对照溶液主峰面积(1.0%)，各杂质峰面积的和不得大于对照溶液主峰面积的 2 倍(2.0%)。

其他 应符合注射剂项下有关的各项规定(通则 0102)。

【含量测定】 照高效液相色谱法(通则 0512)测定。

供试品溶液 精密量取本品适量，用流动相定量稀释制成每 1ml 中约含氢溴酸加兰他敏 0.1mg 的溶液。

对照品溶液 取氢溴酸加兰他敏对照品，精密称定，用流动相溶解并定量稀释制成每 1ml 中约含 0.1mg 的溶液。

系统适用性溶液、色谱条件与系统适用性要求 见有关物质项下。

测定法 精密量取供试品溶液与对照品溶液，分别注入

液相色谱仪,记录色谱图。按外标法以峰面积计算。

【类别】 同氢溴酸加兰他敏。

【规格】 (1)1ml∶1mg (2)1ml∶2.5mg (3)1ml∶5mg

【贮藏】 遮光,密闭保存。

氢溴酸西酞普兰

Qingxiusuan Xitaipulan

Citalopram Hydrobromide

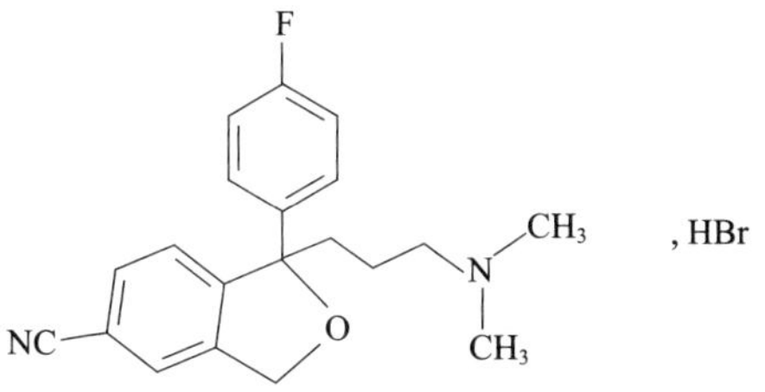

$C_{20}H_{21}FN_2O \cdot HBr$ 405.30

本品为(±)-1-[3-(二甲氨基)丙基]-1-(4-氟苯基)-1,3-二氢-5-异苯并呋喃甲腈氢溴酸盐。按干燥品计算,含$C_{20}H_{21}FN_2O \cdot HBr$不得少于99.0%。

【性状】 本品为白色或类白色结晶性粉末;无臭。

本品在热水中极易溶解,在三氯甲烷或甲醇中易溶,在无水乙醇或水中略溶,在无水乙醚中几乎不溶。

熔点 本品的熔点(通则0612)为185~188℃。

【鉴别】 (1)取本品适量,加水溶解,滴加高锰酸钾试液,放置片刻,紫红色褪去,溶液转为淡黄色。

(2)本品的红外光吸收图谱应与对照品的图谱一致(通则0402)。

(3)本品的水溶液显溴化物的鉴别反应(通则0301)。

【检查】 **旋光度** 取本品,精密称定,加甲醇溶解并定量稀释制成每1ml中约含25mg的溶液,依法测定(通则0621),旋光度应为-0.20°至+0.20°。

酸度 取本品0.20g,加水10ml,振摇使溶解,依法测定(通则0631),pH值应为4.5~6.5。

氟 取本品约10mg,精密称定,照氟检查法(通则0805)测定,含氟量应为4.2%~5.2%。

有关物质 照高效液相色谱法(通则0512)测定。

供试品溶液 取本品适量,加流动相溶解并稀释制成每1ml中约含1.25mg的溶液。

对照溶液 精密量取供试品溶液适量,用流动相定量稀释制成每1ml中约含2.5μg的溶液。

系统适用性溶液 取氢溴酸西酞普兰对照品约5mg,加高碘酸钾0.1g与冰醋酸2ml,置水浴中加热回流30分钟,取出,放冷,加水5ml,加热煮沸使溶液颜色消褪,放冷,加20%氢氧化钾溶液3ml,摇匀,取上清液约5ml,加流动相稀释至25ml,摇匀。

色谱条件 用辛基硅烷键合硅胶为填充剂;以0.1%醋酸盐缓冲液(取醋酸钠1g,加水800ml使溶解,加三乙胺6ml,摇匀,用冰醋酸调节pH值至4.6,加水至1000ml)-乙腈(80∶20)为流动相;检测波长为239nm;柱温为45℃;进样体积20μl。

系统适用性要求 系统适用性溶液色谱图中,西酞普兰峰与降解产物峰(相对保留时间约为0.9)的分离度应大于1.8。

测定法 精密量取供试品溶液与对照溶液,分别注入液相色谱仪,记录色谱图至主成分峰保留时间的2倍。

限度 供试品溶液色谱图中如有杂质峰,单个杂质峰面积不得大于对照溶液主峰面积的0.5倍(0.1%),各杂质峰面积的和不得大于对照溶液主峰面积的2.5倍(0.5%)。

残留溶剂 照残留溶剂测定法(通则0861第二法)测定。

供试品溶液 取本品约0.3g,精密称定,置10ml顶空瓶中,精密加入二甲基亚砜3ml,振摇使溶解,密封。

对照品溶液 取甲醇、乙醇、丙酮、异丙醇、二氯甲烷、正己烷、乙酸乙酯、四氢呋喃、甲苯与苯各适量,精密称定,加二甲基亚砜定量稀释制成每1ml中分别含甲醇300μg、乙醇500μg、丙酮500μg、异丙醇500μg、二氯甲烷60μg、正己烷29μg、乙酸乙酯500μg、四氢呋喃72μg、甲苯89μg与苯0.2μg的混合溶液,精密量取3ml,置10ml顶空瓶中,密封。

色谱条件 以6%氰丙基苯基-94%二甲基聚硅氧烷(DB-624或极性相近)为固定液的毛细管柱为色谱柱;进样口温度为200℃;检测器温度为250℃;起始温度为45℃,维持10分钟,以每分钟20℃的速率升温至120℃,维持3分钟,再以每分钟40℃的速率升温至200℃,维持5分钟;顶空瓶平衡温度为85℃,平衡时间为25分钟。

系统适用性要求 对照品溶液色谱图中,各色谱峰之间的分离度均应符合要求。

测定法 取供试品溶液与对照品溶液分别顶空进样,记录色谱图。

限度 按外标法以峰面积计算,甲醇、乙醇、丙酮、异丙醇、二氯甲烷、正己烷、乙酸乙酯、四氢呋喃、甲苯与苯的残留量均应符合规定。

干燥失重 取本品,在105℃干燥至恒重,减失重量不得过0.5%(通则0831)。

炽灼残渣 取本品1.0g,置铂坩埚中,依法检查(通则0841),遗留残渣不得过0.1%。

重金属 取炽灼残渣项下遗留的残渣,依法检查(通则0821第二法),含重金属不得过百万分之二十。

【含量测定】 取本品约0.25g,精密称定,加冰醋酸10ml与醋酐50ml振摇使溶解。照电位滴定法(通则0701),用高氯酸滴定液(0.1mol/L)滴定,并将滴定的结果用空白试验校正。每1ml高氯酸滴定液(0.1mol/L)相当于40.53mg的$C_{20}H_{21}FN_2O \cdot HBr$。

【类别】 抗抑郁药。

【贮藏】 密封保存。

【制剂】 氢溴酸西酞普兰片

氢溴酸西酞普兰片

Qingxiusuan Xitaipulan Pian

Citalopram Hydrobromide Tablets

本品含氢溴酸西酞普兰按西酞普兰（$C_{20}H_{21}FN_2O$）计算，应为标示量的 90.0%～110.0%。

【性状】 本品为白色片或薄膜衣片，除去包衣后显白色或类白色。

【鉴别】 （1）在含量测定项下记录的色谱图中，供试品溶液主峰的保留时间应与对照品溶液主峰的保留时间一致。

（2）本品显有机氟化物的鉴别反应（通则 0301）。

（3）取本品的细粉适量，加水振摇，滤过，滤液显溴化物的鉴别反应（通则 0301）。

【检查】 **有关物质** 照高效液相色谱法（通则 0512）测定。

供试品溶液 取本品的细粉适量，加流动相使氢溴酸西酞普兰溶解并稀释制成每 1ml 中约含氢溴酸西酞普兰 1.25mg 的溶液，滤过，取续滤液。

对照溶液 精密量取供试品溶液适量，用流动相定量稀释制成每 1ml 中约含 2.5μg 的溶液。

系统适用性溶液、色谱条件、系统适用性要求与测定法 见氢溴酸西酞普兰有关物质项下。

限度 供试品溶液色谱图中如有杂质峰，单个杂质峰面积不得大于对照溶液主峰面积（0.2%），各杂质峰面积的和不得大于对照溶液主峰面积的 4 倍（0.8%）。

含量均匀度 取本品 1 片，置 200ml 量瓶中，加流动相适量，超声 15 分钟使氢溴酸西酞普兰溶解，放冷，用流动相稀释至刻度，摇匀，滤过，取续滤液照含量测定项下的方法测定含量，应符合规定（通则 0941）。

溶出度 照溶出度与释放度测定法（通则 0931 第二法）测定。

溶出条件 以水 900ml 为溶出介质，转速为每分钟 50 转，依法操作，经 30 分钟时取样。

供试品溶液 取溶出液适量，滤过，取续滤液。

对照品溶液 取氢溴酸西酞普兰对照品适量，精密称定，加水溶解并定量稀释制成每 1ml 中约含西酞普兰 20μg 的溶液。

系统适用性溶液、色谱条件与系统适用性要求 见含量测定项下。

测定法 见含量测定项下。计算每片的溶出量。

限度 标示量的 80%，应符合规定。

其他 应符合片剂项下有关的各项规定（通则 0101）。

【含量测定】 照高效液相色谱法（通则 0512）测定。

供试品溶液 取本品 20 片，精密称定，研细，精密称取细粉适量（约相当于西酞普兰 20mg），置 200ml 量瓶中，加流动相适量，超声使氢溴酸西酞普兰溶解，放冷，用流动相稀释至刻度，摇匀，滤过，取续滤液。

对照品溶液 取氢溴酸西酞普兰对照品，精密称定，加流动相溶解并定量稀释制成每 1ml 中约含西酞普兰 0.1mg 的溶液，摇匀。

系统适用性溶液 见有关物质项下。

色谱条件 用十八烷基硅烷键合硅胶为填充剂；以 0.1% 醋酸盐缓冲溶液（取醋酸钠 1g，加水 800ml 使溶解，加三乙胺 6ml，摇匀，用冰醋酸调节 pH 值至 4.6，加水至 1000ml）-乙腈（72：28）为流动相；检测波长为 239nm；系统适用性溶液进样体积 20μl，其他溶液进样体积 10μl。

系统适用性要求 系统适用性溶液色谱图中，西酞普兰峰与降解产物峰（相对保留时间约为 0.9）的分离度应符合要求，理论板数按西酞普兰峰计算不低于 3000。

测定法 精密量取供试品溶液与对照品溶液，分别注入液相色谱仪，记录色谱图。按外标法以峰面积计算。

【类别】 同氢溴酸西酞普兰。

【规格】 20mg（按 $C_{20}H_{21}FN_2O$ 计）

【贮藏】 密封保存。

氢溴酸后马托品

Qingxiusuan Houmatuopin

Homatropine Hydrobromide

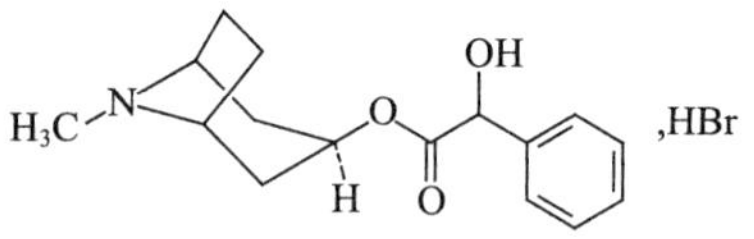

$C_{16}H_{21}NO_3 \cdot HBr$　356.26

本品为 1α*H*，5α*H*-托烷-α-醇氢溴酸盐。按干燥品计算，含 $C_{16}H_{21}NO_3 \cdot HBr$ 不得少于 99.0%。

【性状】 本品为白色结晶或结晶性粉末；无臭，遇光易变质。

本品在水中易溶，在乙醇中略溶，在乙醚中不溶。

【鉴别】 （1）取有关物质检查项下的供试品溶液，作为供试品溶液。另取氢溴酸后马托品对照品，加流动相溶解并稀释制成每 1ml 中约含 2mg 的溶液，作为对照品溶液。照有关物质项下的色谱条件，取对照品溶液与供试品溶液各 10μl，分别注入液相色谱仪，记录色谱图，供试品溶液主峰的保留时间应与对照品溶液主峰的保留时间一致。

（2）本品的红外光吸收图谱应与对照的图谱（光谱集 1172 图）一致。

（3）本品的水溶液显溴化物的鉴别反应（通则 0301）。

【检查】 **酸度** 取本品 0.50g，加水 20ml 溶解后，加甲基红指示液 1 滴，如显红色，加氢氧化钠滴定液（0.02mol/L）0.1ml，应变为黄色。

有关物质 照高效液相色谱法（通则 0512）测定。

供试品溶液 取本品适量，加流动相溶解并稀释制成每

1ml 中约含 2mg 的溶液。

对照溶液　精密量取供试品溶液适量，用流动相定量稀释制成每 1ml 中约含 10μg 的溶液。

系统适用性溶液　取氢溴酸东莨菪碱对照品约 5mg，置 50ml 量瓶中，加流动相溶解并稀释至刻度，摇匀，量取 10ml，置 100ml 量瓶中，加供试品溶液 0.5ml，用流动相稀释至刻度，摇匀。

色谱条件　用十八烷基硅烷键合硅胶为填充剂；以磷酸盐缓冲液[取磷酸二氢钾 6.8g，加己烷磺酸钠（$C_6H_{13}SO_3Na$）6.4g，加水稀释至 1000ml，用磷酸调节 pH 值至 2.7]-甲醇（67：33）为流动相；柱温为 40℃；检测波长为 210nm；进样体积 10μl。

系统适用性要求　系统适用性溶液色谱图中，后马托品峰与东莨菪碱峰的分离度应符合要求，后马托品峰的拖尾因子应不大于 2.0。

测定法　精密量取供试品溶液与对照溶液，分别注入液相色谱仪，记录色谱图至主成分色谱峰保留时间的 2.5 倍。

限度　供试品溶液色谱图中如有杂质峰，单个杂质峰面积不得大于对照溶液主峰面积（0.5%），各杂质峰面积的和不得大于对照溶液主峰面积的 2 倍（1.0%）。

干燥失重　取本品，在 105℃干燥至恒重，减失重量不得过 0.5%（通则 0831）。

炽灼残渣　不得过 0.1%（通则 0841）。

【含量测定】　取本品约 0.2g，精密称定，加醋酐-冰醋酸（7：3）30ml 使溶解，照电位滴定法（通则 0701），用高氯酸滴定液（0.1mol/L）滴定，并将滴定的结果用空白试验校正。每 1ml 高氯酸滴定液（0.1mol/L）相当于 35.63mg 的 $C_{16}H_{21}NO_3 \cdot HBr$。

【类别】　散瞳药。

【贮藏】　遮光，密封保存。

氢溴酸烯丙吗啡

Qingxiusuan Xibingmafei

Nalorphine Hydrobromide

$C_{19}H_{21}NO_3 \cdot HBr$　392.29

本品为 17-(2-丙烯基)-3-羟基-4，5α-环氧-7，8-二脱氢吗啡喃-6α-醇氢溴酸盐。按干燥品计算，含 $C_{19}H_{21}NO_3 \cdot HBr$ 不得少于 98.0%。

【性状】　本品为白色或类白色的结晶性粉末；无臭；在空气中色渐变暗。

本品在水中溶解，在乙醇中略溶，在三氯甲烷或乙醚中几乎不溶；在稀碱溶液中溶解。

比旋度　取本品，精密称定，加甲醇溶解并定量稀释制成每 1ml 中约含 10mg 的溶液，依法测定（通则 0621），比旋度为 −100°至 −105°。

【鉴别】　（1）取本品约 0.1g，加水 5ml 溶解后，加氨试液 1 滴，即生成白色沉淀；能在氢氧化钠试液中溶解。

（2）取本品约 0.1g，加水 5ml 溶解后，加三氯化铁试液 1 滴，即显蓝色。

（3）取本品约 50mg，加四氯化碳 2ml 溶解后，加溴试液约 1ml，四氯化碳层不显色，水层显红棕色。

（4）本品的水溶液显溴化物的鉴别反应（通则 0301）。

【检查】　**酸度**　取本品 0.20g，加水 10ml 溶解后，依法测定（通则 0631），pH 值应为 4.0～5.5。

溶液的澄清度与颜色　取本品 0.20g，加新沸并放冷的水 10ml 溶解后，溶液应澄清无色。如显浑浊，与 1 号浊度标准液（通则 0902 第一法）比较，不得更浓；如显色，与黄色 2 号标准比色液（通则 0901 第一法）比较，不得更深。

有关物质　照薄层色谱法（通则 0502）试验。

供试品溶液　取本品，加甲醇溶解并稀释制成每 1ml 中含 20mg 的溶液。

对照品溶液　取吗啡对照品，精密称定，加甲醇溶解并定量制成每 1ml 中含 0.2mg 的溶液。

色谱条件　采用硅胶 G 薄层板，以乙酸乙酯-甲醇-浓氨溶液（8.6：1：0.4）为展开剂。

测定法　取供试品溶液与对照品溶液各 10μl，分别点于同一薄层板上，展开，晾干，喷以浓碘铂酸钾试液显色。

限度　供试品溶液如显杂质斑点，与对照品溶液的主斑点比较，不得更深。

干燥失重　取本品 0.5g，在 105℃干燥至恒重，减失重量不得过 1.0%（通则 0831）。

炽灼残渣　不得过 0.1%（通则 0841）。

【含量测定】　取本品约 0.3g，精密称定，加冰醋酸 30ml 与醋酸汞试液 10ml 溶解后，加结晶紫指示液 1 滴，用高氯酸滴定液（0.1mol/L）滴定至溶液显纯蓝色，并将滴定的结果用空白试验校正。每 1ml 高氯酸滴定液（0.1mol/L）相当于 39.23mg 的 $C_{19}H_{21}NO_3 \cdot HBr$。

【类别】　吗啡拮抗药。

【贮藏】　遮光，密封保存。

【制剂】　氢溴酸烯丙吗啡注射液

氢溴酸烯丙吗啡注射液

Qingxiusuan Xibingmafei Zhusheye

Nalorphine Hydrobromide Injection

本品为氢溴酸烯丙吗啡的灭菌水溶液。含氢溴酸烯丙吗啡（$C_{19}H_{21}NO_3 \cdot HBr$）应为标示量的 95.0%～105.0%。

【性状】　本品为无色或几乎无色的澄明液体。

【鉴别】 (1)取本品 10ml,加三氯化铁试液 1 滴,即显蓝色。

(2)本品显溴化物的鉴别反应(通则 0301)。

【检查】 **pH 值** 应为 2.7～3.3(通则 0631)。

其他 应符合注射剂项下有关的各项规定(通则 0102)。

【含量测定】 精密量取本品 20ml,加氨试液 5ml,用异丙醇-三氯甲烷(1∶3)提取 5 次,每次 15ml,提取液分别用同一份水 7ml 洗涤,静置待分层后,分取三氯甲烷液,置锥形瓶中,合并提取液,置水浴上蒸干,加无水乙醇 2ml,蒸干后,再加无水乙醇 2ml,蒸干至无乙醇臭,放冷,加三氯甲烷 20ml、冰醋酸 30ml、醋酐 3ml 与结晶紫指示液 2 滴,用高氯酸滴定液(0.1mol/L)滴定至溶液显纯蓝色,并将滴定的结果用空白试验校正。每 1ml 高氯酸滴定液(0.1mol/L)相当于 39.23mg 的 $C_{19}H_{21}NO_3 \cdot HBr$。

【类别】 同氢溴酸烯丙吗啡。

【规格】 1ml∶10mg

【贮藏】 遮光,密闭保存。

秋水仙碱

Qiushuixianjian

Colchicine

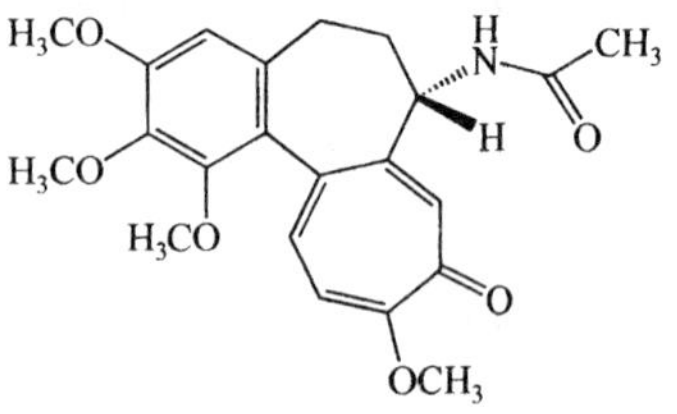

$C_{22}H_{25}NO_6$　399.44

本品为百合科植物丽江山慈菇 *Iphigenia indica* Kunth et Benth. 的球茎中提取得到的一种生物碱。按无水、无溶剂物计算,含 $C_{22}H_{25}NO_6$ 不得少于 97.0%。

【性状】 本品为类白色至淡黄色结晶性粉末;无臭;略有引湿性;遇光色变深。

本品在乙醇或三氯甲烷中易溶,在水中溶解(但在一定浓度的水溶液中能形成半水合物的结晶析出),在乙醚中极微溶解。

比旋度 取本品,精密称定,加乙醇溶解并定量稀释制成每 1ml 中约含 10mg 的溶液,依法测定(通则 0621),按无水、无溶剂物计算,比旋度为－240°至－250°。

【鉴别】 (1)取本品,加乙醇溶解并稀释制成每 1ml 中约含 10μg 的溶液,照紫外-可见分光光度法(通则 0401),在 243nm 与 350nm 的波长处测定吸光度,243nm 波长处的吸光度与 350nm 波长处的吸光度的比值应为 1.7～1.9。

(2)本品的红外光吸收图谱应与对照的图谱(光谱集 277 图)一致。

【检查】 **有关物质** 照高效液相色谱法(通则 0512)测定。避光操作。

供试品溶液　取本品适量,加水-甲醇(1∶1)溶解并稀释制成每 1ml 中约含 1mg 的溶液。

对照溶液　精密量取供试品溶液适量,用水-甲醇(1∶1)定量稀释制成每 1ml 中含 10μg 的溶液。

灵敏度溶液　精密量取供试品溶液适量,用水-甲醇(1∶1)定量稀释制成每 1ml 中含 0.5μg 的溶液。

色谱条件　用辛基硅烷键合硅胶为填充剂,以水为流动相 A,以甲醇-水(55∶45)为流动相 B,流速为每分钟 1.0ml,检测波长为 254nm;进样体积 20μl;先以流动相 A-流动相 B(30∶70)等度洗脱,柱温 20℃,待秋水仙碱峰洗脱完毕后立即按下表进行梯度洗脱。

时间(分钟)	流动相 A(%)	流动相 B(%)	柱温(℃)
0～10	30→10	70→90	30
10～	10	90	30

系统适用性要求　理论板数按秋水仙碱峰计算不低于 5000,杂质Ⅰ峰(相对保留时间约为 0.9)与秋水仙碱峰的分离度应符合要求;灵敏度溶液色谱图中,秋水仙碱色谱峰信噪比不小于 10。

测定法　精密量取供试品溶液、对照溶液与灵敏度溶液,分别注入液相色谱仪,记录色谱图至秋水仙碱峰保留时间的 2.5 倍。

限度　供试品溶液色谱图中,杂质Ⅰ的峰面积不得大于对照溶液主峰面积的 3.5 倍(3.5%),其他单个杂质峰面积均不得大于对照溶液主峰面积(1.0%),各杂质峰面积的和不得大于对照溶液主峰面积的 5 倍(5.0%),小于灵敏度溶液主峰面积的峰忽略不计。

去甲秋水仙碱 取本品 0.05g,加水 5ml 溶解后,加三氯化铁试液 0.1ml,摇匀,如显绿色,与同体积的对照溶液(取比色用氯化钴液 1ml、比色用重铬酸钾液 1.5ml 与比色用硫酸铜液 2.5ml,摇匀,即得)比较,不得更深。

残留溶剂 照残留溶剂测定法(通则 0861 第一法)测定。

供试品溶液　取本品约 0.3g,精密称定,置 20ml 顶空瓶中,精密加水 10ml 使溶解,密封。

对照品溶液　分别取乙酸乙酯与三氯甲烷各适量,精密称定,加水定量稀释制成每 1ml 中约含 0.75mg 与 3μg 的混合溶液,精密量取 10ml,置 20ml 顶空瓶中,密封。

色谱条件　以聚乙二醇(PEG-20M)(或极性相近)为固定液,柱温为 75℃,进样口温度为 200℃,检测器温度为 250℃,顶空瓶平衡温度为 80℃,平衡时间为 30 分钟。

系统适用性要求　对照品溶液色谱图中,乙酸乙酯峰与三氯甲烷峰分离度应符合要求。

测定法　精密量取供试品溶液与对照品溶液分别顶空进样,记录色谱图。

限度　按外标法以峰面积计算,含乙酸乙酯不得过

6.0%，含三氯甲烷不得过 0.01%。

水分 取本品，照水分测定法(通则 0832 第一法 1)测定，含水分不得过 2.0%。

炽灼残渣 不得过 0.1%(通则 0841)。

【含量测定】 取本品约 0.25g，精密称定，加无水冰醋酸 50ml 使溶解，加醋酐 5ml，照电位滴定法(通则 0701)，用高氯酸滴定液(0.1mol/L)滴定，并将滴定的结果用空白试验校正。每 1ml 高氯酸滴定液(0.1mol/L)相当于 39.94mg 的 $C_{22}H_{25}NO_6$。

【类别】 抗痛风药，抗肿瘤药。

【贮藏】 遮光，密封保存。

【制剂】 秋水仙碱片

秋水仙碱片

Qiushuixianjian Pian

Colchicine Tablets

本品含秋水仙碱($C_{22}H_{25}NO_6$)应为标示量的 90.0%～110.0%。

【性状】 本品为白色片。

【鉴别】 在含量测定项下记录的色谱图中，供试品溶液主峰的保留时间应与对照品溶液主峰的保留时间一致。

【检查】 **含量均匀度** 取本品 1 片，置 50ml(0.5mg 规格)或 100ml(1mg 规格)量瓶中，照含量测定项下的方法，自“加水适量”起，依法测定含量，应符合规定(通则 0941)。

溶出度 照溶出度与释放度测定法(通则 0931 第三法)测定。

溶出条件 以水 200ml 为溶出介质，转速为每分钟 50 转，依法操作，经 30 分钟时取样。

供试品溶液 取溶出液适量，滤过，取续滤液。

对照品溶液 取秋水仙碱对照品，精密称定，加水溶解并定量稀释制成每 1ml 中约含 2.5μg(0.5mg 规格)或 5μg(1mg 规格)的溶液。

色谱条件 见含量测定项下。进样体积 100μl(0.5mg 规格)或 50μl(1mg 规格)。

系统适用性要求与测定法 见含量测定项下。计算每片的溶出量。

限度 标示量的 80%，应符合规定。

其他 应符合片剂项下有关的各项规定(通则 0101)。

【含量测定】 照高效液相色谱法(通则 0512)测定。

供试品溶液 取本品 20 片，精密称定，研细，精密称取适量(约相当于秋水仙碱 1mg)，置 100ml 量瓶中，加水适量，振摇 1 小时使秋水仙碱溶解，用水稀释至刻度，摇匀，滤过，取续滤液。

对照品溶液 取秋水仙碱对照品，精密称定，加水溶解并定量稀释制成每 1ml 中约含 10μg 的溶液。

色谱条件 用辛基硅烷键合硅胶为填充剂；以甲醇-水(40：60)为流动相；检测波长为 254nm；进样体积 20μl。

系统适用性要求 理论板数按秋水仙碱峰计算不低于 5000，秋水仙碱与相邻色谱峰的分离度应符合要求。

测定法 精密量取供试品溶液与对照品溶液，分别注入液相色谱仪，记录色谱图。按外标法以峰面积计算。

【类别】 同秋水仙碱。

【规格】 (1)0.5mg (2)1mg

【贮藏】 遮光，密封保存。

重质碳酸镁

Zhongzhi Tansuanmei

Heavy Magnesium Carbonate

本品为水合碱式碳酸镁。含量按氧化镁(MgO)计算，应为 40.0%～43.5%。

【性状】 本品为白色颗粒性粉末；无臭。

本品在水或乙醇中几乎不溶，但能使水显弱碱性；在稀酸中能泡沸溶解。

【鉴别】 取本品，加稀盐酸即泡沸溶解；溶液显镁盐的鉴别反应(通则 0301)。

【检查】 **酸性溶液的颜色** 取本品 1.0g，加冰醋酸溶液(6→50)20ml，超声使溶解，必要时滤过，溶液应无色；如显色，与黄绿色 2 号标准比色液(通则 0901 第一法)比较，不得更深。

氯化物 取本品 5.0g，加水 20ml 与醋酸 30ml 溶解，煮沸 2 分钟，放冷，滤过，滤渣用稀醋酸洗涤，合并洗液与滤液，用稀醋酸稀释至 50ml，摇匀，作为供试品溶液。精密量取 2ml，加水使成 25ml，依法检查(通则 0801)，与标准氯化钠溶液 7.0ml 制成的对照液比较，不得更浓(0.035%)。

硫酸盐 精密量取氯化物项下的供试品溶液 1ml，用水稀释使成 25ml，分取溶液 10ml，依法检查(通则 0802)，与标准硫酸钾溶液 2.0ml 制成的对照液比较，不得更浓(0.5%)。

氧化钙 精密量取氯化物项下的供试品溶液 5ml，加水 300ml，再加三乙醇胺溶液(3→10)10ml 与 45%氢氧化钾溶液 10ml，放置 5 分钟，加钙紫红素指示剂 0.1g，用乙二胺四醋酸二钠滴定液(0.01mol/L)滴定至溶液自紫红色转变为蓝色，并将滴定的结果用空白试验校正。每 1ml 乙二胺四醋酸二钠滴定液(0.01mol/L)相当于 0.5608mg 的 CaO，本品含氧化钙不得过 0.60%。

可溶性盐类 取本品 1.0g，加水 50ml，煮沸 5 分钟，滤过，滤液置水浴上蒸干，并在 105℃干燥 1 小时，遗留残渣不得过 10mg(1.0%)。

酸中不溶物　取本品 5g，加水 75ml，再分次加少量盐酸，随加随搅拌至不再溶解，煮沸 5 分钟，滤过，滤渣用水洗涤至洗液不再显氯化物的反应，炽灼至恒重，遗留残渣不得过 2.5mg(0.05%)。

铁盐　取本品 0.25g，加稀硝酸 5ml，煮沸 1 分钟，放冷，用水稀释使成 35ml，依法检查（通则 0807），与标准铁溶液 5.0ml 制成的对照液比较，不得更深(0.02%)。

汞　取本品约 1g 两份，精密称定，分别置 50ml 量瓶中，一份中加 8%盐酸 30ml，加 5%高锰酸钾溶液 0.5ml，摇匀，滴加 5%盐酸羟胺溶液至紫色恰消失，用 8%盐酸溶液稀释至刻度，摇匀，作为供试品溶液；另一份中精密加标准汞溶液[精密量取汞单元素标准溶液适量，用水定量稀释制成每 1ml 含汞(Hg)0.1μg 的溶液]5ml，同法操作，作为对照品溶液。照原子吸收分光光度法（通则 0406 第二法），在 253.6nm 的波长处测定，应符合规定(0.000 05%)。

重金属　精密量取氯化物项下的供试品溶液 5ml，加酚酞指示液 1 滴与氨试液适量至溶液显淡红色，加醋酸盐缓冲液(pH 3.5)2ml 与水适量使成 25ml，加抗坏血酸 0.5g，溶解后，依法检查（通则 0821 第一法），放置 5 分钟比色，含重金属不得过百万分之三十。

砷盐　精密量取氯化物项下的供试品溶液 10ml，加盐酸 5ml，加水使成 28ml，依法检查（通则 0822 第一法），应符合规定(0.0002%)。

【含量测定】　取本品约 1g，精密称定，加水 5ml 使湿润，精密加硫酸滴定液(0.5mol/L)30ml 溶解后，加甲基橙指示液 1 滴，用氢氧化钠滴定液(1mol/L)滴定；从消耗硫酸滴定液(0.5mol/L)的体积(ml)中减去混有的氧化钙应消耗的体积(ml)，计算。每 1ml 硫酸滴定液(0.5mol/L)相当于 20.15mg 的 MgO 或 28.04mg 的 CaO。

【类别】　抗酸药。

【贮藏】　密封保存。

重酒石酸去甲肾上腺素

Zhongjiushisuan Qujia Shenshangxiansu

Norepinephrine Bitartrate

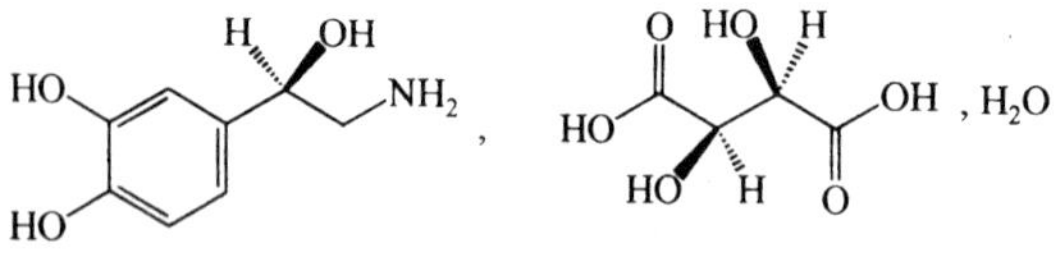

$C_8H_{11}NO_3 \cdot C_4H_6O_6 \cdot H_2O$　337.28

本品为(*R*)-4-(2-氨基-1-羟基乙基)-1,2-苯二酚重酒石酸盐一水合物。按无水物计算，含 $C_8H_{11}NO_3 \cdot C_4H_6O_6$ 不得少于 99.0%。

【性状】　本品为白色或类白色结晶性粉末；无臭；遇光和空气易变质。

本品在水中易溶，在乙醇中微溶，在三氯甲烷或乙醚中不溶。

熔点　本品的熔点（通则 0612）为 100～106℃，熔融时同时分解，并显浑浊。

比旋度　取本品，精密称定，加水溶解并定量稀释制成每 1ml 中约含 50mg 的溶液，依法测定（通则 0621），比旋度为 −10.0°至 −12.0°。

【鉴别】　(1)取本品约 10mg，加水 1ml 溶解后，加三氯化铁试液 1 滴，振摇，即显翠绿色；再缓缓加碳酸氢钠试液，即显蓝色，最后变成红色。

(2)取本品约 1mg，加酒石酸氢钾的饱和溶液 10ml 溶解，加碘试液 1ml，放置 5 分钟后，加硫代硫酸钠试液 2ml，溶液为无色或仅显微红色或淡紫色（与肾上腺素或异丙肾上腺素的区别）。

(3)取本品约 50mg，加水 1ml 溶解后，加 10%氯化钾溶液 1ml，在 10 分钟内应析出结晶性沉淀。

【检查】　**溶液的澄清度与颜色**　取比旋度项下的溶液检查，应澄清无色。

酮体　取本品，加水溶解并稀释制成每 1ml 中约含 2.0mg 的溶液，照紫外-可见分光光度法（通则 0401），在 310nm 的波长处测定，吸光度不得过 0.05。

有关物质　照高效液相色谱法（通则 0512）测定。

供试品溶液　取本品，加流动相 A 溶解并稀释制成每 1ml 中约含 5mg 的溶液。

对照溶液　精密量取供试品溶液适量，用流动相 A 定量稀释制成每 1ml 中约含 15μg 的溶液。

系统适用性溶液　取重酒石酸去甲肾上腺素 10mg，加 0.1mol/L 盐酸溶液 5ml 使溶解，取 1ml，加浓过氧化氢溶液 0.1ml，摇匀，在紫外光灯(254nm)下照射 90 分钟，加流动相 A 9ml，摇匀。

色谱条件　用十八烷基硅烷键合硅胶为填充剂；以 0.05%庚烷磺酸钠溶液（用磷酸调节 pH 值至 2.2）为流动相 A；乙腈-0.05%庚烷磺酸钠溶液(1∶1)（用磷酸调节 pH 值至 2.4）为流动相 B，照下表进行梯度洗脱；检测波长为 280nm；流速为每分钟 1.5ml；进样体积 20μl。

时间(分钟)	流动相 A(%)	流动相 B(%)
0	98	2
1	98	2
20	70	30
25	50	50
25.1	98	2
35	98	2

系统适用性要求　系统适用性溶液色谱图中，主成分峰的保留时间约为 11 分钟，主成分峰后应出现一个未知降解产物峰与去甲肾上腺酮峰，去甲肾上腺酮峰的相对保留时间约为 1.3，主成分峰与相邻杂质峰的分离度应符合要求。

测定法　精密量取供试品溶液与对照溶液，分别注入液相色谱仪，记录色谱图。

限度　供试品溶液色谱图中如有与去甲肾上腺酮峰保留时间一致的色谱峰，其峰面积乘以0.3后不得大于对照溶液主峰面积的1/3(0.1%)，其他单个杂质峰面积不得大于对照溶液主峰面积的1/3(0.1%)；杂质总量不得过0.3%，小于对照溶液主峰面积1/6倍的色谱峰忽略不计。

水分　取本品50mg，照水分测定法(通则0832第一法1)测定，水分应为5.0%～6.0%。

炽灼残渣　不得过0.1%(通则0841)。

【含量测定】　取本品0.2g，精密称定，加冰醋酸10ml，振摇(必要时微温)溶解后，加结晶紫指示液1滴，用高氯酸滴定液(0.1mol/L)滴定至溶液显蓝绿色，并将滴定的结果用空白试验校正。每1ml高氯酸滴定液(0.1mol/L)相当于31.93mg的$C_8H_{11}NO_3 \cdot C_4H_6O_6$。

【类别】　肾上腺素受体激动药。

【贮藏】　遮光，充惰性气体，严封保存。

【制剂】　重酒石酸去甲肾上腺素注射液

重酒石酸去甲肾上腺素注射液

Zhongjiushisuan Qujia Shenshangxiansu Zhusheye

Norepinephrine Bitartrate Injection

本品为重酒石酸去甲肾上腺素加氯化钠适量使成等渗的灭菌水溶液。含重酒石酸去甲肾上腺素($C_8H_{11}NO_3 \cdot C_4H_6O_6 \cdot H_2O$)应为标示量的90.0%～115.0%。

本品中可加适宜的稳定剂。

【性状】　本品为无色或几乎无色的澄明液体；遇光和空气易变质。

【鉴别】　(1)取本品1ml，加三氯化铁试液1滴，即显翠绿色。

(2)取本品适量(约相当于重酒石酸去甲肾上腺素1mg)，照重酒石酸去甲肾上腺素项下的鉴别(2)项试验，显相同的反应。

(3)在含量测定项下记录的色谱图中，供试品溶液主峰的保留时间应与对照品溶液主峰的保留时间一致。

【检查】　**pH值**　应为2.5～4.5(通则0631)。

有关物质　照高效液相色谱法(通则0512)测定。

供试品溶液　精密量取本品适量，用0.9%氯化钠溶液定量稀释制成每1ml中含重酒石酸去甲肾上腺素2mg的溶液。

对照溶液　精密量取供试品溶液1ml，置100ml量瓶中，用流动相稀释至刻度，摇匀。

对照品溶液　取盐酸去甲肾上腺酮对照品适量，精密称定，加流动相溶解并定量稀释制成每1ml中约含去甲肾上腺酮2μg的溶液。

系统适用性溶液(1)　取重酒石酸去甲肾上腺素10mg，加0.1mol/L盐酸溶液5ml使溶解，取1ml，加浓过氧化氢溶液0.1ml，摇匀，在紫外光灯(254nm)下照射90分钟，加流动相9ml，摇匀。

系统适用性溶液(2)　取重酒石酸去甲肾上腺素10mg与焦亚硫酸钠50mg，置具塞试管，加水5ml使溶解，密塞，100℃加热1小时，取1ml置10ml量瓶中，用0.9%氯化钠溶液稀释至刻度，摇匀。

色谱条件　用十八烷基硅烷键合硅胶为填充剂(XBridge C18柱，4.6mm×250mm，5μm或效能相当的色谱柱)；以0.14%庚烷磺酸钠溶液-甲醇(80∶20)(用磷酸调节pH值至3.0±0.1)为流动相；检测波长为280nm；进样体积20μl。

系统适用性要求　系统适用性溶液(1)色谱图中，去甲肾上腺素峰保留时间约为10分钟，降解产物峰与去甲肾上腺酮峰相对保留时间分别约为1.1与1.3，去甲肾上腺素峰与降解产物峰之间的分离度应符合要求；系统适用性溶液(2)色谱图中，去甲肾上腺素峰保留时间约为10分钟，焦亚硫酸钠峰与去甲肾上腺素磺化物峰相对保留时间分别约为0.23与0.26，焦亚硫酸钠峰与去甲肾上腺素磺化物峰的分离度应符合要求。

测定法　精密量取供试品溶液、对照溶液与对照品溶液，分别注入液相色谱仪，记录色谱图至主成分峰保留时间的2倍。

限度　供试品溶液色谱图中如有与去甲肾上腺酮峰保留时间一致的色谱峰，按外标法以峰面积计算，不得过重酒石酸去甲肾上腺素标示量的0.1%；如有与去甲肾上腺素磺化物峰保留时间一致的色谱峰，去甲肾上腺素磺化物峰面积不得大于对照溶液主峰面积的10倍(10.0%)；除去甲肾上腺酮峰、去甲肾上腺素磺化物峰及其之前的辅料峰外，其他各杂质峰面积的和不得大于对照溶液主峰面积的0.5倍(0.5%)，小于对照溶液主峰面积0.05倍的色谱峰忽略不计。

渗透压摩尔浓度　取本品，依法测定(通则0632)，渗透压摩尔浓度应为257～315mOsmol/kg。

细菌内毒素　取本品，依法检查(通则1143)，每1mg重酒石酸去甲肾上腺素中含内毒素的量应小于83EU。

其他　应符合注射剂项下有关的各项规定(通则0102)。

【含量测定】　照高效液相色谱法(通则0512)测定。

供试品溶液　精密量取本品适量(约相当于重酒石酸去甲肾上腺素4mg)，置25ml量瓶中，加4%醋酸溶液稀释至刻度，摇匀。

对照品溶液　取重酒石酸去甲肾上腺素对照品适量，精密称定，加4%醋酸溶液溶解并定量稀释制成每1ml中含0.16mg的溶液。

色谱条件　用十八烷基硅烷键合硅胶为填充剂；以0.14%庚烷磺酸钠溶液-甲醇(65∶35)(用磷酸调节pH值

至 3.0±0.1）为流动相；检测波长为 280nm；进样体积 20μl。

系统适用性要求　理论板数按去甲肾上腺素峰计算不低于 3000。

测定法　精密量取供试品溶液与对照品溶液，分别注入液相色谱仪，记录色谱图。按外标法以峰面积计算。

【类别】　同重酒石酸去甲肾上腺素。

【规格】　(1)1ml∶2mg　(2)1ml∶5mg　(3)2ml∶10mg

【贮藏】　遮光，密闭，在阴凉处保存。

附：

去甲肾上腺酮

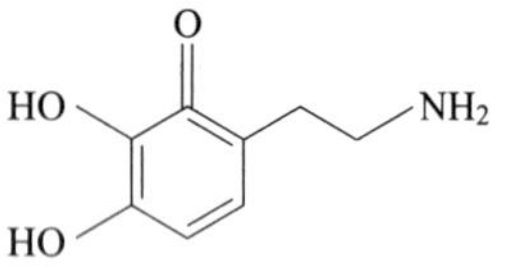

$C_8H_9NO_3$　172.2

2-氨基-1-(3,4-二羟基苯基)-乙酮

去甲肾上腺素磺化物

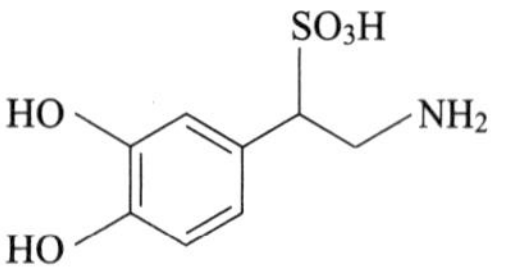

$C_8H_{11}NO_2 \cdot SO_3$　233

2-氨基-1-(3,4-二羟基苯基)-乙磺酸

重酒石酸间羟胺

Zhongjiushisuan Jianqiang'an

Metaraminol Bitartrate

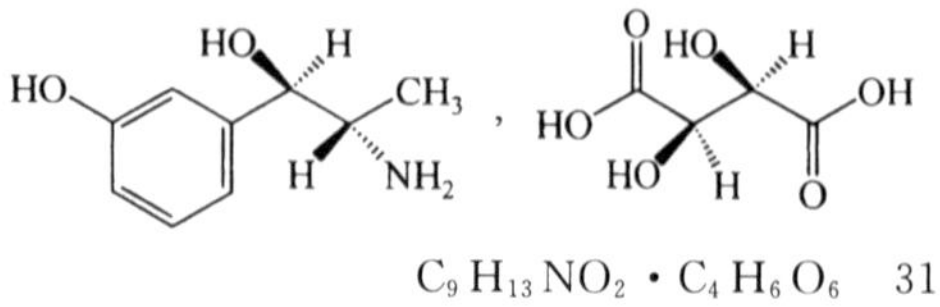

$C_9H_{13}NO_2 \cdot C_4H_6O_6$　317.29

本品为(－)-α-(1-氨乙基)-3-羟基苯甲醇重酒石酸盐。按干燥品计算，含 $C_9H_{13}NO_2 \cdot C_4H_6O_6$ 不得少于 98.5%。

【性状】　本品为白色结晶性粉末；几乎无臭。

本品在水中易溶，在乙醇中微溶，在三氯甲烷或乙醚中不溶。

熔点　本品的熔点为 171～176℃（通则 0612）。

【鉴别】　(1)取本品约 5mg，加钼酸铵的饱和硫酸溶液 2ml，混匀，即显蓝色。

(2)取本品约 5mg，加水 0.5ml 使溶解，加亚硝基铁氰化钠试液 2 滴、丙酮 2 滴与碳酸氢钠 0.2g，在 60℃的水浴中加热 1 分钟，即显红紫色。

(3)取本品，加水制成每 1ml 中约含 0.1mg 的溶液，照紫外-可见分光光度法（通则 0401）测定，在 272nm 的波长处有最大吸收。

(4)本品的红外光吸收图谱应与对照的图谱（光谱集 294 图）一致。

【检查】　酸度　取本品 1.0g，加水 20ml 溶解后，依法测定（通则 0631），pH 值应为 3.2～3.5。

有关物质　照高效液相色谱法（通则 0512）测定。

供试品溶液　取本品适量，加水溶解并稀释制成每 1ml 中约含 0.4mg 的溶液。

对照溶液　精密量取供试品溶液适量，用水定量稀释制成每 1ml 中约含 1μg 的溶液。

色谱条件　用十八烷基硅烷键合硅胶为填充剂；以 0.03%己烷磺酸钠溶液（用 40%磷酸调节 pH 值至 3.0）-甲醇（80∶20）为流动相；检测波长为 220nm；进样体积 20μl。

系统适用性要求　理论板数按间羟胺峰计算不低于 5000，间羟胺峰与相邻杂质峰的分离度应符合要求。

测定法　精密量取供试品溶液与对照溶液，分别注入液相色谱仪，记录色谱图至主成分峰保留时间的 3 倍。

限度　供试品溶液色谱图中如有杂质峰（除酒石酸峰外），单个杂质峰面积不得大于对照溶液的主峰面积（0.25%），各杂质峰面积的和不得大于对照溶液主峰面积的 4 倍（1.0%）。

干燥失重　取本品，在 105℃干燥至恒重，减失重量不得过 0.5%（通则 0831）。

炽灼残渣　不得过 0.1%（通则 0841）。

【含量测定】　取本品约 0.1g，精密称定，置碘瓶中，用水 40ml 使溶解，精密加溴滴定液（0.05mol/L）40ml，再加盐酸 8ml，立即密塞，放置 15 分钟，注意微开瓶塞，加碘化钾试液 8ml，立即密塞，振摇，用少量水冲洗碘瓶的瓶塞和瓶颈，加三氯甲烷 1ml，振摇，用硫代硫酸钠滴定液（0.1mol/L）滴定，至近终点时，加淀粉指示液，继续滴定至蓝色消失，并将滴定的结果用空白试验校正。每 1ml 溴滴定液（0.05mol/L）相当于 5.288mg 的 $C_9H_{13}NO_2 \cdot C_4H_6O_6$。

【类别】　α 肾上腺素受体激动药。

【贮藏】　遮光，密封保存。

【制剂】　重酒石酸间羟胺注射液

重酒石酸间羟胺注射液

Zhongjiushisuan Jianqiang'an Zhusheye

Metaraminol Bitartrate Injection

本品为重酒石酸间羟胺的灭菌水溶液。含间羟胺（$C_9H_{13}NO_2$）应为标示量的 93.0%～107.0%。

【性状】 本品为无色的澄明液体。

【鉴别】 取本品 1ml，加亚硝基铁氰化钠试液 2 滴、丙酮 2 滴与碳酸氢钠 0.2g，在 60℃的水浴中加热 1 分钟，即显红紫色。

【检查】 **pH 值** 应为 3.0～4.0(通则 0631)。

有关物质 照高效液相色谱法(通则 0512)测定。

供试品溶液 精密量取本品适量(约相当于间羟胺 20mg)，置 100ml 量瓶中，用水稀释至刻度，摇匀。

对照溶液 精密量取供试品溶液适量，用水定量稀释制成每 1ml 中约含间羟胺 1μg 的溶液。

色谱条件、系统适用性要求与测定法 见重酒石酸间羟胺有关物质项下。

限度 供试品溶液色谱图中如有杂质峰，单个杂质峰面积不得大于对照溶液的主峰面积(0.5%)，各杂质峰面积的和不得大于对照溶液主峰面积的 2 倍(1.0%)。

细菌内毒素 取本品，依法检查(通则 1143)，每 1mg 间羟胺中含内毒素的量应小于 3.0EU。

其他 应符合注射剂项下有关的各项规定(通则 0102)。

【含量测定】 照紫外-可见分光光度法(通则 0401)测定。

供试品溶液 精密量取本品 5ml(约相当于间羟胺 50mg)，置 50ml 量瓶中，加水稀释至刻度，摇匀；精密量取 5ml，置 100ml 量瓶中，加水稀释至刻度，摇匀。

测定法 取供试品溶液，在 272nm 的波长处测定吸光度，按 $C_9H_{13}NO_2$ 的吸收系数($E_{1cm}^{1\%}$)为 111 计算。

【类别】 同重酒石酸间羟胺。

【规格】 按 $C_9H_{13}NO_2$ 计 (1)1ml : 10mg (2)5ml : 50mg

【贮藏】 遮光，密闭保存。

复方十一烯酸锌软膏

Fufang Shiyixisuanxin Ruangao

Compound Zinc Undecylenate Ointment

本品含十一烯酸锌($C_{22}H_{38}O_4Zn$)应为 18.5%～21.5%，含十一烯酸总量应为 19.8%～23.8%。

【处方】

十一烯酸锌	200g
十一烯酸	50g
基质	适量
制成	1000g

【性状】 本品为白色至淡黄色软膏。

【鉴别】 (1)取本品约 5g，加乙醇 25ml，加热，振摇，放冷，滤过，滤液加高锰酸钾试液数滴，振摇后，高锰酸钾的颜色即消失。

(2)取上述遗留的滤渣，加三氯甲烷 10ml，微温使溶解，放冷，加稀硫酸 20ml，振摇，静置俟分层，上层的酸溶液显锌盐的鉴别反应(通则 0301)。

(3)在十一烯酸总量含量测定项下记录的色谱图中，供试品溶液主峰的保留时间应与对照品溶液主峰的保留时间一致。

【检查】 应符合软膏剂项下有关的各项规定(通则 0109)。

【含量测定】 **十一烯酸锌** 取本品约 2.5g，精密称定，置锥形瓶中，加 1mol/L 盐酸溶液 10ml 与水 20ml，置水浴中加热约 15 分钟，振摇，至油层澄清，加热水 20ml，搅拌，静置，放冷，加 0.025%甲基红的乙醇溶液 1 滴，加氨试液适量至溶液显微黄色，再加氨-氯化铵缓冲液(pH 10.0)10ml 与铬黑 T 指示剂少许，用乙二胺四醋酸二钠滴定液(0.05mol/L)滴定至溶液自紫红色转为纯蓝色。每 1ml 乙二胺四醋酸二钠滴定液(0.05mol/L)相当于 21.60mg 的 $C_{22}H_{38}O_4Zn$。

十一烯酸总量 照气相色谱法(通则 0521)测定。

内标溶液 取十一烷适量，加三氯甲烷制成每 1ml 中约含 3mg 的溶液。

供试品溶液 取本品约 0.4g，精密称定，置锥形瓶中，加盐酸溶液(1→50)25ml，水浴加热，振摇，至油层澄清，放冷，定量转移至分液漏斗中，用三氯甲烷提取 3 次(30ml、20ml 与 20ml)。合并提取液，置 100ml 量瓶中，精密加内标溶液 5ml，用三氯甲烷稀释至刻度，摇匀。

对照品溶液 取十一烯酸对照品约 80mg，精密称定，置 100ml 量瓶中，精密加内标溶液 5ml，加三氯甲烷溶解并定量稀释至刻度，摇匀。

色谱条件 以二甲基聚硅氧烷(或极性相近)为固定液，柱温为 210℃；进样口温度与检测器温度均为 250℃；进样体积 1μl。

系统适用性要求 内标峰与十一烯酸峰之间的分离度应大于 5.0。理论板数按十一烯酸峰计算不低于 10 000。

测定法 精密量取供试品溶液与对照品溶液，分别注入气相色谱仪，记录色谱图。按内标法以峰面积计算。

【类别】 同十一烯酸锌。

【贮藏】 密闭保存。

复方己酸羟孕酮注射液

Fufang Jisuanqiangyuntong Zhusheye

Compound Hydroxyprogesterone Caproate Injection

本品为己酸羟孕酮与戊酸雌二醇的灭菌油溶液。含己酸羟孕酮($C_{27}H_{40}O_4$)和戊酸雌二醇($C_{23}H_{32}O_3$)均应为标示量的 90.0%～110.0%。

【性状】 本品为淡黄色至黄色的澄明油状液体。

【鉴别】 (1)照薄层色谱法(通则 0502)试验。

供试品溶液　取本品适量，用无水乙醇稀释制成每 1ml 中含戊酸雌二醇 0.1mg 与己酸羟孕酮 5mg 的溶液。

对照品溶液　取戊酸雌二醇对照品与己酸羟孕酮对照品适量，加无水乙醇溶解并稀释制成每 1ml 中含戊酸雌二醇 0.1mg 与己酸羟孕酮 5mg 的溶液。

色谱条件　采用硅胶 G 薄层板，以环己烷-乙酸乙酯-三乙醇胺(50∶50∶0.5)为展开剂。

测定法　吸取供试品溶液与对照品溶液各 20μl，分别点于同一薄层板上，展开，晾干，喷以硫酸-乙醇(1∶1)，在 110℃加热 5～10 分钟使显色。

结果判定　供试品溶液所显两个主斑点的位置和颜色应分别与对照品溶液相应的主斑点相同。

(2)在含量测定项下记录的色谱图中，供试品溶液两主峰的保留时间应与对照品溶液相应两主峰的保留时间一致。

以上(1)、(2)两项可选做一项。

【检查】　应符合注射剂项下有关的各项规定(通则 0102)。

【含量测定】　照高效液相色谱法(通则 0512)测定。

戊酸雌二醇供试品溶液　用内容量移液管精密量取本品 1ml，置 25ml 量瓶中，用甲醇稀释至刻度，摇匀，精密量取 1ml，置 10ml 量瓶中，用甲醇稀释至刻度，摇匀。

己酸羟孕酮供试品溶液　精密量取戊酸雌二醇供试品溶液 1ml，置 50ml 量瓶中，用甲醇稀释至刻度，摇匀。

对照品溶液　取戊酸雌二醇对照品与己酸羟孕酮对照品适量，精密称定，加甲醇溶解并定量稀释制成每 1ml 中约含戊酸雌二醇与己酸羟孕酮各 20μg 的溶液。

色谱条件　用十八烷基硅烷键合硅胶为填充剂；以甲醇-水(85∶15)为流动相；检测波长为 225nm；进样体积 10μl。

系统适用性要求　己酸羟孕酮峰与戊酸雌二醇峰之间的分离度应符合要求。

测定法　精密量取上述三种溶液，分别注入液相色谱仪，记录色谱图。按外标法以峰面积计算。

【类别】　孕激素类药。

【规格】　1ml∶己酸羟孕酮 250mg 与戊酸雌二醇 5mg

【贮藏】　密闭，避光保存。

复方门冬维甘滴眼液

Fufang Mendongweigan Diyanye

Compound Aspartate，Vitamin B_6 and Dipotassium Glycyrrhetate Eye Drops

本品含盐酸萘甲唑啉($C_{14}H_{14}N_2 \cdot HCl$)、门冬氨酸($C_4H_7NO_4$)、维生素 B_6($C_8H_{11}NO_3 \cdot HCl$)、甘草酸二钾($C_{42}H_{60}K_2O_{16}$)与甲硫酸新斯的明($C_{13}H_{22}N_2O_6S$)均应为标示量的 90.0%～110.0%，含马来酸氯苯那敏($C_{16}H_{19}ClN_2 \cdot C_4H_4O_4$)应为标示量的 85.0%～115.0%。

【处方】

门冬氨酸	7.8g
维生素 B_6	0.5g
甘草酸二钾	1.0g
盐酸萘甲唑啉	0.03g
甲硫酸新斯的明	0.05g
马来酸氯苯那敏	0.1g
辅料	适量
注射用水	适量
制成	1000ml

【性状】　本品为无色至微黄色的澄明液体。

【鉴别】　在含量测定项下记录的色谱图中，供试品溶液中各主峰的保留时间应与对照品溶液相应主峰的保留时间一致。

【检查】　**pH 值**　应为 4.5～6.5(通则 0631)。

颜色　取本品，照紫外-可见分光光度法(通则 0401)，在 430nm 的波长处测定，吸光度不得过 0.06。

渗透压摩尔浓度　照渗透压摩尔浓度测定法(通则 0632)测定，渗透压摩尔浓度比应为 0.9～1.1。

其他　应符合眼用制剂项下有关的各项规定(通则 0105)。

【含量测定】　**维生素 B_6、甲硫酸新斯的明、盐酸萘甲唑啉、马来酸氯苯那敏与甘草酸二钾**　照高效液相色谱法(通则 0512)测定。

供试品溶液　精密量取本品 10ml，置 25ml 量瓶中，用水稀释至刻度，摇匀。

对照品溶液　取维生素 B_6、甲硫酸新斯的明、盐酸萘甲唑啉、马来酸氯苯那敏与甘草酸二钾对照品，精密称定，加水溶解并定量稀释制成每 1ml 中分别约含 0.2mg、0.02mg、0.012mg、0.04mg 与 0.4mg 的溶液。

色谱条件　用十八烷基硅烷键合硅胶为填充剂；以庚烷磺酸钠溶液(取庚烷磺酸钠 4.04g 与磷酸二氢钾 2.72g 溶于 1000ml 水中，用磷酸调节 pH 值至 3.0)为流动相 A，乙腈为流动相 B，流速为每分钟 1ml，照下表进行梯度洗脱；检测波长为 260nm，10 分钟后改为 220nm；进样体积 20μl。

时间(分钟)	流动相 A(%)	流动相 B(%)
0	85	15
6	85	15
15	73	27
25	65	35
35	55	45
40	55	45
42	85	15
45	85	15

系统适用性要求　各组分色谱峰的保留时间分别为：维生素 B_6 在 6～9 分钟，甲硫酸新斯的明在 16～18 分钟，盐酸萘甲唑啉在 23～26 分钟，马来酸氯苯那敏在 27～30 分钟，甘草酸二钾在 31～34 分钟。各组分峰的分离度应符合要求。

测定法　精密量取供试品溶液与对照品溶液，分别注入液相色谱仪，记录色谱图。按外标法以峰面积计算。

门冬氨酸　照高效液相色谱法（通则 0512）测定。

供试品溶液　精密量取本品 2ml，置 10ml 量瓶中，用水稀释至刻度，摇匀。

对照品溶液　取门冬氨酸对照品约 78mg，精密称定，置 50ml 量瓶中，加水溶解并稀释至刻度，摇匀。

系统适用性溶液　取门冬氨酸与甘草酸二钾对照品，加水溶解并稀释制成每 1ml 中约含 1.56mg 与 0.2mg 的混合溶液。

色谱条件　用氨基硅烷键合硅胶为填充剂；以磷酸二氢钾溶液（取磷酸二氢钾 5.44g，加水溶解并稀释至 1000ml）-乙腈（58∶42）为流动相；检测波长为 220nm；进样体积 20μl。

系统适用性要求　系统适用性溶液色谱图中，理论板数按门冬氨酸峰计算不低于 2000，甘草酸二钾峰与门冬氨酸峰的分离度应符合要求。

测定法　精密量取供试品溶液与对照品溶液，分别注入液相色谱仪，记录色谱图。按外标法以峰面积计算。

【类别】　眼科用药。

【规格】　（1）13ml　（2）15ml

【贮藏】　密封保存。

复方甘草口服溶液

Fufang Gancao Koufurongye

Compound Glycyrrhiza Oral Solution

本品每 1ml 中含无水吗啡（$C_{17}H_{19}NO_3$）应为 0.0765～0.104mg；愈创甘油醚（$C_{10}H_{14}O_4$）应为 4.50～5.50mg；甘草酸（$C_{42}H_{62}O_{16}$）应不少于 2.0mg。

【处方】

甘草流浸膏	120ml
复方樟脑酊	180ml
甘油	120ml
愈创甘油醚	5g
浓氨溶液	适量
水	适量
全量	1000ml

【制法】　取甘草流浸膏，加甘油混匀，加水 500ml 稀释后，缓缓加浓氨溶液适量，调节 pH 值至 8～9，再加愈创甘油醚的水溶液（取愈创甘油醚，加适量热水溶解制成），不断搅拌，最后加复方樟脑酊，再加适量的水使成 1000ml，摇匀，即得。

本品中需加适量的稳定剂。

【性状】　本品为棕色或棕黑色液体；有香气，久置偶有沉淀。

【鉴别】　（1）照薄层色谱法（通则 0502）试验。

供试品溶液　取本品，摇匀，取 10ml，置分液漏斗中，加盐酸调节 pH 值约为 2，摇匀，加三氯甲烷提取 2 次，每次 20ml，取酸水溶液，加浓氨试液调节 pH 值为 9～10，加三氯甲烷-异丙醇（3∶1）提取 2 次，每次 20ml，合并提取液，通过无水硫酸钠滤过，取滤液减压蒸干，残渣加甲醇 1ml 溶解。

对照品溶液　取吗啡对照品适量，加甲醇溶解并制成每 1ml 中约含 1.0mg 的溶液。

色谱条件　采用硅胶 G 薄层板，以甲苯-丙酮-无水乙醇-浓氨试液（20∶20∶5∶0.6）为展开剂。

测定法　吸取供试品溶液与对照品溶液各 10μl，分别点于同一薄层板上，展开，晾干，喷以稀碘化铋钾试液。

结果判定　供试品溶液应显与对照品溶液所显主斑点的位置和颜色一致的斑点。

（2）在愈创甘油醚、甘草酸含量测定项下记录的色谱图中，供试品溶液中两主峰的保留时间应与对照品溶液两主峰的保留时间一致。

【检查】　**pH 值**　应为 6.0～9.0（通则 0631）。

其他　除澄清度外，本品应符合口服溶液剂项下有关的各项规定（通则 0123）。

【含量测定】　**吗啡**　照高效液相色谱法（通则 0512）测定。

固相萃取柱的前处理、系统适用性试验与要求　取固相萃取柱 1 支（用十八烷基硅烷键合硅胶为填充剂），依次用甲醇-水（3∶1）15ml 与水 5ml 冲洗，再用 pH 值约为 9 的氨水溶液（取水适量，滴加氨试液至 pH 值为 9）冲洗至流出液 pH 值约为 9，待用。

精密量取每 1ml 中约含吗啡对照品 0.1mg 的 5%醋酸溶液 0.5ml，置处理后的固相萃取柱上，以供试品溶液中相同的洗脱条件洗脱，用 5ml 量瓶收集洗脱液至刻度，摇匀，作为固相萃取柱系统适用性溶液。精密量取该溶液与对照品溶液各 10μl，分别注入液相色谱仪，记录色谱图。

固相萃取柱系统适用性试验结果（f_S）按下列公式计算，应在 0.97～1.03 之间。

$$系统适用性试验结果(f_S)=\frac{A_X/C_X}{A_R/C_R}$$

式中　A_X为系统适用性溶液中吗啡峰面积；

A_R为对照品溶液中吗啡峰面积；

C_X为系统适用性溶液浓度；

C_R为对照品溶液浓度。

供试品溶液　取本品适量，超声 10 分钟，取出，摇匀；精密量取 0.5ml，置处理后的固相萃取柱上，滴加氨试液适量使柱内溶液的 pH 值约为 9（上样前，另取同体积的续滤液预先调试，以确定滴加氨试液的量），摇匀，待溶剂滴尽后，用水 20ml 冲洗，以 5%醋酸溶液洗脱，用 5ml 量瓶收集洗脱液至刻度，摇匀。

对照品溶液　取吗啡对照品适量，精密称定，加 5%醋酸溶液溶解并定量稀释制成每1ml中约含10μg溶液。

色谱条件　用辛基硅烷键合硅胶为填充剂；以乙腈-2.5mmol/L庚烷磺酸钠溶液-50mmol/L磷酸二氢钾溶液（5∶18∶18）为流动相；检测波长为220nm；进样体积20μl。

系统适用性要求　理论板数按吗啡峰计算不低于1000，吗啡峰与相邻色谱峰之间的分离度应符合要求。

测定法　精密量取供试品溶液和对照品溶液，分别注入液相色谱仪，记录色谱图。按外标法以吗啡峰面积计算。

愈创甘油醚与甘草酸　照高效液相色谱法（通则0512）测定。

供试品溶液　取本品1瓶，超声10分钟，放冷，摇匀，精密量取1ml，置50ml量瓶中，用流动相稀释至刻度，摇匀，滤膜滤过，取续滤液。

对照品溶液　取愈创甘油醚对照品与甘草酸铵对照品各适量，精密称定，加流动相溶解并定量稀释制成每1ml中分别含愈创甘油醚0.1mg与甘草酸铵0.05mg的混合溶液。

色谱条件　用十八烷基硅烷键合硅胶为填充剂；以乙腈-2.5mmol/L庚烷磺酸钠溶液-50mmol/L磷酸二氢钾溶液（20∶40∶40）（用20%氢氧化钠溶液调节pH值为7.2±0.2）为流动相；检测波长为260nm；进样体积10μl。

系统适用性要求　理论板数按甘草酸峰计算不低于2000，愈创甘油醚峰、甘草酸峰与各自相邻色谱峰之间的分离度均应符合要求。

测定法　精密量取供试品溶液与对照品溶液，分别注入液相色谱仪，记录色谱图。按外标法以峰面积计算，计算甘草酸含量时将结果乘以0.9797。

【类别】　祛痰镇咳药。

【贮藏】　遮光，密封，在阴凉干燥处保存。

复方甘草片

Fufang Gancao Pian

Compound Liquorice Tablets

本品每片中含无水吗啡（$C_{17}H_{19}NO_3$）应为0.36～0.44mg；含甘草酸（$C_{42}H_{62}O_{16}$）不得少于7.3mg。

【处方】

甘草浸膏粉（中粉）	112.5g
阿片粉或罂粟果提取物粉	4g
樟脑	2g
八角茴香油	2g
苯甲酸钠（中粉）	2g
制成	1000片

【制成】　取甘草浸膏烘干，研碎，加苯甲酸钠、阿片粉均匀混合制成颗粒后，加入用少量乙醇溶解的樟脑与八角茴香油，混匀压制成片，即得。

【性状】　本品为灰棕色片、棕色片、棕褐色片或薄膜包衣片，除去包衣后，显棕色或棕褐色；有特臭；易吸潮。

【鉴别】　（1）照薄层色谱法（通则0502）试验。

供试品溶液　取本品2片，研细，加水约7ml混匀，加10%无水碳酸钠溶液至pH值约为9，用三氯甲烷-异丙醇（3∶1）提取2次，每次20ml，合并提取液，用少量氨试液洗涤，再用少量水洗，浓缩蒸干，加甲醇0.3ml使溶解。

对照品溶液　取吗啡对照品适量，加甲醇溶解并稀释制成每1ml中约含2mg的溶液。

色谱条件　采用硅胶G薄层板，以乙酸乙酯-甲醇-浓氨溶液（35∶10∶5）为展开剂。

测定法　吸取供试品溶液与对照品溶液各10μl，分别点于同一薄层板上，展开，晾干，喷以碘化铋钾试液。

结果判定　供试品溶液应显与对照品溶液所显主斑点的位置和颜色一致的斑点。

（2）在甘草酸含量测定项下记录的色谱图中，供试品溶液主峰的保留时间应与对照品溶液主峰的保留时间一致。

【检查】　除崩解时限不检查外，应符合片剂项下有关的各项规定（通则0101）。

【含量测定】　**吗啡**　照高效液相色谱法（通则0512）测定。

固相萃取柱的前处理、系统适用性试验与要求　取固相萃取柱1支（用十八烷基硅烷键合硅胶为填充剂），依次用甲醇-水（3∶1）15ml与水5ml冲洗，再用pH值约为9的氨水溶液（取水适量，滴加氨试液至pH值为9）冲洗至流出液pH值约为9，待用。

精密量取每1ml中约含吗啡对照品50μg的5%醋酸溶液1ml，置处理后的固相萃取柱上，以供试品溶液中相同的洗脱条件洗脱，用5ml量瓶收集洗脱液至刻度，摇匀，作为固相萃取柱系统适用性溶液。精密量取该溶液与对照品溶液各10μl，分别注入液相色谱仪，记录色谱图。

固相萃取柱系统适用性试验结果（f_S）按下列公式计算，应在0.97～1.03之间。

$$系统适用性试验结果(f_S)=\frac{A_X/C_X}{A_R/C_R}$$

式中　A_X为系统适用性溶液中吗啡峰面积；

A_R为对照品溶液中吗啡峰面积；

C_X为系统适用性溶液浓度；

C_R为对照品溶液浓度。

供试品溶液　取本品30片，精密称定，研细，精密称取约10片量，置磨口锥形瓶中，精密加水90ml，超声5分钟，精密加稀盐酸（6→10）10ml，摇匀，超声20分钟使吗啡溶解，取出，放冷，滤过；精密量取续滤液1ml，置处理后的固相萃取柱上，滴加氨试液适量使柱内溶液的pH值约为9（上样前，另取同体积的续滤液预先调试，以确定滴加氨试液的量），摇匀，待溶剂滴尽后，用水约20ml冲洗，以含2%甲醇的5%醋酸溶液洗脱，用5ml量瓶收集洗脱液至刻度，摇匀。

对照品溶液　取吗啡对照品适量，精密称定，加含 2% 甲醇的 5% 醋酸溶液溶解并定量稀释制成每 1ml 中约含 10μg 的溶液。

色谱条件　用辛基硅烷键合硅胶为填充剂；以 50mmol/L 磷酸二氢钾溶液-2.5mmol/L 庚烷磺酸钠溶液-乙腈（5∶5∶2）为流动相；检测波长为 220nm；进样体积 20μl。

系统适用性要求　理论板数按吗啡峰计算不低于 1000。

测定法　精密量取供试品溶液和对照品溶液，分别注入液相色谱仪，记录色谱图。按外标法以峰面积计算。

甘草酸　照高效液相色谱法（通则 0512）测定。

溶剂　甲醇-水（1∶1）。

供试品溶液　取本品 20 片，精密称定，研细，精密称取约 1 片量，置 50ml 量瓶中，加溶剂适量，超声 30 分钟使甘草酸溶解，取出，放冷，用溶剂稀释至刻度，摇匀，滤过，取续滤液。

对照品溶液　取甘草酸铵对照品适量，精密称定，加溶剂溶解并定量稀释制成每 1ml 中约含 0.15mg 的溶液。

色谱条件　用十八烷基硅烷键合硅胶为填充剂；以 25mmol/L 磷酸二氢钾溶液-2.5mmol/L 庚烷磺酸钠水溶液-乙腈（33∶33∶44）为流动相；检测波长为 250nm；进样体积 10μl。

系统适用性要求　理论板数按甘草酸峰计算不低于 2000，甘草酸峰与相邻色谱峰之间的分离度应符合要求。

测定法　精密量取供试品溶液与对照品溶液，分别注入液相色谱仪，记录色谱图。按外标法以峰面积计算，并将结果乘以 0.9797。

【类别】　祛痰镇咳药。

【贮藏】　密封，在干燥处保存。

复方左炔诺孕酮片

Fufang Zuoquenuoyuntong Pian

Compound Levonorgestrel Tablets

本品含左炔诺孕酮（$C_{21}H_{28}O_2$）与炔雌醇（$C_{20}H_{24}O_2$）均应为标示量的 90.0%～115.0%。

【处方】

左炔诺孕酮	150mg
炔雌醇	30mg
制成	1000 片

【性状】　本品为糖衣片或薄膜衣片，除去包衣后显白色或类白色。

【鉴别】　（1）取本品 5 片，研细，加三氯甲烷 10ml 充分搅拌后，滤过，取滤液 2ml，加碱性三硝基苯酚溶液（取 0.6% 三硝基苯酚乙醇溶液、7% 氢氧化钠溶液与稀乙醇，临用前等量混合）2ml，放置 30 分钟后，溶液呈棕黄色。

（2）取本品细粉适量（约相当于左炔诺孕酮 15mg），分次加三氯甲烷约 200ml，充分搅拌后，用 G4 垂熔漏斗减压抽滤，用三氯甲烷洗涤滤渣与滤器，合并滤液，置水浴上蒸干，放冷，精密加三氯甲烷 2ml，用 1dm 的微量旋光管依法测定（通则 0621），应为左旋，并不得低于 0.18°。

（3）照薄层色谱法（通则 0502）试验。

供试品溶液　取本品 5 片，研细，加三氯甲烷 10ml，充分搅拌后，滤过，滤液蒸干，精密加三氯甲烷 1ml 使左炔诺孕酮与炔雌醇溶解。

对照品溶液　取左炔诺孕酮对照品与炔雌醇对照品适量，加三氯甲烷溶解并稀释制成每 1ml 中约含左炔诺孕酮 0.75mg 与炔雌醇 0.15mg 的溶液。

色谱条件　采用硅胶 G 薄层板，以三氯甲烷-甲醇（9∶1）为展开剂。

测定法　吸取供试品溶液与对照品溶液各 30μl，分别点于同一薄层板上，展开，晾干，喷以硫酸-无水乙醇（1∶1）混合液，在 105℃ 加热使显色。

结果判定　供试品溶液所显两个主斑点的位置和颜色应与对照品溶液相应的主斑点相同。

（4）在含量测定项下记录的色谱图中，供试品溶液两主峰的保留时间应与对照品溶液相应两主峰的保留时间一致。

以上（3）、（4）两项可选做一项。

【检查】　**含量均匀度**　以含量测定项下测得的每片含量计算，应符合规定（通则 0941）。

溶出度　照溶出度与释放度测定法（通则 0931 第二法）测定。

溶出条件　以 0.0005% 聚山梨酯 80 溶液 500ml 为溶出介质，转速为每分钟 75 转，依法操作，经 60 分钟时取样。

供试品溶液　取溶出液滤过，弃去初滤液 20ml，取续滤液。

对照品溶液　取左炔诺孕酮对照品适量，精密称定，加乙醇适量，超声使溶解，放冷，并定量稀释制成每 1ml 中约含 0.75mg 的溶液，作为对照品贮备液（1）；取炔雌醇对照品，精密称定，加乙醇适量，超声使溶解，放冷，并定量稀释制成每 1ml 中约含 0.15mg 的溶液，作为对照品贮备液（2）。精密量取对照品贮备液（1）、对照品贮备液（2）各 2ml，置 100ml 量瓶中，用乙腈-溶出介质（1∶1）稀释至刻度，摇匀。精密量取 2ml，置 100ml 量瓶中，用溶出介质稀释至刻度，摇匀。

色谱条件　见含量测定项下。左炔诺孕酮的检测波长为 247nm；炔雌醇用荧光检测器测定，激发波长为 285nm，发射波长为 310nm；进样体积 100μl。

系统适用性要求　理论板数按左炔诺孕酮峰计算不低于 5000。

测定法　见含量测定项下。计算每片的溶出量。

限度　均为标示量的 60%，应符合规定。

其他　应符合片剂项下有关的各项规定（通则 0101）。

【含量测定】　照高效液相色谱法（通则 0512）测定。

供试品溶液　取本品 10 片，分别置 10ml 量瓶中，加流动相适量，超声 40 分钟并不时振摇使左炔诺孕酮与炔雌醇溶解，放冷，用流动相稀释至刻度，摇匀，滤过，取续滤液。

对照品溶液　取左炔诺孕酮对照品与炔雌醇对照品各适量，精密称定，加乙腈超声使溶解，放冷，并定量稀释制成每 1ml 中含左炔诺孕酮 0.75mg 与炔雌醇 0.15mg 的溶液，精密量取 2ml，置 100ml 量瓶中，用流动相稀释至刻度，摇匀。

色谱条件　用十八烷基硅烷键合硅胶为填充剂；以乙腈-水(60∶40)为流动相；检测波长为 220nm；进样体积 50μl。

系统适用性要求　理论板数按左炔诺孕酮峰计算不低于 5000，左炔诺孕酮峰与炔雌醇峰之间的分离度应大于 2.5。

测定法　精密量取供试品溶液与对照品溶液，分别注入液相色谱仪，记录色谱图。按外标法以峰面积分别计算每片的含量，求出平均含量。

【类别】　避孕药。

【贮藏】　遮光，密封保存。

复方左炔诺孕酮滴丸

Fufang Zuoquenuoyuntong Diwan

Compound Levonorgestrel Pills

本品含左炔诺孕酮($C_{21}H_{28}O_2$)与炔雌醇($C_{20}H_{24}O_2$)均应为标示量的 90.0%～115.0%。

【处方】

左炔诺孕酮	150mg
炔雌醇	30mg
制成	1000 丸

【性状】　本品为糖衣丸。

【鉴别】　(1)取本品 1 丸，除去糖衣，加乙醇约 2ml，置水浴中加热使左炔诺孕酮与炔雌醇溶解，放冷，加碱性三硝基苯酚溶液(取 0.6%三硝基苯酚的乙醇溶液、7%氢氧化钠溶液与稀乙醇，临用前等量混合)2ml，放置 30 分钟后，溶液呈棕黄色。

(2)取本品 100 丸，除去包衣，置小锥形瓶中，加水 20ml，微温使左炔诺孕酮与炔雌醇溶解，放冷，转移至分液漏斗中，锥形瓶用水洗涤两次，每次 5ml，合并洗液置分液漏斗中，加乙醚振摇 3 次，每次 40ml，弃去水层，合并乙醚层提取液，用水洗涤 2 次，每次 25ml，醚层经铺有脱脂棉与无水硫酸钠的滤器滤过，挥去乙醚，残渣中加三氯甲烷使溶解，转移至 2ml 量瓶中，用三氯甲烷稀释至刻度，摇匀(必要时滤过)，用 1dm 微量旋光管依法测定(通则 0621)，应为左旋，并不得低于 0.18°。

(3)照薄层色谱法(通则 0502)试验。

供试品溶液　取本品 10 丸，除去包衣，置小烧杯中，加水约 4ml，微温使溶散后，放冷，移置分液漏斗中，加乙醚 20ml，振摇提取，弃去水层，醚层用水振摇洗涤后，经铺有脱脂棉与无水硫酸钠的滤器滤过，置蒸发皿中，挥去乙醚，残渣加三氯甲烷 0.3ml 使溶解。

对照品溶液　取左炔诺孕酮对照品与炔雌醇对照品适量，加三氯甲烷溶解并稀释制成每 1ml 中约含左炔诺孕酮 5.0mg 与炔雌醇 1.0mg 的溶液。

色谱条件　采用硅胶 G 薄层板，以三氯甲烷-甲醇(9∶1)为展开剂。

测定法　吸取供试品溶液与对照品溶液各 30μl，分别点于同一薄层板上，展开，晾干，喷以硫酸-无水乙醇(1∶1)混合液，在 105℃加热使显色。

结果判定　供试品溶液所显两个主斑点的位置和颜色应与对照品溶液相应的主斑点相同。

【检查】　应符合丸剂项下有关的各项规定(通则 0108)。

【含量测定】　照高效液相色谱法(通则 0512)测定。

内标溶液　取醋酸甲地孕酮，加乙腈溶解并稀释制成每 1ml 中约含 1mg 的溶液。

供试品溶液　取本品 20 丸，精密称定，研细，精密称取适量(约相当于左炔诺孕酮 0.75mg)，置 10ml 量瓶中，精密加内标溶液 1ml，加流动相适量，超声使溶解，放冷，用流动相稀释至刻度，摇匀，滤过，取续滤液。

对照品溶液　取左炔诺孕酮对照品与炔雌醇对照品适量，精密称定，加乙腈溶解并定量稀释制成每 1ml 中约含左炔诺孕酮 0.75mg 与炔雌醇 0.15mg 的溶液，精密量取此溶液与内标溶液各 1ml，置 10ml 量瓶中，用流动相稀释至刻度，摇匀。

色谱条件　用十八烷基硅烷键合硅胶为填充剂；以乙腈-水(60∶40)为流动相；检测波长为 220nm；进样体积 20μl。

系统适用性要求　理论板数按左炔诺孕酮峰计算不低于 5000，左炔诺孕酮峰与内标物质峰之间的分离度应符合要求。

测定法　精密量取供试品溶液与对照品溶液，分别注入液相色谱仪，记录色谱图。按内标法以峰面积计算。

【类别】　避孕药。

【贮藏】　遮光，密封保存。

复方卡比多巴片

Fufang Kabiduoba Pian

Compound Carbidopa Tablets

本品含卡比多巴($C_{10}H_{14}N_2O_4$)与左旋多巴($C_9H_{11}NO_4$)均应为标示量的 90.0%～110.0%。

【处方】

卡比多巴	25g
左旋多巴	250g
辅料	适量
制成	1000 片

【性状】 本品为淡蓝色片。

【鉴别】 (1)在含量测定项下记录的色谱图中，供试品溶液两个主峰的保留时间应与对照品溶液相应两主峰的保留时间一致。

(2)照薄层色谱法(通则 0502)试验。

供试品溶液　取本品细粉适量(约相当于卡比多巴 20mg)，置 100ml 量瓶中，加 0.1mol/L 盐酸溶液 25ml 与水 25ml，振摇 20 分钟，加甲醇稀释至刻度，摇匀，滤过。

对照品溶液　取卡比多巴与左旋多巴对照品适量，用 0.1mol/L 盐酸溶液-水-甲醇(1：1：2)制成每 1ml 中含卡比多巴 0.2mg 与左旋多巴 2mg 的溶液。

色谱条件　采用硅胶 G 薄层板，以丙酮-三氯甲烷-正丁醇-冰醋酸-水(60：40：40：40：35)为展开剂。

测定法　吸取供试品溶液与对照品溶液各 10μl，分别点于同一薄层板上，展开，晾干，喷以茚三酮试液，在 105℃ 加热使显色。

结果判定　供试品溶液所显两个主斑点的位置和颜色应与对照品溶液相应的主斑点一致。

以上(1)、(2)两项可选做一项。

【检查】 **溶出度**　照溶出度与释放度测定法(通则 0931 第一法)测定。

溶出条件　以 0.1mol/L 盐酸溶液 750ml 为溶出介质，转速为每分钟 50 转，依法操作，经 30 分钟时取样。

供试品溶液　取溶出液适量，滤过。

对照品溶液　取卡比多巴与左旋多巴对照品适量，精密称定，加 0.1mol/L 盐酸溶液溶解并定量稀释制成每 1ml 中含卡比多巴 33μg 和左旋多巴 0.33mg 的溶液。

色谱条件与系统适用性要求　见含量测定项下。

测定法　见含量测定项下。计算每片中卡比多巴与左旋多巴的溶出量。

限度　标示量的 80%，均应符合规定。

其他　应符合片剂项下有关的各项规定(通则 0101)。

【含量测定】 照高效液相色谱法(通则 0512)测定。

供试品溶液　取本品 20 片，精密称定，研细，精密称取适量(约相当于左旋多巴 50mg)，置 100ml 量瓶中，加 0.033mol/L 磷酸溶液 10ml，微热使卡比多巴与左旋多巴溶解，放冷，用水稀释至刻度，摇匀，滤过，取续滤液。

对照品溶液　取卡比多巴对照品与左旋多巴对照品适量，同法制成每 1ml 中约含卡比多巴 50μg 和左旋多巴 500μg 的溶液。

色谱条件　用十八烷基硅烷键合硅胶为填充剂；以磷酸二氢钠溶液(取磷酸二氢钠 11.04g，加水 950ml 使溶解，加 0.024% 癸烷磺酸钠 1.3ml，加水稀释至 1000ml，用磷酸调节 pH 值至 2.8)为流动相；检测波长为 280nm；进样体积 20μl。

系统适用性要求　理论板数按卡比多巴峰计算不低于 1000，卡比多巴峰与左旋多巴峰的分离度应符合要求。

测定法　精密量取供试品溶液与对照品溶液，分别注入液相色谱仪，记录色谱图。按外标法以峰面积计算。

【类别】 抗震颤麻痹药。

【贮藏】 遮光，密封，在干燥处保存。

复方卡托普利片

Fufang Katuopuli Pian

Compound Captopril Tablets

本品含卡托普利($C_9H_{15}NO_3S$)与氢氯噻嗪($C_7H_8ClN_3O_4S_2$)均应为标示量的 90.0%～110.0%。

【处方】

卡托普利	10g
氢氯噻嗪	6g
辅料	适量
制成	1000 片

【性状】 本品为白色或类白色片。

【鉴别】 (1)取本品 1 片，研细，加水 5ml，摇匀，加碱性亚硝基铁氰化钠试液适量，即显紫红色。

(2)取本品 3 片，研细，加水 15ml，振摇使卡托普利溶解，滤过，取滤渣烘干，置试管中，加氢氧化钠试液 10ml，振摇使氢氯噻嗪溶解，滤过，取滤液 3ml，煮沸 5 分钟，放冷，加变色酸试液 5ml，置水浴上加热，应显蓝紫色。

(3)在含量测定项下记录的色谱图中，供试品溶液两主峰的保留时间应与对照品溶液相应的两主峰保留时间一致。

【检查】 **卡托普利二硫化物**(卡托普利杂质Ⅰ)　照高效液相色谱法(通则 0512)测定。避光操作。

供试品溶液　取本品的细粉适量(约相当于卡托普利 25mg)，精密称定，置 50ml 量瓶中，加流动相适量，超声 15 分钟，放冷，用流动相稀释至刻度，摇匀，滤过，取续滤液(8 小时内使用)。

对照品溶液　取卡托普利杂质Ⅰ对照品，精密称定，加甲醇适量溶解，用流动相定量稀释制成每 1ml 中约含 15μg 的溶液。

系统适用性溶液　取卡托普利与卡托普利杂质Ⅰ对照品，加甲醇适量溶解，用流动相稀释制成每 1ml 中各约含 0.1mg 与 15μg 的混合溶液。

色谱条件　以十八烷基硅烷键合硅胶为填充剂；0.01mol/L 磷酸二氢钠溶液-甲醇-乙腈(70：25：5)(用磷酸调节 pH 值至 3.0)为流动相；检测波长为 215nm；柱温 40℃；进样体积 50μl。

系统适用性要求　系统适用性溶液色谱图中，卡托普利峰与卡托普利杂质Ⅰ峰之间的分离度应大于 4.0。

测定法　精密量取供试品溶液与对照品溶液，分别注入液相色谱仪，记录色谱图。

限度　供试品溶液色谱图中如有与卡托普利杂质Ⅰ峰保留时间一致的色谱峰，按外标法以峰面积计算，不得过卡托普利标示量的 3.0%。

含量均匀度　取本品 1 片，置 100ml 量瓶中，加流动相适量，超声使卡托普利与氢氯噻嗪溶解，放冷，用流动相稀释至刻度，摇匀，滤过，取续滤液作为供试品溶液，照含量测定项下的方法测定含量，应符合规定(通则 0941)。

溶出度　照溶出度与释放度测定法(通则 0931 第一法)测定。

溶出条件　以盐酸溶液(稀盐酸 24→1000)900ml 为溶出介质，转速为每分钟 100 转，依法操作，经 30 分钟时取样。

供试品溶液　取溶出液 10ml，滤过，取续滤液。

对照品溶液　取卡托普利对照品与氢氯噻嗪对照品适量，精密称定，加溶出介质溶解并定量稀释制成每 1ml 中约含卡托普利 10μg 与氢氯噻嗪 6μg 的混合溶液。

色谱条件　见含量测定项下。

测定法　见含量测定项下。计算每片中卡托普利与氢氯噻嗪的溶出量。

限度　均为标示量的 70%，应符合规定。

其他　应符合片剂项下有关的各项规定(通则 0101)。

【含量测定】　照高效液相色谱法(通则 0512)测定。

供试品溶液　取本品 20 片，精密称定，研细，精密称取适量(约相当于卡托普利 10mg)，置 100ml 量瓶中，加流动相适量，超声约 20 分钟使卡托普利与氢氯噻嗪溶解，放冷，用流动相稀释至刻度，摇匀，滤过，取续滤液。

对照品溶液　取卡托普利对照品与氢氯噻嗪对照品各适量，精密称定，加流动相溶解并定量稀释制成每 1ml 中约含卡托普利 0.1mg 与氢氯噻嗪 0.06mg 的溶液。

色谱条件　见卡托普利二硫化物项下。进样体积 10μl。

测定法　精密量取供试品溶液与对照品溶液，分别注入液相色谱仪，记录色谱图。按外标法以峰面积计算。

【类别】　血管紧张素转移酶抑制药。

【贮藏】　遮光，密封，在 30℃以下干燥处保存。

复方甲苯咪唑片

Fufang Jiabenmizuo Pian

Compound Mebendazole Tablets

本品含甲苯咪唑($C_{16}H_{13}N_3O_3$)与盐酸左旋咪唑($C_{11}H_{12}N_2S \cdot HCl$)均应为标示量的 90.0%～110.0%。

【处方】

甲苯咪唑	100g
盐酸左旋咪唑	25g
辅料	适量
制成	1000 片

【性状】　本品为着色片。

【鉴别】　(1)取本品的细粉适量(约相当于盐酸左旋咪唑 0.15g)，加水 50ml，振摇使盐酸左旋咪唑溶解，滤过，取滤液 20ml，加氢氧化钠试液 2ml，煮沸 10 分钟，放冷，加亚硝基铁氰化钠试液数滴，即显红色；放置后，色渐变浅。

(2)照薄层色谱法(通则 0502)试验。

供试品溶液　取本品的细粉适量(约相当于甲苯咪唑 20mg)，加甲酸 2ml，振摇使甲苯咪唑溶解，加丙酮 18ml，摇匀，滤过，取续滤液。

对照品溶液　取甲苯咪唑对照品约 20mg，加甲酸 2ml 使溶解，加丙酮 18ml，摇匀。

色谱条件　采用硅胶 GF_{254} 薄层板，以三氯甲烷-甲醇-甲酸(90：5：5)为展开剂。

测定法　吸取供试品溶液与对照品溶液各 10μl，分别点于同一薄层板上，展开，晾干，置紫外光灯(254nm)下检视。

结果判定　供试品溶液所显主斑点的位置和颜色应与对照品溶液的主斑点一致。

(3)取鉴别(1)项下的滤液显氯化物鉴别(1)的反应(通则 0301)。

【检查】　**溶出度**　照溶出度与释放度测定法(通则 0931 第二法)测定。

溶出条件　以 0.5%十二烷基硫酸钠的 0.1mol/L 盐酸溶液 900ml 为溶出介质，转速为每分钟 100 转，依法操作，经 45 分钟时取样。

供试品溶液　取溶出液适量，滤过，精密量取续滤液 5ml，置 10ml 量瓶中，用甲醇稀释至刻度，摇匀。

对照品溶液　取甲苯咪唑对照品与盐酸左旋咪唑对照品各适量，精密称定，甲苯咪唑每 10mg 加 1%盐酸甲醇溶液 4ml 使溶解后，用流动相定量稀释制成每 1ml 中约含甲苯咪唑 0.55mg 与盐酸左旋咪唑 0.14mg 的混合溶液，精密量取 5ml，置 25ml 量瓶中，用溶出介质稀释至刻度，摇匀，精密量取 5ml，置 10ml 量瓶中，用甲醇稀释至刻度，摇匀。

色谱条件与系统适用性要求　见含量测定项下。

测定法　见含量测定项下。计算每片的溶出量。

限度　甲苯咪唑限度为标示量的 75%，盐酸左旋咪唑限度为标示量的 80%，均应符合规定。

其他　应符合片剂项下有关的各项规定(通则 0101)。

【含量测定】　照高效液相色谱法(通则 0512)测定。

供试品溶液　取本品 20 片，精密称定，研细，精密称取适量(约相当于甲苯咪唑 50mg 和盐酸左旋咪唑 12.5mg)，置 100ml 量瓶中，加 1%盐酸甲醇溶液 20ml，超声使甲苯咪唑与盐酸左旋咪唑溶解，放冷，用流动相稀释至刻度，摇匀，滤过，精密量取续滤液 5ml，置 25ml 量瓶中，用流动相稀释至刻度，摇匀。

对照品溶液　取甲苯咪唑对照品约 25mg，置 25ml 量瓶中，加 1%盐酸甲醇溶液 10ml，超声使溶解，用流动相稀释至刻度，摇匀；取盐酸左旋咪唑对照品约 25mg，置 100ml 量瓶中，加流动相溶解并稀释至刻度，摇匀；分别精密量取上述两种溶液各 5ml，置同一 50ml 量瓶中，用流动相稀释至刻度，摇匀。

色谱条件　用十八烷基硅烷键合硅胶为填充剂；以 0.05mol/L 磷酸二氢钾溶液-甲醇（40：60）为流动相；检测波长为 230nm；进样体积 10μl。

系统适用性要求　理论板数按左旋咪唑峰与甲苯咪唑峰计均不低于 2500，左旋咪唑峰与甲苯咪唑峰的分离度应符合要求。

测定法　精密量取供试品溶液与对照品溶液，分别注入液相色谱仪，记录色谱图。按外标法以峰面积计算。

【类别】　驱肠虫药。

【贮藏】　密封保存。

复方地芬诺酯片

Fufang Difennuozhi Pian

Compound Diphenoxylate Hydrochloride Tablets

本品含盐酸地芬诺酯（$C_{30}H_{32}N_2O_2 \cdot HCl$）应为标示量的 90.0%～110.0%；含硫酸阿托品[$(C_{17}H_{23}NO_3)_2 \cdot H_2SO_4 \cdot H_2O$]应为标示量的 80.0%～120.0%。

【处方】

盐酸地芬诺酯	2.5g
硫酸阿托品	25mg
制成	1000 片

【性状】　本品为白色片。

【鉴别】　（1）在含量测定盐酸地芬诺酯项下记录的色谱图中，供试品溶液主峰的保留时间应与对照品溶液主峰的保留时间一致。

（2）在含量测定硫酸阿托品项下记录的色谱图中，供试品溶液主峰的保留时间应与对照品溶液主峰的保留时间一致。

【检查】　**有关物质**　照高效液相色谱法（通则 0512）测定。

溶剂　乙腈-水（1：1）。

供试品溶液　取本品细粉适量（约相当于盐酸地芬诺酯 10mg），置 10ml 量瓶中，加溶剂适量，超声 15 分钟使溶解，用溶剂稀释至刻度，摇匀，滤过，取续滤液。

对照溶液　精密量取供试品溶液 1ml，置 100ml 量瓶中，用溶剂稀释至刻度，摇匀。

灵敏度溶液　精密量取对照溶液 5ml，置 100ml 量瓶中，用溶剂稀释至刻度，摇匀。

系统适用性溶液　取盐酸地芬诺酯约 10mg，置 10ml 量瓶中，加乙腈 1ml 使溶解，加 0.1mol/L 氢氧化钠溶液 1ml，置 60℃水浴中加热 1 小时，放冷，加 0.1mol/L 盐酸溶液 1ml 中和后，用溶剂稀释至刻度，摇匀，滤膜滤过，取续滤液。

色谱条件　用十八烷基硅烷键合硅胶为填充剂；以水（用磷酸调节 pH 值至 2.3）为流动相 A，乙腈为流动相 B，按下表进行梯度洗脱；流速为每分钟 2ml；检测波长为 210nm；进样体积 20μl。

时间（分钟）	流动相 A（%）	流动相 B（%）
0	75	25
5	75	25
40	15	85
45	15	85
46	75	25
52	75	25

系统适用性要求　盐酸地芬诺酯杂质Ⅰ（相对地芬诺酯的保留时间约为 0.8）峰与地芬诺酯峰之间的分离度应大于 5.0。灵敏度溶液色谱图中，地芬诺酯峰峰高的信噪比应大于 10。

测定法　精密量取供试品溶液与对照溶液，分别注入液相色谱仪，记录色谱图。

限度　供试品溶液色谱图中如有杂质峰，扣除硫酸阿托品峰及其之前的辅料峰，并扣除相对保留时间约 2.0 之后的辅料峰后，盐酸地芬诺酯杂质Ⅰ的峰面积不得大于对照溶液主峰面积的 0.3 倍（0.3%），其他单个杂质峰面积不得大于对照溶液主峰面积的 0.5 倍（0.5%），各杂质峰面积的和不得大于对照溶液主峰面积（1.0%），小于灵敏度溶液主峰面积的色谱峰忽略不计。

含量均匀度　盐酸地芬诺酯　取本品 1 片，置乳钵中，研细，加含量测定盐酸地芬诺酯项下的流动相适量，研磨，用流动相分次转移至 50ml 量瓶中，振摇使盐酸地芬诺酯溶解，用流动相稀释至刻度，摇匀，滤过，取续滤液，照含量测定盐酸地芬诺酯项下的方法测定含量，应符合规定（通则 0941）。

硫酸阿托品　取本品 1 片，置乳钵中，研细，加含量测定硫酸阿托品项下的流动相适量，研磨，用流动相分次转移至 25ml 量瓶中，振摇使硫酸阿托品溶解，用流动相稀释至刻度，摇匀，滤过，取续滤液。除进样体积为 50μl 外，照含量测定硫酸阿托品项下的方法测定；另取硫酸阿托品对照品适量，精密称定，加流动相溶解并定量稀释制成每 1ml 中约含 1μg 的溶液，同法测定，按外标法以峰面积计算，结果乘以 1.027，限度为±20%，应符合规定（通则 0941）。

溶出度　照溶出度与释放度测定法（通则 0931 第二法）测定。

溶出条件　以 0.2mol/L 冰醋酸溶液 900ml 为溶出介质，转速为每分钟 50 转，依法操作，经 45 分钟时取样。

供试品溶液　取溶出液适量，滤过，取续滤液。

对照品溶液　取盐酸地芬诺酯对照品约 25mg，精密称定，置 100ml 量瓶中，加甲醇溶解并稀释至刻度，摇匀，精密量取 1ml，置 100ml 量瓶中，用溶出介质稀释至刻度，摇匀。

色谱条件　见含量测定盐酸地芬诺酯项下，进样体积 50μl。

系统适用性要求　见含量测定盐酸地芬诺酯项下。

测定法　取供试品溶液与对照品溶液，照含量测定盐酸地芬诺酯项下的方法测定，计算每片中盐酸地芬诺酯的溶出量。

限度　标示量的75%，应符合规定。

其他　应符合片剂项下有关的各项规定(通则0101)。

【含量测定】　盐酸地芬诺酯　照高效液相色谱法(通则0512)测定。

供试品溶液　取本品50片，精密称定，研细，精密称取适量(约相当于盐酸地芬诺酯2.5mg)，置50ml量瓶中，加流动相适量，充分振摇使盐酸地芬诺酯溶解，用流动相稀释至刻度，摇匀，滤过，取续滤液。

对照品溶液　取盐酸地芬诺酯对照品适量，精密称定，加流动相溶解并定量稀释制成每1ml中约含50μg的溶液。

色谱条件　用十八烷基硅烷键合硅胶为填充剂；以三乙胺磷酸溶液(取三乙胺4ml，加水500ml，加磷酸2ml，加水至1000ml，混匀)-乙腈(45∶55)，并调节pH值至3.1±0.2为流动相；检测波长为230nm；进样体积20μl。

系统适用性要求　理论板数按地芬诺酯峰计算不低于2000。

测定法　精密量取供试品溶液与对照品溶液，分别注入液相色谱仪，记录色谱图，按外标法以峰面积计算。

硫酸阿托品　照高效液相色谱法(通则0512)测定。

供试品溶液　取含量测定盐酸地芬诺酯项下细粉，精密称取适量(约相当于硫酸阿托品0.5mg)，置50ml量瓶中，加流动相适量，充分振摇使硫酸阿托品溶解，用流动相稀释至刻度，摇匀，滤过，取续滤液。

对照品溶液　取硫酸阿托品对照品适量，精密称定，加流动相溶解并定量稀释制成每1ml中约含10μg的溶液。

色谱条件　用十八烷基硅烷键合硅胶为填充剂；以三乙胺磷酸溶液(取三乙胺4ml，加水500ml，加磷酸1.8ml，加水至1000ml，混匀)-乙腈(85∶15)，并调节pH值至5.8±0.2为流动相；检测波长为206nm；进样体积20μl。

系统适用性要求　理论板数按硫酸阿托品峰计算不低于3000。

测定法　精密量取供试品溶液与对照品溶液，分别注入液相色谱仪，记录色谱图，按外标法以峰面积计算，结果乘以1.027。

【类别】　止泻药。

【贮藏】　密封保存。

复方克霉唑乳膏

Fufang Kemeizuo Rugao

Compound Clotrimazole Cream

本品含克霉唑($C_{22}H_{17}ClN_2$)和尿素(CH_4N_2O)均应为标示量的90.0%～110.0%。

【处方】

克霉唑	15.0g
尿素	150g
基质	适量
制成	1000g

【性状】　本品为白色至微黄色乳膏。

【鉴别】　(1)取本品适量(约相当于克霉唑20mg)，加0.5mol/L硫酸溶液10ml，在水浴中微温，搅拌使克霉唑溶解，放冷，滤过，取滤液2ml，加三硝基苯酚试液数滴即生成黄色沉淀。

(2)取上述滤液1ml，缓缓滴加硫酸1ml，并不断振摇，溶液显橙黄色；加水3ml稀释后，颜色消失；再加硫酸3ml，复显橙黄色。

(3)取本品适量(约相当于尿素0.2g)，置试管中加热，即分解并放出氨气；遇湿润的红色石蕊试纸，能使变蓝色。

(4)照薄层色谱法(通则0502)试验。

供试品溶液　取本品适量(约相当于克霉唑20mg)，加二氯甲烷4ml，振摇30分钟，离心，取上清液。

对照品溶液　取克霉唑对照品，加二氯甲烷溶解并稀释制成每1ml中含5mg的溶液。

色谱条件　采用硅胶G薄层板，以异丙醚为展开剂，并在展开缸中放入装有浓氨溶液的小烧杯使氨蒸气饱和。

测定法　吸取供试品溶液与对照品溶液各10μl，分别点于同一薄层板上，展开，晾干，在碘蒸气中显色。

结果判定　供试品溶液所显主斑点的位置和颜色应与对照品溶液主斑点的位置和颜色相同。

(5)在含量测定项下记录的色谱图中，供试品溶液主峰的保留时间应与对照品溶液主峰的保留时间一致。

以上(4)、(5)两项可选做一项。

【检查】　二苯基-(2-氯苯基)甲醇　照高效液相色谱法(通则0512)测定。

供试品溶液　取本品适量(约相当于克霉唑10mg)，精密称定，置50ml量瓶中，加甲醇28ml，置50℃水浴中加热5分钟，时时振摇，取出后强烈振摇5分钟，加水12ml，摇匀，放冷，用甲醇-水(7∶3)稀释至刻度，摇匀，置冰浴中放置2小时，滤过，取续滤液放至室温。

对照品溶液　取克霉唑杂质Ⅰ对照品适量，精密称定，加甲醇-水(7∶3)溶解并定量稀释制成每1ml中约含2μg的溶液。

系统适用性溶液　取克霉唑对照品、克霉唑杂质Ⅰ对照品适量，加甲醇-水(7∶3)溶解并稀释制成每1ml中分别含克霉唑0.04mg与克霉唑杂质Ⅰ0.03mg的溶液。

色谱条件　用十八烷基硅烷键合硅胶为填充剂；以甲醇-0.05mol/L磷酸二氢钾溶液(70∶30)(用10%磷酸调节pH值至5.7～5.8)为流动相；检测波长为215nm；进样体积10μl。

系统适用性要求　系统适用性溶液色谱图中，理论板数按克霉唑峰计算不低于4000，克霉唑峰与克霉唑杂质Ⅰ峰间的分离度应大于2.0。

测定法　精密量取供试品溶液与对照品溶液，分别注入液相色谱仪，记录色谱图。

限度　供试品溶液色谱图中如有与克霉唑杂质Ⅰ峰保留时间一致的色谱峰，按外标法以峰面积计算，不得过克霉唑标示量的1.0%。

其他　应符合乳膏剂项下有关的各项规定（通则0109）。

【含量测定】　克霉唑　照高效液相色谱法（通则0512）测定。

供试品溶液　取本品5支内容物混匀，精密称取适量（约相当于克霉唑2mg），置50ml量瓶中，加甲醇28ml，置50℃水浴中加热5分钟，时时振摇，取出后强烈振摇5分钟，加水12ml，摇匀，放冷，用甲醇-水（7∶3）稀释至刻度，摇匀，置冰浴中冷却2小时，滤过，取放置至室温的续滤液。

对照品溶液　取克霉唑对照品适量，精密称定，加甲醇-水（7∶3）溶解并定量稀释制成每1ml中约含40μg的溶液。

系统适用性溶液、色谱条件与系统适用性要求　见二苯基-(2-氯苯基)甲醇项下。

测定法　精密量取供试品溶液与对照品溶液，分别注入液相色谱仪，记录色谱图。按外标法以峰面积计算。

尿素　照紫外-可见分光光度法（通则0401）测定。

供试品溶液　取本品适量，精密称定（约相当于尿素50mg），置100ml量瓶中，加乙醇50ml，置热水浴中加热使尿素溶解，放冷，用乙醇稀释至刻度，摇匀，移置冰浴中冷却30分钟，滤过，取续滤液放至室温。

对照品溶液　取尿素对照品适量，精密称定，加乙醇溶解并定量稀释制成每1ml中约含0.5mg的溶液。

测定法　精密量取供试品溶液与对照品溶液各3ml，分别置25ml量瓶中，各精密加对二甲氨基苯甲醛溶液（取对二甲氨基苯甲醛2g，加乙醇96ml与盐酸4ml使溶解）10ml，用乙醇稀释至刻度，摇匀，在暗处放置15分钟，必要时滤过，立即在420nm的波长处分别测定吸光度，计算。

【类别】　抗真菌药。

【贮藏】　遮光，密闭，在凉暗处保存。

复方呋塞米片

Fufang Fusaimi Pian

Compound Furosemide Tablets

本品含呋塞米（$C_{12}H_{11}ClN_2O_5S$）与盐酸阿米洛利（$C_6H_8ClN_7O \cdot HCl$）均应为标示量的90.0%～110.0%。

【处方】

呋塞米	20g
盐酸阿米洛利	2.5g
辅料	适量
制成	1000片

【性状】　本品为类白色至微黄色片。

【鉴别】　(1)取本品细粉适量（约相当于呋塞米80mg），加乙醇10ml，振摇使呋塞米与盐酸阿米洛利溶解，滤过，滤液蒸干，取残渣约25mg，置试管中，加乙醇2.5ml溶解后，沿管壁滴加对二甲氨基苯甲醛试液2ml，溶液即显绿色，渐变深红色。

(2)在含量测定项下记录的色谱图中，供试品溶液两主峰的保留时间应与对照品溶液相应两主峰的保留时间一致。

(3)取鉴别(1)项下的残渣约20mg，加水20ml使溶解，滴加过量硝酸使沉淀完全，滤过，滤液显氯化物鉴别(1)的反应（通则0301）。

【检查】　含量均匀度　取本品1片，置100ml量瓶中，加甲醇10ml与0.1mol/L盐酸溶液2ml，充分振摇使呋塞米与盐酸阿米洛利溶解，用流动相稀释至刻度，摇匀，滤过，取续滤液作为供试品溶液，照含量测定项下的方法测定呋塞米与盐酸阿米洛利的含量，均应符合规定（通则0941）。

溶出度　照溶出度与释放度测定法（通则0931第二法）测定。

溶出条件　以磷酸盐缓冲液（pH 5.8）900ml为溶出介质，转速为每分钟50转，依法操作，经30分钟时取样。

供试品溶液　取溶出液适量，滤过，取续滤液。

对照品溶液　精密量取含量测定项下的对照品溶液5ml，置50ml量瓶中，用溶出介质稀释至刻度，摇匀。

色谱条件与系统适用性要求　见含量测定项下。

测定法　见含量测定项下。分别计算每片呋塞米与盐酸阿米洛利的溶出量。

限度　标示量的75%，应符合规定。

其他　应符合片剂项下有关的各项规定（通则0101）。

【含量测定】　照高效液相色谱法（通则0512）测定。

供试品溶液　取本品20片，精密称定，研细，精密称取适量（约相当于呋塞米40mg与盐酸阿米洛利5mg），置200ml量瓶中，加甲醇15ml与0.1mol/L盐酸溶液2ml，超声约15分钟使呋塞米与盐酸阿米洛利溶解，放冷，用流动相稀释至刻度，摇匀，滤过，取续滤液。

对照品溶液　取盐酸阿米洛利对照品，精密称定，加甲醇溶解并定量稀释制成每1ml中约含1mg的溶液作为对照品溶液(1)；另取呋塞米对照品约40mg，精密称定，置200ml量瓶中，加甲醇15ml与0.1mol/L盐酸溶液2ml，超声约15分钟，放冷，再精密加对照品溶液(1)5ml，用流动相稀释至刻度，摇匀。

色谱条件　用十八烷基硅烷键合硅胶为填充剂；以水-甲醇-磷酸盐缓冲液（取磷酸二氢钾13.6g，加水80ml使溶解，用磷酸调节pH值至3.0，用水稀释至100ml）（50∶49∶1）为流动相；检测波长为286nm；进样体积20μl。

系统适用性要求　理论板数按呋塞米峰计算不低于2000，呋塞米峰与阿米洛利峰之间的分离度应符合要求。

测定法　精密量取供试品溶液与对照品溶液，分别注入液相色谱仪，记录色谱图。按外标法以峰面积分别计算呋塞米与盐酸阿米洛利的含量。

【类别】　利尿药。

【贮藏】　遮光，密封保存。

复方利血平片

Fufang Lixueping Pian

Compound Reserpine Tablets

本品含利血平（$C_{33}H_{40}N_2O_9$）应为标示量的 85.0%～115.0%；含氢氯噻嗪（$C_7H_8ClN_3O_4S_2$）、盐酸异丙嗪（$C_{17}H_{20}N_2S \cdot HCl$）、维生素 B_1（$C_{12}H_{17}ClN_4OS \cdot HCl$）、维生素 B_6（$C_8H_{11}NO_3 \cdot HCl$）与硫酸双肼屈嗪（$C_8H_{10}N_6 \cdot H_2SO_4$）均应为标示量的 90.0%～110.0%。

【处方】

利血平	32mg
氢氯噻嗪	3.1g
硫酸双肼屈嗪	4.2g
盐酸异丙嗪	2.1g
维生素 B_1	1.0g
维生素 B_6	1.0g
泛酸钙	1.0g
三硅酸镁	30g
氯化钾	30g
辅料	适量
制成	1000 片

【性状】　本品为类白色至微黄色片或薄膜衣片、糖衣片，除去包衣后，显类白色至微黄色。

【鉴别】　(1)在利血平、氢氯噻嗪与盐酸异丙嗪含量测定项下记录的色谱图中，供试品溶液中三主峰的保留时间应与对照品溶液中相应三主峰的保留时间一致。

(2)在硫酸双肼屈嗪、维生素 B_1 与维生素 B_6 含量测定项下记录的色谱图中，供试品溶液中三主峰的保留时间应与对照品溶液中相应三主峰的保留时间一致。

(3)取本品 10 片，除去糖衣，研细，置蒸发皿中，加热炽灼除去可能含有的铵盐，放冷，转移到具塞锥形瓶中，加水 10ml 溶解，过滤，滤液转移到烧杯中，再加入 0.1%四苯硼钠溶液与醋酸，即生成白色沉淀。

(4)取本品 10 片，除去糖衣，研细，置烧杯中，加水 20ml 使溶解，过滤，取滤液 5ml 置具塞试管中，加氢氧化钠试液 2.5ml，加铁氰化钾试液 0.5ml 与正丁醇 5ml，强力振摇 2 分钟，放置分层，置紫外光灯下检视，上面的醇层显强烈的蓝色荧光；加酸使成酸性，蓝色荧光消失；再加碱使成碱性，荧光又显出。

(5)取鉴别(4)项下滤液 5ml，加水 5ml，摇匀，分别置甲、乙两个试管中，各加 20%醋酸钠溶液 2ml，甲管中加水 5ml，乙管中加 4%硼酸溶液 1ml，混匀，各迅速加氯亚胺基-2,6-二氯醌试液 1ml，甲管中显蓝绿色，几分钟后即消失，并转为红棕色，乙管不显蓝色。

(6)取硫酸双肼屈嗪、维生素 B_1 与维生素 B_6 含量测定项下的供试品溶液作为供试品溶液；取泛酸钙对照品适量，加 0.1%磷酸溶液溶解并稀释制成每 1ml 中含 10μg 的溶液，作为对照品溶液，照硫酸双肼屈嗪、维生素 B_1 与维生素 B_6 含量测定项下的色谱条件，分别取供试品溶液和对照品溶液各 20μl，注入液相色谱仪，记录色谱图。供试品溶液中泛酸钙峰的保留时间应与对照品溶液主峰的保留时间一致。

【检查】　**含量均匀度**　利血平、氢氯噻嗪、盐酸异丙嗪、硫酸双肼屈嗪、维生素 B_1 与维生素 B_6　避光操作。按含量测定项下测得的每片含量计算，应符合规定（通则 0941）；其中利血平限度为±20%。

溶出度　氢氯噻嗪与盐酸异丙嗪　照溶出度与释放度测定法（通则 0931 第二法）测定。避光操作。

溶出条件　以 0.1mol/L 盐酸溶液 900ml 为溶出介质，转速为每分钟 50 转，依法操作，经 45 分钟时取样。

供试品溶液　取溶出液约 10ml，用 0.45μm 孔径的微孔滤膜滤过，取续滤液。

对照品溶液　取氢氯噻嗪对照品和盐酸异丙嗪对照品各适量，精密称定，加含量测定利血平、氢氯噻嗪与盐酸异丙嗪项下溶剂溶解并定量稀释制成每 1ml 中含氢氯噻嗪 3.4μg 与盐酸异丙嗪 2.3μg 的溶液。

色谱条件与系统适用性要求　见含量测定利血平、氢氯噻嗪与盐酸异丙嗪项下。流动相为[0.06mol/L 磷酸二氢钾溶液-甲醇(90：10)(pH 3.0)]-乙腈(65：35)。

测定法　见含量测定利血平、氢氯噻嗪与盐酸异丙嗪项下。计算每片中氢氯噻嗪和盐酸异丙嗪的溶出量。

限度　均为标示量的 70%，应符合规定。

其他　应符合片剂项下有关的各项规定（通则 0101）。

【含量测定】　**利血平、氢氯噻嗪与盐酸异丙嗪**　照高效液相色谱法（通则 0512）测定。避光操作。

溶剂　醋酸钠溶液（取醋酸钠 9.0g，加水 1000ml 使溶解，加三乙胺 3.0ml，用冰醋酸调节 pH 值至 5.0）-乙腈(55：45)。

供试品溶液　取本品 10 片，分别置 25ml 量瓶中，加溶剂超声使溶解并稀释至刻度，摇匀，滤过，取续滤液。

对照品溶液　取利血平对照品、氢氯噻嗪对照品和盐酸异丙嗪对照品各适量，精密称定，加溶剂溶解并定量稀释制成每 1ml 中含利血平 1.28μg、氢氯噻嗪 124μg 与盐酸异丙嗪 84μg 的溶液。

色谱条件　用十八烷基硅烷键合硅胶为填充剂；以 0.06mol/L 磷酸二氢钾溶液-甲醇(90：10)(pH 3.0)为流动相 A，乙腈为流动相 B，按下表进行梯度洗脱；检测波长为

268nm；进样体积 20μl。

时间(分钟)	流动相 A(%)	流动相 B(%)
0	100	0
4	100	0
7	65	35
20	65	35
21	100	0
25	100	0

系统适用性要求　理论板数按利血平峰计算不低于 3000，各主峰与其他色谱峰之间的分离度应符合要求。

测定法　精密量取供试品溶液与对照品溶液，分别注入液相色谱仪，记录色谱图。按外标法以峰面积计算出每片中各组分的含量，并求出 10 片中各组分的平均含量。

硫酸双肼屈嗪、维生素 B_1 与维生素 B_6　照高效液相色谱法(通则 0512)测定。避光操作。

供试品溶液　取本品 10 片，分别加 0.1%磷酸溶液适量，研磨，转移至 100ml 量瓶中，振摇 30 分钟，用 0.1%磷酸溶液稀释至刻度，摇匀，离心，取上清液。

对照品溶液　取硫酸双肼屈嗪对照品、维生素 B_1 对照品和维生素 B_6 对照品各适量，精密称定，加 0.1%磷酸溶液溶解并定量稀释制成每 1ml 中含硫酸双肼屈嗪 42μg、维生素 B_1 10μg 与维生素 B_6 10μg 的溶液。

色谱条件　用十八烷基硅烷键合硅胶为填充剂；以缓冲液(0.11%己烷磺酸钠，0.02%庚烷磺酸钠混合溶液，用冰醋酸调节 pH 值至 3.5)-乙腈-甲醇(80：10：10)为流动相；检测波长为 210nm；进样体积 20μl。

系统适用性要求　理论板数按双肼屈嗪峰计算不低于 3000，各色谱峰之间的分离度应符合要求。

测定法　精密量取供试品溶液与对照品溶液，分别注入液相色谱仪，记录色谱图。按外标法以峰面积计算出每片中各组分的含量，并求出 10 片中各组分的平均含量。

【类别】　降血压药。

【贮藏】　遮光，密封保存。

复方利血平氨苯蝶啶片

Fufang Lixueping Anbendieding Pian

Compound Reserpine and Triamterene Tablets

本品含硫酸双肼屈嗪($C_8H_{10}N_6 \cdot H_2SO_4$)、氢氯噻嗪($C_7H_8ClN_3O_4S_2$)、氨苯蝶啶($C_{12}H_{11}N_7$)与利血平($C_{33}H_{40}N_2O_9$)均应为标示量的 90.0%～110.0%。

【处方】

利血平	0.1g
氢氯噻嗪	12.5g
硫酸双肼屈嗪	12.5g
氨苯蝶啶	12.5g
辅料	适量
制成	1000 片

【性状】　本品为薄膜衣片，除去包衣后显黄色。

【鉴别】　(1)取本品细粉适量(约相当于 1 片的量)，加水 10ml，振摇 3 分钟，滤过，取滤液 2ml，加碱性碘化汞钾试液，即产生棕黑色沉淀；另取滤液 2ml，加三氯化铁试液，即显蓝色。

(2)取本品细粉适量(约相当于 1 片的量)，加丙酮 10ml，振摇 3 分钟，滤过，滤液置水浴上蒸干，残渣加氢氧化钠试液 3ml，煮沸 2 分钟，放冷(必要时滤过)，加盐酸使呈酸性，加 1%亚硝酸钠溶液 1ml，摇匀，加 2%氨基磺酸铵溶液 1ml，摇匀，加 0.5%变色酸溶液 1ml 与醋酸钠试液 1ml，显红色。

(3)在含量测定项下记录的色谱图中，供试品溶液各主峰的保留时间应分别与利血平、氢氯噻嗪、硫酸双肼屈嗪、氨苯蝶啶对照品溶液主峰的保留时间一致。

【检查】　**含量均匀度**　利血平　避光操作。取本品 1 片，置 25ml 量瓶中，加 50%乙腈溶液适量，超声使利血平溶解，放冷，用 50%乙腈溶液稀释至刻度，摇匀，离心，取上清液，作为供试品溶液，照利血平含量测定项下的方法测定含量，限度为±20%，应符合规定(通则 0941)。

硫酸双肼屈嗪、氢氯噻嗪与氨苯蝶啶　取本品 1 片，置 50ml 量瓶中，加 15%乙腈溶液 30ml，超声约 30 分钟使硫酸双肼屈嗪溶解，再加乙腈 15ml，超声约 20 分钟使氢氯噻嗪与氨苯蝶啶溶解，放冷，用乙腈稀释至刻度，摇匀，离心，精密量取上清液 5ml，置 10ml 量瓶中，用混合溶液[0.02mol/L 庚烷磺酸钠溶液(用磷酸调节 pH 值至 2.7)-乙腈(85：15)]稀释至刻度，摇匀，滤过，取续滤液，作为供试品溶液。照硫酸双肼屈嗪、氢氯噻嗪与氨苯蝶啶含量测定项下的方法，测定硫酸双肼屈嗪、氢氯噻嗪与氨苯蝶啶含量，应符合规定(通则 0941)。

溶出度　氢氯噻嗪与氨苯蝶啶　照溶出度与释放度测定法(通则 0931 第二法)测定。

溶出条件　以 0.1mol/L 盐酸溶液 900ml 为溶出介质，转速为每分钟 75 转，依法操作，经 45 分钟时取样。

供试品溶液　取溶出液 10ml，滤过，取续滤液。

对照品溶液　取氢氯噻嗪对照品与氨苯蝶啶对照品各约 12.5mg，精密称定，置 100ml 量瓶中，加乙腈 2ml 与溶出介质适量，超声使氢氯噻嗪与氨苯蝶啶溶解，用溶出介质稀释至刻度，摇匀，精密量取 5ml，置 50ml 量瓶中，用溶出介质稀释至刻度，摇匀。

色谱条件与系统适用性要求　见含量测定硫酸双肼屈嗪、氢氯噻嗪与氨苯蝶啶项下。进样体积 20μl。

测定法　见含量测定硫酸双肼屈嗪、氢氯噻嗪与氨苯蝶啶项下。计算每片中氢氯噻嗪与氨苯蝶啶的溶出量。

限度　均为标示量的 70%，应符合规定。

其他　应符合片剂项下有关的各项规定(通则 0101)。

【含量测定】　**利血平**　照高效液相色谱法(通则 0512)测定。避光操作。

供试品溶液　取本品 20 片，精密称定，研细，精密称取细粉适量(约相当于利血平 0.25mg),置 50ml 量瓶中,加乙腈 5ml,超声使利血平溶解,用 50%乙腈稀释至刻度,摇匀,滤过,取续滤液。

对照品溶液　取利血平对照品 10mg,精密称定,置 200ml 量瓶中,加乙腈 5ml,超声使溶解,用 50%乙腈稀释至刻度,摇匀,精密量取 5ml,置 50ml 量瓶中,用 50%乙腈稀释至刻度,摇匀。

色谱条件　用十八烷基硅烷键合硅胶为填充剂;以 0.01mol/L 庚烷磺酸钠溶液(用磷酸调节 pH 值至 2.7)-乙腈(50∶50)为流动相;检测波长为 268nm;进样体积 20μl。

系统适用性要求　理论板数按利血平峰计算不低于 3000,利血平峰与其他色谱峰的分离度应符合要求。

测定法　精密量取供试品溶液与对照品溶液,分别注入液相色谱仪,记录色谱图。按外标法以峰面积计算。

硫酸双肼屈嗪、氢氯噻嗪与氨苯蝶啶　照高效液相色谱法(通则 0512)测定。

供试品溶液　取利血平含量测定项下的细粉适量(约相当于硫酸双肼屈嗪 12.5mg),精密称定,置 50ml 量瓶中,加 15%乙腈 30ml,超声约 30 分钟使硫酸双肼屈嗪溶解,再加乙腈 15ml,超声约 20 分钟使氢氯噻嗪与氨苯蝶啶溶解,放冷,用乙腈稀释至刻度,摇匀,离心,精密量取上清液 5ml,置 10ml 量瓶中,用混合溶液[0.02mol/L 庚烷磺酸钠溶液(用磷酸调节 pH 值至 2.7)-乙腈(85∶15)]稀释至刻度,摇匀,滤过,取续滤液。

对照品溶液　取硫酸双肼屈嗪对照品、氢氯噻嗪对照品和氨苯蝶啶对照品各 12.5mg,精密称定,自"置 50ml 量瓶中"起,制备方法同供试品溶液。

色谱条件　用十八烷基硅烷键合硅胶为填充剂;流动相 A 为 0.01mol/L 庚烷磺酸钠溶液(用磷酸调节 pH 值至 2.7),流动相 B 为乙腈;流速为每分钟 1.0ml,按下表进行线性梯度洗脱;检测波长为 316nm;进样体积 10μl。

时间(分钟)	流动相 A(%)	流动相 B(%)
0	82	18
20	82	18
30	67	33
35	67	33
40	82	18

测定法　精密量取供试品溶液与对照品溶液,分别注入液相色谱仪,记录色谱图。按外标法以峰面积计算。

【类别】　抗高血压药。

【贮藏】　遮光,密封保存。

复方泛影葡胺注射液

Fufang Fanyingpu'an Zhusheye

Compound Meglumine Diatrizoate Injection

本品为泛影酸钠 1 份与泛影葡胺 6.6 份加适量氢氧化钠制成的灭菌水溶液。含泛影酸钠($C_{11}H_8I_3N_2NaO_4$)与泛影葡胺($C_{11}H_9I_3N_2O_4 \cdot C_7H_{17}NO_5$)的总量应为标示量的 90.0%～110.0%。

【性状】　本品为无色至淡黄色的澄明液体。

【鉴别】　(1)取本品约 1ml,蒸干后,小火加热,即产生紫色的碘蒸气。

(2)取本品 0.1ml,加三氯化铁试液 1ml 与 20%氢氧化钠溶液 2ml,即生成棕红色沉淀,随即溶解成棕红色溶液。

(3)照薄层色谱法(通则 0502)试验。

供试品溶液　取本品适量,用水稀释制成每 1ml 中含泛影酸钠与泛影葡胺的总量为 2mg 的溶液。

对照品溶液　取泛影酸对照品 20mg,加 0.04%氢氧化钠溶液 10ml 使溶解。

色谱条件　采用硅胶 HF_{254} 薄层板,以正丁醇-冰醋酸-水(4∶1∶5)为展开剂。

测定法　吸取供试品溶液与对照品溶液各 10μl,分别点于同一薄层板上,展开,晾干,置紫外光灯(254nm)下检视。

结果判定　供试品溶液所显主斑点的位置应与对照品溶液的主斑点相同。

【检查】　**pH 值**　应为 6.0～7.6(通则 0631)。

颜色　取本品,与黄色 6 号标准比色液(通则 0901 第一法)比较,不得更深。

游离碘　取本品适量(约相当于泛影葡胺与泛影酸钠总量 1.0g),加碘化钾 1g 与水 10ml,振摇溶解后,加淀粉指示液数滴,摇匀,不得即时显蓝色。

碘化物　取本品适量(约相当于泛影葡胺与泛影酸钠总量 1.0g),用水稀释至 10ml,滴加稀硝酸至沉淀完全,再加过量的稀硝酸 3ml,搅拌,滤过,沉淀用水 5ml 洗涤,合并滤液和洗液,加浓过氧化氢溶液 1ml 与三氯甲烷 1ml,振摇,静置分层后,三氯甲烷层如显色,与 0.0013%碘化钾溶液(每 1ml 相当于 10μg 的 I)4.0ml 用同一方法制成的对照液比较,不得更深。

热原　取本品,依法检查(通则 1142),剂量按家兔体重每 1kg 缓慢注射 3ml,应符合规定。

其他　应符合注射剂项下有关的各项规定(通则 0102)。

【含量测定】　精密量取本品适量(约相当于泛影葡胺与泛影酸钠总量 5g),置 100ml 量瓶中,用水稀释至刻度,摇匀,精密量取 10ml,加氢氧化钠试液 30ml 与锌粉 1.0g,加热回流 30 分钟,放冷,冷凝管用少量水洗涤,滤过,烧瓶与滤器用水洗涤 3 次,每次 15ml,合并洗液与滤液,加冰醋酸 5ml 与曙红钠指示液 5 滴,用硝酸银滴定液(0.1mol/L)滴定。每 1ml 硝酸银滴定液(0.1mol/L)相当于 26.04mg 的泛影葡胺与泛影酸钠的总量。

【类别】　诊断用药。

【规格】　按泛影葡胺与泛影酸钠总量计　(1)1ml∶0.3g　(2)20ml∶12g　(3)20ml∶15.2g

【贮藏】　遮光,密闭保存。

复方乳酸钠葡萄糖注射液

Fufang Rusuanna Putaotang Zhusheye

Compound Sodium Lactate and Glucose Injection

本品为乳酸钠、氯化钠、氯化钾、氯化钙与无水葡萄糖的灭菌水溶液。含乳酸钠（$C_3H_5NaO_3$）应为标示量的 93.0%～107.0%，含氯化钠（NaCl）、氯化钾（KCl）、氯化钙（$CaCl_2 \cdot 2H_2O$）与无水葡萄糖（$C_6H_{12}O_6$）均应为标示量的 95.0%～110.0%。

【处方】

乳酸钠	3.10g
氯化钠	6.00g
氯化钾	0.30g
氯化钙（$CaCl_2 \cdot 2H_2O$）	0.20g
无水葡萄糖	50.0g
注射用水	适量
制成	1000ml

【性状】 本品为无色至微黄色的澄明液体。

【鉴别】 （1）取本品 5ml，缓缓滴入温热的碱性酒石酸铜试液中，即发生氧化亚铜的红色沉淀。

（2）本品显钠盐鉴别（1）、钾盐、钙盐鉴别（2）、乳酸盐与氯化物鉴别（1）的反应（通则 0301）。

【检查】 **pH 值** 应为 3.6～6.5（通则 0631）。

5-羟甲基糠醛 精密量取本品 5ml，置 50ml 量瓶中，用水稀释至刻度，摇匀，照紫外-可见分光光度法（通则 0401），在 284nm 的波长处测定，吸光度不得大于 0.25。

重金属 取本品 100ml，置水浴上蒸发至干，再缓缓炽灼至完全炭化，放冷，加硝酸 2ml 与硫酸 5 滴，用低温加热至白烟除尽，在 500～600℃炽灼使完全灰化，放冷，加盐酸 2ml，置水浴上加热 2 分钟，加酚酞指示液 1 滴，再滴加氨试液至显微红色，滤过，滤液置纳氏比色管中，加醋酸盐缓冲液（pH 3.5）2ml 与水适量使成 25ml，依法检查（通则 0821 第二法），含重金属不得过千万分之二。

渗透压摩尔浓度 应为 540～590mOsmol/kg（通则 0632）。

砷盐 取本品 40ml，置水浴上蒸发至约 5ml，加稀硫酸 5ml 与溴试液 1ml，再在水浴上蒸发至约 5ml，放冷，加盐酸 5ml 与水 18ml，依法检查（通则 0822 第一法），应符合规定（0.000 005%）。

热原 取本品，依法检查（通则 1142），剂量按家兔体重每 1kg 缓慢注射 10ml，应符合规定。

其他 应符合注射剂项下有关的各项规定（通则 0102）。

【含量测定】 **氯化钾** 取经 105℃干燥 2 小时的氯化钾适量，精密称定，加水溶解并定量稀释制成每 1ml 中约含 15μg 的溶液，作为对照品的溶液。

精密量取本品 10ml，置 100ml 量瓶中，用水稀释至刻度，摇匀，精密量取 10ml，置 100ml 量瓶中，用水稀释至刻度，摇匀，作为供试品溶液。

测定法　精密量取对照品溶液 15ml、17.5ml、20ml、22.5ml 与 25ml，分别置 100ml 量瓶中，各精密加混合溶液[取乳酸钠 0.31g、氯化钠 0.60g、氯化钙（$CaCl_2 \cdot 2H_2O$）0.02g 及无水葡萄糖 5.00g，置 100ml 量瓶中，加水溶解并稀释至刻度]1.0ml，用水稀释至刻度，摇匀。取上述各溶液与供试品溶液，照原子吸收分光光度法（通则 0406 第一法），在 767nm 的波长处测定，计算，即得。

氯化钠 取经 110℃干燥 2 小时的氯化钠适量，精密称定，加水溶解并定量稀释制成每 1ml 中约含 20μg 的溶液，摇匀，作为对照品溶液。

精密量取本品 2ml，置 100ml 量瓶中，用水稀释至刻度，摇匀，精密量取 2ml，置 100ml 量瓶中，用水稀释至刻度，摇匀，作为供试品溶液。

测定法　精密量取对照品溶液 10ml、12.5ml、15ml、17.5ml 与 20ml，分别置 100ml 量瓶中，用水稀释至刻度，摇匀。取上述各溶液与供试品溶液，照原子吸收分光光度法（通则 0406 第一法），在 589nm 的波长处测定，按下式计算，即得。

氯化钠（NaCl）%＝

（W－1.6165×乳酸钠标示含量%）÷6×100%

式中　W 为本品 1ml 中所测得的氯化钠总量，mg。

氯化钙 对照品溶液的制备　取经 110℃干燥 2 小时的碳酸钙对照品约 0.3125g，精密称定，置 500ml 量瓶中，加 1mol/L 盐酸溶液 25ml 溶解，用水稀释至刻度，制成每 1ml 中含钙 250μg 的溶液，摇匀。

镧溶液的制备　称取氧化镧 6.6g，加盐酸 10ml 使溶解，用水稀释至 100ml，摇匀。

供试品溶液的制备　精密量取本品 10ml，置 50ml 量瓶中，加镧溶液 2ml，用水稀释至刻度，摇匀。

测定法　精密量取对照品溶液 1ml、1.5ml、2ml、2.5ml 与 3ml，分别置 50ml 量瓶中，各精密加混合溶液（取乳酸钠 0.31g、氯化钠 0.60g、氯化钾 0.03g，置 100ml 量瓶中，加水溶解并稀释至刻度，摇匀）10ml 与镧溶液 2ml，用水稀释至刻度，摇匀。取上述各溶液与供试品溶液照原子吸收分光光度法（通则 0406 第一法），在 422.7nm 的波长处测定，计算，即得。

乳酸钠 阳离子交换树脂的制备　取钠盐状态磺酸型离子交换树脂 10～15g，置水中浸湿，在 80℃加热约 1 小时，连同水移入离子交换柱中，自顶端加 2mol/L 盐酸溶液 30～40ml，开启活塞，使加入的盐酸溶液保持每分钟 10ml 的流量流出，再用 60～70℃的热水保持每分钟 20～30ml 的流量冲洗至洗液不含氯化物为止。然后用氯化钠溶液（1→20）30ml 流过树脂柱，再用水冲洗，如此反复用 2mol/L 盐酸溶液与氯化钠溶液（1→20）处理 2～3 次，临用前再用 2mol/L 盐酸溶液处理，用新沸过的冷水约 300～500ml 冲洗至几乎不含氯化物，并取最后的洗液 100ml，加酚酞指示液 2～3 滴与氢氧化钠滴定液（0.1mol/L）1 滴，如显粉红色，即可供试验用。

测定法　精密量取本品 25ml，移入上述离子交换柱中，静置 5 分钟，用 250ml 锥形瓶作接收器，开启活塞，保持每分钟约 2ml 的流量流出，待样品全部进入树脂柱后，以同样的流量用水洗涤 2 次，每次 20ml，合并流出液与洗涤液，加酚酞指示液 3～5 滴，用氢氧化钠滴定液（0.1mol/L）滴定，减去供试量中氯所消耗的硝酸银滴定液（0.1mol/L）的量（ml），再减去滴定游离酸所消耗的氢氧化钠滴定液（0.1mol/L）的量（ml），计算，即得。每 1ml 氢氧化钠滴定液（0.1mol/L）相当于 11.21mg 的 $C_3H_5NaO_3$。

氯（Cl^-）　精密量取本品 25ml，加水 30ml，加铬酸钾指示液 1ml，用硝酸银滴定液（0.1mol/L）滴定，至溶液由黄色变为红褐色，即得。

游离酸　精密量取本品 25ml，加酚酞指示液 3～5 滴，用氢氧化钠滴定液（0.1mol/L）滴定，即得。

无水葡萄糖　取本品，在 25℃ 依法测定旋光度（通则 0621），与 1.8958 相乘，即得供试量中 $C_6H_{12}O_6$ 的重量（g）。

【类别】　酸碱平衡调节药。

【规格】　500ml

【贮藏】　密闭保存。

复方炔诺孕酮片

Fufang Quenuoyuntong Pian

Compound Norgestrel Tablets

本品含炔诺孕酮（$C_{21}H_{28}O_2$）与炔雌醇（$C_{20}H_{24}O_2$）均应为标示量的 90.0%～115.0%。

【处方】

炔诺孕酮	300mg
炔雌醇	30mg
制成	1000 片

【性状】　本品为糖衣片或薄膜衣片，除去包衣后显白色或类白色。

【鉴别】　照薄层色谱法（通则 0502）试验。

供试品溶液　取本品 2 片，研细，加三氯甲烷 10ml，充分搅拌，滤过，取滤液置水浴上浓缩至约 0.5ml。

对照品溶液　取炔诺孕酮对照品与炔雌醇对照品各适量，用三氯甲烷溶解并稀释制成每 1ml 中约含炔诺孕酮 1.2mg 与炔雌醇 0.12mg 的溶液。

色谱条件　采用硅胶 G 薄层板，以三氯甲烷-甲醇（9：1）为展开剂。

测定法　吸取供试品溶液与对照品溶液各 50μl，分别点于同一薄层板上，展开，晾干，喷以硫酸-无水乙醇（1：1），在 105℃ 加热使显色。

结果判定　供试品溶液所显两个主斑点的位置和颜色应与对照品溶液相应的主斑点相同。

【检查】　应符合片剂项下有关的各项规定（通则 0101）。

【含量测定】　照高效液相色谱法（通则 0512）测定。

内标溶液　取醋酸甲地孕酮适量，加乙腈溶解并稀释制成每 1ml 中约含 1mg 的溶液。

供试品溶液　取本品 20 片，精密称定，研细，精密称取适量（约相当于炔诺孕酮 1.5mg），置 10ml 量瓶中，精密加内标溶液 1ml，加流动相适量，超声使炔诺孕酮与炔雌醇溶解，放冷，用流动相稀释至刻度，摇匀，滤过，取续滤液。

对照品溶液　取炔诺孕酮对照品与炔雌醇对照品各适量，精密称定，加乙腈溶解并定量稀释制成每 1ml 中约含炔诺孕酮 1.5mg 与炔雌醇 0.15mg 的溶液，精密量取上述溶液与内标溶液各 1ml，置 10ml 量瓶中，用流动相稀释至刻度，摇匀。

色谱条件　用十八烷基硅烷键合硅胶为填充剂；以乙腈-水（60：40）为流动相；检测波长为 220nm；进样体积 20μl。

系统适用性要求　理论板数按炔诺孕酮峰计算不低于 3000，各成分峰与内标物质峰之间的分离度应符合要求。

测定法　精密量取供试品溶液与对照品溶液，分别注入液相色谱仪，记录色谱图。按内标法以峰面积计算。

【类别】　避孕药。

【贮藏】　遮光，密封保存。

复方炔诺孕酮滴丸

Fufang Quenuoyuntong Diwan

Compound Norgestrel Pills

本品含炔诺孕酮（$C_{21}H_{28}O_2$）与炔雌醇（$C_{20}H_{24}O_2$）均应为标示量的 90.0%～115.0%。

【处方】

炔诺孕酮	300mg
炔雌醇	30mg
制成	1000 丸

【性状】　本品为糖衣丸。

【鉴别】　（1）取本品 1 丸，除去包衣后，加乙醇约 2ml，微温使溶散后，放冷，加碱性三硝基苯酚溶液（取 0.6% 三硝基苯酚的乙醇溶液、7% 氢氧化钠溶液与稀乙醇各 10ml，在临用前混合）2ml，放置约 30 分钟后，溶液呈棕黄色。

（2）照薄层色谱法（通则 0502）试验。

供试品溶液　取本品 1 丸，除去包衣后，置小烧杯中，加水约 4ml，微温使溶散后，放冷，移置分液漏斗中，加乙醚 20ml，振摇提取，弃去水层，醚层用水振摇洗涤后，经铺有脱脂棉与无水硫酸钠的滤器滤过，置蒸发皿内，在水浴上低温使乙醚挥散，加三氯甲烷 0.3ml 使溶解。

对照品溶液　取炔诺孕酮对照品与炔雌醇对照品各适量，加三氯甲烷溶解并稀释制成每 1ml 中约含炔诺孕酮 1.0mg 与炔雌醇 0.1mg 的溶液。

色谱条件　采用硅胶G薄层板，以三氯甲烷-甲醇(9：1)为展开剂。

测定法　吸取供试品溶液与对照品溶液各30μl，分别点于同一薄层板上，展开，晾干，喷以硫酸-无水乙醇(1：1)，在105℃加热使显色。

结果判定　供试品溶液所显两个主斑点的位置和颜色应与对照品溶液相应的主斑点相同。

【检查】 应符合丸剂项下有关的各项规定(通则0108)。

【含量测定】 照紫外-可见分光光度法(通则0401)测定。

供试品溶液　取本品10丸，除去包衣后，置20ml量瓶中，加乙醇约12ml，微温使炔诺孕酮与炔雌醇溶解，放冷，用乙醇稀释至刻度，摇匀，滤过，取续滤液。

对照品溶液　取炔诺孕酮对照品与炔雌醇对照品各适量，精密称定，加乙腈溶解并定量稀释制成每1ml中约含炔诺孕酮0.15mg与炔雌醇15μg的溶液。

测定法　炔诺孕酮　精密量取供试品溶液与对照品溶液各1ml，分置具塞锥形瓶中，各精密加乙醇3ml与碱性三硝基苯酚溶液4ml，密塞，在暗处放置80分钟，在490nm的波长处分别测定吸光度，计算。

炔雌醇　精密量取供试品溶液与对照品溶液各2ml，分置具塞锥形瓶中，置冰浴中冷却30秒钟后，各精密加硫酸-乙醇(4：1)8ml(速度必须一致)，随加随振摇，加完后继续冷却30秒钟，取出，在室温放置20分钟，在530nm的波长处分别测定吸光度，计算。

【类别】 避孕药。

【贮藏】 遮光，密封保存。

复方炔诺酮片

Fufang Quenuotong Pian

Compound Norethisterone Tablets

本品含炔诺酮($C_{20}H_{26}O_2$)与炔雌醇($C_{20}H_{24}O_2$)均应为标示量的90.0%～110.0%。

【处方】

炔诺酮	600mg
炔雌醇	35mg
制成	1000片

【性状】 本品为糖衣片或薄膜衣片，除去包衣后显白色或类白色。

【鉴别】 (1)照薄层色谱法(通则0502)试验。

供试品溶液　取本品2片，研细，加三氯甲烷-甲醇(9：1)5ml，充分搅拌使炔诺酮与炔雌醇溶解，滤过，滤液置水浴上浓缩至约0.5ml。

炔诺酮对照品溶液　取炔诺酮对照品适量，加三氯甲烷-甲醇(9：1)溶解并稀释制成每1ml中含2.4mg的溶液。

炔雌醇对照品溶液　取炔雌醇对照品适量，加三氯甲烷-甲醇(9：1)溶解并稀释制成每1ml中含0.14mg的溶液。

色谱条件　采用硅胶G薄层板，以苯-乙酸乙酯(4：1)为展开剂。

测定法　吸取上述三种溶液各10μl，分别点于同一薄层板上，展开，晾干，喷以硫酸-无水乙醇(7：3)，在100℃加热5分钟使显色。

结果判定　供试品溶液所显两个主斑点的位置和颜色应分别与相应的对照品溶液主斑点相同。

(2)在含量测定项下记录的色谱图中，供试品溶液两主峰的保留时间应与对照品溶液相应两主峰的保留时间一致。

以上(1)、(2)两项可选做一项。

【检查】 **含量均匀度**　取本品1片，置10ml量瓶中，加水0.5ml振摇使崩解，加乙腈5ml，超声约15分钟使炔诺酮与炔雌醇溶解，用水稀释至刻度，摇匀，离心，取上清液，作为供试品溶液，照含量测定项下的方法测定含量，限度均为±20%，应符合规定(通则0941)。

溶出度　照溶出度与释放度测定法(通则0931第三法)测定。

溶出条件　以0.5%十二烷基硫酸钠溶液200ml为溶出介质，转速为每分钟100转(糖衣片)或50转(薄膜衣片)，依法操作，经1小时时(糖衣片)或45分钟时(薄膜衣片)取样。

供试品溶液　取溶出液，滤过，取续滤液。

对照品溶液　取炔诺酮对照品约12mg，精密称定，置200ml量瓶中，加乙醇10ml使溶解，用0.5%十二烷基硫酸钠溶液稀释至刻度，摇匀，精密量取5ml，置100ml量瓶中，用同一溶剂稀释至刻度，摇匀。

色谱条件　见含量测定项下。进样体积100μl。

系统适用性要求　见含量测定项下。

测定法　见含量测定项下。计算每片中炔诺酮的溶出量。

限度　标示量的60%(糖衣片)或80%(薄膜衣片)，应符合规定。

其他　应符合片剂项下有关的各项规定(通则0101)。

【含量测定】 照高效液相色谱法(通则0512)测定。

供试品溶液　取本品20片，精密称定，研细，精密称取适量(约相当于炔诺酮3mg)，置50ml量瓶中，加乙腈25ml，超声使炔诺酮与炔雌醇溶解，用水稀释至刻度，摇匀，离心，取上清液。

对照品溶液　取炔诺酮对照品与炔雌醇对照品各适量，精密称定，加乙腈适量溶解后，加入与乙腈等量的水，再用乙腈-水(1：1)定量稀释制成每1ml中约含炔诺酮60μg与炔雌醇3.5μg的溶液。

色谱条件　用十八烷基硅烷键合硅胶为填充剂；以乙腈-水(45：55)为流动相；检测波长为200nm；进样体积50μl。

系统适用性要求　理论板数按炔诺酮峰计算不低于3000，炔诺酮峰与炔雌醇峰之间的分离度应符合要求。

测定法 精密量取供试品溶液与对照品溶液，分别注入液相色谱仪，记录色谱图。按外标法以峰面积计算。

【类别】 避孕药。

【贮藏】 遮光，密封保存。

复方炔诺酮膜

Fufang Quenuotong Mo

Compound Norethisterone Pellicles

本品含炔诺酮($C_{20}H_{26}O_2$)与炔雌醇($C_{20}H_{24}O_2$)均应为标示量的90.0%～110.0%。

【处方】

炔诺酮	600mg
炔雌醇	35mg
制成	1000格

【制法】 将药物分散于适宜的溶剂中，均匀地涂布于可溶胀的纸上，干燥，即得。

【性状】 本品为能在水中溶胀的涂膜。

【鉴别】 在含量测定项下记录的色谱图中，供试品溶液两主峰的保留时间应与对照品溶液相应两主峰的保留时间一致。

【检查】 **含量均匀度** 取本品1格，置50ml量瓶中，加无水乙醇适量，用玻璃棒捣碎，置热水浴中加热30分钟，并不时振摇使炔诺酮与炔雌醇溶解，取出，放冷，用无水乙醇稀释至刻度，摇匀，滤过，取续滤液，作为供试品溶液；另取炔诺酮对照品与炔雌醇对照品各适量，精密称定，加无水乙醇溶解并定量稀释制成每1ml中约含炔诺酮12μg与炔雌醇0.7μg的溶液，作为对照品溶液。照含量测定项下的方法测定含量，应符合规定(通则0941)。

其他 应符合膜剂项下有关的各项规定(通则0125)。

【含量测定】 照高效液相色谱法(通则0512)测定。

供试品溶液 取本品10格，剪碎，置100ml量瓶中，加无水乙醇适量，置热水浴中加热30分钟，并不时振摇使炔诺酮与炔雌醇溶解，放冷，用无水乙醇稀释至刻度，摇匀，滤过，取续滤液。

对照品溶液 取炔诺酮对照品与炔雌醇对照品各适量，精密称定，加无水乙醇溶解并定量稀释制成每1ml中约含炔诺酮60μg与炔雌醇3.5μg的溶液。

色谱条件 用十八烷基硅烷键合硅胶为填充剂；以乙腈-水(45∶55)为流动相；检测波长为200nm；进样体积50μl。

系统适用性要求 理论板数按炔诺酮峰计算不低于3000，炔诺酮峰与炔雌醇峰之间的分离度应符合要求。

测定法 精密量取供试品溶液与对照品溶液，分别注入液相色谱仪，记录色谱图。按外标法以峰面积计算。

【类别】 避孕药。

【贮藏】 遮光，密封保存。

复方庚酸炔诺酮注射液

Fufang Gengsuan Quenuotong Zhusheye

Compound Norethisterone Enanthate Injection

本品为庚酸炔诺酮与戊酸雌二醇的灭菌油溶液。含庚酸炔诺酮($C_{27}H_{38}O_3$)与戊酸雌二醇($C_{23}H_{32}O_3$)均应为标示量的90.0%～110.0%。

【处方】

庚酸炔诺酮	50g
戊酸雌二醇	5g
溶剂	适量
制成	1000ml

【性状】 本品为几乎无色至微黄色的澄明油状液体。

【鉴别】 (1)取本品2滴，加乙酸乙酯5滴，摇匀，加水5滴，摇匀，加硫酸5滴，即显紫红色。

(2)取本品1滴，加乙醇1ml，摇匀，加硝酸银试液3滴，即生成白色沉淀；加甲基红指示液1滴，溶液显红色。

(3)在含量测定项下记录的色谱图中，供试品溶液两主峰的保留时间应与对照品溶液相应两主峰的保留时间一致。

【检查】 应符合注射剂项下有关的各项规定(通则0102)。

【含量测定】 照高效液相色谱法(通则0512)测定。

供试品溶液 用内容量移液管精密量取本品适量，用甲醇定量稀释制成每1ml中含庚酸炔诺酮0.2mg与戊酸雌二醇20μg的溶液。

对照品溶液 取庚酸炔诺酮对照品与戊酸雌二醇对照品适量，加甲醇溶解并定量稀释制成每1ml中含庚酸炔诺酮0.2mg与戊酸雌二醇20μg的溶液。

色谱条件 用辛基硅烷键合硅胶为填充剂；以甲醇-水(85∶15)为流动相；检测波长为222nm；进样体积20μl。

系统适用性要求 理论板数按庚酸炔诺酮峰计算不低于1500，庚酸炔诺酮峰与戊酸雌二醇峰之间的分离度应符合要求。

测定法 精密量取供试品溶液与对照品溶液，分别注入液相色谱仪，记录色谱图。按外标法以峰面积计算。

【类别】 长效避孕药。

【规格】 1ml∶庚酸炔诺酮50mg与戊酸雌二醇5mg

【贮藏】 遮光，密闭保存。

复方氢氧化铝片

Fufang Qingyanghualü Pian

Compound Aluminium Hydroxide Tablets

本品每片中含氢氧化铝[$Al(OH)_3$]应为0.177～0.219g；含三硅酸镁按氧化镁(MgO)计算，应为0.020～

0.027g。

【处方】

氢氧化铝	245g
三硅酸镁	105g
颠茄流浸膏	2.6ml
制成	1000 片

【性状】 本品为白色片。

【鉴别】 取本品的细粉适量(约相当于 6 片),加稀盐酸 30ml,微温,滤过,滤液照下述方法进行(1)(2)项试验。

(1)取上述滤液 4ml,加氨试液使成碱性,即生成白色胶状沉淀,加茜素磺酸钠指示液数滴,沉淀即显樱红色。

(2)取上述滤液 4ml,加氢氧化钠试液使成碱性,即生成白色胶状沉淀;再加氢氧化钠试液 3ml,沉淀部分溶解,滤过,沉淀用水洗净后,加碘试液,即显红棕色。

(3)照薄层色谱法(通则 0502)试验。

供试品溶液　取本品 10 片,研细,粉末置具塞锥形瓶中,加氨试液 3ml,用玻璃棒将样品充分搅拌,润湿均匀,加三氯甲烷 25ml,超声约 30 分钟,过滤,滤液蒸干,残渣加甲醇 0.5ml 使溶解,微孔滤膜滤过。

对照品溶液　取硫酸阿托品对照品,加甲醇溶解并稀释制成每 1ml 中约含 0.3mg 的溶液。

色谱条件　采用硅胶 G 薄层板,以乙酸乙酯-甲醇-浓氨溶液(17∶2∶1)为展开剂。

测定法　吸取上述两种溶液各 10μl,分别点于同一薄层板上,展开,取出,晾干,喷以稀碘化铋钾试液,放置片刻,喷以 10%亚硝酸钠溶液。

结果判定　供试品溶液所显主斑点的位置和颜色应与对照品溶液的主斑点一致。

【检查】 **制酸力**　取含量测定氢氧化铝项下的细粉适量(约相当于氢氧化铝 0.50g),置 250ml 溶出杯(通则 0931 溶出度与释放度测定法第三法装置)中,取预热至 37℃ 的水 190ml,先加入少量水使粉末均匀润湿,再边振摇边缓慢加入剩余的水,以每分钟 200 转的转速,搅拌 2 分钟后,精密加入盐酸滴定液(1mol/L)10ml,搅匀,分别于 10 分钟、20 分钟与 30 分钟时测定溶液的 pH 值(通则 0631),分别不得低于 1.6、2.0、2.7,且均不得高于 4.0。继续精密加入盐酸滴定液(1mol/L)20ml,继续搅拌反应 1 小时,停止搅拌,将溶液转移至烧杯中,用少量水分次洗涤溶出杯,洗液并入烧杯,将烧杯置磁力搅拌器上,在不断搅拌的条件下,用氢氧化钠滴定液(1mol/L)滴定至 pH 值 3.5。每片消耗盐酸滴定液(1mol/L)不得少于 6.0ml。

其他　除崩解时限应在盐酸溶液(9→1000)中于 10 分钟内全部崩解并通过筛网外,其他应符合片剂项下有关的各项规定(通则 0101)。

【含量测定】 **氢氧化铝**　取本品 20 片,精密称定,研细,精密称取适量(约相当于 1/4 片),加盐酸 2ml 与水 50ml,煮沸,放冷,滤过,残渣用水洗涤 3 次,每次 10ml;合并滤液与洗液,滴加氨试液至恰析出沉淀,再滴加稀盐酸使沉淀恰溶解,加醋酸-醋酸铵缓冲液(pH 6.0)10ml,精密加乙二胺四醋酸二钠滴定液(0.05mol/L)25ml,煮沸 10 分钟,放冷,加二甲酚橙指示液 1ml,用锌滴定液(0.05mol/L)滴定至溶液由黄色转变为红色,并将滴定的结果用空白试验校正。每 1ml 乙二胺四醋酸二钠滴定液(0.05mol/L)相当于 3.900mg 的 $Al(OH)_3$。

氧化镁　精密称取含量测定氢氧化铝项下细粉适量(约相当于 1 片),加盐酸 5ml 与水 50ml,加热煮沸,加甲基红指示液 1 滴,滴加氨试液使溶液由红色变为黄色,再继续煮沸 5 分钟,趁热滤过,滤渣用 2%氯化铵溶液 30ml 洗涤,合并滤液与洗液,放冷,加氨试液 10ml 与三乙醇胺溶液(1→2)5ml,再加铬黑 T 指示剂少量,用乙二胺四醋酸二钠滴定液(0.05mol/L)滴定至溶液显纯蓝色。每 1ml 乙二胺四醋酸二钠滴定液(0.05mol/L)相当于 2.015mg 的 MgO。

【类别】 抗酸药。

【贮藏】 密封,在干燥处保存。

复方盐酸阿米洛利片

Fufang Yansuan Amiluoli Pian

Compound Amiloride Hydrochloride Tablets

本品含盐酸阿米洛利(按 $C_6H_8ClN_7O \cdot HCl$ 计)与氢氯噻嗪($C_7H_8ClNO_4S_2$)均应为标示量的 90.0%～110.0%。

【处方】

盐酸阿米洛利	2.5g
氢氯噻嗪	25g
制成	1000 片

【性状】 本品为类白色至微黄色片。

【鉴别】 在含量测定项下记录的色谱图中,供试品溶液两主峰的保留时间应与对照品溶液中相应两主峰的保留时间一致。

【检查】 **4-氨基-6-氯苯-1,3-二磺酰胺**　照高效液相色谱法(通则 0512)测定。

供试品溶液　取本品 10 片,精密称定,研细,精密称取适量[约相当于盐酸阿米洛利(按 $C_6H_8ClN_7O \cdot HCl$ 计)5mg],置 50ml 量瓶中,加甲醇 15ml 与 0.1mol/L 盐酸溶液 2ml,超声使盐酸阿米洛利与氢氯噻嗪溶解,放冷,用水稀释至刻度,摇匀,滤过,取续滤液。

对照溶液　精密量取供试品溶液 1ml,置 100ml 量瓶中,用流动相稀释至刻度,摇匀。

系统适用性溶液　取 4-氨基-6-氯苯-1,3-二磺酰胺、氢氯噻嗪对照品与盐酸阿米洛利对照品,加流动相溶解并稀释制成每 1ml 中各含 0.1mg 的溶液。

色谱条件　用十八烷基硅烷键合硅胶为填充剂;以磷酸盐缓冲液(取磷酸二氢钾 13.6g,加水 80ml 溶解后,用磷酸调节 pH 值至 3.0，用水稀释至 100ml)-甲醇-水(4：25：71)为流动相；检测波长为 265nm；进样体积 20μl。

系统适用性要求　系统适用性溶液色谱图中，理论板数按氢氯噻嗪峰计算不低于 1500，4-氨基-6-氯苯-1，3-二磺酰胺峰、氢氯噻嗪峰与阿米洛利峰之间的分离度均应符合要求。

测定法　精密量取供试品溶液与对照溶液，分别注入液相色谱仪，记录色谱图。

限度　供试品溶液色谱图中如有与系统适用性溶液中 4-氨基-6-氯苯-1，3-二磺酰胺峰保留时间一致的峰，其峰面积不得大于对照溶液中氢氯噻嗪峰面积(1.0%)。

含量均匀度　取本品 1 片，置 25ml 量瓶中，加甲醇 7.5ml 与 0.1mol/L 盐酸溶液 1ml，照含量测定项下的方法，自"超声使盐酸阿米洛利与氢氯噻嗪溶解"起，依法测定，应符合规定(通则 0941)。

溶出度　照溶出度与释放度测定法(通则 0931 第一法)测定。

溶出条件　以 0.1mol/L 盐酸溶液 900ml 为溶出介质，转速为每分钟 100 转，依法操作，经 30 分钟时，取溶出液 20ml，滤过，取续滤液备用。

盐酸阿米洛利　供试品溶液　取上述续滤液。

对照品溶液　取盐酸阿米洛利对照品，精密称定，加 0.1mol/L 盐酸溶液溶解并定量稀释制成每 1ml 中约含 2.5μg 的溶液。

测定法　取供试品溶液与对照品溶液，照紫外-可见分光光度法(通则 0401)，在 365nm 波长处分别测定吸光度，计算每片的溶出量。

限度　标示量的 80%，应符合规定。

氢氯噻嗪　供试品溶液　精密量取上述续滤液 5ml，置 50ml 量瓶中，用 0.1mol/L 盐酸溶液稀释至刻度，摇匀。

对照品溶液　取氢氯噻嗪对照品，精密称定，加 0.1mol/L 盐酸溶液溶解并定量稀释制成每 1ml 中约含 2.5μg 的溶液。

测定法　取供试品溶液与对照品溶液，照紫外-可见分光光度法(通则 0401)，在 272nm 波长处分别测定吸光度，计算每片的溶出量。

限度　标示量的 80%，应符合规定。

其他　应符合片剂项下有关的各项规定(通则 0101)。

【含量测定】　照高效液相色谱法(通则 0512)测定。

供试品溶液　见 4-氨基-6-氯苯-1，3-二磺酰胺项下。

对照品溶液　取氢氯噻嗪对照品约 0.1g，精密称定，置 100ml 量瓶中，加甲醇 20ml 使溶解，精密加盐酸阿米洛利对照品溶液(取盐酸阿米洛利对照品，精密称定，加甲醇溶解并定量稀释制成每 1ml 中约含 1mg 的溶液)10ml，加 0.1mol/L 盐酸溶液 4ml，用水稀释至刻度，摇匀。

色谱条件　见 4-氨基-6-氯苯-1，3-二磺酰胺项下。检测波长为 286nm；进样体积 10μl。

系统适用性要求　理论板数按阿米洛利峰计算不低于 1000，阿米洛利峰与氢氯噻嗪峰之间的分离度应符合要求。

测定法　精密量取供试品溶液与对照品溶液，分别注入液相色谱仪，记录色谱图。按外标法以峰面积计算。

【类别】　利尿药。

【贮藏】　遮光，密封保存。

附：

4-氨基-6-氯苯-1，3-二磺酰胺

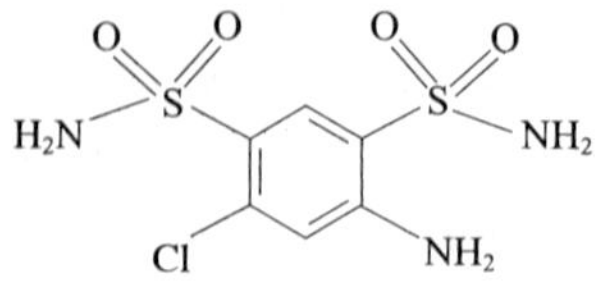

$C_6H_8ClN_3O_4S_2$　285.73

复方莪术油栓

Fufang Ezhuyou Shuan

Compound Zedoary Turmeric Oil Suppositories

本品每粒中含硝酸益康唑($C_{18}H_{15}Cl_3N_2O \cdot HNO_3$)应为 45.0～55.0mg；含牻牛儿酮($C_{15}H_{22}O$)不得少于 15mg；含呋喃二烯($C_{15}H_{20}O$)不得少于 20mg。

【处方】

硝酸益康唑	50g
莪术油	210ml
辅料	适量
制成	1000 粒

【性状】　本品为乳黄色至浅黄棕色栓；有特臭。

【鉴别】　(1)取本品 1 粒，加乙二醇 30ml，置水浴上微温使溶解，放冷，使基质析出完全，滤过，取续滤液 1ml，加三硝基苯酚试液数滴，生成黄色沉淀。

(2)取鉴别(1)项下的滤液 2ml，在红外光灯下加热挥散乙二醇，残渣加硫酸 2 滴与二苯胺试液 1 滴，即显深蓝色。

(3)在含量测定项下记录的色谱图中，供试品溶液中硝酸益康唑峰、牻牛儿酮峰与呋喃二烯峰的保留时间应分别与对照品溶液中相应峰的保留时间一致。

【检查】　应符合栓剂项下有关的各项规定(通则 0107)。

【含量测定】　照高效液相色谱法(通则 0512)测定。

供试品溶液　取本品 10 粒，精密称定，切碎，混匀，精密称取适量(约相当于硝酸益康唑 50mg)，置 50ml 量瓶中，加甲醇适量，超声使硝酸益康唑、牻牛儿酮与呋喃二烯溶解并稀释至刻度，摇匀(如有沉淀，滤过，取续滤液)，精密量取 5ml，置 50ml 量瓶中，用流动相稀释至刻度，摇匀。

对照品溶液　取硝酸益康唑对照品约 25mg、牻牛儿酮对照品约 10mg 与呋喃二烯对照品约 10mg，精密称定，置 50ml 量瓶中，加甲醇溶解并稀释至刻度，摇匀，精密量取 5ml，置

25ml 量瓶中，用流动相稀释至刻度，摇匀。

色谱条件　用十八烷基硅烷键合硅胶为填充剂；以醋酸铵溶液(取醋酸铵 0.77g，加水 1000ml 使溶解)-乙腈(25∶75)为流动相；检测波长为 210nm；进样体积 20μl。

系统适用性要求　理论板数按硝酸益康唑峰计算不低于 4000，硝酸益康唑峰、牻牛儿酮峰、呋喃二烯峰与相邻峰间的分离度应符合要求。

测定法　精密量取供试品溶液与对照品溶液，分别注入液相色谱仪，记录色谱图。按外标法以峰面积计算。

【类别】　妇科用药。

【贮藏】　密闭，在阴凉处保存。

复方氨基酸(15)双肽(2)注射液

Fufang Anjisuan(15) shuangtai(2) Zhusheye

Compound Amino Acid(15) and Dipeptides(2) Injection

本品为 15 种氨基酸和 2 种双肽配制而成的灭菌水溶液。含各氨基酸和双肽均应为标示量的 90.0%～110.0%。

【处方】

丙氨酸($C_3H_7NO_2$)	16.00g
精氨酸($C_6H_{14}N_4O_2$)	11.30g
门冬氨酸($C_4H_7NO_4$)	3.40g
谷氨酸($C_5H_9NO_4$)	5.60g
组氨酸($C_6H_9N_3O_2$)	6.80g
异亮氨酸($C_6H_{13}NO_2$)	5.60g
亮氨酸($C_6H_{13}NO_2$)	7.90g
醋酸赖氨酸($C_6H_{14}N_2O_2 \cdot C_2H_4O_2$)	12.70g
甲硫氨酸($C_5H_{11}NO_2S$)	5.60g
苯丙氨酸($C_9H_{11}NO_2$)	5.85g
脯氨酸($C_5H_9NO_2$)	6.80g
丝氨酸($C_3H_7NO_3$)	4.50g
苏氨酸($C_4H_9NO_3$)	5.60g
色氨酸($C_{11}H_{12}N_2O_2$)	1.90g
缬氨酸($C_5H_{11}NO_2$)	7.30g
甘氨酰谷氨酰胺($C_7H_{13}N_3O_4 \cdot H_2O$)	30.27g
甘氨酰酪氨酸($C_{11}H_{14}N_2O_4 \cdot 2H_2O$)	3.45g
亚硫酸氢钠($NaHSO_3$)	适量
注射用水	适量
全量	1000ml

【性状】　本品为无色至微黄色的澄明液体。

【鉴别】　(1)取本品 1ml，加水 10ml，加入茚三酮试液 5 滴，加热，溶液显蓝紫色。

(2)在含量测定项下记录的色谱图中，供试品溶液中各氨基酸、甘氨酰谷氨酰胺和甘氨酰酪氨酸峰的保留时间应与对照品溶液中各相应的氨基酸、甘氨酰谷氨酰胺和甘氨酰酪氨酸峰的保留时间一致。

【检查】　**pH 值**　应为 5.4～6.0(通则 0631)。

颜色　取本品，与黄色 1 号标准比色液(通则 0901 第一法)比较，不得更深。

氨　照紫外-可见分光光度法(通则 0401)测定。应在 20～25℃进行。

供试品溶液　精密量取本品 5ml，置 20ml 量瓶中，用水稀释至刻度，摇匀。

对照品溶液　取氯化铵 29.7mg，精密称定，置 500ml 量瓶中，加水适量使溶解并稀释至刻度，摇匀(每 1ml 中相当于 20μg 的 NH_4^+)。

测定法　精密量取还原酶Ⅰ溶液(NADH)(取还原型辅酶Ⅰ适量，用 2-氧代戊二酸缓冲液[1]制成每 1ml 中含 0.2mg 的溶液。该溶液 4℃可保存 3 天)1.0ml，置吸收池中，加供试品溶液 0.1ml 与水 1.9ml，混匀，反应 5 分钟。以水为空白，在 340nm 的波长处测定吸光度 A_{T1}，再加入谷氨酸脱氢酶溶液(GLDH)(取谷氨酸脱氢酶适量，加水制成每 1ml 中含 1000 单位的溶液)0.02ml，混匀，20 分钟后测得吸光度 A_{T2}。按上述操作测定水与对照品溶液的吸光度，分别为 A_{B1}、A_{B2} 与 A_{R1}、A_{R2}。按下式计算。

$$C(\text{mg/L}) = C_{ST} \times \frac{(A_{T1}-A_{T2})-(A_{B1}-A_{B2})}{(A_{R1}-A_{R2})(A_{B1}-A_{B2})} \times 4$$

式中　C_{ST} 为对照品溶液中氨的浓度，μg/ml；

4 为供试品溶液的稀释倍数。[2]

限度　含氨不得过 0.1g/L。

有关物质　照高效液相色谱法(通则 0512)测定。

供试品溶液　精密量取本品 2ml，加至离子交换柱(填料 Dowex 50Wx8 适量，置内径 1.5cm 的玻璃柱中，填充高度约为 3cm)，加水淋洗，流出液速度约为每分钟 20 滴，收集流出液至 50ml 量瓶中，用水稀释至刻度，摇匀。

对照品溶液　取环-(甘氨酰谷氨酰胺)对照品、焦谷氨酸对照品与环-(甘氨酰酪氨酸)对照品各适量，精密称定，加水溶解并定量稀释制成每 1ml 中约含环-(甘氨酰谷氨酰胺)21.2μg、焦谷氨酸 14μg 与环-(甘氨酰酪氨酸)2.4μg 的混合溶液。

色谱条件　用十八烷基硅烷键合硅胶为填充剂；以 0.01mol/L 磷酸氢二铵(用磷酸调节 pH 值至 2.0)-甲醇(98∶2)为流动相，检测波长为 205nm；流速为每分钟 0.7ml；进样体积 50μl。

---

[1] 2-氧代戊二酸缓冲液的制备：取 2-氧代戊二酸 220mg，用盐酸三乙醇胺缓冲液(pH 8.0)(取三乙醇胺 1ml，加无氨水 60ml，用稀盐酸溶液调节 pH 值至 8.0)60ml 溶解。

[2] 若(A_1-A_2)>0.5 时，表明还原型辅酶Ⅰ已消耗完全，应增加供试品溶液的稀释倍数。

系统适用性要求 环-(甘氨酰谷氨酰胺)、焦谷氨酸与相邻色谱峰间的分离度应符合要求。

测定法 精密量取供试品溶液与对照品溶液,分别注入色谱仪中,记录色谱图。

限度 按外标法以峰面积计算,每1ml中含环-(甘氨酰谷氨酰胺)不得过0.53mg,含焦谷氨酸不得过0.35mg,含环-(甘氨酰酪氨酸)不得过0.060mg。

亚硫酸氢钠 照紫外-可见分光光度法(通则0401)测定。

供试品溶液 精密量取本品5ml,置10ml量瓶中,用水稀释至刻度,摇匀。

对照品溶液 临用新制。取亚硫酸氢钠(必要时照亚硫酸氢钠含量测定项下方法标定)适量,精密称定,加水溶解并定量稀释制成每1ml中约含0.25mg的溶液。

测定法 精密量取酸性品红溶液(称取酸性品红0.34g,加硫酸1ml,加水溶解使成1000ml,7天内使用)5ml,共2份,分别置甲、乙两个50ml量瓶中,各加入醋酸盐缓冲液(取乙二胺四醋酸二钠0.4g、醋酸钠136.1g与冰醋酸57ml,加水溶解使成1000ml)约30ml,甲瓶中精密加入对照品溶液0.5ml,乙瓶中精密加入供试品溶液0.5ml,立即计时,并用醋酸盐缓冲液稀释至刻度,摇匀,放置28℃水浴中保温,准确反应15分钟,以醋酸盐缓冲液为空白,在549nm的波长处分别测定吸光度,计算。

限度 含亚硫酸氢钠不得过0.055%。

渗透压摩尔浓度 取本品,依法检查(通则0632),本品的渗透压摩尔浓度应为950~1250mOsmol/kg。❶

异常毒性 取本品,依法检查(通则1141),按静脉注射法缓慢注射,应符合规定。

细菌内毒素 取本品,依法检查(通则1143),每1ml中含内毒素量应小于7.1EU。

降压物质 取本品,依法检查(通则1145),剂量按猫体重每1kg注射0.5ml,应符合规定。

其他 应符合注射剂项下有关的各项规定(通则0102)。

【含量测定】 氨基酸、甘氨酰酪氨酸和甘氨酰谷氨酰胺 取本品,用适宜的氨基酸分析仪或高效液相色谱仪进行测定;另取各相应的氨基酸、甘氨酰酪氨酸与甘氨酰谷氨酰胺对照品各适量,制成相应浓度的对照品溶液,同法测定,按外标法以峰面积计算各氨基酸、甘氨酰酪氨酸和甘氨酰谷氨酰胺的含量。

【类别】 氨基酸/双肽类药。

【规格】 (1)500ml : 67g(氨基酸/双肽) (2)1000ml : 134g(氨基酸/双肽)

【贮藏】 25℃以下保存。

【标注】 本品使用说明书中应注明是否加亚硫酸氢钠及其处方量。

复方氨基酸注射液(18AA)

Fufang Anjisuan Zhusheye (18AA)

Compound Amino Acid Injection (18AA)

本品为18种氨基酸与山梨醇配制而成的灭菌水溶液。除胱氨酸外,含其余各氨基酸均应为标示量的80.0%~120.0%。含山梨醇应为标示量的90.0%~110.0%。

【处方】

	5%	12%
脯氨酸($C_5H_9NO_2$)	1.00g	2.40g
丝氨酸($C_3H_7NO_3$)	1.00g	2.40g
丙氨酸($C_3H_7NO_2$)	2.00g	4.80g
异亮氨酸($C_6H_{13}NO_2$)	3.52g	8.45g
亮氨酸($C_6H_{13}NO_2$)	4.90g	11.76g
门冬氨酸($C_4H_7NO_4$)	2.50g	6.00g
酪氨酸($C_9H_{11}NO_3$)	0.25g	0.60g
谷氨酸($C_5H_9NO_4$)	0.75g	1.80g
苯丙氨酸($C_9H_{11}NO_2$)	5.33g	12.80g
盐酸精氨酸($C_6H_{14}N_4O_2 \cdot HCl$)	5.00g	12.00g
盐酸赖氨酸($C_6H_{14}N_2O_2 \cdot HCl$)	4.30g	10.32g
缬氨酸($C_5H_{11}NO_2$)	3.60g	8.64g
苏氨酸($C_4H_9NO_3$)	2.50g	6.00g
盐酸组氨酸($C_6H_9N_3O_2 \cdot HCl \cdot H_2O$)	2.50g	6.00g
色氨酸($C_{11}H_{12}N_2O_2$)	0.90g	2.16g
甲硫氨酸($C_5H_{11}NO_2S$)	2.25g	5.40g
胱氨酸($C_6H_{12}N_2O_4S_2$)	0.10g	0.24g
甘氨酸($C_2H_5NO_2$)	7.60g	18.24g
山梨醇($C_6H_{14}O_6$)	50.00g	50.00g
亚硫酸氢钠($NaHSO_3$)	0.4g或0.5g	0.5g
注射用水	适量	适量
全量	1000ml	1000ml

【性状】 本品为无色至微黄色的澄明液体。

【鉴别】 (1)取本品1ml,加水10ml,摇匀,加茚三酮约3mg,加热,溶液显蓝紫色。

(2)在含量测定项下记录的色谱图中,供试品溶液中各氨基酸峰的保留时间应与对照品溶液中各相应氨基酸峰的保留时间一致。

(3)取本品1ml,加新制的10%儿茶酚溶液3ml,摇匀,加硫酸6ml,即显粉红色。

【检查】 pH值 应为5.0~7.0(通则0631)。

透光率 取本品,照紫外-可见分光光度法(通则0401),在430nm的波长处测定透光率,不得低于97.0%。

❶渗透压摩尔浓度测定用标准溶液的制备

分别精密称取500~650℃干燥40~50分钟并置硅胶干燥器中放冷的基准氯化钠3.223g、6.437g,各加水适量使溶解并稀释至100ml,摇匀(渗透压摩尔浓度分别为1000、2000mOsmol/kg)。

亚硫酸氢钠　照紫外-可见分光光度法(通则 0401)测定。

供试品溶液　精密量取本品适量,用 0.01%乙二胺四醋酸二钠溶液定量稀释制成每 1ml 中约含亚硫酸氢钠 1μg 的溶液,摇匀。

对照品溶液　取亚硫酸氢钠对照品适量,精密称定,加 0.01%乙二胺四醋酸二钠溶液溶解并定量稀释制成每 1ml 中约含 1μg 的溶液。

空白溶液　0.01%乙二胺四醋酸二钠溶液。

测定法　精密量取上述三种溶液各 10ml,分别置 50ml 具塞试管中,依次加入 0.05%碱性品红盐酸溶液(取碱性品红 0.1g,加盐酸 10ml 溶解,加水至 200ml)1ml 和 0.3%甲醛溶液(取甲醛溶液 2ml,加水稀释至 250ml)1ml,摇匀,在 37℃水浴中加热 10 分钟,取出,放冷。在 560nm 的波长处分别测定吸光度,计算。

限度　不得过标示量的 110.0%。

渗透压摩尔浓度　取本品,依法检查(通则 0632),渗透压摩尔浓度应为 690～850mOsmol/kg(浓度为 5%的规格),1390～1700mOsmol/kg(浓度为 12%的规格)。❶

异常毒性　取本品,用灭菌注射用水稀释制成含总氨基酸 5%的溶液,依法检查(通则 1141),按静脉注射法缓慢注射,应符合规定。

细菌内毒素　取本品,依法检查(通则 1143),每 1ml 中含内毒素的量应小于 0.50EU。

降压物质　取本品,依法检查(通则 1145),剂量按猫体重每 1kg 注射 0.5ml,应符合规定。

无菌　取本品,经薄膜过滤法处理,以金黄色葡萄球菌为阳性对照菌,依法检查(通则 1101),应符合规定。

其他　应符合注射剂项下有关的各项规定(通则 0102)。

【含量测定】　氨基酸　取本品,用适宜的氨基酸分析仪或高效液相色谱仪进行分离测定;另取相应的氨基酸对照品,制成相应浓度的对照品溶液,同法测定。按外标法以峰面积计算各氨基酸的含量。

如不能同时测定色氨酸的含量时,按以下方法测定。

色氨酸　照紫外-可见分光光度法(通则 0401)测定。

供试品溶液　精密量取本品 2ml,置 100ml 量瓶中,用 0.1mol/L 氢氧化钠溶液稀释至刻度,摇匀。

对照品溶液(1)　取色氨酸对照品适量,精密称定,加 0.1mol/L 氢氧化钠溶液溶解并定量稀释制成每 1ml 中约含 18.0μg 的溶液,摇匀。

对照品溶液(2)　取酪氨酸对照品适量,精密称定,加 0.1mol/L 氢氧化钠溶液溶解并定量稀释制成每 1ml 中约含 5.0μg 的溶液,摇匀。

测定法　取对照品溶液(2),以 280nm 为测定波长(λ_2),在 303nm 波长附近(每间隔 0.2nm)选择等吸光度点波长为参比波长(λ_1)。要求 $\Delta A = A_{\lambda 2} - A_{\lambda 1} = 0$,再在 λ_2 与 λ_1 波长处分别测定对照品溶液(1)与供试品溶液的吸光度,求出各自的吸光度差值(ΔA),计算。

山梨醇　精密量取本品 5ml,加至离子交换柱内(交换柱内径为 10mm、高度为 25cm,内填经转型并处理至中性的钠型磺酸盐阳离子交换树脂约 10g),以每分钟 1.5～2.0ml 的流速通过柱。收集流出液于 250ml 量瓶中,再用水洗柱三次,每次 10ml,最后用水 60ml 快洗,合并洗液与流出液,用水稀释至刻度,摇匀,作为供试品溶液。精密量取 5ml,置碘瓶中,精密加入高碘酸钠硫酸溶液[取硫酸溶液(1→20)80ml 与已用硫酸酸化的高碘酸钠溶液(1→1000)120ml,混匀]50ml,置水浴上加热 15 分钟,放冷。加碘化钾 1g,密塞,放置 5 分钟,用硫代硫酸钠滴定液(0.05mol/L)滴定,至近终点时,加淀粉指示液 2ml,继续滴定至蓝色消失,并将滴定的结果用空白试验校正。每 1ml 的硫代硫酸钠滴定液(0.05mol/L)相当于 0.9109mg 的 $C_6H_{14}O_6$。

【类别】　氨基酸类药。

【规格】　按总氨基酸计　(1)250ml∶12.5g　(2)500ml∶25g　(3)250ml∶30g

【贮藏】　密闭保存。

复方氨基酸注射液(18AA-Ⅰ)

Fufang Anjisuan Zhusheye (18AA-Ⅰ)

Compound Amino Acid Injection (18AA-Ⅰ)

本品为 18 种氨基酸与钾、钠、钙、镁等无机盐配制而成的灭菌水溶液。除盐酸半胱氨酸外,含酪氨酸应为标示量的 80.0%～120.0%,含其余各氨基酸均应为标示量的 85.0%～115.0%,含钠(Na)应为 45～55mmol/L,钾(K)应为 18～22mmol/L,钙(Ca)应为 2.2～2.8mmol/L,镁(Mg)应为 1.3～1.7mmol/L,氯化物以氯(Cl)计应不得过 60mmol/L。

【处方】

谷氨酸($C_5H_9NO_4$)	9.0g
脯氨酸($C_5H_9NO_2$)	8.1g
丝氨酸($C_3H_7NO_3$)	7.5g
苯丙氨酸($C_9H_{11}NO_2$)	5.5g
亮氨酸($C_6H_{13}NO_2$)	5.3g
缬氨酸($C_5H_{11}NO_2$)	4.3g
门冬氨酸($C_4H_7NO_4$)	4.1g
异亮氨酸($C_6H_{13}NO_2$)	3.9g
盐酸赖氨酸($C_6H_{14}N_2O_2 \cdot HCl$)	4.9g

❶渗透压摩尔浓度测定用标准溶液的制备

分别精密称取经 500～650℃干燥 40～50 分钟并置干燥器(硅胶)中放冷至室温的基准氯化钠 1.592g、3.223g、6.437g,加水使溶解并稀释至 100ml,摇匀(渗透压摩尔浓度分别为 500、1000、2000mOsmol/kg)。

测定浓度为 5%的规格的样品时,用 500、1000mOsmol/kg 标准溶液校正仪器;测定浓度为 12%的规格的样品时,用 1000、2000mOsmol/kg 标准溶液校正仪器。

精氨酸($C_6H_{14}N_4O_2$)	3.3g
苏氨酸($C_4H_9NO_3$)	3.0g
丙氨酸($C_3H_7NO_2$)	3.0g
组氨酸($C_6H_9N_3O_2$)	2.4g
甘氨酸($C_2H_5NO_2$)	2.1g
甲硫氨酸($C_5H_{11}NO_2S$)	1.9g
盐酸半胱氨酸($C_3H_7NO_2S \cdot HCl \cdot H_2O$)	0.145g
色氨酸($C_{11}H_{12}N_2O_2$)	1.0g
酪氨酸($C_9H_{11}NO_3$)	0.5g
氯化钙($CaCl_2 \cdot 2H_2O$)	0.368g
氯化钾(KCl)	0.375g
硫酸镁($MgSO_4 \cdot 7H_2O$)	0.37g
氢氧化钠(NaOH)	2.0g
氢氧化钾(KOH)	0.84g
焦亚硫酸钠($Na_2S_2O_5$)	0.3g
注射用水	适量
全量	1000ml

【性状】 本品为无色至微黄色的澄明液体。

【鉴别】 (1)取本品 1ml,加水 10ml,摇匀,加茚三酮约 3mg,加热,溶液显蓝紫色。

(2)在含量测定项下记录的色谱图中,供试品溶液中各氨基酸峰的保留时间应与对照品溶液中各相应氨基酸峰的保留时间一致。

(3)取本品 4ml,置试管中,加 15%碳酸钾溶液 4ml,加热至沸,滤过,取滤液 4ml,加焦锑酸钾试液 4ml,加热至沸,置冰水中冷却,用玻棒摩擦试管内壁,应有致密的沉淀生成。

(4)取本品 2ml,加 0.1%四苯硼钠溶液 1ml 与稀醋酸 0.5ml,即生成白色沉淀。

(5)取本品 2ml,显钙盐鉴别(2)的反应(通则 0301)。

(6)取本品 2ml,显氯化物鉴别(1)的反应(通则 0301)。

【检查】 **pH 值** 应为 5.0～5.4(通则 0631)。

透光率 取本品,照紫外-可见分光光度法(通则 0401),在 430nm 的波长处测定透光率,不得低于 95.0%。

焦亚硫酸钠 照紫外-可见分光光度法(通则 0401)测定。

醋酸盐缓冲液 取乙二胺四醋酸二钠 0.4g、醋酸钠 136.1g 与冰醋酸 57ml,加水溶解使成 1000ml。

供试品溶液 取本品,即得。

亚硫酸钠对照溶液 取无水亚硫酸钠(必要时照无水亚硫酸钠含量测定项下方法标定)0.440g,精密称定,加 0.04%乙二胺四醋酸二钠溶液溶解并定量稀释制成每 1ml 中约含 0.44mg 的溶液(相当于每 1ml 中含 $Na_2S_2O_5$ 0.33mg,临用新制)。

测定法 精密量取酸性品红溶液(精密称取酸性品红 0.34g,加硫酸 1ml,加水溶解使成 1000ml,7 天内使用)5ml,共 2 份,分别置甲、乙两个 50ml 量瓶中,各加入醋酸盐缓冲液约 40ml,甲瓶中精密加入亚硫酸钠对照溶液 2ml,乙瓶中精密加入供试品溶液 2ml,用醋酸盐缓冲液稀释至刻度,摇匀,放置 25 分钟,以醋酸盐缓冲液为空白,立即在 549nm 的波长处分别测定吸光度。

限度 乙瓶中溶液的吸光度应不低于甲瓶中溶液的吸光度。

渗透压摩尔浓度 取本品,依法测定(通则 0632),渗透压摩尔浓度应为 530～720mOsmol/kg。

异常毒性 取本品,用灭菌注射用水稀释制成含总氨基酸 5%的溶液,依法检查(通则 1141),按静脉注射法缓慢注射,应符合规定。

细菌内毒素 取本品,依法检查(通则 1143),每 1ml 中含内毒素的量应小于 0.50EU。

降压物质 取本品,依法检查(通则 1145),剂量按猫体重每 1kg 注射 0.5ml,应符合规定。

无菌 取本品,经薄膜过滤法处理,用 pH 7.0 无菌蛋白胨-氯化钠缓冲液分次冲洗(每膜不少于 300ml),以金黄色葡萄球菌为阳性对照菌,依法检查(通则 1101),应符合规定。

其他 应符合注射剂项下有关的各项规定(通则 0102)。

【含量测定】 **氨基酸** 取本品,用适宜的氨基酸分析仪或高效液相色谱仪进行分离测定;另取相应的氨基酸对照品,制成相应浓度的对照品溶液,同法测定。按外标法以峰面积计算各氨基酸的含量。

如不能同时测定色氨酸含量时,按以下方法测定。

色氨酸 照紫外-可见分光光度法(通则 0401)测定。

供试品溶液 精密量取本品 2ml,置 100ml 量瓶中,用 0.1mol/L 氢氧化钠溶液稀释至刻度,摇匀。

对照品溶液(1) 取色氨酸对照品适量,精密称定,加 0.1mol/L 氢氧化钠溶液溶解并定量稀释制成每 1ml 中约含 18.0μg 的溶液,摇匀。

对照品溶液(2) 取酪氨酸对照品适量,精密称定,加 0.1mol/L 氢氧化钠溶液溶解并定量稀释制成每 1ml 中约含 5.0μg 的溶液,摇匀。

测定法 取对照品溶液(2),以 280nm 为测定波长(λ_2),在 303nm 波长附近(每间隔 0.2nm)选择等吸光度点波长为参比波长(λ_1)。要求 $\Delta A = A_{\lambda 2} - A_{\lambda 1} = 0$,再在 λ_2 与 λ_1 波长处分别测定对照品溶液(1)与供试品溶液的吸光度,求出各自的吸光度差值(ΔA),计算。

钠 照原子吸收分光光度法(通则 0406 第一法)测定。

供试品溶液 精密量取本品 1ml,置 200ml 量瓶中,用水稀释至刻度,摇匀。

对照品溶液 取在 130℃干燥至恒重的氯化钠约 1.27g,精密称定,置 500ml 量瓶中,加水溶解并稀释至刻度,摇匀,精密量取适量,用水稀释,分别制成每 1ml 中约含钠 2.0、4.0、6.0、8.0μg 的溶液,摇匀。

测定法 取对照品溶液与供试品溶液,在 589nm 的波长处测定,计算。

钾 照原子吸收分光光度法(通则 0406 第一法)测定。

供试品溶液 精密量取本品 2ml,置 100ml 量瓶中,用水稀释至刻度,摇匀。

对照品溶液 取在 130℃干燥至恒重的氯化钾约 1.14g,

精密称定,置 1000ml 量瓶中,加水溶解并稀释至刻度,摇匀,精密量取适量,用水稀释,分别制成每 1ml 中约含钾 6.0、12.0、18.0、24.0μg 的溶液,摇匀。

测定法　取对照品溶液与供试品溶液,在 766.5nm 的波长处测定,计算。

钙　照原子吸收分光光度法(通则 0406 第一法)测定。

供试品溶液　精密量取本品 10ml,置 50ml 量瓶中,加氯化铯溶液 2ml,氯化锶溶液 2ml,用水稀释至刻度,摇匀。

对照品溶液　取在 105℃干燥至恒重的碳酸钙约 0.25g,精密称定,置 1000ml 量瓶中,加少量盐酸使溶解,加水溶解并稀释至刻度,摇匀,精密量取 5、10、15ml,分别置 50ml 量瓶中,各加氯化铯溶液(取氯化铯 6.35g,加水溶解成 100ml)2ml,氯化锶溶液[取氯化锶($SrCl_2 \cdot 6H_2O$)15.25g,加水溶解成 100ml]2ml,用水稀释至刻度,摇匀。

测定法　取对照品溶液与供试品溶液,在 422.7nm 的波长处测定,计算。

镁　照原子吸收分光光度法(通则 0406 第一法)测定。

供试品溶液　精密量取本品 5ml,置 100ml 量瓶中,加氯化锶溶液 5ml,用水稀释至刻度,摇匀。

对照品溶液　取硫酸镁约 1.01g,精密称定,置 100ml 量瓶中,加水溶解并稀释至刻度,摇匀,精密量取 5ml 置 100ml 量瓶中,用水稀释至刻度,摇匀,精密量取 0、2、4、6、8ml 分别置 100ml 量瓶中,各加上述氯化锶溶液 5ml,用水稀释至刻度,摇匀。

测定法　取对照品溶液与供试品溶液,在 285.2nm 的波长处测定,计算。

氯化物　供试品溶液　精密量取本品 25ml,置 50ml 烧杯中,加 4%高锰酸钾溶液 2ml 与 1mol/L 硫酸溶液 1ml,加热至近沸(即出现第一个气泡时)立即冷却,将溶液移至 50ml 量瓶中,用水稀释至刻度,摇匀。

测定法　精密量取供试品溶液 20ml,照电位滴定法(通则 0701),用银电极作指示电极,硝酸钾盐桥-饱和甘汞电极为参比电极,用硝酸银滴定液(0.1mol/L)滴定。每 1ml 的硝酸银滴定液(0.1mol/L)相当于 3.545mg 的 Cl。

【类别】　氨基酸类药。

【规格】　按总氨基酸计　(1)250ml∶17.5g　(2)500ml∶35g

【贮藏】　25℃以下密闭保存。不得冰冻,避免阳光直射。

复方氨基酸注射液(18AA-Ⅱ)

Fufang Anjisuan Zhusheye (18AA-Ⅱ)

Compound Amino Acid Injection (18AA-Ⅱ)

本品为 18 种氨基酸配制而成的灭菌水溶液。含酪氨酸与胱氨酸应为标示量的 80.0%～120.0%,含其余各氨基酸均应为标示量的 85.0%～115.0%。

【处方】

	5%	8.5%	11.4%
门冬氨酸($C_4H_7NO_4$)	1.5g	2.5g	3.3g
谷氨酸($C_5H_9NO_4$)	2.5g	4.2g	5.7g
丝氨酸($C_3H_7NO_3$)	1.9g	3.4g	4.5g
组氨酸($C_6H_9N_3O_2$)	3.0g	5.0g	6.8g
甘氨酸($C_2H_5NO_2$)	3.5g	5.9g	7.9g
苏氨酸($C_4H_9NO_3$)	2.5g	4.2g	5.7g
丙氨酸($C_3H_7NO_2$)	7.2g	12.2g	16.3g
精氨酸($C_6H_{14}N_4O_2$)	4.9g	8.4g	11.2g
酪氨酸($C_9H_{11}NO_3$)	0.2g	0.2g	0.3g
胱氨酸($C_6H_{12}N_2O_4S_2$)	0.2g	0.2g	0.2g
缬氨酸($C_5H_{11}NO_2$)	3.2g	5.5g	7.3g
甲硫氨酸($C_5H_{11}NO_2S$)	2.5g	4.2g	5.7g
色氨酸($C_{11}H_{12}N_2O_2$)	0.85g	1.4g	1.9g
苯丙氨酸($C_9H_{11}NO_2$)	3.5g	5.9g	7.9g
异亮氨酸($C_6H_{13}NO_2$)	2.5g	4.2g	5.7g
亮氨酸($C_6H_{13}NO_2$)	3.4g	5.9g	7.9g
醋酸赖氨酸($C_6H_{14}N_2O_2 \cdot C_2H_4O_2$)	5.5g	9.5g	12.7g
脯氨酸($C_5H_9NO_2$)	2.9g	5.0g	6.8g
焦亚硫酸钠($Na_2S_2O_5$)	0.3g	0.03g 或 0.04g	0.03g 或 0.04g
冰醋酸	1.3ml	2.5ml	2.75ml
注射用水	适量	适量	适量
全量	1000ml	1000ml	1000ml

【性状】　本品为无色至微黄色的澄明液体。

【鉴别】　(1)取本品 1ml,加茚三酮约 3mg,摇匀,加热,溶液显蓝紫色。

(2)在含量测定项下记录的色谱图中,供试品溶液中各氨基酸峰的保留时间应与对照品溶液中各相应氨基酸峰的保留时间一致。

【检查】　**pH 值**　应为 5.0～6.2(通则 0631)。

透光率　取本品,照紫外-可见分光光度法(通则 0401),在 430nm 的波长处测定透光率,不得低于 95.0%。

焦亚硫酸钠　照紫外-可见分光光度法(通则 0401)测定。

醋酸盐缓冲液　取乙二胺四醋酸二钠 0.4g、醋酸钠 136.1g 与冰醋酸 57ml,加水溶解使成 1000ml。

供试品溶液　取本品,即得。

亚硫酸钠对照溶液　取无水亚硫酸钠(必要时照无水亚硫酸钠含量测定项下方法标定)适量和乙二胺四醋酸二钠 0.14g,精密称定,加水溶解使成 250ml,精密量取 5ml,用 0.04%乙二胺四醋酸二钠溶液定量稀释至 250ml,使每 1ml 中含 0.33mg(5%)、0.033mg(8.5%和 11.4%含焦亚硫酸钠 0.03mg/ml)或 0.044mg(8.5%和 11.4%含焦亚硫酸钠 0.04mg/ml)的 $Na_2S_2O_5$(临用新制)。

测定法　精密量取酸性品红溶液(精密称取酸性品红

0.34g,加硫酸 1ml,加水溶解使成 1000ml,7 天内使用)5ml(5%)或 2ml(8.5%、11.4%),共 2 份,分别置甲、乙两个 50ml 量瓶中,各加入醋酸盐缓冲液约 40ml,于 28℃水浴保温 10 分钟,甲瓶中精密加入亚硫酸钠对照溶液 2ml,乙瓶中精密加入供试品溶液 2ml,立即计时,并用醋酸盐缓冲液稀释至刻度,摇匀,放置 28℃水浴中保温,准确反应 15 分钟,以醋酸盐缓冲液为空白,在 549nm 的波长处分别测定吸光度。

限度　乙瓶中溶液的吸光度应不低于甲瓶中溶液的吸光度。

渗透压摩尔浓度　取本品,依法测定(通则 0632),渗透压摩尔浓度应为 400～490mOsmol/kg(5%);700～860mOsmol/kg(8.5%);960～1180mOsmol/kg(11.4%)。❶

异常毒性　取本品,用灭菌注射用水稀释制成含总氨基酸 5%的溶液,依法检查(通则 1141),按静脉注射法缓慢注射,应符合规定。

细菌内毒素　取本品,依法检查(通则 1143),每 1ml 中含内毒素的量应小于 0.50EU。

降压物质　取本品,依法检查(通则 1145),剂量按猫体重每 1kg 注射 0.5ml,应符合规定。

无菌　取本品,经薄膜过滤法处理,以金黄色葡萄球菌为阳性对照菌,依法检查(通则 1101),应符合规定。

其他　应符合注射剂项下有关的各项规定(通则 0102)。

【含量测定】　**氨基酸**　取本品,用适宜的氨基酸分析仪或高效液相色谱仪进行分离测定;另取相应的氨基酸对照品,制成相应浓度的对照品溶液,同法测定。按外标法以峰面积计算各氨基酸的含量。

【类别】　氨基酸类药。

【规格】　按总氨基酸计　(1)250ml∶12.5g　(2)500ml∶25g　(3)250ml∶21.25g　(4)500ml∶42.5g　(5)250ml∶28.5g　(6)500ml∶57g

【贮藏】　置 5～25℃遮光,密闭保存。

复方氨基酸注射液(18AA-Ⅲ)

Fufang Anjisuan Zhusheye (18AA-Ⅲ)

Compound Amino Acid Injection (18AA-Ⅲ)

本品为 18 种结晶氨基酸配制而成的灭菌水溶液。含半胱氨酸应不少于标示量的 60%,含其余各氨基酸均应为标示量的 85.0%～115.0%。

【处方】

异亮氨酸($C_6H_{13}NO_2$)	5.60g
亮氨酸($C_6H_{13}NO_2$)	12.50g
醋酸赖氨酸($C_6H_{14}N_2O_2 \cdot C_2H_4O_2$)	12.40g
甲硫氨酸($C_5H_{11}NO_2S$)	3.50g
苯丙氨酸($C_9H_{11}NO_2$)	9.35g
苏氨酸($C_4H_9NO_3$)	6.50g
色氨酸($C_{11}H_{12}N_2O_2$)	1.30g
丝氨酸($C_3H_7NO_3$)	2.20g
缬氨酸($C_5H_{11}NO_2$)	4.50g
组氨酸($C_6H_9N_3O_2$)	6.00g
精氨酸($C_6H_{14}N_4O_2$)	7.90g
丙氨酸($C_3H_7NO_2$)	6.20g
门冬氨酸($C_4H_7NO_4$)	3.80g
半胱氨酸($C_3H_7NO_2S$)	1.00g
谷氨酸($C_5H_9NO_4$)	6.50g
脯氨酸($C_5H_9NO_2$)	3.30g
酪氨酸($C_9H_{11}NO_3$)	0.35g
甘氨酸($C_2H_5NO_2$)	10.70g
亚硫酸氢钠($NaHSO_3$)	0.50g
注射用水	适量
全量	1000ml

【性状】　本品为无色或微黄色的澄明液体。

【鉴别】　(1)取本品 1ml,加茚三酮试液少许,加热,溶液显蓝紫色。

(2)在含量测定项下记录的色谱图中,供试品溶液中各氨基酸峰的保留时间应与对照品溶液中各相应氨基酸峰的保留时间一致。

【检查】　**pH 值**　应为 5.2～6.8(通则 0631)。

透光率　取本品,照紫外-可见分光光度法(通则 0401),在 430nm 的波长处测定透光率,不得低于 95.0%。

渗透压摩尔浓度　取本品,依法测定(通则 0632),渗透压摩尔浓度应为 810～990mOsmol/kg。❷

亚硫酸氢钠　照紫外-可见分光光度法(通则 0401)测定。

供试品溶液　精密量取本品适量,用 0.01%乙二胺四醋酸二钠溶液定量稀释制成每 1ml 中约含亚硫酸氢钠 1μg 的溶液,摇匀。

对照品贮备液　取无水亚硫酸氢钠适量(必要时照无水

❶渗透压摩尔浓度测定用标准溶液的制备

分别精密称取经 500～650℃干燥 40～50 分钟并置干燥器(硅胶)中放冷至室温的基准氯化钠 1.592g、3.223g、6.437g,加水使溶解并稀释至 100ml,摇匀(渗透压摩尔浓度分别为 500、1000、2000mOsmol/kg)。

测定浓度为 8.5%的样品时,用 500、1000mOsmol/kg 标准溶液校正仪器;测定浓度为 11.4%的样品时,用 1000、2000mOsmol/kg 标准溶液校正仪器。

❷渗透压摩尔浓度测定用标准溶液的制备

分别精密称取经 500～650℃干燥 40～50 分钟并置干燥器(硅胶)中放冷至室温的基准氯化钠 1.592g、3.223g,各加水使溶解并稀释至 100ml,摇匀(渗透压摩尔浓度分别为 500、1000mOsmol/kg)。

亚硫酸钠含量测定项下方法标定),精密称定,加 0.01%乙二胺四醋酸二钠溶液溶解并定量稀释制成每 1ml 中约含亚硫酸氢钠 33μg 的溶液。

标准曲线　分别取对照品贮备液 0、1.0、2.0、3.0、4.0、5.0、6.0ml,用 0.01%乙二胺四醋酸二钠溶液稀释至 100ml,分别精密量取以上浓度的对照品溶液各 10ml,置 25ml 比色管内,分别依次精密加入 0.05%碱性品红溶液(取碱性品红 0.05g,置 100ml 量瓶中,加盐酸 5ml 使溶解,用水稀释至刻度,摇匀)1ml 与 0.2%甲醛溶液 1ml,密塞,摇匀,放置 40 分钟;以零号管为空白,在 557nm 的波长处分别测定吸光度,以测得的吸光度与其相应浓度计算线性回归方程。

测定法　精密量取供试品溶液 10ml,置 25ml 比色管中,照标准曲线项下自"分别依次精密加入 0.05%碱性品红溶液 1ml 与 0.2%甲醛溶液 1ml"起,同法操作,测定吸光度,由回归方程计算含亚硫酸氢钠的量。

限度　每 1ml 中含亚硫酸氢钠不得过 0.55mg。

异常毒性　取本品,用灭菌注射用水稀释制成含总氨基酸 5%的溶液,依法检查(通则 1141),按静脉注射法缓慢注射,应符合规定。

细菌内毒素　取本品,依法检查(通则 1143),每 1ml 中含内毒素的量应小于 0.50EU。

降压物质　取本品,依法检查(通则 1145),剂量按猫体重每 1kg 注射 0.5ml,应符合规定。

无菌　取本品,经薄膜滤过法处理,以金黄色葡萄球菌为阳性对照菌,依法检查(通则 1101),应符合规定。

其他　应符合注射剂项下有关的各项规定(通则 0102)。

【含量测定】 **酪氨酸与色氨酸**　照高效液相色谱法(通则 0512)测定。

供试品溶液　精密量取本品 3ml,置 100ml 量瓶中,用流动相稀释至刻度,摇匀。

对照品溶液　分别取酪氨酸对照品与色氨酸对照品适量,精密称定,加 0.01mol/L 盐酸溶液使溶解并稀释制成每 1ml 中含酪氨酸 0.175mg 与色氨酸 0.65mg 的溶液,精密量取 3ml,置 50ml 量瓶中,用流动相稀释至刻度,摇匀。

色谱条件　用十八烷基硅烷键合硅胶为填充剂;以甲醇-水(10∶90)(含 0.008mol/L 的磷酸二氢钾)为流动相;检测波长为 280nm;进样体积 20μl。

系统适用性要求　理论板数按色氨酸峰计算不低于 4000,各峰间的分离度应符合要求。

测定法　精密量取供试品溶液与对照品溶液,分别注入液相色谱仪,记录色谱图。按外标法以峰面积计算。

半胱氨酸　对照品溶液　取半胱氨酸对照品适量,精密称定,加水溶解并定量稀释制成每 1ml 中约含 1mg 的溶液。

测定法　精密量取本品与对照品溶液各 1ml,分别置 100ml 量瓶中,各加甲酸 1.5ml 与 30%过氧化氢溶液 1ml,放置 30 分钟,用水稀释至刻度,摇匀,用适宜的氨基酸分析仪进行测定,计算。

其他氨基酸　采用适宜的氨基酸分析法或照高效液相色谱法(通则 0512)测定。

内标溶液　取正亮氨酸适量,加水溶解并定量稀释制成每 1ml 中约含 0.8mg 的溶液,摇匀。

供试品溶液　精密量取本品 3ml,置 50ml 量瓶中,用水稀释至刻度,摇匀,精密量取 3ml,置 10ml 量瓶中,精密加入内标溶液 2ml,用水稀释至刻度,摇匀。

对照品溶液　取异亮氨酸对照品约 50mg、亮氨酸对照品约 100mg、醋酸赖氨酸对照品约 100mg、甲硫氨酸对照品约 30mg、苯丙氨酸对照品约 80mg、苏氨酸对照品约 55mg、缬氨酸对照品约 40mg、丙氨酸对照品约 55mg、精氨酸对照品约 70mg、门冬氨酸对照品约 35mg、谷氨酸对照品约 55mg、组氨酸对照品约 50mg、脯氨酸对照品约 30mg、丝氨酸对照品约 20mg 与甘氨酸对照品约 90mg,精密称定,置同一 250ml 量瓶中,加水适量使溶解并稀释至刻度,摇匀;精密量取 5ml,置 10ml 量瓶中,精密加入内标溶液 2ml,用水稀释至刻度,摇匀。

色谱条件　用十八烷基硅烷键合硅胶为填充剂;以 0.1mol/L 醋酸钠溶液(用稀醋酸调节 pH 值至 6.5)-乙腈(93∶7)为流动相 A,以乙腈-水(80∶20)为流动相 B,进行梯度洗脱;柱温为 40℃;检测波长为 254nm;进样体积 2μl。

时间(分钟)	流动相 A(%)	流动相 B(%)
0.01	100	0
11.0	93	7
13.9	88	12
14.0	85	15
29.0	66	34
32.0	30	70
35.0	0	100
42.0	0	100
45.0	100	0
60.0	100	0

系统适用性要求　各峰间的分离度应符合要求。

测定法　精密量取供试品溶液与对照品溶液各 2ml,分别置 20ml 具塞试管中,精密加 1mol/L 三乙胺溶液-乙腈(14∶86)1ml,0.1mol/L 异硫氰酸苯酯乙腈溶液 1ml,摇匀,在 50℃水浴中反应 45 分钟,取出,放冷,再分别精密加正己烷 1ml,摇匀,放置 30 分钟后(溶液至澄清),取澄清的下层液,分别注入液相色谱仪,记录色谱图。按内标法以峰面积计算。

【类别】　氨基酸类药。

【规格】　250ml∶25.90g(按总氨基酸计)

【贮藏】　置凉暗处保存。

复方氨基酸注射液(18AA-Ⅳ)

Fufang Anjisuan Zhusheye (18AA-Ⅳ)

Compound Amino Acid Injection (18AA-Ⅳ)

本品为 18 种氨基酸与葡萄糖配制成的灭菌水溶液。除盐酸半胱氨酸外,含其余各氨基酸均应为标示量的85.0%～115.0%。含葡萄糖($C_6H_{12}O_6 \cdot H_2O$)应为标示量的90.0%～110.0%。

【处方】

异亮氨酸($C_6H_{13}NO_2$)	1.87g
亮氨酸($C_6H_{13}NO_2$)	4.17g
醋酸赖氨酸($C_6H_{14}N_2O_2 \cdot C_2H_4O_2$)	4.13g
甲硫氨酸($C_5H_{11}NO_2S$)	1.17g
苯丙氨酸($C_9H_{11}NO_2$)	3.11g
苏氨酸($C_4H_9NO_3$)	2.17g
N-乙酰-L-色氨酸($C_{13}H_{14}N_2O_3$)	0.52g
缬氨酸($C_5H_{11}NO_2$)	1.50g
组氨酸($C_6H_9N_3O_2$)	2.00g
精氨酸($C_6H_{14}N_4O_2$)	2.63g
丙氨酸($C_3H_7NO_2$)	2.07g
门冬氨酸($C_4H_7NO_4$)	1.27g
谷氨酸($C_5H_9NO_4$)	2.17g
脯氨酸($C_5H_9NO_2$)	1.10g
丝氨酸($C_3H_7NO_3$)	0.73g
酪氨酸($C_9H_{11}NO_3$)	0.116g
甘氨酸($C_2H_5NO_2$)	3.57g
盐酸半胱氨酸($C_3H_7NO_2S \cdot HCl \cdot H_2O$)	0.48g
葡萄糖($C_6H_{12}O_6 \cdot H_2O$)	75g
焦亚硫酸钠($Na_2S_2O_5$)	1.0g
注射用水	适量
全量	1000ml

【性状】 本品为无色至微黄色的澄明液体。

【鉴别】 (1)取本品缓缓滴入温热的碱性酒石酸铜试液中,即产生氧化亚铜的红色沉淀。

(2)取本品5ml,加10%氢氧化钠溶液2ml,再加亚硝基铁氰化钠试液2滴,即产生红紫色。

(3)在含量测定项下记录的色谱图中,供试品溶液中各氨基酸峰的保留时间应与对照品溶液中各相应氨基酸峰的保留时间一致。

【检查】 **pH值**　应为3.5～5.5(通则0631)。

透光率　取本品,照紫外-可见分光光度法(通则0401),在430nm的波长处测定透光率,不得低于93.0%。

5-羟甲基糠醛　取本品(相当于葡萄糖1g),置具塞试管中,加硫酸铵约9g,充分振摇使成饱和溶液,静置2分钟,加乙醚5ml,振摇数次,再放置2分钟,吸取乙醚层2ml,置另一试管中,加1%间苯二酚的盐酸溶液1ml,应立即产生轻微的粉红色,不应产生樱桃红色。

重金属　取本品40ml,置50ml纳氏比色管中,加氢氧化钠试液5ml并加水至刻度,摇匀;另取标准铅溶液2ml,同法处理并加入适量稀焦糖溶液调成与样品同样颜色,依法检查(通则0821第三法),含重金属不得过千万分之五。

渗透压摩尔浓度　取本品,依法检查(通则0632),渗透压摩尔浓度应为630～770mOsmol/kg。❶

焦亚硫酸钠　照紫外-可见分光光度法(通则0401)测定。

供试品溶液　精密量取本品2ml,用0.01%乙二胺四醋酸二钠溶液稀释至100ml,摇匀。再精密量取上述溶液3ml,加0.01%乙二胺四醋酸二钠溶液稀释至50ml。

对照品贮备溶液　取标化后的分析纯焦亚硫酸钠适量(照焦亚硫酸钠含量测定项下的方法标定),精密称定,加0.01%乙二胺四醋酸二钠溶液溶解并定量稀释制成每1ml中含焦亚硫酸钠20μg的溶液。

标准曲线　精密量取对照品贮备溶液0、1.0、2.0、3.0、4.0、5.0ml,分别置50ml量瓶中,用0.01%乙二胺四醋酸二钠溶液稀释至刻度,摇匀。取上述系列对照品溶液各10ml,分别置具塞试管中,加0.05%碱性品红溶液(取碱性品红0.05g,加盐酸5ml使溶解,加水稀释至100ml)与0.2%的甲醛溶液各1ml,充分振摇,放置40分钟,以0管为空白,在555nm的波长处分别测定吸光度,以测得的吸光度对相应的浓度计算回归方程。

测定法　精密量取供试品溶液10ml,照标准曲线项下自"加0.05%碱性品红溶液"起,同法测定,由回归方程计算含焦亚硫酸钠的量。

限度　每1ml中含焦亚硫酸钠不得过1.1mg。

异常毒性　取本品,用灭菌注射用水稀释制成含总氨基酸5%的溶液,依法检查(通则1141),按静脉注射法缓慢注射,应符合规定。

细菌内毒素　取本品,依法检查(通则1143),每1ml中含内毒素的量应小于0.50EU。

降压物质　取本品,依法检查(通则1145),剂量按猫体重每1kg注射0.5ml,应符合规定。

无菌　取本品,经薄膜过滤法处理,以金黄色葡萄球菌为阳性对照菌,依法检查(通则1101),应符合规定。

其他　应符合注射剂项下有关的各项规定(通则0102)。

【含量测定】 **酪氨酸与*N*-乙酰-L-色氨酸**　照高效液相色谱法(通则0512)测定。

供试品溶液　精密量取本品2ml,置25ml量瓶中,用流动相稀释至刻度,摇匀。

对照品溶液　取酪氨酸对照品约29mg及*N*-乙酰-L-色氨酸对照品约130mg,精密称定,置同一250ml量瓶中,加流动相溶解并稀释至刻度,摇匀。精密量取2ml,置25ml量瓶中,用流动相稀释至刻度,摇匀。

❶渗透压摩尔浓度测定用标准溶液的制备

分别精密称取经500～650℃干燥40～50分钟并置干燥器(硅胶)中放冷至室温的基准氯化钠1.592g、3.223g,各加水使溶解并稀释至100ml,摇匀(渗透压摩尔浓度分别为500、1000mOsmol/kg)。

色谱条件　用十八烷基硅烷键合硅胶为填充剂；以甲醇-0.008mol/L 的磷酸二氢钾溶液(10∶90)为流动相；检测波长为 280nm；进样体积 20μl。

系统适用性要求　理论板数按 *N*-乙酰-L-色氨酸峰计算不低于 2000，各峰间的分离度应符合要求。

测定法　精密量取供试品溶液与对照品溶液，分别注入液相色谱仪，记录色谱图。按外标法以峰面积计算。

其他氨基酸　采用适宜的氨基酸分析法或照高效液相色谱法(通则 0512)测定。

内标溶液　取正亮氨酸适量，加水溶解并定量稀释制成每 1ml 中约含 0.8mg 的溶液，摇匀。

供试品溶液　精密量取本品 5ml，置 50ml 量瓶中，用水稀释至刻度，摇匀；精密量取 5ml，置 10ml 量瓶中，精密加入内标溶液 2ml，用水稀释至刻度，摇匀。

对照品溶液　取异亮氨酸对照品约 50mg、亮氨酸对照品约 100mg、醋酸赖氨酸对照品约 100mg、甲硫氨酸对照品约 30mg、苯丙氨酸对照品约 80mg、苏氨酸对照品约 55mg、缬氨酸对照品约 40mg、丙氨酸对照品约 55mg、精氨酸对照品约 70mg、门冬氨酸对照品约 35mg、谷氨酸对照品约 55mg、组氨酸对照品约 50mg、脯氨酸对照品约 30mg、丝氨酸对照品约 20mg、甘氨酸对照品约 90mg，精密称定，置同一 250ml 量瓶中，加水适量使溶解，用水稀释至刻度，摇匀；精密量取 5ml，置 10ml 量瓶中，精密加入内标溶液 2ml，用水稀释至刻度，摇匀。

色谱条件　用十八烷基硅烷键合硅胶为填充剂；以 0.1mol/L 醋酸钠溶液(用稀醋酸调节 pH 值至 6.5)-乙腈(93∶7)为流动相 A，以乙腈-水(80∶20)为流动相 B，按下表进行梯度洗脱；柱温为 40℃；检测波长为 254nm；进样体积 2μl。

时间(分钟)	流动相 A(%)	流动相 B(%)
0.01	100	0
11.0	93	7
13.9	88	12
14.0	85	15
29.0	66	34
32.0	30	70
35.0	0	100
42.0	0	100
45.0	100	0
60.0	100	0

系统适用性要求　各氨基酸峰的理论板数均应大于 2000，各峰间的分离度应符合要求。

测定法　精密量取供试品溶液和对照品溶液各 2ml，分别置 20ml 具塞试管中，精密加入 1mol/L 三乙胺-乙腈(14∶86)溶液 1ml，0.1mol/L 异硫氰酸苯酯乙腈溶液 1ml，摇匀，在 50℃水浴中反应 45 分钟，取出，放冷，再分别精密加入正己烷 1ml，摇匀，放置 30 分钟后(溶液至澄清)，取澄清的下层液，分别注入液相色谱仪，记录色谱图。按内标法以峰面积计算。

葡萄糖　精密量取本品 10ml，置于阳离子交换柱内(交换柱内径为 10mm，高为 22cm，内填经转型并处理至中性的钠型磺酸盐阳离子交换树脂约 10g)，以每分钟 0.5～0.7ml 的流速通过柱，收集流出液于 50ml 量瓶中，再用水洗柱 3 次，每次 10ml，洗液与流出液合并，并用水稀释至刻度，摇匀。依法测定旋光度(通则 0621)，与 10.426 相乘，即得 100ml 供试品中 $C_6H_{12}O_6 \cdot H_2O$ 的含量(g)。

【类别】　氨基酸类药。

【规格】　按总氨基酸计　(1)250ml∶8.70g　(2)500ml∶17.40g

【贮藏】　置凉暗处保存。

复方铝酸铋片

Fufang Lüsuanbi Pian

Compound Bismuth Aluminate Tablets

本品每片含铝酸铋以铋(Bi)计算，应为 79～97mg；以铝(Al)计算，应为 30.6～37.4mg。含重质碳酸镁以氧化镁(MgO)计算，应为 149～183mg；含甘草浸膏粉以甘草酸($C_{42}H_{62}O_{16}$)计算，不得少于 19.5mg。

【处方】

铝酸铋	200g
重质碳酸镁	400g
碳酸氢钠	200g
甘草浸膏粉	300g
弗郎鼠李皮	25g
茴香粉	10g
辅料	适量
制成	1000 片

【性状】　本品为淡黄色至黄褐色片。

【鉴别】　取本品的细粉约 1g，置坩埚中，炽灼至炭化，放冷，加硝酸 3ml，低温加热至硝酸气除尽，炽灼使完全灰化，残渣照下述方法试验。

(1)取残渣少许，加稀硝酸 5ml，使溶解，滤过，滤液中滴加碘化钾试液，即生成棕红色沉淀，再滴加过量碘化钾试液，沉淀即溶解。

(2)取残渣少许，加稀盐酸 5ml，使残渣溶解后滤过，于滤液中滴加氨试液，至生成白色沉淀，再加茜素磺酸钠指示液数滴，沉淀即显樱红色。

(3)取残渣少许，加稀盐酸 3ml 使溶解，用氨试液调节至中性后，加氨-氯化铵缓冲液(pH 10.0)3ml，滤过，取滤液数滴置白瓷板上，加氢氧化钠试液数滴与 5%对硝基苯偶氮间苯二酚溶液 1～2 滴，即发生蓝色沉淀。

(4)取本品的细粉约 0.5g，加水 5ml 与稀硫酸 3ml，即泡沸，发生二氧化碳气体；此气体通入氢氧化钙试液中，即发生白色浑浊。

(5)取本品的细粉约0.5g,加稀硫酸10ml,煮沸2分钟,趁热滤过,加乙醚5ml,振摇提取,分取醚层,加氢氧化钠试液2ml,振摇,水层显橙红色。

(6)取本品的细粉约1g,加甲醇15ml,微温提取30分钟,滤过,滤液置紫外光灯(254nm)下检视,显黄绿色荧光。

(7)取本品的细粉约1g,加乙醚10ml,振摇10分钟,滤于瓷蒸发皿中,待乙醚挥发干后,滴加新配制的5%香草醛硫酸溶液2滴,显红紫色。

(8)取残渣少许,加稀盐酸3ml使溶解,显钠盐的鉴别反应(通则0301)。

(9)在甘草酸含量测定项下记录的色谱图中,供试品溶液主峰的保留时间应与对照品溶液主峰的保留时间一致。

【检查】 除崩解时限外,应符合片剂项下有关的各项规定(通则0101)。

【含量测定】 **铋** 取本品20片,精密称定,研细,精密称取适量(约相当于铝酸铋0.3g),置50ml坩埚中,缓缓炽灼至完全炭化,放冷,加硝酸3ml,低温加热至硝酸气除尽后,炽灼使完全灰化;放冷,加硝酸溶液(3→10)20ml,将残渣转移至500ml锥形瓶中,瓶口置小漏斗微火回流至残渣溶解(溶液微显浑浊),放冷后加水200ml,加二甲酚橙指示液5滴,用乙二胺四醋酸二钠滴定液(0.05mol/L)滴定至溶液由橘红色转变为柠檬黄色。每1ml乙二胺四醋酸二钠滴定液(0.05mol/L)相当于10.45mg的铋(Bi)。

铝 取测定铋后的溶液,滴加氨试液至恰析出沉淀,再滴加稀硝酸使沉淀恰溶解(pH约为6),加醋酸-醋酸铵缓冲液(pH 6.0)15ml,精密加乙二胺四醋酸二钠滴定液(0.05mol/L)50ml,煮沸10分钟,放冷,加二甲酚橙指示液5滴,用锌滴定液(0.05mol/L)滴定,至溶液由柠檬黄色转变为橘红色,并将滴定的结果用空白试验校正。每1ml乙二胺四醋酸二钠滴定液(0.05mol/L)相当于1.349mg的铝(Al)。

氧化镁 精密称取上述细粉适量(约相当于重质碳酸镁0.4g),置50ml坩埚中,缓缓炽灼至完全炭化,放冷,加硝酸3ml,低温加热至硝酸气除尽后,使完全灰化,放冷,用稀盐酸15ml将残渣转移至50ml烧杯中,煮沸使残渣溶解,然后加水20ml,加甲基红指示液1滴,滴加氨试液使溶液红色消失,再煮沸5分钟,趁热滤过;滤渣用微温的2%氯化铵溶液30ml洗涤,合并滤液与洗液于100ml量瓶中,放冷,加水至刻度,摇匀,精密量取20ml于锥形瓶中,加水20ml,加氨-氯化铵缓冲液(pH 10.0)及三乙醇胺溶液(1→2)各5ml,再加铬黑T指示剂少量,用乙二胺四醋酸二钠滴定液(0.05mol/L)滴定,至溶液显纯蓝色。每1ml乙二胺四醋酸二钠滴定液(0.05mol/L)相当于2.015mg的MgO。

甘草酸 照高效液相色谱法(通则0512)测定。

供试品溶液　精密称取上述细粉适量(约相当于甘草浸膏0.1g),置50ml量瓶中,加流动相40ml,超声30分钟,放冷,用流动相稀释至刻度,摇匀,滤过,取续滤液。

对照品溶液　取甘草酸铵对照品约10mg,精密称定,置50ml量瓶中,加流动相溶解并稀释至刻度,摇匀。

色谱条件　用十八烷基硅烷键合硅胶为填充剂;以甲醇-0.2mol/L醋酸铵溶液-冰醋酸(67∶33∶1)为流动相;检测波长为250nm;进样体积10μl。

系统适用性要求　理论板数按甘草酸铵峰计算不低于2000。

测定法　精密量取供试品溶液与对照品溶液,分别注入液相色谱仪,记录色谱图。按外标法以峰面积计算,并将结果乘以0.9797。

【类别】 抗酸药。

【贮藏】 密封,在干燥处保存。

复方铝酸铋胶囊

Fufang Lüsuanbi Jiaonang

Compound Bismuth Aluminate Capsules

本品每粒含铝酸铋以铋(Bi)计算,应为26.4～32.2mg;以铝(Al)计算,应为10.2～12.5mg;含重质碳酸镁以氧化镁(MgO)计算,应为49.7～60.9mg;含甘草浸膏粉以甘草酸($C_{42}H_{62}O_{16}$)计算,不得少于6.0mg。

【处方】

铝酸铋	66.7g
重质碳酸镁	133.3g
碳酸氢钠	66.7g
甘草浸膏粉	100g
弗郎鼠李皮	8.3g
茴香粉	3.3g
辅料	适量
制成	1000粒

【性状】 本品内容物为淡棕色粉末。

【鉴别】 取本品的内容物约1g,置坩埚中,炽灼至炭化,放冷,加硝酸3ml,低温加热至硝酸气除尽,炽灼使完全灰化,残渣照下述方法试验。

(1)取残渣少许,加稀硝酸5ml,使溶解,滤过,于滤液中滴加碘化钾试液,即生成棕红色沉淀,再滴加过量碘化钾试液,沉淀即溶解。

(2)取残渣少许,加稀盐酸5ml,使溶解,滤过,滤液中滴加氨试液,至生成白色沉淀,再加茜素磺酸钠指示液数滴,沉淀即显樱红色。

(3)取残渣少许,加稀盐酸3ml使溶解,用氨试液调节至中性后,加氨-氯化铵缓冲液(pH 10.0)3ml,滤过,取滤液数滴置白瓷板上,加氢氧化钠试液数滴与5%对硝基苯偶氮间苯二酚溶液1～2滴,即发生蓝色沉淀。

(4)取本品的内容物约 0.5g,加水 5ml 与稀硫酸 3ml,即泡沸,发生二氧化碳气体;此气体通入氢氧化钙试液中,即发生白色浑浊。

(5)取本品的内容物约 0.5g,加稀硫酸 10ml,煮沸 2 分钟,趁热滤过,放冷,加乙醚 5ml,振摇提取,分取醚层,加氢氧化钠试液 2ml,振摇,水层显橙红色。

(6)取本品的内容物约 1g,加甲醇 15ml,微温提取 30 分钟,滤过,滤液置紫外光灯(254nm)下检视,显黄绿色荧光。

(7)取本品的内容物约 1g,加乙醚 10ml,振摇 10 分钟,滤过,滤液置瓷蒸发皿中,待乙醚挥发干后,滴加临用新制的 5%香草醛硫酸溶液 2 滴,显红紫色。

(8)取残渣少许,加稀盐酸 3ml 使溶解,显钠盐的鉴别反应(通则 0301)。

(9)在甘草酸含量测定项下记录的色谱图中,供试品溶液主峰的保留时间应与对照品溶液主峰的保留时间一致。

【检查】 应符合胶囊剂项下有关的各项规定(通则 0103)。

【含量测定】 **铋** 取装量差异项下的内容物,混合均匀,精密称取适量(约相当于铝酸铋 0.3g),置 50ml 坩埚中,缓缓炽灼至完全炭化,放冷,加硝酸 3ml,低温加热至硝酸气除尽后,炽灼使完全灰化,放冷,加硝酸溶液(3→10)20ml,将残渣转移至 500ml 锥形瓶中,瓶口置小漏斗微火回流至残渣溶解(溶液微显浑浊),放冷后加水 200ml,加二甲酚橙指示液5 滴,用乙二胺四醋酸二钠滴定液(0.05mol/L)滴定至溶液由橘红色转变为柠檬黄色。每 1ml 乙二胺四醋酸二钠滴定液(0.05mol/L)相当于 10.45mg 的铋(Bi)。

铝 取测定铋后的溶液,滴加氨试液至恰析出沉淀,再滴加稀硝酸使沉淀恰溶解(pH 值约为 6),加醋酸-醋酸铵缓冲液(pH 6.0)15ml,精密加乙二胺四醋酸二钠滴定液(0.05mol/L)50ml,煮沸 10 分钟,放冷,加二甲酚橙指示液 5 滴,用锌滴定液(0.05mol/L)滴定至溶液由柠檬黄色转变为橘红色,并将滴定的结果用空白试验校正,每 1ml 乙二胺四醋酸二钠滴定液(0.05mol/L)相当于 1.349mg 的铝(Al)。

氧化镁 精密称取上述混合均匀的内容物适量(约相当于重质碳酸镁 0.4g),置 50ml 坩埚中,缓缓炽灼至完全炭化,放冷,加硝酸 3ml,低温加热至硝酸气除尽后,使完全灰化,放冷,用稀盐酸 15ml 将残渣转移至 50ml 烧杯中,煮沸使残渣溶解,然后加水 20ml,加甲基红指示液 1 滴,滴加氨试液使溶液红色消失,再煮沸 5 分钟,趁热滤过,滤渣用微温的 2%氯化铵溶液 30ml 洗涤,合并滤液与洗液,置 100ml 量瓶中,放冷,加水至刻度,摇匀,精密量取 20ml,置锥形瓶中,加水 20ml,加氨-氯化铵缓冲液(pH 10.0)与三乙醇胺溶液(1→2)各 5ml,再加铬黑 T 指示剂少量,用乙二胺四醋酸二钠滴定液(0.05mol/L)滴定,至溶液显纯蓝色。每 1ml 乙二胺四醋酸二钠滴定液(0.05mol/L)相当于 2.015mg 的 MgO。

甘草酸 照高效液相色谱法(通则 0512)测定。

供试品溶液　取上述混合均匀的内容物,精密称取适量(约相当于甘草浸膏 0.1g),置 50ml 量瓶中,加流动相 40ml,超声 30 分钟,放冷,用流动相稀释至刻度,摇匀,滤过,取续滤液。

对照品溶液　取甘草酸铵对照品约 10mg,精密称定,置 50ml 量瓶中,加流动相溶解并稀释至刻度,摇匀。

色谱条件　用十八烷基硅烷键合硅胶为填充剂;以甲醇-0.2mol/L 醋酸铵溶液-冰醋酸(67∶33∶1)为流动相;检测波长为 250nm;进样体积 10μl。

系统适用性要求　理论板数按甘草酸铵峰计算不低于 2000。

测定法　精密量取供试品溶液与对照品溶液,分别注入液相色谱仪,记录色谱图。按外标法以峰面积计算,并将结果乘以 0.9797。

【类别】 抗酸药。

【贮藏】 密封,在干燥处保存。

复方维生素 C 钠咀嚼片

Fufang Weishengsu C Na Jujuepian

Compound Sodium Ascorbate Chewable Tablets

本品含维生素 C($C_6H_8O_6$)与维生素 C 钠($C_6H_7O_6Na$)按维生素 C 计,应为标示量的 93.0%~107.0%。

【处方】

维生素 C	250g
维生素 C 钠	281g(相当于维生素 C 250g)
辅料	适量
制成	1000 片

【性状】 本品为白色片;味酸。

【鉴别】 (1)取本品细粉适量(约相当于维生素 C 总量 0.2g),加水 10ml,振摇使维生素 C 与维生素 C 钠溶解,滤过,取滤液 5ml,加硝酸银试液 0.5ml,即生成银的黑色沉淀。

(2)照薄层色谱法(通则 0502)试验。

供试品溶液　取本品细粉适量(约相当于维生素 C 总量 10mg),加水 10ml,振摇使维生素 C 与维生素 C 钠溶解,滤过,取滤液。

对照品溶液　取维生素 C 对照品适量,加水溶解并稀释制成每 1ml 中约含 1mg 的溶液。

色谱条件　采用硅胶 GF_{254} 薄层板,以乙酸乙酯-乙醇-水(5∶4∶1)为展开剂。

测定法　吸取供试品溶液与对照品溶液各 2μl,分别点于同一薄层板上,展开,晾干,立即(1 小时内)置紫外光灯下检视。

结果判定　供试品溶液所显主斑点的位置和颜色应与对照品溶液的主斑点相同。

(3)取鉴别(1)项下的滤液，应显钠盐的鉴别反应(通则0301)。

【检查】 除崩解时限不检查外，应符合片剂项下有关的各项规定(通则 0101)。

【含量测定】 取本品 20 片，精密称定，研细，精密称取适量(约相当于维生素 C 总量 0.3g)，置 100ml 量瓶中，加新沸过的冷水 100ml 与稀醋酸 10ml 的混合液适量，振摇使维生素 C 与维生素 C 钠溶解并稀释至刻度，摇匀，迅速滤过，精密量取续滤液 50ml，加淀粉指示液 1ml，立即用碘滴定液(0.05mol/L)滴定，至溶液显蓝色并持续 30 秒钟不褪色。每 1ml 碘滴定液(0.05mol/L)相当于 8.806mg 的 $C_6H_8O_6$。

【类别】 同维生素 C。

【贮藏】 遮光，密封保存。

复方葡萄糖酸钙口服溶液

Fufang Putaotangsuangai Koufu Rongye

Compound Calcium Gluconate Oral Solution

本品为葡萄糖酸钙与乳酸钙的水溶液，含葡萄糖酸钙($C_{12}H_{22}CaO_{14}\cdot H_2O$)与乳酸钙($C_6H_{10}CaO_6\cdot 5H_2O$)以钙(Ca)计应为 0.99%(g/ml)～1.21%(g/ml)。

【处方】

葡萄糖酸钙	50g
乳酸钙	50g
辅料	适量
水	适量
制成	1000ml

【性状】 本品为几乎无色至淡黄色的液体。

【鉴别】 (1)照薄层色谱法(通则 0502)试验。

供试品溶液　取本品适量，用水稀释制成每 1ml 中约含葡萄糖酸钙 25mg 的溶液。

对照品溶液(1)　取葡萄糖酸钙对照品适量，加水溶解并稀释制成每 1ml 中约含 25mg 的溶液。

对照品溶液(2)　取乳酸钙对照品适量，加水溶解并稀释制成每 1ml 中约含 25mg 的溶液。

色谱条件　采用硅胶 G 薄层板(厚度不小于 0.3mm)，以乙醇-水-浓氨溶液-乙酸乙酯(30：10：10：30)为展开剂。

测定法　吸取上述三种溶液各 5μl，分别点于同一薄层板上，条带点样，晾干，展开，再晾干，在 110℃ 干燥 40 分钟，放冷，喷以 8-羟基喹啉溶液(取 8-羟基喹啉 0.3g，加乙醇 60ml 与水 40ml 使溶解)，晾干，再喷以氨试液，在 110℃ 加热 30 分钟后，置紫外光灯(365nm)下检视。

结果判定　供试品溶液应显 3 个荧光斑点，除中间斑点外，其余两个主斑点的位置与荧光应与相应的对照品溶液的主斑点相同。

(2)本品显钙盐和乳酸盐的鉴别反应(通则 0301)。

【检查】 **相对密度**　应为 1.05～1.10(通则 0601)。

pH 值　应为 4.0～6.0(通则 0631)。

其他　应符合口服溶液剂项下有关的各项规定(通则 0123)。

【含量测定】 精密量取本品 2ml，置锥形瓶中，加水 80ml，氢氧化钠试液 15ml 与钙紫红素指示剂 0.1g，用乙二胺四醋酸二钠滴定液(0.05mol/L)滴定至溶液由紫红色转变为纯蓝色。每 1ml 乙二胺四醋酸二钠滴定液(0.05mol/L)相当于 2.004mg 的 Ca。

【类别】 补钙药。

【规格】 每 10ml 含钙元素 110mg

【贮藏】 避光保存。

复方氯化钠注射液

Fufang Lühuana Zhusheye

Compound Sodium Chloride Injection

本品为氯化钠、氯化钾与氯化钙混合制成的灭菌水溶液。含总氯量(Cl)应为 0.52%～0.58%(g/ml)，含氯化钾(KCl)应为 0.028%～0.032%(g/ml)，含氯化钙($CaCl_2\cdot 2H_2O$)应为 0.031%～0.035%(g/ml)。

【处方】

氯化钠	8.5g
氯化钾	0.30g
氯化钙	0.33g
注射用水	适量
制成	1000ml

【性状】 本品为无色的澄明液体。

【鉴别】 (1)本品显钠盐鉴别(1)、钾盐与氯化物鉴别(1)的反应(通则 0301)。

(2)取本品 100ml，蒸发至 20ml，显钙盐(2)的鉴别反应(通则 0301)。

【检查】 **pH 值**　应为 4.5～7.5(通则 0631)。

重金属　取本品 50ml，蒸发至约 20ml，放冷，加醋酸盐缓冲液(pH 3.5)2ml 与水适量使成 25ml，依法检查(通则 0821 第一法)，含重金属不得过千万分之三。

砷盐　取本品 20ml，加水 3ml 与盐酸 5ml，依法检查(通则 0822 第一法)，应符合规定(0.000 01%)。

渗透压摩尔浓度　取本品，依法检查(通则 0632)，渗透压摩尔浓度应为 260～320mOsmol/kg。

细菌内毒素　取本品，依法检查(通则 1143)，每 1ml 中含内毒素的量应小于 0.50EU。

无菌　取本品，经薄膜过滤法处理，以金黄色葡萄球菌为阳性对照菌，依法检查(通则 1101)，应符合规定。

其他　应符合注射剂项下有关的各项规定(通则 0102)。

【含量测定】 **总氯量**　精密量取本品 10ml,加水 40ml、2%糊精溶液 5ml、2.5%硼砂溶液 2ml 与荧光黄指示液 5～8 滴,用硝酸银滴定液(0.1mol/L)滴定。每 1ml 硝酸银滴定液(0.1mol/L)相当于 3.545mg 的 Cl。

氯化钾　取四苯硼钠滴定液(0.02mol/L)60ml,置烧杯中,加冰醋酸 1ml 与水 25ml,准确加入本品 100ml,置 50～55℃水浴中保温 30 分钟,放冷,再在冰浴中放置 30 分钟,用 105℃恒重的 4 号垂熔玻璃坩埚滤过,沉淀用澄清的四苯硼钾饱和溶液 20ml 分 4 次洗涤,再用少量水洗,在 105℃干燥至恒重,精密称定,所得沉淀重量与 0.2081 相乘,即得供试量中含有 KCl 的重量。

氯化钙　精密量取本品 100ml,置 200ml 锥形瓶中,加 1mol/L 氢氧化钠溶液 15ml 和羟基萘酚蓝指示液[取羟基萘酚蓝(Hydroxynaphthol blue)0.1g,加氯化钠 9.9g,研磨均匀,取 0.5g,加水 50ml 使溶解,加 0.1mol/L 氢氧化钠溶液 2 滴,摇匀,即得]3ml,用乙二胺四醋酸二钠滴定液(0.025mol/L)滴定至溶液由紫红色变为纯蓝色。每 1ml 乙二胺四醋酸二钠滴定液(0.025mol/L)相当于 3.676mg 的 $CaCl_2 \cdot 2H_2O$。

【类别】　体液补充药。

【规格】　(1)100ml　(2)250ml　(3)500ml　(4)1000ml

【贮藏】　遮光,密闭保存。

复方氯化钠滴眼液

Fufang Lühuana Diyanye

Compound Sodium Chloride Eye Drops

本品含氯化钠(NaCl)与氯化钾(KCl)均应为标示量的 90.0%～110.0%。

【处方】

氯化钠	9.0g
氯化钾	0.14g
碳酸氢钠	约 0.20g
羟丙甲纤维素	适量
防腐剂	适量
注射用水	适量
制成	1000ml

【性状】　本品为无色的微黏稠澄明液体。

【鉴别】　(1)本品显钠盐、氯化物鉴别(1)与钾盐鉴别(2)的鉴别反应(通则 0301)。

(2)取本品 2ml,加热即产生白色沉淀,冷却后复又澄明。

【检查】 **pH 值**　应为 6.5～8.5(通则 0631)。

黏度　本品的运动黏度(通则 0633 第一法),在 20℃时(毛细管内径:0.8mm)为 4.5～8.5mm²/s。

渗透压摩尔浓度　照渗透压摩尔浓度测定法(通则 0632)测定,渗透压摩尔浓度比应为 0.9～1.1。

其他　应符合眼用制剂项下有关的各项规定(通则 0105)。

【含量测定】 **氯化钾**　对照品溶液的制备　精密称取经 130℃干燥至恒重的基准氯化钾约 0.15g,根据使用仪器的灵敏度,用适量的水配制成合适浓度的对照品贮备液,精密量取 5ml、10ml 与 15ml,分别置 3 个 100ml 量瓶中,再分别各加 10%氯化锶溶液 10ml,加水稀释至刻度,摇匀,作为对照品溶液(1)、(2)和(3)。对照品溶液(2)的吸光度值应在 0.5 左右。

供试品溶液的制备　用内容量移液管精密量取本品适量,用水定量稀释制成与上述对照品贮备液浓度相当的供试品贮备液;精密量取 10ml,置 100ml 量瓶中,加 10%氯化锶溶液 10ml,加水稀释至刻度,摇匀,即得。

测定法　取对照品溶液与供试品溶液,照原子吸收分光光度法(通则 0406 第一法),在 766.5nm 的波长处测定,计算,即得。

氯化钠　用内容量移液管精密量取本品 10ml,置锥形瓶中,用水 50ml 分次洗出移液管内壁的附着液,洗液并入锥形瓶中,加铬酸钾指示液 10 滴,用硝酸银滴定液(0.1mol/L)滴定至淡红色。按下式计算氯化钠标示量的百分含量,即得。

$$\frac{58.44}{9.0} \times \frac{1}{100} \times \left(10MV - \frac{A \times 0.14}{74.55}\right) \times 100\%$$

式中　V 为消耗硝酸银滴定液(0.1mol/L)的体积,ml;

M 为硝酸银滴定液(0.1mol/L)的实际浓度;

A 为供试品中氯化钾(KCl)标示量的百分含量,%。

【类别】　眼科用药。

【贮藏】　遮光,密封,室温保存。

复方蒿甲醚片

Fufang Haojiami Pian

Compound Artemether Tablets

本品含蒿甲醚($C_{16}H_{26}O_5$)应为标示量的 90.0%～105.0%,含本芴醇($C_{30}H_{32}Cl_3NO$)应为标示量的 95.0%～105.0%。

【处方】

蒿甲醚	20g
本芴醇	120g
辅料	适量
制成	1000 片

【性状】　本品为黄色片。

【鉴别】　(1)照薄层色谱法(通则 0502)试验。

供试品溶液　取本品细粉适量(约相当于蒿甲醚 20mg),

加丙酮 20ml，振摇，滤过，取续滤液。

蒿甲醚对照品溶液　取蒿甲醚对照品适量，加丙酮溶解并稀释制成每 1ml 含 1mg 的溶液。

本芴醇对照品溶液　取本芴醇对照品适量，加丙酮溶解并稀释制成每 1ml 含 6mg 的溶液。

色谱条件　采用硅胶 GF_{254} 薄层板，以正己烷-乙酸乙酯-冰醋酸（20∶5∶2.5）为展开剂。

测定法　吸取上述三种溶液各 10μl，分别点于同一薄层板上，展开，取出，晾干，置紫外光灯（254nm）下检视；再喷以 20％硫酸甲醇溶液，140℃加热 10 分钟后，分别置日光和紫外光灯（365nm）下检视。

结果判定　置紫外光灯（254nm）下检视时，供试品溶液所显主斑点的位置和颜色应与本芴醇对照品溶液的主斑点一致；分别置日光和紫外光灯（365nm）下检视，供试品溶液所显两主斑点的位置和颜色均应分别与蒿甲醚对照品溶液和本芴醇对照品溶液的主斑点一致。

（2）在含量测定项下记录的色谱图中，供试品溶液两主峰的保留时间应与对照品溶液相应两主峰的保留时间一致。

以上（1）、（2）两项可选做一项。

【检查】　有关物质Ⅰ　照薄层色谱法（通则 0502）试验。

溶剂　水-乙腈（1∶1）。

供试品溶液　取本品 3 片，加水 6ml 使崩解，加乙腈 6ml，超声 15 分钟，以每分钟 4000 转离心，取上清液。

对照品贮备液　分别取蒿甲醚对照品、α-蒿甲醚对照品、双氢青蒿素对照品与蒿甲醚杂质Ⅱ对照品各适量，精密称定，加溶剂适量使溶解并定量稀释制成每 1ml 中含上述四种对照品各 0.1mg 的混合溶液。

对照品溶液（1）　取对照品贮备液，用溶剂定量稀释制成每 1ml 中含蒿甲醚、α-蒿甲醚、双氢青蒿素与蒿甲醚杂质Ⅱ各 5μg 的溶液。

对照品溶液（2）　取对照品贮备液，用溶剂定量稀释制成每 1ml 中含蒿甲醚、α-蒿甲醚、双氢青蒿素与蒿甲醚杂质Ⅱ各 10μg 的溶液。

对照品溶液（3）　取对照品贮备液，用溶剂定量稀释制成每 1ml 中含蒿甲醚、α-蒿甲醚、双氢青蒿素与蒿甲醚杂质Ⅱ各 15μg 的溶液。

对照品溶液（4）　取对照品贮备液，用溶剂定量稀释制成每 1ml 中含蒿甲醚、α-蒿甲醚、双氢青蒿素与蒿甲醚杂质Ⅱ各 25μg 的溶液。

对照品溶液（5）　取对照品贮备液，用溶剂定量稀释制成每 1ml 中含蒿甲醚、α-蒿甲醚、双氢青蒿素与蒿甲醚杂质Ⅱ各 50μg 的溶液。

对照品溶液（6）　取对照品贮备液，用溶剂定量稀释制成每 1ml 中含蒿甲醚、α-蒿甲醚、双氢青蒿素与蒿甲醚杂质Ⅱ各 75μg 的溶液。

系统适用性溶液　取本品 3 片，研细，90℃加热 2 小时，取出，放冷，加水 5ml，乙腈 5ml，超声 15 分钟，以每分钟 4000 转离心，取上清液，加每 1ml 含双氢青蒿素 0.6mg 的溶液［以水-乙腈（1∶1）为溶剂］1ml，加每 1ml 含 α-蒿甲醚 0.2mg 的溶液［以水-乙腈（1∶1）为溶剂］1ml，摇匀。

色谱条件　采用硅胶 GF_{254} 薄层板，以正己烷-乙酸乙酯-冰醋酸（20∶5∶2.5）为展开剂（展开前层析缸需预先饱和 15 分钟）。

测定法　吸取供试品溶液、对照品溶液（1）～（6）与系统适用性溶液各 20μl，分别点于同一薄层板上，冷风吹干，避光展开 12cm，取出，冷风吹干，再喷以 5％香草醛硫酸溶液，晾干。

系统适用性要求　系统适用性溶液应显 6 个清晰分离的斑点（按 R_f 值从大到小依次为蒿甲醚、未知杂质、α-蒿甲醚、蒿甲醚杂质Ⅰ、双氢青蒿素、蒿甲醚杂质Ⅱ）。

限度　供试品溶液如显杂质斑点，α-蒿甲醚、双氢青蒿素和蒿甲醚杂质Ⅱ，与对照品溶液中 α-蒿甲醚、双氢青蒿素和蒿甲醚杂质Ⅱ斑点比较分别不得过 0.3％、1.0％和 1.5％；蒿甲醚杂质Ⅰ、其他单个杂质和其他杂质总量，与对照品溶液中蒿甲醚斑点比较分别不得过 0.5％、0.2％和 0.5％。

有关物质Ⅱ　照高效液相色谱法（通则 0512）测定。

离子对溶液　取己烷磺酸钠 5.65g 和磷酸二氢钠 2.75g，加水 800ml 溶解，用磷酸调节 pH 值至 2.3，用水稀释至 1000ml，摇匀。

混合溶剂　取离子对溶液 100ml，加水 30ml，混匀，再加正丙醇 100ml，用乙腈稀释至 500ml。

供试品溶液　取本品 5 片，置 500ml 量瓶中，加水 30ml，振摇使崩解，加正丙醇 100ml，超声 15 分钟，再加离子对溶液 100ml 和乙腈 200ml，超声 30 分钟，放冷，用乙腈稀释至刻度，摇匀，以每分钟 4000 转离心 5 分钟，取上清液。

对照溶液　精密量取供试品溶液适量，用混合溶剂定量稀释制成每 1ml 中约含 1.2μg 的溶液。

系统适用性溶液　取本芴醇与本芴醇杂质Ⅰ各适量，加混合溶剂溶解并稀释制成每 1ml 中约含本芴醇 1.2mg 与本芴醇杂质Ⅰ 0.02mg 的混合溶液。

色谱条件　用十八烷基硅烷键合硅胶为填充剂（Agilent Nucleosil 100-5 C18，4.0mm×125mm，5μm 或效能相当的色谱柱）；以离子对溶液-水-乙腈-正丙醇（20∶50∶25∶5）为流动相 A，离子对溶液-水-乙腈-正丙醇（20∶10∶65∶5）为流动相 B，按下表进行梯度洗脱；检测波长为 300nm；进样体积 5μl。

时间（分钟）	流动相 A（％）	流动相 B（％）
0	25	75
14	25	75
19	0	100
25	0	100
26	25	75
35	25	75

系统适用性要求　系统适用性溶液色谱图中，本芴醇的拖尾因子应在 0.8～5.0 之间，本芴醇峰与本芴醇杂质Ⅰ峰之间的分离度应大于 0.5。

测定法　精密量取供试品溶液与对照溶液，分别注入液相色谱仪，记录色谱图。

限度　供试品溶液色谱图中如有杂质峰，单个杂质峰面积不得大于对照溶液主峰面积(0.1%)，各杂质峰面积的和不得大于对照溶液主峰面积的 3 倍(0.3%)。

含量均匀度　按含量测定项下测得的每片中蒿甲醚与本芴醇的含量计算，均应符合规定(通则 0941)。

溶出度　蒿甲醚　照溶出度与释放度测定法(通则 0931 第二法)测定。

溶出条件　以水 1000ml 为溶出介质，转速为每分钟 100 转，依法操作，经 1 小时和 3 小时时取样。

供试品溶液　经 1 小时和 3 小时时各取溶出液约 10ml，静置 3 分钟，滤过，取续滤液。

对照品溶液　取蒿甲醚对照品适量，精密称定，加水-乙腈(1：1)适量，超声使溶解并定量稀释制成每 1ml 中约含 20μg 的溶液。

色谱条件　用十八烷基硅烷键合硅胶为填充剂；以水-乙腈-正丙醇-三氟乙酸(400：500：100：1)为流动相；检测波长为 210nm；进样体积 100μl。

系统适用性要求　理论板数按蒿甲醚峰计算不低于 3000。

测定法　精密量取供试品溶液与对照品溶液，照高效液相色谱法(通则 0512)试验，分别注入液相色谱仪，记录色谱图。按外标法以峰面积计算每片中蒿甲醚的溶出量。

限度　在 1 小时和 3 小时时的限度分别为标示量的 45% 和 65%，均应符合规定。

本芴醇　照溶出度与释放度测定法(通则 0931 第二法)测定。

溶出条件　以 1% 氯化苄基二甲基烷基胺的 0.1mol/L 盐酸溶液 1000ml 为溶出介质，转速为每分钟 100 转，依法操作，经 45 分钟时取样。

测定法　取溶出液约 10ml，静置 3 分钟，滤过，精密量取续滤液 2ml，置 10ml 量瓶中，用溶出介质稀释至刻度，摇匀，照紫外-可见分光光度法(通则 0401)，在 342nm 的波长处测定吸光度，按 $C_{30}H_{32}Cl_3NO$ 的吸收系数($E_{1cm}^{1\%}$)为 300.8 计算每片中本芴醇的溶出量。

限度　标示量的 60%，应符合规定。

其他　应符合片剂项下有关的各项规定(通则 0101)。

【含量测定】　照高效液相色谱法(通则 0512)测定。

离子对溶液、混合溶剂　见有关物质Ⅱ项下。

供试品溶液　取本品 10 片，分别置 100ml 量瓶中，加水 6ml 使崩解，加正丙醇 20ml，超声 15 分钟，再加离子对溶液 20ml 与乙腈 40ml，超声 30 分钟，放冷，用乙腈稀释至刻度，摇匀，以每分钟 4000 转离心 5 分钟，取上清液。

对照品溶液　取蒿甲醚对照品与本芴醇对照品各适量，精密称定，加混合溶剂溶解并定量稀释制成每 1ml 中分别约含蒿甲醚 0.2mg 与本芴醇 1.2mg 的混合溶液。

色谱条件　用十八烷基硅烷键合硅胶为填充剂；以离子对溶液-乙腈(70：30)为流动相 A，离子对溶液-乙腈(30：70)为流动相 B，按下表进行梯度洗脱；蒿甲醚检测波长为 210nm，本芴醇检测波长为 380nm；进样体积 20μl。

时间(分钟)	流动相 A(%)	流动相 B(%)
0	60	40
28	60	40
29	0	100
45	0	100
46	60	40
55	60	40

系统适用性要求　蒿甲醚峰与本芴醇峰之间的分离度应大于 5.0。

测定法　精密量取供试品溶液与对照品溶液，分别注入液相色谱仪，记录色谱图。按外标法以峰面积计算每片的含量，并求得 10 片的平均含量。

【类别】　抗疟药。

【贮藏】　遮光，密封，在阴凉干燥处保存。

附：

α-蒿甲醚、蒿甲醚杂质Ⅰ、蒿甲醚杂质Ⅱ见蒿甲醚项下。

本芴醇杂质Ⅰ见本芴醇项下。

复方酮康唑乳膏

Fufang Tongkangzuo Rugao

Compound Ketoconazole Cream

本品含酮康唑($C_{26}H_{28}Cl_2N_4O_4$)应为标示量的 90.0%～110.0%；丙酸氯倍他索($C_{25}H_{32}ClFO_5$)应为标示量的 85.0%～115.0%；硫酸新霉素效价应为标示量的 90.0%～120.0%。

【处方】

酮康唑	10g
丙酸氯倍他索	0.25g
硫酸新霉素	500 万单位
基质	适量
制成	1000g

【性状】　本品为白色或类白色乳膏。

【鉴别】　(1)在酮康唑、丙酸氯倍他索含量测定项下记录的色谱图中，供试品溶液两主峰的保留时间应与对照品溶液两主峰的保留时间一致。

(2)照薄层色谱法(通则 0502)试验。

供试品溶液　取本品约 1.5g(相当于硫酸新霉素 7500 单位),置具塞离心管中,加三氯甲烷 10ml 与水 5ml,强烈振摇,离心,取上层清液。

标准品溶液　取硫酸新霉素标准品,加水制成每 1ml 中约含 2mg 的溶液。

色谱条件　采用硅胶 G 薄层板,以甲醇-三氯甲烷-氨水(13.5mol/L)(60∶20∶40)为展开剂。

测定法　取供试品溶液与标准品溶液各 5μl,分别点于同一薄层板上,展开,晾干,喷以 1% 茚三酮正丁醇溶液,在 105℃加热 2 分钟。

结果判定　供试品溶液所显主斑点的位置和颜色应与标准品溶液的主斑点相同。

【检查】 应符合乳膏剂项下有关的各项规定(通则 0109)。

【含量测定】 **酮康唑与丙酸氯倍他索**　照高效液相色谱法(通则 0512)测定。

供试品溶液　取本品约 4g,精密称定,加无水乙醇适量,置 80℃水浴中使酮康唑与丙酸氯倍他索溶解,用无水乙醇适量移至 50ml 量瓶中,放冷,用无水乙醇稀释至刻度,摇匀,冰浴中冷却 2 小时,滤过,取续滤液放置至室温。

对照品溶液　取酮康唑对照品与丙酸氯倍他索对照品适量,精密称定,加无水乙醇溶解并定量稀释制成每 1ml 中约含酮康唑 0.8mg 与丙酸氯倍他索 20μg 的溶液。

色谱条件　用十八烷基硅烷键合硅胶为填充剂;以甲醇-水(74∶26)为流动相;检测波长为 239nm;进样体积 10μl。

系统适用性要求　理论板数按酮康唑峰计算不低于 2000,酮康唑峰与丙酸氯倍他索峰间的分离度应大于 2.0。

测定法　精密量取供试品溶液与对照品溶液,分别注入液相色谱仪,记录色谱图。按外标法以峰面积计算。

硫酸新霉素　取本品约 2g,精密称定,置 100ml 具塞锥形瓶中,加石油醚(沸程 90～120℃)50ml,80℃水浴加热使基质溶解或分散后,超声处理,放冷,定量转移至分液漏斗中,用含 3%氯化钠的磷酸盐缓冲液(pH 7.8)提取 4 次,每次 20ml,合并提取液,置 100ml 量瓶中,用上述缓冲液稀释至刻度,摇匀,照硫酸新霉素含量测定项下的方法测定,即得。

【类别】 抗真菌药。

【贮藏】 遮光,密封,在阴凉处保存。

复方硼砂含漱液

Fufang Pengsha Hanshuye

Compound Borax Gargle

本品含苯酚(C_6H_6O)应为 0.25%～0.31%(g/ml)。

【处方】

硼砂	15g
碳酸氢钠	15g
液化苯酚[含苯酚不少于 88%(g/g),比重为 1.065]	3ml
甘油	3ml
乙二胺四醋酸二钠	0.01g
水	适量
制成	1000ml

【性状】 本品为无色至淡红色带有酚臭的澄清液体。

【鉴别】 (1)取本品约 3ml,加盐酸数滴,立即发生泡沸。

(2)本品显硼酸盐的鉴别反应(通则 0301)。

【检查】 **pH 值**　应为 8.0～10.0(通则 0631)。

微生物限度　取本品,照非无菌产品微生物限度检查:微生物计数法(通则 1105)和控制菌检查法(通则 1106)检查。1ml 供试品中需氧菌总数不得过 10^2cfu,霉菌和酵母菌总数不得过 10^2cfu,不得检出大肠埃希菌、金黄色葡萄球菌和铜绿假单胞菌。

其他　应符合洗剂项下有关的各项规定(通则 0127)。

【含量测定】 精密量取本品 10ml,置碘瓶中,加水 25ml,精密加入溴滴定液(0.05mol/L)30ml,再加盐酸 5ml,立即密塞,振摇 30 分钟,静置 15 分钟后,迅速加碘化钾溶液(1→5)5ml(注意避免溴气逸出),立即密塞,充分振摇后,启塞,用水少许将瓶颈内附着的液体洗入瓶中,加三氯甲烷 1ml,摇匀,加淀粉指示液 1ml,用硫代硫酸钠滴定液(0.1mol/L)滴定,并将滴定结果用空白实验校正。每 1ml 溴滴定液(0.05mol/L)相当于 1.569mg 的 C_6H_6O。

【类别】 消毒防腐药。

【贮藏】 密封保存。

复方新霉素软膏

Fufang Xinmeisu Ruangao

Compound Neomycin Ointment

本品含硫酸新霉素(按新霉素计算)与杆菌肽均应为标示量的 90%～120%。

【处方】

硫酸新霉素	200 万单位
杆菌肽	25 万单位
液状石蜡	适量
凡士林	适量
制成	1000g

【性状】 本品为淡黄色至黄色的油膏。

【鉴别】 照薄层色谱法(通则 0502)试验。

供试品溶液　取本品约 1g,置分液漏斗中,加乙醚 20ml,

振摇，使基质溶解后，用水 2ml 提取，分取水层。

新霉素标准品溶液　取新霉素标准品适量，加水制成每 1ml 中约含 1000 单位的溶液。

杆菌肽标准品溶液　取杆菌肽标准品适量，加水制成每 1ml 中约含 125 单位的溶液。

色谱条件　采用硅胶 G 薄层板，以甲醇-乙酸乙酯-丙酮-8.8%醋酸铵溶液(25：15：10：40)为展开剂。

测定法　取上述三种溶液各 5μl，分别点于同一薄层板上，展开，晾干，喷以 1%茚三酮的正丁醇-吡啶(99：1)溶液，于 105℃加热约 5 分钟，至出现斑点。

结果判定　供试品溶液应显两个主斑点，位置和颜色应分别与新霉素标准品溶液及杆菌肽标准品溶液所显主斑点的位置和颜色相同。

【检查】 应符合软膏剂项下有关的各项规定(通则 0109)。

【含量测定】 **新霉素**　取本品约 2g，精密称定，置分液漏斗中，加乙醚 50ml，振摇，使基质溶解后，用含 3%氯化钠的磷酸盐缓冲液(pH 7.8)提取 4 次，每次 20ml，合并提取液，置 100ml 量瓶中，加上述缓冲液稀释至刻度，摇匀，照抗生素微生物检定法(通则 1201 第一法)测定。测定时，制备新霉素标准品溶液，需按处方比例加入杆菌肽标准品。

杆菌肽　取本品约 2g，精密称定，置分液漏斗中，加乙醚 50ml，振摇，使基质溶解后，用磷酸盐缓冲液(pH 6.0)提取 4 次，每次 20ml，合并提取液，置 100ml 量瓶中，加上述缓冲液稀释至刻度，摇匀，照抗生素微生物检定法(通则 1201 第一法)测定。

【类别】 抗生素类药。

【贮藏】 遮光，密闭，在阴凉处保存。

复方樟脑酊

Fufang Zhangnao Ding

Compound Camphor Tincture

本品每 1ml 含吗啡($C_{17}H_{19}NO_3$)应为 0.425～0.575mg。

【处方】

樟脑	3g
阿片酊	50ml
苯甲酸	5g
八角茴香油	3ml
乙醇(56%)	适量
制成	1000ml

【制法】 取苯甲酸、樟脑与八角茴香油，加 56%乙醇 900ml 溶解后，缓缓加入阿片酊与 56%乙醇适量，使全量成 1000ml，搅匀，滤过，即得。

【性状】 本品为黄棕色液体；有樟脑与八角茴香油的香气。

【鉴别】 照薄层色谱法(通则 0502)试验。

供试品溶液　取本品 2ml，加氨试液调 pH 值约为 9；加三氯甲烷-异丙醇(3：1)提取 2 次，每次用量 20ml，合并提取液，通过无水硫酸钠滤过，取滤液减压蒸干，残渣加甲醇 0.3ml 使溶解。

对照品溶液　取吗啡对照品适量，加甲醇溶解并稀释制成每 1ml 中约含 1mg 的溶液。

色谱条件　采用硅胶 G 薄层板，以乙酸乙酯-甲醇-浓氨溶液(17：2：1)为展开剂。

测定法　取供试品溶液与对照品溶液各 10μl，分别点于同一薄层板上，展开，取出，晾干，喷以稀碘化铋钾试液。

结果判定　供试品溶液所显斑点的位置和颜色应与吗啡对照品溶液斑点位置和颜色一致。

【检查】 **乙醇量**　应为 52%～60%(通则 0711 气相色谱法)。

其他　应符合酊剂项下有关的各项规定(通则 0120)。

【含量测定】 照高效液相色谱法(通则 0512)测定。

固相萃取柱前处理、系统适用性试验与要求　取固相萃取柱 1 支(用十八烷基硅烷键合硅胶为填充剂)，依次用甲醇-水(3：1)15ml 与水 5ml 冲洗，再用 pH 值约为 9 的氨水溶液(取水适量，滴加氨试液至 pH 值为 9)冲洗至流出液 pH 值约为 9，待用。

精密量取浓度为每 1ml 中含吗啡对照品 0.25mg 的 5%醋酸溶液 1ml，置处理后的固相萃取柱上，与供试品溶液同法洗脱，用 5ml 量瓶收集洗脱液至刻度，摇匀，作为固相萃取柱系统适用性溶液。精密量取该系统适用性溶液与含量测定项下的对照品溶液，分别注入液相色谱仪，记录色谱图。固相萃取柱系统适用性试验结果(f_S)按下列公式计算，应在 0.97～1.03 之间。

$$系统适用性试验结果(f_S)=\frac{A_X/C_X}{A_R/C_R}$$

式中　A_X为系统适用性溶液中吗啡峰面积；

A_R为对照品溶液中吗啡峰面积；

C_X为系统适用性溶液浓度；

C_R为对照品溶液浓度。

供试品溶液　取本品 1 瓶，超声 10 分钟，取出摇匀；精密量取 5ml，置磨口锥形瓶中，蒸干，精密加 5%醋酸溶液 10ml，超声 10 分钟使吗啡溶解，取出，放冷，滤过；精密量取续滤液 1ml，置上述固相柱上，滴加氨试液适量使柱内溶液的 pH 值约为 9(上样前另取同体积的续滤液预先调试，以确定滴加氨试液的量)，摇匀，待溶剂滴尽后，用水约 20ml 冲洗，用含 20%甲醇的 5%醋酸溶液洗脱，用 5ml 量瓶收集洗脱液至刻度，摇匀。

对照品溶液　取吗啡对照品，精密称定，加含 20%甲醇的 5%醋酸溶液溶解并定量稀释制成每 1ml 中约含吗啡 0.05mg 的溶液。

色谱条件　用辛基硅烷键合硅胶为填充剂；以 0.05mol/L 磷酸二氢钾溶液-0.0025mol/L 庚烷磺酸钠水溶液-乙腈

(2：2：1)为流动相；检测波长为 220nm；进样体积 10μl。

系统适用性要求　理论板数按吗啡峰计算不低于 1000。

测定法　精密量取供试品溶液与对照品溶液，分别注入液相色谱仪，记录色谱图。按外标法以吗啡峰面积计算。

【类别】　镇咳、镇痛药、止泻药。

【贮藏】　遮光，密封，在阴凉干燥处保存。

复方醋酸甲地孕酮片

Fufang Cusuan Jiadiyuntong Pian

Compound Megestrol Acetate Tablets

本品含醋酸甲地孕酮($C_{24}H_{32}O_4$)与炔雌醇($C_{20}H_{24}O_2$)均应为标示量的 90.0%～110.0%。

【处方】

醋酸甲地孕酮	1g
炔雌醇	0.035g
辅料	适量
制成	1000 片

【性状】　本品为薄膜衣片，除去包衣后显白色或类白色。

【鉴别】　(1)取本品 1 片，研细，加无水乙醇 5ml，研磨数分钟，滤过，取滤液置水浴中蒸干，残渣滴加硫酸 1ml，即显橙红色。

(2)在含量测定项下记录的色谱图中，供试品溶液两主峰的保留时间应与对照品溶液相应两主峰的保留时间一致。

【检查】　**含量均匀度**　取本品 1 片，置具塞试管中，精密加流动相 10ml，超声使醋酸甲地孕酮与炔雌醇溶解，放冷，离心，取上清液作为供试品溶液，照含量测定项下的方法测定含量，醋酸甲地孕酮限度为±15%，炔雌醇限度为±20%，应符合规定(通则 0941)。

溶出度　照溶出度与释放度测定法(通则 0931 第二法)测定。

溶出条件　以 0.5%十二烷基硫酸钠溶液 500ml 为溶出介质，转速为每分钟 75 转，依法操作，经 60 分钟时取样。

供试品溶液　取溶出液适量，滤过，取续滤液。

对照品溶液　取醋酸甲地孕酮对照品适量，精密称定，加甲醇溶解并定量稀释制成每 1ml 中含 0.1mg 的溶液，作为对照品贮备液(1)；取炔雌醇对照品适量，精密称定，加甲醇适量，超声使溶解，放冷，并定量稀释制成每 1ml 中含 3.5μg 的溶液，作为对照品贮备液(2)。精密量取对照品贮备液(1)、对照品贮备液(2)各 2ml，置 100ml 量瓶中，用溶出介质稀释至刻度，摇匀。

色谱条件　见含量测定项下。醋酸甲地孕酮的检测波长为 288nm；炔雌醇用荧光检测器测定，激发波长为 285nm，发射波长为 310nm；进样体积 100μl。

系统适用性要求　理论板数按醋酸甲地孕酮峰计算不低于 2000。

测定法　见含量测定项下。计算每片的溶出量。

限度　均为标示量的 75%，应符合规定。

其他　应符合片剂项下有关的各项规定(通则 0101)。

【含量测定】　照高效液相色谱法(通则 0512)测定。

供试品溶液　取本品 20 片，精密称定，研细，精密称取适量(约相当于醋酸甲地孕酮 5mg)，置 50ml 量瓶中，加流动相适量，超声使醋酸甲地孕酮与炔雌醇溶解，放冷，加流动相稀释至刻度，摇匀，离心，取上清液。

对照品溶液　取醋酸甲地孕酮对照品与炔雌醇对照品各适量，精密称定，加流动相溶解并定量稀释制成每 1ml 中含醋酸甲地孕酮 100μg 与炔雌醇 3.5μg 的溶液。

色谱条件　用十八烷基硅烷键合硅胶为填充剂；以乙腈-水(60：40)为流动相；检测波长为 220nm；进样体积 20μl。

系统适用性要求　理论板数按醋酸甲地孕酮峰计算不低于 2000，醋酸甲地孕酮峰与炔雌醇峰之间的分离度应符合要求。

测定法　精密量取供试品溶液与对照品溶液，分别注入液相色谱仪，记录色谱图。按外标法以峰面积计算。

【类别】　避孕药。

【贮藏】　遮光，密封保存。

复方醋酸地塞米松乳膏

Fufang Cusuan Disaimisong Rugao

Compound Dexamethasone Acetate Cream

本品含醋酸地塞米松($C_{24}H_{31}FO_6$)、樟脑($C_{10}H_{16}O$)与薄荷脑($C_{10}H_{20}O$)均应为标示量的90.0%～110.0%。

【处方】

醋酸地塞米松	0.75g
樟脑	10g
薄荷脑	10g
尼泊金	1g
基质	适量
纯化水	适量
制成	1000g

【性状】　本品为白色乳膏；有樟脑的特异芳香。

【鉴别】　(1)在含量测定醋酸地塞米松项下记录的色谱图中，供试品溶液主峰的保留时间应与对照品溶液主峰的保留时间一致。

(2)在含量测定樟脑与薄荷脑项下记录的色谱图中，供试品溶液两主峰的保留时间应与对照品溶液相应两主峰的保留时间一致。

【检查】　应符合乳膏剂项下有关的各项规定(通则 0109)。

【含量测定】　**醋酸地塞米松**　照高效液相色谱法(通则 0512)测定。

内标溶液　取甲睾酮适量，加甲醇溶解并稀释制成每

1ml 中约含 0.20mg 的溶液。

供试品溶液　取本品适量(约相当于醋酸地塞米松 1.35mg),精密称定,置烧杯中,精密加内标溶液 5ml,加甲醇 20ml,在 80℃水浴中加热搅拌使醋酸地塞米松溶解,在冰浴中冷却,待基质凝固后,滤过,基质再用甲醇提取两次,每次 10ml,滤过,合并三次滤液置同一 50ml 量瓶中,用甲醇稀释至刻度,摇匀,置冰浴中冷却 2 小时以上,取出后迅速滤过,取续滤液。

对照品溶液　取醋酸地塞米松对照品约 13mg,精密称定,置 50ml 量瓶中,加甲醇溶解并稀释至刻度,摇匀,精密量取该溶液与内标溶液各 5ml,置 50ml 量瓶中,用甲醇稀释至刻度,摇匀。

色谱条件　用十八烷基硅烷键合硅胶为填充剂;以甲醇-水(70∶30)为流动相;检测波长为 240nm;进样体积 20μl。

系统适用性要求　理论板数按醋酸地塞米松峰计算不低于 2000,醋酸地塞米松峰、内标物质峰与相邻杂质峰之间的分离度应符合要求。

测定法　精密量取供试品溶液与对照品溶液,分别注入液相色谱仪,记录色谱图。按内标法以峰面积计算。

樟脑与薄荷脑　照气相色谱法(通则 0521)测定。

内标溶液　取萘适量,加无水乙醇溶解并稀释制成每 1ml 中约含 3.2mg 的溶液。

供试品溶液　取本品适量(约相当于樟脑 20mg),精密称定,置 50ml 量瓶中,精密加内标溶液 5ml,加无水乙醇适量,在 80℃水浴加热使樟脑与薄荷脑溶解,放冷,用无水乙醇稀释至刻度,摇匀,置冰浴中冷却 1 小时,取出后用 0.45μm 滤膜滤过,取续滤液。

对照品溶液　取樟脑对照品与薄荷脑对照品各约 20mg,精密称定,置 50ml 量瓶中,精密加内标溶液 5ml,加无水乙醇溶解并稀释至刻度,摇匀。

色谱条件　以 6%氰丙基苯基-94%二甲基聚硅氧烷为固定相(DB-624 或效能相当的毛细管柱),柱温为 140℃;进样体积 1μl。

系统适用性要求　理论板数按薄荷脑峰计算不低于 5000,薄荷脑峰与内标物质峰之间的分离度应大于 4.0。

测定法　精密量取供试品溶液与对照品溶液,分别注入气相色谱仪,记录色谱图。按内标法以峰面积计算。

【类别】　肾上腺皮质激素药。

【规格】　(1)10g∶7.5mg　(2)20g∶15mg

【贮藏】　密封,在阴凉处保存。

复方磺胺甲噁唑口服混悬液

Fufang Huang'anjia'ezuo Koufu Hunxuanye

Compound Sulfamethoxazole Oral Suspension

本品含磺胺甲噁唑($C_{10}H_{11}N_3O_3S$)与甲氧苄啶($C_{14}H_{18}N_4O_3$)均应为标示量的 90.0%～110.0%。

【处方】

	处方 1	处方 2
磺胺甲噁唑	80g	40g
甲氧苄啶	16g	8g
辅料	适量	适量
制成	1000ml	1000ml

【性状】　本品为淡黄色的黏稠混悬液;味甜、略苦。

【鉴别】　(1)取本品适量(约相当于甲氧苄啶 50mg),加稀硫酸 10ml,振摇使甲氧苄啶溶解,滤过,滤液加碘试液 0.5ml,即产生棕色沉淀。

(2)在含量测定项下记录的色谱图中,供试品溶液两主峰的保留时间应与对照品溶液相应两主峰的保留时间一致。

(3)取本品适量(约相当于磺胺甲噁唑 50mg),显芳香第一胺类的鉴别反应(通则 0301)。

【检查】　**pH 值**　应为 4.0～6.0(通则 0631)。

其他　应符合口服混悬剂项下有关的各项规定(通则 0123)。

【含量测定】　照高效液相色谱法(通则 0512)测定。

供试品溶液　取本品,摇匀,用内容量移液管精密量取 5ml,置 100ml 量瓶中,用甲醇分次洗涤移液管内壁,洗液并入量瓶中,加甲醇适量,振摇使两主成分溶解并稀释至刻度,摇匀,滤过,精密量取续滤液 2ml,置 50ml(处方 1)或 25ml(处方 2)量瓶中,用流动相稀释至刻度,摇匀。

对照品溶液　取磺胺甲噁唑对照品与甲氧苄啶对照品各适量,精密称定,加甲醇适量溶解后,用流动相定量稀释制成每 1ml 中约含磺胺甲噁唑 0.16mg 与甲氧苄啶 32μg 的混合溶液。

色谱条件　用十八烷基硅烷键合硅胶为填充剂;以乙腈-水-三乙胺(200∶799∶1)(用氢氧化钠试液或冰醋酸调节 pH 值至 5.9)为流动相;检测波长为 240nm;进样体积 20μl。

系统适用性要求　理论板数按磺胺甲噁唑峰计算不低于 4000,磺胺甲噁唑峰与甲氧苄啶峰间的分离度应符合要求。

测定法　精密量取供试品溶液与对照品溶液,分别注入液相色谱仪,记录色谱图。按外标法以峰面积计算。

【类别】　磺胺类抗菌药。

【规格】　100ml

【贮藏】　遮光,密封保存。

复方磺胺甲噁唑片

Fufang Huang'anjia'ezuo Pian

Compound Sulfamethoxazole Tablets

本品含磺胺甲噁唑($C_{10}H_{11}N_3O_3S$)与甲氧苄啶($C_{14}H_{18}N_4O_3$)均应为标示量的 90.0%～110.0%。

【处方】

磺胺甲噁唑	400g
甲氧苄啶	80g
辅料	适量
制成	1000 片

【性状】 本品为白色片。

【鉴别】 (1)取本品的细粉适量(约相当于甲氧苄啶 50mg),加稀硫酸 10ml,微热使甲氧苄啶溶解后,放冷,滤过,滤液加碘试液 0.5ml,即生成棕褐色沉淀。

(2)照薄层色谱法(通则 0502)试验。

供试品溶液　取本品的细粉适量(约相当于磺胺甲噁唑 0.2g),加甲醇 10ml,振摇,滤过,取滤液。

对照品溶液　取磺胺甲噁唑对照品 0.2g 与甲氧苄啶对照品 40mg,加甲醇 10ml 溶解。

色谱条件　采用硅胶 GF_{254} 薄层板,以三氯甲烷-甲醇-*N*,*N*-二甲基甲酰胺(20∶2∶1)为展开剂。

测定法　吸取供试品溶液与对照品溶液各 5μl,分别点于同一薄层板上,展开,晾干,置紫外光灯(254nm)下检视。

结果判定　供试品溶液所显两种成分的主斑点的位置和颜色应与对照品溶液的主斑点相同。

(3)在含量测定项下记录的色谱图中,供试品溶液两主峰的保留时间应与对照品溶液相应的两主峰的保留时间一致。

(4)取本品的细粉适量(约相当于磺胺甲噁唑 50mg),显芳香第一胺类的鉴别反应(通则 0301)。

以上(2)、(3)两项可选做一项。

【检查】 **溶出度**　照溶出度与释放度测定法(通则 0931 第二法)测定。

溶出条件　以 0.1mol/L 盐酸溶液 900ml 为溶出介质,转速为每分钟 75 转,依法操作,经 30 分钟时取样。

供试品溶液　取溶出液适量,滤过,取续滤液。

对照品溶液、色谱条件与系统适用性要求　见含量测定项下。

测定法　见含量测定项下。计算每片中磺胺甲噁唑与甲氧苄啶的溶出量。

限度　标示量的 70%,均应符合规定。

其他　应符合片剂项下有关的各项规定(通则 0101)。

【含量测定】 照高效液相色谱法(通则 0512)测定。

供试品溶液　取本品 10 片,精密称定,研细,精密称取适量(约相当于磺胺甲噁唑 44mg),置 100ml 量瓶中,加 0.1mol/L 盐酸溶液适量,超声使两主成分溶解,用 0.1mol/L 盐酸溶液稀释至刻度,摇匀,滤过,取续滤液。

对照品溶液　取磺胺甲噁唑对照品与甲氧苄啶对照品各适量,精密称定,加 0.1mol/L 盐酸溶液溶解并定量稀释制成每 1ml 中含磺胺甲噁唑 0.44mg 与甲氧苄啶 89μg 的溶液,摇匀。

色谱条件　用十八烷基硅烷键合硅胶为填充剂;以乙腈-水-三乙胺(200∶799∶1)(用氢氧化钠试液或冰醋酸调节 pH 值至 5.9)为流动相;检测波长为 240nm;进样体积 10μl。

系统适用性要求　理论板数按甲氧苄啶峰计算不低于 4000,磺胺甲噁唑峰与甲氧苄啶峰间的分离度应符合要求。

测定法　精密量取供试品溶液与对照品溶液,分别注入液相色谱仪,记录色谱图。按外标法以峰面积计算。

【类别】 磺胺类抗菌药。

【贮藏】 遮光,密封保存。

复方磺胺甲噁唑注射液

Fufang Huang'anjia'ezuo Zhusheye

Compound Sulfamethoxazole Injection

本品为磺胺甲噁唑和甲氧苄啶的灭菌水溶液。含磺胺甲噁唑($C_{10}H_{11}N_3O_3S$)与甲氧苄啶($C_{14}H_{18}N_4O_3$)均应为标示量的 90.0%～110.0%。

【处方】

磺胺甲噁唑	200g
甲氧苄啶	40g
注射用水	适量
制成	1000ml

【性状】 本品为无色至微黄色澄明液体。

【鉴别】 (1)取本品 0.5ml,加 0.1mol/L 氢氧化钠溶液 1ml,再加硫酸铜试液数滴,即发生草绿色沉淀。

(2)取本品 0.5ml,加氨试液 1ml、水 5ml 与三氯甲烷 10ml,振摇提取,取三氯甲烷层 2ml,加硝酸溶液(1→2)适量,轻轻振摇,上层液显红色,后变为黄棕色。

(3)在含量测定项下记录的色谱图中,供试品溶液两主峰的保留时间应分别与对照品溶液相应两主峰的保留时间一致。

(4)本品显芳香第一胺类的鉴别反应(通则 0301)。

【检查】 **pH 值**　应为 9.0～10.5(通则 0631)。

磺胺与对氨基苯磺酸　照薄层色谱法(通则 0502)试验。

溶剂　1%氨水的无水乙醇-甲醇混合溶液(95∶5)。

供试品溶液　精密量取本品 1ml(相当于磺胺甲噁唑 0.2g),置 20ml 量瓶中,用溶剂稀释至刻度,摇匀。

对照品溶液(1)　取磺胺甲噁唑对照品适量,精密称定,加溶剂溶解并定量稀释制成每 1ml 中含 10mg 的溶液。

对照品溶液(2)　取磺胺对照品适量,精密称定,加溶剂溶解并定量稀释制成每 1ml 中含 0.05mg 的溶液。

对照品溶液(3)　取对氨基苯磺酸对照品适量,精密称定,加溶剂溶解并定量稀释制成每 1ml 中含 0.03mg 的溶液。

色谱条件　采用硅胶 GF_{254} 薄层板,以无水乙醇-甲醇-正庚烷-三氯甲烷-冰醋酸(28.5∶1.5∶30∶30∶10)为展开剂。

测定法　吸取上述四种溶液各 10μl,分别点于同一薄层板上,展开后,晾干,先置紫外光灯(254nm)下检视,再喷以对二甲氨基苯甲醛溶液(0.1%对二甲氨基苯甲醛的乙醇溶液100ml,加入盐酸1ml制成)显色后,立即检视。

限度　供试品溶液如显与磺胺对照品和对氨基苯磺酸对照品相应的杂质斑点,其颜色与对照品溶液(2)、对照品溶液(3)的主斑点比较,均不得更深。

甲氧苄啶降解产物　照薄层色谱法(通则0502)试验。

溶剂　三氯甲烷-甲醇(1∶1)。

供试品溶液　精密量取本品1ml(相当于甲氧苄啶40mg),置50ml离心管中,加0.06mol/L盐酸溶液15ml,摇匀,加三氯甲烷15ml,振摇30秒钟,高速离心3分钟。转移水层置125ml分液漏斗中,三氯甲烷层再用0.06mol/L盐酸溶液15ml提取,合并水层。加入10%氢氧化钠溶液2ml,分别用三氯甲烷20ml提取3次,合并三氯甲烷层,氮气吹干,残渣中精密加入溶剂1ml使溶解。

对照品溶液(1)　取甲氧苄啶对照品适量,精密称定,加溶剂溶解并定量稀释制成每1ml中含40mg的溶液。

对照品溶液(2)　取甲氧苄啶对照品适量,精密称定,加溶剂溶解并定量稀释制成每1ml中含0.2mg的溶液。

色谱条件　采用硅胶GF_{254}薄层板,以三氯甲烷-甲醇-浓氨溶液(97∶7.5∶1)为展开剂。

测定法　吸取上述三种溶液各10μl,分别点于同一薄层板上,展开后,晾干,先置紫外光灯(254nm)下检视,再喷以10%三氯化铁-5%铁氰化钾混合溶液(1∶1)(临用前混合)显色后,立即检视。

系统适用性要求　甲氧苄啶主斑点的比移值约为0.5。

限度　供试品溶液如在比移值为0.6～0.7内显杂质斑点,其颜色与对照品溶液(2)的甲氧苄啶主斑点比较,不得更深(0.5%)。

细菌内毒素　取本品,依法检查(通则1143),每1mg磺胺甲噁唑中含内毒素的量应小于0.10EU。

其他　应符合注射剂项下有关的各项规定(通则0102)。

【含量测定】　照高效液相色谱法(通则0512)测定。

供试品溶液　精密量取本品1ml(约相当于磺胺甲噁唑0.2g),置50ml量瓶中,用甲醇稀释至刻度,摇匀,精密量取1ml,置25ml量瓶中,用流动相稀释至刻度,摇匀。

对照品溶液　取磺胺甲噁唑对照品与甲氧苄啶对照品适量,精密称定,加甲醇溶解并定量稀释制成每1ml中分别约含磺胺甲噁唑4mg与甲氧苄啶0.8mg的溶液,精密量取1ml,置25ml量瓶中,用流动相稀释至刻度,摇匀。

色谱条件　用十八烷基硅烷键合硅胶为填充剂;以乙腈-三乙胺-水(200∶1∶799)[用醋酸溶液(1→100)调节pH值至5.9±0.1]为流动相;检测波长为254nm;进样体积20μl。

系统适用性要求　甲氧苄啶峰与磺胺甲噁唑峰之间的分离度应大于5.0,甲氧苄啶峰与磺胺甲噁唑峰的拖尾因子均不得过2.0。

测定法　精密量取供试品溶液与对照品溶液,分别注入液相色谱仪,记录色谱图。按外标法以峰面积计算。

【类别】　磺胺类抗菌药。

【贮藏】　遮光,密闭保存。

复方磺胺甲噁唑胶囊

Fufang Huang'anjia'ezuo Jiaonang

Compound Sulfamethoxazole Capsules

本品含磺胺甲噁唑($C_{10}H_{11}N_3O_3S$)与甲氧苄啶($C_{14}H_{18}N_4O_3$)均应为标示量的90.0%～110.0%。

【处方】

磺胺甲噁唑	200g
甲氧苄啶	40g
辅料	适量
制成	1000粒

【性状】　本品为胶囊剂,内容物为白色粉末。

【鉴别】　(1)取本品的内容物适量(约相当于甲氧苄啶50mg),加稀硫酸10ml,微热使甲氧苄啶溶解后,放冷,滤过,滤液加碘试液0.5ml,即生成棕褐色沉淀。

(2)照薄层色谱法(通则0502)试验。

供试品溶液　取本品的内容物适量(约相当于磺胺甲噁唑0.2g),加甲醇10ml,振摇,滤过,取滤液。

对照品溶液　取磺胺甲噁唑对照品0.2g与甲氧苄啶对照品40mg,加甲醇10ml溶解。

色谱条件　采用硅胶GF_{254}薄层板,以三氯甲烷-甲醇-*N*,*N*-二甲基甲酰胺(20∶2∶1)为展开剂。

测定法　吸取供试品溶液与对照品溶液各5μl,分别点于同一薄层板上,展开,晾干,置紫外光灯(254nm)下检视。

结果判定　供试品溶液所显两种成分的主斑点的位置和颜色应与对照品溶液的主斑点相同。

(3)在含量测定项下记录的色谱图中,供试品溶液两主峰的保留时间应与对照品溶液相应两主峰的保留时间一致。

(4)取本品的内容物适量(约相当于磺胺甲噁唑50mg),显芳香第一胺的鉴别反应(通则0301)。

以上(2)、(3)两项可选做一项。

【检查】　**溶出度**　照溶出度与释放度测定法(通则0931第一法)测定。

溶出条件　以0.1mol/L盐酸溶液900ml为溶出介质,转速为每分钟100转,依法操作,经45分钟时取样。

供试品溶液　取溶出液适量,滤过,取续滤液。

对照品溶液、色谱条件与系统适用性要求　见含量测定项下。

测定法　见含量测定项下。计算每粒中磺胺甲噁唑与甲氧苄啶的溶出量。

限度　标示量的70%,均应符合规定。

其他　应符合胶囊剂项下有关的各项规定(通则0103)。

【含量测定】 照高效液相色谱法(通则 0512)测定。

供试品溶液 取装量差异项下的内容物，混合均匀，精密称取适量(约相当于磺胺甲噁唑 22mg)，置 100ml 量瓶中，加 0.1mol/L 盐酸溶液适量，超声使两主成分溶解，用 0.1mol/L 盐酸溶液稀释至刻度，摇匀，滤过，取续滤液。

对照品溶液 取磺胺甲噁唑对照品与甲氧苄啶对照品各适量，精密称定，加 0.1mol/L 盐酸溶液溶解并定量稀释制成每 1ml 中含磺胺甲噁唑 0.22mg 与甲氧苄啶 44μg 的溶液，摇匀。

色谱条件 用十八烷基硅烷键合硅胶为填充剂；以乙腈-水-三乙胺(200：799：1)(用氢氧化钠试液或冰醋酸调节 pH 值至 5.9)为流动相；检测波长为 240nm；进样体积 20μl。

系统适用性要求 理论板数按甲氧苄啶峰计算不低于 4000，磺胺甲噁唑峰与甲氧苄啶峰间的分离度应符合要求。

测定法 精密量取供试品溶液与对照品溶液，分别注入液相色谱仪，记录色谱图。按外标法以峰面积计算。

【类别】 磺胺类抗菌药。

【贮藏】 遮光，密封保存。

复方磺胺甲噁唑颗粒

Fufang Huang'anjia'ezuo Keli

Compound Sulfamethoxazole Granules

本品含磺胺甲噁唑($C_{10}H_{11}N_3O_3S$)与甲氧苄啶($C_{14}H_{18}N_4O_3$)均应为标示量的 90.0%～110.0%。

【处方】

	处方 1	处方 2
磺胺甲噁唑	400g	800g
甲氧苄啶	80g	160g
辅料	适量	适量
制成		1000 袋

【性状】 本品为白色或类白色颗粒。

【鉴别】 (1)取本品细粉适量(约相当于甲氧苄啶 50mg)，加稀硫酸 10ml，微热使甲氧苄啶溶解后，放冷，滤过，滤液加碘试液 0.5ml，即生成棕褐色沉淀。

(2)照薄层色谱法(通则 0502)试验。

供试品溶液　取本品细粉适量(约相当于磺胺甲噁唑 0.2g)，加甲醇 10ml，振摇，滤过，取滤液。

对照品溶液　取磺胺甲噁唑对照品 0.2g 与甲氧苄啶对照品 40mg，加甲醇 10ml 溶解。

色谱条件　采用硅胶 GF_{254} 薄层板，以三氯甲烷-甲醇-*N*,*N*-二甲基甲酰胺(20：2：1)为展开剂。

测定法　吸取供试品溶液与对照品溶液各 5μl，分别点于同一薄层板上，展开，晾干，置紫外光灯(254nm)下检视。

结果判定　供试品溶液所显两种成分的主斑点的位置和颜色应与对照品溶液的主斑点相同。

(3)在含量测定项下记录的色谱图中，供试品溶液两主峰的保留时间应与对照品溶液相应的两主峰的保留时间一致。

(4)取本品细粉适量(约相当于磺胺甲噁唑 50mg)，显芳香第一胺的鉴别反应(通则 0301)。

以上(2)、(3)两项可选做一项。

【检查】 应符合颗粒剂项下有关的各项规定(通则 0104)。

【含量测定】 照高效液相色谱法(通则 0512)测定。

供试品溶液 取装量差异项下的内容物，混匀，研细，精密称取适量(约相当于磺胺甲噁唑 22mg)，置 100ml 量瓶中，加 0.1mol/L 盐酸溶液适量，超声使两主成分溶解，用 0.1mol/L 盐酸溶液稀释至刻度，摇匀，滤过，取续滤液。

对照品溶液 取磺胺甲噁唑对照品和甲氧苄啶对照品各适量，精密称定，加 0.1mol/L 盐酸溶液溶解并定量稀释制成每 1ml 中含磺胺甲噁唑 0.22mg 与甲氧苄啶 44μg 的溶液，摇匀。

色谱条件 用十八烷基硅烷键合硅胶为填充剂；以乙腈-水-三乙胺(200：799：1)(用氢氧化钠试液或冰醋酸调节 pH 值至 5.9)为流动相；检测波长为 240nm；进样体积 20μl。

系统适用性要求 理论板数按甲氧苄啶峰计算不低于 4000，磺胺甲噁唑峰与甲氧苄啶峰间的分离度应符合要求。

测定法 精密量取供试品溶液与对照品溶液，分别注入液相色谱仪，记录色谱图。按外标法以峰面积计算。

【类别】 磺胺类抗菌药。

【贮藏】 遮光，密封保存。

小儿复方磺胺甲噁唑片

Xiao'er Fufang Huang'anjia'ezuo Pian

Pediatric Compound Sulfamethoxazole Tablets

本品含磺胺甲噁唑($C_{10}H_{11}N_3O_3S$)应为标示量的 95.0%～105.0%，含甲氧苄啶($C_{14}H_{18}N_4O_3$)应为标示量的 90.0%～110.0%。

【处方】

磺胺甲噁唑	100g
甲氧苄啶	20g
辅料	适量
制成	1000 片

【性状】 本品为白色片。

【鉴别】 (1)取本品的细粉适量(约相当于甲氧苄啶 50mg)，加稀硫酸 10ml，微热使甲氧苄啶溶解后，放冷，滤过，滤液加碘试液 0.5ml，即生成棕褐色沉淀。

(2)照薄层色谱法(通则 0502)试验。

供试品溶液　取本品的细粉适量（约相当于磺胺甲噁唑 0.2g），加甲醇 10ml，振摇，滤过，取滤液。

对照品溶液　取磺胺甲噁唑对照品 0.2g 与甲氧苄啶对照品 40mg，加甲醇 10ml 溶解。

色谱条件　采用硅胶 GF_{254} 薄层板，以三氯甲烷-甲醇-*N*，*N*-二甲基甲酰胺（20∶2∶1）为展开剂。

测定法　吸取供试品溶液与对照品溶液各 5μl，分别点于同一薄层板上，展开，晾干，置紫外光灯（254nm）下检视。

结果判定　供试品溶液所显两种成分的主斑点的位置和颜色应与对照品溶液的主斑点相同。

（3）在含量测定项下记录的色谱图中，供试品溶液两主峰的保留时间应与对照品溶液相应两主峰的保留时间一致。

（4）取本品的细粉适量（约相当于磺胺甲噁唑 50mg），显芳香第一胺类的鉴别反应（通则 0301）。

以上（2）、（3）两项可选做一项。

【检查】 **溶出度**　照溶出度与释放度测定法（通则 0931 第二法）测定。

溶出条件　以 0.1mol/L 盐酸溶液 500ml 为溶出介质，转速为每分钟 75 转，依法操作，经 30 分钟时取样。

供试品溶液　取溶出液适量，滤过，取续滤液。

对照品溶液　取磺胺甲噁唑对照品与甲氧苄啶对照品各适量，精密称定，加 0.1mol/L 盐酸溶液溶解并定量稀释制成每 1ml 中约含磺胺甲噁唑 0.2mg 与甲氧苄啶 40μg 的溶液。

色谱条件与系统适用性要求　见含量测定项下。

测定法　见含量测定项下。计算每片中磺胺甲噁唑与甲氧苄啶的溶出量。

限度　标示量的 70%，均应符合规定。

其他　应符合片剂项下有关的各项规定（通则 0101）。

【含量测定】 照高效液相色谱法（通则 0512）测定。

供试品溶液　取本品 10 片，精密称定，研细，精密称取适量（约相当于磺胺甲噁唑 44mg），置 100ml 量瓶中，加 0.1mol/L 盐酸溶液适量，超声使两主成分溶解，用 0.1mol/L 盐酸溶液稀释至刻度，摇匀，滤过，取续滤液。

对照品溶液　取磺胺甲噁唑对照品与甲氧苄啶对照品各适量，精密称定，加 0.1mol/L 盐酸溶液溶解并定量稀释制成每 1ml 中约含磺胺甲噁唑 0.44mg 与甲氧苄啶 89μg 的溶液，摇匀。

色谱条件　用十八烷基硅烷键合硅胶为填充剂；以乙腈-水-三乙胺（200∶799∶1）（用氢氧化钠试液或冰醋酸调节 pH 值至 5.9）为流动相；检测波长为 240nm；进样体积 10μl。

系统适用性要求　理论板数按甲氧苄啶峰计算不低于 4000，磺胺甲噁唑峰与甲氧苄啶峰间的分离度应符合要求。

测定法　精密量取供试品溶液与对照品溶液，分别注入液相色谱仪，记录色谱图。按外标法以峰面积计算。

【类别】 磺胺类抗菌药。

【贮藏】 遮光，密封保存。

小儿复方磺胺甲噁唑颗粒

Xiao'er Fufang Huang'anjia'ezuo Keli

Pediatric Compound Sulfamethoxazole Granules

本品含磺胺甲噁唑（$C_{10}H_{11}N_3O_3S$）应为标示量的95.0%～105.0%，含甲氧苄啶（$C_{14}H_{18}N_4O_3$）应为标示量的 90.0%～110.0%。

【处方】

磺胺甲噁唑	100g
甲氧苄啶	20g
辅料	适量
制成	1000 袋

【性状】 本品为白色或类白色颗粒。

【鉴别】 （1）取本品细粉适量（约相当于甲氧苄啶 50mg），加稀硫酸 10ml，微热使甲氧苄啶溶解后，放冷，滤过，滤液加碘试液 0.5ml，即生成棕褐色沉淀。

（2）照薄层色谱法（通则 0502）试验。

供试品溶液　取本品细粉适量（约相当于磺胺甲噁唑 0.2g），加甲醇 10ml，振摇，滤过，取滤液。

对照品溶液　取磺胺甲噁唑对照品 0.2g 与甲氧苄啶对照品 40mg，加甲醇 10ml 溶解。

色谱条件　采用硅胶 GF_{254} 薄层板，以三氯甲烷-甲醇-*N*，*N*-二甲基甲酰胺（20∶2∶1）为展开剂。

测定法　吸取供试品溶液与对照品溶液各 5μl，分别点于同一薄层板上，展开，晾干，置紫外光灯（254nm）下检视。

结果判定　供试品溶液所显两种成分的主斑点的位置和颜色应与对照品溶液的主斑点相同。

（3）在含量测定项下记录的色谱图中，供试品溶液两主峰的保留时间应与对照品溶液相应的两主峰的保留时间一致。

（4）取本品细粉适量（约相当于磺胺甲噁唑 50mg），显芳香第一胺类的鉴别反应（通则 0301）。

以上（2）、（3）两项可选做一项。

【检查】 应符合颗粒剂项下有关的各项规定（通则 0104）。

【含量测定】 照高效液相色谱法（通则 0512）测定。

供试品溶液　取装量差异项下的内容物，混匀，研细，精密称取适量（约相当于磺胺甲噁唑 22mg），置 100ml 量瓶中，加 0.1mol/L 盐酸溶液适量，超声使两主成分溶解，用 0.1mol/L 盐酸溶液稀释至刻度，摇匀，滤过，取续滤液。

对照品溶液　取磺胺甲噁唑对照品与甲氧苄啶对照品各适量，精密称定，加 0.1mol/L 盐酸溶液溶解并定量稀释制成每 1ml 中含磺胺甲噁唑 0.22mg 与甲氧苄啶 44μg 的溶液，摇匀。

色谱条件　用十八烷基硅烷键合硅胶为填充剂；以乙腈-水-三乙胺（200∶799∶1）（用氢氧化钠试液或冰醋酸调节 pH 值至 5.9）为流动相；检测波长为 240nm；进样体积 20μl。

系统适用性要求　理论板数按甲氧苄啶峰计算不低于4000，磺胺甲噁唑峰与甲氧苄啶峰间的分离度应符合要求。

测定法　精密量取供试品溶液与对照品溶液，分别注入液相色谱仪，记录色谱图。按外标法以峰面积计算。

【类别】　磺胺类抗菌药。

【贮藏】　遮光，密封保存。

复方磺胺嘧啶片

Fufang Huang'anmiding Pian

Compound Sulfadiazine Tablets

本品含磺胺嘧啶($C_{10}H_{10}N_4O_2S$)与甲氧苄啶($C_{14}H_{18}N_4O_3$)均应为标示量的 90.0%～110.0%。

【处方】

磺胺嘧啶	400g
甲氧苄啶	50g
辅料	适量
制成	1000 片

【性状】　本品为白色片。

【鉴别】　(1)取本品的细粉适量(约相当于磺胺嘧啶 0.1g)，加 0.4%氢氧化钠溶液与水各 3ml，振摇，滤过，取滤液加硫酸铜试液 0.5ml，即生成青绿色的沉淀，放置后变为紫灰色。

(2)取本品的细粉适量(约相当于甲氧苄啶 25mg)，加 0.4%氢氧化钠溶液 5ml，摇匀，加三氯甲烷 5ml，振摇提取，分取三氯甲烷液加稀硫酸 5ml，振摇后，加碘试液 2 滴，在稀硫酸层生成褐色沉淀。

(3)在含量测定项下记录的色谱图中，供试品溶液两主峰的保留时间应与对照品溶液相应两主峰的保留时间一致。

(4)取本品的细粉适量(约相当于磺胺嘧啶 50mg)，显芳香第一胺类的鉴别反应(通则 0301)。

【检查】　**溶出度**　照溶出度与释放度测定法(通则 0931 第二法)测定。

溶出条件　以 0.1mol/L 盐酸溶液 1000ml 为溶出介质，转速为每分钟 75 转，依法操作，经 60 分钟时取样。

供试品溶液　取溶出液适量，滤过，精密量取续滤液 5ml，置 25ml 量瓶中，用流动相稀释至刻度，摇匀。

对照品溶液、色谱条件与系统适用性要求　见含量测定项下。

测定法　见含量测定项下。计算每片中磺胺嘧啶和甲氧苄啶的溶出量。

限度　标示量的 70%，均应符合规定。

其他　应符合片剂项下有关的各项规定(通则 0101)。

【含量测定】　照高效液相色谱法(通则 0512)测定。

供试品溶液　取本品 10 片，精密称定，研细，精密称取适量(约相当于磺胺嘧啶 80mg)，置 100ml 量瓶中，加 0.1mol/L 氢氧化钠溶液 10ml，振摇使磺胺嘧啶溶解，再加甲醇适量，振摇使甲氧苄啶溶解，用甲醇稀释至刻度，摇匀，滤过，精密量取续滤液 5ml，置 50ml 量瓶中，用流动相稀释至刻度，摇匀。

对照品溶液　取磺胺嘧啶对照品 80mg 与甲氧苄啶对照品 10mg，精密称定，置同一 100ml 量瓶中，加 0.1mol/L 氢氧化钠溶液 10ml，振摇使磺胺嘧啶溶解，再加甲醇适量，振摇使甲氧苄啶溶解，用甲醇稀释至刻度，摇匀，精密量取适量，用流动相定量稀释制成每 1ml 中约含磺胺嘧啶 80μg 与甲氧苄啶 10μg 的溶液。

色谱条件　用十八烷基硅烷键合硅胶为填充剂；以乙腈-0.3%醋酸铵溶液(20∶80)为流动相；检测波长为 220nm；进样体积 20μl。

系统适用性要求　理论板数按甲氧苄啶峰计算不低于3000，磺胺嘧啶峰与甲氧苄啶峰间的分离度应符合要求。

测定法　精密量取供试品溶液与对照品溶液，分别注入液相色谱仪，记录色谱图。按外标法以峰面积计算。

【类别】　磺胺类抗菌药。

【贮藏】　遮光，密封保存。

复方磷酸萘酚喹片

Fufang Linsuan Naifenkui Pian

Compound Naphthoquine Phosphate Tablets

本品含磷酸萘酚喹($C_{24}H_{28}N_3OCl \cdot 2H_3PO_4 \cdot 2H_2O$)与青蒿素($C_{15}H_{22}O_5$)均应为标示量的 90.0%～110.0%。

【处方】	Ⅰ	Ⅱ
磷酸萘酚喹(相当于萘酚喹)	78.3g(50g)	156.6g(100g)
青蒿素	125g	250g
辅料	适量	适量
制成	1000 片	1000 片

【性状】　本品为淡黄色片或薄膜衣片，除去包衣后显淡黄色。

【鉴别】　(1)取本品的细粉适量(约相当于青蒿素 30mg)，加无水乙醇 10ml，振摇使青蒿素溶解，滤过，取滤液数滴点于白瓷板上，加 1%香草醛硫酸溶液 1 滴，即显桃红色。

(2)取含量测定磷酸萘酚喹项下的供试品溶液，照紫外-可见分光光度法(通则 0401)测定，在 341nm 与 221nm 的波长处有最大吸收。

(3)取本品的细粉适量(约相当于萘酚喹 50mg)，加水 10ml，加热使磷酸萘酚喹溶解，滤过，取滤液 5ml，加氨试液数滴，滤过，用硫酸中和，溶液显磷酸盐鉴别(2)和(3)的反应(通则 0301)。

【检查】　**有关物质Ⅰ**　照薄层色谱法(通则 0502)试验。

供试品溶液　取本品的细粉适量(约相当于萘酚喹 50mg)，加 70%甲醇溶液 30ml，充分振摇，滤过，取续滤液。

对照溶液　精密量取供试品溶液 1ml，置 100ml 量瓶中，

用70%甲醇溶液稀释至刻度，摇匀。

色谱条件 采用硅胶HF_{254}薄层板，以石油醚-乙酸乙酯-二乙胺(20∶6∶1)为展开剂。

测定法 吸取供试品溶液与对照溶液各40μl，分别点于同一薄层板上，展开，取出，晾干，置紫外光灯(254nm)下检视。

限度 供试品溶液如显杂质斑点，与对照溶液的主斑点比较，不得更深，且杂质斑点不得多于2个。

有关物质Ⅱ 照薄层色谱法(通则0502)试验。

供试品溶液 取本品的细粉适量(约相当于青蒿素150mg)，加丙酮10ml，充分振摇，滤过，取续滤液。

对照溶液(1) 精密量取供试品溶液0.5ml，置100ml量瓶中，用丙酮稀释至刻度，摇匀。

对照溶液(2) 精密量取对照溶液(1)5ml，置10ml量瓶中，用丙酮稀释至刻度，摇匀。

系统适用性溶液 取青蒿素与双氢青蒿素各适量，加丙酮溶解并稀释制成每1ml中含青蒿素10mg与双氢青蒿素0.1mg的混合溶液。

色谱条件 采用硅胶G薄层板，以石油醚(沸程60～90℃)-丙酮-冰醋酸(8∶2∶0.1)为展开剂。

测定法 吸取上述四种溶液各10μl，分别点于同一薄层板上，展开15cm以上，取出，晾干，喷以含2%香草醛的20%硫酸乙醇溶液，在85℃加热10～20分钟至斑点清晰。

系统适用性要求 系统适用性溶液应显青蒿素与双氢青蒿素各自的清晰斑点。

限度 供试品溶液如显杂质斑点，深于对照溶液(2)主斑点颜色(0.25%)且不深于对照溶液(1)主斑点颜色(0.5%)的斑点不得多于1个，其他杂质斑点均不得深于对照溶液(2)所显主斑点的颜色(0.25%)。

溶出度 磷酸萘酚喹 照溶出度与释放度测定法(通则0931第一法)测定。

溶出条件 以水900ml为溶出介质，转速为每分钟100转，依法操作，经30分钟时取样。

测定法 取溶出液5ml，滤过，精密量取续滤液2ml(处方Ⅰ)或1ml(处方Ⅱ)，置10ml量瓶中，用水稀释至刻度，摇匀，照紫外-可见分光光度法(通则0401)，在341nm的波长处测定吸光度，按$C_{24}H_{28}N_3OCl \cdot 2H_3PO_4 \cdot 2H_2O$的吸收系数($E_{1cm}^{1\%}$)为295计算每片的溶出量。

限度 标示量的70%，应符合规定。

青蒿素 照溶出度与释放度测定法(通则0931第二法)测定。

溶出条件 以0.5%十二烷基硫酸钠溶液1000ml为溶出介质，转速为每分钟100转，经45分钟时取样。

供试品溶液 取溶出液10ml，滤过，精密量取续滤液5ml，置50ml量瓶中，加无水乙醇5ml和0.2%氢氧化钠溶液20ml，摇匀，置50℃水浴中加热30分钟，取出，在流水中冲凉，放冷。在进样前用0.08mol/L醋酸溶液稀释至刻度，摇匀，立即测定。

对照品溶液 取青蒿素对照品约10mg，精密称定，置50ml量瓶中，加无水乙醇溶解并稀释至刻度，摇匀，精密量取5ml，置50ml量瓶中，自“加无水乙醇5ml”起制备方法同供试品溶液。

色谱条件 用辛基硅烷键合硅胶为填充剂；以甲醇-磷酸盐缓冲溶液(pH 5.8)(50∶50)为流动相；检测波长为260nm；进样体积20μl。

系统适用性要求 理论板数按青蒿素峰计算不低于2000。

测定法 精密量取供试品溶液与对照品溶液，照高效液相色谱法(通则0512)测定，分别注入液相色谱仪，记录色谱图。按外标法以青蒿素峰面积计算每片的溶出量。

限度 标示量的70%，应符合规定。

其他 应符合片剂项下有关的各项规定(通则0101)。

【含量测定】 **磷酸萘酚喹** 照紫外-可见分光光度法(通则0401)测定。

供试品溶液 取本品20片，精密称定，研细，精密称取适量(约相当于磷酸萘酚喹20mg)，置100ml量瓶中，加0.01mol/L磷酸溶液适量，振摇使磷酸萘酚喹溶解，用0.01mol/L磷酸溶液稀释至刻度，摇匀，滤过，精密量取续滤液5ml，置50ml量瓶中，用水稀释至刻度，摇匀。

测定法 取供试品溶液，在341nm的波长处测定吸光度，按$C_{24}H_{28}N_3OCl \cdot 2H_3PO_4 \cdot 2H_2O$的吸收系数($E_{1cm}^{1\%}$)为295计算。

青蒿素 照高效液相色谱法(通则0512)测定。

供试品溶液 取含量测定磷酸萘酚喹项下细粉，精密称取适量(约相当于青蒿素50mg)，置25ml量瓶中，加乙腈适量，振摇使青蒿素溶解，并用乙腈稀释至刻度，摇匀，滤过。

对照品溶液 取青蒿素对照品适量，精密称定，加乙腈溶解并定量稀释制成每1ml中约含2.0mg的溶液。

色谱条件 用十八烷基硅烷键合硅胶为填充剂；以乙腈-水(55∶45)为流动相；检测波长为210nm；进样体积20μl。

系统适用性要求 理论板数按青蒿素峰计算不低于2000。

测定法 精密量取供试品溶液与对照品溶液，分别注入液相色谱仪，记录色谱图。按外标法以峰面积计算。

【类别】 抗疟药。

【贮藏】 密封，在干燥处保存。

顺 铂

Shunbo

Cisplatin

$$\begin{matrix} Cl & & NH_3 \\ & Pt & \\ Cl & & NH_3 \end{matrix}$$

$Cl_2H_6N_2Pt$ 300.05

本品为(Z)-二氨二氯铂。按干燥品计算，含 $Cl_2H_6N_2Pt$ 应为98.0%～102.0%。

【性状】 本品为亮黄色至橙黄色的结晶性粉末；无臭。

本品在二甲基亚砜中易溶，在 N,N-二甲基甲酰胺中略溶，在水中微溶，在乙醇中不溶。

【鉴别】 (1)取本品约5mg，加硫酸1ml后，即显灰绿色。

(2)在含量测定项下记录的色谱图中，供试品溶液主峰的保留时间应与对照品溶液主峰的保留时间一致。

(3)取本品，加0.9%氯化钠溶液制成每1ml中约含1mg的溶液，照紫外-可见分光光度法(通则0401)测定，在301nm的波长处有最大吸收，在247nm的波长处有最小吸收。

(4)本品的红外光吸收图谱应与对照的图谱(光谱集297图)一致。

【检查】 **含铂量** 取本品约0.5g，精密称定，照炽灼残渣检查法(通则0841，但不加硫酸)，在400℃炽灼至恒重，所得残渣重量即为供试量中含有铂的重量。按干燥品计算，含铂量应为64.6%～65.4%。

含氯量 取本品30mg，精密称定，照氧瓶燃烧法(通则0703)进行有机破坏，用氢氧化钠试液20ml为吸收液，俟燃烧完毕后，强力振摇数分钟，用少量水冲洗瓶塞及铂丝，洗液并入吸收液中，加溴酚蓝指示液1滴，滴加稀硝酸至溶液变为黄色，再加稀硝酸1ml、乙醇20ml与1%二苯偕肼的乙醇溶液5滴，用硝酸汞滴定液(0.025mol/L)滴定，近终点时强力振摇，继续滴定至溶液显淡玫瑰红色，并将滴定的结果用空白试验校正。每1ml硝酸汞滴定液(0.025mol/L)相当于1.773mg的氯(Cl)，含氯量应为23.0%～24.3%。

溶液的澄清度 取本品20mg，加0.9%氯化钠溶液20ml溶解后，溶液应澄清。

酸度 取溶液的澄清度项下的溶液，依法测定(通则0631)，pH值应为5.0～7.0。

有关物质 照高效液相色谱法(通则0512)测定。避光操作，临用新制。

供试品溶液　取本品，加0.9%氯化钠溶液溶解并稀释制成每1ml中约含0.2mg的溶液。

对照溶液　精密量取供试品溶液1ml，置50ml量瓶中，用0.9%氯化钠溶液稀释至刻度，摇匀。

色谱条件　用十八烷基硅烷键合硅胶为填充剂；以0.003mol/L庚烷磺酸钠的0.9%氯化钠溶液为流动相；检测波长为220nm；进样体积20μl。

系统适用性要求　理论板数按顺铂峰计算不低于3000，顺铂峰与相邻杂质峰之间的分离度应符合要求。

测定法　精密量取供试品溶液与对照溶液，分别注入液相色谱仪，记录色谱图至主成分峰保留时间的2倍。

限度　供试品溶液色谱图中如有杂质峰，相对保留时间约为0.87的杂质峰面积乘以0.569后不得大于对照溶液主峰面积的0.5倍(1.0%)，相对保留时间约为1.2的杂质峰面积乘以1.356后不得大于对照溶液的主峰面积(2.0%)，其他杂质峰面积的和不得大于对照溶液主峰面积的0.25倍(0.5%)。

干燥失重 取本品约0.1g，在105℃干燥至恒重，减失重量不得过0.5%(通则0831)。

【含量测定】 照高效液相色谱法(通则0512)测定。避光操作。

供试品溶液 取本品适量，精密称定，加0.9%氯化钠溶液溶解并定量稀释制成每1ml中约含40μg的溶液。

对照品溶液 取顺铂对照品，精密称定，加0.9%氯化钠溶液溶解并定量稀释制成每1ml中约含40μg的溶液。

色谱条件与系统适用性要求 见有关物质项下。

测定法 精密量取供试品溶液与对照品溶液，分别注入液相色谱仪，记录色谱图。按外标法以峰面积计算。

【类别】 抗肿瘤药。

【贮藏】 遮光，密封保存。

【制剂】 注射用顺铂

注射用顺铂

Zhusheyong Shunbo

Cisplatin for Injection

本品为顺铂的无菌粉末或无菌冻干品。按平均装量计算，含顺铂($Cl_2H_6N_2Pt$)应为标示量的90.0%～110.0%。

【性状】 本品为亮黄色至橙黄色的结晶性粉末，或微黄色至黄色疏松块状物或粉末。

【鉴别】 取本品，照顺铂项下的鉴别试验[若为无菌冻干品，鉴别项除(4)外]，显相同的结果。

【检查】 **酸度与干燥失重** 照顺铂项下的方法检查，应符合规定。

有关物质 照高效液相色谱法(通则0512)测定。避光操作。

供试品溶液　取本品，加0.9%氯化钠溶液溶解并稀释制成每1ml中约含顺铂0.2mg的溶液。

对照溶液　精密量取供试品溶液1ml，置50ml量瓶中，用0.9%氯化钠溶液稀释至刻度，摇匀。

色谱条件、系统适用性要求与测定法　见顺铂有关物质项下。

限度　供试品溶液色谱图中如有杂质峰，相对保留时间约为0.87的杂质峰面积乘以0.569后不得大于对照溶液主峰面积的0.5倍(1.0%)，相对保留时间约为1.2的杂质峰面积乘以1.356后不得大于对照溶液的主峰面积(2.0%)，其他杂质峰面积的和不得大于对照溶液主峰面积的0.5倍(1.0%)。

细菌内毒素 取本品，依法检查(通则1143)，每1mg顺铂中含内毒素的量应小于1.7EU。

其他　应符合注射剂项下有关的各项规定(通则 0102)。

【含量测定】　照高效液相色谱法(通则 0512)测定。避光操作。

供试品溶液　取装量差异项下的内容物适量,精密称定,加 0.9%氯化钠溶液溶解并定量稀释制成每 1ml 中约含 40μg 的溶液。

对照品溶液、色谱条件、系统适用性要求与测定法　见顺铂含量测定项下。

【类别】　同顺铂。

【规格】　(1)10mg　(2)20mg　(3)30mg

【贮藏】　遮光,密闭保存。

胆　茶　碱

Danchajian

Choline Theophyllinate

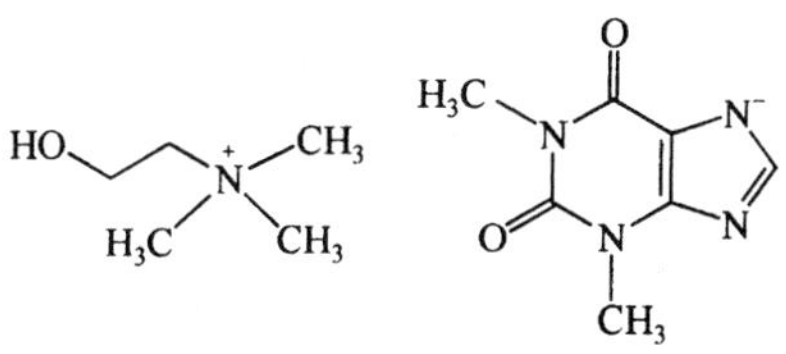

$C_{12}H_{21}N_5O_3$　283.33

本品为 1,3-二甲基-3,7-二氢-1*H*-嘌呤-2,6-二酮 *N*,*N*,*N*-三甲基-2-羟基乙铵盐。按干燥品计算,含 $C_{12}H_{21}N_5O_3$ 不得少于 98.5%。

【性状】　本品为白色结晶性粉末;微有胺臭。

本品在水中易溶,在乙醇中溶解,在乙醚中微溶。

熔点　本品的熔点(通则 0612)为 187～192℃(测定时每分钟上升的温度为 3.0℃±0.5℃)。

【鉴别】　(1)取本品约 0.1g,加盐酸 1ml 溶解后,加氯酸钾 0.1g,置水浴上蒸干,残渣遇氨气即显紫色;再加氢氧化钠试液,紫色即消失。

(2)取本品 0.5g,加水 2ml 溶解后,加氢氧化钠试液 3ml,煮沸,即发生三甲胺臭。

(3)取本品,加 0.01mol/L 氢氧化钠溶液溶解并稀释制成每 1ml 中约含 15μg 的溶液,照紫外-可见分光光度法(通则 0401)测定,在 275nm 的波长处有最大吸收。

【检查】　**溶液的澄清度与颜色**　取本品 1.0g,加水 10ml 溶解后,溶液应澄清无色;如显色,与同体积的对照液(取比色用重铬酸钾液 1.0ml,加水使成 160ml)比较,不得更深。

有关物质　照薄层色谱法(通则 0502)试验。

供试品溶液　取本品,加乙醇溶解并稀释制成每 1ml 中约含 10mg 的溶液。

对照溶液　精密量取供试品溶液适量,用乙醇定量稀释制成每 1ml 中约含 0.1mg 的溶液。

色谱条件　采用硅胶 HF_{254} 薄层板,以三氯甲烷-乙醇(95∶5)为展开剂。

测定法　吸取供试品溶液与对照溶液各 5μl,分别点于同一薄层板上,展开,取出,晾干,置紫外光灯(254nm)下检视。

限度　供试品溶液如显杂质斑点,与对照溶液的主斑点比较,不得更深。

干燥失重　取本品,在 105℃干燥至恒重,减失重量不得过 0.5%(通则 0831)。

炽灼残渣　不得过 0.1%(通则 0841)。

【含量测定】　取本品约 0.25g,精密称定,加水 50ml 与氨试液 8ml,置水浴上缓缓加热,使溶解,精密滴加硝酸银滴定液(0.1mol/L)20ml,摇匀后,继续置水浴上加热 15 分钟,放冷至 5～10℃,20 分钟后,用垂熔玻璃漏斗滤过,滤渣用水洗涤 3 次,每次 10ml,合并滤液与洗液,加硝酸使成酸性后,再加硝酸 3ml,放冷,加硫酸铁铵指示液 2ml,用硫氰酸铵滴定液(0.1mol/L)滴定。每 1ml 硝酸银滴定液(0.1mol/L)相当于 28.33mg 的 $C_{12}H_{21}N_5O_3$。

【类别】　平滑肌松弛药。

【贮藏】　密封,在干燥处保存。

【制剂】　胆茶碱片

胆 茶 碱 片

Danchajian Pian

Choline Theophyllinate Tablets

本品含胆茶碱($C_{12}H_{21}N_5O_3$)应为标示量的 94.0%～106.0%。

【性状】　本品为白色片。

【鉴别】　(1)取本品的细粉适量,加水浸渍后,滤过,滤液照胆茶碱项下的鉴别(1)、(2)项试验,显相同的反应。

(2)取本品细粉适量,加 0.01mol/L 氢氧化钠溶液溶解并稀释制成每 1ml 中约含胆茶碱 15μg 的溶液,滤过,取滤液照紫外-可见分光光度法(通则 0401)测定,在 275nm 的波长处有最大吸收。

【检查】　**有关物质**　照薄层色谱法(通则 0502)试验。

供试品溶液　取本品细粉适量(相当于胆茶碱 0.1g),加乙醇 10ml,振摇 10 分钟使胆茶碱溶解,过滤,取续滤液。

对照溶液　精密量取供试品溶液适量,用乙醇定量稀释制成每 1ml 中含胆茶碱 0.1mg 的溶液。

色谱条件与测定法　见胆茶碱有关物质项下。

限度　供试品溶液如显杂质斑点,与对照溶液的主斑点比较,不得更深。

其他　应符合片剂项下有关的各项规定(通则 0101)。

【含量测定】　取本品 20 片,精密称定,研细,精密称取适量(约相当于胆茶碱 0.5g),置 100ml 量瓶中,加水 70ml,时时振摇 30 分钟使胆茶碱溶解，用水稀释至刻度，摇匀，滤过，精密量取续滤液 50ml，加氨试液 8ml，置水浴上缓缓加热后，照胆茶碱含量测定项下的方法自“精密滴加硝酸银滴定液（0.1mol/L）20ml”起，依法测定。每 1ml 硝酸银滴定液（0.1mol/L）相当于 28.33mg 的 $C_{12}H_{21}N_5O_3$。

【类别】 同胆茶碱。

【规格】 0.1g

【贮藏】 密封，在干燥处保存。

胆影酸

Danyingsuan

Adipiodone

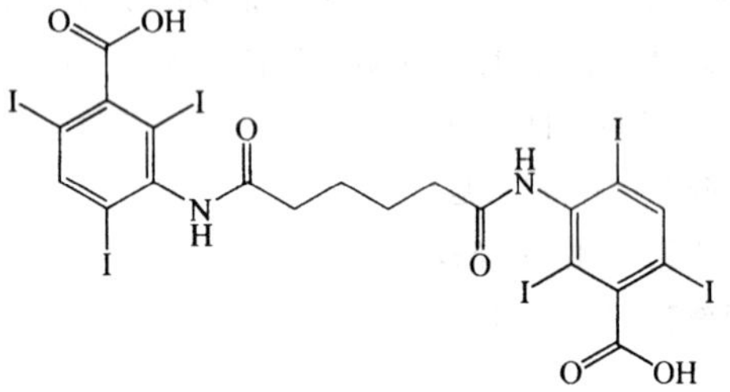

$C_{20}H_{14}I_6N_2O_6$　1139.76

本品为 3,3′-[(1,6-二氧代-1,6-亚己基)二亚氨基]双(2,4,6-三碘)苯甲酸。按干燥品计算，含 $C_{20}H_{14}I_6N_2O_6$ 不得少于 98.0%。

【性状】 本品为白色粉末；无臭，味微苦。

本品在乙醇中微溶，在水、三氯甲烷或乙醚中几乎不溶；在氢氧化钠溶液中溶解。

【鉴别】 (1)取本品约 10mg，置坩埚中，小火加热，即产生紫色的碘蒸气。

(2)照薄层色谱法(通则 0502)试验。

供试品溶液　取本品适量，加 0.08%氢氧化钠的甲醇溶液溶解并稀释制成每 1ml 中约含 1mg 的溶液。

对照品溶液　取胆影酸对照品适量，加 0.08%氢氧化钠的甲醇溶液溶解并稀释制成每 1ml 中约含 1mg 的溶液。

色谱条件　采用硅胶 HF_{254} 薄层板，以正丁醇-冰醋酸-水(4：1：5)为展开剂。

测定法　吸取供试品溶液与对照品溶液各 10μl，分别点于同一薄层板上，展开，晾干，置紫外光灯(254nm)下检视。

结果判定　供试品溶液所显主斑点的位置应与对照品溶液的主斑点相同。

【检查】 **碱性溶液的澄清度与颜色**　取本品 2.0g，加氢氧化钠试液 10ml 溶解后，溶液应澄清无色；如显浑浊，与 2 号浊度标准液(通则 0902 第一法)比较，不得更浓；如显色，与黄色 2 号或棕红色 2 号标准比色液(通则 0901 第一法)比较，不得更深。

游离碘　取碱性溶液的澄清度与颜色检查项下的溶液 5.0ml，用水稀释至 10ml，加稀醋酸至对石蕊试纸显酸性，加碘化钾 0.5g，振摇溶解后，加淀粉指示液 1ml，摇匀；如显色，与对照液(取等量供试品，用同一方法操作，但以水 1ml 代替淀粉指示液 1ml)比较，不得更深或有差异。

卤化物　取本品 2.0g，加氢氧化钠试液 4ml 溶解后，加稀硝酸 4ml 与水 30ml 的混合液，振摇数分钟，使胆影酸析出，滤过，沉淀用少量水洗涤，合并洗液与滤液用水稀释至 50ml，摇匀，必要时重复滤过，分取滤液 20ml，照氯化物检查法(通则 0801)检查，与标准氯化钠溶液 8.0ml 制成的对照液比较，不得更浓(0.01%)。

碘化物　取卤化物项下剩余的滤液 20ml，加三氯甲烷 1ml，稀硝酸 3ml 与浓过氧化氢溶液 1ml，振摇，静置分层后，三氯甲烷层如显色，与 0.0013%碘化钾溶液(每 1ml 相当于 10μg 的 I)2.0ml，加水使成 20ml 后，用同一方法制成的对照液比较，不得更深(0.0025%)。

氨基化合物　照紫外-可见分光光度法(通则 0401)测定。

供试品溶液　取本品 1.0g，加水 5ml 与氢氧化钠试液 5ml 使溶解，加水稀释至 100ml。

测定法　精密量取供试品溶液 10ml，加 0.1mol/L 亚硝酸钠溶液 5ml 与盐酸溶液(9→100)10ml，摇匀，放置 10 分钟，加 2.5%氨基磺酸铵溶液 5ml，摇匀，放置 5 分钟，加碱性 β-萘酚试液 2ml 与氢氧化钠试液 15ml，加水至 50ml，摇匀，在 485nm 的波长处测定吸光度。

限度　吸光度不得过 0.34。

干燥失重　取本品，在 105℃干燥至恒重，减失重量不得过 0.5%(通则 0831)。

炽灼残渣　取本品 1.0g，依法检查(通则 0841)，遗留残渣不得过 0.1%。

铁盐　取炽灼残渣项下遗留的残渣，加盐酸 1ml，置水浴上蒸干，再加稀盐酸 1ml 与水适量，置水浴上加热，滤过，坩埚用水洗涤，合并滤液与洗液并加水使成 25ml，依法检查(通则 0807)，与标准铁溶液 1.0ml 用同一方法制成的对照液比较，不得更深(0.001%)。

重金属　取本品 1.0g，依法检查(通则 0821 第二法)，含重金属不得过百万分之二十。

【含量测定】 取本品约 0.3g，精密称定，加氢氧化钠试液 30ml 与锌粉 1.0g，加热回流 30 分钟，放冷，冷凝管用少量水洗涤，滤过，烧瓶与滤器用水洗涤 3 次，每次 15ml，合并洗液与滤液，加冰醋酸 5ml 与曙红钠指示液 5 滴，用硝酸银滴定液(0.1mol/L)滴定。每 1ml 硝酸银滴定液(0.1mol/L)相当于 19.00mg 的 $C_{20}H_{14}I_6N_2O_6$。

【类别】 诊断用药。

【贮藏】 遮光，密封保存。

【制剂】 胆影葡胺注射液

胆影葡胺注射液

Danyingpu'an Zhusheye

Meglumine Adipiodone Injection

本品为胆影酸与葡甲胺制成的灭菌水溶液。含胆影葡胺($C_{20}H_{14}I_6N_2O_6 \cdot 2C_7H_{17}NO_5$)应为标示量的95.0%～105.0%。

【性状】 本品为白色至黄色的澄明液体。

【鉴别】 (1)取本品约1ml,蒸干后,小火加热,产生紫色的碘蒸气。

(2)取本品0.1ml,加三氯化铁试液1ml,滴加20%氢氧化钠溶液2ml,初显棕红色沉淀,随即溶解成棕红色溶液。

(3)照薄层色谱法(通则0502)试验。

供试品溶液　取本品适量,用水稀释制成每1ml中含胆影葡胺3mg的溶液。

对照品溶液　取胆影酸对照品20mg,加0.04%氢氧化钠溶液10ml使溶解。

色谱条件　采用硅胶HF_{254}薄层板,以正丁醇-冰醋酸-水(4∶1∶5)为展开剂。

测定法　吸取供试品溶液与对照品溶液各10μl,分别点于同一薄层板上,展开,晾干,置紫外光灯(254nm)下检视。

结果判定　供试品溶液所显主斑点的位置应与对照品溶液主斑点相同。

【检查】 **pH值**　应为6.5～8.0(通则0631)。

颜色　取本品,与标准比色液(通则0901第一法)比较:规格为20ml∶10g的,不得较黄色8号标准比色液更深;规格为1ml∶0.3g或20ml∶6g的,不得较黄色6号标准比色液更深。

游离碘　取本品适量(相当于胆影葡胺1.0g),用水稀释至10ml,照胆影酸游离碘项下的方法检查,应符合规定。

碘化物　取本品适量(相当于胆影葡胺0.80g),用水稀释至10ml,滴加稀硝酸3ml,搅拌数分钟,使析出沉淀,滤过,沉淀用水5ml洗涤,合并滤液与洗液,重复滤过,加入三氯甲烷与浓过氧化氢溶液各1ml,振摇,静置分层后,三氯甲烷层如显色,与0.0013%碘化钾溶液(每1ml相当于10μl的I)6.0ml用同一方法制成的对照液比较,不得更深。

热原　取本品,依法检查(通则1142),剂量按家兔体重每1kg缓慢注射3ml,应符合规定。

其他　应符合注射剂项下有关的各项规定(通则0102)。

【含量测定】 精密量取本品适量(约相当于胆影葡胺5g),置100ml量瓶中,用水稀释至刻度,摇匀,精密量取10ml,照胆影酸含量测定项下的方法,自"加氢氧化钠试液30ml与锌粉1.0g"起,依法测定。每1ml硝酸银滴定液(0.1mol/L)相当于25.50mg的$C_{20}H_{14}I_6N_2O_6 \cdot 2C_7H_{17}NO_5$。

【类别】 诊断用药。

【规格】 (1)1ml∶0.3g　(2)20ml∶6g　(3)20ml∶10g

【贮藏】 遮光,密闭保存。

胞磷胆碱钠

Baolindanjianna

Citicoline Sodium

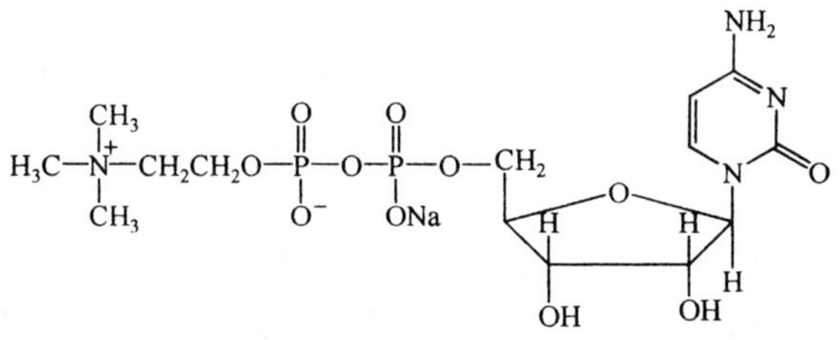

$C_{14}H_{25}N_4NaO_{11}P_2$　510.31

本品为胆碱胞嘧啶核苷二磷酸酯的单钠盐,按干燥品计算,含胞磷胆碱钠($C_{14}H_{25}N_4NaO_{11}P_2$)不得少于98.0%。

【性状】 本品为白色结晶或结晶性粉末;无臭。

本品在水中易溶,在乙醇、丙酮中不溶。

【鉴别】 (1)取本品约1mg,加稀盐酸3ml,溴试液1ml,水浴中加热30分钟,置通风处,待溴除去后,加3,5-二羟基甲苯乙醇溶液(1→10)0.2ml,再加入硫酸亚铁铵的盐酸溶液(1→1000)3ml,水浴加热20分钟,溶液显绿色。

(2)在含量测定项下记录的色谱图中,供试品溶液主峰的保留时间应与对照品溶液主峰的保留时间一致。

(3)本品的红外光吸收图谱应与对照的图谱(光谱集1096图)一致。

(4)本品的水溶液显钠盐鉴别(1)的反应(通则0301)。

【检查】 **酸碱度**　取本品0.50g,加水10ml溶解后,依法测定(通则0631),pH值应为6.0～7.5。

溶液的澄清度与颜色　取本品1.0g,加水8ml溶解后,依法检查(通则0901第一法和通则0902第一法),溶液应澄清无色。

氯化物　取本品0.10g,依法检查(通则0801),与标准氯化钠溶液5.0ml制成的对照品溶液比较,不得更浓(0.05%)。

铵盐　取本品0.20g,依法检查(通则0808),与标准氯化铵溶液10.0ml制成的对照品溶液比较,不得更浓(0.05%)。

铁盐　取本品0.20g,依法检查(通则0807),与标准铁溶液2.0ml制成的对照品溶液比较,不得更深(0.01%)。

磷酸盐　取本品0.10g,加水10ml溶解,加钼酸铵溶液(取钼酸铵1g,加0.5mol/L硫酸溶液40ml溶解)1ml,1-氨基-2-萘酚-4-磺酸试液0.5ml,放置5分钟;与标准磷溶液(精密称取在105℃干燥至恒重的磷酸二氢钾0.286g,置1000ml量瓶中,加水溶解并稀释至刻度,摇匀,临用前精密量取 10ml,置 100ml 量瓶中,用水稀释至刻度,摇匀。每 1ml 相当于 20μg 的 PO_4^{3-})5.0ml 同法制成的对照液比较,颜色不得更深(0.1%)。

有关物质 照高效液相色谱法(通则 0512)测定。

供试品溶液 取本品,精密称定,加水溶解并定量稀释制成每 1ml 中约含 2.5mg 的溶液。

对照溶液 精密量取供试品溶液 1ml,置 500ml 量瓶中,用水稀释至刻度,摇匀。

5′-胞苷酸对照品溶液 取 5′-胞苷酸对照品适量,精密称定,加水溶解并定量稀释制成每 1ml 中约含 7.5μg 的溶液。

胞磷胆碱钠对照品溶液 取胞磷胆碱钠对照品适量,精密称定,加水溶解并定量稀释制成每 1ml 中约含 0.25mg 的溶液。

系统适用性溶液 取 5′-胞苷酸对照品适量,加水溶解并稀释制成每 1ml 中约含 0.25mg 的溶液,取适量,与胞磷胆碱钠对照品溶液等量混合,摇匀。

色谱条件 用十八烷基硅烷键合硅胶为填充剂;以磷酸盐缓冲液[0.1mol/L 的磷酸二氢钾溶液和四丁基铵溶液(取 0.01mol/L 四丁基氢氧化铵溶液用磷酸调节 pH 值至 4.5)等量混合]-甲醇(95∶5)为流动相;检测波长为 276nm;系统适用性溶液进样体积 20μl,其他溶液进样体积 10μl。

系统适用性要求 系统适用性溶液色谱图中,胞磷胆碱峰与 5′-胞苷酸峰的分离度应符合要求。

测定法 精密量取供试品溶液、对照溶液与 5′-胞苷酸对照品溶液,分别注入液相色谱仪,记录色谱图至主峰保留时间的 2.5 倍。

限度 供试品溶液色谱图中如有杂质峰,按外标法以峰面积计算,含 5′-胞苷酸不得过 0.3%;其他单个杂质峰面积不得大于对照溶液的主峰面积(0.2%),其他各杂质峰面积的和不得大于对照溶液主峰面积的 3.5 倍(0.7%)。

残留溶剂 照残留溶剂测定法(通则 0861 第一法)测定。

内标溶液 取正丙醇适量,精密称定,用水定量稀释制成每 1ml 中约含 0.5mg 的溶液。

供试品溶液 取本品 0.75g,精密称定,置 50ml 量瓶中,精密加内标溶液 5ml 溶解并用水稀释至刻度,摇匀,精密量取 5ml,置顶空瓶中,密封。

对照品溶液 取甲醇、乙醇与丙酮适量,精密称定,置同一量瓶中,用水定量稀释制成每 1ml 中各约含 0.45mg、0.75mg 与 0.75mg 的溶液作为对照品贮备液;精密量取对照品贮备液 5ml 与内标溶液 5ml,置同一 50ml 量瓶中,用水稀释至刻度,摇匀,精密量取 5ml,置顶空瓶中,密封。

色谱条件 以聚乙二醇(或极性相近)为固定液的毛细管柱为色谱柱;柱温为 60℃;进样口温度为 200℃;检测器温度为 250℃;顶空瓶平衡温度为 80℃,平衡时间为 45 分钟。

系统适用性要求 对照品溶液色谱图中,各成分峰间的分离度均应符合要求。

测定法 分别取供试品溶液与对照品溶液顶空进样,记录色谱图。

限度 按内标法以峰面积计算,甲醇、乙醇与丙酮的残留量均应符合规定。

干燥失重 取本品,以五氧化二磷为干燥剂,在 100℃减压干燥 5 小时,减失重量不得过 6.0%(通则 0831)。

重金属 取本品 2.0g,依法检查(通则 0821 第一法),含重金属不得过百万分之五。

砷盐 取本品 2.0g,依法检查(通则 0822 第一法),应符合规定(0.0001%)。

细菌内毒素 取本品,依法检查(通则 1143),每 1mg 胞磷胆碱钠中含内毒素的量应小于 0.30EU。

无菌 取本品,用适宜溶剂溶解后,经薄膜过滤法处理,依法检查(通则 1101),应符合规定。(供无菌分装用)

【含量测定】 照高效液相色谱法(通则 0512)测定。

供试品溶液 取本品适量,精密称定,加水溶解并定量稀释制成每 1ml 中约含 0.25mg 的溶液。

对照品溶液 见有关物质项下胞磷胆碱钠对照品溶液。

系统适用性溶液、色谱条件与系统适用性要求 见有关物质项下。

测定法 精密量取供试品溶液与对照品溶液,分别注入液相色谱仪,记录色谱图。按外标法以峰面积计算。

【类别】 细胞代谢改善药。

【贮藏】 遮光,密封保存。

【制剂】 (1)胞磷胆碱钠片 (2)胞磷胆碱钠注射液 (3)胞磷胆碱钠葡萄糖注射液 (4)胞磷胆碱钠氯化钠注射液 (5)注射用胞磷胆碱钠 (6)注射用细胞磷胆碱钠肌苷

胞磷胆碱钠片

Baolindanjianna Pian

Citicoline Sodium Tablets

本品含胞磷胆碱钠($C_{14}H_{25}N_4NaO_{11}P_2$)应为标示量的 90.0%~110.0%。

【性状】 本品为白色片或薄膜衣片,除去包衣后显白色或类白色。

【鉴别】 取本品细粉适量(约相当于胞磷胆碱钠 1mg),照胞磷胆碱钠项下的鉴别(1)、(2)试验,显相同的结果。

【检查】 **有关物质** 照高效液相色谱法(通则 0512)测定。

供试品溶液 取含量测定项下的细粉适量,精密称定,加水溶解并定量稀释制成每 1ml 中约含胞磷胆碱钠 2.5mg 的溶液，滤过，取续滤液。

对照溶液　精密量取供试品溶液 1ml，置 500ml 量瓶中，用水稀释至刻度，摇匀。

5′-胞苷酸对照品溶液、胞磷胆碱钠对照品溶液、系统适用性溶液、色谱条件、系统适用性要求与测定法　见胞磷胆碱钠有关物质项下。

限度　供试品溶液色谱图中如有杂质峰，按外标法以峰面积计算，含 5′-胞苷酸不得过胞磷胆碱钠标示量的 0.3%；其他单个杂质峰面积不得大于对照溶液的主峰面积(0.2%)，其他各杂质峰面积的和不得大于对照溶液主峰面积的 3.5 倍(0.7%)。

溶出度　照溶出度与释放度测定法(通则 0931 第二法)测定。

溶出条件　以水 900ml 为溶出介质，转速为每分钟 50 转，依法操作，经 25 分钟时取样。

供试品溶液　取溶出液适量，滤过，取续滤液(0.1g 规格)；或精密量取续滤液适量，用溶出介质定量稀释制成每 1ml 中约含胞磷胆碱钠 0.11mg 的溶液(0.2g 规格)。

对照品溶液　取胞磷胆碱钠对照品适量，精密称定，加水溶解并定量稀释制成每 1ml 中约含 0.11mg 的溶液。

系统适用性溶液、色谱条件与系统适用性要求　见含量测定项下。

测定法　见含量测定项下。计算每片的溶出量。

限度　标示量的 80%，应符合规定。

其他　应符合片剂项下有关的各项规定(通则 0101)。

【含量测定】　照高效液相色谱法(通则 0512)测定。

供试品溶液　取本品 20 片，精密称定，研细，精密称取细粉适量(约相当于胞磷胆碱钠 0.125g)，置 100ml 量瓶中，加水适量，振摇，使胞磷胆碱钠溶解，用水稀释至刻度，摇匀，滤过，精密量取续滤液 10ml，置 50ml 量瓶中，用水稀释至刻度，摇匀。

对照品溶液、系统适用性溶液、色谱条件、系统适用性要求与测定法　见胞磷胆碱钠含量测定项下。

【类别】　同胞磷胆碱钠。

【规格】　(1)0.1g　(2)0.2g

【贮藏】　遮光，密封保存。

胞磷胆碱钠注射液

Baolindanjianna Zhusheye

Citicoline Sodium Injection

本品为胞磷胆碱钠的灭菌水溶液。含胞磷胆碱钠($C_{14}H_{25}N_4NaO_{11}P_2$)应为标示量的 90.0%～110.0%。

【性状】　本品为无色澄明液体。

【鉴别】　取本品，照胞磷胆碱钠项下的鉴别(1)、(2)与(4)试验，显相同的结果。

【检查】　**pH 值**　应为 6.0～8.0(通则 0631)。

有关物质　照高效液相色谱法(通则 0512)测定。

供试品溶液　精密量取本品适量，用水定量稀释制成每 1ml 中约含胞磷胆碱钠 2.5mg 的溶液。

对照溶液　精密量取供试品溶液 1ml，置 200ml 量瓶中，用水稀释至刻度，摇匀。

5′-胞苷酸对照品溶液、胞磷胆碱钠对照品溶液、系统适用性溶液、色谱条件、系统适用性要求与测定法　见胞磷胆碱钠有关物质项下。

限度　供试品溶液色谱图中如有杂质峰，按外标法以峰面积计算，含 5′-胞苷酸不得过胞磷胆碱钠标示量的 0.3%；其他单个杂质峰面积不得大于对照溶液的主峰面积(0.5%)，其他各杂质峰面积的和不得大于对照溶液主峰面积的 1.4 倍(0.7%)。

细菌内毒素　取本品，照胞磷胆碱钠项下的方法检查，应符合规定。

其他　应符合注射剂项下有关的各项规定(通则 0102)。

【含量测定】　照高效液相色谱法(通则 0512)测定。

供试品溶液　精密量取本品适量，用水定量稀释制成每 1ml 中含胞磷胆碱钠 0.25mg 的溶液。

对照品溶液、系统适用性溶液、色谱条件、系统适用性要求与测定法　见胞磷胆碱钠含量测定项下。

【类别】　同胞磷胆碱钠。

【规格】　(1)2ml : 0.1g　(2)2ml : 0.25g　(3)2ml : 0.5g

【贮藏】　遮光，密闭保存。

胞磷胆碱钠葡萄糖注射液

Baolindanjianna Putaotang Zhusheye

Citicoline Sodium and Glucose Injection

本品为胞磷胆碱钠与葡萄糖的灭菌水溶液。含胞磷胆碱钠($C_{14}H_{25}N_4NaO_{11}P_2$)应为标示量的 90.0%～110.0%。含葡萄糖($C_6H_{12}O_6 \cdot H_2O$)应为标示量的 95.0%～105.0%。

【性状】　本品为无色或几乎无色的澄明液体。

【鉴别】　(1)取本品，照胞磷胆碱钠项下的鉴别(2)、(4)试验，显相同的结果。

(2)取本品 1ml，缓缓滴入 5ml 微温的碱性酒石酸铜试液中，即生成氧化亚铜的红色沉淀。

【检查】　**pH 值**　应为 4.5～6.5(通则 0631)。

有关物质　照高效液相色谱法(通则 0512)测定。

供试品溶液　精密量取本品适量，用水定量稀释制成每 1ml 中约含胞磷胆碱钠 2.5mg 的溶液。

对照溶液　精密量取供试品溶液 1ml，置 200ml 量瓶中，用水稀释至刻度，摇匀。

5′-胞苷酸对照品溶液、胞磷胆碱钠对照品溶液、系统适用性溶液、色谱条件、系统适用性要求与测定法　见胞磷胆碱钠有关物质项下。

限度　供试品溶液色谱图中如有杂质峰，按外标法以峰面积计算，含 5′-胞苷酸不得过胞磷胆碱钠钠标示量的 0.3%；除 5-羟甲基糠醛峰外，其他单个杂质峰面积不得大于对照溶液的主峰面积(0.5%)，其他各杂质峰面积的和不得大于对照溶液主峰面积的 1.4 倍(0.7%)。

5-羟甲基糠醛　照高效液相色谱法(通则 0512)测定。

供试品溶液　精密量取本品适量(约相当于葡萄糖 0.25g)，置 25ml 量瓶中，用水稀释至刻度，摇匀。

对照品溶液　取 5-羟甲基糠醛对照品适量，精密称定，加水溶解并定量稀释制成每 1ml 中约含 2.4μg 的溶液。

5′-胞苷酸对照品溶液、胞磷胆碱钠对照品溶液、系统适用性溶液、色谱条件与系统适用性要求　见胞磷胆碱钠有关物质项下。检测波长为 284nm。

测定法　精密量取供试品溶液与对照品溶液，分别注入液相色谱仪，记录色谱图。

限度　供试品溶液色谱图中如有与对照品溶液主峰保留时间一致的色谱峰，按外标法以峰面积计算，含 5-羟甲基糠醛的量不得过葡萄糖标示量的 0.024%。

重金属　取本品适量(约相当于葡萄糖 3.0g)，蒸发至约 20ml，放冷，加醋酸盐缓冲溶液(pH 3.5)2.0ml 与水适量使成 25ml，依法检查(通则 0821 第一法)，含重金属不得过葡萄糖标示量的百万分之五。

渗透压摩尔浓度　应为 260～320mOsmol/kg(通则 0632)。

细菌内毒素　取本品，依法检查(通则 1143)，每 1ml 中含内毒素的量应小于 0.50EU。

无菌　取本品，经薄膜过滤法处理，以金黄色葡萄糖球菌为阳性对照菌，依法检查(通则 1101)，应符合规定。

其他　应符合注射剂项下有关的各项规定(通则 0102)。

【含量测定】　胞磷胆碱钠　照高效液相色谱法(通则 0512)测定。

供试品溶液　精密量取本品适量，用水定量稀释制成每 1ml 中约含胞磷胆碱钠 0.25mg 的溶液。

对照品溶液、系统适用性溶液、色谱条件、系统适用性要求与测定法　见胞磷胆碱钠含量测定项下。

葡萄糖　取本品，在 25℃依法测定旋光度(通则 0621)，与 2.0852 相乘，即得供试量中含有 $C_6H_{12}O_6 \cdot H_2O$ 的重量(g)。

【类别】　同胞磷胆碱钠。

【规格】　(1)50ml：胞磷胆碱钠 0.25g 与葡萄糖 2.5g　(2)100ml：胞磷胆碱钠 0.25g 与葡萄糖 5.0g　(3)100ml：胞磷胆碱钠 0.5g 与葡萄糖 5.0g　(4)200ml：胞磷胆碱钠 0.5g 与葡萄糖 10g

【贮藏】　遮光，密闭保存。

胞磷胆碱钠氯化钠注射液

Baolindanjianna Lühuana Zhusheye

Citicoline Sodium and Sodium Chloride Injection

本品为胞磷胆碱钠与氯化钠的灭菌水溶液。含胞磷胆碱钠($C_{14}H_{25}N_4NaO_{11}P_2$)应为标示量的 90.0%～110.0%。含氯化钠(NaCl)应为标示量的 95.0%～105.0%。

【性状】　本品为无色澄明液体。

【鉴别】　(1)取本品适量，加 1%三氯化铁盐酸溶液 2ml 及 6% 3,5-二羟基甲苯的 0.01mol/L 盐酸溶液 2ml，置水浴中加热，即显绿色。

(2)在含量测定项下记录的色谱图中，供试品溶液主峰的保留时间应与对照品溶液主峰的保留时间一致。

(3)本品显钠盐鉴别(1)与氯化物鉴别(1)的反应(通则 0301)。

【检查】　pH 值　应为 5.5～7.5(通则 0631)。

有关物质　照高效液相色谱法(通则 0512)测定。

供试品溶液　精密量取本品适量，用水定量稀释制成每 1ml 中约含胞磷胆碱钠 1.0mg 的溶液。

对照溶液　精密量取供试品溶液 1ml，置 200ml 量瓶中，用水稀释至刻度，摇匀。

5′-胞苷酸对照品溶液　取 5′-胞苷酸对照品适量，精密称定，加水溶解并定量稀释制成每 1ml 中约含 3.0μg 的溶液。

胞磷胆碱钠对照品溶液、系统适用性溶液、色谱条件、系统适用性要求与测定法　见胞磷胆碱钠有关物质项下。

限度　供试品溶液色谱图中如有杂质峰，按外标法以峰面积计算，含 5′-胞苷酸不得过胞磷胆碱钠标示量的 0.3%；其他单个杂质峰面积不得大于对照溶液的主峰面积(0.5%)，其他各杂质峰面积的和不得大于对照溶液主峰面积的 1.4 倍(0.7%)。

重金属　取本品 50ml，蒸发至约 20ml，放冷，加醋酸盐缓冲溶液(pH 3.5)2.0ml 与水适量使成 25ml，依法检查(通则 0821 第一法)，含重金属不得过千万分之三。

渗透压摩尔浓度　应为 260～320mOsmol/kg(通则 0632)。

细菌内毒素　取本品，依法检查(通则 1143)，每 1ml 中含内毒素的量应小于 0.50EU。

无菌　取本品，经薄膜过滤法处理，以金黄色葡萄糖球菌为阳性对照菌，依法检查(通则 1101)，应符合规定。

其他　应符合注射剂项下有关的各项规定(通则 0102)。

【含量测定】　胞磷胆碱钠　照高效液相色谱法(通则 0512)测定。

供试品溶液　精密量取本品适量，用水定量稀释制成每 1ml 中约含胞磷胆碱钠 0.25mg 的溶液。

对照品溶液、系统适用性溶液、色谱条件、系统适用性要求与测定法　见胞磷胆碱钠含量测定项下。

氯化钠　精密量取本品 10ml，置锥形瓶中，加铬酸钾指示液 5 滴，用硝酸银滴定液(0.1mol/L)滴定。每 1ml 硝酸银滴定液(0.1mol/L)相当于 5.844mg 的 NaCl。

【类别】 同胞磷胆碱钠。

【规格】 (1)50ml：胞磷胆碱钠 0.5g 与氯化钠 0.45g (2)100ml：胞磷胆碱钠 0.25g 与氯化钠 0.9g (3)100ml：胞磷胆碱钠 0.5g 与氯化钠 0.9g (4)250ml：胞磷胆碱钠 0.25g 与氯化钠 2.25g

【贮藏】 遮光，密闭保存。

注射用胞磷胆碱钠

Zhusheyong Baolindanjianna

Citicoline Sodium for Injection

本品为胞磷胆碱钠的无菌冻干品或无菌粉末。按平均装量计算，含胞磷胆碱钠($C_{14}H_{25}N_4NaO_{11}P_2$)应为标示量的 90.0%～110.0%。

【性状】 本品为白色或类白色疏松块状物或白色结晶或结晶性粉末。

【鉴别】 取本品，照胞磷胆碱钠项下的鉴别(1)、(2)、(4)试验，显相同的结果。

【检查】 **溶液的澄清度与颜色** 取本品，加水溶解并稀释制成每 1ml 中约含胞磷胆碱钠 0.050g 的溶液，依法检查(通则 0902 第一法和通则 0901 第一法)，溶液应澄清无色。

有关物质 照高效液相色谱法(通则 0512)测定。

供试品溶液 取本品，精密称定，加水溶解并定量稀释制成每 1ml 中约含 2.5mg 的溶液。

对照溶液 精密量取供试品溶液 1ml，置 500ml 量瓶中，用水稀释至刻度，摇匀。

5′-胞苷酸对照品溶液、胞磷胆碱钠对照品溶液、系统适用性溶液、色谱条件、系统适用性要求与测定法 见胞磷胆碱钠有关物质项下。

限度 供试品溶液色谱图中如有杂质峰，按外标法以峰面积计算，含 5′-胞苷酸不得过胞磷胆碱钠标示量的 0.3%；其他单个杂质峰面积不得大于对照溶液的主峰面积(0.2%)，其他各杂质峰面积的和不得大于对照溶液主峰面积的 3.5 倍(0.7%)。

酸碱度、干燥失重与细菌内毒素 取本品，照胞磷胆碱钠项下的方法检查，均应符合规定。

其他 应符合注射剂项下有关的各项规定(通则 0102)。

【含量测定】 照高效液相色谱法(通则 0512)测定。

供试品溶液 取本品 5 支，分别精密称定内容物的重量，将各容器内容物加水溶解完全后，全量转移至同一适宜量瓶中，用水稀释至刻度，摇匀，精密量取适量，用水定量稀释制成每 1ml 中约含胞磷胆碱钠 0.25mg 的溶液。

对照品溶液、系统适用性溶液、色谱条件、系统适用性要求与测定法 见胞磷胆碱钠含量测定项下。

【类别】 同胞磷胆碱钠。

【规格】 (1)0.25g (2)0.5g

【贮藏】 遮光，密闭保存。

注射用胞磷胆碱钠肌苷

Zhusheyong Baolindanjianna Jigan

Citicoline Sodium and Inosine for Injection

本品为胞磷胆碱钠与肌苷的无菌冻干品。含胞磷胆碱钠($C_{14}H_{25}N_4NaO_{11}P_2$)和肌苷($C_{10}H_{12}N_4O_5$)均应为标示量的 90.0%～110.0%。

【性状】 本品为白色或类白色疏松块状物或粉末。

【鉴别】 (1)取本品 1 支，加水 2ml 溶解，加氨制硝酸银试液 3 滴，即产生白色胶状沉淀。

(2)在含量测定项下记录的色谱图中，供试品溶液两主峰的保留时间应与对照品溶液相应的两主峰的保留时间一致。

(3)取本品 1 支，加碳酸钠 1g，炽灼灰化，加水溶解，滤过，滤液显磷酸盐的鉴别反应(通则 0301)。

【检查】 **酸碱度** 取本品，每支加水 2ml 溶解并混匀，依法测定(通则 0631)，pH 值应为 6.0～7.5。

溶液的透光率 取本品 1 支，加 0.9%氯化钠溶液 5ml 使溶解，照紫外-可见分光光度法(通则 0401)，在 403nm 的波长处测定透光率，不得低于 97.0%。

有关物质 照高效液相色谱法(通则 0512)测定。

供试品溶液 取本品适量，加水溶解并定量稀释制成每 1ml 中约含胞磷胆碱钠 2.5mg 的溶液。

对照溶液 精密量取供试品溶液 1ml，置 100ml 量瓶中，用水稀释至刻度，摇匀。

5′-胞苷酸对照品溶液 取 5′-胞苷酸对照品适量，精密称定，加水溶解并定量稀释制成每 1ml 中约含 7.5μg 的溶液。

胞磷胆碱钠对照品溶液 取胞磷胆碱钠对照品适量，精密称定，加水溶解并定量稀释制成每 1ml 中约含 0.05mg 的溶液。

系统适用性溶液 取 5′-胞苷酸对照品适量，加水溶解并稀释制成每 1ml 中约含 0.25mg 的溶液，取适量，与胞磷胆碱钠对照品溶液等量混合，摇匀。

色谱条件 用十八烷基硅烷键合硅胶为填充剂；以磷酸盐缓冲液[0.1mol/L 的磷酸二氢钾溶液和四丁基铵溶液(取 0.01mol/L 四丁基氢氧化铵溶液用磷酸调节 pH 值至 4.5)等量混合]-甲醇(95∶5)为流动相；检测波长为 254nm；系统适用性溶液进样体积 20μl，其他溶液进样体积 10μl。

系统适用性要求 系统适用性溶液色谱图中，胞磷胆碱峰与 5′-胞苷酸峰的分离度应符合要求。

测定法 精密量取供试品溶液、对照溶液与 5′-胞苷酸对照品溶液，分别注入液相色谱仪，记录色谱图至肌苷色谱峰保留时间的 2 倍。

限度　供试品溶液色谱图中如有杂质峰，按外标法以峰面积计算，含 5′-胞苷酸不得过胞磷胆碱钠标示量的 0.3%；其他各杂质峰面积的和不得大于对照溶液两主峰面积之和的 0.7 倍(0.7%)。

干燥失重　取本品，在 105℃干燥至恒重，减失重量不得过 7.0%(通则 0831)。

热原　取本品，每支加氯化钠注射液 2ml 使溶解，依法检查(通则 1142)，剂量按家兔体重每 1kg 注射 1ml，应符合规定。

其他　应符合注射剂项下有关的各项规定(通则 0102)。

【含量测定】　照高效液相色谱法(通则 0512)测定。

供试品溶液　取装量差异项下的内容物，混合均匀，精密称取适量(约相当于胞磷胆碱钠 0.25g)，置 100ml 量瓶中，加水振摇使溶解并稀释至刻度，摇匀，精密量取 2ml，置 100ml 量瓶中，用水稀释至刻度，摇匀，滤过。

肌苷对照品溶液　取肌苷对照品适量，精密称定，加水溶解并定量稀释制成每 1ml 中约含 0.05mg 的溶液。

胞磷胆碱钠对照品溶液、系统适用性溶液、色谱条件与系统适用性要求　见有关物质项下。

测定法　精密量取供试品溶液与对照品溶液，分别注入液相色谱仪，记录色谱图。按外标法以峰面积分别计算胞磷胆碱钠与肌苷的含量。

【类别】　细胞代谢改善药。

【规格】　0.3g(胞磷胆碱钠 250mg 与肌苷 50mg)

【贮藏】　密闭保存。

亮 氨 酸

Liang'ansuan

Leucine

$C_6H_{13}NO_2$　131.17

本品为 L-2-氨基-4-甲基戊酸。按干燥品计算，含 $C_6H_{13}NO_2$ 不得少于 98.5%。

【性状】　本品为白色结晶或结晶性粉末；无臭。

本品在甲酸中易溶，在水中略溶，在乙醇或乙醚中极微溶解。

比旋度　取本品，精密称定，加 6mol/L 盐酸溶液溶解并定量稀释制成每 1ml 中约含 40mg 的溶液，依法测定(通则 0621)，比旋度为+14.9°至+16.0°。

【鉴别】　(1)取本品与亮氨酸对照品各适量，分别加水溶解并稀释制成每 1ml 中约含 0.4mg 的溶液，作为供试品溶液与对照品溶液，照其他氨基酸项下的方法试验。供试品溶液所显主斑点的位置和颜色应与对照品溶液的主斑点相同。

(2)本品的红外光吸收图谱应与对照的图谱(光谱集 987 图)一致。

【检查】　**酸度**　取本品 0.50g，加水 50ml，加热使溶解，放冷，依法测定(通则 0631)，pH 值应为 5.5～6.5。

溶液的透光率　取本品 0.50g，加水 50ml，加热使溶解，放冷，照紫外-可见分光光度法(通则 0401)，在 430nm 的波长处测定透光率，不得低于 98.0%。

氯化物　取本品 0.25g，依法检查(通则 0801)，与标准氯化钠溶液 5.0ml 制成的对照液比较，不得更浓(0.02%)。

硫酸盐　取本品 1.0g，依法检查(通则 0802)，与标准硫酸钾溶液 2.0ml 制成的对照液比较，不得更浓(0.02%)。

铵盐　取本品 0.10g，依法检查(通则 0808)，与标准氯化铵溶液 2.0ml 制成的对照液比较，不得更深(0.02%)。

其他氨基酸　照薄层色谱法(通则 0502)试验。

供试品溶液　取本品适量，加水溶解并定量稀释制成每 1ml 中约含 20mg 的溶液。

对照溶液　精密量取供试品溶液 1ml，置 200ml 量瓶中，用水稀释至刻度，摇匀。

系统适用性溶液　取亮氨酸对照品与缬氨酸对照品各适量，置同一量瓶中，加水溶解并稀释制成每 1ml 中各约含 0.4mg 的溶液。

色谱条件　采用硅胶 G 薄层板，以正丁醇-水-冰醋酸(3：1：1)为展开剂。

测定法　吸取上述三种溶液各 5μl，分别点于同一薄层板上，展开后，晾干，喷以茚三酮的丙酮溶液(1→50)，在 80℃加热至斑点出现，立即检视。

系统适用性要求　对照溶液应显一个清晰的斑点，系统适用性溶液应显两个完全分离的斑点。

限度　供试品溶液如显杂质斑点，其颜色与对照溶液的主斑点比较，不得更深(0.5%)。

干燥失重　取本品，在 105℃干燥 3 小时，减失重量不得过 0.2%(通则 0831)。

炽灼残渣　取本品 1.0g，依法检查(通则 0841)，遗留残渣不得过 0.1%。

铁盐　取本品 1.5g，依法检查(通则 0807)，与标准铁溶液 1.5ml 制成的对照液比较，不得更深(0.001%)。

重金属　取炽灼残渣项下遗留的残渣，依法检查(通则 0821 第二法)，含重金属不得过百万分之十。

砷盐　取本品 2.0g，加水 5ml，加硫酸 1ml 与亚硫酸 10ml，在水浴上加热至体积约剩 2ml，加水 5ml，滴加氨试液至对酚酞指示液显中性，加盐酸 5ml，加水使成 28ml，依法检查(通则 0822 第一法)，应符合规定(0.0001%)。

细菌内毒素　取本品，依法检查(通则 1143)，每 1g 亮氨酸中含内毒素的量应小于 25EU。(供注射用)

【含量测定】　取本品约 0.1g，精密称定，加无水甲酸 1ml 溶解后，加冰醋酸 25ml，照电位滴定法(通则 0701)，用高氯酸滴定液(0.1mol/L)滴定，并将滴定的结果用空白试验校正。每

1ml 高氯酸滴定液(0.1mol/L)相当于 13.12mg 的 $C_6H_{13}NO_2$。

【类别】 氨基酸类药。

【贮藏】 遮光，密封保存。

度米芬

Dumifen

Domiphen Bromide

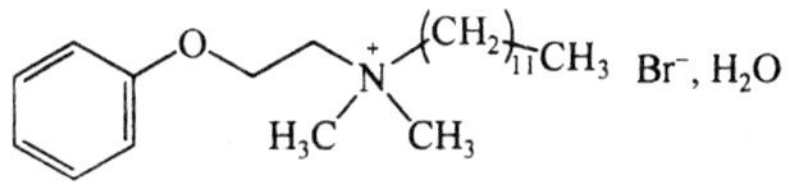

$C_{22}H_{40}BrNO \cdot H_2O$　432.49

本品为溴化 *N*,*N*-二甲基-*N*-(2-苯氧乙基)-1-十二烷铵一水合物。按干燥品计算，含 $C_{22}H_{40}BrNO$ 不得少于 98.0%。

【性状】 本品为白色至微黄色片状结晶；无臭或微带特臭；振摇水溶液，则发生泡沫。

本品在乙醇中极易溶解，在水中易溶，在丙酮中略溶，在乙醚中几乎不溶。

熔点　取本品，80℃减压干燥 5 小时后，立即依法测定(通则 0612)，熔点为 108～118℃。

【鉴别】 (1)取本品 10mg，加水 10ml 溶解后，加曙红钠指示液 0.5ml，再加水 100ml，即显桃红色。

(2)取本品，置 80℃干燥 1 小时，红外光吸收图谱应与对照的图谱(光谱集 299 图)一致。

(3) 取本品 1%水溶液 10ml，加稀硝酸 0.5ml，即生成白色沉淀，滤过，沉淀加乙醇即溶解；滤液显溴化物的鉴别反应(通则 0301)。

【检查】 **酸度**　取本品 0.20g，加水 20ml 溶解后，依法测定(通则 0631)，pH 值应为 5.0～7.0。

溶液的澄清度与颜色　取本品 1.0g，加水 10ml 溶解后，溶液应澄清无色；如显浑浊，与 2 号浊度标准液(通则 0902 第一法)比较，不得更浓；如显色，与黄色 1 号标准比色液(通则 0901 第一法)比较，不得更深。

非季铵类物　精密量取含量测定项下的溶液 25ml，照含量测定项下方法，自“置分液漏斗中”起，用盐酸滴定液(0.1mol/L)10ml 代替氢氧化钠滴定液(0.1mol/L)10ml，同法操作。计算每 1g 度米芬在含量测定与非季铵类物两项滴定消耗的碘酸钾滴定液(0.05mol/L)体积之差，不得大于 0.5ml。

干燥失重　取本品，在 80℃干燥至恒重，减失重量不得过 5.0%(通则 0831)。

炽灼残渣　不得过 0.1%(通则 0841)。

【含量测定】 取本品 2.0g，精密称定，置 100ml 量瓶中，加水溶解并稀释至刻度，精密量取 25ml，置分液漏斗中，加三氯甲烷 25ml 与氢氧化钠滴定液(0.1mol/L)10ml，精密加新制的 5%碘化钾溶液 10ml，振摇，静置使分层，分取水层用三氯甲烷振摇洗涤 3 次，每次 10ml，弃去三氯甲烷层，水层移入 250ml 具塞锥形瓶中，用水约 15ml 分 3 次淋洗分液漏斗，洗液并入锥形瓶中，加盐酸 40ml，放冷，用碘酸钾滴定液(0.05mol/L)滴定至淡棕色，加三氯甲烷 2ml，继续滴定并剧烈振摇至三氯甲烷层红色消失；精密量取新制的 5%碘化钾溶液 10ml，加水 20ml 以及盐酸 40ml，同法操作，作空白试验。每 1ml 碘酸钾滴定液(0.05mol/L)相当于 41.45mg 的 $C_{22}H_{40}BrNO$。

【类别】 消毒防腐药。

【贮藏】 遮光，密封保存。

【制剂】 度米芬滴丸

度米芬滴丸

Dumifen Diwan

Domiphen Bromide Pills

本品含度米芬($C_{22}H_{40}BrNO \cdot H_2O$)应为标示量的 85.0%～115.0%。

【性状】 本品为白色至微黄色滴丸。

【鉴别】 (1)取本品，照度米芬项下的鉴别(1)、(3)项试验，显相同结果。

(2)在含量测定项下记录的色谱图中，供试品溶液主峰的保留时间应与对照品溶液主峰的保留时间一致。

【检查】 应符合丸剂项下有关的各项规定(通则 0108)。

【含量测定】 照高效液相色谱法(通则 0512)测定。

供试品溶液　取本品 20 粒，精密称定，加流动相溶解并定量稀释制成每 1ml 中含度米芬 0.8mg 的溶液，必要时滤过。

对照品溶液　取度米芬对照品适量，精密称定，加流动相溶解并定量稀释制成每 1ml 中含 0.8mg 的溶液。

色谱条件　用磺化交联的苯乙烯-二乙烯基共聚物为填充剂；以甲醇-0.05mol/L 醋酸钠溶液(80∶20)为流动相；检测波长为 274nm；进样体积 10μl。

系统适用性要求　理论板数按度米芬峰计算不低于 3000。

测定法　精密量取供试品溶液与对照品溶液，分别注入液相色谱仪，记录色谱图。按外标法以峰面积计算，将结果乘以 1.0434。

【类别】 同度米芬。

【规格】 20mg

【贮藏】 遮光，密封保存。

美司钠

Meisina

Mesna

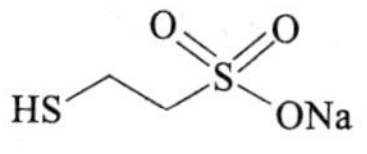

$C_2H_5NaO_3S_2$　164.18

本品为 2-巯乙磺酸钠。按干燥品计算，含 $C_2H_5NaO_3S_2$ 应为 96.0%～102.0%。

【性状】本品为白色或类白色粉末或结晶性粉末；有引湿性。

本品在水中易溶，在甲醇中略溶，在乙醇中微溶，在丙酮、三氯甲烷或乙醚中不溶。

【鉴别】（1）取本品约 10mg，加水 2ml 溶解后，加亚硝酸钠少许和稀硫酸 10 滴，振摇，溶液显红色。

（2）本品的红外光吸收图谱应与对照的图谱（光谱集 1174）一致。

（3）本品显钠盐的鉴别反应（通则 0301）。

【检查】**酸度**　取本品 1.0g，加水 10ml 使溶解，依法测定（通则 0631），pH 值应为 4.0～6.0。

溶液的澄清度与颜色　取本品 1.0g，加水 10ml 溶解后，溶液应澄清无色。

氯化物　取本品 0.2g，依法检查（通则 0801），与标准氯化钠溶液 5.0ml 制成的对照液比较，不得更浓（0.025%）。

硫酸盐　取本品 1.0g，依法检查（通则 0802），与标准硫酸钾溶液 3.0ml 制成的对照液比较，不得更浓（0.03%）。

有关物质　照高效液相色谱法（通则 0512）测定。

供试品溶液　取本品适量，精密称定，加流动相溶解并定量稀释制成每 1ml 中约含 4mg 的溶液。

对照溶液　精密量取供试品溶液适量，用流动相定量稀释制成每 1ml 中约含 0.012mg 的溶液。

对照品溶液　取杂质Ⅰ（双硫化合物）对照品适量，精密称定，加流动相溶解并定量稀释制成每 1ml 中约含 0.12mg 的溶液。

系统适用性溶液　取供试品溶液与对照品溶液各适量，加流动相稀释制成每 1ml 中含美司钠和杂质Ⅰ分别约为 0.18mg 和 0.005mg 的混合溶液。

灵敏度溶液　精密量取对照溶液适量，用流动相定量稀释制成每 1ml 中约含 0.8μg 的溶液。

色谱条件　用十八烷基硅烷键合硅胶为填充剂（Gemini C18 色谱柱，4.6mm×250mm，5μm 或效能相当的色谱柱）；以甲醇-磷酸盐缓冲液（取磷酸二氢钾 2.94g、磷酸氢二钾 2.94g、四丁基硫酸氢铵 2.6g 溶于 660ml 水中，用磷酸调 pH 值为 2.3）（34：66）为流动相；检测波长为 235nm；进样体积 20μl。

系统适用性要求　系统适用性溶液色谱图中，美司钠峰与杂质Ⅰ峰的分离度应大于 5.0；灵敏度溶液色谱图中，美司钠峰高的信噪比应大于 10。

测定法　精密量取供试品溶液、对照品溶液与对照溶液，分别注入液相色谱仪，记录色谱图至主成分峰保留时间的 4 倍。

限度　供试品溶液色谱图中如有与杂质Ⅰ峰保留时间一致的色谱峰，按外标法以峰面积计算，含杂质Ⅰ不得过 3.0%；与美司钠峰（保留时间约为 4.8 分钟）比较，相对保留时间约为 0.6（可能包含杂质Ⅱ、杂质Ⅲ或杂质Ⅳ，按总和计）及 0.8（杂质Ⅴ）的杂质峰，按校正后的峰面积计算（均乘以校正因子 0.01），均不得大于对照溶液主峰面积（0.3%）；其他单个未知杂质峰面积不得大于对照溶液主峰面积的 1/3（0.1%），其他单个未知杂质峰面积的和不得大于对照溶液主峰面积（0.3%）。供试品溶液色谱图中小于灵敏度溶液主峰面积的色谱峰忽略不计（0.02%）。

残留溶剂　照残留溶剂测定法（通则 0861）测定，应符合规定。

干燥失重　取本品，在 60℃减压干燥 2 小时，减失重量不得过 1.0%（通则 0831）。

重金属　取本品 1.0g，依法检查（通则 0821 第三法），含重金属不得过百万分之十。

【含量测定】取本品约 0.12g，精密称定，加水 10ml，振摇使溶解，加稀硫酸 10ml，精密加入碘滴定液（0.05mol/L）10ml，摇匀，用硫代硫酸钠滴定液（0.1mol/L）滴定，至近终点时，加淀粉指示液 1ml，继续滴定至蓝色消失，并将滴定的结果用空白试验校正。每 1ml 硫代硫酸钠滴定液（0.1mol/L）相当于 16.42mg 的 $C_2H_5NaO_3S_2$。

【类别】抗肿瘤辅助药。

【贮藏】遮光，密封保存。

【制剂】美司钠注射液

附：

杂质Ⅰ（双硫化合物）

HO_3S–CH_2CH_2–S–S–CH_2CH_2–SO_3H

$C_4H_{10}O_6S_4$　282.38

2-(2-磺乙基二硫基)乙磺酸

杂质Ⅱ

H_2N–C(=NH)–S–CH_2CH_2–SO_3H

$C_3H_8N_2O_3S_2$　184.24

2-(脒基硫基)乙磺酸

杂质Ⅲ

H_2N–C(=NH)–NH–C(=NH)–S–CH_2CH_2–SO_3H

$C_4H_{10}N_4O_3S_2$　226.28

2-[[(胍基)(亚胺基)甲基]硫基]乙磺酸

杂质Ⅳ

H_2N–C(=NH)–NH–C(=O)–S–CH_2CH_2–SO_3H

$C_4H_9N_3O_4S_2$　227.26

2-(脒基氨基甲酰基硫基)乙磺酸

杂质Ⅴ

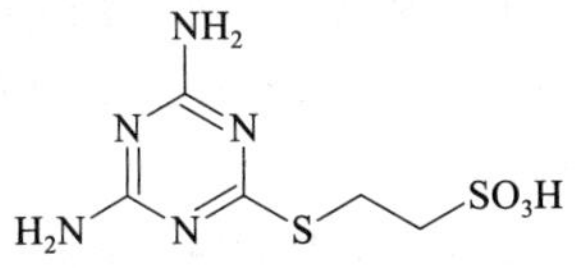

$C_5H_9N_5O_3S_2$　251.29

2-(4,6-二氨基-1,3,5-三嗪-2-基)-硫基乙磺酸

美司钠注射液

Meisina Zhusheye

Mesna Injection

本品为美司钠的灭菌水溶液。含美司钠($C_2H_5NaO_3S_2$)应为标示量的 90.0%～105.0%。

【性状】 本品为无色的澄明液体。

【鉴别】 (1)取本品 1ml,加水 1ml、亚硝酸钠少许与稀硫酸 10 滴,振摇,溶液显红色。

(2)在含量测定项下记录的色谱图中,供试品溶液主峰的保留时间应与对照品溶液主峰的保留时间一致。

【检查】 **pH 值** 应为 4.0～6.0 或 6.5～8.5(通则 0631)。

有关物质 照高效液相色谱法(通则 0512)测定。

供试品溶液　精密量取本品适量,用流动相定量稀释制成每 1ml 中约含 4mg 的溶液。

对照溶液　精密量取供试品溶液适量,用流动相定量稀释制成每 1ml 中约含 0.012mg 的溶液。

对照品溶液　取杂质Ⅰ对照品适量,精密称定,加流动相溶解并定量稀释制成每 1ml 中约含 0.2mg 的溶液。

空白溶液　取乙二胺四乙酸二钠适量,精密称定,用流动相溶解并稀释制成每 1ml 中约含 0.01mg 的溶液。

灵敏度溶液　精密量取对照溶液适量,用流动相定量稀释制成每 1ml 中约含 0.8μg 的溶液。

系统适用性溶液、色谱条件与系统适用性要求　见美司钠有关物质项下。

测定法　精密量取供试品溶液、对照溶液、对照品溶液与空白溶液,分别注入液相色谱仪,记录色谱图至主成分峰保留时间的 4 倍。

限度　供试品溶液色谱图中如有与杂质Ⅰ峰保留时间一致的色谱峰,按外标法以峰面积计算,含杂质Ⅰ不得过 5.0%;与美司钠峰(保留时间约为 4.8 分钟)比较,相对保留时间约为 0.6(可能包含杂质Ⅱ、杂质Ⅲ或杂质Ⅳ,按总和计)及 0.8(杂质Ⅴ)的杂质峰,按校正后的峰面积计算(均乘以校正因子 0.01),均不得大于对照溶液主峰面积(0.3%);其他单个未知杂质峰面积不得大于对照溶液主峰面积的 2/3(0.2%),除乙二胺四乙酸二钠色谱峰外,其他未知杂质峰面积的和不得大于对照溶液主峰面积的 $1\frac{2}{3}$(0.5%)。供试品溶液色谱图中小于灵敏度溶液主峰面积的色谱峰忽略不计(0.02%)。

细菌内毒素 取本品,依法检查(通则 1143),每 1mg 美司钠中含内毒素的量应小于 0.03EU。

其他 应符合注射剂项下有关的各项规定(通则 0102)。

【含量测定】 照高效液相色谱法(通则 0512)测定。

对照品溶液 取美司钠对照品适量,精密称定,加流动相溶解并定量稀释制成每 1ml 中约含 4mg 的溶液。

供试品溶液、系统适用性溶液、色谱条件与系统适用性要求 见有关物质项下。

测定法 精密量取供试品溶液与对照品溶液,分别注入液相色谱仪,记录色谱图,按外标法以峰面积计算。

【类别】 同美司钠。

【规格】 (1)2ml∶0.2g　(2)4ml∶0.4g

【贮藏】 遮光,密闭保存。

美 罗 培 南

Meiluopeinan

Meropenem

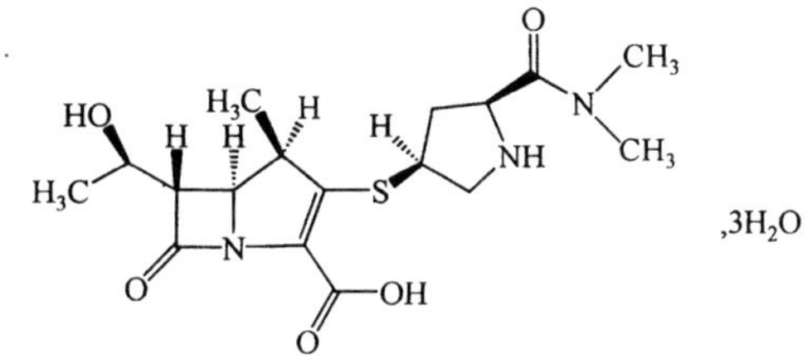

,$3H_2O$

$C_{17}H_{25}N_3O_5S \cdot 3H_2O$　437.51

本品为(−)-(4*R*,5*S*,6*S*)-3-[(3*S*,5*S*)-5-(二甲基胺酰基)-3-吡咯烷]硫-6-[(1*R*)-1-羟乙基]-4-甲基-7-氧-1-氮杂双环[3.2.0]庚-2-烯-2-羧酸三水合物。按无水物计算,含美罗培南(按$C_{17}H_{25}N_3O_5S$计)应不少于 98.0%。

【性状】 本品为白色至微黄色结晶性粉末;无臭。

本品在甲醇中溶解,在水中略溶,在丙酮、乙醇或乙醚中不溶;在 0.1mol/L 氢氧化钠溶液中溶解,在 0.1mol/L 盐酸溶液中略溶。

比旋度 取本品适量,精密称定,加水溶解并定量稀释制成每 1ml 中约含 10mg 的溶液,依法测定(通则 0621),比旋度应为−17°至−21°。

【鉴别】 (1)在含量测定项下记录的色谱图中,供试品溶液主峰的保留时间应与对照品溶液主峰的保留时间一致。

(2)本品的红外光吸收图谱应与对照的图谱(光谱集 997 图)一致。

【检查】 **结晶性** 取本品,依法检查(通则 0981),应符合规定。

酸度　取本品，加水制成每 1ml 中含 10mg 的溶液，依法测定(通则 0631)，pH 值应为 4.0～6.0。

溶液的澄清度与颜色　取本品 5 份，分别加入澄清的 2%碳酸钠溶液制成每 1ml 中含 0.1g 的溶液，溶液应澄清无色；如显浑浊，与 1 号浊度标准液(通则 0902 第一法)比较，均不得更浓；如显色，与黄色或黄绿色 5 号标准比色液(通则 0901 第一法)比较，均不得更深。

有关物质　照高效液相色谱法(通则 0512)测定。

0.1%三乙胺溶液　取三乙胺 1.0ml，加水 900ml，用磷酸溶液(1→10)调节 pH 值至 5.0±0.1，加水稀释至 1000ml。

供试品溶液　取本品，加 0.1%三乙胺溶液溶解并稀释制成每 1ml 中含 5mg 的溶液。

对照溶液　精密量取供试品溶液适量，用 0.1%三乙胺溶液定量稀释制成每 1ml 中含 25μg 的溶液。

系统适用性溶液　取美罗培南对照品适量，加 0.1%三乙胺溶液溶解并稀释制成每 1ml 中约含 0.5mg 的溶液，取适量，置水浴中加热 1 小时。

色谱条件　用十八烷基硅烷键合硅胶为填充剂；以 0.1%三乙胺溶液-乙腈(93.5∶6.5)为流动相；检测波长为 220nm；进样体积 10μl。

系统适用性要求　系统适用性溶液色谱图中，美罗培南峰保留时间约为 7 分钟，出峰顺序依次为美罗培南开环物、美罗培南，美罗培南峰与美罗培南开环物峰间的分离度应符合要求。

测定法　精密量取供试品溶液与对照溶液，分别注入液相色谱仪，记录色谱图至主成分峰保留时间的 3.5 倍。

限度　供试品溶液色谱图中如有杂质峰，主峰前最大杂质峰面积与主峰后最大杂质峰面积均不得大于对照溶液主峰面积的 0.6 倍(0.3%)，其他单个杂质峰面积不得大于对照溶液主峰面积的 0.2 倍(0.1%)，各杂质峰面积的和不得大于对照溶液主峰面积的 2 倍(1.0%)，小于对照溶液主峰面积 0.1 倍的峰忽略不计。

残留溶剂　照残留溶剂测定法(通则 0861 第一法)测定。

内标溶液　取乙醇适量，加水制成每 1ml 中约含 1mg 的溶液。

供试品溶液　取本品约 0.4g，精密称定，置 10ml 量瓶中，精密加入内标溶液 2ml，用 1%碳酸钠溶液溶解并稀释至刻度，摇匀，精密量取 5ml，置顶空瓶中，密封。

对照品溶液　取丙酮、乙腈、二氯甲烷、乙酸乙酯、四氢呋喃各适量，精密称定，加水定量稀释制成每 1ml 中分别约含 1.0mg、0.5mg、0.3mg、0.5mg、0.3mg 的混合溶液。精密量取 5ml，置 50ml 量瓶中，精密加入内标溶液 10ml，用水稀释至刻度，摇匀，得每 1ml 中分别约含乙醇、丙酮、乙腈、二氯甲烷、乙酸乙酯、四氢呋喃为 0.2mg、0.1mg、0.05mg、0.03mg、0.05mg、0.03mg 的混合溶液。精密量取 5ml，置顶空瓶中，密封。

色谱条件　以 6%氰丙基苯基-94%二甲基聚硅氧烷(或极性相近)为固定液的毛细管柱为色谱柱；柱温为 50℃；进样口温度为 140℃，检测器温度为 250℃；顶空瓶平衡温度为 90℃，平衡时间为 30 分钟。

系统适用性要求　对照品溶液色谱图中，出峰顺序依次为乙醇、丙酮、乙腈、二氯甲烷、乙酸乙酯、四氢呋喃，各色谱峰间的分离度均应符合要求。

测定法　取供试品溶液与对照品溶液分别顶空进样，记录色谱图。

限度　按内标法以峰面积比值计算，丙酮、乙腈、二氯甲烷、乙酸乙酯与四氢呋喃的残留量均应符合规定。

水分　取本品，照水分测定法(通则 0832 第一法 1)测定，含水分应为 11.4%～13.4%。

炽灼残渣　取本品 1.0g，依法检查(通则 0841)，遗留残渣不得过 0.2%。

重金属　取炽灼残渣项下遗留的残渣，依法检查(通则 0821 第二法)，含重金属不得过百万分之十。

可见异物　取本品 5 份，每份各 0.50g，加 2%碳酸钠溶液(经 0.45μm 滤膜滤过)溶解，依法检查(通则 0904)，应符合规定。(供无菌分装用)

不溶性微粒　取本品，加 2%碳酸钠溶液(经 0.45μm 滤膜滤过)制成每 1ml 中含 50mg 的溶液，依法检查(通则 0903)，每 1g 样品中，含 10μm 及 10μm 以上的微粒不得过 6000 粒，含 25μm 及 25μm 以上的微粒不得过 600 粒。(供无菌分装用)

细菌内毒素　取本品适量，依法检查(通则 1143)，每 1mg 美罗培南(按 $C_{17}H_{25}N_3O_5S$ 计)中含内毒素的量应小于 0.12EU。(供注射用)

无菌　取本品，加 2%无菌碳酸钠溶液(每 1g 美罗培南，按 $C_{17}H_{25}N_3O_5S$ 计，加 12.5ml)充分溶解，再加 0.1%无菌蛋白胨水溶液稀释成每 1ml 中含 20mg 的溶液，经薄膜过滤法处理，用 0.1%无菌蛋白胨水溶液分次冲洗(每膜不少于 500ml)，每管培养基中加入不少于 300 万单位的青霉素酶，以金黄色葡萄球菌为阳性对照菌，依法检查(通则 1101)，应符合规定。(供无菌分装用)

【含量测定】　照高效液相色谱法(通则 0512)测定。

供试品溶液　取本品适量，精密称定，加 0.1%三乙胺溶液溶解并定量稀释制成每 1ml 中约含美罗培南(按 $C_{17}H_{25}N_3O_5S$ 计)0.5mg 的溶液。

对照品溶液　取美罗培南对照品适量，精密称定，加 0.1%三乙胺溶液溶解并定量稀释制成每 1ml 中约含美罗培南(按 $C_{17}H_{25}N_3O_5S$ 计)0.5mg 的溶液。

0.1%三乙胺溶液、系统适用性溶液、色谱条件与系统适用性要求　见有关物质项下。

测定法　精密量取供试品溶液与对照品溶液，分别注入液相色谱仪，记录色谱图。按外标法以峰面积计算。

【类别】　β-内酰胺类抗生素。

【贮藏】　密封，在凉暗干燥处保存。

【制剂】　注射用美罗培南

注射用美罗培南

Zhusheyong Meiluopeinan

Meropenem for Injection

本品为美罗培南加适量无水碳酸钠制成的灭菌粉末。按平均含量计算，含美罗培南（按 $C_{17}H_{25}N_3O_5S$ 计）应为标示量的 90.0%～110.0%。

【性状】 本品为白色至微黄色粉末。

【鉴别】 （1）照薄层色谱法（通则 0502）试验。

供试品溶液　取本品 1 瓶，加水 5ml 振摇使溶解，再用 75%的乙醇制成每 1ml 中约含美罗培南（按 $C_{17}H_{25}N_3O_5S$ 计）10mg 的溶液。

对照品溶液　取美罗培南对照品适量，先加少量 pH 7.0 的磷酸盐缓冲液使溶解，再用 75%的乙醇制成每 1ml 中约含 10mg 的溶液。

系统适用性溶液　取美罗培南对照品与头孢唑林对照品各适量，置同一容器中，先加少量 pH 7.0 的磷酸盐缓冲液使溶解，再用 75%的乙醇制成每 1ml 中各约含 10mg 的溶液。

色谱条件　采用硅胶 GF_{254} 薄层板，以乙酸乙酯-丙酮-冰醋酸-水（5∶2∶2∶1）为展开剂。

测定法　取上述三种溶液各 2μl，分别点于同一薄层板上，展开，晾干，先置紫外光灯（254nm）下检视，再置碘蒸气中显色，立即检视。

系统适用性要求　系统适用性溶液应显两个清晰分离的斑点。

结果判定　供试品溶液所显主斑点的位置和颜色应与对照品溶液主斑点的位置和颜色相同。

（2）在含量测定项下记录的色谱图中，供试品溶液主峰的保留时间应与对照品溶液主峰的保留时间一致。

（3）取本品适量，加稀酸，即泡沸，发生二氧化碳，导入氢氧化钙试液中，即生成白色沉淀。

以上（1）、（2）两项可选做一项。

【检查】 **碱度**　取本品，加水制成每 1ml 中含美罗培南（按 $C_{17}H_{25}N_3O_5S$ 计）5mg 的溶液，依法测定（通则 0631），pH 值应为 7.0～8.5。

溶液的澄清度与颜色　取本品 5 瓶，按标示量分别加水制成每 1ml 中含 0.1g 的溶液，溶液均应澄清无色，如显浑浊，与 1 号浊度标准液（通则 0902 第一法）比较，均不得更浓；如显色，与黄色或黄绿色 6 号标准比色液（通则 0901 第一法）比较，均不得更深。

有关物质　照高效液相色谱法（通则 0512）测定。

供试品溶液　取本品适量，加 0.1%三乙胺溶液溶解并稀释制成每 1ml 中含美罗培南（按 $C_{17}H_{25}N_3O_5S$ 计）5mg 的溶液。

对照溶液　精密量取供试品溶液适量，用 0.1%三乙胺溶液定量稀释制成每 1ml 中含美罗培南（按 $C_{17}H_{25}N_3O_5S$ 计）25μg 的溶液。

0.1%三乙胺溶液、系统适用性溶液、色谱条件、系统适用性要求与测定法　见美罗培南有关物质项下。

限度　供试品溶液色谱图中如有杂质峰，单个杂质峰面积不得大于对照溶液主峰面积（0.5%），各杂质峰面积的和不得大于对照溶液主峰面积的 3 倍（1.5%），小于对照溶液主峰面积 0.1 倍的峰忽略不计。

干燥失重　取本品，在 60℃减压干燥至恒重，减失重量应为 9.0%～12.0%（通则 0831）。

含量均匀度　以含量测定项下测得的每瓶含量计算，应符合规定（通则 0941）。

不溶性微粒　取本品，按标示量加微粒检查用水制成每 1ml 中含 50mg 的溶液，依法检查（通则 0903），标示量为 1.0g 以下的折算为每 1g 样品中含 10μm 及 10μm 以上的微粒不得过 6000 粒，含 25μm 及 25μm 以上的微粒不得过 600 粒。标示量为 1.0g 以上（包括 1.0g）的每个供试品容器中含 10μm 及 10μm 以上的微粒不得过 6000 粒，含 25μm 及 25μm 以上的微粒不得过 600 粒。

细菌内毒素　照美罗培南项下的方法检查，应符合规定。

无菌　取本品，加 0.1%无菌蛋白胨水溶液溶解并稀释制成每 1ml 含 20mg 的溶液，照美罗培南项下的方法检查，应符合规定。

其他　应符合注射剂项下有关的各项规定（通则 0102）。

【含量测定】 照高效液相色谱法（通则 0512）测定。

供试品溶液　取本品 10 瓶，分别加 0.1%三乙胺溶液溶解并定量稀释制成每 1ml 中含美罗培南（按 $C_{17}H_{25}N_3O_5S$ 计）0.5mg 的溶液。

0.1%三乙胺溶液、对照品溶液、系统适用性溶液、色谱条件与系统适用性要求　见美罗培南含量测定项下。

测定法　见美罗培南含量测定项下。求出 10 瓶的平均含量。

【类别】 同美罗培南。

【规格】 按 $C_{17}H_{25}N_3O_5S$ 计　（1）0.25g　（2）0.5g

【贮藏】 密闭，在凉暗干燥处保存。

美洛西林钠

Meiluoxilinna

Mezlocillin Sodium

$C_{21}H_{24}NaN_5O_8S_2$　561.56

本品为(2*S*,5*R*,6*R*)-3,3-二甲基-6-[(2*R*)-[3-(甲磺酰基)-2-氧代-1-咪唑烷甲酰氨基]-2-苯乙酰氨基]-7-氧代-4-硫杂-1-氮杂双环[3.2.0]庚烷-2-甲酸钠盐。按无水物计算,含美洛西林($C_{21}H_{25}N_5O_8S_2$)应为 91.0%～97.8%。

【性状】 本品为白色或类白色粉末或结晶;无臭或稍带特异臭;有引湿性。

本品在水或甲醇中易溶,在乙醇中微溶,在丙酮中极微溶解,在异丙醇、乙酸乙酯或乙醚中几乎不溶。

比旋度 取本品,精密称定,加水溶解并定量稀释制成每 1ml 中约含 10mg 的溶液,依法测定(通则 0621),比旋度为 +175°至+195°。

【鉴别】 (1)照薄层色谱法(通则 0502)试验。

供试品溶液　取本品,加水溶解并稀释制成每 1ml 中含 4mg 的溶液。

对照品溶液　取美洛西林对照品,加水溶解并稀释制成每 1ml 中含 4mg 的溶液。

色谱条件　采用硅胶 G 薄层板,以甲醇-三氯甲烷-水-吡啶(90:80:30:10)为展开剂。

测定法　10 分钟内吸取供试品溶液与对照品溶液各 5μl,分别点于同一薄层板上,展开后,取出,晾干,置碘蒸气中显色。

结果判定　供试品溶液所显主斑点的位置和颜色应与对照品溶液主斑点的位置和颜色相同。

(2)在含量测定项下记录的色谱图中,供试品溶液主峰的保留时间应与对照品溶液主峰的保留时间一致。

(3)本品的红外光吸收图谱应与对照的图谱(光谱集 627 图)一致。

(4)本品显钠盐鉴别(1)的反应(通则 0301)。

以上(1)、(2)两项可选做一项。

【检查】 **酸碱度** 取本品,加水制成每 1ml 中含 0.1g 的溶液,依法测定(通则 0631),pH 值应为 4.5～7.5。

溶液的澄清度与颜色 取本品 5 份,各 0.60g,分别加水 5ml 溶解后,溶液应澄清无色;如显浑浊,与 1 号浊度标准液(通则 0902 第一法)比较,均不得更浓;如显色,与黄色 2 号标准比色液(通则 0901 第一法)比较,均不得更深。

有关物质 照高效液相色谱法(通则 0512)测定。临用新制。

供试品溶液　取本品适量,加水溶解并稀释制成每 1ml 中约含 0.6mg 的溶液。

对照溶液　精密量取供试品溶液 1ml,置 100ml 量瓶中,用水稀释至刻度,摇匀。

系统适用性溶液　取美洛西林钠适量,加水溶解并稀释制成每 1ml 中含 0.6mg 的溶液,水浴加热 5～8 分钟。

色谱条件　用十八烷基硅烷键合硅胶为填充剂;以磷酸盐缓冲液(取磷酸二氢钾 4.9g 和磷酸氢二钾 0.45g,加水溶解并稀释至 1000ml)-乙腈(80:20)为流动相;检测波长为 210nm;进样体积 20μl。

系统适用性要求　系统适用性溶液色谱图中,美洛西林峰与其相对保留时间 0.93 处杂质峰间的分离度应符合要求。

测定法　精密量取供试品溶液与对照溶液,分别注入液相色谱仪,记录色谱图至主成分峰保留时间的 1.5 倍。

限度　供试品溶液色谱图中如有杂质峰,单个杂质峰面积不得大于对照溶液主峰面积的 1.5 倍(1.5%),各杂质峰面积的和不得大于对照溶液主峰面积的 4 倍(4.0%)。

美洛西林聚合物 照分子排阻色谱法(通则 0514)测定。临用新制。

供试品溶液　取本品 0.2g,精密称定,置 10ml 量瓶中,加水溶解并稀释至刻度,摇匀。

对照溶液　取美洛西林对照品约 20mg,精密称定,加水溶解并定量稀释制成每 1ml 中约含 0.2mg 的溶液。

系统适用性溶液　取蓝色葡聚糖 2000 适量,加水溶解并稀释制成每 1ml 中约含 0.2mg 的溶液。

色谱条件　用葡聚糖凝胶 G-10(40～120μm)为填充剂;玻璃柱内径 1.0～1.4cm,柱长 30～40cm;以 pH 8.0 的 0.05mol/L 磷酸盐缓冲液[0.05mol/L 磷酸氢二钠溶液-0.05mol/L 磷酸二氢钠溶液(95:5)]为流动相 A,以水为流动相 B;流速每分钟 1.5ml;检测波长为 254nm;进样体积 100～200μl。

系统适用性要求　系统适用性溶液分别在以流动相 A 与流动相 B 为流动相记录的色谱图中,按蓝色葡聚糖 2000 峰计算,理论板数均不低于 400,拖尾因子均应小于 2.0,保留时间的比值应在 0.93～1.07 之间。对照溶液色谱图中主峰与供试品溶液色谱图中聚合物峰,与相应色谱系统中蓝色葡聚糖 2000 峰的保留时间的比值均应在 0.93～1.07 之间。以流动相 B 为流动相,精密量取对照溶液连续进样 5 次,峰面积的相对标准偏差应不大于 5.0%。

测定法　以流动相 A 为流动相,精密量取供试品溶液注入液相色谱仪,记录色谱图;以流动相 B 为流动相,精密量取对照溶液注入液相色谱仪,记录色谱图。

限度　按外标法以美洛西林峰面积计算,含美洛西林聚合物不得过 0.3%。

残留溶剂 照残留溶剂测定法(通则 0861 第二法)测定。

供试品溶液　取本品 0.3g,精密称定,置顶空瓶中,精密加水 3ml 使溶解,密封。

对照品溶液　分别取甲醇、乙醇、丙酮、异丙醇、乙酸乙酯、吡啶与甲苯各适量,精密称定,用水定量稀释制成每 1ml 中分别含甲醇 0.3mg、乙醇 0.5mg、丙酮 0.5mg、异丙醇 0.5mg、乙酸乙酯 0.5mg、吡啶 20μg、甲苯 89μg 的溶液,精密量取 3ml,置顶空瓶中,密封。

色谱条件　以 100%二甲基聚硅氧烷(或极性相似)为固定液的毛细管柱为色谱柱;起始温度为 40℃,维持 6 分钟,再以每分钟 20℃的速率升温至 150℃,维持 8 分钟;进样口温度为 150℃;检测器温度为 250℃;顶空瓶平衡温度为 80℃,平衡时间为 30 分钟。

系统适用性要求　对照品溶液色谱图中,按甲醇、乙醇、丙酮、异丙醇、乙酸乙酯、吡啶、甲苯的顺序出峰,各色谱峰间的分离度均应符合要求。

测定法　取供试品溶液与对照品溶液分别顶空进样，记录色谱图。

限度　按外标法以峰面积计算，甲醇、乙醇、丙酮、异丙醇、乙酸乙酯、吡啶与甲苯的残留量均应符合规定。

水分　取本品，照水分测定法（通则 0832 第一法 1）测定，含水分不得过 6.0%。

可见异物　取本品 5 份，每份各 4.0g，加微粒检查用水溶解，依法检查（通则 0904），应符合规定。（供无菌分装用）

不溶性微粒　取本品，加微粒检查用水制成每 1ml 中含 20mg 的溶液，依法检查（通则 0903），每 1g 样品中，含 10μm 及 10μm 以上的微粒不得过 6000 粒，含 25μm 及 25μm 以上的微粒不得过 600 粒。（供无菌分装用）

细菌内毒素　取本品，依法检查（通则 1143），每 1mg 美洛西林中含内毒素的量应小于 0.060EU。（供注射用）

无菌　取本品，用适宜溶剂溶解并稀释后，经薄膜过滤法处理，依法检查（通则 1101），应符合规定。（供无菌分装用）

【含量测定】　照高效液相色谱法（通则 0512）测定。

供试品溶液　取本品适量，精密称定，加水溶解并定量稀释制成每 1ml 中约含美洛西林 0.15mg 的溶液。

对照品溶液　取美洛西林对照品适量，精密称定，加水溶解并定量稀释制成每 1ml 中约含美洛西林 0.15mg 的溶液。

系统适用性溶液、色谱条件与系统适用性要求　见有关物质项下。

测定法　精密量取供试品溶液与对照品溶液，分别注入液相色谱仪，记录色谱图。按外标法以峰面积计算出供试品中 $C_{21}H_{25}N_5O_8S_2$ 的含量。

【类别】　抗生素类药。

【贮藏】　密封，在凉暗干燥处保存。

【制剂】　注射用美洛西林钠

注射用美洛西林钠

Zhusheyong Meiluoxilinna

Mezlocillin Sodium for Injection

本品为美洛西林钠的无菌粉末或无菌冻干品。含美洛西林（$C_{21}H_{25}N_5O_8S_2$）按无水物计算，不得少于 91.0%；按平均装量计算，含美洛西林（$C_{21}H_{25}N_5O_8S_2$）应为标示量的 90.0%～110.0%。

【性状】　本品为白色或类白色的粉末或结晶或疏松块状物。

【鉴别】　取本品，照美洛西林钠项下的鉴别（1）、（2）、（4）项试验，显相同的结果。

以上（1）、（2）两项可选做一项。

【检查】　**溶液的澄清度与颜色**　取本品 5 瓶，按标示量分别加水制成每 1ml 中含 0.1g 的溶液，溶液应澄清无色；如显浑浊，与 1 号浊度标准液（通则 0902 第一法）比较，均不得更浓；如显色，与黄色 3 号标准比色液（通则 0901 第一法）比较，均不得更深。

有关物质　照高效液相色谱法（通则 0512）测定。临用新制。

供试品溶液　取装量差异项下的内容物适量，加水溶解并稀释制成每 1ml 中约含美洛西林 0.6mg 的溶液。

对照溶液　精密量取供试品溶液 1ml，置 100ml 量瓶中，用水稀释至刻度，摇匀。

系统适用性溶液、色谱条件、系统适用性要求、测定法与限度　见美洛西林钠有关物质项下。

美洛西林聚合物　照分子排阻色谱法（通则 0514）测定。临用新制。

供试品溶液　取本品适量（约相当于美洛西林 0.2g），精密称定，置 10ml 量瓶中，加水溶解并稀释至刻度，摇匀。

对照溶液、系统适用性溶液、色谱条件、系统适用性要求、测定法与限度　见美洛西林钠美洛西林聚合物项下。

不溶性微粒　取本品，按标示量加微粒检查用水制成每 1ml 中含 20mg 的溶液，依法检查（通则 0903），标示量为 1.0g 以下的折算为每 1g 样品中含 10μm 及 10μm 以上的微粒不得过 6000 粒，含 25μm 及 25μm 以上的微粒不得过 600 粒；标示量为 1.0g 以上（包括 1.0g）每个供试品容器中含 10μm 及 10μm 以上的微粒不得过 6000 粒，含 25μm 及 25μm 以上的微粒不得过 600 粒。

酸碱度、水分、细菌内毒素与无菌　照美洛西林钠项下的方法检查。均应符合规定。

其他　应符合注射剂项下有关的各项规定（通则 0102）。

【含量测定】　照高效液相色谱法（通则 0512）测定。

供试品溶液　取装量差异项下的内容物适量，精密称定，加水溶解并定量稀释制成每 1ml 中约含美洛西林 0.15mg 的溶液。

对照品溶液、系统适用性溶液、色谱条件、系统适用性要求与测定法　见美洛西林钠含量测定项下。

【类别】　同美洛西林钠。

【规格】　按 $C_{21}H_{25}N_5O_8S_2$ 计　（1）0.5g　（2）1.0g　（3）1.5g　（4）2.0g　（5）2.5g　（6）3.0g　（7）3.5g　（8）4.0g

【贮藏】　密封，在凉暗干燥处保存。

美洛昔康

Meiluoxikang

Meloxicam

$C_{14}H_{13}N_3O_4S_2$　351.42

本品为2-甲基-4-羟基-N-(5-甲基-2-噻唑基)-2H-1,2-苯并噻嗪-3-甲酰胺-1,1-二氧化物。按干燥品计算,含$C_{14}H_{13}N_3O_4S_2$不得少于98.5%。

【性状】 本品为微黄色至淡黄色或微黄绿色至淡黄绿色的结晶性粉末;无臭。

本品在二甲基甲酰胺中溶解,在丙酮中微溶,在甲醇或乙醇中极微溶解,在水中几乎不溶。

【鉴别】 (1)取本品约30mg,置试管中,炽灼,产生的气体能使湿润的醋酸铅试纸显黑色。

(2)取本品约10mg,加三氯甲烷5ml溶解后,加三氯化铁试液1滴,振摇,放置后,三氯甲烷层显淡紫红色。

(3)取本品,加0.1mol/L氢氧化钠溶液溶解并制成每1ml中约含7μg的溶液,照紫外-可见分光光度法(通则0401)测定,在270nm与362nm的波长处有最大吸收,在312mm的波长处有最小吸收。

(4)本品的红外光吸收图谱应与对照的图谱(光谱集998图)一致。

【检查】 **溶液的澄清度** 取本品2.5g,加二甲基甲酰胺50ml使溶解,溶液应澄清。

有关物质 照高效液相色谱法(通则0512)测定。

溶剂 取40%甲醇溶液100ml,加0.4mol/L氢氧化钠溶液6ml,混匀。

供试品溶液 取本品,加溶剂溶解并稀释制成每1ml中约含1mg的溶液。

对照溶液 精密量取供试品溶液1ml,置100ml量瓶中,用溶剂稀释至刻度,摇匀。

色谱条件 用十八烷基硅烷键合硅胶为填充剂;以甲醇-0.1mol/L醋酸铵溶液(1∶1)为流动相;检测波长为270nm;进样体积20μl。

系统适用性要求 理论板数按美洛昔康峰计算不低于2000。

测定法 精密量取供试品溶液与对照溶液,分别注入液相色谱仪,记录色谱图至主成分峰保留时间的6倍。

限度 供试品溶液色谱图中如有杂质峰,单个杂质峰面积不得大于对照溶液主峰面积的0.5倍(0.5%),各杂质峰面积的和不得大于对照溶液主峰面积(1.0%)。

残留溶剂 照残留溶剂测定法(通则0861第二法)测定。

供试品溶液 取本品适量,精密称定,加0.1mol/L氢氧化钠溶液溶解并定量稀释制成每1ml中约含0.1g的溶液,精密量取10ml,置顶空瓶中,密封。

对照品溶液 取乙醇、N,N-二甲基甲酰胺、四氢呋喃、二氯甲烷、甲苯与二甲苯各适量,精密称定,用0.1mol/L氢氧化钠溶液定量稀释制成每1ml中约含乙醇0.5mg、N,N-二甲基甲酰胺88μg、四氢呋喃72μg、二氯甲烷60μg、甲苯89μg与二甲苯0.217mg的混合溶液,精密量取10ml,置顶空瓶中,密封。

色谱条件 以6%氰丙基苯基-94%二甲基聚硅氧烷(或极性相近)为固定液的毛细管柱为色谱柱;起始温度为40℃,维持8分钟,以每分钟30℃的速率升温至150℃,维持10分钟;进样口温度为230℃;检测器温度为250℃;顶空瓶平衡温度为100℃,平衡时间为30分钟。

系统适用性要求 对照品溶液色谱图中,各成分峰之间的分离度均应符合要求。

测定法 取供试品溶液与对照品溶液,分别顶空进样,记录色谱图。

限度 按外标法以峰面积计算,乙醇、N,N-二甲基甲酰胺、四氢呋喃、二氯甲烷、甲苯与二甲苯的残留量均应符合规定。

氯化物 取无水碳酸钠2g,铺于坩埚底部及四周,取本品1.0g,置无水碳酸钠上,用少量水湿润,干燥后,用小火灼烧使完全灰化,放冷,加水适量使溶解,滤过,用水洗净坩埚及滤器,合并滤液和洗液,加水使成20ml,摇匀,取滤液1.0ml,滴加硝酸使成中性,再加硝酸1滴,摇匀,置75～85℃水浴中加热,除尽硫化氢,放冷,滴加1%碳酸钠溶液使呈中性,加水使成25ml,依法检查(通则0801),与标准氯化钠溶液5.0ml制成的对照液比较,不得更浓(0.1%)。

干燥失重 取本品,在105℃干燥至恒重,减失重量不得过0.5%(通则0831)。

炽灼残渣 取本品1.0g,依法检查(通则0841),遗留残渣不得过0.1%。

重金属 取炽灼残渣项下遗留的残渣,依法检查(通则0821第二法),含重金属不得过百万分之十。

砷盐 取本品1.0g,加氢氧化钙1g,混匀,滴加水2ml,混匀,干燥后,先用小火灼烧使炭化,再在500～600℃炽灼使灰化,放冷,加盐酸5ml与水23ml,依法检查(通则0822第一法),应符合规定(0.0002%)。

【含量测定】 取本品约0.4g,精密称定,精密加氢氧化钠滴定液(0.1mol/L)25ml,微温溶解,放冷,加中性乙醇(对溴麝香草酚蓝指示液显中性)100ml,加溴麝香草酚蓝指示液10滴,用盐酸滴定液(0.1mol/L)滴定,并将滴定的结果用空白试验校正。每1ml氢氧化钠滴定液(0.1mol/L)相当于35.14mg的$C_{14}H_{13}N_3O_4S_2$。

【类别】 解热镇痛、非甾体抗炎药。

【贮藏】 遮光,密封保存。

【制剂】 (1)美洛昔康片 (2)美洛昔康分散片 (3)美洛昔康胶囊

美洛昔康片

Meiluoxikang Pian

Meloxicam Tablets

本品含美洛昔康($C_{14}H_{13}N_3O_4S_2$)应为标示量的90.0%～110.0%。

【性状】 本品为淡黄色或黄色片或薄膜衣片，除去包衣后显淡黄色或黄色。

【鉴别】 (1)取本品细粉适量(约相当于美洛昔康15mg)，加三氯甲烷10ml，振摇使美洛昔康溶解，滤过，滤液加三氯化铁试液3滴，振摇，放置后即显淡紫红色。

(2)取本品含量测定项下的供试品溶液，照紫外-可见分光光度法(通则0401)测定，在270nm与362nm波长处有最大吸收，在312nm的波长处有最小吸收。

(3)照薄层色谱法(通则0502)试验。

供试品溶液　取本品细粉适量(约相当于美洛昔康20mg)，加三氯甲烷10ml，超声使美洛昔康溶解，滤过，取续滤液。

对照品溶液　取美洛昔康对照品适量，加三氯甲烷溶解并稀释制成每1ml中约含2mg的溶液。

色谱条件　采用硅胶GF_{254}薄层板，以三氯甲烷-甲醇-二乙胺(60：5：7.5)为展开剂。

测定法　吸取供试品溶液与对照品溶液各10μl，分别点于同一薄层板上，展开，晾干，置紫外光灯(254nm)下检视。

结果判定　供试品溶液所显主斑点的位置和颜色应与对照品溶液主斑点一致。

(4)取本品细粉与美洛昔康对照品适量，加碱性甲醇溶液(取40%甲醇溶液100ml，加0.4mol/L氢氧化钠溶液6ml，混匀)溶解并稀释制成每1ml中约含美洛昔康0.1mg的溶液，作为供试品溶液与对照品溶液，照有关物质项下方法试验，供试品溶液主峰的保留时间应与对照品溶液主峰的保留时间一致。

以上(3)、(4)两项可选做一项。

【检查】 **有关物质**　照高效液相色谱法(通则0512)测定。

供试品溶液　取本品细粉适量，加溶剂溶解并稀释制成每1ml中约含美洛昔康1mg的溶液，滤过，取续滤液。

对照溶液　精密量取供试品溶液1ml，置100ml量瓶中，用溶剂稀释至刻度，摇匀。

溶剂、色谱条件、系统适用性要求与测定法　见美洛昔康有关物质项下。

限度　供试品溶液色谱图中如有杂质峰，除相对保留时间小于0.30的色谱峰外，单个杂质峰面积不得大于对照溶液主峰面积的0.5倍(0.5%)，各杂质峰面积的和不得大于对照溶液主峰面积(1.0%)。

含量均匀度　取本品1片，置100ml量瓶中，加0.1mol/L氢氧化钠溶液70ml，照含量测定项下的方法，自“超声使美洛昔康溶解”起，依法测定，应符合规定(通则0941)。

溶出度　照溶出度与释放度测定法(通则0931第二法)测定。

溶出条件　以磷酸盐缓冲液(pH 7.4)900ml为溶出介质，转速为每分钟75转，依法操作，经45分钟时取样。

供试品溶液　取溶出液，滤过，取续滤液。

对照品溶液　取美洛昔康对照品约20mg，精密称定，置100ml量瓶中，加0.1mol/L氢氧化钠溶液10ml，超声使溶解，再用溶出介质稀释至刻度，摇匀，精密量取2ml，置50ml量瓶(7.5mg规格)或25ml量瓶(15mg规格)中，用溶出介质稀释至刻度，摇匀。

测定法　取供试品溶液与对照品溶液，照紫外-可见分光光度法(通则0401)，在362nm的波长处分别测定吸光度，计算每片的溶出量。

限度　标示量的75%，应符合规定。

其他　应符合片剂项下有关的各项规定(通则0101)。

【含量测定】 照紫外-可见分光光度法(通则0401)测定。

供试品溶液　取本品20片，精密称定，研细，精密称取适量(约相当于美洛昔康7.5mg)，置100ml量瓶中，加0.1mol/L氢氧化钠溶液10ml与甲醇40ml，超声使美洛昔康溶解，放冷，用甲醇稀释至刻度，摇匀，滤过，精密量取续滤液5ml，置50ml量瓶中，用0.1mol/L氢氧化钠溶液稀释至刻度，摇匀。

对照品溶液　取美洛昔康对照品适量，精密称定，制备方法同供试品溶液，溶解并定量稀释制成每1ml中约含7.5μg的溶液。

测定法　取供试品溶液与对照品溶液，在362nm的波长处分别测定吸光度，计算。

【类别】 同美洛昔康。

【规格】 (1)7.5mg　(2)15mg

【贮藏】 遮光，密封保存。

美洛昔康分散片

Meiluoxikang Fensanpian

Meloxicam Dispersible Tablets

本品含美洛昔康($C_{14}H_{13}N_3O_4S_2$)应为标示量的90.0%～110.0%。

【性状】 本品为淡黄色片。

【鉴别】 (1)取本品细粉适量(约相当于美洛昔康15mg)，加三氯甲烷10ml，振摇使美洛昔康溶解，滤过，滤液加三氯化铁试液3滴，振摇，放置后显淡紫红色。

(2)取含量测定项下的供试品溶液，照紫外-可见分光光度法(通则0401)测定，在270nm与362nm的波长处有最大吸收，在312nm的波长处有最小吸收。

(3)照薄层色谱法(通则0502)试验。

供试品溶液　取本品细粉适量(约相当于美洛昔康20mg)，加三氯甲烷10ml，超声使美洛昔康溶解，滤过，取续滤液。

对照品溶液　取美洛昔康对照品适量，加三氯甲烷溶解并稀释制成每1ml中约含2mg的溶液。

色谱条件　采用硅胶 GF_{254} 薄层板，以三氯甲烷-甲醇-二乙胺(60：5：7.5)为展开剂。

测定法　吸取供试品溶液与对照品溶液各 10μl，分别点于同一薄层板上，展开，晾干，置紫外光灯(254nm)下检视。

结果判定　供试品溶液所显主斑点的位置和颜色应与对照品溶液主斑点一致。

(4)取本品细粉与美洛昔康对照品，加碱性甲醇溶液(取40%甲醇溶液 100ml，加 0.4mol/L 氢氧化钠溶液 6ml，混匀)溶解并稀释制成每 1ml 中约含美洛昔康 0.1mg 的溶液，作为供试品溶液和对照品溶液，照有关物质项下方法试验，供试品溶液主峰的保留时间应与对照品溶液主峰的保留时间一致。

以上(3)、(4)两项可选做一项。

【检查】 **有关物质**　照高效液相色谱法(通则 0512)测定。

供试品溶液　取本品细粉适量，加溶剂溶解并稀释制成每 1ml 中约含美洛昔康 1mg 的溶液，滤过，取续滤液。

对照溶液　精密量取供试品溶液 1ml，置 100ml 量瓶中，用溶剂稀释至刻度，摇匀。

溶剂、色谱条件、系统适用性要求与测定法　见美洛昔康有关物质项下。

限度　供试品溶液色谱图中如有杂质峰，除相对保留时间小于 0.30 的色谱峰外，单个杂质峰面积不得大于对照溶液主峰面积的 0.5 倍(0.5%)，各杂质峰面积的和不得大于对照溶液主峰面积(1.0%)。

含量均匀度　取本品 1 片，置 100ml 量瓶中，加 0.1mol/L 氢氧化钠溶液约 70ml，照含量测定项下的方法，自"超声使美洛昔康溶解"起，依法测定，应符合规定(通则 0941)。

溶出度　照溶出度与释放度测定法(通则 0931 第二法)测定。

溶出条件　以磷酸盐缓冲液(pH 7.4)900ml 为溶出介质，转速为每分钟 50 转，依法操作，经 30 分钟时取样。

供试品溶液　取溶出液，滤过，取续滤液。

对照品溶液　取美洛昔康对照品约 20mg，精密称定，置 100ml 量瓶中，加 0.1mol/L 氢氧化钠溶液 10ml，超声使溶解，用溶出介质稀释至刻度，摇匀，精密量取 2ml，置 50ml 量瓶中，用溶出介质稀释至刻度，摇匀。

测定法　取供试品溶液与对照品溶液，照紫外-可见分光光度法(通则 0401)，在 362nm 的波长处分别测定吸光度，计算每片的溶出量。

限度　标示量的 75%，应符合规定。

其他　应符合片剂项下有关的各项规定(通则 0101)。

【含量测定】　照紫外-可见分光光度法(通则 0401)测定。

供试品溶液　取本品 20 片，精密称定，研细，精密称取适量(约相当于美洛昔康 7.5mg)，置 100ml 量瓶中，加 0.1mol/L 氢氧化钠溶液约 70ml，超声使美洛昔康溶解，放冷，用 0.1mol/L 氢氧化钠溶液稀释至刻度，摇匀，滤过，精密量取续滤液 5ml，置 50ml 量瓶中，用 0.1mol/L 氢氧化钠溶液稀释至刻度，摇匀。

对照品溶液　取美洛昔康对照品适量，精密称定，加 0.1mol/L 氢氧化钠溶液溶解并定量稀释制成每 1ml 中约含 7.5μg 的溶液。

测定法　取供试品溶液与对照品溶液，在 362nm 的波长处分别测定吸光度，计算。

【类别】　同美洛昔康。

【规格】　7.5mg

【贮藏】　遮光，密封保存。

美洛昔康胶囊

Meiluoxikang Jiaonang

Meloxicam Capsules

本品含美洛昔康($C_{14}H_{13}N_3O_4S_2$)应为标示量的 90.0%～110.0%。

【性状】　本品内容物为淡黄色或黄色颗粒或粉末。

【鉴别】　(1)取本品的内容物适量(约相当于美洛昔康 15mg)，加三氯甲烷 10ml，振摇使美洛昔康溶解，滤过，滤液加三氯化铁试液 3 滴，振摇，放置后显淡紫红色。

(2)取含量测定项下的供试品溶液，照紫外-可见分光光度法(通则 0401)测定，在 270nm 与 362nm 的波长处有最大吸收，在 312nm 的波长处有最小吸收。

(3)照薄层色谱法(通则 0502)试验。

供试品溶液　取本品内容物适量(约相当于美洛昔康 20mg)，加三氯甲烷 10ml，超声使美洛昔康溶解，滤过，取续滤液。

对照品溶液　取美洛昔康对照品适量，加三氯甲烷溶解并稀释制成每 1ml 中约含 2mg 的溶液。

色谱条件　采用硅胶 GF_{254} 薄层板，以三氯甲烷-甲醇-二乙胺(60：5：7.5)为展开剂。

测定法　吸取供试品溶液与对照品溶液各 10μl，分别点于同一薄层板上，展开，晾干，置紫外光灯(254nm)下检视。

结果判定　供试品溶液所显主斑点的位置和颜色应与对照品溶液主斑点一致。

(4)取本品内容物细粉与美洛昔康对照品，加碱性甲醇溶液(取 40%甲醇溶液 100ml，加 0.4mol/L 氢氧化钠溶液 6ml，混匀)溶解并稀释制成每 1ml 中约含美洛昔康 0.1mg 的溶液，作为供试品溶液和对照品溶液，照有关物质项下的方法试验。供试品溶液主峰的保留时间应与对照品溶液主峰的保留时间一致。

以上(3)、(4)两项可选做一项。

【检查】 **有关物质**　照高效液相色谱法(通则 0512)测定。

供试品溶液　取本品内容物的细粉适量,加溶剂溶解并稀释制成每 1ml 中约含美洛昔康 1mg 的溶液。

对照溶液　精密量取供试品溶液 1ml,置 100ml 量瓶中,用溶剂稀释至刻度,摇匀。

溶剂、色谱条件、系统适用性要求与测定法　见美洛昔康有关物质项下。

限度　供试品溶液色谱图中如有杂质峰,除相对保留时间小于 0.30 的色谱峰外,单个杂质峰面积不得大于对照溶液主峰面积的 0.5 倍(0.5%),各杂质峰面积的和不得大于对照溶液主峰面积(1.0%)。

含量均匀度　取本品 1 粒,将内容物置 100ml 量瓶中,用少量 0.1mol/L 氢氧化钠溶液洗涤囊壳,洗液并入量瓶中,加 0.1mol/L 氢氧化钠溶液约 70ml,照含量测定项下的方法,自"超声使美洛昔康溶解"起,依法测定,应符合规定(通则 0941)。

溶出度　照溶出度与释放度测定法(通则 0931 第一法)测定。

溶出条件　以磷酸盐缓冲液(pH 7.4)900ml 为溶出介质,转速为每分钟 100 转,依法操作,经 30 分钟时取样。

供试品溶液　取溶出液,滤过,取续滤液。

对照品溶液　取美洛昔康对照品约 20mg,精密称定,置 100ml 量瓶中,加 0.1mol/L 氢氧化钠溶液 10ml,超声使溶解,用溶出介质稀释至刻度,摇匀,精密量取 2ml,置 50ml 量瓶中,用溶出介质稀释至刻度,摇匀。

测定法　取供试品溶液与对照品溶液,照紫外-可见分光光度法(通则 0401),在 362nm 的波长处分别测定吸光度,计算每粒的溶出量。

限度　标示量的 75%,应符合规定。

其他　应符合胶囊剂项下有关的各项规定(通则 0103)。

【含量测定】　照紫外-可见分光光度法(通则 0401)测定。

供试品溶液　取本品 20 粒,精密称定,倾出内容物,混均,研细,精密称取适量(约相当于美洛昔康 7.5mg),置 100ml 量瓶中,加 0.1mol/L 氢氧化钠溶液约 70ml,超声使美洛昔康溶解,放冷,用 0.1mol/L 氢氧化钠溶液稀释至刻度,摇匀,滤过,精密量取续滤液 5ml,置 50ml 量瓶中,用 0.1mol/L 氢氧化钠溶液稀释至刻度,摇匀。

对照品溶液　取美洛昔康对照品适量,精密称定,加 0.1mol/L 氢氧化钠溶液溶解并定量稀释制成每 1ml 中约含 7.5μg 的溶液。

测定法　取供试品溶液与对照品溶液,在 362nm 的波长处分别测定吸光度,计算。

【类别】　同美洛昔康。

【规格】　7.5mg

【贮藏】　遮光,密封保存。

前列地尔

Qianliedi'er

Alprostadil

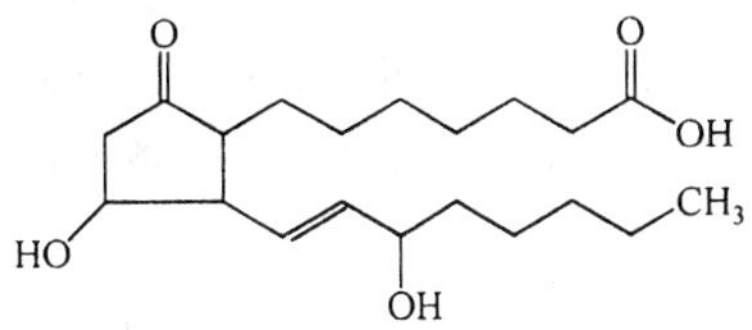

$C_{20}H_{34}O_5$　354.48

本品为 11*α*,15(*S*)-二羟基-9-羰基-13-反前列烯酸。按干燥品计算,含 $C_{20}H_{34}O_5$ 应为 95.0%～105.0%。

【性状】　本品为白色针状结晶或结晶性粉末。

本品在乙醇中易溶,在水中微溶;在磷酸盐缓冲液(pH 7.4～8.0)中溶解。

熔点　本品的熔点(通则 0612)为 113～118℃。

比旋度　取本品,精密称定,加乙醇溶解并定量稀释制成每 1ml 中约含 10mg 的溶液,依法测定(通则 0621),比旋度为 −60°至 −70°。

【鉴别】　(1)在含量测定项下记录的色谱图中,供试品溶液主峰的保留时间应与对照品溶液主峰的保留时间一致。

(2)本品的红外光吸收图谱应与对照的图谱(光谱集 988 图)一致。

【检查】 **乙醇溶液的澄清度**　取本品 5mg,加乙醇 5ml,振摇使溶解,依法检查(通则 0902 第一法),溶液应澄清。

有关物质　照高效液相色谱法(通则 0512)测定。

溶剂　乙腈-水(9∶1)。

供试品溶液　取本品适量,精密称定,加溶剂溶解并定量稀释制成每 1ml 中约含 1mg 的溶液。

前列地尔对照品溶液　取前列地尔对照品适量,精密称定,加溶剂溶解并定量稀释制成每 1ml 中约含 10μg 的溶液。

前列腺素 A_1 杂质对照品溶液　取前列腺素 A_1 杂质对照品适量,精密称定,加溶剂溶解并定量稀释制成每 1ml 中约含 15μg 的溶液。

前列腺素 B_1 杂质对照品溶液　取前列腺素 B_1 杂质对照品适量,精密称定,加溶剂溶解并定量稀释制成每 1ml 中约含 5μg 的溶液。

系统适用性溶液　分别取前列地尔对照品溶液、前列腺素 A_1 与前列腺素 B_1 杂质对照品溶液各适量,按(1∶1∶1)混合,摇匀。

色谱条件　用十八烷基硅烷键合硅胶为填充剂(4.6mm×250mm,5μm);以磷酸盐缓冲液(pH 6.3)[取磷酸二氢钾 9.07g,加水 1000ml 使溶解,用无水磷酸氢二钠溶液(9.46g→1000ml)调节 pH 值至 6.3,临用前稀释 10 倍]-乙腈-甲醇

(36∶11∶3)为流动相;流速为每分钟 1.5ml;柱温为 40℃;检测波长为 200nm;进样体积 25μl。

系统适用性要求　系统适用性溶液色谱图中,前列地尔峰的保留时间约为 11～13 分钟,前列腺素 A_1 峰与前列腺素 B_1 峰之间的分离度应符合要求。

测定法　精密量取供试品溶液、前列腺素 A_1 杂质对照品溶液、前列腺素 B_1 杂质对照品溶液与前列地尔对照品溶液,分别注入液相色谱仪,记录供试品溶液的色谱图至主成分峰保留时间的 4 倍。

限度　供试品溶液色谱图中如有杂质峰,按外标法以峰面积计算,含前列腺素 A_1 与前列腺素 B_1 分别不得过 1.5%与 0.5%;其他杂质以前列地尔对照品溶液中的前列地尔峰面积计算,单个杂质不得过 1.0%;杂质总量不得过 2.0%,小于 0.01%的色谱峰忽略不计。

干燥失重　取本品 0.2g,置五氧化二磷干燥器中,减压干燥至恒重,减失重量不得过 1.0%(通则 0831)。

【含量测定】　照高效液相色谱法(通则 0512)测定。

供试品溶液　取本品约 10mg,精密称定,置 50ml 量瓶中,加流动相溶解并稀释至刻度,摇匀。

对照品溶液　取前列地尔对照品适量,精密称定,加流动相溶解并定量稀释制成每 1ml 中约含 0.2mg 的溶液。

系统适用性溶液　见有关物质项下。

色谱条件　用十八烷基硅烷键合硅胶为填充剂;以乙腈-0.02mol/L 磷酸二氢钾溶液(pH 4.9)(40∶60)为流动相;检测波长为 214nm;进样体积 10μl。

系统适用性要求　系统适用性溶液色谱图中,前列地尔峰与前列腺素 A_1 峰之间的分离度应大于 3.0。

测定法　精密量取供试品溶液与对照品溶液,分别注入液相色谱仪,记录色谱图。按外标法以峰面积计算。

【类别】　前列腺素药。

【贮藏】　密封,冷处保存。

【制剂】　注射用前列地尔

注射用前列地尔

Zhusheyong Qianliedi'er

Alprostadil for Injection

本品为前列地尔与适量赋形剂制成的无菌冻干品。按平均含量计算,含前列地尔($C_{20}H_{34}O_5$)应为标示量的 90.0%～110.0%。

【性状】　本品为白色疏松块状物或粉末。

【鉴别】　在含量测定项下记录的色谱图中,供试品溶液主峰的保留时间应与对照品溶液主峰的保留时间一致。

【检查】　**溶液的澄清度**　取本品 1 瓶,加 0.9%氯化钠溶液溶解并稀释制成每 1ml 中含前列地尔 20μg 的溶液,依法检查(通则 0902 第一法),溶液应澄清。

前列腺素 A_1　照高效液相色谱法(通则 0512)测定。

供试品溶液　取本品适量,精密称定,加 25%乙醇溶液溶解并定量稀释制成每 1ml 中约含前列地尔 0.1mg 的溶液。

前列腺素 A_1 杂质对照品溶液　取前列腺素 A_1 杂质对照品适量,精密称定,加 25%乙醇溶液溶解并定量稀释制成每 1ml 中约含 3μg 的溶液。

系统适用性溶液　取含量测定项下对照品溶液与前列腺素 A_1 杂质对照品溶液各适量,按(1∶5)混合,摇匀。

色谱条件　用十八烷基硅烷键合硅胶为填充剂;以乙腈-0.02mol/L 磷酸二氢钾溶液(pH 4.9)(40∶60)为流动相;检测波长为 214nm;系统适用性溶液进样体积 20μl,其他溶液进样体积 50μl。

系统适用性要求　系统适用性溶液色谱图中,前列地尔峰的保留时间约为 11～13 分钟,前列地尔峰与前列腺素 A_1 峰之间的分离度应大于 4.0。

测定法　精密量取供试品溶液与前列腺素 A_1 杂质对照品溶液,分别注入液相色谱仪,记录色谱图。

限度　按外标法以峰面积计算,含前列腺素 A_1 不得过前列地尔标示量的 3.0%。

水分　取本品,照水分测定法(通则 0832 第一法 1)测定,含水分不得过 1.5%。

含量均匀度　以含量测定项下分别测定的 10 瓶结果计算,限度为±20%,应符合规定(通则 0941)。

异常毒性　取本品,加氯化钠注射液溶解并稀释制成每 1ml 中含 0.1mg 的溶液,依法检查(通则 1141),按静脉注射法给药,应符合规定。

细菌内毒素　取本品,依法检查(通则 1143),每 1μg 前列地尔中含内毒素的量应小于 0.25EU。

其他　应符合注射剂项下有关的各项规定(通则 0102)。

【含量测定】　照高效液相色谱法(通则 0512)测定。

供试品溶液　取本品 10 瓶,分别精密加入 25%乙醇溶液 1ml,振摇使内容物溶解完全。

对照品溶液　取前列地尔对照品适量,精密称定,加 25%乙醇溶液溶解并定量稀释制成与供试品溶液浓度相当的溶液。

色谱条件　见前列地尔含量测定项下。进样体积 20μl。

系统适用性溶液与系统适用性要求　见前列腺素 A_1 项下。

测定法　精密量取供试品溶液与对照品溶液,分别注入液相色谱仪,记录色谱图。按外标法以峰面积分别计算每瓶的含量及 10 瓶的平均含量。

【类别】　同前列地尔。

【规格】　(1)20μg　(2)30μg　(3)80μg　(4)100μg

(5)200μg

【贮藏】 密封,遮光,阴凉处保存。

洛伐他汀

Luofatating

Lovastatin

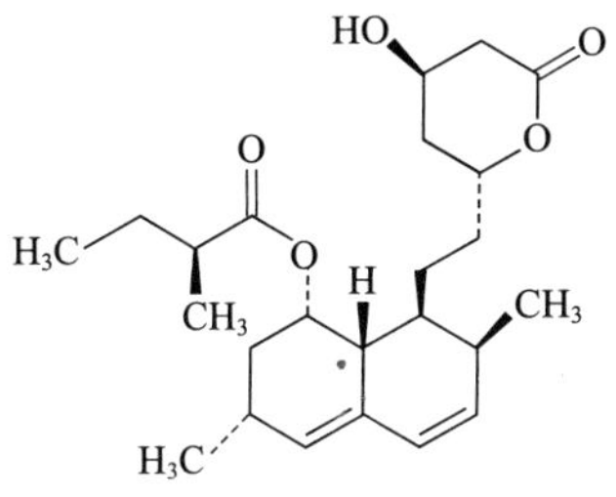

$C_{24}H_{36}O_5$　404.55

本品为(*S*)-2-甲基丁酸(4*R*,6*R*)-6-[2-[(1*S*,2*S*,6*R*,8*S*,8*aR*)-1,2,6,7,8,8*a*-六氢-8-羟基-2,6-二甲基-1-萘基]乙基]四氢-4-羟基-2*H*-吡喃-2-酮-8-酯。按干燥品计算,含洛伐他汀($C_{24}H_{36}O_5$)不得少于 98.5%。

【性状】 本品为白色或类白色结晶或结晶性粉末;无臭、无味,略有引湿性。

本品在三氯甲烷中易溶,在丙酮中溶解,在乙醇、乙酸乙酯或乙腈中略溶,在水中不溶。

比旋度 取本品,精密称定,加乙腈溶解并定量稀释制成每 1ml 中约含 5mg 的溶液,依法测定(通则 0621),比旋度为+325°至+340°。

【鉴别】 (1)在含量测定项下记录的色谱图中,供试品溶液主峰的保留时间应与对照品溶液主峰的保留时间一致。

(2)取本品,加乙腈溶解并定量稀释制成每 1ml 中约含 10μg 的溶液,照紫外-可见分光光度法(通则 0401)测定,在 230nm、238nm 与 246nm 的波长处有最大吸收。

(3)本品的红外光吸收图谱应与对照的图谱(光谱集 802 图)一致。

【检查】 **有关物质** 照高效液相色谱法(通则 0512)测定。

供试品溶液 取本品,加乙腈溶解并稀释制成每 1ml 中约含 0.4mg 的溶液。

对照溶液 精密量取供试品溶液适量,用乙腈定量稀释制成每 1ml 中约含 0.4μg 的溶液。

系统适用性溶液 取辛伐他汀 1mg,置 50ml 量瓶中,加乙腈溶解后,再加供试品溶液 5ml,用乙腈稀释至刻度,摇匀。

色谱条件 用十八烷基硅烷键合硅胶为填充剂;流动相 A 为 0.01% 磷酸溶液,流动相 B 为乙腈;流速为每分钟 1.0ml,照下表进行梯度洗脱;柱温为 40℃;检测波长为 238nm;进样体积 10μl。

时间(分钟)	流动相 A(%)	流动相 B(%)
6	40	60
24	5	95
34	5	95
40	40	60
50	40	60

系统适用性要求 系统适用性溶液色谱图中,洛伐他汀峰与辛伐他汀峰的分离度应大于 5.0。

测定法 精密量取供试品溶液与对照溶液,分别注入液相色谱仪,记录色谱图。

限度 供试品溶液色谱图中如有杂质峰,单个杂质峰面积不得大于对照溶液主峰面积的 3 倍(0.3%);各杂质峰面积的和不得大于对照溶液主峰面积的 10 倍(1.0%)。

干燥失重 取本品,在 60℃减压干燥 3 小时,减失重量不得过 0.3%(通则 0831)。

炽灼残渣 取本品 1.0g,依法检查(通则 0841),遗留残渣不得过 0.2%

重金属 取炽灼残渣项下遗留的残渣,依法检查(通则 0821 第二法),含重金属不得过百万分之二十。

【含量测定】 照高效液相色谱法(通则 0512)测定。

供试品溶液 取本品约 20mg,精密称定,置 100ml 量瓶中,加乙腈溶解并稀释至刻度,摇匀。

对照品溶液 取洛伐他汀对照品适量,精密称定,加乙腈溶解并定量稀释制成每 1ml 中约含 0.2mg 的溶液。

色谱条件 用十八烷基硅烷键合硅胶为填充剂;以乙腈-0.01%磷酸(60∶40)为流动相;检测波长为 238nm;进样体积 10μl。

系统适用性要求 理论板数按洛伐他汀峰计算不低于 3000。

测定法 精密量取供试品溶液与对照品溶液,分别注入液相色谱仪,记录色谱图。按外标法以峰面积计算。

【类别】 降血脂药。

【贮藏】 遮光、密封保存。

【制剂】 (1)洛伐他汀片　(2)洛伐他汀胶囊　(3)洛伐他汀颗粒

洛伐他汀片

Luofatating Pian

Lovastatin Tablets

本品含洛伐他汀($C_{24}H_{36}O_5$)应为标示量 90.0%~110.0%。

【性状】 本品为白色或类白色片。

【鉴别】 (1)在含量测定项下记录的色谱图中,供试品溶液主峰的保留时间应与对照品溶液主峰的保留时间一致。

（2）取本品的细粉适量，加乙醇使洛伐他汀溶解并稀释制成每 1ml 中约含洛伐他汀 10μg 的溶液，滤过，取续滤液，照紫外-可见分光光度法（通则 0401）测定，在 230nm、238nm 与 246nm 的波长处有最大吸收。

【检查】 **有关物质**　照高效液相色谱法（通则 0512）测定。

供试品溶液　取本品的细粉适量，加乙腈使洛伐他汀溶解并稀释制成每 1ml 中约含洛伐他汀 0.4mg 的溶液，滤过，取续滤液。

对照溶液　精密量取供试品溶液 1ml，置 100ml 量瓶中，用乙腈稀释至刻度，摇匀。

系统适用性溶液、色谱条件、系统适用性要求与测定法　见洛伐他汀有关物质项下。

限度　供试品溶液色谱图中如有杂质峰，单个杂质峰面积不得大于对照溶液主峰面积（1.0%）；各杂质峰面积的和不得大于对照溶液主峰面积的 2 倍（2.0%）。

含量均匀度　取本品 1 片，置 50ml 量瓶中（10mg 规格）或置 100ml 量瓶中（20mg 规格），加乙腈适量，超声约 10 分钟使洛伐他汀溶解，放冷，用乙腈稀释至刻度，摇匀，滤过，取续滤液作为供试品溶液。照含量测定项下的方法，依法测定并计算每片的含量，应符合规定（通则 0941）。

溶出度　照溶出度与释放度测定法（通则 0931 第二法）测定。

溶出条件　以含 2% 十二烷基硫酸钠的磷酸盐溶液（取磷酸二氢钠 1.38g，加水 900ml 使溶解，用氢氧化钠试液调节 pH 值至 7.0，加水至 1000ml）900ml 为溶出介质，转速为每分钟 50 转，依法操作，经 30 分钟时取样。

供试品溶液　取溶出液适量，滤过，取续滤液。

对照品溶液　取洛伐他汀对照品，精密称定，加乙腈适量使溶解，用溶出介质定量稀释制成每 1ml 中约含 10μg（10mg 规格）或 20μg（20mg 规格）的溶液。

色谱条件与系统适用性要求　见含量测定项下。

测定法　见含量测定项下。计算每片的溶出量。

限度　标示量的 80%，应符合规定。

其他　应符合片剂项下有关的各项规定（通则 0101）。

【含量测定】　照高效液相色谱法（通则 0512）测定。

供试品溶液　取本品 20 片，精密称定，研细，精密称取适量（约相当于洛伐他汀 20mg），置 100ml 量瓶中，加乙腈约 80ml，振摇使洛伐他汀溶解，用乙腈稀释至刻度，摇匀，滤过，取续滤液。

对照品溶液、色谱条件、系统适用性要求与测定法　见洛伐他汀含量测定项下。

【类别】　同洛伐他汀。

【规格】　（1）10mg　（2）20mg

【贮藏】　避光，密封保存。

洛伐他汀胶囊

Luofatating Jiaonang

Lovastatin Capsules

本品含洛伐他汀（$C_{24}H_{36}O_5$）应为标示量的 90.0%～110.0%。

【性状】　本品内容物为白色或类白色粉末。

【鉴别】　（1）在含量测定项下记录的色谱图中，供试品溶液主峰的保留时间应与对照品溶液主峰的保留时间一致。

（2）取本品内容物适量，加乙醇使洛伐他汀溶解并稀释制成每 1ml 中约含洛伐他汀 10μg 的溶液，滤过，取滤液，照紫外-可见分光光度法（通则 0401）测定，在 230nm、238nm 与 246nm 的波长处有最大吸收。

【检查】 **有关物质**　照高效液相色谱法（通则 0512）测定。

供试品溶液　取本品的内容物，混合均匀，取适量，加乙腈使洛伐他汀溶解并稀释制成每 1ml 中约含洛伐他汀 0.4mg 的溶液，滤过，取续滤液。

对照溶液　精密量取供试品溶液 1ml，置 100ml 量瓶中，用乙腈稀释至刻度，摇匀。

系统适用性溶液、色谱条件、系统适用性要求与测定法　见洛伐他汀有关物质项下。

限度　供试品溶液色谱图中如有杂质峰，单个杂质峰面积不得大于对照溶液的主峰面积（1.0%）；各杂质峰面积的和不得大于对照溶液主峰面积的 3 倍（3.0%）。

含量均匀度　取本品 1 粒，倾出内容物，置 50ml（规格 10mg）或 100ml（规格 20mg）量瓶中，加乙腈适量，超声约 10 分钟使洛伐他汀溶解，放冷，用乙腈稀释至刻度，摇匀，滤过，取续滤液作为供试品溶液。照含量测定项下的方法，依法测定并计算每粒含量，应符合规定（通则 0941）。

溶出度　照溶出度与释放度测定法（通则 0931 第一法）测定。

溶出条件　以含 2% 十二烷基硫酸钠的磷酸盐溶液（取磷酸二氢钠 1.38g，加水 900ml 使溶解，用氢氧化钠试液调节 pH 值至 7.0，加水至 1000ml）900ml 为溶出介质，转速为每分钟 100 转，依法操作，经 45 分钟时取样。

供试品溶液　取溶出液适量，滤过，取续滤液。

对照品溶液　取洛伐他汀对照品，精密称定，加乙腈适量使溶解，用溶出介质定量稀释制成每 1ml 中约含 10μg（10mg 规格）或 20μg（20mg 规格）的溶液。

色谱条件与系统适用性要求　见含量测定项下。

测定法　见含量测定项下。计算每粒的溶出量。

限度　标示量的 70%，应符合规定。

其他　应符合胶囊剂项下有关的各项规定（通则 0103）。

【含量测定】 照高效液相色谱法(通则 0512)测定。

供试品溶液 取本品 20 粒，精密称定，计算平均装量。取内容物混合均匀，精密称取适量(约相当于洛伐他汀 20mg)，置 100ml 量瓶中，加乙腈约 80ml，振摇使洛伐他汀溶解，用乙腈稀释至刻度，摇匀，滤过，取续滤液。

对照品溶液、色谱条件、系统适用性要求与测定法 见洛伐他汀含量测定项下。

【类别】 同洛伐他汀。

【规格】 (1) 10mg　(2)20mg

【贮藏】 密封，阴凉处保存。

洛伐他汀颗粒

Luofatating Keli

Lovastatin Granules

本品含洛伐他汀($C_{24}H_{36}O_5$)应为标示量的 90.0%～110.0%。

【性状】 本品为白色或类白色颗粒。

【鉴别】 (1)在含量测定项下记录的色谱图中，供试品溶液主峰的保留时间应与对照品溶液主峰的保留时间一致。

(2)取本品的细粉适量，加乙醇使洛伐他汀溶解并稀释制成每 1ml 中约含洛伐他汀 10μg 的溶液，滤过，取续滤液，照紫外-可见分光光度法(通则 0401)测定，在 230nm、238nm 与 246nm 的波长处有最大吸收。

【检查】 **干燥失重** 取本品，以五氧化二磷为干燥剂，在 60℃减压干燥 3 小时，减失重量不得过 2.0%(通则 0831)。

其他 应符合颗粒剂项下有关的各项规定(通则 0104)。

【含量测定】 照高效液相色谱法(通则 0512)测定。

供试品溶液 取装量差异项下的内容物，混合均匀，研细，精密称取适量(约相当于洛伐他汀 20mg)，置 100ml 量瓶中，加流动相约 80ml，振摇使洛伐他汀溶解，用流动相稀释至刻度，摇匀，滤过，取续滤液。

对照品溶液 取洛伐他汀对照品适量，精密称定，用流动相溶解并定量稀释制成每 1ml 中约含 0.2mg 的溶液。

色谱条件 用十八烷基硅烷键合硅胶为填充剂；以乙腈-磷酸盐缓冲液(pH 4.0)(取磷酸二氢钾 3.45g，溶于水 900ml 中，用稀磷酸调节 pH 值至 4.0，加水稀释至 1000ml)-甲醇(5：3：1)为流动相；检测波长为 238nm；进样体积 10μl。

系统适用性要求 理论板数按洛伐他汀峰计算不低于 3000。

测定法 精密量取供试品溶液与对照品溶液，分别注入液相色谱仪，记录色谱图。按外标法以峰面积计算。

【类别】 同洛伐他汀。

【规格】 20mg

【贮藏】 遮光，密封保存。

洛 莫 司 汀

Luomositing

Lomustine

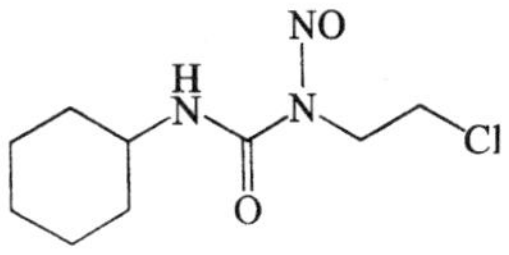

$C_9H_{16}ClN_3O_2$　233.70

本品为 *N*-(2-氯乙基)-*N*′-环己基-*N*-亚硝基脲。按干燥品计算，含 $C_9H_{16}ClN_3O_2$ 应为 98.5%～101.5%。

【性状】 本品为淡黄色结晶或结晶性粉末；无臭。

本品在三氯甲烷中易溶，在乙醇或四氯化碳中溶解，在环己烷中略溶，在水中几乎不溶。

熔点 本品的熔点(通则 0612)为 88～91℃。

【鉴别】 (1)取本品 10～20mg，加乙醇 1ml 使溶解，加 1%磺胺的稀盐酸溶液 1ml，置水浴上加热 10 分钟，冷却，加碱性 β-萘酚试液 2ml，即显橙红色。

(2)在含量测定项下记录的色谱图中，供试品溶液主峰的保留时间应与对照品溶液主峰的保留时间一致。

(3)本品的红外光吸收图谱应与对照的图谱(光谱集 300 图)一致。

(4)取本品约 10mg，加氢氧化钠试液 5ml，置水浴上加热 5 分钟，用硝酸酸化后，显氯化物鉴别(1)的反应(通则 0301)。

【检查】 **氯化物** 取本品 0.50g，加水 40ml，充分振摇，滤过，分取滤液 20ml，依法检查(通则 0801)，与标准氯化钠溶液 5.0ml 制成的对照液比较，不得更浓(0.02%)。

有关物质 照高效液相色谱法(通则 0512)测定。避光操作。

供试品溶液 取本品，加甲醇溶解并稀释制成每 1ml 中约含 10mg 的溶液。

对照溶液 精密量取供试品溶液 1ml，置 100ml 量瓶中，用甲醇稀释至刻度，摇匀。

色谱条件 用十八烷基硅烷键合硅胶为填充剂；以甲醇-水(70：30)为流动相；检测波长为 230nm；进样体积 20μl。

系统适用性要求 理论板数按洛莫司汀峰计算不低于 3000，洛莫司汀峰与相邻杂质峰之间的分离度应符合要求。

测定法 精密量取供试品溶液与对照溶液，分别注入液相色谱仪，记录色谱图至主成分峰保留时间的 3 倍。

限度 供试品溶液色谱图中如有杂质峰，各杂质峰面积的和不得大于对照溶液的主峰面积(1.0%)。

干燥失重 取本品，置五氧化二磷干燥器中，在 60℃减压干燥至恒重，减失重量不得过 0.5%(通则 0831)。

【含量测定】 照高效液相色谱法(通则 0512)测定。避光操作。

供试品溶液 取本品，精密称定，加流动相溶解并定量稀释制成每 1ml 中约含 0.1mg 的溶液。

对照品溶液 取洛莫司汀对照品，精密称定，加流动相溶解并定量稀释制成每 1ml 中约含 0.1mg 的溶液。

色谱条件与系统适用性要求　见有关物质项下。

测定法　精密量取供试品溶液与对照品溶液，分别注入液相色谱仪，记录色谱图。按外标法以峰面积计算。

【类别】　抗肿瘤药。

【贮藏】　遮光，密封，在冷处保存。

【制剂】　洛莫司汀胶囊

洛莫司汀胶囊

Luomositing Jiaonang

Lomustine Capsules

本品含洛莫司汀（$C_9H_{16}ClN_3O_2$）应为标示量的 90.0%～110.0%。

【性状】　本品的内容物为淡黄色结晶或结晶性粉末。

【鉴别】　取本品的内容物，照洛莫司汀项下的鉴别（1）、（2）、（4）项试验，显相同的结果。

【检查】　**有关物质**　照高效液相色谱法（通则 0512）测定。避光操作。

供试品溶液　取本品的内容物适量，加甲醇溶解并稀释制成每 1ml 中约含洛莫司汀 10mg 的溶液。

对照溶液　精密量取供试品溶液 1ml，置 100ml 量瓶中，用甲醇稀释至刻度，摇匀。

色谱条件、系统适用性要求与测定法　见洛莫司汀有关物质项下。

限度　供试品溶液色谱图中如有杂质峰，各杂质峰面积的和不得大于对照溶液的主峰面积的 2 倍（2.0%）。

其他　应符合胶囊剂项下有关的各项规定（通则 0103）。

【含量测定】　照高效液相色谱法（通则 0512）测定。避光操作。

供试品溶液　取装量差异项下的内容物，混合均匀，精密称取适量，加流动相使洛莫司汀溶解并定量稀释制成每 1ml 中约含洛莫司汀 0.1mg 的溶液，滤过。

对照品溶液、色谱条件、系统适用性要求与测定法　见洛莫司汀含量测定项下。

【类别】【贮藏】　同洛莫司汀。

【规格】　（1）40mg　（2）100mg

浓戊二醛溶液

Nong Wu'erquan Rongye

Strong Glutaral Solution

$C_5H_8O_2$　100.12

本品为戊二醛的水溶液。含戊二醛（$C_5H_8O_2$）应为标示量的 95.0%～105.0%。

【性状】　本品为无色至淡黄色的澄清溶液；有刺激性特臭。

本品能与水或乙醇任意混合。

【鉴别】　（1）取本品 1ml，置试管中，加氨制硝酸银试液 1ml，置水浴上加热数分钟后，生成细微的灰色沉淀，或在管壁生成光亮的银镜。

（2）取本品 5 滴，加 1% 水杨酸的硫酸溶液，即显棕红色。

【检查】　**pH 值**　应为 2.5～3.5（通则 0631）。

溶液的澄清度　取本品 10.0ml（25%）或 12.5ml（20%），加水至 100ml，摇匀，溶液应澄清（通则 0902 第一法）。

游离酸　精密量取本品 5ml，加水 5ml 与酚酞指示液 2 滴，用氢氧化钠滴定液（0.1mol/L）滴定至溶液显粉红色，并持续 15 秒钟不褪，消耗氢氧化钠滴定液（0.1mol/L）不得过 3.8ml。

【含量测定】　取本品适量（约相当于戊二醛 0.2g），精密称定，精密加 6.5% 三乙醇胺溶液 20ml 与盐酸羟胺的中性溶液（取盐酸羟胺 17.5g，加水 75ml 溶解，加异丙醇稀释至 500ml，摇匀，加 0.04% 溴酚蓝乙醇溶液 15ml，用 6.5% 三乙醇胺溶液滴定至溶液显蓝绿色）25ml，摇匀，放置 1 小时，用硫酸滴定液（0.25mol/L）滴定至溶液显蓝绿色，并将滴定的结果用空白试验校正。每 1ml 硫酸滴定液（0.25mol/L）相当于 25.03mg 的 $C_5H_8O_2$。

【类别】　消毒防腐药。

【规格】　（1）20%（g/g）　（2）25%（g/g）

【贮藏】　遮光，密封，在凉暗处保存。

【制剂】　稀戊二醛溶液

稀戊二醛溶液

Xi Wu'erquan Rongye

Dilute Glutaral Solution

本品系由浓戊二醛溶液加适量强化剂稀释制成的溶液。含戊二醛（$C_5H_8O_2$）应为 1.80%～2.20%（g/ml）。

【性状】　本品为无色至微黄色的澄清溶液；有特臭。

【鉴别】　取本品，照浓戊二醛溶液项下的鉴别试验，显相同的反应。

【检查】　**pH 值**　应为 3.0～4.0（通则 0631）。

装量　取本品，依法检查（通则 0942），应符合规定。

微生物限度　取本品，照非无菌产品微生物限度检查：微生物计数法（通则 1105）和控制菌检查法（通则 1106）及非无菌药品微生物限度标准（通则 1107）检查，应符合规定。

【含量测定】　精密量取本品 10ml，照浓戊二醛溶液含量测定项下的方法测定。每 1ml 硫酸滴定液（0.25mol/L）相当于 25.03mg 的 $C_5H_8O_2$。

【类别】【贮藏】 同浓戊二醛溶液。

【规格】 2%

浓过氧化氢溶液

Nong Guoyanghuaqing Rongye

Strong Hydrogen Peroxide Solution

H_2O_2　34.01

本品含过氧化氢(H_2O_2)应为 26.0%～28.0%(g/g)。

【性状】 本品为无色澄清液体;无臭或有类似臭氧的臭气;遇氧化物或还原物即迅速分解并发生泡沫,遇光易变质。

【鉴别】 (1)取本品 0.1ml,加水 10ml 与稀硫酸 1 滴,再加乙醚 2ml 与重铬酸钾试液数滴,振摇,乙醚层即显蓝色。

(2)取本品,加氢氧化钠试液使成碱性后,加热,即分解,发生泡沸并释放出氧。

【检查】 **酸度** 取本品 10g,加水至 100ml,加酚酞指示液数滴,用氢氧化钠滴定液(0.1mol/L)滴定至淡红色。消耗氢氧化钠滴定液(0.1mol/L)不得过 1.0ml。

钡盐 取本品 10ml,加稀硫酸 2 滴,10 分钟内不得发生浑浊。

稳定剂 取本品 100ml,加三氯甲烷-乙醚(3∶2)混合溶液提取 3 次(50ml、25ml 与 25ml),合并提取液在室温下除去溶剂,残渣在干燥器中干燥 2 小时,遗留残渣不得过 50mg(0.05%)。

不挥发物 取本品 10ml,置水浴上蒸干,并在 105℃干燥至恒重,遗留残渣不得过 15mg。

【含量测定】 取本品 2ml,精密称定,置 200ml 量瓶中,用水稀释至刻度,摇匀;精密量取 10ml,置锥形瓶中,加稀硫酸 20ml,用高锰酸钾滴定液(0.02mol/L)滴定。每 1ml 高锰酸钾滴定液(0.02mol/L)相当于 1.701mg 的 H_2O_2。

【类别】 消毒防腐药。

【贮藏】 遮光,密封,在阴凉处保存。

【制剂】 过氧化氢溶液

过氧化氢溶液

Guoyanghuaqing Rongye

Hydrogen Peroxide Solution

本品含过氧化氢(H_2O_2)应为 2.5%～3.5%(g/ml)。

【性状】 本品为无色澄清液体;无臭或有类似臭氧的臭气;遇氧化物或还原物即迅速分解并发生泡沫,遇光易变质。

【鉴别】 (1)取本品 1ml,加水 10ml 与稀硫酸 1 滴,再加乙醚 2ml 与重铬酸钾试液数滴,振摇,乙醚层即显蓝色。

(2)取本品,加氢氧化钠试液使成碱性后,加热,即分解,发生泡沸并释放出氧。

【检查】 **酸度** 取本品 10ml,加酚酞指示液数滴,用氢氧化钠滴定液(0.1mol/L)滴定至淡红色。消耗氢氧化钠滴定液(0.1mol/L)不得过 1.0ml。

钡盐 取本品 10ml,加稀硫酸 2 滴,10 分钟内不得发生浑浊。

稳定剂 取本品 100ml,加三氯甲烷-乙醚(3∶2)混合溶液提取 3 次(50ml、25ml 与 25ml),合并提取液在室温下除去溶剂,残渣在干燥器中干燥 2 小时,遗留残渣不得过 50mg(0.05%)。

不挥发物 取本品 10ml,置水浴上蒸干,并在 105℃干燥至恒重,遗留残渣不得过 15mg。

装量 取本品,依法检查(通则 0942),应符合规定。

【含量测定】 精密量取本品 5ml,置 50ml 量瓶中,用水稀释至刻度,摇匀,精密量取 10ml,置锥形瓶中,加稀硫酸 20ml,用高锰酸钾滴定液(0.02mol/L)滴定。每 1ml 高锰酸钾滴定液(0.02mol/L)相当于 1.701mg 的 H_2O_2。

【类别】 同浓过氧化氢溶液。

【规格】 3%

【贮藏】 遮光,密封,在阴凉处保存。

稀 氨 溶 液

Xi'an Rongye

Dilute Ammonia Solution

本品含氨(NH_3)应为 9.5%～10.5%(g/ml)。

【处方】

浓氨溶液	420ml
水	适量
制成	1000ml

【性状】 本品为无色的澄清液体;有刺激性特臭;显碱性反应。

相对密度 本品的相对密度(通则 0601)为 0.955～0.962。

【鉴别】 取本品少量,另用玻璃棒蘸取盐酸,接近本品的液面,即发生白色的浓烟。

【检查】 应符合涂剂项下有关的各项规定(通则 0118)。

【含量测定】 精密量取本品 5ml,置贮有水 25ml 的具塞锥形瓶中,加甲基红指示液 2 滴,用硫酸滴定液(0.5mol/L)滴定。每 1ml 硫酸滴定液(0.5mol/L)相当于 17.03mg 的 NH_3。

【类别】 刺激药。

【贮藏】 密封,在 30℃以下保存。

癸氟奋乃静

Guifufennaijing

Fluphenazine Decanoate

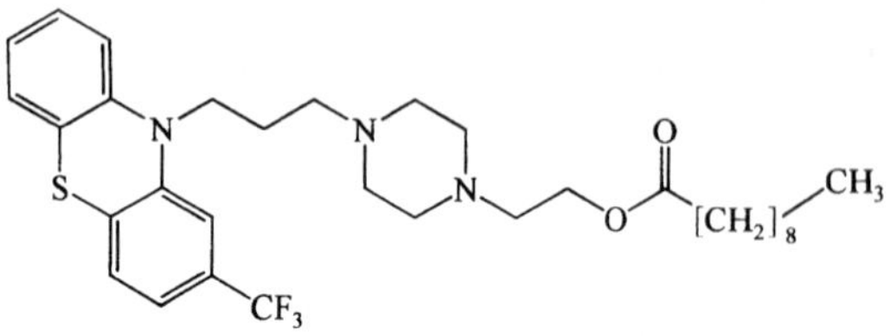

$C_{32}H_{44}F_3N_3O_2S$　591.78

本品为 2-[4-[3-[2-(三氟甲基)-10*H*-吩噻嗪-10-基]丙基]-1-哌嗪基]乙醇癸酸酯。按干燥品计算，含 $C_{32}H_{44}F_3N_3O_2S$ 应为 98.0%～102.0%。

【性状】 本品为淡黄色至黄棕色黏稠液体；遇光，色渐变深。

本品在甲醇、乙醇、三氯甲烷、无水乙醚或植物油中极易溶解，在水中不溶。

【鉴别】 (1)取本品 15～20mg，加碳酸钠与碳酸钾各约 0.1g，混匀，在 600℃炽灼 15～20 分钟，放冷，加水 2ml 使溶解，加盐酸溶液(1→2)酸化，滤过，滤液加茜素锆试液 0.5ml，应显黄色。

(2)取本品约 50mg，加甲醇 2ml 溶解后，加 0.1%氯化钯溶液 3ml，即有沉淀生成，并显红色，再加过量的氯化钯溶液，颜色变深。

(3)取本品，加乙醇制成每 1ml 含 10μg 的溶液，照紫外-可见分光光度法(通则 0401)测定，在 260nm 的波长处有最大吸收。

(4)本品的红外光吸收图谱与对照的图谱(光谱集 280 图)一致。

【检查】 **丙酮溶液的颜色**　取本品适量，加丙酮制成 5.0%的溶液，与黄色 4 号标准比色液(通则 0901 第一法)比较，不得更深。

有关物质　照高效液相色谱法(通则 0512)测定。避光操作。临用新制。

供试品溶液　取本品约 10mg，精密称定，置 50ml 量瓶中，加乙腈溶解并稀释至刻度，摇匀。

对照溶液　精密量取供试品溶液 2ml，置 100ml 量瓶中，用流动相 A-流动相 B(9∶1)稀释至刻度，摇匀。

对照品溶液　取盐酸氟奋乃静对照品约 10mg，精密称定，置 100ml 量瓶中，加乙腈-水(95∶5)溶解并稀释至刻度，精密量取 2ml，置 50ml 量瓶中，用乙腈-水(95∶5)稀释至刻度，摇匀。

系统适用性溶液　取癸氟奋乃静对照品约 5mg，加 30%的过氧化氢溶液 0.1ml，超声混匀，置 50℃的水浴中 20 分钟，使产生氧化降解物Ⅰ、Ⅱ，加乙腈溶解并移至 100ml 量瓶中，用乙腈稀释至刻度，摇匀。

色谱条件　用十八烷基硅烷键合硅胶为填充剂(Kromasil C18，4.6mm×250mm，5μm 或效能相当的色谱柱)；流动相 A 为乙腈-甲醇(1∶1)；流动相 B 为 0.5%碳酸铵溶液(用稀盐酸调节 pH 值至 7.5)；检测波长为 260nm；按下表进行梯度洗脱；进样体积 20μl。

时间(分钟)	流动相 A(%)	流动相 B(%)
0	90	10
10	90	10
11	95	5
45	95	5
46	90	10

系统适用性要求　系统适用性溶液色谱图中，出峰顺序依次为降解物Ⅰ、Ⅱ与癸氟奋乃静，癸氟奋乃静的保留时间约为 24 分钟，降解物Ⅰ、Ⅱ与癸氟奋乃静的相对保留时间约为 0.58 与 0.66，降解物Ⅰ、Ⅱ两峰间的分离度应大于 2.0。

测定法　精密量取供试品溶液、对照溶液与对照品溶液，分别注入液相色谱仪，记录色谱图。

限度　供试品溶液色谱图中如有与对照品溶液中氟奋乃静保留时间一致的色谱峰，按外标法以峰面积计算含氟奋乃静不得过 2.0%；其他单个杂质峰面积不得大于对照溶液主峰面积的 0.5 倍(1.0%)，其他各杂质峰面积的和不得大于对照溶液主峰面积(2.0%)。

干燥失重　取本品，经 60℃减压干燥 3 小时，减失重量不得过 1.0%(通则 0831)。

炽灼残渣　取本品 1.0g，依法检查(通则 0841)，遗留残渣不得过 0.2%。

重金属　取炽灼残渣项下遗留的残渣，依法检查(通则 0821 第二法)，含重金属不得过百万分之二十。

【含量测定】 取本品约 0.25g，精密称定，加冰醋酸 20ml 溶解后，加结晶紫指示液 1 滴，用高氯酸滴定液(0.1mol/L)滴定至溶液显蓝绿色，并将滴定的结果用空白试验校正。每 1ml 高氯酸滴定液(0.1mol/L)相当于 29.59mg 的 $C_{32}H_{44}F_3N_3O_2S$。

【类别】 抗精神病药。

【贮藏】 遮光，密封保存。

【制剂】 癸氟奋乃静注射液

癸氟奋乃静注射液

Guifufennaijing Zhusheye

Fluphenazine Decanoate Injection

本品为癸氟奋乃静的灭菌油溶液。含癸氟奋乃静($C_{32}H_{44}F_3N_3O_2S$)应为标示量的 90.0%～110.0%。

【性状】 本品为黄色至橙黄色的澄明油状液体。

【鉴别】 (1)取本品，照癸氟奋乃静项下鉴别(2)、(3)项试验，显相同的结果。

(2)在含量测定项下记录的色谱图中，供试品溶液主峰的保留时间应与对照品溶液主峰的保留时间一致。

【检查】 **颜色**　取本品，与黄色 10 号标准比色液(通则 0901 第一法)比较，不得更深。

有关物质　照高效液相色谱法(通则 0512)测定。避光操作。临用新制。

供试品溶液　用内容量移液管精密量取本品 2ml，置 10ml 量瓶中，加三氯甲烷溶解并稀释至刻度，摇匀，精密量取 2ml，置 50ml 量瓶中，用乙腈-三氯甲烷(2：1)稀释至刻度，摇匀。

对照溶液　精密量取供试品溶液 2ml，置 100ml 量瓶中，用乙腈-三氯甲烷(2：1)稀释至刻度，摇匀。

对照品溶液　取盐酸氟奋乃静对照品约 12mg，精密称定，置 100ml 量瓶中，加甲醇溶解并稀释至刻度，摇匀，精密量取 1ml，置 20ml 的量瓶中，用乙腈-三氯甲烷(2：1)稀释至刻度，摇匀。

系统适用性溶液　取癸氟奋乃静对照品约 5mg，加 30% 的过氧化氢溶液 0.1ml，超声混匀，置 50℃的水浴中 20 分钟，使产生氧化降解物Ⅰ、Ⅱ，加乙腈-三氯甲烷(2：1)溶解并移至 100ml 量瓶中，用乙腈-三氯甲烷(2：1)稀释至刻度，摇匀。

色谱条件　用十八烷基硅烷键合硅胶为填充剂(Inertsil ODS-3，4.6mm×250mm，5μm 或效能相当的色谱柱)；以[1% 碳酸铵溶液-甲醇(75：450)，用醋酸调节 pH 值至 7.5±0.1]-乙腈(525：450)为流动相；检测波长为 260nm；进样体积 20μl。

系统适用性要求　系统适用性溶液色谱图中，出峰顺序依次为降解物Ⅰ、Ⅱ与癸氟奋乃静，癸氟奋乃静的保留时间约为 22 分钟，降解物Ⅰ、Ⅱ与癸氟奋乃静的相对保留时间约为 0.50 与 0.56，降解物Ⅰ、Ⅱ两峰间的分离度应大于 2.0。理论板数按癸氟奋乃静峰计算不低于 5000。

测定法　精密量取供试品溶液、对照溶液与对照品溶液，分别注入液相色谱仪，记录色谱图至主成分峰保留时间的 1.5 倍。

限度　供试品溶液色谱图中如有与对照品溶液中氟奋乃静保留时间一致的色谱峰，按外标法以峰面积计算含氟奋乃静不得过癸氟奋乃静标示量的 3.0%；其他单个杂质峰面积不得大于对照溶液主峰面积的 1.5 倍(3.0%)，各杂质峰面积的和不得大于对照溶液主峰面积的 4 倍(8.0%)。

其他　应符合注射剂项下有关的各项规定(通则 0102)。

【含量测定】　照高效液相色谱法(通则 0512)测定。避光操作。

供试品溶液　用内容量移液管精密量取本品 2ml，置 50ml 量瓶中，加三氯甲烷溶解并稀释至刻度，摇匀；精密量取 5ml，置 100ml 量瓶中，用乙腈-三氯甲烷(2：1)稀释至刻度，摇匀。

对照品溶液　取癸氟奋乃静对照品约 10mg，精密称定，置 100ml 量瓶中，加乙腈-三氯甲烷(2：1)适量，振摇使溶解并稀释至刻度，摇匀，精密量取 5ml，置 10ml 量瓶中，用乙腈-三氯甲烷(2：1)稀释至刻度，摇匀。

系统适用性溶液、色谱条件与系统适用性要求　见有关物质项下。

测定法　精密量取供试品溶液与对照品溶液，分别注入液相色谱仪，记录色谱图。按外标法以峰面积计算。

【类别】　同癸氟奋乃静。

【规格】　1ml：25mg

【贮藏】　遮光，密闭，在凉暗处保存。

绒促性素

Rongcuxingsu

Chorionic Gonadotrophin

本品为孕妇尿中提取的绒毛膜促性腺激素。每 1mg 的效价不得少于 4500 单位。

【制法要求】　本品应从健康人群的尿中提取，生产过程应符合现行版《药品生产质量管理规范》要求。本品在生产过程中需经适宜的工艺方法进行病毒安全性控制，以使任何病毒如肝炎病毒、人免疫缺陷病毒等去除或灭活。

【性状】　本品为白色或类白色的粉末。

本品在水中溶解，在乙醇、丙酮或乙醚中不溶。

【鉴别】　照效价测定项下的方法，测定结果应能使未成年雌性小鼠子宫增重。

【检查】 **雌激素类物质**　取体重 18～20g 的雌性小白鼠 3 只，摘除卵巢。2～3 周后，皮下注射每 1ml 中含本品 1250 单位的氯化钠注射液 4 次，每次 0.2ml，第一日下午，第二日上、下午，第三日上午各 1 次；分别在第四日、第五日、第六日上午用少量氯化钠注射液洗涤各小鼠阴道，制成阴道涂片，在低倍显微镜下观察，不得呈阳性反应(阳性反应系指涂片内绝大部分为角化细胞或上皮细胞)。

残留溶剂　照残留溶剂测定法(通则 0861 第二法)测定。

供试品溶液　取本品 0.1g，精密称定，置顶空瓶中，精密加水 2ml 使溶解，密封。

对照品溶液　取无水乙醇适量，精密称定，用水定量稀释制成每 1ml 中含 0.25mg 的溶液，精密量取 2ml，置顶空瓶中，密封。

色谱条件　以聚乙二醇为固定液的毛细管柱为色谱柱；起始温度为 60℃，维持 5 分钟，以每分钟 50℃的速率升温至 200℃，维持 15 分钟；进样口温度为 200℃；检测器温度为 250℃；顶空瓶平衡温度为 90℃，平衡时间为 20 分钟。

测定法　取供试品溶液与对照品溶液分别顶空进样，记录色谱图。

限度　按外标法以峰面积计算，乙醇的残留量应符合规定。

水分　取本品，照水分测定法（通则 0832 第一法 1）测定，含水分不得过 5.0%。

乙肝表面抗原　取本品，加 0.9%氯化钠溶液溶解并稀释制成每 1ml 中含 10mg 的溶液，按试剂盒说明书测定，应为阴性。

异常毒性　取本品，加氯化钠注射液溶解并稀释制成每 1ml 中含 2000 单位的溶液，依法检查（通则 1141），应符合规定。

细菌内毒素　取本品，依法检查（通则 1143），每 1 单位绒促性素中含内毒素的量应小于 0.010EU。

【效价测定】　精密称取本品和绒促性素标准品适量，按标示效价，分别加含 0.1%牛血清白蛋白的 0.9%氯化钠溶液溶解并定量稀释制成每 1ml 中含 10 个单位的溶液，临用新配。照绒促性素生物检定法（通则 1209）测定，测得的结果应为标示值的 80%～125%。

【类别】　促性腺激素药。

【贮藏】　遮光，密封，在冷处保存。

【制剂】　注射用绒促性素

注射用绒促性素

Zhusheyong Rongcuxingsu

Chorionic Gonadotrophin for Injection

本品为绒促性素加适宜的赋形剂经冷冻干燥的无菌制品。其效价应为标示量的 80%～125%。

【性状】　本品为白色的冻干块状物或粉末。

【检查】　干燥失重　取本品约 0.1g，置五氧化二磷干燥器中，室温减压干燥至恒重，减失重量不得过 5.0%（通则 0831）。

异常毒性与细菌内毒素　照绒促性素项下的方法检查，均应符合规定。

其他　应符合注射剂项下有关的各项规定（通则 0102）。

【效价测定】　取本品 5 支，按标示效价分别加适量含 0.1%牛血清白蛋白的 0.9%氯化钠溶液溶解，全量转移至同一 100ml 量瓶中，用上述溶液稀释至刻度，摇匀。精密量取适量，用上述溶液定量稀释制成每 1ml 中含 10 单位的溶液，临用新配；精密称取绒促性素标准品适量，同法配制。照绒促性素生物检定法（通则 1209）测定。

【类别】　同绒促性素。

【规格】　（1）500 单位　（2）1000 单位　（3）2000 单位　（4）3000 单位　（5）5000 单位

【贮藏】　密闭，在凉暗处保存。

盐酸乙哌立松

Yansuan Yipailisong

Eperisone Hydrochloride

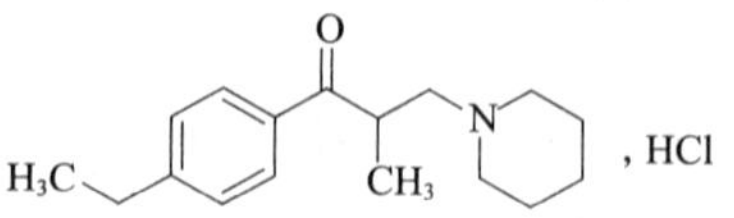

$C_{17}H_{25}NO \cdot HCl$　295.85

本品为 1-(4-乙基苯基)-2-甲基-3-(哌啶-1-基)-1-丙酮盐酸盐。按干燥品计算，含 $C_{17}H_{25}NO \cdot HCl$ 不得少于 99.0%。

【性状】　本品为白色或类白色结晶性粉末；有特殊的气味。

本品在水或甲醇中易溶，在丙酮中极微溶解；在 0.1mol/L 盐酸溶液中易溶。

熔点　本品的熔点（通则 0612）为 168～174℃。熔融同时分解。

【鉴别】　（1）取本品约 50mg，加水 5ml 使溶解，加新制的硫氰酸铬铵试液 5 滴，即生成粉红色絮状沉淀。

（2）取本品适量，加 0.1mol/L 盐酸溶液溶解并定量稀释制成每 1ml 中约含 10μg 的溶液，照紫外-可见分光光度法（通则 0401）测定，在 261nm 的波长处有最大吸收。

（3）本品的红外光吸收图谱应与对照品的图谱一致（通则 0402）。

（4）本品的水溶液显氯化物鉴别（1）的反应（通则 0301）。

【检查】　酸度　取本品适量，精密称定，加水溶解并定量稀释制成每 1ml 中约含 20mg 的溶液，依法测定（通则 0631），pH 值应为 4.5～6.0。

有关物质　照高效液相色谱法（通则 0512）测定。

供试品溶液　取本品约 25mg，置 10ml 量瓶中，加 0.1mol/L 盐酸溶液适量，超声使溶解，放冷，用 0.1mol/L 盐酸溶液稀释至刻度，摇匀。

对照溶液　精密量取供试品溶液适量，用 0.1mol/L 盐酸溶液定量稀释制成每 1ml 中约含 5μg 的溶液。

系统适用性溶液　取盐酸乙哌立松约 10mg，置 10ml 具塞试管中，加 30%过氧化氢溶液 2ml，置水浴上加热至剩余约 1ml，用 0.1mol/L 盐酸溶液稀释至刻度，摇匀。

灵敏度溶液　精密量取对照溶液适量，用 0.1mol/L 盐酸溶液定量稀释制成每 1ml 中约含 1.25μg 的溶液。

色谱条件　用十八烷基硅烷键合硅胶为填充剂（Agilent C18，250mm×4.6mm，5μm 或效能相当的色谱柱）；以甲醇-水-二乙胺（700∶300∶5，用冰醋酸调节 pH 值至 7.5）为流动相；检测波长为 254nm；系统适用性溶液与灵敏度溶液进样体积 10μl，其他溶液进样体积 20μl。

系统适用性要求　系统适用性溶液色谱图中，理论板数按盐酸乙哌立松峰计算不低于 2000，盐酸乙哌立松峰与相对保留时间约为 1.2 的杂质峰之间的分离度应大于 2。灵敏度溶液色谱图中，主成分峰高的信噪比应大于 10。

测定法　精密量取供试品溶液与对照溶液，分别注入液相色谱仪，记录色谱图至主成分峰保留时间的 3 倍。

限度　供试品溶液色谱图中如有杂质峰，单个杂质峰面积不得大于对照溶液主峰面积（0.2%），各杂质峰面积的和不得大于对照溶液主峰面积的 2.5 倍（0.5%），小于灵敏度溶液主峰面积的色谱峰忽略不计（0.05%）。

残留溶剂　照残留溶剂测定法（通则 0861 第二法）测定。

供试品溶液　取本品约 0.2g，精密称定，置顶空瓶中，精密加水 1ml 使溶解，密封。

对照品溶液　取三氯甲烷适量，精密称定，加 *N*,*N*-二甲基甲酰胺溶解并定量稀释制成每 1ml 中约含 0.6mg 的溶液，另取丙酮和异丙醇各适量，精密称定，加水溶解并定量稀释制成每 1ml 中各约含 10mg 的混合溶液，精密量取上述两种溶液各适量，用水定量稀释制成每 1ml 中约含丙酮 1mg、异丙醇 1mg 与三氯甲烷 12μg 的混合溶液，精密量取 1ml，置顶空瓶中，密封。

色谱条件　以聚乙二醇（PEG-20M）（或极性相近）为固定液的毛细管柱为色谱柱；起始温度为 40℃，维持 5 分钟，以每分钟 30℃的速率升温至 200℃，维持 2 分钟；进样口温度为 200℃；检测器温度为 250℃；顶空瓶平衡温度为 70℃，平衡时间为 15 分钟。

系统适用性要求　对照品溶液色谱图中，各成分峰间的分离度均应符合要求。

测定法　取供试品溶液与对照品溶液分别顶空进样，记录色谱图。

限度　按外标法以峰面积计算，丙酮、异丙醇与三氯甲烷的残留量均应符合规定。

干燥失重　取本品，以五氧化二磷为干燥剂减压干燥 24 小时，减失重量不得过 1.0%（通则 0831）。

炽灼残渣　取本品 1.0g，依法检查（通则 0841），遗留残渣不得过 0.1%。

重金属　取炽灼残渣项下遗留的残渣，依法检查（通则 0821 第二法），含重金属不得过百万分之二十。

【含量测定】　取本品约 0.2g，精密称定，加冰醋酸 10ml 溶解后，加醋酐 40ml，照电位滴定法（通则 0701），用高氯酸滴定液（0.1mol/L）滴定，并将滴定的结果用空白试验校正。每 1ml 高氯酸滴定液（0.1mol/L）相当于 29.58mg 的 $C_{17}H_{25}NO \cdot HCl$。

【类别】　中枢性骨骼肌松弛剂。

【贮藏】　密封，在凉暗干燥处保存。

【制剂】　盐酸乙哌立松片

盐酸乙哌立松片

Yansuan Yipailisong Pian

Eperisone Hydrochloride Tablets

本品含盐酸乙哌立松（$C_{17}H_{25}NO \cdot HCl$）应为标示量的 93.0%～107.0%。

【性状】　本品为白色片或薄膜衣片或糖衣片，薄膜衣片和糖衣片除去包衣后显白色或类白色。

【鉴别】　（1）取本品细粉适量（约相当于盐酸乙哌立松 50mg），加甲醇 25ml，充分振摇，滤过，取滤液置水浴上蒸干，残渣加水 5ml 使溶解，加新制的硫氰酸铬铵试液 5 滴，即生成粉红色絮状沉淀。

（2）取含量测定项下的供试品溶液，照紫外-可见分光光度法（通则 0401）测定，在 261nm 的波长处有最大吸收。

（3）取本品细粉适量，加水适量，充分振摇，滤过，续滤液显氯化物鉴别（1）的反应（通则 0301）。

【检查】　**有关物质**　照高效液相色谱法（通则 0512）测定。

供试品溶液　取本品细粉适量（约相当于盐酸乙哌立松 250mg），置 100ml 量瓶中，加 0.1mol/L 盐酸溶液适量，超声使溶解，放冷，用 0.1mol/L 盐酸溶液稀释至刻度，摇匀，滤过，取续滤液。

对照溶液　精密量取供试品溶液适量，用 0.1mol/L 盐酸溶液定量稀释制成每 1ml 中约含 12.5μg 的溶液。

灵敏度溶液　精密量取对照溶液适量，用 0.1mol/L 盐酸溶液定量稀释制成每 1ml 中约含 1.25μg 的溶液。

系统适用性溶液、色谱条件、系统适用性要求与测定法　见盐酸乙哌立松有关物质项下。

限度　供试品溶液色谱图中如有杂质峰，单个杂质峰面积不得大于对照溶液主峰面积（0.5%），各杂质峰面积的和不得大于对照溶液主峰面积的 2 倍（1.0%），小于灵敏度溶液主峰面积的色谱峰忽略不计（0.05%）。

溶出度　照溶出度与释放度测定法（通则 0931 第二法）测定。

溶出条件　以 0.1mol/L 盐酸溶液 900ml 为溶出介质，转速为每分钟 50 转，依法操作，经 30 分钟时取样。

供试品溶液　取溶液适量，滤过，精密量取续滤液 2ml，置 10ml 量瓶中，用溶出介质稀释至刻度，摇匀。

对照品溶液　取盐酸乙哌立松对照品适量，精密称定，加溶出介质溶解并定量稀释制成每 1ml 中约含 10μg 的溶液。

测定法　见含量测定项下。计算每片的溶出量。

限度　标示量的 80%，应符合规定。

其他　应符合片剂项下有关的各项规定（通则 0101）。

【含量测定】　照紫外-可见分光光度法（通则 0401）测定。

供试品溶液　取本品 20 片（必要时除去包衣），精密称定，研细，精密称取适量（约相当于盐酸乙哌立松 50mg），置 100ml 量瓶中，加 0.1mol/L 盐酸溶液适量，振摇使盐酸乙哌立松溶解，用 0.1mol/L 盐酸溶液稀释至刻度，摇匀，滤过，精密量取续滤液 2ml，置 100ml 量瓶中，用 0.1mol/L 盐酸溶液稀释至刻度，摇匀。

对照品溶液　取盐酸乙哌立松对照品适量，精密称定，加 0.1mol/L 盐酸溶液溶解并定量稀释制成每 1ml 中约含 10μg

的溶液。

测定法　取供试品溶液与对照品溶液，照紫外-可见分光光度法(通则 0401)，在 261nm 的波长处分别测定吸光度，计算。

【类别】　同盐酸乙哌立松。

【规格】　50mg

【贮藏】　密封，在凉暗干燥处保存。

盐酸乙胺丁醇

Yansuan Yi'andingchun

Ethambutol Hydrochloride

, 2HCl

$C_{10}H_{24}N_2O_2 \cdot 2HCl$　277.23

本品为[2*R*,2[*S*-(*R**,*R**)]-*R*]-(+)2,2'-(1,2-乙二基二亚氨基)-双-1-丁醇二盐酸盐。按干燥品计算，含 $C_{10}H_{24}N_2O_2 \cdot 2HCl$ 不得少于 98.5%。

【性状】　本品为白色结晶性粉末；无臭或几乎无臭；略有引湿性。

本品在水中极易溶解，在乙醇中略溶，在三氯甲烷中极微溶解，在乙醚中几乎不溶。

比旋度　取本品适量，精密称定，加水溶解并定量稀释制成每 1ml 中约含 0.10g 的溶液。在 25℃时，依法测定(通则 0621)，比旋度为+6.0°至+7.0°。

【鉴别】　(1)取本品约 20mg，加水 2ml 溶解后，加硫酸铜试液 2～3 滴，摇匀，再加氢氧化钠试液 2～3 滴，显深蓝色。

(2)本品的红外光吸收图谱应与对照的图谱(光谱集 311 图)一致。

(3)本品显氯化物的鉴别反应(通则 0301)。

【检查】　**酸度**　取本品适量，加水制成每 1ml 中含 50mg 的溶液，依法测定(通则 0631)，pH 值应为 3.4～4.0。

(+)2-氨基丁醇(杂质Ⅰ)　照薄层色谱法(通则 0502)试验。

供试品溶液　取本品适量，精密称定，加甲醇溶解并定量稀释制成每 1ml 中约含 50mg 的溶液。

对照品溶液　取杂质Ⅰ对照品适量，精密称定，加甲醇溶解并定量稀释制成每 1ml 中约含 0.5mg 的溶液。

系统适用性溶液　取盐酸乙胺丁醇对照品与杂质Ⅰ对照品适量，加甲醇溶解并稀释制成每 1ml 中约含盐酸乙胺丁醇 5mg 与杂质Ⅰ 0.5mg 的混合溶液。

色谱条件　采用硅胶 G 薄层板，以甲醇-水-浓氨溶液(75：15：10)为展开剂。

系统适用性要求　在系统适用性溶液色谱图中应显两个清晰分离的斑点。

测定法　吸取上述三种溶液各 2μl，分别点于同一薄层板上，展开，取出，晾干，于 110℃加热 10 分钟，放冷，喷以茚三酮溶液(取茚三酮 1.0g，加乙醇 50ml 使溶解，再加入冰醋酸 10ml，摇匀)，在 110℃加热 5 分钟。

限度　供试品溶液如显与对照品溶液相应的杂质斑点，其颜色与对照品溶液的主斑点比较，不得更深(1.0%)。

有关物质　照高效液相色谱法(通则 0512)测定。临用新制。

供试品溶液　取本品约 20mg，精密称定，置 20ml 量瓶中，加乙腈约 10ml、三乙胺 0.5ml，超声 5 分钟使溶解，用乙腈稀释至刻度，摇匀，精密量取 4ml，置 10ml 量瓶中，精密加入(*R*)-(+)-*α*-甲基苄基异氰酸酯 15μl，密塞，摇匀，置 70℃水浴保温 20 分钟，放冷，摇匀。

对照溶液　精密量取供试品溶液 1ml，置 200ml 量瓶中，用乙腈稀释至刻度，摇匀。

系统适用性溶液　取乙胺丁醇系统适用性对照品约 4mg，精密称定，置 10ml 量瓶中，精密加入乙腈 4ml 和三乙胺 0.1ml，超声 5 分钟使溶解，精密加入(*R*)-(+)-*α*-甲基苄基异氰酸酯 15μl，置 70℃水浴保温 20 分钟，放冷，摇匀。

色谱条件　用十八烷基硅烷键合硅胶为填充剂；流动相 A 为甲醇-水(50：50)，流动相 B 为甲醇，按下表进行线性梯度洗脱；检测波长为 215nm；柱温为 40℃；进样体积 10μl。

时间(分钟)	流动相 A(%)	流动相 B(%)
0	71	29
30	71	29
35	0	100
37	0	100
38	71	29

系统适用性要求　系统适用性溶液色谱图中，乙胺丁醇衍生物峰的保留时间约为 14 分钟，乙胺丁醇衍生物峰与相对保留时间约为 1.3 处的杂质Ⅱ衍生物峰之间的分离度应大于 4.0。

测定法　精密量取供试品溶液与对照溶液，分别注入液相色谱仪，记录色谱图。

限度　供试品溶液色谱图中，在相对乙胺丁醇衍生物保留时间 0.75～1.5 之间如有杂质峰，杂质Ⅱ衍生物峰面积不得大于对照溶液主峰面积的 2 倍(1.0%)，其他单个杂质峰面积不得大于对照溶液主峰面积的 0.2 倍(0.1%)，各杂质峰面积的和不得大于对照溶液主峰面积的 2 倍(1.0%)，小于对照溶液主峰面积 0.1 倍的杂质峰可忽略不计。

干燥失重　取本品，在 105℃干燥至恒重，减失重量不得过 0.5%(通则 0831)。

炽灼残渣　不得过 0.1%(通则 0841)。

重金属　取本品 1.0g，加醋酸盐缓冲液(pH 3.5)2ml 与水适量使溶解成 25ml，依法检查(通则 0821 第一法)，含重金属不得过百万分之十。

【含量测定】 取本品约 0.2g，精密称定，置 50ml 量瓶中，加水 20ml 使溶解，加硫酸铜试液 1.8ml，边振摇边加入氢氧化钠试液 7ml，用水稀释至刻度，摇匀，离心（每分钟 4500 转），精密量取上清液 10ml，加氨-氯化铵缓冲液（pH 10.0）（取氯化铵 70g，加水 300ml 溶解后，加浓氨溶液 100ml，再加水稀释至 1000ml，用浓氨溶液调节 pH 值至 10.0）10ml 与水 100ml，加 Cu-PAN 试液❶ 0.15ml，用乙二胺四醋酸二钠滴定液（0.01mol/L）滴定至溶液由蓝紫色经浅红色至浅黄色，并将滴定的结果用空白试验校正。每 1ml 乙二胺四醋酸二钠滴定液（0.01mol/L）相当于 2.7723mg 的 $C_{10}H_{24}N_2O_2 \cdot 2HCl$。

【类别】 抗结核病药。

【贮藏】 遮光，密封保存。

【制剂】 （1）盐酸乙胺丁醇片　（2）盐酸乙胺丁醇胶囊

附：

杂质Ⅰ

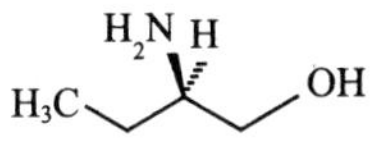

$C_4H_{11}NO$　89.14

（＋）2-氨基丁醇

杂质Ⅱ（内消旋-乙胺丁醇）

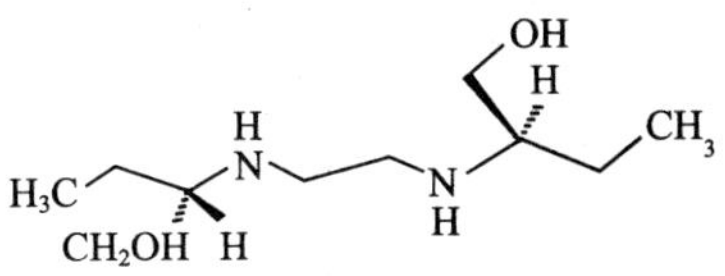

$C_{10}H_{24}N_2O_2$　204.31

（2*R*，2′*S*）-2，2′-（乙二基二亚氨基）-双-1-丁醇

杂质Ⅲ［（*R*，*R*）-乙胺丁醇］

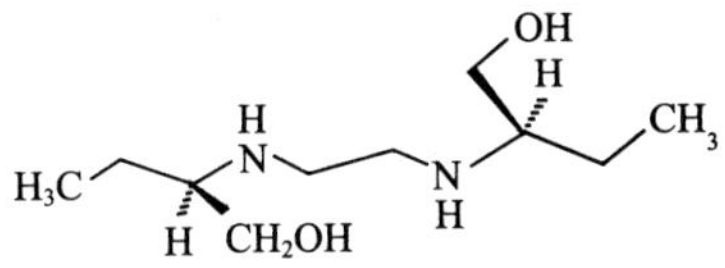

$C_{10}H_{24}N_2O_2$　204.31

（2*R*，2′*R*）-2，2′-（乙二基亚氨基）-双-1-丁醇

盐酸乙胺丁醇片

Yansuan Yi'andingchun Pian

Ethambutol Hydrochloride Tablets

本品含盐酸乙胺丁醇（$C_{10}H_{24}N_2O_2 \cdot 2HCl$）应为标示量的 95.0%～105.0%。

【性状】 本品为白色片或薄膜衣片，薄膜衣片除去包衣后显白色。

【鉴别】 （1）取本品细粉适量（约相当于盐酸乙胺丁醇 0.1g），加水 10ml，振摇使盐酸乙胺丁醇溶解，滤过，取滤液 2ml，加硫酸铜试液 2～3 滴，摇匀，再加氢氧化钠试液 2～3 滴，显深蓝色。

（2）取本品细粉适量（约相当于盐酸乙胺丁醇 0.05g），加甲醇 5ml，超声使盐酸乙胺丁醇溶解，滤过，滤液挥干，残留物的红外光吸收图谱应与对照的图谱（光谱集 311 图）一致。

（3）在含量测定项下记录的色谱图中，供试品溶液主峰的保留时间应与对照品溶液主峰的保留时间一致。

【检查】 **（＋）2-氨基丁醇**（杂质Ⅰ）　照薄层色谱法（通则 0502）试验。

供试品溶液　取本品细粉适量，精密称定，加甲醇使盐酸乙胺丁醇溶解并定量稀释制成每 1ml 中约含盐酸乙胺丁醇 50mg 的溶液，滤过，取续滤液。

对照品溶液、系统适用性溶液与系统适用性要求　见盐酸乙胺丁醇（＋）2-氨基丁醇（杂质Ⅰ）项下。

色谱条件　采用硅胶 G 薄层板，以乙酸乙酯-冰醋酸-盐酸-水（11∶7∶1∶1）为展开剂。

测定法　吸取上述三种溶液各 2μl，分别点于同一薄层板上，展开约 10cm，取出，晾干，在 105℃ 干燥 30 分钟，放冷，喷以茚三酮试液，再在 105℃ 加热 30 分钟。

限度　供试品溶液如显与对照品溶液相应的杂质斑点，其颜色与对照品溶液的主斑点比较，不得更深（1.0%）。

有关物质　照高效液相色谱法（通则 0512）测定。临用新制。

供试品溶液　取本品细粉适量（约相当于盐酸乙胺丁醇 0.2g），置 20ml 量瓶中，加水超声使盐酸乙胺丁醇溶解并稀释至刻度，摇匀，滤过，精密量取续滤液 2ml，置 20ml 量瓶中，用乙腈稀释至刻度，摇匀，精密量取 4ml，精密加入三乙胺 0.1ml 与（*R*）-（＋）-*α*-甲基苄基异氰酸酯 15μl，混匀，于 70℃ 水浴加热 20 分钟，放冷。

对照溶液　精密量取供试品溶液 1ml，置 200ml 量瓶中，用乙腈稀释至刻度，摇匀。

---

❶Cu-PAN 试液的配制：称取 1-（2-联氮吡啶）-2-萘酚 1.0g 与乙二胺四乙酸铜钠四水合物（$C_{10}H_{12}CuN_2Na_2O_8 \cdot 4H_2O$）11.1g，混匀，得到一种灰橙黄色或灰红棕色或亮灰紫色的粉末。取混合物 0.5g，置 50ml 量瓶中，用 1，4-二氧六环溶液（1→2）溶解并稀释至刻度，摇匀，即得。

Cu-PAN 试液的纯度测定：精密量取 Cu-PAN 试液 1ml，置 100ml 量瓶中，加甲醇稀释至刻度，摇匀，照紫外-可见分光光度法（通则 0401），以水为空白，在 470nm 的波长处测定吸光度，应不低于 0.48。

系统适用性溶液、色谱条件、系统适用性要求与测定法 见盐酸乙胺丁醇有关物质项下。

限度 供试品溶液色谱图中，在相对乙胺丁醇衍生物保留时间 0.75～1.5 之间如有与盐酸乙胺丁醇杂质Ⅱ衍生物保留时间一致的色谱峰，其面积不得大于对照溶液主峰面积的 2 倍(1.0%)，其他单个杂质峰面积不得大于对照溶液主峰面积的 0.2 倍(0.1%)，各杂质峰面积的和不得大于对照溶液主峰面积的 2 倍(1.0%)，小于对照溶液主峰面积 0.1 倍的峰忽略不计。

溶出度 照溶出度与释放度测定法(通则 0931 第一法)测定。

溶出条件 以水 900ml 为溶出介质，转速为每分钟 100 转，依法操作，经 45 分钟时取样。

供试品溶液 取溶出液 5ml，滤过，取续滤液。

对照品溶液、色谱条件与系统适用性要求 见含量测定项下。

测定法 见含量测定项下。计算每片的溶出量。

限度 标示量的 80%，应符合规定。

其他 应符合片剂项下有关的各项规定(通则 0101)。

【含量测定】 照高效液相色谱法(通则 0512)测定。

供试品溶液 取本品 20 片，精密称定，研细，精密称取细粉适量(约相当于盐酸乙胺丁醇 0.25g)，置 100ml 量瓶中，加水超声使盐酸乙胺丁醇溶解，放冷，用水稀释至刻度，摇匀，滤过，精密量取续滤液 5ml，置 50ml 量瓶中，用水稀释至刻度，摇匀。

对照品溶液 取盐酸乙胺丁醇对照品适量，精密称定，加水溶解并定量稀释制成每 1ml 中约含 0.25mg 的溶液。

色谱条件 用十八烷基硅烷键合硅胶为填充剂；以醋酸铵/醋酸铜溶液(取醋酸铵 50g 和醋酸铜 0.2g，加水溶解并稀释至 1000ml，用冰醋酸调节 pH 值至 5.0)-甲醇(88：12)为流动相；检测波长为 270nm；柱温为 40℃；进样体积 10μl。

系统适用性要求 对照品溶液色谱图中，乙胺丁醇峰拖尾因子应不大于 1.6。

测定法 精密量取供试品溶液与对照品溶液，分别注入液相色谱仪，记录色谱图。按外标法以峰面积计算。

【类别】 同盐酸乙胺丁醇。

【规格】 0.25g

【贮藏】 遮光，密封保存。

盐酸乙胺丁醇胶囊

Yansuan Yi'andingchun Jiaonang

Ethambutol Hydrochloride Capsules

本品含盐酸乙胺丁醇($C_{10}H_{24}N_2O_2 \cdot 2HCl$)应为标示量的 90.0%～110.0%。

【性状】 本品内容物为白色结晶性粉末。

【鉴别】 (1)取本品内容物约 20mg，加水 2ml 溶解，加硫酸铜试液 2～3 滴，摇匀，再加氢氧化钠试液 2～3 滴，显深蓝色。

(2)取本品内容物适量(约相当于盐酸乙胺丁醇 0.05g)，加甲醇 5ml，超声使盐酸乙胺丁醇溶解，滤过，滤液挥干，残留物的红外光吸收图谱应与对照的图谱(光谱集 311 图)一致。

(3)在含量测定项下记录的色谱图中，供试品溶液主峰的保留时间应与对照品溶液主峰的保留时间一致。

【检查】 **(+)2-氨基丁醇**(杂质Ⅰ) 照薄层色谱法(通则 0502)试验。

供试品溶液 取本品内容物适量，精密称定，加甲醇使盐酸乙胺丁醇溶解并定量稀释制成每 1ml 中约含盐酸乙胺丁醇 50mg 的溶液，滤过，取续滤液。

对照品溶液、系统适用性溶液与系统适用性要求 见盐酸乙胺丁醇(+)2-氨基丁醇(杂质Ⅰ)项下。

色谱条件 采用硅胶 G 薄层板，以乙酸乙酯-冰醋酸-盐酸-水(11：7：1：1)为展开剂。

测定法 吸取上述三种溶液各 2μl，分别点于同一薄层板上，展开约 10cm，取出，晾干，在 105℃干燥 30 分钟，放冷，喷以茚三酮试液，再在 105℃加热 30 分钟。

限度 供试品溶液如显与对照品溶液相应的杂质斑点，其颜色与对照品溶液的主斑点比较，不得更深(1.0%)。

有关物质 照高效液相色谱法(通则 0512)测定。临用新制。

供试品溶液 取本品内容物适量(约相当于盐酸乙胺丁醇 0.2g)，置 20ml 量瓶中，加水超声使盐酸乙胺丁醇溶解并稀释至刻度，摇匀，滤过，精密量取续滤液 2ml，置 20ml 量瓶中，用乙腈稀释至刻度，摇匀，精密量取 4ml，精密加入三乙胺 0.1ml 与(R)-(+)-α-甲基苄基异氰酸酯 15μl，混匀，于 70℃水浴加热 20 分钟，放冷。

对照溶液 精密量取供试品溶液 1ml，置 200ml 量瓶中，用乙腈稀释至刻度，摇匀。

系统适用性溶液、色谱条件、系统适用性要求与测定法 见盐酸乙胺丁醇有关物质项下。

限度 供试品溶液色谱图中，在相对乙胺丁醇衍生物保留时间为 0.75～1.5 之间如有与盐酸乙胺丁醇杂质Ⅱ衍生物保留时间一致的色谱峰，其面积不得大于对照溶液主峰面积的 2 倍(1.0%)，其他单个杂质的峰面积不得大于对照溶液主峰面积的 0.2 倍(0.1%)，各杂质峰面积的和不得大于对照溶液主峰面积的 2 倍(1.0%)，小于对照溶液主峰面积 0.1 倍的峰忽略不计。

其他 应符合胶囊剂项下有关的各项规定(通则 0103)。

【含量测定】 照高效液相色谱法(通则 0512)测定。

供试品溶液 取装量差异项下的内容物，混合均匀，精密称取适量(约相当于盐酸乙胺丁醇 0.25g)，置 100ml 量瓶中，加水超声使盐酸乙胺丁醇溶解，放冷，用水稀释至刻度，摇匀，滤过，精密量取续滤液 5ml，置 50ml 量瓶中，用水稀释至刻度，摇匀。

对照品溶液 取盐酸乙胺丁醇对照品适量，精密称定，加水溶解并定量稀释制成每 1ml 中约含 0.25mg 的溶液。

色谱条件 用十八烷基硅烷键合硅胶为填充剂；以醋酸铵/醋酸铜溶液(取醋酸铵 50g 与醋酸铜 0.2g，加水溶解并稀释至 1000ml，用冰醋酸调节 pH 值至 5.0)-甲醇(88：12)为流动相；检测波长为 270nm；柱温为 40℃；进样体积 10μl。

系统适用性要求　对照品溶液色谱图中，乙胺丁醇峰拖尾因子应小于 1.6。

测定法　精密量取供试品溶液与对照品溶液，分别注入液相色谱仪，记录色谱图。按外标法以峰面积计算。

【类别】　同盐酸乙胺丁醇。

【规格】　0.25g

【贮藏】　遮光，密封，在干燥处保存。

盐酸二甲双胍

Yansuan Erjiashuanggua

Metformin Hydrochloride

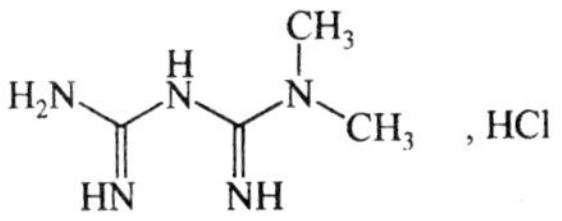

$C_4H_{11}N_5 \cdot HCl$　165.63

本品为 1，1-二甲基双胍盐酸盐。按干燥品计算，含 $C_4H_{11}N_5 \cdot HCl$ 不得少于 98.5%。

【性状】　本品为白色结晶或结晶性粉末；无臭。

本品在水中易溶，在甲醇中溶解，在乙醇中微溶，在三氯甲烷或乙醚中不溶。

熔点　本品的熔点（通则 0612）为 220～225℃。

吸收系数　取本品适量，精密称定，加水溶解并定量稀释制成每 1ml 中约含 5μg 的溶液，照紫外-可见分光光度法（通则 0401），在 233nm 的波长处测定吸光度，吸收系数（$E_{1cm}^{1\%}$）为 778～818。

【鉴别】　（1）取本品约 10mg，加水 10ml 溶解后，加 10% 亚硝基铁氰化钠溶液-铁氰化钾试液-10%氢氧化钠溶液（等体积混合，放置 20 分钟使用）10ml，3 分钟内溶液呈红色。

（2）本品的红外光吸收图谱应与对照的图谱（光谱集 631 图）一致。

（3）本品显氯化物的鉴别反应（通则 0301）。

有关物质　照高效液相色谱法（通则 0512）测定。

供试品溶液　取本品适量，精密称定，加流动相溶解并定量稀释制成每 1ml 中约含 5mg 的溶液。

对照溶液　精密量取供试品溶液 1ml，置 200ml 量瓶中，用流动相稀释至刻度，摇匀。

对照品溶液　取双氰胺对照品适量，精密称定，加水溶解并定量稀释制成每 1ml 中约含 0.1mg 的溶液，精密量取适量，用流动相定量稀释制成每 1ml 中约含 1μg 的溶液。

系统适用性溶液　取盐酸二甲双胍与三聚氰胺适量，加水溶解并稀释制成每 1ml 中含盐酸二甲双胍 0.25mg 与三聚氰胺 0.1mg 的溶液，取 1ml，置 50ml 量瓶中，用流动相稀释至刻度，摇匀。

色谱条件　用磺酸基阳离子交换键合硅胶为填充剂；以 1.7%磷酸二氢铵溶液（用磷酸调节 pH 值至 3.0）为流动相；检测波长为 218nm；进样体积 10μl。

系统适用性要求　系统适用性溶液色谱图中，二甲双胍峰与三聚氰胺峰之间的分离度应大于 10.0。

测定法　精密量取供试品溶液、对照溶液与对照品溶液，分别注入液相色谱仪，记录色谱图至二甲双胍峰保留时间的 2 倍。

限度　供试品溶液色谱图中如有与双氰胺保留时间一致的色谱峰，按外标法以峰面积计算，不得过 0.02%，其他单个杂质峰面积不得大于对照溶液主峰面积的 0.2 倍（0.1%），其他杂质峰面积的和不得大于对照溶液主峰面积（0.5%）。

干燥失重　取本品，在 105℃干燥至恒重，减失重量不得过 0.5%（通则 0831）。

炽灼残渣　不得过 0.1%（通则 0841）。

重金属　取本品 1.0g，依法检查（通则 0821 第一法），含重金属不得过百万分之二十。

【含量测定】　取本品约 60mg，精密称定，加无水甲酸 4ml 使溶解，加醋酐 50ml，充分混匀，照电位滴定法（通则 0701），用高氯酸滴定液（0.1mol/L）滴定，并将滴定的结果用空白试验校正。每 1ml 高氯酸滴定液（0.1mol/L）相当于 8.282mg 的 $C_4H_{11}N_5 \cdot HCl$。

【类别】　降血糖药。

【贮藏】　密封保存。

【制剂】　（1）盐酸二甲双胍片　（2）盐酸二甲双胍肠溶片　（3）盐酸二甲双胍肠溶胶囊　（4）盐酸二甲双胍胶囊

盐酸二甲双胍片

Yansuan Erjiashuanggua Pian

Metformin Hydrochloride Tablets

本品含盐酸二甲双胍（$C_4H_{11}N_5 \cdot HCl$）应为标示量的 95.0%～105.0%。

【性状】　本品为糖衣或薄膜衣片，除去包衣后显白色。

【鉴别】　（1）取本品细粉适量（约相当于盐酸二甲双胍 50mg），加水 10ml 使盐酸二甲双胍溶解，滤过，照盐酸二甲双胍项下鉴别（1）、（3）项试验，显相同的反应。

（2）取含量测定项下的供试品溶液，照紫外-可见分光光度法（通则 0401）测定，在 233nm 的波长处有最大吸收。

【检查】　**有关物质**　照高效液相色谱法（通则 0512）测定。

供试品溶液　取本品细粉适量（约相当于盐酸二甲双胍 0.5g），精密称定，置 100ml 量瓶中，加流动相适量，超声 15 分钟使盐酸二甲双胍溶解，用流动相稀释至刻度，摇匀，取续滤液。

对照溶液　精密量取供试品溶液 1ml，置 200ml 量瓶中，用流动相稀释至刻度，摇匀。

对照品溶液、系统适用性溶液、色谱条件、系统适用性要求与测定法　见盐酸二甲双胍有关物质项下。

限度　供试品溶液色谱图中如有与双氰胺保留时间一致的色谱峰，按外标法以峰面积计算，不得过盐酸二甲双胍标示量的 0.02%，其他单个杂质峰面积不得大于对照溶液主峰面积的 0.2 倍（0.1%），其他杂质峰面积的和不得大于对照溶液主峰面积的 1.2 倍（0.6%）。

溶出度　照溶出度与释放度测定法（通则 0931 第一法）测定。

溶出条件　以水 1000ml 为溶出介质，转速为每分钟 100 转，依法操作，经 45 分钟时取样。

供试品溶液　取溶出液适量，滤过，弃去初滤液 10ml，精密量取续滤液适量，用水定量稀释制成每 1ml 中约含 5μg 的溶液。

对照品溶液　见含量测定项下。

测定法　见含量测定项下。计算每片的溶出量。

限度　标示量的 70%，应符合规定。

其他　应符合片剂项下有关的各项规定（通则 0101）。

【含量测定】　照紫外-可见分光光度法（通则 0401）测定。

供试品溶液　取本品 20 片，精密称定，研细，精密称取适量（约相当于盐酸二甲双胍 0.1g），置 100ml 量瓶中，加水适量，超声 15 分钟使盐酸二甲双胍溶解，用水稀释至刻度，摇匀，滤过，弃去初滤液 20ml，精密量取续滤液适量，用水定量稀释制成每 1ml 中约含盐酸二甲双胍 5μg 的溶液。

对照品溶液　取盐酸二甲双胍对照品适量，精密称定，加水溶解并定量稀释制成每 1ml 中约含 5μg 的溶液。

测定法　取供试品溶液与对照品溶液，在 233nm 的波长处分别测定吸光度，计算。

【类别】　同盐酸二甲双胍。

【规格】　(1)0.25g　(2)0.5g

【贮藏】　密封保存。

盐酸二甲双胍肠溶片

Yansuan Erjiashuanggua Changrongpian

Metformin Hydrochloride Enteric-coated Tablets

本品含盐酸二甲双胍（$C_4H_{11}N_5 \cdot HCl$）应为标示量的 95.0%～105.0%。

【性状】　本品为肠溶衣片，除去包衣后显白色。

【鉴别】　(1)取本品细粉适量（约相当于盐酸二甲双胍 50mg），加水 10ml 使盐酸二甲双胍溶解，滤过，照盐酸二甲双胍项下鉴别(1)、(3)项试验，显相同的反应。

(2)取含量测定项下的供试品溶液，照紫外-可见分光光度法（通则 0401）测定，在 233nm 的波长处有最大吸收。

【检查】　**有关物质**　照高效液相色谱法（通则 0512）测定。

供试品溶液　取本品细粉适量（约相当于盐酸二甲双胍 0.5g），精密称定，置 100ml 量瓶中，加流动相适量，超声 15 分钟使盐酸二甲双胍溶解，用流动相稀释至刻度，摇匀，滤过，取续滤液。

对照溶液　精密量取供试品溶液 1ml，置 200ml 量瓶中，用流动相稀释至刻度，摇匀。

对照品溶液、系统适用性溶液、色谱条件与系统适用性要求　见盐酸二甲双胍有关物质项下。

测定法　见盐酸二甲双胍有关物质项下。记录色谱图至盐酸二甲双胍峰保留时间的 4 倍。

限度　供试品溶液色谱图中如有与双氰胺保留时间一致的色谱峰，按外标法以峰面积计算，不得过盐酸二甲双胍标示量的 0.02%，其他单个杂质峰面积不得大于对照溶液主峰面积的 0.2 倍（0.1%），其他杂质峰面积的和不得大于对照溶液主峰面积的 1.2 倍（0.6%）。

溶出度　照溶出度与释放度测定法（通则 0931 第一法方法 2）测定。

酸中溶出量　溶出条件　以 0.1mol/L 盐酸溶液 900ml 为溶出介质，转速为每分钟 100 转，依法操作，经 2 小时时取样。

供试品溶液　取溶出液 20ml，滤过，弃去初滤液 10ml，取续滤液。

对照品溶液　取盐酸二甲双胍对照品适量，精密称定，加 0.1mol/L 盐酸溶液溶解并定量稀释制成每 1ml 中约含 28μg 的溶液。

测定法　见含量测定项下。计算每片的溶出量。

限度　不得大于标示量的 5%，应符合规定。

缓冲液中溶出量　溶出条件　取酸中溶出量项下 2 小时后的转篮，随即浸入预热至 37℃±0.5℃ 的磷酸盐缓冲液（pH 6.8）（取 0.1mol/L 盐酸溶液与 0.2mol/L 磷酸钠溶液，按 3∶1 混合均匀，必要时用 2mol/L 盐酸溶液或 2mol/L 氢氧化钠溶液调节 pH 值至 6.8±0.05）900ml 中，转速不变，继续依法操作，经 45 分钟时取样。

供试品溶液　取溶出液 20ml，滤过，弃去初滤液 10ml，精密量取续滤液适量，用水定量稀释制成每 1ml 中约含盐酸二甲双胍 5μg 的溶液。

对照品溶液　见含量测定项下。

测定法　见含量测定项下。计算每片的溶出量。

限度　标示量的 85%，应符合规定。

其他　应符合片剂项下有关的各项规定（通则 0101）。

【含量测定】　照紫外-可见分光光度法（通则 0401）测定。

供试品溶液　取本品 20 片，精密称定，研细，精密称取适量（约相当于盐酸二甲双胍 0.1g），置 100ml 量瓶中，加水 75ml，充分振摇 15 分钟使盐酸二甲双胍溶解，用水稀释至刻度，摇匀，滤过，弃去初滤液 20ml，精密量取续滤液适量，用水定量稀释制成每 1ml 中约含盐酸二甲双胍 5μg 的溶液。

对照品溶液　取盐酸二甲双胍对照品适量，精密称定，加水溶解并定量稀释制成每 1ml 中约含 5μg 的溶液。

测定法　取供试品溶液与对照品溶液，在 233nm 的波长处分别测定吸光度，计算。

【类别】　同盐酸二甲双胍。

【规格】　(1)0.25g　(2)0.5g　(3)0.85g

【贮藏】　密封保存。

盐酸二甲双胍肠溶胶囊

Yansuan Erjiashuanggua Changrongjiaonang

Metformin Hydrochloride Enteric Capsules

本品含盐酸二甲双胍($C_4H_{11}N_5 \cdot HCl$)应为标示量的 95.0%～105.0%。

【性状】 本品内容物为白色结晶性粉末或白色至类白色肠溶微丸。

【鉴别】 (1)取本品内容物,研细,取细粉适量(约相当于盐酸二甲双胍 50mg),加水 10ml 使盐酸二甲双胍溶解,滤过,照盐酸二甲双胍项下鉴别(1)、(3)项试验,显相同的反应。

(2)在含量测定项下记录的色谱图中,供试品溶液主峰的保留时间应与对照品溶液主峰的保留时间一致。

【检查】 **有关物质** 照高效液相色谱法(通则 0512)测定。

供试品溶液 取装量差异检查项下的内容物,研细,精密称取适量(约相当于盐酸二甲双胍 0.25g),置 50ml 量瓶中,加 0.05%磷酸溶液适量,超声 5 分钟使盐酸二甲双胍溶解,用 0.05%磷酸溶液稀释至刻度,摇匀,滤过,精密量取续滤液 1ml,置 25ml 量瓶中,用流动相稀释至刻度,摇匀。

对照溶液 精密量取供试品溶液 1ml,置 200ml 量瓶中,用流动相稀释至刻度,摇匀。

对照品溶液 取双氰胺对照品适量,精密称定,加流动相溶解并定量稀释制成每 1ml 中含 0.08μg 的溶液。

色谱条件 用十八烷基硅烷键合硅胶为填充剂;以 0.05%庚烷磺酸钠溶液(用 10%磷酸溶液调节 pH 值至 4.0)-乙腈(84∶16)为流动相;检测波长为 218nm;进样体积 20μl。

系统适用性要求 理论板数按双氰胺峰计算不低于 2000。

测定法 精密量取供试品溶液、对照溶液与对照品溶液,分别注入液相色谱仪,记录色谱图至二甲双胍峰保留时间的 3 倍。

限度 供试品溶液色谱图中如有与双氰胺保留时间一致的色谱峰,按外标法以峰面积计算,不得过盐酸二甲双胍标示量的 0.02%,其他单个杂质峰面积不得大于对照溶液主峰面积的 0.2 倍(0.1%),其他杂质峰面积的和不得大于对照溶液主峰面积的 1.2 倍(0.6%)。

溶出度 照溶出度与释放度测定法(通则 0931 第一法方法 1)测定。

酸中溶出量 溶出条件 以盐酸溶液(9→1000)750ml 为溶出介质,转速为每分钟 100 转,依法操作,经 2 小时时取样。

供试品溶液 取溶出液 20ml,滤过,弃去初滤液 10ml,精密量取续滤液 2ml,置 10ml 量瓶中,用流动相稀释至刻度,摇匀。

对照品溶液、色谱条件与系统适用性要求 见含量测定项下。

测定法 见含量测定项下。计算每粒的溶出量。

限度 不得大于标示量的 10%,应符合规定。

缓冲液中溶出量 溶出条件 酸中溶出量项下 2 小时取样后,在溶出杯中立即加入预热至 37℃±0.5℃的 0.2mol/L 磷酸钠溶液 250ml,混匀,用 2mol/L 盐酸溶液或 2mol/L 氢氧化钠溶液调节 pH 值至 6.8,继续溶出,经 30 分钟时(内容物为白色结晶性粉末者适用)或 45 分钟(内容物为白色至类白色肠溶微丸者适用)时取样。

供试品溶液 取溶出液 20ml,滤过,弃去初滤液 10ml,精密量取续滤液适量,用流动相定量稀释制成每 1ml 中约含盐酸二甲双胍 20μg 的溶液。

对照品溶液、色谱条件与系统适用性要求 见含量测定项下。

测定法 见含量测定项下。计算每粒的溶出量。

限度 标示量的 80%,应符合规定。

其他 应符合胶囊剂项下有关的各项规定(通则 0103)。

【含量测定】 照高效液相色谱法(通则 0512)测定。

供试品溶液 取装量差异项下的内容物,研细,精密称取适量(约相当于盐酸二甲双胍 50mg),置 200ml 量瓶中,加缓冲液(0.1mol/L 盐酸溶液 750ml,加 0.2mol/L 磷酸钠溶液 250ml,混匀,必要时用 2mol/L 盐酸溶液或 2mol/L 氢氧化钠溶液调节 pH 值至 6.8)100ml,振摇 10 分钟使盐酸二甲双胍溶解,用上述缓冲液稀释至刻度,摇匀,滤过,弃去初滤液 20ml,精密量取续滤液适量,用流动相定量稀释制成每 1ml 中约含盐酸二甲双胍 20μg 的溶液。

对照品溶液 取盐酸二甲双胍对照品适量,精密称定,加流动相溶解并定量稀释制成每 1ml 中约含 20μg 的溶液。

色谱条件 见有关物质项下。检测波长为 233nm。

系统适用性要求 理论板数按二甲双胍峰计算不低于 2000。

测定法 精密量取供试品溶液与对照品溶液,分别注入液相色谱仪,记录色谱图。按外标法以峰面积计算。

【类别】 同盐酸二甲双胍。

【规格】 (1) 0.25g (2) 0.5g

【贮藏】 遮光,密封保存。

盐酸二甲双胍胶囊

Yansuan Erjiashuanggua Jiaonang

Metformin Hydrochloride Capsules

本品含盐酸二甲双胍($C_4H_{11}N_5 \cdot HCl$)应为标示量的 95.0%～105.0%。

【性状】 本品内容物为白色颗粒或粉末。

【鉴别】 (1)取本品内容物适量(约相当于盐酸二甲双胍 10mg),加水 10ml 使盐酸二甲双胍溶解,滤过,照盐酸二甲双胍项下鉴别(1)、(3)项试验,显相同的反应。

(2)取含量测定项下的供试品溶液,照紫外-可见分光光度法(通则 0401)测定,在 233nm 的波长处有最大吸收。

【检查】 **有关物质** 照高效液相色谱法(通则 0512)测定。

供试品溶液 取本品内容物适量(约相当于盐酸二甲双胍 0.5g),精密称定,置 100ml 量瓶中,加流动相适量,超声 15 分钟使盐酸二甲双胍溶解并用流动相稀释至刻度,摇匀,滤过，取续滤液。

对照溶液　精密量取供试品溶液 1ml，置 200ml 量瓶中，用流动相稀释至刻度，摇匀。

对照品溶液、系统适用性溶液、色谱条件、系统适用性要求与测定法　见盐酸二甲双胍有关物质项下。

限度　供试品溶液色谱图中如有与双氰胺保留时间一致的色谱峰，按外标法以峰面积计算，不得过盐酸二甲双胍标示量的 0.02%，其他单个杂质峰面积不得大于对照溶液主峰面积的 0.2 倍(0.1%)，其他杂质峰面积的和不得大于对照溶液主峰面积的 1.2 倍(0.6%)。

溶出度　照溶出度与释放度测定法(通则 0931 第一法)测定。

溶出条件　以水 1000ml 为溶出介质，转速为每分钟 100 转，依法操作，经 30 分钟时取样。

供试品溶液　取溶出液适量，滤过，弃去初滤液 10ml，精密量取续滤液适量，用水定量稀释制成每 1ml 中约含 5μg 的溶液。

对照品溶液　见含量测定项下。

测定法　见含量测定项下。计算每粒的溶出量。

限度　标示量的 75%，应符合规定。

其他　应符合胶囊剂项下有关的各项规定(通则 0103)。

【含量测定】　照紫外-可见分光光度法(通则 0401)测定。

供试品溶液　取装量差异项下的内容物，混合均匀，精密称取适量(约相当于盐酸二甲双胍 0.1g)，置 100ml 量瓶中，加水适量，振摇使盐酸二甲双胍溶解，用水稀释至刻度，摇匀，滤过，弃去初滤液 20ml，精密量取续滤液适量，用水定量稀释制成每 1ml 中约含盐酸二甲双胍 5μg 的溶液。

对照品溶液　取盐酸二甲双胍对照品适量，精密称定，加水溶解并定量稀释制成每 1ml 中约含 5μg 的溶液。

测定法　取供试品溶液与对照品溶液，在 233nm 的波长处分别测定吸光度，计算。

【类别】　同盐酸二甲双胍。

【规格】　0.25g

【贮藏】　密封保存。

盐酸二甲弗林

Yansuan Erjiafulin

Dimefline Hydrochloride

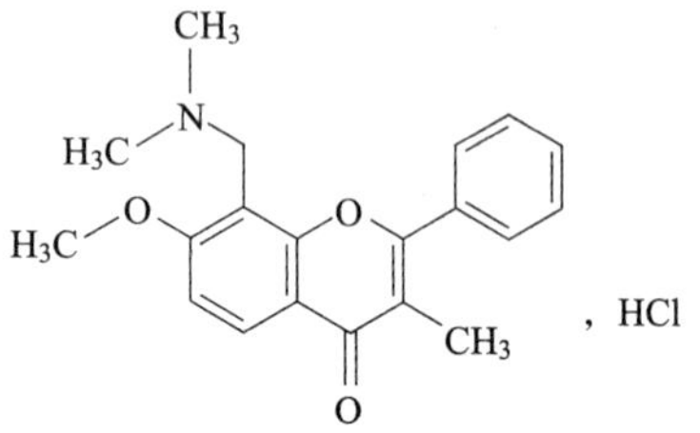

$C_{20}H_{21}NO_3 \cdot HCl$　359.85

本品为 3-甲基-7-甲氧基-2-苯基-8-[(二甲氨基)亚甲基]-4*H*-1-苯并吡喃-4-酮盐酸盐。按干燥品计算，含 $C_{20}H_{21}NO_3 \cdot HCl$ 应为 97.0%～102.0%。

【性状】　本品为白色结晶性粉末；几乎无臭。

本品在水中易溶，在乙醇中溶解，在乙醚中几乎不溶。

【鉴别】　(1)取本品 2%溶液 4ml，加碘试液 1ml，即产生棕色沉淀，渐变为紫色沉淀。

(2)取本品，加水溶解并稀释制成每 1ml 中约含 8μg 的溶液，照紫外-可见分光光度法(通则 0401)测定，在 309nm 的波长处有最大吸收。

(3)本品显氯化物的鉴别反应(通则 0301)。

【检查】　**酸度**　取本品 0.30g，加水 30ml 溶解后，依法测定(通则 0631)，pH 值应为 4.0～6.0。

溶液的澄清度　取本品 0.30g，加水 30ml 溶解后，溶液应澄清。

有关物质　照高效液相色谱法(通则 0512)测定。

供试品溶液　取本品，加流动相溶解并稀释制成每 1ml 中约含 0.16mg 的溶液。

对照溶液　精密量取供试品溶液 1ml，置 100ml 量瓶中，用流动相稀释至刻度，摇匀。

色谱条件　用十八烷基硅烷键合硅胶为填充剂；以乙腈-水-乙二胺(50∶25∶0.2)为流动相；检测波长为 243nm；进样体积 20μl。

系统适用性要求　理论板数按二甲弗林峰计算不低于 1500。

测定法　精密量取供试品溶液与对照溶液，分别注入液相色谱仪，记录色谱图至主成分峰保留时间的 2 倍。

限度　供试品溶液色谱图中如有杂质峰，各杂质峰面积的和不得大于对照溶液主峰面积的 1.5 倍(1.5%)。

残留溶剂　照残留溶剂测定法(通则 0861 第二法)测定。

供试品溶液　取本品约 0.1g，精密称定，置顶空瓶中，精密加水 5ml，摇匀。

对照品溶液　取无水乙醇适量，精密称定，用水定量稀释制成每 1ml 中约含 0.1mg 的溶液，精密量取 5ml，置顶空瓶中。

色谱条件　用聚乙二醇为固定液的毛细管色谱柱；柱温为 40℃，维持 8 分钟，以每分钟 40℃的速率升温至 200℃，维持 5 分钟；进样口温度为 200℃；检测器温度为 250℃；顶空瓶平衡温度为 80℃，平衡时间为 30 分钟。

测定法　取供试品溶液与对照品溶液，分别顶空进样，记录色谱图。

限度　按外标法以峰面积计算，乙醇的残留量应符合规定。

干燥失重　取本品，在 105℃干燥至恒重，减失重量不得过 1.0%(通则 0831)。

炽灼残渣　取本品 1.0g，依法检查(通则 0841)，遗留残

渣不得过 0.1%。

重金属　取本品 0.5g，加水适量使溶解，加醋酸盐缓冲液(pH 3.5)2ml，用水稀释至 25ml，依法检查(通则 0821 第一法)，含重金属不得过百万分之二十。

【含量测定】　照高效液相色谱法(通则 0512)测定。

供试品溶液　取本品适量，精密称定，加流动相溶解并定量稀释制成每 1ml 中约含 16μg 的溶液。

对照品溶液　取盐酸二甲弗林对照品适量，精密称定，加流动相溶解并定量稀释制成每 1ml 中约含 16μg 的溶液。

色谱条件与系统适用性要求　见有关物质项下。

测定法　精密量取供试品溶液与对照品溶液，分别注入液相色谱仪，记录色谱图。按外标法以峰面积计算。

【类别】　中枢兴奋药。

【贮藏】　遮光，密封保存。

盐酸二氢埃托啡

Yansuan Erqing'aituofei

Dihydroetorphine Hydrochloride

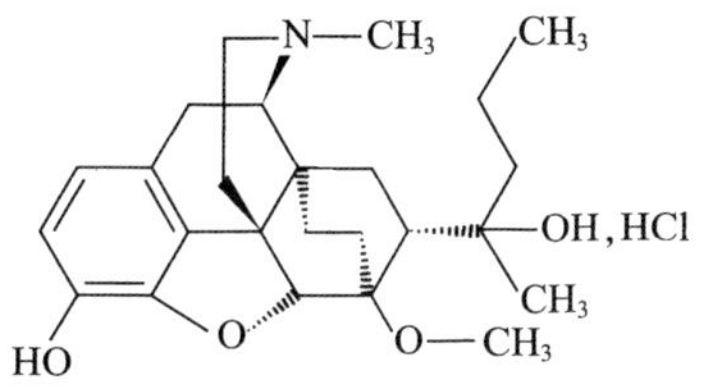

$C_{25}H_{35}NO_4 \cdot HCl$　450.02

本品为 7*α*-[1-(*R*)-羟基-1甲基丁基]-6,14-内乙桥四氢东罂粟碱的盐酸盐，按干燥品计算，含 $C_{25}H_{35}NO_4 \cdot HCl$ 不得少于 97.0%。

【性状】　本品为白色结晶性粉末。

本品在甲醇中溶解，在水或乙醇中微溶，在三氯甲烷中几乎不溶。

比旋度　取本品，精密称定，加甲醇溶解并定量稀释制成每 1ml 中含 10mg 的溶液，依法测定(通则 0621)，比旋度为 −64.5°至 −69.0°。

【鉴别】　(1)取本品约 1mg，加甲醛硫酸试液 1 滴，即显紫堇色。

(2)取本品约 1mg，加稀铁氰化钾试液 1 滴，即显蓝绿色。

(3)取本品约 1mg，置试管中，加枸橼酸醋酐试液 2 滴，置水浴中加热，显紫红色。

(4)取本品，加水溶解并稀释制成每 1ml 中含 0.1mg 的溶液，照紫外-可见分光光度法(通则 0401)测定，在 286nm 的波长处有最大吸收，在 258nm 的波长处有最小吸收。

(5)本品的红外光吸收图谱应与对照的图谱(光谱集 1179 图)一致。

(6)本品的水溶液显氯化物鉴别(1)的反应(通则 0301)。

【检查】　**溶液的澄清度**　取本品 10mg，加水 10ml 溶解后，溶液应澄清。

有关物质　照高效液相色谱法(通则 0512)测定。

供试品溶液　取本品，加流动相溶解并稀释制成每 1ml 中含 0.2mg 的溶液。

对照溶液　精密量取供试品溶液 1ml，置 100ml 量瓶中，用流动相稀释至刻度，摇匀。

色谱条件　用十八烷基硅烷键合硅胶为填充剂；以 0.02mol/L 磷酸二氢钾溶液(用磷酸调节 pH 值为 3.0±0.1)-甲醇(60：40)为流动相；柱温为 30℃；检测波长为 215nm；进样体积 10μl。

系统适用性要求　理论板数按二氢埃托啡峰计不低于 2000，二氢埃托啡峰与相邻峰的分离度应符合要求。

测定法　精密量取供试品溶液与对照溶液，分别注入液相色谱仪，记录色谱图至主成分色谱峰保留时间的 2 倍。

限度　供试品溶液色谱图中如有杂质峰，单个杂质峰面积不得大于对照溶液主峰面积的 0.5 倍(0.5%)，各杂质峰面积的和不得大于对照溶液主峰面积(1.0%)。

残留溶剂　照残留溶剂测定法(通则 0861 第二法)测定。

供试品溶液　取本品适量，精密称定，加二甲基亚砜溶解并定量稀释制成每 1ml 中约含 50mg 的溶液，精密量取 4ml，置顶空瓶中，密封。

对照品溶液　取苯、甲醇、乙醇与乙醚各适量，精密称定，用二甲基亚砜定量稀释制成每 1ml 中含苯 0.1μg、甲醇 0.15mg、乙醇 0.25mg 与乙醚 0.25mg 的溶液，精密量取 4ml，置顶空瓶中，密封。

色谱条件　以 6%氰丙基苯基-94%二甲基聚硅氧烷(或极性相近)为固定液的毛细管柱为色谱柱；起始温度为 100℃，维持 1 分钟，以每分钟 5℃的速率升温至 120℃，维持 5 分钟，再以每分钟 5℃的速率升温至 180℃，维持 5 分钟；进样口温度为 200℃；检测器温度为 250℃；分流模式为不分流。顶空瓶平衡温度为 100℃，平衡时间为 30 分钟。

系统适用性要求　对照品溶液色谱图中，各成分峰之间的分离度均应符合要求。

测定法　取供试品溶液与对照品溶液，分别顶空进样，记录色谱图。

限度　按外标法以峰面积计算，苯、甲醇、乙醇与乙醚的残留量均应符合规定。

干燥失重　取本品，以五氧化二磷为干燥剂，室温减压干燥至恒重，减失重量不得过 1.0%(通则 0831)。

【含量测定】　照高效液相色谱法(通则 0512)测定。

供试品溶液　取本品适量，精密称定，加流动相溶解并定量稀释制成每 1ml 中含 20μg 的溶液。

对照品溶液　取盐酸二氢埃托啡对照品适量，精密称定，加流动相溶解并定量稀释制成每 1ml 中约含 20μg 的溶液。

色谱条件与系统适用性要求　见有关物质项下。

测定法　精密量取供试品溶液与对照品溶液，分别注入液相色谱仪，记录色谱图。按外标法以峰面积计算。

【类别】　镇痛药。

【贮藏】　遮光，密封，在阴凉通风处保存。

【制剂】　盐酸二氢埃托啡舌下片

盐酸二氢埃托啡舌下片

Yansuan Erqing'aituofei Shexiapian

Dihydroetorphine Hydrochloride Sublingual Tablets

本品含盐酸二氢埃托啡（$C_{25}H_{35}NO_4 \cdot HCl$）应为标示量的 85.0%～115.0%。

【性状】　本品为白色片。

【鉴别】　（1）在含量测定项下记录的色谱图中，供试品溶液主峰的保留时间应与对照品溶液主峰的保留时间一致。

（2）取本品 5 片，研细，加水 2ml 与稀硝酸 1 滴，振摇使盐酸二氢埃托啡溶解，滤过，滤液加硝酸银试液 1 滴，即产生白色浑浊，并能在氨试液中溶解。

【检查】　**含量均匀度**　取本品 1 片，置 10ml 量瓶中，加流动相适量，振摇，使崩解，照含量测定项下的方法，自“超声 5 分钟”起，依法测定。计算每片的含量，应符合规定（通则 0941）。

其他　应符合片剂项下有关的各项规定（通则 0101）。

【含量测定】　照高效液相色谱法（通则 0512）测定。

供试品溶液　取本品 20 片，精密称定，研细，精密称取适量（约相当于盐酸二氢埃托啡 20μg），置 10ml 量瓶中，加流动相适量，超声 5 分钟，使盐酸二氢埃托啡溶解，取出，用流动相稀释至刻度，摇匀，滤膜滤过，取续滤液。

对照品溶液　取盐酸二氢埃托啡对照品，精密称定，加流动相溶解并定量稀释制成每 1ml 中含 2.0μg 的溶液。

色谱条件　用十八烷基硅烷键合硅胶为填充剂；以 0.02mol/L 磷酸二氢钾溶液（用磷酸调节 pH 值为 3.0±0.1）-甲醇（60∶40）为流动相，检测波长为 215nm；进样体积 100μl。

系统适用性要求　理论板数按二氢埃托啡峰计算不低于 2000。

测定法　精密量取供试品溶液与对照品溶液，分别注入液相色谱仪，记录色谱图。按外标法以峰面积计算。

【类别】　同盐酸二氢埃托啡。

【规格】　（1）20μg　（2）40μg

【贮藏】　遮光，密封保存。

盐酸二氧丙嗪

Yansuan Eryangbingqin

Dioxopromethazine Hydrochloride

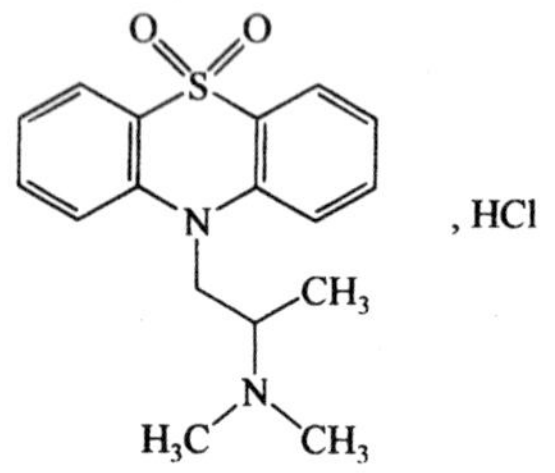

$C_{17}H_{20}N_2O_2S \cdot HCl$　352.88

本品为 10-（2-二甲氨基-丙基）吩噻嗪-5，5-二氧化物的盐酸盐。按干燥品计算，含 $C_{17}H_{20}N_2O_2S \cdot HCl$ 不得少于 99.0%。

【性状】　本品为白色至微黄色的粉末或结晶性粉末；无臭。

本品在水中溶解，在乙醇中极微溶解。

吸收系数　取本品，精密称定，加 0.1mol/L 盐酸溶液溶解并定量稀释制成每 1ml 中含 10μg 的溶液，照紫外-可见分光光度法（通则 0401），在 264nm 的波长处测定吸光度，吸收系数（$E_{1cm}^{1\%}$）为 350～370。

【鉴别】　（1）取吸收系数项下的溶液，照紫外-可见分光光度法（通则 0401）测定，在 227nm、264nm、290nm 与 328nm 的波长处有最大吸收。在 328nm 波长处的吸光度为 0.15～0.18。

（2）本品的红外光吸收图谱应与对照的图谱（光谱集 322 图）一致。

（3）本品的水溶液显氯化物鉴别（1）的反应（通则 0301）。

【检查】　**酸度**　取本品 0.50g，加水 25ml 溶解后，依法测定（通则 0631），pH 值应为 4.2～5.1。

溶液的澄清度与颜色　取本品 0.20g，加水 10ml 溶解后，溶液应澄清无色；如显色，与黄色 2 号标准比色液（通则 0901 第一法）比较，不得更深。

硫酸盐　取本品 1.2g，依法检查（通则 0802），与标准硫酸钾溶液 3ml 制成的对照液比较，不得更浓（0.025%）。

有关物质　照高效液相色谱法（通则 0512）测定。

供试品溶液　取本品适量，加流动相溶解并稀释制成每 1ml 中约含 0.3mg 的溶液。

对照溶液　精密量取供试品溶液适量，用流动相定量稀释制成每 1ml 中约含 3μg 的溶液。

色谱条件　用十八烷基硅烷键合硅胶为填充剂；以醋酸盐缓冲液（取 0.05mol/L 的醋酸铵溶液 1000ml，加三乙胺 1ml，用醋酸调节 pH 值至 6.5）-乙腈（75∶25）为流动相；检测波长为 258nm；进样体积 20μl。

系统适用性要求　理论板数按二氧丙嗪峰计算不低于 5000。

测定法　精密量取供试品溶液与对照溶液，分别注入液相色谱仪，记录色谱图至主成分峰保留时间的 2 倍。

限度　供试品溶液色谱图中如有杂质峰，单个杂质峰面积不得大于对照溶液主峰面积的0.5倍(0.5%)，各杂质峰面积的和不得大于对照溶液主峰面积(1.0%)。

干燥失重　取本品，在105℃干燥至恒重，减失重量不得过0.5%(通则0831)。

炽灼残渣　取本品1.0g，依法检查(通则0841)，遗留残渣不得过0.1%。

重金属　取炽灼残渣项下遗留的残渣，依法检查(通则0821第二法)，含重金属不得过百万分之十。

【含量测定】　取本品约0.3g，精密称定，加冰醋酸25ml与醋酸汞试液10ml，微温使溶解，放冷，加结晶紫指示液1～2滴，用高氯酸滴定液(0.1mol/L)滴定至溶液显蓝色，并将滴定的结果用空白试验校正。每1ml高氯酸滴定液(0.1mol/L)相当于35.29mg的$C_{17}H_{20}N_2O_2S \cdot HCl$。

【类别】　镇咳药。

【贮藏】　遮光，密封保存。

【制剂】　盐酸二氧丙嗪片

盐酸二氧丙嗪片

Yansuan Eryangbingqin Pian

Dioxopromethazine Hydrochloride Tablets

本品含盐酸二氧丙嗪($C_{17}H_{20}N_2O_2S \cdot HCl$)应为标示量的90.0%～110.0%。

【性状】　本品为白色片或糖衣片，除去包衣后显白色。

【鉴别】　(1)取含量测定项下的溶液，照紫外-可见分光光度法(通则0401)测定，在227nm、264nm、290nm与328nm波长处有最大吸收。

(2)本品水溶液显氯化物鉴别(1)的反应(通则0301)。

【检查】　**含量均匀度**　取本品1片，研细，加0.1mol/L盐酸溶液40ml，分次研磨并定量转移至50ml量瓶中，振摇约15分钟，使盐酸二氧丙嗪溶解，用0.1mol/L盐酸溶液稀释至刻度，摇匀，滤过，精密量取续滤液5ml，置50ml量瓶中，用0.1mol/L盐酸溶液稀释至刻度，摇匀，作为供试品溶液，照含量测定项下的方法测定含量，应符合规定(通则0941)。

其他　应符合片剂项下有关的各项规定(通则0101)。

【含量测定】　照紫外-可见分光光度法(通则0401)测定。

供试品溶液　取本品12片，置200ml量瓶中，加0.1mol/L盐酸溶液约150ml，振摇使盐酸二氧丙嗪溶解，用0.1mol/L盐酸溶液稀释至刻度，摇匀，滤过，精密量取续滤液5ml，置100ml量瓶中，用0.1mol/L盐酸溶液稀释至刻度，摇匀。

测定法　取供试品溶液，在264nm的波长处测定吸光度，按$C_{17}H_{20}N_2O_2S \cdot HCl$的吸收系数($E_{1cm}^{1\%}$)为362计算。

【类别】　同盐酸二氧丙嗪。

【规格】　5mg

【贮藏】　遮光，密封保存。

盐酸丁丙诺啡

Yansuan Dingbingnuofei

Buprenorphine Hydrochloride

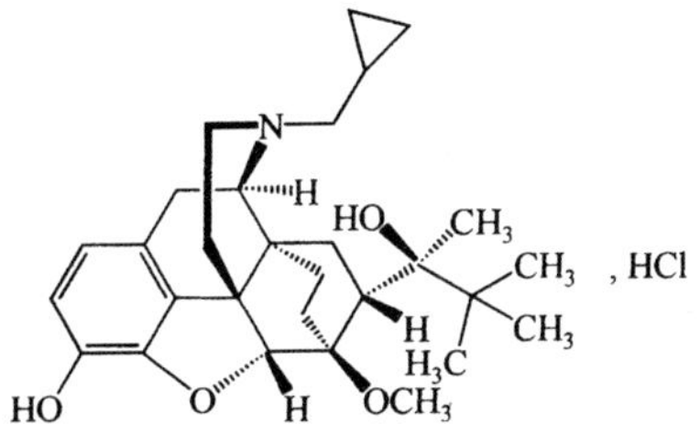

$C_{29}H_{41}NO_4 \cdot HCl$　504.11

本品为21-环丙基-7α[(S)-1-羟基-1,2,2-三甲基丙基]-6,14-桥亚乙基-6,7,8,14-四氢东罂粟碱盐酸盐。按干燥品计算，含$C_{29}H_{41}NO_4 \cdot HCl$不得少于99.0%。

【性状】　本品为白色结晶性粉末；无臭。

本品在乙醇中溶解，在三氯甲烷中略溶，在水中极微溶解。

比旋度　取本品，精密称定，加乙醇溶解并定量稀释制成每1ml中含5mg的溶液，依法测定(通则0621)，比旋度应为−95°至−101°。

【鉴别】　(1)取本品约2mg，加水5ml溶解后，加溴试液数滴，即生成黄色沉淀。

(2)取本品适量，加水制成每1ml含0.16mg的溶液，照紫外-可见分光光度法(通则0401)测定，在286nm的波长处有最大吸收。

(3)本品的红外光吸收图谱应与对照的图谱(光谱集633图)一致。

(4)本品的水溶液显氯化物鉴别(1)的反应(通则0301)。

【检查】　**酸度**　取本品8.0mg，加水25ml溶解后，依法测定(通则0631)，pH值应为5.0～7.0。

溶液的澄清度　取本品约8.0mg，加水25ml溶解后，溶液应澄清。

有关物质　照高效液相色谱法(通则0512)测定。

供试品溶液　取本品适量，加流动相溶解并稀释制成每1ml中约含1mg的溶液。

对照溶液　精密量取供试品溶液1ml，置100ml量瓶中，用流动相稀释至刻度，摇匀。

色谱条件　用十八烷基硅烷键合硅胶为填充剂；以甲醇-1%醋酸铵(85∶15)为流动相；检测波长为288nm；柱温为40℃；进样体积20μl。

系统适用性要求　理论板数按丁丙诺啡峰计算不低于4000，丁丙诺啡峰与相邻杂质峰之间的分离度应符合要求。

测定法　精密量取供试品溶液与对照溶液，分别注入液相色谱仪，记录色谱图至主成分峰保留时间的 3 倍。

限度　供试品溶液色谱图中如有杂质峰，单个杂质峰面积不得大于对照溶液主峰面积的 0.5 倍(0.5%)，各杂质峰面积的和不得大于对照溶液主峰面积(1.0%)。

干燥失重　取本品，置五氧化二磷干燥器中，在 60℃减压干燥 4 小时，减失重量不得过 0.5%(通则 0831)。

【含量测定】　取本品约 0.4g，精密称定，加冰醋酸 40ml 和醋酸酐 10ml 使溶解后，照电位滴定法(通则 0701)，用高氯酸滴定液(0.1mol/L)滴定，并将滴定结果用空白试验校正。每 1ml 高氯酸滴定液(0.1mol/L)相当于 50.41mg 的 $C_{29}H_{41}NO_4 \cdot HCl$。

【类别】　镇痛药。

【贮藏】　遮光，密封保存。

【制剂】　(1)盐酸丁丙诺啡舌下片　(2)盐酸丁丙诺啡注射液

盐酸丁丙诺啡舌下片

Yansuan Dingbingnuofei Shexiapian

Buprenorphine Hydrochloride Sublingual Tablets

本品含盐酸丁丙诺啡($C_{29}H_{41}NO_4 \cdot HCl$)应为标示量的 90.0%～110.0%。

【性状】　本品为白色片。

【鉴别】　(1)取本品 10 片，研细，加乙醇 8ml 振摇使盐酸丁丙诺啡溶解，滤过，滤液蒸干，残渣加 5%盐酸溶液 2ml 使溶解，加碘化铋钾试液 1 滴，即生成红棕色沉淀。

(2)在含量测定项下记录的色谱图中，供试品溶液主峰的保留时间应与对照品溶液主峰的保留时间一致。

(3)取本品 10 片，加水 10ml 与稀硝酸 1 滴，振摇使溶解，滤过，滤液加硝酸银试液 2 滴，即生成白色沉淀。

【检查】　**含量均匀度**　取本品 1 片，研细，用水 5ml(0.4mg 规格)或 2ml(0.2mg 规格)定量转移至 25ml 量瓶(0.4mg 规格)或 10ml 量瓶(0.2mg 规格)中，加甲醇 5ml 振摇均匀后，照含量测定项下的方法，自“超声 10 分钟”起，依法测定含量，应符合规定(通则 0941)。

其他　应符合片剂项下有关的各项规定(通则 0101)。

【含量测定】　照高效液相色谱法(通则 0512)测定。

供试品溶液　取本品 20 片，精密称定，研细，精密称取适量(约相当于盐酸丁丙诺啡 0.4mg)，置 25ml 量瓶中，加水 5ml、甲醇 5ml，振摇均匀后，超声 10 分钟，使盐酸丁丙诺啡溶解，用流动相稀释至刻度，摇匀，滤膜滤过，取续滤液。

对照品溶液　取盐酸丁丙诺啡对照品约 10mg，精密称定，置 50ml 量瓶中，加甲醇溶解并稀释至刻度，摇匀，精密量取 2ml，置 25ml 量瓶中，用流动相稀释至刻度，摇匀。

色谱条件　用十八烷基硅烷键合硅胶为填充剂；以甲醇-乙腈-2%醋酸铵溶液-冰醋酸(60∶10∶40∶5)为流动相；检测波长为 288nm；进样体积 50μl。

系统适用性要求　理论板数按丁丙诺啡峰计算不低于 1000。

测定法　精密量取供试品溶液与对照品溶液，分别注入液相色谱仪，记录色谱图。按外标法以峰面积计算。

【类别】　同盐酸丁丙诺啡。

【规格】　(1)0.2mg　(2)0.4mg

【贮藏】　遮光，密封保存。

盐酸丁丙诺啡注射液

Yansuan Dingbingnuofei Zhusheye

Buprenorphine Hydrochloride Injection

本品为盐酸丁丙诺啡与葡萄糖的灭菌水溶液。含盐酸丁丙诺啡($C_{29}H_{41}NO_4 \cdot HCl$)应为标示量的 90.0%～110.0%。

【性状】　本品为无色的澄明液体。

【鉴别】　(1)取本品 1ml，加溴试液数滴，即生成黄色沉淀。

(2)取本品，照紫外-可见分光光度法(通则 0401)测定，在 286nm 的波长处有最大吸收。

(3)取本品 1ml，加稀硝酸使成酸性，加硝酸银试液，即产生白色浑浊，并能在氨试液中溶解。

【检查】　**pH 值**　应为 3.0～5.5(通则 0631)。

5-羟甲基糠醛　照高效液相色谱法(通则 0512)测定。

对照品溶液　取 5-羟甲基糠醛对照品适量，精密称定，加水溶解并定量稀释制成每 1ml 中含 10.0μg 的溶液。

供试品溶液与色谱条件　见有关物质项下。

测定法　精密量取供试品溶液与对照品溶液，分别注入液相色谱仪，记录色谱图。

限度　供试品溶液色谱图中如有与 5-羟甲基糠醛保留时间一致的色谱峰，其峰面积不得大于对照品溶液主峰面积。

有关物质　照高效液相色谱法(通则 0512)测定。

供试品溶液　取本品，即得。

对照溶液　精密量取供试品溶液 1ml，置 25ml 量瓶中，用水稀释至刻度，摇匀。

色谱条件　用十八烷基硅烷键合硅胶为填充剂；以甲醇-乙腈-2%醋酸铵溶液-冰醋酸(60∶10∶40∶5)为流动相；检测波长为 286nm；进样体积 20μl。

系统适用性要求　理论板数按丁丙诺啡峰计算不低于 1000。

测定法　精密量取供试品溶液与对照溶液，分别注入液相色谱仪，记录色谱图至主成分峰保留时间的 2 倍。

限度　除 5-羟甲基糠醛峰及葡萄糖峰外，供试品溶液色谱图中如有杂质峰，各杂质峰面积的和不得大于对照溶峰面积(4.0%)。

细菌内毒素　取本品,依法检查(通则 1143),每 1μg 盐酸丁丙诺啡中含内毒素的量应小于 0.50EU。

其他　应符合注射剂项下有关的各项规定(通则 0102)。

【含量测定】　照高效液相色谱法(通则 0512)测定。

供试品溶液　精密量取本品,用水定量稀释制成每 1ml 中约含 0.15mg 的溶液。

对照品溶液　取盐酸丁丙诺啡对照品适量,精密称定,加水溶解并定量稀释制成每 1ml 中约含 0.15mg 的溶液。

色谱条件与系统适用性要求　见有关物质项下。

测定法　精密量取供试品溶液与对照品溶液,分别注入液相色谱仪,记录色谱图。按外标法以峰面积计算。

【类别】　同盐酸丁丙诺啡。

【规格】　(1)1ml : 0.15mg　(2)1ml : 0.3mg

【贮藏】　遮光,密闭保存。

盐酸丁卡因

Yansuan Dingkayin

Tetracaine Hydrochloride

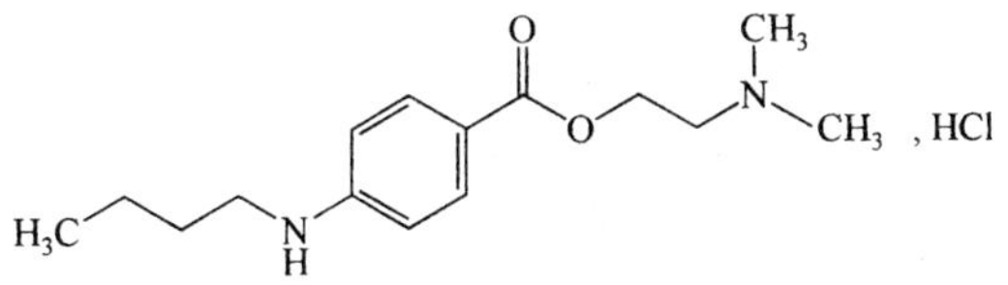

$C_{15}H_{24}N_2O_2 \cdot HCl$　300.83

本品为 4-(丁氨基)苯甲酸-2-(二甲氨基)乙酯盐酸盐。按干燥品计算,含 $C_{15}H_{24}N_2O_2 \cdot HCl$ 不得少于 99.0%。

【性状】　本品为白色结晶或结晶性粉末;无臭。

本品在水中易溶,在乙醇中溶解,在乙醚中不溶。

熔点　本品的熔点(通则 0612 第一法)为 147～150℃(升温速率为每分钟 1.5℃)。

【鉴别】　(1)取本品约 0.1g,加 5%醋酸钠溶液 10ml 溶解后,加 25%硫氰酸铵溶液 1ml,即析出白色结晶;滤过,结晶用水洗涤,在 80℃干燥,依法测定(通则 0612 第一法),熔点约为 131℃。

(2)取本品约 40mg,加水 2ml 溶解后,加硝酸 3ml,即显黄色。

(3)本品的红外光吸收图谱应与对照品的图谱一致(通则 0402)。

(4)本品的水溶液显氯化物鉴别(1)的反应(通则 0301)。

【检查】　**酸度**　取本品,加水溶解并稀释制成每 1ml 中约含 10mg 的溶液,依法测定(通则 0631),pH 值应为 4.5～6.5。

溶液的澄清度与颜色　取本品 1.0g,加水 10ml 溶解后,溶液应澄清无色;如显浑浊,与 1 号浊度标准液(通则 0902 第一法)比较,不得更浓。

有关物质　照高效液相色谱法(通则 0512)测定。临用新制。

溶剂　乙腈-水(2 : 8)。

供试品溶液　取本品适量,精密称定,加溶剂溶解并定量稀释制成每 1ml 中约含 1.0mg 的溶液。

对照溶液　精密量取供试品溶液 1ml,置 100ml 量瓶中,用溶剂稀释至刻度,摇匀,精密量取 2ml,置 20ml 量瓶,用溶剂稀释至刻度,摇匀。

对照品溶液　分别取杂质Ⅰ对照品与杂质Ⅱ对照品各适量,精密称定,加乙腈适量使溶解并用溶剂定量稀释制成每 1ml 中约含杂质Ⅰ 0.5μg 与杂质Ⅱ 1μg 的混合溶液。

系统适用性溶液　取盐酸丁卡因约 10mg,精密称定,置 10ml 量瓶中,用对照品溶液稀释至刻度,摇匀。

灵敏度溶液　精密量取对照溶液 5ml,置 10ml 量瓶中,用溶剂稀释至刻度,摇匀。

色谱条件　用十八烷基硅烷键合硅胶为填充剂(4.6mm×250mm,5μm 或效能相当的色谱柱);以磷酸盐缓冲液(取磷酸二氢钾 1.36g,加磷酸 0.5ml,加水溶解并稀释至 1000ml)为流动相 A,乙腈为流动相 B,按下表进行梯度洗脱;流速为每分钟 1.2ml;柱温为 30℃;检测波长为 300nm;进样体积 10μl。

系统适用性要求　系统适用性溶液色谱图中,出峰顺序依次为杂质Ⅰ峰、丁卡因峰与杂质Ⅱ峰,各相邻峰之间的分离度均应符合要求。灵敏度溶液色谱图中主成分峰高的信噪比应大于 10。

测定法　精密量取供试品溶液、对照溶液与对照品溶液分别注入液相色谱仪,记录色谱图。

限度　供试品溶液的色谱图中如有与杂质Ⅰ峰、杂质Ⅱ峰保留时间一致的色谱峰,按外标法以峰面积计算,杂质Ⅰ不得过 0.05%,杂质Ⅱ不得过 0.1%,其他单个杂质峰面积不得大于对照溶液主峰面积(0.1%),杂质总量不得过 0.2%,小于灵敏度溶液主峰面积的色谱峰忽略不计。

时间(分钟)	流动相 A(%)	流动相 B(%)
0	80	20
3	80	20
18	40	60
23	40	60
24	80	20
35	80	20

易炭化物　取本品 0.50g,依法检查(通则 0842),与橙黄色 3 号标准比色液(通则 0901 第一法)比较,不得更深。

干燥失重　取本品,在 105℃干燥至恒重,减失重量不得过 1.0%(通则 0831)。

炽灼残渣　取本品 1.0g,依法检查(通则 0841),遗留残渣不得过 0.1%。

重金属　取炽灼残渣项下遗留的残渣,依法检查(通则 0821 第二法),含重金属不得过百万分之十。

【含量测定】　取本品约 0.25g,精密称定,加乙醇 50ml 振摇使溶解,加 0.01mol/L 盐酸溶液 5ml,摇匀,照电位滴定法(通则 0701)，用氢氧化钠滴定液(0.1mol/L)滴定，两个突跃点体积的差作为滴定体积。每 1ml 氢氧化钠滴定液(0.1mol/L)相当于 30.08mg 的 $C_{15}H_{24}N_2O_2 \cdot HCl$。

【类别】 局麻药。

【贮藏】 密封保存。

【制剂】 注射用盐酸丁卡因

附：

杂质Ⅰ

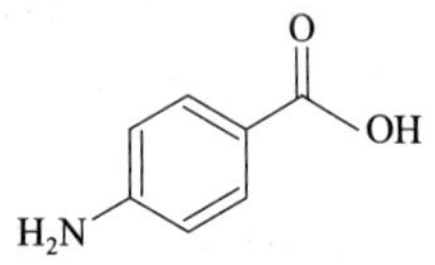

$C_7H_7NO_2$　137.14

对氨基苯甲酸

杂质Ⅱ

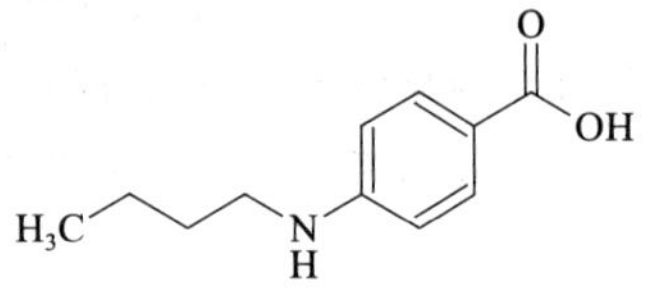

$C_{11}H_{15}NO_2$　193.25

对丁氨基苯甲酸

注射用盐酸丁卡因

Zhusheyong Yansuan Dingkayin

Tetracaine Hydrochloride for Injection

本品为盐酸丁卡因的无菌冻干品。含盐酸丁卡因($C_{15}H_{24}N_2O_2 \cdot HCl$)应为标示量的 93.0%～107.0%。

【性状】 本品为白色的疏松块状物或粉末。

【鉴别】 (1)取本品 1 瓶，加水 2ml 溶解后，加硝酸 3ml，溶液显黄色。

(2)取含量测定项下的溶液，照紫外-可见分光光度法(通则 0401)测定，在 227nm 与 310nm 的波长处有最大吸收。

(3)本品的水溶液显氯化物鉴别(1)的反应(通则 0301)。

【检查】 **溶液的颜色** 取本品 1 瓶，加水 5ml 使溶解，溶液应无色。

酸度 取溶液的颜色项下的溶液，依法测定(通则 0631)，pH 值应为 5.0～6.0。

有关物质 照高效液相色谱法(通则 0512)测定。临用新制。

溶剂、供试品溶液、对照溶液、对照品溶液、系统适用性溶液、灵敏度溶液、色谱条件、系统适用性要求与测定法　见盐酸丁卡因有关物质项下。

限度　供试品溶液的色谱图中如有与杂质Ⅰ峰、杂质Ⅱ峰保留时间一致的色谱峰，按外标法以峰面积计算，杂质Ⅰ不得过 0.05%，杂质Ⅱ不得过 0.1%，其他单个杂质峰面积不得大于对照溶液主峰面积的 2 倍(0.2%)，杂质总量不得过 0.5%，小于灵敏度溶液主峰面积的色谱峰忽略不计。

水分 取本品，照水分测定法(通则 0832 第一法 1)测定，含水分不得过 3.0%。

含量均匀度 以含量测定项下测得的每瓶含量计算，应符合规定(通则 0941)。

细菌内毒素 取本品，依法检查(通则 1143)，每 1mg 盐酸丁卡因中含内毒素的量应小于 0.70EU；用于鞘内注射应小于 0.15EU。

其他 应符合注射剂项下有关的各项规定(通则 0102)。

【含量测定】 照紫外-可见分光光度法(通则 0401)测定。

供试品溶液 取本品 10 瓶，分别加水溶解，并分别定量转移至 250ml 量瓶中，用水稀释至刻度，摇匀。

对照品溶液 取盐酸丁卡因对照品适量，精密称定，加水溶解并定量稀释制成每 1ml 中约含 0.2mg 的溶液。

测定法 精密量取供试品溶液与对照品溶液各 3ml，分别置 100ml 量瓶中，加盐酸溶液(1→200)5ml 与磷酸盐缓冲液(pH 6.0)(取磷酸氢二钾 20g 与磷酸二氢钾 80g，加水溶解并稀释至 1000ml，用 6mol/L 磷酸溶液或 10mol/L 氢氧化钾溶液调节 pH 值至 6.0)10ml，用水稀释至刻度，摇匀，在 310nm 的波长处分别测定吸光度，计算每瓶的含量，并求得 10 瓶的平均含量。

【类别】 同盐酸丁卡因。

【规格】 50mg

【贮藏】 遮光，密闭保存。

盐酸丁螺环酮

Yansuan Dingluohuantong

Buspirone Hydrochloride

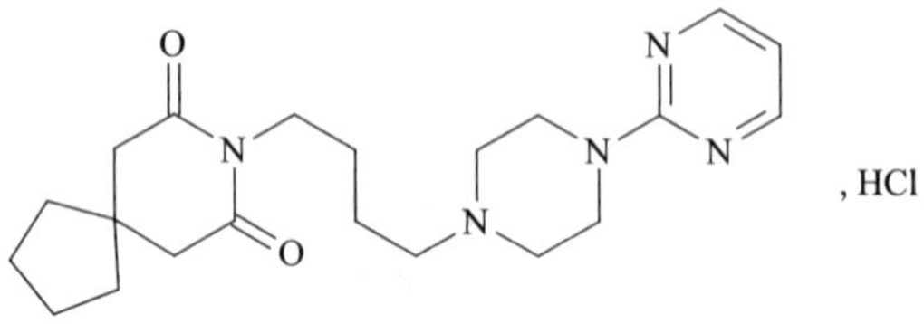

, HCl

$C_{21}H_{31}N_5O_2 \cdot HCl$　421.96

本品为 *N*-[4-[4-(2-嘧啶基)-1-哌嗪基]丁基]-8-氮杂螺[4,5]癸烷-7,9-二酮盐酸盐。按干燥品计算，含 $C_{21}H_{31}N_5O_2 \cdot HCl$ 不得少于 98.5%。

【性状】 本品为白色或类白色结晶性粉末；无臭。

本品在水、甲醇或三氯甲烷中易溶，在乙醇中溶解；在乙醚中几乎不溶。

熔点　本品的熔点（通则 0612）为 202～206℃。

【鉴别】（1）取本品约 10mg，加水 2ml 溶解后，加钼酸铵试液 3 滴，即生成白色絮状沉淀。

（2）取本品，加 0.1mol/L 盐酸溶液溶解并稀释制成每 1ml 中含 10μg 的溶液，照紫外-可见分光光度法（通则 0401）测定，在 214nm 与 233nm 的波长处有最大吸收。

（3）本品的红外光吸收图谱应与对照品的图谱一致（通则 0402）。

（4）本品的水溶液显氯化物鉴别（1）的反应（通则 0301）。

【检查】　有关物质　照高效液相色谱法（通则 0512）测定。

供试品溶液　取本品，加水溶解并稀释制成每 1ml 中约含 0.1mg 的溶液。

对照溶液　精密量取供试品溶液适量，用水定量稀释制成每 1ml 中约含 1μg 的溶液。

色谱条件　用十八烷基硅烷键合硅胶为填充剂；以乙腈-磷酸盐缓冲液（取磷酸二氢钾 1.36g，加水溶解并稀释成 1000ml，用磷酸调节 pH 值至 3.5）（30：70）为流动相；检测波长为 238nm；进样体积 20μl。

系统适用性要求　理论板数按丁螺环酮峰计算不低于 3000。

测定法　精密量取供试品溶液与对照溶液，分别注入液相色谱仪，记录色谱图至主成分峰保留时间的 2 倍。

限度　供试品溶液色谱图中如有杂质峰，各杂质峰面积的和不得大于对照溶液主峰面积（1.0%）。

含氯量　取本品约 0.4g，精密称定，加水 50ml 溶解后，加糊精溶液（1→50）5ml、碳酸钙 0.1g 与荧光黄指示液 5～8 滴，用硝酸银滴定液（0.1mol/L）滴定至浑浊液由黄绿色变为微红色。每 1ml 硝酸银滴定液（0.1mol/L）相当于 3.54mg 的 Cl。含氯量应为 8.0%～8.8%。

干燥失重　取本品，在 105℃干燥至恒重，减失重量不得过 0.5%（通则 0831）。

炽灼残渣　取本品 1.0g，依法检查（通则 0841），遗留残渣不得过 0.1%。

重金属　取炽灼残渣项下遗留的残渣，依法检查（通则 0821 第二法），含重金属不得过百万分之十。

【含量测定】　取本品约 0.15g，精密称定，加冰醋酸 20ml 与醋酸汞试液 5ml 溶解后，加结晶紫指示液 1 滴，用高氯酸滴定液（0.1mol/L）滴定至溶液显绿色，并将滴定结果用空白试验校正。每 1ml 的高氯酸滴定液（0.1mol/L）相当于 21.10mg 的 $C_{21}H_{31}N_5O_2 \cdot HCl$。

【类别】　抗焦虑药。

【贮藏】　遮光，密封保存。

【制剂】　盐酸丁螺环酮片

盐酸丁螺环酮片

Yansuan Dingluohuantong Pian

Buspirone Hydrochloride Tablets

本品含盐酸丁螺环酮（$C_{21}H_{31}N_5O_2 \cdot HCl$）应为标示量的 90.0%～110.0%。

【性状】　本品为白色片。

【鉴别】（1）取本品的细粉适量（约相当于盐酸丁螺环酮 20mg），置试管中，加水 5ml 振摇使溶解，滤过，取滤液 2ml，加钼酸铵试液 3 滴，即生成白色絮状沉淀。

（2）取含量测定项下的供试品溶液，照紫外-可见分光光度法（通则 0401）测定，在 214nm 与 233nm 的波长处有最大吸收。

（3）取鉴别（1）项下的滤液，显氯化物鉴别（1）的反应（通则 0301）。

【检查】　含量均匀度　取本品 1 片，置 50ml 量瓶中，加 0.1mol/L 盐酸溶液适量，振摇使盐酸丁螺环酮溶解并稀释至刻度，摇匀，滤过。照含量测定项下的方法，自"精密量取续滤液 5ml，置 50ml 量瓶中"起，依法测定，应符合规定（通则 0941）。

溶出度　照溶出度与释放度测定法（通则 0931 第二法）测定。

溶出条件　以 0.1mol/L 盐酸溶液 600ml 为溶出介质，转速为每分钟 50 转，依法操作，经 20 分钟时取样。

供试品溶液　取溶出液 10ml 滤过，取续滤液。

对照品溶液　见含量测定项下。

测定法　取供试品溶液与对照品溶液，照紫外-可见分光光度法（通则 0401），在 233nm 的波长处分别测定吸光度，计算每片的溶出量。

限度　标示量的 75%，应符合规定。

其他　应符合片剂项下有关的各项规定（通则 0101）。

【含量测定】　照紫外-可见分光光度法（通则 0401）测定。

供试品溶液　取本品 20 片，精密称定，研细，精密称取适量（约相当于盐酸丁螺环酮 10mg），置 100ml 量瓶中，加 0.1mol/L 盐酸溶液溶解并稀释至刻度，摇匀，滤过，精密量取续滤液 5ml，置 50ml 量瓶中，用 0.1mol/L 盐酸溶液稀释至刻度，摇匀。

对照品溶液　取盐酸丁螺环酮对照品适量，精密称定，加 0.1mol/L 盐酸溶液溶解并定量稀释制成每 1ml 中约含 10μg 的溶液。

测定法　取供试品溶液与对照品溶液，在 233nm 的波长处分别测定吸光度，计算。

【类别】　同盐酸丁螺环酮。

【规格】　5mg

【贮藏】　遮光，密封保存。

盐酸三氟拉嗪

Yansuan Sanfulaqin

Trifluoperazine Hydrochloride

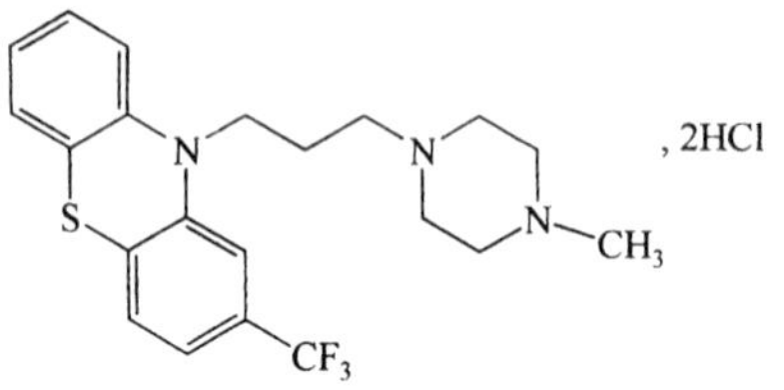

$C_{21}H_{24}F_3N_3S \cdot 2HCl$　480.42

本品为 10-[3-(4-甲基-1-哌嗪基)丙基]-2-(三氟甲基)吩噻嗪二盐酸盐。按干燥品计算，含 $C_{21}H_{24}F_3N_3S \cdot 2HCl$ 不得少于 99.0%。

【性状】 本品为白色至微黄色的结晶性粉末；无臭或几乎无臭；微有引湿性；遇光渐变色。

本品在水中易溶，在乙醇中溶解，在三氯甲烷中微溶，在乙醚中不溶。

【鉴别】 (1)取本品约 20mg，加水 5ml 溶解后，加稀硝酸 1ml，生成微带红色的白色沉淀；放置后，红色变深，加热后变为黄色。

(2)取重铬酸钾的硫酸溶液(1→100)约 1ml，置小试管中，转动试管，溶液应能均匀涂于管壁；然后加本品的细粉约数毫克，微热，转动试管，溶液应不能再均匀涂于管壁，而类似油垢存在于管壁。

(3)本品的红外光吸收图谱应与对照的图谱(光谱集 317 图)一致。

(4)本品的水溶液显氯化物鉴别(1)的反应(通则 0301)。

【检查】 **酸度** 取本品 1.0g，加水 20ml 溶解后，依法测定(通则 0631)，pH 值应为 1.7～2.6。

有关物质 照高效液相色谱法(通则 0512)测定。

供试品溶液　取本品，加流动相溶解并稀释制成每 1ml 中约含 0.5mg 的溶液。

对照溶液　精密量取供试品溶液适量，用流动相定量稀释制成每 1ml 中约含 2.5μg 的溶液。

色谱条件　用十八烷基硅烷键合硅胶为填充剂；以 1.45%D-樟脑磺酸溶液(用 1mol/L 氢氧化钠溶液调节 pH 值至 3.0)-甲醇(1∶4)为流动相；检测波长为 259nm；进样体积 20μl。

系统适用性要求　理论板数按三氟拉嗪峰计算不低于 5000。

测定法　精密量取供试品溶液与对照溶液，分别注入液相色谱仪，记录色谱图至主成分峰保留时间的 3 倍。

限度　供试品溶液色谱图中如有杂质峰，单个杂质峰面积不得大于对照溶液主峰面积(0.5%)，各杂质峰面积的和不得大于对照溶液主峰面积的 2 倍(1.0%)。

干燥失重 取本品，在 105℃干燥至恒重，减失重量不得过 1.0%(通则 0831)。

炽灼残渣 不得过 0.1%(通则 0841)。

【含量测定】 取本品约 0.2g，精密称定，加无水甲酸 10ml 与醋酐 40ml 溶解后，照电位滴定法(通则 0701)，用高氯酸滴定液(0.1mol/L)滴定，并将滴定的结果用空白试验校正。每 1ml 高氯酸滴定液(0.1mol/L)相当于 24.02mg 的 $C_{21}H_{24}F_3N_3S \cdot 2HCl$。

【类别】 抗精神病药、镇吐药。

【贮藏】 遮光，密封，在干燥处保存。

【制剂】 盐酸三氟拉嗪片

盐酸三氟拉嗪片

Yansuan Sanfulaqin Pian

Trifluoperazine Hydrochloride Tablets

本品含盐酸三氟拉嗪($C_{21}H_{24}F_3N_3S \cdot 2HCl$)应为标示量的 90.0%～110.0%。

【性状】 本品为糖衣片，除去包衣后显白色或类白色。

【鉴别】 (1)取本品，除去包衣，研细，取细粉适量(约相当于盐酸三氟拉嗪 10mg)，加水 5ml，振摇使盐酸三氟拉嗪溶解，滤过，取滤液加硝酸 1ml，溶液由粉红色变为棕色，加热后溶液显黄色。

(2)取含量测定项下的溶液，照紫外-可见分光光度法(通则 0401)测定，在 256nm 的波长处有最大吸收。

(3)本品的水溶液显氯化物鉴别(1)的反应(通则 0301)。

【检查】 **有关物质** 照高效液相色谱法(通则 0512)测定。

供试品溶液　取本品的细粉适量，加流动相溶解并制成每 1ml 中约含盐酸三氟拉嗪 0.5mg 的溶液，滤过，取续滤液。

对照溶液　精密量取供试品溶液 1ml，置 200ml 量瓶中，用流动相稀释至刻度，摇匀。

空白对照溶液　取糊精适量，加流动相制成每 1ml 中约含 2mg 的溶液，滤过，取续滤液。

色谱条件、系统适用性要求与测定法　见盐酸三氟拉嗪有关物质项下。

限度　供试品溶液色谱图中如有杂质峰，单个杂质峰面积不得大于对照溶液主峰面积(0.5%)，各杂质峰面积的和不得大于对照溶液主峰面积的 2 倍(1.0%)。

含量均匀度 避光操作。取本品 1 片，置乳钵中，加盐酸溶液(1→20)适量，研磨，使盐酸三氟拉嗪溶解，除去不溶物，用盐酸溶液(1→20)定量稀释制成每 1ml 中含 10μg 的溶液，作为供试品溶液，照含量测定项下的方法测定含量，应符合规定(通则 0941)。

溶出度 照溶出度与释放度测定法[通则 0931 第一法

(5mg 规格)或第三法(1mg 规格)]测定。避光操作。

溶出条件　以 0.1mol/L 盐酸溶液 900ml(5mg 规格)或 200ml(1mg 规格)为溶出介质,转速为每分钟 50 转,依法操作,经 45 分钟时取样。

测定法　取溶出液 10ml,滤过,取续滤液。照紫外-可见分光光度法(通则 0401),在 256nm 的波长处测定吸光度,按 $C_{21}H_{24}F_3N_3S \cdot 2HCl$ 的吸收系数($E_{1cm}^{1\%}$)为 630 计算每片的溶出量。

限度　标示量的 75%,应符合规定。

其他　应符合片剂项下有关的各项规定(通则 0101)。

【含量测定】　照紫外-可见分光光度法(通则 0401)测定。避光操作。

供试品溶液　取本品 20 片,除去包衣后,精密称定,研细,精密称取适量(约相当于盐酸三氟拉嗪 10mg),置 100ml 量瓶中,加盐酸溶液(1→20)适量使盐酸三氟拉嗪溶解并稀释至刻度,摇匀,滤过,精密量取续滤液,用盐酸溶液(1→20)定量稀释制成每 1ml 中含 10μg 的溶液。

测定法　取供试品溶液,在 256nm 的波长处测定吸光度,按 $C_{21}H_{24}F_3N_3S \cdot 2HCl$ 的吸收系数($E_{1cm}^{1\%}$)为 630 计算。

【类别】　同盐酸三氟拉嗪。

【规格】　(1)1mg　(2)5mg

【贮藏】　遮光,密封保存。

盐酸土霉素

Yansuan Tumeisu

Oxytetracycline Hydrochloride

$C_{22}H_{24}N_2O_9 \cdot HCl$　496.90

本品为 6-甲基-4-(二甲氨基)-3,5,6,10,12,12*a*-六羟基-1,11-二氧代-1,4,4*a*,5,5*a*,6,11,12*a*-八氢-2-并四苯甲酰胺盐酸盐。按无水物计算,含土霉素($C_{22}H_{24}N_2O_9$)不得少于 88.0%。

【性状】　本品为黄色结晶性粉末;无臭,有引湿性;在日光下颜色变暗,在碱溶液中易破坏失效。

本品在水中易溶,在甲醇或乙醇中略溶,在乙醚中不溶。

比旋度　取本品,精密称定,加盐酸溶液(9→1000)溶解并定量稀释制成每 1ml 中约含 10mg 的溶液,依法测定(通则 0621),比旋度为 −188°至 −200°。

【鉴别】　(1)取本品约 0.5mg,加硫酸 2ml,即显深朱红色;再加水 1ml,溶液变为黄色。

(2)照薄层色谱法(通则 0502)试验。

供试品溶液　取本品,加甲醇溶解并稀释制成每 1ml 中约含 1mg 的溶液。

对照品溶液　取土霉素对照品,加甲醇溶解并稀释制成每 1ml 中约含 1mg 的溶液。

系统适用性溶液　取土霉素与盐酸四环素对照品,加甲醇溶解并稀释制成每 1ml 中各约含 1mg 的混合溶液。

色谱条件　采用硅胶 G(H)F_{254} 薄层板❶,以水-甲醇-二氯甲烷(6 : 35 : 59)为展开剂。

测定法　吸取上述三种溶液各 1μl,分别点于同一薄层板上,展开,晾干,置紫外光灯(365nm)下检视。

系统适用性要求　系统适用性溶液应显两个完全分离的斑点。

结果判定　供试品溶液所显主斑点的位置和荧光应与对照品溶液主斑点的位置和荧光相同。

(3)在含量测定项下记录的色谱图中,供试品溶液主峰的保留时间应与对照品溶液主峰的保留时间一致。

(4)本品的水溶液显氯化物鉴别(1)的反应(通则 0301)。

以上(2)、(3)两项可选做一项。

【检查】　**酸度**　取本品,加水制成每 1ml 中含 10mg 的溶液,依法测定(通则 0631),pH 值应为 2.3～2.9。

有关物质　照高效液相色谱法(通则 0512)测定。

供试品溶液　取本品适量,加 0.01mol/L 盐酸溶液溶解并稀释制成每 1ml 中约含 0.5mg 的溶液。

对照溶液　精密量取供试品溶液 2ml,置 100ml 量瓶中,用 0.01mol/L 盐酸溶液稀释至刻度,摇匀。

系统适用性溶液　取 4-差向四环素对照品适量,加 0.01mol/L 盐酸溶液溶解并稀释制成每 1ml 中约含 0.5mg 的溶液;取土霉素对照品(约含 3%的 2-乙酰-2-去酰胺土霉素)适量,加少量 0.1mol/L 盐酸溶液溶解,用水稀释制成每 1ml 中约含土霉素 0.5mg 的溶液;取上述两种溶液(1 : 24)混合制成每 1ml 中约含 4-差向四环素 20μg 和土霉素 480μg(约含 2-乙酰-2-去酰胺土霉素 14.5μg)的混合溶液。

灵敏度溶液　精密量取对照溶液 2ml,置 100ml 量瓶中,用 0.01mol/L 盐酸溶液稀释至刻度,摇匀。

色谱条件　用十八烷基硅烷键合硅胶为填充剂;以醋酸铵溶液[0.25mol/L 醋酸铵溶液-0.05mol/L 乙二胺四醋酸二钠溶液-三乙胺(100 : 10 : 1),用醋酸调节 pH 值至 7.5]-乙腈(88 : 12)为流动相;检测波长为 280nm;进样体积为 10μl。

系统适用性要求　系统适用性溶液色谱图中,出峰顺序为:4-差向四环素峰(与土霉素峰相对保留时间约为 0.9)、土

❶G(H)F_{254}薄层板,用 10%乙二胺四醋酸二钠溶液(10mol/L 氢氧化钠溶液调节 pH 值至 7.0)10ml 均匀喷在板上,平放晾干,110℃干燥 1 小时后备用。

霉素峰、2-乙酰-2-去酰胺土霉素峰(与土霉素峰相对保留时间约为 1.1)。土霉素峰的保留时间约为 12 分钟。4-差向四环素峰与土霉素峰之间的分离度应大于 2.0,土霉素峰与 2-乙酰-2-去酰胺土霉素峰之间的分离度应大于 2.5。灵敏度溶液色谱图中,主成分峰峰高的信噪比应大于 10。

测定法　精密量取供试品溶液与对照溶液,分别注入液相色谱仪,记录色谱图至主成分峰保留时间的 4 倍。

限度　供试品溶液色谱图中如有杂质峰,2-乙酰-2-去酰胺土霉素的峰面积不得大于对照溶液主峰面积的 1.75 倍(3.5%),其他各杂质峰面积的和不得大于对照溶液主峰面积(2.0%),小于灵敏度溶液主峰面积的峰忽略不计。

杂质吸光度　取本品,加 0.1mol/L 盐酸甲醇溶液(1→100)溶解并定量稀释制成每 1ml 中含 2.0mg 的溶液,照紫外-可见分光光度法(通则 0401),于 1 小时内,在 430nm 的波长处测定,吸光度不得过 0.50。另取本品,加上述盐酸甲醇溶液溶解并定量稀释制成每 1ml 中含 10mg 的溶液,在 490nm 的波长处测定,吸光度不得过 0.20。

水分　取本品,照水分测定法(通则 0832 第一法 1)测定,含水分不得过 2.0%。

【含量测定】　照高效液相色谱法(通则 0512)测定。

供试品溶液　取本品适量(约相当于土霉素 25mg),精密称定,置 50ml 量瓶中,加 0.01mol/L 盐酸溶液溶解并稀释至刻度,摇匀,精密量取 5ml,置 25ml 量瓶中,用 0.01mol/L 盐酸溶液稀释至刻度,摇匀。

对照品溶液　取土霉素对照品,精密称定,加 0.01mol/L 盐酸溶液溶解并定量稀释制成每 1ml 中约含 0.1mg 的溶液。

系统适用性溶液与色谱条件　见有关物质项下。

系统适用性要求　除灵敏度要求外,其他见有关物质项下。

测定法　精密量取供试品溶液与对照品溶液,分别注入液相色谱仪,记录色谱图。按外标法以峰面积计算出供试品中 $C_{22}H_{24}N_2O_9$ 的含量。

【类别】　四环素类抗生素。

【贮藏】　遮光,密封,在干燥处保存。

【制剂】　盐酸土霉素片

盐酸土霉素片

Yansuan Tumeisu Pian

Oxytetracycline Hydrochloride Tablets

本品含盐酸土霉素按土霉素($C_{22}H_{24}N_2O_9$)计算,应为标示量的 90.0%～110.0%。

【性状】　本品为黄色片或糖衣片;除去包衣后显黄色。

【鉴别】　取本品细粉适量(约相当于盐酸土霉素 25mg),加热乙醇 25ml,浸渍 20 分钟后,滤过,滤液置水浴上蒸干,残渣照盐酸土霉素项下的鉴别试验,显相同的结果。

【检查】　有关物质　照高效液相色谱法(通则 0512)测定。

供试品溶液　取本品细粉适量(约相当于土霉素 50mg),置 100ml 量瓶中,加 0.01mol/L 盐酸溶液使盐酸土霉素溶解并稀释至刻度,摇匀,滤过,取续滤液。

对照溶液　精密量取供试品溶液 2ml,置 100ml 量瓶中,用 0.01mol/L 盐酸溶液稀释至刻度,摇匀。

灵敏度溶液　精密量取对照溶液 2ml,置 100ml 量瓶中,用 0.01mol/L 盐酸溶液稀释至刻度,摇匀。

系统适用性溶液、色谱条件、系统适用性要求、测定法与限度　见盐酸土霉素有关物质项下。

其他　应符合片剂项下有关的各项规定(通则 0101)。

【含量测定】　照高效液相色谱法(通则 0512)测定。

供试品溶液　取本品 10 片,精密称定,研细,精密称取适量(约相当于土霉素 0.25g),置 500ml 量瓶中,加 0.01mol/L 盐酸溶液使盐酸土霉素溶解并稀释至刻度,摇匀,滤过,精密量取续滤液 5ml,置 25ml 量瓶中,用 0.01mol/L 盐酸溶液稀释至刻度,摇匀。

对照品溶液、系统适用性溶液、色谱条件、系统适用性要求与测定法　见盐酸土霉素含量测定项下。

【类别】　同盐酸土霉素。

【规格】　按 $C_{22}H_{24}N_2O_9$ 计　(1)0.125g　(2)0.25g

【贮藏】　遮光,密封,在干燥处保存。

盐酸万古霉素

Yansuan Wangumeisu

Vancomycin Hydrochloride

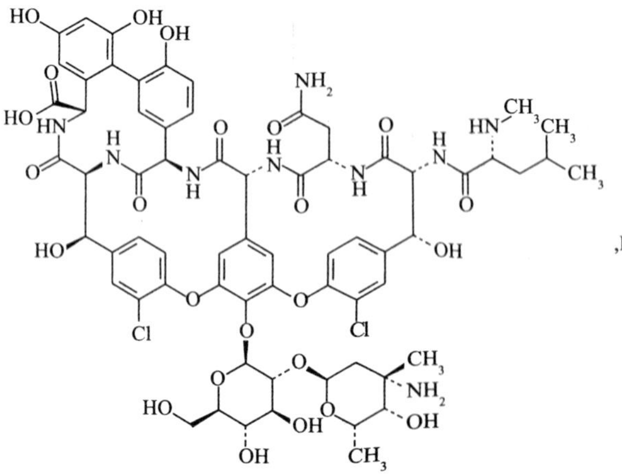

$C_{66}H_{75}Cl_2N_9O_{24}\cdot HCl$　1485.71

本品为(*Sa*)-(3*S*,6*R*,7*R*,22*R*,23*S*,26*S*,36*R*,38*aR*)-44-[[2-*O*-(3-氨基-2,3,6-三脱氧-3-*C*-甲基-α-L-来苏-己吡喃糖基)-β-D-葡吡喃糖基]氧]-3-(氨基甲酰基甲基)-10,19-二氯-2,3,4,5,6,7,23,24,25,26,36,37,38,38*a*-十四氢-7,22,28,30,32-五羟基-6-[(2*R*)-4-甲基-2-(甲氨基)戊酰氨基]-2,5,24,38,39-五氧代-22*H*-8,11：18,21-二亚乙烯基-23,36-(亚

氨基亚甲基)-13,16：31,35-二亚甲基-1H,16H-[1,6,9]氧杂二氮杂环十六烷并[4,5-m][10,2,16]苯并氧杂二氮杂环二十四烷-26-羧酸盐酸盐。按无水物计算,每 1mg 的效价不得少于 1050 万古霉素单位。

【性状】 本品为白色或类白色粉末;易吸湿。

本品在水中易溶,在甲醇中极微溶解,在乙醇或丙酮中几乎不溶。

【鉴别】 (1)取本品与万古霉素标准品适量,分别加有关物质项下的流动相 A 溶解并稀释制成每 1ml 中含 0.2mg 的溶液,作为供试品溶液与标准品溶液,照有关物质项下的方法试验,供试品溶液主峰的保留时间应与标准品溶液主峰的保留时间一致。

(2)本品的红外光吸收图谱应与对照的图谱(光谱集 1180 图)一致。

(3)本品的水溶液显氯化物鉴别(1)的反应(通则 0301)。

【检查】 **酸度** 取本品,加水制成每 1ml 中约含 50mg 的溶液,依法测定(通则 0631),pH 值应为 2.5～4.5。

溶液的澄清度与颜色 取本品 5 份,分别加水制成每 1ml 中约含 0.1g 的溶液,溶液应澄清无色;如显浑浊,与 1 号浊度标准液(通则 0902 第一法)比较,均不得更浓;如显色,与黄色或橙黄色 6 号标准比色液(通则 0901 第一法)比较,均不得更深。

吸光度 取本品适量,加水溶解并定量稀释制成每 1ml 中约含 0.10g 的溶液,照紫外-可见分光光度法(通则 0401),在 450nm 的波长处测定,吸光度不得过 0.10。

有关物质 照高效液相色谱法(通则 0512)测定。所有溶液必须在配制后 4 小时内使用。

供试品溶液(a) 取本品约 10mg,精密称定,置 5ml 量瓶中,加流动相 A 溶解并稀释至刻度,摇匀。

供试品溶液(b) 精密量取供试品溶液(a)2ml,置 50ml 量瓶中,用流动相 A 稀释至刻度,摇匀。

对照溶液 精密量取供试品溶液(b)2.5ml,置 100ml 量瓶中,用流动相 A 稀释至刻度,摇匀。

系统适用性溶液 取万古霉素标准品适量,加水溶解并制成每 1ml 中含 0.5mg 的溶液,在 65℃加热 24 小时,冷却。

色谱条件 用十八烷基硅烷键合硅胶为填充剂;以三乙胺缓冲液(取三乙胺 4ml,加水至 2000ml,用磷酸调节 pH 值至 3.2)-乙腈-四氢呋喃(92：7：1)为流动相 A,以三乙胺缓冲液-乙腈-四氢呋喃(70：29：1)为流动相 B,按下表进行线性梯度洗脱;流速为每分钟 1.0ml;检测波长为 280nm;进样体积 20μl。

时间(分钟)	流动相 A(%)	流动相 B(%)
0	100	0
13	100	0
22	0	100
26	0	100

系统适用性要求 系统适用性溶液色谱图中,两个主峰间的分离度应大于 5.0。对照溶液色谱图中,主峰峰高的信噪比应大于 5.0。供试品溶液(b)色谱图中,万古霉素 B 峰的拖尾因子应小于 1.6。

测定法 精密量取供试品溶液(a)、供试品溶液(b)与对照溶液,分别注入液相色谱仪,记录色谱图,按公式 2 计算。

公式 1:$100A_b/(A_b+A_t/25)$

公式 2:$100(A_i/25)/(A_b+A_t/25)$

式中 A_b为供试品溶液(b)中万古霉素 B 的峰面积;

A_t为供试品溶液(a)中各杂质峰面积之和;

A_i为供试品溶液(a)中各杂质峰面积。

限度 单个杂质不得过 4.0%,杂质总量不得过 7.0%。供试品溶液(a)色谱图中小于对照溶液主峰面积的峰忽略不计。

残留溶剂 照残留溶剂测定法(通则 0861 第一法)测定。

供试品溶液 取本品约 0.2g,精密称定,置顶空瓶中,精密加水 5ml 使溶解,密封。

对照品溶液 取无水乙醇适量,精密称定,用水定量稀释制成每 1ml 约含 0.2mg 的溶液,精密量取 5ml,置顶空瓶中,密封。

色谱条件 以聚乙二醇(PEG-20M)(或极性相近)为固定液的毛细管柱为色谱柱;柱温为 50℃;进样口温度为 150℃;检测器温度为 250℃;顶空瓶平衡温度为 80℃,平衡时间为 30 分钟。

测定法 取供试品溶液与对照品溶液,分别顶空进样,记录色谱图。

限度 按外标法以峰面积计算,乙醇的残留量应符合规定。

水分 取本品,照水分测定法(通则 0832 第一法 1)测定,含水分不得过 5.0%。

炽灼残渣 取本品 1.0g,依法检查(通则 0841),遗留残渣不得过 0.5%。

重金属 取炽灼残渣项下遗留的残渣,依法检查(通则 0821 第二法),含重金属不得过百万分之三十。

万古霉素 B 照高效液相色谱法(通则 0512)测定。所有溶液必须在配制后 4 小时内使用。

供试品溶液(a)、供试品溶液(b)、对照溶液、系统适用性溶液、色谱条件与系统适用性要求 见有关物质项下。

测定法 见有关物质项下。按公式 1 计算出供试品中万古霉素 B 的含量。

限度 应不少于 93.0%。

细菌内毒素 取本品,依法检查(通则 1143),每 1mg 万古霉素中含内毒素的量应小于 0.25EU。(供注射用)

【含量测定】 取本品适量,精密称定,用灭菌水溶解并定量稀释制成每 1ml 中约含 1000 万古霉素单位的溶液,照抗生素微生物检定法(通则 1201 第一法)测定。

【类别】 肽类抗生素。

【贮藏】 密封，在 2～8℃保存。

【制剂】 注射用盐酸万古霉素

注射用盐酸万古霉素

Zhusheyong Yansuan Wangumeisu

Vancomycin Hydrochloride for Injection

本品为盐酸万古霉素与适宜的赋形剂制成的无菌冻干品，按无水物计算，每 1mg 的效价不得少于 1000 万古霉素单位。按平均装量计算，含万古霉素应为标示量的 90.0%～115.0%。

【性状】 本品为白色或类白色粉末或疏松块状物。

【鉴别】 取本品，照盐酸万古霉素项下的鉴别(1)、(3)项试验，显相同的结果。

【检查】 **酸度** 取本品，按标示量加水制成每 1ml 中含 5 万单位的溶液，依法测定(通则 0631)，pH 值应为 2.5～4.5。

溶液的澄清度与颜色 取本品 5 瓶，按标示量分别加水制成每 1ml 中含 10 万单位的溶液，溶液应澄清无色；如显浑浊，与 1 号浊度标准液(通则 0902 第一法)比较，均不得更浓；如显色，与黄色或橙黄色 4 号标准比色液(通则 0901 第一法)比较，均不得更深。

吸光度 取本品适量，按标示量加水溶解并定量稀释制成每 1ml 中含 10 万单位的溶液，照紫外-可见分光光度法(通则 0401)，在 450nm 的波长处测定，吸光度不得过 0.10。

有关物质 照高效液相色谱法(通则 0512)测定。所有溶液必须在配制后 4 小时内使用。

供试品溶液(a) 取本品约 10mg，精密称定，置 5ml 量瓶中，加流动相 A 溶解并稀释至刻度，摇匀。

供试品溶液(b) 精密量取供试品溶液(a)2ml，置 50ml 量瓶中，用流动相 A 稀释至刻度，摇匀。

对照溶液 精密量取供试品溶液(b)2.5ml，置 100ml 量瓶中，用流动相 A 稀释至刻度，摇匀。

系统适用性溶液、色谱条件、系统适用性要求、测定法与限度 见盐酸万古霉素有关物质项下。

万古霉素 B 照高效液相色谱法(通则 0512)测定。所有溶液必须在配制后 4 小时内使用。

供试品溶液(a)、供试品溶液(b)、对照溶液、系统适用性溶液、色谱条件与系统适用性要求 见有关物质项下。

测定法 见有关物质项下。按公式 1 计算出供试品中万古霉素 B 的含量。

限度 应不少于 93.0%。

不溶性微粒 取本品，分别加氯化钠注射液 10ml，使溶解；待溶液澄清后，依法检查(通则 0903)，每个供试品容器中 10μm 及 10μm 以上的微粒不得过 6000 粒，含 25μm 及 25μm 以上的微粒不得过 600 粒。

无菌 取本品，用适宜溶剂溶解并稀释后，经薄膜过滤法处理，依法检查(通则 1101)，应符合规定。

水分与细菌内毒素 照盐酸万古霉素项下的方法检查，均应符合规定。

其他 应符合注射剂项下有关的各项规定(通则 0102)。

【含量测定】 取装量差异项下的内容物，照盐酸万古霉素项下的方法测定，即得。

【类别】 同盐酸万古霉素。

【规格】 0.5g(50 万单位)(按 $C_{66}H_{75}Cl_2N_9O_{24}$ 计)

【贮藏】 密闭，在 30℃以下保存。

盐酸大观霉素

Yansuan Daguanmeisu

Spectinomycin Hydrochloride

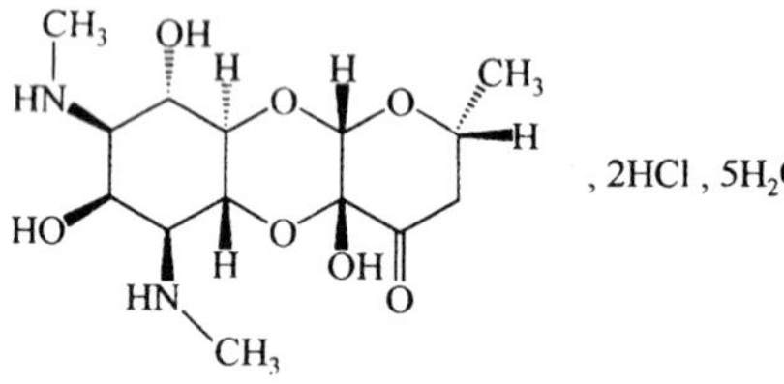

, 2HCl , $5H_2O$

$C_{14}H_{24}N_2O_7 \cdot 2HCl \cdot 5H_2O$　495.35

本品为[2*R*-(2α,4aβ,5aβ,6β,7β,8β,9α,9aα,10aβ)]十氢-4a,7,9-三羟基-2-甲基-6,8-双甲氨基-4*H*-吡喃并[2,3-*b*][1,4]苯并二氧六环-4-酮二盐酸盐五水合物。按无水物计算，含大观霉素($C_{14}H_{24}N_2O_7$)不得少于 77.9%。

【性状】 本品为白色或类白色结晶性粉末。

本品在水中易溶，在乙醇或乙醚中几乎不溶。

比旋度 取本品，精密称定，加水溶解并定量稀释制成每 1ml 中约含 100mg 的溶液，依法测定(通则 0621)，比旋度为 +15°至+21°。

【鉴别】 (1)本品的红外光吸收图谱应与对照的图谱(光谱集 1007 图)一致。

(2)本品的水溶液显氯化物鉴别(1)的反应(通则 0512)。

【检查】 **结晶性** 取本品，依法检查(通则 0981)，应符合规定。

酸度 取本品，加水制成每 1ml 中约含 10mg 的溶液，依法测定(通则 0631)，pH 值应为 3.8～5.6。

溶液的澄清度与颜色 取本品 5 份，各 0.75g，分别加水 5ml，溶解后，溶液应澄清无色；如显浑浊，与 1 号浊度标准液(通则 0902 第一法)比较，均不得更浓；如显色，与黄色 6 号标准比色液(通则 0901 第一法)比较，均不得更深。

有关物质 照高效液相色谱法(通则 0512)测定。临用新制。

供试品溶液 取本品适量，精密称定，加水溶解并定量稀释制成每 1ml 中约含大观霉素 3.5mg 的溶液。

对照品溶液(1) 取大观霉素对照品适量，精密称定，加水溶解并定量稀释制成每 1ml 中约含大观霉素 17μg 的溶液。

对照品溶液(2)　取大观霉素对照品适量,精密称定,加水溶解并定量稀释制成每 1ml 中约含大观霉素 80μg 的溶液。

对照品溶液(3)　取大观霉素对照品适量,精密称定,加水溶解并定量稀释制成每 1ml 中约含大观霉素 170μg 的溶液。

系统适用性溶液　取大观霉素对照品适量,加水溶解并稀释制成每 1ml 中约含大观霉素 3.5mg 的溶液。

灵敏度溶液　取大观霉素对照品适量,精密称定,加水溶解并定量稀释制成每 1ml 中约含大观霉素 10μg 的溶液。

色谱条件　用十八烷基硅烷键合硅胶为填充剂(pH 值范围 0.8～8.0);以 0.1mol/L 三氟醋酸溶液为流动相;流速为每分钟 0.6ml;用蒸发光散射检测器检测(高温不分流模式检测器的参考条件:漂移管温度为 110℃,载气流速为每分钟 2.6L,增益系数为 1;低温分流模式检测器的参考条件:漂移管温度为 70℃,载气流量为 20psi,增益系数为 100,喷雾器模式为加热,动力级别 60%;其他模式的检测器可根据实际情况设定);进样体积 20μl。

系统适用性要求　系统适用性溶液的色谱图应与大观霉素标准图谱一致,大观霉素峰与杂质 E 峰(相对保留时间约为 0.9)之间的分离度应不小于 1.0。灵敏度溶液色谱图中,大观霉素峰峰高的信噪比应大于 10。对照品溶液(1)～(3)色谱图中,以对照品溶液浓度的对数值与相应峰面积的对数值计算线性回归方程,相关系数(r)应不小于 0.99。

测定法　精密量取供试品溶液与对照品溶液(1)～(3),分别注入液相色谱仪,记录色谱图至主成分峰保留时间的 3 倍。

限度　供试品溶液色谱图中如有杂质峰,用线性回归方程计算,含杂质 D(相对保留时间约为 0.7)和杂质 E(相对保留时间约为 0.9)均不得过 4.0%,其他单个杂质不得过 1.0%,杂质总量不得过 6.0%,并计算(4*R*)-双氢大观霉素(相对保留时间约为 1.6)的含量。

水分　取本品,照水分测定法(通则 0832 第一法 1)测定,含水分应为 16.0%～20.0%。

炽灼残渣　不得过 1.0%(通则 0841)。

抽针试验　取本品 2.0g,加苯甲醇注射液 3.2ml,使成混悬液,用装有 7 号针头的注射器抽取,应能顺利通过,不得阻塞。

可见异物　取本品 5 份,加微粒检查用水溶解后,依法检查(通则 0904),应符合规定。(供无菌分装用)

不溶性微粒　取本品,依法检查(通则 0903),每 1g 样品中,含 10μm 及 10μm 以上的微粒不得过 6000 粒,含 25μm 及 25μm 以上的微粒不得过 600 粒。(供无菌分装用)

细菌内毒素　取本品,依法检查(通则 1143),每 1mg 大观霉素中含内毒素的量应小于 0.075EU。(供注射用)

无菌　取本品,用适宜溶剂溶解并稀释后,经薄膜过滤法处理,依法检查(通则 1101),应符合规定。(供无菌分装用)

【含量测定】　照高效液相色谱法(通则 0512)测定。

供试品溶液　取本品适量,精密称定,加水溶解并定量稀释制成每 1ml 中约含大观霉素 0.35mg 的溶液。

对照品溶液(1)　取大观霉素对照品适量,精密称定,加水溶解并定量稀释制成每 1ml 中约含大观霉素 0.15mg 的溶液。

对照品溶液(2)　取大观霉素对照品适量,精密称定,加水溶解并定量稀释制成每 1ml 中约含大观霉素 0.35mg 的溶液。

对照品溶液(3)　取大观霉素对照品适量,精密称定,加水溶解并定量稀释制成每 1ml 中约含大观霉素 0.70mg 的溶液。

系统适用性溶液与色谱条件　见有关物质项下。

系统适用性要求　除灵敏度要求外,其他见有关物质项下。

测定法　精密量取供试品溶液与对照品溶液(1)～(3),分别注入液相色谱仪,记录色谱图。用线性回归方程计算供试品中大观霉素($C_{14}H_{24}N_2O_7$)的含量,并将其与有关物质检查项下测得的(4*R*)-双氢大观霉素的含量之和作为 $C_{14}H_{24}N_2O_7$ 的含量。

【类别】　氨基糖苷类抗生素。

【贮藏】　密封,在干燥处保存。

【制剂】　注射用盐酸大观霉素

附:

1. 色谱图

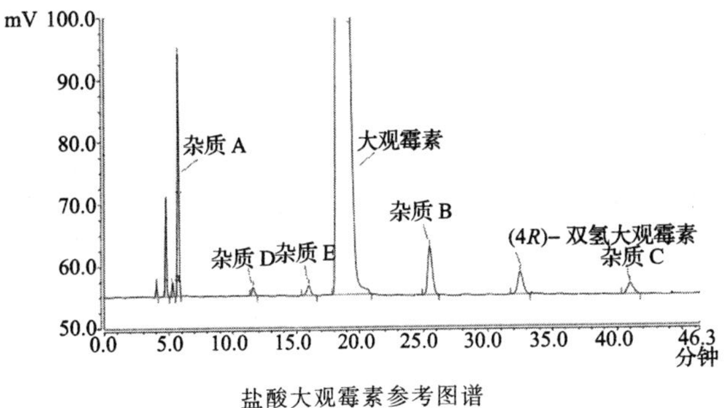

盐酸大观霉素参考图谱

2. 杂质

杂质 A(放线菌胺)

$C_8H_{18}N_2O_4$　206.24

1,3-二脱氧-1,3-双(甲氨基)-肌醇

杂质 B(壮观霉素酸)

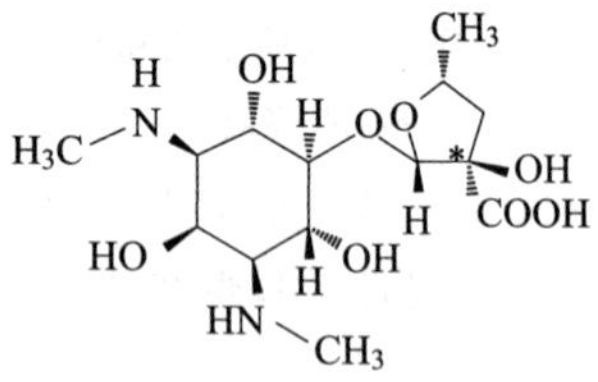

及在C*位的差向异构体

$C_{14}H_{26}N_2O_8$　350.36

(2*S*,3*RS*,5*R*)-3-羟基-5-甲基-2-[[(1*r*,2*R*,3*S*,4*r*,5*R*,6*S*)-2,4,6-三羟基-3,5-双(甲氨基)环己基]氧基]-四氢呋喃-3-羧酸

杂质 C[(4*S*)-双氢大观霉素]

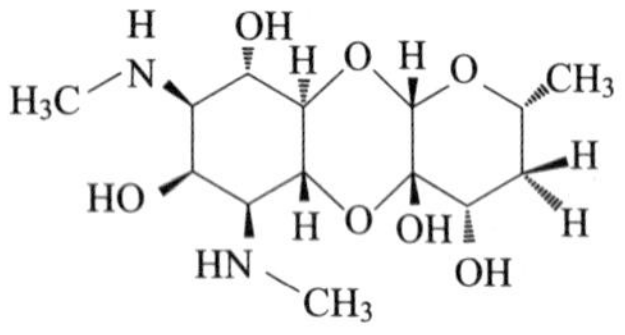

$C_{14}H_{26}N_2O_7$　334.37

(2*R*,4*S*,4*aS*,5*aR*,6*S*,7*S*,8*R*,9*S*,9*aR*,10*aS*)-2-甲基-6,8-双(甲氨基)十氢-2*H*-吡喃并[2,3-*b*][1,4]苯并二噁英-4,4*a*,7,9-四醇

(4*R*)-双氢大观霉素(活性小组分)

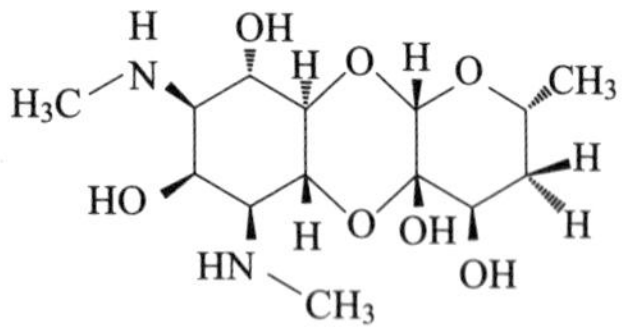

$C_{14}H_{26}N_2O_7$　334.37

(2*R*,4*R*,4*aS*,5*aR*,6*S*,7*S*,8*R*,9*S*,9*aR*,10*aS*)-2-甲基-6,8-双(甲氨基)十氢-2*H*-吡喃并[2,3-*b*][1,4]苯并二噁英-4,4*a*,7,9-四醇

杂质 D(双羟大观霉素)

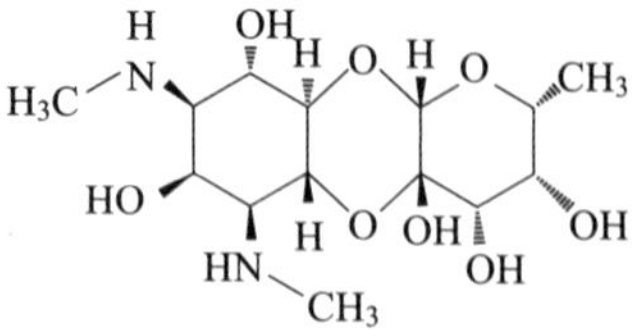

$C_{14}H_{26}N_2O_8$　350.36

(2*R*,3*R*,4*S*,4*aS*,5*aR*,6*S*,7*S*,8*R*,9*S*,9*aR*,10*aS*)-2-甲基-6,8-双(甲氨基)十氢-2*H*-吡喃并[2,3-*b*][1,4]苯并二噁英-3,4,4*a*,7,9-五醇

杂质 E(*N*-去甲基大观霉素)

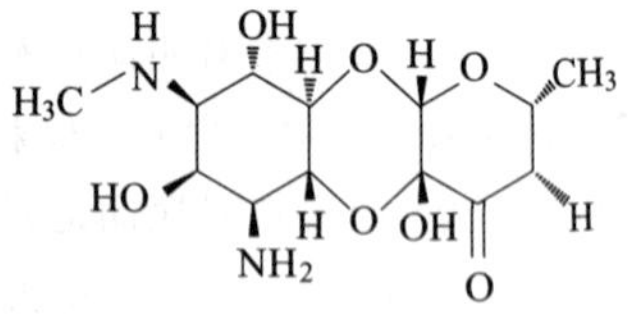

$C_{13}H_{22}N_2O_7$　318.32

(2*R*,4*aR*,5*aR*,6*S*,7*R*,8*R*,9*S*,9*aR*,10*aS*)-6-氨基-4*a*,7,9-三羟基-2-甲基-8-(甲氨基)十氢-4*H*-吡喃并[2,3-*b*][1,4]苯并二噁英-4-酮

注射用盐酸大观霉素

Zhusheyong Yansuan Daguanmeisu

Spectinomycin Hydrochloride for Injection

本品为盐酸大观霉素的无菌粉末。按无水物计算,含大观霉素($C_{14}H_{24}N_2O_7$)不得少于77.9%;按平均装量计算,含大观霉素($C_{14}H_{24}N_2O_7$)应为标示量的90.0%～110.0%。

【性状】 本品为白色或类白色结晶性粉末。

【鉴别】 照盐酸大观霉素项下的鉴别试验,显相同的结果。

【检查】 **溶液的澄清度与颜色** 取本品5瓶,按标示量分别加水制成每1ml中含0.12g的溶液,溶液应澄清无色。如显浑浊,与1号浊度标准液(通则0902第一法)比较,均不得更浓;如显色,与黄色6号标准比色液(通则0901第一法)比较,均不得更深。

有关物质 照高效液相色谱法(通则0512)测定。临用新制。

供试品溶液 取本品适量,精密称定,加水溶解并定量稀释制成每1ml中约含大观霉素3.5mg的溶液。

对照品溶液(1)～(3)、系统适用性溶液、灵敏度溶液、色谱条件、系统适用性要求、测定法与限度 见盐酸大观霉素有关物质项下。

悬浮时间与抽针试验 取本品1瓶,加苯甲醇注射液3.2ml使成悬浮液,摇匀,静置2分钟,不得有颗粒下沉或明显的分层,用装有7号针头的注射器抽取,应能顺利通过,不得阻塞。

酸度、水分、细菌内毒素与无菌 照盐酸大观霉素项下的方法检查,均应符合规定。

其他 应符合注射剂项下有关的各项规定(通则0102)。

【含量测定】 照高效液相色谱法(通则0512)测定。

供试品溶液 取装量差异项下的内容物,混合均匀,精密称取适量,加水溶解并定量稀释制成每1ml中约含大观霉素

0.35mg 的溶液。

对照品溶液、系统适用性溶液、色谱条件与系统适用性要求　见盐酸大观霉素含量测定项下。

测定法　见盐酸大观霉素含量测定项下。1mg 的 $C_{14}H_{24}N_2O_7$ 相当于 1000 大观霉素单位。

【类别】　同盐酸大观霉素。

【规格】　2g(200 万单位)(按 $C_{14}H_{24}N_2O_7$ 计)

【贮藏】　密封，在干燥处保存。

盐酸小檗碱

Yansuan Xiaobojian

Berberine Hydrochloride

H_3CO H_3CO $Cl^-, 2H_2O$

$C_{20}H_{18}ClNO_4 \cdot 2H_2O$　407.85

本品为 5,6-二氢-9,10-二甲氧苯并[*g*]-1,3-苯并二氧戊环[5,6-*α*]喹嗪盐酸盐二水合物。按无水物计算，含 $C_{20}H_{18}ClNO_4$ 提取品不得少于 97.0%，合成品不得少于 98.0%。

【性状】　本品为黄色结晶性粉末；无臭。

本品在热水中溶解，在水或乙醇中微溶，在乙醚中不溶。

【鉴别】　(1)取本品约 0.1g，加水 10ml，缓缓加热溶解后，加氢氧化钠试液 4 滴，放冷(必要时滤过)，加丙酮 8 滴，即发生浑浊。

(2)取本品约 5mg，加稀盐酸 2ml，搅拌，加漂白粉少量，即显樱红色。

(3)本品的红外光吸收图谱应与对照的图谱(光谱集 320 图)一致。

(4)取本品约 0.1g，加水 20ml，缓缓加热溶解后，加硝酸 0.5ml，冷却，放置 10 分钟，滤过，滤液显氯化物鉴别(1)的反应(通则 0301)。

【检查】　有关物质　照高效液相色谱法(通则 0512)测定。

供试品溶液　取本品适量，精密称定，加流动相溶解并定量稀释制成每 1ml 中含 1mg 的溶液。

对照品溶液(1)　取盐酸药根碱对照品适量，精密称定，加流动相溶解并定量稀释制成每 1ml 中含 0.1mg 的溶液。

对照品溶液(2)　取盐酸巴马汀对照品适量，精密称定，加流动相溶解并定量稀释制成每 1ml 中含 0.1mg 的溶液。

对照溶液　精密量取供试品溶液 2ml 与对照品溶液(1)、对照品溶液(2)各 10ml，置 100ml 量瓶中，用流动相稀释至刻度，摇匀。

系统适用性溶液　取对照品溶液(2)1ml，用供试品溶液稀释至 10ml，摇匀。

色谱条件　用十八烷基硅烷键合硅胶为填充剂；以 0.01mol/L 磷酸二氢铵溶液(用磷酸调节 pH 值至 2.8)-乙腈(75∶25)为流动相；检测波长为 345nm；进样体积 10μl。

系统适用性要求　系统适用性溶液色谱图中，巴马汀峰与小檗碱峰之间的分离度应符合要求。

测定法　精密量取供试品溶液与对照溶液，分别注入液相色谱仪，记录色谱图至主成分峰保留时间的 2 倍。

限度　供试品溶液色谱图中，如有与药根碱峰和巴马汀峰保留时间一致的色谱峰，按外标法以峰面积计算，均不得过 1.0%；其他杂质峰面积的和不得大于对照溶液中小檗碱峰的峰面积(2.0%)。

氰化物　取本品 0.50g，依法检查(通则 0806 第一法)，应符合规定(合成品)。

有机腈　照薄层色谱法(通则 0502)试验。

供试品溶液　取研细的本品约 0.25g，精密称定，置 25ml 具塞锥形瓶中，加无水乙醚 5ml，振摇 5 分钟，用垂熔漏斗(G5)滤过，用无水乙醚洗涤 3～4 次(每次 2ml)，合并滤液与洗液，浓缩至约 0.5ml。

对照品溶液　取胡椒乙腈对照品适量，精密称定，加三氯甲烷溶解并定量稀释制成每 1ml 中约含 0.1mg 的溶液。

色谱条件　采用硅胶 G(厚度 0.5mm)薄层板，以苯-冰醋酸(25∶0.1)为展开剂。

测定法　吸取供试品溶液全量与对照品溶液 10μl，分别点于同一薄层板上，展开，晾干，喷以 5% 钼酸铵硫酸溶液，在 105℃ 加热 10～20 分钟，检视。

限度　供试品溶液在与对照品溶液所显主斑点的相应位置上，不得显杂质斑点(合成品)。

水分　取本品，照水分测定法(通则 0832 第一法 1)测定，含水分不得过 12.0%。

炽灼残渣　取本品 1.0g，依法检查(通则 0841)，遗留残渣不得过 0.2%(提取品)或 0.1%(合成品)。

重金属　取炽灼残渣项下遗留的残渣，依法检查(通则 0821 第二法)，含重金属不得过百万分之二十(合成品)。

【含量测定】　取本品约 0.3g，精密称定，置烧杯中，加沸水 150ml 使溶解，放冷，移置 250ml 量瓶中，精密加重铬酸钾滴定液(0.016 67mol/L)50ml，加水稀释至刻度，振摇 5 分钟，用干燥滤纸滤过，精密量取续滤液 100ml，置 250ml 具塞锥形瓶中，加碘化钾 2g，振摇使溶解，加盐酸溶液(1→2)10ml，密塞，摇匀，在暗处放置 10 分钟，用硫代硫酸钠滴定液(0.1mol/L)滴定，至近终点时，加淀粉指示液 2ml，继续滴定至蓝色消失，溶液显亮绿色，并将滴定的结果用空白试验校正。每 1ml 重铬酸钾滴定液(0.016 67mol/L)相当于 12.39mg 的 $C_{20}H_{18}ClNO_4$。

【类别】　抗菌药。

【贮藏】　密封保存。

【制剂】　(1)盐酸小檗碱片　(2)盐酸小檗碱胶囊

盐酸小檗碱片

Yansuan Xiaobojian Pian

Berberine Hydrochloride Tablets

本品含盐酸小檗碱（$C_{20}H_{18}ClNO_4 \cdot 2H_2O$）应为标示量的 93.0%～107.0%。

【性状】 本品为黄色片、糖衣片或薄膜衣片，除去包衣后显黄色。

【鉴别】 取本品的细粉适量（约相当于盐酸小檗碱 0.1g），加水 10ml，缓缓加热使盐酸小檗碱溶解，滤过，取滤液，照盐酸小檗碱项下的鉴别（1）、（2）、（4）项试验，显相同的反应。

【检查】 **溶出度** 照溶出度与释放度测定法（通则 0931 第一法）测定。

溶出条件　以水 1000ml 为溶出介质，转速为每分钟 120 转，依法操作，经 45 分钟时取样。

测定法　取溶出液适量，滤过，精密量取续滤液适量，用水定量稀释制成每 1ml 中约含盐酸小檗碱 5μg 的溶液，摇匀。照紫外-可见分光光度法（通则 0401），在 263nm 的波长处测定吸光度，按 $C_{20}H_{18}ClNO_4 \cdot 2H_2O$ 的吸收系数（$E_{1cm}^{1\%}$）为 724 计算每片的溶出量。

限度　标示量的 70%，应符合规定。

其他 应符合片剂项下有关的各项规定（通则 0101）。

【含量测定】 照高效液相色谱法（通则 0512）测定。

供试品溶液 取本品 20 片，如为糖衣片，除去糖衣，精密称定，研细，精密称取细粉适量（约相当于盐酸小檗碱 40mg），置 100ml 量瓶中，加沸水适量使盐酸小檗碱溶解，放冷，用水稀释至刻度，摇匀，滤过，弃去初滤液约 8ml，精密量取续滤液 5ml，置 50ml 量瓶中，用水稀释至刻度，摇匀。

对照品溶液 取盐酸小檗碱对照品适量，精密称定，用沸水溶解，放冷，用水定量稀释制成每 1ml 中约含盐酸小檗碱（按 $C_{20}H_{18}ClNO_4 \cdot 2H_2O$ 计）40μg 的溶液。

色谱条件 用十八烷基硅烷键合硅胶为填充剂；以磷酸盐缓冲液[0.05mol/L 磷酸二氢钾溶液和 0.05mol/L 庚烷磺酸钠溶液（1∶1），含 0.2%三乙胺，并用磷酸调节 pH 值至 3.0]-乙腈（60∶40）为流动相；检测波长为 263nm；进样体积为 20μl。

系统适用性要求 理论板数按小檗碱峰计算不低于 3000，小檗碱峰与相邻杂质峰之间的分离度应符合要求。

测定法 精密量取供试品溶液与对照品溶液，分别注入液相色谱仪，记录色谱图。按外标法以峰面积计算。

【类别】 同盐酸小檗碱。

【规格】 （1）0.025g　（2）0.05g　（3）0.1g　（4）0.15g

【贮藏】 遮光，密封保存。

盐酸小檗碱胶囊

Yansuan Xiaobojian Jiaonang

Berberine Hydrochloride Capsules

本品含盐酸小檗碱（$C_{20}H_{18}ClNO_4 \cdot 2H_2O$）应为标示量的 93.0%～107.0%。

【性状】 本品内容物为黄色粉末或颗粒。

【鉴别】 取本品内容物适量（约相当于盐酸小檗碱 0.1g），加水 10ml，缓缓加热使盐酸小檗碱溶解，滤过，照下述方法试验。

（1）取滤液 5ml，加氢氧化钠试液 2 滴，显橙红色，放冷，加丙酮 4 滴，即发生浑浊，放置后，生成黄色沉淀；取上清液，加丙酮 1 滴，如仍发生浑浊，再加丙酮适量使沉淀完全，滤过，滤液显氯化物鉴别（1）的反应（通则 0301）。

（2）取滤液 0.5ml，加稀盐酸 2ml，搅拌，加漂白粉少量，即显樱红色。

（3）在含量测定项下记录的色谱图中，供试品溶液主峰的保留时间应与对照品溶液主峰的保留时间一致。

【检查】 **水分** 取本品内容物，混合均匀，照水分测定法（通则 0832 第一法 1）测定，含水分不得过 12.0%。

溶出度 照溶出度与释放度测定法（通则 0931 第一法）测定。

溶出条件　以水 1000ml 为溶出介质，转速为每分钟 120 转，依法操作，经 45 分钟时取样。

测定法　取溶出液适量，滤过，取续滤液 2ml，置 25ml 量瓶中，用水稀释至刻度，摇匀。照紫外-可见分光光度法（通则 0401），在 263nm 的波长处测定吸光度，按 $C_{20}H_{18}ClNO_4 \cdot 2H_2O$ 的吸收系数（$E_{1cm}^{1\%}$）为 724 计算每粒的溶出量。

限度　标示量的 70%，应符合规定。

其他 应符合胶囊剂项下有关的各项规定（通则 0103）。

【含量测定】 照高效液相色谱法（通则 0512）测定。

供试品溶液 取装量差异项下的内容物，混合均匀，精密称取适量（约相当于盐酸小檗碱 40mg），置 100ml 量瓶中，加沸水适量，使盐酸小檗碱溶解，放冷，用水稀释至刻度，摇匀，滤过，弃去初滤液约 8ml，精密量取续滤液 2ml，置 25ml 量瓶中，用水稀释至刻度，摇匀。

对照品溶液 取盐酸小檗碱对照品适量，精密称定，加沸水溶解，放冷，用水定量稀释制成每 1ml 中约含盐酸小檗碱（按 $C_{20}H_{18}ClNO_4 \cdot 2H_2O$ 计）32μg 的溶液。

色谱条件 用十八烷基硅烷键合硅胶为填充剂；以磷酸盐缓冲液[0.05mol/L 磷酸二氢钾溶液和 0.05mol/L 庚烷磺酸钠溶液（1∶1），含 0.2%三乙胺，并用磷酸调节 pH 值至 3.0]-乙腈（60∶40）为流动相；检测波长为 263nm；进样体积 20μl。

系统适用性要求 理论板数按小檗碱峰计算不低于

3000,小檗碱峰与相邻杂质峰间的分离度应符合要求。

测定法 精密量取供试品溶液与对照品溶液,分别注入液相色谱仪,记录色谱图。按外标法以峰面积计算。

【类别】 同盐酸小檗碱。

【规格】 0.1g

【贮藏】 遮光,密封保存。

盐酸川芎嗪

Yansuan Chuanxiongqin

Ligustrazine Hydrochloride

H_3C N CH_3 ; H_3C N CH_3 , HCl, $2H_2O$

$C_8H_{12}N_2 \cdot HCl \cdot 2H_2O$　208.69

本品为2,3,5,6-四甲基吡嗪盐酸盐二水合物。按无水物计算,含 $C_8H_{12}N_2 \cdot HCl$ 不得少于99.0%。

【性状】 本品为白色或类白色结晶性粉末。

本品在水中易溶,在乙醇和三氯甲烷中溶解。

熔点 取本品,不经干燥,依法测定(通则0612),熔点为86.5～90℃。

【鉴别】 (1)取本品约10mg,加水5ml溶解后,加碘化铋钾试液2滴,即生成橙红色沉淀。

(2)取本品,加水制成每1ml中约含12μg的溶液,照紫外-可见分光光度法(通则0401)测定,在295nm的波长处有最大吸收。

(3)本品的红外光吸收图谱应与对照的图谱(光谱集1098图)一致。

(4)本品的水溶液显氯化物鉴别(1)的反应(通则0301)。

【检查】 **氯化物** 取本品0.15g,精密称定,加水25ml溶解后,加溴酚蓝指示液5滴,用硝酸银滴定液(0.1mol/L)滴定,至溶液显灰紫色。每1ml的硝酸银滴定液(0.1mol/L)相当于3.545mg的Cl,含氯化物应为16.5%～17.5%。

有关物质 照高效液相色谱法(通则0512)测定。

供试品溶液　取本品适量,加水溶解并稀释制成每1ml中含0.5mg的溶液。

对照溶液　精密量取供试品溶液1ml,置200ml量瓶中,加水稀释至刻度,摇匀。

系统适用性溶液　取盐酸川芎嗪2mg与杂质Ⅰ对照品12mg,置同一100ml量瓶中,加甲醇2ml溶解,用水稀释至刻度,摇匀。

色谱条件　用十八烷基硅烷键合硅胶为填充剂;以甲醇-水(45∶55)为流动相;检测波长为295nm;进样体积20μl。

系统适用性要求　系统适用性溶液色谱图中,理论板数按川芎嗪峰计算不低于2000,川芎嗪峰与杂质Ⅰ峰之间的分离度应大于4.0。

测定法　精密量取供试品溶液与对照溶液,分别注入液相色谱仪,记录色谱图至主成分峰保留时间的3倍。

限度　供试品溶液色谱图中如有杂质峰,各杂质峰面积的和不得大于对照溶液的主峰面积(0.5%)。

残留溶剂 照残留溶剂测定法(通则0861第二法)测定。

供试品溶液　取本品约0.5g,精密称定,置顶空瓶中,精密加入水5ml使溶解,密封。

对照品溶液　取丙酮约50mg,精密称定,置100ml量瓶中,用水稀释至刻度,摇匀,精密量取5ml,置顶空瓶中,密封。

色谱条件　以聚乙二醇为固定液的毛细管柱为色谱柱;起始温度为50℃,维持5分钟,再以每分钟50℃的速率升温至180℃,维持2分钟;进样口温度为200℃;检测器温度为250℃;顶空瓶平衡温度为80℃,平衡时间为30分钟。

系统适用性要求　对照品溶液色谱图中,理论板数按丙酮峰计算不低于1000。

测定法　取供试品溶液与对照品溶液,分别顶空进样,记录色谱图。

限度　按外标法以峰面积计算,丙酮的残留量应符合规定。

水分 取本品,照水分测定法(通则0832第一法1)测定,水分应为16.5%～18.5%。

炽灼残渣 取本品1.0g,依法检查(通则0841),遗留残渣不得过0.1%。

重金属 取炽灼残渣项下遗留的残渣,依法检查(通则0821第二法),含重金属不得过百万分之二十。

【含量测定】 取本品约0.15g,精密称定,加醋酐40ml,照电位滴定法(通则0701),用高氯酸滴定液(0.1mol/L)滴定并将滴定结果用空白试验校正。每1ml高氯酸滴定液(0.1mol/L)相当于17.27mg的 $C_8H_{12}N_2 \cdot HCl$。

【类别】 血管扩张药。

【贮藏】 遮光,密封保存。

【制剂】 盐酸川芎嗪注射液

附:

杂质Ⅰ

O, O CH_3, O CH_3, O

$C_{10}H_{10}O_4$　194.18

邻苯二甲酸二甲酯

盐酸川芎嗪注射液

Yansuan Chuanxiongqin Zhusheye

Ligustrazine Hydrochloride Injection

本品为盐酸川芎嗪的灭菌水溶液。含盐酸川芎嗪($C_8H_{12}N_2 \cdot HCl \cdot 2H_2O$)应为标示量的 90.0%～110.0%。

【性状】 本品为无色的澄明液体。

【鉴别】 (1)取本品约 10ml，加碘化铋钾试液 2 滴，即生成橘红色沉淀。

(2)取本品，用水稀释制成每 1ml 中约含盐酸川芎嗪 0.02mg 的溶液，照紫外-可见分光光度法(通则 0401)测定，在 295nm 的波长处有最大吸收。

(3)本品显氯化物鉴别(1)的反应(通则 0301)。

【检查】 pH 值 应为 2.0～3.0(通则 0631)。

有关物质 照高效液相色谱法(通则 0512)测定。

供试品溶液 取本品，用水稀释制成每 1ml 中含盐酸川芎嗪 0.5mg 的溶液。

对照溶液 精密量取供试品溶液 1ml，置 200ml 量瓶中，用水稀释至刻度，摇匀。

系统适用性溶液、色谱条件、系统适用性要求与测定法 见盐酸川芎嗪有关物质项下。

限度 供试品溶液色谱图中如有杂质峰，各杂质峰面积的和不得大于对照溶液的主峰面积(0.5%)。

细菌内毒素 取本品，依法检查(通则 1143)，每 1mg 盐酸川芎嗪中含内毒素的量应小于 3.75EU。

其他 应符合注射剂项下有关的各项规定(通则 0102)。

【含量测定】 照高效液相色谱法(通则 0512)测定。

供试品溶液 精密量取本品适量(约相当于盐酸川芎嗪 10mg)，置 100ml 量瓶中，用水稀释至刻度，摇匀。

对照品溶液 取盐酸川芎嗪对照品适量，精密称定，加水溶解并定量稀释制成每 1ml 中含 0.1mg 的溶液。

系统适用性溶液、色谱条件与系统适用性要求 见有关物质项下。

测定法 精密量取供试品溶液与对照品溶液，分别注入液相色谱仪，记录色谱图。按外标法以峰面积计算。

【类别】 同盐酸川芎嗪。

【规格】 (1)2ml∶40mg　(2)10ml∶40mg

【贮藏】 遮光，密闭，在阴凉处保存。

盐酸马普替林

Yansuan Maputilin

Maprotiline Hydrochloride

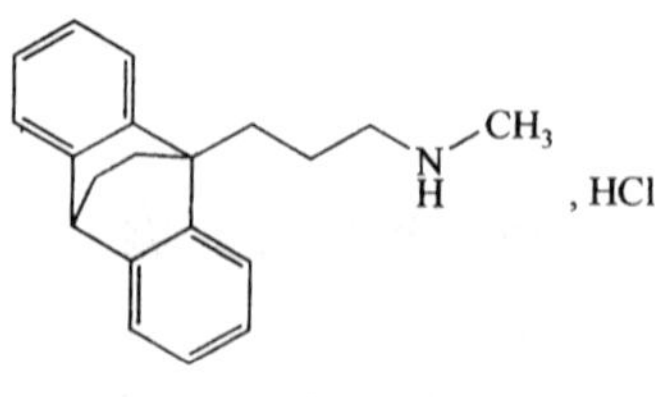

$C_{20}H_{23}N \cdot HCl$　313.87

本品为 *N*-甲基-9,10-桥亚乙基蒽-9(10*H*)-丙胺盐酸盐。按干燥品计算，含 $C_{20}H_{23}N \cdot HCl$ 不得少于 99.0%。

【性状】 本品为白色或类白色结晶性粉末；无臭。

本品在甲醇或三氯甲烷中易溶，在水中微溶，在正庚烷中不溶。

【鉴别】 (1)取本品约 5mg，加水 5ml 溶解后，加碘化铋钾试液数滴，即生成橙黄色沉淀。

(2)取本品，加水溶解并稀释制成每 1ml 中约含 0.1mg 的溶液，照紫外-可见分光光度法(通则 0401)测定，在 264nm 与 271nm 的波长处有最大吸收。

(3)本品的红外光吸收图谱应与对照的图谱(光谱集 634 图)一致。

(4)本品显氯化物的鉴别反应(通则 0301)。

【检查】 溶液的澄清度与颜色 取本品 1.0g，加甲醇 20ml 溶解后，溶液应澄清无色；如显色，与黄色或黄绿色 2 号标准比色液(通则 0901 第一法)比较，不得更深。

有关物质 照薄层色谱法(通则 0502)试验。

供试品溶液 取本品，加甲醇溶解并稀释制成每 1ml 中约含 20mg 的溶液。

对照溶液(1) 精密量取供试品溶液适量，用甲醇定量稀释制成每 1ml 中约含 0.2mg 的溶液。

对照溶液(2) 精密量取供试品溶液适量，用甲醇定量稀释制成每 1ml 中约含 0.1mg 的溶液。

对照溶液(3) 精密量取供试品溶液适量，用甲醇定量稀释制成每 1ml 中约含 0.05mg 的溶液。

色谱条件 采用硅胶 G 薄层板(预先用三氯甲烷展开，并在 100℃干燥 30 分钟)，以异丁醇-乙酸乙酯-2mol/L 氢氧化铵溶液(6∶3∶1)为展开剂(层析缸底部放一盛有浓氨溶液 4ml 的小烧杯，加入展开剂并预先平衡 1 小时)。

测定法 吸取上述四种溶液各 15μl，分别点于同一薄层板上，展开，晾干，将薄层板置浓盐酸蒸气中熏 30 分钟，取出，置紫外光灯(254nm)下照射 10 分钟后，在紫外光灯(365nm)下检视。

限度 供试品溶液如显杂质斑点，不得多于 2 个，其颜色与对照溶液(1)～(3)所显的主斑点比较，杂质总量不得过 1.0%。

干燥失重　取本品，在 105℃干燥至恒重，减失重量不得过 1.0%（通则 0831）。

炽灼残渣　取本品 1.0g，依法检查（通则 0841），遗留残渣不得过 0.1%。

重金属　取炽灼残渣项下遗留的残渣，依法检查（通则 0821 第二法），含重金属不得过百万分之十。

【含量测定】　取本品约 0.25g，精密称定，加冰醋酸 25ml 与醋酸汞试液 5ml 溶解后，加结晶紫指示液 1 滴，用高氯酸滴定液（0.1mol/L）滴定至溶液显蓝色，并将滴定的结果用空白试验校正。每 1ml 高氯酸滴定液（0.1mol/L）相当于 31.39mg 的 $C_{20}H_{23}N \cdot HCl$。

【类别】　抗抑郁药。

【贮藏】　密封保存。

【制剂】　盐酸马普替林片

盐酸马普替林片

Yansuan Maputilin Pian

Maprotiline Hydrochloride Tablets

本品含盐酸马普替林（$C_{20}H_{23}N \cdot HCl$）应为标示量的 90.0%～110.0%。

【性状】　本品为白色或类白色片或薄膜衣片，除去包衣后显白色或类白色。

【鉴别】　（1）取本品细粉适量，加水适量，振摇使盐酸马普替林溶解，滤过，取滤液照盐酸马普替林项下的鉴别（1）、（2）项试验，显相同的结果。

（2）在含量测定项下记录的色谱图中，供试品溶液主峰的保留时间应与对照品溶液主峰的保留时间一致。

【检查】　**含量均匀度**　以含量测定项下测得的每片含量计算，应符合规定（通则 0941）。

溶出度　照溶出度与释放度测定法（通则 0931 第一法）测定。

溶出条件　以盐酸溶液（9→10000）500ml 为溶出介质，转速为每分钟 100 转，依法操作，经 20 分钟时取样。

供试品溶液　取溶出液，滤过，取续滤液。

对照品溶液　取盐酸马普替林对照品适量，精密称定，加溶出介质溶解并定量稀释制成每 1ml 中约含 50μg 的溶液。

色谱条件与系统适用性要求　见含量测定项下。

测定法　见含量测定项下。计算每片的溶出量。

限度　标示量的 75%，应符合规定。

其他　应符合片剂项下有关的各项规定（通则 0101）。

【含量测定】　照高效液相色谱法（通则 0512）测定。

供试品溶液　取本品 10 片，分别置 50ml 量瓶中，加流动相适量，超声 10 分钟并充分振摇使盐酸马普替林溶解，放冷，用流动相稀释至刻度，摇匀，滤过，取续滤液。

对照品溶液　取盐酸马普替林对照品适量，精密称定，加流动相溶解并定量稀释制成每 1ml 中约含 0.5mg 的溶液。

色谱条件　用十八烷基硅烷键合硅胶为填充剂；以硫酸铵缓冲液（取硫酸铵 10.5g 与三乙胺 2ml，加水 1000ml 使溶解，用稀硫酸调节 pH 值至 4.0）-甲醇（40∶60）为流动相；检测波长为 230nm；柱温为 35℃；进样体积 10μl。

系统适用性要求　理论板数按马普替林峰计算不低于 3000。

测定法　精密量取供试品溶液与对照品溶液，分别注入液相色谱仪，记录色谱图。按外标法以峰面积计算每片的含量，求出平均含量。

【类别】　同盐酸马普替林。

【规格】　25mg

【贮藏】　密封保存。

盐酸文拉法辛

Yansuan Wenlafaxin

Venlafaxine Hydrochloride

$C_{17}H_{27}NO_2 \cdot HCl$　313.87

本品为（±）-1-[2-（*N*，*N*-二甲基氨基）-1-（4-甲氧苯基）乙基]环己醇盐酸盐。按干燥品计算，含 $C_{17}H_{27}NO_2 \cdot HCl$ 不得少于 98.5%。

【性状】　本品为白色结晶或结晶性粉末；无臭。

本品在水中易溶，在乙醇中溶解，在乙醚中几乎不溶，在稀盐酸中易溶。

【鉴别】　（1）取本品约 10mg，加枸橼酸-醋酐试液约 0.5ml，摇匀，置沸水浴中加热数分钟，即显血红色。

（2）取本品，加水溶解并稀释制成每 1ml 中约含 20μg 的溶液，照紫外-可见分光光度法（通则 0401）测定，在 225nm 的波长处有最大吸收。

（3）本品的红外光吸收图谱应与对照的图谱（光谱集 1265 图）一致。

（4）本品的水溶液显氯化物鉴别（1）的反应（通则 0301）。

【检查】　**酸度**　取本品 0.50g，加水 10ml 溶解后，依法测定（通则 0631），pH 值应为 4.0～6.0。

有关物质　照高效液相色谱法（通则 0512）测定。

供试品溶液　取本品，加流动相溶解并制成每 1ml 中约含 1mg 的溶液。

对照溶液　精密量取供试品溶液适量，用流动相定量稀释制成每 1ml 中约含 10μg 的溶液。

色谱条件　用辛基硅烷键合硅胶为填充剂；以乙腈-0.1mol/L 磷酸二氢钾溶液（25：75）为流动相；检测波长为 225nm；进样体积 10μl。

系统适用性要求　理论板数按文拉法辛峰计算不低于 2000。

测定法　精密量取供试品溶液与对照溶液，分别注入液相色谱仪，记录色谱图至主成分峰保留时间的 4 倍。

限度　供试品溶液色谱图中如有杂质峰，单个杂质峰面积不得大于对照溶液主峰面积的 0.1 倍（0.1%），各杂质峰面积的和不得大于对照溶液主峰面积的 0.2 倍（0.2%）。

残留溶剂　照残留溶剂测定法（通则 0861 第二法）测定。

供试品溶液　取本品约 0.1g，精密称定，置顶空瓶中，精密加 50% *N*,*N*-二甲基甲酰胺溶液 2ml 使溶解，密封。

对照品溶液　分别取甲醇、乙醇、乙醚、丙酮、异丙醇、二氯甲烷、正己烷、乙酸乙酯、四氢呋喃、环己烷与甲苯各适量，精密称定，用 50% *N*,*N*-二甲基甲酰胺溶液定量稀释制成每 1ml 中分别含甲醇 0.15mg、乙醇 0.25mg、乙醚 0.25mg、丙酮 0.25mg、异丙醇 0.25mg、二氯甲烷 30μg、正己烷 14.5μg、乙酸乙酯 0.25mg、四氢呋喃 36μg、环己烷 0.194mg 与甲苯 44.5μg 的混合溶液，精密量取 2ml，置顶空瓶中，密封。

色谱条件　以 6% 氰丙基苯基-94% 二甲基聚硅氧烷（或极性相近）为固定液的毛细管柱为色谱柱；起始温度为 40℃，维持 10 分钟，以每分钟 10℃ 的速率升温至 140℃，然后以每分钟 30℃ 的速率升温至 220℃，维持 2 分钟；进样口温度为 200℃；检测器温度为 250℃；顶空瓶平衡温度为 80℃，平衡时间为 30 分钟。

系统适用性要求　对照品溶液色谱图中，各成分峰之间的分离度均应符合要求。

测定法　取供试品溶液与对照品溶液，分别顶空进样，记录色谱图。

限度　按外标法以峰面积计算，甲醇、乙醇、乙醚、丙酮、异丙醇、二氯甲烷、正己烷、乙酸乙酯、四氢呋喃、环己烷与甲苯的残留量均应符合规定。

干燥失重　取本品，在 105℃ 干燥至恒重，减失重量不得过 1.0%（通则 0831）。

炽灼残渣　取本品 1.0g，依法检查（通则 0841），遗留残渣不得过 0.1%。

重金属　取炽灼残渣项下遗留的残渣，依法检查（通则 0821 第二法），含重金属不得过百万分之二十。

【含量测定】　取本品约 0.2g，精密称定，加冰醋酸 10ml 与醋酐 30ml 溶解后，照电位滴定法（通则 0701），用高氯酸滴定液（0.1mol/L）滴定，并将滴定的结果用空白试验校正。每 1ml 的高氯酸滴定液（0.1mol/L）相当于 31.39mg 的 $C_{17}H_{27}NO_2 \cdot HCl$。

【类别】　抗抑郁药。

【贮藏】　密封，在干燥处保存。

【制剂】　（1）盐酸文拉法辛胶囊　（2）盐酸文拉法辛缓释片

盐酸文拉法辛胶囊

Yansuan Wenlafaxin Jiaonang

Venlafaxine Hydrochloride Capsules

本品含盐酸文拉法辛（$C_{17}H_{27}NO_2 \cdot HCl$）应为标示量的 90.0%～110.0%。

【性状】　本品内容物为白色粉末。

【鉴别】　（1）在含量测定项下记录的色谱图中，供试品溶液主峰的保留时间应与对照品溶液主峰的保留时间一致。

（2）取本品内容物适量，加水溶解并稀释制成每 1ml 中约含盐酸文拉法辛 20μg 的溶液，滤过，滤液照紫外-可见分光光度法（通则 0401）测定，在 225nm 的波长处有最大吸收。

（3）取本品内容物适量，加水溶解，滤过，滤液显氯化物鉴别（1）的反应（通则 0301）。

【检查】　**有关物质**　照高效液相色谱法（通则 0512）测定。

供试品溶液　取本品细粉适量，加流动相溶解并稀释制成每 1ml 中约含盐酸文拉法辛 1mg 的溶液，滤过，取续滤液。

对照溶液　精密量取供试品溶液 1ml，置 100ml 量瓶中，用流动相稀释至刻度，摇匀。

色谱条件、系统适用性要求与测定法　见盐酸文拉法辛有关物质项下。

限度　供试品溶液色谱图中如有杂质峰，单个杂质峰面积不得大于对照溶液主峰面积的 0.5 倍（0.5%），各杂质峰面积的和不得大于对照溶液主峰面积（1.0%）。

溶出度　照溶出度与释放度测定法（通则 0931 第一法）测定。

溶出条件　以水 900ml 为溶出介质，转速为每分钟 75 转，依法操作，经 30 分钟时取样。

供试品溶液　取溶出液，滤过，取续滤液（25mg 规格），或精密量取续滤液适量，用水定量稀释制成每 1ml 中约含盐酸文拉法辛 28μg 的溶液（50mg 规格）。

对照品溶液　取盐酸文拉法辛对照品适量，精密称定，加水溶解并定量稀释制成每 1ml 中约含 28μg 的溶液。

色谱条件与系统适用性要求　见含量测定项下。

测定法　见含量测定项下。计算每粒的溶出量。

限度　标示量的 70%，应符合规定。

其他　应符合胶囊剂项下有关的各项规定（通则 0103）。

【含量测定】 照高效液相色谱法(通则 0512)测定。

供试品溶液 取装量差异项下的内容物,混匀,精密称取适量(约相当于盐酸文拉法辛 5mg),置 50ml 量瓶中,加流动相适量,振摇使盐酸文拉法辛溶解,用流动相稀释至刻度,摇匀,滤过,取续滤液。

对照品溶液 取盐酸文拉法辛对照品适量,精密称定,加流动相溶解并定量稀释制成每 1ml 中约含 0.1mg 的溶液。

色谱条件与系统适用性要求 见有关物质项下。

测定法 精密量取供试品溶液与对照品溶液,分别注入液相色谱仪,记录色谱图。按外标法以峰面积计算。

【类别】 同盐酸文拉法辛。

【规格】 (1)25mg　(2)50mg

【贮藏】 密封,在干燥处保存。

盐酸文拉法辛缓释片

Yansuan Wenlafaxin Huanshipian

Venlafaxine Hydrochloride Sustained-release Tablets

本品含盐酸文拉法辛($C_{17}H_{27}NO_2 \cdot HCl$)应为标示量的 90.0%～110.0%。

【性状】 本品为薄膜衣片,除去包衣后显白色或类白色。

【鉴别】 在含量测定项下记录的色谱图中,供试品溶液主峰的保留时间应与对照品溶液主峰的保留时间一致。

【检查】 **有关物质** 照高效液相色谱法(通则 0512)测定。

供试品溶液　取含量测定项下细粉适量,加流动相溶解并稀释制成每 1ml 中约含盐酸文拉法辛 1mg 的溶液,滤过,取续滤液。

对照溶液　精密量取供试品溶液 1ml,置 100ml 量瓶中,用流动相稀释至刻度,摇匀。

色谱条件、系统适用性要求与测定法　见盐酸文拉法辛有关物质项下。

限度　供试品溶液色谱图中如有杂质峰,单个杂质峰面积不得大于对照溶液主峰面积的 0.5 倍(0.5%),各杂质峰面积的和不得大于对照溶液主峰面积(1.0%)。

溶出度 照溶出度与释放度测定法(通则 0931 第二法)测定。

溶出条件　以水 500ml 为溶出介质,转速为每分钟 50 转,依法操作,经 2 小时、4 小时、6 小时、8 小时、12 小时时分别取溶出液 10ml,并即时补充相同温度、相同体积的溶出介质。

供试品溶液　分别取 2 小时、4 小时、6 小时、8 小时、12 小时时的溶出液,滤过,取续滤液。

对照品溶液　取盐酸文拉法辛对照品适量,精密称定,加水溶解并定量稀释制成每 1ml 中约含 100μg(75mg 规格)或 50μg(37.5mg 规格)的溶液。

测定法　取供试品溶液与对照品溶液,照紫外-可见分光光度法(通则 0401),在 274nm 的波长处分别测定吸光度,分别计算每片在不同时间的溶出量。

限度　每片在 2 小时、4 小时、6 小时、8 小时和 12 小时时的溶出量应分别为标示量的 25%以下、25%～50%、40%～65%、55%～80%和 75%以上,均应符合规定。

其他 应符合片剂项下有关的各项规定(通则 0101)。

【含量测定】 照高效液相色谱法(通则 0512)测定。

供试品溶液 取本品 20 片,除去包衣,精密称定,研细,精密称取细粉适量(约相当于盐酸文拉法辛 5mg),置 50ml 量瓶中,加流动相适量,振摇使盐酸文拉法辛溶解,用流动相稀释至刻度,摇匀,滤过,取续滤液。

对照品溶液 取盐酸文拉法辛对照品适量,精密称定,加流动相溶解并定量稀释制成每 1ml 中约含 0.1mg 的溶液。

色谱条件与系统适用性要求 见有关物质项下。

测定法 精密量取供试品溶液与对照品溶液,分别注入液相色谱仪,记录色谱图。按外标法以峰面积计算。

【类别】 同盐酸文拉法辛。

【规格】 (1)37.5mg　(2)75mg

【贮藏】 密封,在干燥处保存。

盐酸去甲万古霉素

Yansuan Qujiawangumeisu

Norvancomycin Hydrochloride

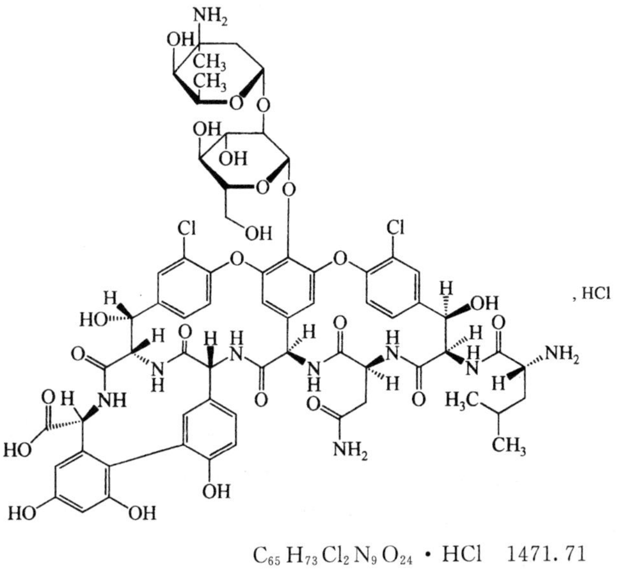

$C_{65}H_{73}Cl_2N_9O_{24} \cdot HCl$　1471.71

本品为(*Sa*)-(3*S*,6*R*,7*R*,22*R*,23*S*,26*S*,36*R*,38a*R*)-44-[[2-*O*-(3-氨基-2,3,6-三脱氧-3-*C*-甲基-α-L-来苏-己吡喃

糖基)-β-D-葡吡喃糖基]氧]-3-(氨基甲酰基甲基)-10,19-二氯-2,3,4,5,6,7,23,24,25,26,36,37,38,38a-十四氢-7,22,28,30,32-五羟基-6-[(2R)-4-甲基-2-(氨基)戊酰氨基]-2,5,24,38,39-五氧代-22H-8,11：18,21-二亚乙烯基-23,36-(亚氨基亚甲基)-13,16：31,35-二亚甲基-1H,16H-[1,6,9]噁二氮杂环十六基[4,5-m][10,2,16]-苯并氧杂二氮杂环二十四素-26-羧酸盐酸盐。按无水物计算,含去甲万古霉素($C_{65}H_{73}Cl_2N_9O_{24}$)不得少于88.0%。

【性状】 本品为白色至淡棕色粉末;无臭。

本品在水中易溶,在甲醇中微溶,在丙酮、丁醇或乙醚中不溶;在溶液中能被多种重金属盐类沉淀。

【鉴别】 (1)在含量测定项下记录的色谱图中,供试品溶液主峰的保留时间应与对照品溶液主峰的保留时间一致。

(2)取本品,加 0.1mol/L 盐酸溶液制成每 1ml 中含 0.1mg 的溶液,照紫外-可见分光光度法(通则 0401)测定,在 280nm 的波长处有最大吸收。

(3)本品的水溶液显氯化物鉴别(1)的反应(通则 0301)。

【检查】 **酸度** 取本品,加水制成每 1ml 中含 50mg 的溶液,依法测定(通则 0631),pH 值应为 2.8～4.5。

溶液的澄清度与颜色 取本品 5 份,各 0.30g,分别加水 5ml,溶解后,溶液应澄清无色;如显浑浊,与 1 号浊度标准液(通则 0902 第一法)比较,均不得更浓;如显色,与橙黄色 6 号标准比色液(通则 0901 第一法)比较,均不得更深。

有关物质 照高效液相色谱法(通则 0512)测定。

供试品溶液　取本品适量,加水溶解并稀释制成每 1ml 中约含 2mg 的溶液。

对照溶液　精密量取供试品溶液 1ml,置 100ml 量瓶中,用水稀释至刻度,摇匀。

色谱条件　用十八烷基硅烷键合硅胶为填充剂;以三乙胺缓冲液(取三乙胺 6ml,加水 2000ml,用磷酸调节 pH 值至 3.2)-乙腈-四氢呋喃(96：3：1)为流动相 A,以三乙胺缓冲液-乙腈-四氢呋喃(70：29：1)为流动相 B,按下表进行线性梯度洗脱;流速为每分钟 1.0ml;检测波长为 280nm;进样体积为 20μl。

时间(分钟)	流动相 A(%)	流动相 B(%)
0	100	0
23	100	0
38	0	100
40	0	100
41	100	0
50	100	0

系统适用性要求　适当调整流动相 A 中乙腈的量,使去甲万古霉素主峰的保留时间控制在 18～22 分钟。理论板数按去甲万古霉素峰计算不低于 1500。

测定法　精密量取供试品溶液与对照溶液,分别注入液相色谱仪,记录色谱图。

限度　供试品溶液色谱图中如有杂质峰,单个杂质峰面积不得大于对照溶液主峰面积的 4 倍(4.0%),各杂质峰面积的和不得大于对照溶液主峰面积的 12 倍(12.0%)。

水分 取本品,照水分测定法(通则 0832 第一法 1)测定,含水分不得过 6.0%。

炽灼残渣 不得过 1.0%(通则 0841)。

细菌内毒素 取本品,依法检查(通则 1143),每 1mg 去甲万古霉素中含内毒素的量应小于 0.25EU。(供注射用)

无菌 取本品,用适宜溶剂溶解并稀释后,经薄膜过滤法处理,依法检查(通则 1101),应符合规定。(供无菌分装用)

【含量测定】 照高效液相色谱法(通则 0512)测定。

供试品溶液 取本品适量,精密称定,加水溶解并定量稀释制成每 1ml 中约含去甲万古霉素 1mg 的溶液。

对照品溶液 取去甲万古霉素对照品适量,精密称定,加水溶解并定量稀释制成每 1ml 中约含去甲万古霉素 1mg 的溶液。

色谱条件与系统适用性要求 见有关物质项下。

测定法 精密量取供试品溶液与对照品溶液,分别注入液相色谱仪,记录色谱图。按外标法以峰面积计算出供试品中 $C_{65}H_{73}Cl_2N_9O_{24}$ 的含量。每 1mg 的 $C_{65}H_{73}Cl_2N_9O_{24}$ 相当于 1000 去甲万古霉素单位。

【类别】 肽类抗生素。

【贮藏】 严封,在凉暗处保存。

【制剂】 注射用盐酸去甲万古霉素

注射用盐酸去甲万古霉素

Zhusheyong Yansuan Qujiawangumeisu

Norvancomycin Hydrochloride for Injection

本品为盐酸去甲万古霉素的无菌粉末或无菌冻干品。按无水物计算,含去甲万古霉素($C_{65}H_{73}Cl_2N_9O_{24}$)不得少于 88.0%;按平均装量计算,含去甲万古霉素($C_{65}H_{73}Cl_2N_9O_{24}$)应为标示量的 90.0%～110.0%。

【性状】 本品为白色至淡棕色粉末或冻干块状物。

【鉴别】 取本品,照盐酸去甲万古霉素项下的鉴别试验,显相同的结果。

【检查】 **溶液的澄清度与颜色** 取本品 5 瓶,按标示量分别加水制成每 1ml 中含 50mg 的溶液,溶液应澄清无色;如显浑浊,与 1 号浊度标准液(通则 0902 第一法)比较,均不得更浓;如显色,与橙黄色 6 号标准比色液(通则 0901 第一法)比较,均不得更深。

有关物质 照高效液相色谱法(通则 0512)测定。

供试品溶液　取本品适量,加水溶解并稀释制成每 1ml 中约含去甲万古霉素 2mg 的溶液。

对照溶液　精密量取供试品溶液 1ml，置 100ml 量瓶中，用水稀释至刻度，摇匀。

色谱条件、系统适用性要求、测定法与限度　见盐酸去甲万古霉素有关物质项下。

水分　取本品，照水分测定法（通则 0832 第一法 1）测定，含水分不得过 7.0%。

酸度、细菌内毒素与无菌　照盐酸去甲万古霉素项下的方法检查，均应符合规定。

其他　除装量差异限度不得过±7%外，应符合注射剂项下有关的各项规定（通则 0102）。

【含量测定】　照高效液相色谱法（通则 0512）测定。

供试品溶液　取装量差异项下的内容物，精密称定，加水溶解并定量稀释制成每 1ml 中约含去甲万古霉素 1mg 的溶液。

对照品溶液、色谱条件与系统适用性要求　见盐酸去甲万古霉素含量测定项下。

测定法　见盐酸去甲万古霉素含量测定项下。每 1mg 的 $C_{65}H_{73}Cl_2N_9O_{24}$ 相当于 1000 去甲万古霉素单位。

【类别】　同盐酸去甲万古霉素。

【规格】　0.4g（40 万单位）（按 $C_{65}H_{73}Cl_2N_9O_{24}$ 计）

【贮藏】　密闭，在凉暗处保存。

盐酸去氧肾上腺素

Yansuan Quyangshenshangxiansu

Phenylephrine Hydrochloride

$C_9H_{13}NO_2 \cdot HCl$　203.67

本品为(*R*)-(－)-*α*-[(甲氨基)甲基]-3-羟基苯甲醇盐酸盐。按干燥品计算，含 $C_9H_{13}NO_2 \cdot HCl$ 应为 98.5%～102.0%。

【性状】　本品为白色或类白色的结晶性粉末；无臭。

本品在水或乙醇中易溶，在三氯甲烷或乙醚中不溶。

熔点　本品的熔点（通则 0612）为 140～145℃。

比旋度　取本品，精密称定，加水溶解并定量稀释制成每 1ml 中约含 20mg 的溶液，依法测定（通则 0621），比旋度为－42°至－47°。

【鉴别】　(1)取本品约 10mg，加水 1ml 溶解后，加硫酸铜试液 1 滴与氢氧化钠试液 1ml，摇匀，即显紫色；加乙醚 1ml 振摇，乙醚层应不显色。

(2)取本品约 10mg，加水 1ml 溶解后，加三氯化铁试液 1 滴，即显紫色。

(3)本品的红外光吸收图谱应与对照的图谱（光谱集 819 图）一致。

(4)本品的水溶液显氯化物鉴别(1)的反应（通则 0301）。

【检查】　**酸度**　取本品 0.50g，加水 50ml 溶解后，依法测定（通则 0631），pH 值应为 4.5～5.5。

溶液的澄清度与颜色　取本品 0.20g，加水 10.0ml 使溶解，溶液应澄清无色。

酮体　取本品 2.0g，置 100ml 量瓶中，加水溶解并稀释至刻度，摇匀，取 10ml，置 50ml 量瓶中，用 0.01mol/L 盐酸溶液稀释至刻度，摇匀。照紫外-可见分光光度法（通则 0401），在 310nm 的波长处测定吸光度，不得大于 0.20。

有关物质　照薄层色谱法（通则 0502）试验。避光操作。

供试品溶液　取本品，加甲醇溶解并定量稀释制成每 1ml 中约含 20mg 的溶液。

对照溶液　精密量取供试品溶液适量，用甲醇定量稀释制成每 1ml 中约含 0.10mg 的溶液。

色谱条件　采用硅胶 G 薄层板，以异丙醇-三氯甲烷-浓氨溶液（80：5：15）为展开剂。

测定法　吸取供试品溶液与对照溶液各 10μl，分别点于同一薄层板上，展开，晾干，喷以重氮苯磺酸试液使显色。

限度　供试品溶液如显杂质斑点，与对照溶液的主斑点比较，颜色不得更深（0.5%）。

干燥失重　取本品，在 105℃干燥至恒重，减失重量不得过 1.0%（通则 0831）。

炽灼残渣　不得过 0.2%（通则 0841）。

【含量测定】　取本品约 0.1g，精密称定，置碘瓶中，加水 20ml 使溶解，精密加溴滴定液（0.05mol/L）50ml，再加盐酸 5ml，立即密塞，放置 15 分钟并时时振摇，注意微开瓶塞，加碘化钾试液 10ml，立即密塞，振摇后，用硫代硫酸钠滴定液（0.1mol/L）滴定，至近终点时，加淀粉指示液，继续滴定至蓝色消失，并将滴定的结果用空白试验校正。每 1ml 溴滴定液（0.05mol/L）相当于 3.395mg 的 $C_9H_{13}NO_2 \cdot HCl$。

【类别】　α 肾上腺素受体激动药。

【贮藏】　遮光，密封保存。

【制剂】　盐酸去氧肾上腺素注射液

盐酸去氧肾上腺素注射液

Yansuan Quyangshenshangxiansu Zhusheye

Phenylephrine Hydrochloride Injection

本品为盐酸去氧肾上腺素的灭菌水溶液。含盐酸去氧肾上腺素（$C_9H_{13}NO_2 \cdot HCl$）应为标示量的 95.0%～105.0%。

【性状】　本品为无色的澄明液体。

【鉴别】　(1)取本品，照盐酸去氧肾上腺素项下的鉴别(1)试验，显相同的反应。

(2)取有关物质项下的供试品溶液，另取盐酸去氧肾上腺素对照品适量，加甲醇制成每 1ml 中约含 20mg 的溶液，作为对照品溶液。照有关物质项下的方法试验，自“照薄层色谱法

(通则 0502)试验”起,同法操作。供试品溶液所显主斑点的位置和颜色应与对照品溶液的主斑点一致。

(3)本品显氯化物的鉴别反应(通则 0301)。

【检查】 **pH 值** 应为 3.0～5.0(通则 0631)。

有关物质 照薄层色谱法(通则 0502)试验。避光操作。

供试品溶液 取本品,置水浴上蒸干,加甲醇溶解并稀释制成每 1ml 中约含盐酸去氧肾上腺素 20mg 的溶液。

对照溶液 精密量取供试品溶液适量,用甲醇定量稀释制成每 1ml 中约含 0.20mg 的溶液。

色谱条件与测定法 见盐酸去氧肾上腺素有关物质项下。

限度 供试品溶液如显杂质斑点,与对照溶液的主斑点比较,颜色不得更深(1.0%)。

细菌内毒素 取本品,依法检查(通则 1143),每 1mg 盐酸去氧肾上腺素中含内毒素的量应小于 25EU。供鞘内注射用应小于 4.0EU。

其他 应符合注射剂项下有关的各项规定(通则 0102)。

【含量测定】 精密量取本品 5ml,置碘瓶中,加稀盐酸 1ml,小心煮沸至近干,放冷,加水 20ml,精密加溴滴定液(0.05mol/L)25ml,再加盐酸 2ml,立即密塞,摇匀,放置 15 分钟并时时振摇,注意微开瓶塞,加碘化钾试液 7ml,立即密塞,振摇后,用硫代硫酸钠滴定液(0.1mol/L)滴定,至近终点时,加淀粉指示液,继续滴定至蓝色消失,并将滴定的结果用空白试验校正。每 1ml 溴滴定液(0.05mol/L)相当于 3.395mg 的 $C_9H_{13}NO_2 \cdot HCl$。

【类别】 同盐酸去氧肾上腺素。

【规格】 1ml : 10mg

【贮藏】 遮光,密闭保存。

盐酸去氯羟嗪

Yansuan Qulüqiangqin

Decloxizine Hydrochloride

$C_{21}H_{28}N_2O_2 \cdot 2HCl$　413.39

本品为 2-[2-[4-(二苯基甲基)-1-哌嗪基]乙氧基]乙醇二盐酸盐。按干燥品计算,含 $C_{21}H_{28}N_2O_2 \cdot 2HCl$ 不得少于 98.5%。

【性状】 本品为白色至微黄色粉末;无臭;有引湿性。

本品在水中极易溶解,在乙醇中易溶,在三氯甲烷中略溶,在丙酮中极微溶解,在乙醚中不溶。

【鉴别】 (1)取本品约 20mg,置干燥试管中,加丙二酸 30mg 与醋酐 0.5ml,加热,即显红棕色。

(2)取本品,加 0.1mol/L 盐酸溶液溶解并稀释制成每 1ml 中约含 10μg 的溶液,照紫外-可见分光光度法(通则 0401)测定,在 225nm 的波长处有最大吸收。

(3)本品的红外光吸收图谱应与对照的图谱(光谱集 820 图)一致。

(4)本品的水溶液显氯化物鉴别(1)的反应(通则 0301)。

【检查】 **有关物质** 照高效液相色谱法(通则 0512)测定。

供试品溶液 取本品适量,加流动相溶解并稀释制成每 1ml 中约含 0.8mg 的溶液。

对照溶液 精密量取供试品溶液适量,用流动相定量稀释制成每 1ml 中约含 8μg 的溶液。

色谱条件 用十八烷基硅烷键合硅胶为填充剂;以甲醇-水-三乙胺(42 : 58 : 0.5)(用磷酸调节 pH 值至 3.0)为流动相;检测波长为 225nm;进样体积 10μl。

系统适用性要求 理论板数按去氯羟嗪峰计算不低于 4000,去氯羟嗪峰与相邻杂质峰之间的分离度应符合要求。

测定法 精密量取供试品溶液与对照溶液,分别注入液相色谱仪,记录色谱图至主成分峰保留时间的 3.5 倍。

限度 供试品溶液色谱图中如有杂质峰,单个杂质峰面积不得大于对照溶液主峰面积的 0.5 倍(0.5%),各杂质峰面积的和不得大于对照溶液主峰面积(1.0%)。

干燥失重 取本品,在 105℃干燥至恒重,减失重量不得过 3.0%(通则 0831)。

炽灼残渣 不得过 0.15%(通则 0841)。

重金属 取本品 0.50g,加水少许溶解后,加稀醋酸 2ml,用水稀释至 25ml,依法检查(通则 0821 第一法),含重金属不得过百万分之二十。

【含量测定】 取本品约 0.15g,精密称定,加冰醋酸 15ml 溶解后,加醋酸汞试液 5ml 与结晶紫指示液 1 滴,用高氯酸滴定液(0.1mol/L)滴定至溶液显蓝色,并将滴定的结果用空白试验校正。每 1ml 高氯酸滴定液(0.1mol/L)相当于 20.67mg 的 $C_{21}H_{28}N_2O_2 \cdot 2HCl$。

【类别】 抗组胺药。

【贮藏】 遮光,密封保存。

【制剂】 盐酸去氯羟嗪片

盐酸去氯羟嗪片

Yansuan Qulüqiangqin Pian

Decloxizine Hydrochloride Tablets

本品含盐酸去氯羟嗪($C_{21}H_{28}N_2O_2 \cdot 2HCl$)应为标示量的 90.0%～110.0%。

【性状】 本品为糖衣片,除去包衣后显白色;易吸湿。

【鉴别】 (1)取含量测定项下的供试品溶液,照紫外-可见分光光度法(通则 0401)测定,在 224nm 的波长处有最大吸收。

(2)取本品细粉适量,加水振摇,滤过,滤液显氯化物鉴别(1)的反应(通则 0301)。

【检查】 **有关物质**　照高效液相色谱法(通则 0512)测定。

供试品溶液　取本品细粉适量(约相当于盐酸去氯羟嗪 20mg),置 25ml 量瓶中,加流动相适量,振摇使盐酸去氯羟嗪溶解,用流动相稀释至刻度,摇匀,滤过,取续滤液。

对照溶液　精密量取供试品溶液适量,用流动相定量稀释制成每 1ml 中含 8μg 的溶液。

色谱条件、系统适用性要求与测定法　见盐酸去氯羟嗪有关物质项下。

限度　供试品溶液色谱图中如有杂质峰,单个杂质峰面积不得大于对照溶液主峰面积的 0.5 倍(0.5%),各杂质峰面积的和不得大于对照溶液主峰面积(1.0%)。

其他　应符合片剂项下有关的各项规定(通则 0101)。

【含量测定】 照紫外-可见分光光度法(通则 0401)测定。

供试品溶液　取本品 20 片,精密称定,研细,精密称取适量(约相当于盐酸去氯羟嗪 0.1g),置 100ml 量瓶中,加 0.1mol/L 盐酸溶液适量,振摇使盐酸去氯羟嗪溶解并用 0.1mol/L 盐酸溶液稀释至刻度,摇匀,滤过,精密量取续滤液 2ml,置 100ml 量瓶中,用 0.1mol/L 盐酸溶液稀释至刻度,摇匀。

对照品溶液　取盐酸去氯羟嗪对照品适量,精密称定,加 0.1mol/L 盐酸溶液溶解并定量稀释制成每 1ml 中约含 20μg 的溶液。

测定法　取供试品溶液与对照品溶液,在 224nm 的波长处分别测定吸光度,计算。

【类别】 同盐酸去氯羟嗪。

【规格】 (1)25mg　(2)50mg

【贮藏】 遮光,密封保存。

盐酸艾司洛尔

Yansuan Aisiluo'er

Esmolol Hydrochloride

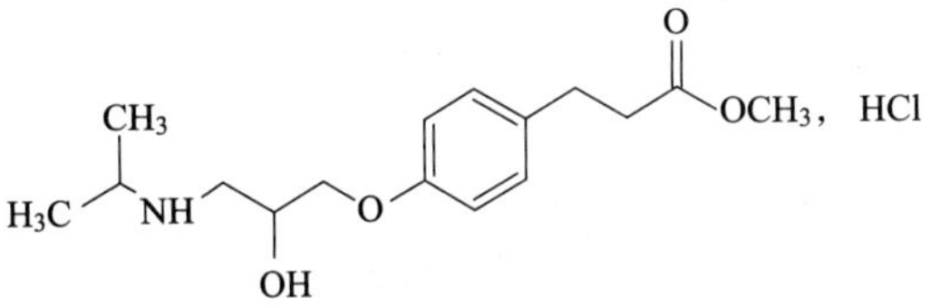

$C_{16}H_{25}NO_4 \cdot HCl$　331.84

本品为 4-[2-羟基-3-(异丙氨基)丙氧基]苯基丙酸甲酯盐酸盐。按干燥品计算,含 $C_{16}H_{25}NO_4 \cdot HCl$ 不得少于 98.5%。

【性状】 本品为白色或类白色结晶性粉末;无臭。

本品在水中极易溶解,在乙醇或三氯甲烷中易溶,在乙酸乙酯中极微溶解。

熔点　本品的熔点(通则 0612)为 85～92℃(测定时,每分钟上升的温度为 0.5℃)。

【鉴别】 (1)取本品约 0.3g,加水 1ml 溶解后,加盐酸羟胺试液 2ml 与 28%氢氧化钾乙醇溶液 1ml,加热至沸,放冷,加稀盐酸使成酸性,滴加三氯化铁试液,溶液即显紫红色。

(2)取本品,加水溶解并稀释制成每 1ml 中约含 0.1mg 的溶液,照紫外-可见分光光度法(通则 0401)测定,在 222nm 与 274nm 的波长处有最大吸收,在 245nm 的波长处有最小吸收。

(3)本品的红外光吸收图谱应与对照的图谱(光谱集 635 图)一致。

(4)本品的水溶液显氯化物鉴别(1)的反应(通则 0301)。

【检查】 **酸度**　取本品 1.0g,加水 10ml 溶解后,依法测定(通则 0631),pH 值应为 2.5～4.5。

溶液的澄清度与颜色　取本品 1.0g,加水 10ml 溶解后,溶液应澄清无色;如显浑浊,与 2 号浊度标准液(通则 0902 第一法)比较,不得更浓;如显色,与黄色或黄绿色 1 号标准比色液(通则 0901 第一法)比较,不得更深。

硫酸盐　取本品 0.50g,依法检查(通则 0802),与标准硫酸钾溶液 1.5ml 制成的对照液比较,不得更浓(0.03%)。

有关物质　照高效液相色谱法(通则 0512)测定。临用新制。

供试品溶液　取本品适量,加流动相 A 溶解并稀释制成每 1ml 中约含 1.0mg 的溶液。

对照溶液　精密量取供试品溶液适量,用流动相 A 定量稀释制成每 1ml 中约含 2μg 的溶液,摇匀。

系统适用性溶液　取盐酸艾司洛尔约 10mg,置 10ml 量瓶中,加 1mol/L 盐酸溶液 1ml,放置 30 分钟,加 1mol/L 氢氧化钠溶液 1ml 中和,用流动相 A 稀释至刻度,摇匀。

色谱条件　用十八烷基硅烷键合硅胶为填充剂(CAPCELL PAK C18 MG Ⅲ柱,4.6mm×250mm,5μm 或效能相当的色谱柱);以乙腈-甲醇-磷酸盐缓冲液(取磷酸二氢钾 3.0g,加水溶解并稀释至 650ml)(15∶20∶65)为流动相 A,以甲醇为流动相 B,按下表进行梯度洗脱;流速为每分钟 1.0ml;检测波长为 222nm;进样体积 20μl。

时间(分钟)	流动相 A(%)	流动相 B(%)
0	100	0
15	100	0
30	65	35
50	65	35
51	100	0
58	100	0

系统适用性要求　系统适用性溶液色谱图中,艾司洛尔峰保留时间约为 12 分钟,杂质Ⅰ相对保留时间约为 0.35。

测定法　精密量取供试品溶液与对照溶液，分别注入液相色谱仪，记录色谱图。

限度　供试品溶液色谱图中如有杂质峰，杂质Ⅰ峰面积不得大于对照溶液的主峰面积(0.2%)，其他单个杂质峰面积不得大于对照溶液主峰面积的 1.5 倍(0.3%)，各杂质峰面积的和不得大于对照溶液主峰面积的 5 倍(1.0%)，小于对照溶液主峰面积 0.1 倍的色谱峰忽略不计(0.02%)。

残留溶剂　照残留溶剂测定法(通则 0861 第三法)测定。

供试品溶液　取本品约 1.0g，精密称定，置 10ml 量瓶中，加 *N*,*N*-二甲基乙酰胺适量溶解并稀释至刻度，摇匀。

对照品溶液　分别取甲醇、乙醚、乙酸乙酯与甲苯各适量，精密称定，用 *N*,*N*-二甲基乙酰胺适量溶解并定量稀释制成每 1ml 中约含甲醇 30μg、乙醚 200μg、乙酸乙酯 500μg 与甲苯 90μg 的混合溶液。

色谱条件　以聚乙二醇为固定液；初始温度为 40℃，维持 6 分钟，以每分钟 30℃的速率升温至 200℃，维持 2 分钟；进样口温度为 200℃；检测器温度为 250℃；进样体积 1μl。

测定法　精密量取供试品溶液与对照品溶液，分别注入气相色谱仪，记录色谱图。

限度　按外标法以峰面积计算，甲醇的残留量不得过 0.03%，乙醚的残留量不得过 0.2%，乙酸乙酯与甲苯的残留量均应符合规定。

干燥失重　取本品，在 60℃减压干燥至恒重，减失重量不得过 0.5%(通则 0831)。

炽灼残渣　不得过 0.1%(通则 0841)。

重金属　取本品 1.0g，加醋酸盐缓冲液(pH 3.5)2ml 与水适量使溶解成 25ml，依法检查(通则 0821 第一法)，含重金属不得过百万分之二十。

【含量测定】　取本品约 0.25g，精密称定，加醋酐 40ml 溶解后，照电位滴定法(通则 0701)，用高氯酸滴定液(0.1mol/L)滴定，并将滴定的结果用空白试验校正。每 1ml 高氯酸滴定液(0.1mol/L)相当于 33.18mg 的 $C_{16}H_{25}NO_4 \cdot HCl$。

【类别】　β 肾上腺素受体阻断药。

【贮藏】　遮光，密封保存。

【制剂】　注射用盐酸艾司洛尔

附：

杂质Ⅰ

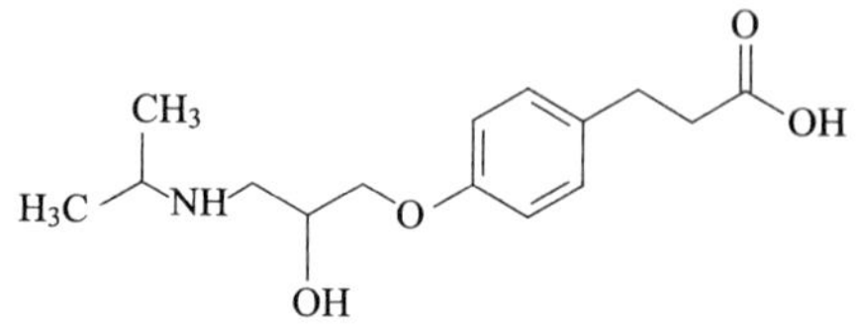

$C_{15}H_{23}NO_4$　281.35

4-[2-羟基-3-(异丙氨基)丙氧基]苯基丙酸

注射用盐酸艾司洛尔

Zhusheyong Yansuan Aisiluo'er

Esmolol Hydrochloride for Injection

本品为盐酸艾司洛尔与适量赋形剂制成的无菌冻干品。按平均装量计算，含盐酸艾司洛尔($C_{16}H_{25}NO_4 \cdot HCl$)应为标示量的 90.0%～110.0%。

【性状】　本品为白色或类白色疏松块状物或粉末。

【鉴别】　(1)取本品适量(约相当于盐酸艾司洛尔 0.3g)，加水 1ml 溶解后，加盐酸羟胺试液 2ml 与 28%氢氧化钾乙醇溶液 1ml，加热至沸，放冷，加稀盐酸使成酸性，滴加三氯化铁试液，溶液即显紫红色。

(2)取本品适量，加水溶解并稀释制成每 1ml 中含盐酸艾司洛尔 0.1mg 的溶液，照紫外-可见分光光度法(通则 0401)测定，在 222nm 与 274nm 的波长处有最大吸收，在 245nm 的波长处有最小吸收。

(3)在含量测定项下记录的色谱图中，供试品溶液主峰的保留时间应与对照品溶液主峰的保留时间一致。

【检查】　**酸度**　取本品，加水溶解并稀释制成每 1ml 中约含盐酸艾司洛尔 20mg 的溶液，依法测定(通则 0631)，pH 值应为 4.5～6.0。

溶液的澄清度与颜色　取本品，加水溶解并稀释制成每 1ml 中约含盐酸艾司洛尔 20mg 的溶液，溶液应澄清无色；如显色，与黄色或黄绿色 1 号标准比色液(通则 0901 第一法)比较，不得更深。

有关物质　照高效液相色谱法(通则 0512)测定。

供试品溶液　取本品适量，加流动相 A 溶解并稀释制成每 1ml 中约含盐酸艾司洛尔 1.0mg 的溶液。

对照溶液　精密量取供试品溶液适量，用流动相 A 定量稀释制成每 1ml 中约含盐酸艾司洛尔 2μg 的溶液。

系统适用性溶液、色谱条件、系统适用性要求与测定法见盐酸艾司洛尔有关物质项下。

限度　供试品溶液色谱图中如有杂质峰，杂质Ⅰ峰面积不得大于对照溶液的主峰面积(0.2%)，其他单个杂质峰面积不得大于对照溶液主峰面积的 1.5 倍(0.3%)，各杂质峰面积的和不得大于对照溶液主峰面积的 5 倍(1.0%)，小于对照溶液主峰面积 0.1 倍的色谱峰忽略不计(0.02%)。

干燥失重　取本品，在 60℃减压干燥至恒重，减失重量不得过 1.0%(通则 0831)。

热原　取本品，加 0.9%无热原氯化钠灭菌注射用水溶液溶解并稀释制成每 1ml 中含盐酸艾司洛尔 2mg 的溶液，依法检查(通则 1142)，剂量按家兔体重每 1kg 缓慢注射 5ml，应符合规定。

其他　应符合注射剂项下有关的各项规定(通则 0102)。

【含量测定】　照高效液相色谱法(通则 0512)测定。

供试品溶液　取装量差异项下的内容物适量，精密称定，加水使盐酸艾司洛尔溶解并定量稀释制成每 1ml 中约含盐酸艾司洛尔 50μg 的溶液。

对照品溶液　取盐酸艾司洛尔对照品，精密称定，加水溶解并定量稀释制成每 1ml 中约含盐酸艾司洛尔 50μg 的溶液。

色谱条件　用十八烷基硅烷键合硅胶为填充剂；以乙腈-甲醇-磷酸盐缓冲液（取磷酸二氢钾 3.0g，加水溶解并稀释至 650ml）(15∶20∶65)为流动相；流速为每分钟 1.0ml；检测波长为 222nm；进样体积 20μl。

系统适用性要求　理论板数按艾司洛尔峰计算不低于 2000。

测定法　精密量取供试品溶液与对照品溶液，分别注入液相色谱仪，记录色谱图。按外标法以峰面积计算。

【类别】　同盐酸艾司洛尔。

【规格】　0.1g

【贮藏】　遮光，密闭保存。

盐酸可卡因

Yansuan Kekayin

Cocaine Hydrochloride

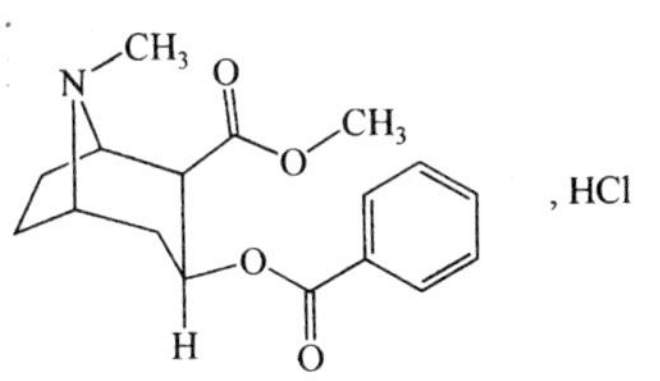

$C_{17}H_{21}NO_4 \cdot HCl$　339.82

本品为 8-甲基-3-(苯甲酰氧基)-8-氮杂双环[3.2.1]辛烷-2-甲酸甲酯盐酸盐。按干燥品计算，含 $C_{17}H_{21}NO_4 \cdot HCl$ 不得少于 98.5%。

【性状】　本品为白色结晶或结晶性粉末；无臭。

本品在水中极易溶解，在乙醇中易溶，在三氯甲烷中溶解，在乙醚中不溶。

比旋度　取本品，精密称定，加水溶解并定量稀释制成每 1ml 中含 20mg 的溶液，依法测定（通则 0621），比旋度为−71°至−73°。

【鉴别】　(1)取本品约 0.1g，置试管中，加硫酸 1ml，置水浴中加热 5 分钟，趁热沿管壁小心加水 2ml，即发生苯甲酸甲酯的香气；放冷后，渐渐析出苯甲酸的结晶。

(2)取本品的水溶液(1→50)5ml，加三氧化铬溶液(1→20)5 滴，即生成黄色的沉淀，振摇即溶解；再加盐酸 1ml，即生成持久的橙黄色沉淀。

(3)本品的红外光吸收图谱应与对照的图谱（光谱集 326 图）一致。

(4)本品的水溶液显氯化物鉴别(1)的反应（通则 0301）。

【检查】　**酸度**　取本品 0.50g，加水 10ml 溶解后，加甲基红指示液 1 滴，如显红色，加氢氧化钠滴定液(0.02mol/L) 0.50ml，应变为黄色。

肉桂酰可卡因与其他易氧化物　取本品 0.10g，加水 5ml 溶解后，加 5% 硫酸溶液 0.3ml 与高锰酸钾滴定液(0.02mol/L)0.10ml，密塞，在 15～20℃的暗处放置 30 分钟，紫色不得完全消失。

干燥失重　取本品，在 105℃干燥至恒重，减失重量不得过 0.5%（通则 0831）。

【含量测定】　取本品 0.3g，精密称定，加冰醋酸 10ml 溶解后，加醋酸汞试液 5ml 与结晶紫指示液 1 滴，用高氯酸滴定液(0.1mol/L)滴定至溶液显纯蓝色，并将滴定的结果用空白试验校正。每 1ml 高氯酸滴定液(0.1mol/L)相当于 33.98mg 的 $C_{17}H_{21}NO_4 \cdot HCl$。

【类别】　局麻药。

【贮藏】　遮光，密封保存。

附：

肉桂酰可卡因

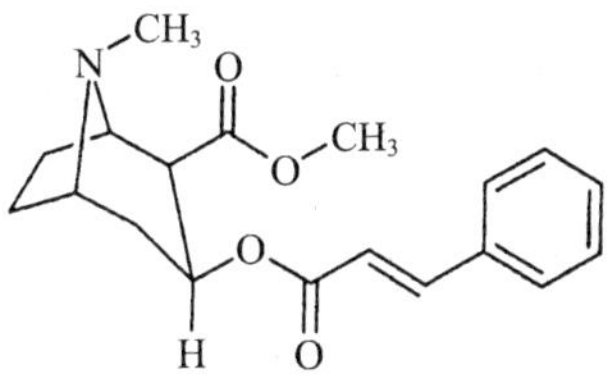

$C_{19}H_{23}NO_4$　329.39

(1*R*,2*R*,3*S*,5*S*)-8-甲基-3-[[(*E*)-3-苯丙烯酰基]氧基]-8-氮杂双环[3.2.1]辛烷-2-羧酸甲酯

盐酸可乐定

Yansuan Keleding

Clonidine Hydrochloride

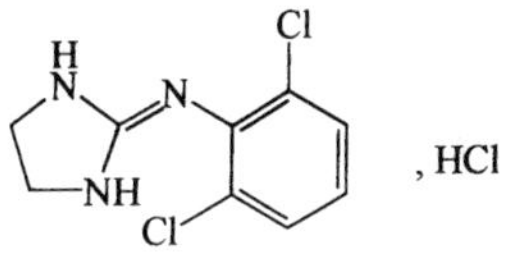

$C_9H_9Cl_2N_3 \cdot HCl$　266.56

本品为 2-[(2,6-二氯苯基)亚氨基]咪唑烷盐酸盐。按干燥品计算，含 $C_9H_9Cl_2N_3 \cdot HCl$ 不得少于 99.0%。

【性状】　本品为白色结晶性粉末；无臭。

本品在水或乙醇中溶解，在三氯甲烷中极微溶解，在乙醚中几乎不溶。

【鉴别】　(1)取本品约 1mg，加水 2ml 溶解后，加新制的 5%亚硝基铁氰化钠溶液 1ml、氢氧化钠试液 2ml 与碳酸氢钠 1g，振摇后，溶液变为紫色，放置后颜色更深。

(2)取本品，加 0.01mol/L 盐酸溶液制成每 1ml 中约含 0.3mg 的溶液，照紫外-可见分光光度法（通则 0401）测定，在 272nm 与 279nm 的波长处有最大吸收，其吸光度分别约为 0.55 与 0.47。

(3)本品的红外光吸收图谱应与对照的图谱(光谱集 327 图)一致。

(4)本品的水溶液显氯化物鉴别(1)的反应(通则 0301)。

【检查】 酸度 取本品 0.10g,加水 10ml,依法测定(通则 0631),pH 值应为 4.0～5.0。

溶液的澄清度 取本品 0.10g,加水 10ml 使溶解,溶液应澄清。

有关物质 照薄层色谱法(通则 0502)试验。

供试品溶液　取本品,加甲醇溶解并稀释制成每 1ml 中约含 10mg 的溶液。

对照溶液　精密量取供试品溶液适量,用甲醇定量稀释制成每 1ml 中约含 50μg 的溶液。

色谱条件　采用硅胶 G 薄层板,以正丁醇-水-冰醋酸[(4：5：1),振摇,静置分层后,取上层液滤过]为展开剂。

测定法　吸取供试品溶液与对照溶液各 3μl,分别点于同一薄层板上,展开,晾干,喷以稀碘化铋钾试液后,立即轻轻喷洒 5%亚硝酸钠溶液适量。

限度　供试品溶液如显杂质斑点,与对照溶液的主斑点比较,不得更深。

干燥失重 取本品,在 105℃干燥至恒重,减失重量不得过 0.5%(通则 0831)。

重金属 取本品 1.0g,加醋酸盐缓冲液(pH 3.5)2ml 与水适量使溶解成 25ml,依法检查(通则 0821 第一法),含重金属不得过百万分之二十。

【含量测定】 取本品约 0.15g,精密称定,加冰醋酸 10ml 与醋酸汞试液 3ml,温热使溶解,放冷,加结晶紫指示液 1 滴,用高氯酸滴定液(0.1mol/L)滴定至溶液显蓝绿色,并将滴定的结果用空白试验校正。每 1ml 高氯酸滴定液(0.1mol/L)相当于 26.66mg 的 $C_9H_9Cl_2N_3 \cdot HCl$。

【类别】 抗高血压药。

【贮藏】 遮光,密封保存。

【制剂】 (1)盐酸可乐定片　(2)盐酸可乐定注射液　(3)盐酸可乐定滴眼液

盐酸可乐定片

Yansuan Keleding Pian

Clonidine Hydrochloride Tablets

本品含盐酸可乐定($C_9H_9Cl_2N_3 \cdot HCl$)应为标示量的 90.0%～110.0%。

【性状】 本品为白色片。

【鉴别】 (1)取本品的细粉适量(约相当于盐酸可乐定 0.25mg),加水 5ml 使盐酸可乐定溶解,加 30%氢氧化钠溶液 1ml,振摇,加乙醚 5ml,振摇,分取乙醚液,俟挥散至约 0.5ml 时,取乙醚液 1 滴,滴在沾有新制的碱性亚硝基铁氰化钠溶液(取亚硝基铁氰化钠 0.2g,加水 4ml 与氢氧化钠试液 1ml,混匀)的干燥滤纸上,再加 8%碳酸氢钠溶液 1 滴,即生成紫色斑点。

(2)在含量测定项下记录的色谱图中,供试品溶液主峰的保留时间应与对照品溶液主峰的保留时间一致。

(3)本品水溶液显氯化物鉴别(1)的反应(通则 0301)。

【检查】 含量均匀度 取本品 1 片,置 25ml 量瓶中,加流动相适量,充分振摇 30 分钟使盐酸可乐定溶解,用流动相稀释至刻度,摇匀,滤过,取续滤液,作为供试品溶液,照含量测定项下的方法测定含量,应符合规定(通则 0941)。

其他 应符合片剂项下有关的各项规定(通则 0101)。

【含量测定】 照高效液相色谱法(通则 0512)测定。

供试品溶液 取本品 20 片,精密称定,研细,精密称取适量(约相当于盐酸可乐定 0.15mg),置 50ml 量瓶中,加流动相适量,充分振摇 30 分钟使盐酸可乐定溶解,加流动相稀释至刻度,滤膜滤过,取续滤液。

对照品溶液 取盐酸可乐定对照品适量,精密称定,加流动相溶解并定量稀释制成每 1ml 约含 3μg 的溶液。

色谱条件 用辛基硅烷键合硅胶为填充剂;以 0.22%辛烷磺酸钠-甲醇-磷酸[(500：500：1),用 1mol/L 氢氧化钠溶液或磷酸调节 pH 值至 3.0]为流动相;检测波长为 220nm;进样体积 50μl。

系统适用性要求 理论板数按可乐定峰计算不低于 3500,拖尾因子不得过 1.5。

测定法 精密量取供试品溶液与对照品溶液,分别注入液相色谱仪,记录色谱图。按外标法以峰面积计算。

【类别】 同盐酸可乐定。

【规格】 (1)75μg　(2)0.1mg

【贮藏】 遮光,密封保存。

盐酸可乐定注射液

Yansuan Keleding Zhusheye

Clonidine Hydrochloride Injection

本品为盐酸可乐定的灭菌水溶液。含盐酸可乐定($C_9H_9Cl_2N_3 \cdot HCl$)应为标示量的 90.0%～110.0%。

【性状】 本品为无色的澄明液体。

【鉴别】 (1)取本品 6ml,置水浴上蒸发至约 2ml,照盐酸可乐定项下的鉴别(1)项试验,显相同的反应。

(2)取本品 5ml,加 1mol/L 盐酸溶液 1 滴,摇匀,照紫外-可见分光光度法(通则 0401)测定,在 272nm 与 279nm 的波长处有最大吸收。

【检查】 pH 值 应为 4.0～6.0(通则 0631)。

其他 应符合注射剂项下有关的各项规定(通则 0102)。

【含量测定】 照高效液相色谱法(通则 0512)测定。

供试品溶液　精密量取本品 2ml，置 100ml 量瓶中，用流动相稀释至刻度，摇匀。

对照品溶液　取盐酸可乐定对照品适量，精密称定，加流动相溶解并定量稀释制成每 1ml 中约含 3μg 的溶液。

色谱条件　用辛基硅烷键合硅胶为填充剂；以 0.22% 辛烷磺酸钠-甲醇-磷酸[(500：500：1)，用 1mol/L 氢氧化钠溶液或磷酸调节 pH 值至 3.0]为流动相；检测波长为 220nm；进样体积 50μl。

系统适用性要求　理论板数按可乐定峰计算不低于 3500，拖尾因子不得过 1.5。

测定法　精密量取供试品溶液与对照品溶液，分别注入液相色谱仪，记录色谱图。按外标法以峰面积计算。

【类别】　同盐酸可乐定。

【规格】　1ml：0.15mg

【贮藏】　遮光，密闭保存。

盐酸可乐定滴眼液

Yansuan Keleding Diyanye

Clonidine Hydrochloride Eye Drops

本品含盐酸可乐定($C_9H_9Cl_2N_3 \cdot HCl$)应为标示量的 90.0%～110.0%。

【性状】　本品为无色的澄明液体。

【鉴别】　(1)取本品 0.5ml，加水 2ml，摇匀后，照盐酸可乐定项下的鉴别(1)项试验，显相同的反应。

(2)取本品溶液，加 0.01mol/L 盐酸溶液制成每 1ml 中含 0.3mg 的溶液，照紫外-可见分光光度法(通则 0401)测定，在 272nm 与 279nm 的波长处有最大吸收。

【检查】　**pH 值**　应为 5.0～7.0(通则 0631)。

其他　应符合眼用制剂项下有关的各项规定(通则 0105)。

【含量测定】　照高效液相色谱法(通则 0512)测定。

供试品溶液　精密量取本品，用流动相定量稀释制成每 1ml 中含盐酸可乐定 2.5μg 的溶液。

对照品溶液　取盐酸可乐定对照品适量，精密称定，加流动相溶解并定量稀释制成每 1ml 中约含 2.5μg 的溶液。

色谱条件　用辛基硅烷键合硅胶为填充剂；以 0.22% 辛烷磺酸钠-甲醇-磷酸[(500：500：1)，用 1mol/L 氢氧化钠溶液或磷酸调节 pH 值至 3.0]为流动相；检测波长为 220nm；进样体积 50μl。

系统适用性要求　理论板数按可乐定峰计算不低于 3500，拖尾因子不得过 1.5。

测定法　精密量取供试品溶液与对照品溶液，分别注入液相色谱仪，记录色谱图。按外标法以峰面积计算。

【类别】　眼科用药。

【规格】　5ml：12.5mg

【贮藏】　遮光，密闭保存。

盐酸丙卡巴肼

Yansuan Bingkabajing

Procarbazine Hydrochloride

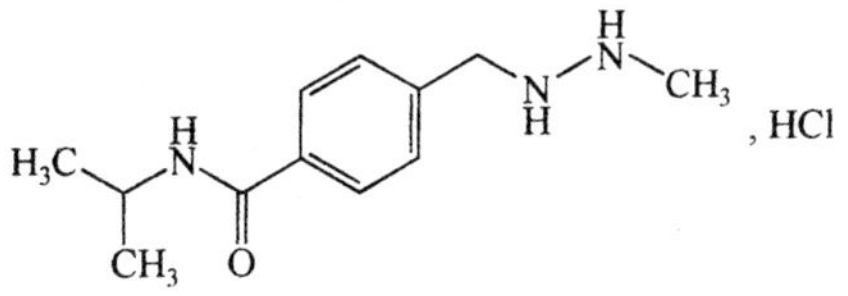

$C_{12}H_{19}N_3O \cdot HCl$　257.76

本品为 *N*-(1-甲基乙基)-4-[(2-甲基肼基)甲基]苯甲酰胺盐酸盐。按干燥品计算，含 $C_{12}H_{19}N_3O \cdot HCl$ 不得少于 98.0%。

【性状】　本品为白色结晶性粉末。

本品在水中易溶，在乙醇中略溶，在乙醚中几乎不溶。

【鉴别】　(1)取本品约 10mg，加水溶解后，加碳酸钠试液 1ml 与高锰酸钾试液数滴，振摇后，高锰酸钾的颜色即消失。

(2)取本品，用 0.1mol/L 盐酸溶液溶解并稀释制成每 1ml 中约含 10μg 的溶液，照紫外-可见分光光度法(通则 0401)测定，在 232nm 的波长处有最大吸收，吸光度约为 0.49。

(3)本品的水溶液显氯化物鉴别(1)的反应(通则 0301)。

【检查】　**酸度**　取本品 1.0g，加水 100ml 使溶解，依法测定(通则 0631)，pH 值应为 3.0～4.0。

干燥失重　取本品，在 105℃ 干燥至恒重，减失重量不得过 1.0%(通则 0831)。

【含量测定】　取本品约 0.25g，精密称定，加水 50ml 溶解后，加硝酸 3ml，精密加硝酸银滴定液(0.1mol/L)20ml，再加邻苯二甲酸二丁酯约 3ml，强力振摇后，加硫酸铁铵指示液 2ml，用硫氰酸铵滴定液(0.1mol/L)滴定，并将滴定的结果用空白试验校正。每 1ml 硝酸银滴定液(0.1mol/L)相当于 25.78mg 的 $C_{12}H_{19}N_3O \cdot HCl$。

【类别】　抗肿瘤药。

【贮藏】　遮光，密封保存。

【制剂】　盐酸丙卡巴肼肠溶片

盐酸丙卡巴肼肠溶片

Yansuan Bingkabajing Changrongpian

Procarbazine Hydrochloride Enteric-coated Tablets

本品含盐酸丙卡巴肼($C_{12}H_{19}N_3O \cdot HCl$)应为标示量的 93.0%～107.0%。

【性状】　本品为肠溶糖衣片，除去包衣后显白色。

【鉴别】　(1)取本品细粉适量(约相当于盐酸丙卡巴肼 50mg)，加水 20ml，振摇，使盐酸丙卡巴肼溶解，滤过，滤液照盐酸丙卡巴肼项下的鉴别(1)、(3)项试验,显相同的反应。

(2)取本品细粉适量,加 0.1mol/L 盐酸溶液溶解并稀释制成每 1ml 中约含盐酸丙卡巴肼 10μg 的溶液,滤过,滤液照紫外-可见分光光度法(通则 0401)测定,在 232nm 的波长处有最大吸收。

【检查】 应符合片剂项下有关的各项规定(通则 0101)。

【含量测定】 取本品 20 片(50mg 规格)或 40 片(25mg 规格),除去包衣后,精密称定,研细,精密称取适量(约相当于盐酸丙卡巴肼 0.25g),照盐酸丙卡巴肼含量测定项下的方法,自"加水 50ml 溶解后"起,依法测定。每 1ml 硝酸银滴定液(0.1mol/L)相当于 25.78mg 的 $C_{12}H_{19}N_3O \cdot HCl$。

【类别】 同盐酸丙卡巴肼。

【规格】 (1)25mg (2)50mg

【贮藏】 遮光,密封保存。

盐酸丙卡特罗

Yansuan Bingkateluo

Procaterol Hydrochloride

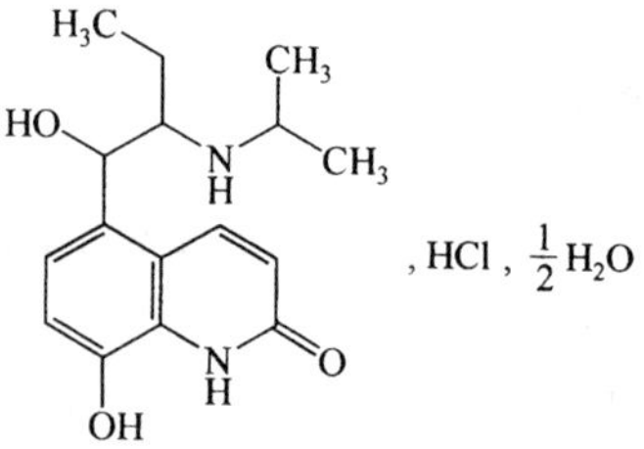

$$C_{16}H_{22}N_2O_3 \cdot HCl \cdot \frac{1}{2}H_2O \quad 335.83$$

本品为 5-(1-羟基-2-异丙氨基丁基)-8-羟基喹诺酮盐酸盐半水合物。按无水物计算,含 $C_{16}H_{22}N_2O_3 \cdot HCl$ 不得少于 98.5%。

【性状】 本品为白色或类白色结晶性粉末;无臭。

本品在水或甲醇中溶解,在乙醇中微溶,在乙醚中几乎不溶;在甲酸中溶解。

熔点 本品的熔点(通则 0612)为 193～198℃,熔融时同时分解。

【鉴别】 (1)取本品约 2mg,加水 5ml 使溶解,加三氯化铁试液 1 滴,溶液显深绿色。

(2)取本品,加水溶解并稀释制成每 1ml 中含 7μg 的溶液,照紫外-可见分光光度法(通则 0401)测定,在 234nm、259nm 与 295nm 的波长处有最大吸收。

(3)本品的红外光吸收图谱应与对照的图谱(光谱集 637 图)一致。

(4)本品的水溶液显氯化物的鉴别反应(通则 0301)。

【检查】 **酸度** 取本品 0.10g,加水 10ml 使溶解,依法测定(通则 0631),pH 值应为 4.0～5.0。

溶液的澄清度与颜色 取本品 0.50g,加水 15ml 溶解后,溶液应澄清无色;如显色,与黄色 2 号标准比色液(通则 0901 第一法)比较,不得更深。

有关物质 照高效液相色谱法(通则 0512)测定。

供试品溶液 取本品,加流动相溶解并稀释制成每 1ml 中含 1mg 的溶液。

对照溶液 精密量取供试品溶液 1ml,置 100ml 量瓶中,用流动相稀释至刻度,摇匀。

色谱条件 用十八烷基硅烷键合硅胶为填充剂;以磷酸盐缓冲液(取磷酸二氢钠 11.04g,加水 1000ml 使溶解,用磷酸调节 pH 值至 3.1±0.05)-甲醇(83∶17)为流动相;检测波长为 259nm;进样体积 20μl。

系统适用性要求 理论板数按丙卡特罗峰计算不低于 2500,丙卡特罗峰与相邻杂质峰之间的分离度应符合要求。

测定法 精密量取供试品溶液与对照溶液,分别注入液相色谱仪,记录色谱图至主成分峰保留时间的 3 倍。

限度 供试品溶液色谱图中如有杂质峰,各杂质峰面积的和不得大于对照溶液主峰面积的 0.5 倍(0.5%)。

水分 取本品,照水分测定法(通则 0832 第一法 1)测定,含水分应为 2.5%～3.3%。

炽灼残渣 取本品 1.0g,依法检查(通则 0841),遗留残渣不得过 0.1%。

重金属 取炽灼残渣项下遗留的残渣,依法检查(通则 0821 第二法),含重金属不得过百万分之十。

砷盐 取本品 1.0g,加氢氧化钙 1.0g,加少量水,搅拌均匀,干燥后,先用小火炽灼使炭化,再在 500～600℃炽灼成灰白色,放冷,加盐酸 8ml 与水 20ml 溶解后,依法检查(通则 0822 第二法),应符合规定(0.0002%)。

【含量测定】 取本品约 0.25g,精密称定,加甲酸 2ml,加热溶解,精密加高氯酸滴定液(0.1mol/L)15ml 与醋酐 1ml,置水浴上加热 30 分钟,冷却后,加醋酐 60ml,照电位滴定法(通则 0701),用醋酸钠滴定液(0.1mol/L)滴定,并将滴定的结果用空白试验校正。每 1ml 高氯酸滴定液(0.1mol/L)相当于 32.68mg 的 $C_{16}H_{22}N_2O_3 \cdot HCl$。

【类别】 β_2 肾上腺素受体激动药。

【贮藏】 遮光,密封保存。

【制剂】 (1)盐酸丙卡特罗片 (2)盐酸丙卡特罗胶囊

盐酸丙卡特罗片

Yansuan Bingkateluo Pian

Procaterol Hydrochloride Tablets

本品含盐酸丙卡特罗(按 $C_{16}H_{22}N_2O_3 \cdot HCl$ 计)应为标示量的 93.0%～107.0%。

【性状】 本品为白色片。

【鉴别】 (1)取本品的细粉适量(约相当于盐酸丙卡特罗,按 $C_{16}H_{22}N_2O_3 \cdot HCl$ 计 0.25mg),加盐酸溶液(1→6)4ml,充分振摇,使盐酸丙卡特罗溶解,滤过,取滤液,加亚硝酸钠结晶 10mg,振摇溶解,加氢氧化钠溶液(1→5)1ml,应显橙黄色。

(2)取本品的细粉适量(约相当于盐酸丙卡特罗,按 $C_{16}H_{22}N_2O_3 \cdot HCl$ 计 0.1mg),加盐酸溶液(9→1000)20ml,充分振摇,使盐酸丙卡特罗溶解,滤过,滤液照紫外-可见分光光度法(通则 0401)测定,在 259nm 与 295nm 的波长处有最大吸收。

(3)在含量测定项下记录的色谱图中,供试品溶液主峰的保留时间应与对照品溶液主峰的保留时间一致。

【检查】 **含量均匀度** 取本品 1 片,置 10ml 量瓶中,加流动相 5ml,充分振摇 10 分钟,使盐酸丙卡特罗溶解,用流动相稀释至刻度,摇匀,滤过,取续滤液作为供试品溶液;另取盐酸丙卡特罗对照品适量,精密称定,加流动相溶解并定量稀释制成每 1ml 中含 2.5μg(25μg 规格)或 5μg(50μg 规格)的溶液,作为对照品溶液。照含量测定项下的方法测定含量,应符合规定(通则 0941)。

溶出度 照溶出度与释放度测定法(通则 0931 第三法)测定。

溶出条件　以盐酸溶液(3→50000)100ml 为溶出介质,转速为每分钟 70 转,依法操作,经 10 分钟时取样。

供试品溶液　取溶出液适量,滤过,取续滤液。

对照品溶液　取盐酸丙卡特罗对照品适量,精密称定,加溶出介质溶解并定量稀释制成每 1ml 中约含 0.25μg(25μg 规格)或 0.5μg(50μg 规格)的溶液。

色谱条件　见含量测定项下。进样体积 100μl。

系统适用性要求　见含量测定项下。

测定法　见含量测定项下。计算每片的溶出量。

限度　标示量的 85%,应符合规定。

其他 应符合片剂项下有关的各项规定(通则 0101)。

【含量测定】 照高效液相色谱法(通则 0512)测定。

供试品溶液 取本品 30 片,精密称定,研细,精密称取适量(约相当于盐酸丙卡特罗,按 $C_{16}H_{22}N_2O_3 \cdot HCl$ 计 0.25mg),置 50ml 量瓶中,加流动相适量,充分振摇,使盐酸丙卡特罗溶解,用流动相稀释至刻度,摇匀,滤过,取续滤液。

对照品溶液 取盐酸丙卡特罗对照品适量,精密称定,加流动相溶解并定量稀释制成每 1ml 中约含 5μg 的溶液。

色谱条件 用十八烷基硅烷键合硅胶为填充剂;以磷酸盐缓冲液(取磷酸二氢钠 11.04g,加水 1000ml 使溶解,用磷酸调节 pH 值至 3.1±0.05)-甲醇(83:17)为流动相;检测波长为 259nm;进样体积 20μl。

系统适用性要求 理论板数按丙卡特罗峰计算不低于 2000。

测定法 精密量取供试品溶液与对照品溶液,分别注入液相色谱仪,记录色谱图。按外标法以峰面积计算。

【类别】 同盐酸丙卡特罗。

【规格】 按 $C_{16}H_{22}N_2O_3 \cdot HCl$ 计　(1)25μg　(2)50μg

【贮藏】 遮光,密封保存。

盐酸丙卡特罗胶囊

Yansuan Bingkateluo Jiaonang

Procaterol Hydrochloride Capsules

本品含盐酸丙卡特罗(按 $C_{16}H_{22}N_2O_3 \cdot HCl$ 计)应为标示量的 90.0%~110.0%。

【性状】 本品内容物为白色或类白色颗粒或粉末。

【鉴别】 (1)取本品的内容物适量(约相当于盐酸丙卡特罗,按 $C_{16}H_{22}N_2O_3 \cdot HCl$ 计 0.25mg),研细,加盐酸溶液(1→6)4ml,充分研磨,使盐酸丙卡特罗溶解,滤过,取滤液,加亚硝酸钠结晶 10mg,振摇溶解,加氢氧化钠溶液(1→5)1ml,摇匀,溶液应显橙黄色。

(2)取本品的内容物适量(约相当于盐酸丙卡特罗,按 $C_{16}H_{22}N_2O_3 \cdot HCl$ 计 0.1mg),加盐酸溶液(9→1000)20ml,充分振摇,使盐酸丙卡特罗溶解,滤过,滤液照紫外-可见分光光度法(通则 0401)测定,在 259nm 与 295nm 的波长处有最大吸收。

(3)在含量测定项下记录的色谱图中,供试品溶液主峰的保留时间应与对照品溶液主峰的保留时间一致。

【检查】 **含量均匀度** 取本品 1 粒,将内容物倾入 10ml 量瓶中,加流动相 5ml,充分振摇 10 分钟,使盐酸丙卡特罗溶解,用流动相稀释至刻度,摇匀,滤过,取续滤液作为供试品溶液;另取盐酸丙卡特罗对照品适量,精密称定,加流动相溶解并定量稀释制成每 1ml 中含 2.5μg 的溶液,作为对照品溶液。照含量测定项下的方法测定含量,应符合规定(通则 0941)。

溶出度 照溶出度与释放度测定法(通则 0931 第三法)测定。

溶出条件　以盐酸溶液(3→50000)100ml 为溶出介质,转速为每分钟 70 转,依法操作,经 20 分钟时取样。

供试品溶液　取溶出液适量,滤过,取续滤液。

对照品溶液　取盐酸丙卡特罗对照品适量,精密称定,加溶出介质溶解并定量稀释制成每 1ml 中约含 0.25μg 的溶液。

色谱条件　见含量测定项下。进样体积 100μl。

系统适用性要求　见含量测定项下。

测定法　见含量测定项下。计算每粒的溶出量。

限度　标示量的 85%,应符合规定。

其他 应符合胶囊剂项下有关的各项规定(通则 0103)。

【含量测定】 照高效液相色谱法(通则 0512)测定。

供试品溶液 取本品 30 粒,精密称定,计算平均装量。取内容物,混合均匀,精密称取适量(约相当于盐酸丙卡特罗,按 $C_{16}H_{22}N_2O_3 \cdot HCl$ 计 0.25mg),置 50ml 量瓶中,加流动相适量，充分振摇，使盐酸丙卡特罗溶解，用流动相稀释至刻度，摇匀，滤过，取续滤液。

对照品溶液　取盐酸丙卡特罗对照品适量，精密称定，加流动相溶解并定量稀释制成每 1ml 中约含 5μg 的溶液。

色谱条件　用十八烷基硅烷键合硅胶为填充剂；以磷酸盐缓冲液（取磷酸二氢钠 11.04g，加水 1000ml 使溶解，用磷酸调节 pH 值至 3.1±0.05）-甲醇（83：17）为流动相；检测波长为 259nm；进样体积 20μl。

系统适用性要求　理论板数按丙卡特罗峰计算不低于 2000。

测定法　精密量取供试品溶液与对照品溶液，分别注入液相色谱仪，记录色谱图。按外标法以峰面积计算。

【类别】　同盐酸丙卡特罗。

【规格】　25μg（按 $C_{16}H_{22}N_2O_3 \cdot HCl$ 计）

【贮藏】　密封，在阴凉干燥处保存。

盐酸丙米嗪

Yansuan Bingmiqin

Imipramine Hydrochloride

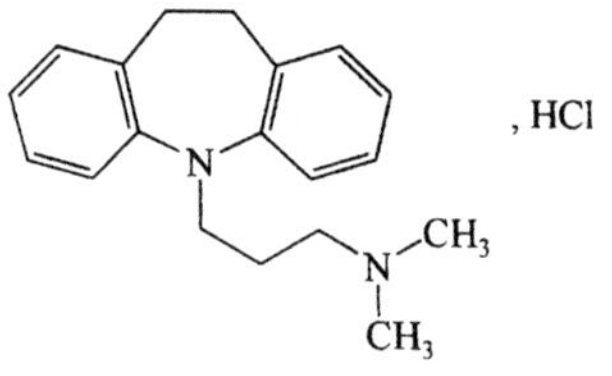

$C_{19}H_{24}N_2 \cdot HCl$　316.88

本品为 *N*,*N*-二甲基-10,11-二氢-5*H*-二苯并[*b*,*f*]氮杂䓬-5-丙胺盐酸盐。按干燥品计算，含 $C_{19}H_{24}N_2 \cdot HCl$ 不得少于 98.0%。

【性状】　本品为白色或类白色的结晶性粉末；无臭或几乎无臭；遇光渐变色。

本品在水、乙醇或三氯甲烷中易溶，在乙醚中几乎不溶。

熔点　本品的熔点（通则 0612 第一法）为 170～175℃。

【鉴别】　（1）取本品约 5mg，加硝酸 2ml 溶解后，溶液即显深蓝色。

（2）取本品，加盐酸溶液（9→1000）制成每 1ml 中含 20μg 的溶液，照紫外-可见分光光度法（通则 0401）测定，在 251nm 的波长处有最大吸收。

（3）本品的红外光吸收图谱应与对照的图谱（光谱集 638 图）一致。

（4）取本品约 50mg，加水溶解后，加氨试液使成碱性，滤过，滤液加硝酸使成酸性后，显氯化物鉴别（1）的反应（通则 0301）。

【检查】　**溶液的澄清度与颜色**　取本品 1.0g，加水 10ml 溶解后，溶液应澄清无色；如显浑浊，与 1 号浊度标准液（通则 0902 第一法）比较，不得更浓；如显色，与黄色 3 号标准比色液（通则 0901 第一法）比较，不得更深。

酸度　取本品 1.0g，加水 10ml 溶解后，依法测定（通则 0631），pH 值应为 4.2～5.2。

有关物质　照高效液相色谱法（通则 0512）测定。

溶剂　水-乙腈（11：9）。

供试品溶液　取本品，精密称定，加溶剂溶解并定量稀释制成每 1ml 中约含 1mg 的溶液。

对照溶液　精密量取供试品溶液 1ml，置 100ml 量瓶中，用溶剂稀释至刻度，摇匀。

对照品溶液　取亚氨基联苄对照品适量，精密称定，加溶剂溶解并定量稀释制成每 1ml 中约含 1μg 的溶液。

系统适用性溶液　取盐酸去甲丙米嗪与盐酸丙米嗪对照品各适量，加溶剂溶解并稀释制成每 1ml 中各约含 0.3mg 的溶液。

色谱条件　用十八烷基硅烷键合硅胶为填充剂；以 0.06mol/L 高氯酸钠溶液-乙腈-三乙胺（55：45：0.1）（用高氯酸调节 pH 值至 3.0）为流动相；流速为每分钟 1.5ml；柱温为 40℃；检测波长为 269nm；进样体积 10μl。

系统适用性要求　系统适用性溶液色谱图中，理论板数按丙米嗪峰计算不低于 2000，去甲丙米嗪峰与丙米嗪峰之间的分离度应大于 2.0。

测定法　精密量取供试品溶液、对照溶液与对照品溶液，分别注入液相色谱仪，记录色谱图。

限度　供试品溶液色谱图中如有与对照品溶液色谱图中亚氨基联苄保留时间一致的色谱峰，按外标法以峰面积计算，不得过 0.1%，其他单个杂质峰面积不得大于对照溶液主峰面积的 0.5 倍（0.5%），杂质总量不得过 1.0%。

干燥失重　取本品，在 105℃ 干燥至恒重，减失重量不得过 0.5%（通则 0831）。

炽灼残渣　不得过 0.1%（通则 0841）。

【含量测定】　取本品约 0.2g，精密称定，加冰醋酸 10ml 与醋酐 25ml 溶解后，照电位滴定法（通则 0701），用高氯酸滴定液（0.1mol/L）滴定，并将滴定的结果用空白试验校正。每 1ml 高氯酸滴定液（0.1mol/L）相当于 31.69mg 的 $C_{19}H_{24}N_2 \cdot HCl$。

【类别】　抗抑郁药。

【贮藏】　遮光，密封保存。

【制剂】　盐酸丙米嗪片

附：

亚氨基联苄

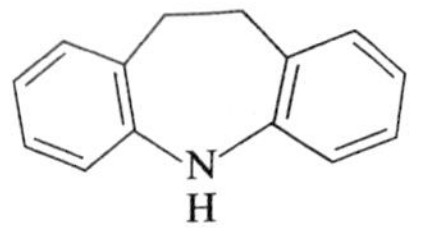

$C_{14}H_{13}N$　195.26

10,11-二氢-5*H*-二苯并[*b*,*f*]氮杂䓬

盐酸去甲丙米嗪

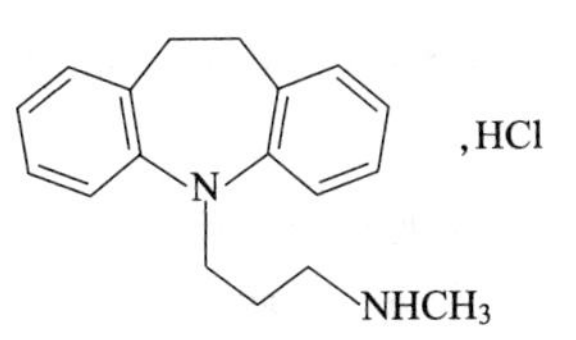

$C_{18}H_{22}N_2 \cdot HCl$　302.85

N-甲基-10,11-二氢-5*H*-二苯并[*b*,*f*]氮杂䓬-5-丙胺盐酸盐

盐酸丙米嗪片

Yansuan Bingmiqin Pian

Imipramine Hydrochloride Tablets

本品含盐酸丙米嗪($C_{19}H_{24}N_2 \cdot HCl$)应为标示量的93.0%～107.0%。

【性状】 本品为糖衣或薄膜衣片,除去包衣后显白色。

【鉴别】 (1)取本品,除去包衣,研细,称取适量(约相当于盐酸丙米嗪0.1g),加三氯甲烷10ml,研磨,滤过,滤液蒸发至干,照盐酸丙米嗪项下的鉴别(1)、(4)项试验,显相同的反应。

(2)取含量测定项下的溶液,照紫外-可见分光光度法(通则0401)测定,在251nm的波长处有最大吸收。

【检查】 **有关物质** 照高效液相色谱法(通则0512)测定。

供试品溶液　取本品细粉适量,精密称定,加溶剂使盐酸丙米嗪溶解并定量稀释制成每1ml中约含1mg的溶液,摇匀,滤过,取续滤液。

对照溶液　精密量取供试品溶液1ml,置100ml量瓶中,用溶剂稀释至刻度,摇匀。

溶剂、对照品溶液、系统适用性溶液、色谱条件、系统适用性要求与测定法　见盐酸丙米嗪有关物质项下。

限度　供试品溶液色谱图中如有与对照品溶液色谱图中亚氨基联苄保留时间一致的色谱峰,按外标法以峰面积计算,不得过盐酸丙米嗪标示量的0.1%,其他单个杂质峰面积不得大于对照溶液主峰面积的0.5倍(0.5%),杂质总量不得过1.0%。

溶出度 照溶出度与释放度测定法(通则0931第一法)测定。

溶出条件　以盐酸溶液(9→1000)900ml为溶出介质,转速为每分钟100转,依法操作,经45分钟时取样。

测定法　取溶出液约10ml,滤过,取续滤液,立即测定。照紫外-可见分光光度法(通则0401),在251nm的波长处测定吸光度,按$C_{19}H_{24}N_2 \cdot HCl$的吸收系数($E_{1cm}^{1\%}$)为264计算每片的溶出量。

限度　标示量的75%,应符合规定。

其他 应符合片剂项下有关的各项规定(通则0101)。

【含量测定】 照紫外-可见分光光度法(通则0401)测定。

供试品溶液 取本品20片,除去糖衣,精密称定,研细,精密称取适量(约相当于盐酸丙米嗪75mg),置250ml量瓶中,加盐酸溶液(9→1000)约80ml,振摇使盐酸丙米嗪溶解,用盐酸溶液(9→1000)稀释至刻度,摇匀,滤过,精密量取续滤液5ml,置100ml量瓶中,用盐酸溶液(9→1000)稀释至刻度,摇匀。

测定法 取供试品溶液,在251nm的波长处测定吸光度,按$C_{19}H_{24}N_2 \cdot HCl$的吸收系数($E_{1cm}^{1\%}$)为264计算。

【类别】 同盐酸丙米嗪。

【规格】 (1)12.5mg　(2)25mg

【贮藏】 遮光,密封保存。

盐酸丙帕他莫

Yansuan Bingpatamo

Propacetamol Hydrochloride

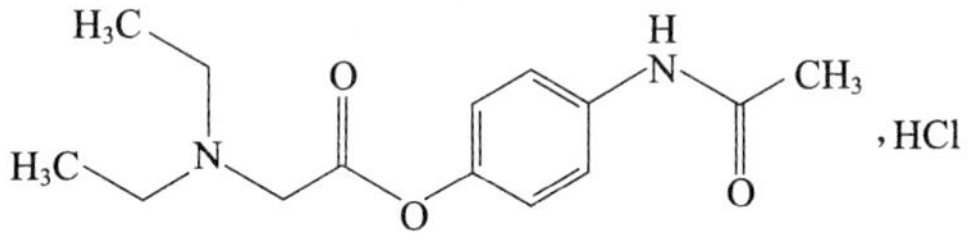

$C_{14}H_{20}N_2O_3 \cdot HCl$　300.78

本品为2-(*N*,*N*-二乙氨基)乙酸-4-乙酰氨基苯酯盐酸盐。按干燥品计算,含$C_{14}H_{20}N_2O_3 \cdot HCl$应为98.0%～102.0%。

【性状】 本品为白色或类白色结晶性粉末;无臭。

本品在水中易溶,在乙醇中微溶,在丙酮中几乎不溶。

【鉴别】 (1)取本品约0.1g,加水10ml溶解后,加藻红少许,振摇,即显浅红色,加二氯甲烷5ml,振摇,二氯甲烷层显浅红色。

(2)本品的红外光吸收图谱应与对照品的图谱一致(通则0402)。

(3)本品的水溶液显氯化物鉴别(1)的反应(通则0301)。

【检查】 **酸度** 取本品1.0g,加水10ml溶解后,依法测定(通则0631),pH值应为2.5～4.5。

溶液的澄清度与颜色 取本品1.75g,加水10ml使溶解,溶液应澄清无色;如显色,照紫外-可见分光光度法(通则0401)测定,在390nm的波长处测定吸光度,不得过0.05。

有关物质 照高效液相色谱法(通则0512)测定。临用新制。

供试品溶液　取本品2.0g,精密称定,精密加乙腈10ml,振摇10分钟,滤过,精密量取续滤液2ml,置10ml量瓶中,用辛烷磺酸钠溶液(取辛烷磺酸钠2.16g,加水溶解并稀释至1000ml,用冰醋酸调节pH值至3.0)稀释至刻度,摇匀。

对照品溶液　取对氨基酚对照品与对乙酰氨基酚对照品各适量,精密称定,加乙腈溶解并定量稀释制成每1ml中约含对氨基酚 0.1mg 与对乙酰氨基酚 0.8mg 的混合溶液，精密量取 1ml，置 100ml 量瓶中，用流动相稀释至刻度，摇匀。

色谱条件　用十八烷基硅烷键合硅胶为填充剂；以辛烷磺酸钠溶液（取辛烷磺酸钠 2.16g，加水溶解并稀释至 1000ml，用冰醋酸调节 pH 值至 3.0）-乙腈（70∶30）为流动相；检测波长为 246nm；进样体积 20μl。

系统适用性要求　对照品溶液色谱图中，出峰顺序依次为对乙酰氨基酚、对氨基酚，对乙酰氨基酚峰、对氨基酚峰与相邻杂质峰之间的分离度均应符合要求。

测定法　精密量取供试品溶液与对照品溶液，分别注入液相色谱仪，记录色谱图至对氨基酚峰保留时间的 2 倍。

限度　供试品溶液色谱图中如有杂质峰，按外标法以峰面积计算，含对氨基酚不得过 0.0025%，含对乙酰氨基酚不得过 0.02%，其他单个杂质峰面积乘以相对校正因子 1.6 后不得大于对照品溶液中对乙酰氨基酚峰面积的 3.2 倍（0.1%），其他杂质峰面积的和乘以相对校正因子 1.6 后不得大于对照品溶液中对乙酰氨基酚峰面积的 6.4 倍（0.2%），小于对照品溶液中对乙酰氨基酚峰面积 0.01 倍的色谱峰（峰面积乘以相对校正因子 1.6）忽略不计。

残留溶剂　照残留溶剂测定法（通则 0861 第二法）测定。

供试品溶液　取本品约 0.5g，精密称定，置顶空瓶中，精密加水 5ml 使溶解，密封。

对照品溶液　分别取甲醇、乙醇、丙酮与二氯甲烷各适量，精密称定，用水定量稀释制成每 1ml 中分别含甲醇 0.3mg、乙醇 0.5mg、丙酮 0.5mg 与二氯甲烷 60μg 的混合溶液，精密量取 5ml，置顶空瓶中，密封。

色谱条件　以 6%氰丙基苯基-94%二甲基聚硅氧烷（或极性相近）为固定液的毛细管色谱柱；起始温度为 50℃，维持 7 分钟，以每分钟 25℃的速率升温至 200℃，维持 5 分钟；进样口温度为 150℃；检测器温度为 250℃；顶空瓶平衡温度为 80℃，平衡时间为 30 分钟。

系统适用性要求　对照品溶液色谱图中，各成分峰之间的分离度均应符合要求。

测定法　取供试品溶液与对照品溶液，分别顶空进样，记录色谱图。

限度　按外标法以峰面积计算，甲醇、乙醇、丙酮与二氯甲烷的残留量均应符合规定。

干燥失重　取本品，在 105℃干燥至恒重，减失重量不得过 0.5%（通则 0831）。

炽灼残渣　取本品 1.0g，依法检查（通则 0841），遗留残渣不得过 0.1%。

重金属　取炽灼残渣项下遗留的残渣，依法检查（通则 0821 第二法），含重金属不得过百万分之十。

细菌内毒素　取本品，用细菌内毒素检查用水制成每 1ml 中含盐酸丙帕他莫 1.65mg 的溶液，依法检查（通则 1143），每 1mg 盐酸丙帕他莫中含内毒素的量应小于 0.050EU。（供注射用）

无菌　取本品，用灭菌注射用水制成每 1ml 中含 0.2g 的溶液，经薄膜过滤法处理，依法检查（通则 1101），应符合规定。（供无菌分装用）

【含量测定】　取本品 0.25g，精密称定，加冰醋酸与醋酐各 25ml 使溶解，照电位滴定法（通则 0701），用高氯酸滴定液（0.1mol/L）滴定，并将滴定的结果用空白试验校正。每 1ml 高氯酸滴定液（0.1mol/L）相当于 30.08mg 的 $C_{14}H_{20}N_2O_3 \cdot HCl$。

【类别】　解热镇痛、非甾体抗炎药。

【贮藏】　密封，在阴凉干燥处保存。

盐酸左布比卡因

Yansuan Zuobubikayin

Levobupivacaine Hydrochloride

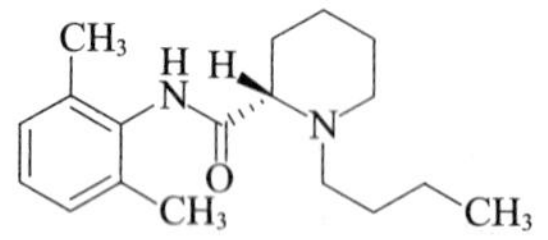

，HCl，nH_2O(n=0或1)

$C_{18}H_{28}N_2O \cdot HCl$　324.89

$C_{18}H_{28}N_2O \cdot HCl \cdot H_2O$　342.91

本品为(2*S*)-1-丁基-*N*-(2,6-二甲基苯基)哌啶-2-甲酰胺盐酸盐（或一水合物）。按干燥品计算，含 $C_{18}H_{28}N_2O \cdot HCl$ 不得少于 98.5%。

【性状】　本品为白色或类白色结晶性粉末；无臭。

本品在乙醇中易溶，在水中溶解，在三氯甲烷中微溶，在乙醚中几乎不溶。

比旋度　取本品，精密称定，加水溶解并定量稀释制成每 1ml 中约含 50mg 的溶液，依法测定（通则 0621），比旋度为 −11.0°至 −14.0°。

【鉴别】　（1）取本品，精密称定，按干燥品计算，加 0.01mol/L 盐酸溶液溶解并定量稀释制成每 1ml 中约含 0.40mg 的溶液，照紫外-可见分光光度法（通则 0401）测定，在 263nm 与 271nm 的波长处有最大吸收，吸光度分别为 0.53～0.58 与 0.43～0.48。

（2）本品的红外光吸收图谱应与对照品的图谱一致（通则 0402）。

（3）本品的水溶液显氯化物鉴别（1）的反应（通则 0301）。

【检查】　**酸度**　取本品 0.10g，加水 10ml 使溶解，依法测定（通则 0631），pH 值应为 4.5～6.0。

溶液的澄清度与颜色　取本品 0.10g，加水 10ml 使溶解，溶液应澄清无色。

有关物质　照高效液相色谱法（通则 0512）测定。

供试品溶液　取本品，精密称定，加流动相溶解并定量稀释制成每 1ml 中约含 2mg 的溶液。

对照溶液　精密量取供试品溶液 1ml，置 100ml 量瓶中，用流动相稀释至刻度，摇匀，精密量取 1ml，置 10ml 量瓶中，用流动相稀释至刻度，摇匀。

对照品溶液　取杂质Ⅰ对照品10mg，精密称定，加乙腈2ml使溶解，用水定量稀释制成每1ml中约含0.02μg的溶液。

灵敏度溶液　精密量取对照溶液5ml，置10ml量瓶中，用流动相稀释至刻度，摇匀。

系统适用性溶液　取杂质Ⅰ对照品与盐酸左布比卡因各适量，加乙腈适量使溶解，用水稀释制成每1ml中约含杂质Ⅰ0.3mg与盐酸左布比卡因1mg的溶液。

色谱条件　用十八烷基硅烷键合硅胶为填充剂（Agela Technologies Promosil C18，4.6mm×250mm，5μm或效能相当的色谱柱），以0.02mol/L磷酸盐缓冲液（取磷酸二氢钾2.72g与氢氧化钠0.75g，加水1000ml使溶解，调节pH值为8.0）-乙腈（35：65）为流动相；检测波长为210nm；进样体积20μl。

系统适用性要求　系统适用性溶液色谱图中，主成分色谱峰的保留时间约为12分钟，杂质Ⅰ峰的保留时间约为4分钟。灵敏度溶液色谱图中，主成分峰高的信噪比应大于10。

测定法　精密量取供试品溶液、对照溶液与对照品溶液，分别注入液相色谱仪，记录色谱图至主成分峰保留时间的2.5倍。

限度　供试品溶液色谱图中如有与杂质Ⅰ保留时间一致的色谱峰，按外标法以峰面积计，不得大于0.001%；其他单个杂质峰面积不得大于对照溶液主峰面积（0.1%），其他各杂质峰面积的和不得大于对照溶液主峰面积的5倍（0.5%），除杂质Ⅰ外，小于灵敏度溶液主峰面积的色谱峰忽略不计。

光学异构体　照高效液相色谱法（通则0512）测定。

供试品溶液　取本品适量，加水溶解并稀释制成每1ml中约含0.1mg的溶液。

对照溶液　精密量取供试品溶液适量，用水定量稀释制成每1ml中约含0.5μg的溶液。

系统适用性溶液　取盐酸布比卡因对照品适量，加水溶解并稀释制成每1ml中约含10μg的溶液。

色谱条件　用α_1-酸糖蛋白键合硅胶为填充剂；以0.02mol/L磷酸盐缓冲液（取磷酸二氢钾2.72g，加水800ml使溶解，用0.1mol/L氢氧化钠溶液调节pH值至7.0，用水稀释至1000ml）-异丙醇（90：10）为流动相；检测波长为215nm；进样体积20μl。

系统适用性要求　系统适用性溶液色谱图中，出峰顺序依次为杂质Ⅱ（右布比卡因）与左布比卡因，左布比卡因峰与杂质Ⅱ峰之间的分离度应符合要求。

测定法　精密量取供试品溶液和对照溶液，分别注入液相色谱仪，记录色谱图。

限度　供试品溶液色谱图中如有与杂质Ⅱ保留时间一致的色谱峰，其峰面积不得大于对照溶液主峰面积（0.5%）。

残留溶剂　照残留溶剂测定法（通则0861第二法）测定。

内标溶液　称取正丙醇适量，加水溶解并稀释制成每1ml中约含0.05mg的溶液。

供试品溶液　取本品约0.3g，精密称定，置顶空瓶中，精密加入内标溶液3ml使溶解，密封。

对照品溶液　取异丙醇适量，精密称定，用内标溶液定量稀释制成每1ml中约含0.05mg的溶液，精密量取3ml，置顶空瓶中，密封。

色谱条件　以6%氰丙基苯基-94%二甲基聚硅氧烷（或极性相近）为固定液的毛细管柱为色谱柱；起始温度为60℃，维持5分钟，以每分钟20℃的速率升温至200℃，维持5分钟；进样口温度为200℃；检测器温度为250℃。顶空瓶平衡温度为80℃，平衡时间为30分钟。

系统适用性要求　对照品溶液色谱图中，异丙醇与内标物峰之间的分离度均应符合要求。

测定法　取供试品溶液与对照品溶液分别顶空进样，记录色谱图。

限度　按内标法以峰面积计算，异丙醇的残留量不得过0.05%。

干燥失重　取本品，在105℃干燥至恒重，减失重量不得过1.0%（$C_{18}H_{28}N_2O \cdot HCl$），或应为4.5%～6.0%（$C_{18}H_{28}N_2O \cdot HCl \cdot H_2O$）（通则0831）。

炽灼残渣　取本品1.0g，依法检查（通则0841），遗留残渣不得过0.1%。

铁盐　取本品1.0g，600℃炽灼至完全炭化，取残渣，加盐酸2ml，置水浴上蒸干，再加稀盐酸4ml，微温溶解后，加水30ml与过硫酸铵50mg，依法检查（通则0807），与标准铁溶液1.0ml用同一方法制成的对照液比较，不得更深（0.001%）。

重金属　取炽灼残渣项下遗留的残渣，依法检查（通则0821第二法），含重金属不得过百万分之十。

【含量测定】　取本品约0.2g，精密称定，加冰醋酸20ml与醋酐20ml使溶解，照电位滴定法（通则0701），用高氯酸滴定液（0.1mol/L）滴定，并将滴定的结果用空白试验校正。每1ml高氯酸滴定液（0.1mol/L）相当于32.49mg的$C_{18}H_{28}N_2O \cdot HCl$。

【类别】　局麻药。

【贮藏】　遮光，密封保存。

【制剂】　盐酸左布比卡因注射液

附：

杂质Ⅰ

CH_3 NH_2 CH_3

$C_8H_{11}N$　121.18

2,6-二甲基苯胺

杂质Ⅱ（光学异构体，右布比卡因）

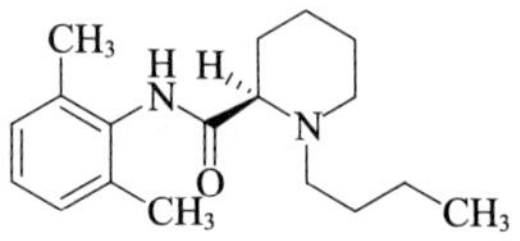

$C_{18}H_{28}N_2O$ 288.43

(2*R*)-1-丁基-*N*-(2,6-二甲基苯基)哌啶-2-甲酰胺

盐酸左布比卡因注射液

Yansuan Zuobubikayin Zhusheye

Levobupivacaine Hydrochloride Injection

本品为盐酸左布比卡因的灭菌水溶液。含盐酸左布比卡因（$C_{18}H_{28}N_2O \cdot HCl$）应为标示量的95.0%～105.0%。

【性状】 本品为无色或几乎无色的澄明液体。

【鉴别】 (1)在含量测定项下记录的色谱图中，供试品溶液主峰的保留时间应与对照品溶液主峰的保留时间一致。

(2)取本品适量，用0.01mol/L盐酸溶液稀释制成每1ml中约含盐酸左布比卡因0.4mg的溶液，照紫外-可见分光光度法（通则0401）测定，在263nm与271nm的波长处有最大吸收。

(3)本品显氯化物鉴别(1)的反应（通则0301）。

【检查】 **pH值** 应为4.0～6.5（通则0631）。

有关物质 照高效液相色谱法（通则0512）测定。

供试品溶液 精密量取本品，用流动相定量稀释制成每1ml中约含盐酸左布比卡因2mg的溶液。

对照溶液 精密量取供试品溶液1ml，置100ml量瓶中，用流动相稀释至刻度，摇匀，精密量取1ml，置10ml量瓶中，用流动相稀释至刻度，摇匀。

灵敏度溶液 精密量取对照溶液5ml，置10ml量瓶中，用流动相稀释至刻度，摇匀。

对照品溶液、系统适用性溶液、色谱条件、系统适用性要求与测定法 见盐酸左布比卡因有关物质项下。

限度 供试品溶液色谱图中如有与杂质Ⅰ保留时间一致的色谱峰，按外标法以峰面积计，不得大于盐酸左布比卡因标示量的0.001%；其他单个杂质峰面积不得大于对照溶液主峰面积（0.1%），其他各杂质峰面积的和不得大于对照溶液主峰面积的5倍（0.5%），除杂质Ⅰ外，小于灵敏度溶液主峰面积的色谱峰忽略不计。

光学异构体 照高效液相色谱法（通则0512）测定。

供试品溶液 取本品适量，用水稀释制成每1ml中约含盐酸左布比卡因0.1mg的溶液。

对照溶液 精密量取供试品溶液适量，用水定量稀释制成每1ml中约含0.5μg的溶液。

系统适用性溶液、色谱条件、系统适用性要求与测定法 见盐酸左布比卡因光学异构体项下。

限度 供试品溶液色谱图中如有与杂质Ⅱ保留时间一致的色谱峰，其峰面积不得大于对照溶液主峰面积（0.5%）。

渗透压摩尔浓度 取本品，依法检查（通则0632），渗透压摩尔浓度应为285～310mOsmol/kg。

细菌内毒素 取本品，依法检查（通则1143），每1mg盐酸左布比卡因中含内毒素的量应小于0.080EU。

其他 应符合注射剂项下有关的各项规定（通则0102）。

【含量测定】 照高效液相色谱法（通则0512）测定。

供试品溶液 精密量取本品适量，用流动相定量稀释制成每1ml中约含盐酸左布比卡因20μg的溶液。

对照品溶液 取盐酸左布比卡因对照品适量，精密称定，加流动相溶解并定量稀释制成每1ml中约含20μg的溶液。

系统适用性溶液、色谱条件与系统适用性要求 除灵敏度要求外，其他见有关物质项下。

测定法 精密量取供试品溶液与对照品溶液，分别注入液相色谱仪，记录色谱图。按外标法以峰面积计算。

【类别】 同盐酸左布比卡因。

【规格】 (1)5ml：37.5mg (2)10ml：50mg

【贮藏】 遮光，密闭保存。

盐酸左氧氟沙星

Yansuan Zuoyangfushaxing

Levofloxacin Hydrochloride

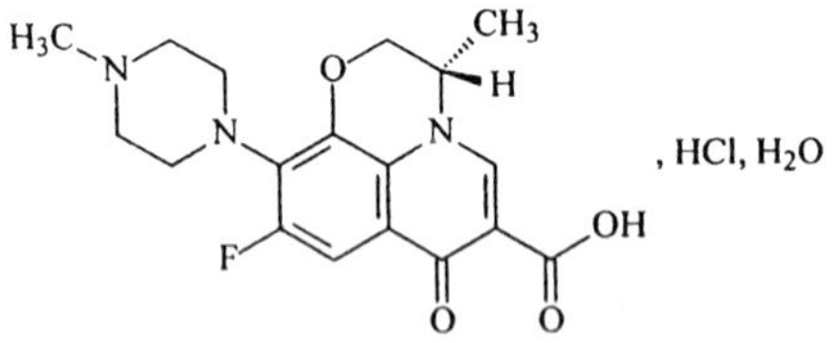

, HCl, H_2O

$C_{18}H_{20}FN_3O_4 \cdot HCl \cdot H_2O$ 415.85

本品为(－)-(*S*)-3-甲基-9-氟-2,3-二氢-10-(4-甲基-1-哌嗪基)-7-氧代-7*H*-吡啶并[1,2,3-*de*]-[1,4]苯并噁嗪-6-羧酸盐酸盐一水合物。按干燥品计算，含左氧氟沙星（按$C_{18}H_{20}FN_3O_4$计）应为89.5%～92.5%。

【性状】 本品为类白色至淡黄色结晶或结晶性粉末；无臭。

本品在水中易溶，在甲醇中略溶，在乙醇中微溶，在乙醚或石油醚中几乎不溶。

比旋度 取本品，精密称定，加水溶解并定量稀释制成每1ml中约含20mg的溶液，依法测定（通则0621），比旋度应为－47°至－52°。

【鉴别】 (1)取本品及氧氟沙星对照品适量，分别加右氧氟沙星项下的流动相溶解并稀释制成每1ml中含左氧氟沙星

(按 $C_{18}H_{20}FN_3O_4$ 计)0.01mg 与氧氟沙星 0.02mg 的溶液，作为供试品溶液和对照品溶液。照右氧氟沙星项下的方法试验，供试品溶液主峰的保留时间应与对照品溶液主峰中左氧氟沙星峰(后)的保留时间一致。

(2)本品的红外光吸收图谱应与对照的图谱(光谱集 1012 图)一致。

(3)本品的水溶液显氯化物鉴别(1)的反应(通则 0301)。

【检查】 **酸度**　取本品 0.10g，加水 10ml 溶解后，依法检查(通则 0631)，pH 值应为 3.5～5.0。

溶液的澄清度　取本品 5 份，各 0.10g，分别加水 10ml 溶解后，溶液应澄清；如显浑浊，与 2 号浊度标准液(通则 0902 第一法)比较，均不得更浓。

吸光度　取本品 5 份，各 0.10g，分别精密加水 10ml 溶解后，照紫外-可见分光光度法(通则 0401)在 450nm 的波长处测定吸光度，均不得过 0.1。

有关物质　照高效液相色谱法(通则 0512)测定。

供试品溶液　取本品，精密称定，加 0.1mol/L 盐酸溶液溶解并定量稀释制成每 1ml 中约含左氧氟沙星(按 $C_{18}H_{20}FN_3O_4$ 计)1.0mg 的溶液。

对照溶液　精密量取供试品溶液适量，用 0.1mol/L 盐酸溶液定量稀释制成每 1ml 中约含左氧氟沙星(按 $C_{18}H_{20}FN_3O_4$ 计)2μg 的溶液。

杂质 A 对照品溶液　取杂质 A 对照品约 15mg，精密称定，置 100ml 量瓶中，加 6mol/L 氨溶液 1ml 与水适量使溶解，用水稀释至刻度，摇匀，精密量取 2ml，置 100ml 量瓶中，用水稀释至刻度，摇匀。

系统适用性溶液　取左氧氟沙星对照品、环丙沙星对照品与杂质 E 对照品各适量，加 0.1mol/L 盐酸溶液溶解并稀释制成每 1ml 中约含左氧氟沙星 1.0mg、环丙沙星与杂质 E 各 5μg 的混合溶液。

灵敏度溶液　精密量取对照溶液适量，用 0.1mol/L 盐酸溶液定量稀释制成每 1ml 中约含左氧氟沙星(按 $C_{18}H_{20}FN_3O_4$ 计)0.2μg 的溶液。

色谱条件　用十八烷基硅烷键合硅胶为填充剂；以醋酸铵高氯酸钠溶液(取醋酸铵 4.0g 和高氯酸钠 7.0g，加水 1300ml 使溶解，用磷酸调节 pH 值至 2.2)-乙腈(85：15)为流动相 A，乙腈为流动相 B，按下表进行线性梯度洗脱；流速为每分钟 1ml；柱温为 40℃；检测波长为 294nm 和 238nm；进样体积为 10μl。

时间(分钟)	流动相 A(%)	流动相 B(%)
0	100	0
18	100	0
25	70	30
39	70	30
40	100	0
50	100	0

系统适用性要求　系统适用性溶液色谱图中(294nm)，左氧氟沙星峰的保留时间约为 15 分钟；左氧氟沙星峰与杂质 E 峰和左氧氟沙星峰与环丙沙星峰之间的分离度应分别大于 2.0 与 2.5。灵敏度溶液色谱图中(294nm)，主成分色谱峰峰高的信噪比应大于 10。

测定法　精密量取供试品溶液、对照溶液与杂质 A 对照品溶液，分别注入液相色谱仪，记录色谱图。

限度　供试品溶液色谱图中如有杂质峰，杂质 A(238nm)按外标法以峰面积计算，不得过 0.3%，其他单个杂质(294nm)峰面积不得大于对照溶液主峰面积(0.2%)，其他各杂质(294nm)峰面积的和不得大于对照溶液主峰面积的 2.5 倍(0.5%)，小于灵敏度溶液主峰面积的峰忽略不计。

右氧氟沙星　照高效液相色谱法(通则 0512)测定。

供试品溶液　取本品适量，加流动相溶解并稀释制成每 1ml 中约含左氧氟沙星(按 $C_{18}H_{20}FN_3O_4$ 计)1.0mg 的溶液。

对照溶液　精密量取供试品溶液适量，用流动相定量稀释制成每 1ml 中约含左氧氟沙星(按 $C_{18}H_{20}FN_3O_4$ 计)10μg 的溶液。

系统适用性溶液　取左氧氟沙星与氧氟沙星对照品各适量，加流动相溶解并稀释制成每 1ml 中约含左氧氟沙星 1mg 与氧氟沙星 20μg 的溶液。

灵敏度溶液　精密量取对照溶液适量，用流动相定量稀释制成每 1ml 中约含左氧氟沙星(按 $C_{18}H_{20}FN_3O_4$ 计)0.5μg 的溶液。

色谱条件　用十八烷基硅烷键合硅胶为填充剂；以硫酸铜 D-苯丙氨酸溶液(取 D-苯丙氨酸 1.32g 与硫酸铜 1g，加水 1000ml 溶解后，用氢氧化钠试液调节 pH 值至 3.5)-甲醇(82：18)为流动相；柱温为 40℃；检测波长为 294nm；进样体积为 20μl。

系统适用性要求　系统适用性溶液色谱图中，右氧氟沙星与左氧氟沙星依次流出，右、左旋异构体峰之间的分离度应符合要求。灵敏度溶液色谱图中，主成分色谱峰峰高的信噪比应大于 10。

测定法　精密量取供试品溶液与对照溶液，分别注入液相色谱仪，记录色谱图。

限度　供试品溶液色谱图中右氧氟沙星峰面积不得大于对照溶液主峰面积(1.0%)。

干燥失重　取本品，在 105℃干燥至恒重，减失重量应为 3.5%～5.0%(通则 0831)。

炽灼残渣　取本品 1.0g，置铂坩埚中，依法检查(通则 0841)，遗留残渣不得过 0.1%。

重金属　取炽灼残渣项下遗留的残渣，依法检查(通则 0821 第二法)，含重金属不得过百万分之十。

【含量测定】 照高效液相色谱法(通则 0512)测定。

供试品溶液　取本品适量(约相当于左氧氟沙星，按 $C_{18}H_{20}FN_3O_4$ 计 50mg)，精密称定，置 50ml 量瓶中，加 0.1mol/L

盐酸溶液溶解并定量稀释至刻度，摇匀，精密量取 5ml，置 50ml 量瓶中，用 0.1mol/L 盐酸溶液稀释至刻度，摇匀。

对照品溶液　取左氧氟沙星对照品适量，精密称定，加 0.1mol/L 盐酸溶液溶解并定量稀释制成每 1ml 中含 0.1mg 的溶液。

系统适用性溶液　取左氧氟沙星对照品、环丙沙星对照品与杂质 E 对照品各适量，加 0.1mol/L 盐酸溶液溶解并稀释制成每 1ml 中约含左氧氟沙星 0.1mg、环丙沙星与杂质 E 各 5μg 的混合溶液。

色谱条件　用十八烷基硅烷键合硅胶为填充剂；以醋酸铵高氯酸钠溶液（取醋酸铵 4.0g 与高氯酸钠 7.0g，加水 1300ml 使溶解，用磷酸调节 pH 值至 2.2）-乙腈（85∶15）为流动相；检测波长为 294nm；进样体积 10μl。

系统适用性要求　系统适用性溶液色谱图中，左氧氟沙星峰的保留时间约为 15 分钟，左氧氟沙星峰与杂质 E 峰和左氧氟沙星峰与环丙沙星峰之间的分离度应分别大于 2.0 与 2.5。

测定法　精密量取供试品溶液与对照品溶液，分别注入液相色谱仪，记录色谱图。按外标法以峰面积计算供试品中 $C_{18}H_{20}FN_3O_4$ 的含量。

【类别】　喹诺酮类抗菌药。

【贮藏】　遮光、密封保存。

【制剂】　（1）盐酸左氧氟沙星片　（2）盐酸左氧氟沙星胶囊

附：

右氧氟沙星

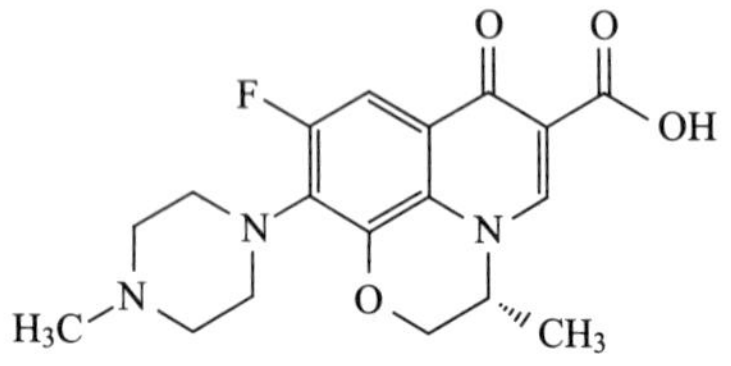

$C_{18}H_{20}FN_3O_4$　361.37

（+）-（*R*）-3-甲基-9-氟-2，3-二氢-10-（4-甲基-1-哌嗪基）-7-氧代-7*H*-吡啶并［1，2，3-*de*］-［1，4］苯并噁嗪-6-羧酸

杂质 A

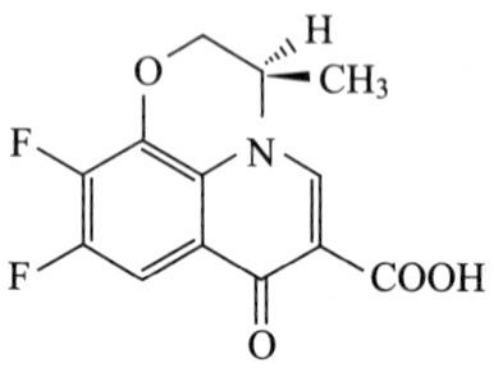

和对映异构体

$C_{13}H_9F_2NO_4$　281.23

（3*RS*）-9，10-二氟-3-甲基-7-氧代-2，3-二氢-7*H*-吡啶并［1，2，3-*de*］-1，4-苯并噁嗪-6-羧酸

杂质 E

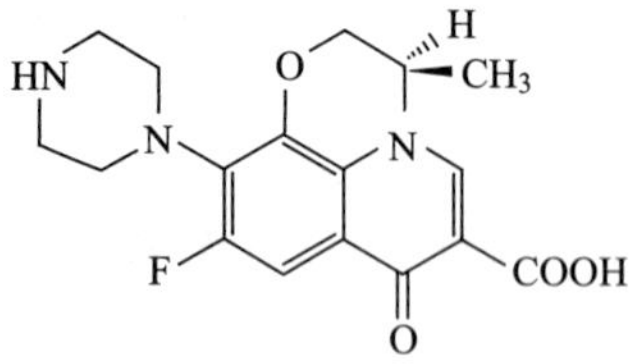

和对映异构体

$C_{17}H_{18}FN_3O_4$　347.34

（3*RS*）-9-氟-3-甲基-7-氧代-10-（1-哌嗪基）-2，3-二氢-7*H*-吡啶并［1，2，3-*de*］-1，4-苯并噁嗪-6-羧酸

盐酸左氧氟沙星片

Yansuan Zuoyangfushaxing Pian

Levofloxacin Hydrochloride Tablets

本品含盐酸左氧氟沙星以左氧氟沙星（按 $C_{18}H_{20}FN_3O_4$ 计）计应为标示量的 90.0%～110.0%。

【性状】　本品为类白色至淡黄色片或薄膜衣片，除去包衣后显类白色至淡黄色。

【鉴别】　（1）取本品细粉适量（约相当于左氧氟沙星，按 $C_{18}H_{20}FN_3O_4$ 计 10mg），置干燥具塞试管中，加丙二酸约 10mg 与醋酐 0.5ml，在水浴中加热 5～10 分钟，溶液显红棕色。

（2）取本品细粉适量，用 0.1mol/L 盐酸溶液溶解并稀释制成每 1ml 中约含左氧氟沙星（按 $C_{18}H_{20}FN_3O_4$ 计）0.1mg 的溶液，滤过，取续滤液适量，用流动相稀释制成每 1ml 中含左氧氟沙星（按 $C_{18}H_{20}FN_3O_4$ 计）0.01mg 的溶液，作为供试品溶液；另取氧氟沙星对照品，加 0.1mol/L 盐酸溶液溶解并稀释制成每 1ml 中约含 0.1mg 的溶液，精密量取适量，用流动相稀释制成每 1ml 中含 0.02mg 的溶液，作为对照品溶液。照盐酸左氧氟沙星右氧氟沙星项下的方法试验，供试品溶液主峰的保留时间应与对照品溶液主峰中左氧氟沙星峰（后）的保留时间一致。

（3）取本品细粉适量，加水振摇使盐酸左氧氟沙星溶解，滤过，滤液显氯化物鉴别（1）的反应（通则 0301）。

【检查】　**有关物质**　照高效液相色谱法（通则 0512）测定。

供试品溶液　取本品细粉适量，精密称定，加 0.1mol/L 盐酸溶液溶解并定量稀释制成每 1ml 中约含左氧氟沙星（按 $C_{18}H_{20}FN_3O_4$ 计）1.0mg 的溶液。

对照溶液　精密量取供试品溶液适量，用 0.1mol/L 盐酸溶液定量稀释制成每 1ml 中约含左氧氟沙星（按 $C_{18}H_{20}FN_3O_4$ 计）2μg 的溶液。

灵敏度溶液　精密量取对照溶液适量，用 0.1mol/L 盐酸溶液定量稀释制成每 1ml 中约含左氧氟沙星（按 $C_{18}H_{20}FN_3O_4$ 计）0.2μg 的溶液。

杂质 A 对照品溶液、系统适用性溶液、色谱条件、系统适用性要求与测定法　见盐酸左氧氟沙星有关物质项下。

限度　供试品溶液色谱图中如有杂质峰，杂质 A(238nm)按外标法以峰面积计算，不得过标示量的 0.3%。其他单个杂质(294nm)峰面积不得大于对照溶液主峰面积的 1.5 倍(0.3%)，其他各杂质(294nm)峰面积的和不得大于对照溶液主峰面积的 3.5 倍(0.7%)，小于灵敏度溶液主峰面积的峰忽略不计。

溶出度　照溶出度与释放度测定法(通则 0931 第一法)测定。

溶出条件　以盐酸溶液(9→1000)900ml 为溶出介质，转速为每分钟 50 转，依法操作，经 30 分钟时取样。

供试品溶液　取溶出液适量，滤过，精密量取续滤液适量，用溶出介质定量稀释制成每 1ml 中约含左氧氟沙星(按 $C_{18}H_{20}FN_3O_4$ 计)5.5μg 的溶液。

对照品溶液　取左氧氟沙星对照品适量，精密称定，加溶出介质溶解并定量稀释制成每 1ml 中约含 5.5μg 的溶液。

测定法　取供试品溶液与对照品溶液，照紫外-可见分光光度法(通则 0401)，在 294nm 的波长处分别测定吸光度，计算每片的溶出量。

限度　标示量的 80%，应符合规定。

其他　应符合片剂项下有关的各项规定(通则 0101)。

【含量测定】　照高效液相色谱法(通则 0512)测定。

供试品溶液　取本品 10 片，精密称定，研细，精密称取适量(约相当于左氧氟沙星，按 $C_{18}H_{20}FN_3O_4$ 计 0.1g)，置 100ml 量瓶中，加 0.1mol/L 盐酸溶液溶解并稀释至刻度，摇匀，滤过，精密量取续滤液 5ml，置 50ml 量瓶中，用 0.1mol/L 盐酸溶液稀释至刻度，摇匀。

对照品溶液、系统适用性溶液、色谱条件、系统适用性要求与测定法　见盐酸左氧氟沙星含量测定项下。

【类别】　同盐酸左氧氟沙星。

【规格】　按 $C_{18}H_{20}FN_3O_4$ 计　(1)0.1g　(2)0.2g　(3)0.5g

【贮藏】　遮光，密封保存。

盐酸左氧氟沙星胶囊

Yansuan Zuoyangfushaxing Jiaonang

Levofloxacin Hydrochloride Capsules

本品含盐酸左氧氟沙星以左氧氟沙星(按 $C_{18}H_{20}FN_3O_4$ 计)计应为标示量的 90.0%～110.0%。

【鉴别】　(1)取本品的内容物适量(约相当于左氧氟沙星，按 $C_{18}H_{20}FN_3O_4$ 计 10mg)，置干燥具塞试管中，加丙二酸约 10mg 与醋酐 0.5ml，在水浴中加热 5～10 分钟，溶液显红棕色。

(2)取本品内容物适量，加 0.1mol/L 盐酸溶液溶解并稀释制成每 1ml 中约含左氧氟沙星(按 $C_{18}H_{20}FN_3O_4$ 计)0.1mg 的溶液，滤过，取续滤液适量，用流动相稀释制成每 1ml 中含左氧氟沙星(按 $C_{18}H_{20}FN_3O_4$ 计)0.01mg 的溶液，作为供试品溶液；另取氧氟沙星对照品，加 0.1mol/L 盐酸溶液溶解并稀释制成每 1ml 中约含 0.1mg 的溶液，精密量取适量，用流动相稀释制成每 1ml 中含 0.02mg 的溶液，作为对照品溶液。照盐酸左氧氟沙星右氧氟沙星项下的方法试验。供试品溶液主峰的保留时间应与对照品溶液主峰中左氧氟沙星峰(后)的保留时间一致。

(3)取本品的内容物适量，加水振摇使盐酸左氧氟沙星溶解，滤过，滤液显氯化物鉴别(1)的反应(通则 0301)。

【检查】　**有关物质**　照高效液相色谱法(通则 0512)测定。

供试品溶液　取本品内容物适量，精密称定，加 0.1mol/L 盐酸溶液溶解并定量稀释制成每 1ml 中约含左氧氟沙星(按 $C_{18}H_{20}FN_3O_4$ 计)1.0mg 的溶液。

对照溶液　精密量取供试品溶液适量，用 0.1mol/L 盐酸溶液定量稀释制成每 1ml 中约含左氧氟沙星(按 $C_{18}H_{20}FN_3O_4$ 计)2μg 的溶液。

灵敏度溶液　精密量取对照溶液适量，用 0.1mol/L 盐酸溶液定量稀释制成每 1ml 中约含左氧氟沙星(按 $C_{18}H_{20}FN_3O_4$ 计)0.2μg 的溶液。

杂质 A 对照品溶液、系统适用性溶液、色谱条件、系统适用性要求与测定法　见盐酸左氧氟沙星有关物质项下。

限度　供试品溶液色谱图中如有杂质峰，杂质 A(238nm)按外标法以峰面积计算，不得过标示量的 0.3%。其他单个杂质(294nm)峰面积不得大于对照溶液主峰面积的 1.5 倍(0.3%)，其他各杂质(294nm)峰面积的和不得大于对照溶液主峰面积的 3.5 倍(0.7%)，小于灵敏度溶液主峰面积的峰忽略不计。

溶出度　照溶出度与释放度测定法(通则 0931 第一法)测定。

溶出条件　以盐酸溶液(9→1000)900ml 为溶出介质，转速为每分钟 50 转，依法操作，经 30 分钟时取样。

供试品溶液　取溶出液适量，滤过，精密量取续滤液适量，用溶出介质定量稀释制成每 1ml 中约含左氧氟沙星(按 $C_{18}H_{20}FN_3O_4$ 计)5.5μg 的溶液。

对照品溶液　取左氧氟沙星对照品适量，精密称定，加溶出介质溶解并定量稀释制成每 1ml 中约含 5.5μg 的溶液。

测定法　取供试品溶液与对照品溶液，照紫外-可见分光光度法(通则 0401)，在 294nm 的波长处分别测定吸光度，计算每粒的溶出量。

限度　标示量的 80%，应符合规定。

其他　应符合胶囊剂项下有关的各项规定(通则 0103)。

【含量测定】　照高效液相色谱法(通则 0512)测定。

供试品溶液　取装量差异项下的内容物，混合均匀，精密称取适量(约相当于左氧氟沙星，按 $C_{18}H_{20}FN_3O_4$ 计 0.1g)，置 100ml 量瓶中，加 0.1mol/L 盐酸溶液溶解并稀释至刻度，摇匀，滤过，精密量取续滤液 5ml，置 50ml 量瓶中，用 0.1mol/L 盐酸溶液稀释至刻度，摇匀。

对照品溶液、系统适用性溶液、色谱条件、系统适用性要求

求与测定法　见盐酸左氧氟沙星含量测定项下。

【类别】　同盐酸左氧氟沙星。

【规格】　按 $C_{18}H_{20}FN_3O_4$ 计　(1)0.1g　(2)0.2g　(3)0.25g

【贮藏】　遮光，密封保存。

盐酸左旋咪唑

Yansuan Zuoxuanmizuo

Levamisole Hydrochloride

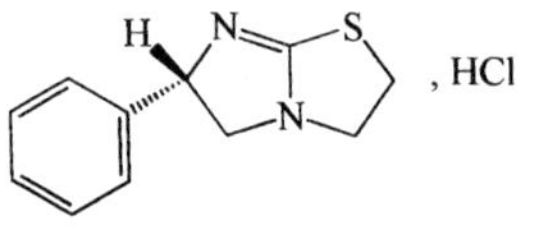

$C_{11}H_{12}N_2S \cdot HCl$　240.76

本品为(*S*)-(—)-6-苯基-2,3,5,6-四氢咪唑并[2,1-*b*]噻唑盐酸盐。按干燥品计算，含 $C_{11}H_{12}N_2S \cdot HCl$ 不得少于 98.5%。

【性状】　本品为白色或类白色的针状结晶或结晶性粉末；无臭。

本品在水中极易溶解，在乙醇中易溶，在三氯甲烷中微溶，在丙酮中极微溶解。

熔点　本品的熔点(通则 0612 第一法)为 225～230℃。

比旋度　取本品适量，精密称定，加水溶解并定量稀释制成每 1ml 中约含 50mg 的溶液。依法测定(通则 0621)，比旋度为不低于—121.5°。

【鉴别】　(1)取本品约 60mg，加水 20ml 溶解后，加氢氧化钠试液 2ml，煮沸 10 分钟，放冷，加亚硝基铁氰化钠试液数滴，即显红色；放置后，色渐变浅。

(2)本品的红外光吸收图谱应与对照的图谱(光谱集 325 图)一致。

(3)本品的水溶液显氯化物鉴别(1)的反应(通则 0301)。

【检查】　**溶液的澄清度**　取本品 2.0g，加水 50ml，溶解后，溶液应澄清；如显浑浊，与 2 号浊度标准液(通则 0902 第一法)比较，不得更浓。

酸度　取溶液的澄清度项下的溶液，依法测定(通则 0631)，pH 值应为 3.5～5.0。

吸光度　取本品，用盐酸甲醇滴定液(0.2mol/L)制成每 1ml 中含 1mg 的溶液，照紫外-可见分光光度法(通则 0401)，在 310nm 的波长处测定，吸光度不得过 0.20。

2-亚氨基噻唑烷衍生物　取本品 50mg，加稀乙醇 10ml 与水 25ml 使溶解，再加氨试液 5ml，置 50℃水浴中加热 5 分钟，用硝酸银试液 2ml 与水适量制成 50ml，摇匀，置 50℃水浴中继续加热 10 分钟；如显浑浊，与对照液(取标准氯化钠溶液 2ml，用水稀释成约 40ml 后，加硝酸 1ml 与硝酸银试液 1ml，再加水适量制成 50ml，摇匀，在暗处放置 5 分钟)比较，不得更浓。

2,3-二氢-6-苯基咪唑[2,1-*b*]噻唑盐酸盐　照薄层色谱法(通则 0502)试验。

供试品溶液　取本品，精密称定，加甲醇溶解并定量稀释制成每 1ml 中约含 0.10g 的溶液。

对照品溶液　取 2,3-二氢-6-苯基咪唑[2,1-*b*]噻唑盐酸盐对照品适量，精密称定，加甲醇溶解并定量稀释制成每 1ml 中约含 0.50mg 的溶液。

色谱条件　采用硅胶 G 薄层板，以甲苯-甲醇-冰醋酸(45∶8∶4)为展开剂。

测定法　吸取供试品溶液与对照品溶液各 5μl，分别点于同一薄层板上，展开，取出，晾干，置碘蒸气中显色。

限度　供试品溶液如显与对照品溶液相应的杂质斑点，其颜色与对照品溶液的主斑点比较，不得更深(0.5%)。

干燥失重　取本品，在 105℃干燥至恒重，减失重量不得过 0.5%(通则 0831)。

炽灼残渣　不得过 0.1%(通则 0841)。

【含量测定】　取本品约 0.2g，精密称定，加乙醇 30ml 溶解，照电位滴定法(通则 0701)，用氢氧化钠滴定液(0.1mol/L)滴定，并将滴定的结果用空白试验校正。每 1ml 氢氧化钠滴定液(0.1mol/L)相当于 24.08mg 的 $C_{11}H_{12}N_2S \cdot HCl$。

【类别】　驱肠虫药、生物反应调节药。

【贮藏】　密封保存。

【制剂】　(1)盐酸左旋咪唑片　(2)盐酸左旋咪唑肠溶片　(3)盐酸左旋咪唑颗粒　(4)盐酸左旋咪唑糖浆

附：

2-亚氨基噻唑烷

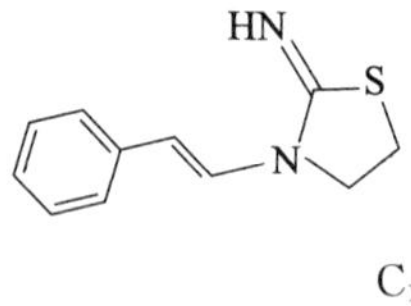

$C_{11}H_{12}N_2S$　204.29

3-[(*E*)-2-苯乙烯基]噻唑-2-亚胺

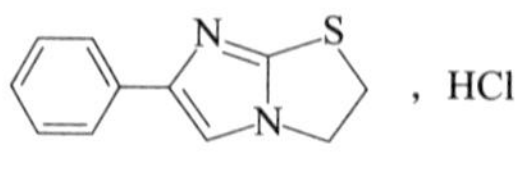

$C_{11}H_{10}N_2S \cdot HCl$　238.78

2,3-二氢-6-苯基咪唑并[2,1-*b*]噻唑 盐酸盐

盐酸左旋咪唑片

Yansuan Zuoxuanmizuo Pian

Levamisole Hydrochloride Tablets

本品含盐酸左旋咪唑($C_{11}H_{12}N_2S \cdot HCl$)应为标示量的 90.0%～110.0%。

【性状】　本品为白色片或糖衣片，除去包衣后显白色。

【鉴别】 取本品的细粉适量(约相当于盐酸左旋咪唑 0.15g),加水 50ml,振摇使盐酸左旋咪唑溶解,滤过,滤液照盐酸左旋咪唑项下的鉴别(1)、(3)项试验,显相同的反应。

【检查】 **溶出度** 照溶出度与释放度测定法(通则 0931 第一法)测定。

溶出条件　以水 900ml 为溶出介质,转速为每分钟 100 转,依法操作,经 30 分钟时取样。

供试品溶液　取溶出液 10ml,滤过,精密量取续滤液 5ml,置 10ml(25mg 规格)或 20ml(50mg 规格)量瓶中,用 0.2mol/L 氢氧化钠溶液稀释至刻度,摇匀。

对照品溶液　取盐酸左旋咪唑对照品适量,精密称定,加水溶解并定量稀释制成每 1ml 中约含 0.4mg 的溶液。

标准曲线的制备　精密量取对照品溶液 1ml、2ml、3ml、4ml、5ml,分别置 100ml 量瓶中,各加 0.1mol/L 氢氧化钠溶液稀释至刻度,摇匀,以 0.1mol/L 氢氧化钠溶液为空白,在 220～250nm 的波长区间绘制一阶导数光谱,量取峰零振幅 D 值,求得 D 值与浓度 c 的回归方程。

测定法　取供试品溶液,按标准曲线项下的方法测定,量取振幅值,从标准曲线的回归方程,计算每片的溶出量。

限度　标示量的 80%,应符合规定。

其他　应符合片剂项下有关的各项规定(通则 0101)。

【含量测定】 取本品 20 片,精密称定,研细,精密称取适量(约相当于盐酸左旋咪唑 0.2g),置分液漏斗中,加水 10ml,振摇使盐酸左旋咪唑溶解,加氢氧化钠试液 5ml,稍振摇后,精密加入三氯甲烷 50ml,振摇提取,静置分层后,分取三氯甲烷液,经干燥滤纸滤过,精密量取续滤液 25ml,加冰醋酸 15ml 与结晶紫指示液 1 滴,用高氯酸滴定液(0.1mol/L)滴定至溶液显蓝色,并将滴定的结果用空白试验校正。每 1ml 高氯酸滴定液(0.1mol/L)相当于 24.08mg 的 $C_{11}H_{12}N_2S \cdot HCl$。

【类别】 同盐酸左旋咪唑。

【规格】 (1)25mg　(2)50mg

【贮藏】 密封保存。

盐酸左旋咪唑肠溶片

Yansuan Zuoxuanmizuo Changrongpian

Levamisole Hydrochloride Enteric-coated Tablets

本品含盐酸左旋咪唑($C_{11}H_{12}N_2S \cdot HCl$)应为标示量的 90.0%～110.0%。

【性状】 本品为肠溶衣片,除去包衣后显白色。

【鉴别】 取本品的细粉适量(约相当于盐酸左旋咪唑 0.15g),加水 50ml,振摇使盐酸左旋咪唑溶解,滤过,滤液照盐酸左旋咪唑项下的鉴别(1)、(3)项试验,显相同的反应。

【检查】 **溶出度** 照溶出度与释放度测定法(通则 0931 第一法方法 1)测定。

溶出条件　转速为每分钟 100 转,缓冲液中溶出量项中的运转时间为 60 分钟。

供试品溶液(1)　取酸中溶出量项下的滤液 3.0ml,加 0.2mol/L 磷酸钠溶液 1.0ml,摇匀。

供试品溶液(2)　取缓冲液中溶出量项下的滤液。

对照品溶液　取盐酸左旋咪唑对照品适量,精密称定,加 pH(6.8±0.05)的溶液[取盐酸溶液(9→1000)750ml,加 0.2mol/L 磷酸钠溶液 250ml,调节 pH 值至 6.8±0.05]溶解并定量稀释制成每 1ml 中约含 25μg 的溶液。

测定法　精密量取供试品溶液(1)、供试品溶液(2)与对照品溶液各 2ml,分别置分液漏斗中,各加溴甲酚绿溶液(取溴甲酚绿 50mg 与 0.2mol/L 邻苯二甲酸氢钾溶液 50ml,加 0.2mol/L 氢氧化钠溶液调节 pH 值至 4.5,再用水稀释至 100ml,摇匀,必要时滤过)3.0ml,摇匀,精密加三氯甲烷 10ml,振摇 1 分钟,静置分层后,分取三氯甲烷液,照紫外-可见分光光度法(通则 0401),在 420nm 的波长处分别测定吸光度,计算每片的溶出量。

限度　应符合规定。

其他　应符合片剂项下有关的各项规定(通则 0101)。

【含量测定】 取本品 20 片,除去包衣后,精密称定,研细,精密称取适量(约相当于盐酸左旋咪唑 0.2g),置分液漏斗中,加水 10ml,振摇使盐酸左旋咪唑溶解,加氢氧化钠试液 5ml,稍振摇后,精密加入三氯甲烷 50ml,振摇提取,静置分层后,分取三氯甲烷液,经干燥滤纸滤过,精密量取续滤液 25ml,加冰醋酸 15ml 与结晶紫指示液 1 滴,用高氯酸滴定液(0.1mol/L)滴定至溶液显蓝色,并将滴定的结果用空白试验校正。每 1ml 高氯酸滴定液(0.1mol/L)相当于 24.08mg 的 $C_{11}H_{12}N_2S \cdot HCl$。

【类别】 同盐酸左旋咪唑。

【规格】 (1)25mg　(2)50mg

【贮藏】 密封保存。

盐酸左旋咪唑颗粒

Yansuan Zuoxuanmizuo Keli

Levamisole Hydrochloride Granules

本品含盐酸左旋咪唑($C_{11}H_{12}N_2S \cdot HCl$)应为标示量的 90.0%～110.0%。

【性状】 本品为可溶颗粒。

【鉴别】 (1)取本品适量(约相当于盐酸左旋咪唑 0.1g),置分液漏斗中,加水 25ml,振摇使盐酸左旋咪唑溶解,加氢氧化钠试液 3ml 与三氯甲烷 10ml,振摇提取,分取三氯甲烷液置水浴上蒸干,残渣加稀盐酸 2ml 使溶解,加水 20ml 与氢氧化钠试液 3ml,煮沸 10 分钟,放冷,加亚硝基铁氰化钠试液数滴，即显红色，放置后，色渐变浅。

(2)取本品 1g，加水 10ml 溶解，溶液显氯化物鉴别(1)的反应(通则 0301)。

【检查】 干燥失重 取本品在 105℃干燥至恒重，减失重量不得过 2.0%(通则 0831)。

其他 应符合颗粒剂项下有关的各项规定(通则 0104)。

【含量测定】 取装量差异项下的内容物，混合均匀，研细，精密称取适量(约相当于盐酸左旋咪唑 0.2g)，置分液漏斗中，加水 10ml，振摇使盐酸左旋咪唑溶解，加氢氧化钠试液 5ml，稍振摇后，精密加入三氯甲烷 50ml，振摇提取，静置分层后，分取三氯甲烷液，经干燥滤纸滤过，精密量取续滤液 25ml，加冰醋酸 15ml 与结晶紫指示液 1 滴，用高氯酸滴定液(0.1mol/L)滴定至溶液显蓝色，并将滴定的结果用空白试验校正。每 1ml 高氯酸滴定液(0.1mol/L)相当于 24.08mg 的 $C_{11}H_{12}N_2S \cdot HCl$。

【类别】 同盐酸左旋咪唑。

【规格】 10g∶50mg

【贮藏】 密封，在阴凉干燥处保存。

盐酸左旋咪唑糖浆

Yansuan Zuoxuanmizuo Tangjiang

Levamisole Hydrochloride Syrup

本品含盐酸左旋咪唑($C_{11}H_{12}N_2S \cdot HCl$)应为标示量的 90.0%～110.0%。

【性状】 本品为棕色澄清的黏稠液体。

【鉴别】 取本品 10ml，加氢氧化钠试液 4ml，加三氯甲烷 30ml，充分振摇，放置，分取三氯甲烷液，蒸干，提取物加水溶解后，加氢氧化钠试液 2ml，煮沸 10 分钟，放冷(必要时滤过)，加亚硝基铁氰化钠试液数滴，即显红色，放置后，色渐变浅。

【检查】 相对密度 本品的相对密度(通则 0601)应为 1.20～1.30。

其他 应符合糖浆剂项下有关的各项规定(通则 0116)。

【含量测定】 用内容量移液管，精密量取本品 25ml，置分液漏斗中，以水洗出移液管内的附着液，加水 10ml，振摇使盐酸左旋咪唑溶解，加氢氧化钠试液 5ml，稍振摇后，精密加入三氯甲烷 50ml，振摇提取，静置分层后，分取三氯甲烷液，经干燥滤纸滤过，精密量取续滤液 25ml，加冰醋酸 15ml 与结晶紫指示液 1 滴，用高氯酸滴定液[0.05mol/L 或 0.02mol/L (10ml∶20mg)规格]滴定至溶液显蓝色，并将滴定的结果用空白试验校正。每 1ml 高氯酸滴定液(0.05mol/L)或(0.02mol/L)分别相当于 12.04mg 或 4.815mg 的$C_{11}H_{12}N_2S \cdot HCl$。

【类别】 同盐酸左旋咪唑。

【规格】 (1)10ml∶20mg (2)100ml∶0.8g (3)500ml∶4.0g (4)2000ml∶16.0g

【贮藏】 遮光，密封保存。

盐酸布比卡因

Yansuan Bubikayin

Bupivacaine Hydrochloride

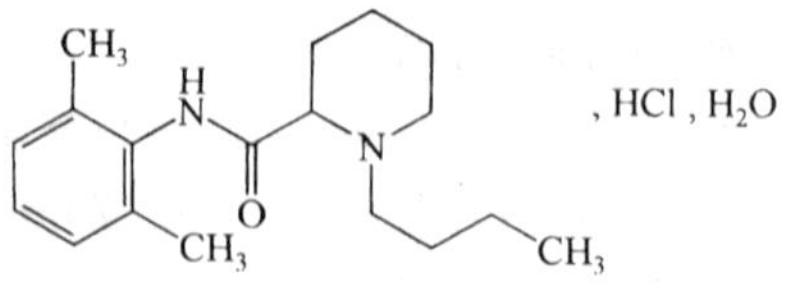

$C_{18}H_{28}N_2O \cdot HCl \cdot H_2O$ 342.91

本品为 1-丁基-*N*-(2,6-二甲苯基)-2-哌啶甲酰胺盐酸盐一水合物。按干燥品计算，含 $C_{18}H_{28}N_2O \cdot HCl$ 不得少于 98.5%。

【性状】 本品为白色结晶性粉末；无臭。

本品在乙醇中易溶，在水中溶解，在三氯甲烷中微溶，在乙醚中几乎不溶。

【鉴别】 (1)取本品，精密称定，按干燥品计算，加 0.01mol/L 盐酸溶液溶解并定量稀释制成每 1ml 中约含 0.40mg 的溶液，照紫外-可见分光光度法(通则 0401)测定，在 263nm 与 271nm 的波长处有最大吸收，其吸光度分别为 0.53～0.58 与 0.43～0.48。

(2)本品的红外光吸收图谱应与对照的图谱(光谱集 324 图)一致。

(3)本品的水溶液显氯化物鉴别(1)的反应(通则 0301)。

【检查】 酸度 取本品 0.10g，加水 10ml 使溶解，依法测定(通则 0631)，pH 值应为 4.5～6.0。

溶液的澄清度与颜色 取本品 1.0g，加水 50ml 溶解后，溶液应澄清无色。

有关物质 照高效液相色谱法(通则 0512)测定。

供试品溶液 取本品，加流动相溶解并稀释制成每 1ml 中约含 2mg 的溶液。

对照溶液 精密量取供试品溶液 1ml，置 100ml 量瓶中，用流动相稀释至刻度，摇匀。

色谱条件 用十八烷基硅烷键合硅胶为填充剂；以 0.05mol/L 磷酸盐缓冲液(取磷酸二氢钾 6.8g 与氢氧化钠 1.87g，加水 1000ml 使溶解，调节 pH 值至 8.0)-乙腈(35∶65)为流动相；检测波长为 240nm；进样体积 20μl。

测定法 精密量取供试品溶液与对照溶液，分别注入液相色谱仪，记录色谱图至主成分峰保留时间的 3 倍。

限度 供试品溶液色谱图中如有杂质峰，各杂质峰面积的和不得大于对照溶液主峰面积(1.0%)。

干燥失重 取本品，在 105℃干燥至恒重，减失重量应为 4.5%～6.0%(通则 0831)。

炽灼残渣 取本品 1.0g，依法检查(通则 0841)，遗留残渣不得过 0.1%。

铜盐 取本品 0.25g，加水 10ml 溶解后，加 0.05mol/L 乙二胺四醋酸二钠溶液 0.25ml，摇匀，放置 2 分钟，加枸橼酸 0.20g、氨试液 1.0ml 与二乙基二硫代氨基甲酸钠试液 1.0ml，摇匀，加四氯化碳 5ml 振摇提取 2 分钟；四氯化碳层如显色，与标准硫酸铜溶液(每 1ml 相当于 10μg 的 Cu)3.0ml,加水至 400ml,摇匀,吸取 10ml,用同一方法制成的对照液比较,不得更深(0.0003%)。

铁盐　取炽灼残渣项下遗留的残渣,加盐酸 2ml,置水浴上蒸干,再加稀盐酸 4ml,微温溶解后,加水 30ml 与过硫酸铵 50mg,依法检查(通则 0807),与标准铁溶液 1.0ml 用同一方法制成的对照液比较,不得更深(0.001%)。

【含量测定】　取本品约 0.2g,精密称定,加冰醋酸 20ml 与醋酐 20ml 溶解后,照电位滴定法(通则 0701),用高氯酸滴定液(0.1mol/L)滴定,并将滴定的结果用空白试验校正。每 1ml 高氯酸滴定液(0.1mol/L)相当于 32.49mg 的 $C_{18}H_{28}N_2O \cdot HCl$。

【类别】　局麻药。

【贮藏】　遮光,密封保存。

【制剂】　盐酸布比卡因注射液

盐酸布比卡因注射液

Yansuan Bubikayin Zhusheye

Bupivacaine Hydrochloride Injection

本品为盐酸布比卡因的灭菌水溶液。含盐酸布比卡因,按 $C_{18}H_{28}N_2O \cdot HCl$ 计,应为标示量的 90.0%～110.0%。

【性状】　本品为无色或几乎无色的澄明液体。

【鉴别】　(1)在含量测定项下记录的色谱图中,供试品溶液主峰的保留时间应与对照品溶液主峰的保留时间一致。

(2)量取本品适量(约相当于盐酸布比卡因 25mg),加 13.5mol/L 氨溶液 2ml,振摇,滤过,沉淀用水洗涤,于 60℃减压干燥 4 小时,再加 0.01mol/L 的盐酸甲醇溶液 10ml,使沉淀物溶解,置水浴上,搅拌,蒸干,取残渣在 105℃干燥后,照盐酸布比卡因项下的鉴别(2)项试验,显相同的结果。

【检查】　**pH 值**　应为 4.0～6.5(通则 0631)。

有关物质　照高效液相色谱法(通则 0512)测定。

供试品溶液　取本品,用流动相稀释制成每 1ml 中约含盐酸布比卡因 2mg 的溶液。

对照溶液　精密量取供试品溶液 1ml,置 100ml 量瓶中,用流动相稀释至刻度,摇匀。

色谱条件与测定法　见盐酸布比卡因有关物质项下。

限度　供试品溶液色谱图中如有杂质峰,各杂质峰面积的和不得大于对照溶液主峰面积(1.0%)。

细菌内毒素　取本品,可用 0.06EU/ml 以上的高灵敏度鲎试剂,依法检查(通则 1143),每 1mg 盐酸布比卡因中含内毒素的量应小于 0.080EU。

其他　应符合注射剂项下有关的各项规定(通则 0102)。

【含量测定】　照高效液相色谱法(通则 0512)测定。

供试品溶液　精密量取本品适量,用流动相定量稀释制成每 1ml 中约含 25μg 的溶液。

对照品溶液　取盐酸布比卡因对照品,精密称定,加流动相溶解并定量稀释制成每 1ml 中约含 25μg 的溶液。

色谱条件　用十八烷基硅烷键合硅胶为填充剂(pH 值适应范围大于 8.0);以 0.02mol/L 磷酸盐缓冲液(取磷酸二氢钾 2.72g 与氢氧化钠 0.75g,加水 1000ml 使溶解,调节 pH 值至 8.0)-乙腈(35∶65)为流动相;检测波长为 240nm;进样体积 20μl。

系统适用性要求　布比卡因峰与相邻杂质峰之间的分离度应符合要求。

测定法　精密量取供试品溶液与对照品溶液,分别注入液相色谱仪,记录色谱图。按外标法以峰面积计算。

【类别】　同盐酸布比卡因。

【规格】　按 $C_{18}H_{28}N_2O \cdot HCl$ 计　(1)2ml∶15mg　(2)5ml∶12.5mg　(3)5ml∶25mg　(4)5ml∶37.5mg

【贮藏】　遮光,密闭保存。

盐酸布桂嗪

Yansuan Buguiqin

Bucinnazine Hydrochloride

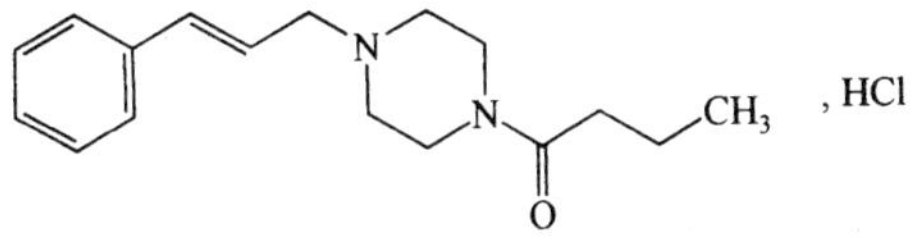

$C_{17}H_{24}N_2O \cdot HCl$　308.85

本品为 1-正丁酰基-4-肉桂基哌嗪盐酸盐。按干燥品计算,含 $C_{17}H_{24}N_2O \cdot HCl$ 不得少于 99.0%。

【性状】　本品为白色结晶性粉末;有异臭。

本品在水或三氯甲烷中易溶,在乙醇中溶解。

【鉴别】　(1)取本品约 50mg,加水 1ml 溶解后,加溴试液,颜色即消褪。

(2)取本品约 50mg,加水 2ml 溶解后,加硝酸银试液,即产生白色沉淀。

(3)取本品约 50mg,加水 1ml 溶解后,加 1%三硝基苯酚试液数滴,即产生黄色沉淀。

(4)本品的红外光吸收图谱应与对照的图谱(光谱集 315 图)一致。

【检查】　**酸度**　取本品,加水制成每 1ml 中含 0.10g 的溶液,依法测定(通则 0631),pH 值应为 3.0～4.0。

溶液的澄清度　取本品 1.0g,加水 10ml 溶解后,溶液应澄清。

有关物质　照高效液相色谱法(通则 0512)测定。

供试品溶液　取本品适量,加流动相溶解并稀释制成每 1ml 中约含 0.1mg 的溶液。

对照溶液　精密量取供试品溶液 1ml,置 500ml 量瓶中,

用流动相稀释至刻度，摇匀。

系统适用性溶液　取本品约 50mg，加 1mol/L 盐酸溶液 5ml 使溶解，放置 24 小时，加 1mol/L 氢氧化钠溶液 5ml，摇匀，取 1ml，置 50ml 量瓶中，用流动相稀释至刻度，摇匀。

色谱条件　用十八烷基硅烷键合硅胶为填充剂；以 0.1mol/L 醋酸铵溶液（用氨试液调节 pH 值至 7.0）-甲醇（25∶75）为流动相；检测波长为 252nm；进样体积 20μl。

系统适用性要求　系统适用性溶液色谱图中，出峰顺序依次为杂质Ⅰ峰与布桂嗪峰，两峰之间的分离度应大于 10。

测定法　精密量取供试品溶液与对照溶液，分别注入液相色谱仪，记录色谱图至主成分峰保留时间的 3 倍。

限度　供试品溶液色谱图中如有与杂质Ⅰ保留时间一致的色谱峰，其峰面积乘以 0.68 后不得大于对照溶液主峰面积的 0.5 倍（0.1%）；其他单个杂质峰面积不得大于对照溶液主峰面积的 0.5 倍（0.1%），其他各杂质峰面积的和不得大于对照溶液主峰面积（0.2%）。

干燥失重　取本品，在 105℃干燥至恒重，减失重量不得过 0.5%（通则 0831）。

炽灼残渣　不得过 0.1%（通则 0841）。

【含量测定】　取本品约 0.2g，精密称定，加冰醋酸 10ml 与醋酸汞试液 5ml 溶解后，加结晶紫指示液 2 滴，用高氯酸滴定液（0.1mol/L）滴定至溶液显蓝色，并将滴定的结果用空白试验校正。每 1ml 高氯酸滴定液（0.1mol/L）相当于 30.89mg 的 $C_{17}H_{24}N_2O \cdot HCl$。

【类别】　镇痛药。

【贮藏】　遮光，密封保存。

【制剂】　（1）盐酸布桂嗪片　（2）盐酸布桂嗪注射液

附：

杂质Ⅰ（苯丙烯基哌嗪）

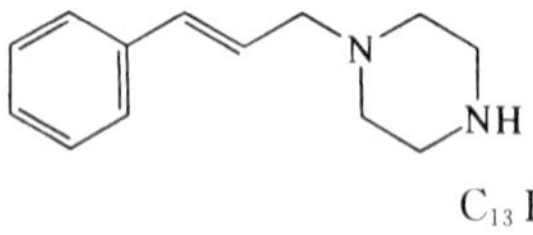

$C_{13}H_{18}N_2$　202.30

4-（1-苯基-1-丙烯基）哌嗪

盐酸布桂嗪片

Yansuan Buguiqin Pian

Bucinnazine Hydrochloride Tablets

本品含盐酸布桂嗪（$C_{17}H_{24}N_2O \cdot HCl$）应为标示量的 90.0%～110.0%。

【性状】　本品为白色或类白色片。

【鉴别】　取本品的细粉适量（约相当于盐酸布桂嗪 0.1g），加水 5ml 振摇使盐酸布桂嗪溶解，滤过，滤液照盐酸布桂嗪项下的鉴别（1）、（2）和（3）项试验，显相同的反应。

【检查】　**有关物质**　照高效液相色谱法（通则 0512）测定。

供试品溶液　取本品细粉适量，加流动相适量，充分振摇使盐酸布桂嗪溶解，并用流动相稀释制成每 1ml 中约含盐酸布桂嗪 0.1mg 的溶液，滤过，取续滤液。

对照溶液　精密量取供试品溶液 1ml，置 200ml 量瓶中，用流动相稀释至刻度，摇匀。

系统适用性溶液　取本品细粉适量（约相当于盐酸布桂嗪 50mg），加 1mol/L 盐酸溶液 5ml 使溶解，放置 24 小时，加 1mol/L 氢氧化钠溶液 5ml，摇匀，滤过，量取 1ml，置 50ml 量瓶中，用流动相稀释至刻度，摇匀。

色谱条件、系统适用性要求与测定法　见盐酸布桂嗪有关物质项下。

限度　供试品溶液色谱图中如有与杂质Ⅰ保留时间一致的色谱峰，其峰面积乘以 0.68 后不得大于对照溶液主峰面积（0.5%）；其他各杂质峰面积的和不得大于对照溶液主峰面积（0.5%）。

溶出度　照溶出度与释放度测定法（通则 0931 第一法）测定。

溶出条件　以盐酸溶液（9→1000）900ml 为溶出介质，转速为每分钟 75 转，依法操作，经 30 分钟时取样。

测定法　取溶出液 10ml，滤过，精密量取续滤液 5ml，置 25ml 量瓶中，用溶出介质稀释至刻度，摇匀。照紫外-可见分光光度法（通则 0401），在 252nm 的波长处测定吸光度，按 $C_{17}H_{24}N_2O \cdot HCl$ 的吸收系数（$E_{1cm}^{1\%}$）为 671 计算每片的溶出量。

限度　标示量的 70%，应符合规定。

其他　应符合片剂项下有关的各项规定（通则 0101）。

【含量测定】　照紫外-可见分光光度法（通则 0401）测定。

供试品溶液　取本品 20 片，精密称定，研细，精密称取适量（约相当于盐酸布桂嗪 30mg），置 100ml 量瓶中，加 0.1mol/L 盐酸溶液，振摇使盐酸布桂嗪溶解，用 0.1mol/L 盐酸溶液稀释至刻度，摇匀，滤过，精密量取续滤液 2ml，置 100ml 量瓶中，用 0.1mol/L 盐酸溶液稀释至刻度，摇匀。

测定法　取供试品溶液，在 252nm 的波长处测定吸光度，按 $C_{17}H_{24}N_2O \cdot HCl$ 的吸收系数（$E_{1cm}^{1\%}$）为 671 计算。

【类别】　同盐酸布桂嗪。

【规格】　30mg

【贮藏】　密封，在干燥处保存。

盐酸布桂嗪注射液

Yansuan Buguiqin Zhusheye

Bucinnazine Hydrochloride Injection

本品为盐酸布桂嗪的灭菌水溶液。含盐酸布桂嗪（$C_{17}H_{24}N_2O \cdot HCl$）应为标示量的 93.0%～107.0%。

【性状】 本品为无色的澄明液体。

【鉴别】 取本品，照盐酸布桂嗪项下的鉴别(1)、(2)和(3)项试验，显相同的反应。

【检查】 **pH 值** 应为 3.0～4.5(通则 0631)。

有关物质 照高效液相色谱法(通则 0512)测定。

供试品溶液 取本品，用流动相稀释制成每 1ml 中约含盐酸布桂嗪 0.1mg 的溶液。

对照溶液 精密量取供试品溶液 1ml，置 200ml 量瓶中，用流动相稀释至刻度，摇匀。

系统适用性溶液 取本品适量(约相当于盐酸布桂嗪 50mg)，加 1mol/L 盐酸溶液 5ml，放置 24 小时，加 1mol/L 氢氧化钠溶液 5ml，摇匀，滤过，量取 1ml，置 50ml 量瓶中，用流动相稀释至刻度，摇匀。

色谱条件、系统适用性要求与测定法 见盐酸布桂嗪有关物质项下。

限度 供试品溶液色谱图中如有与杂质Ⅰ保留时间一致的色谱峰，其峰面积乘以 0.68 后不得大于对照溶液主峰面积的 2 倍(1.0%)，其他各杂质峰面积的和不得大于对照溶液主峰面积(0.5%)。

细菌内毒素 取本品，依法检查(通则 1143)，每 1mg 盐酸布桂嗪中含内毒素的量应小于 3.0EU。

其他 应符合注射剂项下有关的各项规定(通则 0102)。

【含量测定】 照紫外-可见分光光度法(通则 0401)测定。

供试品溶液 精密量取本品适量(约相当于盐酸布桂嗪 50mg)，置 100ml 量瓶中，用 0.1mol/L 盐酸溶液稀释至刻度，摇匀；精密量取 2ml，置 200ml 量瓶中，用 0.1mol/L 盐酸溶液稀释至刻度，摇匀。

测定法 取供试品溶液，在 252nm 的波长处测定吸光度，按 $C_{17}H_{24}N_2O \cdot HCl$ 的吸收系数($E_{1cm}^{1\%}$)为 671 计算。

【类别】 同盐酸布桂嗪。

【规格】 (1)1ml：50mg　(2)2ml：50mg　(3)2ml：100mg

【贮藏】 遮光，密闭保存。

盐酸布替萘芬

Yansuan Butinaifen

Butenafine Hydrochloride

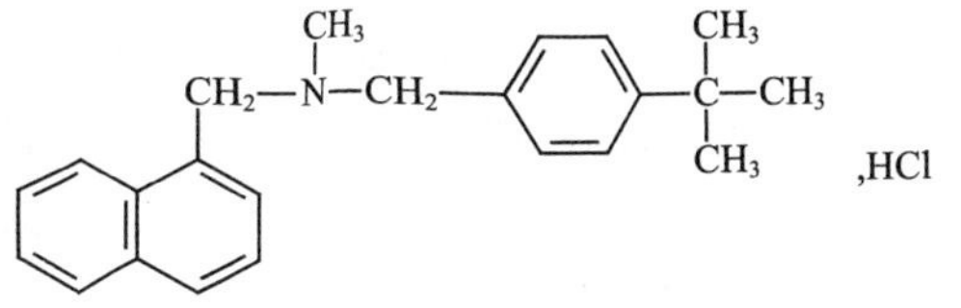

$C_{23}H_{27}N \cdot HCl$　353.94

本品为 *N*-甲基-*N*-[4-(叔丁基)苄基]-1-萘甲胺盐酸盐。按干燥品计算，含 $C_{23}H_{27}N \cdot HCl$ 不得少于 98.5%。

【性状】 本品为白色或类白色结晶性粉末；微有异臭。

本品在甲醇中易溶，在乙醇中溶解，在丙酮中微溶，在水或乙醚中几乎不溶；在盐酸溶液(9→10)中几乎不溶。

【鉴别】 (1)取本品约 5mg，加 5%硫酸溶液 5ml，超声处理，滤过，取续滤液，滴加硅钨酸试液，即产生乳白色沉淀。

(2)在含量测定项下记录的色谱图中，供试品溶液主峰的保留时间应与对照品溶液主峰的保留时间一致。

(3)本品的红外光吸收图谱应与对照的图谱(光谱集 1185 图)一致。

(4)本品的水溶液显氯化物鉴别(1)的反应(通则 0301)。

【检查】 **有关物质** 照高效液相色谱法(通则 0512)测定。

供试品溶液 取本品，加甲醇溶解并稀释制成每 1ml 中约含 1.0mg 的溶液。

对照溶液 精密量取供试品溶液 1ml，置 100ml 量瓶中，用流动相稀释至刻度，摇匀。

系统适用性溶液 取盐酸布替萘芬对照品与盐酸特比萘芬对照品适量，加甲醇溶解并稀释制成每 1ml 中各约含 0.15mg 的溶液。

色谱条件 用十八烷基硅烷键合硅胶为填充剂；以醋酸盐缓冲液(取醋酸钠 18g、冰醋酸 9.8ml，用水稀释至 1000ml)-甲醇-异丙醇(17：70：13)为流动相；检测波长为 282nm；进样体积为 10μl。

系统适用性要求 系统适用性溶液色谱图中，理论板数按布替萘芬峰计算不低于 2000，布替萘芬峰与特比萘芬峰之间的分离度应符合要求。

测定法 精密量取供试品溶液与对照溶液，分别注入液相色谱仪，记录色谱图至主成分峰保留时间的 2 倍。

限度 供试品溶液色谱图中如有杂质峰，单个杂质峰面积不得大于对照溶液主峰面积的 0.5 倍(0.5%)，各杂质峰面积的和不得大于对照溶液主峰面积(1.0%)。

干燥失重 取本品，在 105℃ 干燥至恒重，减失重量不得过 1.0%(通则 0831)。

炽灼残渣 取本品 1.0g，依法检查(通则 0841)，遗留残渣不得过 0.1%。

重金属 取炽灼残渣项下遗留的残渣，依法检查(通则 0821 第二法)，含重金属不得过百万分之二十。

【含量测定】 照高效液相色谱法(通则 0512)测定。

供试品溶液 取本品适量，精密称定，加甲醇溶解并定量稀释制成每 1ml 中约含 0.15mg 的溶液。

对照品溶液 取盐酸布替萘芬对照品适量，精密称定，加甲醇溶解并定量稀释制成每 1ml 中约含 0.15mg 的溶液。

系统适用性溶液、色谱条件与系统适用性要求 见有关物质项下。

测定法 精密量取供试品溶液与对照品溶液，分别注入液相色谱仪，记录色谱图。按外标法以峰面积计算。

【类别】 抗真菌药。

【贮藏】 遮光，密封保存。

【制剂】 (1)盐酸布替萘芬乳膏　(2)盐酸布替萘芬喷雾剂　(3)盐酸布替萘芬凝胶

盐酸布替萘芬乳膏

Yansuan Butinaifen Rugao

Butenafine Hydrochloride Cream

本品含盐酸布替萘芬($C_{23}H_{27}N \cdot HCl$)应为标示量的90.0%～110.0%。

【性状】 本品为白色乳膏。

【鉴别】 在含量测定项下记录的色谱图中，供试品溶液主峰的保留时间应与对照品溶液主峰的保留时间一致。

【检查】 应符合乳膏剂项下有关的各项规定(通则 0109)。

【含量测定】 照高效液相色谱法(通则 0512)测定。

供试品溶液　取本品适量(约相当于盐酸布替萘芬15mg)，精密称定，置100ml量瓶中，加甲醇约70ml，在60℃水浴中加热5分钟，充分振摇使盐酸布替萘芬溶解，放冷，用甲醇稀释至刻度，摇匀，置冰浴中冷却1小时，取出，迅速滤过，取续滤液放至室温。

对照品溶液、系统适用性溶液、色谱条件、系统适用性要求与测定法　见盐酸布替萘芬含量测定项下。

【类别】 同盐酸布替萘芬。

【规格】 (1)5g : 0.05g　(2)10g : 0.1g　(3)15g : 0.15g　(4)20g : 0.2g

【贮藏】 密封，阴凉处保存。

盐酸布替萘芬喷雾剂

Yansuan Butinaifen Penwuji

Butenafine Hydrochloride Spray

本品为多剂量、非定量外用喷雾剂。含盐酸布替萘芬($C_{23}H_{27}N \cdot HCl$)应为标示量的90.0%～110.0%。

【性状】 本品内容物为无色至微黄色的澄清液体。

【鉴别】 (1)在含量测定项下记录的色谱图中，供试品溶液主峰的保留时间应与对照品溶液主峰的保留时间一致。

(2)本品显氯化物鉴别(1)的反应(通则 0301)。

【检查】 应符合喷雾剂项下有关的各项规定(通则 0112)。

【含量测定】 照高效液相色谱法(通则 0512)测定。

供试品溶液　精密量取本品内容物适量，用甲醇定量稀释制成每1ml中约含盐酸布替萘芬0.15mg的溶液。

对照品溶液、系统适用性溶液、色谱条件、系统适用性要求与测定法　见盐酸布替萘芬含量测定项下。

【类别】 同盐酸布替萘芬。

【规格】 10ml : 0.1g

【贮藏】 密封，在阴凉处保存。

盐酸布替萘芬凝胶

Yansuan Butinaifen Ningjiao

Butenafine Hydrochloride Gel

本品含盐酸布替萘芬($C_{23}H_{27}N \cdot HCl$)应为标示量的90.0%～110.0%。

【性状】 本品为无色透明凝胶。

【鉴别】 (1)取本品适量，加甲醇制成每1ml中约含盐酸布替萘芬20μg的溶液，滤过，滤液照紫外-可见分光光度法(通则 0401)测定，在282nm的波长处有最大吸收，在244nm的波长处有最小吸收。

(2)在含量测定项下记录的色谱图中，供试品溶液主峰的保留时间应与对照品溶液主峰的保留时间一致。

【检查】 **有关物质**　照高效液相色谱法(通则 0512)测定。

供试品溶液　照含量测定项下供试品溶液的制备方法，自“取本品适量”起，至“摇匀，滤过”，取续滤液。

对照溶液　精密量取供试品溶液1ml，置100ml量瓶中，用甲醇稀释至刻度，摇匀。

系统适用性溶液　取盐酸布替萘芬适量，加甲醇溶解并稀释制成每1ml中约含0.1mg的溶液。

色谱条件　用十八烷基硅烷键合硅胶为填充剂；以甲醇-醋酸钠溶液(取醋酸钠6.8g，加三乙胺0.6ml，加水溶解并稀释至1000ml，再滴加冰醋酸，调节pH值至4.0)(73 : 27)为流动相；检测波长为282nm；进样体积为20μl。

系统适用性要求　系统适用性溶液色谱图中，理论板数按布替萘芬峰计算不低于2000。

测定法　精密量取供试品溶液与对照溶液，分别注入液相色谱仪，记录色谱图至主成分峰保留时间的2倍。

限度　供试品溶液色谱图中如有杂质峰，各杂质峰面积的和不得大于对照溶液主峰面积(1.0%)。

其他　应符合凝胶剂项下有关的各项规定(通则 0114)。

【含量测定】 照高效液相色谱法(通则 0512)测定。

供试品溶液　取本品适量(约相当于盐酸布替萘芬25mg)，精密称定，置50ml烧杯中，加饱和氯化钠溶液2.5ml，搅拌使凝胶变稀、分散，加入少量甲醇，待凝胶收缩成团后，将溶液转移至50ml量瓶中，再用甲醇适量分4～5次洗涤残留物，洗液并入量瓶中，用甲醇稀释至刻度，摇匀，滤过，精密量取续滤液5ml，置25ml量瓶中，用甲醇稀释至刻度，摇匀。

对照品溶液　取盐酸布替萘芬对照品适量，精密称定，加甲醇溶解并定量稀释制成每1ml中约含0.1mg的溶液。

系统适用性溶液、色谱条件与系统适用性要求　见有关物质项下。

测定法　精密量取供试品溶液与对照品溶液，分别注入液相色谱仪，记录色谱图。按外标法以峰面积计算。

【类别】　同盐酸布替萘芬。

【规格】　(1)6g∶0.06g　(2)10g∶0.1g　(3)15g∶0.15g

【贮藏】　密封，在阴凉处保存，并应防止冰冻。

盐酸平阳霉素

Yansuan Pingyangmeisu

Bleomycin A5 Hydrochloride

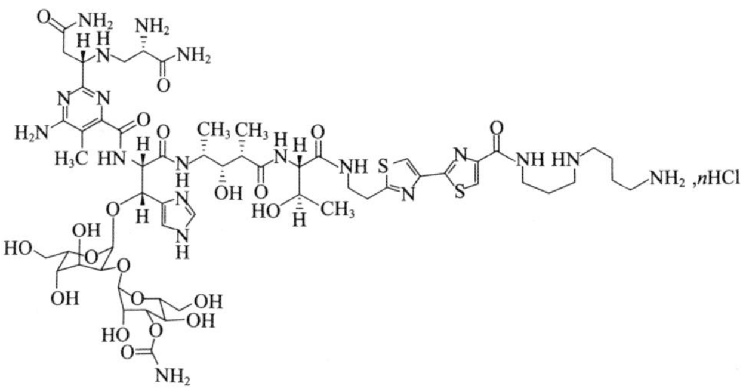

$C_{57}H_{89}N_{19}O_{21}S_2 \cdot nHCl$

本品为 N'-[3-[(4-氨基丁基)氨基]丙基]博莱霉素酰胺盐酸盐。按干燥品计算，含盐酸平阳霉素($C_{57}H_{89}N_{19}O_{21}S_2 \cdot nHCl$)不得少于85.0%。

【性状】　本品为白色或类白色疏松块状物或粉末；无臭或几乎无臭；引湿性较强。

本品在水或甲醇中易溶，在乙醇中微溶，在丙酮或乙醚中几乎不溶。

【鉴别】　(1)在含量测定项下记录的色谱图中，供试品溶液主峰的保留时间应与对照品溶液主峰的保留时间一致。

(2)取本品适量，加水溶解并稀释制成每1ml中含0.04mg的溶液，取10ml，加3%硫酸铜溶液0.05ml，照紫外-可见分光光度法(通则0401)测定，在242nm与291nm的波长处有最大吸收。

(3)本品的水溶液显氯化物鉴别(1)的反应(通则0301)。

【检查】　**酸度**　取本品，加水制成每1ml中约含4mg的溶液，依法测定(通则0631)，pH值应为4.5～6.0。

溶液的澄清度与颜色　取本品5份，各10mg，分别加水2ml使溶解，溶液应澄清无色；如显浑浊，与1号浊度标准液(通则0902第一法)比较，均不得更浓；如显色，与黄色或黄绿色2号标准比色液(通则0901第一法)比较，均不得更深。

有关物质　照高效液相色谱法(通则0512)测定。

供试品溶液　取本品适量，加水溶解并稀释制成每1ml 2.0mg的溶液。

对照溶液　精密量取供试品溶液2ml，置100ml量瓶中，用水稀释至刻度，摇匀。

系统适用性溶液　取盐酸平阳霉素两份，每份约8mg，一份加1mol/L盐酸溶液1.0ml，另一份加30%过氧化氢溶液1.0ml，摇匀，放置1小时后，混合，加水2ml，摇匀，得每1ml中约含盐酸平阳霉素2.0mg及其酸降解物(约含10%)或其氧化降解物(约含15%)的混合溶液。

色谱条件　用十八烷基硅烷键合硅胶为填充剂；以己烷磺酸钠溶液(取己烷磺酸钠7.53g与乙二胺四醋酸二钠3.72g，加0.08mol/L醋酸溶液使溶解并稀释至1000ml，用氨溶液调节pH值至4.3)为流动相A，以甲醇-乙腈(7∶3)为流动相B，按下表进行线性梯度洗脱；检测波长为254nm；进样体积为20μl。

时间(分钟)	流动相A(%)	流动相B(%)
0	70	30
15	68	32
35	60	40
36	70	30
40	70	30

系统适用性要求　系统适用性溶液色谱图中，出峰顺序为酸降解物峰、平阳霉素峰、氧化降解物峰(相对保留时间分别约为0.94、1.0、1.1)，平阳霉素峰的保留时间约为20分钟；酸降解物峰与平阳霉素峰之间的分离度应大于1.0，平阳霉素峰与氧化降解物峰之间的分离度应符合要求。

测定法　精密量取供试品溶液与对照溶液，分别注入液相色谱仪，记录色谱图。

限度　供试品溶液色谱图中如有杂质峰，最大杂质峰面积不得大于校正后对照溶液主峰面积的3.5倍(7.0%)，其他单个杂质峰面积不得大于校正后对照溶液主峰面积的2.5倍(5.0%)，各杂质峰面积的和不得大于校正后对照溶液主峰面积的7.5倍(15.0%)，小于对照溶液主峰面积0.025倍的峰忽略不计。(对照溶液主峰面积除以供试品的含量，即为校正后的对照溶液主峰面积)。

干燥失重　取本品，以五氧化二磷为干燥剂，在60℃减压干燥至恒重，减失重量不得过6.0%(通则0831)。

铜盐　照紫外-可见分光光度法(通则0401)测定。

供试品溶液　取本品约15mg，精密称定，置10ml量瓶中，加0.1mol/L盐酸溶液3ml使溶解，加入3%阿拉伯胶溶液0.4ml，摇匀，再加二乙基二硫代氨基甲酸钠试液2ml，用0.1mol/L盐酸溶液稀释至刻度，摇匀。

对照溶液　精密量取铜对照溶液[精密称取硫酸铜($CuSO_4 \cdot 5H_2O$)1.965g，置1000ml量瓶中，加0.1mol/L盐酸溶液溶解并稀释至刻度，摇匀，精密量取5ml，置500ml量瓶中，用0.1mol/L盐酸溶液稀释至刻度。每1ml中含铜0.005mg]3ml，置10ml量瓶中。自“加入3%阿拉伯胶溶液0.4ml”起，制备方法同供试品溶液。

空白溶液　精密量取 0.1mol/L 盐酸溶液 3ml，置 10ml 量瓶中。自"加入 3%阿拉伯胶溶液 0.4ml"起，制备方法同供试品溶液。

测定法　以空白溶液作为空白，取供试品溶液与对照溶液，在 450nm 的波长处分别测定吸光度。

限度　含铜量不得过 0.1%。

异常毒性　取本品，加氯化钠注射液制成每 1ml 中含 2mg 的溶液，依法检查（通则 1141），观察 7 天，应符合规定。（供注射用）

细菌内毒素　取本品，依法检查（通则 1143），每 1mg 盐酸平阳霉素中含内毒素的量应小于 5.0EU。（供注射用）

降压物质　取本品适量，依法检查（通则 1145），剂量按猫体重每 1kg 注射盐酸平阳霉素 0.3mg，应符合规定。（供注射用）

【含量测定】　照高效液相色谱法（通则 0512）测定。

供试品溶液　取本品适量，精密称定，加水溶解并定量稀释制成每 1ml 中约含 0.4mg 的溶液。

对照品溶液　取盐酸平阳霉素对照品适量，精密称定，加水溶解并定量稀释制成每 1ml 中约含 0.4mg 的溶液。

系统适用性溶液、色谱条件与系统适用性要求　见有关物质项下。

测定法　精密量取供试品溶液与对照品溶液，分别注入液相色谱仪，记录色谱图。按外标法以峰面积计算。

【类别】　抗肿瘤抗生素类药。

【贮藏】　密封，2～8℃避光保存。

【制剂】　注射用盐酸平阳霉素

注射用盐酸平阳霉素

Zhusheyong Yansuan Pingyangmeisu

Bleomycin A5 Hydrochloride for Injection

本品为盐酸平阳霉素或加适量明胶制成的无菌冻干品。含盐酸平阳霉素（$C_{57}H_{89}N_{19}O_{21}S_2 \cdot nHCl$）应为标示量的 90.0%～110.0%。

【性状】　本品为白色疏松块状物或粉末。

【鉴别】　取本品，照盐酸平阳霉素项下的鉴别试验，显相同的结果。

【检查】　**酸度**　取本品，加水制成每 1ml 中含盐酸平阳霉素 4mg 的溶液，依法测定（通则 0631），pH 值应为 4.5～6.0。

溶液的澄清度与颜色　取本品 5 瓶，按标示量分别加水制成每 1ml 中约含 4mg 的溶液，溶液应澄清无色；如显浑浊，与 1 号浊度标准液（通则 0902 第一法）比较，均不得更浓；如显色，与黄色或黄绿色 2 号标准比色液（通则 0901 第一法）比较，均不得更深。

有关物质　照高效液相色谱法（通则 0512）测定。

供试品溶液　取本品适量，按标示量加水溶解并稀释制成每 1ml 中约含 2.0mg 的溶液。

对照溶液　精密量取供试品溶液 2ml，置 100ml 量瓶中，用水稀释至刻度，摇匀。

系统适用性溶液、色谱条件、系统适用性要求、测定法与限度　见盐酸平阳霉素有关物质项下。

含量均匀度　以含量测定项下测得的每瓶含量计算，应符合规定（通则 0941）。

铜盐　照紫外-可见分光光度法（通则 0401）测定。

供试品溶液　取本品适量，精密称定（约相当于盐酸平阳霉素 15mg），置 10ml 量瓶中，加 0.1mol/L 盐酸溶液 3ml 使溶解，加入 3%阿拉伯胶溶液 0.4ml，摇匀，再加二乙基二硫代氨基甲酸钠试液 2ml，用 0.1mol/L 盐酸溶液稀释至刻度，摇匀。

对照溶液、空白溶液、测定法与限度　见盐酸平阳霉素铜盐项下。

干燥失重与细菌内毒素　照盐酸平阳霉素项下的方法检查，均应符合规定。

无菌　取本品，用适宜溶剂溶解并稀释后，经薄膜过滤法处理，依法检查（通则 1101），应符合规定。

其他　应符合注射剂项下有关的各项规定（通则 0102）。

【含量测定】　照高效液相色谱法（通则 0512）测定。

供试品溶液　取本品 10 瓶，按标示量分别加水溶解并定量稀释制成每 1ml 中约含 0.4mg 的溶液（8mg 规格定量稀释制成每 1ml 中约含 0.32mg 的溶液）。

对照品溶液、系统适用性溶液、色谱条件与系统适用性要求　见盐酸平阳霉素含量测定项下。

测定法　见盐酸平阳霉素含量测定项下。求出 10 瓶的平均含量。

【类别】　同盐酸平阳霉素。

【规格】　(1)4mg　(2)8mg

【贮藏】　密封，在凉暗干燥处保存。

盐酸卡替洛尔

Yansuan Katiluo'er

Carteolol Hydrochloride

$C_{16}H_{24}N_2O_3 \cdot HCl$　328.84

本品为 5-[3-[(1,1-二甲基乙基)氨基]-2-羟丙氧基]-3,4-二氢-2(1*H*)-喹诺酮盐酸盐。按干燥品计算，含 $C_{16}H_{24}N_2O$

不得少于 99.0%。

【性状】 本品为白色结晶性粉末。

本品在水中溶解，在甲醇中略溶，在乙醇中极微溶解，在乙醚中几乎不溶；在冰醋酸中极微溶解。

【鉴别】 (1)取本品约 0.1g，加水 5ml 使溶解，加硫氰酸铬铵试液 5 滴，即生成淡红色沉淀。

(2)取本品，加水溶解并稀释制成每 1ml 中含 8μg 的溶液，照紫外-可见分光光度法(通则 0401)测定，在 215nm 与 252nm 的波长处有最大吸收。

(3)本品的红外光吸收图谱应与对照的图谱(光谱集 817 图)一致。

(4)本品的水溶液显氯化物鉴别(1)的反应(通则 0301)。

【检查】 **酸度** 取本品 1.0g，加水 100ml 溶解后，依法测定(通则 0631)，pH 值应为 5.0～6.0。

溶液的澄清度与颜色 取本品 1.0g，加水 30ml 溶解后，溶液应澄清无色。

有关物质 照薄层色谱法(通则 0502)试验。

供试品溶液　取本品 0.20g，加甲醇 10ml 使溶解。

对照溶液　精密量取供试品溶液 2ml，置 100ml 量瓶中，用甲醇稀释至刻度，摇匀，再精密量取 1ml，置 10ml 量瓶中，用甲醇稀释至刻度，摇匀。

色谱条件　采用硅胶 GF_{254} 薄层板，以三氯甲烷-甲醇-浓氨溶液(50 : 20 : 1)为展开剂。

测定法　吸取供试品溶液与对照溶液各 10μl，分别点于同一薄层板上，展开，晾干，置紫外光灯(254nm)下检视。

限度　供试品溶液如显杂质斑点，与对照溶液的主斑点比较，不得更深。

干燥失重 取本品，在 105℃干燥 3 小时，减失重量不得过 0.5%(通则 0831)。

炽灼残渣 取本品 1.0g，依法检查(通则 0841)，遗留残渣不得过 0.1%。

重金属 取炽灼残渣项下遗留的残渣，依法检查(通则 0821 第二法)，含重金属不得过百万分之十。

砷盐 取本品 1.0g，置坩埚中，加硝酸镁的乙醇溶液(1→50)10ml，点火燃烧后，缓缓加热灰化，如有炭化物残留，用少量硝酸润湿，再强热灰化，放冷，加盐酸 3ml，置水浴上加热溶解，用少量水移至发生瓶中，加甲基橙指示液 1 滴，再用氨试液或稀盐酸中和，作为供试品溶液，依法检查(通则 0822 第二法)，用标准砷溶液 2ml 制备标准砷对照液，应符合规定(0.0002%)。

【含量测定】 取本品约 0.5g，精密称定，加冰醋酸 30ml，在水浴上加热溶解，放冷，加醋酐 70ml，照电位滴定法(通则 0701)，用高氯酸滴定液(0.1mol/L)滴定，并将滴定的结果用空白试验校正。每 1ml 高氯酸滴定液(0.1mol/L)相当于 32.88mg 的 $C_{16}H_{24}N_2O_3 \cdot HCl$。

【类别】 β肾上腺素受体阻滞剂。

【贮藏】 密封保存。

【制剂】 盐酸卡替洛尔滴眼液

盐酸卡替洛尔滴眼液

Yansuan Katiluo'er Diyanye

Carteolol Hydrochloride Eye Drops

本品含盐酸卡替洛尔($C_{16}H_{24}N_2O_3 \cdot HCl$)应为标示量的 95.0%～105.0%。

本品加适量苯扎氯铵为抑菌剂。

【性状】 本品为无色的澄明液体。

【鉴别】 (1)取本品，用水稀释制成每 1ml 中约含盐酸卡替洛尔 8μg 的溶液，照紫外-可见分光光度法(通则 0401)测定，在 215nm 与 252nm 的波长处有最大吸收。

(2)照薄层色谱法(通则 0502)试验。

供试品溶液　取本品，用水稀释制成每 1ml 中约含盐酸卡替洛尔 5mg 的溶液。

对照品溶液　取盐酸卡替洛尔对照品适量，加水溶解并稀释制成每 1ml 中约含 5mg 的溶液。

色谱条件　采用硅胶 GF_{254} 薄层板，以三氯甲烷-甲醇-浓氨溶液(50 : 20 : 1)为展开剂。

测定法　吸取供试品溶液与对照品溶液各 2μl，分别点于同一薄层板上，展开，晾干，置紫外光灯(254nm)下检视。

限度　供试品溶液主斑点的位置和颜色应与对照品溶液的主斑点一致。

【检查】 **pH 值** 应为 6.2～7.2(通则 0631)。

渗透压摩尔浓度 照渗透压摩尔浓度测定法(通则 0632)测定，渗透压摩尔浓度比应为 0.9～1.1。

其他 应符合眼用制剂项下有关的各项规定(通则 0105)。

【含量测定】 照紫外-可见分光光度法(通则 0401)测定。

供试品溶液 精密量取本品适量，用水定量稀释制成每 1ml 中约含盐酸卡替洛尔 16μg 的溶液。

对照品溶液 取盐酸卡替洛尔对照品适量，精密称定，加水溶解并定量稀释制成每 1ml 中约含盐酸卡替洛尔 16μg 的溶液。

测定法 取供试品溶液与对照品溶液，在 252nm 的波长处分别测定吸光度，计算。

【类别】 同盐酸卡替洛尔。

【规格】 (1)5ml : 50mg　(2)5ml : 100mg

【贮藏】 密封保存。

盐酸甲氧明

Yansuan Jiayangming

Methoxamine Hydrochloride

$C_{11}H_{17}NO_3 \cdot HCl$　247.72

本品为 α-(1-氨基乙基)-2,5-二甲氧基苯甲醇盐酸盐。按干燥品计算,含 $C_{11}H_{17}NO_3 \cdot HCl$ 不得少于 99.0%。

【性状】 本品为白色结晶或结晶性粉末;无臭或几乎无臭。

本品在水中易溶,在乙醇中溶解,在三氯甲烷或乙醚中几乎不溶。

吸收系数 取本品,精密称定,加水溶解并定量稀释制成每 1ml 中约含 30μg 的溶液,照紫外-可见分光光度法(通则 0401),在 290nm 的波长处测定吸光度,吸收系数($E_{1cm}^{1\%}$)为 133～141。

【鉴别】 (1)取本品约 1mg,加甲醛硫酸试液 3 滴,即显紫色,渐变为棕色,最后成绿色。

(2)取本品约 20mg,加水 2ml,加硝酸银试液 0.5ml,即生成白色的凝乳状沉淀,能在氨试液中溶解,但在硝酸中不溶。

(3)本品的红外光吸收图谱应与对照的图谱(光谱集 329 图)一致。

【检查】 **酸度** 取本品 0.20g,加水 10ml 溶解后,依法测定(通则 0631),pH 值应为 4.5～6.0。

酮胺 取本品,加水溶解并稀释制成每 1ml 中约含 1.5mg 的溶液,照紫外-可见分光光度法(通则 0401),在 347nm 的波长处测定,吸光度不得过 0.06。

有关物质 照高效液相色谱法(通则 0512)测定。

供试品溶液　取本品,加流动相溶解并稀释制成每 1ml 中约含 1mg 的溶液。

对照溶液　精密量取供试品溶液 1ml,置 100ml 量瓶中,用流动相稀释至刻度,摇匀。

色谱条件　用十八烷基硅烷键合硅胶为填充剂;以 0.005mol/L 庚烷磺酸钠溶液(用 0.1mol/L 盐酸溶液调节 pH 值至 3.5)-甲醇(58∶42)为流动相;检测波长为 226nm;进样体积 20μl。

系统适用性要求　理论板数按甲氧明峰计算不低于 3000,甲氧明峰与相邻杂质峰之间的分离度应符合要求。

测定法　精密量取供试品溶液与对照溶液,分别注入液相色谱仪,记录色谱图至主成分峰保留时间的 2 倍。

限度　供试品溶液色谱图中如有杂质峰,各杂质峰面积的和不得大于对照溶液的主峰面积(1.0%)。

干燥失重 取本品,在 105℃干燥 2 小时,减失重量不得过 0.5%(通则 0831)。

炽灼残渣 不得过 0.2%(通则 0841)。

【含量测定】 取本品约 0.2g,精密称定,加水 50ml 使溶解,加硝酸 1ml,照电位滴定法(通则 0701),用硝酸银滴定液(0.1mol/L)滴定,每 1ml 硝酸银滴定液(0.1mol/L)相当于 24.77mg 的 $C_{11}H_{17}NO_3 \cdot HCl$。

【类别】 α 肾上腺素受体激动药。

【贮藏】 密封保存。

【制剂】 盐酸甲氧明注射液

盐酸甲氧明注射液

Yansuan Jiayangming Zhusheye

Methoxamine Hydrochloride Injection

本品为盐酸甲氧明的灭菌水溶液。含盐酸甲氧明($C_{11}H_{17}NO_3 \cdot HCl$)应为标示量的 95.0%～105.0%。

【性状】 本品为无色的澄明液体。

【鉴别】 (1)取本品 2～3 滴,置瓷蒸发皿中,在水浴上蒸干,放冷,加甲醛硫酸试液 3 滴,即显紫色,渐变为棕色,最后成绿色。

(2)取本品 1ml,加硝酸银试液 0.5ml,即发生白色的凝乳状沉淀,能在氨试液中溶解,但在硝酸中不溶。

【检查】 **pH 值** 应为 3.0～5.5(通则 0631)。

有关物质 照高效液相色谱法(通则 0512)测定。

供试品溶液　取本品,用流动相稀释制成每 1ml 中约含盐酸甲氧明 1mg 的溶液。

对照溶液　精密量取供试品溶液 1ml,置 100ml 量瓶中,用流动相稀释至刻度,摇匀。

色谱条件、系统适用性要求与测定法　见盐酸甲氧明有关物质项下。

限度　供试品溶液色谱图中如有杂质峰,各杂质峰面积的和不得大于对照溶液的主峰面积(1.0%)。

细菌内毒素 取本品,依法检查(通则 1143),每 1mg 盐酸甲氧明中含内毒素的量应小于 7.5EU。

其他 应符合注射剂项下有关的各项规定(通则 0102)。

【含量测定】 照紫外-可见分光光度法(通则 0401)测定。

供试品溶液 精密量取本品适量(约相当于盐酸甲氧明 100mg),置 250ml 量瓶中,用水稀释至刻度,摇匀;精密量取 10ml,置 100ml 量瓶中,用水稀释至刻度,摇匀。

测定法 取供试品溶液,在 290nm 的波长处测定吸光度,按 $C_{11}H_{17}NO_3 \cdot HCl$ 的吸收系数($E_{1cm}^{1\%}$)为 137 计算。

【类别】 同盐酸甲氧明。

【规格】 (1)1ml∶10mg　(2)1ml∶20mg

【贮藏】 密闭保存。

盐酸甲氯芬酯

Yansuan Jialüfenzhi

Meclofenoxate Hydrochloride

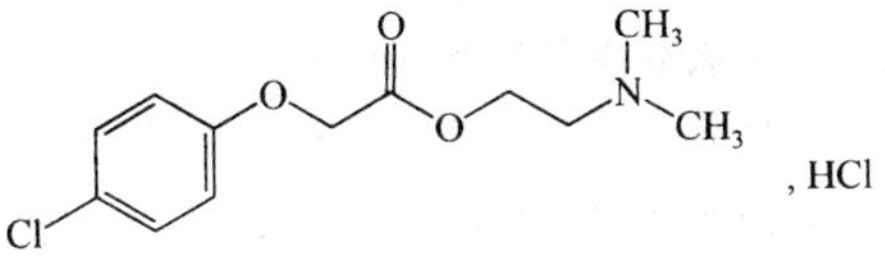

$C_{12}H_{16}ClNO_3 \cdot HCl$　294.18

本品为 2-(二甲基氨基)乙基对氯苯氧基乙酸酯盐酸盐。按干燥品计算，含 $C_{12}H_{16}ClNO_3 \cdot HCl$ 不得少于 98.5%。

【性状】 本品为白色结晶性粉末；略有特异臭。

本品在水中极易溶解，在三氯甲烷中溶解，在乙醚中几乎不溶。

熔点 本品的熔点(通则 0612)为 137～142℃。

【鉴别】 (1)取本品约 10mg，加枸橼酸醋酐试液 1ml，小火加热，渐显深紫红色。

(2)取本品约 10mg，加水 1ml 溶解后，加溴试液数滴，即产生淡黄色沉淀或浑浊。

(3)本品的红外光吸收图谱应与对照的图谱(光谱集 331 图)一致。

(4)本品显氯化物的鉴别反应(通则 0301)。

【检查】 **酸度** 取本品 0.20g，加水 20ml 使溶解，pH 值应为 3.5～4.5(通则 0631)。

溶液的澄清度 取本品 1.0g，加水 10ml 溶解后，溶液应澄清。(供注射用)

硫酸盐 取本品 1.0g，依法检查(通则 0802)，与标准硫酸钾溶液 4.8ml 制成的对照液比较，不得更浓(0.048%)。

有机酸 取本品 2.0g，加乙醚 50ml，振摇 10 分钟。用 G3 垂熔漏斗滤过，残渣用乙醚洗涤 2 次，每次 5ml，洗液与滤液合并，加中性乙醇 50ml 与酚酞指示液 5 滴，用氢氧化钠滴定液(0.1mol/L)滴定，消耗氢氧化钠滴定液(0.1mol/L)不得过 0.54ml。

有关物质 照高效液相色谱法(通则 0512)测定。临用新制。

溶剂　水(用磷酸调 pH 值至 2.5)-乙腈(40：60)。

供试品溶液　取本品约 50mg，精密称定，置 50ml 量瓶中，加溶剂适量，振摇使溶解，并稀释至刻度，摇匀。

对照溶液　精密量取供试品溶液 1ml，置 100ml 量瓶中，用溶剂稀释至刻度，摇匀。

系统适用性溶液　取盐酸甲氯芬酯约 10mg，置 10ml 量瓶中，加水 4ml 溶解，置水浴中加热 5 分钟，用乙腈稀释至刻度，摇匀。

色谱条件　用十八烷基硅烷键合硅胶为填充剂；以 0.05mol/L 辛烷磺酸钠(用磷酸调节 pH 值至 2.5)-乙腈(65：35)为流动相；检测波长为 225nm；进样体积 10μl。

系统适用性要求　系统适用性溶液色谱图中，甲氯芬酯峰与水解产物峰(相对保留时间约 0.6)之间的分离度应大于 6.0。

测定法　精密量取供试品溶液与对照溶液，分别注入液相色谱仪，记录色谱图至主成分峰保留时间的 2 倍。

限度　供试品溶液色谱图中如有杂质峰，单个杂质峰面积不得大于对照溶液主峰面积的 0.5 倍(0.5%)，各杂质峰面积的和不得大于对照溶液主峰面积(1.0%)。

干燥失重 取本品，在 105℃ 干燥至恒重，减失重量不得过 1.0%(供口服用)或 0.5%(供注射用)(通则 0831)。

炽灼残渣 不得过 0.1%(通则 0841)。

重金属 取本品 1.0g，加水 23ml 溶解后，加醋酸盐缓冲液(pH 3.5)2ml，依法检查(通则 0821 第一法)，含重金属不得过百万分之十。

无菌 取本品，用灭菌水制成每 1ml 中约含 25mg 的溶液，经薄膜过滤法处理，依法检查(通则 1101)，应符合规定。(供注射用)

【含量测定】 取本品约 0.2g，精密称定，加冰醋酸 15ml 溶解后，加醋酐 45ml，照电位滴定法(通则 0701)，用高氯酸滴定液(0.1mol/L)滴定，并将滴定结果用空白试验校正。每 1ml 高氯酸滴定液(0.1mol/L)相当于 29.42mg 的 $C_{12}H_{16}ClNO_3 \cdot HCl$。

【类别】 脑代谢改善药。

【贮藏】 遮光，密封保存。

【制剂】 (1)盐酸甲氯芬酯胶囊　(2)注射用盐酸甲氯芬酯

盐酸甲氯芬酯胶囊

Yansuan Jialüfenzhi Jiaonang

Meclofenoxate Hydrochloride Capsules

本品含盐酸甲氯芬酯($C_{12}H_{16}ClNO_3 \cdot HCl$)应为标示量的 93.0%～107.0%。

【性状】 本品内容物为白色或类白色粉末。

【鉴别】 (1)取本品的内容物适量，照盐酸甲氯芬酯项下的鉴别(1)项试验，显相同的反应。

(2)取本品的内容物适量(约相当于盐酸甲氯芬酯 20mg)，加水 20ml，振摇使盐酸甲氯芬酯溶解，滤过，取滤液，照盐酸甲氯芬酯项下的鉴别(2)、(4)项试验，显相同的反应。

(3)在含量测定项下记录的色谱图中，供试品溶液主峰的保留时间应与对照品溶液主峰的保留时间一致。

【检查】 **有关物质** 照高效液相色谱法(通则 0512)测定。临用新制。

供试品溶液　取装量差异项下的内容物，精密称取适量(约相当于盐酸甲氯芬酯 50mg)，置 50ml 量瓶中，加溶剂适量，振摇使盐酸甲氯芬酯溶解，并稀释至刻度，摇匀，滤过，取续滤液。

对照溶液　精密量取供试品溶液 1ml，置 100ml 量瓶中，用溶剂稀释至刻度，摇匀。

溶剂、系统适用性溶液、色谱条件、系统适用性要求与测定法　见盐酸甲氯芬酯有关物质项下。

限度　供试品溶液色谱图中如有杂质峰，单个杂质峰面积不得大于对照溶液主峰面积的 0.5 倍（0.5%），各杂质峰面积的和不得大于对照溶液主峰面积（1.0%）。

其他　应符合胶囊剂项下有关的各项规定（通则 0103）。

【含量测定】　照高效液相色谱法（通则 0512）测定。

供试品溶液　取装量差异项下的内容物，混合均匀，精密称取适量（约相当于盐酸甲氯芬酯 50mg），置 50ml 量瓶中，加溶剂适量，振摇使盐酸甲氯芬酯溶解，并稀释至刻度，摇匀，滤过，精密量取续滤液 5ml，置 50ml 量瓶中，用溶剂稀释至刻度，摇匀。

对照品溶液　取盐酸甲氯芬酯对照品适量，精密称定，加溶剂溶解并定量稀释制成每 1ml 中约含 0.1mg 的溶液。

溶剂、系统适用性溶液、色谱条件与系统适用性要求　见有关物质项下。

测定法　精密量取供试品溶液与对照品溶液，分别注入液相色谱仪，记录色谱图。按外标法以峰面积计算。

【类别】　同盐酸甲氯芬酯。

【规格】　（1）0.1g　（2）0.2g

【贮藏】　遮光，密封保存。

注射用盐酸甲氯芬酯

Zhusheyong Yansuan Jialüfenzhi

Meclofenoxate Hydrochloride for Injection

本品为盐酸甲氯芬酯的无菌粉末或结晶性粉末或无菌冻干制品。按平均装量计算，含盐酸甲氯芬酯（$C_{12}H_{16}ClNO_3 \cdot HCl$）应为标示量的 93.0%～107.0%。

【性状】　本品为白色结晶或结晶性粉末，或为白色或类白色疏松块状物或粉末。

【鉴别】　（1）照盐酸甲氯芬酯项下的鉴别（1）、（2）、（4）项试验，显相同的反应。

（2）在含量测定项下记录的色谱图中，供试品溶液主峰的保留时间应与对照品溶液主峰的保留时间一致。

【检查】　**酸度**　取本品，加水制成每 1ml 中约含 10mg 的溶液，依法测定，pH 值应为 3.5～4.5（通则 0631）。

溶液的澄清度　取本品，加水溶解并稀释制成每 1ml 中约含 50mg 的溶液，溶液应澄清；如显浑浊，与 1 号浊度标准液（通则 0902 第一法）比较，不得更浓。

有关物质　照高效液相色谱法（通则 0512）测定。临用新制。

供试品溶液　取装量差异项下的内容物，精密称取适量（约相当于盐酸甲氯芬酯 50mg），置 50ml 量瓶中，加溶剂适量，振摇使盐酸甲氯芬酯溶解，并稀释至刻度，摇匀。

对照溶液　精密量取供试品溶液 1ml，置 100ml 量瓶中，用溶剂稀释至刻度，摇匀。

溶剂、系统适用性溶液、色谱条件、系统适用性要求与测定法　见盐酸甲氯芬酯有关物质项下。

限度　供试品溶液色谱图中如有杂质峰，单个杂质峰面积不得大于对照溶液主峰面积的 0.5 倍（0.5%），各杂质峰面积的和不得大于对照溶液主峰面积（1.0%）。

干燥失重　取本品，在 105℃ 干燥至恒重，减失重量不得过 1.0%（通则 0831）。

细菌内毒素　取本品，依法检查（通则 1143），每 1mg 盐酸甲氯芬酯中含内毒素的量应小于 1.0EU。

无菌　取本品，用 0.9% 无菌氯化钠溶液溶解并稀释制成每 1ml 中约含 15mg 的溶液，经薄膜过滤法处理，用 0.1% 无菌蛋白胨水溶液分次冲洗（每膜不少于 300ml），以金黄色葡萄球菌为阳性对照菌，依法检查（通则 1101），应符合规定。

其他　应符合注射剂项下有关的各项规定（通则 0102）。

【含量测定】　照高效液相色谱法（通则 0512）测定。

供试品溶液　取装量差异项下的内容物，混合均匀，精密称取适量（约相当于盐酸甲氯芬酯 50mg），置 50ml 量瓶中，加溶剂适量，振摇使盐酸甲氯芬酯溶解，并稀释至刻度，摇匀，滤过，精密量取续滤液 5ml，置 50ml 量瓶中，用溶剂稀释至刻度，摇匀。

对照品溶液　取盐酸甲氯芬酯对照品适量，精密称定，加溶剂溶解并定量稀释制成每 1ml 中约含 0.1mg 的溶液。

溶剂、系统适用性溶液、色谱条件与系统适用性要求　见有关物质项下。

测定法　精密量取供试品溶液与对照品溶液，分别注入液相色谱仪，记录色谱图。按外标法以峰面积计算。

【类别】　同盐酸甲氯芬酯。

【规格】　（1）0.06g　（2）0.1g　（3）0.2g　（4）0.25g

【贮藏】　遮光，密闭保存。

盐酸四环素

Yansuan Sihuansu

Tetracycline Hydrochloride

, HCl

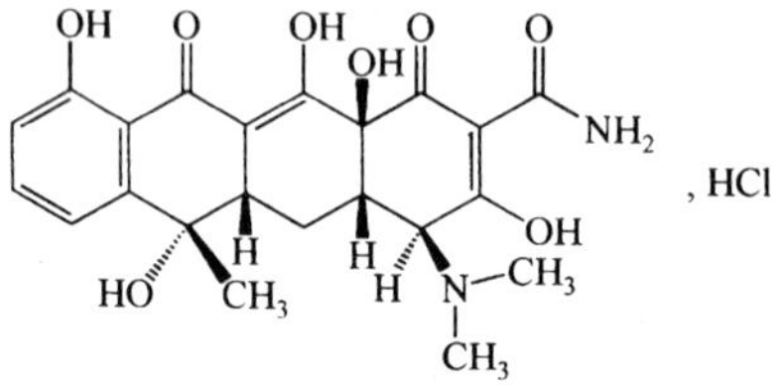

$C_{22}H_{24}N_2O_8 \cdot HCl$　480.90

本品为（4*S*，4a*S*，5a*S*，6*S*，12a*S*）-6-甲基-4-（二甲氨基）-3，6，10，12，12*a*-五羟基-1，11-二氧代-1，4，4*a*，5，5*a*，6，11，

12a-八氢-2-并四苯甲酰胺盐酸盐。按干燥品计算，含盐酸四环素($C_{22}H_{24}N_2O_8 \cdot HCl$)不得少于 95.0%。

【性状】 本品为黄色结晶性粉末；无臭；略有引湿性；遇光色渐变深，在碱性溶液中易破坏失效。

本品在水中溶解，在乙醇中微溶，在乙醚中不溶。

比旋度 取本品，精密称定，加 0.01mol/L 盐酸溶液溶解并定量稀释制成每 1ml 中约含 10mg 的溶液，依法测定(通则 0621)，比旋度为 -240°至 -258°。

【鉴别】 (1)取本品约 0.5mg，加硫酸 2ml，即显深紫色，再加三氯化铁试液 1 滴，溶液变为红棕色。

(2)在含量测定项下记录的色谱图中，供试品溶液主峰的保留时间应与对照品溶液主峰的保留时间一致。

(3)本品的红外光吸收图谱应与对照的图谱(光谱集 332 图)一致。

(4)本品的水溶液显氯化物鉴别(1)的反应(通则 0301)。

【检查】 **酸度** 取本品，加水制成每 1ml 中约含 10mg 的溶液，依法测定(通则 0631)，pH 值应为 1.8～2.8。

溶液的澄清度 取本品 5 份，各 50mg，分别加水 5ml 使溶解，溶液应澄清；如显浑浊，与 1 号浊度标准液(通则 0902 第一法)比较，均不得更浓。(供注射用)

有关物质 照高效液相色谱法(通则 0512)测定。临用新制。

供试品溶液 取本品，加 0.01mol/L 盐酸溶液溶解并稀释制成每 1ml 中约含 0.8mg 的溶液。

对照溶液 精密量取供试品溶液 2ml，置 100ml 量瓶中，用 0.01mol/L 盐酸溶液稀释至刻度，摇匀。

系统适用性溶液 取 4-差向四环素对照品、土霉素对照品、差向脱水四环素对照品、盐酸金霉素对照品及脱水四环素对照品各约 3mg 与盐酸四环素对照品约 48mg，置 100ml 量瓶中，加 0.1mol/L 盐酸溶液 10ml 使溶解后，用水稀释至刻度，摇匀。

灵敏度溶液 精密量取对照溶液 2ml，置 100ml 量瓶中，用 0.01mol/L 盐酸溶液稀释至刻度，摇匀。

色谱条件 用十八烷基硅烷键合硅胶为填充剂；以醋酸铵溶液[0.15mol/L 醋酸铵溶液-0.01mol/L 乙二胺四醋酸二钠溶液-三乙胺(100：10：1)，用醋酸调节 pH 值至 8.5]-乙腈(83：17)为流动相；检测波长为 280nm；进样体积为 10μl。

系统适用性要求 系统适用性溶液色谱图中，出峰顺序为：4-差向四环素、土霉素、差向脱水四环素、四环素、金霉素、脱水四环素，四环素峰的保留时间约为 14 分钟；4-差向四环素峰、土霉素峰、差向脱水四环素峰、四环素峰、金霉素峰各峰间的分离度均应符合要求，金霉素峰与脱水四环素峰之间的分离度应大于 1.0。灵敏度溶液色谱图中，主成分峰峰高的信噪比应大于 10。

测定法 精密量取供试品溶液与对照溶液，分别注入液相色谱仪，记录色谱图至主成分峰保留时间的 2.5 倍。

限度 供试品溶液色谱图中如有杂质峰，土霉素、4-差向四环素、盐酸金霉素、脱水四环素、差向脱水四环素按校正后的峰面积(分别乘以校正因子 1.0、1.42、1.39、0.48 与 0.62)分别不得大于对照溶液主峰面积的 0.25 倍(0.5%)、1.5 倍(3.0%)、0.5 倍(1.0%)、0.25 倍(0.5%)、0.25 倍(0.5%)，其他各杂质峰面积的和不得大于对照溶液主峰面积的 0.5 倍(1.0%)，小于灵敏度溶液主峰面积的峰忽略不计。

杂质吸光度 取本品，在 20～25℃时，加 0.8%氢氧化钠溶液制成每 1ml 中含 10mg 的溶液，照紫外-可见分光光度法(通则 0401)，置 4cm 的吸收池中，自加 0.8%氢氧化钠溶液起 5 分钟时，在 530nm 的波长处测定，吸光度不得过 0.12。(供注射用)

干燥失重 取本品，在 105℃干燥至恒重，减失重量不得过 1.0%(供口服用)或 0.5%(供注射用)(通则 0831)。

热原 取本品，加氯化钠注射液制成每 1ml 中含 5mg 的溶液，依法检查(通则 1142)，剂量按家兔体重每 1kg 缓慢注射 2ml，应符合规定。(供注射用)

无菌 取本品，用适宜溶剂溶解并稀释后，经薄膜过滤法处理，依法检查(通则 1101)，应符合规定。(供无菌分装用)

【含量测定】 照高效液相色谱法(通则 0512)测定。

供试品溶液 取本品约 25mg，精密称定，置 50ml 量瓶中，加 0.01mol/L 盐酸溶液溶解并稀释至刻度，摇匀，精密量取 5ml，置 25ml 量瓶中，用 0.01mol/L 盐酸溶液稀释至刻度，摇匀。

对照品溶液 取盐酸四环素对照品适量，精密称定，加 0.01mol/L 盐酸溶液溶解并定量稀释制成每 1ml 中约含 0.1mg 的溶液。

系统适用性溶液与色谱条件 见有关物质项下。

系统适用性要求 除灵敏度要求外，其他见有关物质项下。

测定法 精密量取供试品溶液与对照品溶液，分别注入液相色谱仪，记录色谱图。按外标法以峰面积计算。

【类别】 四环素类抗生素。

【贮藏】 遮光，密封或严封，在干燥处保存。

【制剂】 (1)盐酸四环素片 (2)盐酸四环素胶囊 (3)注射用盐酸四环素

盐酸四环素片

Yansuan Sihuansu Pian

Tetracycline Hydrochloride Tablets

本品含盐酸四环素($C_{22}H_{24}N_2O_8 \cdot HCl$)应为标示量的 90.0%～110.0%。

【性状】 本品为黄色片或糖衣片。

【鉴别】 取本品的细粉适量(约相当于盐酸四环素 25mg)，加热乙醇 25ml，浸渍 20 分钟后滤过，滤液置水浴上蒸干，残渣照盐酸四环素项下的鉴别(1)、(2)、(4)项试验，显相同的结果。

【检查】 **有关物质** 照高效液相色谱法(通则 0512)测

定。临用新制。

供试品溶液　取本品细粉适量，加 0.01mol/L 盐酸溶液溶解并稀释制成每 1ml 中约含盐酸四环素 0.8mg 溶液，滤过，取续滤液。

对照溶液　精密量取供试品溶液 2ml，置 100ml 量瓶中，用 0.01mol/L 盐酸溶液稀释至刻度，摇匀。

灵敏度溶液　精密量取对照溶液 2ml，置 100ml 量瓶中，用 0.01mol/L 盐酸溶液稀释至刻度，摇匀。

系统适用性溶液、色谱条件、系统适用性要求与测定法　见盐酸四环素有关物质项下。

限度　供试品溶液色谱图中如有杂质峰，4-差向四环素、脱水四环素、差向脱水四环素按校正后的峰面积（分别乘以校正因子 1.42、0.48 与 0.62）分别不得大于对照溶液主峰面积的 4 倍（8.0%）、0.5 倍（1.0%）、0.5 倍（1.0%），小于灵敏度溶液主峰面积的峰忽略不计。

溶出度　*糖衣片*　照溶出度与释放度测定法（通则 0931 第二法）测定。

溶出条件　以水 900ml 为溶出介质，转速为每分钟 100 转，依法操作，经 60 分钟时取样。

供试品溶液　取溶出液适量，滤过，精密量取续滤液适量，用水定量稀释制成每 1ml 中约含盐酸四环素 15μg 的溶液。

对照品溶液　取盐酸四环素对照品适量，精密称定，加水溶解并定量稀释制成每 1ml 中约含 15μg 的溶液。

测定法　取供试品溶液与对照品溶液，照紫外-可见分光光度法（通则 0401），在 276nm 的波长处分别测定吸光度，计算每片的溶出量。

限度　标示量的 75%，应符合规定。

其他　应符合片剂项下有关的各项规定（通则 0101）。

【含量测定】　照高效液相色谱法（通则 0512）测定。

供试品溶液　取本品 10 片，精密称定，研细，精密称取适量（约相当于盐酸四环素 0.25g），置 250ml 量瓶中，加 0.01mol/L 盐酸溶液溶解并稀释至刻度，摇匀，滤过，精密量取续滤液 5ml，置 50ml 量瓶中，用 0.01mol/L 盐酸溶液稀释至刻度，摇匀。

对照品溶液、系统适用性溶液、色谱条件、系统适用性要求与测定法　见盐酸四环素含量测定项下。

【类别】　同盐酸四环素。

【规格】　（1）0.125g　（2）0.25g

【贮藏】　遮光，密封，在干燥处保存。

盐酸四环素胶囊

Yansuan Sihuansu Jiaonang

Tetracycline Hydrochloride Capsules

本品含盐酸四环素（$C_{22}H_{24}N_2O_8 \cdot HCl$）应为标示量的 90.0%～110.0%。

【鉴别】　取本品的内容物，照盐酸四环素项下的鉴别（1）、（2）、（4）项试验，显相同的结果。

【检查】　**有关物质**　照高效液相色谱法（通则 0512）测定。临用新制。

供试品溶液　取装量差异项下内容物，混合均匀，精密称取适量，加 0.01mol/L 盐酸溶液溶解并稀释制成每 1ml 中约含盐酸四环素 0.8mg 溶液，滤过，取续滤液。

对照溶液　精密量取供试品溶液 2ml，置 100ml 量瓶中，用 0.01mol/L 盐酸溶液稀释至刻度，摇匀。

灵敏度溶液　精密量取对照溶液 2ml，置 100ml 量瓶中，用 0.01mol/L 盐酸溶液稀释至刻度，摇匀。

系统适用性溶液、色谱条件、系统适用性要求与测定法　见盐酸四环素有关物质项下。

限度　供试品溶液色谱图中如有杂质峰，4-差向四环素、脱水四环素、差向脱水四环素按校正后的峰面积（分别乘以校正因子 1.42、0.48 与 0.62）分别不得大于对照溶液主峰面积的 4 倍（8.0%）、0.5 倍（1.0%）、0.5 倍（1.0%），小于灵敏度溶液主峰面积的峰忽略不计。

干燥失重　取本品的内容物，在 105℃ 干燥至恒重，减失重量不得过 2.5%（通则 0831）。

溶出度　照溶出度与释放度测定法（通则 0931 第二法）测定。

溶出条件　以水 900ml 为溶出介质，转速为每分钟 75 转，依法操作，经 60 分钟时取样。

供试品溶液　取溶出液适量，滤过，精密量取续滤液适量，用水定量稀释制成每 1ml 中约含盐酸四环素 15μg 的溶液。

对照品溶液　取盐酸四环素对照品适量，精密称定，加水溶解并定量稀释制成每 1ml 中约含 15μg 的溶液。

测定法　取供试品溶液与对照品溶液，照紫外-可见分光光度法（通则 0401），在 276nm 的波长处分别测定吸光度，计算每粒的溶出量。

限度　标示量的 75%，应符合规定。

其他　应符合胶囊剂项下有关的各项规定（通则 0103）。

【含量测定】　照高效液相色谱法（通则 0512）测定。

供试品溶液　取装量差异项下的内容物，混合均匀，精密称取适量（约相当于盐酸四环素 0.25g），加 0.01mol/L 盐酸溶液溶解并定量稀释制成每 1ml 中约含盐酸四环素 0.1mg 的溶液，滤过，取续滤液。

对照品溶液、系统适用性溶液、色谱条件、系统适用性要求与测定法　见盐酸四环素含量测定项下。

【类别】　同盐酸四环素。

【规格】　0.25g

【贮藏】　遮光，密封，在干燥处保存。

注射用盐酸四环素

Zhusheyong Yansuan Sihuansu

Tetracycline Hydrochloride for Injection

本品为盐酸四环素加适量的维生素 C 或枸橼酸作为稳定剂的无菌粉末。按平均装量计算，含盐酸四环素（$C_{22}H_{24}N_2O_8 \cdot HCl$）应为标示量的 93.0%～107.0%。

【性状】 本品为黄色混有白色的结晶性粉末。

【鉴别】 取本品，照盐酸四环素项下的鉴别（1）、（2）、（4）项试验，显相同的结果。

【检查】 **溶液的澄清度** 取本品 5 瓶，按标示量分别加水制成每 1ml 中约含 10mg 的溶液，溶液应澄清；如显浑浊，与 1 号浊度标准液（通则 0902 第一法）比较，均不得更浓。

有关物质 照高效液相色谱法（通则 0512）测定。临用新制。

供试品溶液 取本品装量差异项下的内容物，混合均匀，称取适量，加 0.01mol/L 盐酸溶液溶解并稀释制成每 1ml 中约含盐酸四环素 0.8mg 的溶液。

对照溶液 精密量取供试品溶液 2ml，置 100ml 量瓶中，用 0.01mol/L 盐酸溶液稀释至刻度，摇匀。

灵敏度溶液 精密量取对照溶液 2ml，置 100ml 量瓶中，用 0.01mol/L 盐酸溶液稀释至刻度，摇匀。

系统适用性溶液、色谱条件、系统适用性要求、测定法与限度 见盐酸四环素有关物质项下。

干燥失重 取本品，在 105℃ 干燥至恒重，减失重量不得过 0.8%（通则 0831）。

酸度、杂质吸光度、热原与无菌 照盐酸四环素项下的方法检查，均应符合规定。

其他 应符合注射剂项下有关的各项规定（通则 0102）。

【含量测定】 照高效液相色谱法（通则 0512）测定。

供试品溶液 取装量差异项下的内容物约 25mg，精密称定，置 50ml 量瓶中，加 0.01mol/L 盐酸溶液溶解并稀释至刻度，摇匀，精密量取 5ml，置 25ml 量瓶中，用 0.01mol/L 盐酸溶液稀释至刻度，摇匀。

对照品溶液、系统适用性溶液、色谱条件、系统适用性要求与测定法 见盐酸四环素含量测定项下。

【类别】 同盐酸四环素。

【规格】 （1）0.125g （2）0.25g （3）0.5g

【贮藏】 遮光，密闭，在干燥处保存。

盐酸半胱氨酸

Yansuan Banguang'ansuan

Cysteine Hydrochloride

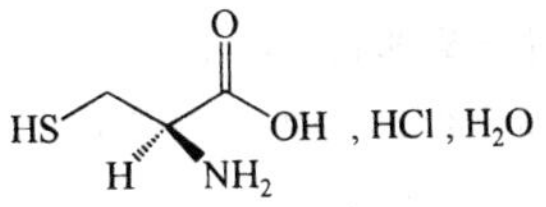

$C_3H_7NO_2S \cdot HCl \cdot H_2O$ 175.64

本品为 L-2-氨基-3-巯基丙酸盐酸盐一水合物。按干燥品计算，含 $C_3H_7NO_2S \cdot HCl$ 不得少于 98.5%。

【性状】 本品为白色或类白色结晶或结晶性粉末；有臭。

本品在水中易溶，在乙醇中略溶，在丙酮中几乎不溶。

比旋度 取本品，精密称定，加 1mol/L 盐酸溶液溶解并定量稀释制成每 1ml 中约含 80mg 的溶液，依法测定（通则 0621），比旋度为 +5.5° 至 +7.0°。

【鉴别】 （1）取其他氨基酸项下的供试品溶液与盐酸半胱氨酸对照品贮备液各 10ml，分别用水稀释至 25ml，作为供试品溶液与对照品溶液。照其他氨基酸项下的方法试验。供试品溶液所显主斑点的位置和颜色应与对照品溶液的主斑点相同。

（2）本品的红外光吸收图谱应与对照的图谱（光谱集 816 图）一致。

【检查】 **酸度** 取本品 0.20g，加水 20ml 溶解后，依法测定（通则 0631），pH 值应为 1.5～2.0。

溶液的透光率 取本品 0.5g，加水 10ml 溶解后，照紫外-可见分光光度法（通则 0401），在 430nm 的波长处测定透光率，不得低于 98.0%。

含氯量 取本品约 0.25g，精密称定，加水 10ml 与硝酸溶液（1→2）10ml 溶解后，精密加入硝酸银滴定液（0.1mol/L）25ml 与 1% 高锰酸钾溶液 50ml，在水浴上加热 30 分钟，放冷，滴加 30% 过氧化氢溶液至溶液成无色，然后加硫酸铁铵指示剂 8ml 和硝基苯 1ml，用硫氰酸铵滴定液（0.1mol/L）滴定，并将滴定的结果用空白试验校正。每 1ml 硝酸银滴定液（0.1mol/L）相当于 3.545mg 的 Cl。含氯量应为 19.8%～20.8%。

硫酸盐 取本品 0.7g，依法检查（通则 0802），与标准硫酸钾溶液 1.4ml 制成的对照液比较，不得更浓（0.02%）。

其他氨基酸 照薄层色谱法（通则 0502）试验。

供试品溶液 取本品 0.20g，置 10ml 量瓶中，加水溶解并稀释至刻度，摇匀，取 5ml，加 4% *N*-乙基顺丁烯二酰亚胺乙醇溶液 5ml，混匀，放置 5 分钟。

对照溶液 精密量取供试品溶液 1ml，置 200ml 量瓶中，用水稀释至刻度，摇匀。

盐酸半胱氨酸对照品贮备液 取盐酸半胱氨酸对照品 20mg，加水 10ml 使溶解，加 4% *N*-乙基顺丁烯二酰亚胺乙醇溶液 10ml，混匀，放置 5 分钟。

系统适用性溶液 取酪氨酸对照品 10mg，置 25ml 量瓶中,加水适量使溶解,加盐酸半胱氨酸对照品贮备液 10ml,用水稀释至刻度,摇匀。

色谱条件　采用硅胶 G 薄层板,以冰醋酸-水-正丁醇(1∶1∶3)为展开剂。

测定法　吸取供试品溶液、对照溶液与系统适用性溶液各 5μl,分别点于同一薄层板上,展开至少 15cm,晾干,80℃加热 30 分钟,喷以 0.2%茚三酮的正丁醇-2mol/L 醋酸溶液(95∶5)混合溶液,在 105℃加热约 15 分钟至斑点出现,立即检视。

系统适用性要求　对照溶液应显一个清晰的斑点,系统适用性溶液应显两个完全分离的斑点。

限度　供试品溶液如显杂质斑点,其颜色与对照溶液的主斑点比较,不得更深(0.5%)。

干燥失重　取本品,以五氧化二磷为干燥剂,减压干燥 24 小时,减失重量应为 8.0%～12.0%(通则 0831)。

炽灼残渣　取本品 1.0g,依法检查(通则 0841),遗留残渣不得过 0.1%。

铁盐　取本品 1.0g,依法检查(通则 0807),与标准铁溶液 1.0ml 制成的对照液比较,不得更深(0.001%)。

重金属　取炽灼残渣项下遗留的残渣,依法检查(通则 0821 第二法),含重金属不得过百万分之十。

砷盐　取本品 2.0g,加水 23ml 溶解后,加盐酸 5ml,依法检查(通则 0822 第一法),应符合规定(0.0001%)。

热原　取本品,加氯化钠注射液溶解并稀释制成每 1ml 中含 15mg 的溶液,依法检查(通则 1142),剂量按家兔体重每 1kg 注射 10ml,应符合规定。(供注射用)

【含量测定】　取本品约 0.25g,精密称定,置碘瓶中,加水 20ml 与碘化钾 4g,振摇溶解后,加稀盐酸 5ml,精密加入碘滴定液(0.05mol/L)25ml,于暗处放置 15 分钟,再置冰浴中冷却 5 分钟,用硫代硫酸钠滴定液(0.1mol/L)滴定,至近终点时,加淀粉指示液 2ml,继续滴定至蓝色消失,并将滴定的结果用空白试验校正。每 1ml 碘滴定液(0.05mol/L)相当于 15.76mg 的 $C_3H_7NO_2S \cdot HCl$。

【类别】　氨基酸类药。

【贮藏】　遮光,密封,在阴凉干燥处保存。

盐酸头孢甲肟

Yansuan Toubaojiawo

Cefmenoxime Hydrochloride

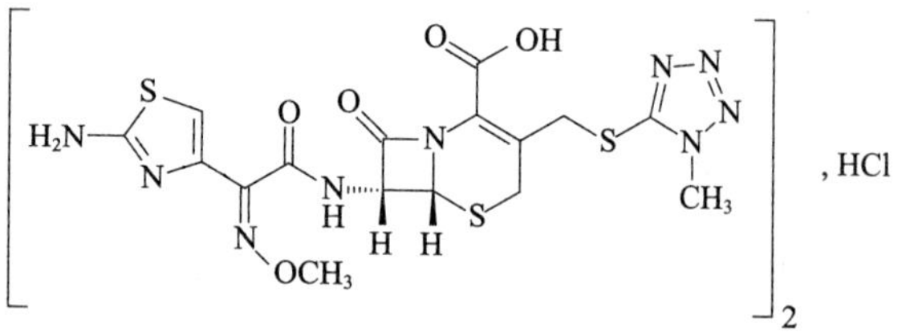

$(C_{16}H_{17}N_9O_5S_3)_2 \cdot HCl$　1059.58

本品为(6*R*,7*R*)-7-[(*Z*)-2-(2-氨基-4-噻唑基)-2-甲氧亚氨基乙酰氨基]-3-[[(1-甲基-1*H*-四氮唑-5-基)硫基]甲基]-8-氧代-5-硫杂-1-氮杂双环[4.2.0]辛-2-烯-2-甲酸盐酸盐(2∶1)。按无水物计算,含头孢甲肟($C_{16}H_{17}N_9O_5S_3$)不得少于 89.0%。

【性状】　本品为白色至淡黄色结晶或结晶性粉末;有引湿性。

本品在甲酰胺中易溶,在甲醇中微溶,在水中极微溶解,在乙醇中不溶;在 pH 6.8 磷酸盐缓冲液(取磷酸二氢钾 6.4g 与磷酸氢二钠 18.9g,加水 750ml 溶解,用 1mol/L 氢氧化钠溶液调节 pH 值至 6.8±0.1,加水稀释至 1000ml)中易溶。

比旋度　取本品,精密称定,加上述 pH 6.8 磷酸盐缓冲液溶解并定量稀释制成每 1ml 中约含 10mg 的溶液,依法测定(通则 0621),比旋度为－27°至－35°。

吸收系数　取本品,精密称定,加上述 pH 6.8 磷酸盐缓冲液溶解并定量稀释制成每 1ml 中约含 15μg 的溶液,照紫外-可见分光光度法(通则 0401),在 257nm 的波长处测定,吸收系数($E_{1cm}^{1\%}$)为 335～360。

【鉴别】　(1)在含量测定项下记录的色谱图中,供试品溶液主峰的保留时间应与对照品溶液主峰的保留时间一致。

(2)本品的红外光吸收图谱应与对照品的图谱一致(通则 0402)。

(3)取本品 10mg,加 0.5%碳酸钠溶液 1ml 溶解,再加冰醋酸 5ml 及硝酸银试液 2 滴,生成白色沉淀。

【检查】　**酸度**　取本品,加水制成每 1ml 中约含 10mg 的混悬液,依法测定(通则 0631),pH 值应为 2.5～4.0。

溶液的澄清度与颜色　取本品 5 份,各 0.55g,分别加 2%碳酸钠溶液 5ml 溶解后,溶液应澄清无色;如显浑浊,与 1 号浊度标准液(通则 0902 第一法)比较,均不得更浓;如显色,与黄色或黄绿色 7 号标准比色液(通则 0901 第一法)比较,均不得更深。

有关物质　照高效液相色谱法(通则 0512)测定。临用新制。

pH 6.8 磷酸盐缓冲液　取磷酸二氢钾 6.4g 与磷酸氢二钠 18.9g,加水 750ml 溶解,用 1mol/L 氢氧化钠溶液调节 pH 值至 6.8±0.1,加水稀释至 1000ml。

供试品溶液　取本品约 20mg,精密称定,加 pH 6.8 磷酸盐缓冲液 4ml 使溶解后,用流动相 A 定量稀释制成每 1ml 中约含 0.2mg 的溶液。

对照溶液　精密量取供试品溶液适量,用流动相 A 定量稀释制成每 1ml 中约含 2μg 的溶液。

1-甲基-5-巯基四氮唑对照品溶液　取 1-甲基-5-巯基四氮唑对照品适量,精密称定,加流动相 A 溶解并定量稀释制成每 1ml 中约含 2μg 的溶液。

系统适用性溶液(1)　取头孢甲肟对照品 10mg,加 1mol/L 氢氧化钠溶液 0.5ml,放置 30 分钟,加 1mol/L 盐酸溶液 0.5ml 中和,加 pH 6.8 磷酸盐缓冲液 2ml 使溶解,用流动相 A 稀释制成每 1ml 中约含 0.2mg 的溶液。

系统适用性溶液(2)　取头孢甲肟对照品约 20mg，加 pH 6.8 磷酸盐缓冲液 4ml 使溶解，用 1-甲基-5-巯基四氮唑对照品溶液稀释制成每 1ml 中约含头孢甲肟 0.2mg 的溶液。

色谱条件　用十八烷基硅烷键合硅胶为填充剂(4.6mm×250mm，5μm 或效能相当的色谱柱)；以水-冰醋酸-乙腈(85：1.7：15)为流动相 A，以水-冰醋酸-乙腈(50：1.7：50)为流动相 B，按下表进行线性梯度洗脱；检测波长为 254nm；进样体积为 20μl。

时间(分钟)	流动相 A(%)	流动相 B(%)
0	100	0
10	100	0
40	0	100
50	0	100
51	100	0
60	100	0

系统适用性要求　系统适用性溶液(1)色谱图中，头孢甲肟峰的保留时间约为 10 分钟，头孢甲肟峰与相邻分解产物峰(相对保留时间约为 0.77)之间的分离度应大于 4.5。系统适用性溶液(2)色谱图中，头孢甲肟峰与 1-甲基-5-巯基四氮唑峰之间的分离度应大于 12.0。

测定法　精密量取供试品溶液、对照溶液与 1-甲基-5-巯基四氮唑对照品溶液，分别注入液相色谱仪，记录色谱图。

限度　供试品溶液色谱图中如有杂质峰，含 1-甲基-5-巯基四氮唑按外标法以峰面积计算，不得过 1.0%；其他单个杂质峰面积不得大于对照溶液主峰面积(1.0%)，其他各杂质峰面积的和不得大于对照溶液主峰面积的 2 倍(2.0%)，小于对照溶液主峰面积 0.1 倍的峰忽略不计。

头孢甲肟聚合物　照分子排阻色谱法(通则 0514)测定。临用新制。

供试品溶液　取本品约 0.2g 与无水碳酸钠 50mg，精密称定，置 10ml 量瓶中，加水溶解并稀释至刻度，摇匀。

对照溶液　取头孢甲肟对照品约 21mg，精密称定，置 500ml 量瓶中，加 pH 7.0 磷酸盐缓冲液 5ml 使溶解，用水稀释至刻度，摇匀。

系统适用性溶液(1)　取蓝色葡聚糖 2000 适量，加水溶解并稀释制成每 1ml 中约含 0.2mg 的溶液。

系统适用性溶液(2)　取盐酸头孢甲肟约 0.2g 与无水碳酸钠 40mg，置 10ml 量瓶中，加系统适用性溶液(1)溶解并稀释至刻度，摇匀。

色谱条件　用葡聚糖凝胶 G-10(40～120μm)为填充剂，玻璃柱内径 1.0～1.4cm，柱长 30～45cm；以 pH 7.0 的 0.1mol/L 磷酸盐缓冲液[0.1mol/L 磷酸氢二钠溶液-0.1mol/L 磷酸二氢钠溶液(61：39)]为流动相 A，以水为流动相 B；流速约为每分钟 1.0ml；检测波长为 254nm；进样体积 100～200μl。

系统适用性要求　系统适用性溶液(1)分别在以流动相 A 与流动相 B 为流动相记录的色谱图中，按蓝色葡聚糖 2000 峰计算，理论板数均不低于 700，拖尾因子均应小于 2.0，保留时间的比值应在 0.93～1.07 之间。系统适用性溶液(2)以流动相 A 为流动相记录的色谱图中，高聚体的峰高与单体和高聚体间的谷高比应大于 1.5。对照溶液色谱图中主峰与供试品溶液色谱图中聚合物峰，与相应色谱系统中蓝色葡聚糖 2000 峰的保留时间的比值均应在 0.93～1.07 之间。以流动相 B 为流动相，精密量取对照溶液连续进样 5 次，峰面积的相对标准偏差应不大于 5.0%。

测定法　以流动相 A 为流动相，精密量取供试品溶液注入液相色谱仪，记录色谱图；以流动相 B 为流动相，精密量取对照溶液注入液相色谱仪，记录色谱图。

限度　按外标法以头孢甲肟峰面积计算，头孢甲肟聚合物的量不得过 0.5%。

残留溶剂　照残留溶剂测定法(通则 0861 第二法)测定。

供试品溶液　取本品约 0.1g，精密称定，置顶空瓶中，精密加入 *N*，*N*-二甲基甲酰胺 2ml 使溶解，密封。

对照品溶液　分别取四氢呋喃、二氯甲烷、乙酸乙酯与乙醇各适量，精密称定，用 *N*，*N*-二甲基甲酰胺定量稀释制成每 1ml 中分别约含 0.036mg、0.03mg、0.25mg 与 0.25mg 的混合溶液，精密量取 2.0ml，置顶空瓶中，密封。

色谱条件　以 6%氰丙基苯基-94%二甲基聚硅氧烷(或极性相近)为固定液的毛细管柱为色谱柱，起始温度为 60℃，维持 10 分钟，再以每分钟 20℃的速率升温至 180℃，维持 2 分钟；检测器温度为 250℃；进样口温度为 200℃；顶空瓶平衡温度为 80℃，平衡时间为 30 分钟。

系统适用性要求　对照品溶液色谱图中，各峰间的分离度应符合要求。

测定法　取供试品溶液与对照品溶液，分别顶空进样，记录色谱图。

限度　按外标法以峰面积计算，四氢呋喃、二氯甲烷、乙酸乙酯与乙醇的残留量均应符合规定。

水分　取本品，照水分测定法(通则 0832 第一法 1)测定，含水分不得过 1.5%。

重金属　取本品 1.0g，依法检查(通则 0821 第二法)，含重金属不得过百万分之二十。

可见异物　取本品 5 份，每份各 2.0g，加 0.5%碳酸钠溶液(经 0.45μm 滤膜滤过)溶解，依法检查(通则 0904)应符合规定。(供无菌分装用)

不溶性微粒　取本品，加 0.5%碳酸钠溶液(经 0.45μm 滤膜滤过)溶解并稀释制成每 1ml 中约含 20mg 的溶液，依法检查(通则 0903)，每 1g 样品中含 10μm 及 10μm 以上的微粒不得过 6000 粒，含 25μm 及 25μm 以上的微粒不得过 600 粒。(供无菌分装用)

细菌内毒素　取本品，加碳酸钠溶液(称取经 170℃加热 4 小时以上的碳酸钠 2.0g，加注射用水溶解并稀释至 100ml)溶解并稀释制成每 1ml 中约含头孢甲肟 80mg 的溶液，依法检

查(通则 1143),每 1mg 头孢甲肟中含内毒素的量应小于 0.083EU。(供注射用)

无菌　取本品,加 2%无菌碳酸钠溶液溶解并稀释制成每 1ml 中含 10mg 的溶液,经薄膜过滤法处理,用 pH 7.0 无菌氯化钠-蛋白胨缓冲液分次冲洗(每膜不少于 800ml),以大肠埃希菌为阳性对照菌,依法检查(通则 1101),应符合规定。(供无菌分装用)

【含量测定】　照高效液相色谱法(通则 0512)测定。

pH 6.8 磷酸盐缓冲液　见有关物质项下。

供试品溶液　取本品约 20mg,精密称定,加 pH 6.8 磷酸盐缓冲液 4ml 使溶解,用流动相定量稀释制成每 1ml 中约含头孢甲肟 40μg 的溶液。

对照品溶液　取头孢甲肟对照品,精密称定,加 pH 6.8 磷酸盐缓冲液 4ml 使溶解,用流动相定量稀释制成每 1ml 中约含头孢甲肟 40μg 的溶液。

系统适用性溶液　取头孢甲肟对照品 10mg,加 1mol/L 氢氧化钠溶液 0.5ml,放置 30 分钟,加 1mol/L 盐酸溶液 0.5ml 中和,加 pH 6.8 磷酸盐缓冲液 2ml 使溶解,用流动相稀释制成每 1ml 中约含 40μg 的溶液。

色谱条件　用十八烷基硅烷键合硅胶为填充剂;以水-冰醋酸-乙腈(85∶1.7∶15)为流动相;检测波长为 254nm;进样体积 20μl。

系统适用性要求　系统适用性溶液色谱图中,头孢甲肟峰的保留时间约为 10 分钟,头孢甲肟峰与相邻分解产物峰(相对保留时间约为 0.77)之间的分离度应大于 4.5。

测定法　精密量取供试品溶液与对照品溶液,分别注入液相色谱仪,记录色谱图。按外标法以峰面积计算供试品中 $C_{16}H_{17}N_9O_5S_3$ 的含量。

【类别】　β-内酰胺类抗生素,头孢菌素类。

【贮藏】　密封,在凉暗干燥处保存。

【制剂】　注射用盐酸头孢甲肟

注射用盐酸头孢甲肟

Zhusheyong Yansuan Toubaojiawo

Cefmenoxime Hydrochloride for Injection

本品为盐酸头孢甲肟加适量无水碳酸钠为助溶剂制成的无菌粉末。按平均装量计算,含头孢甲肟($C_{16}H_{17}N_9O_5S_3$)应为标示量的 90.0%~110.0%。

【性状】　本品为白色至淡黄色结晶或结晶性粉末。

【鉴别】　(1)在含量测定项下记录的色谱图中,供试品溶液主峰的保留时间应与对照品溶液主峰的保留时间一致。

(2)取本品适量,加盐酸头孢甲肟项下 pH 6.8 磷酸盐缓冲液溶解并稀释制成每 1ml 中约含头孢甲肟 15μg 的溶液,照紫外-可见光光度法(通则 0401)测定,在 232nm 的波长处有最大吸收。

(3)取本品适量,加稀酸,即泡腾,发生二氧化碳,导入氢氧化钙试液中,即生成白色沉淀。

【检查】　**酸碱度**　取本品,加水制成每 1ml 中约含头孢甲肟 0.1g 的溶液,依法测定(通则 0631),pH 值应为 6.4~7.9。

溶液的澄清度与颜色　取本品 5 瓶,按标示量分别加水制成每 1ml 中约含 0.1g 的溶液,溶液应澄清无色,如显浑浊,与 1 号浊度标准液(通则 0902 第一法)比较,均不得更浓;如显色,与黄色或黄绿色 7 号标准比色液(通则 0901 第一法)比较,均不得更深。

有关物质　照高效液相色谱法(通则 0512)测定。临用新制。

供试品溶液　取本品内容物适量,精密称定,加水适量使盐酸头孢甲肟溶解,再用流动相 A 稀释制成每 1ml 中约含头孢甲肟 0.2mg 的溶液。

对照溶液　精密量取供试品溶液适量,用流动相 A 定量稀释制成每 1ml 中约含头孢甲肟 2μg 的溶液。

1-甲基-5-巯基四氮唑对照品溶液、系统适用性溶液(1)、系统适用性溶液(2)、色谱条件、系统适用性要求与测定法　见盐酸头孢甲肟有关物质项下。

限度　供试品溶液色谱图中如有杂质峰,单个杂质峰面积不得大于对照溶液主峰面积的 1.5 倍(1.5%),各杂质峰面积的和不得大于对照溶液主峰面积的 4 倍(4.0%)。

头孢甲肟聚合物　照分子排阻色谱法(通则 0514)测定。临用新制。

供试品溶液　取本品内容物适量(相当于头孢甲肟约 0.2g),精密称定,置 10ml 量瓶中,加水使盐酸头孢甲肟溶解并稀释至刻度,摇匀。

对照溶液、系统适用性溶液(1)、系统适用性溶液(2)、色谱条件、系统适用性要求与测定法　见盐酸头孢甲肟头孢甲肟聚合物项下。

限度　按外标法以头孢甲肟峰面积计算,头孢甲肟聚合物的量不得过标示量的 1.0%。

干燥失重　取本品,在 60℃减压干燥 3 小时,减失重量不得过 1.5%(通则 0831)。

不溶性微粒　取本品,按标示量加微粒检查用水制成每 1ml 中约含 20mg 的溶液,依法检查(通则 0903),标示量为 1.0g 以下的折算为每 1.0g 样品中含 10μm 及 10μm 以上微粒不得过 6000 粒,含 25μm 及 25μm 以上的微粒不得过 600 粒;标示量为 1.0g 以上(包括 1.0g)的每个供试品容器中含 10μm 及 10μm 以上微粒不得过 6000 粒,含 25μm 及 25μm 以上的微粒不得过 600 粒。

细菌内毒素　取本品,依法检查(通则 1143),每 1mg 头孢甲肟中含内毒素的量应小于 0.083EU。

无菌　取本品,加 pH 7.0 无菌氯化钠-蛋白胨缓冲液溶解并稀释制成每 1ml 中约含 10mg 的溶液,经薄膜过滤法处理,用上述缓冲液分次冲洗(每膜不少于 800ml),以大肠埃希菌为阳性对照菌,依法检查(通则 1101),应符合规定。

其他　应符合注射剂项下有关的各项规定(通则 0102)。

【含量测定】 照高效液相色谱法（通则 0512）测定。

供试品溶液 取装量差异项下的内容物，混合均匀，精密称取适量，加水适量使盐酸头孢甲肟溶解，再用流动相定量稀释制成每 1ml 中约含头孢甲肟 40μg 的溶液。

对照品溶液、系统适用性溶液、色谱条件、系统适用性要求与测定法 见盐酸头孢甲肟含量测定项下。

【类别】 同盐酸头孢甲肟。

【规格】 按 $C_{16}H_{17}N_9O_5S_3$ 计 （1）0.25g （2）0.5g （3）1.0g （4）2.0g

【贮藏】 遮光，密闭，在阴凉干燥处保存。

盐酸头孢他美酯

Yansuan Toubaotameizhi

Cefetamet Pivoxil Hydrochloride

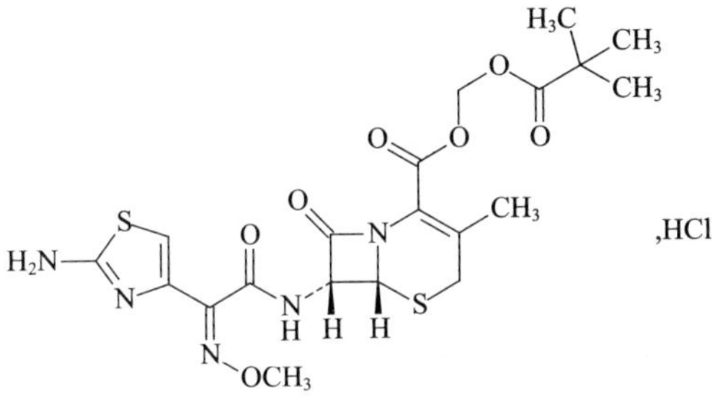

$C_{20}H_{25}N_5O_7S_2 \cdot HCl$　548.04

本品为（6*R*，7*R*）-3-甲基-7-[（*Z*）-2-（2-氨基-4-噻唑基）-2-（甲氧亚氨基）乙酰氨基]-8-氧代-5-硫杂-1-氮杂双环[4，2，0]辛-2-烯-2-甲酸新戊酰氧甲酯盐酸盐。按无水物计算，含头孢他美（$C_{14}H_{15}N_5O_5S_2$）不得少于 69.0%。

【性状】 本品为白色至淡黄色结晶性粉末；无臭。

本品在甲醇中极易溶解，在乙醇中易溶，在水或乙醚中几乎不溶。

比旋度 取本品，精密称定，加乙醇溶解并定量稀释制成每 1ml 中约含 10mg 的溶液，依法测定（通则 0621），比旋度为 +78°至 +86°。

吸收系数 取本品，精密称定，加 0.1mol/L 盐酸溶液溶解并定量稀释制成每 1ml 中约含 14μg 的溶液，照紫外-可见分光光度法（通则 0401），在 263nm 的波长处测定吸光度，吸收系数（$E_{1cm}^{1\%}$）为 327～347。

【鉴别】 （1）在含量测定项下记录的色谱图中，供试品溶液主峰的保留时间应与对照品溶液主峰的保留时间一致。

（2）本品的红外光吸收图谱应与对照品的图谱一致（通则 0402）。

（3）取本品 50mg，加甲醇 2ml 溶解后，加稀硝酸使成酸性后，滴加硝酸银试液，即生成白色凝乳状沉淀。

【检查】 **酸度** 取本品，加水制成每 1ml 中约含 10mg 的混悬液，依法测定（通则 0631），pH 值应为 2.0～4.0。

有关物质 照高效液相色谱法（通则 0512）测定。临用新制。

溶剂　乙腈溶液（9→20）。

磷酸盐缓冲液　取无水磷酸氢二钠 5.8g 与磷酸二氢钾 3.5g，加水溶解并稀释成 1000ml。

供试品溶液　取本品适量，精密称定，加溶剂溶解并定量稀释制成每 1ml 中约含 1.4mg 的溶液。

对照溶液　精密量取供试品溶液适量，用溶剂定量稀释制成每 1ml 中约含 14μg 的溶液。

对照品溶液　精密称取杂质Ⅰ对照品适量，加溶剂溶解并定量稀释制成每 1ml 中约含 14μg 的溶液。

系统适用性溶液　取头孢他美酯对照品适量，加溶剂溶解并稀释制成每 1ml 中约含 1.4mg 的溶液。

灵敏度溶液　精密量取对照溶液适量，用溶剂定量稀释制成每 1ml 中约含 0.7μg 的溶液。

色谱条件　用十八烷基硅烷键合硅胶为填充剂（4.6mm×250mm，5μm 或效能相当的色谱柱）；以乙腈-甲醇-水-磷酸盐缓冲液（180：47.5：750：67.5）为流动相 A，以乙腈-甲醇-水-磷酸盐缓冲液（540：142.5：250：22.5）为流动相 B，按下表进行线性梯度洗脱；流速为每分钟 1.0ml；柱温为 30℃；检测波长为 263nm。进样体积为 10μl。

时间（分钟）	流动相 A（%）	流动相 B（%）
0	100	0
2	100	0
40	0	100
50	0	100
51	100	0
60	100	0

系统适用性要求　系统适用性溶液色谱图中，头孢他美酯峰的保留时间约为 29 分钟，头孢他美酯峰与相对保留时间约为 0.97 和 1.03 处杂质峰之间的分离度均应不小于 2.0。灵敏度溶液色谱图中，主成分峰峰高的信噪比应不小于 10。

测定法　精密量取供试品溶液、对照溶液与对照品溶液，分别注入液相色谱仪，记录色谱图。

限度　供试品溶液色谱图中如有与杂质Ⅰ峰保留时间一致的色谱峰，按外标法以峰面积计算，不得过 1.0%，其他单个杂质峰面积不得大于对照溶液主峰面积的 1.5 倍（1.5%），其他杂质峰面积的和不得大于对照溶液主峰面积的 4 倍（4.0%），小于灵敏度溶液主峰面积的峰忽略不计。

残留溶剂 异丙醇、乙酸乙酯与丙酮　照残留溶剂测定法（通则 0861 第二法）测定。

供试品溶液　取本品约 0.2g，精密称定，置顶空瓶中，精密加入二甲基亚砜 5ml 使溶解，密封。

对照品溶液　分别取异丙醇、乙酸乙酯与丙酮适量，精密称定，加二甲基亚砜定量稀释制成每 1ml 中各约含 0.2mg 的混合溶液，精密量取5ml，置顶空瓶中，密封。

色谱条件　以聚乙二醇(PEG-20M)(或极性相近)为固定液的毛细管柱为色谱柱，起始温度为50℃，维持5分钟，以每分钟30℃的速率升温至200℃，维持3分钟；检测器温度为250℃；进样口温度为230℃；顶空瓶平衡温度为60℃，平衡时间为20分钟。

系统适用性要求　对照品溶液色谱图中，各峰之间的分离度均应符合要求。

测定法　取供试品溶液与对照品溶液，分别顶空进样，记录色谱图。

限度　按外标法以峰面积计算，异丙醇、乙酸乙酯与丙酮的残留量均应符合规定。

N,*N*-二甲基甲酰胺　照残留溶剂测定法(通则0861第三法)测定。

供试品溶液　取本品适量，精密称定，加二甲基亚砜溶解并定量稀释制成每1ml中约含50mg的溶液。

对照品溶液　取*N*,*N*-二甲基甲酰胺适量，精密称定，用二甲基亚砜定量稀释制成每1ml中约含45μg的溶液。

色谱条件　以6%氰丙基苯基-94%二甲基聚硅氧烷(或极性相近)为固定液的毛细管柱为色谱柱；起始温度为100℃，维持6分钟，以每分钟30℃的速率升至200℃，维持5分钟；检测器温度为250℃；进样口温度为230℃；进样体积1.0μl。

测定法　精密量取供试品溶液与对照品溶液，分别注入气相色谱仪，记录色谱图。

限度　按外标法以峰面积计算，*N*,*N*-二甲基甲酰胺的残留量应符合规定。

水分　取本品，照水分测定法(通则0832第一法1)测定，含水分不得过1.0%。

炽灼残渣　取本品1.0g，依法检查(通则0841)，遗留残渣不得过0.2%。

重金属　取炽灼残渣项下遗留的残渣，依法检查(通则0821第二法)，含重金属不得过百万分之二十。

【含量测定】　照高效液相色谱法(通则0512)测定。

供试品溶液　取本品适量，精密称定，加溶剂溶解并定量稀释制成每1ml中约含头孢他美0.2mg的溶液。

对照品溶液　取头孢他美酯对照品，精密称定，加溶剂溶解并定量稀释制成每1ml中约含头孢他美0.2mg的溶液。

色谱条件　用十八烷基硅烷键合硅胶为填充剂；以乙腈-甲醇-水-磷酸盐缓冲液(360∶95∶500∶45)为流动相；检测波长为263nm；进样体积10μl。

系统适用性要求　系统适用性溶液色谱图中，头孢他美酯峰与相对保留时间约为0.9和1.1处杂质峰间的分离度均应符合规定。

溶剂、磷酸盐缓冲液与系统适用性溶液　见有关物质项下。

测定法　精密量取供试品溶液与对照品溶液，分别注入液相色谱仪，记录色谱图。按外标法以峰面积计算供试品中头孢他美($C_{14}H_{15}N_5O_5S_2$)的含量。

【类别】　β-内酰胺类抗生素，头孢菌素类。

【贮藏】　遮光、密封，在阴凉干燥处保存。

【制剂】　(1)盐酸头孢他美酯干混悬剂　(2)盐酸头孢他美酯片　(3)盐酸头孢他美酯胶囊

附：

杂质Ⅰ

$C_{14}H_{15}N_5O_5S_2$　397.43

(6*R*,7*R*)-3-甲基-7-[(*Z*)-2-(2-氨基-4-噻唑基)-2-(甲氧亚氨基)乙酰氨基]-8-氧代-5-硫杂-1-氮杂双环[4,2,0]辛-2-烯-2-甲酸(头孢他美酸)

盐酸头孢他美酯干混悬剂

Yansuan Toubaotameizhi Ganhunxuanji

Cefetamet Pivoxil Hydrochloride for Suspension

本品含盐酸头孢他美酯按头孢他美($C_{14}H_{15}N_5O_5S_2$)计算，应为标示量的90.0%～120.0%。

【性状】　本品为类白色至淡黄色粉末；气芳香。

【鉴别】　(1)照薄层色谱法(通则0502)试验。

供试品溶液　取本品的内容物适量，加无水乙醇制成每1ml中约含头孢他美12.5mg的溶液，静置，取上清液。

对照品溶液　取头孢他美酯对照品适量，加无水乙醇制成每1ml中约含头孢他美12.5mg的溶液。

色谱条件　采用硅胶GF_{254}薄层板，以乙酸乙酯-乙醚-二氯甲烷-甲酸(5∶4∶5∶4)为展开剂。

测定法　吸取供试品溶液与对照品溶液各2μl，分别点于同一薄层板上，展开，晾干，置碘蒸气中显色。

结果判定　供试品溶液所显主斑点的位置和颜色应与对照品溶液主斑点的位置和颜色相同。

(2)在含量测定项下记录的色谱图中，供试品溶液主峰的保留时间应与对照品溶液主峰的保留时间一致。

(3)取本品的内容物适量(约相当于头孢他美35mg)，加甲醇2ml，振摇使盐酸头孢他美酯溶解，滤过，滤液加稀硝酸使成酸性后，滴加硝酸银试液，即生成白色凝乳状沉淀。

以上(1)、(2)两项可选做一项。

【检查】　**有关物质**　照高效液相色谱法(通则0512)测

定。临用新制。

供试品溶液　取本品的内容物适量，精密称定，加溶剂溶解并定量稀释制成每 1ml 中约含头孢他美 1.0mg 的溶液，滤过，取续滤液。

对照溶液　精密量取供试品溶液适量，用溶剂定量稀释制成每 1ml 中约含头孢他美 10μg 的溶液。

对照品溶液　精密称取杂质Ⅰ对照品适量，加溶剂溶解并定量稀释制成每 1ml 中约含 20μg 的溶液。

灵敏度溶液　精密量取对照溶液适量，用溶剂定量稀释制成每 1ml 中约含头孢他美 0.5μg 的溶液。

溶剂、磷酸盐缓冲液、系统适用性溶液、色谱条件、系统适用性要求与测定法　见盐酸头孢他美酯有关物质项下。杂质Ⅰ测定如存在辅料干扰，杂质Ⅰ检测波长改为 300nm 测定，其他杂质测定方法不变。

限度　供试品溶液色谱图中如有与杂质Ⅰ峰保留时间一致的色谱峰，按外标法以峰面积计算，不得过标示量的 2.0%，其他单个杂质峰面积不得大于对照溶液主峰面积的 2 倍(2.0%)，其他杂质峰面积的和不得大于对照溶液主峰面积的 5 倍(5.0%)，小于灵敏度溶液主峰面积的峰忽略不计。

水分　取本品的内容物适量，照水分测定法(通则 0832 第一法 1)测定，含水分不得过 2.0%。

溶出度　照溶出度与释放度测定法(通则 0931 第二法)测定。

溶出条件　以 0.1mol/L 盐酸溶液 900ml 为溶出介质，转速为每分钟 50 转，依法操作，经 30 分钟时取样。

供试品溶液　取溶出液适量，滤过，精密量取续滤液适量，用溶出介质定量稀释制成每 1ml 中约含头孢他美 10μg 的溶液。

对照品溶液　取头孢他美酯对照品适量，精密称定，加溶出介质溶解并定量稀释制成每 1ml 中约含头孢他美 10μg 的溶液。

测定法　取供试品溶液与对照品溶液，照紫外-可见分光光度法(通则 0401)，在 263nm 的波长处分别测定吸光度，计算出每袋的溶出量。

限度　标示量的 80%，应符合规定。

其他　除沉降体积比(单剂量包装)外，应符合口服混悬剂项下有关的各项规定(通则 0123)。

【含量测定】　照高效液相色谱法(通则 0512)测定。

供试品溶液　取装量差异项下的内容物，混合均匀，精密称取适量(约相当于头孢他美 0.1g)，置 100ml 量瓶中，加溶剂适量，振摇使盐酸头孢他美酯溶解并稀释至刻度，摇匀，滤过，精密量取续滤液适量，用溶剂定量稀释制成每 1ml 中约含头孢他美 0.2mg 的溶液。

溶剂、磷酸盐缓冲液、对照品溶液、系统适用性溶液、色谱条件、系统适用性要求与测定法　见盐酸头孢他美酯含量测定项下。

【类别】　同盐酸头孢他美酯。

【规格】　按 $C_{14}H_{15}N_5O_5S_2$ 计　(1)90.65mg　(2)181.3mg

【贮藏】　遮光、密封，在阴凉干燥处保存。

盐酸头孢他美酯片

Yansuan Toubaotameizhi Pian

Cefetamet Pivoxil Hydrochloride Tablets

本品含盐酸头孢他美酯按头孢他美($C_{14}H_{15}N_5O_5S_2$)计算，应为标示量的 90.0%～110.0%。

【性状】　本品为薄膜衣片，除去包衣后显白色至淡黄色。

【鉴别】　(1)照薄层色谱法(通则 0502)试验。

供试品溶液　取本品的细粉适量，加无水乙醇溶解并稀释制成每 1ml 中约含头孢他美 12.5mg 的溶液，静置，取上清液。

对照品溶液　取头孢他美酯对照品适量，加无水乙醇制成每 1ml 中约含头孢他美 12.5mg 的溶液。

色谱条件　采用硅胶 GF_{254} 薄层板，以乙酸乙酯-乙醚-二氯甲烷-甲酸(5：4：5：4)为展开剂。

测定法　吸取供试品溶液与对照品溶液各 2μl，分别点于同一薄层板上，展开，晾干，置碘蒸气中显色。

结果判定　供试品溶液所显主斑点的位置和颜色应与对照品溶液主斑点的位置和颜色相同。

(2)在含量测定项下记录的色谱图中，供试品溶液主峰的保留时间应与对照品溶液主峰的保留时间一致。

(3)取本品细粉适量，加 0.1mol/L 盐酸溶液振摇使盐酸头孢他美酯溶解并稀释制成每 1ml 中约含头孢他美 10μg 的溶液，滤过，取续滤液，照紫外-可见分光光度法(通则 0401)测定，在 263nm 的波长处有最大吸收。

(4)取本品细粉适量(约相当于头孢他美 35mg)，加甲醇 2ml，振摇使盐酸头孢他美酯溶解，滤过，滤液加稀硝酸使成酸性后，滴加硝酸银试液，即生成白色凝乳状沉淀。

以上(1)、(2)两项可选做一项。

【检查】　**有关物质**　照高效液相色谱法(通则 0512)测定。临用新制。

供试品溶液　取本品的细粉适量，精密称定，加溶剂溶解并定量稀释制成每 1ml 中约含头孢他美 1.0mg 的溶液，滤过，取续滤液。

对照溶液　精密量取供试品溶液适量，用溶剂定量稀释制成每 1ml 中约含头孢他美 10μg 的溶液。

对照品溶液　精密称取杂质Ⅰ对照品适量，加溶剂溶解并定量稀释制成每 1ml 中约含 20μg 的溶液。

灵敏度溶液　精密量取对照溶液适量，用溶剂定量稀释制成每 1ml 中约含头孢他美 0.5μg 的溶液。

溶剂、磷酸盐缓冲液、系统适用性溶液、色谱条件、系统适

用性要求与测定法　见盐酸头孢他美酯有关物质项下。

限度　供试品溶液色谱图中如有与杂质Ⅰ峰保留时间一致的色谱峰，按外标法以峰面积计算，不得过标示量的2.0%，其他单个杂质峰面积不得大于对照溶液主峰面积的2倍(2.0%)，其他杂质峰面积的和不得大于对照溶液主峰面积的5倍(5.0%)，小于灵敏度溶液主峰面积的峰忽略不计。

水分　取本品细粉适量，照水分测定法(通则0832第一法1)测定，含水分不得过3.0%。

溶出度　照溶出度与释放度测定法(通则0931第二法)测定。

溶出条件　以0.1mol/L盐酸溶液900ml为溶出介质，转速为每分钟75转，依法操作，经45分钟时取样。

供试品溶液　取溶出液适量，滤过，精密量取续滤液适量，用溶出介质定量稀释制成每1ml中约含头孢他美10μg的溶液。

对照品溶液　取头孢他美酯对照品适量，精密称定，加溶出介质溶解并定量稀释制成每1ml中约含头孢他美10μg的溶液。

测定法　取供试品溶液与对照品溶液，照紫外-可见分光光度法(通则0401)，在263nm的波长处分别测定吸光度，计算出每片的溶出量。

限度　标示量的80%，应符合规定。

其他　应符合片剂项下有关的各项规定(通则0101)。

【含量测定】　照高效液相色谱法(通则0512)测定。

供试品溶液　取本品10片，精密称定，研细，精密称取适量(约相当于头孢他美0.1g)，置50ml量瓶中，加溶剂适量，振摇使盐酸头孢他美酯溶解并稀释至刻度，摇匀，滤过，精密量取续滤液适量，用溶剂定量稀释制成每1ml中约含头孢他美0.2mg的溶液。

溶剂、磷酸盐缓冲液、对照品溶液、系统适用性溶液、色谱条件、系统适用性要求与测定法　见盐酸头孢他美酯含量测定项下。

【类别】　同盐酸头孢他美酯。

【规格】　按 $C_{14}H_{15}N_5O_5S_2$ 计　(1)90.65mg　(2)181.3mg

【贮藏】　遮光、密封，在阴凉干燥处保存。

盐酸头孢他美酯胶囊

Yansuan Toubaotameizhi Jiaonang

Cefetamet Pivoxil Hydrochloride Capsules

本品含盐酸头孢他美酯按头孢他美($C_{14}H_{15}N_5O_5S_2$)计算，应为标示量的90.0%～110.0%。

【性状】　本品内容物为白色至淡黄色粉末或颗粒。

【鉴别】　(1)照薄层色谱法(通则0502)试验。

供试品溶液　取本品的内容物适量，加无水乙醇溶解并稀释制成每1ml中约含头孢他美12.5mg的溶液，静置，取上清液。

对照品溶液　取头孢他美酯对照品适量，加无水乙醇制成每1ml中约含头孢他美12.5mg的溶液。

色谱条件　采用硅胶 GF_{254} 薄层板，以乙酸乙酯-乙醚-二氯甲烷-甲酸(5∶4∶5∶4)为展开剂。

测定法　吸取供试品溶液与对照品溶液各2μl，分别点于同一薄层板上，展开，晾干，置碘蒸气中显色。

结果判定　供试品溶液所显主斑点的位置和颜色应与对照品溶液主斑点的位置和颜色相同。

(2)在含量测定项下记录的色谱图中，供试品溶液主峰的保留时间应与对照品溶液主峰的保留时间一致。

(3)取本品的内容物适量，加0.1mol/L盐酸溶液振摇使盐酸头孢他美酯溶解并稀释制成每1ml中约含头孢他美10μg的溶液，滤过，取续滤液，照紫外-可见分光光度法(通则0401)测定，在263nm的波长处有最大吸收。

(4)取本品的内容物适量(约相当于头孢他美35mg)，加甲醇2ml，振摇使盐酸头孢他美酯溶解，滤过，滤液加稀硝酸使成酸性后，滴加硝酸银试液，即生成白色凝乳状沉淀。

以上(1)、(2)两项可选做一项。

【检查】　**有关物质**　照高效液相色谱法(通则0512)测定。临用新制。

供试品溶液　取本品的内容物适量，精密称定，加溶剂溶解并定量稀释制成每1ml中约含头孢他美1.0mg的溶液，滤过，取续滤液。

对照溶液　精密量取供试品溶液适量，用溶剂定量稀释制成每1ml中约含头孢他美10μg的溶液。

对照品溶液　精密称取杂质Ⅰ对照品适量，加溶剂溶解并定量稀释制成每1ml中约含20μg的溶液。

灵敏度溶液　精密量取对照溶液适量，用溶剂定量稀释制成每1ml中约含头孢他美0.5μg的溶液。

溶剂、磷酸盐缓冲液、系统适用性溶液、色谱条件、系统适用性要求与测定法　见盐酸头孢他美酯有关物质项下。

限度　供试品溶液色谱图中如有与杂质Ⅰ峰保留时间一致的色谱峰，按外标法以峰面积计算，不得过标示量的2.0%，其他单个杂质峰面积不得大于对照溶液主峰面积的2倍(2.0%)，其他杂质峰面积的和不得大于对照溶液主峰面积的5倍(5.0%)，小于灵敏度溶液主峰面积的峰忽略不计。

水分　取本品的内容物适量，照水分测定法(通则0832第一法1)测定，含水分不得过3.0%。

溶出度　照溶出度与释放度测定法(通则0931第一法)测定。

溶出条件　以0.1mol/L盐酸溶液900ml为溶出介质，转速为每分钟100转，依法操作，经30分钟时取样。

供试品溶液　取溶出液适量，滤过，精密量取续滤液适量，用溶出介质定量稀释制成每1ml中约含头孢他美10μg的溶液。

对照品溶液　取头孢他美酯对照品适量，精密称定，加溶出介质溶解并定量稀释制成每 1ml 中约含头孢他美 10μg 的溶液。

测定法　取供试品溶液与对照品溶液，照紫外-可见分光光度法（通则 0401），在 263nm 的波长处分别测定吸光度，计算出每粒的溶出量。

限度　标示量的 85%，应符合规定。

其他　应符合胶囊剂项下有关的各项规定（通则 0103）。

【含量测定】　照高效液相色谱法（通则 0512）测定。

供试品溶液　取装量差异项下的内容物，混合均匀，精密称取适量（约相当于头孢他美 0.1g），置 50ml 量瓶中，加溶剂适量，振摇使盐酸头孢他美酯溶解并稀释至刻度，摇匀，滤过，精密量取续滤液适量，用溶剂定量稀释制成每 1ml 中约含头孢他美 0.2mg 的溶液。

溶剂、磷酸盐缓冲液、对照品溶液、系统适用性溶液、色谱条件、系统适用性要求与测定法　见盐酸头孢他美酯含量测定项下。

【类别】　同盐酸头孢他美酯。

【规格】　按 $C_{14}H_{15}N_5O_5S_2$ 计　(1)90.65mg　(2)181.3mg

【贮藏】　遮光、密封，在阴凉干燥处保存。

盐酸头孢吡肟

Yansuan Toubaobiwo

Cefepime Hydrochloride

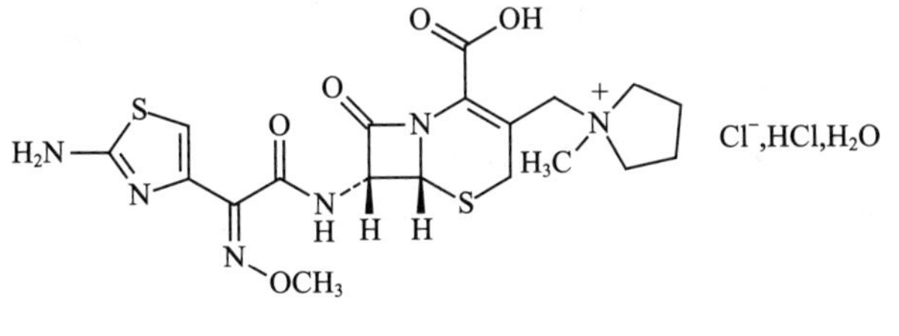

$C_{19}H_{25}ClN_6O_5S_2 \cdot HCl \cdot H_2O$　571.50

本品为氯化 1-[[(6*R*,7*R*)-7-[(2*Z*)-(2-氨基噻唑-4-基)-2-(甲氧亚氨基)乙酰氨基]-2-羧基-8-氧代-5-硫杂-1-氮杂双环[4.2.0]辛-2-烯-3-基]甲基]-1-甲基吡咯烷鎓一盐酸盐一水合物。按无水物计算，含头孢吡肟（$C_{19}H_{24}N_6O_5S_2$）应为 82.5%～91.1%。

【性状】　本品为白色至微黄色粉末或结晶性粉末；微臭，有引湿性。

本品在水或甲醇中易溶，在乙醇中微溶，在乙醚中不溶。

比旋度　取本品，精密称定，加水溶解并定量稀释制成每 1ml 中约含 10mg 的溶液，依法测定（通则 0621），比旋度为 +39°至 +47°。

吸收系数　取本品，精密称定，加水溶解并定量稀释制成每 1ml 中约含 15μg 的溶液，照紫外-可见分光光度法（通则 0401），在 259nm 的波长处测定吸光度，吸收系数（$E_{1cm}^{1\%}$）为 310～340。

【鉴别】　(1)在含量测定项下记录的色谱图中，供试品溶液主峰的保留时间应与对照品溶液主峰的保留时间一致。

(2)本品的红外光吸收图谱应与对照的图谱（光谱集 1184 图）一致。

(3)本品的水溶液显氯化物鉴别(1)的反应（通则 0301）。

【检查】　**酸度**　取本品，加水制成每 1ml 中含 10mg 的溶液，依法测定（通则 0631），pH 值应为 1.6～2.1。

溶液的澄清度与颜色　取本品 5 份，各 1.2g，分别加水 10ml 溶解后，溶液应澄清无色；如显浑浊，与 1 号浊度标准液（通则 0902 第一法）比较，均不得更浓；如显色，与黄色或黄绿色或橙黄色 8 号标准比色液（通则 0901 第一法）比较，均不得更深。

有关物质　照高效液相色谱法（通则 0512）测定。溶液应临用新制或于 4～8℃冷藏 12 小时内进样。

磷酸盐缓冲液（pH 5.0）　取磷酸二氢钾 0.68g，加水溶解并稀释至 1000ml，用 0.5mol/L 氢氧化钠溶液调节 pH 值至 5.0。

供试品溶液　取本品约 70mg，置 50ml 量瓶中，加流动相 A 溶解并稀释至刻度，摇匀。

对照溶液　精密量取供试品溶液 1ml，置 100ml 量瓶中，用流动相 A 稀释至刻度，摇匀。

系统适用性溶液　取头孢吡肟对照品与头孢吡肟 *E* 异构体对照品各适量，加流动相 A 溶解并稀释制成每 1ml 中各含 1.2mg 的溶液。

色谱条件　用十八烷基硅烷键合硅胶为填充剂；以磷酸盐缓冲液（pH 5.0）-乙腈（90：10）为流动相 A，以磷酸盐缓冲液（pH 5.0）-乙腈（50：50）为流动相 B，按下表进行线性梯度洗脱；流速为每分钟 1.0ml；检测波长为 254nm；进样体积为 10μl。

时间（分钟）	流动相 A（%）	流动相 B（%）
0	100	0
10	100	0
30	50	50
35	50	50
36	100	0
45	100	0

系统适用性要求　系统适用性溶液色谱图中，头孢吡肟峰与头孢吡肟 *E* 异构体峰之间的分离度应符合要求。

测定法　精密量取供试品溶液与对照溶液，分别注入液相色谱仪，记录色谱图。

限度　供试品溶液色谱图中如有杂质峰，头孢吡肟 *E* 异构体峰面积不得大于对照溶液主峰面积的 0.3 倍（0.3%），其他单个杂质峰面积不得大于对照溶液主峰面积的 0.2 倍(0.2%)，各杂质峰面积的和不得大于对照溶液主峰面积(1.0%)，小于对照溶液主峰面积 0.05 倍的峰忽略不计。

N-甲基吡咯烷　照高效液相色谱法(通则 0512)测定。临用新制。

供试品溶液　取本品约 0.125g，精密称定，置 25ml 量瓶中，加 0.01mol/L 硝酸溶液溶解并稀释至刻度，摇匀。

对照品溶液　取 *N*-甲基吡咯烷对照品适量，精密称定，用 0.01mol/L 硝酸溶液定量稀释制成每 1ml 中含 15μg 的溶液。

系统适用性溶液　取盐酸头孢吡肟与 *N*-甲基吡咯烷各适量，加 0.01mol/L 硝酸溶液溶解并稀释制成每 1ml 中含头孢吡肟 5mg 与 *N*-甲基吡咯烷 15μg 的混合溶液。

色谱条件　用羧酸基键合硅胶为填充剂；以 0.01mol/L 硝酸溶液-乙腈(99 : 1)为流动相；流速为每分钟 0.8ml；柱温为 35℃；电导检测；进样体积为 20μl。

系统适用性要求　系统适用性溶液用于供试品溶液中 *N*-甲基吡咯烷峰的定位。对照品溶液色谱图中，计算数次进样结果，其相对标准偏差不得过 5.0%。

测定法　精密量取供试品溶液与对照品溶液，分别注入液相色谱仪，记录色谱图。

限度　按外标法以峰面积计算，不得过 0.3%。

残留溶剂　照残留溶剂测定法(通则 0861 第一法)测定。

供试品贮备液　取本品约 1g，精密称定，置 10ml 量瓶中，用水稀释至刻度，摇匀。

供试品溶液　精密量取供试品贮备液 1ml 置顶空瓶中，再精密加水 1ml，摇匀，密封。

对照品贮备液　分别取甲醇 0.15g、丙酮 0.25g，精密称定，置 50ml 量瓶中，用水稀释至刻度，摇匀，精密量取 10ml，置 100ml 量瓶中，用水稀释至刻度，摇匀。

对照品溶液　精密量取对照品贮备液 1ml 置顶空瓶中，再精密加供试品贮备液 1ml，摇匀，密封。

系统适用性溶液　精密量取对照品贮备液 1ml 置顶空瓶中，再精密加水 1ml，摇匀，密封。

色谱条件　以 100%二甲基聚硅氧烷(或极性相近)为固定液的毛细管柱为色谱柱；柱温为 40℃，维持 12 分钟；进样口温度为 200℃；检测器温度为 250℃；顶空瓶平衡温度为 70℃，平衡时间为 30 分钟。

系统适用性要求　系统适用性溶液色谱图中，出峰顺序依次为：甲醇、丙酮，甲醇峰与丙酮峰之间的分离度应符合要求。

测定法　取供试品溶液与对照品溶液，分别顶空进样，记录色谱图。

限度　用标准加入法以峰面积计算，甲醇与丙酮的残留量均应符合规定。

水分　取本品，照水分测定法(通则 0832 第一法 1)测定，含水分应为 3.0%～4.5%。

炽灼残渣　取本品 1.0g，依法检查(通则 0841)，遗留残渣不得过 0.1%。

重金属　取炽灼残渣项下遗留的残渣，依法检查(通则 0821 第二法)，含重金属不得过百万分之二十。

可见异物　取本品 5 份，每份为制剂最大规格量，加微粒检查用水溶解，依法检查(通则 0904)，应符合规定。(供无菌分装用)

不溶性微粒　取本品，加微粒检查用水制成每 1ml 中含 50mg 的溶液，依法检查(通则 0903)，每 1g 样品中，含 10μm 及 10μm 以上的微粒不得过 6000 粒，含 25μm 及 25μm 以上的微粒不得过 600 粒。(供无菌分装用)

细菌内毒素　取本品，加 2%无内毒素的碳酸钠溶液适量，使溶解，依法检查(通则 1143)，每 1mg 头孢吡肟中含内毒素的量应小于 0.060EU。(供注射用)

无菌　取本品，加 0.9%无菌氯化钠溶液溶解并稀释制成每 1ml 中含 20mg 的溶液，经薄膜过滤法处理，用 0.1%无菌蛋白胨水溶液分次冲洗(每膜不少于 400ml)，每管培养基中加入不少于 600 万单位的青霉素酶，以金黄色葡萄球菌为阳性对照菌，依法检查(通则 1101)，应符合规定。(供无菌分装用)

【含量测定】　照高效液相色谱法(通则 0512)测定。

供试品溶液　取本品约 70mg，精密称定，置 50ml 量瓶中，加流动相溶解并稀释至刻度，摇匀。

对照品溶液　取头孢吡肟对照品适量，精密称定，加流动相溶解并定量稀释制成每 1ml 中约含头孢吡肟 1.2mg 的溶液。

色谱条件　用十八烷基硅烷键合硅胶为填充剂；以磷酸盐缓冲液(pH 5.0)-乙腈(90 : 10)为流动相；检测波长为 254nm；进样体积 10μl。

磷酸盐缓冲液(pH 5.0)、系统适用性溶液与系统适用性要求　见有关物质项下。

测定法　精密量取供试品溶液与对照品溶液，分别注入液相色谱仪，记录色谱图。按外标法以峰面积计算供试品中 $C_{19}H_{24}N_6O_5S_2$ 的含量。

【类别】　β-内酰胺类抗生素，头孢菌素类。

【贮藏】　遮光，密封，在凉暗干燥处保存。

【制剂】　注射用盐酸头孢吡肟

注射用盐酸头孢吡肟

Zhusheyong Yansuan Toubaobiwo

Cefepime Hydrochloride for Injection

本品为盐酸头孢吡肟加适量精氨酸制成的无菌粉末。按无水、无精氨酸物计算，含头孢吡肟($C_{19}H_{24}N_6O_5S_2$)应为 82.5%～91.1%；按平均装量计算，含头孢吡肟($C_{19}H_{24}N_6O_5S_2$)应为标示量的 90.0%～115.0%。

【性状】 本品为白色至微黄色粉末。

【鉴别】 在含量测定项下记录的色谱图中，供试品溶液主峰的保留时间应与对照品溶液主峰的保留时间一致。

【检查】 **酸度** 取本品，加水制成每 1ml 中含头孢吡肟 0.1g 的溶液，依法测定（通则 0631），pH 值应为 4.0～6.0。

溶液的澄清度与颜色 取本品 5 瓶，分别加水制成每 1ml 中含头孢吡肟 0.1g 的溶液，溶液应澄清无色；如显浑浊，与 1 号浊度标准液（通则 0902 第一法）比较，均不得更浓；如显色，与黄色或黄绿色或橙黄色 10 号标准比色液（通则 0901 第一法）比较，均不得更深。

有关物质 照高效液相色谱法（通则 0512）测定。溶液应临用新制或于 4～8℃冷藏 12 小时内进样。

供试品溶液 取装量差异项下的内容物，混合均匀，取适量，加流动相 A 溶解并稀释制成每 1ml 中含头孢吡肟 1.4mg 的溶液。

对照溶液 精密量取供试品溶液 1ml，置 100ml 量瓶中，用流动相 A 稀释至刻度，摇匀。

磷酸盐缓冲液（pH 5.0）、系统适用性溶液、色谱条件、系统适用性要求与测定法 见盐酸头孢吡肟有关物质项下。

限度 供试品溶液色谱图中如有杂质峰，头孢吡肟 *E* 异构体峰面积不得大于对照溶液主峰面积的 0.5 倍（0.5%），其他单个杂质峰面积不得大于对照溶液主峰面积的 0.5 倍（0.5%），各杂质峰面积的和不得大于对照溶液主峰面积 2.0 倍（2.0%）。

***N*-甲基吡咯烷** 照高效液相色谱法（通则 0512）测定。临用新制。

供试品溶液 取装量差异项下的内容物，混合均匀，精密称取适量（约相当于头孢吡肟 0.125g），置 25ml 量瓶中，加 0.01mol/L 硝酸溶液使溶解并稀释至刻度，摇匀。

对照品溶液、系统适用性溶液、色谱条件、系统适用性要求与测定法 见盐酸头孢吡肟 *N*-甲基吡咯烷项下。

限度 按外标法以峰面积计算，含 *N*-甲基吡咯烷不得过标示量的 1.0%。

水分 取本品，照水分测定法（通则 0832 第一法 1）测定，含水分不得过 4.0%。

不溶性微粒 取本品，按标示量加微粒检查用水制成每 1ml 中含 50mg 的溶液，依法检查（通则 0903），标示量为 1.0g 以下的折算为每 1g 样品中含 10μm 及 10μm 以上的微粒不得过 6000 粒，含 25μm 及 25μm 以上的微粒不得过 600 粒；标示量为 1.0g 以上（包括 1.0g）每个供试品容器中含 10μm 及 10μm 以上的微粒不得过 6000 粒，含 25μm 及 25μm 以上的微粒不得过 600 粒。

细菌内毒素 取本品，依法检查（通则 1143），每 1mg 头孢吡肟中含内毒素的量应小于 0.060EU。

无菌 取本品，照盐酸头孢吡肟项下的方法检查，应符合规定。

其他 应符合注射剂项下有关的各项规定（通则 0102）。

【含量测定】 照高效液相色谱法（通则 0512）测定。

供试品溶液 取装量差异项下的内容物，混合均匀，精密称取适量（约相当于头孢吡肟 60mg），置 200ml 量瓶中，加水溶解并稀释至刻度，摇匀。

对照品溶液 取头孢吡肟对照品和精氨酸对照品各适量，精密称定，加水溶解并定量稀释制成每 1ml 中约含头孢吡肟 0.3mg 和精氨酸 0.2mg 的混合溶液。

色谱条件 用十八烷基硅烷键合硅胶为填充剂；以含 0.015mol/L 辛烷磺酸钠的 0.1mol/L 磷酸二氢钠溶液（用氢氧化钠试液调节 pH 值至 5.0）-甲醇（92∶8）为流动相；流速为每分钟 1.5ml；检测波长为 206nm；进样体积 10μl。

系统适用性要求 对照品溶液色谱图中，头孢吡肟峰与精氨酸峰之间的分离度应符合要求。

测定法 精密量取供试品溶液与对照品溶液，分别注入液相色谱仪，记录色谱图。按外标法以峰面积计算供试品中 $C_{19}H_{24}N_6O_5S_2$ 与 $C_6H_{14}N_4O_2$ 的含量。

【类别】 同盐酸头孢吡肟。

【规格】 按 $C_{19}H_{24}N_6O_5S_2$ 计 (1)0.5g (2)1.0g

【贮藏】 遮光，密闭，在凉暗处保存。

盐酸司来吉兰

Yansuan Silaijilan

Selegiline Hydrochloride

$C_{13}H_{17}N \cdot HCl$ 223.75

本品为(*R*)-*N*,*α*-二甲基-*N*-2-丙炔基苯乙胺盐酸盐。按干燥品计算，含 $C_{13}H_{17}N \cdot HCl$ 应为 98.0%～102.0%。

【性状】 本品为白色或类白色粉末或结晶性粉末。

本品在水、甲醇或乙醇中易溶，在乙醚中几乎不溶。

熔点 本品的熔点（通则 0612）为 141～145℃。

比旋度 取本品适量，精密称定，加水溶解并定量稀释制成每 1ml 中含 100mg 的溶液，依法测定（通则 0621），比旋度为－10.0°至－12.0°。

【鉴别】 (1)在含量测定项下记录的色谱图中，供试品溶液主峰的保留时间应与对照品溶液主峰的保留时间一致。

(2)取本品，加水溶解并定量稀释制成每 1ml 中含 0.5mg 的溶液，照紫外-可见分光光度法（通则 0401），于 200～300nm 的波长范围内测定吸光度，在 252nm、257nm 与 263nm 的波长处有最大吸收。

(3)本品的红外光吸收图谱应与对照的图谱（光谱集 821 图）一致。

(4)本品的水溶液显氯化物鉴别(1)的反应(通则 0301)。

【检查】 酸度 取本品 0.20g,加水 10ml 溶解后,依法测定(通则 0631),pH 值应为 3.5～4.5。

有关物质 照高效液相色谱法(通则 0512)测定。

供试品溶液 取本品适量,精密称定,加流动相溶解并定量稀释制成每 1ml 中含盐酸司来吉兰 1mg 的溶液。

对照品溶液 取盐酸甲基安非他明对照品适量,精密称定,加流动相溶解并定量稀释制成每 1ml 中含 0.01mg 的溶液。

系统适用性溶液 取盐酸司来吉兰与盐酸甲基安非他明各适量,加流动相溶解并稀释制成每 1ml 中各约含 0.1mg 的混合溶液,摇匀。

色谱条件 用十八烷基硅烷键合硅胶为填充剂;以 0.1mol/L 磷酸二氢铵溶液(用磷酸调节 pH 值至 3.1)-乙腈(80：20)为流动相;检测波长为 205nm;进样体积 20μl。

系统适用性要求 系统适用性溶液色谱图中,理论板数按司来吉兰峰计算不低于 2000,司来吉兰峰与甲基安非他明峰之间的分离度应大于 3.0。

测定法 精密量取供试品溶液与对照品溶液,分别注入液相色谱仪,记录色谱图至主成分峰保留时间的 3 倍。

限度 供试品溶液色谱图中如有盐酸甲基安非他明峰,按外标法以峰面积计算,其含量不得大于 1.0%;其他单个杂质峰面积不得大于总峰面积的 0.2%,其他各杂质峰面积的和不得大于总峰面积的 1.0%。

***S*-异构体** 照高效液相色谱法(通则 0512)测定。

供试品溶液 取本品约 20mg,精密称定,置 10ml 量瓶中,加异丙醇 1ml 与正丁胺 10μl,振摇使盐酸司来吉兰溶解,用流动相稀释至刻度,摇匀。

对照溶液 精密量取供试品溶液适量,用流动相定量稀释制成每 1ml 中约含 10μg 的溶液。

系统适用性溶液 取消旋盐酸司来吉兰对照品 8mg,精密称定,置 10ml 量瓶中,加入异丙醇 1ml 与正丁胺 10μl,振摇使溶解,用流动相稀释至刻度。

色谱条件 用涂有纤维素-三(3,5-二甲苯基氨基甲酸酯)的硅胶为填充剂(OD-H 或效能相当的色谱柱);以环己烷-异丙醇(99.8：0.2)为流动相;检测波长为 220nm;进样体积 20μl。

系统适用性要求 系统适用性溶液色谱图中,司来吉兰与 *S*-异构体两峰之间的分离度应符合要求。

测定法 精密量取供试品溶液与对照溶液,分别注入液相色谱仪,记录色谱图。

限度 供试品溶液色谱图中如显 *S*-异构体的色谱峰,其峰面积不得大于对照溶液主峰面积(0.5%)。

残留溶剂 乙醇、乙醚与甲苯 照残留溶剂测定法(通则 0861 第二法)测定。

供试品溶液 取本品约 0.1g,精密称定,置顶空瓶中,精密加入二甲基亚砜 5ml 使溶解。

对照品溶液 分别取无水乙醇、无水乙醚与甲苯适量,精密称定,置同一量瓶中,加二甲基亚砜溶解并定量稀释制成每 1ml 中约含乙醇 60μg、乙醚 4.0μg 与甲苯 18μg 的溶液,精密量取 5ml 置顶空瓶中。

色谱条件 以 5%苯基-95%甲基硅氧烷基共聚物为固定液与 6%氰丙基苯基-94%甲基硅基氧烷基共聚物为固定液串联的毛细管柱为色谱柱;柱温起始温度为 50℃,维持 17 分钟,以每分钟 10℃的速率升温至 100℃,维持 5 分钟,再以每分钟 40℃的速率升温至 200℃,维持 20 分钟。

系统适用性要求 对照品溶液色谱图中,理论板数按甲苯峰计算不低于 1000,各峰之间的分离度应符合要求。

测定法 取供试品溶液与对照品溶液在 90℃加热 30 分钟后,分别顶空进样,记录色谱图。

限度 按外标法以峰面积计算,均应符合规定。

三氯甲烷 照残留溶剂测定法(通则 0861 第三法)测定。

供试品溶液 取本品约 50mg,精密称定,置 10ml 量瓶中,加二甲基亚砜溶解并稀释至刻度,摇匀。

对照品溶液 取三氯甲烷适量,精密称定,加二甲基亚砜定量稀释制成每 1ml 中约含 0.3μg 的溶液。

色谱条件 以 6%氰丙基苯基-94%甲基硅氧烷基共聚物为固定液的毛细管柱为色谱柱(DB624 或极性相近);柱温起始温度为 50℃,维持 12 分钟,再以每分钟 40℃的速率升温至 200℃,维持 15 分钟;用电子捕获检测器检测;进样体积 1μl。

系统适用性要求 对照品溶液色谱图中,理论板数按三氯甲烷峰计算不低于 1000。

测定法 精密量取供试品溶液与对照品溶液,分别注入气相色谱仪,记录色谱图。

限度 按外标法以峰面积计算,应符合规定。

干燥失重 取本品,在 60℃减压干燥 3 小时,依法检查(通则 0831),减失重量不得过 1.0%。

炽灼残渣 取本品 1.0g,依法检查(通则 0841),遗留残渣不得过 0.1%。

重金属 取炽灼残渣项下遗留的残渣,依法检查(通则 0821 第二法),含重金属不得过百万分之二十。

【含量测定】 照高效液相色谱法(通则 0512)测定。

供试品溶液 取本品适量,精密称定,加流动相溶解并定量稀释制成每 1ml 中约含 0.1mg 的溶液。

对照品溶液 取盐酸司来吉兰对照品适量,精密称定,加流动相溶解并定量稀释制成每 1ml 中约含 0.1mg 的溶液。

系统适用性溶液、色谱条件与系统适用性要求 见有关物质项下。

测定法 精密量取供试品溶液与对照品溶液,分别注入液相色谱仪,记录色谱图。按外标法以峰面积计算。

【类别】 B 型单胺氧化酶抑制药。

【贮藏】 遮光,密封,干燥处保存。

【制剂】 盐酸司来吉兰片

盐酸司来吉兰片

Yansuan Silaijilan Pian

Selegiline Hydrochloride Tablets

本品含盐酸司来吉兰($C_{13}H_{17}N \cdot HCl$)应为标示量的90.0%～110.0%。

【性状】 本品为白色或类白色片。

【鉴别】 在含量测定项下记录的色谱图中,供试品溶液主峰的保留时间应与对照品溶液主峰的保留时间一致。

【检查】 **有关物质** 照高效液相色谱法(通则 0512)测定。

供试品溶液 取本品细粉适量,精密称定,加流动相溶解并定量稀释制成每 1ml 中含盐酸司来吉兰 1mg 的溶液,摇匀,滤过,取续滤液。

对照品溶液、系统适用性溶液、色谱条件、系统适用性要求与测定法 见盐酸司来吉兰有关物质项下。

限度 供试品溶液色谱图中如有盐酸甲基安非他明峰,按外标法以峰面积计算,其含量不得大于盐酸司来吉兰标示量的 2.0%;其他单个杂质峰面积不得大于总峰面积的 0.5%,其他各杂质峰面积的和不得大于总峰面积的 2.0%。

***S*-异构体** 照高效液相色谱法(通则 0512)测定。

供试品溶液 取本品细粉适量(约相当于盐酸司来吉兰 20mg),置 10ml 量瓶中,加入异丙醇 1ml 与正丁胺 10μl,振摇使盐酸司来吉兰溶解,用流动相稀释至刻度,滤过,取续滤液。

对照溶液 精密量取供试品溶液适量,用流动相定量稀释制成每 1ml 中约含盐酸司来吉兰 10μg 的溶液。

系统适用性溶液、色谱条件、系统适用性要求与测定法 见盐酸司来吉兰 *S*-异构体项下。

限度 供试品溶液色谱图中如显 *S*-异构体的色谱峰,其峰面积不得大于对照溶液主峰面积(0.5%)。

含量均匀度 取本品 1 片,置 50ml 量瓶中,加流动相适量,振摇使盐酸司来吉兰溶解,用流动相稀释至刻度,摇匀,取溶液适量,离心 10 分钟,取上清液作为供试品溶液,照含量测定项下的方法,依法测定含量,应符合规定(通则 0941)。

溶出度 照溶出度与释放度测定法(通则 0931 第一法)测定。

溶出条件 以水 500ml 为溶出介质,转速为每分钟 50 转,依法操作,经 30 分钟时取样。

供试品溶液 取溶出液 10ml,滤过,取续滤液。

对照品溶液 取盐酸司来吉兰对照品适量,精密称定,加水溶解并定量稀释制成每 1ml 中约含 10μg 的溶液。

系统适用性溶液、色谱条件与系统适用性要求 见含量测定项下。

测定法 见含量测定项下。计算每片的溶出量。

限度 标示量的 80%,应符合规定。

其他 应符合片剂项下有关的各项规定(通则 0101)。

【含量测定】 照高效液相色谱法(通则 0512)测定。

供试品溶液 取本品 20 片,精密称定,研细,精密称取适量(约相当于盐酸司来吉兰 25mg),加流动相使盐酸司来吉兰溶解并定量稀释制成每 1ml 中约含盐酸司来吉兰 0.1mg 的溶液。

对照品溶液、系统适用性溶液、色谱条件、系统适用性要求与测定法 见盐酸司来吉兰含量测定项下。

【类别】 同盐酸司来吉兰。

【规格】 5mg

【贮藏】 遮光,密封保存。

盐酸尼卡地平

Yansuan Nikadiping

Nicardipine Hydrochloride

$C_{26}H_{29}N_3O_6 \cdot HCl$　515.99

本品为 2,6-二甲基-4-(3-硝基苯基)-1,4-二氢吡啶-3,5-二羧酸,3-[β-(*N*-苄基-*N*-甲基)氨基]乙酯-5-甲酯盐酸盐。按干燥品计算,含 $C_{26}H_{29}N_3O_6 \cdot HCl$ 不得少于 98.5%。

【性状】 本品为淡黄色粉末或黄色结晶性粉末;无臭,几乎无味。

本品在甲醇中溶解,在乙醇、三氯甲烷中略溶,在水或乙醚中几乎不溶;在冰醋酸中溶解。

熔点 本品的熔点(通则 0612)为 179～185℃,熔融时同时分解。

吸收系数 取本品,精密称定,加甲醇溶解并定量稀释制成每 1ml 中约含 8μg 的溶液,照紫外-可见分光光度法(通则 0401),在 236nm 的波长处测定吸光度,吸收系数($E_{1cm}^{1\%}$)为 507～539。

【鉴别】 (1)取本品约 10mg,加甲醇 3ml 使溶解,加硫氰酸铬铵试液数滴,即生成粉红色沉淀。

(2)取吸收系数项下的溶液适量,照紫外-可见分光光度法(通则 0401)测定,在 236nm 的波长处有最大吸收,在 219nm 的波长处有最小吸收。

(3)本品的红外光吸收图谱应与对照的图谱(光谱集 334 图)一致。

(4)取本品约 10mg,加甲醇 4ml 使溶解,溶液显氯化物的鉴别反应(通则 0301)。

【检查】 **有关物质** 照高效液相色谱法(通则 0512)测定。避光操作。

供试品溶液 取本品,精密称定,加甲醇适量使溶解,用流动相定量稀释制成每 1ml 中约含 0.5mg 的溶液。

对照溶液　取杂质Ⅰ对照品，精密称定，加流动相溶解并定量稀释制成每 1ml 中约含 50μg 的溶液，精密量取 2ml，置 100ml 量瓶中，精密加入供试品溶液 1ml，用流动相稀释至刻度，摇匀。

系统适用性溶液　取盐酸尼卡地平对照品与杂质Ⅰ对照品各适量，加甲醇适量使溶解，用流动相稀释制成每 1ml 中各约含 0.5mg 与 1μg 的混合溶液。

色谱条件　用十八烷基硅烷键合硅胶为填充剂；以甲醇-0.01mol/L 磷酸二氢钾溶液（72∶28）为流动相；检测波长为 236nm；进样体积 20μl。

系统适用性要求　系统适用性溶液色谱图中，尼卡地平峰与杂质Ⅰ峰间的分离度应符合要求。

测定法　精密量取供试品溶液与对照溶液，分别注入液相色谱仪，记录色谱图至主成分峰保留时间的 4 倍。

限度　供试品溶液色谱图中如有与杂质Ⅰ峰保留时间一致的色谱峰，按外标法以峰面积计算，不得过 0.2%；其他单个杂质峰面积不得大于对照溶液主峰面积的 0.5 倍（0.5%）；杂质总量不得过 1.0%。

干燥失重　取本品，在 105℃干燥至恒重，减失重量不得过 0.5%（通则 0831）。

炽灼残渣　取本品 1.0g，依法检查（通则 0841），遗留残渣不得过 0.1%。

重金属　取炽灼残渣项下遗留的残渣，依法检查（通则 0821 第二法），含重金属不得过百万分之二十。

【含量测定】　取本品 0.4g，精密称定，加冰醋酸 20ml 与醋酸汞试液 6ml，微温使溶解，放冷，加结晶紫指示液 1 滴，用高氯酸滴定液（0.1mol/L）滴定至溶液显蓝色，并将滴定的结果用空白试验校正。每 1ml 高氯酸滴定液（0.1mol/L）相当于 51.60mg 的 $C_{26}H_{29}N_3O_6 \cdot HCl$。

【类别】　血管扩张药。

【贮藏】　遮光，密封保存。

【制剂】　（1）盐酸尼卡地平片　（2）盐酸尼卡地平注射液　（3）盐酸尼卡地平葡萄糖注射液

附：

杂质Ⅰ

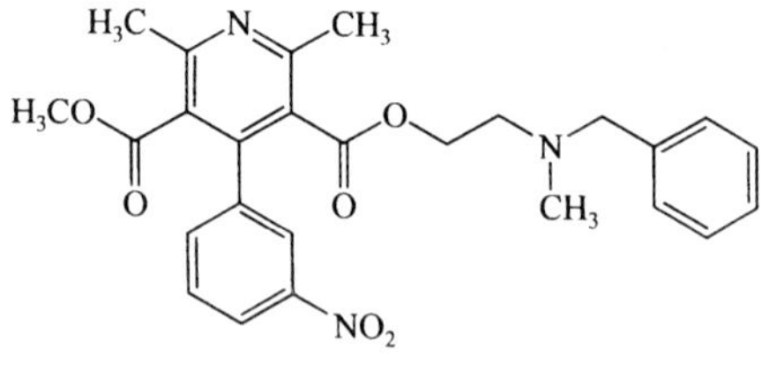

$C_{26}H_{27}N_3O_6$　477.51

2,6-二甲基-4-(3-硝基苯基)-3,5-吡啶二羧酸-2-(*N*-苄基-*N*-甲基)-乙酯甲酯

盐酸尼卡地平片

Yansuan Nikadiping Pian

Nicardipine Hydrochloride Tablets

本品含盐酸尼卡地平（$C_{26}H_{29}N_3O_6 \cdot HCl$）应为标示量的 90.0%～110.0%。

【性状】　本品为微黄色片或糖衣片，除去包衣后，显微黄色。

【鉴别】　（1）取本品的细粉适量（约相当于盐酸尼卡地平 20mg），加甲醇 8ml 使盐酸尼卡地平溶解，滤过，滤液分为两份，照盐酸尼卡地平项下的鉴别（1）、（4）项试验，显相同的反应。

（2）在含量测定项下的色谱图中，供试品溶液主峰的保留时间应与对照品溶液主峰的保留时间一致。

（3）取含量测定项下的供试品溶液 1ml，加甲醇至 5ml，照紫外-可见分光光度法（通则 0401）测定，在 236nm 的波长处有最大吸收，在 219nm 的波长处有最小吸收。

【检查】　**有关物质**　照高效液相色谱法（通则 0512）测定。避光操作。

供试品溶液　取含量测定项下的细粉适量（约相当于盐酸尼卡地平 25mg），精密称定，置 50ml 量瓶中，加流动相适量，超声约 15 分钟使盐酸尼卡地平溶解，放冷，用流动相稀释至刻度，摇匀，离心 10 分钟（每分钟 3000 转），取上清液。

对照溶液　取杂质Ⅰ对照品，精密称定，加流动相溶解并定量稀释制成每 1ml 中约含 50μg 的溶液，精密量取 5ml，置 100ml 量瓶中，精密加入供试品溶液 1ml，用流动相稀释至刻度，摇匀。

系统适用性溶液、色谱条件、系统适用性要求与测定法　见盐酸尼卡地平有关物质项下。

限度　供试品溶液色谱图中如有与杂质Ⅰ峰保留时间一致的色谱峰，按外标法以峰面积计算，不得过盐酸尼卡地平标示量的 0.5%；其他单个杂质峰面积不得大于对照溶液主峰面积（1.0%）；杂质总量不得过 2.0%。

含量均匀度　避光操作。取本品 1 片，置乳钵中，研细，加流动相适量研磨，用流动相分次转移至 50ml 量瓶中，超声约 15 分钟使盐酸尼卡地平溶解，放冷，用流动相稀释至刻度，摇匀，离心 10 分钟（每分钟 3000 转），精密量取上清液 5ml，置 25ml 量瓶中，用流动相稀释至刻度，摇匀，作为供试品溶液。照含量测定项下的方法测定含量，应符合规定（通则 0941）。

其他　应符合片剂项下有关的各项规定（通则 0101）。

【含量测定】　照高效液相色谱法（通则 0512）测定。避光操作。

供试品溶液　取本品 20 片（糖衣片应除去包衣），精密称定，研细，精密称取适量（约相当于盐酸尼卡地平 10mg），置 50ml 量瓶中，加流动相适量，超声约 15 分钟使盐酸尼卡地平溶解，放冷，用流动相稀释至刻度，摇匀，离心 10 分钟（每分钟 3000 转），精密量取上清液 5ml，置 25ml 量瓶中，用流动相稀释至刻度，摇匀。

对照品溶液　取盐酸尼卡地平对照品，精密称定，加流动相溶解并定量稀释制成每 1ml 中约含 40μg 的溶液。

色谱条件　见有关物质项下。

系统适用性要求　理论板数按尼卡地平峰计算不低于 1500，尼卡地平峰与相邻杂质峰间的分离度应符合要求。

测定法　精密量取供试品溶液与对照品溶液，分别注入液相色谱仪，记录色谱图。按外标法以峰面积计算。

【类别】　同盐酸尼卡地平。

【规格】　10mg

【贮藏】　遮光，密封保存。

盐酸尼卡地平注射液

Yansuan Nikadiping Zhusheye

Nicardipine Hydrochloride Injection

本品为盐酸尼卡地平的灭菌水溶液，含盐酸尼卡地平（$C_{26}H_{29}N_3O_6 \cdot HCl$）应为标示量的 90.0%～110.0%。

【性状】　本品为淡黄绿色的澄明液体。

【鉴别】　(1)取本品 4ml，加硫氰酸铬铵试液数滴，即生成粉红色沉淀。

(2)取含量测定项下的供试品溶液 1ml，加甲醇至 5ml，照紫外-可见分光光度法（通则 0401）测定，在 236nm 的波长处有最大吸收，在 219nm 的波长处有最小吸收。

(3)在含量测定项下记录的色谱图中，供试品溶液主峰的保留时间应与对照品溶液主峰的保留时间一致。

(4)本品显氯化物鉴别(1)的反应（通则 0301）。

【检查】　**pH 值**　应为 3.5～5.0（通则 0631）。

颜色　取本品，与黄绿色 5 号标准比色液（通则 0901 第一法）比较，不得更深。

有关物质　照高效液相色谱法（通则 0512）测定。避光操作。

供试品溶液　取本品 5 支，混匀，精密量取 5ml，置 10ml 量瓶中，用流动相稀释至刻度，摇匀。

对照溶液　取杂质Ⅰ对照品，精密称定，加流动相溶解并定量稀释制成每 1ml 中约含 50μg 的溶液，精密量取 5ml，置 100ml 量瓶中，精密加入供试品溶液 1ml，用流动相稀释至刻度，摇匀。

系统适用性溶液、色谱条件、系统适用性要求与测定法　见盐酸尼卡地平有关物质项下。

限度　供试品溶液色谱图中如有与杂质Ⅰ峰保留时间一致的色谱峰，按外标法以峰面积计算，不得过盐酸尼卡地平标示量的 0.5%；其他单个杂质峰面积不得大于对照溶液主峰面积（1.0%）；杂质总量不得过 2.0%。

细菌内毒素　取本品适量，依法检查（通则 1143），每 1mg 盐酸尼卡地平中含内毒素的量应小于 5.0EU。

其他　应符合注射剂项下有关的各项规定（通则 0102）。

【含量测定】　照高效液相色谱法（通则 0512）测定。避光操作。

供试品溶液　精密量取本品适量，用流动相定量稀释制成每 1ml 中约含盐酸尼卡地平 50μg 的溶液。

对照品溶液　取盐酸尼卡地平对照品，精密称定，加流动相溶解并定量稀释制成每 1ml 中约含 50μg 的溶液。

色谱条件　见有关物质项下。

系统适用性要求　理论板数按尼卡地平峰计算不低于 1500，尼卡地平峰与相邻杂质峰间的分离度应符合要求。

测定法　精密量取供试品溶液与对照品溶液，分别注入液相色谱仪，记录色谱图。按外标法以峰面积计算。

【类别】　同盐酸尼卡地平。

【规格】　(1)2ml：2mg　(2)5ml：5mg　(3)10ml：10mg

【贮藏】　遮光，密闭，在阴凉处保存。

盐酸尼卡地平葡萄糖注射液

Yansuan Nikadiping Putaotang Zhusheye

Nicardipine Hydrochloride and Glucose Injection

本品为盐酸尼卡地平与葡萄糖的灭菌水溶液。含盐酸尼卡地平（$C_{26}H_{29}N_3O_6 \cdot HCl$）应为标示量的 90.0%～110.0%；含葡萄糖（$C_6H_{12}O_6 \cdot H_2O$）应为标示量的 95.0%～105.0%。

【性状】　本品为无色至微黄绿色的澄明液体。

【鉴别】　(1)取本品，缓缓滴入微温的碱性酒石酸铜试液中，即生成氧化亚铜的红色沉淀。

(2)在含量测定项下记录的色谱图中，供试品溶液主峰的保留时间应与对照品溶液主峰的保留时间一致。

【检查】　**pH 值**　应为 3.2～5.0（通则 0631）。

颜色　取本品，与黄绿色 4 号标准比色液（通则 0901 第一法）比较，不得更深。

有关物质　照高效液相色谱法（通则 0512）测定。避光操作。

供试品溶液　取本品适量，用流动相稀释制成每 1ml 中约含盐酸尼卡地平 50μg 的溶液。

对照溶液　精密量取供试品溶液适量，用流动相定量稀释制成每 1ml 中约含盐酸尼卡地平 2μg 的溶液。

系统适用性溶液、色谱条件、系统适用性要求与测定法　见盐酸尼卡地平有关物质项下。

限度　供试品溶液色谱图中如有杂质峰，单个杂质峰面积不得大于对照溶液主峰面积的 0.5 倍（2.0%），各杂质峰面积的和不得大于对照溶液的主峰面积（4.0%）。

重金属　取本品适量（约相当于葡萄糖 3g），蒸发至约 20ml，放冷，加醋酸盐缓冲液（pH 3.5）2ml 与水适量使成 25ml，依法检查（通则 0821 第一法），含重金属不得过葡萄糖标示量的百万分之五。

细菌内毒素　取本品，依法检查（通则 1143），每 1ml 中含内毒素的量应小于 0.50EU。

其他　应符合注射剂项下有关的各项规定(通则 0102)。

【含量测定】　**盐酸尼卡地平**　照高效液相色谱法(通则 0512)测定。避光操作。

供试品溶液　精密量取本品适量,用流动相定量稀释制成每 1ml 中约含盐酸尼卡地平 50μg 的溶液。

对照品溶液　取盐酸尼卡地平对照品约 50mg,精密称定,置 100ml 量瓶中,加甲醇 3ml 使溶解,用水稀释至刻度,摇匀,精密量取 10ml,置 100ml 量瓶中,用流动相稀释至刻度,摇匀。

色谱条件与系统适用性要求　见有关物质项下。

测定法　精密量取供试品溶液与对照品溶液,分别注入液相色谱仪,记录色谱图。按外标法以峰面积计算。

葡萄糖　取本品适量,在 25℃ 时依法测定旋光度(通则 0621),与 2.0852 相乘,即得每 100ml 供试品中含有 $C_6H_{12}O_6 \cdot H_2O$ 的重量(g)。

【类别】　同盐酸尼卡地平。

【规格】　100ml:盐酸尼卡地平 10mg 与葡萄糖 5.5g

【贮藏】　遮光,密闭,在阴凉处保存。

盐酸吉西他滨

Yansuan Jixitabin

Gemcitabine Hydrochloride

,HCl

$C_9H_{11}F_2N_3O_4 \cdot HCl$　299.66

本品为 2′-脱氧-2′,2′-二氟胞苷(β-异构体)盐酸盐。按干燥品计算,含 $C_9H_{11}F_2N_3O_4 \cdot HCl$ 应为 98.0%～102.0%。

【性状】　本品为白色或类白色结晶性粉末。

本品在水中溶解,在甲醇中微溶,在丙酮中几乎不溶。

比旋度　取本品,精密称定,加水溶解并稀释制成每 1ml 中约含 10mg 的溶液,依法测定(通则 0621),比旋度为 +43°至 +50°。

【鉴别】　(1)在含量测定项下记录的色谱图中,供试品溶液主峰的保留时间应与对照品溶液主峰的保留时间一致。

(2)取本品适量,加水溶解并稀释制成每 1ml 中约含 10μg 的溶液,照紫外-可见分光光度法(通则 0401)测定,在 269nm 的波长处有最大吸收。

(3)本品的红外光吸收图谱应与对照的图谱(光谱集 1014 图)一致。

(4)本品的水溶液显氯化物鉴别(1)的反应(通则 0301)。

【检查】　**酸度**　取本品 0.10g,加水 10ml 使溶解,依法测定(通则 0631),pH 值应为 2.0～3.0。

溶液的澄清度与颜色　取本品 0.10g,加水 10ml 使溶解,溶液应澄清无色;如显浑浊,与 1 号浊度标准液(通则 0902 第一法)比较,不得更深。

有关物质　照高效液相色谱法(通则 0512)测定。

供试品溶液　取本品适量,精密称定,加水溶解并定量稀释制成每 1ml 中约含 2mg 的溶液。

对照品溶液　取盐酸吉西他滨对照品与杂质Ⅰ适量,精密称定,加水溶解并定量稀释制成每 1ml 中各约含 2μg 的溶液。

系统适用性溶液　取盐酸吉西他滨对照品约 10mg,置 100ml 量瓶中,加氢氧化钾甲醇溶液(取氢氧化钾 1.68g,加甲醇 10ml,振摇使溶解)4ml,密封,超声使溶解,在 55℃ 水浴加热 6～16 小时,放冷,用 1% 磷酸溶液稀释至刻度,摇匀(每 1ml 中约含杂质Ⅱ 0.02mg)。

色谱条件　用辛基硅烷键合硅胶为填充剂;以 0.14mol/L 磷酸盐缓冲液(取磷酸二氢钠 13.8g 与磷酸 2.5ml,加水溶解并稀释至 1000ml,pH 值应为 2.5±0.1)-甲醇(97:3)为流动相 A,以 0.14mol/L 磷酸盐缓冲液-甲醇(50:50)为流动相 B,按下表进行梯度洗脱;检测波长为 275nm;进样体积 20μl。

时间(分钟)	流动相 A(%)	流动相 B(%)
0	100	0
8	100	0
13	0	100
20	0	100
25	100	0
28	100	0

系统适用性要求　调整色谱系统,使吉西他滨在 8 分钟内出峰。系统适用性溶液色谱图中,出峰顺序依次为杂质Ⅰ峰、杂质Ⅱ峰与吉西他滨峰,杂质Ⅱ峰与吉西他滨峰之间的分离度应大于 8.0,吉西他滨峰的拖尾因子应不大于 1.5。

测定法　精密量取供试品溶液与对照品溶液,分别注入液相色谱仪,记录色谱图。

限度　供试品溶液色谱图中如有杂质峰,杂质Ⅰ按外标法以峰面积计算,不得过 0.1%,其他杂质按外标法以吉西他滨峰面积计算,杂质Ⅱ不得过 0.1%,其他单个未知杂质不得过 0.1%,杂质总量不得过 0.2%。含量小于 0.02%的杂质峰忽略不计。

干燥失重　取本品,在 105℃ 干燥至恒重,减失重量不得过 1.0%(通则 0831)。

炽灼残渣　取本品 1.0g,依法检查(通则 0841),遗留残渣不得过 0.1%。

重金属　取炽灼残渣项下遗留的残渣,依法检查(通则 0821 第二法),含重金属不得过百万分之十。

【含量测定】　照高效液相色谱法(通则 0512)测定。

供试品溶液　取本品适量,精密称定,加水溶解并定量稀释制成每 1ml 中约含 0.1mg 的溶液。

对照品溶液　取盐酸吉西他滨对照品适量,精密称定,加水溶解并定量稀释制成每 1ml 中约含 0.1mg 的溶液。

系统适用性溶液　见有关物质项下。

色谱条件　用辛基硅烷键合硅胶为填充剂;以 0.14mol/L 磷酸盐缓冲液(pH 2.5)-甲醇(97:3)为流动相;检测波长为

275nm；进样体积 20μl。

系统适用性要求　系统适用性溶液色谱图中，杂质Ⅱ峰与吉西他滨峰之间的分离度应大于 8.0，吉西他滨峰的拖尾因子应不大于 1.5。

测定法　精密量取供试品溶液与对照品溶液，分别注入液相色谱仪，记录色谱图。按外标法以峰面积计算。

【类别】　抗肿瘤药。

【贮藏】　遮光，密封，阴凉干燥处保存。

【制剂】　注射用盐酸吉西他滨

附：

杂质Ⅰ（胞嘧啶）

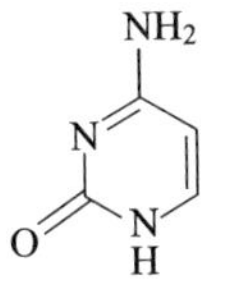

$C_4H_5N_3O$　111.10

4-氨基嘧啶-2(1*H*)-酮

杂质Ⅱ（α-异构体）

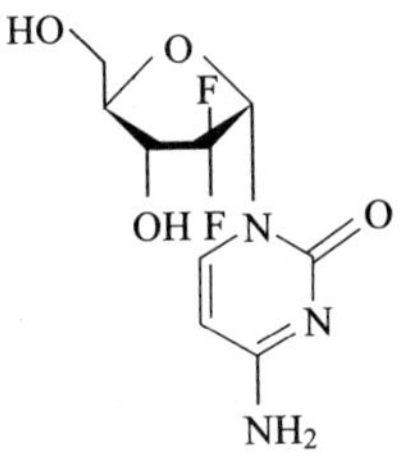

$C_9H_{11}F_2N_3O_4$　263.20

注射用盐酸吉西他滨

Zhusheyong Yansuan Jixitabin

Gemcitabine Hydrochloride for Injection

本品为盐酸吉西他滨的无菌冻干品，含盐酸吉西他滨按吉西他滨（$C_9H_{11}F_2N_3O_4$）计算，应为标示量的 95.0%～105.0%。

【性状】　本品为白色疏松块状物或粉末。

【鉴别】　(1)在含量测定项下记录的色谱图中，供试品溶液主峰的保留时间应与对照品溶液主峰的保留时间一致。

(2)取本品内容物适量，加水溶解并稀释制成每 1ml 中约含吉西他滨 10μg 的溶液，照紫外-可见分光光度法（通则 0401）测定，在 269nm 的波长处有最大吸收。

(3)本品的水溶液显氯化物鉴别(1)的反应（通则 0301）。

【检查】　酸度　取本品，加 0.9%氯化钠溶液溶解并稀释制成每 1ml 中含吉西他滨 40mg 的溶液，依法测定（通则 0631），pH 值应为 2.7～3.3。

溶液的澄清度与颜色　取本品 5 瓶，分别加 0.9%氯化钠溶液溶解并稀释制成每 1ml 中约含吉西他滨 20mg 的溶液，溶液应澄清无色。

有关物质　照高效液相色谱法（通则 0512）测定。

供试品溶液　取本品，加水溶解并定量稀释制成每 1ml 中约含吉西他滨 2mg 的溶液。

对照品溶液　取盐酸吉西他滨对照品与杂质Ⅰ对照品适量，精密称定，加水溶解并定量稀释制成每 1ml 中各约含 2μg 的溶液。

系统适用性溶液、色谱条件、系统适用性要求与测定法　见盐酸吉西他滨有关物质项下。

限度　供试品溶液色谱图中如有杂质峰，杂质Ⅰ按外标法以峰面积计算，不得过吉西他滨标示量的 0.1%，其他杂质按外标法以吉西他滨的峰面积计算，并将结果均乘以 0.8783，杂质Ⅱ不得过吉西他滨标示量的 0.1%，其他单个杂质不得过吉西他滨标示量的 0.2%，杂质总量不得过吉西他滨标示量的 0.3%。含量小于吉西他滨标示量的 0.02%的杂质峰忽略不计。

水分　取本品，照水分测定法（通则 0832 第一法 1）测定，含水分不得过 2.5%。

细菌内毒素　取本品，依法检查（通则 1143），每 1mg 吉西他滨中含内毒素的量应小于 0.050EU。

其他　应符合注射剂项下有关的各项规定（通则 0102）。

【含量测定】　照高效液相色谱法（通则 0512）测定。

供试品溶液　取本品 3 瓶，分别加水溶解并定量稀释制成每 1ml 中含吉西他滨 0.1mg 的溶液。

对照品溶液、系统适用性溶液、色谱条件与系统适用性要求　见盐酸吉西他滨含量测定项下。

测定法　见盐酸吉西他滨含量测定项下。将结果乘以 0.8783，计算 3 瓶的平均值。

【类别】　同盐酸吉西他滨。

【规格】　按 $C_9H_{11}F_2N_3O_4$ 计　(1)0.2g　(2)1.0g

【贮藏】　密闭，在干燥处保存。

盐酸托烷司琼

Yansuan Tuowansiqiong

Tropisetron Hydrochloride

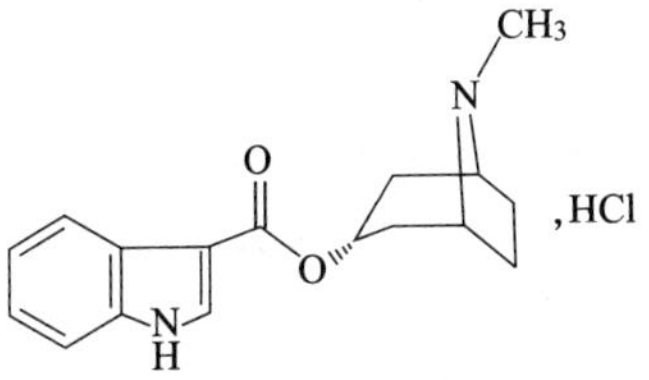

$C_{17}H_{20}N_2O_2 \cdot HCl$　320.81

本品为吲哚-3-甲酸 1α*H*，5α*H*-托品-3α-醇酯盐酸盐。按干燥品计算，含 $C_{17}H_{20}N_2O_2 \cdot HCl$ 不得少于 99.0%。

【性状】 本品为白色或类白色结晶性粉末；无臭。

本品在水中易溶，在甲醇中略溶，在乙醇中微溶，在三氯甲烷中几乎不溶。

【鉴别】 (1)取本品，加 0.1mol/L 盐酸溶液溶解并稀释制成每 1ml 中含 15μg 的溶液，照紫外-可见分光光度法(通则 0401)测定，在 230nm 和 284nm 的波长处有最大吸收，在 223nm 和 262nm 的波长处有最小吸收。

(2)取本品适量，加有关物质项下的流动相溶解并稀释制成每 1ml 中含 0.1mg 的溶液，作为供试品溶液；另取盐酸托烷司琼对照品适量，加有关物质项下的流动相溶解并稀释制成每 1ml 中含 0.1mg 的溶液，作为对照品溶液。照有关物质项下的方法，取供试品溶液和对照品溶液各 20μl，分别注入液相色谱仪，记录色谱图，供试品溶液主峰的保留时间应与对照品溶液主峰的保留时间一致。

(3)本品的红外光吸收图谱应与对照品的图谱一致(通则 0402)。

(4)本品的水溶液显氯化物鉴别(1)的反应(通则 0301)。

【检查】 **酸度**　取本品适量，加水溶解并稀释制成每 1ml 中含 10mg 的溶液，依法测定(通则 0631)，pH 值应为 5.0～6.5。

溶液的澄清度与颜色　取本品 0.10g，加水 5ml 溶解后，溶液应澄清无色；如显浑浊，与 1 号浊度标准液(通则 0902 第一法)比较，不得更浓；如显色，与黄色 1 号标准比色液(通则 0901 第一法)比较，不得更深。

有关物质　照高效液相色谱法(通则 0512)测定。

供试品溶液　取本品，加流动相溶解并稀释制成每 1ml 中约含 1mg 的溶液。

对照溶液　精密量取供试品溶液 1ml，置 500ml 量瓶中，用流动相稀释至刻度，摇匀。

系统适用性溶液　取盐酸托烷司琼对照品、杂质Ⅰ对照品与杂质Ⅱ对照品适量，加流动相溶解并稀释制成每 1ml 中分别含托烷司琼 1mg、杂质Ⅰ 1μg 与杂质Ⅱ 1μg 的混合溶液。

色谱条件　用十八烷基硅烷键合硅胶为填充剂；以磷酸盐缓冲液(取磷酸二氢钾 6.8g，加水 500ml 使溶解，加三乙胺 5ml，用水稀释至 1000ml，用磷酸调节 pH 值至 3.5)-乙腈(80：20)为流动相；检测波长为 284nm；进样体积 20μl。

系统适用性要求　系统适用性溶液色谱图中，理论板数按托烷司琼峰计算不低于 2000，托烷司琼峰、杂质Ⅰ峰与杂质Ⅱ峰之间的分离度均应符合要求。

测定法　精密量取供试品溶液与对照溶液，分别注入液相色谱仪，记录色谱图至主成分峰保留时间的 2.5 倍。

限度　供试品溶液色谱图中如有杂质峰，单个杂质峰面积不得大于对照溶液主峰面积的 0.5 倍(0.1%)，各杂质峰面积的和不得大于对照溶液主峰面积的 1.5 倍(0.3%)。

α-托品醇(杂质Ⅲ)　照薄层色谱法(通则 0502)试验。

溶剂　甲醇-二氯甲烷溶液(1：1)。

供试品溶液　取本品 0.2g，精密称定，精密加溶剂 5ml 使溶解。

对照品溶液　取 α-托品醇对照品适量，精密称定，加溶剂溶解并定量稀释制成每 1ml 中含 0.2mg 的溶液。

系统适用性溶液　取盐酸托烷司琼对照品与 α-托品醇对照品适量，加溶剂溶解并稀释制成每 1ml 中分别含盐酸托烷司琼 40mg 与 α-托品醇 0.2mg 的混合溶液。

色谱条件　采用硅胶 GF_{254} 薄层板，以甲醇-二氯甲烷-浓氨溶液(40：60：5)为展开剂。

测定法　精密吸取供试品溶液、对照品溶液与系统适用性溶液各 10μl，分别点于同一薄层板上，展开，晾干，喷以碘化铋钾试液显色。

系统适用性要求　系统适用性溶液应显两个完全分离的斑点。

限度　供试品溶液如显 α-托品醇杂质斑点，其颜色与对照品溶液主斑点比较不得更深(0.5%)。

β-异构体(杂质Ⅳ)　照高效液相色谱法(通则 0512)测定。

供试品溶液　取本品，精密称定，加流动相溶解并定量稀释制成每 1ml 中约含 1mg 的溶液。

对照品溶液　取盐酸托烷司琼 β-异构体对照品适量，精密称定，加流动相溶解并定量稀释制成每 1ml 中约含 1μg 的溶液。

系统适用性溶液　取盐酸托烷司琼对照品、盐酸托烷司琼 β-异构体对照品适量，加流动相溶解并稀释制成每 1ml 中分别含 1mg 与 1μg 的混合溶液。

色谱条件　用十八烷基硅烷键合硅胶为填充剂；以磷酸盐缓冲液(取磷酸二氢钾 6.8g，加水 500ml 使溶解，加三乙胺 5ml，用水稀释至 1000ml，用磷酸调节 pH 值至 3.5)-甲醇(70：30)为流动相；检测波长为 284nm；进样体积 20μl。

系统适用性要求　系统适用性溶液色谱图中，理论板数按托烷司琼峰计算不低于 2000，托烷司琼峰与 β-异构体峰之间的分离度应符合要求。

测定法　精密量取供试品溶液与对照品溶液，分别注入液相色谱仪，记录色谱图。

限度　供试品溶液色谱图中如有与 β-异构体保留时间相同的色谱峰，按外标法以峰面积计算，不得过 0.1%。

残留溶剂　照残留溶剂测定法(通则 0861 第二法)测定。

供试品溶液　取本品约 100mg，精密称定，置 20ml 顶空瓶中，精密加入二甲基亚砜溶液[二甲基亚砜-水(9：1)]5ml，再加入氯化钠约 1g，密封。

对照品溶液　分别取正己烷、四氢呋喃、甲醇、二氯甲烷、乙醇、三氯甲烷、甲苯与 *N*,*N*-二甲基甲酰胺适量，精密称定，加二甲基亚砜溶液[二甲基亚砜-水(9：1)]溶解并定量稀释制成每 1ml 中含正己烷 2.9μg、四氢呋喃 7.2μg、甲醇 30μg、二氯甲烷 6μg、乙醇 50μg、三氯甲烷 0.6μg、甲苯 8.9μg 与 *N*,*N*-二甲基甲酰胺 8.8μg 的混合溶液，精密量取 5ml，置 20ml 顶空瓶中，加入氯化钠约 1g，密封。

色谱条件　以聚乙二醇(PEG-20M)(或极性相近)为固定液的毛细管柱为色谱柱；程序升温，起始温度为 40℃，保持 8

分钟，以每分钟 20℃的速率升温至 200℃，保持 4 分钟；进样口温度为 250℃；分流比为 10∶1；检测器温度为 250℃；顶空瓶平衡温度为 85℃，平衡时间为 25 分钟。

系统适用性要求　除二氯甲烷峰与乙醇峰之间的分离度不得小于 1.0 外，其他各成分峰的分离度均应符合要求。

测定法　取供试品溶液与对照品溶液，分别顶空进样，记录色谱图。

限度　按外标法以峰面积计算，正己烷、四氢呋喃、甲醇、二氯甲烷、乙醇、三氯甲烷、甲苯与 *N*，*N*-二甲基甲酰胺的残留量均应符合规定。

干燥失重　取本品，在 105℃干燥至恒重，减失重量不得过 0.5%（通则 0831）。

炽灼残渣　取本品 1.0g，依法检查（通则 0841），遗留残渣不得过 0.1%。

重金属　取炽灼残渣项下遗留的残渣，依法检查（通则 0821 第二法），含重金属不得过百万分之十。

【含量测定】　取本品约 0.25g，精密称定，加冰醋酸 10ml，温热使溶解，加醋酐 70ml，照电位滴定法（通则 0701），用高氯酸滴定液（0.1mol/L）滴定，并将滴定结果用空白试验校正。每 1ml 高氯酸滴定液（0.1mol/L）相当于 32.08mg 的 $C_{17}H_{20}N_2O_2 \cdot HCl$。

【类别】　5-HT_3受体拮抗剂。

【贮藏】　密封保存。

【制剂】　(1)盐酸托烷司琼注射液　(2)注射用盐酸托烷司琼

附：

杂质Ⅰ

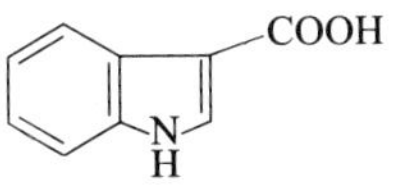

$C_9H_7NO_2$　161.16

吲哚-3-甲酸

杂质Ⅱ

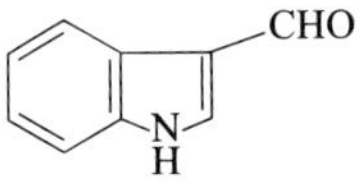

C_9H_7NO　145.16

吲哚-3-甲醛

杂质Ⅲ

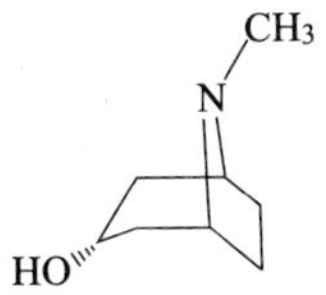

$C_8H_{15}NO$　141.21

α-托品醇

杂质Ⅳ（*β*-异构体）

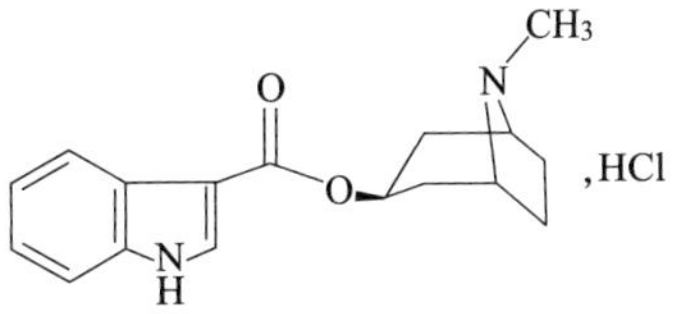

$C_{17}H_{20}N_2O_2 \cdot HCl$　320.81

盐酸托烷司琼片

Yansuan Tuowansiqiong Pian

Tropisetron Hydrochloride Tablets

本品含盐酸托烷司琼按托烷司琼（$C_{17}H_{20}N_2O_2$）计算，应为标示量的 90.0%～110.0%。

【性状】　本品为白色或类白色片或薄膜衣片，除去包衣后显白色或类白色。

【鉴别】　(1)取本品 1 片，研细，加水 5ml，振摇使盐酸托烷司琼溶解，滤过，滤液中滴加硅钨酸试液，立即产生白色无定形沉淀。

(2)在含量测定项下记录的色谱图中，供试品溶液主峰的保留时间应与对照品溶液主峰的保留时间一致。

(3)取本品细粉适量，加水溶解并稀释制成每 1ml 中约含托烷司琼 10μg 的溶液，滤过，取续滤液，照紫外-可见分光光度法（通则 0401）测定，在 230nm 与 284nm 的波长处有最大吸收，在 223nm 与 262nm 的波长处有最小吸收。

(4)取本品细粉适量，加水适量振摇使盐酸托烷司琼溶解，滤过，滤液显氯化物鉴别(1)的反应（通则 0301）。

【检查】　**有关物质**　照高效液相色谱法（通则 0512）测定。

供试品溶液　取本品细粉适量，加流动相溶解并稀释制成每 1ml 中含托烷司琼 1mg 的溶液，滤过，取续滤液。

对照溶液　精密量取供试品溶液 1ml，置 500ml 量瓶中，用流动相稀释至刻度，摇匀。

系统适用性溶液、色谱条件、系统适用性要求与测定法见盐酸托烷司琼有关物质项下。

限度　供试品溶液色谱图中如有杂质峰，单个杂质峰面积不得大于对照溶液主峰面积的 0.5 倍（0.1%），各杂质峰面积的和不得大于对照溶液主峰面积的 2.5 倍（0.5%）。

含量均匀度　以含量测定项下测得的每片含量计算，应符合规定（通则 0941）。

溶出度　照溶出度与释放度测定法（通则 0931 第一法）测定。

溶出条件　以水 500ml 为溶出介质，转速为每分钟 50 转，依法操作，经 15 分钟时取样。

供试品溶液　取溶出液 10ml，滤过，取续滤液。

对照品溶液　取盐酸托烷司琼对照品适量，精密称定，加水溶解并定量稀释制成每 1ml 中约含盐酸托烷司琼 12μg 的溶液。

测定法　取供试品溶液与对照品溶液，照紫外-可见分光光度法（通则 0401），在 284nm 的波长处分别测定吸光度，结果乘以 0.8864，计算每片的溶出量。

限度　标示量的 80%，应符合规定。

其他　应符合片剂项下有关的各项规定（通则 0101）。

【含量测定】　照高效液相色谱法（通则 0512）测定。

供试品溶液　取本品 10 片，分别置 100ml 量瓶中，加水适量使盐酸托烷司琼溶解并稀释至刻度，摇匀，滤过。精密量取续滤液 5ml，置 25ml 量瓶中，用水稀释至刻度，摇匀。

对照品溶液　取盐酸托烷司琼对照品适量，精密称定，加水溶解并定量稀释制成每 1ml 中约含盐酸托烷司琼 12μg 的溶液。

系统适用性溶液、色谱条件与系统适用性要求　见有关物质项下。

测定法　精密量取供试品溶液与对照品溶液，分别注入液相色谱仪，记录色谱图。按外标法以峰面积计算，并将结果乘以 0.8864 计算每片的含量，求得 10 片的平均含量。

【类别】　同盐酸托烷司琼。

【规格】　5mg（按 $C_{17}H_{20}N_2O_2$ 计）

【贮藏】　遮光，密封，在阴凉处保存。

盐酸托烷司琼注射液

Yansuan Tuowansiqiong Zhusheye

Tropisetron Hydrochloride Injection

本品为盐酸托烷司琼的灭菌水溶液，含盐酸托烷司琼按托烷司琼（$C_{17}H_{20}N_2O_2$）计算，应为标示量的 93.0%～107.0%。

【性状】　本品为无色的澄明液体。

【鉴别】　（1）取本品 5ml，滴加硅钨酸试液，产生白色至黄色沉淀。

（2）在含量测定项下记录的色谱图中，供试品溶液主峰的保留时间应与对照品溶液主峰的保留时间一致。

（3）取本品，用水稀释制成每 1ml 中含托烷司琼 10μg 的溶液，照紫外-可见分光光度法（通则 0401）测定，在 230nm 与 284nm 波长处有最大吸收，在 223nm 与 262nm 的波长处有最小吸收。

（4）本品显氯化物鉴别（1）的反应（通则 0301）。

【检查】　**pH 值**　应为 4.0～6.5（通则 0631）。

澄清度与颜色　本品应澄清无色。如显色，与黄色 1 号标准比色液（通则 0901 第一法）比较，不得更深。

有关物质　照高效液相色谱法（通则 0512）测定。

供试品溶液　取本品适量，用流动相稀释制成每 1ml 中约含托烷司琼 1mg 的溶液（1ml∶5mg 规格），或直接取本品（2ml∶2mg 与 5ml∶5mg 规格）。

对照溶液　精密量取供试品溶液 1ml，置 500ml 量瓶中，用流动相稀释至刻度，摇匀。

系统适用性溶液、色谱条件、系统适用性要求与测定法　见盐酸托烷司琼有关物质项下。

限度　供试品溶液色谱图中如有杂质峰，单个杂质峰面积不得大于对照溶液主峰面积的 0.5 倍（0.1%），各杂质峰面积的和不得大于对照溶液主峰面积的 2.5 倍（0.5%）。

细菌内毒素　取本品，依法测定（通则 1143），每 1mg 托烷司琼中含内毒素的量应小于 20EU。

无菌　取本品，经薄膜过滤法处理，以金黄色葡萄球菌为阳性对照菌，依法检查（通则 1101），应符合规定。

其他　应符合注射剂项下有关的各项规定（通则 0102）。

【含量测定】　照高效液相色谱法（通则 0512）测定。

供试品溶液　精密量取本品适量，用水定量稀释制成每 1ml 中约含托烷司琼 20μg 的溶液。

对照品溶液　取盐酸托烷司琼对照品适量，精密称定，加水溶解并定量稀释制成每 1ml 中约含 23μg 的溶液。

系统适用性溶液、色谱条件与系统适用性要求　见有关物质项下。

测定法　精密量取供试品溶液与对照品溶液，分别注入液相色谱仪，记录色谱图。按外标法以峰面积计算，并将结果乘以 0.8864。

【类别】　同盐酸托烷司琼。

【规格】　按 $C_{17}H_{20}N_2O_2$ 计　（1）1ml∶5mg　（2）2ml∶2mg　（3）5ml∶5mg

【贮藏】　遮光，密闭，凉暗处保存。

盐酸托烷司琼胶囊

Yansuan Tuowansiqiong Jiaonang

Tropisetron Hydrochloride Capsules

本品含盐酸托烷司琼按托烷司琼（$C_{17}H_{20}N_2O_2$）计算，应为标示量的 90.0%～110.0%。

【性状】　本品为胶囊剂，内容物为白色或类白色颗粒或粉末。

【鉴别】　（1）取本品粉末适量（约相当于托烷司琼 5mg），加水 5ml，振摇使盐酸托烷司琼溶解，滤过，滤液中滴加硅钨酸试液，立即产生白色无定形沉淀。

（2）在含量测定项下记录的色谱图中，供试品溶液主峰的保留时间应与对照品溶液主峰的保留时间一致。

（3）取本品内容物适量，加水溶解并稀释制成每 1ml 中约含托烷司琼 10μg 的溶液，滤过，取续滤液，照紫外-可见分光光度法（通则 0401）测定，在 230nm 与 284nm 的波长处有最大吸收，在 223nm 与 262nm 的波长处有最小吸收。

(4)取本品的内容物适量，加水适量振摇使盐酸托烷司琼溶解，滤过，滤液显氯化物鉴别(1)的反应(通则 0301)。

【检查】 有关物质 照高效液相色谱法(通则 0512)测定。

供试品溶液 取本品内容物适量，加流动相溶解并稀释制成每 1ml 中含托烷司琼 1mg 的溶液，滤过，取续滤液。

对照溶液 精密量取供试品溶液 1ml，置 500ml 量瓶中，用流动相稀释至刻度，摇匀。

系统适用性溶液、色谱条件、系统适用性要求与测定法 见盐酸托烷司琼有关物质项下。

限度 供试品溶液色谱图中如有杂质峰，单个杂质峰面积不得大于对照溶液主峰面积的 0.5 倍(0.1%)，各杂质峰面积的和不得大于对照溶液主峰面积的 2.5 倍(0.5%)。

含量均匀度 以含量测定项下测得的每粒含量计算，应符合规定(通则 0941)。

溶出度 照溶出度与释放度测定法(通则 0931 第一法)测定。

溶出条件 以水 500ml 为溶出介质，转速为每分钟 50 转，依法操作，经 15 分钟时取样。

供试品溶液 取溶出液 10ml，滤过，取续滤液。

对照品溶液 取盐酸托烷司琼对照品适量，精密称定，加水溶解并定量稀释制成每 1ml 中约含盐酸托烷司琼 12μg 的溶液。

测定法 取供试品溶液与对照品溶液，照紫外-可见分光光度法(通则 0401)，在 284nm 的波长处分别测定吸光度，结果乘以 0.8864，计算每粒的溶出量。

限度 标示量的 80%，应符合规定。

【含量测定】 照高效液相色谱法(通则 0512)测定。

供试品溶液 取本品 10 粒，分别将内容物倾入 100ml 量瓶中，囊壳用少量水洗净，洗液并入量瓶中，加水溶解并稀释至刻度，摇匀，滤过。精密量取续滤液 5ml，置 25ml 量瓶中，用水稀释至刻度，摇匀。

对照品溶液 取盐酸托烷司琼对照品适量，精密称定，加水溶解并定量稀释制成每 1ml 中约含盐酸托烷司琼 12μg 的溶液。

系统适用性溶液、色谱条件与系统适用性要求 见有关物质项下。

测定法 精密量取供试品溶液与对照品溶液，分别注入液相色谱仪，记录色谱图。按外标法以峰面积计算，并将结果乘以 0.8864 计算每粒的含量，求得 10 粒的平均含量。

【类别】 同盐酸托烷司琼。

【规格】 5mg(按 $C_{17}H_{20}N_2O_2$ 计)

【贮藏】 遮光，密封，在阴凉处保存。

注射用盐酸托烷司琼

Zhusheyong Yansuan Tuowansiqiong

Tropisetron Hydrochloride for Injection

本品为盐酸托烷司琼的无菌冻干品，按平均装量计算，含盐酸托烷司琼按托烷司琼($C_{17}H_{20}N_2O_2$)计算，应为标示量的 90.0%～110.0%。

【性状】 本品为白色疏松块状物。

【鉴别】 (1)取本品 1 瓶，加水 2ml 溶解后，滴加硅钨酸试液，即产生白色至黄色沉淀。

(2)在含量测定项下记录的色谱图中，供试品溶液主峰的保留时间应与对照品溶液主峰的保留时间一致。

(3)取本品适量，加水溶解并稀释制成每 1ml 中含托烷司琼 10μg 的溶液，照紫外-可见分光光度法(通则 0401)测定，在 230nm 与 284nm 的波长处有最大吸收，在 223nm 与 262nm 的波长处有最小吸收。

(4)本品的水溶液显氯化物鉴别(1)的反应(通则 0301)。

【检查】 酸度 取本品适量，加水溶解并稀释制成每 1ml 中含托烷司琼 1mg 的溶液，依法测定(通则 0631)，pH 值应为 4.6～7.0。

溶液的澄清度与颜色 取本品 1 瓶，加水 2ml 使溶解，溶液应澄清无色。如显浑浊，与 1 号浊度标准液(通则 0902 第一法)比较，不得更浓；如显色，与黄色或黄绿色 2 号标准比色液(通则 0901 第一法)比较，不得更深。

有关物质 照高效液相色谱法(通则 0512)测定。

供试品溶液 取本品适量，加流动相溶解并稀释制成每 1ml 中约含托烷司琼 1mg 的溶液。

对照溶液 精密量取供试品溶液 1ml，置 500ml 量瓶中，用流动相稀释至刻度，摇匀。

系统适用性溶液、色谱条件、系统适用性要求与测定法 见盐酸托烷司琼有关物质项下。

限度 供试品溶液色谱图中如有杂质峰，单个杂质峰面积不得大于对照溶液主峰面积的 0.5 倍(0.1%)，各杂质峰面积的和不得大于对照溶液主峰面积的 2.5 倍(0.5%)。

水分 取本品，照水分测定法(通则 0832 第一法 1)测定，含水分不得过 2.0%。

细菌内毒素 取本品，依法检查(通则 1143)，每 1mg 托烷司琼中含内毒素的量应小于 20EU。

无菌 取本品，用 0.1%无菌蛋白胨水溶液适量溶解，经薄膜过滤法处理，依法检查(通则 1101)，应符合规定。

其他 应符合注射剂项下有关的各项规定(通则 0102)。

【含量测定】 照高效液相色谱法(通则 0512)测定。

供试品溶液 取装量差异项下的内容物，混匀，精密称取适量，加水溶解并定量稀释制成每 1ml 中约含托烷司琼 20μg 的溶液。

对照品溶液　取盐酸托烷司琼对照品适量，精密称定，加水溶解并定量稀释制成每 1ml 中约含 23μg 的溶液。

系统适用性溶液、色谱条件与系统适用性要求　见有关物质项下。

测定法　精密量取供试品溶液与对照品溶液，分别注入液相色谱仪，记录色谱图。按外标法以峰面积计算，并将结果乘以 0.8864。

【类别】　同盐酸托烷司琼。

【规格】　按 $C_{17}H_{20}N_2O_2$ 计　(1)2mg　(2)5mg

【贮藏】　密封，在阴凉干燥处保存。

盐酸地匹福林

Yansuan Dipifulin

Dipivefrin Hydrochloride

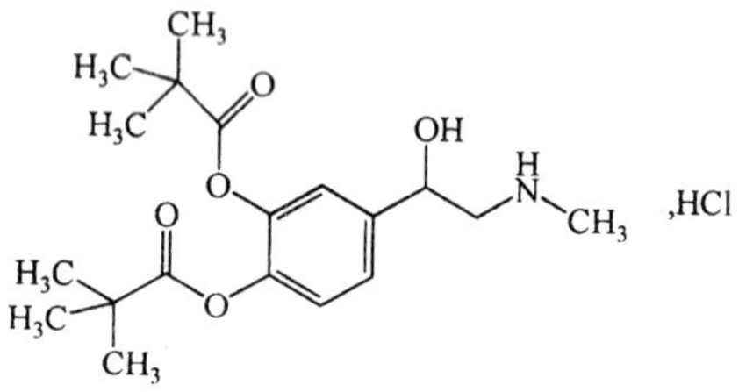

$C_{19}H_{29}NO_5 \cdot HCl$　387.90

本品为(±)3,4-二羟基-α-[(甲氨基)甲基]苯甲醇-3,4-二新戊酸酯盐酸盐。按干燥品计算，含 $C_{19}H_{29}NO_5 \cdot HCl$ 应为 98.5%～101.5%。

【性状】　本品为白色或类白色结晶性粉末；无臭；有引湿性；与日光或空气接触易变质。

本品在水中极易溶解，在乙醇中易溶，在乙酸乙酯中极微溶解，在石油醚中几乎不溶。

熔点　本品的熔点（通则 0612）为 161～166℃，熔距在 2℃以内。

【鉴别】　(1)取本品约 10mg，加氢氧化钠试液 10ml 使溶解，溶液缓缓呈淡黄色，将此溶液置紫外光灯(365nm)下观察，呈黄色荧光。

(2)在含量测定项下记录的色谱图中，供试品溶液主峰的保留时间应与对照品溶液主峰的保留时间一致。

(3)本品的红外光吸收图谱应与对照的图谱（光谱集 335 图）一致。

(4)本品显氯化物的鉴别反应（通则 0301）。

【检查】　**酸度**　取本品 0.10g，加水 10ml 使溶解，依法测定（通则 0631），pH 值应为 5.0～6.5。

溶液的澄清度与颜色　取本品，加水制成每 1ml 中含 100mg 的溶液，应澄清无色。

有关物质　照高效液相色谱法（通则 0512）测定。

供试品溶液　取本品，精密称定，加流动相溶解并定量稀释制成每 1ml 中约含 1mg 的溶液。

对照溶液　精密量取供试品溶液适量，用流动相定量稀释制成每 1ml 中含 10μg 的溶液。

对照品溶液　取杂质Ⅰ对照品适量，精密称定，加流动相使溶解并定量稀释制成每 1ml 中约含 5μg 的溶液。

色谱条件　用十八烷基硅烷键合硅胶为填充剂；以磷酸盐缓冲液（取磷酸二氢钾 13.6g，加水溶解并稀释成 1000ml，用 10%磷酸溶液调 pH 值至 3.5)-乙腈(60∶40)为流动相；检测波长为 254nm；进样体积 20μl。

系统适用性要求　理论板数按地匹福林峰计算不低于 1500，地匹福林峰与相邻杂质峰之间的分离度应符合要求。

测定法　精密量取供试品溶液、对照溶液与对照品溶液，分别注入液相色谱仪，记录色谱图至主成分峰保留时间的 2 倍。

限度　供试品溶液色谱图中如有杂质峰，其中与对照品溶液主峰保留时间相同的色谱峰面积不得大于对照品溶液主峰面积(0.5%)；各杂质峰面积的和不得大于对照溶液主峰面积(1.0%)。

干燥失重　取本品，在 60℃减压干燥 6 小时，减失重量不得过 1.0%（通则 0831）。

炽灼残渣　取本品 1.0g，依法检查（通则 0841），遗留残渣不得过 0.3%。

重金属　取炽灼残渣项下遗留的残渣，依法检查（通则 0821 第二法），含重金属不得过百万分之十五。

【含量测定】　照高效液相色谱法（通则 0512）测定。

供试品溶液　取本品适量，精密称定，加流动相溶解并定量稀释制成每 1ml 中约含 1mg 的溶液。

对照品溶液　取盐酸地匹福林对照品，精密称定，加流动相溶解并定量稀释制成每 1ml 中约含 1mg 的溶液。

色谱条件与系统适用性要求　见有关物质项下。

测定法　精密量取供试品溶液与对照品溶液，分别注入液相色谱仪，记录色谱图。按外标法以峰面积计算。

【类别】　眼科用药。

【贮藏】　遮光，密封，在干燥处保存。

【制剂】　盐酸地匹福林滴眼液

附：

杂质Ⅰ

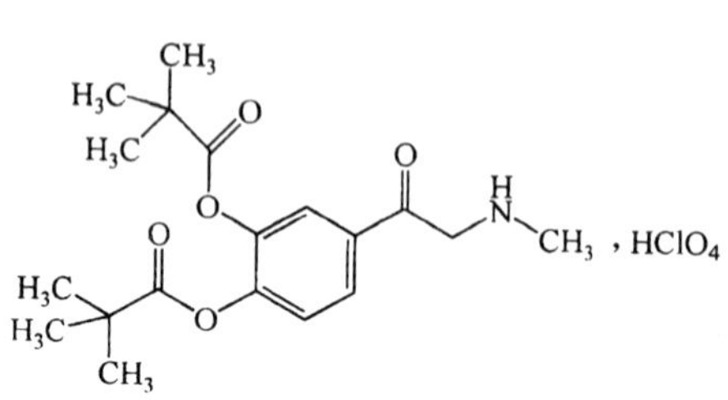

$C_{19}H_{27}NO_5 \cdot HClO_4$　449.88

(±)3,4-二羟基-2′-甲氨基苯乙酮-3,4-二新戊酸酯高氯酸盐

盐酸地匹福林滴眼液

Yansuan Dipifulin Diyanye

Dipivefrin Hydrochloride Eye Drops

本品含盐酸地匹福林（$C_{19}H_{29}NO_5 \cdot HCl$）应为标示量的90.0%～110.0%。

【性状】 本品为无色澄明液体。

【鉴别】 (1)取本品约5ml，加氢氧化钠试液2ml，放置数分钟，溶液显淡黄色，将此溶液置紫外光灯（365nm）下观察，显黄色荧光。

(2)在含量测定项下记录的色谱图中，供试品溶液主峰的保留时间应与对照品溶液主峰的保留时间一致。

【检查】 **pH值** 应为3.5～5.0（通则0631）。

有关物质 照高效液相色谱法（通则0512）测定。

供试品溶液　取本品，即得。

对照溶液　精密量取供试品溶液适量，用流动相定量稀释制成每1ml中含10μg的溶液。

对照品溶液、色谱条件、系统适用性要求与测定法　见盐酸地匹福林有关物质项下。

限度　供试品溶液色谱图中如有杂质峰，其中与对照品溶液主峰保留时间相同的色谱峰面积不得大于对照品溶液主峰面积（0.5%），各杂质峰面积的和不得大于对照溶液主峰面积（1.0%）。

其他 应符合眼用制剂项下有关的各项规定（通则0105）。

【含量测定】 照高效液相色谱法（通则0512）测定。

供试品溶液 取本品，即得。

对照品溶液、色谱条件、系统适用性要求与测定法 见盐酸地匹福林含量测定项下。

【类别】 同盐酸地匹福林。

【规格】 (1)5ml∶5mg　(2)8ml∶8mg

【贮藏】 遮光，密封，在阴凉处保存。

盐酸地尔硫䓬

Yansuan Di'erliuzhuo

Diltiazem Hydrochloride

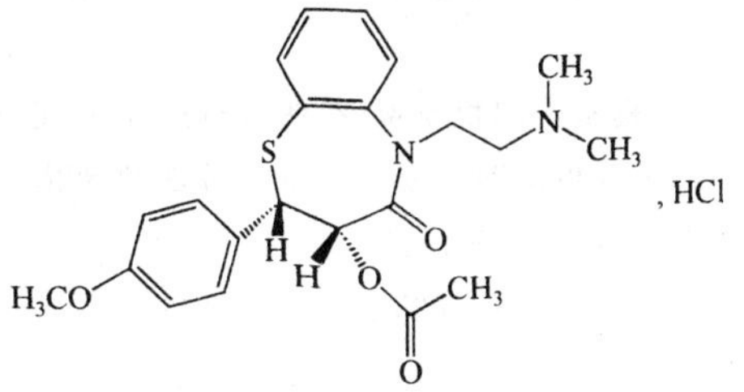

$C_{22}H_{26}N_2O_4S \cdot HCl$　450.99

本品为顺-(+)-5-[(2-二甲氨基)乙基]-2-(4-甲氧基苯基)-3-乙酰氧基-2,3-二氢-1,5-苯并硫氮杂䓬-4(5*H*)-酮盐酸盐。按干燥品计算，含$C_{22}H_{26}N_2O_4S \cdot HCl$不得少于98.5%。

【性状】 本品为白色或类白色的结晶或结晶性粉末；无臭。

本品在水、甲醇或三氯甲烷中易溶，在乙醚中不溶。

比旋度 取本品，精密称定，加水溶解并定量稀释制成每1ml中约含10mg的溶液，依法测定（通则0621），比旋度为+115°至+120°。

【鉴别】 (1)取本品约50mg，加盐酸溶液（9→100）1ml溶解，加硫氰酸铵试液1ml、2.8%硝酸钴溶液1ml与三氯甲烷5ml，充分振摇，静置，三氯甲烷层显蓝色。

(2)取本品，加0.01mol/L盐酸溶液溶解并稀释制成每1ml中约含10μg的溶液，照紫外-可见分光光度法（通则0401）测定，在236nm的波长处有最大吸收。

(3)本品的红外光吸收图谱应与对照的图谱（光谱集337图）一致。

(4)本品的水溶液显氯化物鉴别(1)的反应（通则0301）。

【检查】 **酸度** 取本品0.20g，加水20ml溶解后，依法测定（通则0631），pH值应为4.3～5.3。

溶液的澄清度 取本品1.0g，加水20ml溶解后，溶液应澄清。

硫酸盐 取本品1.0g，依法检查（通则0802），与标准硫酸钾溶液2.4ml制成的对照液比较，不得更浓（0.024%）。

有关物质 照高效液相色谱法（通则0512）测定。

供试品溶液　取本品，加流动相溶解并稀释制成每1ml中约含1mg的溶液。

对照溶液　精密量取供试品溶液适量，用流动相定量稀释制成每1ml中约含5μg的溶液。

系统适用性溶液　取盐酸地尔硫䓬适量，加乙醇溶解并稀释制成每1ml中约含0.1mg的溶液，取5ml，滴加0.1mol/L氢氧化钠溶液2滴，充分振摇1分钟，滴加0.1mol/L盐酸溶液2滴，摇匀。

色谱条件　用十八烷基硅烷键合硅胶为填充剂（ZORBAX Eclipse XDB-C18柱，4.6mm×150mm，5μm或效能相当的色谱柱）；以醋酸盐缓冲液（取*d*-樟脑磺酸1.16g，用0.1mol/L醋酸钠溶液溶解并稀释至1000ml，用0.1mol/L氢氧化钠溶液调节pH值至6.2）-乙腈-甲醇（50∶25∶25）为流动相；检测波长为240nm；进样体积20μl。

系统适用性要求　系统适用性溶液色谱图中，地尔硫䓬峰的保留时间约为9分钟；理论板数按地尔硫䓬峰计算不低于1200；地尔硫䓬峰与杂质Ⅰ峰（相对保留时间约为0.65）的分离度应大于2.5。

测定法　精密量取供试品溶液与对照溶液，分别注入液相色谱仪，记录色谱图至主成分峰保留时间的2倍。

限度　供试品溶液色谱图中如有杂质峰，各杂质峰面积的和不得大于对照溶液的主峰面积（0.5%）。

干燥失重 取本品，在105℃干燥至恒重，减失重量不得过 0.5%(通则 0831)。

炽灼残渣 不得过 0.1%(通则 0841)。

重金属 取本品 2.0g,依法检查(通则 0821 第二法),含重金属不得过百万分之十。

砷盐 取本品 1.0g,置 100ml 凯氏烧瓶中,加硝酸 5ml 与硫酸 2ml,烧瓶口装一小漏斗,小心加热直至发生白烟,冷却后加硝酸 2ml,加热,再加硝酸 2ml,加热,然后加浓过氧化氢溶液数次,每次 2ml,加热直至溶液呈无色或微黄色,放冷后加饱和草酸铵溶液 2ml,再次加热至发生白烟,放冷后加水至 23ml,加盐酸 5ml 作为供试品溶液,依法检查(通则 0822 第一法),应符合规定(0.0002%)。

【含量测定】 取本品约 0.3g,精密称定,加无水甲酸 2ml 溶解后,加醋酐 30ml、醋酸汞试液 5ml 与萘酚苯甲醇指示液 2 滴,用高氯酸滴定液(0.1mol/L)滴定至溶液显绿色,并将滴定的结果用空白试验校正。每 1ml 高氯酸滴定液(0.1mol/L)相当于 45.10mg 的 $C_{22}H_{26}N_2O_4S \cdot HCl$。

【类别】 钙通道阻滞药。

【贮藏】 遮光,密封保存。

【制剂】 (1)盐酸地尔硫䓬片 (2)盐酸地尔硫䓬缓释片

附:

杂质Ⅰ(去乙酰地尔硫䓬)

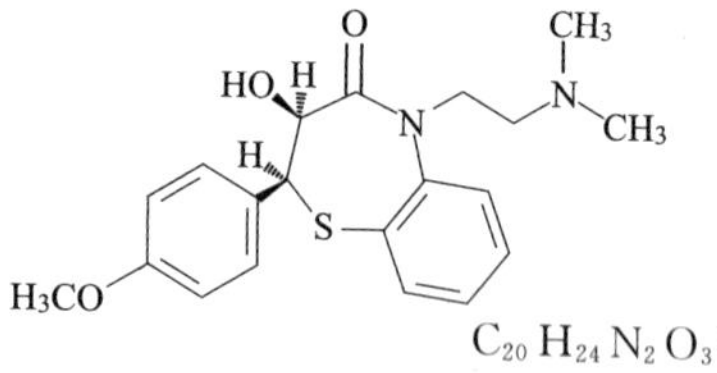

$C_{20}H_{24}N_2O_3S$ 372.5

(2*S*,3*S*)-5-[2-(二甲氨基)乙基]-3-羟基-2-(4-甲氧基苯基)-2,3-二氢-1,5-苯并硫氮杂䓬-4(5*H*)-酮

盐酸地尔硫䓬片

Yansuan Di'erliuzhuo Pian

Diltiazem Hydrochloride Tablets

本品含盐酸地尔硫䓬($C_{22}H_{26}N_2O_4S \cdot HCl$)应为标示量的 93.0%～107.0%。

【性状】 本品为白色片。

【鉴别】 (1)取本品的细粉适量(约相当于盐酸地尔硫䓬 60mg),加盐酸溶液(9→100)10ml,振摇使盐酸地尔硫䓬溶解,滤过,滤液照盐酸地尔硫䓬项下的鉴别(1)项试验,显相同的反应。

(2)取鉴别(1)项下的滤液 1ml,加水至 500ml,摇匀,照紫外-可见分光光度法(通则 0401)测定,在 236nm 的波长处有最大吸收。

(3)在含量测定项下记录的色谱图中,供试品溶液主峰的保留时间应与对照品溶液主峰的保留时间一致。

【检查】 **有关物质** 照高效液相色谱法(通则 0512)测定。

供试品溶液 取本品,加乙醇使盐酸地尔硫䓬溶解并稀释制成每 1ml 中约含盐酸地尔硫䓬 1mg 的溶液,滤过,取续滤液。

对照溶液 精密量取供试品溶液适量,用乙醇定量稀释制成每 1ml 中含盐酸地尔硫䓬 5μg 的溶液。

系统适用性溶液、色谱条件、系统适用性要求与测定法见盐酸地尔硫䓬有关物质项下。

限度 供试品溶液色谱图中如有杂质峰,单个杂质峰面积不得大于对照溶液的主峰面积(0.5%),各杂质峰面积的和不得大于对照溶液主峰面积的 2 倍(1.0%)。

含量均匀度(30mg 规格) 取本品 1 片,置 100ml 量瓶中,加乙醇约 50ml,超声使盐酸地尔硫䓬溶解,用乙醇稀释至刻度,摇匀,滤过,精密量取续滤液适量,用乙醇定量稀释制成每 1ml 中约含盐酸地尔硫䓬 0.1mg 的溶液,作为供试品溶液,照含量测定项下的方法测定含量,应符合规定(通则 0941)。

溶出度 照溶出度与释放度测定法(通则 0931 第二法)测定。

溶出条件 以水 900ml 为溶出介质,转速为每分钟 75 转,依法操作,经 30 分钟、180 分钟时分别取溶出液 10ml,并即时在操作容器中补充相同温度、相同体积的溶出介质。

供试品溶液 分别取 30 分钟、180 分钟时的溶出液,滤过,精密量取续滤液适量,用水定量稀释制成每 1ml 中约含盐酸地尔硫䓬 8μg 的溶液。

对照品溶液 取盐酸地尔硫䓬对照品适量,精密称定,加水溶解并定量稀释制成每 1ml 中约含 8μg 的溶液。

测定法 取供试品溶液与对照品溶液,照紫外-可见分光光度法(通则 0401),在 240nm 的波长处分别测定吸光度,计算每片在不同时间的溶出量。

限度 每片在 30 分钟时的溶出量不得过标示量的 60%,在 180 分钟时的溶出量不得低于标示量的 80%,均应符合规定。

其他 应符合片剂项下有关的各项规定(通则 0101)。

【含量测定】 照高效液相色谱法(通则 0512)测定。

供试品溶液 取本品 20 片,精密称定,研细,精密称取适量(约相当于盐酸地尔硫䓬 10mg),置 100ml 量瓶中,加乙醇约 50ml,超声约 10 分钟使盐酸地尔硫䓬溶解,用乙醇稀释至刻度,摇匀,滤过,取续滤液。

对照品溶液 取盐酸地尔硫䓬对照品适量,精密称定,加乙醇溶解并定量稀释制成每 1ml 中约含 0.1mg 的溶液。

系统适用性溶液、色谱条件与系统适用性要求 见有关物质项下。

测定法 精密量取供试品溶液与对照品溶液,分别注入液相色谱仪,记录色谱图。按外标法以峰面积计算。

【类别】 同盐酸地尔硫䓬。

【规格】 (1)30mg (2)45mg (3)60mg (4)90mg (5)120mg

【贮藏】 遮光,密封保存。

盐酸地尔硫䓬缓释片

Yansuan Di'erliuzhuo Huanshipian

Diltiazem Hydrochloride Sustained-release Tablets

本品含盐酸地尔硫䓬($C_{22}H_{26}N_2O_4S \cdot HCl$)应为标示量的 93.0%～107.0%。

【性状】 本品为薄膜衣片，除去包衣后显白色或类白色。

【鉴别】 (1)取本品的细粉适量(约相当于盐酸地尔硫䓬60mg)，加盐酸溶液(9→100)10ml，振摇使盐酸地尔硫䓬溶解，滤过，滤液照盐酸地尔硫䓬项下的鉴别(1)项试验，显相同的反应。

(2)取鉴别(1)项下的滤液 1ml，加水至 500ml，摇匀，照紫外-可见分光光度法(通则 0401)测定，在 236nm 的波长处有最大吸收。

(3)在含量测定项下记录的色谱图中，供试品溶液主峰的保留时间应与对照品溶液主峰的保留时间一致。

【检查】 **有关物质** 照高效液相色谱法(通则 0512)测定。

供试品溶液　取本品细粉适量(约相当于盐酸地尔硫䓬0.1g)，置 100ml 量瓶中，加乙醇适量，超声约 10 分钟使盐酸地尔硫䓬溶解，用乙醇稀释至刻度，摇匀，滤过，取续滤液。

对照溶液　精密量取供试品溶液 1ml，置 200ml 量瓶中，用乙醇稀释至刻度，摇匀。

灵敏度溶液　精密量取对照溶液 1ml，置 10ml 量瓶中，用乙醇稀释至刻度，摇匀。

系统适用性要求　见盐酸地尔硫䓬有关物质项下。灵敏度溶液色谱图中，主成分色谱峰的信噪比应不小于 10。

系统适用性溶液、色谱条件与测定法　见盐酸地尔硫䓬有关物质项下。

限度　供试品溶液色谱图中如有杂质峰，单个杂质峰面积不得大于对照溶液的主峰面积(0.5%)，各杂质峰面积的和不得大于对照溶液主峰面积的 2 倍(1.0%)，小于灵敏度溶液主峰面积的色谱峰忽略不计。

溶出度 照溶出度与释放度测定法(通则 0931 第一法)测定。

溶出条件　以水 900ml 为溶出介质，转速为每分钟 100 转，依法操作，经 4 小时、8 小时、12 小时、16 小时、24 小时时分别取溶出液 10ml，并即时在操作容器中补充相同温度、相同体积的溶出介质。

供试品溶液　分别取 4 小时、8 小时、12 小时、16 小时、24 小时时的溶出液，滤过，精密量取续滤液适量，用水定量稀释制成每 1ml 中约含盐酸地尔硫䓬 10μg 的溶液。

对照品溶液　取盐酸地尔硫䓬对照品适量，精密称定，加水溶解并定量稀释制成每 1ml 中约含 10μg 的溶液。

测定法　取供试品溶液与对照品溶液，照紫外-可见分光光度法(通则 0401)，在 236nm 的波长处分别测定吸光度，计算每片在不同时间的溶出量。

限度　每片在 4 小时、8 小时、12 小时、16 小时和 24 小时时的溶出量应分别为标示量的 10%～40%、35%～65%、55%～85%、70%～100%和 80%以上，均应符合规定。

其他 应符合片剂项下有关的各项规定(通则 0101)。

【含量测定】 照高效液相色谱法(通则 0512)测定。

供试品溶液 取本品 20 片，精密称定，研细，精密称取适量(约相当于盐酸地尔硫䓬 10mg)，置 100ml 量瓶中，加乙醇约 50ml，超声约 10 分钟，使盐酸地尔硫䓬溶解，用乙醇稀释至刻度，摇匀，滤过，取续滤液。

对照品溶液 取盐酸地尔硫䓬对照品适量，精密称定，加乙醇溶解并定量稀释制成每 1ml 中约含 0.1mg 的溶液。

系统适用性溶液、色谱条件与系统适用性要求 见有关物质项下。

测定法 精密量取供试品溶液与对照品溶液，分别注入液相色谱仪，记录色谱图。按外标法以峰面积计算。

【类别】 同盐酸地尔硫䓬。

【规格】 90mg

【贮藏】 遮光，密封保存。

盐酸地芬尼多

Yansuan Difenniduo

Difenidol Hydrochloride

$C_{21}H_{27}NO \cdot HCl$　345.91

本品为 α,α-二苯基-1-哌啶丁醇盐酸盐。按干燥品计算，含 $C_{21}H_{27}NO \cdot HCl$ 不得少于 98.5%。

【性状】 本品为白色结晶性粉末；无臭。

本品在甲醇中易溶，在乙醇中溶解，在水或三氯甲烷中略溶。

熔点 本品的熔点(通则 0612 第一法)为 217～222℃，熔融时同时分解。

【鉴别】 (1)取本品 1～2mg，加水 1ml，加硫酸 0.5ml，溶液显黄色，摇匀后黄色消失。

(2)取本品约 5mg，加 1%枸橼酸的醋酐溶液 1ml，置水浴中加热约 3 分钟，溶液显玫瑰红色。

(3)本品的红外光吸收图谱应与对照的图谱(光谱集 338 图)一致。

(4)本品的水溶液显氯化物鉴别(1)的反应(通则 0301)。

【检查】 **酸度** 取本品 0.10g，加水 10ml 使溶解，依法测定(通则 0631)，pH 值应为 5.0～7.0。

有关物质 照高效液相色谱法(通则 0512)测定。

供试品溶液　取本品 25mg，精密称定，置 50ml 量瓶中，加流动相适量，振摇使溶解，用流动相稀释至刻度，摇匀。

杂质Ⅰ对照品溶液　取杂质Ⅰ对照品 12.5mg，精密称定，置 50ml 量瓶中，加流动相溶解并稀释至刻度，摇匀。

对照溶液　精密量取供试品溶液与杂质Ⅰ对照品溶液各 1ml，置同一 100ml 量瓶中，用流动相稀释至刻度，摇匀。

色谱条件　用十八烷基硅烷键合硅胶为填充剂；以 0.5% 三乙胺溶液（用磷酸调节 pH 值至 4.0）-甲醇（44：56）为流动相；检测波长 210nm；进样体积 20μl。

系统适用性要求　理论板数按地芬尼多峰计算不低于 1500，地芬尼多峰与相邻杂质峰之间的分离度应符合要求。

测定法　精密量取供试品溶液与对照溶液，分别注入液相色谱仪，记录色谱图至主成分峰保留时间的 4 倍。

限度　供试品溶液色谱图中如有与杂质Ⅰ保留时间一致的色谱峰，按外标法以峰面积计算，不得过 0.5%，其他各杂质峰面积的和不得大于对照溶液中地芬尼多峰面积的 0.5 倍（0.5%）。

干燥失重　取本品，在 105℃ 干燥至恒重，减失重量不得过 0.5%（通则 0831）。

炽灼残渣　不得过 0.1%（通则 0841）。

【含量测定】　取本品约 0.25g，精密称定，加冰醋酸 10ml 使溶解，加醋酐 30ml，照电位滴定法（通则 0701），用高氯酸滴定液（0.1mol/L）滴定，并将滴定的结果用空白试验校正。每 1ml 高氯酸滴定液（0.1mol/L）相当于 34.59mg 的 $C_{21}H_{27}NO \cdot HCl$。

【类别】　镇吐药。

【贮藏】　密封保存。

【制剂】　盐酸地芬尼多片

附：

杂质Ⅰ（烯化合物）

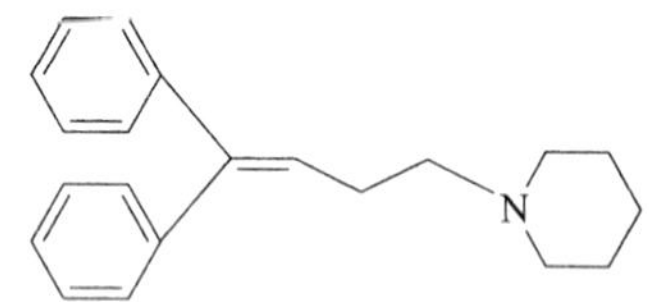

$C_{21}H_{25}N$　291.44

1-(4,4-二苯基-3-丁烯基)哌啶

盐酸地芬尼多片

Yansuan Difenniduo Pian

Difenidol Hydrochloride Tablets

本品含盐酸地芬尼多（$C_{21}H_{27}NO \cdot HCl$）应为标示量的 90.0%～110.0%。

【性状】　本品为糖衣或薄膜衣片，除去包衣后显白色。

【鉴别】　取本品 4 片，研细，加乙醇 20ml，振摇使盐酸地芬尼多溶解，滤过，滤液蒸干，残渣进行以下试验。

（1）照盐酸地芬尼多项下的鉴别（1）、（2）项试验，显相同的反应。

（2）取残渣加水溶解，加稀硝酸与硝酸银试液，即生成白色凝乳状沉淀。

（3）在含量测定项下记录的色谱图中，供试品溶液主峰的保留时间应与对照品溶液主峰的保留时间一致。

【检查】　有关物质　照高效液相色谱法（通则 0512）测定。

供试品溶液　取含量测定项下的细粉适量（相当于盐酸地芬尼多 25mg），精密称定，置 50ml 量瓶中，加流动相适量，振摇使盐酸地芬尼多溶解，用流动相稀释至刻度，摇匀，滤过，取续滤液。

杂质Ⅰ对照品溶液　取杂质Ⅰ对照品 25mg，精密称定，置 50ml 量瓶中，加流动相溶解并稀释至刻度，摇匀。

对照溶液　精密量取供试品溶液与杂质Ⅰ对照品溶液各 1ml，置同一 100ml 量瓶中，用流动相稀释至刻度，摇匀。

色谱条件、系统适用性要求与测定法　见盐酸地芬尼多有关物质项下。

限度　供试品溶液色谱图中如有与杂质Ⅰ保留时间一致的色谱峰，按外标法以峰面积计算，不得过盐酸地芬尼多标示量的 1.0%，其他各杂质峰面积的和不得大于对照溶液中盐酸地芬尼多峰面积（1.0%）。

溶出度　照溶出度与释放度测定法（通则 0931 第二法）测定。

溶出条件　以水 900ml 为溶出介质，转速为每分钟 50 转，依法操作，经 30 分钟时取样。

供试品溶液　取溶出液，滤过，取续滤液。

对照品溶液　见含量测定项下。

测定法　见含量测定项下。计算每片的溶出量。

限度　标示量的 75%，应符合规定。

其他　应符合片剂项下有关的各项规定（通则 0101）。

【含量测定】　照高效液相色谱法（通则 0512）测定。

供试品溶液　取本品 20 片，除去包衣后，精密称定，研细，精密称取细粉适量（约相当于盐酸地芬尼多 25mg），置 50ml 量瓶中，加流动相适量，振摇使盐酸地芬尼多溶解并稀释至刻度，摇匀，滤过，精密量取续滤液 5ml，置 100ml 量瓶中，用流动相稀释至刻度，摇匀。

对照品溶液　取盐酸地芬尼多对照品约 12.5mg，精密称定，加流动相溶解并定量稀释制成每 1ml 中约含 25μg 的溶液。

色谱条件与系统适用性要求　见有关物质项下。

测定法　精密量取供试品溶液与对照品溶液，分别注入液相色谱仪，记录色谱图。按外标法以峰面积计算。

【类别】【贮藏】　同盐酸地芬尼多。

【规格】　25mg

盐酸地芬诺酯

Yansuan Difennuozhi

Diphenoxylate Hydrochloride

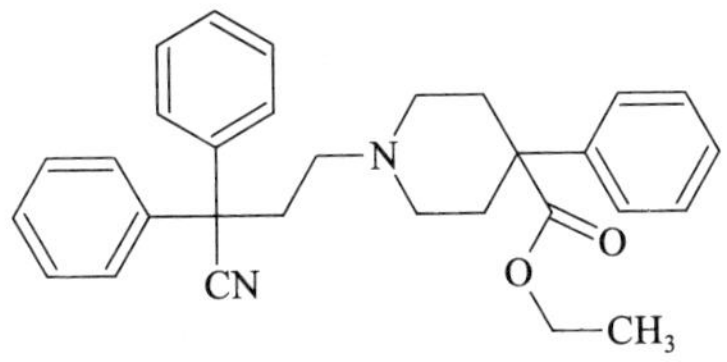

$C_{30}H_{32}N_2O_2 \cdot HCl$　489.06

本品为 1-(3,3-二苯基-3-氰基丙基)-4-苯基-4-哌啶甲酸乙酯盐酸盐。按干燥品计算，含 $C_{30}H_{32}N_2O_2 \cdot HCl$ 不得少于 99.0%。

【性状】 本品为白色或类白色的粉末或结晶性粉末；无臭。

本品在三氯甲烷中易溶，在甲醇中溶解，在乙醇或丙酮中略溶，在水或乙醚中几乎不溶。

熔点 本品的熔点（通则 0612 第一法）为 221～226℃。

【鉴别】 (1)取本品，加 1mol/L 盐酸溶液-甲醇(1∶99)溶解并制成每 1ml 中含 0.5mg 的溶液，照紫外-可见分光光度法（通则 0401）测定，在 252nm、258nm 与 264nm 的波长处有最大吸收。在 258nm 与 252nm 波长处的吸光度比值应为 1.1～1.3。

(2)本品的红外光吸收图谱应与对照的图谱（光谱集 339 图）一致。

(3)本品的饱和水溶液显氯化物鉴别(1)的反应（通则 0301）。

【检查】 **硫酸盐** 取本品约 2.0g，精密称定，加水 46ml，加稀盐酸溶液 4ml，充分振摇后滤过至溶液澄清，取滤液 25ml，依法检查（通则 0802），与标准硫酸钾溶液 1.0ml 制成的对照液比较，不得更浓（0.01%）。

有关物质 照高效液相色谱法（通则 0512）测定。

溶剂　乙腈-水(1∶1)。

供试品溶液　取本品适量，精密称定，加溶剂溶解并稀释制成每 1ml 中约含 1mg 的溶液。

对照溶液　精密量取供试品溶液适量，用溶剂定量稀释制成每 1ml 中约含 5μg 的溶液。

系统适用性溶液　取盐酸地芬诺酯约 10mg，加乙腈 1ml 溶解后，加 0.1mol/L 氢氧化钠溶液 1ml，置 60℃水浴中加热 1 小时，放冷，加 0.1mol/L 盐酸溶液 1ml 中和，用溶剂稀释至刻度，摇匀。

灵敏度溶液　精密量取对照溶液适量，用溶剂定量稀释制成每 1ml 中约含 0.5μg 的溶液。

色谱条件　用十八烷基硅烷键合硅胶为填充剂；以水（用磷酸调节 pH 值至 2.3）为流动相 A，以乙腈为流动相 B，按下表进行梯度洗脱；流速为每分钟 2ml；检测波长为 210nm；进样体积 20μl。

时间(分钟)	流动相 A(%)	流动相 B(%)
0	75	25
5	75	25
40	15	85
45	15	85
46	75	25
52	75	25

系统适用性要求　系统适用性溶液色谱图中，杂质Ⅰ（相对保留时间约为 0.8）峰与地芬诺酯峰之间的分离度应大于 5.0。灵敏度溶液色谱图中，主成分峰峰高的信噪比应不小于 10。

测定法　精密量取供试品溶液与对照溶液，分别注入液相色谱仪，记录色谱图。

限度　供试品溶液色谱图中如有杂质峰，杂质Ⅰ的峰面积不得大于对照溶液主峰面积的 0.6 倍（0.3%），其他单个杂质峰面积不得大于对照溶液主峰面积（0.5%），各杂质峰面积的和不得大于对照溶液主峰面积的 2 倍（1.0%），小于灵敏度溶液主峰面积的色谱峰忽略不计。

残留溶剂 照残留溶剂测定法（通则 0861）测定，应符合规定。

干燥失重 取本品，在 105℃干燥至恒重，减失重量不得过 0.5%（通则 0831）。

炽灼残渣 不得过 0.1%（通则 0841）。

【含量测定】 取本品约 0.4g，精密称定，加醋酐 40ml，超声使溶解，照电位滴定法（通则 0701），用高氯酸滴定液(0.1mol/L)滴定，并将滴定的结果用空白试验校正。每 1ml 的高氯酸滴定液(0.1mol/L)相当于 48.91mg 的 $C_{30}H_{32}N_2O_2 \cdot HCl$。

【类别】 止泻药。

【贮藏】 密封保存。

【制剂】 复方地芬诺酯片

附：

杂质 Ⅰ（地芬诺酸）

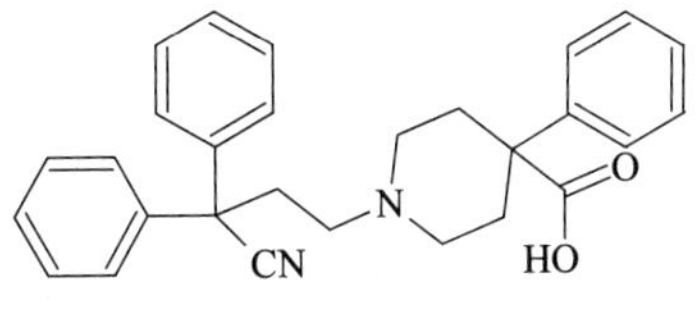

$C_{28}H_{28}N_2O_2$　424.22

1-(3-氰基-3,3-二苯丙基)-4-苯基哌啶-4-羧酸

盐酸西替利嗪

Yansuan Xitiliqin

Cetirizine Hydrochloride

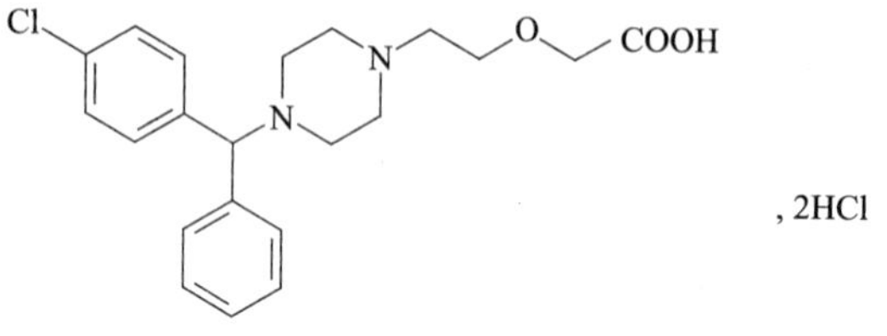

$C_{21}H_{25}ClN_2O_3 \cdot 2HCl$ 461.81

本品为(±)-2-[2-[4-[(4-氯苯基)苯甲基]-1-哌嗪基]乙氧基]乙酸二盐酸盐。按干燥品计算，含 $C_{21}H_{25}ClN_2O_3 \cdot 2HCl$ 不得少于 99.0%。

【性状】 本品为白色或类白色结晶性粉末，无臭。

本品在水中易溶，在甲醇或乙醇中溶解，在三氯甲烷或丙酮中几乎不溶。

吸收系数 取本品约 20mg，精密称定，置 100ml 量瓶中，加 0.1mol/L 盐酸溶液使溶解并稀释至刻度，摇匀；精密量取 5ml，置 100ml 量瓶中，用 0.1mol/L 盐酸溶液稀释至刻度，摇匀，照紫外-可见分光光度法(通则 0401)，在 231nm 的波长处测定吸光度，吸收系数($E_{1cm}^{1\%}$)为 365～385。

【鉴别】 (1)照薄层色谱法(通则 0502)试验。

供试品溶液 取本品约 10mg，加甲醇适量，振摇使溶解，用甲醇稀释至 100ml，摇匀。

对照品溶液 取盐酸西替利嗪对照品适量，加甲醇溶解并稀释制成每 1ml 中约含 0.1mg 的溶液。

色谱条件 采用硅胶 G 薄层板，以二氯甲烷-甲醇-浓氨溶液(4：1：0.2)为展开剂。

测定法 吸取供试品溶液与对照品溶液各 10μl，分别点于同一薄层板上，展开，晾干，置碘蒸气中显色后，立即检视。

结果判定 供试品溶液所显主斑点的颜色和位置应与对照品溶液的主斑点一致。

(2)取本品适量，加 0.1mol/L 盐酸溶液溶解并稀释制成每 1ml 中约含 10μg 的溶液，照紫外-可见分光光度法(通则 0401)测定，在 231nm 的波长处有最大吸收，在 218nm 的波长处有最小吸收。

(3)本品的红外光吸收图谱应与对照的图谱(光谱集 826 图)一致。

(4)本品的水溶液应显氯化物鉴别(1)的反应(通则 0301)。

【检查】 **酸度** 取本品 0.50g，加水 10ml 使溶解后，依法测定(通则 0631)，pH 值应为 1.2～1.8。

溶液的澄清度与颜色 取本品 1.0g，加水 10ml 使溶解，溶液应澄清无色；如显色，与黄绿色 1 号标准比色液(通则 0901 第一法)比较，不得更深。

氰化物 取本品 1.0g，依法检查(通则 0806 第一法)，应符合规定。

有关物质 照高效液相色谱法(通则 0512)测定。

供试品溶液 取本品适量，加水使溶解并稀释制成每 1ml 中约含 0.2mg 的溶液。

对照溶液 精密量取供试品溶液适量，用水定量稀释制成每 1ml 中约含 2μg 的溶液。

灵敏度溶液 精密量取对照溶液适量，用水定量稀释制成每 1ml 中约含 0.2μg 的溶液。

色谱条件 用十八烷基硅烷键合硅胶为填充剂；以乙腈-0.1%三乙胺的 0.05mol/L 磷酸二氢钠溶液(用磷酸调节 pH 值至 3.0)(35：65)为流动相；检测波长为 230nm；进样体积 20μl。

系统适用性要求 理论板数按西替利嗪峰计算不低于 4000。灵敏度溶液色谱图中，主成分峰高的信噪比应不小于 10。

测定法 精密量取供试品溶液与对照溶液，分别注入液相色谱仪，记录色谱图至主成分峰保留时间的 3 倍。

限度 供试品溶液色谱图中如有杂质峰，单个杂质峰面积不得大于对照溶液主峰面积的 0.5 倍(0.5%)，各杂质峰面积的和不得大于对照溶液主峰面积(1.0%)。

干燥失重 取本品，在 105℃ 干燥至恒重，减失重量不得过 0.5%(通则 0831)。

炽灼残渣 取本品 1.0g，依法检查(通则 0841)，遗留残渣不得过 0.1%。

重金属 取炽灼残渣项下遗留的残渣，依法检查(通则 0821 第二法)，含重金属不得过百万分之十。

【含量测定】 取本品约 0.18g，精密称定，加冰醋酸 20ml 溶解后，加醋酸汞试液 5ml 与结晶紫指示液 1 滴，用高氯酸滴定液(0.1mol/L)滴定至溶液显蓝色，并将滴定的结果用空白试验校正。每 1ml 高氯酸滴定液(0.1mol/L)相当于 23.09mg 的 $C_{21}H_{25}ClN_2O_3 \cdot 2HCl$。

【类别】 组胺 H_1 受体拮抗剂。

【贮藏】 密封保存。

【制剂】 (1)盐酸西替利嗪口服溶液 (2)盐酸西替利嗪片 (3)盐酸西替利嗪胶囊 (4)盐酸西替利嗪滴剂

盐酸西替利嗪口服溶液

Yansuan Xitiliqin Koufu Rongye

Cetirizine Hydrochloride Oral Solution

本品含盐酸西替利嗪($C_{21}H_{25}ClN_2O_3 \cdot 2HCl$)应为标示量的 90.0%～110.0%。

【性状】 本品为无色的澄清液体。

【鉴别】 (1)在含量测定项下记录的色谱图中，供试品溶液主峰的保留时间应与对照品溶液主峰的保留时间一致。

(2)本品显氯化物鉴别(1)的反应(通则 0301)。

【检查】 **pH 值** 应为 3.8～5.8(通则 0631)。

其他 应符合口服溶液剂项下有关的各项规定(通则 0123)。

【含量测定】 照高效液相色谱法(通则 0512)测定。

供试品溶液 精密量取本品适量,用水定量稀释制成每 1ml 中约含盐酸西替利嗪 50μg 的溶液。

对照品溶液 取盐酸西替利嗪对照品适量,精密称定,加水溶解并定量稀释制成每 1ml 中约含 50μg 的溶液。

色谱条件 用十八烷基硅烷键合硅胶为填充剂;以 0.1mol/L 磷酸二氢钾溶液(用磷酸调节 pH 值至 3.7)-乙腈(60∶40)为流动相;检测波长为 232nm;进样体积 20μl。

系统适用性要求 理论板数按西替利嗪峰计算不低于 2000。

测定法 精密量取供试品溶液与对照品溶液,分别注入液相色谱仪,记录色谱图。按外标法以峰面积计算。

【类别】 同盐酸西替利嗪。

【规格】 10ml∶10mg

【贮藏】 遮光,密封,在阴凉处保存。

盐酸西替利嗪片

Yansuan Xitiliqin Pian

Cetirizine Hydrochloride Tablets

本品含盐酸西替利嗪($C_{21}H_{25}ClN_2O_3 \cdot 2HCl$)应为标示量的 90.0%～110.0%。

【性状】 本品为白色或类白色片或薄膜衣片,薄膜衣片除去包衣后,显白色或类白色。

【鉴别】 (1)取本品的细粉适量(约相当于盐酸西替利嗪 40mg),置 100ml 量瓶中,加水使盐酸西替利嗪溶解并稀释至刻度,摇匀,滤过;精密量取续滤液 2ml,置 50ml 量瓶中,用水稀释至刻度,摇匀,照紫外-可见分光光度法(通则 0401)测定,在 231nm 的波长处有最大吸收,在 218nm 的波长处有最小吸收。

(2)在含量测定项下记录的色谱图中,供试品溶液主峰的保留时间应与对照品溶液主峰的保留时间一致。

(3)本品的水溶液显氯化物鉴别(1)的反应(通则 0301)。

【检查】 **溶出度** 照溶出度与释放度测定法(通则 0931 第一法)测定。

溶出条件 以水 900ml 为溶出介质,转速为每分钟 100 转,依法操作,经 30 分钟时取样。

供试品溶液 取溶出液 10ml,滤过,取续滤液。

对照品溶液 取盐酸西替利嗪对照品适量,精密称定,加水溶解并定量稀释制成每 1ml 中约含 10μg 的溶液。

测定法 取供试品溶液与对照品溶液,照紫外-可见分光光度法(通则 0401),在 230nm 的波长处分别测定吸光度,计算出每片的溶出量。

限度 标示量的 80%,应符合规定。

含量均匀度 取本品 1 片,置 100ml 量瓶中,加水适量,充分振摇,使盐酸西替利嗪溶解,用水稀释至刻度,摇匀,滤过,精密量取续滤液 10ml,置 100ml 量瓶中,用水稀释至刻度,摇匀,作为供试品溶液;另取盐酸西替利嗪对照品适量,精密称定,加水溶解并定量稀释制成每 1ml 约含 10μg 的溶液,作为对照品溶液。分别取上述两种溶液,照紫外-可见分光光度法(通则 0401)在 230nm 的波长处测定吸光度,计算含量,应符合规定(通则 0941)。

其他 应符合片剂项下有关的各项规定(通则 0101)。

【含量测定】 照高效液相色谱法(通则 0512)测定。

供试品溶液 取本品 20 片(薄膜衣片除去包衣),精密称定,研细,精密称取细粉适量(约相当于盐酸西替利嗪 10mg),置 100ml 量瓶中,加水适量,超声使盐酸西替利嗪溶解并稀释至刻度,摇匀,滤过,弃去初滤液,取续滤液。

对照品溶液 取盐酸西替利嗪对照品适量,精密称定,加水溶解并定量稀释制成每 1ml 中约含 0.1mg 的溶液。

色谱条件 用十八烷基硅烷键合硅胶为填充剂;以 0.1mol/L 磷酸二氢钾溶液(用磷酸调节 pH 值至 3.7)-乙腈(60∶40)为流动相;检测波长为 232nm;进样体积 20μl。

系统适用性要求 理论板数按西替利嗪峰计算不低于 2000。

测定法 精密量取供试品溶液与对照品溶液,分别注入液相色谱仪,记录色谱图。按外标法以峰面积计算。

【类别】 同盐酸西替利嗪。

【规格】 10mg

【贮藏】 遮光,密封,在干燥处保存。

盐酸西替利嗪胶囊

Yansuan Xitiliqin Jiaonang

Cetirizine Hydrochloride Capsules

本品含盐酸西替利嗪($C_{21}H_{25}ClN_2O_3 \cdot 2HCl$)应为标示量的 90.0%～110.0%。

【性状】 本品内容物为白色或类白色颗粒或粉末。

【鉴别】 (1)取本品的内容物适量(约相当于盐酸西替利嗪 40mg),置 100ml 量瓶中,加水使盐酸西替利嗪溶解并稀释至刻度,摇匀,滤过。精密量取滤液 2ml,置 50ml 量瓶中,用水稀释至刻度,摇匀,作为供试品溶液,照紫外-可见分光光度法(通则 0401)测定,在 231nm 的波长处有最大吸收,在 218nm 的波长处有最小吸收。

(2)在含量测定项下记录的色谱图中,供试品溶液主峰的保留时间应与对照品溶液主峰的保留时间一致。

(3)本品的水溶液显氯化物鉴别(1)的反应(通则 0301)。

【检查】 **溶出度** 照溶出度与释放度测定法(通则 0931 第一法)测定。

溶出条件　以盐酸溶液(9→1000)900ml(10mg 规格)或 500ml(5mg 规格)为溶出介质,转速为每分钟 100 转,依法操作,经 30 分钟时取样。

供试品溶液　取溶出液 10ml,滤过,取续滤液。

对照品溶液　取盐酸西替利嗪对照品适量,精密称定,加盐酸溶液(9→1000)溶解并定量稀释制成每 1ml 中约含 10μg 的溶液。

色谱条件　见含量测定项下。进样体积 10μl。

测定法　见含量测定项下。计算每粒的溶出量。

限度　标示量的 75%,应符合规定。

含量均匀度　取本品 1 粒,将内容物倾入 100ml(10mg 规格),50ml(5mg 规格)量瓶中,囊壳用盐酸溶液(9→1000)分次洗涤,洗液并入量瓶中,充分振摇,使盐酸西替利嗪溶解,用盐酸溶液(9→1000)稀释至刻度,摇匀,滤过,精密量取续滤液 5ml,置 50ml 量瓶中,加盐酸溶液(9→1000)稀释至刻度,摇匀,作为供试品溶液;另取盐酸西替利嗪对照品适量,精密称定,用盐酸溶液(9→1000)溶解并定量稀释成每 1ml 约含 10μg 的溶液,作为对照品溶液。分别取上述两种溶液,照紫外-可见分光光度法(通则 0401)在 230nm 的波长处测定吸光度,计算含量,应符合规定(通则 0941)。

其他　应符合胶囊剂项下有关的各项规定(通则 0103)。

【含量测定】　照高效液相色谱法(通则 0512)测定。

供试品溶液　取本品 20 粒,精密称定,计算平均装量。取内容物,混匀,精密称取适量(约相当于盐酸西替利嗪 10mg),置 100ml 量瓶中,加盐酸溶液(9→1000)适量,超声使盐酸西替利嗪溶解并稀释至刻度,摇匀,滤过,弃去初滤液,取续滤液。

对照品溶液　取盐酸西替利嗪对照品适量,精密称定,加盐酸溶液(9→1000)溶解并定量稀释制成每 1ml 中约含 0.1mg 的溶液。

色谱条件　用十八烷基硅烷键合硅胶为填充剂;以 0.1mol/L 磷酸二氢钾溶液(用磷酸调节 pH 值至 3.7)-乙腈(60∶40)为流动相;检测波长为 232nm;进样体积 20μl。

系统适用性要求　理论板数按西替利嗪峰计算不低于 2000。

测定法　精密量取供试品溶液与对照品溶液,分别注入液相色谱仪,记录色谱图。按外标法以峰面积计算。

【类别】　同盐酸西替利嗪。

【规格】　(1)5mg　(2)10mg

【贮藏】　遮光,密封,在干燥处保存。

盐酸西替利嗪滴剂

Yansuan Xitiliqin Diji

Cetirizine Hydrochloride Drops

本品含盐酸西替利嗪($C_{21}H_{25}ClN_2O_3 \cdot 2HCl$)应为标示量的 90.0%～110.0%。

【性状】　本品为无色至微黄色的澄清液体。

【鉴别】　(1)取本品适量,用水稀释制成每 1ml 中含 20μg 的溶液,照紫外-可见分光光度法(通则 0401)测定,在 231nm 的波长处有最大吸收,在 218nm 的波长处有最小吸收。

(2)在含量测定项下记录的色谱图中,供试品溶液主峰的保留时间应与对照品溶液主峰的保留时间一致。

(3)本品显氯化物鉴别(1)的反应(通则 0301)。

【检查】　**溶液的颜色**　取本品,与黄色 4 号标准比色液(通则 0901 第一法)比较,不得更深。

其他　应符合口服溶液剂项下有关的各项规定(通则 0123)。

【含量测定】　照高效液相色谱法(通则 0512)测定。

供试品溶液　精密量取本品适量,用水定量稀释制成每 1ml 中约含盐酸西替利嗪 0.1mg 的溶液。

对照品溶液　取盐酸西替利嗪对照品适量,精密称定,加水溶解并定量稀释制成每 1ml 中约含 0.1mg 的溶液。

色谱条件　用十八烷基硅烷键合硅胶为填充剂;以 0.1mol/L 磷酸二氢钾溶液(用磷酸调节 pH 值至 3.7)-乙腈(60∶40)为流动相;检测波长为 232nm;进样体积 20μl。

系统适用性要求　理论板数按西替利嗪峰计算不低于 2000。

测定法　精密量取供试品溶液与对照品溶液,分别注入液相色谱仪,记录色谱图。按外标法以峰面积计算。

【类别】　同盐酸西替利嗪。

【规格】　10ml∶0.1g

【贮藏】　密封,在阴凉处保存。

盐酸曲马多

Yansuan Qumaduo

Tramadol Hydrochloride

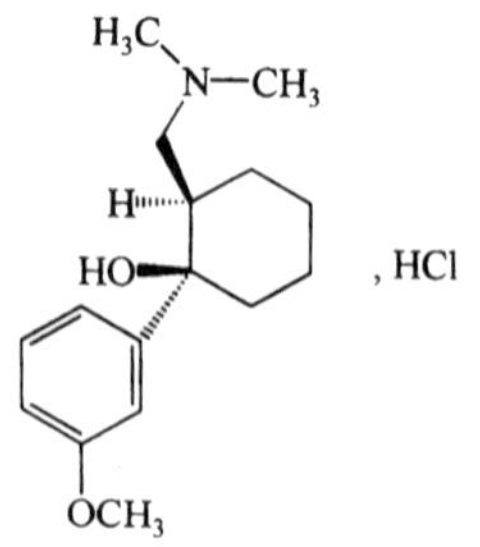

$C_{16}H_{25}NO_2 \cdot HCl$　299.84

本品为(±)-(1*RS*,2*RS*)-2-[(*N*,*N*-二甲基氨基)亚甲基]-1-(3-甲氧基苯基)环己醇盐酸盐。按干燥品计算,含 $C_{16}H_{25}NO_2 \cdot HCl$ 不得少于 98.5%。

【性状】　本品为白色结晶或结晶性粉末;无臭;有引湿性。

本品在水中极易溶,在乙醇或三氯甲烷中易溶,在丙酮中微溶,在乙醚中不溶。

熔点　本品的熔点(通则 0612 第一法)为 179～182℃。

【鉴别】(1)取本品约2mg,加枸橼酸醋酐试液3～4滴,在约90℃的水浴中加热3～5分钟,即显紫红色。

(2)取本品,加水溶解并稀释制成每1ml中含80μg的溶液,照紫外-可见分光光度法(通则0401)测定,在270nm的波长处有最大吸收,在241nm的波长处有最小吸收。

(3)本品的红外光吸收图谱应与对照的图谱(光谱集641图)一致。

(4)本品的水溶液显氯化物鉴别(1)的反应(通则0301)。

【检查】**酸碱度** 取本品0.10g,加水10ml溶解后,依法测定(通则0631),pH值应为4.5～8.5。

溶液的澄清度 取本品1.0g,加水10ml溶解后,溶液应澄清。

有关物质 照高效液相色谱法(通则0512)测定。

供试品溶液 取本品适量,精密称定,加流动相溶解并定量稀释制成每1ml中约含2mg的溶液。

对照品溶液 取杂质Ⅰ对照品适量,精密称定,加流动相溶解并定量稀释制成每1ml中含0.2mg的溶液。

对照溶液 精密量取供试品溶液1ml与对照品溶液3ml,置同一100ml量瓶中,用流动相稀释至刻度,摇匀。

色谱条件 用十八烷基硅烷键合硅胶为填充剂;以醋酸-醋酸钠缓冲液(pH 4.5)-甲醇(65:35)为流动相;检测波长为271nm;进样体积20μl。

系统适用性要求 理论板数按曲马多峰计算不低于1500。出峰顺序依次为杂质Ⅰ与曲马多,两峰之间的分离度应符合要求。

测定法 精密量取供试品溶液与对照溶液,分别注入液相色谱仪,记录色谱图至主成分峰保留时间的3倍。

限度 供试品溶液色谱图中如有与杂质Ⅰ保留时间一致的色谱峰,按外标法以峰面积计算,不得过0.3%,其他各杂质峰面积的和不得大于对照溶液中曲马多峰面积的0.5倍(0.5%)。

残留溶剂 照残留溶剂测定法(通则0861第二法)测定。

供试品溶液 取本品适量,精密称定,加水溶解并定量稀释制成每1ml中约含0.2g的溶液;精密量取5ml,置20ml顶空瓶中,加无水硫酸钠1g,振摇使无水硫酸钠溶解,密封。

对照品溶液 分别取异丙醇与二氧六环各适量,精密称定,加水溶解并定量稀释制成每1ml中约含异丙醇1mg与二氧六环76μg的混合溶液;精密量取5ml,置20ml顶空瓶中,加无水硫酸钠1g,振摇使无水硫酸钠溶解,密封。

色谱条件 以二甲基聚硅氧烷(或极性相近)为固定液的毛细管柱为色谱柱,起始温度为70℃,维持7分钟,以每分钟30℃的速率升温至100℃,维持5分钟;检测器温度为250℃;进样口温度为150℃;顶空瓶平衡温度为90℃,平衡时间为30分钟。

系统适用性要求 对照品溶液色谱图中,异丙醇峰与二氧六环峰之间的分离度应符合要求。

测定法 取供试品溶液与对照品溶液,分别顶空进样,记录色谱图。

限度 按外标法以峰面积计算,异丙醇与二氧六环的残留量均应符合规定。

干燥失重 取本品,在105℃干燥至恒重,减失重量不得过1.0%(通则0831)。

炽灼残渣 取本品1.0g,依法检查(通则0841),遗留残渣不得过0.1%。

重金属 取炽灼残渣项下遗留的残渣,依法检查(通则0821),含重金属不得过百万分之二十。

【含量测定】取本品约0.18g,精密称定,加冰醋酸10ml溶解后,加醋酐30ml,照电位滴定法(通则0701),用高氯酸滴定液(0.1mol/L)滴定,并将滴定的结果用空白试验校正。每1ml高氯酸滴定液(0.1mol/L)相当于29.98mg的$C_{16}H_{25}NO_2 \cdot HCl$。

【类别】镇痛药。

【贮藏】遮光,密封保存。

【制剂】(1)盐酸曲马多片 (2)盐酸曲马多分散片 (3)盐酸曲马多注射液 (4)盐酸曲马多栓 (5)盐酸曲马多胶囊 (6)盐酸曲马多缓释片 (7)盐酸曲马多缓释胶囊

附:

杂质Ⅰ(顺式盐酸曲马多)

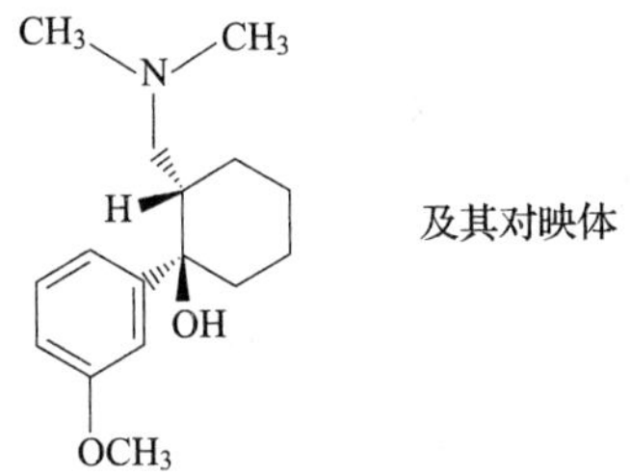

及其对映体

$C_{16}H_{25}NO_2$　263.34

(1*RS*,2*SR*)-2-[(*N*,*N*-二甲基氨基)亚甲基]-1-(3-甲氧基苯基)环己醇

盐酸曲马多片

Yansuan Qumaduo Pian

Tramadol Hydrochloride Tablets

本品含盐酸曲马多($C_{16}H_{25}NO_2 \cdot HCl$)应为标示量的93.0%～107.0%。

【性状】本品为白色片。

【鉴别】(1)取本品4片,研细,加水5ml,振摇使溶解,滤过,取滤液2滴,置小试管中,于80℃水浴上蒸干,加枸橼酸醋酐试液(2→100)1滴,置80～90℃水浴中加热3～5分钟,即显紫红色。

(2)在含量测定项下记录的色谱图中,供试品溶液主峰的保留时间应与对照品溶液主峰的保留时间一致。

(3)取(1)项下的滤液显氯化物鉴别(1)的反应(通则0301)。

【检查】　有关物质　照高效液相色谱法(通则0512)测定。

供试品溶液　取含量测定项下细粉适量,精密称定,加流动相溶解并定量稀释制成每1ml中约含盐酸曲马多2mg的溶液,摇匀,滤过,取续滤液。

对照溶液　精密量取供试品溶液1ml与对照品溶液3ml,置同一100ml量瓶中,用流动相稀释至刻度,摇匀。

对照品溶液、色谱条件、系统适用性要求与测定法　见盐酸曲马多有关物质项下。

限度　供试品溶液色谱图中如有与杂质Ⅰ保留时间一致的色谱峰,按外标法以峰面积计算,不得过盐酸曲马多标示量的0.3%,其他各杂质峰面积的和不得大于对照溶液中曲马多峰面积(1.0%)。

溶出度　照溶出度与释放度测定法(通则0931第一法)测定。

溶出条件　以0.01mol/L盐酸溶液900ml为溶出介质,转速为每分钟100转,依法操作,经10分钟时取样。

供试品溶液　取溶出液10ml,滤过,取续滤液(50mg规格);或取续滤液适量,用溶出介质定量稀释制成每1ml中约含盐酸曲马多50μg的溶液(100mg规格)。

对照品溶液　取盐酸曲马多对照品适量,精密称定,加0.01mol/L盐酸溶液溶解并定量稀释成每1ml中约含盐酸曲马多50μg的溶液。

测定法　取供试品溶液与对照品溶液,照紫外-可见分光光度法(通则0401),在270nm的波长处分别测定吸光度,计算每片的溶出量。

限度　标示量的80%,应符合规定。

其他　应符合片剂项下有关的各项规定(通则0101)。

【含量测定】　照高效液相色谱法(通则0512)测定。

供试品溶液　取本品20片,精密称定,研细,精密称取适量(约相当于盐酸曲马多50mg),置100ml量瓶中,加流动相溶解并稀释至刻度,摇匀,滤过,取续滤液。

对照品溶液　取盐酸曲马多对照品适量,精密称定,加流动相溶解并定量稀释制成每1ml中约含0.5mg的溶液。

色谱条件　见有关物质项下。

系统适用性要求　理论板数按曲马多峰计算不低于1500。

测定法　精密量取供试品溶液与对照品溶液,分别注入液相色谱仪,记录色谱图。按外标法以峰面积计算。

【类别】　同盐酸曲马多。

【规格】　(1)50mg　(2)100mg

【贮藏】　密封保存。

盐酸曲马多分散片

Yansuan Qumaduo Fensanpian

Tramadol Hydrochloride Dispersible Tablets

本品含盐酸曲马多($C_{16}H_{25}NO_2 \cdot HCl$)应为标示量的93.0%～107.0%。

【性状】　本品为白色或类白色片。

【鉴别】　(1)在含量测定项下记录的色谱图中,供试品溶液主峰的保留时间应与对照品溶液主峰的保留时间一致。

(2)取本品细粉适量(约相当于盐酸曲马多25mg),加水适量使溶解并定量稀释成每1ml中约含盐酸曲马多80μg的溶液,照紫外-可见分光光度法(通则0401)测定,在270nm的波长处有最大吸收,在241nm的波长处有最小吸收。

(3)取本品细粉适量,加水振摇使盐酸曲马多溶解,滤过,滤液显氯化物鉴别(1)的反应(通则0301)。

【检查】　有关物质　照高效液相色谱法(通则0512)测定。

供试品溶液　取含量测定项下细粉适量,精密称定,加流动相溶解并定量稀释制成每1ml中约含盐酸曲马多2mg的溶液,摇匀,滤过,取续滤液。

对照溶液　精密量取供试品溶液1ml与对照品溶液3ml,置同一100ml量瓶中,用流动相稀释至刻度,摇匀。

对照品溶液、色谱条件、系统适用性要求与测定法　见盐酸曲马多有关物质项下。

限度　供试品溶液色谱图中如有与杂质Ⅰ保留时间一致的色谱峰,按外标法以峰面积计算,不得过盐酸曲马多标示量的0.3%,其他各杂质峰面积的和不得大于对照溶液中曲马多峰面积(1.0%)。

溶出度　照溶出度与释放度测定法(通则0931第一法)测定。

溶出条件　以0.01mol/L盐酸溶液900ml为溶出介质,转速为每分钟100转,依法操作,经10分钟时取样。

供试品溶液　取溶出液10ml,滤过,取续滤液。

对照品溶液　取盐酸曲马多对照品适量,精密称定,加0.01mol/L盐酸溶液溶解并定量稀释成每1ml中约含盐酸曲马多50μg的溶液。

测定法　取供试品溶液与对照品溶液,照紫外-可见分光光度法(通则0401),在270nm的波长处分别测定吸光度,计算每片的溶出量。

限度　标示量的80%,应符合规定。

其他　应符合片剂项下有关的各项规定(通则0101)。

【含量测定】　照高效液相色谱法(通则0512)测定。

供试品溶液　取本品10片,精密称定,研细,精密称取适量(约相当于盐酸曲马多25mg),置50ml量瓶中,加流动相溶解并稀释至刻度,摇匀,滤过,取续滤液。

对照品溶液　取盐酸曲马多对照品适量，精密称定，加流动相溶解并定量稀释制成每 1ml 中约含 0.5mg 的溶液。

色谱条件　见有关物质项下。

系统适用性要求　理论板数按曲马多峰计算不低于 1500。

测定法　精密量取供试品溶液与对照品溶液，分别注入液相色谱仪，记录色谱图。按外标法以峰面积计算。

【类别】　同盐酸曲马多。

【规格】　50mg

【贮藏】　密封，在干燥处保存。

盐酸曲马多注射液

Yansuan Qumaduo Zhusheye

Tramadol Hydrochloride Injection

本品为盐酸曲马多的灭菌水溶液。含盐酸曲马多（$C_{16}H_{25}NO_2 \cdot HCl$）应为标示量的 95.0%～105.0%。

【性状】　本品为无色的澄明液体。

【鉴别】　(1)取本品适量（约相当于盐酸曲马多 2mg），置水浴上蒸干，残渣加枸橼酸醋酐试液 3～4 滴，在约 90℃的水浴中加热 3～5 分钟，即显紫红色。

(2)在含量测定项下记录的色谱图中，供试品溶液主峰的保留时间应与对照品溶液主峰的保留时间一致。

(3)本品显氯化物鉴别(1)的反应（通则 0301）。

【检查】　**pH 值**　应为 5.0～7.0（通则 0631）。

有关物质　照高效液相色谱法（通则 0512）测定。

供试品溶液　精密量取本品适量，用流动相定量稀释制成每 1ml 中约含盐酸曲马多 2mg 的溶液。

对照溶液　精密量取供试品溶液 1ml 与对照品溶液 3ml，置同一 100ml 量瓶中，用流动相稀释至刻度，摇匀。

对照品溶液、色谱条件、系统适用性要求与测定法　见盐酸曲马多有关物质项下。

限度　供试品溶液色谱图中如有与杂质Ⅰ保留时间一致的色谱峰，按外标法以峰面积计算，不得过盐酸曲马多标示量的 0.3%，其他各杂质峰面积的和不得大于对照溶液中曲马多峰面积（1.0%）。

细菌内毒素　取本品，依法检查（通则 1143），每 1mg 盐酸曲马多中含内毒素的量应小于 0.75EU。

其他　应符合注射剂项下有关的各项规定（通则 0102）。

【含量测定】　照高效液相色谱法（通则 0512）测定。

供试品溶液　精密量取本品适量（约相当于盐酸曲马多 50mg），置 100ml 量瓶中，用流动相稀释至刻度，摇匀。

对照品溶液　取盐酸曲马多对照品适量，精密称定，加流动相溶解并定量稀释制成每 1ml 中约含 0.5mg 的溶液。

色谱条件　见有关物质项下。

系统适用性要求　理论板数按曲马多峰计算不低于 1500。

测定法　精密量取供试品溶液与对照品溶液，分别注入液相色谱仪，记录色谱图。按外标法以峰面积计算。

【类别】　同盐酸曲马多。

【规格】　(1)2ml∶50mg　(2)2ml∶100mg

【贮藏】　遮光，密闭保存。

盐酸曲马多栓

Yansuan Qumaduo Shuan

Tramadol Hydrochloride Suppositories

本品含盐酸曲马多（$C_{16}H_{25}NO_2 \cdot HCl$）应为标示量的 90.0%～110.0%。

【性状】　本品为白色或类白色栓。

【鉴别】　(1)取本品适量（约相当于盐酸曲马多 0.1g），加水 5ml，加热，搅拌使盐酸曲马多溶解，放冷，滤过，取滤液 2ml，于 80℃水浴蒸干，加枸橼酸醋酐试液 1 滴，置 80～90℃水浴中加热 3～5 分钟，即显紫红色。

(2)在含量测定项下记录的色谱图中，供试品溶液主峰的保留时间应与对照品溶液主峰的保留时间一致。

(3)本品的水溶液显氯化物鉴别(1)的反应（通则 0301）。

【检查】　**有关物质**　照高效液相色谱法（通则 0512）测定。

供试品溶液　取含量测定项下切碎的供试品适量，精密称定，加流动相适量，置热水浴中，振摇使盐酸曲马多溶解，放冷，用流动相定量稀释并制成每 1ml 中含盐酸曲马多约 2mg 的溶液，滤过，取续滤液。

对照溶液　精密量取供试品溶液 1ml 与对照品溶液 3ml，置同一 100ml 量瓶中，用流动相稀释至刻度，摇匀。

对照品溶液、色谱条件、系统适用性要求与测定法　见盐酸曲马多有关物质项下。

限度　供试品溶液色谱图中如有与杂质Ⅰ保留时间一致的色谱峰，按外标法以峰面积计算，不得过盐酸曲马多标示量的 0.3%，其他各杂质峰面积的和不得大于对照溶液中曲马多峰面积（1.0%）。

其他　应符合栓剂项下有关的各项规定（通则 0107）。

【含量测定】　照高效液相色谱法（通则 0512）测定。

供试品溶液　取供试品 10 粒，精密称定，切碎，混匀，精密称取适量（约相当于盐酸曲马多 50mg），置 100ml 量瓶中，加流动相适量，置热水浴中，振摇使盐酸曲马多溶解，放冷，用流动相稀释至刻度，摇匀，滤过，取续滤液。

对照品溶液　取盐酸曲马多对照品适量，精密称定，加流动相溶解并定量稀释制成每 1ml 中约含 0.5mg 的溶液。

色谱条件　见有关物质项下。

系统适用性要求　理论板数按曲马多峰计算不低于

1500。

测定法　精密量取供试品溶液与对照品溶液，分别注入液相色谱仪，记录色谱图。按外标法以峰面积计算。

【类别】　同盐酸曲马多。

【规格】　0.1g

【贮藏】　遮光，密封保存。

盐酸曲马多胶囊

Yansuan Qumaduo Jiaonang

Tramadol Hydrochloride Capsules

本品含盐酸曲马多（$C_{16}H_{25}NO_2 \cdot HCl$）应为标示量的 90.0%～110.0%。

【性状】　本品内容物为白色粉末。

【鉴别】　(1)取本品内容物适量，加水使盐酸曲马多溶解，滤过，取滤液，照盐酸曲马多鉴别(1)、(2)、(4)项试验，显相同结果。

(2)在含量测定项下记录的色谱图中，供试品溶液主峰的保留时间应与对照品溶液主峰的保留时间一致。

【检查】　**有关物质**　照高效液相色谱法（通则 0512）测定。

供试品溶液　取含量测定项下细粉适量，精密称定，加流动相溶解并定量稀释制成每 1ml 中约含盐酸曲马多 2mg 的溶液，摇匀，滤过，取续滤液。

对照溶液　精密量取供试品溶液 1ml 与对照品溶液 3ml，置同一 100ml 量瓶中，用流动相稀释至刻度，摇匀。

对照品溶液、色谱条件、系统适用性要求与测定法　见盐酸曲马多有关物质项下。

限度　供试品溶液色谱图中如有与杂质Ⅰ保留时间一致的色谱峰，按外标法以峰面积计算，不得过盐酸曲马多标示量的 0.3%，其他各杂质峰面积的和不得大于对照溶液中曲马多峰面积（1.0%）。

溶出度　照溶出度与释放度测定法（通则 0931 第一法）测定。

溶出条件　以水 900ml 为溶出介质，转速为每分钟 100 转，依法操作，经 20 分钟时取样。

供试品溶液　取溶出液 10ml，滤过，取续滤液。

对照品溶液　取盐酸曲马多对照品适量，精密称定，加水溶解并定量稀释成每 1ml 中约含 50μg 的溶液。

测定法　取供试品溶液与对照品溶液，照紫外-可见分光光度法（通则 0401），在 270nm 的波长处分别测定吸光度，计算每粒的溶出量。

限度　标示量的 80%，应符合规定。

其他　应符合胶囊剂项下有关的各项规定（通则 0103）。

【含量测定】　照高效液相色谱法（通则 0512）测定。

供试品溶液　取装量差异项下的内容物，混匀，精密称取适量（约相当于盐酸曲马多 50mg），置 100ml 量瓶中，加流动相溶解并稀释至刻度，摇匀，滤过，取续滤液。

对照品溶液　取盐酸曲马多对照品适量，精密称定，加流动相溶解并定量稀释制成每 1ml 中约含 0.5mg 的溶液。

色谱条件　见有关物质项下。

系统适用性要求　理论板数按曲马多峰计算不低于 1500。

测定法　精密量取供试品溶液与对照品溶液，分别注入液相色谱仪，记录色谱图。按外标法以峰面积计算。

【类别】　同盐酸曲马多。

【规格】　50mg

【贮藏】　遮光，密封，在阴凉干燥处保存。

盐酸曲马多缓释片

Yansuan Qumaduo Huanshipian

Tramadol Hydrochloride Sustained-release Tablets

本品含盐酸曲马多（$C_{16}H_{25}NO_2 \cdot HCl$）应为标示量的 93.0%～107.0%。

【性状】　本品为白色或类白色片或薄膜衣片，除去包衣后显白色或类白色。

【鉴别】　(1)取本品细粉适量（约相当于盐酸曲马多 0.2g），加水 5ml，振摇使盐酸曲马多溶解，滤过，取滤液 4 滴置小试管中，于 80℃水浴蒸干，加枸橼酸醋酐试液 1 滴，置 80～90℃水浴中加热 3～5 分钟，即显紫红色。

(2)在含量测定项下记录的色谱图中，供试品溶液主峰的保留时间应与对照品溶液主峰的保留时间一致。

(3)本品的水溶液显氯化物鉴别(1)的反应（通则 0301）。

【检查】　**有关物质**　照高效液相色谱法（通则 0512）测定。

供试品溶液　取含量测定项下的细粉适量，精密称定，加流动相溶解并定量稀释制成每 1ml 中约含盐酸曲马多 2mg 的溶液，滤过，取续滤液。

对照溶液　精密量取供试品溶液 1ml 与对照品溶液 3ml，置同一 100ml 量瓶中，用流动相稀释至刻度，摇匀。

对照品溶液、色谱条件、系统适用性要求与测定法　见盐酸曲马多有关物质项下。

限度　供试品溶液色谱图中如有与杂质Ⅰ保留时间一致的色谱峰，按外标法以峰面积计算，不得过盐酸曲马多标示量的 0.3%，其他单个杂质峰面积不得大于对照溶液中曲马多峰面积的 0.5 倍（0.5%），其他各杂质峰面积的和不得大于对照溶液中曲马多峰面积（1.0%）。

溶出度　照溶出度与释放度测定法（通则 0931 第一法）

测定。

溶出条件　以水 900ml 为溶出介质，转速为每分钟 100 转，依法操作，经 1 小时、2 小时、4 小时、8 小时时分别取溶出液 10ml，并即时补充相同温度、相同体积的溶出介质。

供试品溶液　分别取 1 小时、2 小时、4 小时、8 小时时的溶出液，滤过，取续滤液。

对照品溶液　取盐酸曲马多对照品适量，精密称定，加水溶解并定量稀释制成每 1ml 中约含 80μg 的溶液。

测定法　取供试品溶液与对照品溶液，照紫外-可见分光光度法（通则 0401），在 271nm 的波长处分别测定吸光度，分别计算每片在不同时间的溶出量。

限度　每片在 1 小时、2 小时、4 小时和 8 小时时的溶出量应分别为标示量的 25%～45%、35%～55%、50%～80%和 80%以上，均应符合规定。

其他　应符合片剂项下有关的各项规定（通则 0101）。

【含量测定】　照高效液相色谱法（通则 0512）测定。

供试品溶液　取本品 20 片，精密称定，研细，精密称取适量（约相当于盐酸曲马多 50mg），置 100ml 量瓶中，加流动相适量，超声使盐酸曲马多溶解，用流动相稀释至刻度，摇匀，滤过，取续滤液。

对照品溶液　取盐酸曲马多对照品适量，精密称定，加流动相溶解并定量稀释制成每 1ml 中约含 0.5mg 的溶液。

色谱条件　见有关物质项下。

系统适用性要求　理论板数按曲马多峰计算不低于 1500。

测定法　精密量取供试品溶液与对照品溶液，分别注入液相色谱仪，记录色谱图。按外标法以峰面积计算。

【类别】　同盐酸曲马多。

【规格】　0.1g

【贮藏】　密封，在阴凉干燥处保存。

盐酸曲马多缓释胶囊

Yansuan Qumaduo Huanshijiaonang

Tramadol Hydrochloride Sustained-release Capsules

本品含盐酸曲马多（$C_{16}H_{25}NO_2 \cdot HCl$）应为标示量的 90.0%～110.0%。

【性状】　本品内容物为白色或类白色小丸或小片。

【鉴别】　（1）取本品的内容物细粉适量（约相当于盐酸曲马多 0.2g），加水 5ml，振摇使盐酸曲马多溶解，滤过，取续滤液 4 滴置小试管中，于 80℃水浴蒸干，加枸橼酸醋酐试液 1 滴，置 80～90℃的水浴中加热 3～5 分钟，即显紫红色。

（2）在含量测定项下记录的色谱图中，供试品溶液主峰的保留时间应与对照品溶液主峰的保留时间一致。

（3）本品的水溶液显氯化物鉴别（1）的反应（通则 0301）。

【检查】　**有关物质**　照高效液相色谱法（通则 0512）测定。

供试品溶液　取本品内容物适量（约相当于盐酸曲马多 0.2g），精密称定，置 100ml 量瓶中，加甲醇 35ml，超声使盐酸曲马多溶解，加醋酸-醋酸钠缓冲液（pH 4.5）约 40ml，混匀，放冷，用醋酸-醋酸钠缓冲液（pH 4.5）稀释至刻度，摇匀，滤过，取续滤液。

对照溶液　精密量取供试品溶液 1ml 与对照品溶液 3ml，置同一 100ml 量瓶中，用流动相稀释至刻度，摇匀。

对照品溶液、色谱条件、系统适用性要求与测定法　见盐酸曲马多有关物质项下。

限度　供试品溶液色谱图中如有与杂质Ⅰ保留时间一致的色谱峰，按外标法以峰面积计算，不得过盐酸曲马多标示量的 0.3%，其他单个杂质峰面积不得大于对照溶液中曲马多峰面积的 0.5 倍（0.5%），其他各杂质峰面积的和不得大于对照溶液中曲马多峰面积（1.0%）。

溶出度　照溶出度与释放度测定法（通则 0931 第一法）测定。

溶出条件　以水 900ml 为溶出介质，转速为每分钟 100 转，依法操作，经 1 小时、2 小时、4 小时、8 小时时分别取溶出液 10ml，并即时补充相同温度、相同体积的溶出介质。

供试品溶液　分别取 1 小时、2 小时、4 小时、8 小时时的溶出液，滤过，取续滤液。

对照品溶液　取盐酸曲马多对照品适量，精密称定，加水溶解并定量稀释制成每 1ml 中约含 80μg 的溶液。

测定法　取供试品溶液与对照品溶液，照紫外-可见分光光度法（通则 0401），在 271nm 的波长处分别测定吸光度，分别计算每粒在不同时间的溶出量。

限度　每粒在 1 小时、2 小时、4 小时和 8 小时时的溶出量应分别为标示量的 20%～45%、35%～60%、55%～80%和 75%以上，均应符合规定。

其他　应符合胶囊剂项下有关的各项规定（通则 0103）。

【含量测定】　照高效液相色谱法（通则 0512）测定。

供试品溶液　取装量差异项下的内容物适量（约相当于盐酸曲马多 50mg），精密称定，置 100ml 量瓶中，加甲醇 35ml，超声使盐酸曲马多溶解，加醋酸-醋酸钠缓冲液（pH 4.5）约 40ml，摇匀，放冷，用醋酸-醋酸钠缓冲液（pH 4.5）稀释至刻度，摇匀，滤过，取续滤液。

对照品溶液　取盐酸曲马多对照品适量，精密称定，加流动相溶解并定量稀释制成每 1ml 中含 0.5mg 的溶液。

色谱条件　见有关物质项下。

系统适用性要求　理论板数按曲马多峰计算不低于 1500。

测定法　精密量取供试品溶液与对照品溶液，分别注入液相色谱仪，记录色谱图。按外标法以峰面积计算。

【类别】　同盐酸曲马多。

【规格】　0.1g

【贮藏】　密封，在阴凉处保存。

盐酸曲美他嗪

Yansuan Qumeitaqin

Trimetazidine Hydrochloride

$C_{14}H_{22}N_2O_3 \cdot 2HCl$　339.26

本品为1-(2,3,4-三甲氧基苄基)哌嗪二盐酸盐。按干燥品计算，含 $C_{14}H_{22}N_2O_3 \cdot 2HCl$ 应为98.0%～102.0%。

【性状】 本品为白色或类白色结晶性粉末；无臭。

本品在水中极易溶解，在冰醋酸中易溶，在甲醇中溶解，在乙醇中略溶，在乙醚中几乎不溶；在0.1mol/L盐酸溶液或0.1mol/L氢氧化钠溶液中极易溶解。

【鉴别】 (1)取本品约5mg，加水1ml溶解后，加1%的对苯醌乙醇溶液(取1,4-苯醌1g，加冰醋酸5ml使溶解，加乙醇至100ml)1ml，加热煮沸2～3分钟，放冷，溶液显红色。

(2)取本品，加0.1mol/L盐酸溶液溶解制成每1ml中含20μg的溶液，照紫外-可见分光光度法(通则0401)测定，在231nm的波长处有最大吸收。

(3)本品的红外光吸收图谱应与对照品的图谱一致(通则0402)。

(4)本品的水溶液显氯化物鉴别(1)的反应(通则0301)。

【检查】 **酸度** 取本品0.50g，加水10ml溶解，依法测定(通则0631)，pH值应为2.3～3.3。

溶液的澄清度与颜色 取本品0.50g，加水5ml使溶解，溶液应澄清无色；如显浑浊，与1号浊度标准液(通则0902第一法)比较，不得更浓；如显色，与黄色1号标准比色液(通则0901第一法)比较，不得更深。

有关物质 照高效液相色谱法(通则0512)测定。

供试品溶液　取本品0.2g，置50ml量瓶中，加水溶解并稀释至刻度，摇匀。

对照溶液　精密量取供试品溶液2ml，置100ml量瓶中，用水稀释至刻度，摇匀，精密量取1ml，置10ml量瓶中，用水稀释至刻度，摇匀。

系统适用性溶液　取盐酸曲美他嗪对照品约20mg，加水2ml使溶解，加浓过氧化氢溶液3ml，摇匀，25～35℃放置1～2小时(控制氧化降解杂质约为2%)。

灵敏度溶液　精密量取对照溶液1ml，置10ml量瓶中，用水稀释至刻度，摇匀。

色谱条件　用十八烷基硅烷键合硅胶为填充剂(4.6mm×150mm，5μm)；流动相A为0.287%的无水庚烷磺酸钠溶液-甲醇(643∶357)，用10%磷酸溶液调节pH值至3.0，流动相B为甲醇，按下表进行线性梯度洗脱；检测波长为240nm；进样体积10μl。

时间(分钟)	流动相A(%)	流动相B(%)
0	100	0
10	100	0
60	40	60
62	100	0
70	100	0

系统适用性要求　系统适用性溶液色谱图中，曲美他嗪峰的保留时间约为30分钟，氧化降解杂质峰的相对保留时间约为0.95，氧化降解杂质峰与曲美他嗪峰及其相邻杂质峰之间的分离度均应符合要求。灵敏度溶液色谱图中，主成分峰的信噪比应不小于10。

测定法　精密量取供试品溶液与对照溶液，分别注入液相色谱仪，记录色谱图。

限度　供试品溶液色谱图中如有杂质峰，单个杂质峰面积不得大于对照溶液的主峰面积(0.2%)，各杂质峰面积的和不得大于对照溶液主峰面积的2.5倍(0.5%)，小于灵敏度溶液主峰面积的色谱峰忽略不计。

哌嗪 照薄层色谱法(通则0502)试验。

供试品溶液　取本品，精密称定，加甲醇溶解并定量稀释制成每1ml中含10mg的溶液。

对照品溶液　取六水哌嗪($C_4H_{10}N_2 \cdot 6H_2O$)，加甲醇溶解并定量稀释制成每1ml中含22.6μg的溶液。

色谱条件　采用硅胶G薄层板，以乙醇-浓氨溶液(80∶20)为展开剂。

测定法　吸取供试品溶液与对照品溶液各10μl，分别点于同一薄层板上，展开，取出，晾干，在105℃干燥30分钟，喷以碘化铂溶液(取0.3%氯铂酸六水合物溶液与6%碘化钾溶液等体积混合)。

限度　供试品溶液如显与对照品溶液相应的杂质斑点，其颜色与对照品溶液的主斑点比较，不得更深(0.1%，以无水哌嗪计)。

残留溶剂 照残留溶剂测定法(通则0861第二法)测定。

供试品溶液　取本品适量，精密称定，加水溶解并定量稀释制成每1ml中含0.1g的溶液，精密量取5ml，置顶空瓶中，密封。

对照品溶液　分别取无水乙醇、二氯甲烷、三氯甲烷与甲苯适量，精密称定，用水定量稀释制成每1ml中各约含0.5mg、0.06mg、0.006mg与0.089mg的混合溶液，精密量取5ml，置顶空瓶中，密封。

色谱条件　以6%氰丙基苯基-94%二甲基聚硅氧烷为固定液的毛细管柱为色谱柱；起始温度为60℃，维持6分钟，以每分钟10℃的速率升温至180℃，维持1分钟；进样口温度为200℃；检测器温度为300℃；顶空瓶平衡温度为60℃，平衡时间为45分钟。

系统适用性要求　对照品溶液色谱图中，各成分峰间的分离度均应符合要求。

测定法　取供试品溶液与对照品溶液，分别顶空进样，记

录色谱图。

限度　按外标法以峰面积计算，乙醇、二氯甲烷、三氯甲烷与甲苯的残留量均应符合规定。

干燥失重　取本品，在 105℃干燥至恒重，减失重量不得过 1.5%（通则 0831）。

炽灼残渣　取本品 1.0g，依法检查（通则 0841），遗留残渣不得过 0.1%。

重金属　取炽灼残渣项下遗留的残渣，依法检查（通则 0821 第二法），含重金属不得过百万分之十。

砷盐　取本品 1.0g，加水 23ml 溶解后，加盐酸 5ml，依法检查（通则 0822 第一法），应符合规定（0.0002%）。

【含量测定】　照高效液相色谱法（通则 0512）测定。

供试品溶液　取本品约 0.1g，精密称定，置 100ml 量瓶中，加水适量使溶解并稀释至刻度，摇匀，精密量取 5ml，置 25ml 量瓶中，用水稀释至刻度，摇匀。

对照品溶液　取盐酸曲美他嗪对照品适量，精密称定，加水溶解并定量稀释制成每 1ml 中约含 0.2mg 的溶液。

色谱条件　用十八烷基硅烷键合硅胶为填充剂；以有关物质项下流动相 A-流动相 B（80∶20）为流动相；检测波长为 231nm；进样体积 10μl。

系统适用性要求　理论板数按曲美他嗪峰计算不低于 3000，曲美他嗪峰与相邻杂质峰之间的分离度应符合要求。

测定法　精密量取供试品溶液与对照品溶液，分别注入液相色谱仪，记录色谱图。按外标法以峰面积计算。

【类别】　抗心绞痛药。

【贮藏】　遮光，密封保存。

【制剂】　（1）盐酸曲美他嗪片　（2）盐酸曲美他嗪胶囊

盐酸曲美他嗪片

Yansuan Qumeitaqin Pian

Trimetazidine Hydrochloride Tablets

本品含盐酸曲美他嗪（$C_{14}H_{22}N_2O_3 \cdot 2HCl$）应为标示量的 95.0%～105.0%。

【性状】　本品为薄膜衣片，除去包衣后显白色或类白色。

【鉴别】　（1）取本品细粉适量（约相当于盐酸曲美他嗪 10mg），加水 5ml，振摇使盐酸曲美他嗪溶解，滤过，取滤液 1ml，照盐酸曲美他嗪项下的鉴别（1）项试验，显相同的反应。

（2）取本品细粉适量，加 0.1mol/L 盐酸溶液制成每 1ml 中含盐酸曲美他嗪 20μg 的溶液，滤过，照紫外-可见分光光度法（通则 0401 测定），在 231nm 的波长处有最大吸收。

（3）照薄层色谱法（通则 0502）试验。

供试品溶液　取本品，除去包衣，研细，取细粉适量（约相当于盐酸曲美他嗪 0.1g），加甲醇 10ml，振摇使盐酸曲美他嗪溶解，滤过，取续滤液。

对照品溶液　取盐酸曲美他嗪对照品适量，加甲醇溶解并制成每 1ml 中含 10mg 的溶液。

色谱条件　采用硅胶 GF_{254} 薄层板，以乙醇-浓氨溶液（8∶2）为展开剂。

测定法　吸取供试品溶液与对照品溶液各 10μl，分别点于同一薄层板上，展开，取出，晾干，置紫外光灯（254nm）下检视。

结果判定　供试品溶液所显主斑点的位置和颜色应与对照品溶液的主斑点相同。

（4）在含量测定项下记录的色谱图中，供试品溶液主峰的保留时间应与对照品溶液主峰的保留时间一致。

以上（3）、（4）两项可选做一项。

【检查】　**有关物质**　照高效液相色谱法（通则 0512）测定。

供试品溶液　取本品细粉适量（约相当于盐酸曲美他嗪 0.2g），置 50ml 量瓶中，加水适量超声使盐酸曲美他嗪溶解，用水稀释至刻度，摇匀，离心（转速为每分钟 5000 转）15 分钟，取上清液。

对照溶液　精密量取供试品溶液 1ml，置 100ml 量瓶中，用水稀释至刻度，摇匀。

灵敏度溶液　精密量取对照溶液 2ml，置 100ml 量瓶中，用水稀释至刻度，摇匀。

系统适用性溶液、色谱条件、系统适用性要求与测定法　见盐酸曲美他嗪有关物质项下。

限度　供试品溶液色谱图中如有杂质峰，扣除相对保留时间 0.13 之前的色谱峰，单个杂质峰面积不得大于对照溶液主峰面积的 0.5 倍（0.5%），各杂质峰面积的和不得大于对照溶液的主峰面积（1.0%），小于灵敏度溶液主峰面积的色谱峰忽略不计。

含量均匀度　以含量测定项下测得的每片含量计算，应符合规定（通则 0941）。

溶出度　照溶出度与释放度测定法（通则 0931 第二法）测定。

溶出条件　以 0.05mol/L 盐酸溶液 900ml 为溶出介质，转速为每分钟 50 转，依法操作，经 30 分钟时取样。

供试品溶液　取溶出液 10ml，滤过，取续滤液。

对照品溶液　取盐酸曲美他嗪对照品适量，精密称定，加溶出介质溶解并定量稀释制成每 1ml 中含 20μg 的溶液，摇匀。

测定法　取供试品溶液与对照品溶液，照紫外-可见分光光度法（通则 0401），在 234nm 的波长处分别测定吸光度，计算每片的溶出量。

限度　标示量的 70%，应符合规定。

其他　应符合片剂项下有关的各项规定（通则 0101）。

【含量测定】　照高效液相色谱法（通则 0512）测定。

供试品溶液　取本品 10 片，分别置 100ml 量瓶中，加水适量，超声使盐酸曲美他嗪溶解，用水稀释至刻度，摇匀，离心(转速为每分钟 5000 转)15 分钟，取上清液。

对照品溶液　取盐酸曲美他嗪对照品适量，精密称定，加水溶解并定量稀释制成每 1ml 中约含 0.2mg 的溶液。

色谱条件与系统适用性要求　见盐酸曲美他嗪含量测定项下。

测定法　精密量取供试品溶液与对照品溶液，分别注入液相色谱仪，记录色谱图。按外标法以峰面积计算每片的含量，并求得 10 片的平均含量。

【类别】　同盐酸曲美他嗪。

【规格】　20mg

【贮藏】　遮光，密封保存。

盐酸曲美他嗪胶囊

Yansuan Qumeitaqin Jiaonang

Trimetazidine Hydrochloride Capsules

本品含盐酸曲美他嗪($C_{14}H_{22}N_2O_3 \cdot 2HCl$)应为标示量的 90.0%～110.0%。

【性状】　本品内容物为白色或类白色粉末或颗粒和粉末。

【鉴别】　(1)取本品内容物适量(约相当于盐酸曲美他嗪 10mg)，加水 5ml，振摇使盐酸曲美他嗪溶解，滤过，取滤液 1ml，照盐酸曲美他嗪项下的鉴别(1)项试验，显相同的反应。

(2)取本品内容物细粉适量，加 0.1mol/L 盐酸溶液制成每 1ml 中含盐酸曲美他嗪 20μg 的溶液，滤过，照紫外-可见分光光度法(通则 0401)测定，在 231nm 的波长处有最大吸收。

(3)在含量测定项下记录的色谱图中，供试品溶液主峰的保留时间应与对照品溶液主峰的保留时间一致。

【检查】　**有关物质**　照高效液相色谱法(通则 0512)测定。

供试品溶液　取本品内容物细粉适量(约相当于盐酸曲美他嗪 0.2g)，置 50ml 量瓶中，加水适量，超声使盐酸曲美他嗪溶解，用水稀释至刻度，摇匀，离心(转速为每分钟 5000 转)15 分钟，取上清液。

对照溶液　精密量取供试品溶液 1ml，置 100ml 量瓶中，用水稀释至刻度，摇匀。

灵敏度溶液　精密量取对照溶液 2ml，置 100ml 量瓶中，用水稀释至刻度，摇匀。

系统适用性溶液、色谱条件、系统适用性要求与测定法　见盐酸曲美他嗪有关物质项下。

限度　供试品溶液色谱图中如有杂质峰，扣除相对保留时间 0.13 之前的色谱峰，单个杂质峰面积不得大于对照溶液主峰面积的 0.5 倍(0.5%)，各杂质峰面积的和不得大于对照溶液的主峰面积(1.0%)，小于灵敏度溶液主峰面积的色谱峰忽略不计。

含量均匀度　以含量测定项下测得的每粒含量计算，应符合规定(通则 0941)。

溶出度　照溶出度与释放度测定法(通则 0931 第一法)测定。

溶出条件　以 0.05mol/L 盐酸溶液 900ml 为溶出介质，转速为每分钟 50 转，依法操作，经 30 分钟时取样。

供试品溶液　取溶出液 10ml，滤过，取续滤液。

对照品溶液　取盐酸曲美他嗪对照品适量，精密称定，加溶出介质溶解并定量稀释制成每 1ml 中含 20μg 的溶液，摇匀。

色谱条件与系统适用性要求　见含量测定项下。

测定法　精密量取供试品溶液与对照品溶液，分别注入液相色谱仪，记录色谱图。按外标法以峰面积计算每粒的溶出量。

限度　标示量的 80%，应符合规定。

其他　应符合胶囊剂项下有关的各项规定(通则 0103)。

【含量测定】　照高效液相色谱法(通则 0512)测定。

供试品溶液　取本品 10 粒，分别将内容物倾入 100ml 量瓶中，囊壳用水适量清洗，洗液并入量瓶中，加水适量超声使盐酸曲美他嗪溶解，用水稀释至刻度，摇匀，离心(转速为每分钟 5000 转)15 分钟，取上清液。

对照品溶液　取盐酸曲美他嗪对照品适量，精密称定，加水溶解并定量稀释制成每 1ml 中约含 0.2mg 的溶液。

色谱条件与系统适用性要求　见盐酸曲美他嗪含量测定项下。

测定法　精密量取供试品溶液与对照品溶液，分别注入液相色谱仪，记录色谱图。按外标法以峰面积计算每粒的含量，并求得 10 粒的平均含量。

【类别】　同盐酸曲美他嗪。

【规格】　20mg

【贮藏】　遮光，密封保存。

盐酸曲普利啶

Yansuan Qupuliding

Triprolidine Hydrochloride

, HCl, H_2O

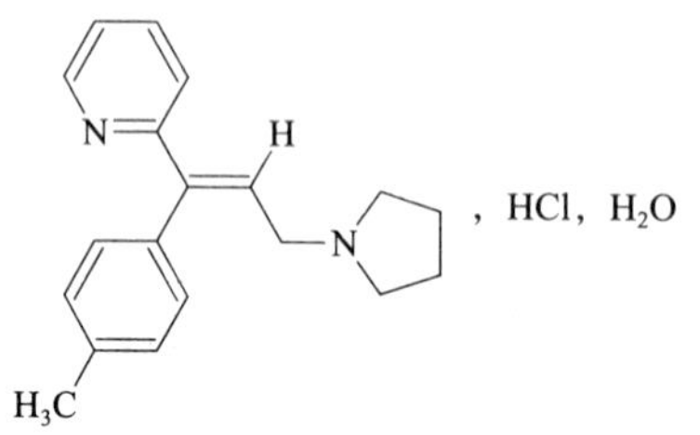

$C_{19}H_{22}N_2 \cdot HCl \cdot H_2O$　332.88

本品为(*E*)-2-[1-(4-甲苯基)-3-(1-吡咯烷基)-1-丙烯基]

吡啶盐酸盐一水合物。按无水物计算，含 $C_{19}H_{22}N_2 \cdot HCl$ 不得少于 98.5%。

【性状】 本品为白色或类白色结晶性粉末；无臭，味苦。

本品在水、甲醇、乙醇或三氯甲烷中易溶。

【鉴别】 (1)在有关物质检查项下记录的色谱图中，供试品溶液主峰的保留时间应与系统适用性溶液中曲普利啶峰的保留时间一致。

(2) 取本品适量，加 0.1mol/L 盐酸溶液溶解并稀释制成每 1ml 中约含 20μg 的溶液，照紫外-可见分光光度法(通则 0401)测定，在 290nm 的波长处有最大吸收。

(3)本品的红外光吸收图谱应与对照品的图谱一致(通则 0402)。

(4)本品的水溶液显氯化物的鉴别反应(通则 0301)。

【检查】 **溶液的澄清度与颜色**　取本品适量，加水溶解并稀释制成每 1ml 中含 0.10g 的溶液，溶液应澄清无色；如显浑浊，与 1 号浊度标准液(通则 0902 第一法)比较，不得更浓；如显色，与黄色或黄绿色 2 号标准比色液(通则 0901 第一法)比较，不得更深。

有关物质　照高效液相色谱法(通则 0512)测定。避光操作。

供试品溶液　取本品适量，精密称定，加流动相溶解并定量稀释制成每 1ml 中约含 1mg 的溶液。

对照溶液　精密量取供试品溶液 1ml，置 100ml 量瓶中，用流动相稀释至刻度，摇匀。

杂质对照品溶液　取盐酸曲普利啶顺式异构体对照品适量，精密称定，加流动相溶解并定量稀释制成每 1ml 中约含 20μg 的溶液。

系统适用性溶液　取盐酸曲普利啶对照品与盐酸曲普利啶顺式异构体对照品各适量，加流动相溶解并稀释制成每 1ml 中约含盐酸曲普利啶 1mg 与盐酸曲普利啶顺式异构体 20μg 的混合溶液。

灵敏度溶液　取对照溶液与杂质对照品溶液各适量，置同一量瓶中，用流动相稀释制成每 1ml 中分别含盐酸曲普利啶与盐酸曲普利啶顺式异构体各约 1μg 的溶液。

色谱条件　用十八烷基硅烷键合硅胶为填充剂；以甲醇-醋酸铵溶液(取 0.4%醋酸铵溶液 600ml，加三乙胺 2ml，用冰醋酸调节 pH 值至 7.0)(65 : 35)为流动相；检测波长为 260nm；进样体积 10μl。

系统适用性要求　系统适用性溶液色谱图中，曲普利啶顺式异构体峰与曲普利啶峰之间的分离度应符合要求；灵敏度溶液色谱图中，曲普利啶顺式异构体峰与曲普利啶峰高的信噪比均应大于 10。

测定法　精密量取供试品溶液、对照溶液与杂质对照品溶液，分别注入液相色谱仪，记录色谱图至主成分峰保留时间的 3 倍。

限度　供试品溶液的色谱图中如有与曲普利啶顺式异构体保留时间一致的色谱峰，按外标法以峰面积计算，不得过 1.0%；其他杂质峰面积的和不得大于对照溶液主峰面积(1.0%)。

残留溶剂　照残留溶剂测定法(通则 0861)测定，应符合规定。

水分　取本品，照水分测定法(通则 0832 第一法 1)测定，含水分应为 4.0%～6.0%。

炽灼残渣　取本品 1.0g，依法检查(通则 0841)，遗留残渣不得过 0.1%。

重金属　取炽灼残渣项下遗留的残渣，依法检查(通则 0821 第二法)，含重金属不得过百万分之二十。

【含量测定】 取本品约 0.26g，精密称定，加乙醇 50ml 与 0.01mol/L 盐酸溶液 5.0ml，振摇使溶解。照电位滴定法(通则 0701)，用氢氧化钠滴定液(0.1mol/L)滴定，记录两个突跃点消耗滴定液的体积差。每 1ml 氢氧化钠滴定液(0.1mol/L)相当于 31.48mg 的 $C_{19}H_{22}N_2 \cdot HCl$。

【类别】 抗组胺药。

【贮藏】 密封，在凉暗干燥处保存。

注：

氢氧化钠滴定液(0.1mol/L)的标定：取经五氧化二磷减压干燥至恒重的基准苯甲酸约 0.1g，精密称定，加乙醇 50ml 与 0.01mol/L 盐酸溶液 5.0ml，振摇使溶解，照电位滴定法(通则 0701)，在不断搅拌下用本液滴定，记录两个突跃点消耗滴定液的体积差。根据两个突跃点消耗滴定液的体积差与苯甲酸的取用量，算出本液的浓度，即得。每 1ml 氢氧化钠滴定液(0.1mol/L)相当于 12.21mg 的 $C_7H_6O_2$。

盐酸吗啡

Yansuan Mafei

Morphine Hydrochloride

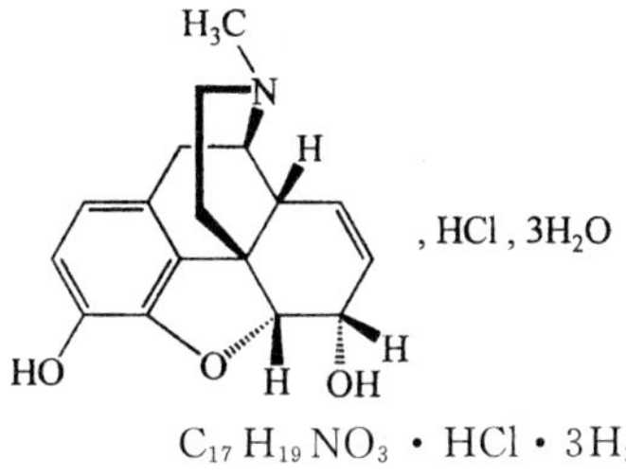

H3C N H H HO O H OH , HCl, 3H2O

$C_{17}H_{19}NO_3 \cdot HCl \cdot 3H_2O$　375.85

本品为 17-甲基-4,5α-环氧-7,8-二脱氢吗啡喃-3,6α-二醇盐酸盐三水合物。按干燥品计算，含 $C_{17}H_{19}NO_3 \cdot HCl$ 不得少于 99.0%。

【性状】 本品为白色、有丝光的针状结晶或结晶性粉末；无臭；遇光易变质。

本品在水中溶解，在乙醇中略溶，在三氯甲烷或乙醚中几乎不溶。

比旋度　取本品约 1g，精密称定，置 50ml 量瓶中，加水适量使溶解后，用水稀释至刻度，依法测定（通则0621），比旋度为－110.0°至－115.0°。

【鉴别】（1）取本品约1mg，加甲醛硫酸试液1滴，即显紫堇色。

（2）取本品约1mg，加钼硫酸试液0.5ml，即显紫色，继变为蓝色，最后变为棕绿色。

（3）取本品约1mg，加水1ml溶解后，加稀铁氰化钾试液1滴，即显蓝绿色（与可待因的区别）。

（4）本品的红外光吸收图谱应与对照的图谱（光谱集344图）一致。

（5）本品的水溶液显氯化物鉴别（1）的反应（通则0301）。

【检查】 **酸度**　取本品0.20g，加水10ml溶解后，加甲基红指示液1滴，如显红色，加氢氧化钠滴定液（0.02mol/L）0.20ml，应变为黄色。

溶液的澄清度与颜色　取本品0.50g，加水溶解并稀释至25ml，溶液应澄清无色；如显浑浊，与1号浊度标准液（通则0902第一法）比较，不得更浓；如显色，与黄色或黄绿色2号标准比色液（通则0901第一法）比较，不得更深。

铵盐　取本品0.20g，加氢氧化钠试液5ml，加热1分钟，发生的蒸气不得使湿润的红色石蕊试纸即时变蓝色。

阿扑吗啡　取本品50mg，加水4ml溶解后，加碳酸氢钠0.10g与0.1mol/L碘溶液1滴，加乙醚5ml，振摇提取，静置分层后，乙醚层不得显红色，水层不得显绿色。

罂粟酸　取本品0.15g，加水5ml溶解后，加稀盐酸5ml与三氯化铁试液2滴，不得显红色。

有关物质　照高效液相色谱法（通则0512）测定。

供试品溶液　取本品适量，加流动相溶解并稀释制成每1ml中约含盐酸吗啡0.5mg的溶液。

对照溶液　精密量取供试品溶液适量，用流动相定量稀释制成每1ml中约含5μg的溶液。

系统适用性溶液　取盐酸吗啡对照品适量，加水溶解，制成每1ml中含0.2mg的溶液，取5ml，加0.4%三氯化铁溶液1ml，置沸水浴中加热10分钟，放冷；量取该溶液1ml，加入磷酸可待因对照品溶液（取磷酸可待因对照品适量，加流动相溶解并稀释制成每1ml中约含磷酸可待因25μg的溶液）1ml，摇匀。

色谱条件　用十八烷基硅烷键合硅胶为填充剂；以0.0025mol/L庚烷磺酸钠的0.01mol/L磷酸二氢钾水溶液（含0.1%三乙胺，用磷酸调节pH值为2.5±0.1）-乙腈（85：15）为流动相；检测波长为210nm；柱温为30℃；进样体积20μl。

系统适用性要求　系统适用性溶液色谱图中，出峰顺序依次为吗啡、伪吗啡与可待因；吗啡的保留时间为7～8分钟，伪吗啡的相对保留时间为1.2～1.5，可待因的相对保留时间为2.0～2.3，各色谱峰之间的分离度均应符合要求。

测定法　精密量取供试品溶液与对照溶液，分别注入液相色谱仪，记录色谱图至主成分色谱峰保留时间的4倍。

限度　供试品溶液色谱图中如有与伪吗啡保留时间一致的色谱峰，其峰面积乘以校正因子2后，不得大于对照溶液主峰面积的0.4倍（0.4%），可待因与其他单个杂质峰面积均不得大于对照溶液主峰面积的0.25倍（0.25%），各杂质峰面积的和不得大于对照溶液主峰面积（1.0%），小于对照溶液主峰面积0.05倍的色谱峰忽略不计。

干燥失重　取本品，在105℃干燥至恒重，减失重量不得过15.0%（通则0831）。

炽灼残渣　不得过0.1%（通则0841）。

【含量测定】　取本品约0.2g，精密称定，加冰醋酸10ml与醋酸汞试液4ml溶解后，加结晶紫指示液1滴，用高氯酸滴定液（0.1mol/L）滴定至溶液显绿色，并将滴定的结果用空白试验校正。每1ml高氯酸滴定液（0.1mol/L）相当于32.18mg的$C_{17}H_{19}NO_3 \cdot HCl$。

【类别】　镇痛药。

【贮藏】　遮光，密封保存。

【制剂】（1）盐酸吗啡片　（2）盐酸吗啡注射液　（3）盐酸吗啡缓释片

附：

伪吗啡

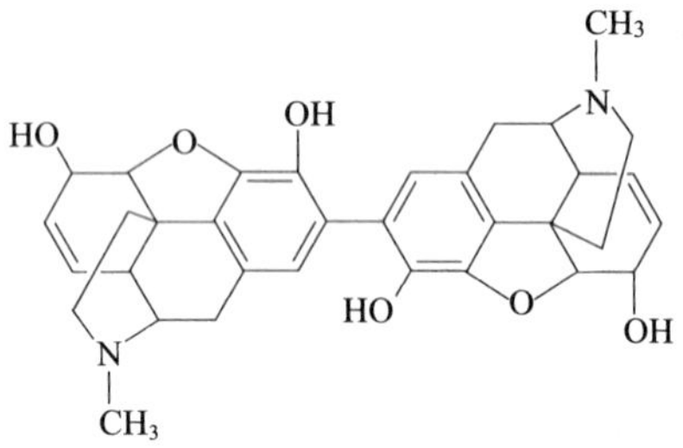

$C_{34}H_{36}N_2O_6$　568.66

（5′α，6′α）-7，7′，8，8′-四去氢-4，5：4′，5′-二环氧基-17，17′-二甲基-[2，2′-双吗啡喃]-3，3′，6，6′-四醇

盐酸吗啡片

Yansuan Mafei Pian

Morphine Hydrochloride Tablets

本品含盐酸吗啡（$C_{17}H_{19}NO_3 \cdot HCl \cdot 3H_2O$）应为标示量的93.0%～107.0%。

【性状】　本品为白色片或薄膜衣片，薄膜衣片除去包衣后显白色，遇光易变质。

【鉴别】　取含量测定项下的细粉适量（约相当于盐酸吗啡20mg），加水10ml，振摇使盐酸吗啡溶解，滤过，滤液蒸干，残渣照盐酸吗啡项下的鉴别（1）、（2）、（3）、（5）项试验，显相同的反应。

【检查】　有关物质　照高效液相色谱法(通则 0512)测定。

供试品溶液　本品细粉适量(约相当于盐酸吗啡 10mg),加流动相 20ml,超声使盐酸吗啡溶解,滤过,取续滤液。

对照溶液　精密量取供试品溶液 1ml,置 100ml 量瓶中,用流动相稀释至刻度,摇匀。

系统适用性溶液、色谱条件、系统适用性要求与测定法　见盐酸吗啡有关物质项下。

限度　供试品溶液色谱图中如有与伪吗啡保留时间一致的色谱峰,其峰面积乘以校正因子 2 后,不得大于对照溶液主峰面积的 0.5 倍(0.5%),其他单个杂质峰面积不得大于对照溶液主峰面积的 0.5 倍(0.5%),各杂质峰面积的和不得大于对照溶液主峰面积的 2 倍(2.0%),小于对照溶液主峰面积 0.05 倍的峰忽略不计。

含量均匀度　取本品 1 片,置 100ml(5mg 规格)或 200ml(10mg 规格)量瓶中,加 0.1mol/L 氢氧化钠溶液适量,充分振摇,使盐酸吗啡溶解,用 0.1mol/L 氢氧化钠溶液稀释至刻度,摇匀,滤过,精密量取续滤液 25ml,置 50ml 量瓶中,用 0.1mol/L 氢氧化钠溶液稀释至刻度,摇匀,照紫外-可见分光光度法(通则 0401),在 250nm 的波长处测定吸光度。另取吗啡对照品适量,精密称定,加 0.1mol/L 氢氧化钠溶液溶解制成每 1ml 中含吗啡 25μg 的溶液,同法测定。依法计算含量,应符合规定(通则 0941)。

溶出度　照溶出度与释放度测定法(通则 0931 第三法)测定。

溶出条件　以水 125ml(5mg 规格)或 250ml(10mg 规格)为溶出介质,转速为每分钟 50 转,依法操作,经 30 分钟时取样。

供试品溶液　取溶出液 10ml,滤过,精密量取续滤液 5ml,置 10ml 量瓶中,加 1mol/L 氢氧化钠溶液 1ml,用水稀释至刻度,摇匀。

对照品溶液　取吗啡对照品适量,精密称定,加 0.1mol/L 氢氧化钠溶液溶解并定量稀释制成每 1ml 中约含 10μg 的溶液。

测定法　取供试品溶液与对照品溶液,照紫外-可见分光光度法(通则 0401),在 250nm 的波长处分别测定吸光度,计算每片的溶出量,结果乘以 1.317,即得盐酸吗啡($C_{17}H_{19}NO_3 \cdot HCl \cdot 3H_2O$)的溶出量。

限度　标示量的 70%,应符合规定。

其他　应符合片剂项下有关的各项规定(通则 0101)。

【含量测定】　照紫外-可见分光光度法(通则 0401)测定。

供试品溶液　取本品 20 片(如为薄膜衣片,仔细除去薄膜衣),精密称定,研细,精密称取适量(约相当于盐酸吗啡 10mg),置 100ml 量瓶中,加水 50ml,振摇,使盐酸吗啡溶解,用水稀释至刻度,摇匀,滤过,精密量取续滤液 15ml,置 50ml 量瓶中,加 0.2mol/L 氢氧化钠溶液 25ml,用水稀释至刻度,摇匀。

对照品溶液　取吗啡对照品适量,精密称定,加 0.1mol/L 氢氧化钠溶液溶解并定量稀释制成每 1ml 中约含 20μg 的溶液。

测定法　取供试品溶液与对照品溶液,在 250nm 的波长处分别测定吸光度,计算,结果乘以 1.317,即得盐酸吗啡($C_{17}H_{19}NO_3 \cdot HCl \cdot 3H_2O$)的含量。

【类别】　同盐酸吗啡。

【规格】　(1)5mg　(2)10mg

【贮藏】　遮光,密封保存。

盐酸吗啡注射液

Yansuan Mafei Zhusheye

Morphine Hydrochloride Injection

本品为盐酸吗啡的灭菌水溶液。含盐酸吗啡($C_{17}H_{19}NO_3 \cdot HCl \cdot 3H_2O$)应为标示量的 95.0%～105.0%。

【性状】　本品为无色的澄明液体;遇光易变质。

【鉴别】　取本品,置水浴上蒸干后,残渣照盐酸吗啡项下的鉴别(1)、(2)、(3)、(5)项试验,显相同的反应。

【检查】　pH 值　应为 3.0～5.0(通则 0631)。

有关物质　照高效液相色谱法(通则 0512)测定。

供试品溶液　精密量取本品适量,用流动相定量稀释制成每 1ml 中约含盐酸吗啡 0.5mg 的溶液。

对照溶液　精密量取供试品溶液适量,用流动相定量稀释制成每 1ml 中约含 5μg 的溶液。

系统适用性溶液、色谱条件、系统适用性要求与测定法　见盐酸吗啡有关物质项下。

限度　供试品溶液色谱图中如有与伪吗啡保留时间一致的色谱峰,其峰面积乘以校正因子 2 后,不得大于对照溶液主峰面积的 0.5 倍(0.5%),其他单个杂质峰面积不得大于对照溶液主峰面积的 0.5 倍(0.5%),各杂质峰面积的和不得大于对照溶液主峰面积(1.0%),小于对照溶液主峰面积 0.05 倍的色谱峰忽略不计。

细菌内毒素　取本品,依法检查(通则 1143),每 1mg 盐酸吗啡中含内毒素的量应小于 2.4EU。

其他　应符合注射剂项下有关的各项规定(通则 0102)。

【含量测定】　照紫外-可见分光光度法(通则 0401)测定。

供试品溶液　精密量取本品适量,用 0.1mol/L 氢氧化钠溶液定量稀释制成每 1ml 中约含吗啡 20μg 的溶液。

对照品溶液　取吗啡对照品适量,精密称定,加 0.1mol/L 氢氧化钠溶液溶解并定量稀释制成每 1ml 中约含 20μg 的溶液。

测定法　取供试品溶液与对照品溶液,在 250nm 的波长处分别测定吸光度,计算,结果乘以 1.317,即得盐酸吗啡($C_{17}H_{19}NO_3 \cdot HCl \cdot 3H_2O$)的含量。

【类别】 同盐酸吗啡。

【规格】 (1)0.5ml∶5mg　(2)1ml∶10mg

【贮藏】 遮光，密闭保存。

盐酸吗啡缓释片

Yansuan Mafei Huanshipian

Morphine Hydrochloride Sustained-release Tablets

本品含盐酸吗啡($C_{17}H_{19}NO_3 \cdot HCl \cdot 3H_2O$)应为标示量的 93.0%～107.0%。

【性状】 本品为薄膜衣片，除去包衣后显白色。

【鉴别】 取本品，除去包衣，研细，取细粉适量(约相当于盐酸吗啡 20mg)，置乳钵中，加水 10ml，研磨使盐酸吗啡溶解，滤过，滤液蒸干，残渣照盐酸吗啡项下的鉴别(1)、(2)、(3)、(5)项试验，显相同的反应。

【检查】 **含量均匀度** 取本品 1 片，置乳钵中，加水适量，研磨使盐酸吗啡溶解，转移至 100ml(10mg 规格)、250ml(30mg 规格)或 500ml(60mg 规格)量瓶中，用水分次洗涤乳钵，洗液并入量瓶中，充分振摇，用水稀释至刻度，摇匀，滤膜滤过，取续滤液作为供试品溶液，照含量测定项下的方法测定含量，应符合规定(通则 0941)。

溶出度 照溶出度与释放度测定法(通则 0931 第一法)测定。

溶出条件　以水 500ml 为溶出介质，转速为每分钟 50 转，依法操作，经 1 小时、2 小时、3 小时、4 小时、5 小时、6 小时时分别取溶出液 2ml，并即时在溶出杯中补充相同温度、相同体积的溶出介质。

供试品溶液　分别取 1 小时、2 小时、3 小时、4 小时、5 小时、6 小时时的溶出液，用 0.45μm 滤膜滤过，取续滤液。

对照品溶液　精密量取含量测定项下的对照品溶液适量，分别加流动相定量稀释制成每 1ml 中约含 0.02mg(10mg 规格)、0.05mg(30mg 规格)、0.1mg(60mg 规格)的溶液。

色谱条件与系统适用性要求　见含量测定项下。

测定法　见含量测定项下。计算每片在不同时间的溶出量。

限度　每片在 1 小时、2 小时、3 小时、4 小时、5 小时和 6 小时时的溶出量应分别为标示量的 25%～45%、40%～60%、55%～75%、65%～85%、70%～90%和 80%以上，均应符合规定。

其他 应符合片剂项下有关的各项规定(通则 0101)。

【含量测定】 照高效液相色谱法(通则 0512)测定。

供试品溶液 取本品 10 片，精密称定，研细，精密称取适量(约相当于盐酸吗啡 35mg)，置 250ml 量瓶中，加水适量，充分振摇使盐酸吗啡溶解，用水稀释至刻度，摇匀，滤膜滤过，取续滤液。

对照品溶液 取吗啡对照品适量，精密称定，加流动相溶解并定量稀释制成每 1ml 中约含 0.1mg 的溶液。

色谱条件 用十八烷基硅烷键合硅胶为填充剂；以甲醇-0.05mol/L 磷酸二氢钾溶液(1∶4)为流动相；检测波长为 280nm；进样体积 20μl。

系统适用性要求 理论板数按吗啡峰计算不低于 1000。

测定法 精密量取供试品溶液与对照品溶液，分别注入液相色谱仪，记录色谱图。按外标法以峰面积计算，结果乘以 1.317，即得供试品中 $C_{17}H_{19}NO_3 \cdot HCl \cdot 3H_2O$ 的含量。

【类别】【贮藏】 同盐酸吗啡。

【规格】 (1)10mg　(2)30mg　(3)60mg

盐酸伐昔洛韦

Yansuan Faxiluowei

Valacyclovir Hydrochloride

$C_{13}H_{20}N_6O_4 \cdot HCl$　360.80

本品为 L-缬氨酸-2-[(6-氧代-2-氨基-1,6-二氢-9*H*-嘌呤-9-基)甲氧基]乙酯盐酸盐。按无水物计算，含 $C_{13}H_{20}N_6O_4 \cdot HCl$ 不得少于 98.0%。

【性状】 本品为白色或类白色结晶性粉末；无臭；有引湿性。

本品在水中易溶，在甲醇中微溶，在乙醇中极微溶解，在二氯甲烷中不溶。

比旋度 取本品，精密称定，加水溶解并定量稀释制成每 1ml 中约含 40mg 的溶液，依法测定(通则 0621)，比旋度为 -8.5°至 -11.5°。

【鉴别】 (1)在含量测定项下记录的色谱图中，供试品溶液主峰的保留时间应与对照品溶液主峰的保留时间一致。

(2)本品的红外光吸收图谱应与对照的图谱(光谱集 1013 图)一致。

(3)本品的水溶液显氯化物鉴别(1)的反应(通则 0301)。

【检查】 **酸度** 取本品 0.10g，加水 10ml 溶解后，依法测定(通则 0631)，pH 值应为 4.0～6.0。

有关物质 照高效液相色谱法(通则 0512)测定。

溶剂　0.01mol/L 磷酸二氢钾溶液(用磷酸调节 pH 值至 3.0)。

供试品溶液　取本品适量，精密称定，加溶剂溶解并定量稀释制成每 1ml 中约含 0.5mg 的溶液。

对照溶液　精密量取供试品溶液 1ml，置 200ml 量瓶中，用溶剂稀释至刻度，摇匀。

阿昔洛韦对照品贮备液　取阿昔洛韦对照品约 15mg，精密称定，置 50ml 量瓶中，加 0.1mol/L 氢氧化钠溶液 2ml 溶解，再用水稀释至刻度，摇匀。

阿昔洛韦对照品溶液　精密量取阿昔洛韦对照品贮备液 5ml，置 200ml 量瓶中，用溶剂稀释至刻度，摇匀。

系统适用性溶液　取阿昔洛韦对照品贮备液 1ml 与含量测定项下的对照品溶液 5ml，混匀。

色谱条件　用十八烷基硅烷键合硅胶为填充剂；以 0.01mol/L 磷酸二氢钾溶液（用磷酸调节 pH 值至 3.0）-甲醇（85∶15）为流动相；检测波长为 251nm；柱温为 35℃；进样体积 20μl。

系统适用性要求　系统适用性溶液色谱图中，伐昔洛韦峰与阿昔洛韦峰间的分离度应符合要求。

测定法　精密量取供试品溶液、对照溶液与阿昔洛韦对照品溶液，分别注入液相色谱仪，记录色谱图至主成分峰保留时间的 6 倍。

限度　供试品溶液色谱图中如有杂质峰，按外标法以峰面积计算含阿昔洛韦不得过 1.5%；其他各杂质峰面积的和不得大于对照溶液的主峰面积（0.5%）。

残留溶剂　*丙酮、四氢呋喃、甲醇与乙醇*　照残留溶剂测定法（通则 0861 第二法）测定。

供试品溶液　取本品适量，精密称定，加水溶解并定量稀释制成每 1ml 中约含 50mg 的溶液；精密量取 5ml，置顶空瓶中，密封。

对照品溶液　分别取丙酮、四氢呋喃、甲醇与乙醇适量，精密称定，用水定量稀释制成每 1ml 中约含丙酮 250μg、四氢呋喃 8μg、甲醇 150μg 与乙醇 250μg 的溶液；精密量取 5ml，置顶空瓶中，密封。

色谱条件　以 5%苯基-95%二甲基聚硅氧烷为固定液的毛细管柱为色谱柱；初始温度为 40℃，维持 7 分钟，以每分钟 8℃的速率升温至 120℃，维持 5 分钟；检测器温度为 250℃；气化室温度为 200℃；顶空瓶平衡温度为 85℃，平衡时间为 30 分钟。

系统适用性要求　对照品溶液色谱图中，各成分峰间的分离度均应符合要求。

测定法　取供试品溶液与对照品溶液，分别顶空进样，记录色谱图。

限度　按外标法以峰面积分别计算，丙酮、四氢呋喃、甲醇与乙醇的残留量均应符合规定。

N,N-二甲基甲酰胺　照残留溶剂测定法（通则 0861 第三法）测定。

供试品溶液　取本品适量，精密称定，加水溶解并定量稀释制成每 1ml 中约含 0.25g 的溶液。

对照品溶液　取 *N*,*N*-二甲基甲酰胺适量，精密称定，用水溶解并定量稀释制成每 1ml 中约含 *N*,*N*-二甲基甲酰胺 0.22mg 的溶液。

色谱条件　以 5%苯基-95%二甲基聚硅氧烷为固定液的毛细管柱为色谱柱；初始温度为 60℃，维持 7 分钟，以每分钟 8℃的速率升温至 120℃，维持 5 分钟；检测器温度为 250℃；进样口温度为 200℃；进样体积 1μl。

测定法　精密量取供试品溶液与对照品溶液，分别注入气相色谱仪，记录色谱图。

限度　按外标法以峰面积计算，*N*,*N*-二甲基甲酰胺的残留量应符合规定。

水分　取本品，照水分测定法（通则 0832 第一法 1），含水分不得过 8.0%。

炽灼残渣　取本品 1.0g，依法检查（通则 0841），遗留残渣不得过 0.1%。

重金属　取炽灼残渣项下遗留的残渣，依法检查（通则 0821 第二法），含重金属不得过百万分之二十。

【含量测定】　照高效液相色谱法（通则 0512）测定。

供试品溶液　取本品约 50mg，精密称定，置 100ml 量瓶中，加溶剂溶解并稀释至刻度，摇匀；精密量取适量，用流动相定量稀释制成每 1ml 中约含 50μg 的溶液。

对照品溶液　取盐酸伐昔洛韦对照品约 50mg，精密称定，置 100ml 量瓶中，加溶剂溶解并稀释至刻度，摇匀；精密量取适量，用流动相定量稀释制成每 1ml 中约含 50μg 的溶液。

溶剂、系统适用性溶液、色谱条件与系统适用性要求　见有关物质项下。

测定法　精密量取供试品溶液与对照品溶液，分别注入液相色谱仪，记录色谱图。按外标法以峰面积计算。

【类别】　抗病毒药。

【贮藏】　严封，在干燥处保存。

【制剂】　（1）盐酸伐昔洛韦片　（2）盐酸伐昔洛韦胶囊

盐酸伐昔洛韦片

Yansuan Faxiluowei Pian

Valacyclovir Hydrochloride Tablets

本品含盐酸伐昔洛韦（$C_{13}H_{20}N_6O_4 \cdot HCl$）应为标示量的 90.0%～110.0%。

【性状】　本品为薄膜衣片，除去包衣后显白色或类白色。

【鉴别】　在含量测定项下记录的色谱图中，供试品溶液主峰的保留时间应与对照品溶液主峰的保留时间一致。

【检查】　**有关物质**　照高效液相色谱法（通则 0512）测定。

供试品溶液　取含量测定项下的细粉适量（约相当于盐酸伐昔洛韦 50mg），精密称定，置 100ml 量瓶中，加溶剂使盐酸伐昔洛韦溶解并稀释至刻度，摇匀，滤过，取续滤液。

对照溶液　精密量取供试品溶液 1ml，置 200ml 量瓶中，用溶剂稀释至刻度，摇匀。

溶剂、阿昔洛韦对照品贮备液、阿昔洛韦对照品溶液、系统适用性溶液、色谱条件、系统适用性要求与测定法　见盐酸伐昔洛韦有关物质项下。

限度　供试品溶液色谱图中如有杂质峰，按外标法以峰面积计算，含阿昔洛韦不得过盐酸伐昔洛韦标示量的 1.5%；其他各杂质峰面积的和不得大于对照溶液主峰面积的 2 倍（1.0%）。

溶出度　照溶出度与释放度测定法（通则 0931 第二法）测定。

溶出条件　以 0.1mol/L 盐酸溶液 900ml 为溶出介质，转速为每分钟 50 转，依法操作，经 45 分钟时取样。

供试品溶液　取溶出液适量，滤过，精密量取续滤液适量，用溶出介质定量稀释制成每 1ml 中约含盐酸伐昔洛韦 16μg 的溶液，摇匀。

对照品溶液　取盐酸伐昔洛韦对照品适量，精密称定，加溶出介质溶解并定量稀释制成每 1ml 中约含 16μg 的溶液。

测定法　取供试品溶液与对照品溶液，照紫外-可见分光光度法（通则 0401），在 252nm 的波长处分别测定吸光度，计算每片的溶出量。

限度　标示量的 85%，应符合规定。

其他　应符合片剂项下有关的各项规定（通则 0101）。

【含量测定】　照高效液相色谱法（通则 0512）测定。

供试品溶液　取本品 10 片，精密称定，研细，精密称取适量（约相当于盐酸伐昔洛韦 50mg），置 100ml 量瓶中，加溶剂溶解并稀释至刻度，摇匀，静置，滤过，精密量取续滤液适量，用流动相定量稀释成每 1ml 中约含 50μg 的溶液。

溶剂、对照品溶液、系统适用性溶液、色谱条件、系统适用性要求与测定法　见盐酸伐昔洛韦含量测定项下。

【类别】　同盐酸伐昔洛韦。

【规格】　（1）0.15g　（2）0.3g　（3）0.5g

【贮藏】　密封，在干燥处保存。

盐酸伐昔洛韦胶囊

Yansuan Faxiluowei Jiaonang

Valacyclovir Hydrochloride Capsules

本品含盐酸伐昔洛韦（$C_{13}H_{20}N_6O_4 \cdot HCl$）应为标示量的 90.0%～110.0%。

【性状】　本品内容物为白色或类白色粉末。

【鉴别】　在含量测定项下记录的色谱图中，供试品溶液主峰的保留时间应与对照品溶液主峰的保留时间一致。

【检查】　**有关物质**　照高效液相色谱法（通则 0512）测定。

供试品溶液　取装量差异项下的内容物适量（约相当于盐酸伐昔洛韦 50mg），置 100ml 量瓶中，加溶剂使盐酸伐昔洛韦溶解并稀释至刻度，摇匀，滤过，取续滤液。

对照溶液　精密量取供试品溶液 1ml，置 200ml 量瓶中，用溶剂稀释至刻度，摇匀。

溶剂、阿昔洛韦对照品贮备液、阿昔洛韦对照品溶液、系统适用性溶液、色谱条件、系统适用性要求与测定法　见盐酸伐昔洛韦有关物质项下。

限度　供试品溶液色谱图中如有杂质峰，按外标法以峰面积计算，含阿昔洛韦不得过盐酸伐昔洛韦标示量的 1.5%；其他各杂质峰面积的和不得大于对照溶液主峰面积的 2 倍（1.0%）。

溶出度　照溶出度与释放度测定法（通则 0931 第一法）测定。

溶出条件　以水 900ml 为溶出介质，转速为每分钟 50 转，依法操作，经 45 分钟时取样。

供试品溶液　取溶出液 10ml，滤过，精密量取续滤液适量，用磷酸盐缓冲液（pH 7.0）定量稀释制成每 1ml 中约含盐酸伐昔洛韦 16μg 的溶液，摇匀。

对照品溶液　取盐酸伐昔洛韦对照品适量，精密称定，加磷酸盐缓冲液（pH 7.0）溶解并定量稀释制成每 1ml 中约含 16μg 的溶液。

测定法　取供试品溶液与对照品溶液，照紫外-可见分光光度法（通则 0401），在 252nm 的波长处分别测定吸光度，计算每粒的溶出量。

限度　标示量的 85%，应符合规定。

其他　应符合胶囊剂项下有关的各项规定（通则 0103）。

【含量测定】　照高效液相色谱法（通则 0512）测定。

供试品溶液　取装量差异项下的内容物，混匀，精密称取适量（约相当于盐酸伐昔洛韦 50mg），置 100ml 量瓶中，加溶剂溶解并稀释至刻度，摇匀，静置，滤过，精密量取续滤液适量，用流动相定量稀释成每 1ml 中约含 50μg 的溶液。

溶剂、对照品溶液、系统适用性溶液、色谱条件、系统适用性要求与测定法　见盐酸伐昔洛韦含量测定项下。

【类别】　同盐酸伐昔洛韦。

【规格】　0.15g

【贮藏】　密封，在干燥处保存。

盐酸伪麻黄碱

Yansuan Weimahuangjian

Pseudoephedrine Hydrochloride

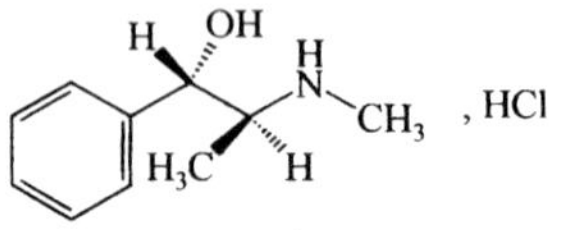

$C_{10}H_{15}NO \cdot HCl$　201.70

本品为[S-(R*,R*)]-α-[1-(甲氨基)乙基]苯甲醇盐酸盐。按干燥品计算，含 $C_{10}H_{15}NO \cdot HCl$ 不得少于 99.0%。

【性状】　本品为白色结晶性粉末；无臭。

本品在水中极易溶解，在乙醇中易溶，在三氯甲烷中微溶。

熔点　本品的熔点(通则 0612 第一法)为 183～186℃。

比旋度　取本品，精密称定，加水溶解并定量稀释制成每 1ml 中约含 50mg 的溶液，依法测定(通则 0621)，比旋度为 +61.0°至+62.5°。

【鉴别】　(1)取本品，加水制成每 1ml 中含 0.5mg 的溶液，照紫外-可见分光光度法(通则 0401)测定，在 251nm、257nm 与 263nm 的波长处有最大吸收。

(2)本品的红外光吸收图谱应与对照的图谱(光谱集 642 图)一致。

(3)本品的水溶液显氯化物鉴别(1)的反应(通则 0301)。

【检查】　**酸碱度**　取本品 0.20g，加水 10ml 溶解后，加甲基红指示液 1 滴，如显淡红色，加氢氧化钠滴定液(0.02mol/L) 0.10ml，应变为黄色；如显黄色，加盐酸滴定液(0.02mol/L) 0.10ml，应变为红色。

溶液的澄清度与颜色　取本品 1.0g，加水 20ml 溶解后，溶液应澄清，几乎无乳光，无色；如显浑浊，与 1 号浊度标准液(通则 0902 第一法)比较，不得更浓。

有关物质　照高效液相色谱法(通则 0512)测定。

供试品溶液　取本品，加流动相溶解并制成每 1ml 中约含 2mg 的溶液。

对照溶液　精密量取供试品溶液适量，用流动相定量稀释制成每 1ml 中约含 10μg 的溶液。

系统适用性溶液　取盐酸麻黄碱对照品约 10mg，置 100ml 量瓶中，加供试品溶液 5ml，加流动相溶解并稀释至刻度，摇匀。

色谱条件　用苯基硅烷键合硅胶为填充剂；以 1.16%醋酸铵溶液-甲醇(94∶6，用醋酸调节 pH 值至 4.0)为流动相；检测波长为 257nm；进样体积 20μl。

系统适用性要求　理论板数按伪麻黄碱峰计算不低于 2000，伪麻黄碱峰与麻黄碱峰之间的分离度应大于 2.0。

测定法　精密量取供试品溶液与对照溶液，分别注入液相色谱仪，记录色谱图至主成分峰保留时间的 2 倍。

限度　供试品溶液色谱图中如有杂质峰，单个杂质峰面积不得大于对照溶液主峰面积(0.5%)，各杂质峰面积的和不得大于对照溶液主峰面积的 2 倍(1.0%)，小于对照溶液主峰面积 0.1 倍的色谱峰忽略不计。

干燥失重　取本品，在 105℃干燥至恒重，减失重量不得过 0.5%(通则 0831)。

炽灼残渣　不得过 0.1%(通则 0841)。

重金属　取本品 1.0g，加水 23ml 溶解后，加醋酸盐缓冲液(pH 3.5)2ml，依法检查(通则 0821 第一法)，含重金属不得过百万分之二十。

【含量测定】　取本品约 0.3g，精密称定，加冰醋酸 10ml，微温溶解后，加醋酸汞试液 6ml 与结晶紫指示液 1 滴，用高氯酸滴定液(0.1mol/L)滴定至溶液显蓝绿色，并将滴定的结果用空白试验校正。每 1ml 高氯酸滴定液(0.1mol/L)相当于 20.17mg 的 $C_{10}H_{15}NO \cdot HCl$。

【类别】　β_2 肾上腺素受体激动药。

【贮藏】　遮光，密封保存。

盐酸伊托必利

Yansuan Yituobili

Itopride Hydrochloride

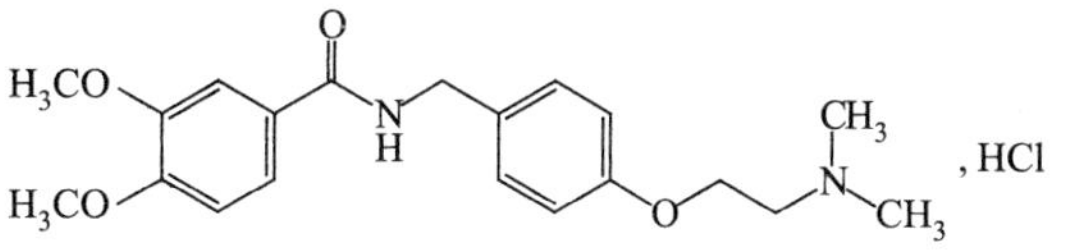

$C_{20}H_{26}N_2O_4 \cdot HCl$　394.89

本品为 *N*-[4-[2-(*N*,*N*-二甲基氨基)乙氧基]苄基]-3,4-二甲氧基苯甲酰胺盐酸盐。按干燥品计算，含 $C_{20}H_{26}N_2O_4 \cdot HCl$ 不得少于 99.0%。

【性状】　本品为白色至微黄色结晶或结晶性粉末；无臭。

本品在水中极易溶解，在甲醇中易溶，在乙醇中略溶，在三氯甲烷中微溶，在乙醚中几乎不溶。

熔点　本品的熔点(通则 0612 第一法)为 191～196℃。

吸收系数　取本品，精密称定，加水溶解并定量稀释制成每 1ml 中约含 15μg 的溶液，照紫外-可见分光光度法(通则 0401)，在 258nm 波长处测定吸光度，吸收系数($E_{1cm}^{1\%}$)为 325～345。

【鉴别】　(1)取本品约 25mg，置干燥的试管中，加丙二酸约 30mg 与醋酐 0.5ml，加热，显红棕色。

(2)取本品，加水制成每 1ml 中约含 15μg 的溶液，照紫外-可见分光光度法(通则 0401)测定，在 258nm 的波长处有最大吸收，在 238nm 的波长处有最小吸收。

(3)本品的红外光吸收图谱应与对照的图谱(光谱集 1187 图)一致。

(4)本品的水溶液显氯化物鉴别(1)的反应(通则 0301)。

【检查】　**酸度**　取本品 1.0g，加水 10ml 溶解后，依法测定(通则 0631)，pH 值应为 3.5～5.5。

溶液的澄清度与颜色　取本品 1.0g，加水 10ml 溶解后，溶液应澄清无色；如显浑浊，与 1 号浊度标准液(通则 0902 第一法)比较，不得更浓；如显色，与黄色 2 号或黄绿色 2 号标准比色液(通则 0901 第一法)比较，不得更深。

有关物质　照高效液相色谱法(通则 0512)测定。

供试品溶液　取本品，加水溶解并稀释制成每 1ml 中约含 0.5mg 的溶液。

对照溶液　精密量取供试品溶液 1ml，置 100ml 量瓶中，用水稀释至刻度，摇匀。

色谱条件　用十八烷基硅烷键合硅胶为填充剂(Kromasil C18，4.6mm×250mm，5μm 或效能相当的色谱柱)；以 0.05mol/L 磷酸二氢钾溶液(用稀磷酸或稀氢氧化钾溶液调节 pH 值至 4.0)为流动相 A，以乙腈为流动相 B，按下表进行线性梯度洗脱；检测波长为 258nm；进样体积 20μl。

时间(分钟)	流动相 A(%)	流动相 B(%)
0	80	20
12	80	20
17	60	40
22	60	40
23	80	20
38	80	20

系统适用性要求　对照溶液色谱图中，伊托必利峰的保留时间约为 10 分钟，伊托必利峰与其相邻杂质峰间的分离度应符合要求。

测定法　精密量取供试品溶液与对照溶液，分别注入液相色谱仪，记录色谱图。

限度　供试品溶液色谱图中如有杂质峰，单个杂质峰面积不得大于对照溶液主峰面积的 0.3 倍(0.3%)，各杂质峰面积的和不得大于对照溶液主峰面积(1.0%)，小于对照溶液主峰面积 0.01 倍的色谱峰忽略不计。

残留溶剂　照残留溶剂测定法(通则 0861 第三法)测定。

供试品溶液　取本品适量，精密称定，加水溶解并定量稀释制成每 1ml 中含 40mg 的溶液。

对照品溶液　分别取三氯甲烷与甲苯各适量，精密称定，用二甲基亚砜定量稀释制成每 1ml 中分别约含 24μg 与 356μg 的混合溶液，精密量取 1ml，置 10ml 量瓶中，用水稀释至刻度，摇匀。

色谱条件　以 5%二苯基-95%二甲基聚硅氧烷(或极性相近)为固定液的毛细管柱为色谱柱；采用程序升温，起始温度为 35℃，维持 5 分钟，以每分钟 3℃的速率升温至 175℃，再以每分钟 35℃的速率升温至 260℃，维持 20 分钟；进样口温度为 100℃；检测器温度为 260℃；不分流进样；进样体积 1μl。

系统适用性要求　对照品溶液色谱图中，各成分峰间的分离度应符合要求，各峰面积的相对标准偏差不大于 10%。

测定法　精密量取供试品溶液与对照品溶液，分别注入气相色谱仪，记录色谱图。

限度　按外标法以峰面积计算，三氯甲烷与甲苯的残留量均应符合规定。

干燥失重　取本品，在 105℃干燥至恒重，减失重量不得过 0.5%(通则 0831)。

炽灼残渣　取本品 1.0g，依法检查(通则 0841)，遗留残渣不得过 0.1%。

重金属　取炽灼残渣项下遗留的残渣，依法检查(通则 0821 第二法)，含重金属不得过百万分之十。

【含量测定】　取本品约 0.3g，精密称定，加冰醋酸 20ml 溶解后，加醋酐 50ml，照电位滴定法(通则 0701)，用高氯酸滴定液(0.1mol/L)滴定，并将滴定的结果用空白试验校正。每 1ml 的高氯酸滴定液(0.1mol/L)相当于 39.49mg 的 $C_{20}H_{26}N_2O_4 \cdot HCl$。

【类别】　胃肠动力药。

【贮藏】　密封，在干燥处保存。

【制剂】　(1)盐酸伊托必利片 (2)盐酸伊托必利分散片 (3)盐酸伊托必利胶囊

盐酸伊托必利片

Yansuan Yituobili Pian

Itopride Hydrochloride Tablets

本品含盐酸伊托必利($C_{20}H_{26}N_2O_4 \cdot HCl$)应为标示量的 90.0%～110.0%。

【性状】　本品为白色片或薄膜衣片，薄膜衣片除去包衣后显白色或类白色。

【鉴别】　(1)取本品的细粉适量(约相当于盐酸伊托必利 25mg)，置干燥的试管中，加丙二酸约 30mg 与醋酐 0.5ml，加热，显红棕色。

(2)照薄层色谱法(通则 0502)试验。

供试品溶液　取本品的细粉适量(约相当于盐酸伊托必利 0.1g)，加甲醇 10ml，振摇使盐酸伊托必利溶解，滤过，取续滤液。

对照品溶液　取盐酸伊托必利对照品适量，加甲醇溶解并稀释制成每 1ml 中含 10mg 的溶液。

色谱条件　采用硅胶 G 薄层板，以乙酸乙酯-甲醇-浓氨试液(10∶1∶0.3)为展开剂。

测定法　吸取供试品溶液与对照品溶液各 10μl，分别点于同一薄层板上，展开，取出，晾干，置碘蒸气中显色，立即检视。

结果判定　供试品溶液所显主斑点的位置和颜色应与对照品溶液的主斑点一致。

(3)在含量测定项下记录的色谱图中，供试品溶液主峰的保留时间应与对照品溶液主峰的保留时间一致。

(4)取本品的细粉适量，加水溶解并稀释制成每 1ml 中约含盐酸伊托必利 15μg 的溶液，滤过，取续滤液，照紫外-可见分光光度法(通则 0401)测定，在 258nm 的波长处有最大吸收，在 238nm 的波长处有最小吸收。

(5)取本品的细粉适量，加水振摇后，滤过，滤液显氯化物鉴别(1)的反应(通则 0301)。

以上(2)、(3)两项可选做一项。

【检查】　**有关物质**　照高效液相色谱法(通则 0512)测定。

供试品溶液　取本品的细粉适量(约相当于盐酸伊托必利 50mg)，置 100ml 量瓶中，加水适量振摇使盐酸伊托必利溶解并稀释至刻度，摇匀，滤过，取续滤液。

对照溶液　精密量取供试品溶液 1ml，置 100ml 量瓶中，用水稀释至刻度，摇匀。

色谱条件、系统适用性要求与测定法　见盐酸伊托必利有关物质项下。

限度　供试品溶液色谱图中如有杂质峰，单个杂质峰面积不得大于对照溶液主峰面积的 0.5 倍（0.5%），各杂质峰面积的和不得大于对照溶液主峰面积（1.0%），小于对照溶液主峰面积 0.01 倍的色谱峰忽略不计。

溶出度　照溶出度与释放度测定法（通则 0931 第一法）测定。

溶出条件　以水 900ml 为溶出介质，转速为每分钟 75 转，依法操作，经 30 分钟时取样。

供试品溶液　取溶出液适量，滤过，精密量取续滤液适量，用水定量稀释制成每 1ml 中约含 15μg 的溶液。

对照品溶液　取盐酸伊托必利对照品适量，精密称定，加水溶解并定量稀释制成每 1ml 中约含 15μg 的溶液。

测定法　取供试品溶液与对照品溶液，照紫外-可见分光光度法（通则 0401），在 258nm 的波长处分别测定吸光度，计算每片的溶出量。

限度　标示量的 80%，应符合规定。

其他　应符合片剂项下有关的各项规定（通则 0101）。

【含量测定】　照高效液相色谱法（通则 0512）测定。

供试品溶液　取本品 20 片，精密称定，研细，精密称取适量（约相当于盐酸伊托必利 50mg），置 500ml 量瓶中，加水适量，超声使盐酸伊托必利溶解，放冷，用水稀释至刻度，摇匀，滤过，取续滤液。

对照品溶液　取盐酸伊托必利对照品适量，精密称定，加水溶解并定量稀释制成每 1ml 中约含 0.1mg 的溶液。

色谱条件　用十八烷基硅烷键合硅胶为填充剂；以 0.05mol/L 磷酸二氢钾溶液（用稀磷酸或稀氢氧化钾溶液调节 pH 值至 4.0）-乙腈（80：20）为流动相；检测波长为 258nm；进样体积 20μl。

系统适用性要求　理论板数按伊托必利峰计算不低于 5000，伊托必利峰与相邻杂质峰间的分离度应符合要求。

测定法　精密量取供试品溶液与对照品溶液，分别注入液相色谱仪，记录色谱图。按外标法以峰面积计算。

【类别】　同盐酸伊托必利。

【规格】　50mg

【贮藏】　密封，在干燥处保存。

盐酸伊托必利分散片

Yansuan Yituobili Fensanpian

Itopride Hydrochloride Dispersible Tablets

本品含盐酸伊托必利（$C_{20}H_{26}N_2O_4 \cdot HCl$）应为标示量的 90.0%～110.0%。

【性状】　本品为白色或类白色片。

【鉴别】　（1）在含量测定项下记录的色谱图中，供试品溶液主峰的保留时间应与对照品溶液主峰的保留时间一致。

（2）取本品的细粉适量，加水溶解并稀释制成每 1ml 中约含盐酸伊托必利 15μg 的溶液，滤过，取续滤液，照紫外-可见分光光度法（通则 0401）测定，在 258nm 的波长处有最大吸收，在 238nm 的波长处有最小吸收。

（3）取本品的细粉适量，加水振摇后，滤过，滤液显氯化物鉴别（1）的反应（通则 0301）。

【检查】　**有关物质**　照高效液相色谱法（通则 0512）测定。

供试品溶液　取本品的细粉适量（约相当于盐酸伊托必利 50mg），置 100ml 量瓶中，加水适量振摇使盐酸伊托必利溶解并稀释至刻度，摇匀，滤过，取续滤液。

对照溶液　精密量取供试品溶液 1ml，置 100ml 量瓶中，用水稀释至刻度，摇匀。

色谱条件、系统适用性要求与测定法　见盐酸伊托必利有关物质项下。

限度　供试品溶液色谱图中如有杂质峰，单个杂质峰面积不得大于对照溶液主峰面积的 0.5 倍（0.5%），各杂质峰面积的和不得大于对照溶液主峰面积（1.0%），小于对照溶液主峰面积 0.01 倍的色谱峰忽略不计。

溶出度　照溶出度与释放度测定法（通则 0931 第一法）测定。

溶出条件　以水 900ml 为溶出介质，转速为每分钟 75 转，依法操作，经 5 分钟时取样。

供试品溶液　取溶出液适量，滤过，精密量取续滤液 5ml，置 25ml 量瓶中，用水稀释至刻度，摇匀。

对照品溶液　取盐酸伊托必利对照品适量，精密称定，加水溶解并定量稀释制成每 1ml 中约含 10μg 的溶液。

测定法　取供试品溶液与对照品溶液，照紫外-可见分光光度法（通则 0401），在 258nm 的波长处分别测定吸光度，计算每片的溶出量。

限度　标示量的 80%，应符合规定。

其他　应符合片剂项下有关的各项规定（通则 0101）。

【含量测定】　照高效液相色谱法（通则 0512）测定。

供试品溶液　取本品 20 片，精密称定，研细，精密称取适量（约相当于盐酸伊托必利 50mg），置 500ml 量瓶中，加水适量，超声使盐酸伊托必利溶解，放冷，用水稀释至刻度，摇匀，滤过，取续滤液。

对照品溶液　取盐酸伊托必利对照品适量，精密称定，加水溶解并定量稀释制成每 1ml 中约含 0.1mg 的溶液。

色谱条件　用十八烷基硅烷键合硅胶为填充剂；以 0.05mol/L 磷酸二氢钾溶液（用稀磷酸或稀氢氧化钾溶液调节 pH 值至 4.0）-乙腈（80：20）为流动相；检测波长为 258nm；进样体积 20μl。

系统适用性要求　理论板数按伊托必利峰计算不低于 5000，伊托必利峰与相邻杂质峰间的分离度应符合要求。

测定法　精密量取供试品溶液与对照品溶液，分别注入

液相色谱仪，记录色谱图。按外标法以峰面积计算。

【类别】 同盐酸伊托必利。

【规格】 50mg

【贮藏】 密封，在干燥处保存。

盐酸伊托必利胶囊

Yansuan Yituobili Jiaonang

Itopride Hydrochloride Capsules

本品含盐酸伊托必利（$C_{20}H_{26}N_2O_4 \cdot HCl$）应为标示量的 90.0%～110.0%。

【性状】 本品内容物为白色或类白色粉末或颗粒。

【鉴别】 （1）取本品的内容物适量（约相当于盐酸伊托必利 25mg），置干燥的试管中，加丙二酸约 30mg 与醋酐 0.5ml，加热，显红棕色。

（2）在含量测定项下记录的色谱图中，供试品溶液主峰的保留时间应与对照品溶液主峰的保留时间一致。

（3）取本品的内容物适量，加水溶解并稀释制成每 1ml 中约含盐酸伊托必利 15μg 的溶液，滤过，取续滤液，照紫外-可见分光光度法（通则 0401）测定，在 258nm 的波长处有最大吸收，在 238nm 的波长处有最小吸收。

（4）取本品的内容物适量，加水振摇后，滤过，滤液显氯化物鉴别（1）的反应（通则 0301）。

【检查】 **有关物质** 照高效液相色谱法（通则 0512）测定。

供试品溶液　取本品的内容物适量（约相当于盐酸伊托必利 50mg），置 100ml 量瓶中，加水适量振摇使盐酸伊托必利溶解并稀释至刻度，摇匀，滤过，取续滤液。

对照溶液　精密量取供试品溶液 1ml，置 100ml 量瓶中，用水稀释至刻度，摇匀。

色谱条件、系统适用性要求与测定法　见盐酸伊托必利有关物质项下。

限度　供试品溶液色谱图中如有杂质峰，单个杂质峰面积不得大于对照溶液主峰面积的 0.5 倍（0.5%），各杂质峰面积的和不得大于对照溶液主峰面积（1.0%），小于对照溶液主峰面积 0.01 倍的色谱峰忽略不计。

溶出度 照溶出度与释放度测定法（通则 0931 第一法）测定。

溶出条件　以水 900ml 为溶出介质，转速为每分钟 75 转，依法操作，经 30 分钟时取样。

供试品溶液　取溶出液适量，滤过，精密量取续滤液适量，用水定量稀释制成每 1ml 中约含 15μg 的溶液。

对照品溶液　取盐酸伊托必利对照品适量，精密称定，加水溶解并定量稀释制成每 1ml 中约含 15μg 的溶液。

测定法　取供试品溶液与对照品溶液，照紫外-可见分光光度法（通则 0401），在 258nm 的波长处分别测定吸光度，计算每粒的溶出量。

限度　标示量的 80%，应符合规定。

其他 应符合胶囊剂项下有关的各项规定（通则 0103）。

【含量测定】 照高效液相色谱法（通则 0512）测定。

供试品溶液 取装量差异项下的内容物，混匀，研细，精密称取适量（约相当于盐酸伊托必利 50mg），置 500ml 量瓶中，加水适量，超声使盐酸伊托必利溶解，放冷，用水稀释至刻度，摇匀，滤过，取续滤液。

对照品溶液 取盐酸伊托必利对照品适量，精密称定，加水溶解并定量稀释制成每 1ml 中约含 0.1mg 的溶液。

色谱条件 用十八烷基硅烷键合硅胶为填充剂；以 0.05mol/L 磷酸二氢钾溶液（用稀磷酸或稀氢氧化钾溶液调节 pH 值至 4.0）-乙腈（80：20）为流动相；检测波长为 258nm；进样体积 20μl。

系统适用性要求 理论板数按伊托必利峰计算不低于 5000，伊托必利峰与相邻杂质峰间的分离度应符合要求。

测定法 精密量取供试品溶液与对照品溶液，分别注入液相色谱仪，记录色谱图。按外标法以峰面积计算。

【类别】 同盐酸伊托必利。

【规格】 50mg

【贮藏】 密封，在干燥处保存。

盐酸伊达比星

Yansuan Yidabixing

Idarubicin Hydrochloride

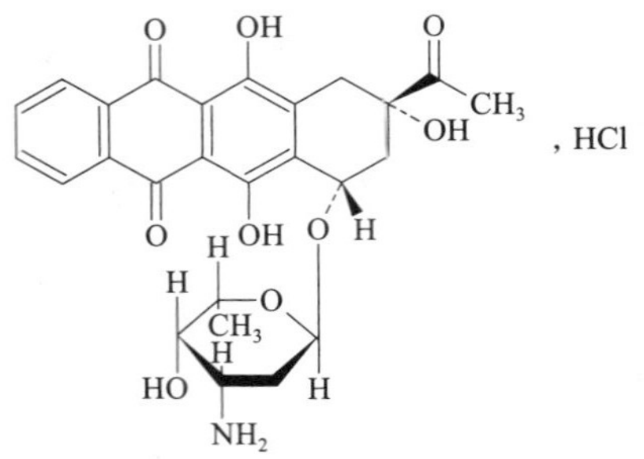

, HCl

$C_{26}H_{27}NO_9 \cdot HCl$　533.97

本品为（1*S*，3*S*）-3-乙酰基-1，2，3，4，6，11-六氢-3，5，12-三羟基-6，11-二氧-1-并四苯基-3-氨基-2，3，6-三脱氧-α-L-来苏-六吡喃糖苷盐酸盐。按无水与无溶剂物计算，含 $C_{26}H_{27}NO_9 \cdot HCl$ 应为 97.0%～103.0%。

【性状】 本品为橙红色结晶性粉末。

【鉴别】 （1）取本品约 2mg，加水 2ml 溶解，加氢氧化钠试液 4ml，溶液即显紫红色。

（2）在含量测定项下记录的色谱图中，供试品溶液主峰的保留时间应与对照品溶液主峰的保留时间一致。

（3）本品的红外光吸收图谱应与对照品的图谱一致（通则 0402）。

(4)本品的水溶液显氯化物的鉴别反应(通则 0301)。

【检查】 **结晶性**　取本品,依法测定(通则 0981),应符合规定。

酸度　取本品,加水溶解并制成每 1ml 中约含 1mg 的溶液,依法测定(通则 0631),pH 值应为 5.0～6.5。

溶液的澄清度　取本品 5 份,各 10mg,分别加水 10ml 溶解,溶液应澄清;如显浑浊,与 1 号浊度标准液(通则 0902 第一法)比较,均不得更浓。

有关物质　照高效液相色谱法(通则 0512)测定。

供试品溶液　取本品约 30mg,置 100ml 量瓶中,加流动相溶解并稀释至刻度,摇匀。

对照溶液　精密量取供试品溶液 1ml,置 200ml 量瓶中,用流动相稀释至刻度,摇匀。

系统适用性溶液　取盐酸伊达比星和 4-去甲基-盐酸柔红霉素对照品各适量,加流动相溶解并定量稀释制成每 1ml 中含盐酸伊达比星 0.2mg 和 4-去甲基-盐酸柔红霉素 2μg 的混合溶液。

灵敏度溶液　精密量取对照溶液 5ml,置 50ml 量瓶中,用流动相稀释至刻度,摇匀。

色谱条件　用十八烷基硅烷键合硅胶为填充剂(4.6mm×250mm,5μm 或效能相当的色谱柱);以甲醇-0.1%磷酸溶液(57∶43)为流动相;检测波长为 254nm。进样体积 20μl。

系统适用性要求　系统适用性溶液色谱图中,盐酸伊达比星峰与 4-去甲基-盐酸柔红霉素峰间的分离度应符合规定,盐酸伊达比星峰与其相对保留时间 0.92 处杂质峰的分离度应不小于 1.0。灵敏度溶液色谱图中,伊达比星峰高的信噪比应大于 10。

测定法　精密量取供试品溶液与对照溶液,分别注入液相色谱仪,记录色谱图至主成分峰保留时间的 4 倍。

限度　供试品溶液色谱图中如有杂质峰,单个杂质峰面积不得大于对照溶液主峰面积(0.5%),各杂质峰面积的和不得大于对照溶液主峰面积的 2 倍(1.0%),小于灵敏度溶液主峰面积的峰忽略不计。

残留溶剂　照残留溶剂测定法(通则 0861)测定,应符合规定。

水分　取本品,照水分测定法(通则 0832 第一法 1)测定,含水分不得过 5.0%。

细菌内毒素　取本品,依法检查(通则 1143),每 1mg 盐酸伊达比星中含内毒素的量应小于 8.9EU。(供注射用)

【含量测定】　照高效液相色谱法(通则 0512)测定。

供试品溶液　取本品适量,精密称定,加流动相溶解并稀释制成每 1ml 中约含 0.1mg 的溶液。

对照品溶液　取盐酸伊达比星对照品适量,精密称定,加流动相溶解并稀释制成每 1ml 中约含 0.1mg 的溶液。

色谱条件　见有关物质项下。

系统适用性要求　供试品溶液色谱图中,盐酸伊达比星峰与其相对保留时间 0.92 处杂质峰之间的分离度应不小于 1.0。

测定法　精密量取供试品溶液与对照品溶液,分别注入液相色谱仪,记录色谱图,按外标法以峰面积计算。

【类别】　抗肿瘤抗生素类药。

【贮藏】　密封,置干燥处保存。

【制剂】　注射用盐酸伊达比星

附:

4-去甲基-盐酸柔红霉素

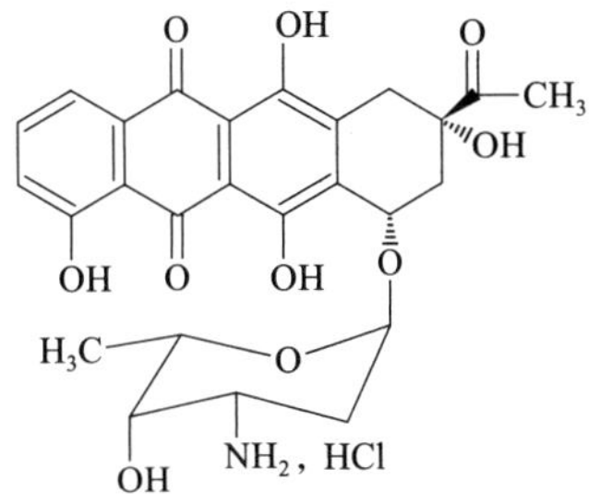

$C_{26}H_{27}NO_{10} \cdot HCl$　549.95

(1S,3S)-3-乙酰基-1,2,3,4,6,11-六氢-3,5,10,12-四羟基-6,11-二氧-1-并四苯基-3-氨基-2,3,6-三脱氧-α-L-来苏-六吡喃糖苷盐酸盐

注射用盐酸伊达比星

Zhusheyong Yansuan Yidabixing

Idarubicin Hydrochloride for Injection

本品为盐酸伊达比星加适量赋形剂制成的无菌冻干品。按平均含量计算,含盐酸伊达比星($C_{26}H_{27}NO_9 \cdot HCl$)应为标示量的 90.0%～110.0%。

【性状】　本品为橙红色的疏松块状物。

【鉴别】　(1)取本品 1 瓶,加水 5ml 使溶解,溶液呈橙黄色,加氢氧化钠试液 5 滴,溶液即显紫红色。

(2)在含量测定项下记录的色谱图中,供试品溶液主峰的保留时间应与对照品溶液主峰的保留时间一致。

(3)本品的水溶液显氯化物的鉴别反应(通则 0301)。

【检查】　**酸度**　取本品,加水制成每 1ml 中含盐酸伊达比星 1mg 的溶液,依法测定(通则 0631),pH 值应为 4.5～6.5。

溶液的澄清度　取本品 5 瓶,分别加水制成每 1ml 中含盐酸伊达比星 1mg 的溶液,溶液应澄清;如显浑浊,与 1 号浊度标准液(通则 0902 第一法)比较,均不得更浓。

有关物质　照高效液相色谱法(通则 0512)测定。

供试品溶液　取本品适量(约相当于盐酸伊达比星 30mg),置 100ml 量瓶中,加流动相溶解并稀释至刻度,摇匀。

对照溶液　精密量取供试品溶液 1ml,置 200ml 量瓶中,用流动相稀释至刻度,摇匀。

灵敏度溶液　精密量取对照溶液 5ml,置 50ml 量瓶中,用流动相稀释至刻度,摇匀。

系统适用性溶液、色谱条件、系统适用性要求、测定法与限度　见盐酸伊达比星有关物质项下。

水分　取本品，照水分测定法（通则 0832 第一法 1）测定，含水分不得过 4.0%。

含量均匀度　以含量测定项下测得的每瓶含量计算，应符合规定（通则 0941）。

细菌内毒素　取本品，依法检查（通则 1143），每 1mg 盐酸伊达比星中含内毒素的量应小于 8.9EU。

无菌　取本品，加 0.9%无菌氯化钠溶液溶解并稀释制成每 1ml 中含盐酸伊达比星 0.6mg 的溶液，经薄膜过滤法处理，用 0.9%无菌氯化钠溶液分次冲洗（每膜不少于 500ml），以金黄色葡萄球菌为阳性对照菌，依法检查（通则 1101），应符合规定。

其他　应符合注射剂项下有关的各项规定（通则 0102）。

【含量测定】　照高效液相色谱法（通则 0512）测定。

供试品溶液　取本品 10 瓶，分别加流动相溶解并定量稀释制成每 1ml 中约含盐酸伊达比星 0.1mg 的溶液。

对照品溶液、色谱条件与系统适用性要求　见盐酸伊达比星含量测定项下。

测定法　精密量取供试品溶液与对照品溶液，分别注入液相色谱仪，记录色谱图。按外标法以峰面积计算每瓶的含量，并求出 10 瓶的平均含量，即得。

【类别】　同盐酸伊达比星。

【贮藏】　密闭，置干燥处保存。

【规格】　（1）5mg　（2）10mg

盐酸多巴胺

Yansuan Duoba'an

Dopamine Hydrochloride

HO, HO, NH_2, , HCl

$C_8H_{11}NO_2 \cdot HCl$　189.64

本品为 4-(2-氨基乙基)-1,2-苯二酚盐酸盐。按干燥品计算，含 $C_8H_{11}NO_2 \cdot HCl$ 不得少于 98.0%。

【性状】　本品为白色或类白色有光泽的结晶或结晶性粉末；无臭；露置空气中及遇光色渐变深。

本品在水中易溶，在无水乙醇中微溶，在三氯甲烷或乙醚中极微溶解。

【鉴别】　（1）取本品约 10mg，加水 1ml 溶解后，加三氯化铁试液 1 滴，溶液显墨绿色；滴加 1%氨溶液，即转变成紫红色。

（2）取本品，加 0.5%硫酸溶液制成每 1ml 中约含 30μg 的溶液，照紫外-可见分光光度法（通则 0401）测定，在 280nm 的波长处有最大吸收。

（3）本品的红外光吸收图谱应与对照的图谱（光谱集 345 图）一致。

（4）本品的水溶液显氯化物鉴别（1）的反应（通则 0301）。

【检查】　**酸度**　取溶液的澄清度与颜色项下的溶液，依法测定（通则 0631），pH 值应为 3.5～5.5。

溶液的澄清度与颜色　取本品 0.10g，加新沸过的冷水 10ml 溶解后，溶液应澄清无色；如显色，与黄色 1 号标准比色液（通则 0901 第一法）比较，不得更深。

有关物质　照高效液相色谱法（通则 0512）测定。

供试品溶液　取本品，加流动相溶解并稀释制成每 1ml 中约含 0.3mg 的溶液。

对照溶液　精密量取供试品溶液 1ml，置 100ml 量瓶中，用流动相稀释至刻度，摇匀。

系统适用性溶液　取盐酸多巴胺与 4-乙基邻苯二酚各适量，加流动相溶解并稀释制成每 1ml 中分别约含 6μg 的混合溶液。

色谱条件　用十八烷基硅烷键合硅胶为填充剂；以 0.005mol/L 十二烷基硫酸钠-乙腈-冰醋酸-0.1mol/L 乙二胺四醋酸二钠（700：300：10：2）为流动相；检测波长为 280nm；进样体积 20μl。

系统适用性要求　系统适用性溶液色谱图中，多巴胺峰与 4-乙基邻苯二酚峰之间的分离度应大于 3.0。

测定法　精密量取供试品溶液与对照溶液，分别注入液相色谱仪，记录色谱图至主成分峰保留时间的 3 倍。

限度　供试品溶液色谱图中如有杂质峰，单个杂质峰面积不得大于对照溶液主峰面积的 0.5 倍（0.5%），各杂质峰面积的和不得大于对照溶液的主峰面积（1.0%）。

干燥失重　取本品，在 105℃干燥至恒重，减失重量不得过 0.5%（通则 0831）。

炽灼残渣　不得过 0.1%（通则 0841）。

重金属　取本品 1.0g，加水适量使溶解，依法检查（通则 0821 第一法），含重金属不得过百万分之二十。

【含量测定】　取本品约 0.15g，精密称定，加冰醋酸 25ml，煮沸使溶解，冷却至约 40℃，加醋酸汞试液 5ml，放冷，加结晶紫指示液 1 滴，用高氯酸滴定液（0.1mol/L）滴定至溶液显蓝绿色，并将滴定的结果用空白试验校正。每 1ml 高氯酸滴定液（0.1mol/L）相当于 18.96mg 的 $C_8H_{11}NO_2 \cdot HCl$。

【类别】　多巴胺受体激动药。

【贮藏】　遮光，充氮，密封保存。

【制剂】　盐酸多巴胺注射液

附：

4-乙基邻苯二酚

HO, HO, CH_3

$C_8H_{10}O_2$　138.17

1,2-二羟基-4-乙基苯

盐酸多巴胺注射液

Yansuan Duoba'an Zhusheye

Dopamine Hydrochloride Injection

本品为盐酸多巴胺的灭菌水溶液。含盐酸多巴胺($C_8H_{11}NO_2 \cdot HCl$)应为标示量的 93.0%～107.0%。

【性状】 本品为无色的澄明液体。

【鉴别】 取本品，照盐酸多巴胺项下的鉴别(1)、(2)和(4)项试验，显相同的结果。

【检查】 **pH 值** 应为 3.0～4.5(通则 0631)。

有关物质 照高效液相色谱法(通则 0512)测定。

供试品溶液　精密量取本品适量，用流动相稀释制成每 1ml 中约含盐酸多巴胺 0.3mg 的溶液。

对照溶液　精密量取供试品溶液 1ml，置 100ml 量瓶中，用流动相稀释至刻度，摇匀。

系统适用性溶液、色谱条件、系统适用性要求与测定法　见盐酸多巴胺有关物质项下。

限度　供试品溶液色谱图中如有杂质峰，单个杂质峰面积不得大于对照溶液主峰面积的 0.5 倍(0.5%)，各杂质峰面积的和不得大于对照溶液的主峰面积(1.0%)。

细菌内毒素 取本品，依法检查(通则 1143)，每 1mg 盐酸多巴胺中含内毒素的量应小于 1.5EU。

其他 应符合注射剂项下有关的各项规定(通则 0102)。

【含量测定】 照高效液相色谱法(通则 0512)测定。

供试品溶液 精密量取本品适量，用流动相定量稀释制成每 1ml 中含盐酸多巴胺 30μg 的溶液。

对照品溶液 取盐酸多巴胺对照品适量，精密称定，加流动相溶解并定量稀释制成每 1ml 中含盐酸多巴胺 30μg 的溶液。

系统适用性溶液、色谱条件与系统适用性要求 见有关物质项下。

测定法 精密量取供试品溶液与对照品溶液，分别注入液相色谱仪，记录色谱图。按外标法以峰面积计算。

【类别】 同盐酸多巴胺。

【规格】 2ml：20mg

【贮藏】 遮光，密闭保存。

盐酸多巴酚丁胺

Yansuan Duobafending'an

Dobutamine Hydrochloride

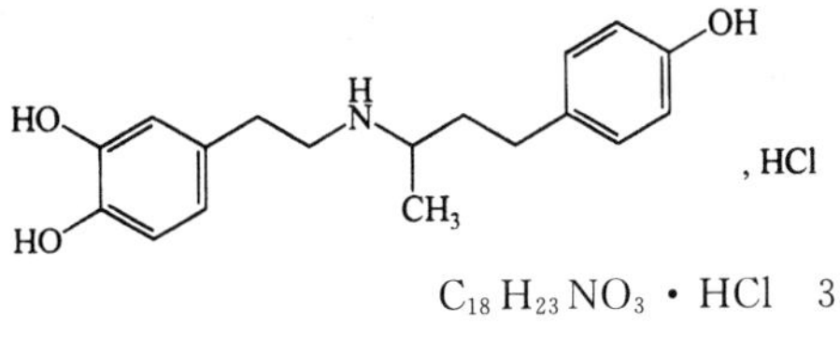

$C_{18}H_{23}NO_3 \cdot HCl$　337.85

本品为 4-[2-[[1-甲基-3-(4-羟苯基)丙基]氨基]乙基]-1,2-苯二酚盐酸盐。按干燥品计算，含 $C_{18}H_{23}NO_3 \cdot HCl$ 不得少于 98.5%。

【性状】 本品为白色或类白色结晶性粉末；几乎无臭；露置空气中及遇光色渐变深。

本品在水或无水乙醇中略溶，在三氯甲烷中几乎不溶。

熔点 本品的熔点(通则 0612)为 188～193℃。

【鉴别】 (1)取本品约 10mg，加水 2ml 溶解后，加三氯化铁试液 1 滴，溶液显绿色，再加氨试液 1 滴，即变为蓝紫色、紫色，最后呈紫红色。

(2)本品的红外光吸收图谱应与对照的图谱(光谱集 346 图)一致。

(3)本品的水溶液显氯化物鉴别(1)的反应(通则 0301)。

【检查】 **酸度** 取溶液的澄清度项下的溶液，依法测定(通则 0631)，pH 值应为 4.5～6.0。

溶液的澄清度 取本品 0.10g，加新沸过的冷水 10ml 溶解后，溶液应澄清。

溶液的颜色 取本品，加甲醇-水(1：1)溶解并稀释制成每 1ml 中含 20mg 的溶液(如必要，可在 30～35℃下微热助溶)，迅速冷却至室温，照紫外-可见分光光度法(通则 0401)测定，在 480nm 波长处的吸光度值不得大于 0.04。

有关物质 照高效液相色谱法(通则 0512)测定。

供试品溶液　取本品，加流动相 A-流动相 B(65：35)溶解并稀释制成每 1ml 中约含 5mg 的溶液。

对照溶液　精密量取供试品溶液 1ml，置 100ml 量瓶中，用流动相 A-流动相 B(65：35)稀释至刻度，摇匀。

色谱条件　用十八烷基硅烷键合硅胶为填充剂；以辛烷磺酸钠 2.6g，加水 1000ml 使溶解，加三乙胺 3ml，摇匀，用磷酸调节 pH 值至 2.5 为流动相 A；以乙腈-甲醇(18：82)为流动相 B；按下表进行线性梯度洗脱；检测波长为 280nm；进样体积 20μl。

时间(分钟)	流动相 A(%)	流动相 B(%)
0	65	35
5	65	35
20	20	80
25	20	80
26	65	35
30	65	35

系统适用性要求　理论板数按多巴酚丁胺峰计算不低于 2000。

测定法　精密量取供试品溶液与对照溶液，分别注入液相色谱仪，记录色谱图。

限度　供试品溶液色谱图中如有杂质峰，单个杂质峰面积不得大于对照溶液主峰面积的 0.5 倍(0.5%)，各杂质峰面积的和不得大于对照溶液的主峰面积(1.0%)。

残留溶剂 照残留溶剂测定法(通则 0861 第三法)测定。

供试品溶液　取本品，精密称定，加 *N*,*N*-二甲基甲酰胺溶解并定量稀释制成每 1ml 中约含 0.1g 的溶液。

对照品溶液　分别取苯与丙酮，精密称定，用 *N*,*N*-二甲基甲酰胺定量稀释制成每 1ml 中约含苯 0.2μg 与丙酮 0.5mg 的混合溶液。

色谱条件　以 100%聚二甲基聚氧硅烷(或极性相近)为固定液；起始温度为 40℃，维持 5 分钟，以每分钟 20℃的速率升温至 260℃，维持 3 分钟；进样口温度为 200℃；检测器温度为 270℃；进样体积 1μl。

系统适用性要求　对照品溶液色谱图中，各成分峰之间的分离度应符合要求。

测定法　精密量取供试品溶液与对照品溶液，分别注入气相色谱仪，记录色谱图。

限度　按外标法以峰面积计算，苯与丙酮的残留量均应符合规定。

干燥失重　取本品，在 105℃干燥至恒重，减失重量不得过 0.5%(通则 0831)。

炽灼残渣　取本品 1.0g，依法检查(通则 0841)，遗留残渣不得过 0.1%。

重金属　取炽灼残渣项下遗留的残渣，依法检查(通则 0821 第二法)，含重金属不得过百万分之二十。

【含量测定】　取本品约 0.25g，精密称定，加无水甲酸 10ml 使溶解，再加入醋酐 50ml，照电位滴定法(通则 0701)，用高氯酸滴定液(0.1mol/L)滴定，并将滴定的结果用空白试验校正。每 1ml 高氯酸滴定液(0.1mol/L)相当于 33.79mg 的 $C_{18}H_{23}NO_3 \cdot HCl$。

【类别】　β 肾上腺素受体激动药。

【贮藏】　遮光，密封保存。

【制剂】　盐酸多巴酚丁胺注射液

附：

杂质Ⅰ

$C_{10}H_{12}O_2$　164.20

4-(4-羟苯基)-2-丁酮

盐酸多巴酚丁胺注射液

Yansuan Duobafending'an Zhusheye

Dobutamine Hydrochloride Injection

本品为盐酸多巴酚丁胺的灭菌水溶液。含盐酸多巴酚丁胺($C_{18}H_{23}NO_3 \cdot HCl$)按多巴酚丁胺($C_{18}H_{23}NO_3$)计算应为标示量的 90.0%～110.0%。

【性状】　本品为无色的澄明液体。

【鉴别】　(1)取本品，加三氯化铁试液 1 滴，溶液显绿色，再加氨试液 1 滴，即变为蓝紫色、紫色，最后呈紫红色。

(2)在含量测定项下记录的色谱图中，供试品溶液主峰的保留时间应与对照品溶液主峰的保留时间一致。

(3)本品显氯化物鉴别(1)的反应(通则 0301)。

【检查】　pH 值　应为 2.5～5.0(通则 0631)。

有关物质　照高效液相色谱法(通则 0512)测定。

供试品溶液　精密量取本品 5ml，置 10ml 量瓶中，用流动相 A-流动相 B(65∶35)稀释至刻度，摇匀。

对照溶液　精密量取供试品溶液 1ml，置 100ml 量瓶中，用流动相 A-流动相 B(65∶35)稀释至刻度，摇匀。

色谱条件、系统适用性要求与测定法　见盐酸多巴酚丁胺有关物质项下。

限度　供试品溶液色谱图中如有杂质峰，单个杂质峰面积不得大于对照溶液主峰面积的 0.5 倍(0.5%)，各杂质峰面积的和不得大于对照溶液的主峰面积(1.0%)。

细菌内毒素　取本品，依法检查(通则 1143)，每 1mg 盐酸多巴酚丁胺中含内毒素的量应小于 1.2EU。

其他　应符合注射剂项下有关的各项规定(通则 0102)。

【含量测定】　照高效液相色谱法(通则 0512)测定。

供试品溶液　精密量取本品 5ml，置 100ml 量瓶中，用流动相稀释至刻度，摇匀。

对照品溶液　取盐酸多巴酚丁胺对照品适量，精密称定，加流动相溶解并定量稀释制成每 1ml 中约含多巴酚丁胺 0.5mg 的溶液。

系统适用性溶液　取杂质Ⅰ对照品与盐酸多巴酚丁胺各适量，加流动相溶解并稀释制成每 1ml 中分别含 0.3mg 与 0.5mg 的混合溶液。

色谱条件　用十八烷基硅烷键合硅胶为填充剂；以辛烷磺酸钠 2.6g，加水 1000ml 使溶解，加三乙胺 3ml，摇匀，用磷酸调节 pH 值至 2.5 为流动相 A；以乙腈-甲醇(18∶82)为流动相 B；流动相 A-流动相 B(55∶45)为流动相；检测波长为 280nm；进样体积 20μl。

系统适用性要求　系统适用性溶液色谱图中，理论板数按多巴酚丁胺峰计算不低于 2000，多巴酚丁胺峰与杂质Ⅰ峰之间的分离度应符合要求。

测定法　精密量取供试品溶液与对照品溶液，分别注入液相色谱仪，记录色谱图。按外标法以峰面积计算。

【类别】　同盐酸多巴酚丁胺。

【规格】　2ml∶20mg(按 $C_{18}H_{23}NO_3$ 计)

【贮藏】　遮光，密闭保存。

盐酸多西环素

Yansuan Duoxihuansu

Doxycycline Hyclate

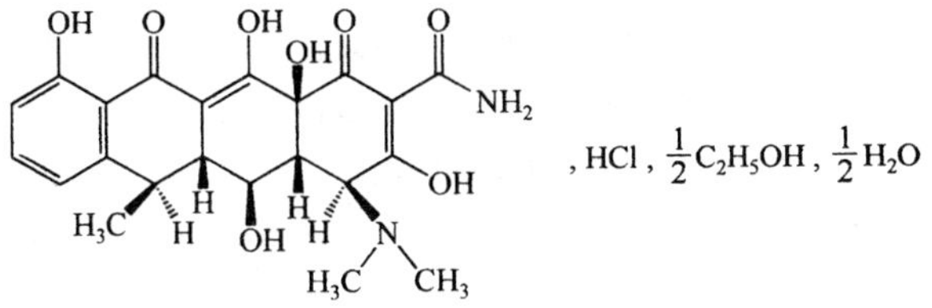

$\cdot HCl, \frac{1}{2}C_2H_5OH, \frac{1}{2}H_2O$

$C_{22}H_{24}N_2O_8 \cdot HCl \cdot \frac{1}{2}C_2H_5OH \cdot \frac{1}{2}H_2O$　512.93

本品为 6-甲基-4-(二甲氨基)-3,5,10,12,12*a*-五羟基-1,11-二氧代-1,4,4*a*,5,5*a*,6,11,12*a*-八氢-2-并四苯甲酰胺盐酸盐半乙醇半水合物。按无水与无乙醇物计算,含多西环素($C_{22}H_{24}N_2O_8$)应为 88.0%～94.0%。

【性状】 本品为淡黄色至黄色结晶性粉末;无臭。

本品在水或甲醇中易溶,在乙醇或丙酮中微溶。

比旋度 取本品,精密称定,加盐酸溶液(9→100)的甲醇溶液(1→100)溶解并定量稀释制成每 1ml 中约含 10mg 的溶液,在 25℃时,依法测定(通则 0621),按无水与无醇物计算,比旋度为－105°至－120°。

【鉴别】 (1)在含量测定项下记录的色谱图中,供试品溶液主峰的保留时间应与对照品溶液主峰的保留时间一致。

(2)取本品适量,加甲醇溶解并稀释制成每 1ml 中含 20μg 的溶液,照紫外-可见分光光度法(通则 0401)测定,在 269nm 和 354nm 的波长处有最大吸收,在 234nm 和 296nm 的波长处有最小吸收。

(3)本品的红外光吸收图谱应与对照的图谱(光谱集 386 图)一致。

(4)本品的水溶液显氯化物鉴别(1)的反应(通则 0301)。

【检查】 **酸度** 取本品,加水制成每 1ml 中含 10mg 的溶液,依法测定(通则 0631),pH 值应为 2.0～3.0。

有关物质 照高效液相色谱法(通则 0512)测定。

供试品溶液　取本品,加 0.01mol/L 盐酸溶液溶解并稀释制成每 1ml 中约含多西环素 0.2mg 的溶液。

对照溶液　精密量取供试品溶液适量,用 0.01mol/L 盐酸溶液定量稀释制成每 1ml 中约含多西环素 4μg 的溶液。

系统适用性溶液　取土霉素对照品、美他环素对照品、β-多西环素对照品及多西环素对照品各适量,加 0.01mol/L 盐酸溶液溶解并稀释制成每 1ml 中分别约含土霉素、美他环素、β-多西环素 0.1mg 与多西环素 0.2mg 的混合溶液。

色谱条件　用十八烷基硅烷键合硅胶为填充剂(pH 值适用范围应大于 9);以醋酸盐缓冲液[0.25mol/L 醋酸铵-0.1mol/L 乙二胺四醋酸二钠-三乙胺(100∶10∶1),用冰醋酸或氨水调节 pH 值至 8.8]-乙腈(85∶15)为流动相;柱温为 35℃;检测波长为 280nm;进样体积 20μl。

系统适用性要求　系统适用性溶液色谱图中,多西环素峰与 β-多西环素峰间的分离度应大于 4.0,多西环素峰与杂质 F 峰(相对保留时间约为 1.1)间的分离度应符合要求。

测定法　精密量取供试品溶液与对照溶液,分别注入液相色谱仪,记录色谱图至主成分峰保留时间的 2 倍。

限度　供试品溶液色谱图中如有杂质峰,美他环素与 β-多西环素峰面积均不得大于对照溶液主峰面积(2.0%),其他单个杂质峰面积不得大于对照溶液主峰面积的 0.5 倍(1.0%),各杂质峰面积之和不得大于对照溶液主峰面积的 2 倍(4.0%)。

杂质吸光度 取本品,精密称定,加盐酸溶液(9→100)的甲醇溶液(1→100)溶解并定量稀释制成每 1ml 中含 10mg 的溶液,照紫外-可见分光光度法(通则 0401),在 490nm 波长处测定,吸光度不得过 0.12。

乙醇 照气相色谱法(通则 0521)测定。

内标溶液　0.5%正丙醇溶液。

供试品溶液　取本品约 1.0g,精密称定,置 10ml 量瓶中,加内标溶液溶解并稀释至刻度,摇匀。

对照品溶液　取无水乙醇约 0.5g,精密称定,置 100ml 量瓶中,用内标溶液稀释至刻度,摇匀。

色谱条件　用二乙烯基-乙基乙烯苯型高分子多孔小球作为固定相;柱温为 135℃;进样口温度与检测器温度均为 150℃;进样体积 2μl。

系统适用性要求　乙醇峰与正丙醇峰间的分离度应符合要求。

测定法　精密量取供试品溶液与对照品溶液,分别注入气相色谱仪,记录色谱图。

限度　按内标法以峰面积比值计算,含乙醇的量应为 4.3%～6.0%。

水分 取本品,照水分测定法(通则 0832 第一法 1)测定,含水分应为 1.5%～3.0%。

炽灼残渣 取本品 1g,依法检查(通则 0841),遗留残渣不得过 0.2%。

重金属 取炽灼残渣项下遗留的残渣,依法检查(通则 0821 第二法),含重金属不得过百万分之二十。

【含量测定】 照高效液相色谱法(通则 0512)测定。

供试品溶液 取本品适量,精密称定,加 0.01mol/L 盐酸溶液溶解并定量稀释制成每 1ml 中含多西环素 0.1mg 的溶液。

对照品溶液 取多西环素对照品适量,精密称定,加 0.01mol/L 盐酸溶液溶解并定量稀释制成每 1ml 中含 0.1mg 的溶液。

系统适用性溶液、色谱条件与系统适用性要求 见有关物质项下。

测定法 精密量取供试品溶液与对照品溶液,分别注入液相色谱仪,记录色谱图。按外标法以峰面积计算供试品中 $C_{22}H_{24}N_2O_8$ 的含量。

【类别】 四环素类抗生素。

【贮藏】 遮光，密封保存。

【制剂】 (1)盐酸多西环素片　(2)盐酸多西环素胶囊

附：

杂质F

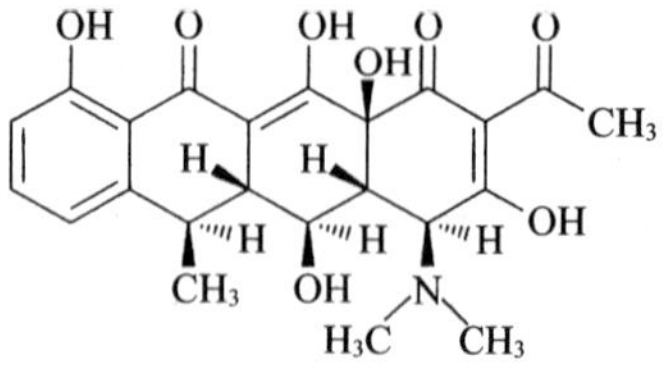

$C_{21}H_{21}NO_8$　415.40

2-乙酰-2-脱氨甲酰多西环素

盐酸多西环素片

Yansuan Duoxihuansu Pian

Doxycycline Hyclate Tablets

本品含盐酸多西环素按多西环素($C_{22}H_{24}N_2O_8$)计算，应为标示量的93.0%～107.0%。

【性状】 本品为淡黄色片或薄膜衣片，除去包衣后显淡黄色。

【鉴别】 (1)在含量测定项下记录的色谱图中，供试品溶液主峰的保留时间应与对照品溶液主峰的保留时间一致。

(2)取本品细粉适量，加甲醇溶解并稀释制成每1ml中约含多西环素20μg的溶液，滤过，取续滤液，照紫外-可见分光光度法(通则0401)测定，在269nm和354nm的波长处有最大吸收，在234nm和296nm的波长处有最小吸收。

【检查】 **有关物质** 照高效液相色谱法(通则0512)测定。

供试品溶液　取本品细粉适量，加0.01mol/L盐酸溶液溶解并稀释制成每1ml中约含多西环素0.2mg的溶液，滤过，取续滤液。

对照溶液　精密量取供试品溶液适量，用0.01mol/L盐酸溶液定量稀释制成每1ml中约含多西环素4μg的溶液。

系统适用性溶液、色谱条件、系统适用性要求与测定法　见盐酸多西环素有关物质项下。

限度　供试品溶液色谱图中如有杂质峰，美他环素与β-多西环素峰面积均不得大于对照溶液主峰面积(2.0%)，其他单个杂质峰面积不得大于对照溶液主峰面积的0.5倍(1.0%)，各杂质峰面积的和不得大于对照溶液主峰面积的2.5倍(5.0%)。

杂质吸光度 取本品5片，研细，加盐酸溶液(9→100)的甲醇溶液(1→100)溶解并定量稀释制成每1ml中约含多西环素9mg的溶液，滤过，取续滤液，照紫外-可见分光光度法(通则0401)，在490nm的波长处测定，吸光度不得过0.20。

溶出度 照溶出度与释放度测定法(通则0931第二法)测定。

溶出条件　以水900ml为溶出介质，转速为每分钟50转，依法操作，经45分钟时取样。

供试品溶液　取溶出液适量，滤过，精密量取续滤液适量，用水定量稀释制成每1ml中约含多西环素20μg的溶液。

对照品溶液　取多西环素对照品适量，精密称定，加水溶解并定量稀释制成每1ml中约含20μg的溶液。

测定法　取供试品溶液与对照品溶液，照紫外-可见分光光度法(通则0401)，在276nm的波长处分别测定吸光度，计算每片的溶出量。

限度　标示量的85%，应符合规定。

其他 应符合片剂项下有关的各项规定(通则0101)。

【含量测定】 照高效液相色谱法(通则0512)测定。

供试品溶液 取本品10片，精密称定，研细，精密称取适量(约相当于多西环素0.1g)，置100ml量瓶中，加0.01mol/L盐酸溶液溶解并稀释至刻度，摇匀，滤过，精密量取续滤液5ml，置50ml量瓶中，用0.01mol/L盐酸溶液稀释至刻度，摇匀。

对照品溶液、系统适用性溶液、色谱条件、系统适用性要求与测定法 见盐酸多西环素含量测定项下。

【类别】 同盐酸多西环素。

【规格】 按$C_{22}H_{24}N_2O_8$计　(1)0.05g　(2)0.1g

【贮藏】 遮光，密封保存。

盐酸多西环素胶囊

Yansuan Duoxihuansu Jiaonang

Doxycycline Hyclate Capsules

本品含盐酸多西环素按多西环素($C_{22}H_{24}N_2O_8$)计算，应为标示量的90.0%～110.0%。

【性状】 本品内容物为淡黄色至黄色粉末或颗粒。

【鉴别】 (1)在含量测定项下记录的色谱图中，供试品溶液主峰的保留时间应与对照品溶液主峰的保留时间一致。

(2)取本品内容物适量，加甲醇溶解并稀释制成每1ml中约含多西环素20μg的溶液，滤过，取续滤液，照紫外-可见分光光度法(通则0401)测定，在269nm和354nm的波长处有最大吸收，在234nm和296nm的波长处有最小吸收。

【检查】 **有关物质** 照高效液相色谱法(通则0512)测定。

供试品溶液　取装量差异项下的内容物适量，精密称定，加0.01mol/L盐酸溶液溶解并稀释制成每1ml中约含多西环素0.2mg的溶液，滤过，取续滤液。

对照溶液　精密量取供试品溶液适量，用0.01mol/L盐酸溶液定量稀释制成每 1ml 中约含多西环素 4μg 的溶液。

系统适用性溶液、色谱条件、系统适用性要求与测定法　见盐酸多西环素有关物质项下。

限度　供试品溶液色谱图中如有杂质峰，美他环素与 β-多西环素峰面积均不得大于对照溶液主峰面积(2.0%)，其他单个杂质峰面积不得大于对照溶液主峰面积的 0.5 倍(1.0%)，各杂质峰面积和不得大于对照溶液主峰面积的 2.5 倍(5.0%)。

干燥失重　取本品内容物适量，在 105℃ 干燥至恒重，减失重量不得过 8.5%（通则 0831）。

溶出度　照溶出度与释放度测定法（通则 0931 第二法）测定。

溶出条件　以水 900ml 为溶出介质，转速为每分钟 50 转，依法操作，经 45 分钟时取样。

供试品溶液　取溶出液适量，滤过，精密量取续滤液适量，用水定量稀释制成每 1ml 中约含多西环素 20μg 的溶液。

对照品溶液　取多西环素对照品适量，精密称定，加水溶解并定量稀释制成每 1ml 中约含 20μg 的溶液。

测定法　取供试品溶液与对照品溶液，照紫外-可见分光光度法（通则 0401），在 276nm 的波长处分别测定吸光度，计算每粒的溶出量。

限度　标示量的 85%，应符合规定。

其他　应符合胶囊剂项下有关的各项规定（通则 0103）。

【含量测定】　照高效液相色谱法（通则 0512）测定。

供试品溶液　取装量差异项下的内容物，混合均匀，精密称取适量（约相当于多西环素 0.1g），置 100ml 量瓶中，加 0.01mol/L 盐酸溶液溶解并稀释至刻度，摇匀，滤过，精密量取续滤液 5ml，置 50ml 量瓶中，用 0.01mol/L 盐酸溶液稀释至刻度，摇匀。

对照品溶液、系统适用性溶液、色谱条件、系统适用性要求与测定法　见盐酸多西环素含量测定项下。

【类别】　同盐酸多西环素。

【规格】　0.1g（按 $C_{22}H_{24}N_2O_8$ 计）

【贮藏】　密封，在阴凉干燥处保存。

盐酸多沙普仑

Yansuan Duoshapulun

Doxapram Hydrochloride

$C_{24}H_{30}N_2O_2 \cdot HCl \cdot H_2O$　432.99

本品为(±)-1-乙基-3,3-二苯基-4-(2-吗啉乙基)-2-吡咯烷酮盐酸盐一水合物。按干燥品计算，含 $C_{24}H_{30}N_2O_2 \cdot HCl$ 应为 98.0%～100.5%。

【性状】　本品为白色或类白色结晶性粉末；无臭。

本品在水、三氯甲烷或乙醇中略溶，在乙醚中不溶。

熔点　本品的熔点（通则 0612）为 217～221℃。

【鉴别】　(1)取本品，加水溶解并制成每 1ml 中约含 0.4mg 的溶液，照紫外-可见分光光度法（通则 0401）测定，在 252nm、258nm 与 264nm 的波长处有最大吸收，在 244nm、254nm 与 262nm 的波长处有最小吸收。

(2)本品的红外光吸收图谱应与对照的图谱（光谱集 643 图）一致。

(3)本品显氯化物的鉴别反应（通则 0301）。

【检查】　**酸度**　取本品 0.50g，加水 50ml 溶解后，依法测定（通则 0631），pH 值应为 3.5～5.0。

溶液的澄清度与颜色　取本品 1.0g，加水 50ml 溶解后，溶液应澄清无色。

有关物质　照高效液相色谱法（通则 0512）测定。

供试品溶液　取本品适量，加水溶解并稀释制成每 1ml 中约含 1mg 的溶液。

对照溶液　精密量取供试品溶液适量，用水定量稀释制成每 1ml 中约含 2μg 的溶液。

色谱条件　用十八烷基硅烷键合硅胶为填充剂（封端柱）；以 0.01mol/L 醋酸钠溶液（用冰醋酸调节 pH 值至 4.5）-乙腈(70∶30)为流动相；检测波长为 214nm；进样体积 10μl。

测定法　精密量取供试品溶液与对照溶液，分别注入液相色谱仪，记录色谱图至主成分峰保留时间的 4 倍。

限度　供试品溶液色谱图中如有杂质峰，单个杂质峰面积不得大于对照溶液主峰面积(0.2%)，各杂质峰面积的和不得大于对照溶液主峰面积的 5 倍(1.0%)。

干燥失重　取本品，在 105℃ 干燥 2 小时，减失重量应为 3.0%～4.5%（通则 0831）。

炽灼残渣　取本品 1.0g，依法检查（通则 0841），遗留残渣不得过 0.3%。

重金属　取炽灼残渣项下遗留的残渣，依法检查（通则 0821 第二法），含重金属不得过百万分之二十。

砷盐　取本品 1.0g，加盐酸 5ml 与水 23ml 使溶解，依法检查（通则 0822 第一法），应符合规定(0.0002%)。

【含量测定】　取本品约 0.3g，精密称定，加冰醋酸 20ml 与醋酐 20ml 溶解后，照电位滴定法（通则 0701），用高氯酸滴定液(0.1mol/L)滴定，并将滴定的结果用空白试验校正。每 1ml 高氯酸滴定液(0.1mol/L)相当于 41.50mg 的 $C_{24}H_{30}N_2O_2 \cdot HCl$。

【类别】　中枢兴奋药。

【贮藏】　遮光，密封保存。

【制剂】　盐酸多沙普仑注射液

盐酸多沙普仑注射液

Yansuan Duoshapulun Zhusheye

Doxapram Hydrochloride Injection

本品为盐酸多沙普仑的灭菌水溶液。含盐酸多沙普仑($C_{24}H_{30}N_2O_2 \cdot HCl \cdot H_2O$)应为标示量的 90.0%～110.0%。

【性状】 本品为无色澄明液体。

【鉴别】 (1)取本品适量,用水稀释制成每 1ml 中约含 0.1mg 的溶液,作为供试品溶液;另取盐酸多沙普仑对照品适量,加水溶解并稀释制成每 1ml 中约含 0.1mg 的溶液,作为对照品溶液。照有关物质项下方法,取供试品溶液与对照品溶液各 10μl,分别注入液相色谱仪,记录色谱图,供试品溶液色谱图中主峰的保留时间应与对照品溶液主峰的保留时间一致。

(2)取含量测定项下的供试品溶液,照紫外-可见分光光度法(通则 0401)测定,在 252nm、258nm 与 264nm 的波长处有最大吸收,在 244nm、254nm 与 262nm 的波长处有最小吸收。

(3)本品显氯化物鉴别(1)的反应(通则 0301)。

【检查】 **pH 值** 应为 3.5～5.5(通则 0631)。

有关物质 照高效液相色谱法(通则 0512)测定。

供试品溶液 取本品适量,用水稀释制成每 1ml 中约含盐酸多沙普仑 1mg 的溶液。

对照溶液 精密量取供试品溶液适量,用水定量稀释制成每 1ml 中约含 2μg 的溶液。

色谱条件与测定法 见盐酸多沙普仑有关物质项下。

限度 供试品溶液色谱图中如有杂质峰,单个杂质峰面积不得大于对照溶液主峰面积(0.2%),各杂质峰面积的和不得大于对照溶液主峰面积的 5 倍(1.0%)。

细菌内毒素 取本品,依法检查(通则 1143),每 1mg 盐酸多沙普仑中含内毒素的量应小于 1.0EU。

其他 应符合注射剂项下有关的各项规定(通则 0102)。

【含量测定】 照紫外-可见分光光度法(通则 0401)测定。

供试品溶液 精密量取本品 5ml,置 250ml 量瓶中,用水稀释至刻度,摇匀。

对照品溶液 取盐酸多沙普仑对照品适量,精密称定,加水溶解并定量稀释制成每 1ml 中约含 0.4mg 的溶液。

测定法 取供试品溶液与对照品溶液,在 258nm 的波长处分别测定吸光度,计算。

【类别】 同盐酸多沙普仑。

【规格】 5ml∶100mg

【贮藏】 遮光,密闭保存。

盐酸多奈哌齐

Yansuan Duonaipaiqi

Donepezil Hydrochloride

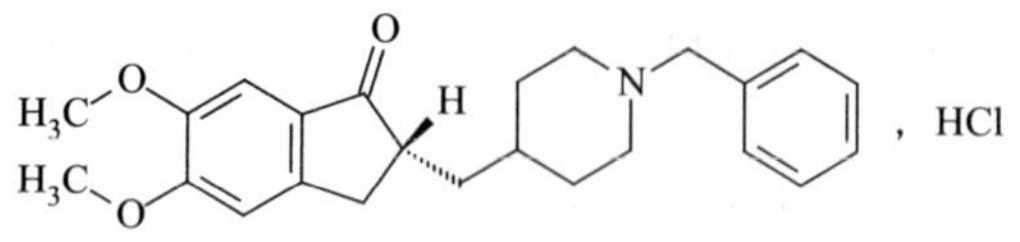

$C_{24}H_{29}NO_3 \cdot HCl$　415.95

本品为(±)-2-[(1-苄基-4-哌啶基)甲基]-5,6-二甲氧基-1-茚酮盐酸盐。按干燥品计算,含 $C_{24}H_{29}NO_3 \cdot HCl$ 应为 98.0%～102.0%。

【性状】 本品为白色或类白色结晶性粉末。

本品在三氯甲烷中易溶,在水中溶解,在乙醇中略溶;在盐酸溶液(1→1000)中略溶。

【鉴别】 (1)取本品适量,加水溶解并稀释制成每 1ml 中约含 20μg 的溶液,照紫外-可见分光光度法(通则 0401)测定,在 230nm、271nm 与 316nm 的波长处有最大吸收,在 220nm、245nm 与 290nm 的波长处有最小吸收。

(2)在含量测定项下记录的色谱图中,供试品溶液主峰的保留时间应与对照品溶液主峰的保留时间一致。

(3)本品的红外光吸收图谱应与对照的图谱(光谱集 1188 图)一致。

(4)本品的水溶液显氯化物鉴别(1)的反应(通则 0301)。

以上(1)、(2)两项可选做一项。

【检查】 **酸度** 取本品 0.20g,加水 10ml 溶解后,依法测定(通则 0631),pH 值应为 4.5～6.0。

溶液的澄清度与颜色 取本品 0.20g,加水 10ml 溶解后,溶液应澄清无色;如显浑浊,与 2 号浊度标准液(通则 0902 第一法)比较,不得更浓。

溴化物 取本品 1.0g,加水 10ml,置水浴中微温使溶解,放冷,加盐酸 3 滴与三氯甲烷 1ml,边振摇边滴加 2%氯胺 T 溶液(临用新制)3 滴,三氯甲烷层如显色,与标准溴化钾溶液(精密称取在 105℃干燥至恒重的溴化钾 0.1489g,加水溶解并稀释至 100ml,摇匀,即得)1.0ml,用同一方法制成的对照溶液比较,不得更深(0.1%)。

有关物质 照高效液相色谱法(通则 0512)测定。

供试品溶液 取本品约 10mg,置 25ml 量瓶中,加流动相溶解并稀释至刻度,摇匀。

对照溶液 精密量取供试品溶液 1ml,置 200ml 量瓶中,用流动相稀释至刻度,摇匀。

灵敏度溶液 精密量取对照溶液 2ml,置 50ml 量瓶中,用流动相稀释至刻度,摇匀。

色谱条件 用十八烷基硅烷键合硅胶为填充剂(4.6mm×150mm,5μm 或效能相当的色谱柱);以 1-癸烷磺酸钠 2.5g 溶于 650ml 水中,加乙腈 350ml 与高氯酸 1ml 混合均匀为流动相；检测波长为 271nm；进样体积 20μl。

系统适用性要求　主成分色谱峰的保留时间约为 11 分钟，理论板数按多奈哌齐峰计算不低于 3000，多奈哌齐峰与相邻杂质峰之间的分离度应符合要求。灵敏度溶液色谱图中，主成分色谱峰的信噪比不小于 10。

测定法　精密量取供试品溶液与对照溶液，分别注入液相色谱仪，记录色谱图至主成分峰保留时间的 2 倍。

限度　供试品溶液色谱图中如有杂质峰，单个杂质峰面积不得大于对照溶液主峰面积的 0.2 倍（0.1%），各杂质峰面积的和不得大于对照溶液主峰面积（0.5%），小于灵敏度溶液主峰面积的峰忽略不计（0.02%）。

干燥失重　取本品，在 105℃干燥至恒重，减失重量不得过 0.5%（通则 0831）。

炽灼残渣　取本品 1.0g，依法检查（通则 0841），遗留残渣不得过 0.1%。

重金属　取炽灼残渣项下遗留的残渣，依法检查（通则 0821 第二法），含重金属不得过百万分之二十。

【含量测定】　照高效液相色谱法（通则 0512）测定。

供试品溶液　取本品约 25mg，精密称定，置 25ml 量瓶中，加流动相溶解并稀释至刻度，摇匀，精密量取 5ml，置 50ml 量瓶中，用流动相稀释至刻度，摇匀。

对照品溶液　取盐酸多奈哌齐对照品适量，精密称定，加流动相溶解并定量稀释制成每 1ml 中含 0.1mg 的溶液。

色谱条件　见有关物质项下。进样体积 10μl。

系统适用性要求　除灵敏度要求外，见有关物质项下。

测定法　精密量取供试品溶液与对照品溶液，分别注入液相色谱仪，记录色谱图。按外标法以峰面积计算。

【类别】　乙酰胆碱酯酶抑制剂。

【贮藏】　遮光，密封，阴凉处保存。

盐酸多柔比星

Yansuan Duoroubixing

Doxorubicin Hydrochloride

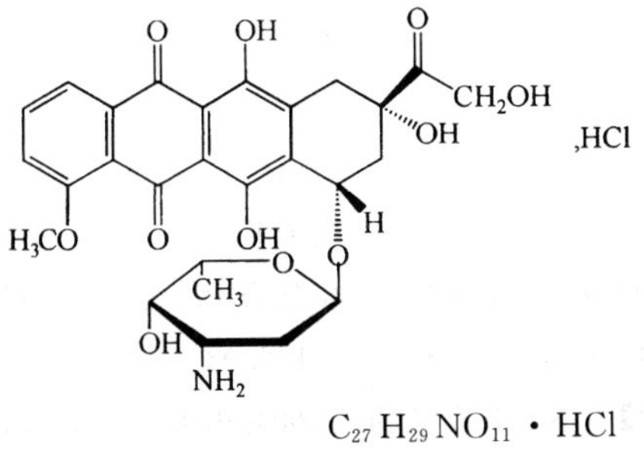

$C_{27}H_{29}NO_{11} \cdot HCl$　579.99

本品为（8*S*，10*S*）-10-[（3-氨基-2，3，6-三去氧基-α-L-来苏己吡喃基）-氧]-7，8，9，10-四氢-6，8，11-三羟基-8-（羟乙酰基）-1-甲氧基-5，12-萘二酮盐酸盐。按无水与无溶剂物计算，含盐酸多柔比星（$C_{27}H_{29}NO_{11} \cdot HCl$）应为 98.0%～102.0%。

【性状】　本品为橙红色结晶性粉末；有引湿性。

本品在水中溶解，在甲醇中微溶。

【鉴别】　（1）在含量测定项下记录的色谱图中，供试品溶液主峰的保留时间应与对照品溶液主峰的保留时间一致。

（2）取本品，加甲醇制成每 1ml 中约含 20μg 的溶液，照紫外-可见分光光度法（通则 0401）测定，在 233nm、252nm、288nm、478nm、495nm 与 530nm 的波长处有最大吸收。

（3）本品的红外光吸收图谱应与对照的图谱（光谱集 1015 图）一致。

（4）取本品 10mg，加硝酸 0.5ml 使溶解，加水 0.5ml，火焰灼烧 2 分钟，放冷，滴加硝酸银试液，即生成白色凝乳状沉淀。

【检查】　**结晶性**　取本品少许，依法检查（通则 0981），应符合规定。

酸度　取本品，加水制成每 1ml 中含 5mg 的溶液，依法测定（通则 0631），pH 值应为 4.0～5.5。

有关物质　照高效液相色谱法（通则 0512）测定。

供试品溶液　取本品适量，加流动相溶解并稀释制成每 1ml 中约含 1.0mg 的溶液。

对照溶液　精密量取供试品溶液适量，用流动相定量稀释制成每 1ml 中约含 10μg 的溶液。

系统适用性溶液　取盐酸多柔比星对照品与盐酸表柔比星对照品各适量，加流动相溶解并稀释制成每 1ml 中各含 50μg 的混合溶液。

色谱条件　用十八烷基硅烷键合硅胶为填充剂；以十二烷基硫酸钠溶液（取十二烷基硫酸钠 1.44g 和磷酸 0.68ml，加水 500ml 使溶解）-乙腈-甲醇（500：500：60）为流动相；检测波长为 254nm；进样体积 10μl。

系统适用性要求　系统适用性溶液色谱图中，多柔比星峰与表柔比星峰间的分离度应大于 2.0。

测定法　精密量取供试品溶液与对照溶液，分别注入液相色谱仪，记录色谱图至主成分峰保留时间的 3.5 倍。

限度　供试品溶液色谱图中如有杂质峰，单个杂质峰面积不得大于对照溶液主峰面积的 0.5 倍（0.5%），各杂质峰面积的和不得大于对照溶液主峰面积的 2 倍（2.0%）。

残留溶剂　照残留溶剂测定法（通则 0861 第一法）测定。

供试品溶液　取本品约 0.2g，精密称定，置顶空瓶中，精密加水 5ml 使溶解，密封。

对照品溶液　分别取甲醇、乙醇、丙酮与二氯甲烷各适量，精密称定，用二甲基亚砜定量稀释制成各自的贮备液，精密量取各适量，用水定量稀释制成每 1ml 中含甲醇 20μg、乙醇 0.2mg、丙酮 10μg 与二氯甲烷 2μg 的混合溶液，精密量取 5ml，置顶空瓶中，密封。

色谱条件　以 6%氰丙基苯基-94%二甲基聚硅氧烷（或极性相近）为固定液的毛细管柱为色谱柱；柱温为 50℃；进样口温度为 140℃；检测器温度为 250℃；载气为氦气或氮气，流速为每分钟 5.0ml；顶空瓶平衡温度为 90℃，平衡时间为 30 分钟。

系统适用性要求　对照品溶液色谱图中，甲醇、乙醇、丙酮与二氯甲烷依次出峰，四个主峰间的分离度均应符合要求。

测定法　取供试品溶液与对照品溶液，分别顶空进样，记录色谱图。

限度　按外标法以峰面积计算，乙醇的残留量不得过1.0%，甲醇、丙酮与二氯甲烷的残留量均应符合规定。

水分　取本品，照水分测定法（通则 0832 第一法 1）测定，含水分不得过 4.0%。

细菌内毒素　取本品，依法检查（通则 1143），每 1mg 盐酸多柔比星中含内毒素的量应小于 2.0EU。（供注射用）

降压物质　取本品，依法检查（通则 1145），剂量按猫体重每 1kg 注射 1.5mg，应符合规定。（供注射用）

【含量测定】　照高效液相色谱法（通则 0512）测定。

供试品溶液　取本品适量，精密称定，加流动相溶解并定量稀释制成每 1ml 中约含 0.1mg 的溶液。

对照品溶液　取盐酸多柔比星对照品，精密称定，加流动相溶解并定量稀释制成每 1ml 中约含 0.1mg 的溶液。

系统适用性溶液、色谱条件与系统适用性要求　见有关物质项下。

测定法　精密量取供试品溶液与对照品溶液，分别注入液相色谱仪，记录色谱图。按外标法以峰面积计算。

【类别】　抗肿瘤抗生素类。

【贮藏】　遮光，密封，在阴凉处保存。

【制剂】　注射用盐酸多柔比星

注射用盐酸多柔比星

Zhusheyong Yansuan Duoroubixing

Doxorubicin Hydrochloride for Injection

本品为盐酸多柔比星加适量乳糖或其他赋形剂制成的无菌冻干品。含盐酸多柔比星（$C_{27}H_{29}NO_{11}\cdot HCl$）应为标示量的 90.0%～110.0%。

【性状】　本品应为橙红色疏松块状物或粉末。

【鉴别】　取本品，照盐酸多柔比星项下的鉴别（1）、（4）项试验，显相同的结果。

【检查】　**酸度**　取本品，加水制成每 1ml 中含盐酸多柔比星 5mg 的溶液，依法测定（通则 0631），pH 值应为 4.5～6.5。

有关物质　照高效液相色谱法（通则 0512）测定。

供试品溶液　取本品适量，加流动相溶解并稀释制成每 1ml 中含盐酸多柔比星 1mg 的溶液。

对照溶液　精密量取供试品溶液适量，用流动相定量稀释制成每 1ml 中约含盐酸多柔比星 10μg 的溶液。

多柔比星酮对照溶液　取盐酸多柔比星对照品约 10mg，加水 5ml 与磷酸 5ml，摇匀，放置 30 分钟，用 2mol/L 氢氧化钠溶液调节 pH 值至 2.6，加乙腈 15ml 与甲醇 10ml，混匀。

系统适用性溶液、色谱条件、系统适用性要求与测定法　见盐酸多柔比星有关物质项下。

限度　供试品溶液色谱图中如有杂质峰，多柔比星酮峰面积不得大于对照溶液主峰面积（1.0%）；其他单个杂质峰面积不得大于对照溶液主峰面积的 0.5 倍（0.5%），各杂质峰面积的和不得大于对照溶液主峰面积的 3 倍（3.0%）。

含量均匀度　以含量测定项下测得的每瓶含量计算，应符合规定（通则 0941）。

水分、降压物质与细菌内毒素　照盐酸多柔比星项下的方法检查，均应符合规定。

无菌　取本品，用适宜的溶剂溶解并稀释后，经薄膜过滤法处理，依法检查（通则 1101），应符合规定。

其他　应符合注射剂项下有关的各项规定（通则 0102）。

【含量测定】　照高效液相色谱法（通则 0512）测定。

供试品溶液　取本品 10 瓶，按标示量分别加流动相溶解并定量稀释制成每 1ml 中约含 0.1mg 的溶液。

对照品溶液、系统适用性溶液、色谱条件与系统适用性要求　见盐酸多柔比星含量测定项下。

测定法　见盐酸多柔比星含量测定项下。并求出 10 瓶的平均含量。

【类别】　同盐酸多柔比星。

【规格】　（1）10mg　（2）50mg

【贮藏】　遮光，密闭，在阴凉处保存。

盐酸多塞平

Yansuan Duosaiping

Doxepin Hydrochloride

$C_{19}H_{21}NO\cdot HCl$　315.84

本品为 *N*,*N*-二甲基-3-二苯并[*b*,*e*]噁庚英-11(6*H*)亚基-1-丙胺盐酸盐顺反异构体混合物。按干燥品计算，含 $C_{19}H_{21}NO\cdot HCl$ 应为 98.0%～102.0%。

【性状】　本品为白色粉末，极易引湿，引湿后颜色渐变为微黄色。

本品在水中易溶，在乙醇或三氯甲烷中溶解。

熔点　本品的熔点（通则 0612 第一法）为 185～191℃。

【鉴别】　（1）取本品，加 0.01mol/L 盐酸的甲醇溶液溶解并稀释制成每 1ml 中含 0.04mg 的溶液，照紫外-可见分光光度法（通则 0401）测定，在 297nm 的波长处有最大吸收，吸光度为 0.50～0.55。

（2）本品的红外光吸收图谱应与对照的图谱（光谱集 347 图）一致。

（3）本品的水溶液显氯化物鉴别（1）的反应（通则 0301）。

【检查】 酸度 取本品 0.10g，加水 10ml 溶解后，依法测定（通则 0631），pH 值应为 4.5～6.5。

有关物质 照高效液相色谱法（通则 0512）测定。

供试品溶液　取本品，加流动相溶解并稀释制成每 1ml 中约含 1.0mg 的溶液。

对照溶液　精密量取供试品溶液 2ml，置 100ml 量瓶中，用流动相稀释至刻度，摇匀，精密量取 5ml，置 50ml 量瓶中，用流动相稀释至刻度，摇匀。

色谱条件　用十八烷基硅烷键合硅胶为填充剂；以含 0.1%三乙胺的 0.2mol/L 磷酸二氢钠溶液-甲醇（65∶35）（用 2mol/L 磷酸调节 pH 值至 2.5）为流动相；检测波长为 254nm；柱温为 50℃；进样体积 20μl。

系统适用性要求　理论板数按顺式异构体（Z）计算不低于 1500，反式异构体（E）峰与顺式异构体（Z）峰之间的分离度应符合要求。

测定法　精密量取供试品溶液与对照溶液，分别注入液相色谱仪，记录色谱图至主成分峰保留时间的 2 倍。

限度　供试品溶液色谱图中如有杂质峰，单个杂质峰面积不得大于对照溶液多塞平两主峰面积的和（0.2%），各杂质峰面积的和不得大于对照溶液多塞平两主峰面积和的 2.5 倍（0.5%）。

异构体比例 照含量测定项下方法测定，按外标法以峰面积计算，供试品中含顺式异构体（Z）应为 17.0%～23.0%。

干燥失重 取本品，在 105℃干燥至恒重，减失重量不得过 1.0%（通则 0831）。

炽灼残渣 取本品 1.0g，依法检查（通则 0841），遗留残渣不得过 0.1%。

重金属 取炽灼残渣项下遗留的残渣，依法检查（通则 0821 第二法），含重金属不得过百万分之二十。

【含量测定】 照高效液相色谱法（通则 0512）测定。

供试品溶液 取本品，精密称定，加流动相溶解并定量稀释制成每 1ml 中约含 0.1mg 的溶液。

对照品溶液 取盐酸多塞平对照品适量，精密称定，加流动相溶解并定量稀释制成每 1ml 中约含 0.1mg 的溶液。

色谱条件与系统适用性要求 见有关物质项下。

测定法 精密量取供试品溶液与对照品溶液，分别注入液相色谱仪，记录色谱图。按外标法以多塞平两峰面积的和计算。

【类别】 抗抑郁药。

【贮藏】 遮光，密封保存。

【制剂】 盐酸多塞平片

盐酸多塞平片

Yansuan Duosaiping Pian

Doxepin Hydrochloride Tablets

本品含盐酸多塞平按多塞平（$C_{19}H_{21}NO$）计算，应为标示量的 90.0%～110.0%。

【性状】 本品为糖衣片或薄膜衣片，除去包衣后显白色至微黄色。

【鉴别】（1）取本品细粉，加 0.01mol/L 盐酸的甲醇溶液溶解并稀释制成每 1ml 中约含 0.05mg 的溶液，滤过，取滤液照紫外-可见分光光度法（通则 0401）测定，在 297nm 的波长处有最大吸收。

（2）在含量测定项下记录的色谱图中，供试品溶液顺反异构体两主峰的保留时间应与对照品溶液两主峰的保留时间一致。

（3）取本品的细粉适量，加水研磨，滤过，取滤液滴加硝酸银试液，显白色凝乳状沉淀。

【检查】 溶出度 照溶出度与释放度测定法（通则 0931 第一法）测定。

溶出条件　以水 900ml 为溶出介质，转速为每分钟 100 转，依法操作，经 45 分钟时取样。

供试品溶液　取溶出液 10ml，滤过，取续滤液。

对照品溶液　取盐酸多塞平对照品适量，精密称定，加水溶解并定量稀释制成每 1ml 中约含 30μg 的溶液。

测定法　取供试品溶液与对照品溶液，照紫外-可见分光光度法（通则 0401），在 292nm 的波长处分别测定吸光度，计算每片的溶出量。

限度　标示量的 70%，应符合规定。

其他 应符合片剂项下有关的各项规定（通则 0101）。

【含量测定】 照高效液相色谱法（通则 0512）测定。

供试品溶液 取本品 20 片，除去包衣，精密称定，研细，精密称取适量（约相当于多塞平 50mg），置 100ml 量瓶中，加流动相适量超声使盐酸多塞平溶解并稀释至刻度，摇匀，滤过，精密量取续滤液 10ml，置 50ml 量瓶中，加流动相溶解并稀释至刻度。

对照品溶液、色谱条件与系统适用性要求 见盐酸多塞平含量测定项下。

测定法 见盐酸多塞平含量测定项下。将结果乘以 0.8846。

【类别】 同盐酸多塞平。

【规格】 25mg（按 $C_{19}H_{21}NO$ 计）

【贮藏】 遮光，密封保存。

盐酸齐拉西酮

Yansuan Qilaxitong

Ziprasidone Hydrochloride

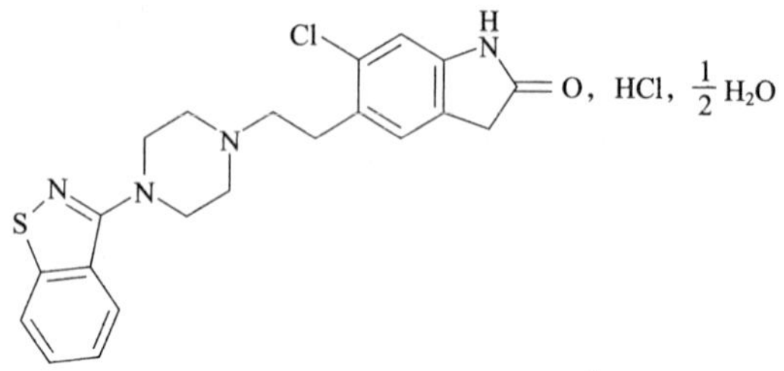

$C_{21}H_{21}ClN_4OS \cdot HCl \cdot \frac{1}{2}H_2O$　458.41

本品为 5-[2-[4-(1,2-苯并异噻唑-3-基)-1-哌嗪基]乙基]-6-氯-1,3-二氢-2*H*-吲哚-2-酮盐酸盐半水合物。按无水与无溶剂物计算，含 $C_{21}H_{21}ClN_4OS \cdot HCl$ 应为 98.0%～102.0%。

【性状】 本品为白色至淡橙红色结晶性粉末；有引湿性；无臭。

本品在 *N*,*N*-二甲基甲酰胺或甲醇中微溶，在二氯甲烷、无水乙醇或水中不溶。

【鉴别】 (1)在含量测定项下记录的色谱图中，供试品溶液主峰的保留时间应与对照品溶液主峰的保留时间一致。

(2)本品的红外光吸收图谱应与对照品的图谱一致(通则 0402)。

(3)本品的乙醇溶液显氯化物鉴别(1)的反应(通则 0301)。

【检查】 **有关物质Ⅰ** 照高效液相色谱法(通则 0512)测定。

溶剂　甲醇-水-盐酸(20∶5∶0.01)。

供试品溶液　取本品适量，加溶剂溶解并稀释制成每 1ml 中约含 0.5mg 的溶液。

对照溶液　精密量取供试品溶液适量，用溶剂定量稀释制成每 1ml 中约含 2.5μg 的溶液。

色谱条件　用辛基硅烷键合硅胶为填充剂；以磷酸盐缓冲液(取磷酸二氢钾 6.8g，加水 900ml 溶解后，用磷酸调节 pH 值至 3.0，加水至 1000ml)-甲醇(3∶2)为流动相；检测波长为 229nm；进样体积 20μl。

系统适用性要求　理论板数按齐拉西酮峰计算不低于 2000。

测定法　精密量取供试品溶液与对照溶液，分别注入液相色谱仪，记录色谱图至主成分峰保留时间的 1.5 倍。

限度　供试品溶液色谱图中齐拉西酮峰前如有杂质峰，单个杂质峰面积不得大于对照溶液主峰面积(0.5%)。

有关物质Ⅱ 照高效液相色谱法(通则 0512)测定。

供试品溶液与对照溶液　见有关物质Ⅰ项下。

色谱条件　用辛基硅烷键合硅胶为填充剂；以磷酸盐缓冲液(取磷酸二氢钾 6.8g，加水 900ml 溶解后，用 5mol/L 氢氧化钠溶液调节 pH 值至 6.0，加水至 1000ml)-乙腈-甲醇(8∶11∶1)为流动相；检测波长为 229nm；进样体积 20μl。

测定法　精密量取供试品溶液与对照溶液，分别注入液相色谱仪，记录色谱图至主成分峰保留时间的 4 倍。

限度　供试品溶液色谱图中齐拉西酮峰后如有杂质峰，单个杂质峰面积不得大于对照溶液主峰面积(0.5%)。

有关物质Ⅰ与有关物质Ⅱ项下各杂质的总量不得过 1.5%。

残留溶剂 照残留溶剂测定法(通则 0861 第三法)测定。

供试品溶液　取本品 0.25g，精密称定，精密加二甲基亚砜 5ml 溶解。

对照品溶液　分别取甲醇、乙醇、正己烷、*N*,*N*-二甲基甲酰胺、二氯甲烷、甲苯与四氢呋喃各适量，精密称定，加二甲基亚砜定量稀释制成每 1ml 中分别约含 150μg、250μg、14.5μg、44μg、30μg、44.5μg 与 36μg 的混合溶液。

色谱条件　以聚乙二醇(PEG-20M)(或极性相近)为固定液的毛细管柱为色谱柱；起始温度为 40℃，维持 20 分钟，再以每分钟 10℃的速率升温至 220℃，维持 4 分钟；检测器温度为 250℃；进样口温度为 180℃；进样体积 1μl。

测定法　精密量取供试品溶液与对照品溶液，分别注入气相色谱仪，记录色谱图。

限度　按外标法以峰面积计算，甲醇、乙醇、正己烷、*N*,*N*-二甲基甲酰胺、二氯甲烷、甲苯与四氢呋喃的残留量均应符合规定。

水分 取本品，照水分测定法(通则 0832 第一法 1)测定，含水分应不得过 3.0%。

炽灼残渣 取本品 1.0g，依法检查(通则 0841)，遗留残渣不得过 0.1%。

重金属 取炽灼残渣项下遗留的残渣，依法检查(通则 0821 第二法)，含重金属不得过百万分之二十。

【含量测定】 照高效液相色谱法(通则 0512)测定。

供试品溶液 取本品约 23mg，精密称定，置 50ml 量瓶中，加 60%甲醇溶液适量，振摇使溶解，并稀释至刻度，摇匀。

对照品溶液 取盐酸齐拉西酮对照品约 23mg，精密称定，置 50ml 量瓶中，加 60%甲醇溶液适量，振摇使溶解，并稀释至刻度，摇匀。

色谱条件与系统适用性要求 见有关物质Ⅰ项下。

测定法 精密量取供试品溶液与对照品溶液，分别注入液相色谱仪，记录色谱图。按外标法以峰面积计算。

【类别】 抗精神病药。

【贮藏】 密封，在干燥处保存。

【制剂】 (1)盐酸齐拉西酮片　(2)盐酸齐拉西酮胶囊

盐酸齐拉西酮片

Yansuan Qilaxitong Pian

Ziprasidone Hydrochloride Tablets

本品含盐酸齐拉西酮($C_{21}H_{21}ClN_4OS \cdot HCl$)应为标示量的 90.0%～110.0%。

【性状】 本品为类白色至浅红色片或薄膜衣片，薄膜衣片除去包衣后显类白色至浅红色。

【鉴别】 (1)取本品(薄膜衣片除去包衣)的细粉适量(约相当于盐酸齐拉西酮 10mg)，置 50ml 量瓶中，加溶出度项下的溶出介质溶解并稀释至刻度，摇匀，滤过，取续滤液 5ml，用上述溶剂稀释至 25ml，摇匀，照紫外-可见分光光度法(通则 0401)测定，在 316nm 的波长处有最大吸收。

(2)在含量测定项下记录的色谱图中，供试品溶液主峰的保留时间应与对照品溶液主峰的保留时间一致。

(3)取本品细粉适量，加乙醇振摇使盐酸齐拉西酮溶解，滤过，滤液显氯化物鉴别(1)的反应(通则 0301)。

【检查】 **有关物质Ⅰ** 照高效液相色谱法(通则 0512)测定。

供试品溶液　取本品细粉适量，加溶剂溶解并稀释制成每 1ml 中约含盐酸齐拉西酮 0.5mg 的溶液，滤过，取续滤液。

对照溶液　精密量取供试品溶液适量，加溶剂定量稀释制成每 1ml 中约含盐酸齐拉西酮 2.5μg 的溶液。

溶剂、色谱条件、系统适用性要求与测定法　见盐酸齐拉西酮有关物质Ⅰ项下。

限度　供试品溶液色谱图中齐拉西酮峰前如有杂质峰，单个杂质峰面积不得大于对照溶液主峰面积的 2 倍(1.0%)。

有关物质Ⅱ 照高效液相色谱法(通则 0512)测定。

供试品溶液与对照溶液　见有关物质Ⅰ项下。

色谱条件与测定法　见盐酸齐拉西酮有关物质Ⅱ项下。

限度　供试品溶液色谱图中齐拉西酮峰后如有杂质峰，单个杂质峰面积不得大于对照溶液主峰面积的 2 倍(1.0%)。

有关物质Ⅰ与有关物质Ⅱ项下各杂质的总量不得过 2.0%。

含量均匀度 取本品 1 片，置 50ml 量瓶中，加 60%甲醇溶液适量，超声(约 15 分钟)使盐酸齐拉西酮溶解，放冷，用 60%甲醇溶液稀释至刻度，摇匀，滤过，取续滤液作为供试品溶液，照含量测定项下的方法测定含量，应符合规定(通则 0941)。

溶出度 照溶出度与释放度测定法(通则 0931 第二法)测定。

溶出条件　以醋酸-醋酸钠缓冲液(取醋酸钠 4.0g，加冰醋酸 16ml，加水溶解并稀释至 1000ml，pH 值为 3.6)500ml 为溶出介质，转速为每分钟 50 转，依法操作，经 45 分钟时取样。

供试品溶液　取溶出液适量，滤过，取续滤液。

对照品溶液　精密量取含量测定项下对照品溶液适量，用溶出介质定量稀释制成每 1ml 中约含 40μg 的溶液。

测定法　取供试品溶液与对照品溶液，照紫外-可见分光光度法(通则 0401)，在 316nm 的波长处分别测定吸光度，计算每片的溶出量。

限度　标示量的 75%，应符合规定。

其他 应符合片剂项下有关的各项规定(通则 0101)。

【含量测定】 照高效液相色谱法(通则 0512)测定。

供试品溶液 取本品 20 片(薄膜衣片除去包衣)，精密称定，研细，精密称取适量(约相当于盐酸齐拉西酮 20mg)，置 50ml 量瓶中，加 60%甲醇溶液适量，超声使盐酸齐拉西酮溶解，用 60%甲醇溶液稀释至刻度，摇匀，滤过，取续滤液。

对照品溶液 取盐酸齐拉西酮对照品约 20mg，精密称定，置 50ml 量瓶中，加 60%甲醇溶液溶解并稀释至刻度，摇匀。

色谱条件、系统适用性要求与测定法 见盐酸齐拉西酮含量测定项下。

【类别】 同盐酸齐拉西酮。

【规格】 20mg

【贮藏】 密封保存。

盐酸齐拉西酮胶囊

Yansuan Qilaxitong Jiaonang

Ziprasidone Hydrochloride Capsules

本品含盐酸齐拉西酮以齐拉西酮($C_{21}H_{21}ClN_4OS$)计，应为标示量的 90.0%～110.0%。

【性状】 本品内容物为白色至微红色颗粒或粉末。

【鉴别】 (1)在含量测定项下记录的色谱图中，供试品溶液主峰的保留时间应与对照品溶液主峰的保留时间一致。

(2)取本品内容物适量，加乙醇振摇使盐酸齐拉西酮溶解，滤过，滤液显氯化物鉴别(1)的反应(通则 0301)。

【检查】 **有关物质Ⅰ** 照高效液相色谱法(通则 0512)测定。

供试品溶液　取本品内容物适量，加溶剂溶解并稀释制成每 1ml 中约含盐酸齐拉西酮 0.5mg 的溶液，滤过，取续滤液。

对照溶液　精密量取供试品溶液适量，用溶剂定量稀释成每 1ml 中约含盐酸齐拉西酮 2.5μg 的溶液。

溶剂、色谱条件、系统适用性要求与测定法　见盐酸齐拉西酮有关物质Ⅰ项下。

限度　供试品溶液色谱图中齐拉西酮峰前如有杂质峰，单个杂质峰面积不得大于对照溶液主峰面积的 2 倍(1.0%)。

有关物质Ⅱ 照高效液相色谱法(通则 0512)测定。

供试品溶液与对照溶液　见有关物质Ⅰ项下。

色谱条件与测定法　见盐酸齐拉西酮有关物质Ⅱ项下。

限度　供试品溶液色谱图中齐拉西酮峰后如有杂质峰，单个杂质峰面积不得大于对照溶液主峰面积的 2 倍(1.0%)。

有关物质Ⅰ与有关物质Ⅱ项下各杂质的总量不得过 2.0%。

含量均匀度(20mg 规格)　取本品 1 粒，将内容物倾入 200ml 量瓶中，胶囊壳用 60%甲醇溶液洗涤，洗液并入量瓶中，超声使盐酸齐拉西酮溶解，放冷，用 60%甲醇溶液稀释至刻度，摇匀，滤过，取续滤液作为供试品溶液。照含量测定项下的方法测定，应符合规定(通则 0941)。

溶出度 照溶出度与释放度测定法(通则 0931 第二法)测定。

溶出条件　以磷酸盐缓冲液[取十二烷基硫酸钠 20g，加 0.05mol/L 磷酸二氢钠溶液 1000ml(用 6mol/L 氢氧化钠溶液调节 pH 值至 7.5)溶解]900ml 为溶出介质，转速为每分钟 75 转，依法操作，经 45 分钟时取样。

供试品溶液　取溶出液适量，滤过，取续滤液。

对照品溶液　取盐酸齐拉西酮对照品适量，精密称定，加甲醇适量超声使溶解，用溶出介质定量稀释制成每 1ml 中约含盐酸齐拉西酮 24μg(20mg 规格)或 48μg(40mg 规格)或 72μg(60mg 规格)的溶液。

色谱条件　用辛基硅烷键合硅胶为填充剂；以 0.05mol/L 磷酸二氢钾溶液(用 5mol/L 氢氧化钾溶液调节 pH 值至 6.5)-乙腈(55∶45)为流动相；检测波长为 315nm；柱温为 40℃；进样体积 10μl。

系统适用性要求　理论板数按齐拉西酮峰计算不低于 2000。

测定法　精密量取供试品溶液与对照品溶液，照高效液相色谱法(通则 0512)，分别注入液相色谱仪，记录色谱图，按外标法以峰面积计算每粒的溶出量，结果乘以 0.9189。

限度　标示量的 75%，应符合规定。

其他　应符合胶囊剂项下有关的各项规定(通则 0103)。

【含量测定】　照高效液相色谱法(通则 0512)测定。

供试品溶液　取装量差异项下的内容物，混匀，精密称取适量(约相当于齐拉西酮 20mg)，置 200ml 量瓶中，加 60%甲醇溶液适量，超声使盐酸齐拉西酮溶解，用 60%甲醇溶液稀释至刻度，摇匀，滤过，取续滤液。

对照品溶液　取盐酸齐拉西酮对照品适量，精密称定，加 60%甲醇溶液溶解并定量稀释制成每 1ml 中约含齐拉西酮 0.1mg 的溶液。

色谱条件与系统适用性要求　见盐酸齐拉西酮含量测定项下。

测定法　见盐酸齐拉西酮含量测定项下。结果乘以 0.9189。

【类别】　同盐酸齐拉西酮。

【规格】　按 $C_{21}H_{21}ClN_4OS$ 计　(1)20mg　(2)40mg　(3)60mg

【贮藏】　密封保存。

盐酸米托蒽醌

Yansuan Mituo'enkun

Mitoxantrone Hydrochloride

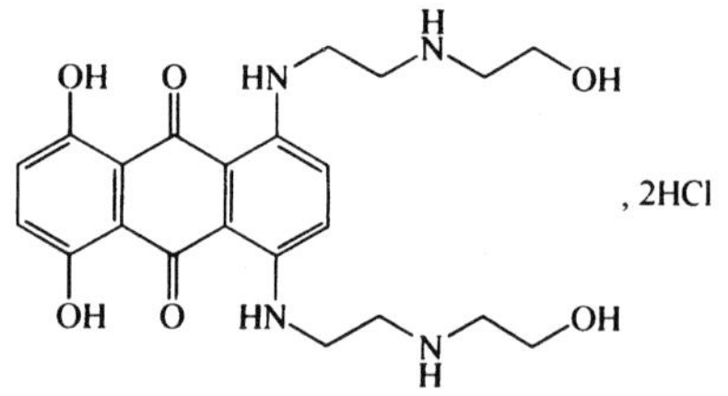

$C_{22}H_{28}N_4O_6 \cdot 2HCl$　517.41

本品为 1,4-二羟基-5,8-双[[2-[(2-羟乙基)氨基]乙基]氨基]-9,10-蒽醌二盐酸盐。按无水物计算，含 $C_{22}H_{28}N_4O_6 \cdot 2HCl$ 应为 97.0%～102.0%。

【性状】　本品为蓝黑色结晶性粉末；无臭；有引湿性。

本品在水中溶解，在乙醇中微溶，在三氯甲烷中不溶。

【鉴别】　(1)取本品约 5mg，加水 1ml 溶解后，加浓硫酸 1ml，溶液由深蓝色变为深紫红色。

(2)在含量测定项下记录的色谱图中，供试品溶液主峰的保留时间应与对照品溶液主峰的保留时间一致。

(3)本品的红外光吸收图谱应与对照的图谱(光谱集 824 图)一致。

(4)本品显氯化物的鉴别反应(通则 0301)。

【检查】　**酸度**　取本品 0.10g，加水 10ml 溶解后，依法测定(通则 0631)，pH 值应为 3.0～5.5。

有关物质　照高效液相色谱法(通则 0512)测定。

供试品溶液　取本品，加流动相溶解并稀释制成每 1ml 中约含 1mg 的溶液。

对照溶液　精密量取供试品溶液 1ml，置 100ml 量瓶中，用流动相稀释至刻度，摇匀。

系统适用性溶液　取盐酸米托蒽醌约 2.5mg，加流动相 5ml 溶解，精密加 1.0mol/L 氢氧化钠溶液 1ml，立即置 90℃水浴中准确加热 4 分钟，取出迅速放冷，精密加 1.0mol/L 盐酸溶液 1ml，混匀。

色谱条件　用十八烷基硅烷键合硅胶为填充剂；以庚烷磺酸钠溶液(取庚烷磺酸钠 4.4g，加水适量使溶解，加冰醋酸 6.4ml，用水稀释至 730ml)-乙腈(70∶30)为流动相；检测波长为 244nm；进样体积 20μl。

系统适用性要求　理论板数按米托蒽醌峰计算不低于 2000。系统适用性溶液色谱图中，米托蒽醌主峰与其后的最大降解峰之间的分离度应大于 5.0。

测定法　精密量取供试品溶液与对照溶液，分别注入液相色谱仪，记录色谱图至主成分峰保留时间的 2 倍。

限度　供试品溶液色谱图中如有杂质峰，单个杂质峰面积不得大于对照溶液主峰面积(1.0%)，各杂质峰面积的和不得大于对照溶液主峰面积的 2 倍(2.0%)。

水分　取本品，照水分测定法(通则 0832 第一法 1)测定，含水分不得过 5.0%。

炽灼残渣　取本品 1.0g，依法检查(通则 0841)，遗留残渣不得过 0.2%。

重金属　取炽灼残渣项下遗留的残渣，依法检查(通则 0821 第二法)，含重金属不得过百万分之二十。

【含量测定】　照高效液相色谱法(通则 0512)测定。

供试品溶液　取本品适量，精密称定，加水溶解并定量稀释制成每 1ml 中约含 0.1mg 的溶液。

对照品溶液　取盐酸米托蒽醌对照品适量，精密称定，加水溶解并定量稀释制成每 1ml 中约含 0.1mg 的溶液。

系统适用性溶液、色谱条件与系统适用性要求　见有关物质项下。

测定法　精密量取供试品溶液与对照品溶液，分别注入液相色谱仪，记录色谱图。按外标法以峰面积计算。

【类别】　抗肿瘤药。

【贮藏】　遮光，密封保存。

【制剂】　(1)盐酸米托蒽醌氯化钠注射液　(2)注射用盐酸米托蒽醌

盐酸米托蒽醌氯化钠注射液

Yansuan Mituo'enkun Lühuana Zhusheye

Mitoxantrone Hydrochloride and Sodium Chloride Injection

本品为盐酸米托蒽醌加适量氯化钠和适宜稳定剂制成的等渗灭菌水溶液。含盐酸米托蒽醌以米托蒽醌($C_{22}N_{28}N_4O_6$)计算，应为标示量的 90.0%～110.0%。

【性状】 本品为深蓝色的澄明液体。

【鉴别】 (1)取本品约 5ml，加三硝基苯酚试液 5ml，即析出蓝色沉淀。

(2)取本品约 5ml，加稀硫酸 4 滴，加 0.5%高锰酸钾溶液 1 滴，溶液蓝色消褪。

(3)在含量测定项下记录的色谱图中，供试品溶液主峰的保留时间应与对照品溶液主峰的保留时间一致。

(4)取本品适量，加少量活性炭脱色，滤过，滤液显钠盐鉴别(1)的反应(通则 0301)。

【检查】 **pH 值** 应为 3.5～4.5 (通则 0631)。

有关物质 照高效液相色谱法(通则 0512)测定。

供试品溶液　取本品，即得。

对照溶液　精密量取供试品溶液 2ml，置 100ml 量瓶中，用流动相稀释至刻度，摇匀。

色谱条件　见盐酸米托蒽醌有关物质项下。系统适用性溶液进样体积 20μl，其他溶液进样体积 100μl。

系统适用性溶液、系统适用性要求与测定法　见盐酸米托蒽醌有关物质项下。

限度　供试品溶液色谱图中如有杂质峰，单个杂质峰面积不得大于对照溶液主峰面积的 0.5 倍(1.0%)，各杂质峰面积的和不得大于对照溶液的主峰面积(2.0%)。

重金属 取本品 50ml，置水浴上蒸干，依法检查(通则 0821 第二法)，含重金属不得过千万分之六。

渗透压摩尔浓度 取本品，依法检查(通则 0632)，渗透压摩尔浓度应为 280～320mOsmol/kg。

细菌内毒素 取本品，依法检查(通则 1143)，每 1ml 中含内毒素的量应小于 0.50EU。

其他 应符合注射剂项下有关的各项规定(通则 0102)。

【含量测定】 照高效液相色谱法(通则 0512)测定。

供试品溶液 取本品，即得。

对照品溶液 取盐酸米托蒽醌对照品，精密称定，加水溶解并定量稀释制成每 1ml 中约含 58μg 的溶液。

色谱条件 见盐酸米托蒽醌含量测定项下。系统适用性溶液进样体积 20μl，其他溶液进样体积 40μl。

系统适用性溶液与系统适用性要求 见盐酸米托蒽醌含量测定项下。

测定法 见盐酸米托蒽醌含量测定项下。并将结果乘以 0.8591。

【类别】 同盐酸米托蒽醌。

【规格】 100ml：5mg(按 $C_{22}H_{28}N_4O_6$ 计)

【贮藏】 遮光，密闭保存。

注射用盐酸米托蒽醌

Zhusheyong Yansuan Mituo'enkun

Mitoxantrone Hydrochloride for Injection

本品为盐酸米托蒽醌的无菌冻干品。含盐酸米托蒽醌以米托蒽醌($C_{22}H_{28}N_4O_6$)计算，应为标示量的 90.0%～110.0%。

本品可加入适量赋形剂。

【性状】 本品为蓝黑色疏松状或无定形固体；有引湿性。

【鉴别】 照盐酸米托蒽醌项下的鉴别(1)、(2)、(4)项试验，显相同的反应。

【检查】 **酸度** 取本品，加水制成每 1ml 中含米托蒽醌 5mg 的溶液，依法测定(通则 0631)，pH 值应为 4.0～6.0。

有关物质 照高效液相色谱法(通则 0512)测定。

供试品溶液　取本品，加流动相溶解并稀释制成每 1ml 中含米托蒽醌 1mg 的溶液，摇匀。

对照溶液　精密量取供试品溶液 1ml，置 100ml 量瓶中，用流动相稀释至刻度，摇匀。

系统适用性溶液、色谱条件、系统适用性要求与测定法　见盐酸米托蒽醌有关物质项下。

限度　供试品溶液色谱图中如有杂质峰，单个杂质峰面积不得大于对照溶液主峰面积的 1.5 倍(1.5%)，各杂质峰面积的和不得大于对照溶液主峰面积的 3 倍(3.0%)。

水分 取本品，照水分测定法 (通则 0832 第一法 1)测定，含水分不得过 5.0%。

含量均匀度 以含量测定项下测得的每瓶含量计算，应符合规定(通则 0941)。

细菌内毒素 取本品，依法检查(通则 1143)，每 1mg 米托蒽醌中含内毒素的量应小于 5.0EU。

无菌 取本品，分别用氯化钠注射液适量使溶解，再转移至氯化钠注射液 100ml 中，经薄膜过滤法处理，依法检查(通则 1101)，应符合规定。

其他 应符合注射剂项下有关的各项规定(通则 0102)。

【含量测定】 照高效液相色谱法(通则 0512)测定。

供试品溶液 取本品 10 瓶，每瓶分别加水溶解并转移至 50ml 量瓶中，用水分次洗涤容器，洗液并入量瓶中，用水稀释至刻度，摇匀。

对照品溶液、系统适用性溶液、色谱条件与系统适用性要求 见盐酸米托蒽醌含量测定项下。

测定法 见盐酸米托蒽醌含量测定项下。将结果乘以 0.8591 计算每瓶的含量，求得 10 瓶的平均含量。

【类别】 同盐酸米托蒽醌。

【规格】 5mg(按 $C_{22}H_{28}N_4O_6$ 计)

【贮藏】 遮光,密闭保存。

盐酸米多君

Yansuan Miduojun

Midodrine Hydrochloride

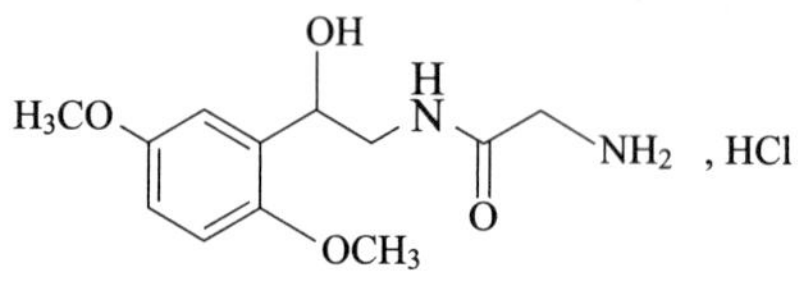

$C_{12}H_{18}N_2O_4 \cdot HCl$　290.74

本品为(±)-2-氨基-*N*-(*β*-羟基-2,5-二甲氧基苯乙基)乙酰胺盐酸盐。按干燥品计算,含 $C_{12}H_{18}N_2O_4 \cdot HCl$ 不得少于 98.5%。

【性状】 本品为白色结晶或结晶性粉末;无臭或几乎无臭,味苦。

本品在水中溶解,在甲醇中略溶,在丙酮或乙醚中几乎不溶,在乙酸乙酯中不溶。

熔点 本品的熔点(通则 0612)为 197～201℃,熔融时同时分解。

吸收系数 取本品,精密称定,加水溶解并定量稀释制成每 1ml 中约含 30μg 的溶液,照紫外-可见分光光度法(通则 0401),在 290nm 的波长处测定吸光度,吸收系数($E_{1cm}^{1\%}$)为 110～120。

【鉴别】 (1)取本品与盐酸米多君对照品各适量,分别加水溶解并稀释制成每 1ml 中约含 0.1mg 的溶液,照有关物质项下的方法试验,供试品溶液主峰的保留时间应与对照品溶液主峰的保留时间一致。

(2)本品的红外光吸收图谱应与对照品的图谱一致(通则 0402)。

(3)本品的水溶液显氯化物鉴别(1)的反应(通则 0301)。

【检查】 **酸度** 取本品,加水溶解并稀释制成每 1ml 中约含 20mg 的溶液,依法测定(通则 0631),pH 值应为 4.5～5.5。

甘氨酸 照薄层色谱法(通则 0502)试验。

供试品溶液 取本品,精密称定,加水溶解并定量稀释制成每 1ml 中约含 15mg 的溶液。

对照品溶液 取甘氨酸对照品,精密称定,加水溶解并定量稀释制成每 1ml 中约含 0.06mg 的溶液。

色谱条件 采用硅胶 G 薄层板,以正丁醇-冰醋酸-水(4∶1∶2)为展开剂。

测定法 吸取供试品溶液与对照品溶液各 1μl,分别点于同一薄层板上,展开,晾干,喷以茚三酮溶液(取茚三酮 0.2g,加正丁醇 95ml 与 12%醋酸溶液 5ml 溶解),在 110℃加热 10 分钟,立即检视。

限度 供试品溶液如显与甘氨酸相应的斑点,其颜色与对照品溶液的主斑点比较,不得更深(0.4%)。

有关物质 照高效液相色谱法(通则 0512)测定。

供试品溶液 取本品,精密称定,加流动相溶解并定量稀释制成每 1ml 中约含 1mg 的溶液。

对照溶液 精密量取供试品溶液适量,用流动相定量稀释制成每 1ml 中约含 2μg 的溶液。

对照品溶液 取杂质Ⅰ对照品约 10mg,精密称定,置 100ml 量瓶中,加流动相溶解并稀释至刻度,摇匀,精密量取 1ml,置 50ml 量瓶中,用流动相稀释至刻度,摇匀。

系统适用性溶液 取盐酸米多君与杂质Ⅰ对照品各适量,加流动相溶解并稀释制成每 1ml 中各约含 2μg 的混合溶液。

色谱条件 用十八烷基硅烷键合硅胶为填充剂(4.6mm×250mm,5μm 或效能相当的色谱柱);以乙腈-0.1mol/L 磷酸二氢钾溶液(用磷酸调节 pH 值至 4.00±0.05)(12∶88)为流动相;检测波长为 224nm;进样体积 20μl。

系统适用性要求 系统适用性溶液色谱图中,理论板数按米多君峰计算不低于 3000,米多君峰与杂质Ⅰ峰之间的分离度应大于 2.0。

测定法 精密量取供试品溶液、对照溶液与对照品溶液,分别注入液相色谱仪,记录色谱图至主成分峰保留时间的 5 倍。

限度 供试品溶液色谱图中如有与杂质Ⅰ峰保留时间一致的色谱峰,按外标法以峰面积计算,不得过 0.2%;其他单个杂质峰面积不得大于对照溶液的主峰面积(0.2%),其他各杂质峰面积的和不得大于对照溶液主峰面积的 2.5 倍(0.5%),小于对照溶液主峰面积 0.15 倍的色谱峰忽略不计。

残留溶剂 甲醇、乙腈与甲苯 照残留溶剂测定法(通则 0861 第二法)测定。

供试品溶液 取本品约 0.1g,精密称定,置顶空瓶中,精密加水 2ml,振摇使溶解,摇匀,密封。

对照品溶液 分别取甲醇与乙腈各适量,精密称定,加水溶解并定量稀释制成每 1ml 中约含甲醇 7.5mg 与乙腈 1mg 的溶液,作为对照品贮备液(1);再取甲苯适量,精密称定,加 *N*,*N*-二甲基甲酰胺溶解并定量稀释制成每 1ml 中约含 2.2mg 的溶液,作为对照品贮备液(2);精密量取对照品贮备液(1)与(2)各 1ml,置同一 50ml 量瓶中,用水稀释至刻度,摇匀,精密量取 2ml,置顶空瓶中,密封。

色谱条件 以聚乙二醇(或极性相近)为固定液的毛细管柱为色谱柱;起始温度为 40℃,维持 6 分钟,以每分钟 15℃的速率升温至 180℃,维持 2 分钟;检测器温度为 250℃;进样口温度为 200℃;顶空瓶平衡温度为 80℃,平衡时间为 30 分钟。

系统适用性要求 对照品溶液色谱图中,各成分峰之间的分离度应符合要求。

测定法 取供试品溶液与对照品溶液,分别顶空进样,记录色谱图。

限度 按外标法以峰面积计算,均应符合规定。

二氯甲烷与三氯甲烷 照残留溶剂测定法(通则 0861 第二法)测定。

供试品溶液　取本品约0.1g,精密称定,置10ml量瓶中,加水溶解并稀释至刻度,摇匀,精密量取1ml,置顶空瓶中,密封。

对照品溶液　取二氯甲烷约30mg,精密称定,置50ml量瓶中,加*N*,*N*-二甲基甲酰胺溶解并稀释至刻度,摇匀,作为对照品贮备液(1);取三氯甲烷约30mg,精密称定,置50ml量瓶中,加*N*,*N*-二甲基甲基酰胺溶解并稀释至刻度,摇匀,精密量取5ml,置50ml量瓶中,加水稀释至刻度,摇匀,作为对照品贮备液(2);精密量取对照品贮备液(1)与(2)各1ml,置100ml量瓶中,用水稀释至刻度,摇匀,精密量取1ml,置顶空瓶中,密封。

色谱条件　以6%氰丙基苯基-94%二甲基聚硅氧烷(或极性相近)为固定液的毛细管柱为色谱柱;起始柱温为50℃,维持1分钟,以每分钟10℃的速率升温至140℃,再以每分钟30℃的速率升温至220℃,维持2分钟;检测器为电子俘获检测器(ECD),检测器温度为300℃;进样口温度为220℃;顶空瓶平衡温度为80℃,平衡时间为30分钟。

系统适用性要求　对照品溶液色谱图中,二氯甲烷峰与三氯甲烷峰之间的分离度应符合要求。

测定法　取供试品溶液与对照品溶液,分别顶空进样,记录色谱图。

限度　按外标法以峰面积计算,均应符合规定。

干燥失重　取本品,在105℃干燥至恒重,减失重量不得过0.5%(通则0831)。

炽灼残渣　取本品1.0g,依法检查(通则0841),遗留残渣不得过0.1%。

重金属　取炽灼残渣项下遗留的残渣,依法检查(通则0821第二法),含重金属不得过百万分之二十。

【含量测定】　取本品约0.4g,精密称定,加0.01mol/L盐酸溶液5ml与乙醇50ml,振摇使溶解,照电位滴定法(通则0701),用氢氧化钠滴定液(0.1mol/L)滴定,两个突跃点体积的差作为滴定体积。每1ml氢氧化钠滴定液(0.1mol/L)相当于29.075mg的$C_{12}H_{18}N_2O_4 \cdot HCl$。

【类别】　升压药。

【贮藏】　遮光,密封保存。

【制剂】　盐酸米多君片

附:

杂质Ⅰ

(结构式:OH, H_3CO, NH_2, OCH_3)

$C_{10}H_{15}NO_3$　197.23

1(2,5-二甲氧基苯基)-2-氨基乙醇

盐酸米多君片

Yansuan Miduojun Pian

Midodrine Hydrochloride Tablets

本品含盐酸米多君($C_{12}H_{18}N_2O_4 \cdot HCl$)应为标示量的95.0%～105.0%。

【性状】　本品为白色或类白色片。

【鉴别】　(1)在含量测定项下记录的色谱图中,供试品溶液主峰的保留时间应与对照品溶液主峰的保留时间一致。

(2)取本品细粉适量(约相当于盐酸米多君5mg),加水100ml使盐酸米多君溶解,滤过,取滤液照紫外-可见分光光度法(通则0401)测定,在290nm的波长处有最大吸收。

(3)本品的水溶液显氯化物鉴别(1)的反应(通则0301)。

【检查】　**有关物质**　照高效液相色谱法(通则0512)测定。

供试品溶液　取本品的细粉适量(约相当于盐酸米多君10mg),精密称定,置10ml量瓶中,加流动相适量使盐酸米多君溶解,用流动相稀释至刻度,摇匀,滤过,取续滤液。

对照溶液　精密量取供试品溶液适量,用流动相定量稀释制成每1ml中约含盐酸米多君10μg的溶液。

对照品溶液　取杂质Ⅰ对照品适量,精密称定,加流动相溶解并定量稀释制成每1ml中含5μg的溶液。

系统适用性溶液　取盐酸米多君与杂质Ⅰ对照品各适量,加流动相溶解并稀释制成每1ml中约含盐酸米多君1mg与杂质Ⅰ5μg的混合溶液。

色谱条件、系统适用性要求与测定法　见盐酸米多君有关物质项下。

限度　供试品溶液色谱图中,如有与杂质Ⅰ峰保留时间一致的色谱峰,按外标法以峰面积计算,不得过盐酸米多君标示量的0.5%;其他单个杂质峰面积不得大于对照溶液主峰面积的0.5倍(0.5%),其他各杂质峰面积的和不得大于对照溶液的主峰面积(1.0%),小于对照溶液主峰面积0.05倍的峰忽略不计。

含量均匀度　取本品1片,置25ml量瓶中,加流动相适量,使盐酸米多君溶解,用流动相稀释至刻度,摇匀,滤过,取续滤液作为供试品溶液,照含量测定项下的方法测定含量,应符合规定(通则0941)。

溶出度　照溶出度与释放度测定法(通则0931第二法)测定。

溶出条件　以盐酸溶液(9→1000)500ml为溶出介质,转速为每分钟50转,依法操作,经30分钟时取样。

供试品溶液　取溶出液适量,滤过,取续滤液。

对照品溶液　取盐酸米多君对照品适量,精密称定,加溶出介质溶解并定量稀释制成每1ml中约含5μg的溶液。

系统适用性溶液、色谱条件与系统适用性要求　见含量测定项下。

测定法　见含量测定项下。计算出每片的溶出量。

限度　标示量的 75%，应符合规定。

其他　应符合片剂项下有关的各项规定(通则 0101)。

【含量测定】　照高效液相色谱法(通则 0512)测定。

供试品溶液　取本品 20 片，精密称定，研细，精密称取适量(约相当于盐酸米多君 2.5mg)，置 25ml 量瓶中，加流动相适量，使盐酸米多君溶解，用流动相稀释至刻度，摇匀，滤过，取续滤液。

对照品溶液　取盐酸米多君对照品适量，精密称定，加流动相溶解并定量稀释制成每 1ml 中约含 0.1mg 的溶液。

系统适用性溶液、色谱条件与系统适用性要求　见有关物质项下。

测定法　精密量取供试品溶液与对照品溶液，分别注入液相色谱仪，记录色谱图。按外标法以峰面积计算。

【类别】　同盐酸米多君。

【规格】　2.5mg

【贮藏】　遮光、密封，在阴凉处保存。

盐酸米诺环素

Yansuan Minuohuansu

Minocycline Hydrochloride

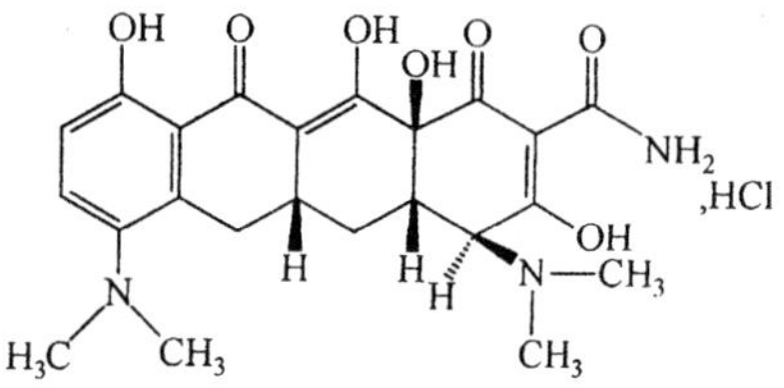

$C_{23}H_{27}N_3O_7 \cdot HCl$　493.94

本品为[4*S*-(4*α*,4*aα*,5*aα*,12*aα*)]-4,7-双(二甲氨基)-1,4,4*a*,5,5*a*,6,11,12*a*-八氢-3,10,12,12*a*-四羟基-1,11-二氧代-2-并四苯甲酰胺盐酸盐。按无水物计算，含米诺环素($C_{23}H_{27}N_3O_7$)应为 89.0%～95.0%。

【性状】　本品为黄色结晶性粉末；无臭；有引湿性。

本品在甲醇中溶解，在水中略溶，在乙醇中微溶，在乙醚中几乎不溶。

【鉴别】　(1)在含量测定项下记录的色谱图中，供试品溶液主峰的保留时间应与对照品溶液主峰的保留时间一致。

(2)本品的红外光吸收图谱应与对照的图谱(光谱集 825 图)一致。

(3)本品的水溶液显氯化物鉴别(1)的反应(通则 0301)。

【检查】　**结晶性**　取本品，依法检查(通则 0981)，应符合规定。

酸度　取本品，加水制成每 1ml 中含 10mg 的溶液，依法测定(通则 0631)，pH 值应为 3.5～4.5。

有关物质　照高效液相色谱法(通则 0512)测定。避光操作，临用新制。

供试品溶液　取本品适量，加水溶解并稀释制成每 1ml 中约含米诺环素 0.5mg 的溶液。

对照溶液　精密量取供试品溶液适量，用水定量稀释制成每 1ml 中约含米诺环素 5μg 的溶液。

系统适用性溶液　取米诺环素对照品约 10mg，加水 5ml 使溶解后，置沸水浴中加热 60 分钟，冷却，用水稀释至 25ml，摇匀。

色谱条件　用辛基硅烷键合硅胶为填充剂；以 0.2mol/L 醋酸铵-二甲基甲酰胺-四氢呋喃(600：398：2，内含 0.01mol/L 乙二胺四醋酸二钠)为流动相；检测波长为 280nm；进样体积 10μl。

系统适用性要求　系统适用性溶液色谱图中，米诺环素峰的拖尾因子应在 0.9～1.35 之间，米诺环素峰与差向米诺环素峰(相对保留时间约为 0.8)间的分离度应大于 2.5。

测定法　精密量取供试品溶液与对照溶液，分别注入液相色谱仪，记录色谱图至主成分峰保留时间的 2.6 倍。

限度　供试品溶液色谱图中如有杂质峰，差向米诺环素峰面积不得大于对照溶液主峰面积的 1.2 倍(1.2%)，其他单一杂质峰面积不得大于对照溶液主峰面积的 1.2 倍(1.2%)，其他各杂质峰面积的和不得大于对照溶液主峰面积的 2 倍(2.0%)，小于对照溶液主峰面积 0.05 倍的峰忽略不计。

水分　取本品，照水分测定法(通则 0832 第一法 1)测定，含水分应为 4.3%～8.0%。

炽灼残渣　不得过 0.5%(通则 0841)。

重金属　取炽灼残渣项下遗留的残渣，依法检查(通则 0821 第二法)，含重金属不得过百万分之五十。

【含量测定】　照高效液相色谱法(通则 0512)测定。

供试品溶液　取本品适量(约相当于米诺环素 50mg)，精密称定，置 100ml 量瓶中，加水溶解并稀释至刻度，摇匀。

对照品溶液　取米诺环素对照品适量，精密称定，加水溶解并定量稀释制成每 1ml 中约含米诺环素 0.5mg 的溶液。

系统适用性溶液、色谱条件与系统适用性要求　见有关物质项下。

测定法　精密量取供试品溶液与对照品溶液，分别注入液相色谱仪，记录色谱图。按外标法以峰面积计算供试品中 $C_{23}H_{27}N_3O_7$ 的含量。

【类别】　四环类抗生素。

【贮藏】　遮光、密封保存。

【制剂】　(1)盐酸米诺环素片　(2)盐酸米诺环素胶囊

盐酸米诺环素片

Yansuan Minuohuansu Pian

Minocycline Hydrochloride Tablets

本品含盐酸米诺环素按米诺环素($C_{23}H_{27}N_3O_7$)计算，应为标示量的 90.0%～110.0%。

【性状】　本品为黄色片或糖衣片或薄膜衣片，除去包衣后显黄色。

【鉴别】 (1)在含量测定项下记录的色谱图中,供试品溶液主峰的保留时间应与对照品溶液主峰的保留时间一致。

(2)取本品的细粉适量(相当于米诺环素 20mg),加水 20ml,振摇使盐酸米诺环素溶解,滤过,滤液显氯化物鉴别(1)的反应(通则 0301)。

【检查】 **有关物质** 照高效液相色谱法(通则 0512)测定。避光操作,临用新制。

供试品溶液　取本品 10 片,研细,精密称取适量,加水溶解并稀释制成每 1ml 中约含米诺环素 0.5mg 的溶液,滤过,取续滤液。

对照溶液　精密量取供试品溶液适量,用水定量稀释制成每 1ml 中约含米诺环素 5μg 的溶液。

系统适用性溶液、色谱条件、系统适用性要求、测定法与限度　见盐酸米诺环素有关物质项下。

水分 取本品的细粉适量,照水分测定法(通则 0832 第一法 1)测定,含水分不得过 12.0%。

溶出度 照溶出度与释放度测定法(通则 0931 第二法)测定。

溶出条件　以水 900ml 为溶出介质,转速为每分钟 50 转,依法操作,经 45 分钟时取样。

供试品溶液　取溶出液适量,滤过,精密量取续滤液适量,用水定量稀释制成每 1ml 中约含米诺环素 15μg 的溶液。

对照品溶液　取米诺环素对照品适量,精密称定,加水溶解并定量稀释制成每 1ml 中约含 15μg 的溶液。

测定法　取供试品溶液与对照品溶液,照紫外-可见分光光度法(通则 0401),在 348nm 的波长处分别测定吸光度,计算每片的溶出量。

限度　标示量的 80%,应符合规定。

其他 应符合片剂项下有关的各项规定(通则 0101)。

【含量测定】 照高效液相色谱法(通则 0512)测定。

供试品溶液 取本品 10 片,精密称定,研细,精密称取适量(约相当于米诺环素 50mg),置 100ml 量瓶中,加水 80ml,超声约 5 分钟,用水稀释至刻度,摇匀,滤过,取续滤液。

对照品溶液、系统适用性溶液、色谱条件、系统适用性要求与测定法 见盐酸米诺环素含量测定项下。

【类别】 同盐酸米诺环素。

【规格】 按 $C_{23}H_{27}N_3O_7$ 计　(1)50mg　(2)100mg

【贮藏】 遮光,密封保存。

盐酸米诺环素胶囊

Yansuan Minuohuansu Jiaonang

Minocycline Hydrochloride Capsules

本品含盐酸米诺环素按米诺环素($C_{23}H_{27}N_3O_7$)计算,应为标示量的 90.0%～110.0%。

【性状】 本品内容物为黄色至深黄色粉末或颗粒;或为黄色至黄褐色微丸。

【鉴别】 (1)在含量测定项下记录的色谱图中,供试品溶液主峰的保留时间应与对照品溶液主峰的保留时间一致。

(2)取本品内容物适量(相当于米诺环素 20mg),研细,加水 20ml,振摇使盐酸米诺环素溶解,滤过,滤液显氯化物鉴别(1)的反应(通则 0301)。

【检查】 **有关物质** 照高效液相色谱法(通则 0512)测定。避光操作,临用新制。

供试品溶液　取装量差异项下的内容物,研细,精密称取适量,加水溶解并稀释制成每 1ml 中约含米诺环素 0.5mg 的溶液,滤过,取续滤液。

对照溶液　精密量取供试品溶液适量,用水定量稀释制成每 1ml 中约含米诺环素 5μg 的溶液。

系统适用性溶液、色谱条件、系统适用性要求与测定法　见盐酸米诺环素有关物质项下。

限度　供试品溶液色谱图中如有杂质峰,差向米诺环素峰面积不得大于对照溶液主峰面积的 1.5 倍(1.5%),其他单一杂质峰面积不得大于对照溶液主峰面积的 1.2 倍(1.2%),其他各杂质峰面积的和不得大于对照溶液主峰面积的 2.0 倍(2.0%),小于对照溶液主峰面积 0.05 倍的峰忽略不计。

水分 取本品的内容物,研细,照水分测定法(通则 0832 第一法 1)测定,含水分不得过 12.0%。

溶出度 *内容物为粉末或颗粒*　照溶出度与释放度测定法(通则 0931 第二法)测定。

溶出条件　以水 900ml 为溶出介质,转速为每分钟 50 转,依法操作,经 45 分钟时取样。

供试品溶液　取溶出液适量,滤过,精密量取续滤液适量,用水定量稀释制成每 1ml 中约含米诺环素 15μg 的溶液。

对照品溶液　取米诺环素对照品适量,精密称定,加水溶解并定量稀释制成每 1ml 中约含 15μg 的溶液。

测定法　取供试品溶液与对照品溶液,照紫外-可见分光光度法(通则 0401),在 348nm 的波长处分别测定吸光度,计算每粒的溶出量。

限度　标示量的 80%,应符合规定。

内容物为微丸　照溶出度与释放度测定法(通则 0931 第二法)测定。

溶出条件　以水 900ml 为溶出介质,转速为每分钟 50 转,依法操作,经 30 分钟时取样适量,并及时补充相同体积相同温度的溶出介质,经 60 分钟时再次取样。

供试品溶液(1)　取 30 分钟时的溶出液,滤过,精密量取续滤液适量,用水定量稀释制成每 1ml 中约含米诺环素 15μg 的溶液。

供试品溶液(2)　取 60 分钟时的溶出液,滤过,精密量取续滤液适量,用水定量稀释制成每 1ml 中约含米诺环素 15μg 的溶液。

对照品溶液　见内容物为粉末或颗粒对照品溶液项下。

测定法　取供试品溶液(1)、供试品溶液(2)与对照品溶液，照紫外-可见分光光度法(通则0401)，在348nm的波长处分别测定吸光度，计算每粒的溶出量。

限度　30分钟时的限度为标示量的35%，60分钟时的限度为标示量的60%，均应符合规定。

其他　应符合胶囊剂项下有关的各项规定(通则0103)。

【含量测定】　照高效液相色谱法(通则0512)测定。

供试品溶液　取装量差异项下的内容物适量(约相当于米诺环素50mg)，研细，精密称定，置100ml量瓶中，加水80ml，超声使盐酸米诺环素溶解，用水稀释至刻度，摇匀，滤过，取续滤液。

对照品溶液、系统适用性溶液、色谱条件、系统适用性要求与测定法　见盐酸米诺环素含量测定项下。

【类别】　同盐酸米诺环素。

【规格】　按$C_{23}H_{27}N_3O_7$计　(1)50mg　(2)100mg

【贮藏】　遮光，密封保存。

盐酸安他唑啉

Yansuan Antazuolin

Antazoline Hydrochloride

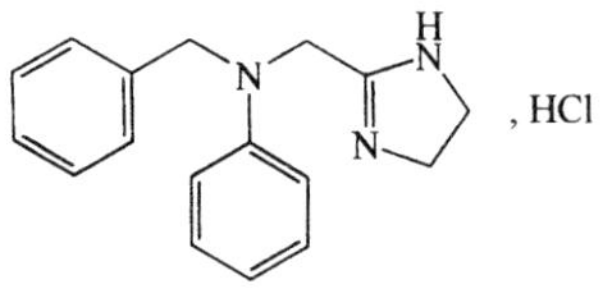

, HCl

$C_{17}H_{19}N_3 \cdot HCl$　301.82

本品为4,5-二氢-*N*-苯基-*N*-苯甲基-1*H*-咪唑-2-甲胺盐酸盐。按干燥品计算，含$C_{17}H_{19}N_3 \cdot HCl$不得少于98.0%。

【性状】　本品为白色或类白色结晶性粉末；无臭或几乎无臭。

本品在乙醇中溶解，在水中略溶，在三氯甲烷中微溶，在乙醚中几乎不溶。

【鉴别】　(1)取本品约50mg，加水5ml，加硝酸0.5ml，初显红色，渐变为暗绿色。

(2)取本品适量，加0.1mol/L盐酸溶液溶解并稀释制成每1ml中约含20μg的溶液，照紫外-可见分光光度法(通则0401)测定，在241nm与291nm的波长处有最大吸收。

(3)本品的红外光吸收图谱应与对照的图谱(光谱集348图)一致。

(4)本品的水溶液显氯化物鉴别(1)的反应(通则0301)。

【检查】　**酸度**　取本品1.0g，加水100ml使溶解，依法测定(通则0631)，pH值应为5.0～6.5。

有关物质　照高效液相色谱法(通则0512)测定。

供试品溶液　取本品适量，加流动相溶解并稀释制成每1ml中约含0.1mg的溶液。

对照溶液　精密量取供试品溶液适量，用流动相定量稀释制成每1ml中约含1μg的溶液。

色谱条件　用十八烷基硅烷键合硅胶为填充剂；以0.02mol/L醋酸铵溶液(用冰醋酸调节pH值至3.5)-甲醇(57：43)为流动相；检测波长为242nm；进样体积20μl。

系统适用性要求　理论板数按安他唑啉峰计算不低于5000，安他唑啉峰与相邻杂质峰之间的分离度应符合要求。

测定法　精密量取供试品溶液与对照溶液，分别注入液相色谱仪，记录色谱图至主成分峰保留时间的2倍。

限度　供试品溶液色谱图中如有杂质峰，各杂质峰面积的和不得大于对照溶液主峰面积(1.0%)。

干燥失重　取本品，在105℃干燥至恒重，减失重量不得过1.0%(通则0831)。

炽灼残渣　取本品1.0g，依法检查(通则0841)，遗留残渣不得过0.1%。

重金属　取炽灼残渣项下遗留的残渣，依法检查(通则0821第二法)，含重金属不得过百万分之二十。

【含量测定】　取本品约0.2g，精密称定，加冰醋酸20ml，加醋酸汞试液5ml，照电位滴定法(通则0701)，用高氯酸滴定液(0.1mol/L)滴定，并将滴定的结果用空白试验校正。每1ml高氯酸滴定液(0.1mol/L)相当于30.18mg的$C_{17}H_{19}N_3 \cdot HCl$。

【类别】　抗组胺药。

【贮藏】　遮光，密封保存。

【制剂】　盐酸安他唑啉片

盐酸安他唑啉片

Yiansuan Antazuolin Pian

Antazoline Hydrochloride Tablets

本品含盐酸安他唑啉($C_{17}H_{19}N_3 \cdot HCl$)应为标示量的93.0%～107.0%。

【性状】　本品为白色片。

【鉴别】　(1)取本品细粉适量(约相当于盐酸安他唑啉50mg)，加水5ml振摇使盐酸安他唑啉溶解，加氢氧化钠试液1ml，振摇，用三氯甲烷25ml提取，取三氯甲烷液，蒸干，残渣加盐酸0.2ml溶解，加水5ml与硝酸0.5ml，初显红色，渐变为暗绿色。

(2)取含量测定项下的供试品溶液，照紫外-可见分光光度法(通则0401)测定，在241nm与291nm的波长处有最大吸收。

(3)取本品细粉适量，加水振摇，滤过，滤液显氯化物鉴别(1)的反应(通则0301)。

【检查】　**有关物质**　照高效液相色谱法(通则0512)测定。

供试品溶液　取本品细粉适量，加流动相适量，振摇使盐酸安他唑啉溶解并用流动相稀释制成每1ml中约含盐酸安他唑啉0.1mg的溶液，滤过，取续滤液。

对照溶液　精密量取供试品溶液适量，用流动相定量稀释制成每 1ml 中约含盐酸安他唑啉 1μg 的溶液。

色谱条件、系统适用性要求与测定法　见盐酸安他唑啉有关物质项下。

限度　供试品溶液色谱图中如有杂质峰，各杂质峰面积的和不得大于对照溶液主峰面积（1.0%）。

溶出度　照溶出度与释放度测定法（通则 0931 第二法）测定。

溶出条件　以水 900ml 为溶出介质，转速为每分钟 50 转，依法操作，经 30 分钟时取样。

供试品溶液　取溶出液适量，滤过，精密量取续滤液适量，用水定量稀释制成每 1ml 中约含盐酸安他唑啉 10μg 的溶液。

对照品溶液　取盐酸安他唑啉对照品适量，精密称定，加水溶解并定量稀释制成每 1ml 中约含 10μg 的溶液。

测定法　取供试品溶液与对照品溶液，照紫外-可见分光光度法（通则 0401），在 241nm 的波长处分别测定吸光度，计算每片的溶出量。

限度　标示量的 75%，应符合规定。

其他　应符合片剂项下有关的各项规定（通则 0101）。

【含量测定】　照紫外-可见分光光度法（通则 0401）测定。

供试品溶液　取本品 20 片，精密称定，研细，精密称取适量（约相当于盐酸安他唑啉 0.1g），置 200ml 量瓶中，加 0.1mol/L 盐酸溶液约 160ml，振摇，温热使盐酸安他唑啉溶解，放冷，用 0.1mol/L 盐酸溶液稀释至刻度，摇匀，滤过，精密量取续滤液 2ml，置 100ml 量瓶中，用 0.1mol/L 盐酸溶液稀释至刻度，摇匀。

对照品溶液　取盐酸安他唑啉对照品适量，精密称定，加 0.1mol/L 盐酸溶液溶解并定量稀释制成每 1ml 中约含 10μg 的溶液。

测定法　取供试品溶液与对照品溶液，在 241nm 的波长处分别测定吸光度，计算。

【类别】　同盐酸安他唑啉。

【规格】　0.1g

【贮藏】　遮光，密封保存。

盐酸安非他酮

Yansuan Anfeitatong

Bupropion Hydrochloride

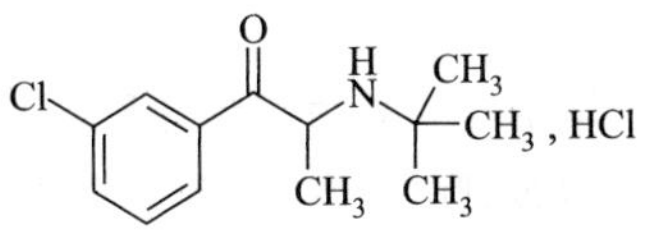

$C_{13}H_{18}ClNO \cdot HCl$　276.20

本品为（±）-2-叔丁基氨基-3′-氯苯丙酮盐酸盐。按干燥品计算，含 $C_{13}H_{18}ClNO \cdot HCl$ 不得少于 99.0%。

【性状】　本品为白色或类白色结晶性粉末。

本品在水、甲醇或乙醇中易溶，在乙酸乙酯中几乎不溶。

【鉴别】　（1）取本品适量，加水溶解并稀释制成每 1ml 中约含 10μg 的溶液，照紫外-可见分光光度法（通则 0401）测定，在 251nm 与 299nm 的波长处有最大吸收，在 227nm 与 278nm 的波长处有最小吸收。

（2）本品的红外光吸收图谱应与对照品的图谱一致（通则 0402）。

（3）本品的水溶液显氯化物鉴别（1）的反应（通则 0301）。

【检查】　**酸度**　取本品 0.50g，加水 20ml 溶解，依法测定（通则 0631），pH 值应为 4.0～6.0。

溶液的澄清度与颜色　取本品 0.50g，加水 20ml 溶解，溶液应澄清无色；如显浑浊，与 1 号浊度标准液（通则 0902 第一法）比较，不得更浓；如显色，与黄色 1 号标准比色液（通则 0901 第一法）比较，不得更深。

溴化物　取本品 1.0g，加水 10ml 使溶解，加盐酸 3 滴与三氯甲烷 1ml，边振摇边滴加 2% 氯胺 T 溶液（临用新制）3 滴，三氯甲烷层如显色，与标准溴化钾溶液（精密称取在 105℃ 干燥至恒重的溴化钾 0.1489g，加水适量溶解并制成 100ml，摇匀）1.0ml，用同一方法制成的对照液比较，不得更深（0.1%）。

有关物质　照高效液相色谱法（通则 0512）测定。

供试品溶液　取本品适量，加 50% 甲醇溶液溶解并稀释制成每 1ml 中约含 1mg 的溶液。

对照溶液　精密量取供试品溶液 1ml，置 200ml 量瓶中，用 50% 甲醇溶液稀释至刻度，摇匀。

系统适用性溶液　取杂质 Ⅰ 对照品与盐酸安非他酮各适量，加 50% 甲醇溶液溶解并稀释制成每 1ml 中约含杂质 Ⅰ 10μg 与盐酸安非他酮 1mg 的溶液。

灵敏度溶液　精密量取对照溶液 1ml，置 10ml 量瓶中，用 50% 甲醇溶液稀释至刻度，摇匀。

色谱条件　用辛基硅烷键合硅胶为填充剂；以 0.025mol/L 磷酸二氢钾溶液（用 1mol/L 氢氧化钠溶液调节 pH 值至 7.0）-甲醇-四氢呋喃（51∶39∶11）为流动相；检测波长为 250nm；进样体积 10μl。

系统适用性要求　系统适用性溶液色谱图中，杂质 Ⅰ 峰与安非他酮峰之间的分离度应大于 7。灵敏度溶液色谱图中，主成分峰高的信噪比应大于 10。

测定法　精密量取供试品溶液与对照溶液，分别注入液相色谱仪，记录色谱图至主成分峰保留时间的 3 倍。

限度　供试品溶液色谱图中如有杂质峰，单个杂质峰面积不得大于对照溶液主峰面积（0.5%），各杂质峰面积的和不得大于对照溶液主峰面积的 2 倍（1.0%），小于灵敏度溶液主峰面积的色谱峰忽略不计。

残留溶剂　照残留溶剂测定法（通则 0861 第二法）测定。

供试品溶液　取本品约 0.5g，精密称定，置顶空瓶中，精密加 50% *N*，*N*-二甲基甲酰胺溶液 5ml 使溶解，密封。

对照品溶液　取乙腈、二氯甲烷与三氯甲烷各适量，精密称定，用 50% *N*，*N*-二甲基甲酰胺溶液定量稀释制成每 1ml

中分别约含乙腈 41μg、二氯甲烷 60μg 与三氯甲烷 6μg 的混合溶液，精密量取 5ml 置顶空瓶中，密封。

色谱条件　以 6%氰丙基苯基-94%二甲基聚硅氧烷（或极性相近）为固定液的毛细管柱为色谱柱；起始温度为 40℃，维持 5 分钟，以每分钟 20℃的速率升温至 200℃，维持 1 分钟；进样口温度为 200℃，检测器温度为 260℃；顶空瓶平衡温度为 80℃，平衡时间为 30 分钟。

系统适用性要求　对照品溶液色谱图中，各成分峰间的分离度均应符合要求。

测定法　取供试品溶液与对照品溶液，分别顶空进样，记录色谱图。

限度　按外标法以峰面积计算，乙腈、二氯甲烷与三氯甲烷的残留量均应符合规定。

干燥失重　取本品 1.0g，在 105℃干燥至恒重，减失重量不得过 0.5%（通则 0831）。

炽灼残渣　取本品 1.0g，依法检查（通则 0841），遗留残渣不得过 0.1%。

重金属　取炽灼残渣项下遗留的残渣，依法检查（通则 0821 第二法），含重金属不得过百万分之二十。

【含量测定】　取本品约 0.2g，精密称定，加冰醋酸 20ml 与醋酐 10ml 溶解后，照电位滴定法（通则 0701），用高氯酸滴定液（0.1mol/L）滴定，并将滴定结果用空白试验校正。每 1ml 高氯酸滴定液（0.1mol/L）相当于 27.62mg 的 $C_{13}H_{18}ClNO \cdot HCl$。

【类别】　抗抑郁药。

【贮藏】　遮光，密封保存。

【制剂】　（1）盐酸安非他酮片　（2）盐酸安非他酮缓释片

附：

杂质Ⅰ

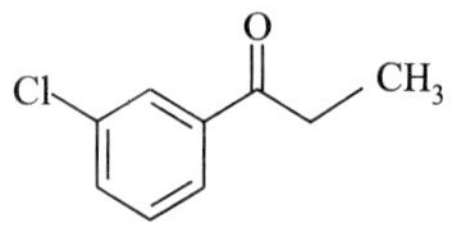

C_9H_9ClO　168.5

3-氯苯丙酮

杂质Ⅱ

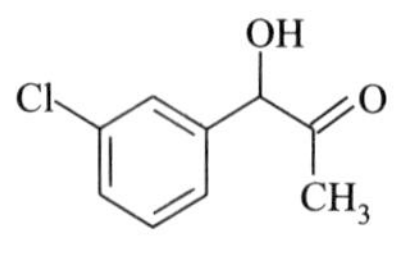

$C_9H_9ClO_2$　184.62

1-（3-氯苯基）-1-羟基-2-丙酮

盐酸安非他酮片

Yansuan Anfeitatong Pian

Bupropion Hydrochloride Tablets

本品含盐酸安非他酮（$C_{13}H_{18}ClNO \cdot HCl$）应为标示量的 93.0%～107.0%。

【性状】　本品为薄膜衣片，除去包衣后显白色或类白色。

【鉴别】　（1）取有关物质项下的对照溶液，作为供试品溶液；另取盐酸安非他酮对照品适量，加甲醇溶解并稀释制成每 1ml 中约含 5μg 的溶液，作为对照品溶液，照有关物质项下的色谱条件测定。供试品溶液主峰的保留时间应与对照品溶液主峰的保留时间一致。

（2）取含量测定项下的供试品溶液，照紫外-可见分光光度法（通则 0401）测定，在 252nm 与 299nm 的波长处有最大吸收。

（3）本品的水溶液显氯化物鉴别（1）的反应（通则 0301）。

【检查】　**有关物质**　照高效液相色谱法（通则 0512）测定。

供试品溶液　取本品细粉适量，精密称定，加 50%甲醇溶液溶解并定量稀释制成每 1ml 中约含 1mg 的溶液。

对照溶液　精密量取供试品溶液 1ml，置 200ml 量瓶中，用 50%甲醇溶液稀释至刻度，摇匀。

对照品溶液　取盐酸安非他酮杂质Ⅱ对照品适量，精密称定，加 50%甲醇溶液溶解并定量稀释制成每 1ml 中约含 5μg 的溶液。

灵敏度溶液　精密量取对照溶液 1ml，置 10ml 量瓶中，用 50%甲醇溶液稀释至刻度，摇匀。

系统适用性溶液、色谱条件与系统适用性要求　见盐酸安非他酮有关物质项下。

测定法　精密量取供试品溶液、对照溶液与对照品溶液，分别注入液相色谱仪，记录色谱图至主成分峰保留时间的 3 倍。

限度　供试品溶液色谱图中如有与对照品溶液主峰保留时间一致的色谱峰，按外标法以峰面积计算，不得过盐酸安非他酮标示量的 0.5%；其他单个杂质峰面积不得大于对照溶液主峰面积（0.5%），杂质总量不得过 1.0%，小于灵敏度溶液主峰面积的色谱峰忽略不计。

溶出度　照溶出度与释放度测定法（通则 0931 第二法）测定。

溶出条件　以水 900ml 为溶出介质，转速为每分钟 50 转，依法操作，经 30 分钟时取样。

供试品溶液　取溶出液适量，滤过，精密量取续滤液 3ml，置 25ml 量瓶中，用水稀释至刻度，摇匀。

对照品溶液　取盐酸安非他酮对照品适量，精密称定，加水溶解并定量稀释制成每 1ml 中约含 10μg 的溶液。

测定法　取供试品溶液与对照品溶液，照紫外-可见分光光度法（通则 0401），在 252nm 的波长处分别测定吸光度，计算每片的溶出量。

限度　标示量的 80%，应符合规定。

其他　应符合片剂项下有关的各项规定（通则 0101）。

【含量测定】　照紫外-可见分光光度法（通则 0401）测定。

供试品溶液　取本品 20 片，精密称定，研细，精密称取适量（约相当于盐酸安非他酮 50mg），置 250ml 量瓶中，加水适量，超声使盐酸安非他酮溶解，用水稀释至刻度，摇匀，滤过，精密量取续滤液 5ml，置 100ml 量瓶中，用水稀释至刻度，摇匀。

对照品溶液　取盐酸安非他酮对照品适量，精密称定，加水溶解并定量稀释制成每 1ml 约含 10μg 的溶液。

测定法　取供试品溶液与对照品溶液，在 252nm 的波长处分别测定吸光度，计算。

【类别】　同盐酸安非他酮。

【规格】　75mg

【贮藏】　遮光，密封，在阴凉干燥处保存。

盐酸安非他酮缓释片

Yansuan Anfeitatong Huanshipian

Bupropion Hydrochloride Sustained-release Tablets

本品含盐酸安非他酮（$C_{13}H_{18}ClNO \cdot HCl$）应为标示量的 93.0%～107.0%。

【性状】　本品为薄膜衣片，除去包衣后显白色或类白色。

【鉴别】　（1）取有关物质项下的对照溶液，作为供试品溶液；另取盐酸安非他酮对照品适量，加 50%甲醇溶解并稀释制成每 1ml 中约含 5μg 的溶液，作为对照品溶液，照有关物质项下的色谱条件试验。供试品溶液主峰的保留时间应与对照品溶液主峰的保留时间一致。

（2）取含量测定项下的供试品溶液，照紫外-可见分光光度法（通则 0401）测定，在 252nm 与 299nm 的波长处有最大吸收。

（3）本品的水溶液显氯化物鉴别（1）的反应（通则 0301）。

【检查】　**有关物质**　照高效液相色谱法（通则 0512）测定。

供试品溶液　取本品细粉适量，精密称定，加 50%甲醇溶液溶解并定量稀释制成每 1ml 中约含 1mg 的溶液。

对照溶液　精密量取供试品溶液 1ml，置 200ml 量瓶中，用 50%甲醇溶液稀释至刻度，摇匀。

对照品溶液　取盐酸安非他酮杂质Ⅱ对照品适量，精密称定，加 50%甲醇溶液溶解并定量稀释制成每 1ml 中约含 12μg 的溶液。

灵敏度溶液　精密量取对照溶液 1ml，置 10ml 量瓶中，用 50%甲醇溶液稀释至刻度，摇匀。

系统适用性溶液、色谱条件与系统适用性要求　见盐酸安非他酮有关物质项下。

测定法　精密量取供试品溶液、对照溶液与对照品溶液，分别注入液相色谱仪，记录色谱图至主成分峰保留时间的 3 倍。

限度　供试品溶液色谱图中如有与对照品溶液主峰保留时间一致的色谱峰，按外标法以峰面积计算，不得过盐酸安非他酮标示量的 1.2%；其他单个杂质峰面积不得大于对照溶液主峰面积（0.5%），其他各杂质峰面积的和不得大于对照溶液主峰面积的 2 倍（1.0%），小于灵敏度溶液主峰面积的色谱峰忽略不计。

溶出度　照溶出度与释放度测定法（通则 0931 第二法）测定。

溶出条件　以水 900ml 为溶出介质，转速为每分钟 50 转，依法操作，经 1 小时、4 小时与 8 小时时分别取溶出液 10ml，并即时在溶出杯中补充相同温度、相同体积的溶出介质。

供试品溶液　分别取 1 小时、4 小时与 8 小时时的溶出液，滤过，精密量取续滤液 5ml，置 50ml 量瓶中，用水稀释至刻度，摇匀。

对照品溶液　取盐酸安非他酮对照品适量，精密称定，加水溶解并定量稀释制成每 1ml 中约含 10μg 的溶液。

测定法　取供试品溶液与对照品溶液，照紫外-可见分光光度法（通则 0401），在 252nm 的波长处分别测定吸光度，分别计算每片在不同时间的溶出量。

限度　每片在 1 小时、4 小时与 8 小时时的溶出量应分别为标示量的 20%～40%、45%～70%和 75%以上，均应符合规定。

其他　应符合片剂项下有关的各项规定（通则 0101）。

【含量测定】　照紫外-可见分光光度法（通则 0401）测定。

供试品溶液　取本品 20 片，精密称定，研细，精密称取适量（约相当于盐酸安非他酮 50mg），置 250ml 量瓶中，加水适量，立即充分振摇，再加水适量，置 40℃水浴加热使盐酸安非他酮溶解，放冷，用水稀释至刻度，摇匀，滤过，精密量取续滤液 5ml，置 100ml 量瓶中，用水稀释至刻度，摇匀。

对照品溶液　取盐酸安非他酮对照品适量，精密称定，加水溶解并定量稀释制成每 1ml 中约含 10μg 的溶液。

测定法　取供试品溶液与对照品溶液，在 252nm 的波长处分别测定吸光度，计算。

【类别】　同盐酸安非他酮。

【规格】　0.15g

【贮藏】　遮光，密封，在阴凉干燥处保存。

盐酸异丙肾上腺素

Yansuan Yibing Shenshangxiansu

Isoprenaline Hydrochloride

$C_{11}H_{17}NO_3 \cdot HCl$ 247.72

本品为4-[(2-异丙氨基-1-羟基)乙基]-1,2-苯二酚盐酸盐。按干燥品计算,含 $C_{11}H_{17}NO_3 \cdot HCl$ 不得少于98.5%。

【性状】 本品为白色或类白色的结晶性粉末;无臭;遇光和空气渐变色,在碱性溶液中更易变色。

本品在水中易溶,在乙醇中略溶,在三氯甲烷或乙醚中不溶。

熔点 本品的熔点(通则0612)为165.5~170℃,熔融时同时分解。

【鉴别】 (1)取本品约20mg,加水2ml溶解后,加三氯化铁试液2滴,即显深绿色;滴加新制的5%碳酸氢钠溶液,即变蓝色,然后变成红色。

(2)取本品约10mg,加水10ml溶解后,取溶液2ml,加盐酸滴定液(0.1mol/L)0.1ml,再加0.1mol/L碘溶液1ml,放置5分钟,加0.1mol/L硫代硫酸钠溶液4ml,即显淡红色。

(3)取本品,加水制成每1ml中约含50μg的溶液,照紫外-可见分光光度法(通则0401)测定,在280nm的波长处有最大吸收,吸光度约为0.50。

(4)本品的红外光吸收图谱应与对照的图谱(光谱集349图)一致。

(5)本品的水溶液显氯化物鉴别(1)的反应(通则0301)。

【检查】 **酸度** 取本品0.10g,加水10ml溶解后,依法测定(通则0631),pH值应为4.5~5.5。

有关物质 照高效液相色谱法(通则0512)测定。

供试品溶液 取本品,加流动相溶解并稀释制成每1ml中约含5mg的溶液。

对照溶液 精密量取供试品溶液1ml,置200ml量瓶中,用流动相稀释至刻度,摇匀。

系统适用性溶液 取间羟异丙肾上腺素对照品与盐酸异丙肾上腺素各适量,加流动相溶解并稀释制成每1ml中各约含1.25μg的混合溶液。

色谱条件 用十八烷基硅烷键合硅胶为填充剂;以磷酸溶液(取磷酸11.5g,用水溶解并稀释至1000ml)-甲醇(95∶5)为流动相;检测波长为280nm;进样体积20μl。

系统适用性要求 系统适用性溶液色谱图中,间羟异丙肾上腺素峰与异丙肾上腺素峰之间的分离度应大于3.0,异丙肾上腺素峰的信噪比应大于3。

测定法 精密量取供试品溶液与对照溶液,分别注入液相色谱仪,记录色谱图至主成分峰保留时间的7倍。

限度 供试品溶液色谱图中如有杂质峰,单个杂质峰面积不得大于对照溶液的主峰面积(0.5%),各杂质峰面积的和不得大于对照溶液主峰面积的2倍(1.0%)。

干燥失重 取本品,在80℃干燥至恒重,减失重量不得过0.5%(通则0831)。

炽灼残渣 不得过0.1%(通则0841)。

【含量测定】 取本品约0.15g,精密称定,加冰醋酸30ml,微温使溶解,放冷,加醋酸汞试液5ml与结晶紫指示液1滴,用高氯酸滴定液(0.1mol/L)滴定至溶液显蓝色,并将滴定的结果用空白试验校正。每1ml高氯酸滴定液(0.1mol/L)相当于24.77mg的 $C_{11}H_{17}NO_3 \cdot HCl$。

【类别】 β肾上腺素受体激动药。

【贮藏】 遮光,密封,在干燥处保存。

【制剂】 盐酸异丙肾上腺素注射液

盐酸异丙肾上腺素注射液

Yansuan Yibing Shenshangxiansu Zhusheye

Isoprenaline Hydrochloride Injection

本品为盐酸异丙肾上腺素的灭菌水溶液。含盐酸异丙肾上腺素($C_{11}H_{17}NO_3 \cdot HCl$)应为标示量的85.0%~110.0%。

【性状】 本品为无色的澄明液体。

【鉴别】 (1)取本品2ml,加三氯化铁试液2滴,即显深绿色;滴加新制的5%碳酸氢钠溶液,即变蓝色;然后变成红色。

(2)照薄层色谱法(通则0502)试验。

供试品溶液 取本品,加80%甲醇制成每1ml中约含盐酸异丙肾上腺素0.2mg的溶液。

对照品溶液 取盐酸异丙肾上腺素对照品,加80%甲醇制成每1ml中约含盐酸异丙肾上腺素0.2mg的溶液。

色谱条件 采用硅胶G薄层板,以乙酸乙酯-异丙醇-水-浓氨溶液(50∶30∶16∶4)为展开剂。

测定法 吸取供试品溶液与对照品溶液各10μl,分别点于同一薄层板上,展开,晾干,在饱和二乙胺蒸气中放置几分钟,喷以重氮对硝基苯胺试液。

结果判定 供试品溶液所显主斑点的位置和颜色应与对照品溶液的主斑点相同。

(3)在含量测定项下记录的色谱图中,供试品溶液主峰的保留时间应与对照品溶液主峰的保留时间一致。

【检查】 **pH值** 应为2.5~4.5(通则0631)。

有关物质　照高效液相色谱法(通则 0512)测定。

供试品溶液　取本品,即得。

对照溶液　精密量取供试品溶液 1ml,置 100ml 量瓶中,用 0.1%焦亚硫酸钠溶液稀释至刻度,摇匀。

系统适用性溶液　取重酒石酸肾上腺素对照品适量,加含 1%焦亚硫酸钠的流动相溶解并稀释制成每 1ml 中含 0.2mg 的溶液作为溶液(1),取盐酸异丙肾上腺素对照品适量,加 0.1%焦亚硫酸钠溶液溶解并稀释制成每 1ml 中含 0.02mg 的溶液作为溶液(2),取溶液(1)1ml 与溶液(2)18ml,混匀。

色谱条件　用十八烷基硅烷键合硅胶为填充剂;以庚烷磺酸钠溶液(取庚烷磺酸钠 1.76g,加水 800ml 使溶解)-甲醇(80∶20),用 1mol/L 磷酸溶液调节 pH 值至 3.0 为流动相;检测波长为 280nm;系统适用性溶液进样体积 20μl,其他溶液进样体积 100μl。

系统适用性要求　系统适用性溶液色谱图中,理论板数按异丙肾上腺素峰计算不低于 2000,肾上腺素峰与异丙肾上腺素峰之间的分离度应大于 3.5。

测定法　精密量取供试品溶液与对照溶液,分别注入液相色谱仪,记录色谱图至主成分峰保留时间的 2 倍。

限度　供试品溶液色谱图中如有杂质峰(扣除相对保留时间为 0.07 之前的辅料峰和溶剂峰),与辅料峰相邻的最大色谱峰不得大于对照溶液主峰面积的 10 倍(10.0%);其他单个杂质峰不得大于对照溶液主峰面积的 0.5 倍(0.5%);其他各杂质峰面积的和不得大于对照溶液的主峰面积(1.0%)。

细菌内毒素　取本品,依法检查(通则 1143),每 1mg 盐酸异丙肾上腺素中含内毒素的量应小于 300EU。

其他　应符合注射剂项下有关的各项规定(通则 0102)。

【含量测定】　照高效液相色谱法(通则 0512)测定。

供试品溶液　精密量取本品 2ml,置 50ml 量瓶中,用 0.1%焦亚硫酸钠溶液稀释至刻度,摇匀。

对照品溶液　取盐酸异丙肾上腺素对照品,精密称定,加 0.1%焦亚硫酸钠溶液溶解并定量稀释制成每 1ml 中约含盐酸异丙肾上腺素 20μg 的溶液。

系统适用性溶液、色谱条件与系统适用性要求　除进样体积为 20μl 外,见有关物质项下。

测定法　精密量取供试品溶液与对照品溶液,分别注入液相色谱仪,记录色谱图。按外标法以峰面积计算。

【类别】　同盐酸异丙肾上腺素。

【规格】　2ml∶1mg

【贮藏】　遮光,密闭,在凉处保存。

盐酸异丙嗪

Yansuan Yibingqin

Promethazine Hydrochloride

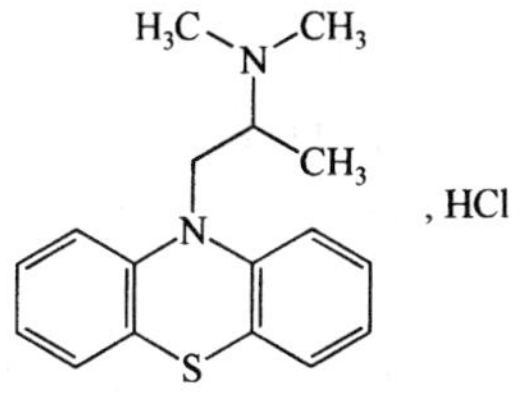

$C_{17}H_{20}N_2S \cdot HCl$　320.89

本品为(±)-N,N,α-三甲基-10H-吩噻嗪-10-乙胺盐酸盐。按干燥品计算,含 $C_{17}H_{20}N_2S \cdot HCl$ 不得少于 99.0%。

【性状】　本品为白色或类白色的粉末或颗粒;几乎无臭;在空气中日久变质,显蓝色。

本品在水中极易溶解,在乙醇或三氯甲烷中易溶,在丙酮或乙醚中几乎不溶。

吸收系数　取本品适量,精密称定,加 0.01mol/L 盐酸溶液溶解并定量稀释制成每 1ml 中约含 6μg 的溶液,照紫外-可见分光光度法(通则 0401),在 249nm 的波长处测定吸光度,吸收系数($E_{1cm}^{1\%}$)为 883～937。

【鉴别】　(1)取本品约 5mg,加硫酸 5ml 溶解后,溶液显樱桃红色;放置后,色渐变深。

(2)取本品约 0.1g,加水 3ml 溶解后,加硝酸 1ml,即生成红色沉淀;加热,沉淀即溶解,溶液由红色变为橙黄色。

(3)本品的红外光吸收图谱应与对照的图谱(光谱集 350 图)一致。

(4)本品的水溶液显氯化物鉴别(1)的反应(通则 0301)。

【检查】　**酸度**　取本品 0.50g,加水 10ml 溶解后,依法测定(通则 0631),pH 值应为 4.0～5.0。

溶液的澄清度与颜色　取本品 1.0g,加水 10ml 溶解后,溶液应澄清无色。如显浑浊,与 1 号浊度标准液(通则 0902 第一法)比较,不得更浓;如显色,与黄色 2 号标准比色液(通则 0901 第一法)比较,不得更深。

有关物质　照高效液相色谱法(通则 0512)测定。避光操作。

供试品溶液　取本品适量,加 0.1mol/L 盐酸溶液溶解并稀释制成每 1ml 中约含 0.2mg 的溶液。

对照溶液　精密量取供试品溶液 1ml,置 100ml 量瓶中,用 0.1mol/L 盐酸溶液稀释至刻度,摇匀。

色谱条件　用十八烷基硅烷键合硅胶为填充剂;以水(用冰醋酸调节 pH 值至 2.3)-甲醇(55∶45)为流动相;检测波长为 254nm;进样体积 20μl。

系统适用性要求　理论板数按异丙嗪峰计算不低于 3000,异丙嗪峰与相对保留时间为 1.1～1.2 的杂质峰之间的分离度应大于 2.0。

测定法　精密量取供试品溶液与对照溶液，分别注入液相色谱仪，记录色谱图至主成分色谱峰保留时间的 3 倍。

限度　供试品溶液色谱图中如有杂质峰，各杂质峰面积的和不得大于对照溶液主峰面积(1.0%)。

干燥失重　取本品，在 105℃干燥至恒重，减失重量不得过 0.5%(通则 0831)。

炽灼残渣　不得过 0.1%(通则 0841)。

【含量测定】　取本品约 0.25g，精密称定，加 0.01mol/L 盐酸溶液 5ml 与乙醇 50ml 使溶解。照电位滴定法(通则 0701)，用氢氧化钠滴定液(0.1mol/L)滴定，出现第一个突跃点时记下消耗的毫升数 V_1，继续滴定至出现第二个突跃点时记下消耗的毫升数 V_2，V_2 与 V_1 之差即为本品消耗滴定液的体积。每 1ml 氢氧化钠滴定液(0.1mol/L)相当于 32.09mg 的 $C_{17}H_{20}N_2S \cdot HCl$。

【类别】　抗组胺药。

【贮藏】　遮光，密封保存。

【制剂】　(1)盐酸异丙嗪片　(2)盐酸异丙嗪注射液

盐酸异丙嗪片

Yansuan Yibingqin Pian

Promethazine Hydrochloride Tablets

本品含盐酸异丙嗪($C_{17}H_{20}N_2S \cdot HCl$)应为标示量的 93.0%～107.0%。

【性状】　本品为糖衣片，除去包衣后显白色至微黄色。

【鉴别】　(1)取本品，除去包衣，研细，称取适量(约相当于盐酸异丙嗪 0.2g)，加水 10ml，振摇使盐酸异丙嗪溶解，滤过，滤液置水浴上蒸干，残渣照盐酸异丙嗪项下的鉴别试验(1)、(2)、(4)项试验，显相同的反应。

(2)照薄层色谱法(通则 0502)试验。

供试品溶液　取本品 5 片(50mg 规格)或 10 片(25mg 规格)或 20 片(12.5mg 规格)，除去包衣，置研钵中研细，加甲醇-二乙胺(95∶5)适量使盐酸异丙嗪溶解，并转移至 25ml 量瓶中，再用上述溶剂稀释至刻度，摇匀，滤过，取续滤液。

对照品溶液　取盐酸异丙嗪对照品适量，加上述溶剂溶解并稀释制成每 1ml 中含 10mg 的溶液。

色谱条件　采用硅胶 GF_{254} 薄层板，以乙烷-丙酮-二乙胺(8.5∶1∶0.5)为展开剂。

测定法　吸取供试品溶液与对照品溶液各 10μl，分别点于同一薄层板上，展开，晾干，置紫外光灯(254nm)下检视。

结果判定　供试品溶液所显主斑点的位置和颜色应与对照品溶液的主斑点相同。

(3)在含量测定项下记录的色谱图中，供试品溶液主峰的保留时间应与对照品溶液主峰的保留时间一致。

(4)取本品细粉适量(约相当于盐酸异丙嗪 100mg)，加三氯甲烷 10ml，研磨溶解，滤过，滤液水浴蒸干，残渣经减压干燥，依法测定(通则 0402)。本品的红外光吸收图谱应与对照的图谱(光谱集 350 图)一致。

以上(2)、(3)两项可选做一项。

【检查】　**有关物质**　照高效液相色谱法(通则 0512)测定。避光操作。

供试品溶液　取含量测定项下的供试品贮备液。

对照溶液　精密量取供试品溶液 1ml，置 100ml 量瓶中，用 0.1mol/L 盐酸溶液稀释至刻度，摇匀。

色谱条件、系统适用性要求与测定法　见盐酸异丙嗪有关物质项下。

限度　供试品溶液色谱图中如有杂质峰，单个杂质峰面积不得大于对照溶液主峰面积(1.0%)，各杂质峰面积的和不得大于对照溶液主峰面积的 2 倍(2.0%)。

溶出度　照溶出度与释放度测定法(通则 0931 第一法)测定。

溶出条件　以盐酸溶液(9→1000)900ml 为溶出介质，转速为每分钟 100 转，依法操作，经 45 分钟时取样。

测定法　取溶出液 10ml，滤过，精密量取续滤液适量，用水定量稀释制成每 1ml 中约含盐酸异丙嗪 5μg 的溶液。照紫外-可见分光光度法(通则 0401)，在 249nm 的波长处测定吸光度，按 $C_{17}H_{20}N_2S \cdot HCl$ 的吸收系数($E_{1cm}^{1\%}$)为 910 计算每片的溶出量。

限度　标示量的 80%，应符合规定。

其他　应符合片剂项下有关的各项规定(通则 0101)。

【含量测定】　照高效液相色谱法(通则 0512)测定。避光操作。

供试品溶液　取本品 10 片，精密称定，研细，精密称取适量(约相当于盐酸异丙嗪 20mg)，置 100ml 量瓶中，加 0.1mol/L 盐酸溶液适量，振摇使盐酸异丙嗪溶解并用 0.1mol/L 盐酸溶液稀释至刻度，摇匀，滤过，取续滤液作为供试品贮备液，精密量取 5ml，置 50ml 量瓶中，用水稀释至刻度，摇匀。

对照品溶液　取盐酸异丙嗪对照品适量，精密称定，加 0.1mol/L 盐酸溶液溶解并定量稀释制成每 1ml 中约含 20μg 的溶液。

色谱条件与系统适用性要求　见有关物质项下。

测定法　精密量取供试品溶液与对照品溶液，分别注入液相色谱仪，记录色谱图。按外标法以峰面积计算。

【类别】　同盐酸异丙嗪。

【规格】　(1)12.5mg　(2)25mg　(3)50mg

【贮藏】　遮光，密封保存。

盐酸异丙嗪注射液

Yansuan Yibingqin Zhusheye

Promethazine Hydrochloride Injection

本品为盐酸异丙嗪的灭菌水溶液。含盐酸异丙嗪

($C_{17}H_{20}N_2S \cdot HCl$)应为标示量的 95.0%～105.0%。

本品可加有适量的维生素 C。

【性状】 本品为无色的澄明液体。

【鉴别】 (1)取本品 0.2ml，蒸干，残渣照盐酸异丙嗪项下的鉴别(1)、(2)、(4)项试验，显相同的反应。

(2)照薄层色谱法(通则 0502)试验。

供试品溶液　取本品 10ml，置 25ml 量瓶中，用甲醇-二乙胺(95∶5)稀释至刻度，摇匀。

对照品溶液　取盐酸异丙嗪对照品适量，加甲醇-二乙胺(95∶5)溶解并稀释制成每 1ml 中约含 10mg 的溶液。

色谱条件　采用硅胶 GF_{254} 薄层板，以己烷-丙酮-二乙胺(8.5∶1∶0.5)为展开剂。

测定法　吸取供试品溶液与对照品溶液各 10μl，分别点于同一薄层板上，展开，晾干，置紫外光灯(254nm)下检视。

结果判定　供试品溶液所显主斑点的位置和颜色应与对照品溶液的主斑点相同。

(3)在含量测定项下记录的色谱图中，供试品溶液主峰的保留时间应与对照品溶液主峰的保留时间一致。

以上(2)、(3)两项可选做一项。

【检查】 **pH 值**　应为 4.0～5.5(通则 0631)。

有关物质　照高效液相色谱法(通则 0512)测定。避光操作。

供试品溶液　取含量测定项下的供试品贮备液。

对照溶液　精密量取供试品溶液 1ml，置 100ml 量瓶中，用 0.1mol/L 盐酸溶液稀释至刻度，摇匀。

维生素 C 溶液　取维生素 C 适量，加 0.1mol/L 盐酸溶液溶解并稀释制成每 1ml 中约含 0.02mg 的溶液。

色谱条件与系统适用性要求　见盐酸异丙嗪有关物质项下。

测定法　精密量取供试品溶液、对照溶液与维生素 C 溶液，分别注入液相色谱仪，记录色谱图至主成分峰保留时间的 3 倍。

限度　供试品溶液色谱图中如有杂质峰，除维生素 C 峰外，各杂质峰面积的和不得大于对照溶液主峰面积(1.0%)。

细菌内毒素　取本品，依法检查(通则 1143)，每 1mg 盐酸异丙嗪中含内毒素的量应小于 3.0EU。

其他　应符合注射剂项下有关的各项规定(通则 0102)。

【含量测定】 照高效液相色谱法(通则 0512)测定。避光操作。

供试品溶液　精密量取本品适量(约相当于盐酸异丙嗪 50mg)，置 250ml 量瓶中，用 0.1mol/L 盐酸溶液稀释至刻度，摇匀，作为供试品贮备液，精密量取 5ml，置 50ml 量瓶中，用水稀释至刻度，摇匀。

对照品溶液　取盐酸异丙嗪对照品适量，精密称定，加 0.1mol/L 盐酸溶液溶解并定量稀释制成每 1ml 中约含 20μg 的溶液。

色谱条件与系统适用性要求　见有关物质项下。

测定法　精密量取供试品溶液与对照品溶液，分别注入液相色谱仪，记录色谱图。按外标法以峰面积计算。

【类别】 同盐酸异丙嗪。

【规格】 (1)1ml∶25mg　(2)2ml∶50mg

【贮藏】 遮光，密闭保存。

盐酸苄丝肼

Yansuan Biansijing

Benserazide Hydrochloride

$C_{10}H_{15}N_3O_5 \cdot HCl$　293.71

本品为 2-[(2,3,4-三羟基苯基)甲基]酰肼-DL-丝氨酸盐酸盐。按干燥品计算，含 $C_{10}H_{15}N_3O_5 \cdot HCl$ 应为 95.0%～102.0%。

【性状】 本品为白色或类白色结晶性粉末；有引湿性；遇光色变深。

本品在水中易溶，在甲醇中略溶，在乙醇或丙酮中不溶。

【鉴别】 (1)取本品少许，置洁净的试管中，加水 2ml 溶解后，加氨制硝酸银试液 1ml，即显棕色；置水浴中加热，银即游离并附在管的内壁成银镜。

(2)在含量测定项下记录的色谱图中，供试品溶液主峰的保留时间应与对照品溶液主峰的保留时间一致。

(3)本品的红外光吸收图谱应与对照的图谱(光谱集 1017 图)一致。

(4)本品显氯化物的鉴别反应(通则 0301)。

【检查】 **旋光度**　取本品，加水溶解并定量稀释制成每 1ml 中约含 10mg 的溶液，依法测定(通则 0621)，旋光度应为 -0.05°至+0.05°。

酸度　取本品 0.10g，加水 10ml 溶解后，依法测定(通则 0631)，pH 值应为 4.0～5.0。

溶液的澄清度与颜色　取本品 0.10g，加水 10ml 溶解后，溶液应澄清无色；如显色，照紫外-可见分光光度法(通则 0401)测定，在 435nm 的波长处测定吸光度，不得过 0.04。

有关物质　照高效液相色谱法(通则 0512)测定。

供试品溶液　取本品，加流动相溶解并稀释制成每 1ml 中约含 1.5mg 的溶液。

对照溶液　精密量取供试品溶液 2ml，置 100ml 量瓶中，用流动相稀释至刻度，摇匀。

色谱条件　用十八烷基硅烷键合硅胶为填充剂；以三氟醋酸-甲醇-水(1∶20∶1000)为流动相；检测波长为 220nm；进样体积 10μl。

系统适用性要求　理论板数按苄丝肼峰计算不低于1000。

测定法　精密量取供试品溶液与对照溶液，分别注入液相色谱仪，记录色谱图至主成分峰保留时间的 2 倍。

限度　供试品溶液色谱图中如有杂质峰，各杂质峰面积的和不得大于对照溶液主峰面积(2.0%)。

干燥失重　取本品，置五氧化二磷干燥器中，60℃减压干燥至恒重，减失重量不得过 0.5%(通则 0831)。

炽灼残渣　取本品 1.0g，依法检查(通则 0841)，遗留残渣不得过 0.1%。

重金属　取炽灼残渣项下遗留的残渣，依法检查(通则 0821 第二法)，含重金属不得过百万分之二十。

【含量测定】　照高效液相色谱法(通则 0512)测定。临用新制。

供试品溶液　取本品适量，精密称定，加流动相溶解并定量稀释制成每 1ml 中约含 0.3mg 的溶液。

对照品溶液　取盐酸苄丝肼对照品适量，精密称定，加流动相溶解并定量稀释制成每 1ml 中约含 0.3mg 的溶液。

色谱条件与系统适用性要求　见有关物质项下。

测定法　精密量取供试品溶液与对照品溶液，分别注入液相色谱仪，记录色谱图。按外标法以峰面积计算。

【类别】　脱羧酶抑制药。

【贮藏】　遮光，密封保存。

【制剂】　(1)多巴丝肼片　(2)多巴丝肼胶囊

多巴丝肼片

Duobasijing Pian

Levodopa and Benserazide Hydrochloride Tablets

本品含左旋多巴($C_9H_{11}NO_4$)与盐酸苄丝肼($C_{10}H_{15}N_3O_5 \cdot HCl$)均应为标示量的 90.0%～110.0%。

【性状】　本品为着色片。

【鉴别】　(1)取本品 1 片，研细，加水 10ml，振摇使左旋多巴与盐酸苄丝肼溶解，滤过，取滤液 2ml，置洁净的试管中，加氨制硝酸银试液 1ml，即显棕色；置水浴中加热，银即游离并附在管的内壁成银镜；另取滤液 1ml，加水至 20ml，取此溶液 5ml，加 1%茚三酮溶液 1ml，置水浴中加热，溶液渐显紫色。

(2)在含量测定项下记录的色谱图中，供试品溶液中两主峰的保留时间应与对照品溶液中两主峰的保留时间一致。

【检查】　**盐酸丝肼与盐酸三羟苄基苄丝肼**　照高效液相色谱法(通则 0512)测定。临用新制。

供试品溶液　取本品 20 片，精密称定，研细，精密称取适量(约相当于左旋多巴 100mg 与盐酸苄丝肼 28.5mg)，置 200ml 量瓶中，加流动相 180ml，超声 2 分钟，振摇 15 分钟，使左旋多巴与盐酸苄丝肼溶解，用流动相稀释至刻度，摇匀，滤过，取续滤液。

对照品溶液　取盐酸丝肼与盐酸三羟苄基苄丝肼对照品各适量，精密称定，分别加流动相溶解并定量稀释制成每 1ml 中均约含 0.285mg 的溶液；再取左旋多巴对照品约 100mg 与盐酸苄丝肼对照品约 28.5mg，精密称定，置同一 200ml 量瓶中，加流动相适量振摇使溶解，精密加入上述盐酸丝肼溶液 2ml 与盐酸三羟苄基苄丝肼溶液 3ml，用流动相稀释至刻度，摇匀。

色谱条件　用辛基硅烷键合硅胶为填充剂；以 0.05mol/L 磷酸二氢钾溶液-甲醇-乙腈(70.5：25：4.5)(含 0.005mol/L 癸烷基磺酸钠)为流动相，用磷酸调节 pH 值至 3.5；左旋多巴检测波长为 270nm，待左旋多巴峰出峰完全后检测波长改为 220nm；进样体积 20μl。

系统适用性要求　理论板数按苄丝肼峰计算不低于1000，左旋多巴峰、丝肼峰、苄丝肼峰与三羟苄基苄丝肼峰之间的分离度均应符合要求。

测定法　精密量取供试品溶液与对照品溶液，分别注入液相色谱仪，记录色谱图。按外标法以峰面积计算。

限度　盐酸丝肼与盐酸三羟苄基苄丝肼的含量应分别不得过盐酸苄丝肼标示量的 2.0%与 3.0%。

其他　应符合片剂项下有关的各项规定(通则 0101)。

【含量测定】　照高效液相色谱法(通则 0512)测定。临用新制。

供试品溶液、对照品溶液、色谱条件、系统适用性要求与测定法　见盐酸丝肼与盐酸三羟苄基苄丝肼项下。

【类别】　抗帕金森病药。

【规格】　左旋多巴 200mg 与苄丝肼 50mg(相当于盐酸苄丝肼 57mg)

【贮藏】　遮光，密封，在阴凉干燥处保存。

多巴丝肼胶囊

Duobasijing Jiaonang

Levodopa and Benserazide Hydrochloride Capsules

本品含左旋多巴($C_9H_{11}NO_4$)与盐酸苄丝肼($C_{10}H_{15}N_3O_5 \cdot HCl$)均应为标示量的 90.0%～110.0%。

【性状】　本品内容物为白色或类白色粉末。

【鉴别】　(1)取本品内容物约 0.5g，加水 10ml 振摇，使左旋多巴与盐酸苄丝肼溶解，滤过，取滤液 2ml，置洁净的试管中，加氨制硝酸银试液 1ml，即显棕色，置水浴中加热，银即游离并附在管的内壁成银镜；另取滤液 1ml，加水至 20ml，取此溶液 5ml，加 1%茚三酮溶液 1ml，置水浴中加热，溶液渐显紫色。

(2)在含量测定项下记录的色谱图中,供试品溶液中两主峰的保留时间应与对照品溶液中两主峰的保留时间一致。

【检查】 **干燥失重**　取本品的内容物,置五氧化二磷干燥器中,60℃减压干燥至恒重,减失重量不得过 1.0%(通则 0831)。

其他　应符合胶囊剂项下有关的各项规定(通则 0103)。

【含量测定】 照高效液相色谱法(通则 0512)测定。临用新制。

供试品溶液　取装量差异项下的内容物,混合均匀,精密称取适量(约相当于左旋多巴 100mg 与盐酸苄丝肼 28.5mg),置 200ml 量瓶中,加流动相适量,振摇使左旋多巴与盐酸苄丝肼溶解并稀释至刻度,摇匀,滤过。

对照品溶液　取左旋多巴对照品与盐酸苄丝肼对照品适量,精密称定,用流动相溶解并定量稀释制成每 1ml 中约含 0.5mg 与 0.15mg 的溶液。

色谱条件　用十八烷基硅烷键合硅胶为填充剂;以三氟醋酸-甲醇-水(1∶20∶1000)为流动相;检测波长为 220nm。进样体积 10μl。

系统适用性要求　理论板数按苄丝肼峰计算不低于 1000,左旋多巴峰与苄丝肼峰间的分离度应符合要求。

测定法　精密量取供试品溶液与对照品溶液,分别注入液相色谱仪,记录色谱图。按外标法以峰面积计算。

【类别】 抗帕金森病药。

【规格】 (1)左旋多巴 100mg 与苄丝肼 25mg(相当于盐酸苄丝肼 28.5mg)

(2)左旋多巴 200mg 与苄丝肼 50mg(相当于盐酸苄丝肼 57mg)

【贮藏】 遮光,密封,在阴凉干燥处保存。

盐酸克仑特罗

Yansuan Kelunteluo

Clenbuterol Hydrochloride

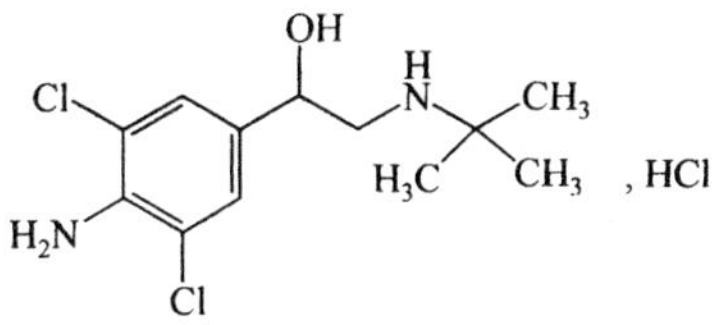

$C_{12}H_{18}Cl_2N_2O \cdot HCl$　313.65

本品为 α-[(叔丁氨基)甲基]-4-氨基-3,5-二氯苯甲醇盐酸盐。按干燥品计算,含 $C_{12}H_{18}Cl_2N_2O \cdot HCl$ 不得少于 98.5%。

【性状】 本品为白色或类白色的结晶性粉末;无臭。

本品在水或乙醇中溶解,在丙酮中微溶,在乙醚中不溶。

熔点　本品的熔点(通则 0612)为 172～176℃,熔融时同时分解。

【鉴别】 (1)取本品约 20mg,加水 1ml 溶解后,加 20%硫酸制高锰酸钾的饱和溶液 5ml,振摇数分钟,再加草酸适量,振摇使溶液褪色并澄清,加水 5ml 后,加 2,4-二硝基苯肼的高氯酸溶液(取 2,4-二硝基苯肼 1.2g,加 30%高氯酸溶液 50ml 使溶解),有沉淀析出。

(2)取本品,加 0.1mol/L 盐酸溶液制成每 1ml 中含 30μg 的溶液,照紫外-可见分光光度法(通则 0401)测定,在 243nm 与 296nm 的波长处有最大吸收。

(3)本品的红外光吸收图谱应与对照的图谱(光谱集 351 图)一致。

(4)本品显芳香第一胺类的鉴别反应(通则 0301)。

(5)本品的水溶液显氯化物鉴别(1)的反应(通则 0301)。

【检查】 **溶液的澄清度与颜色**　取本品 0.50g,加水 10ml,振摇溶解后,溶液应澄清无色,如显色,与黄色 1 号标准比色液(通则 0901 第一法)比较,不得更深。

干燥失重　取本品,在 105℃干燥至恒重,减失重量不得过 0.5%(通则 0831)。

炽灼残渣　取本品 1.0g,依法检查(通则 0841),遗留残渣不得过 0.1%。

重金属　取炽灼残渣项下遗留的残渣,依法检查(通则 0821 第二法),含重金属不得过百万分之十。

【含量测定】 取本品约 0.25g,精密称定,置 100ml 烧杯中,加盐酸溶液(1→2)25ml 使溶解,再加水 25ml,照永停滴定法(通则 0701),用亚硝酸钠滴定液(0.05mol/L)滴定。每 1ml 亚硝酸钠滴定液(0.05mol/L)相当于 15.68mg 的 $C_{12}H_{18}Cl_2N_2O \cdot HCl$。

【类别】 β_2 肾上腺素受体激动药。

【贮藏】 遮光,密闭保存。

【制剂】 盐酸克仑特罗栓

盐酸克仑特罗栓

Yansuan Kelunteluo Shuan

Clenbuterol Hydrochloride Suppositories

本品含盐酸克仑特罗($C_{12}H_{18}Cl_2N_2O \cdot HCl$)应为标示量的 85.0%～115.0%。

【性状】 本品为白色或乳白色栓。

【鉴别】 取本品 5 粒,加水 10ml,置水浴上加热使基质融化,搅匀,放冷,分取水层,滤过,滤液照盐酸克仑特罗项下的鉴别(4)、(5)项试验,显相同的反应。

【检查】 应符合栓剂项下有关的各项规定(通则 0107)。

【含量测定】 照紫外-可见分光光度法(通则 0401)测定。

溶剂　盐酸溶液(9→100)。

供试品溶液　取本品 20 粒,精密称定,切成小片,精密称取适量(约相当于盐酸克仑特罗 0.36mg),置分液漏斗中,加温热的三氯甲烷 20ml 使溶解，用溶剂振摇提取 3 次(20ml、15ml 与 10ml)，分取酸提取液，置 50ml 量瓶中，用溶剂稀释至刻度，摇匀，滤过，取续滤液。

对照品溶液　取盐酸克仑特罗对照品适量，精密称定，加溶剂溶解并定量稀释制成每 1ml 中含 7.2μg 的溶液。

测定法　精密量取供试品溶液与对照品溶液各 15ml，分别置 25ml 量瓶中，各加溶剂 5ml 与 0.1%亚硝酸钠溶液 1ml，摇匀，放置 3 分钟，各加 0.5%氨基磺酸铵溶液 1ml，摇匀，时时振摇 10 分钟，再各加 0.1%盐酸萘乙二胺溶液 1ml，摇匀，放置 10 分钟，用溶剂稀释至刻度，摇匀，在 500nm 的波长处分别测定吸光度，计算。

【类别】　同盐酸克仑特罗。

【规格】　60μg

【贮藏】　遮光，在 30℃以下密封保存。

盐酸克林霉素

Yansuan Kelinmeisu

Clindamycin Hydrochloride

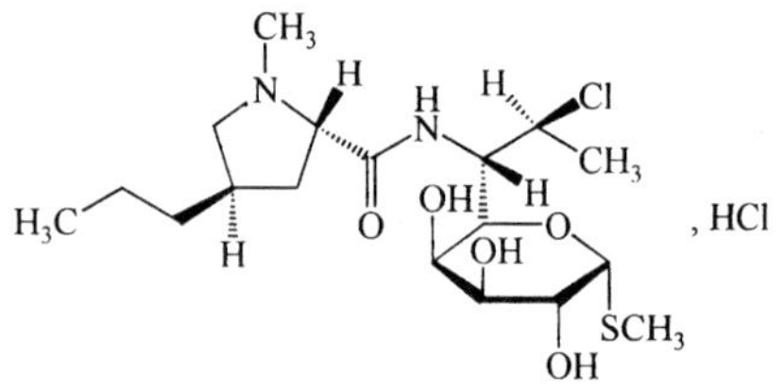

$C_{18}H_{33}ClN_2O_5S \cdot HCl$　461.44

本品为 7-氯-6,7,8-三脱氧-6-(1-甲基-反-4-丙基-L-2-吡咯烷甲酰氨基)-1-硫代-L-苏式-α-D-吡喃半乳辛糖甲苷盐酸盐。按无水物计算，含克林霉素($C_{18}H_{33}ClN_2O_5S$)不得少于 83.0%。

【性状】　本品为白色结晶性粉末；无臭。

本品在水中极易溶解，在甲醇或吡啶中易溶，在乙醇中微溶，在丙酮中几乎不溶。

比旋度　取本品，精密称定，加水溶解并定量稀释制成每 1ml 中约含 40mg 的溶液，依法测定(通则 0621)，比旋度为 +135°至 +150°。

【鉴别】　(1)照薄层色谱法(通则 0502)试验。

供试品溶液　取本品，加甲醇制成每 1ml 中约含 10mg 的溶液。

对照品溶液　取克林霉素对照品，加甲醇制成每 1ml 中约含 10mg 的溶液。

系统适用性溶液　取克林霉素对照品与林可霉素对照品各适量，加甲醇制成每 1ml 中约含克林霉素 10mg 与林可霉素 10mg 的混合溶液。

色谱条件　采用硅胶 G 薄层板，以乙酸乙酯-甲酸(1.5∶1)为展开剂。

测定法　吸取上述三种溶液各 2μl，分别点于同一薄层板上，展开，晾干，置碘蒸气中显色。

系统适用性要求　系统适用性溶液应显示两个清晰分离的斑点。

结果判定　供试品溶液所显主斑点的位置和颜色应与对照品溶液主斑点的位置和颜色一致。

(2)在含量测定项下记录的色谱图中，供试品溶液主峰的保留时间应与对照品溶液主峰的保留时间一致。

(3)本品的红外光吸收图谱应与对照的图谱(光谱集 352 图)一致。如发现在 1680～1050cm^{-1} 处的吸收峰与对照的图谱不一致时，可取本品适量，加少量甲醇溶解后，在水浴上蒸干，减压干燥后测定。

(4)本品的水溶液显氯化物鉴别(1)的反应(通则 0301)。

以上(1)、(2)两项可选做一项。

【检查】　**结晶性**　取本品，依法检查(通则 0981)，应符合规定。

酸度　取本品，加水制成每 1ml 中含 0.1g 的溶液，依法检查(通则 0631)，pH 值应为 3.0～5.5。

有关物质　照高效液相色谱法(通则 0512)测定。

供试品溶液　取本品适量，加流动相溶解并稀释制成每 1ml 中含 4mg 的溶液。

对照溶液　精密量取供试品溶液适量，用流动相定量稀释制成每 1ml 中约含 80μg 溶液。

系统适用性溶液　取克林霉素对照品适量，加流动相溶解并稀释制成每 1ml 中含 4mg 的溶液。

色谱条件　用十八烷基硅烷键合硅胶为填充剂；以磷酸二氢钾溶液(每 1ml 中含磷酸二氢钾 6.8mg，用 25%的氢氧化钾溶液调节 pH 值至 7.5)-乙腈(55∶45)为流动相；检测波长为 210nm；进样体积 20μl。

系统适用性要求　系统适用性溶液色谱图中，克林霉素主峰的保留时间约为 10 分钟。克林霉素 B 峰(相对保留时间约为 0.65)与 7-差向克林霉素峰(相对保留时间约为 0.8)和 7-差向克林霉素峰与克林霉素峰间的分离度均应大于 3.0。

测定法　精密量取供试品溶液与对照溶液，分别注入液相色谱仪，记录色谱图至主成分峰保留时间的 2 倍。

限度　供试品溶液色谱图中如有杂质峰，林可霉素(相对保留时间约为 0.4)峰面积不得大于对照溶液主峰面积的 0.5 倍(1.0%)，克林霉素 B(相对保留时间约为 0.65)峰面积不得大于对照溶液主峰面积(2.0%)，7-差向克林霉素(相对保留时间约为 0.8)峰面积不得大于对照溶液主峰面积的 0.75 倍(1.5%)，其他单个杂质峰面积不得大于对照溶液主峰面积的 0.25 倍(0.5%)，各杂质峰面积的和不得大于对照溶液主峰面积的 3 倍(6.0%)。

水分　取本品，照水分测定法(通则 0832 第一法 1)测定，含水分不得过 6.0%。

炽灼残渣　不得过 0.5%(通则 0841)。

【含量测定】　照高效液相色谱法(通则 0512)测定。

供试品溶液　取本品适量，精密称定，加流动相溶解并定量稀释制成每 1ml 中约含克林霉素 1mg 的溶液。

对照品溶液　取克林霉素对照品适量，精密称定，加流动相溶解并定量稀释制成每 1ml 中约含克林霉素 1mg 的溶液。

系统适用性溶液、色谱条件与系统适用性要求　见有关物质项下。

测定法　精密量取供试品溶液与对照品溶液，分别注入液相色谱仪，记录色谱图。按外标法以峰面积计算 $C_{18}H_{33}ClN_2O_5S$ 的含量。

【类别】　抗生素类药。

【贮藏】　密封保存。

【制剂】　盐酸克林霉素胶囊

盐酸克林霉素胶囊

Yansuan Kelinmeisu Jiaonang

Clindamycin Hydrochloride Capsules

本品含盐酸克林霉素按克林霉素（$C_{18}H_{33}ClN_2O_5S$）计算，应为标示量的 90.0%～110.0%。

【性状】　本品内容物为白色粉末或结晶性粉末或颗粒。

【鉴别】　（1）取本品内容物适量，加甲醇制成每 1ml 中含克林霉素 10mg 的溶液，振摇 2～3 分钟，静置，取上清液作为供试品溶液，照盐酸克林霉素项下鉴别（1）试验，显相同的结果。

（2）在含量测定项下记录的色谱图中，供试品溶液主峰的保留时间应与对照品溶液主峰的保留时间一致。

（3）本品的水溶液显氯化物鉴别（1）的反应（通则 0301）。

以上（1）、（2）两项可选做一项。

【检查】　**有关物质**　照高效液相色谱法（通则 0512）测定。

供试品溶液　取装量差异项下内容物，混匀，精密称取适量（约相当于克林霉素 0.1g），加流动相溶解并稀释制成每 1ml 中约含克林霉素 4mg 的溶液，滤过，取续滤液。

对照溶液　精密量取供试品溶液适量，用流动相定量稀释制成每 1ml 中约含克林霉素 80μg 的溶液。

系统适用性溶液、色谱条件、系统适用性要求、测定法与限度　见盐酸克林霉素有关物质项下。

水分　取本品的内容物适量，照水分测定法（通则 0832 第一法 1）测定，含水分不得过 7.0%。

其他　应符合胶囊剂项下有关的各项规定（通则 0103）。

【含量测定】　照高效液相色谱法（通则 0512）测定。

供试品溶液　取装量差异项下内容物，混合均匀，精密称取适量（约相当于克林霉素 0.1g），置 100ml 量瓶中，加流动相溶解并稀释至刻度，摇匀，滤过，取续滤液。

对照品溶液、系统适用性溶液、色谱条件、系统适用性要求与测定法　见盐酸克林霉素含量测定项下。

【类别】　同盐酸克林霉素。

【规格】　按 $C_{18}H_{33}ClN_2O_5S$ 计　（1）0.075g　（2）0.1g　（3）0.15g

【贮藏】　密封保存。

盐酸克林霉素棕榈酸酯

Yansuan Kelinmeisu Zonglüsuanzhi

Clindamycin Palmitate Hydrochloride

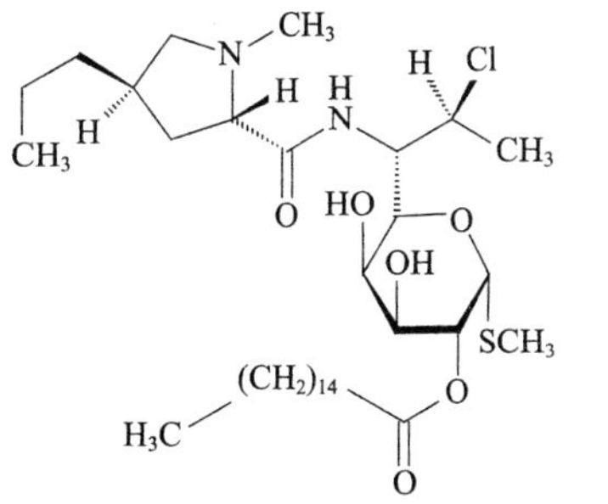

$C_{34}H_{63}ClN_2O_6S \cdot HCl$　699.85

本品为 7-氯-6，7，8-三脱氧-6-（1-甲基-反-4-丙基-L-2-吡咯烷甲酰氨基）-1-硫代-L-苏式-α-D-甘油型-吡喃半乳辛糖甲苷-2-棕榈酸酯盐酸盐。按无水物计算，含克林霉素（$C_{18}H_{33}ClN_2O_5S$）不得少于 55.0%。

【性状】　本品为白色或类白色粉末。

本品在乙醇中易溶，在水中溶解。

【鉴别】　（1）在含量测定项下记录的色谱图中，供试品溶液主峰的保留时间应与对照品溶液主峰的保留时间一致。

（2）本品的红外光吸收图谱应与对照品的图谱一致（通则 0402）。

（3）本品的水溶液显氯化物鉴别（1）的反应（通则 0301）。

【检查】　**酸度**　取本品，加水溶解并稀释制成每 1ml 中约含 10mg 的溶液，依法测定（通则 0631），pH 值应为 2.8～3.8。

有关物质　照高效液相色谱法（通则 0512）测定。

供试品溶液　取本品适量，加甲醇溶解并稀释制成每 1ml 中约含 10mg 的溶液。

对照溶液　精密量取供试品溶液适量，用甲醇定量稀释制成每 1ml 中约含 0.2mg 的溶液。

系统适用性溶液　取克林霉素棕榈酸酯对照品适量，加甲醇溶解并稀释制成每 1ml 中约含 20mg 的溶液。

色谱条件　用辛基硅烷键合硅胶为填充剂；以 0.005mol/L 醋酸铵溶液-乙腈（50∶50）为流动相 A，以乙腈为流动相 B，按下表进行线性梯度洗脱；检测波长为 230nm；进样体积 20μl。

时间(分钟)	流动相 A(%)	流动相 B(%)
0	100	0
30	0	100
80	0	100
81	100	0
90	100	0

系统适用性要求　系统适用性溶液色谱图中，克林霉素棕榈酸酯峰的保留时间约为 32 分钟，克林霉素棕榈酸酯峰与克林霉素 B 棕榈酸酯峰(相对保留时间约为 0.96)间的分离度应不小于 3.0。

测定法　精密量取供试品溶液与对照溶液，分别注入液相色谱仪，记录色谱图。

限度　供试品溶液色谱图中如有杂质峰，单个杂质峰面积不得大于对照溶液主峰面积(2.0%)，各杂质峰面积的和不得大于对照溶液主峰面积的 3.5 倍(7.0%)，小于对照溶液主峰面积 0.05 倍的峰忽略不计。

残留溶剂　乙醇、乙酸乙酯、丙酮、乙腈、二氯甲烷与三氯甲烷　照残留溶剂测定法(通则 0861 第二法)测定。

供试品溶液　取本品约 0.4g，精密称定，置顶空瓶中，精密加入 N,N-二甲基甲酰胺-水(1∶4)5ml 使溶解，密封。

对照品溶液　分别取乙醇、乙酸乙酯、丙酮、乙腈、二氯甲烷与三氯甲烷各适量，精密称定，用 N,N-二甲基甲酰胺-水(1∶4)定量稀释制成每 1ml 中分别含乙醇约 0.2mg、乙酸乙酯约 0.2mg、丙酮约 0.2mg、乙腈约 33μg、二氯甲烷约 48μg 和三氯甲烷约 5μg 的混合溶液，精密量取 5ml，置顶空瓶中，密封。

色谱条件　以 6%氰丙基苯基-94%二甲基聚硅氧烷为固定液(或极性相近)的毛细管柱为色谱柱；起始温度为 60℃，维持 10 分钟，再以每分钟 20℃的速率升温至 180℃，维持 2 分钟；进样口温度为 200℃；检测器温度为 250℃；顶空瓶平衡温度为 90℃，平衡时间为 30 分钟。

系统适用性要求　对照品溶液色谱图中，各成分峰间的分离度均应符合要求。

测定法　取供试品溶液与对照品溶液，分别顶空进样，记录色谱图。

限度　按外标法以峰面积计算，乙醇、乙酸乙酯、丙酮、乙腈、二氯甲烷与三氯甲烷的残留量均应符合规定。

甲苯、吡啶与 N,N-二甲基甲酰胺　照残留溶剂测定法(通则 0861 第三法)测定。

供试品溶液　取本品适量，精密称定，加二氯甲烷溶解并定量稀释制成每 1ml 中约含 50mg 的溶液。

对照品溶液　分别取甲苯、吡啶与 N,N-二甲基甲酰胺各适量，精密称定，加二氯甲烷溶解并定量稀释制成每 1ml 中分别含甲苯约 45μg、吡啶约 10μg 与 N,N-二甲基甲酰胺约 44μg 的溶液。

色谱条件　以 6%氰丙基苯基-94%二甲基聚硅氧烷为固定液(或极性相近)的毛细管柱为色谱柱；柱温为 90℃；进样口温度为 200℃；检测器温度为 250℃；进样体积 1μl。

系统适用性要求　对照品溶液色谱图中，各成分峰间的分离度均应符合要求。

测定法　精密量取供试品溶液与对照品溶液，分别注入气相色谱仪，记录色谱图。

限度　按外标法以峰面积计算，甲苯、吡啶与 N,N-二甲基甲酰胺的残留量均应符合规定。

水分　取本品，照水分测定法(通则 0832 第一法 1)测定，含水分不得过 3.0%。

炽灼残渣　取本品 1.0g，依法检查(通则 0841)，遗留残渣不得过 0.5%。

【含量测定】　照高效液相色谱法(通则 0512)测定。

供试品溶液　取本品适量，精密称定，加流动相溶解并定量稀释制成每 1ml 中约含 18mg 的溶液。

对照品溶液　取克林霉素棕榈酸酯对照品适量，精密称定，加流动相溶解并定量稀释制成每 1ml 中约含 18mg 的溶液。

色谱条件　用十八烷基硅烷键合硅胶为填充剂；以醋酸铵溶液(取醋酸铵 3.85g，加 5%醋酸溶液溶解并稀释至 100ml)-0.21%丁二酸二辛酯磺酸钠甲醇溶液(4∶96)为流动相；检测器为示差折光检测器；进样体积 20μl。

系统适用性要求　对照品溶液色谱图中，克林霉素棕榈酸酯峰的保留时间约为 15 分钟，克林霉素棕榈酸酯峰与克林霉素 B 棕榈酸酯峰(相对保留时间约为 0.90)间的分离度应不小于 2.0。

测定法　精密量取供试品溶液与对照品溶液，分别注入液相色谱仪，记录色谱图。按外标法以峰面积计算供试品中 $C_{18}H_{33}ClN_2O_5S$ 的含量。

【类别】　抗生素类药。

【贮藏】　密封，在阴凉干燥处保存。

【制剂】　(1)盐酸克林霉素棕榈酸酯干混悬剂　(2)盐酸克林霉素棕榈酸酯颗粒

盐酸克林霉素棕榈酸酯干混悬剂

Yansuan Kelinmeisu Zonglüsuanzhi Ganhunxuanji

Clindamycin Palmitate Hydrochloride for Suspension

本品含盐酸克林霉素棕榈酸酯按克林霉素($C_{18}H_{33}ClN_2O_5S$)计算，应为标示量的 90.0%～110.0%。

【性状】　本品为类白色粒状物；气芳香。

【鉴别】　照盐酸克林霉素棕榈酸酯项下的鉴别(1)试验，显相同的结果。

【检查】　**酸度**　取本品适量，加水溶解并稀释制成每 1ml 中约含克林霉素 10mg 的混悬液，依法测定(通则 0631)，pH 值应为 2.5～5.0。

有关物质　照高效液相色谱法(通则 0512)测定。

供试品溶液　取本品细粉适量，加甲醇溶解并稀释制成每 1ml 中约含克林霉素 5.7mg 的溶液，滤过，取续滤液。

对照溶液　精密量取供试品溶液适量，用甲醇定量稀释制成每 1ml 中约含克林霉素 114μg 的溶液。

系统适用性溶液、色谱条件、系统适用性要求与测定法　见盐酸克林霉素棕榈酸酯有关物质项下。

限度　供试品溶液色谱图中如有杂质峰，除相对保留时间小于 0.13 的峰外，单个杂质峰面积不得大于对照溶液主峰面积(2.0%)，各杂质峰面积的和不得大于对照溶液主峰面积的 4 倍(8.0%)。

溶出度　照溶出度与释放度测定法(通则 0931 第二法)测定。

溶出条件　以 0.4%十二烷基硫酸钠溶液 500ml 为溶出介质，转速为每分钟 75 转，依法操作，经 15 分钟时取样。

供试品溶液　取溶出液适量，滤过，取续滤液。

对照品溶液　取克林霉素棕榈酸酯对照品适量，精密称定，加溶出介质溶解并定量稀释制成每 1ml 中约含克林霉素 75μg 的溶液。

色谱条件　见含量测定项下。进样体积 50μl。

系统适用性要求　见含量测定项下。

测定法　见含量测定项下。计算每袋的溶出量。

限度　标示量的 70%，应符合规定。

干燥失重　取本品，在 60℃减压干燥至恒重，减失重量不得过 2.0%(通则 0831)。

其他　除沉降体积比(单剂量包装)外，应符合口服混悬剂项下有关的各项规定(通则 0123)。

【含量测定】　照高效液相色谱法(通则 0512)测定。

供试品溶液　取装量差异项下的内容物，混合均匀，精密称取适量(约相当于克林霉素 0.225g)，置 50ml 量瓶中，加流动相溶解并稀释至刻度，摇匀，滤过，取续滤液。

对照品溶液　取克林霉素棕榈酸酯对照品适量，精密称定，加流动相溶解并定量稀释制成每 1ml 中约含克林霉素 4.5mg 的溶液。

色谱条件、系统适用性要求与测定法　见盐酸克林霉素棕榈酸酯含量测定项下。

【类别】　同盐酸克林霉素棕榈酸酯。

【规格】　0.5g：37.5mg(按 $C_{18}H_{33}ClN_2O_5S$ 计)

【贮藏】　密封，在阴凉处保存。

盐酸克林霉素棕榈酸酯颗粒

Yansuan Kelinmeisu Zonglüsuanzhi Keli

Clindamycin Palmitate Hydrochloride Granules

本品含盐酸克林霉素棕榈酸酯按克林霉素($C_{18}H_{33}ClN_2O_5S$)计算，应为标示量的 90.0%～110.0%。

【性状】　本品为可溶性颗粒。

【鉴别】　照盐酸克林霉素棕榈酸酯项下的鉴别(1)试验，显相同的结果。

【检查】　**酸度**　取本品适量，加水溶解并稀释制成每 1ml 中约含克林霉素 7.5mg 的溶液，依法测定(通则 0631)，pH 值应为 2.5～5.0。

水分　取本品，照水分测定法(通则 0832 第一法 1)测定，含水分不得过 2.0%。

其他　应符合颗粒剂项下有关的各项规定(通则 0104)。

【含量测定】　照高效液相色谱法(通则 0512)测定。

供试品溶液　取装量差异项下的内容物，混合均匀，精密称取适量(约相当于克林霉素 0.225g)，加水溶解并定量稀释制成每 1ml 中约含克林霉素 9mg 的溶液。精密量取 6ml，置具塞离心管中，精密加入三氯甲烷 10ml 后，再加碳酸钠溶液(30→100)1ml，充分振摇 15 分钟，以每分钟 2500 转离心 10 分钟，弃去水层，取三氯甲烷层 3ml，置 10ml 量瓶中，用三氯甲烷稀释至刻度，摇匀，精密量取 5ml，置干燥试管中，用氮气吹干，精密加入流动相 1ml，振摇使残留物溶解。

对照品溶液　取克林霉素棕榈酸酯对照品适量，加流动相溶解并定量稀释制成每 1ml 中约含克林霉素 9mg 的溶液。

色谱条件、系统适用性要求与测定法　见盐酸克林霉素棕榈酸酯含量测定项下。

【类别】　同盐酸克林霉素棕榈酸酯。

【规格】　按 $C_{18}H_{33}ClN_2O_5S$ 计　(1)37.5mg　(2)75mg　(3)0.9g

【贮藏】　密封，在阴凉干燥处保存。

盐酸吡硫醇

Yansuan Biliuchun

Pyritinol Hydrochloride

H_3C, N, CH_3, HO, S—S, OH, HO, OH, , 2HCl , H_2O

$C_{16}H_{20}N_2O_4S_2 \cdot 2HCl \cdot H_2O$　459.40

本品为 3,3'-(二硫代亚甲基)双(5-羟基-6-甲基-4-吡啶甲醇)二盐酸盐一水合物。按无水物计算，含 $C_{16}H_{20}N_2O_4S_2 \cdot 2HCl$ 应为 97.0%～103.0%。

【性状】　本品为白色或类白色结晶性粉末；无臭。

本品在水中易溶，在乙醇中略溶，在丙酮、三氯甲烷或乙醚中不溶。

【鉴别】　(1)取本品约 50mg，置试管中，注意用直火缓缓加热使熔融，即发生硫化氢的臭气。

(2)本品的红外光吸收图谱应与对照的图谱(光谱集 356 图)一致。

(3)本品的水溶液显氯化物鉴别(1)的反应(通则 0301)。

【检查】 **酸度** 取本品 0.10g,加水 10ml 使溶解,依法检查(通则 0631),pH 值应为 2.0～3.5(供注射用)。

溶液的澄清度与颜色 取本品 1.0g,加水 10ml 溶解后,溶液应澄清无色。如显浑浊,与 1 号浊度标准液(通则 0902 第一法)比较,不得更浓;如显色,与黄色、橙黄色或黄绿色 5 号标准比色液(供口服用);或与黄色或黄绿色 2 号标准比色液(供注射用)(通则 0901 第一法)比较,不得更深。

有关物质 照高效液相色谱法(通则 0512)测定。

供试品溶液 取本品,加水溶解并稀释制成每 1ml 中约含 0.2mg 的溶液。

对照溶液 精密量取供试品溶液 1ml,置 100ml 量瓶中,用水稀释至刻度,摇匀。

色谱条件 用十八烷基硅烷键合硅胶为填充剂;以高氯酸溶液(0.82→1000,用三乙胺调节 pH 值至 3.0)-甲醇(75:25)为流动相;检测波长为 295nm;进样体积 20μl。

系统适用性要求 理论板数按吡硫醇峰计算不低于 2000,吡硫醇峰与相邻杂质峰之间的分离度应符合要求。

测定法 精密量取供试品溶液与对照溶液,分别注入液相色谱仪,记录色谱图至主成分峰保留时间的 2 倍。

限度 供试品溶液色谱图中如有杂质峰,单个杂质峰面积不得大于对照溶液主峰面积的 0.5 倍(0.5%),各杂质峰面积的和不得大于对照溶液的主峰面积(1.0%)。

水分 取本品,照水分测定法(通则 0832 第一法 1)测定,含水分应为 3.5%～4.5%。

炽灼残渣 取本品 1.0g,依法检查(通则 0841),遗留残渣不得过 0.1%。

重金属 取炽灼残渣项下遗留的残渣,依法检查(通则 0821 第二法),含重金属不得过百万分之十。

【含量测定】 照紫外-可见分光光度法(通则 0401)测定。

供试品溶液 取本品适量,精密称定,加 0.01mol/L 盐酸溶液溶解并定量稀释制成每 1ml 中约含 10μg 的溶液。

测定法 取供试品溶液,在 295nm 的波长处测定吸光度,按 $C_{16}H_{20}N_2O_4S_2 \cdot 2HCl$ 的吸收系数($E_{1cm}^{1\%}$)为 403 计算。

【类别】 脑代谢改善药。

【贮藏】 遮光,密封保存。

【制剂】 (1)盐酸吡硫醇片 (2)盐酸吡硫醇胶囊

盐酸吡硫醇片

Yansuan Biliuchun Pian

Pyritinol Hydrochloride Tablets

本品含盐酸吡硫醇($C_{16}H_{20}N_2O_4S_2 \cdot 2HCl \cdot H_2O$)应为标示量的 93.0%～107.0%。

【性状】 本品为白色或类白色片或糖衣片,除去包衣后显白色或类白色。

【鉴别】 取本品的细粉适量,照盐酸吡硫醇项下的鉴别(1)、(3)项试验,显相同的反应。

【检查】 应符合片剂项下有关的各项规定(通则 0101)。

【含量测定】 照紫外-可见分光光度法(通则 0401)测定。

供试品溶液 取本品 20 片(糖衣片应除去包衣),研细,精密称取适量(约相当于盐酸吡硫醇 0.1g),置 100ml 量瓶中,加 0.01mol/L 盐酸溶液使盐酸吡硫醇溶解并稀释至刻度,摇匀,滤过,精密量取续滤液 2ml,置 200ml 量瓶中,用 0.01mol/L 盐酸溶液稀释至刻度,摇匀。

测定法 取供试品溶液,在 295nm 的波长处测定吸光度,按 $C_{16}H_{20}N_2O_4S_2 \cdot 2HCl \cdot H_2O$ 的吸收系数($E_{1cm}^{1\%}$)为 388 计算。

【类别】 同盐酸吡硫醇。

【规格】 0.1g

【贮藏】 遮光,密封保存。

盐酸吡硫醇胶囊

Yansuan Biliuchun Jiaonang

Pyritinol Hydrochloride Capsules

本品含盐酸吡硫醇($C_{16}H_{20}N_2O_4S_2 \cdot 2HCl \cdot H_2O$)应为标示量的 93.0%～107.0%。

【性状】 本品内容物为白色或类白色粉末。

【鉴别】 (1)取本品的内容物,照盐酸吡硫醇项下鉴别(1)项试验,显相同的反应。

(2)取本品的内容物适量,加水振摇,滤过,滤液显氯化物鉴别(1)的反应(通则 0301)。

【检查】 应符合胶囊剂项下有关的各项规定(通则 0103)。

【含量测定】 照紫外-可见分光光度法(通则 0401)测定。

供试品溶液 取装量差异项下的内容物,混合均匀,精密称取适量(约相当于盐酸吡硫醇 0.1g),置 100ml 量瓶中,加 0.01mol/L 盐酸溶液使盐酸吡硫醇溶解并稀释至刻度,摇匀,滤过,精密量取续滤液 2ml,置 200ml 量瓶中,用 0.01mol/L 盐酸溶液稀释至刻度,摇匀。

测定法 取供试品溶液,在 295nm 的波长处测定吸光度,

按 $C_{16}H_{20}N_2O_4S_2 \cdot 2HCl \cdot H_2O$ 的吸收系数（$E_{1cm}^{1\%}$）为388计算。

【类别】 同盐酸吡硫醇。

【规格】 0.1g

【贮藏】 遮光，密封保存。

盐酸利多卡因

Yansuan Liduokayin

Lidocaine Hydrochloride

$C_{14}H_{22}N_2O \cdot HCl \cdot H_2O$　288.82

本品为 *N*-(2,6-二甲苯基)-2-(二乙氨基)乙酰胺盐酸盐一水合物。按无水物计算，含 $C_{14}H_{22}N_2O \cdot HCl$ 应为98.0%～102.0%。

【性状】 本品为白色结晶性粉末；无臭。

本品在水或乙醇中易溶，在三氯甲烷中溶解，在乙醚中不溶。

熔点 本品的熔点（通则0612第一法）为75～79℃。

【鉴别】 (1)取本品0.2g，加水20ml溶解后，取溶液2ml，加硫酸铜试液0.2ml与碳酸钠试液1ml，即显蓝紫色；加三氯甲烷2ml，振摇后放置，三氯甲烷层显黄色。

(2)本品的红外光吸收图谱应与对照的图谱（光谱集357图）一致。

(3)本品的水溶液显氯化物鉴别(1)的反应（通则0301）。

【检查】 **酸度** 取本品0.20g，加水40ml溶解后，依法测定（通则0631），pH值应为4.0～5.5。

溶液的澄清度 取本品1.0g，加水10ml溶解后，溶液应澄清；如显浑浊，与1号浊度标准液（通则0902第一法）比较，不得更浓。

硫酸盐 取本品0.20g，加水20ml溶解后，加稀盐酸2ml，摇匀，分成2等份；1份中加水1ml，摇匀，作为对照液；另1份中加25%氯化钡溶液1ml，摇匀，与对照液比较，不得更浓。

2,6-二甲基苯胺 照高效液相色谱法（通则0512）测定。临用新制。

供试品溶液　取本品适量，加流动相溶解并定量稀释制成每1ml中约含5mg的溶液。

对照品溶液　取2,6-二甲基苯胺对照品适量，精密称定，加流动相溶解并定量稀释制成每1ml中约含0.5μg的溶液。

系统适用性溶液　取2,6-二甲基苯胺对照品与盐酸利多卡因各适量，加流动相溶解并稀释制成每1ml中各约含50μg的溶液。

色谱条件　用十八烷基硅烷键合硅胶为填充剂；以磷酸盐缓冲液（取1mol/L磷酸二氢钠溶液1.3ml与0.5mol/L磷酸氢二钠溶液32.5ml，用水稀释至1000ml，摇匀）-乙腈（50∶50）（用磷酸调节pH值至8.0）为流动相；检测波长为230nm；进样体积20μl。

系统适用性要求　系统适用性溶液色谱图中，2,6-二甲基苯胺峰与利多卡因峰之间的分离度应符合要求。

测定法　精密量取供试品溶液与对照品溶液，分别注入液相色谱仪，记录色谱图。

限度　供试品溶液色谱图中如有2,6-二甲基苯胺峰，按外标法以峰面积计算，不得过0.01%。

水分 取本品，照水分测定法（通则0832第一法1）测定，含水分为5.0%～7.5%。

炽灼残渣 不得过0.1%（通则0841）。

重金属 取本品2.0g，加醋酸盐缓冲液（pH 3.5）2ml与水适量使溶解成25ml，依法检查（通则0821第一法），含重金属不得过百万分之十。

【含量测定】 照高效液相色谱法（通则0512）测定。

供试品溶液 取本品适量，精密称定，加流动相溶解并定量稀释制成每1ml中约含2mg的溶液。

对照品溶液 取利多卡因对照品适量，精密称定，加流动相溶解并定量稀释制成每1ml中约含2mg的溶液。

色谱条件 见2,6-二甲基苯胺项下。检测波长为254nm。

系统适用性要求 理论板数按利多卡因峰计算不低于2000。

测定法 精密量取供试品溶液与对照品溶液，分别注入液相色谱仪，记录色谱图。按外标法以峰面积计算，并将结果乘以1.156。

【类别】 局麻药、抗心律失常药。

【贮藏】 密封保存。

【制剂】 (1)盐酸利多卡因注射液　(2)盐酸利多卡因注射液（溶剂用）　(3)盐酸利多卡因胶浆（Ⅰ）　(4)盐酸利多卡因凝胶

盐酸利多卡因注射液

Yansuan Liduokayin Zhusheye

Lidocaine Hydrochloride Injection

本品为盐酸利多卡因的灭菌水溶液。含盐酸利多卡因（$C_{14}H_{22}N_2O \cdot HCl$）应为标示量的95.0%～105.0%。

【性状】 本品为无色的澄明液体。

【鉴别】 (1)取本品，照盐酸利多卡因项下的鉴别(1)、(3)项试验，显相同的结果。

(2)在含量测定项下记录的色谱图中，供试品溶液主峰的

保留时间应与对照品溶液主峰的保留时间一致。

【检查】 **pH 值**　应为 4.0～6.0(通则 0631)。

有关物质　照高效液相色谱法(通则 0512)测定。

供试品溶液　精密量取本品适量,用流动相定量稀释制成每 1ml 中约含盐酸利多卡因 2mg 的溶液。

对照溶液　精密量取供试品溶液 1ml,置 100ml 量瓶中,用流动相稀释至刻度,摇匀。

对照品溶液　取 2,6-二甲基苯胺对照品,精密称定,加流动相溶解并定量稀释制成每 1ml 中约含 0.8μg 的溶液。

色谱条件　见盐酸利多卡因 2,6-二甲基苯胺项下。

系统适用性要求　理论板数按利多卡因峰计算不低于 2000。

测定法　精密量取供试品溶液、对照溶液与对照品溶液,分别注入液相色谱仪,记录色谱图至主成分峰保留时间的 3.5 倍。

限度　供试品溶液色谱图中如有与 2,6-二甲基苯胺保留时间一致的色谱峰,按外标法以峰面积计算,不得过 0.04%,其他单个杂质峰面积不得大于对照溶液主峰面积的 0.5 倍(0.5%),其他各杂质峰面积的和不得大于对照溶液主峰面积(1.0%)。

渗透压摩尔浓度　取本品,依法检查(通则 0632),渗透压摩尔浓度应为 285～310mOsmol/kg。

细菌内毒素　取本品,依法检查(通则 1143),每 1mg 盐酸利多卡因中含内毒素的量应小于 1.0EU;用于鞘内注射时应小于 0.040EU。

其他　应符合注射剂项下有关的各项规定(通则 0102)。

【含量测定】　照高效液相色谱法(通则 0512)测定。

供试品溶液　精密量取本品适量(约相当于盐酸利多卡因 0.1g),置 50ml 量瓶中,用流动相稀释至刻度,摇匀。

对照品溶液　取利多卡因对照品约 85mg,精密称定,置 50ml 量瓶中,加 1mol/L 盐酸溶液 0.5ml 使溶解,用流动相稀释至刻度,摇匀。

色谱条件、系统适用性要求与测定法　见盐酸利多卡因含量测定项下。

【类别】　同盐酸利多卡因。

【规格】　(1)2ml∶20mg　(2)2ml∶40mg　(3)3.5ml∶35mg　(4)5ml∶50mg　(5)5ml∶0.1g　(6)10ml∶0.2g　(7)20ml∶0.4g

【贮藏】　密闭保存。

盐酸利多卡因注射液(溶剂用)

Yansuan Liduokayin Zhusheye(Rongjiyong)

Lidocaine Hydrochloride Injection (for Solvent)

本品为盐酸利多卡因的灭菌水溶液。含盐酸利多卡因($C_{14}H_{22}N_2O \cdot HCl$)应为标示量的 95.0%～105.0%。

【性状】　本品为无色的澄明液体。

【鉴别】　(1)取本品 2ml,加硫酸铜试液 0.2ml 与碳酸钠试液 1ml,即显蓝紫色;加三氯甲烷 2ml,振摇后放置,三氯甲烷层显黄色。

(2)在含量测定项下记录的色谱图中,供试品溶液主峰的保留时间应与对照品溶液主峰的保留时间一致。

(3)本品显氯化物鉴别(1)的反应(通则 0301)。

【检查】 **pH 值**　应为 3.5～5.5(通则 0631)。

有关物质　照高效液相色谱法(通则 0512)测定。

供试品溶液　精密量取本品适量,用流动相定量稀释制成每 1ml 中约含盐酸利多卡因 2mg 的溶液。

对照溶液　精密量取供试品溶液 1ml,置 100ml 量瓶中,用流动相稀释至刻度,摇匀。

对照品溶液　取 2,6-二甲基苯胺对照品适量,精密称定,加流动相溶解并定量稀释制成每 1ml 中约含 0.8μg 的溶液。

色谱条件　见盐酸利多卡因 2,6-二甲基苯胺项下。检测波长为 254nm。

系统适用性要求　理论板数按利多卡因峰计算不低于 2000。

测定法　精密量取供试品溶液、对照溶液与对照品溶液,分别注入液相色谱仪,记录色谱图至主成分峰保留时间的 3.5 倍。

限度　供试品溶液色谱图中如有与 2,6-二甲基苯胺保留时间一致的色谱峰,按外标法以峰面积计算,不得过 0.04%,其他各杂质峰面积的和不得大于对照溶液主峰面积(1.0%)。

细菌内毒素　取本品,依法检查(通则 1143),每 1ml 盐酸利多卡因注射液中含内毒素的量应小于 1.0EU。

其他　应符合注射剂项下有关的各项规定(通则 0102)。

【含量测定】　照高效液相色谱法(通则 0512)测定。

供试品溶液　精密量取本品适量(约相当于盐酸利多卡因 0.1g),置 50ml 量瓶中,用流动相稀释至刻度,摇匀。

对照品溶液　取利多卡因对照品约 85mg,精密称定,置 50ml 量瓶中,加 1mol/L 盐酸溶液 0.5ml 使溶解,用流动相稀释至刻度,摇匀。

色谱条件、系统适用性要求与测定法　见盐酸利多卡因含量测定项下。

【类别】　同盐酸利多卡因。

【规格】　(1)2ml∶4mg　(2)5ml∶10mg

【贮藏】 密闭保存。

盐酸利多卡因胶浆(Ⅰ)

Yansuan Liduokayin Jiaojiang(Ⅰ)

Lidocaine Hydrochloride Mucilage(Ⅰ)

本品为盐酸利多卡因的灭菌胶浆。含盐酸利多卡因($C_{14}H_{22}N_2O \cdot HCl$)应为标示量的95.0%～105.0%。

【性状】 本品为无色至微黄色的黏稠液体。

【鉴别】 (1)取本品约10g,加水20ml稀释后,取溶液2ml,加硫酸铜试液0.2ml与碳酸钠试液1ml,即显蓝紫色,再加三氯甲烷2ml,振摇后放置,三氯甲烷层显黄色。

(2)在含量测定项下记录的色谱图中,供试品溶液主峰的保留时间应与对照品溶液主峰的保留时间一致。

(3)取本品适量(约相当于盐酸利多卡因0.3g),置分液漏斗中,加水15ml,振摇使溶解,加6mol/L氨溶液4ml,用三氯甲烷提取4次,每次15ml,合并三氯甲烷液,经铺有脱脂棉与无水硫酸钠的滤器滤过,滤液蒸发至干,加正己烷使溶解,蒸干后减压干燥24小时,取残渣,测定红外光吸收图谱,应与对照品的图谱一致(通则0402)。

(4)取鉴别(1)项制得的水溶液,显氯化物鉴别(1)的反应(通则0301)。

【检查】 **pH值** 应为6.0～7.0(通则0631)。

无菌 取本品,依法检查(通则1101),应符合规定。

其他 应符合凝胶剂项下有关的各项规定(通则0114)。

【含量测定】 照高效液相色谱法(通则0512)测定。

供试品溶液 取本品适量(约相当于盐酸利多卡因0.1g),精密称定,置50ml量瓶中,用流动相稀释至刻度,摇匀。

对照品溶液、色谱条件、系统适用性要求与测定法 见盐酸利多卡因含量测定项下。

【类别】 同盐酸利多卡因。

【规格】 (1)10g∶0.2g　(2)20g∶0.4g

【贮藏】 密闭保存。

盐酸利多卡因凝胶

Yansuan Liduokayin Ningjiao

Lidocaine Hydrochloride Gel

本品为盐酸利多卡因的灭菌凝胶。含盐酸利多卡因($C_{14}H_{22}N_2O \cdot HCl$)应为标示量的95.0%～105.0%。

【性状】 本品为无色或几乎无色的黏稠液体。

【鉴别】 (1)取本品约10ml,加水20ml稀释后,取溶液2ml,加硫酸铜试液0.2ml与碳酸钠试液1ml,即显蓝紫色,再加三氯甲烷2ml,振摇后放置,三氯甲烷层显黄色。

(2)在含量测定项下记录的色谱图中,供试品溶液主峰的保留时间应与对照品溶液主峰的保留时间一致。

(3)取鉴别(1)项下的水溶液,显氯化物鉴别(1)的反应(通则0301)。

【检查】 **pH值** 应为5.0～7.0(通则0631)。

2,6-二甲基苯胺 照高效液相色谱法(通则0512)测定。临用新制。

供试品溶液 取本品适量(约相当于盐酸利多卡因0.1g),精密称定,置20ml量瓶中,加流动相溶解并稀释至刻度,摇匀。

对照品溶液 取2,6-二甲基苯胺对照品适量,精密称定,加流动相溶解并定量稀释制成每1ml中约含2μg的溶液。

系统适用性溶液 取盐酸利多卡因与2,6-二甲基苯胺对照品各适量,加流动相溶解并稀释制成每1ml中各约含5mg与2μg的溶液。

色谱条件、系统适用性要求与测定法 见盐酸利多卡因2,6-二甲基苯胺项下。

限度 供试品溶液色谱图中如有2,6-二甲基苯胺峰,按外标法以峰面积计算,含2,6-二甲基苯胺不得过盐酸利多卡因标示量的0.04%。

其他 应符合凝胶剂项下有关的各项规定(通则0114)。

【含量测定】 照高效液相色谱法(通则0512)测定。

供试品溶液 取本品适量(约相当于盐酸利多卡因40mg),精密称定,置20ml量瓶中,加流动相溶解并稀释至刻度,摇匀,离心,取上清液。

对照品溶液、色谱条件、系统适用性要求与测定法 见盐酸利多卡因含量测定项下。

【类别】 同盐酸利多卡因。

【规格】 (1)10ml∶0.2g　(2)20ml∶0.4g

【贮藏】 密闭保存。

盐酸妥卡尼

Yansuan Tuokani

Tocainide Hydrochloride

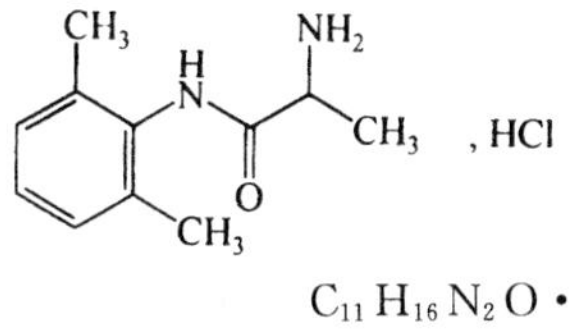

$C_{11}H_{16}N_2O \cdot HCl$　228.72

本品为(±)-*N*-(2,6-二甲苯基)-2-氨基丙酰胺盐酸盐。按干燥品计算,含$C_{11}H_{16}N_2O \cdot HCl$不得少于98.5%。

【性状】 本品为粒状结晶;无臭。

本品在水中易溶,在乙醇中溶解,在乙醚中微溶,在三氯甲烷中几乎不溶。

【鉴别】 (1)取本品约50mg,加水4ml溶解后,加盐酸溶液(9→100)1ml、重氮对硝基苯胺试液 2ml、氢氧化钠试液 4ml 与正丁醇 2ml,振摇,静置俟分层,正丁醇层显红色。

(2)本品的水溶液显氯化物鉴别(1)的反应(通则 0301)。

【检查】 **酸度**　取本品 0.10g,加水 10ml 溶解后,加甲基红指示液 1 滴,如显红色,加氢氧化钠滴定液(0.02mol/L)0.25ml,应变为黄色。

溶液的澄清度　取本品 0.25g,加水 10ml 溶解后,依法检查(通则 0902 第一法),与 2 号浊度标准液比较,不得更浓。

干燥失重　取本品,在 105℃干燥至恒重,减失重量不得过 0.5%(通则 0831)。

炽灼残渣　取本品 1.0g,依法检查(通则 0841),遗留残渣不得过 0.1%。

重金属　取炽灼残渣项下遗留的残渣,依法检查(通则 0821 第二法),含重金属不得过百万分之二十。

铁盐　取本品 1.0g,加水 25ml 溶解后,依法检查(通则 0807),与标准铁溶液 1.0ml 制成的对照液比较,不得更深(0.001%)。

【含量测定】　取本品约 0.2g,精密称定,加冰醋酸 10ml 溶解后,加醋酸汞试液 5ml 与结晶紫指示液 1 滴,用高氯酸滴定液(0.1mol/L)滴定至溶液显蓝绿色,并将滴定的结果用空白试验校正。每 1ml 高氯酸滴定液(0.1mol/L)相当于 22.87mg 的 $C_{11}H_{16}N_2O \cdot HCl$。

【类别】　抗心律失常药。

【贮藏】　密封保存。

【制剂】　(1)盐酸妥卡尼片　(2)盐酸妥卡尼胶囊

盐酸妥卡尼片

Yansuan Tuokani Pian

Tocainide Hydrochloride Tablets

本品含盐酸妥卡尼($C_{11}H_{16}N_2O \cdot HCl$)应为标示量的 93.0%～107.0%。

【性状】　本品为糖衣片,除去包衣后显白色。

【鉴别】　取本品的细粉适量(约相当于盐酸妥卡尼 0.2g),加水 20ml,振摇使盐酸妥卡尼溶解,滤过,滤液照盐酸妥卡尼项下鉴别试验,显相同的反应。

【检查】　应符合片剂项下有关的各项规定(通则 0101)。

【含量测定】　取本品 20 片,除去包衣后,精密称定,研细,精密称取适量(约相当于盐酸妥卡尼 0.8g),置 50ml 量瓶中,加水约 40ml,振摇使盐酸妥卡尼溶解,用水稀释至刻度,摇匀,滤过,精密量取续滤液 25ml,置分液漏斗中,加氨试液 5ml,使成碱性后,用二氯甲烷振摇提取 4 次,每次 20ml,合并二氯甲烷液,置 40～50℃水浴中加热蒸干,再用冷风吹干,精密加硫酸滴定液(0.05mol/L)25ml,加甲基红-溴甲酚绿混合指示液数滴,用氢氧化钠滴定液(0.1mol/L)滴定至绿色。每 1ml 硫酸滴定液(0.05mol/L)相当于 22.87mg 的 $C_{11}H_{16}N_2O \cdot HCl$。

【类别】　同盐酸妥卡尼。

【规格】　0.2g

【贮藏】　遮光,密封保存。

盐酸妥卡尼胶囊

Yansuan Tuokani Jiaonang

Tocainide Hydrochloride Capsules

本品含盐酸妥卡尼($C_{11}H_{16}N_2O \cdot HCl$)应为标示量的 93.0%～107.0%。

【鉴别】　取本品的细粉适量(约相当于盐酸妥卡尼 0.2g),加水 20ml,振摇使盐酸妥卡尼溶解,滤过,滤液照盐酸妥卡尼项下鉴别试验,显相同的反应。

【检查】　应符合胶囊剂项下有关的各项规定(通则 0103)。

【含量测定】　取装量差异项下的内容物,混合均匀,精密称取适量(约相当于盐酸妥卡尼 0.2g),加冰醋酸 20ml 与醋酸汞试液 5ml,振摇使盐酸妥卡尼溶解后,加结晶紫指示液 1 滴,用高氯酸滴定液(0.1mol/L)滴定至溶液显绿色,并将滴定的结果用空白试验校正。每 1ml 高氯酸滴定液(0.1mol/L)相当于 22.87mg 的 $C_{11}H_{16}N_2O \cdot HCl$。

【类别】　同盐酸妥卡尼。

【规格】　0.2g

【贮藏】　遮光,密封保存。

盐酸妥拉唑林

Yansuan Tuolazuolin

Tolazoline Hydrochloride

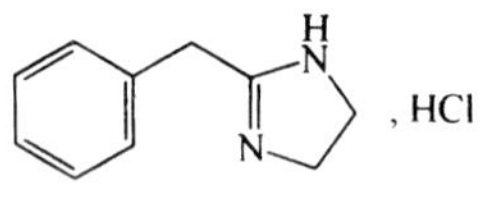

$C_{10}H_{12}N_2 \cdot HCl$　196.68

本品为 4,5-二氢-2-苯甲基-1*H*-咪唑盐酸盐。按干燥品计算,含 $C_{10}H_{12}N_2 \cdot HCl$ 不得少于 98.5%。

【性状】　本品为白色或类白色结晶性粉末。本品的水溶液对石蕊试纸显微酸性反应。

本品在水中易溶,在乙醇或三氯甲烷中溶解,在乙醚中不溶。

熔点　本品的熔点(通则 0612)为 172～176℃。

【鉴别】　(1)取本品约 10mg,加水 1ml 溶解后,加硫氰酸铬铵试液数滴,即生成粉红色沉淀。

(2)取本品约 10mg,加水 1ml 溶解后,加三硝基苯酚试液至不再产生沉淀,滤过,沉淀洗净,烘干,依法测定,熔点为 144～149℃(通则 0612)。

（3）本品的红外光吸收图谱应与对照的图谱（光谱集 1193 图）一致。

（4）本品的水溶液显氯化物鉴别（1）的反应（通则 0301）。

【检查】 **干燥失重** 取本品，在 105℃干燥至恒重，减失重量不得过 0.5%（通则 0831）。

炽灼残渣 不得过 0.1%（通则 0841）。

【含量测定】 取本品约 0.15g，精密称定，加冰醋酸 20ml 溶解后，加醋酸汞试液 5ml 与结晶紫指示液 1 滴，用高氯酸滴定液（0.1mol/L）滴定至溶液蓝绿色，并将滴定结果用空白试验校正。每 1ml 高氯酸滴定液（0.1mol/L）相当于 19.67mg 的 $C_{10}H_{12}N_2 \cdot HCl$。

【类别】 α 肾上腺素受体阻滞药。

【贮藏】 遮光，密封保存。

【制剂】 （1）盐酸妥拉唑林片 （2）盐酸妥拉唑林注射液

盐酸妥拉唑林片

Yansuan Tuolazuolin Pian

Tolazoline Hydrochloride Tablets

本品含盐酸妥拉唑林（$C_{10}H_{12}N_2 \cdot HCl$）应为标示量的 93.0%～107.0%。

【性状】 本品为糖衣片，除去包衣后，呈白色。

【鉴别】 取本品 8 片，研细，用乙醇提取 3 次，每次 10ml，加热，滤过，合并滤液蒸干后，加水 10ml，使溶解，滤过，滤液蒸干，残渣做下列试验。

（1）取残渣约 10mg，加水 1ml 使盐酸妥拉唑林溶解，加硫氰酸铬铵试液数滴，即产生粉红色沉淀。

（2）残渣的水溶液显氯化物鉴别（1）的反应（通则 0301）。

【检查】 应符合片剂项下有关的各项规定（通则 0101）。

【含量测定】 照高效液相色谱法（通则 0512）测定。

供试品溶液 取本品 20 片，精密称定，研细，精密称取适量（约相当于盐酸妥拉唑林 50mg），置 100ml 量瓶中，加流动相适量，超声使盐酸妥拉唑林溶解，用流动相稀释至刻度，摇匀，滤过，精密量取续滤液 5ml，置 50ml 量瓶中，用流动相稀释至刻度，摇匀。

对照品溶液 取盐酸妥拉唑林对照品，精密称定，加流动相溶解并定量稀释制成每 1ml 中约含 50μg 的溶液。

色谱条件 用十八烷基硅烷键合硅胶为填充剂；以甲醇-0.068%磷酸溶液[(50：50)，用氨试液调节 pH 值至 3.0]为流动相；检测波长为 230nm；进样体积 20μl。

系统适用性要求 理论板数按妥拉唑林峰计算不低于 1500。

测定法 精密量取供试品溶液与对照品溶液，分别注入液相色谱仪，记录色谱图。按外标法以峰面积计算。

【类别】【贮藏】 同盐酸妥拉唑林。

【规格】 25mg

盐酸妥拉唑林注射液

Yansuan Tuolazuolin Zhusheye

Tolazoline Hydrochloride Injection

本品为盐酸妥拉唑林的灭菌水溶液。含盐酸妥拉唑林（$C_{10}H_{12}N_2 \cdot HCl$）应为标示量的 95.0%～105.0%。

【性状】 本品为无色的澄明液体。

【鉴别】 （1）取本品 1ml，加硫氰酸铬铵试液数滴，即产生粉红色沉淀。

（2）在含量测定项下记录的色谱图中，供试品溶液主峰的保留时间应与对照品溶液主峰的保留时间一致。

（3）本品显氯化物鉴别（1）的反应（通则 0301）。

【检查】 **pH 值** 应为 4.5～6.5（通则 0631）。

有关物质 照高效液相色谱法（通则 0512）测定。

供试品溶液 取本品，用甲醇-水（1：2）稀释制成每 1ml 中约含盐酸妥拉唑林 0.5mg 的溶液。

对照溶液 精密量取供试品溶液 1ml，置 100ml 量瓶中，用甲醇-水（1：2）稀释至刻度，摇匀。

系统适用性溶液 取盐酸妥拉唑林适量，加流动相溶解并稀释制成每 1ml 中约含 0.05mg 的溶液。

色谱条件 用十八烷基硅烷键合硅胶为填充剂；以甲醇-0.068%磷酸溶液[(50：50)，用氨试液调节 pH 值至 3.0]为流动相；检测波长为 230nm；进样体积 20μl。

系统适用性要求 系统适用性溶液色谱图中，理论板数按妥拉唑林峰计算不低于 1500，妥拉唑林峰与相邻杂质峰之间的分离度应符合规定。

测定法 精密量取供试品溶液与对照溶液，分别注入液相色谱仪，记录色谱图至主成分色谱峰保留时间的 4 倍。

限度 供试品溶液色谱图中如有杂质峰，各杂质峰面积的和不得大于对照溶液的主峰面积（1.0%）。

细菌内毒素 取本品，依法检查（通则 1143），每 1mg 盐酸妥拉唑林中含内毒素的量应小于 0.80EU。

其他 应符合注射剂项下有关的各项规定（通则 0102）。

【含量测定】 照高效液相色谱法（通则 0512）测定。

供试品溶液 精密量取本品适量（约相当于盐酸妥拉唑林 50mg），置 100ml 量瓶中，用流动相稀释至刻度，摇匀，精密量取 5ml，置 50ml 量瓶中，用流动相稀释至刻度，摇匀。

对照品溶液 取盐酸妥拉唑林对照品适量，精密称定，加流动相溶解并定量稀释制成每 1ml 中含 0.05mg 的溶液。

色谱条件与系统适用性要求 见有关物质项下。

测定法 精密量取供试品溶液与对照品溶液，分别注入液相色谱仪，记录色谱图。按外标法以峰面积计算。

【类别】 同盐酸妥拉唑林。

【规格】 1ml∶25mg

【贮藏】 避光，密闭保存。

盐酸阿扑吗啡

Yansuan Apumafei

Apomorphine Hydrochloride

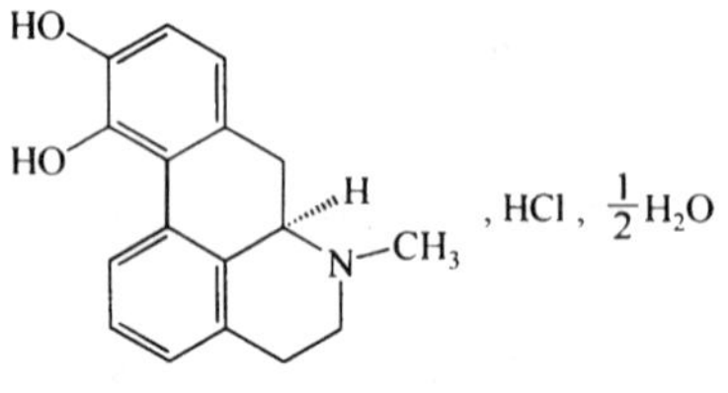

$C_{17}H_{17}NO_2 \cdot HCl \cdot \frac{1}{2}H_2O$　312.80

本品为(*R*)-6-甲基-5,6,6*a*,7-四氢-4*H*-二苯并[*de*,*g*]喹啉-10,11-二酚盐酸盐半水合物。按干燥品计算，含 $C_{17}H_{17}NO_2 \cdot HCl$不得少于98.0%。

【性状】 本品为白色或灰白色有闪光的结晶或结晶性粉末；无臭；在空气或日光中渐变绿色。

本品在热水中溶解，在水或乙醇中略溶，在三氯甲烷或乙醚中极微溶解。

【鉴别】 (1)取本品10mg，加硝酸1ml，即溶解成暗紫红色的溶液。

(2)取本品约50mg，加水5ml溶解后，加碳酸氢钠试液1ml，即生成白色或绿白色沉淀；再加碘试液3滴，并强力振摇，渐变为翠绿色；加乙醚5ml，强力振摇后，静置俟分层，乙醚层显深宝石红色，水层仍显绿色。

(3)本品的红外光吸收图谱应与对照的图谱(光谱集359图)一致。

(4)本品的水溶液显氯化物鉴别(1)的反应(通则0301)。

【检查】 **酸度**　取本品0.10g，加水10ml使溶解，依法测定(通则0631)，pH值应为3.0～4.0。

溶液的颜色　取本品0.10g，加新沸放冷的水10ml，缓缓振摇溶解后，立即与对照液[取本品5mg，加新沸放冷的水100ml，溶解后，精密量取1ml，置试管中，加新沸放冷的水6ml稀释后，加碳酸氢钠试液1ml与碘滴定液(0.05mol/L)0.5ml，放置30秒钟后，再加硫代硫酸钠滴定液(0.1mol/L)0.6ml，并用新沸放冷的水稀释使成10ml]比较，不得更深。

有关物质　照高效液相色谱法(通则0512)测定。

供试品溶液　取本品适量(约相当于盐酸阿扑吗啡20mg)，置100ml量瓶中，加流动相溶解并稀释至刻度，摇匀。

对照溶液　精密量取供试品溶液1ml，置100ml量瓶中，用流动相稀释至刻度，摇匀。

色谱条件　用十八烷基硅烷键合硅胶为填充剂；以0.04mol/L磷酸二氢钾溶液(用磷酸调节pH值至3.0)-乙腈(80∶20)为流动相；检测波长为212nm；进样体积20μl。

系统适用性要求　理论板数按阿扑吗啡峰计算不低于3000。

测定法　精密量取供试品溶液与对照溶液，分别注入液相色谱仪，记录色谱图至主成分峰保留时间的2倍。

限度　供试品溶液色谱图中如有杂质峰，各杂质峰面积的和不得大于对照溶液主峰面积的2倍(2.0%)。

干燥失重　取本品，在105℃干燥至恒重，减失重量不得过5.0%(通则0831)。

炽灼残渣　不得过0.1%(通则0841)。

【含量测定】 取本品约0.25g，精密称定，加0.01mol/L盐酸溶液5ml与乙醇50ml使溶解后，照电位滴定法(通则0701)，用氢氧化钠滴定液(0.1mol/L)滴定，两个突跃点体积的差为滴定体积。每1ml氢氧化钠滴定液(0.1mol/L)相当于30.38mg的 $C_{17}H_{17}NO_2 \cdot HCl$。

【类别】 催吐药。

【贮藏】 遮光，密封保存。

【制剂】 盐酸阿扑吗啡注射液

盐酸阿扑吗啡注射液

Yansuan Apumafei Zhusheye

Apomorphine Hydrochloride Injection

本品为盐酸阿扑吗啡的灭菌水溶液。含盐酸阿扑吗啡($C_{17}H_{17}NO_2 \cdot HCl \cdot \frac{1}{2}H_2O$)应为标示量的93.0%～107.0%。

本品可加适宜的稳定剂。

【性状】 本品为无色至微带黄绿色的澄明液体，遇光渐变成绿色。

【鉴别】 (1)取本品1ml，加碳酸氢钠试液1ml，即生成白色或绿白色的沉淀；缓缓滴加碘试液，随滴随振摇，即变为翠绿色；加乙醚2ml，强力振摇后，静置俟分层，乙醚层显深宝石红色，水层仍显绿色。

(2)本品显氯化物鉴别(1)的反应(通则0301)。

【检查】 **pH值**　应为2.5～4.0(通则0631)。

颜色　取本品，与黄绿色3号标准比色液(通则0901第一法)比较，不得更深。

其他　应符合注射剂项下有关的各项规定(通则0102)。

【含量测定】 精密量取本品适量(约相当于盐酸阿扑吗啡50mg)，置分液漏斗中，用新沸放冷的水稀释使成25ml，加碳酸氢钠0.5g，振摇溶解后，用无过氧化物的乙醚振摇提取5次，第一次25ml，以后每次各15ml，合并乙醚液，用水洗涤3次，每次5ml，合并洗液，用无过氧化物的乙醚5ml振摇提取，合并前后两次得到的乙醚液，精密加盐酸滴定液(0.02mol/L)20ml，振摇提取，静置俟分层，分取酸层，乙醚层用水振摇洗涤2次，每次5ml，洗液并入酸液中，加甲基红指示液1～2滴，用氢氧化钠滴定液(0.02mol/L)进行滴定。每1ml盐酸滴定液(0.02mol/L)

相当于 6.256mg 的 $C_{17}H_{17}NO_2 \cdot HCl \cdot \frac{1}{2}H_2O$。

【类别】 同盐酸阿扑吗啡。

【规格】 1ml∶5mg

【贮藏】 遮光，密闭保存。

盐酸阿米洛利

Yansuan Amiluoli

Amiloride Hydrochloride

$C_6H_8ClN_7O \cdot HCl \cdot 2H_2O$　302.1

本品为 *N*-脒基-3,5-二氨基-6-氯吡嗪-2-甲酰胺盐酸盐二水合物。按无水物计算，含 $C_6H_8ClN_7O \cdot HCl$ 不得少于 98.5%。

【性状】 本品为淡黄色或黄绿色粉末；无臭或几乎无臭。

本品在水中微溶，在乙醇中极微溶解，在三氯甲烷或乙醚中几乎不溶。

【鉴别】 (1)取本品，加 0.1mol/L 盐酸溶液溶解并稀释制成每 1ml 中约含 10μg 的溶液，照紫外-可见分光光度法(通则 0401)测定，在 285nm 与 362nm 的波长处有最大吸收。

(2)本品的红外光吸收图谱应与对照的图谱(光谱集 828 图)一致。

(3)取本品约 20mg，加水 20ml 使溶解，滴加过量硝酸使沉淀完全，滤过，滤液显氯化物鉴别(1)的反应(通则 0301)。

【检查】 **酸度**　取本品 0.10g，加水 20ml 溶解后，依法测定(通则 0631)，pH 值应为 3.8～5.2。

有关物质　照薄层色谱法(通则 0502)试验。

供试品溶液　取本品，加甲醇溶解并定量稀释制成每 1ml 中约含 2mg 的溶液。

对照品溶液(1)　取杂质Ⅰ对照品，精密称定，加甲醇溶解并定量稀释制成每 1ml 中约含 10μg 的溶液。

对照品溶液(2)　取杂质Ⅰ对照品，精密称定，加甲醇溶解并定量稀释制成每 1ml 中约含 4μg 的溶液。

色谱条件　采用硅胶 G 薄层板，以二氧六环-稀氨溶液-水(90∶6∶6)为展开剂。

测定法　吸取上述三种溶液各 10μl，分别点于同一薄层板上，展开，晾干，置紫外光灯(365nm)下检视。

限度　供试品溶液如显与对照品溶液(1)相应的杂质斑点，其荧光强度与对照品溶液(1)的主斑点比较，不得更强；如显其他杂质斑点，与对照品溶液(2)的主斑点比较，不得更强。

水分　取本品，照水分测定法(通则 0832 第一法 1)测定，含水分应为 11.0%～13.0%。

炽灼残渣　取本品 1.0g，依法检查(通则 0841)，遗留残渣不得过 0.1%。

重金属　取炽灼残渣项下遗留的残渣，依法检查(通则 0821 第二法)，含重金属不得过百万分之二十。

【含量测定】 取本品约 0.2g，精密称定，加 0.01mol/L 盐酸溶液 5ml 与乙醇 50ml 使溶解，照电位滴定法(通则 0701)，用氢氧化钠滴定液(0.1mol/L)滴定，两个突跃点体积的差作为滴定体积。每 1ml 的氢氧化钠滴定液(0.1mol/L)相当于 26.61mg 的 $C_6H_8ClN_7O \cdot HCl$。

【类别】 利尿药。

【贮藏】 遮光，密封保存。

【制剂】 (1)盐酸阿米洛利片　(2)复方盐酸阿米洛利片

附：

杂质Ⅰ

$C_6H_7ClN_4O_2$　202.60

3,5-二氨基-6-氯吡嗪-2-羧酸甲酯

盐酸阿米洛利片

Yansuan Amiluoli Pian

Amiloride Hydrochloride Tablets

本品含盐酸阿米洛利按 $C_6H_8ClN_7O \cdot HCl$ 计，应为标示量的 90.0%～110.0%。

【性状】 本品为淡黄色片。

【鉴别】 (1)取本品细粉适量，加 0.1mol/L 盐酸溶液溶解并稀释制成每 1ml 中约含盐酸阿米洛利 10μg 的溶液，滤过，滤液照紫外-可见分光光度法(通则 0401)测定，在 285nm 与 362nm 的波长处有最大吸收。

(2)照薄层色谱法(通则 0502)试验。

供试品溶液　取本品细粉适量(约相当于盐酸阿米洛利 5mg)，加甲醇 25ml，振摇使盐酸阿米洛利溶解，滤过，取续滤液。

对照品溶液　取盐酸阿米洛利对照品，加甲醇溶解并稀释制成每 1ml 中约含 0.2mg 的溶液。

色谱条件　采用硅胶 H 薄层板，以二氧六环-稀氨溶液-水(90∶6∶6)为展开剂。

测定法　吸取供试品溶液与对照品溶液各 10μl，分别点于同一薄层板上，展开，晾干，置紫外光灯(365nm)下检视。

结果判定　供试品溶液所显主斑点的位置和荧光强度应与对照品溶液的主斑点相同。

【检查】 **含量均匀度** 取本品 1 片，置 50ml 量瓶中，照含量测定项下的方法测定，应符合规定（通则 0941）。

溶出度 照溶出度与释放度测定法（通则 0931 第二法）测定。

溶出条件 以 0.1mol/L 盐酸溶液 900ml 为溶出介质，转速为每分钟 50 转，依法操作，经 30 分钟时取样。

供试品溶液 取溶出液 10ml，滤过，取续滤液。

对照品溶液 取盐酸阿米洛利对照品，精密称定，加 0.1mol/L 盐酸溶液溶解并定量稀释制成每 1ml 中约含 2.5μg 的溶液。

测定法 取供试品溶液与对照品溶液，照紫外-可见分光光度法（通则 0401），在 362nm 的波长处分别测定吸光度，计算出每片的溶出量。

限度 标示量的 80%，应符合规定。

其他 应符合片剂项下有关的各项规定（通则 0101）。

【含量测定】 照紫外-可见分光光度法（通则 0401）测定。

供试品溶液 取本品 20 片，精密称定，研细，精密称取适量[约相当于盐酸阿米洛利（按 $C_6H_8ClN_7O \cdot HCl$ 计）5mg]，置 100ml 量瓶中，加 0.1mol/L 盐酸溶液 60ml，置水浴中约 30 分钟，并时时振摇，使盐酸阿米洛利溶解，放冷，用 0.1mol/L 盐酸溶液稀释至刻度，摇匀，立即取出适量，置具塞离心管中，离心，精密量取上清液 5ml，置 25ml 量瓶中，用 0.1mol/L 盐酸溶液稀释至刻度，摇匀。

对照品溶液 取盐酸阿米洛利对照品，精密称定，加 0.1mol/L 盐酸溶液溶解并定量稀释制成每 1ml 中约含 10μg 的溶液。

测定法 取供试品溶液与对照品溶液，在 362nm 的波长处分别测定吸光度，计算。

【类别】 同盐酸阿米洛利。

【规格】 2.5mg（按 $C_6H_8ClN_7O \cdot HCl$ 计）

【贮藏】 遮光，密封保存。

盐酸阿米替林

Yansuan Amitilin

Amitriptyline Hydrochloride

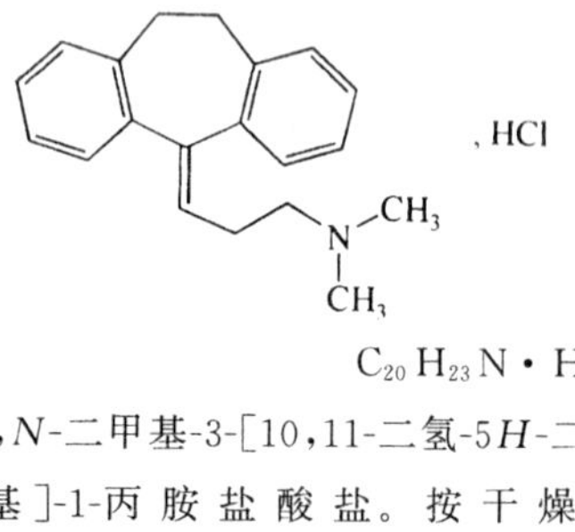

$C_{20}H_{23}N \cdot HCl$　313.87

本品为 *N*,*N*-二甲基-3-[10,11-二氢-5*H*-二苯并[*a*,*d*]环庚三烯-5-亚基]-1-丙胺盐酸盐。按干燥品计算，含 $C_{20}H_{23}N \cdot HCl$ 不得少于 99.0%。

【性状】 本品为无色结晶或白色、类白色粉末；无臭或几乎无臭。

本品在水、甲醇、乙醇或三氯甲烷中易溶，在乙醚中几乎不溶。

熔点 本品的熔点（通则 0612 第一法）为 195～199℃。

【鉴别】 （1）取本品约 5mg，加硫酸 2ml 使溶解，溶液显红色。

（2）取本品，加盐酸溶液（9→1000）溶解并稀释制成每 1ml 中含 12μg 的溶液，照紫外-可见分光光度法（通则 0401）测定，在 239nm 的波长处有最大吸收，吸光度为 0.51～0.56。

（3）本品的红外光吸收图谱应与对照的图谱（光谱集 360 图）一致。

（4）本品的水溶液显氯化物鉴别（1）的反应（通则 0301）。

【检查】 **酸度** 取本品 0.10g，加水 10ml 溶解后，依法测定（通则 0631），pH 值应为 4.5～6.0。

溶液的澄清度与颜色 取本品 0.20g，加水 10ml 溶解后，溶液应澄清无色。如显色，与黄色 2 号或橙黄色 2 号标准比色液（通则 0901 第一法）比较，不得更深。

有关物质 照高效液相色谱法（通则 0512）测定。

供试品溶液 取本品，加流动相溶解并稀释制成每 1ml 中约含 0.2mg 的溶液。

对照溶液 精密量取供试品溶液适量，用流动相定量稀释制成每 1ml 中约含 2μg 的溶液。

色谱条件 用十八烷基硅烷键合硅胶为填充剂；以甲醇-水-三乙胺（60：40：0.3）（用磷酸调节 pH 值至 3.1）为流动相；检测波长为 240nm；进样体积 10μl。

系统适用性要求 理论板数按阿米替林峰计算不低于 3000。

测定法 精密量取供试品溶液与对照溶液，分别注入液相色谱仪，记录色谱图至主成分峰保留时间的 4 倍。

限度 供试品溶液色谱图中如有杂质峰，单个杂质峰面积不得大于对照溶液主峰面积的 0.5 倍（0.5%），各杂质峰面积的和不得大于对照溶液主峰面积（1.0%）。

残留溶剂 照残留溶剂测定法（通则 0861 第三法）测定。

供试品溶液 取本品适量，精密称定，加 *N*,*N*-二甲基甲酰胺溶解并定量稀释制成每 1ml 中约含 20mg 的溶液。

对照品溶液 取甲苯、四氢呋喃与异丙醇，精密称定，用 *N*,*N*-二甲基甲酰胺定量稀释制成每 1ml 中分别约含甲苯 17.8μg、四氢呋喃 14.4μg 与异丙醇 0.1mg 的混合溶液。

色谱条件 以 6%氰丙基苯基-94%二甲基聚硅氧烷（或极性相近）为固定液的毛细管柱为色谱柱；起始温度 80℃，维持 10 分钟，以每分钟 20℃的速率升温至 200℃，维持 5 分钟；进样口温度为 250℃；检测器温度为 250℃；进样体积 1μl。

系统适用性要求 对照品溶液色谱图中，各成分峰间的分离度均应符合要求。

测定法 精密量取供试品溶液与对照品溶液，分别注入气相色谱仪，记录色谱图。

限度 按外标法以峰面积计算，甲苯、四氢呋喃与异丙醇的残留量均应符合规定。

干燥失重　取本品，以五氧化二磷为干燥剂，在60℃减压干燥至恒重，减失重量不得过0.5%（通则0831）。

炽灼残渣　取本品1.0g，依法检查（通则0841），遗留残渣不得过0.1%。

重金属　取炽灼残渣项下遗留的残渣，依法检查（通则0821第二法），含重金属不得过百万分之十五。

【含量测定】　取本品约0.3g，精密称定，加冰醋酸10ml与醋酐20ml使溶解，照电位滴定法（通则0701），用高氯酸滴定液（0.1mol/L）滴定，并将滴定的结果用空白试验校正。每1ml高氯酸滴定液（0.1mol/L）相当于31.39mg的$C_{20}H_{23}N \cdot HCl$。

【类别】　抗抑郁药。

【贮藏】　遮光，密封保存。

【制剂】　盐酸阿米替林片

盐酸阿米替林片

Yansuan Amitilin Pian

Amitriptyline Hydrochloride Tablets

本品含盐酸阿米替林（$C_{20}H_{23}N \cdot HCl$）应为标示量的90.0%～110.0%。

【性状】　本品为糖衣片或薄膜衣片，除去包衣后显白色。

【鉴别】　(1)取溶出度项下的溶液，照紫外-可见分光光度法（通则0401）测定，在239nm的波长处有最大吸收。

(2)取本品1片，研细，加水4ml振摇后，滤过，滤液加稀硝酸2滴，再加硝酸银试液2滴，即生成白色沉淀。

【检查】　**有关物质**　照高效液相色谱法（通则0512）测定。

供试品溶液　取本品细粉适量，加流动相溶解并稀释制成每1ml中约含盐酸阿米替林0.2mg的溶液。

对照溶液　精密量取供试品溶液适量，用流动相定量稀释制成每1ml中约含2μg的溶液。

色谱条件、系统适用性要求与测定法　见盐酸阿米替林有关物质项下。

限度　供试品溶液色谱图中如有杂质峰，单个杂质峰面积不得大于对照溶液主峰面积的0.5倍（0.5%），各杂质峰面积的和不得大于对照溶液主峰面积（1.0%）。

溶出度　照溶出度与释放度测定法（通则0931第一法）测定。

溶出条件　以盐酸溶液（9→1000）900ml为溶出介质，转速为每分钟100转，依法操作，经45分钟时取样。

测定法　取溶出液10ml，滤过，精密量取续滤液5ml，置10ml量瓶中，用溶出介质稀释至刻度，摇匀。照紫外-可见分光光度法（通则0401），在239nm的波长处测定吸光度，按$C_{20}H_{23}N \cdot HCl$的吸收系数（$E_{1cm}^{1\%}$）为444计算每片的溶出量。

限度　标示量的75%，应符合规定。

其他　应符合片剂项下有关的各项规定（通则0101）。

【含量测定】　照高效液相色谱法（通则0512）测定。

供试品溶液　取本品20片（糖衣片除去包衣），精密称定，研细，精密称取适量（约相当于盐酸阿米替林50mg），置200ml量瓶中，加流动相适量振摇使盐酸阿米替林溶解并稀释至刻度，摇匀，滤过，精密量取续滤液适量，用流动相定量稀释制成每1ml中约含0.02mg的溶液。

对照品溶液　取盐酸阿米替林对照品适量，加流动相溶解并定量稀释制成每1ml中约含0.02mg的溶液。

色谱条件与系统适用性要求　见有关物质项下。

测定法　精密量取供试品溶液与对照品溶液，分别注入液相色谱仪，记录色谱图。按外标法以峰面积计算。

【类别】【贮藏】　同盐酸阿米替林。

【规格】　25mg

盐酸阿莫地喹片

Yansuan Amodikui Pian

Amodiaquine Hydrochloride Tablets

本品含盐酸阿莫地喹按阿莫地喹（$C_{20}H_{22}ClN_3O$）计，应为标示量的93.0%～107.0%。

【性状】　本品为薄膜衣片，除去包衣后显黄色。

【鉴别】　(1)在含量测定项下记录的色谱图中，供试品溶液主峰的保留时间应与对照品溶液主峰的保留时间一致。

(2)取溶出度检查项下的供试品溶液，照紫外-可见分光光度法（通则0401）测定，在223nm与342nm的波长处有最大吸收。

(3)取本品细粉适量（约相当于阿莫地喹50mg），置分液漏斗中，加水20ml，振摇1分钟，加浓氨溶液1ml与三氯甲烷25ml，振摇2分钟，取三氯甲烷层，用三氯甲烷预洗过的脱脂棉滤过，取滤液蒸干，残留物在105℃干燥1小时，作为供试品；另取盐酸阿莫地喹对照品适量，同法处理。供试品的红外光吸收图谱应与对照品的图谱一致（通则0402）。

【检查】　**有关物质**　照高效液相色谱法（通则0512）测定。

供试品溶液　取本品细粉适量（约相当于阿莫地喹50mg），置100ml量瓶中，加水适量，超声使阿莫地喹溶解，用水稀释至刻度，摇匀，滤过，取续滤液。

对照溶液　精密量取供试品溶液1ml，置200ml量瓶中，用水稀释至刻度，摇匀。

色谱条件　用十八烷基硅烷键合硅胶为填充剂；以甲醇-磷酸盐缓冲液（取磷酸二氢钾13.6g，加水溶解并稀释至2000ml，加高氯酸2.0ml，用磷酸调节pH值至2.5±0.5）（22∶78）为流动相；检测波长为224nm；进样体积10μl。

系统适用性要求　理论板数按阿莫地喹峰计算不低于

2000。阿莫地喹峰与相邻杂质峰间的分离度应符合要求。

测定法　精密量取供试品溶液与对照溶液，分别注入液相色谱仪，记录色谱图至主峰保留时间的 3 倍。

限度　供试品溶液色谱图中如有杂质峰，单个杂质峰面积不得大于对照溶液主峰面积(0.5%)，各杂质峰面积的和不得大于对照溶液主峰面积的 2 倍(1.0%)。

溶出度　照溶出度与释放度测定法(通则 0931 第二法)测定。

溶出条件　以 0.1mol/L 盐酸溶液 900ml 为溶出介质，转速为每分钟 50 转，依法操作，经 30 分钟时取样。

供试品溶液　取溶出液适量，滤过，精密量取续滤液 5ml，置 100ml 量瓶中，用水稀释至刻度，摇匀。

对照品溶液　取盐酸阿莫地喹对照品适量，精密称定，加水溶解并定量稀释制成每 1ml 中约含阿莫地喹 7.5μg 的溶液。

测定法　取供试品溶液与对照品溶液，照紫外-可见分光光度法(通则 0401)，在 342nm 波长处分别测定吸光度，计算每片的溶出量。

限度　标示量的 75%，应符合规定。

其他　应符合片剂项下有关的各项规定(通则 0101)。

【含量测定】　照高效液相色谱法(通则 0512)测定。

供试品溶液　取本品 20 片，精密称定，研细，精密称取适量(约相当于阿莫地喹 50mg)，置 100ml 量瓶中，加水适量，超声使阿莫地喹溶解，用水稀释至刻度，摇匀，滤过，精密量取续滤液 5ml，置 50ml 量瓶中，用水稀释至刻度，摇匀。

对照品溶液　取盐酸阿莫地喹对照品适量，精密称定，加水溶解并定量稀释制成每 1ml 中约含阿莫地喹 50μg 的溶液。

色谱条件与系统适用性要求　见有关物质项下。

测定法　精密量取供试品溶液与对照品溶液，分别注入液相色谱仪，记录色谱图。按外标法以峰面积计算。

【类别】　抗疟药。

【规格】　0.15g(按 $C_{20}H_{22}ClN_3O$ 计)

【贮藏】　密封保存。

盐酸阿普林定

Yansuan Apulinding

Aprindine Hydrochloride

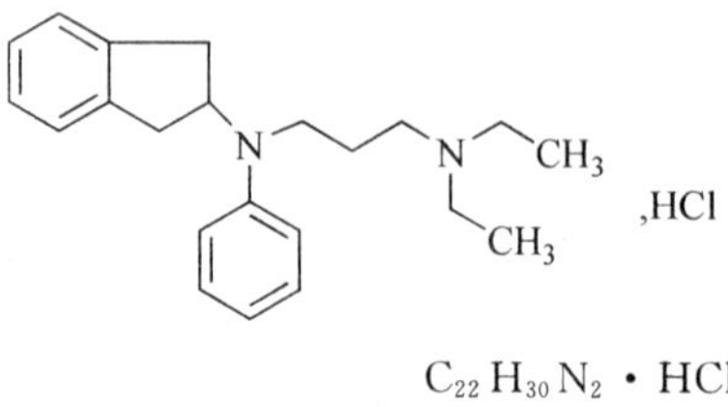

$C_{22}H_{30}N_2 \cdot HCl$　358.95

本品为 *N*,*N*-二乙基-*N'*-2-茚满基-*N'*-苯基-1,3-丙二胺盐酸盐。按干燥品计算，含 $C_{22}H_{30}N_2 \cdot HCl$ 应为 98.0%～102.0%。

【性状】　本品为白色或类白色粉末；无臭。

本品在三氯甲烷中极易溶解，在水或乙醇中易溶。

熔点　本品的熔点(通则 0612)为 126.5～130℃。

吸收系数　精密称取本品，加乙醇溶解并定量稀释制成每 1ml 中约含 15μg 的溶液，照紫外-可见分光光度法(通则 0401)，在 258nm 的波长处测定吸光度，吸收系数($E_{1cm}^{1\%}$)为 334～369。

【鉴别】　(1)取本品适量，加 2%枸橼酸的醋酐溶液(临用新制)10 滴，置水浴上加热数分钟，溶液显樱红色。

(2)在含量测定项下记录的色谱图中，供试品溶液主峰的保留时间应与对照品溶液主峰的保留时间一致。

(3)本品的红外光吸收图谱应与对照的图谱(光谱集 829 图)一致。

(4)本品的水溶液显氯化物鉴别(1)的反应(通则 0301)。

【检查】　酸度　取本品 0.60g，加水 20ml 溶解后，依法测定(通则 0631)，pH 值应为 5.5～7.0。

溶液的澄清度　取本品 0.60g，加水 20ml 溶解后，溶液应澄清；如显浑浊，与 1 号浊度标准液(通则 0902 第一法)比较，不得更浓。

有关物质　照高效液相色谱法(通则 0512)测定。

供试品溶液　取本品，加流动相溶解并稀释制成每 1ml 中约含 1.0mg 的溶液。

对照溶液　精密量取供试品溶液 1ml，置 100ml 量瓶中，用流动相稀释至刻度，摇匀。

灵敏度溶液　精密量取对照溶液 1ml，置 10ml 量瓶中，用流动相稀释至刻度，摇匀。

色谱条件　用十八烷基硅烷键合硅胶为填充剂；以甲醇-水-10%四丁基氢氧化铵溶液(40∶60∶2)(用磷酸调节 pH 值至 3.0)为流动相；检测波长为 258nm；进样体积 10μl。

系统适用性要求　理论板数按阿普林定峰计算不低于 3000，阿普林定峰与相邻杂质峰之间的分离度应符合要求。灵敏度溶液色谱图中，主成分色谱峰的信噪比应不小于 10。

测定法　精密量取供试品溶液与对照溶液，分别注入液相色谱仪，记录色谱图至主成分峰保留时间的 2 倍。

限度　供试品溶液色谱图中如有杂质峰，单个杂质峰面积不得大于对照溶液主峰面积的 0.5 倍(0.5%)，各杂质峰面积的和不得大于对照溶液的主峰面积(1.0%)。

残留溶剂　照残留溶剂测定法(通则 0861 第一法)测定。

供试品溶液　取本品约 0.25g，精密称定，置 20ml 顶空瓶中，精密加水 10ml 使溶解，密封。

对照品溶液　取乙酸乙酯适量，精密称定，用水定量稀释制成每 1ml 中含乙酸乙酯 0.125mg 的溶液，精密量取 10ml，置顶空瓶中，密封。

色谱条件　以 6%氰丙基苯基-94%二甲基聚硅氧烷(或极性相近)为固定液的毛细管柱为色谱柱；柱温为 70℃；进样口温度 200℃；检测器温度 250℃；顶空瓶平衡温度为 80℃，平衡时间为 45 分钟。

测定法　取供试品溶液与对照品溶液，分别顶空进样，记

录色谱图。

限度　按外标法以峰面积计算，乙酸乙酯的残留量应符合规定。

干燥失重　取本品，在 105℃干燥至恒重，减失重量不得过 0.5%（通则 0831）。

炽灼残渣　取本品 1.0g，依法检查（通则 0841），遗留残渣不得过 0.1%。

重金属　取炽灼残渣项下遗留的残渣，依法检查（通则 0821 第二法），含重金属不得过百万分之二十。

【含量测定】　照高效液相色谱法（通则 0512）测定。

供试品溶液　取本品约 25mg，精密称定，置 250ml 量瓶中，加流动相溶解并稀释至刻度，摇匀。

对照品溶液　取盐酸阿普林定对照品，精密称定，加流动相溶解并定量稀释制成每 1ml 中含盐酸阿普林定 0.1mg 的溶液。

色谱条件与系统适用性要求　除灵敏度要求外，见有关物质项下。

测定法　精密量取供试品溶液与对照品溶液，分别注入液相色谱仪，记录色谱图。按外标法以峰面积计算。

【类别】　抗心律失常药。

【贮藏】　遮光，密封保存。

【制剂】　盐酸阿普林定片

盐酸阿普林定片

Yansuan Apulinding Pian

Aprindine Hydrochloride Tablets

本品含盐酸阿普林定（$C_{22}H_{30}N_2 \cdot HCl$）应为标示量的 90.0%～110.0%。

【性状】　本品为糖衣片或薄膜衣片，除去包衣后显白色或类白色。

【鉴别】　（1）取本品，除去包衣，研细，称取适量（约相当于盐酸阿普林定 5mg），置小试管中，加 2%枸橼酸的醋酐溶液（临用新制）10 滴，置水浴上加热数分钟，溶液显红紫色。

（2）在含量测定项下记录的色谱图中，供试品溶液主峰的保留时间应与对照品溶液主峰的保留时间一致。

（3）取鉴别（1）项下的细粉适量，加水振摇，滤过，滤液显氯化物鉴别（1）的反应（通则 0301）。

【检查】　**有关物质**　照高效液相色谱法（通则 0512）测定。

供试品溶液　取本品，研细，称取细粉适量，加流动相使盐酸阿普林定溶解并稀释制成每 1ml 中约含盐酸阿普林定 1.0mg 的溶液，滤过，取续滤液。

对照溶液　精密量取供试品溶液 1ml，置 100ml 量瓶中，用流动相稀释至刻度，摇匀。

灵敏度溶液、色谱条件、系统适用性要求与测定法　见盐酸阿普林定有关物质项下。

限度　供试品溶液色谱图中如有杂质峰，单个杂质峰面积不得大于对照溶液的主峰面积（1.0%），各杂质峰面积的和不得大于对照溶液主峰面积的 2 倍（2.0%）。

含量均匀度　以含量测定项下测得的每片含量计算，应符合规定（通则 0941）。

其他　应符合片剂项下有关的各项规定（通则 0101）。

【含量测定】　照高效液相色谱法（通则 0512）测定。

供试品溶液　取本品 10 片，分别置 250ml 量瓶中，加流动相适量，超声使盐酸阿普林定溶解，用流动相稀释至刻度，摇匀，滤过，取续滤液。

对照品溶液、色谱条件与系统适用性要求　见盐酸阿普林定含量测定项下。

测定法　见盐酸阿普林定含量测定项下。计算每片的含量，并求得 10 片的平均含量。

【类别】　同盐酸阿普林定。

【规格】　25mg

【贮藏】　遮光，密封保存。

盐酸阿糖胞苷

Yansuan Atangbaogan

Cytarabine Hydrochloride

$C_9H_{13}N_3O_5 \cdot HCl$　279.68

本品为 1-β-D-阿拉伯呋喃糖基-4-氨基-2(1*H*)-嘧啶酮盐酸盐。按干燥品计算，含 $C_9H_{13}N_3O_5 \cdot HCl$ 应为 98.0%～102.0%。

【性状】　本品为白色或类白色细小针状结晶或结晶性粉末。

本品在水中极易溶解，在乙醇中略溶，在乙醚中几乎不溶。

熔点　本品的熔点（通则 0612）为 189～195℃，熔融同时分解。

比旋度　取本品，精密称定，加水溶解并定量稀释制成每 1ml 中含 10mg 的溶液，依法测定（通则 0621），按干燥品计算，比旋度为 +127°至 +133°。

【鉴别】　（1）取本品适量，加盐酸溶液（9→1000）溶解并稀释制成每 1ml 中约含 10μg 的溶液，照紫外-可见分光光度法（通则 0401）测定，在 280nm 的波长处有最大吸收，在 241nm 的波长处有最小吸收。

（2）在含量测定项下记录的色谱图中，供试品溶液主峰的保留时间应与对照品溶液主峰的保留时间一致。

（3）本品的红外光吸收图谱应与对照的图谱（光谱集 361

图)一致。

(4)本品的水溶液显氯化物鉴别(1)的反应(通则 0301)。

【检查】 **溶液的澄清度与颜色**　取本品 1.2g,加水 10ml 溶解后,溶液应澄清无色;如显浑浊,与 1 号浊度标准液(通则 0902 第一法)比较,不得更浓;如显色,与黄色 2 号标准比色液(通则 0901 第一法)比较,不得更深。

含氯量　取本品约 0.30g,精密称定,加水 50ml 与稀硝酸 2ml 溶解后,照电位滴定法(通则 0701),用硝酸银滴定液(0.1mol/L)滴定。每 1ml 硝酸银滴定液(0.1mol/L)相当于 3.545mg 的氯(Cl)。按干燥品计算,含氯量应为 12.4%～12.9%。

有关物质　照高效液相色谱法(通则 0512)测定。

供试品溶液　取本品适量,精密称定,加水溶解并定量稀释制成每 1ml 中约含 5mg 的溶液。

对照品溶液　取盐酸阿糖胞苷对照品适量,精密称定,加水溶解并定量稀释制成每 1ml 中约含 5μg 的溶液。

系统适用性溶液　取盐酸阿糖胞苷与尿苷适量,加水溶解并稀释制成每 1ml 中各含 5mg 与 20μg 的溶液。

色谱条件　用十八烷基硅烷键合硅胶为填充剂(4.6mm×250mm,5μm);以磷酸盐缓冲液(pH 7.0)(取 0.02mol/L 磷酸二氢钠溶液与 0.02mol/L 磷酸氢二钠溶液等体积混合后,用 0.1mol/L 氢氧化钠溶液或 0.1mol/L 磷酸溶液调节 pH 值至 7.0)-甲醇(98∶2)为流动相 A,以磷酸盐缓冲液(pH 7.0)-甲醇(70∶30)为流动相 B,按下表进行梯度洗脱;检测波长为 254nm;进样体积 20μl。

时间(分钟)	流动相 A(%)	流动相 B(%)
0	100	0
10	100	0
20	0	100
25	0	100
30	100	0
50	100	0

系统适用性要求　系统适用性溶液色谱图中,阿糖胞苷峰与尿苷峰间的分离度应符合要求。

测定法　精密量取供试品溶液与对照品溶液,分别注入液相色谱仪,记录色谱图。

限度　供试品溶液色谱图中如有杂质峰,按下式计算,尿嘧啶和尿苷均不得过 0.1%;阿糖尿苷不得过 0.3%;其他单个杂质均不得过 0.1%;所有杂质的总和不得过 0.3%。尿嘧啶峰、尿苷峰和阿糖尿苷峰的相对保留时间分别约为 0.55、1.14 和 1.62,尿嘧啶峰、尿苷峰和阿糖尿苷峰的校正因子分别为 2.9、1.72 和 1.54;相对保留时间约为 0.38 和 0.43 的色谱峰的校正因子均为 1.72,其他杂质峰的校正因子均按 1.1 计算。

$$100(C/W)(r_t/Fr_s)$$

式中　C 为对照品溶液中盐酸阿糖胞苷浓度,mg/ml;

W 为供试品溶液浓度,mg/ml;

r_t 为供试品溶液中各杂质峰的峰面积;

r_s 为对照品溶液中阿糖胞苷峰面积;

F 为各杂质的校正因子。

残留溶剂　照残留溶剂测定法(通则 0861 第二法)测定。

供试品溶液　取本品约 0.2g,精密称定,置顶空瓶中,精密加水 5ml 使溶解,密封,摇匀。

对照品溶液　取甲醇与乙醇各适量,精密称定,用水定量稀释制成每 1ml 中分别约含甲醇 120μg、乙醇 200μg 的溶液,精密量取 5ml,置顶空瓶中,密封。

系统适用性溶液　取丁酮与异丙醇各适量,置同一量瓶中,用水稀释制成每 1ml 中分别约含 10μg 的溶液,量取 5ml,置顶空瓶中,密封。

色谱条件　以聚乙二醇(或极性相近)为固定液的毛细管柱为色谱柱;起始温度为 60℃,维持 6 分钟,以每分钟 8℃的速率升温至 100℃,维持 20 分钟;进样口温度为 200℃;检测器温度为 230℃;顶空瓶平衡温度为 80℃,平衡时间为 30 分钟。

系统适用性要求　系统适用性溶液色谱图中,丁酮峰与异丙醇峰间的分离度应符合要求。

测定法　取供试品溶液与对照品溶液,分别顶空进样,记录色谱图。

限度　按外标法以峰面积分别计算,甲醇与乙醇的残留量均应符合规定。

干燥失重　取本品,置五氧化二磷干燥器中,减压干燥至恒重,减失重量不得过 0.5%(通则 0831)。

炽灼残渣　取本品 1.0g,依法检查(通则 0841),遗留残渣不得过 0.5%。

重金属　取炽灼残渣项下遗留的残渣,依法检查(通则 0821 第二法),含重金属不得过百万分之十。

【含量测定】　照高效液相色谱法(通则 0512)测定。

供试品溶液　取本品约 50mg,精密称定,加水溶解并定量稀释制成每 1ml 中约含 0.1mg 的溶液。

对照品溶液　取盐酸阿糖胞苷对照品,精密称定,加水溶解并定量稀释制成每 1ml 中约含 0.1mg 的溶液。

系统适用性溶液　取盐酸阿糖胞苷与阿糖尿苷各适量,置同一量瓶中,加水溶解并稀释制成每 1ml 中分别含 0.1mg 的溶液。

色谱条件　用十八烷基硅烷键合硅胶(4.6mm×250mm,5μm)为填充剂;以磷酸盐缓冲液(取 0.0106mol/L 磷酸二氢钠溶液与 0.0104mol/L 磷酸氢二钠溶液等体积混合)-甲醇(95∶5)为流动相;检测波长为 254nm;进样体积 10μl。

系统适用性要求　系统适用性溶液色谱图中,阿糖胞苷峰与阿糖尿苷峰间的分离度应大于 2.5。

测定法　精密量取供试品溶液与对照品溶液,分别注入液相色谱仪,记录色谱图。按外标法以峰面积计算。

【类别】　抗肿瘤药。

【贮藏】　遮光,密封,在冷处保存。

【制剂】　注射用盐酸阿糖胞苷

注射用盐酸阿糖胞苷

Zhusheyong Yansuan Atangbaogan

Cytarabine Hydrochloride for Injection

本品为盐酸阿糖胞苷的无菌冻干品。按平均装量计算，含盐酸阿糖胞苷($C_9H_{13}N_3O_5 \cdot HCl$)应为标示量的 93.0%～107.0%。

【性状】 本品为白色疏松块状物或粉末。

【鉴别】 照盐酸阿糖胞苷项下的鉴别(1)、(2)、(4)项试验，显相同的结果。

【检查】 **酸度** 取本品，加水溶解并稀释制成每 1ml 中含盐酸阿糖胞苷 10mg 的溶液，依法测定(通则 0631)，pH 值应为4.0～6.0。

溶液的澄清度 取本品，按标示量加水溶解并稀释制成每 1ml 中含 20mg 的溶液，溶液应澄清；如显浑浊，与 1 号浊度标准液(通则 0902 第一法)比较，均不得更浓。

有关物质 照高效液相色谱法(通则 0512)测定。

供试品溶液　取本品内容物，加水溶解并定量稀释制成每 1ml 中约含盐酸阿糖胞苷 5mg 的溶液。

对照品溶液、系统适用性溶液、色谱条件、系统适用性要求、测定法与限度　见盐酸阿糖胞苷有关物质项下。

水分 取本品，照水分测定法(通则 0832 第一法 1)测定，含水分不得过 3.0%。

异常毒性 取本品，加氯化钠注射液溶解并稀释制成每 1ml 中含盐酸阿糖胞苷 30mg 的溶液，依法检查(通则 1141)，按静脉注射法给药，应符合规定。

细菌内毒素 取本品，依法检查(通则 1143)，每 1mg 盐酸阿糖胞苷中含内毒素的量应小于 0.050EU。

其他 应符合注射剂项下有关的各项规定(通则 0102)。

【含量测定】 照高效液相色谱法(通则 0512)测定。

供试品溶液 取本品 5 瓶，分别精密称定内容物重量，并将各容器中内容物分别加水适量溶解后全量转移至同一适宜量瓶中，用水稀释至刻度，摇匀，精密量取适量，用水定量稀释制成每 1ml 中约含盐酸阿糖胞苷 0.1mg 的溶液。

对照品溶液、系统适用性溶液、色谱条件、系统适用性要求与测定法 见盐酸阿糖胞苷含量测定项下。

【类别】 同盐酸阿糖胞苷。

【规格】 (1)50mg　(2)100mg　(3)0.3g　(4)0.5g

【贮藏】 遮光，密闭，在冷处保存。

盐酸纳美芬

Yansuan Nameifen

Nalmefene Hydrochloride

, HCl, H_2O

$C_{21}H_{25}NO_3 \cdot HCl \cdot H_2O$　375.90

本品为 17-(环丙基甲基)-4,5α-环氧-6-亚甲基吗啡喃-3,14-二醇盐酸盐一水合物。按无水与无溶剂物计算，含 $C_{21}H_{25}NO_3 \cdot HCl$ 应为 98.0%～102.0%。

【性状】 本品为白色至类白色结晶性粉末；无臭；有引湿性或略有引湿性。

本品在水或甲醇中易溶，在乙醇中溶解，在丙酮中极微溶解。

比旋度 取本品，精密称定，加水溶解并定量稀释制成每 1ml 中约含 10mg 的溶液，依法测定(通则 0621)，比旋度为 −165°至 −175°。

【鉴别】 (1)在含量测定项下记录的色谱图中，供试品溶液主峰的保留时间应与对照品溶液主峰的保留时间一致。

(2)本品的红外光吸收图谱应与对照品的图谱一致(通则 0402)。

(3)本品的水溶液显氯化物鉴别(1)的反应(通则 0301)。

【检查】 **酸度** 取本品 0.10g，加水 10ml 使溶解，依法测定(通则 0631)，pH 值应为 5.0～6.5。

溶液的澄清度与颜色 取本品适量，加水制成每 1ml 中约含 20mg 的溶液，溶液应澄清无色；如显浑浊，与 1 号浊度标准液(通则 0902 第一法)比较，不得更浓；如显色，与黄色 1 号标准比色液(通则 0901 第一法)比较，不得更深。

有关物质 照高效液相色谱法(通则 0512)测定。

供试品溶液　取本品适量，精密称定，加流动相溶解并定量稀释制成每 1ml 中约含 1mg 的溶液。

杂质对照品溶液　取杂质Ⅰ对照品适量，精密称定，加流动相溶解并定量稀释制成每 1ml 中约含 1mg 的溶液。

对照溶液　精密量取供试品溶液 1ml 与杂质对照品溶液 2ml，置同一 100ml 量瓶中，用流动相稀释至刻度，摇匀，精密量取 5ml，置 50ml 量瓶中，用流动相稀释至刻度，摇匀。

系统适用性溶液　取盐酸纳美芬对照品适量，加 0.1mol/L 盐酸溶液溶解并稀释制成每 1ml 中约含 0.2mg 的溶液，取 10ml，置 25ml 量瓶中，加 0.4%三氯化铁溶液 1ml，置水浴中加热 10 分钟，放冷，用水稀释至刻度，摇匀。

色谱条件　用十八烷基硅烷键合硅胶为填充剂

(Kromasil C18,4.6mm×250mm,5μm 或效能相当的色谱柱);以乙腈-磷酸盐缓冲液(取磷酸二氢钠 7.8g,三乙胺 2ml,加水至 1000ml,用 85%磷酸溶液调节 pH 值至 4.2)(20∶80)为流动相;柱温为 30℃;检测波长为 210nm;进样体积 10μl。

系统适用性要求　系统适用性溶液色谱图中,纳美芬峰保留时间约为 7 分钟,杂质Ⅱ峰相对纳美芬峰的保留时间约为 1.6。

测定法　精密量取供试品溶液与对照溶液,分别注入液相色谱仪,记录色谱图至主成分峰保留时间的 3 倍。

限度　供试品溶液色谱图中如有与杂质Ⅰ保留时间一致的色谱峰,按外标法以峰面积计算,含杂质Ⅰ不得过 0.2%;如有与杂质Ⅱ保留时间一致的色谱峰,其峰面积乘以 2 后不得大于对照溶液中纳美芬峰面积(0.1%),其他单个杂质峰面积不得大于对照溶液中纳美芬峰面积(0.1%),其他各杂质峰面积的和不得大于对照溶液中纳美芬峰面积的 5 倍(0.5%)。

残留溶剂　照残留溶剂测定法(通则 0861 第二法)测定。

供试品溶液　取本品约 0.1g,精密称定,置 20ml 顶空瓶中,精密加入 *N*,*N*-二甲基甲酰胺 1ml 使溶解,密封,摇匀。

对照品溶液　分别取丙酮、二氯甲烷、乙酸乙酯与四氢呋喃各适量,精密称定,用 *N*,*N*-二甲基甲酰胺定量稀释制成每 1ml 中分别约含丙酮 0.5mg、二氯甲烷 60μg、乙酸乙酯 0.5mg 与四氢呋喃 72μg 的溶液,精密量取 1ml,置 20ml 顶空瓶中,密封。

色谱条件　以 6%氰丙基苯基-94%二甲基聚硅氧烷(或极性相近)为固定液的毛细管柱为色谱柱;起始温度为 40℃,维持 8 分钟,以每分钟 20℃的速率升温至 120℃,维持 5 分钟;进样口温度为 220℃;检测器温度为 250℃;顶空瓶平衡温度为 80℃,平衡时间为 30 分钟。

系统适用性要求　对照品溶液色谱图中,各成分峰间的分离度均应符合要求。

测定法　取供试品溶液与对照品溶液,分别顶空进样,记录色谱图。

限度　按外标法以峰面积计算,丙酮、二氯甲烷、乙酸乙酯与四氢呋喃的残留量均应符合规定。

水分　取本品,照水分测定法(通则 0832 第一法 1)测定,含水分应为 4.0%～6.5%。

炽灼残渣　取本品 1.0g,依法检查(通则 0841),遗留残渣不得过 0.1%。

重金属　取炽灼残渣项下遗留的残渣,依法检查(通则 0821 第二法),含重金属不得过百万分之十。

【含量测定】　照高效液相色谱法(通则 0512)测定。

供试品溶液　取本品,精密称定,加水溶解并定量稀释制成每 1ml 中约含 0.1mg 的溶液。

对照品溶液　取盐酸纳美芬对照品适量,精密称定,加水溶解并定量稀释制成每 1ml 中约含 0.1mg 的溶液。

色谱条件　见有关物质项下。系统适用性溶液进样体积 10μl,其他溶液进样体积 20μl。

系统适用性溶液与系统适用性要求　见有关物质项下。

测定法　精密量取供试品溶液与对照品溶液,分别注入液相色谱仪,记录色谱图。按外标法以峰面积计算。

【类别】　吗啡拮抗药。

【贮藏】　密封,在阴凉处保存。

【制剂】　盐酸纳美芬注射液

附:

杂质Ⅰ(盐酸纳曲酮)

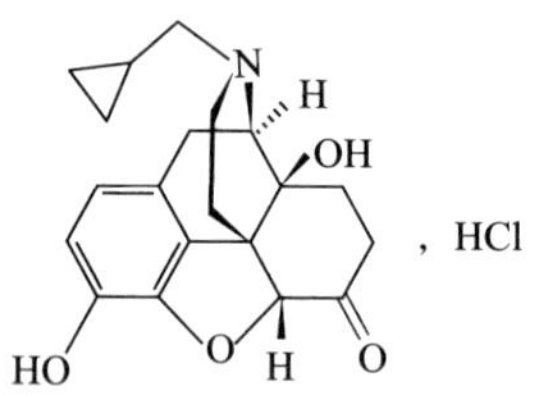

$C_{20}H_{24}ClNO_4$　377.86

17-(环丙基甲基)-4,5α-环氧-3,14-二羟基吗啡喃-6-酮 盐酸盐

杂质Ⅱ(双纳美芬)

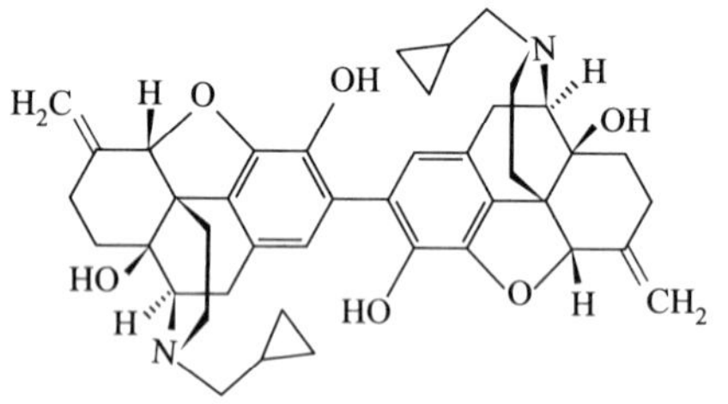

$C_{42}H_{48}N_2O_6$　676.84

2,2′-双纳美芬

盐酸纳美芬注射液

Yansuan Nameifen Zhusheye

Nalmefene Hydrochloride Injection

本品为盐酸纳美芬加适量氯化钠的灭菌水溶液,含盐酸纳美芬以纳美芬($C_{21}H_{25}NO_3$)计,应为标示量的 90.0%～110.0%。

【性状】　本品为无色的澄明液体。

【鉴别】　在含量测定项下记录的色谱图中,供试品溶液主峰的保留时间应与对照品溶液主峰的保留时间一致。

【检查】　**pH 值**　应为 3.5～4.5(通则 0631)。

有关物质　照高效液相色谱法(通则 0512)测定。

供试品溶液　取本品,即得。

对照溶液　精密量取供试品溶液 1ml,置 100ml 量瓶中,

用流动相稀释至刻度，摇匀。

色谱条件　见盐酸纳美芬有关物质项下。系统适用性溶液进样体积 10μl，其他溶液进样体积 100μl。

系统适用性溶液、系统适用性要求与测定法　见盐酸纳美芬有关物质项下。

限度　供试品溶液色谱图中如有与杂质Ⅱ保留时间一致的色谱峰，其峰面积乘以 2 后不得大于对照溶液中纳美芬峰面积（1.0%）；其他单个杂质峰面积不得大于对照溶液中纳美芬峰面积的 0.2 倍（0.2%）；其他各杂质峰面积的和不得大于对照溶液中纳美芬峰面积的 0.5 倍（0.5%）。

细菌内毒素　取本品，依法检查（通则 1143），每 1mg 纳美芬中含内毒素的量应小于 50EU。

无菌　取本品，经薄膜过滤法，以金黄色葡萄球菌为阳性对照菌，依法检查（通则 1101），应符合规定。

其他　应符合注射剂项下有关的各项规定（通则 0102）。

【含量测定】　照高效液相色谱法（通则 0512）测定。

供试品溶液　取本品，即得。

对照品溶液、系统适用性溶液、色谱条件、系统适用性要求与测定法　见盐酸纳美芬含量测定项下。

【类别】　同盐酸纳美芬。

【规格】　1ml∶0.1mg（按 $C_{21}H_{25}NO_3$ 计）

【贮藏】　密闭，在凉暗处保存。

盐酸纳洛酮

Yansuan Naluotong

Naloxone Hydrochloride

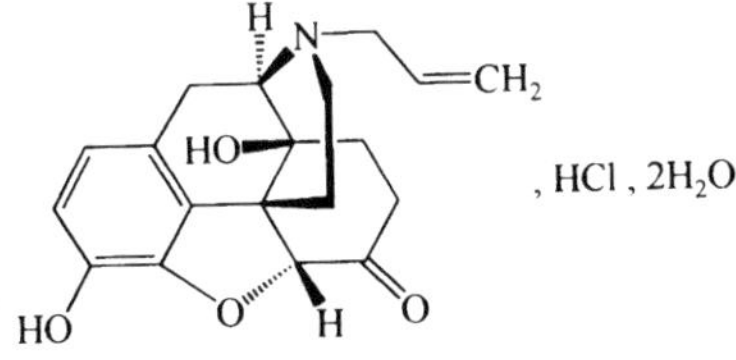

$C_{19}H_{21}NO_4 \cdot HCl \cdot 2H_2O$　399.87

本品为 17-烯丙基-4,5α-环氧基-3,14-二羟基吗啡喃-6-酮盐酸盐二水合物。按干燥品计算，含 $C_{19}H_{21}NO_4 \cdot HCl$ 应为 98.0%～102.0%。

【性状】　本品为白色结晶或结晶性粉末；无臭。

本品在水中易溶，在甲醇中溶解，在三氯甲烷或乙醚中几乎不溶。

比旋度　取本品，精密称定，加水溶解并定量稀释制成每 1ml 中约含 25mg 的溶液，依法测定（通则 0621），比旋度为 −170°至 −181°。

【鉴别】　（1）取本品约 2mg，置小试管中，加枸橼酸醋酐试液 3～4 滴，在 80～90℃水浴中加热 3～5 分钟，即显紫红色。

（2）取本品约 1mg，加水 1ml 溶解后，加稀铁氰化钾试液 1 滴，即显蓝绿色。

（3）在 105℃下干燥至恒重，本品的红外光吸收图谱应与对照的图谱（光谱集 646 图）一致。

（4）本品显氯化物的鉴别反应（通则 0301）。

【检查】　**含氯量**　取本品约 0.30g，精密称定，加甲醇 30ml 溶解后，加水 5ml 与荧光黄指示液 6～7 滴，用硝酸银滴定液（0.1mol/L）滴定至溶液显粉红色。每 1ml 硝酸银滴定液（0.1mol/L）相当于 3.545mg 的 Cl。按干燥品计算，含氯量应为 9.54%～9.94%。

有关物质　照高效液相色谱法（通则 0512）测定。

供试品溶液　取本品，精密称定，加 0.1mol/L 盐酸溶液溶解并定量稀释制成每 1ml 中约含 5mg 的溶液。

杂质Ⅰ对照品溶液　取杂质Ⅰ对照品适量，精密称定，加 0.1mol/L 盐酸溶液溶解并定量稀释制成每 1ml 中约含 1mg 的溶液。

对照溶液　精密量取供试品溶液 1ml 与杂质Ⅰ对照品溶液 5ml，置同一 200ml 量瓶中，用 0.1mol/L 盐酸溶液稀释至刻度，摇匀。

系统适用性溶液（含杂质Ⅱ）　取盐酸纳洛酮对照品适量，加 0.1mol/L 盐酸溶液溶解并制成每 1ml 中约含 0.2mg 的溶液，取 10ml 置 25ml 量瓶中，加 0.4%三氯化铁溶液 1ml，置水浴中加热 10 分钟，放冷，用水稀释至刻度，摇匀。

色谱条件　用辛基硅烷键合硅胶为填充剂；以乙腈-四氢呋喃-5mmol/L 辛烷磺酸钠溶液（用磷酸调节 pH 值至 2.0）（20∶40∶940）为流动相 A，以乙腈-四氢呋喃-5mmol/L 辛烷磺酸钠溶液（用磷酸调节 pH 值至 2.0）（255∶60∶685）为流动相 B，按下表进行梯度洗脱；流速为每分钟 1.5ml；柱温为 40℃；检测波长为 230nm；进样体积 10μl。

时间（分钟）	流动相 A（%）	流动相 B（%）
0	100	0
40	0	100
50	0	100

系统适用性要求　系统适用性溶液（含杂质Ⅱ）色谱图中，出峰顺序依次为纳洛酮与杂质Ⅱ，纳洛酮峰的保留时间约为 14～20 分钟；对照溶液色谱图中，杂质Ⅰ峰与纳洛酮峰之间的分离度应大于 4.0。

测定法　精密量取供试品溶液与对照溶液，分别注入液相色谱仪，记录色谱图。

限度　供试品溶液色谱中如有与杂质Ⅰ保留时间一致的色谱峰，按外标法以峰面积计算，不得过 0.5%；如有与杂质Ⅱ保留时间一致的色谱峰，其峰面积乘以校正因子 0.53，不得大于对照溶液中纳洛酮峰面积（0.5%），其他单个杂质峰面积不得大于对照溶液中纳洛酮峰面积（0.5%），杂质总量不得过 1.0%，小于对照溶液中纳洛酮峰面积 0.05 倍的色谱峰忽略不计。

干燥失重　取本品 0.5g，先在 90℃干燥 4 小时，再在 105℃干燥至恒重，减失重量不得过 11.0%（通则 0831）。

【含量测定】　取本品约 0.2g，精密称定，加冰醋酸 40ml 和醋酐 10ml 超声使溶解后，放冷，照电位滴定法（通则 0701），用高氯酸滴定液（0.1mol/L）滴定，并将滴定的结果用空白试验校正。每 1ml 高氯酸滴定液（0.1mol/L）相当于 36.38mg 的 $C_{19}H_{21}NO_4 \cdot HCl$。

【类别】　吗啡拮抗药。

【贮藏】　遮光，密封保存。

【制剂】　（1）盐酸纳洛酮注射液　（2）注射用盐酸纳洛酮

附：

杂质Ⅰ

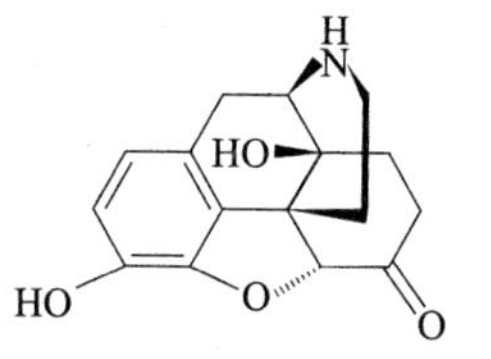

$C_{16}H_{17}NO_4$　287.31

（−）-4，5α-环氧基-3，14-二羟基吗啡喃-6-酮

杂质Ⅱ

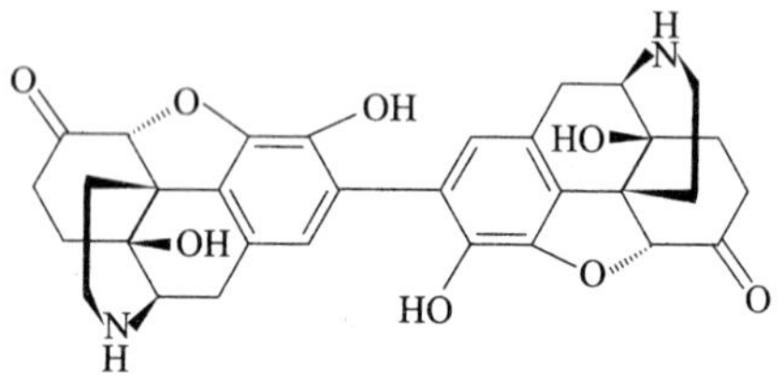

$C_{32}H_{32}N_2O_8$　572.61

2，2′-双纳洛酮

盐酸纳洛酮注射液

Yansuan Naluotong Zhusheye

Naloxone Hydrochloride Injection

本品为盐酸纳洛酮的灭菌水溶液。含盐酸纳洛酮（$C_{19}H_{21}NO_4 \cdot HCl$）应为标示量的 90.0%～110.0%。

【性状】　本品为无色的澄明液体。

【鉴别】　（1）取本品适量，置瓷蒸发皿中，于沸水浴中蒸干，加枸橼酸醋酐试液 1 滴，在 80～90℃水浴中加热 3～5 分钟，显紫红色。

（2）取本品，照紫外-可见分光光度法（通则 0401）测定，在 280nm 的波长处有最大吸收，在 263nm 的波长处有最小吸收。

（3）在含量测定项下记录的色谱图中，供试品溶液主峰的保留时间应与对照品溶液主峰的保留时间一致。

【检查】　**pH 值**　应为 3.0～4.0（通则 0631）。

杂质Ⅱ　照高效液相色谱法（通则 0512）测定。

供试品溶液　取含量测定项下的供试品溶液。

对照溶液　精密量取供试品溶液 1ml，置 50ml 量瓶中，用水稀释至刻度，摇匀。

系统适用性溶液（含杂质Ⅱ）　取盐酸纳洛酮对照品适量，加 0.1mol/L 盐酸溶液溶解并制成每 1ml 中含 0.2mg 的溶液，取 10ml，置 25ml 量瓶中，加 0.4%三氯化铁溶液 1ml，置水浴中加热 10 分钟，放冷，用水稀释至刻度，摇匀。

色谱条件　用十八烷基硅烷键合硅胶为填充剂；以辛烷磺酸钠溶液（取 1-辛烷磺酸钠 1.36g 与氯化钠 1.0g，加水 580ml 使溶解，摇匀）-甲醇-磷酸（580∶420∶1）为流动相；检测波长为 229nm；进样体积 10μl。

系统适用性要求　系统适用性溶液（含杂质Ⅱ）色谱图中，出峰顺序依次为纳洛酮与杂质Ⅱ。理论板数按纳洛酮峰计算不低于 1000。

测定法　精密量取供试品溶液与对照溶液，分别注入液相色谱仪，记录色谱图。

限度　供试品溶液的色谱中如有与杂质Ⅱ保留时间一致的色谱峰，其峰面积乘以校正因子 0.53，不得大于对照溶液主峰面积的 2 倍（4.0%）。

细菌内毒素　取本品，依法检查（通则 1143），每 1mg 盐酸纳洛酮中含内毒素的量应小于 25EU。

其他　应符合注射剂项下有关的各项规定（通则 0102）。

【含量测定】　照高效液相色谱法（通则 0512）测定。

溶剂　取乙二胺四醋酸二钠 0.15g，置 2000ml 量瓶中，加盐酸 0.9ml，加水溶解并稀释至刻度，摇匀。

供试品溶液　精密量取本品适量，用溶剂定量稀释制成每 1ml 中约含盐酸纳洛酮 0.1mg 的溶液。

对照品溶液　取盐酸纳洛酮对照品适量，精密称定，加溶剂溶解并定量稀释制成每 1ml 中约含 0.1mg 的溶液。

色谱条件　见杂质Ⅱ项下。

系统适用性要求　理论板数按纳洛酮峰计算不低于 1000。

测定法　精密量取供试品溶液与对照品溶液，分别注入液相色谱仪，记录色谱图。按外标法以峰面积计算。

【类别】　同盐酸纳洛酮。

【规格】　（1）1ml∶0.4mg　（2）1ml∶1mg　（3）2ml∶2mg　（4）10ml∶4mg

【贮藏】　密闭，在干燥处保存。

注射用盐酸纳洛酮

Zhusheyong Yansuan Naluotong

Naloxone Hydrochloride for Injection

本品为盐酸纳洛酮的无菌冻干品。含盐酸纳洛酮($C_{19}H_{21}NO_4 \cdot HCl$)应为标示量的 95.0%～105.0%。

【性状】 本品为白色或类白色疏松块状物或粉末。

【鉴别】 (1)取本品适量(约相当于盐酸纳洛酮 1mg),加水 1ml 溶解后,加稀铁氰化钾试液 1 滴,即显蓝绿色。

(2)在含量测定项下记录的色谱图中,供试品溶液主峰的保留时间应与对照品溶液主峰的保留时间一致。

(3)本品的水溶液显氯化物鉴别(1)的反应(通则 0301)。

【检查】 **酸度** 取本品适量,加水溶解并制成每 1ml 中含 0.40mg 的溶液,依法测定(通则 0631),pH 值应为 3.0～7.0。

溶液的澄清度与颜色 取本品适量,加水溶解并制成每 1ml 中含 0.40mg 的溶液,溶液应澄清无色;如显浑浊,与 1 号浊度标准液(通则 0902 第一法)比较,不得更浓;如显色,与黄色 1 号标准比色液(通则 0901 第一法)比较,不得更深。

有关物质 照高效液相色谱法(通则 0512)测定。

供试品溶液　取本品适量,精密称定,加 0.1mol/L 盐酸溶液溶解并定量稀释制成每 1ml 中约含盐酸纳洛酮 0.4mg 的溶液。

杂质Ⅰ对照品溶液　取盐酸纳洛酮杂质Ⅰ适量,精密称定,加 0.1mol/L 盐酸溶液溶解并定量稀释制成每 1ml 中约含 0.4mg 的溶液。

对照溶液　精密量取供试品溶液与杂质Ⅰ对照品溶液各 1ml,置同一 200ml 量瓶中,用 0.1mol/L 盐酸溶液稀释至刻度,摇匀。

色谱条件　见盐酸纳洛酮有关物质项下。进样体积 50μl。

系统适用性要求　系统适用性溶液(含杂质Ⅱ)色谱图中,出峰顺序依次为纳洛酮峰与杂质Ⅱ峰,纳洛酮峰的保留时间约为 14～20 分钟;对照溶液色谱图中,杂质Ⅰ峰与纳洛酮峰之间的分离度应大于 4.0。

系统适用性溶液(含杂质Ⅱ)与测定法　见盐酸纳洛酮有关物质项下。

限度　供试品溶液色谱图中如有与杂质Ⅰ保留时间一致的色谱峰,按外标法以峰面积计算,不得过盐酸纳洛酮的 0.5%;如有与杂质Ⅱ保留时间一致的色谱峰,其峰面积乘以校正因子 0.53,不得大于对照溶液中纳洛酮峰面积(0.5%),其他单个杂质峰面积(相对保留时间 0.2 之前的峰除外)不得大于对照溶液中纳洛酮峰面积(0.5%),杂质总量不得过 2.0%,小于对照溶液中纳洛酮峰面积 0.05 倍的色谱峰忽略不计。

含量均匀度 以含量测定项下测得的每瓶含量计算,应符合规定(通则 0941)。

水分 取本品,照水分测定法(通则 0832 第一法 1)测定,含水分不得过 4.0%。

细菌内毒素 取本品,依法测定(通则 1143),每 1mg 盐酸纳洛酮中含内毒素的量应小于 30EU。

其他 应符合注射剂项下有关的各项规定(通则 0102)。

【含量测定】 照高效液相色谱法(通则 0512)测定。

供试品溶液 取本品 10 瓶,分别加 0.1mol/L 盐酸溶液溶解并定量稀释制成每 1ml 中约含盐酸纳洛酮 40μg 的溶液。

对照品溶液 取盐酸纳洛酮对照品适量,精密称定,加 0.1mol/L 盐酸溶液溶解并定量稀释制成每 1ml 中约含盐酸纳洛酮 40μg 的溶液。

色谱条件 用辛基硅烷键合硅胶为填充剂;以 5mmol/L 辛烷磺酸钠溶液(用磷酸调节 pH 值至 2.0)-乙腈-四氢呋喃(800 ∶ 255 ∶ 60)为流动相;检测波长为 230nm;进样体积 20μl。

系统适用性要求 理论板数按纳洛酮峰计算应不低于 2000。

测定法 精密量取供试品溶液与对照品溶液,分别注入液相色谱仪,记录色谱图。按外标法以峰面积分别计算每瓶的含量,以 10 瓶的平均含量计算。

【类别】 同盐酸纳洛酮。

【规格】 (1)0.4mg　(2)0.8mg　(3)1.0mg　(4)1.2mg　(5)2.0mg　(6)4.0mg

【贮藏】 遮光,密闭保存。

盐酸表柔比星

Yansuan Biaoroubixing

Epirubicin Hydrochloride

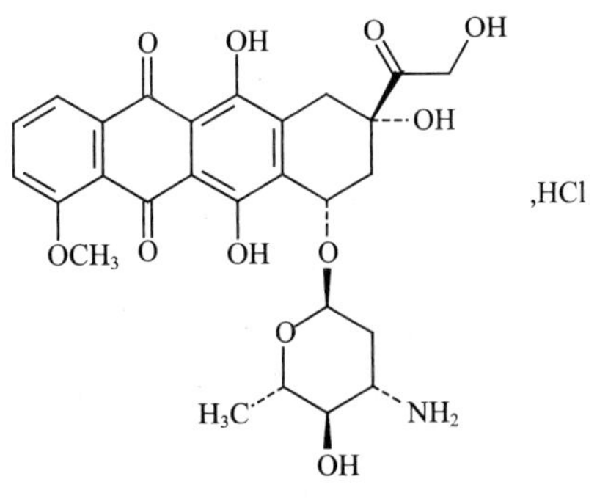

$C_{27}H_{29}NO_{11} \cdot HCl$　579.98

本品为(8*S*,10*S*)-10-[(3-氨基-2,3,6-三脱氧-α-L-阿拉伯吡喃糖基)氧]-6,8,11-三羟基-8-(羟基乙酰基)-1-甲氧基-7,8,9,10-四氢并四苯-5,12-二酮盐酸盐。按无水与无溶剂物计算，含盐酸表柔比星（$C_{27}H_{29}NO_{11} \cdot HCl$）应为 97.0%～102.0%。

【性状】 本品为红色或橙红色粉末；有引湿性。

本品在水或甲醇中溶解，在乙醇中微溶，在乙醚中不溶。

比旋度 取本品，精密称定，加甲醇溶解并定量稀释制成每 1ml 中约含 0.5mg 的溶液，依法测定（通则 0621），按无水与无溶剂物计算，比旋度为＋310°至＋340°。

吸收系数 取本品，精密称定，加甲醇溶解并定量稀释制成每 1ml 中约含 15μg 的溶液，照紫外-可见分光光度法（通则 0401），在 495nm 的波长处测定吸光度，按无水与无溶剂物计算，吸收系数（$E_{1cm}^{1\%}$）为 200～230。

【鉴别】 （1）在含量测定项下记录的色谱图中，供试品溶液主峰的保留时间应与对照品溶液主峰的保留时间一致。

（2）取吸收系数项下的溶液，照紫外-可见分光光度法（通则 0401）测定，在 234nm、252nm、288nm、479nm 和 495nm 的波长处有最大吸收。

（3）本品的红外光吸收图谱应与对照的图谱（光谱集 1022 图）一致。

（4）取本品 10mg，加硝酸 0.5ml 使溶解，加水 0.5ml，火焰灼烧 2 分钟，放冷，滴加硝酸银试液，即生成白色凝乳状沉淀。

【检查】 **酸度** 取本品，加水制成每 1ml 中含 5mg 的溶液，依法测定（通则 0631），pH 值应为 4.0～5.5。

溶液的澄清度 取本品 5 份，各 10mg，分别加水 5ml 溶解后，溶液应澄清；如显浑浊，与 1 号浊度标准液（通则 0902 第一法）比较，均不得更浓。

有关物质 照高效液相色谱法（通则 0512）测定。

供试品溶液　取本品，加流动相溶解并稀释制成每 1ml 中约含 0.5mg 的溶液。

对照溶液　精密量取供试品溶液适量，用流动相定量稀释制成每 1ml 中约含 5μg 的溶液。

系统适用性溶液　取多柔比星酮、盐酸多柔比星与盐酸表柔比星各适量，加流动相溶解并稀释制成每 1ml 中分别约含多柔比星酮 30μg、盐酸多柔比星 30μg 与盐酸表柔比星 100μg 的混合溶液。

色谱条件　用三甲基硅烷键合硅胶为填充剂；以乙腈-水-甲醇-85%磷酸溶液（290：540：170：1）并含 0.2%十二烷基硫酸钠的混合溶液为流动相；流速为每分钟 2.0ml；柱温为 35℃；检测波长为 254nm；进样体积 20μl。

系统适用性要求　系统适用性溶液色谱图中，多柔比星酮、多柔比星、表柔比星依次洗脱，表柔比星峰与多柔比星峰间的分离度应大于 2.0，表柔比星峰的拖尾因子应为 0.8～1.4。

测定法　精密量取供试品溶液与对照溶液，分别注入液相色谱仪，记录色谱图至主成分峰保留时间的 3 倍。

限度　供试品溶液色谱图中如有杂质峰，多柔比星酮按校正后的峰面积计算（乘以校正因子 0.7）不得大于对照溶液主峰面积（1.0%），多柔比星峰面积不得大于对照溶液主峰面积（1.0%），其他单个杂质峰面积不得大于对照溶液主峰面积的 0.5 倍（0.5%），各杂质峰面积（多柔比星酮按校正后的峰面积计算）的和不得大于对照溶液主峰面积的 2 倍（2.0%）。

残留溶剂 乙醇、丙酮与二氯甲烷　照残留溶剂测定法（通则 0861 第一法）测定。

供试品溶液　取本品约 0.5g，精密称定，置顶空瓶中，精密加水 5ml 使溶解，密封。

对照品溶液　取乙醇、丙酮、二氯甲烷各适量，精密称定，用水定量稀释制成每 1ml 中含乙醇 500μg、丙酮 500μg 与二氯甲烷 60μg 的混合溶液，精密量取 5ml，置顶空瓶中，密封。

色谱条件　以 5%苯基-95%二甲基聚硅氧烷（或极性相近）为固定液的毛细管柱为色谱柱；柱温为 50℃；进样口温度为 200℃；检测器温度为 250℃；顶空瓶平衡温度为 80℃，平衡时间为 30 分钟。

系统适用性要求　对照品溶液色谱图中，乙醇、丙酮和二氯甲烷依次出峰，各峰间的分离度均应符合要求。

测定法　取供试品溶液与对照品溶液，分别顶空进样，记录色谱图。

限度　按外标法以峰面积计算，乙醇的残留量不得过 1.0%，丙酮的残留量不得过 1.5%，二氯甲烷的残留量应符合规定。

二氧六环与吡啶　照残留溶剂测定法（通则 0861 第三法）测定。

供试品溶液　取本品适量，精密称定，加水溶解并定量稀释制成每 1ml 中约含 50mg 的溶液。

对照品溶液　取二氧六环与吡啶适量，精密称定，用水定量稀释制成每 1ml 中约含二氧六环 38μg 与吡啶 20μg 的混合溶液。

色谱条件　以 5%苯基-95%二甲基聚硅氧烷（或极性相近）为固定液的毛细管柱为色谱柱；柱温为 100℃；进样体积 1μl。

系统适用性要求　对照品溶液色谱图中，二氧六环峰与吡啶峰间的分离度应符合要求。

测定法　精密量取供试品溶液与对照品溶液，分别注入气相色谱仪，记录色谱图。

限度　按外标法以峰面积计算，二氧六环与吡啶的残留量均应符合规定。

水分 取本品，照水分测定法（通则 0832 第一法 1）测定，含水分不得过 3.0%。

降压物质 取本品，依法检查（通则 1145），剂量按猫体重每 1kg 注射 1mg，应符合规定。（供注射用）

细菌内毒素 取本品，依法检查（通则 1143），每 1mg 盐酸表柔比星中含内毒素的量应小于 1.1EU。（供注射用）

【含量测定】 照高效液相色谱法（通则 0512）测定。

供试品溶液 取本品适量，精密称定，加流动相溶解并定量稀释制成每 1ml 中约含 0.1mg 的溶液。

对照品溶液　取盐酸表柔比星对照品，精密称定，加流动相溶解并定量稀释制成每 1ml 中约含 0.1mg 的溶液。

系统适用性溶液、色谱条件与系统适用性要求　见有关物质项下。

测定法　精密量取供试品溶液与对照品溶液，分别注入液相色谱仪，记录色谱图。按外标法以峰面积计算。

【类别】　抗肿瘤抗生素类药。

【贮藏】　遮光，密封，在阴凉干燥处保存。

【制剂】　注射用盐酸表柔比星

注射用盐酸表柔比星

Zhusheyong Yansuan Biaoroubixing

Epirubicin Hydrochloride for Injection

本品为盐酸表柔比星加适宜赋形剂或(和)抑菌剂制成的无菌冻干品，按平均含量或平均装量计算，含盐酸表柔比星($C_{27}H_{29}NO_{11}\cdot HCl$)应为标示量的 90.0%～110.0%。

【性状】　本品为红色或橙红色疏松块状物或粉末；有引湿性。

【鉴别】　取本品适量，照盐酸表柔比星项下的鉴别(1)、(4)项试验，显相同的结果。

【检查】　**酸度**　取本品适量，加水制成每 1ml 中含盐酸表柔比星 2mg 的溶液，依法测定(通则 0631)，pH 值应为 4.5～6.0。

溶液的澄清度　取本品 5 瓶，按标示量分别加水制成每 1ml 中含 2mg 的溶液，溶液应澄清；如显浑浊，与 1 号浊度标准液(通则 0902 第一法)比较，均不得更浓。

有关物质　照高效液相色谱法(通则 0512)测定。

供试品溶液　取本品，加流动相溶解并稀释制成每 1ml 中约含盐酸表柔比星 0.5mg 的溶液。

对照溶液　精密量取供试品溶液适量，用流动相定量稀释制成每 1ml 中约含盐酸表柔比星 5μg 的溶液。

系统适用性溶液、色谱条件、系统适用性要求与测定法　见盐酸表柔比星有关物质项下。

限度　供试品溶液色谱图中如有杂质峰(如含羟苯甲酯应除外)，多柔比星酮按校正后的峰面积计算(乘以校正因子 0.7)不得大于对照溶液主峰面积(1.0%)，多柔比星峰面积不得大于对照溶液主峰面积(1.0%)，其他单个杂质峰面积不得大于对照溶液主峰面积的 0.8 倍(0.8%)，各杂质峰面积(多柔比星酮按校正后的峰面积计算)的和不得大于对照溶液主峰面积的 2.5 倍(2.5%)。

羟苯甲酯　如使用羟苯甲酯作为抑菌剂，照高效液相色谱法(通则 0512)测定。

供试品溶液　见含量测定项下供试品溶液。

对照品溶液　取羟苯甲酯对照品适量，精密称定，加流动相溶解并定量稀释制成每 1ml 中约含 20μg 的溶液。

系统适用性溶液、色谱条件与系统适用性要求　见含量测定项下。

测定法　精密量取供试品溶液与对照品溶液，分别注入液相色谱仪，记录色谱图。按外标法以峰面积计算。

限度　供试品中如含羟苯甲酯，应为标示量的 80.0%～120.0%(10mg 规格每瓶含羟苯甲酯 2mg；50mg 规格每瓶含羟苯甲酯 10mg)。

水分　取本品，照水分测定法(通则 0832 第一法 1)测定，含水分不得过 4.0%。

含量均匀度(10mg 规格)　以含量测定项下测得的每瓶含量计算，应符合规定(通则 0941)。

无菌　取本品，用适宜溶剂溶解并稀释后，经薄膜过滤法处理，依法检查(通则 1101)，应符合规定。

降压物质与细菌内毒素　照盐酸表柔比星项下的方法检查，均应符合规定。

其他　应符合注射剂项下有关的各项规定(通则 0102)。

【含量测定】　照高效液相色谱法(通则 0512)测定。

供试品溶液　取本品 10 瓶(10mg 规格)，分别加流动相溶解并定量稀释制成每 1ml 中约含盐酸表柔比星 0.1mg 的溶液，或取本品装量差异项下的内容物(50mg 规格)，精密称取适量，加流动相溶解并定量稀释制成每 1ml 中含盐酸表柔比星 0.1mg 的溶液。

对照品溶液、系统适用性溶液、色谱条件与系统适用性要求　见盐酸表柔比星含量测定项下。

测定法　精密量取供试品溶液与对照品溶液，分别注入液相色谱仪，记录色谱图。按外标法以峰面积分别计算每瓶的含量，并求出 10 瓶的平均含量(10mg 规格)或计算每 1mg 中盐酸表柔比星的含量(50mg 规格)。

【类别】　同盐酸表柔比星。

【规格】　(1)10mg　(2)50mg

【贮藏】　遮光，密闭，在阴凉处保存。

盐酸环丙沙星

Yansuan Huanbingshaxing

Ciprofloxacin Hydrochloride

$C_{17}H_{18}FN_3O_3\cdot HCl\cdot H_2O$　385.82

本品为 1-环丙基-6-氟-1,4-二氢-4-氧代-7-(1-哌嗪基)-3-喹啉羧酸盐酸盐一水合物。按无水、无溶剂物计算，含

$C_{17}H_{18}FN_3O_3$不得少于88.5%。

【性状】 本品为白色至微黄色结晶性粉末；几乎无臭。

本品在水中溶解，在甲醇或乙醇中极微溶解；在丙酮、乙酸乙酯或二氯甲烷中几乎不溶。

【鉴别】 (1)照薄层色谱法(通则0502)试验。

供试品溶液 取本品适量，加0.1mol/L盐酸溶液适量(每5mg环丙沙星加0.1mol/L盐酸溶液1ml)使溶解，用乙醇稀释制成每1ml中约含环丙沙星1mg的溶液。

对照品溶液 取环丙沙星对照品适量，加0.1mol/L盐酸溶液适量(每5mg环丙沙星加0.1mol/L盐酸溶液1ml)使溶解，用乙醇稀释制成每1ml中约含环丙沙星1mg的溶液。

系统适用性溶液 取环丙沙星对照品与氧氟沙星对照品适量，加0.1mol/L盐酸溶液适量(每5mg环丙沙星加0.1mol/L盐酸溶液1ml)使溶解，用乙醇稀释制成每1ml中约含环丙沙星1mg与氧氟沙星1mg的混合溶液。

色谱条件 采用硅胶GF_{254}薄层板，以乙酸乙酯-甲醇-浓氨溶液(5：6：2)为展开剂。

测定法 吸取上述三种溶液各2μl，分别点于同一薄层板上，展开，取出，晾干，置紫外光灯254nm或365nm下检视。

系统适用性要求 系统适用性溶液应显两个完全分离的斑点。

结果判定 供试品溶液所显主斑点的位置和颜色应与对照品溶液主斑点的位置和颜色相同。

(2)在含量测定项下记录的色谱图中，供试品溶液主峰的保留时间与对照品溶液主峰的保留时间一致。

(3)本品的红外光吸收图谱应与对照的图谱(光谱集647图)一致。

(4)本品的水溶液显氯化物鉴别(1)的反应(通则0301)。

以上(1)、(2)两项可选做一项。

【检查】 **酸度** 取本品，加水制成每1ml中含25mg的溶液，依法测定(通则0631)，pH值应为3.0～4.5。

溶液的澄清度与颜色 取本品0.10g，加水10ml溶解后，溶液应澄清无色；如显色，与黄色或黄绿色4号标准比色液比较(通则0901第一法)，不得更深。

有关物质 照高效液相色谱法(通则0512)测定。

供试品溶液 取本品适量，精密称定，加流动相A溶解并定量稀释制成每1ml中约含环丙沙星0.5mg的溶液。

对照溶液 精密量取供试品溶液适量，用流动相A定量稀释制成每1ml中约含环丙沙星1μg的溶液。

杂质A对照品溶液 取杂质A对照品约15mg，精密称定，置100ml量瓶中，加6mol/L氨溶液0.6ml与水适量使溶解，用水稀释至刻度，摇匀，精密量取1ml，置100ml量瓶中，用流动相A稀释至刻度，摇匀。

系统适用性溶液 取氧氟沙星对照品、环丙沙星对照品和杂质Ⅰ对照品各适量，加流动相A溶解并稀释制成每1ml中约含氧氟沙星5μg、环丙沙星0.5mg和杂质Ⅰ 10μg的混合溶液。

灵敏度溶液 精密量取对照溶液适量，用流动相A定量稀释制成每1ml中约含环丙沙星0.1μg的溶液。

色谱条件 用十八烷基硅烷键合硅胶为填充剂；以0.025mol/L磷酸溶液-乙腈(87：13)(用三乙胺调节pH值至3.0±0.1)为流动相A，以乙腈为流动相B，按下表进行线性梯度洗脱；流速为每分钟1.5ml；检测波长为278nm和262nm；进样体积20μl。

时间(分钟)	流动相A(%)	流动相B(%)
0	100	0
16	100	0
53	40	60
54	100	0
65	100	0

系统适用性要求 系统适用性溶液色谱图(278nm)中，环丙沙星峰的保留时间约为12分钟，氧氟沙星峰与环丙沙星峰和环丙沙星峰与杂质Ⅰ峰间的分离度均应符合要求。灵敏度溶液色谱图(278nm)中，主成分色谱峰峰高的信噪比应大于10。

测定法 精密量取供试品溶液、对照溶液与杂质A对照品溶液，分别注入液相色谱仪，记录色谱图。

限度 供试品溶液色谱图中如有杂质峰，杂质A(262nm)按外标法以峰面积计算，不得过0.3%。杂质B、C、D和E(278nm)按校正后的峰面积计算(分别乘以校正因子0.7、0.6、1.4和6.7)，均不得大于对照溶液主峰面积(0.2%)；其他单个杂质(278nm)峰面积不得大于对照溶液主峰面积(0.2%)；各杂质(278nm)校正后峰面积的和不得大于对照溶液主峰面积的3.5倍(0.7%)，小于灵敏度溶液主峰面积的峰忽略不计。杂质E、杂质B、杂质C、杂质Ⅰ和杂质D峰的相对保留时间分别约为0.3、0.6、0.7、1.1和1.2。

残留溶剂 照残留溶剂测定法(通则0861第一法)测定。

供试品溶液 取本品约0.2g，精密称定，置顶空瓶中，精密加水5ml使溶解，密封。

对照品溶液 取甲苯和乙醇各适量，精密称定，用水定量稀释制成每1ml中含甲苯0.05mg和乙醇0.1mg的混合溶液，精密量取5ml，置顶空瓶中，密封。

色谱条件 以5%苯基-95%甲基聚硅氧烷(或极性相近)为固定液的毛细管柱为色谱柱；柱温为50℃；顶空瓶平衡温度为90℃，平衡时间为30分钟。

系统适用性要求 对照品溶液色谱图中，乙醇峰与甲苯峰间的分离度应符合要求。

测定法 取供试品溶液与对照品溶液，分别顶空进样，记录色谱图。

限度 按外标法以峰面积计算，甲苯与乙醇的残留量均应符合规定。

水分 取本品，照水分测定法(通则0832第一法1)测定，含水分应为4.7%～6.7%。

炽灼残渣　取本品 1.0g，置铂坩埚中，依法检查（通则 0841），遗留残渣不得过 0.1%。

重金属　取炽灼残渣项下遗留的残渣，依法检查（通则 0821 第二法），含重金属不得过百万分之二十。

【含量测定】　照高效液相色谱法（通则 0512）测定。

供试品溶液　取本品适量，精密称定，加流动相溶解并定量稀释制成每 1ml 中约含环丙沙星 0.1mg 的溶液。

对照品溶液　取环丙沙星对照品，精密称定，加流动相溶解并定量稀释制成每 1ml 中约含环丙沙星 0.1mg 的溶液。

系统适用性溶液　取氧氟沙星对照品、环丙沙星对照品和杂质 I 对照品各适量，加流动相溶解并稀释制成每 1ml 中约含氧氟沙星 5μg、环丙沙星 0.1mg 和杂质 I 10μg 的混合溶液。

色谱条件　用十八烷基硅烷键合硅胶为填充剂；以 0.025mol/L 磷酸溶液-乙腈（87：13）（用三乙胺调节 pH 值至 3.0±0.1）为流动相；流速为每分钟 1.5ml；检测波长为 278nm；进样体积 20μl。

系统适用性要求　系统适用性溶液色谱图中，环丙沙星峰的保留时间约为 12 分钟，氧氟沙星峰与环丙沙星峰和环丙沙星峰与杂质 I 峰间的分离度均应符合要求。

测定法　精密量取供试品溶液与对照品溶液，分别注入液相色谱仪，记录色谱图。按外标法以峰面积计算供试品中 $C_{17}H_{18}FN_3O_3$ 的含量。

【类别】　喹诺酮类抗菌药。

【贮藏】　遮光，密封保存。

【制剂】　（1）盐酸环丙沙星片　（2）盐酸环丙沙星胶囊　（3）盐酸环丙沙星滴眼液

附：

杂质 A

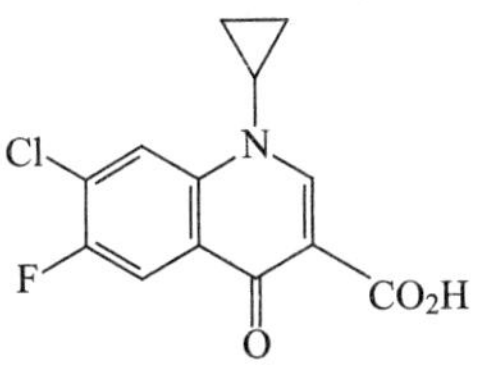

$C_{13}H_9ClFNO_3$　281.68

7-氯-1-环丙基-6-氟-4-氧代-1,4-二氢喹啉-3-羧酸

杂质 B

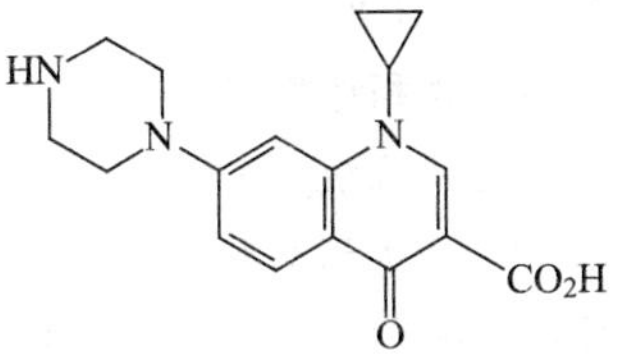

$C_{17}H_{19}N_3O_3$　313.35

1-环丙基-4-氧代-7-(1-哌嗪基)-1,4-二氢喹啉-3-羧酸

杂质 C

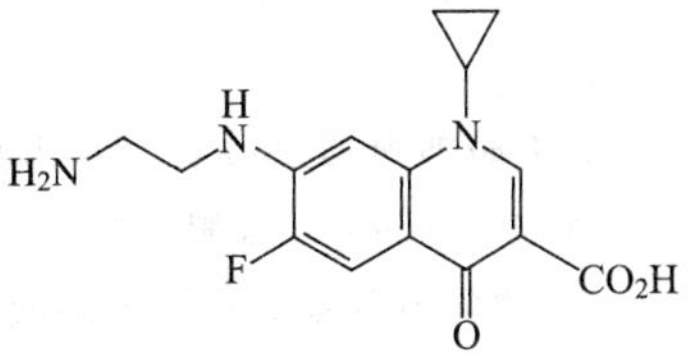

$C_{15}H_{16}FN_3O_3$　305.30

7-[(2-氨乙基)氨基]-1-环丙基-6-氟-4-氧代-1,4-二氢喹啉-3-羧酸

杂质 D

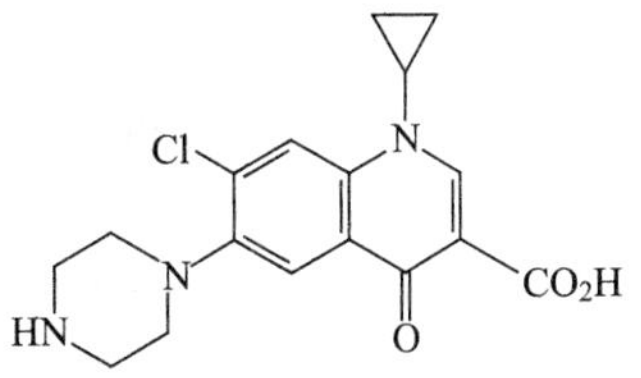

$C_{17}H_{18}ClN_3O_3$　347.80

7-氯-1-环丙基-4-氧代-6-(1-哌嗪基)-1,4-二氢喹啉-3-羧酸

杂质 E

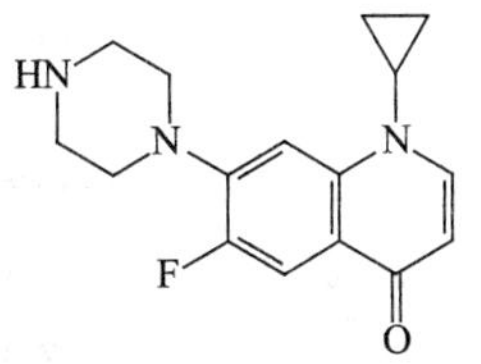

$C_{16}H_{18}FN_3O$　287.33

1-环丙基-6-氟-7-(哌嗪 1-基)喹啉-4-(1*H*)酮

杂质 I

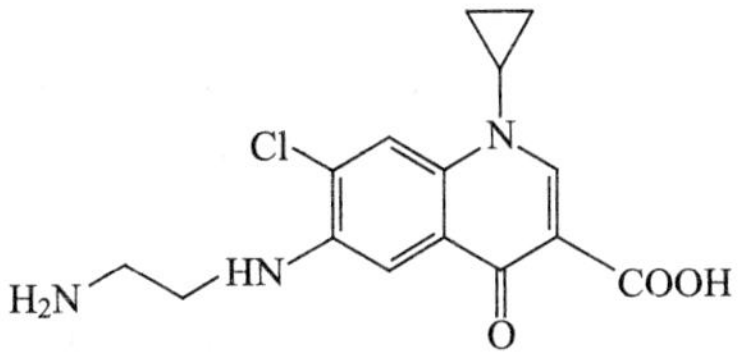

$C_{15}H_{16}ClN_3O_3$　321.76

1-环丙基-7-氯-6-[(2-氨乙基)氨基]-4-氧代-1,4-二氢喹啉-3-羧酸

盐酸环丙沙星片

Yansuan Huanbingshaxing Pian

Ciprofloxacin Hydrochloride Tablets

本品含盐酸环丙沙星按环丙沙星（$C_{17}H_{18}FN_3O_3$）计算应

为标示量的90.0%～110.0%。

【性状】 本品为白色或类白色片或薄膜衣片，除去包衣后显白色至微黄色。

【鉴别】 (1)取本品细粉适量，加0.1mol/L盐酸溶液适量(每5mg环丙沙星加0.1mol/L盐酸溶液1ml)使溶解，用乙醇稀释制成每1ml中约含环丙沙星1mg的溶液，滤过，取续滤液作为供试品溶液，照盐酸环丙沙星项下的鉴别(1)试验，显相同的结果。

(2)在含量测定项下记录的色谱图中，供试品溶液主峰的保留时间应与对照品溶液主峰的保留时间一致。

(3)取本品细粉适量，加水振摇，滤过，滤液显氯化物鉴别(1)的反应(通则0301)。

以上(1)、(2)两项可选做一项。

【检查】 **有关物质** 照高效液相色谱法(通则0512)测定。

供试品溶液　取本品细粉适量，精密称定，加流动相A溶解并定量稀释制成每1ml中约含环丙沙星0.5mg的溶液，滤过，取续滤液。

对照溶液　精密量取供试品溶液适量，用流动相A定量稀释制成每1ml中约含环丙沙星1μg的溶液。

灵敏度溶液　精密量取对照溶液适量，用流动相A定量稀释制成每1ml中约含环丙沙星0.1μg的溶液。

杂质A对照品溶液、系统适用性溶液、色谱条件、系统适用性要求与测定法　见盐酸环丙沙星有关物质项下。

限度　供试品溶液色谱图中如有杂质峰，杂质A(262nm)按外标法以峰面积计算，不得过标示量的0.3%；杂质C(278nm)按校正后的峰面积计算(乘以校正因子0.6)，不得大于对照溶液主峰面积的2.5倍(0.5%)；杂质B、D和E(278nm)按校正后的峰面积计算(分别乘以校正因子0.7、1.4和6.7)，均不得大于对照溶液主峰面积(0.2%)；其他单个杂质(278nm)峰面积不得大于对照溶液主峰面积(0.2%)；各杂质(278nm)校正后峰面积的和不得大于对照溶液主峰面积的3.5倍(0.7%)，小于灵敏度溶液主峰面积的峰忽略不计。

溶出度 照溶出度与释放度测定法(通则0931第二法)测定。

溶出条件　以0.1mol/L盐酸溶液900ml为溶出介质，转速为每分钟50转，依法操作，经30分钟时取样。

测定法　取溶出液适量，滤过，精密量取续滤液适量，用0.1mol/L盐酸溶液定量稀释制成每1ml中含环丙沙星5.5μg的溶液。照紫外-可见分光光度法(通则0401)，在277nm的波长处测定吸光度，按$C_{17}H_{18}FN_3O_3$的吸收系数($E_{1cm}^{1\%}$)为1278计算每片的溶出量。

限度　标示量的80%，应符合规定。

其他 应符合片剂项下有关的各项规定(通则0101)。

【含量测定】 照高效液相色谱法(通则0512)测定。

供试品溶液 取本品10片，精密称定，研细，精密称取细粉适量(约相当于环丙沙星0.2g)，置200ml量瓶中，加流动相适量振摇使溶解并稀释至刻度，摇匀，滤过，精密量取续滤液5ml，置50ml量瓶中，用流动相稀释至刻度，摇匀。

对照品溶液、系统适用性溶液、色谱条件、系统适用性要求与测定法 见盐酸环丙沙星含量测定项下。

【类别】 同盐酸环丙沙星。

【规格】 按$C_{17}H_{18}FN_3O_3$计　(1)0.25g　(2)0.5g

【贮藏】 遮光，密封保存。

盐酸环丙沙星胶囊

Yansuan Huanbingshaxing Jiaonang

Ciprofloxacin Hydrochloride Capsules

本品含盐酸环丙沙星按环丙沙星($C_{17}H_{18}FN_3O_3$)计算，应为标示量的90.0%～110.0%。

【性状】 本品内容物为白色至微黄色颗粒或粉末。

【鉴别】 (1)称取本品内容物适量，加0.1mol/L盐酸溶液适量(每5mg环丙沙星加0.1mol/L盐酸溶液1ml)使溶解，用乙醇稀释制成每1ml中约含环丙沙星1mg的溶液，滤过，取续滤液作为供试品溶液，照盐酸环丙沙星项下的鉴别(1)试验，显相同的结果。

(2)在含量测定项下记录的色谱图中，供试品溶液主峰的保留时间应与对照品溶液主峰的保留时间一致。

(3)取本品内容物适量，加水振摇，滤过，滤液显氯化物鉴别(1)的反应(通则0301)。

以上(1)、(2)两项可选做一项。

【检查】 **有关物质** 照高效液相色谱法(通则0512)测定。

供试品溶液　取本品内容物适量，精密称定，加流动相A溶解并定量稀释制成每1ml中约含环丙沙星0.5mg的溶液，滤过，取续滤液。

对照溶液　精密量取供试品溶液适量，用流动相A定量稀释制成每1ml中约含环丙沙星1μg的溶液。

灵敏度溶液　精密量取对照溶液适量，用流动相A定量稀释制成每1ml中约含环丙沙星0.1μg的溶液。

杂质A对照品溶液、系统适用性溶液、色谱条件、系统适用性要求与测定法　见盐酸环丙沙星有关物质项下。

限度　供试品溶液色谱图中如有杂质峰，杂质A(262nm)按外标法以峰面积计算，不得过标示量的0.3%；杂质C(278nm)按校正后的峰面积计算(乘以校正因子0.6)，不得大于对照溶液主峰面积的2.5倍(0.5%)；杂质B、D和E(278nm)按校正后的峰面积计算(分别乘以校正因子0.7、1.4和6.7)，均不得大于对照溶液的主峰面积(0.2%)；其他单个杂质(278nm)峰面积不得大于对照溶液的主峰面积(0.2%)；各杂质(278nm)校正后峰面积的和不得大于对照溶液主峰面积的3.5倍(0.7%)，小于灵敏度溶液主峰面积的峰忽略不计。

溶出度 照溶出度与释放度测定法(通则0931第二法)

测定。

溶出条件　以 0.1mol/L 盐酸溶液 900ml 为溶出介质，转速为每分钟 50 转，依法操作，经 30 分钟时取样。

测定法　取溶出液适量，滤过，精密量取续滤液 2ml，置 100ml 量瓶中，用 0.1mol/L 盐酸溶液稀释至刻度，摇匀，照紫外-可见分光光度法（通则 0401），在 277nm 的波长处测定吸光度，按 $C_{17}H_{18}FN_3O_3$ 的吸收系数（$E_{1cm}^{1\%}$）为 1278 计算每粒的溶出量。

限度　标示量的 80%，应符合规定。

其他　应符合胶囊剂项下有关的各项规定（通则 0103）。

【含量测定】　照高效液相色谱法（通则 0512）测定。

供试品溶液　取装量差异项下的内容物，混合均匀，精密称取适量（约相当于环丙沙星 0.2g），置 200ml 量瓶中，加流动相适量振摇溶解并稀释至刻度，摇匀，滤过，精密量取续滤液 5ml，置 50ml 量瓶中，用流动相稀释至刻度，摇匀。

对照品溶液、系统适用性溶液、色谱条件、系统适用性要求与测定法　见盐酸环丙沙星含量测定项下。

【类别】　同盐酸环丙沙星。

【规格】　0.25g（按 $C_{17}H_{18}FN_3O_3$ 计）

【贮藏】　遮光，密封保存。

盐酸环丙沙星滴眼液

Yansuan Huanbingshaxing Diyanye

Ciprofloxacin Hydrochloride Eye Drops

本品含盐酸环丙沙星按环丙沙星（$C_{17}H_{18}FN_3O_3$）计算，应为标示量的 90.0%～110.0%。

本品可加适量的防腐剂。

【性状】　本品为无色至微黄色的澄明液体。

【鉴别】　(1)取本品适量，用乙醇稀释制成每 1ml 中含环丙沙星 1mg 的溶液，作为供试品溶液，照盐酸环丙沙星项下的鉴别(1)试验，显相同的结果。

(2)在含量测定项下记录的色谱图中，供试品溶液主峰的保留时间应与对照品溶液主峰的保留时间一致。

(3)本品显氯化物鉴别(1)的反应（通则 0301）。

以上(1)、(2)两项可选做一项。

【检查】　**pH 值**　应为 4.0～5.0（通则 0631）。

有关物质　照高效液相色谱法（通则 0512）测定。

供试品溶液　精密量取本品 15ml，用流动相 A 定量稀释制成每 1ml 中约含环丙沙星 0.45mg 的溶液。

对照溶液　精密量取供试品溶液适量，用流动相 A 定量稀释制成每 1ml 中约含环丙沙星 0.9μg 的溶液。

灵敏度溶液　精密量取对照溶液适量，用流动相 A 定量稀释制成每 1ml 中约含环丙沙星 0.1μg 的溶液。

杂质 A 对照品溶液、系统适用性溶液、色谱条件、系统适用性要求与测定法　见盐酸环丙沙星有关物质项下。

限度　供试品溶液色谱图中如有杂质峰[除相对保留时间小于 0.2 的峰和羟苯乙酯峰（相对保留时间约为 2.75）外]，杂质 A（262nm）按外标法以峰面积计算，不得过标示量的 0.3%；杂质 C（278nm）按校正后的峰面积计算（乘以校正因子 0.6），不得大于对照溶液主峰面积的 2.5 倍（0.5%）；杂质 B、D 和 E（278nm）按校正后的峰面积计算（分别乘以校正因子 0.7、1.4 和 6.7），均不得大于对照溶液主峰面积（0.2%）；其他单个杂质（278nm）峰面积不得大于对照溶液主峰面积（0.2%）；各杂质（278nm）校正后峰面积的和不得大于对照溶液主峰面积的 3.5 倍（0.7%），小于灵敏度溶液主峰面积的峰忽略不计。

苯扎溴铵　如使用苯扎溴铵作为防腐剂，照高效液相色谱法（通则 0512）测定。

供试品溶液　取本品，即得。

对照品溶液　取苯扎溴铵对照品适量，精密称定，加水溶解并定量稀释制成每 1ml 中约含 0.1mg 的溶液。

色谱条件　用十八烷基硅烷键合硅胶为填充剂；以 0.005mol/L 的醋酸铵溶液（每 1000ml 中含三乙胺 10ml，用冰醋酸调节 pH 值至 5.0±0.5）-乙腈（35∶65）为流动相；检测波长为 214nm；进样体积 20μl。

系统适用性要求　苯扎溴铵峰的拖尾因子应小于 1.5。

测定法　精密量取供试品溶液与对照品溶液，分别注入液相色谱仪，记录色谱图。

限度　供试品中如含苯扎溴铵，按外标法以峰面积计算，应为标示量的 80.0%～120.0%。

羟苯乙酯　如使用羟苯乙酯作为防腐剂，照高效液相色谱法（通则 0512）测定。

供试品溶液　精密量取本品 3ml，用水定量稀释制成每 1ml 中约含羟苯乙酯 15μg 的溶液。

对照品溶液　取羟苯乙酯对照品适量，精密称定，加水适量，在水浴中加热溶解，放冷，用水定量稀释制成每 1ml 中约含 15μg 的溶液。

系统适用性溶液　取羟苯甲酯对照品、羟苯乙酯对照品与羟苯丙酯对照品适量，加水适量，在水浴中加热溶解，放冷，用水稀释制成每 1ml 中分别约含 15μg 的混合溶液。

色谱条件　用十八烷基硅烷键合硅胶为填充剂；以 0.005mol/L 的醋酸铵溶液（每 1000ml 中含三乙胺 10ml，用冰醋酸调节 pH 值至 5.0±0.5）-乙腈（50∶50）为流动相；检测波长为 256nm；进样体积 20μl。

系统适用性要求　系统适用性溶液色谱图中，羟苯甲酯峰、羟苯乙酯峰与羟苯丙酯峰间的分离度均应符合要求。

测定法　精密量取供试品溶液与对照品溶液，分别注入液相色谱仪，记录色谱图。

限度　供试品中如含羟苯乙酯，按外标法以峰面积计算，应为标示量的 80.0%～120.0%。

渗透压摩尔浓度　渗透压摩尔浓度比应为 0.9～1.1（通

则 0632)。

其他　应符合眼用制剂项下有关的各项规定(通则 0105)。

【含量测定】　照高效液相色谱法(通则 0512)测定。

供试品溶液　精密量取本品 3ml(约相当于环丙沙星 9mg),置 100ml 量瓶中,用流动相稀释至刻度,摇匀。

对照品溶液　取环丙沙星对照品适量,精密称定,加流动相溶解并定量稀释制成每 1ml 中约含环丙沙星 0.09mg 的溶液。

系统适用性溶液、色谱条件、系统适用性要求与测定法　见盐酸环丙沙星含量测定项下。

【类别】　同盐酸环丙沙星。

【规格】　按 $C_{17}H_{18}FN_3O_3$ 计　(1)5ml∶15mg　(2)8ml∶24mg

【贮藏】　遮光,密封,在阴凉处保存。

盐酸苯乙双胍

Yansuan Benyishuanggua

Phenformin Hydrochloride

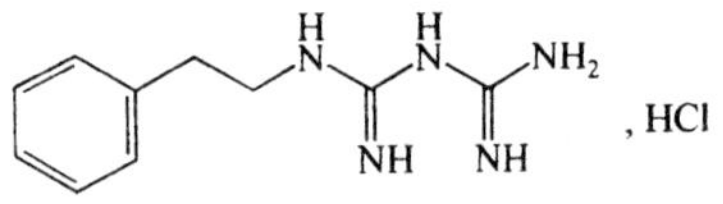

$C_{10}H_{15}N_5 \cdot HCl$　241.72

本品为 1-(2-苯乙基)双胍盐酸盐。按干燥品计算,含 $C_{10}H_{15}N_5 \cdot HCl$ 不得少于 99.0%。

【性状】　本品为白色结晶或结晶性粉末;无臭。

本品在水中易溶,在乙醇中溶解,在三氯甲烷或乙醚中几乎不溶。

熔点　本品的熔点(通则 0612)为 174～178℃。

【鉴别】　(1)取本品的水溶液(1→20)2ml,加硫酸铜铵试液 2 滴,即生成紫红色沉淀。

(2)取本品,加水溶解并稀释制成每 1ml 中含 10μg 的溶液,照紫外-可见分光光度法(通则 0401)测定,在 234nm 的波长处有最大吸收。

(3)本品的红外光吸收图谱应与对照的图谱(光谱集 363 图)一致。

(4)本品的水溶液显氯化物鉴别(1)的反应(通则 0301)。

【检查】　**酸度**　取本品 0.20g,加水 10ml 溶解后,依法测定(通则 0631),pH 值应为 6.0～7.0。

有关物质　照纸色谱法(通则 0501)试验。

供试品溶液　取本品 1.0g,置 10ml 量瓶中,加甲醇溶解并稀释至刻度,摇匀。

色谱条件　采用色谱滤纸条(7.5cm×50cm),以乙酸乙酯-乙醇-水(6∶3∶1)为展开剂。

测定法　精密吸取供试品溶液 0.2ml,分别点于两张滤纸条上,并以甲醇作空白点于另一滤纸条上,样点直径均为 0.5～1cm;照下行法,将上述滤纸条同置展开室内,展开至前沿距下端约 7cm 处,取出,晾干,用显色剂(取 10%铁氰化钾溶液 1ml,加 10%亚硝基铁氰化钠溶液与 10%氢氧化钠溶液各 1ml,摇匀,放置 15 分钟,加水 10ml 与丙酮 12ml,混匀)喷其中一张点样纸条(有关双胍显红色带,R_f 值约为 0.1),参照此色谱带,在另一张点样纸条及空白纸条上,剪取其相应部分并向外延伸 1cm,并分剪成碎条,精密量取甲醇各 20ml,分别进行萃取,照紫外-可见分光光度法(通则 0401),在 232nm 的波长处分别测定吸光度。

限度　吸光度不得过 0.48。

干燥失重　取本品,在 105℃干燥至恒重,减失重量不得过 1.0%(通则 0831)。

炽灼残渣　不得过 0.1%(通则 0841)。

【含量测定】　取本品约 0.1g,精密称定,加冰醋酸 20ml 使溶解,加醋酐 20ml,照电位滴定法(通则 0701),用高氯酸滴定液(0.1mol/L)滴定,并将滴定的结果用空白试验校正。每 1ml 高氯酸滴定液(0.1mol/L)相当于 12.09mg 的 $C_{10}H_{15}N_5 \cdot HCl$。

【类别】　降血糖药。

【贮藏】　密封保存。

【制剂】　盐酸苯乙双胍片

盐酸苯乙双胍片

Yansuan Benyishuanggua Pian

Phenformin Hydrochloride Tablets

本品含盐酸苯乙双胍($C_{10}H_{15}N_5 \cdot HCl$)应为标示量的 90.0%～110.0%。

【性状】　本品为白色片。

【鉴别】　(1)取本品 20 片,研细,加水 10ml,振摇使盐酸苯乙双胍溶解,滤过,滤液照盐酸苯乙双胍项下的鉴别(1)试验,显相同的反应。

(2)在含量测定项下记录的色谱图中,供试品溶液主峰的保留时间应与对照品溶液主峰的保留时间一致。

(3)本品的水溶液显氯化物鉴别(1)的反应(通则 0301)。

【检查】　应符合片剂项下有关的各项规定(通则 0101)。

【含量测定】　照高效液相色谱法(通则 0512)测定。

供试品溶液　取本品 20 片,精密称定,研细,取细粉适量(约相当于盐酸苯乙双胍 50mg),精密称定,置 100ml 量瓶中,加流动相适量,振摇使盐酸苯乙双胍溶解,用流动相稀释至刻度,摇匀,滤过,精密量取续滤液适量,用流动相定量稀释制成每 1ml 中约含盐酸苯乙双胍 50μg 的溶液。

对照品溶液　取盐酸苯乙双胍对照品适量,精密称定,加流动相溶解并定量稀释制成每 1ml 中约含 50μg 的溶液。

色谱条件　用十八烷基硅烷键合硅胶为填充剂;以 10mmol/L 磷酸二氢铵溶液(用磷酸调节 pH 值至 3.5)-甲醇

(75∶25)为流动相;检测波长为 235nm;进样体积 20μl。

系统适用性要求　理论板数按苯乙双胍峰计算不低于 1500,苯乙双胍峰与相邻杂质峰之间的分离度应符合要求。

测定法　精密量取供试品溶液与对照品溶液,分别注入液相色谱仪,记录色谱图。按外标法以峰面积计算。

【类别】　同盐酸苯乙双胍。

【规格】　25mg

【贮藏】　密封保存。

盐酸苯海拉明

Yansuan Benhailaming

Diphenhydramine Hydrochloride

$C_{17}H_{21}NO \cdot HCl$　291.82

本品为 *N*,*N*-二甲基-2-(二苯基甲氧基)乙胺盐酸盐。按干燥品计算,含 $C_{17}H_{21}NO \cdot HCl$ 应为 98.0%～102.0%。

【性状】　本品为白色结晶性粉末;无臭。

本品在水中极易溶解,在乙醇或三氯甲烷中易溶,在丙酮中略溶,在乙醚中极微溶解。

熔点　本品的熔点(通则 0612)为 167～171℃。

【鉴别】　(1)取本品约 5mg,加硫酸 1 滴,初显黄色,随即变成橙红色;滴加水,即成白色乳浊液。

(2)取本品,加 0.01mol/L 盐酸溶液溶解并稀释制成每 1ml 中约含 0.5mg 的溶液,照紫外-可见分光光度法(通则 0401)测定,在 253nm 与 258nm 的波长处有最大吸收。

(3)本品的红外光吸收图谱应与对照的图谱(光谱集 365 图)一致。

(4)本品的水溶液显氯化物鉴别(1)的反应(通则 0301)。

【检查】　**溶液的澄清度与颜色**　取本品 1.0g,加新沸的冷水 20ml 溶解后,溶液应澄清无色;如显色,与黄色 1 号标准比色液(通则 0901 第一法)比较,不得更深。

有关物质　照高效液相色谱法(通则 0512)测定。

供试品溶液　取本品适量,加流动相溶解并稀释制成每 1ml 中约含 2.5mg 的溶液。

对照溶液　精密量取供试品溶液 1ml,置 100ml 量瓶中,用流动相稀释至刻度,摇匀。

系统适用性溶液　取二苯酮 5mg,置 100ml 量瓶中,加乙腈 5ml 使溶解,用水稀释至刻度,摇匀;另取盐酸苯海拉明 5mg,置 10ml 量瓶中,加上述二苯酮溶液 1ml,用水稀释至刻度,摇匀。

色谱条件　用氰基键合硅胶为填充剂;以乙腈-水-三乙胺(50∶50∶0.5)(用冰醋酸调节 pH 值至 6.5)为流动相;检测波长为 258nm;进样体积 20μl。

系统适用性要求　系统适用性溶液色谱图中,理论板数按苯海拉明峰计算不低于 5000,苯海拉明峰与二苯酮峰之间的分离度应大于 2.0。

测定法　精密量取供试品溶液与对照溶液,分别注入液相色谱仪,记录色谱图至主成分峰保留时间的 3 倍。

限度　供试品溶液色谱图中如有杂质峰,单个杂质峰面积不得大于对照溶液主峰面积的 0.5 倍(0.5%),各杂质峰面积的和不得大于对照溶液主峰面积(1.0%)。

干燥失重　取本品,在 105℃ 干燥至恒重,减失重量不得过 0.5%(通则 0831)。

炽灼残渣　不得过 0.1%(通则 0841)。

【含量测定】　照高效液相色谱法(通则 0512)测定。

供试品溶液　取本品适量,精密称定,加水溶解并定量稀释制成每 1ml 中约含 0.5mg 的溶液。

对照品溶液　取盐酸苯海拉明对照品适量,精密称定,加水溶解并定量稀释制成每 1ml 中约含 0.5mg 的溶液。

系统适用性溶液、色谱条件与系统适用性要求　见有关物质项下。

测定法　精密量取供试品溶液与对照品溶液,分别注入液相色谱仪,记录色谱图。按外标法以峰面积计算。

【类别】　抗组胺药。

【贮藏】　密封保存。

【制剂】　(1)盐酸苯海拉明片　(2)盐酸苯海拉明注射液

盐酸苯海拉明片

Yansuan Benhailaming Pian

Diphenhydramine Hydrochloride Tablets

本品含盐酸苯海拉明($C_{17}H_{21}NO \cdot HCl$)应为标示量的 93.0%～107.0%。

【性状】　本品为糖衣片或薄膜衣片,除去包衣后显白色。

【鉴别】　(1)取本品,除去包衣,研细,取适量(约相当于盐酸苯海拉明 0.1g),用三氯甲烷 10ml 振摇提取,滤过;滤液置水浴上蒸干,残渣在 80℃ 干燥后,照盐酸苯海拉明项下的鉴别(1)、(4)项试验,显相同的反应。

(2)在含量测定项下记录的色谱图中,供试品溶液主峰的保留时间应与对照品溶液主峰的保留时间一致。

【检查】　**有关物质**　照高效液相色谱法(通则 0512)测定。

供试品溶液　取本品细粉适量(约相当于盐酸苯海拉明 25mg),置 10ml 量瓶中,加流动相适量,振摇使盐酸苯海拉明溶解并用流动相稀释至刻度,摇匀,滤过,取续滤液。

对照溶液　精密量取供试品溶液 1ml,置 100ml 量瓶中,

用流动相稀释至刻度，摇匀。

系统适用性溶液、色谱条件、系统适用性要求与测定法　见盐酸苯海拉明有关物质项下。

限度　供试品溶液色谱图中如有杂质峰，单个杂质峰面积不得大于对照溶液主峰面积（1.0%），各杂质峰面积的和不得大于对照溶液主峰面积的 2 倍（2.0%）。

溶出度　照溶出度与释放度测定法（通则 0931 第一法）测定。

溶出条件　以水 500ml 为溶出介质，转速为每分钟 100 转，依法操作，经 45 分钟时取样。

供试品溶液　取溶出液 5ml，滤过，取续滤液。

对照品溶液　取盐酸苯海拉明对照品适量，精密称定，加水溶解并定量稀释制成每 1ml 中约含 50μg 的溶液。

色谱条件　见含量测定项下。进样体积 50μl。

系统适用性溶液与系统适用性要求　见含量测定项下。

测定法　见含量测定项下。计算每片的溶出量。

限度　标示量的 70%，应符合规定。

其他　应符合片剂项下有关的各项规定（通则 0101）。

【含量测定】　照高效液相色谱法（通则 0512）测定。

供试品溶液　取本品 20 片，除去包衣后精密称定，研细，精密称取适量（约相当于盐酸苯海拉明 50mg），置 100ml 量瓶中，加水适量振摇使盐酸苯海拉明溶解并稀释至刻度，摇匀，滤过，取续滤液。

对照品溶液、系统适用性溶液、色谱条件、系统适用性要求与测定法　见盐酸苯海拉明含量测定项下。

【类别】　同盐酸苯海拉明。

【规格】　25mg

【贮藏】　密封保存。

盐酸苯海拉明注射液

Yansuan Benhailaming Zhusheye

Diphenhydramine Hydrochloride Injection

本品为盐酸苯海拉明的灭菌水溶液。含盐酸苯海拉明（$C_{17}H_{21}NO \cdot HCl$）应为标示量的 95.0%～105.0%。

【性状】　本品为无色的澄明液体。

【鉴别】　在含量测定项下记录的色谱图中，供试品溶液主峰的保留时间应与对照品溶液主峰的保留时间一致。

【检查】　**pH 值**　应为 4.0～6.0（通则 0631）。

有关物质　照高效液相色谱法（通则 0512）测定。

供试品溶液　取本品，用流动相稀释制成每 1ml 中约含盐酸苯海拉明 2.5mg 的溶液，摇匀。

对照溶液　精密量取供试品溶液 1ml，置 100ml 量瓶中，用流动相稀释至刻度，摇匀。

系统适用性溶液、色谱条件、系统适用性要求与测定法　见盐酸苯海拉明有关物质项下。

限度　供试品溶液色谱图中如有杂质峰，单个杂质峰面积不得大于对照溶液主峰面积的 0.5 倍（0.5%），各杂质峰面积的和不得大于对照溶液主峰面积（1.0%）。

其他　应符合注射剂项下有关的各项规定（通则 0102）。

【含量测定】　照高效液相色谱法（通则 0512）测定。

供试品溶液　精密量取本品适量（约相当于盐酸苯海拉明 50mg），置 100ml 量瓶中，用水稀释至刻度，摇匀。

对照品溶液、系统适用性溶液、色谱条件、系统适用性要求与测定法　见盐酸苯海拉明含量测定项下。

【类别】　同盐酸苯海拉明。

【规格】　1ml：20mg

【贮藏】　遮光，密闭保存。

盐酸苯海索

Yansuan Benhaisuo

Trihexyphenidyl Hydrochloride

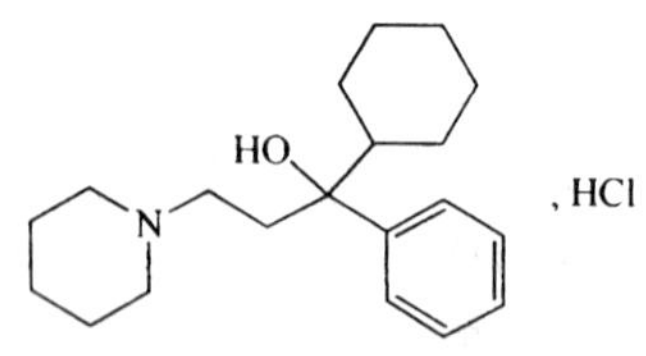

$C_{20}H_{31}NO \cdot HCl$　337.93

本品为（±）-α-环己基-α-苯基-1-哌啶丙醇盐酸盐。按干燥品计算，含 $C_{20}H_{31}NO \cdot HCl$ 不得少于 98.0%。

【性状】　本品为白色轻质结晶性粉末；无臭。

本品在甲醇、乙醇或三氯甲烷中溶解，在水中微溶。

【鉴别】　（1）取本品约 0.1g，加微温的乙醇 5ml 溶解后，滴加氢氧化钠试液至遇石蕊试纸显碱性反应，析出的沉淀用乙醇重结晶，干燥后，依法测定（通则 0612），熔点为 112～116℃。

（2）本品的红外光吸收图谱应与对照的图谱（光谱集 366 图）一致。

（3）本品显氯化物的鉴别反应（通则 0301）。

【检查】　**旋光度**　取本品，精密称定，加甲醇-二氯甲烷（20：80）溶解并定量稀释制成每 1ml 中含 50mg 的溶液，依法测定（通则 0621），旋光度为 -0.10°至 +0.10°。

含氯量　取本品约 0.6g，精密称定，加甲醇 50ml、冰醋酸 5ml 与水 5ml 溶解后，加曙红钠指示液 3 滴，用硝酸银滴定液（0.1mol/L）滴定至迅速变红且生成红色混悬液。每 1ml 硝酸银滴定液（0.1mol/L）相当于 3.545mg 的 Cl。按干燥品计算，含氯量应为 10.3%～10.7%。

酸度　取本品 0.50g，加水 50ml，加热至约 80℃，振摇使溶解，放冷，依法测定（通则 0631），pH 值应为 5.0～6.0。

哌啶苯丙酮　取本品 0.10g，加水 40ml，与盐酸溶液（9→100）1ml，加热使溶解，放冷，加水至 100ml，摇匀，照紫外-可见分光光度法(通则 0401),在 247nm 的波长处测定,吸光度不得大于 0.50。

有关物质　照高效液相色谱法(通则 0512)测定。

供试品溶液　取本品,加流动相溶解并稀释制成每 1ml 中约含 1mg 的溶液。

对照溶液　精密量取供试品溶液 1ml,置 200ml 量瓶中,用流动相稀释至刻度,摇匀。

色谱条件　用十八烷基硅烷键合硅胶为填充剂;以 0.1% 三乙胺溶液(用磷酸调节 pH 值至 4.0)-乙腈(70∶30)为流动相,检测波长为 210nm;进样体积 20μl。

系统适用性要求　理论板数按苯海索峰计算不低于 2000。

测定法　精密量取供试品溶液与对照溶液,分别注入液相色谱仪,记录色谱图至主成分峰保留时间的 3 倍。

限度　供试品溶液色谱图中如有杂质峰,单个杂质峰面积不得大于对照溶液主峰面积(0.5%),各杂质峰面积的和不得大于对照溶液主峰面积的 2 倍(1.0%)。

干燥失重　取本品,在 105℃干燥至恒重,减失重量不得过 0.5%(通则 0831)。

炽灼残渣　取本品 1.0g,依法检查(通则 0841),遗留残渣不得过 0.1%。

重金属　取炽灼残渣项下遗留的残渣,依法检查(通则 0821 第二法),含重金属不得过百万分之二十。

【含量测定】　取本品约 0.3g,精密称定,加无水甲酸 10ml 与醋酐 40ml 溶解后,照电位滴定法(通则 0701),用高氯酸滴定液(0.1mol/L)滴定,并将滴定的结果用空白试验校正。每 1ml 高氯酸滴定液(0.1mol/L)相当于 33.79mg 的 $C_{20}H_{31}NO \cdot HCl$。

【类别】　抗帕金森病药。

【贮藏】　密封保存。

【制剂】　盐酸苯海索片

盐酸苯海索片

Yansuan Benhaisuo Pian

Trihexyphenidyl Hydrochloride Tablets

本品含盐酸苯海索($C_{20}H_{31}NO \cdot HCl$)应为标示量的 93.0%～107.0%。

【性状】　本品为白色片。

【鉴别】　(1)取本品细粉适量(约相当于盐酸苯海索 20mg),加水 20ml,振摇使盐酸苯海索溶解,滤过,滤液分为两份:一份中加三硝基苯酚试液,即生成黄色沉淀;另一份中加 20%氢氧化钠溶液,生成白色沉淀。

(2)照薄层色谱法(通则 0502)试验。

供试品溶液　取本品细粉适量,加三氯甲烷使盐酸苯海索溶解并稀释制成每 1ml 中约含 2mg 的溶液,滤过。

对照品溶液　取盐酸苯海索对照品,加三氯甲烷使溶解并稀释制成每 1ml 中约含 2mg 的溶液。

色谱条件　采用硅胶 G 薄层板,以三氯甲烷-甲醇(9∶1)为展开剂。

测定法　吸取供试品溶液与对照品溶液各 10μl,分别点于同一薄层板上,展开,晾干,喷以稀碘化铋钾试液显色。

结果判定　供试品溶液所显主斑点的位置和颜色应与对照品溶液的主斑点相同。

(3)在含量测定项下记录的色谱图中,供试品溶液主峰的保留时间应与对照品溶液主峰的保留时间一致。

以上(2)、(3)项可选做一项。

【检查】　**有关物质**　照高效液相色谱法(通则 0512)测定。

供试品溶液　取本品细粉适量,加流动相适量振摇使盐酸苯海索溶解并稀释制成每 1ml 中约含 1mg 的溶液。

对照溶液　精密量取供试品溶液 1ml,置 200ml 量瓶中,用流动相稀释至刻度,摇匀。

色谱条件、系统适用性要求与测定法　见盐酸苯海索有关物质项下。

限度　供试品溶液色谱图中如有杂质峰,扣除相对保留时间约为 0.2 以前的峰,单个杂质峰面积不得大于对照溶液主峰面积(0.5%),各杂质峰面积的和不得大于对照溶液主峰面积的 2 倍(1.0%)。

含量均匀度　取本品 1 片,置 25ml 量瓶中,加流动相适量,超声使盐酸苯海索溶解,放冷,用流动相稀释至刻度,摇匀,滤过,取续滤液,作为供试品溶液,照含量测定项下的方法测定含量,应符合规定(通则 0941)。

溶出度　照溶出度与释放度测定法(通则 0931 第一法)测定。

溶出条件　以水 500ml 为溶出介质,转速为每分钟 100 转,依法操作,经 30 分钟时取样。

供试品溶液　取溶出液约 10ml,滤过,取续滤液。

对照品溶液　取盐酸苯海索对照品,精密称定,加水溶解并定量稀释制成每 1ml 中约含 4μg 的溶液。

色谱条件　见含量测定项下。进样体积 50μl。

系统适用性要求　见含量测定项下。

测定法　见含量测定项下。计算每片的溶出量。

限度　标示量的 75%,应符合规定。

其他　应符合片剂项下有关的各项规定(通则 0101)。

【含量测定】　照高效液相色谱法(通则 0512)测定。

供试品溶液　取本品 20 片,精密称定,研细,精密称取细粉适量(约相当于盐酸苯海索 4mg),置 50ml 量瓶中,加流动相适量,超声使盐酸苯海索溶解,放冷,用流动相稀释至刻度,摇匀,滤过,取续滤液。

对照品溶液　取盐酸苯海索对照品,精密称定,加流动相溶解并定量稀释制成每 1ml 中约含 80μg 的溶液。

色谱条件　见有关物质项下。进样体积 10μl。

系统适用性要求　见有关物质项下。

测定法　精密量取供试品溶液与对照品溶液，分别注入液相色谱仪，记录色谱图。按外标法以峰面积计算。

【类别】　同盐酸苯海索。

【规格】　2mg

【贮藏】　密封保存。

盐酸林可霉素

Yansuan Linkemeisu

Lincomycin Hydrochloride

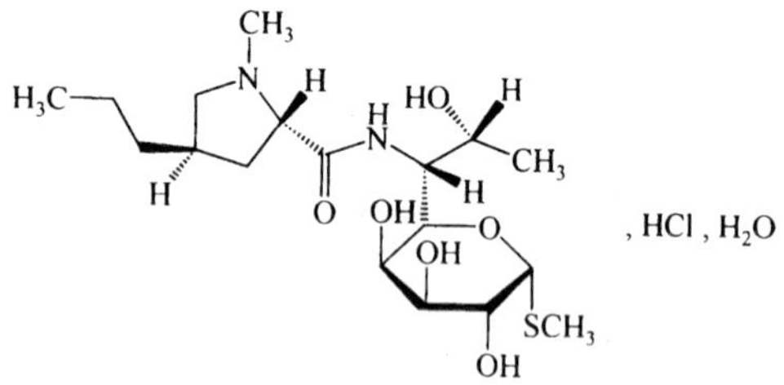

$C_{18}H_{34}N_2O_6S \cdot HCl \cdot H_2O$　461.02

本品为 6-(1-甲基-反-4-丙基-L-2-吡咯烷甲酰氨基)-1-硫代-6,8-二脱氧-D-赤式-*α*-D-半乳辛吡喃糖甲苷盐酸盐一水合物。按无水物计算，含林可霉素($C_{18}H_{34}N_2O_6S$)不得少于 82.5%。

【性状】　本品为白色结晶性粉末；有微臭或特殊臭。

本品在水或甲醇中易溶，在乙醇中略溶。

【鉴别】　(1)照薄层色谱法(通则 0502)试验。

供试品溶液　取本品适量，加甲醇制成每 1ml 中约含林可霉素 10mg 的溶液。

对照品溶液　取林可霉素对照品适量，加甲醇制成每 1ml 中约含林可霉素 10mg 的溶液。

系统适用性溶液　取林可霉素对照品与克林霉素对照品适量，加甲醇制成每 1ml 中各约含 10mg 的混合溶液。

色谱条件　采用硅胶 G 薄层板，以乙酸乙酯-甲酸(1.5∶1)为展开剂。

测定法　吸取上述三种溶液各 2μl，分别点于同一薄层板上，展开后，晾干，置碘蒸气中显色。

系统适用性要求　系统适用性溶液应显两个清晰分离的斑点。

结果判定　供试品溶液所显主斑点的位置和颜色应与对照品溶液主斑点的位置和颜色相同。

(2)在含量测定项下记录的色谱图中，供试品溶液主峰的保留时间应与对照品溶液主峰的保留时间一致。

(3)本品的红外光吸收图谱应与林可霉素对照品的图谱一致(糊法)(通则 0402)。

(4)本品的水溶液显氯化物鉴别(1)的反应(通则 0301)。

以上(1)、(2)两项可选做一项。

【检查】　**结晶性**　取本品少许，依法检查(通则 0981)，应符合规定。

酸度　取本品，加水制成每 1ml 中含 0.1g 的溶液，依法测定(通则 0631)，pH 值应为 3.0～5.5。

溶液的澄清度与颜色　取本品 5 份，各 2.0g，分别加水 5ml 使溶解，溶液应澄清；如显浑浊，与 1 号浊度标准液(通则 0902 第一法)比较，均不得更浓；如显色，与黄色或黄绿色 1 号标准比色液(通则 0901 第一法)比较，均不得更深。

有关物质　照高效液相色谱法(通则 0512)测定。

供试品溶液　取本品适量，加流动相溶解并稀释制成每 1ml 中约含林可霉素 4mg 的溶液。

对照溶液　精密量取供试品溶液 1ml，置 100ml 量瓶中，用流动相稀释至刻度，摇匀。

色谱条件　用十八烷基硅烷键合硅胶为填充剂；以 0.05mol/L 硼砂溶液(用 85%磷酸溶液调节 pH 值至 6.1)-甲醇(1∶1)为流动相；检测波长为 214nm；进样体积 10μl。

系统适用性要求　供试品溶液色谱图中，林可霉素峰保留时间约为 16 分钟，林可霉素峰与林可霉素 B 峰(与林可霉峰相对保留时间约为 0.4～0.7)间的分离度应大于 2.6。林可霉素峰与相邻杂质峰间的分离度应符合要求。

测定法　精密量取供试品溶液与对照溶液，分别注入液相色谱仪，记录色谱图至主成分峰保留时间的 3 倍。

限度　供试品溶液色谱图中如有杂质峰，除林可霉素 B 峰外，单个杂质峰面积不得大于对照溶液主峰面积(1.0%)，各杂质峰面积的和不得大于对照溶液主峰面积的 2 倍(2.0%)，小于对照溶液主峰面积 0.05 倍的峰忽略不计。

林可霉素 B　照高效液相色谱法(通则 0512)测定。

供试品溶液　取本品适量(约相当于林可霉素 50mg)，精密称定，加流动相溶解并定量稀释制成每 1ml 中约含林可霉素 2mg 的溶液。

色谱条件与系统适用性要求　见有关物质项下。

测定法　精密量取供试品溶液，注入液相色谱仪，记录色谱图。

限度　供试品溶液色谱图中，林可霉素 B 的峰面积不得过林可霉素与林可霉素 B 峰面积和的 5.0%。

水分　取本品，照水分测定法(通则 0832 第一法 1)测定，含水分应为 3.0%～6.0%。

炽灼残渣　不得过 0.5%(通则 0841)。

细菌内毒素　取本品，依法检查(通则 1143)，每 1mg 林可霉素中含内毒素的量应小于 0.50EU。(供注射用)

【含量测定】　照高效液相色谱法(通则 0512)测定。

供试品溶液　见林可霉素 B 项下。

对照品溶液　取林可霉素对照品适量，精密称定，加流动相溶解并定量稀释制成每 1ml 中约含林可霉素 2mg 的溶液。

色谱条件与系统适用性要求　见有关物质项下。

测定法　精密量取供试品溶液与对照品溶液，分别注入液相色谱仪，记录色谱图。按外标法以峰面积计算供试品中 $C_{18}H_{34}N_2O_6S$ 的含量。

【类别】　抗生素类药。

【贮藏】　密封保存。

【制剂】　(1)盐酸林可霉素片　(2)盐酸林可霉素注射液　(3)盐酸林可霉素胶囊　(4)盐酸林可霉素滴耳液　(5)盐酸林可霉素滴眼液

盐酸林可霉素片

Yansuan Linkemeisu Pian

Lincomycin Hydrochloride Tablets

本品含盐酸林可霉素按林可霉素($C_{18}H_{34}N_2O_6S$)计算，应为标示量的 90.0%～110.0%。

【性状】　本品为白色或类白色片或糖衣片；除去包衣后显白色或类白色。

【鉴别】　(1)取本品细粉，加甲醇适量(每 10mg 林可霉素加甲醇 1ml)，振摇 2～3 分钟，静置，取上清液作为供试品溶液，照盐酸林可霉素项下鉴别(1)项试验，显相同的结果。

(2)在含量测定项下记录的色谱图中，供试品溶液主峰的保留时间应与对照品溶液主峰的保留时间一致。

(3)本品的水溶液显氯化物鉴别(1)的反应(通则 0301)。

以上(1)、(2)两项可选做一项。

【检查】　**有关物质**　照高效液相色谱法(通则 0512)测定。

供试品溶液　取本品的细粉适量，加流动相溶解并稀释制成每 1ml 中约含林可霉素 4mg 的溶液，滤过，取续滤液。

对照溶液　精密量取供试品溶液 1ml，置 100ml 量瓶中，用流动相稀释至刻度，摇匀。

色谱条件、系统适用性要求、测定法与限度　见盐酸林可霉素有关物质项下。

林可霉素 B　照高效液相色谱法(通则 0512)测定。

供试品溶液　取本品 10 片，精密称定，研细，精密称取适量(约相当于林可霉素 0.2g)；如为糖衣片，取 4 片，全部研细。加 80%乙醇溶液溶解并定量稀释制成每 1ml 中约含林可霉素 10mg 的溶液，滤过，精密量取续滤液适量，用流动相定量稀释制成每 1ml 中约含林可霉素 2mg 的溶液。

色谱条件、系统适用性要求、测定法与限度　见盐酸林可霉素林可霉素 B 项下。

其他　应符合片剂项下有关的各项规定(通则 0101)。

【含量测定】　照高效液相色谱法(通则 0512)测定。

供试品溶液　见林可霉素 B 项下。

对照品溶液、色谱条件、系统适用性要求与测定法　见盐酸林可霉素含量测定项下。

【类别】　同盐酸林可霉素。

【规格】　按 $C_{18}H_{34}N_2O_6S$ 计　(1)0.25g　(2)0.5g

【贮藏】　密封保存。

盐酸林可霉素注射液

Yansuan Linkemeisu Zhusheye

Lincomycin Hydrochloride Injection

本品为盐酸林可霉素的灭菌水溶液。含林可霉素($C_{18}H_{34}N_2O_6S$)应为标示量的 90.0%～110.0%。

【性状】　本品为无色至微黄色或微黄绿色的澄明液体。

【鉴别】　(1)取本品和林可霉素对照品适量，分别加甲醇制成每 1ml 中约含林可霉素 10mg 的溶液，作为供试品溶液和对照品溶液，照盐酸林可霉素项下鉴别(1)项试验，显相同的结果。

(2)在含量测定项下记录的色谱图中，供试品溶液主峰的保留时间应与对照品溶液主峰的保留时间一致。

(3)本品显氯化物鉴别(1)的反应(通则 0301)。

以上(1)、(2)两项可选做一项。

【检查】　**pH 值**　取本品，加水制成每 1ml 中含林可霉素 0.1g 的溶液，依法测定(通则 0631)，pH 值应为 3.0～5.5。

颜色　本品应无色，如显色，与黄色或黄绿色 2 号标准比色液(通则 0901 第一法)比较，不得更深。

有关物质　照高效液相色谱法(通则 0512)测定。

供试品溶液　取本品，用流动相稀释制成每 1ml 中约含林可霉素 4mg 的溶液。

对照溶液　精密量取供试品溶液 1ml，置 100ml 量瓶中，用流动相稀释至刻度，摇匀。

色谱条件　用十八烷基硅烷键合硅胶为填充剂；以 0.05mol/L 硼砂溶液(用 85%磷酸溶液调节 pH 值至 5.0)-甲醇-乙腈(67∶33∶2)为流动相；检测波长为 214nm；进样体积 10μl。

系统适用性要求　供试品溶液色谱图中，林可霉素峰保留时间约为 16 分钟，林可霉素峰与林可霉素 B 峰(与林可霉素峰相对保留时间约为 0.4～0.7)的分离度应不小于 2.6。林可霉素峰与相邻杂质峰间的分离度应符合要求。

测定法　精密量取供试品溶液与对照溶液，分别注入液相色谱仪，记录色谱图至主成分峰保留时间的 3 倍。

限度　供试品溶液色谱图中如有杂质峰，除林可霉素 B 峰外，单个杂质峰面积不得大于对照溶液主峰面积(1.0%)，各杂质峰面积的和不得大于对照溶液主峰面积的 2 倍(2.0%)，小于对照溶液主峰面积 0.05 倍的峰忽略不计。

林可霉素 B　照高效液相色谱法(通则 0512)测定。

供试品溶液　精密量取本品适量，用流动相定量稀释制成每 1ml 中含林可霉素 2mg 的溶液，摇匀。

色谱条件与系统适用性要求　见有关物质项下。

测定法　精密量取供试品溶液，注入液相色谱仪，记录色谱图。

限度　供试品溶液色谱图中，林可霉素 B 的峰面积不得过林可霉素与林可霉素 B 峰面积和的 5.0%。

苯甲醇　照高效液相色谱法（通则 0512）测定。

供试品溶液　取本品适量，精密称定，用流动相定量稀释制成每 1ml 中约含林可霉素 4mg 的溶液。

对照品溶液　取苯甲醇适量，精密称定，用流动相定量稀释制成每 1ml 中约含 0.13mg 的溶液。

色谱条件与系统适用性要求　见有关物质项下。

测定法　精密量取供试品溶液与对照品溶液，分别注入液相色谱仪，记录色谱图。

限度　按外标法以峰面积计算，每 1ml 本品中含苯甲醇不得过 9.45mg。

细菌内毒素　照盐酸林可霉素项下的方法检查，应符合规定。

无菌　取本品，用适宜溶剂稀释后，经薄膜过滤法处理，依法检查（通则 1101），应符合规定。

其他　应符合注射剂项下有关的各项规定（通则 0102）。

【含量测定】　照高效液相色谱法（通则 0512）测定。

对照品溶液　取林可霉素对照品适量，精密称定，加流动相溶解并定量稀释制成每 1ml 中约含林可霉素 2mg 的溶液，摇匀。

供试品溶液、色谱条件与系统适用性要求　见林可霉素 B 项下。

测定法　精密量取供试品溶液与对照品溶液，分别注入液相色谱仪，记录色谱图。按外标法以峰面积计算供试品中 $C_{18}H_{34}N_2O_6S$ 的含量。

【类别】　同盐酸林可霉素。

【规格】　按 $C_{18}H_{34}N_2O_6S$ 计　（1）1ml∶0.2g　（2）1ml∶0.3g　（3）2ml∶0.3g　（4）2ml∶0.6g　（5）4ml∶1.2g　（6）10ml∶3g

【贮藏】　密闭保存。

盐酸林可霉素胶囊

Yansuan Linkemeisu Jiaonang

Lincomycin Hydrochloride Capsules

本品含盐酸林可霉素按林可霉素（$C_{18}H_{34}N_2O_6S$）计算，应为标示量的 90.0%～110.0%。

【性状】　本品内容物为白色或类白色结晶性粉末。

【鉴别】　（1）取本品内容物适量，加甲醇制成每 1ml 中约含林可霉素 10mg 的溶液，振摇 2～3 分钟，静置，取上清液作为供试品溶液，照盐酸林可霉素项下鉴别（1）项试验，显相同的结果。

（2）在含量测定项下记录的色谱图中，供试品溶液主峰的保留时间应与对照品溶液主峰的保留时间一致。

（3）本品的水溶液显氯化物鉴别（1）的反应（通则 0301）。

以上（1）、（2）两项可选做一项。

【检查】　**有关物质**　照高效液相色谱法（通则 0512）测定。

供试品溶液　取本品的内容物适量，加流动相溶解并稀释制成每 1ml 中约含林可霉素 4mg 的溶液，滤过，取续滤液。

对照溶液　精密量取供试品溶液 1ml，置 100ml 量瓶中，用流动相稀释至刻度，摇匀。

色谱条件、系统适用性要求、测定法与限度　见盐酸林可霉素有关物质项下。

林可霉素 B　照高效液相色谱法（通则 0512）测定。

供试品溶液　取装量差异项下的内容物，混合均匀，精密称取适量（约相当于林可霉素 0.2g），加流动相溶解并定量稀释制成每 1ml 中约含林可霉素 2mg 的溶液，滤过，取续滤液。

色谱条件、系统适用性要求、测定法与限度　见盐酸林可霉素林可霉素 B 项下。

水分　取本品的内容物，照水分测定法（通则 0832 第一法 1）测定，含水分不得过 7.0%。

其他　应符合胶囊剂项下有关的各项规定（通则 0103）。

【含量测定】　照高效液相色谱法（通则 0512）测定。

供试品溶液　见林可霉素 B 项下。

对照品溶液、色谱条件、系统适用性要求与测定法　见盐酸林可霉素含量测定项下。

【类别】　同盐酸林可霉素。

【规格】　按 $C_{18}H_{34}N_2O_6S$ 计　（1）0.25g　（2）0.5g

【贮藏】　密封保存。

盐酸林可霉素滴耳液

Yansuan Linkemeisu Di'erye

Lincomycin Hydrochloride Ear Drops

本品含盐酸林可霉素按林可霉素（$C_{18}H_{34}N_2O_6S$）计算，应为标示量的 90.0%～110.0%。

【性状】　本品为无色的澄明液体。

【鉴别】　（1）取本品与林可霉素对照品各适量，分别加甲醇制成每 1ml 中约含 10mg 的溶液，作为供试品溶液和对照品溶液；照盐酸林可霉素项下鉴别（1）项试验，显相同的结果。

（2）在含量测定项下记录的色谱图中，供试品溶液主峰的保留时间应与对照品溶液主峰的保留时间一致。

（3）本品显氯化物鉴别（1）的反应（通则 0301）。

以上（1）、（2）两项可选做一项。

【检查】 **pH 值**　应为 5.0～7.0(通则 0631)。

有关物质　照高效液相色谱法(通则 0512)测定。

供试品溶液　取本品适量,用流动相稀释制成每 1ml 中约含林可霉素 8mg 的溶液。

对照溶液　精密量取供试品溶液 1ml,置 100ml 量瓶中,用流动相稀释至刻度,摇匀。

灵敏度溶液　精密量取对照溶液 1ml,用流动相定量稀释制成每 1ml 中约含林可霉素 4μg 的溶液。

色谱条件　用十八烷基硅烷键合硅胶为填充剂;以 pH 6.1 缓冲液(取磷酸 34g,溶于 900ml 水中,用浓氨溶液调节 pH 值至 6.1,加水稀释至 1000ml)-甲醇-乙腈(77:8:15)为流动相;检测波长为 210nm;进样体积 10μl。

系统适用性要求　供试品溶液色谱图中,林可霉素峰与相对保留时间约为 0.72 的色谱峰间的分离度应大于 5.0。灵敏度溶液色谱图中,主成分峰高的信噪比应大于 10。

测定法　精密量取供试品溶液与对照溶液,分别注入液相色谱仪,记录色谱图至主成分峰保留时间的 5 倍。

限度　供试品溶液色谱图中如有杂质峰,除辅料峰(相对保留时间在 0.27 以前的色谱峰)与林可霉素 B(相对保留时间约为 0.53)峰外,与林可霉素峰相对保留时间约为 0.72 的色谱峰面积不得大于对照溶液主峰面积的 0.5 倍(0.5%),其他单个杂质峰面积不得大于对照溶液主峰面积(1.0%),其他各杂质峰面积的和不得大于对照溶液主峰面积的 2 倍(2.0%),小于灵敏度溶液主峰面积的峰忽略不计。

林可霉素 B　照高效液相色谱法(通则 0512)测定。

供试品溶液　取本品适量,用流动相定量稀释制成每 1ml 中约含林可霉素 1mg 的溶液,摇匀。

色谱条件　见有关物质项下。

系统适用性要求　除灵敏度要求外,其他见有关物质项下。

测定法　精密量取供试品溶液,注入液相色谱仪,记录色谱图。

限度　供试品溶液色谱图中,林可霉素 B 峰面积不得过林可霉素与林可霉素 B 峰面积之和的 5.0%。

其他　应符合滴耳剂项下有关的各项规定(通则 0126)。

【含量测定】　照高效液相色谱法(通则 0512)测定。

对照品溶液　取林可霉素对照品适量,精密称定,加流动相定量稀释成每 1ml 中约含林可霉素 1mg 的溶液,摇匀。

供试品溶液、色谱条件与系统适用性要求　见林可霉素 B 项下。

测定法　精密量取供试品溶液与对照品溶液,分别注入液相色谱仪,记录色谱图。按外标法以峰面积计算供试品中 $C_{18}H_{34}N_2O_6S$ 的含量。

【类别】　同盐酸林可霉素。

【规格】　8ml:180mg(按 $C_{18}H_{34}N_2O_6S$ 计)

【贮藏】　遮光,密封,在凉暗处保存。

盐酸林可霉素滴眼液

Yansuan Linkemeisu Diyanye

Lincomycin Hydrochloride Eye Drops

本品含盐酸林可霉素按林可霉素($C_{18}H_{34}N_2O_6S$)计算,应为标示量的 90.0%～110.0%。

【性状】　本品为无色的澄明液体。

【鉴别】　(1)取本品与林可霉素对照品适量,分别加甲醇制成每 1ml 中约含林可霉素 10mg 的溶液,作为供试品溶液和对照品溶液,照盐酸林可霉素项下鉴别(1)项试验,显相同的结果。

(2)在含量测定项下记录的色谱图中,供试品溶液主峰的保留时间应与对照品溶液主峰的保留时间一致。

(3)本品显氯化物鉴别(1)的反应(通则 0301)。

以上(1)、(2)两项可选做一项。

【检查】 **pH 值**　应为 5.0～7.0(通则 0631)。

有关物质　照高效液相色谱法(通则 0512)测定。

供试品溶液　取本品适量,用流动相稀释制成每 1ml 中含林可霉素 8mg 的溶液。

对照溶液　精密量取供试品溶液 1ml,置 100ml 量瓶中,用流动相稀释至刻度,摇匀。

灵敏度溶液　精密量取对照溶液 1ml,用流动相定量稀释制成每 1ml 中约含林可霉素 4μg 的溶液。

色谱条件　用十八烷基硅烷键合硅胶为填充剂;以 pH 6.1 缓冲液(取磷酸 34g,溶于 900ml 水中,用浓氨溶液调节 pH 值至 6.1,加水稀释至 1000ml)-甲醇-乙腈(77:8:15)为流动相;检测波长为 210nm;进样体积 10μl。

系统适用性要求　供试品溶液色谱图中,林可霉素峰与相对保留时间约为 0.72 的色谱峰间的分离度应大于 5.0。灵敏度溶液色谱图中,主成分峰高的信噪比应大于 10。

测定法　精密量取供试品溶液与对照溶液,分别注入液相色谱仪,记录色谱图至主成分峰保留时间的 5 倍。

限度　供试品溶液色谱图中如有杂质峰,除辅料峰(相对保留时间在 0.27 以前的色谱峰)、林可霉素 B 峰(相对保留时间约为 0.53)、苯甲酸峰、苯扎溴铵峰与羟苯乙酯峰(必要时,可用苯甲酸钠、苯扎溴铵和羟苯乙酯定位)外,与林可霉素峰相对保留时间约为 0.72 的色谱峰面积不得大于对照溶液主峰面积的 0.5 倍(0.5%),其他单个杂质峰面积不得大于对照溶液主峰面积(1.0%),其他各杂质峰面积的和不得大于对照溶液主峰面积的 2 倍(2.0%),小于灵敏度溶液主峰面积的峰忽略不计。

林可霉素 B　照高效液相色谱法(通则 0512)测定。

供试品溶液　取本品适量,用流动相定量稀释制成每 1ml 中约含林可霉素 1mg 的溶液,摇匀。

色谱条件　见有关物质项下。

系统适用性要求　除灵敏度要求外，其他见有关物质项下。

测定法　精密量取供试品溶液，注入液相色谱仪，记录色谱图。

限度　供试品溶液色谱图中，林可霉素B的峰面积不得过林可霉素与林可霉素B峰面积和的5.0%。

苯甲酸钠、苯扎溴铵与羟苯乙酯　如使用苯甲酸钠、苯扎溴铵与羟苯乙酯作为防腐剂，照高效液相色谱法（通则0512）测定。

对照品溶液　取苯甲酸钠、苯扎溴铵或羟苯乙酯对照品适量，精密称定，加流动相溶解并定量稀释制成每1ml中约含苯甲酸钠8mg、苯扎溴铵0.1mg或羟苯乙酯0.25mg的溶液。

供试品溶液与色谱条件　见有关物质项下。

系统适用性要求　除灵敏度要求外，其他见有关物质项下。

测定法　精密量取供试品溶液与对照品溶液，分别注入液相色谱仪，记录色谱图。

限度　供试品中如含苯甲酸钠、苯扎溴铵或羟苯乙酯，按外标法以峰面积计算，均应为标示量的80.0%～120.0%。

渗透压摩尔浓度　取本品，依法检查（通则0632），渗透压摩尔浓度比应为0.9～1.1。

其他　应符合眼用制剂项下有关的各项规定（通则0105）。

【含量测定】　照高效液相色谱法（通则0512）测定。

对照品溶液　取林可霉素对照品适量，精密称定，加流动相溶解并定量稀释制成每1ml中约含林可霉素1mg的溶液，摇匀。

供试品溶液、色谱条件与系统适用性要求　见林可霉素B下。

测定法　精密量取供试品溶液与对照品溶液，分别注入液相色谱仪，记录色谱图。按外标法以峰面积计算供试品中$C_{18}H_{34}N_2O_6S$的含量。

【类别】　同盐酸林可霉素。

【规格】　8ml：0.2g（按$C_{18}H_{34}N_2O_6S$计）

【贮藏】　遮光，密封，在凉暗处保存。

盐酸奈福泮

Yansuan Naifupan

Nefopam Hydrochloride

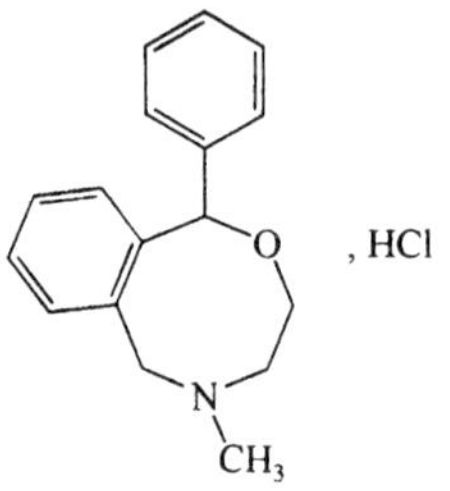

$C_{17}H_{19}NO \cdot HCl$　289.80

本品为5-甲基-1-苯基-3,4,5,6-四氢-1*H*-2,5-氧氮苯并辛因盐酸盐。按干燥品计算，含$C_{17}H_{19}NO \cdot HCl$不得少于98.5%。

【性状】　本品为白色结晶性粉末；无臭。

本品在水中略溶，在乙醇中微溶。

【鉴别】　（1）取本品约10mg，加硫酸1ml，溶液显橘红色，加硝酸1滴，溶液即显紫红色；另取本品约10mg，加硫酸1ml与甲醛溶液1滴，溶液即显棕褐色。

（2）取本品，加无水乙醇制成每1ml中含0.15mg的溶液，照紫外-可见分光光度法（通则0401）测定，在266nm与274nm的波长处有最大吸收。

（3）本品的红外光吸收图谱应与对照的图谱（光谱集367图）一致。

（4）本品的水溶液显氯化物鉴别（1）的反应（通则0301）。

【检查】　**有关物质**　照高效液相色谱法（通则0512）测定。

供试品溶液　取本品，加水溶解并稀释制成每1ml中含0.5mg的溶液。

对照溶液　精密量取供试品溶液1ml，置100ml量瓶中，用水稀释至刻度，摇匀。

色谱条件　用十八烷基硅烷键合硅胶为填充剂；以庚烷磺酸钠溶液（取庚烷磺酸钠2.02g，加水900ml使溶解，加三乙胺2ml，用稀磷酸调节pH值至3.0，加水至1000ml）-乙腈（70：30）为流动相；检测波长为215nm；进样体积20μl。

系统适用性要求　理论板数按奈福泮峰计算不低于2000。

测定法　精密量取供试品溶液与对照溶液，分别注入液相色谱仪，记录色谱图至主成分峰保留时间的2倍。

限度　供试品溶液色谱图中如有杂质峰，各杂质峰面积的和不得大于对照溶液主峰面积（1.0%）。

干燥失重　取本品，在105℃干燥至恒重，减失重量不得过0.5%（通则0831）。

炽灼残渣　取本品1.0g，依法检查（通则0841），遗留残渣不得过0.1%。

重金属　取炽灼残渣项下遗留的残渣，依法检查（通则0821第二法），含重金属不得过百万分之二十。

【含量测定】　取本品约0.15g，精密称定，加冰醋酸30ml，微温使溶解，放冷，加醋酐30ml，照电位滴定法（通则0701），用高氯酸滴定液（0.1mol/L）滴定，并将滴定的结果用空白试验校正。每1ml高氯酸滴定液（0.1mol/L）相当于28.98mg的$C_{17}H_{19}NO \cdot HCl$。

【类别】　镇痛药。

【贮藏】　密封，在干燥处保存。

【制剂】　（1）盐酸奈福泮片　（2）盐酸奈福泮注射液　（3）盐酸奈福泮胶囊

盐酸奈福泮片

Yansuan Naifupan Pian

Nefopam Hydrochloride Tablets

本品含盐酸奈福泮($C_{17}H_{19}NO \cdot HCl$)应为标示量的 90.0%～110.0%。

【性状】 本品为白色片。

【鉴别】 (1)取本品的细粉适量(约相当于盐酸奈福泮 10mg),加硫酸 1ml,溶液显黄色,加硝酸 1 滴即显红色。

(2)取本品的细粉适量(约相当于盐酸奈福泮 10mg),加硫酸 1ml 与甲醛溶液 1 滴,即显棕褐色。

(3)取本品的细粉适量,加无水乙醇制成每 1ml 中含 0.15mg 的溶液,滤过,取续滤液照紫外-可见分光光度法(通则 0401)测定,在 266nm 与 274nm 的波长处有最大吸收。

(4)本品的水溶液显氯化物鉴别(1)的反应(通则 0301)。

【检查】 **溶出度** 照溶出度与释放度测定法(通则 0931 第二法)测定。

溶出条件 以水 1000ml 为溶出介质,转速为每分钟 50 转,依法操作,经 30 分钟时取样。

供试品溶液 取溶出液适量,滤过,弃去初滤液 15ml,取续滤液。

对照品溶液 取盐酸奈福泮对照品,精密称定,加水溶解并定量稀释制成每 1ml 中含 20μg(20mg 规格)或 30μg(30mg 规格)的溶液。

色谱条件与系统适用性要求 见含量测定项下。

测定法 见含量测定项下。计算每片的溶出量。

限度 标示量的 80%,应符合规定。

其他 应符合片剂项下有关的各项规定(通则 0101)。

【含量测定】 照高效液相色谱法(通则 0512)测定。

供试品溶液 取本品 20 片,精密称定,研细,精密称取适量(约相当于盐酸奈福泮 20mg),加水溶解并定量稀释制成每 1ml 中约含盐酸奈福泮 40μg 的溶液,取适量离心,取上清液。

对照品溶液 取盐酸奈福泮对照品,精密称定,加水溶解并定量稀释制成每 1ml 中约含 40μg 的溶液。

色谱条件 用十八烷基硅烷键合硅胶为填充剂;以庚烷磺酸钠溶液(取庚烷磺酸钠 2.02g,加水 900ml 使溶解,加三乙胺 2ml,用稀磷酸调节 pH 值至 3.0,加水至 1000ml)-乙腈(70：30)为流动相;检测波长为 215nm;进样体积 20μl。

系统适用性要求 理论板数按盐酸奈福泮峰计算不低于 2000。

测定法 精密量取供试品溶液与对照品溶液,分别注入液相色谱仪,记录色谱图。按外标法以峰面积计算。

【类别】 同盐酸奈福泮。

【规格】 (1)20mg　(2)30mg

【贮藏】 遮光,密封保存。

盐酸奈福泮注射液

Yansuan Naifupan Zhusheye

Nefopam Hydrochloride Injection

本品为盐酸奈福泮的灭菌水溶液。含盐酸奈福泮($C_{17}H_{19}NO \cdot HCl$)应为标示量的 90.0%～110.0%。

【性状】 本品为无色的澄明液体。

【鉴别】 (1)取本品 0.5ml,加碘化钾试液或二氯化汞试液 1 滴,即生成白色沉淀。

(2)本品显氯化物鉴别(1)的反应(通则 0301)。

【检查】 **pH 值** 应为 4.0～6.0(通则 0631)。

有关物质 照高效液相色谱法(通则 0512)测定。

供试品溶液 取本品适量,用流动相稀释制成每 1ml 中约含盐酸奈福泮 1mg 的溶液。

对照溶液 精密量取供试品溶液适量,用流动相定量稀释制成每 1ml 中约含盐酸奈福泮 10μg 的溶液。

色谱条件 用十八烷基硅烷键合硅胶为填充剂;以甲醇-水-三乙胺[(38：62：0.5),用冰醋酸调节 pH 值至 4.2]为流动相;检测波长为 267nm;进样体积 20μl。

系统适用性要求 理论板数按奈福泮峰计算不低于 1500。奈福泮峰与相邻杂质峰间的分离度应符合规定。

测定法 精密量取供试品溶液与对照溶液,分别注入液相色谱仪,记录色谱图至主成分峰保留时间的 2 倍。

限度 供试品溶液色谱图中如有杂质峰,除相对保留时间小于 0.30 的色谱峰外,各杂质峰面积的和不得大于对照溶液的主峰面积(1.0%)。

细菌内毒素 取本品,依法检查(通则 1143),每 1mg 盐酸奈福泮中含内毒素的量应小于 7.5EU。

其他 应符合注射剂项下有关的各项规定(通则 0102)。

【含量测定】 照紫外-可见分光光度法(通则 0401)测定。

供试品溶液 精密量取本品适量(约相当于盐酸奈福泮 20mg),置 100ml 量瓶中,用无水乙醇稀释至刻度,摇匀。

对照品溶液 取盐酸奈福泮对照品,精密称定,加无水乙醇溶解并定量稀释制成每 1ml 中约含盐酸奈福泮 0.2mg 的溶液。

测定法 取供试品溶液与对照品溶液,在 267nm 的波长处分别测定吸光度,计算。

【类别】 同盐酸奈福泮。

【规格】 (1)1ml：20mg　(2)2ml：20mg　(3)2ml：100mg

【贮藏】 遮光,密闭保存。

盐酸奈福泮胶囊

Yansuan Naifupan Jiaonang

Nefopam Hydrochloride Capsules

本品含盐酸奈福泮（$C_{17}H_{19}NO \cdot HCl$）应为标示量的90.0%～110.0%。

【性状】 本品内容物为白色粉末。

【鉴别】 （1）取本品内容物适量（约相当于盐酸奈福泮10mg），加硫酸1ml，溶液显黄色，加硝酸1滴即显红色。另取本品内容物适量（约相当于盐酸奈福泮10mg），加硫酸1ml与甲醛溶液1滴，即显棕褐色。

（2）在含量测定项下记录的色谱图中，供试品溶液主峰的保留时间应与对照品溶液主峰的保留时间一致。

（3）取本品内容物适量（约相当于盐酸奈福泮10mg），置100ml量瓶中，加水适量，振摇使盐酸奈福泮溶解，用水稀释至刻度，摇匀，滤过，取续滤液，照紫外-可见分光光度法（通则0401）测定，在267nm与274nm的波长处有最大吸收。

（4）本品的水溶液显氯化物鉴别（1）的反应（通则0301）。

【检查】 **含量均匀度**　以含量测定项下测得的每粒含量计算，应符合规定（通则0941）。

溶出度　照溶出度与释放度测定法（通则0931第一法）测定。

溶出条件　以水1000ml为溶出介质，转速为每分钟75转，依法操作，经30分钟时取样。

供试品溶液　取溶出液10ml，离心，取上清液。

对照品溶液　取盐酸奈福泮对照品适量，精密称定，加水溶解并定量稀释制成每1ml中约含20μg的溶液。

色谱条件与系统适用性要求　见含量测定项下。

测定法　精密量取供试品溶液与对照品溶液，分别注入液相色谱仪，记录色谱图。按外标法以峰面积计算每粒的溶出度。

限度　标示量的80%，应符合规定。

其他　应符合胶囊剂项下有关的各项规定（通则0103）。

【含量测定】 照高效液相色谱法（通则0512）测定。

供试品溶液　取本品10粒，分别将内容物倾入50ml量瓶中，加水适量，振摇使盐酸奈福泮溶解，用水稀释至刻度，摇匀，取适量离心，精密量取上清液5ml，置50ml量瓶中，用水稀释至刻度，摇匀。

对照品溶液　取盐酸奈福泮对照品适量，精密称定，加水溶解并定量稀释制成每1ml中约含40μg的溶液。

色谱条件　用十八烷基硅烷键合硅胶为填充剂；以0.01mol/L庚烷磺酸钠溶液（取庚烷磺酸钠2.02g，加水900ml使溶解，加三乙胺2ml，用稀磷酸调节pH值至3.0，用水稀释至1000ml）-乙腈（70∶30）为流动相；检测波长为215nm；进样体积20μl。

系统适用性要求　理论板数按奈福泮峰计算不低于2000。

测定法　精密量取供试品溶液与对照品溶液，分别注入液相色谱仪，记录色谱图。按外标法以峰面积计算每粒的含量，并求得10粒的平均含量。

【类别】 同盐酸奈福泮。

【规格】 20mg

【贮藏】 遮光，密封保存。

盐酸非那吡啶

Yansuan Feinabiding

Phenazopyridine Hydrochloride

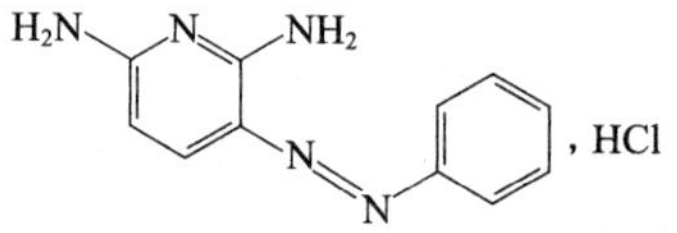

$C_{11}H_{11}N_5 \cdot HCl$　249.70

本品为2,6-二氨基-3-（苯偶氮基）吡啶盐酸盐。按干燥品计算，含$C_{11}H_{11}N_5 \cdot HCl$应为98.0%～102.0%。

【性状】 本品为淡红色或暗红色至暗紫色结晶或结晶性粉末；无臭。

本品在水、甲醇或乙醇中微溶，在三氯甲烷中几乎不溶。

【鉴别】 （1）取本品约10mg，加甲醛试液-硫酸（1∶9）1ml，溶液即显紫黑色。

（2）在含量测定项下记录的色谱图中，供试品溶液主峰的保留时间应与对照品溶液主峰的保留时间一致。

（3）本品的红外光吸收图谱应与对照品的图谱一致（通则0402）。

（4）本品的水溶液显氯化物鉴别（1）的反应（通则0301）。

【检查】 **有关物质**　照高效液相色谱法（通则0512）测定。

供试品溶液　取本品，精密称定，加流动相溶解并定量稀释制成每1ml中约含0.5mg的溶液。

对照溶液　精密量取供试品溶液1ml，置100ml量瓶中，用流动相稀释至刻度，摇匀。

对照品溶液　取2,6-二氨基吡啶对照品与苯胺对照品各适量，精密称定，加流动相溶解并定量稀释制成每1ml中各约含1μg与0.5μg的混合溶液。

系统适用性溶液　取盐酸非那吡啶、2,6-二氨基吡啶与苯胺各适量，加流动相溶解并稀释制成每1ml中各约含0.5mg、1μg与0.5μg的混合溶液。

色谱条件　用十八烷基硅烷键合硅胶为填充剂；磷酸盐缓冲液（取磷酸氢二铵2.64g，加水900ml溶解后，用磷酸调节pH值至3.0，加水使成1000ml）-甲醇（50∶50）为流动相；检测波长为240nm；进样体积20μl。

系统适用性要求　系统适用性溶液色谱图中，理论板数按非那吡啶峰计算不低于2000，2,6-二氨基吡啶峰、苯胺峰与非那吡啶峰之间的分离度均应符合要求。

测定法　精密量取供试品溶液、对照溶液与对照品溶液，分别注入液相色谱仪，记录色谱图至主成分峰保留时间的3倍。

限度　供试品溶液色谱图中如有与 2,6-二氨基吡啶和苯胺保留时间一致的色谱峰，分别按外标法以峰面积计算，含 2,6-二氨基吡啶不得过 0.2%，含苯胺不得过 0.1%；其他单个杂质峰面积不得大于对照溶液主峰面积的 0.5 倍(0.5%)，其他各杂质峰面积的和不得大于对照溶液主峰面积(1.0%)。

干燥失重　取本品，在 105℃干燥至恒重，减失重量不得过 1.0%(通则 0831)。

水中不溶物　取本品 2.0g，精密称定，置具塞锥形瓶中，加水 200ml，加热至沸使溶解，置水浴上加热 1 小时，趁热用经 105℃恒重的 4 号垂熔坩埚滤过，滤渣用热水充分洗涤，在 105℃干燥至恒重，遗留残渣不得过 0.1%。

炽灼残渣　取本品 1.0g，依法检查(通则 0841)，遗留残渣不得过 0.2%。

重金属　取炽灼残渣项下遗留的残渣，依法检查(通则 0821 第二法)，含重金属不得过百万分之二十。

【含量测定】　照高效液相色谱法(通则 0512)测定。

供试品溶液　取本品适量，精密称定，加流动相溶解并定量稀释制成每 1ml 中约含 0.1mg 的溶液。

对照品溶液　取盐酸非那吡啶对照品，精密称定，加流动相溶解并定量稀释制成每 1ml 中约含 0.1mg 的溶液。

系统适用性溶液、色谱条件与系统适用性要求　见有关物质项下。

测定法　精密量取供试品溶液与对照品溶液，分别注入液相色谱仪，记录色谱图。按外标法以峰面积计算。

【类别】　尿路止痛药。

【贮藏】　遮光，密封，在干燥处保存。

【制剂】　盐酸非那吡啶片

盐酸非那吡啶片

Yansuan Feinabiding Pian

Phenazopyridine Hydrochloride Tablets

本品含盐酸非那吡啶($C_{11}H_{11}N_5 \cdot HCl$)应为标示量的 90.0%～110.0%。

【性状】　本品为糖衣片或薄膜衣片，除去包衣后显褐红色至暗红色。

【鉴别】　(1)在含量测定项下记录的色谱图中，供试品溶液主峰的保留时间应与对照品溶液主峰的保留时间一致。

(2)取本品的细粉适量，加硫酸乙醇溶液(1→360)溶解并稀释制成每 1ml 中约含盐酸非那吡啶 5μg 的溶液，摇匀，滤过，取续滤液，照紫外-可见分光光度法(通则 0401)测定，在 239nm 与 392nm 的波长处有最大吸收。

【检查】　**有关物质**　照高效液相色谱法(通则 0512)测定。

供试品溶液　取本品细粉适量(约相当于盐酸非那吡啶 25mg)，精密称定，置 50ml 量瓶中，加流动相溶解并稀释至刻度，摇匀，滤过，取续滤液。

对照溶液　精密量取供试品溶液 1ml，置 100ml 量瓶中，用流动相稀释至刻度，摇匀。

对照品溶液、系统适用性溶液、色谱条件、系统适用性要求与测定法　见盐酸非那吡啶有关物质项下。

限度　供试品溶液色谱图中如有与 2,6-二氨基吡啶和苯胺保留时间一致的色谱峰，分别按外标法以峰面积计算，含 2,6-二氨基吡啶不得过盐酸非那吡啶标示量的 0.2%，含苯胺不得过盐酸非那吡啶标示量的 0.1%；其他单个杂质峰面积不得大于对照溶液主峰面积的 0.5 倍(0.5%)，其他各杂质峰面积的和不得大于对照溶液主峰面积(1.0%)。

溶出度　照溶出度与释放度测定法(通则 0931 第二法)测定。

溶出条件　以水 900ml 为溶出介质，转速为每分钟 50 转，依法操作，经 45 分钟时取样。

供试品溶液　取溶出液适量，滤过，精密量取续滤液 3ml，置 50ml 量瓶中，用水稀释至刻度，摇匀。

对照品溶液　取盐酸非那吡啶对照品，精密称定，加水溶解并定量稀释制成每 1ml 中约含 6.7μg 的溶液。

测定法　取供试品溶液与对照品溶液，照紫外-可见分光光度法(通则 0401)，在 422nm 的波长处分别测定吸光度，计算每片的溶出量。

限度　标示量的 75%，应符合规定。

其他　应符合片剂项下有关的各项规定(通则 0101)。

【含量测定】　照高效液相色谱法(通则 0512)测定。

供试品溶液　取本品 20 片，精密称定，研细，精密称取适量(约相当于盐酸非那吡啶 25mg)，置 50ml 量瓶中，加流动相适量，振摇使盐酸非那吡啶溶解，用流动相稀释至刻度，摇匀，滤过，精密量取续滤液 5ml，置 25ml 量瓶中，用流动相稀释至刻度，摇匀。

对照品溶液、系统适用性溶液、色谱条件、系统适用性要求与测定法　见盐酸非那吡啶含量测定项下。

【类别】　同盐酸非那吡啶。

【规格】　0.1g

【贮藏】　密封，在干燥处保存。

盐酸昂丹司琼

Yansuan Angdansiqiong

Ondansetron Hydrochloride

,HCl,2H$_2$O

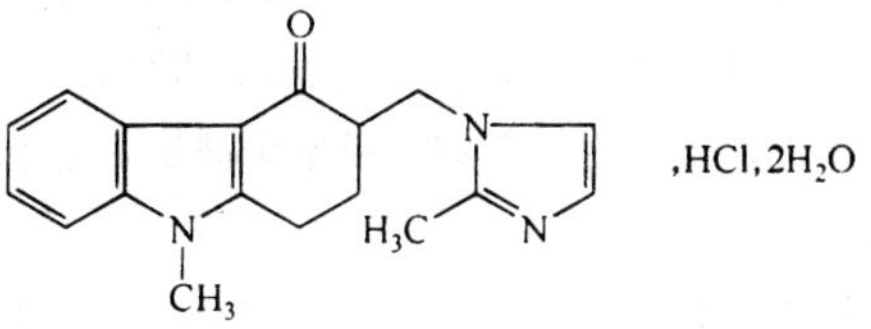

$C_{18}H_{19}N_3O \cdot HCl \cdot 2H_2O$　365.86

本品为 2,3-二氢-9-甲基-3-[(2-甲基咪唑-1-基)甲基]-4(1*H*)-咔唑酮盐酸盐二水合物。按无水物计算，含 $C_{18}H_{19}N_3O \cdot HCl$ 应为 98.0%～102.0%。

【性状】 本品为白色或类白色结晶性粉末；无臭。

本品在甲醇中易溶，在水中略溶，在丙酮中微溶；在 0.1mol/L 盐酸溶液中略溶。

熔点 取本品，以五氧化二磷为干燥剂干燥 30 分钟后，依法测定(通则 0612)，熔点为 175～180℃，熔融时同时分解。

【鉴别】 (1)取本品约 10mg，加水 5ml 使溶解，加稀碘化铋钾试液 1ml，即生成猩红色沉淀。

(2)取本品，加 0.1mol/L 盐酸溶液溶解并稀释制成每 1ml 中约含 10μg 的溶液，照紫外-可见分光光度法(通则 0401)测定，在 248nm、267nm 与 310nm 的波长处有最大吸收，在 282nm 与 257nm 的波长处有最小吸收。

(3)本品的红外光吸收图谱应与对照的图谱(光谱集 832 图)一致。

(4)本品显氯化物的鉴别反应(通则 0301)。

【检查】 **酸度** 取本品 0.10g，加水 10ml 溶解后，依法测定(通则 0631)，pH 值应为 4.0～5.5。

溶液的澄清度与颜色 取本品 0.10g，加水 10ml 溶解后，溶液应澄清无色。如显浑浊，与 1 号浊度标准液(通则 0902 第一法)比较，不得更浓；如显色，与黄色 1 号标准比色液(通则 0901 第一法)比较，不得更深。

有关物质 照高效液相色谱法(通则 0512)测定。

供试品溶液 取本品适量，加流动相溶解并稀释制成每 1ml 中约含 0.5mg 的溶液。

对照溶液 精密量取供试品溶液 1ml，置 100ml 量瓶中，用流动相稀释至刻度，摇匀。

色谱条件 用氰基硅烷键合硅胶为填充剂；以 0.02mol/L 磷酸二氢钠溶液(用氢氧化钠试液调节 pH 值至 5.4)-乙腈(50∶50)为流动相；检测波长为 216nm；进样体积 10μl。

系统适用性要求 理论板数按昂丹司琼峰计算不低于 2000。

测定法 精密量取供试品溶液与对照溶液，分别注入液相色谱仪，记录色谱图至主成分峰保留时间的 4 倍。

限度 供试品溶液色谱图中如有杂质峰，各杂质峰面积的和不得大于对照溶液主峰面积的 0.5 倍(0.5%)。

残留溶剂 照残留溶剂测定法(通则 0861 第三法)测定。

供试品溶液 取本品适量，精密称定，加水溶解并定量稀释制成每 1ml 中约含 20mg 的溶液。

对照品溶液 取甲苯与丙酮各适量，精密称定，加水定量稀释制成每 1ml 中约含 17.8μg 与 100μg 的溶液。

色谱条件 以 5%苯基-95%甲基聚硅氧烷毛细管柱为色谱柱；柱温为 50℃；进样体积 1～3μl。

系统适用性要求 对照品溶液色谱图中，甲苯峰与丙酮峰之间的分离度应符合要求。

测定法 精密量取供试品溶液与对照品溶液，分别注入气相色谱仪，记录色谱图。

限度 按外标法以峰面积计算，甲苯与丙酮的残留量均应符合规定。

水分 取本品，照水分测定法(通则 0832 第一法 1)测定，含水分应为 9.0%～10.5%。

炽灼残渣 取本品 1.0g，依法检查(通则 0841)，遗留残渣不得过 0.1%。

重金属 取炽灼残渣项下遗留的残渣，依法检查(通则 0821 第二法)，含重金属不得过百万分之二十。

【含量测定】 照高效液相色谱法(通则 0512)测定。

供试品溶液 取本品，精密称定，加流动相溶解并定量稀释制成每 1ml 中约含 0.1mg 的溶液。

对照品溶液 取盐酸昂丹司琼对照品，精密称定，加流动相溶解并定量稀释制成每 1ml 中约含 0.1mg 的溶液。

色谱条件与系统适用性要求 见有关物质项下。检测波长为 310nm。

测定法 精密量取供试品溶液与对照品溶液，分别注入液相色谱仪，记录色谱图。按外标法以峰面积计算。

【类别】 抗肿瘤辅助药。

【贮藏】 遮光，密封保存。

【制剂】 (1)盐酸昂丹司琼片　(2)盐酸昂丹司琼注射液

附：

杂质Ⅰ

H_3C　N　$=CH_2$　O

$C_{14}H_{13}NO$　211.26

9-甲基-3-亚甲基-2,3-二氢-1*H*-咔唑-4(9*H*)-酮

盐酸昂丹司琼片

Yansuan Angdansiqiong Pian

Ondansetron Hydrochloride Tablets

本品含盐酸昂丹司琼按昂丹司琼($C_{18}H_{19}N_3O$)计算，应为标示量的 90.0%～110.0%。

【性状】 本品为白色或类白色片或薄膜衣片，除去包衣后显白色或类白色。

【鉴别】 (1)在含量测定项下记录的色谱图中，供试品溶液主峰的保留时间应与对照品溶液主峰的保留时间一致。

(2)取含量均匀度项下的供试品溶液，照紫外-可见分光光度法(通则 0401)测定，在 248nm、267nm 与 310nm 的波长处有最大吸收，在 282nm 与 257nm 的波长处有最小吸收。

(3)取本品细粉适量，加水溶解后，滤过，滤液显氯化物鉴别(1)的反应(通则 0301)。

【检查】 **有关物质**　照高效液相色谱法(通则 0512)测定。

供试品溶液　取本品细粉适量(约相当于昂丹司琼 4mg)，置 10ml 量瓶中，加流动相使盐酸昂丹司琼溶解并稀释至刻度，摇匀，滤过，取续滤液。

对照溶液　精密量取供试品溶液 1ml，置 100ml 量瓶中，用流动相稀释至刻度，摇匀。

色谱条件、系统适用性要求与测定法　见盐酸昂丹司琼有关物质项下。

限度　供试品溶液色谱图中如有杂质峰，各杂质峰面积的和不得大于对照溶液的主峰面积(1.0%)。

含量均匀度　取本品 1 片，置 100ml 量瓶中，加 0.1mol/L 盐酸溶液使盐酸昂丹司琼溶解并稀释至刻度，摇匀，滤过，精密量取续滤液 10ml，置 50ml 量瓶中(4mg 规格)或置 100ml 量瓶中(8mg 规格)，用 0.1mol/L 盐酸溶液稀释至刻度，摇匀，作为供试品溶液，照紫外-可见分光光度法(通则 0401)，在 310nm 的波长处测定吸光度；另取盐酸昂丹司琼对照品，精密称定，加 0.1mol/L 盐酸溶液溶解并定量稀释制成每 1ml 中约含昂丹司琼 8μg 的溶液，同法测定。计算每片的含量，应符合规定(通则 0941)。

溶出度　照溶出度与释放度测定法(通则 0931 第二法)测定。

溶出条件　以 0.1mol/L 盐酸溶液 500ml(4mg 规格)或 1000ml(8mg 规格)为溶出介质，转速为每分钟 50 转，依法操作，经 30 分钟时取样。

供试品溶液　取溶出液适量，滤过，取续滤液。

对照品溶液　取盐酸昂丹司琼对照品，精密称定，用 0.1mol/L 盐酸溶液溶解并定量稀释制成每 1ml 中约含昂丹司琼 8μg 的溶液。

测定法　取供试品溶液与对照品溶液，照紫外-可见分光光度法(通则 0401)，在 310nm 的波长处分别测定吸光度，计算每片的溶出量。

限度　标示量的 80%，应符合规定。

其他　应符合片剂项下有关的各项规定(通则 0101)。

【含量测定】　照高效液相色谱法(通则 0512)测定。

供试品溶液　取本品 20 片，精密称定，研细，精密称取适量(约相当于昂丹司琼 8mg)，加流动相使盐酸昂丹司琼溶解并定量稀释制成每 1ml 中约含昂丹司琼 80μg 的溶液，摇匀，滤过，取续滤液。

对照品溶液、色谱条件与系统适用性要求　见盐酸昂丹司琼含量测定项下。

测定法　见盐酸昂丹司琼含量测定项下。并将结果乘以 0.8895。

【类别】　同盐酸昂丹司琼。

【规格】　按 $C_{18}H_{19}N_3O$ 计　(1)4mg　(2)8mg

【贮藏】　遮光，密封，在阴凉干燥处保存。

盐酸昂丹司琼注射液

Yansuan Angdansiqiong Zhusheye

Ondansetron Hydrochloride Injection

本品为盐酸昂丹司琼的灭菌水溶液。含盐酸昂丹司琼按昂丹司琼($C_{18}H_{19}N_3O$)计算，应为标示量的 93.0%～107.0%。

【性状】　本品为无色的澄明液体。

【鉴别】　(1)在含量测定项下记录的色谱图中，供试品溶液主峰的保留时间应与对照品溶液主峰的保留时间一致。

(2)取本品，用 0.1mol/L 盐酸溶液稀释制成每 1ml 中含 10μg 的溶液，照紫外-可见分光光度法(通则 0401)测定，在 248nm、267nm 与 310nm 的波长处有最大吸收，在 282nm 与 257nm 的波长处有最小吸收。

(3)本品显氯化物鉴别(1)的反应(通则 0301)。

【检查】 **pH 值**　应为 3.0～4.0(通则 0631)。

有关物质　照高效液相色谱法(通则 0512)测定。

供试品溶液　取本品适量，用流动相稀释制成每 1ml 中约含昂丹司琼 0.5mg 的溶液。

对照溶液　精密量取供试品溶液 1ml，置 100ml 量瓶中，用流动相稀释至刻度，摇匀。

色谱条件　用氰基硅烷键合硅胶为填充剂(Kromasil CN 柱，4.6mm × 250mm，5μm 或效能相当的色谱柱)；以 0.02mol/L 磷酸二氢钠溶液(用氢氧化钠试液调节 pH 值至 5.4)-乙腈(50∶50)为流动相；检测波长为 216nm 和 328nm；进样体积 10μl。

系统适用性要求　昂丹司琼峰保留时间约为 11 分钟；理论板数按昂丹司琼峰计算不低于 2000。

测定法　精密量取供试品溶液与对照溶液，分别注入液相色谱仪，记录色谱图至主成分峰保留时间的 5 倍。

限度　在 216nm 波长下，供试品溶液色谱图中如有杂质峰，单个杂质峰面积不得大于对照溶液主峰面积的 0.2 倍(0.2%)，各杂质峰面积的和不得大于对照溶液主峰面积的 0.5 倍(0.5%)。在 328nm 波长下，盐酸昂丹司琼杂质Ⅰ(相对保留时间约为 0.6)的峰面积不得大于对照溶液主峰面积的 1.5 倍(1.5%)。

细菌内毒素　取本品，依法检查(通则 1143)，每 1mg 昂丹司琼中含内毒素的量应小于 9.9EU。

其他　应符合注射剂项下有关的各项规定(通则 0102)。

【含量测定】　照高效液相色谱法(通则 0512)测定。

供试品溶液　精密量取本品适量，用流动相定量稀释制成每 1ml 中约含昂丹司琼 80μg 的溶液。

对照品溶液　取盐酸昂丹司琼对照品，精密称定，加流动相溶解并定量稀释制成每 1ml 中约含昂丹司琼 80μg 的溶液。

色谱条件　见有关物质项下。检测波长为 310nm。

系统适用性要求　见有关物质项下。

测定法　精密量取供试品溶液与对照品溶液，分别注入液相色谱仪，记录色谱图。按外标法以峰面积计算，并将结果乘以 0.8895。

【类别】　同盐酸昂丹司琼。

【规格】　按 $C_{18}H_{19}N_3O$ 计　(1)2ml：4mg　(2)4ml：8mg

【贮藏】　遮光，密闭，在阴凉处保存。

盐酸罗哌卡因

Yansuan Luopaikayin

Ropivacaine Hydrochloride

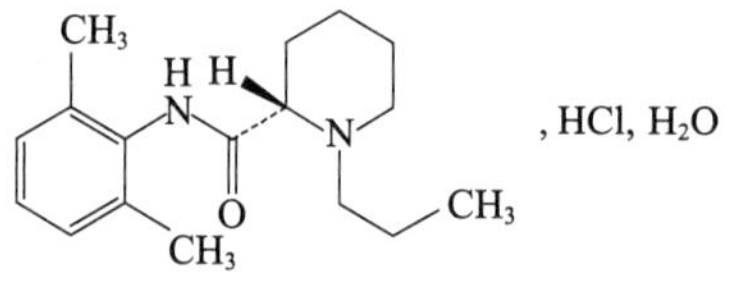

$C_{17}H_{26}N_2O \cdot HCl$　310.88

$C_{17}H_{26}N_2O \cdot HCl \cdot H_2O$　328.88

本品为 *S*-(－)-1-丙基-*N*-(2,6-二甲苯基)-2-哌啶甲酰胺盐酸盐一水合物或其无水物。按无水与无溶剂物计算，含 $C_{17}H_{26}N_2O \cdot HCl$ 不得少于 98.5%。

【性状】　本品为白色或类白色结晶或结晶性粉末；无臭。

本品在乙醇中易溶，在水中溶解，在乙醚中几乎不溶。

比旋度　取本品，精密称定，加水溶解并定量稀释制成每 1ml 中约含 20mg 的溶液，依法测定（通则 0621），比旋度为 －6.5°至－9.0°。

【鉴别】　(1)取本品，加 0.01mol/L 盐酸溶液溶解并稀释制成每 1ml 中含 0.3mg 的溶液，照紫外-可见分光光度法（通则 0401）测定，在 262nm 的波长处有最大吸收，在 270nm 的波长处有一肩峰。

(2)本品的红外光吸收图谱应与对照品的图谱一致（通则 0402）。

(3)本品的水溶液显氯化物鉴别(1)的反应（通则 0301）。

【检查】　**酸度**　取本品 0.50g，加水 50ml 溶解后，依法测定（通则 0631），pH 值应为 4.0～6.0。

溶液的澄清度与颜色　取本品 0.20g，加水 10ml 溶解后，溶液应澄清无色。

有关物质　照高效液相色谱法（通则 0512）测定。

供试品溶液　取本品适量，精密称定，加流动相溶解并定量稀释制成每 1ml 中约含 2.5mg 的溶液。

对照溶液　精密量取供试品溶液 1ml，置 100ml 量瓶中，用流动相稀释至刻度，摇匀，精密量取 1ml，置 10ml 量瓶中，用流动相稀释至刻度，摇匀。

对照品溶液　取 2,6-二甲基苯胺对照品适量，精密称定，加流动相溶解并定量稀释制成每 1ml 中含 0.1μg 的溶液。

系统适用性溶液　取盐酸布比卡因与盐酸罗哌卡因各适量，加流动相溶解并稀释制成每 1ml 中分别含 10μg 的混合溶液。

色谱条件　用十八烷基硅烷键合硅胶为填充剂；以乙腈-磷酸盐缓冲液（取 1mol/L 磷酸二氢钠溶液 1.3ml，0.5mol/L 磷酸氢二钠溶液 32.5ml，加水至 1000ml，调节 pH 值至 8.0）(50：50)为流动相；检测波长为 240nm；进样体积 20μl。

系统适用性要求　系统适用性溶液色谱图中，布比卡因峰与罗哌卡因峰之间的分离度应大于 6.0，理论板数按罗哌卡因峰计算不低于 2000。

测定法　精密量取供试品溶液、对照溶液与对照品溶液，分别注入液相色谱仪，记录色谱图至主成分峰保留时间的 3 倍。

限度　供试品溶液色谱图中如有与布比卡因保留时间一致的色谱峰，其峰面积不得大于对照溶液主峰面积的 2 倍(0.2%)；如有与 2,6-二甲基苯胺保留时间一致的色谱峰，按外标法以峰面积计算，不得过 0.001%，其他单个杂质峰面积不得大于对照溶液主峰面积的 1.5 倍(0.15%)，杂质总量不得过 0.5%。

右旋异构体　照高效液相色谱法（通则 0512）测定。

供试品溶液　取本品适量，加流动相溶解并稀释制成每 1ml 中约含 0.1mg 的溶液。

对照溶液　精密量取供试品溶液 1ml，置 100ml 量瓶中，用流动相稀释至刻度，摇匀。

系统适用性溶液　取右旋盐酸罗哌卡因对照品与盐酸罗哌卡因各适量，加流动相溶解并稀释制成每 1ml 中分别约含 0.05mg 的混合溶液。

色谱条件　用 α-酸糖蛋白柱（AGP，4.0mm×100mm，5μm 或效能相当的色谱柱）；以异丙醇-磷酸盐缓冲液（取磷酸二氢钾 2.72g，加水 800ml 溶解，用 0.1mol/L 氢氧化钠溶液调节 pH 值至 7.1，用水稀释至 1000ml）(10：90)为流动相；检测波长为 210nm；进样体积 20μl。

系统适用性要求　系统适用性溶液色谱图中，右旋盐酸罗哌卡因峰与盐酸罗哌卡因峰之间的分离度应符合要求。

测定法　精密量取供试品溶液与对照溶液，分别注入液相色谱仪，记录色谱图。

限度　供试品溶液色谱图中如有与右旋盐酸罗哌卡因保留时间一致的色谱峰，其峰面积不得大于对照溶液主峰面积的 0.5 倍(0.5%)。

残留溶剂　照残留溶剂测定法（通则 0861 第二法）测定。

供试品溶液　取本品 0.5g，精密称定，置顶空瓶中，精密加入二甲基亚砜5ml使溶解，密封。

对照品溶液　取乙醇、丙酮、异丙醇、三氯甲烷、甲苯与N,N-二甲基甲酰胺各适量，精密称定，用二甲基亚砜溶解并定量稀释制成每1ml中含乙醇500μg、丙酮500μg、异丙醇500μg、三氯甲烷6μg、甲苯89μg与N,N-二甲基甲酰胺88μg的混合溶液，精密量取5ml，置顶空瓶中，密封。

色谱条件　以6%氰丙基苯基-94%二甲基聚硅氧烷（或极性相近）为固定液的毛细管柱为色谱柱；起始温度为40℃，维持10分钟，以每分钟10℃的速率升温至240℃，维持20分钟；进样口温度为220℃；检测器温度为280℃；顶空瓶平衡温度为110℃，平衡时间为20分钟。

系统适用性要求　对照品溶液色谱图中，各色谱峰之间的分离度均应符合要求。

测定法　取供试品溶液与对照品溶液，分别顶空进样，记录色谱图。

限度　按外标法以峰面积计算，乙醇、丙酮、异丙醇、三氯甲烷、甲苯与N,N-二甲基甲酰胺的残留量均应符合规定。

水分　取本品，照水分测定法（通则0832第一法1）测定，盐酸罗哌卡因一水合物含水分应为5.0%～6.0%；盐酸罗哌卡因无水物含水分不得过2.0%。

炽灼残渣　取本品1.0g，依法检查（通则0841），遗留残渣不得过0.1%。

重金属　取炽灼残渣项下遗留的残渣，依法检查（通则0821第二法），含重金属不得过百万分之十。

【含量测定】　取本品约0.25g，精密称定，加水10ml与乙醇20ml溶解后，加酚酞指示液2滴，用氢氧化钠滴定液（0.1mol/L）滴定，并将滴定的结果用空白试验校正。每1ml氢氧化钠滴定液（0.1mol/L）相当于31.09mg的$C_{17}H_{26}N_2O \cdot HCl$。

【类别】　局麻药。

【贮藏】　遮光，密封保存。

【制剂】　(1)盐酸罗哌卡因注射液　(2)注射用盐酸罗哌卡因

盐酸罗哌卡因注射液

Yansuan Luopaikayin Zhusheye

Ropivacaine Hydrochloride Injection

本品为盐酸罗哌卡因的灭菌水溶液。含盐酸罗哌卡因（$C_{17}H_{26}N_2O \cdot HCl$）应为标示量的95.0%～105.0%。

【性状】　本品为无色的澄明液体。

【鉴别】　(1)在含量测定项下记录的色谱图中，供试品溶液主峰的保留时间应与对照品溶液主峰的保留时间一致。

(2)取本品适量，用0.01mol/L盐酸溶液稀释制成每1ml中约含盐酸罗哌卡因0.3mg的溶液，照紫外-可见分光光度法（通则0401）测定，在262nm的波长处有最大吸收，在270nm的波长处有一肩峰。

(3)本品显氯化物鉴别(1)的反应（通则0301）。

【检查】　**pH值**　应为4.0～6.0（通则0631）。

有关物质　照高效液相色谱法（通则0512）测定。

供试品溶液　精密量取本品适量，用流动相稀释制成每1ml中约含盐酸罗哌卡因2.5mg的溶液。

对照溶液　精密量取供试品溶液1ml，置100ml量瓶中，用流动相稀释至刻度，摇匀。

对照品溶液、系统适用性溶液、色谱条件、系统适用性要求与测定法　见盐酸罗哌卡因有关物质项下。

限度　供试品溶液色谱图中，如有与2,6-二甲基苯胺保留时间一致的色谱峰，按外标法以峰面积计算，不得过盐酸罗哌卡因标示量的0.01%，其他单个杂质峰面积不得大于对照溶液主峰面积的0.5倍（0.5%）；杂质总量不得过1.0%。

右旋异构体　照高效液相色谱法（通则0512）测定。

供试品溶液　取本品适量，用流动相稀释制成每1ml中约含盐酸罗哌卡因0.1mg的溶液。

对照溶液　精密量取供试品溶液1ml，置100ml量瓶中，用流动相稀释至刻度，摇匀。

系统适用性溶液、色谱条件、系统适用性要求与测定法　见盐酸罗哌卡因右旋异构体项下。

限度　供试品溶液色谱图中如有与右旋盐酸罗哌卡因保留时间一致的色谱峰，其峰面积不得大于对照溶液主峰面积的0.5倍（0.5%）。

渗透压摩尔浓度　取本品，依法检查（通则0632），渗透压摩尔浓度应为260～320mOsmol/kg。

细菌内毒素　取本品，依法检查（通则1143），每1mg盐酸罗哌卡因中含内毒素的量应小于0.05EU。

其他　应符合注射剂项下有关的各项规定（通则0102）。

【含量测定】　照高效液相色谱法（通则0512）测定。

供试品溶液　精密量取本品适量，用流动相定量稀释制成每1ml中含盐酸罗哌卡因0.6mg的溶液。

对照品溶液　取盐酸罗哌卡因对照品，精密称定，加流动相溶解并定量稀释制成每1ml中含0.6mg的溶液。

系统适用性溶液、色谱条件与系统适用性要求　见有关物质项下。

测定法　精密量取供试品溶液与对照品溶液，分别注入液相色谱仪，记录色谱图。按外标法以峰面积计算。

【类别】　同盐酸罗哌卡因。

【规格】　(1)10ml∶75mg　(2)10ml∶100mg

【贮藏】　遮光，密闭保存。

注射用盐酸罗哌卡因

Zhusheyong Yansuan Luopaikayin

Ropivacaine Hydrochloride for Injection

本品为盐酸罗哌卡因的无菌冻干品。含盐酸罗哌卡因($C_{17}H_{26}N_2O \cdot HCl$)应为标示量的 95.0%～105.0%。

【性状】 本品为白色或类白色疏松块状物或粉末。

【鉴别】 (1)在含量测定项下记录的色谱图中，供试品溶液主峰的保留时间应与对照品溶液主峰的保留时间一致。

(2)取本品适量，加 0.01mol/L 盐酸溶液溶解并稀释制成每 1ml 中约含盐酸罗哌卡因 0.3mg 的溶液，照紫外-可见分光光度法(通则 0401)测定，在 262nm 的波长处有最大吸收，在 270nm 的波长处有一肩峰。

(3)本品的水溶液显氯化物鉴别(1)的反应(通则 0301)。

【检查】 **酸度** 取溶液的澄清度与颜色项下的溶液，依法测定(通则 0631)，pH 值应为 4.0～6.0。

溶液的澄清度与颜色 取本品 5 瓶，每瓶加水 10ml 溶解后，溶液应澄清无色；如显浑浊，与 1 号浊度标准液(通则 0902 第一法)比较，不得更浓；如显色，与黄色 1 号标准比色液(通则 0901 第一法)比较，不得更深。

有关物质 照高效液相色谱法(通则 0512)测定。

供试品溶液　取装量差异项下的内容物，混匀，精密称取适量，加流动相溶解并定量稀释制成每 1ml 中约含盐酸罗哌卡因 2.5mg 的溶液。

对照溶液　精密量取供试品溶液 1ml，置 100ml 量瓶中，用流动相稀释至刻度，摇匀。

对照品溶液、系统适用性溶液、色谱条件、系统适用性要求与测定法　见盐酸罗哌卡因有关物质项下。

限度　供试品溶液色谱图中，如有与 2,6-二甲基苯胺保留时间一致的色谱峰，按外标法以峰面积计算，不得过盐酸罗哌卡因标示量的 0.01%，其他单个杂质峰面积不得大于对照溶液主峰面积的 0.5 倍(0.5%)；杂质总量不得过 1.0%。

右旋异构体 照高效液相色谱法(通则 0512)测定。

供试品溶液　取装量差异项下的内容物，混匀，称取适量，加流动相溶解并稀释制成每 1ml 中约含盐酸罗哌卡因 0.1mg 的溶液。

对照溶液　精密量取供试品溶液 1ml，置 100ml 量瓶中，用流动相稀释至刻度，摇匀。

系统适用性溶液、色谱条件、系统适用性要求与测定法　见盐酸罗哌卡因右旋异构体项下。

限度　供试品溶液色谱图中如有与右旋盐酸罗哌卡因保留时间一致的色谱峰，其峰面积不得大于对照溶液主峰面积的 0.5 倍(0.5%)。

水分 取本品，照水分测定法(通则 0832 第一法)测定，含水分不得过 5.0%。

细菌内毒素 取本品，依法检查(通则 1143)，每 1mg 盐酸罗哌卡因中含内毒素的量应小于 0.05EU。

其他 应符合注射剂项下有关的各项规定(通则 0102)。

【含量测定】 照高效液相色谱法(通则 0512)测定。

供试品溶液 取装量差异项下的内容物，混匀，精密称取适量，加流动相溶解并定量稀释制成每 1ml 中含盐酸罗哌卡因 0.6mg 的溶液。

对照品溶液 取盐酸罗哌卡因对照品，精密称定，加流动相溶解并定量稀释制成每 1ml 中含 0.6mg 的溶液。

系统适用性溶液、色谱条件与系统适用性要求 见有关物质项下。

测定法 精密量取供试品溶液与对照品溶液，分别注入液相色谱仪，记录色谱图。按外标法以峰面积计算。

【类别】 同盐酸罗哌卡因。

【规格】 75mg

【贮藏】 遮光，密闭保存。

盐酸罗通定

Yansuan Luotongding

Rotundine Hydrochloride

$C_{21}H_{25}NO_4 \cdot HCl$　391.89

本品为 2,3,9,10-四甲氧基-5,8,13,13*α*-四氢-6*H*-二苯并[*a*,*g*]喹嗪盐酸盐。按干燥品计算，含 $C_{21}H_{25}NO_4 \cdot HCl$ 应为 98.5%～102.0%。

【性状】 本品为白色至微黄色的结晶；无臭；遇光受热易变黄。

本品在三氯甲烷、甲醇或沸水中溶解，在水中略溶，在无水乙醇中微溶，在乙醚或丙酮中几乎不溶。

比旋度 取本品，精密称定，加水溶解并定量稀释制成每 1ml 中含 10mg 的溶液，在 25℃时依法测定(通则 0621)，比旋度为 −232°以上。

吸收系数 取本品，精密称定，加 0.01mol/L 盐酸溶液溶解并定量稀释制成每 1ml 中约含 30μg 的溶液，照紫外-可见分光光度法(通则 0401),在 281nm 的波长处测定吸光度,吸收系数($E_{1cm}^{1\%}$)为 135～146。

【鉴别】 (1)取本品 10mg,加水 2ml 溶解后,加重铬酸钾试液 1 滴,即生成黄色沉淀。

(2)取本品 10mg,加水 2ml 溶解后,加稀铁氰化钾试液,即生成黄色沉淀,渐变为绿色,稍加热,渐变为蓝色。

(3)在含量测定项下记录的色谱图中,供试品溶液主峰的保留时间应与对照品溶液主峰的保留时间一致。

(4)本品的红外光吸收图谱应与对照的图谱(光谱集 834 图)一致。

【检查】 **酸度** 取本品,加水制成每 1ml 中含 2.0mg 的溶液,依法测定(通则 0631),pH 值应为 4.0～4.7。

有关物质 照高效液相色谱法(通则 0512)测定。

供试品溶液 取本品约 20mg,置 100ml 量瓶中,加甲醇 10ml,超声使溶解,用流动相稀释至刻度,摇匀。

对照溶液 精密量取供试品溶液 1ml,置 200ml 量瓶中,用流动相稀释至刻度,摇匀。

色谱条件 用十八烷基硅烷键合硅胶为填充剂;以磷酸盐缓冲液[0.05mol/L 磷酸二氢钾溶液和 0.05mol/L 庚烷磺酸钠溶液(1∶1),含 0.2%三乙胺,用磷酸调节 pH 值至 6.5±0.05]-甲醇(35∶65)为流动相;检测波长为 280nm;进样体积 20μl。

系统适用性要求 理论板数按罗通定峰计算不低于 2500。

测定法 精密量取供试品溶液与对照溶液,分别注入液相色谱仪,记录色谱图至主成分峰保留时间的 2 倍。

限度 供试品溶液色谱图中如有杂质峰,各杂质峰面积的和不得大于对照溶液主峰面积(0.5%)。

干燥失重 取本品,在 105℃干燥至恒重,减失重量不得过 6.0%(通则 0831)。

炽灼残渣 取本品 1.0g,依法检查(通则 0841),遗留残渣不得过 0.1%。

重金属 取炽灼残渣项下遗留的残渣,依法检查(通则 0821 第二法),含重金属不得过百万分之二十。

【含量测定】 照高效液相色谱法(通则 0512)测定。

供试品溶液 取本品约 25mg,精密称定,置 50ml 量瓶中,加甲醇 10ml,超声使溶解,用流动相稀释至刻度,摇匀,精密量取 5ml,置 50ml 量瓶中,用流动相稀释至刻度,摇匀。

对照品溶液 取盐酸罗通定对照品约 25mg,精密称定,制备方法同供试品溶液。

色谱条件与系统适用性要求 见有关物质项下。

测定法 精密量取供试品溶液与对照品溶液,分别注入液相色谱仪,记录色谱图。按外标法以峰面积计算。

【类别】 镇痛药。

【贮藏】 遮光,密封保存。

【制剂】 盐酸罗通定片

盐酸罗通定片

Yansuan Luotongding Pian

Rotundine Hydrochloride Tablets

本品含盐酸罗通定($C_{21}H_{25}NO_4 \cdot HCl$)应为标示量的 93.0%～107.0%。

【性状】 本品为白色至淡黄色片。

【鉴别】 (1)取本品的细粉适量(约相当于盐酸罗通定 0.1g),加水 20ml,振摇使盐酸罗通定溶解,滤过,滤液照盐酸罗通定项下的鉴别(2)项试验,显相同的反应。

(2)在含量测定项下记录的色谱图中,供试品溶液主峰的保留时间应与对照品溶液主峰的保留时间一致。

(3)取本品 5 片,研细,加甲醇 30ml,超声 5 分钟使盐酸罗通定溶解,滤过,滤液置水浴上挥干,残渣于 80℃减压干燥 3 小时,残渣的红外光吸收图谱应与对照的图谱(光谱集 834 图)一致。

【检查】 **有关物质** 照高效液相色谱法(通则 0512)测定。

供试品溶液 取本品细粉适量(约相当于盐酸罗通定 20mg),置 100ml 量瓶中,加甲醇 10ml,超声使盐酸罗通定溶解,用流动相稀释至刻度,摇匀,滤过,取续滤液。

对照溶液 精密量取供试品溶液 1ml,置 100ml 量瓶中,用流动相稀释至刻度,摇匀。

色谱条件、系统适用性要求与测定法 见盐酸罗通定有关物质项下。

限度 供试品溶液色谱图中如有杂质峰,各杂质峰面积的和不得大于对照溶液主峰面积(1.0%)。

其他 应符合片剂项下有关的各项规定(通则 0101)。

【含量测定】 照高效液相色谱法(通则 0512)测定。

供试品溶液 取本品 20 片,精密称定,研细,精密称取适量(约相当于盐酸罗通定 25mg),置 50ml 量瓶中,加甲醇 10ml,超声使盐酸罗通定溶解,用流动相稀释至刻度,摇匀,滤过,精密量取续滤液 5ml,置 50ml 量瓶中,用流动相稀释至刻度,摇匀。

对照品溶液、色谱条件、系统适用性要求与测定法 见盐酸罗通定含量测定项下。

【类别】 同盐酸罗通定。

【规格】 30mg

【贮藏】 遮光,密封保存。

盐酸帕罗西汀

Yansuan Paluoxiting

Paroxetine Hydrochloride

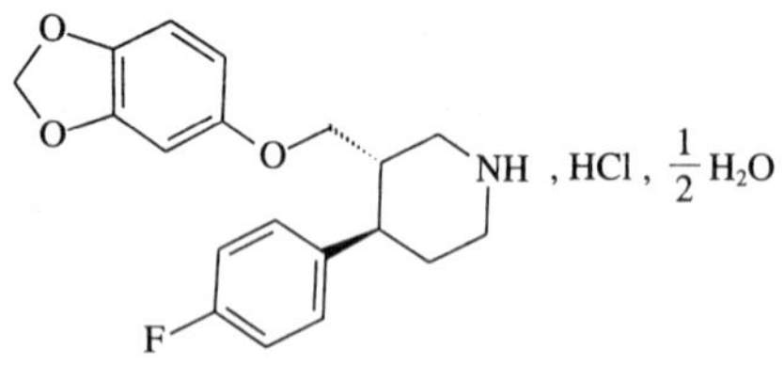

$C_{19}H_{20}FNO_3 \cdot HCl \cdot \frac{1}{2}H_2O$　374.84

本品为(－)-(3*S*,4*R*)-4-(4-氟苯基)-3-[[(3,4-亚甲二氧基)苯氧基]甲基]哌啶盐酸盐半水化合物。按无水与无溶剂物计算,含 $C_{19}H_{20}FNO_3 \cdot HCl$ 不得少于 98.5%。

【性状】 本品为白色或类白色结晶性粉末;无臭。

本品在甲醇中易溶,在乙醇中溶解,在丙酮中微溶,在水中极微溶解;在 0.1mol/L 盐酸溶液中几乎不溶。

比旋度 取本品,精密称定,加甲醇溶解并定量稀释制成每 1ml 中含 10mg 的溶液,依法测定(通则 0621),比旋度为 －88°至－91°。

【鉴别】 (1)取本品,加甲醇溶解并制成每 1ml 中含 50μg 的溶液,照紫外-可见分光光度法(通则 0401)测定,在 235nm、265nm、271nm 与 295nm 的波长处有最大吸收。235nm 波长处的吸光度与 295nm 波长处的吸光度比值应为 0.92～0.96。

(2)在含量测定项下记录的色谱图中,供试品溶液主峰的保留时间应与对照品溶液主峰的保留时间一致。

(3)本品的红外光吸收图谱应与对照品的图谱一致(通则 0402)。

(4)本品显有机氟化物的鉴别反应(通则 0301)。

(5)本品的水溶液显氯化物鉴别(1)的反应(通则 0301)。

【检查】 **异构体** 照高效液相色谱法(通则 0512)测定。

供试品溶液　取本品,加甲醇溶解并稀释制成每 1ml 中约含 1mg 的溶液。

对照溶液　精密量取供试品溶液 1ml,置 100ml 量瓶中,用甲醇稀释至刻度,摇匀。

系统适用性溶液　取盐酸帕罗西汀与反式帕罗西汀对照品适量,加甲醇溶解并稀释制成每 1ml 中各约含 0.1mg 的混合溶液。

色谱条件　用 α-酸糖蛋白键合硅胶为填充剂(4.0mm×100mm,5μm);以磷酸氢二钾缓冲液(取磷酸氢二钾 11.4g,加水 1000ml 使溶解,用磷酸调节 pH 值至 6.5)-乙腈(94∶6)为流动相;柱温为 30℃;检测波长为 295nm;进样体积 10μl。

系统适用性要求　系统适用性溶液色谱图中,帕罗西汀峰与反式帕罗西汀峰之间的分离度应大于 2.2。

测定法　精密量取供试品溶液与对照溶液,分别注入液相色谱仪,记录色谱图。

限度　供试品溶液色谱图中如有反式帕罗西汀峰,其峰面积不得大于对照溶液主峰面积的 0.1 倍(0.1%)。

有关物质 照高效液相色谱法(通则 0512)测定。

溶剂　四氢呋喃-水(1∶9)。

供试品溶液　取本品,加溶剂溶解并稀释制成每 1ml 中约含 1mg 的溶液。

对照溶液　精密量取供试品溶液适量,用溶剂定量稀释制成每 1ml 中约含 1μg 的溶液。

系统适用性溶液　取盐酸帕罗西汀、杂质Ⅰ与杂质Ⅱ对照品,加溶剂溶解并稀释制成每 1ml 各含 10μg 的混合溶液。

色谱条件　用辛基硅烷键合硅胶为填充剂;以三氟乙酸-四氢呋喃-水(5∶100∶900)为流动相 A,三氟乙酸-四氢呋喃-乙腈(5∶100∶900)为流动相 B,按下表进行梯度洗脱;检测波长为 295nm;进样体积 20μl。

时间(分钟)	流动相 A(%)	流动相 B(%)
0	80	20
30	80	20
50	20	80
60	20	80
65	80	20
70	80	20

系统适用性要求　系统适用性溶液色谱图中,出峰顺序依次为杂质Ⅰ、杂质Ⅱ与帕罗西汀,帕罗西汀峰、杂质Ⅰ峰与杂质Ⅱ峰之间的分离度均应大于 2.5。

测定法　精密量取供试品溶液与对照溶液,分别注入液相色谱仪,记录色谱图。

限度　供试品溶液色谱图中如有与杂质Ⅰ峰保留时间一致的色谱峰,其峰面积不得大于对照溶液主峰面积(0.1%),其他单个杂质峰面积不得大于对照溶液主峰面积(0.1%),各杂质峰面积的和不得大于对照溶液主峰面积的 5 倍(0.5%),小于对照溶液主峰面积 0.5 倍的色谱峰忽略不计。

残留溶剂 照残留溶剂测定法(通则 0861 第二法)测定。

内标溶液　取正丙醇适量,用二甲基亚砜制成每 1ml 中约含 5mg 的溶液。

供试品溶液　取本品约 2.0g,精密称定,置 20ml 量瓶中,精密加入内标溶液 2ml,用二甲基亚砜稀释至刻度,摇匀。精密量取 10ml,置顶空瓶中,密封。

对照品溶液　分别取甲醇、乙醇、丙酮、四氢呋喃、吡啶与甲苯各适量,精密称定,用二甲基亚砜定量稀释制成每 1ml 中各含 3mg、5mg、5mg、0.72mg、0.2mg 与 0.89mg 的溶液。精密量取上述溶液与内标溶液各 5ml,置 50ml 量瓶中,用二甲基亚砜稀释至刻度,摇匀。精密量取 10ml,置顶空瓶中,密封。

色谱条件　以 6%氰丙基苯基-94%二甲基聚硅氧烷(或极性相近)为固定液的毛细管柱为色谱柱;起始温度为 50℃,维持 10 分钟,以每分钟 6℃的速率升温至 80℃,维持 5 分钟,再以每分钟 40℃的速率升温至 150℃，维持 5 分钟；顶空瓶平衡温度为 90℃，平衡时间为 30 分钟。

系统适用性要求　对照品溶液色谱图中，理论板数按正丙醇峰计算不低于 10 000，各成分峰之间的分离度均应符合要求。

测定法　取供试品溶液与对照品溶液，分别顶空进样，记录色谱图。

限度　按内标法以峰面积计算，甲醇、乙醇、丙酮、四氢呋喃、吡啶与甲苯的残留量均应符合规定。

水分　取本品，照水分测定法（通则 0832 第一法 1）测定，含水分为 2.0%～3.0%。

炽灼残渣　取本品 1.0g，依法检查（通则 0841），遗留残渣不得过 0.1%。

重金属　取炽灼残渣项下遗留的残渣，依法检查（通则 0821 第二法），含重金属不得过百万分之十。

【含量测定】　照高效液相色谱法（通则 0512）测定。

供试品溶液　取本品约 10mg，精密称定，置 100ml 量瓶中，加流动相溶解并稀释至刻度，摇匀。

对照品溶液　取盐酸帕罗西汀对照品约 10mg，精密称定，置 100ml 量瓶中，加流动相溶解并稀释至刻度，摇匀。

系统适用性溶液　分别取盐酸帕罗西汀、杂质Ⅰ与杂质Ⅱ对照品各 5mg，置同一 10ml 量瓶中，加流动相溶解并稀释至刻度，摇匀。

色谱条件　用十八烷基硅烷键合硅胶为填充剂；取醋酸铵 3.96g，加水 720ml 使溶解，加乙腈 280ml、三乙胺 10ml，用冰醋酸调节 pH 值至 5.5 为流动相；检测波长为 295nm；进样体积 20μl。

系统适用性要求　系统适用性溶液色谱图中，出峰顺序依次为杂质Ⅰ、帕罗西汀与杂质Ⅱ，理论板数按帕罗西汀峰计算不低于 3000，帕罗西汀峰、杂质Ⅰ峰与杂质Ⅱ峰之间的分离度均应符合要求。

测定法　精密量取供试品溶液与对照品溶液，分别注入液相色谱仪，记录色谱图。按外标法以峰面积计算。

【类别】　抗抑郁药。

【贮藏】　密封保存。

【制剂】　盐酸帕罗西汀片

附：

杂质Ⅰ（去氟帕罗西汀）

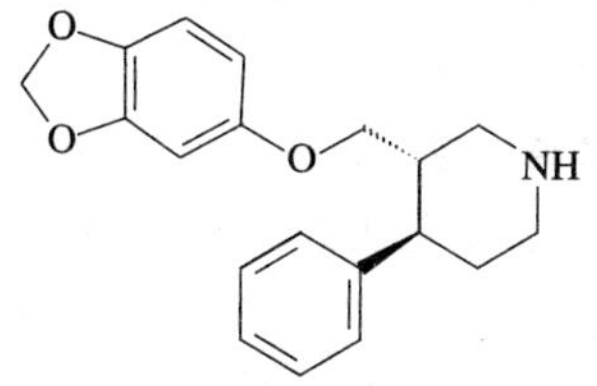

$C_{19}H_{20}NO_3$　310.37

杂质Ⅱ（*N*-甲基帕罗西汀）

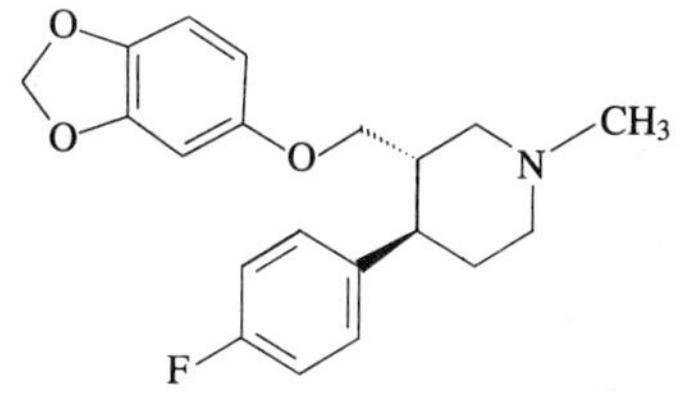

$C_{20}H_{22}FNO_3$　343.39

盐酸帕罗西汀片

Yansuan Paluoxiting Pian

Paroxetine Hydrochloride Tablets

本品含盐酸帕罗西汀以帕罗西汀（$C_{19}H_{20}FNO_3$）计，应为标示量的 93.0%～107.0%。

【性状】　本品为薄膜衣片，除去包衣后显白色或类白色。

【鉴别】　在含量测定项下记录的色谱图中，供试品溶液主峰的保留时间应与对照品溶液主峰的保留时间一致。

【检查】　**有关物质**　照高效液相色谱法（通则 0512）测定。

供试品溶液　取本品细粉适量（约相当于帕罗西汀 50mg），置 50ml 量瓶中，加流动相使盐酸帕罗西汀溶解并稀释至刻度，摇匀，滤过，取续滤液。

对照溶液　精密量取供试品溶液 1ml，置 100ml 量瓶中，用流动相稀释至刻度，摇匀。

系统适用性溶液　分别取盐酸帕罗西汀、杂质Ⅰ与杂质Ⅱ对照品各 5mg，置同一 10ml 量瓶中，加流动相溶解并稀释至刻度，摇匀。

色谱条件　用十八烷基硅烷键合硅胶为填充剂；取醋酸铵 3.96g，加水 720ml 使溶解，加乙腈 280ml、三乙胺 10ml，用冰醋酸调节 pH 值至 5.5 为流动相；检测波长为 295nm；进样体积 20μl。

系统适用性要求　系统适用性溶液色谱图中，出峰顺序依次为杂质Ⅰ、帕罗西汀与杂质Ⅱ，理论板数按帕罗西汀峰计算不低于 3000，帕罗西汀峰、杂质Ⅰ峰与杂质Ⅱ峰之间的分离度均应符合要求。

测定法　精密量取供试品溶液与对照溶液，分别注入液相色谱仪，记录色谱图至主成分峰保留时间的 3 倍。

限度　供试品溶液色谱图中如有杂质峰，各杂质峰面积的和不得大于对照溶液主峰面积的 0.5 倍（0.5%）。

含量均匀度　取本品 1 片，置 100ml 量瓶中，加流动相适量，超声使盐酸帕罗西汀溶解，用流动相稀释至刻度，摇匀，滤过，精密量取续滤液适量，用流动相定量稀释制成每 1ml 中约含 0.1mg 的溶液，作为供试品溶液，照含量测定项下的方法，依法测定，计算含量，应符合规定（通则 0941）。

溶出度　照溶出度与释放度测定法（通则 0931 第二法）测定。

溶出条件　以盐酸溶液(9→1000)1000ml 为溶出介质，转速为每分钟 50 转，依法操作，经 45 分钟时取样。

供试品溶液　取溶出液 20ml，滤过，取续滤液。

对照品溶液　取盐酸帕罗西汀对照品约 23mg，精密称定，置 100ml 量瓶中，加甲醇 5ml 使盐酸帕罗西汀溶解，用溶出介质稀释至刻度，摇匀；精密量取 5ml，置 50ml 量瓶中，用溶出介质稀释至刻度，摇匀。

测定法　取供试品溶液与对照品溶液，照紫外-可见分光光度法(通则 0401)，在 293nm 的波长处分别测定吸光度，计算每片的溶出量。

限度　标示量的 80%，应符合规定。

其他　应符合片剂项下有关的各项规定(通则 0101)。

【含量测定】　照高效液相色谱法(通则 0512)测定。

供试品溶液　取本品 10 片，精密称定，研细，精密称取适量(约相当于帕罗西汀 10mg)，加流动相溶解并定量稀释制成每 1ml 中约含 0.1mg 的溶液，摇匀，滤过，取续滤液。

对照品溶液、系统适用性溶液、色谱条件、系统适用性要求与测定法　见盐酸帕罗西汀含量测定项下。

【类别】　抗抑郁药。

【规格】　20mg(按 $C_{19}H_{20}FNO_3$ 计)

【贮藏】　遮光，密封保存。

盐酸依米丁

Yansuan Yimiding

Emetine Hydrochloride

$C_{29}H_{40}N_2O_4 \cdot 2HCl \cdot 7H_2O$　679.68

本品为 6′,7′,10,11-四甲氧基吐根烷二盐酸盐七水合物。按干燥品计算，含 $C_{29}H_{40}N_2O_4 \cdot 2HCl$ 不得少于 98.0%。

【性状】　本品为白色至淡黄色结晶性粉末；无臭；遇光易变质。

本品在水、乙醇或三氯甲烷中易溶。

比旋度　取本品，精密称定，加水溶解并定量稀释制成每 1ml 中约含 50mg 的溶液，依法测定(通则 0621)，比旋度为 +16°至 +19°。

【鉴别】　(1)取本品约 5mg，加钼硫酸试液 1ml，混匀，即显亮绿色。

(2)本品的红外光吸收图谱应与对照品的图谱一致(通则 0402)。

(3)本品的水溶液显氯化物鉴别(1)的反应(通则 0301)。

【检查】　**酸度**　取本品 0.10g，加水 10ml 溶解后，加甲基红指示液 1 滴，如显红色，加氢氧化钠滴定液(0.02mol/L) 0.5ml，应变为黄色。

吐根酚碱　照薄层色谱法(通则 0502)试验。避光操作。

供试品溶液　取本品，加甲醇溶解并定量稀释制成每 1ml 中约含 10mg 的溶液。

对照品溶液　取吐根酚碱对照品适量，加甲醇溶解并定量稀释制成每 1ml 中约含 0.2mg 的溶液。

色谱条件　采用硅胶 G 薄层板，以三氯甲烷-二乙胺(9：1)为展开剂。

测定法　吸取供试品溶液与对照品溶液各 10μl，分别点于同一薄层板上，展开约 12cm，取出，晾干，先喷以 2.5mol/L 氢氧化钠溶液并于 50℃ 干燥 5 分钟，再喷以重氮对硝基苯试液使显色。

限度　供试品溶液如显杂质斑点，其颜色与对照品溶液的主斑点比较，不得更深。

干燥失重　取本品，在 105℃ 干燥至恒重，减失重量应为 15%～19%(通则 0831)。

炽灼残渣　不得过 0.1%(通则 0841)。

【含量测定】　取本品约 0.2g，精密称定，加醋酐 20ml 溶解后，加醋酸汞试液 4ml 与结晶紫指示液 1 滴，用高氯酸滴定液(0.1mol/L)滴定至溶液显绿色，并将滴定的结果用空白试验校正。每 1ml 高氯酸滴定液(0.1mol/L)相当于 27.68mg 的 $C_{29}H_{40}N_2O_4 \cdot 2HCl$。

【类别】　抗阿米巴病药。

【贮藏】　遮光，密封保存。

【制剂】　盐酸依米丁注射液

盐酸依米丁注射液

Yansuan Yimiding Zhusheye

Emetine Hydrochloride Injection

本品为盐酸依米丁的灭菌水溶液。含盐酸依米丁($C_{29}H_{40}N_2O_4 \cdot 2HCl \cdot 7H_2O$)应为标示量的 95.0%～105.0%。

【性状】　本品为无色的澄明液体；遇光易变质。

【鉴别】　取本品，蒸干后，照盐酸依米丁项下的鉴别(1)、(3)项试验，显相同的反应。

【检查】　**pH 值**　应为 2.6～4.0(通则 0631)。

吐根酚碱　照薄层色谱法(通则 0502)试验。避光操作。

供试品溶液　取本品 1ml，置水浴上，在氮气流下蒸干，残渣加甲醇溶解并定量稀释制成每 1ml 中约含 10mg 的溶液。

对照品溶液、色谱条件与测定法　见盐酸依米丁吐根酚碱项下。

限度　供试品溶液如显杂质斑点，其颜色与对照品溶液的主斑点比较，不得更深。

其他　应符合注射剂项下有关的各项规定（通则 0102）。

【含量测定】　精密量取本品适量（约相当于盐酸依米丁 0.3g），加水使成 20ml，再加氢氧化钠试液 10ml，用乙醚分次振摇提取，第一次 30ml，以后每次各 15ml，至生物碱提尽为止，合并乙醚液，用水洗涤 2 次，每次 10ml，每次得到的洗液均用同一的乙醚 20ml 振摇提取，合并前后两次得到的乙醚液，精密加盐酸滴定液（0.1mol/L）20ml，振摇提取后，静置俟分层，分取酸层，乙醚层用水振摇洗涤数次，每次 20ml，洗液并入酸液中，加甲基红指示液 1～2 滴，用氢氧化钠滴定液（0.1mol/L）滴定。每 1ml 盐酸滴定液（0.1mol/L）相当于 33.98mg 的 $C_{29}H_{40}N_2O_4 \cdot 2HCl \cdot 7H_2O$。

【类别】　同盐酸依米丁。

【规格】　（1）1ml∶30mg　（2）1ml∶60mg

【贮藏】　遮光，密闭保存。

盐酸舍曲林

Yansuan Shequlin

Sertraline Hydrochloride

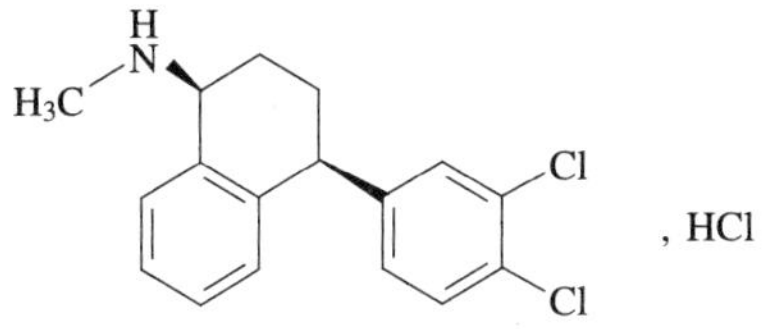

$C_{17}H_{17}Cl_2N \cdot HCl$　342.70

本品为（1*S*，4*S*）-4-（3，4-二氯苯基）-1，2，3，4-四氢-*N*-甲基-1-萘胺盐酸盐。按干燥品计算，含 $C_{17}H_{17}Cl_2N \cdot HCl$ 不得少于 98.5%。

【性状】　本品为白色或类白色结晶性粉末；无臭。

本品在甲醇或乙醇中溶解，在水中几乎不溶。

【鉴别】　（1）取本品，加乙醇溶解并稀释制成每 1ml 中约含 0.2mg 的溶液，照紫外-可见分光光度法（通则 0401）测定，在 266nm、274nm 和 282nm 的波长处有最大吸收。

（2）本品的红外光吸收图谱应与对照的图谱（光谱集 835 图）一致。

（3）本品的乙醇-水（1∶1）溶液显氯化物鉴别（1）的反应（通则 0301）。

【检查】　**有关物质**　照高效液相色谱法（通则 0512）测定。

供试品溶液　取本品，加流动相溶解并稀释制成每 1ml 中约含舍曲林 0.5mg 的溶液。

对照溶液　精密量取供试品溶液 1ml，置 100ml 量瓶中，用流动相稀释至刻度，摇匀。

灵敏度溶液　精密量取对照溶液 5ml，置 100ml 量瓶中，用流动相稀释至刻度，摇匀。

色谱条件　用辛基硅烷键合硅胶为填充剂；以磷酸二氢铵溶液（取磷酸二氢铵 5.75g，加三乙胺 5ml，加水溶解并稀释至 1000ml，用磷酸调节 pH 值至 5.0）-甲醇（35∶65）为流动相；检测波长为 220nm；进样体积 20μl。

系统适用性要求　理论板数按舍曲林峰计算不低于 2000，舍曲林峰与相邻杂质峰之间的分离度应符合要求。灵敏度溶液色谱图中，主成分峰高的信噪比应大于 10。

测定法　精密量取供试品溶液与对照溶液，分别注入液相色谱仪，记录色谱图至主成分峰保留时间的 2.5 倍。

限度　供试品溶液色谱图中如有杂质峰，各杂质峰面积的和不得大于对照溶液主峰面积（1.0%），小于灵敏度溶液主峰面积的色谱峰忽略不计。

异构体　照高效液相色谱法（通则 0512）测定。

供试品溶液　取本品，加流动相溶解并稀释制成每 1ml 中约含舍曲林 0.4mg 的溶液。

对照溶液　精密量取供试品溶液 1ml，置 100ml 量瓶中，用流动相稀释至刻度，摇匀。

系统适用性溶液　取盐酸舍曲林、杂质Ⅰ、杂质Ⅱ与杂质Ⅲ的混合对照品各适量，分别先加少量乙醇使溶解，再用流动相稀释制成每 1ml 中约含盐酸舍曲林 0.4mg，杂质Ⅰ、杂质Ⅱ、杂质Ⅲ各 4μg 的溶液。

灵敏度溶液　精密量取对照溶液 1ml，置 20ml 量瓶中，用流动相稀释至刻度，摇匀。

色谱条件　用直链淀粉-三（3，5-二甲基苯基氨基甲酸酯）硅胶为填充剂（Chiralpak AD-H，4.6mm×250mm，5μm 或效能相当的色谱柱）；以正己烷-乙醇-二乙胺（95∶5∶0.2）为流动相；流速为每分钟 0.8ml；柱温为 20℃；检测波长为 223nm；进样体积 50μl。

系统适用性要求　系统适用性溶液色谱图中，出峰顺序依次为舍曲林、杂质Ⅰ、杂质Ⅱ与杂质Ⅲ，舍曲林峰与杂质Ⅰ以及各杂质峰之间的分离度均应符合要求。灵敏度溶液色谱图中，主成分峰高的信噪比应大于 10。

测定法　精密量取供试品溶液与对照溶液，分别注入液相色谱仪，记录色谱图。

限度　供试品溶液色谱图中如有与上述各杂质保留时间一致的色谱峰，各杂质峰面积的和不得大于对照溶液主峰面积（1.0%），小于灵敏度溶液主峰面积的色谱峰忽略不计。

残留溶剂　照残留溶剂测定法（通则 0861 第二法）测定。

供试品溶液　取本品约 0.1g，精密称定，置顶空瓶中，精密加入 *N*，*N*-二甲基甲酰胺 5ml，振摇使溶解，密封。

对照品溶液　分别取甲醇、乙醇、乙酸乙酯、四氢呋喃、异丙醇与正丁醇各适量，精密称定，用 *N*，*N*-二甲基甲酰胺定量稀释制成每 1ml 中约含甲醇 0.06mg、乙醇 0.1mg、乙酸乙酯 0.1mg、四氢呋喃 0.0144mg、异丙醇 0.1mg 与正丁醇 0.1mg 的混合溶液，精密量取 5ml，置顶空瓶中，密封。

色谱条件　以6%氰丙基苯基-94%二甲基聚硅氧烷（或极性相近）为固定液的毛细管柱为色谱柱；起始温度为40℃，维持5分钟，再以每分钟10℃的速率升温至120℃，维持5分钟；进样口温度为200℃；检测器温度为250℃；顶空瓶平衡温度为80℃，平衡时间为30分钟。

系统适用性要求　对照品溶液色谱图中，各色谱峰之间的分离度均应符合要求。

测定法　取供试品溶液与对照品溶液，分别顶空进样，记录色谱图。

限度　按外标法以峰面积计算，甲醇、乙醇、乙酸乙酯、四氢呋喃、异丙醇与正丁醇的残留量均应符合规定。

干燥失重　取本品，在105℃干燥至恒重，减失重量不得过0.5%（通则0831）。

炽灼残渣　取本品1.0g，依法检查（通则0841），遗留残渣不得过0.1%。

重金属　取炽灼残渣项下遗留的残渣，依法检查（通则0821第二法），含重金属不得过百万分之十。

【含量测定】　取本品约0.25g，精密称定，加无水冰醋酸10ml与醋酐30ml，超声使溶解后，放冷，照电位滴定法（通则0701），用高氯酸滴定液（0.1mol/L）滴定，并将滴定的结果用空白试验校正。每1ml高氯酸滴定液（0.1mol/L）相当于34.27mg的 $C_{17}H_{17}Cl_2N \cdot HCl$。

【类别】　抗抑郁药。

【贮藏】　密封保存。

【制剂】　（1）盐酸舍曲林片　（2）盐酸舍曲林胶囊

附：

杂质Ⅰ

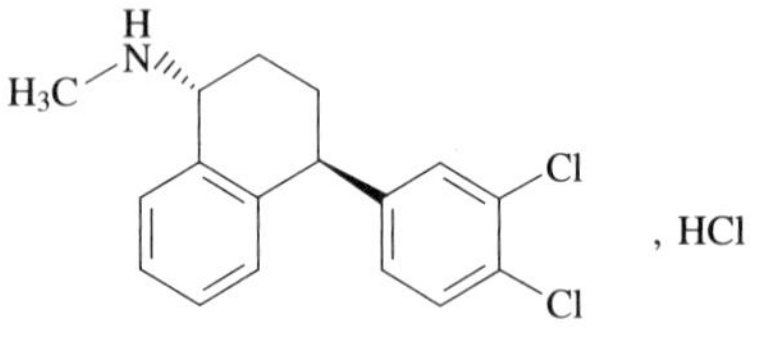

$C_{17}H_{17}Cl_2N \cdot HCl$　342.70

（1*R*,4*S*）-4-（3,4-二氯苯基）-1,2,3,4-四氢-*N*-甲基-1-萘胺盐酸盐

杂质Ⅱ

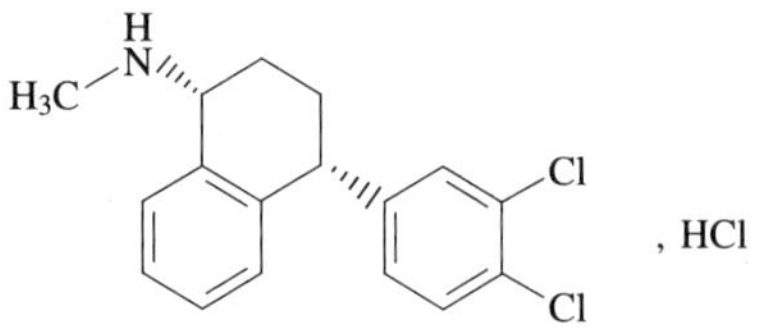

$C_{17}H_{17}Cl_2N \cdot HCl$　342.70

（1*R*,4*R*）-4-（3,4-二氯苯基）-1,2,3,4-四氢-*N*-甲基-1-萘胺盐酸盐

杂质Ⅲ

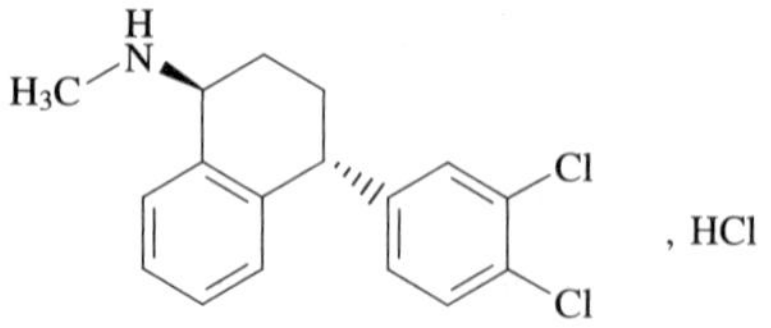

$C_{17}H_{17}Cl_2N \cdot HCl$　342.70

（1*S*,4*R*）-4-（3,4-二氯苯基）-1,2,3,4-四氢-*N*-甲基-1-萘胺盐酸盐

盐酸舍曲林片

Yansuan Shequlin Pian

Sertraline Hydrochloride Tablets

本品含盐酸舍曲林按舍曲林（$C_{17}H_{17}Cl_2N$）计算，应为标示量的90.0%～110.0%。

【性状】　本品为薄膜衣片，除去包衣后显白色或类白色。

【鉴别】　（1）在含量测定项下记录的色谱图中，供试品溶液主峰的保留时间应与对照品溶液主峰的保留时间一致。

（2）取本品细粉适量，加乙醇使盐酸舍曲林溶解并稀释制成每1ml中约含舍曲林0.2mg的溶液，滤过，取续滤液，照紫外-可见分光光度法（通则0401）测定，在266nm、274nm与282nm的波长处有最大吸收。

（3）取本品细粉约0.1g，加乙醇-水（1∶1）5ml，振摇使盐酸舍曲林溶解，滤过，滤液显氯化物鉴别（1）的反应（通则0301）。

【检查】　**有关物质**　照高效液相色谱法（通则0512）测定。

供试品溶液　取本品细粉适量，加流动相使盐酸舍曲林溶解并稀释制成每1ml中约含舍曲林0.5mg的溶液，滤过，取续滤液。

对照溶液　精密量取供试品溶液1ml，置100ml量瓶中，用流动相稀释至刻度，摇匀。

灵敏度溶液　精密量取对照溶液5ml，置100ml量瓶中，用流动相稀释至刻度，摇匀。

色谱条件、系统适用性要求与测定法　见盐酸舍曲林有关物质项下。

限度　供试品溶液色谱图中如有杂质峰，各杂质峰面积的和不得大于对照溶液主峰面积（1.0%），小于灵敏度溶液主峰面积的色谱峰忽略不计。

溶出度　照溶出度与释放度测定法（通则0931第二法）测定。

溶出条件　以pH 4.5醋酸钠缓冲液（取醋酸钠3g，加冰醋酸1.6ml，用水稀释至1000ml，必要时用冰醋酸调节pH值至4.5）900ml为溶出介质，转速为每分钟50转，依法操作，经

45 分钟时取样。

供试品溶液　取溶出液适量，滤过，取续滤液。

对照品溶液　取盐酸舍曲林对照品适量，精密称定，先加少量甲醇使溶解，再用 pH 4.5 醋酸钠缓冲液定量稀释制成每 1ml 中约含舍曲林 50μg 的溶液。

色谱条件与系统适用性要求　见含量测定项下。

测定法　见含量测定项下。计算每片的溶出量。

限度　标示量的 80%，应符合规定。

其他　应符合片剂项下有关的各项规定(通则 0101)。

【含量测定】　照高效液相色谱法(通则 0512)测定。

供试品溶液　取本品 20 片，精密称定，研细，取适量(约相当于舍曲林 10mg)，精密称定，加流动相适量，超声使盐酸舍曲林溶解并定量稀释制成每 1ml 中约含舍曲林 0.05mg 的溶液，摇匀，滤过，取续滤液。

对照品溶液　取盐酸舍曲林对照品约 10mg，精密称定，加流动相适量，超声使盐酸舍曲林溶解并定量稀释制成每 1ml 中约含舍曲林 0.05mg 的溶液。

色谱条件　见有关物质项下。

系统适用性要求　理论板数按舍曲林峰计算不低于 2000。

测定法　精密量取供试品溶液与对照品溶液，分别注入液相色谱仪，记录色谱图。按外标法以峰面积计算。

【类别】　同盐酸舍曲林。

【规格】　50mg(按 $C_{17}H_{17}Cl_2N$ 计)

【贮藏】　密封保存。

盐酸舍曲林胶囊

Yansuan Shequlin Jiaonang

Sertraline Hydrochloride Capsules

本品含盐酸舍曲林按舍曲林($C_{17}H_{17}Cl_2N$)计算，应为标示量的 90.0%～110.0%。

【性状】　本品内容物为白色或类白色粉末或颗粒。

【鉴别】　(1)在含量测定项下记录的色谱图中，供试品溶液主峰的保留时间应与对照品溶液主峰的保留时间一致。

(2)取本品内容物适量，加乙醇使盐酸舍曲林溶解并稀释制成每 1ml 中约含舍曲林 0.2mg 的溶液，滤过，取续滤液，照紫外-可见分光光度法(通则 0401)测定，在 266nm、274nm 与 282nm 的波长处有最大吸收。

(3)取本品细粉约 0.1g，加乙醇-水(1∶1)5ml，振摇使盐酸舍曲林溶解，滤过，滤液显氯化物鉴别(1)的反应(通则 0301)。

【检查】　**有关物质**　照高效液相色谱法(通则 0512)测定。

供试品溶液　取本品内容物，混匀，取适量，加流动相使盐酸舍曲林溶解并稀释制成每 1ml 中约含舍曲林 0.5mg 的溶液，滤过，取续滤液。

对照溶液　精密量取供试品溶液 1ml，置 100ml 量瓶中，用流动相稀释至刻度，摇匀。

灵敏度溶液　精密量取对照溶液 5ml，置 100ml 量瓶中，用流动相稀释至刻度，摇匀。

色谱条件、系统适用性要求与测定法　见盐酸舍曲林有关物质项下。

限度　供试品溶液色谱图中如有杂质峰，各杂质峰面积的和不得大于对照溶液主峰面积(1.0%)，小于灵敏度溶液主峰面积的色谱峰忽略不计。

溶出度　照溶出度与释放度测定法(通则 0931 第二法)测定。

溶出条件　以 pH 4.5 醋酸钠缓冲液(取醋酸钠 3g，加冰醋酸 1.6ml，用水稀释至 1000ml，必要时用冰醋酸调节 pH 值至 4.5)900ml 为溶出介质，转速为每分钟 75 转，依法操作，经 30 分钟时取样。

供试品溶液　取溶出液适量，滤过，取续滤液。

对照品溶液　取盐酸舍曲林对照品适量，精密称定，先加少量甲醇使溶解，再用 pH 4.5 醋酸钠缓冲液定量稀释制成每 1ml 中约含舍曲林 50μg 的溶液，摇匀。

色谱条件与系统适用性要求　见含量测定项下。

测定法　见含量测定项下。计算每粒的溶出量。

限度　标示量的 80%，应符合规定。

其他　应符合胶囊剂项下有关的各项规定(通则 0103)。

【含量测定】　照高效液相色谱法(通则 0512)测定。

供试品溶液　取装量差异项下的内容物，混匀，取适量(约相当于舍曲林 10mg)，精密称定，加流动相适量，超声使盐酸舍曲林溶解并定量稀释制成每 1ml 中约含舍曲林 0.05mg 的溶液，摇匀，滤过，取续滤液。

对照品溶液　取盐酸舍曲林对照品约 10mg，精密称定，加流动相适量，超声使盐酸舍曲林溶解并定量稀释制成每 1ml 中约含舍曲林 0.05mg 的溶液。

色谱条件　见有关物质项下。

系统适用性要求　理论板数按舍曲林峰计算不低于 2000。

测定法　精密量取供试品溶液与对照品溶液，分别注入液相色谱仪，记录色谱图。按外标法以峰面积计算。

【类别】　同盐酸舍曲林。

【规格】　50mg(按 $C_{17}H_{17}Cl_2N$ 计)

【贮藏】　密封保存。

盐酸金刚乙胺

Yansuan Jingangyi'an

Rimantadine Hydrochloride

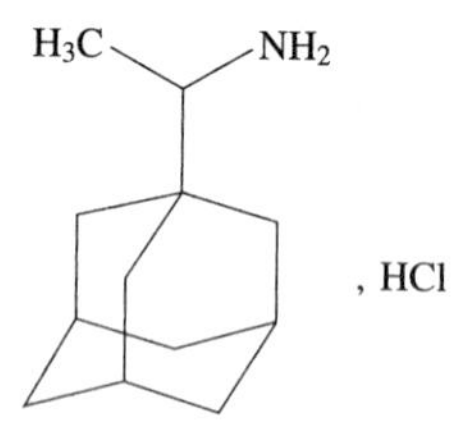

$C_{12}H_{21}N \cdot HCl$　215.77

本品为 α-甲基三环[3.3.1.$1^{3,7}$]癸烷-1-甲胺盐酸盐。按干燥品计算，含 $C_{12}H_{21}N \cdot HCl$ 不得少于 99.0%。

【性状】 本品为白色结晶性粉末；无臭。

本品在甲醇中易溶，在水或乙醇中溶解。

【鉴别】 (1)取本品 0.1g，加氢氧化钠试液 2ml，振摇使成油珠状，加三氯甲烷 2ml 提取，取三氯甲烷层 1ml，加 2% 2,4-二硝基氯苯三氯甲烷溶液 1ml，10 分钟内即显黄色。

(2)本品的红外光吸收图谱应与对照品的图谱一致(通则 0402)。

(3)本品的水溶液显氯化物鉴别(1)的反应(通则 0301)。

【检查】 **酸度** 取本品 0.20g，加水 20ml 溶解后，依法测定(通则 0631)，pH 值应为 4.5～6.5。

溶液的澄清度与颜色 取本品 0.20g，加水 20ml 溶解后，溶液应澄清无色。如显色，与黄色 1 号标准比色液(通则 0901 第一法)比较，不得更深。

硫酸盐 取本品 1.0g，依法检查(通则 0802)，与标准硫酸钾溶液 5.0ml 制成的对照液比较，不得更深(0.05%)。

铵盐 取本品 2.5g，置 100ml 量瓶中，加水溶解并稀释至刻度，摇匀，取 2ml，加氢氧化钠试液 2ml，振摇使成油珠状，加三氯甲烷 2ml 提取，静置约 5 分钟，取水层 2ml，依法检查(通则 0808)，自"加无氨蒸馏水至 50ml"起，与标准氯化铵溶液 2.0ml 按上述方法制成的对照液比较，不得更深(0.08%)。

有关物质 照气相色谱法(通则 0521)测定。

供试品溶液　取本品约 40mg，置分液漏斗中，加 1mol/L 氢氧化钠溶液 10ml，振摇使成油珠状，精密加入正己烷 10ml，振摇提取，静置分层，取正己烷层。

对照溶液　精密量取供试品溶液适量，用正己烷定量稀释制成每 1ml 中约含 40μg 的溶液。

色谱条件　以 5%苯基-95%甲基聚硅氧烷(或极性相近)为固定液的毛细管柱为色谱柱；柱温为 150℃；进样口温度为 220℃；检测器温度为 250℃；进样体积 2μl。

测定法　精密量取供试品溶液与对照溶液，分别注入气相色谱仪，记录色谱图至主成分峰保留时间的 3 倍。

限度　供试品溶液色谱图中如有杂质峰，各杂质峰面积的和不得大于对照溶液的主峰面积(1.0%)。

甲苯 照残留溶剂测定法(通则 0861 第三法)测定。

供试品溶液　取本品约 1g，精密称定，置 10ml 量瓶中，加甲醇溶解并稀释至刻度，摇匀。

对照品溶液　取甲苯适量，精密称定，用甲醇定量稀释制成每 1ml 中约含 0.089mg 的溶液。

色谱条件　以聚乙二醇(PEG-20M)(或极性相似)为固定液的毛细管柱为色谱柱；柱温为 40℃；进样口温度为 220℃；检测器温度为 200℃；进样体积 2μl。

测定法　精密量取供试品溶液与对照品溶液，分别注入气相色谱仪，记录色谱图。

限度　按外标法以峰面积计算，甲苯的残留量应符合规定。

干燥失重 取本品，在 105℃干燥至恒重，减失重量不得过 0.5%(通则 0831)。

炽灼残渣 取本品 1.0g，依法检查(通则 0841)，遗留残渣不得过 0.1%。

重金属 取炽灼残渣项下遗留的残渣，依法检查(通则 0821 第二法)，含重金属不得过百万分之十。

砷盐 取本品 2.0g，加氢氧化钙 1.0g，置石英坩埚中，加少量水搅拌均匀，干燥，依法检查(通则 0822 第一法)，不得过 0.0001%。

【含量测定】 取本品 0.15g，精密称定，加三氯甲烷 2ml 溶解，加冰醋酸 30ml 与醋酸汞试液 7ml，加结晶紫指示液 1 滴，用高氯酸滴定液(0.1mol/L)滴定至溶液显蓝色，并将滴定结果用空白试验校正。每 1ml 高氯酸滴定液(0.1mol/L)相当于 21.58mg 的 $C_{12}H_{21}N \cdot HCl$。

【类别】 抗病毒药。

【贮藏】 密封保存。

【制剂】 (1)盐酸金刚乙胺片　(2)盐酸金刚乙胺颗粒

盐酸金刚乙胺片

Yansuan Jingangyi'an Pian

Rimantadine Hydrochloride Tablets

本品含盐酸金刚乙胺($C_{12}H_{21}N \cdot HCl$)应为标示量的 90.0%～110.0%。

【性状】 本品为白色片或薄膜衣片，除去包衣后显白色。

【鉴别】 (1)取本品，除去包衣，研细，称取适量(约相当于盐酸金刚乙胺 0.1g)，加乙醇 10ml 振摇，滤过，滤液蒸干。残渣加氢氧化钠试液 2ml，振摇使成油珠状，加三氯甲烷 2ml 提取，取三氯甲烷层 1ml，加 2% 2,4-二硝基氯苯三氯甲烷溶液 1ml，10 分钟内即显黄色。

(2)取本品 1 片，研细，加二氯甲烷 20ml 使盐酸金刚乙胺溶解，滤过，蒸干，残渣的红外光吸收图谱应与盐酸金刚乙胺对照品的图谱一致（通则 0402）。

（3）取本品细粉适量（约相当于盐酸金刚乙胺 0.1g），加水10ml，振摇，滤过，滤液显氯化物鉴别（1）的反应（通则 0301）。

【检查】 **有关物质**　照气相色谱法（通则 0521）测定。

供试品溶液　取本品（薄膜衣片除去包衣），研细，称取适量（约相当于盐酸金刚乙胺 0.2g），置 25ml 量瓶中，加水适量，充分振摇使溶解，用水稀释至刻度，摇匀，滤过，精密量取续滤液 5ml，置分液漏斗中，加 1mol/L 氢氧化钠溶液 10ml，振摇，精密加入正己烷 10ml 振摇提取，静置分层，取正己烷层。

对照溶液　精密量取供试品溶液适量，用正己烷定量稀释成每 1ml 中约含 40μg 的溶液。

色谱条件与测定法　见盐酸金刚乙胺有关物质项下。

限度　供试品溶液色谱图中如有杂质峰，各杂质峰面积的和不得大于对照溶液主峰面积（1.0%）。

溶出度　照溶出度与释放度测定法（通则 0931 第二法）测定。

溶出条件　以水 500ml 为溶出介质，转速为每分钟 50 转，依法操作，经 30 分钟时取样。

内标溶液　取金刚烷适量，加正己烷溶解并稀释制成每 1ml 中约含 0.35mg 的溶液。

供试品溶液　取溶出液 10ml，滤过，精密量取续滤液 2ml，加 1mol/L 氢氧化钠溶液 5ml，振摇，加内标溶液 1ml 提取，静置分层，取正己烷层。

对照品溶液　取盐酸金刚乙胺对照品，精密称定，加甲醇适量溶解并用溶出介质定量稀释制成每 1ml 中约含 0.2mg 的溶液，精密量取 2ml，加 1mol/L 氢氧化钠溶液 5ml，振摇，加内标溶液 1ml 提取，静置分层，取正己烷层。

色谱条件　以 5%苯基-95%甲基聚硅氧烷（或极性相近）为固定液的毛细管柱为色谱柱；柱温为 150℃；进样口温度为 220℃；检测器温度为 250℃；进样体积 2μl。

测定法　精密量取供试品溶液与对照品溶液，照气相色谱法（通则 0521）测定，分别注入气相色谱仪，记录色谱图。按内标法以峰面积计算每片的溶出量。

限度　标示量的 80%，应符合规定。

其他　应符合片剂项下有关的各项规定（通则 0101）。

【含量测定】　取本品 20 片，精密称定，研细，精密称取适量（相当于盐酸金刚乙胺 0.6g），置 100ml 量瓶中，加无水乙醇 70ml，振摇使盐酸金刚乙胺溶解，用无水乙醇稀释至刻度，摇匀，滤过，精密量取续滤液 25ml，在水浴上蒸干，105℃干燥 10 分钟，放冷，加三氯甲烷 2ml 溶解，加冰醋酸 30ml 与醋酸汞 7ml，加结晶紫指示液 1 滴，用高氯酸滴定液（0.1mol/L）滴定，并将滴定结果用空白试验校正。每 1ml 的高氯酸滴定液（0.1mol/L）相当于 21.58mg 的 $C_{12}H_{21}N \cdot HCl$。

【类别】　同盐酸金刚乙胺。

【规格】　0.1g

【贮藏】　密封保存。

盐酸金刚乙胺颗粒

Yansuan Jingangyi'an Keli

Rimantadine Hydrochloride Granules

本品含盐酸金刚乙胺（$C_{12}H_{21}N \cdot HCl$）应为标示量的 90.0%～110.0%。

【性状】　本品为白色或类白色颗粒。

【鉴别】　（1）取本品适量（约相当于盐酸金刚乙胺 0.1g），加氢氧化钠试液 5ml，振摇使盐酸金刚乙胺溶解，加三氯甲烷 2ml 提取，取三氯甲烷层 1ml，加 2% 2,4-二硝基氯苯三氯甲烷溶液 1ml，10 分钟内即显黄色。

（2）取本品 1 袋的内容物，研细，加二氯甲烷 20ml 使盐酸金刚乙胺溶解，滤过，蒸干，残渣的红外光吸收图谱应与盐酸金刚乙胺对照品的图谱一致（通则 0402）。

（3）取本品内容物适量（约相当于盐酸金刚乙胺 0.1g），加水 10ml，振摇，滤过，滤液显氯化物鉴别（1）的反应（通则 0301）。

【检查】 **有关物质**　照气相色谱法（通则 0521）测定。

供试品溶液　取装量差异项下内容物，混匀，称取适量（约相当于盐酸金刚乙胺 0.2g），置 25ml 量瓶中，加水适量，充分振摇使溶解，用水稀释至刻度，摇匀，滤过，精密量取续滤液 5ml，置分液漏斗中，加 1mol/L 氢氧化钠溶液 10ml，振摇，精密加入正己烷 10ml 振摇提取，静置分层，取正己烷层。

对照溶液　精密量取供试品溶液适量，用正己烷定量稀释制成每 1ml 中约含 40μg 的溶液。

色谱条件与测定法　见盐酸金刚乙胺有关物质项下。

限度　供试品溶液色谱图中如有杂质峰，各杂质峰面积的和不得大于对照溶液的主峰面积（1.0%）。

其他　应符合颗粒剂项下有关的各项规定（通则 0104）。

【含量测定】　取本品 20 袋，精密称定，研细，精密称取适量（约相当于盐酸金刚乙胺 0.6g），置 100ml 量瓶中，加无水乙醇 70ml，振摇使盐酸金刚乙胺溶解，用无水乙醇稀释至刻度，摇匀，滤过，精密量取续滤液 25ml，在水浴上蒸干，105℃干燥 10 分钟，放冷，加三氯甲烷 2ml 溶解，加冰醋酸 30ml 与醋酸汞试液 7ml，加结晶紫指示液 1 滴，用高氯酸滴定液（0.1mol/L）滴定至溶液显蓝色，并将滴定的结果用空白试验校正。每 1ml 的高氯酸滴定液（0.1mol/L）相当于 21.58mg 的 $C_{12}H_{21}N \cdot HCl$。

【类别】　同盐酸金刚乙胺。

【规格】　（1）50mg　（2）100mg

【贮藏】　密封保存。

盐酸金刚烷胺

Yansuan Jingangwan'an

Amantadine Hydrochloride

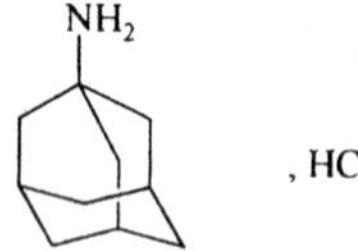

$C_{10}H_{17}N \cdot HCl$　187.71

本品为三环[3.3.1.$1^{3,7}$]癸烷-1-胺盐酸盐。按干燥品计算，含 $C_{10}H_{17}N \cdot HCl$ 不得少于 99.0%。

【性状】 本品为白色结晶或结晶性粉末；无臭。

本品在水或乙醇中易溶，在三氯甲烷中溶解。

【鉴别】 (1)取本品 10mg，加水 2ml 溶解后，加盐酸使成酸性，滴加硅钨酸试液，即析出白色沉淀。

(2)本品的红外光吸收图谱应与对照的图谱(光谱集 369 图)一致。

(3)本品的水溶液显氯化物鉴别(1)的反应(通则 0301)。

【检查】 **酸度** 取本品 2.0g，加水 10ml 溶解后，依法测定(通则 0631)，pH 值应为 3.5～5.0。

溶液的澄清度与颜色 取本品 1.0g，加水 10ml 溶解后，溶液应澄清无色；如显浑浊，与 1 号浊度标准液(通则 0902 第一法)比较，不得更浓；如显色，与黄色 2 号标准比色液(通则 0901 第一法)比较，不得更深。

有关物质 照气相色谱法(通则 0521)测定。

供试品溶液　取本品约 1.0g，置分液漏斗中，加 5mol/L 氢氧化钠溶液 20ml，三氯甲烷 18ml，振摇 10 分钟，静置分层，取三氯甲烷层，加适量无水硫酸钠振摇脱水，滤过，取滤液置 20ml 量瓶中，用三氯甲烷稀释至刻度，摇匀。

系统适用性溶液　取金刚烷对照品约 0.5g，置 10ml 量瓶中，加三氯甲烷溶解并稀释至刻度，摇匀，取溶液 1ml，置 100ml 量瓶中，加供试品溶液 1ml，用三氯甲烷稀释至刻度，摇匀。

色谱条件　以 5%苯基-95%甲基聚硅氧烷(或极性相近)为固定液的毛细管柱为色谱柱；起始温度为 70℃，维持 5 分钟，以每分钟 10℃的速率升温至 250℃，维持 17 分钟；进样口温度为 220℃；检测器温度为 300℃；进样体积 2μl。

系统适用性要求　系统适用性溶液色谱图中，金刚烷胺峰与金刚烷峰间的分离度应大于 20。金刚烷胺峰高的信噪比应大于 30。

测定法　精密量取供试品溶液，注入气相色谱仪，记录色谱图。

限度　供试品溶液色谱图中如有杂质峰，按归一化法计算，单个杂质峰面积不得大于总峰面积的 0.3%，各杂质峰面积的和不得大于总峰面积的 1.0%。

干燥失重 取本品，在 105℃干燥至恒重，减失重量不得过 0.5%(通则 0831)。

炽灼残渣 不得过 0.1%(通则 0841)。

重金属 取本品 2.0g，加水 23ml 溶解后，加醋酸盐缓冲液(pH 3.5)2ml，依法检查(通则 0821 第一法)，含重金属不得过百万分之五。

【含量测定】 取本品约 0.15g，精密称定，加 0.01mol/L 盐酸溶液 5ml 与乙醇 50ml 使溶解，照电位滴定法(通则 0701)，用氢氧化钠滴定液(0.1mol/L)滴定，两个突跃点体积的差作为滴定体积。每 1ml 的氢氧化钠滴定液(0.1mol/L)相当于 18.77mg 的 $C_{10}H_{17}N \cdot HCl$。

【类别】 抗帕金森病药、抗病毒药。

【贮藏】 遮光，密封保存。

【制剂】 (1)盐酸金刚烷胺片　(2)盐酸金刚烷胺胶囊　(3)盐酸金刚烷胺颗粒　(4)盐酸金刚烷胺糖浆

盐酸金刚烷胺片

Yansuan Jingangwan'an Pian

Amantadine Hydrochloride Tablets

本品含盐酸金刚烷胺($C_{10}H_{17}N \cdot HCl$)应为标示量的 93.0%～107.0%。

【性状】 本品为白色片。

【鉴别】 (1)取本品的细粉适量(约相当于盐酸金刚烷胺 0.1g)，加水 5ml，振摇，滤过，滤液照盐酸金刚烷胺项下的鉴别(1)、(3)项试验，显相同的反应。

(2)取本品细粉适量(约相当于盐酸金刚烷胺 0.2g)，加二氯甲烷 50ml，振摇使盐酸金刚烷胺溶解，滤过，滤液置水浴蒸干，取残渣依法测定(通则 0402)，本品的红外光吸收图谱应与对照的图谱(光谱集 369 图)一致。

【检查】 应符合片剂项下有关的各项规定(通则 0101)。

【含量测定】 取本品 20 片，精密称定，研细，精密称取适量(约相当于盐酸金刚烷胺 0.3g)，置具塞锥形瓶中，精密加乙醇 50ml，振摇 20 分钟使盐酸金刚烷胺溶解，用干燥滤纸滤过，精密量取续滤液 20ml，加 0.01mol/L 盐酸溶液 5ml 与乙醇约 30ml，照电位滴定法(通则 0701)，用氢氧化钠滴定液(0.1mol/L)滴定，两个突跃点体积的差作为滴定体积。每 1ml 的氢氧化钠滴定液(0.1mol/L)相当于 18.77mg 的 $C_{10}H_{17}N \cdot HCl$。

【类别】 同盐酸金刚烷胺。

【规格】 0.1g

【贮藏】 遮光，密封保存。

盐酸金刚烷胺胶囊

Yansuan Jingangwan'an Jiaonang

Amantadine Hydrochloride Capsules

本品含盐酸金刚烷胺（$C_{10}H_{17}N \cdot HCl$）应为标示量的93.0%～107.0%。

【鉴别】 (1)取本品内容物适量(约相当于盐酸金刚烷胺0.1g)，加水5ml，振摇使盐酸金刚烷胺溶解，滤过，取滤液照盐酸金刚烷胺项下的鉴别(1)、(3)项试验，显相同的反应。

(2)取本品细粉适量(约相当于盐酸金刚烷胺0.2g)，加二氯甲烷50ml，振摇使盐酸金刚烷胺溶解，滤过，滤液置水浴蒸干，取残渣，依法测定(通则0402)，本品的红外光吸收图谱应与对照的图谱(光谱集369图)一致。

【检查】 应符合胶囊剂项下有关的各项规定(通则0103)。

【含量测定】 取装量差异项下的内容物，混匀，精密称取适量(约相当于盐酸金刚烷胺0.3g)，置具塞锥形瓶中，精密加乙醇50ml，振摇20分钟使盐酸金刚烷胺溶解，用干燥滤纸滤过，精密量取续滤液20ml，加0.01mol/L盐酸溶液5ml与乙醇约30ml，照电位滴定法(通则0701)，用氢氧化钠滴定液(0.1mol/L)滴定，两个突跃点体积的差作为滴定体积。每1ml的氢氧化钠滴定液(0.1mol/L)相当于18.77mg的$C_{10}H_{17}N \cdot HCl$。

【类别】 同盐酸金刚烷胺。

【规格】 0.1g

【贮藏】 遮光，密封保存。

盐酸金刚烷胺颗粒

Yansuan Jingangwan'an Keli

Amantadine Hydrochloride Granules

本品含盐酸金刚烷胺（$C_{10}H_{17}N \cdot HCl$）应为标示量的93.0%～107.0%。

【性状】 本品为白色颗粒。

【鉴别】 (1)取本品适量(约相当于盐酸金刚烷胺0.1g)，加水5ml，振摇使盐酸金刚烷胺溶解，滤过，取滤液照盐酸金刚烷胺项下的鉴别(1)、(3)项试验，显相同的反应。

(2)取本品细粉适量(约相当于盐酸金刚烷胺0.2g)，加二氯甲烷50ml，振摇使盐酸金刚烷胺溶解，滤过，滤液置水浴蒸干，取残渣，依法测定(通则0402)，本品的红外光吸收图谱应与对照的图谱(光谱集369图)一致。

【检查】 应符合颗粒剂项下有关的各项规定(通则0104)。

【含量测定】 取本品20袋，精密称定，计算平均装量。取内容物，混匀，研细，精密称取适量(约相当于盐酸金刚烷胺0.3g)，置具塞锥形瓶中，精密加乙醇50ml，振摇20分钟使盐酸金刚烷胺溶解，用干燥滤纸滤过，精密量取续滤液20ml，加0.01mol/L盐酸溶液5ml与乙醇约30ml，照电位滴定法(通则0701)，用氢氧化钠滴定液(0.1mol/L)滴定，两个突跃点体积的差作为滴定体积。每1ml的氢氧化钠滴定液(0.1mol/L)相当于18.77mg的$C_{10}H_{17}N \cdot HCl$。

【类别】 同盐酸金刚烷胺。

【规格】 (1)6g∶60mg　(2)12g∶140mg

【贮藏】 遮光，密封保存。

盐酸金刚烷胺糖浆

Yansuan Jingangwan'an Tangjiang

Amantadine Hydrochloride Syrup

本品含盐酸金刚烷胺（$C_{10}H_{17}N \cdot HCl$）应为标示量的93.0%～107.0%。

【处方】

盐酸金刚烷胺	5g
蔗糖	650g
枸橼酸	4g
苯甲酸钠	3g
食用香精	1ml
调色剂	适量
水	适量
全量	1000ml

【性状】 本品为着色的澄明黏稠液体。

【鉴别】 取本品5ml，加20%氢氧化钠溶液1ml，摇匀，加乙酸乙酯5ml，振摇，静置俟分层，取乙酸乙酯层，加1mol/L盐酸溶液5ml，振摇，静置，分取水层2ml，滴加硅钨酸试液，即生成白色沉淀。

【检查】 **pH值** 应为3.0～4.0(通则0631)。

相对密度 本品的相对密度(通则0601)应不低于1.240。

其他 应符合糖浆剂项下有关的各项规定(通则0116)。

【含量测定】 用内容量移液管，精密量取本品50ml(约相当于盐酸金刚烷胺250mg)，置分液漏斗中，用水少量分次洗净移液管内壁，洗液并入分液漏斗中，再加20%氢氧化钠溶液13ml，摇匀，精密加乙酸乙酯40ml，振摇15分钟，静置，分层后，精密量取乙酸乙酯层液20ml，置预先盛有冰醋酸50ml的锥形瓶中，加结晶紫指示液2滴，用高氯酸滴定液(0.1mol/L)滴定至溶液由紫色变为蓝色，并将滴定的结果用空白试验校正。每1ml高氯酸滴定液(0.1mol/L)相当于18.77mg的$C_{10}H_{17}N \cdot HCl$。

【类别】 同盐酸金刚烷胺。

【规格】 (1)10ml　(2)60ml　(3)100ml　(4)120ml　(5)500ml

【贮藏】 遮光，密闭保存。

盐酸金霉素

Yansuan Jinmeisu

Chlortetracycline Hydrochloride

$C_{22}H_{23}ClN_2O_8 \cdot HCl$　515.35

本品为 6-甲基-4-(二甲氨基)-3,6,10,12,12*a*-五羟基-1,11-二氧代-7-氯-1,4,4*a*,5,5*a*,6,11,12*a*-八氢-2-并四苯甲酰胺盐酸盐。按干燥品计算,含盐酸金霉素($C_{22}H_{23}ClN_2O_8 \cdot HCl$)不得少于 91.0%。

【性状】 本品为金黄色或黄色结晶;无臭;遇光色渐变暗。

本品在水或乙醇中微溶,在丙酮或乙醚中几乎不溶。

比旋度 取本品,精密称定,加水溶解并定量稀释制成每 1ml 中约含 5mg 的溶液,避光放置 30 分钟,在 25℃时,依法测定(通则 0621),比旋度为 −235°至 −250°。

【鉴别】 (1)取本品约 0.5mg,加硫酸 2ml 即显蓝色,渐变为橄榄绿色;加水 1ml 后,显金黄色或棕黄色。

(2)在含量测定项下记录的色谱图中,供试品溶液主峰的保留时间应与对照品溶液主峰的保留时间一致。

(3)本品的红外光吸收图谱应与对照的图谱(光谱集 370 图)一致。

(4)本品的水溶液显氯化物鉴别(1)的反应(通则 0301)。

【检查】 **酸度** 取本品,加水制成每 1ml 中含 5mg 的溶液,依法测定(通则 0631),pH 值应为 2.3~3.3。

有关物质 照高效液相色谱法(通则 0512)测定。临用新制。

供试品溶液　取本品,精密称定,加 0.01mol/L 盐酸溶液溶解并定量稀释制成每 1ml 中含 1.0mg 的溶液。

对照品溶液(1)　取盐酸四环素对照品与 4-差向金霉素对照品适量,精密称定,加 0.01mol/L 盐酸溶液溶解并定量稀释制成每 1ml 中分别含 80μg 与 40μg 的溶液。

对照品溶液(2)　取盐酸四环素对照品适量,精密称定,加 0.01mol/L 盐酸溶液溶解并定量稀释制成每 1ml 中含 1μg 的溶液。

系统适用性溶液　取盐酸金霉素对照品、盐酸四环素对照品与 4-差向金霉素对照品各适量,加 0.01mol/L 盐酸溶液溶解并稀释制成每 1ml 中分别含 1mg 的混合溶液。

色谱条件　用辛基硅烷键合硅胶为填充剂;以高氯酸-二甲基亚砜-水(8 : 525 : 467)(pH<2.0)为流动相;柱温为 45℃;检测波长为 280nm;进样体积 20μl。

系统适用性要求　系统适用性溶液色谱图中,出峰顺序依次为四环素、4-差向金霉素、金霉素。四环素峰与 4-差向金霉素峰,4-差向金霉素峰与金霉素峰间的分离度均应符合要求。

测定法　精密量取供试品溶液、对照品溶液(1)与对照品溶液(2),分别注入液相色谱仪,记录色谱图至主成分峰保留时间的 2 倍。

限度　供试品溶液色谱图中如有杂质峰,按外标法以峰面积计算,含 4-差向金霉素不得过 4.0%,含盐酸四环素不得过 8.0%;其他杂质的总量按外标法以 4-差向金霉素计算,不得过 1.5%,小于对照品溶液(2)主峰面积的峰忽略不计。

杂质吸光度 取本品适量,精密称定,加水溶解并定量稀释制成每 1ml 中含 5mg 的溶液,照紫外-可见分光光度法(通则 0401),在 460nm 的波长处测定,其吸光度不得过 0.40。

干燥失重 取本品,在 105℃干燥至恒重,减失重量不得过 1.0%(通则 0831)。

【含量测定】 照高效液相色谱法(通则 0512)测定。

供试品溶液 取本品约 25mg,精密称定,置 25ml 量瓶中,加 0.01mol/L 盐酸溶液溶解并稀释至刻度,摇匀。

对照品溶液 取盐酸金霉素对照品,精密称定,加 0.01mol/L 盐酸溶液溶解并定量稀释制成每 1ml 中约含 1mg 的溶液。

系统适用性溶液、色谱条件与系统适用性要求 见有关物质项下。

测定法 精密量取供试品溶液与对照品溶液,分别注入液相色谱仪,记录色谱图。按外标法以峰面积计算。

【类别】 四环素类抗生素。

【贮藏】 遮光,密封,在干燥处保存。

【制剂】 (1)盐酸金霉素软膏　(2)盐酸金霉素眼膏

盐酸金霉素软膏

Yansuan Jinmeisu Ruangao

Chlortetracycline Hydrochloride Ointment

本品含盐酸金霉素($C_{22}H_{23}ClN_2O_8 \cdot HCl$)应为标示量的 90.0%~110.0%。

【性状】 本品为黄色软膏。

【鉴别】 在含量测定项下记录的色谱图中,供试品溶液主峰的保留时间应与对照品溶液主峰的保留时间一致。

【检查】 **有关物质** 照高效液相色谱法(通则 0512)测定。临用新制。

供试品溶液　取本品约 1.25g(相当于盐酸金霉素 12.5mg),精密称定,置分液漏斗中,加石油醚(沸程 90~120℃)30ml,振摇使基质溶解,再精密加入 0.01mol/L 盐酸溶液 50ml,振摇约 15 分钟,静置分层,取水层,置 50ml 量瓶中,用

0.01mol/L 盐酸溶液稀释至刻度，摇匀，滤过，取续滤液。

对照品溶液(1)　取盐酸四环素对照品与 4-差向金霉素对照品各适量，精密称定，加 0.01mol/L 盐酸溶液溶解并定量稀释制成每 1ml 中分别含 20μg 与 15μg 的溶液。

对照品溶液(2)、系统适用性溶液、色谱条件、系统适用性要求与测定法　见盐酸金霉素有关物质项下。

限度　供试品溶液色谱图中如有杂质峰，含 4-差向金霉素不得过标示量的 6.0%，含盐酸四环素不得过标示量的 8.0%，其他杂质总量按外标法以 4-差向金霉素计算，不得过标示量的 1.5%，小于对照品溶液(2)主峰面积 0.25 倍的峰忽略不计。

其他　应符合软膏剂项下有关的各项规定(通则 0109)。

【含量测定】　照高效液相色谱法(通则 0512)测定。

供试品溶液　见有关物质项下。

对照品溶液　取盐酸金霉素对照品约 25mg，精密称定，置 100ml 量瓶中，加 0.01mol/L 盐酸溶液溶解并稀释至刻度，摇匀。

系统适用性溶液、色谱条件、系统适用性要求与测定法　见盐酸金霉素含量测定项下。

【类别】　同盐酸金霉素。

【规格】　1%

【贮藏】　密闭，在干燥阴凉处保存。

盐酸金霉素眼膏

Yansuan Jinmeisu Yangao

Chlortetracycline Hydrochloride Eye Ointment

本品含盐酸金霉素($C_{22}H_{23}ClN_2O_8 \cdot HCl$)应为标示量的 90.0%～110.0%。

【性状】　本品为黄色眼膏。

【鉴别】　在含量测定项下记录的色谱图中，供试品溶液主峰的保留时间应与对照品溶液主峰的保留时间一致。

【检查】　**有关物质**　照高效液相色谱法(通则 0512)测定。临用新制。

供试品溶液　取本品约 2.5g(相当于盐酸金霉素 12.5mg)，精密称定，置分液漏斗中，加石油醚(沸程 90～120℃)30ml，振摇使基质溶解，再精密加入 0.01mol/L 盐酸溶液 50ml，振摇约 15 分钟，静置分层，取水层，置 50ml 量瓶中，用 0.01mol/L 盐酸溶液稀释至刻度，摇匀，滤过，取续滤液。

对照品溶液(1)　取盐酸四环素对照品与 4-差向金霉素对照品各适量，精密称定，加 0.01mol/L 盐酸溶液溶解并定量稀释制成每 1ml 中分别含 20μg 与 15μg 的溶液。

对照品溶液(2)、系统适用性溶液、色谱条件、系统适用性要求与测定法　见盐酸金霉素有关物质项下。

限度　供试品溶液色谱图中如有杂质峰，含 4-差向金霉素不得过标示量的 6.0%，含盐酸四环素不得过标示量的 8.0%，其他杂质总量按外标法以 4-差向金霉素计算，不得过标示量的 1.5%，小于对照品溶液(2)主峰面积 0.25 倍的峰忽略不计。

其他　应符合眼用制剂项下有关的各项规定(通则 0105)。

【含量测定】　照高效液相色谱法(通则 0512)测定。

供试品溶液　见有关物质项下。

对照品溶液　取盐酸金霉素对照品约 25mg，精密称定，置 100ml 量瓶中，加 0.01mol/L 盐酸溶液溶解并稀释至刻度，摇匀。

系统适用性溶液、色谱条件、系统适用性要求与测定法　见盐酸金霉素含量测定项下。

【类别】　同盐酸金霉素。

【规格】　0.5%

【贮藏】　密闭，在干燥阴凉处保存。

盐酸肼屈嗪

Yansuan Jingquqin

Hydralazine Hydrochloride

H_2N　NH　N　N　, HCl

$C_8H_8N_4 \cdot HCl$　196.64

本品为 1-肼基-2,3-二氮杂萘的盐酸盐。按干燥品计算，含 $C_8H_8N_4 \cdot HCl$ 应为 98.0%～102.0%。

【性状】　本品为白色至淡黄色结晶性粉末；无臭。

本品在水中溶解，在乙醇中微溶，在乙醚中极微溶解。

【鉴别】　(1)取本品约 10mg，置试管中，加水 2ml 溶解后，加氨制硝酸银试液 1ml，即产生气泡与黑色浑浊，并在试管壁上生成银镜。

(2)取本品约 10mg，加水约 5ml、稀盐酸 2 滴与三氯化铁试液数滴，用氢氧化钠试液中和后，溶液初呈红色，继转为蓝色。

(3)取本品，加水溶解并稀释制成每 1ml 中约含 10μg 的溶液，照紫外-可见分光光度法(通则 0401)测定，在 260nm、303nm 与 315nm 的波长处有最大吸收。

(4)本品的红外光吸收图谱应与对照的图谱(光谱集 374 图)一致。

(5)本品的水溶液显氯化物鉴别(1)的反应(通则 0301)。

【检查】　**酸度**　取本品 0.50g，加水 25ml 使溶解，依法测定(通则 0631)，pH 值应为 3.5～4.5。

溶液的澄清度与颜色　取本品 0.20g，加水 10ml 溶解后，溶液应澄清；如显色，依法检查(通则 0901 第一法)，与黄色 4 号标准比色液比较，不得更深。

硫酸盐　取本品 0.50g，依法检查(通则 0802)，如发生浑浊，与标准硫酸钾溶液 2.0ml 制成的对照液比较，不得更浓(0.04%)。

游离肼　取本品 0.10g，加水 5ml 与水杨醛的乙醇溶液(1→20)0.1ml，1 分钟内不得发生浑浊。

水中不溶物　取本品 2.0g，加水 100ml，振摇 30 分钟使溶解，用已恒重的 5 号垂熔玻璃坩埚滤过，滤渣用水洗涤 3 次，每次 10ml，在 105℃ 干燥至恒重，遗留残渣不得过 10mg (0.5%)。

有关物质　照高效液相色谱法(通则 0512)测定。

供试品溶液　取本品，加流动相溶解并稀释制成每 1ml 中含 0.5mg 的溶液。

对照溶液　精密量取供试品溶液 1ml，置 100ml 量瓶中，用流动相稀释至刻度，摇匀。

系统适用性溶液　取盐酸肼屈嗪与 2,3-二氮杂萘各适量，加流动相溶解并稀释制成每 1ml 中分别含 20μg 与 2μg 的溶液。

色谱条件　用氰基硅烷键合硅胶为填充剂；以缓冲液(称取十二烷基硫酸钠 1.44g 和溴化四丁基铵 0.75g，加水溶解并稀释至 1000ml，用 0.05mol/L 硫酸溶液调节 pH 值至 3.0)-乙腈(78∶22)为流动相；检测波长为 230nm；进样体积 20μl。

系统适用性要求　系统适用性溶液色谱图中，2,3-二氮杂萘峰与肼屈嗪峰之间的分离度应大于 2.5。

测定法　精密量取供试品溶液与对照溶液，分别注入液相色谱仪，记录色谱图至主成分峰保留时间的 3 倍。

限度　供试品溶液的色谱图中如有杂质峰，各杂质峰面积的和不得大于对照溶液的主峰面积(1.0%)。

干燥失重　取本品，在 105℃ 干燥至恒重，减失重量不得过 0.5%(通则 0831)。

炽灼残渣　取本品 1.0g，依法检查(通则 0841)，遗留残渣不得过 0.1%。

重金属　取炽灼残渣项下遗留的残渣，依法检查(通则 0821 第二法)，含重金属不得过百万分之二十。

【含量测定】　取本品约 0.2g，精密称定，置 100ml 量瓶中，加水溶解并稀释至刻度，摇匀，精密量取 25ml，置碘瓶中，精密加溴滴定液(0.05mol/L)25ml，加盐酸 5ml，立即密塞，摇匀，在暗处放置 15 分钟，小心微启瓶塞，加碘化钾试液 7ml，立即密塞，摇匀，用硫代硫酸钠滴定液(0.1mol/L)滴定，至近终点时，加淀粉指示液 2ml，继续滴定至蓝色消失，并将滴定的结果用空白试验校正。每 1ml 溴滴定液(0.05mol/L)相当于 4.916mg 的 $C_8H_8N_4 \cdot HCl$。

【类别】　抗高血压药。

【贮藏】　遮光，密封，在干燥处保存。

【制剂】　盐酸肼屈嗪片

附：

2,3-二氮杂萘

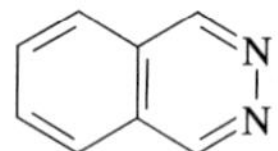

$C_8H_6N_2$　130.15

盐酸肼屈嗪片

Yansuan Jingquqin Pian

Hydralazine Hydrochloride Tablets

本品含盐酸肼屈嗪($C_8H_8N_4 \cdot HCl$)应为标示量的 90.0%～110.0%。

【性状】　本品为白色或类白色片或糖衣片，除去包衣后，显白色或类白色。

【鉴别】　取本品的细粉适量(约相当于盐酸肼屈嗪 30mg)，加水 10ml，振摇使盐酸肼屈嗪溶解，滤过，滤液照盐酸肼屈嗪项下的鉴别(1)、(2)项试验，显相同的反应。

【检查】　**溶出度**　照溶出度与释放度测定法(通则 0931 第一法)测定。

溶出条件　以盐酸溶液(9→1000)900ml 为溶出介质，转速为每分钟 100 转，依法操作，经 30 分钟(糖衣片 60 分钟)时取样。

供试品溶液　取溶出液 10ml，滤过，精密量取续滤液适量，用溶出介质定量稀释制成每 1ml 中约含盐酸肼屈嗪 10μg 的溶液。

对照品溶液　取盐酸肼屈嗪对照品适量，精密称定，加溶出介质溶解并定量稀释制成每 1ml 中约含 10μg 的溶液。

测定法　取供试品溶液与对照品溶液，照紫外-可见分光光度法(通则 0401)，在 260nm 的波长处分别测定吸光度，计算每片的溶出量。

限度　标示量的 70%，应符合规定。

其他　应符合片剂项下有关的各项规定(通则 0101)。

【含量测定】　取本品 25 片(10mg 规格)或 20 片(25mg、50mg 规格)，如为糖衣片，则除去包衣，精密称定，研细，精密称取适量(约相当于盐酸肼屈嗪 0.1g)，置乳钵中，加水少量，研成糊状后，移至 50ml 量瓶中，乳钵用水分次洗涤，洗液并入量瓶中，用水稀释至刻度，摇匀，用干燥滤纸滤过，精密量取续滤液 25ml，照盐酸肼屈嗪含量测定项下的方法，自“置碘瓶中，精密加溴滴定液(0.05mol/L)25ml”起，依法测定。每 1ml 溴滴定液(0.05mol/L)相当于 4.916mg 的 $C_8H_8N_4 \cdot HCl$。

【类别】【贮藏】　同盐酸肼屈嗪。

【规格】　(1)10mg　(2)25mg　(3)50mg

盐酸法舒地尔

Yansuan Fashudi'er

Fasudil Hydrochloride

$C_{14}H_{17}N_3O_2S \cdot HCl$　327.83

本品为六氢-1-(5-异喹啉磺酰基)-1(*H*)-1,4-二氮杂草盐酸盐,按无水物计算,含 $C_{14}H_{17}N_3O_2S \cdot HCl$ 应为 98.0%～102.0%。

【性状】 本品为白色或类白色结晶性粉末。无臭;有引湿性。

本品在水中易溶,在甲醇中溶解,在乙醇中微溶,在三氯甲烷或乙醚中几乎不溶。

【鉴别】 (1)取本品约 5mg,置小试管中,试管口用氢氧化镍试纸[取滤纸条浸入 30%硫酸镍浓氨溶液中,取出,晾干;再浸入 1mol/L 氢氧化钠溶液中数分钟,使滤纸上布满均匀的氢氧化镍沉淀,取出滤纸用水洗涤(不可晾干),储藏在潮湿的棉绒上备用]盖住,加热,绿色的氢氧化镍试纸即显黑色或灰色的斑点。

(2)取本品,加水溶解并稀释制成每 1ml 中约含 30μg 的溶液,照紫外-可见分光光度法(通则 0401)测定,在 275nm、312nm 与 324nm 的波长处有最大吸收,在 250nm 与 297nm 的波长处有最小吸收。

(3)本品的红外光吸收图谱应与对照的图谱(光谱集 1195 图)一致。

(4)本品的水溶液显氯化物鉴别(1)的反应(通则 0301)。

【检查】 **酸度** 取本品 0.30g,加水 10ml 溶解后,依法测定(通则 0631),pH 值应为 4.5～6.0。

溶液的澄清度与颜色 取本品 0.15g,加水 10ml 溶解后,溶液应澄清无色;如显浑浊,与 1 号浊度标准液(通则 0902 第一法)在 1 小时内比较,不得更浓;如显色,与黄色 1 号标准比色液(通则 0901 第一法)比较,不得更深。

有关物质 照高效液相色谱法(通则 0512)测定。

供试品溶液　取本品,加流动相溶解并稀释制成每 1ml 中约含 0.3mg 的溶液。

对照溶液　精密量取供试品溶液 1ml,置 100ml 量瓶中,用流动相稀释至刻度,摇匀。

系统适用性溶液　取盐酸法舒地尔适量,加水溶解并稀释制成每 1ml 中含 30μg 的溶液。

灵敏度溶液　精密量取对照溶液 5ml,置 100ml 量瓶中,用流动相稀释至刻度,摇匀。

色谱条件　用十八烷基硅烷键合硅胶为填充剂;以 1.0%三乙胺水溶液(用磷酸调节 pH 值至 7.0)-甲醇(50：50)为流动相;检测波长为 275nm;进样体积 20μl。

系统适用性要求　系统适用性溶液色谱图中,理论板数按法舒地尔峰计算不低于 3000,法舒地尔峰与相邻杂质峰之间的分离度应符合要求。灵敏度溶液色谱图中,主成分色谱峰的信噪比应不小于 10。

测定法　精密量取供试品溶液与对照溶液,分别注入液相色谱仪,记录色谱图至主成分色谱峰保留时间的 5 倍。

限度　供试品溶液色谱图中如有杂质峰,单个杂质峰面积不得大于对照溶液主峰面积的 0.1 倍(0.1%),各杂质峰面积的和不得大于对照溶液主峰面积(1.0%),小于灵敏度溶液主峰面积的色谱峰忽略不计。

残留溶剂 *N,N*-二甲基甲酰胺　照残留溶剂测定法(通则 0861 第三法)测定。

内标溶液　取正丁醇适量,加二甲基亚砜适量使溶解并稀释制成每 1ml 中含 55μg 的溶液。

供试品溶液　取本品,精密称定,加内标溶液溶解并定量稀释制成每 1ml 中含 10mg 的溶液。

对照品溶液　取 *N,N*-二甲基甲酰胺,精密称定,加内标溶液定量稀释制成每 1ml 中含 88μg 的溶液。

色谱条件　以 6%氰丙基苯基-94%二甲基聚硅氧烷(或极性相近)为固定液的毛细管柱为色谱柱;起始温度为 100℃,维持 5 分钟,以每分钟 20℃的速率升温至 200℃;进样口温度为 250℃;检测器温度为 300℃;进样体积 1μl。

测定法　精密量取供试品溶液与对照品溶液,分别注入气相色谱仪,记录色谱图。

限度　按内标法以峰面积计算,应符合规定。

乙醚、甲醇与二氯甲烷　照残留溶剂测定法(通则 0861 第三法)测定。

溶剂　*N,N*-二甲基甲酰胺-水(1：9)。

供试品溶液　取本品约 0.5g,精密称定,置 5ml 量瓶中,加溶剂溶解并稀释至刻度,摇匀。

对照品溶液　取乙醚 0.5g,甲醇 0.3g 与二氯甲烷 0.06g,精密称定,置 100ml 量瓶中,用溶剂稀释至刻度,摇匀,精密量取 1ml 置 10ml 量瓶中,用溶剂稀释至刻度,摇匀。

色谱条件　以键合/交联聚乙二醇(或极性相近)为固定液;起始温度 45℃,维持 2 分钟,以每分钟 40℃的速率升温至 120℃,维持 5 分钟;进样口温度为 250℃;检测器温度为 250℃;进样体积 1μl。

测定法　精密量取供试品溶液与对照品溶液,分别注入气相色谱仪,记录色谱图。

限度　按外标法以峰面积计算,均应符合规定。

水分 取本品,照水分测定法(通则 0832 第一法 1)测定,含水分不得过 2.5%。

炽灼残渣 取本品 1.0g,依法检查(通则 0841),遗留残渣不得过 0.1%。

重金属　取炽灼残渣项下遗留的残渣，依法检查（通则0821第二法），含重金属不得过百万分之二十。

【含量测定】　照高效液相色谱法（通则0512）测定。

供试品溶液　取本品约15mg，精密称定，置50ml量瓶中，加水溶解并稀释至刻度，摇匀，精密量取5ml，置50ml量瓶中，用水稀释至刻度，摇匀。

对照品溶液　取盐酸法舒地尔对照品约15mg，精密称定，置50ml量瓶中，加水溶解并稀释至刻度，摇匀，精密量取5ml，置50ml量瓶中，用水稀释至刻度，摇匀。

色谱条件与系统适用性要求　除灵敏度要求外，见有关物质项下。

测定法　精密量取供试品溶液与对照品溶液，分别注入液相色谱仪，记录色谱图。按外标法以峰面积计算。

【类别】　血管扩张剂。

【贮藏】　密封，在干燥处保存。

【制剂】　盐酸法舒地尔注射液

盐酸法舒地尔注射液

Yansuan Fashudi'er Zhusheye

Fasudil Hydrochloride Injection

本品为盐酸法舒地尔的灭菌水溶液，含盐酸法舒地尔（$C_{14}H_{17}N_3O_2S \cdot HCl$）应为标示量的90.0%～110.0%。

【性状】　本品为无色至微黄色的澄明液体。

【鉴别】　（1）取含量测定项下的供试品溶液，照紫外-可见分光光度法（通则0401）测定，在275nm、312nm与324nm的波长处有最大吸收，在250nm与297nm的波长处有最小吸收。

（2）在含量测定项下记录的色谱图中，供试品溶液主峰的保留时间应与对照品溶液主峰的保留时间一致。

【检查】　**pH值**　应为4.0～6.3（通则0631）。

颜色　取本品，与黄色1号标准比色液（通则0901第一法）比较，不得更深。

有关物质　照高效液相色谱法（通则0512）测定。

供试品溶液　取本品，用流动相稀释制成每1ml中含0.3mg的溶液。

对照溶液　精密量取供试品溶液1ml，置100ml量瓶中，用流动相稀释至刻度，摇匀。

灵敏度溶液　精密量取对照溶液5ml，置100ml量瓶中，用流动相稀释至刻度，摇匀。

系统适用性溶液、色谱条件、系统适用性要求与测定法　见盐酸法舒地尔有关物质项下。

限度　供试品溶液色谱图中如有杂质峰，单个杂质峰面积不得大于对照溶液主峰面积的0.2倍（0.2%），各杂质峰面积的和不得大于对照溶液的主峰面积（1.0%），小于灵敏度溶液主峰面积的色谱峰忽略不计。

细菌内毒素　取本品，依法检查（通则1143），每1mg盐酸法舒地尔中含内毒素的量应小于3.0EU。

其他　应符合注射剂项下有关的各项规定（通则0102）。

【含量测定】　照高效液相色谱法（通则0512）测定。

供试品溶液　精密量取本品1ml，置50ml量瓶中，用水稀释至刻度，摇匀，精密量取1ml，置10ml量瓶中，用水稀释至刻度，摇匀。

对照品溶液、色谱条件、系统适用性要求与测定法　见盐酸法舒地尔含量测定项下。

【类别】　同盐酸法舒地尔。

【规格】　2ml∶30mg

【贮藏】　遮光，密闭保存。

盐酸组氨酸

Yansuan Zu'ansuan

Histidine Hydrochloride

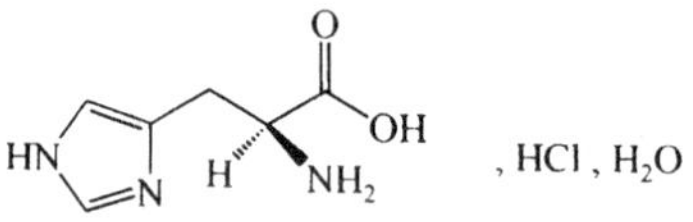

, HCl , H_2O

$C_6H_9N_3O_2 \cdot HCl \cdot H_2O$　209.63

本品为（L）2-氨基-3-（1*H*-咪唑-4-基）丙酸盐酸盐一水合物。按干燥品计算，含$C_6H_9N_3O_2 \cdot HCl \cdot H_2O$不得少于99.0%。

【性状】　本品为白色结晶或结晶性粉末；无臭。

本品在水中易溶，在乙醇或乙醚中不溶。

比旋度　取本品，精密称定，加6mol/L盐酸溶液溶解并定量稀释制成每1ml中约含0.11g的溶液，依法测定（通则0621），比旋度为+8.5°至+10.5°。

【鉴别】　（1）取本品与盐酸组氨酸对照品各适量，分别加水溶解并稀释制成每1ml中约含0.4mg的溶液，作为供试品溶液与对照品溶液。照其他氨基酸项下的方法试验，供试品溶液所显主斑点的位置和颜色应与对照品溶液的主斑点相同。

（2）本品的红外光吸收图谱应与对照的图谱（光谱集372图）一致。

【检查】　**酸度**　取本品1.0g，加水10ml溶解后，依法测定（通则0631），pH值应为3.5～4.5。

溶液的透光率　取本品1.0g，加水10ml溶解后，照紫外-可见分光光度法（通则0401），在430nm的波长处测定透光率，不得低于98.0%。

含氯量　取本品约0.4g，精密称定，加水50ml溶解后，加稀硝酸2ml，照电位滴定法（通则0701），用硝酸银滴定液（0.1mol/L）滴定。每1ml硝酸银滴定液（0.1mol/L）相当于

3.545mg 的 Cl。按干燥品计算，含氯量应为 16.7%～17.1%。

硫酸盐 取本品 1.0g，依法检查（通则 0802），与标准硫酸钾溶液 2.0ml 制成的对照液比较，不得更浓（0.02%）。

铵盐 取本品 0.10g，依法检查（通则 0808），与标准氯化铵溶液 2.0ml 制成的对照液比较，不得更深（0.02%）。

其他氨基酸 照薄层色谱法（通则 0502）试验。

供试品溶液 取本品适量，加水溶解并稀释制成每 1ml 中约含 50mg 的溶液。

对照溶液 精密量取供试品溶液 1ml，置 500ml 量瓶中，用水稀释至刻度，摇匀。

系统适用性溶液 取盐酸组氨酸对照品与脯氨酸对照品各适量，置同一量瓶中，加水溶解并稀释制成每 1ml 中各约含 0.4mg 的溶液。

色谱条件 采用硅胶 G 薄层板，以正丁醇-冰醋酸-水（0.95∶1∶1）为展开剂。

测定法 吸取上述三种溶液各 2μl，分别点于同一薄层板上，展开，晾干，喷以茚三酮的丙酮溶液（1→50），在 80℃ 加热至斑点出现，立即检视。

系统适用性要求 对照溶液应显一个清晰的斑点，系统适用性溶液应显两个完全分离的斑点。

限度 供试品溶液如显杂质斑点，其颜色与对照溶液的主斑点比较，不得更深（0.2%）。

干燥失重 取本品，在 105℃ 干燥 3 小时，减失重量不得过 0.2%（通则 0831）。

炽灼残渣 不得过 0.1%（通则 0841）。

铁盐 取本品 1.0g，依法检查（通则 0807），与标准铁溶液 1.0ml 制成的对照液比较，不得更深（0.001%）。

重金属 取本品 2.0g，加水 23ml 溶解后，加醋酸盐缓冲液（pH 3.5）2ml，依法检查（通则 0821 第一法），含重金属不得过百万分之十。

砷盐 取本品 2.0g，加水 23ml 溶解后，加盐酸 5ml，依法检查（通则 0822 第一法），应符合规定（0.0001%）。

细菌内毒素 取本品适量，加内毒素检查用水溶解，用 0.1mol/L 氢氧化钠溶液调节 pH 值至 7.0，依法检查（通则 1143），每 1g 盐酸组氨酸中含内毒素的量应小于 6.0EU。（供注射用）

【含量测定】 取本品约 0.2g，精密称定，加水 5ml 溶解后，加甲醛溶液 1ml 与乙醇 20ml 的中性混合溶液（对酚酞指示液显中性），再加酚酞指示液数滴，用氢氧化钠滴定液（0.1mol/L）滴定。每 1ml 氢氧化钠滴定液（0.1mol/L）相当于 10.48mg 的 $C_6H_9N_3O_2 \cdot HCl \cdot H_2O$。

【类别】 氨基酸类药。

【贮藏】 遮光，密封保存。

盐酸哌甲酯

Yansuan Paijiazhi

Methylphenidate Hydrochloride

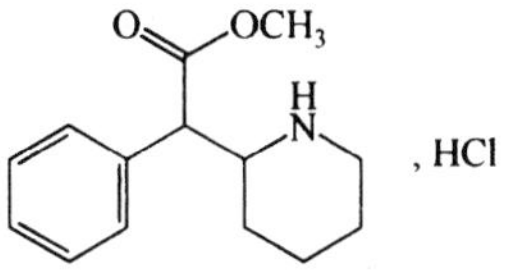

$C_{14}H_{19}NO_2 \cdot HCl$ 269.77

本品为 α-苯基-2-哌啶乙酸甲酯盐酸盐。按干燥品计算，含 $C_{14}H_{19}NO_2 \cdot HCl$ 不得少于 98.0%。

【性状】 本品为白色的结晶性粉末；无臭。

本品在水或甲醇中易溶，在乙醇中溶解，在三氯甲烷中微溶，在丙酮中几乎不溶。

【鉴别】 （1）取本品，加乙醇溶解并稀释制成每 1ml 中约含 1.0mg 的溶液，照紫外-可见分光光度法（通则 0401）测定，在 252nm、258nm 与 264nm 的波长处有最大吸收。

（2）本品的红外光吸收图谱应与对照的图谱（光谱集 374 图）一致。

（3）本品显氯化物的鉴别反应（通则 0301）。

【检查】 **有关物质** 照薄层色谱法（通则 0502）试验。

供试品溶液 取本品，加甲醇溶解并稀释制成每 1ml 中约含 0.1g 的溶液。

对照溶液 精密量取供试品溶液适量，用甲醇定量稀释制成每 1ml 中含 1.0mg 的溶液。

色谱条件 采用硅胶 G 薄层板，以三氯甲烷-甲醇-浓氨溶液（19∶1∶0.1）为展开剂。

测定法 吸取供试品溶液与对照溶液各 10μl，分别点于同一薄层板上，展开，晾干，喷以碘化铋钾试液，立即检视。

限度 供试品溶液如显杂质斑点，其颜色与对照溶液的主斑点比较，不得更深。

干燥失重 取本品，在 60℃ 减压干燥至恒重，减失重量不得过 1.0%（通则 0831）。

炽灼残渣 不得过 0.1%（通则 0841）。

重金属 取本品 1.0g，依法检查（通则 0821 第一法），含重金属不得过百万分之十。

【含量测定】 取本品约 0.2g，精密称定，加冰醋酸 15ml 与醋酸汞试液 5ml 溶解后，加萘酚苯甲醇指示液 4 滴，用高氯酸滴定液（0.1mol/L）滴定至溶液显绿色，并将滴定的结果用空白试验校正。每 1ml 高氯酸滴定液（0.1mol/L）相当于 26.98mg 的 $C_{14}H_{19}NO_2 \cdot HCl$。

【类别】 精神兴奋药。

【贮藏】 遮光，密封保存。

【制剂】 盐酸哌甲酯片

盐酸哌甲酯片

Yansuan Paijiazhi Pian

Methylphenidate Hydrochloride Tablets

本品含盐酸哌甲酯($C_{14}H_{19}NO_2 \cdot HCl$)应为标示量的 90.0%～110.0%。

【性状】 本品为白色片。

【鉴别】 取含量测定项下的续滤液,加甲醇稀释制成每 1ml 中约含盐酸哌甲酯 1.0mg 的溶液,照盐酸哌甲酯项下的鉴别(1)项试验,显相同的结果。

【检查】 应符合片剂项下有关的各项规定(通则 0101)。

【含量测定】 取本品 60 片,精密称定,研细,精密称取适量(约相当于盐酸哌甲酯 0.25g),置 50ml 量瓶中,加甲醇 30ml,微温,振摇使盐酸哌甲酯溶解,放冷,加甲醇稀释至刻度,摇匀,滤过,精密量取续滤液 20ml,置水浴上蒸干,照盐酸哌甲酯项下的方法,自"加冰醋酸 15ml 与醋酸汞试液 5ml 溶解后"起,依法测定。每 1ml 高氯酸滴定液(0.1mol/L)相当于 26.98mg 的 $C_{14}H_{19}NO_2 \cdot HCl$。

【类别】 同盐酸哌甲酯。

【规格】 10mg

【贮藏】 遮光,密封保存。

盐酸哌唑嗪

Yansuan Paizuoqin

Prazosin Hydrochloride

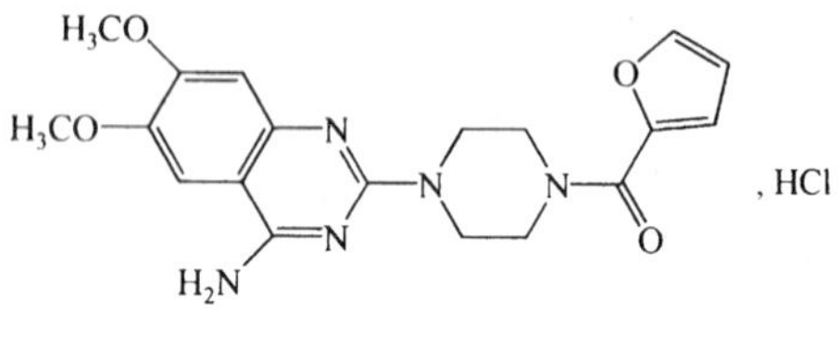

$C_{19}H_{21}N_5O_4 \cdot HCl$ 419.87

本品为 1-(4-氨基-6,7-二甲氧基-2-喹唑啉基)-4-(2-呋喃甲酰基)哌嗪盐酸盐。按干燥品计算,含 $C_{19}H_{21}N_5O_4 \cdot HCl$ 不得少于 98.0%。

【性状】 本品为白色或类白色结晶性粉末;无臭。

本品在乙醇中微溶,在水中几乎不溶。

【鉴别】 (1)取本品约 0.1g,加碳酸钠等量,混匀,置干燥试管中。管口覆以用 1% 1,2-萘醌-4-磺酸钠溶液湿润的试纸,在试管底部灼烧后,试纸应显紫堇色。

(2)取本品,加乙醇溶解并稀释制成每 1ml 中约含 5μg 的溶液,照紫外-可见分光光度法(通则 0401)测定,在 251nm 的波长处有最大吸收。

(3)本品的红外光吸收图谱应与对照的图谱(光谱集 375 图)一致。

(4)本品的水溶液显氯化物鉴别(1)的反应(通则 0301)。

【检查】 **酸度** 取本品 0.30g,加水 20ml,振摇,滤过,取滤液,依法测定(通则 0631),pH 值应为 3.0～4.5。

有关物质 照高效液相色谱法(通则 0512)测定。

供试品溶液 取本品,加流动相溶解并稀释制成每 1ml 中约含 1mg 的溶液。

对照溶液 精密量取供试品溶液 1ml,置 200ml 量瓶中,用流动相稀释至刻度,摇匀。

系统适用性溶液 取甲氧氯普胺和盐酸哌唑嗪各适量,加流动相溶解并稀释制成每 1ml 中分别含 32μg 和 4μg 的溶液。

色谱条件 用十八烷基硅烷键合硅胶为填充剂;以 pH 5.0 缓冲液(取戊烷磺酸钠 3.484g 和氢氧化四甲基铵 3.64g,加水 1000ml 使溶解,用冰醋酸调节 pH 值至 5.0)-甲醇(50∶50)为流动相;检测波长为 254nm;进样体积 20μl。

系统适用性要求 系统适用性溶液色谱图中,甲氧氯普胺峰与哌唑嗪峰的分离度应大于 8.0。

测定法 精密量取供试品溶液与对照溶液,分别注入液相色谱仪,记录色谱图至主成分峰保留时间的 4 倍。

限度 供试品溶液色谱图中如有杂质峰,单个杂质峰面积不得大于对照溶液主峰面积的 0.4 倍(0.2%),各杂质峰面积的和不得大于对照溶液的主峰面积(0.5%)。

异戊醇 照残留溶剂测定法(通则 0861)测定。异戊醇的残留量不得过 0.1%(g/g)。

干燥失重 取本品,在 105℃干燥至恒重,减失重量不得过 1.0%(通则 0831)。

炽灼残渣 取本品 1.0g,依法检查(通则 0841),遗留残渣不得过 0.1%。

重金属 取炽灼残渣项下遗留的残渣,依法检查(通则 0821 第二法),含重金属不得过百万分之二十。

铁 取本品 1.0g,滴加硝酸 1.5ml,放置至不产生烟雾,水浴加热蒸干,并在 150℃缓缓上升至 1000℃炽灼 1 小时,放冷,加稀盐酸 20ml 使残渣溶解,水浴上蒸发至溶液约 5ml,再用稀盐酸定量转移至 25ml 量瓶中,并稀释至刻度,摇匀,作为供试品溶液;另取铁单元素标准溶液,用稀盐酸定量稀释制成每 1ml 中分别含铁 2μg、4μg 和 6μg 的溶液,作为对照品溶液。照原子吸收分光光度法(通则 0406 第一法),在 248.3nm 的波长处测定,计算。含铁不得过 0.01%。

镍 取铁检查项下的供试品溶液作为供试品溶液;另取镍单元素标准溶液,用稀盐酸定量稀释制成每 1ml 中分别含镍 1μg、2μg 和 3μg 的溶液,作为对照品溶液。照原子吸收分光光度法(通则 0406 第一法),在 232.0nm 的波长处测定,计算。含镍不得过 0.005%。

【含量测定】 照高效液相色谱法(通则 0512)测定。

供试品溶液 取本品适量,精密称定,加甲醇溶解并定量稀释制成每 1ml 中约含 1mg 的溶液,精密量取 3ml,置 100ml

量瓶中，用甲醇-水（7：3）稀释至刻度，摇匀。

对照品溶液　取盐酸哌唑嗪对照品适量，精密称定，加甲醇溶解并定量稀释制成每 1ml 中约含 1mg 的溶液，精密量取 3ml，置 100ml 量瓶中，用甲醇-水（7：3）稀释至刻度，摇匀。

色谱条件　用硅胶为填充剂；以甲醇-水-冰醋酸-二乙胺（700：300：10：0.2）为流动相；检测波长为 254nm；进样体积 10μl。

系统适用性要求　理论板数按哌唑嗪峰计算不低于 2000。

测定法　精密量取供试品溶液与对照品溶液，分别注入液相色谱仪，记录色谱图。按外标法以峰面积计算。

【类别】　抗高血压药。

【贮藏】　遮光，密封保存。

【制剂】　盐酸哌唑嗪片

盐酸哌唑嗪片

Yansuan Paizuoqin Pian

Prazosin Hydrochloride Tablets

本品含盐酸哌唑嗪（$C_{19}H_{21}N_5O_4 \cdot HCl$）应为标示量的 90.0%～110.0%。

【性状】　本品为白色片。

【鉴别】　（1）取本品的细粉适量（约相当于盐酸哌唑嗪 20mg），加 10% 氢氧化钠溶液 1.5ml，研磨 5 分钟，加三氯甲烷 10ml，振摇 15 分钟，静置，分层，分取三氯甲烷层滤过，滤液蒸干，提取物照盐酸哌唑嗪项下的鉴别（1）项试验，显相同的反应。

（2）在含量测定项下记录的色谱图中，供试品溶液主峰的保留时间应与对照品溶液主峰的保留时间一致。

（3）取本品的细粉适量，加水振摇，滤过，滤液显氯化物鉴别（1）的反应（通则 0301）。

【检查】　**有关物质**　照高效液相色谱法（通则 0512）测定。

供试品溶液　取本品的细粉，加流动相使盐酸哌唑嗪溶解并稀释制成每 1ml 中约含 1mg 的溶液，摇匀，滤过，取续滤液。

对照溶液　精密量取供试品溶液 1ml，置 200ml 量瓶中，加流动相稀释至刻度，摇匀。

系统适用性溶液、色谱条件、系统适用性要求与测定法见盐酸哌唑嗪有关物质项下。

限度　供试品溶液色谱图中如有杂质峰，单个杂质峰面积不得大于对照溶液的主峰面积（0.5%），各杂质峰面积的和不得大于对照溶液主峰面积的 2 倍（1.0%）。

含量均匀度　取本品 1 片，置 25ml（0.5mg 规格）或 50ml（1mg 规格）或 100ml（2mg 规格）量瓶中，加含量测定项下的溶剂适量，超声使盐酸哌唑嗪溶解，放冷，用上述溶剂稀释至刻度，摇匀，离心，取上清液作为供试品溶液；另取盐酸哌唑嗪对照品，精密称定，加上述溶剂溶解并定量稀释制成每 1ml 中约含 20μg 的溶液，作为对照品溶液。照含量测定项下的方法测定，应符合规定（通则 0941）。

溶出度　照溶出度与释放度测定法（通则 0931 第二法）测定。

溶出条件　以 0.1mol/L 盐酸溶液 500ml 为溶出介质，转速为每分钟 75 转，依法操作，经 30 分钟时取样。

供试品溶液　取溶出液 10ml，滤过，取续滤液。

对照品溶液　取盐酸哌唑嗪对照品约 20mg，精密称定，置 100ml 量瓶中，加无水乙醇溶解并稀释至刻度，摇匀，精密量取 2ml，置 200ml 量瓶中，用 0.1mol/L 盐酸溶液稀释至刻度，摇匀。

测定法　取供试品溶液与对照品溶液，照紫外-可见分光光度法（通则 0401），在 246nm 的波长处分别测定吸光度，计算每片的溶出量。

限度　标示量的 75%，应符合规定。

其他　应符合片剂项下有关的各项规定（通则 0101）。

【含量测定】　照高效液相色谱法（通则 0512）测定。

溶剂　甲醇-水-冰醋酸（96：2：2）。

供试品溶液　取本品 20 片，精密称定，研细，精密称取适量（约相当于盐酸哌唑嗪 2mg），置 100ml 量瓶中，加溶剂适量，超声使盐酸哌唑嗪溶解，放冷，用溶剂稀释至刻度，摇匀，离心，取上清液。

对照品溶液　取盐酸哌唑嗪对照品，精密称定，加溶剂溶解并定量稀释制成每 1ml 中约含 20μg 的溶液。

色谱条件　用硅胶为填充剂；以 0.01% 二乙胺甲醇溶液-水-冰醋酸（96：2：2）为流动相；检测波长为 254nm；进样体积 20μl。

系统适用性要求　理论板数按哌唑嗪峰计算不低于 2000。

测定法　精密量取供试品溶液与对照品溶液，分别注入液相色谱仪，记录色谱图。按外标法以峰面积计算。

【类别】　同盐酸哌唑嗪。

【规格】　（1）0.5mg　（2）1mg　（3）2mg

【贮藏】　遮光，密封保存。

盐酸哌替啶

Yansuan Paitiding

Pethidine Hydrochloride

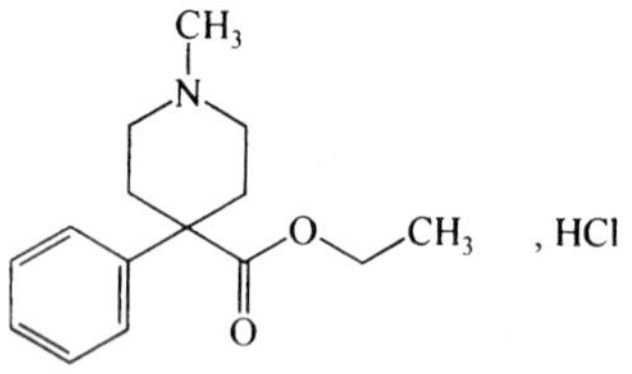

$C_{15}H_{21}NO_2 \cdot HCl$　283.80

本品为1-甲基-4-苯基-4-哌啶甲酸乙酯盐酸盐。按干燥品计算，含 $C_{15}H_{21}NO_2 \cdot HCl$ 不得少于99.0%。

【性状】 本品为白色结晶性粉末；无臭或几乎无臭。

本品在水或乙醇中易溶，在三氯甲烷中溶解，在乙醚中几乎不溶。

熔点 本品的熔点（通则0612）为186～190℃。

【鉴别】 （1）取本品约50mg，加乙醇5ml溶解后，加三硝基苯酚的乙醇溶液（1→30）5ml，振摇，即析出黄色结晶性沉淀；放置，滤过，沉淀用水洗净后，在105℃干燥2小时，依法测定（通则0612），熔点为188～191℃。

（2）取本品约50mg，加水5ml溶解后，加碳酸钠试液2ml，振摇，即生成油滴状物。

（3）本品的红外光吸收图谱应与对照的图谱（光谱集376图）一致。

（4）本品的水溶液显氯化物鉴别（1）的反应（通则0301）。

【检查】 **酸度** 取本品0.30g，加水10ml溶解后，依法测定（通则0631），pH值应为4.5～5.5。

溶液的澄清度与颜色 取本品0.10g，加水5ml溶解后，溶液应澄清无色。

有关物质 照高效液相色谱法（通则0512）测定。

供试品溶液　取本品适量，加流动相溶解并稀释制成每1ml中约含1mg的溶液。

对照溶液　精密量取供试品溶液1ml，置100ml量瓶中，用流动相稀释至刻度，摇匀。

色谱条件　用硅胶为填充剂；以0.0025mol/L庚烷磺酸钠溶液-0.05mol/L磷酸二氢钾溶液-乙腈（3∶3∶1）（用氢氧化钠试液调节pH值至5.0±0.1）为流动相；检测波长为210nm；进样体积10μl。

系统适用性要求　理论板数按哌替啶峰计算不低于2000，哌替啶峰与相邻杂质峰之间的分离度应符合要求。

测定法　精密量取供试品溶液与对照溶液，分别注入液相色谱仪，记录色谱图至主成分峰保留时间的3倍。

限度　供试品溶液色谱图中如有杂质峰，单个杂质峰面积不得大于对照溶液主峰面积的0.5倍（0.5%），各杂质峰面积的和不得大于对照溶液主峰面积（1.0%）。

干燥失重 取本品，在105℃干燥至恒重，减失重量不得过1.0%（通则0831）。

炽灼残渣 不得过0.1%（通则0841）。

【含量测定】 取本品约0.25g，精密称定，加冰醋酸10ml与醋酸汞试液5ml使溶解，加结晶紫指示液1滴，用高氯酸滴定液（0.1mol/L）滴定至溶液显蓝绿色，并将滴定的结果用空白试验校正。每1ml高氯酸滴定液（0.1mol/L）相当于28.38mg的 $C_{15}H_{21}NO_2 \cdot HCl$。

【类别】 镇痛药。

【贮藏】 密封保存。

【制剂】 （1）盐酸哌替啶片　（2）盐酸哌替啶注射液

盐酸哌替啶片

Yansuan Paitiding Pian

Pethidine Hydrochloride Tablets

本品含盐酸哌替啶（$C_{15}H_{21}NO_2 \cdot HCl$）应为标示量的95.0%～105.0%。

【性状】 本品为白色片或薄膜衣片。

【鉴别】 （1）在含量测定项下记录的色谱图中，供试品溶液主峰的保留时间应与对照品溶液主峰的保留时间一致。

（2）取本品的细粉适量（约相当于盐酸哌替啶0.1g），加水10ml使盐酸哌替啶溶解，滤过；滤液照盐酸哌替啶项下的鉴别（4）项试验，显相同的反应。

【检查】 **含量均匀度** 取本品1片，置50ml（25mg规格）或100ml（50mg规格）量瓶中，照含量测定项下的方法测定，计算含量，应符合规定（通则0941）。

溶出度 照溶出度与释放度测定法（通则0931第一法）测定。

溶出条件　以水500ml（25mg规格）或900ml（50mg规格）为溶出介质，转速为每分钟100转，依法操作，经40分钟时取样。

供试品溶液　取溶出液适量，滤过，取续滤液。

对照品溶液　取盐酸哌替啶对照品适量，精密称定，加水溶解并定量稀释制成每1ml中含0.05mg的溶液。

色谱条件　见含量测定项下。进样体积50μl。

系统适用性要求　见含量测定项下。

测定法　见含量测定项下。计算每片的溶出量。

限度　标示量的80%，应符合规定。

其他 应符合片剂项下有关的各项规定（通则0101）。

【含量测定】 照高效液相色谱法（通则0512）测定。

供试品溶液 取本品20片，精密称定，研细，精密称取适量（约相当于盐酸哌替啶50mg），置100ml量瓶中，加流动相适量，超声使盐酸哌替啶溶解，用流动相稀释至刻度，摇匀，滤过，精密量取续滤液2ml，置10ml量瓶中，用流动相稀释至刻度，摇匀。

对照品溶液 取盐酸哌替啶对照品，精密称定，加流动相溶解并定量稀释制成每 1ml 中含 0.1mg 的溶液。

色谱条件　用硅胶为填充剂；以 0.0025mol/L 庚烷磺酸钠溶液-0.05mol/L 磷酸二氢钾溶液-乙腈（3∶3∶1）（用氢氧化钠试液调节 pH 值至 5.0±0.1）为流动相；检测波长为 210nm；进样体积 20μl。

系统适用性要求　理论板数按哌替啶峰计算不低于 2000，哌替啶峰与相邻杂质峰之间的分离度应符合要求。

测定法　精密量取供试品溶液与对照品溶液，分别注入液相色谱仪，记录色谱图。按外标法以峰面积计算。

【类别】　同盐酸哌替啶。

【规格】　（1）25mg　（2）50mg

【贮藏】　密封保存。

盐酸哌替啶注射液

Yansuan Paitiding Zhusheye

Pethidine Hydrochloride Injection

本品为盐酸哌替啶的灭菌水溶液。含盐酸哌替啶（$C_{15}H_{21}NO_2 \cdot HCl$）应为标示量的 95.0%～105.0%。

【性状】　本品为无色的澄明液体。

【鉴别】　（1）在含量测定项下记录的色谱图中，供试品溶液主峰的保留时间应与对照品溶液主峰的保留时间一致。

（2）本品显氯化物鉴别（1）的反应（通则 0301）。

【检查】　**pH 值**　应为 4.0～6.0（通则 0631）。

有关物质　照高效液相色谱法（通则 0512）测定。

供试品溶液　取本品适量，用流动相稀释制成每 1ml 中约含盐酸哌替啶 1mg 的溶液。

对照溶液　精密量取供试品溶液 1ml，置 100ml 量瓶中，用流动相稀释至刻度，摇匀。

色谱条件、系统适用性要求与测定法　见盐酸哌替啶有关物质项下。

限度　供试品溶液色谱图中如有杂质峰，单个杂质峰面积不得大于对照溶液主峰面积的 0.5 倍（0.5%），各杂质峰面积的和不得大于对照溶液主峰面积（1.0%）。

细菌内毒素　取本品，依法检查（通则 1143），每 1mg 盐酸哌替啶中含内毒素的量应小于 0.20EU。

其他　应符合注射剂项下有关的各项规定（通则 0102）。

【含量测定】　照高效液相色谱法（通则 0512）测定。

供试品溶液　精密量取本品适量，用流动相定量稀释制成每 1ml 中约含盐酸哌替啶 0.1mg 的溶液。

对照品溶液　取盐酸哌替啶对照品，精密称定，加流动相溶解并定量稀释制成每 1ml 中含 0.1mg 的溶液。

色谱条件　见有关物质项下。进样体积 20μl。

系统适用性要求　见有关物质项下。

测定法　精密量取供试品溶液与对照品溶液，分别注入液相色谱仪，记录色谱图。按外标法以峰面积计算。

【类别】　同盐酸哌替啶。

【规格】　（1）1ml∶50mg　（2）2ml∶100mg

【贮藏】　密闭保存。

盐酸氟西汀

Yansuan Fuxiting

Fluoxetine Hydrochloride

$C_{17}H_{18}F_3NO \cdot HCl$　345.79

本品为（±）-*N*-甲基-3-苯基-3-（4-三氟甲基苯氧基）丙胺盐酸盐。按干燥品计算，含 $C_{17}H_{18}F_3NO \cdot HCl$ 应为98.0%～102.0%。

【性状】　本品为白色或类白色结晶性粉末；无臭。

本品在甲醇或乙醇中易溶，在水或三氯甲烷中微溶，在乙醚中不溶。

【鉴别】　（1）在含量测定项下记录的色谱图中，供试品溶液主峰的保留时间应与对照品溶液主峰的保留时间一致。

（2）本品的红外光吸收图谱应与对照的图谱（光谱集 837 图）一致。

（3）本品的水溶液显氯化物鉴别（1）的反应（通则 0301）。

【检查】　**旋光度**　取本品，精密称定，加水-甲醇溶液（15∶85）溶解并定量稀释制成每 1ml 中约含 20mg 的溶液，依法测定（通则 0621），旋光度为−0.05°至+0.05°。

酸度　取本品适量，精密称定，加水适量，超声使溶解并定量稀释成每 1ml 中约含 10mg 的溶液，放冷，依法测定（通则 0631），pH 值应为 4.5～6.5。

溶液的澄清度与颜色　取本品适量，精密称定，加水-甲醇溶液（15∶85）溶解并稀释制成每 1ml 中约含 20mg 的溶液，溶液应澄清无色；如显浑浊，与 1 号浊度标准液（通则 0902 第一法）比较，不得更浓；如显色，与黄色 1 号标准比色液（通则 0901 第一法）比较，不得更深。

有关物质　照高效液相色谱法（通则 0512）测定。

供试品溶液　取本品约 0.14g，置 25ml 量瓶中，加流动相溶解并稀释至刻度，摇匀。

对照溶液　精密量取供试品溶液 2ml，置 100ml 量瓶中，用流动相稀释至刻度，摇匀，精密量取 5ml，置 100ml 量瓶中，用流动相稀释至刻度，摇匀。

系统适用性溶液　取盐酸氟西汀约 22mg，置具塞试管中，加 0.5mol/L 硫酸溶液 10ml，85℃水浴 3 小时，放冷，此溶液中含有杂质Ⅰ和杂质Ⅱ；取此溶液 0.4ml，置 25ml 量瓶中，分别取盐酸氟西汀约 28mg、杂质Ⅲ对照品与杂质Ⅳ对照品各约

1mg，置上述25ml量瓶中，用流动相溶解并稀释至刻度，摇匀。

灵敏度溶液　精密量取对照溶液5ml，置10ml量瓶中，用流动相稀释至刻度，摇匀。

色谱条件　用辛基硅烷键合硅胶为填充剂(Agilent Zorbax Eclipse Plus C8，4.6mm×250mm，5μm或效能相当的色谱柱)；以三乙胺缓冲溶液(取三乙胺10ml，加水980ml，摇匀，用磷酸调节pH值至6.0，用水稀释至1000ml)-甲醇-四氢呋喃(62∶8∶30)为流动相；检测波长为215nm；进样体积10μl。

系统适用性要求　系统适用性溶液色谱图中，使主成分峰的保留时间为10～18分钟，出峰顺序依次为杂质Ⅰ、杂质Ⅲ、杂质Ⅳ、氟西汀与杂质Ⅱ(相对保留时间分别约为0.23、0.26、0.94、1.0与3.3)，除杂质Ⅰ峰与杂质Ⅲ峰之间的分离度应大于1.0外，其他各峰之间的分离度均应符合要求。灵敏度溶液色谱图中，主成分峰高的信噪比应大于10。

测定法　精密量取供试品溶液与对照溶液，分别注入液相色谱仪，记录色谱图至主成分峰保留时间的4倍。

限度　供试品溶液色谱图中如有与杂质Ⅰ、杂质Ⅲ和杂质Ⅳ保留时间一致的色谱峰，杂质Ⅰ与杂质Ⅲ峰面积均不得大于对照溶液主峰面积的2.5倍(0.25%)，杂质Ⅳ峰面积不得大于对照溶液主峰面积的1.5倍(0.15%)；其他单个杂质峰面积不得大于对照溶液主峰面积(0.1%)，各杂质峰面积的和不得大于对照溶液主峰面积的5倍(0.5%)，小于灵敏度溶液主峰面积的色谱峰忽略不计。

残留溶剂　照残留溶剂测定法(通则0861第二法)测定。

供试品溶液　取本品约0.1g，精密称定，置顶空瓶中，精密加入*N*,*N*-二甲基甲酰胺2ml，振摇使溶解，密封。

对照品溶液　取甲醇、乙腈、正己烷、乙酸乙酯与甲苯各适量，精密称定，加*N*,*N*-二甲基甲酰胺溶解并定量稀释制成每1ml中分别约含甲醇150μg、乙腈20.5μg、正己烷14.5μg、乙酸乙酯250μg与甲苯44.5μg的混合溶液，精密量取2ml置顶空瓶中，密封。

色谱条件　以6%氰丙基苯基-94%二甲基聚硅氧烷(或极性相近)为固定液的毛细管柱为色谱柱；起始温度为40℃，维持7分钟，以每分钟10℃的速率升温至110℃，再以每分钟20℃的速率升温至200℃，维持10分钟；进样口温度为200℃；检测器温度为250℃；顶空瓶平衡温度为90℃，平衡时间为40分钟。

系统适用性要求　对照品溶液色谱图中，各成分峰间的分离度均应符合要求。

测定法　取供试品溶液与对照品溶液，分别顶空进样，记录色谱图。

限度　按外标法以峰面积计算，甲醇、乙腈、正己烷、乙酸乙酯与甲苯的残留量均应符合规定。

干燥失重　取本品，在105℃干燥至恒重，减失重量不得过0.5%(通则0831)。

炽灼残渣　取本品1.0g，置铂坩埚中，依法检查(通则0841)，遗留残渣不得过0.1%。

重金属　取炽灼残渣项下遗留的残渣，依法检查(通则0821第二法)，含重金属不得过百万分之二十。

【含量测定】　照高效液相色谱法(通则0512)测定。

供试品溶液　取本品约55mg，精密称定，置50ml量瓶中，加流动相适量使盐酸氟西汀溶解并稀释至刻度，摇匀，精密量取5ml，置50ml量瓶中，用流动相稀释至刻度，摇匀。

对照品溶液　取盐酸氟西汀对照品适量，精密称定，加流动相溶解并定量稀释制成每1ml中约含0.11mg的溶液。

色谱条件　见有关物质项下。检测波长为227nm。

测定法　精密量取供试品溶液与对照品溶液，分别注入液相色谱仪，记录色谱图。按外标法以峰面积计算。

【类别】　抗抑郁药。

【贮藏】　遮光，密封保存。

【制剂】　(1)盐酸氟西汀片　(2)盐酸氟西汀胶囊

附：

杂质Ⅰ

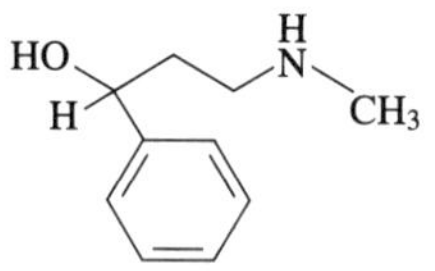

$C_{10}H_{15}NO$　165.23

N-甲基-3-羟基-3-苯基丙胺

杂质Ⅱ

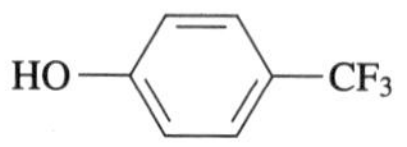

$C_7H_5F_3O$　162.11

4-三氟甲基苯酚

杂质Ⅲ

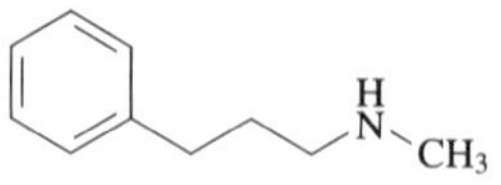

$C_{10}H_{15}N$　149.23

N-甲基-3-苯基丙胺

杂质Ⅳ

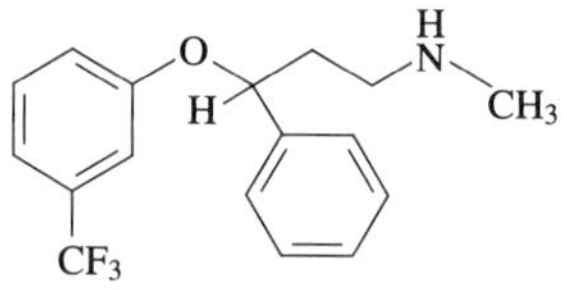

$C_{17}H_{18}F_3NO$　309.33

N-甲基-3-苯基-3-(3-三氟甲基苯氧基)丙胺

盐酸氟西汀片

Yansuan Fuxiting Pian

Fluoxetine Hydrochloride Tablets

本品含盐酸氟西汀按氟西汀($C_{17}H_{18}F_3NO$)计，应为标示量的 90.0%～110.0%。

【性状】 本品为白色片。

【鉴别】 (1)在含量测定项下记录的色谱图中，供试品溶液主峰的保留时间应与对照品溶液主峰的保留时间一致。

(2)取本品细粉适量(约相当于氟西汀 20mg)，加二氯甲烷 10ml，充分振摇，滤过，滤液置水浴上蒸干，105℃干燥 30 分钟，取残渣照红外分光光度法(通则 0402)测定，供试品的红外光吸收图谱应与对照的图谱(光谱集 837 图)一致。

(3)取本品细粉适量，加水适量，充分振摇，滤过，滤液显氯化物鉴别(1)的反应(通则 0301)。

【检查】 **有关物质** 照高效液相色谱法(通则 0512)测定。

供试品溶液 取本品细粉适量(约相当于氟西汀 50mg)，置 25ml 量瓶中，加流动相适量，充分振摇，用流动相稀释至刻度，摇匀，滤过，取续滤液。

对照溶液 精密量取供试品溶液 5ml，置 50ml 量瓶中，用流动相稀释至刻度，摇匀，精密量取 2ml，置 100ml 量瓶中，用流动相稀释至刻度，摇匀。

系统适用性溶液 取盐酸氟西汀约 22mg，置具塞试管中，加 0.5mol/L 硫酸溶液 10ml，85℃水浴 3 小时，放冷，此溶液中含有盐酸氟西汀杂质Ⅰ和杂质Ⅱ；取此溶液 0.4ml，置 25ml 量瓶中，分别取盐酸氟西汀约 28mg 与杂质Ⅳ对照品约 1mg，置上述 25ml 量瓶中，加流动相溶解并稀释至刻度，摇匀。

灵敏度溶液 精密量取对照溶液 5ml，置 20ml 量瓶中，用流动相稀释至刻度，摇匀。

色谱条件 见盐酸氟西汀有关物质项下。

系统适用性要求 系统适用性溶液色谱图中，使主成分峰的保留时间为 10～18 分钟，出峰顺序依次为杂质Ⅰ、杂质Ⅳ、氟西汀与杂质Ⅱ(相对保留时间分别约为 0.23、0.94、1.0 与 3.3)，各成分峰之间的分离度均应符合要求。灵敏度溶液色谱图中，主成分峰高的信噪比应大于 10。

测定法 见盐酸氟西汀有关物质项下。

限度 供试品溶液色谱图中如有杂质峰，扣除相对保留时间 0.35 之前的色谱峰，单个杂质峰面积不得大于对照溶液主峰面积的 1.25 倍(0.25%)，各杂质峰面积的和不得大于对照溶液主峰面积的 4 倍(0.8%)，小于灵敏度溶液主峰面积的色谱峰忽略不计。

含量均匀度 以含量测定项下测得的每片含量计算，应符合规定(通则 0941)。

溶出度 照溶出度与释放度测定法(通则 0931 第二法)测定。

溶出条件 以水 900ml 为溶出介质，转速为每分钟 50 转，依法操作，经 15 分钟时取样。

供试品溶液 取溶出液适量，滤过，取续滤液。

对照品溶液 取盐酸氟西汀对照品适量，精密称定，加水溶解并定量稀释制成每 1ml 中约含氟西汀 11μg 的溶液。

色谱条件 见含量测定项下。进样体积 20μl。

测定法 精密量取供试品溶液与对照品溶液，分别注入液相色谱仪，记录色谱图。按外标法以峰面积计算每片的溶出量。

限度 标示量的 80%，应符合规定。

其他 应符合片剂项下有关的各项规定(通则 0101)。

【含量测定】 照高效液相色谱法(通则 0512)测定。

供试品溶液 取本品 10 片，分别置 100ml 量瓶中，加流动相适量，超声使盐酸氟西汀溶解，放冷，用流动相稀释至刻度，摇匀，滤过。

对照品溶液与色谱条件 见盐酸氟西汀含量测定项下。

测定法 精密量取供试品溶液与对照品溶液，分别注入液相色谱仪，记录色谱图。按外标法以峰面积计算每片的含量，将结果乘以 0.8946，并求得 10 片的平均含量。

【类别】 同盐酸氟西汀。

【规格】 10mg(按 $C_{17}H_{18}F_3NO$ 计)

【贮藏】 遮光，密封保存。

盐酸氟西汀胶囊

Yansuan Fuxiting Jiaonang

Fluoxetine Hydrochloride Capsules

本品含盐酸氟西汀按氟西汀($C_{17}H_{18}F_3NO$)计，应为标示量的 90.0%～110.0%。

【性状】 本品内容物为白色或类白色的颗粒或粉末。

【鉴别】 (1)在含量测定项下记录的色谱图中，供试品溶液主峰的保留时间应与对照品溶液主峰的保留时间一致。

(2)取本品内容物适量(约相当于氟西汀 20mg)，加甲醇 10ml，充分振摇，滤过，滤液置水浴上蒸干，105℃干燥 30 分钟，取残渣，照红外分光光度法(通则 0402)测定，供试品的红外光吸收图谱应与对照的图谱(光谱集 837 图)一致。

(3)取本品内容物适量，加水适量，充分振摇，滤过，滤液显氯化物鉴别(1)的反应(通则 0301)。

【检查】 **有关物质** 照高效液相色谱法(通则 0512)测定。

供试品溶液 取本品内容物适量(约相当于氟西汀 50mg)，置 25ml 量瓶中，加流动相适量，充分振摇，加流动相稀释至刻度,摇匀,滤过,取续滤液。

对照溶液　精密量取供试品溶液 5ml,置 50ml 量瓶中,用流动相稀释至刻度,摇匀,精密量取 2ml,置 100ml 量瓶中,用流动相稀释至刻度,摇匀。

系统适用性溶液　取盐酸氟西汀约 22mg,置具塞试管中,加 0.5mol/L 硫酸溶液 10ml,85℃水浴 3 小时,放冷,此溶液中含有盐酸氟西汀杂质Ⅰ和杂质Ⅱ;取此溶液 0.4ml,置 25ml 量瓶中,分别取盐酸氟西汀约 28mg 与杂质Ⅳ对照品约 1mg,置上述 25ml 量瓶中,加流动相溶解并稀释至刻度。

灵敏度溶液　精密量取对照溶液 5ml,置 20ml 量瓶中,用流动相稀释至刻度,摇匀。

色谱条件　见盐酸氟西汀有关物质项下。

系统适用性要求　系统适用性溶液色谱图中,使主成分峰的保留时间为 10～18 分钟,出峰顺序依次为杂质Ⅰ、杂质Ⅳ、氟西汀与杂质Ⅱ(相对保留时间分别约为 0.23、0.94、1.0 与 3.3),各成分峰之间的分离度均应符合要求。灵敏度溶液色谱图中,主成分峰高的信噪比应大于 10。

测定法　见盐酸氟西汀有关物质项下。

限度　供试品溶液色谱图中如有杂质峰,扣除相对保留时间 0.35 之前的色谱峰,单个杂质峰面积不得大于对照溶液主峰面积的 1.25 倍(0.25%),各杂质峰面积的和不得大于对照溶液主峰面积的 4 倍(0.8%),小于灵敏度溶液主峰面积的色谱峰忽略不计(0.05%)。

含量均匀度　以含量测定项下测得的每粒含量计算,应符合规定(通则 0941)。

溶出度　照溶出度与释放度测定法(通则 0931 第二法)测定。

溶出条件　以水 900ml 为溶出介质,转速为每分钟 50 转,依法操作,经 15 分钟时取样。

供试品溶液　取溶出液适量,滤过,取续滤液。

对照品溶液　取盐酸氟西汀对照品适量,精密称定,加水溶解并定量稀释制成每 1ml 中约含氟西汀 22μg 的溶液。

色谱条件　见含量测定项下。

测定法　精密量取供试品溶液与对照品溶液,分别注入液相色谱仪,记录色谱图。按外标法以峰面积计算每粒的溶出量。

限度　标示量的 80%,应符合规定。

其他　应符合胶囊剂项下有关的各项规定(通则 0103)。

【含量测定】　照高效液相色谱法(通则 0512)测定。

供试品溶液　取本品 10 粒,分别将内容物用流动相转移至 100ml 量瓶中,囊壳用流动相分次洗涤,洗液并入同一量瓶中,充分振摇,用流动相稀释至刻度,摇匀,滤过,精密量取续滤液 5ml,置 10ml 量瓶中,用流动相稀释至刻度,摇匀。

对照品溶液与色谱条件　见盐酸氟西汀含量测定项下。

测定法　精密量取供试品溶液与对照品溶液,分别注入液相色谱仪,记录色谱图。按外标法以峰面积计算每粒的含量,将结果乘以 0.8946,并求得 10 粒的平均含量。

【类别】　同盐酸氟西汀。

【规格】　20mg(按 $C_{17}H_{18}F_3NO$ 计)

【贮藏】　遮光,密封保存。

盐酸氟西泮

Yansuan Fuxipan

Flurazepam Hydrochloride

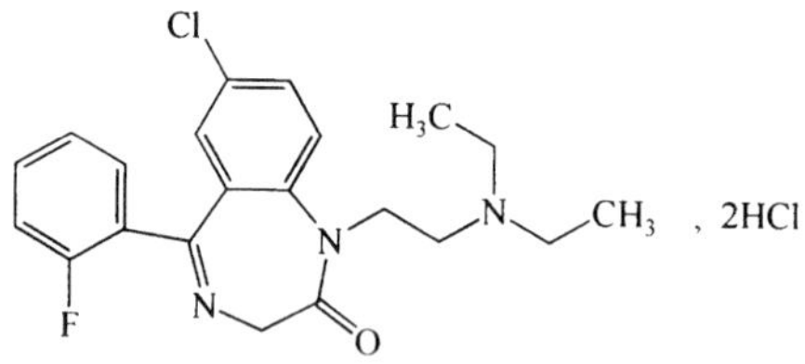

$C_{21}H_{23}ClFN_3O \cdot 2HCl$　460.81

本品为 1-[2-(二乙氨基)乙基]-5-(2-氟苯基)-7-氯-1,3-二氢-2*H*-1,4-苯并二氮杂䓬-2-酮二盐酸盐。按干燥品计算,含 $C_{21}H_{23}ClFN_3O \cdot 2HCl$ 不得少于 98.5%。

【性状】　本品为类白色至微黄色结晶性粉末;几乎无臭;有强引湿性;遇光变质。

本品在水中极易溶解,在甲醇中易溶,在乙醇或三氯甲烷中溶解。

【鉴别】　(1)取本品约 10mg,加水 1ml 使溶解,加碘化铋钾试液,即生成橙红色沉淀。

(2)取本品,加硫酸甲醇溶液(1→36)制成每 1ml 中约含 10μg 的溶液,照紫外-可见分光光度法(通则 0401),在 239nm、284nm 与 363nm 的波长处有最大吸收,在 239nm 与 284nm 处的吸光度比值为 1.95～2.50。

(3)本品的红外光吸收图谱应与对照的图谱(光谱集 377 图)一致。

(4)本品的水溶液显氯化物鉴别(1)的反应(通则 0301)。

【检查】　**氟化物**　对照溶液　精密称取氟化钠 221mg,置 100ml 量瓶中,加水 20ml 使溶解,加氢氧化钠溶液(1→2500)1ml,加水稀释至刻度,摇匀,贮于密闭的塑料容器内备用(每 1ml 相当于 1mg 的 F)。

供试品溶液　取本品约 1g,精密称定,置 100ml 量瓶中,加枸橼酸钠缓冲液(pH 5.25)溶解并稀释至刻度,摇匀。

测定法　取对照溶液适量,加适量枸橼酸钠缓冲液(pH 5.25)分别制成每 1ml 中含 1μg、3μg、5μg 和 10μg 的溶液,另取供试品溶液,置 150ml 的塑料烧杯中(附聚四氟乙烯包裹的搅拌棒),在搅拌下,用装有氟离子选择电极和饱和甘汞电极(玻璃套管内装 30%异丙醇制饱和氯化钾溶液)系统的电位计，测定上述各溶液的电位，根据不同的氟离子浓度(μg/ml)和相应的电位值(mV)，用半对数坐标纸绘制标准曲线，根据测得的供试品溶液电位，在标准曲线上求得氟离子含量，含氟不得过0.05%。

有关物质　照薄层色谱法(通则0502)试验。避光操作。

供试品溶液　取本品，加甲醇溶解并定量稀释制成每1ml中含0.10g的溶液。

杂质Ⅰ对照品溶液　取杂质Ⅰ对照品适量，加甲醇溶解并定量稀释制成每1ml中含0.1mg的溶液。

杂质Ⅱ对照品溶液　取杂质Ⅱ对照品适量，加甲醇溶解并定量稀释制成每1ml中含0.1mg的溶液。

色谱条件　采用硅胶GF_{254}薄层板，以乙醚-二乙胺(150：4)为展开剂。

测定法　吸取上述三种溶液各10μl，分别点于同一薄层板上，色谱缸四周贴附滤纸预先用展开剂平衡后，弃去，换入新配的展开剂，立即展开，展开后，取出置室温放置5分钟，立即用新配的展开剂按同方向重复展开一次，取出，晾干，置紫外光灯(254nm)下检视。

限度　供试品溶液如显与对照品溶液相应的杂质斑点，其颜色分别与对照品溶液的主斑点比较，不得更深(0.1%)。

干燥失重　取本品，在105℃干燥4小时，减失重量不得过0.5%(通则0831)。

炽灼残渣　取本品1.0g，依法检查(通则0841)，遗留残渣不得过0.1%。

重金属　取炽灼残渣项下遗留的残渣，依法检查(通则0821第二法)，含重金属不得过百万分之二十。

【含量测定】　取本品约0.2g，精密称定，置100ml烧杯中，加醋酐20ml微温使溶解，加醋酸汞试液5ml，用高氯酸滴定液(0.1mol/L)滴定，以玻璃-甘汞电极指示终点，并将滴定的结果用空白试验校正。每1ml高氯酸滴定液(0.1mol/L)相当于23.04mg的$C_{21}H_{23}ClFN_3O \cdot 2HCl$。

【类别】　抗焦虑药。

【贮藏】　遮光，密封，在阴凉处保存。

【制剂】　盐酸氟西泮胶囊

附：

杂质Ⅰ

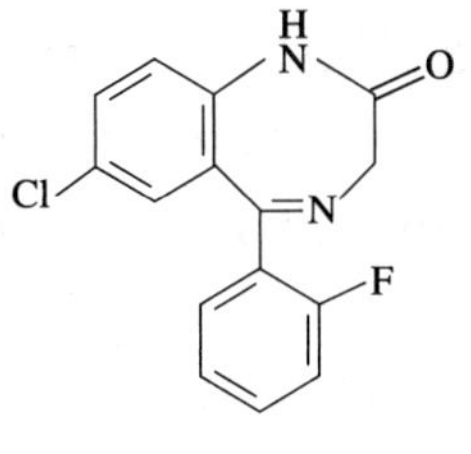

$C_{15}H_{10}ClFN_2O$　288.70

7-氯-5-(2-氟苯基)-1,3-二氢-2*H*-1,4-苯并二氮杂䓬-2-酮

杂质Ⅱ

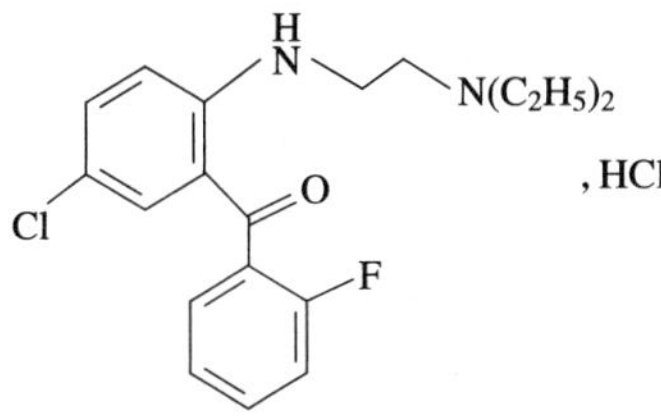

$C_{19}H_{22}ClFN_2O \cdot HCl$　385.34

5-氯-2-(2-二乙氨基乙氨基)-2′-氟二苯甲酮盐酸盐

盐酸氟西泮胶囊

Yansuan Fuxipan Jiaonang

Flurazepam Hydrochloride Capsules

本品含盐酸氟西泮($C_{21}H_{23}ClFN_3O \cdot 2HCl$)应为标示量的90.0%～110.0%。

【鉴别】　(1)取本品的内容物适量(约相当于盐酸氟西泮10mg)，加水2ml，振摇使盐酸氟西泮溶解，滤过，取滤液，照盐酸氟西泮项下的鉴别(1)、(4)项试验，显相同的反应。

(2)取含量测定项下的溶液，照紫外-可见分光光度法(通则0401)测定，在239nm与284nm的波长处的吸光度比值应为1.95～2.50。

【检查】　**有关物质**　照薄层色谱法(通则0502)试验。避光操作。

供试品溶液　取本品的内容物适量(约相当于盐酸氟西泮10mg)，加甲醇2ml，振摇，离心，取上清液。

杂质Ⅰ对照品溶液　取杂质Ⅰ对照品适量，加甲醇溶解并定量稀释制成每1ml中含50μg的溶液。

杂质Ⅱ对照品溶液　取杂质Ⅱ对照品适量，加甲醇溶解并定量稀释制成每1ml中含50μg的溶液。

色谱条件与测定法　见盐酸氟西泮有关物质项下。

限度　供试品溶液如显与对照品溶液相应的杂质斑点，其颜色分别与对照品溶液的主斑点比较，不得更深(1.0%)。

含量均匀度　避光操作。取本品1粒，将内容物倾入100ml量瓶中，囊壳用硫酸甲醇溶液(1→36)洗净，洗液并入量瓶中，加硫酸甲醇溶液(1→36)约70ml，振摇使盐酸氟西泮溶解，用同一溶剂稀释至刻度，摇匀，滤过，精密量取续滤液2ml，置25ml量瓶中，用硫酸甲醇溶液(1→36)稀释至刻度，摇匀，作为供试品溶液，照含量测定项下的方法测定含量，应符合规定(通则0941)。

其他　应符合胶囊剂项下有关的各项规定(通则0103)。

【含量测定】　照紫外-可见分光光度法(通则0401)测定。避光操作。

溶剂　硫酸甲醇溶液(1→36)。

供试品溶液　取本品20粒，精密称定，计算平均装量，取内容物混匀，精密称取适量（约相当于盐酸氟西泮 10mg），置 100ml 量瓶中，加溶剂约 80ml，振摇使盐酸氟西泮溶解，用溶剂稀释至刻度，摇匀，滤过，精密量取续滤液适量，用溶剂定量稀释制成每 1ml 中含 10μg 的溶液。

对照品溶液　取盐酸氟西泮对照品，精密称定，加溶剂溶解并定量稀释制成每 1ml 中约含 10μg 的溶液。

测定法　取供试品溶液与对照品溶液，在 239nm 的波长处分别测定吸光度，计算。

【类别】　同盐酸氟西泮。

【规格】　15mg

【贮藏】　遮光，密封，在干燥处保存。

盐酸氟奋乃静

Yansuan Fufennaijing

Fluphenazine Hydrochloride

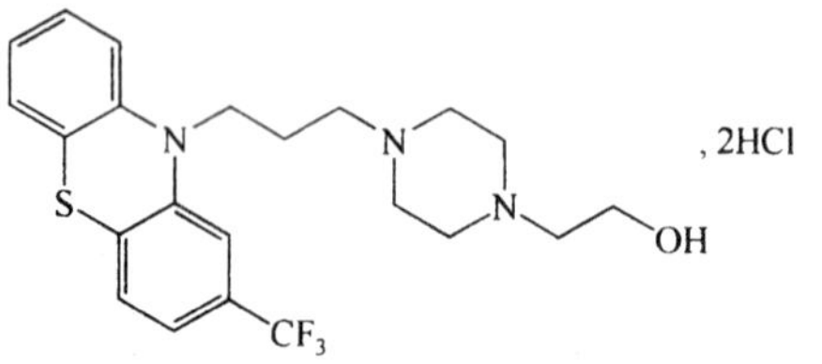

$C_{22}H_{26}F_3N_3OS \cdot 2HCl$　510.44

本品为 4-[3-[2-(三氟甲基)-10*H*-吩噻嗪-10-基]丙基]-1-哌嗪乙醇二盐酸盐。按干燥品计算，含 $C_{22}H_{26}F_3N_3OS \cdot 2HCl$ 应为 98.0%～102.0%。

【性状】　本品为白色或类白色的结晶性粉末；无臭；遇光易变色。

本品在水中易溶，在乙醇中略溶，在丙酮中极微溶解，在乙醚中不溶。

吸收系数　取本品，精密称定，加盐酸溶液（9→1000）溶解并定量稀释制成每 1ml 中约含 10μg 的溶液，照紫外-可见分光光度法（通则 0401），在 255nm 的波长处测定吸光度，吸收系数（$E_{1cm}^{1\%}$）为 553～593。

【鉴别】　（1）取本品 5mg，加硫酸 5ml 使溶解，即显淡红色；温热后变成红褐色。

（2）在含量测定项下记录的色谱图中，供试品溶液主峰的保留时间应与对照品溶液主峰的保留时间一致。

（3）本品的红外光吸收图谱应与对照的图谱（光谱集 378 图）一致。

（4）本品的水溶液显氯化物鉴别（1）的反应（通则 0301）。

【检查】　**酸度**　取本品 1.0g，加水 20ml 使溶解，依法测定（通则 0631），pH 值应为 1.9～2.3。

有关物质　照高效液相色谱法（通则 0512）测定。

供试品溶液　取本品适量，加流动相 A 溶解并稀释制成每 1ml 中约含 0.4mg 的溶液。

对照溶液　精密量取供试品溶液 1ml，置 100ml 量瓶中，用流动相 A 稀释至刻度，摇匀。

色谱条件　用十八烷基硅烷键合硅胶为填充剂；以 0.01mol/L 磷酸二氢钾溶液（用磷酸调节 pH 值至 2.5）-甲醇-乙腈（52：28：20）为流动相 A，以甲醇-乙腈（58：42）为流动相 B，按下表进行梯度洗脱；检测波长为 259nm；进样体积 20μl。

时间（分钟）	流动相 A（%）	流动相 B（%）
0	100	0
36	100	0
60	70	30
61	100	0
70	100	0

系统适用性要求　理论板数按氟奋乃静峰计算不低于 3000。

测定法　精密量取供试品溶液与对照溶液，分别注入液相色谱仪，记录色谱图。

限度　供试品溶液色谱图中如有杂质峰，单个杂质峰面积不得大于对照溶液主峰面积（1.0%），各杂质峰面积的和不得大于对照溶液主峰面积的 2 倍（2.0%）。

干燥失重　取本品，在 80℃ 干燥至恒重，减失重量不得过 1.0%（通则 0831）。

炽灼残渣　取本品 1.0g，依法检查（通则 0841），遗留残渣不得过 0.2%。

重金属　取炽灼残渣项下遗留的残渣，依法检查（通则 0821 第二法），含重金属不得过百万分之二十。

【含量测定】　照高效液相色谱法（通则 0512）测定。

供试品溶液　取本品约 20mg，精密称定，置 50ml 量瓶中，加流动相 A 溶解并稀释至刻度，摇匀，精密量取 10ml，置 50ml 量瓶中，用流动相 A 稀释至刻度，摇匀。

对照品溶液　取盐酸氟奋乃静对照品，精密称定，加流动相 A 溶解并定量稀释制成每 1ml 中约含 0.08mg 的溶液。

色谱条件与系统适用性要求　见有关物质项下。

测定法　精密量取供试品溶液与对照品溶液，分别注入液相色谱仪，记录色谱图。按外标法以峰面积计算。

【类别】　抗精神病药。

【贮藏】　遮光，密封保存。

【制剂】　（1）盐酸氟奋乃静片　（2）盐酸氟奋乃静注射液

盐酸氟奋乃静片

Yansuan Fufennaijing Pian

Fluphenazine Hydrochloride Tablets

本品含盐酸氟奋乃静（$C_{22}H_{26}F_3N_3OS \cdot 2HCl$）应为标示量的 90.0%～110.0%。

【性状】　本品为糖衣片，除去包衣后显白色。

【鉴别】 (1)取本品,除去包衣,研细,称取适量(约相当于盐酸氟奋乃静 30mg),加乙醇 15ml,振摇使盐酸氟奋乃静溶解,滤过,滤液蒸干;残渣照盐酸氟奋乃静项下的鉴别(1)、(4)项试验,显相同的反应。

(2)在含量测定项下记录的色谱图中,供试品溶液主峰的保留时间应与对照品溶液主峰的保留时间一致。

【检查】 **有关物质** 照高效液相色谱法(通则 0512)测定。

供试品溶液　取本品 20 片,除去包衣,精密称定,研细,精密称取适量,加流动相 A 溶解并稀释制成每 1ml 中约含盐酸氟奋乃静 0.4mg 的溶液,摇匀,滤过,取续滤液。

对照溶液　精密量取供试品溶液 1ml,置 100ml 量瓶中,用流动相 A 稀释至刻度,摇匀。

色谱条件、系统适用性要求与测定法　见盐酸氟奋乃静有关物质项下。

限度　供试品溶液色谱图中如有杂质峰,除相对保留时间小于 0.2 的色谱峰不计外,单个杂质峰面积不得大于对照溶液主峰面积(1.0%),各杂质峰面积的和不得大于对照溶液主峰面积的 2 倍(2.0%)。

含量均匀度　以含量测定项下测得的每片含量计算,应符合规定(通则 0941)。

其他　应符合片剂项下有关的各项规定(通则 0101)。

【含量测定】 照高效液相色谱法(通则 0512)测定。

供试品溶液　取本品 10 片,除去包衣,分别置 25ml 量瓶中,加流动相 A 适量,超声使盐酸氟奋乃静溶解,用流动相 A 稀释至刻度,摇匀,滤过,取续滤液。

对照品溶液、色谱条件与系统适用性要求　见盐酸氟奋乃静含量测定项下。

测定法　见盐酸氟奋乃静含量测定项下。测定每片的含量,并求得 10 片的平均含量。

【类别】 同盐酸氟奋乃静。

【规格】 2mg

【贮藏】 遮光,密封保存。

盐酸氟奋乃静注射液

Yansuan Fufennaijing Zhusheye

Fluphenazine Hydrochloride Injection

本品为盐酸氟奋乃静的灭菌水溶液。含盐酸氟奋乃静($C_{22}H_{26}F_3N_3OS \cdot 2HCl$)应为标示量的 95.0%~110.0%。

【性状】 本品为无色的澄明液体。

【鉴别】 (1)取本品适量(约相当于盐酸氟奋乃静 20mg),加碳酸钠及碳酸钾各约 100mg,混合均匀,先用小火小心加热,并蒸干,然后在 600℃灰化,加水 2ml 使溶解,加盐酸(1∶2)酸化,滤过,滤液加茜素锆试液 0.5ml,溶液由红变黄。

(2)取本品适量(约相当于盐酸氟奋乃静 3mg),加硫酸数滴,即显红黄色,加热后变绿色。

(3)在含量测定项下记录的色谱图中,供试品溶液主峰的保留时间应与对照品溶液主峰的保留时间一致。

(4)本品显氯化物鉴别(1)的反应(通则 0301)。

【检查】 **pH 值**　应为 4.5~5.5(通则 0631)。

其他　应符合注射剂项下有关的各项规定(通则 0102)。

【含量测定】 照高效液相色谱法(通则 0512)测定。

供试品溶液　精密量取本品适量(约相当于盐酸氟奋乃静 10mg),置 50ml 量瓶中,用流动相 A 稀释至刻度,摇匀,精密量取 10ml,置 25ml 量瓶中,用流动相 A 稀释至刻度,摇匀。

对照品溶液、色谱条件、系统适用性要求与测定法　见盐酸氟奋乃静含量测定项下。

【类别】 同盐酸氟奋乃静。

【规格】 2ml∶10mg

【贮藏】 遮光,密闭保存。

盐酸氟桂利嗪

Yansuan Fuguiliqin

Flunarizine Hydrochloride

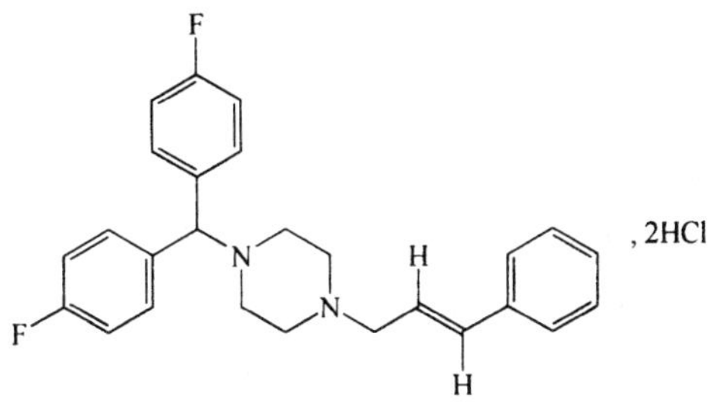

$C_{26}H_{26}F_2N_2 \cdot 2HCl$　477.42

本品为(E)-1-[双-(4-氟苯基)甲基]-4-(2-丙烯基-3-苯基)哌嗪二盐酸盐。按干燥品计算,含 $C_{26}H_{26}F_2N_2 \cdot 2HCl$ 应为 99.0%~101.5%。

【性状】 本品为白色或类白色结晶或结晶性粉末;无臭。

本品在甲醇或乙醇中略溶,在三氯甲烷中微溶,在水中极微溶解。

【鉴别】 (1)取本品约 10mg,加乙醇 3ml,振摇溶解后,加氢氧化钾试液 2 滴,摇匀,加高锰酸钾试液 1 滴,紫色立即消失。

(2)取本品约 6mg,加乙醇 5ml 与盐酸溶液(取稀盐酸 24ml 加水至 1000ml)5ml 溶解后,摇匀,量取适量,加上述盐酸溶液制成每 1ml 中含 12μg 的溶液,照紫外-可见分光光度法(通则 0401)测定,在 226nm 与 253nm 的波长处有最大吸收,在 221nm 与 234nm 的波长处有最小吸收。

(3)本品的红外光吸收图谱应与对照的图谱(光谱集 379 图)一致。

(4)取本品约 5mg,加乙醇 1ml 溶解后,显氯化物的鉴别(1)反应(通则 0301)。

【检查】 **酸度**　取本品 0.25g，加水 20ml，搅拌 5 分钟，滤过，取滤液依法测定(通则 0631)，pH 值应为 1.5～3.0。

溶液的澄清度与颜色　取本品 2.5g，置 25ml 量瓶中，加聚乙二醇 400-水-乙醇(5∶2∶3)适量，超声使溶解并稀释至刻度，摇匀，溶液应澄清无色；如显浑浊，与 1 号浊度标准液(通则 0902 第一法)比较，不得更浓；如显色，照紫外-可见分光光度法(通则 0401)，在 400nm 的波长处测定吸光度，不得过 0.07。

有关物质　照高效液相色谱法(通则 0512)测定。

供试品溶液　取本品，加流动相溶解并稀释制成每 1ml 中约含 0.1mg 的溶液。

对照溶液　精密量取供试品溶液适量，用流动相定量稀释成每 1ml 中约含 1μg 的溶液。

系统适用性溶液　取盐酸氟桂利嗪适量，加流动相溶解并稀释制成每 1ml 中含 20μg 的溶液。

色谱条件　用十八烷基硅烷键合硅胶为填充剂；以甲醇-磷酸盐缓冲液(取磷酸二氢钾 1.36g，加水溶解并稀释至 1000ml，加三乙胺 4ml，用磷酸调节 pH 值至 3.5)(75∶25)为流动相；检测波长为 253nm；进样体积 20μl。

系统适用性要求　系统适用性溶液色谱图中，理论板数按氟桂利嗪峰计算不低于 3000，氟桂利嗪峰与相邻杂质峰的分离度应符合要求。

测定法　精密量取供试品溶液与对照溶液，分别注入液相色谱仪，记录色谱图至主成分峰保留时间的 2 倍。

限度　供试品溶液色谱图中如有杂质峰，各杂质峰面积的和不得大于对照溶液的主峰面积(1.0%)。

干燥失重　取本品，在 105℃ 干燥至恒重，减失重量不得过 1.0%(通则 0831)。

炽灼残渣　不得过 0.1%(通则 0841)。

重金属　取炽灼残渣项下遗留的残渣，依法检查(通则 0821 第二法)，含重金属不得过百万分之十。

【含量测定】 取本品约 0.2g，精密称定，加乙醇 70ml 溶解后，照电位滴定法(通则 0701)，用氢氧化钠滴定液(0.1mol/L)滴定，以第二突跃点所消耗滴定液的体积计算，并将滴定的结果用空白试验校正。每 1ml 氢氧化钠滴定液(0.1mol/L)相当于 23.87mg 的 $C_{26}H_{26}F_2N_2 \cdot 2HCl$。

【类别】 血管扩张药。

【贮藏】 遮光，密封保存。

【制剂】 (1)盐酸氟桂利嗪片　(2)盐酸氟桂利嗪分散片　(3)盐酸氟桂利嗪胶囊

盐酸氟桂利嗪片

Yansuan Fuguiliqin Pian

Flunarizine Hydrochloride Tablets

本品含盐酸氟桂利嗪按氟桂利嗪($C_{26}H_{26}F_2N_2$)计算，应为标示量的 90.0%～110.0%。

【性状】 本品为白色片。

【鉴别】 (1)取本品的细粉适量(约相当于氟桂利嗪 50mg)，加乙醇 10ml，充分振摇，使盐酸氟桂利嗪溶解，滤过，取滤液 2ml，加氢氧化钾试液 2 滴，摇匀，加高锰酸钾试液 1～2 滴，紫色立即消失。

(2)在含量测定项下记录的色谱图中，供试品溶液主峰的保留时间与对照品溶液主峰的保留时间一致。

(3)取含量测定项下的供试品溶液，照紫外-可见分光光度法(通则 0401)测定，在 226nm 与 253nm 的波长处有最大吸收，在 221nm 与 234nm 的波长处有最小吸收。

(4)取鉴别(1)项下的滤液 1ml，显氯化物鉴别(1)的反应(通则 0301)。

【检查】 **含量均匀度**　以含量测定项下测得的每片含量计算，应符合规定(通则 0941)。

溶出度　照溶出度与释放度测定法(通则 0931 第一法)测定。

溶出条件　以盐酸溶液(取稀盐酸 24ml 加水至 1000ml) 600ml 为溶出介质，转速为每分钟 100 转，依法操作，经 30 分钟时取样。

测定法　取溶出液适量，滤过，取续滤液。照紫外-可见分光光度法(通则 0401)，在 253nm 的波长处测定吸光度，按 $C_{26}H_{26}F_2N_2 \cdot 2HCl$ 的吸收系数($E_{1cm}^{1\%}$)为 439 计算每片的溶出量，并将结果乘以 0.8473。

限度　标示量的 80%，应符合规定。

其他　应符合片剂项下有关的各项规定(通则 0101)。

【含量测定】 照高效液相色谱法(通则 0512)测定。

供试品溶液　取本品 10 片，分别置 100ml 量瓶中，加乙醇 5ml 与盐酸溶液(取稀盐酸 24ml 加水至 1000ml)5ml，超声使盐酸氟桂利嗪溶解，用上述盐酸溶液稀释至刻度，摇匀，滤过，精密量取续滤液 10ml，置 50ml 量瓶中，用上述盐酸溶液稀释至刻度，摇匀。

对照品溶液　取盐酸氟桂利嗪对照品适量，精密称定，加乙醇 10ml，振摇使溶解，用上述盐酸溶液定量稀释制成每 1ml 中含氟桂利嗪 10μg 的溶液。

色谱条件　用十八烷基硅烷键合硅胶为填充剂；以甲醇-磷酸盐缓冲液(取磷酸二氢钾 1.36g，加水溶解并稀释至 1000ml，加三乙胺 4ml，用磷酸调节 pH 值至 3.5)(75∶25)为流动相；检测波长为 253nm；进样体积 20μl。

系统适用性要求　理论板数按氟桂利嗪峰计算不低于 3000，氟桂利嗪峰与相邻杂质峰的分离度应符合要求。

测定法　精密量取供试品溶液与对照品溶液，分别注入液相色谱仪，记录色谱图。按外标法以峰面积计算每片的含量，并求得 10 片的平均含量。

【类别】 同盐酸氟桂利嗪。

【规格】 5mg(按 $C_{26}H_{26}F_2N_2$ 计)

【贮藏】 遮光，密封保存。

盐酸氟桂利嗪分散片

Yansuan Fuguiliqin Fensanpian

Flunarizine Hydrochloride Dispersible Tablets

本品含盐酸氟桂利嗪按氟桂利嗪($C_{26}H_{26}F_2N_2$)计算,应为标示量的 90.0%～110.0%。

【性状】 本品为白色片。

【鉴别】 (1)取本品的细粉适量(约相当于氟桂利嗪 50mg),加乙醇 10ml,充分振摇,使盐酸氟桂利嗪溶解,滤过,取滤液 2ml,加氢氧化钾试液 2 滴,摇匀,加高锰酸钾试液 1～2 滴,紫色立即消失。

(2)在含量测定项下记录的色谱图中,供试品溶液主峰的保留时间应与对照品溶液主峰的保留时间一致。

(3)取含量测定项下的供试品溶液,照紫外-可见分光光度法(通则 0401)测定,在 226nm 与 253nm 的波长处有最大吸收,在 221nm 与 234nm 的波长处有最小吸收。

(4)取鉴别(1)项下的滤液 1ml,显氯化物鉴别(1)的反应(通则 0301)。

【检查】 **含量均匀度** 以含量测定项下测得的每片含量计算,应符合规定(通则 0941)。

溶出度 照溶出度与释放度测定法(通则 0931 第一法)测定。

溶出条件　以盐酸溶液(取稀盐酸 24ml 加水至 1000ml) 600ml 为溶出介质,转速为每分钟 100 转,依法操作,经 10 分钟时取样。

测定法　取溶出液适量,滤过,取续滤液。照紫外-可见分光光度法(通则 0401),在 253nm 的波长处测定吸光度,按 $C_{26}H_{26}F_2N_2 \cdot 2HCl$ 的吸收系数($E_{1cm}^{1\%}$)为 439 计算每片的溶出量,并将结果乘以 0.8473。

限度　标示量的 85%,应符合规定。

其他 应符合片剂项下有关的各项规定(通则 0101)。

【含量测定】 照高效液相色谱法(通则 0512)测定。

供试品溶液 取本品 10 片,分别置 100ml 量瓶中,加乙醇 5ml 与盐酸溶液(取稀盐酸 24ml 加水至 1000ml)5ml,超声使盐酸氟桂利嗪溶解,用上述盐酸溶液稀释至刻度,摇匀,滤过,精密量取续滤液 10ml,置 50ml 量瓶中,用上述盐酸溶液稀释至刻度,摇匀。

对照品溶液 取盐酸氟桂利嗪对照品适量,精密称定,加乙醇 10ml,振摇使溶解,用上述盐酸溶液定量稀释制成每 1ml 中含氟桂利嗪 10μg 的溶液。

色谱条件 用十八烷基硅烷键合硅胶为填充剂;以甲醇-磷酸盐缓冲液(取磷酸二氢钾 1.36g,加水溶解并稀释至 1000ml,加三乙胺 4ml,用磷酸调节 pH 值至 3.5)(75 : 25)为流动相;检测波长为 253nm;进样体积 20μl。

系统适用性要求 理论板数按氟桂利嗪峰计算不低于 3000,氟桂利嗪峰与相邻杂质峰的分离度应符合要求。

测定法 精密量取供试品溶液与对照品溶液,分别注入液相色谱仪,记录色谱图。按外标法以峰面积计算每片的含量,并求得 10 片的平均含量。

【类别】 同盐酸氟桂利嗪。

【规格】 5mg(按 $C_{26}H_{26}F_2N_2$ 计)

【贮藏】 遮光,密封保存。

盐酸氟桂利嗪胶囊

Yansuan Fuguiliqin Jiaonang

Flunarizine Hydrochloride Capsules

本品含盐酸氟桂利嗪按氟桂利嗪($C_{26}H_{26}F_2N_2$)计算,应为标示量的 90.0%～110.0%。

【鉴别】 (1)取本品的内容物适量(约相当于盐酸氟桂利嗪 50mg),加乙醇 10ml,充分振摇,使盐酸氟桂利嗪溶解,滤过,取滤液 2ml,加氢氧化钾试液 2 滴,摇匀,加高锰酸钾试液 1～2 滴,紫色立即消失。

(2)在含量测定项下记录的色谱图中,供试品溶液主峰的保留时间应与对照品溶液主峰的保留时间一致。

(3)取含量测定项下的溶液,照紫外-可见分光光度法(通则 0401)测定,在 226nm 与 253nm 的波长处有最大吸收,在 221nm 与 234nm 的波长处有最小吸收。

(4)取鉴别(1)项下的滤液 1ml,显氯化物鉴别(1)的反应(通则 0301)。

【检查】 **含量均匀度** 取本品 1 粒,将内容物倾入 100ml 量瓶中,加乙醇 5ml,振摇使盐酸氟桂利嗪溶解,加盐酸溶液(取稀盐酸 24ml 加水至 1000ml)稀释至刻度,摇匀,滤过,精密量取续滤液 10ml,置 50ml 量瓶中,加上述盐酸溶液稀释至刻度,摇匀,作为供试品溶液。照含量测定项下的方法测定含量,应符合规定(通则 0941)。

溶出度 照溶出度与释放度测定法(通则 0931 第一法)测定。

溶出条件　以盐酸溶液(取稀盐酸 24ml 加水至 1000ml) 600ml 为溶出介质,转速为每分钟 100 转,依法操作,经 30 分钟时取样。

供试品溶液　取溶出液 10ml,滤过,取续滤液。

对照品溶液、色谱条件与系统适用性要求　见含量测定项下。

测定法　见含量测定项下。计算每粒的溶出量。

限度　标示量的 80%,应符合规定。

其他 应符合胶囊剂项下有关的各项规定(通则 0103)。

【含量测定】 照高效液相色谱法(通则 0512)测定。

供试品溶液 取本品 20 粒,精密称定,计算平均装量,取内容物,混合均匀,精密称取适量(约相当于氟桂利嗪 10mg),

置 100ml 量瓶中，加乙醇 10ml，振摇使盐酸氟桂利嗪溶解，加盐酸溶液（取稀盐酸 24ml 加水至 1000ml）稀释至刻度，摇匀，滤过，精密量取续滤液 5ml，置 50ml 量瓶中，用上述盐酸溶液稀释至刻度，摇匀。

对照品溶液　取盐酸氟桂利嗪对照品，精密称定，加乙醇 10ml，振摇使溶解，用上述盐酸溶液定量稀释制成每 1ml 中含氟桂利嗪 10μg 的溶液。

色谱条件　用十八烷基硅烷键合硅胶为填充剂；以甲醇-磷酸盐缓冲液（取磷酸二氢钾 1.36g，加水溶解并稀释至 1000ml，加三乙胺 4ml，用磷酸调节 pH 值至 3.5）(75：25)为流动相；检测波长为 253nm；进样体积 20μl。

系统适用性要求　理论板数按氟桂利嗪峰计算不低于 3000，氟桂利嗪峰与相邻杂质峰的分离度应符合要求。

测定法　精密量取供试品溶液与对照品溶液，分别注入液相色谱仪，记录色谱图。按外标法以峰面积计算。

【类别】　同盐酸氟桂利嗪。

【规格】　5mg（按 $C_{26}H_{26}F_2N_2$ 计）

【贮藏】　遮光，密封保存。

盐酸度洛西汀

Yansuan Duluoxiting

Duloxetine Hydrochloride

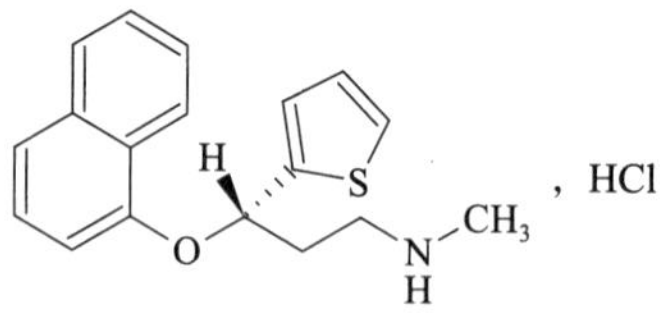

$C_{18}H_{19}NOS \cdot HCl$　333.88

本品为(3*S*)-*N*-甲基-3-(1-萘氧基)-3-(2-噻吩基)丙胺盐酸盐。按干燥品计算，含 $C_{18}H_{19}NOS \cdot HCl$ 应为 97.5%～102.0%。

【性状】　本品为白色或类白色结晶性粉末；无臭。

本品在甲醇中易溶，在水中略溶，在乙醚中不溶。

比旋度　取本品，精密称定，加甲醇溶解并定量稀释制成每 1ml 中约含 10mg 的溶液，在 30 分钟内依法测定（通则 0621），比旋度为＋119°至＋127°。

【鉴别】　(1)取本品约 20mg，加水 20ml 溶解，加稀碘化铋钾试液 1ml，即生成橙红色沉淀。

(2)在含量测定项下记录的色谱图中，供试品溶液主峰的保留时间应与对照品溶液主峰的保留时间一致。

(3)本品的红外光吸收图谱应与对照品的图谱一致（通则 0402）。

(4)本品的水溶液显氯化物鉴别(1)的反应（通则 0301）。

【检查】　**有关物质**　照高效液相色谱法（通则 0512）测定。

溶剂　乙腈-水(25：75)。

供试品溶液　取本品适量，加溶剂溶解并稀释制成每 1ml 中约含 0.2mg 的溶液。

对照溶液　精密量取供试品溶液适量，用溶剂定量稀释制成每 1ml 中约含 0.2μg 的溶液。

灵敏度溶液　精密量取对照溶液 5ml，置 10ml 量瓶中，用溶剂稀释至刻度，摇匀。

系统适用性溶液　取盐酸度洛西汀对照品适量，加流动相溶解并稀释制成每 1ml 中约含 0.2mg 的溶液，置 60℃水浴中加热 1 小时，放冷，此溶液中含有杂质Ⅰ、Ⅱ、Ⅲ、Ⅳ、Ⅴ。

色谱条件　用辛基硅烷键合硅胶为填充剂（Zorbax SB C8，15cm×0.46cm，3.5μm 或效能相当的色谱柱）；以磷酸盐缓冲液（取磷酸 2.9g，加水溶解并稀释至 1000ml，用氢氧化钠试液调节 pH 值至 2.5，加己烷磺酸钠一水合物 10.3g，振摇使溶解，即得）-乙腈-正丙醇(70：13：17)为流动相；柱温为 40℃；检测波长为 230nm；进样体积 10μl。

系统适用性要求　系统适用性溶液色谱图中，调节流动相比例，使主成分峰的保留时间约为 20 分钟。杂质Ⅱ峰与杂质Ⅲ峰、度洛西汀峰与杂质Ⅴ峰之间的分离度均应符合要求，度洛西汀峰的拖尾因子不得大于 1.5。各杂质对主成分的相对保留时间见下表。灵敏度溶液色谱图中，主成分峰高的信噪比应大于 10。

成分	相对保留时间
杂质Ⅰ	0.15
杂质Ⅱ	0.43
杂质Ⅲ	0.48
杂质Ⅳ	0.74
杂质Ⅴ	1.1
杂质Ⅵ	1.4

测定法　精密量取供试品溶液与对照溶液，分别注入液相色谱仪，记录色谱图至主成分峰保留时间的 3 倍。

限度　供试品溶液色谱图中如有杂质峰，杂质Ⅴ峰面积不得大于对照溶液主峰面积的 4 倍(0.4%)，其他单个杂质峰面积不得大于对照溶液主峰面积(0.1%)，各杂质峰面积的和不得大于对照溶液主峰面积的 5 倍(0.5%)，小于灵敏度溶液主峰面积的色谱峰忽略不计。

光学异构体　照高效液相色谱法（通则 0512）测定。

供试品溶液　取本品，精密称定，加流动相溶解并稀释制成每 1ml 中约含 22μg 的溶液。

对照溶液　精密量取供试品溶液 1ml，置 200ml 量瓶中，用流动相稀释至刻度，摇匀。

系统适用性溶液　取盐酸度洛西汀对照品与杂质Ⅶ对照品各适量，加流动相溶解并稀释制成每 1ml 中分别约含 22μg 与 0.22μg 的混合溶液。

色谱条件　用纤维素-三(3,5-二甲基苯基氨基甲酸酯)键合硅胶为填充剂（Chiralcel OD-RH，150mm×4.6mm，5μm）；以 0.01mol/L 磷酸二氢钾溶液（用磷酸调节 pH 值至 2.3）-乙腈

(66∶34)为流动相;检测波长为 230nm;进样体积 20μl。

系统适用性要求　系统适用性溶液色谱图中,出峰顺序依次为度洛西汀峰与杂质Ⅶ峰,两者的分离度应符合要求。

测定法　精密量取供试品溶液与对照溶液,分别注入液相色谱仪,记录色谱图。

限度　供试品溶液色谱图中如有与杂质Ⅶ峰保留时间一致的色谱峰,其峰面积不得大于对照溶液主峰面积的 0.5 倍(0.25%)。

残留溶剂　乙醇、异丙醇、乙酸乙酯、环己烷与甲苯　照残留溶剂测定法(通则 0861 第三法)测定。

供试品溶液　取本品适量,精密称定,加 *N*,*N*-二甲基乙酰胺溶解并定量稀释制成每 1ml 中约含 100mg 的溶液。

对照品溶液　分别取无水乙醇、异丙醇、乙酸乙酯、环己烷与甲苯各适量,精密称定,加 *N*,*N*-二甲基乙酰胺溶解并定量稀释制成每 1ml 中分别约含乙醇 300μg、异丙醇 300μg、乙酸乙酯 300μg、环己烷 100μg 与甲苯 89μg 的混合溶液。

色谱条件　以 6%氰丙基苯基-94%甲基聚硅氧烷(或极性相近)为固定液的毛细管柱为色谱柱(30m×0.53mm,涂膜厚度 3.0μm);程序升温,起始温度为 50℃,维持 4 分钟,以每分钟 20℃的速率升温至 150℃,维持 3 分钟;进样体积 1μl。

测定法　精密量取供试品溶液与对照品溶液,分别注入气相色谱仪,记录色谱图。

限度　按外标法以峰面积计算,乙醇、异丙醇与乙酸乙酯的残留量均不得过 0.3%,环己烷的残留量不得过 0.1%,甲苯的残留量应符合规定。

二甲基亚砜　照残留溶剂测定法(通则 0861 第三法)测定。

供试品溶液　取本品适量,精密称定,加甲醇溶解并定量稀释制成每 1ml 中约含 100mg 的溶液。

对照品溶液　取二甲基亚砜适量,精密称定,加甲醇溶解并定量稀释制成每 1ml 中约含 300μg 的溶液。

色谱条件　以酸改性聚乙二醇(或极性相近)为固定液的毛细管柱为色谱柱(30m×0.53mm,涂膜厚度 3μm);柱温为 110℃;进样体积 1μl。

测定法　精密量取供试品溶液与对照品溶液,分别注入气相色谱仪,记录色谱图。

限度　按外标法以峰面积计算,二甲基亚砜的残留量不得过 0.3%。

干燥失重　取本品,在 105℃干燥至恒重,减失重量不得过 0.5%(通则 0831)。

炽灼残渣　取本品 1.0g,依法检查(通则 0841),遗留残渣不得过 0.1%。

重金属　取炽灼残渣项下遗留的残渣,依法检查(通则 0821 第二法),含重金属不得过百万分之十。

【含量测定】　照高效液相色谱法(通则 0512)测定。

供试品溶液　取本品适量,精密称定,加溶剂溶解并定量稀释制成每 1ml 中约含 0.1mg 的溶液。

对照品溶液　取盐酸度洛西汀对照品适量,精密称定,加溶剂溶解并定量稀释制成每 1ml 中约含 0.1mg 的溶液。

溶剂、系统适用性溶液、色谱条件与系统适用性要求　除灵敏度要求外,见有关物质项下。

测定法　精密量取供试品溶液与对照品溶液,分别注入液相色谱仪,记录色谱图。按外标法以峰面积计算。

【类别】　抗抑郁药。

【贮藏】　遮光,密闭,在阴凉处保存。

【制剂】　(1)盐酸度洛西汀肠溶片　(2)盐酸度洛西汀肠溶胶囊

附:

杂质Ⅰ

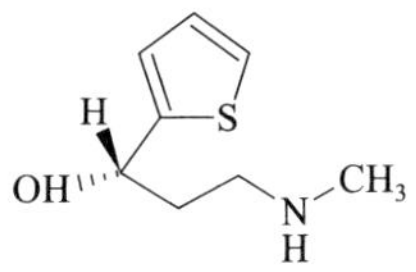

$C_8H_{13}NOS$　171.26

(1*S*)-3-(甲基氨基)-1-(2-噻吩基)丙醇

杂质Ⅱ

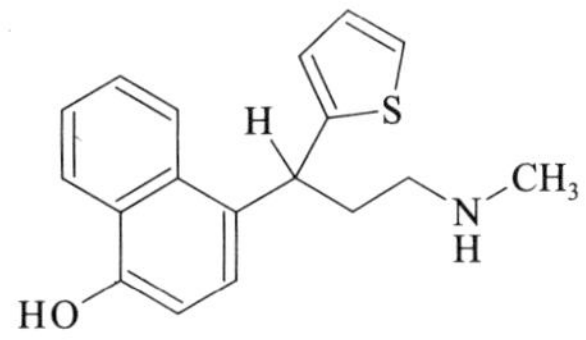

$C_{18}H_{19}NOS$　297.41

4-[3-(甲基氨基)-1-(2-噻吩基)丙基]萘酚

杂质Ⅲ

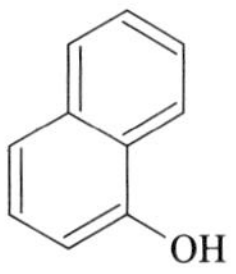

$C_{10}H_8O$　144.17

α-萘酚

杂质Ⅳ

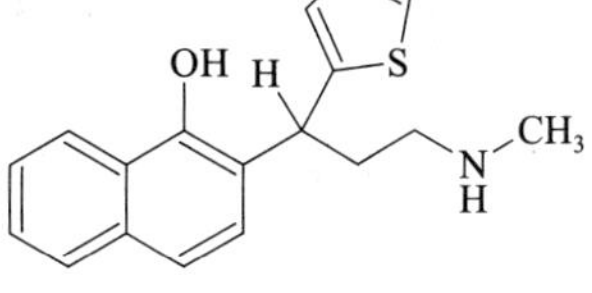

$C_{18}H_{19}NOS$　297.41

2-[(1*RS*)-3-(甲基氨基)-1-(2-噻吩基)丙基]萘酚

杂质Ⅴ（3-异构体）

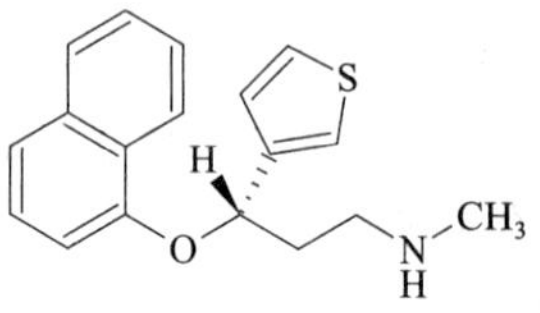

$C_{18}H_{19}NOS$　297.41

（3*S*）-*N*-甲基-3-（1-萘氧基）-3-（3-噻吩基）丙胺

杂质Ⅵ

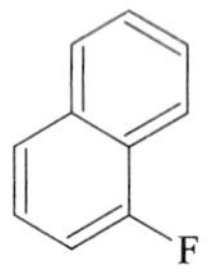

$C_{10}H_7F$　146.16

1-氟萘

杂质Ⅶ（光学异构体）

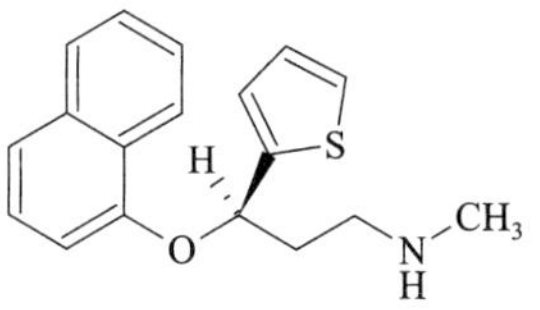

$C_{18}H_{19}NOS$　297.41

（3*R*）-*N*-甲基-3-（1-萘氧基）-3-（2-噻吩基）丙胺

杂质Ⅷ（*N*-琥珀酰度洛西汀）

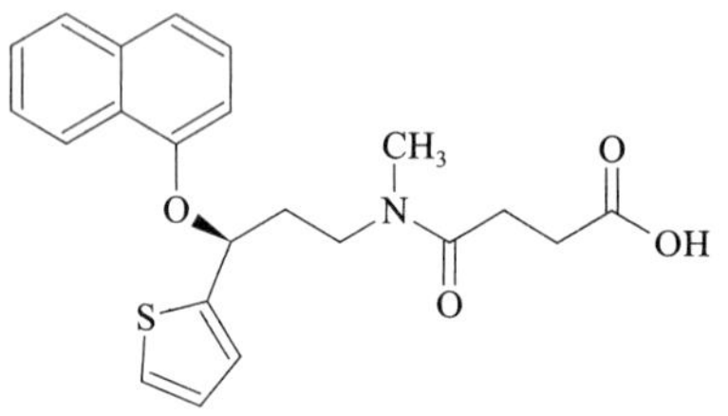

$C_{22}H_{23}NO_4S$　397.49

（*S*）-4-[甲基[3-（1-萘氧基）-3-（2-噻吩基）丙基]氨基]-4-氧代丁酸

盐酸度洛西汀肠溶片

Yansuan Duluoxiting Changrong Pian

Duloxetine Hydrochloride Enteric-coated Tablets

本品含盐酸度洛西汀按度洛西汀（$C_{18}H_{19}NOS$）计算，应为标示量的 90.0%～110.0%。

【性状】 本品为肠溶衣片，除去包衣后显白色或类白色。

【鉴别】 （1）在含量测定项下记录的色谱图中，供试品溶液主峰的保留时间应与对照品溶液主峰的保留时间一致。

（2）取本品 5 片，除去包衣，研细，加水适量使盐酸度洛西汀溶解，滤过，滤液显氯化物鉴别（1）的反应（通则 0301）。

【检查】 **有关物质**　照高效液相色谱法（通则 0512）测定。临用新制。

溶剂　取流动相 1000ml，加入 60% 氢氧化钾溶液 10ml，摇匀，调节 pH 值至 10.0。

供试品溶液　取本品细粉适量（约相当于度洛西汀 100mg），置 100ml 量瓶中，加溶剂适量，充分振摇 45 分钟使分散均匀，超声 10 分钟使盐酸度洛西汀溶解，放冷，用溶剂稀释至刻度，摇匀，滤过，精密量取续滤液 5ml，置 50ml 量瓶中，用溶剂稀释至刻度，摇匀。

灵敏度溶液　精密量取供试品溶液 1ml，置 100ml 量瓶中，用溶剂稀释至刻度，摇匀，精密量取 5ml，置 100ml 量瓶中，用溶剂稀释至刻度，摇匀。

系统适用性溶液　取盐酸度洛西汀对照品约 11mg、杂质Ⅴ对照品约 1.0mg、杂质Ⅲ对照品约 5.0mg 与杂质Ⅷ对照品约 2.5mg，置同一 100ml 量瓶中，加甲醇 1ml 使溶解，用溶剂稀释至刻度，摇匀。

色谱条件　用辛基硅烷键合硅胶为填充剂（Zorbax SB-C8，4.6mm×75mm，3.5μm 或效能相当的色谱柱）；以磷酸盐缓冲液（取磷酸二氢钾 3.4g 与三乙胺 15ml，加水 1000ml 使溶解，用磷酸调节 pH 值至 5.5）-甲醇-四氢呋喃（587∶323∶90）为流动相；流速为每分钟 1.5ml；柱温 45℃；检测波长为 230nm；进样体积 10μl。

系统适用性要求　系统适用性溶液色谱图中，调节流动相比例，使主成分峰的保留时间约为 3.4 分钟，出峰顺序依次为度洛西汀峰、杂质Ⅴ峰、杂质Ⅲ峰与杂质Ⅷ峰（相对保留时间分别约为 1.0、1.12、1.29 与 1.94），理论板数按度洛西汀峰计算不低于 2500，相邻两峰之间的分离度均应符合要求。灵敏度溶液色谱图中，主成分峰高的信噪比应大于 10。

测定法　精密量取供试品溶液注入液相色谱仪，记录色谱图至主成分峰保留时间的 6 倍。

限度　供试品溶液色谱图中如有杂质峰，按面积归一化法计算，杂质Ⅲ（校正因子 1.7）、杂质Ⅷ与其他单个杂质均不得过 0.2%，杂质总量不得过 0.4%，小于灵敏度溶液主峰面积的色谱峰与杂质Ⅴ峰忽略不计。

含量均匀度　以含量测定项下测得的每片含量计算，应符合规定（通则 0941）。

溶出度　照溶出度与释放度测定法（通则 0931 第一法肠溶制剂方法 2）测定。

酸中溶出量　溶出条件　以 0.1mol/L 盐酸溶液 1000ml 为溶出介质，转速为每分钟 100 转，依法操作，经 2 小时时取样。

供试品溶液（1）　取溶出液适量，滤过，取续滤液。

对照品溶液（2）　取盐酸度洛西汀对照品适量，精密称定，加甲醇1ml使溶解，用磷酸盐缓冲液(pH 6.8)定量稀释制成每1ml中约含度洛西汀20μg的溶液。

对照品溶液(1)　精密量取对照品溶液(2)适量，用磷酸盐缓冲液(pH 6.8)定量稀释制成每1ml中约含度洛西汀2μg的溶液。

系统适用性溶液、色谱条件与系统适用性要求　见含量测定项下。

测定法　精密量取供试品溶液(1)与对照品溶液(1)，分别注入液相色谱仪，记录色谱图。供试品溶液(1)按外标法以度洛西汀峰面积与杂质Ⅲ峰面积的2.04倍之和计算每片在酸中的溶出量。

限度　不大于标示量的10%，应符合规定。

缓冲液中溶出量　溶出条件　取酸中溶出量项下经2小时时的转篮，立即浸入预热至37℃的磷酸盐缓冲液(pH 6.8)1000ml的溶出介质中，转速为每分钟100转，依法操作，经1小时时取样。

供试品溶液(2)　取溶出液适量，滤过，取续滤液。

对照品溶液(2)　见酸中溶出量项下。

系统适用性溶液、色谱条件与系统适用性要求　见含量测定项下。

测定法　精密量取供试品溶液(2)与对照品溶液(2)，分别注入液相色谱仪，记录色谱图。供试品溶液(2)按外标法以度洛西汀峰面积计算每片在缓冲液中的溶出量。

限度　标示量的80%，应符合规定。

其他　应符合片剂项下有关的各项规定(通则0101)。

【含量测定】　照高效液相色谱法(通则0512)测定。

供试品溶液　取本品10片，分别置研钵中，加少量溶剂研磨，用溶剂转移至100ml量瓶中，加溶剂适量，充分振摇45分钟使分散均匀，超声10分钟使溶解，放冷，用溶剂稀释至刻度，摇匀，滤过，精密量取续滤液5ml，置10ml量瓶中，用溶剂稀释至刻度，摇匀。

对照品溶液　取盐酸度洛西汀对照品适量，精密称定，加溶剂溶解并定量稀释制成每1ml中约含度洛西汀0.1mg的溶液。

溶剂、系统适用性溶液、色谱条件与系统适用性要求　除灵敏度要求外，见有关物质项下。

测定法　精密量取供试品溶液与对照品溶液，分别注入液相色谱仪，记录色谱图。按外标法以峰面积计算每片的含量，并求得10片的平均含量。

【类别】　同盐酸度洛西汀。

【规格】　20mg(按$C_{18}H_{19}NOS$计)。

【贮藏】　遮光，密闭，在阴凉处保存。

盐酸度洛西汀肠溶胶囊

Yansuan Duluoxiting Changrong Jiaonang

Duloxetine Hydrochloride Enteric Capsules

本品含盐酸度洛西汀按度洛西汀($C_{18}H_{19}NOS$)计算，应为标示量的90.0%～110.0%。

【性状】　本品内容物为白色或类白色小丸。

【鉴别】　(1)在含量测定项下记录的色谱图中，供试品溶液主峰的保留时间应与对照品溶液主峰的保留时间一致。

(2)取本品的内容物适量(约相当于度洛西汀0.1g)，研细，加水适量使盐酸度洛西汀溶解，滤过，滤液显氯化物鉴别(1)的反应(通则0301)。

【检查】　**有关物质**　照高效液相色谱法(通则0512)测定。临用新制。

溶剂　取流动相1000ml，加入60%氢氧化钾溶液10ml，摇匀，调节pH值至10.0。

供试品溶液　取本品内容物适量(约相当于度洛西汀0.1g)，置100ml量瓶中，加溶剂适量，充分振摇45分钟使分散均匀，超声10分钟使盐酸度洛西汀溶解，放冷，用溶剂稀释至刻度，摇匀，滤过，精密量取续滤液5ml，置50ml量瓶中，用溶剂稀释至刻度，摇匀。

灵敏度溶液　精密量取供试品溶液1ml，置100ml量瓶中，用溶剂稀释至刻度，摇匀，精密量取5ml，置100ml量瓶中，用溶剂稀释至刻度，摇匀。

系统适用性溶液　取盐酸度洛西汀对照品约11mg、杂质Ⅴ对照品约1.0mg、杂质Ⅲ对照品约5.0mg与杂质Ⅷ对照品约2.5mg，置同一100ml量瓶中，加甲醇1ml使溶解，用溶剂稀释至刻度，摇匀。

色谱条件　用辛基硅烷键合硅胶为填充剂(Zorbax SB-C8，4.6mm×75mm，3.5μm或效能相当的色谱柱)；以磷酸盐缓冲液(取磷酸二氢钾3.4g与三乙胺15ml，加水1000ml使溶解，用磷酸调节pH值至5.5)-甲醇-四氢呋喃(587∶323∶90)为流动相；流速为每分钟1.5ml；柱温45℃；检测波长为230nm；进样体积10μl。

系统适用性要求　系统适用性溶液色谱图中，调节流动相比例，使主成分峰的保留时间约为3.4分钟，出峰顺序依次为度洛西汀峰、杂质Ⅴ峰、杂质Ⅲ峰与杂质Ⅷ峰(相对保留时间分别约为1.0、1.12、1.29与1.94)，理论板数按度洛西汀峰计算不低于2500，相邻两峰之间的分离度均应符合要求。灵敏度溶液色谱图中，主成分峰高的信噪比应大于10。

测定法　精密量取供试品溶液，注入液相色谱仪，记录色谱图至主成分峰保留时间的6倍。

限度　供试品溶液色谱图中如有杂质峰，按面积归一化法计算，杂质Ⅲ(校正因子1.7)、杂质Ⅷ与其他单个杂质均不得过0.2%，杂质总量不得过0.4%，小于灵敏度溶液主峰面积的色谱峰与杂质Ⅴ峰忽略不计。

含量均匀度　(20mg 规格)以含量测定项下测得的每粒含量计算，应符合规定(通则 0941)。

溶出度　照溶出度与释放度测定法(通则 0931 第一法肠溶制剂方法 2)测定。

酸中溶出量　溶出条件　以 0.1mol/L 盐酸溶液 1000ml 为溶出介质，转速为每分钟 100 转，依法操作，经 2 小时时取样。

供试品溶液(1)　取溶出液适量，滤过，取续滤液。

对照品溶液(2)　取盐酸度洛西汀对照品适量，精密称定，加甲醇 1ml 使溶解，用磷酸盐缓冲液(pH 6.8)定量稀释制成每 1ml 中约含度洛西汀 20μg(20mg 规格)或 30μg(30mg 规格)或 60μg(60mg 规格)的溶液。

对照品溶液(1)　精密量取对照品溶液(2)适量，用磷酸盐缓冲液(pH 6.8)定量稀释制成每 1ml 中约含度洛西汀 2μg(20mg 规格)或 3μg(30mg 规格)或 6μg(60mg 规格)的溶液。

系统适用性溶液、色谱条件与系统适用性要求　见含量测定项下。

测定法　精密量取供试品溶液(1)与对照品溶液(1)，分别注入液相色谱仪，记录色谱图。供试品溶液(1)按外标法以度洛西汀峰面积与杂质Ⅲ峰面积的 2.04 倍之和计算每粒在酸中的溶出量。

限度　不大于标示量的 10%，应符合规定。

缓冲液中溶出量　溶出条件　取酸中溶出量项下经 2 小时时的转篮，立即浸入预热至 37℃ 的磷酸盐缓冲液(pH 6.8) 1000ml 的溶出介质中，转速不变，继续依法操作，经 1 小时时取样。

供试品溶液(2)　取溶出液适量，滤过，取续滤液。

对照品溶液(2)　见酸中溶出量项下。

系统适用性溶液、色谱条件与系统适用性要求　见含量测定项下。

测定法　精密量取供试品溶液(2)与对照品溶液(2)，分别注入液相色谱仪，记录色谱图。供试品溶液(2)按外标法以度洛西汀峰面积计算每粒在缓冲液中的溶出量。

限度　标示量的 75%，应符合规定。

其他　应符合胶囊剂项下有关的各项规定(通则 0103)。

【含量测定】　照高效液相色谱法(通则 0512)测定。

20mg 规格　供试品溶液　取本品 10 粒，分别将内容物用溶剂转移至 100ml 量瓶中，囊壳用溶剂分次洗涤，洗液并入同一量瓶中，加溶剂适量，充分振摇 45 分钟使分散均匀，再超声 10 分钟使溶解，放冷，用溶剂稀释至刻度，摇匀，滤过，精密量取续滤液 5ml，置 10ml 量瓶中，用溶剂稀释至刻度，摇匀。

对照品溶液　取盐酸度洛西汀对照品适量，精密称定，加溶剂溶解并定量稀释制成每 1ml 中约含度洛西汀 0.1mg 的溶液。

溶剂、系统适用性溶液、色谱条件与系统适用性要求　见有关物质项下。

测定法　精密量取供试品溶液与对照品溶液，分别注入液相色谱仪，记录色谱图。按外标法以峰面积计算每粒的含量，并求得 10 粒的平均含量。

30mg 规格或 60mg 规格　供试品溶液　取本品 20 粒，精密称定，计算平均装量，取内容物混匀，研细，精密称取适量(约相当于度洛西汀 0.1g)，置 100ml 量瓶中，加溶剂适量，充分振摇 45 分钟使分散均匀，超声处理 10 分钟使溶解，放冷，用溶剂稀释至刻度，摇匀，滤过，精密量取续滤液 5ml，置 50ml 量瓶中，用溶剂稀释至刻度，摇匀。

对照品溶液　取盐酸度洛西汀对照品适量，精密称定，加溶剂溶解并定量稀释制成每 1ml 中约含度洛西汀 0.1mg 的溶液。

溶剂、系统适用性溶液、色谱条件与系统适用性要求　见有关物质项下。

测定法　精密量取供试品溶液与对照品溶液，分别注入液相色谱仪，记录色谱图。按外标法以峰面积计算。

【类别】　同盐酸度洛西汀。

【规格】　按 $C_{18}H_{19}NOS$ 计　(1)20mg　(2)30mg　(3)60mg

【贮藏】　密封，在阴凉处保存。

盐酸美他环素

Yansuan Meitahuansu

Metacycline Hydrochloride

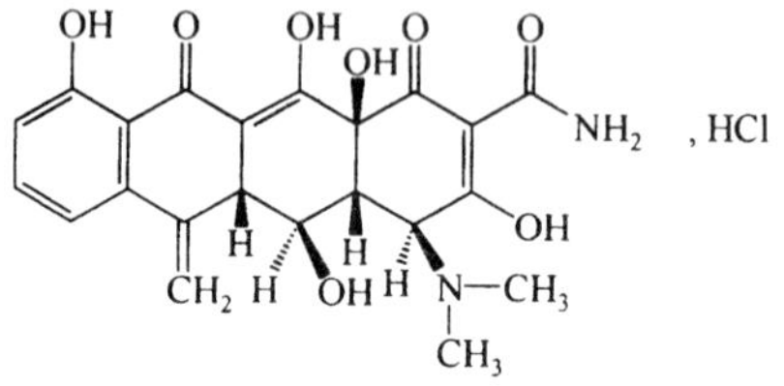

$C_{22}H_{22}N_2O_8 \cdot HCl$　478.89

本品为 6-亚甲基-4-(二甲氨基)-3,5,10,12,12*a*-五羟基-1,11-二氧代-1,4,4*a*,5,5*a*,6,11,12*a*-八氢-并四苯甲酰胺盐酸盐。按干燥品计算，含美他环素($C_{22}H_{22}N_2O_8$)不得少于 87.0%。

【性状】　本品为黄色结晶性粉末；无臭。

本品在水或甲醇中略溶。

【鉴别】　(1)在含量测定项下记录的色谱图中，供试品溶液主峰的保留时间应与对照品溶液主峰的保留时间一致。

(2)取本品，加水溶解并稀释制成每 1ml 中约含 10μg 的溶液，照紫外-可见分光光度法(通则 0401)测定，在 345nm、282nm 和 241nm 的波长处有最大吸收，在 264nm 和 222nm 的波长处有最小吸收。

(3)本品的红外光吸收图谱应与对照的图谱(光谱集 1026 图)一致。

(4)本品的水溶液显氯化物鉴别(1)的反应(通则 0301)。

【检查】 **酸度**　取本品 0.10g，加水 10ml 超声使溶解后，依法测定（通则 0631），pH 值应为 2.0～3.0。

有关物质　照高效液相色谱法（通则 0512）测定。

供试品溶液　取本品，加 0.01mol/L 盐酸溶液溶解并稀释制成每 1ml 中约含 0.2mg 的溶液。

对照溶液　精密量取供试品溶液适量，用 0.01mol/L 盐酸溶液定量稀释制成每 1ml 中约含 2μg 的溶液。

系统适用性溶液　取土霉素对照品与美他环素对照品各适量，加 0.01mol/L 盐酸溶液溶解并稀释制成每 1ml 中各含 0.1mg 的混合溶液。

色谱条件　用十八烷基硅烷键合硅胶为填充剂；以醋酸盐缓冲液[0.25mol/L 醋酸铵溶液-0.1mol/L 乙二胺四醋酸二钠溶液-三乙胺（100：10：1），用冰醋酸调节 pH 值至 8.3]-乙腈（85：15）为流动相；柱温为 35℃；检测波长为 280nm；进样体积 20μl。

系统适用性要求　系统适用性溶液色谱图中，土霉素峰与美他环素峰间的分离度应大于 6.0。

测定法　精密量取供试品溶液与对照溶液，分别注入液相色谱仪，记录色谱图至主成分峰保留时间的 2 倍。

限度　供试品溶液色谱图中如有杂质峰，单个杂质峰面积不得大于对照溶液主峰面积的 1.2 倍（1.2%），各杂质峰面积的和不得大于对照溶液主峰面积的 3 倍（3.0%）。

杂质吸光度　取本品，加 1mol/L 盐酸甲醇溶液（1→100）溶解并定量稀释制成每 1ml 中含 10mg 的溶液，照紫外-可见分光光度法（通则 0401），在 490nm 的波长处测定，吸光度不得过 0.20。

干燥失重　取本品 0.2～0.3g，在 105℃干燥至恒重，减失重量不得过 1.5%（通则 0831）。

炽灼残渣　不得过 0.2%（通则 0841）。

【含量测定】　照高效液相色谱法（通则 0512）测定。

供试品溶液　取本品适量，精密称定，加 0.01mol/L 盐酸溶液溶解并定量稀释制成每 1ml 中约含美他环素 0.1mg 的溶液。

对照品溶液　取美他环素对照品适量，精密称定，加 0.01mol/L 盐酸溶液溶解并定量稀释制成每 1ml 中约含美他环素 0.1mg 的溶液。

系统适用性溶液、色谱条件与系统适用性要求　见有关物质项下。

测定法　精密量取供试品溶液与对照品溶液，注入液相色谱仪，记录色谱图。按外标法以峰面积计算供试品中 $C_{22}H_{22}N_2O_8$ 的含量。

【类别】　四环素类抗生素。

【贮藏】　遮光，密封保存。

【制剂】　（1）盐酸美他环素片　（2）盐酸美他环素胶囊

盐酸美他环素片

Yansuan Meitahuansu Pian

Metacycline Hydrochloride Tablets

本品含盐酸美他环素按美他环素（$C_{22}H_{22}N_2O_8$）计算，应为标示量的 90.0%～110.0%。

【性状】　本品为糖衣片或薄膜衣片，除去包衣后显黄色至土黄色。

【鉴别】　（1）取本品，除去包衣后，研细，细粉照盐酸美他环素项下的鉴别（1）和（4）项试验，显相同的结果。

（2）取本品，除去包衣后，研细，取适量，加水溶解并稀释制成每 1ml 中约含美他环素 10μg 的溶液，滤过，取续滤液作为供试品溶液，照盐酸美他环素鉴别（2）项试验，显相同的结果。

【检查】　**有关物质**　照高效液相色谱法（通则 0512）测定。

供试品溶液　取本品细粉适量，加 0.01mol/L 盐酸溶液溶解并稀释制成每 1ml 中约含美他环素 0.2mg 的溶液，滤过，取续滤液。

对照溶液　精密量取供试品溶液适量，用 0.01mol/L 盐酸溶液定量稀释制成每 1ml 中约含美他环素 2μg 的溶液。

系统适用性溶液、色谱条件、系统适用性要求、测定法与限度　见盐酸美他环素有关物质项下。

溶出度　照溶出度与释放度测定法（通则 0931 第二法）测定。

溶出条件　以水 900ml 为溶出介质，转速为每分钟 60 转，依法操作，经 45 分钟时取样。

供试品溶液　取溶出液适量，滤过，精密量取续滤液 5ml，置 50ml 量瓶中，用水稀释至刻度，摇匀。

对照品溶液　取美他环素对照品适量，精密称定，加水溶解并定量稀释制成每 1ml 中约含美他环素 10μg 的溶液。

测定法　取供试品溶液与对照品溶液，照紫外-可见分光光度法（通则 0401），在 345nm 的波长处分别测定吸光度，计算每片的溶出量。

限度　标示量的 75%，应符合规定。

其他　应符合片剂项下有关的各项规定（通则 0101）。

【含量测定】　照高效液相色谱法（通则 0512）测定。

供试品溶液　取本品 10 片，除去包衣后，精密称定，研细，精密称取适量（约相当于美他环素 0.1g），置 100ml 量瓶中，加 0.01mol/L 盐酸溶液使溶解并稀释至刻度，摇匀，滤过，精密量取续滤液 5ml，置 50ml 量瓶中，用 0.01mol/L 盐酸溶液稀释至刻度，摇匀。

对照品溶液、系统适用性溶液、色谱条件、系统适用性要求与测定法　见盐酸美他环素含量测定项下。

【类别】 同盐酸美他环素。

【规格】 0.1g(按 $C_{22}H_{22}N_2O_8$ 计)

【贮藏】 密封，在阴凉干燥处保存。

盐酸美他环素胶囊

Yansuan Meitahuansu Jiaonang

Metacycline Hydrochloride Capsules

本品含盐酸美他环素按美他环素($C_{22}H_{22}N_2O_8$)计算，应为标示量的 90.0%～110.0%。

【鉴别】 (1)取本品内容物，照盐酸美他环素项下的鉴别(1)和(4)项试验，显相同的结果。

(2)取本品内容物，加水溶解并稀释制成每 1ml 中约含美他环素 10μg 的溶液，滤过，取续滤液作为供试品溶液，照盐酸美他环素鉴别(2)项试验，显相同的结果。

【检查】 **有关物质** 照高效液相色谱法(通则 0512)测定。

供试品溶液 取装量差异项下的内容物，混合均匀，精密称取适量，加 0.01mol/L 盐酸溶液溶解并稀释制成每 1ml 中约含美他环素 0.2mg 的溶液，滤过，取续滤液。

对照溶液 精密量取供试品溶液适量，用 0.01mol/L 盐酸溶液定量稀释制成每 1ml 中约含美他环素 2μg 的溶液。

系统适用性溶液、色谱条件、系统适用性要求、测定法与限度 见盐酸美他环素有关物质项下。

干燥失重 取本品内容物，在 105℃干燥至恒重，减失重量不得过 2.0%(通则 0831)。

溶出度 照溶出度与释放度测定法(通则 0931 第二法)测定。

溶出条件 以水 900ml 为溶出介质，转速为每分钟 60 转，依法操作，经 45 分钟时取样。

供试品溶液 取溶出液适量，滤过，精密量取续滤液 5ml，置 50ml 量瓶中，用水稀释至刻度，摇匀。

对照品溶液 取美他环素对照品适量，精密称定，加水溶解并定量稀释制成每 1ml 中约含美他环素 10μg 的溶液。

测定法 取供试品溶液与对照品溶液，照紫外-可见分光光度法(通则 0401)，在 345nm 的波长处分别测定吸光度，计算每粒的溶出量。

限度 标示量的 75%，应符合规定。

其他 应符合胶囊剂项下有关的各项规定(通则 0103)。

【含量测定】 照高效液相色谱法(通则 0512)测定。

供试品溶液 取装量差异项下的内容物，混合均匀，精密称取适量(约相当于美他环素 0.1g)，置 100ml 量瓶中，加 0.01mol/L 盐酸溶液溶解并稀释至刻度，摇匀，滤过，精密量取续滤液 5ml，置 50ml 量瓶中，用 0.01mol/L 盐酸溶液稀释至刻度，摇匀。

对照品溶液、系统适用性溶液、色谱条件、系统适用性要求与测定法 见盐酸美他环素含量测定项下。

【类别】 同盐酸美他环素。

【规格】 按 $C_{22}H_{22}N_2O_8$ 计 (1)0.1g (2)0.2g

【贮藏】 密封，在阴凉干燥处保存。

盐酸美西律

Yansuan Meixilü

Mexiletine Hydrochloride

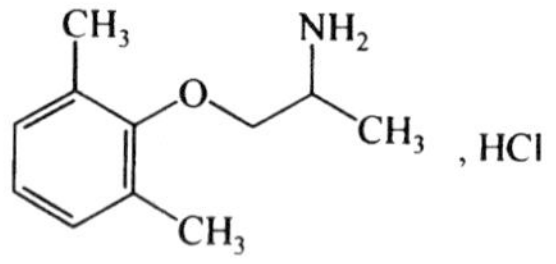

$C_{11}H_{17}NO \cdot HCl$　215.72

本品为(±)-1-(2,6-二甲基苯氧基)-2-丙胺盐酸盐。按干燥品计算，含 $C_{11}H_{17}NO \cdot HCl$ 不得少于 98.5%。

【性状】 本品为白色或类白色结晶性粉末；几乎无臭。

本品在水或乙醇中易溶，在乙醚中几乎不溶。

熔点 本品的熔点(通则 0612)为 200～204℃。

【鉴别】 (1)取本品约 0.1g，加水 2ml 溶解后，加碘试液 2 滴，即生成棕红色沉淀。

(2)取本品，加 0.01mol/L 盐酸溶液溶解并稀释制成每 1ml 中约含 0.4mg 的溶液，照紫外-可见分光光度法(通则 0401)测定，在 261nm 的波长处有最大吸收，吸光度为 0.44～0.48。

(3)本品的红外光吸收图谱应与对照的图谱(光谱集 381 图)一致。

(4)本品的水溶液显氯化物鉴别(1)的反应(通则 0301)。

【检查】 **酸度** 取本品 1.0g，加水 10ml 溶解后，依法测定(通则 0631)，pH 值应为 4.0～5.5。

溶液的澄清度与颜色 取本品 0.50g，加水 10ml 溶解后，溶液应澄清无色；如显色，依法检查(通则 0901 第一法)，与橙黄色 3 号标准比色液比较，不得更深。

有关物质 照高效液相色谱法(通则 0512)测定。

供试品溶液 取本品约 50mg，精密称定，置 10ml 量瓶中，加流动相溶解并稀释至刻度，摇匀。

对照溶液 取杂质Ⅰ对照品适量，精密称定，加流动相溶解并定量稀释制成每 1ml 中约含 2mg 的溶液，精密量取 1ml，置 200ml 量瓶中，再精密加入供试品溶液 1ml，用流动相稀释至刻度，摇匀。

色谱条件 用十八烷基硅烷键合硅胶为填充剂；以甲醇-0.1mol/L 醋酸钠溶液(50∶50)(用冰醋酸调节 pH 值至 5.8±0.1)为流动相；检测波长为 262nm；进样体积 20μl。

系统适用性要求　美西律峰与杂质Ⅰ峰的分离度应大于6.0,美西律峰与相邻杂质峰的分离度应符合要求。

测定法　精密量取供试品溶液与对照溶液,分别注入液相色谱仪,记录色谱图至主成分峰保留时间的4倍。

限度　供试品溶液色谱图中如有与杂质Ⅰ峰保留时间一致的色谱峰,按外标法以峰面积计算,不得过0.2%;其他单个杂质峰面积不得大于对照溶液中美西律峰面积的0.4倍(0.2%),除杂质Ⅰ峰外,其他杂质峰面积的和不得大于对照溶液中美西律峰面积(0.5%)。

干燥失重　取本品,在105℃干燥至恒重,减失重量不得过1.0%(通则0831)。

炽灼残渣　取本品2.0g,依法检查(通则0841),遗留残渣不得过0.1%。

重金属　取炽灼残渣项下遗留的残渣,依法检查(通则0821第二法),含重金属不得过百万分之十。

【含量测定】　取本品约0.16g,精密称定,加冰醋酸25ml与醋酐25ml,振摇使溶解,照电位滴定法(通则0701),立即用高氯酸滴定液(0.1mol/L)滴定,并将滴定的结果用空白试验校正。每1ml高氯酸滴定液(0.1mol/L)相当于21.57mg的$C_{11}H_{17}NO \cdot HCl$。

【类别】　抗心律失常药。

【贮藏】　密封保存。

【制剂】　(1)盐酸美西律片　(2)盐酸美西律注射液　(3)盐酸美西律胶囊

附:

杂质Ⅰ

(结构式:2,6-二甲基苯酚,CH_3、OH、CH_3)

$C_8H_{10}O$　122.16

2,6-二甲基酚

盐酸美西律片

Yansuan Meixilü Pian

Mexiletine Hydrochloride Tablets

本品含盐酸美西律($C_{11}H_{17}NO \cdot HCl$)应为标示量的93.0%～107.0%。

【性状】　本品为白色片。

【鉴别】　(1)取本品的细粉适量(约相当于盐酸美西律0.5g),加水10ml,搅拌,使盐酸美西律溶解,滤过,滤液照盐酸美西律项下的鉴别(1)、(4)项试验,显相同的反应。

(2)取含量测定项下的供试品溶液,照紫外-可见分光光度法(通则0401)测定,在261nm的波长处有最大吸收。

【检查】　有关物质　照高效液相色谱法(通则0512)测定。

供试品溶液　取本品细粉适量(约相当于盐酸美西律50mg),置10ml量瓶中,加流动相使盐酸美西律溶解,并稀释至刻度,摇匀,滤过,取续滤液。

对照溶液　精密量取供试品溶液1ml,置100ml量瓶中,用流动相稀释至刻度,摇匀。

系统适用性溶液　取盐酸美西律适量,加水溶解并稀释制成每1ml含25μg的溶液。

系统适用性要求　系统适用性溶液色谱图中,理论板数按美西律峰计算不低于1000,美西律峰与相邻杂质峰的分离度应符合要求。

色谱条件与测定法　见盐酸美西律有关物质项下。

限度　供试品溶液色谱图中如有杂质峰,单个杂质峰面积不得大于对照溶液主峰面积的0.5倍(0.5%),各杂质峰面积的和不得大于对照溶液的主峰面积(1.0%)。

其他　应符合片剂项下有关的各项规定(通则0101)。

【含量测定】　照高效液相色谱法(通则0512)测定。

供试品溶液　取本品20片,精密称定,研细,精密称取适量(约相当于盐酸美西律50mg),置100ml量瓶中,加水70ml,超声约10分钟使盐酸美西律溶解,放冷,用水稀释至刻度,摇匀,用微孔滤膜(0.45μm)滤过,精密量取续滤液5ml,置100ml量瓶中,用水稀释至刻度,摇匀。

对照品溶液　取盐酸美西律对照品适量,精密称定,加水溶解并定量稀释制成每1ml中含25μg的溶液。

色谱条件与系统适用性要求　除检测波长为216nm外,见有关物质项下。

测定法　精密量取供试品溶液与对照品溶液,分别注入液相色谱仪,记录色谱图。按外标法以峰面积计算。

【类别】【贮藏】　同盐酸美西律。

【规格】　(1)50mg　(2)100mg

盐酸美西律注射液

Yansuan Meixilü Zhusheye

Mexiletine Hydrochloride Injection

本品为盐酸美西律的灭菌水溶液。含盐酸美西律($C_{11}H_{17}NO \cdot HCl$)应为标示量的95.0%～105.0%。

【性状】　本品为无色的澄明液体。

【鉴别】　(1)取本品1ml,加碘试液2滴,即产生棕红色沉淀。

(2)取含量测定项下的供试品溶液,照紫外-可见分光光度法(通则0401)测定,在261nm的波长处有最大吸收。

(3)本品显氯化物鉴别(1)的反应(通则0301)。

【检查】 **pH值** 应为4.5～6.5(通则0631)。

有关物质 照高效液相色谱法(通则0512)测定。

供试品溶液 精密量取本品适量,用流动相定量稀释制成每1ml中约含盐酸美西律5mg的溶液。

对照溶液 取杂质Ⅰ对照品适量,精密称定,加流动相溶解并定量稀释制成每1ml中约含2mg的溶液,精密量取1ml,置200ml量瓶中,再精密加入供试品溶液1ml,用流动相稀释至刻度,摇匀。

色谱条件、系统适用性要求与测定法 见盐酸美西律有关物质项下。

限度 供试品溶液色谱图中如有与杂质Ⅰ峰保留时间一致的色谱峰,按外标法以峰面积计算,不得过盐酸美西律标示量的0.2%,其他单个杂质峰面积不得大于对照溶液中美西律峰面积(0.5%);除杂质Ⅰ峰外,其他杂质峰面积的和不得大于对照溶液中美西律峰面积的2倍(1.0%)。

细菌内毒素 取本品,依法检查(通则1143),每1mg盐酸美西律中含内毒素的量应小于0.50EU。

其他 应符合注射剂项下有关的各项规定(通则0102)。

【含量测定】 照紫外-可见分光光度法(通则0401)测定。

供试品溶液 精密量取本品2ml,置200ml量瓶中,用0.01mol/L盐酸溶液稀释至刻度,摇匀。

对照品溶液 取盐酸美西律对照品适量,精密称定,加0.01mol/L盐酸溶液溶解并定量稀释制成每1ml中约含0.5mg的溶液。

测定法 取供试品溶液与对照品溶液,在261nm的波长处分别测定吸光度,计算。

【类别】 同盐酸美西律。

【规格】 2ml∶100mg

【贮藏】 密闭,在凉暗处保存。

盐酸美西律胶囊

Yansuan Meixilü Jiaonang

Mexiletine Hydrochloride Capsules

本品含盐酸美西律($C_{11}H_{17}NO \cdot HCl$)应为标示量的90.0%～110.0%。

【性状】 本品内容物为白色粉末。

【鉴别】 (1)取本品的内容物适量(约相当于盐酸美西律0.5g),加水10ml,振摇,滤过;滤液照盐酸美西律项下的鉴别(1)、(4)项试验,显相同的反应。

(2)取含量测定项下的供试品溶液,照紫外-可见分光光度法(通则0401)测定,在261nm的波长处有最大吸收。

【检查】 应符合胶囊剂项下有关的各项规定(通则0103)。

【含量测定】 照紫外-可见分光光度法(通则0401)测定。

供试品溶液 取装量差异项下的内容物,混合均匀,精密称取适量(约相当于盐酸美西律50mg),置100ml量瓶中,加0.01mol/L盐酸溶液约50ml,充分振摇使盐酸美西律溶解,用0.01mol/L盐酸溶液稀释至刻度,摇匀,用0.45μm微孔滤膜滤过,取续滤液。

对照品溶液 取盐酸美西律对照品适量,精密称定,加0.01mol/L盐酸溶液溶解并定量稀释制成每1ml中约含0.5mg的溶液。

测定法 取供试品溶液与对照品溶液,在261nm的波长处分别测定吸光度,计算。

【类别】 同盐酸美西律。

【规格】 (1)50mg (2)100mg

【贮藏】 遮光,密封保存。

盐酸美克洛嗪

Yansuan Meikeluoqin

Meclozine Hydrochloride

, 2HCl

Cl　　CH3

$C_{25}H_{27}ClN_2 \cdot 2HCl$　463.88

本品为1-[(4-氯苯基)苯甲基]-4-[(3-甲苯基)甲基]哌嗪二盐酸盐。按无水物计算,含$C_{25}H_{27}ClN_2 \cdot 2HCl$不得少于97.0%。

【性状】 本品为淡黄色至黄色结晶性粉末;微臭。

本品在三氯甲烷中易溶,在乙醇中溶解,在水中极微溶解,在乙醚中几乎不溶。

吸收系数 取本品适量,精密称定,加0.1mol/L盐酸溶液溶解并定量稀释制成每1ml中约含15μg的溶液,照紫外-可见分光光度法(通则0401),在232nm的波长处测定吸光度,吸收系数($E_{1cm}^{1\%}$)为345～380。

【鉴别】 (1)本品的红外光吸收图谱应与对照品的图谱一致(通则0402)。

(2)本品的乙醇溶液显氯化物鉴别(1)的反应(通则0301)。

【检查】 **乙醇溶液的澄清度与颜色** 取本品0.20g,加乙醇10ml溶解,溶液应澄清无色;如显色,依法检查(通则0901第一法),与黄色2号标准比色液比较,不得更深。

有关物质 照薄层色谱法(通则0502)试验。

供试品溶液　取本品适量，加二氯甲烷-甲醇（1∶1）溶解并稀释制成每 1ml 中约含 50mg 的溶液。

对照溶液　精密量取供试品溶液适量，用二氯甲烷-甲醇（1∶1）定量稀释制成每 1ml 中约含 0.25mg 的溶液。

色谱条件　采用硅胶 G 薄层板，以二氯甲烷-甲苯-甲醇-浓氨溶液（60∶30∶5∶0.5）为展开剂。

测定法　吸取供试品溶液与对照溶液各 10μl，分别点于同一薄层板上，展开，晾干，喷以稀碘化铋钾试液。

限度　供试品溶液如显杂质斑点，与对照溶液的主斑点比较，不得更深。

水分　取本品，照水分测定法（通则 0832 第一法 1）测定，含水分不得过 5.0%。

炽灼残渣　不得过 0.1%（通则 0841）。

【含量测定】　取本品约 0.2g，精密称定，加三氯甲烷 50ml 溶解，加冰醋酸 50ml、醋酐 5ml 与醋酸汞试液 10ml，照电位滴定法（通则 0701），用高氯酸滴定液（0.1mol/L）滴定，并将滴定的结果用空白试验校正。每 1ml 高氯酸滴定液（0.1mol/L）相当于 23.19mg 的 $C_{25}H_{27}ClN_2 \cdot 2HCl$。

【类别】　抗组胺药。

【贮藏】　遮光，密封保存。

【制剂】　盐酸美克洛嗪片

盐酸美克洛嗪片

Yansuan Meikeluoqin Pian

Meclozine Hydrochloride Tablets

本品含盐酸美克洛嗪（$C_{25}H_{27}ClN_2 \cdot 2HCl$）应为标示量的 90.0%～110.0%。

【性状】　本品为微黄色至淡黄色片。

【鉴别】　（1）取本品细粉适量（约相当于盐酸美克洛嗪 20mg），加乙醇适量，振摇使盐酸美克洛嗪溶解，用乙醇稀释制成每 1ml 中约含 0.01mg 的溶液，滤过，取滤液照紫外-可见分光光度法（通则 0402）测定，在 230nm 的波长处有最大吸收。

（2）取本品 15 片，研细，用三氯甲烷研磨提取三次，滤过，滤液置水浴上蒸干后，置 105℃ 干燥 1 小时，取残渣约 25mg，加水溶解后，显氯化物鉴别（1）的反应（通则 0301）。

【检查】　应符合片剂项下有关的各项规定（通则 0101）。

【含量测定】　取本品 20 片，精密称定，研细，精密称取适量（约相当于盐酸美克洛嗪 0.2g），置分液漏斗中，加水 50ml，振摇，分别用三氯甲烷 50ml、20ml 与 20ml 提取 3 次，合并三氯甲烷液，置水浴上蒸发至剩 10～15ml，放冷，加冰醋酸 15ml、醋酐 5ml、醋酸汞试液 5ml 与喹哪啶红指示液 2 滴，用高氯酸滴定液（0.1mol/L）滴定至红色消失，并将滴定结果用空白试验校正。每 1ml 高氯酸滴定液（0.1mol/L）相当于 23.19mg 的 $C_{25}H_{27}ClN_2 \cdot 2HCl$。

【类别】　同盐酸美克洛嗪。

【规格】　25mg

【贮藏】　遮光，密封保存。

盐酸美沙酮

Yansuan Meishatong

Methadone Hydrochloride

, HCl

$C_{21}H_{27}NO \cdot HCl$　345.91

本品为 4,4-二苯基-6-（二甲氨基）-3-庚酮盐酸盐。按干燥品计算，含 $C_{21}H_{27}NO \cdot HCl$ 不得少于 98.5%。

【性状】　本品为无色结晶或白色结晶性粉末；无臭。

本品在乙醇或三氯甲烷中易溶，在水中溶解，在乙醚中几乎不溶。

【鉴别】　（1）取本品约 10mg，加水 2ml 使溶解，加甲基橙指示液 2ml，即生成黄色沉淀。

（2）本品的红外光吸收图谱应与对照品的图谱一致（通则 0402）。

（3）本品显氯化物的鉴别反应（通则 0301）。

【检查】　**酸度**　取本品 0.20g，加水 20ml 溶解后，依法测定（通则 0631），pH 值应为 4.5～6.5。

有关物质　照高效液相色谱法（通则 0512）测定。避光操作。

供试品溶液　取本品，加流动相溶解并稀释制成每 1ml 中约含 0.1mg 的溶液。

对照溶液　精密量取供试品溶液 1ml，置 100ml 量瓶中，用流动相稀释至刻度，摇匀。

色谱条件　用十八烷基硅烷键合硅胶为填充剂；以乙腈-0.02mol/L 磷酸二氢钾溶液（50∶50），用 2mol/L 磷酸或 2mol/L 氢氧化钠溶液调节 pH 值至 5.5 为流动相；检测波长为 220nm；进样体积 10μl。

系统适用性要求　理论板数按美沙酮峰计算不低于 3000，美沙酮峰与相邻杂质峰之间的分离度应符合要求。

测定法　精密量取供试品溶液与对照溶液，分别注入液相色谱仪，记录色谱图至主成分峰保留时间的 4 倍。

限度　供试品溶液色谱图中如有杂质峰，单个杂质峰面积不得大于对照溶液主峰面积的 0.1 倍（0.1%），各杂质峰面积的和不得大于对照溶液主峰面积的 0.3 倍(0.3%)。

干燥失重 取本品,在 105℃干燥至恒重,减失重量不得过 0.5%(通则 0831)。

炽灼残渣 不得过 0.1%(通则 0841)。

重金属 取本品 0.50g,加水 15ml 溶解后,加醋酸盐缓冲液(pH 3.5)2ml 与水适量使成 25ml,依法检查(通则 0821 第一法),含重金属不得过百万分之二十。

【含量测定】 取本品约 0.25g,精密称定,加冰醋酸 40ml 使溶解,加醋酸汞试液 5ml,照电位滴定法(通则 0701),用高氯酸滴定液(0.1mol/L)滴定,并将滴定的结果用空白试验校正。每 1ml 高氯酸滴定液(0.1mol/L)相当于 34.59mg 的 $C_{21}H_{27}NO \cdot HCl$。

【类别】 镇痛药。

【贮藏】 密封保存。

【制剂】 (1)盐酸美沙酮口服溶液 (2)盐酸美沙酮片 (3)盐酸美沙酮注射液

盐酸美沙酮口服溶液

Yansuan Meishatong Koufurongye

Methadone Hydrochloride Oral Solution

本品含盐酸美沙酮($C_{21}H_{27}NO \cdot HCl$)应为标示量的 90.0%～110.0%。

【性状】 本品为着色的澄明液体;无臭。

【鉴别】 (1)照薄层色谱法(通则 0502)试验。

供试品溶液 取本品适量(约相当于盐酸美沙酮 10mg),加氢氧化钠试液 5ml,振摇,用乙醚 25ml 提取,分取乙醚液,加 1mol/L 盐酸溶液 1ml,挥去乙醚,加乙醇 9ml,摇匀。

对照品溶液 取盐酸美沙酮对照品适量,加乙醇-水(9∶1)溶解并稀释制成每 1ml 中含 1mg 的溶液。

色谱条件 采用硅胶 G 薄层板,以乙醇-冰醋酸-水(60∶30∶10)为展开剂。

测定法 吸取供试品溶液与对照品溶液各 10μl,分别点于同一薄层板上,展开,晾干,喷以稀碘化铋钾试液。

结果判定 供试品溶液所显主斑点的位置和颜色应与对照品溶液的主斑点一致。

(2)在含量测定项下记录的色谱图中,供试品溶液主峰的保留时间应与对照品溶液主峰的保留时间一致。

以上(1)、(2)两项可选做一项。

【检查】 **pH 值** 应为 5.0～7.0(通则 0631)。

其他 应符合口服溶液剂项下有关的各项规定(通则 0123)。

【含量测定】 照高效液相色谱法(通则 0512)测定。避光操作。

供试品溶液 精密量取本品适量,加流动相定量稀释制成每 1ml 中约含 50μg 的溶液。

对照品溶液 取盐酸美沙酮对照品适量,精密称定,加流动相溶解并定量稀释制成每 1ml 中约含 50μg 的溶液。

色谱条件 用十八烷基硅烷键合硅胶为填充剂;以乙腈-0.02mol/L 磷酸二氢钾溶液(50∶50),用 2mol/L 磷酸或 2mol/L 氢氧化钠溶液调节 pH 值至 5.5 为流动相;检测波长为 220nm;进样体积 10μl。

系统适用性要求 理论板数按美沙酮峰计算不低于 3000,美沙酮峰与相邻杂质峰之间的分离度应符合要求。

测定法 精密量取供试品溶液与对照品溶液,分别注入液相色谱仪,记录色谱图。按外标法以峰面积计算。

【类别】 同盐酸美沙酮。

【规格】 (1)10ml∶1mg (2)10ml∶2mg (3)10ml∶5mg (4)10ml∶10mg

【贮藏】 遮光,密封,在阴凉处保存。

盐酸美沙酮片

Yansuan Meishatong Pian

Methadone Hydrochloride Tablets

本品含盐酸美沙酮($C_{21}H_{27}NO \cdot HCl$)应为标示量的 90.0%～110.0%。

【性状】 本品为白色片。

【鉴别】 (1)取本品的细粉适量(约相当于盐酸美沙酮 60mg),用微温的乙醇 10ml 研磨,滤过,滤液置水浴上蒸干,残渣照盐酸美沙酮项下的鉴别(1)项试验,显相同的结果。

(2)在含量测定项下记录的色谱图中,供试品溶液主峰的保留时间应与对照品溶液主峰的保留时间一致。

【检查】 **含量均匀度** 避光操作。取本品 1 片,置 50ml 量瓶(2.5mg 规格)或 100ml 量瓶(5mg 规格)或 200ml 量瓶(10mg 规格)中,加流动相适量,振摇或超声使盐酸美沙酮溶解,用流动相稀释至刻度,摇匀,滤膜滤过,取续滤液作为供试品溶液,照含量测定项下的方法测定含量,应符合规定(通则 0941)。

溶出度 照溶出度与释放度测定法(通则 0931 第二法)测定。

溶出条件 以盐酸溶液(0.9→1000)500ml 为溶出介质,转速为每分钟 60 转,依法操作,经 20 分钟时取样。

供试品溶液 取溶出液适量,滤过,取续滤液。

对照品溶液 取盐酸美沙酮对照品适量,精密称定,加溶出介质溶解并定量稀释制成每 1ml 中约含 5μg(2.5mg 规格)、10μg(5mg 规格)、20μg(10mg 规格)的溶液。

色谱条件与系统适用性要求 见含量测定项下。

测定法 见含量测定项下。计算每片的溶出量。

限度　标示量的 80%，应符合规定。

其他　应符合片剂项下有关的各项规定（通则 0101）。

【含量测定】　照高效液相色谱法（通则 0512）测定。避光操作。

供试品溶液　取本品 20 片（2.5mg 规格取 30 片），精密称定，研细，精密称取适量（约相当于盐酸美沙酮 25mg），置 50ml 量瓶中，加流动相适量，振摇使盐酸美沙酮溶解，用流动相稀释至刻度，摇匀，滤膜滤过，精密量取续滤液 5ml，置 50ml 量瓶中，用流动相稀释至刻度，摇匀。

对照品溶液　取盐酸美沙酮对照品适量，精密称定，加流动相溶解并定量稀释制成每 1ml 中约含 50μg 的溶液。

色谱条件　用十八烷基硅烷键合硅胶为填充剂；以乙腈-0.02mol/L 磷酸二氢钾溶液（50：50），用 2mol/L 磷酸或 2mol/L 氢氧化钠溶液调节 pH 值至 5.5 为流动相；检测波长为 220nm；进样体积 10μl。

系统适用性要求　理论板数按美沙酮峰计算不低于 3000，美沙酮峰与相邻杂质峰之间的分离度应符合要求。

测定法　精密量取供试品溶液与对照品溶液，分别注入液相色谱仪，记录色谱图。按外标法以峰面积计算。

【类别】　同盐酸美沙酮。

【规格】　（1）2.5mg　（2）5mg　（3）10mg

【贮藏】　密封保存。

盐酸美沙酮注射液

Yansuan Meishatong Zhusheye

Methadone Hydrochloride Injection

本品为盐酸美沙酮的灭菌水溶液。含盐酸美沙酮（$C_{21}H_{27}NO \cdot HCl$）应为标示量的 95.0%～105.0%。

【性状】　本品为无色的澄明液体。

【鉴别】　（1）取本品约 2ml，加甲基橙指示液 2ml，即生成黄色沉淀。

（2）在含量测定项下记录的色谱图中，供试品溶液主峰的保留时间应与对照品溶液主峰的保留时间一致。

【检查】　**pH 值**　应为 4.5～6.5（通则 0631）。

其他　应符合注射剂项下有关的各项规定（通则 0102）。

【含量测定】　照高效液相色谱法（通则 0512）测定。避光操作。

供试品溶液　精密量取本品适量（约相当于盐酸美沙酮 25mg），置 50ml 量瓶中，用流动相稀释至刻度，摇匀，精密量取 5ml，置 50ml 量瓶中，用流动相稀释至刻度，摇匀。

对照品溶液　取盐酸美沙酮对照品适量，精密称定，加流动相溶解并定量稀释制成每 1ml 中约含 50μg 的溶液。

色谱条件　用十八烷基硅烷键合硅胶为填充剂；以乙腈-0.02mol/L 磷酸二氢钾溶液（50：50），用 2mol/L 磷酸或 2mol/L 氢氧化钠溶液调节 pH 值至 5.5 为流动相；检测波长为 220nm；进样体积 10μl。

系统适用性要求　理论板数按美沙酮峰计算不低于 3000，美沙酮峰与相邻杂质峰之间的分离度应符合要求。

测定法　精密量取供试品溶液与对照品溶液，分别注入液相色谱仪，记录色谱图。按外标法以峰面积计算。

【类别】　同盐酸美沙酮。

【规格】　1ml：5mg

【贮藏】　密闭保存。

盐酸洛贝林

Yansuan Luobeilin

Lobeline Hydrochloride

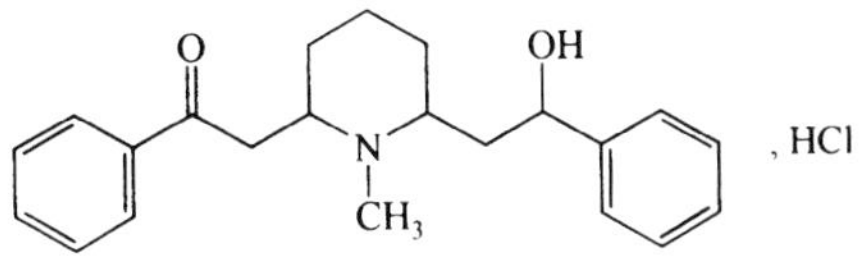

$C_{22}H_{27}NO_2 \cdot HCl$　373.92

本品为 2-[1-甲基-6-（β-羟基苯乙基）-2-哌啶基]苯乙酮盐酸盐。按干燥品计算，含 $C_{22}H_{27}NO_2 \cdot HCl$ 应为 99.0%～101.5%。

【性状】　本品为白色结晶或颗粒状粉末；无臭；水溶液显弱酸性反应。

本品在乙醇或三氯甲烷中易溶，在水中略溶。

比旋度　取本品，精密称定，加水溶解并定量稀释制成每 1ml 中约含 10mg 的溶液，依法测定（通则 0621），比旋度为 −56°至 −58°。

吸收系数　取本品，精密称定，加水溶解并定量稀释制成每 1ml 中约含 10μg 的溶液，照紫外-可见分光光度法（通则 0401）测定，在 249nm 的波长处测定吸光度，吸收系数（$E_{1cm}^{1\%}$）为 360～390。

【鉴别】　（1）取本品约 10mg，加硫酸 1ml 溶解后，加甲醛溶液 1 滴，即显红色。

（2）本品的红外光吸收图谱应与对照的图谱（光谱集 1197 图）一致。

（3）本品显氯化物的鉴别反应（通则 0301）。

【检查】　**溶液的澄清度与颜色**　取本品 0.25g，加水溶解并稀释至 25ml，溶液应澄清无色。

有关物质　照高效液相色谱法（通则 0512）测定。临用新制。

供试品溶液　取本品，加流动相溶解并稀释制成每 1ml 中约含 1mg 的溶液。

对照溶液　精密量取供试品溶液 1ml，置 100ml 量瓶中，用流动相稀释至刻度，摇匀。

色谱条件　用十八烷基硅烷键合硅胶为填充剂；以 0.05mol/L 磷酸二氢钾溶液（用磷酸调节 pH 值至 3.0）-甲醇

(55∶45)为流动相;检测波长为 210nm;进样体积 10μl。

系统适用性要求　理论板数按洛贝林峰计算不低于 3000,洛贝林峰与相邻峰的分离度应符合要求。

测定法　精密量取供试品溶液与对照溶液,分别注入液相色谱仪,记录色谱图至主成分峰保留时间的 2.5 倍。

限度　供试品溶液色谱图中如有杂质峰,单个杂质峰面积不得大于对照溶液主峰面积的 0.5 倍(0.5%),各杂质峰面积的和不得大于对照溶液的主峰面积(1.0%)。

干燥失重　取本品,置五氧化二磷干燥器中干燥至恒重,减失重量不得过 1.0%(通则 0831)。

炽灼残渣　不得过 0.1%(通则 0841)。

【含量测定】　取本品约 0.3g,精密称定,加 0.01mol/L 盐酸溶液 5ml 与乙醇 50ml 溶解后,照电位滴定法(通则 0701),用氢氧化钠滴定液(0.1mol/L)滴定,两个突跃点体积的差为滴定体积。每 1ml 氢氧化钠滴定液(0.1mol/L)相当于 37.39mg 的 $C_{22}H_{27}NO_2 \cdot HCl$。

【类别】　呼吸兴奋药。

【贮藏】　遮光,密封,在阴凉处保存。

盐酸洛非西定

Yansuan Luofeixiding

Lofexidine Hydrochloride

$C_{11}H_{12}Cl_2N_2O \cdot HCl$　295.60

本品为 2-[1-(2,6-二氯苯氧基)-乙基]-2-咪唑啉盐酸盐。按干燥品计算,含 $C_{11}H_{12}Cl_2N_2O \cdot HCl$ 不得少于 99.0%。

【性状】　本品为白色或类白色的结晶性粉末;无臭。

本品在水或乙醇中易溶,在三氯甲烷中微溶,在丙酮中极微溶解,在乙醚中几乎不溶。

熔点　本品的熔点(通则 0612)为 224~229℃。

【鉴别】　(1)取本品约 1mg,加水 2ml 溶解后,加新制的 5%亚硝基铁氰化钠溶液 1ml,氢氧化钠试液 2ml 与碳酸氢钠 1g,振摇,溶液即变为紫色,放置后颜色加深。

(2)照薄层色谱法(通则 0502)试验。

供试品溶液　取本品适量,加甲醇溶解并稀释制成每 1ml 中含 2mg 的溶液。

对照品溶液　取盐酸洛非西定对照品适量,加甲醇溶解并稀释制成每 1ml 中含 2mg 的溶液。

色谱条件　采用硅胶 G 薄层板,以无水乙醇-三氯甲烷-浓氨试液(70∶50∶2)为展开剂。

测定法　吸取供试品溶液与对照品溶液各 10μl,分别点于同一薄层板上,展开,晾干,置碘蒸气中显色。

结果判定　供试品溶液所显主斑点的位置和颜色应与对照品溶液的主斑点相同。

(3)本品的红外光吸收图谱应与对照的图谱(光谱集 1025 图)一致。

(4)本品的水溶液显氯化物鉴别(1)的反应(通则 0301)。

【检查】　**酸度**　取本品 0.10g,加水 10ml 使溶解,依法测定(通则 0631),pH 值应为 5.0~6.5。

溶液的澄清度　取本品 0.10g,加水 10ml 使溶解,溶液应澄清。

有关物质　照高效液相色谱法(通则 0512)测定。

供试品溶液　取本品,加流动相溶解并稀释制成每 1ml 中含 0.5mg 的溶液。

对照溶液　精密量取供试品溶液 1ml,置 100ml 量瓶中,用流动相稀释至刻度,摇匀。

系统适用性溶液　取盐酸洛非西定约 25mg,置 50ml 量瓶中,加流动相 30ml,置热水浴(70℃~80℃)中放置 2 小时,并时时振摇,取出放冷,用流动相稀释至刻度,摇匀。

色谱条件　用十八烷基硅烷键合硅胶为填充剂;以 0.27%磷酸二氢钾溶液-甲醇(35∶65)为流动相;检测波长为 210nm;进样体积 10μl。

系统适用性要求　系统适用性溶液色谱图中,洛非西定峰的保留时间约为 8 分钟,理论板数按洛非西定峰计算不低于 2000,相对保留时间约 1.65 的杂质峰与主成分峰之间的分离度应大于 6.0。

测定法　精密量取供试品溶液与对照溶液,分别注入液相色谱仪,记录色谱图至主成分峰保留时间的 3 倍。

限度　供试品溶液色谱图中如有杂质峰,各杂质峰面积的和不得大于对照溶液的主峰面积(1.0%)。

干燥失重　取本品,在 105℃干燥至恒重,减失重量不得过 0.5%(通则 0831)。

【含量测定】　取本品约 0.2g,精密称定,加乙醇 70ml 使溶解,照电位滴定法(通则 0701),用乙醇制氢氧化钾滴定液(0.1mol/L)滴定,并将滴定的结果用空白试验校正。每 1ml 乙醇制氢氧化钾滴定液(0.1mol/L)相当于 29.56mg 的 $C_{11}H_{12}Cl_2N_2O \cdot HCl$。

【类别】　抗高血压药。

【贮藏】　遮光,密封保存。

【制剂】　盐酸洛非西定片

盐酸洛非西定片

Yansuan Luofeixiding Pian

Lofexidine Hydrochloride Tablets

本品含盐酸洛非西定($C_{11}H_{12}Cl_2N_2O \cdot HCl$)应为标示量的 90.0%~110.0%。

【性状】 本品为白色片。

【鉴别】 (1)照薄层色谱法(通则 0502)试验。

供试品溶液　取本品 10 片,研细,加水 10ml,搅拌均匀,超声约 5 分钟使盐酸洛非西定溶解,滤过,将滤液移至分液漏斗中,用浓氨溶液调至碱性,加三氯甲烷 20ml,振摇提取;分取提取液;蒸干三氯甲烷,残渣加甲醇 1ml 溶解。

对照品溶液　取盐酸洛非西定对照品,加甲醇溶解并稀释制成每 1ml 中约含 2mg 的溶液。

色谱条件　采用硅胶 GF_{254} 薄层板,以无水乙醇-三氯甲烷-浓氨试液(70∶50∶2)为展开剂。

测定法　吸取供试品溶液与对照品溶液各 10μl,分别点于同一薄层板上,展开,晾干,置紫外光灯(254nm)下检视,再喷以稀碘化铋钾试液显色。

结果判定　供试品溶液所显主斑点的位置和颜色应与对照品溶液的主斑点一致。

(2)取点样后剩余的供试品溶液,加水 1ml,摇匀,加新制的 5%亚硝基铁氰化钠溶液 1ml,氢氧化钠试液 2ml 与碳酸氢钠 1g,振摇,溶液即变为紫色,放置后颜色加深。

(3)在含量测定项下记录的色谱图中,供试品溶液主峰的保留时间应与对照品溶液主峰的保留时间一致。

【检查】 **含量均匀度**　取本品 1 片,研细,用水定量转移至 10ml 量瓶中,用水稀释至刻度,摇匀,滤过,取续滤液作为供试品溶液。照含量测定项下的方法,依法测定含量。应符合规定(通则 0941)。

溶出度　照溶出度与释放度测定法(通则 0931 第三法)测定。

溶出条件　以水 150ml 为溶出介质,转速为每分钟 35 转,依法操作,经 30 分钟时取样。

供试品溶液　取溶出液 5ml,滤过,取续滤液。

对照品溶液　取盐酸洛非西定对照品适量,精密称定,加水溶解并定量稀释制成每 1ml 中约含 1.3μg 的溶液。

色谱条件和系统适用性要求　除进样体积为 20μl 外,见含量测定项下。

测定法　见含量测定项下。计算每片的溶出量。

限度　标示量的 70%,应符合规定。

其他　应符合片剂项下有关的各项规定(通则 0101)。

【含量测定】 照高效液相色谱法(通则 0512)测定。

供试品溶液　取本品 20 片,精密称定,研细,精密称取适量(约相当于盐酸洛非西定 0.2mg),置 10ml 量瓶中,加水 5ml,超声约 10 分钟使盐酸洛非西定溶解,用水稀释至刻度,摇匀,滤过,取续滤液。

对照品溶液　取盐酸洛非西定对照品适量,精密称定,加水溶解并定量稀释制成每 1ml 中含 0.02mg 的溶液。

色谱条件　用辛基硅烷键合硅胶为填充剂;以 0.02mol/L 磷酸二氢钾溶液(用磷酸调节 pH 值为 3.2)-乙腈(4∶1)为流动相;检测波长为 210nm;进样体积 10μl。

系统适用性要求　理论板数按洛非西定峰计算不低于 1000。

测定法　精密量取供试品溶液与对照品溶液,分别注入液相色谱仪,记录色谱图。按外标法以峰面积计算。

【类别】 同盐酸洛非西定。

【规格】 0.2mg

【贮藏】 遮光,密封,在干燥处保存。

盐酸洛哌丁胺

Yansuan Luopaiding'an

Loperamide Hydrochloride

$C_{29}H_{33}ClN_2O_2 \cdot HCl$　513.51

本品为 *N*,*N*-二甲基-*α*,*α*-二苯基-4-(对氯苯基)-4-羟基-1-哌啶丁酰胺盐酸盐。按干燥品计算,含 $C_{29}H_{33}ClN_2O_2 \cdot HCl$ 应为 98.0%～102.0%。

【性状】 本品为白色或类白色的结晶性粉末;几乎无臭。

本品在乙醇或冰醋酸中易溶,在水中微溶。

【鉴别】 (1)取本品,加甲醇溶解并稀释制成每 1ml 中含 0.4mg 的溶液,照紫外-可见分光光度法(通则 0401)测定,在 265nm、259nm 与 253nm 的波长处有最大吸收。

(2)本品的红外光吸收图谱应与对照的图谱(光谱集 1257 图)一致。

【检查】 **含氯量**　取本品约 15mg,精密称定,照氧瓶燃烧法(通则 0703)进行有机破坏,以 1mol/L 氢氧化钠溶液 20ml 为吸收液,俟燃烧完毕后,强力振摇 15 分钟,用少量水冲洗瓶塞及铂丝,洗液并入吸收液中,加溴酚蓝指示液 1 滴,用稀硝酸调节至溶液变为黄色后,再加稀硝酸 1ml、乙醇 20ml 与 1% 二苯偕肼乙醇溶液 5～10 滴,用硝酸汞滴定液(0.005mol/L)滴定,近终点时强力振摇,至溶液显淡玫瑰红色,并将滴定的结果用空白试验校正。每 1ml 硝酸汞滴定液(0.005mol/L)相当于 0.3545mg 的 Cl。含氯量应为13.52%～14.20%。

有关物质　照高效液相色谱法(通则 0512)测定。

供试品溶液　取本品 0.1g,置 100ml 量瓶中,加甲醇溶解并稀释至刻度,摇匀。

对照溶液　精密量取供试品溶液 1ml,置 200ml 量瓶中,用甲醇稀释至刻度,摇匀。

色谱条件　用十八烷基硅烷键合硅胶为填充剂;以 0.01mol/L 硫酸氢四丁基铵溶液-乙腈-甲醇(63∶26∶11)为流动相;检测波长为 220nm;进样体积 20μl。

系统适用性要求　理论板数按洛哌丁胺峰计算不低于

3000，主峰与相邻杂质峰的分离度应符合要求。

测定法　精密量取供试品溶液与对照溶液，分别注入液相色谱仪，记录色谱图至主成分峰保留时间的 2 倍。

限度　供试品溶液色谱图中如有杂质峰，单个杂质峰面积不得大于对照溶液主峰面积的 0.4 倍(0.2%)，各杂质峰面积的和不得大于对照溶液主峰面积(0.5%)。

干燥失重　取本品，在 105℃干燥至恒重，减失重量不得过 0.5%(通则 0831)。

炽灼残渣　取本品 1.0g，依法检查(通则 0841)，遗留残渣不得过 0.2%。

重金属　取炽灼残渣项下遗留的残渣，依法检查(通则 0821 第二法)，含重金属不得过百万分之二十。

【含量测定】　取本品约 0.4g，精密称定，加乙醇 50ml 与 0.01mol/L 盐酸溶液 5.0ml，振摇使溶解。照电位滴定法(通则 0701)，用氢氧化钠滴定液(0.1mol/L)滴定，记录两个突跃点消耗滴定液的体积差，每 1ml 氢氧化钠滴定液(0.1mol/L)相当于 51.35mg 的 $C_{29}H_{33}ClN_2O_2 \cdot HCl$。

【类别】　止泻药。

【贮藏】　遮光，密封保存。

【制剂】　盐酸洛哌丁胺胶囊

盐酸洛哌丁胺胶囊

Yansuan Luopaiding'an Jiaonang

Loperamide Hydrochloride Capsules

本品含盐酸洛哌丁胺($C_{29}H_{33}ClN_2O_2 \cdot HCl$)应为标示量的 90.0%～110.0%。

【性状】　本品内容物为白色或类白色粉末。

【鉴别】　在含量测定项下记录的色谱图中，供试品溶液主峰的保留时间应与对照品溶液主峰的保留时间一致。

【检查】　**含量均匀度**　取本品 1 粒，将内容物与囊壳置同一 50ml 具塞锥形瓶中，精密加甲醇 20ml，振摇 30 分钟，离心，取上清液作为供试品溶液，照含量测定项下的方法测定，应符合规定(通则 0941)。

溶出度　照溶出度与释放度测定法(通则 0931 第一法)测定。

溶出条件　以 pH 4.7 醋酸盐缓冲液(取 1mol/L 醋酸溶液 200ml，加水 600ml，混匀，用 1mol/L 氢氧化钠溶液调节 pH 值为 4.70±0.05，用水稀释至 1000ml)500ml 为溶出介质，转速为每分钟 100 转，依法操作，经 30 分钟时取样。

供试品溶液　取溶出液适量，滤过，取续滤液。

对照品溶液　取盐酸洛哌丁胺对照品约 20mg，精密称定，置 100ml 量瓶中，加甲醇适量使溶解，用溶出介质稀释至刻度，摇匀；精密量取 2ml，置 100ml 量瓶中，用溶出介质稀释至刻度，摇匀。

色谱条件与系统适用性要求　见含量测定项下。

测定法　见含量测定项下。计算每粒的溶出量。

限度　标示量的 80%，应符合规定。

其他　应符合胶囊剂项下有关的各项规定(通则 0103)。

【含量测定】　照高效液相色谱法(通则 0512)测定。

供试品溶液　取本品 5 粒，将内容物与囊壳置同一具塞锥形瓶中，精密加甲醇 100ml，振摇 30 分钟，离心 5 分钟，转速为每分钟 3500 转，取上清液。

对照品溶液　取盐酸洛哌丁胺对照品适量，精密称定，加甲醇溶解并定量稀释制成每 1ml 中含 0.1mg 的溶液。

色谱条件　用十八烷基硅烷键合硅胶为填充剂；以 0.01mol/L 硫酸氢四丁基铵溶液-乙腈-甲醇(63：26：11)为流动相；检测波长为 220nm；进样体积 20μl。

系统适用性要求　理论板数按洛哌丁胺峰计算不低于 3000。

测定法　精密量取供试品溶液与对照品溶液，分别注入液相色谱仪，记录色谱图。按外标法以峰面积计算。

【类别】　同盐酸洛哌丁胺。

【规格】　2mg

【贮藏】　密封，在干燥处保存。

盐酸洛美沙星

Yansuan Luomeishaxing

Lomefloxacin Hydrochloride

$C_{17}H_{19}F_2N_3O_3 \cdot HCl$　387.81

本品为(±)-1-乙基-6,8-二氟-1,4-二氢-7-(3-甲基-1-哌嗪基)-4-氧代-3-喹啉羧酸盐酸盐。按干燥品计算，含洛美沙星($C_{17}H_{19}F_2N_3O_3$)不得少于 89.2%。

【性状】　本品为白色或类白色结晶性粉末；几乎无臭。

本品在水中微溶，在甲醇和乙醇中几乎不溶；在氢氧化钠试液中易溶，在稀盐酸中极微溶解。

【鉴别】　(1)在含量测定项下记录的色谱图中，供试品溶液主峰的保留时间应与对照品溶液的主峰保留时间一致。

(2)取本品，加 0.1mol/L 盐酸溶液制成每 1ml 中约含 5μg 的溶液，照紫外-可见分光光度法(通则 0401)测定，在 287nm 的波长处有最大吸收。

(3)本品的红外光吸收图谱应与对照的图谱(光谱集 650

图)一致。

(4)本品的水溶液显氯化物鉴别(1)的反应(通则0301)。

【检查】 **酸度** 取本品,加水制成每1ml中含5mg的溶液,依法测定(通则0631),pH值应为3.5～4.5。

溶液的澄清度 取本品5份,分别加水制成每1ml中约含5mg的溶液,溶液应澄清;如显浑浊,与2号浊度标准液(通则0902第一法)比较,均不得更浓。

吸光度 取本品5份,分别加水溶解并定量稀释制成每1ml中含5mg的溶液,照紫外-可见分光光度法(通则0401),在450nm的波长处测定吸光度,均不得过0.25。

有关物质 照高效液相色谱法(通则0512)测定。

溶液 取戊烷磺酸钠1.5g,磷酸二氢铵3.5g,加水950ml使溶解,用磷酸调节pH值至3.0,用水稀释至1000ml。

溶剂 溶液-甲醇(65：35)。

供试品溶液 取本品适量,加溶剂溶解并稀释制成每1ml中约含1.0mg的溶液。

对照溶液 精密量取供试品溶液适量,用溶剂定量稀释制成每1ml中约含10μg的溶液。

系统适用性溶液 取洛美沙星对照品约25mg,加30%过氧化氢溶液1ml使溶解,用溶剂稀释制成每1ml中约含1mg的溶液,水浴加热2小时,冷却,得含相对保留时间约0.8和1.1的两个杂质的溶液。

灵敏度溶液 精密量取对照溶液适量,用溶剂定量稀释制成每1ml中约含0.2μg的溶液。

色谱条件 用十八烷基硅烷键合硅胶为填充剂;以溶液为流动相A,甲醇为流动相B,按下表进行线性梯度洗脱;流速为每分钟1.2ml;检测波长为287nm;进样体积20μl。

时间(分钟)	流动相A(%)	流动相B(%)
0	65	35
15	65	35
20	55	45
26	55	45
27	65	35
37	65	35

系统适用性要求 系统适用性溶液色谱图中,洛美沙星峰保留时间约为9分钟,相对保留时间约0.8处杂质峰与洛美沙星峰间的分离度应大于2.0,相对保留时间约1.1处杂质峰与洛美沙星峰间的分离度应符合要求。灵敏度溶液色谱图中,主成分峰峰高的信噪比应大于10。

测定法 精密量取供试品溶液与对照溶液,分别注入液相色谱仪,记录色谱图。

限度 供试品溶液色谱图中如有杂质峰,单个杂质峰面积不得大于对照溶液主峰面积的0.5倍(0.5%),各杂质峰面积的和不得大于对照溶液主峰面积(1.0%),小于灵敏度溶液主峰面积的峰忽略不计。

干燥失重 取本品,在105℃干燥至恒重,减失重量不得过0.5%(通则0831)。

炽灼残渣 取本品1.0g,置铂坩埚,依法检查(通则0841),遗留残渣不得过0.1%。

重金属 取炽灼残渣项下遗留的残渣,依法检查(通则0821第二法),含重金属不得过百万分之二十。

残留溶剂 照残留溶剂测定法(通则0861第二法)测定。

供试品溶液 取本品0.3g,精密称定,置顶空瓶中,精密加入0.8mol/L氢氧化钠溶液3ml使溶解,密封。

对照品溶液 分别取乙醚、无水乙醇、丙酮各适量,精密称定,用0.8mol/L氢氧化钠溶液定量稀释制成每1ml中各含0.5mg的混合溶液,精密量取3ml,置顶空瓶中,密封。

色谱条件 以100%二甲基聚硅氧烷(或极性相近)为固定液的毛细管柱为色谱柱;起始温度为50℃,保持5分钟,再以每分钟10℃的速率升温至150℃;进样口温度为200℃;检测器温度为250℃;顶空瓶平衡温度为70℃,平衡时间为30分钟。

系统适用性要求 对照品溶液色谱图中,按乙醚、丙酮、乙醇顺序洗脱,乙醚峰与丙酮峰间的分离度应符合要求。

测定法 取供试品溶液与对照品溶液分别顶空进样,记录色谱图。

限度 按外标法以峰面积计算,乙醚、乙醇与丙酮的残留量均应符合规定。

【含量测定】 照高效液相色谱法(通则0512)测定。

供试品溶液 取本品适量,精密称定,加流动相溶解并定量稀释制成每1ml中约含洛美沙星0.1mg的溶液。

对照品溶液 取洛美沙星对照品,精密称定,加流动相溶解并定量稀释制成每1ml中约含洛美沙星0.1mg的溶液。

色谱条件 用十八烷基硅烷键合硅胶为填充剂;以溶液-甲醇(65：35)为流动相;流速为每分钟1.2ml;检测波长为287nm;进样体积20μl。

溶液、溶剂与系统适用性溶液 见有关物质项下。

系统适用性要求 除灵敏度要求外,其他见有关物质项下。

测定法 精密量取供试品溶液与对照品溶液,分别注入液相色谱仪,记录色谱图。按外标法以峰面积计算出供试品中$C_{17}H_{19}F_2N_3O_3$的含量。

【类别】 喹诺酮类抗菌药。

【贮藏】 遮光,密封,在干燥处保存。

【制剂】 (1)盐酸洛美沙星片 (2)盐酸洛美沙星胶囊

盐酸洛美沙星片

Yansuan Luomeishaxing Pian

Lomefloxacin Hydrochloride Tablets

本品含盐酸洛美沙星按洛美沙星（$C_{17}H_{19}F_2N_3O_3$）计算，应为标示量的 90.0%～110.0%。

【性状】 本品为白色或类白色片或薄膜衣片，除去包衣后显白色或类白色。

【鉴别】 (1)照薄层色谱法（通则 0502）试验。

供试品溶液　取本品的细粉适量，加 0.1mol/L 盐酸溶液溶解并稀释制成每 1ml 中含洛美沙星 0.5mg 的溶液，振摇，滤过，取续滤液。

对照品溶液　取洛美沙星对照品适量，加 0.1mol/L 盐酸溶液溶解并稀释制成每 1ml 中含洛美沙星 0.5mg 的溶液。

色谱条件　采用硅胶 GF_{254} 薄层板，以三氯甲烷-甲醇-氨制氯化铵试液（6：4：1）为展开剂。

测定法　吸取供试品溶液与对照品溶液各 5μl，分别点于同一薄层板上，展开，晾干，置紫外光灯（254nm）下检视。

结果判定　供试品溶液所显主斑点的位置和颜色应与对照品溶液主斑点的位置和颜色相同。

(2)在含量测定项下记录的色谱图中，供试品溶液主峰的保留时间应与对照品溶液主峰的保留时间一致。

(3)取本品细粉适量，加 0.1mol/L 盐酸溶液溶解并稀释制成每 1ml 中约含洛美沙星 5μg 的溶液，照紫外-可见分光光度法（通则 0401）测定，在 287nm 的波长处有最大吸收。

(4)取本品细粉适量，加水振摇，滤过，滤液显氯化物鉴别(1)的反应（通则 0301）。

以上(1)、(2)两项可选做一项。

【检查】 **有关物质**　照高效液相色谱法（通则 0512）测定。

供试品溶液　取本品细粉适量，精密称定，加溶剂溶解并稀释制成每 1ml 中约含洛美沙星 1.0mg 的溶液，滤过，取续滤液。

对照溶液　精密量取供试品溶液适量，用溶剂定量稀释制成每 1ml 中约含洛美沙星 10μg 的溶液。

灵敏度溶液　精密量取对照溶液适量，用溶剂稀释制成每 1ml 中约含洛美沙星 0.2μg 的溶液。

溶液、溶剂、系统适用性溶液、色谱条件、系统适用性要求与测定法　见盐酸洛美沙星有关物质项下。

限度　供试品溶液色谱图中如有杂质峰，单个杂质峰面积不得大于对照溶液主峰面积（1.0%），各杂质峰面积的和不得大于对照溶液主峰面积的 1.5 倍（1.5%），小于灵敏度溶液主峰面积的峰忽略不计。

溶出度　照溶出度与释放度测定法（通则 0931 第一法）测定。

溶出条件　以盐酸溶液（9→1000）900ml 为溶出介质，转速为每分钟 100 转，依法操作，经 30 分钟时取样。

供试品溶液　取溶出液适量，滤过，精密量取续滤液适量，用溶出介质定量稀释制成每 1ml 中约含洛美沙星 5μg 的溶液。

对照品溶液　取洛美沙星对照品适量，精密称定，加溶出介质溶解并定量稀释制成每 1ml 中约含洛美沙星 5μg 的溶液。

测定法　取供试品溶液与对照品溶液，照紫外-可见分光光度法（通则 0401），在 287nm 的波长处分别测定吸光度，计算每片的溶出量。

限度　标示量的 80%，应符合规定。

其他　应符合片剂项下有关的各项规定（通则 0101）。

【含量测定】 照高效液相色谱法（通则 0512）测定。

供试品溶液　取本品 20 片，精密称定，研细，精密称取适量（约相当于洛美沙星 0.1g），加流动相溶解并定量稀释制成每 1ml 中约含洛美沙星 0.1mg 的溶液，滤过，取续滤液。

溶液、溶剂、对照品溶液、系统适用性溶液、色谱条件、系统适用性要求与测定法　见盐酸洛美沙星含量测定项下。

【类别】 同盐酸洛美沙星。

【规格】 按 $C_{17}H_{19}F_2N_3O_3$ 计　(1)0.1g　(2)0.2g　(3)0.3g　(4)0.4g

【贮藏】 遮光，密封，在干燥处保存。

盐酸洛美沙星胶囊

Yansuan Luomeishaxing Jiaonang

Lomefloxacin Hydrochloride Capsules

本品含盐酸洛美沙星按洛美沙星（$C_{17}H_{19}F_2N_3O_3$）计算，应为标示量的 90.0%～110.0%。

【性状】 本品内容物为白色或类白色粉末。

【鉴别】 (1)照薄层色谱法（通则 0502）试验。

供试品溶液　取本品的内容物适量，加 0.1mol/L 盐酸溶液溶解并稀释制成每 1ml 中含洛美沙星 0.5mg 的溶液，振摇，滤过，取续滤液。

对照品溶液　取洛美沙星对照品适量，加 0.1mol/L 盐酸溶液溶解并稀释制成每 1ml 中含洛美沙星 0.5mg 的溶液。

色谱条件　采用硅胶 GF_{254} 薄层板，以三氯甲烷-甲醇-氨制氯化铵试液（6：4：1）为展开剂。

测定法　吸取供试品溶液与对照品溶液各 5μl，分别点于同一薄层板上，展开，晾干，置紫外光灯（254nm）下检视。

结果判定　供试品溶液所显主斑点的位置和颜色应与对

照品溶液主斑点的位置和颜色相同。

(2)在含量测定项下记录的色谱图中,供试品溶液主峰的保留时间应与对照品溶液主峰的保留时间一致。

(3)取本品的内容物适量,加 0.1mol/L 盐酸溶液溶解并稀释制成每 1ml 中约含洛美沙星 5μg 的溶液,照紫外-可见分光光度法(通则 0401)测定,在 287nm 的波长处有最大吸收。

(4)取本品细粉适量,加水振摇,滤过,滤液显氯化物鉴别(1)的反应(通则 0301)。

以上(1)、(2)两项可选做一项。

【检查】 **有关物质**　照高效液相色谱法(通则 0512)测定。

供试品溶液　取装量差异项下内容物适量,精密称定,加溶剂溶解并稀释制成每 1ml 中约含洛美沙星 1.0mg 的溶液,滤过,取续滤液。

对照溶液　精密量取供试品溶液适量,用溶剂定量稀释制成每 1ml 中约含洛美沙星 10μg 的溶液。

灵敏度溶液　精密量取对照溶液适量,用溶剂定量稀释制成每 1ml 中约含洛美沙星 0.2μg 的溶液。

溶液、溶剂、系统适用性溶液、色谱条件、系统适用性要求与测定法　见盐酸洛美沙星有关物质项下。

限度　供试品溶液色谱图中如有杂质峰,单个杂质峰面积不得大于对照溶液主峰面积(1.0%),各杂质峰面积的和不得大于对照溶液主峰面积的 1.5 倍(1.5%),小于灵敏度溶液主峰面积的峰忽略不计。

溶出度　照溶出度与释放度测定法(通则 0931 第一法)测定。

溶出条件　以盐酸溶液(9→1000)900ml 为溶出介质,转速为每分钟 100 转,依法操作,经 30 分钟时取样。

供试品溶液　取溶出液适量,滤过,精密量取续滤液适量,用溶出介质定量稀释制成每 1ml 中约含洛美沙星 5μg 的溶液。

对照品溶液　取洛美沙星对照品适量,精密称定,加溶出介质溶解并定量稀释制成每 1ml 中约含洛美沙星 5μg 的溶液。

测定法　取供试品溶液与对照品溶液,照紫外-可见分光光度法(通则 0401),在 287nm 的波长处分别测定吸光度,计算每粒的溶出量。

限度　标示量的 80%,应符合规定。

其他　应符合胶囊剂项下有关的各项规定(通则 0103)。

【含量测定】 照高效液相色谱法(通则 0512)测定。

供试品溶液　取装量差异项下的内容物,混合均匀,研细,精密称取适量(约相当于洛美沙星 0.1g),加流动相溶解并定量稀释制成每 1ml 中约含洛美沙星 0.1mg 的溶液,滤过,取续滤液。

溶液、溶剂、对照品溶液、系统适用性溶液、色谱条件、系统适用性要求与测定法　见盐酸洛美沙星含量测定项下。

【类别】 同盐酸洛美沙星。

【规格】 按 $C_{17}H_{19}F_2N_3O_3$ 计　(1)0.1g　(2)0.2g

【贮藏】 遮光,密封,在干燥处保存。

盐酸柔红霉素

Yansuan Rouhongmeisu

Daunorubicin Hydrochloride

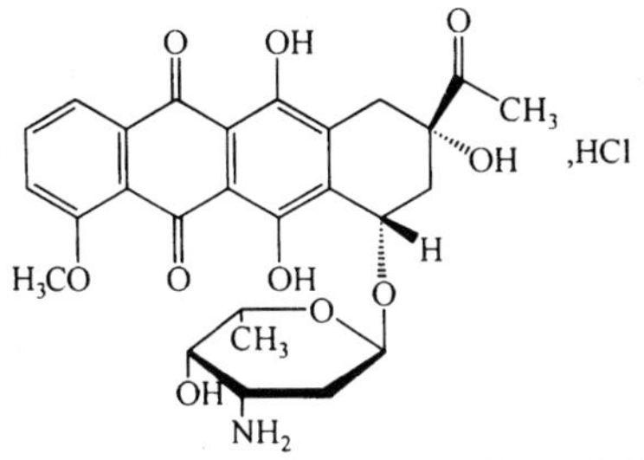

$C_{27}H_{29}NO_{10}\cdot HCl$　563.98

本品为 10-[(3-氨基-2,3,6-三去氧基-α-L-来苏己吡喃基)氧]-7,8,9,10-四氢-6,8,11-三羟基-8-乙酰基-1-甲氧基-5,12-萘二酮的盐酸盐。按无水与无溶剂物计算,含柔红霉素($C_{27}H_{29}NO_{10}$)不得少于 88.9%。

【性状】 本品为橙红色结晶性粉末;有引湿性。

本品在水或甲醇中易溶,在乙醇中微溶,在丙酮中几乎不溶。

【鉴别】 (1)在含量测定项下记录的色谱图中,供试品溶液主峰的保留时间应与对照品溶液主峰的保留时间一致。

(2)取本品,加甲醇制成每 1ml 中约含 20μg 的溶液,照紫外-可见分光光度法(通则 0401)测定,在 234nm、252nm、290nm、480nm、495nm 与 532nm 的波长处有最大吸收。

(3)本品的红外光吸收图谱应与对照的图谱(光谱集 323 图)一致。

(4)取本品 10mg,加硝酸 0.5ml 使溶解,加水 0.5ml,火焰灼烧 2 分钟,放冷,滴加硝酸银试液,即生成白色凝乳状沉淀。

【检查】 **结晶性**　取本品少许,依法检查(通则 0981),应符合规定。

酸度　取本品,加水制成每 1ml 中含 5mg 的溶液,依法测定(通则 0631),pH 值应为 4.5~6.5。

有关物质　照高效液相色谱法(通则 0512)测定。

供试品溶液　取本品适量,加流动相溶解并稀释制成每 1ml 中约含 1.0mg 的溶液。

对照溶液　精密量取供试品溶液适量,用流动相定量稀释制成每 1ml 中约含 10μg 的溶液。

系统适用性溶液　取柔红霉素对照品与盐酸多柔比星对照品各适量,加流动相溶解并稀释制成每 1ml 中各约含 0.1mg 的混合溶液。

色谱条件　用十八烷基硅烷键合硅胶为填充剂;以水-乙腈(62:38)(用磷酸调节 pH 值至 2.2±0.2)为流动相;检测

波长为 254nm；进样体积 10μl。

系统适用性要求　系统适用性溶液色谱图中，柔红霉素峰与多柔比星峰间的分离度应大于 2.0。

测定法　精密量取供试品溶液与对照溶液，分别注入液相色谱仪，记录色谱图至主成分峰保留时间的 4 倍。

限度　供试品溶液色谱图中如有杂质峰，单个杂质峰面积不得大于对照溶液主峰面积的 1.5 倍（1.5%），各杂质峰面积的和不得大于对照溶液主峰面积的 2.5 倍（2.5%）。

残留溶剂　照残留溶剂测定法（通则 0861 第一法）测定。

供试品溶液　取本品约 0.2g，精密称定，置顶空瓶中，精密加水 5ml 使溶解，密封。

对照品溶液　分别取甲醇、乙醇、丁醇、丙酮与三氯甲烷各适量，精密称定，用二甲基亚砜定量稀释制成各自的贮备液，分别精密量取适量，用水定量稀释制成每 1ml 中含甲醇与乙醇各 10μg、丁醇 0.2mg、丙酮 20μg 和三氯甲烷 6μg 的混合溶液，精密量取 5ml，置顶空瓶中，密封。

色谱条件　以 6%氰丙基苯基-94%二甲基聚硅氧烷（或极性相近）为固定液的毛细管柱为色谱柱；柱温为 50℃；进样口温度为 140℃；检测器温度为 250℃；载气为氦气或氮气，流速为每分钟 5.0ml；顶空瓶平衡温度为 80℃，平衡时间为 45 分钟。

系统适用性要求　对照品溶液色谱图中，按甲醇、乙醇、丙酮、三氯甲烷与丁醇顺序洗脱，各成分峰间的分离度均应符合要求。

测定法　取供试品溶液与对照品溶液分别顶空进样，记录色谱图。

限度　按外标法以峰面积计算，丁醇的残留量不得过 1.0%，甲醇、乙醇、丙酮与三氯甲烷的残留量均应符合规定。

水分　取本品，照水分测定法（通则 0832 第一法 1）测定，含水分不得过 3.0%。

无菌　取本品，用适宜溶剂溶解并稀释后，经薄膜过滤法处理，依法检查（通则 1101），应符合规定。（供无菌分装用）

细菌内毒素　取本品，依法检查（通则 1143），每 1mg 柔红霉素中含内毒素的量应小于 4.3EU。（供注射用）

降压物质　取本品，依法检查（通则 1145），剂量按猫体重每 1kg 注射柔红霉素 1mg，应符合规定。（供注射用）

【含量测定】　照高效液相色谱法（通则 0512）测定。

供试品溶液　取本品适量，精密称定，加流动相溶解并定量稀释制成每 1ml 中约含柔红霉素 0.1mg 的溶液。

对照品溶液　取柔红霉素对照品适量，精密称定，加流动相溶解并定量稀释制成每 1ml 中约含柔红霉素 0.1mg 的溶液。

系统适用性溶液、色谱条件与系统适用性要求　见有关物质项下。

测定法　精密量取供试品溶液与对照品溶液，分别注入液相色谱仪，记录色谱图。按外标法以峰面积计算供试品中 $C_{27}H_{29}NO_{10}$ 的含量。

【类别】　抗肿瘤抗生素类。

【贮藏】　遮光，密封，在阴凉干燥处保存。

【制剂】　注射用盐酸柔红霉素

注射用盐酸柔红霉素

Zhusheyong Yansuan Rouhongmeisu

Daunorubicin Hydrochloride for Injection

本品为盐酸柔红霉素加适量甘露醇或其他赋形剂制成的无菌冻干品。含柔红霉素（$C_{27}H_{29}NO_{10}$）应为标示量的 90.0%～110.0%。

【性状】　本品为红色疏松块状物或粉末。

【鉴别】　取本品，照盐酸柔红霉素项下的鉴别（1）、（4）试验，显相同的结果。

【检查】　**有关物质**　照高效液相色谱法（通则 0512）测定。

供试品溶液　取本品适量，加流动相溶解并稀释制成每 1ml 中约含柔红霉素 1.0mg 的溶液。

对照溶液　精密量取供试品溶液适量，用流动相定量稀释制成每 1ml 中约含柔红霉素 10μg 的溶液。

系统适用性溶液、色谱条件、系统适用性要求与测定法　见盐酸柔红霉素有关物质项下。

限度　供试品溶液色谱图中如有杂质峰，单个杂质峰面积不得大于对照溶液主峰面积的 2 倍（2.0%），各杂质峰面积的和不得大于对照溶液主峰面积的 3 倍（3.0%）。

含量均匀度　以含量测定项下测得的每瓶含量计算，应符合规定（通则 0941）。

无菌　取本品，用适宜溶剂溶解并稀释后，经薄膜过滤法处理，依法检查（通则 1101），应符合规定。

酸度、水分、细菌内毒素与降压物质　照盐酸柔红霉素项下的方法检查，均应符合规定。

其他　应符合注射剂项下有关的各项规定（通则 0102）。

【含量测定】　照高效液相色谱法（通则 0512）测定。

供试品溶液　取本品 10 瓶，分别加流动相溶解并定量稀释制成每 1ml 中约含柔红霉素 0.1mg 的溶液。

对照品溶液、系统适用性溶液、色谱条件与系统适用性要求　见盐酸柔红霉素含量测定项下。

测定法　精密量取供试品溶液与对照品溶液，分别注入液相色谱仪，记录色谱图。分别测定每瓶的含量，并求出 10 瓶的平均含量。

【类别】　同盐酸柔红霉素。

【规格】　20mg（按 $C_{27}H_{29}NO_{10}$ 计）

【贮藏】　遮光，密闭，在阴凉处保存。

盐酸班布特罗

Yansuan Banbuteluo

Bambuterol Hydrochloride

$C_{18}H_{29}N_3O_5 \cdot HCl$　403.91

本品为 1-[双-(3′,5′-*N*,*N*-二甲氨甲酰氧基)苯基]-2-*N*-叔丁基氨基乙醇盐酸盐。按干燥品计算，含 $C_{18}H_{29}N_3O_5 \cdot HCl$ 不得少于 98.5%。

【性状】 本品为白色或类白色结晶性粉末；无臭。

本品在水或甲醇中易溶，在乙醇或三氯甲烷中溶解，在乙酸乙酯或丙酮中几乎不溶。

【鉴别】 (1) 取本品约 20mg，加水 5ml 溶解，加硫氰酸铬铵试液 5 滴，即生成淡红色的沉淀。

(2)取本品适量，加水溶解并稀释制成每 1ml 中约含 0.40mg 的溶液，照紫外-可见分光光度法(通则 0401)测定，在 263nm 的波长处有最大吸收，在 238nm 的波长处有最小吸收。

(3)本品的红外光吸收图谱应与对照品的图谱一致(通则 0402)。如不一致，取本品与对照品适量，分别加丙酮-水(6∶1)溶液使溶解，置冰浴中，待结晶析出，滤过，滤渣经 50℃减压干燥后，再测定。

(4)本品的水溶液显氯化物鉴别(1)的反应(通则 0301)。

【检查】 **酸度**　取本品 0.20g，加水 10ml 溶解后，依法测定(通则 0631)，pH 值应为 4.5～7.0。

溶液的澄清度与颜色　取本品 0.20g，加水 10ml 溶解后，溶液应澄清无色；如显浑浊，与 1 号浊度标准液（通则 0902 第一法)比较，不得更深；如显色，与黄色 2 号标准比色液(通则 0901 第一法)比较，不得更深。

有关物质　照高效液相色谱法(通则 0512)测定。

供试品溶液　取本品，加流动相溶解并稀释制成每 1ml 中约含 1mg 的溶液。

对照溶液　精密量取供试品溶液 1ml，置 100ml 量瓶中，用流动相稀释至刻度，摇匀。

色谱条件　用十八烷基硅烷键合硅胶为填充剂；以[甲醇-乙腈-磷酸盐缓冲液(取磷酸二氢钾 6.8g，加水 800ml 使溶解，用磷酸调节 pH 值至 3.0，加水使成 1000ml，摇匀)(30∶18∶52)，每 1000ml 含辛烷磺酸钠 1.5g]为流动相；检测波长为 214nm；进样体积 20μl。

系统适用性要求　理论板数按班布特罗峰计算不低于 3000，班布特罗峰与相邻峰之间的分离度应符合要求。

测定法　精密量取供试品溶液与对照溶液，分别注入液相色谱仪，记录色谱图至主成分峰保留时间的 2 倍。

限度　供试品溶液色谱图中如有杂质峰，单个杂质峰面积不得大于对照溶液主峰面积的 0.5 倍(0.5%)，各杂质峰面积的和不得大于对照溶液主峰面积(1.0%)。

干燥失重　取本品，在 105℃干燥至恒重，减失重量不得过 0.5%(通则 0831)。

炽灼残渣　取本品 1.0g，依法检查(通则 0841)，遗留残渣不得过 0.1%。

重金属　取本品 1.0g，加醋酸盐缓冲液(pH 3.5)2ml 与水适量使成 25ml，依法检查(通则 0821 第一法)，含重金属不得过百万分之十五。

【含量测定】 取本品约 0.3g，精密称定，加冰醋酸 20ml，醋酸汞试液 5ml 使溶解，加结晶紫指示液 1 滴，用高氯酸滴定液(0.1mol/L)滴定至溶液显纯蓝色，并将滴定结果用空白试验校正。每 1ml 的高氯酸滴定液(0.1mol/L)相当于 40.39mg 的 $C_{18}H_{29}N_3O_5 \cdot HCl$。

【类别】 β_2 受体激动剂。

【贮藏】 遮光，密封保存。

【制剂】 盐酸班布特罗片

盐酸班布特罗片

Yansuan Banbuteluo Pian

Bambuterol Hydrochloride Tablets

本品含盐酸班布特罗($C_{18}H_{29}N_3O_5 \cdot HCl$)应为标示量的 90.0%～110.0%。

【性状】 本品为白色或类白色片。

【鉴别】 (1)在含量测定项下记录的色谱图中，供试品溶液主峰的保留时间应与对照品溶液主峰的保留时间一致。

(2)取本品细粉适量，加水溶解并稀释制成每 1ml 中约含盐酸班布特罗 0.4mg 的溶液，滤过，取续滤液，照紫外-可见分光光度法(通则 0401)测定，在 263nm 的波长处有最大吸收，在 238nm 的波长处有最小吸收。

(3)取本品细粉适量，加水振摇，滤过，滤液显氯化物鉴别(1)的反应(通则 0301)。

【检查】 **有关物质**　照高效液相色谱法(通则 0512)测定。

供试品溶液　取本品细粉适量(约相当于盐酸班布特罗 50mg)，置 50ml 量瓶中，加流动相适量，振摇，使盐酸班布特罗溶解，用流动相稀释至刻度，摇匀，滤过，取续滤液。

对照溶液　精密量取供试品溶液 1ml，置 100ml 量瓶中，用流动相稀释至刻度，摇匀。

色谱条件与系统适用性要求　见盐酸班布特罗有关物质项下。

测定法　精密量取供试品溶液与对照溶液，分别注入液相色谱仪，记录色谱图至主成分峰保留时间的 3 倍。

限度　供试品溶液色谱图中如有杂质峰，各杂质峰面积的和不得大于对照溶液主峰面积的 1.5 倍（1.5%）。

含量均匀度　以含量测定项下测得的每片含量计算，应符合规定（通则 0941）。

溶出度　照溶出度与释放度测定法（通则 0931 第二法）测定。

溶出条件　以水 900ml 为溶出介质，转速为每分钟 50 转，依法操作，经 15 分钟时取样。

供试品溶液　取溶出液适量，滤过，精密量取续滤液适量，用水定量稀释制成每 1ml 中约含盐酸班布特罗 10μg 的溶液。

对照品溶液　取盐酸班布特罗对照品适量，精密称定，加水溶解并定量稀释制成每 1ml 中约含 10μg 的溶液。

色谱条件与系统适用性要求　见含量测定项下。

测定法　见含量测定项下。计算每片的溶出量。

限度　标示量的 80%，应符合规定。

其他　应符合片剂项下有关的各项规定（通则 0101）。

【含量测定】　照高效液相色谱法（通则 0512）测定。

供试品溶液　取本品 10 片，分别置 50ml 量瓶中，加水适量，充分振摇使盐酸班布特罗溶解，用水稀释至刻度，摇匀，滤过，精密量取续滤液适量，用水定量稀释制成每 1ml 中约含盐酸班布特罗 40μg 的溶液。

对照品溶液　取盐酸班布特罗对照品适量，精密称定，加水溶解并定量稀释制成每 1ml 中约含 40μg 的溶液。

色谱条件与系统适用性要求　见有关物质项下。

测定法　精密量取供试品溶液与对照品溶液，分别注入液相色谱仪，记录色谱图。按外标法以峰面积计算每片的含量，并求得 10 片的平均含量。

【类别】　同盐酸班布特罗。

【规格】　（1）10mg　（2）20mg

【贮藏】　遮光，密封保存。

盐酸莫雷西嗪

Yansuan Moleixiqin

Moracizine Hydrochloride

$C_{22}H_{25}N_3O_4S \cdot HCl$　463.98

本品为 10-（3-吗啉丙酰基）吩噻嗪-2-氨基甲酸乙酯盐酸盐。按干燥品计算，含 $C_{22}H_{25}N_3O_4S \cdot HCl$ 不得少于 99.0%。

【性状】　本品为白色或类白色的粉末。

本品在甲醇中易溶，在水或乙醇中溶解，在丙酮中微溶，在乙酸乙酯中不溶；在冰醋酸中易溶。

吸收系数　取本品适量，精密称定，加乙醇-水（1∶1）溶解并定量稀释制成每 1ml 中约含 0.1mg 的溶液；精密量取适量，加水稀释制成每 1ml 中约含 10μg 的溶液，照紫外-可见分光光度法（通则 0401），在 268nm 处测定吸光度，按干燥品计算，吸收系数（$E_{1cm}^{1\%}$）为 360～375。

【鉴别】　（1）取本品约 10mg，加水 5ml 溶解后，加碘化铋钾试液 1 滴，立即产生橙红色沉淀。

（2）取本品约 15mg，加水 2ml 溶解后，加 1mol/L 盐酸羟胺溶液 0.5ml，滴加 5mol/L 乙醇制氢氧化钾溶液使呈碱性，生成白色沉淀，将混合物加热煮沸几分钟，冷却，加稀盐酸使呈酸性，混合物变为浅紫色，滴加三氯化铁试液 1～2 滴，转变为深紫色。

（3）本品的红外光吸收图谱应与对照的图谱（光谱集 651 图）一致。

（4）本品的水溶液显氯化物鉴别（1）的反应（通则 0301）。

【检查】　**有关物质**　照高效液相色谱法（通则 0512）测定。

溶剂　0.02mol/L 盐酸溶液-乙腈（58∶42）。

供试品溶液　取本品 25mg，置 25ml 量瓶中，加溶剂溶解并稀释至刻度，摇匀。

对照溶液　精密量取供试品溶液 1ml，置 100ml 量瓶中，用溶剂稀释至刻度，摇匀。

色谱条件　用十八烷基硅烷键合硅胶为填充剂；以乙腈-水-三乙胺（420∶580∶1）（含 0.003mol/L 辛烷磺酸钠，用冰醋酸调节 pH 值至 4.2）为流动相；检测波长为 270nm；柱温为 35℃；进样体积 20μl。

系统适用性要求　理论板数按莫雷西嗪峰计算不低于 3000，莫雷西嗪峰与相邻杂质峰的分离度应符合要求。

测定法　精密量取供试品溶液与对照溶液，分别注入液相色谱仪，记录色谱图至主成分峰保留时间的 5.5 倍。

限度　供试品溶液色谱图中如有杂质峰，单个杂质峰面积不得大于对照溶液主峰面积的 0.5 倍（0.5%）；各杂质峰面积的和不得大于对照溶液的主峰面积（1.0%）。

干燥失重　取本品，在 105℃ 干燥至恒重，减失重量不得过 1.0%（通则 0831）。

炽灼残渣　取本品 1.0g，依法检查（通则 0841），遗留残渣不得过 0.1%。

重金属　取炽灼残渣项下遗留的残渣，依法检查（通则 0821 第二法），含重金属不得过百万分之二十。

【含量测定】　取本品约 0.35g，精密称定，加冰醋酸 10ml 溶解后，加醋酐 30ml，照电位滴定法（通则 0701），用高氯酸滴定液（0.1mol/L）滴定，并将滴定结果用空白试验校正。每 1ml 高氯酸滴定液（0.1mol/L）相当于 46.40mg

的$C_{22}H_{25}N_3O_4S \cdot HCl$。

【类别】 抗心律失常药。

【贮藏】 遮光，密封保存。

【制剂】 盐酸莫雷西嗪片

盐酸莫雷西嗪片

Yansuan Moleixiqin Pian

Moracizine Hydrochloride Tablets

本品含盐酸莫雷西嗪（$C_{22}H_{25}N_3O_4S \cdot HCl$）应为标示量的 90.0%～110.0%。

【性状】 本品为糖衣片或薄膜衣片，除去包衣后显白色或类白色。

【鉴别】 （1）取本品，除去包衣，研细，取适量（约相当于盐酸莫雷西嗪 15mg），加水 2ml，振摇使盐酸莫雷西嗪溶解，滤过，滤液中加 1mol/L 盐酸羟胺溶液 0.5ml，加 5mol/L 乙醇制氢氧化钾溶液使成碱性，生成白色沉淀，将混合物加热煮沸几分钟，冷却，加稀盐酸使成酸性，混合物变为浅紫色，滴加三氯化铁试液 1～2 滴，转变为深紫色。

（2）取本品，除去包衣，研细，称取适量（约相当于盐酸莫雷西嗪 30mg），加水 10ml，振摇使盐酸莫雷西嗪溶解，滤过，滤液显氯化物鉴别（1）的反应（通则 0301）。

【检查】 **有关物质** 照高效液相色谱法（通则 0512）测定。

供试品溶液　取含量测定项下的细粉适量（约相当于盐酸莫雷西嗪 50mg），置 50ml 量瓶中，加溶剂适量，振摇使盐酸莫雷西嗪溶解，用溶剂稀释至刻度，摇匀，滤过，取续滤液。

对照溶液　精密量取供试品溶液 1ml，置 100ml 量瓶中，用溶剂稀释至刻度，摇匀。

溶剂、色谱条件、系统适用性要求与测定法　见盐酸莫雷西嗪有关物质项下。

限度　供试品溶液色谱图中如有杂质峰，单个杂质峰面积不得大于对照溶液的主峰面积（1.0%）；各杂质峰面积的和不得大于对照溶液主峰面积的 1.5 倍（1.5%）。

溶出度 照溶出度与释放度测定法（通则 0931 第一法）测定。

溶出条件　以 0.1mol/L 盐酸溶液 1000ml 为溶出介质，转速为每分钟 50 转，依法操作，经 60 分钟时取样。

测定法　取溶出液，滤过，精密量取续滤液适量，用溶出介质定量稀释制成每 1ml 中约含盐酸莫雷西嗪 10μg 的溶液。照紫外-可见分光光度法（通则 0401），在 268nm 的波长处测定吸光度，按 $C_{22}H_{25}N_3O_4S \cdot HCl$ 的吸收系数（$E_{1cm}^{1\%}$）为 367 计算每片的溶出量。

限度　标示量的 80%，应符合规定。

其他 应符合片剂项下有关的各项规定（通则 0101）。

【含量测定】 照紫外-可见分光光度法（通则 0401）测定。

供试品溶液 取本品 20 片，除去包衣后，精密称定，研细，精密称取适量（约相当于盐酸莫雷西嗪 50mg），置 250ml 量瓶中，加乙醇 25ml，充分振摇使盐酸莫雷西嗪溶解，用水稀释至刻度，摇匀，滤过，精密量取续滤液 5ml，置 100ml 量瓶中，用水稀释至刻度，摇匀。

测定法 取供试品溶液，在 268nm 的波长处测定吸光度，按 $C_{22}H_{25}N_3O_4S \cdot HCl$ 的吸收系数（$E_{1cm}^{1\%}$）为 367 计算。

【类别】 同盐酸莫雷西嗪。

【规格】 50mg

【贮藏】 遮光，密封保存。

盐酸索他洛尔

Yansuan Suotaluo'er

Sotalol Hydrochloride

$C_{12}H_{20}N_2O_3S \cdot HCl$　308.82

本品为 4'-(1-羟基-2-异丙氨基乙基)甲磺酰苯胺盐酸盐。按干燥品计算，含 $C_{12}H_{20}N_2O_3S \cdot HCl$ 应为 98.5%～101.5%。

【性状】 本品为白色或类白色结晶性粉末；无臭。

本品在水或甲醇中易溶，在乙醇中溶解，在三氯甲烷中几乎不溶。

吸收系数 取本品，精密称定，加 0.1mol/L 氢氧化钠溶液溶解并定量稀释制成每 1ml 中约含 10μg 的溶液，照紫外-可见分光光度法（通则 0401），在 249nm 的波长处测定吸光度，吸收系数（$E_{1cm}^{1\%}$）为 456～504。

【鉴别】 （1）在含量测定项下记录的色谱图中，供试品溶液主峰的保留时间应与对照品溶液主峰的保留时间一致。

（2）取吸收系数项下的溶液，照紫外-可见分光光度法（通则 0401）测定，在 249nm 的波长处有最大吸收。

（3）本品的红外光吸收图谱应与对照的图谱（光谱集 1199 图）一致。

（4）本品的水溶液显氯化物鉴别（1）的反应（通则 0301）。

【检查】 **酸度** 取本品 0.40g，加水 20ml 溶解后，依法测定（通则 0631），pH 值应为 4.5～6.0。

溶液的澄清度与颜色 取本品 1.0g，加水 10ml 溶解后，溶液应澄清无色；如显浑浊，与 1 号浊度标准液（通则 0902 第一法）比较，不得更浓；如显色，与黄色 1 号标准比色液（通则 0901 第一法）比较，不得更深。

硫酸盐 取本品 2.0g，依法检查（通则 0802），与标准硫酸钾溶液2.0ml制成的对照液比较，不得更浓(0.01%)。

有关物质　照高效液相色谱法(通则0512)测定。

溶剂　水(用磷酸调节pH值至3.0)-乙腈(79∶21)。

供试品溶液　取本品，加溶剂溶解并稀释制成每1ml中约含2mg的溶液。

对照溶液　精密量取供试品溶液适量，用溶剂定量稀释制成每1ml中含10μg的溶液。

色谱条件　用十八烷基硅烷键合硅胶为填充剂；以0.2%辛烷磺酸钠溶液(用磷酸调节pH值至3.0)-乙腈(79∶21)为流动相；检测波长为228nm；进样体积20μl。

系统适用性要求　理论板数按索他洛尔峰计算不低于2000，索他洛尔峰与相邻杂质峰的分离度应符合要求。

测定法　精密量取供试品溶液与对照溶液，分别注入液相色谱仪，记录色谱图至主成分峰保留时间的3倍。

限度　供试品溶液色谱图中如有杂质峰，单个杂质峰面积不得大于对照溶液主峰面积的0.6倍(0.3%)；各杂质峰面积的和不得大于对照溶液的主峰面积(0.5%)。

干燥失重　取本品，在105℃干燥至恒重，减失重量不得过0.5%(通则0831)。

炽灼残渣　取本品1.0g，依法检查(通则0841)，遗留残渣不得过0.1%。

重金属　取炽灼残渣项下遗留的残渣，依法检查(通则0821第二法)，含重金属不得过百万分之十。

铁盐　取本品1.0g，加水25ml溶解后，依法检查(通则0807)，与标准铁溶液1.0ml制成的对照液比较，不得更深(0.001%)。

【含量测定】　照高效液相色谱法(通则0512)测定。

供试品溶液　取本品适量，精密称定，加溶剂溶解并定量稀释制成每1ml中约含0.1mg的溶液。

对照品溶液　取盐酸索他洛尔对照品，精密称定，加溶剂溶解并定量稀释制成每1ml中约含0.1mg的溶液。

溶剂、色谱条件与系统适用性要求　见有关物质项下。

测定法　精密量取供试品溶液与对照品溶液，分别注入液相色谱仪，记录色谱图。按外标法以峰面积计算。

【类别】　β肾上腺素受体拮抗药。

【贮藏】　遮光，密封，干燥处保存。

【制剂】　盐酸索他洛尔片

盐酸索他洛尔片

Yansuan Suotaluo'er Pian

Sotalol Hydrochloride Tablets

本品含盐酸索他洛尔($C_{12}H_{20}N_2O_3S \cdot HCl$)应为标示量的95.0%～105.0%。

【性状】　本品为白色或类白色片。

【鉴别】　(1)照薄层色谱法(通则0502)试验。

供试品溶液　取本品细粉适量(约相当于盐酸索他洛尔250mg)，置50ml量瓶中，加25ml甲醇振摇10分钟使盐酸索他洛尔溶解，用甲醇稀释至刻度，滤过，取续滤液。

对照品溶液　取盐酸索他洛尔对照品适量，加甲醇溶解并稀释制成每1ml中含5mg的溶液。

色谱条件　采用硅胶GF_{254}薄层板，以甲醇-三氯甲烷(3∶7)为展开剂。

测定法　吸取供试品溶液与对照品溶液各10μl，分别点于同一薄层板上，展开，晾干，置紫外光灯(254nm)下检视。

结果判定　供试品溶液所显主斑点的位置和颜色应与对照品溶液的主斑点相同。

(2)在含量测定项下记录的色谱图中，供试品溶液主峰的保留时间应与对照品溶液主峰的保留时间一致。

(3)取溶出度项下的供试品溶液，照紫外-可见分光光度法(通则0401)测定，在228nm的波长处有最大吸收。

以上(1)、(2)两项可选做一项。

【检查】　**有关物质**　照高效液相色谱法(通则0512)测定。

供试品溶液　取本品的细粉适量(约相当于盐酸索他洛尔50mg)，置25ml量瓶中，加溶剂使盐酸索他洛尔溶解并稀释至刻度，摇匀，滤过，取续滤液。

对照溶液　精密量取供试品溶液适量，用溶剂定量稀释制成每1ml中含盐酸索他洛尔10μg的溶液。

溶剂、色谱条件、系统适用性要求与测定法　见盐酸索他洛尔有关物质项下。

限度　供试品溶液色谱图中如有杂质峰，单个杂质峰面积不得大于对照溶液主峰面积的0.6倍(0.3%)；各杂质峰面积的和不得大于对照溶液的主峰面积(0.5%)。

溶出度　照溶出度与释放度测定法(通则0931第二法)测定。

溶出条件　以水900ml为溶出介质，转速为每分钟50转，依法操作，经30分钟时取样。

供试品溶液　取溶出液滤过，精密量取续滤液适量，用水定量稀释制成每1ml中约含盐酸索他洛尔10μg的溶液。

对照品溶液　取盐酸索他洛尔对照品，精密称定，加水溶解并定量稀释制成每1ml中约含10μg的溶液。

测定法　取供试品溶液与对照品溶液，照紫外-可见分光光度法(通则0401)，在228nm的波长处分别测定吸光度，计算每片的溶出量。

限度　标示量的80%，应符合规定。

其他　应符合片剂项下有关的各项规定(通则0101)。

【含量测定】　照高效液相色谱法(通则0512)测定。

供试品溶液　取本品20片，精密称定，研细，精密称取适量(约相当于盐酸索他洛尔50mg)，置50ml量瓶中，加溶剂使盐酸索他洛尔溶解并稀释至刻度，摇匀，滤过，精密量取续滤液适量，用溶剂定量稀释制成每1ml中约含0.1mg的溶液。

溶剂、对照品溶液、色谱条件、系统适用性要求与测定法 见盐酸索他洛尔含量测定项下。

【类别】 同盐酸索他洛尔。

【规格】 80mg

【贮藏】 遮光，密封保存。

盐酸格拉司琼

Yansuan Gelasiqiong

Granisetron Hydrochloride

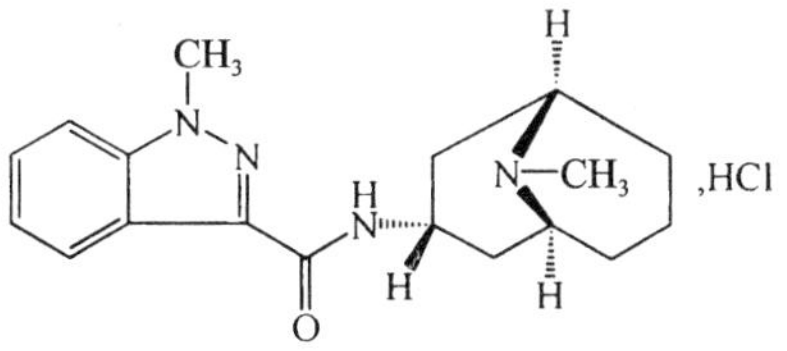

$C_{18}H_{24}N_4O \cdot HCl$　348.87

本品为1-甲基-*N*-[9-甲基-桥-9-氮杂双环[3,3,1]壬烷-3-基]-1*H*-吲唑-3-甲酰胺盐酸盐。按干燥品计算，含$C_{18}H_{24}N_4O \cdot HCl$应为98.0%～102.0%。

【性状】 本品为白色或类白色结晶性粉末；无臭。

本品在水中易溶，在甲醇中略溶，在乙醇中微溶；在0.1mol/L盐酸溶液中略溶。

【鉴别】 (1)在含量测定项下记录的色谱图中，供试品溶液主峰的保留时间应与对照品溶液主峰的保留时间一致。

(2)取本品，加0.1mol/L盐酸溶液溶解并稀释制成每1ml中约含10μg的溶液，照紫外-可见分光光度法(通则0401)测定，在302nm的波长处有最大吸收，在251nm的波长处有最小吸收。

(3)本品的红外光吸收图谱应与对照的图谱(光谱集1027图)一致。

(4)本品显氯化物的鉴别反应(通则0301)。

【检查】 **酸度** 取本品0.10g，加水10ml溶解后，依法测定(通则0631)，pH值应为4.0～6.5。

溶液的澄清度与颜色 取本品0.10g，加水10ml使溶解，溶液应澄清无色。

硫酸盐 取本品1.0g，依法检查(通则0802)，与标准硫酸钾溶液2.0ml制成的对照液比较，不得更深(0.02%)。

有关物质 照高效液相色谱法(通则0512)测定。

供试品溶液　取本品，加流动相溶解并稀释制成每1ml中约含0.5mg的溶液。

对照溶液　精密量取供试品溶液适量，用流动相定量稀释制成每1ml中含5μg的溶液。

系统适用性溶液　取盐酸格拉司琼适量，加溶剂(取磷酸0.16ml加水至80ml，加乙腈20ml，混匀，加己胺0.1ml，用三乙胺调pH值至7.5)溶解并稀释制成每1ml中约含0.5mg的溶液，取适量，置试管中，密塞，在强光下照射4小时。

色谱条件　用氰基硅烷键合硅胶为填充剂；以含0.25%(ml/ml)三乙胺的0.05mol/L醋酸钠溶液(用冰醋酸调节pH值至6.0)-甲醇(50∶50)为流动相；检测波长为302nm；进样体积20μl。

系统适用性要求　系统适用性溶液色谱图中，格拉司琼峰前应产生明显的光降解产物峰，格拉司琼峰与光降解产物峰的分离度应符合要求。理论板数按格拉司琼峰计算不低于2000。

测定法　精密量取供试品溶液与对照溶液，分别注入液相色谱仪，记录色谱图至主成分峰保留时间的2倍。

限度　供试品溶液色谱图中如有杂质峰，单个杂质峰面积不得大于对照溶液主峰面积的0.5倍(0.5%)，各杂质峰面积的和不得大于对照溶液的主峰面积(1.0%)。

干燥失重 取本品，在105℃干燥至恒重，减失重量不得过0.5%(通则0831)。

炽灼残渣 取本品1.0g，依法检查(通则0841)，遗留残渣不得过0.1%。

重金属 取炽灼残渣项下遗留的残渣，依法检查(通则0821第二法)，含重金属不得过百万分之二十。

【含量测定】 照高效液相色谱法(通则0512)测定。

供试品溶液 取本品适量，精密称定，加流动相溶解并定量稀释制成每1ml中约含0.1mg的溶液。

对照品溶液 取盐酸格拉司琼对照品，精密称定，加流动相溶解并定量稀释制成每1ml中约含0.1mg的溶液。

系统适用性溶液、色谱条件与系统适用性要求 见有关物质项下。

测定法 精密量取供试品溶液与对照品溶液，分别注入液相色谱仪，记录色谱图。按外标法以峰面积计算。

【类别】 抗肿瘤辅助药。

【贮藏】 遮光，密封保存。

【制剂】 (1)盐酸格拉司琼片　(2)盐酸格拉司琼注射液

盐酸格拉司琼片

Yansuan Gelasiqiong Pian

Granisetron Hydrochloride Tablets

本品含盐酸格拉司琼按格拉司琼($C_{18}H_{24}N_4O$)计算，应为标示量的90.0%～110.0%。

【性状】 本品为白色或类白色片。

【鉴别】 (1)在含量测定项下记录的色谱图中，供试品溶液主峰的保留时间应与对照品溶液主峰的保留时间一致。

(2)取本品细粉适量，加0.1mol/L盐酸溶液使盐酸格拉司琼溶解并稀释制成每1ml中约含格拉司琼10μg的溶液，照紫外-可见分光光度法(通则 0401)测定,在 302nm 的波长处有最大吸收,在 251nm 的波长处有最小吸收。

(3)取本品细粉适量,加水振摇,滤过,滤液显氯化物鉴别(1)的反应(通则 0301)。

【检查】 **有关物质**　照高效液相色谱法(通则 0512)测定。

供试品溶液　取本品细粉适量,加流动相溶解并稀释制成每 1ml 中约含格拉司琼 0.5mg 的溶液,滤过,取续滤液。

对照溶液　精密量取供试品溶液适量,用流动相定量稀释制成每 1ml 中含格拉司琼 5μg 的溶液。

系统适用性溶液、色谱条件、系统适用性要求与测定法　见盐酸格拉司琼有关物质项下。

限度　供试品溶液色谱图中如有杂质峰,单个杂质峰面积不得大于对照溶液主峰面积的 0.5 倍(0.5%),各杂质峰面积的和不得大于对照溶液的主峰面积(1.0%)。

含量均匀度　取本品 1 片,置 100ml 量瓶中,加 0.1mol/L 盐酸溶液 50ml,振摇使崩解后,继续振摇 30 分钟使盐酸格拉司琼溶解,用 0.1mol/L 盐酸溶液稀释至刻度,摇匀,滤过,取续滤液照紫外-可见分光光度法(通则 0401),在 302nm 的波长处测定吸光度;另取盐酸格拉司琼对照品,精密称定,加 0.1mol/L 盐酸溶液溶解并定量稀释制成每 1ml 中约含 10μg 的溶液,同法测定。计算含量,应符合规定(通则 0941)。

其他　应符合片剂项下有关的各项规定(通则 0101)。

【含量测定】 照高效液相色谱法(通则 0512)测定。

供试品溶液　取本品 20 片,精密称定,研细,精密称取适量(约相当于格拉司琼 8mg),加流动相溶解并定量稀释制成每 1ml 中约含格拉司琼 80μg 的溶液,滤过,取续滤液。

对照品溶液、系统适用性溶液、色谱条件与系统适用性要求　见盐酸格拉司琼含量测定项下。

测定法　见盐酸格拉司琼含量测定项下,并将结果乘以 0.8955。

【类别】 同盐酸格拉司琼。

【规格】 1mg(按 $C_{18}H_{24}N_4O$ 计)

【贮藏】 遮光,密封保存。

盐酸格拉司琼注射液

Yansuan Gelasiqiong Zhusheye

Granisetron Hydrochloride Injection

本品为盐酸格拉司琼的灭菌水溶液。含盐酸格拉司琼按格拉司琼($C_{18}H_{24}N_4O$)计算,应为标示量的 95.0%～105.0%。

【性状】 本品为无色或几乎无色的澄明液体。

【鉴别】 (1)在含量测定项下记录的色谱图中,供试品溶液主峰的保留时间应与对照品溶液主峰的保留时间一致。

(2)取本品,用 0.1mol/L 盐酸溶液稀释制成每 1ml 中约含格拉司琼 10μg 的溶液,照紫外-可见分光光度法(通则 0401)测定,在 302nm 的波长处有最大吸收,在 251nm 的波长处有最小吸收。

(3)本品显氯化物鉴别(1)的反应(通则 0301)。

【检查】 **pH 值**　应为 4.5～7.0(通则 0631)。

有关物质　照高效液相色谱法(通则 0512)测定。

供试品溶液　取本品,用流动相稀释制成每 1ml 中约含格拉司琼 0.5mg 的溶液。

对照溶液　精密量取供试品溶液适量,用流动相定量稀释制成每 1ml 中含格拉司琼 5μg 的溶液。

系统适用性溶液、色谱条件、系统适用性要求与测定法　见盐酸格拉司琼有关物质项下。

限度　供试品溶液色谱图中如有杂质峰,单个杂质峰面积不得大于对照溶液主峰面积的 0.5 倍(0.5%),各杂质峰面积的和不得大于对照溶液的主峰面积(1.0%)。

细菌内毒素　取本品,依法检查(通则 1143),每 1mg 格拉司琼中含内毒素的量应小于 20EU。

其他　应符合注射剂项下有关的各项规定(通则 0102)。

【含量测定】 照高效液相色谱法(通则 0512)测定。

供试品溶液　精密量取本品适量,用流动相定量稀释制成每 1ml 中约含格拉司琼 80μg 的溶液。

对照品溶液、系统适用性溶液、色谱条件与系统适用性要求　见盐酸格拉司琼含量测定项下。

测定法　见盐酸格拉司琼含量测定项下,并将结果乘以 0.8955。

【类别】 同盐酸格拉司琼。

【规格】 按 $C_{18}H_{24}N_4O$ 计　(1)1ml∶1mg　(2)3ml∶3mg

【贮藏】 遮光,密闭保存。

盐酸氨溴索

Yansuan Anxiusuo

Ambroxol Hydrochloride

OH　Br　N H　,HCl　NH_2　Br

$C_{13}H_{18}Br_2N_2O \cdot HCl$　414.57

本品为反式-4-[(2-氨基-3,5-二溴苄基)氨基]环己醇盐酸盐。按干燥品计算,含 $C_{13}H_{18}Br_2N_2O \cdot HCl$ 不得少于 99.0%。

【性状】 本品为白色至微黄色结晶性粉末;几乎无臭。

本品在甲醇中溶解,在水中略溶,在乙醇中微溶。

吸收系数　取本品适量,精密称定,加 0.01mol/L 盐酸溶液溶解并定量稀释制成每 1ml 中约含 25μg 的溶液,照紫外-

可见分光光度法（通则 0401），在 244nm 的波长处测定吸光度，吸收系数（$E_{1cm}^{1\%}$）为 233～247。

【鉴别】（1）在含量测定项下记录的色谱图中，供试品溶液主峰的保留时间应与对照品溶液主峰的保留时间一致。

（2）取本品适量，加 0.01mol/L 盐酸溶液制成每 1ml 中约含 25μg 的溶液，照紫外-可见分光光度法（通则 0401）测定，在 244nm 与 308nm 的波长处有最大吸收。

（3）本品的红外光吸收图谱应与对照的图谱（光谱集 1102 图）一致。

（4）本品的水溶液显氯化物鉴别（1）的反应（通则 0301）。

【检查】 **酸度**　取本品 0.20g，加水 20ml 使溶解，依法测定（通则 0631），pH 值应为 4.5～6.0。

甲醇溶液的澄清度与颜色　取本品 0.50g，加甲醇 10ml 使溶解，溶液应澄清无色；如显浑浊，与 1 号浊度标准液（通则 0902 第一法）比较，不得更浓；如显色，与黄色 3 号标准比色液（通则 0901 第一法）比较，不得更深。

有关物质　照高效液相色谱法（通则 0512）测定。

供试品溶液　取本品适量，加流动相溶解并稀释制成每 1ml 中约含 1mg 的溶液。

对照溶液　精密量取供试品溶液 1ml，置 100ml 量瓶中，用流动相稀释至刻度，摇匀。

系统适用性溶液　取盐酸氨溴索约 5mg，加甲醇 0.2ml 溶解，再加甲醛溶液（1→100）40μl，摇匀，置 60℃水浴中加热 5 分钟，氮气吹干。残渣加水 5ml 溶解，用流动相稀释至 20ml，摇匀。

色谱条件　用十八烷基硅烷键合硅胶为填充剂；以 0.01mol/L 磷酸氢二铵溶液（用磷酸调节 pH 值至 7.0）-乙腈（50：50）为流动相；检测波长为 248nm；进样体积 20μl。

系统适用性要求　系统适用性溶液色谱图中，氨溴索峰与杂质Ⅰ峰（相对保留时间约为 0.8）之间的分离度应大于 4.0。

测定法　精密量取供试品溶液与对照溶液，分别注入液相色谱仪，记录色谱图至主成分峰保留时间的 2 倍。

限度　供试品溶液色谱图中如有杂质峰，各杂质峰面积的和不得大于对照溶液主峰面积的 0.3 倍（0.3%）。

残留溶剂　照残留溶剂测定法（通则 0861 第二法）测定。

内标溶液　取丁酮适量，加 80%二甲基亚砜溶液制成每 1ml 中约含丁酮 0.05mg 的溶液。

供试品溶液　取本品约 0.3g，精密称定，置 10ml 顶空瓶中，精密加入内标溶液 3ml 使溶解，密封。

对照品溶液　分别精密称取甲醇、无水乙醇、丙酮、二氯甲烷与三氯甲烷各适量，加内标溶液溶解并定量稀释制成每 1ml 中分别含甲醇 0.3mg、乙醇 0.5mg、丙酮 0.5mg、二氯甲烷 0.06mg 与三氯甲烷 0.006mg 的混合溶液，精密量取 3ml，置 10ml 顶空瓶中，密封。

色谱条件　以 5%苯基-95%甲基聚硅氧烷（或极性相近）为固定液的毛细管柱为色谱柱；起始温度为 40℃，维持 5 分钟，再以每分钟 10℃速率升温至 120℃，维持 5 分钟；检测器温度为 220℃；进样口温度为 150℃；顶空瓶平衡温度为 85℃，平衡时间为 25 分钟。

测定法　取供试品溶液与对照品溶液分别顶空进样，记录色谱图。

限度　按内标法以峰面积计算，甲醇、乙醇、丙酮、二氯甲烷与三氯甲烷的残留量均应符合规定。

干燥失重　取本品，在 105℃干燥至恒重，减失重量不得过 0.5%（通则 0831）。

炽灼残渣　取本品 1.0g，依法检查（通则 0841），遗留残渣不得过 0.1%。

重金属　取炽灼残渣项下遗留的残渣，依法检查（通则 0821 第二法），含重金属不得过百万分之二十。

砷盐　取本品 1.0g，加水 10ml 与盐酸 15ml 使溶解，依法检查（通则 0822 第一法），应符合规定（0.0002%）。

【含量测定】 照高效液相色谱法（通则 0512）测定。

供试品溶液　取本品适量，精密称定，加流动相溶解并定量稀释制成每 1ml 中约含 30μg 的溶液。

对照品溶液　取盐酸氨溴索对照品适量，精密称定，加流动相溶解并定量稀释制成每 1ml 中约含 30μg 的溶液。

系统适用性溶液、色谱条件与系统适用性要求　见有关物质项下。

测定法　精密量取供试品溶液与对照品溶液，分别注入液相色谱仪，记录色谱图。按外标法以峰面积计算。

【类别】 祛痰药。

【贮藏】 遮光，密封保存。

【制剂】（1）盐酸氨溴索口服溶液　（2）盐酸氨溴索片　（3）盐酸氨溴索注射液　（4）盐酸氨溴索胶囊　（5）盐酸氨溴索缓释胶囊　（6）盐酸氨溴索糖浆

附：

杂质Ⅰ

$C_{14}H_{18}Br_2N_2O$　390.11

反式-4-(6,8-二溴-1,4-二氢喹唑啉-3(2*H*)-基)环己醇

盐酸氨溴索口服溶液

Yansuan Anxiusuo Koufurongye

Ambroxol Hydrochloride Oral Solution

本品含盐酸氨溴索（$C_{13}H_{18}Br_2N_2O \cdot HCl$）应为标示量的 95.0%～105.0%。

【性状】 本品为无色至微黄色的澄清液体。

【鉴别】 (1)在含量测定项下记录的色谱图中,供试品溶液主峰的保留时间应与对照品溶液主峰的保留时间一致。

(2)取本品适量,用0.1mol/L盐酸溶液稀释制成每1ml中约含盐酸氨溴索30μg的溶液,照紫外-可见分光光度法(通则0401)测定,在308nm的波长处有最大吸收。

【检查】 **相对密度** 本品的相对密度(通则0601)不得过1.200(含糖型)。

pH值 应为2.5～6.0(通则0631)。

澄清度与颜色 本品应澄清无色;如显浑浊,与1号浊度标准液(通则0902第一法)比较,不得更浓;如显色,与黄色2号标准比色液(通则0901第一法)比较,不得更深。

其他 应符合口服溶液剂项下有关的各项规定(通则0123)。

【含量测定】 照高效液相色谱法(通则0512)测定。

供试品溶液 精密量取本品适量(黏稠液体用内容量移液管量取),用流动相定量稀释制成每1ml中约含盐酸氨溴索30μg的溶液。

对照品溶液、系统适用性溶液、色谱条件、系统适用性要求与测定法 见盐酸氨溴索含量测定项下。

【类别】 同盐酸氨溴索。

【规格】 (1)5ml∶15mg (2)10ml∶30mg (3)60ml∶180mg (4)100ml∶0.3g (5)100ml∶0.6g

【贮藏】 遮光,密封保存。

盐酸氨溴索片

Yansuan Anxiusuo Pian

Ambroxol Hydrochloride Tablets

本品含盐酸氨溴索($C_{13}H_{18}Br_2N_2O \cdot HCl$)应为标示量的95.0%～105.0%。

【性状】 本品为白色或类白色片。

【鉴别】 (1)在含量测定项下记录的色谱图中,供试品溶液主峰的保留时间应与对照品溶液主峰的保留时间一致。

(2)取溶出度项下的溶液,照紫外-可见分光光度法(通则0401)测定,在244nm与308nm的波长处有最大吸收。

【检查】 **有关物质** 照高效液相色谱法(通则0512)测定。

供试品溶液 取本品细粉适量,加流动相溶解并稀释制成每1ml中含盐酸氨溴索1mg的溶液,滤过,取续滤液。

对照溶液 精密量取供试品溶液1ml,置100ml量瓶中,用流动相稀释至刻度,摇匀。

系统适用性溶液、色谱条件、系统适用性要求与测定法 见盐酸氨溴索有关物质项下。

限度 供试品溶液色谱图中如有杂质峰,各杂质峰面积的和不得大于对照溶液主峰面积(1.0%)。

溶出度 照溶出度与释放度测定法(通则0931第二法)测定。

溶出条件 以盐酸溶液(9→1000)900ml为溶出介质,转速为每分钟75转,依法操作,经30分钟时取样。

供试品溶液 取溶出液适量,滤过,精密量取续滤液5ml,置10ml量瓶中,用溶出介质稀释至刻度,摇匀。

对照品溶液 取盐酸氨溴索对照品适量,精密称定,加溶出介质溶解并定量稀释制成每1ml中约含15μg的溶液。

测定法 取供试品溶液与对照品溶液,照紫外-可见分光光度法(通则0401),在244nm的波长处分别测定吸光度,计算每片的溶出量。

限度 标示量的75%,应符合规定。

其他 应符合片剂项下有关的各项规定(通则0101)。

【含量测定】 照高效液相色谱法(通则0512)测定。

供试品溶液 取本品20片,精密称定,研细,精密称取适量,加流动相溶解并定量稀释制成每1ml中约含盐酸氨溴索30μg的溶液,滤过,取续滤液。

对照品溶液、系统适用性溶液、色谱条件、系统适用性要求与测定法 见盐酸氨溴索含量测定项下。

【类别】 同盐酸氨溴索。

【规格】 30mg

【贮藏】 遮光,密封保存。

盐酸氨溴索注射液

Yansuan Anxiusuo Zhusheye

Ambroxol Hydrochloride Injection

本品为盐酸氨溴索的灭菌水溶液。含盐酸氨溴索($C_{13}H_{18}Br_2N_2O \cdot HCl$)应为标示量的95.0%～105.0%。

【性状】 本品为无色至微黄绿色的澄明液体。

【鉴别】 (1)在含量测定项下记录的色谱图中,供试品溶液主峰的保留时间应与对照品溶液主峰的保留时间一致。

(2)取本品适量,用0.1mol/L盐酸溶液稀释制成每1ml中约含盐酸氨溴索15μg的溶液,照紫外-可见分光光度法(通则0401)测定,在244nm与308nm的波长处有最大吸收。

【检查】 **pH值** 应为3.5～5.5(通则0631)。

澄清度与颜色 本品应澄清无色(通则0902第一法);如显色,与黄绿色3号标准比色液(通则0901第一法)比较,不得更深。

有关物质 照高效液相色谱法(通则0512)测定。

供试品溶液 精密量取本品3ml,置20ml量瓶中,用流动相稀释至刻度,摇匀。

对照溶液 精密量取供试品溶液5ml,置50ml量瓶中,用流动相稀释至刻度,摇匀,精密量取1ml,置50ml量瓶中,用流动相稀释至刻度,摇匀。

系统适用性溶液、色谱条件、系统适用性要求与测定法见盐酸氨溴索有关物质项下。

限度　供试品溶液色谱图中如有杂质峰，杂质Ⅰ峰面积不得大于对照溶液主峰面积的 1.5 倍(0.3%)，其他单个杂质峰面积不得大于对照溶液主峰面积(0.2%)，各杂质峰面积的和不得大于对照溶液主峰面积的 5 倍(1.0%)。

细菌内毒素　取本品，依法检查(通则 1143)，每 1mg 盐酸氨溴索中含内毒素的量应小于 0.50 EU。

其他　应符合注射剂项下有关的各项规定(通则 0102)。

【含量测定】　照高效液相色谱法(通则 0512)测定。

供试品溶液　精密量取本品 1ml，置 250ml 量瓶中，用流动相稀释至刻度，摇匀。

对照品溶液、系统适用性溶液、色谱条件、系统适用性要求与测定法　见盐酸氨溴索含量测定项下。

【类别】　同盐酸氨溴索。

【规格】　(1)1ml：7.5mg　(2)2ml：15mg　(3)4ml：30mg

【贮藏】　遮光，密闭保存。

盐酸氨溴索胶囊

Yansuan Anxiusuo Jiaonang

Ambroxol Hydrochloride Capsules

本品含盐酸氨溴索($C_{13}H_{18}Br_2N_2O \cdot HCl$)应为标示量的 95.0%～105.0%。

【性状】　本品内容物为白色或类白色颗粒或粉末。

【鉴别】　(1)在含量测定项下记录的色谱图中，供试品溶液主峰的保留时间应与对照品溶液主峰的保留时间一致。

(2)取溶出度项下的溶液，照紫外-可见分光光度法(通则 0401)测定，在 244nm 与 308nm 的波长处有最大吸收。

【检查】　**有关物质**　照高效液相色谱法(通则 0512)测定。

供试品溶液　取本品内容物细粉适量，加流动相溶解并稀释制成每 1ml 中约含盐酸氨溴索 1mg 的溶液，滤过，取续滤液。

对照溶液　精密量取供试品溶液 1ml，置 100ml 量瓶中，用流动相稀释至刻度，摇匀。

系统适用性溶液、色谱条件、系统适用性要求与测定法　见盐酸氨溴索有关物质项下。

限度　供试品溶液色谱图中如有杂质峰，各杂质峰面积的和不得大于对照溶液主峰面积(1.0%)。

溶出度　照溶出度与释放度测定法(通则 0931 第一法)测定。

溶出条件　以盐酸溶液(9→1000)900ml 为溶出介质，转速为每分钟 100 转，依法操作，经 30 分钟时取样。

供试品溶液　取溶出液适量，滤过，精密量取续滤液 5ml，置 10ml 量瓶中，用溶出介质稀释至刻度，摇匀。

对照品溶液　取盐酸氨溴索对照品适量，精密称定，加溶出介质溶解并定量稀释制成每 1ml 中约含 15μg 的溶液。

测定法　取供试品溶液与对照品溶液，照紫外-可见分光光度法(通则 0401)，在 244nm 的波长处分别测定吸光度，计算每粒的溶出量。

限度　标示量的 80%，应符合规定。

其他　应符合胶囊剂项下有关的各项规定(通则 0103)。

【含量测定】　照高效液相色谱法(通则 0512)测定。

供试品溶液　取装量差异项下的内容物，研细，精密称取适量，加流动相溶解并定量稀释制成每 1ml 中约含盐酸氨溴索 30μg 的溶液，滤过，取续滤液。

对照品溶液、系统适用性溶液、色谱条件、系统适用性要求与测定法　见盐酸氨溴索含量测定项下。

【类别】　同盐酸氨溴索。

【规格】　30mg

【贮藏】　遮光，密封保存。

盐酸氨溴索缓释胶囊

Yansuan Anxiusuo Huanshijiaonang

Ambroxol Hydrochloride Sustained-release Capsules

本品含盐酸氨溴索($C_{13}H_{18}Br_2N_2O \cdot HCl$)应为标示量的 95.0%～105.0%。

【性状】　本品内容物为白色或类白色的小丸。

【鉴别】　(1)在含量测定项下记录的色谱图中，供试品溶液主峰的保留时间应与对照品溶液主峰的保留时间一致。

(2)取含量测定项下的供试品溶液，照紫外-可见分光光度法(通则 0401)测定，在 248nm 的波长处有最大吸收。

【检查】　**有关物质**　照高效液相色谱法(通则 0512)测定。

供试品溶液　取本品细粉适量，加流动相溶解并稀释制成每 1ml 中约含盐酸氨溴索 1mg 的溶液。

对照溶液　精密量取供试品溶液 1ml，置 100ml 量瓶中，用流动相稀释至刻度，摇匀。

系统适用性溶液、色谱条件、系统适用性要求与测定法　见盐酸氨溴索有关物质项下。

限度　供试品溶液色谱图中如有杂质峰，各杂质峰面积的和不得大于对照溶液主峰面积(1.0%)。

溶出度　照溶出度与释放度测定法(通则 0931 第二法)测定。

酸中溶出量　溶出条件　以氯化钠盐酸溶液(取氯化钠 2g，加水适量溶解，加盐酸 7ml，用水稀释至 1000ml，pH 值为 1.2)1000ml 为溶出介质，转速为每分钟 50 转，依法操作，经 1

小时时取样。

供试品溶液(1)　取溶出液适量,滤过,取续滤液。

对照品溶液　取盐酸氨溴索对照品适量,精密称定,加溶出介质溶解并定量稀释制成每 1ml 中约含 25μg 的溶液。

测定法　取供试品溶液(1)与对照品溶液,照紫外-可见分光光度法(通则 0401),在 244nm 的波长处分别测定吸光度,计算每粒的溶出量。

限度　标示量的 15%～45%,应符合规定。

缓冲液中溶出量　溶出条件　酸中溶出量项下 1 小时取样后,随即换以磷酸盐缓冲液(取磷酸二氢钾 6.805g,加 1mol/L 氢氧化钠溶液 22.4ml,加水使成 1000ml,pH 值为 6.8)1000ml 为溶出介质,继续依法操作,并连续计时,经 2 小时与 4 小时时分别取溶出液 5ml,并即时在溶出杯中补充相同体积相同温度的溶出介质。

供试品溶液(2)　取 2 小时的溶出液,滤过,精密量取续滤液 2ml,置 10ml 量瓶中,用溶出介质稀释至刻度,摇匀。

供试品溶液(3)　取 4 小时的溶出液,滤过,精密量取续滤液 2ml,置 10ml 量瓶中,用溶出介质稀释至刻度,摇匀。

对照品溶液　见酸中溶出量。

测定法　取供试品溶液(2)、供试品溶液(3)与对照品溶液,照紫外-可见分光光度法(通则 0401),在 244nm 的波长处分别测定吸光度,计算每粒在不同时间的溶出量。

限度　每粒在 2 小时与 4 小时的溶出量应分别为标示量的 45%～80%与 80%以上,均应符合规定。

其他　应符合胶囊剂项下有关的各项规定(通则 0103)。

【含量测定】　照高效液相色谱法(通则 0512)测定。

供试品溶液　取装量差异项下的内容物,研细,精密称取适量,加流动相溶解并定量稀释制成每 1ml 中约含盐酸氨溴索 30μg 的溶液,滤过,取续滤液。

对照品溶液、系统适用性溶液、色谱条件、系统适用性要求与测定法　见盐酸氨溴索含量测定项下。

【类别】　同盐酸氨溴索。

【规格】　75mg

【贮藏】　遮光,密封保存。

盐酸氨溴索糖浆

Yansuan Anxiusuo Tangjiang

Ambroxol Hydrochloride Syrup

本品含盐酸氨溴索($C_{13}H_{18}Br_2N_2O \cdot HCl$)应为标示量的 95.0%～105.0%。

【性状】　本品为澄清黏稠液体。

【鉴别】　(1)在含量测定项下记录的色谱图中,供试品溶液主峰的保留时间应与对照品溶液主峰的保留时间一致。

(2)取本品适量,用 0.1mol/L 盐酸溶液稀释制成每 1ml 中约含盐酸氨溴索 30μg 的溶液,照紫外-可见分光光度法(通则 0401)测定,在 308nm 的波长处有最大吸收。

【检查】　**相对密度**　本品的相对密度(通则 0601)为 1.10～1.30。

澄清度　本品应澄清,如显浑浊,与 1 号浊度标准液(通则 0902 第一法)比较,不得更浓。

其他　应符合糖浆剂项下有关的各项规定(通则 0116)。

【含量测定】　照高效液相色谱法(通则 0512)测定。

供试品溶液　用内容量移液管精密量取本品 2ml,置 100ml 量瓶中,用流动相清洗移液管内壁,洗液并入量瓶中,用流动相稀释至刻度,摇匀,精密量取 5ml,置 20ml 量瓶中,用流动相稀释至刻度,摇匀。

对照品溶液、系统适用性溶液、色谱条件、系统适用性要求与测定法　见盐酸氨溴索含量测定项下。

【类别】　同盐酸氨溴索。

【规格】　100ml∶0.6g

【贮藏】　遮光,密封保存。

盐酸特比萘芬

Yansuan Tebinaifen

Terbinafine Hydrochloride

$C_{21}H_{25}N \cdot HCl$　327.89

本品为(*E*)-*N*-(6,6-二甲基-2-庚烯-4-炔基)-*N*-甲基-1-萘甲胺盐酸盐。按干燥品计算,含 $C_{21}H_{25}N \cdot HCl$ 应为 98.0%～102.0%。

【性状】　本品为白色或类白色结晶性粉末;微有特臭。

本品在甲醇或乙醇中易溶,在水中微溶或极微溶解,在乙醚中几乎不溶。

【鉴别】　(1)在含量测定项下记录的色谱图中,供试品溶液主峰的保留时间应与对照品溶液主峰的保留时间一致。

(2)本品的红外光吸收图谱应与对照的图谱(光谱集 840 图)一致。

(3)本品的水溶液显氯化物鉴别(1)的反应(通则 0301)。

【检查】　**盐酸盐**　取本品约 0.26g,精密称定,加甲醇 25ml 与硝酸 0.5ml 溶解后,再加水 25ml,照电位滴定法(通则 0701),使用复合银电极,用硝酸银滴定液(0.1mol/L)滴定。每 1ml 的硝酸银滴定液(0.1mol/L)相当于 3.646mg 的 HCl。按干燥品计算,含盐酸盐以盐酸(HCl)计,应为 10.90%～11.35%。

有关物质　照高效液相色谱法(通则 0512)测定。

溶剂　乙腈-水(1∶1)。

供试品溶液　取本品适量，加溶剂溶解并稀释制成每1ml中约含0.5mg的溶液。

对照溶液　精密量取供试品溶液适量，用溶剂定量稀释制成每1ml中约含0.5μg的溶液。

系统适用性溶液　取盐酸特比萘芬适量，加溶剂溶解并稀释制成每1ml中约含1mg的溶液，置紫外光灯254nm下照射1小时。

灵敏度溶液　精密量取对照溶液适量，用溶剂定量稀释制成每1ml中约含0.05μg的溶液。

色谱条件　用十八烷基硅烷键合硅胶为填充剂(3.0mm×150mm,5μm或效能相当的色谱柱)；以三乙胺缓冲液(取0.2%三乙胺溶液，用冰醋酸调节pH值至7.5)-甲醇-乙腈(30∶42∶28)为流动相A,以三乙胺缓冲液-甲醇-乙腈(5∶57∶38)为流动相B,按下表进行线性梯度洗脱；流速为每分钟0.8ml；检测波长为280nm；进样体积20μl。

时间(分钟)	流动相A(%)	流动相B(%)
0	100	0
4	100	0
25	0	100
30	0	100
31	100	0
38	100	0

系统适用性要求　系统适用性溶液色谱图中，特比萘芬峰的保留时间约为16分钟，在相对保留时间0.8～1.2之间应有三个较大杂质峰，相对保留时间分别约为0.87、0.95与1.1。特比萘芬峰与相对保留时间约0.95、1.1处杂质峰间的分离度均应大于2.0。灵敏度溶液色谱图中，主成分峰峰高的信噪比应大于5。

测定法　精密量取供试品溶液与对照溶液，分别注入液相色谱仪，记录色谱图。

限度　供试品溶液色谱图中如有杂质峰，单个杂质峰面积不得大于对照溶液主峰面积(0.1%)，各杂质峰面积的和不得大于对照溶液主峰面积的5倍(0.5%)，小于灵敏度溶液主峰面积的峰忽略不计。

残留溶剂　照残留溶剂测定法(通则0861第二法)测定。

内标溶液　取正丙醇适量，用二甲基亚砜稀释制成每1ml中约含0.2mg的溶液。

供试品溶液　取本品约0.1g,精密称定，置顶空瓶中，精密加入内标溶液1.0ml,振摇，密封。

对照品溶液　分别取甲醇、乙醇、二氯甲烷、乙酸乙酯与甲苯各适量，精密称定，用内标溶液定量稀释制成每1ml中约含甲醇300μg、乙醇500μg、二氯甲烷60μg、乙酸乙酯500μg与甲苯89μg的混合溶液，精密量取1.0ml置顶空瓶中，密封。

色谱条件　以6%氰丙基苯基-94%二甲基聚硅氧烷(或极性相近)为固定液的毛细管柱为色谱柱；起始温度为45℃，维持7分钟，以每分钟55℃速率升至200℃，维持2分钟；进样口温度为200℃；检测器温度为250℃；顶空瓶平衡温度为85℃，平衡时间为30分钟。

系统适用性要求　对照品溶液色谱图中，出峰顺序依次为甲醇、乙醇、二氯甲烷、正丙醇(内标)、乙酸乙酯、甲苯，相邻各色谱峰间的分离度均应符合要求。

测定法　取供试品溶液与对照品溶液分别顶空进样，记录色谱图。

限度　按内标法以峰面积计算，甲醇、乙醇、二氯甲烷、乙酸乙酯与甲苯的残留量均应符合规定。

干燥失重　取本品，在105℃干燥至恒重，减失重量不得过0.5%(通则0831)。

炽灼残渣　取本品1.0g,依法检查(通则0841),遗留残渣不得过0.1%。

重金属　取炽灼残渣项下遗留残渣，依法检查(通则0821第二法),含重金属不得过百万分之十。

【含量测定】　照高效液相色谱法(通则0512)测定。

供试品溶液　取本品约20mg,精密称定，置100ml量瓶中，加溶剂溶解并稀释至刻度，摇匀。

对照品溶液　取盐酸特比萘芬对照品适量，精密称定，加溶剂溶解并定量稀释制成每1ml中约含0.2mg的溶液。

溶剂、系统适用性溶液与色谱条件　见有关物质项下。

系统适用性要求　除灵敏度要求外，其他见有关物质项下。

测定法　精密量取供试品溶液与对照品溶液，分别注入液相色谱仪，记录色谱图。按外标法以峰面积计算。

【类别】　抗真菌药。

【贮藏】　遮光，密封保存。

【制剂】　(1)盐酸特比萘芬片　(2)盐酸特比萘芬乳膏

盐酸特比萘芬片

Yansuan Tebinaifen Pian

Terbinafine Hydrochloride Tablets

本品含盐酸特比萘芬按特比萘芬($C_{21}H_{25}N$)计算，应为标示量的90.0%～110.0%。

【性状】　本品为白色或类白色片。

【鉴别】　(1)在含量测定项下记录的色谱图中，供试品溶液主峰的保留时间应与对照品溶液主峰的保留时间一致。

(2)取溶出度项下的溶液，照紫外-可见分光光度法(通则0401)测定，在283nm的波长处有最大吸收，在258nm的波长处有最小吸收。

【检查】　**有关物质**　照高效液相色谱法(通则0512)测定。

供试品溶液　取本品细粉适量，加溶剂溶解并稀释制成每 1ml 中约含特比萘芬 0.5mg 的溶液，摇匀，滤过，取续滤液。

对照溶液　精密量取供试品溶液适量，用溶剂定量稀释制成每 1ml 中约含特比萘芬 0.5μg 的溶液。

灵敏度溶液　精密量取对照溶液适量，用溶剂定量稀释制成每 1ml 中约含特比萘芬 0.05μg 的溶液。

溶剂、系统适用性溶液、色谱条件、系统适用性要求与测定法　见盐酸特比萘芬有关物质项下。

限度　供试品溶液色谱图中如有杂质峰，单个杂质峰面积不得大于对照溶液主峰面积(0.1%)，各杂质峰面积的和不得大于对照溶液主峰面积的 5 倍(0.5%)，小于灵敏度溶液主峰面积的峰忽略不计。

溶出度　照溶出度与释放度测定法(通则 0931 第二法)测定。

溶出条件　以 pH 3.0 枸橼酸盐缓冲液(取枸橼酸 21.0g，加 1mol/L 氢氧化钠溶液 200ml 溶解，用水稀释至 1000ml，取 403ml，用 0.1mol/L 盐酸溶液稀释至 1000ml，摇匀)500ml 为溶出介质，转速为每分钟 50 转，依法操作，经 30 分钟时取样。

供试品溶液　取溶出液 10ml，滤过，取续滤液适量，用溶出介质定量稀释制成每 1ml 中约含特比萘芬 25μg 的溶液。

对照品溶液　取盐酸特比萘芬对照品适量，加溶出介质溶解并定量稀释制成每 1ml 中约含特比萘芬 25μg 的溶液。

测定法　取供试品溶液与对照品溶液，照紫外-可见分光光度法(通则 0401)，在 283nm 的波长处分别测定吸光度，计算每片的溶出量。

限度　标示量的 80%，应符合规定。

其他　应符合片剂项下有关的各项规定(通则 0101)。

【含量测定】　照高效液相色谱法(通则 0512)测定。

供试品溶液　取本品 20 片，研细，精密称取细粉适量，加溶剂溶解并定量稀释制成每 1ml 中约含特比萘芬 0.2mg 的溶液，滤过，取续滤液。

对照品溶液　取盐酸特比萘芬对照品适量，精密称定，加溶剂溶解并定量稀释制成每 1ml 中约含特比萘芬 0.2mg 的溶液。

溶剂、系统适用性溶液、色谱条件、系统适用性要求与测定法　见盐酸特比萘芬含量测定项下。

【类别】　同盐酸特比萘芬。

【规格】　按 $C_{21}H_{25}N$ 计　(1)0.125g　(2)0.25g

【贮藏】　遮光，密封保存。

盐酸特比萘芬乳膏

Yansuan Tebinaifen Rugao

Terbinafine Hydrochloride Cream

本品含盐酸特比萘芬($C_{21}H_{25}N \cdot HCl$)应为标示量的 90.0%～110.0%。

【性状】　本品为白色或类白色乳膏。

【鉴别】　在含量测定项下记录的色谱图中，供试品溶液主峰的保留时间应与对照品溶液主峰的保留时间一致。

【检查】　**有关物质**　照高效液相色谱法(通则 0512)测定。

供试品溶液　取本品适量，加异丙醇溶解并稀释制成每 1ml 中约含盐酸特比萘芬 0.5mg 的溶液，滤过，取续滤液。

对照溶液　精密量取供试品溶液适量，用异丙醇定量稀释制成每 1ml 中约含盐酸特比萘芬 2.5μg 的溶液。

灵敏度溶液　精密量取对照溶液适量，用异丙醇定量稀释制成每 1ml 中约含盐酸特比萘芬 0.25μg 的溶液。

溶剂、系统适用性溶液、色谱条件、系统适用性要求与测定法　见盐酸特比萘芬有关物质项下。

限度　供试品溶液色谱图中如有杂质峰，除 2 分钟前的色谱峰外，单个杂质峰面积不得大于对照溶液主峰面积(0.5%)，各杂质峰面积的和不得大于对照溶液主峰面积的 4 倍(2.0%)，小于灵敏度溶液主峰面积的峰忽略不计。

微生物限度　取本品，照非无菌产品微生物限度检查：微生物计数法(通则 1105)和控制菌检查法(通则 1106)及非无菌药品微生物限度标准(通则 1107)检查，应符合规定。

其他　应符合乳膏剂项下有关的各项规定(通则 0109)。

【含量测定】　照高效液相色谱法(通则 0512)测定。

供试品溶液　取本品适量，精密称定，加异丙醇溶解并定量稀释制成每 1ml 中约含盐酸特比萘芬 0.2mg 的溶液，滤过，取续滤液。

对照品溶液　取盐酸特比萘芬对照品适量，精密称定，加异丙醇溶解并定量稀释制成每 1ml 中约含 0.2mg 的溶液。

溶剂、系统适用性溶液、色谱条件、系统适用性要求与测定法　见盐酸特比萘芬含量测定项下。

【类别】　同盐酸特比萘芬。

【规格】　1%

【贮藏】　遮光，密闭保存。

盐酸特拉唑嗪

Yansuan Telazuoqin

Terazosin Hydrochloride

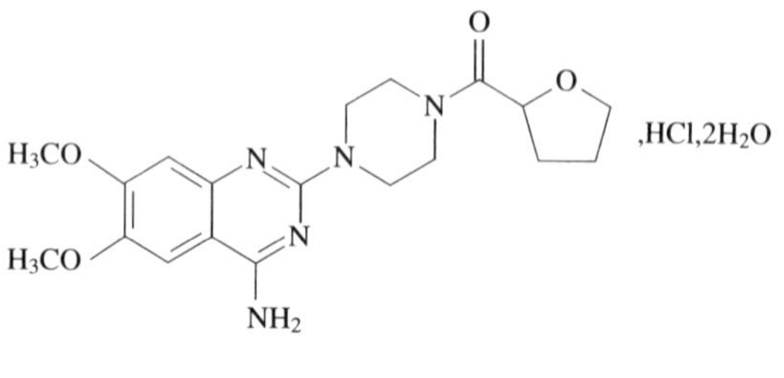

$C_{19}H_{25}N_5O_4 \cdot HCl \cdot 2H_2O$　459.93

本品为 1-(4-氨基-6,7-二甲氧基-2-喹唑啉基)-4-(四氢-2-呋喃甲酰基)哌嗪盐酸盐二水合物。按干燥品计算，含

$C_{19}H_{25}N_5O_4$·HCl应为98.0%～102.0%。

【性状】 本品为白色或类白色结晶性粉末；几乎无臭。

本品在甲醇中溶解，在水中略溶，在乙醇中微溶。

【鉴别】 （1）取本品适量，加甲醇-水-盐酸（300∶700∶0.9）溶解并稀释制成每1ml中约含5μg的溶液，照紫外-可见分光光度法（通则0401）测定，在211nm、246nm与331nm的波长处有最大吸收。

（2）在含量测定项下记录的色谱图中，供试品溶液主峰的保留时间应与对照品溶液主峰的保留时间一致。

（3）本品的红外光吸收图谱应与对照的图谱（光谱集841图）一致。

（4）本品的水溶液显氯化物鉴别（1）的反应（通则0301）。

【检查】 **酸度** 取本品0.20g，加水20ml溶解后，依法测定（通则0631），pH值应为3.0～4.5。

溶液的澄清度与颜色 取本品0.10g，加90%甲醇溶液10ml溶解后，溶液应澄清；如显色，与黄色4号标准比色液（通则0901第一法）比较，不得更深。

有关物质 照高效液相色谱法（通则0512）测定。

溶剂 乙腈-水（20∶80）。

供试品溶液 取本品约50mg，精密称定，置50ml量瓶中，加溶剂溶解并稀释至刻度，摇匀。

对照品贮备液（1） 取杂质Ⅰ对照品与盐酸特拉唑嗪对照品各30mg及杂质Ⅲ对照品10mg，精密称定，置同一100ml量瓶中，加溶剂溶解并稀释至刻度，摇匀。

对照品贮备液（2） 取杂质Ⅳ对照品10mg，精密称定，置100ml量瓶中，加溶剂溶解并稀释至刻度，摇匀。

对照品贮备液（3） 取杂质Ⅱ对照品30mg，精密称定，置100ml量瓶中，加二甲基亚砜溶解并稀释至刻度，摇匀。

对照品溶液 分别精密量取对照品贮备液（1）、（2）与（3）1ml、4ml与1ml，置同一100ml量瓶中，用溶剂稀释至刻度，摇匀。

色谱条件 用十八烷基硅烷键合硅胶为填充剂（Agilent XDB-C18或Inertsil ODS-3V C18，4.6mm×250mm，5μm或效能相当的色谱柱）；以乙腈为流动相A，以高氯酸溶液（取三乙胺2ml，加水至1000ml，用高氯酸调节pH值至2.0）为流动相B，按下表进行梯度洗脱；流速为每分钟1.0ml；检测波长为246nm；柱温30℃；进样体积20μl。

时间（分钟）	流动相A（%）	流动相B（%）
0	7.5	92.5
10	13	87
20	16	84
40	24	76
50	24	76
55	7.5	92.5
58	7.5	92.5

系统适用性要求 对照品溶液色谱图中，特拉唑嗪峰保留时间约为33分钟，杂质Ⅰ峰、杂质Ⅱ峰、杂质Ⅲ峰与杂质Ⅳ峰的相对保留时间分别约为0.45、0.66、0.7与1.5，杂质Ⅱ峰与杂质Ⅲ峰之间的分离度应大于3.0。

测定法 精密量取供试品溶液与对照品溶液，分别注入液相色谱仪，记录色谱图。

限度 供试品溶液色谱图中如有与杂质Ⅰ峰、杂质Ⅱ峰、杂质Ⅲ峰与杂质Ⅳ峰保留时间一致的色谱峰，按外标法以峰面积计算，杂质Ⅰ与杂质Ⅱ均不得过0.3%，杂质Ⅲ不得过0.1%，杂质Ⅳ不得过0.4%，其他单个杂质按外标法以对照品溶液中特拉唑嗪峰面积计算，均不得过0.3%，杂质总量不得过0.6%。

1-[（四氢呋喃-2-基）甲酰基]哌嗪（杂质Ⅴ） 照高效液相色谱法（通则0512）测定。

供试品溶液 取本品约25mg，精密称定，置25ml量瓶中，加流动相溶解并稀释至刻度，摇匀。

对照品贮备液（1） 取杂质Ⅴ对照品约10mg，精密称定，置100ml量瓶中，加乙腈溶解并稀释至刻度，摇匀。

对照品贮备液（2） 取杂质Ⅲ对照品约5mg，精密称定，置100ml量瓶中，加流动相溶解并稀释至刻度，摇匀。

对照品溶液 精密量取对照品贮备液（1）与（2）各1ml，置100ml量瓶中，用流动相稀释至刻度，摇匀。

色谱条件 用十八烷基硅烷键合硅胶为填充剂（Agilent XDB-C18，4.6mm×250mm，5μm或效能相当的色谱柱）；以癸烷磺酸钠溶液（取癸烷磺酸钠2.44g，加水1000ml，加三乙胺2ml，用磷酸调节pH值至2.5）-乙腈（70∶30）为流动相；检测波长为210nm；流速为每分钟1.0ml；柱温30℃；进样体积20μl。

系统适用性要求 对照品溶液色谱图中，出峰顺序：杂质Ⅴ峰、杂质Ⅲ峰；杂质Ⅴ峰与杂质Ⅲ峰间的分离度应大于9.5。

测定法 精密量取供试品溶液与对照品溶液，分别注入液相色谱仪，记录色谱图。

限度 供试品溶液色谱图中如有与杂质Ⅴ峰保留时间一致的色谱峰，按外标法以峰面积计算，不得过0.1%。

干燥失重 取本品，在120℃干燥至恒重，减失重量应为7.0%～9.0%（通则0831）。

炽灼残渣 取本品1.0g，依法检查（通则0841），遗留残渣不得过0.1%。

重金属 取炽灼残渣项下遗留的残渣，依法检查（通则0821第二法），含重金属不得过百万分之十。

【含量测定】 照高效液相色谱法（通则0512）测定。

溶剂 见有关物质项下。

供试品溶液 取本品约20mg，精密称定，置100ml量瓶中，加溶剂溶解并稀释至刻度，摇匀，精密量取5ml，置100ml量瓶中，用溶剂稀释至刻度，摇匀。

对照品溶液 取盐酸特拉唑嗪对照品适量，加溶剂溶解并定量稀释制成每1ml中含10μg的溶液。

色谱条件 用十八烷基硅烷键合硅胶为填充剂；以乙腈-高氯酸溶液（取三乙胺2ml，加水至1000ml，用高氯酸调节pH值至2.0）（20∶80）为流动相；检测波长为246nm；进样体积20μl。

系统适用性要求 理论板数按特拉唑嗪峰计算不低于3000。

测定法　精密量取供试品溶液与对照品溶液，分别注入液相色谱仪，记录色谱图。按外标法以峰面积计算。

【类别】　抗高血压药及泌尿生殖系统药。

【贮藏】　遮光，密封保存。

【制剂】　(1)盐酸特拉唑嗪片　(2)盐酸特拉唑嗪胶囊

附：

杂质Ⅰ

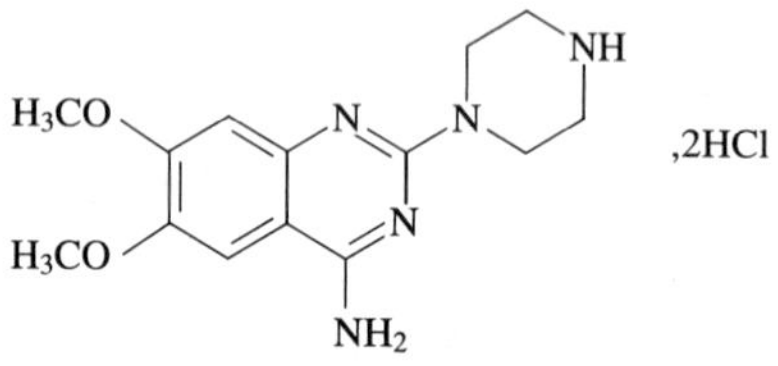

$C_{14}H_{19}N_5O_2 \cdot 2HCl$　362.25

1-(4-氨基-6,7-二甲氧基-2-喹唑啉基)哌嗪二盐酸盐

杂质Ⅱ

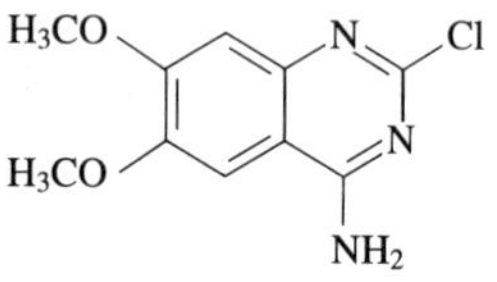

$C_{10}H_{10}ClN_3O_2$　239.66

2-氯-4-氨基-6,7-二甲氧基喹唑啉

杂质Ⅲ

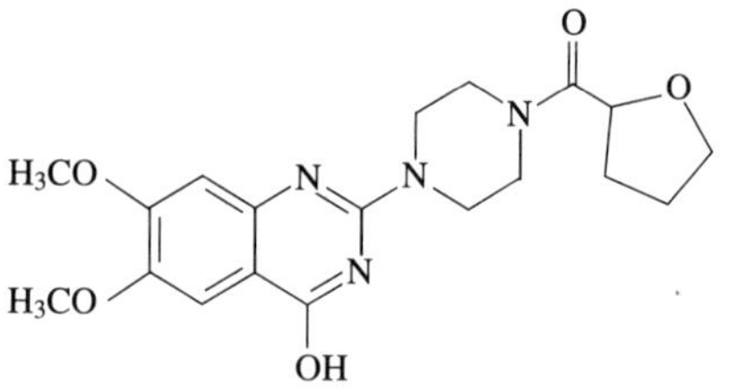

$C_{19}H_{24}N_4O_5$　388.42

1-(4-羟基-6,7-二甲氧基-2-喹唑啉基)-4-[(四氢呋喃-2-基)甲酰基]哌嗪

杂质Ⅳ

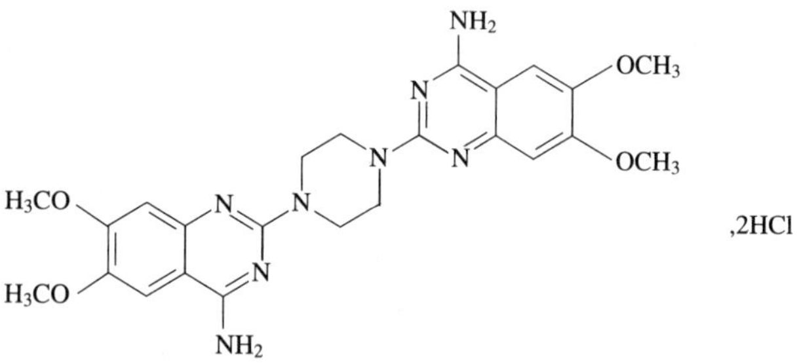

$C_{24}H_{28}N_8O_4 \cdot 2HCl$　565.45

1,4-二(4-氨基-6,7-二甲氧基-2-喹唑啉基)哌嗪二盐酸盐

杂质Ⅴ

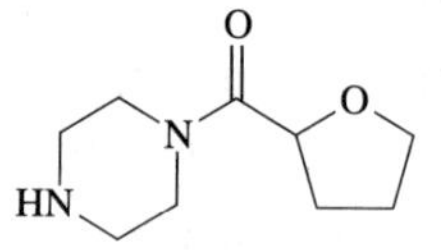

$C_9H_{16}N_2O_2$　184.24

1-[(四氢呋喃-2-基)甲酰基]哌嗪

盐酸特拉唑嗪片

Yansuan Telazuoqin Pian

Terazosin Hydrochloride Tablets

本品含盐酸特拉唑嗪按特拉唑嗪($C_{19}H_{25}N_5O_4$)计算，应为标示量的90.0%～110.0%。

【性状】　本品为白色或类白色片。

【鉴别】　(1)照薄层色谱法(通则0502)试验。

供试品溶液　取本品细粉适量(约相当于特拉唑嗪4mg)，加甲醇4ml，振摇15分钟，静置分层后，取上清液。

对照品溶液　取盐酸特拉唑嗪对照品适量，加甲醇溶解并稀释制成每1ml中含1mg的溶液。

色谱条件　采用硅胶GF_{254}薄层板，以乙酸乙酯-甲醇-二乙胺(40：0.2：3)为展开剂。

测定法　吸取供试品溶液与对照品溶液各10μl，分别点于同一薄层板上，展开后，晾干，置紫外光灯(254nm)下检视。

结果判定　供试品溶液所显主斑点的位置和颜色应与对照品溶液的主斑点一致。

(2)在含量测定项下记录的色谱图中，供试品溶液主峰的保留时间应与对照品溶液主峰的保留时间一致。

(3)取本品细粉适量，加0.1mol/L盐酸溶液溶解并稀释制成每1ml中含特拉唑嗪4μg的溶液，滤过，滤液照紫外-可见分光光度法(通则0401)测定，在246nm的波长处有最大吸收。

(4)取本品细粉适量，加水振摇，滤过，滤液显氯化物鉴别(1)的反应(通则0301)。

以上(1)、(2)两项可选做一项。

【检查】　**有关物质**　照高效液相色谱法(通则0512)测定。临用新制。

溶剂　乙腈-水-盐酸(200：800：0.9)。

供试品溶液　取本品细粉适量(约相当于特拉唑嗪12.5mg)，置25ml量瓶中，加溶剂适量，超声使盐酸特拉唑嗪溶解，放冷，用溶剂稀释至刻度，摇匀，滤过，取续滤液。

对照溶液　精密量取供试品溶液1ml，置200ml量瓶中，用溶剂稀释至刻度，摇匀。

色谱条件　用十八烷基硅烷键合硅胶为填充剂；以乙腈-高氯酸溶液(取三乙胺2ml，置1000ml水中，用高氯酸调节pH值至2.0)(20：80)为流动相；检测波长为246nm；进样体积20μl。

系统适用性要求　理论板数按特拉唑嗪峰计算不低于3000，特拉唑嗪峰与相邻杂质峰间的分离度应符合要求。

测定法　精密量取供试品溶液与对照溶液，分别注入液相色谱仪，记录色谱图至主成分峰保留时间的 5 倍。

限度　供试品溶液色谱图中如有杂质峰，单个杂质峰面积不得大于对照溶液的主峰面积(0.5%)；各杂质峰面积的和不得大于对照溶液主峰面积的 2 倍(1.0%)，小于对照溶液主峰面积 0.1 倍的色谱峰忽略不计。

含量均匀度　取本品 1 片，置 100ml 量瓶中，加有关物质项下溶剂适量，超声使盐酸特拉唑嗪溶解，用上述溶剂稀释至刻度，摇匀，滤过，取续滤液作为供试品溶液，照含量测定项下方法测定含量，应符合规定(通则 0941)。

溶出度　照溶出度与释放度测定法(通则 0931 第二法)测定。

溶出条件　以 0.1mol/L 盐酸溶液 500ml 为溶出介质，转速为每分钟 50 转，依法操作，经 30 分钟时取样。

供试品溶液　取溶出液滤过，弃去初滤液 15ml，取续滤液。

对照品溶液　取盐酸特拉唑嗪对照品适量，加溶出介质溶解并定量稀释制成每 1ml 中含特拉唑嗪 4μg 的溶液。

测定法　取供试品溶液与对照品溶液，照紫外-可见分光光度法(通则 0401)，在 246nm 的波长处分别测定吸光度。计算每片的溶出量。

限度　标示量的 85%，应符合规定。

其他　应符合片剂项下有关的各项规定(通则 0101)。

【含量测定】　照高效液相色谱法(通则 0512)测定。

供试品溶液　取本品 20 片，精密称定，研细，精密称取适量(约相当于特拉唑嗪 2mg)，置 100ml 量瓶中，加溶剂适量，超声使盐酸特拉唑嗪溶解，放冷，用溶剂稀释至刻度，摇匀，滤过，取续滤液。

对照品溶液　取盐酸特拉唑嗪对照品适量，精密称定，加溶剂溶解并定量稀释制成每 1ml 中含特拉唑嗪 20μg 的溶液。

溶剂、色谱条件与系统适用性要求　见有关物质项下。进样体积 10μl。

测定法　精密量取供试品溶液与对照品溶液，注入液相色谱仪，记录色谱图。按外标法以峰面积计算。

【类别】　同盐酸特拉唑嗪。

【规格】　2mg(按 $C_{19}H_{25}N_5O_4$ 计)

【贮藏】　遮光，密封保存。

盐酸特拉唑嗪胶囊

Yansuan Telazuoqin Jiaonang

Terazosin Hydrochloride Capsules

本品含盐酸特拉唑嗪按特拉唑嗪($C_{19}H_{25}N_5O_4$)计算，应为标示量的 90.0%～110.0%。

【性状】　本品内容物为白色或类白色颗粒或粉末。

【鉴别】　(1)在含量测定项下记录的色谱图中，供试品溶液主峰的保留时间应与对照品溶液主峰的保留时间一致。

(2)取本品的细粉适量，加 0.1mol/L 盐酸溶液溶解并稀释制成每 1ml 中含特拉唑嗪 4μg 的溶液，滤过，滤液照紫外-可见分光光度法(通则 0401)测定，在 246nm 的波长处有最大吸收。

(3)取本品的内容物适量，加水振摇，滤过，滤液显氯化物鉴别(1)的反应(通则 0301)。

【检查】　**有关物质**　照高效液相色谱法(通则 0512)测定。临用新制。

溶剂　乙腈-水-盐酸(200：800：0.9)。

供试品溶液　取本品内容物的细粉适量(约相当于特拉唑嗪 12.5mg)，置 25ml 量瓶中，加溶剂适量，超声使盐酸特拉唑嗪溶解，放冷，用溶剂稀释至刻度，摇匀，滤过，取续滤液。

对照溶液　精密量取供试品溶液 1ml，置 200ml 量瓶中，用溶剂稀释至刻度，摇匀。

色谱条件　用十八烷基硅烷键合硅胶为填充剂；以乙腈-高氯酸溶液(取三乙胺 2ml，置 1000ml 水中，用高氯酸调节 pH 值至 2.0)(20：80)为流动相；检测波长为 246nm；进样体积 20μl。

系统适用性要求　理论板数按特拉唑嗪峰计算不低于3000，特拉唑嗪峰与相邻杂质峰的分离度应符合要求。

测定法　精密量取供试品溶液与对照溶液，分别注入液相色谱仪，记录色谱图至主成分峰保留时间的 5 倍。

限度　供试品溶液色谱图中如有杂质峰，单个杂质峰面积不得大于对照溶液的主峰面积(0.5%)；各杂质峰面积的和不得大于对照溶液主峰面积的 2 倍(1.0%)，小于对照溶液主峰面积 0.1 倍的色谱峰忽略不计。

含量均匀度　取本品 1 粒，将内容物倾入 100ml(2mg 规格)或 50ml(1mg 规格)量瓶中，囊壳用有关物质项下溶剂分次洗净，洗液并入量瓶中，超声使盐酸特拉唑嗪溶解，用上述溶剂稀释至刻度，摇匀，滤过，取续滤液，作为供试品溶液，照含量测定项下方法测定含量，应符合规定(通则 0941)。

溶出度　照溶出度与释放度测定法(通则 0931 第一法)测定。

溶出条件　以 0.1mol/L 盐酸溶液 500ml 为溶出介质，转速为每分钟 100 转，依法操作，经 30 分钟时取样。

供试品溶液　取溶出液滤过，弃去初滤液 15ml，取续滤液。

对照品溶液　取盐酸特拉唑嗪对照品适量，加溶出介质溶解并定量稀释制成每 1ml 中含特拉唑嗪 4μg(2mg 规格)或 2μg(1mg 规格)的溶液。

空白溶液　取空心胶囊，照供试品溶液制备方法制备。

测定法　取供试品溶液、对照品溶液与空白溶液，照紫外-可见分光光度法(通则 0401)，在 246nm 的波长处分别测定吸光度。计算每粒的溶出量。

限度　标示量的 85%，应符合规定。

其他　应符合胶囊剂项下有关的各项规定（通则 0103）。

【含量测定】　照高效液相色谱法（通则 0512）测定。

供试品溶液　取本品 20 粒，精密称定，倾出内容物，囊壳用小刷拭净，再精密称定囊壳重量，求出平均装量。取内容物，研细，混合均匀，精密称取适量（约相当于特拉唑嗪 2mg），置 100ml 量瓶中，加溶剂适量，超声使盐酸特拉唑嗪溶解，放冷，用溶剂稀释至刻度，摇匀，滤过，取续滤液。

对照品溶液　取盐酸特拉唑嗪对照品适量，精密称定，加溶剂溶解并定量稀释制成每 1ml 中含特拉唑嗪 20μg 的溶液。

溶剂、色谱条件与系统适用性要求　见有关物质项下。进样体积 10μl。

测定法　精密量取供试品溶液与对照品溶液，分别注入液相色谱仪，记录色谱图。按外标法以峰面积计算。

【类别】　同盐酸特拉唑嗪。

【规格】　按 $C_{19}H_{25}N_5O_4$ 计　(1)1mg　(2)2mg

【贮藏】　遮光，密封保存。

盐酸倍他司汀

Yansuan Beitasiting

Betahistine Hydrochloride

$C_8H_{12}N_2 \cdot 2HCl$　209.12

本品为 *N*-甲基-2-吡啶乙胺二盐酸盐。按干燥品计算，含 $C_8H_{12}N_2 \cdot 2HCl$ 不得少于 98.0%。

【性状】　本品为白色或类白色结晶或结晶性粉末；无臭；易潮解。

本品在水中极易溶解，在乙醇中微溶，在丙酮中几乎不溶。

【鉴别】　(1)本品的红外光吸收图谱应与对照的图谱（光谱集 838 图）一致。

(2)本品的水溶液显氯化物鉴别(1)的反应（通则 0301）。

【检查】　**酸度**　取本品 0.10g，加水溶解后，依法测定（通则 0631），pH 值应为 2.0～3.0。

溶液的澄清度　取本品 0.10g，加水 10ml 溶解后，溶液应澄清。

有关物质　照高效液相色谱法（通则 0512）测定。

供试品溶液　取本品，加流动相溶解并稀释制成每 1ml 中约含 0.4mg 的溶液。

对照溶液　精密量取供试品溶液 1ml，置 200ml 量瓶中，用流动相稀释至刻度，摇匀。

色谱条件　用十八烷基硅烷键合硅胶为填充剂；以 0.01mol/L 醋酸钠缓冲液（含 0.004mol/L 庚烷磺酸钠，0.2% 三乙胺，用冰醋酸调节 pH 值至 3.3）-甲醇（70：30）为流动相；检测波长为 261nm；进样体积 20μl。

系统适用性要求　理论板数按倍他司汀峰计算不低于 3000。

测定法　精密量取供试品溶液与对照溶液，分别注入液相色谱仪，记录色谱图至主成分峰保留时间的 2 倍。

限度　供试品溶液色谱图中如有杂质峰，单个杂质峰面积不得大于对照溶液主峰面积的 0.4 倍（0.2%），各杂质峰面积的和不得大于对照溶液的主峰面积（0.5%）。

干燥失重　取本品，以五氧化二磷为干燥剂，在 100℃ 减压干燥至恒重，减失重量不得过 1.0%（通则 0831）。

炽灼残渣　不得过 0.1%（通则 0841）。

【含量测定】　取本品约 0.1g，精密称定，加冰醋酸 20ml 溶解后，加醋酸汞试液 5ml 与结晶紫指示液 1 滴，用高氯酸滴定液（0.1mol/L）滴定至溶液显蓝绿色，并将滴定的结果用空白试验校正。每 1ml 高氯酸滴定液（0.1mol/L）相当于 10.46mg 的 $C_8H_{12}N_2 \cdot 2HCl$。

【类别】　血管扩张药。

【贮藏】　遮光，密封保存。

【制剂】　盐酸倍他司汀片

盐酸倍他司汀片

Yansuan Beitasiting Pian

Betahistine Hydrochloride Tablets

本品含盐酸倍他司汀（$C_8H_{12}N_2 \cdot 2HCl$）应为标示量的 90.0%～110.0%。

【性状】　本品为糖衣片，除去包衣后，显白色或类白色。

【鉴别】　(1)取本品的细粉适量（约相当于盐酸倍他司汀 10mg），加亚硝基铁氰化钠试液 1 滴与 5% 碳酸钠溶液 2 滴，混匀，放入滤纸一条，备用。另取试管一支，加硫酸氢钾约 0.5g，甘油 1～2 滴，管口放上述滤纸，小心直接加热，滤纸条应显蓝色；取滤纸条，加 2% 氢氧化钠溶液数滴，即显红色。

(2)取含量均匀度项下的供试品溶液，照紫外-可见分光光度法（通则 0401）测定，在 261nm 的波长处有最大吸收。

(3)取本品的细粉，加水使盐酸倍他司汀溶解，滤过，滤液显氯化物鉴别(1)的反应（通则 0301）。

【检查】　**含量均匀度**　取本品 1 片，除去包衣后，置 50ml（4mg、5mg 规格）或 100ml（10mg 规格）量瓶中，加盐酸溶液（9→1000）适量，振摇，使盐酸倍他司汀溶解，用盐酸溶液（9→1000）稀释至刻度，摇匀，滤过，精密量取续滤液 20ml，置 100ml 量瓶中，用盐酸溶液（9→1000）稀释至刻度，摇匀，作为供试品溶液，照紫外-可见分光光度法（通则 0401），在 261nm 的波长处测定吸光度，按 $C_8H_{12}N_2 \cdot 2HCl$ 的吸收系数（$E_{1cm}^{1\%}$）为 352 计算含量，应符合规定（通则 0941）。

其他　应符合片剂项下有关的各项规定(通则 0101)。

【含量测定】　照高效液相色谱法(通则 0512)测定。

供试品溶液　取本品 20 片,除去包衣后,精密称定,研细,精密称取适量(约相当于盐酸倍他司汀 4mg),置 100ml 量瓶中,加流动相适量,超声使盐酸倍他司汀溶解,用流动相稀释至刻度,摇匀,滤过,取续滤液。

对照品溶液　取盐酸倍他司汀对照品适量,精密称定,加流动相溶解并定量稀释制成每 1ml 中约含 40μg 的溶液。

色谱条件　用十八烷基硅烷键合硅胶为填充剂;以 0.01mol/L 醋酸钠缓冲液(含 0.004mol/L 庚烷磺酸钠,0.2% 三乙胺,用冰醋酸调节 pH 值至 3.3)-甲醇(70∶30)为流动相;检测波长为 261nm;进样体积 20μl。

系统适用性要求　对照品溶液色谱图中,理论板数按倍他司汀峰计算不低于 3000。

测定法　精密量取供试品溶液与对照品溶液,分别注入液相色谱仪,记录色谱图。按外标法以峰面积计算。

【类别】　同盐酸倍他司汀。

【规格】　(1)4mg　(2)5mg　(3)10mg

【贮藏】　密封,在干燥处保存。

盐酸胺碘酮

Yansuan Andiantong

Amiodarone Hydrochloride

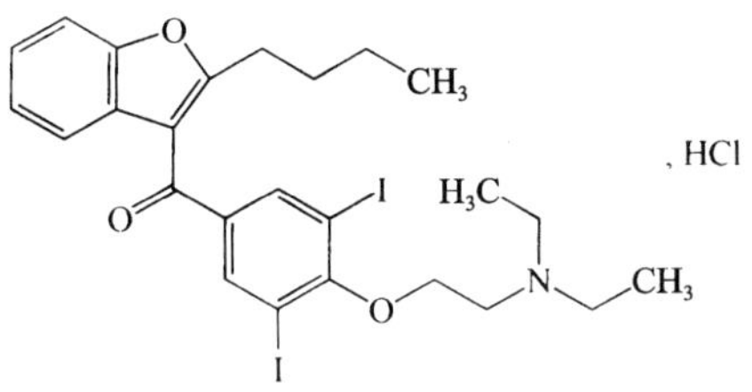

$C_{25}H_{29}I_2NO_3 \cdot HCl$　681.78

本品为(2-丁基-3-苯并呋喃基)[4-[2-(二乙氨基)乙氧基]-3,5-二碘苯基]甲酮盐酸盐。按干燥品计算,含 $C_{25}H_{29}I_2NO_3 \cdot HCl$ 不得少于 98.5%。

【性状】　本品为白色至微黄色结晶性粉末;无臭。

本品在三氯甲烷中易溶,在乙醇中溶解,在丙酮中微溶,在水中几乎不溶。

熔点　本品的熔点(通则 0612)为 158～162℃,熔融时同时分解。

【鉴别】　(1)取本品,加乙醇溶解并稀释制成每 1ml 中约含 10μg 的溶液,照紫外-可见分光光度法(通则 0401)测定,在 242nm 的波长处有最大吸收,在 223nm 的波长处有最小吸收,242nm 波长处的吸光度与 223nm 波长处的吸光度比值应为 1.47～1.61。

(2)本品的红外光吸收图谱应与对照的图谱(光谱集 382 图)一致。

(3)本品的乙醇溶液显氯化物鉴别(1)的反应(通则 0301)。

【检查】　**酸度**　取本品 0.50g,加水 10ml,置 80℃水浴中加热溶解,放冷,依法测定(通则 0631),pH 值应为 3.4～3.9。

甲醇溶液的澄清度与颜色　取本品 1.0g,加甲醇 20ml,振摇使溶解,溶液应澄清无色;如显色,与黄色 3 号标准比色液(通则 0901 第一法)比较,不得更深。

游离碘　取本品 0.50g,加水 10ml,振摇 30 秒钟,放置 5 分钟,滤过,滤液加稀硫酸 1ml 与三氯甲烷 2ml,振摇,三氯甲烷层不得显色。

2-氯-*N*,*N*-二乙基乙胺(杂质Ⅰ)　照薄层色谱法(通则 0502)试验。

供试品溶液　取本品,精密称定,加二氯甲烷溶解并定量稀释制成每 1ml 中约含 100mg 的溶液。

对照品溶液　取 2-氯-*N*,*N*-二乙基乙胺盐酸盐对照品适量,精密称定,加二氯甲烷溶解并定量稀释制成每 1ml 中约含 2-氯-*N*,*N*-二乙基乙胺(杂质Ⅰ)0.02mg 的溶液。

对照溶液　精密量取供试品溶液与对照品溶液各 2ml,混匀。

色谱条件　采用硅胶 GF_{254} 薄层板,以二氯甲烷-甲醇-无水甲酸(85∶10∶5)为展开剂。

测定法　吸取供试品溶液与对照品溶液各 50μl、对照溶液 100μl,分别点于同一薄层板上,展开,晾干,喷稀碘化铋钾试液,然后喷过氧化氢试液,立即检视。

限度　供试品溶液如显与对照溶液中杂质Ⅰ R_f 值一致的斑点,与对照品溶液的主斑点比较,不得更深(0.02%)。

有关物质　照高效液相色谱法(通则 0512)测定。

溶剂　乙腈-水(1∶1)。

供试品溶液　取本品约 25mg,置 50ml 量瓶中,加溶剂溶解并稀释至刻度,摇匀。

对照溶液　精密量取供试品溶液 1ml,置 100ml 量瓶中,用溶剂稀释至刻度,摇匀。

色谱条件　用十八烷基硅烷键合硅胶为填充剂;以缓冲溶液(取冰醋酸 3.0ml,加水 800ml,用氨试液调节 pH 值至 4.9,再加水稀释至 1000ml)-甲醇-乙腈(30∶30∶40)为流动相;检测波长为 240nm;进样体积 10μl。

系统适用性要求　理论板数按胺碘酮峰计算不低于 7000。

测定法　精密量取供试品溶液与对照溶液,分别注入液相色谱仪,记录色谱图至主成分峰保留时间的 2.5 倍。

限度　供试品溶液色谱图中如有杂质峰,各杂质峰面积的和不得大于对照溶液主峰面积的 0.5 倍(0.5%)。

含碘量　取本品约 20mg,精密称定,照氧瓶燃烧法(通则 0703)进行有机破坏,用氢氧化钠试液 2ml 与水 10ml 为吸收液,俟吸收完全后,加溴醋酸溶液(取醋酸钾 10g,加冰醋酸适量使溶解,加溴 0.4ml,再加冰醋酸使成 100ml)10ml,密塞,振摇,放置数分钟,加甲酸约 1ml,用水洗涤瓶口并通入空气流约 3～5 分钟以除去剩余的溴蒸气，加碘化钾 2g，密塞，摇匀，用硫代硫酸钠滴定液（0.02mol/L）滴定，至近终点时，加淀粉指示液 1ml，继续滴定至蓝色消失，并将滴定的结果用空白试验校正。每 1ml 硫代硫酸钠滴定液（0.02mol/L）相当于 0.423mg 的碘（I），含碘量应为 36.0%～38.0%。

干燥失重 取本品，在 50℃减压干燥 4 小时，减失重量不得过 0.5%（通则 0831）。

炽灼残渣 取本品 1.0g，依法检查（通则 0841），遗留残渣不得过 0.1%。

重金属 取炽灼残渣项下遗留的残渣，依法检查（通则 0821 第二法），含重金属不得过百万分之十。

【含量测定】 取本品约 0.5g，精密称定，加 0.01mol/L 盐酸溶液 5.0ml 和乙醇 75ml 溶解，照电位滴定法（通则 0701），用氢氧化钠滴定液（0.1mol/L）滴定，两个突跃点体积的差为滴定体积。每 1ml 氢氧化钠滴定液（0.1mol/L）相当于 68.18mg 的 $C_{25}H_{29}I_2NO_3 \cdot HCl$。

【类别】 抗心律失常药。

【贮藏】 遮光，密封保存。

【制剂】 （1）盐酸胺碘酮片 （2）盐酸胺碘酮注射液 （3）盐酸胺碘酮胶囊

附：

杂质Ⅰ

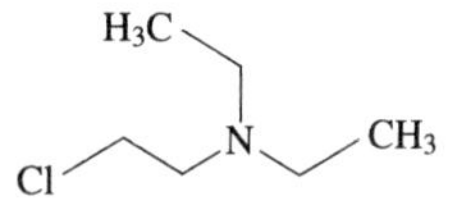

$C_6H_{14}ClN$ 135.64

2-氯-*N*，*N*-二乙基乙胺

杂质Ⅱ

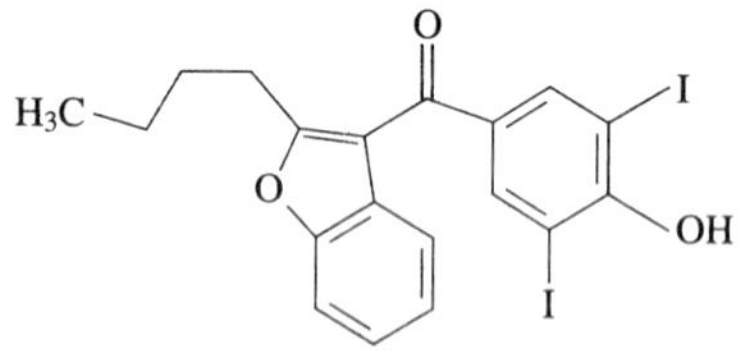

$C_{19}H_{16}O_3I_2$ 546.15

（2-丁基苯并呋喃-3-基）（4-羟基-3，5-二碘苯基）-甲酮

盐酸胺碘酮片

Yansuan Andiantong Pian

Amiodarone Hydrochloride Tablets

本品含盐酸胺碘酮（$C_{25}H_{29}I_2NO_3 \cdot HCl$）应为标示量的 95.0%～105.0%。

【性状】 本品为类白色片。

【鉴别】 （1）取本品细粉适量（约相当于盐酸胺碘酮 0.1g），加乙醇适量溶解，滤过，滤液照盐酸胺碘酮项下鉴别（1）、（3）项试验，显相同的结果。

（2）在含量测定项下记录的色谱图中，供试品溶液主峰的保留时间应与对照品溶液主峰的保留时间一致。

【检查】 有关物质 照高效液相色谱法（通则 0512）测定。

供试品溶液 取本品细粉适量（约相当于盐酸胺碘酮 25mg），精密称定，置 50ml 量瓶中，加溶剂适量，振摇使盐酸胺碘酮溶解并稀释至刻度，摇匀，滤过，取续滤液。

对照溶液 精密量取供试品溶液 1ml，置 200ml 量瓶中，用溶剂稀释至刻度，摇匀。

溶剂、色谱条件、系统适用性要求与测定法 见盐酸胺碘酮有关物质项下。

限度 供试品溶液色谱图中如有杂质峰，各杂质峰面积的和不得大于对照溶液的主峰面积（0.5%）。

溶出度 照溶出度与释放度测定法（通则 0931 第二法）测定。

溶出条件 以 0.25%十二烷基硫酸钠溶液 1000ml 为溶出介质，转速为每分钟 75 转，依法操作，经 45 分钟时取样。

供试品溶液 取溶出液滤过，精密量取续滤液 5ml，置 50ml（0.1g 规格）或 100ml（0.2g 规格）量瓶中，用溶出介质稀释至刻度，摇匀。

对照品溶液 取盐酸胺碘酮对照品 10mg，精密称定，置 100ml 量瓶中，加乙醇溶解并稀释至刻度，摇匀，精密量取 5ml，置 50ml 量瓶中，用溶出介质稀释至刻度，摇匀。

测定法 取供试品溶液与对照品溶液，照紫外-可见分光光度法（通则 0401），在 243nm 的波长处分别测定吸光度，计算每片的溶出量。

限度 标示量的 70%，应符合规定。

其他 应符合片剂项下有关的各项规定（通则 0101）。

【含量测定】 照高效液相色谱法（通则 0512）测定。

供试品溶液 取本品 20 片，精密称定，研细，精密称取适量（约相当于盐酸胺碘酮 20mg），置 200ml 量瓶中，加溶剂适量，振摇使盐酸胺碘酮溶解并稀释至刻度，摇匀，滤过，取续滤液。

对照品溶液 取盐酸胺碘酮对照品约 10mg，精密称定，置 100ml 量瓶中，加溶剂溶解并稀释至刻度，摇匀。

溶剂与色谱条件 见有关物质项下。

系统适用性要求 理论板数按胺碘酮峰计算不低于 3000，胺碘酮峰与相邻杂质峰的分离度应符合要求。

测定法 精密量取供试品溶液与对照品溶液，分别注入液相色谱仪，记录色谱图。按外标法以峰面积计算。

【类别】 同盐酸胺碘酮。

【规格】 （1）0.1g （2）0.2g

【贮藏】 遮光，密封保存。

盐酸胺碘酮注射液

Yansuan Andiantong Zhusheye

Amiodarone Hydrochloride Injection

本品为盐酸胺碘酮的灭菌水溶液。含盐酸胺碘酮($C_{25}H_{29}I_2NO_3 \cdot HCl$)应为标示量的 90.0%～110.0%。

【性状】 本品为淡黄色的澄明液体。

【鉴别】 (1)在含量测定项下记录的色谱图中，供试品溶液主峰的保留时间应与对照品溶液主峰的保留时间一致。

(2)取本品，加乙醇稀释制成每 1ml 中约含 10μg 的溶液，照紫外-可见分光光度法(通则 0401)测定，在 242nm 的波长处有最大吸收，在 223nm 的波长处有最小吸收，242nm 波长处的吸光度与 223nm 波长处的吸光度比值应为 1.47～1.61。

(3)本品显氯化物鉴别(1)的反应(通则 0301)。

【检查】 **pH 值** 应为 2.5～4.0(通则 0631)。

有关物质 照高效液相色谱法(通则 0512)测定。

供试品溶液 取本品适量，用溶剂定量稀释制成每 1ml 中含盐酸胺碘酮 0.5mg 的溶液。

对照溶液 精密量取供试品溶液适量，用溶剂定量稀释制成每 1ml 中含盐酸胺碘酮 1μg 的溶液。

对照品溶液 取杂质Ⅱ对照品约 16mg，精密称定，加溶剂溶解并定量稀释制成每 1ml 中含 8μg 的溶液。

溶剂、色谱条件与系统适用性要求 见盐酸胺碘酮有关物质项下。

测定法 精密量取供试品溶液、对照溶液与对照品溶液，分别注入液相色谱仪，记录色谱图至主成分峰保留时间的 3 倍。

限度 供试品溶液色谱图中如有与杂质Ⅱ峰保留时间一致的色谱峰，按外标法以峰面积计算，不得过盐酸胺碘酮标示量的 1.6%；其他单个杂质峰面积不得大于对照溶液的主峰面积(0.2%)；其他各杂质峰面积的和不得大于对照溶液主峰面积的 2.5 倍(0.5%)，小于对照溶液主峰面积 0.25 倍的色谱峰忽略不计。

细菌内毒素 取本品，依法检查(通则 1143)，每 1mg 盐酸胺碘酮中含内毒素的量应小于 1.0EU。

其他 应符合注射剂项下有关的各项规定(通则 0102)。

【含量测定】 照高效液相色谱法(通则 0512)测定。

供试品溶液 精密量取本品适量，用溶剂定量稀释制成每 1ml 中含盐酸胺碘酮 0.1mg 的溶液。

对照品溶液 取盐酸胺碘酮对照品适量，精密称定，加溶剂溶解并定量稀释制成每 1ml 中含 0.1mg 的溶液。

溶剂与色谱条件 见有关物质项下。

系统适用性要求 理论板数按胺碘酮峰计算不低于 3000，胺碘酮峰与相邻杂质峰的分离度应符合要求。

测定法 精密量取供试品溶液与对照品溶液，分别注入液相色谱仪，记录色谱图。按外标法以峰面积计算。

【类别】 同盐酸胺碘酮。

【规格】 (1)2ml : 150mg　(2)3ml : 150mg

【贮藏】 遮光，密闭保存。

盐酸胺碘酮胶囊

Yansuan Andiantong Jiaonang

Amiodarone Hydrochloride Capsules

本品含盐酸胺碘酮($C_{25}H_{29}I_2NO_3 \cdot HCl$)应为标示量的 90.0%～110.0%。

【鉴别】 (1)取本品的内容物适量(约相当于盐酸胺碘酮 0.1g)，加乙醇适量溶解，滤过，滤液照盐酸胺碘酮项下鉴别(1)、(3)项试验，显相同结果。

(2)在含量测定项下记录的色谱图中，供试品溶液主峰的保留时间应与对照品溶液主峰的保留时间一致。

【检查】 **有关物质** 照高效液相色谱法(通则 0512)测定。

供试品溶液 取装量差异项下的内容物适量(约相当于盐酸胺碘酮 25mg)，置 50ml 量瓶中，加溶剂适量，振摇使盐酸胺碘酮溶解并稀释至刻度，滤过，取续滤液。

对照溶液 精密量取供试品溶液 1ml，置 200ml 量瓶中，用溶剂稀释至刻度，摇匀。

溶剂、色谱条件、系统适用性要求与测定法 见盐酸胺碘酮有关物质项下。

限度 供试品溶液色谱图中如有杂质峰，各杂质峰面积的和不得大于对照溶液的主峰面积(0.5%)。

干燥失重 取本品的内容物，在 50℃减压干燥 4 小时，减失重量不得过 1.0%(通则 0831)。

其他 应符合胶囊剂项下有关的各项规定(通则 0103)。

【含量测定】 照高效液相色谱法(通则 0512)测定。

供试品溶液 取装量差异项下的内容物，混合均匀，精密称取适量(约相当于盐酸胺碘酮 20mg)，置 200ml 量瓶中，加溶剂适量，振摇使盐酸胺碘酮溶解并稀释至刻度，滤过，取续滤液。

对照品溶液 取盐酸胺碘酮对照品约 10mg，精密称定，置 100ml 量瓶中，加溶剂溶解并稀释至刻度，摇匀。

溶剂与色谱条件 见有关物质项下。

系统适用性要求 理论板数按胺碘酮峰计算不低于 3000，胺碘酮峰与相邻杂质峰的分离度应符合要求。

测定法 精密量取供试品溶液与对照品溶液，分别注入液相色谱仪，记录色谱图。按外标法以峰面积计算。

【类别】 同盐酸胺碘酮。

【规格】 (1)0.1g　(2)0.2g

【贮藏】 遮光，密封保存。

盐酸黄酮哌酯

Yansuan Huangtongpaizhi

Flavoxate Hydrochloride

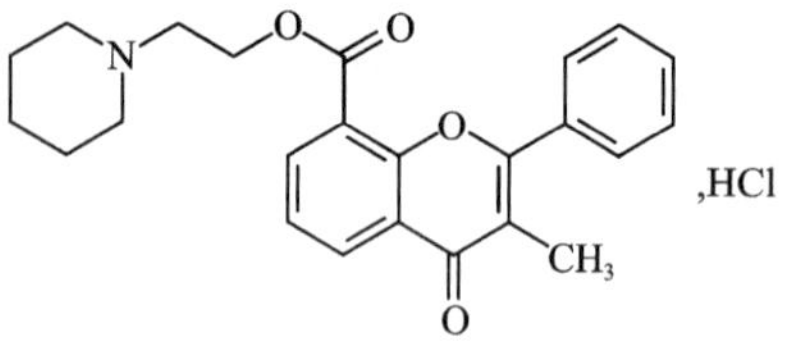

$C_{24}H_{25}NO_4 \cdot HCl$ 427.93

本品为 3-甲基-2-苯基-4-氧代-4*H*-1-苯并吡喃-8-羧酸-2-哌啶乙酯盐酸盐。按干燥品计算，含 $C_{24}H_{25}NO_4 \cdot HCl$ 不得少于 99.0%。

【性状】 本品为白色或类白色结晶性粉末；无臭。

本品在三氯甲烷中溶解，在水或甲醇中略溶，在丙酮或乙醚中几乎不溶；在冰醋酸中溶解。

吸收系数 取本品，精密称定，加 0.01mol/L 盐酸溶液溶解并定量稀释制成每 1ml 中约含 20μg 的溶液，照紫外-可见分光光度法（通则 0401），在 293nm 的波长处测定吸光度，吸收系数（$E_{1cm}^{1\%}$）为 300～330。

【鉴别】 （1）取本品约 10mg，加甲醇 3ml 溶解后，加盐酸 0.5ml，加镁粉 50mg，振摇，放置 10 分钟，显橙黄色。

（2）取本品，加 0.1mol/L 盐酸溶液溶解并稀释制成每 1ml 中约含 20μg 的溶液，照紫外-可见分光光度法（通则 0401）测定，在 241nm、293nm 与 318nm 的波长处有最大吸收。

（3）本品的红外光吸收图谱应与对照的图谱（光谱集 1031 图）一致。

（4）本品的水溶液（1→100）显氯化物鉴别（1）的反应（通则 0301）。

【检查】 **溶液的澄清度** 取本品 0.10g，加热水 20ml，振摇溶解后，放冷，溶液应澄清。

有关物质 照薄层色谱法（通则 0502）试验。

溶剂 三氯甲烷-甲醇（1∶1）。

供试品溶液 取本品适量，精密称定，加溶剂溶解并定量稀释制成每 1ml 中约含 20mg 的溶液。

对照溶液 精密量取供试品溶液适量，用溶剂定量稀释制成每 1ml 中约含 0.1mg 的溶液。

对照品溶液 取杂质Ⅰ对照品适量，精密称定，加溶剂溶解并定量稀释制成每 1ml 中约含 0.10mg 的溶液。

色谱条件 采用硅胶 GF_{254} 薄层板，以环己烷-乙酸乙酯-甲醇-二乙胺（8∶2∶2∶1）为展开剂。

测定法 吸取供试品溶液、对照溶液与对照品溶液各 10μl，分别点于同一薄层板上，展开，晾干，置紫外光灯（254nm）下检视。

限度 供试品溶液如显杂质斑点，不得多于 2 个，其中在与对照品溶液相同位置上所显杂质斑点的颜色与对照品溶液的主斑点比较，不得更深，另一杂质斑点颜色与对照溶液的主斑点比较，不得更深。

干燥失重 取本品，在 105℃干燥至恒重，减失重量不得过 0.5%（通则 0831）。

炽灼残渣 取本品 1.0g，依法检查（通则 0841），遗留残渣不得过 0.1%。

重金属 取炽灼残渣项下遗留的残渣，依法检查（通则 0821 第二法），含重金属不得过百万分之十。

砷盐 取本品 2.0g，置瓷坩埚中，加硝酸镁 1.0g，乙醇 10ml，点火，缓缓燃烧至炭化，再用少量硝酸湿润，加热灼烧并在 500℃炽灼至灰化，放冷，加盐酸 3ml，置水浴上加热溶解残留物，用水 23ml 将残留物转移至砷瓶中，加盐酸 2ml，作为供试品溶液；另取标准砷溶液 2ml，置坩埚中，自"加硝酸镁 1.0g"起，与供试品溶液同法操作，依法检查（通则 0822 第一法），应符合规定（0.0001%）。

【含量测定】 取本品约 0.3g，精密称定，加冰醋酸 5ml 与乙腈 20ml 溶解后，加醋酐 25ml，照电位滴定法（通则 0701），用高氯酸滴定液（0.1mol/L）滴定，并将滴定结果用空白试验校正。每 1ml 高氯酸滴定液（0.1mol/L）相当于 42.79mg 的 $C_{24}H_{25}NO_4 \cdot HCl$。

【类别】 解痉药。

【贮藏】 遮光，密封保存。

【制剂】 （1）盐酸黄酮哌酯片 （2）盐酸黄酮哌酯胶囊

附：

杂质Ⅰ

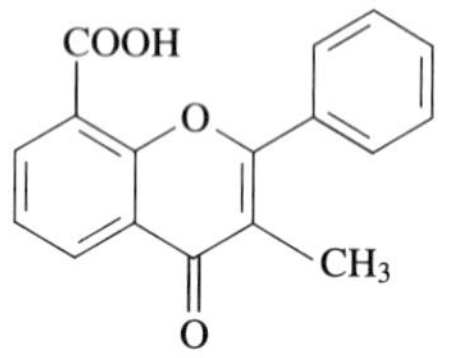

$C_{17}H_{12}O_4$ 280.27

3-甲基黄酮-8-羧酸

盐酸黄酮哌酯片

Yansuan Huangtongpaizhi Pian

Flavoxate Hydrochloride Tablets

本品含盐酸黄酮哌酯（$C_{24}H_{25}NO_4 \cdot HCl$）应为标示量的 90.0%～110.0%。

【性状】 本品为糖衣片或薄膜衣片，除去包衣后显白色。

【鉴别】 （1）取本品细粉适量（约相当于盐酸黄酮哌酯 0.1g），加甲醇 10ml，振摇，置 60℃水浴加热 5 分钟使盐酸黄酮哌酯溶解，放冷，滤过，取滤液，加盐酸 0.5ml，加镁粉约 50mg，振摇，放置 10 分钟，溶液显橙黄色。

（2）取含量测定项下的溶液，照紫外-可见分光光度法（通则

0401)测定,在 241nm、293nm 与 318nm 的波长处有最大吸收。

【检查】 有关物质 照薄层色谱法(通则 0502)试验。

供试品溶液 取本品细粉适量,精密称定,加溶剂振摇使盐酸黄酮哌酯溶解并定量稀释制成每 1ml 中约含盐酸黄酮哌酯 20mg 的溶液,滤过,取续滤液。

对照溶液 精密量取供试品溶液适量,用溶剂定量稀释制成每 1ml 中约含盐酸黄酮哌酯 0.1mg 的溶液。

对照品溶液 取杂质Ⅰ对照品适量,加溶剂溶解并定量稀释制成每 1ml 中约含 0.20mg 的溶液。

溶剂、色谱条件与测定法 见盐酸黄酮哌酯有关物质项下。

限度 供试品溶液如显杂质斑点,不得多于 2 个,其中在对照品溶液相同位置上所显的斑点颜色与对照品溶液的主斑点比较,不得更深,另一杂质斑点颜色与对照溶液的主斑点比较,不得更深。

溶出度 照溶出度与释放度测定法(通则 0931 第一法)。

溶出条件 以水 900ml 为溶出介质,转速为每分钟 100 转,依法操作,经 30 分钟时取样。

供试品溶液 取溶出液适量滤过,精密量取续滤液适量,用 0.1mol/L 盐酸溶液定量稀释制成每 1ml 中约含盐酸黄酮哌酯 20μg 的溶液。

对照品溶液 见含量测定项下。

测定法 见含量测定项下。计算每片的溶出量。

限度 标示量的 70%,应符合规定。

其他 应符合片剂项下有关的各项规定(通则 0101)。

【含量测定】 照紫外-可见分光光度法(通则 0401)测定。

供试品溶液 取本品 20 片,除去包衣后,精密称定,研细,精密称取适量(约相当于盐酸黄酮哌酯 0.2g),置 100ml 量瓶中,加 0.1mol/L 盐酸溶液适量,置 60℃水浴加热 20 分钟,并不断振摇使盐酸黄酮哌酯溶解,放冷,用 0.1mol/L 盐酸溶液稀释至刻度,摇匀,滤过,精密量取续滤液适量,用 0.1mol/L 盐酸溶液定量稀释制成每 1ml 中约含盐酸黄酮哌酯 20μg 的溶液。

对照品溶液 取盐酸黄酮哌酯对照品适量,精密称定,加 0.1mol/L 盐酸溶液溶解并定量稀释制成每 1ml 中约含 20μg 的溶液。

测定法 取供试品溶液与对照品溶液,在 293nm 的波长处分别测定吸光度,计算。

【类别】 同盐酸黄酮哌酯。

【规格】 (1)0.1g (2)0.2g

【贮藏】 遮光,密封保存。

盐酸黄酮哌酯胶囊

Yansuan Huangtongpaizhi Jiaonang

Flavoxate Hydrochloride Capsules

本品含盐酸黄酮哌酯($C_{24}H_{25}NO_4 \cdot HCl$)应为标示量的 90.0%～110.0%。

【性状】 本品内容物为白色或类白色粉末。

【鉴别】 (1)取本品的内容物适量(约相当于盐酸黄酮哌酯 0.1g),加甲醇 10ml,振摇,置 60℃水浴上加热 5 分钟使盐酸黄酮哌酯溶解,放冷,滤过,取滤液,加盐酸 0.5ml,加镁粉约 50mg,振摇,放置 10 分钟,溶液显橙黄色。

(2)取含量测定项下的供试品溶液,照紫外-可见分光光度法(通则 0401)测定,在 241nm、293nm 与 318nm 的波长处有最大吸收。

【检查】 有关物质 照薄层色谱法(通则 0502)试验。

供试品溶液 取本品内容物适量,精密称定,加溶剂振摇使盐酸黄酮哌酯溶解并定量稀释制成每 1ml 中约含盐酸黄酮哌酯 20mg 的溶液,滤过,取续滤液。

对照溶液 精密量取供试品溶液适量,用溶剂定量稀释制成每 1ml 中约含盐酸黄酮哌酯 0.1mg 的溶液。

对照品溶液 取杂质Ⅰ对照品适量,加溶剂溶解并定量稀释制成每 1ml 中约含 0.20mg 的溶液。

溶剂、色谱条件与测定法 见盐酸黄酮哌酯有关物质项下。

限度 供试品溶液如显杂质斑点,不得多于 2 个,其中在与对照品溶液相同位置上所显的斑点颜色与对照品溶液的主斑点比较,不得更深,另一杂质斑点颜色与对照溶液主斑点比较,不得更深。

溶出度 照溶出度与释放度测定法(通则 0931 第一法)。

溶出条件 以水 900ml 为溶出介质,转速为每分钟 100 转,依法操作,经 30 分钟时取样。

供试品溶液 取溶出液适量滤过,精密量取续滤液适量,用 0.1mol/L 盐酸溶液定量稀释制成每 1ml 中约含盐酸黄酮哌酯 20μg 的溶液。

对照品溶液 见含量测定项下。

测定法 见含量测定项下。计算每粒的溶出量。

限度 标示量的 80%,应符合规定。

其他 应符合胶囊剂项下有关的各项规定(通则 0103)。

【含量测定】 照紫外-可见分光光度法(通则 0401)测定。

供试品溶液 取装量差异项下的内容物,研细,精密称取适量(约相当于盐酸黄酮哌酯 0.2g),置 100ml 量瓶中,加 0.1mol/L 盐酸溶液适量,置 60℃水浴加热 20 分钟,并不断振摇使盐酸黄酮哌酯溶解,放冷,用 0.1mol/L 盐酸溶液稀释至刻度,摇匀,滤过,精密量取续滤液适量,用 0.1mol/L 盐酸溶液定量稀释制成每 1ml 中约含盐酸黄酮哌酯 20μg 的溶液。

对照品溶液 取盐酸黄酮哌酯对照品适量,精密称定,加 0.1mol/L 盐酸溶液溶解并定量稀释制成每 1ml 中约含 20μg 的溶液。

测定法 取供试品溶液与对照品溶液,在 293nm 的波长处分别测定吸光度,计算。

【类别】 同盐酸黄酮哌酯。

【规格】 (1)0.1g (2)0.2g

【贮藏】 遮光,密封保存。

盐酸萘甲唑啉

Yansuan Naijiazuolin

Naphazoline Hydrochloride

$C_{14}H_{14}N_2$ · HCl　246.74

本品为 4,5-二氢-2-(1-萘甲基)-1*H*-咪唑盐酸盐。按干燥品计算,含 $C_{14}H_{14}N_2$ · HCl 不得少于 99.0%。

【性状】 本品为白色或类白色结晶性粉末;无臭。

本品在水中易溶,在乙醇中溶解,在三氯甲烷中极微溶解,在乙醚中不溶。

【鉴别】 (1)取本品约 20mg,加稀盐酸数滴与水 5ml 溶解后,加硫氰酸铬铵试液数滴,即发生紫红色沉淀。

(2)本品的红外光吸收图谱应与对照的图谱(光谱集 385 图)一致。

(3)本品显氯化物的鉴别反应(通则 0301)。

【检查】 **酸度** 取本品 0.20g,加水 20ml 溶解后,依法测定(通则 0631),pH 值应为 5.5～6.5。

溶液的澄清度与颜色 取本品 0.10g,加水 10ml 溶解后,溶液应澄清;如显浑浊,与 1 号浊度标准液(通则 0902 第一法)比较,不得更浓;如显色,与黄色或黄绿色 1 号标准比色液(通则 0901 第一法)比较,不得更深。

有关物质 照薄层色谱法(通则 0502)试验。

供试品溶液　取本品,加甲醇溶解并稀释制成每 1ml 中约含 20mg 的溶液。

对照溶液(1)　精密量取供试品溶液适量,用甲醇定量稀释制成每 1ml 中约含 0.10mg 的溶液。

对照溶液(2)　精密量取供试品溶液适量,用甲醇定量稀释制成每 1ml 中约含 0.20mg 的溶液。

对照溶液(3)　精密量取供试品溶液适量,用甲醇定量稀释制成每 1ml 中约含 0.30mg 的溶液。

色谱条件　采用硅胶 G 薄层板,以甲醇-二乙胺(100 : 2)为展开剂。

测定法　吸取上述四种溶液各 10μl,分别点于同一薄层板上,展开,晾干,在 105℃加热 1 小时,放冷,在饱和碘蒸气中显色至对照溶液(1)、(2)与(3)均显示明显色斑。

限度　供试品溶液如显杂质斑点,其颜色与对照溶液(1)、(2)与(3)的主斑点比较,杂质总量不得过 2.0%。

干燥失重 取本品,在 105℃干燥至恒重,减失重量不得过 0.5%(通则 0831)。

炽灼残渣 不得过 0.2%(通则 0841)。

【含量测定】 取本品约 0.2g,精密称定,加 0.01mol/L 盐酸溶液 5ml 与乙醇 50ml,振摇溶解后,照电位滴定法(通则 0701),用氢氧化钠滴定液(0.1mol/L)滴定,两个突跃点体积的差作为滴定体积。每 1ml 的氢氧化钠滴定液(0.1mol/L)相当于 24.67mg 的 $C_{14}H_{14}N_2$ · HCl。

【类别】 血管收缩药。

【贮藏】 遮光,密封保存。

【制剂】 (1)盐酸萘甲唑啉滴眼液　(2)盐酸萘甲唑啉滴鼻液

盐酸萘甲唑啉滴眼液

Yansuan Naijiazuolin Diyanye

Naphazoline Hydrochloride Eye Drops

本品含盐酸萘甲唑啉($C_{14}H_{14}N_2$ · HCl)应为标示量的 90.0%～110.0%。

【性状】 本品为无色的澄明液体。

【鉴别】 (1)取本品适量(约相当于盐酸萘甲唑啉 25mg),置分液漏斗中,加氢氧化钠试液 5ml,加氯化钠饱和后,用乙醚提取 2 次,每次 25ml,合并乙醚液,用水 5ml 洗涤,滤过,蒸去乙醚,残渣照盐酸萘甲唑啉项下的鉴别(1)项试验,显相同的反应。

(2)在含量测定项下记录的色谱图中,供试品溶液主峰的保留时间应与对照品溶液主峰的保留时间一致。

【检查】 **pH 值** 应为 5.5～7.0(通则 0631)。

渗透压摩尔浓度 取本品,依法检查(通则 0632),渗透压摩尔浓度比应为 0.9～1.1。

其他 应符合眼用制剂项下有关的各项规定(通则 0105)。

【含量测定】 照高效液相色谱法(通则 0512)测定。

供试品溶液 精密量取本品 5ml(0.1%规格)或 10ml(0.05%规格),置 50ml 量瓶中,用水稀释至刻度,摇匀。

对照品溶液 取盐酸萘甲唑啉对照品约 25mg,精密称定,置 50ml 量瓶中,加水溶解并稀释至刻度,摇匀,精密量取 5ml,置 25ml 量瓶中,用水稀释至刻度,摇匀。

色谱条件 用十八烷基硅烷键合硅胶为填充剂;以甲醇-水-三乙胺-磷酸(50 : 50 : 0.25 : 0.075)为流动相;检测波长为 280nm;进样体积 20μl。

系统适用性要求 对照品溶液色谱图中,理论板数按萘甲唑啉峰计算不低于 2000。

测定法 精密量取供试品溶液与对照品溶液,分别注入液相色谱仪,记录色谱图。按外标法以峰面积计算。

【类别】 同盐酸萘甲唑啉。

【规格】 (1)0.05%　(2)0.1%

【贮藏】 遮光,密封保存。

盐酸萘甲唑啉滴鼻液

Yansuan Naijiazuolin Dibiye

Naphazoline Hydrochloride Nasal Drops

本品含盐酸萘甲唑啉($C_{14}H_{14}N_2$ · HCl)应为标示量的

90.0%～110.0%。

【性状】 本品为无色的澄清液体。

【鉴别】 (1)取本品适量(约相当于盐酸萘甲唑啉25mg),置分液漏斗中,加氢氧化钠试液5ml,加氯化钠饱和后,用乙醚提取2次,每次25ml,合并乙醚液,用水5ml洗涤,滤过,蒸去乙醚,残渣照盐酸萘甲唑啉项下的鉴别(1)项试验,显相同的反应。

(2)在含量测定项下记录的色谱图中,供试品溶液主峰的保留时间应与对照品溶液主峰的保留时间一致。

【检查】 **pH值** 应为5.5～7.0(通则0631)。

其他 应符合鼻用制剂项下有关的各项规定(通则0106)。

【含量测定】 照高效液相色谱法(通则0512)测定。

供试品溶液 精密量取本品5ml(0.1%规格)或10ml(0.05%规格),置50ml量瓶中,用水稀释至刻度,摇匀。

对照品溶液 取盐酸萘甲唑啉对照品约25mg,精密称定,置50ml量瓶中,加水溶解并稀释至刻度,摇匀,精密量取5ml,置25ml量瓶中,用水稀释至刻度,摇匀。

色谱条件 用十八烷基硅烷键合硅胶为填充剂;以甲醇-水-三乙胺-磷酸(50∶50∶0.25∶0.075)为流动相;检测波长为280nm;进样体积20μl。

系统适用性要求 对照品溶液色谱图中,理论板数按萘甲唑啉峰计算不低于2000。

测定法 精密量取供试品溶液与对照品溶液,分别注入液相色谱仪,记录色谱图。按外标法以峰面积计算。

【类别】 同盐酸萘甲唑啉。

【规格】 (1)0.05%　(2)0.1%

【贮藏】 遮光,密封保存。

盐酸萘替芬

Yansuan Naitifen

Naftifine Hydrochloride

$C_{21}H_{21}N \cdot HCl$　323.88

本品为(*E*)-*N*-甲基-*N*-(3-苯基-2-丙烯基)-1-萘甲胺盐酸盐。按干燥品计算,含$C_{21}H_{21}N \cdot HCl$不得少于99.0%。

【性状】 本品为白色或类白色结晶性粉末;无臭。

本品在甲醇、三氯甲烷中易溶,在水中几乎不溶。

熔点 本品的熔点(通则0612)为175～180℃。

【鉴别】 (1)取本品,加乙醇溶解并稀释制成每1ml中约含10μg的溶液,照紫外-可见分光光度法(通则0401)测定,在223nm与254nm的波长处有最大吸收。

(2)本品的红外光吸收图谱应与对照品的图谱一致(通则0402)。

(3)本品的甲醇溶液显氯化物鉴别(1)的反应(通则0301)。

【检查】 **有关物质** 照高效液相色谱法(通则0512)测定。

供试品溶液 取本品,加甲醇溶解并稀释制成每1ml中约含2mg的溶液。

对照溶液 精密量取供试品溶液适量,用甲醇定量稀释制成每1ml中含20μg的溶液。

色谱条件 用十八烷基硅烷键合硅胶为填充剂,以醋酸铵溶液(取醋酸铵1.154g,加水300ml使其溶解,加冰醋酸0.2ml)-甲醇(30∶70)为流动相;检测波长为254nm;进样体积10μl。

系统适用性要求 理论板数按萘替芬峰计算不低于2000。

测定法 精密量取供试品溶液与对照溶液,分别注入液相色谱仪,记录色谱图至主成分峰保留时间的2倍。

限度 供试品溶液色谱图中如有杂质峰,各杂质峰面积的和不得大于对照溶液主峰面积(1.0%)。

干燥失重 取本品,在105℃干燥至恒重,减失重量不得过0.5%(通则0831)。

炽灼残渣 取本品1.0g,依法检查(通则0841),遗留残渣不得过0.1%。

重金属 取炽灼残渣项下遗留的残渣,依法检查(通则0821第二法),含重金属不得过百万分之二十。

砷盐 取本品1.0g,加盐酸5ml与水20ml溶解后,依法检查(通则0822第一法),应符合规定(0.0002%)。

【含量测定】 取本品约0.25g,精密称定,加冰醋酸10ml与醋酐30ml溶解后,照电位滴定法(通则0701),用高氯酸滴定液(0.1mol/L)滴定,并将滴定的结果用空白试验校正。每1ml高氯酸滴定液(0.1mol/L)相当于32.39mg的$C_{21}H_{21}N \cdot HCl$。

【类别】 抗真菌药。

【制剂】 (1)盐酸萘替芬软膏　(2)盐酸萘替芬溶液

【贮藏】 遮光,密封保存。

盐酸萘替芬软膏

Yansuan Naitifen Ruangao

Naftifine Hydrochloride Ointment

本品含盐酸萘替芬($C_{21}H_{21}N \cdot HCl$)应为标示量的90.0%～110.0%。

【性状】 本品为白色软膏。

【鉴别】 在含量测定项下记录的色谱图中,供试品溶液主峰的保留时间应与对照品溶液主峰的保留时间一致。

【检查】 应符合软膏剂项下有关的各项规定（通则0109）。

【含量测定】 照高效液相色谱法（通则 0512）测定。

供试品溶液 取本品适量（约相当于盐酸萘替芬 4mg），精密称定，置 50ml 量瓶中，加甲醇约 30ml，超声使盐酸萘替芬溶解，放冷，用甲醇稀释至刻度，摇匀，滤过，取续滤液。

对照品溶液 取盐酸萘替芬对照品，精密称定，加甲醇溶解并定量稀释制成每 1ml 中约含 80μg 的溶液。

色谱条件 用十八烷基硅烷键合硅胶为填充剂；以醋酸铵溶液（取醋酸铵 1.154g，加水 300ml 溶解，加冰醋酸 0.2ml，摇匀）-甲醇（30：70）为流动相；检测波长为 254nm；进样体积 10μl。

系统适用性要求 理论板数按萘替芬峰计算不低于 2000。

测定法 精密量取供试品溶液与对照品溶液，分别注入液相色谱仪，记录色谱图。按外标法以峰面积计算。

【类别】 同盐酸萘替芬。

【规格】 10g：0.1g

【贮藏】 遮光，密封，在阴凉处保存。

盐酸萘替芬溶液

Yansuan Naitifen Rongye

Naftifine Hydrochloride Solution

本品含盐酸萘替芬（$C_{21}H_{21}N \cdot HCl$）应为标示量的 90.0%～110.0%。

【性状】 本品为无色的澄清液体。

【鉴别】 在含量测定项下记录的色谱图中，供试品溶液主峰的保留时间应与对照品溶液主峰的保留时间一致。

【检查】 **乙醇量** 应为 14%～18%（通则 0711）。

其他 应符合涂剂项下有关的各项规定（通则 0118）。

【含量测定】 照高效液相色谱法（通则 0512）测定。

供试品溶液 精密量取本品适量，用甲醇定量稀释制成每 1ml 中约含盐酸萘替芬 80μg 的溶液。

对照品溶液 取盐酸萘替芬对照品，精密称定，加甲醇溶解并定量稀释制成每 1ml 中约含 80μg 的溶液。

色谱条件 用十八烷基硅烷键合硅胶为填充剂；以醋酸铵溶液（取醋酸铵 1.154g，加水 300ml 使其溶解，加冰醋酸 0.2ml，摇匀）-甲醇（30：70）为流动相；检测波长为 254nm；进样体积 10μl。

系统适用性要求 理论板数按萘替芬峰计算不低于 2000。

测定法 精密量取供试品溶液与对照品溶液，分别注入液相色谱仪，记录色谱图。按外标法以峰面积计算。

【类别】 同盐酸萘替芬。

【规格】 10ml：0.1g

【贮藏】 遮光，密闭，在阴凉处保存。

盐酸酚苄明

Yansuan Fenbianming

Phenoxybenzamine Hydrochloride

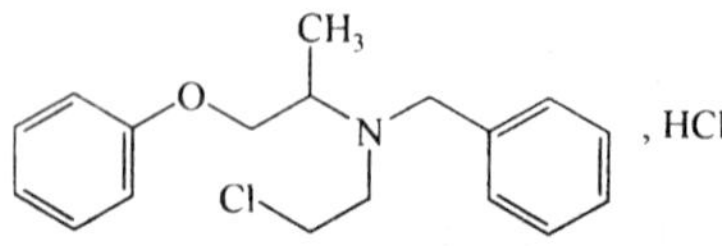

$C_{18}H_{22}ClNO \cdot HCl$　340.29

本品为 *N*-(1-甲基-2-苯氧乙基)-*N*-(2-氯乙基)苯甲胺盐酸盐。按干燥品计算，含 $C_{18}H_{22}ClNO \cdot HCl$ 应为 98.0%～102.0%。

【性状】 本品为白色或类白色结晶性粉末；无臭。

本品在乙醇或三氯甲烷中易溶，在水中极微溶解。

熔点 本品的熔点（通则 0612）为 137～140℃。

【鉴别】 （1）在含量测定项下记录的色谱图中，供试品溶液主峰的保留时间应与对照品溶液主峰的保留时间一致。

（2）本品的红外光吸收图谱应与对照的图谱（光谱集 384 图）一致。

（3）本品的水溶液显氯化物鉴别（1）的反应（通则 0301）。

【检查】 **有关物质** 照薄层色谱法（通则 0502）试验。

供试品溶液 取本品 0.2g，置 10ml 量瓶中，加甲醇溶解并稀释至刻度，摇匀。

对照溶液 精密量取供试品溶液 1ml，置 200ml 量瓶中，用甲醇稀释至刻度，摇匀。

灵敏度溶液 精密量取对照溶液 1ml，置 5ml 量瓶中，用甲醇稀释至刻度，摇匀。

色谱条件 采用硅胶 G 薄层板，以丙酮-三氯甲烷（8：2）为展开剂。

测定法 吸取上述三种溶液各 10μl，分别点于同一薄层板上，展开，晾干，喷以稀碘化铋钾试液，立即检视。

系统适用性要求 灵敏度溶液的主斑点应清晰可见。

限度 供试品溶液如显杂质斑点，其颜色与对照溶液的主斑点比较，不得更深（0.5%）。

干燥失重 取本品，置五氧化二磷干燥器内减压干燥至恒重，减失重量不得过 0.5%（通则 0831）。

炽灼残渣 取本品 1.0g，依法检查（通则 0841），遗留残渣不得过 0.1%。

重金属 取炽灼残渣项下遗留的残渣，依法检查（通则 0821 第二法），含重金属不得过百万分之二十。

【含量测定】 照高效液相色谱法（通则 0512）测定。

供试品溶液 取本品适量，精密称定，加 0.1mol/L 盐酸溶液溶解并定量稀释制成每 1ml 中含 0.5mg 的溶液。

对照品溶液　取盐酸酚苄明对照品适量，精密称定，加 0.1mol/L 盐酸溶液溶解并定量稀释制成每 1ml 中含 0.5mg 的溶液。

色谱条件　用十八烷基硅烷键合硅胶为填充剂；以甲醇-醋酸铵缓冲液(取醋酸铵 10g 溶于 1000ml 水中，用磷酸调节 pH 值至 3.0)(80∶20)为流动相；检测波长为 267nm；进样体积 10μl。

系统适用性要求　理论板数按酚苄明峰计算不低于 2000，酚苄明峰与相邻杂质峰的分离度应符合要求。

测定法　精密量取供试品溶液与对照品溶液，分别注入液相色谱仪，记录色谱图。按外标法以峰面积计算。

【类别】　α 肾上腺素受体阻滞药。

【贮藏】　遮光，密封保存。

【制剂】　(1)盐酸酚苄明片　(2)盐酸酚苄明注射液

盐酸酚苄明片

Yansuan Fenbianming Pian

Phenoxybenzamine Hydrochloride Tablets

本品含盐酸酚苄明($C_{18}H_{22}ClNO \cdot HCl$)应为标示量的 90.0%～110.0%。

【性状】　本品为白色片或薄膜衣片，除去包衣后显白色。

【鉴别】　(1)取含量测定项下的溶液，照紫外-可见分光光度法(通则 0401)测定，在 262nm、267nm 与 274nm 的波长处有最大吸收。

(2)本品的水溶液显氯化物鉴别(1)的反应(通则 0301)。

【检查】　**含量均匀度**　取本品 1 片，置 100ml(10mg 规格)或 50ml(5mg 规格)量瓶中，加0.1mol/L盐酸溶液适量，充分振摇，使盐酸酚苄明溶解后，用上述溶剂稀释至刻度，摇匀，滤过，作为供试品溶液，照含量测定项下的方法测定含量，应符合规定(通则 0941)。

溶出度　照溶出度与释放度测定法(通则 0931 第二法)测定。

溶出条件　以 0.1mol/L 盐酸溶液 500ml 为溶出介质，转速为每分钟 50 转，依法操作，经 30 分钟时取样。

供试品溶液　取溶出液 10ml，滤过，精密量取续滤液适量，用溶出介质定量稀释制成每 1ml 中约含盐酸酚苄明 10μg 的溶液。

对照品溶液　取盐酸酚苄明对照品适量，精密称定，加溶出介质溶解并定量稀释制成每 1ml 中约含 10μg 的溶液。

色谱条件　用十八烷基硅烷键合硅胶为填充剂；以甲醇-醋酸铵缓冲液(取醋酸铵 10g 溶于 1000ml 水中，用磷酸调节 pH 值至 3.0)(80∶20)为流动相；检测波长为 267nm；进样体积 50μl。

系统适用性要求　理论板数按酚苄明峰计算不低于 2000，酚苄明峰与相邻杂质峰的分离度应符合要求。

测定法　精密量取供试品溶液与对照品溶液，分别注入液相色谱仪，记录色谱图。按外标法以峰面积计算每片的溶出量。

限度　标示量的 75%，应符合规定。

其他　应符合片剂项下有关的各项规定(通则 0101)。

【含量测定】　照紫外-可见分光光度法(通则 0401)测定。

供试品溶液　取本品 20 片，精密称定，研细，精密称取适量(约相当于盐酸酚苄明 10mg)，置 100ml 量瓶中，加 0.1mol/L 盐酸溶液使盐酸酚苄明溶解并稀释至刻度，摇匀，滤过，取续滤液。

对照品溶液　取盐酸酚苄明对照品 10mg，精密称定，置 100ml 量瓶中，加 0.1mol/L 盐酸溶液溶解并稀释至刻度，摇匀。

测定法　取供试品溶液与对照品溶液，在 267nm 的波长处分别测定吸光度，计算。

【类别】　同盐酸酚苄明。

【规格】　(1)5mg　(2)10mg

【贮藏】　遮光，密封保存。

盐酸酚苄明注射液

Yansuan Fenbianming Zhusheye

Phenoxybenzamine Hydrochloride Injection

本品为盐酸酚苄明的灭菌水溶液。含盐酸酚苄明($C_{18}H_{22}ClNO \cdot HCl$)应为标示量的 90.0%～110.0%。

【性状】　本品为无色的澄明液体。

【鉴别】　取本品 1ml，加 0.01mol/L 盐酸溶液 20ml，用三氯甲烷振摇提取，提取液加用酸处理的三氯甲烷(取三氯甲烷，用 0.01mol/L 盐酸溶液振摇洗涤，分离后，加无水硫酸钠脱水，取上清液蒸馏)稀释成每 1ml 中约含盐酸酚苄明 0.1mg 的溶液，照紫外-可见分光光度法(通则 0401)测定，在 272nm 与 279nm 的波长处有最大吸收。

【检查】　**pH 值**　应为 1.3～3.0(通则 0631)。

其他　应符合注射剂项下有关的各项规定(通则 0102)。

【含量测定】　精密量取本品 10ml，置水浴上蒸干，在 105℃干燥 30 分钟，放冷，加冰醋酸 10ml 与醋酸汞试液 5ml 溶解后，加结晶紫指示液 1 滴，用高氯酸滴定液(0.05mol/L)滴定至溶液显蓝绿色，并将滴定的结果用空白试验校正。每 1ml 高氯酸滴定液(0.05mol/L)相当于 17.02mg 的 $C_{18}H_{22}ClNO \cdot HCl$。

【类别】　同盐酸酚苄明。

【规格】　1ml∶10mg

【贮藏】　遮光，密闭保存。

盐酸麻黄碱

Yansuan Mahuangjian

Ephedrine Hydrochloride

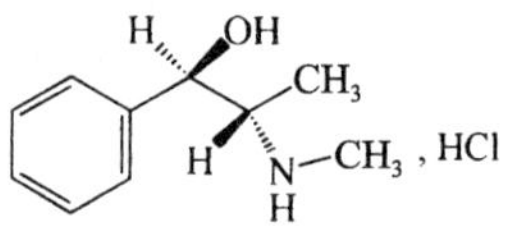

$C_{10}H_{15}NO \cdot HCl$ 201.70

本品为[*R*-(*R**,*S**)]-*α*-[1-(甲氨基)乙基]苯甲醇盐酸盐。按干燥品计算,含 $C_{10}H_{15}NO \cdot HCl$ 不得少于 99.0%。

【性状】 本品为白色针状结晶或结晶性粉末;无臭。

本品在水中易溶,在乙醇中溶解,在三氯甲烷或乙醚中不溶。

熔点 本品的熔点(通则 0612)为 217~220℃。

比旋度 取本品,精密称定,加水溶解并定量稀释制成每 1ml 中约含 50mg 的溶液,依法测定(通则 0621),比旋度为 −33°至 −35.5°。

【鉴别】 (1)取本品约 10mg,加水 1ml 溶解后,加硫酸铜试液 2 滴与 20% 氢氧化钠溶液 1ml,即显蓝紫色;加乙醚 1ml,振摇后,放置,乙醚层即显紫红色,水层变成蓝色。

(2)本品的红外光吸收图谱应与对照的图谱(光谱集 387 图)一致。

(3)本品的水溶液显氯化物鉴别(1)的反应(通则 0301)。

【检查】 **酸碱度** 取本品 1.0g,加水 20ml 溶解后,加甲基红指示液 1 滴,如显黄色,加硫酸滴定液(0.01mol/L)0.10ml,应变为红色;如显淡红色,加氢氧化钠滴定液(0.02mol/L)0.10ml,应变为黄色。

溶液的澄清度 取本品 1.0g,加水 20ml 溶解后,溶液应澄清。

硫酸盐 取本品 1.0g,依法检查(通则 0802),与标准硫酸钾溶液 1.0ml 制成的对照液比较,不得更浓(0.010%)。

有关物质 照高效液相色谱法(通则 0512)测定。

供试品溶液 取本品约 50mg,置 50ml 量瓶中,加流动相溶解并稀释至刻度,摇匀。

对照溶液 精密量取供试品溶液 1ml,置 100ml 量瓶中,用流动相稀释至刻度,摇匀。

色谱条件 用十八烷基硅烷键合硅胶为填充剂;以磷酸盐缓冲液(取磷酸二氢钾 6.8g,三乙胺 5ml,磷酸 4ml,加水至 1000ml,用稀磷酸或三乙胺调节 pH 值至 3.0±0.1)-乙腈(90∶10)为流动相;检测波长为 210nm;进样体积 10μl。

系统适用性要求 理论板数按麻黄碱峰计算不低于 3000。

测定法 精密量取供试品溶液与对照溶液,分别注入液相色谱仪,记录色谱图至主成分峰保留时间的 2 倍。

限度 供试品溶液色谱图中如有杂质峰,各杂质峰面积的和不得大于对照溶液主峰面积的 0.5 倍(0.5%)。

干燥失重 取本品,在 105℃干燥至恒重,减失重量不得过 0.5%(通则 0831)。

炽灼残渣 不得过 0.1%(通则 0841)。

重金属 取本品 1.0g,加水 23ml 溶解后,加醋酸盐缓冲液(pH 3.5)2ml,依法检查(通则 0821 第一法),含重金属不得过百万分之二十。

【含量测定】 取本品约 0.15g,精密称定,加冰醋酸 10ml,加热溶解后,加醋酸汞试液 4ml 与结晶紫指示液 1 滴,用高氯酸滴定液(0.1mol/L)滴定至溶液显翠绿色,并将滴定的结果用空白试验校正。每 1ml 高氯酸滴定液(0.1mol/L)相当于 20.17mg 的 $C_{10}H_{15}NO \cdot HCl$。

【类别】 $β_2$ 肾上腺素受体激动药。

【贮藏】 密封保存。

【制剂】 (1)盐酸麻黄碱注射液 (2)盐酸麻黄碱滴鼻液

盐酸麻黄碱注射液

Yansuan Mahuangjian Zhusheye

Ephedrine Hydrochloride Injection

本品为盐酸麻黄碱的灭菌水溶液。含盐酸麻黄碱($C_{10}H_{15}NO \cdot HCl$)应为标示量的 95.0%~105.0%。

【性状】 本品为无色的澄明液体。

【鉴别】 (1)取本品,照盐酸麻黄碱项下的鉴别(1)、(3)项试验,显相同的反应。

(2)在含量测定项下记录的色谱图中,供试品溶液主峰的保留时间应与对照品溶液主峰的保留时间一致。

【检查】 **pH 值** 应为 4.5~6.5(通则 0631)。

有关物质 照高效液相色谱法(通则 0512)测定。

供试品溶液 取本品,用流动相稀释制成每 1ml 中约含盐酸麻黄碱 0.9mg 的溶液。

对照溶液 精密量取供试品溶液适量,用流动相定量稀释制成每 1ml 中约含盐酸麻黄碱 9μg 的溶液。

色谱条件、系统适用性要求与测定法 见盐酸麻黄碱有关物质项下。

限度 供试品溶液色谱图中如有杂质峰,各杂质峰面积的和不得大于对照溶液的主峰面积(1.0%)。

其他 应符合注射剂项下有关的各项规定(通则 0102)。

【含量测定】 照高效液相色谱法(通则 0512)测定。

供试品溶液 精密量取本品适量,用流动相定量稀释制成每 1ml 中约含 30μg 的溶液。

对照品溶液 取盐酸麻黄碱对照品适量,精密称定,加流动相溶解并定量稀释制成每 1ml 中约含 30μg 的溶液。

色谱条件 见有关物质项下。

系统适用性要求 见有关物质项下。麻黄碱峰与相邻杂质峰之间的分离度应符合要求。

测定法 精密量取供试品溶液与对照品溶液,注入液相色谱仪,记录色谱图。按外标法以峰面积计算。

【类别】 同盐酸麻黄碱。

【规格】 1ml：30mg

【贮藏】 遮光，密闭保存。

盐酸麻黄碱滴鼻液

Yansuan Mahuangjian Dibiye

Ephedrine Hydrochloride Nasal Drops

本品含盐酸麻黄碱($C_{10}H_{15}NO \cdot HCl$)应为标示量的90.0%～110.0%。

【性状】 本品为无色的澄清液体。

【鉴别】 (1)取本品适量，照盐酸麻黄碱项下的鉴别(1)、(3)项试验，显相同的反应。

(2)在含量测定项下记录的色谱图中，供试品溶液主峰的保留时间应与对照品溶液主峰的保留时间一致。

【检查】 **pH值** 应为5.0～7.0(通则0631)。

其他 应符合鼻用制剂项下有关的各项规定(通则0106)。

【含量测定】 照高效液相色谱法(通则0512)测定。

供试品溶液 精密量取本品适量，用流动相定量稀释制成每1ml中约含30μg的溶液。

对照品溶液 取盐酸麻黄碱对照品适量，精密称定，加流动相溶解并定量稀释制成每1ml中约含30μg的溶液。

色谱条件 用十八烷基硅烷键合硅胶为填充剂；以磷酸盐缓冲液(取磷酸二氢钾6.8g，三乙胺5ml，磷酸4ml，加水至1000ml，用稀磷酸或三乙胺调节pH值至3.0±0.1)-乙腈(90：10)为流动相；检测波长为210nm；进样体积10μl。

系统适用性要求 理论板数按麻黄碱峰计算不低于3000，麻黄碱峰与相邻杂质峰之间的分离度应符合要求。

测定法 精密量取供试品溶液与对照品溶液，分别注入液相色谱仪，记录色谱图。按外标法以峰面积计算。

【类别】 同盐酸麻黄碱。

【规格】 1%

【贮藏】 遮光，密闭保存。

盐酸羟甲唑啉

Yansuan Qiangjiazuolin

Oxymetazoline Hydrochloride

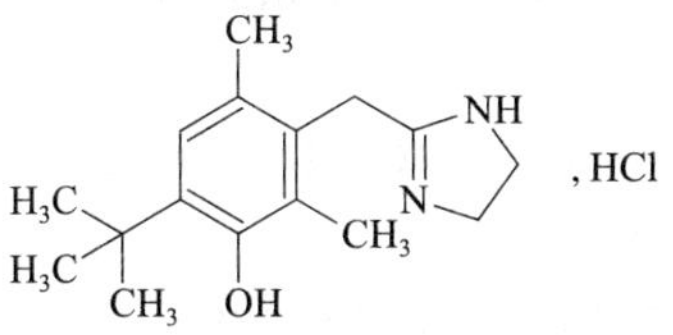

$C_{16}H_{24}N_2O \cdot HCl$　296.84

本品为6-叔丁基-3-[(4,5-二氢-1*H*-咪唑-2-基)甲基]-2,4-二甲基苯酚盐酸盐。按干燥品计算，含$C_{16}H_{24}N_2O \cdot HCl$不得少于99.0%。

【性状】 本品为白色或类白色的结晶性粉末；无臭，味苦。

本品在水或乙醇中易溶，在乙醚或三氯甲烷中不溶。

【鉴别】 (1)取本品2mg，加水1ml使溶解，加亚硝基铁氰化钠试液0.2ml与15%氢氧化钠溶液0.2ml，摇匀，放置10分钟，加5%碳酸氢钠溶液2ml，即显紫色。

(2)取本品适量，加水制成每1ml中约含0.1mg的溶液，照紫外-可见分光光度法(通则0401)测定，在279nm的波长处有最大吸收。

(3)本品的红外光吸收图谱应与对照的图谱(光谱集653图)一致。

(4)本品的水溶液显氯化物鉴别(1)的反应(通则0301)。

【检查】 **酸度** 取本品0.50g，加水10ml溶解后，依法测定(通则0631)，pH值应为4.0～6.5。

有关物质 照高效液相色谱法(通则0512)测定。

供试品溶液 取本品适量，精密称定，加水溶解并定量稀释制成每1ml中约含1mg的溶液。

对照溶液 精密量取供试品溶液适量，用水定量稀释制成每1ml中约含1μg的溶液。

对照品溶液 精密称取盐酸羟甲唑啉杂质Ⅰ对照品与盐酸羟甲唑啉各5mg，置同一50ml量瓶中，加水溶解并稀释至刻度，摇匀；精密量取1ml，置100ml量瓶中，用水稀释至刻度，摇匀。

灵敏度溶液 精密量取对照溶液适量，用水定量稀释制成每1ml中约含0.5μg的溶液。

色谱条件 用十八烷基硅烷键合硅胶为填充剂；流动相A为0.01mol/L磷酸二氢钾溶液(用磷酸调节pH值至3.0)，流动相B为乙腈，流速为每分钟1.0ml，按下表进行线性梯度洗脱；检测波长为220nm；进样体积10μl。

时间(分钟)	流动相A(%)	流动相B(%)
0	70	30
5	70	30
20	15	85
35	15	85
38	70	30
48	70	30

系统适用性要求 对照品溶液色谱图中，羟甲唑啉峰与杂质Ⅰ峰之间的分离度应大于4.0。灵敏度溶液色谱图中，主成分色谱峰峰高的信噪比应不小于10。

测定法 精密量取供试品溶液、对照溶液与对照品溶液，分别注入液相色谱仪，记录色谱图。

限度 供试品溶液色谱图中如有与杂质Ⅰ峰保留时间一致的色谱峰，按外标法计算，不得过0.15%；其他单个杂质峰面积不得大于对照溶液主峰面积(0.1%)；杂质总量不得过0.5%。供试品溶液的色谱图中峰面积小于灵敏度溶液主峰面积的色谱峰忽略不计。

残留溶剂　照残留溶剂测定法(通则 0861)测定,应符合规定。

干燥失重　取本品,在 105℃干燥至恒重,减失重量不得过 1.0%(通则 0831)。

炽灼残渣　取本品 1.0g,依法检查(通则 0841),遗留残渣不得过 0.1%。

重金属　取炽灼残渣项下残留的残渣,依法检查(通则 0821 第二法),含重金属不得过百万分之十。

【含量测定】　取本品约 0.2g,精密称定,加无水冰醋酸和醋酐各 20ml 使溶解,照电位滴定法(通则 0701),用高氯酸滴定液(0.1mol/L)滴定,并将滴定的结果用空白试验校正。每 1ml 高氯酸滴定液(0.1mol/L)相当于 29.68mg 的 $C_{16}H_{24}N_2O \cdot HCl$。

【类别】　α 肾上腺素受体激动药。

【贮藏】　遮光,密闭保存。

【制剂】　(1)盐酸羟甲唑啉喷雾剂　(2)盐酸羟甲唑啉滴鼻液

附:

杂质Ⅰ

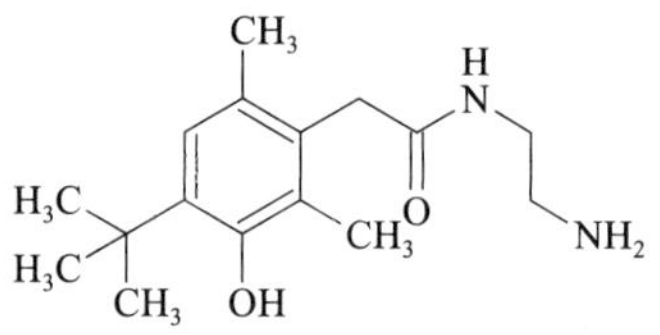

$C_{16}H_{26}N_2O_2$　278.40

N-(2-氨基乙基)-2-(4-叔丁基-3-羟基-2,6-二甲基苯基)乙酰胺

盐酸羟甲唑啉喷雾剂

Yansuan Qiangjiazuolin Penwuji

Oxymetazoline Hydrochloride Spray

本品为定量非吸入型喷雾剂,含盐酸羟甲唑啉($C_{16}H_{24}N_2O \cdot HCl$)应为标示量的 90.0%～110.0%。

【性状】　本品为无色的澄清液体。

【鉴别】　(1)取本品适量(约相当于盐酸羟甲唑啉 2.5mg),置分液漏斗中,加水 10ml,加碳酸钠试液 2ml,摇匀,加三氯甲烷 10ml,充分振摇提取,将三氯甲烷层移至另一个分液漏斗中,加 0.1mol/L 盐酸溶液 10ml,充分振摇提取,弃去三氯甲烷层,取此酸化水层 8ml,置试管中,用氢氧化钠试液调节至中性,再多加 1 滴,摇匀,加亚硝基铁氰化钠试液数滴和 15%氢氧化钠溶液 2 滴,摇匀,放置 10 分钟,用 0.1mol/L 盐酸溶液调节 pH 值至 8～9,放置 10 分钟,即显紫色。

(2)在含量测定项下记录的色谱图中,供试品溶液主峰的保留时间应与对照品溶液主峰的保留时间一致。

【检查】　pH 值　应为 4.0～6.5(通则 0631)。

每喷主药含量　照高效液相色谱法(通则 0512)测定。

供试品溶液　取供试品 1 瓶,除去帽盖,试喷数次,直至呈正常雾状喷量后,用水洗净喷头,取洁净干燥的小烧杯斜扣喷嘴上,连续喷射 20 次,用流动相将烧杯中的药液定量转移至 10ml 量瓶中,并用流动相稀释至刻度,摇匀。

对照品溶液　精密称取盐酸羟甲唑啉对照品适量,加流动相溶解并定量稀释制成与供试品溶液中盐酸羟甲唑啉浓度相当的溶液。

色谱条件与系统适用性要求　见含量测定项下。

测定法　精密量取对照品溶液和供试品溶液,分别注入液相色谱仪,记录色谱图,按外标法以峰面积计算每喷主药含量。

限度　应为标示喷量的 80%～120%。

其他　应符合喷雾剂项下有关的各项规定(通则 0112)。

【含量测定】　照高效液相色谱法(通则 0512)测定。

供试品溶液　取本品,即得。

对照品溶液　精密称取盐酸羟甲唑啉对照品适量,加流动相溶解并定量稀释制成每 1ml 中含 0.5mg 或 0.25mg(5ml∶1.25mg 规格)的溶液。

色谱条件　用十八烷基硅烷键合硅胶为填充剂;以甲醇-水-三乙胺-磷酸(550∶450∶5∶1.5)(用磷酸或三乙胺调节 pH 值至 7.3)为流动相;检测波长为 279nm;进样体积 10μl。

系统适用性要求　理论板数按羟甲唑啉峰计算应不低于 2000,羟甲唑啉峰和相邻杂质峰的分离度应符合要求。

测定法　精密量取对照品溶液和供试品溶液,分别注入液相色谱仪,记录色谱图,按外标法以峰面积计算。

【类别】　同盐酸羟甲唑啉。

【规格】　(1)10ml∶5mg,每瓶总喷次 80 次,每喷含盐酸羟甲唑啉 0.05mg　(2)10ml∶5mg,每瓶总喷次 150 次,每喷含盐酸羟甲唑啉 0.033mg　(3)10ml∶5mg,每瓶总喷次 120 次,每喷含盐酸羟甲唑啉 0.037mg　(4)5ml∶2.5mg,每瓶总喷次 75 次,每喷含盐酸羟甲唑啉 0.033mg　(5)5ml∶1.25mg,每瓶总喷次 75 次,每喷含盐酸羟甲唑啉 0.0167mg。

【贮藏】　遮光,密闭保存。

盐酸羟甲唑啉滴鼻液

Yansuan Qiangjiazuolin Dibiye

Oxymetazoline Hydrochloride Nasal Drops

本品含盐酸羟甲唑啉($C_{16}H_{24}N_2O \cdot HCl$)应为标示量的 90.0%～110.0%。

【性状】　本品为无色的澄明液体。

【鉴别】　(1)取本品适量(约相当于盐酸羟甲唑啉

2.5mg)，置分液漏斗中，加水 10ml，加碳酸钠试液 2ml，摇匀，加三氯甲烷 10ml 充分振摇提取，将三氯甲烷层移至另一个分液漏斗中，加 0.1mol/L 盐酸溶液 10ml，充分振摇提取，弃去三氯甲烷层，取此酸化水层 8ml，置试管中，用氢氧化钠试液调节至中性，再多加 1 滴，摇匀，加亚硝基铁氰化钠试液数滴和 15%氢氧化钠溶液 2 滴，摇匀，放置 10 分钟，用 0.1mol/L 盐酸溶液调节 pH 值至 8～9，放置 10 分钟，即显紫色。

(2)在含量测定项下记录的色谱图中，供试品溶液主峰的保留时间应与对照品溶液主峰的保留时间一致。

【检查】 **pH 值**　应为 4.0～6.5(通则 0631)。

其他　应符合鼻用制剂项下有关的各项规定(通则 0106)。

【含量测定】 照高效液相色谱法(通则 0512)测定。

供试品溶液　取本品，即得。

对照品溶液　精密称定盐酸羟甲唑啉对照品适量，加流动相溶解并定量稀释制成每 1ml 中含 0.5mg 的溶液。

色谱条件　用十八烷基硅烷键合硅胶为填充剂；以甲醇-水-三乙胺-磷酸(550：450：5：1.5)(用磷酸或三乙胺调节 pH 值至 7.3)为流动相；检测波长为 279nm；进样体积 10μl。

系统适用性要求　理论板数按羟甲唑啉峰计算应不低于 2000。羟甲唑啉峰和相邻杂质峰的分离度应符合要求。

测定法　精密量取对照品溶液和供试品溶液，分别注入液相色谱仪，记录色谱图，按外标法以峰面积计算。

【类别】 同盐酸羟甲唑啉。

【规格】 (1)3ml：1.5mg　(2)5ml：2.5mg　(3)10ml：5mg

【贮藏】 遮光，密闭保存。

盐酸羟考酮

Yansuan Qiangkaotong

Oxycodone Hydrochloride

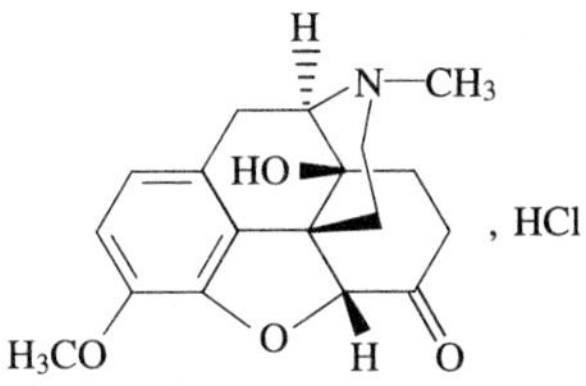

$C_{18}H_{21}NO_4 \cdot HCl$　351.83

本品为 4,5α-环氧基-14-羟基-3-甲氧基-17-甲基吗啡喃-6-酮盐酸盐。按无水与无溶剂物计算，含 $C_{18}H_{21}NO_4 \cdot HCl$ 应为 97.0%～103.0%。

【性状】 本品为白色或类白色结晶或粉末；无臭，有引湿性。

本品在水中易溶，在乙醇中微溶。

比旋度　取本品，精密称定，加水溶解并定量稀释制成每 1ml 中约含 25mg 的溶液，依法测定(通则 0621)，比旋度为 −137° 至 −149°。

【鉴别】 (1)在含量测定项下记录的色谱图中，供试品溶液主峰的保留时间应与对照品溶液主峰的保留时间一致。

(2)取本品 250mg，加水 25ml 溶解后，加 6mol/L 氢氧化铵溶液适量使呈碱性，摇匀，静置直至沉淀出现，滤过，沉淀用冷水 50ml 洗涤，并在 105℃干燥 2 小时，其红外光吸收图谱应与同法处理的盐酸羟考酮对照品的图谱一致(通则 0402)。

【检查】 **含氯量**　取本品约 0.3g，精密称定，加甲醇 50ml 使溶解，加冰醋酸 5ml，照电位滴定法(通则 0701)，用硝酸银滴定液(0.1mol/L)滴定，每 1ml 硝酸银滴定液(0.1mol/L)相当于 3.545mg 的 Cl。按无水与无溶剂物计算，含氯量应为 9.8%～10.4%。

有关物质　照高效液相色谱法(通则 0512)测定。

供试品溶液　取本品，加流动相溶解并稀释制成每 1ml 中约含 1mg 的溶液。

对照溶液　精密量取供试品溶液适量，用流动相定量稀释制成每 1ml 中约含 5μg 的溶液。

系统适用性溶液　分别取盐酸羟考酮与磷酸可待因对照品各适量，加流动相溶解并稀释制成每 1ml 中分别含盐酸羟考酮 10μg 与磷酸可待因 13μg 的溶液。

色谱条件　用辛基硅烷键合硅胶为填充剂；以 0.005mol/L 庚烷磺酸钠溶液-甲醇-磷酸-三乙胺(850：150：3：2)，并用 50%氢氧化钠溶液调节 pH 值至 2.5±0.1 为流动相；检测波长为 206nm；柱温为 50℃；进样体积 10μl。

系统适用性要求　系统适用性溶液色谱图中，羟考酮峰与可待因峰之间的分离度应大于 3.0。供试品溶液色谱图中，羟考酮峰的拖尾因子应在 0.75～1.25 之间。

测定法　精密量取供试品溶液与对照溶液，分别注入液相色谱仪，记录色谱图至主成分峰保留时间的 2.5 倍。

限度　供试品溶液色谱图中如有杂质峰，单个杂质峰面积不得大于对照溶液主峰面积(0.5%)，各杂质峰面积的和不得大于对照溶液主峰面积的 2 倍(1.0%)，小于对照溶液主峰面积 0.03 倍的色谱峰忽略不计。

残留溶剂　照残留溶剂测定法(通则 0861 第二法)测定。

供试品溶液　取本品 0.5g，精密称定，置顶空瓶中，精密加水 5ml 使溶解，密封。

对照品溶液　取丙酮约 0.25g，精密称定，置 100ml 量瓶中，加水溶解并稀释至刻度，摇匀，作为贮备溶液(1)；另精密量取三氯甲烷($d_{20}^{20}=1.484$)40μl，置 2000ml 量瓶中，加水溶解并稀释至刻度，摇匀，作为贮备溶液(2)；精密量取贮备溶液(1)与贮备溶液(2)各 10ml，置同一 50ml 量瓶中，用水稀释至刻度，摇匀，精密量取 5ml，置顶空瓶中，密封。

色谱条件　以 100%的二甲基聚硅氧烷(或极性相近)为固定液的毛细管柱为色谱柱；起始温度为 60℃，维持 3 分钟，再以每分钟 20℃的速率升温至 170℃，维持 10 分钟；进样口温度为 200℃；检测器温度为 250℃；顶空瓶平衡温度为 85℃，平衡时间为 30 分钟。

系统适用性要求　对照品溶液色谱图中，丙酮峰与三氯甲烷峰之间的分离度应符合要求。

测定法　取供试品溶液与对照品溶液，分别顶空进样，记录色谱图。

限度　按外标法以峰面积计算，丙酮与三氯甲烷的残留量均应符合规定。

水分　取本品，照水分测定法（通则 0832 第一法 1）测定，含水分不得过 7.0%。

炽灼残渣　取本品 1.0g，依法检查（通则 0841），遗留残渣不得过 0.05%。

重金属　取炽灼残渣项下遗留的残渣，依法检查（通则 0821 第二法），含重金属不得过百万分之十。

【含量测定】　照高效液相色谱法（通则 0512）测定。

供试品溶液　取本品适量，精密称定，加流动相溶解并定量稀释制成每 1ml 中约含 50μg 的溶液。

对照品溶液　取盐酸羟考酮对照品适量，精密称定，加流动相溶解并定量稀释制成每 1ml 中约含 50μg 的溶液。

系统适用性溶液与色谱条件　见有关物质项下。

系统适用性要求　系统适用性溶液色谱图中，羟考酮峰与可待因峰的分离度应大于 3.0。

测定法　精密量取供试品溶液与对照品溶液，分别注入液相色谱仪，记录色谱图。按外标法以峰面积计算。

【类别】　镇痛药。

【贮藏】　密封，在干燥处保存。

【制剂】　盐酸羟考酮片

盐酸羟考酮片

Yansuan Qiangkaotong Pian

Oxycodone Hydrochloride Tablets

本品含盐酸羟考酮（$C_{18}H_{21}NO_4 \cdot HCl$）应为标示量 90.0%～110.0%。

【性状】　本品为白色或类白色片。

【鉴别】　（1）在含量测定项下记录的色谱图中，供试品溶液主峰的保留时间应与对照品溶液主峰的保留时间一致。

（2）取本品 4 片，置试管中，加水 5ml，振摇 10 分钟，滤过，滤液显氯化物鉴别（1）的反应（通则 0301）。

【检查】　**有关物质**　照高效液相色谱法（通则 0512）测定。

供试品溶液　取本品细粉适量（约相当于盐酸羟考酮 10mg），置 10ml 量瓶中，加流动相适量，振摇使盐酸羟考酮溶解，用流动相稀释至刻度，摇匀，滤过，取续滤液。

对照溶液　精密量取供试品溶液适量，用流动相定量稀释制成每 1ml 中约含 5μg 的溶液。

系统适用性溶液、色谱条件、系统适用性要求与测定法　见盐酸羟考酮有关物质项下。

限度　供试品溶液色谱图中如有杂质峰，单个杂质峰面积不得大于对照溶液主峰面积（0.5%），各杂质峰面积的和不得大于对照溶液主峰面积的 2 倍（1.0%），小于对照溶液主峰面积 0.03 倍的色谱峰忽略不计。

含量均匀度　以含量测定项下测得的每片含量计算，应符合规定（通则 0941）。

溶出度　照溶出度与释放度测定法（通则 0931 第二法）测定。

溶出条件　以水 500ml 为溶出介质，转速为每分钟 50 转，依法操作，经 45 分钟时取样。

供试品溶液　取溶出液 10ml，滤过，取续滤液。

对照品溶液　取盐酸羟考酮对照品适量，精密称定，加水溶解并定量稀释制成每 1ml 中约含 10μg 的溶液。

测定法　取供试品溶液与对照品溶液，照紫外-可见分光光度法（通则 0401），在 225nm 的波长处分别测定吸光度，计算每片的溶出量。

限度　标示量的 70%，应符合规定。

其他　应符合片剂项下有关的各项规定（通则 0101）。

【含量测定】　照高效液相色谱法（通则 0512）测定。

供试品溶液　取本品 10 片，分别置 100ml 量瓶中，加流动相适量，超声使盐酸羟考酮溶解，放冷，用流动相稀释至刻度，摇匀，滤过，取续滤液。

对照品溶液、系统适用性溶液、色谱条件与系统适用性要求　见盐酸羟考酮含量测定项下。

测定法　精密量取供试品溶液与对照品溶液，分别注入液相色谱仪，记录色谱图。按外标法以峰面积分别计算每片的含量，求得 10 片的平均含量。

【类别】　同盐酸羟考酮。

【规格】　5mg

【贮藏】　密封保存。

盐酸羟苄唑

Yansuan Qiangbianzuo

Hydrobenzole Hydrochloride

$C_{14}H_{12}N_2O \cdot HCl$　260.76

本品为（±）-α-羟基苄基苯并咪唑。按干燥品计算，含 $C_{14}H_{12}N_2O \cdot HCl$ 不得少于 98.5%。

【性状】　本品为白色或类白色结晶性粉末；无臭，味微苦，水溶液呈酸性。

本品易溶于乙醇，略溶于水，在三氯甲烷或丙酮中几乎不溶。

【鉴别】　（1）取本品水溶液，加 1 滴碘化汞钾试液，即产生微黄色沉淀。

（2）取本品，加无水乙醇制成每 1ml 中含 10μg 溶液，照紫外-可见分光光度法(通则 0401)测定,在 277nm 与 271nm 的波长处有最大吸收,其比值应为 1.04～1.08。

(3)本品的红外光吸收图谱应与对照的图谱(光谱集 388 图)一致。

(4)本品的水溶液显氯化物鉴别(1)的反应(通则 0301)。

【检查】 有关物质 照高效液相色谱法(通则 0512)测定。

供试品溶液 取本品适量,精密称定,加水溶解并稀释制成每 1ml 中含 1mg 的溶液。

对照溶液 精密量取供试品溶液适量,用水定量稀释制成每 1ml 中含 2μg 的溶液。

灵敏度溶液 精密量取供试品溶液适量,用水定量稀释制成每 1ml 中含 0.5μg 的溶液。

色谱条件 用十八烷基硅烷键合硅胶为填充剂;以甲醇-水-冰醋酸-三乙胺(20∶80∶3∶0.3)为流动相;检测波长为 277nm;进样体积 20μl。

系统适用性要求 理论板数按羟苄唑峰计算不低于 1500,羟苄唑峰与相邻杂质峰的分离度应符合要求。灵敏度溶液色谱图中,羟苄唑峰的信噪比应大于 10。

测定法 精密量取供试品溶液与对照溶液,分别注入液相色谱仪,记录色谱图至主成分峰保留时间的 4 倍。

限度 供试品溶液色谱图中如有杂质峰,单个杂质峰面积不得大于对照溶液的主峰面积(0.2%),各杂质峰面积的和不得大于对照溶液主峰面积的 2.5 倍(0.5%),小于灵敏度溶液主峰面积的峰忽略不计。

干燥失重 取本品约 1g,在 105℃干燥至恒重,减失重量不得过 0.5%(通则 0831)。

【含量测定】 取本品约 0.2g,精密称定,加冰醋酸 20ml,超声使溶解,冷却,再加醋酐 25ml,照电位滴定法(通则 0701),用高氯酸滴定液(0.1mol/L)滴定,并将滴定结果用空白试验校正。每 1ml 高氯酸滴定液(0.1mol/L)相当于 26.07mg 的 $C_{14}H_{12}N_2O \cdot HCl$。

【类别】 抗病毒药。

【贮藏】 密闭保存。

【制剂】 盐酸羟苄唑滴眼液

盐酸羟苄唑滴眼液

Yansuan Qiangbianzuo Diyanye

Hydrobenzole Hydrochloride Eye Drops

本品含盐酸羟苄唑($C_{14}H_{12}N_2O \cdot HCl$)应为标示量的 90.0%～110.0%。

【性状】 本品为无色的澄明液体。

【鉴别】 (1)取本品 8ml,置水浴上蒸发至约 2ml,放冷,滴加碘化汞钾试液,即产生微黄色沉淀。

(2)取含量测定项下的供试品溶液,照紫外-可见分光光度法(通则 0401)测定,在 277nm 与 271nm 的波长处有最大吸收。

【检查】 pH 值 应为 3.5～5.0(通则 0631)。

有关物质 照高效液相色谱法(通则 0512)测定。

供试品溶液 取本品,即得。

对照溶液 精密量取供试品溶液 1ml,置 100ml 量瓶中,用水稀释至刻度,摇匀。

灵敏度溶液 精密量取对照溶液 1ml,置 20ml 量瓶中,用水稀释至刻度,摇匀。

色谱条件与系统适用性要求 见盐酸羟苄唑有关物质项下。

测定法 精密量取供试品溶液与对照溶液,分别注入液相色谱仪,记录色谱图至主成分峰保留时间的 2 倍。

限度 供试品溶液色谱图中如有杂质峰,单个杂质峰面积不得大于对照溶液主峰面积的 0.5 倍(0.5%),各杂质峰面积的和不得大于对照溶液的主峰面积(1.0%),小于灵敏度溶液主峰面积的峰忽略不计(0.05%)。

渗透压摩尔浓度 照渗透压摩尔浓度测定法(通则 0632)测定,渗透压摩尔浓度比应为 0.9～1.1。

无菌 取本品,经薄膜过滤法处理,用 0.1%无菌蛋白胨水溶液分次冲洗(每膜不少于 300ml),以金黄色葡萄球菌为阳性对照菌,依法检查(通则 1101),应符合规定。

其他 应符合眼用制剂项下有关的各项规定(通则 0105)。

【含量测定】 照紫外-可见分光光度法(通则 0401)测定。

供试品溶液 精密量取本品适量,用无水乙醇定量稀释制成每 1ml 中含 10μg 的溶液。

测定法 取供试品溶液,在 277nm 的波长处测定吸光度,按 $C_{14}H_{12}N_2O \cdot HCl$ 的吸收系数($E_{1cm}^{1\%}$)为 416 计算。

【类别】 同盐酸羟苄唑。

【规格】 8ml∶8mg

【贮藏】 遮光,密闭,在阴凉处保存。

曾用名:羟苄唑滴眼液

盐酸维拉帕米

Yansuan Weilapami

Verapamil Hydrochloride

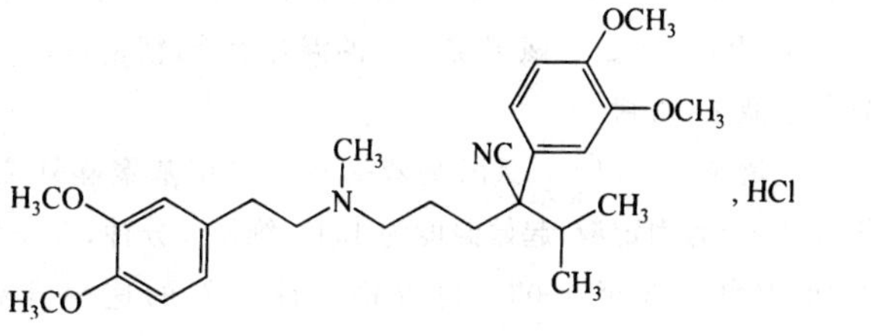

$C_{27}H_{38}N_2O_4 \cdot HCl$　491.07

本品为(±)-α-[3-[[2-(3,4-二甲氧苯基)乙基]甲氨基]

丙基]-3,4-二甲氧基-α-异丙基苯乙腈盐酸盐。按干燥品计算，含$C_{27}H_{38}N_2O_4 \cdot HCl$不得少于98.5%。

【性状】 本品为白色粉末；无臭。

本品在甲醇、乙醇或三氯甲烷中易溶，在水中溶解。

熔点 本品的熔点（通则0612）为141～145℃。

【鉴别】 (1)取本品的水溶液(1→20)2ml，加硫氰酸铬铵试液5滴，即生成淡红色的沉淀。

(2)取本品，加水溶解并稀释制成每1ml中约含0.02mg的溶液，照紫外-可见分光光度法（通则0401）测定，在229nm与278nm的波长处有最大吸收。

(3)本品的红外光吸收图谱应与对照的图谱（光谱集389图）一致。

(4)本品的水溶液显氯化物鉴别(1)的反应（通则0301）。

【检查】 **酸度** 取本品1.0g，加水20ml溶解后，依法测定（通则0631），pH值应为4.5～6.5。

溶液的澄清度 取本品1.0g，加水20ml溶解后，溶液应澄清。

有关物质 照高效液相色谱法（通则0512）测定。

供试品溶液 取本品，加流动相溶解并稀释制成每1ml中约含2.5mg的溶液。

对照溶液 精密量取供试品溶液1ml，置100ml量瓶中，用流动相稀释至刻度，摇匀。

色谱条件 用十八烷基硅烷键合硅胶为填充剂；以醋酸-醋酸钠溶液（取醋酸钠1.36g，加水适量，振摇使溶解，加冰醋酸33ml，加水稀释至1000ml，摇匀）-甲醇-三乙胺(55：45：1)为流动相；柱温为40℃；检测波长为278nm；进样体积20μl。

系统适用性要求 理论板数按维拉帕米峰计算不低于2000。

测定法 精密量取供试品溶液与对照溶液，分别注入液相色谱仪，记录色谱图至主成分峰保留时间的3倍。

限度 供试品溶液色谱图中如有杂质峰，各杂质峰面积的和不得大于对照溶液的主峰面积(1.0%)。

残留溶剂 照残留溶剂测定法（通则0861第二法）测定。

供试品溶液 取本品约0.1g，精密称定，置顶空瓶中，精密加*N*,*N*-二甲基甲酰胺1ml，密封。

对照品溶液 分别取乙醇、丙酮、苯甲醛、二甲基亚砜、甲苯、三氯甲烷各适量，精密称定，用*N*,*N*-二甲基甲酰胺定量稀释制成每1ml中含乙醇、丙酮、苯甲醛、二甲基亚砜均为0.5mg、甲苯89μg、三氯甲烷6μg的混合溶液，精密量取1ml，置顶空瓶中，密封。

色谱条件 以6%氰丙基苯基-94%二甲基聚硅氧烷（或极性相近）为固定液；起始温度为40℃，维持3分钟，以每分钟3℃的速率升温至100℃，再以每分钟30℃的速率升温至240℃，维持3分钟；进样口温度为150℃；检测器温度为280℃；顶空瓶平衡温度为90℃，平衡时间为30分钟。

系统适用性要求 对照品溶液色谱图中，各成分峰之间的分离度均应符合要求。

测定法 取供试品溶液与对照品溶液，分别顶空进样，记录色谱图。

限度 按外标法以峰面积计算，苯甲醛的残留量不得过0.5%，乙醇、丙酮、二甲基亚砜、甲苯与三氯甲烷的残留量均应符合规定。

干燥失重 取本品，在105℃干燥至恒重，减失重量不得过0.5%（通则0831）。

炽灼残渣 取本品1.0g，依法检查（通则0841），遗留残渣不得过0.1%。

重金属 取炽灼残渣项下遗留的残渣，依法检查（通则0821第二法），含重金属不得过百万分之十。

【含量测定】 照高效液相色谱法（通则0512）测定。

供试品溶液 取本品适量，精密称定，加流动相溶解并定量稀释制成每1ml中约含0.25mg的溶液。

对照品溶液 取盐酸维拉帕米对照品，精密称定，加流动相溶解并定量稀释制成每1ml中约含0.25mg的溶液。

色谱条件与系统适用性要求 见有关物质项下。

测定法 精密量取供试品溶液与对照品溶液，分别注入液相色谱仪，记录色谱图。按外标法以峰面积计算。

【类别】 钙通道阻滞药。

【贮藏】 密封保存。

【制剂】 (1)盐酸维拉帕米片 (2)盐酸维拉帕米注射液 (3)盐酸维拉帕米缓释片

盐酸维拉帕米片

Yansuan Weilapami Pian

Verapamil Hydrochloride Tablets

本品含盐酸维拉帕米($C_{27}H_{38}N_2O_4 \cdot HCl$)应为标示量的90.0%～110.0%。

【性状】 本品为糖衣片，除去包衣后显白色。

【鉴别】 (1)取本品的细粉适量（约相当于盐酸维拉帕米0.1g），加水5ml，振摇使盐酸维拉帕米溶解，滤过，滤液照盐酸维拉帕米项下的鉴别(1)、(4)项试验，显相同的反应。

(2)在含量测定项下记录的色谱图中，供试品溶液主峰的保留时间应与对照品溶液主峰的保留时间一致。

【检查】 **有关物质** 照高效液相色谱法（通则0512）测定。

供试品溶液 取含量测定项下的续滤液。

对照溶液 精密量取供试品溶液1ml，置100ml量瓶中，用流动相稀释至刻度，摇匀。

色谱条件、系统适用性要求与测定法 见盐酸维拉帕米有关物质项下。

限度　供试品溶液色谱图中如有杂质峰，各杂质峰面积的和不得大于对照溶液的主峰面积(1.0%)。

溶出度　照溶出度与释放度测定法(通则 0931 第二法)测定。

溶出条件　以盐酸溶液(9→1000)900ml 为溶出介质，转速为每分钟 50 转，依法操作，经 45 分钟时取样。

供试品溶液　取溶出液，滤过，取续滤液。

对照品溶液　取盐酸维拉帕米对照品，精密称定，加溶出介质溶解并定量稀释制成每 1ml 中约含 40μg 的溶液。

测定法　取供试品溶液与对照品溶液，照紫外-可见分光光度法(通则 0401)，在 278nm 与 300nm 的波长处分别测定吸光度。求出各自的吸光度差值(ΔA)，计算每片的溶出量。

限度　标示量的 75%，应符合规定。

其他　应符合片剂项下有关的各项规定(通则 0101)。

【含量测定】　照高效液相色谱法(通则 0512)测定。

供试品溶液　取本品 20 片，除去包衣，精密称定，研细，精密称取适量(约相当于盐酸维拉帕米 0.125g)，置 50ml 量瓶中，加流动相适量，振摇使盐酸维拉帕米溶解并稀释至刻度，摇匀，滤过，精密量取续滤液 5ml，置 50ml 量瓶中，用流动相稀释至刻度，摇匀。

对照品溶液、色谱条件、系统适用性要求与测定法　见盐酸维拉帕米含量测定项下。

【类别】　同盐酸维拉帕米。

【规格】　40mg

【贮藏】　密封保存。

盐酸维拉帕米注射液

Yansuan Weilapami Zhusheye

Verapamil Hydrochloride Injection

本品为盐酸维拉帕米的灭菌水溶液。含盐酸维拉帕米($C_{27}H_{38}N_2O_4 \cdot HCl$)应为标示量的 93.0%～107.0%。

【性状】　本品为无色的澄明液体。

【鉴别】　取本品，置水浴上蒸干后，残渣照盐酸维拉帕米项下的鉴别(1)、(2)、(4)项试验，显相同的结果。

【检查】　**pH 值**　应为 4.0～6.0(通则 0631)。

有关物质　照高效液相色谱法(通则 0512)测定。

供试品溶液　取本品，即得。

对照溶液　精密量取供试品溶液 1ml，置 100ml 量瓶中，用流动相稀释至刻度，摇匀。

色谱条件、系统适用性要求与测定法　见盐酸维拉帕米有关物质项下。

限度　供试品溶液色谱图中如有杂质峰，各杂质峰面积的和不得大于对照溶液的主峰面积(1.0%)。

细菌内毒素　取本品，依法检查(通则 1143)，每 1mg 盐酸维拉帕米中含内毒素的量应小于 7.5EU。

其他　应符合注射剂项下有关的各项规定(通则 0102)。

【含量测定】　照高效液相色谱法(通则 0512)测定。

供试品溶液　精密量取本品适量(约相当于盐酸维拉帕米 12.5mg)，置 50ml 量瓶中，用流动相稀释至刻度，摇匀。

对照品溶液、色谱条件、系统适用性要求与测定法　见盐酸维拉帕米含量测定项下。

【类别】　同盐酸维拉帕米。

【规格】　2ml：5mg

【贮藏】　遮光，密闭保存。

盐酸维拉帕米缓释片

Yansuan Weilapami Huanshipian

Verapamil Hydrochloride Sustained-release Tablets

本品含盐酸维拉帕米($C_{27}H_{38}N_2O_4 \cdot HCl$)应为标示量的 93.0%～107.0%。

【性状】　本品为类白色片。

【鉴别】　(1)取本品的细粉适量(约相当于盐酸维拉帕米 0.1g)，加水 5ml，振摇使盐酸维拉帕米溶解，滤过，滤液照盐酸维拉帕米项下的鉴别(1)、(4)项试验，显相同的反应。

(2)在含量测定项下记录的色谱图中，供试品溶液主峰的保留时间应与对照品溶液主峰的保留时间一致。

【检查】　**溶出度**　照溶出度与释放度测定法(通则 0931 第二法)测定。

溶出条件　以水 1000ml 为溶出介质，转速为每分钟 50 转，依法操作，经 2 小时、6 小时与 12 小时时分别取溶出液 10ml，并即时补充相同温度、相同体积的溶出介质。

测定法　分别取 2 小时、6 小时与 12 小时时的溶出液，滤过，精密量取续滤液各 5ml，加水定量稀释制成每 1ml 中约含盐酸维拉帕米 20μg 的溶液。照紫外-可见分光光度法(通则 0401)，在 229nm 的波长处分别测定吸光度，按 $C_{27}H_{38}N_2O_4 \cdot HCl$ 的吸收系数($E_{1cm}^{1\%}$)为 313 计算每片在不同时间的溶出量。

限度　每片在 2 小时、6 小时与 12 小时时的溶出量应分别为标示量的 20%～45%、45%～70%与 70%以上，均应符合规定。

有关物质　照高效液相色谱法(通则 0512)测定。

供试品溶液　取本品的细粉适量(约相当于盐酸维拉帕米 25mg)，置 10ml 量瓶中，加流动相适量，超声使盐酸维拉帕米溶解并稀释至刻度，摇匀，滤过，取续滤液。

对照溶液　精密量取供试品溶液 1ml，置 100ml 量瓶中，

用流动相稀释至刻度，摇匀。

色谱条件、系统适用性要求与测定法　见盐酸维拉帕米有关物质项下。

限度　供试品溶液色谱图中如有杂质峰，各杂质峰面积的和不得大于对照溶液的主峰面积（1.0%）。

其他　应符合片剂项下有关的各项规定（通则 0101）。

【含量测定】　照高效液相色谱法（通则 0512）测定。

供试品溶液　取本品 20 片，精密称定，研细，精密称取适量（约相当于盐酸维拉帕米 25mg），置 100ml 量瓶中，加流动相适量，超声使盐酸维拉帕米溶解并稀释至刻度，摇匀，滤过，取续滤液。

对照品溶液、色谱条件、系统适用性要求与测定法　见盐酸维拉帕米含量测定项下。

【类别】　同盐酸维拉帕米。

【规格】　120mg

【贮藏】　密封保存。

盐酸替扎尼定

Yansuan Tizhaniding

Tizanidine Hydrochloride

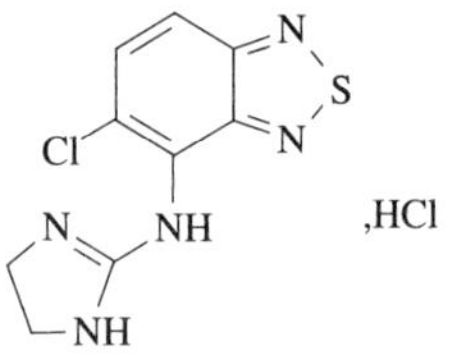

$C_9H_8ClN_5S \cdot HCl$　290.17

本品为 5-氯-4-[(2-咪唑啉-2-基)氨基]-2,1,3-苯并噻二唑盐酸盐。按干燥品计算，含 $C_9H_8ClN_5S \cdot HCl$ 应为 98.5%～102.0%。

【性状】　本品为类白色至淡黄色结晶性粉末；无臭。

本品在水、甲醇和 0.1mol/L 盐酸溶液中溶解，在乙醇和 0.1mol/L 氢氧化钠溶液中极微溶解；在三氯甲烷和乙酸乙酯中几乎不溶。

【鉴别】　（1）取本品适量，加 0.1mol/L 盐酸溶液溶解并稀释制成每 1ml 中约含 10μg 的溶液，照紫外-可见分光光度法（通则 0401）测定，在 227nm 与 320nm 的波长处有最大吸收。

（2）本品的红外光吸收图谱应与对照品的图谱一致（通则 0402）。

（3）本品的水溶液显氯化物鉴别（1）的反应（通则 0301）。

【检查】　**酸度**　取本品适量，加水溶解并稀释制成每 1ml 中约含 20mg 的溶液，依法测定（通则 0631），pH 值应为 3.5～5.0。

有关物质　照高效液相色谱法（通则 0512）测定。

供试品溶液　取本品适量，加流动相溶解并稀释制成每 1ml 中约含 1mg 的溶液，摇匀。

对照溶液　精密量取供试品溶液 1ml，置 500ml 量瓶中，用流动相稀释至刻度，摇匀。

色谱条件　用十八烷基硅烷键合硅胶为填充剂；以戊烷磺酸钠溶液（取戊烷磺酸钠 3.5g，溶于 1000ml 水中，用磷酸溶液或氢氧化钠试液调节 pH 值至 3.0±0.05）-乙腈（80：20）为流动相；检测波长为 230nm；进样体积 20μl。

系统适用性要求　理论板数按替扎尼定峰计算不低于 2000。

测定法　精密量取供试品溶液与对照溶液，分别注入液相色谱仪，记录色谱图至主成分峰保留时间的 11 倍。

限度　供试品溶液色谱图中如有杂质峰，单个杂质峰面积不得大于对照溶液主峰面积的 0.5 倍（0.1%），各杂质峰面积的和不得大于对照溶液主峰面积的 1.5 倍（0.3%）。

残留溶剂　照残留溶剂测定法（通则 0861 第二法）测定。

供试品溶液　取本品约 0.1g，精密称定，置 20ml 顶空瓶中，精密加水 1ml 使溶解，密封。

对照品溶液　分别取四氢呋喃、甲醇、乙醇与三氯甲烷各适量，精密称定，加水定量稀释制成每 1ml 中分别约含四氢呋喃 72μg、甲醇 0.3mg、乙醇 0.5mg 与三氯甲烷 6μg 的混合溶液，精密量取 1ml，置 20ml 顶空瓶中，密封。

色谱条件　以聚乙二醇（PEG-20M）（或极性相近）为固定液；起始温度为 40℃，维持 8 分钟，以每分钟 20℃的速率升温至 120℃，维持 3 分钟；进样口温度为 220℃；检测器温度为 250℃；顶空瓶平衡温度为 80℃，平衡时间为 30 分钟。

系统适用性要求　对照品溶液色谱图中，各成分峰之间的分离度均应符合要求。

测定法　取供试品溶液与对照品溶液，分别顶空进样，记录色谱图。

限度　按外标法以峰面积计算，四氢呋喃、甲醇、乙醇与三氯甲烷的残留量均应符合规定。

干燥失重　取本品，在 105℃干燥至恒重，减失重量不得过 0.5%（通则 0831）。

炽灼残渣　取本品 1.0g，依法检查（通则 0841），遗留残渣不得过 0.1%。

重金属　取炽灼残渣项下遗留的残渣，依法检查（通则 0821 第二法），含重金属不得过百万分之二十。

【含量测定】　照高效液相色谱法（通则 0512）测定。

供试品溶液　取本品适量，精密称定，加流动相溶解并定量稀释制成每 1ml 中约含盐酸替扎尼定 20μg 的溶液。

对照品溶液　取盐酸替扎尼定对照品，精密称定，加流动相溶解并定量稀释制成每 1ml 中约含盐酸替扎尼定 20μg 的溶液。

色谱条件与系统适用性要求　见有关物质项下。

测定法　精密量取供试品溶液与对照品溶液，分别注入液相色谱仪，记录色谱图。按外标法以峰面积计算。

【类别】　解痉药。

【贮藏】　密封保存。

【制剂】　盐酸替扎尼定片

盐酸替扎尼定片

Yansuan Tizhaniding Pian

Tizanidine Hydrochloride Tablets

本品含盐酸替扎尼定按替扎尼定（$C_9H_8ClN_5S$）计算，应为标示量的 90.0%～110.0%。

【性状】 本品为白色至类白色片。

【鉴别】 （1）在含量测定项下记录的色谱图中，供试品溶液主峰的保留时间应与对照品溶液主峰的保留时间一致。

（2）取本品细粉适量，加水 10ml，振摇使盐酸替扎尼定溶解，滤过，滤液显氯化物鉴别（1）的反应（通则 0301）。

【检查】 **有关物质** 照高效液相色谱法（通则 0512）测定。

供试品溶液　取本品适量，加流动相使盐酸替扎尼定溶解并稀释制成每 1ml 中约含替扎尼定 0.1mg 的溶液，摇匀，滤过，取续滤液。

对照溶液　精密量取供试品溶液 1ml，置 200ml 量瓶中，用流动相稀释至刻度，摇匀。

色谱条件、系统适用性要求与测定法　见盐酸替扎尼定有关物质项下。

限度　供试品溶液色谱图中如有杂质峰，单个杂质峰面积不得大于对照溶液主峰面积的 0.4 倍（0.2%），各杂质峰面积的和不得大于对照溶液的主峰面积（0.5%）。

含量均匀度　取本品 1 片，置 50ml 量瓶（1mg 规格）、100ml 量瓶（2mg 规格）或 200ml 量瓶（4mg 规格）中，加流动相适量，超声使盐酸替扎尼定溶解，用流动相稀释至刻度，摇匀，滤过，取续滤液作为供试品溶液；另取盐酸替扎尼定对照品，精密称定，加流动相溶解并定量稀释制成每 1ml 中约含替扎尼定 20μg 的溶液，作为对照品溶液。照含量测定项下的方法测定含量，应符合规定（通则 0941）。

溶出度　照溶出度与释放度测定法（通则 0931 第二法）测定。

溶出条件　以盐酸溶液（9→1000）900ml 为溶出介质，转速为每分钟 50 转，依法操作，经 15 分钟时取样。

供试品溶液　取溶出液 10ml，滤过，取续滤液。

对照品溶液　取盐酸替扎尼定对照品，精密称定，加盐酸溶液（9→1000）溶解并定量稀释制成每 1ml 中约含替扎尼定 1μg（1mg 规格）、2μg（2mg 规格）或 4μg（4mg 规格）的溶液。

色谱条件与系统适用性要求　见含量测定项下。

测定法　见含量测定项下。计算每片的溶出量。

限度　标示量的 80%，应符合规定。

其他　应符合片剂项下有关的各项规定（通则 0101）。

【含量测定】 照高效液相色谱法（通则 0512）测定。

供试品溶液　取本品 20 片，精密称定，研细，精密称取适量（约相当于替扎尼定 2mg），置 100ml 量瓶中，加流动相溶解并稀释至刻度，摇匀，滤过，取续滤液。

对照品溶液　取盐酸替扎尼定对照品，精密称定，加流动相溶解并定量稀释制成每 1ml 中约含替扎尼定 20μg 的溶液。

色谱条件、系统适用性要求与测定法　见盐酸替扎尼定含量测定项下。

【类别】 同盐酸替扎尼定。

【规格】 按 $C_9H_8ClN_5S$ 计　（1）1mg　（2）2mg　（3）4mg

【贮藏】 密封保存。

盐酸硫必利

Yansuan Liubili

Tiapride Hydrochloride

$C_{15}H_{24}N_2O_4S \cdot HCl$　364.89

本品为 *N*-[2-（二乙氨基）乙基]-5-（甲磺酰基）-2-甲氧基苯甲酰胺盐酸盐。按干燥品计算，含 $C_{15}H_{24}N_2O_4S \cdot HCl$ 不得少于 98.5%。

【性状】 本品为白色针状结晶性粉末；无臭。

本品在水中极易溶解，在三氯甲烷中略溶，在乙醇中微溶，在乙醚中几乎不溶。

熔点　本品的熔点（通则 0612）为 198～202℃。熔融时同时分解。

【鉴别】 （1）本品的红外光吸收图谱应与对照品的图谱一致（通则 0402）。

（2）本品的水溶液显氯化物鉴别（1）的反应（通则 0301）。

【检查】 **酸度**　取本品 2.5g，加水 50ml 溶解后，依法测定（通则 0631），pH 值应为 4.0～6.0。

溶液的澄清度与颜色　取本品 2.5g，加水 50ml 溶解后，溶液应澄清；取上述溶液，依法检查（通则 0901 第二法），在 450nm 的波长处测定吸光度，不得过 0.030。

有关物质　照高效液相色谱法（通则 0512）测定。

供试品溶液　取本品，加流动相溶解并稀释制成每 1ml 中约含 1mg 的溶液。

对照溶液　精密量取供试品溶液 1ml，置 100ml 量瓶中，用流动相稀释至刻度，摇匀，精密量取 1ml，置 10ml 量瓶中，用流动相稀释至刻度，摇匀。

系统适用性溶液　取盐酸硫必利适量，加水溶解并稀释制成每 1ml 中约含 10mg 的溶液，取 1ml，加过氧化氢试液 1ml，水浴加热 30 分钟，放冷，用水稀释至 10ml，摇匀。该溶液中含有杂质Ⅰ。

色谱条件　用辛基硅烷键合硅胶为填充剂（Phenomenex luna C8，4.6mm×250mm，5μm 或效能相当的色谱柱）；以每 1000ml 中含磷酸二氢钾 6.8g 与辛烷磺酸钠 0.1g 的溶液（用磷酸调节 pH

值至 2.7)-甲醇-乙腈(80∶15∶5)为流动相;检测波长为 240nm;流速为每分钟 1.5ml;柱温为 40℃;进样体积 10μl。

系统适用性要求　系统适用性溶液色谱图中,硫必利峰保留时间约为 8.5 分钟,杂质Ⅰ(相对保留时间约为 1.3)峰与硫必利峰之间的分离度应大于 4.0。

测定法　精密量取供试品溶液与对照溶液,分别注入液相色谱仪,记录色谱图至主成分峰保留时间的 3 倍。

限度　供试品溶液色谱图中如有杂质峰,单个杂质峰面积不得大于对照溶液主峰面积(0.1%),各杂质峰面积的和不得大于对照溶液主峰面积的 3 倍(0.3%),小于对照溶液主峰面积 0.5 倍的色谱峰忽略不计。

***N*,*N*-二乙基乙二胺**　照薄层色谱法(通则 0502)试验。

供试品溶液　取本品约 0.4g,精密称定,置 10ml 量瓶中,加甲醇溶解并稀释至刻度,摇匀。

对照品溶液　取 *N*,*N*-二乙基乙二胺对照品适量,精密称定,加甲醇溶解并定量稀释制成每 1ml 中约含 40μg 的溶液。

色谱条件　采用硅胶 G 薄层板,以浓氨水-二氧六环-甲醇-二氯甲烷(2∶10∶14∶90)为展开剂。

测定法　吸取供试品溶液与对照品溶液各 10μl,分别点于同一薄层板上,展开(大于 12cm),晾干,喷以 0.2%茚三酮丁醇溶液,100℃加热 15 分钟。

结果判定　供试品溶液如显 *N*,*N*-二乙基乙二胺的斑点,其颜色与对照品溶液的主斑点比较,不得更深(0.1%)。

干燥失重　取本品,在 105℃干燥至恒重,减失重量不得过 0.5%(通则 0831)。

炽灼残渣　取本品 1.0g,依法检查(通则 0841),遗留残渣不得过 0.1%。

重金属　取炽灼残渣项下遗留的残渣,依法检查(通则 0821 第二法),含重金属不得过百万分之二十。

【含量测定】　取本品约 0.3g,精密称定,加冰醋酸 20ml 使溶解,再加入醋酐 20ml,照电位滴定法(通则 0701),用高氯酸滴定液(0.1mol/L)滴定,并将滴定的结果用空白试验校正,即得。每 1ml 高氯酸滴定液(0.1mol/L)相当于 36.49mg 的 $C_{15}H_{24}N_2O_4S \cdot HCl$。

【类别】　抗精神病药。

【贮藏】　遮光,密封保存。

【制剂】　盐酸硫必利注射液

附:

杂质Ⅰ

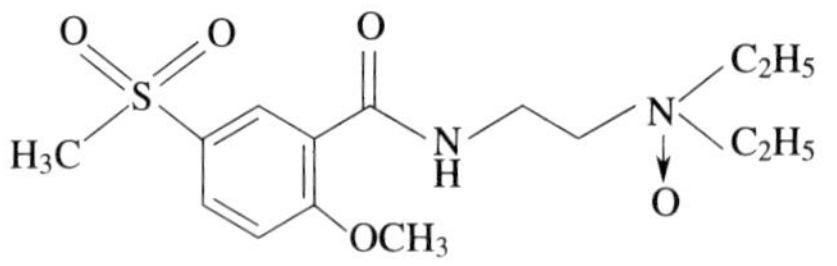

$C_{15}H_{24}N_2O_5S$　344.4

硫必利氮氧化物

盐酸硫必利注射液

Yansuan Liubili Zhusheye

Tiapride Hydrochloride Injection

本品为盐酸硫必利的灭菌水溶液。含盐酸硫必利按硫必利($C_{15}H_{24}N_2O_4S$)计算,应为标示量的 90.0%～110.0%。

【性状】　本品为无色的澄明液体。

【鉴别】　(1)在含量测定项下记录的色谱图中,供试品溶液主峰的保留时间应与对照品溶液主峰的保留时间一致。

(2)本品显氯化物鉴别(1)的反应(通则 0301)。

【检查】　**pH 值**　应为 4.0～6.0(通则 0631)。

有关物质　照高效液相色谱法(通则 0512)测定。

供试品溶液　精密量取本品 2ml,置 100ml 量瓶中,用水稀释至刻度,摇匀。

对照溶液　精密量取供试品溶液 1ml,置 100ml 量瓶中,用流动相稀释至刻度,摇匀,精密量取 1ml,置 10ml 量瓶中,用流动相稀释至刻度,摇匀。

系统适用性溶液、色谱条件、系统适用性要求与测定法　见盐酸硫必利有关物质项下。

限度　供试品溶液色谱图中如有杂质峰,单个杂质峰面积不得大于对照溶液主峰面积(0.1%),各杂质峰面积的和不得大于对照溶液主峰面积的 3 倍(0.3%),小于对照溶液主峰面积 0.5 倍的色谱峰忽略不计。

***N*,*N*-二乙基乙二胺**　照薄层色谱法(通则 0502)试验。

供试品溶液　取本品,用甲醇定量稀释制成每 1ml 中约含硫必利 36mg 的溶液,摇匀。

对照品溶液、色谱条件与测定法　见盐酸硫必利 *N*,*N*-二乙基乙二胺项下。

结果判定　供试品溶液如显 *N*,*N*-二乙基乙二胺的斑点,其颜色与对照品溶液的主斑点比较,不得更深(0.1%)。

细菌内毒素　取本品,依法检查(通则 1143),每 1mg 硫必利中含内毒素的量应小于 1.5EU。

其他　应符合注射剂项下有关的各项规定(通则 0102)。

【含量测定】　照高效液相色谱法(通则 0512)测定。

供试品溶液　取有关物质项下的供试品溶液。

对照品溶液　取盐酸硫必利对照品适量,精密称定,加水溶解并定量稀释制成每 1ml 中约含 1.1mg 的溶液。

色谱条件　见有关物质项下。检测波长为 287nm。

测定法　精密量取供试品溶液与对照品溶液,分别注入液相色谱仪,记录色谱图。按外标法以峰面积计算,并将结果乘以 0.9。

【类别】　同盐酸硫必利。

【规格】　2ml∶100mg(按 $C_{15}H_{24}N_2O_4S$ 计)

【贮藏】　遮光,密闭保存。

盐酸硫利达嗪

Yansuan Liulidaqin

Thioridazine Hydrochloride

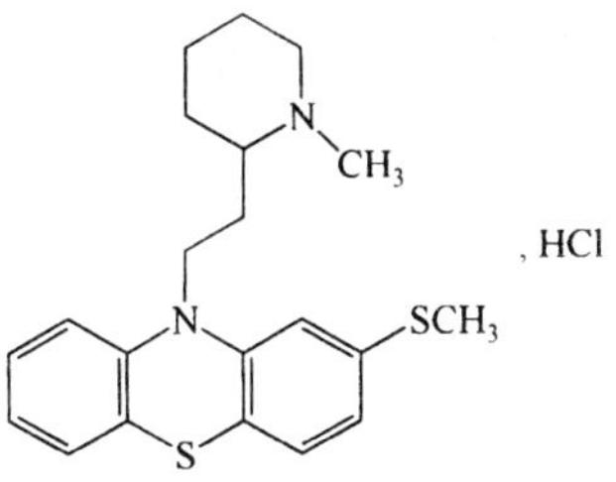

$C_{21}H_{26}N_2S_2 \cdot HCl$　407.04

本品为10-[2-(1-甲基-2-哌啶基)乙基]-2-甲硫基吩噻嗪盐酸盐。按干燥品计算，含 $C_{21}H_{26}N_2S_2 \cdot HCl$ 不得少于 99.0%。

【性状】 本品为白色或类白色的结晶性粉末；微臭。

本品在三氯甲烷中易溶，在乙醇或水中溶解，在乙醚中几乎不溶。

熔点 本品的熔点(通则 0612)为 159～165℃，熔距不得超过 2℃。

【鉴别】 (1)取本品约 5mg，加硫酸 2ml 使溶解，溶液显蓝色。

(2)取本品，加乙醇制成每 1ml 中约含 8μg 的溶液，照紫外-可见分光光度法(通则 0401)测定，在 264nm 与 315nm 的波长处有最大吸收。

(3)本品的红外光吸收图谱应与对照图谱(光谱集 1034 图)一致。

(4)本品的水溶液显氯化物鉴别(1)的反应(通则 0301)。

【检查】 **酸度** 取本品 0.20g，加水 20ml 溶解后，依法测定(通则 0631)，pH 值应为 4.2～5.2。

有关物质 照高效液相色谱法(通则 0512)测定。避光操作。

供试品溶液　取本品，加甲醇溶解并稀释制成每 1ml 中约含 250μg 的溶液。

对照溶液　精密量取供试品溶液适量，用甲醇定量稀释制成每 1ml 中约含 1.25μg 的溶液。

色谱条件　用十八烷基硅烷键合硅胶为填充剂；以三乙胺-乙腈-水(2：400：600)为流动相 A，以三乙胺-乙腈(2：1000)为流动相 B，按下表进行线性梯度洗脱，流速为每分钟 1.0ml；检测波长为 275nm；进样体积 20μl。

时间(分钟)	流动相 A(%)	流动相 B(%)
0	100	0
5	100	0
35	5	95
40	5	95
41	100	0
46	100	0

测定法　精密量取供试品溶液与对照溶液，分别注入液相色谱仪，记录色谱图。

限度　供试品溶液色谱图中如有杂质峰，单个杂质峰面积不得大于对照溶液主峰面积的 0.2 倍(0.1%)，各杂质峰面积的和不得大于对照溶液主峰面积(0.5%)。

干燥失重 取本品，在 105℃干燥至恒重，减失重量不得过 0.5%(通则 0831)。

炽灼残渣 取本品 1.0g，依法检查(通则 0841)，遗留残渣不得过 0.1%。

重金属 取炽灼残渣项下的遗留残渣，依法检查(通则 0821 第二法)，含重金属不得过百万分之十。

【含量测定】 取本品约 0.3g，精密称定，加无水冰醋酸-醋酐(1：1)80ml 使溶解，照电位滴定法(通则 0701)，用高氯酸滴定液(0.1mol/L)滴定，并将滴定的结果用空白试验校正。每 1ml 高氯酸滴定液(0.1mol/L)相当于 40.70mg 的 $C_{21}H_{26}N_2S_2 \cdot HCl$。

【类别】 抗精神病药。

【贮藏】 遮光，密封保存。

【制剂】 盐酸硫利达嗪片

盐酸硫利达嗪片

Yansuan Liulidaqin Pian

Thioridazine Hydrochloride Tablets

本品含盐酸硫利达嗪($C_{21}H_{26}N_2S_2 \cdot HCl$)应为标示量的 93.0%～107.0%。

【性状】 本品为糖衣片，除去包衣后显白色或类白色。

【鉴别】 (1)取本品的细粉适量(约相当于盐酸硫利达嗪 5mg)，加硫酸 5ml 溶解后，放置 5 分钟，即显深蓝色。

(2)取含量测定项下的溶液，照紫外-可见分光光度法(通则 0401)测定，在 264nm 的波长处有最大吸收。

(3)本品的水溶液显氯化物鉴别(1)的反应(通则 0301)。

【检查】 **有关物质** 照高效液相色谱法(通则 0512)测定。避光操作。

供试品溶液　取含量测定项下的细粉适量，加甲醇溶解并稀释制成每 1ml 中约含盐酸硫利达嗪 250μg 的溶液，滤过，取续滤液。

对照溶液　精密量取供试品溶液适量，用甲醇定量稀释制成每 1ml 中约含盐酸硫利达嗪 1.25μg 的溶液。

色谱条件与测定法　见盐酸硫利达嗪有关物质项下。

限度　供试品溶液色谱图中如有杂质峰，单个杂质峰面积不得大于对照溶液主峰面积(0.5%)，各杂质峰面积的和不得大于对照溶液主峰面积的 2 倍(1.0%)。

溶出度 照溶出度与释放度测定法(通则 0931 第一法)测定。避光操作。

溶出条件　以 0.1mol/L 盐酸溶液 1000ml 为溶出介质，转速为每分钟 100 转，依法操作，经 45 分钟时取样。

测定法　取溶出液 10ml，滤过，精密量取续滤液适量，用溶出介质定量稀释制成每 1ml 中约含 5μg 的溶液。照紫外-可见分光光度法（通则 0401），在 262nm 的波长处测定吸光度，按 $C_{21}H_{26}N_2S_2 \cdot HCl$ 的吸收系数（$E_{1cm}^{1\%}$）为 913 计算每片的溶出量。

限度　标示量的 75%，应符合规定。

其他　应符合片剂项下有关的各项规定（通则 0101）。

【含量测定】　照高效液相色谱法（通则 0512）测定。避光操作。

供试品溶液　取本品 20 片，除去糖衣后，精密称定，研细，精密称取适量，加甲醇溶解并定量稀释制成每 1ml 中约含盐酸硫利达嗪 100μg 的溶液，滤过，取续滤液。

对照品溶液　取盐酸硫利达嗪对照品适量，精密称定，加甲醇溶解并定量稀释制成每 1ml 中约含 100μg 的溶液。

色谱条件　用十八烷基硅烷键合硅胶为填充剂；以三乙胺-乙腈-水（1∶850∶150）为流动相；检测波长为 264nm；进样体积 20μl。

测定法　精密量取供试品溶液与对照品溶液，分别注入液相色谱仪，记录色谱图。按外标法以峰面积计算。

【类别】　同盐酸硫利达嗪。

【规格】　（1）25mg　（2）50mg

【贮藏】　遮光，密封保存。

盐酸喹那普利

Yansuan Kuinapuli

Quinapril Hydrochloride

$C_{25}H_{30}N_2O_5 \cdot HCl$　474.98

本品为（*S*）-2-[（*S*）-*N*-[（*S*）-1-羧基-3-苯丙基]丙氨酰]-1,2,3,4-四氢-3-异喹啉羧酸-1-乙酯盐酸盐。按无水物计算，含 $C_{25}H_{30}N_2O_5 \cdot HCl$ 应为 98.0%～102.0%。

【性状】　本品为白色或类白色结晶性粉末；无臭；有引湿性。

本品在甲醇中极易溶解，在三氯甲烷中易溶，在水中溶解，在乙酸乙酯或乙醚中几乎不溶；在 0.1mol/L 盐酸溶液中易溶。

比旋度　取本品，精密称定，加甲醇溶解并定量稀释制成每 1ml 中约含 20mg 的溶液，依法测定（通则 0621），比旋度为＋13.0°至＋17.0°。

【鉴别】　（1）在含量测定项下记录的色谱图中，供试品溶液主峰的保留时间应与对照品溶液主峰的保留时间一致。

（2）本品的红外光吸收图谱应与对照图谱（光谱集 1201 图）一致。

（3）本品显氯化物的鉴别反应（通则 0301）。

【检查】　**酸度**　取本品 0.10g，加水 100ml 溶解后，依法测定（通则 0631），pH 值应为 2.0～3.0。

氯化物　取本品约 0.1g，精密称定，置 100ml 锥形瓶中，加乙醇 10ml 与水 50ml 使溶解，加硝酸酸化，照电位滴定法（通则 0701），用硝酸银滴定液（0.05mol/L）滴定，每 1ml 的硝酸银滴定液（0.05mol/L）相当于 1.7725mg 的 Cl。含氯化物以氯（Cl）计，应为 7.2%～7.6%。

有关物质　照高效液相色谱法（通则 0512）测定。避光操作。

供试品溶液　取本品适量，加水溶解并稀释制成每 1ml 中各约含 0.5mg 的溶液。

对照溶液　精密量取供试品溶液 1ml，置 100ml 量瓶中，用水稀释至刻度，摇匀。

系统适用性溶液　取盐酸喹那普利与杂质Ⅰ对照品各适量，加水溶解并稀释制成每 1ml 中分别含 5μg 的溶液。

色谱条件　用十八烷基硅烷键合硅胶为填充剂；以甲醇-水-磷酸-二乙胺（60∶40∶0.13∶0.16）为流动相；检测波长为 215nm；柱温为 40℃；进样体积 20μl。

系统适用性要求　系统适用性溶液色谱图中，喹那普利峰与杂质Ⅰ峰之间的分离度应大于 4.0。理论板数按喹那普利峰计算不低于 1000。

测定法　精密量取供试品溶液与对照溶液，分别注入液相色谱仪，记录色谱图至主成分峰保留时间的 3 倍。

限度　供试品溶液色谱图中如有与杂质Ⅰ峰保留时间一致的色谱峰，其峰面积不得大于对照溶液的主峰面积（1.0%）；其他单个杂质峰面积不得大于对照溶液主峰面积的 0.5 倍（0.5%）；其他各杂质峰面积的和不得大于对照溶液主峰面积的 1.5 倍（1.5%）。

残留溶剂　照残留溶剂测定法（通则 0861 第一法）测定。

供试品溶液　取本品约 0.5g，精密称定，加水溶解并定量稀释制成每 1ml 中约含 10mg 的溶液，精密量取 4ml，置顶空瓶中，密封。

对照品溶液　取乙腈适量，精密称定，用水定量稀释制成每 1ml 中约含 4.1μg 的溶液，精密量取 4ml，置顶空瓶中，密封。

色谱条件　以聚乙二醇 20M（或极性相近）为固定液；柱温为 80℃；进样口温度为 140℃；检测器温度为 180℃；顶空瓶平衡温度为 80℃，平衡时间为 30 分钟。

测定法　取供试品溶液与对照品溶液，分别顶空进样，记录色谱图。

限度　按外标法以峰面积计算，乙腈的残留量应符合规定。

水分 取本品，照水分测定法(通则 0832 第一法 1)测定，含水分不得过 1.0%。

炽灼残渣 取本品 1.0g，依法检查(通则 0841)，遗留残渣不得过 0.1%。

重金属 取炽灼残渣项下遗留的残渣，依法检查(通则 0821 第二法)，含重金属不得过百万分之二十。

【含量测定】 照高效液相色谱法(通则 0512)测定。避光操作，临用新制。

供试品溶液 取本品，精密称定，加水溶解并定量稀释制成每 1ml 中含盐酸喹那普利 0.2mg 的溶液。

对照品溶液 取盐酸喹那普利对照品，精密称定，加水溶解并定量稀释制成每 1ml 中含 0.2mg 的溶液。

系统适用性溶液、色谱条件与系统适用性要求 见有关物质项下。

测定法 精密量取供试品溶液与对照品溶液，分别注入液相色谱仪，记录色谱图。按外标法以峰面积计算。

【类别】 血管紧张素转移酶抑制药。

【贮藏】 30℃以下，密封保存。

附：

杂质Ⅰ

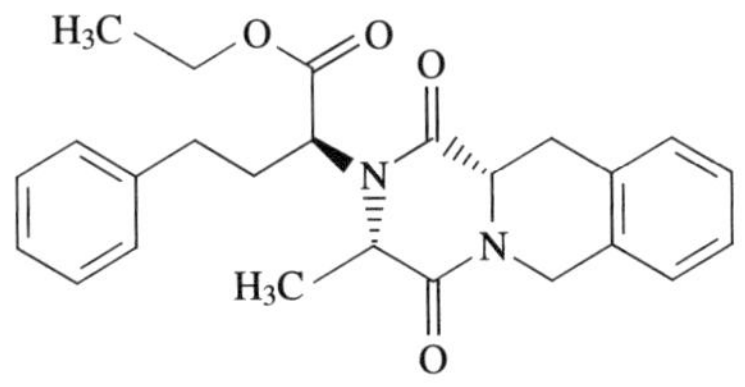

$C_{25}H_{28}N_2O_4$　420.50

[3*S*-[2(*R**),3*a*,11*aβ*]]-1,3,4,6,11,11*a*-六氢-3-甲基-1,4-二氧代-*α*-(2-苯乙基)]-2*H*-吡嗪并[1,2-*b*]异喹啉-2-乙酸乙酯

盐 酸 氮 芥

Yansuan Danjie

Chlormethine Hydrochloride

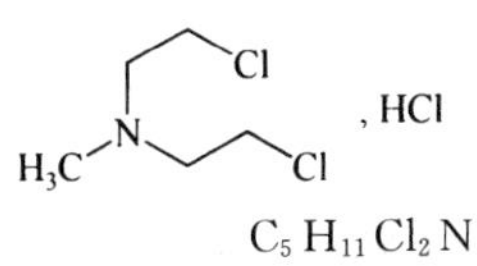

$C_5H_{11}Cl_2N \cdot HCl$　192.52

本品为 *N*-甲基-*N*-(2-氯乙基)-2-氯乙胺盐酸盐。按干燥品计算，含 $C_5H_{11}Cl_2N \cdot HCl$ 不得少于 98.5%。

【性状】 本品为白色结晶性粉末；有引湿性与腐蚀性。

本品在水中极易溶解，在乙醇中易溶。

熔点 本品的熔点(通则 0612)为 108～111℃。

【鉴别】 (1)取本品约 50mg，加硫代硫酸钠滴定液(0.1mol/L)0.5ml 与碳酸氢钠 50mg，小心加热，放冷，加稀盐酸使成酸性后，再加碘滴定液(0.05mol/L)1 滴，黄色不得消失。

(2)本品的红外光吸收图谱应与对照的图谱(光谱集 390 图)一致。

(3)本品显氯化物的鉴别反应(通则 0301)。

【检查】 **酸度** 取本品 50mg，加水 25ml 溶解后，依法测定(通则 0631)，pH 值应为 3.0～5.0。

干燥失重 取本品，置五氧化二磷干燥器中，减压干燥至恒重，减失重量不得过 0.5%(通则 0831)。

【含量测定】 取本品约 0.2g，精密称定，加 1mol/L 氢氧化钾的乙醇溶液 15ml，加水 15ml，摇匀，加热回流 2 小时，在水浴上蒸发使溶液体积减少一半，用水稀释至约 150ml，加硝酸 3ml，精密加硝酸银滴定液(0.1mol/L)50ml，剧烈振摇，滤过，用水洗涤滤渣，合并滤液与洗液，加 10%硫酸铁铵 1ml，用硫氰酸铵滴定液(0.1mol/L)滴定至溶液显淡红棕色，并将滴定的结果用空白试验校正。每 1ml 硝酸银滴定液(0.1mol/L)相当于 6.418mg 的 $C_5H_{11}Cl_2N \cdot HCl$。

【类别】 抗肿瘤药。

【贮藏】 遮光，密封保存。

【制剂】 盐酸氮芥注射液

盐酸氮芥注射液

Yansuan Danjie Zhusheye

Chlormethine Hydrochloride Injection

本品为盐酸氮芥的灭菌溶液。含盐酸氮芥($C_5H_{11}Cl_2N \cdot HCl$)应为标示量的 90.0%～110.0%。

【性状】 本品为无色或几乎无色的澄明黏稠液体。

【鉴别】 (1)取本品 2ml，加水 10ml 与氢氧化钠试液 1ml，用乙醚振摇提取，分取乙醚层，加水 1ml 与稀盐酸 2 滴，蒸去乙醚，加碘化汞钾试液 2 滴，即生成白色浑浊及沉淀。

(2)本品显氯化物鉴别(1)的反应(通则 0301)。

【检查】 **pH 值** 取本品 2ml，加水 8ml，依法测定(通则 0631)，pH 值应为 3.0～5.0。

细菌内毒素 取本品，依法检查(通则 1143)，每 1mg 盐酸氮芥中含内毒素的量应小于 12EU。

其他 应符合注射剂项下有关的各项规定(通则 0102)。

【含量测定】 用内容量移液管精密量取本品适量(约相当于盐酸氮芥 0.1g)，置具塞锥形瓶内，加少量水洗出移液管内壁的附着液，洗液并入锥形瓶中，加碳酸氢钠 0.1g，精密加硫代硫酸钠滴定液(0.1mol/L)20ml，静置 2.5 小时后，加淀粉指示液 2ml，用碘滴定液(0.05mol/L)滴定至溶液显蓝色，并将滴定的结果用空白试验校正。每 1ml

硫代硫酸钠滴定液（0.1mol/L）相当于 9.626mg 的 $C_5H_{11}Cl_2N \cdot HCl$。

【类别】 同盐酸氮芥。

【规格】 (1)1ml∶5mg　(2)2ml∶10mg

【贮藏】 遮光，密闭保存。

盐酸氮䓬斯汀

Yansuan Danzhuositing

Azelastine Hydrochloride

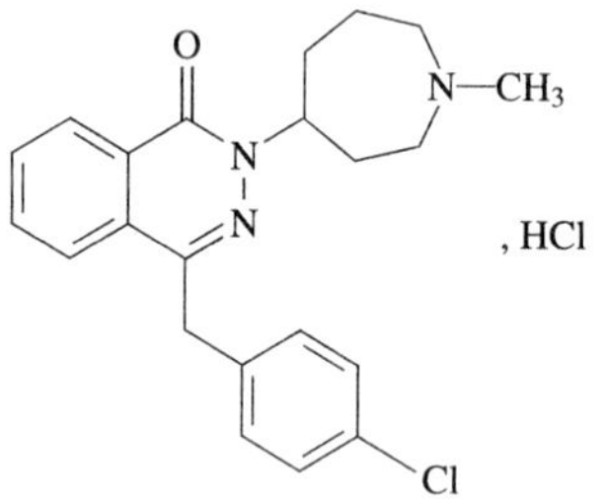

$C_{22}H_{24}ClN_3O \cdot HCl$　418.37

本品为(±)4-(4-氯苄基)-2-(六氢-1-甲基-1*H*-氮杂䓬-4-基)-1(2*H*)-2,3-二氮杂萘酮盐酸盐。按干燥品计算，含 $C_{22}H_{24}ClN_3O \cdot HCl$ 不得少于 99.0%。

【性状】 本品为白色或类白色粉末或结晶性粉末；无臭。

本品在甲醇中略溶，在水或乙醇中微溶，在冰醋酸中溶解。

【鉴别】 (1)取本品适量，加水溶解并稀释制成每 1ml 中约含 30μg 的溶液，照紫外-可见分光光度法（通则 0401）测定，在 286nm 的波长处有最大吸收，在 264nm 的波长处有最小吸收。

(2)本品的红外光吸收图谱应与对照品的图谱一致（通则 0402）。

(3)本品的水溶液显氯化物鉴别(1)的反应（通则 0301）。

【检查】 **旋光度**　取本品适量，精密称定，加水溶解并定量稀释制成每 1ml 中约含 5mg 的溶液（必要时可超声助溶），依法测定（通则 0621），旋光度为 −0.01°至 +0.01°。

酸度　取本品 50mg，加水 30ml 使溶解（必要时可超声助溶），依法测定（通则 0631），pH 值应为 5.0～7.0。

有关物质　照高效液相色谱法（通则 0512）测定。

供试品溶液　取本品适量，加流动相溶解并稀释制成每 1ml 中约含 1mg 的溶液。

对照溶液　精密量取供试品溶液 1ml，置 200ml 量瓶中，用流动相稀释至刻度，摇匀。

色谱条件　用十八烷基硅烷键合硅胶为填充剂；以 4%三乙胺溶液（用磷酸调节 pH 值至 6.0）-乙腈-甲醇（50∶18∶32）为流动相；检测波长为 289nm；进样体积 20μl。

系统适用性要求　理论板数按氮䓬斯汀峰计算不低于 3000，氮䓬斯汀峰与相邻杂质峰之间的分离度应符合要求。

测定法　精密量取供试品溶液与对照溶液，分别注入液相色谱仪，记录色谱图至主成分峰保留时间的 2 倍。

限度　供试品溶液色谱图中如有杂质峰，单个杂质峰面积不得大于对照溶液主峰面积的 0.4 倍（0.2%），各杂质峰面积的和不得大于对照溶液主峰面积（0.5%）。

残留溶剂　照残留溶剂测定法（通则 0861 第二法）测定。

内标溶液　取乙酸乙酯适量，加 50% *N*,*N*-二甲基甲酰胺溶液制成每 1ml 中约含乙酸乙酯 80μg 的溶液。

供试品溶液　取本品约 0.1g，精密称定，置顶空瓶中，精密加入 5ml 内标溶液使溶解，密封。

对照品溶液　精密称取甲醇、乙醇、异丙醇、丙酮与二氯甲烷各适量，加内标溶液溶解并定量稀释制成每 1ml 中约含甲醇 60μg、乙醇 100μg、丙酮 100μg、异丙醇 100μg 与二氯甲烷 12μg 的混合溶液，精密量取 5ml，置顶空瓶中，密封。

色谱条件　以 6%氰丙基苯基-94%二甲基聚硅氧烷（或极性相近）为固定液的毛细管柱为色谱柱；起始温度为 40℃，维持 8 分钟，以每分钟 60℃速率升温至 160℃，维持 2 分钟；检测器温度为 250℃；进样口温度为 200℃；顶空瓶平衡温度为 85℃，平衡时间为 15 分钟。

系统适用性要求　对照品溶液色谱图中，各成分峰之间的分离度均应符合要求。

测定法　取供试品溶液与对照品溶液，分别顶空进样，记录色谱图。

限度　按内标法以峰面积计算，甲醇、乙醇、异丙醇、丙酮与二氯甲烷的残留量均应符合规定。

干燥失重　取本品，在 105℃干燥至恒重，减失重量不得过 1.0%（通则 0831）。

炽灼残渣　取本品 1.0g，依法检查（通则 0841），遗留残渣不得过 0.1%。

重金属　取炽灼残渣项下遗留的残渣，依法检查（通则 0821 第二法），含重金属不得过百万分之二十。

【含量测定】 取本品约 0.3g，精密称定，加无水甲酸 5ml 与醋酐 30ml 溶解后，照电位滴定法（通则 0701），用高氯酸滴定液（0.1mol/L）滴定，并将滴定的结果用空白试验校正。每 1ml 高氯酸滴定液（0.1mol/L）相当于 41.84mg 的 $C_{22}H_{24}ClN_3O \cdot HCl$。

【类别】 H_1 受体拮抗剂。

【贮藏】 密封保存。

【制剂】 (1)盐酸氮䓬斯汀片　(2)盐酸氮䓬斯汀鼻喷雾剂

盐酸氮䓬斯汀片

Yansuan Danzhuositing Pian

Azelastine Hydrochloride Tablets

本品含盐酸氮䓬斯汀（$C_{22}H_{24}ClN_3O \cdot HCl$）应为标示量

的 90.0%～110.0%。

【性状】 本品为白色或类白色片或薄膜衣片，除去包衣后显白色或类白色。

【鉴别】 (1)在含量测定项下记录的色谱图中，供试品溶液主峰的保留时间应与对照品溶液主峰的保留时间一致。

(2)取本品细粉适量，加水振摇，滤过，滤液显氯化物鉴别(1)的反应(通则 0301)。

【检查】 **有关物质** 照高效液相色谱法(通则 0512)测定。

供试品溶液 取本品的细粉适量，加流动相溶解并稀释制成每 1ml 中约含盐酸氮䓬斯汀 0.5mg 的溶液，滤过，取续滤液。

对照溶液 精密量取供试品溶液 1ml，置 100ml 量瓶中，用流动相稀释至刻度，摇匀。

色谱条件、系统适用性要求与测定法 见盐酸氮䓬斯汀有关物质项下。

限度 供试品溶液色谱图中如有杂质峰，除相对保留时间 0.25 之前的色谱峰外，各杂质峰面积的和不得大于对照溶液主峰面积(1.0%)。

含量均匀度 以含量测定项下测得的每片含量计算，应符合规定(通则 0941)。

溶出度 照溶出度与释放度测定法(通则 0931 第三法)测定。

溶出条件 以盐酸溶液(2→1000)100ml 为溶出介质，转速为每分钟 50 转，依法操作，经 30 分钟时取样。

供试品溶液 取溶出液适量，滤过，取续滤液(1mg 规格)；或精密量取续滤液 5ml，置 10ml 量瓶中，用溶出介质稀释至刻度，摇匀(2mg 规格)。

对照品溶液 取盐酸氮䓬斯汀对照品适量，精密称定，加流动相溶解并定量稀释制成每 1ml 中约含 10μg 的溶液。

色谱条件与系统适用性要求 见含量测定项下。

测定法 精密量取供试品溶液与对照品溶液，分别注入液相色谱仪，记录色谱图。按外标法以峰面积计算每片的溶出量。

限度 标示量的 80%，应符合规定。

其他 应符合片剂项下有关的各项规定(通则 0101)。

【含量测定】 照高效液相色谱法(通则 0512)测定。

供试品溶液 取本品 10 片，分别置 25ml 量瓶(1mg 规格)或 50ml 量瓶(2mg 规格)中，加流动相溶解并稀释至刻度，摇匀，滤过，取续滤液。

对照品溶液 取盐酸氮䓬斯汀对照品适量，精密称定，加流动相溶解并定量稀释制成每 1ml 中约含 40μg 的溶液。

色谱条件与系统适用性要求 见有关物质项下。

测定法 精密量取供试品溶液与对照品溶液，分别注入液相色谱仪，记录色谱图。按外标法以峰面积计算每片的含量，并求得 10 片的平均含量。

【类别】 同盐酸氮䓬斯汀。

【规格】 (1)1mg (2)2mg

【贮藏】 密封，干燥处保存。

盐酸氮䓬斯汀鼻喷雾剂

Yansuan Danzhuositing Bipenwuji

Azelastine Hydrochloride Nasal Spray

本品为多剂量、定量鼻用喷雾剂，含盐酸氮䓬斯汀($C_{22}H_{24}ClN_3O \cdot HCl$)应为标示量的 90.0%～110.0%。

【性状】 本品内容物为无色透明液体，揿压阀门，药液即呈雾状喷出。

【鉴别】 (1)在含量测定项下记录的色谱图中，供试品溶液主峰的保留时间应与对照品溶液主峰的保留时间一致。

(2)取本品 10ml，加磷钨酸试液 1ml，即生成白色沉淀。

【检查】 **pH 值** 取本品，依法测定(通则 0631)，pH 值应为 5.0～7.0。

每喷主药含量 照高效液相色谱法(通则 0512)测定。

供试品溶液 取本品 1 瓶，充分振摇，除去帽盖，试喷 5 次，用甲醇洗净喷口，充分干燥后，使喷头恰好插入一倒立倾斜的 25ml 量瓶中，喷射 10 次或 20 次(喷射每次间隔 5 秒并缓缓振摇)，取出药瓶，用流动相洗净喷口内外，洗液并入量瓶中，用流动相稀释至刻度，摇匀，制成每 1ml 中约含盐酸氮䓬斯汀 56μg 的溶液。

对照品溶液、色谱条件与系统适用性要求 见含量测定项下。

测定法 见含量测定项下。所得结果除以 10 或 20，即为平均每喷主药含量。

限度 每喷含盐酸氮䓬斯汀应为标示量的 80.0%～120.0%。

有关物质 照高效液相色谱法(通则 0512)测定。

供试品溶液 量取本品内容物适量，用流动相稀释制成每 1ml 中约含盐酸氮䓬斯汀 0.5mg 的溶液。

对照溶液 精密量取供试品溶液 1ml，置 100ml 量瓶中，用流动相稀释至刻度，摇匀。

色谱条件、系统适用性要求与测定法 见盐酸氮䓬斯汀有关物质项下。

限度 供试品溶液色谱图中如有杂质峰，除相对保留时间 0.25 之前的色谱峰外，各杂质峰面积的和不得大于对照溶液主峰面积(1.0%)。

其他 应符合鼻用制剂(通则 0106)和喷雾剂(通则 0112)项下有关的各项规定。

【含量测定】 照高效液相色谱法(通则 0512)测定。

供试品溶液 精密量取本品内容物适量，用流动相定量稀释制成每 1ml 中约含盐酸氮䓬斯汀 0.05mg 的溶液。

对照品溶液 取盐酸氮䓬斯汀对照品适量，精密称定，加流动相溶解并定量稀释制成每 1ml 中约含 0.05mg 的溶液。

色谱条件与系统适用性要求 见有关物质项下。

测定法 精密量取供试品溶液与对照品溶液,分别注入液相色谱仪,记录色谱图。按外标法以峰面积计算。

【类别】 同盐酸氮䓬斯汀。

【规格】 (1)10ml∶10mg,70 喷,每喷 0.14mg (2)10ml∶10mg,140 喷,每喷 0.07mg

【贮藏】 密闭,阴凉处保存。

盐酸氯丙那林

Yansuan Lübingnalin

Clorprenaline Hydrochloride

$C_{11}H_{16}ClNO \cdot HCl$ 250.17

本品为(±)-α-[[(1-甲基乙基)氨基]甲基]-2-氯苯甲醇盐酸盐。按干燥品计算,含 $C_{11}H_{16}ClNO \cdot HCl$ 不得少于 98.5%。

【性状】 本品为白色或类白色结晶性粉末;无臭。

本品在水或乙醇中易溶,在丙酮中微溶,在乙醚中不溶。

熔点 本品的熔点(通则 0612)为 165~169℃。

【鉴别】 (1)取本品 1%水溶液 1ml,加 20%硫酸制高锰酸钾饱和溶液 5ml,振摇数分钟,加草酸适量,摇匀,使溶液澄清,加水 5ml,加二硝基苯肼试液,即有沉淀析出。

(2)本品的红外光吸收图谱应与对照的图谱(光谱集 655 图)一致。

(3)本品显氯化物鉴别(1)的反应(通则 0301)。

【检查】 **有关物质** 照高效液相色谱法(通则 0512)测定。

供试品溶液 取本品适量,加流动相溶解并稀释制成每 1ml 中约含 1mg 的溶液。

对照溶液 精密量取供试品溶液 1ml,置 100ml 量瓶中,用流动相稀释至刻度,摇匀。

色谱条件 用十八烷基硅烷键合硅胶为填充剂;以乙腈-水-三乙胺(10∶90∶1)(用磷酸调节 pH 值至 3.0)为流动相;检测波长为 212nm;进样体积 10μl。

系统适用性要求 理论板数按氯丙那林峰计算不低于 3000,氯丙那林峰与相邻杂质峰之间的分离度应符合要求。

测定法 精密量取供试品溶液与对照溶液,分别注入液相色谱仪,记录色谱图至主成分峰保留时间的 2 倍。

限度 供试品溶液色谱图中如有杂质峰,单个杂质峰面积不得大于对照溶液主峰面积的 0.5 倍(0.5%),各杂质峰面积之和不得大于对照溶液主峰面积(1.0%)。

干燥失重 取本品,在 105℃干燥至恒重,减失重量不得过 1.0%(通则 0831)。

炽灼残渣 取本品 1.0g,依法检查(通则 0841),遗留残渣不得过 0.1%。

重金属 取炽灼残渣项下遗留的残渣,依法检查(通则 0821 第二法),含重金属不得过百万分之十。

【含量测定】 取本品约 0.15g,精密称定,加冰醋酸 20ml,必要时微温使溶解,加醋酸汞试液 3ml 与结晶紫指示液 1 滴,用高氯酸滴定液(0.1mol/L)滴定至蓝绿色,并将滴定的结果用空白试验校正。每 1ml 高氯酸滴定液(0.1mol/L)相当于 25.02mg 的 $C_{11}H_{16}ClNO \cdot HCl$。

【类别】 β 肾上腺素受体激动药。

【贮藏】 遮光,密封保存。

【制剂】 盐酸氯丙那林片

盐酸氯丙那林片

Yansuan Lübingnalin Pian

Clorprenaline Hydrochloride Tablets

本品含盐酸氯丙那林($C_{11}H_{16}ClNO \cdot HCl$)应为标示量的 90.0%~110.0%。

【性状】 本品为白色片。

【鉴别】 取本品细粉适量(约相当于盐酸氯丙那林 50mg),加水 5ml,搅拌使盐酸氯丙那林溶解,滤过,滤液照盐酸氯丙那林项下的鉴别(1)、(3)项试验,显相同反应。

【检查】 **有关物质** 照高效液相色谱法(通则 0512)测定。

供试品溶液 取本品的细粉适量(约相当于盐酸氯丙那林 25mg),置 25ml 量瓶中,加流动相适量,超声使盐酸氯丙那林溶解,放冷,用流动相稀释至刻度,摇匀,滤过,取续滤液。

对照溶液 精密量取供试品溶液适量,用流动相定量稀释制成每 1ml 中含盐酸氯丙那林 10μg 的溶液。

色谱条件、系统适用性要求与测定法 见盐酸氯丙那林有关物质项下。

限度 供试品溶液色谱图中如有杂质峰,单个杂质峰面积不得大于对照溶液主峰面积(1.0%),各杂质峰面积之和不得大于对照溶液主峰面积的 1.5 倍(1.5%)。

含量均匀度 取本品 1 片,置 50ml 量瓶中,加流动相振摇使盐酸氯丙那林溶解,用流动相稀释至刻度,摇匀,滤过,取续滤液作为供试品溶液。照含量测定项下的方法测定含量,应符合规定(通则 0941)。

其他 应符合片剂项下有关的各项规定(通则 0101)。

【含量测定】 照高效液相色谱法(通则 0512)测定。

供试品溶液 取本品 20 片,精密称定,研细,精密称取适量(约相当于盐酸氯丙那林 10mg),置 100ml 量瓶中,加流动相振摇使盐酸氯丙那林溶解,用流动相稀释至刻度,摇匀,滤过,取续滤液。

对照品溶液 取盐酸氯丙那林对照品约 10mg,精密称定,置 100ml 量瓶中,加流动相振摇使溶解,用流动相稀释至刻度,摇匀。

色谱条件 见有关物质项下。

系统适用性要求 氯丙那林峰与相邻杂质峰之间的分离度应符合要求。

测定法 精密量取供试品溶液与对照品溶液,分别注入液相色谱仪,记录色谱图。按外标法以峰面积计算。

【类别】 同盐酸氯丙那林。

【规格】 5mg

【贮藏】 遮光,密封保存。

盐酸氯丙嗪

Yansuan Lübingqin

Chlorpromazine Hydrochloride

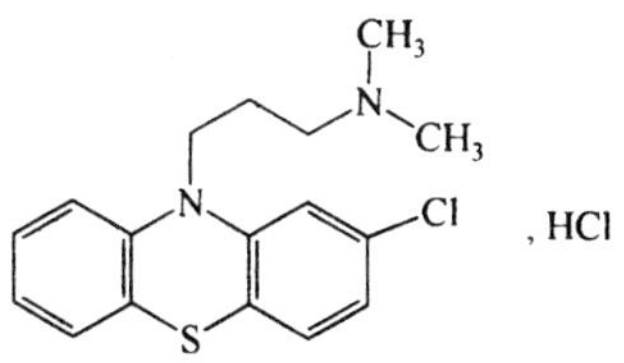

$C_{17}H_{19}ClN_2S \cdot HCl$　355.33

本品为 *N*,*N*-二甲基-2-氯-10*H*-吩噻嗪-10-丙胺盐酸盐。按干燥品计算,含 $C_{17}H_{19}ClN_2S \cdot HCl$ 不得少于 99.0%。

【性状】 本品为白色或乳白色结晶性粉末;有微臭,有引湿性;遇光渐变色;水溶液显酸性反应。

本品在水、乙醇或三氯甲烷中易溶,在乙醚或苯中不溶。

熔点 本品的熔点(通则 0612)为 194～198℃。

【鉴别】 (1)取本品约 10mg,加水 1ml 溶解后,加硝酸 5 滴即显红色,渐变淡黄色。

(2)取本品,加盐酸溶液(9→1000)制成每 1ml 中含 5μg 的溶液,照紫外-可见分光光度法(通则 0401)测定,在 254nm 与 306nm 的波长处有最大吸收,在 254nm 的波长处吸光度约为 0.46。

(3)本品的红外光吸收图谱应与对照的图谱(光谱集 391 图)一致。

(4)本品的水溶液显氯化物鉴别(1)的反应(通则 0301)。

【检查】 **溶液的澄清度与颜色** 取本品 0.50g,加水 10ml,振摇使溶解后,溶液应澄清无色;如显浑浊,与 1 号浊度标准液(通则 0902 第一法)比较,不得更浓;如显色,与黄色 3 号或黄绿色 3 号标准比色液(通则 0901 第一法)比较,不得更深,并不得显其他颜色。

有关物质 照高效液相色谱法(通则 0512)测定。避光操作。

供试品溶液 取本品 20mg,置 50ml 量瓶中,加流动相溶解并稀释至刻度,摇匀。

对照溶液 精密量取供试品溶液适量,用流动相定量稀释制成每 1ml 中约含 2μg 的溶液。

色谱条件 用辛基硅烷键合硅胶为填充剂;以乙腈-0.5%三氟乙酸(用四甲基乙二胺调节 pH 值至 5.3)(50∶50)为流动相;检测波长为 254nm;进样体积 10μl。

测定法 精密量取供试品溶液与对照溶液,分别注入液相色谱仪,记录色谱图至主成分峰保留时间的 4 倍。

限度 供试品溶液色谱图中如有杂质峰,单个杂质峰面积不得大于对照溶液主峰面积(0.5%),各杂质峰面积的和不得大于对照溶液主峰面积的 2 倍(1.0%)。

干燥失重 取本品,在 105℃干燥至恒重,减失重量不得过 0.5%(通则 0831)。

炽灼残渣 不得过 0.1%(通则 0841)。

【含量测定】 取本品约 0.2g,精密称定,加冰醋酸 10ml 与醋酐 30ml 溶解后,照电位滴定法(通则 0701),用高氯酸滴定液(0.1mol/L)滴定,并将滴定的结果用空白试验校正。每 1ml 高氯酸滴定液(0.1mol/L)相当于 35.53mg 的 $C_{17}H_{19}ClN_2S \cdot HCl$。

【类别】 抗精神病药。

【贮藏】 遮光,密封保存。

【制剂】 (1)盐酸氯丙嗪片　(2)盐酸氯丙嗪注射液

盐酸氯丙嗪片

Yansuan Lübingqin Pian

Chlorpromazine Hydrochloride Tablets

本品含盐酸氯丙嗪($C_{17}H_{19}ClN_2S \cdot HCl$)应为标示量的 93.0%～107.0%。

【性状】 本品为糖衣片,除去包衣后显白色。

【鉴别】 取本品,除去包衣,研细,称取细粉适量(约相当于盐酸氯丙嗪 50mg),加水 5ml,振摇使盐酸氯丙嗪溶解,滤过;滤液照盐酸氯丙嗪项下的鉴别(1)、(4)项试验,显相同的反应。

【检查】 **有关物质** 照高效液相色谱法(通则 0512)测定。避光操作。

供试品溶液 取本品细粉适量(约相当于盐酸氯丙嗪 20mg),置 50ml 量瓶中,加流动相使盐酸氯丙嗪溶解并稀释至刻度,摇匀,滤过,取续滤液。

对照溶液 精密量取供试品溶液适量,用流动相定量稀释制成每 1ml 中约含盐酸氯丙嗪 2μg 的溶液。

色谱条件与测定法 见盐酸氯丙嗪有关物质项下。

限度　供试品溶液色谱图中如有杂质峰，单个杂质峰面积不得大于对照溶液主峰面积(0.5%)。

溶出度　照溶出度与释放度测定法(通则 0931 第一法)测定。避光操作。

溶出条件　以水 1000ml 为溶出介质，转速为每分钟 100 转，依法操作，经 30 分钟时取样。

测定法　取溶出液 10ml 滤过，精密量取续滤液适量，用盐酸溶液(9→1000)定量稀释制成每 1ml 中含盐酸氯丙嗪 5μg 的溶液，摇匀。照紫外-可见分光光度法(通则 0401)，在 254nm 的波长处测定吸光度，按 $C_{17}H_{19}ClN_2S \cdot HCl$ 的吸收系数($E^{1\%}_{1cm}$)为 915 计算每片的溶出量。

限度　标示量的 70%，应符合规定。

其他　应符合片剂项下有关的各项规定(通则 0101)。

【含量测定】　照紫外-可见分光光度法(通则 0401)测定。避光操作。

供试品溶液　取本品 10 片，除去包衣后，精密称定，研细，精密称取适量(约相当于盐酸氯丙嗪 10mg)，置 100ml 量瓶中，加盐酸溶液(9→1000)70ml，振摇使盐酸氯丙嗪溶解，用盐酸溶液(9→1000)稀释至刻度，摇匀，滤过，精密量取续滤液 5ml，置 100ml 量瓶中，用盐酸溶液(9→1000)稀释至刻度，摇匀。

测定法　取供试品溶液，在 254nm 的波长处测定吸光度，按 $C_{17}H_{19}ClN_2S \cdot HCl$ 的吸收系数($E^{1\%}_{1cm}$)为 915 计算。

【类别】　同盐酸氯丙嗪。

【规格】　(1)12.5mg　(2)25mg　(3)50mg

【贮藏】　遮光，密封保存。

盐酸氯丙嗪注射液

Yansuan Lübingqin Zhusheye

Chlorpromazine Hydrochloride Injection

本品为盐酸氯丙嗪的灭菌水溶液。含盐酸氯丙嗪($C_{17}H_{19}ClN_2S \cdot HCl$)应为标示量的 95.0%～105.0%。

【性状】　本品为无色或几乎无色的澄明液体。

【鉴别】　(1)取本品适量(约相当于盐酸氯丙嗪 10mg)，照盐酸氯丙嗪项下的鉴别(1)项试验，显相同的反应。

(2)取含量测定项下的溶液，照盐酸氯丙嗪项下的鉴别(2)项试验，显相同的结果。

【检查】　**pH 值**　应为 3.0～5.0(通则 0631)。

有关物质　照高效液相色谱法(通则 0512)测定。避光操作。

供试品溶液　取本品适量，用流动相稀释制成每 1ml 中约含盐酸氯丙嗪 0.4mg 的溶液。

对照溶液　精密量取供试品溶液适量，用流动相定量稀释制成每 1ml 中约含盐酸氯丙嗪 2μg 的溶液。

色谱条件与测定法　见盐酸氯丙嗪有关物质项下。

限度　供试品溶液色谱图中如有杂质峰，大于对照溶液主峰面积(0.5%)且小于对照溶液主峰面积 10 倍(5%)的杂质峰不得多于一个，其他单个杂质峰面积均不得大于对照溶液主峰面积(0.5%)。

其他　应符合注射剂项下有关的各项规定(通则 0102)。

【含量测定】　照紫外-可见分光光度法(通则 0401)测定。避光操作。

供试品溶液　精密量取本品适量(约相当于盐酸氯丙嗪 50mg)，置 200ml 量瓶中，用盐酸溶液(9→1000)稀释至刻度，摇匀；精密量取 2ml，置 100ml 量瓶中，用盐酸溶液(9→1000)稀释至刻度，摇匀。

测定法　取供试品溶液，在 254nm 的波长处测定吸光度，按 $C_{17}H_{19}ClN_2S \cdot HCl$ 的吸收系数($E^{1\%}_{1cm}$)为 915 计算。

【类别】　同盐酸氯丙嗪。

【规格】　(1)1ml : 10mg　(2)1ml : 25mg　(3)2ml : 50mg

【贮藏】　遮光，密闭保存。

盐酸氯米帕明

Yansuan Lümipaming

Clomipramine Hydrochloride

$C_{19}H_{23}ClN_2 \cdot HCl$　351.32

本品为 *N*,*N*-二甲基-10,11-二氢-3-氯-5*H*-二苯并[*b*,*f*]氮杂䓬-5-丙胺盐酸盐。按干燥品计算，含 $C_{19}H_{23}ClN_2 \cdot HCl$ 不得少于 98.5%。

【性状】　本品为白色至微黄色结晶性粉末；无臭；遇光色渐变黄。

本品在三氯甲烷或冰醋酸中极易溶解，在水或乙醇中易溶，在丙酮中微溶，在乙醚中几乎不溶。

熔点　本品的熔点(通则 0612)为 190～196℃，熔距不得超过 2℃。

吸收系数　取本品，精密称定，加盐酸溶液(9→1000)溶解并定量稀释制成每 1ml 中约含 20μg 的溶液，照紫外-可见分光光度法(通则 0401)，在 252nm 的波长处测定吸光度，吸收系数($E^{1\%}_{1cm}$)为 220～233。

【鉴别】　(1)取本品约 10mg，滴加少量硝酸，即显深蓝色。

(2)取本品 1g，置分液漏斗中，加水 10ml 使溶解，加氢氧化钠试液 5ml，用乙醚提取两次，每次 30ml，合并乙醚提取液，加无水硫酸钠适量，振摇，滤过，挥去乙醚，取残留物约 50mg，加碳酸钠 0.2g,混匀,炽灼至完全炭化,放冷,加水 5ml,煮沸,放冷,滤过,滤液显氯化物鉴别(1)的反应(通则 0301)。

(3)本品的红外光吸收图谱应与对照的图谱(光谱集 842 图)一致。

(4)取鉴别(2)项下乙醚提取的水溶液,显氯化物鉴别(1)的反应(通则 0301)。

【检查】 **酸度** 取本品 2.0g,加水 20ml 溶解后,依法测定(通则 0631),pH 值应为 3.5～5.0。

溶液的颜色 取本品 1.0g,加水 10ml 使溶解,溶液应无色;如显色,与黄色 3 号标准比色液(通则 0901 第一法)比较,不得更深。

有关物质 照高效液相色谱法(通则 0512)测定。避光操作。

供试品溶液 取本品适量,加流动相溶解并稀释制成每 1ml 中约含 1mg 的溶液。

对照溶液 精密量取供试品溶液 1ml,置 100ml 量瓶中,用流动相稀释至刻度,摇匀。

系统适用性溶液 取盐酸氯米帕明与盐酸丙米嗪对照品各适量,加流动相溶解并稀释制成每 1ml 中各约含 0.1mg 的溶液。

色谱条件 用十八烷基硅烷键合硅胶为填充剂;以甲醇-1.25%庚烷磺酸钠溶液-1.0%三氯醋酸溶液-2.5%磷酸二氢钾溶液(330:80:50:40)为流动相;检测波长为 251nm;柱温为 40℃;系统适用性溶液进样体积 20μl,其他溶液进样体积 10μl。

系统适用性要求 系统适用性溶液色谱图中,氯米帕明峰与丙米嗪峰之间的分离度应大于 4.0。

测定法 精密量取供试品溶液与对照溶液,分别注入液相色谱仪,记录色谱图至主成分峰保留时间的 2 倍。

限度 供试品溶液色谱图中如有与盐酸丙米嗪保留时间一致的色谱峰,其峰面积不得大于对照溶液主峰面积的 0.5 倍(0.5%),其他单个杂质峰面积不得大于对照溶液主峰面积的 0.5 倍(0.5%),各杂质峰面积的和不得大于对照溶液的主峰面积 (1.0%)。

干燥失重 取本品,在 105℃干燥至恒重,减失重量不得过 0.5%(通则 0831)。

炽灼残渣 取本品 1.0g,依法检查(通则 0841),遗留残渣不得过 0.1%。

重金属 取炽灼残渣项下遗留的残渣,依法检查(通则 0821 第二法),含重金属不得过百万分之十。

【含量测定】 取本品约 0.25g,精密称定,加乙醇 50ml 溶解,精密加 0.01mol/L 盐酸溶液 5ml,照电位滴定法(通则 0701),用氢氧化钠滴定液(0.1mol/L)滴定,并将滴定的结果用空白试验校正。每 1ml 氢氧化钠滴定液(0.1mol/L)相当于 35.13mg 的 $C_{19}H_{23}ClN_2 \cdot HCl$。

【类别】 抗抑郁药。

【贮藏】 遮光,密封保存。

【制剂】 (1)盐酸氯米帕明片 (2)盐酸氯米帕明注射液

盐酸氯米帕明片

Yansuan Lümipaming Pian

Clomipramine Hydrochloride Tablets

本品含盐酸氯米帕明($C_{19}H_{23}ClN_2 \cdot HCl$)应为标示量的 90.0%～110.0%。

【性状】 本品为糖衣片或薄膜衣片,除去包衣后显白色至微黄色。

【鉴别】 (1)取本品的细粉适量,照盐酸氯米帕明项下的鉴别(1)、(2)、(4)项试验,显相同的反应。

(2)在含量测定项下记录的色谱图中,供试品溶液主峰的保留时间应与对照品溶液主峰的保留时间一致。

(3)取本品细粉适量,加 0.1mol/L 盐酸溶液溶解并制成每 1ml 中含盐酸氯米帕明 20μg 的溶液,滤过,取滤液,照紫外-可见分光光度法(通则 0401)测定,在 252nm 的波长处有最大吸收,在 270～280nm 的波长处有一肩峰。

【检查】 **有关物质** 照高效液相色谱法(通则 0512)测定。避光操作。

供试品溶液 取本品细粉适量,加流动相溶解并稀释制成每 1ml 中约含盐酸氯米帕明 1mg 的溶液,摇匀,滤过,取续滤液。

对照溶液 精密量取供试品溶液 1ml,置 100ml 量瓶中,用流动相稀释至刻度,摇匀。

系统适用性溶液、色谱条件、系统适用性要求与测定法见盐酸氯米帕明有关物质项下。

限度 供试品溶液色谱图中如有与盐酸丙米嗪保留时间一致的色谱峰,其峰面积不得大于对照溶液主峰面积的 0.5 倍(0.5%),其他单个杂质峰面积不得大于对照溶液主峰面积(1.0%),各杂质峰面积的和不得大于对照溶液主峰面积的 1.5 倍(1.5%)。

含量均匀度 取本品 1 片,置 50ml 量瓶中,加流动相适量,超声使盐酸氯米帕明溶解,放冷,用流动相稀释至刻度,摇匀,滤过,精密量取续滤液适量,用流动相定量稀释制成每 1ml 中约含盐酸氯米帕明 0.1mg 的溶液,作为供试品溶液,照含量测定项下的方法测定,应符合规定(通则 0941)。

溶出度 照溶出度与释放度测定法(通则 0931 第二法)测定。

溶出条件 以 0.1mol/L 盐酸溶液 1000ml(25mg 规格)或 500ml(10mg 规格)为溶出介质,转速为每分钟 75 转,依法操作,经 30 分钟时(糖衣片)或 20 分钟时(薄膜衣片)取样。

供试品溶液 取溶出液适量,滤过,取续滤液。

对照品溶液 取盐酸氯米帕明对照品适量,精密称定,加 0.1mol/L 盐酸溶液溶解并定量稀释制成每 1ml 中约含 25μg(25mg 规格)或 20μg(10mg 规格)的溶液,摇匀。

测定法 取供试品溶液与对照品溶液,照紫外-可见分光光度法(通则 0401),在 252nm 的波长处分别测定吸光度,计算每片的溶出量。

限度　标示量的 80%，应符合规定。

其他　应符合片剂项下有关的各项规定(通则 0101)。

【含量测定】　照高效液相色谱法(通则 0512)测定。避光操作。

供试品溶液　取本品 20 片，精密称定，研细，精密称取适量(约相当于盐酸氯米帕明 50mg)，置 50ml 量瓶中，加流动相适量，超声使盐酸氯米帕明溶解，放冷，用流动相稀释至刻度，摇匀，滤过，精密量取续滤液 5ml，置 50ml 量瓶中，用流动相稀释至刻度，摇匀。

对照品溶液　取盐酸氯米帕明对照品，精密称定，加流动相溶解并定量稀释制成每 1ml 中含 0.1mg 的溶液。

色谱条件与系统适用性要求　见有关物质项下。进样体积 20μl。

测定法　精密量取对照品溶液与供试品溶液，分别注入液相色谱仪，记录色谱图。按外标法以峰面积计算。

【类别】　同盐酸氯米帕明。

【规格】　(1)10mg　(2)25mg

【贮藏】　遮光，密封保存。

盐酸氯米帕明注射液

Yansuan Lümipaming Zhusheye

Clomipramine Hydrochloride Injection

本品为盐酸氯米帕明的灭菌水溶液。含盐酸氯米帕明($C_{19}H_{23}ClN_2 \cdot HCl$)应为标示量的 95.0%～105.0%。

【性状】　本品为无色或几乎无色的澄明液体。

【鉴别】　(1)取本品适量，加硝酸，即显深蓝色。

(2)照薄层色谱法(通则 0502)试验。避光操作。

供试品溶液　取本品适量，用甲醇稀释制成每 1ml 中约含盐酸氯米帕明 2.5mg 的溶液。

对照品溶液　取盐酸氯米帕明对照品适量，加甲醇溶解并制成每 1ml 中约含 2.5mg 的溶液。

色谱条件　采用硅胶 G 薄层板，以乙酸乙酯-冰醋酸-盐酸-水(55 ∶ 35 ∶ 5 ∶ 5)为展开剂。

测定法　吸取供试品溶液与对照品溶液各 5μl，分别点于同一薄层板上，展开，晾干，喷以 0.5%重铬酸钾的 20%硫酸溶液使显色，立即检视。

结果判定　供试品溶液所显主斑点的位置和颜色应与对照品溶液的主斑点一致。

(3)在含量测定项下记录的色谱图中，供试品溶液主峰的保留时间应与对照品溶液主峰的保留时间一致。

【检查】　**pH 值**　应为 3.5～5.0(通则 0631)。

颜色　取本品，照紫外-可见分光光度法(通则 0401)，在 420nm 的波长处测定，其吸光度不得过 0.025。

有关物质　照高效液相色谱法(通则 0512)测定。避光操作。

供试品溶液　取本品，用流动相稀释制成每 1ml 中约含盐酸氯米帕明 1mg 的溶液。

对照溶液　精密量取供试品溶液 1ml，置 100ml 量瓶中，用流动相稀释至刻度，摇匀。

系统适用性溶液、色谱条件、系统适用性要求与测定法　见盐酸氯米帕明有关物质项下。

限度　供试品溶液色谱图中如有杂质峰，除相对保留时间小于 0.25 的峰外，与盐酸丙米嗪保留时间一致的色谱峰峰面积不得大于对照溶液主峰面积的 0.5 倍(0.5%)，其他单个杂质峰面积不得大于对照溶液主峰面积的 0.5 倍(0.5%)，各杂质峰面积的和不得大于对照溶液主峰面积的 1.2 倍(1.2%)。

细菌内毒素　取本品，依法检查(通则 1143)，每 1mg 盐酸氯米帕明中含内毒素的量应小于 2.0EU。

其他　应符合注射剂项下有关的各项规定(通则 0102)。

【含量测定】　照高效液相色谱法(通则 0512)测定。避光操作。

供试品溶液　精密量取本品适量，用流动相定量稀释制成每 1ml 中约含盐酸氯米帕明 0.1mg 的溶液。

对照品溶液　取盐酸氯米帕明对照品适量，精密称定，加流动相溶解并定量稀释制成每 1ml 中约含 0.1mg 的溶液。

色谱条件与系统适用性要求　见有关物质项下。进样体积 20μl。

测定法　精密量取对照品溶液与供试品溶液，分别注入液相色谱仪，记录色谱图。按外标法以峰面积计算。

【类别】　同盐酸氯米帕明。

【规格】　2ml ∶ 25mg

【贮藏】　遮光，密闭保存。

盐酸氯胺酮

Yansuan Lü'antong

Ketamine Hydrochloride

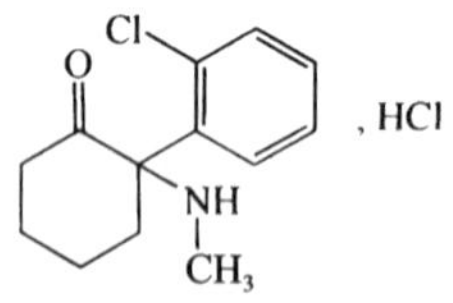

$C_{13}H_{16}ClNO \cdot HCl$　274.19

本品为 2-(2-氯苯基)-2-(甲氨基)环己酮盐酸盐。按干燥品计算，含 $C_{13}H_{16}ClNO \cdot HCl$ 不得少于 99.0%。

【性状】　本品为白色结晶性粉末；无臭。

本品在水中易溶，在热乙醇中溶解，在乙醚中不溶。

【鉴别】　(1)取本品适量，加水溶解并稀释制成每 1ml 中约含 0.3mg 的溶液，照紫外-可见分光光度法(通则 0401)测定，在 269nm 与 277nm 的波长处有最大吸收。

(2)本品的红外光吸收图谱应与对照的图谱(光谱集 393 图)一致。

(3)本品的水溶液显氯化物鉴别(1)的反应(通则 0301)。

【检查】 酸度 取本品 0.10g，加水 10ml 溶解后，依法测定(通则 0631)，pH 值应为 4.0～5.5。

溶液的澄清度 取本品 1.0g，加水 10ml 溶解后，溶液应澄清；如显浑浊，与 1 号浊度标准液(通则 0902 第一法)比较，不得更浓。

有关物质 照高效液相色谱法(通则 0512)测定。

供试品溶液 取本品适量，加流动相溶解并稀释制成每 1ml 中约含 0.5mg 的溶液。

对照溶液 精密量取供试品溶液 1ml，置 200ml 量瓶中，用流动相稀释至刻度，摇匀。

色谱条件 用十八烷基硅烷键合硅胶为填充剂；以 0.0025mol/L 庚烷磺酸钠溶液(用 5%醋酸调节 pH 值为 6.0±0.1)-乙腈(40∶30)为流动相；检测波长为 220nm；进样体积 20μl。

系统适用性要求 理论板数按氯胺酮峰计算不低于 4000，氯胺酮峰与相邻杂质峰之间的分离度应符合要求。

测定法 精密量取供试品溶液与对照溶液，分别注入液相色谱仪，记录色谱图至主成分峰保留时间的 3 倍。

限度 供试品溶液色谱图中如有杂质峰，单个杂质峰面积不得大于对照溶液主峰面积的 0.5 倍(0.25%)，各杂质峰面积的和不得大于对照溶液主峰面积(0.5%)。

干燥失重 取本品，在 105℃干燥至恒重，减失重量不得过 0.5%(通则 0831)。

炽灼残渣 取本品 1.0g，依法检查(通则 0841)，遗留残渣不得过 0.1%。

重金属 取炽灼残渣项下遗留的残渣，依法检查(通则 0821 第二法)，含重金属不得过百万分之十。

【含量测定】 取本品约 0.2g，精密称定，加冰醋酸 40ml 和醋酐 10ml 超声使溶解后，放冷，照电位滴定法(通则 0701)，用高氯酸滴定液(0.1mol/L)滴定，并将滴定的结果用空白试验校正。每 1ml 高氯酸滴定液(0.1mol/L)相当于 27.42mg 的 $C_{13}H_{16}ClNO \cdot HCl$。

【类别】 静脉全麻药。

【贮藏】 密封保存。

【制剂】 盐酸氯胺酮注射液

盐酸氯胺酮注射液

Yansuan Lü'antong Zhusheye

Ketamine Hydrochloride Injection

本品为盐酸氯胺酮的灭菌水溶液。含氯胺酮($C_{13}H_{16}ClNO$)应为标示量的 90.0%～110.0%。

【性状】 本品为无色的澄明液体。

【鉴别】 (1)取本品 2 滴，加 0.5%硫酸溶液 4ml 与碘化铋钾试液 1 滴，即生成红棕色沉淀。

(2)取本品适量，照盐酸氯胺酮项下的鉴别(1)项试验，显相同的结果。

【检查】 pH 值 应为 3.5～5.5(通则 0631)。

有关物质 照高效液相色谱法(通则 0512)测定。

供试品溶液 取本品，用流动相稀释制成每 1ml 中含盐酸氯胺酮 0.5mg 的溶液。

对照溶液 精密量取供试品溶液 1ml，置 200ml 量瓶中，用流动相稀释至刻度，摇匀。

色谱条件、系统适用性要求与测定法 见盐酸氯胺酮有关物质项下。

限度 供试品溶液色谱图中如有杂质峰，单个杂质峰面积不得大于对照溶液主峰面积的 0.5 倍(0.25%)，各杂质峰面积的和不得大于对照溶液主峰面积(0.5%)。

细菌内毒素 取本品，依法检查(通则 1143)，每 1mg 盐酸氯胺酮中含内毒素的量应小于 0.40EU。

其他 应符合注射剂项下有关的各项规定(通则 0102)。

【含量测定】 照紫外-可见分光光度法(通则 0401)测定。

供试品溶液 精密量取本品适量(约相当于盐酸氯胺酮 25mg)，置 100ml 量瓶中，用 0.05mol/L 盐酸溶液稀释至刻度，摇匀。

对照品溶液 取盐酸氯胺酮对照品适量，精密称定，加 0.05mol/L 盐酸溶液溶解并定量稀释制成每 1ml 中约含 0.25mg 的溶液。

测定法 取供试品溶液与对照品溶液，在 269nm 的波长处分别测定吸光度，计算。

【类别】 同盐酸氯胺酮。

【规格】 (1)2ml∶0.1g (2)10ml∶0.1g (3)20ml∶0.2g

【贮藏】 密闭保存。

盐酸奥布卡因

Yansuan Aobukayin

Oxybuprocaine Hydrochloride

O CH3 O N CH3 H2N O H3C , HCl

$C_{17}H_{29}ClN_2O_3$　344.88

本品为 2-(二乙氨基)乙基 4-氨基-3-丁氧基苯甲酸酯盐酸盐。按干燥品计算，含 $C_{17}H_{28}N_2O_3 \cdot HCl$ 不得少于 99.0%。

【性状】 本品为白色或类白色的结晶或结晶性粉末；无臭，遇光或空气色渐变深。

本品在水中极易溶解，在乙醇中易溶，在乙醚中几乎不溶。

熔点 本品的熔点(通则 0612)为 158～162℃。

【鉴别】 (1)本品的水溶液显芳香第一胺的鉴别反应(通则 0301)。

(2)取本品,加水溶解并稀释制成每 1ml 中约含 15μg 的溶液,照紫外-可见分光光度法(通则 0401)测定,在 230nm 与 308nm 的波长处有最大吸收。

(3)本品的红外光吸收图谱应与对照的图谱一致(光谱集 316 图)。

(4)本品的水溶液显氯化物鉴别(1)的反应(通则 0301)。

【检查】 **酸度**　取本品 1.0g,加水 10ml 溶解后,依法测定(通则 0631),pH 值应为 4.5～6.0。

溶液的澄清度与颜色　取本品 1.0g,加水 10ml 溶解后,溶液应澄清无色。

有关物质　照高效液相色谱法(通则 0512)测定。

供试品溶液　取本品,精密称定,加流动相溶解并定量稀释制成每 1ml 中约含 0.2mg 的溶液。

对照溶液　精密量取供试品溶液 1ml,置 100ml 量瓶中,用水稀释至刻度,摇匀,再精密量取 1ml,置 10ml 量瓶中,用水稀释至刻度,摇匀。

对照品溶液　取杂质Ⅰ适量,精密称定,加流动相溶解并定量稀释成每 1ml 中约含 2μg 的溶液。

系统适用性溶液　取对照溶液 50ml 与对照品溶液 5ml,混匀。

灵敏度溶液　精密量取对照溶液 5ml,置 10ml 量瓶中,用流动相稀释至刻度,摇匀。

色谱条件　用十八烷基硅烷键合硅胶为填充剂;以乙腈-pH 2.5 缓冲液[取高氯酸溶液(取高氯酸 8.5ml,用水稀释至 100ml)6ml 与稀磷酸溶液(取磷酸 70ml,加水 885ml,混匀)12ml,加水 950ml,用 1mol/L 氢氧化钠调节 pH 值至 2.5,用水稀释至 1000ml](30∶70)为流动相;检测波长为 309nm;进样体积 20μl。

系统适用性要求　系统适用性溶液色谱图中,盐酸奥布卡因峰与杂质Ⅰ峰之间的分离度应大于 2.0。灵敏度溶液色谱图中,主成分峰高的信噪比应大于 10。

测定法　精密量取供试品溶液、对照溶液与对照品溶液,分别注入液相色谱仪,记录色谱图至主成分峰保留时间的 4 倍。

限度　供试品溶液色谱图中如有杂质峰,杂质Ⅰ按外标法以峰面积计算,不得过 0.5%;其他单个杂质峰面积不得大于对照溶液主峰面积(0.1%),其他各杂质峰面积的和不得大于对照溶液主峰面积的 5 倍(0.5%)。

残留溶剂　照残留溶剂测定法(通则 0861 第三法)测定。

供试品溶液　取本品约 1.0g,精密称定,置 10ml 量瓶中,用甲醇稀释至刻度,摇匀。

对照品溶液　取甲苯约 0.178g,精密称定,置 100ml 量瓶中,用甲醇稀释至刻度,摇匀,精密量取 0.5ml,置 10ml 量瓶中,用甲醇稀释至刻度,摇匀。

色谱条件　以 5%苯基-95%甲基聚硅氧烷(或极性相近)为固定液的毛细管柱为色谱柱;柱温 40℃;进样口温度 220℃,检测器温度 220℃;进样体积 2μl。

测定法　精密量取供试品溶液与对照品溶液,分别注入气相色谱仪,记录色谱图。

限度　按外标法以峰面积计算,甲苯的残留量应符合规定。

干燥失重　取本品,在 105℃干燥 2 小时,减失重量不得过 0.5%(通则 0831)。

炽灼残渣　取本品 1.0g,依法检查(通则 0841),遗留残渣不得过 0.1%。

重金属　取本品 1.0g,加水 20ml 使溶解,加醋酸盐缓冲液(pH 3.5)2ml 与水适量使成 25ml,依法检查(通则 0821 第一法),含重金属不得过百万分之十。

【含量测定】 取本品约 0.3g,精密称定,加冰醋酸 20ml 与醋酐 20ml 溶解后,照电位滴定法(通则 0701),用高氯酸滴定液(0.1mol/L)滴定,并将滴定的结果用空白试验校正。每 1ml 高氯酸滴定液(0.1mol/L)相当于 34.49mg 的 $C_{17}H_{28}N_2O_3 \cdot HCl$。

【类别】 局麻药。

【贮藏】 遮光,密封,在阴凉处保存。

【制剂】 (1) 盐酸奥布卡因滴眼液　(2) 盐酸奥布卡因凝胶

附:

杂质Ⅰ

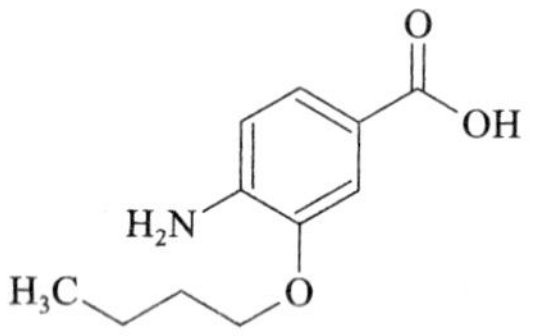

$C_{11}H_{15}NO_3$　209.24

4-氨基-3-丁氧基苯甲酸

盐酸奥布卡因滴眼液

Yansuan Aobukayin Diyanye

Oxybuprocaine Hydrochloride Eye Drops

本品含盐酸奥布卡因($C_{17}H_{28}N_2O_3 \cdot HCl$)应为标示量的 90.0%～110.0%。

【性状】 本品为无色至淡黄色的澄明液体。

【鉴别】 (1)本品显芳香第一胺的鉴别反应(通则 0301)。

(2)在含量测定项下记录的色谱图中。供试品溶液主峰的保留时间应与对照品溶液主峰的保留时间一致。

(3)取本品,用水稀释制成每 1ml 中约含 15μg 的溶液,照紫外-可见分光光度法(通则 0401)测定,在 230nm 与 308nm 的波长处有最大吸收。

【检查】 **pH 值**　应为 4.0～6.0(通则 0631)。

有关物质　照高效液相色谱法(通则 0512)测定。

供试品溶液　精密量取本品 5ml，置 100ml 量瓶中，加流动相稀释至刻度，摇匀，滤过，取续滤液。

对照溶液　精密量取供试品溶液 1ml，置 100ml 量瓶中，用水稀释至刻度，摇匀，再精密量取 5ml，置 10ml 量瓶中，用水稀释至刻度，摇匀。

系统适用性溶液　取对照溶液 10ml 与对照品溶液 5ml，混匀。

灵敏度溶液　精密量取对照溶液 1ml，置 10ml 量瓶中，用流动相稀释至刻度，摇匀。

对照品溶液、色谱条件、系统适用性要求与测定法　见盐酸奥布卡因有关物质项下。

限度　供试品溶液色谱图中如有杂质峰，杂质Ⅰ按外标法以峰面积计算，不得过盐酸奥布卡因标示量的 1.0%；其他单个杂质峰面积不得大于对照溶液主峰面积（0.5%），其他各杂质峰面积的和不得大于对照溶液主峰面积的 2 倍（1.0%）。

渗透压摩尔浓度　取本品，依法检查（通则 0632），渗透压摩尔浓度比应为 0.9～1.1。

无菌　取本品，转移至 500ml 的 0.9% 无菌氯化钠水溶液中，经薄膜过滤法处理，用 pH 7.0 无菌氯化钠蛋白胨缓冲液分次冲洗（每膜不少于 500ml），以金黄色葡萄球菌为阳性对照菌，依法检查（通则 1101），应符合规定。

其他　应符合滴眼剂项下有关的各项规定（通则 0105）。

【含量测定】　照高效液相色谱法（通则 0512）测定。

供试品溶液　精密量取本品 1ml，置 100ml 量瓶中，用流动相稀释至刻度，摇匀，滤过，取续滤液。

对照品溶液　取盐酸奥布卡因对照品适量，加流动相溶解并定量稀释成每 1ml 中约含 40μg 的溶液。

系统适用性溶液、色谱条件与系统适用性要求　理论板数按盐酸奥布卡因峰计算不低于 3000。其他见有关物质项下。

测定法　精密量取供试品溶液与对照品溶液，分别注入液相色谱仪，记录色谱图。按外标法以峰面积计算。

【类别】　同盐酸奥布卡因。

【规格】　（1）1ml : 4mg　（2）5ml : 20mg　（3）0.5ml : 2.0mg

【贮藏】　遮光，密封保存。

附：

杂质Ⅰ

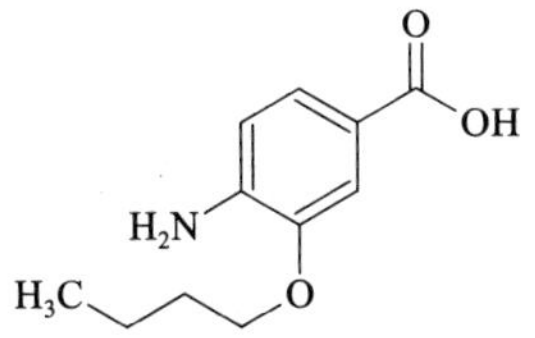

$C_{11}H_{15}NO_3$　209.24

4-氨基-3-丁氧基苯甲酸

盐酸奥昔布宁

Yansuan Aoxibuning

Oxybutynin Hydrochloride

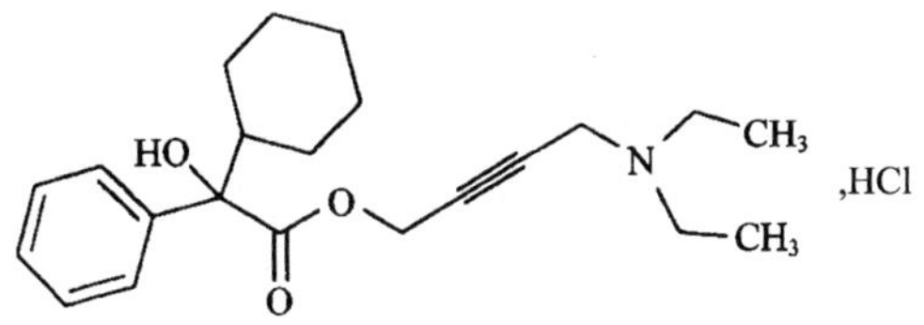

$C_{22}H_{31}NO_3 \cdot HCl$　393.95

本品为 α-环己基-α-羟基-苯乙酸-4-二乙氨基-2-丁炔酯盐酸盐。按干燥品计算，含 $C_{22}H_{31}NO_3 \cdot HCl$ 不得少于 98.0%。

【性状】　本品为白色结晶或结晶性粉末；无臭。

本品在甲醇或三氯甲烷中易溶，在水中溶解，在正己烷中几乎不溶；在冰醋酸中溶解。

熔点　本品的熔点（通则 0612）为 124～129℃。

【鉴别】　（1）取本品约 0.2g，加乙醇 20ml 与水 5ml 使溶解，加硫酸汞约 30mg 与 0.5mol/L 硫酸溶液 10ml，搅拌使溶解，放冷，用 2mol/L 氢氧化钠溶液调节 pH 值至 6.0，用乙醚 20ml 振摇提取，乙醚提取液置水浴上蒸干，取残渣置试管中，加乙醇 3ml 使溶解，加二硝基苯肼试液 3ml，振摇，置水浴中煮沸 1 分钟，即显橙色。

（2）取本品适量，加流动相溶解并稀释制成每 1ml 中约含 0.1mg 的溶液，作为供试品溶液；另取盐酸奥昔布宁对照品适量，同法制备，作为对照品溶液。照有关物质项下的方法试验，供试品溶液主峰的保留时间应与对照品溶液主峰的保留时间一致。

（3）本品的红外光吸收图谱应与对照的图谱（光谱集 1032 图）一致。

（4）本品显氯化物的鉴别反应（通则 0301）。

【检查】　**旋光度**　取本品，精密称定，加水溶解并定量稀释制成每 1ml 中含 0.10g 的溶液，依法测定（通则 0621），旋光度为 −0.10° 至 +0.10°。

有关物质　照高效液相色谱法（通则 0512）测定。

供试品溶液　取本品，加流动相溶解并稀释制成每 1ml 中约含 1mg 的溶液。

对照溶液　精密量取供试品溶液 1ml，置 100ml 量瓶中，用流动相稀释至刻度，摇匀。

色谱条件　用十八烷基硅烷键合硅胶为填充剂；以磷酸盐缓冲液（取磷酸二氢钾 1.94g 与磷酸氢二钾 2.48g，加水 1000ml 使溶解，用 1mol/L 磷酸调节 pH 值至 6.8）-甲醇（15 : 85）为流动相；检测波长为 220nm；进样体积 10μl。

系统适用性要求　理论板数按奥昔布宁峰计算不低于 2000，奥昔布宁峰与相邻杂质峰的分离度应符合要求。

测定法　精密量取供试品溶液与对照溶液，分别注入液相色谱仪，记录色谱图至主成分峰保留时间的 3 倍。

限度　供试品溶液色谱图中如有杂质峰，各杂质峰面积的和不得大于对照溶液的主峰面积(1.0%)。

干燥失重　取本品，在 105℃干燥至恒重，减失重量不得过 3.0%(通则 0831)。

炽灼残渣　取本品 1.0g，依法检查(通则 0841)，遗留残渣不得过 0.1%。

重金属　取炽灼残渣项下遗留的残渣，依法检查(通则 0821)，含重金属不得过百万分之十。

含氯量　取本品约 0.6g，精密称定，加水 5ml 与冰醋酸 5ml 使溶解，加甲醇 50ml 与曙红指示液 5 滴，用硝酸银滴定液(0.1mol/L)滴定至红色。每 1ml 硝酸银滴定液(0.1mol/L)相当于 3.54mg 的氯，按干燥品计算，含氯量应为 8.0%～10.0%。

【含量测定】　取本品约 0.3g，精密称定，加无水冰醋酸 20ml 使溶解，加醋酐 30ml，照电位滴定法(通则 0701)，用高氯酸滴定液(0.1mol/L)滴定，并将滴定的结果用空白试验校正。每 1ml 高氯酸滴定液(0.1mol/L)相当于 39.40mg 的 $C_{22}H_{31}NO_3 \cdot HCl$。

【类别】　解痉药。

【贮藏】　密封保存。

【制剂】　盐酸奥昔布宁片

盐酸奥昔布宁片

Yansuan Aoxibuning Pian

Oxybutynin Hydrochloride Tablets

本品含盐酸奥昔布宁($C_{22}H_{31}NO_3 \cdot HCl$)应为标示量的 90.0%～110.0%。

【性状】　本品为白色或类白色片。

【鉴别】　(1)照薄层色谱法(通则 0502)试验。

供试品溶液　取本品细粉适量(约相当于盐酸奥昔布宁 50mg)，加三氯甲烷 10ml，研磨使盐酸奥昔布宁溶解，滤过，取滤液。

对照品溶液　取盐酸奥昔布宁对照品 50mg，加三氯甲烷 10ml 使溶解。

色谱条件　采用硅胶 G 薄层板，以甲醇为展开剂。

测定法　吸取供试品溶液与对照品溶液各 10μl，分别点于同一薄层板上，展开，晾干，置饱和碘蒸气中显色。

结果判定　供试品溶液所显主斑点的位置和颜色应与对照品溶液的主斑点相同。

(2)在含量测定项下记录的色谱图中，供试品溶液主峰的保留时间应与对照品溶液主峰的保留时间一致。

以上(1)、(2)项可选做一项。

【检查】　**有关物质**　照高效液相色谱法(通则 0512)测定。

供试品溶液　取本品细粉适量(约相当于盐酸奥昔布宁 25mg)，置 25ml 量瓶中，加流动相适量，振摇使盐酸奥昔布宁溶解，用流动相稀释至刻度，摇匀，滤过，取续滤液。

对照溶液　精密量取供试品溶液 1ml，置 100ml 量瓶中，用流动相稀释至刻度，摇匀。

色谱条件、系统适用性要求与测定法　见盐酸奥昔布宁有关物质项下。

限度　供试品溶液色谱图中如有杂质峰，各杂质峰面积的和不得大于对照溶液主峰面积的 2 倍(2.0%)。

含量均匀度　取本品 1 片，置 25ml 量瓶中，加甲醇 7.5ml，振摇使盐酸奥昔布宁溶解，用流动相稀释至刻度，摇匀，滤过，作为供试品溶液，照含量测定项下的方法测定含量，应符合规定(通则 0941)。

溶出度　照溶出度与释放度测定法(通则 0931 第一法)。

溶出条件　以水 500ml 为溶出介质，转速为每分钟 50 转，依法操作，经 45 分钟时取样。

供试品溶液　取溶出液 10ml，滤过，取续滤液。

对照品溶液　取盐酸奥昔布宁对照品，精密称定，加水溶解并定量稀释制成每 1ml 中约含 10μg 的溶液。

色谱条件　见含量测定项下。进样体积 20μl。

系统适用性要求　见含量测定项下。

测定法　见含量测定项下。计算每片的溶出量。

限度　标示量的 80%，应符合规定。

其他　应符合片剂项下有关的各项规定(通则 0101)。

【含量测定】　照高效液相色谱法(通则 0512)测定。

供试品溶液　取本品 20 片，精密称定，研细，精密称取适量(约相当于盐酸奥昔布宁 10mg)，置 50ml 量瓶中，加甲醇 15ml，振摇使盐酸奥昔布宁溶解，用流动相稀释至刻度，摇匀，滤过，取续滤液。

对照品溶液　取盐酸奥昔布宁对照品 10mg，精密称定，置 50ml 量瓶中，加甲醇 15ml，振摇使溶解，用流动相稀释至刻度，摇匀。

色谱条件与系统适用性要求　见有关物质项下。

测定法　精密量取供试品溶液与对照品溶液，分别注入液相色谱仪，记录色谱图。按外标法以峰面积计算。

【类别】　同盐酸奥昔布宁。

【规格】　5mg

【贮藏】　密封保存。

盐酸普罗帕酮

Yansuan Puluopatong

Propafenone Hydrochloride

OH　H　O　CH_3　O　, HCl

$C_{21}H_{27}NO_3 \cdot HCl$　377.91

本品为 3-苯基-1-[2-[3-(丙氨基)-2-羟基丙氧基]苯基]-1-

丙酮盐酸盐。按干燥品计算，含 $C_{21}H_{27}NO_3 \cdot HCl$ 不得少于99.0%。

【性状】 本品为白色的结晶性粉末；无臭。

本品在乙醇、三氯甲烷或冰醋酸中微溶，在水中极微溶解。

熔点 本品的熔点（通则 0612）为 171～174℃。

【鉴别】 (1)取本品约 20mg，加乙醇 4ml 使溶解，加入二硝基苯肼试液，振摇，即生成金黄色沉淀。

(2)取本品，加乙醇溶解并稀释制成每 1ml 中约含 20μg 的溶液，照紫外-可见分光光度法（通则 0401）测定，在 210nm、248nm 与 304nm 的波长处有最大吸收。

(3)本品的红外光吸收图谱应与对照的图谱（光谱集 395 图）一致。

(4)本品的水溶液显氯化物鉴别(1)的反应（通则 0301）。

【检查】 **甲醇溶液的澄清度** 取本品 0.10g，加甲醇 20ml，在约 60℃ 水浴中加热溶解后，放冷，溶液应澄清；如显浑浊，与 1 号浊度标准液（通则 0902 第一法）比较，不得更浓。

有关物质 照高效液相色谱法（通则 0512）测定。

供试品溶液 取本品，加乙腈适量使溶解，用流动相稀释制成每 1ml 中约含盐酸普罗帕酮 1mg 的溶液。

对照溶液 精密量取供试品溶液适量，用流动相定量稀释制成每 1ml 中约含 1μg 的溶液。

色谱条件 用辛基硅烷键合硅胶为填充剂；以 0.0015mol/L 磷酸氢二钾（用磷酸调节 pH 值至 2.5）-乙腈（65∶35）为流动相；检测波长为 220nm；进样体积 10μl。

系统适用性要求 理论板数按普罗帕酮峰计算不低于 2000。

测定法 精密量取供试品溶液与对照溶液，分别注入液相色谱仪，记录色谱图至主成分峰保留时间的 4 倍。

限度 供试品溶液色谱图中如有杂质峰，单个杂质峰面积不得大于对照溶液的主峰面积（0.1%），各杂质峰面积的和不得大于对照溶液主峰面积的 3 倍（0.3%）。

残留溶剂 照残留溶剂测定法（通则 0861 第二法）测定。

供试品溶液 取本品约 0.2g，精密称定，置顶空瓶中，精密加入二甲基亚砜 5ml 使溶解，密封。

对照品溶液 分别取甲醇、乙醇、丙酮与乙酸乙酯适量，精密称定，用二甲基亚砜定量稀释制成每 1ml 中含甲醇 0.12mg，乙醇、丙醇与乙酸乙酯各 0.2mg 的溶液，精密量取 5ml，置顶空瓶中，密封。

色谱条件 以 5%苯基-95%甲基聚硅氧烷（或极性相近）为固定液；起始温度为 40℃，维持 7 分钟，以每分钟 8℃ 速率升温至 120℃，维持 15 分钟；进样口温度为 200℃；检测器温度为 250℃；顶空瓶平衡温度为 90℃，平衡时间为 30 分钟。

系统适用性要求 对照品溶液色谱图中，各成分峰之间的分离度均应符合要求。

测定法 取供试品溶液与对照品溶液，分别顶空进样，记录色谱图。

限度 按外标法以峰面积计算，甲醇、乙醇、丙酮与乙酸乙酯的残留量均应符合规定。

干燥失重 取本品，在 105℃ 干燥至恒重，减失重量不得过 0.5%（通则 0831）。

炽灼残渣 取本品 2.0g，依法检查（通则 0841），遗留残渣不得过 0.1%。

重金属 取炽灼残渣项下遗留的残渣，依法检查（通则 0821 第二法），含重金属不得过百万分之十。

【含量测定】 取本品约 0.3g，精密称定，加无水甲酸 2ml 溶解，加醋酐 50ml，照电位滴定法（通则 0701），立即用高氯酸滴定液（0.1mol/L）滴定，并将滴定的结果用空白试验校正。每 1ml 高氯酸滴定液（0.1mol/L）相当于 37.79mg 的 $C_{21}H_{27}NO_3 \cdot HCl$。

【类别】 抗心律失常药。

【贮藏】 遮光，密封保存。

【制剂】 (1)盐酸普罗帕酮片 (2)盐酸普罗帕酮注射液 (3)盐酸普罗帕酮胶囊

盐酸普罗帕酮片

Yansuan Puluopatong Pian

Propafenone Hydrochloride Tablets

本品含盐酸普罗帕酮（$C_{21}H_{27}NO_3 \cdot HCl$）应为标示量的 93.0%～107.0%。

【性状】 本品为白色或类白色片。

【鉴别】 (1)取本品的细粉适量（约相当于盐酸普罗帕酮 20mg），加乙醇 4ml 使盐酸普罗帕酮溶解，静置片刻，取上清液，加二硝基苯肼试液，振摇，即生成金黄色沉淀。

(2)取本品的细粉，加乙醇溶解并稀释制成每 1ml 中约含盐酸普罗帕酮 20μg 的溶液，滤过，滤液照紫外-可见分光光度法（通则 0401）测定，在 210nm、248nm 与 304nm 的波长处有最大吸收。

(3)取本品的细粉，加水使盐酸普罗帕酮溶解，滤过，滤液显氯化物鉴别(1)的反应（通则 0301）。

【检查】 **溶出度** 照溶出度与释放度测定法（通则 0931 第一法）测定。

溶出条件 以水 1000ml 为溶出介质，转速为每分钟 75 转，依法操作，经 45 分钟时取样。

供试品溶液 取溶出液，滤过，精密量取续滤液适量，用水定量稀释制成每 1ml 中约含盐酸普罗帕酮 25μg 的溶液。

对照品溶液 取盐酸普罗帕酮对照品适量，精密称定，加水溶解并定量稀释制成每 1ml 中约含 25μg 的溶液。

测定法 取供试品溶液与对照品溶液，照紫外-可见分光光度法（通则 0401），在 250nm 的波长处分别测定吸光度。计算每片的溶出量。

限度 标示量的 70%，应符合规定。

其他 应符合片剂项下有关的各项规定（通则 0101）。

【含量测定】 照紫外-可见分光光度法（通则 0401）测定。

供试品溶液　取本品 20 片，精密称定，研细，精密称取适量（约相当于盐酸普罗帕酮 50mg），置 100ml 量瓶中，加乙醇适量，振摇使盐酸普罗帕酮溶解，用乙醇稀释至刻度，摇匀，滤过，精密量取续滤液 5ml，置 100ml 量瓶中，用乙醇稀释至刻度，摇匀。

测定法　取供试品溶液，在 248nm 的波长处测定吸光度，按 $C_{21}H_{27}NO_3 \cdot HCl$ 的吸收系数（$E_{1cm}^{1\%}$）为 220 计算。

【类别】　同盐酸普罗帕酮。

【规格】　(1)50mg　(2)100mg　(3)150mg

【贮藏】　遮光，密封保存。

盐酸普罗帕酮注射液

Yansuan Puluopatong Zhusheye

Propafenone Hydrochloride Injection

本品为盐酸普罗帕酮的灭菌水溶液。含盐酸普罗帕酮（$C_{21}H_{27}NO_3 \cdot HCl$）应为标示量的 90.0%～110.0%。

【性状】　本品为无色的澄明液体。

【鉴别】　(1)取本品 5ml，置水浴上蒸干，残渣加乙醇 4ml 使溶解，加二硝基苯肼试液，振摇，即生成金黄色沉淀。

(2)取含量测定项下的溶液，照紫外-可见分光光度法（通则 0401）测定，在 210nm、248nm 与 304nm 的波长处有最大吸收。

【检查】　**pH 值**　应为 3.5～5.0（通则 0631）。

有关物质　照高效液相色谱法（通则 0512）测定。

供试品溶液　取本品，用流动相稀释制成每 1ml 中约含盐酸普罗帕酮 1mg 的溶液。

对照溶液　精密量取供试品溶液适量，用流动相定量稀释制成每 1ml 中约含 2μg 的溶液。

色谱条件、系统适用性要求与测定法　见盐酸普罗帕酮有关物质项下。

限度　供试品溶液色谱图中如有杂质峰，单个杂质峰面积不得大于对照溶液的主峰面积（0.2%），各杂质峰面积的和不得大于对照溶液主峰面积的 2.5 倍（0.5%）。

细菌内毒素　取本品，依法检查（通则 1143），每 1mg 盐酸普罗帕酮中含内毒素的量应小于 1.5EU。

其他　应符合注射剂项下有关的各项规定（通则 0102）。

【含量测定】　照紫外-可见分光光度法（通则 0401）测定。

供试品溶液　精密量取本品，用乙醇定量稀释制成每 1ml 中约含盐酸普罗帕酮 20μg 的溶液。

测定法　取供试品溶液，在 248nm 的波长处测定吸光度，按 $C_{21}H_{27}NO_3 \cdot HCl$ 的吸收系数（$E_{1cm}^{1\%}$）为 220 计算。

【类别】　同盐酸普罗帕酮。

【规格】　(1)5ml : 17.5mg　(2)5ml : 35mg　(3)10ml : 35mg　(4)20ml : 70mg

【贮藏】　遮光，密闭保存。

盐酸普罗帕酮胶囊

Yansuan Puluopatong Jiaonang

Propafenone Hydrochloride Capsules

本品含盐酸普罗帕酮（$C_{21}H_{27}NO_3 \cdot HCl$）应为标示量的 90.0%～110.0%。

【鉴别】　(1)取本品的内容物适量（约相当于盐酸普罗帕酮 20mg），加乙醇 4ml，使盐酸普罗帕酮溶解，滤过，取滤液加二硝基苯肼试液，振摇，即生成金黄色沉淀。

(2)取含量测定项下的溶液，照紫外-可见分光光度法（通则 0401）测定，在 210nm、248nm 与 304nm 的波长处有最大吸收。

(3)取本品的内容物，加水使盐酸普罗帕酮溶解，滤过，滤液显氯化物鉴别(1)的反应（通则 0301）。

【检查】　应符合胶囊剂项下有关的各项规定（通则 0103）。

【含量测定】　照紫外-可见分光光度法（通则 0401）测定。

供试品溶液　取装量差异项下的内容物，混合均匀，精密称取适量（约相当于盐酸普罗帕酮 20mg），置 100ml 量瓶中，加乙醇适量，振摇使盐酸普罗帕酮溶解（必要时可在温水浴中加热，使溶解后再放冷），用乙醇稀释至刻度，摇匀，滤过，精密量取续滤液 5ml，置 50ml 量瓶中，用乙醇稀释至刻度，摇匀。

测定法　取供试品溶液，在 248nm 的波长处测定吸光度，按 $C_{21}H_{27}NO_3 \cdot HCl$ 的吸收系数（$E_{1cm}^{1\%}$）为 220 计算。

【类别】　同盐酸普罗帕酮。

【规格】　(1)100mg　(2)150mg

【贮藏】　遮光，密封保存。

盐酸普萘洛尔

Yansuan Punailuo'er

Propranolol Hydrochloride

OH, H, N, CH_3, , HCl, CH_3, O

$C_{16}H_{21}NO_2 \cdot HCl$　295.81

本品为 1-异丙氨基-3-(1-萘氧基)-2-丙醇盐酸盐。按干燥品计算，含 $C_{16}H_{21}NO_2 \cdot HCl$ 不得少于 99.0%。

【性状】　本品为白色或类白色的结晶性粉末；无臭。

本品在水或乙醇中溶解，在三氯甲烷中微溶。

熔点　本品的熔点（通则 0612）为 162～165℃。

【鉴别】　(1)取本品，加甲醇溶解并稀释制成每 1ml 中约含 20μg 的溶液，照紫外-可见分光光度法（通则 0401）测定，在 290nm 与 319nm 的波长处有最大吸收。

(2)本品的红外光吸收图谱应与对照的图谱（光谱集 396 图）一致。

(3)本品的水溶液显氯化物鉴别(1)的反应(通则 0301)。

【检查】 酸度 取本品 0.10g，加水 10ml 溶解后，依法测定(通则 0631)，pH 值应为 5.0～6.5。

溶液的澄清度与颜色 取本品 1.0g，加水 20ml 溶解后，溶液应澄清无色；如显色，与黄色 1 号标准比色液(通则 0901 第一法)比较，不得更深。

游离萘酚 取本品 20mg，加乙醇与 10%氢氧化钠溶液各 2ml，振摇使溶解，加重氮苯磺酸试液 1ml，摇匀，放置 3 分钟；如显色，与 α-萘酚的乙醇溶液(每 1ml 中含 α-萘酚 20μg)0.30ml 用同一方法制成的对照液比较，不得更深(0.03%)。

有关物质 照高效液相色谱法(通则 0512)测定。

供试品溶液 取本品，加流动相溶解并稀释制成每 1ml 中约含 1mg 的溶液。

对照溶液 精密量取供试品溶液适量，用流动相定量稀释制成每 1ml 中约含 2μg 的溶液。

色谱条件 用十八烷基硅烷键合硅胶为填充剂；以乙腈-水-硫酸(55:45:0.1)的混合液(取十二烷基硫酸钠 1.6g 与磷酸二氢四丁基铵 0.31g 溶于 1000ml 混合液中，用 2mol/L 氢氧化钠溶液调节 pH 值至 3.3)为流动相；检测波长为 292nm；进样体积 20μl。

系统适用性要求 供试品溶液色谱图中，普萘洛尔峰保留时间约为 5 分钟，理论板数按普萘洛尔峰计算不低于 3000，拖尾因子应不大于 2.0。

测定法 精密量取供试品溶液与对照溶液，分别注入液相色谱仪，记录色谱图至主成分峰保留时间的 7 倍。

限度 供试品溶液色谱图中如有杂质峰，单个杂质峰面积不得大于对照溶液主峰面积的 0.5 倍(0.1%)；各杂质峰面积的和不得大于对照溶液主峰面积的 2 倍(0.4%)。

干燥失重 取本品，在 105℃干燥至恒重，减失重量不得过 0.5%(通则 0831)。

炽灼残渣 不得过 0.1%(通则 0841)。

【含量测定】 取本品约 0.25g，精密称定，加醋酐-冰醋酸(7:3)混合液 40ml 使溶解，照电位滴定法(通则 0701)，用高氯酸滴定液(0.1mol/L)滴定，并将滴定结果用空白试验校正。每 1ml 高氯酸滴定液(0.1mol/L)相当于 29.58mg 的 $C_{16}H_{21}NO_2 \cdot HCl$。

【类别】 β 肾上腺素受体阻滞剂。

【贮藏】 密封保存。

【制剂】 (1)盐酸普萘洛尔片 (2)盐酸普萘洛尔注射液

盐酸普萘洛尔片

Yansuan Punailuo'er Pian

Propranolol Hydrochloride Tablets

本品含盐酸普萘洛尔($C_{16}H_{21}NO_2 \cdot HCl$)应为标示量的 93.0%～107.0%。

【性状】 本品为白色片。

【鉴别】 (1)取本品的细粉适量(约相当于盐酸普萘洛尔 0.1g)，加乙醇 20ml，搅拌使盐酸普萘洛尔溶解，滤过，滤液蒸干，残渣照盐酸普萘洛尔项下的鉴别(3)项试验，显相同的反应。

(2)取含量测定项下的溶液，照紫外-可见分光光度法(通则 0401)测定，在 290nm 与 319nm 的波长处有最大吸收。

【检查】 含量均匀度 取本品 1 片，置 50ml 量瓶中，加水 1ml，振摇使完全崩解，加甲醇 30ml，振摇 5 分钟使盐酸普萘洛尔溶解，用甲醇稀释至刻度，摇匀，滤过，精密量取续滤液 5ml，置 50ml 量瓶中，用甲醇稀释至刻度，摇匀，作为供试品溶液，照含量测定项下的方法测定含量，应符合规定(通则 0941)。

溶出度 照溶出度与释放度测定法(通则 0931 第一法)测定。

溶出条件 以盐酸溶液(1→100)1000ml 为溶出介质，转速为每分钟 100 转，依法操作，经 30 分钟时取样。

供试品溶液 取溶出液适量，滤过，取续滤液。

对照品溶液 取盐酸普萘洛尔对照品适量，精密称定，加溶出介质溶解并定量稀释制成每 1ml 中含 10μg 的溶液。

测定法 取供试品溶液与对照品溶液，照紫外-可见分光光度法(通则 0401)，在 290nm 的波长处分别测定吸光度。计算每片的溶出量。

限度 标示量的 75%，应符合规定。

其他 应符合片剂项下有关的各项规定(通则 0101)。

【含量测定】 照紫外-可见分光光度法(通则 0401)测定。

供试品溶液 取本品 20 片，精密称定，研细，精密称取适量(约相当于盐酸普萘洛尔 20mg)，置 100ml 量瓶中，加水 2ml，振摇 5 分钟使盐酸普萘洛尔溶解，用甲醇稀释至刻度，摇匀，滤过，精密量取续滤液 5ml，置 50ml 量瓶中，用甲醇稀释至刻度，摇匀。

测定法 取供试品溶液，在 290nm 的波长处测定吸光度，按 $C_{16}H_{21}NO_2 \cdot HCl$ 的吸收系数($E_{1cm}^{1\%}$)为 207 计算。

【类别】 同盐酸普萘洛尔。

【规格】 10mg

【贮藏】 密封保存。

盐酸普萘洛尔注射液

Yansuan Punailuo'er Zhusheye

Propranolol Hydrochloride Injection

本品为盐酸普萘洛尔的灭菌水溶液。含盐酸普萘洛尔($C_{16}H_{21}NO_2 \cdot HCl$)应为标示量的 90.0%～110.0%。

【性状】 本品为无色的澄明液体。

【鉴别】 (1)取本品适量，加硅钨酸试液数滴，即产生淡粉红色沉淀。

(2)取含量测定项下的溶液，照紫外-可见分光光度法(通则 0401)测定，在 290nm 的波长处有最大吸收。

(3)本品显氯化物鉴别(1)的反应(通则 0301)。

【检查】 **pH 值**　应为 3.0～4.0(通则 0631)。

有关物质　照高效液相色谱法(通则 0512)测定。

供试品溶液　取本品,即得。

对照溶液　精密量取供试品溶液适量,用流动相定量稀释制成每 1ml 中约含盐酸普萘洛尔 2μg 的溶液。

色谱条件、系统适用性要求与测定法　见盐酸普萘洛尔有关物质项下。

限度　供试品溶液色谱图中如有杂质峰,单个杂质峰面积不得大于对照溶液的主峰面积(0.2%);各杂质峰面积的和不得大于对照溶液主峰面积的 4 倍(0.8%)。

细菌内毒素　取本品,依法检查(通则 1143),每 1mg 盐酸普萘洛尔中含内毒素的量应小于 50EU。

其他　应符合注射剂项下有关的各项规定(通则 0102)。

【含量测定】 照紫外-可见分光光度法(通则 0401)测定。

供试品溶液　精密量取本品,用甲醇定量稀释制成每 1ml 中约含盐酸普萘洛尔 20μg 的溶液,摇匀。

测定法　取供试品溶液,在 290nm 的波长处测定吸光度,按 $C_{16}H_{21}NO_2 \cdot HCl$ 的吸收系数($E_{1cm}^{1\%}$)为 207 计算。

【类别】 同盐酸普萘洛尔。

【规格】 5ml∶5mg

【贮藏】 遮光,密闭保存。

盐酸普鲁卡因

Yansuan Pulukayin

Procaine Hydrochloride

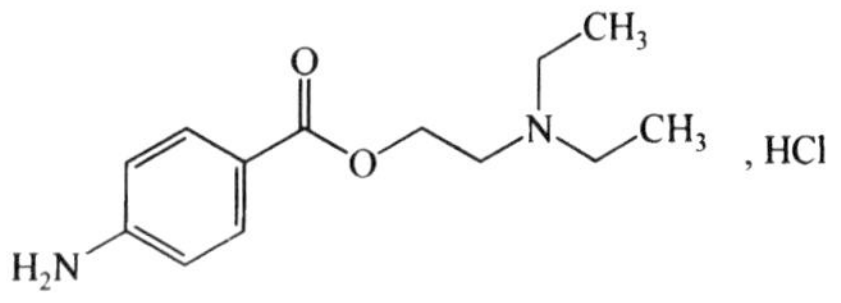

$C_{13}H_{20}N_2O_2 \cdot HCl$　272.77

本品为4-氨基苯甲酸-2-(二乙氨基)乙酯盐酸盐。按干燥品计算,含 $C_{13}H_{20}N_2O_2 \cdot HCl$ 不得少于 99.0%。

【性状】 本品为白色结晶或结晶性粉末;无臭。

本品在水中易溶,在乙醇中略溶,在三氯甲烷中微溶,在乙醚中几乎不溶。

熔点　本品的熔点(通则 0612 第一法)为 154～157℃。

【鉴别】 (1)取本品约 0.1g,加水 2ml 溶解后,加 10%氢氧化钠溶液 1ml,即生成白色沉淀;加热,变为油状物;继续加热,发生的蒸气能使湿润的红色石蕊试纸变为蓝色;热至油状物消失后,放冷,加盐酸酸化,即析出白色沉淀。

(2)本品的红外光吸收图谱应与对照的图谱(光谱集 397 图)一致。

(3)本品的水溶液显氯化物鉴别(1)的反应(通则 0301)。

(4)本品显芳香第一胺类的鉴别反应(通则 0301)。

【检查】 **酸度**　取本品 0.40g,加水 10ml 溶解后,加甲基红指示液 1 滴,如显红色,加氢氧化钠滴定液(0.02mol/L)0.20ml,应变为橙色。

溶液的澄清度　取本品 2.0g,加水 10ml 溶解后,溶液应澄清。

对氨基苯甲酸　照高效液相色谱法(通则 0512)测定。

供试品溶液　取本品,精密称定,加水溶解并定量稀释制成每 1ml 中含 0.2mg 的溶液。

对照品溶液　取对氨基苯甲酸对照品适量,精密称定,加水溶解并定量稀释制成每 1ml 中约含 1μg 的溶液。

系统适用性溶液　取供试品溶液 1ml 与对照品溶液 9ml,混匀。

色谱条件　用十八烷基硅烷键合硅胶为填充剂;以含 0.1%庚烷磺酸钠的 0.05mol/L 磷酸二氢钾溶液(用磷酸调节 pH 值至 3.0)-甲醇(68∶32)为流动相;检测波长为 279nm;进样体积 10μl。

系统适用性要求　系统适用性溶液色谱图中,理论板数按对氨基苯甲酸峰计算不低于 2000,普鲁卡因峰与对氨基苯甲酸峰的分离度应大于 2.0。

测定法　精密量取供试品溶液与对照品溶液,分别注入液相色谱仪,记录色谱图。

限度　供试品溶液色谱图中如有与对氨基苯甲酸峰保留时间一致的色谱峰,按外标法以峰面积计算,不得过 0.5%。

干燥失重　取本品,在 105℃干燥至恒重,减失重量不得过 0.5%(通则 0831)。

炽灼残渣　取本品 1.0g,依法检查(通则 0841),遗留残渣不得过 0.1%。

铁盐　取炽灼残渣项下遗留的残渣,加盐酸 2ml,置水浴上蒸干,再加稀盐酸 4ml,微温溶解后,加水 30ml 与过硫酸铵 50mg,依法检查(通则 0807),与标准铁溶液 1.0ml 制成的对照液比较,不得更深(0.001%)。

重金属　取本品 2.0g,加水 15ml 溶解后,加醋酸盐缓冲液(pH 3.5)2ml 与水适量使成 25ml,依法检查(通则 0821 第一法),含重金属不得过百万分之十。

【含量测定】 取本品约 0.6g,精密称定,照永停滴定法(通则 0701),在 15～25℃,用亚硝酸钠滴定液(0.1mol/L)滴定。每 1ml 亚硝酸钠滴定液(0.1mol/L)相当于 27.28mg 的 $C_{13}H_{20}N_2O_2 \cdot HCl$。

【类别】 局麻药。

【贮藏】 遮光,密封保存。

【制剂】 (1)盐酸普鲁卡因注射液　(2)注射用盐酸普鲁卡因

盐酸普鲁卡因注射液

Yansuan Pulukayin Zhusheye

Procaine Hydrochloride Injection

本品为盐酸普鲁卡因加氯化钠适量使成等渗的灭菌水溶

液。含盐酸普鲁卡因($C_{13}H_{20}N_2O_2 \cdot HCl$)应为标示量的95.0%～105.0%。

【性状】 本品为无色的澄明液体。

【鉴别】 (1)取本品,照盐酸普鲁卡因项下的鉴别(3)、(4)项试验,显相同的反应。

(2)在含量测定项下记录的色谱图中,供试品溶液主峰的保留时间应与对照品溶液主峰的保留时间一致。

(3)取本品(约相当于盐酸普鲁卡因 80mg),水浴蒸干,残渣经减压干燥,依法测定。本品的红外光吸收图谱应与对照的图谱(光谱集 397 图)一致。

【检查】 **pH 值** 应为 3.5～5.0(通则 0631)。

有关物质 照高效液相色谱法(通则 0512)测定。

供试品溶液 精密量取本品适量,用水定量稀释制成每 1ml 中约含盐酸普鲁卡因 0.2mg 的溶液。

对照溶液 精密量取供试品溶液 1ml,置 100ml 量瓶中,用水稀释至刻度,摇匀。

对照品溶液 取对氨基苯甲酸对照品适量,精密称定,加水溶解并定量稀释制成每 1ml 中约含 2.4μg 的溶液。

系统适用性溶液 取供试品溶液 1ml 与对照品溶液 9ml,混匀。

色谱条件与系统适用性要求 见盐酸普鲁卡因对氨基苯甲酸项下。

测定法 精密量取供试品溶液、对照溶液与对照品溶液,分别注入液相色谱仪,记录色谱图至主成分峰保留时间的 4 倍。

限度 供试品溶液色谱图中如有与对氨基苯甲酸保留时间一致的色谱峰,按外标法以峰面积计算,不得过盐酸普鲁卡因标示量的 1.2%,其他杂质峰面积的和不得大于对照溶液的主峰面积(1.0%)。

渗透压摩尔浓度 取本品,依法检查(通则 0632),渗透压摩尔浓度比应为 0.9～1.1。

细菌内毒素 取本品,可用 0.06EU/ml 以上高灵敏度的鲎试剂,依法检查(通则 1143),每 1mg 盐酸普鲁卡因中含内毒素的量应小于 0.20EU。

其他 应符合注射剂项下有关的各项规定(通则 0102)。

【含量测定】 照高效液相色谱法(通则 0512)测定。

供试品溶液 精密量取本品适量,用水定量稀释制成每 1ml 中含盐酸普鲁卡因 0.02mg 的溶液。

对照品溶液 取盐酸普鲁卡因对照品适量,精密称定,加水溶解并定量稀释制成每 1ml 中含 0.02mg 的溶液。

色谱条件 除检测波长为 290nm 外,其他见有关物质项下。

系统适用性要求 理论板数按普鲁卡因峰计算不低于 2000。普鲁卡因峰与相邻杂质峰的分离度应符合要求。

测定法 精密量取供试品溶液与对照品溶液,分别注入液相色谱仪,记录色谱图。按外标法以峰面积计算。

【类别】 同盐酸普鲁卡因。

【规格】 (1)2ml∶40mg (2)10ml∶100mg (3)20ml∶50mg (4)20ml∶100mg

【贮藏】 遮光,密闭保存。

注射用盐酸普鲁卡因

Zhusheyong Yansuan Pulukayin

Procaine Hydrochloride for Injection

本品为盐酸普鲁卡因的无菌粉末。按平均装量计算,含盐酸普鲁卡因($C_{13}H_{20}N_2O_2 \cdot HCl$)应为标示量的 95.0%～105.0%。

【性状】 本品为白色结晶或结晶性粉末;无臭。

【鉴别】 取本品,照盐酸普鲁卡因项下的鉴别(1)、(3)、(4)项试验,显相同的反应。

【检查】 **酸度** 取本品 0.40g,加水 10ml 溶解后,加甲基红指示液 1 滴,如显红色,加氢氧化钠滴定液(0.02mol/L)0.20ml,应变为橙色。

溶液的澄清度 取本品 2.0g,加水 10ml 溶解后,溶液应澄清。

对氨基苯甲酸 照高效液相色谱法(通则 0512)测定。

供试品溶液 取装量差异项下的内容物适量,精密称定,加水溶解并定量稀释制成每 1ml 中含盐酸普鲁卡因 0.2mg 的溶液。

对照品溶液 取对氨基苯甲酸对照品适量,精密称定,加水溶解并定量稀释制成每 1ml 中约含 1μg 的溶液。

系统适用性溶液、色谱条件、系统适用性要求与测定法 见盐酸普鲁卡因对氨基苯甲酸项下。

限度 供试品溶液色谱图中如有与对氨基苯甲酸峰保留时间一致的色谱峰,按外标法以峰面积计算,不得过盐酸普鲁卡因标示量的 0.5%。

干燥失重 取本品,在 105℃干燥至恒重,减失重量不得过 1.0%(通则 0831)。

细菌内毒素 取本品,照盐酸普鲁卡因注射液项下的方法检查,应符合规定。

无菌 取本品,分别用灭菌水制成每 1ml 中含 30mg 的溶液,经薄膜过滤法处理,依法检查(通则 1101),应符合规定。

其他 应符合注射剂项下有关的各项规定(通则 0102)。

【含量测定】 取装量差异项下的内容物,混合均匀,精密称取适量(约相当于盐酸普鲁卡因 0.6g),照永停滴定法(通则 0701),在 15～25℃,用亚硝酸钠滴定液(0.1mol/L)滴定。每 1ml 亚硝酸钠滴定液(0.1mol/L)相当于 27.28mg 的 $C_{13}H_{20}N_2O_2 \cdot HCl$。

【类别】 同盐酸普鲁卡因。

【规格】 (1)0.15g (2)1g

【贮藏】 遮光,密闭保存。

盐酸普鲁卡因胺

Yansuan Pulukayin'an

Procainamide Hydrochloride

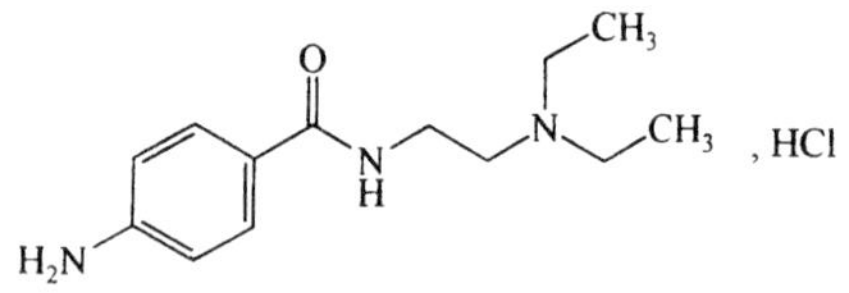

$C_{13}H_{21}N_3O \cdot HCl$　271.79

本品为 *N*-[(2-二乙氨基)乙基]-4-氨基苯甲酰胺盐酸盐。按干燥品计算，含 $C_{13}H_{21}N_3O \cdot HCl$ 不得少于 99.0%。

【性状】 本品为白色至淡黄色结晶性粉末；无臭；有引湿性。

本品在水中易溶，在乙醇中溶解，在三氯甲烷中微溶，在乙醚中极微溶解。

熔点 本品的熔点（通则 0612）为 165～169℃。

【鉴别】 (1)取本品 0.1g，加水 5ml，加三氯化铁试液与浓过氧化氢溶液各 1 滴，缓缓加热至沸，溶液显紫红色，随即变为暗棕色至棕黑色。

(2)本品的红外光吸收图谱应与对照的图谱（光谱集 398 图）一致。

(3)本品的水溶液显氯化物鉴别(1)的反应（通则 0301）。

【检查】 酸度 取本品 1.0g，加水 10ml 溶解后，依法测定（通则 0631），pH 值应为 5.0～6.5。

干燥失重 取本品，在 105℃干燥至恒重，减失重量不得过 0.3%（通则 0831）。

炽灼残渣 取本品 1.0g，依法检查（通则 0841），遗留残渣不得过 0.1%。

重金属 取炽灼残渣项下遗留的残渣，依法检查（通则 0821 第二法），含重金属不得过百万分之十。

【含量测定】 取本品约 0.55g，精密称定，照永停滴定法（通则 0701），用亚硝酸钠滴定液（0.1mol/L）滴定。每 1ml 亚硝酸钠滴定液（0.1mol/L）相当于 27.18mg 的 $C_{13}H_{21}N_3O \cdot HCl$。

【类别】 局麻药。

【贮藏】 遮光，密封保存。

【制剂】 (1)盐酸普鲁卡因胺片　(2)盐酸普鲁卡因胺注射液

盐酸普鲁卡因胺片

Yansuan Pulukayin'an Pian

Procainamide Hydrochloride Tablets

本品含盐酸普鲁卡因胺（$C_{13}H_{21}N_3O \cdot HCl$）应为标示量的 95.0%～105.0%。

【性状】 本品为白色至微黄色片或糖衣片。

【鉴别】 (1)取本品的细粉适量，加水振摇使盐酸普鲁卡因胺溶解，滤过，取续滤液加水制成每 1ml 中含盐酸普鲁卡因胺 5μg 的溶液，照紫外-可见分光光度法（通则 0401）测定，在 280nm 的波长处有最大吸收。

(2)取本品的细粉适量（约相当于盐酸普鲁卡因胺 0.1g），加水 5ml 与稀盐酸 0.5ml，振摇使盐酸普鲁卡因胺溶解，滤过，滤液显芳香第一胺类的鉴别反应（通则 0301）。

(3)上述剩余的续滤液显氯化物鉴别(1)的反应（通则 0301）。

【检查】 溶出度 照溶出度与释放度测定法（通则 0931 第一法）测定。

溶出条件　以盐酸溶液（9→1000）900ml 为溶出介质，转速为每分钟 100 转，依法操作，经 75 分钟时取样。

测定法　取溶出液 10ml，滤过，精密量取续滤液 2ml，置 50ml 量瓶中，加 0.1mol/L 氢氧化钠溶液稀释至刻度，摇匀。照紫外-可见分光光度法（通则 0401），在 273nm 的波长处测定吸光度，按 $C_{13}H_{21}N_3O \cdot HCl$ 的吸收系数（$E_{1cm}^{1\%}$）为 605 计算每片的溶出量。

限度　标示量的 80%，应符合规定。

其他 应符合片剂项下有关的各项规定（通则 0101）。

【含量测定】 取本品 10 片，置 100ml 量瓶中，加水 50ml，振摇使盐酸普鲁卡因胺溶解，加水稀释至刻度，摇匀，静置，精密量取上清液 20ml，照永停滴定法（通则 0701），用亚硝酸钠滴定液（0.1mol/L）滴定。每 1ml 亚硝酸钠滴定液（0.1mol/L）相当于 27.18mg 的 $C_{13}H_{21}N_3O \cdot HCl$。

【类别】 同盐酸普鲁卡因胺。

【规格】 0.25g

【贮藏】 遮光，密封保存。

盐酸普鲁卡因胺注射液

Yansuan Pulukayin'an Zhusheye

Procainamide Hydrochloride Injection

本品为盐酸普鲁卡因胺的灭菌水溶液。含盐酸普鲁卡因胺（$C_{13}H_{21}N_3O \cdot HCl$）应为标示量的 95.0%～105.0%。

【性状】 本品为无色的澄明液体。

【鉴别】 (1)取本品适量，加水制成每 1ml 中含盐酸普鲁卡因胺 5μg 的溶液，照紫外-可见分光光度法（通则 0401）测定，在 280nm 的波长处有最大吸收。

(2)本品显芳香第一胺类的鉴别反应（通则 0301）和氯化物鉴别(1)的反应（通则 0301）。

【检查】 pH 值 应为 3.5～6.0（通则 0631）。

热原 取本品，依法检查（通则 1142），剂量按家兔体重每

1kg 注射 0.5ml，应符合规定。

其他　应符合注射剂项下有关的各项规定（通则 0102）。

【含量测定】　精密量取本品 5ml，加水 40ml 与盐酸溶液（1→2）10ml，迅速煮沸，立即冷却至室温，照永停滴定法（通则 0701），用亚硝酸钠滴定液（0.1mol/L）滴定。每 1ml 亚硝酸钠滴定液（0.1mol/L）相当于 27.18mg 的 $C_{13}H_{21}N_3O \cdot HCl$。

【类别】　同盐酸普鲁卡因胺。

【规格】　（1）1ml∶0.1g　（2）2ml∶0.2g　（3）5ml∶0.5g　（4）10ml∶1g

【贮藏】　遮光，密闭保存。

盐酸瑞芬太尼

Yansuan Ruifentaini

Remifentanil Hydrochloride

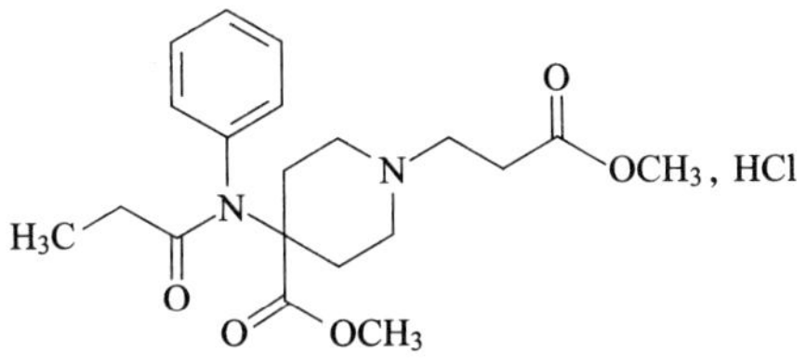

$C_{20}H_{28}N_2O_5 \cdot HCl$　412.91

本品为 4-（甲氧甲酰基）-4-（*N*-苯基-*N*-丙酰氨基）-1-哌啶丙酸甲酯盐酸盐。按干燥品计算，含 $C_{20}H_{28}N_2O_5 \cdot HCl$ 不得少于99.0%。

【性状】　本品为白色或类白色结晶性粉末；无臭。

本品在水、甲醇或三氯甲烷中易溶，在乙醇中略溶，在丙酮中微溶。

【鉴别】　（1）取本品约 5mg，加水适量使溶解，滴加磷钨酸试液 1～2 滴，即析出白色沉淀。

（2）本品的红外光吸收图谱应与对照的图谱（光谱集 1288 图）一致。

（3）本品的水溶液显氯化物鉴别（1）的反应（通则 0301）。

【检查】　**酸度**　取本品 0.20g，加水 20ml 使溶解，依法测定（通则 0631），pH 值应为 3.5～5.0。

溶液的澄清度与颜色　取本品 0.10g，加水 10ml 使溶解，溶液应澄清无色；如显浑浊，与 1 号浊度标准液（通则 0902 第一法）比较，不得更浓；如显色，与黄色 1 号标准比色液（通则 0901 第一法）比较，不得更深。

有关物质　照高效液相色谱法（通则 0512）测定。临用新制。

供试品溶液　取本品，加流动相溶解并稀释制成每 1ml 中约含 0.5mg 的溶液。

对照溶液　精密量取供试品溶液 1ml，置 100ml 量瓶中，用流动相稀释至刻度，摇匀。

含杂质Ⅰ的降解溶液　取本品适量，加水溶解并稀释制成每 1ml 中约含 0.5mg 的溶液，在 60℃ 水浴中加热 3 小时，放冷。

系统适用性溶液　取杂质Ⅱ对照品适量，加含杂质Ⅰ的降解溶液制成每 1ml 中约含杂质Ⅱ 0.02mg 的溶液。

色谱条件　用氰基键合硅胶为填充剂（Phenomenex Luna CN 柱，4.6mm×250mm，5μm 或效能相当的色谱柱）；以 0.03mol/L 磷酸二氢钾溶液（用磷酸调节 pH 值至 3.0）-甲醇-乙腈（77∶20∶3）为流动相；检测波长为 225nm；进样体积 20μl。

系统适用性要求　系统适用性溶液色谱图中，出峰顺序依次为杂质Ⅱ、杂质Ⅰ与瑞芬太尼，瑞芬太尼的保留时间约为 7 分钟，杂质Ⅰ的相对保留时间约为 0.88，各色谱峰之间的分离度均应符合要求。

测定法　精密量取供试品溶液与对照溶液，分别注入液相色谱仪，记录色谱图至主成分峰保留时间的 2 倍。

限度　供试品溶液色谱图中如有杂质峰，单个杂质峰面积不得大于对照溶液主峰面积的 0.5 倍（0.5%），各杂质峰面积的和不得大于对照溶液主峰面积（1.0%）。

残留溶剂　照残留溶剂测定法（通则 0861 第一法）测定。

供试品溶液　取本品约 1g，精密称定，置 100ml 量瓶中，加水适量，超声使溶解，用水稀释至刻度，摇匀，精密量取 2ml 置顶空瓶中，密封。

对照品溶液　分别取丙酮、异丙醇与甲醇各适量，精密称定，用水定量稀释制成每 1ml 中约含丙酮 50μg、异丙醇 50μg 与甲醇 30μg 的混合溶液，精密量取 2ml 置顶空瓶中，密封。

色谱条件　以交联聚乙二醇为固定液的毛细管柱为色谱柱；柱温为 50℃；进样口温度为 250℃；检测器温度为 250℃；顶空瓶平衡温度为 70℃，平衡时间为 20 分钟。

系统适用性要求　对照品溶液色谱图中，各成分峰间的分离度均应符合要求。

测定法　取供试品溶液与对照品溶液分别顶空进样，记录色谱图。

限度　按外标法以峰面积计算，丙酮、异丙醇与甲醇的残留量均应符合规定。

氰化物　取本品 0.1g，依法检查（通则 0806），含氰化物不得过百万分之五。

干燥失重　取本品，在 105℃ 干燥至恒重，减失重量不得过 0.5%（通则 0831）。

炽灼残渣　不得过 0.1%（通则 0841）。

重金属　取本品 1.0g，加水 20ml 溶解后，加醋酸盐缓冲液（pH 3.5）2ml 与水适量使成 25ml，依法检查（通则 0821 第一法），含重金属不得过百万分之十。

【含量测定】　精密称取本品 0.3g，加冰醋酸 20ml 溶解后，加醋酸汞试液 4ml 与结晶紫指示液 1 滴，用高氯酸滴定液（0.1mol/L）滴定至溶液显蓝色，并将滴定的结果用空白试验校正。每 1ml 高氯酸滴定液(0.1mol/L)相当于 41.29mg 的 $C_{20}H_{28}N_2O_5 \cdot HCl$。

【类别】 镇痛药。

【贮藏】 遮光,密封保存。

【制剂】 注射用盐酸瑞芬太尼

附:

杂质Ⅰ

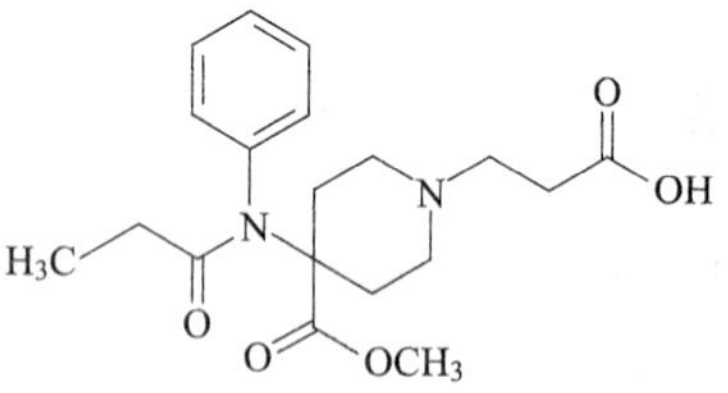

$C_{19}H_{26}N_2O_5$　362.2

4-(甲氧甲酰基)-4-(*N*-苯基-*N*-丙酰氨基)-1-哌啶丙酸

杂质Ⅱ

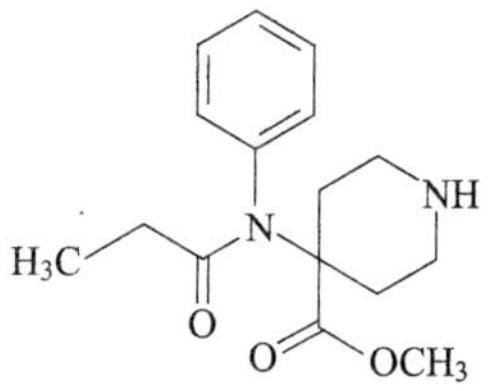

$C_{16}H_{22}N_2O_3$　290.1

4-(甲氧甲酰基)-4-(*N*-苯基-*N*-丙酰氨基)-1-哌啶

注射用盐酸瑞芬太尼

Zhusheyong Yansuan Ruifentaini

Remifentanil Hydrochloride for Injection

本品为盐酸瑞芬太尼的无菌冻干品,含盐酸瑞芬太尼以瑞芬太尼($C_{20}H_{28}N_2O_5$)计,应为标示量的 90.0%～115.0%。

【性状】 本品为白色或类白色疏松块状物。

【鉴别】 (1)取本品细粉适量(约相当于盐酸瑞芬太尼 1mg),加水 1ml,振摇使溶解,滴加磷钨酸试液 1～2 滴,即析出白色沉淀。

(2)在含量测定项下记录的色谱图中,供试品溶液主峰的保留时间应与对照品溶液主峰的保留时间一致。

【检查】 **酸度** 取本品,加水制成每 1ml 中含瑞芬太尼 0.5mg 的溶液,依法测定(通则 0631),pH 值应为 2.5～4.0。

溶液的澄清度与颜色 取本品 5 瓶,分别加水制成每 1ml 中含瑞芬太尼 1mg 的溶液,溶液应澄清无色;如显浑浊,与 1 号浊度标准液(通则 0902 第一法)比较,不得更浓;如显色,与黄色 1 号标准比色液(通则 0901 第一法)比较,不得更深。

有关物质 照高效液相色谱法(通则 0512)测定。临用新制。

供试品溶液 取本品,加流动相溶解并稀释制成每 1ml 中约含瑞芬太尼 0.5mg 的溶液。

对照溶液 精密量取供试品溶液 1ml,置 100ml 量瓶中,用流动相稀释至刻度,摇匀。

含杂质Ⅰ的降解溶液、系统适用性溶液、色谱条件、系统适用性要求与测定法 见盐酸瑞芬太尼有关物质项下。

限度 供试品溶液色谱图中如有杂质峰(除甘氨酸峰外),杂质Ⅰ峰面积不得大于对照溶液主峰面积的 3 倍(3.0%),其他单个杂质峰面积不得大于对照溶液主峰面积的 0.5 倍(0.5%),各杂质峰面积的和不得大于对照溶液主峰面积的 4 倍(4.0%)。

含量均匀度 以含量测定项下测得的每瓶含量计算,限度为±20%,应符合规定(通则 0941)。

干燥失重 取本品,在 105℃干燥至恒重,减失重量不得过 3.0%(通则 0831)。

细菌内毒素 取本品,依法检查(通则 1143),每 1mg 盐酸瑞芬太尼中含内毒素的量应小于 90EU。

其他 应符合注射剂项下有关的各项规定(通则 0102)。

【含量测定】 照高效液相色谱法(通则 0512)测定。

供试品溶液 取本品 10 瓶,分别加流动相 1ml 使内容物溶解并转移至适宜量瓶中,用流动相多次洗涤容器,洗液并入量瓶中并定量稀释制成每 1ml 中约含盐酸瑞芬太尼 40μg 的溶液,摇匀。

对照品溶液 取盐酸瑞芬太尼对照品适量,精密称定,加流动相溶解并定量稀释制成每 1ml 中约含 40μg 的溶液。

含杂质Ⅰ的降解溶液、系统适用性溶液、色谱条件与系统适用性要求 见有关物质项下。

测定法 精密量取供试品溶液与对照品溶液,分别注入液相色谱仪,记录色谱图。按外标法以峰面积计算,并将结果乘以 0.9117 计算每瓶的含量,求得 10 瓶的平均含量。

【类别】 同盐酸瑞芬太尼。

【规格】 按 $C_{20}H_{28}N_2O_5$ 计　(1)1mg　(2)2mg　(3)5mg

【贮藏】 遮光,密闭,在 2～25℃保存。

盐酸赖氨酸

Yansuan Lai'ansuan

Lysine Hydrochloride

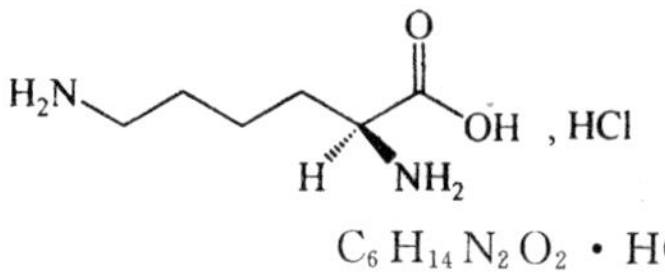

$C_6H_{14}N_2O_2 \cdot HCl$　182.65

本品为 L-2,6-二氨基己酸盐酸盐。按干燥品计算，含 $C_6H_{14}N_2O_2 \cdot HCl$ 不得少于 98.5%。

【性状】 本品为白色结晶或结晶性粉末；无臭。

本品在水中易溶，在乙醇中极微溶解，在乙醚中几乎不溶。

比旋度 取本品，精密称定，加 6mol/L 盐酸溶液溶解并定量稀释制成每 1ml 中约含 80mg 的溶液，依法测定（通则 0621），比旋度为 +20.4°至 +21.5°。

【鉴别】 (1)取本品与盐酸赖氨酸对照品各适量，分别加水溶解并稀释制成每 1ml 中约含 0.4mg 的溶液，作为供试品溶液与对照品溶液。照其他氨基酸项下的方法试验，供试品溶液所显主斑点的位置与颜色应与对照品溶液的主斑点相同。

(2)本品的红外光吸收图谱应与对照品的图谱（通则 0402）一致。如不一致，取本品与对照品适量，分别加水溶解后，置 60℃水浴蒸干，同法测定。

(3)本品的水溶液显氯化物的鉴别反应（通则 0301）。

【检查】 **酸度** 取本品 1.0g，加水 10ml 溶解后，依法测定（通则 0631），pH 值应为 5.0～6.0。

溶液的透光率 取本品 0.50g，加水 10ml 溶解后，照紫外-可见分光光度法（通则 0401），在 430nm 的波长处测定透光率，不得低于 98.0%。

硫酸盐 取本品 1.0g，依法检查（通则 0802），与标准硫酸钾溶液 2.0ml 制成的对照液比较，不得更浓（0.02%）。

铵盐 取本品 0.10g，依法检查（通则 0808），与标准氯化铵溶液 2.0ml 制成的对照液比较，不得更深（0.02%）。

其他氨基酸 照薄层色谱法（通则 0502）试验。

供试品溶液　取本品适量，加水溶解并稀释制成每 1ml 中约含 20mg 的溶液。

对照溶液　精密量取供试品溶液 1ml，置 200ml 量瓶中，用水稀释至刻度，摇匀。

系统适用性溶液　取盐酸赖氨酸对照品与精氨酸对照品各适量，置同一量瓶中，加水溶解并稀释制成每 1ml 中各约含 0.4mg 的溶液。

色谱条件　采用硅胶 G 薄层板，以正丙醇-浓氨溶液（2∶1）为展开剂。

测定法　吸取上述三种溶液各 5μl，分别点于同一薄层板上，展开，晾干，喷以茚三酮的丙酮溶液（1→50），在 80℃加热至斑点出现，立即检视。

系统适用性要求　对照溶液应显一个清晰的斑点，系统适用性溶液应显两个完全分离的斑点。

限度　供试品溶液如显杂质斑点，其颜色与对照溶液的主斑点比较，不得更深（0.5%）。

干燥失重 取本品，在 105℃干燥 3 小时，减失重量不得过 0.4%（通则 0831）。

炽灼残渣 不得过 0.1%（通则 0841）。

铁盐 取本品 0.50g，依法检查（通则 0807），与标准铁溶液 1.5ml 制成的对照液比较，不得更深（0.003%）。

重金属 取本品 2.0g，加水 23ml 溶解后，加醋酸盐缓冲液（pH 3.5）2ml，依法检查（通则 0821 第一法），含重金属不得过百万分之十。

砷盐 取本品 2.0g，加水 23ml 溶解后，加盐酸 5ml，依法检查（通则 0822 第一法），应符合规定（0.0001%）。

细菌内毒素 取本品，依法检查（通则 1143），每 1g 盐酸赖氨酸中含内毒素的量应小于 10EU。（供注射用）

含氯量 取本品约 0.35g，精密称定，加水 20ml 溶解后，加稀醋酸 2ml 与溴酚蓝指示液 8～10 滴，用硝酸银滴定液（0.1mol/L）滴定至蓝紫色。每 1ml 硝酸银滴定液（0.1mol/L）相当于 3.545mg 的 Cl。按干燥品计算，含氯量应为 19.0%～19.6%。

【含量测定】 取本品约 90mg，精密称定，加无水甲酸 3ml 使溶解，加冰醋酸 50ml 与醋酸汞试液 10ml，照电位滴定法（通则 0701），用高氯酸滴定液（0.1mol/L）滴定，并将滴定的结果用空白试验校正。每 1ml 高氯酸滴定液（0.1mol/L）相当于 9.133mg 的 $C_6H_{14}N_2O_2 \cdot HCl$。

【类别】 氨基酸类药。

【贮藏】 遮光，密封保存。

盐酸雷尼替丁

Yansuan Leinitiding

Ranitidine Hydrochloride

$C_{13}H_{22}N_4O_3S \cdot HCl$　350.87

本品为 *N*′-甲基-*N*-[2-[[[5-[(二甲氨基)甲基]-2-呋喃基]甲基]硫基]乙基]-2-硝基-1,1-乙烯二胺盐酸盐。按干燥品计算，含 $C_{13}H_{22}N_4O_3S \cdot HCl$ 应为 97.5%～102.0%。

【性状】 本品为类白色至淡黄色结晶性粉末；有异臭；极易潮解，吸潮后颜色变深。

本品在水或甲醇中易溶，在乙醇中略溶，在丙酮中几乎不溶。

【鉴别】 (1) 取本品约 0.2g，置试管中，用小火缓缓加热，产生的气体能使湿润的醋酸铅试纸显黑色。

(2)在含量测定项下记录的图谱中，供试品溶液主峰的保留时间应与对照品溶液主峰的保留时间一致。

(3)取本品，加水制成每 1ml 中含 10μg 的溶液，照紫外-可见分光光度法（通则 0401）测定，在 228nm 与 314nm 的波长处有最大吸收。

（4）本品的红外光吸收图谱应与对照的图谱（光谱集 401 图）一致。

（5）本品的水溶液显氯化物鉴别（1）的反应（通则 0301）。

可选做（2）、（4）和（5）项或（1）、（2）、（3）和（5）项。

【检查】 **酸度**　取本品 0.20g，加水 10ml 溶解后，依法测定（通则 0631），pH 值应为 4.5～6.5。

溶液的澄清度与颜色　取本品 1.0g，加水溶解使成 100ml，溶液应澄清无色；如显色，与黄色 3 号标准比色液（通则 0901 第一法）比较，不得更深。

有关物质　照高效液相色谱法（通则 0512）测定。

供试品溶液　取本品，加水溶解并稀释制成每 1ml 中约含 1mg 的溶液。

对照溶液　精密量取供试品溶液 1ml，置 100ml 量瓶中，用水稀释至刻度，摇匀。

系统适用性溶液　取盐酸雷尼替丁约 0.1g，置 100ml 量瓶中，加 50%氢氧化钠溶液 1ml，加水约 60ml，振摇使溶解，用水稀释至刻度，摇匀，室温放置 1 小时。

色谱条件　用十八烷基硅烷键合硅胶为填充剂（Kromasil C18，4.6mm×150mm，5μm 或效能相当的色谱柱）；以磷酸盐缓冲液（取磷酸 6.8ml 置 1900ml 水中，加入 50%氢氧化钠溶液 8.6ml，加水至 2000ml，用磷酸或 50%氢氧化钠溶液调节 pH 值至 7.1±0.05）-乙腈（98∶2）为流动相 A，以磷酸盐缓冲液-乙腈（78∶22）为流动相 B；按下表进行梯度洗脱；流速为每分钟 1.5ml；柱温为 35℃；检测波长为 230nm；进样体积 10μl。

时间（分钟）	流动相 A（%）	流动相 B（%）
0	100	0
15	0	100
23	0	100
24	100	0
30	100	0

系统适用性要求　系统适用性溶液色谱图中，调节流速或流动相比例，使主成分色谱峰的保留时间约为 12 分钟，杂质Ⅰ的相对保留时间约为 0.85，雷尼替丁峰与杂质Ⅰ峰的分离度应大于 4.0。

测定法　精密量取供试品溶液与对照溶液，分别注入液相色谱仪，记录色谱图。

限度　供试品溶液色谱图中如有杂质峰，相对保留时间约为 1.75 的杂质峰面积不得大于对照溶液主峰面积的 0.5 倍（0.5%），其他单个杂质峰面积不得大于对照溶液主峰面积的 0.2 倍（0.2%），其他各杂质峰面积的和不得大于对照溶液主峰面积的 0.5 倍（0.5%），小于对照溶液主峰面积 0.05 倍的色谱峰忽略不计。

干燥失重　取本品，以五氧化二磷为干燥剂，在 60℃减压干燥 4 小时，减失重量不得过 0.75%（通则 0831）。

炽灼残渣　取本品 1.0g，依法检查（通则 0841），遗留残渣不得过 0.1%。

重金属　取炽灼残渣项下遗留的残渣，依法检查（通则 0821 第二法），含重金属不得过百万分之二十。

【含量测定】　照高效液相色谱法（通则 0512）测定。

供试品溶液　取本品约 22mg，精密称定，置 200ml 量瓶中，加水溶解并稀释至刻度，摇匀。

对照品溶液　取盐酸雷尼替丁对照品约 22mg，精密称定，置 200ml 量瓶中，加水溶解并稀释至刻度，摇匀。

系统适用性溶液、色谱条件与系统适用性要求　见有关物质项下。

测定法　精密量取供试品溶液与对照品溶液，分别注入液相色谱仪，记录色谱图。按外标法以峰面积计算。

【类别】　H_2 受体拮抗药。

【贮藏】　遮光，密封，在凉暗干燥处保存。

【制剂】　（1）盐酸雷尼替丁片　（2）盐酸雷尼替丁泡腾颗粒　（3）盐酸雷尼替丁注射液　（4）盐酸雷尼替丁胶囊

附：

杂质Ⅰ

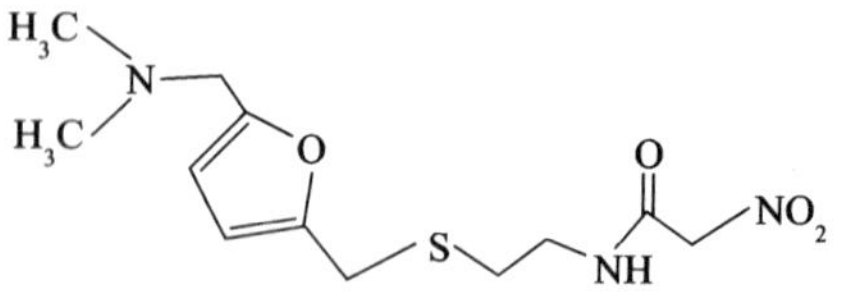

$C_{12}H_{19}N_3O_4S$　301

N-[2-[[[5-[(二甲基氨基)甲基]呋喃-2-基]甲基]硫基]乙基]-2-硝基乙酰胺

盐酸雷尼替丁片

Yansuan Leinitiding Pian

Ranitidine Hydrochloride Tablets

本品含盐酸雷尼替丁按雷尼替丁（$C_{13}H_{22}N_4O_3S$）计算，应为标示量的 93.0%～107.0%。

【性状】　本品为糖衣片或薄膜衣片，除去包衣后显类白色至微黄色。

【鉴别】　（1）取本品，除去包衣，研细，称取适量（约相当于雷尼替丁 0.2g），照盐酸雷尼替丁项下的鉴别（1）项试验，显相同的反应。

（2）在含量测定项下记录的色谱图中，供试品溶液主峰的保留时间应与对照品溶液主峰的保留时间一致。

（3）取鉴别（1）项下的细粉适量，加水振摇，滤过，滤液显氯化物鉴别(1)的反应(通则 0301)。

【检查】 **有关物质**　照高效液相色谱法(通则 0512)测定。

供试品溶液　取本品细粉适量(约相当于雷尼替丁 100mg),置 100ml 量瓶中,加水使盐酸雷尼替丁溶解并稀释至刻度,摇匀,滤过,取续滤液。

对照溶液　精密量取供试品溶液 1ml,置 100ml 量瓶中,用水稀释至刻度,摇匀。

系统适用性溶液、色谱条件、系统适用性要求与测定法　见盐酸雷尼替丁有关物质项下。

限度　供试品溶液色谱图中如有杂质峰,单个杂质峰面积不得大于对照溶液主峰面积(1.0%),各杂质峰面积的和不得大于对照溶液主峰面积的 2 倍(2.0%),小于对照溶液主峰面积 0.05 倍的色谱峰忽略不计。

溶出度　照溶出度与释放度测定法(通则 0931 第二法)测定。

溶出条件　以水 900ml 为溶出介质,转速为每分钟 50 转,依法操作,经 45 分钟时取样。

测定法　取溶出液 20ml,滤过,精密量取续滤液 5ml,置 50ml 量瓶中,用水稀释至刻度,摇匀。照紫外-可见分光光度法(通则 0401),在 314nm 的波长处测定吸光度,按 $C_{13}H_{22}N_4O_3S$ 的吸收系数($E_{1cm}^{1\%}$)为 495 计算每片的溶出量。

限度　标示量的 80%,应符合规定。

其他　应符合片剂项下有关的各项规定(通则 0101)。

【含量测定】 照高效液相色谱法(通则 0512)测定。

供试品溶液　取本品 20 片,糖衣片除去包衣后,精密称定,研细,精密称取细粉适量(约相当于雷尼替丁 20mg),置 200ml 量瓶中,加水使盐酸雷尼替丁溶解并稀释至刻度,摇匀,滤过,取续滤液。

对照品溶液、系统适用性溶液、色谱条件与系统适用性要求　见盐酸雷尼替丁含量测定项下。

测定法　精密量取供试品溶液与对照品溶液,分别注入液相色谱仪,记录色谱图。按外标法以峰面积计算,并将结果乘以 0.8961。

【类别】 同盐酸雷尼替丁。

【规格】 按 $C_{13}H_{22}N_4O_3S$ 计　(1)75mg　(2)150mg

【贮藏】 遮光,密封,在干燥处保存。

盐酸雷尼替丁泡腾颗粒

Yansuan Leinitiding Paoteng Keli

Ranitidine Hydrochloride Effervescent Granules

本品含盐酸雷尼替丁按雷尼替丁($C_{13}H_{22}N_4O_3S$)计算,应为标示量的 90.0%～110.0%。

【性状】 本品为淡黄色颗粒,气芳香,味微甜;遇水即呈泡腾状。

【鉴别】 (1)取本品适量(约相当于雷尼替丁 0.2g),置试管中,用小火缓缓加热,产生的气体能使湿润的醋酸铅试纸显黑色。

(2)在含量测定项下记录的色谱图中,供试品溶液主峰的保留时间应与对照品溶液主峰的保留时间一致。

(3)取本品适量,加水振摇,滤过,滤液显氯化物鉴别(1)的反应(通则 0301)。

【检查】 **有关物质**　照高效液相色谱法(通则 0512)测定。

供试品溶液　取本品适量(约相当于雷尼替丁 100mg),置 100ml 量瓶中,加水振摇使盐酸雷尼替丁溶解,用水稀释至刻度,摇匀,滤过,取续滤液。

对照溶液　精密量取供试品溶液 1ml,置 100ml 量瓶中,用水稀释至刻度,摇匀。

定位溶液　取阿司帕坦适量,加水溶解并稀释制成每 1ml 约含 0.37mg 的溶液。

系统适用性溶液、色谱条件、系统适用性要求与测定法　见盐酸雷尼替丁有关物质项下。

限度　供试品溶液色谱图中如有杂质峰,扣除相对保留时间 0.15 之前的辅料峰与阿司帕坦峰,单个杂质峰面积不得大于对照溶液主峰面积(1.0%),各杂质峰面积的和不得大于对照溶液主峰面积的 2 倍(2.0%),小于对照溶液主峰面积 0.05 倍的色谱峰忽略不计。

干燥失重　取本品,以五氧化二磷为干燥剂,在 80℃减压干燥 4 小时,减失重量不得过 2.0%(通则 0831)。

其他　应符合颗粒剂项下有关的各项规定(通则 0104)。

【含量测定】 照高效液相色谱法(通则 0512)测定。

供试品溶液　取本品适量(约相当于雷尼替丁 20mg),精密称定,置 200ml 量瓶中,加水振摇使盐酸雷尼替丁溶解并稀释至刻度,摇匀,滤过,取续滤液。

对照品溶液、系统适用性溶液、色谱条件与系统适用性要求　见盐酸雷尼替丁含量测定项下。

测定法　精密量取供试品溶液与对照品溶液,分别注入液相色谱仪,记录色谱图。按外标法以峰面积计算,并将结果乘以 0.8961。

【类别】 同盐酸雷尼替丁。

【规格】 每袋 1.5g(含 $C_{13}H_{22}N_4O_3S$ 0.15g)

【贮藏】 遮光,密封,在阴凉干燥处保存。

盐酸雷尼替丁注射液

Yansuan Leinitiding Zhusheye

Ranitidine Hydrochloride Injection

本品为盐酸雷尼替丁的灭菌水溶液。含盐酸雷尼替丁按雷尼替丁($C_{13}H_{22}N_4O_3S$)计算，应为标示量的 93.0%～107.0%。

【性状】 本品为无色至淡黄色的澄明液体。

【鉴别】 (1)取本品 2ml，置试管中，在水浴上蒸干，用小火缓缓加热，产生的气体能使湿润的醋酸铅试纸显黑色。

(2)取本品，照盐酸雷尼替丁项下的鉴别(3)、(5)项试验，显相同的结果。

(3) 在含量测定项下记录的图谱中，供试品溶液主峰的保留时间应与对照品溶液主峰的保留时间一致。

【检查】 **pH 值** 应为 6.5～7.5(通则 0631)。

颜色 取本品，与黄色 4 号标准比色液(通则 0901 第一法)比较，不得更深。

有关物质 照高效液相色谱法(通则 0512)测定。

供试品溶液 取本品适量，用水稀释制成每 1ml 约含雷尼替丁 1mg 的溶液。

对照溶液 精密量取供试品溶液 1ml，置 100ml 量瓶中，用水稀释至刻度，摇匀。

系统适用性溶液、色谱条件、系统适用性要求与测定法 见盐酸雷尼替丁有关物质项下。

限度 供试品溶液色谱图中如有杂质峰，单个杂质峰面积不得大于对照溶液主峰面积的 1.5 倍(1.5%)，各杂质峰面积的和不得大于对照溶液主峰面积的 2.5 倍(2.5%)，小于对照溶液主峰面积 0.05 倍的色谱峰忽略不计。

细菌内毒素 取本品，依法检查(通则 1143)，每 1mg 雷尼替丁中含内毒素的量应小于 1.0EU。

无菌 取本品，经薄膜过滤法处理，用 0.1%无菌蛋白胨水溶液冲洗(每膜不少于 100ml)，以金黄色葡萄球菌为阳性对照菌，依法检查(通则 1101)，应符合规定。

其他 应符合注射剂项下有关的各项规定(通则 0102)。

【含量测定】 照高效液相色谱法(通则 0512)测定。

供试品溶液 精密量取本品适量，用水定量稀释制成每 1ml 约含雷尼替丁 0.1mg 的溶液。

对照品溶液、系统适用性溶液、色谱条件与系统适用性要求 见盐酸雷尼替丁含量测定项下。

测定法 精密量取供试品溶液与对照品溶液，分别注入液相色谱仪，记录色谱图。按外标法以峰面积计算，并将结果乘以 0.8961。

【类别】 同盐酸雷尼替丁。

【规格】 按 $C_{13}H_{22}N_4O_3S$ 计 (1)2ml∶50mg (2)5ml∶50mg

【贮藏】 遮光，密闭保存。

盐酸雷尼替丁胶囊

Yansuan Leinitiding Jiaonang

Ranitidine Hydrochloride Capsules

本品含盐酸雷尼替丁按雷尼替丁($C_{13}H_{22}N_4O_3S$)计算，应为标示量的 93.0%～107.0%。

【性状】 本品内容物为类白色至黄色的粉末或颗粒。

【鉴别】 (1)取本品的内容物适量(约相当于雷尼替丁 0.2g)，照盐酸雷尼替丁项下的鉴别(1)项试验，显相同的反应。

(2)在含量测定项下记录的色谱图中，供试品溶液主峰的保留时间应与对照品溶液主峰的保留时间一致。

(3)取本品的内容物适量，加水振摇，滤过，滤液显氯化物鉴别(1)的反应(通则 0301)。

【检查】 **有关物质** 照高效液相色谱法(通则 0512)测定。

供试品溶液 取本品内容物适量(约相当于雷尼替丁 100mg)，置 100ml 量瓶中，加水使盐酸雷尼替丁溶解并稀释至刻度，摇匀，滤过，取续滤液。

对照溶液 精密量取供试品溶液 1ml，置 100ml 量瓶中，用水稀释至刻度，摇匀。

系统适用性溶液、色谱条件、系统适用性要求与测定法 见盐酸雷尼替丁有关物质项下。

限度 供试品溶液色谱图中如有杂质峰，单个杂质峰面积不得大于对照溶液主峰面积(1.0%)，各杂质峰面积的和不得大于对照溶液主峰面积的 2 倍(2.0%)，小于对照溶液主峰面积 0.05 倍的色谱峰忽略不计。

干燥失重 取本品内容物适量，以五氧化二磷为干燥剂，在 60℃减压干燥 4 小时，减失重量不得过 4.0%(通则 0831)。

其他 应符合胶囊剂项下有关的各项规定(通则 0103)。

【含量测定】 照高效液相色谱法(通则 0512)测定。

供试品溶液 取装量差异项下的内容物，混匀，精密称取适量(约相当于雷尼替丁 20mg)，置 200ml 量瓶中，加水溶解并稀释至刻度，摇匀，滤过，取续滤液。

对照品溶液、系统适用性溶液、色谱条件与系统适用性要求 见盐酸雷尼替丁含量测定项下。

测定法 精密量取供试品溶液与对照品溶液，分别注入液相色谱仪，记录色谱图。按外标法以峰面积计算，并将结果乘以 0.8961。

【类别】 同盐酸雷尼替丁。

【规格】 按 $C_{13}H_{22}N_4O_3S$ 计 (1)75mg (2)100mg (3)150mg

【贮藏】 遮光，密封，在干燥处保存。

盐酸溴己新

Yansuan Xiujixin

Bromhexine Hydrochloride

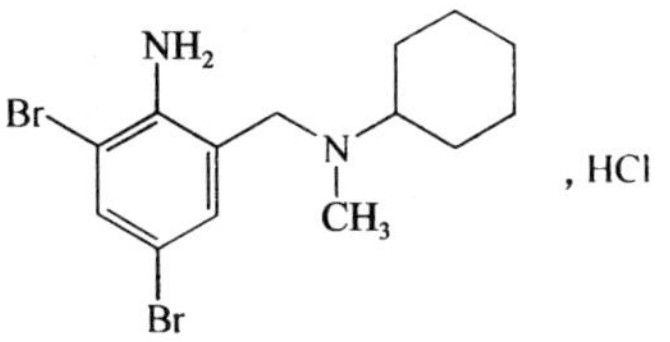

$C_{14}H_{20}Br_2N_2 \cdot HCl$　412.60

本品为 *N*-甲基-*N*-环己基-2-氨基-3,5-二溴苯甲胺盐酸盐。按干燥品计算，含 $C_{14}H_{20}Br_2N_2 \cdot HCl$ 应为 98.0%～102.0%。

【性状】 本品为白色或类白色的结晶性粉末；无臭。

本品在甲醇中略溶，在乙醇中微溶，在水中极微溶解。

吸收系数 取本品适量，精密称定，加乙醇溶解并定量稀释制成每1ml中约含20μg的溶液，照紫外-可见分光光度法（通则0401），在249nm的波长处测定吸光度，吸收系数（$E_{1cm}^{1\%}$）为262～278。

【鉴别】 (1)在含量测定项下记录的色谱图中，供试品溶液主峰的保留时间应与对照品溶液主峰的保留时间一致。

(2)本品的红外光吸收图谱应与对照的图谱（光谱集402图）一致。

(3)取本品约10mg，加乙醇1ml，微热溶解后，溶液显芳香第一胺类的鉴别反应（通则0301）。

(4)取本品10mg，加乙醇2ml，微热溶解后，溶液显氯化物鉴别(1)的反应（通则0301）。

【检查】 **有关物质** 照高效液相色谱法（通则0512）测定。

供试品溶液　取本品适量，精密称定，加甲醇溶解并稀释制成每1ml中约含2.5mg的溶液。

对照溶液　精密量取供试品溶液适量，用甲醇定量稀释制成每1ml中约含5μg的溶液。

系统适用性溶液　取杂质Ⅰ对照品与盐酸溴己新各适量，加甲醇溶解并稀释制成每1ml中分别约含5μg与2.5mg的混合溶液。

色谱条件　用十八烷基硅烷键合硅胶为填充剂；以磷酸盐缓冲液（取磷酸二氢钾1.0g，加900ml水使溶解，用0.5mol/L氢氧化钠溶液调节pH值至7.0，用水稀释至1000ml，摇匀）-乙腈（20：80）为流动相；柱温为40℃；检测波长为245nm；进样体积10μl。

系统适用性要求　系统适用性溶液色谱图中，杂质Ⅰ峰与溴己新峰之间的分离度应大于2.0。

测定法　精密量取供试品溶液与对照溶液，分别注入液相色谱仪，记录色谱图至主成分峰保留时间的2倍。

限度　供试品溶液色谱图中如有与杂质Ⅰ峰保留时间一致的色谱峰，峰面积不得大于对照溶液主峰面积的0.75倍（0.15%），其他单个杂质峰面积不得大于对照溶液主峰面积的0.5倍（0.1%），各杂质峰面积的和不得大于对照溶液主峰面积的1.5倍（0.3%）。

干燥失重 取本品，在105℃干燥至恒重，减失重量不得过0.5%（通则0831）。

炽灼残渣 取本品1.0g，依法检查（通则0841），遗留残渣不得过0.1%。

重金属 取炽灼残渣项下遗留的残渣，依法检查（通则0821第二法），含重金属不得过百万分之十。

【含量测定】 照高效液相色谱法（通则0512）测定。

供试品溶液 取本品适量，精密称定，加甲醇溶解并定量稀释制成每1ml中约含0.5mg的溶液。

对照品溶液 取盐酸溴己新对照品适量，精密称定，加甲醇溶解并定量稀释制成每1ml中约含0.5mg的溶液。

系统适用性溶液、色谱条件与系统适用性要求 见有关物质项下。

测定法 精密量取供试品溶液与对照品溶液，分别注入液相色谱仪，记录色谱图。按外标法以峰面积计算。

【类别】 祛痰药。

【贮藏】 密封保存。

【制剂】 盐酸溴己新片

附：

杂质Ⅰ

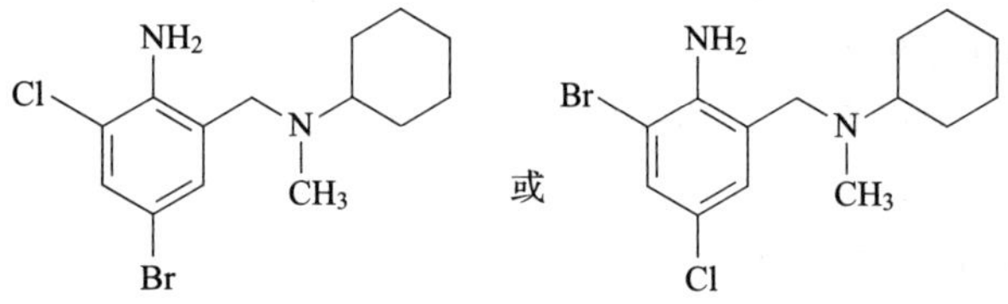

或

$C_{14}H_{20}BrClN_2$　331.70

N-甲基-*N*-环己基-2-氨基-3-氯-5-溴苯甲胺或 *N*-甲基-*N*-环己基-2-氨基-5-氯-3-溴苯甲胺

盐酸溴己新片

Yansuan Xiujixin Pian

Bromhexine Hydrochloride Tablets

本品含盐酸溴己新（$C_{14}H_{20}Br_2N_2 \cdot HCl$）应为标示量的93.0%～107.0%。

【性状】 本品为白色片。

【鉴别】 (1)在含量测定项下记录的色谱图中，供试品溶液主峰的保留时间应与对照品溶液主峰的保留时间一致。

(2)取含量均匀度项下的溶液，照紫外-可见分光光度法

(通则 0401)测定,在 249nm 的波长处有最大吸收。

【检查】 **有关物质**　照高效液相色谱法(通则 0512)测定。

供试品溶液　取本品细粉适量(约相当于盐酸溴己新 50mg),置 20ml 量瓶中,加甲醇适量超声使盐酸溴己新溶解,用甲醇稀释至刻度,摇匀,滤过,取续滤液。

对照溶液　精密量取供试品溶液适量,用甲醇定量稀释制成每 1ml 中约含盐酸溴己新 5μg 的溶液。

系统适用性溶液、色谱条件、系统适用性要求与测定法　见盐酸溴己新有关物质项下。

限度　供试品溶液色谱图中如有与杂质Ⅰ保留时间一致的色谱峰,峰面积不得大于对照溶液主峰面积(0.2%),其他单个杂质峰面积不得大于对照溶液主峰面积的 0.5 倍(0.1%),各杂质峰面积的和不得大于对照溶液主峰面积的 1.5 倍(0.3%)。

含量均匀度　取本品 1 片,置乳钵中,研细,加乙醇适量,研磨,并用乙醇分次定量转移至 50ml 量瓶中,微温使盐酸溴己新溶解,用乙醇稀释至刻度,摇匀,滤过,精密量取续滤液 5ml,置 50ml 量瓶中,用乙醇稀释至刻度,摇匀,照紫外-可见分光光度法(通则 0401),在 249nm 的波长处测定吸光度,按 $C_{14}H_{20}Br_2N_2 \cdot HCl$ 的吸收系数($E_{1cm}^{1\%}$)为 270 计算每片的含量。应符合规定(通则 0941)。

溶出度　照溶出度与释放度测定法(通则 0931 第二法)测定。

溶出条件　以水 900ml 为溶出介质,转速为每分钟 75 转,依法操作,经 45 分钟时取样。

供试品溶液　取溶出液 10ml,滤过,至少弃去初滤液 5ml,取续滤液。

对照品溶液　取盐酸溴己新对照品约 16mg,精密称定,置 100ml 量瓶中,加乙醇 4ml 振摇使溶解,用水稀释至刻度,摇匀,精密量取 1ml,置 20ml 量瓶中,用水稀释至刻度,摇匀。

色谱条件　见含量测定项下。进样体积 50μl。

系统适用性溶液与系统适用性要求　见含量测定项下。

测定法　见含量测定项下。计算每片的溶出量。

限度　标示量的 70%,应符合规定。

其他　应符合片剂项下有关的各项规定(通则 0101)。

【含量测定】 照高效液相色谱法(通则 0512)测定。

供试品溶液　取本品 20 片,精密称定,研细,精密称取适量(约相当于盐酸溴己新 12.5mg),置 25ml 量瓶中,加甲醇适量,超声使盐酸溴己新溶解并用甲醇稀释至刻度,摇匀,滤过,取续滤液。

对照品溶液、系统适用性溶液、色谱条件、系统适用性要求与测定法　见盐酸溴己新含量测定项下。

【类别】 同盐酸溴己新。

【规格】 8mg

【贮藏】 密封保存。

盐酸罂粟碱

Yansuan Yingsujian

Papaverine Hydrochloride

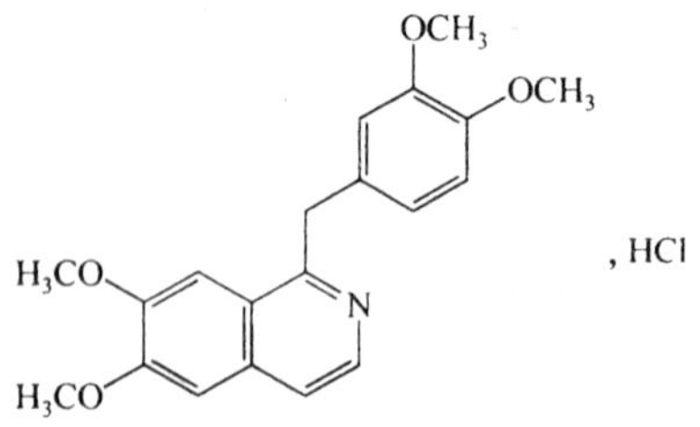

$C_{20}H_{21}NO_4 \cdot HCl$　375.85

本品为 1-[(3,4-二甲氧基苯基)甲基]-6,7-二甲氧基异喹啉盐酸盐。按干燥品计算,含 $C_{20}H_{21}NO_4 \cdot HCl$ 不得少于 99.0%。

【性状】 本品为白色结晶性粉末;无臭。

本品在三氯甲烷中溶解,在水中略溶,在乙醇中微溶,在乙醚中几乎不溶。

【鉴别】 (1)取本品约 0.1g,加水 10ml 溶解后,加热至约 50℃,滴加稍过量的氨试液使成碱性,并不断搅拌使析出沉淀,放置 5 分钟,滤过,沉淀用少量的水洗涤后,在 105℃干燥 1 小时,依法测定(通则 0612),熔点为 146~148℃。

(2)取本品约 10mg,加水 10ml 溶解后,加稀盐酸 3 滴与铁氰化钾试液 5 滴,即生成浅黄色沉淀(与其他阿片生物碱的区别)。

(3)取本品 5mg,加甲醛硫酸试液 1ml,溶液应无色或显淡黄色,渐渐变成深玫瑰红色,最后变成紫色(吗啡或吗啡的酯化物立即显紫色或紫堇色)。

(4)本品的红外光吸收图谱应与对照的图谱(光谱集 405 图)一致。

(5)本品的水溶液显氯化物鉴别(1)的反应(通则 0301)。

【检查】 **酸度**　取本品 0.20g,加水 10ml 使溶解,依法测定(通则 0631),pH 值应为 3.0~4.0。

溶液的颜色　取本品 0.20g,加新沸并放冷的水 10ml 溶解后,与橙黄色 2 号标准比色液(通则 0901 第一法)比较,不得更深。

有关物质　照高效液相色谱法(通则 0512)测定。

供试品溶液　取本品,加流动相溶解并稀释制成每 1ml 中约含 1mg 的溶液。

对照溶液　精密量取供试品溶液 1ml,置 100ml 量瓶中,用流动相稀释至刻度,摇匀。

色谱条件　用十八烷基硅烷键合硅胶为填充剂;以含 0.005mol/L 庚烷磺酸钠的 0.01mol/L 磷酸二氢钾溶液(用磷酸调节 pH 值至 3.0)-甲醇(50 : 50)为流动相;检测波长为 250nm;进样体积 20μl。

系统适用性要求　罂粟碱峰与相邻杂质峰之间的分离度

应符合要求，理论板数按罂粟碱峰计算不低于 2000。

测定法　精密量取供试品溶液与对照溶液，分别注入液相色谱仪，记录色谱图至主成分峰保留时间的 3 倍。

限度　供试品溶液色谱图中如有杂质峰，各杂质峰面积的和不得大于对照溶液主峰面积(1.0%)。

易炭化物　取本品 50mg，加硫酸 2ml 溶解后，如显色，与同体积的对照液[取高锰酸钾滴定液(0.02mol/L)2ml 加水至 1000ml]比较，不得更深。

干燥失重　取本品，在 105℃干燥至恒重，减失重量不得过 1.0%(通则 0831)。

炽灼残渣　不得过 0.1%(通则 0841)。

【含量测定】　取本品约 0.3g，精密称定，加冰醋酸 30ml 与醋酐 20ml 使溶解后，照电位滴定法(通则 0701)，用高氯酸滴定液(0.1mol/L)滴定，并将滴定结果用空白试验校正。每 1ml 高氯酸滴定液(0.1mol/L)相当于 37.58mg 的 $C_{20}H_{21}NO_4 \cdot HCl$。

【类别】　血管扩张药。

【贮藏】　遮光，密封保存。

【制剂】　(1)盐酸罂粟碱片　(2)盐酸罂粟碱注射液

盐酸罂粟碱片

Yansuan Yingsujian Pian

Papaverine Hydrochloride Tablets

本品含盐酸罂粟碱($C_{20}H_{21}NO_4 \cdot HCl$)应为标示量的 93.0%～107.0%。

【性状】　本品为白色片。

【鉴别】　取本品细粉适量(约相当于盐酸罂粟碱 60mg)，加水 10ml，振摇使盐酸罂粟碱溶解，滤过，滤液照盐酸罂粟碱项下的鉴别(2)、(3)、(5)项试验，显相同的反应。

【检查】　含量均匀度　取本品 1 片，置乳钵中研细，加水适量研磨，用水 50ml 分次转移至 250ml 量瓶中，加盐酸 3ml，振摇 15 分钟后，用水稀释至刻度，摇匀，滤过，精密量取续滤液 1ml，置 50ml 量瓶中，用水稀释至刻度，摇匀。照紫外-可见分光光度法(通则 0401)，在 250nm 的波长处测定吸光度，按 $C_{20}H_{21}NO_4 \cdot HCl$ 的吸收系数($E_{1cm}^{1\%}$)为 1830 计，依法计算含量，应符合规定(通则 0941)。

溶出度　照溶出度与释放度测定法(通则 0931 第一法)测定。

溶出条件　以水 900ml 为溶出介质，转速为每分钟 100 转，依法操作，经 30 分钟时取样。

测定法　取溶出液适量，滤过，精密量取续滤液适量，用 0.1mol/L 盐酸溶液定量稀释制成每 1ml 中含盐酸罂粟碱 2.4μg 的溶液。照紫外-可见分光光度法(通则 0401)，在 250nm 的波长处测定吸光度，按 $C_{20}H_{21}NO_4 \cdot HCl$ 的吸收系数($E_{1cm}^{1\%}$)为 1830 计算每片的溶出量。

限度　标示量的 75%，应符合规定。

其他　应符合片剂项下有关的各项规定(通则 0101)。

【含量测定】　取本品 20 片，精密称定，研细，精密称取适量(约相当于盐酸罂粟碱 0.12g)，置分液漏斗中，加水 20ml，摇匀，加氨试液 7.5ml，用三氯甲烷振摇提取 6 次(30ml、15ml、10ml、10ml、10ml、10ml)，每次得到的三氯甲烷液，均用同一份水 10ml 洗涤后，用经三氯甲烷润湿的脱脂棉滤过，滤器再用三氯甲烷洗涤 2 次，每次 10ml，合并三氯甲烷液，置水浴上蒸干，加无水乙醇 5ml，蒸干，再加无水乙醇 5ml，蒸干至无乙醇臭，在 105℃干燥半小时，加冰醋酸 10ml，振摇使溶解，加结晶紫指示液 1 滴，用高氯酸滴定液(0.05mol/L)滴定至溶液显绿色，并将滴定结果用空白试验校正。每 1ml 高氯酸滴定液(0.05mol/L)相当于 18.79mg 的 $C_{20}H_{21}NO_4 \cdot HCl$。

【类别】　同盐酸罂粟碱。

【规格】　30mg

【贮藏】　遮光，密封保存。

盐酸罂粟碱注射液

Yansuan Yingsujian Zhusheye

Papaverine Hydrochloride Injection

本品为盐酸罂粟碱的灭菌水溶液。含盐酸罂粟碱($C_{20}H_{21}NO_4 \cdot HCl$)应为标示量的 95.0%～105.0%。

【性状】　本品为无色至淡黄色的澄明液体。

【鉴别】　(1)取本品 5ml 置水浴上蒸干，残渣照盐酸罂粟碱项下的鉴别(2)项试验，显相同的结果。

(2)在含量测定项下记录的色谱图中，供试品溶液主峰的保留时间应与对照品溶液主峰的保留时间一致。

(3)本品显氯化物鉴别(1)的反应(通则 0301)。

【检查】　pH 值　应为 2.5～4.0(通则 0631)。

颜色　取本品，与黄色 5 号标准比色液(通则 0901 第一法)比较，不得更深。

有关物质　照高效液相色谱法(通则 0512)测定。

供试品溶液　取本品，用流动相稀释制成每 1ml 中约含 1mg 的溶液。

对照溶液　精密量取供试品溶液 1ml，置 100ml 量瓶中，用流动相稀释至刻度，摇匀。

色谱条件、系统适用性要求与测定法　见盐酸罂粟碱有关物质项下。

限度　供试品溶液色谱图中如有杂质峰，除相对保留时间为 0.3 以前的辅料峰外，各杂质峰面积的和不得大于对照溶液主峰面积(1.0%)。

细菌内毒素　取本品，依法检查(通则 1143)，每 1mg 盐酸罂粟碱中含内毒素的量应小于 2.5EU。

无菌　取本品，经薄膜过滤法处理，用 pH 7.0 无菌氯化钠-蛋白胨缓冲液冲洗(每膜不少于 100ml),以金黄色葡萄球菌为阳性对照菌,依法检查(通则 1101),应符合规定。

其他 应符合注射剂项下有关的各项规定(通则 0102)。

【含量测定】 照高效液相色谱法(通则 0512)测定。

供试品溶液 精密量取本品适量,用流动相定量稀释制成每 1ml 中约含盐酸罂粟碱 60μg 的溶液。

对照品溶液 取盐酸罂粟碱对照品适量,精密称定,加流动相溶解并定量稀释制成每 1ml 中约含 60μg 的溶液。

色谱条件与系统适用性要求 见有关物质项下。

测定法 精密量取供试品溶液与对照品溶液,分别注入液相色谱仪,记录色谱图。按外标法以峰面积计算。

【类别】 同盐酸罂粟碱。

【规格】 1ml : 30mg

【贮藏】 遮光,密闭保存。

盐酸精氨酸

Yansuan Jing'ansuan

Arginine Hydrochloride

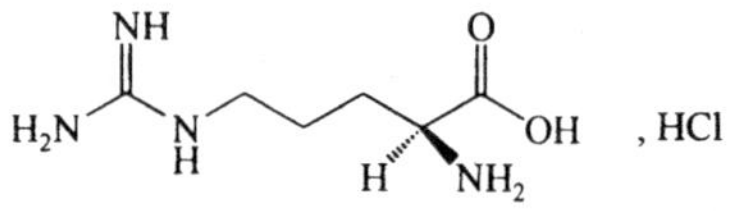

$C_6H_{14}N_4O_2 \cdot HCl$ 210.66

本品为 L-2-氨基-5-胍基戊酸盐酸盐。按干燥品计算,含 $C_6H_{14}N_4O_2 \cdot HCl$ 应不少于 98.5%。

【性状】 本品为白色或类白色结晶性粉末。

本品在水中易溶,在乙醇中极微溶解。

比旋度 取本品,精密称定,加 6mol/L 盐酸溶液溶解并定量稀释制成每 1ml 中约含 80mg 的溶液,依法测定(通则 0621),比旋度为+21.5°至+23.5°。

【鉴别】 (1)取本品与盐酸精氨酸对照品各适量,分别加水溶解并稀释制成每 1ml 中约含 0.4mg 的溶液,作为供试品溶液与对照品溶液。照其他氨基酸项下的方法试验。供试品溶液所显主斑点的位置和颜色应与对照品溶液的主斑点相同。

(2)本品的红外光吸收图谱应与对照的图谱(光谱集 406 图)一致。

【检查】 **溶液的透光率** 取本品 1.0g,加水 10ml 溶解后,照紫外-可见分光光度法(通则 0401),在 430nm 的波长处测定透光率,不得低于 98.0%。

硫酸盐 取本品 0.50g,依法检查(通则 0802),与标准硫酸钾溶液 1.0ml 制成的对照液比较,不得更浓(0.02%)。

磷酸盐 取本品 0.40g,置坩埚中,加硝酸镁 0.3g 与水 5ml,置水浴上蒸发至干,用小火灼烧至完全灰化,加水 5ml 与硫酸溶液(1→4)3ml,缓缓加热 5 分钟,加热水 10ml,滤过,滤液置比色管中,滤渣用热水适量洗涤,洗液并入滤液中并使总液量达 25ml,加钼酸铵溶液[取钼酸铵 0.5g,加硫酸溶液(3→100)10ml 使溶解]与磷试液各 1ml,在 60℃加热 10 分钟,如显蓝色,与标准磷酸盐溶液(精密称取磷酸二氢钾 0.143g,置 1000ml 量瓶中,加水适量使溶解并稀释至刻度)0.8ml 用同一方法制成的对照液比较,不得更深(0.02%)。

铵盐 取本品 0.10g,依法检查(通则 0808),与标准氯化铵溶液 2.0ml 制成的对照液比较,不得更深(0.02%)。

蛋白质 取本品 1.0g,加水 10ml 溶解后,加 20%三氯醋酸溶液 5 滴,不得生成沉淀。

其他氨基酸 照薄层色谱法(通则 0502)试验。

供试品溶液 取本品适量,加水溶解并稀释制成每 1ml 中约含 10mg 的溶液。

对照溶液 精密量取供试品溶液 1ml,置 500ml 量瓶中,用水稀释至刻度,摇匀。

系统适用性溶液 取精氨酸对照品与盐酸赖氨酸对照品各适量,置同一量瓶中,加水溶解并稀释制成每 1ml 中各约含 0.4mg 的溶液。

色谱条件 采用硅胶 G 薄层板,以正丙醇-浓氨溶液(2 : 1)为展开剂。

测定法 吸取上述三种溶液各 5μl,分别点于同一薄层板上,展开,晾干,喷以茚三酮的丙酮溶液(1→50),在 105℃加热至斑点出现,立即检视。

系统适用性要求 对照溶液应显一个清晰的斑点,系统适用性溶液应显两个完全分离的斑点。

限度 供试品溶液如显杂质斑点,不得多于 1 个,且颜色与对照溶液的主斑点比较,不得更深(0.2%)。

干燥失重 取本品,在 105℃干燥 3 小时,减失重量不得过 0.2%(通则 0831)。

炽灼残渣 不得过 0.1%(通则 0841)。

铁盐 取本品 2.0g,依法检查(通则 0807),与标准铁溶液 2.0ml 制成的对照液比较,不得更深(0.001%)。

重金属 取本品 2.0g,加水 23ml 与醋酸盐缓冲液(pH 3.5)2ml 溶解后,依法检查(通则 0821 第一法),含重金属不得过百万分之十。

砷盐 取本品 2.0g,加水 23ml 溶解后,加盐酸 5ml,依法检查(通则 0822 第一法),应符合规定(0.0001%)。

热原 取本品,加灭菌注射用水溶解并稀释制成每 1ml 中含 50mg 的溶液,依法检查(通则 1142),剂量按家兔体重每 1kg 注射 10ml,应符合规定。(供注射用)

含氯量 取本品约 0.35g,精密称定,加水 20ml 溶解后,加稀醋酸 2ml 与溴酚蓝指示液 8~10 滴,用硝酸银滴定液(0.1mol/L)滴定至显蓝紫色。每 1ml 硝酸银滴定液(0.1mol/L)相当于 3.545mg 的 Cl。按干燥品计算,含氯量应为 16.5%~17.1%。

【含量测定】 取本品约 0.1g,精密称定,加无水甲酸 3ml 使溶解,加冰醋酸 50ml 与醋酸汞试液 6ml,照电位滴定法(通则 0701),用高氯酸滴定液(0.1mol/L)滴定,并将滴定的结果用空白试验校正。每 1ml 高氯酸滴定液(0.1mol/L)相当于 10.53mg 的 $C_6H_{14}N_4O_2 \cdot HCl$。

【类别】 氨基酸类药。

【贮藏】 密封保存。

【制剂】 (1)盐酸精氨酸片　(2)盐酸精氨酸注射液

盐酸精氨酸片

Yansuan Jing'ansuan Pian

Arginine Hydrochloride Tablets

本品含盐酸精氨酸($C_6H_{14}N_4O_2 \cdot HCl$)应为标示量的 90.0%～110.0%。

【性状】 本品为白色或类白色片。

【鉴别】 (1)取本品的细粉适量(约相当于盐酸精氨酸 0.25g),加水 5ml,搅拌使盐酸精氨酸溶解,滤过,取滤液 1ml,加 α-萘酚溶液(取 α-萘酚 0.5g,加 10%氢氧化钠溶液 10ml,使溶解)与次溴酸钠溶液(取溴 0.2ml,加 5%氢氧化钠溶液 20ml,使溶解)各 0.5ml,即显红色。

(2)取鉴别(1)项下的滤液适量,用水稀释制成每 1ml 中约含盐酸精氨酸 0.4mg 的溶液,作为供试品溶液。照盐酸精氨酸项下的鉴别(1)试验,应显相同的结果。

(3)在含量测定项下记录的色谱图中,供试品溶液主峰的保留时间应与对照品溶液主峰的保留时间一致。

(4)取鉴别(1)项下的滤液试验,应显氯化物的鉴别反应(通则 0301)。

以上(2)、(3)两项可选做一项。

【检查】 应符合片剂项下有关的各项规定(通则 0101)。

【含量测定】 采用适宜的氨基酸分析方法或照高效液相色谱法(通则 0512)测定。

内标溶液 取丙氨酸适量,加水溶解并稀释制成每 1ml 中含 0.5mg 的溶液,摇匀。

供试品溶液 取本品 20 片,精密称定,研细,精密称取适量(约相当于盐酸精氨酸 100mg),置 100ml 量瓶中,加水溶解并稀释至刻度,摇匀,滤过,精密量取续滤液与内标溶液各 1ml,置同一 10ml 量瓶中,加 0.5mol/L 的碳酸氢钠溶液(pH 9.0)1ml 与 1% 2,4-二硝基氟苯乙腈溶液 150μl,摇匀,避光置水浴(60℃±2℃)中加热 60 分钟,取出,放冷,用磷酸盐缓冲液(pH 7.0)稀释至刻度,摇匀。

对照品溶液 取精氨酸对照品适量,精密称定,加水溶解并定量稀释制成每 1ml 中含 0.8mg 的溶液;精密量取 1ml 与内标溶液 1ml,照供试品溶液项下自"置同一 10ml 量瓶中"起操作。

色谱条件 用十八烷基硅烷键合硅胶为填充剂;以 0.05mol/L 的醋酸盐缓冲液(pH 6.4)-50%乙腈溶液(65∶35)为流动相;检测波长为 362nm;进样体积 10μl。

系统适用性要求 理论板数按精氨酸峰计算不低于 3000,精氨酸峰与内标峰之间的分离度应符合要求。

测定法 精密量取供试品溶液与对照品溶液,分别注入液相色谱仪,记录色谱图。按内标法以峰面积计算,并将结果与 1.209 相乘即得供试品中盐酸精氨酸($C_6H_{14}N_4O_2 \cdot HCl$)的含量。

【类别】 同盐酸精氨酸。

【规格】 0.25g

【贮藏】 密封,在干燥处保存。

盐酸精氨酸注射液

Yansuan Jing'ansuan Zhusheye

Arginine Hydrochloride Injection

本品为盐酸精氨酸的灭菌水溶液。含盐酸精氨酸($C_6H_{14}N_4O_2 \cdot HCl$)应为标示量的 95.0%～105.0%。

【性状】 本品为无色澄明液体。

【鉴别】 (1)取本品,加茚三酮约 2mg,加热,溶液显蓝紫色。

(2)取本品适量,用水稀释制成每 1ml 中约含盐酸精氨酸 0.4mg 的溶液,作为供试品溶液。照盐酸精氨酸项下的鉴别(1)试验,应显相同的结果。

【检查】 **pH 值** 应为 3.0～5.0(通则 0631)。

热原 取本品,依法检查(通则 1142),剂量按家兔体重每 1kg 缓慢注射 5ml,应符合规定。

其他 应符合注射剂项下有关的各项规定(通则 0102)。

【含量测定】 精密量取本品 10ml,置 100ml 量瓶中,用盐酸溶液(6→10)稀释至刻度,摇匀,依法测定旋光度(通则 0621),与 4.444 相乘即得供试品中含盐酸精氨酸($C_6H_{14}N_4O_2 \cdot HCl$)的重量(g)。

【类别】 同盐酸精氨酸。

【规格】 20ml∶5g

【贮藏】 密闭保存。

盐酸赛庚啶

Yansuan Saigengding

Cyproheptadine Hydrochloride

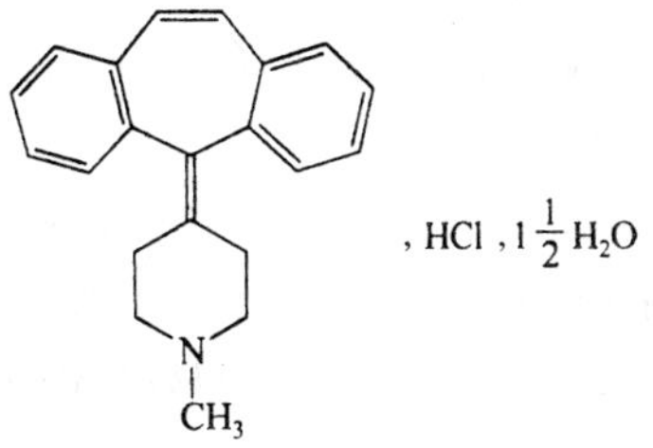

$C_{21}H_{21}N \cdot HCl \cdot 1\frac{1}{2}H_2O$　350.89

本品为 1-甲基-4-(5*H*-二苯并[*a*,*d*]环庚三烯-5-亚基)哌啶盐酸盐倍半水合物。按无水物计算，含 $C_{21}H_{21}N \cdot HCl$ 不得少于 98.5%。

【性状】 本品为白色至微黄色的结晶性粉末；几乎无臭。

本品在甲醇中易溶，在三氯甲烷中溶解，在乙醇中略溶，在水中微溶，在乙醚中几乎不溶。

【鉴别】 (1)取本品适量，加无水乙醇溶解并稀释制成每 1ml 中约含 16μg 的溶液，照紫外-可见分光光度法(通则 0401)测定，在 286nm 的波长处有最大吸收，在 264nm 的波长处有最小吸收；286nm 波长处的吸光度与 264nm 波长处的吸光度的比值应为 1.6～1.8。

(2)本品的红外光吸收图谱应与对照的图谱(光谱集 404 图)一致。

(3)本品的饱和水溶液显氯化物鉴别(1)的反应(通则 0301)。

【检查】 **酸度** 取本品 1.00g，加水 25ml，振摇，加甲基红指示液 1 滴，用氢氧化钠滴定液(0.1mol/L)滴定至溶液显黄色，消耗氢氧化钠滴定液(0.1mol/L)不得过 0.15ml。

有关物质 照高效液相色谱法(通则 0512)测定。

供试品溶液　取本品适量，加流动相 A 溶解并稀释制成每 1ml 中约含 2mg 的溶液。

对照溶液　精密量取供试品溶液 1ml，置 100ml 量瓶中，用流动相 A 稀释至刻度，摇匀，精密量取 1ml，置 10ml 量瓶中，用流动相 A 稀释至刻度，摇匀。

系统适用性溶液　取杂质Ⅰ对照品约 2mg，置 100ml 量瓶中，加流动相 A 适量使溶解，加供试品溶液 1ml，用流动相 A 稀释至刻度，摇匀。

色谱条件　用辛基硅烷键合硅胶为填充剂；以磷酸二氢钾缓冲液(取磷酸二氢钾 6.12g，加水 900ml 使溶解，用磷酸调节 pH 值至 4.5，用水稀释至 1000ml)-乙腈(6：4)作为流动相 A，以磷酸二氢钾缓冲液-乙腈(4：6)作为流动相 B，按下表进行梯度洗脱；检测波长为 230nm；进样体积 10μl。

时间(分钟)	流动相 A(%)	流动相 B(%)
0	100	0
10	100	0
10.1	0	100
35	0	100

系统适用性要求　系统适用性溶液色谱图中，杂质Ⅰ峰与赛庚啶峰之间的分离度应大于 7.0。

测定法　精密量取供试品溶液与对照溶液，分别注入液相色谱仪，记录色谱图。

限度　供试品溶液色谱图中如有杂质峰，单个杂质峰面积不得大于对照溶液主峰面积的 1.5 倍(0.15%)，各杂质峰面积的和不得大于对照溶液主峰面积的 5 倍(0.5%)，小于对照溶液主峰面积 0.5 倍的峰忽略不计。

水分 取本品，照水分测定法(通则 0832 第一法 1)测定，含水分应为 7.0%～9.0%。

炽灼残渣 取本品 1.0g，依法检查(通则 0841)，遗留残渣不得过 0.1%。

重金属 取炽灼残渣项下遗留的残渣，依法检查(通则 0821 第二法)，含重金属不得过百万分之二十。

【含量测定】 取本品约 0.3g，精密称定，加无水甲酸 10ml 与醋酐 40ml，照电位滴定法(通则 0701)，用高氯酸滴定液(0.1mol/L)滴定，并将滴定的结果用空白试验校正。每 1ml 高氯酸滴定液(0.1mol/L)相当于 32.39mg 的 $C_{21}H_{21}N \cdot HCl$。

【类别】 抗组胺药。

【贮藏】 遮光，密封保存。

【制剂】 盐酸赛庚啶片

附：

杂质Ⅰ

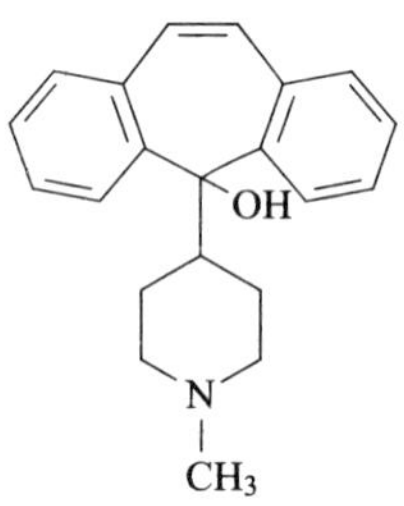

OH

N

CH₃

$C_{21}H_{23}NO$　305.41

1-甲基-4-(5*H*-二苯并[*a*,*d*]环庚三烯-5-羟基)哌啶

盐酸赛庚啶片

Yansuan Saigengding Pian

Cyproheptadine Hydrochloride Tablets

本品含无水盐酸赛庚啶($C_{21}H_{21}N \cdot HCl$)应为标示量的 93.0%～107.0%。

【性状】 本品为白色片。

【鉴别】 (1)取含量测定项下的供试品溶液，照盐酸赛庚啶项下的鉴别(1)项试验，显相同的结果。

(2)取本品细粉适量(约相当于无水盐酸赛庚啶 20mg)，置分液漏斗中，加水 10ml 和 0.1mol/L 氢氧化钠溶液 2.5ml，振摇使盐酸赛庚啶溶解，加二氯甲烷 10ml 振摇提取，静置使分层，二氯甲烷层经铺有脱脂棉与无水硫酸钠的滤器滤过，滤液蒸发至干，取残渣，依法测定(通则 0402)。本品的红外光吸收图谱应与盐酸赛庚啶对照品同法制备的图谱一致。

(3)取本品的细粉适量(约相当于无水盐酸赛庚啶 20mg)，加水 7ml，振摇使盐酸赛庚啶溶解，滤过，滤液显氯化物鉴别(1)的反应(通则 0301)。

【检查】 **含量均匀度** 取本品 1 片，置 100ml 量瓶中，加盐酸溶液(9→50)2.0ml，振摇使崩解后，照含量测定项下的方法，自

“加无水乙醇约 50ml”起，依法测定含量，应符合规定（通则 0941）。

溶出度　照溶出度与释放度测定法（通则 0931 第二法）测定。

溶出条件　以 0.1mol/L 盐酸溶液 900ml 为溶出介质，转速为每分钟 50 转，依法操作，经 30 分钟时取样。

供试品溶液　取溶出液适量，滤过，取续滤液。

对照品溶液　取盐酸赛庚啶对照品约 11mg，精密称定，置 100ml 量瓶中，加乙醇适量，振摇使溶解，用乙醇稀释至刻度，摇匀，精密量取 2ml，置 100ml 量瓶中，用 0.1mol/L 盐酸溶液稀释至刻度，摇匀。

色谱条件　用辛基硅烷键合硅胶为填充剂；以磷酸二氢钾缓冲液（取磷酸二氢钾 6.12g，加水 900ml 使溶解，用磷酸调节 pH 值至 4.5，用水稀释至 1000ml）-乙腈（60：40）为流动相；检测波长为 285nm；进样体积 25μl。

系统适用性要求　理论板数按赛庚啶峰计算不低于 2000，拖尾因子不得过 2.5。

测定法　精密量取供试品溶液与对照品溶液，照高效液相色谱法（通则 0512）测定，分别注入液相色谱仪，记录色谱图。按外标法以峰面积计算每片的溶出量。

限度　标示量的 80%，应符合规定。

其他　应符合片剂项下有关的各项规定（通则 0101）。

【含量测定】　照紫外-可见分光光度法（通则 0401）。

供试品溶液　取本品 20 片，精密称定，研细，精密称取适量（约相当于无水盐酸赛庚啶 1.5mg），置 100ml 量瓶中，加盐酸溶液（9→50）2.0ml，振摇 2～3 分钟，加无水乙醇约 50ml，振摇 10 分钟，使盐酸赛庚啶溶解，用无水乙醇稀释至刻度，摇匀，离心，取上清液。

测定法　取供试品溶液，在 286nm 的波长处测定吸光度，按 $C_{21}H_{21}N \cdot HCl$ 的吸收系数（$E_{1cm}^{1\%}$）为 353 计算。

【类别】　同盐酸赛庚啶。

【规格】　2mg（按 $C_{21}H_{21}N \cdot HCl$ 计）

【贮藏】　遮光，密封保存。

盐酸赛洛唑啉

Yansuan Sailuozuolin

Xylometazoline Hydrochloride

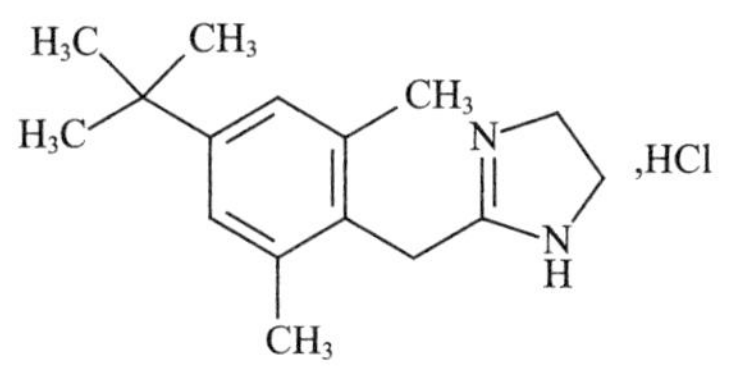

$C_{16}H_{24}N_2 \cdot HCl$　280.84

本品为 2-(4-叔丁基-2,6-二甲苄基)-2-咪唑啉盐酸盐。按干燥品计算，含 $C_{16}H_{24}N_2 \cdot HCl$ 不得少于 99.0%。

【性状】　本品为白色或类白色结晶性粉末；无臭。

本品在乙醇中易溶，在水或三氯甲烷中溶解，在乙醚中几乎不溶。

【鉴别】　（1）取本品约 3mg，加水 3ml 溶解后，加亚硝基铁氰化钠试液 1ml 与氢氧化钠试液 0.5ml，放置 10 分钟，加碳酸氢钠试液 4ml，振摇后应显紫色。

（2）本品的红外光吸收图谱应与对照的图谱（光谱集 657）一致。

（3）本品的水溶液显氯化物鉴别（1）的反应（通则 0301）。

【检查】　**酸度**　取本品 0.50g，加水 10ml，振摇使溶解，依法测定（通则 0631），pH 值应为 5.0～6.6。

有关物质　照高效液相色谱法（通则 0512）测定。

供试品溶液　取本品，加流动相溶解并稀释制成每 1ml 中约含 0.5mg 的溶液。

对照溶液　精密量取供试品溶液适量，用流动相定量稀释制成每 1ml 中含 1μg 的溶液。

系统适用性溶液　取盐酸赛洛唑啉约 12.5mg，加 1mol/L 氢氧化钠溶液 10ml，摇匀，水浴加热约 5 分钟使产生杂质Ⅰ，放冷，加 1mol/L 盐酸溶液 10ml 中和后，用水稀释至 25ml，摇匀。

灵敏度溶液　精密量取对照溶液适量，用流动相定量稀释制成每 1ml 中含 0.25μg 的溶液。

色谱条件　用十八烷基硅烷键合硅胶为填充剂；以 0.1% 三乙胺（用冰醋酸调节 pH 值至 5.0）-乙腈（45：55）为流动相；检测波长为 220nm；进样体积 10μl。

系统适用性要求　系统适用性溶液色谱图中，杂质Ⅰ峰（相对保留时间约为 0.8）与赛洛唑啉峰的分离度应大于 2.5。灵敏度溶液色谱图中，赛洛唑啉峰高的信噪比不小于 10。

测定法　精密量取供试品溶液与对照溶液，分别注入液相色谱仪，记录色谱图至主成分峰保留时间的 3 倍。

限度　供试品溶液色谱图中如有杂质峰，杂质Ⅰ峰面积乘以校正因子 1.55 不得大于对照溶液的主峰面积（0.2%），其他单个杂质峰面积不得大于对照溶液的主峰面积（0.2%），其他杂质峰面积的和不得大于对照溶液主峰面积的 2.5 倍（0.5%），小于灵敏度溶液主峰面积的色谱峰忽略不计（0.05%）。

干燥失重　取本品，在 105℃ 干燥至恒重，减失重量不得过 0.5%（通则 0831）。

炽灼残渣　不得过 0.1%（通则 0841）。

【含量测定】　取本品约 0.22g，精密称定，加无水冰醋酸 60ml 溶解后，加醋酐 5ml，照电位滴定法（通则 0701），以硝酸钾的饱和无水甲醇溶液为盐桥溶液，用高氯酸滴定液（0.1mol/L）滴定，并将滴定的结果用空白试验校正。每 1ml 高氯酸滴定液（0.1mol/L）相当于 28.08mg 的 $C_{16}H_{24}N_2 \cdot HCl$。

【类别】　血管收缩药。

【贮藏】　遮光，密封保存。

【制剂】　盐酸赛洛唑啉滴鼻液

附：

杂质Ⅰ

$C_{16}H_{26}N_2O$　262.39

N-(2-氨乙基)-2-[4-(1,1-二甲基乙基)-2,6-二甲基苯基]乙酰胺

盐酸赛洛唑啉滴鼻液

Yansuan Sailuozuolin Dibiye

Xylometazoline Hydrochloride Nasal Drops

本品含盐酸赛洛唑啉($C_{16}H_{24}N_2 \cdot HCl$)应为标示量的 90.0%～110.0%。

【性状】 本品为无色的澄清液体。

【鉴别】 (1)取本品适量(约相当于盐酸赛洛唑啉 3mg),加亚硝基铁氰化钠试液 1ml 与氢氧化钠试液 0.5ml,放置 10 分钟,加碳酸氢钠试液 4ml,振摇后应显紫色。

(2)在含量测定项下记录的色谱图中,供试品溶液主峰的保留时间应与对照品溶液主峰的保留时间一致。

【检查】 **pH 值**　应为 5.6～6.6(通则 0631)。

杂质Ⅰ　照高效液相色谱法(通则 0512)测定。

供试品溶液　取本品适量,必要时用水稀释制成每 1ml 中含盐酸赛洛唑啉 0.5mg 的溶液。

对照溶液　精密量取供试品溶液 1ml,置 100ml 量瓶中,用水稀释至刻度,摇匀。

系统适用性溶液、色谱条件、系统适用性要求与测定法　见盐酸赛洛唑啉有关物质项下。

限度　供试品溶液色谱图中如有杂质Ⅰ的色谱峰,其峰面积乘以校正因子 1.55 不得大于对照溶液主峰面积的 1.5 倍(1.5%)。

其他　应符合鼻用制剂项下有关的各项规定(通则 0106)。

【含量测定】 照高效液相色谱法(通则 0512)测定。

供试品溶液　精密量取本品适量,用水定量稀释制成每 1ml 中约含盐酸赛洛唑啉 50μg 的溶液。

对照品溶液　取盐酸赛洛唑啉对照品适量,精密称定,加水溶解并定量稀释制成每 1ml 中约含 50μg 的溶液。

系统适用性溶液、色谱条件与系统适用性要求　见杂质Ⅰ项下。

测定法　精密量取供试品溶液与对照品溶液,分别注入液相色谱仪,记录色谱图。按外标法以峰面积计算。

【类别】 同盐酸赛洛唑啉。

【规格】 (1)5ml : 2.5mg　(2)5ml : 5mg　(3)10ml : 5mg　(4)10ml : 10mg

【贮藏】 密封保存。

盐酸噻氯匹定

Yansuan Sailüpiding

Ticlopidine Hydrochloride

$C_{14}H_{14}ClNS \cdot HCl$　300.25

本品为 5-[(2-氯苯基)甲基]-4,5,6,7-四氢噻吩并[3,2-*c*]吡啶盐酸盐。按干燥品计算,含 $C_{14}H_{14}ClNS \cdot HCl$ 应为 98.0%～102.0%。

【性状】 本品为白色或类白色结晶性粉末;无臭,味微咸。

本品在甲醇或三氯甲烷中溶解,在水中略溶,在丙酮中极微溶解;在冰醋酸中易溶。

【鉴别】 (1)取本品约 1mg,加入甲醛硫酸试液 1ml 中,液面即显紫红色。

(2)取本品,加水溶解并稀释制成每 1ml 中约含 0.4mg 的溶液,照紫外-可见分光光度法(通则 0401)测定,在 267nm 与 276nm 的波长处有最大吸收。

(3)本品的红外光吸收图谱应与对照的图谱(光谱集 640 图)一致。

(4)本品显氯化物的鉴别反应(通则 0301)。

【检查】 **酸度**　取本品 0.10g,加水 10ml 溶解后,依法测定(通则 0631),pH 值应为 3.0～4.5。

酸性溶液的澄清度　取本品 0.50g,加盐酸溶液(1→100)20ml 溶解后,溶液应澄清;如显浑浊,与 1 号浊度标准液(通则 0902 第一法)比较,不得更浓。

有关物质　照高效液相色谱法(通则 0512)测定。

供试品溶液　取本品,加流动相溶解并稀释制成每 1ml 中约含 0.3mg 的溶液。

对照溶液　精密量取供试品溶液适量,用流动相定量稀释制成每 1ml 中含 3μg 的溶液。

色谱条件　用十八烷基硅烷键合硅胶为填充剂;以 0.022%的戊烷磺酸钠溶液(用磷酸调节 pH 值至 3.5)-磷酸盐缓冲液(取磷酸二氢钾 6.8g,加 900ml 水溶解,用磷酸调节 pH 值至 3.0,再加水稀释至 1000ml,摇匀)-甲醇-乙腈(26 : 55 : 23 : 15)为流动相;检测波长为 220nm;进样体积 20μl。

系统适用性要求　理论板数按噻氯匹定峰计算不低于 3000。

测定法　精密量取供试品溶液与对照溶液,分别注入液相色谱仪,记录色谱图至主成分峰保留时间的 2 倍。

限度　供试品溶液色谱图中如有杂质峰，各杂质峰面积的和不得大于对照溶液主峰面积(1.0%)。

残留溶剂　照残留溶剂测定法(通则 0861 第三法)测定。

供试品溶液　取本品，精密称定，加二甲基亚砜溶解并定量稀释制成每 1ml 中约含 40mg 的溶液。

对照品溶液　取甲苯，精密称定，加二甲基亚砜溶解并定量稀释制成每 1ml 中约含 35.6μg 的溶液。

色谱条件　以 5%苯基-95%甲基聚硅氧烷为固定液的毛细管柱为色谱柱；柱温为 50℃；进样体积 1～3μl。

测定法　精密量取供试品溶液与对照品溶液，分别注入气相色谱仪，记录色谱图。

限度　按外标法以峰面积计算，甲苯的残留量应符合规定。

干燥失重　取本品，在 105℃干燥至恒重，减失重量不得过 0.5%(通则 0831)。

炽灼残渣　取本品 1.0g，依法检查(通则 0841)，遗留残渣不得过 0.1%。

重金属　取炽灼残渣项下遗留的残渣，依法检查(通则 0821 第二法)，含重金属不得过百万分之十。

【含量测定】　照高效液相色谱法(通则 0512)测定。

供试品溶液　取本品约 50mg，精密称定，置 50ml 量瓶中，加流动相溶解并稀释至刻度，摇匀，精密量取 5ml，置 50ml 量瓶中，用流动相稀释至刻度，摇匀。

对照品溶液　取盐酸噻氯匹定对照品适量，精密称定，加流动相溶解并定量稀释制成每 1ml 中约含 0.1mg 的溶液。

色谱条件与系统适用性要求　见有关物质项下。

测定法　精密量取供试品溶液与对照品溶液，分别注入液相色谱仪，记录色谱图。按外标法以峰面积计算。

【类别】　抗血小板聚集药。

【贮藏】　遮光，密封保存。

【制剂】　(1)盐酸噻氯匹定片　(2)盐酸噻氯匹定胶囊

盐酸噻氯匹定片

Yansuan Sailüpiding Pian

Ticlopidine Hydrochloride Tablets

本品含盐酸噻氯匹定($C_{14}H_{14}ClNS \cdot HCl$)应为标示量的 90.0%～110.0%。

【性状】　本品为糖衣片或薄膜衣片，除去包衣后显白色或类白色。

【鉴别】　(1)取本品细粉适量(约相当于盐酸噻氯匹定 1mg)，加入甲醛硫酸试液 1ml 中，液面即显紫红色。

(2)在含量测定项下记录的色谱图中，供试品溶液主峰的保留时间应与对照品溶液主峰的保留时间一致。

(3)取本品细粉适量，加水溶解并稀释制成每 1ml 中约含盐酸噻氯匹定 0.4mg 的溶液，滤过，取滤液，照紫外-可见分光光度法(通则 0401)测定，在 267nm 与 276nm 的波长处有最大吸收。

(4)取本品细粉适量，加水振摇使盐酸噻氯匹定溶解，滤过，滤液显氯化物鉴别(1)的反应(通则 0301)。

【检查】　**有关物质**　照高效液相色谱法(通则 0512)测定。

供试品溶液　取含量测定项下的细粉适量(约相当于盐酸噻氯匹定 30mg)，置 100ml 量瓶中，加流动相使盐酸噻氯匹定溶解并稀释至刻度，摇匀，滤过，取续滤液。

对照溶液　精密量取供试品溶液适量，用流动相定量稀释制成每 1ml 中含 3μg 的溶液。

色谱条件、系统适用性要求与测定法　见盐酸噻氯匹定有关物质项下。

限度　供试品溶液色谱图中如有杂质峰，各杂质峰面积的和不得大于对照溶液主峰面积(1.0%)。

溶出度　照溶出度与释放度测定法(通则 0931 第一法)测定。

溶出条件　以水 900ml 为溶出介质，转速为每分钟 100 转，依法操作，经 45 分钟时取样。

供试品溶液　取溶出液滤过，精密量取续滤液适量，用水定量稀释制成每 1ml 中约含盐酸噻氯匹定 0.1mg 的溶液。

对照品溶液　取盐酸噻氯匹定对照品适量，精密称定，加水溶解并定量稀释制成每 1ml 中约含盐酸噻氯匹定 0.1mg 的溶液。

色谱条件与系统适用性要求　见含量测定项下。

测定法　见含量测定项下。计算每片的溶出量。

限度　标示量的 80%，应符合规定。

其他　应符合片剂项下有关的各项规定(通则 0101)。

【含量测定】　照高效液相色谱法(通则 0512)测定。

供试品溶液　取本品的细粉适量(约相当于盐酸噻氯匹定 25mg)，置 50ml 量瓶中，加流动相适量，振摇使盐酸噻氯匹定溶解并稀释至刻度，摇匀，滤过，精密量取续滤液 5ml，置 25ml 量瓶中，用流动相稀释至刻度，摇匀。

对照品溶液、色谱条件、系统适用性要求与测定法　见盐酸噻氯匹定含量测定项下。

【类别】　同盐酸噻氯匹定。

【规格】　(1)0.125g　(2)0.25g

【贮藏】　遮光，密封保存。

盐酸噻氯匹定胶囊

Yansuan Sailüpiding Jiaonang

Ticlopidine Hydrochloride Capsules

本品含盐酸噻氯匹定($C_{14}H_{14}ClNS \cdot HCl$)应为标示量的

90.0%～110.0%。

【性状】 本品内容物为白色或类白色颗粒或粉末。

【鉴别】 (1)取含量测定项下的细粉适量(约相当于盐酸噻氯匹定 1mg),加入甲醛硫酸试液 1ml 中,液面即显紫红色。

(2)在含量测定项下记录的色谱图中,供试品溶液主峰的保留时间应与对照品溶液主峰的保留时间一致。

(3)取含量测定项下的细粉适量,加水溶解并稀释制成每 1ml 中约含盐酸噻氯匹定 0.4mg 的溶液,滤过,取滤液,照紫外-可见分光光度法(通则 0401)测定,在 267nm 与 276nm 的波长处有最大吸收。

(4)取含量测定项下细粉适量,加水振摇使盐酸噻氯匹定溶解,滤过,滤液显氯化物鉴别(1)的反应(通则 0301)。

【检查】 **有关物质** 照高效液相色谱法(通则 0512)测定。

供试品溶液　取含量测定项下的细粉适量(约相当于盐酸噻氯匹定 30mg),置 100ml 量瓶中,加流动相使盐酸噻氯匹定溶解并稀释至刻度,摇匀,滤过,取续滤液。

对照溶液　精密量取供试品溶液适量,用流动相定量稀释制成每 1ml 中含 3μg 的溶液。

色谱条件、系统适用性要求与测定法　见盐酸噻氯匹定有关物质项下。

限度　供试品溶液色谱图中如有杂质峰,各杂质峰面积的和不得大于对照溶液主峰面积(1.0%)。

溶出度 照溶出度与释放度测定法(通则 0931 第一法)测定。

溶出条件　以水 500ml(0.125g 规格)或 1000ml(0.25g 规格)为溶出介质,转速为每分钟 100 转,依法操作,经 30 分钟时取样。

供试品溶液　取溶出液适量,滤过,精密量取续滤液 10ml,置 25ml 量瓶中,用水稀释至刻度,摇匀。

对照品溶液　取盐酸噻氯匹定对照品,精密称定,加水溶解并定量稀释制成每 1ml 中约含 0.1mg 的溶液。

色谱条件与系统适用性要求　见含量测定项下。

测定法　见含量测定项下。计算每粒的溶出量。

限度　标示量的 85%,应符合规定。

其他 应符合胶囊剂项下有关的各项规定(通则 0103)。

【含量测定】 照高效液相色谱法(通则 0512)测定。

供试品溶液 取装量差异项下的内容物,混合均匀,研细,精密称取适量(约相当于盐酸噻氯匹定 25mg),置 50ml 量瓶中,加流动相适量,振摇使盐酸噻氯匹定溶解并稀释至刻度,摇匀,滤过,精密量取续滤液 5ml,置 25ml 量瓶中,用流动相稀释至刻度,摇匀。

对照品溶液、色谱条件、系统适用性要求与测定法 见盐酸噻氯匹定含量测定项下。

【类别】 同盐酸噻氯匹定。

【规格】 (1)0.125g　(2)0.25g

【贮藏】 遮光,密封保存。

桂　利　嗪

Guiliqin

Cinnarizine

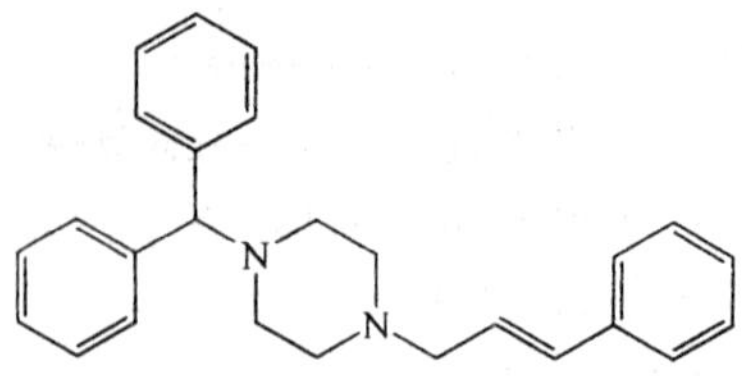

$C_{26}H_{28}N_2$　368.52

本品为 1-二苯甲基-4-(3-苯基-2-丙烯基)哌嗪。按干燥品计算,含 $C_{26}H_{28}N_2$ 不得少于 98.0%。

【性状】 本品为白色或类白色结晶或结晶性粉末;无臭。

本品在三氯甲烷中易溶,在沸乙醇中溶解,在水中几乎不溶。

熔点 本品的熔点(通则 0612)为 117～121℃。

吸收系数 取本品,精密称定,加盐酸溶液(9→1000)溶解并定量稀释制成每 1ml 中约含 7.5μg 的溶液,照紫外-可见分光光度法(通则 0401),在 253nm 的波长处测定吸光度,吸收系数($E_{1cm}^{1\%}$)为 558～592。

【鉴别】 (1)取本品约 20mg,加乙醇 5ml,加热溶解后,加氢氧化钾试液 2 滴,摇匀,加高锰酸钾试液 2～3 滴,紫色即消失。

(2)取本品约 10mg,加 2%甲醛的硫酸溶液数滴,即显红色。

(3)取本品约 50mg,置试管中,管口覆以用 2%三氯醋酸溶液湿润并滴加 5%对二甲氨基苯甲醛的盐酸溶液 1 滴的滤纸,加热后,滤纸即显紫色。

(4)本品的红外光吸收图谱应与对照的图谱(光谱集 306 图)一致。

【检查】 **碱度** 取本品 0.50g,加水 20ml,搅拌 5 分钟后,滤过,滤液加甲基橙指示液 1 滴与硫酸滴定液(0.01mol/L)0.50ml,应显红色。

氯化物 取本品 0.20g,加水 25ml,置水浴上加热 10 分钟,充分搅拌,滤过,滤液置 50ml 量瓶中,加水稀释至刻度,摇匀,精密量取 10ml,依法检查(通则 0801),与标准氯化钠溶液 4.0ml 制成的对照液比较,不得更浓(0.1%)。

干燥失重 取本品,在 80℃干燥至恒重,减失重量不得过 0.5%(通则 0831)。

炽灼残渣 取本品 1.0g,依法检查(通则 0841),遗留残渣不得过 0.1%。

重金属 取炽灼残渣项下遗留的残渣,依法检查(通则 0821 第二法),含重金属不得过百万分之二十。

【含量测定】 取本品约 0.15g,精密称定,加冰醋酸 20ml 与醋酐 4ml 溶解后,加结晶紫指示液 1 滴,用高氯酸滴定液(0.1mol/L)滴定至溶液显绿色,并将滴定的结果用空白试验校正。每 1ml 高氯酸滴定液(0.1mol/L)相当于 18.43mg 的 $C_{26}H_{28}N_2$。

【类别】 血管扩张药。

【贮藏】 遮光，密封保存。

【制剂】 (1)桂利嗪片　(2)桂利嗪胶囊

桂利嗪片

Guiliqin Pian

Cinnarizine Tablets

本品含桂利嗪($C_{26}H_{28}N_2$)应为标示量的 95.0%～105.0%。

【性状】 本品为白色或类白色片。

【鉴别】 取本品的细粉适量(约相当于桂利嗪 0.25g)，加乙醇 25ml，加热使桂利嗪溶解，滤过，滤液蒸干，残渣照桂利嗪项下的鉴别(1)、(2)、(3)项试验，显相同的反应。

【检查】 **溶出度** 照溶出度与释放度测定法(通则 0931 第一法)测定。

溶出条件　以盐酸溶液(9→1000)1000ml 为溶出介质，转速为每分钟 100 转，依法操作，经 45 分钟时取样。

测定法　取溶出液 10ml，滤过，精密量取续滤液 5ml，置 10ml 量瓶中，用溶出介质稀释至刻度，摇匀。照紫外-可见分光光度法(通则 0401)，在 253nm 的波长处测定吸光度，按 $C_{26}H_{28}N_2$ 的吸收系数($E_{1cm}^{1\%}$)为 575 计算每片的溶出量。

限度　标示量的 70%，应符合规定。

其他 应符合片剂项下有关的各项规定(通则 0101)。

【含量测定】 照紫外-可见分光光度法(通则 0401)测定。

供试品溶液 取本品 20 片，精密称定，研细，精密称取适量(约相当于桂利嗪 30mg)，置 200ml 量瓶中，加盐酸溶液(9→1000)约 150ml，振摇使桂利嗪溶解，用盐酸溶液(9→1000)稀释至刻度，摇匀，滤过，精密量取续滤液 5ml，置 100ml 量瓶中，用盐酸溶液(9→1000)稀释至刻度，摇匀。

测定法 取供试品溶液，在 253nm 的波长处测定吸光度，按 $C_{26}H_{28}N_2$ 的吸收系数($E_{1cm}^{1\%}$)为 575 计算。

【类别】 同桂利嗪。

【规格】 25mg

【贮藏】 遮光，密封保存。

桂利嗪胶囊

Guiliqin Jiaonang

Cinnarizine Capsules

本品含桂利嗪($C_{26}H_{28}N_2$)应为标示量的 93.0%～107.0%。

【鉴别】 取本品的细粉适量(约相当于桂利嗪 0.25g)，加乙醇 25ml，加热使桂利嗪溶解，滤过，滤液蒸干，残渣照桂利嗪项下的鉴别(1)、(2)、(3)项试验，显相同的反应。

【检查】 **溶出度** 照溶出度与释放度测定法(通则 0931 第一法)测定。

溶出条件　以盐酸溶液(9→1000)1000ml 为溶出介质，转速为每分钟 100 转，依法操作，经 45 分钟时取样。

测定法　取溶出液 10ml 滤过，精密量取续滤液 5ml，置 10ml 量瓶中，用溶出介质稀释至刻度，摇匀。照紫外-可见分光光度法(通则 0401)，在 253nm 的波长处测定吸光度，按 $C_{26}H_{28}N_2$ 的吸收系数($E_{1cm}^{1\%}$)为 575 计算每粒的溶出量。

限度　标示量的 70%，应符合规定。

其他 应符合胶囊剂项下有关的各项规定(通则 0103)。

【含量测定】 照紫外-可见分光光度法(通则 0401)测定。

供试品溶液 取装量差异项下的内容物，混合均匀，精密称取适量(约相当于桂利嗪 30mg)，置 200ml 量瓶中，加盐酸溶液(9→1000)约 150ml，振摇使桂利嗪溶解，用盐酸溶液(9→1000)稀释至刻度，摇匀，滤过，精密量取续滤液 5ml，置 100ml 量瓶中，用盐酸溶液(9→1000)稀释至刻度，摇匀。

测定法 取供试品溶液，在 253nm 的波长处测定吸光度，按 $C_{26}H_{28}N_2$ 的吸收系数($E_{1cm}^{1\%}$)为 575 计算。

【类别】 同桂利嗪。

【规格】 25mg

【贮藏】 遮光，密封保存。

格列本脲

Geliebenniao

Glibenclamide

$C_{23}H_{28}ClN_3O_5S$　494.01

本品为 *N*-[2-[4-[[[(环己氨基)羰基]氨基]磺酰基]苯基]乙基]-2-甲氧基-5-氯苯甲酰胺。按干燥品计算，含 $C_{23}H_{28}ClN_3O_5S$ 不得少于 99.0%。

【性状】 本品为白色结晶性粉末；几乎无臭。

本品在三氯甲烷中略溶，在甲醇或乙醇中微溶，在水或乙醚中不溶。

熔点 本品的熔点(通则 0612)为 170～174℃。

【鉴别】 (1)在含量测定项下记录的色谱图中，供试品溶液主峰的保留时间应与对照品溶液主峰的保留时间一致。

(2)取本品适量，加乙醇溶解并稀释制成每 1ml 中含 0.1mg 的溶液，照紫外-可见分光光度法(通则 0401)测定，在

274nm 与 300nm 的波长处有最大吸收，在 272nm 与 278nm 的波长处有最小吸收。

(3)本品的红外光吸收图谱应与对照的图谱(光谱集 307 图)一致。

(4)取本品约 0.1g 与硝酸钾 0.2g，混合，加热使炭化，然后灰化，放冷，残渣加水 10ml 使溶解，滤过，滤液显氯化物与硫酸盐(通则 0301)的鉴别反应。

【检查】 **氯化物** 取本品 1.0g，加水 50ml，煮沸，迅速放冷，滤过，滤液加水使成 50ml，取 25ml，依法检查(通则 0801)，与标准氯化钠溶液 7.0ml 制成的对照液比较，不得更浓(0.014%)。

硫酸盐 取上述氯化物项下剩余的滤液 25ml，依法检查(通则 0802)，与标准硫酸钾溶液 2.0ml 制成的对照液比较，不得更浓(0.040%)。

有关物质 照高效液相色谱法(通则 0512)测定。

供试品溶液 取本品约 25mg，精密称定，置 50ml 量瓶中，加甲醇 25ml，超声使溶解，用流动相稀释至刻度，摇匀。

混合杂质对照品贮备液 取杂质Ⅰ对照品与杂质Ⅱ对照品各 15mg，精密称定，置同一 50ml 量瓶中，加甲醇 10ml，超声使溶解，用流动相稀释至刻度，摇匀。

对照溶液 分别精密量取供试品溶液与混合杂质对照品贮备液各 1ml，置同一 100ml 量瓶中，用流动相稀释至刻度，摇匀。

色谱条件 用十八烷基硅烷键合硅胶为填充剂；以磷酸二氢铵溶液(取磷酸二氢铵 1.725g，加水 300ml 溶解，用磷酸调节 pH 值至 3.5±0.05)-甲醇(3∶5)为流动相；检测波长为 300nm；进样体积 20μl。

系统适用性要求 对照溶液色谱图中，各组分出峰顺序依次为杂质Ⅰ、杂质Ⅱ与格列本脲。理论板数按格列本脲峰计算不低于 5000，杂质Ⅰ峰与杂质Ⅱ峰之间的分离度应符合要求。

测定法 精密量取供试品溶液与对照溶液，分别注入液相色谱仪，记录色谱图至主成分峰保留时间的 2 倍。

限度 供试品溶液色谱图中如有与对照溶液色谱图中杂质Ⅰ或杂质Ⅱ保留时间一致的色谱峰，按外标法以峰面积计算，均不得过 0.6%，其他杂质峰面积的和不得大于对照溶液主峰面积的 0.5 倍(0.5%)。

干燥失重 取本品，在 105℃干燥至恒重，减失重量不得过 0.5%(通则 0831)。

炽灼残渣 取本品 1.0g，依法检查(通则 0841)，遗留残渣不得过 0.1%。

重金属 取炽灼残渣项下遗留的残渣，依法检查(通则 0821 第二法)，含重金属不得过百万分之十。

【含量测定】 照高效液相色谱法(通则 0512)测定。

供试品溶液 取本品约 10mg，精密称定，置 50ml 量瓶中，加甲醇 12ml，超声使格列本脲溶解，用流动相稀释至刻度，摇匀。

对照品溶液 取格列本脲对照品约 10mg，精密称定，置 50ml 量瓶中，加甲醇 12ml，超声使格列本脲溶解，用流动相稀释至刻度，摇匀。

对照溶液、色谱条件与系统适用性要求 见有关物质项下。

测定法 精密量取供试品溶液与对照品溶液，分别注入液相色谱仪，记录色谱图。按外标法以峰面积计算。

【类别】 降血糖药。

【贮藏】 密闭保存。

【制剂】 格列本脲片

附：

杂质Ⅰ

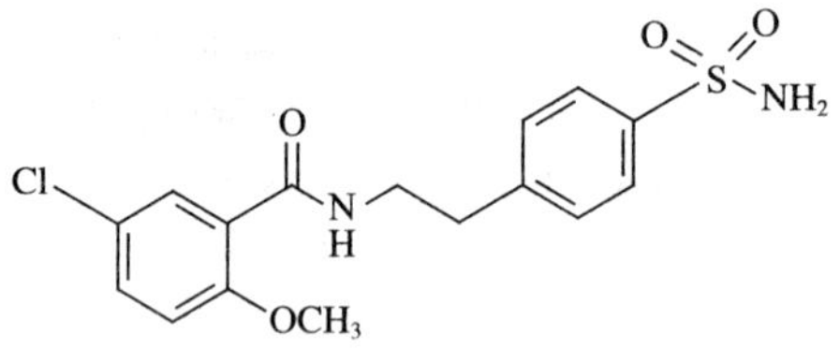

$C_{16}H_{17}ClN_2O_4S$ 368.84

4-[2-(5-氯-2-甲氧基苯甲酰氨基)乙基]苯磺酰胺

杂质Ⅱ

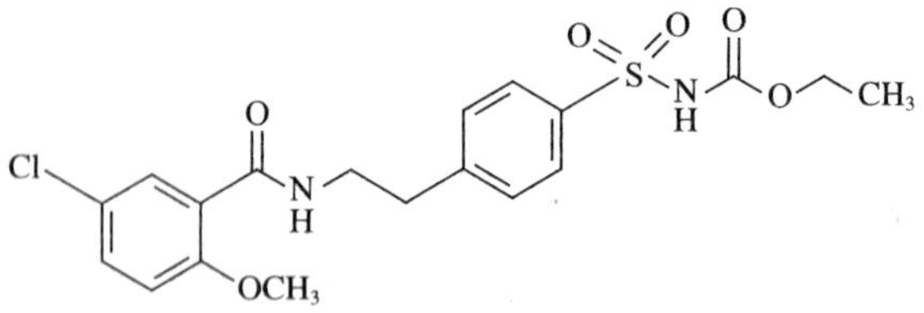

$C_{19}H_{21}ClN_2O_6S$ 440.90

N-[4-[2-(5-氯-2-甲氧基苯甲酰氨基)乙基]苯磺酰基]氨基甲酸乙酯

格列本脲片

Geliebenniao Pian

Glibenclamide Tablets

本品含格列本脲($C_{23}H_{28}ClN_3O_5S$)应为标示量的 90.0%～110.0%。

【性状】 本品为白色片。

【鉴别】 (1)在含量测定项下记录的色谱图中，供试品溶液主峰的保留时间应与对照品溶液主峰的保留时间一致。

(2)取本品细粉适量(约相当于格列本脲 10mg)，加乙醇适量，振摇使格列本脲溶解，滤过，滤液加乙醇使成 100ml，照格列本脲项下鉴别(2)项试验，显相同的结果。

(3)取本品细粉适量(约相当于格列本脲 0.1g)，照格列本脲项下鉴别(4)项试验，显相同的反应。

【检查】 **有关物质** 照高效液相色谱法(通则 0512)测定。

供试品溶液 取本品细粉适量(相当于格列本脲 25mg),精密称定,置 50ml 量瓶中,加甲醇 25ml,超声使格列本脲溶解,用流动相稀释至刻度,摇匀,滤过,取续滤液。

对照溶液 分别精密量取供试品溶液与混合杂质对照品贮备液各 1ml,置同一 100ml 量瓶中,用流动相稀释至刻度,摇匀。

混合杂质对照品贮备液、色谱条件、系统适用性要求与测定法 见格列本脲有关物质项下。

限度 供试品溶液色谱图中如有与对照溶液色谱图中杂质Ⅰ或杂质Ⅱ保留时间一致的色谱峰,按外标法以峰面积计算均不得过格列本脲标示量的 0.6%;其他杂质峰面积的和不得大于对照溶液主峰面积(1.0%)(扣除相对保留时间 0.18 之前的峰)。

含量均匀度 取本品 1 片,置 50ml 量瓶中,加甲醇 6ml,超声使格列本脲溶解,用流动相稀释至刻度,摇匀,滤过,取续滤液作为供试品溶液;另取格列本脲对照品约 12.5mg,精密称定,置 50ml 量瓶中,加甲醇 25ml,超声使溶解,用流动相稀释至刻度,摇匀,精密量取适量,用流动相定量稀释制成每 1ml 中含 50μg 的溶液,作为对照品溶液。取上述两种溶液,照含量测定项下的方法测定,计算含量,应符合规定(通则 0941)。

溶出度 照溶出度与释放度测定法(通则 0931 第三法)测定。

溶出条件 以 0.02%三羟甲基氨基甲烷 250ml 为溶出介质,转速为每分钟 75 转,依法操作,经 45 分钟时取样。

供试品溶液 取溶出液 10ml,滤过,取续滤液。

对照品溶液 取格列本脲对照品 10mg,精密称定,置 100ml 量瓶中,加乙醇 10ml,超声使溶解,用溶出介质稀释至刻度,摇匀,精密量取 5ml,置 50ml 量瓶中,用溶出介质稀释至刻度,摇匀。

测定法 取供试品溶液与对照品溶液,照紫外-可见分光光度法(通则 0401),在 225nm 的波长处分别测定吸光度,计算出每片的溶出量。

限度 标示量的 75%,应符合规定。

其他 应符合片剂项下有关的各项规定(通则 0101)。

【含量测定】 照高效液相色谱法(通则 0512)测定。

供试品溶液 取本品 20 片,精密称定,研细,精密称取适量(约相当于格列本脲 10mg),置 50ml 量瓶中,加甲醇 12ml,超声使格列本脲溶解,用流动相稀释至刻度,摇匀,滤过,取续滤液。

对照品溶液、对照溶液、色谱条件、系统适用性要求与测定法 见格列本脲含量测定项下。

【类别】 同格列本脲。

【规格】 2.5mg

【贮藏】 密闭保存。

格列齐特

Gelieqite

Gliclazide

$C_{15}H_{21}N_3O_3S$　323.41

本品为 1-(3-氮杂双环[3.3.0]辛基)-3-对甲苯磺酰脲。按干燥品计算,含 $C_{15}H_{21}N_3O_3S$ 不得少于 98.5%。

【性状】 本品为白色结晶或结晶性粉末;无臭。

本品在三氯甲烷中溶解,在甲醇中略溶,在乙醇中微溶,在水中不溶。

熔点 本品的熔点(通则 0612)为 162～166℃。

【鉴别】 (1)取本品适量,加乙醇溶解并稀释制成每 1ml 中约含 10μg 的溶液,照紫外-可见分光光度法(通则 0401)测定,在 228nm 的波长处有最大吸收。

(2)本品的红外光吸收图谱应与对照的图谱(光谱集 629 图)一致。

【检查】 **有关物质** 照高效液相色谱法(通则 0512)测定。临用新制。

供试品溶液 取本品约 50mg,精密称定,置 50ml 量瓶中,加乙腈约 20ml 使溶解,用水稀释至刻度,摇匀。

对照溶液 精密量取供试品溶液适量,用 40%乙腈溶液定量稀释制成每 1ml 中约含 2μg 的溶液,摇匀。

对照品溶液 取杂质Ⅰ对照品适量,精密称量,加乙腈适量溶解,用 40%乙腈溶液稀释制成每 1ml 中约含 1μg 的溶液,摇匀。

系统适用性溶液 取格列齐特和杂质Ⅰ对照品各适量,加乙腈适量使溶解,用 40%乙腈溶液稀释制成每 1ml 中各约含 5μg 和 15μg 的混合溶液,摇匀。

色谱条件 用辛基硅烷键合硅胶为填充剂;以乙腈-水-三乙胺-三氟醋酸(40∶60∶0.1∶0.1)为流动相;检测波长为 235nm;进样体积 20μl。

系统适用性要求 系统适用性溶液色谱图中,理论板数按格列齐特峰计算不低于 3000,格列齐特峰与杂质Ⅰ峰之间的分离度应大于 1.8。

测定法 精密量取供试品溶液、对照溶液与对照品溶液,分别注入液相色谱仪,记录色谱图至主成分峰保留时间的 2 倍。

限度 供试品溶液色谱图中如有与对照品溶液主峰保留时间一致的色谱峰,按外标法以峰面积计算,不得过 0.1%;其他单个杂质峰面积不得大于对照溶液主峰面积的 0.5 倍(0.1%);其他各杂质峰面积的和不得大于对照溶液主峰面积(0.2%)。

干燥失重　取本品，在 105℃干燥至恒重，减失重量不得过 1.0%(通则 0831)。

炽灼残渣　取本品 1.0g，依法检查(通则 0841)，遗留残渣不得过 0.1%。

重金属　取炽灼残渣项下遗留的残渣，依法检查(通则 0821 第二法)，含重金属不得过百万分之十。

【含量测定】　取本品约 0.2g，精密称定，加冰醋酸 50ml 溶解后，照电位滴定法(通则 0701)，用高氯酸滴定液(0.1mol/L)滴定，并将滴定的结果用空白试验校正。每 1ml 高氯酸滴定液(0.1mol/L)相当于 32.34mg 的 $C_{15}H_{21}N_3O_3S$。

【类别】　降血糖药。

【贮藏】　遮光，密封保存。

【制剂】　格列齐特片(Ⅱ)

附：

杂质Ⅰ

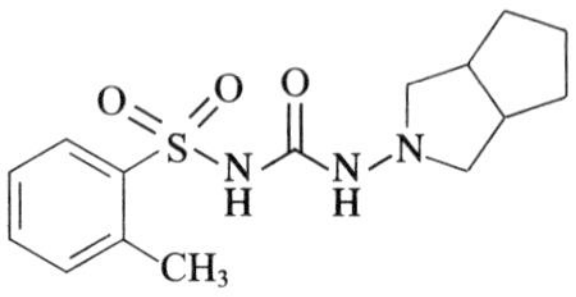

$C_{15}H_{21}N_3O_3S$　323.41

1-(3-氮杂双环[3.3.0]辛基)-3-邻甲苯磺酰脲

格列齐特片(Ⅱ)

Gelieqite Pian(Ⅱ)

Gliclazide Tablets(Ⅱ)

本品含格列齐特($C_{15}H_{21}N_3O_3S$)应为标示量的 93.0%～107.0%。

【性状】　本品为白色片。

【鉴别】　(1)取本品细粉适量(约相当于格列齐特 0.4g)，用三氯甲烷振摇提取 2 次，每次 10ml，滤过，滤液置水浴上蒸干，残渣加乙醇溶解并稀释制成每 1ml 中约含 10μg 的溶液，照紫外-可见分光光度法(通则 0401)测定，在 228nm 的波长处有最大吸收。

(2)在含量测定项下记录的色谱图中，供试品溶液主峰的保留时间应与对照品溶液主峰的保留时间一致。

(3)取本品细粉适量(约相当于格列齐特 400mg)，加二氯甲烷 10ml，研磨溶解，滤过，滤液蒸干，残渣经减压干燥，依法测定(通则 0402)。本品的红外光吸收图谱应与对照的图谱(光谱集 629 图)一致。

【检查】　**有关物质**　照高效液相色谱法(通则 0512)测定。临用新制。

供试品溶液　取本品细粉适量(约相当于格列齐特 100mg)，置 100ml 量瓶中，加乙腈约 40ml 使格列齐特溶解，用水稀释至刻度，摇匀，滤过，取续滤液。

对照溶液　精密量取供试品溶液 2ml，置 100ml 量瓶中，用 40%乙腈溶液稀释至刻度，摇匀，精密量取 5ml，置 50ml 量瓶中，用 40%乙腈溶液稀释至刻度，摇匀。

系统适用性溶液、色谱条件、系统适用性要求与测定法　见格列齐特有关物质项下。

限度　供试品溶液色谱图中如有杂质峰，单个杂质峰面积不得大于对照溶液主峰面积(0.2%)，各杂质峰面积的和不得大于对照溶液主峰面积的 2 倍(0.4%)。

溶出度　照溶出度与释放度测定法(通则 0931 第一法)测定。

溶出条件　以磷酸盐缓冲液(pH 8.6)1000ml 为溶出介质，转速为每分钟 150 转，依法操作，经 60 分钟、180 分钟时分别取溶出液 8ml，并即时在溶出杯中补充相同温度的磷酸盐缓冲液(pH 8.6)8ml。

供试品溶液　分别取 60 分钟、180 分钟时的溶出液，滤过，取续滤液。

对照品溶液　取格列齐特对照品约 20mg，精密称定，置 250ml 量瓶中，加溶出介质适量，置温水浴中振摇使溶解，放冷，用溶出介质稀释至刻度，摇匀。

测定法　精密量取供试品溶液与对照品溶液各 5ml，分别置 25ml 量瓶中，用溶出介质稀释至刻度，摇匀，照紫外-可见分光光度法(通则 0401)，在 226nm 的波长处分别测定吸光度，分别计算每片在上述两时间的溶出量。

限度　在 60 分钟与 180 分钟时的溶出量应分别相应为不得多于标示量的 50%与不得少于标示量的 75%，照缓释制剂进行结果判定，应符合规定。

其他　应符合片剂项下有关的各项规定(通则 0101)。

【含量测定】　照高效液相色谱法(通则 0512)测定。临用新制。

供试品溶液　取本品 20 片，精密称定，研细，精密称取细粉适量(约相当于格列齐特 20mg)，置 100ml 量瓶中，加 40%乙腈溶液约 60ml，超声使格列齐特溶解，用 40%乙腈溶液稀释至刻度，摇匀，滤过。

对照品溶液　取格列齐特对照品约 10mg，精密称定，置 50ml 量瓶中，加乙腈 20ml 使溶解，用水稀释至刻度，摇匀。

色谱条件　见有关物质项下。

系统适用性要求　理论板数按格列齐特峰计算不低于 3000，格列齐特峰与相邻杂质峰之间的分离度应符合要求。

测定法　精密量取供试品溶液与对照品溶液，分别注入液相色谱仪，记录色谱图，按外标法以峰面积计算。

【类别】　同格列齐特。

【规格】　80mg

【贮藏】　遮光，密封保存。

注：磷酸盐缓冲液（pH 8.6）的制备

溶液 A：取氢氧化钠 42.0g，加除气水至 5000ml，摇匀。

溶液 B：取磷酸二氢钾 136.0g，加除气水至 5000ml，摇匀。

取 2300ml 溶液 A 与 2500ml 溶液 B，加乙醇 3150ml（无水乙醇 3000ml）摇匀，再加除气水至 10 000ml，摇匀，测 pH 值应为 8.60±0.05，即得。

格列吡嗪

Geliebiqin

Glipizide

$C_{21}H_{27}N_5O_4S$　445.54

本品为 5-甲基-*N*-[2-[4-[[[（环己基氨基）羰基]氨基]磺酰基]苯基]乙基]-吡嗪甲酰胺。按干燥品计算，含 $C_{21}H_{27}N_5O_4S$ 应为 98.0%～102.0%。

【性状】 本品为白色或类白色的结晶性粉末；无臭。

本品在 *N*，*N*-二甲基甲酰胺中易溶，在丙酮、三氯甲烷、二氧六环或甲醇中微溶，在乙醇中极微溶解，在水中几乎不溶；在稀氢氧化钠溶液中易溶。

熔点 本品的熔点（通则 0612）为 203～208℃。

【鉴别】 （1）取本品约 50mg，加二氧六环 5ml，置水浴中加热溶解，加 0.5% 2，4-二硝基氟苯的二氧六环溶液 1ml，煮沸 2～3 分钟，溶液显亮黄色。

（2）取本品适量，加甲醇溶解并稀释制成每 1ml 中约含 20μg 的溶液，照紫外-可见分光光度法（通则 0401）测定，在 226nm 与 274nm 的波长处有最大吸收，两吸收峰的吸光度比值为2.0～2.4。

（3）本品的红外光吸收图谱应与对照的图谱（光谱集 808 图）一致。

（4）在含量测定项下记录的色谱图中，供试品溶液主峰的保留时间应与对照品溶液主峰的保留时间一致。

【检查】 **有关物质** 照高效液相色谱法（通则 0512）测定。

供试品溶液　取本品约 25mg，精密称定，置 50ml 量瓶中，加甲醇 25ml 使溶解，用 0.1mol/L 磷酸二氢钠溶液稀释至刻度，摇匀。

对照溶液　精密量取供试品溶液 1ml，置 100ml 量瓶中，用流动相稀释至刻度，摇匀。

对照品溶液　取杂质Ⅰ对照品约 12.5mg，精密称定，置 50ml 量瓶中，加甲醇溶解并稀释至刻度，摇匀，精密量取 1ml，置 100ml 量瓶中，用流动相稀释至刻度，摇匀。

系统适用性溶液　取格列吡嗪对照品与杂质Ⅰ对照品适量，加甲醇溶解并稀释制成每 1ml 中分别含 0.5mg 与 2.5μg 的混合溶液。

色谱条件　用十八烷基硅烷键合硅胶为填充剂；以 0.1mol/L 磷酸二氢钠溶液（用 2.0mol/L 氢氧化钠溶液调节 pH 值至 6.00±0.05）-甲醇（55：45）为流动相；检测波长为 225nm；进样体积 20μl。

系统适用性要求　系统适用性溶液色谱图中，理论板数按格列吡嗪峰计算不低于 2000，格列吡嗪峰与杂质Ⅰ峰之间的分离度应符合要求。

测定法　精密量取供试品溶液、对照溶液与对照品溶液，分别注入液相色谱仪，记录色谱图至主成分峰保留时间的 2 倍。

限度　供试品溶液色谱图中如有与对照品溶液主峰保留时间一致的色谱峰，按外标法以峰面积计算，不得过 0.5%；其他单个杂质峰面积不得大于对照溶液主峰面积的 0.5 倍（0.5%）；其他各杂质峰面积的和不得大于对照溶液主峰面积（1.0%）。

干燥失重 取本品，在 105℃干燥至恒重，减失重量不得过 0.5%（通则 0831）。

炽灼残渣 取本品 1.0g，依法检查（通则 0841），遗留残渣不得过 0.1%。

重金属 取炽灼残渣项下遗留的残渣，依法检查（通则 0821 第二法），含重金属不得过百万分之二十。

【含量测定】 照高效液相色谱法（通则 0512）测定。

供试品溶液 取本品约 25mg，精密称定，置 50ml 量瓶中，加甲醇适量，振摇使溶解并稀释至刻度，摇匀，精密量取 5ml，置 50ml 量瓶中，加甲醇 20ml，用 0.1mol/L 磷酸二氢钠溶液稀释至刻度，摇匀。

对照品溶液 取格列吡嗪对照品约 25mg，精密称定，制备方法同供试品溶液。

系统适用性溶液、色谱条件与系统适用性要求 见有关物质项下。

测定法 精密量取供试品溶液与对照品溶液，分别注入液相色谱仪，记录色谱图。按外标法以峰面积计算。

【类别】 降血糖药。

【贮藏】 遮光，密封保存。

【制剂】 （1）格列吡嗪片　（2）格列吡嗪胶囊　（3）格列吡嗪缓释胶囊

格列吡嗪片

Geliebiqin Pian

Glipizide Tablets

本品含格列吡嗪（$C_{21}H_{27}N_5O_4S$）应为标示量的 90.0%～110.0%。

【性状】 本品为白色片或薄膜衣片。

【鉴别】 (1)取本品细粉适量(约相当于格列吡嗪50mg),加二氧六环10ml,置水浴中加热振摇,使格列吡嗪溶解,滤过,加0.5% 2,4-二硝基氟苯的二氧六环溶液1ml,煮沸2～3分钟,溶液显亮黄色。

(2)在含量测定项下记录的色谱图中,供试品溶液主峰的保留时间应与对照品溶液主峰的保留时间一致。

(3)取本品细粉适量,加甲醇振摇使格列吡嗪溶解并稀释制成每1ml中约含格列吡嗪20μg的溶液,滤过,取滤液照紫外-可见分光光度法(通则0401)测定,在226nm与274nm的波长处有最大吸收。

【检查】 **有关物质** 照高效液相色谱法(通则0512)测定。

供试品溶液　取本品细粉适量(约相当于格列吡嗪25mg),精密称定,置50ml量瓶中,加甲醇25ml,振摇使格列吡嗪溶解,用0.1mol/L磷酸二氢钠溶液稀释至刻度,摇匀,滤过,取续滤液。

对照溶液　精密量取供试品溶液1ml,置100ml量瓶中,用流动相稀释至刻度,摇匀。

对照品溶液、系统适用性溶液、色谱条件、系统适用性要求与测定法　见格列吡嗪有关物质项下。

限度　供试品溶液色谱图中如有与对照品溶液主峰保留时间一致的色谱峰,按外标法以峰面积计算,不得过格列吡嗪标示量的1.0%;其他杂质峰面积的和不得大于对照溶液主峰面积的2倍(2.0%)。

含量均匀度 取本品1片,研细,用甲醇25ml(2.5mg规格)或50ml(5mg规格)分次转移至50ml(2.5mg规格)或100ml(5mg规格)量瓶中,超声使格列吡嗪溶解,用0.1mol/L磷酸二氢钠溶液稀释至刻度,摇匀,滤过,取续滤液作为供试品溶液。照含量测定项下的方法,依法测定,计算含量,应符合规定(通则0941)。

溶出度 照溶出度与释放度测定法(通则0931第一法)测定。

溶出条件　以磷酸盐缓冲液(pH 7.4)500ml为溶出介质,转速为每分钟100转,依法操作,经30分钟时取样。

供试品溶液　取溶出液10ml,滤过,取续滤液。

对照品溶液　取格列吡嗪对照品约20mg,精密称定,置200ml量瓶中,加甲醇20ml,振摇使溶解,用磷酸盐缓冲液(pH 7.4)稀释至刻度,摇匀,精密量取5ml,置100ml量瓶(2.5mg规格)或50ml量瓶(5mg规格)中,用磷酸盐缓冲液(pH 7.4)稀释至刻度,摇匀。

测定法　取供试品溶液与对照品溶液,照紫外-可见分光光度法(通则0401),在222nm的波长处分别测定吸光度,计算每片的溶出量。

限度　标示量的80%,应符合规定。

其他 应符合片剂项下有关的各项规定(通则0101)。

【含量测定】 照高效液相色谱法(通则0512)测定。

供试品溶液 取本品20片,精密称定,研细,精密称取细粉适量(约相当于格列吡嗪5mg),置100ml量瓶中,加甲醇50ml,超声使格列吡嗪溶解,用0.1mol/L磷酸二氢钠溶液稀释至刻度,摇匀,滤过,取续滤液。

对照品溶液、系统适用性溶液、色谱条件、系统适用性要求与测定法 见格列吡嗪含量测定项下。

【类别】 同格列吡嗪。

【规格】 (1)2.5mg　(2)5mg

【贮藏】 遮光,密封,在干燥处保存。

格列吡嗪胶囊

Geliebiqin Jiaonang

Glipizide Capsules

本品含格列吡嗪($C_{21}H_{27}N_5O_4S$)应为标示量的90.0%～110.0%。

【性状】 本品内容物为白色或类白色粉末。

【鉴别】 (1)在含量测定项下记录的色谱图中,供试品溶液主峰的保留时间应与对照品溶液主峰的保留时间一致。

(2)取本品内容物适量,加甲醇溶解并稀释制成每1ml中含格列吡嗪20μg的溶液,滤过,取滤液照紫外-可见分光光度法(通则0401)测定,在226nm与274nm的波长处有最大吸收。

【检查】 **有关物质** 照高效液相色谱法(通则0512)测定。

供试品溶液　取本品内容物适量(约相当于格列吡嗪25mg),置50ml量瓶中,加甲醇25ml使格列吡嗪溶解,用0.1mol/L磷酸二氢钠溶液稀释至刻度,摇匀,滤过,取续滤液。

对照溶液　精密量取供试品溶液1ml,置100ml量瓶中,用流动相稀释至刻度,摇匀。

对照品溶液、系统适用性溶液、色谱条件、系统适用性要求与测定法　见格列吡嗪有关物质项下。

限度　供试品溶液色谱图中如有与对照品溶液主峰保留时间一致的色谱峰,按外标法以峰面积计算,不得过格列吡嗪标示量的1.0%;其他杂质峰面积的和不得大于对照溶液主峰面积的2倍(2.0%)。

含量均匀度 取本品1粒,将内容物倾入100ml(5mg规格)或50ml(2.5mg规格)量瓶中,囊壳用甲醇50ml(5mg规格)或25ml(2.5mg规格)洗净,洗液并入量瓶中,超声使格列吡嗪溶解,用0.1mol/L磷酸二氢钠溶液稀释至刻度,摇匀,滤过,取续滤液作为供试品溶液,照含量测定项下的方法,依法测定,计算含量,应符合规定(通则0941)。

溶出度 照溶出度与释放度测定法(通则0931第一法)

测定。

溶出条件　以磷酸盐缓冲液(pH 7.8～8.0)500ml 为溶出介质，转速为每分钟 75 转，依法操作，经 30 分钟时取样。

供试品溶液　取溶出液适量，滤过，取续滤液。

对照品溶液　取格列吡嗪对照品约 20mg，精密称定，置 100ml 量瓶中，加甲醇 10ml 溶解，用溶出介质稀释至刻度，摇匀，精密量取 5ml，置 100ml(5mg 规格)或 200ml(2.5mg 规格)量瓶中，用溶出介质稀释至刻度，摇匀。

系统适用性溶液、色谱条件与系统适用性要求　见含量测定项下。

测定法　见含量测定项下。计算每粒的溶出量。

限度　标示量的 80%，应符合规定。

其他　应符合胶囊剂项下有关的各项规定(通则 0103)。

【含量测定】　照高效液相色谱法(通则 0512)测定。

供试品溶液　取本品 20 粒，精密称定，取内容物混合均匀，精密称取适量(约相当于格列吡嗪 5mg)，置 100ml 量瓶中，加甲醇 50ml，超声使格列吡嗪溶解，用 0.1mol/L 磷酸二氢钠溶液稀释至刻度，摇匀，滤过，取续滤液。

对照品溶液、系统适用性溶液、色谱条件、系统适用性要求与测定法　见格列吡嗪含量测定项下。

【类别】　同格列吡嗪。

【规格】　(1)2.5mg　(2)5mg

【贮藏】　遮光，密封保存。

格列吡嗪缓释胶囊

Geliebiqin Huanshi Jiaonang

Glipizide Sustained-release Capsules

本品含格列吡嗪($C_{21}H_{27}N_5O_4S$)应为标示量的 90.0%～110.0%。

【性状】　本品内容物为白色球形颗粒。

【鉴别】　(1)在含量测定项下记录的色谱图中，供试品溶液主峰的保留时间应与对照品溶液主峰的保留时间一致。

(2)取本品内容物的细粉适量，加甲醇溶解并稀释制成每 1ml 中约含格列吡嗪 20μg 的溶液，滤过，取滤液照紫外-可见分光光度法(通则 0401)测定，在 226nm 与 274nm 的波长处有最大吸收。

【检查】　**有关物质**　照高效液相色谱法(通则 0512)测定。

供试品溶液　取本品内容物的细粉适量(约相当于格列吡嗪 25mg)，精密称定，置 50ml 量瓶中，加甲醇 25ml，振摇使格列吡嗪溶解，用 0.1mol/L 磷酸二氢钠溶液稀释至刻度，摇匀，滤过，取续滤液。

对照溶液　精密量取供试品溶液 1ml，置 100ml 量瓶中，用流动相稀释至刻度，摇匀。

对照品溶液、系统适用性溶液、色谱条件、系统适用性要求与测定法　见格列吡嗪有关物质项下。

限度　供试品溶液色谱图中如有与对照品溶液主峰保留时间一致的色谱峰，按外标法以峰面积计算，不得过格列吡嗪标示量的 0.5%；其他单个杂质峰面积不得大于对照溶液主峰面积的 0.5 倍(0.5%)，其他杂质峰面积的和不得大于对照溶液主峰面积(1.0%)，小于对照溶液主峰面积 0.05 倍的色谱峰忽略不计。

含量均匀度　取本品 1 粒，将内容物倾入 100ml(5mg 规格)或 200ml(10mg 规格)量瓶中，加甲醇 50ml(5mg 规格)或 100ml(10mg 规格)，超声使格列吡嗪溶解，加 0.1mol/L 磷酸二氢钠溶液稀释至刻度，摇匀，滤过，取续滤液作为供试品溶液，照含量测定项下的方法，依法测定，计算含量，应符合规定(通则 0941)。

溶出度　照溶出度与释放度测定法(通则 0931 第二法)测定。

溶出条件　以磷酸盐缓冲液(pH 7.4±0.05)600ml 为溶出介质，转速为每分钟 75 转，依法操作，经 1 小时、4 小时、8 小时时，分别取溶出液 5ml，并即时补足相同温度相同体积的溶出介质。

供试品溶液　分别取 1 小时、4 小时、8 小时时的溶出液，滤过，取续滤液。

对照品溶液　取格列吡嗪对照品 20mg，精密称定，置 100ml 量瓶中，加甲醇 10ml 使溶解，用溶出介质稀释至刻度，摇匀；精密量取 2ml，置 50ml(5mg 规格)或 25ml(10mg 规格)量瓶中，用溶出介质稀释至刻度，摇匀。

系统适用性溶液、色谱条件与系统适用性要求　见含量测定项下。

测定法　见含量测定项下。分别计算每粒在不同时间的溶出量。

限度　在 1 小时、4 小时、8 小时时的溶出量应分别为标示量的 20%～40%、50%～70%和 70%以上，均应符合规定。

其他　应符合胶囊剂项下有关的各项规定(通则 0103)。

【含量测定】　照高效液相色谱法(通则 0512)测定。

供试品溶液　取本品 20 粒的内容物，精密称定，研细，精密称取细粉适量(约相当于格列吡嗪 10mg)，置 200ml 量瓶中，加甲醇 100ml，超声使格列吡嗪溶解，用 0.1mol/L 磷酸二氢钠溶液稀释至刻度，摇匀，滤过，取续滤液。

对照品溶液、系统适用性溶液、色谱条件、系统适用性要求与测定法　见格列吡嗪含量测定项下。

【类别】　同格列吡嗪。

【规格】　(1)5mg　(2)10mg

【贮藏】　遮光，密封，在干燥处保存。

格列美脲

Geliemeiniao

Glimepiride

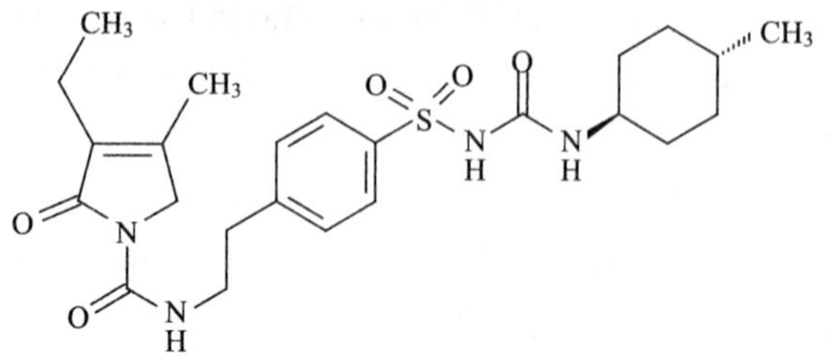

$C_{24}H_{34}N_4O_5S$　490.62

本品为1-[[4-[2-(3-乙基-4-甲基-2-氧代-3-吡咯啉-1-甲酰氨基)乙基]苯基]磺酰基]-3-(反式-4-甲基环己基)脲。按干燥品计算，含 $C_{24}H_{34}N_4O_5S$ 应为98.0%～102.0%。

【性状】 本品为白色或类白色粉末或结晶性粉末；无臭。

本品在三氯甲烷中溶解，在乙醇中极微溶解，在水或0.1mol/L盐酸溶液中几乎不溶；在0.1mol/L氢氧化钠溶液中极微溶解。

【鉴别】 (1)取本品适量，加乙醇溶解并稀释制成每1ml中约含10μg的溶液，照紫外-可见分光光度法(通则0401)测定，在228nm的波长处有最大吸收。

(2)本品的红外光吸收图谱应与对照的图谱(光谱集1085图)一致。

(3)取本品约0.1g与硝酸钾0.2g，混合，加热使炭化后灰化，放冷，残渣加水10ml使溶解，滤过，滤液显硫酸盐(通则0301)的鉴别反应。

【检查】 **氯化物** 取本品1.0g，加水50ml，煮沸，迅速放冷，滤过，滤液加水使成50ml，取25ml，依法检查(通则0801)，与标准氯化钠溶液7.0ml制成的对照液比较，不得更浓(0.014%)。

硫酸盐 取本品0.50g，加水25ml，煮沸，迅速放冷，滤过，滤液加水使成25ml，依法检查(通则0802)，与标准硫酸钾溶液2.0ml制成的对照液比较，不得更浓(0.040%)。

氰化物 取本品0.50g，依法检查(通则0806第一法)，应符合规定。

有关物质 照高效液相色谱法(通则0512)测定。

供试品溶液　取本品适量，精密称定，加80%乙腈溶液溶解并稀释制成每1ml中含0.20mg的溶液。

对照溶液　精密量取供试品溶液1ml，置100ml量瓶中，用80%乙腈溶液稀释至刻度，摇匀。

杂质对照品贮备液　取杂质Ⅰ、杂质Ⅱ、杂质Ⅲ、杂质Ⅳ对照品各适量，加80%乙腈溶液溶解并稀释制成每1ml中各约含100μg的溶液。

系统适用性溶液　取格列美脲对照品约20mg，置100ml量瓶中，加杂质对照品贮备液2ml，加80%乙腈溶液溶解并稀释至刻度，摇匀。

灵敏度溶液　精密量取对照溶液1ml，置20ml量瓶中，用80%乙腈溶液稀释至刻度，摇匀。

色谱条件　用十八烷基硅烷键合硅胶为填充剂；以0.1%磷酸二氢钠溶液(用磷酸调节pH值至3.0±0.5)-乙腈(50∶50)为流动相；检测波长为228nm；进样体积20μl。

系统适用性要求　系统适用性溶液色谱图中，出峰顺序依次为杂质Ⅲ、杂质Ⅱ、杂质Ⅰ、格列美脲与杂质Ⅳ，理论板数按格列美脲峰计算不低于2000，各色谱峰之间的分离度均应符合要求。灵敏度溶液色谱图中，格列美脲峰高的信噪比应不小于10。

测定法　精密量取供试品溶液与对照溶液，分别注入液相色谱仪，记录色谱图至主成分峰保留时间的3倍。

限度　供试品溶液色谱图中如有与杂质Ⅰ、杂质Ⅱ保留时间一致的色谱峰，其峰面积不得大于对照溶液主峰面积的0.1倍(0.1%)；如有与杂质Ⅲ保留时间一致的色谱峰，其峰面积乘以校正因子0.77后不得大于对照溶液主峰面积的0.4倍(0.4%)；如有与杂质Ⅳ保留时间一致的色谱峰，其峰面积不得大于对照溶液主峰面积的0.2倍(0.2%)；其他单个杂质峰面积不得大于对照溶液主峰面积的0.1倍(0.1%)；除杂质Ⅲ峰外，杂质峰面积的和不得大于对照溶液主峰面积的0.5倍(0.5%)。供试品溶液色谱图中小于灵敏度溶液色谱图中主成分峰面积的峰忽略不计(0.05%)。

顺式异构体(杂质Ⅴ)　照高效液相色谱法(通则0512)测定。

供试品溶液　取本品约12.5mg，精密称定，置25ml量瓶中，加二氯甲烷6ml，振摇使溶解，用流动相稀释至刻度，摇匀。

对照溶液　精密量取供试品溶液1ml，置100ml量瓶中，用流动相稀释至刻度，摇匀。

系统适用性溶液　取杂质Ⅴ对照品约5mg，置25ml量瓶中，加二氯甲烷5ml，振摇使溶解，用流动相稀释至刻度，摇匀，取0.2ml，置10ml量瓶中，用供试品溶液稀释至刻度，摇匀。

色谱条件　用二羟基丙基键合硅胶为填充剂(Macherey-Nagel 100-5 OH色谱柱，4.6mm×250mm或分离效能相当的色谱柱)；以正庚烷-无水乙醇-冰醋酸(900∶100∶1)为流动相；检测波长为228nm；进样体积10μl。

系统适用性要求　系统适用性溶液色谱图中，格列美脲峰的保留时间约为21分钟，杂质Ⅴ峰的相对保留时间约为0.9，杂质Ⅴ峰与格列美脲峰之间的分离度应符合要求。

测定法　精密量取供试品溶液与对照溶液，分别注入液相色谱仪，记录色谱图。

限度　供试品溶液色谱图中如有与系统适用性溶液色谱图中杂质Ⅴ保留时间一致的色谱峰，其峰面积不得大于对照溶液主峰面积的0.5倍(0.5%)。

干燥失重　取本品，在105℃干燥至恒重，减失重量不得过 0.5%(通则 0831)。

炽灼残渣　取本品 1.0g,依法检查(通则 0841),遗留残渣不得过 0.1%。

重金属　取炽灼残渣项下遗留的残渣,依法检查(通则 0821 第二法),含重金属不得过百万分之十。

【含量测定】　照高效液相色谱法(通则 0512)测定。

供试品溶液　取本品约 10mg,精密称定,置 50ml 量瓶中,加 80%乙腈溶液适量,超声使溶解,放冷,用 80%乙腈溶液稀释至刻度,摇匀,精密量取 5ml,置 25ml 量瓶中,用 80%乙腈溶液稀释至刻度,摇匀。

对照品溶液　取格列美脲对照品适量,精密称定,加 80%乙腈溶液溶解并定量稀释制成每 1ml 中约含 40μg 的溶液。

系统适用性溶液　见有关物质项下。

色谱条件　见有关物质项下。进样体积 10μl。

系统适用性要求　除灵敏度要求外,其他见有关物质项下。

测定法　精密量取供试品溶液与对照品溶液,分别注入液相色谱仪,记录色谱图。按外标法以峰面积计算。

【类别】　降血糖药。

【贮藏】　密封,在阴凉处保存。

【制剂】　(1)格列美脲片　(2)格列美脲胶囊

附:

杂质Ⅰ

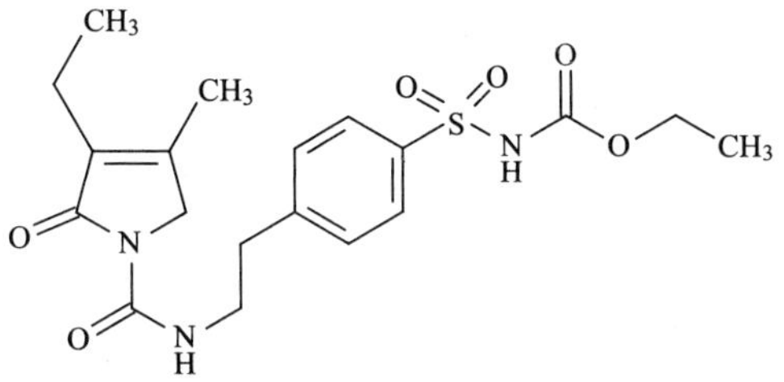

$C_{19}H_{25}N_3O_6S$　423.48

N-[[4-[2-(3-乙基-4-甲基-2-氧代-3-吡咯啉-1-甲酰氨基)乙基]苯基]磺酰基]氨基甲酸乙酯

杂质Ⅱ

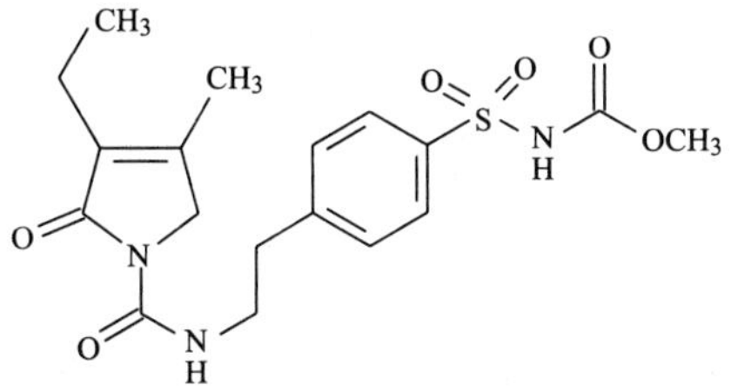

$C_{18}H_{23}N_3O_6S$　409.46

1-[[4-[2-(3-乙基-4-甲基-2-氧代-3-吡咯啉-1-甲酰氨基)乙基]苯基]磺酰基]氨基甲酸甲酯

杂质Ⅲ

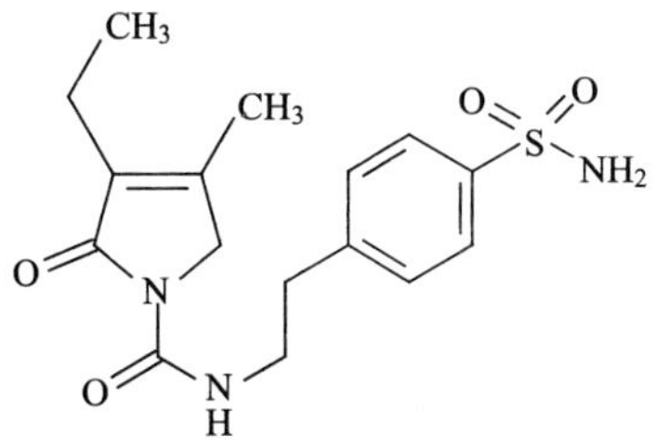

$C_{16}H_{21}N_3O_4S$　351.42

4-[2-(3-乙基-4-甲基-2-氧代-3-吡咯啉-1-甲酰氨基)乙基]苯磺酰胺

杂质Ⅳ

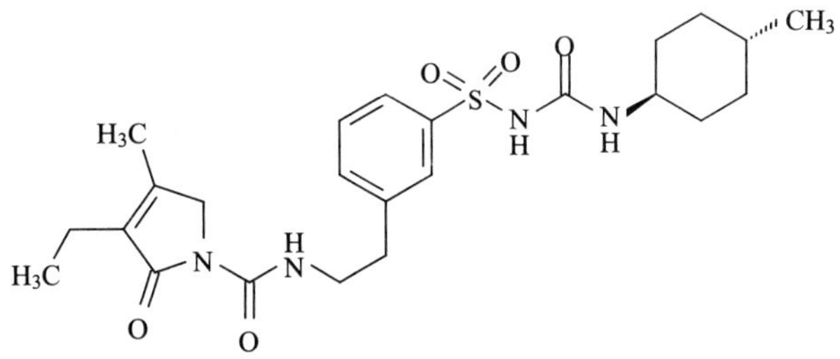

$C_{24}H_{34}N_4O_5S$　490.62

1-[[3-[2-(3-乙基-4-甲基-2-氧代-3-吡咯啉-1-甲酰氨基)乙基]苯基]磺酰基]-3-(反式-4-甲基环己基)脲

杂质Ⅴ

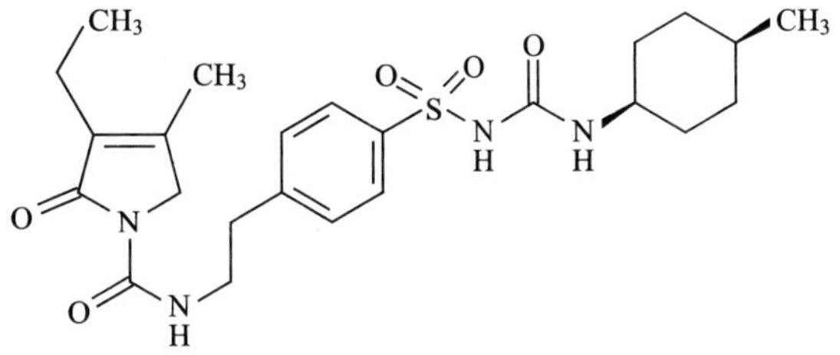

$C_{24}H_{34}N_4O_5S$　490.62

1-[[4-[2-(3-乙基-4-甲基-2-氧代-3-吡咯啉-1-甲酰氨基)乙基]苯基]磺酰基]-3-(顺式-4-甲基环己基)脲

格列美脲片

Geliemeiniao Pian

Glimepiride Tablets

本品含格列美脲($C_{24}H_{34}N_4O_5S$)应为标示量的 90.0%～110.0%。

【性状】　本品为白色片或着色异形片。

【鉴别】　(1)在含量测定项下记录的色谱图中,供试品溶液主峰的保留时间应与对照品溶液主峰的保留时间一致。

(2)取本品的细粉适量(约相当于格列美脲 1mg),置 100ml 量瓶中,加乙醇适量,超声使格列美脲溶解,用乙醇稀释至刻度，摇匀，滤过，取续滤液照紫外-可见分光光度法（通则 0401）测定，在 228nm 的波长处有最大吸收。

【检查】 **有关物质**　照高效液相色谱法（通则 0512）测定。

供试品溶液　取本品的细粉适量（约相当于格列美脲 2mg），置 10ml 量瓶中，加 80%乙腈溶液适量，超声使格列美脲溶解，放冷，用 80%乙腈溶液稀释至刻度，摇匀，滤过，取续滤液。

对照溶液　精密量取供试品溶液 1ml，置 100ml 量瓶中，用 80%乙腈溶液稀释至刻度，摇匀。

杂质对照品贮备液　取杂质Ⅰ对照品、杂质Ⅱ对照品与杂质Ⅲ对照品各适量，加 80%乙腈溶液溶解并稀释制成每 1ml 中各约含 20μg 的溶液。

系统适用性溶液　取格列美脲对照品约 10mg，置 100ml 量瓶中，加杂质对照品贮备液 1ml，加 80%乙腈溶液溶解并稀释至刻度，摇匀。

灵敏度溶液　精密量取对照溶液 1ml，置 20ml 量瓶中，用 80%乙腈溶液稀释至刻度，摇匀。

色谱条件　见格列美脲有关物质项下。灵敏度溶液进样体积 20μl，其他溶液进样体积 10μl。

系统适用性要求　系统适用性溶液色谱图中，出峰顺序依次为杂质Ⅲ、杂质Ⅱ、杂质Ⅰ与格列美脲，理论板数按格列美脲峰计算不低于 2000，各色谱峰之间的分离度均应符合要求。灵敏度溶液色谱图中，格列美脲峰高的信噪比应不小于 10。

测定法　精密量取供试品溶液与对照溶液，分别注入液相色谱仪，记录色谱图至主成分峰保留时间的 3 倍。

限度　供试品溶液色谱图中如有与杂质Ⅲ保留时间一致的色谱峰，其峰面积乘以校正因子 0.77 后不得大于对照溶液主峰面积（1.0%），其他单个杂质峰面积不得大于对照溶液主峰面积的 0.5 倍（0.5%），其他杂质峰面积的和不得大于对照溶液主峰面积（1.0%），小于灵敏度溶液色谱图中主成分峰面积的峰忽略不计（0.05%）。

含量均匀度　取本品 1 片，置 25ml（1mg 规格）或 50ml（2mg 规格）量瓶中，加水 1～2ml，超声使崩解，加 80%乙腈溶液适量，超声使格列美脲溶解，放冷，用 80%乙腈溶液稀释至刻度，摇匀，滤过，取续滤液作为供试品溶液，照含量测定项下方法测定含量，应符合规定（通则 0941）。

溶出度　照溶出度与释放度测定法（通则 0931 第二法）测定。

溶出条件　以磷酸盐缓冲液（取磷酸二氢钾 0.58g 与磷酸氢二钠 22.34g，加水 1000ml，振摇使溶解，用 10%磷酸溶液或 1mol/L 氢氧化钠溶液调节 pH 值至 7.80±0.05）900ml 为溶出介质，转速为每分钟 75 转，依法操作，经 15 分钟时取样。

供试品溶液　取溶出液 5ml，滤过，取续滤液；或者以每分钟 4000 转离心 10 分钟，取上清液。

对照品溶液　取格列美脲对照品约 10mg，精密称定，置 100ml 量瓶中，加 80%乙腈溶液适量使溶解并稀释至刻度，摇匀；精密量取 1ml，置 100ml（1mg 规格）或 50ml（2mg 规格）量瓶中，用溶出介质稀释至刻度，摇匀。

色谱条件　见含量测定项下。进样体积 50μl。

系统适用性溶液与系统适用性要求　见含量测定项下。

测定法　见含量测定项下。计算每片的溶出量。

限度　标示量的 80%，应符合规定。

其他　应符合片剂项下有关的各项规定（通则 0101）。

【含量测定】　照高效液相色谱法（通则 0512）测定。

供试品溶液　取本品 20 片，精密称定，研细，精密称取细粉适量（约相当于格列美脲 10mg），置 50ml 量瓶中，加 80%乙腈溶液适量，超声使格列美脲溶解，放冷，用 80%乙腈溶液稀释至刻度，摇匀，滤过，精密量取续滤液 5ml，置 25ml 量瓶中，用 80%乙腈溶液稀释至刻度，摇匀。

对照品溶液　取格列美脲对照品适量，精密称定，加 80%乙腈溶液溶解并定量稀释制成每 1ml 中含 40μg 的溶液。

系统适用性溶液与色谱条件　见有关物质项下。

系统适用性要求　除灵敏度要求外，其他见有关物质项下。

测定法　精密量取供试品溶液与对照品溶液，分别注入液相色谱仪，记录色谱图。按外标法以峰面积计算。

【类别】　同格列美脲。

【规格】　（1）1mg　（2）2mg

【贮藏】　遮光，密封，在干燥处保存。

格列美脲胶囊

Geliemeiniao Jiaonang

Glimepiride Capsules

本品含格列美脲（$C_{24}H_{34}N_4O_5S$）应为标示量的 90.0%～110.0%。

【性状】　本品内容物为白色粉末。

【鉴别】　（1）在含量测定项下记录的色谱图中，供试品溶液主峰的保留时间应与对照品溶液主峰的保留时间一致。

（2）取本品内容物适量（约相当于格列美脲 1mg），置 100ml 量瓶中，加乙醇适量，超声使格列美脲溶解，用乙醇稀释至刻度，摇匀，滤过，取续滤液照紫外-可见分光光度法（通则 0401）测定，在 228nm 的波长处有最大吸收。

【检查】 **有关物质**　照高效液相色谱法（通则 0512）测定。

供试品溶液　取本品内容物适量（约相当于格列美脲 2mg），置 10ml 量瓶中，加 80%乙腈溶液适量，超声使格列美脲溶解，放冷，用 80%乙腈溶液稀释至刻度，摇匀，滤过，取续滤液。

对照溶液　精密量取供试品溶液 1ml，置 100ml 量瓶中，

用 80%乙腈溶液稀释至刻度，摇匀。

杂质对照品贮备液　取杂质Ⅰ对照品、杂质Ⅱ对照品与杂质Ⅲ对照品各适量，加 80%乙腈溶液溶解并稀释制成每 1ml 中各约含 20μg 的溶液。

系统适用性溶液　取格列美脲对照品约 10mg，置 100ml 量瓶中，加杂质对照品贮备液 1ml，加 80%乙腈溶液溶解并稀释至刻度，摇匀。

灵敏度溶液　精密量取对照溶液 1ml，置 20ml 量瓶中，用 80%乙腈溶液稀释至刻度，摇匀。

色谱条件　见格列美脲有关物质项下。灵敏度溶液进样体积 20μl，其他溶液进样体积 10μl。

系统适用性要求　系统适用性溶液色谱图中，出峰顺序依次为杂质Ⅲ、杂质Ⅱ、杂质Ⅰ与格列美脲，理论板数按格列美脲峰计算不低于 2000，各色谱峰之间的分离度均应符合要求。灵敏度溶液色谱图中，格列美脲峰高的信噪比应不小于 10。

测定法　精密量取供试品溶液与对照溶液，分别注入液相色谱仪，记录色谱图至主成分峰保留时间的 3 倍。

限度　供试品溶液色谱图中如有与杂质Ⅲ保留时间一致的色谱峰，其峰面积乘以校正因子 0.77 后不得大于对照溶液主峰面积（1.0%），其他单个杂质峰面积不得大于对照溶液主峰面积的 0.5 倍（0.5%），其他杂质峰面积的和不得大于对照溶液主峰面积（1.0%），小于灵敏度溶液色谱图中主成分峰面积的峰忽略不计（0.05%）。

含量均匀度　取本品 1 粒，置 50ml 量瓶中，加水 1～2ml，超声使崩解，加 80%乙腈溶液适量，超声使格列美脲溶解，放冷，用 80%乙腈溶液稀释至刻度，摇匀，滤过，取续滤液作为供试品溶液。照含量测定项下的方法测定含量，应符合规定（通则 0941）。

溶出度　照溶出度与释放度测定法（通则 0931 第二法）测定。

溶出条件　以磷酸盐缓冲液（取磷酸二氢钾 0.58g 与磷酸氢二钠 22.34g，加水 1000ml，振摇使溶解，用 10%磷酸溶液或 1mol/L 氢氧化钠溶液调节 pH 值至 7.80±0.05）900ml 为溶出介质，转速为每分钟 75 转，依法操作，经 15 分钟时取样。

供试品溶液　取溶出液 5ml，滤过，取续滤液；或者以每分钟 4000 转离心 10 分钟，取上清液。

对照品溶液　取格列美脲对照品约 10mg，精密称定，置 100ml 量瓶中，加 80%乙腈溶液适量使溶解并稀释至刻度，摇匀；精密量取 1ml，置 50ml 量瓶中，用溶出介质稀释至刻度，摇匀。

色谱条件　见含量测定项下。进样体积 50μl。

系统适用性溶液与系统适用性要求　见含量测定项下。

测定法　见含量测定项下。计算每粒的溶出量。

限度　标示量的 80%，应符合规定。

其他　应符合胶囊剂项下有关的各项规定（通则 0103）。

【含量测定】　照高效液相色谱法（通则 0512）测定。

供试品溶液　取本品 20 粒，精密称定，倾出内容物，精密称定囊壳重量，计算平均装量，取内容物，研细，精密称取细粉适量（约相当于格列美脲 10mg），置 50ml 量瓶中，加 80%乙腈溶液适量，超声使格列美脲溶解，放冷，用 80%乙腈溶液稀释至刻度，摇匀，滤过，精密量取续滤液 5ml，置 25ml 量瓶中，用 80%乙腈溶液稀释至刻度，摇匀。

对照品溶液　取格列美脲对照品适量，精密称定，加 80%乙腈溶液溶解并定量稀释制成每 1ml 中约含 40μg 的溶液。

系统适用性溶液与色谱条件　见有关物质项下。

系统适用性要求　除灵敏度要求外，其他见有关物质项下。

测定法　精密量取供试品溶液与对照品溶液，分别注入液相色谱仪，记录色谱图。按外标法以峰面积计算。

【类别】　同格列美脲。

【规格】　2mg

【贮藏】　遮光，密封，在干燥处保存。

格列喹酮

Geliekuitong

Gliquidone

$C_{27}H_{33}N_3O_6S$　527.64

本品为 1-环已基-3-[[对-[2-(3,4-二氢-7-甲氧基-4,4-二甲基-1,3-二氧代-2(1*H*)-异喹啉基)乙基]苯基]磺酰基]脲。按干燥品计算，含 $C_{27}H_{33}N_3O_6S$ 应为 98.0%～102.0%。

【性状】　本品为白色结晶或结晶性粉末；无臭。

本品在三氯甲烷中易溶，在丙酮中略溶，在乙醇或甲醇中微溶，在水中几乎不溶。

熔点　本品的熔点（通则 0612）为 178～182℃。

【鉴别】　（1）取本品约 10mg，加苯肼 5 滴，加热至溶液变清，放冷，加氨试液 0.5ml、10%硫酸镍溶液 0.5ml 与三氯甲烷 1ml，剧烈振摇，静置，下层溶液应变成紫红色。

（2）在含量测定项下记录的色谱图中，供试品溶液主峰的保留时间应与对照品溶液主峰的保留时间一致。

（3）本品的红外光吸收图谱应与对照的图谱（光谱集 1097 图）一致。

【检查】　**氯化物**　取本品 2.0g，加水 100ml，煮沸，至剩余约 50ml 时，迅速放冷，滤过，滤液加水使成 50ml，量取 25ml，依法检查（通则 0801），与标准氯化钠溶液 7.0ml 制成的对照液比较，不得更浓（0.007%）。

硫酸盐　取氯化物检查项下剩余的滤液 25ml，依法检查（通则 0802），与标准硫酸钾溶液 2.0ml 制成的对照液比较，不得更浓（0.02%）。

有关物质　照高效液相色谱法（通则 0512）测定。

供试品溶液　取本品适量，精密称定，加流动相超声使溶解并定量稀释制成每 1ml 中约含 2mg 的溶液，滤过，取续滤液。

对照溶液　精密量取供试品溶液 1ml，置 100ml 量瓶中，用流动相稀释至刻度，摇匀。

对照品溶液　取异喹啉物对照品适量，精密称定，加流动相溶解并定量稀释制成每 1ml 中约含 10μg 的溶液。

系统适用性溶液　取格列喹酮对照品与异喹啉物对照品各适量，加流动相超声使溶解并稀释制成每 1ml 中各约含 50μg 的溶液。

色谱条件　用十八烷基硅烷键合硅胶为填充剂；以磷酸二氢铵溶液（取磷酸二氢铵 1.725g，加水 300ml 溶解后，用磷酸调节 pH 值至 3.5±0.1）-乙腈（3∶5）为流动相；检测波长为 310nm；进样体积 20μl。

系统适用性要求　系统适用性溶液色谱图中，理论板数按格列喹酮峰计算不低于 2000，格列喹酮峰与异喹啉物峰之间的分离度应符合要求。

测定法　精密量取供试品溶液、对照溶液与对照品溶液，分别注入液相色谱仪，记录色谱图至主成分峰保留时间的 2 倍。

限度　供试品溶液色谱图中如有与异喹啉物保留时间一致的杂质峰，按外标法以峰面积计算，含异喹啉物不得过 0.75%；其他杂质峰面积的和不得大于对照溶液主峰面积（1.0%）。

干燥失重　取本品，在 105℃ 干燥至恒重，减失重量不得过 0.5%（通则 0831）。

炽灼残渣　取本品 1.0g，依法检查（通则 0841），遗留残渣不得过 0.1%。

重金属　取炽灼残渣项下遗留的残渣，依法检查（通则 0821 第二法），含重金属不得过百万分之十。

【含量测定】　照高效液相色谱法（通则 0512）测定。

供试品溶液　取本品适量，精密称定，加流动相超声使溶解，放冷，用流动相定量稀释制成每 1ml 中约含 0.1mg 的溶液。

对照品溶液　取格列喹酮对照品适量，精密称定，加流动相超声使溶解，放冷，用流动相定量稀释制成每 1ml 中约含 0.1mg 的溶液。

系统适用性溶液、**色谱条件**与**系统适用性要求**　见有关物质项下。

测定法　精密量取供试品溶液与对照品溶液，分别注入液相色谱仪，记录色谱图。按外标法以峰面积计算。

【类别】　降血糖药。

【贮藏】　密封保存。

【制剂】　格列喹酮片

附：

异喹啉物

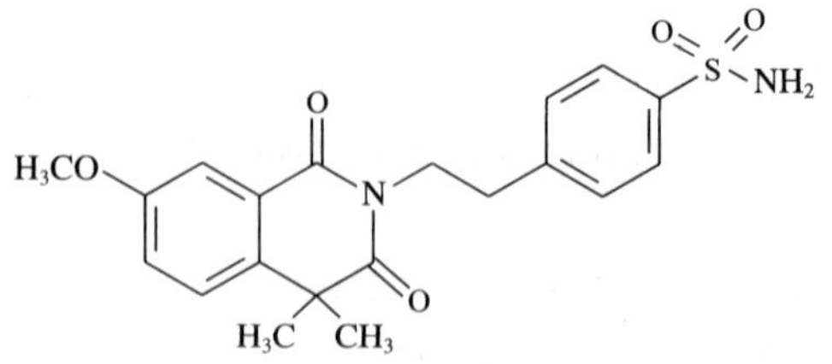

$C_{20}H_{22}N_2O_5S$　402.46

4-[2-(3，4-二氢-7-甲氧基-4，4-二甲基-1，3-二氧代-2(1*H*)异喹啉基)乙基]苯磺酰胺

格列喹酮片

Geliekuitong Pian

Gliquidone Tablets

本品含格列喹酮（$C_{27}H_{33}N_3O_6S$）应为标示量的 95.0%～105.0%。

【性状】　本品为白色片。

【鉴别】　（1）取本品细粉适量，加流动相适量，超声使格列喹酮溶解并稀释制成每 1ml 中约含 0.1mg 的溶液，滤过，滤液作为供试品溶液；另取格列喹酮对照品适量，加流动相超声使溶解并稀释制成每 1ml 中约含 0.1mg 的溶液，作为对照品溶液。照有关物质检查项下的方法，取供试品溶液与对照品溶液各 20μl，分别注入液相色谱仪，记录色谱图，供试品溶液主峰的保留时间应与对照品溶液主峰的保留时间一致。

（2）取本品细粉适量（约相当于格列喹酮 20mg），研细，加甲醇 10ml，研磨溶解，滤过，滤液蒸干，残渣经减压干燥，依法测定（通则 0402）。本品的红外光吸收图谱应与对照的图谱（光谱集 1097 图）一致。

【检查】　**有关物质**　照高效液相色谱法（通则 0512）测定。

供试品溶液　取本品细粉适量，精密称定，加流动相适量，超声使格列喹酮溶解并定量稀释制成每 1ml 中约含 2mg 的溶液，滤过，取续滤液。

对照溶液　精密量取供试品溶液 1ml，置 100ml 量瓶中，用流动相稀释至刻度，摇匀。

对照品溶液、系统适用性溶液、色谱条件、系统适用性要求与测定法　见格列喹酮有关物质项下。

限度　供试品溶液色谱图中如有与异喹啉物保留时间一致的杂质峰，按外标法以峰面积计算，含异喹啉物不得过格列喹酮标示量的 1.0%，其他杂质峰面积的和不得大于对照溶液主峰面积的 1.5 倍（1.5%）。

溶出度　照溶出度与释放度测定法（通则 0931 第二法）

测定。

溶出条件　以磷酸盐缓冲液(取磷酸氢二钠 71.2g,加水 1000ml 使溶解,用 10%枸橼酸溶液调节 pH 值至 8.5)900ml 为溶出介质,转速为每分钟 75 转,依法操作,经 45 分钟时取样。

供试品溶液　取溶出液滤过,取续滤液。

对照品溶液　取格列喹酮对照品约 30mg,精密称定,加 *N*,*N*-二甲基甲酰胺 10ml 使溶解,用溶出介质定量稀释制成每 1ml 中约含 30μg 的溶液。

测定法　取供试品溶液与对照品溶液,照紫外-可见分光光度法(通则 0401),在 314nm 的波长处分别测定吸光度,计算出每片的溶出量。

限度　标示量的 75%,应符合规定。

其他　应符合片剂项下有关的各项规定(通则 0101)。

【含量测定】　照紫外-可见分光光度法(通则 0401)测定。

供试品溶液　取本品 10 片,精密称定,研细,精密称取适量(约相当于格列喹酮 50mg),置 100ml 量瓶中,加甲醇约 70ml,置水浴中超声使格列喹酮溶解,放冷,用甲醇稀释至刻度,摇匀,滤过,精密量取续滤液 10ml,置 50ml 量瓶中,用甲醇稀释至刻度,摇匀。

对照品溶液　取格列喹酮对照品适量,精密称定,加甲醇溶解并定量稀释制成每 1ml 中约含 0.1mg 的溶液。

测定法　取供试品溶液与对照品溶液,在 310nm 的波长处分别测定吸光度,计算。

【类别】　同格列喹酮。

【规格】　30mg

【贮藏】　遮光,密封保存。

格 隆 溴 铵

Gelongxiu'an

Glycopyrrolate

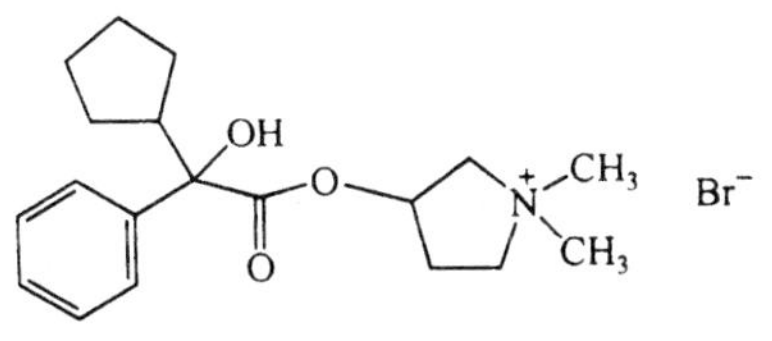

$C_{19}H_{28}BrNO_3$　398.34

本品为溴化 3-羟基-1,1-二甲基吡咯烷基-*α*-环戊基扁桃酸酯。按干燥品计算,含 $C_{19}H_{28}BrNO_3$ 不得少于 99.0%。

【性状】　本品为白色结晶性粉末,无臭。

本品在水、甲醇或乙醇中易溶,在三氯甲烷或乙醚中几乎不溶。

熔点　本品的熔点(通则 0612)为 191～195℃(熔距不得超过 2℃)。

【鉴别】　(1)取本品约 50mg,用稀醋酸 5ml 溶解,加碘化铋钾试液数滴,即产生橙色沉淀。

(2)取本品适量,加水溶解并稀释制成每 1ml 中含格隆溴铵 0.5mg 的溶液,照紫外-可见分光光度法(通则 0401)测定,在 258nm 与 264nm 的波长处有最大吸收,在 254nm 与 261nm 的波长处有最小吸收。

(3)本品的红外光吸收图谱应与对照的图谱(光谱集 308)一致。

(4)本品的水溶液显溴化物的鉴别反应(通则 0301)。

【检查】　**有关物质**　照薄层色谱法(通则 0502)试验。

供试品溶液　取本品适量,加乙醇溶解并稀释制成每 1ml 中约含 50mg 的溶液。

对照溶液　精密量取供试品溶液适量,用乙醇定量稀释制成每 1ml 中含 0.2mg 的溶液。

色谱条件　采用硅胶 G 薄层板,以乙酸乙酯-水-无水甲酸(74∶16∶10)为展开剂。

测定法　吸取供试品溶液与对照溶液各 5μl,分别点于同一薄层板上,展开后,晾干,喷以稀碘化铋钾试液,立即检视。

限度　供试品溶液如显杂质斑点,不得多于 3 个,其颜色与对照溶液的主斑点比较,不得更深。

干燥失重　取本品,在 105℃干燥至恒重,减失重量不得过 0.5%(通则 0831)。

炽灼残渣　不得过 0.1%(通则 0841)。

【含量测定】　取本品约 0.2g,精密称定,加冰醋酸 25ml 使溶解,加醋酸汞试液 5ml 与结晶紫指示液 1 滴,用高氯酸滴定液(0.1mol/L)滴定至溶液显蓝绿色,并将滴定的结果用空白试验校正。每 1ml 的高氯酸滴定液(0.1mol/L)相当于 39.83mg 的 $C_{19}H_{28}BrNO_3$。

【类别】　抗胆碱药。

【贮藏】　密封保存。

【制剂】　格隆溴铵片

格 隆 溴 铵 片

Gelongxiu'an Pian

Glycopyrrolate Tablets

本品含格隆溴铵($C_{19}H_{28}BrNO_3$)应为标示量的 90.0%～110.0%。

【性状】　本品为白色片。

【鉴别】　(1)取本品的细粉适量(约相当于格隆溴铵 10mg),加甲醇溶解并稀释制成每 1ml 中含格隆溴铵 0.5mg 的溶液,滤过,取滤液适量,照紫外-可见分光光度法(通则 0401)测定,在 258nm 与 264nm 的波长处有最大吸收,在 255nm 与 262nm 的波长处有最小吸收。

(2)在含量测定项下记录的色谱图中,供试品溶液主峰的保留时间应与对照品溶液主峰的保留时间一致。

【检查】　**含量均匀度**　取本品 1 片,置 25ml(0.5mg 规

格)或 50ml(1mg 规格)量瓶中,加水适量振摇使格隆溴铵溶解,用水稀释至刻度,摇匀,滤膜滤过,取续滤液照含量测定项下的方法测定含量,应符合规定(通则 0941)。

溶出度　照溶出度与释放度测定法(通则 0931 第一法)测定。

溶出条件　以水 500ml 为溶出介质,转速为每分钟 50 转,依法操作,经 45 分钟时取样。

供试品溶液　取溶出液适量,滤过,取续滤液。

对照品溶液　取格隆溴铵对照品适量,精密称定,加水溶解并定量稀释制成每 1ml 中含格隆溴铵 1μg(0.5mg 规格)或 2μg(1mg 规格)的溶液。

色谱条件与系统适用性要求　见含量测定项下。

测定法　见含量测定项下。按外标法以峰面积计算每片的溶出量。

限度　标示量的 75%,应符合规定。

其他　应符合片剂项下有关的各项规定(通则 0101)。

【含量测定】　照高效液相色谱法(通则 0512)测定。

供试品溶液　取本品 20 片,精密称定,研细,精密称取适量(约相当于格隆溴铵 2mg),置 100ml 量瓶中,加水适量,振摇使溶解,用水稀释至刻度,摇匀,滤膜滤过,取续滤液。

对照品溶液　取格隆溴铵对照品适量,精密称定,加水溶解并定量稀释制成每 1ml 中含 20μg 的溶液。

色谱条件　用十八烷基硅烷键合硅胶为填充剂;以戊烷磺酸钠溶液(取戊烷磺酸钠 0.2g 与无水硫酸钠 1.0g 溶于 615ml 水中,加 0.5mol/L 硫酸溶液 3.0ml)-乙腈-甲醇(615∶235∶150)为流动相;检测波长为 222nm;进样体积 20μl。

系统适用性要求　理论板数按格隆溴铵峰计算不低于 2000,格隆溴铵峰与相邻杂质峰的分离度应符合要求。

测定法　精密量取供试品溶液与对照品溶液,分别注入液相色谱仪,记录色谱图。按外标法以峰面积计算。

【类别】　同格隆溴铵。

【规格】　(1)0.5mg　(2)1mg

【贮藏】　密封保存。

核黄素磷酸钠

Hehuangsu Linsuanna

Riboflavin Sodium Phosphate

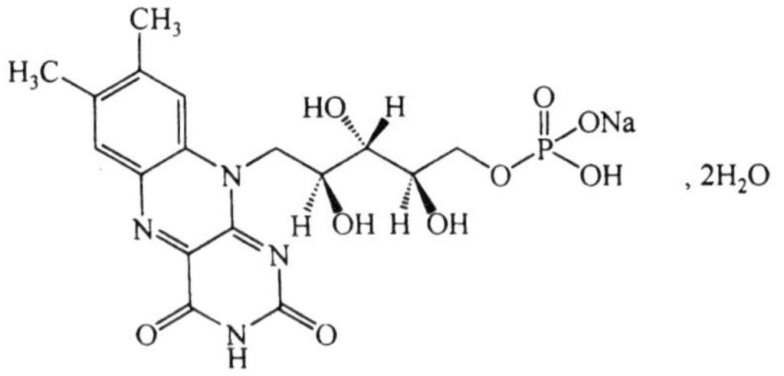

$C_{17}H_{20}N_4NaO_9P \cdot 2H_2O$　514.36

本品为核黄素 5′-(二氢磷酸酯)单钠盐二水合物。按干燥品计算,含核黄素($C_{17}H_{20}N_4O_6$)应为 74.0%～79.0%。

【性状】　本品为橙黄色结晶性粉末;几乎无臭;有引湿性。

本品在水中溶解,在乙醇、三氯甲烷或乙醚中几乎不溶。

比旋度　避光操作。取本品适量,精密称定,加盐酸溶液(45→100)溶解并定量稀释制成每 1ml 中约含 15mg 的溶液,依法测定(通则 0621),比旋度为+38.0°至+42.0°。

【鉴别】　(1)取本品约 1mg,加水 100ml 溶解后,溶液在透射光下显淡黄色并有强烈的黄绿色荧光;加无机酸或碱溶液,荧光即消失。

(2)取本品适量,加磷酸盐缓冲液(pH 7.0)溶解并稀释制成每 1ml 中含 10μg 的溶液,照紫外-可见分光光度法(通则 0401)测定,在 267nm、372nm 与 444nm 的波长处有最大吸收,在 240nm 的波长处有最小吸收。

(3)本品的红外光吸收图谱应与对照的图谱(光谱集 628 图)一致。

(4)取本品 0.5g,加硝酸 10ml,在水浴上蒸干,炽灼,残渣加水 5ml 使溶解,必要时滤过,滤液显钠盐的鉴别反应(通则 0301)。

【检查】　**酸度**　取本品 0.40g,加水 20ml 溶解后,依法测定(通则 0631),pH 值应为 4.0～6.5。

溶液的澄清度　取本品 0.20g,加水 10ml 溶解后,溶液应澄清。

感光黄素　取本品 35mg,加无醇三氯甲烷 10ml,振摇 5 分钟,滤过,滤液照紫外-可见分光光度法(通则 0401),在 440nm 的波长处测定,吸光度不得过 0.025。

游离磷酸　照紫外-可见分光光度法(通则 0401)测定。

供试品溶液　取本品 0.20g(按干燥品计算),精密称定,置 100ml 量瓶中,加水 30ml,振摇使溶解;加钼酸铵硫酸试液 2.5ml 与 1-氨基-2-萘酚-4-磺酸溶液(取无水亚硫酸钠 5g,亚硫酸氢钠 94.3g 与 1-氨基-2-萘酚-4-磺酸 0.7g,充分混合,临用时取此混合物 1.5g,加水 10ml 使溶解,必要时滤过)1ml,摇匀,用水稀释至刻度,摇匀,在 20℃放置 30 分钟。

对照溶液　精密量取磷酸盐对照溶液[精密称取经 105℃干燥 2 小时的磷酸二氢钾 0.42g,置 1000ml 量瓶中,加硫酸溶液(3→10)10ml 与水适量使溶解,用水稀释至刻度,摇匀,临用时再稀释 5 倍]20ml,置 100ml 量瓶中,加水 10ml,摇匀;自"加钼酸铵硫酸试液 2.5ml"起,制备方法同供试品溶液。

测定法　取供试品溶液与对照溶液,在 740nm 的波长处分别测定吸光度。

限度　供试品溶液的吸光度不得大于对照溶液的吸光度。

有关物质　照高效液相色谱法(通则 0512)测定。避光操作。

供试品溶液　取本品 10mg,精密称定,置 50ml 量瓶中,加流动相适量,振摇使溶解,用流动相稀释至刻度,摇匀。

对照溶液　精密量取供试品溶液 2ml,置 50ml 量瓶中,用流动相稀释至刻度,摇匀。

核黄素对照品溶液　精密量取含量测定项下的核黄素对照品溶液1ml,置10ml量瓶中,用流动相稀释至刻度,摇匀。

系统适用性溶液　取核黄素磷酸钠混合对照品10mg,置50ml量瓶中,加流动相溶解并稀释至刻度,摇匀。

色谱条件　用十八烷基硅烷键合硅胶为填充剂;以0.054mol/L磷酸二氢钾溶液-甲醇(85∶15)为流动相;检测波长为267nm;进样体积20μl。

系统适用性要求　系统适用性溶液色谱图中,核黄素磷酸钠峰的保留时间约为40分钟;各色谱峰出峰顺序如下表所示,核黄素磷酸钠峰与4′-核黄素磷酸钠峰之间的分离度应大于2.0。

成分	相对保留时间
3′,4′-核黄素二磷酸酯	0.2
3′,5′-核黄素二磷酸酯	0.3
4′,5′-核黄素二磷酸酯	0.5
3′-核黄素磷酸钠	0.7
4′-核黄素磷酸钠	0.9
核黄素磷酸钠	1
核黄素	2

测定法　精密量取供试品溶液、对照溶液与核黄素对照品溶液,分别注入液相色谱仪,记录色谱图至主成分峰保留时间的2.5倍。

限度　供试品溶液色谱图中如有与系统适用性溶液色谱图中相对应的杂质峰,按外标法以峰面积计算。按干燥品计,核黄素二磷酸酯(按核黄素计)含量不得过6.0%,游离核黄素含量不得过6.0%。

核黄素二磷酸酯与游离核黄素计算公式如下:

$$核黄素二磷酸酯=\frac{\sum A\times W_s\times 1/10}{A_s\times W_t\times(1-d)}\times 100\%$$

$$游离核黄素=\frac{A_t\times W_s\times 1/10}{A_s\times W_t\times(1-d)}\times 100\%$$

式中　$\sum A$ 为供试品溶液色谱图中3′,4′-核黄素二磷酸酯峰、3′,5′-核黄素二磷酸酯峰与4′,5′-核黄素二磷酸酯峰的峰面积之和;

A_t为供试品溶液色谱图中游离核黄素峰的峰面积;

A_s为核黄素对照品溶液色谱图中核黄素峰面积;

W_t为核黄素磷酸钠供试品称样量;

W_s为核黄素对照品称样量乘以对照品含量;

d 为干燥失重。

供试品溶液色谱图中除主成分峰、游离核黄素峰与核黄素二磷酸酯峰外,如有其他杂质峰,单个杂质不得大于对照溶液主峰面积的0.25倍(1.0%),其他杂质峰面积的和不得大于对照溶液主峰面积(4.0%)。

干燥失重　取本品约0.3g,在130℃干燥至恒重,减失重量不得过10.0%(通则0831)。

【含量测定】　照高效液相色谱法(通则0512)测定。避光操作。

对照品溶液　取核黄素对照品10mg,精密称定,置50ml量瓶中,加盐酸1ml使溶解,用流动相稀释至刻度,摇匀。

供试品溶液、系统适用性溶液、色谱条件与系统适用性要求　见有关物质项下。

测定法　精密量取供试品溶液与对照品溶液,分别注入液相色谱仪,记录色谱图至核黄素磷酸钠峰保留时间的2.5倍。按外标法以峰面积计算。计算公式如下:

$$\frac{\sum A_t\times W_s}{A_s\times W_t\times(1-d)}\times 100\%$$

式中　$\sum A_t$为供试品溶液色谱图中核黄素磷酸钠峰、3′-核黄素磷酸钠峰、4′-核黄素磷酸钠峰及游离核黄素峰的峰面积之和;

A_s为对照品溶液色谱图中核黄素峰面积;

W_t为核黄素磷酸钠供试品称样量;

W_s为核黄素对照品称样量乘以对照品含量;

d 为干燥失重。

【类别】　维生素类药。

【贮藏】　遮光,密封保存。

【制剂】　核黄素磷酸钠注射液

核黄素磷酸钠注射液

Hehuangsu Linsuanna Zhusheye

Riboflavin Sodium Phosphate Injection

本品为核黄素磷酸钠的灭菌水溶液。含核黄素磷酸钠按核黄素($C_{17}H_{20}N_4O_6$)计,应为标示量的90.0%~115.0%。

【性状】　本品为黄色至橙黄色的澄明液体;遇光易变质。

【鉴别】　(1)取本品适量(约相当于核黄素1mg),加水至100ml,溶液在透射光下显淡黄色并有强烈的黄绿色荧光;加盐酸或氢氧化钠溶液,荧光即消失。

(2)在含量测定项下记录的色谱图中,供试品溶液主峰的保留时间应与系统适用性溶液中核黄素磷酸钠峰的保留时间一致。

(3)取本品适量(约相当于核黄素磷酸钠0.1g),在水浴上蒸干,加硝酸10ml,在水浴上蒸干后,炽灼,残渣加水5ml使溶解,必要时滤过,滤液显钠盐与磷酸盐的鉴别反应(通则0301)。

【检查】　**pH值**　应为5.6~6.5(通则0631)。

有关物质　照高效液相色谱法(通则0512)测定。避光操作。

供试品溶液　精密量取本品适量,用流动相定量稀释制成每1ml中约含0.2mg(以$C_{17}H_{20}N_4O_6$计)的溶液。

对照溶液　精密量取供试品溶液2ml,置50ml量瓶中,用流动相稀释至刻度,摇匀。

核黄素对照品溶液、系统适用性溶液、色谱条件、系统适用性要求与测定法　见核黄素磷酸钠有关物质项下。

限度　核黄素二磷酸酯(按核黄素计)含量不得过标示量的6.0%,游离核黄素含量不得过标示量的10.0%。供试品溶液色谱图中除主成分峰、游离核黄素峰与核黄素二磷酸酯峰外,如有其他杂质峰,单个杂质不得大于对照溶液主峰面积的0.5倍(2.0%),其他杂质峰面积的和不得大于对照溶液主峰面积的1.5倍(6.0%)。

细菌内毒素　取本品，依法检查(通则1143)，每1mg核黄素中含内毒素的量应小于2.5EU。

其他　应符合注射剂项下有关的各项规定(通则0102)。

【含量测定】　照高效液相色谱法(通则0512)测定。避光操作。

供试品溶液　见有关物质项下。

对照品溶液、系统适用性溶液、色谱条件、系统适用性要求与测定法　见核黄素磷酸钠含量测定项下。

【类别】　同核黄素磷酸钠。

【规格】　按核黄素计　(1)2ml∶5mg　(2)2ml∶10mg

【贮藏】　遮光，密闭保存。

恩曲他滨

Enqutabin

Emtricitabine

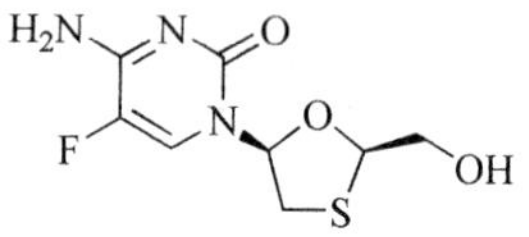

$C_8H_{10}FN_3O_3S$　247.24

本品为(2*R*,5*S*)-5-氟-1-[2-羟甲基-1,3-氧硫杂环戊烷-5-基]胞嘧啶。按干燥品计算，含$C_8H_{10}FN_3O_3S$应为98.0%～102.0%。

【性状】　本品为白色或类白色粉末或结晶性粉末，微臭。

本品在水或甲醇中易溶，在无水乙醇中略溶，在乙酸乙酯或二氯甲烷中不溶。

比旋度　取本品，精密称定，加水溶解并定量稀释制成每1ml中约含2.5mg的溶液，依法测定(通则0621)，比旋度为−105°至−115°。

【鉴别】　(1)取本品适量，加水溶解并定量稀释制成每1ml中约含15μg的溶液，照紫外-可见分光光度法(通则0401)测定，在235nm与280nm的波长处有最大吸收；吸收系数($E_{1cm}^{1\%}$)分别为325～355与350～380。

(2)在含量测定项下记录的色谱图中，供试品溶液主峰的保留时间应与对照品溶液主峰的保留时间一致。

(3)本品的红外光吸收图谱应与对照品的图谱一致(通则0402)。

【检查】　**酸度**　取本品0.10g，加水10ml溶解后，依法测定(通则0631)，pH值应为5.0～7.0。

氯化物　取本品0.10g，加水25ml与稀硝酸10ml使溶解，加水稀释至40ml，作为供试品溶液，依法检查(通则0801)，与标准氯化钠溶液5.0ml制成的对照溶液比较，不得更浓(0.05%)。

硫酸盐　取本品0.50g，加水40ml与稀盐酸2ml使溶解，作为供试品溶液，依法检查(通则0802)，与标准硫酸钾溶液3.0ml制成的对照溶液比较，不得更浓(0.06%)。

异构体　照高效液相色谱法(通则0512)测定。

供试品溶液　取本品约10mg，精密称定，置10ml量瓶中，加甲醇1ml使溶解，用流动相稀释至刻度，摇匀。

对照溶液　精密量取供试品溶液适量，用流动相定量稀释制成每1ml中约含3μg的溶液。

系统适用性溶液　取恩曲他滨异构体检查系统适用性试验混合对照品5mg，加甲醇0.5ml使溶解，用流动相稀释至5ml。

色谱条件　用多糖衍生物类手性色谱柱(CHIRALPAK AD-H，4.6mm×250mm，5μm或效能相当的色谱柱)；以正己烷-乙醇-甲醇-三氟醋酸-二乙胺(800∶150∶50∶1∶1)为流动相；检测波长为280nm；进样体积20μl。

系统适用性要求　系统适用性溶液色谱图中，恩曲他滨峰与非对映异构体峰(相对保留时间约为1.2)的分离度应大于3.0。

测定法　精密量取供试品溶液与对照溶液，分别注入液相色谱仪，记录色谱图至主成分峰保留时间的2倍。

限度　供试品溶液色谱图中如有异构体峰，对映异构体峰(相对保留时间约为0.6)面积乘以1.11后不得大于对照溶液的主峰面积(0.3%)，非对映异构体峰(相对保留时间约为1.2与1.3)面积乘以1.35后均不得大于对照溶液主峰面积的2/3(0.2%)。

有关物质　照高效液相色谱法(通则0512)测定。

供试品溶液　取本品适量，精密称定，加流动相A溶解并定量稀释制成每1ml中约含0.75mg的溶液。

对照溶液　精密量取供试品溶液适量，用流动相A定量稀释制成每1ml中含0.75μg的溶液。

对照品贮备液　取杂质Ⅰ对照品、杂质Ⅱ对照品、杂质Ⅲ对照品、杂质Ⅳ对照品与杂质Ⅴ对照品各适量，精密称定，加流动相A溶解并定量稀释制成每1ml中各约含0.75mg的溶液。

对照品溶液　精密量取供试品溶液与对照品贮备液各适量，用流动相A定量稀释制成每1ml中含恩曲他滨与各杂质对照品各为0.75μg的混合溶液。

色谱条件　用十八烷基硅烷键合硅胶为填充剂；以1.54g/L的醋酸铵溶液，用冰醋酸调节pH为4.0为流动相A，以乙腈为流动相B，按下表进行梯度洗脱；柱温为40℃；检测波长为280nm；进样体积20μl。

时间(分钟)	流动相A(%)	流动相B(%)
0	98	2
10	80	20
20	40	60
35	20	80
40	20	80
41	98	2
50	98	2

系统适用性要求　对照品溶液色谱图中，各杂质的相对保留时间见下表，恩曲他滨峰与杂质Ⅳ峰的分离度应大于5.0。

杂质相对保留时间表

杂质	相对保留时间
Ⅰ	0.46
Ⅱ	0.70
Ⅲ	0.87
Ⅳ	1.13
Ⅴ	2.82

测定法　精密量取供试品溶液、对照溶液与对照品溶液，分别注入液相色谱仪，记录色谱图。

限度　供试品溶液色谱图中如有杂质峰，杂质Ⅰ、杂质Ⅱ、杂质Ⅲ、杂质Ⅳ与杂质Ⅴ按外标法以峰面积计算，分别不得过0.1%、0.3%、0.2%、0.2%与0.1%；其他单个杂质峰面积不得大于对照溶液主峰面积(0.1%)，所有杂质的总和不得过1.0%。小于对照溶液主峰面积0.5倍(0.05%)的峰忽略不计。

残留溶剂　甲醇、乙醇、四氢呋喃与苯　照残留溶剂测定法(通则0861第二法)测定。

供试品溶液　取本品约0.2g，精密称定，置顶空瓶中，精密加入10% *N*,*N*-二甲基甲酰胺2ml使溶解，密封。

对照品溶液　取苯约20mg，精密称定，置100ml量瓶中，用*N*,*N*-二甲基甲酰胺稀释至刻度，摇匀，精密量取1ml，置100ml量瓶中，精密加入*N*,*N*-二甲基甲酰胺9ml；另取无水乙醇约0.5g、甲醇约0.3g、四氢呋喃约72mg，精密称定，置同一量瓶中，用水稀释至刻度，摇匀，精密量取5ml，置50ml量瓶中，用10% *N*,*N*-二甲基甲酰胺稀释至刻度，摇匀，精密量取2ml，置顶空瓶中，密封。

色谱条件　以100%聚二甲基硅氧烷为固定液(或极性相近)的毛细管柱为色谱柱；起始温度为40℃，维持4分钟，以每分钟5℃的速率升温至180℃，维持1分钟；检测器温度为250℃；进样口温度为200℃；顶空瓶平衡温度为80℃，平衡时间为30分钟。

系统适用性要求　对照品溶液色谱图中，各峰间的分离度应符合要求。

测定法　取供试品溶液与对照品溶液，分别顶空进样，记录色谱图。

限度　按外标法以峰面积计算，均应符合规定。

正己烷　照残留溶剂测定法(通则0861第三法)测定。

供试品溶液　取本品适量，加*N*,*N*-二甲基甲酰胺溶解并定量稀释制成每1ml约含0.1g的溶液。

对照品溶液　取正己烷约29mg，精密称定，置100ml的量瓶中，用*N*,*N*-二甲基甲酰胺稀释至刻度，摇匀，精密量取5ml，置50ml的量瓶中，用*N*,*N*-二甲基甲酰胺稀释至刻度，摇匀。

色谱条件　以100%聚二甲基硅氧烷为固定液(或极性相近)的毛细管柱为色谱柱；起始温度为40℃，维持4分钟，以每分钟5℃的速率升温至180℃，维持1分钟；检测器温度为250℃；进样口温度为200℃；进样体积1μl。

测定法　精密量取供试品溶液与对照品溶液，分别注入气相色谱仪，记录色谱图。

限度　按外标法以峰面积计算，应符合规定。

干燥失重　取本品，在105℃干燥3小时，减失重量不得过0.5%(通则0831)。

炽灼残渣　取本品，置铂坩埚中，依法检查(通则0841)，遗留残渣不得过0.1%。

重金属　取炽灼残渣项下遗留的残渣，依法检查(通则0821第二法)，含重金属不得过百万分之二十。

【含量测定】　照高效液相色谱法(通则0512)测定。

供试品溶液　取本品约10mg，精密称定，置100ml量瓶中，加水溶解并稀释至刻度，摇匀。

对照品溶液　取恩曲他滨对照品约10mg，精密称定，置100ml量瓶中，加水溶解并稀释至刻度，摇匀。

系统适用性溶液　取恩曲他滨10mg，置100ml量瓶中，加1mol/L盐酸溶液3ml，水浴加热30分钟，用1mol/L的氢氧化钠溶液调至中性，用水稀释至刻度。

色谱条件　用十八烷基硅烷键合硅胶为填充剂；以水-甲醇(80：20)为流动相；检测波长为280nm；柱温为40℃；系统适用性溶液进样体积20μl，其他溶液进样体积10μl。

系统适用性要求　系统适用性溶液色谱图中，恩曲他滨峰与相对保留时间约为1.3的杂质峰(杂质Ⅳ)的分离度应大于5.0。

测定法　精密量取供试品溶液与对照品溶液，分别注入液相色谱仪，记录色谱图。按外标法以峰面积计算。

【类别】　抗病毒药。

【贮藏】　密封，干燥处保存。

【制剂】　恩曲他滨胶囊

附：

杂质Ⅰ

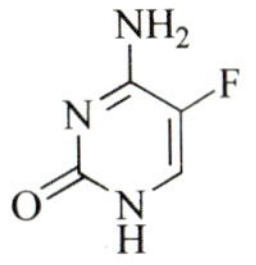

$C_4H_4FN_3O$　129.09

5-氟胞嘧啶

杂质Ⅱ(恩曲他滨氧化杂质)

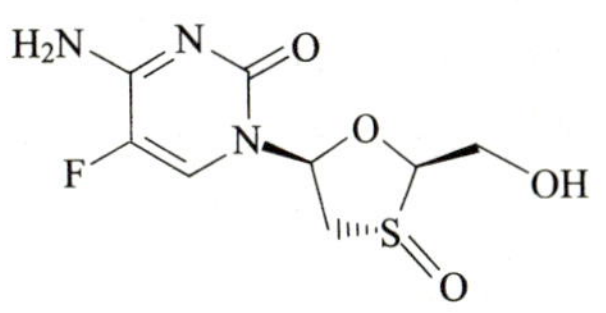

$C_8H_{10}FN_3O_4S$　263.25

(2*R*,3*R*,5*S*)-5-氟-1-[2-羟甲基-3-氧代-1,3-氧硫杂环戊烷-5-基]胞嘧啶

杂质Ⅲ(拉米夫定)

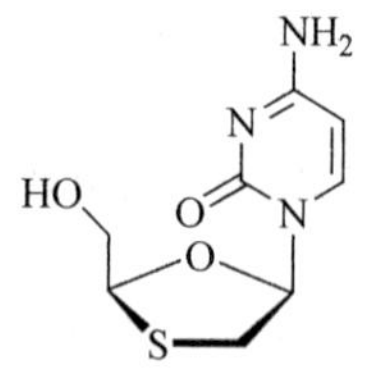

$C_8H_{11}N_3O_3S$　229.26

(-)-1-[(2*R*,5*S*)-2-(羟甲基)-1,3-氧硫杂环戊烷-5-基]胞嘧啶

杂质Ⅳ

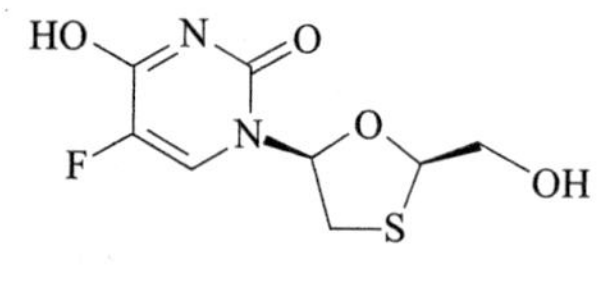

$C_8H_9FN_2O_4S$　248.23

(2*R*,5*S*)-5-氟-1-[2-羟甲基-1,3-氧硫杂环戊烷-5-基]尿嘧啶

杂质Ⅴ

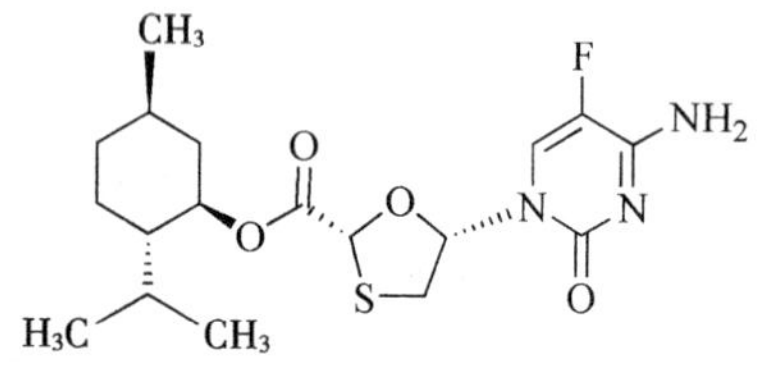

$C_{18}H_{26}FN_3O_4S$　399.48

5-(2*R*,5*S*)-5-[5-氟-4-氨基-2-氧代嘧啶-1(2*H*)-基]-1,3-氧硫杂环戊烷-2-羧酸薄荷醇酯

恩曲他滨胶囊

Enqutabin Jiaonang

Emtricitabine Capsules

本品含恩曲他滨($C_8H_{10}FN_3O_3S$)应为标示量的90.0%～110.0%。

【性状】 本品内容物为白色或类白色颗粒或粉末。

【鉴别】 (1)取本品内容物适量,加水溶解并稀释制成每1ml中含恩曲他滨15μg的溶液,滤过,取续滤液照紫外-可见分光光度法(通则0401)测定,在235nm与280nm的波长处有最大吸收。

(2)在含量测定项下记录的色谱图中,供试品溶液主峰的保留时间应与对照品溶液主峰的保留时间一致。

(3)取本品内容物适量(约相当于恩曲他滨0.2g),加无水乙醇10ml,振摇使恩曲他滨溶解,滤过,滤液于80℃水浴蒸干,残渣于105℃干燥1小时,依法测定(通则0402)。本品的红外光吸收图谱应与对照品的图谱一致。

【检查】 **有关物质** 照高效液相色谱法(通则0512)测定。

供试品溶液　取本品内容物,研细,精密称取适量(约相当于恩曲他滨150mg),置200ml量瓶中,加流动相A适量,振摇使恩曲他滨溶解,用流动相A稀释至刻度,摇匀,滤过,取续滤液。

对照溶液　精密量取供试品溶液适量,用流动相A定量稀释制成每1ml中含0.75μg的溶液。

对照品溶液　精密量取供试品溶液与对照品贮备液各适量,用流动相A定量稀释制成每1ml中含恩曲他滨与各杂质对照品各为0.75μg的混合溶液。

对照品贮备液、色谱条件、系统适用性要求与测定法　见恩曲他滨有关物质项下。

限度　供试品溶液色谱图中如有杂质峰,杂质Ⅰ、杂质Ⅱ、杂质Ⅲ、杂质Ⅳ与杂质Ⅴ按外标法以峰面积计算,分别不得过0.1%、0.5%、0.2%、0.2%与0.1%;其他单个杂质峰面积不得大于对照溶液主峰面积(0.1%),所有杂质的总和不得过1.0%。小于对照溶液主峰面积0.5倍(0.05%)的峰忽略不计。

溶出度 照溶出度与释放度测定法(通则0931第二法)测定。

溶出条件　以水1000ml为溶出介质,转速为每分钟50转,依法操作,经30分钟时取样。

供试品溶液　取溶出液适量,滤过,精密量取续滤液适量,用水定量稀释制成每1ml中约含恩曲他滨20μg的溶液。

对照品溶液　取恩曲他滨对照品适量,精密称定,加水溶解并定量稀释制成每1ml中约含20μg的溶液。

测定法　取供试品溶液与对照品溶液,照紫外-可见分光光度法(通则0401),在280nm的波长处分别测定吸光度,计算每粒的溶出量。

限度　标示量的80%,应符合规定。

其他 应符合胶囊剂项下有关的各项规定(通则0103)。

【含量测定】 照高效液相色谱法(通则0512)测定。

供试品溶液 取装量差异项下的内容物,研细,精密称取适量(约相当于恩曲他滨10mg),置100ml量瓶中,加水适量,超声使溶解,用水稀释至刻度,摇匀,滤过,取续滤液。

对照品溶液、系统适用性溶液、色谱条件、系统适用性要求与测定法 见恩曲他滨含量测定项下。

【类别】 同恩曲他滨。

【规格】 0.2g

【贮藏】 密封,干燥处保存。

恩氟烷

Enfuwan

Enflurane

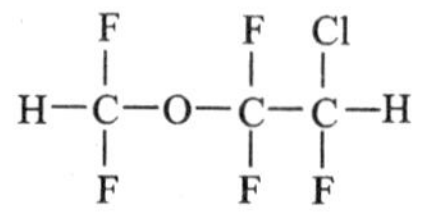

$C_3H_2ClF_5O$　184.49

本品为2-氯-1-(二氟甲氧基)-1,1,2-三氟乙烷。

【性状】 本品为无色易流动的液体;具有特殊的臭气。

相对密度 本品的相对密度(通则0601韦氏比重秤法)应为1.523～1.530。

馏程 本品的馏程(通则0611)应为55.5～57.5℃。

折光率 本品的折光率(通则0622)应为1.302～1.304。

【鉴别】 (1)本品显有机氟化物的鉴别反应(通则0301)。

(2)本品的红外光吸收图谱应与对照的图谱(光谱集807图)一致。

【检查】 酸碱度 取本品20ml,加水20ml,振摇3分钟,静置使分层,分取水层,加溴甲酚紫指示液2滴,如显黄色,加氢氧化钠滴定液(0.01mol/L)0.10ml,应变为紫色;如显紫色,加盐酸滴定液(0.01mol/L)0.60ml,应变为黄色。

氯化物 取本品5ml,加新沸放冷的水25ml,振摇3分钟,静置使分层,分取水层,依法检查(通则0801),与标准氯化钠溶液5.0ml制成的对照液比较,不得更浓(0.000 65%)。

氟化物 操作时使用塑料用具。

标准溶液 精密称取经105℃干燥4小时的氟化钠221mg,置100ml量瓶中,加水20ml使溶解,再加入氢氧化钠溶液(0.04%)1.0ml,用水稀释至刻度,摇匀,作为标准贮备液(每1ml相当于1mg的氟)。精密量取标准贮备液适量,用缓冲溶液(pH 5.25)(取氯化钠110g与枸橼酸钠1g,置2000ml量瓶中,加水700ml,振摇使溶解,小心加氢氧化钠150g,振摇使溶解,放冷,在振摇下加冰醋酸450ml和异丙醇600ml,用水稀释至刻度,混匀,溶液的pH值应在5.0～5.5之间)分别稀释制成每1ml中含氟1、3、5、10μg的溶液,即得。

供试品溶液 精密量取本品25ml,精密加水25ml,振摇5分钟,静置使分层,精密量取水层10ml,再精密加缓冲溶液(pH 5.25)10ml,摇匀,即得。

测定法 取上述标准溶液与供试品溶液,以甘汞电极为参比电极,氟电极为选择电极,分别测量标准溶液和供试品溶液的电位值。以氟离子浓度(μg/ml)的对数值为横坐标,以电位值(mV)为纵坐标,作图,绘制标准曲线,根据测得的供试品溶液的电位值,从标准曲线上确定供试品溶液中的氟离子浓度,不得大于5μg/ml[0.001%(W/V)]。

有关物质 照气相色谱法(通则0521)测定。

供试品溶液 取本品1.0ml,置100ml量瓶中,加正己烷稀释至刻度,摇匀。

色谱条件 以2-硝基对苯二酸改性的聚乙二醇20M(FFAP或极性相近)为固定液的毛细管柱为色谱柱;柱温为60℃;进样口温度为150℃;采用电子捕获检测器,检测器温度为220℃;进样体积1μl。

系统适用性要求 理论板数按恩氟烷峰计算不低于15 000,恩氟烷峰与相邻杂质峰的分离度应符合要求。

测定法 精密量取供试品溶液注入气相色谱仪,记录色谱图。

限度 按面积归一化法计算,各杂质峰面积的和不得大于主峰面积的8.0%。

残留溶剂 照残留溶剂测定法(通则0861第三法)测定。

供试品溶液 取本品,精密称定,加环己烷溶解并定量稀释制成每1ml中约含0.1g的溶液。

对照品溶液 取三氯甲烷,精密称定,用环己烷定量稀释制成每1ml中约含6μg的溶液。

色谱条件 见有关物质项下。

测定法 精密量取供试品溶液与对照品溶液,分别注入气相色谱仪,记录色谱图。

限度 按外标法以峰面积计算,三氯甲烷的残留量应符合规定。

不挥发物 取本品10ml,置经50℃恒重的蒸发皿中,室温下挥发至干,在50℃干燥2小时,遗留残渣不得过2.0mg。

水分 取本品,照水分测定法(通则0832第一法1)测定,含水分不得过0.14%。

装量 取本品,依法检查(通则0942),应符合规定。

【类别】 吸入全麻药。

【规格】 (1)100ml (2)150ml (3)250ml

【贮藏】 遮光,密封,在阴凉处保存。

氧

Yang

Oxygen

O_2 32.00

本品含O_2不得少于99.5%(ml/ml)。

【性状】 本品为无色气体;无臭,无味;有强助燃力。

本品1容在常压20℃时,能在乙醇7容或水32容中溶解。

【鉴别】 本品能使炽红的木条突然发火燃烧。

【检查】 酸碱度 取甲基红指示液与溴麝香草酚蓝指示液各0.3ml,加水400ml,煮沸5分钟,放冷,分取各100ml,置甲、乙、丙3支比色管中,乙管中加盐酸滴定液(0.01mol/L)0.20ml,丙管中加盐酸滴定液(0.01mol/L)0.40ml;再在乙管中通本品2000ml(速度为每小时4000ml),乙管显出的颜色不得较丙管的红色或甲管的绿色更深。

一氧化碳 取甲、乙2支比色管,分别加微温的氨制硝酸银试液25ml,甲管中通本品1000ml(速度为每小时4000ml)后,与乙管比较,应同样澄清无色。

二氧化碳 取甲、乙2支比色管,分别加5%氢氧化钡溶液100ml,乙管中加0.04%碳酸氢钠溶液1.0ml,甲管中通本品1000ml(速度为每小时4000ml)后,所显浑浊与乙管比较,不得更浓(0.01%)。

其他气态氧化物质 取新制的碘化钾淀粉溶液(取碘化钾0.5g,加淀粉指示液100ml溶解,即得)100ml,置比色管中,加醋酸1滴,通本品2000ml(速度为每小时4000ml)后,溶液应无色。

【含量测定】 **仪器装置** 如图：A、C为总容量约300ml的吸收器，B为适宜的塞子，D、E及I为细玻璃导管，F为刻度精密至0.1ml、容量为100ml的量气管主体，G为三通活塞，H为气体进出口，J为平衡瓶。临用前用橡胶管将吸收器与量气管连接，后者再与平衡瓶连接。

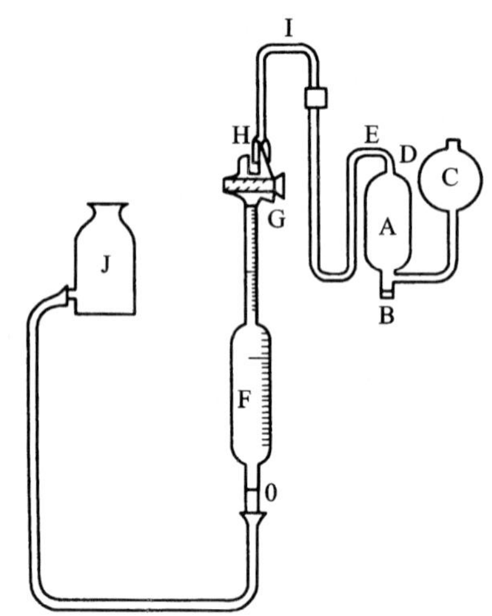

测定法 先将铜丝节（取直径约0.8mm的紫铜丝缠成直径约4mm的铜丝卷并剪成长约10mm的小节）装满于吸收器A中，用塞B塞紧，再将氨-氯化铵溶液（取氯化铵150g，加水200ml，随搅随小心加浓氨溶液200ml，混匀）导入，使充满A并部分留于C中，再将饱和氯化钠溶液注入平衡瓶J中，提高平衡瓶，使饱和氯化钠溶液充满F，多余溶液由H流出，转动G接通量气管与吸收器，下降平衡瓶使吸收器中的溶液全部充满导管D、E、I和活塞G的入口，立即关闭活塞，如有气体和部分氨-氯化铵溶液进入量气管时，可提高平衡瓶转动活塞，使由H排出。

将供试品钢瓶接上减压阀（专供氧气用），后者出口接上橡胶管，小心微开钢瓶气阀，再开减压阀使氧气喷放1分钟后，调整至较弱的气流。

将橡胶管另一端连接在气体进出口H上，俟量气管装满本品后，关闭G并立即拆去气体进出口H上的橡胶管，静置数分钟，转动G接通气体进出口H，将平衡瓶徐徐升降（为防止吸入外界空气，应注意使平衡瓶内的液面略高于量气管内的液面），使量气管内的液面恰达刻度100ml处。转动G接通量气管与吸收器，举起平衡瓶使供试品进入吸收器A中，当饱和氯化钠溶液流经导管I并充满导管D时，关闭G并将吸收器A小心充分振摇5～10分钟，俟气体被吸收近完毕时（所剩者为氮或其他不被吸收的气体），转动G接通量气管与吸收器，降低平衡瓶，将剩余气体由吸收器转入量气管中，当氨-氯化铵溶液充满吸收器A并经导管D、E与I通过活塞G时，关闭活塞。

约5分钟后，调节平衡瓶的液面使量气管内的气体压力与大气压力一致，读出量气管内的液面刻度，算出供试品的含量。

为了检查氧是否完全被吸收，应重复上述操作，自“转动G接通量气管与吸收器，举起平衡瓶”起，依法操作，至剩余的气体体积恒定为止（二次差不大于0.05ml）。

检查或测定前，应先将供试品钢瓶在试验室温度下放置6小时以上。

【类别】 用于缺氧的预防和治疗。

【贮藏】 置耐压钢瓶内，在36℃以下保存。

氧化亚氮

Yanghua Yadan

Nitrous Oxide

N_2O 44.01

本品含N_2O不得少于95.0%（ml/ml）。

【性状】 本品为无色气体；无显著臭，味微甜；较空气为重。

本品在20℃与气压101.3kPa（760mmHg）下，在水或乙醇中易溶，在乙醚中溶解。

【鉴别】 （1）本品能使炽红的木条发火燃烧。

（2）取本品，与等容的一氧化氮[取亚硝酸钠5g与碘化钾2.5g，置试管中，加水15ml使溶解，再滴加硫酸溶液（1→3），即产生一氧化氮]混合，不发生红色烟雾（与氧的区别）。

【检查】 **酸碱度** 取甲基红指示液与溴麝香草酚蓝指示液各0.3ml，加水400ml煮沸5分钟，放冷，分取各100ml，置甲、乙、丙3支比色管中，乙管中加盐酸滴定液（0.01mol/L）0.2ml，丙管中加盐酸滴定液（0.01mol/L）0.4ml；再在乙管中通本品2000ml（速度为每小时4000ml），乙管显出的颜色不得较丙管的橙红色或甲管的黄绿色更深。

一氧化碳 取本品5000～10 000ml，使依次通过（1）三氧化铬的饱和硫酸溶液，（2）固体氢氧化钾，（3）五氧化二磷等洗涤装置后，再通过贮有已在200℃干燥的五氧化二碘的管，保持温度为120℃，析出的碘蒸气导入贮有碘化钾试液的锥形瓶中，通毕本品后，再导入不含一氧化碳的空气（可使空气通过氯化亚铜溶液以除去一氧化碳）5000ml以驱除仪器中残留的一氧化碳，使通过贮有五氧化二碘的管后，用硫代硫酸钠滴定液（0.002mol/L）滴定，并将滴定的结果用不含一氧化碳的空气5000ml做空白试验校正，即得。在25℃与101.3kPa（760mmHg）气压下，每1ml硫代硫酸钠滴定液（0.002mol/L）相当于0.112ml的CO。本品含一氧化碳不得过0.005%（ml/ml）。

二氧化碳 取澄清的氢氧化钡试液50ml置比色管中，通入本品1000ml，如发生浑浊，与对照液（取碳酸氢钠0.10g，加新沸过的冷水100ml溶解后，取出1.0ml，加澄清的氢氧化钡试液50ml制成）比较，不得更浓。

卤素 取甲、乙2支比色管，分别加硝酸银试液1ml与水50ml，摇匀后，甲管中通入本品2000ml；甲管应与乙管同样澄清。

易还原物 取甲、乙2支比色管，分别加新制的碘化钾淀粉指示液 15ml 后，加冰醋酸 1 滴使成酸性，甲管中通入本品 2000ml；甲管的颜色应与乙管相同。

易氧化物　取甲、乙 2 支比色管，分别加水 50ml 与高锰酸钾滴定液(0.02mol/L)0.20ml，甲管中通入本品 2000ml；甲管的颜色应与乙管相同。

砷化氢与磷化氢　取砷盐检查法项下的装置(通则 0822 第一法)，除去锥形瓶 A，并于旋塞 D 的顶端平面上改放一片二氯化汞试纸，缓缓通入本品 2000ml；二氯化汞试纸上不得生成斑点。

水分　取贮有五氧化二磷的吸收管，通入本品，使空气驱尽，称定重量；再通过一定量的本品，称定重量；本品每 1000ml 中含水分不得过 2mg。

【含量测定】　仪器装置　如图：A 为容积约 15ml 的圆形玻璃管，下部粗大，上部细长，有刻度线 10 条，每 1 小格容积为全管的 1%，玻璃管连接上端双孔活塞 B 处为 100%，第一条刻度线为 99%，以下为 98%至 90%，B、C 为双孔活塞，D、F 为弯形导管，E、G 为直形导管。

测定法　取干燥的仪器，倒置，开放活塞 C，关闭活塞 B，另取细橡胶管，自蓄水瓶虹吸出水，橡胶管与导管 E 连接，仪器上提，使活塞 B 在蓄水瓶的液面以上，开启活塞 B，仪器缓缓下降，使水充满活塞 B 孔道，立即关闭活塞 B，放正仪器，使活塞 B 在上，旋转活塞 B，使导管 D 与玻璃管 A 连通。自导管 F 或 G 通入本品，经数分钟后，迅速关闭活塞 C，再关闭活塞 B，保持仪器位置在蓄水瓶的液面以下，微开启活塞 B，放入水数滴，关闭活塞 B，振摇，再开启活塞 B，放入水少许，关闭活塞 B，振摇。开启活塞 C，将玻璃管 A 内的水放出大部分，关闭活塞 C，切勿将水放完，以免空气进入，再开启活塞 B，放入水少许，振摇，放出水，反复操作多次，至本品全部溶尽，玻璃管 A 内气体体积不再减少。此时活塞 B 与 C 均密闭，将蓄水瓶的橡胶管与导管 F 或 G 连接，用水排除活塞 C 孔道中的空气，仪器上提，开启活塞 C，待玻璃管内的液面与蓄水瓶的液面相平，使管内压力与大气压相等，关闭活塞 C，读出刻度数字，根据未被吸收的气体体积，算出氧化亚氮的体积，即得。

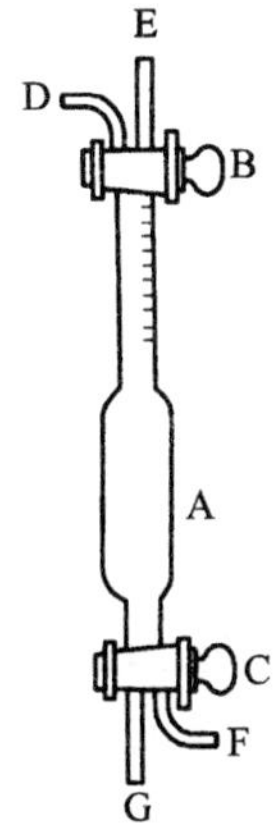

检查或测定时，应先将蓄气筒在 23～27℃ 放置 6 小时以上。

【类别】　吸入全麻药。

【贮藏】　置耐压钢瓶内，在凉暗处保存。

氧化淀粉

Yanghuadianfen

Oxystarch

本品为玉米淀粉经高碘酸钠氧化后在每个单体上生成两个醛基的产物。按干燥品计算，含氧化淀粉不得低于 96.0%。

【性状】　本品为白色至淡黄色粉末；无臭；有较强的引湿性。

本品在水或乙醇中不溶。

【鉴别】　(1)取本品约 0.1g，加水 5ml，加热至沸，用力振摇，滤过，滤液加 2,4-二硝基苯肼试液 0.5ml，加热，溶液发生浑浊，冷却后析出黄色结晶，溶于乙醇中。

(2)取本品约 10mg，加碱性酒石酸铜试液 1ml，加热即发生氧化亚铜沉淀。

【检查】　游离淀粉　取本品 0.1g，加水 5ml 煮沸，放冷后应沉于管底，不得糊化，加碘试液 1 滴，不得显蓝色。

碘化物　取本品 1g，置烧杯中，加少量水。充分搅拌，滤过，并以少量水洗涤，合并滤液，用水稀释至 10ml，加过氧化氢试液 0.5ml，摇匀，加硫酸 2 滴并加热至沸，放冷后加淀粉指示液 0.5ml，不得显蓝色。

酸度　取本品 1g，加水 10ml，搅拌，滤过，滤液依法测定(通则 0631)，pH 值不得低于 2.5。

干燥失重　取本品 0.5g，在 100℃ 干燥至恒重，减失重量不得过 15.5%(通则 0831)。

炽灼残渣　取本品 1.0g，依法检查(通则 0841)，遗留残渣不得过 0.5%。

重金属　取炽灼残渣项下遗留的残渣，依法检查(通则 0821 第二法)，含重金属不得过百万分之二十。

铁盐　取本品 0.5g，加稀盐酸 20ml，振摇 5 分钟，滤过，沉淀用少量水洗涤，合并滤液与洗液，依法检查(通则 0807)，如显色，与标准铁溶液 1.5ml 制成的对照液比较，不得更深(0.003%)。

其他　应符合散剂项下有关的各项规定(通则 0115)。

【含量测定】　取本品约 0.1g，精密称定，精密加盐酸羟胺溶液(取盐酸羟胺 7.5g，加水 15ml 溶解后，加乙醇 200ml 与 4%氢氧化钠乙醇溶液 50ml，混匀，加溴酚蓝指示液 2.5ml，摇匀，放置过夜，备用，必要时滤过)15ml 与乙醇溶液(1→2) 10ml，缓缓加热回流 10 分钟，放冷，用盐酸滴定液(0.1mol/L)滴定至黄绿色，并将滴定的结果用空白试验校正，即得。每 1ml 盐酸滴定液(0.1mol/L)相当于 8.0mg 的氧化淀粉。

【类别】　尿素氮吸附剂。

【规格】　10g

【贮藏】 遮光，在干燥处保存。

氧 化 锌

Yanghuaxin

Zinc Oxide

ZnO　81.38

本品按炽灼至恒重后计算，含 ZnO 不得少于 99.0%。

【性状】 本品为白色至极微黄白色的无砂性细微粉末；无臭；在空气中能缓缓吸收二氧化碳。

本品在水或乙醇中不溶；在稀酸中溶解。

【鉴别】 (1)取本品，加强热，即变成黄色；放冷，黄色即消失。

(2)本品的稀盐酸溶液显锌盐的鉴别反应(通则 0301)。

【检查】 **碱度** 取本品 1.0g，加新沸的热水 10ml，振摇 5 分钟，放冷，滤过，滤液加酚酞指示液 2 滴，如显粉红色，加盐酸滴定液(0.1mol/L)0.10ml，粉红色应消失。

硫酸盐 取本品 1.0g，加稀盐酸适量使溶解，依法检查(通则 0802)，与标准硫酸钾溶液 0.5ml 制成的对照液比较，不得更深(0.005%)。

碳酸盐与酸中不溶物 取本品 2.0g，加水 10ml 混合后，加稀硫酸 30ml，置水浴上加热，不得发生气泡；搅拌后，溶液应澄清。

炽灼失重 取本品约 1.0g，精密称定，在 800℃炽灼至恒重，减失重量不得过 1.0%。

铁盐 取本品 0.40g，加稀盐酸 8ml、水 15ml 与硝酸 2 滴，煮沸 5 分钟使溶解，放冷，加水适量使成 50ml，混匀后，取出 25ml，加水 10ml，依法检查(通则 0807)，与标准铁溶液 1.0ml 制成的对照液比较，不得更深(0.005%)。

铅盐 取本品 2.0g，加水 20ml 搅匀后，加冰醋酸 5ml，置水浴上加热溶解后，放冷，滤过，滤液加铬酸钾指示液 5 滴，不得发生浑浊。

砷盐 取本品 1.0g，加盐酸 5ml 与水 23ml 使溶解，依法检查(通则 0822 第一法)，应符合规定(0.0002%)。

【含量测定】 取本品约 0.1g，精密称定，加稀盐酸 2ml 使溶解，加水 25ml，加 0.025%甲基红的乙醇溶液 1 滴，滴加氨试液至溶液显微黄色，加水 25ml、氨-氯化铵缓冲液(pH 10.0)10ml 与铬黑 T 指示剂少许，用乙二胺四醋酸二钠滴定液(0.05mol/L)滴定至溶液由紫色转变为纯蓝色。每 1ml 乙二胺四醋酸二钠滴定液(0.05mol/L)相当于 4.069mg 的 ZnO。

【类别】 收敛药。

【贮藏】 密封保存。

【制剂】 氧化锌软膏

氧 化 锌 软 膏

Yanghuaxin Ruangao

Zinc Oxide Ointment

本品含氧化锌(ZnO)应为标示量的 93.0%～107.0%。

【性状】 本品为类白色至淡黄色软膏。

【鉴别】 取本品约 1g，加稀盐酸 10ml，加热并搅拌使氧化锌溶解，放冷，滤过，滤液显锌盐的鉴别反应(通则 0301)。

【检查】 应符合软膏剂项下有关的各项规定(通则 0109)。

【含量测定】 取本品约 0.5g，精密称定，加三氯甲烷 10ml，微温，使凡士林融化，加 0.5mol/L 硫酸溶液 10ml，搅拌使氧化锌溶解，照氧化锌项下的方法，自“加 0.025%甲基红的乙醇溶液 1 滴”起，依法测定。每 1ml 乙二胺四醋酸二钠滴定液(0.05mol/L)相当于 4.069mg 的 ZnO。

【类别】 同氧化锌。

【规格】 (1)20g：3g　(2)500g：75g

【贮藏】 密封保存。

氧 化 镁

Yanghuamei

Magnesium Oxide

MgO　40.30

本品按炽灼至恒重后计算，含 MgO 不得少于 96.5%。

【性状】 本品为白色粉末；无臭，无味；在空气中能缓缓吸收二氧化碳。

本品在水中几乎不溶，在乙醇中不溶；在稀酸中溶解。

【鉴别】 本品的稀盐酸溶液显镁盐的鉴别反应(通则 0301)。

【检查】 **碱度** 取本品 1.0g，加水 50ml，煮沸 5 分钟，趁热滤过，滤渣用水适量洗涤，洗液并入滤液中，加甲基红指示液数滴，再加硫酸滴定液(0.05mol/L)2.0ml，溶液应由黄色变为红色。

酸性溶液的颜色 取本品 1.0g，加醋酸 15ml 与水 5ml，煮沸 2 分钟，放冷，加水使成 20ml，如浑浊可滤过，溶液应无色；如显色，与黄绿色 2 号标准比色液(通则 0901 第一法)比较，不得更深。

氧化钙 取新炽灼放冷的本品 5.0g，加水 30ml 与醋酸 70ml 溶解，煮沸 2 分钟，放冷，滤过，滤渣用稀醋酸洗涤，合并滤液与洗液，置 100ml 量瓶中，用稀醋酸稀释至刻度，摇匀，作为供试品溶液。精密量取 10ml，加水 300ml，再加三乙醇胺溶液(3→10)10ml 与 45%氢氧化钾溶液 10ml，放置 5 分钟，加钙紫红素指示剂 0.1g，用乙二胺四醋酸二钠滴定液(0.01mol/L)滴定至溶液自紫红色转变为蓝色，并将滴定的结果用空白试验校正。每 1ml 乙二胺四醋酸二钠滴定液(0.01mol/L)相当于 0.5608mg 的 CaO,本品含氧化钙不得过 0.50%。

氯化物 精密量取氧化钙项下供试品溶液 1ml,用水稀释成 25ml,依法检查(通则 0801),与标准氯化钠溶液 7.0ml 制成的对照液比较,不得更浓(0.14%)。

硫酸盐 精密量取氧化钙项下供试品溶液 2ml,用水稀至 20ml,依法检查(通则 0802),与标准硫酸钾溶液 3.0ml 制成的对照液比较,不得更浓(0.3%)。

碳酸盐 取本品 0.10g,加水 5ml,煮沸,放冷,加醋酸 5ml,不得泡沸。

酸中不溶物 取本品 2.0g,加水 75ml,再分次加盐酸少量,随加随搅拌,至不再溶解,煮沸 5 分钟,滤过,滤渣用水洗涤,至洗液不再显氯化物的反应,炽灼至恒重,遗留残渣不得过 2.0mg(0.10%)。

可溶性物质 取本品 1.0g,加水 100ml,煮沸 5 分钟,趁热滤过,滤液置水浴上蒸干,并在 105℃干燥 1 小时,遗留残渣不得过 2.0%。

炽灼失重 取本品 0.50g,炽灼至恒重,减失重量不得过 5.0%。

铁盐 取本品 50mg,加稀盐酸 2ml 与水 23ml 溶解后,依法检查(通则 0807),与标准铁溶液 2.5ml 制成的对照液比较,不得更深(0.05%)。

锰盐 取本品 1.0g,加水 20ml、硝酸 5ml、硫酸 5ml 与磷酸 1ml,加热煮沸 2 分钟,放冷,加高碘酸钾 2.0g,再煮沸 5 分钟,放冷,移入 50ml 比色管中,用无还原性的水(每 1000ml 水中加硝酸 3ml 与高碘酸钾 5g,煮沸 2 分钟,放冷)稀释至刻度,摇匀;与标准锰溶液(取在 400~500℃炽灼至恒重的无水硫酸锰 0.275g,置 1000ml 量瓶中,加水适量使溶解并稀释至刻度,摇匀。每 1ml 相当于 0.10mg 的 Mn)0.30ml 用同一方法制成的对照液比较,不得更深(0.003%)。

重金属 取本品 0.50g,加稀盐酸 10ml 与水 5ml,加热溶解后,煮沸 1 分钟,放冷,滤过,滤液中加酚酞指示液 1 滴,滴加氨试液适量至溶液显淡红色,加醋酸盐缓冲液(pH 3.5)2ml 与水适量使成 25ml,加抗坏血酸 0.5g 溶解后,依法检查(通则 0821 第一法),5 分钟时比色,含重金属不得过百万分之四十。

砷盐 取本品 0.40g,加盐酸 5ml 与水 23ml 使溶解,依法检查(通则 0822 第一法),应符合规定(0.0005%)。

【含量测定】 取本品 0.5g,精密称定,精密加硫酸滴定液(0.5mol/L)30ml 溶解后,加甲基橙指示液 1 滴,用氢氧化钠滴定液(1mol/L)滴定,根据消耗的硫酸量,减去混有的氧化钙(CaO)应消耗的硫酸量,即得供试量中 MgO 消耗的硫酸量。每 1ml 硫酸滴定液(0.5mol/L)相当于 20.15mg 的 MgO 或 28.04mg 的 CaO。

【类别】 抗酸药。

【贮藏】 密封保存。

氧氟沙星

Yangfushaxing

Ofloxacin

$C_{18}H_{20}FN_3O_4$ 361.37

本品为(±)-9-氟-2,3-二氢-3-甲基-10-(4-甲基-1-哌嗪基)-7-氧代-7*H*-吡啶并[1,2,3-*de*]-1,4-苯并噁嗪-6-羧酸。按干燥品计算,含 $C_{18}H_{20}FN_3O_4$ 不得少于 97.5%。

【性状】 本品为白色至微黄色结晶性粉末;无臭;遇光渐变色。

本品在水或甲醇中微溶或极微溶解;在冰醋酸或氢氧化钠试液中易溶,在 0.1mol/L 盐酸溶液中溶解。

比旋度 取本品,精密称定,加三氯甲烷溶解并定量稀释制成每 1ml 中约含 10mg 的溶液,依法测定(通则 0621),比旋度为−1°至+1°。

【鉴别】 (1)照薄层色谱法(通则 0502)试验。

供试品溶液 取本品适量,加 0.1mol/L 盐酸溶液适量(每 5mg 氧氟沙星加 0.1mol/L 盐酸溶液 1ml)使溶解,用乙醇稀释制成每 1ml 中约含 1mg 的溶液。

对照品溶液 取氧氟沙星对照品适量,加 0.1mol/L 盐酸溶液适量(每 5mg 氧氟沙星加 0.1mol/L 盐酸溶液 1ml)使溶解,用乙醇稀释制成每 1ml 中约含 1mg 的溶液。

系统适用性溶液 取氧氟沙星对照品与环丙沙星对照品各适量,加 0.1mol/L 盐酸溶液适量(每 5mg 氧氟沙星加 0.1mol/L 盐酸溶液 1ml)使溶解,用乙醇稀释制成每 1ml 中约含氧氟沙星 1mg 与环丙沙星 1mg 的溶液。

色谱条件 采用硅胶 GF_{254} 薄层板,以乙酸乙酯-甲醇-浓氨溶液(5:6:2)为展开剂。

测定法 吸取上述三种溶液各 2μl,分别点于同一薄层板上,展开,取出,晾干,置紫外光灯(254nm 或 365nm)下检视。

系统适用性要求 系统适用性溶液应显两个完全分离的斑点。

结果判定 供试品溶液所显主斑点的位置和颜色应与对照品溶液主斑点的位置和颜色相同。

(2)在含量测定项下记录的色谱图中,供试品溶液主峰的保留时间应与对照品溶液主峰的保留时间一致。

(3)本品的红外光吸收图谱应与对照的图谱(光谱集 1003 图)一致。

以上(1)、(2)两项可选做一项。

【检查】 **溶液的澄清度** 取本品 5 份,各 0.50g,分别用氢氧化钠试液 10ml 溶解后,溶液应澄清;如显浑浊,与 2 号浊度标准液(通则 0902 第一法)比较,均不得更浓。

吸光度　取本品 0.10g,精密称定,精密加氢氧化钠试液 10ml 溶解后,照紫外-可见分光光度法(通则 0401),在 450nm 的波长处测定吸光度,不得过 0.25。

有关物质　照高效液相色谱法(通则 0512)测定。

供试品溶液　取本品适量,精密称定,加 0.1mol/L 盐酸溶液溶解并定量稀释制成每 1ml 中约含 1.2mg 的溶液。

对照溶液　精密量取供试品溶液适量,用 0.1mol/L 盐酸溶液定量稀释制成每 1ml 中约含 2.4μg 的溶液。

杂质 A 对照品溶液　取杂质 A 对照品约 18mg,精密称定,置 100ml 量瓶中,加 6mol/L 氨溶液 1ml 与水适量使溶解,用水稀释至刻度,摇匀,精密量取 2ml,置 100ml 量瓶中,用水稀释至刻度,摇匀。

系统适用性溶液　取氧氟沙星对照品、环丙沙星对照品与杂质 E 对照品各适量,加 0.1mol/L 盐酸溶液溶解并稀释制成每 1ml 中约含氧氟沙星 1.2mg、环丙沙星与杂质 E 各 6μg 的混合溶液。

灵敏度溶液　精密量取对照溶液适量,用 0.1mol/L 盐酸溶液定量稀释制成每 1ml 中约含 0.24μg 的溶液。

色谱条件　用十八烷基硅烷键合硅胶为填充剂;以醋酸铵高氯酸钠溶液(取醋酸铵 4.0g 与高氯酸钠 7.0g,加水 1300ml 使溶解,用磷酸调节 pH 值至 2.2)-乙腈(85：15)为流动相 A,以乙腈为流动相 B,按下表进行线性梯度洗脱;流速为每分钟 1.0ml;柱温为 40℃;检测波长为 294nm 与 238nm;进样体积 10μl。

时间(分钟)	流动相 A(%)	流动相 B(%)
0	100	0
18	100	0
25	70	30
39	70	30
40	100	0
50	100	0

系统适用性要求　系统适用性溶液色谱图(294nm)中,氧氟沙星峰的保留时间约为 15 分钟;氧氟沙星峰与杂质 E 峰和氧氟沙星峰与环丙沙星峰间的分离度应分别大于 2.0 与 2.5。灵敏度溶液色谱图(294nm)中,主成分峰高的信噪比应大于 10。

测定法　精密量取供试品溶液、对照溶液与杂质 A 对照品溶液,分别注入液相色谱仪,记录色谱图。

限度　供试品溶液色谱图中如有杂质峰,杂质 A(238nm)按外标法以峰面积计算,不得过 0.3%;其他单个杂质(294nm)峰面积不得大于对照溶液的主峰面积(0.2%),其他杂质峰面积的和(294nm)不得大于对照溶液主峰面积的 2.5 倍(0.5%),小于灵敏度溶液主峰面积的峰忽略不计。

干燥失重　取本品,在 105℃ 干燥至恒重,减失重量不得过 0.5%(通则 0831)。

炽灼残渣　取本品 1.0g,置铂坩埚中,依法检查(通则 0841),遗留残渣不得过 0.2%。

重金属　取炽灼残渣项下遗留的残渣,依法检查(通则 0821 第二法),含重金属不得过百万分之十。

细菌内毒素　取本品,依法检查(通则 1143),每 1mg 氧氟沙星中含内毒素的量应小于 0.75EU。(供注射用)

【含量测定】　照高效液相色谱法(通则 0512)测定。

供试品溶液　取本品约 60mg,精密称定,置 50ml 量瓶中,加 0.1mol/L 盐酸溶液溶解并稀释至刻度,摇匀,精密量取 5ml,置 50ml 量瓶中,用 0.1mol/L 盐酸溶液稀释至刻度,摇匀。

对照品溶液　取氧氟沙星对照品适量,加 0.1mol/L 盐酸溶液溶解并定量稀释制成每 1ml 中约含 0.12mg 的溶液。

色谱条件　用十八烷基硅烷键合硅胶为填充剂;以醋酸铵高氯酸钠溶液(取醋酸铵 4.0g 与高氯酸钠 7.0g,加水 1300ml 使溶解,用磷酸调节 pH 值至 2.2)-乙腈(85：15)为流动相;检测波长为 294nm;进样体积 10μl。

系统适用性溶液　见有关物质项下。

系统适用性要求　除灵敏度要求外,其他见有关物质项下。

测定法　精密量取供试品溶液与对照品溶液,分别注入液相色谱仪,记录色谱图,按外标法以峰面积计算。

【类别】　喹诺酮类抗菌药。

【贮藏】　遮光,密封保存。

【制剂】　(1)氧氟沙星片　(2)氧氟沙星胶囊　(3)氧氟沙星眼膏　(4)氧氟沙星氯化钠注射液　(5)氧氟沙星滴耳液　(6)氧氟沙星滴眼液

附:

杂质 A

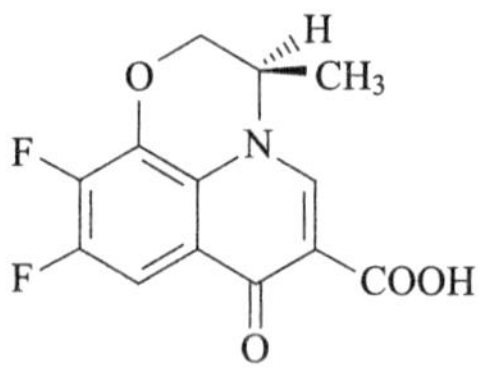

和对映异构体

$C_{13}H_9F_2NO_4$　281.23

(3*RS*)-9,10-二氟-3-甲基-7-氧代-2,3-二氢-7*H*-吡啶并[1,2,3-*de*]-1,4-苯并噁嗪-6-羧酸

杂质 E

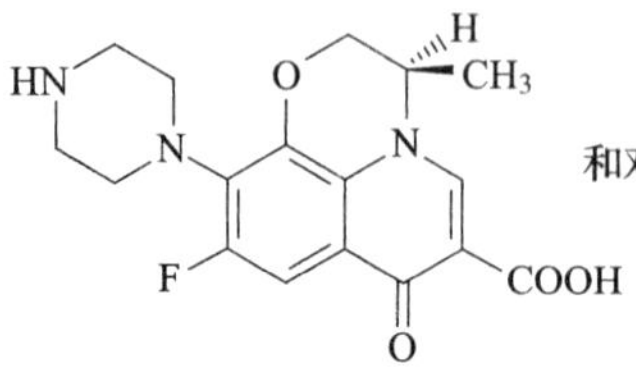

和对映异构体

$C_{17}H_{18}FN_3O_4$　347.34

(3*RS*)-9-氟-3-甲基-7-氧代-10-(1-哌嗪基)-2,3-二氢-7*H*-吡啶并[1,2,3-*de*]-1,4-苯并噁嗪-6-羧酸

氧氟沙星片

Yangfushaxing Pian

Ofloxacin Tablets

本品含氧氟沙星($C_{18}H_{20}FN_3O_4$)应为标示量的 90.0%～110.0%。

【性状】 本品为类白色至微黄色片或薄膜衣片，除去包衣后显类白色至微黄色。

【鉴别】 (1)取本品细粉适量，加 0.1mol/L 盐酸溶液适量(每 5mg 氧氟沙星加 0.1mol/L 盐酸溶液 1ml)使氧氟沙星溶解，用乙醇稀释制成每 1ml 中约含氧氟沙星 1mg 的溶液，滤过，取续滤液作为供试品溶液；照氧氟沙星项下的鉴别(1)试验，显相同的结果。

(2)在含量测定项下记录的色谱图中，供试品溶液主峰的保留时间应与对照品溶液主峰的保留时间一致。

(3)取本品细粉适量，加 0.1mol/L 盐酸溶液溶解并稀释制成每 1ml 中约含氧氟沙星 6μg 的溶液，滤过，滤液照紫外-可见分光光度法(通则 0401)测定，在 294nm 的波长处有最大吸收。

以上(1)、(2)两项可选做一项。

【检查】 **有关物质** 照高效液相色谱法(通则 0512)测定。

供试品溶液　取本品细粉适量，精密称定，加 0.1mol/L 盐酸溶液溶解并定量稀释制成每 1ml 中约含氧氟沙星 1.2mg 的溶液，滤过，取续滤液。

对照溶液　精密量取供试品溶液适量，用 0.1mol/L 盐酸溶液定量稀释制成每 1ml 中约含氧氟沙星 2.4μg 的溶液。

灵敏度溶液　精密量取对照溶液适量，用 0.1mol/L 盐酸溶液定量稀释制成每 1ml 中约含氧氟沙星 0.24μg 的溶液。

杂质 A 对照品溶液、系统适用性溶液、色谱条件、系统适用性要求与测定法　见氧氟沙星有关物质项下。

限度　供试品溶液色谱图中如有杂质峰，杂质 A (238nm)按外标法以峰面积计算，不得过标示量的 0.3%；其他单个杂质(294nm)峰面积不得大于对照溶液主峰面积的 1.5 倍(0.3%)，其他杂质峰面积的和(294nm)不得大于对照溶液主峰面积的 3.5 倍(0.7%)，小于灵敏度溶液主峰面积的峰忽略不计。

溶出度 照溶出度与释放度测定法(通则 0931 第一法)测定。

溶出条件　以盐酸溶液(9→1000)900ml 为溶出介质，转速为每分钟 50 转，依法操作，经 30 分钟时取样。

供试品溶液　取溶出液适量，滤过，精密量取续滤液适量，用溶出介质定量稀释制成每 1ml 中约含氧氟沙星 4.5μg 的溶液，摇匀。

对照品溶液　取氧氟沙星对照品适量，精密称定，加溶出介质溶解并定量稀释制成每 1ml 中约含 4.5μg 的溶液。

测定法　取供试品溶液与对照品溶液，照紫外-可见分光光度法(通则 0401)，在 294nm 的波长处分别测定吸光度，计算每片的溶出量。

限度　标示量的 80%，应符合规定。

其他 应符合片剂项下有关的各项规定(通则 0101)。

【含量测定】 照高效液相色谱法(通则 0512)测定。

供试品溶液 取本品 10 片，精密称定，研细，精密称取适量(约相当于氧氟沙星 0.12g)，置 100ml 量瓶中，加 0.1mol/L 盐酸溶液溶解并稀释至刻度，摇匀，滤过，精密量取续滤液 5ml，置 50ml 量瓶中，用 0.1mol/L 盐酸溶液稀释至刻度，摇匀。

对照品溶液、色谱条件、系统适用性溶液、系统适用性要求与测定法 见氧氟沙星含量测定项下。

【类别】 同氧氟沙星。

【规格】 (1)0.1g　(2)0.2g

【贮藏】 遮光，密封保存。

氧氟沙星胶囊

Yangfushaxing Jiaonang

Ofloxacin Capsules

本品含氧氟沙星($C_{18}H_{20}FN_3O_4$)应为标示量的 90.0%～110.0%。

【性状】 本品内容物为类白色至微黄色粉末或颗粒。

【鉴别】 (1)称取本品内容物适量，加 0.1mol/L 盐酸溶液适量(每 5mg 氧氟沙星加 0.1mol/L 盐酸溶液 1ml)使氧氟沙星溶解，用乙醇稀释制成每 1ml 中约含氧氟沙星 1mg 的溶液，滤过，取续滤液作为供试品溶液；照氧氟沙星项下的鉴别(1)试验，显相同的结果。

(2)在含量测定项下记录的色谱图中，供试品溶液主峰的保留时间应与对照品溶液主峰的保留时间一致。

(3)取本品的内容物适量，加 0.1mol/L 盐酸溶液溶解并稀释制成每 1ml 中约含氧氟沙星 6μg 的溶液，滤过，取续滤液，照紫外-可见分光光度法(通则 0401)测定，在 294nm 的波长处有最大吸收。

以上(1)、(2)两项可选做一项。

【检查】 **有关物质** 照高效液相色谱法(通则 0512)测定。

供试品溶液　取本品内容物适量，精密称定，加 0.1mol/L 盐酸溶液溶解并定量稀释制成每 1ml 中约含氧氟沙星 1.2mg 的溶液，滤过，取续滤液。

对照溶液　精密量取供试品溶液适量，用 0.1mol/L 盐酸溶液定量稀释制成每 1ml 中约含氧氟沙星 2.4μg 的溶液。

灵敏度溶液　精密量取对照溶液适量，用 0.1mol/L 盐酸溶液定量稀释制成每 1ml 中约含氧氟沙星 0.24μg 的溶液。

杂质A对照品溶液、系统适用性溶液、色谱条件、系统适用性要求与测定法　见氧氟沙星有关物质项下。

限度　供试品溶液色谱图中如有杂质峰，杂质A(238nm)按外标法以峰面积计算，不得过标示量的0.3%；其他单个杂质(294nm)峰面积不得大于对照溶液主峰面积的1.5倍(0.3%)，其他杂质峰面积的和(294nm)不得大于对照溶液主峰面积的3.5倍(0.7%)，小于灵敏度溶液主峰面积的峰忽略不计。

溶出度　照溶出度与释放度测定法(通则0931第一法)测定。

溶出条件　以盐酸溶液(9→1000)900ml为溶出介质，转速为每分钟50转，依法操作，经30分钟时取样。

供试品溶液　取溶出液适量，滤过，精密量取续滤液2ml，置50ml量瓶中，用溶出介质稀释至刻度，摇匀。

对照品溶液　取氧氟沙星对照品适量，精密称定，加溶出介质溶解并定量稀释制成每1ml中约含4.5μg的溶液。

测定法　取供试品溶液与对照品溶液，照紫外-可见分光光度法(通则0401)，在294nm的波长处分别测定吸光度，计算每粒的溶出量。

限度　标示量的80%，应符合规定。

其他　应符合胶囊剂项下有关的各项规定(通则0103)。

【含量测定】　照高效液相色谱法(通则0512)测定。

供试品溶液　取装量差异项下的内容物，混合均匀，精密称取适量(约相当于氧氟沙星0.12g)，置100ml量瓶中，加0.1mol/L盐酸溶液溶解并稀释至刻度，摇匀，滤过，精密量取续滤液5ml，置50ml量瓶中，用0.1mol/L盐酸溶液稀释至刻度，摇匀。

对照品溶液、色谱条件、系统适用性溶液、系统适用性要求与测定法　见氧氟沙星含量测定项下。

【类别】　同氧氟沙星。

【规格】　0.1g

【贮藏】　遮光，密封保存。

氧氟沙星眼膏

Yangfushaxing Yangao

Ofloxacin Eye Ointment

本品含氧氟沙星($C_{18}H_{20}FN_3O_4$)应为标示量的90.0%～110.0%。

【性状】　本品为白色至黄色软膏或几乎无色至淡黄色凝胶型基质软膏。

【鉴别】　(1)取本品适量，加0.1mol/L盐酸溶液制成每1ml中约含氧氟沙星1mg的溶液，水浴加热2分钟后，充分振摇，滤过，取续滤液作为供试品溶液；照氧氟沙星项下的鉴别(1)试验，显相同的结果。

(2)在含量测定项下记录的色谱图中，供试品溶液主峰的保留时间应与对照品溶液主峰的保留时间一致。

(3)取含量测定项下的供试品溶液适量，用0.1mol/L盐酸溶液稀释制成每1ml中约含氧氟沙星6μg的溶液，照紫外-可见分光光度法(通则0401)测定，在294nm的波长处有最大吸收。

以上(1)、(2)两项可选做一项。

【检查】　应符合眼用制剂项下有关的各项规定(通则0105)。

【含量测定】　照高效液相色谱法(通则0512)测定。

供试品溶液　取本品约2g，精密称定，加石油醚(60～90℃)40ml，振摇，用0.1mol/L盐酸溶液振摇提取3次，每次15ml，合并提取液，置50ml量瓶中，用0.1mol/L盐酸溶液稀释至刻度，摇匀(适用于凡士林基质)；或取本品约2g，精密称定，置50ml量瓶中，加0.1mol/L盐酸溶液30ml，充分振摇使溶解，用0.1mol/L盐酸溶液稀释至刻度，摇匀(适用于凝胶基质)，滤过，取续滤液。

对照品溶液、色谱条件、系统适用性溶液、系统适用性要求与测定法　见氧氟沙星含量测定项下。

【类别】　同氧氟沙星。

【规格】　0.3%

【贮藏】　遮光，密封保存。

氧氟沙星氯化钠注射液

Yangfushaxing Lühuana Zhusheye

Ofloxacin and Sodium Chloride Injection

本品为氧氟沙星与氯化钠的灭菌水溶液。含氧氟沙星($C_{18}H_{20}FN_3O_4$)与氯化钠(NaCl)均应为标示量的90.0%～110.0%。

【性状】　本品为淡黄绿色的澄明液体。

【鉴别】　(1)取本品适量，用乙醇稀释制成每1ml中约含氧氟沙星1mg的溶液，作为供试品溶液，照氧氟沙星项下的鉴别(1)试验，显相同的结果。

(2)在含量测定项下记录的色谱图中，供试品溶液主峰的保留时间应与对照品溶液主峰的保留时间一致。

(3)本品显氯化物鉴别(1)的反应(通则0301)。

(4)本品显钠盐鉴别(1)的反应(通则0301)。

以上(1)、(2)两项可选做一项。

【检查】　**pH值**　应为3.5～7.5(通则0631)。

吸光度　取本品，照紫外-可见分光光度法(通则0401)，在450nm的波长处测定吸光度，不得过0.03。

有关物质　照高效液相色谱法(通则0512)测定。

供试品溶液　精密量取本品适量，用0.1mol/L盐酸溶液定量稀释制成每1ml中约含氧氟沙星1.2mg的溶液。

对照溶液　精密量取供试品溶液适量，用0.1mol/L盐酸溶液定量稀释制成每 1ml 中约含氧氟沙星 2.4μg 的溶液。

灵敏度溶液　精密量取对照溶液适量，用 0.1mol/L 盐酸溶液定量稀释制成每 1ml 中约含氧氟沙星 0.24μg 的溶液。

杂质 A 对照品溶液、系统适用性溶液、色谱条件、系统适用性要求与测定法　见氧氟沙星有关物质项下。

限度　供试品溶液色谱图中如有杂质峰，杂质 A(238nm)按外标法以峰面积计算，不得过氧氟沙星标示量的 0.3%；其他单个杂质(294nm)峰面积不得大于对照溶液的主峰面积(0.2%)，其他杂质峰面积的和(294nm)不得大于对照溶液主峰面积的 2.5 倍(0.5%)，小于灵敏度溶液主峰面积的峰忽略不计。

重金属　取本品 20ml，置水浴上蒸干，残渣依法检查(通则 0821 第二法)，含重金属不得过千万分之十。

渗透压摩尔浓度　渗透压摩尔浓度比应为 0.9～1.1(通则 0632)。

细菌内毒素　取本品，依法检查(通则 1143)，每 1ml 中含内毒素的量应小于 0.50EU。

无菌　取本品，经薄膜过滤法处理，用 0.1%无菌蛋白胨水溶液分次冲洗(每膜不少于 500ml)，每管培养基中加入 0.1mol/L 硫酸锰溶液 1ml，以大肠埃希菌为阳性对照菌，依法检查(通则 1101)，应符合规定。

其他　应符合注射剂项下有关的各项规定(通则 0102)。

【含量测定】　**氧氟沙星**　照高效液相色谱法(通则 0512)测定。

供试品溶液　精密量取本品 15ml，置 25ml 量瓶中，用 0.1mol/L 盐酸溶液稀释至刻度，摇匀，精密量取 5ml，置 50ml 量瓶中，用 0.1mol/L 盐酸溶液稀释至刻度，摇匀。

对照品溶液、色谱条件、系统适用性溶液、系统适用性要求与测定法　见氧氟沙星含量测定项下。

氯化钠　精密量取本品 10ml，加水 30ml，加 2%糊精溶液 5ml 与荧光黄指示液 3～5 滴，用硝酸银滴定液(0.1mol/L)滴定。每 1ml 硝酸银滴定液(0.1mol/L)相当于 5.844mg 的 NaCl。

【类别】　同氧氟沙星。

【规格】　100ml：氧氟沙星 0.2g 与氯化钠 0.9g

【贮藏】　遮光，密闭保存。

氧氟沙星滴耳液

Yangfushaxing Di'erye

Ofloxacin Ear Drops

本品含氧氟沙星($C_{18}H_{20}FN_3O_4$)应为标示量的 90.0%～110.0%。

【性状】　本品为淡黄绿色的澄明液体。

【鉴别】　(1)取本品适量，用乙醇稀释制成每 1ml 中约含氧氟沙星 1mg 的溶液，作为供试品溶液；照氧氟沙星项下的鉴别(1)试验，显相同的结果。

(2)在含量测定项下记录的色谱图中，供试品溶液主峰的保留时间应与对照品溶液主峰的保留时间一致。

(3)取本品，用 0.1mol/L 盐酸溶液稀释制成每 1ml 中约含氧氟沙星 6μg 的溶液，照紫外-可见分光光度法(通则 0401)测定，在 294nm 的波长处有最大吸收。

以上(1)、(2)两项可选做一项。

【检查】　**pH 值**　应为 6.0～7.0(通则 0631)。

吸光度　取本品，照紫外-可见分光光度法(通则 0401)，在 450nm 的波长处测定吸光度，不得过 0.04。

有关物质　照高效液相色谱法(通则 0512)测定。

供试品溶液　精密量取本品适量，用 0.1mol/L 盐酸溶液定量稀释制成每 1ml 中约含氧氟沙星 1.2mg 的溶液。

对照溶液　精密量取供试品溶液适量，用 0.1mol/L 盐酸溶液定量稀释制成每 1ml 中约含氧氟沙星 2.4μg 的溶液。

杂质 A 对照品溶液　取杂质 A 对照品 18mg，精密称定，置 100ml 量瓶中，加 6mol/L 氨溶液 1ml 与水适量使溶解，用水稀释至刻度，摇匀，精密量取 2ml，置 50ml 量瓶中，用水稀释至刻度，摇匀。

灵敏度溶液　精密量取对照溶液适量，用 0.1mol/L 盐酸溶液定量稀释制成每 1ml 中约含氧氟沙星 0.24μg 的溶液。

系统适用性溶液、色谱条件、系统适用性要求与测定法　见氧氟沙星有关物质项下。

限度　供试品溶液色谱图中如有杂质峰[除乙二胺四醋酸峰(相对保留时间约为 0.14)与羟苯甲酯峰(相对保留时间约为 1.7)外]，杂质 A(238nm)按外标法以峰面积计算，不得过标示量的 0.6%；其他单个杂质(294nm)峰面积不得大于对照溶液主峰面积的 2 倍(0.4%)，其他杂质峰面积的和(294nm)不得大于对照溶液主峰面积的 5 倍(1.0%)，小于灵敏度溶液主峰面积的峰忽略不计。

其他　应符合耳用制剂项下有关的各项规定(通则 0126)。

【含量测定】　照高效液相色谱法(通则 0512)测定。

供试品溶液　精密量取本品 2ml(约相当于氧氟沙星 6mg)，置 50ml 量瓶中，用 0.1mol/L 盐酸溶液稀释至刻度，摇匀。

对照品溶液、色谱条件、系统适用性溶液、系统适用性要求与测定法　见氧氟沙星含量测定项下。

【类别】　同氧氟沙星。

【规格】　(1)5ml：15mg　(2)8ml：24mg

【贮藏】　遮光，密封保存。

氧氟沙星滴眼液

Yangfushaxing Diyanye

Ofloxacin Eye Drops

本品含氧氟沙星($C_{18}H_{20}FN_3O_4$)应为标示量的 90.0%～

110.0%。

【性状】 本品为淡黄色或淡黄绿色的澄明液体。

【鉴别】 (1)取本品适量,用乙醇稀释制成每 1ml 中约含氧氟沙星 1mg 的溶液,作为供试品溶液,照氧氟沙星项下的鉴别(1)试验,显相同的结果。

(2)在含量测定项下记录的色谱图中,供试品溶液主峰的保留时间应与对照品溶液主峰的保留时间一致。

(3)取本品,用 0.1mol/L 盐酸溶液稀释制成每 1ml 中约含氧氟沙星 6μg 的溶液,照紫外-可见分光光度法(通则 0401)测定,在 294nm 的波长处有最大吸收。

以上(1)、(2)两项可选做一项。

【检查】 **pH 值** 应为 6.0～7.0(通则 0631)。

吸光度 取本品,照紫外-可见分光光度法(通则 0401),在 450nm 的波长处测定吸光度,不得过 0.04。

有关物质 照高效液相色谱法(通则 0512)测定。

供试品溶液 精密量取本品适量,用 0.1mol/L 盐酸溶液定量稀释制成每 1ml 中约含氧氟沙星 1.2mg 的溶液。

对照溶液 精密量取供试品溶液适量,用 0.1mol/L 盐酸溶液定量稀释制成每 1ml 中约含氧氟沙星 2.4μg 的溶液。

杂质 A 对照品溶液 取杂质 A 对照品约 12mg,精密称定,置 100ml 量瓶中,加 6mol/L 氨溶液 0.6ml 与水适量使溶解,用水稀释至刻度,摇匀,精密量取 2ml,置 50ml 量瓶中,用水稀释至刻度,摇匀。

灵敏度溶液 精密量取对照溶液适量,用 0.1mol/L 盐酸溶液定量稀释制成每 1ml 中约含氧氟沙星 0.24μg 的溶液。

系统适用性溶液、色谱条件、系统适用性要求与测定法 见氧氟沙星有关物质项下。

限度 供试品溶液色谱图中如有杂质峰[除乙二胺四醋酸峰(相对保留时间约为 0.14)外],杂质 A(238nm)按外标法以峰面积计算,不得过标示量的 0.4%;其他单个杂质(294nm)峰面积不得大于对照溶液主峰面积的 1.5 倍(0.3%),其他杂质峰面积的和(294nm)不得大于对照溶液主峰面积的 3.5 倍(0.7%),小于灵敏度溶液主峰面积的峰忽略不计。

苯扎溴铵 如使用苯扎溴铵作为防腐剂,照高效液相色谱法(通则 0512)测定。

供试品溶液 取本品,即得。

对照品溶液 取苯扎溴铵对照品适量,精密称定,加水溶解并定量稀释制成每 1ml 中约含 0.1mg 的溶液。

色谱条件 用十八烷基硅烷键合硅胶为填充剂;以 0.005mol/L 醋酸铵溶液(每 1000ml 中含三乙胺 10ml,用冰醋酸调节 pH 值至 5.0±0.5)-乙腈(35：65)为流动相;检测波长为 214nm;进样体积 20μl。

系统适用性要求 苯扎溴铵峰的拖尾因子应小于 1.5。

测定法 精密量取供试品溶液与对照品溶液,分别注入液相色谱仪,记录色谱图。

限度 供试品如含苯扎溴铵,按外标法以峰面积计算,应为标示量的 80.0%～120.0%。

渗透压摩尔浓度 渗透压摩尔浓度比应为 0.9～1.1(通则 0632)。

其他 应符合眼用制剂项下有关的各项规定(通则 0105)。

【含量测定】 照高效液相色谱法(通则 0512)测定。

供试品溶液 精密量取本品 2ml(约相当于氧氟沙星 6mg),置 50ml 量瓶中,用 0.1mol/L 盐酸溶液稀释至刻度,摇匀。

对照品溶液、色谱条件、系统适用性溶液、系统适用性要求与测定法 见氧氟沙星含量测定项下。

【类别】 同氧氟沙星。

【规格】 (1)5ml：15mg　(2)8ml：24mg　(3)10ml：30mg

【贮藏】 遮光,密封保存。

氧烯洛尔

Yangxiluo'er

Oxprenolol

$C_{15}H_{23}NO_3$　265.21

本品为 1-邻烯丙氧基苯氧基-3-异丙氨基-2-丙醇。按干燥品计算,含 $C_{15}H_{23}NO_3$ 不得少于 98.5%。

【性状】 本品为白色结晶性粉末。

本品在乙醇或丙酮中易溶,在乙醚或三氯甲烷中略溶,在水中微溶。

熔点 本品的熔点(通则 0612)为 77～80℃。

【鉴别】 (1)取本品 0.1g,加乙醇 2ml 溶解后,滴加 0.1mol/L 高锰酸钾溶液 1ml,振摇数分钟,高锰酸钾颜色消褪,并产生棕色沉淀。

(2)取本品,加乙醇制成每 1ml 中约含 40μg 的溶液,照紫外-可见分光光度法(通则 0401)测定,在 275nm 的波长处有最大吸收。

【检查】 **干燥失重** 取本品,置五氧化二磷干燥器内减压干燥 24 小时,减失重量不得过 1.0%(通则 0831)。

炽灼残渣 取本品 1.0g,依法检查(通则 0841),遗留残渣不得过 0.1%。

重金属 取炽灼残渣项下遗留的残渣,依法检查(通则 0821 第二法),含重金属不得过百万分之二十。

【含量测定】 取本品 0.15g,精密称定,加冰醋酸 10ml,使溶解,加结晶紫指示液 1 滴,用高氯酸滴定液(0.1mol/L)滴定至溶液显蓝绿色,并将滴定的结果用空白试验校正。每 1ml 高氯酸滴定液(0.1mol/L)相当于 26.52mg 的 $C_{15}H_{23}NO_3$。

【类别】 β肾上腺素受体阻滞剂。

【贮藏】 遮光，密封保存。

【制剂】 氧烯洛尔片

氧烯洛尔片

Yangxiluo'er Pian

Oxprenolol Tablets

本品含氧烯洛尔($C_{15}H_{23}NO_3$)应为标示量的 95.0%～105.0%。

【性状】 本品为白色片。

【鉴别】 (1)取本品细粉 0.3g，加乙醇 5ml 振摇使氧烯洛尔溶解，滤过，取续滤液加高锰酸钾试液 1ml，振摇数分钟，高锰酸钾颜色消褪，并产生棕色沉淀。

(2)取本品，加乙醇制成每 1ml 中约含氧烯洛尔 40μg 的溶液，滤过，取续滤液照紫外-可见分光光度法(通则 0401)测定，在 275nm 的波长处有最大吸收。

【检查】 应符合片剂项下有关的各项规定(通则 0101)。

【含量测定】 取本品 30 片，精密称定，研细，精密称取适量(约相当于氧烯洛尔 0.2g)，置碘瓶中，精密加三氯甲烷 50ml，振摇提取，滤过，精密量取续滤液 25ml，置锥形瓶中，加二甲基黄指示液 2 滴，用高氯酸滴定液(0.1mol/L)滴定至溶液显粉红色，并将滴定的结果用空白试验校正。每 1ml 高氯酸滴定液(0.1mol/L)相当于 26.52mg 的 $C_{15}H_{23}NO_3$。

【类别】 同氧烯洛尔。

【规格】 20mg

【贮藏】 遮光，密封保存。

氨　力　农

Anlinong

Amrinone

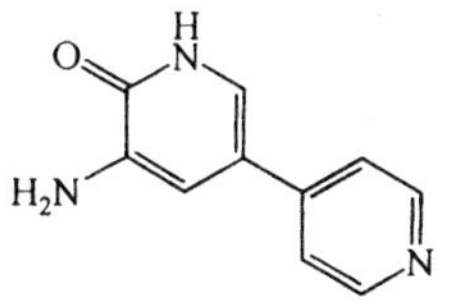

$C_{10}H_9N_3O$　187.20

本品为 5-氨基-(3,4′-双吡啶)-6(1*H*)-酮。按干燥品计算，含 $C_{10}H_9N_3O$ 不得少于 98.5%。

【性状】 本品为淡黄色至淡黄棕色针状结晶或结晶性粉末；无臭；遇光色渐变深。

本品在甲醇中微溶，在乙醇中极微溶，在水中几乎不溶；在乳酸中溶解。

【鉴别】 (1)取本品约 5mg，加 0.1mol/L 盐酸溶液 5ml 溶解后，加三硝基苯酚试液 1ml，即发生黄色沉淀。

(2)取本品，加 0.1mol/L 盐酸溶液制成每 1ml 中约含 5μg 的溶液，照紫外-可见分光光度法(通则 0401)测定，在 317nm 的波长处有最大吸收。

(3)本品的红外光吸收图谱应与对照的图谱(光谱集 809 图)一致。

【检查】 **有关物质** 照高效液相色谱法(通则 0512)测定。

供试品溶液　取本品 25mg，精密称定，置 50ml 量瓶中，加 0.1mol/L 盐酸溶液 2ml，超声使溶解，放冷，用流动相稀释至刻度，摇匀。

对照溶液　精密量取供试品溶液 1ml，置 100ml 量瓶中，用流动相稀释至刻度，摇匀。

色谱条件　用十八烷基硅烷键合硅胶为填充剂；以 0.01mol/L 磷酸二氢钾溶液(用 1mol/L 氢氧化钾溶液调节 pH 值至 6.2)-甲醇-乙腈(85∶10∶5)为流动相；检测波长为 274nm；进样体积 20μl。

系统适用性要求　理论板数按氨力农峰计算不低于 2000，各杂质峰之间的分离度应符合要求。

测定法　精密量取供试品溶液与对照溶液，分别注入液相色谱仪，记录色谱图至主成分峰保留时间的 5 倍。

限度　供试品溶液的色谱图中如有杂质峰，单个杂质峰面积不得大于对照溶液主峰面积的 0.5 倍(0.5%)，各杂质峰面积的和不得大于对照溶液的主峰面积(1.0%)。

干燥失重　取本品，在 105℃干燥至恒重，减失重量不得过 0.5%(通则 0831)。

炽灼残渣　取本品 1.0g，依法检查(通则 0841)，遗留残渣不得过 0.2%。

重金属　取炽灼残渣项下遗留的残渣，依法检查(通则 0821 第二法)，含重金属不得过百万分之十。

无菌　取本品，依法检查(通则 1101)，应符合规定。(供无菌分装用)

【含量测定】 取本品约 0.35g，精密称定，加盐酸溶液(20→70)70ml，照永停滴定法(通则 0701)，用亚硝酸钠滴定液(0.1mol/L)滴定。每 1ml 亚硝酸钠滴定液(0.1mol/L)相当于 18.72mg 的 $C_{10}H_9N_3O$。

【类别】 强心药。

【贮藏】 遮光，密封保存。

【制剂】 注射用氨力农

注射用氨力农

Zhusheyong Anlinong

Amrinone for Injection

本品为氨力农的无菌粉末或结晶。含氨力农($C_{10}H_9N_3O$)应为标示量的90.0%～110.0%。

【性状】 本品为淡黄色至淡黄棕色针状结晶或结晶性粉末。

【鉴别】 取本品，照氨力农项下的鉴别(1)、(2)项试验，显相同的结果。

【检查】 **酸度** 取本品1瓶，加注射用氨力农专用溶剂1支使氨力农溶解，用水稀释制成每1ml中含氨力农5mg的溶液，依法测定(通则0631)，pH值应为3.2～4.0。

溶液的澄清度 取本品1瓶，加注射用氨力农专用溶剂1支溶解，溶液应澄清。

有关物质 照高效液相色谱法(通则0512)测定。

供试品溶液 取装量差异项下的内容物，混合均匀，精密称取适量(约相当于氨力农25mg)，置50ml量瓶中，加0.1mol/L盐酸溶液2ml，超声使氨力农溶解，放冷，用流动相稀释至刻度，摇匀。

对照溶液 精密量取供试品溶液1ml，置100ml量瓶中，用流动相稀释至刻度，摇匀。

色谱条件、系统适用性要求与测定法 见氨力农有关物质项下。

限度 供试品溶液的色谱图中如有杂质峰，单个杂质峰面积不得大于对照溶液主峰面积的0.5倍(0.5%)，各杂质峰面积的和不得大于对照溶液的主峰面积(1.0%)。

干燥失重 取本品，在105℃干燥至恒重，减失重量不得过0.5%(通则0831)。

无菌 取本品，用注射用氨力农专用溶剂溶解后，经薄膜过滤法处理，依法检查(通则1101)，应符合规定。

热原 取本品2支，分别加注射用氨力农专用溶剂1支溶解，再加氯化钠注射液制成每1ml中含氨力农1.5mg的溶液，依法检查(通则1142)，剂量按家兔体重每1kg缓慢注射5ml，应符合规定。

其他 应符合注射剂项下有关的各项规定(通则0102)。

【含量测定】 照紫外-可见分光光度法(通则0401)测定。

供试品溶液 取装量差异项下的内容物，混合均匀，精密称取适量(约相当于氨力农25mg)，置100ml量瓶中，加0.1mol/L盐酸溶液适量，振摇使溶解并稀释至刻度，摇匀，精密量取2ml，置100ml量瓶中，加0.1mol/L盐酸溶液稀释至刻度，摇匀。

对照品溶液 取氨力农对照品适量，精密称定，加0.1mol/L盐酸溶液溶解并定量稀释制成每1ml中含5μg的溶液。

测定法 取供试品溶液与对照品溶液，在317nm波长处分别测定吸光度，计算。

【类别】 同氨力农。

【规格】 50mg

【贮藏】 遮光，密闭保存。

附：

注射用氨力农专用溶剂

本品为乳酸的灭菌水溶液。含乳酸($C_3H_6O_3$)应为标示量的90.0%～110.0%。

【性状】 本品为无色澄明液体。

【鉴别】 取本品，加高锰酸钾试液，加热，即发生乙醛的臭气。

【检查】 **pH值** 应为2.2～2.5(通则0631)。

无菌 取本品，经薄膜过滤法处理，依法检查(通则1101)，应符合规定。

其他 应符合注射剂项下有关的各项规定(通则0102)。

【含量测定】 精密量取本品50ml，加水10ml，摇匀。精密加氢氧化钠滴定液(1mol/L)25ml，煮沸5分钟，加酚酞指示液2滴，趁热用硫酸滴定液(0.5mol/L)滴定至溶液无色，并将滴定的结果用空白试验校正。每1ml氢氧化钠滴定液(1mol/L)相当于90.08mg的$C_3H_6O_3$。

【规格】 5ml∶80mg

【贮藏】 密闭保存。

氨甲环酸

Anjiahuansuan

Tranexamic Acid

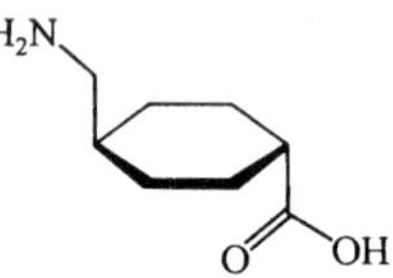

$C_8H_{15}NO_2$　157.21

本品为反-4-氨甲基环己烷甲酸。按干燥品计算，含$C_8H_{15}NO_2$不得少于99.0%。

【性状】 本品为白色结晶性粉末；无臭。

本品在水中易溶，在乙醇、丙酮、三氯甲烷或乙醚中几乎不溶。

【鉴别】 (1)取本品约0.1g，加水5ml溶解后，加茚三酮约10mg，加热，渐显蓝紫色。

(2)本品的红外光吸收图谱应与对照的图谱(光谱集409图)一致。

【检查】 **碱度** 取本品0.50g，加水10ml溶解后，依法测定(通则0631)，pH值应为7.0～8.0。

溶液的澄清度与颜色 取本品1.0g，加水20ml溶解后，溶液应澄清无色。

氯化物 取本品0.50g，依法检查(通则0801)，与标准氯化钠溶液7.0ml制成的对照液比较，不得更浓(0.014%)。

硫酸盐 取本品0.50g，依法检查(通则0802)，与标准硫酸钾溶液 3.5ml 制成的对照液比较，不得更浓（0.07%）（供口服或注射用）或与标准硫酸钾溶液 2.0ml 制成的对照液比较，不得更浓（0.04%）（供静脉输液用）。

有关物质　照高效液相色谱法（通则 0512）测定。

供试品溶液　取本品，加水溶解并稀释制成每 1ml 中约含 10mg 的溶液。

对照溶液　精密量取供试品溶液 1ml，置 200ml 量瓶中，用水稀释至刻度，摇匀。

系统适用性溶液　取氨甲环酸与氨甲苯酸，加水溶解并稀释制成每 1ml 中含氨甲环酸 0.2mg 与氨甲苯酸 2μg 的溶液。

色谱条件　用十八烷基硅烷键合硅胶为填充剂；以 0.23% 十二烷基硫酸钠溶液（取磷酸二氢钠 18.3g，加水 800ml 溶解，加三乙胺 8.3ml 混匀后，再加入十二烷基硫酸钠 2.3g，振摇使溶解，用磷酸调节 pH 值至 2.5，加水至 1000ml，摇匀）-甲醇（60：40）为流动相；检测波长为 220nm；进样体积 20μl。

系统适用性要求　系统适用性溶液色谱图中，调节流速，使氨甲环酸峰保留时间约为 13 分钟，氨甲环酸峰与氨甲苯酸峰的分离度应大于 5.0。

测定法　精密量取供试品溶液与对照溶液，分别注入液相色谱仪，记录色谱图至主峰保留时间的 3 倍。

限度　供试品溶液色谱图中如有杂质峰，相对保留时间约 1.2 的环烯烃杂质峰面积乘以校正因子 0.005 后，不得大于对照溶液主峰面积的 0.2 倍（0.1%）；氨甲苯酸峰面积乘以校正因子 0.006 后，不得大于对照溶液主峰面积的 0.2 倍（0.1%）；相对保留时间约 1.5 的 *Z*-异构体峰面积乘以校正因子 1.2 后，不得大于对照溶液主峰面积 0.4 倍（0.2%），其他单个杂质峰面积不得大于对照溶液主峰面积的 0.2 倍（0.1%），环烯烃、氨甲苯酸、*Z*-异构体峰面积分别乘以校正因子后与其他杂质峰面积的和不得大于对照溶液主峰面积（0.5%）。

易炭化物　取本品 0.50g，依法检查（通则 0842），如显色，与黄绿色或橙黄色 0.5 号标准比色液（通则 0901 第一法）比较，不得更深。

干燥失重　取本品，在 105℃ 干燥至恒重，减失重量不得过 0.5%（通则 0831）。

炽灼残渣　取本品 1.0g，依法检查（通则 0841），遗留残渣不得过 0.1%。

钡盐　取本品 1.0g，加水 20ml 溶解后（溶液如不澄清，滤过），分为 2 等份：一份中加稀硫酸 1ml；另一份中加水 1ml，静置 15 分钟，两液应同样澄清。

重金属　取炽灼残渣项下遗留的残渣，依法检查（通则 0821 第二法），含重金属不得过百万分之十。

【含量测定】　取本品约 0.12g，精密称定，加冰醋酸 40ml 溶解后，加结晶紫指示液 1～2 滴，用高氯酸滴定液（0.1mol/L）滴定至溶液显蓝绿色，并将滴定的结果用空白试验校正。每 1ml 高氯酸滴定液（0.1mol/L）相当于 15.72mg 的 $C_8H_{15}NO_2$。

【类别】　止血药。

【贮藏】　遮光，密封保存。

【制剂】　（1）氨甲环酸片　（2）氨甲环酸注射液　（3）氨甲环酸胶囊

氨甲环酸片

Anjiahuansuan Pian

Tranexamic Acid Tablets

本品含氨甲环酸（$C_8H_{15}NO_2$）应为标示量的 95.0%～105.0%。

【性状】　本品为白色片或薄膜衣片，除去包衣后显白色。

【鉴别】　（1）取本品细粉适量（约相当于氨甲环酸 0.5g），加水 5ml，振摇 15 分钟使氨甲环酸溶解，滤过，取滤液，加乙醚 2ml，搅匀，再加甲醇 10ml，搅匀，放置至析出结晶，滤过，结晶在 105℃ 干燥后，取约 0.1g，加水 5ml 溶解，加茚三酮约 10mg，加热，溶液渐显蓝紫色。

（2）在含量测定项下记录的色谱图中，供试品溶液主峰的保留时间应与对照品溶液主峰的保留时间一致。

（3）取鉴别（1）项下剩余的结晶测定，其红外光吸收图谱应与对照的图谱（光谱集 409 图）一致。

【检查】　**有关物质**　照高效液相色谱法（通则 0512）测定。

供试品溶液　取本品细粉适量（约相当于氨甲环酸 0.25g），至 25ml 量瓶中，加水使氨甲环酸溶解并稀释至刻度，摇匀，滤过，取续滤液。

对照溶液　精密量取供试品溶液 1ml，置 200ml 量瓶中，用水稀释至刻度，摇匀。

系统适用性溶液、色谱条件、系统适用性要求与测定法　见氨甲环酸有关物质项下。

限度　供试品溶液色谱图中如有杂质峰，相对保留时间约 1.2 的环烯烃峰面积乘以校正因子 0.005 后，不得大于对照溶液主峰面积的 0.2 倍（0.1%），氨甲苯酸峰面积乘以校正因子 0.006 后，不得大于对照溶液主峰面积的 0.2 倍（0.1%），相对保留时间约 1.5 的 *Z*-异构体杂质峰面积乘以校正因子 1.2 后，不得大于对照溶液主峰面积（0.5%），其他单个杂质峰面积不得大于对照溶液主峰面积的 0.4 倍（0.2%），环烯烃、氨甲苯酸、*Z*-异构体峰面积分别乘以校正因子后与其他杂质峰面积的和不得大于对照溶液主峰面积的 2 倍（1.0%）。

溶出度　照溶出度与释放度测定法（通则 0931 第二法）测定。

溶出条件　以水 900ml 为溶出介质，转速为每分钟 50 转，依法操作，经 45 分钟时取样。

供试品溶液　取溶出液适量，滤过，取续滤液，必要时用水定量稀释制成每 1ml 中约含氨甲环酸 0.14mg 的溶液。

对照品溶液　取氨甲环酸对照品，精密称定，加水溶解并定量稀释制成每 1ml 中约含 0.14mg 的溶液。

系统适用性溶液、色谱条件与系统适用性要求　见含量测定项下。

测定法　见含量测定项下。计算每片的溶出量。

限度　标示量的 85%，应符合规定。

其他　应符合片剂项下有关的各项规定(通则 0101)。

【含量测定】　照高效液相色谱法(通则 0512)测定。

供试品溶液　取本品 20 片，精密称定，研细，精密称取适量(约相当于氨甲环酸 0.1g)，置 50ml 量瓶中，加水适量，振摇使氨甲环酸溶解，加水稀释至刻度，摇匀，滤过，取续滤液。

对照品溶液　精密称取氨甲环酸对照品适量，加水溶解并定量稀释制成每 1ml 中约含 2mg 的溶液。

系统适用性溶液、色谱条件与系统适用性要求　见有关物质项下。

测定法　精密量取供试品溶液与对照品溶液，分别注入液相色谱仪，记录色谱图。按外标法以峰面积计算。

【类别】　同氨甲环酸。

【规格】　(1)0.125g　(2)0.25g　(3)0.5g

【贮藏】　遮光，密封保存。

氨甲环酸注射液

Anjiahuansuan Zhusheye

Tranexamic Acid Injection

本品为氨甲环酸的灭菌水溶液。含氨甲环酸($C_8H_{15}NO_2$)应为标示量的 95.0%～105.0%。

【性状】　本品为无色的澄明液体。

【鉴别】　(1)取本品 2ml，加水 3ml 稀释后，加茚三酮约 10mg，加热，渐显蓝紫色。

(2)在含量测定项下记录的色谱图中，供试品溶液主峰的保留时间应与对照品溶液主峰的保留时间一致。

(3)取本品适量(约相当于氨甲环酸 0.5g)，加乙醚 2ml，摇匀，再加甲醇 5ml，摇匀，放置至析出结晶，滤过，结晶置 105℃干燥，依法测定。本品的红外光吸收图谱应与对照的图谱(光谱集 409 图)一致。

【检查】　**pH 值**　应为 6.5～8.0(通则 0631)。

有关物质　照高效液相色谱法(通则 0512)测定。

供试品溶液　取本品适量，加水稀释制成每 1ml 中约含氨甲环酸 10mg 的溶液。

对照溶液　精密量取供试品溶液 1ml，置 200ml 量瓶中，用水稀释至刻度，摇匀。

系统适用性溶液、色谱条件、系统适用性要求与测定法　见氨甲环酸有关物质项下。

限度　供试品溶液的色谱图中如有杂质峰，相对保留时间约 1.2 的环烯烃峰面积乘以校正因子 0.005 后，不得大于对照溶液主峰面积的 0.2 倍(0.1%)，氨甲苯酸峰面积乘以校正因子 0.006 后，不得大于对照溶液主峰面积的 0.2 倍(0.1%)，相对保留时间约 1.5 的 *Z*-异构体杂质峰面积乘以校正因子 1.2 后，不得大于对照溶液主峰面积的 0.4 倍(0.2%)，其他单个杂质峰面积不得大于对照溶液主峰面积的 0.2 倍(0.1%)，环烯烃、氨甲苯酸、*Z*-异构体峰面积分别乘以校正因子后与其他杂质峰面积的和不得大于对照溶液的主峰面积(0.5%)。

细菌内毒素　取本品，依法检查(通则 1143)，每 1mg 氨甲环酸中含内毒素的量应小于 0.15EU。

其他　应符合注射剂项下有关的各项规定(通则 0102)。

【含量测定】　照高效液相色谱法(通则 0512)测定。

供试品溶液　精密量取本品适量(约相当于氨甲环酸 0.1g)，置 50ml 量瓶中，用水稀释至刻度，摇匀。

对照品溶液　精密称取氨甲环酸对照品适量，加水溶解并定量稀释制成每 1ml 中约含 2mg 的溶液。

系统适用性溶液、色谱条件与系统适用性要求　见有关物质项下。

测定法　精密量取供试品溶液与对照品溶液，分别注入液相色谱仪，记录色谱图。按外标法以峰面积计算。

【类别】　同氨甲环酸。

【规格】　(1)2ml∶0.1g　(2)2ml∶0.2g　(3)5ml∶0.25g　(4)5ml∶0.5g　(5)10ml∶1.0g

【贮藏】　遮光，密闭保存。

氨甲环酸胶囊

Anjiahuansuan Jiaonang

Tranexamic Acid Capsules

本品含氨甲环酸($C_8H_{15}NO_2$)应为标示量的 90.0%～110.0%。

【鉴别】　(1)取本品细粉适量(约相当于氨甲环酸 0.1g)，加水 5ml 溶解后，加茚三酮约 10mg，加热，溶液渐显蓝紫色。

(2)本品内容物的红外光吸收图谱应与对照的图谱(光谱集 409 图)一致。

【检查】　应符合胶囊剂项下有关的各项规定(通则 0103)。

【含量测定】　取装量差异项下的内容物，混合均匀，精密称取适量(约相当于氨甲环酸 0.25g)，加冰醋酸 40ml，振摇使氨甲环酸溶解，加结晶紫指示液 1～2 滴，用高氯酸滴定液(0.1mol/L)滴定至溶液显蓝绿色，并将滴定的结果用空白试验校正。每 1ml 高氯酸滴定液(0.1mol/L)相当于 15.72mg 的 $C_8H_{15}NO_2$。

【类别】 同氨甲环酸。

【规格】 0.25g

【贮藏】 遮光，密封保存。

氨 曲 南

Anqu'nan

Aztreonam

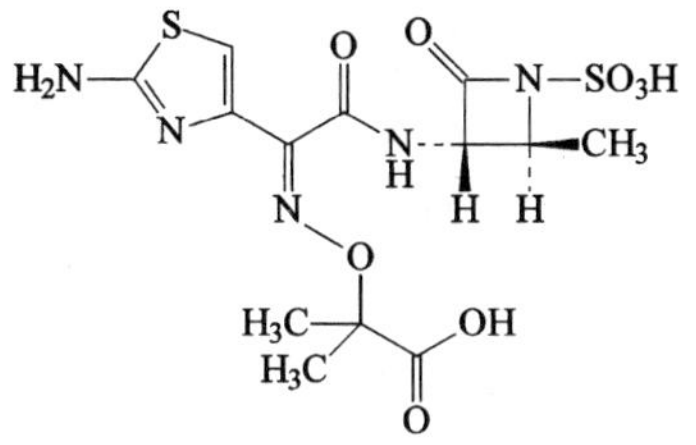

$C_{13}H_{17}N_5O_8S_2$　435.43

本品为[2*S*-[2*α*,3*β*(*Z*)]]-2-[[[1-(2-氨基-4-噻唑基)-2-[(2-甲基-4-氧代-1-磺基-3-氮杂环丁烷基)氨基]-2-氧代亚乙基]氨基]氧]-2-甲基丙酸。按无水物计算，含 $C_{13}H_{17}N_5O_8S_2$ 应为 93.0%～103.0%。

【性状】 本品为白色至淡黄色结晶性粉末；无臭；有引湿性。

本品在 *N*,*N*-二甲基甲酰胺或二甲基亚砜中溶解，在水或甲醇中微溶，在乙醇中极微溶解，在乙酸乙酯中几乎不溶。

比旋度 取本品，精密称定，加水溶解并定量稀释制成每 1ml 中约含 5mg 的溶液，依法测定(通则 0621)，比旋度为 −26°至 −32°。

【鉴别】 (1)在含量测定项下记录的色谱图中，供试品溶液主峰的保留时间应与对照品溶液主峰的保留时间一致。

(2)本品的红外光吸收图谱应与对照的图谱(光谱集 1176 图)一致。

【检查】 **酸度** 取本品，加水制成每 1ml 中含 5mg 的溶液，依法测定(通则 0631)，pH 值应为 2.2～2.8。

溶液的澄清度与颜色 取本品 5 份，各 50mg，分别加水 10ml 溶解，溶液应澄清无色；如显浑浊，与 1 号浊度标准液(通则 0902 第一法)比较，均不得更浓；如显色，与黄色或黄绿色 2 号标准比色液(通则 0901 第一法)比较，均不得更深。

有关物质 照高效液相色谱法(通则 0512)测定。

供试品溶液 取本品约 0.1g，置 100ml 量瓶中，加流动相 A 溶解并稀释至刻度，摇匀。

对照溶液 精密量取供试品溶液 1ml，置 100ml 量瓶中，用流动相 A 稀释至刻度，摇匀。

系统适用性溶液 取氨曲南对照品适量，用流动相 A 制成每 1ml 中含 1mg 的溶液，置紫外光灯(254nm)下照射 3 小时。

色谱条件 用十八烷基硅烷键合硅胶为填充剂；以 0.05mol/L 磷酸二氢钾溶液(用磷酸调节 pH 值至 3.0)-乙腈(90∶10)为流动相 A，以 0.05mol/L 磷酸二氢钾溶液(用磷酸调节 pH 值至 3.0)-乙腈(60∶40)为流动相 B；先以流动相 A 等度洗脱，待氨曲南峰洗脱完毕后立即按下表进行线性梯度洗脱；检测波长为 270nm；进样体积 20μl。

时间(分钟)	流动相 A(%)	流动相 B(%)
0	100	0
30	0	100
35	0	100
36	100	0
45	100	0

系统适用性要求 系统适用性溶液色谱图中，氨曲南峰与相邻杂质峰间的分离度应符合要求。

测定法 精密量取供试品溶液与对照溶液，分别注入液相色谱仪，记录色谱图。

限度 供试品溶液色谱图中如有杂质峰，单个杂质峰面积不得大于对照溶液主峰面积的 1.5 倍(1.5%)，各杂质峰面积的和不得大于对照溶液主峰面积的 3.5 倍(3.5%)，小于对照溶液主峰面积 0.05 倍的峰忽略不计。

残留溶剂 照残留溶剂测定法(通则 0861 第二法)测定。

供试品贮备液 取本品约 1.0g，精密称定，置 5ml 量瓶中，加 8%碳酸钠溶液溶解并稀释至刻度，摇匀。

供试品溶液 精密量取供试品贮备液 1ml，置顶空瓶中，精密加 8%碳酸钠溶液 1ml，混匀，密封。

对照品贮备液 精密称取甲醇约 60mg、乙醇约 100mg、二氯甲烷约 12mg，置同一 100ml 量瓶中，用 8%碳酸钠溶液稀释至刻度，摇匀。

对照品溶液 精密量取对照品贮备液 1ml，置顶空瓶中，再精密加入供试品贮备液 1ml，混匀，密封。

系统适用性溶液 取对照品贮备液 1ml，置顶空瓶中，加入 8%碳酸钠溶液 1ml，摇匀。

色谱条件 以 6%氰丙基苯基-94%二甲基聚硅氧烷聚合物(或极性相近)为固定液的毛细管柱为色谱柱；起始温度为 40℃，维持 5 分钟，再以每分钟 30℃的速率升至 200℃，维持 3 分钟；进样口温度为 150℃；检测器温度为 250℃；顶空瓶平衡温度为 90℃，平衡时间为 15 分钟。

系统适用性要求 系统适用性溶液色谱图中，各色谱峰间的分离度均应符合要求。

测定法 取供试品溶液与对照品溶液分别顶空进样，记录色谱图。

限度 按标准加入法以峰面积计算，乙醇的残留量不得过 2.0%，甲醇与二氯甲烷的残留量均应符合规定。

水分 取本品，照水分测定法(通则 0832 第一法 1)测定，含水分不得过 2.0%。

炽灼残渣 取本品 1.0g，依法测定(通则 0841)，遗留残渣不得过 0.1%。

重金属 取炽灼残渣项下遗留的残渣，依法测定(通则

0821 第二法)，含重金属不得过百万分之十。

可见异物　取本品 5 份，每份各 2.0g，加 2.34%精氨酸溶液(经 0.45μm 滤膜滤过)溶解后，依法检查(通则 0904)，应符合规定。(供无菌分装用)

不溶性微粒　取本品，加 2.34%精氨酸溶液(经 0.45μm 滤膜滤过)制成每 1ml 中含 50mg 的溶液，依法检查(通则 0903)，每 1g 样品中含 10μm 及 10μm 以上的微粒不得过 6000 个，含 25μm 及 25μm 以上的微粒不得过 600 个。(供无菌分装用)

细菌内毒素　取本品，依法检查(通则 1143)，每 1mg 氨曲南中含内毒素的量应小于 0.17EU。(供注射用)

无菌　取本品 9g，加无菌 2.34%精氨酸溶液 100ml 使溶解，经薄膜过滤法处理，依法检查(通则 1101)，应符合规定。(供无菌分装用)

【含量测定】　照高效液相色谱法(通则 0512)测定。

供试品溶液　取本品约 50mg，精密称定，置 50ml 量瓶中，加流动相溶解并稀释至刻度，摇匀。

对照品溶液　取氨曲南对照品适量，精密称定，加流动相溶解并定量稀释制成每 1ml 中约含 1mg 的溶液。

系统适用性溶液　取经紫外光灯(254nm)下照射 24 小时后的本品适量，加流动相溶解并稀释制成每 1ml 中约含 1mg 的溶液。

色谱条件　用十八烷基硅烷键合硅胶为填充剂；以 0.05mol/L 磷酸二氢钾溶液(用 1mol/L 磷酸溶液调节 pH 值至 3.0±0.1)-甲醇(80：20)为流动相；检测波长为 270nm；进样体积 20μl。

系统适用性要求　系统适用性溶液色谱图中，氨曲南峰与氨曲南 *E* 异构体峰(相对保留时间约 1.6)间的分离度应大于 3.0。

测定法　精密量取供试品溶液与对照品溶液，分别注入液相色谱仪，记录色谱图。按外标法以峰面积计算。

【类别】　单环 *β*-内酰胺类抗生素。

【贮藏】　遮光，密封，在阴凉干燥处保存。

【制剂】　注射用氨曲南

注射用氨曲南

Zhusheyong Anqu'nan

Aztreonam for Injection

本品为氨曲南加适量助溶剂精氨酸制成的无菌粉末或无菌冻干品。按无水、无精氨酸物计算，含氨曲南($C_{13}H_{17}N_5O_8S_2$)应为 91.0%～103.0%；按平均装量计算，含氨曲南($C_{13}H_{17}N_5O_8S_2$)应为标示量的 90.0%～115.0%。

【性状】　本品为白色或类白色粉末或疏松块状物。

【鉴别】　在含量测定项下记录的色谱图中，供试品溶液主峰的保留时间应与对照品溶液主峰的保留时间一致。

【检查】　**酸碱度**　取本品，加水制成每 1ml 中含氨曲南 0.1g 的溶液，依法测定(通则 0631)，pH 值应为 4.5～7.5。

溶液的澄清度与颜色　取本品 5 瓶，按标示量分别加水制成每 1ml 中含 0.1g 的溶液，溶液应澄清无色；如显浑浊，与 1 号浊度标准液(通则 0902 第一法)比较，均不得更浓；如显色，与黄色或黄绿色 4 号标准比色液(通则 0901 第一法)比较，均不得更深。

有关物质　照高效液相色谱法(通则 0512)测定。

供试品溶液　取装量差异项下的内容物，混合均匀，精密称取适量，加流动相 A 溶解并稀释制成每 1ml 中含氨曲南 1mg 的溶液。

对照溶液　精密量取供试品溶液 1ml，置 100ml 量瓶中，用流动相 A 稀释至刻度，摇匀。

系统适用性溶液、色谱条件、系统适用性要求与测定法见氨曲南有关物质项下。

限度　供试品溶液色谱图中，单个杂质峰面积不得大于对照溶液主峰面积的 1.5 倍(1.5%)，各杂质峰面积的和不得大于对照溶液主峰面积的 5 倍(5.0%)，小于对照溶液主峰面积 0.05 倍的峰忽略不计。

不溶性微粒　取本品，按标示量加微粒检查用水制成每 1ml 中含 50mg 的溶液，依法检查(通则 0903)，标示量为 1.0g 以下的折算为每 1g 样品中含 10μm 及 10μm 以上的微粒不得过 6000 个，含 25μm 及 25μm 以上的微粒不得过 600 个。标示量为 1.0g 以上(包括 1.0g)的每个供试品容器中含 10μm 及 10μm 以上的微粒不得过 6000 个，含 25μm 及 25μm 以上的微粒不得过 600 个。

无菌　取本品，加 0.9%无菌氯化钠溶液溶解并稀释制成每 1ml 中含 90mg 的溶液，经薄膜过滤法处理，依法检查(通则 1101)，应符合规定。

水分与细菌内毒素　照氨曲南项下的方法检查，均应符合规定。

其他　应符合注射剂项下有关的各项规定(通则 0102)。

【含量测定】　照高效液相色谱法(通则 0512)测定。

供试品溶液　取装量差异项下的内容物，混合均匀，精密称取适量(约相当于氨曲南 0.1g)，置 500ml 量瓶中，加水溶解并稀释至刻度，摇匀。

对照品溶液　取氨曲南对照品约 20mg 与精氨酸对照品约 16mg，精密称定，置同一 100ml 量瓶中，加水溶解并稀释至刻度，摇匀。

系统适用性溶液　取经紫外光灯(254nm)下照射 24 小时后的本品适量，加水溶解并稀释制成每 1ml 中含氨曲南 0.2mg 的溶液。

色谱条件　用十八烷基硅烷键合硅胶为填充剂；以含 0.019mol/L 庚烷磺酸钠的 0.025mol/L 磷酸二氢钾溶液(用磷酸调节 pH 值至 2.6)-甲醇(80：20)为流动相；流速为每分钟 1.5ml；检测波长为 206nm；进样体积 20μl。

系统适用性要求　系统适用性溶液色谱图中，氨曲南峰与氨曲南 *E* 异构体峰间的分离度应符合要求。

测定法　精密量取供试品溶液与对照品溶液，分别注入液相色谱仪，记录色谱图。按外标法以峰面积计算供试品中 $C_{13}H_{17}N_5O_8S_2$ 和 $C_6H_{14}N_4O_2$ 的含量。

【类别】　同氨曲南。

【规格】　(1)0.5g　(2)1.0g　(3)2.0g

【贮藏】　遮光，密闭，在凉暗处保存。

氨 苄 西 林

Anbianxilin

Ampicillin

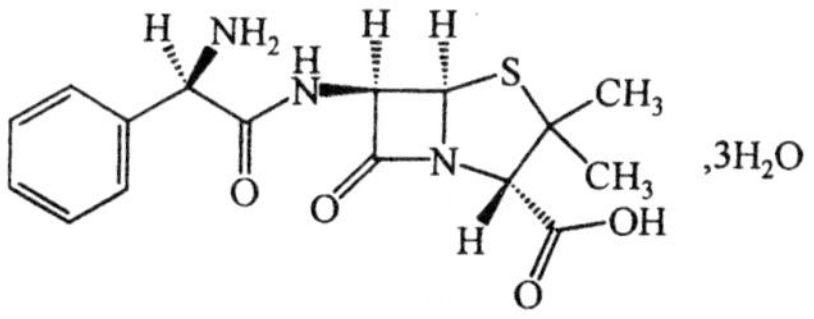

,3H₂O

$C_{16}H_{19}N_3O_4S \cdot 3H_2O$　403.45

本品为(2*S*,5*R*,6*R*)-3,3-二甲基-6-[(*R*)-2-氨基-2-苯乙酰氨基]-7-氧代-4-硫杂-1-氮杂双环[3.2.0]庚烷-2-甲酸三水化合物。按无水物计算，含氨苄西林(按 $C_{16}H_{19}N_3O_4S$ 计)不得少于 96.0%。

【性状】　本品为白色结晶性粉末；味微苦。

本品在水中微溶，在乙醇、乙醚或不挥发油中不溶；在稀酸溶液或稀碱溶液中溶解。

比旋度　取本品，精密称定，加水溶解并定量稀释制成每 1ml 中约含 2.5mg 的溶液，在 60℃水浴上加热使溶解，冷却，依法测定(通则 0621)，比旋度为+280°至+305°。

【鉴别】　(1)照薄层色谱法(通则 0502)试验。

供试品溶液　取本品适量，加磷酸盐缓冲液(取无水磷酸氢二钠 0.50g 与磷酸二氢钾 0.301g，加水溶解使成 1000ml，pH 值为 7.0)溶解并稀释制成每 1ml 中约含 1mg 的溶液。

对照品溶液　取氨苄西林对照品适量，加上述磷酸盐缓冲液(pH 7.0)溶解并稀释制成每 1ml 中约含 1mg 的溶液。

系统适用性溶液　取供试品溶液与对照品溶液等量混合。

色谱条件　采用硅胶 G 薄层板，以丙酮-水-甲苯-冰醋酸(65：10：10：2.5)为展开剂。

测定法　吸取上述三种溶液各 2μl，分别点于同一薄层板上，展开，晾干，喷以 0.3%茚三酮乙醇显色液，在 90℃加热至出现斑点。

系统适用性要求　系统适用性溶液所显主斑点应为单一斑点。

结果判定　供试品溶液所显主斑点的位置和颜色应与对照品溶液主斑点的位置和颜色相同。

(2)在含量测定项下记录的色谱图中，供试品溶液主峰的保留时间应与对照品溶液主峰的保留时间一致。

(3)本品的红外光吸收图谱应与对照的图谱(光谱集 658 图)一致。

以上(1)、(2)两项可选做一项。

【检查】　**酸度**　取本品，加水制成每 1ml 中约含 2.5mg 的溶液，在 60℃水浴上加热使溶解，放冷，依法测定(通则 0631)，pH 值应为 3.5～5.5。

溶液的澄清度　取本品 5 份，各 0.60g，分别加 1mol/L 盐酸溶液 5ml 使溶解后，立即检查；另取本品 5 份，各 0.60g，分别加 2mol/L 氢氧化铵溶液 5ml 使溶解后，立即检查，溶液均应澄清；如显浑浊，与 2 号浊度标准液(通则 0902 第一法)比较，均不得更浓。

有关物质　照高效液相色谱法(通则 0512)测定。临用新制。

供试品溶液　取本品适量，精密称定，加流动相 A 溶解并定量稀释制成每 1ml 中约含 3mg 的溶液。

对照品溶液　取氨苄西林对照品适量，精密称定，加流动相 A 溶解并定量稀释制成每 1ml 中约含 30μg 的溶液。

系统适用性溶液　取氨苄西林系统适用性对照品适量，加流动相 A 溶解并稀释制成每 1ml 中约含 2mg 的溶液。

色谱条件　用十八烷基硅烷键合硅胶为填充剂；流动相 A 为 12%醋酸溶液-0.2mol/L 磷酸二氢钾溶液-乙腈-水(0.5：50：50：900)；流动相 B 为 12%醋酸溶液-0.2mol/L 磷酸二氢钾溶液-乙腈-水(0.5：50：400：550)；先以流动相 A-流动相 B(85：15)等度洗脱，待氨苄西林峰洗脱完毕后立即按下表进行线性梯度洗脱；检测波长为 254nm；进样体积 20μl。

时间(分钟)	流动相 A(%)	流动相 B(%)
0	85	15
30	0	100
45	0	100
50	85	15
60	85	15

系统适用性要求　系统适用性溶液色谱图应与标准图谱一致。

测定法　精密量取供试品溶液与对照品溶液，分别注入液相色谱仪，记录色谱图。

限度　供试品溶液色谱图中如有杂质峰，按外标法以氨苄西林峰计算，单个杂质不得过 1.0%，各杂质的总量不得过 3.0%，小于对照品溶液主峰面积 0.05 倍的峰忽略不计。

***N*,*N*-二甲基苯胺**　照气相色谱法(通则 0521)测定。

内标溶液　精密称取萘适量，加环己烷溶解并稀释制成每 1ml 中约含 50μg 的溶液。

供试品溶液　取本品约 1.0g，精密称定，置具塞试管中，加 1mol/L 氢氧化钠溶液 5ml，精密加入内标溶液 1ml，强烈振摇，静置，取上层液。

对照品溶液　取 *N*,*N*-二甲基苯胺 50mg，精密称定，置

50ml 量瓶中，加盐酸 2ml 和水 20ml，振摇混匀后，用水稀释至刻度，摇匀，精密量取 5ml，置 250ml 量瓶中，用水稀释至刻度，摇匀，精密量取 1ml，置具塞试管中，加 1mol/L 氢氧化钠溶液 5ml，精密加入内标溶液 1ml，强烈振摇，静置，取上层液。

色谱条件　以硅酮（OV-17）为固定相，涂布浓度为 3%；柱温为 120℃；进样体积 2μl。

系统适用性要求　对照品溶液色谱图中，*N*，*N*-二甲基苯胺峰与内标峰间的分离度应符合要求。

测定法　精密量取供试品溶液与对照品溶液，分别注入气相色谱仪，记录色谱图。

限度　按内标法以峰面积比值计算，*N*，*N*-二甲基苯胺的量不得过百万分之二十。

水分　取本品，照水分测定法（通则 0832 第一法 1）测定，含水分应为 12.0%～15.0%。

炽灼残渣　取本品 1.0g，依法检查（通则 0841），遗留残渣不得过 0.5%。

重金属　取炽灼残渣项下遗留的残渣，依法检查（通则 0821 第二法），含重金属不得过百万分之二十。

【含量测定】　照高效液相色谱法（通则 0512）测定。

供试品溶液　取本品适量（约相当于氨苄西林，按 $C_{16}H_{19}N_3O_4S$ 计50mg），精密称定，置 50ml 量瓶中，用有关物质项下的流动相 A 溶解并稀释至刻度，摇匀。

对照品溶液　取氨苄西林对照品适量，精密称定，加有关物质项下的流动相 A 溶解并定量稀释制成每 1ml 中约含氨苄西林（按 $C_{16}H_{19}N_3O_4S$ 计）1mg 的溶液，摇匀。

系统适用性溶液　取氨苄西林和头孢拉定各适量，加流动相 A 溶解并稀释制成每 1ml 中约含氨苄西林 0.3mg 和头孢拉定 0.02mg 的混合溶液。

色谱条件　用十八烷基硅烷键合硅胶为填充剂；以有关物质项下的流动相 A-流动相 B（85：15）为流动相；检测波长为 254nm；进样体积 20μl。

系统适用性要求　系统适用性溶液色谱图中，氨苄西林峰与头孢拉定峰间的分离度应大于 3.0。

测定法　精密量取供试品溶液与对照品溶液，分别注入液相色谱仪，记录色谱图。按外标法以峰面积计算供试品中 $C_{16}H_{19}N_3O_4S$ 的含量。

【类别】　*β*-内酰胺类抗生素，青霉素类。

【贮藏】　遮光，严封，在干燥处保存。

【制剂】　氨苄西林丙磺舒颗粒。

氨苄西林丙磺舒颗粒

Anbianxilin Binghuangshu Keli

Ampicillin and Probenecid Granules

本品为氨苄西林与丙磺舒的混合制剂［氨苄西林（按 $C_{16}H_{19}N_3O_4S$ 计）与丙磺舒（$C_{13}H_{19}NO_4S$）标示量之比为 7：2］，含氨苄西林（按 $C_{16}H_{19}N_3O_4S$ 计）与丙磺舒（$C_{13}H_{19}NO_4S$）均应为标示量的 90.0%～110.0%。

【性状】　本品为白色颗粒。

【鉴别】　（1）取本品细粉适量（约相当于氨苄西林，按 $C_{16}H_{19}N_3O_4S$ 计 20mg），加水 12ml 溶解后，滤过，取续滤液 6ml，加碱性酒石酸铜试液 0.5ml，即显紫色。

（2）取本品细粉适量（约相当于丙磺舒 250mg），加丙酮 20ml 溶解，滤过，取续滤液滴加适量的水使析出沉淀，沉淀用水洗涤数次；取在 105℃ 干燥后的沉淀 5mg，加氢氧化钠试液 0.2ml，用水稀释至 2ml，加三氯化铁试液 1 滴，即生成黄色沉淀。

（3）照薄层色谱法（通则 0502）试验。

供试品溶液　取本品细粉适量，加丙酮溶解并稀释制成每 1ml 中约含氨苄西林（按 $C_{16}H_{19}N_3O_4S$ 计）1mg 的溶液，静置，取上清液。

对照品溶液　取氨苄西林对照品及丙磺舒对照品各适量，加丙酮溶解并稀释制成每 1ml 中约含氨苄西林（按 $C_{16}H_{19}N_3O_4S$ 计）1mg 及丙磺舒 0.28mg 的混合溶液。

色谱条件　采用硅胶 GF_{254} 薄层板，以丙酮-水-三乙胺（18：1.8：0.2）为展开剂。

测定法　吸取供试品溶液与对照品溶液各 10μl，分别点于同一薄层板上，在氨蒸气饱和下展开，取出，晾干后置紫外光灯（254nm）下检视。

结果判定　供试品溶液所显两个主斑点的位置和颜色应与对照品溶液两个主斑点的位置和颜色相同。

（4）在含量测定项下记录的色谱图中，供试品溶液两个主峰的保留时间应分别与对照品溶液两个主峰的保留时间一致。

以上（3）、（4）两项可选做一项。

【检查】　**水分**　取本品，研细，照水分测定法（通则 0832 第一法 1）测定，含水分不得过 6.0%。

有关物质　照高效液相色谱法（通则 0512）测定。临用新制。

供试品溶液　取装量差异项下的内容物适量（约相当于氨苄西林，按 $C_{16}H_{19}N_3O_4S$ 计 75mg），置 25ml 量瓶中，加临用新制的 0.5%碳酸钠溶液 2.5ml 溶解后，用流动相 A 稀释至刻度，摇匀，滤过，取续滤液。

对照溶液　精密量取供试品溶液 1ml，置 100ml 量瓶中，用流动相 A 稀释至刻度，摇匀。

系统适用性溶液　取氨苄西林系统适用性对照品适量，加流动相 A 溶解并稀释制成每 1ml 中约含 2mg 的溶液。

灵敏度溶液　精密量取对照溶液 5ml，置 50ml 量瓶中，用流动相 A 稀释至刻度，摇匀。

色谱条件　用十八烷基硅烷键合硅胶为填充剂；流动相 A 为 12%醋酸溶液-0.2mol/L 磷酸二氢钾溶液-乙腈-水（0.5：50：50：900）；流动相 B 为 12%醋酸溶液-0.2mol/L

磷酸二氢钾溶液-乙腈-水(0.5∶50∶400∶550);先以流动相A-流动相B(85∶15)等度洗脱,待氨苄西林峰洗脱完毕后立即按下表进行线性梯度洗脱;检测波长为254nm;进样体积20μl。

时间(分钟)	流动相A(%)	流动相B(%)
0	85	15
10	0	100
100	0	100
105	85	15
115	85	15

系统适用性要求　系统适用性溶液色谱图应与标准图谱一致。灵敏度溶液色谱图中,氨苄西林峰高的信噪比应大于10。

测定法　精密量取供试品溶液与对照溶液,分别注入液相色谱仪,记录色谱图。

限度　供试品溶液色谱图中如有杂质峰,单个杂质峰面积不得大于对照溶液中两主峰面积之和的2倍(2.0%),各杂质峰面积的和不得大于对照溶液中两主峰面积之和的5倍(5.0%),小于灵敏度溶液中氨苄西林峰面积的峰忽略不计。

溶出度　照溶出度与释放度测定法(通则0931第二法)测定。

溶出条件　以磷酸盐缓冲液(pH 6.8)900ml为溶出介质,转速为每分钟50转,依法操作,经20分钟时取样。

供试品溶液　取溶出液适量,滤过,取续滤液。

对照品溶液　取氨苄西林对照品与丙磺舒对照品各适量,精密称定,加溶剂溶解并定量稀释制成每1ml中约含氨苄西林(按$C_{16}H_{19}N_3O_4S$计)0.2mg与丙磺舒0.06mg的混合溶液。

溶剂、系统适用性溶液、色谱条件与系统适用性要求　见含量测定项下。

测定法　见含量测定项下。分别计算每袋中氨苄西林(按$C_{16}H_{19}N_3O_4S$计)与丙磺舒的溶出量。

限度　均为标示量的75%,均应符合规定。

其他　应符合颗粒剂项下有关的各项规定(通则0104)。

【含量测定】　照高效液相色谱法(通则0512)测定。

溶剂　乙腈-pH 5.0磷酸盐缓冲液(取1mol/L磷酸二氢钠溶液10ml与1mol/L醋酸溶液1ml,加水至1000ml)(45∶55)。

供试品溶液　取装量差异项下的内容物,研细,精密称取适量(约相当于氨苄西林,按$C_{16}H_{19}N_3O_4S$计0.1g),加溶剂溶解并定量稀释制成每1ml中约含氨苄西林(按$C_{16}H_{19}N_3O_4S$计)1mg与丙磺舒0.28mg的溶液,滤过,取续滤液。

对照品溶液　取氨苄西林对照品与丙磺舒对照品各适量,加溶剂溶解并定量稀释制成每1ml中约含氨苄西林(按$C_{16}H_{19}N_3O_4S$计)1mg与丙磺舒0.28mg的溶液。

系统适用性溶液　取氨苄西林对照品和丙磺舒对照品各适量,加溶剂溶解并稀释制成每1ml中约含氨苄西林(按$C_{16}H_{19}N_3O_4S$计)1mg与丙磺舒0.28mg的混合溶液。

色谱条件　用十八烷基硅烷键合硅胶为填充剂;以乙腈-磷酸盐缓冲液(取无水磷酸二氢钠6.00g、十二烷基硫酸钠5.78g与冰醋酸10ml,加水至1000ml,用磷酸调节pH值至2.5)(45∶55)为流动相,检测波长为233nm;进样体积20μl。

系统适用性要求　系统适用性溶液色谱图中,氨苄西林峰与丙磺舒峰间的分离度应符合要求。

测定法　精密量取供试品溶液与对照品溶液,分别注入液相色谱仪,记录色谱图。按外标法以峰面积计算,供试品中氨苄西林(按$C_{16}H_{19}N_3O_4S$计)与丙磺舒($C_{13}H_{19}NO_4S$)的含量。

【类别】　抗生素类药。

【规格】　0.25g[氨苄西林(按$C_{16}H_{19}N_3O_4S$计)0.1945g与丙磺舒0.0555g]

【贮藏】　遮光,密封,在阴凉处保存。

氨苄西林钠

Anbianxilinna

Ampicillin Sodium

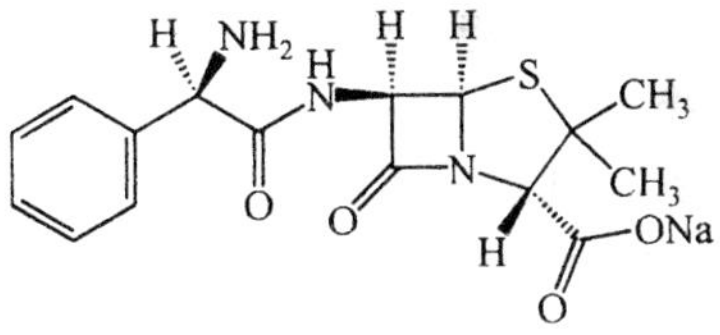

$C_{16}H_{18}N_3NaO_4S$　371.39

本品为(2*S*,5*R*,6*R*)-3,3-二甲基-6-[(*R*)-2-氨基-2-苯乙酰氨基]-7-氧代-4-硫杂-1-氮杂双环[3.2.0]庚烷-2-甲酸钠盐。按无水物计算,含氨苄西林(按$C_{16}H_{19}N_3O_4S$计)不得少于85.0%。

【性状】　本品为白色或类白色的粉末或结晶性粉末;无臭或微臭;有引湿性。

本品在水中易溶,在乙醇中略溶,在乙醚中不溶。

比旋度　取本品,精密称定,用0.4%邻苯二甲酸氢钾溶液溶解并定量稀释制成每1ml中约含2.5mg的溶液,依法测定(通则0621),比旋度为+258°至+287°。

【鉴别】　(1)照薄层色谱法(通则0502)试验。

供试品溶液　取本品适量,加磷酸盐缓冲液(取无水磷酸氢二钠0.50g与磷酸二氢钾0.301g,加水溶解使成1000ml,pH值为7.0)溶解并稀释制成每1ml中约含氨苄西林(按$C_{16}H_{19}N_3O_4S$计)1mg的溶液。

对照品溶液　取氨苄西林对照品适量,加上述磷酸盐缓冲液(pH 7.0)溶解并稀释制成每 1ml 中约含氨苄西林(按 $C_{16}H_{19}N_3O_4S$ 计)1mg 的溶液。

系统适用性溶液　取供试品溶液与对照品溶液等量混合。

色谱条件　采用硅胶 G 薄层板,以丙酮-水-甲苯-冰醋酸(65：10：10：2.5)为展开剂。

测定法　吸取上述三种溶液各 2μl,分别点于同一薄层板上,展开,晾干,喷以 0.3%茚三酮乙醇显色液,在 90℃加热至出现斑点。

系统适用性要求　系统适用性溶液所显主斑点应为单一斑点。

结果判定　供试品溶液所显主斑点的位置和颜色应与对照品溶液主斑点的位置和颜色相同。

(2)在含量测定项下记录的色谱图中,供试品溶液主峰的保留时间应与对照品溶液主峰的保留时间一致。

(3)取本品 0.25g,加水 5ml 溶解,加 2mol/L 醋酸溶液 0.5ml,摇匀后,于冰浴静置 10 分钟,用垂熔漏斗滤取析出物,用丙酮-水(9：1)混合溶液 2～3ml 洗涤,置 60℃干燥 30 分钟,照红外分光光度法(通则 0402)测定。本品的红外光吸收图谱应与氨苄西林三水物的对照图谱(光谱集 1283 图)一致。

(4)本品显钠盐鉴别(1)的反应(通则 0301)。

以上(1)、(2)两项可选做一项。

【检查】　碱度　取本品,加水制成每 1ml 中含 0.1g 的溶液,室温放置 10 分钟后,依法测定(通则 0631),pH 值应为 8.0～10.0。

溶液的澄清度与颜色　取本品 5 份,各 0.60g,分别加水 5ml 溶解后,溶液应澄清无色;如显浑浊,与 1 号浊度标准液(通则 0902 第一法)比较,均不得更浓;如显色,与黄绿色 5 号标准比色液(通则 0901 第一法)比较,均不得更深。

有关物质　照高效液相色谱法(通则 0512)测定。临用新制。

供试品溶液　取本品适量,精密称定,加流动相 A 溶解并定量稀释制成每 1ml 中约含氨苄西林(按 $C_{16}H_{19}N_3O_4S$ 计)3mg 的溶液。

对照品溶液　取氨苄西林对照品适量,精密称定,加流动相 A 溶解并定量稀释制成每 1ml 中约含氨苄西林(按 $C_{16}H_{19}N_3O_4S$ 计)30μg 的溶液。

系统适用性溶液　取氨苄西林系统适用性对照品适量,加流动相 A 溶解并稀释制成每 1ml 中约含 2mg 的溶液。

色谱条件　用十八烷基硅烷键合硅胶为填充剂;流动相 A 为 12%醋酸溶液-0.2mol/L 磷酸二氢钾溶液-乙腈-水(0.5：50：50：900);流动相 B 为 12%醋酸溶液-0.2mol/L 磷酸二氢钾溶液-乙腈-水(0.5：50：400：550);先以流动相 A-流动相 B(85：15)等度洗脱,待氨苄西林峰洗脱完毕后立即按下表进行线性梯度洗脱;检测波长为 254nm;进样体积 20μl。

时间(分钟)	流动相 A(%)	流动相 B(%)
0	85	15
30	0	100
45	0	100
50	85	15
60	85	15

系统适用性要求　系统适用性溶液色谱图应与标准图谱一致。

测定法　精密量取供试品溶液与对照品溶液,分别注入液相色谱仪,记录色谱图。

限度　供试品溶液色谱图中如有杂质峰,按外标法以氨苄西林峰计算,氨苄西林二聚物的量不得过 4.5%,其他单个杂质的量不得过 2.0%,其他各杂质总量不得过 5.0%。

残留溶剂　照残留溶剂测定法(通则 0861 第二法)测定。

供试品溶液　取本品约 0.3g,精密称定,置顶空瓶中,精密加水 3ml 使溶解,密封。

对照品溶液　分别取丙酮、乙酸乙酯、异丙醇、二氯甲烷、甲基异丁基酮、甲苯和正丁醇各适量,精密称定,加水定量稀释制成每 1ml 中分别含丙酮 0.5mg、乙酸乙酯 0.5mg、异丙醇 0.5mg、二氯甲烷 0.2mg、甲基异丁基酮 0.5mg、甲苯 89μg 与正丁醇 0.5mg 的混合溶液,精密量取 3ml,置顶空瓶中,密封。

色谱条件　以硝基对苯二酸改性的聚乙二醇(或极性相近)为固定液的毛细管柱为色谱柱,起始温度为 60℃,维持 6 分钟,再以每分钟 20℃的速率升温至 150℃,维持 8 分钟;进样口温度为 150℃;检测器温度为 250℃;顶空瓶平衡温度为 80℃,平衡时间为 30 分钟。

系统适用性要求　对照品溶液色谱图中,按丙酮、乙酸乙酯、异丙醇、二氯甲烷、甲基异丁基酮、甲苯与正丁醇顺序出峰,各主峰间的分离度均应符合要求。

测定法　取供试品溶液与对照品溶液分别顶空进样,记录色谱图。

限度　按外标法以峰面积计算,二氯甲烷的残留量不得过 0.2%,丙酮、乙酸乙酯、异丙醇、甲基异丁基酮、甲苯与正丁醇的残留量均应符合规定。

2-乙基己酸　取本品,依法测定(通则 0873),不得过 0.8%。

水分　取本品,照水分测定法(通则 0832 第一法 1)测定,含水分不得过 2.0%。

重金属　取本品 1.0g,依法检查(通则 0821 第二法),含重金属不得过百万分之二十。

可见异物　取本品 5 份,每份各 2g,加微粒检查用水溶解,依法检查(通则 0904),应符合规定。(供无菌分装用)

不溶性微粒　取本品,加微粒检查用水制成每 1ml 中含 50mg 的溶液,依法检查(通则 0903),每 1g 样品中,含 10μm 及 10μm 以上的微粒不得过 6000 粒,含 25μm 及 25μm 以上

的微粒不得过 600 粒。(供无菌分装用)

细菌内毒素　取本品,依法检查(通则 1143),每 1mg 氨苄西林(按 $C_{16}H_{19}N_3O_4S$ 计)中含内毒素的量应小于 0.10EU。(供注射用)

无菌　取本品,用适宜溶剂溶解并稀释后,经薄膜过滤法处理,依法检查(通则 1101),应符合规定。(供无菌分装用)

【含量测定】　照高效液相色谱法(通则 0512)测定。

供试品溶液　取本品适量,精密称定,加有关物质项下的流动相 A 溶解并定量稀释制成每 1ml 中约含氨苄西林(按 $C_{16}H_{19}N_3O_4S$ 计)1mg 的溶液。

对照品溶液　取氨苄西林对照品适量,精密称定,加有关物质项下的流动相 A 溶解并定量稀释制成每 1ml 中约含氨苄西林(按 $C_{16}H_{19}N_3O_4S$ 计)1mg 的溶液。

系统适用性溶液　取氨苄西林与头孢拉定各适量,加流动相 A 溶解并稀释制成每 1ml 中约含氨苄西林 0.3mg 与头孢拉定 0.02mg 的混合溶液。

色谱条件　用十八烷基硅烷键合硅胶为填充剂;以有关物质项下的流动相 A-流动相 B(85∶15)为流动相;检测波长为 254nm;进样体积 20μl。

系统适用性要求　系统适用性溶液色谱图中,氨苄西林峰与头孢拉定峰间的分离度应大于 3.0。

测定法　精密量取供试品溶液与对照品溶液,分别注入液相色谱仪,记录色谱图。按外标法以峰面积计算供试品中 $C_{16}H_{19}N_3O_4S$ 的含量。

【类别】　β-内酰胺类抗生素,青霉素类。

【贮藏】　严封,在干燥处保存。

【制剂】　注射用氨苄西林钠

注射用氨苄西林钠

Zhusheyong Anbianxilinna

Ampicillin Sodium for Injection

本品为氨苄西林钠的无菌粉末。按无水物计算,含氨苄西林(按 $C_{16}H_{19}N_3O_4S$ 计)不得少于 85.0%;按平均装量计算,含氨苄西林(按 $C_{16}H_{19}N_3O_4S$ 计)应为标示量的 95.0%～105.0%。

【性状】　本品为白色或类白色的粉末或结晶性粉末。

【鉴别】　取本品,照氨苄西林钠项下的鉴别试验,显相同的结果。

【检查】　**溶液的澄清度与颜色**　取本品 5 瓶,按标示量分别加水制成每 1ml 中含 0.1g 的溶液,溶液应澄清无色;如显浑浊,与 1 号浊度标准液(通则 0902 第一法)比较,均不得更浓;如显色,与黄绿色 5 号标准比色液(通则 0901 第一法)比较,均不得更深。

有关物质　照高效液相色谱法(通则 0512)测定。临用新制。

供试品溶液　取本品适量,精密称定,加流动相 A 溶解并定量稀释制成每 1ml 中约含氨苄西林(按 $C_{16}H_{19}N_3O_4S$ 计)3mg 的溶液。

对照品溶液、系统适用性溶液、色谱条件、系统适用性要求、测定法与限度　见氨苄西林钠有关物质项下。

水分　取本品适量,照水分测定法(通则 0832 第一法 1)测定,含水分不得过 2.5%。

不溶性微粒　取本品,按标示量加微粒检查用水制成每 1ml 中含 50mg 的溶液,依法检查(通则 0903),标示量为 1.0g 以下的折算为每 1.0g 样品中含 10μm 及 10μm 以上的微粒不得过 6000 粒,含 25μm 及 25μm 以上的微粒不得过 600 粒;标示量为 1.0g 以上(包括 1.0g)每个供试品容器中含 10μm 及 10μm 以上的微粒不得过 6000 粒,含 25μm 及 25μm 以上的微粒不得过 600 粒。

碱度、细菌内毒素与无菌　照氨苄西林钠项下的方法检查,均应符合规定。

其他　应符合注射剂项下有关的各项规定(通则 0102)。

【含量测定】　照高效液相色谱法(通则 0512)测定。

供试品溶液　取装量差异项下的内容物适量,精密称定,加有关物质项下的流动相 A 溶解并定量稀释制成每 1ml 中约含氨苄西林(按 $C_{16}H_{19}N_3O_4S$ 计)1mg 的溶液。

对照品溶液、系统适用性溶液、色谱条件、系统适用性要求与测定法　见氨苄西林钠含量测定项下。

【类别】　同氨苄西林钠。

【规格】　按 $C_{16}H_{19}N_3O_4S$ 计算　(1)0.5g　(2)1.0g　(3)2.0g

【贮藏】　密闭,在干燥处保存。

氨 苯 砜

Anbenfeng

Dapsone

$C_{12}H_{12}N_2O_2S$　248.31

本品为 4,4′-磺酰基双苯胺。按干燥品计算,含 $C_{12}H_{12}N_2O_2S$ 不得少于 99.0%。

【性状】　本品为白色或类白色的结晶或结晶性粉末;无臭。

本品在丙酮中易溶,在甲醇中溶解,在乙醇中略溶,在水中几乎不溶;在稀盐酸中溶解。

熔点　本品的熔点(通则 0612)为 176～181℃。

【鉴别】（1）取本品，加甲醇制成每 1ml 中含 5μg 的溶液，照紫外-可见分光光度法（通则 0401）测定，在 261nm 与 296nm 的波长处有最大吸收。其吸光度分别为 0.35～0.38 与 0.59～0.62。

（2）本品的红外光吸收图谱应与对照的图谱（光谱集 412 图）一致。

（3）本品显芳香第一胺类的鉴别反应（通则 0301）。

【检查】 **有关物质** 照薄层色谱法（通则 0502）试验。

供试品溶液 取本品适量，加甲醇溶解并稀释制成每 1ml 中约含 10mg 的溶液。

对照溶液（1） 精密量取供试品溶液适量，用甲醇定量稀释制成每 1ml 中约含 20μg 的溶液。

对照溶液（2） 精密量取供试品溶液适量，用甲醇定量稀释制成每 1ml 中约含 0.1mg 的溶液。

色谱条件 采用硅胶 G 薄层板，以甲苯-丙酮（2：1）为展开剂。

测定法 吸取上述三种溶液各 10μl，分别点于同一薄层板上，展开，晾干，喷以含 0.5%亚硝酸钠的 0.1mol/L 盐酸溶液，数分钟后，再喷以 0.1%二盐酸萘基乙二胺溶液。

限度 供试品溶液如显杂质斑点，与对照溶液（1）的主斑点比较，不得更深；如有 1～2 点超过时，应不得深于对照溶液（2）的主斑点。

干燥失重 取本品，在 105℃干燥至恒重，减失重量不得过 1.0%（通则 0831）。

炽灼残渣 取本品 1.0g，依法检查（通则 0841），遗留残渣不得过 0.1%。

重金属 取炽灼残渣项下遗留的残渣，依法检查（通则 0821 第二法），含重金属不得过百万分之十。

【含量测定】 取本品约 0.25g，精密称定，加水 30ml 与盐酸溶液（1→2）20ml，照永停滴定法（通则 0701），用亚硝酸钠滴定液（0.1mol/L）滴定。每 1ml 亚硝酸钠滴定液（0.1mol/L）相当于 12.42mg 的 $C_{12}H_{12}N_2O_2S$。

【类别】 抗麻风病药。

【贮藏】 密封保存。

【制剂】 氨苯砜片

氨 苯 砜 片

Anbenfeng Pian

Dapsone Tablets

本品含氨苯砜（$C_{12}H_{12}N_2O_2S$）应为标示量的 93.0%～107.0%。

【性状】 本品为白色或类白色片。

【鉴别】（1）取本品，加甲醇制成每 1ml 中约含氨苯砜 5μg 的溶液，滤过，取滤液照氨苯砜项下鉴别（1）项试验，显相同的结果。

（2）取本品的细粉适量（约相当于氨苯砜 0.1g），加丙酮 20ml，搅拌，使氨苯砜溶解，滤过，滤液蒸干，残渣照氨苯砜项下的鉴别（3）项试验，显相同的反应。

【检查】 **溶出度** 照溶出度与释放度测定法（通则 0931 第一法）测定。

溶出条件 以盐酸 20ml 加水至 1000ml 为溶出介质，转速为每分钟 100 转，依法操作，经 60 分钟时取样。

供试品溶液 取溶出液适量，滤过，取续滤液（50mg 规格）或精密量取续滤液适量，用溶出介质定量稀释制成每 1ml 中含氨苯砜 50μg 的溶液（0.1g 规格）。

对照品溶液 取氨苯砜对照品适量，精密称定，加溶出介质溶解并定量稀释制成每 1ml 中约含 50μg 的溶液。

测定法 精密量取供试品溶液与对照品溶液各 2ml，分别置 25ml 量瓶中，各加氢氧化钠试液 5ml，摇匀，用水稀释至刻度，摇匀，照紫外-可见分光光度法（通则 0401），在 290nm 的波长处分别测定吸光度，计算每片的溶出量。

限度 标示量的 75%，应符合规定。

其他 应符合片剂项下有关的各项规定（通则 0101）。

【含量测定】 取本品 20 片，精密称定，研细，精密称取适量（约相当于氨苯砜 0.25g），照氨苯砜项下的方法测定。每 1ml 亚硝酸钠滴定液（0.1mol/L）相当于 12.42mg 的 $C_{12}H_{12}N_2O_2S$。

【类别】 同氨苯砜。

【规格】 （1）50mg （2）100mg

【贮藏】 密封保存。

氨 苯 蝶 啶

Anbendieding

Triamterene

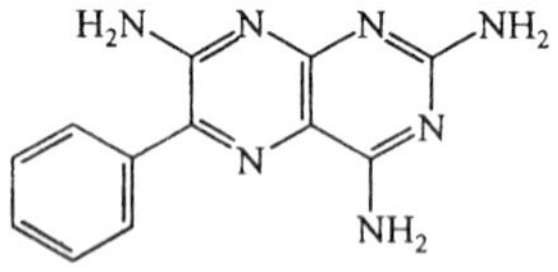

$C_{12}H_{11}N_7$ 253.27

本品为 2,4,7-三氨基-6-苯基蝶啶。按干燥品计算，含 $C_{12}H_{11}N_7$ 不得少于 98.5%。

【性状】 本品为黄色结晶性粉末；无臭或几乎无臭。

本品在水、乙醇、三氯甲烷或乙醚中不溶；在冰醋酸中极微溶解，在稀盐酸或稀硫酸中几乎不溶。

【鉴别】（1）取本品约 10mg，加稀硫酸 5ml，振摇数分钟后，滤过，滤液显蓝绿色荧光；用水稀释后，荧光即加强。再将此溶液分成 2 份：一份加氨试液使成碱性，转变为蓝紫色荧光；另一份加 10%氢氧化钠溶液使成碱性，荧光即消失。

（2）取本品，加 10%醋酸溶液溶解并稀释制成每 1ml 中约含 5μg 的溶液，照紫外-可见分光光度法（通则 0401）测定，在 360nm 的波长处有最大吸收。

【检查】 **有关物质**　照薄层色谱法（通则 0502）试验。

供试品溶液　取本品 20mg，加二甲基亚砜 4ml 使溶解，用甲醇稀释至 25ml。

对照溶液　精密量取供试品溶液 1ml，置 200ml 量瓶中，用甲醇稀释至刻度，摇匀。

系统适用性溶液　取氨苯蝶啶 20mg 及茶碱 20mg，加二甲基亚砜 4ml 使溶解，用甲醇稀释至 25ml。

色谱条件　采用硅胶 GF_{254} 薄层板，以乙酸乙酯-甲醇-浓氨溶液（9：1：1）为展开剂。

测定法　吸取上述三种溶液各 5μl，分别点于同一薄层板上，展开，晾干。

系统适用性要求　置紫外光灯（254nm）下检视，系统适用性溶液应显两个清晰分离的斑点。

限度　置紫外光灯（365nm）下检视，供试品溶液如显杂质斑点，其荧光强度与对照溶液的主斑点比较，不得更强。

干燥失重　取本品，在 105℃ 干燥至恒重，减失重量不得过 0.5%（通则 0831）。

炽灼残渣　不得过 0.1%（通则 0841）。

【含量测定】 取本品约 0.1g，精密称定，加冰醋酸 20ml，加热使溶解，放冷，加醋酐 10ml 与喹哪啶红指示液 2 滴，用高氯酸滴定液（0.05mol/L）滴定至溶液的红色消失，并将滴定的结果用空白试验校正。每 1ml 高氯酸滴定液（0.05mol/L）相当于 12.66mg 的 $C_{12}H_{11}N_7$。

【类别】 利尿药。

【贮藏】 密封保存。

【制剂】 氨苯蝶啶片

氨苯蝶啶片

Anbendieding Pian

Triamterene Tablets

本品含氨苯蝶啶（$C_{12}H_{11}N_7$）应为标示量的 93.0%～107.0%。

【性状】 本品为黄色片。

【鉴别】 取本品细粉适量（约相当于氨苯蝶啶 10mg），照氨苯蝶啶项下的鉴别（1）项试验，显相同的反应。

【检查】 **溶出度**　照溶出度与释放度测定法（通则 0931 第一法）测定。

溶出条件　以盐酸溶液（9→1000）900ml 为溶出介质，转速为每分钟 100 转，依法操作，经 45 分钟时取样。

供试品溶液　取溶出液 10ml，滤过，精密量取续滤液 5ml，置 50ml 量瓶中，用溶出介质稀释至刻度，摇匀。

对照品溶液　取氨苯蝶啶对照品 10mg，精密称定，置 200ml 量瓶中，加冰醋酸 1ml 与溶出介质适量，振摇使溶解，用溶出介质稀释至刻度，精密量取 5ml，置 50ml 量瓶中，用溶出介质稀释至刻度，摇匀。

测定法　取供试品溶液与对照品溶液，照紫外-可见分光光度法（通则 0401），在 357nm 的波长处分别测定吸光度，计算每片的溶出量。

限度　标示量的 75%，应符合规定。

其他　应符合片剂项下有关的各项规定（通则 0101）。

【含量测定】 照紫外-可见分光光度法（通则 0401）测定。

供试品溶液　取本品 10 片，精密称定，研细，精密称取适量（约相当于氨苯蝶啶 50mg），置烧杯中，加冰醋酸与水各 25ml，小心加热，搅拌使氨苯蝶啶溶解，放冷，移至 500ml 量瓶中，用水稀释至刻度，摇匀，滤过，精密量取续滤液 5ml，置 100ml 量瓶中，用稀醋酸稀释至刻度，摇匀。

测定法　取供试品溶液，在 360nm 的波长处测定吸光度，按 $C_{12}H_{11}N_7$ 的吸收系数（$E_{1cm}^{1\%}$）为 843 计算。

【类别】 同氨苯蝶啶。

【规格】 50mg

【贮藏】 密封保存。

氨　茶　碱

Anchajian

Aminophylline

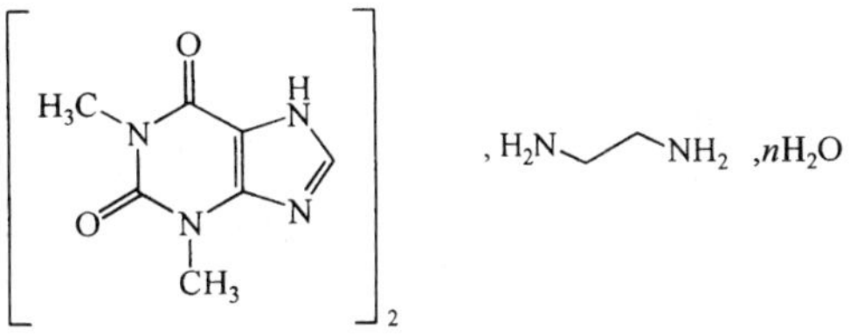

$n=0$，$C_2H_8N_2(C_7H_8N_4O_2)_2$　420.43

$n=2$，$C_2H_8N_2(C_7H_8N_4O_2)_2 \cdot 2H_2O$　456.46

本品为 1,3-二甲基-3,7-二氢-1*H*-嘌呤-2,6-二酮-1,2-乙二胺盐二水合物或无水物。按无水物计算，含无水茶碱（$C_7H_8N_4O_2$）应为 84.0%～87.4%，含乙二胺（$C_2H_8N_2$）应为 13.5%～15.0%。

【性状】 本品为白色至微黄色的颗粒或粉末，易结块；微有氨臭；在空气中吸收二氧化碳，并分解成茶碱；水溶液显碱性反应。

本品在水中溶解，在乙醇中微溶，在乙醚中几乎不溶。

【鉴别】（1）取本品约 0.2g，加水 10ml 溶解后，不断搅拌，滴加稀盐酸 1ml 使茶碱析出，滤过；滤渣用少量水洗涤后，在 105℃ 干燥 1 小时，其红外光吸收图谱应与对照的图谱（光谱集 272 图）一致。

（2）取本品约 30mg，加水 1ml 溶解后，加 1% 硫酸铜溶液 2～3 滴，振摇，溶液初显紫色；继续滴加硫酸铜溶液，渐变蓝紫色，最后成深蓝色。

(3)在含量测定项下记录的色谱图中，供试品溶液主峰的保留时间应与对照品溶液主峰的保留时间一致。

【检查】 **溶液的澄清度与颜色**　取本品0.50g，加新沸放冷的水10ml，微热使溶解，溶液应澄清无色，如显色，依法检查(通则0901第一法)，与黄绿色2号标准比色液比较，不得更深。

有关物质　照薄层色谱法(通则0502)试验。

供试品溶液　取本品0.20g，加水2ml，微热使溶解，放冷，用甲醇稀释至10ml，摇匀。

对照溶液　精密量取供试品溶液1ml，用甲醇稀释至200ml，摇匀。

色谱条件　采用硅胶GF_{254}薄层板，以正丁醇-丙酮-三氯甲烷-浓氨溶液(40：30：30：10)为展开剂。

测定法　吸取供试品溶液与对照溶液各10μl，分别点于同一薄层板上，展开，晾干，置紫外光灯(254nm)下检视。

限度　供试品溶液如显杂质斑点，与对照溶液的主斑点比较，不得更深。

水分　取本品，照水分测定法(通则0832第一法1)测定，含水分不得过8.0%；如为无水氨茶碱[$C_2H_8N_2(C_7H_8N_4O_2)_2$]，含水分不得过1.5%。

炽灼残渣　不得过0.1%(通则0841)。

【含量测定】 **无水茶碱**　照高效液相色谱法(通则0512)测定。

溶剂　甲醇-水(1：4)。

供试品溶液　取本品适量，精密称定，加溶剂溶解并定量稀释制成每1ml中约含无水茶碱0.08mg的溶液。

对照品溶液　取茶碱对照品适量，精密称定，加溶剂溶解并定量稀释制成每1ml中约含无水茶碱0.08mg的溶液。

系统适用性溶液　取茶碱对照品与可可碱对照品各适量，加溶剂溶解并稀释制成每1ml中各含0.064mg的溶液。

色谱条件　用十八烷基硅烷键合硅胶为填充剂；以甲醇-0.12%戊烷磺酸钠溶液(20：80)(用冰醋酸调节pH值至2.9±0.1)为流动相；检测波长为254nm；进样体积10μl。

系统适用性要求　系统适用性溶液色谱图中，理论板数按茶碱峰计算不低于2000，茶碱峰与可可碱峰之间的分离度应大于3.0。

测定法　精密量取供试品溶液与对照品溶液，分别注入液相色谱仪，记录色谱图。按外标法以峰面积计算。

乙二胺　取本品约0.25g，精密称定，加水25ml使溶解，加茜素磺酸钠指示液8滴，用硫酸滴定液(0.05mol/L)滴定至溶液显黄色。每1ml硫酸滴定液(0.05mol/L)相当于3.005mg的$C_2H_8N_2$。

【类别】 平滑肌松弛药、利尿药。

【贮藏】 遮光，密封保存。

【制剂】 (1)氨茶碱片　(2)氨茶碱注射液　(3)氨茶碱氯化钠注射液　(4)氨茶碱缓释片

氨茶碱片

Anchajian Pian

Aminophylline Tablets

本品含无水茶碱($C_7H_8N_4O_2$)应为氨茶碱标示量的74.0%～84.0%，含乙二胺($C_2H_8N_2$)不得少于氨茶碱标示量的11.25%。

【性状】 本品为白色至微黄色片。

【鉴别】 取本品的细粉适量(约相当于氨茶碱0.5g)，加水20ml，研磨浸渍后，滤过，滤液显碱性反应；取滤液照氨茶碱项下的鉴别(1)、(2)项试验，显相同的结果。

【检查】 **含量均匀度**(20mg规格)　取本品1片，置50ml量瓶中，加0.1mol/L氢氧化钠溶液5ml与水15ml，振摇10分钟使氨茶碱溶解，用水稀释至刻度，摇匀，精密量取适量，用0.01mol/L氢氧化钠溶液定量稀释制成每1ml中含氨茶碱10μg的溶液，作为供试品溶液。照含量测定无水茶碱项下的方法测定，$A=|79-\overline{X}|$，应符合规定(通则0941)。

溶出度　照溶出度与释放度测定法(通则0931第一法)测定。

溶出条件　以水800ml为溶出介质，转速为每分钟100转，依法操作，经10分钟时取样。

测定法　取溶出液10ml，滤过，精密量取续滤液适量，用0.01mol/L氢氧化钠溶液定量稀释制成每1ml中约含氨茶碱10μg的溶液，照紫外-可见分光光度法(通则0401)，在275nm的波长处测定吸光度，按$C_7H_8N_4O_2$的吸收系数($E_{1cm}^{1\%}$)为650计算每片的溶出量。

限度　标示量的60%，应符合规定。

其他　应符合片剂项下有关的各项规定(通则0101)。

【含量测定】 **无水茶碱**　照紫外-可见分光光度法(通则0401)测定。

供试品溶液　取本品20片，精密称定，研细，精密称取适量(约相当于氨茶碱0.1g)，置200ml量瓶中，加0.1mol/L氢氧化钠溶液20ml与水60ml，振摇10分钟使氨茶碱溶解，用水稀释至刻度，摇匀，滤过，精密量取续滤液5ml，置250ml量瓶中，用0.01mol/L氢氧化钠溶液稀释至刻度，摇匀。

测定法　取供试品溶液，在275nm的波长处测定吸光度，按$C_7H_8N_4O_2$的吸收系数($E_{1cm}^{1\%}$)为650计算。

乙二胺　精密称取上述研细的粉末适量(约相当于氨茶碱0.5g)，加水50ml，微温使氨茶碱溶解，放冷，加茜素磺酸钠指示液8滴，用盐酸滴定液(0.1mol/L)滴定至溶液显黄色。每1ml盐酸滴定液(0.1mol/L)相当于3.005mg的$C_2H_8N_2$。

【类别】 同氨茶碱。

【规格】 按$C_2H_8N_2(C_7H_8N_4O_2)_2\cdot 2H_2O$计　(1)20mg　(2)30mg　(3)100mg　(4)200mg

【贮藏】 遮光，密封保存。

氨茶碱注射液

Anchajian Zhusheye

Aminophylline Injection

本品为氨茶碱的灭菌水溶液。含无水茶碱($C_7H_8N_4O_2$)应为氨茶碱标示量的74.0%～84.0%,含乙二胺($C_2H_8N_2$)应为氨茶碱标示量的13.0%～20.0%。

【性状】 本品为无色至淡黄色的澄明液体。

【鉴别】 取本品适量,照氨茶碱项下的鉴别(1)、(2)项试验,显相同的结果。

【检查】 **pH值** 不得过9.6(通则0631)。

颜色 取本品,应无色;如显色,取本品[规格(1)、(2)、(4)],或取本品适量[规格(3)],用水稀释制成每1ml中含氨茶碱0.125g的溶液,与黄色或黄绿色3号标准比色液(通则0901第一法)比较,不得更深。

有关物质 照高效液相色谱法(通则0512)测定。

供试品溶液　取本品适量,用流动相稀释制成每1ml中约含氨茶碱2.5mg的溶液。

对照溶液　精密量取供试品溶液1ml,置200ml量瓶中,用流动相稀释至刻度,摇匀。

系统适用性溶液　取茶碱对照品和可可碱对照品各适量,加流动相溶解并稀释制成每1ml中各含10μg的溶液。

色谱条件　用十八烷基硅烷键合硅胶为填充剂;以醋酸盐缓冲液(取醋酸钠1.36g,加水100ml使溶解,加冰醋酸5ml,再加水稀释至1000ml,摇匀)-乙腈(93：7)为流动相;检测波长为271nm;进样体积20μl。

系统适用性要求　系统适用性溶液色谱图中,理论板数按茶碱峰计算不低于5000,可可碱峰与茶碱峰之间的分离度应大于2.0。

测定法　精密量取供试品溶液与对照溶液,分别注入液相色谱仪,记录色谱图至茶碱峰保留时间的3倍。

限度　供试品溶液色谱图中如有杂质峰(除相对茶碱峰的保留时间约为0.3之前的辅料峰与苯甲醇峰外),各杂质峰面积的和不得大于对照溶液主峰面积(0.5%)。

细菌内毒素 取本品,依法检查(通则1143),每1mg氨茶碱中含内毒素的量应小于0.50EU。

其他 应符合注射剂项下有关的各项规定(通则0102)。

【含量测定】 **无水茶碱** 照紫外-可见分光光度法(通则0401)测定。

供试品溶液　精密量取本品适量,用0.01mol/L氢氧化钠溶液定量稀释制成每1ml中约含氨茶碱10μg的溶液。

测定法　取供试品溶液,在275nm的波长处测定吸光度,按$C_7H_8N_4O_2$的吸收系数($E_{1cm}^{1\%}$)为650计算。

乙二胺 精密量取本品适量(约相当于氨茶碱0.25g),加水50ml,摇匀,加茜素磺酸钠指示液8滴,用盐酸滴定液(0.1mol/L)滴定至溶液显黄色。每1ml盐酸滴定液(0.1mol/L)相当于3.005mg的$C_2H_8N_2$。

【类别】 同氨茶碱。

【规格】 按$C_2H_8N_2(C_7H_8N_4O_2)_2 \cdot 2H_2O$计　(1)2ml：0.125g　(2)2ml：0.25g　(3)2ml：0.5g　(4)10ml：0.25g

【贮藏】 遮光,密闭保存。

氨茶碱氯化钠注射液

Anchajian Lühuana Zhusheye

Aminophylline and Sodium Chloride Injection

本品为氨茶碱与氯化钠的灭菌水溶液。含无水茶碱($C_7H_8N_4O_2$)应为氨茶碱标示量的74.0%～84.0%,含乙二胺($C_2H_8N_2$)应为氨茶碱标示量的13.0%～20.0%,含氯化钠(NaCl)应为标示量的95.0%～105.0%。

【性状】 本品为无色至微黄色的澄明液体。

【鉴别】 (1)取本品约5ml,加氨-氯化铵缓冲液(pH 8.0)3ml,再加铜吡啶试液1ml,摇匀后,加三氯甲烷5ml,振摇,三氯甲烷层显绿色。

(2)取本品约5ml,加1%硫酸铜溶液2～3滴,振摇,溶液显紫色;继续滴加硫酸铜溶液,渐变蓝紫色,最后成蓝色。

(3)本品显钠盐鉴别(1)与氯化物鉴别(1)的反应(通则0301)。

【检查】 **pH值** 应为8.0～9.5(通则0631)。

颜色 取本品,与黄色1号标准比色液(通则0901第一法)比较,不得更深。

有关物质 照高效液相色谱法(通则0512)测定。

供试品溶液　取本品,即得。

对照溶液　精密量取供试品溶液1ml,置200ml量瓶中,用流动相稀释至刻度,摇匀。

系统适用性溶液　取茶碱对照品与可可碱对照品各适量,加流动相溶解并稀释制成每1ml中各含10μg的溶液。

色谱条件　用十八烷基硅烷键合硅胶为填充剂;以醋酸盐缓冲液(取醋酸钠1.36g,加水100ml使溶解,加冰醋酸5ml,再用水稀释至1000ml,摇匀)-乙腈(93：7)为流动相;检测波长为271nm;进样量20μl。

系统适用性要求　系统适用性溶液色谱图中,理论板数按茶碱峰计算不低于5000,可可碱峰与茶碱峰之间的分离度应大于2.0。

测定法　精密量取供试品溶液与对照溶液,分别注入液相色谱仪,记录色谱图至茶碱峰保留时间的3倍。

限度　供试品溶液色谱图中如有杂质峰,各杂质峰面积的和不得大于对照溶液主峰面积(0.5%)。

重金属 取本品50ml,蒸发至约20ml,放冷,加醋酸盐缓冲液(pH 3.5)2ml与水适量使成25ml,依法检查(通则0821第一法),含重金属不得过千万分之三。

渗透压摩尔浓度　取本品，依法测定（通则 0632），渗透压摩尔浓度应为 270～330mOsmol/kg。

细菌内毒素　取本品，依法检查（通则 1143），每 1ml 中含内毒素的量应小于 0.50 EU。

其他　应符合注射剂项下有关的各项规定（通则 0102）。

【含量测定】　**无水茶碱**　照紫外-可见分光光度法（通则 0401）测定。

供试品溶液　精密量取本品适量，用 0.01mol/L 氢氧化钠溶液定量稀释制成每 1ml 中约含氨茶碱 10μg 的溶液。

测定法　取供试品溶液，在 275nm 的波长处测定吸光度，按 $C_7H_8N_4O_2$ 的吸收系数（$E_{1cm}^{1\%}$）为 650 计算。

乙二胺　精密量取本品 50ml，加茜素磺酸钠指示液 8 滴，用盐酸滴定液（0.1mol/L）滴定至溶液显黄色。每 1ml 盐酸滴定液（0.1mol/L）相当于 3.005mg 的 $C_2H_8N_2$。

氯化钠　精密量取本品 10ml，加水 40ml，照电位滴定法（通则 0701），用硝酸银滴定液（0.1mol/L）滴定，所消耗的硝酸银滴定液（0.1mol/L）的毫升数减去用上法测得的无水茶碱所消耗的硝酸银滴定液（0.1mol/L）的毫升数，计算。每 1ml 硝酸银滴定液（0.1mol/L）相当于 18.02mg 的 $C_7H_8N_4O_2$；每 1ml 硝酸银滴定液（0.1mol/L）相当于 5.844mg 的 NaCl。

【类别】　同氨茶碱。

【规格】　100ml：氨茶碱[按 $C_2H_8N_2(C_7H_8N_4O_2)_2 \cdot 2H_2O$ 计]0.25g 与氯化钠 0.9g

【贮藏】　遮光，密闭保存。

氨茶碱缓释片

Anchajian Huanshipian

Aminophylline Sustained-release Tablets

本品含无水茶碱（$C_7H_8N_4O_2$）应为氨茶碱标示量的 74.0%～84.0%，含乙二胺（$C_2H_8N_2$）不得少于氨茶碱标示量的 11.25%。

【性状】　本品为薄膜衣片，除去包衣后显白色至微黄色。

【鉴别】　取本品的细粉适量（约相当于氨茶碱 0.5g），加水 20ml，研磨浸渍后，滤过，滤液显碱性反应；取滤液照氨茶碱项下的鉴别（1）、（2）项试验，显相同的反应。

【检查】　**溶出度**　照溶出度与释放度测定法（通则 0931 第一法）测定。

溶出条件　以稀盐酸溶液（24→1000）1000ml 为溶出介质，转速为每分钟 50 转，依法操作，在 2 小时、4 小时与 6 小时时分别取溶液 10ml，并即时向溶出杯中补充相同温度相同体积的溶出介质。

测定法　分别取 2 小时、4 小时与 6 小时时的溶出液，滤过，精密量取续滤液各 5ml，分别加 0.1mol/L 氢氧化钠溶液 4.5ml，用 0.01mol/L 氢氧化钠溶液定量稀释制成每 1ml 中含氨茶碱 10μg 的溶液，摇匀，照紫外可见分光光度法（通则 0401），在 275nm 的波长处分别测定吸光度，按 $C_7H_8N_4O_2$ 的吸收系数（$E_{1cm}^{1\%}$）为 650 分别计算每片在不同时间的溶出量。

限度　2 小时、4 小时与 6 小时时的溶出量应分别为标示量的 25%～45%、35%～55%和 50%以上，均应符合规定。

其他　应符合片剂项下有关的各项规定（通则 0101）。

【含量测定】　**无水茶碱**　照紫外-可见分光光度法（通则 0401）测定。

供试品溶液　取本品 20 片，精密称定，研细，精密称取适量（约相当于氨茶碱 0.1g），置 200ml 量瓶中，加 0.1mol/L 氢氧化钠溶液 20ml 与水 60ml，振摇使氨茶碱溶解，用水稀释至刻度，摇匀，滤过，精密量取续滤液 5ml，置 250ml 量瓶中，用 0.01mol/L 氢氧化钠溶液稀释至刻度，摇匀。

测定法　取供试品溶液，在 275nm 的波长处测定吸光度，按 $C_7H_8N_4O_2$ 的吸收系数（$E_{1cm}^{1\%}$）为 650 计算。

乙二胺　精密称取上述研细的粉末适量（约相当于氨茶碱 0.8g），置 100ml 量瓶中，加水适量，微温使氨茶碱溶解，放冷，用水稀释至刻度，摇匀，滤过，精密量取续滤液 50ml，加茜素磺酸钠指示液 8 滴，用盐酸滴定液（0.1mol/L）滴定至溶液显黄色。每 1ml 盐酸滴定液（0.1mol/L）相当于 3.005mg 的 $C_2H_8N_2$。

【类别】　同氨茶碱。

【规格】　按 $C_2H_8N_2(C_7H_8N_4O_2)_2 \cdot 2H_2O$ 计　（1）0.1g　（2）0.2g

【贮藏】　遮光，密封保存。

氨基己酸

Anjijisuan

Aminocaproic Acid

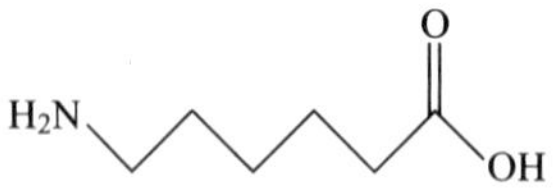

$C_6H_{13}NO_2$　131.17

本品为 6-氨基己酸。按干燥品计算，含 $C_6H_{13}NO_2$ 不得少于 98.5%。

【性状】　本品为白色结晶性粉末；无臭。

本品在水中易溶，在乙醇中微溶，在三氯甲烷或乙醚中几乎不溶。

【鉴别】　（1）取本品与氨基己酸对照品各适量，分别加水溶解并稀释制成每 1ml 中约含 2.5mg 的溶液，作为供试品溶液与对照品溶液。吸取上述两种溶液各 2μl，照有关物质项下的方法试验，供试品溶液所显主斑点的位置和颜色应与对照品溶液的主斑点相同。

（2）本品的红外光吸收图谱应与对照的图谱（光谱集 415

图)一致。

【检查】 **碱度**　取本品5.0g,加新沸过的冷水25ml使溶解,依法测定(通则0631),pH值应为7.5～8.0。

溶液的澄清度与颜色　取碱度项下的溶液,溶液应澄清无色。如显浑浊,与1号浊度标准液(通则0902第一法)比较,不得更浓,且放置24小时后,澄清度仍不得浓于1号浊度标准液。

硫酸盐　取本品1.0g,依法检查(通则0802),与标准硫酸钾溶液1.0ml制成的对照液比较,不得更浓(0.01%)。

有关物质　照薄层色谱法(通则0502)试验。

供试品溶液　取本品适量,加水溶解并稀释制成每1ml中约含10mg的溶液。

对照溶液　精密量取供试品溶液1ml,置200ml量瓶中,用水稀释至刻度,摇匀。

系统适用性溶液　取氨基己酸与亮氨酸各约10mg,置同一25ml量瓶中,加水溶解并稀释至刻度,摇匀。

色谱条件　采用硅胶G薄层板,以正丁醇-水-冰醋酸(60∶20∶20)为展开剂。

测定法　吸取上述三种溶液各5μl,分别点于同一薄层板上,展开15cm后,晾干,喷以0.2%茚三酮溶液[取茚三酮0.2g,加正丁醇-2mol/L醋酸溶液(95∶5)100ml使溶解,即得],在100～105℃加热15分钟,检视。

系统适用性要求　系统适用性溶液应显示两个完全分离的斑点。

限度　供试品溶液如显杂质斑点,与对照溶液的主斑点比较,不得更深(0.5%)。

干燥失重　取本品,在105℃干燥至恒重,减失重量不得过0.5%(通则0831)。

炽灼残渣　取本品1.0g,依法检查(通则0841),遗留残渣不得过0.1%。

重金属　取炽灼残渣项下遗留的残渣,依法检查(通则0821第二法),含重金属不得过百万分之十。

钙盐　取本品1.0g,加水20ml溶解后,加氨试液2ml,摇匀,分为二等份;一份中加草酸铵试液1ml,另一份加水1ml,摇匀,放置5分钟,两份溶液应同样澄清。

砷盐　取本品1.0g,加水23ml溶解后,依法检查(通则0822第一法),应符合规定(0.0002%)。

【含量测定】　取本品约0.2g,精密称定,加甲醛溶液5ml溶解后,加乙醇20ml与酚酞指示液2滴,用氢氧化钠滴定液(0.1mol/L)滴定至溶液显微红色;另取新沸过的冷水15ml,加甲醛溶液5ml与乙醇20ml作空白试验校正,即得。每1ml的氢氧化钠滴定液(0.1mol/L)相当于13.12mg的$C_6H_{13}NO_2$。

【类别】　止血药。

【贮藏】　密封,在干燥处保存。

【制剂】　氨基己酸注射液

氨基己酸注射液

Anjijisuan Zhusheye

Aminocaproic Acid Injection

本品为氨基己酸的灭菌水溶液。含氨基己酸($C_6H_{13}NO_2$)应为标示量的95.0%～105.0%。

【性状】　本品为无色或几乎无色的澄明液体。

【鉴别】　(1)取本品0.2ml,加水5ml,加茚三酮约5mg,加热,溶液应显蓝紫色。

(2)取本品适量,用水稀释制成每1ml中约含2.5mg的溶液,作为供试品溶液;另取氨基己酸对照品适量,加水溶解并稀释制成每1ml中约含2.5mg的溶液,作为对照品溶液。照有关物质项下的方法试验,供试品溶液所显主斑点的位置和颜色应与对照品溶液的主斑点相同。

【检查】 **pH值**　应为7.0～8.0(通则0631)。

有关物质　照薄层色谱法(通则0502)试验。

供试品溶液　取本品适量,加水溶解并稀释制成每1ml中约含10mg的溶液。

对照溶液　精密量取供试品溶液适量,用水定量稀释制成每1ml中约含0.05mg的溶液。

系统适用性要求　对照溶液应显一个清晰的斑点,系统适用性溶液应显示两个明显的斑点。

系统适用性溶液、色谱条件与测定法　见氨基己酸有关物质项下。

限度　供试品溶液如显杂质斑点,与对照溶液主斑点比较,不得更深(0.5%)。

己内酰胺　照高效液相色谱法(通则0512)测定。

溶剂　取己烷磺酸钠0.55g,加水溶解并稀释至1000ml,即得。

供试品溶液　精密量取本品适量,用水定量稀释制成每1ml中约含10mg的溶液,摇匀。

对照品溶液　取己内酰胺对照品适量,精密称定,加水溶解并定量稀释制成每1ml中约含2μg的溶液,摇匀。

系统适用性溶液　取本品适量,置105℃加热24小时,用水稀释制成每1ml中约含氨基己酸10mg的溶液,摇匀。

色谱条件　用十八烷基硅烷键合硅胶为填充剂;取磷酸二氢钾10g,加溶剂600ml使溶解,加甲醇250ml混匀后,用磷酸调节pH值至2.2,用溶剂稀释至1000ml作为流动相;检测波长为210nm;进样体积20μl。

系统适用性要求　系统适用性溶液色谱图中,己内酰胺峰与相邻色谱峰的分离度应符合要求。

测定法　精密量取供试品溶液与对照品溶液,分别注入液相色谱仪,记录色谱图。

限度　供试品溶液色谱图中如有与己内酰胺峰保留时间一致的色谱峰,按外标法以峰面积计算,不得过氨基己酸标示量的 0.15%。

细菌内毒素　取本品,依法检查(通则 1143),每 1mg 氨基己酸中含内毒素的量应小于 0.016EU。

其他　应符合注射剂项下有关的各项规定(通则 0102)。

【含量测定】　精密量取本品适量(约相当于氨基己酸 0.2g),加甲醛溶液 5ml,摇匀,加乙醇 20ml 与酚酞指示液 2 滴,用氢氧化钠滴定液(0.1mol/L)滴定;另取新沸过的冷水 15ml,加甲醛溶液 5ml 与乙醇 20ml 作空白试验校正,即得。每 1ml 氢氧化钠滴定液(0.1mol/L)相当于 13.12mg 的 $C_6H_{13}NO_2$。

【类别】　同氨基己酸。

【规格】　(1)10ml : 2g　(2)20ml : 4g

【贮藏】　密闭保存。

氨酚待因片(Ⅰ)

Anfen Daiyin Pian(Ⅰ)

Paracetamol and Codeine Phosphate Tablets(Ⅰ)

本品每片中含对乙酰氨基酚($C_8H_9NO_2$)应为 475~525mg;含磷酸可待因($C_{18}H_{21}NO_3 \cdot H_3PO_4 \cdot 1\frac{1}{2}H_2O$)应为 7.56~9.24mg。

【处方】

对乙酰氨基酚	500g
磷酸可待因	8.4g
辅料	适量
制成	1000 片

【性状】　本品为白色片。

【鉴别】　(1)取本品细粉约 0.1g,加水 10ml,振摇使对乙酰氨基酚溶解,滤过,滤液加三氯化铁试液,即显蓝紫色。

(2)取本品细粉约 0.1g,加稀盐酸 5ml,置水浴上加热 30 分钟,放冷,取该溶液 0.5ml,滴加亚硝酸钠试液 5 滴,摇匀,加水 3ml 稀释后,加碱性 β-萘酚试液 2ml,振摇即显红色。

(3)取本品细粉约 0.5g,加水 5ml,振摇使磷酸可待因溶解,滤过,滤液置分液漏斗中,滴加氨试液使成碱性,加三氯甲烷 10ml,振摇,分取三氯甲烷液,置水浴上蒸干,残渣中加含亚硒酸 2.5mg 的硫酸 0.5ml,立即显绿色,渐变为蓝色。

(4)在含量测定项下记录的色谱图中,供试品溶液两主峰的保留时间应与对照品溶液相应两主峰的保留时间一致。

【检查】　**含量均匀度**　磷酸可待因　取本品 1 片,在乳钵中研细,加水分次转移至 250ml 量瓶中,照含量测定项下方法自"加水 200ml"起,依法测定磷酸可待因的含量,应符合规定(通则 0941)。

溶出度　照溶出度与释放度测定法(通则 0931 第一法)测定。

溶出条件　以水 900ml 为溶出介质,转速为每分钟 100 转,依法操作,经 30 分钟时取样。

供试品溶液　取溶出液适量,滤膜滤过,取续滤液。

对照品溶液　精密量取含量测定项下的对照品溶液 5ml,置 10ml 量瓶中,用水稀释至刻度,摇匀。

色谱条件　见含量测定项下。进样体积 20μl。

系统适用性要求　见含量测定项下。

测定法　见含量测定项下。计算每片的溶出量。

限度　标示量的 80%,应符合规定。

其他　应符合片剂项下有关的各项规定(通则 0101)。

【含量测定】　照高效液相色谱法(通则 0512)测定。

供试品溶液　取本品 20 片,精密称定,研细,精密称取适量(约相当于磷酸可待因 8.4mg、对乙酰氨基酚 0.5g),置 250ml 量瓶中,加水 200ml,超声使磷酸可待因与对乙酰氨基酚溶解,放冷,用水稀释至刻度,摇匀,滤膜滤过,取续滤液。

对照品溶液　取磷酸可待因对照品与对乙酰氨基酚对照品各适量,精密称定,加水溶解并定量稀释制成每 1ml 中约含磷酸可待因 30μg 与对乙酰氨基酚 2mg 的混合溶液。

色谱条件　用十八烷基硅烷键合硅胶为填充剂;以 0.05mol/L 磷酸二氢钾溶液-甲醇-四氢呋喃(800 : 100 : 37.5)(用磷酸调节 pH 值至 4.0)为流动相;检测波长为 280nm;进样体积 10μl。

系统适用性要求　理论板数按磷酸可待因峰计不低于 2500,磷酸可待因峰与对乙酰氨基酚峰之间的分离度应符合要求。

测定法　精密量取供试品溶液与对照品溶液,分别注入液相色谱仪,记录色谱图。按外标法以峰面积计算。在计算磷酸可待因含量时,将结果乘以 1.068。

【类别】　镇痛药。

【贮藏】　遮光,密封保存。

氨酚待因片(Ⅱ)

Anfen Daiyin Pian(Ⅱ)

Paracetamol and Codeine Phosphate Tablets(Ⅱ)

本品每片中含对乙酰氨基酚($C_8H_9NO_2$)应为 270~330mg;含磷酸可待因($C_{18}H_{21}NO_3 \cdot H_3PO_4 \cdot 1\frac{1}{2}H_2O$)应为 13.5~16.5mg。

【处方】

对乙酰氨基酚	300g
磷酸可待因	15g
辅料	适量
制成	1000 片

【性状】　本品为白色片。

【鉴别】 (1)取本品细粉约0.1g,加水10ml,振摇使对乙酰氨基酚溶解,滤过,滤液加三氯化铁试液,即显紫色。

(2)取本品细粉约0.5g,加水5ml,振摇使磷酸可待因溶解,滤过,滤液置分液漏斗中,滴加氨试液使成碱性,加三氯甲烷10ml,振摇,分取三氯甲烷液,置水浴上蒸干,残渣中加含亚硒酸2.5mg的硫酸0.5ml,立即显绿色,渐变为蓝色。

(3)照薄层色谱法(通则0502)试验。

供试品溶液　取本品细粉约0.2g,置具塞锥形瓶中,加甲醇25ml,振摇使对乙酰氨基酚与磷酸可待因溶解,滤过,取续滤液。

对照品溶液　取对乙酰氨基酚对照品与磷酸可待因对照品各适量,加甲醇溶解并稀释制成每1ml中约含对乙酰氨基酚6mg与磷酸可待因0.3mg的混合溶液。

色谱条件　采用硅胶GF_{254}薄层板,以乙酸乙酯-甲醇-浓氨溶液(85：10：5)为展开剂。

测定法　吸取供试品溶液与对照品溶液各5μl,分别点于同一薄层板上,展开,晾干,先置紫外光灯(254nm)下检视,再喷以稀碘化铋钾试液显色。

结果判定　紫外光灯(254nm)下检视时,供试品溶液所显两种成分主斑点的位置应与对照品溶液的主斑点相同。显色后,供试品溶液应显一个与对照品溶液中磷酸可待因位置和颜色相同的斑点。

(4)在含量测定项下记录的色谱图中,供试品溶液两主峰的保留时间应与对照品溶液相应两主峰的保留时间一致。

以上(3)、(4)两项可选做一项。

【检查】 **含量均匀度**　磷酸可待因　取本品1片,置乳钵中,加水研磨溶解,用水分次洗入50ml量瓶中,超声10分钟,用水稀释至刻度,摇匀,经滤膜(孔径不得大于0.45μm)滤过,精密量取续滤液5ml,置25ml量瓶中,用流动相稀释至刻度,摇匀,作为供试品溶液;另取磷酸可待因对照品约15mg,精密称定,置50ml量瓶中,加水溶解并稀释至刻度,摇匀,精密量取5ml,置25ml量瓶中,用流动相稀释至刻度,摇匀,作为对照品溶液。照含量测定项下的方法测定含量,应符合规定(通则0941)。

溶出度　照溶出度与释放度测定法(通则0931第一法)测定。

溶出条件　以水900ml为溶出介质,转速为每分钟100转,依法操作,经30分钟时取样。

供试品溶液　取溶出液适量,滤膜滤过,取续滤液。

对照品溶液　精密量取含量测定项下对照品溶液5ml,置10ml量瓶中,用水稀释至刻度,摇匀。

色谱条件　见含量测定项下。进样体积20μl。

系统适用性要求　见含量测定项下。

测定法　见含量测定项下,计算每片的溶出量。

限度　标示量的80%,应符合规定。

其他　应符合片剂项下有关的各项规定(通则0101)。

【含量测定】 照高效液相色谱法(通则0512)测定。

供试品溶液　取本品20片,精密称定,研细,精密称取适量(约相当于磷酸可待因15mg、对乙酰氨基酚0.3g),置250ml量瓶中,加水200ml,超声使磷酸可待因与对乙酰氨基酚溶解,放冷,用水稀释至刻度,摇匀,滤膜滤过,取续滤液。

对照品溶液　取磷酸可待因对照品与对乙酰氨基酚对照品各适量,精密称定,加水溶解并定量稀释制成每1ml中约含磷酸可待因60μg与对乙酰氨基酚1.2mg的混合溶液。

色谱条件　用十八烷基硅烷键合硅胶为填充剂;以0.05mol/L磷酸二氢钾溶液-甲醇-四氢呋喃(800：100：37.5)(用磷酸调节pH值至4.0)为流动相;检测波长为280nm;进样体积10μl。

系统适用性要求　理论板数按磷酸可待因峰计算不低于2500,对乙酰氨基酚峰与磷酸可待因峰之间的分离度应符合要求。

测定法　精密量取供试品溶液与对照品溶液,分别注入液相色谱仪,记录色谱图。按外标法以峰面积计算。在计算磷酸可待因含量时,将结果乘以1.068。

【类别】 镇痛药。

【贮藏】 遮光,密封保存。

氨鲁米特

Anlumite

Aminoglutethimide

$C_{13}H_{16}N_2O_2$　232.28

本品为3-乙基-3-(4-氨基苯基)-2,6-哌啶二酮。按干燥品计算,含$C_{13}H_{16}N_2O_2$不得少于99.0%。

【性状】 本品为白色结晶性粉末。

本品在丙酮中易溶,在甲醇或三氯甲烷中溶解,在乙醇中略溶,在水中极微溶解。

熔点　本品的熔点(通则0612)为150～153℃。

吸收系数　取本品,精密称定,加乙醇溶解并定量稀释制成每1ml中约含10μg的溶液,照紫外-可见分光光度法(通则0401),在242nm的波长处测定吸光度,吸收系数($E_{1cm}^{1\%}$)为489～519。

【鉴别】 (1)取本品约10mg,加糠醛溶液(取糠醛10滴,加冰醋酸10ml,摇匀)3滴,即显红色。

(2)本品的红外光吸收图谱应与对照的图谱(光谱集417图)一致。

【检查】 **酸碱度**　取本品10mg,加甲醇0.5ml,溶解后,加水10ml,摇匀,依法测定(通则0631),pH值应为6.2～7.3。

硫酸盐　取本品 0.25g，加稀盐酸 1ml，加水适量使溶解，依法检查（通则 0802），与标准硫酸钾溶液 0.5ml 制成的对照液比较，不得更浓（0.02%）。

有关物质　照高效液相色谱法（通则 0512）测定。

供试品溶液　取本品，加醋酸盐缓冲液（pH 5.0）（取 0.1mol/L 醋酸溶液 120ml 与 0.1mol/L 氢氧化钾溶液 100ml，用水稀释至 250ml，用稀醋酸或 0.1mol/L 氢氧化钾溶液调节 pH 值至 5.0 后，用水稀释至 1000ml，摇匀）-甲醇（50：50）溶解并稀释制成每 1ml 中约含 2mg 的溶液。

对照溶液　精密量取供试品溶液 1ml，置 50ml 量瓶中，用上述溶剂稀释至刻度，摇匀。

色谱条件　用十八烷基硅烷键合硅胶为填充剂；以甲醇-醋酸盐缓冲液（pH 5.0）（27：73）为流动相；检测波长为 240nm；进样体积 10μl。

测定法　精密量取供试品溶液与对照溶液，分别注入液相色谱仪，记录色谱图至主成分峰保留时间的 4 倍。

限度　供试品溶液色谱图中如有杂质峰，各杂质峰面积的和不得大于对照溶液的主峰面积（2.0%）。

干燥失重　取本品，在 105℃ 干燥至恒重，减失重量不得过 0.5%（通则 0831）。

炽灼残渣　取本品 1.0g，依法检查（通则 0841），遗留残渣不得过 0.1%。

重金属　取炽灼残渣项下遗留的残渣，依法检查（通则 0821 第二法），含重金属不得过百万分之十。

【含量测定】　取本品约 0.2g，精密称定，加冰醋酸 30ml 溶解后，加结晶紫指示液 1 滴，用高氯酸滴定液（0.1mol/L）滴定至溶液显绿色，并将滴定的结果用空白试验校正。每 1ml 高氯酸滴定液（0.1mol/L）相当于 23.23mg 的 $C_{13}H_{16}N_2O_2$。

【类别】　肾上腺皮质激素抑制药，抗肿瘤药。

【贮藏】　遮光，密封保存。

【制剂】　氨鲁米特片

氨鲁米特片

Anlumite Pian

Aminoglutethimide Tablets

本品含氨鲁米特（$C_{13}H_{16}N_2O_2$）应为标示量的 93.0%～107.0%。

【性状】　本品为白色片。

【鉴别】　（1）取本品细粉适量（约相当于氨鲁米特 10mg），照氨鲁米特项下的鉴别（1）项试验，显相同的反应。

（2）取含量测定项下的供试品溶液，照紫外-可见分光光度法（通则 0401）测定，在 242nm 的波长处有最大吸收。

【检查】　**溶出度**　照溶出度与释放度测定法（通则 0931 第一法）测定。

溶出条件　以盐酸溶液（7→1000）1000ml 为溶出介质，转速为每分钟 100 转，依法操作，经 30 分钟时取样。

供试品溶液　取溶出液约 10ml，滤过，精密量取续滤液适量，用磷酸盐缓冲液（pH 7.4）定量稀释制成每 1ml 中约含 12.5μg 的溶液。

对照品溶液　取氨鲁米特对照品约 12.5mg，精密称定，置 100ml 量瓶中，加盐酸溶液（7→1000）溶解并稀释至刻度，精密量取 5ml 置 50ml 量瓶中，用磷酸盐缓冲液（pH 7.4）稀释至刻度，摇匀。

测定法　取供试品溶液与对照品溶液，照紫外-可见分光光度法（通则 0401），在 237nm 的波长处分别测定吸光度，计算每片的溶出量。

限度　标示量的 70%，应符合规定。

其他　应符合片剂项下有关的各项规定（通则 0101）。

【含量测定】　照紫外-可见分光光度法（通则 0401）测定。

供试品溶液　取本品 10 片，精密称定，研细，精密称取适量（约相当于氨鲁米特 20mg），置 100ml 量瓶中，加乙醇适量，置温水浴中加热 10 分钟使氨鲁米特溶解，放冷，用乙醇稀释至刻度，摇匀，滤过，精密量取续滤液 5ml，置另一 100ml 量瓶中，用乙醇稀释至刻度，摇匀。

测定法　取供试品溶液，在 242nm 的波长处测定吸光度，按 $C_{13}H_{16}N_2O_2$ 的吸收系数（$E_{1cm}^{1\%}$）为 504 计算。

【类别】　同氨鲁米特。

【规格】　（1）0.125g　（2）0.25g

【贮藏】　遮光，密封保存。

氨糖美辛肠溶片

Antangmeixin Changrong Pian

Glucosamine Indometacin Enteric-coated Tablets

本品含吲哚美辛（$C_{19}H_{16}ClNO_4$）应为标示量的 90.0%～110.0%；含盐酸氨基葡萄糖（$C_6H_{13}NO_5 \cdot HCl$）应为标示量的 93.0%～107.0%。

【处方】

吲哚美辛	25g
盐酸氨基葡萄糖	75g
辅料	适量
制成	1000 片

【性状】　本品为肠溶衣片，除去包衣后，显类白色至淡黄色。

【鉴别】　（1）取本品 1 片，除去包衣后研细，加水 10ml 研匀，使盐酸氨基葡萄糖溶解，滤过，取滤液 4ml，加茚三酮约 2mg，加热，溶液显紫色。

（2）取含量测定项下的细粉适量（约相当于吲哚美辛

10mg)，加水 10ml 与 20%氢氧化钠溶液 3 滴，振摇，使吲哚美辛溶解，滤过；取滤液 1ml，加 0.1%亚硝酸钠溶液 0.3ml，加热至沸，放冷，加盐酸 0.5ml，应显绿色，放置后，渐变黄色。

(3)在含量测定吲哚美辛项下记录的色谱图中，供试品溶液主峰的保留时间应与对照品溶液主峰的保留时间一致。

(4)在含量测定盐酸氨基葡萄糖项下记录的色谱图中，供试品溶液主峰的保留时间应与对照品溶液主峰的保留时间一致。

(5)鉴别(1)项下的滤液显氯化物的鉴别(1)反应(通则 0301)。

【检查】 **有关物质(吲哚美辛)** 照高效液相色谱法(通则 0512)测定。

供试品溶液　取本品 5 片，除去包衣后，研细，称取细粉适量(约相当于吲哚美辛 50mg)，置 100ml 量瓶中，加甲醇适量，超声使吲哚美辛溶解，放冷，用 50%甲醇溶液稀释至刻度，摇匀，滤过，取续滤液，即得。

对照溶液　精密量取供试品溶液 1ml，置 100ml 量瓶中，用 50%甲醇溶液稀释至刻度，摇匀。

灵敏度溶液　取对照溶液 1ml，置 10ml 量瓶中，用 50%甲醇溶液稀释至刻度，摇匀。

色谱条件　用十八烷基硅烷键合硅胶为填充剂；以乙腈-0.1mol/L 冰醋酸溶液(50∶50)为流动相；检测波长为 254nm；进样体积 50μl。

系统适用性要求　理论板数按吲哚美辛峰计算不低于 2000，吲哚美辛峰与相邻杂质峰间的分离度应符合要求。灵敏度溶液色谱图中，吲哚美辛峰高的信噪比不得小于 10。

测定法　精密量取供试品溶液与对照溶液，分别注入液相色谱仪，记录供试品溶液的色谱图至主成分峰保留时间的 4 倍。

限度　供试品溶液色谱图中如有杂质峰，单个杂质峰面积不得大于对照溶液的主峰面积(1.0%)，各杂质峰面积的和不得大于对照溶液主峰面积的 2 倍(2.0%)。

溶出度(吲哚美辛) 照溶出度与释放度测定法(通则 0931 第一法方法 2)测定。

酸中溶出量　溶出条件　以 0.1mol/L 盐酸溶液 1000ml 为溶出介质，转速为每分钟 100 转，依法操作，经 2 小时时，立即将转篮升出液面。

限度　供试片均不得有裂缝或崩解现象。

缓冲液中溶出量　溶出条件　取酸中溶出量检查项下 2 小时后的转篮，随即浸入预热至 37℃的磷酸盐缓冲液(pH 6.8)1000ml 中，转速不变，继续依法操作，经 45 分钟时取样。

测定法　取溶出液滤过，取续滤液，照紫外-可见分光光度法(通则 0401)，在 320nm 的波长处测定吸光度，按 $C_{19}H_{16}ClNO_4$ 的吸收系数($E_{1cm}^{1\%}$)为 196 计算每片的溶出量。

限度　标示量的 70%，应符合规定。

其他　应符合片剂项下有关的各项规定(通则 0101)。

【含量测定】 照高效液相色谱法(通则 0512)测定。

吲哚美辛　供试品溶液　取本品 20 片，精密称定，研细，精密称取细粉适量(约相当于吲哚美辛 50mg)，置 100ml 量瓶中，加甲醇适量，超声使吲哚美辛溶解，放冷，用甲醇稀释至刻度，摇匀，滤过，精密量取续滤液 2ml，置 10ml 量瓶中，用 50%甲醇溶液稀释至刻度，摇匀。

对照品溶液　取吲哚美辛对照品适量，精密称定，加甲醇适量，超声使溶解，放冷，用 50%甲醇溶液定量稀释制成每 1ml 中约含 0.1mg 的溶液。

色谱条件　见有关物质(吲哚美辛)项下。进样体积 20μl。

系统适用性要求　见有关物质(吲哚美辛)项下。

测定法　精密量取供试品溶液与对照品溶液，分别注入液相色谱仪，记录色谱图。按外标法以峰面积计算。

盐酸氨基葡萄糖　供试品溶液　精密称取吲哚美辛含量测定项下的细粉适量(约相当于盐酸氨基葡萄糖 150mg)，置 50ml 量瓶中，加乙腈-水(1∶1)混合溶液适量，振摇使盐酸氨基葡萄糖溶解并稀释至刻度，摇匀，滤过，取续滤液，即得。

对照品溶液　取盐酸氨基葡萄糖对照品适量，精密称定，用乙腈-水(1∶1)混合溶液溶解并定量稀释制成每 1ml 中约含 3mg 的溶液。

色谱条件　用氨基硅烷键合硅胶为填充剂(4.6mm×250mm，5μm)，以磷酸盐缓冲溶液(取磷酸氢二钾 3.5g，加水适量使溶解，加氨水 0.25ml，用水稀释至 1000ml，摇匀，用磷酸调节 pH 值至 7.5)-乙腈(25∶75)为流动相；流速为每分钟 1.5ml；柱温 35℃；检测波长为 195nm；进样体积 20μl。

系统适用性要求　理论板数按氨基葡萄糖峰计算不低于 1500。

测定法　精密量取供试品溶液与对照品溶液，分别注入液相色谱仪，记录色谱图。按外标法以峰面积计算。

【类别】 消炎镇痛药。

【贮藏】 遮光，密闭，在阴凉干燥处保存。

氨糖美辛肠溶胶囊

Antangmeixin Changrong Jiaonang

Glucosamine Indometacin Enteric Capsules

本品含吲哚美辛($C_{19}H_{16}ClNO_4$)应为标示量的 90.0%～110.0%，含盐酸氨基葡萄糖($C_6H_{13}NO_5 \cdot HCl$)应为标示量的 93.0%～107.0%。

【处方】

吲哚美辛	25g
盐酸氨基葡萄糖	75g
辅料	适量
制成	1000粒

【性状】 本品内容物为类白色颗粒。

【鉴别】 (1)取含量测定项下的细粉适量(约相当于盐酸氨基葡萄糖75mg),加水10ml研匀,使盐酸氨基葡萄糖溶解,滤过,取滤液4ml,加茚三酮约2mg,加热,溶液显紫色。

(2)取含量测定项下的细粉适量(约相当于吲哚美辛10mg),加水10ml与20%氢氧化钠溶液3滴,振摇,使吲哚美辛溶解,滤过;取滤液1ml,加0.1%亚硝酸钠溶液0.3ml,加热至沸,放冷,加盐酸0.5ml,应显绿色,放置后,渐变黄色。

(3)在含量测定吲哚美辛项下记录的色谱图中,供试品溶液主峰的保留时间应与对照品溶液主峰的保留时间一致。

(4)在含量测定盐酸氨基葡萄糖项下记录的色谱图中,供试品溶液主峰的保留时间应与对照品溶液主峰的保留时间一致。

(5)鉴别(1)项下的滤液显氯化物鉴别(1)的反应(通则0301)。

【检查】 **有关物质(吲哚美辛)** 照高效液相色谱法(通则0512)测定。

供试品溶液 取含量测定项下的细粉适量(约相当于吲哚美辛50mg),置100ml量瓶中,加甲醇适量,超声使吲哚美辛溶解,放冷,用50%甲醇溶液稀释至刻度,摇匀,滤过,取续滤液,即得。

对照溶液 精密量取供试品溶液1ml,置100ml量瓶中,用50%甲醇溶液稀释至刻度,摇匀。

灵敏度溶液 取对照溶液1ml,置10ml量瓶中,用50%甲醇溶液稀释至刻度,摇匀。

色谱条件 用十八烷基硅烷键合硅胶为填充剂;以乙腈-0.1mol/L冰醋酸溶液(50:50)为流动相;检测波长为254nm;进样体积50μl。

系统适用性要求 理论板数按吲哚美辛峰计算不低于2000,吲哚美辛峰与相邻杂质峰间的分离度应符合要求。灵敏度溶液色谱图中,吲哚美辛峰高的信噪比不得小于10。

测定法 精密量取供试品溶液与对照溶液,分别注入液相色谱仪,记录供试品溶液的色谱图至主成分峰保留时间的4倍。

限度 供试品溶液色谱图中如有杂质峰,单个杂质峰面积不得大于对照溶液的主峰面积(1.0%),各杂质峰面积的和不得大于对照溶液主峰面积的2倍(2.0%)。

溶出度(吲哚美辛) 照溶出度与释放度测定法(通则0931第二法方法2)测定。

酸中溶出量 溶出条件 以氯化钠的盐酸溶液(取氯化钠1g,加盐酸3.5ml,加水至500ml)500ml为溶出介质,转速为每分钟100转,依法操作,经2小时时取样。

供试品溶液 取溶出液适量,滤过,取续滤液。

测定法 取供试品溶液,照紫外-可见分光光度法(通则0401),在320nm的波长处测定吸光度,按$C_{19}H_{16}ClNO_4$的吸收系数($E_{1cm}^{1\%}$)为196计算每粒的溶出量。

限度 应不大于标示量的10%。

缓冲液中溶出量 溶出条件 在酸中溶出量项下2小时取样后的溶出杯中,随即加预热至37℃的0.235mol/L磷酸氢二钠溶液400ml,转速不变,继续依法操作,经45分钟时取样。

供试品溶液 取溶出液适量,滤过,取续滤液。

测定法 见酸中溶出量项下。

限度 标示量的70%,应符合规定。

其他 应符合胶囊剂项下有关的各项规定(通则0103)。

【含量测定】 照高效液相色谱法(通则0512)测定。

吲哚美辛 供试品溶液 取装量差异项下的内容物,混合均匀,研细,精密称取适量(约相当于吲哚美辛50mg),置100ml量瓶中,加甲醇适量,超声使吲哚美辛溶解,放冷,用甲醇稀释至刻度,摇匀,滤过,精密量取续滤液2ml,置10ml量瓶中,用50%甲醇溶液稀释至刻度,摇匀。

对照品溶液 取吲哚美辛对照品适量,精密称定,加甲醇适量,超声使溶解,放冷,用50%甲醇溶液定量稀释制成每1ml中约含0.1mg的溶液。

色谱条件 见有关物质(吲哚美辛)项下。进样体积20μl。

系统适用性要求 见有关物质(吲哚美辛)项下。

测定法 精密量取供试品溶液与对照品溶液,分别注入液相色谱仪,记录色谱图。按外标法以峰面积计算。

盐酸氨基葡萄糖 供试品溶液 取装量差异项下的内容物,混合均匀,研细,精密称取适量(约相当于盐酸氨基葡萄糖150mg),置50ml量瓶中,加乙腈-水(1:1)混合溶液适量,振摇使溶解并稀释至刻度,摇匀,滤过,取续滤液,即得。

对照品溶液 取盐酸氨基葡萄糖对照品适量,精密称定,用乙腈-水(1:1)混合溶液溶解并定量稀释制成每1ml中约含3mg的溶液。

色谱条件 用氨基硅烷键合硅胶为填充剂(4.6mm×250mm,5μm),以磷酸盐缓冲溶液(取磷酸氢二钾3.5g,加水适量使溶解,加氨水0.25ml,用水稀释至1000ml,摇匀,用磷酸调节pH值至7.5)-乙腈(25:75)为流动相;流速为每分钟1.5ml;柱温35℃;检测波长为195nm;进样体积20μl。

系统适用性要求 理论板数按氨基葡萄糖峰计算不低于1500。

测定法 精密量取供试品溶液与对照品溶液,分别注入液相色谱仪,记录色谱图。按外标法以峰面积计算。

【类别】 消炎镇痛药。

【贮藏】 遮光,密封,在阴凉干燥处保存。

特非那定

Tefeinading

Terfenadine

$C_{32}H_{41}NO_2$　471.68

本品为 α-(4-叔丁基苯基)-4-(羟基二苯甲基)-1-哌啶丁醇，按干燥品计算，含 $C_{32}H_{41}NO_2$ 不得少于 98.5%。

【性状】 本品为白色结晶性粉末；无臭。

本品在三氯甲烷中易溶，在丙酮中溶解，在甲醇或乙醇中略溶，在水中几乎不溶。

熔点 本品的熔点（通则 0612）为 147～151℃。

【鉴别】 （1）取本品约 60mg，加枸橼酸的饱和醋酐溶液（临用新制）2～3 滴，在水浴上加热 2～3 分钟，即显红色。

（2）取本品 30mg，加硫的二硫化碳溶液（2→100）2 滴，加热，即发生硫化氢臭，能使湿润的醋酸铅试纸显黑色。

（3）本品的红外光吸收图谱应与对照的图谱（光谱集 244 图）一致。

【检查】 **有关物质** 照薄层色谱法（通则 0502）试验。

供试品溶液　取本品适量，加甲醇溶解并稀释制成每 1ml 中含 10mg 的溶液。

对照溶液　精密量取供试品溶液适量，用甲醇定量稀释制成每 1ml 含 50μg 的溶液。

色谱条件　采用硅胶 G 薄层板，以甲醇-三氯甲烷（8：1）为展开剂。

测定法　吸取供试品溶液与对照溶液各 5μl，分别点于同一薄层板上，展开，晾干，在碘蒸气中显色。

限度　供试品溶液如显杂质斑点，与对照溶液的主斑点比较，不得更深。

干燥失重 取本品，在 105℃ 干燥至恒重，减失重量不得过 0.5%（通则 0831）。

炽灼残渣 取本品 1.0g，依法检查（通则 0841），遗留残渣不得过 0.2%。

重金属 取炽灼残渣项下遗留的残渣，依法检查（通则 0821 第二法），含重金属不得过百万分之二十。

【含量测定】 取本品约 0.3g，精密称定，加醋酐 20ml，微温使溶解，放冷，加结晶紫指示液 1 滴，用高氯酸滴定液（0.1mol/L）滴定至溶液显蓝色，并将滴定的结果用空白试验校正。每 1ml 的高氯酸滴定液（0.1mol/L）相当于 47.17mg 的 $C_{32}H_{41}NO_2$。

【类别】 抗组胺药。

【贮藏】 遮光，密封保存。

【制剂】 特非那定片

特非那定片

Tefeinading Pian

Terfenadine Tablets

本品含特非那定（$C_{32}H_{41}NO_2$）应为标示量的 90.0%～110.0%。

【性状】 本品为白色片。

【鉴别】 （1）取本品细粉适量（约相当于特非那定 60mg），照特非那定鉴别项下的（1）和（2）项试验，显相同的反应。

（2）在含量测定项下记录的色谱图中，供试品溶液主峰的保留时间应与对照品溶液主峰的保留时间一致。

【检查】 **溶出度** 照溶出度与释放度测定法（通则 0931 第二法）测定。

溶出条件　以盐酸溶液（9→1000）900ml 为溶出介质，转速为每分钟 50 转，依法操作，经 45 分钟时取样。

供试品溶液　取溶出液适量，滤过，取续滤液。

对照品溶液　取特非那定对照品适量，精密称定，加冰醋酸适量（不多于 5ml），超声使特非那定溶解，用盐酸溶液（9→1000）定量稀释制成每 1ml 中约含 65μg 的溶液。

色谱条件与系统适用性要求　见含量测定项下。

测定法　见含量测定项下。计算每片的溶出量。

限度　标示量的 70%，应符合规定。

其他 应符合片剂项下有关的各项规定（通则 0101）。

【含量测定】 照高效液相色谱法（通则 0512）测定。

供试品溶液 取本品 20 片，精密称定，研细，精密称取细粉适量（约相当于特非那定 60mg），置 100ml 量瓶中，加流动相约 80ml，超声使特非那定溶解，放冷，用流动相稀释至刻度，摇匀，滤过，取续滤液。

对照品溶液 取特非那定对照品适量，精密称定，加流动相适量，超声使溶解，并定量稀释制成每 1ml 中约含 0.6mg 的溶液。

色谱条件 用十八烷基硅烷键合硅胶为填充剂；以磷酸缓冲液（取磷酸 3.5ml，加水 450ml，混匀，加三乙胺 11ml，混匀，用三乙胺或磷酸调节 pH 值至 7.0，用水稀释至 500ml，混匀）-甲醇（20：80）为流动相；检测波长为 235nm；进样体积 20μl。

系统适用性要求 理论板数按特非那定峰计算不低于 1500。

测定法 精密量取供试品溶液与对照品溶液，分别注入液相色谱仪，记录色谱图，按外标法以峰面积计算。

【类别】 同特非那定。

【规格】 60mg

【贮藏】 遮光，密封保存。

胸 腺 五 肽

Xiongxianwutai

Thymopentin

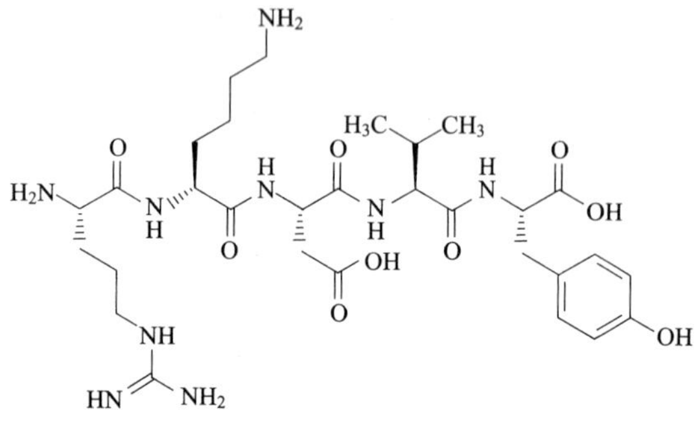

$C_{30}H_{49}N_9O_9$　679.77

本品系由五个氨基酸组成的合成多肽，为 *N*-[*N*-[*N*-[N^2-L-精氨酰-L-赖氨酰]-L-α-天门冬氨酰]-L-缬氨酰]-L-酪氨酸。按无水、无溶剂与无醋酸物计算，含胸腺五肽($C_{30}H_{49}N_9O_9$)应为 97.0%～103.0%。

【性状】 本品为白色或类白色粉末或疏松块状物。

本品在水中极易溶，在乙醇中微溶，在乙酸乙酯、乙醚或石油醚中不溶。

比旋度 取本品，精密称定，加水溶解并定量稀释制成每 1ml 中含 20mg 的溶液，依法测定(通则 0621)，以无水、无溶剂与无醋酸物计算，比旋度为－14.0°至－22.0°。

【鉴别】 (1)取本品 1mg，加水 1ml 溶解后，加双缩脲试液(取硫酸铜 0.15g，加酒石酸钾钠 0.6g，加水 50ml，搅拌下加入 10%氢氧化钠溶液 30ml，加水至 100ml，即得)1ml，即显蓝紫色或紫红色。

(2)在含量测定项下记录的色谱图中，供试品溶液主峰的保留时间应与对照品溶液主峰的保留时间一致。

(3)本品的红外光吸收图谱应与对照品的图谱一致(通则 0402)。

【检查】 **氨基酸比值** 取本品适量，加盐酸溶液(1→2)，于 110℃水解 24 小时后，照适宜的氨基酸分析方法测定。以精氨酸、门冬氨酸、赖氨酸、酪氨酸、缬氨酸的摩尔数总和除以 5 作为 1，计算各氨基酸的相对比值，精氨酸、门冬氨酸、赖氨酸、酪氨酸、缬氨酸均应为 0.8～1.2。

碱度 取本品适量，加水 5ml 使溶解并稀释制成每 1ml 中含 1mg 的溶液，依法测定(通则 0631)，pH 值应为 7.0～9.0。

溶液的澄清度与颜色 取本品 5mg，加水 5ml 溶解后，依法检查(通则 0901 第一法和通则 0902 第一法)，溶液应澄清无色。

醋酸 取本品适量，精密称定，加稀释液[流动相 A(通则 0872)-甲醇(95：5)]溶解并定量稀释制成每 1ml 中含 10mg 的溶液，作为供试品溶液。照合成多肽中的醋酸测定法(通则 0872)测定，含醋酸不得过 0.5%。

有关物质 照高效液相色谱法(通则 0512)测定。

供试品溶液　取本品适量，加流动相溶解并稀释制成每 1ml 中含 5mg 的溶液。

对照溶液　精密量取供试品溶液 1ml，置 100ml 量瓶中，用流动相稀释至刻度，摇匀。

色谱条件　用十八烷基硅烷键合硅胶为填充剂；以磷酸盐缓冲液(pH 7.0)-甲醇(90：10)为流动相；检测波长为 275nm；进样体积 20μl。

系统适用性要求　理论板数按胸腺五肽峰计算不低于 1200。

测定法　精密量取供试品溶液与对照溶液，分别注入液相色谱仪，记录色谱图至主峰保留时间的 2.5 倍。

限度　供试品溶液色谱图中如有杂质峰，单个杂质峰面积不得大于对照溶液的主峰面积(1.0%)，各杂质峰面积之和不得大于对照溶液主峰面积的 2 倍(2.0%)。

残留溶剂 照残留溶剂测定法(通则 0861 第二法)测定。

内标溶液　取正丙醇适量，精密称定，加水溶解并定量稀释制成每 1ml 中含 0.1mg 的溶液。

供试品溶液　取本品约 0.1g，精密称定，置 20ml 顶空瓶中，精密加入内标溶液 1ml 使溶解，密封。

对照品贮备液　分别精密称取甲醇、乙醇、乙醚、乙腈、二氯甲烷、四氢呋喃、吡啶、*N*，*N*-二甲基甲酰胺适量，置 100ml 量瓶中，加 10ml 二甲亚砜使溶解，用水稀释至刻度，摇匀。

对照品溶液　精密量取对照品贮备液 1ml，置 10ml 量瓶中，用内标溶液稀释至刻度，摇匀(每 1ml 分别含甲醇 300μg、乙醇 500μg、乙醚 500μg、乙腈 41μg、二氯甲烷 60μg、四氢呋喃 72μg、吡啶 20μg、*N*，*N*-二甲基甲酰胺 88μg)，精密量取 1ml，置 20ml 顶空瓶中，密封。

色谱条件　以 6%氰丙基苯基-94%二甲基聚硅氧烷(或极性相近)为固定液的毛细管柱为色谱柱，0.32mm×30m；起始温度为 40℃，维持 4 分钟，以每分钟 10℃的速率升温至 140℃，维持 1 分钟，再以每分钟 20℃的速率升温至 220℃，维持 3 分钟；检测器温度为 250℃；进样口温度为 230℃；顶空瓶平衡温度为 90℃，平衡时间为 30 分钟。

系统适用性要求　对照品溶液色谱图中，按甲醇、乙醇、乙醚、乙腈、二氯甲烷、四氢呋喃、吡啶、*N*，*N*-二甲基甲酰胺的顺序出峰，各峰间的分离度均应符合要求。

测定法　分别取供试品溶液和对照品溶液顶空进样，记录色谱图。

限度　按内标法以峰面积计算，甲醇、乙醇、乙醚、乙腈、二氯甲烷、四氢呋喃、吡啶、*N*，*N*-二甲基甲酰胺的残留量均应符合规定。

水分 取本品，照水分测定法(通则 0832 第一法)测定，含水分不得过 5.0%。

【含量测定】 照高效液相色谱法(通则 0512)测定。

供试品溶液 取本品适量，精密称定，加流动相溶解并定量稀释制成每 1ml 中含 0.5mg 的溶液。

对照品溶液 取胸腺五肽对照品适量，精密称定，加流动相溶解并定量稀释制成每 1ml 中含 0.5mg 的溶液。

色谱条件与系统适用性要求 见有关物质项下。

测定法　精密量取供试品溶液与对照品溶液，分别注入液相色谱仪，记录色谱图。按外标法以峰面积计算。

【类别】　免疫调节药。

【贮藏】　密封，在凉暗处保存。

【制剂】　(1)胸腺五肽注射液　(2)注射用胸腺五肽

胸腺五肽注射液

Xiongxianwutai Zhusheye

Thymopentin Injection

本品为胸腺五肽的灭菌水溶液，含胸腺五肽($C_{30}H_{49}N_9O_9$)应为标示量的 90.0%～110.0%。

【性状】　本品为无色的澄明液体。

【鉴别】　(1)取本品 1 支，加胸腺五肽项下的双缩脲试液 2 滴，即显蓝紫色或紫红色。

(2)在含量测定项下记录的色谱图中，供试品溶液主峰的保留时间应与对照品溶液主峰的保留时间一致。

【检查】　**pH 值**　应为 6.0～8.0(通则 0631)。

有关物质　照高效液相色谱法(通则 0512)测定。

供试品溶液　取本品或取本品适量，用流动相稀释制成每 1ml 中含 1mg 的溶液(1ml∶10mg 规格)。

对照溶液　精密量取供试品溶液 1ml，置 100ml 量瓶中，用流动相稀释至刻度，摇匀。

色谱条件　见胸腺五肽有关物质项下。进样体积 100μl。

系统适用性要求与测定法　见胸腺五肽有关物质项下。

限度　供试品溶液色谱图中如有杂质峰，单个杂质峰面积不得大于对照溶液的主峰面积(1.0%)，各杂质峰面积之和不得大于对照溶液主峰面积的 2 倍(2.0%)

细菌内毒素　取本品，依法检查(通则 1143)，每 1mg 胸腺五肽中含内毒素的量应小于 5.0EU。

其他　应符合注射剂项下有关的各项规定(通则 0102)。

【含量测定】　照高效液相色谱法(通则 0512)测定。

供试品溶液　取本品 5 支，混匀后精密量取适量，用流动相定量稀释制成每 1ml 中含 0.5mg 的溶液。

对照品溶液、色谱条件、系统适用性要求与测定法　见胸腺五肽含量测定项下。

【类别】　同胸腺五肽。

【规格】　(1)1ml∶1mg　(2)1ml∶10mg

【贮藏】　密闭，在 2～8℃保存。

注射用胸腺五肽

Zhusheyong Xiongxianwutai

Thymopentin for Injection

本品为胸腺五肽加适量甘露醇等赋形剂经冷冻、干燥制成的无菌冻干品。含胸腺五肽($C_{30}H_{49}N_9O_9$)应为标示量的 90.0%～110.0%。

【性状】　本品为白色冻干疏松块状物或粉末。

【鉴别】　(1)取本品，加水溶解并稀释制成每 1ml 中含 1mg 的溶液，取上述溶液 1ml，加胸腺五肽项下的双缩脲试液 1ml，即显蓝紫色或紫红色。

(2)在含量测定项下记录的色谱图中，供试品溶液主峰的保留时间应与对照品溶液主峰的保留时间一致。

【检查】　**酸碱度**　取本品，每瓶加水 5ml 溶解后，依法测定(通则 0631)，pH 值应为 6.0～8.0。

溶液的澄清度与颜色　取本品，每支加水 1ml 使溶解，依法检查(通则 0902 第一法和通则 0901 第一法)，溶液应澄清无色；如显浑浊，与 1 号浊度标准溶液比较，不得更浓。

水分　取本品，照水分测定法(通则 0832 第一法)测定，含水分不得过 5.0%。

含量均匀度　以含量测定项下测得的每瓶含量计算，应符合规定(通则 0941)。

有关物质　照高效液相色谱法(通则 0512)测定。

供试品溶液　取本品适量，加流动相溶解并稀释制成每 1ml 中含 5mg 的溶液。

对照溶液　精密量取供试品溶液 1ml，置 100ml 量瓶中，用流动相稀释至刻度，摇匀。

色谱条件、系统适用性要求与测定法　见胸腺五肽有关物质项下。

限度　供试品溶液色谱图中如有杂质峰，单个杂质峰面积不得大于对照溶液的主峰面积(1.0%)，各杂质峰面积之和不得大于对照溶液主峰面积的 2 倍(2.0%)。

细菌内毒素　取本品，依法检查(通则 1143)，每 1mg 胸腺五肽中含内毒素的量应小于 5.0EU。

其他　应符合注射剂项下有关的各项规定(通则 0102)。

【含量测定】　照高效液相色谱法(通则 0512)测定。

供试品溶液　取本品 10 瓶，每瓶加流动相溶解并定量稀释制成每 1ml 中约含 0.5mg 的溶液。

对照品溶液、色谱条件、系统适用性要求与测定法　见胸腺五肽含量测定项下。

【类别】　同胸腺五肽。

【规格】　(1)1mg　(2)10mg

【贮藏】　密闭，在凉暗处保存。

胸 腺 法 新

Xiongxianfaxin

Thymalfasin

N-Acetyl-Ser-Asp-Ala-Ala-Val-Asp-Thr-Ser-Ser-Glu-Ile-Thr-Thr-Lys-Asp-Leu-Lys-Glu-Lys-Lys-Glu-Val-Val-Glu-Glu-Ala-Glu-Asn-OH

$C_{129}H_{215}N_{33}O_{55}$　3108.28

本品为化学合成的由二十八个氨基酸组成的多肽。为 *N*-乙酰基-L-丝氨酰-L-α-天冬氨酰-L-丙氨酰-L-丙氨酰-L-缬氨酰-L-α-天冬氨酰-L-苏氨酰-L-丝氨酰-L-丝氨酰-L-α-谷氨酰-L-异亮氨酰-L-苏氨酰-L-苏氨酰-L-赖氨酰-L-α-天冬氨酰-L-亮氨酰-L-赖氨酰-L-α-谷氨酰-L-赖氨酰-L-赖氨酰-L-α-谷氨酰-L-缬氨酰-L-缬氨酰-L-α-谷氨酰-L-α-谷氨酰-L-丙氨酰-L-α-谷氨酰-L-天冬酰胺。按无水、无醋酸物计算，含胸腺法新($C_{129}H_{215}N_{33}O_{55}$)应为 95.0%～105.0%。

【性状】 本品为白色或类白色粉末或疏松块状物。

本品在三氟醋酸中溶解，在水中微溶，在乙腈和乙醚中不溶。

比旋度 取本品，精密称定，加 0.02mol/L 磷酸盐缓冲液(pH 7.0)(取磷酸二氢钾 2.72g，加 0.1mol/L 氢氧化钠溶液 116.4ml 溶解，用水稀释至 1000ml)溶解并定量稀释制成每 1ml 中约含 5mg 的溶液，依法测定(通则 0621)，以无水、无醋酸物计算，比旋度为 −100.0°至 −110.0°。

【鉴别】 (1) 取本品约 2mg，加水 1ml 溶解后，加碱性酒石酸铜试液 1ml，即显蓝紫色。

(2)在含量测定项下记录的色谱图中，供试品溶液主峰的保留时间应与对照品溶液主峰的保留时间一致。

【检查】 **氨基酸比值** 取本品适量，加盐酸溶液(1→2)，于 110℃水解 24 小时后，照适宜的氨基酸分析方法测定。以门冬氨酸、谷氨酸、丙氨酸、亮氨酸、异亮氨酸、赖氨酸的摩尔数总和除以 19 作为 1，计算各氨基酸的相对比值，应符合以下规定：门冬氨酸 3.4～4.6，谷氨酸 5.4～6.6，丝氨酸 2.4～3.6，苏氨酸 2.4～3.6，丙氨酸 2.7～3.3，缬氨酸 2.4～3.6，亮氨酸 0.8～1.2，异亮氨酸 0.8～1.2，赖氨酸 3.4～4.6。

溶液的澄清度与颜色 取本品适量，加 0.02mol/L 磷酸盐缓冲液(pH 7.0)(取磷酸二氢钾 2.72g，加 0.1mol/L 氢氧化钠溶液 116.4ml 溶解，用水稀释至 1000ml)溶解并稀释制成每 1ml 中含 1.6mg 的溶液，依法检查(通则 0901 第一法和通则 0902 第一法)，溶液应澄清无色。如显浑浊，与 1 号浊度标准液比较，不得更浓。

醋酸 取本品适量，精密称定，加稀释液[0.02mol/L 磷酸盐缓冲液(pH 7.0)-甲醇(95：5)]溶解并定量稀释制成每 1ml 中含 2.0mg 的溶液，作为供试品溶液。照合成多肽中的醋酸测定法(通则 0872)测定，含醋酸不得过 5.0%。

有关物质 照高效液相色谱法(通则 0512)测定。

供试品溶液 取本品适量，加 0.02mol/L 磷酸盐缓冲液(pH 7.0)溶解并稀释制成每 1ml 中含胸腺法新 0.5mg 的溶液。

对照溶液 精密量取供试品溶液 2ml，置 100ml 量瓶中，用上述缓冲液稀释至刻度，摇匀。

系统适用性溶液 取胸腺法新对照品与杂质Ⅰ对照品各适量，加 0.02mol/L 磷酸盐缓冲液(pH 7.0)溶解并稀释制成每 1ml 中含胸腺法新 0.5mg 与杂质Ⅰ 50μg 的混合溶液。

色谱条件 用十八烷基硅烷键合硅胶为填充剂；以硫酸铵缓冲液(取硫酸铵 26.4g，磷酸 25ml 加水溶解并稀释至 2000ml)-乙腈(90：10)为流动相 A，以硫酸铵缓冲液-乙腈(50：50)为流动相 B；按下表进行梯度洗脱；柱温为 50℃；检测波长为 210nm；进样体积 20μl。

时间(分钟)	流动相 A(%)	流动相 B(%)
0	88	12
45	82	18
50	50	50
51	88	12
60	88	12

系统适用性要求 调节洗脱梯度表 45 分钟处的流动相 B 的比例使胸腺法新的保留时间约为 30 分钟。系统适用性溶液色谱图中，理论板数按胸腺法新峰计算不低于 2000，杂质Ⅰ峰与胸腺法新峰之间的分离度应大于 1.2。

测定法 精密量取供试品溶液与对照溶液，分别注入液相色谱仪，记录色谱图。

限度 供试品溶液色谱图中如有杂质峰，除溶剂峰和醋酸峰外，单个杂质峰面积不得大于对照溶液主峰面积(2.0%)，各杂质峰面积的和不得大于对照溶液主峰面积的 2 倍(4.0%)，小于对照溶液主峰面积 0.05 倍的峰忽略不计。

水分 取本品，照水分测定法(通则 0832 第一法)测定，含水分不得过 5.0%。

【含量测定】 照高效液相色谱法(通则 0512)测定。

供试品溶液 取本品适量，精密称定，加 0.02mol/L 磷酸盐缓冲液(pH 7.0)溶解并定量稀释制成每 1ml 中含胸腺法新 0.5mg 的溶液。

对照品溶液 取胸腺五肽对照品适量，精密称定，加 0.02mol/L 磷酸盐缓冲液(pH 7.0)溶解并定量稀释制成每 1ml 中约含 0.5mg 的溶液。

系统适用性溶液、色谱条件与系统适用性要求 见有关物质项下。

测定法 精密量取供试品溶液与对照品溶液，分别注入液相色谱仪，记录色谱图。按外标法以峰面积计算。

【类别】 免疫调节药。

【贮藏】 遮光，密封，2～8℃保存。

【制剂】 注射用胸腺法新

附：

杂质Ⅰ

N-Acetyl-D-Ser-Asp-Ala-Ala-Val-Asp-Thr-Ser-Ser-Glu-Ile-Thr-Thr-Lys-Asp-Leu-Lys-Glu-Lys-Lys-Glu-Val-Val-Glu-Glu-Ala-Glu-Asn-OH

$C_{129}H_{215}N_{33}O_{55}$　3108.28

[D-Ser^{1}]-胸腺法新

注射用胸腺法新

Zhusheyong Xiongxianfaxin

Thymalfasin for Injection

本品为胸腺法新加适量赋形剂制成的无菌冻干品。含胸腺法新($C_{129}H_{215}N_{33}O_{55}$)应为标示量的 90.0%～110.0%。

【性状】 本品为白色或类白色疏松块状物。

【鉴别】 取本品，每支加水 1ml 溶解后，照胸腺法新项下的鉴别试验，显相同的结果。

【检查】 **酸碱度** 取本品，每支加水 5ml 溶解，依法测定(通则 0631)，pH 值应为 6.0～7.5。

溶液的澄清度与颜色 取本品，每支加水 1ml 溶解，依法检查(通则 0902 第一法和通则 0901 第一法)，溶液应澄清无色；如显浑浊，与 1 号浊度标准液比较，不得更浓。

含量均匀度 以含量测定项下测得的每瓶含量计算，应符合规定(通则 0941)。

有关物质 照高效液相色谱法(通则 0512)测定。

供试品溶液 取本品，加 0.02mol/L 磷酸盐缓冲液(pH 7.0)溶解并稀释制成每 1ml 中含胸腺法新 0.5mg 的溶液。

对照溶液 精密量取供试品溶液 2ml，置 100ml 量瓶中，用上述缓冲液稀释至刻度，摇匀。

系统适用性溶液、色谱条件、系统适用性要求、测定法与限度 见胸腺法新有关物质项下。

水分 取本品适量，照水分测定法(通则 0832 第一法)测定，含水分不得过 5.0%。

细菌内毒素 取本品，依法检查(通则 1143)，每 1mg 胸腺法新中含内毒素的量应小于 10EU。

其他 应符合注射剂项下有关的各项规定(通则 0102)。

【含量测定】 照高效液相色谱法(通则 0512)测定。

供试品溶液 取本品 10 瓶，每瓶精密加入 0.02mol/L 磷酸盐缓冲液(pH 7.0)3ml 使溶解。

对照品溶液、系统适用性溶液、色谱条件、系统适用性要求与测定法 见胸腺法新含量测定项下。

【类别】 同胸腺法新。

【规格】 1.6mg

【贮藏】 遮光，密闭，2～8℃保存。

倍他米松

Beitamisong

Betamethasone

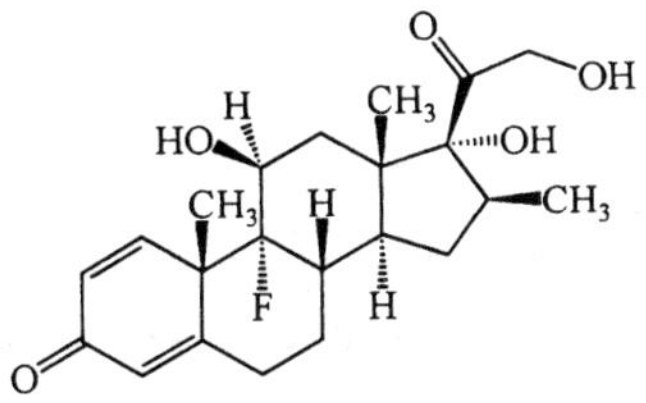

$C_{22}H_{29}FO_5$　392.47

本品为 16β-甲基-11β,17α,21-三羟基-9α-氟孕甾-1,4-二烯-3,20-二酮。按干燥品计算，含 $C_{22}H_{29}FO_5$ 应为 97.0%～103.0%。

【性状】 本品为白色或类白色结晶性粉末；无臭。

本品在乙醇中略溶，在二氧六环中微溶，在水或三氯甲烷中几乎不溶。

比旋度 取本品适量，精密称定，加二氧六环溶解并定量稀释制成每 1ml 中约含 10mg 的溶液，依法测定(通则 0621)，比旋度为+115°至+121°。

吸收系数 取本品适量，精密称定，加乙醇溶解并定量稀释制成每 1ml 中约含 10μg 的溶液，照紫外-可见分光光度法(通则 0401)，在 239nm 的波长处测定吸光度，吸收系数($E_{1cm}^{1\%}$)为382～406。

【鉴别】 (1)取本品约 10mg，加甲醇 1ml，微温溶解后，加热的碱性酒石酸铜试液 1ml，生成砖红色沉淀。

(2)在含量测定项下记录的色谱图中，供试品溶液主峰的保留时间应与对照品溶液主峰的保留时间一致。

(3)本品的红外光吸收图谱应与对照的图谱(光谱集 418 图)一致。

(4)本品显有机氟化物的鉴别反应(通则 0301)。

【检查】 **有关物质** 照高效液相色谱法(通则 0512)测定。

供试品溶液 取本品适量，加流动相溶解并稀释制成每 1ml 中约含 0.4mg 的溶液。

对照溶液 精密量取供试品溶液 1ml，置 100ml 量瓶中，用流动相稀释至刻度，摇匀。

系统适用性溶液 取地塞米松对照品适量，加供试品溶液适量并用流动相稀释制成每 1ml 中含倍他米松与地塞米松各 40μg 的溶液。

色谱条件 用十八烷基硅烷键合硅胶为填充剂；以乙腈-水(25∶75)为流动相；检测波长为 240nm；进样体积 20μl。

系统适用性要求 系统适用性溶液色谱图中，倍他米松峰与地塞米松峰之间的分离度应大于 1.9。

测定法 精密量取供试品溶液与对照溶液，分别注入液相色谱仪，记录色谱图至主成分峰保留时间的 2.5 倍。

限度 供试品溶液色谱图中如有杂质峰，峰面积在对照溶液主峰面积 0.5～1.0 倍(0.5%～1.0%)之间的杂质峰不得超过 1 个，其他单个杂质峰面积不得大于对照溶液中主峰面积的 0.5 倍(0.5%)，各杂质峰面积的和不得大于对照溶液主峰面积的 2 倍(2.0%)，小于对照溶液主峰面积 0.01 倍的色谱峰忽略不计。

干燥失重 取本品，在 105℃干燥至恒重，减失重量不得过 0.5%(通则 0831)。

炽灼残渣 不得过 0.1%(通则 0841)。

【含量测定】 照高效液相色谱法(通则 0512)测定。

供试品溶液 取本品适量，精密称定，加流动相溶解并定量稀释制成每 1ml 中约含 40μg 的溶液。

对照品溶液 取倍他米松对照品适量，精密称定，加流动相溶解并定量稀释制成每 1ml 中约含 40μg 的溶液。

系统适用性溶液、色谱条件与系统适用性要求 见有关物质项下。

测定法 精密量取供试品溶液与对照品溶液，分别注入液相色谱仪，记录色谱图。按外标法以峰面积计算。

【类别】 肾上腺皮质激素药。

【贮藏】 遮光，密封保存。

【制剂】 (1)倍他米松片　(2)倍他米松乳膏

倍他米松片

Beitamisong Pian

Betamethasone Tablets

本品含倍他米松($C_{22}H_{29}FO_5$)应为标示量的 90.0%～110.0%。

【性状】 本品为白色片。

【鉴别】 在含量测定项下记录的色谱图中,供试品溶液主峰的保留时间应与对照品溶液主峰的保留时间一致。

【检查】 **溶出度** 照溶出度与释放度测定法(通则 0931 第二法)测定。

溶出条件 以水 900ml 为溶出介质,转速为每分钟 50 转,依法操作,经 30 分钟时取样。

供试品溶液 取溶出液滤过,取续滤液。

对照品溶液 取倍他米松对照品适量,精密称定,加甲醇溶解并定量稀释制成每 1ml 中约含 0.28mg 的溶液,精密量取 2ml,置 1000ml 量瓶中,用水稀释至刻度,摇匀。

色谱条件 见含量测定项下。进样体积 100μl。

系统适用性溶液与系统适用性要求 见含量测定项下。

测定法 见含量测定项下。计算每片的溶出量。

限度 标示量的 75%,应符合规定。

含量均匀度 取本品 1 片,置 25ml 量瓶中,加流动相适量,超声使倍他米松溶解,放冷,用流动相稀释至刻度,摇匀,离心(转速为每分钟 4000 转)20 分钟,取上清液作为供试品溶液。另取倍他米松对照品,精密称定,加流动相溶解并定量稀释制成每 1ml 中约含 20μg 的溶液,作为对照品溶液。照含量测定项下的方法测定,计算含量,应符合规定(通则 0941)。

其他 应符合片剂项下有关的各项规定(通则 0101)。

【含量测定】 照高效液相色谱法(通则 0512)测定。

供试品溶液 取本品 20 片,精密称定,研细,精密称取适量(约相当于倍他米松 2mg),置 50ml 量瓶中,加流动相适量,超声使倍他米松溶解,放冷,用流动相稀释至刻度,摇匀,离心(转速为每分钟 4000 转)20 分钟,取上清液。

对照品溶液、系统适用性溶液、色谱条件、系统适用性要求与测定法 见倍他米松含量测定项下。

【类别】 同倍他米松。

【规格】 0.5mg

【贮藏】 遮光,密封保存。

倍他米松乳膏

Beitamisong Rugao

Betamethasone Cream

本品含倍他米松($C_{22}H_{29}FO_5$)应为标示量的 90.0%～110.0%。

【性状】 本品为白色乳膏。

【鉴别】 在含量测定项下记录的色谱图中,供试品溶液主峰的保留时间应与对照品溶液主峰的保留时间一致。

【检查】 应符合乳膏剂项下有关的各项规定(通则 0109)。

【含量测定】 照高效液相色谱法(通则 0512)测定。

供试品溶液 取本品适量(约相当于倍他米松 1mg),精密称定,置 50ml 量瓶中,加甲醇适量,置 80℃水浴中加热 2 分钟,振摇使倍他米松溶解,放冷,用甲醇稀释至刻度,摇匀,置冰浴中冷却 2 小时,迅速用有机相滤膜(0.45μm)滤过,弃去初滤液 10ml,取续滤液。

对照品溶液 取倍他米松对照品适量,精密称定,加流动相溶解并定量稀释制成每 1ml 中约含 20μg 的溶液。

系统适用性溶液、色谱条件、系统适用性要求与测定法 见倍他米松含量测定项下。

【类别】 同倍他米松。

【规格】 (1)4g∶4mg (2)10g∶10mg (3)15g∶15mg

【贮藏】 密闭,在凉处保存。

倍他米松磷酸钠

Beitamisong Linsuanna

Betamethasone Sodium Phosphate

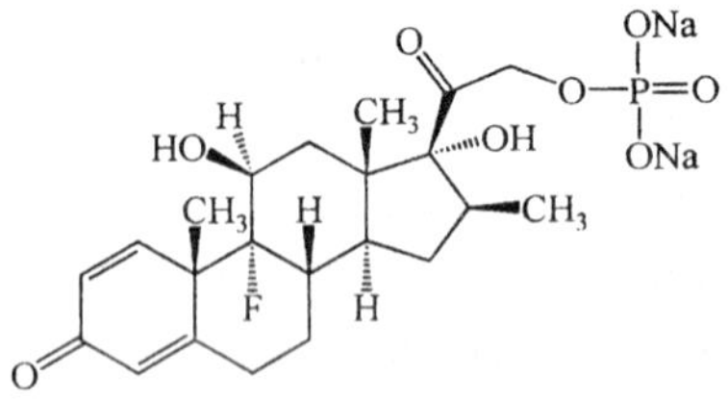

$C_{22}H_{28}FNa_2O_8P$ 516.41

本品为 16β-甲基-11β,17α,21-三羟基-9α-氟孕甾-1,4-二烯-3,20-二酮-21-磷酸二钠盐。按无水物计算,含 $C_{22}H_{28}FNa_2O_8P$ 应为 96.0%～103.0%。

【性状】 本品为白色或类白色粉末;无臭或几乎无臭;有引湿性。

本品在水中易溶,在丙酮或三氯甲烷中几乎不溶。

比旋度 取本品适量,精密称定,加水溶解并定量稀释制成每 1ml 中约含 10mg 的溶液,依法测定(通则 0621),比旋度应为 +98°至 +104°。

【鉴别】 (1)照薄层色谱法(通则 0502)试验。

供试品溶液 取本品适量,加甲醇溶解并稀释制成每 1ml 中约含 1mg 的溶液。

对照品溶液 取倍他米松磷酸钠对照品适量,加甲醇溶解并稀释制成每 1ml 中约含 1mg 的溶液。

色谱条件 采用硅胶 G 薄层板,以稀盐酸饱和的丁醇溶液为展开剂。

测定法 吸取供试品溶液与对照品溶液各 10μl,分别点于同一薄层板上,展开,晾干,喷以硫酸-甲醇-硝酸(10∶10∶1),在 105℃加热 10 分钟。

结果判定 供试品溶液主斑点的位置和颜色应与对照品溶液的主斑点相同。

（2）取本品，在 105℃干燥 3 小时，红外光吸收图谱应与对照的图谱（光谱集 659 图）一致。

（3）取本品约 40mg，置瓷坩埚中，加硫酸 2ml，低温加热至硫酸蒸气除尽后，放冷，滴加硝酸 0.5ml，继续加热至氧化氮蒸气除尽后，在 500℃炽灼使完全灰化，放冷，加水 5ml 使溶解（必要时用氨试液中和至遇石蕊试纸显中性反应），滤过，滤液显钠盐与磷酸盐的鉴别反应（通则 0301）。

【检查】 **碱度**　取本品适量，加水溶解并稀释制成每 1ml 中约含 5.0mg 的溶液，依法测定（通则 0631），pH 值应为 7.0～9.0。

溶液的澄清度与颜色　取本品 1.0g，加新沸过的冷水 20ml 溶解后，溶液应澄清无色；如显色，与黄色或橙黄色 2 号标准比色液（通则 0901 第一法）比较，不得更深。

游离磷酸盐　精密称取本品 20mg，照地塞米松磷酸钠游离磷酸盐检查项下的方法测定吸光度，供试品溶液的吸光度不得大于对照溶液的吸光度。

有关物质　照高效液相色谱法（通则 0512）测定。

供试品溶液　取本品适量，精密称定，加流动相溶解并稀释制成每 1ml 中约含 2.5mg 的溶液。

对照溶液　精密量取供试品溶液 1ml，置 50ml 量瓶中，用流动相稀释至刻度，摇匀。

系统适用性溶液　取倍他米松磷酸钠与地塞米松磷酸钠对照品各适量，加流动相溶解并稀释制成每 1ml 中各约含 40μg 的溶液。

色谱条件　用十八烷基硅烷键合硅胶为填充剂，以磷酸二氢钾己胺溶液（取磷酸二氢钾 1.36g 与己胺 0.60g 混匀，放置 10 分钟后，加水 185ml 使溶解）-乙腈（74∶26）为流动相，检测波长为 254nm；进样体积 20μl。

系统适用性要求　系统适用性溶液色谱图中，倍他米松磷酸钠峰与地塞米松磷酸钠峰之间的分离度应大于 2.0，倍他米松磷酸钠峰与相邻杂质峰之间的分离度应符合要求。

测定法　精密量取供试品溶液与对照溶液，分别注入液相色谱仪，记录色谱图至主成分峰保留时间的 3 倍。

限度　供试品溶液色谱图中如有杂质峰，峰面积在对照溶液主峰面积 0.5～1.0 倍（1.0%～2.0%）之间的杂质峰不得超过 1 个，其他单个杂质峰面积不得大于对照溶液主峰面积的 0.5 倍（1.0%），各杂质峰面积的和不得大于对照溶液主峰面积的 1.5 倍（3.0%）。

水分　取本品 0.2g，照水分测定法（通则 0832 第一法 1）测定，含水分不得过 8.0%。

【含量测定】 照高效液相色谱法（通则 0512）测定。

供试品溶液　取本品适量，精密称定，加水溶解并定量稀释制成每 1ml 中约含 40μg 的溶液。

对照品溶液　取倍他米松磷酸钠对照品适量，精密称定，加水溶解并定量稀释制成每 1ml 中约含 40μg 的溶液。

色谱条件　用十八烷基硅烷键合硅胶为填充剂；以 0.05mol/L 磷酸二氢钾溶液-甲醇（1∶1）为流动相；检测波长为 254nm；进样体积 20μl。

系统适用性要求　理论板数按倍他米松磷酸钠峰计算不低于 2000。

测定法　精密量取供试品溶液与对照品溶液，分别注入液相色谱仪，记录色谱图。按外标法以峰面积计算。

【类别】 肾上腺皮质激素药。

【贮藏】 遮光，密封保存。

【制剂】 倍他米松磷酸钠注射液

倍他米松磷酸钠注射液

Beitamisong Linsuanna Zhusheye

Betamethasone Sodium Phosphate Injection

本品为倍他米松磷酸钠的灭菌水溶液。含倍他米松磷酸钠按倍他米松（$C_{22}H_{29}FO_5$）计，应为标示量的 90.0%～110.0%。

本品可加适量的稳定剂及助溶剂。

【性状】 本品为无色的澄明液体。

【鉴别】 （1）取本品适量，置水浴上蒸干，取残渣 2mg，加硫酸 2ml，使溶解，溶液显黄色，放置片刻后变成棕褐色。

（2）在含量测定项下记录的色谱图中，供试品溶液主峰的保留时间应与对照品溶液主峰的保留时间一致。

（3）上述残渣显有机氟化物的鉴别反应（通则 0301）。

【检查】 **pH 值**　应为 7.0～9.0（通则 0631）。

比旋度　取本品，依法测定（通则 0621），比旋度应为 +88°至 +108°。

有关物质　照高效液相色谱法（通则 0512）测定。

供试品溶液　取本品适量，加流动相溶解并定量稀释制成每 1ml 中约含倍他米松磷酸钠 1.315mg 的溶液。

对照溶液　取倍他米松对照品约 13mg，精密称定，置 10ml 量瓶中，加流动相适量使溶解，并用流动相稀释至刻度，摇匀；精密量取该溶液与供试品溶液各 2ml，置 100ml 量瓶中，用流动相稀释至刻度，摇匀。

色谱条件　用十八烷基硅烷键合硅胶为填充剂；以 0.05mol/L 磷酸二氢钾溶液-甲醇（1∶1）为流动相；检测波长为 241nm；进样体积 20μl。

系统适用性要求　对照溶液色谱图中，倍他米松磷酸钠峰的保留时间约为 16 分钟，理论板数按倍他米松磷酸钠峰计算不低于 2000，倍他米松磷酸钠峰与倍他米松峰之间的分离度应大于 3.5。

测定法　精密量取供试品溶液与对照溶液，分别注入液相色谱仪，记录色谱图至主成分峰保留时间的 3 倍。

限度　供试品溶液色谱图中扣除相对保留时间 0.2 之前的峰，如有与对照溶液中倍他米松峰保留时间一致的杂质峰，按外标法以峰面积计算，不得过倍他米松标示量的 2.6%，其他单个杂质峰面积不得大于对照溶液中倍他米松磷酸钠峰面积的 1.5 倍（3.0%），其他杂质峰面积的和不得大于对照溶液中倍他米松磷酸钠峰面积的 2.5 倍（5.0%）。

细菌内毒素　取本品，依法检查（通则 1143），每 1mg 倍他米松中含内毒素的量应小于 22EU。

其他　应符合注射剂项下有关的各项规定（通则 0102）。

【含量测定】 照高效液相色谱法(通则 0512)测定。

供试品溶液 精密量取本品适量(约相当于倍他米松 8mg),置 50ml 量瓶中,用水稀释至刻度,摇匀,精密量取 5ml,置 25ml 量瓶中,用水稀释至刻度,摇匀。

对照品溶液、色谱条件、系统适用性要求与测定法 见倍他米松磷酸钠含量测定项下。

【类别】 同倍他米松磷酸钠。

【规格】 (1)1ml∶2.63mg(相当于倍他米松 2mg) (2)1ml∶5.26mg(相当于倍他米松 4mg)

【贮藏】 遮光,密闭保存。

胰 岛 素

Yidaosu

Insulin

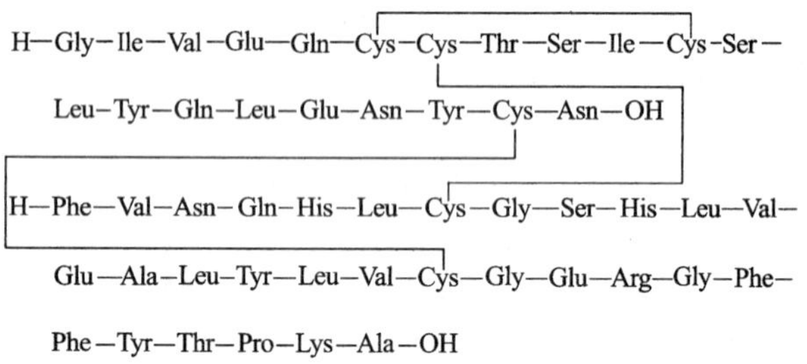

H—Gly—Ile—Val—Glu—Gln—Cys—Cys—Thr—Ser—Ile—Cys-Ser—

Leu—Tyr—Gln—Leu—Glu—Asn—Tyr—Cys—Asn—OH

H—Phe—Val—Asn—Gln—His—Leu—Cys—Gly—Ser—His—Leu—Val—

Glu—Ala—Leu—Tyr—Leu—Val—Cys—Gly—Glu—Arg—Gly—Phe—

Phe—Tyr—Thr—Pro—Lys—Ala—OH

$C_{256}H_{381}N_{65}O_{76}S_6$　5778

本品系自猪胰中提取制得的由 51 个氨基酸残基组成的蛋白质。按干燥品计算,含胰岛素(包括脱氨胰岛素)应为 95.5%～105.0%。

每 1 单位相当于胰岛素 0.0345mg。

【制法要求】 本品应从检疫合格猪的冰冻胰脏中提取。生产过程应符合现行版《药品生产质量管理规范》的要求。本品为动物来源,工艺中应进行病毒的安全性控制。

【性状】 本品为白色或类白色的结晶性粉末。

本品在水、乙醇中几乎不溶;在无机酸或氢氧化钠溶液中易溶。

【鉴别】 (1)在含量测定项下记录的色谱图中,供试品溶液主峰的保留时间应与对照品溶液主峰的保留时间一致。

(2)照高效液相色谱法(通则 0512)试验。

供试品溶液　取本品适量,加 0.1%三氟醋酸溶液溶解并稀释制成每 1ml 中含 10mg 的溶液,取 20μl,加 0.2mol/L 三羟甲基氨基甲烷-盐酸缓冲液(pH 7.3)20μl、0.1% V8 酶溶液 20μl 与水 140μl,混匀,置 37℃水浴中 2 小时后,加磷酸 3μl。

对照品溶液　取胰岛素对照品适量,加 0.1%三氟醋酸溶液溶解并稀释制成每 1ml 中含 10mg 的溶液,取 20μl,加 0.2mol/L 三羟甲基氨基甲烷-盐酸缓冲液(pH 7.3)20μl、0.1% V8 酶溶液 20μl 与水 140μl,混匀,置 37℃水浴中 2 小时后,加磷酸 3μl。

色谱条件　用十八烷基硅烷键合硅胶为填充剂(5～10μm);以 0.2mol/L 硫酸盐缓冲液(取无水硫酸钠 28.4g,加水溶解后,加磷酸 2.7ml,乙醇胺调节 pH 值至 2.3,加水至 1000ml)-乙腈(90∶10)为流动相 A,以乙腈-水(50∶50)为流动相 B,按下表进行梯度洗脱;柱温为 40℃;检测波长为 214nm;进样体积 25μl。

时间(分钟)	流动相 A(%)	流动相 B(%)
0	90	10
60	55	45
70	55	45

测定法　精密量取供试品溶液与对照品溶液,分别注入液相色谱仪,记录色谱图。

结果判定　供试品溶液的肽图谱应与对照品溶液的肽图谱一致。

【检查】 **相关蛋白质** 照高效液相色谱法(通则 0512)测定。临用新制,置 10℃以下保存。

供试品溶液　取本品适量,加 0.01mol/L 盐酸溶液溶解并稀释制成每 1ml 中约含 3.5mg 的溶液。

系统适用性溶液　见含量测定项下。

色谱条件　用十八烷基硅烷键合硅胶为填充剂(5～10μm);以 0.2mol/L 硫酸盐缓冲液(取无水硫酸钠 28.4g,加水溶解后,加磷酸 2.7ml,乙醇胺调节 pH 值至 2.3,加水至 1000ml)-乙腈(82∶18)为流动相 A,以乙腈-水(50∶50)为流动相 B,按下表进行梯度洗脱;柱温为 40℃;检测波长为 214nm;进样体积 20μl。

时间(分钟)	流动相 A(%)	流动相 B(%)
0	78	22
36	78	22
61	33	67
67	33	67

系统适用性要求　调节流动相比例使胰岛素峰的保留时间约为 25 分钟。其他要求见含量测定项下。

测定法　精密量取供试品溶液,注入液相色谱仪,记录色谱图。

限度　按峰面积归一化法计算,A_{21} 脱氨胰岛素不得大于 5.0%,其他相关蛋白质总和不得大于 5.0%。

高分子蛋白质 照分子排阻色谱法(通则 0514)测定。

供试品溶液　取本品适量,加 0.01mol/L 盐酸溶液溶解并稀释制成每 1ml 中约含 4mg 的溶液。

系统适用性溶液　取胰岛素单体-二聚体对照品(或取胰岛素适量,置 60℃放置过夜),加 0.01mol/L 盐酸溶液溶解并稀释制成每 1ml 中约含 4mg 的溶液。

色谱条件　以亲水改性硅胶为填充剂(3～10μm);以冰醋酸-乙腈-0.1%精氨酸溶液(15∶20∶65)为流动相;流速为每分钟 0.5ml;检测波长为 276nm;进样体积 100μl。

系统适用性要求　系统适用性溶液色谱图中,胰岛素单体峰与二聚体峰的分离度应符合要求。

测定法　精密量取供试品溶液,注入液相色谱仪,记录色谱图。

限度　除去保留时间大于胰岛素峰的其他峰面积,按峰面积归一化法计算,保留时间小于胰岛素峰的所有峰面积之和不得大于 1.0%。

干燥失重 取本品约 0.20g,精密称定,在 105℃干燥至恒重,减失重量不得过 10.0%(通则 0831)。

锌 照原子吸收分光光度法(通则 0406 第一法)测定。

供试品溶液　取本品适量，精密称定，加 0.01mol/L 盐酸溶液溶解并定量稀释制成每 1ml 中约含 0.1mg 的溶液。

对照品溶液　精密量取锌单元素标准溶液（每 1ml 中含 1000μg）适量，用 0.01mol/L 盐酸溶液分别定量稀释制成每 1ml 中含锌 0.20μg、0.40μg、0.60μg、0.80μg、1.0μg 与 1.2μg 的溶液。

测定法　精密量取对照品溶液和供试品溶液，在 213.9nm 的波长处测定吸光度，按标准曲线法计算。

限度　按干燥品计算，含锌量不得过 1.0%。

细菌内毒素　取本品，加 0.01mol/L 盐酸溶液溶解并用检查用水稀释制成每 1ml 中含 5mg 的溶液，依法检查（通则 1143），每 1mg 胰岛素中含内毒素的量应小于 10EU。

微生物限度　取本品 0.3g，照非无菌产品微生物限度检查：微生物计数法（通则 1105）检查，1g 供试品中需氧菌总数不得过 300cfu。

生物活性　取本品适量，照胰岛素生物测定法（通则 1211）试验，实验时每组的实验动物数可减半，实验采用随机设计，照生物检定统计法（通则 1431）中量反应平行线测定随机设计法计算效价，每 1mg 的效价不得少于 15 单位。

【含量测定】　照高效液相色谱法（通则 0512）测定。临用新制，或 2～4℃保存，48 小时内使用。

供试品溶液　取本品适量，精密称定，加 0.01mol/L 盐酸溶液溶解并定量稀释制成每 1ml 中约含 40 单位的溶液。

对照品溶液　取胰岛素对照品适量，精密称定，加 0.01mol/L 盐酸溶液溶解并定量稀释制成每 1ml 中约含 40 单位的溶液。

系统适用性溶液　取胰岛素对照品，加 0.01mol/L 盐酸溶液溶解并稀释制成每 1ml 中约含 40 单位的溶液，室温放置至少 24 小时。

色谱条件　用十八烷基硅烷键合硅胶为填充剂（5～10μm）；以 0.2mol/L 硫酸盐缓冲液（取无水硫酸钠 28.4g，加水溶解后，加磷酸 2.7ml，乙醇胺调节 pH 值至 2.3，加水至 1000ml）-乙腈（74：26）为流动相；柱温为 40℃；检测波长为 214nm；进样体积 20μl。

系统适用性要求　系统适用性溶液色谱图中，胰岛素峰与 A_{21} 脱氨胰岛素峰（与胰岛素峰的相对保留时间约为 1.2）之间的分离度应不小于 1.8，拖尾因子应不大于 1.8。

测定法　精密量取供试品溶液与对照品溶液，分别注入液相色谱仪，记录色谱图。按外标法以胰岛素峰面积与 A_{21} 脱氨胰岛素峰面积之和计算。

【类别】　降血糖药。

【贮藏】　遮光，密闭，在－15℃以下保存。

【制剂】　（1）胰岛素注射液　（2）精蛋白锌胰岛素注射液　（3）精蛋白锌胰岛素注射液（30R）

胰岛素注射液

Yidaosu Zhusheye

Insulin Injection

本品为胰岛素的无菌水溶液。其效价应为标示量的 90.0%～110.0%。

本品每 100ml 中可加甘油 1.4～1.8g、苯酚 0.25g。

【性状】　本品为无色或几乎无色的澄明液体。

【鉴别】　取本品，照胰岛素项下的鉴别（1）项试验，显相同的结果。

【检查】　**pH 值**　应为 6.6～8.0（通则 0631）。

相关蛋白质　照高效液相色谱法（通则 0512）测定。

供试品溶液　取本品，每 1ml 中加 9.6mol/L 盐酸溶液 3μl 酸化，混匀。

色谱条件　见胰岛素相关蛋白质项下。进样体积适量（约相当于胰岛素 2 单位）。

系统适用性溶液、系统适用性要求与测定法　见胰岛素相关蛋白质项下。

限度　扣除苯酚峰，按峰面积归一化法计算，A_{21} 脱氨胰岛素峰不得大于 5.0%；其他相关蛋白质峰的总和不得大于 6.0%。

高分子蛋白质　照分子排阻色谱法（通则 0514）测定。

供试品溶液　取本品，每 1ml 中加 9.6mol/L 盐酸溶液 3μl 酸化，混匀。

系统适用性溶液、色谱条件、系统适用性要求与测定法　见胰岛素高分子蛋白质项下。

限度　扣除保留时间大于胰岛素主峰的其他峰，按峰面积归一化法计算，保留时间小于胰岛素主峰的所有峰面积之和不得大于 2.0%。

锌　照原子吸收分光光度法（通则 0406 第一法）测定。

供试品溶液　精密量取本品适量，用 0.01mol/L 盐酸溶液定量稀释制成每 1ml 中含 4 单位的溶液。

对照品溶液与测定法　见胰岛素锌项下。

限度　每 100 单位中的含锌量不得过 40μg。

苯酚　照高效液相色谱法（通则 0512）测定。

供试品溶液　精密量取本品适量，用 0.01mol/L 盐酸溶液定量稀释制成每 1ml 中约含苯酚 0.25mg 的溶液。

对照品溶液　取苯酚（纯度≥99.5%）适量，精密称定，加 0.01mol/L 盐酸溶液溶解并定量稀释制成每 1ml 中约含苯酚 0.25mg 的溶液。

系统适用性溶液　取胰岛素对照品适量，加对照品溶液溶解并稀释制成每 1ml 中约含胰岛素 1mg 的溶液。

色谱条件　见含量测定项下。检测波长为 270nm。

系统适用性要求　系统适用性溶液色谱图中，苯酚峰与胰岛素主峰之间的分离度应符合要求。

测定法　精密量取供试品溶液与对照品溶液，分别注入液相色谱仪，记录色谱图。

限度　按外标法以峰面积计算，每 1ml 中含苯酚的量应为 2.2～2.8mg。

可见异物　取本品，依法检查（通则 0904），均不得检出金属屑、玻璃屑、色块、长度或最大粒径超过 2mm 的纤维和块状物等明显可见异物。如检出微细可见异物或烟雾状微粒柱，应另取 20 支（瓶）同法复试，初、复试的供试品中，检出微细可见异物或烟雾状微粒柱的供试品不得超过 5 支（瓶）。

细菌内毒素　取本品，依法检查（通则 1143），每 1 单位胰岛素中含内毒素的量应小于 0.80EU。

其他　应符合注射剂项下有关的各项规定(通则 0102)。

【含量测定】　照高效液相色谱法(通则 0512)测定。临用新制,或 2～4℃保存,48 小时内使用。

供试品溶液　精密量取本品适量,每 1ml 中加 9.6mol/L 盐酸溶液 3μl 酸化,用 0.01mol/L 盐酸溶液定量稀释制成每 1ml 中含 40 单位的溶液。

对照品溶液、系统适用性溶液、色谱条件、系统适用性要求与测定法　见胰岛素含量测定项下。

【类别】　同胰岛素。

【规格】　(1)3ml∶300 单位　(2)10ml∶400 单位　(3)10ml∶800 单位

【贮藏】　密闭,在冷处保存,避免冰冻。

精蛋白锌胰岛素注射液

Jingdanbaixin Yidaosu Zhusheye

Protamine Zinc Insulin Injection

本品为含有鱼精蛋白与氯化锌的胰岛素的无菌混悬液,其效价应为标示量的 90.0%～110.0%。

本品每 100 单位中含有鱼精蛋白 1.0～1.5mg 与锌0.2～0.25mg;每 100ml 中可加甘油 1.4～1.8g,苯酚 0.25g。

【性状】　本品为白色或类白色的混悬液;振摇后应能均匀分散。

【鉴别】　取本品,照胰岛素项下的鉴别(1)项试验,显相同的结果。

【检查】　**pH 值**　应为 6.9～7.3(通则 0631)。

相关蛋白质　照高效液相色谱法(通则 0512)测定。

供试品溶液　取本品,每 1ml 中加 9.6mol/L 盐酸溶液 3μl,混匀,待混悬液澄清。

色谱条件　见胰岛素相关蛋白质项下。进样体积适量(约相当于胰岛素 2 单位)。

系统适用性溶液、系统适用性要求与测定法　见胰岛素相关蛋白质项下。

限度　扣除苯酚和鱼精蛋白峰,按峰面积归一化法计算,A_{21}脱氨胰岛素峰不得大于 5.0%;其他相关蛋白质峰的总和不得大于 6.0%。

高分子蛋白质　照分子排阻色谱法(通则 0514)测定。

供试品溶液　取本品适量,每 1ml 中加 9.6mol/L 盐酸溶液 3μl,混匀,待混悬液澄清。

系统适用性溶液、色谱条件、系统适用性要求与测定法　见胰岛素高分子蛋白质项下。

限度　扣除保留时间大于胰岛素主峰的其他峰,按峰面积归一化法计算,保留时间小于胰岛素峰的所有峰面积之和不得大于 3.0%。

锌　照原子吸收分光光度法(通则 0406 第一法)测定。

供试品溶液　精密量取本品适量,用 0.01mol/L 盐酸溶液定量稀释制成每 1ml 中含 0.4 单位的溶液。

对照品溶液与测定法　见胰岛素锌项下。

限度　每 100 单位中的含锌量不得过 40μg。

上清液中的胰岛素　照高效液相色谱法(通则 0512)测定。

供试品溶液　取本品适量,1500g 离心 10 分钟,取上清液。

对照品溶液　取胰岛素对照品适量,精密称定,加 0.01mol/L 盐酸溶液溶解并定量稀释制成每 1ml 中约含 1 单位的溶液。

系统适用性溶液、色谱条件与系统适用性要求　见含量测定项下。

测定法　精密量取供试品溶液与对照品溶液,分别注入液相色谱仪,记录色谱图。

限度　按外标法以胰岛素峰面积与 A_{21}脱氨胰岛素峰面积之和计算,上清液中含胰岛素不得过 2.5%。

苯酚　照高效液相色谱法(通则 0512)测定。

供试品溶液　精密量取本品适量,用 0.01mol/L 盐酸溶液定量稀释制成每 1ml 中约含苯酚 0.25mg 的溶液。

对照品溶液　取苯酚(纯度≥99.5%)适量,精密称定,加 0.01mol/L 盐酸溶液溶解并定量稀释制成每 1ml 中约含苯酚 0.25mg 的溶液。

系统适用性溶液　取胰岛素对照品适量,加对照品溶液溶解并稀释制成每 1ml 中约含胰岛素 1mg 的溶液。

色谱条件　见含量测定项下。检测波长为 270nm。

系统适用性要求　系统适用性溶液色谱图中,苯酚峰与胰岛素主峰间的分离度应符合要求。

测定法　精密量取供试品溶液与对照品溶液,分别注入液相色谱仪,记录色谱图。

限度　按外标法以峰面积计算,每 1ml 中含苯酚的量应为 2.2～2.8mg。

无菌　取本品,加 1%无菌抗坏血酸水溶液适量,振摇使溶液澄清后,经薄膜过滤法处理,用 pH 7.0 无菌氯化钠-蛋白胨缓冲液冲洗(每膜不少于 100ml),以金黄色葡萄球菌为阳性对照菌,依法检查(通则 1101),应符合规定。

细菌内毒素　取本品,依法检查(通则 1143),每 1 单位胰岛素中含内毒素的量应小于 0.80EU。

其他　应符合注射剂项下有关的各项规定(通则 0102)。

【含量测定】　照高效液相色谱法(通则 0512)测定。临用新制,或 2～4℃保存,48 小时内使用。

供试品溶液　取本品,每 1ml 中加 9.6mol/L 盐酸溶液 3～4μl 使溶液完全澄清,精密量取适量,用 0.01mol/L 盐酸溶液定量稀释制成每 1ml 中含胰岛素 40 单位的溶液。

对照品溶液、系统适用性溶液、色谱条件、系统适用性要求与测定法　见胰岛素含量测定项下。

【类别】　同胰岛素。

【规格】　(1)10ml∶400 单位　(2)10ml∶800 单位

【贮藏】　密闭,在冷处保存,避免冰冻。

精蛋白锌胰岛素注射液(30R)

Jingdanbaixin Yidaosu Zhusheye(30R)

Isophane Protamine Insulin Injection(30R)

本品系由胰岛素制成的溶液与鱼精蛋白和胰岛素制成的混悬液按一定比例混合而成的无菌混悬液。总胰岛素效价应为标示量的90.0%～110.0%，其中可溶性胰岛素的效价应为总胰岛素含量的25.0%～35.0%。

本品可加入适量的苯酚作为抑菌剂。

【性状】 本品为白色或类白色的混悬液，振荡后应能均匀分散。在显微镜下观察，晶体呈棒状，且绝大多数晶体不得小于1μm，不得大于60μm，无聚合体存在。

【鉴别】 (1)取本品，每1ml中加9.6mol/L盐酸溶液3μl使其完全澄清，照胰岛素项下的鉴别(1)项试验，显相同的结果。

(2)在苯酚检查项下记录的色谱图中，供试品溶液中苯酚峰的保留时间应与对照品溶液中苯酚峰的保留时间一致。

【检查】 **pH值** 应为6.9～7.8(通则0631)。

相关蛋白质 照高效液相色谱法(通则0512)测定。

供试品溶液 取本品，每1ml中加9.6mol/L盐酸溶液3μl，混匀。

色谱条件 见胰岛素相关蛋白质项下。进样体积适量(约相当于胰岛素2单位)。

系统适用性溶液、系统适用性要求与测定法 见胰岛素相关蛋白质项下。

限度 除去苯酚峰及鱼精蛋白峰，按峰面积归一化法计算，A_{21}脱氨胰岛素不得过5.0%，其他杂质峰面积之和不得过6.0%。

高分子蛋白质 照分子排阻色谱法(通则0514)测定。

供试品溶液 取本品，每1ml中加9.6mol/L盐酸溶液3μl，混匀。

系统适用性溶液、色谱条件、系统适用性要求与测定法 见胰岛素高分子蛋白质项下。

限度 除去保留时间大于胰岛素主峰的其他峰面积，按面积归一化法计算，保留时间小于胰岛素峰的所有峰面积之和不得过3.0%。

锌 照原子吸收分光光度法(通则0406第一法)测定。

供试品溶液 取本品适量，每1ml中加9.6mol/L盐酸溶液3μl使其完全澄清，精密量取适量，用0.01mol/L盐酸溶液定量稀释制成每1ml中约含锌0.4～0.8μg的溶液。

对照品溶液与测定法 见胰岛素锌项下。

限度 每100单位中的含锌量不得过40μg。

苯酚 照高效液相色谱法(通则0512)测定。

供试品溶液 取本品，按每1ml中加9.6mol/L盐酸溶液3μl使其完全澄清，精密量取适量，用0.01mol/L盐酸溶液定量稀释制成含苯酚适宜浓度的溶液。

对照品溶液 取苯酚适量，精密称定，加0.01mol/L盐酸溶液溶解并定量稀释制成适宜浓度的溶液。

系统适用性溶液 取胰岛素对照品适量，加对照品溶液溶解并稀释制成每1ml中约含胰岛素1mg的溶液。

色谱条件 见含量测定项下。检测波长为270nm。

系统适用性要求 系统适用性溶液色谱图中，苯酚峰与胰岛素峰之间的分离度应符合要求。

测定法 精密量取供试品溶液与对照品溶液，分别注入液相色谱仪，记录色谱图。

限度 按外标法以峰面积计算，含苯酚应为标示量的80%～110%。

无菌 取本品，加1%无菌抗坏血酸溶液100ml振摇使溶液澄清后，经薄膜过滤法处理，依法检查(通则1101)，应符合规定。

细菌内毒素 取本品，依法检查(通则1143)，每100单位胰岛素中含内毒素的量应小于80EU。

其他 应符合注射剂项下有关的各项规定(通则0102)。

【含量测定】 照高效液相色谱法(通则0512)测定。临用新制，或2～4℃保存，48小时内使用。

可溶性胰岛素供试品溶液 精密量取本品与0.1mol/L三羟甲基氨基甲烷-盐酸缓冲液(pH 8.2，25℃±1℃)适量，等体积混合，振摇，25℃±1℃放置1小时，用0.2μm滤膜滤过，取滤液，按每1ml加9.6mol/L盐酸溶液3μl使其酸化。

总胰岛素供试品溶液 精密量取本品适量，按每1ml加9.6mol/L盐酸溶液3μl，使其完全澄清，精密量取适量，用0.01mol/L盐酸溶液定量稀释制成与可溶性胰岛素供试品溶液中的胰岛素浓度相当的溶液。

对照品溶液 取胰岛素对照品适量，精密称定，加0.01mol/L盐酸溶液溶解并定量稀释制成与可溶性胰岛素供试品溶液中的胰岛素浓度相当的溶液。

系统适用性溶液、色谱条件与系统适用性要求 见胰岛素含量测定项下。

测定法 精密量取可溶性胰岛素供试品溶液、总胰岛素供试品溶液与对照品溶液，分别注入液相色谱仪，记录色谱图。按外标法以胰岛素峰面积与A_{21}脱氨胰岛素峰面积之和计算可溶性胰岛素与总胰岛素的量。

【类别】 同胰岛素。

【规格】 (1)3ml∶300单位 (2)10ml∶400单位

【贮藏】 密闭，在冷处保存，避免冰冻。

胰 蛋 白 酶

Yidanbaimei

Trypsin

本品系自猪、羊或牛胰中提取的蛋白分解酶。按干燥品计算，每1mg中胰蛋白酶的活力不得少于2500单位。

【制法要求】 本品应从检疫合格的猪、羊或牛胰中提取，所用动物的种属应明确，生产过程应符合现行版《药品生产质量管理规范》的要求。本品为动物来源，工艺中应进行病毒的安全性控制。

【性状】 本品为白色或类白色结晶性粉末。

【鉴别】 取本品约2mg，置白色点滴板上，加对甲苯磺酰-L-精氨酸甲酯盐酸盐试液0.2ml，搅匀，即显紫色。

【检查】 **酸度** 取本品，加水溶解并稀释制成每1ml中含 2mg 的溶液，依法测定（通则 0631），pH 值应为 5.0～7.0。

溶液的澄清度　取本品，加 0.9%氯化钠溶液溶解并稀释制成每 1ml 中含 10mg 的溶液，依法检查（通则 0902 第一法），溶液应澄清。

糜蛋白酶　照紫外-可见分光光度法（通则 0401）测定。

底物溶液　取 N-乙酰-L-酪氨酸乙酯 23.7mg，置 100ml 量瓶中，加磷酸盐缓冲液（取 0.067mol/L 磷酸二氢钾溶液 38.9ml 与 0.067mol/L 磷酸氢二钠溶液 61.1ml，混合，pH 值为 7.0）50ml，温热使溶解，冷却后再稀释至刻度，摇匀。冰冻保存，但不得反复冻融。

供试品溶液　取本品适量，精密称定，加 0.001mol/L 盐酸溶液溶解并定量稀释制成每 1ml 中含 0.25mg 的溶液。

测定法　取底物溶液 2.0ml、0.001mol/L 盐酸溶液 0.2ml 与上述磷酸盐缓冲液（pH 7.0）1ml，混匀，作为空白。精密量取供试品溶液 0.2ml，加底物溶液（预热至 25℃±0.5℃）3.0ml，立即计时并摇匀，使比色池内的温度保持在 25℃±0.5℃，在 237nm 的波长处，每隔 30 秒读取吸光度，共 5 分钟，每 30 秒钟吸光度的变化率应恒定，且恒定时间不得少于 3 分钟。以吸光度为纵坐标，时间为横坐标，作图，取在 3 分钟内成直线部分的吸光度，按下式计算。

$$P = \frac{A_2 - A_1}{0.0075T} \times \frac{2500}{W \times \text{供试品效价(u/mg)}}$$

式中　P 为每 2500 胰蛋白酶单位中含糜蛋白酶的量，单位；

A_2 为直线上开始的吸光度；

A_1 为直线上终止的吸光度；

T 为 A_2 至 A_1 读数的时间，分钟；

W 为测定液中含供试品的量，mg；

0.0075 为在上述条件下，吸光度每分钟改变 0.0075，即相当于 1 个糜蛋白酶单位。

限度　每 2500 单位胰蛋白酶中不得多于 50 单位的糜蛋白酶。

干燥失重　取本品适量，以五氧化二磷为干燥剂，在 60℃减压干燥 4 小时，减失重量不得过 5.0%（通则 0831）。

【效价测定】　照紫外-可见分光光度法（通则 0401）测定。

底物溶液　制成后应在 2 小时内使用。取 N-苯甲酰-L-精氨酸乙酯盐酸盐 85.7mg，加水溶解使成 100ml，作为底物原液；取 10ml，用磷酸盐缓冲液（取 0.067mol/L 磷酸二氢钾溶液 13ml 与 0.067mol/L 磷酸氢二钠溶液 87ml 混合，pH 值为 7.6）稀释成 100ml，恒温于 25.0℃±0.5℃，以水作空白，在 253nm 的波长处测定吸光度，必要时可用上述底物原液或磷酸盐缓冲液调节，使吸光度在 0.575～0.585 之间。

供试品溶液　取本品适量，精密称定，加 0.001mol/L 盐酸溶液溶解并定量稀释制成每 1ml 中含 50～60 胰蛋白酶单位的溶液。

测定法　取底物溶液 3.0ml，加 0.001mol/L 盐酸溶液 200μl，混匀，作为空白。另精密量取供试品溶液 200μl，加底物溶液（恒温于 25.0℃±0.5℃）3.0ml，立即计时，混匀，使比色池内的温度保持在 25.0℃±0.5℃，在 253nm 的波长处，每隔 30 秒读取吸光度，共 5 分钟。以吸光度为纵坐标，时间为横坐标，作图；每 30 秒吸光度的改变应恒定在 0.015～0.018 之间，呈线性关系的时间不得少于 3 分钟。若不符合上述要求，应调整供试品溶液的浓度，再作测定。在上述吸光度对时间的关系图中，取成直线部分的吸光度，按下式计算。

$$P = \frac{A_1 - A_2}{0.003TW}$$

式中　P 为每 1mg 供试品中含胰蛋白酶的量，单位；

A_1 为直线上终止的吸光度；

A_2 为直线上开始的吸光度；

T 为 A_1 至 A_2 读数的时间，分钟；

W 为测定液中含供试品的量，mg；

0.003 为在上述条件下，吸光度每分钟改变 0.003，即相当于 1 个胰蛋白酶单位。

【类别】　蛋白分解酶。

【贮藏】　遮光，密封，在阴凉干燥处保存。

【制剂】　注射用胰蛋白酶

注射用胰蛋白酶

Zhusheyong Yidanbaimei

Trypsin for Injection

本品为胰蛋白酶的无菌冻干品。含胰蛋白酶的活力单位应为标示量的 90.0%～120.0%。

【性状】　本品为白色或类白色冻干块状物或粉末。

【鉴别】　取本品约 5000 单位，照胰蛋白酶项下的鉴别试验，显相同的反应。

【检查】　**酸度**　取本品，加水溶解并稀释制成每 1ml 中含 5000 单位的溶液，依法测定（通则 0631），pH 值应为 5.0～7.0。

溶液的颜色　取本品，加 0.9%氯化钠溶液溶解并稀释制成每 1ml 中含 2.5 万单位的溶液，应无色；如显色，与黄色 2 号标准比色液（通则 0901 第一法）比较，不得更深。

干燥失重　取本品约 0.20g，以五氧化二磷为干燥剂，在 60℃减压干燥 4 小时，减失重量不得过 8.0%（通则 0831）。

异常毒性　取本品，加氯化钠注射液溶解并稀释制成每 1ml 中含 125 单位的溶液，依法检查（通则 1141），应符合规定。

其他　应符合注射剂项下有关的各项规定（通则 0102）。

【效价测定】　照紫外-可见分光光度法（通则 0401）测定。

供试品溶液　取本品 5 支，分别加适量 0.001mol/L 盐酸溶液溶解，并全量转移至同一 100ml 量瓶中，用上述盐酸溶液稀释至刻度，摇匀，精密量取适量，用上述盐酸溶液定量稀释制成每 1ml 中约含 50～60 单位的溶液。

底物溶液与测定法　见胰蛋白酶效价测定项下。

【类别】　同胰蛋白酶。

【规格】　(1)1.25 万单位　(2)2.5 万单位　(3)5 万单位　(4)10 万单位

【贮藏】　密闭，在凉暗处保存。

胰　酶

Yimei

Pancreatin

本品系自猪、羊或牛胰中提取的多种酶的混合物，主要为胰蛋白酶、胰淀粉酶与胰脂肪酶。按干燥品计算，每 1g 中含胰蛋白酶活力不得少于 600 单位，胰淀粉酶活力不得少于 7000 单位，胰脂肪酶活力不得少于 4000 单位。

【制法要求】 本品应从检疫合格的猪、羊或牛胰中提取，所用动物的种属应明确，生产过程应符合现行版《药品生产质量管理规范》的要求。

【性状】 本品为类白色至微黄色的粉末；微臭，但无霉败的臭气；有引湿性；水溶液煮沸或遇酸即失去酶活力。

【检查】 **脂肪**　取本品 1.0g，置具塞锥形瓶中，加乙醚 10ml，密塞，时时旋动，放置约 2 小时后，将乙醚液倾泻至用乙醚湿润的滤纸上，滤过，残渣用乙醚 10ml 照上法处理，再用乙醚 5ml 洗涤残渣，合并滤液及洗液至已恒重的蒸发皿中，使乙醚自然挥散后，在 105℃干燥 2 小时，精密称定，遗留脂肪不得过 20mg。

干燥失重　取本品，在 105℃干燥 4 小时，减失重量不得过 5.0%（通则 0831）。

微生物限度　取本品，照非无菌产品微生物限度检查：微生物计数法（通则 1105）和控制菌检查法（通则 1106）检查。1g 供试品中需氧菌总数不得过 10^4cfu，霉菌和酵母菌总数不得过 10^2cfu，不得检出大肠埃希菌。10g 供试品中不得检出沙门菌。

【效价测定】 **胰蛋白酶**　照紫外-可见分光光度法（通则 0401）测定。

氯化钙溶液　取氯化钙 1.47g，加水 500ml 使溶解，用 0.1mol/L 盐酸溶液或 0.1mol/L 氢氧化钠溶液调节 pH 值至 6.0～6.2。

硼酸盐缓冲液　取硼砂 2.85g、硼酸 10.5g 与氯化钠 2.50g，加水使溶解并制成 1000ml，调节 pH 值至 7.5±0.1。

供试品原液　取本品约 0.1g，精密称定，置乳钵中，加冷至 5℃以下的氯化钙溶液少量，研磨均匀，移至 100ml 量瓶中，用氯化钙溶液稀释至刻度，摇匀；精密量取适量，用冷至 5℃以下的硼酸盐缓冲液定量稀释制成每 1ml 中约含胰蛋白酶 0.12 单位的溶液。

对照品溶液　取酪氨酸对照品，精密称定，加 0.2mol/L 盐酸溶液溶解并定量稀释制成每 1ml 中约含 50μg 的溶液。

测定法　取试管 3 支，分别精密量取供试品原液 1ml 与硼酸盐缓冲液 2ml，在 40℃水浴中保温 10 分钟，分别精密加入在 40℃水浴中预热的酪蛋白溶液（取酪蛋白对照品 1.5g，加 0.1mol/L 氢氧化钠溶液 13ml 与水 40ml，在 60℃水浴中加热使溶解，放冷，用水稀释至 100ml，调节 pH 值至 8.0）5ml，摇匀，立即置 40℃±0.5℃水浴中准确反应 30 分钟，再各精密加入 5%三氯醋酸溶液 5ml 终止反应，混匀，滤过，取续滤液作为供试品溶液；另精密量取供试品原液 1ml，加硼酸盐缓冲液 2.0ml，在 40℃水浴中保温 10 分钟，精密加入 5%三氯醋酸溶液 5ml，摇匀，置 40℃±0.5℃水浴中准确反应 30 分钟，立即精密加入酪蛋白溶液 5ml，摇匀，滤过，取续滤液作为空白；在 275nm 的波长处，测定并计算供试品溶液吸光度的平均值（$\bar{A}$）。另以 0.2mol/L 盐酸溶液为空白，在 275nm 的波长处测定对照品溶液的吸光度（A_S）。按下式计算。

$$每\ 1g\ 含胰蛋白酶活力(单位)=\frac{\bar{A}}{A_S}\times\frac{W_S}{181.19}\times\frac{13}{30}\times\frac{n}{W}$$

式中　W_S 为对照品溶液每 1ml 中含酪氨酸的量，μg；

W 为供试品取样量，g；

n 为供试品的稀释倍数（500）。

在上述条件下，每分钟水解酪蛋白生成三氯醋酸不沉淀物（肽及氨基酸等）在 275nm 波长处与 1μmol 酪氨酸相当的酶量，为 1 个胰蛋白酶活力的单位。

供试品溶液测得的 $\bar{A}$ 值应在 0.15～0.6，否则应调整浓度，另行测定。

胰淀粉酶　供试品溶液的制备　取本品约 0.3g，精密称定，置研钵中，加冷至 5℃以下的磷酸盐缓冲液（取磷酸二氢钾 13.61g 与磷酸氢二钠 35.80g，加水使溶解成 1000ml，调节 pH 值至 6.8）少量，研磨均匀，用上述磷酸盐缓冲液定量稀释制成每 1ml 中约含胰淀粉酶 10～20 单位的溶液。

测定法　取 1%可溶性淀粉溶液[取经 105℃干燥 2 小时的可溶性淀粉（供胰淀粉酶测定）1.0g，加水 10ml，搅匀后，边搅拌边缓缓倾入 100ml 沸水中，继续煮沸 20 分钟，放冷，用水稀释至 100ml]25ml、上述磷酸盐缓冲液 10ml、1.2%氯化钠溶液 1ml 与水 20ml，置 250ml 碘瓶中，在 40℃水浴中保温 10 分钟，精密加入供试品溶液 1ml，摇匀，立即置 40℃±0.5℃水浴中准确反应 10 分钟，加 1mol/L 盐酸溶液 2ml 终止反应，摇匀，放至室温后，精密加碘滴定液（0.05mol/L）10ml，边振摇边滴加 0.1mol/L 氢氧化钠溶液 45ml，在暗处放置 20 分钟，加硫酸溶液（1→4）4ml，用硫代硫酸钠滴定液（0.1mol/L）滴定至无色。另取 1%可溶性淀粉溶液 25ml、上述磷酸盐缓冲液 10ml、1.2%氯化钠溶液 1ml 与水 20ml，置碘瓶中，在 40℃±0.5℃水浴中保温 10 分钟，放冷，加 1mol/L 盐酸溶液 2ml，摇匀，加入供试品溶液 1.0ml，摇匀，精密加入碘滴定液（0.05mol/L）10ml，边振摇边滴加 0.1mol/L 氢氧化钠溶液 45ml，在暗处放置 20 分钟，加硫酸溶液（1→4）4ml，用硫代硫酸钠滴定液（0.1mol/L）滴定至无色，作为空白对照，每 1ml 碘滴定液（0.05mol/L）相当于 9.008mg 无水葡萄糖。按下式计算。

每 1g 含胰淀粉酶活力（单位）=

$$\frac{(B-A)F}{10}\times\frac{9.008\times1000}{180.16}\times\frac{n}{W}$$

式中　A 为供试品消耗硫代硫酸钠滴定液的容积，ml；

B 为空白消耗硫代硫酸钠滴定液的容积，ml；

F 为硫代硫酸钠滴定液的浓度(mol/L)换算值;

W 为供试品取样量,g;

n 为供试品稀释倍数(200)。

在上述条件下,每分钟水解淀粉生成 1μmol 葡萄糖的酶量,为 1 个胰淀粉酶活力的单位。

$(B-A)$ 的硫代硫酸钠滴定液应为 2.0～4.0ml,否则应调整浓度,另行测定。

胰脂肪酶　供试品溶液　取本品约 0.1g,精密称定,置乳钵中,加冷至 5℃以下的三羟甲基氨基甲烷缓冲液(取三羟甲基氨基甲烷 606mg,加 0.1mol/L 盐酸溶液 45.7ml,加水至 100ml,摇匀,调节 pH 值至 7.1)少量,研磨均匀,用上述缓冲液定量稀释制成每 1ml 中约含胰脂肪酶 8～16 单位的溶液。

测定法　取橄榄油乳液(取橄榄油 4ml 与阿拉伯胶 7.5g,研磨均匀,缓缓加水研磨使成 100ml,用高速组织捣碎机以每分钟 8000 转搅拌两次,每次 3 分钟,取乳剂在显微镜下检查,90%乳粒的直径应在 3μm 以下,并不得有超过 10μm 的乳粒)25ml、牛胆盐溶液[取牛胆盐参照试剂适量,用水制成(2→25)的溶液]2ml 与水 10ml,置 100ml 烧杯中,用氢氧化钠滴定液(0.1mol/L)调节 pH 值至 9.0,在 37℃±0.1℃水浴中保温 10 分钟,再调节 pH 值至 9.0,精密量取供试品溶液 1ml,在37℃±0.1℃水浴中准确反应 10 分钟,同时用氢氧化钠滴定液(0.1mol/L)滴定使反应液的 pH 值恒定在 9.0,记录消耗氢氧化钠滴定液(0.1mol/L)的量(ml)。另取在水浴中煮沸15～30分钟的上述供试品溶液 1ml,照上述方法测定作空白对照,按下式计算。

$$每 1g 含有胰脂肪酶活力(单位)=\frac{(A-B)M\times1000}{10}\times\frac{n}{W}$$

式中　A 为供试品消耗氢氧化钠滴定液的容积,ml;

B 为空白消耗氢氧化钠滴定液的容积,ml;

M 为氢氧化钠滴定液的浓度,mol/L;

W 为供试品取样量,g;

n 为供试品稀释倍数(50)。

在上述条件下,每分钟水解脂肪(橄榄油)生成 1μmol 脂肪酸的酶量,为 1 个胰脂肪酶活力的单位。

平均每分钟消耗的氢氧化钠滴定液(0.1mol/L)的量应为 0.08～0.16ml,否则应调整浓度,另行测定。

【类别】　助消化药。

【贮藏】　遮光,密封,在阴凉干燥处保存。

【制剂】　(1)胰酶肠溶片　(2)胰酶肠溶胶囊

胰酶肠溶片

Yimei Changrongpian

Pancreatin Enteric-coated Tablets

本品按胰酶的标示量计算,每 1g 含胰蛋白酶活力不得少于 540 单位,胰淀粉酶活力不得少于 6300 单位,胰脂肪酶活力不得少于 3400 单位。

【性状】　本品为肠溶片,除去肠溶衣后,显白色至淡黄色。

【检查】　**微生物限度**　取本品,照胰酶项下的方法检查,应符合规定。

其他　应符合片剂项下有关的各项规定(通则 0101)。

【效价测定】　**胰蛋白酶**　照紫外-可见分光光度法(通则 0401)测定。

供试品原液　取本品 5 片(0.3g 规格)或 3 片(0.5g 规格),除去肠溶衣,研细,加冷至 5℃以下的氯化钙溶液适量,研磨均匀,移至 200ml 量瓶中,用氯化钙溶液稀释至刻度,摇匀;精密量取适量,用冷至 5℃以下的硼酸盐缓冲液定量稀释制成每 1ml 中约含胰蛋白酶 0.12 单位的溶液。

氯化钙溶液、硼酸盐缓冲液、对照品溶液与测定法　见胰酶效价测定胰蛋白酶项下。

胰淀粉酶　取本品 5 片(0.3g 规格)或 3 片(0.5g 规格),除去肠溶衣,研细,加冷至 5℃以下效价测定项下的磷酸盐缓冲液适量,研磨均匀,再加上述磷酸盐缓冲液定量稀释制成每 1ml 中约含胰淀粉酶 10～12 单位的溶液,照胰酶项下的方法测定。

胰脂肪酶　取本品 5 片(0.3g 规格)或 3 片(0.5g 规格),除去肠溶衣,研细,加冷至 5℃以下效价测定项下的三羟甲基氨基甲烷缓冲液,研磨均匀,再加上述缓冲液溶解并定量稀释制成每 1ml 中约含胰脂肪酶 8～16 单位的溶液,照胰酶项下的方法测定。

【类别】　同胰酶。

【规格】　(1)0.3g　(2)0.5g

【贮藏】　遮光,密封,在阴凉干燥处保存。

胰酶肠溶胶囊

Yimei Changrongjiaonang

Pancreatin Enteric Capsules

本品按胰酶的标示量计算,以干燥品计,每 1g 中含胰蛋白酶活力不得少于 540 单位,胰淀粉酶活力不得少于 6300 单位,胰脂肪酶活力不得少于 3400 单位。

【性状】　本品内容物为类白色至微黄色粉末。

【检查】　**干燥失重**　取本品内容物,在 105℃干燥 4 小时,减失重量不得过 7.0%(通则 0831)。

微生物限度　取本品,照胰酶项下的方法检查,应符合规定。

其他　应符合胶囊剂项下有关的各项规定(通则 0103)。

【效价测定】　**胰蛋白酶**　照紫外-可见分光光度法(通则 0401)测定。

供试品原液　取装量差异项下的内容物，混匀，精密称取适量（约相当胰酶 0.45g），置研钵中，加冷至 5℃以下的氯化钙溶液少量，研磨均匀，移至 100ml 量瓶中，用氯化钙溶液稀释至刻度，摇匀；精密量取适量，用冷至 5℃以下的硼酸盐缓冲液定量稀释制成每 1ml 中约含胰蛋白酶 0.12 单位的溶液。

氯化钙溶液、硼酸盐缓冲液、对照品溶液与测定法　见胰酶效价测定胰蛋白酶项下。

胰淀粉酶　取装量差异项下的内容物，混匀，精密称取适量（约相当胰酶 0.45g），置乳钵中，加冷至 5℃以下效价测定项下的磷酸盐缓冲液适量，研磨均匀，再加上述磷酸盐缓冲液定量稀释制成每 1ml 中约含胰淀粉酶 10～20 单位的溶液，照胰酶项下的方法测定。

胰脂肪酶　取装量差异项下的内容物，混匀，精密称取适量，置研钵中，加冷至 5℃以下效价测定项下的三羟甲基氨基甲烷缓冲液适量，研磨均匀，再加上述缓冲液溶解并定量稀释制成每 1ml 中约含胰脂肪酶 8～16 单位的溶液，照胰酶项下的方法测定。

【类别】　同胰酶。

【规格】　0.15g

【贮藏】　遮光，密封，在阴凉干燥处保存。

胰激肽原酶

Yijitaiyuanmei

Pancreatic Kininogenase

本品系自猪胰中提取的蛋白酶。每 1mg 蛋白含胰激肽原酶的活力不得少于 300 单位（供口服用）或 600 单位（供注射用）。

【制法要求】　本品应从检疫合格的猪胰中提取，生产过程应符合现行版《药品生产质量管理规范》的要求。本品来源于动物，在生产过程中应采用适宜的病毒灭活工艺等方法进行病毒安全性控制。

【性状】　本品为白色或类白色粉末；无臭。

本品在水中易溶，在乙醇或乙醚中几乎不溶。

【鉴别】　（1）照紫外-可见分光光度法（通则 0401）测定。

供试品溶液　取已测得效价的本品适量，精密称定，加纯度项下的磷酸盐缓冲液（pH 7.0）溶解并定量稀释制成每 1ml 中含 10 单位的溶液。精密量取 4ml，置 10ml 量瓶中，用上述磷酸盐缓冲液（pH 7.0）稀释至刻度。

测定法　取效价测定酶活力项下的底物溶液 2.9ml，在 30℃±0.5℃预热 5 分钟，置 1cm 比色池中，精密加入供试品溶液 0.1ml，混匀，立即计时，使比色池内的温度保持在 30℃±0.5℃，在 253nm 的波长处测定，以上述磷酸盐缓冲液（pH 7.0）0.1ml 代替供试品溶液，同法操作，作为空白对照。准确读取 4 分钟时的吸光度（A_4）和 6 分钟时的吸光度（A_6）。求得 A 值[$(A_6-A_4)/2$]，按下式计算。

$$R=\frac{A}{0.0383}\times\frac{1}{a\times b}$$

式中　a 为供试品溶液每 1ml 中的毫克数；

b 为供试品每 1mg 的效价单位数。

结果判定　R 值（水解速率）应为 0.12～0.17。

（2）在纯度项下记录的色谱图中，供试品溶液主峰的保留时间应与对照品溶液主峰的保留时间一致。

【检查】　**酸碱度**　取本品适量，加水溶解并稀释制成每 1ml 中含 300 单位的溶液，依法测定（通则 0631），pH 值应为 5.5～7.5。

溶液的澄清度　取本品适量，加水溶解并稀释制成每 1ml 中含 2mg 的溶液，依法检查（通则 0902 第一法），溶液应澄清。（供注射用）

脂肪　取本品 1.0g，置具塞锥形瓶中，加乙醚 20ml，密塞，时时旋动，放置约 30 分钟后，将乙醚液倾至用乙醚润湿的滤纸上，滤过，再用乙醚 10ml 洗涤残渣，合并滤液及洗液至已恒重的蒸发皿中，除去乙醚，在 105℃干燥 2 小时，精密称定，遗留脂肪不得过 5mg。

相关蛋白酶　照紫外-可见分光光度法（通则 0401）测定。

供试品溶液　取本品适量，加纯度项下的磷酸盐缓冲液（pH 7.0）溶解并稀释制成每 1ml 中含 1 单位的溶液。

测定法　精密量取供试品溶液 1ml 置试管中，在 35℃±0.5℃水浴中保温 5 分钟，精密加入已预热至 35℃±0.5℃的酪蛋白溶液（取酪蛋白 0.6g，加 0.05mol/L 磷酸氢二钠溶液 80ml，65℃加热溶解，放冷，调节 pH 值至 8.0，用水稀释至 100ml，临用前配制）5ml，混匀，于 35℃±0.5℃水浴中准确反应 20 分钟，再精密加入 5%三氯醋酸溶液 5ml，混匀，滤过，取续滤液作为测定溶液；另精密量取供试品溶液 1ml，置试管中，精密加入 5%三氯醋酸溶液 5ml，混匀，于 35℃±0.5℃水浴中准确反应 20 分钟，再精密加入上述酪蛋白溶液 5ml，混匀，滤过，取续滤液作为空白，在 2 小时内，在 280nm 的波长处分别测定吸光度。

限度　吸光度不得过 0.2。

纯度　照高效液相色谱法（通则 0512）测定。

磷酸盐缓冲液（pH 7.0）　取磷酸氢二钠 10.9g，磷酸二氢钠 2.3g，加水溶解并稀释至 1000ml，用 50%磷酸溶液调节 pH 值至 7.0。

供试品溶液　取本品适量，加流动相 A 溶解并稀释制成每 1ml 中约含 200 单位的溶液。

对照品溶液　取胰激肽原酶对照品（纯度应大于 95%）适量，加流动相 A 溶解并定量稀释制成每 1ml 中约含 200 单位的溶液。

色谱条件　用疏水性凝胶为填充剂（TSKgel Phenyl-5PW，7.5mm×75mm，10μm 或其他适宜的色谱柱）；以含

1.7mol/L 硫酸铵的磷酸盐缓冲液(pH 7.0)为流动相 A,以磷酸盐缓冲液(pH 7.0)为流动相 B,按下表进行梯度洗脱;柱温为 25℃;流速为每分钟 0.5ml;检测波长为 280nm;进样体积 20μl。

时间(分钟)	流动相 A(%)	流动相 B(%)
0	100	0
10	100	0
20	0	100
35	0	100
36	100	0
56	100	0

系统适用性要求　理论板数按胰激肽原酶峰计算不低于 1500,胰激肽原酶主峰与相邻杂质峰之间的分离度不得低于 0.8。

测定法　精密量取流动相 A、供试品溶液与对照品溶液,分别注入液相色谱仪,记录色谱图。将供试品溶液与对照品溶液的色谱图扣除流动相 A 色谱图(作为空白基线),进行基线校正。

限度　供试品溶液色谱图中,量取空白基线拐点(约 16 分钟)后所有色谱峰面积,按面积归一化法计算,与对照品溶液主峰保留时间一致的主峰面积不得低于 75%(供口服用)或 90%(供注射用)。

干燥失重　取本品 0.50g,以五氧化二磷为干燥剂,在 60℃减压干燥 4 小时,减失重量不得过 5.0%(通则 0831)。

炽灼残渣　取本品 0.50g,依法检查(通则 0841),遗留残渣不得过 3.0%。

细菌内毒素　取本品,依法检查(通则 1143),每 1 单位胰激肽原酶中含内毒素的量应小于 2.5EU。(供注射用)

【效价测定】　**酶活力**　照紫外-可见分光光度法(通则 0401)测定。

供试品溶液　取本品适量,精密称定,加纯度项下的磷酸盐缓冲液(pH 7.0)适量使溶解并定量稀释制成每 1ml 中约含 10 单位的溶液。

标准品溶液　取胰激肽原酶标准品,按标示单位,加上述磷酸盐缓冲液(pH 7.0)适量使溶解并定量稀释制成每 1ml 中含 10 单位的溶液。

底物溶液　取 *N*-苯甲酰-L-精氨酸乙酯盐酸盐 17.7mg,加三羟甲基氨基甲烷缓冲液(称取三羟甲基氨基甲烷 12.14g,加水 800ml 溶解,用 6mol/L 盐酸溶液调节 pH 值至 8.0,用水稀释至 1000ml)适量使溶解并稀释至 100ml,4℃保存。

测定法　取 25℃±0.5℃水浴中预热的底物溶液 2.5ml,置 1cm 比色池中,分别精密加入供试品溶液或标准品溶液 0.1ml,混匀,立即计时,使比色池内的温度保持在 25℃±0.5℃,在 253nm 波长处,以底物溶液为空白,准确读取 1 分钟时的吸光度 A_0 和 3 分钟时的吸光度 A,标准品溶液和供试品溶液需平行测定 3 次,分别求得标准品溶液和供试品溶液的 ΔA 值($\Delta A = A - A_0$)的平均值,代入下式计算。

$$P=\frac{\overline{\Delta A_t}\times P_s\times n}{\overline{\Delta A_s}\times W}$$

式中　P 为每 1mg 供试品中含胰激肽原酶的量,单位;

$\overline{\Delta A_t}$ 为供试品溶液的 ΔA 值的平均值;

$\overline{\Delta A_s}$ 为标准品溶液的 ΔA 值的平均值;

P_s 为标准品溶液的单位数;

n 为稀释倍数;

W 为供试品量,mg。

蛋白含量　取本品约 10mg,精密称定,照蛋白质含量测定法(通则 0731 第一法)测定,即得。

比活　由测得的酶活力和蛋白含量计算每 1mg 蛋白中含胰激肽原酶的单位数,即得。

【类别】　血管舒张药。

【贮藏】　遮光,密封,在阴凉干燥处保存。

【制剂】　胰激肽原酶肠溶片

胰激肽原酶肠溶片

Yijitaiyuanmei Changrongpian

Pancreatic Kininogenase Enteric-coated Tablets

本品含胰激肽原酶的效价应不小于标示量的 85.0%。

【性状】　本品为肠溶衣片,除去包衣后显白色或类白色。

【鉴别】　在纯度项下记录的色谱图中,供试品溶液主峰的保留时间应与对照品溶液主峰的保留时间一致。

【检查】　**纯度**　照高效液相色谱法(通则 0512)测定。

磷酸盐缓冲液(pH 7.0)　见胰激肽原酶纯度项下。

辅料溶液　取淀粉 1.3g、糊精 0.36g 与微晶纤维素 0.52g,置离心管中,加流动相 A 3ml,在漩涡振荡器上混匀 2 分钟,离心(每分钟 3000 转)15 分钟,取上清液滤过,取续滤液,即得。

供试品溶液　取本品,除去包衣,研细,称取细粉适量,置离心管中,加流动相 A 适量使胰激肽原酶溶解并稀释制成每 1ml 中约含胰激肽原酶 200 单位的溶液,在漩涡振荡器上混匀 2 分钟,离心(每分钟 3000 转)15 分钟,取上清液滤过,取续滤液,即得。

对照品溶液　取胰激肽原酶对照品(纯度应大于 95%)适量,加流动相 A 溶解并定量稀释制成每 1ml 中约含 400 单位的溶液。

系统适用性溶液　取等体积的辅料溶液与对照品溶液,混匀。

色谱条件　见胰激肽原酶纯度项下。按下表进行线性梯度洗脱。

时间(分钟)	流动相 A(%)	流动相 B(%)
0	100	0
10	100	0
40	0	100
55	0	100
56	100	0
76	100	0

系统适用性要求　将系统适用性溶液的色谱图扣除流动相 A 的色谱图(作为空白基线)，进行基线校正，基线校正后的色谱图中，辅料杂质峰的保留时间约为 36 分钟，胰激肽原酶峰的保留时间约为 46 分钟。理论板数按胰激肽原酶峰计算不低于 1500，胰激肽原酶峰与辅料杂质峰的分离度应大于 3.0。

测定法　精密量取流动相 A、供试品溶液与对照品溶液，分别注入液相色谱仪，记录色谱图，并按系统适用性要求项下的方法进行基线校正。

限度　在供试品溶液色谱图中，量取辅料杂质峰后各色谱峰的面积，按峰面积归一化法计算，与对照品溶液主峰保留时间一致的主峰面积不得低于 70%。

含量均匀度　取本品 10 片，除去包衣，研细，分别加纯度项下的磷酸盐缓冲液(pH 7.0)适量，研磨使胰激肽原酶溶解，并定量稀释成每 1ml 中含胰激肽原酶 10 单位的溶液，滤过，取续滤液作为供试品溶液，照胰激肽原酶的效价测定项下的方法测定，每片效价与 10 片的平均效价比较，大于平均效价 ±10% 的不得多于 1 片，且不得超过 ±15%；10 片效价的相对标准偏差应不得大于 6.0%。

溶出度　照溶出度与释放度测定法(通则 0931，采用第一法和第二法中肠溶制剂方法 2，仪器装置采用第三法)测定。

酸中溶出量　溶出条件　以 0.1mol/L 盐酸溶液 100ml 为溶出介质，转速为每分钟 75 转，依法操作，经 2 小时时，立即将转篮提出液面。

限度　片剂应不得有裂缝、崩解现象。

缓冲液中溶出量　溶出条件　弃去酸中溶出量项下 2 小时后各溶出杯中酸液，快速用水冲洗数次，立即加入与酸液相同温度的磷酸盐缓冲液(pH 6.8)100ml，继续依法操作，经 45 分钟时取样。

供试品溶液　取溶出液约 10ml，滤过，取续滤液，即得。

标准品溶液　取胰激肽原酶标准品适量，按标示单位加磷酸盐缓冲液(pH 6.8)溶解并定量稀释制成每 1ml 中约含 0.5 单位(60 单位规格)或 1 单位(120 单位规格)或 2 单位(240 单位规格)的溶液。

测定法　取小试管 2 支，各加三羟甲基氨基甲烷缓冲液(称取三羟甲基氨基甲烷 12.14g，加水 800ml 溶解，用 6mol/L 盐酸溶液调节 pH 值至 8.0，加水稀释至 1000ml)2.0ml，底物溶液(取 *N*-苯甲酰-L-精氨酸乙酯盐酸盐 14.14mg，加三羟甲基氨基甲烷缓冲液 12.5ml 溶解，4℃ 保存)0.5ml，混匀，置 25℃±0.5℃ 水浴中保温数分钟后，一支试管中精密加入供试品溶液 0.2ml，混匀，立即计时，使比色池内的温度保持在 25℃±0.5℃，另一支试管中精密加入磷酸盐缓冲液(pH 6.8)0.2ml 代替供试品溶液，作为空白，计时至 1 分钟时，照紫外-可见分光光度法(通则 0401)，在 253nm 的波长处测定吸光度(A_1)，再将上述两种溶液倒回对应的试管中，继续置 25℃±0.5℃ 水浴中保温，至 16 分钟时同法测定吸光度(A_2)。另取标准品溶液同法操作。分别求得标准品溶液与供试品溶液的 ΔA 值($\Delta A = A_2 - A_1$)，按下式计算。

每片缓冲液中溶出量% =

$$\frac{供试品溶液\ \Delta A \times 标准品溶液的单位 \times 稀释倍数}{标准品溶液\ \Delta A \times 标示效价}$$

限度　标示量的 70% 以上，应符合规定。

其他　应符合片剂项下有关的各项规定(通则 0101)。

【效价测定】　照紫外-可见分光光度法(通则 0401)测定。

供试品溶液　取本品 20 片，除去包衣，精密称定，研细。精密称取细粉适量(约相当于胰激肽原酶 250 单位)，置研钵中，加少量纯度项下的磷酸盐缓冲液(pH 7.0)，研磨使胰激肽原酶溶解，定量转移至 25ml 量瓶中，用上述磷酸盐缓冲液(pH 7.0)稀释至刻度，摇匀，滤过，取续滤液，即得。

标准品溶液、底物溶液与测定法　见胰激肽原酶效价测定酶活力项下。

【类别】　同胰激肽原酶。

【规格】　(1)60 单位　(2)120 单位　(3)240 单位

【贮藏】　密封，在阴凉干燥处保存。

胱 氨 酸

Guang'ansuan

Cystine

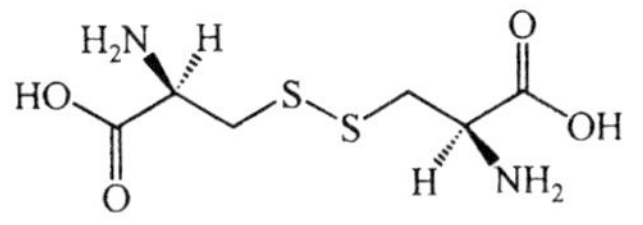

$C_6H_{12}N_2O_4S_2$　240.30

本品为 L-3,3'-二硫双(2-氨基丙酸)。按干燥品计算，含 $C_6H_{12}N_2O_4S_2$ 不得少于 98.5%。

【性状】　本品为白色结晶或结晶性粉末。

本品在水或乙醇中几乎不溶；在稀盐酸或氢氧化钠试液中溶解。

比旋度　取本品，精密称定，加 1mol/L 盐酸溶液溶解并定量稀释制成每 1ml 中约含 20mg 的溶液，依法测定(通则 0621)，比旋度为 −215° 至 −230°。

【鉴别】　(1)取本品与胱氨酸对照品各适量，分别加 2% 氨溶液溶解并稀释制成每 1ml 中约含 10mg 的溶液，作为供试品溶液与对照品溶液。照其他氨基酸项下的方法试验，供试品溶液所显主斑点的位置和颜色应与对照品溶液的主斑点相同。

（2）本品的红外光吸收图谱应与对照的图谱（光谱集 1036 图）一致。

【检查】 **酸度** 取本品 1.0g，加水 100ml，充分振摇，依法测定（通则 0631），pH 值应为 5.0～6.5。

溶液的透光率 取本品 1.0g，加 1mol/L 盐酸溶液 20ml 溶解后，照紫外-可见分光光度法（通则 0401），在 430nm 的波长处测定透光率，不得低于 98.0%。

氯化物 取本品 0.50g，加稀硝酸 10ml 溶解后，加水使成 50ml，分取 25ml，依法检查（通则 0801），与标准氯化钠溶液 5.0ml 制成的对照液比较，不得更浓（0.02%）。

硫酸盐 取本品 0.70g，加稀盐酸 5ml 振摇使溶解，加水使成 40ml，依法检查（通则 0802），与标准硫酸钾溶液 1.4ml 加稀盐酸 5ml 制成的对照液比较，不得更浓（0.02%）。

其他氨基酸 照薄层色谱法（通则 0502）试验。

供试品溶液 取本品适量，加 2% 氨溶液溶解并稀释制成每 1ml 中约含 10mg 的溶液。

对照溶液 精密量取供试品溶液 1ml，置 200ml 量瓶中，用 2% 氨溶液稀释至刻度，摇匀。

系统适用性溶液 取胱氨酸对照品与盐酸精氨酸对照品各适量，置同一量瓶中，加 2% 氨溶液溶解并稀释制成每 1ml 中分别约含胱氨酸 10mg 和盐酸精氨酸 1mg 的溶液。

色谱条件 采用硅胶 G 薄层板，以异丙醇-浓氨溶液（7∶3）为展开剂。

测定法 吸取上述三种溶液各 2μl，分别点于同一薄层板上，展开，晾干，喷以 0.2% 茚三酮的正丁醇-冰醋酸溶液（95∶5），在 80℃ 加热至斑点出现，立即检视。

系统适用性要求 对照溶液应显一个清晰的斑点，系统适用性溶液应显两个完全分离的斑点。

限度 供试品溶液如显杂质斑点，其颜色与对照溶液的主斑点比较，不得更深（0.5%），且不得超过 1 个。

干燥失重 取本品，在 105℃ 干燥 3 小时，减失重量不得过 0.2%（通则 0831）。

炽灼残渣 取本品 1.0g，依法检查（通则 0841），遗留残渣不得过 0.1%。

铁盐 取炽灼残渣项下遗留的残渣，加硝酸 1ml，置水浴上蒸干，加稀盐酸 4ml，微温溶解后，移至 50ml 的纳氏比色管中，依法检查（通则 0807），与标准铁溶液 1.0ml 制成的对照液比较，不得更深（0.001%）。

重金属 取本品 1.0g，依法检查（通则 0821 第二法），含重金属不得过百万分之十。

砷盐 取本品 2.0g，加水 23ml，再加盐酸 5ml 溶解后，依法检查（通则 0822 第一法），应符合规定（0.0001%）。

【含量测定】 取本品约 80mg，精密称定，置碘瓶中，加氢氧化钠试液 2ml 与水 10ml 振摇溶解后，加溴化钾溶液（20→100）10ml，精密加入溴酸钾滴定液（0.016 67mol/L）50ml 和稀盐酸 15ml，密塞，置冰浴中暗处放置 10 分钟，加碘化钾 1.5g，摇匀，1 分钟后，用硫代硫酸钠滴定液（0.1mol/L）滴定，至近终点时，加淀粉指示剂 2ml，继续滴定至蓝色消失，并将滴定结果用空白试验校正。每 1ml 的溴酸钾滴定液（0.016 67mol/L）相当于 2.403mg 的 $C_6H_{12}N_2O_4S_2$。

【类别】 氨基酸类药。

【贮藏】 遮光，密封保存。

【制剂】 胱氨酸片

胱氨酸片

Guang'ansuan Pian

Cystine Tablets

本品含胱氨酸（$C_6H_{12}N_2O_4S_2$）应为标示量的 90.0%～110.0%。

【性状】 本品为白色片。

【鉴别】 （1）取本品 2 片，研细，取细粉适量（约相当于胱氨酸 2mg），加 2% 醋酸钠溶液 3ml 与茚三酮约 1mg，加热，溶液显蓝紫色。

（2）取本品的细粉适量（约相当于胱氨酸 100mg），置 10ml 量瓶中，加 2% 氨溶液适量使胱氨酸溶解并稀释至刻度，滤过，取续滤液照胱氨酸项下的鉴别（1）项试验，显相同的结果。

【检查】 应符合片剂项下有关的各项规定（通则 0101）。

【含量测定】 取本品 20 片，精密称定，研细，精密称取适量（约相当于胱氨酸 80mg），照胱氨酸含量测定项下的方法测定，即得。

【类别】 同胱氨酸。

【规格】 （1）25mg （2）50mg

【贮藏】 遮光，密封保存。

脂肪乳注射液（$C_{14\sim24}$）

Zhifangru Zhusheye（$C_{14\sim24}$）

Fat Emulsion Injection（$C_{14\sim24}$）

本品系由大豆油（供注射用）经乳化、均质制成的灭菌乳状液体。含大豆油应为标示量的 95.0%～105.0%。

【处方】

	1	2	3	4	5
大豆油（供注射用）	100g	100g	200g	200g	300g
蛋黄卵磷脂（供注射用）	6g	12g	12g	12g	12g
甘油（供注射用）	25g	22g	22g	25g	16.7g
注射用水	适量	适量	适量	适量	适量
制成	1000ml	1000ml	1000ml	1000ml	1000ml

【性状】 本品为白色乳状液体。

【鉴别】 在含量测定项下记录的色谱图中，供试品溶液主峰的保留时间应与对照品溶液主峰的保留时间一致。

【检查】 **pH值** 应为6.0～8.5(处方1～4)或6.5～9.0(处方5)(通则0631)。

乳粒 取本品，照粒度和粒度分布测定法(通则0982第三法)，依法检查(采用基于米氏散射理论的激光散射粒度分布仪，如Mastersizer 2000：建议参数为吸收率0、0.001或0.01，折射率1.47～1.52，遮光度5%～10%；或其他适宜的仪器)，或照动态光散射法检查(附件1)，体积平均粒径或光强平均粒径不得过0.5μm；另取本品，照基于单粒子光学传感技术的光阻法测定(附件2)，大于5μm的乳粒加权总体积不得过油相体积的0.05%。

游离脂肪酸 用内容量移液管精密量取本品15ml，加乙醇60ml、水30ml与0.05mol/L盐酸溶液1ml，摇匀，作为供试品溶液；另精密称取硬脂酸28.5mg，置100ml量瓶中，加无水乙醇溶解并稀释至刻度，摇匀，精密量取15ml，加乙醇45ml、水30ml与0.05mol/L盐酸溶液1ml，摇匀，作为空白溶液。照电位滴定法(通则0701)，用氢氧化钠滴定液(0.05mol/L)滴定。按下式计算，每1g大豆油中含游离脂肪酸不得过0.07mmol。

$$游离脂肪酸=[C\times(V-V_0)+0.015]/(15\times L)$$

式中 C 为氢氧化钠滴定液(0.05mol/L)的浓度，mol/L；

V 为供试品溶液在第二等当点与第一等当点时消耗氢氧化钠滴定液(0.05mol/L)体积的差值，ml；

V_0 为空白溶液在第二等当点与第一等当点时消耗氢氧化钠滴定液(0.05mol/L)体积的差值，ml；

L 为大豆油的标示量，g/ml。

过氧化值 用内容量移液管精密量取本品适量(约相当于大豆油1g)，冻干或60℃水浴减压蒸馏至除尽水分，加冰醋酸-三氯甲烷(3：2)30ml(两种试剂临用前通入氮气或二氧化碳除去溶解氧)使残渣溶解。精密加饱和碘化钾溶液0.5ml，立即密塞，准确计时，振摇1分钟，加新沸过的冷水30ml与淀粉指示液5ml，立即用硫代硫酸钠滴定液(0.01mol/L)滴定至上层水相紫蓝色消失，并将滴定的结果用空白试验校正。按下式计算，本品的过氧化值不得过6.0。

$$过氧化值=(V_1-V_0)\times C\times 1000/(V\times L)$$

式中 V_1 为供试品消耗硫代硫酸钠滴定液(0.01mol/L)的体积，ml；

V_0 为空白试验消耗硫代硫酸钠滴定液(0.01mol/L)的体积，ml；

C 为硫代硫酸钠滴定液(0.01mol/L)的浓度，mol/L；

V 为供试品的取样量，ml；

L 为大豆油的标示量，g/ml。

甲氧基苯胺值 照紫外-可见分光光度法(通则0401)测定。

供试品溶液 用内容量移液管精密量取本品10ml，置250ml圆底烧瓶中，冻干除去水分(或加无水乙醇20ml，于60℃水浴减压蒸馏除去水分。自“加无水乙醇20ml”起，依法重复操作三次除尽水分)。取残渣，加异丙醇-异辛烷(2：8)适量使溶解并定量转移至25ml量瓶中，用上述溶剂稀释至刻度，摇匀，取12ml置离心管，加无水硫酸钠2.0g，振摇1分钟，离心(每分钟4000转)10分钟，取上清液。

测定法 精密量取供试品溶液5ml，置具塞试管中，精密加冰醋酸1ml，密塞，摇匀，以异丙醇-异辛烷(2：8)为空白，在350nm的波长处测定吸光度(A_0)；精密量取供试品溶液与异丙醇-异辛烷(2：8)各5ml，分别置甲、乙两支具塞试管中，各精密加0.25% 4-甲氧基苯胺的冰醋酸溶液(临用新制)1ml，密塞，摇匀，立即准确计时，于23℃±3℃避光放置约8分钟，在350nm的波长处分别读取10分钟时的吸光度A_1、A_2。按下式计算。

$$甲氧基苯胺值=25\times 1.2\times(A_1-A_2-A_0)/(V\times L)$$

式中 A_1 为供试品溶液反应后的吸光度；

A_2 为空白溶液反应后的吸光度；

A_0 为供试品溶液未反应的吸光度；

V 为供试品的取样量，ml；

L 为大豆油的标示量，g/ml；

1.2为加入4-甲氧基苯胺的冰醋酸溶液后的溶液稀释因子。

限度 不得过5.0。

脂肪酸组成 照气相色谱法(通则0521)测定。

供试品溶液 取本品适量(约相当于大豆油0.2g)，置具塞试管中，加乙醚10ml，摇匀，加无水硫酸钠5g，摇匀，静置分层，取乙醚层溶液5ml，加至硅胶柱内(硅胶孔径6nm，110℃活化1小时，装填高度为1.5cm，直径为1.5cm，使用前用少量乙醚润湿)，以每分钟5～10滴的流速通过柱，收集流出液，挥干，加正庚烷5ml使残留物溶解，取1ml，加二甲基碳酸酯与0.5mol/L甲醇钠溶液各1ml，充分混合1分钟，加水7ml，摇匀，取上清液。

对照品溶液 取己酸甲酯、辛酸甲酯、癸酸甲酯、月桂酸甲酯、十四烷酸甲酯、棕榈酸甲酯、棕榈油酸甲酯、硬脂酸甲酯、油酸甲酯、亚油酸甲酯、亚麻酸甲酯、花生酸甲酯、二十碳烯酸甲酯与山嵛酸甲酯对照品各适量，精密称定，加正庚烷溶解并稀释制成每1ml中含上述对照品各0.1mg的混合溶液。

色谱条件 用键合聚乙二醇为固定液的毛细管柱(0.25mm×30m，0.25μm)为色谱柱；起始温度为180℃，维持8分钟，以每分钟10℃的速率升温至225℃，维持15分钟；检测器温度为280℃；进样口温度为250℃；载气流速为每分钟1ml；进样体积1μl。

系统适用性要求 对照品溶液色谱图中，各色谱峰间的分离度应符合要求。

测定法 取供试品溶液注入气相色谱仪，记录色谱图，按面积归一化法以峰面积计算。

限度 碳链长度小于14的饱和脂肪酸不大于0.1%，十四烷酸不大于0.2%,棕榈酸应为9.0%～13.0%,棕榈油酸不大于0.3%,硬脂酸应为2.5%～5.0%,油酸应为17.0%～30.0%,亚油酸应为48.0%～58.0%,亚麻酸应为5.0%～11.0%,花生酸不大于1.0%,二十碳烯酸不大于1.0%,山嵛酸不大于1.0%。

溶血磷脂酰胆碱与溶血磷脂酰乙醇胺　照高效液相色谱法(通则0512)测定。

供试品溶液　用内容量移液管精密量取本品1ml,置10ml量瓶中,用正己烷-异丙醇(1∶2)稀释至刻度,摇匀。

对照品溶液(1)～(5)　取溶血磷脂酰胆碱与溶血磷脂酰乙醇胺对照品各适量,精密称定,加正己烷-异丙醇(1∶2)溶解并分别定量稀释制成每1ml中含溶血磷脂酰胆碱40μg、80μg、120μg、200μg、400μg和溶血磷脂酰乙醇胺12.5μg、25μg、37.5μg、62.5μg、125μg的溶液。

系统适用性溶液　取溶血磷脂酰乙醇胺对照品适量,加三氯甲烷-甲醇(2∶1)溶解并稀释制成每1ml中约含1mg的溶液,取0.2ml与供试品溶液1ml,混匀。

色谱条件　用硅胶为填充剂(Alltima Silica 4.6mm×250mm,5μm或效能相当的色谱柱);以甲醇-水-冰醋酸-三乙胺(85∶15∶0.5∶0.05)为流动相A,正己烷-异丙醇-流动相A(20∶48∶32)为流动相B;流速为每分钟1.0ml;按下表进行梯度洗脱;检测器为蒸发光散射检测器(参考条件:雾化气为氮气或压缩空气,雾化气流速为每分钟1.5L,漂移管温度为75℃);柱温为40℃;进样体积20μl。必要时适当调整浓度及进样体积,使检测灵敏度满足定量测定的要求。

时间(分钟)	流动相A(%)	流动相B(%)
0	3.5	96.5
10	22	78
22	90	10
27	90	10
28	3.5	96.5
34	3.5	96.5

系统适用性要求　系统适用性溶液色谱图中,溶血磷脂酰乙醇胺峰与相邻峰间的分离度应符合要求。

测定法　精密量取对照品溶液(1)～(5),分别注入液相色谱仪,记录色谱图。以对照品溶液浓度的对数值与对应峰面积的对数值计算线性回归方程,相关系数应不小于0.99。另精密量取供试品溶液,注入液相色谱仪,记录色谱图,由回归方程计算供试品中溶血磷脂酰胆碱与溶血磷脂酰乙醇胺的含量。

限度　每1ml中含溶血磷脂酰胆碱不得过2.0mg,溶血磷脂酰乙醇胺不得过0.5mg。

磷　照紫外-可见分光光度法(通则0401)测定。

供试品溶液　用内容量移液管精密量取本品2ml,置坩埚中,加氧化锌2g,缓缓炽灼至烟雾消失,将坩埚置600℃炽灼1小时,取出,放冷,加盐酸溶液(1→2)10ml,缓缓加热至沸,煮沸5分钟使内容物溶解,用水定量转移至100ml量瓶中,用水稀释至刻度,摇匀。

空白溶液　取所用试剂,制备方法同供试品溶液。

对照品溶液　取磷酸二氢钾对照品约0.135g,精密称定,置100ml量瓶中,加水溶解并稀释至刻度,摇匀,精密量取10ml置100ml量瓶中,用水稀释至刻度,摇匀。

测定法　精密量取对照品溶液0ml、1ml、2ml、3ml与5ml,分别置25ml量瓶中,依次分别加水10ml、钼酸铵硫酸溶液(取钼酸铵5g,加0.5mol/L硫酸溶液100ml使溶解)1ml、对苯二酚硫酸溶液(取对苯二酚0.5g,加0.025mol/L硫酸溶液100ml使溶解,临用新制)1ml与50%醋酸钠溶液3ml,用水稀释至刻度,摇匀,放置5分钟,以第一瓶为空白,在720nm的波长处分别测定吸光度,以测得的吸光度与其对应的浓度计算线性回归方程。精密量取供试品溶液与空白溶液各10ml,分别置25ml量瓶中,同法操作,在720nm的波长处分别测定吸光度,将两者吸光度的差值代入回归方程计算,并将结果乘以0.2276。

限度　每1ml中含磷(P)应为0.20～0.26mg(处方1)或0.40～0.52mg(处方2～5)。

甘油　用内容量移液管精密量取本品2ml,加1.3%高碘酸钠溶液50ml,搅拌1分钟,加1,2-丙二醇3ml,搅拌30秒,照电位滴定法(通则0701),用氢氧化钠滴定液(0.1mol/L)滴定,并将滴定的结果用空白试验校正。每1ml氢氧化钠滴定液(0.1mol/L)相当于9.21mg的$C_3H_8O_3$。本品每1ml中含甘油应为15.0～18.4mg(处方5)或19.8～24.2mg(处方2、3)或22.5～27.5mg(处方1、4)。

渗透压摩尔浓度　取本品,依法检查(通则0632),渗透压摩尔浓度应为280～370mOsmol/kg。

细菌内毒素　取本品,用0.1mol/L盐酸溶液调节pH值至6.5～7.5,依法检查(通则1143),每1ml中含内毒素的量应小于0.5EU。

其他　除不溶性微粒外,应符合注射剂项下有关的各项规定(通则0102)。

【含量测定】　照高效液相色谱法(通则0512)测定。

溶剂　正己烷-异丙醇(1∶1)。

供试品溶液　用内容量移液管精密量取本品适量(约相当于大豆油0.5～0.6g),置50ml量瓶中,用溶剂稀释至刻度,摇匀,精密量取1ml,置50ml量瓶中,加溶剂5ml,用流动相稀释至刻度,摇匀。

对照品贮备液　取大豆油对照品约0.19g,精密称定,置100ml量瓶中,用溶剂溶解并稀释至刻度,摇匀(此液在−20℃下保存,可使用2个月)。

系列对照品溶液　精密量取对照品贮备液2.0ml、2.5ml、3.0ml、3.5ml与4.0ml,分别置25ml量瓶中,用流动相稀释至刻度,摇匀。

系统适用性溶液　取大豆油和油酸各10mg,置50ml量瓶中,用流动相溶解并稀释至刻度,摇匀。

色谱条件　用硅胶为填充剂；以正己烷-异丙醇-冰醋酸(98.9∶1∶0.1)为流动相；检测器为蒸发光散射检测器(参考条件：雾化气为氮气或压缩空气，雾化气流速为每分钟 2.5L 或压力为 240kPa，漂移管温度为 60～70℃)；进样体积 10μl。必要时适当调整浓度及进样体积，使检测灵敏度满足定量测定的要求。

系统适用性要求　系统适用性溶液色谱图中，大豆油峰与油酸峰的分离度应大于 2.0。

测定法　精密量取系列对照品溶液，分别注入液相色谱仪，记录色谱图。以系列对照品溶液浓度的对数值与对应峰面积的对数值计算线性回归方程，相关系数应不小于 0.99。精密量取供试品溶液，注入液相色谱仪，记录色谱图，由回归方程计算大豆油含量。

【类别】　肠外营养药。

【规格】　(1)100ml∶10g(大豆油)∶1.2g(卵磷脂)
(2)250ml∶25g(大豆油)∶3g(卵磷脂)
(3)500ml∶50g(大豆油)∶6g(卵磷脂)
(4)100ml∶20g(大豆油)∶1.2g(卵磷脂)
(5)250ml∶50g(大豆油)∶3g(卵磷脂)
(6)500ml∶100g(大豆油)∶6g(卵磷脂)
(7)100ml∶30g(大豆油)∶1.2g(卵磷脂)
(8)250ml∶75g(大豆油)∶3g(卵磷脂)
(9)250ml∶25g(大豆油)∶1.5g(卵磷脂)
(10)500ml∶50g(大豆油)∶3g(卵磷脂)

【贮藏】　25℃以下保存，不得冷冻。

【标注】　产品标签或使用说明书中应写处方。

附件 1

动态光散射法

动态光散射(Dynamic Light Scattering，DLS)，也称光子相关光谱(Photon Correlation Spectroscopy，PCS)。动态光散射技术是基于对散射光强度快速而短暂的波动进行分析，这种波动是悬浮在液体中的粒子(包括脂肪乳粒)由于随机布朗运动或扩散引起的。采用合适的检测器(如光电倍增管)，在给定的角度(如 90°)测定快速波动的散射光强度。由散射光强度数据计算得自相关函数，通过适当的解卷积算法，转换得到强度加权扩散系数的近似分布。再通过 Stokes-Einstein 方程和经典(米氏)光散射理论计算小粒径乳粒的分布。

1. 对仪器的一般要求

具备(或不具备)样品自动稀释功能的合适的动态光散射仪，一般散射角设置为 90°。取 100、250 和 400nm 的标准粒子(聚苯乙烯标准粒子或其他合适的微球体)，每种粒子测定 3 次，平均粒径的相对标准偏差应不大于 10%，光强平均粒径和标准偏差应在可接受的误差范围内。

2. 测定方法

在预先经 0.2μm 孔径过滤器过滤并经超声脱气的水中，加入适量样品。缓慢搅拌得到均匀的轻微浑浊的混悬液。将仪器散射角度设置为 90°进行测定。只要卡方(χ^2)拟合优度参数保持可接受的低值(视每台仪器的规格而定)，样品的测试结果就是可接受的。

如果仪器中配有自动稀释系统，可直接将初始高浓度的样品注入仪器中，由仪器自动稀释至适合的浓度进行检测。需确保浓度不过高，否则会因为多重散射和液滴间相互作用产生假象。如果仪器不具备自动稀释功能，则需手动稀释(第一次至少稀释 10 倍)，然后装入一个插入式的样品池中。依据仪器规格及技术参数制定最佳的稀释方案，使待测样品池中的浓度能产生合适的散射强度以适于测定。

附件 2

光阻法测定乳状注射液中大于 5μm 的乳粒

乳状注射液中 5μm 以上大乳粒的比例，可采用基于光阻(光消减)原理的单粒子光学传感技术进行测定。单个粒子通过狭窄的光感区时阻挡了一部分入射光，引起到达检测器的入射光强度瞬间降低，强度信号的衰减幅度理论上与粒子横截面(假设横截面积小于光感区的宽度)，即粒子直径的平方成比例。用系列标准粒子建立粒径与强度信号大小的校正曲线。仪器测得样品中乳粒通过光感区产生的信号，根据校正曲线计算出乳粒的粒径及加权体积。使用单粒子光学传感技术传感器时，需知道重合限与最佳流速。

1. 对仪器的一般要求

将仪器的阈值设为 1.8μm，上限为 50μm。分别测定 5μm、10μm 两种规格的标准粒子，每一种标准粒子检测三次，所测得的标准粒子的平均数均粒径的相对标准偏差应不大于 10%，与其标示值的偏差应小于 10%。此外，所测得的每毫升标准粒子的数目应在标准粒子标示浓度的±10%以内。

2. 测定法

如果仪器配有自动稀释系统，直接用注射器或聚四氟乙烯管线将高浓度的样品注入仪器中，由仪器自动稀释至适合的浓度再进行检测；如果仪器不具备自动稀释功能，则需手动稀释(第一次至少稀释 10 倍)，在预先经 0.2μm 孔径过滤器过滤并经超声脱气的水中加入适量乳状注射液，缓慢搅拌得到轻微浑浊的均匀混悬液。无论哪种稀释方式，最终粒子浓度均应低于传感器的重合限。将检测器的阈值设为 1.8μm，上限为 50μm，测定样品，每个样品测定 3 次。按下式计算大于 5μm 的乳粒加权总体积占油相体积的百分比。

$$\text{大乳粒}\% = \frac{\text{测得的大于 }5\mu m\text{ 的乳粒加权总体积(ml)}\times\text{稀释倍数}\times\text{油相密度(g/ml)}}{\text{取样量(ml)}\times\text{油相标示浓度(g/100ml)}}\times 100\%$$

胶体果胶铋

Jiaoti Guojiaobi

Colloidal Bismuth Pectin

本品为一种果胶与铋生成的组成不定的复合物。含果胶铋以铋(Bi)计算，应为 14.0%～16.0%。

【性状】 本品为黄色粉末；无臭。

本品在乙醇等有机溶剂中不溶，在水中结块，振摇后能均匀分散在水中。

【鉴别】 (1)取本品约 5mg，加水 10ml，搅拌，用稀硫酸 3～5 滴酸化，生成絮状沉淀，加 10%硫脲溶液数滴，即生成深黄色。

(2)取本品 10mg，加水 25ml，搅拌，用稀硫酸 3～5 滴酸化后，生成絮状沉淀，加碘化钾试液，即生成黄色至棕黄色溶液和沉淀。

(3)取本品 0.1g，加热水 10ml，搅拌均匀，放冷，加乙醇 10ml，即发生胶凝。

【检查】 **碱度** 取本品 50mg，加水 50ml，振摇，依法测定(通则 0631)，pH 值应为 8.5～10.5。

胶态稳定性 取本品 0.25g，置 100ml 具塞量筒中，加水至 100ml，强力振摇 1 分钟，使成胶态溶液，静置 1 小时，胶态物的顶面不得下降至 97ml 的刻度以下。

硫酸盐 取本品 2.0g，加盐酸 6ml，搅拌至完全湿润后，加水至 100ml，摇匀，滤过，取滤液 50ml，分为两份，一份中加 25%氯化钡溶液 5ml，放置 10 分钟，反复过滤至滤液澄清，加标准硫酸钾溶液 4.0ml，摇匀，放置 10 分钟作为对照液；另一份中加 25%氯化钡溶液 5ml，加水适量至与对照液同体积，摇匀，放置 10 分钟，如发生浑浊，与对照液比较，不得更浓(0.08%)。

硝酸盐 取本品 50mg，加水 100ml 搅拌后，滤过，取滤液 20ml，加对氨基苯磺酸-α-萘胺试液 2ml 及锌粉 10mg，放置 15 分钟，如显色，与标准硝酸钾溶液(精密称取在 105℃干燥至恒重的硝酸钾 81.5mg，置 50ml 量瓶中，加水溶解，并稀释至刻度，摇匀，精密量取 5ml，置 100ml 量瓶中，用水稀释至刻度，摇匀。每 1ml 相当于 0.05mg 的 NO_3)0.6ml 用同一方法制成的对照液比较，不得更深(0.3%)。

铅盐 取本品 1.0g，置坩埚中，缓缓炽灼至完全炭化，放冷，加硫酸 0.5～1ml，小火加热至硫酸蒸气除尽后，在 600℃炽灼使完全灰化，放冷，滴加硝酸 0.5ml 使溶解，在水浴上蒸干，加氢氧化钾溶液(1→6)5ml，搅匀，煮沸 2 分钟，放冷，补加水至原量，滤过，用水洗涤残渣，洗液与滤液合并，用醋酸调节 pH 值至 7，加醋酸盐缓冲液(pH 3.5)2ml，用水稀释成 25ml，加硫代乙酰胺试液 2ml，摇匀，放置 2 分钟。如显色，与标准铅溶液 2.0ml 用同一方法制成的对照液比较，不得更深(0.002%)。

砷盐 取本品 1.0g，加盐酸 5ml 与水 23ml 溶解后，依法检查(通则 0822 第一法)，应符合规定(0.0002%)。

【含量测定】 取本品 0.5g，精密称定，加硝酸溶液(1→2)5ml，加热使溶解，再加水 150ml 与二甲酚橙指示液 2 滴，用乙二胺四醋酸二钠滴定液(0.05mol/L)滴定至溶液显黄色。每 1ml 乙二胺四醋酸二钠滴定液(0.05mol/L)相当于 10.45mg 的铋(Bi)。

【类别】 胃黏膜保护药。

【贮藏】 遮光，密封保存。

【制剂】 胶体果胶铋胶囊

胶体果胶铋胶囊

Jiaoti Guojiaobi Jiaonang

Colloidal Bismuth Pectin Capsules

本品含果胶铋以铋(Bi)计算，应为标示量的 90.0%～110.0%。

【性状】 本品内容物为黄色颗粒或粉末。

【鉴别】 取本品的内容物，照胶体果胶铋项下的鉴别试验，显相同的结果。

【检查】 应符合胶囊剂项下有关的各项规定(通则 0103)。

【含量测定】 取装量差异项下的内容物，混合均匀，精密称取适量(约相当于铋 75mg)，照胶体果胶铋项下的方法测定，即得。

【类别】 同胶体果胶铋。

【规格】 按 Bi 计　(1)40mg　(2)50mg

【贮藏】 遮光，密封保存。

高三尖杉酯碱

Gaosanjianshanzhijian

Homoharringtonine

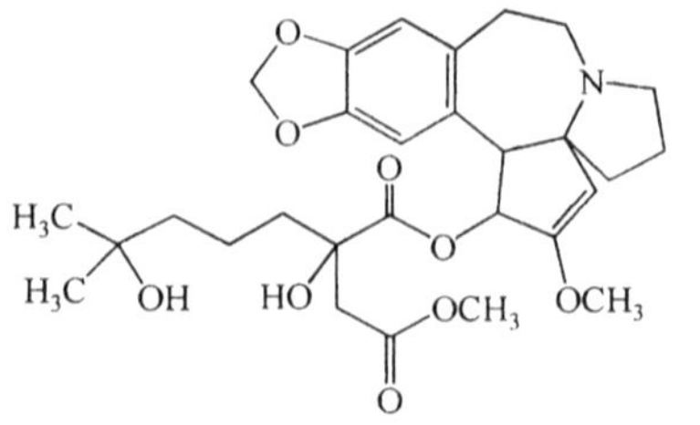

$C_{29}H_{39}NO_9$　545.63

本品为从粗榧科植物三尖杉 *Cephalotaxus fortunei* Hook. f. 或其同属植物提取得到的一种生物碱。按干燥品计算，含 $C_{29}H_{39}NO_9$ 应为 95.0%～103.0%。

【性状】 本品为类白色或微黄色结晶性粉末或无定形疏

松固体；有引湿性；遇光色变深。

本品在甲醇、乙醇或三氯甲烷中易溶，在水或乙醚中微溶。

熔点　本品的熔点（通则 0612）为 143～147℃。

【鉴别】（1）取本品约 0.5mg，加水 1ml 溶解后，加碘化铋钾试液 1 滴，即生成橘红色沉淀。

（2）取本品约 1mg，加变色酸约 1mg，加硫酸 5～10 滴，在 50～60℃的水浴中加热数分钟，即显紫红色。

（3）取含量测定项下的供试品溶液，照紫外-可见分光光度法（通则 0401）测定，在 288nm 的波长处有最大吸收。

（4）本品的红外光吸收图谱应与对照的图谱（光谱集 420 图）一致。

【检查】 溶液的澄清度　取本品 10mg，加 0.1%酒石酸溶液 10ml 溶解后，溶液应澄清。

有关物质　照高效液相色谱法（通则 0512）测定。

供试品溶液　取本品，加流动相溶解并稀释制成每 1ml 中约含 1mg 的溶液。

对照溶液　精密量取供试品溶液 1ml，置 100ml 量瓶中，用流动相稀释至刻度，摇匀。

色谱条件　用十八烷基硅烷键合硅胶为填充剂；以甲醇-0.01mol/L 磷酸二氢钾溶液（40∶60），并用磷酸调节 pH 值至 2.5 为流动相；检测波长为 288nm；进样体积 20μl。

系统适用性要求　理论板数按高三尖杉酯碱峰计算不低于 1500。

测定法　精密量取供试品溶液与对照溶液，分别注入液相色谱仪，记录色谱图至主成分峰保留时间的 2 倍。

限度　供试品溶液色谱图中如有杂质峰，各杂质峰面积的和不得大于对照溶液主峰面积（1.0%）。

干燥失重　取本品，以五氧化二磷为干燥剂，减压干燥至恒重，减失重量不得过 2.0%（通则 0831）。

【含量测定】　照高效液相色谱法（通则 0512）测定。

供试品溶液　取本品约 20mg，精密称定，置 100ml 量瓶中，加甲醇 5ml，振摇使溶解，用水稀释至刻度，摇匀，精密量取 2ml，置 20ml 量瓶中，用水稀释至刻度，摇匀。

对照品溶液　取高三尖杉酯碱对照品约 20mg，精密称定，置 100ml 量瓶中，加甲醇 5ml，振摇使溶解，用水稀释至刻度，摇匀，精密量取 2ml，置 20ml 量瓶中，用水稀释至刻度，摇匀。

色谱条件与系统适用性要求　见有关物质项下。

测定法　精密量取供试品溶液与对照品溶液，分别注入液相色谱仪，记录色谱图。按外标法以峰面积计算。

【类别】　抗肿瘤药。

【贮藏】　遮光，密封，在阴凉处保存。

【制剂】　高三尖杉酯碱注射液

高三尖杉酯碱注射液

Gaosanjianshanzhijian Zhusheye

Homoharringtonine Injection

本品为高三尖杉酯碱的灭菌水溶液，含高三尖杉酯碱（$C_{29}H_{39}NO_9$）应为标示量的 90.0%～110.0%。

【性状】　本品为无色的澄明液体。

【鉴别】（1）取本品 1ml，加碘化铋钾试液 1 滴，即生成橘红色沉淀。

（2）取含量测定项下的供试品溶液，照紫外-可见分光光度法（通则 0401）测定，在 288nm 的波长处有最大吸收。

【检查】 pH 值　应为 3.5～4.5（通则 0631）。

有关物质　照高效液相色谱法（通则 0512）测定。

供试品溶液　取本品，即得。

对照溶液　精密量取供试品溶液适量，用流动相定量稀释制成每 1ml 含高三尖杉酯碱 30μg 的溶液。

色谱条件、系统适用性要求与测定法　见高三尖杉酯碱有关物质项下。

限度　供试品溶液的色谱图中如有杂质峰，各杂质峰面积的和不得大于对照溶液主峰面积（3.0%）。

细菌内毒素　取本品，依法检查（通则 1143），每 1mg 高三尖杉酯碱中含内毒素的量应小于 25EU。

其他　应符合注射剂项下有关的各项规定（通则 0102）。

【含量测定】　照高效液相色谱法（通则 0512）测定。

供试品溶液　精密量取本品 2ml，置 100ml 量瓶中，用水稀释至刻度，摇匀。

对照品溶液、色谱条件、系统适用性要求与测定法　见高三尖杉酯碱含量测定项下。

【类别】　同高三尖杉酯碱。

【规格】（1）1ml∶1mg　（2）2ml∶2mg

【贮藏】　遮光，密闭，在阴凉处保存。

高锰酸钾

Gaomengsuanjia

Potassium Permanganate

$KMnO_4$　158.03

本品含 $KMnO_4$ 应为 99.0%～100.5%。

【性状】　本品为黑紫色、细长的棱形结晶或颗粒，带蓝色的金属光泽；无臭；与某些有机物或易氧化物接触，易发生爆炸。

本品在沸水中易溶，在水中溶解。

【鉴别】（1）取 0.1%本品的水溶液 5ml，加稀硫酸酸化，滴加过氧化氢溶液，紫红色即消褪。

(2)上述褪色后的溶液显钾盐的鉴别反应(通则 0301)。

【检查】 **氯化物** 取本品 2.0g，加热水 60ml 溶解后，置水浴上加热，在不断搅拌下滴加乙醇适量(约 8ml)，使溶液完全褪色后，移入 100ml 量瓶中，用水稀释至刻度，摇匀，滤过；取续滤液 25ml，依法检查(通则 0801)，与标准氯化钠溶液 5.0ml 制成的对照液比较，不得更浓(0.010%)。

硫酸盐 取上述氯化物项下剩余的滤液 25ml，依法检查(通则 0802)，与标准硫酸钾溶液 2.0ml 制成的对照液比较，不得更浓(0.040%)。

水中不溶物 取本品 1.0g，加水 100ml 溶解后，加热至沸，放冷，用经 105℃ 干燥至恒重的垂熔玻璃坩埚滤过，滤渣用水洗涤至无色，在 105℃ 干燥至恒重，遗留残渣不得过 5mg (0.5%)。

【含量测定】 取本品约 0.8g，精密称定，置 250ml 量瓶中，加新蒸馏的水溶解并稀释至刻度，摇匀，作为供试品溶液。取供试品溶液置 50ml 滴定管中，调节液面至刻度起点，另精密量取草酸滴定液(0.05mol/L)25ml，加硫酸溶液(1→2)5ml 与水 50ml 置锥形瓶中。由滴定管中迅速加入供试品溶液约 23ml，加热至 65℃，继续滴定至溶液显粉红色，并保持 30 秒钟不褪色。每 1ml 草酸滴定液(0.05mol/L)相当于 3.161mg 的 $KMnO_4$。

【类别】 消毒防腐药。

【贮藏】 密封保存。

【制剂】 高锰酸钾外用片

高锰酸钾外用片

Gaomengsuanjia Waiyongpian

Potassium Permanganate Tablets for External Use

本品含高锰酸钾($KMnO_4$)应为标示量的 95.0%～105.0%。

【制法】 取干燥高锰酸钾粉，加入硼酸细粉适量，充分混匀后，压片，即得。

【性状】 本品为黑紫色片。

【鉴别】 取本品，照高锰酸钾项下的鉴别试验，显相同的结果。

【检查】 除崩解时限外，应符合片剂项下有关的各项规定(通则 0101)。

【含量测定】 取本品 20 片，精密称定，研细，精密称取适量(约相当于高锰酸钾 0.8g)，照高锰酸钾含量测定项下的方法测定。每 1ml 草酸滴定液(0.05mol/L)相当于 3.161mg 的 $KMnO_4$。

【类别】 同高锰酸钾。

【规格】 (1)0.1g (2)0.3g

【贮藏】 密封保存。

烟酰胺

Yanxian'an

Nicotinamide

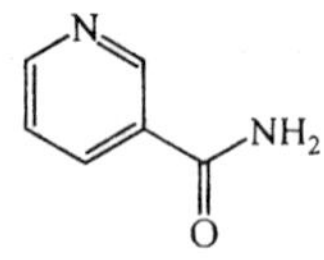

$C_6H_6N_2O$ 122.13

本品为 3-吡啶甲酰胺。按干燥品计算，含 $C_6H_6N_2O$ 不得少于 99.0%。

【性状】 本品为白色的结晶性粉末；无臭或几乎无臭；略有引湿性。

本品在水或乙醇中易溶，在甘油中溶解。

熔点 本品的熔点(通则 0612)为 128～131℃。

吸收系数 取本品，精密称定，加盐酸溶液(9→1000)溶解并定量稀释制成每 1ml 中约含 15μg 的溶液，照紫外-可见分光光度法(通则 0401)，在 261nm 的波长处测定吸光度，吸收系数($E_{1cm}^{1\%}$)为 417～443。

【鉴别】 (1)取本品约 0.1g，加水 5ml 溶解后，加氢氧化钠试液 5ml，缓缓加热，产生的氨气使湿润的红色石蕊试纸变蓝(与烟酸的区别)。继续加热至氨臭完全除去，放冷，加酚酞指示液 1～2 滴，用稀硫酸中和，加硫酸铜试液 2ml，即缓缓析出淡蓝色的沉淀。

(2)取本品，加水溶解并稀释制成每 1ml 中约含 20μg 的溶液，照紫外-可见分光光度法(通则 0401)测定，在 261nm 的波长处有最大吸收，在 245nm 的波长处有最小吸收，245nm 波长处的吸光度与 261nm 波长处的吸光度的比值应为0.63～0.67。

(3)本品的红外光吸收图谱应与对照的图谱(光谱集 421 图)一致。

【检查】 **酸碱度** 取本品 1.0g，加水 10ml 使溶解，依法测定(通则 0631)，pH 值为 5.5～7.5。

溶液的澄清度与颜色 取本品 1.0g，加水 10ml 溶解后，溶液应澄清无色。

易炭化物 取本品 0.20g，依法检查(通则 0842)，与对照溶液(取比色用氯化钴液 1.0ml、比色用重铬酸钾液 2.5ml、比色用硫酸铜液 1.0ml，用水稀释至 50ml)5.0ml 比较，不得更深。

有关物质 照薄层色谱法(通则 0502)试验。

供试品溶液 取本品，精密称定，加乙醇溶解并定量稀释制成每 1ml 中约含 40mg 的溶液。

对照溶液(1) 精密量取供试品溶液适量，用乙醇定量稀释制成每 1ml 中约含 0.2mg 的溶液。

对照溶液(2) 精密量取供试品溶液适量，用乙醇定量稀释制成每 1ml 中约含 0.1mg 的溶液。

对照品溶液　取烟酸对照品适量，精密称定，加乙醇溶解并定量稀释制成每 1ml 中约含 0.2mg 的溶液。

系统适用性溶液　取烟酸对照品与烟酰胺适量，加乙醇溶解并稀释制成每 1ml 中约含烟酸 0.2mg 与烟酰胺 1mg 的混合溶液。

色谱条件　采用硅胶 GF_{254} 薄层板，以三氯甲烷-无水乙醇-水(48∶45∶4)为展开剂。

系统适用性要求　系统适用性溶液应显示两个清晰分离的斑点；对照溶液(2)应显示一个清晰可见的斑点。

测定法　吸取上述 5 种溶液各 5μl，分别点于同一薄层板上，展开，取出，晾干，置紫外光灯(254nm)下检视。

限度　供试品溶液如显与对照品溶液相应的杂质斑点，其颜色与对照品溶液的主斑点比较，不得更深(0.5%)；如显其他杂质斑点，与对照溶液(1)的主斑点比较，不得更深。

干燥失重　取本品，置五氧化二磷干燥器中，减压干燥 18 小时，减失重量不得过 0.5%(通则 0831)。

炽灼残渣　不得过 0.1%(通则 0841)。

重金属　取本品 1.0g，加水 10ml 溶解后，加 1mol/L 盐酸溶液 6ml 与水适量使成 25ml，依法检查(通则 0821 第一法)，含重金属不得过百万分之二十。

【含量测定】　取本品约 0.1g，精密称定，加冰醋酸 20ml 溶解后，加醋酐 5ml 与结晶紫指示液 1 滴，用高氯酸滴定液(0.1mol/L)滴定至溶液显蓝绿色，并将滴定的结果用空白试验校正。每 1ml 高氯酸滴定液(0.1mol/L)相当于 12.21mg 的 $C_6H_6N_2O$。

【类别】　维生素类药。

【贮藏】　遮光，密封保存。

【制剂】　(1)烟酰胺片　(2)烟酰胺注射液

烟酰胺片

Yanxian'an Pian

Nicotinamide Tablets

本品含烟酰胺($C_6H_6N_2O$)应为标示量的93.0%～107.0%。

【性状】　本品为白色片。

【鉴别】　(1)取本品细粉适量(约相当于烟酰胺 0.2g)，加水 10ml，搅拌使烟酰胺溶解，滤过，取滤液 5ml，照烟酰胺项下的鉴别(1)项试验，显相同的反应。

(2)取本品细粉适量，加乙醇溶解并稀释制成每 1ml 中含烟酰胺 5mg 的溶液，滤过，取滤液作为供试品溶液；另取烟酰胺对照品，加乙醇溶解并稀释制成每 1ml 中约含 5mg 的溶液，作为对照品溶液。照有关物质项下的方法试验，供试品溶液所显主斑点的位置和颜色应与对照品溶液的主斑点相同。

(3)取本品细粉适量(约相当于烟酰胺 0.1g)，加无水乙醇 10ml，研磨使烟酰胺溶解，滤过，滤液置水浴上蒸干，取残渣研细，在 80℃ 干燥 2 小时，依法测定(通则 0402)。本品的红外光吸收图谱应与对照的图谱(光谱集 421 图)一致。

【检查】　**有关物质**　照薄层色谱法(通则 0502)试验。

供试品溶液　取本品细粉适量(约相当于烟酰胺 0.1g)，精密称定，加乙醇 15ml，振摇 15 分钟，滤过，滤液置水浴上蒸干，残渣加乙醇 2.5ml 使溶解，摇匀。

对照溶液(1)　精密量取供试品溶液适量，用乙醇定量稀释制成每 1ml 中约含烟酰胺 0.2mg 的溶液。

对照溶液(2)　精密量取供试品溶液适量，用乙醇定量稀释制成每 1ml 中约含烟酰胺 0.1mg 的溶液。

对照品溶液、系统适用性溶液、色谱条件、系统适用性要求与测定法　见烟酰胺有关物质项下。

限度　供试品溶液如显与对照品溶液相应的杂质斑点，其颜色与对照品溶液的主斑点比较，不得更深(0.5%)；如显其他杂质斑点，与对照溶液(1)的主斑点比较，不得更深。

其他　应符合片剂项下有关的各项规定(通则 0101)。

【含量测定】　照紫外-可见分光光度法(通则 0401)测定。

供试品溶液　取本品 20 片，精密称定，研细，精密称取细粉适量(约相当于烟酰胺 60mg)，置 100ml 量瓶中，加盐酸溶液(9→1000)75ml，置水浴上加热 15 分钟并时时振摇，使烟酰胺溶解，放冷，用盐酸溶液(9→1000)稀释至刻度，摇匀，滤过，精密量取续滤液 5ml，置 200ml 量瓶中，用盐酸溶液(9→1000)稀释至刻度，摇匀。

测定法　取供试品溶液，在 261nm 的波长处测定吸光度，按 $C_6H_6N_2O$ 的吸收系数($E_{1cm}^{1\%}$)为 430 计算。

【类别】　同烟酰胺。

【规格】　(1)50mg　(2)100mg

【贮藏】　遮光，密封保存。

烟酰胺注射液

Yanxian'an Zhusheye

Nicotinamide Injection

本品为烟酰胺的灭菌水溶液。含烟酰胺($C_6H_6N_2O$)应为标示量的 95.0%～105.0%。

【性状】　本品为无色的澄明液体。

【鉴别】　(1)取本品适量(约相当于烟酰胺 0.2g)，照烟酰胺项下的鉴别(1)项试验，显相同的反应。

(2)取本品适量，用乙醇稀释制成每 1ml 中含烟酰胺 5mg 的溶液，作为供试品溶液；另取烟酰胺对照品，加乙醇溶解并稀释制成每 1ml 中约含 5mg 的溶液，作为对照品溶液。照有关物质项下的方法试验，供试品溶液所显主斑点的位置和颜色应与对照品溶液的主斑点相同。

【检查】 **pH 值** 应为 5.5～7.5（通则 0631）。

有关物质 照薄层色谱法（通则 0502）试验。

供试品溶液 取本品适量，用乙醇定量稀释制成每 1ml 中含烟酰胺 40mg 的溶液。

对照溶液（1） 精密量取供试品溶液适量，用乙醇定量稀释制成每 1ml 中约含烟酰胺 0.2mg 的溶液。

对照溶液（2） 精密量取供试品溶液适量，用乙醇定量稀释制成每 1ml 中约含烟酰胺 0.1mg 的溶液。

对照品溶液、系统适用性溶液、色谱条件、系统适用性要求与测定法 见烟酰胺有关物质项下。

限度 供试品溶液如显与对照品溶液相应的杂质斑点，其颜色与对照品溶液的主斑点比较，不得更深（0.5%）；如显其他杂质斑点，与对照溶液（1）的主斑点比较，不得更深。

细菌内毒素 取本品，依法检查（通则 1143），每 1mg 烟酰胺中含内毒素的量应小于 0.75EU。

其他 应符合注射剂项下有关的各项规定（通则 0102）。

【含量测定】 照紫外-可见分光光度法（通则 0401）测定。

供试品溶液 精密量取本品适量，用盐酸溶液（9→1000）定量稀释制成每 1ml 中约含 15μg 的溶液。

测定法 取供试品溶液，在 261nm 的波长处测定吸光度，按 $C_6H_6N_2O$ 的吸收系数（$E_{1cm}^{1\%}$）为 430 计算。

【类别】 同烟酰胺。

【规格】 （1）1ml∶50mg　（2）1ml∶100mg

【贮藏】 遮光，密闭保存。

烟　酸

Yansuan

Nicotinic Acid

$C_6H_5NO_2$　123.11

本品为吡啶-3-羧酸。按干燥品计算，含 $C_6H_5NO_2$ 应不少于 99.0%。

【性状】 本品为白色结晶或结晶性粉末，无臭或有微臭。

本品在沸水或沸乙醇中溶解，在水中略溶，在乙醇中微溶，在乙醚中几乎不溶；在碳酸钠试液或氢氧化钠试液中易溶。

吸收系数 取本品，精密称定，加 0.1mol/L 氢氧化钠溶液溶解并定量稀释制成每 1ml 中约含 20μg 的溶液，照紫外-可见分光光度法（通则 0401），在 263nm 的波长处测定吸光度，吸收系数（$E_{1cm}^{1\%}$）为 248～264。

【鉴别】 （1）取本品约 4mg，加 2,4-二硝基氯苯 8mg，研匀，置试管中，缓缓加热熔化后，再加热数秒钟，放冷，加乙醇制氢氧化钾试液 3ml，即显紫红色。

（2）取本品约 50mg，加水 20ml 溶解后，滴加 0.4% 氢氧化钠溶液至遇石蕊试纸显中性反应，加硫酸铜试液 3ml，即缓缓析出淡蓝色沉淀。

（3）取本品，加水溶解并稀释制成每 1ml 中约含 20μg 的溶液，照紫外-可见分光光度法（通则 0401）测定，在 262nm 的波长处有最大吸收，在 237nm 的波长处有最小吸收；237nm 波长处的吸光度与 262nm 波长处的吸光度的比值应为 0.35～0.39。

（4）本品的红外光吸收图谱应与对照的图谱（光谱集 422 图）一致。

【检查】 **溶液的颜色** 取本品 1.0g，加氢氧化钠试液 10ml 溶解后，如显色，与同体积的对照液（取比色用氯化钴液 1.5ml、比色用重铬酸钾液 17ml 与比色用硫酸铜液 1.5ml，用水稀释至 1000ml）比较，不得更深。

氯化物 取本品 0.25g，依法检查（通则 0801），与标准氯化钠溶液 5.0ml 制成的对照液比较，不得更浓（0.02%）。

硫酸盐 取本品 0.50g，依法检查（通则 0802），与标准硫酸钾溶液 1.0ml 制成的对照液比较，不得更浓（0.02%）。

干燥失重 取本品，置五氧化二磷干燥器中，减压干燥至恒重，减失重量不得过 0.5%（通则 0831）。

炽灼残渣 不得过 0.1%（通则 0841）。

重金属 取本品 1.0g，加稀盐酸 1.5ml 与水使成 25ml，缓缓加温使完全溶解，放冷，依法检查（通则 0821 第一法），含重金属不得过百万分之二十。

【含量测定】 取本品约 0.3g，精密称定，加新沸过的冷水 50ml 溶解后，加酚酞指示液 3 滴，用氢氧化钠滴定液（0.1mol/L）滴定。每 1ml 氢氧化钠滴定液（0.1mol/L）相当于 12.31mg 的 $C_6H_5NO_2$。

【类别】 维生素类药。

【贮藏】 密封保存。

【制剂】 （1）烟酸片　（2）烟酸注射液

烟　酸　片

Yansuan Pian

Nicotinic Acid Tablets

本品含烟酸（$C_6H_5NO_2$）应为标示量的95.0%～105.0%。

【性状】 本品为白色片。

【鉴别】 （1）取本品细粉适量（约相当于烟酸 0.25g），加水 100ml 使烟酸溶解后，滤过；取滤液 20ml，照烟酸项下的鉴别（2）项试验，显相同的反应。

(2)取上述滤液适量,用水稀释制成每 1ml 中约含烟酸 20μg 的溶液,照紫外-可见分光光度法(通则 0401)测定,在 262nm 的波长处有最大吸收。

【检查】 **溶出度**　照溶出度与释放度测定法(通则 0931 第一法)测定。

溶出条件　以水 900ml 为溶出介质,转速为每分钟 100 转,依法操作,经 20 分钟时取样。

供试品溶液　取溶出液适量,滤过,精密量取续滤液 5ml (100mg 规格)或 10ml(50mg 规格),置 25ml 量瓶中,用水稀释至刻度,摇匀。

对照品溶液　取烟酸对照品,精密称定,加水溶解并定量稀释制成每 1ml 中约含 20μg 的溶液。

测定法　取供试品溶液与对照品溶液,照紫外-可见分光光度法(通则 0401),在 262nm 的波长处分别测定吸光度,计算每片的溶出量。

限度　标示量的 80%,应符合规定。

其他　应符合片剂项下有关的各项规定(通则 0101)。

【含量测定】 取本品 10 片,精密称定,研细,精密称取适量(约相当于烟酸 0.2g),加新沸过的冷水 50ml,置水浴上加热,并时时振摇使烟酸溶解后,放冷,加酚酞指示液 3 滴,用氢氧化钠滴定液(0.1mol/L)滴定。每 1ml 氢氧化钠滴定液(0.1mol/L)相当于 12.31mg 的 $C_6H_5NO_2$。

【类别】 同烟酸。

【规格】 (1)50mg　(2)100mg

【贮藏】 密封保存。

烟酸注射液

Yansuan Zhusheye

Nicotinic Acid Injection

本品含烟酸($C_6H_5NO_2$)应为标示量的95.0%～105.0%。

【性状】 本品为无色澄明液体。

【鉴别】 (1)取本品适量(约相当于烟酸 4mg),加 2,4-二硝基氯苯 8mg,缓缓加热数分钟,放冷,加乙醇制氢氧化钾试液即显紫红色。

(2)取含量测定项下的供试品溶液,照紫外-可见分光光度法(通则 0401)测定,在 263nm 的波长处有最大吸收。

(3)照薄层色谱法(通则 0502)试验。

供试品溶液　取本品适量,用乙醇稀释制成每 1ml 中约含烟酸 1mg 的溶液。

对照品溶液　取烟酸对照品适量,加 0.03%氢氧化钠乙醇溶液溶解并稀释制成每 1ml 中约含 1mg 的溶液。

色谱条件　采用硅胶 GF_{254} 薄层板,以三氯甲烷-乙醇-水(48∶45∶8)为展开剂。

测定法　吸取供试品溶液与对照品溶液各 5μl,分别点于同一薄层板上,展开,取出,晾干,置紫外光灯(254nm)下检视。

结果判定　供试品溶液所显主斑点的位置和颜色应与对照品溶液的主斑点相同。

【检查】 **pH 值**　应为 4.0～6.0(通则 0631)。

细菌内毒素　取本品,依法检查(通则 1143),每 1mg 烟酸中含内毒素的量应小于 0.60EU。

其他　应符合注射剂项下有关的各项规定(通则 0102)。

【含量测定】 照紫外-可见分光光度法(通则 0401)测定。

供试品溶液　精密量取本品适量(相当于烟酸 50mg),用 0.1mol/L 氢氧化钠溶液定量稀释制成每 1ml 中含烟酸 25μg 的溶液,摇匀。

测定法　取供试品溶液,在 263nm 的波长处测定吸光度,按 $C_6H_5NO_2$ 的吸收系数($E_{1cm}^{1\%}$)为 256 计算。

【类别】 同烟酸。

【规格】 (1)2ml∶20mg　(2)2ml∶100mg　(3)5ml∶50mg

【贮藏】 遮光,密闭保存。

烟酸占替诺

Yansuan Zhantinuo

Xanthinol Nicotinate

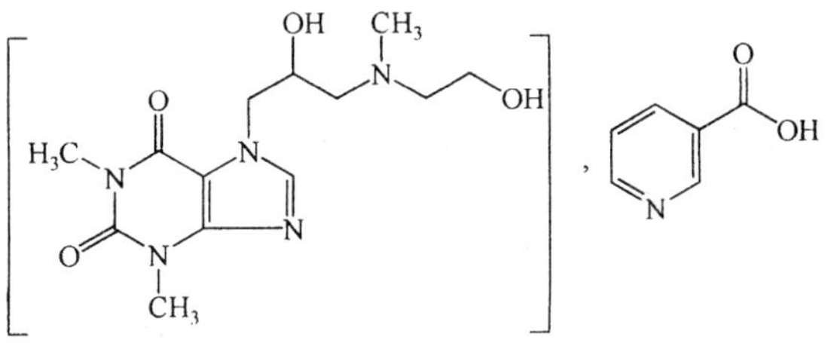

$C_{13}H_{21}N_5O_4 \cdot C_6H_5NO_2$　434.45

本品为 7-[2-羟基-3-[(2-羟乙基)甲氨基]丙基]茶碱的烟酸盐。按干燥品计算,含 $C_{13}H_{21}N_5O_4 \cdot C_6H_5NO_2$ 不得少于 98.0%。

【性状】 本品为白色结晶或结晶性粉末;无臭。

本品在水中或冰醋酸中易溶,在无水乙醇或三氯甲烷中极微溶解。

熔点　本品的熔点(通则 0612)为 180～184℃。

【鉴别】 (1)取本品约 0.1g,加水 2ml 溶解后,滴加鞣酸试液,即发生白色沉淀。

(2)取本品约 0.1g,加水 5ml 溶解后,加硫酸铜试液 1ml,即缓缓析出淡蓝色沉淀。

(3)在含量测定项下记录的色谱图中,供试品溶液主峰的保留时间应与对照品溶液主峰的保留时间一致。

(4)本品的红外光吸收图谱应与对照的图谱(光谱集 660 图)一致。

【检查】 **酸度**　取本品 1.0g,加水 20ml 使溶解,依法测定(通则 0631),pH 值应为 5.5～6.5。

溶液的澄清度与颜色 取本品3.0g，加水10ml使溶解，溶液应澄清无色；如显浑浊，与2号浊度标准液（通则0902第一法）比较，不得更深；如显色，与黄色1号标准比色液（通则0901第一法）比较，不得更深。

有关物质 照高效液相色谱法（通则0512）测定。

供试品溶液 取本品，精密称定，加流动相溶解并定量稀释制成每1ml中约含0.3mg的溶液。

对照溶液 精密量取供试品溶液适量，用流动相定量稀释制成每1ml中含1.5μg的溶液。

对照品溶液 取茶碱对照品，精密称定，加流动相溶解并定量稀释制成每1ml中含0.9μg的溶液。

系统适用性溶液 取烟酸占替诺适量，加流动相溶解并稀释制成每1ml中约含0.15mg的溶液。

色谱条件 用十八烷基硅烷键合硅胶为填充剂；以0.1%三乙胺（用醋酸调节pH值至3.3）-甲醇（93∶7）为流动相；检测波长为267nm；进样体积20μl。

系统适用性要求 系统适用性溶液色谱图中，理论板数按占替诺峰计算不低于1500。

测定法 精密量取供试品溶液、对照溶液与对照品溶液，分别注入液相色谱仪，记录色谱图至占替诺主峰保留时间的4.5倍。

限度 供试品溶液色谱图中如有与茶碱峰保留时间一致的色谱峰，按外标法以峰面积计算，含茶碱不得过0.3%；除茶碱峰及烟酸峰外，其他各杂质峰面积的和不得大于对照溶液中占替诺峰面积的0.6倍（0.3%）。

残留溶剂 照残留溶剂测定法（通则0861第二法）测定。

供试品溶液 取本品约1.0g，精密称定，置顶空瓶中，精密加水5ml使溶解，密封。

对照品溶液 分别取甲醇、乙醇与甲苯适量，精密称定，用水定量稀释制成每1ml中含甲醇、乙醇和甲苯为0.6mg、1mg和0.178mg的溶液，精密量取5ml，置顶空瓶中，密封。

色谱条件 以5%苯基-95%二甲基聚硅氧烷（或极性相近）为固定液；起始温度为40℃，维持7分钟，以每分钟8℃的速率升温至120℃，维持5分钟；进样口温度为200℃；检测器温度为250℃；顶空瓶平衡温度为85℃，平衡时间为30分钟。

系统适用性要求 对照品溶液色谱图中，各成分峰之间的分离度均应符合要求。

测定法 取供试品溶液与对照品溶液分别顶空进样，记录色谱图。

限度 按外标法以峰面积计算，甲醇、乙醇与甲苯的残留量均应符合规定。

干燥失重 取本品，在105℃干燥至恒重，减失重量不得过0.5%（通则0831）。

炽灼残渣 不得过0.1%（通则0841）。

重金属 取本品1.0g，加稀醋酸2ml与水适量，使溶解成25ml，依法检查（通则0821第一法），含重金属不得过百万分之十。

【**含量测定**】 照高效液相色谱法（通则0512）测定。

供试品溶液 取本品约0.15g，精密称定，置100ml量瓶中，加流动相溶解并稀释至刻度，摇匀，精密量取5ml，置50ml量瓶中，用流动相稀释至刻度，摇匀。

对照品溶液 取烟酸占替诺对照品适量，精密称定，加流动相溶解并定量稀释制成每1ml中约含0.15mg的溶液。

系统适用性溶液、色谱条件与系统适用性要求 见有关物质项下。

测定法 精密量取供试品溶液与对照品溶液，分别注入液相色谱仪，记录色谱图。按外标法以占替诺峰面积计算。

【**类别**】 血管扩张药。

【**贮藏**】 遮光，密封保存。

【**制剂**】 （1）烟酸占替诺注射液 （2）烟酸占替诺氯化钠注射液

烟酸占替诺注射液

Yansuan Zhantinuo Zhusheye

Xanthinol Nicotinate Injection

本品为烟酸占替诺的灭菌水溶液，含烟酸占替诺（$C_{13}H_{21}N_5O_4 \cdot C_6H_5NO_2$）应为标示量的95.0%～105.0%。

【**性状**】 本品为无色的澄明液体。

【**鉴别**】 （1）取本品适量（约相当于烟酸占替诺0.1g），滴加鞣酸试液，即发生白色沉淀。

（2）取本品适量（约相当于烟酸占替诺0.1g），加硫酸铜试液1ml，即缓缓析出淡蓝色沉淀。

（3）在含量测定项下记录的色谱图中，供试品溶液主峰的保留时间应与对照品溶液主峰的保留时间一致。

【**检查**】 **pH值** 应为5.5～6.5（通则0631）。

有关物质 照高效液相色谱法（通则0512）测定。

供试品溶液 精密量取本品，用流动相定量稀释制成每1ml中约含烟酸占替诺0.3mg的溶液。

对照溶液 精密量取供试品溶液适量，用流动相定量稀释制成每1ml中含烟酸占替诺1.5μg的溶液。

对照品溶液、系统适用性溶液、色谱条件、系统适用性要求与测定法 见烟酸占替诺有关物质项下。

限度 供试品溶液色谱图中如有与茶碱峰保留时间一致的色谱峰，按外标法以峰面积计算，不得过烟酸占替诺标示量的0.3%；除茶碱峰及烟酸峰外，其他各杂质峰面积的和不得大于对照溶液中占替诺峰面积的0.6倍（0.3%）。

热原 取本品，加灭菌注射用水稀释制成每1ml中含烟酸占替诺37.5mg的溶液，依法检查（通则1142），剂量按家兔体重每1kg注射2ml，应符合规定。

其他　应符合注射剂项下有关的各项规定(通则 0102)。

【含量测定】　照高效液相色谱法(通则 0512)测定。

供试品溶液　精密量取本品适量,用流动相定量稀释制成每 1ml 中约含烟酸占替诺 0.15mg 的溶液。

对照品溶液、系统适用性溶液、色谱条件、系统适用性要求与测定法　见烟酸占替诺含量测定项下。

【类别】　同烟酸占替诺。

【规格】　2ml：0.3g

【贮藏】　遮光,密闭保存。

烟酸占替诺氯化钠注射液

Yansuan Zhantinuo Lühuana Zhusheye

Xanthinol Nicotinate and Sodium Chloride Injection

本品为烟酸占替诺与氯化钠的灭菌水溶液,含烟酸占替诺($C_{13}H_{21}N_5O_4 \cdot C_6H_5NO_2$)应为标示量的 93.0%～107.0%;含氯化钠(NaCl)应为标示量的 95.0%～105.0%。

【性状】　本品为无色的澄明液体。

【鉴别】　(1)取本品 2ml,加鞣酸试液 2 滴,即发生白色沉淀。

(2)在含量测定项下记录的色谱图中,供试品溶液主峰的保留时间应与对照品溶液主峰的保留时间一致。

(3)本品显钠盐鉴别(1)的反应和氯化物鉴别(1)的反应(通则 0301)。

【检查】　**pH 值**　应为 5.5～7.0(通则 0631)。

有关物质　照高效液相色谱法(通则 0512)测定。

供试品溶液　精密量取本品,用流动相定量稀释制成每 1ml 中约含烟酸占替诺 0.3mg 的溶液。

对照溶液　精密量取供试品溶液适量,用流动相定量稀释制成每 1ml 中含烟酸占替诺 1.5μg 的溶液。

对照品溶液、系统适用性溶液、色谱条件、系统适用性要求与测定法　见烟酸占替诺有关物质项下。

限度　供试品溶液色谱图中如有与茶碱保留时间一致的色谱峰,按外标法以峰面积计算,含茶碱不得过烟酸占替诺标示量的 0.3%;除茶碱峰及烟酸峰外,其他各杂质峰面积的和不得大于对照溶液中占替诺峰面积的 0.6 倍(0.3%)。

重金属　取本品 20ml,加醋酸盐缓冲液(pH 3.5)2ml 与水适量,使成 25ml,依法检查(通则 0821 第一法),含重金属不得过千万分之五。

渗透压摩尔浓度　取本品,照渗透压摩尔浓度测定法(通则 0632),渗透压摩尔浓度应为 280～310mOsmol/kg。

细菌内毒素　取本品,依法检查(通则 1143),每 1ml 中含内毒素的量应小于 0.50EU。

其他　应符合注射剂项下有关的各项规定(通则 0102)。

【含量测定】　**烟酸占替诺**　照高效液相色谱法(通则 0512)测定。

供试品溶液　精密量取本品适量,用流动相定量稀释制成每 1ml 中约含烟酸占替诺 0.15mg 的溶液,摇匀。

对照品溶液、系统适用性溶液、色谱条件、系统适用性要求与测定法　见烟酸占替诺含量测定项下。

氯化钠　精密量取本品 15ml,加水 30ml、2%糊精溶液 5ml、2.5%硼砂溶液 2ml 与荧光黄指示剂 5～8 滴,用硝酸银滴定液(0.1mol/L)滴定。每 1ml 硝酸银滴定液(0.1mol/L)相当于 5.844mg 的 NaCl。

【类别】　同烟酸占替诺。

【规格】　(1)100ml：烟酸占替诺 0.3g 与氯化钠 0.9g　(2)200ml：烟酸占替诺 0.3g 与氯化钠 1.8g　(3)200ml：烟酸占替诺 0.6g 与氯化钠 1.8g　(4)250ml：烟酸占替诺 0.3g 与氯化钠 2.25g　(5)300ml：烟酸占替诺 0.9g 与氯化钠 2.7g

【贮藏】　遮光,密闭保存。

酒石酸长春瑞滨

Jiushisuan Changchunruibin

Vinorelbine Tartrate

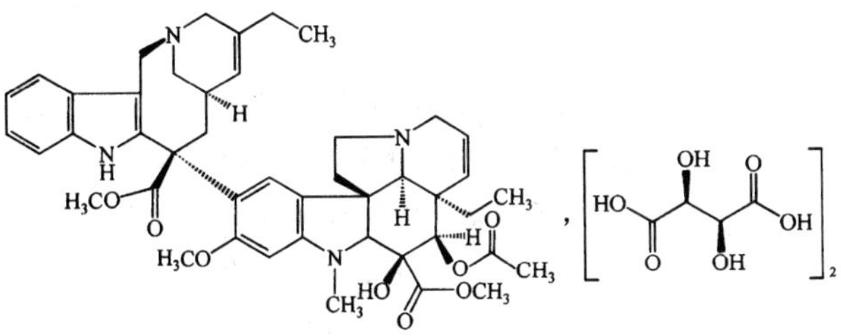

$C_{45}H_{54}N_4O_8 \cdot 2C_4H_6O_6$　1079.12

本品为 3′,4′-二去氢-4′-去氧-8′-去甲长春碱二酒石酸盐。按无水物计算,含 $C_{45}H_{54}N_4O_8 \cdot 2C_4H_6O_6$ 应为 98.0%～102.0%。

【性状】　本品为白色或类白色的粉末或结晶性粉末;无臭。

本品在水或乙醇中易溶,在丙酮或三氯甲烷中溶解,在乙醚中几乎不溶。

比旋度　取本品适量,精密称定,加水溶解并定量稀释制成每 1ml 中约含 4mg 的溶液,依法测定(通则 0621),比旋度为+15.0°至+21.0°。

【鉴别】　(1)取本品约 15mg,置洁净的试管中,加水 5ml 溶解,加氨制硝酸银试液数滴,置水浴中加热,银即游离并附在管的内壁成银镜。

(2)取本品,加水溶解并稀释制成每 1ml 中约含 10μg 的溶液,照紫外-可见分光光度法(通则 0401)测定,在 214nm 与 268nm 的波长处有最大吸收,在 242nm 的波长处有最小吸收。

(3)本品的红外光吸收图谱应与对照的图谱(光谱集1315图)一致。

【检查】 **酸度** 取本品0.14g,加水10ml溶解后,依法检查(通则0631),pH值应为3.0～3.8。

溶液的澄清度与颜色 取本品0.14g,加水10ml溶解后,溶液应澄清无色;如显色,照紫外-可见分光光度法(通则0401),在420nm的波长处测定吸光度,不得过0.03。

有关物质 照高效液相色谱法(通则0512)测定。

供试品溶液 取本品适量,加流动相溶解并稀释制成每1ml中约含1.4mg的溶液。

对照溶液 精密量取供试品溶液适量,用流动相定量稀释制成每1ml中含14μg的溶液。

系统适用性溶液 取4-氧-去乙酰基长春瑞滨二酒石酸盐(杂质Ⅰ)与在日光下或照度为4500lx的条件下照射3～5小时的酒石酸长春瑞滨,加水溶解并稀释制成每1ml中约含10μg与1.4mg的溶液。

色谱条件 用十八烷基硅烷键合硅胶为填充剂;以0.05mol/L磷酸二氢钠溶液(用磷酸调节pH值至4.2)-0.2%癸烷磺酸钠的甲醇溶液(33:67)为流动相;检测波长为267nm;柱温为40℃;进样体积20μl。

系统适用性要求 系统适用性溶液色谱图中,主要色谱峰的出峰顺序依次为光降解产物(相对保留时间约为0.8)、长春瑞滨与杂质Ⅰ(相对保留时间约为1.2)。理论板数按长春瑞滨峰计算不低于1500。

测定法 精密量取供试品溶液与对照溶液,分别注入液相色谱仪,记录色谱图至主成分峰保留时间的3倍。

限度 供试品溶液色谱图中如有杂质峰,光降解产物的峰面积不得大于对照溶液主峰面积的0.3倍(0.3%),其他单个杂质峰面积不得大于对照溶液主峰面积的0.2倍(0.2%),各杂质峰面积的和不得大于对照溶液主峰面积(1.0%)。

残留溶剂 照残留溶剂测定法(通则0861第三法)测定。

供试品溶液 取本品,精密称定,加水溶解并定量稀释制成每1ml中约含40mg的溶液。

对照品溶液 取三氯甲烷与二氯甲烷,精密称定,加水定量制成每1ml中约含2.4μg与24μg的溶液。

色谱条件 色谱柱为5%苯基-95%甲基聚硅氧烷毛细管柱;柱温为50℃;进样体积1～3μl。

系统适用性要求 三氯甲烷峰与二氯甲烷峰的分离度应符合要求。

测定法 精密量取供试品溶液与对照品溶液,分别注入气相色谱仪,记录色谱图。

限度 按外标法以峰面积计算,三氯甲烷与二氯甲烷的残留量均应符合规定。

水分 取本品,照水分测定法(通则0832第一法1)测定,含水分不得过4.0%。

【含量测定】 照高效液相色谱法(通则0512)测定。

供试品溶液 取本品适量,精密称定,加水溶解并定量稀释制成每1ml中约含0.14mg的溶液。

对照品溶液 取酒石酸长春瑞滨对照品适量,精密称定,加水溶解并定量稀释制成每1ml中约含0.14mg的溶液。

系统适用性溶液、色谱条件与系统适用性要求 见有关物质项下。

测定法 精密量取供试品溶液与对照品溶液,分别注入液相色谱仪,记录色谱图。按外标法以峰面积计算。

【类别】 抗肿瘤药。

【贮藏】 遮光,密封,冷冻保存。

【制剂】 酒石酸长春瑞滨注射液

酒石酸长春瑞滨注射液

Jiushisuan Changchunruibin Zhusheye

Vinorelbine Tartrate Injection

本品为酒石酸长春瑞滨的灭菌水溶液,含酒石酸长春瑞滨按长春瑞滨($C_{45}H_{54}N_4O_8$)计算,应为标示量的90.0%～110.0%。

【性状】 本品为无色至微黄色的澄明液体。

【鉴别】 (1)取本品1ml,置洁净的试管中,加水4ml,加氨制硝酸银试液数滴,置水浴中加热,银即游离并附在管的内壁成银镜。

(2)在含量测定项下记录的色谱图中,供试品溶液主峰的保留时间应与对照品溶液主峰的保留时间一致。

(3)取本品,用水稀释制成每1ml中约含10μg的溶液,照紫外-可见分光光度法(通则0401)测定,在214nm与268nm的波长处有最大吸收,在242nm的波长处有最小吸收。

【检查】 **pH值** 应为3.0～3.8(通则0631)。

颜色 取本品,照紫外-可见分光光度法(通则0401),在420nm的波长处测定吸光度,不得过0.04。

有关物质 照高效液相色谱法(通则0512)测定。

供试品溶液 取本品,用流动相稀释制成每1ml中约含长春瑞滨1.0mg的溶液。

对照溶液 精密量取供试品溶液适量,用流动相定量稀释制成每1ml中含10μg的溶液。

系统适用性溶液、色谱条件、系统适用性要求与测定法见酒石酸长春瑞滨有关物质项下。

限度 供试品溶液色谱图中如有杂质峰,光降解产物的峰面积不得大于对照溶液主峰面积的0.8倍(0.8%),其他单个杂质峰面积不得大于对照溶液主峰面积的0.3倍(0.3%),各杂质峰面积的和不得大于对照溶液主峰面积的1.5倍(1.5%)。

细菌内毒素 取本品,依法检查(通则1143),每1mg长春瑞滨中含内毒素的量应小于 6.0EU。

其他　应符合注射剂项下有关的各项规定(通则 0102)。

【含量测定】　照高效液相色谱法(通则 0512)测定。

供试品溶液　精密量取本品适量,用水定量稀释制成每 1ml 中含长春瑞滨 0.1mg 的溶液。

对照品溶液、系统适用性溶液、色谱条件与系统适用性要求　见酒石酸长春瑞滨含量测定项下。

测定法　见酒石酸长春瑞滨含量测定项下。将结果乘以 0.7218。

【类别】　同酒石酸长春瑞滨。

【规格】　1ml : 10mg(按 $C_{45}H_{54}N_4O_8$ 计)

【贮藏】　遮光,密闭,在 2～8℃保存。

酒石酸双氢可待因

Jiushisuan Shuangqingkedaiyin

Dihydrocodeine Bitartrate

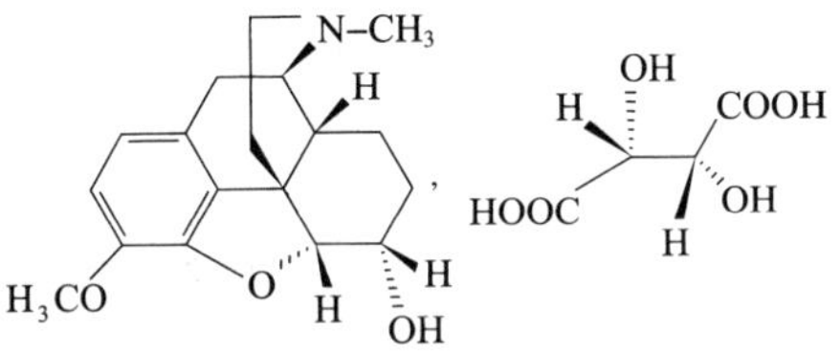

$C_{18}H_{23}NO_3 \cdot C_4H_6O_6$　　451.5

本品为 4,5α-环氧-3-甲氧基-17-甲基吗啡喃-6α-醇酒石酸盐。按干燥品计算,含 $C_{18}H_{23}NO_3 \cdot C_4H_6O_6$ 不得少于 98.0%。

【性状】　本品为无色结晶或白色结晶性粉末;无臭或几乎无臭。

本品在水中易溶,在乙醇中略溶,在乙醚中几乎不溶。

比旋度　取本品,精密称定,加水溶解并定量稀释制成每 1ml 中约含 50mg 的溶液,依法测定(通则 0621),比旋度为 −71.5°至 −73.5°。

【鉴别】　(1)取本品,加水溶解并稀释制成每 1ml 中含 200μg 的溶液,照紫外-可见分光光度法(通则 0401)测定,在 284nm 的波长处有最大吸收,其吸光度约为 0.72。

(2)取本品 10mg,加甲醛硫酸试液 1ml,即显紫色(与福可定区别)。

(3)取本品 10mg,加硝酸 0.05ml,显黄色(与吗啡区别)。

(4)取本品,加水溶解并稀释制成每 1ml 中约含 20mg 的溶液,滴加 5mol/L 氨溶液使成碱性,不得生成沉淀。

(5)取本品 0.1g,加硫酸 1ml 溶解后,加三氯化铁试液 0.05ml,缓慢温热,显棕黄色;继续加入 2mol/L 硝酸溶液 0.05ml 后不显红色(与可待因和吗啡区别)。

(6)取本品 5%的溶液 0.1ml,依次加入 10%溴化钾溶液 0.1ml、2%间苯二酚溶液 0.1ml 与硫酸 3ml,水浴加热 5～10 分钟,显黑蓝色,冷却后倾入水中显红色。

【检查】　**酸度**　取本品 1.0g,加水 10ml 溶解后,依法测定(通则 0631),pH 值应为 3.2～4.2。

溶液的颜色　取本品 1.0g,加水 10ml 溶解后,立即与橙黄色 2 号标准比色液(通则 0901 第一法)比较,不得更深。

有关物质　照高效液相色谱法(通则 0512)测定。

供试品溶液　取本品适量,精密称定,加水溶解并定量稀释制成每 1ml 中约含 2mg 的溶液。

对照品溶液　取磷酸可待因对照品适量,精密称定,加水溶解并定量稀释制成每 1ml 中约含 1mg 的溶液。

对照溶液　精密量取供试品溶液与对照品溶液各 1ml,置同一 100ml 量瓶中,用水稀释至刻度,摇匀。

色谱条件　用十八烷基硅烷键合硅胶为填充剂;以 0.05mol/L 磷酸二氢钾溶液(用磷酸调节 pH 值至 3.0±0.1)-乙腈(85 : 15)为流动相;检测波长为 280nm;进样体积 10μl。

系统适用性要求　双氢可待因峰与可待因峰之间的分离度应符合要求。

测定法　精密量取供试品溶液与对照溶液,分别注入液相色谱仪,记录色谱图至主成分峰保留时间的 3 倍。

限度　供试品溶液色谱图中如有与可待因峰保留时间一致的色谱峰,按外标法以峰面积计算,不得过 0.5%,除酒石酸峰外,其他单个杂质峰面积不得大于对照溶液中双氢可待因峰面积的 0.3 倍(0.3%),杂质总量不得过 1.0%。

干燥失重　取本品,在 105℃干燥至恒重,减失重量不得过 0.5%(通则 0831)。

炽灼残渣　不得过 0.1%(通则 0841)。

【含量测定】　取本品约 0.5g,精密称定,加冰醋酸 30ml 溶解后,加结晶紫指示液 1 滴,用高氯酸滴定液(0.1mol/L)滴定至溶液显蓝色,并将滴定的结果用空白试验校正。每 1ml 高氯酸滴定液(0.1mol/L)相当于 45.15mg 的 $C_{18}H_{23}NO_3 \cdot C_4H_6O_6$。

【类别】　镇痛药。

【贮藏】　遮光,密封保存。

【制剂】　酒石酸双氢可待因片

酒石酸双氢可待因片

Jiushisuan Shuangqingkedaiyin Pian

Dihydrocodeine Bitartrate Tablets

本品含酒石酸双氢可待因($C_{18}H_{23}NO_3 \cdot C_4H_6O_6$)应为标示量的 93.0%～107.0%。

【性状】　本品为白色片。

【鉴别】　取本品细粉适量(相当于酒石酸双氢可待因 0.15g),加水 50ml,振摇使酒石酸双氢可待因溶解,滤过,滤液置水浴上蒸干,残渣按下述方法进行试验。

（1）取残渣 10mg，加甲醛硫酸试液 1ml，即显紫色（与福可定区别）。

（2）取残渣 10mg，加硝酸 0.05ml，显黄色（与吗啡区别）。

（3）取残渣 0.1g，加硫酸 1ml 溶解后，加三氯化铁试液 0.05ml，缓慢温热，显黄褐色；继续加入 2mol/L 硝酸 0.05ml 后不显红色（与可待因和吗啡区别）。

【检查】 **有关物质** 照高效液相色谱法（通则 0512）测定。

供试品溶液　取本品的细粉适量，精密称定，加水使酒石酸双氢可待因溶解并定量稀释制成每 1ml 中约含酒石酸双氢可待因 2mg 的溶液，滤过，取续滤液。

对照溶液　精密量取供试品溶液与对照品溶液各 1ml，置同一 100ml 量瓶中，用水稀释至刻度，摇匀。

对照品溶液、色谱条件、系统适用性要求与测定法　见酒石酸双氢可待因有关物质项下。

限度　供试品溶液色谱图中如有与可待因峰保留时间一致的色谱峰，按外标法以峰面积计算，不得过酒石酸双氢可待因标示量的 0.5%，除酒石酸峰外，其他单个杂质的峰面积不得大于对照溶液中双氢可待因峰面积的 0.5 倍（0.5%），杂质总量不得过 1.0%。

含量均匀度　取本品 1 片，研细，用水分次定量转移至 250ml 量瓶中，振摇使酒石酸双氢可待因溶解并稀释至刻度，摇匀，滤过，取续滤液作为供试品溶液，照含量测定项下的方法测定含量，应符合规定（通则 0941）。

溶出度　照溶出度与释放度测定法（通则 0931 第三法）测定。

溶出条件　以水 250ml 为溶出介质，转速为每分钟 50 转，依法操作，经 45 分钟时取样。

供试品溶液　取溶出液 10ml，滤过，取续滤液。

对照品溶液　见含量测定项下。

测定法　取供试品溶液与对照品溶液，照紫外-可见分光光度法（通则 0401）测定，在 284nm 的波长处分别测定吸光度，计算每片的溶出量。

限度　标示量的 80%，应符合规定。

其他　应符合片剂项下有关的各项规定（通则 0101）。

【含量测定】 照紫外-可见分光光度法（通则 0401）测定。

供试品溶液　取本品 20 片，精密称定，研细，精密称取适量（约相当于酒石酸双氢可待因 15mg），置 100ml 量瓶中，加水 30ml，超声（约 10 分钟）使酒石酸双氢可待因溶解，放冷，用水稀释至刻度，摇匀，滤过，取续滤液。

对照品溶液　取酒石酸双氢可待因对照品约 15mg，精密称定，置 100ml 量瓶中，加水溶解并稀释至刻度，摇匀。

测定法　取供试品溶液与对照品溶液，在 284nm 的波长处分别测定吸光度，计算。

【类别】 同酒石酸双氢可待因。

【规格】 30mg

【贮藏】 遮光，密封保存。

酒石酸布托啡诺

Jiushisuan Butuofeinuo

Butorphanol Tartrate

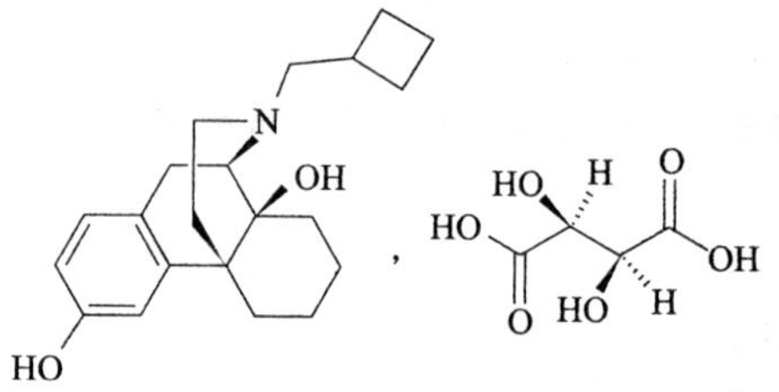

$C_{21}H_{29}NO_2 \cdot C_4H_6O_6$　477.55

本品为（−）-17-环丁基甲基-3,14-二羟基吗啡喃 D-（−）-酒石酸盐。按无水、无溶剂物计算，含 $C_{21}H_{29}NO_2 \cdot C_4H_6O_6$ 应为98.0%～102.0%。

【性状】 本品为白色或类白色结晶性粉末；无臭。

本品在甲醇中略溶，在水或乙醚中微溶，在三氯甲烷中不溶；在 0.1mol/L 盐酸溶液中溶解。

比旋度　取本品，精密称定，加甲醇溶解并定量稀释制成每 1ml 中约含 4mg 的溶液，依法测定（通则 0621），比旋度为 −60°至 −66°。

【鉴别】 （1）取本品约 10mg，加甲醇 2ml 溶解后，加氨制硝酸银试液数滴，置水浴中加热，试管内壁形成银镜。

（2）取本品约 5mg，加入吡啶 15ml 及醋酐 5ml，溶液显翠绿色，最后变成棕黑色。

（3）本品的红外光吸收图谱应与酒石酸布托啡诺对照品的图谱一致（通则 0402）。

【检查】 **溶液的澄清度与颜色**　取本品 40mg，加水 20ml 溶解后，溶液应澄清无色；如显浑浊，与 2 号浊度标准液（通则 0902 第一法）比较，不得更浓。

有关物质　照高效液相色谱法（通则 0512）测定。

供试品溶液　取本品约 25mg，置 25ml 量瓶中，加 0.5mol/L 硫酸溶液 1ml，振摇使溶解，用水稀释至刻度，摇匀。

对照溶液　精密量取供试品溶液 1ml，置 100ml 量瓶中，用水稀释至刻度，摇匀。

色谱条件　用苯基键合硅胶为填充剂，以 0.05mol/L 乙酸铵溶液（用冰醋酸调节 pH 值至 4.1）-乙腈（70：30）为流动相；检测波长为 280nm；进样体积 20μl。

系统适用性要求　对照溶液色谱图中，理论板数按布托啡诺峰计算不低于 2000。

测定法　精密量取供试品溶液与对照溶液，分别注入液相色谱仪，记录色谱图至主成分峰保留时间的 2 倍。

限度　供试品溶液色谱图中如有杂质峰，各杂质峰面积的和不得大于对照溶液主峰面积（1.0%）。

右旋异构体　照高效液相色谱法（通则 0512）测定。

供试品溶液与对照溶液　见有关物质项下。

系统适用性溶液　取酒石酸布托啡诺与右旋异构体的混合对照品约25mg，置25ml量瓶中，加0.5mol/L硫酸溶液1ml，振摇使溶解，用水稀释至刻度，摇匀。

色谱条件　用环糊精为填充剂（Astec Cyclobond Ⅱ，4.6mm×250mm，5μm或效能相当的色谱柱）；以0.05mol/L乙酸铵溶液（用冰醋酸调节pH值至4.1）-乙腈（85：15）为流动相；检测波长为280nm；进样体积20μl。

系统适用性要求　系统适用性溶液色谱图中，布托啡诺峰与右旋异构体峰之间的分离度应符合要求，理论板数按布托啡诺峰计算不低于2000。

测定法　精密量取供试品溶液与对照溶液，分别注入液相色谱仪，记录色谱图。

限度　供试品溶液色谱图中如有右旋异构体峰，其峰面积不得大于对照溶液主峰面积（1.0%）。

残留溶剂　照残留溶剂测定法（通则0861第二法）测定。

供试品溶液　取本品约1.0g，精密称定，置10ml量瓶中，加入二甲基亚砜2ml，再加0.2mol/L硫酸溶液使溶解并稀释至刻度，摇匀，精密量取2ml，置顶空瓶中，密封。

对照品溶液　取苯、甲苯、二甲苯、三氯甲烷、二氯甲烷与甲醇各适量，精密称定，用二甲基亚砜定量稀释制成每1ml中分别约含苯0.2μg、甲苯89μg、二甲苯0.217mg、三氯甲烷6μg、二氯甲烷60μg与甲醇0.3mg的混合溶液，精密量取2ml，置顶空瓶中，密封。

色谱条件　以100%二甲基聚硅氧烷（或极性相近）为固定液的毛细管柱为色谱柱；起始温度为40℃，维持5分钟，以每分钟8℃的速率升温至180℃，维持5分钟；进样口温度为200℃，检测器温度为250℃；顶空瓶平衡温度为80℃，平衡时间为30分钟。

系统适用性要求　对照品溶液色谱图中，各成分峰之间的分离度均应符合要求。

测定法　取供试品溶液与对照品溶液分别顶空进样，记录色谱图。

限度　按外标法以峰面积计算，苯、甲苯、二甲苯、三氯甲烷、二氯甲烷与甲醇的残留量均应符合规定。

水分　取本品，照水分测定法（通则0832第一法1）测定，含水分不得过2.0%。

炽灼残渣　取本品1.0g，依法检查（通则0841），遗留残渣不得过0.1%。

重金属　取炽灼残渣项下遗留的残渣，依法检查（通则0821第二法），含重金属不得过百万分之十。

【含量测定】　取本品约0.3g，精密称定，加冰醋酸40ml使溶解，加结晶紫指示剂1滴，用高氯酸滴定液（0.1mol/L）滴定至溶液显蓝色，并将滴定结果用空白试验校正，即得。每1ml高氯酸滴定液（0.1mol/L）相当于47.76mg的$C_{21}H_{29}NO_2 \cdot C_4H_6O_6$。

【类别】　镇痛药。

【贮藏】　遮光，密封保存。

【制剂】　酒石酸布托啡诺注射液

附：

右旋异构体

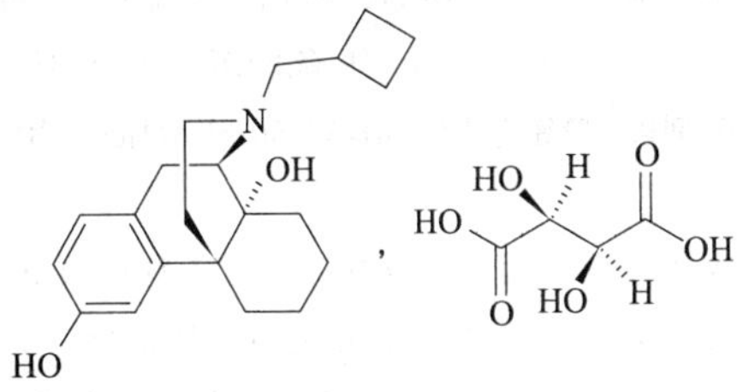

$C_{21}H_{29}NO_2 \cdot C_4H_6O_6$　477.55

（+）-17-环丁基甲基-3，14-二羟基吗啡喃 D-（−）-酒石酸盐

酒石酸布托啡诺注射液

Jiushisuan Butuofeinuo Zhusheye

Butorphanol Tartrate Injection

本品为酒石酸布托啡诺的灭菌水溶液。含酒石酸布托啡诺（$C_{21}H_{29}NO_2 \cdot C_4H_6O_6$）应为标示量的90.0%～110.0%。本品不得添加抑菌剂。

【性状】　本品为无色的澄明液体。

【鉴别】　在右旋异构体项下记录的色谱图中，供试品溶液主峰的保留时间应与酒石酸布托啡诺和右旋异构体的混合对照品溶液中酒石酸布托啡诺峰（前）的保留时间一致。

【检查】　**pH值**　应为3.0～5.5（通则0631）。

有关物质　照高效液相色谱法（通则0512）测定。

供试品溶液　取本品适量，用水稀释制成每1ml中约含酒石酸布托啡诺1mg的溶液。

对照溶液　精密量取供试品溶液1ml，置100ml量瓶中，用水稀释至刻度，摇匀。

色谱条件、系统适用性要求与测定法　见酒石酸布托啡诺有关物质项下。

限度　供试品溶液色谱图中如有杂质峰，除枸橼酸峰外，单个杂质的峰面积不得大于对照溶液主峰面积的0.3倍（0.3%），各杂质峰面积的和不得大于对照溶液主峰面积（1.0%）。

右旋异构体　照高效液相色谱法（通则0512）测定。

供试品溶液与对照溶液　见有关物质项下。

系统适用性溶液、色谱条件、系统适用性要求与测定法　见酒石酸布托啡诺右旋异构体项下。

限度　供试品溶液色谱图中如有右旋异构体峰，其峰面积不得大于对照溶液主峰面积（1.0%）。

细菌内毒素　取本品，依法检查（通则1143），每1mg酒石酸布托啡诺中含内毒素的量应小于 50EU。

其他 应符合注射剂项下有关的各项规定(通则 0102)。

【含量测定】 照高效液相色谱法(通则 0512)测定。

供试品溶液 精密量取本品适量(约相当于酒石酸布托啡诺 10mg),置 50ml 量瓶中,用水稀释至刻度,摇匀。

对照品溶液 取酒石酸布托啡诺对照品约 50mg,精密称定,置 25ml 量瓶中,加 0.5mol/L 硫酸溶液 1ml,振摇使溶解,用水稀释至刻度,精密量取 5ml,置 50ml 量瓶中,用水稀释至刻度,摇匀。

色谱条件与系统适用性要求 见有关物质项下。

测定法 精密量取供试品溶液与对照品溶液,分别注入液相色谱仪,记录色谱图。按外标法以峰面积计算。

【类别】 同酒石酸布托啡诺。

【规格】 (1)1ml : 1mg (2)2ml : 4mg

【贮藏】 遮光,密闭保存。

酒石酸麦角胺

Jiushisuan Maijiao'an

Ergotamine Tartrate

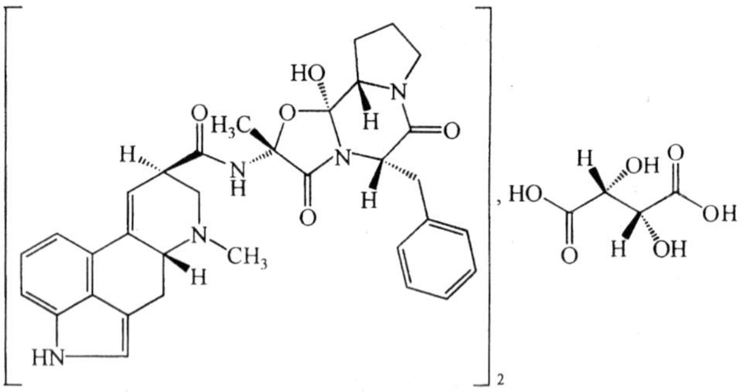

$(C_{33}H_{35}N_5O_5)_2 \cdot C_4H_6O_6$ 1313.43

本品为 2′-甲基-5′α-(苯甲基)-12′-羟基麦角烷-3′,6′,18-三酮酒石酸盐,或以含二分子甲醇的结晶形式存在。按干燥品计算,含 $(C_{33}H_{35}N_5O_5)_2 \cdot C_4H_6O_6$ 应为 97.0%～103.0%。

【性状】 本品为无色结晶,或类白色结晶性粉末;无臭。

本品在乙醇中微溶;在酒石酸溶液中易溶。

比旋度 避光操作,测定在 1 小时内完成。取本品 0.30g,加碳酸氢钠 0.5g 与水 25ml,用无乙醇的三氯甲烷(取三氯甲烷,经水充分洗涤后使用)振摇提取 7 次(第一次用 10ml,以后均用 6ml),合并三氯甲烷提取液,滤过,并稀释成 50.0ml,依法测定旋光度(通则 0621)。再精密量取上述三氯甲烷提取液 25ml,用氮气流除去三氯甲烷,加冰醋酸 20ml 溶解后,加结晶紫指示液 1 滴,用高氯酸滴定液(0.05mol/L)滴定至溶液显蓝绿色,并将滴定的结果用空白试验校正。每 1ml 高氯酸滴定液(0.05mol/L)相当于 29.08mg 的麦角胺。计算三氯甲烷提取液中麦角胺的含量;本品的比旋度,按麦角胺计算,为 −154° 至 −165°。

【鉴别】 (1)取本品约 30mg,加酒石酸 15mg 与水 6ml,振摇使溶解,取此溶液 0.1ml,加冰醋酸 1ml、三氯化铁试液 1 滴与磷酸 1ml,置 80℃水浴中加热,数分钟后显蓝紫色。

(2)取本品少量,置载玻片上,加浓过氧化氢溶液 1 滴,稀醋酸 0.1ml 与醋酸钾试液 0.2ml,置显微镜下观察,可见无色结晶性沉淀。

(3)本品的红外光吸收图谱应与对照的图谱(光谱集 424 图)一致。

【检查】 **酸度** 取本品 20mg,加水 8ml,依法测定(通则 0631),pH 值应为 4.0～6.0。

溶液的澄清度与颜色 取本品 30mg,加酒石酸 15mg 与水 6ml 振摇溶解后,溶液应澄清无色;如显色,与黄色 3 号标准比色液(通则 0901 第一法)比较,不得更深。

氯化物 取本品 25mg,加酒石酸 15mg 与水 25ml,振摇使溶解,依法检查(通则 0801),与标准氯化钠溶液 0.50ml 制成的对照液比较,不得更浓(0.02%)。

有关物质 照薄层色谱法(通则 0502)试验。临用新制。

溶剂 甲醇-二氯甲烷(1 : 9)。

供试品溶液 取本品,加溶剂溶解并稀释制成每 1ml 中约含 10mg 的溶液。

对照溶液(1) 精密量取供试品溶液适量,用溶剂定量稀释制成每 1ml 中约含 0.025mg 的溶液。

对照溶液(2) 精密量取供试品溶液适量,用溶剂定量稀释制成每 1ml 中约含 0.05mg 的溶液。

对照溶液(3) 精密量取供试品溶液适量,用溶剂定量稀释制成每 1ml 中约含 0.1mg 的溶液。

对照溶液(4) 精密量取供试品溶液适量,用溶剂定量稀释制成每 1ml 中约含 0.2mg 的溶液。

色谱条件 采用硅胶 G 薄层板,以无水乙醇-二氯甲烷-二甲基甲酰胺-乙醚(5 : 10 : 15 : 70)为展开剂。

测定法 吸取上述五种溶液各 5μl,分别点于同一薄层板上(点样后立即取薄层板置含浓氨溶液 20ml 的烧杯上方,使点样处在氨蒸气中熏 20 秒钟,再置冷空气流下干燥 20 秒钟),展开约 17cm,取出,在冷空气流下干燥约 2 分钟,喷以对二甲氨基苯甲醛溶液[取对二甲氨基苯甲醛 1g,加盐酸-乙醇(1 : 1)100ml 使溶解],置 60℃放置约 5 分钟。

限度 供试品溶液如显杂质斑点,与对照溶液(1)～(4)的主斑点比较,杂质总量不得大于 2.0%,且大于 1.0%的杂质斑点不得多于 1 个。

干燥失重 取本品约 0.2g,在 95℃减压干燥至恒重,减失重量不得过 6.0%(通则 0831)。

【含量测定】 照紫外-可见分光光度法(通则 0401)测定。

供试品溶液 取本品约 10mg,精密称定,置 200ml 量瓶中,加 1%酒石酸溶液溶解并稀释至刻度,摇匀,精密量取 5ml,置具塞试管中,精密加对二甲氨基苯甲醛试液 10ml,暗处放置 30 分钟。

对照品溶液 取马来酸麦角新碱对照品约 10mg,精密称定，置200ml量瓶中，加1%酒石酸溶液溶解并稀释至刻度，摇匀，精密量取5ml，置具塞试管中，精密加对二甲氨基苯甲醛试液10ml，暗处放置30分钟。

测定法 取供试品溶液与对照品溶液，在550nm的波长处分别测定吸光度，计算。每1mg马来酸麦角新碱相当于1.488mg的$(C_{33}H_{35}N_5O_5)_2 \cdot C_4H_6O_6$。

【类别】 抗偏头痛药。

【贮藏】 遮光，密封，在冷处保存。

【制剂】 麦角胺咖啡因片

麦角胺咖啡因片

Maijiao'an Kafeiyin Pian

Ergotamine and Caffeine Tablets

本品每片中含酒石酸麦角胺$[(C_{33}H_{35}N_5O_5)_2 \cdot C_4H_6O_6]$应为0.85～1.15mg，含无水咖啡因$(C_8H_{10}N_4O_2)$应为90.0～110.0mg。

【处方】

酒石酸麦角胺	1g
无水咖啡因	100g
制成	1000片

【性状】 本品为糖衣片或双层片，内层含酒石酸麦角胺，可用少量色素着色；外层含咖啡因，呈白色。

【鉴别】 (1)取本品1片(糖衣片除去包衣)，研细，加冰醋酸5ml与乙酸乙酯5ml，振摇提取后，滤过，取滤液1ml，缓缓加硫酸1ml，生成紫色环，振摇后紫色环消失，溶液呈紫蓝色。

(2)取本品1片(糖衣片除去包衣)，研细，取1/10量置瓷皿中，加盐酸1ml与氯酸钾0.1g，在水浴上蒸干，将瓷皿覆在盛有氨试液数滴的另一瓷皿上，残渣即显紫色，再加氢氧化钠试液数滴，紫色又消失。

【检查】 **含量均匀度** 酒石酸麦角胺 取本品1片(糖衣片除去包衣)，置研钵中，加稀乙醇2ml，研磨5分钟，然后用1%酒石酸溶液15ml分次洗入20ml量瓶中，振摇约30分钟，用1%酒石酸溶液稀释至刻度，摇匀，滤过，取续滤液作为供试品溶液。照含量测定项下的方法测定酒石酸麦角胺含量，限度为±20%，应符合规定(通则0941)。

其他 除双层片崩解时限应在30分钟内崩解外，应符合片剂项下有关的各项规定(通则0101)。

【含量测定】 **酒石酸麦角胺** 照紫外-可见分光光度法(通则0401)测定。

供试品溶液 取本品20片(糖衣片除去包衣)，精密称定，研细，精密称取适量(约相当于酒石酸麦角胺5mg)，置研钵中，加稀乙醇2ml，研磨5分钟，然后用1%酒石酸溶液50ml分次洗入100ml量瓶中，振摇约30分钟，加1%酒石酸溶液至刻度，摇匀，滤过。精密量取续滤液5ml，置具塞试管中，精密加对二甲氨基苯甲醛试液10ml，暗处放置30分钟。

对照品溶液 取马来酸麦角新碱对照品约10mg，精密称定，置200ml量瓶中，加1%酒石酸溶液溶解并稀释至刻度，摇匀，精密量取5ml，置具塞试管中，精密加对二甲氨基苯甲醛试液10ml，暗处放置30分钟。

测定法 取供试品溶液与对照品溶液，在550nm的波长处分别测定吸光度，计算。每1mg马来酸麦角新碱相当于1.488mg的$(C_{33}H_{35}N_5O_5)_2 \cdot C_4H_6O_6$。

咖啡因 精密量取上述供试品溶液20ml，置100ml量瓶中，加水20ml与稀硫酸10ml，再精密加碘滴定液(0.1mol/L)50ml，用水稀释至刻度，摇匀，在暗处静置15分钟，用干燥滤纸滤过，精密量取续滤液50ml，用硫代硫酸钠滴定液(0.1mol/L)滴定，至近终点时，加淀粉指示液2ml，继续滴定至蓝色消失，并将滴定的结果用空白试验校正。每1ml碘滴定液(0.1mol/L)相当于4.855mg的$C_8H_{10}N_4O_2$。

【类别】 同酒石酸麦角胺。

【贮藏】 遮光，密封，在凉处保存。

酒石酸美托洛尔

Jiushisuan Meituoluo'er

Metoprolol Tartrate

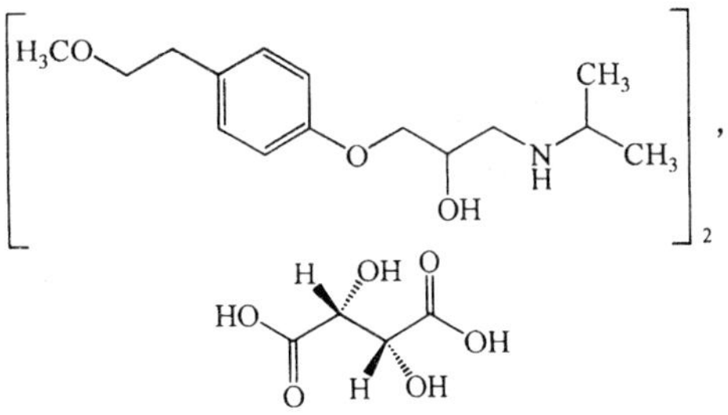

$(C_{15}H_{25}NO_3)_2 \cdot C_4H_6O_6$ 684.82

本品为(±)-1-异丙氨基-3-[4-(2-甲氧乙基)苯氧基]-2-丙醇L-酒石酸盐。按干燥品计算，含$(C_{15}H_{25}NO_3)_2 \cdot C_4H_6O_6$不得少于99.0%。

【性状】 本品为白色或类白色的结晶性粉末；无臭。

本品在水中极易溶解，在乙醇或三氯甲烷中易溶，在无水乙醇中略溶，在丙酮中极微溶解，在乙醚中几乎不溶；在冰醋酸中易溶。

熔点 本品的熔点(通则0612)为120～124℃。

比旋度 取本品，精密称定，加水溶解并定量稀释制成每1ml中约含20mg的溶液，依法测定(通则0621)，比旋度为+6.5°至+10.5°。

【鉴别】 (1)取本品约0.3g，置洁净的试管中，加水10ml溶解，加硝酸银试液过量，即生成白色沉淀，滴加氨试液恰使沉淀溶解后，将试管置水浴中加热，银即游离并附在管的内壁成银镜。

(2)取本品，加乙醇溶解并稀释制成每1ml中约含20μg的溶液，照紫外-可见分光光度法(通则0401)测定，在224nm

的波长处有最大吸收。

(3)取本品适量,加水溶解后,再加氨试液碱化,用二氯甲烷提取,静置,取适量二氯甲烷液,置水浴上蒸干,置五氧化二磷干燥器中放置过夜,依法测定。本品的红外光吸收图谱应与对照的图谱(光谱集 685 图)一致。

【检查】 **酸度** 取本品 1.0g,加水 10ml 溶解后,依法测定(通则 0631),pH 值应为 6.0~7.0。

有关物质Ⅰ 照薄层色谱法(通则 0502)试验。

供试品溶液 取本品,加甲醇溶解并定量稀释制成每 1ml 中约含 50mg 的溶液。

对照溶液(1) 精密量取供试品溶液适量,用甲醇定量稀释制成每 1ml 中含 0.1mg 的溶液。

对照溶液(2) 精密量取供试品溶液适量,用甲醇定量稀释制成每 1ml 中含 0.25mg 的溶液。

色谱条件 采用硅胶 G 薄层板,以甲醇-乙酸乙酯(10∶90)为展开剂(层析缸底部放置 2 个盛有展开剂体积 30%的浓氨溶液小烧杯,并预先平衡 1 小时以上)。

测定法 量取上述三种溶液各 5μl,分别点于同一薄层板上,展开,在空气中晾干 3 小时,再置碘蒸气缸中放置 15 小时,取出,立即检视。

限度 除主斑点与原点外,供试品溶液如显杂质斑点,其颜色与对照溶液(2)的主斑点比较,不得更深,且深于对照溶液(1)主斑点的杂质斑点不得多于 1 个。

有关物质Ⅱ 照高效液相色谱法(通则 0512)测定。

供试品溶液 取本品适量,精密称定,加流动相溶解并定量稀释制成每 1ml 中含 2mg 的溶液。

对照溶液 精密量取供试品溶液适量,用流动相定量稀释制成每 1ml 中含 10μg 的溶液。

系统适用性溶液 取酒石酸美托洛尔对照品适量,加流动相溶解并稀释制成每 1ml 中含 2mg 的溶液,置石英杯中,在距离紫外光灯(254nm)下 5cm 处,放置 3 小时。

色谱条件 用十八烷基硅烷键合硅胶为填充剂;以醋酸盐缓冲液(取醋酸铵 3.9g,加水 810ml 溶解后,加三乙胺 2.0ml,冰醋酸 10.0ml,磷酸 3.0ml,摇匀)-乙腈(824∶146)为流动相;流速为每分钟 2ml;柱温 30℃;检测波长为 280nm;进样体积 20μl。

系统适用性要求 系统适用性溶液色谱图中,美托洛尔峰的保留时间约为 7 分钟,相对保留时间约 0.3 处为杂质Ⅰ峰,美托洛尔峰与杂质Ⅰ峰的分离度应大于 10.0。对照溶液色谱图中,理论板数按美托洛尔峰计算不低于 3000。

测定法 精密量取供试品溶液与对照溶液,分别注入液相色谱仪,记录色谱图至主成分峰保留时间的 3 倍。

限度 供试品溶液色谱图中如有与杂质Ⅰ峰保留时间一致的色谱峰,其峰面积乘以校正因子 0.1 后不得大于对照溶液主峰面积的 0.6 倍(0.3%);其他单个杂质峰面积不得大于对照溶液主峰面积的 0.6 倍(0.3%);各杂质峰面积的和(杂质Ⅰ峰面积乘以校正因子 0.1 后计入)不得大于对照溶液的主峰面积(0.5%),小于对照溶液主峰面积 0.1 倍的色谱峰忽略不计。

干燥失重 取本品,在 60℃减压干燥至恒重,减失重量不得过 0.5%(通则 0831)。

炽灼残渣 取本品 2.0g,依法检查(通则 0841),遗留残渣不得过 0.1%。

重金属 取炽灼残渣项下遗留的残渣,依法检查(通则 0821 第二法),含重金属不得过百万分之十。

【含量测定】 取本品约 0.3g,精密称定,加冰醋酸 20ml,微温溶解后,加结晶紫指示液 1 滴,用高氯酸滴定液(0.1mol/L)滴定至溶液显纯蓝色,并将滴定的结果用空白试验校正。每 1ml 高氯酸滴定液(0.1mol/L)相当于 34.24mg 的$(C_{15}H_{25}NO_3)_2 \cdot C_4H_6O_6$。

【类别】 β肾上腺素受体阻滞剂。

【贮藏】 遮光,密封保存。

【制剂】 (1)酒石酸美托洛尔片 (2)酒石酸美托洛尔注射液 (3)酒石酸美托洛尔胶囊 (4)酒石酸美托洛尔缓释片

附:

杂质Ⅰ

(结构式:OHC, O, OH, N, H, CH₃, CH₃)

$C_{13}H_{19}NO_3$ 237.29

4-[(2*RS*)-2-羟基-3-[(1-异丙基)氨基]丙氧基]苯甲醛

酒石酸美托洛尔片

Jiushisuan Meituoluo'er Pian

Metoprolol Tartrate Tablets

本品含酒石酸美托洛尔$[(C_{15}H_{25}NO_3)_2 \cdot C_4H_6O_6]$应为标示量的 95.0%~105.0%。

【性状】 本品为白色片。

【鉴别】 (1)取本品的细粉适量(约相当于酒石酸美托洛尔 0.3g),加水 10ml 振摇使酒石酸美托洛尔溶解,滤过,滤液照酒石酸美托洛尔项下的鉴别(1)项试验,显相同的反应。

(2)在含量测定项下记录的色谱图中,供试品溶液主峰的保留时间应与对照品溶液主峰的保留时间一致。

(3)取本品细粉,用乙醇溶解并稀释制成每 1ml 中约含酒石酸美托洛尔 20μg 的溶液,滤过,滤液照紫外-可见分光光度法(通则 0401)测定,在 224nm 的波长处有最大吸收。

【检查】 **有关物质** 照高效液相色谱法(通则 0512)测定。

供试品溶液 取本品的细粉适量(约相当于酒石酸美托洛尔 50mg),精密称定,置 25ml 量瓶中,加流动相适量,超声约 30 分钟使酒石酸美托洛尔溶解，放冷，用流动相稀释至刻度，摇匀，滤过，取续滤液。

对照溶液　精密量取供试品溶液适量，用流动相定量稀释制成每 1ml 中含酒石酸美托洛尔 10μg 的溶液。

系统适用性溶液、色谱条件、系统适用性要求与测定法　见酒石酸美托洛尔有关物质Ⅱ项下。

限度　供试品溶液色谱图中，除相对保留时间 0.2 前的色谱峰，如有与杂质Ⅰ峰保留时间一致的色谱峰，其峰面积乘以校正因子 0.1 后不得大于对照溶液主峰面积的 0.6 倍(0.3%)；其他单个杂质峰面积不得大于对照溶液主峰面积的 0.6 倍(0.3%)；各杂质峰面积的和(杂质Ⅰ峰面积乘以校正因子 0.1 后计入)不得大于对照溶液的主峰面积(0.5%)，小于对照溶液主峰面积 0.1 倍的色谱峰忽略不计。

含量均匀度　取本品(25mg 规格)1 片，置 100ml 量瓶中，加流动相适量，超声约 30 分钟，放冷，用流动相稀释至刻度，摇匀，滤过，取续滤液作为供试品溶液，照含量测定项下的方法测定含量，应符合规定(通则 0941)。

溶出度　照溶出度与释放度测定法(通则 0931 第一法)测定。

溶出条件　以氯化钠的盐酸溶液(取氯化钠 2g，加盐酸 7ml，加水至 1000ml)900ml(100mg 规格)或 500ml(25mg、50mg 规格)为溶出介质，转速为每分钟 100 转，依法操作，经 30 分钟时取样。

供试品溶液　取溶出液滤过。

对照品溶液　取酒石酸美托洛尔对照品适量，精密称定，加溶出介质溶解并定量稀释制成每 1ml 中约含 0.1mg 的溶液。

测定法　取供试品溶液与对照品溶液，照紫外-可见分光光度法(通则 0401)，在 274nm 处分别测定吸光度，计算每片的溶出量。

限度　标示量的 75%，应符合规定。

其他　应符合片剂项下有关的各项规定(通则 0101)。

【含量测定】　照高效液相色谱法(通则 0512)测定。

供试品溶液　取本品 20 片，精密称定，研细，精密称取适量(约相当于酒石酸美托洛尔 60mg)，置 200ml 量瓶中，加流动相适量，超声约 30 分钟使酒石酸美托洛尔溶解，放冷，用流动相稀释至刻度，摇匀，滤过，取续滤液。

对照品溶液　取酒石酸美托洛尔对照品适量，精密称定，加流动相溶解并定量稀释制成每 1ml 中约含 0.3mg 的溶液。

色谱条件　见有关物质项下。检测波长为 275nm。

系统适用性要求　理论板数按美托洛尔峰计算不低于 3000。

测定法　精密量取供试品溶液与对照品溶液，分别注入液相色谱仪，记录色谱图。按外标法以峰面积计算。

【类别】　同酒石酸美托洛尔。

【规格】　(1)25mg　(2)50mg　(3)100mg

【贮藏】　遮光，密封保存。

酒石酸美托洛尔注射液

Jiushisuan Meituoluo'er Zhusheye

Metoprolol Tartrate Injection

本品为酒石酸美托洛尔加氯化钠使成等渗的灭菌水溶液。含酒石酸美托洛尔[$(C_{15}H_{25}NO_3)_2 \cdot C_4H_6O_6$]应为标示量的 90.0%～110.0%，含氯化钠(NaCl)应为标示量的 95.0%～105.0%。

【性状】　本品为无色的澄明液体。

【鉴别】　(1)在含量测定项下记录的色谱图中，供试品溶液主峰的保留时间应与对照品溶液主峰的保留时间一致。

(2)取本品，加乙醇制成每 1ml 中约含酒石酸美托洛尔 20μg 的溶液，照紫外-可见分光光度法(通则 0401)测定，在 224nm 的波长处有最大吸收。

(3)本品显钠盐与氯化物鉴别(1)的反应(通则 0301)。

【检查】　**pH 值**　应为 5.0～8.0(通则 0631)。

有关物质　照高效液相色谱法(通则 0512)测定。

供试品溶液　取本品，即得。

对照溶液　精密量取本品 5ml，置 50ml 量瓶中，用流动相稀释至刻度，摇匀，精密量取 5ml，置 100ml 量瓶中，用流动相稀释至刻度，摇匀。

色谱条件　见酒石酸美托洛尔有关物质Ⅱ项下。进样体积 50μl。

系统适用性溶液、系统适用性要求与测定法　见酒石酸美托洛尔有关物质Ⅱ项下。

限度　供试品溶液色谱图中，除相对保留时间 0.2 前的色谱峰，如有与杂质Ⅰ峰保留时间一致的色谱峰，其峰面积乘以校正因子 0.1 后不得大于对照溶液主峰面积的 0.6 倍(0.3%)，其他单个杂质峰面积不得大于对照溶液主峰面积的 0.6 倍(0.3%)，各杂质峰面积的和(杂质Ⅰ峰面积乘以校正因子 0.1 后计入)不得大于对照溶液的主峰面积(0.5%)，小于对照溶液主峰面积 0.1 倍的色谱峰忽略不计。

细菌内毒素　取本品，依法检查(通则 1143)，每 1mg 酒石酸美托洛尔中含内毒素的量应小于 15EU。

其他　应符合注射剂项下有关的各项规定(通则 0102)。

【含量测定】　**酒石酸美托洛尔**　照高效液相色谱法(通则 0512)测定。

供试品溶液　精密量取本品适量，用流动相定量稀释制成每 1ml 中约含酒石酸美托洛尔 0.3mg 的溶液。

对照品溶液　取酒石酸美托洛尔对照品 30mg，精密称定，置 100ml 量瓶中，加 0.9%氯化钠溶液 30ml，振摇使溶解，用流动相稀释至刻度，摇匀。

色谱条件　见有关物质项下。检测波长为 275nm。

系统适用性要求　理论板数按美托洛尔峰计算不低

于3000。

测定法　精密量取供试品溶液与对照品溶液，分别注入液相色谱仪，记录色谱图。按外标法以峰面积计算。

氯化钠　精密量取本品5ml，加水40ml，加2%糊精溶液5ml与荧光黄指示液5～8滴，用硝酸银滴定液(0.1mol/L)滴定。每1ml硝酸银滴定液(0.1mol/L)相当于5.844mg的NaCl。

【类别】　同酒石酸美托洛尔。

【规格】　(1)2ml：酒石酸美托洛尔2mg与氯化钠18mg　(2)5ml：酒石酸美托洛尔5mg与氯化钠45mg

【贮藏】　遮光，密闭保存。

酒石酸美托洛尔胶囊

Jiushisuan Meituoluo'er Jiaonang

Metoprolol Tartrate Capsules

本品含酒石酸美托洛尔[$(C_{15}H_{25}NO_3)_2 \cdot C_4H_6O_6$]应为标示量的90.0%～110.0%。

【鉴别】　(1)取本品的内容物适量(约相当于酒石酸美托洛尔0.3g)，加水10ml，振摇使酒石酸美托洛尔溶解，滤过，滤液照酒石酸美托洛尔项下的鉴别(1)项试验，显相同的反应。

(2)在含量测定项下记录的色谱图中，供试品溶液主峰的保留时间应与对照品溶液主峰的保留时间一致。

(3)取本品的内容物，加乙醇溶解并稀释制成每1ml中约含酒石酸美托洛尔20μg的溶液，滤过，滤液照紫外-可见分光光度法(通则0401)测定，在224nm的波长处有最大吸收。

【检查】　**有关物质**　照高效液相色谱法(通则0512)测定。

供试品溶液　取本品内容物适量(约相当于酒石酸美托洛尔50mg)，精密称定，置25ml量瓶中，加流动相适量，超声约30分钟使酒石酸美托洛尔溶解，放冷，用流动相溶解并稀释至刻度，摇匀，滤过，取续滤液。

对照溶液　精密量取供试品溶液适量，用流动相定量稀释制成每1ml中含酒石酸美托洛尔10μg的溶液。

系统适用性溶液、色谱条件、系统适用性要求与测定法见酒石酸美托洛尔有关物质Ⅱ项下。

限度　供试品溶液色谱图中，除相对保留时间0.2前的色谱峰，如有与杂质Ⅰ峰保留时间一致的色谱峰，其峰面积乘以校正因子0.1后不得大于对照溶液主峰面积的0.6倍(0.3%)；其他单个杂质峰面积不得大于对照溶液主峰面积的0.6倍(0.3%)；各杂质峰面积的和(杂质Ⅰ峰面积乘以校正因子0.1后计入)不得大于对照溶液的主峰面积(0.5%)；小于对照溶液主峰面积0.1倍的色谱峰忽略不计。

含量均匀度　取本品(25mg规格)1粒内容物，置100ml量瓶中，加流动相适量，超声约30分钟，放冷，用流动相稀释至刻度，摇匀，滤过，取续滤液作为供试品溶液，照含量测定项下方法测定含量，应符合规定(通则0941)。

其他　应符合胶囊剂项下有关的各项规定(通则0103)。

【含量测定】　照高效液相色谱法(通则0512)测定。

供试品溶液　取本品20粒(25mg规格)，精密称定，计算平均装量，取内容物混合均匀或取装量差异项下的内容物(50mg规格)，研细，精密称取适量(约相当于酒石酸美托洛尔60mg)，置200ml量瓶中，加流动相适量，超声约30分钟使酒石酸美托洛尔溶解，放冷，用流动相稀释至刻度，摇匀，滤过，取续滤液。

对照品溶液　取酒石酸美托洛尔对照品，精密称定，加流动相溶解并定量稀释制成每1ml中约含0.3mg的溶液。

色谱条件　见有关物质项下。检测波长为275nm。

系统适用性要求　理论板数按美托洛尔峰计算不低于3000。

测定法　精密量取供试品溶液与对照品溶液，分别注入液相色谱仪，记录色谱图。按外标法以峰面积计算。

【类别】　同酒石酸美托洛尔。

【规格】　(1)25mg　(2)50mg

【贮藏】　遮光，密封，在干燥处保存。

酒石酸美托洛尔缓释片

Jiushisuan Meituoluo'er Huanshipian

Metoprolol Tartrate Sustained-release Tablets

本品含酒石酸美托洛尔[$(C_{15}H_{25}NO_3)_2 \cdot C_4H_6O_6$]应为标示量的90.0%～110.0%。

【性状】　本品为白色片或薄膜衣片，薄膜衣片除去包衣后显白色或类白色。

【鉴别】　(1)取本品的细粉适量(约相当于酒石酸美托洛尔0.3g)，加水10ml，振摇使酒石酸美托洛尔溶解，滤过，滤液照酒石酸美托洛尔项下的鉴别(1)项试验，显相同的反应。

(2)在含量测定项下记录的色谱图中，供试品溶液主峰的保留时间应与对照品溶液主峰的保留时间一致。

(3)取本品细粉，用乙醇溶解并稀释制成每1ml中约含酒石酸美托洛尔20μg的溶液，照紫外-可见分光光度法(通则0401)测定，在224nm的波长处有最大吸收。

【检查】　**有关物质**　照高效液相色谱法(通则0512)测定。

供试品溶液　取本品细粉适量(约相当于酒石酸美托洛尔50mg)，精密称定，置25ml量瓶中，加流动相适量，超声约30分钟使酒石酸美托洛尔溶解，放冷，用流动相溶解并稀释至刻度，摇匀，滤过，取续滤液。

对照溶液　精密量取供试品溶液适量，用流动相定量稀释制成每 1ml 中含酒石酸美托洛尔 10μg 的溶液。

系统适用性溶液、色谱条件、系统适用性要求与测定法　见酒石酸美托洛尔有关物质Ⅱ项下。

限度　供试品溶液色谱图中，除相对保留时间 0.2 前的色谱峰；如有与杂质Ⅰ峰保留时间一致的色谱峰，其峰面积乘以校正因子 0.1 后不得大于对照溶液主峰面积的 0.6 倍（0.3%），其他单个杂质峰面积不得大于对照溶液主峰面积的 0.6 倍（0.3%），各杂质峰面积的和（杂质Ⅰ峰面积乘以校正因子 0.1 后计入）不得大于对照溶液的主峰面积（0.5%）；小于对照溶液主峰面积 0.1 倍的色谱峰忽略不计。

溶出度　照溶出度与释放度测定法（通则 0931 第二法）测定。

溶出条件　以水 900ml 为溶出介质，转速为每分钟 50 转，依法操作，在 1 小时、4 小时、8 小时时分别取溶液 10ml，并即时补充相同温度、相同体积的溶出介质。

供试品溶液　分别取 1 小时、4 小时、8 小时时的溶出液，滤过，取续滤液。

对照品溶液　取酒石酸美托洛尔对照品，精密称定，加水溶解并定量稀释制成每 1ml 中约含 0.1mg 的溶液。

测定法　取供试品溶液与对照品溶液，照紫外-可见分光光度法（通则 0401），在 274nm 处分别测定吸光度，计算每片在不同时间的溶出量。

限度　每片在 1 小时、4 小时与 8 小时时的溶出量应分别相应为标示量的 25%～45%、40%～75%和 75%以上，均应符合规定。

其他　应符合片剂项下有关的各项规定（通则 0101）。

【含量测定】　照高效液相色谱法（通则 0512）测定。

供试品溶液　取本品 20 片，精密称定，研细，精密称取适量（约相当于酒石酸美托洛尔 60mg），置 200ml 量瓶中，加流动相适量，超声约 30 分钟使酒石酸美托洛尔溶解，放冷，用流动相稀释至刻度，摇匀，滤过，取续溶液。

对照品溶液　取酒石酸美托洛尔对照品，精密称定，加流动相溶解并定量稀释制成每 1ml 中约含 0.3mg 的溶液。

色谱条件　见有关物质项下。检测波长为 275nm。

系统适用性要求　理论板数按美托洛尔峰计算不低于 3000。

测定法　精密量取供试品溶液与对照品溶液，分别注入液相色谱仪，记录色谱图。按外标法以峰面积计算。

【类别】　同酒石酸美托洛尔。

【规格】　（1）100mg　（2）150mg

【贮藏】　遮光，密封保存。

酒石酸唑吡坦

Jiushisuan Zuobitan

Zolpidem Tartrate

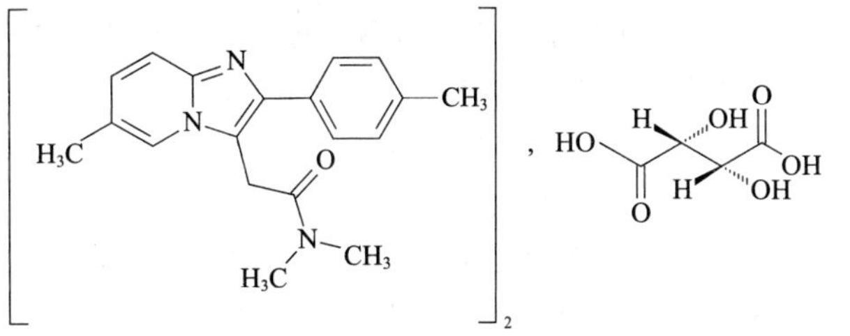

$(C_{19}H_{21}N_3O)_2 \cdot C_4H_6O_6$　764.88

本品为 *N*,*N*,6-三甲基-2-(4-甲基苯基)咪唑并[1,2-*a*]吡啶-3-乙酰胺-L-(+)-酒石酸盐。按干燥品计算，含 $(C_{19}H_{21}N_3O)_2 \cdot C_4H_6O_6$ 不得少于 98.5%。

【性状】　本品为白色或类白色结晶性粉末；无臭；略有引湿性。

本品在甲醇中略溶，在水或乙醇中微溶，在三氯甲烷或二氯甲烷中几乎不溶；在 0.1mol/L 盐酸溶液中溶解。

【鉴别】　（1）取本品约 10mg，置干燥试管中，加丙二酸约 10mg 与醋酐 10 滴，水浴加热 1～3 分钟，溶液显红棕色。

（2）取本品约 20mg，加 10%溴化钾溶液 0.1ml、2%间苯二酚溶液 0.1ml 与硫酸 3ml，水浴加热 10 分钟，显深蓝色；冷却后倾入水中，即变为红色。

（3）取本品适量，加 0.1mol/L 盐酸溶液溶解并稀释制成每 1ml 中约含 10μg 的溶液，照紫外-可见分光光度法（通则 0401）测定，在 237nm 与 294nm 的波长处有最大吸收。

（4）本品的红外光吸收图谱应与对照品的图谱一致。如不一致，取本品与对照品各约 50mg，分别加 0.1mol/L 盐酸溶液 5ml 溶解后，加水 5ml，边搅拌边滴加 2mol/L 氨溶液 0.5ml，析出沉淀后，滤过，沉淀用水洗涤，在 105℃干燥 2 小时，照红外分光光度法（通则 0402）测定，二者的红外光吸收图谱应一致。

（5）本品的水溶液显酒石酸盐鉴别（1）的反应（通则 0301）。

【检查】　**酸度**　取本品，加水溶解并稀释制成每 1ml 中约含 2.0mg 的溶液，依法测定（通则 0631），pH 值应为 4.0～6.0。

溶液的澄清度与颜色　取本品 0.25g 与酒石酸 0.125g，加水 10ml 使溶解并稀释至 25ml，溶液应澄清无色；如显浑浊，与 1 号浊度标准液（通则 0902 第一法）比较，不得更浓；如显色，与黄色 2 号标准比色液（通则 0901 第一法）比较，不得更深。

有关物质　照高效液相色谱法（通则 0512）测定。

供试品溶液　取本品适量，加流动相溶解并稀释制成每 1ml 中约含 0.5mg 的溶液。

对照溶液　精密量取供试品溶液 2ml，置 100ml 量瓶中，用流动相稀释至刻度，摇匀；精密量取 1ml，置 10ml 量瓶中，用流动相稀释至刻度，摇匀。

色谱条件　用十八烷基硅烷键合硅胶为填充剂；以乙腈-甲醇-0.05mol/L 磷酸溶液（用三乙胺调节 pH 值至 5.5）(18：23：59）为流动相；检测波长为 254nm；进样体积 20μl。

系统适用性要求　理论板数按唑吡坦峰计算不低于 2000，唑吡坦峰与相邻杂质峰的分离度应符合要求。

测定法　精密量取供试品溶液与对照溶液，分别注入液相色谱仪，记录色谱图至主成分峰保留时间的 2 倍。

限度　供试品溶液色谱图中如有杂质峰，各杂质峰面积的和不得大于对照溶液主峰面积（0.2%）；酒石酸峰与小于对照溶液主峰面积 0.1 倍的色谱峰忽略不计（0.02%）。

残留溶剂　照残留溶剂测定法（通则 0861 第二法）测定。

内标溶液　取正丙醇约 45mg，用含 10% *N*，*N*-二甲基甲酰胺的 0.2mol/L 硫酸溶液稀释至 5000ml。

供试品溶液　取本品适量，精密称定，加内标溶液溶解并定量稀释制成每 1ml 中含 0.1g 的溶液，精密量取 2ml，置顶空瓶中，密封。

对照品溶液　取甲醇、乙醇、乙腈、二氯甲烷、正己烷、四氢呋喃、二氯乙烷、丙酮与异丙醇各适量，精密称定，用内标溶液定量稀释制成每 1ml 中分别含上述成分 0.3mg、0.5mg、0.04mg、0.06mg、0.03mg、0.07mg、0.0005mg、0.5mg 与 0.5mg 的混合溶液，精密量取 2ml，置顶空瓶中，密封。

色谱条件　以 6%氰丙基苯基-94%二甲基聚硅氧烷为固定液的毛细管柱为色谱柱；起始温度为 40℃，维持 15 分钟，以每分钟 30℃的速率升温至 200℃，维持 5 分钟；进样口温度为 200℃；检测器温度为 250℃；顶空瓶平衡温度为 80℃，平衡时间 20 分钟。

系统适用性要求　对照品溶液色谱图中，各成分峰及内标物峰之间的分离度均应符合要求。

测定法　取供试品溶液与对照品溶液分别顶空进样，记录色谱图。

限度　按内标法以峰面积计算，甲醇、乙醇、乙腈、二氯甲烷、正己烷、四氢呋喃、二氯乙烷、丙酮与异丙醇的残留量均应符合规定。

含氯化合物　取本品约 75mg，精密称定，照氧瓶燃烧法（通则 0703）进行有机破坏，以 0.1mol/L 氢氧化钠溶液 10ml 为吸收液，待生成的烟雾完全吸入吸收液后，移至 50ml 纳氏比色管中，照氯化物检查法（通则 0801）检查，与对照液（与供试品同法操作，但燃烧时滤纸中不含供试品，并加标准氯化钠溶液 5.0ml）比较，不得更浓（0.07%）。

氰化物　取本品约 1.0g，依法检查（通则 0806 第一法），应符合规定（生产工艺中使用了氰化物的产品需检查此项）。

干燥失重　取本品，在 105℃干燥至恒重，减失重量不得过 3.0%（通则 0831）。

炽灼残渣　取本品 1.0g，依法检查（通则 0841），遗留残渣不得过 0.1%。

重金属　取炽灼残渣项下遗留的残渣，依法检查（通则 0821 第二法），含重金属不得过百万分之二十。

【含量测定】　取本品约 0.3g，精密称定，加冰醋酸 20ml 溶解后，加结晶紫指示液 1 滴，用高氯酸滴定液（0.1mol/L）滴定至溶液显蓝色，并将滴定的结果用空白试验校正。每 1ml 的高氯酸滴定液（0.1mol/L）相当于 38.24mg 的 $(C_{19}H_{21}N_3O)_2 \cdot C_4H_6O_6$。

【类别】　催眠药。

【贮藏】　遮光，密封保存。

【制剂】　酒石酸唑吡坦片

酒石酸唑吡坦片

Jiushisuan Zuobitan Pian

Zolpidem Tartrate Tablets

本品含酒石酸唑吡坦$[(C_{19}H_{21}N_3O)_2 \cdot C_4H_6O_6]$应为标示量的 90.0%～110.0%。

【性状】　本品为薄膜衣片，除去包衣后显白色或类白色。

【鉴别】　(1)取本品的细粉适量（约相当于酒石酸唑吡坦 10mg），置干燥试管中，加丙二酸约 10mg 与醋酐 10 滴，水浴加热 1～3 分钟，溶液显红棕色。

(2)在含量测定项下记录的色谱图中，供试品溶液主峰的保留时间应与对照品溶液主峰的保留时间一致。

(3)取含量均匀度项下的供试品溶液，照紫外-可见分光光度法（通则 0401）测定，在 237nm 与 294nm 的波长处有最大吸收。

【检查】　**有关物质**　照高效液相色谱法（通则 0512）测定。

供试品溶液　取本品的细粉适量，加流动相溶解并稀释制成每 1ml 中约含酒石酸唑吡坦 0.5mg 的溶液。

对照溶液　精密量取供试品溶液 5ml，置 100ml 量瓶中，用流动相稀释至刻度，摇匀；精密量取 1ml，置 10ml 量瓶中，用流动相稀释至刻度，摇匀。

色谱条件、系统适用性要求与测定法　见酒石酸唑吡坦有关物质项下。

限度　供试品溶液色谱图中如有杂质峰，各杂质峰面积的和不得大于对照溶液主峰面积（0.5%）；酒石酸峰与小于对照溶液主峰面积 0.1 倍的色谱峰忽略不计（0.05%）。

含量均匀度　取本品 1 片，置 100ml 量瓶中，加 0.1mol/L 盐酸溶液适量，振摇使酒石酸唑吡坦溶解，用 0.1mol/L 盐酸溶液稀释至刻度，摇匀，滤过，精密量取续滤液适量，用 0.1mol/L 盐酸溶液定量稀释制成每 1ml 中约含酒石酸唑吡坦 10μg 的溶液，作为供试品溶液，照紫外-可见分光光度法（通则 0401），在 294nm 的波长处测定吸光度；另取酒石酸唑吡坦对照品适量，精密称定，加 0.1mol/L 盐酸溶液溶解并定量稀释制成每 1ml 中约含 10μg 的溶液，同法测定，计算含量，应符合规定（通则 0941）。

溶出度　照溶出度与释放度测定法（通则 0931 第二法）测定。

溶出条件　以 0.1mol/L 盐酸溶液 1000ml（10mg 规格）或 500ml（5mg 规格）为溶出介质，转速为每分钟 50 转，依法操作，经 30 分钟时取样。

供试品溶液　取溶出液适量，滤过，取续滤液。

对照品溶液　取酒石酸唑吡坦对照品适量，精密称定，加 0.1mol/L 盐酸溶液溶解并定量稀释制成每 1ml 中约含 10μg 的溶液。

测定法　取供试品溶液与对照品溶液，照紫外-可见分光光度法（通则 0401），在 294nm 的波长处分别测定吸光度，计算每片的溶出量。

限度　标示量的 80%，应符合规定。

其他　应符合片剂项下有关的各项规定（通则 0101）。

【含量测定】　照高效液相色谱法（通则 0512）测定。

供试品溶液　取本品 20 片，精密称定，研细，精密称取细粉适量（约相当于酒石酸唑吡坦 25mg），置 50ml 量瓶中，加流动相适量，振摇使酒石酸唑吡坦溶解，用流动相稀释至刻度，摇匀，滤过，精密量取续滤液适量，用流动相定量稀释制成每 1ml 中约含酒石酸唑吡坦 10μg 的溶液。

对照品溶液　取酒石酸唑吡坦对照品，精密称定，加流动相溶解并定量稀释制成每 1ml 中约含 10μg 的溶液。

色谱条件与系统适用性要求　见有关物质项下。

测定法　精密量取供试品溶液与对照品溶液，分别注入液相色谱仪，记录色谱图。按外标法以峰面积计算。

【类别】　同酒石酸唑吡坦。

【规格】　(1)5mg　(2)10mg

【贮藏】　遮光，密封保存。

酒石酸溴莫尼定

Jiushisuan Xiumoniding

Brimonidine Tartrate

$C_{11}H_{10}BrN_5 \cdot C_4H_6O_6$　442.22

本品为 5-溴-6-(2-咪唑双烯氨)喹噁啉 L-酒石酸盐。按干燥品计算，含 $C_{11}H_{10}BrN_5 \cdot C_4H_6O_6$ 不得少于 99.0%。

【性状】　本品为类白色至淡黄色结晶性粉末；无臭。

本品在水中溶解，在冰醋酸中略溶，在甲醇或丙酮中几乎不溶。

比旋度　取本品，精密称定，加水溶解并定量稀释制成每 1ml 中约含 20mg 的溶液，依法测定（通则 0621），比旋度为 +9.2°至 +10.2°。

【鉴别】　(1)取本品约 50mg，置试管中，加水 2ml 使溶解，加氨制硝酸银试液数滴，水浴加热，即产生银镜。

(2)取本品与酒石酸溴莫尼定对照品适量，分别加流动相制成每 1ml 中约含 50μg 的溶液，照有关物质检查项下的方法试验，供试品溶液主峰的保留时间应与对照品溶液主峰的保留时间一致。

(3)本品的红外光吸收图谱应与对照品的图谱一致（通则 0402）。

【检查】　**酸度**　取本品 0.20g，加水 10ml 使溶解，依法检查（通则 0631），pH 值应为 2.8～3.8。

溶液的澄清度与颜色　取本品 0.20g，加水 10ml 溶解后，溶液应澄清；如显浑浊，与 1 号浊度标准液（通则 0902）比较，不得更浓；如显色，与黄色 3 号或黄绿色 3 号标准比色液（通则 0901 第一法）比较，不得更深。

有关物质　照高效液相色谱法（通则 0512）测定。

供试品溶液　取本品适量，精密称定，加流动相溶解并稀释制成每 1ml 中约含 0.5mg 的溶液。

对照溶液　精密量取供试品溶液 1ml，置 200ml 量瓶中，用流动相稀释至刻度，摇匀。

系统适用性溶液　取酒石酸溴莫尼定适量，加磷酸盐缓冲液（pH 3.0）（取磷酸二氢钾 2.7g，加水适量使溶解并稀释至 1000ml，摇匀，用磷酸调节 pH 值至 3.0）溶解并稀释制成每 1ml 中约含 1mg 的溶液，取 2ml，置 25ml 量瓶中，加 30% 过氧化氢溶液 0.5ml，置 80℃ 水浴中加热 5 小时，放冷，用上述磷酸盐缓冲液（pH 3.0）稀释至刻度，摇匀。

灵敏度溶液　精密量取对照溶液 5ml，置 50ml 量瓶中，用流动相稀释至刻度，摇匀。

色谱条件　用十八烷基硅烷键合硅胶为填充剂（Xbridge C18，4.6mm×250mm，5μm 或效能相当的色谱柱）；以磷酸盐缓冲液（取磷酸二氢钠 7.8g，十二烷基磺酸钠 0.41g 与三乙胺 1.0ml，加水 1000ml 溶解）-乙腈（3∶1）为流动相；检测波长为 246nm；进样体积 20μl。

系统适用性要求　系统适用性溶液色谱图中，溴莫尼定峰的保留时间约为 10 分钟；理论板数按溴莫尼定峰计算不低于 2000，溴莫尼定峰与氧化产物峰（相对保留时间约为 0.75）间的分离度应大于 6.0。灵敏度溶液色谱图中，主成分峰高的信噪比应大于 10。

测定法　精密量取供试品溶液与对照溶液，分别注入液相色谱仪，记录色谱图至主成分峰保留时间的 2 倍。

限度　供试品溶液色谱图中如有杂质峰，单个杂质峰面积不得大于对照溶液主峰面积的 0.6 倍（0.3%），各杂质峰面积的和不得大于对照溶液主峰面积（0.5%）。

残留溶剂　照残留溶剂测定法（通则 0861 第三法）测定。

供试品溶液　取本品适量，精密称定，加二甲基亚砜溶解并定量稀释制成每 1ml 中含 40mg 的溶液。

对照品溶液　取甲苯、甲醇与 *N*,*N*-二甲基甲酰胺各适量，精密称定，用二甲基亚砜定量稀释制成每 1ml 中含甲苯 35.6μg、甲醇 120μg、*N*,*N*-二甲基甲酰胺 35.2μg 的混合溶液。

色谱条件　用 5%二苯基-95%二甲基硅氧烷共聚物为固定相的毛细管柱；初始柱温 35℃，保持 5 分钟，再以每分钟 3℃升至 75℃，然后以每分钟 35℃升至 260℃，保持 20 分钟；进样口温度为 100℃，检测器温度为 260℃；进样体积 1μl。

测定法　精密量取供试品溶液与对照品溶液，分别注入气相色谱仪，记录色谱图。

限度　按外标法以峰面积计算，甲苯、甲醇与 *N*,*N*-二甲基甲酰胺的残留量均应符合规定。

氯化物　取本品 1.0g，加水 50ml 使溶解，加稀硝酸 10ml，混匀，溶液分成两等份，分置 50ml 纳氏比色管中，一份中加硝酸银试液 1.0ml，摇匀，放置 10 分钟，如显浑浊，反复滤过，至滤液澄清，加标准氯化钠溶液 5.0ml 与水适量使成 50ml，摇匀，暗处放置 5 分钟，作为对照溶液；另一份中加硝酸银试液 1.0ml 与水适量使成 50ml，摇匀，暗处放置 5 分钟，与上述对照液比较（通则 0801），不得更浓（0.01%）。

干燥失重　取本品，在 105℃干燥至恒重，减失重量不得过 0.5%（通则 0831）。

炽灼残渣　取本品 1.0g，依法检查（通则 0841），遗留残渣不得过 0.1%。

重金属　取炽灼残渣项下遗留的残渣，依法检查（通则 0821 第二法），含重金属不得过百万分之二十。

【含量测定】　取本品约 0.35g，精密称定，加冰醋酸 40ml 溶解后，加结晶紫指示液 1 滴，用高氯酸滴定液（0.1mol/L）滴定至溶液显蓝色，并将滴定结果用空白试验校正。每 1ml 高氯酸滴定液（0.1mol/L）相当于 44.22mg 的 $C_{11}H_{10}BrN_5 \cdot C_4H_6O_6$。

【类别】　α_2 肾上腺素受体激动剂。

【贮藏】　密封保存。

【制剂】　酒石酸溴莫尼定滴眼液

酒石酸溴莫尼定滴眼液

Jiushisuan Xiumoniding Diyanye

Brimonidine Tartrate Eye Drops

本品含酒石酸溴莫尼定（$C_{11}H_{10}BrN_5 \cdot C_4H_6O_6$）应为标示量的 90.0%～110.0%。

【性状】　本品为淡黄绿色的澄明液体。

【鉴别】　在含量测定项下记录的色谱图中，供试品溶液主峰的保留时间应与对照品溶液主峰的保留时间一致。

【检查】　**pH 值**　应为 5.6～6.6（通则 0631）。

颜色　取本品，与黄绿色 4 号标准比色液（通则 0901 第一法）比较，不得更深。

有关物质　照高效液相色谱法（通则 0512）测定。

供试品溶液　精密量取本品适量，用流动相溶解并稀释制成每 1ml 中约含酒石酸溴莫尼定 0.5mg 的溶液。

对照溶液　精密量取供试品溶液 1ml，置 100ml 量瓶中，用流动相稀释至刻度，摇匀。

灵敏度溶液　精密量取对照溶液 5ml，置 50ml 量瓶中，用流动相稀释至刻度，摇匀。

系统适用性溶液、色谱条件、系统适用性要求与测定法　见酒石酸溴莫尼定有关物质项下。

限度　供试品溶液色谱图中如有杂质峰，单个杂质峰面积不得大于对照溶液主峰面积的 0.5 倍（0.5%），各杂质峰面积的和不得大于对照溶液主峰面积（1.0%）。

渗透压　取本品，照渗透压摩尔浓度测定法（通则 0632）测定，应为 280～330mOsmol/kg。

无菌　取本品，经薄膜过滤法处理后，依法检查（通则 1101），应符合规定。

其他　应符合眼用制剂项下有关的各项规定（通则 0105）。

【含量测定】　照高效液相色谱法（通则 0512）测定。

供试品溶液　精密量取本品适量，用流动相定量稀释制成每 1ml 中约含酒石酸溴莫尼定 0.1mg 的溶液，摇匀。

对照品溶液　取酒石酸溴莫尼定对照品适量，精密称定，加流动相溶解并定量稀释制成每 1ml 中约含 0.1mg 的溶液。

系统适用性溶液、色谱条件与系统适用性要求　见有关物质项下。

测定法　精密量取供试品溶液与对照品溶液，分别注入液相色谱仪，记录色谱图。按外标法以峰面积计算。

【类别】　同酒石酸溴莫尼定。

【规格】　5ml∶10mg

【贮藏】　遮光，密闭保存。

消旋山莨菪碱

Xiaoxuan Shanlangdangjian

Raceanisodamine

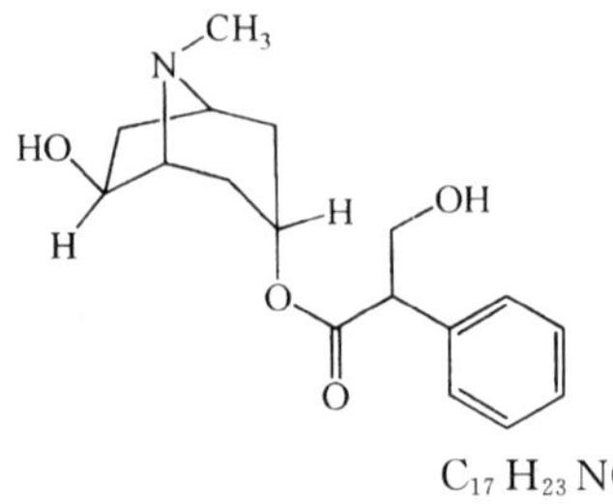

$C_{17}H_{23}NO_4$　305.38

本品为（±）-6β-羟基-1α*H*,5α*H*-托烷-3α-醇托品酸酯。按干燥品计算，含 $C_{17}H_{23}NO_4$ 不得少于 99.0%。

【性状】　本品为白色结晶或结晶性粉末，无臭。

本品在乙醇中易溶，在水中溶解；在0.01mol/L盐酸溶液中溶解。

熔点　本品的熔点（通则0612）为103～113℃，熔距应在6℃以内。

【鉴别】　(1)照薄层色谱法（通则0502）试验。

供试品溶液　取本品，加甲醇制成每1ml中含3mg的溶液。

对照品溶液　取消旋山莨菪碱对照品，加甲醇制成每1ml中含3mg的溶液。

色谱条件　采用硅胶GF_{254}薄层板，以甲苯-丙酮-乙醇-浓氨溶液（4：5：0.6：0.4）为展开剂。

测定法　吸取上述两种溶液各10μl，分别点于同一薄层板上，展开，晾干，置紫外光灯（254nm）下检视。

结果判定　供试品溶液所显主斑点的位置与颜色应与对照品溶液的主斑点一致。

(2)本品的红外光吸收图谱应与对照的图谱（光谱集811图）一致。

(3)本品显托烷生物碱类的鉴别反应（通则0301）。

【检查】　**溶液的澄清度与颜色**　取本品0.50g，加水15ml溶解后，溶液应澄清无色。

有关物质　照高效液相色谱法（通则0512）测定。

供试品溶液　取本品，加0.01mol/L盐酸溶液溶解并稀释制成每1ml中约含1.5mg的溶液。

对照品溶液　取杂质Ⅰ对照品适量，加0.01mol/L盐酸溶液溶解并稀释制成每1ml中约含0.5mg的溶液。

对照溶液　精密量取供试品溶液与对照品溶液各1ml，置100ml量瓶中，用0.01mol/L盐酸溶液稀释至刻度，摇匀。

色谱条件　用十八烷基硅烷键合硅胶为填充剂；以0.01mol/L磷酸二氢钾溶液（含0.15%三乙胺，用磷酸调节pH值至6.5）-甲醇（70：30）为流动相；检测波长为220nm；进样体积20μl。

系统适用性要求　理论板数按消旋山莨菪碱峰计算不低于2000。出峰顺序依次为消旋山莨菪碱顺、反式异构体与杂质Ⅰ，消旋山莨菪碱顺、反式异构体两色谱峰之间的分离度应符合要求。

测定法　精密量取供试品溶液与对照溶液，分别注入液相色谱仪，记录色谱图至主成分峰保留时间的5倍。

限度　供试品溶液色谱图中如有杂质峰，各杂质峰面积的和（杂质Ⅰ峰面积乘以校正因子0.44计）不得大于对照溶液中的消旋山莨菪碱顺、反式异构体两峰面积之和的1.5倍（1.5%）。

干燥失重　取本品，在60℃减压干燥至恒重，减失重量不得过1.0%（通则0831）。

【含量测定】　取本品0.25g，精密称定，加乙醇（对甲基红指示液呈中性）5ml使溶解，精密加盐酸滴定液（0.1mol/L）20ml，加甲基红指示液1滴，用氢氧化钠滴定液（0.1mol/L）滴定，并将滴定的结果用空白试验校正。每1ml盐酸滴定液（0.1mol/L）相当于30.54mg的$C_{17}H_{23}NO_4$。

【类别】　抗胆碱药。

【贮藏】　密封保存。

【制剂】　(1)消旋山莨菪碱片　(2)盐酸消旋山莨菪碱注射液

附：

杂质Ⅰ

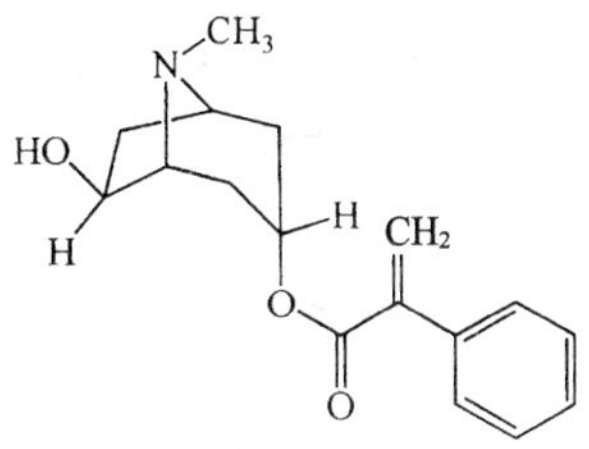

$C_{17}H_{21}NO_3$　287.35

阿托酸6β-羟基-3α-托品酯

消旋山莨菪碱片

Xiaoxuan Shanlangdangjian Pian

Raceanisodamine Tablets

本品含消旋山莨菪碱（$C_{17}H_{23}NO_4$）应为标示量的90.0%～110.0%。

【性状】　本品为白色或类白色片或薄膜衣片，除去包衣后显白色或类白色。

【鉴别】　(1)取本品细粉适量（约相当于消旋山莨菪碱10mg），加乙醇5ml，搅拌，滤过，取滤液置水浴上蒸干，残渣加发烟硝酸5滴，置水浴上蒸干，加乙醇制氢氧化钾试液3滴，即显紫堇色。

(2)在含量测定项下记录的色谱图中，供试品溶液顺、反异构体两主峰的保留时间应与对照品溶液相应两主峰的保留时间一致。

【检查】　**含量均匀度**　取本品1片，置25ml（5mg规格）或50ml（10mg规格）量瓶中，加0.01mol/L盐酸溶液适量，充分振摇，使消旋山莨菪碱溶解，用0.01mol/L盐酸溶液稀释至刻度，摇匀，滤过，取续滤液作为供试品溶液，照含量测定项下的方法测定含量，应符合规定（通则0941）。

溶出度　照溶出度与释放度测定法（通则0931第三法）测定。

溶出条件　以0.01mol/L盐酸溶液100ml（5mg规格）或200ml（10mg规格）为溶出介质，转速为每分钟50转，依法操作，经45分钟时取样。

供试品溶液　取溶出液10ml，滤过，取续滤液。

对照品溶液　取消旋山莨菪碱对照品，精密称定，加溶出介质溶解并定量稀释制成每 1ml 约含 50μg 的溶液。

色谱条件与系统适用性要求　见含量测定项下。

测定法　见含量测定项下。计算每片的溶出量。

限度　标示量的 70%，应符合规定。

其他　应符合片剂项下有关的各项规定（通则 0101）。

【含量测定】　照高效液相色谱法（通则 0512）测定。

供试品溶液　取本品 20 片，精密称定，研细，精密称取适量（约相当于消旋山莨菪碱 10mg），置 50ml 量瓶中，加 0.01mol/L 盐酸溶液适量，振摇使消旋山莨菪碱溶解，用 0.01mol/L 盐酸溶液稀释至刻度，摇匀，滤过，取续滤液。

对照品溶液　取消旋山莨菪碱对照品，精密称定，加 0.01mol/L 盐酸溶液溶解并定量稀释制成每 1ml 含 0.2mg 的溶液。

色谱条件　用十八烷基硅烷键合硅胶为填充剂；以 0.01mol/L 磷酸二氢钾溶液（含 0.15%三乙胺溶液，用磷酸调节 pH 值 6.5）-甲醇（70 ∶ 30）为流动相；检测波长为 220nm；进样体积 20μl。

系统适用性要求　理论板数按山莨菪碱峰计算不低于 2000，消旋山莨菪碱顺、反式异构体两色谱峰之间的分离度应符合要求。

测定法　精密量取供试品溶液与对照品溶液，分别注入液相色谱仪，记录色谱图。按外标法以消旋山莨菪碱顺、反式异构体峰面积的和计算。

【类别】　同消旋山莨菪碱。

【规格】　（1）5mg　（2）10mg

【贮藏】　密封保存。

盐酸消旋山莨菪碱注射液

Yansuan Xiaoxuan Shanlangdangjian Zhusheye

Raceanisodamine Hydrochloride Injection

本品为消旋山莨菪碱加盐酸适量，并加氯化钠适量使成等渗的灭菌水溶液。含盐酸消旋山莨菪碱（$C_{17}H_{23}NO_4 \cdot HCl$）应为标示量的 90.0%～110.0%。

【性状】　本品为无色的澄明液体。

【鉴别】　取本品适量（约相当于消旋山莨菪碱 10mg），置水浴上蒸干后，残渣照消旋山莨菪碱片项下的鉴别试验，应显相同的反应。

【检查】　**pH 值**　应为 3.5～5.5（通则 0631）。

有关物质　照高效液相色谱法（通则 0512）测定。

供试品溶液　取本品适量，用 0.01mol/L 盐酸溶液稀释制成每 1ml 中约含盐酸消旋山莨菪碱 1.5mg 的溶液。

对照溶液　精密量取供试品溶液与对照品溶液各 1ml，置 100ml 量瓶中，用 0.01mol/L 盐酸溶液稀释至刻度，摇匀。

对照品溶液、色谱条件、系统适用性要求与测定法　见消旋山莨菪碱有关物质项下。

限度　供试品溶液色谱图中如有杂质峰，单个杂质峰面积（杂质Ⅰ峰乘以校正因子 0.44 计）不得大于对照溶液中消旋山莨菪碱顺、反式异构体两峰面积之和的 1.5 倍（1.5%），各杂质峰面积的和（杂质Ⅰ峰应乘以校正因子 0.44 计）不得大于对照溶液中消旋山莨菪碱顺、反式异构体两峰面积之和的 2.5 倍（2.5%）。

细菌内毒素　取本品，依法检查（通则 1143），每 1mg 盐酸消旋山莨菪碱中含内毒素的量应小于 0.40EU。

其他　应符合注射剂项下有关的各项规定（通则 0102）。

【含量测定】　照高效液相色谱法（通则 0512）测定。

供试品溶液　精密量取本品适量（约相当于盐酸消旋山莨菪碱 10mg），置 50ml 量瓶中，用 0.01mol/L 盐酸溶液稀释至刻度，摇匀。

对照品溶液　取消旋山莨菪碱对照品适量，精密称定，加 0.01mol/L 盐酸溶液溶解并定量稀释制成每 1ml 含 0.2mg 的溶液。

色谱条件　见有关物质项下。

系统适用性要求　理论板数按山莨菪碱峰计算不低于 2000。消旋山莨菪碱顺、反式异构体两色谱峰之间的分离度应符合要求。

测定法　精密量取供试品溶液与对照品溶液，分别注入液相色谱仪，记录色谱图。按外标法以顺、反式异构体峰面积之和计算，并将结果乘以 1.1195。

【类别】　同消旋山莨菪碱。

【规格】　（1）1ml ∶ 2mg　（2）1ml ∶ 5mg　（3）1ml ∶ 10mg　（4）1ml ∶ 20mg　（5）2ml ∶ 10mg

【贮藏】　密闭保存。

消旋卡多曲

Xiaoxuan Kaduoqu

Racecadotril

$C_{21}H_{23}NO_4S$　385.48

本品为（±）-*N*-[α-（巯基甲基）苯丙酰基]甘氨酸苄酯乙酸酯。按干燥品计算，含 $C_{21}H_{23}NO_4S$ 应为 98.0%～102.0%。

【性状】　本品为白色或类白色结晶性粉末；无臭。

本品在甲醇、乙腈、丙酮、*N*,*N*-二甲基甲酰胺、二甲亚砜中易溶，在无水乙醇中溶解，在水中几乎不溶。

熔点　本品的熔点(通则 0612)为 77～81℃。

【鉴别】　(1)取本品约 20mg,加甲醇 1ml 使溶解,加盐酸羟胺试液 6 滴,加氢氧化钠试液使成碱性,加热煮沸,放冷,加稀盐酸使呈酸性,加三氯化铁试液 1 滴,即显紫红色。

(2)在含量测定项下记录的色谱图中,供试品溶液主峰的保留时间应与对照品溶液主峰的保留时间一致。

(3)取本品,加甲醇溶解并稀释制成每 1ml 中约含 50μg 的溶液,照紫外-可见分光光度法(通则 0401)测定,在 231nm 波长处有最大吸收。

(4)本品的红外光吸收图谱应与对照品的图谱一致(通则 0402)。

【检查】　丙酮溶液的澄清度与颜色　取本品 1.0g,加丙酮 2ml 溶解后,溶液应澄清无色;如显浑浊,与 1 号浊度标准液(通则 0902 第一法)比较,不得更浓;如显色,与黄色 2 号标准比色液(通则 0901 第一法)比较,不得更深。

氯化物　取本品 2.0g,加水 60ml,加热煮沸,放冷,置冰水浴放置 1 小时,滤过,残渣用水洗涤,合并滤液并用水定容至 100ml,精密量取 25ml,依法检查(通则 0801),与标准氯化钠溶液 10ml 制成的对照液比较,不得更浓(0.02%)。

硫酸盐　取氯化物检查项下的溶液 25ml,依法检查(通则 0802),与标准硫酸钾溶液 1.0ml 制成的对照液比较,不得更浓(0.02%)。

有关物质　照高效液相色谱法(通则 0512)测定。

供试品溶液　取本品,加混合溶剂[流动相 A-流动相 B(1∶1)]溶解并稀释制成每 1ml 中约含 2mg 的溶液。

对照溶液　精密量取供试品溶液 1ml,置 100ml 量瓶中,用上述混合溶剂稀释至刻度,摇匀。

色谱条件　用十八烷基硅烷键合硅胶为填充剂(4.6mm×250mm,5μm 或效能相当的色谱柱);以磷酸盐缓冲液(取磷酸二氢钾 1.0g,加水 800ml 溶解,用磷酸调节 pH 值至 2.5,用水稀释至 1000ml)为流动相 A,以乙腈为流动相 B,按下表进行梯度洗脱;流速为每分钟 1.0ml;柱温为 30℃;检测波长为 210nm;进样体积 10μl。

时间(分钟)	流动相 A(%)	流动相 B(%)
0	60	40
5	60	40
25	20	80
35	20	80
40	60	40
50	60	40

系统适用性要求　消旋卡多曲峰与相邻杂质峰之间的分离度应符合要求。

测定法　精密量取供试品溶液与对照溶液,分别注入液相色谱仪,记录色谱图至主成分峰保留时间的 3 倍。

限度　供试品溶液色谱图中如有杂质峰,单个杂质峰面积不得大于对照溶液主峰面积的 0.2 倍(0.2%),各杂质峰面积的和不得大于对照溶液主峰面积的 0.5 倍(0.5%)。

残留溶剂　乙醇、乙醚、丙酮、异丙醇、二氯甲烷、正己烷、乙酸乙酯、四氢呋喃、环己烷、甲苯与异丙醚　照残留溶剂测定法(通则 0861 第三法)测定。

供试品溶液　取本品约 1.0g,精密称定,置 10ml 量瓶中,加 *N*,*N*-二甲基甲酰胺溶解并稀释至刻度,摇匀。

对照品溶液　分别取乙醇、乙醚、丙酮、异丙醇、二氯甲烷、正己烷、乙酸乙酯、四氢呋喃、环己烷、甲苯与异丙醚各适量,精密称定,用 *N*,*N*-二甲基甲酰胺定量稀释制成每 1ml 中分别含乙醇 0.5mg、乙醚 0.5mg、丙酮 0.5mg、异丙醇 0.5mg、二氯甲烷 0.06mg、正己烷 0.029mg、乙酸乙酯 0.50mg、四氢呋喃 0.072mg、环己烷 0.388mg、甲苯 0.089mg 与异丙醚 0.02mg 的溶液。

色谱条件　以 6%氰丙基苯基-94%二甲基聚硅氧烷(或极性相近)为固定液的毛细管柱为色谱柱;起始温度为 40℃,维持 15 分钟,以每分钟 10℃的速率升温至 180℃,维持 5 分钟,然后以每分钟 30℃的速率升温至 240℃,维持5 分钟;检测器温度为 260℃;进样口温度为 200℃;进样体积 1μl。

系统适用性要求　对照品溶液色谱图中,乙醇峰与乙醚峰间的分离度应大于 1.3,其他各成分峰间的分离度均应符合要求。

测定法　精密量取供试品溶液与对照品溶液,分别注入气相色谱仪,记录色谱图。

限度　按外标法以峰面积计算,异丙醚的残留量不得过 0.02%,其他各溶剂的残留量均应符合规定。

三氯甲烷　照残留溶剂测定法(通则 0861 第二法)测定。

供试品溶液　取本品约 0.1g,精密称定,置顶空瓶中,精密加 *N*,*N*-二甲基甲酰胺溶液 1ml 使溶解,密封。

对照品溶液　取三氯甲烷适量,精密称定,用 *N*,*N*-二甲基甲酰胺溶液定量稀释制成每 1ml 中含三氯甲烷 6μg 的溶液,精密量取 1ml,置顶空瓶中,密封。

色谱条件　以 6%氰丙基苯基-94%二甲基聚硅氧烷(或极性相近)为固定液的毛细管柱为色谱柱;起始温度为 40℃,维持 2 分钟,以每分钟 10℃的速率升温至 180℃,再以每分钟 30℃的速率升温至 220℃,维持 2 分钟;检测器为电子捕获检测器(ECD),检测器温度为 250℃;进样口温度为 200℃;顶空瓶平衡温度为 80℃,平衡时间为 30 分钟。

测定法　取供试品溶液与对照品溶液分别顶空进样,记录色谱图。

限度　按外标法以峰面积计算,残留量应符合规定。

N,*N*-二甲基甲酰胺　照残留溶剂测定法(通则 0861 第三法)测定。

供试品溶液　取本品约 1.0g,精密称定,置 10ml 量瓶中,加甲醇溶解并稀释至刻度,摇匀。

对照品溶液　取 *N*,*N*-二甲基甲酰胺适量,精密称定,用甲醇定量稀释制成每 1ml 中含 *N*,*N*-二甲基甲酰胺 0.088mg 的溶液。

色谱条件　以 100%二甲基聚硅氧烷(或极性相近)为固定液的毛细管柱为色谱柱;起始温度为 40℃,维持 1 分钟,以每分钟 10℃的速率升温至 180℃,然后以每分钟 30℃的速率升温至 240℃,维持 5 分钟;检测器温度为 260℃;进样口温度为 200℃;进样体积 1μl。

测定法　精密量取供试品溶液与对照品溶液,分别注入气相色谱仪,记录色谱图。

限度　按外标法以峰面积计算,残留量应符合规定。

干燥失重　取本品,以五氧化二磷为干燥剂,在 60℃减压干燥至恒重,减失重量不得过 0.5%(通则 0831)。

炽灼残渣　取本品 1.0g,依法检查(通则 0841),遗留残渣不得过 0.1%。

重金属　取炽灼残渣项下遗留的残渣,依法检查(通则 0821 第二法),含重金属不得过百万分之十。

【含量测定】　照高效液相色谱法(通则 0512)测定。

供试品溶液　取本品,精密称定,加混合溶剂[流动相 A-流动相 B(1∶1)]溶解并定量稀释制成每 1ml 中约含 0.1mg 的溶液。

对照品溶液　取消旋卡多曲对照品适量,精密称定,加上述混合溶剂溶解并定量稀释制成每 1ml 中约含 0.1mg 的溶液。

色谱条件与系统适用性要求　见有关物质项下。

测定法　精密量取供试品溶液与对照品溶液,分别注入液相色谱仪,记录色谱图。按外标法以峰面积计算。

【类别】　止泻药。

【贮藏】　遮光,密封保存。

【制剂】　消旋卡多曲颗粒

消旋卡多曲颗粒

Xiaoxuan Kaduoqu Keli

Racecadotril Granules

本品含消旋卡多曲($C_{21}H_{23}NO_4S$)应为标示量的 90.0%～110.0%。

【性状】　本品为白色或淡黄色混悬颗粒。

【鉴别】　在含量测定项下记录的色谱图中,供试品溶液主峰的保留时间应与对照品溶液主峰的保留时间一致。

【检查】　**有关物质**　照高效液相色谱法(通则 0512)测定。

供试品溶液　取含量测定项下的细粉适量(约相当于消旋卡多曲 50mg),置 50ml 量瓶中,加乙腈超声使消旋卡多曲溶解并稀释至刻度,摇匀,滤过,取续滤液。

对照溶液　精密量取供试品溶液 1ml,置 100ml 量瓶中,用乙腈稀释至刻度,摇匀。

色谱条件、系统适用性要求与测定法　见消旋卡多曲有关物质项下。

限度　供试品溶液色谱图中如有杂质峰,单个杂质峰面积不得大于对照溶液主峰面积的 0.2 倍(0.2%),各杂质峰面积的和不得大于对照溶液主峰面积(1.0%)。

含量均匀度　取本品 1 袋,置 100ml(10mg 规格)或 250ml(30mg 规格)量瓶中,加混合溶剂[流动相 A-流动相 B(1∶1)]超声使消旋卡多曲溶解并稀释至刻度,摇匀,滤过,取续滤液作为供试品溶液,照含量测定项下的方法,依法测定含量,应符合规定(通则 0941)。

溶出度　照溶出度与释放度测定法(通则 0931 第二法)测定。

溶出条件　以 0.5%十二烷基硫酸钠溶液 500ml(10mg、30mg 规格)或 1000ml(100mg 规格)为溶出介质,转速为每分钟 50 转,依法操作,经 30 分钟时取样。

供试品溶液　取溶出液 5ml,滤过,取续滤液。

对照品溶液　取消旋卡多曲对照品适量,精密称定,加乙醇 5ml 使溶解,用 0.5%十二烷基硫酸钠溶液定量稀释制成每 1ml 中约含 20μg(10mg 规格)、60μg(30mg 规格)或 100μg(100mg 规格)的溶液。

色谱条件　用十八烷基硅烷键合硅胶为填充剂;以乙腈-0.02mol/L 醋酸铵溶液(用醋酸调节 pH 值至 5.0)(65∶35)为流动相;检测波长为 210nm;进样体积 20μl。

系统适用性要求　理论板数按消旋卡多曲峰计算不低于 2000。

测定法　精密量取供试品溶液与对照品溶液,照高效液相色谱法(通则 0512),分别注入液相色谱仪,记录色谱图。按外标法以峰面积计算溶出量。

限度　标示量的 70%,应符合规定。

干燥失重　取本品,以五氧化二磷为干燥剂,在 60℃减压干燥至恒重,减失重量不得过 2.0%(通则 0831)。

其他　应符合颗粒剂项下有关的各项规定(通则 0104)。

【含量测定】　照高效液相色谱法(通则 0512)测定。

供试品溶液　取本品 10 袋,精密称定,计算平均装量,取内容物研细,精密称取适量(约相当于消旋卡多曲 10mg),加混合溶剂[流动相 A-流动相 B(1∶1)]超声使消旋卡多曲溶解并定量稀释制成每 1ml 中约含 0.1mg 的溶液,摇匀,滤过,取续滤液。

对照品溶液、色谱条件、系统适用性要求与测定法　见消旋卡多曲含量测定项下。

【类别】　同消旋卡多曲。

【规格】　(1)10mg　(2)30mg　(3)100mg

【贮藏】　密封,在干燥处保存。

诺氟沙星

Nuofushaxing

Norfloxacin

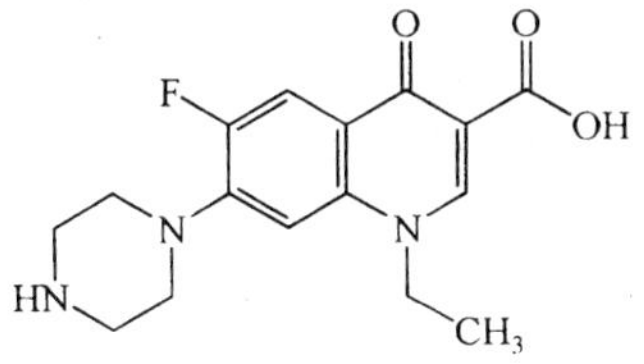

$C_{16}H_{18}FN_3O_3$ 319.24

本品为1-乙基-6-氟-1,4-二氢-4-氧代-7-(1-哌嗪基)-3-喹啉羧酸。按干燥品计算,含 $C_{16}H_{18}FN_3O_3$ 应为 98.5%~102.0%。

【性状】 本品为类白色至淡黄色结晶性粉末;无臭;有引湿性。

本品在 *N*,*N*-二甲基甲酰胺中略溶,在水或乙醇中极微溶解;在醋酸、盐酸或氢氧化钠溶液中易溶。

熔点 本品的熔点为 218~224℃(通则 0612)。

【鉴别】 (1)照薄层色谱法(通则 0502)试验。

供试品溶液 取本品适量,加三氯甲烷-甲醇(1∶1)制成每 1ml 中含 2.5mg 的溶液。

对照品溶液 取诺氟沙星对照品适量,加三氯甲烷-甲醇(1∶1)制成每 1ml 中含 2.5mg 的溶液。

色谱条件 采用硅胶 G 薄层板,以三氯甲烷-甲醇-浓氨溶液(15∶10∶3)为展开剂。

测定法 吸取供试品溶液与对照品溶液各 10μl,分别点于同一薄层板上,展开,晾干,置紫外光灯(365nm)下检视。

结果判定 供试品溶液所显主斑点的位置与荧光应与对照品溶液主斑点的位置与荧光相同。

(2)在含量测定项下记录的色谱图中,供试品溶液主峰的保留时间应与对照品溶液主峰的保留时间一致。

以上(1)、(2)两项可选做一项。

【检查】 **溶液的澄清度** 取本品 5 份,各 0.50g,分别加氢氧化钠试液 10ml 溶解后,溶液应澄清;如显浑浊,与 2 号浊度标准液(通则 0902 第一法)比较,均不得更浓。

有关物质 照高效液相色谱法(通则 0512)测定。

供试品溶液 取本品适量,精密称定,加 0.1mol/L 盐酸溶液适量(每 12.5mg 诺氟沙星加 0.1mol/L 盐酸溶液 1ml)使溶解,用流动相 A 定量稀释制成每 1ml 中约含 0.15mg 的溶液。

对照溶液 精密量取供试品溶液适量,用流动相 A 定量稀释制成每 1ml 中含 0.75μg 的溶液。

杂质 A 对照品溶液 取杂质 A 对照品约 15mg,精密称定,置 200ml 量瓶中,加乙腈溶解并稀释至刻度,摇匀,精密量取适量,用流动相 A 定量稀释制成每 1ml 中约含 0.3μg 的溶液。

系统适用性溶液 称取诺氟沙星对照品、环丙沙星对照品和依诺沙星对照品各适量,加 0.1mol/L 盐酸溶液适量使溶解,用流动相 A 稀释制成每 1ml 中含诺氟沙星 0.15mg、环丙沙星和依诺沙星各 3μg 的混合溶液。

色谱条件 用十八烷基硅烷键合硅胶为填充剂;以 0.025mol/L 磷酸溶液(用三乙胺调节 pH 值至 3.0±0.1)-乙腈(87∶13)为流动相 A,乙腈为流动相 B,按下表进行线性梯度洗脱;检测波长为 278nm 和 262nm;进样体积 20μl。

时间(分钟)	流动相 A(%)	流动相 B(%)
0	100	0
10	100	0
20	50	50
30	50	50
32	100	0
42	100	0

系统适用性要求 系统适用性溶液色谱图(278nm)中,诺氟沙星峰的保留时间约为 9 分钟。诺氟沙星峰与环丙沙星峰和诺氟沙星峰与依诺沙星峰间的分离度均应大于 2.0。

测定法 精密量取供试品溶液、对照溶液与杂质 A 对照品溶液,分别注入液相色谱仪,记录色谱图。

限度 供试品溶液色谱图中如有杂质峰,杂质 A(262nm)按外标法以峰面积计算,不得过 0.2%。其他单个杂质(278nm)峰面积不得大于对照溶液主峰面积(0.5%);其他各杂质峰面积的和(278nm)不得大于对照溶液主峰面积的2倍(1.0%);小于对照溶液主峰面积 0.1 倍的峰忽略不计。

干燥失重 取本品,在 105℃干燥至恒重,减失重量不得过 1.0%(通则 0831)。

炽灼残渣 取本品 1.0g,置铂坩埚中,依法检查(通则 0841),遗留残渣不得过 0.1%。

重金属 取炽灼残渣项下遗留的残渣,依法检查(通则 0821 第二法),含重金属不得过百万分之十五。

【含量测定】 照高效液相色谱法(通则 0512)测定。

供试品溶液 取本品约 25mg,精密称定,置 100ml 量瓶中,加 0.1mol/L 盐酸溶液 2ml 使溶解后,用水稀释至刻度,摇匀,精密量取 5ml,置 50ml 量瓶中,用流动相稀释至刻度,摇匀。

对照品溶液 取诺氟沙星对照品约 25mg,精密称定,置 100ml 量瓶中,加 0.1mol/L 盐酸溶液 2ml 使溶解后,用水稀释至刻度,摇匀,精密量取 5ml,置 50ml 量瓶中,用流动相稀释至刻度,摇匀。

系统适用性溶液 称取诺氟沙星对照品、环丙沙星对照品和依诺沙星对照品各适量,加 0.1mol/L 盐酸溶液适量使溶解,用流动相稀释制成每 1ml 中含诺氟沙星 25μg、环丙沙星和依诺沙星各 5μg 的混合溶液。

色谱条件　用十八烷基硅烷键合硅胶为填充剂；以0.025mol/L 磷酸溶液(用三乙胺调节 pH 值至 3.0±0.1)-乙腈(87：13)为流动相；检测波长为 278nm；进样体积 20μl。

系统适用性要求　系统适用性溶液色谱图中，诺氟沙星峰的保留时间约为 9 分钟。诺氟沙星峰与环丙沙星峰和诺氟沙星峰与依诺沙星峰间的分离度均应大于 2.0。

测定法　精密量取供试品溶液与对照品溶液，分别注入液相色谱仪，记录色谱图。按外标法以峰面积计算。

【类别】　喹诺酮类抗菌药。

【贮藏】　遮光，密封，在干燥处保存。

【制剂】　(1)诺氟沙星片　(2)诺氟沙星软膏　(3)诺氟沙星乳膏　(4)诺氟沙星胶囊　(5)诺氟沙星滴眼液

附：

杂质 A

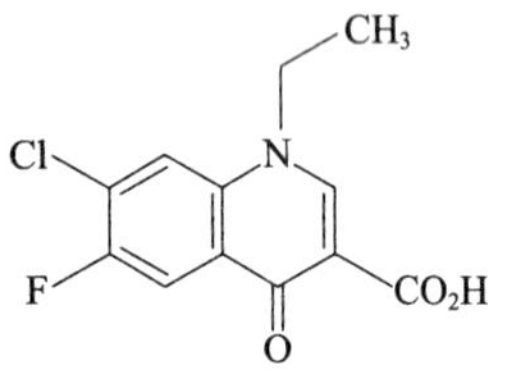

$C_{12}H_9ClFNO_3$　269.66

1-乙基-6-氟-7-氯-4-氧代-1，4-二氢喹啉-3-羧酸

杂质 B

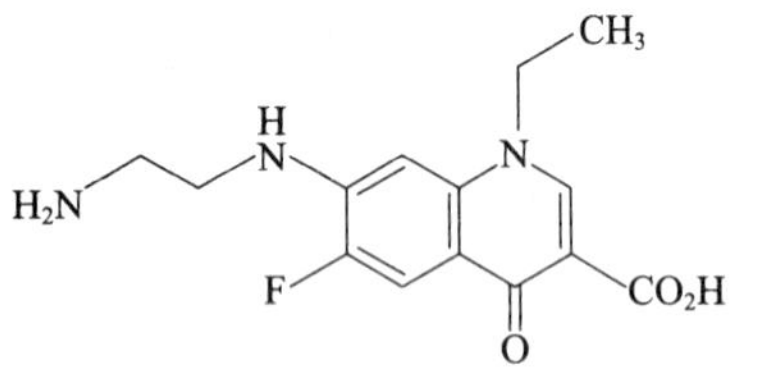

$C_{14}H_{16}FN_3O_3$　293.30

1-乙基-6-氟-7-[(2-氨乙基)氨基]-4-氧代-1，4-二氢喹啉-3-羧酸

诺氟沙星片

Nuofushaxing Pian

Norfloxacin Tablets

本品含诺氟沙星($C_{16}H_{18}FN_3O_3$)应为标示量的 90.0%～110.0%。

【性状】　本品为薄膜衣片，除去包衣后显类白色至淡黄色。

【鉴别】　(1)取本品的细粉适量，加三氯甲烷-甲醇(1：1)溶解并定量稀释制成每 1ml 中约含诺氟沙星 2.5mg 的溶液，滤过，取续滤液作为供试品溶液。照诺氟沙星项下的鉴别(1)试验，显相同的结果。

(2)在含量测定项下记录的色谱图中，供试品溶液主峰的保留时间应与对照品溶液主峰的保留时间一致。

以上(1)、(2)两项可选做一项。

【检查】　有关物质　照高效液相色谱法(通则 0512)测定。

供试品溶液　取本品的细粉适量，精密称定，加 0.1mol/L 盐酸溶液适量(每 12.5mg 诺氟沙星加 0.1mol/L 盐酸溶液 1ml)使溶解，用流动相 A 定量稀释制成每 1ml 中约含诺氟沙星 0.15mg 的溶液，滤过，取续滤液。

对照溶液　精密量取供试品溶液适量，用流动相 A 定量稀释制成每 1ml 中约含诺氟沙星 0.75μg 的溶液。

杂质 A 对照品溶液、系统适用性溶液、色谱条件、系统适用性要求与测定法　见诺氟沙星有关物质项下。

限度　供试品溶液色谱图中如有杂质峰，杂质 A(262nm)按外标法以峰面积计算，不得过标示量的 0.2%。其他单个杂质(278nm)峰面积不得大于对照溶液主峰面积(0.5%)；其他各杂质峰面积的和(278nm)不得大于对照溶液主峰面积的 2 倍(1.0%)；小于对照溶液主峰面积 0.1 倍的峰忽略不计。

溶出度　照溶出度与释放度测定法(通则 0931 第二法)测定。

溶出条件　以醋酸盐缓冲液(取冰醋酸 2.86ml 与 50%氢氧化钠溶液 1ml，加水 900ml，振摇，用冰醋酸或 50%氢氧化钠溶液调节 pH 值至 4.0，加水至 1000ml) 1000ml 为溶出介质，转速为每分钟 50 转，依法操作，经 30 分钟时取样。

供试品溶液　取溶出液适量，滤过，精密量取续滤液适量，用溶出介质定量稀释制成每 1ml 中约含诺氟沙星 5μg 的溶液。

对照品溶液　取诺氟沙星对照品适量，精密称定，加溶出介质溶解并定量稀释制成每 1ml 中约含 5μg 的溶液。

测定法　取供试品溶液与对照品溶液，照紫外-可见分光光度法(通则 0401)，在 277nm 的波长处分别测定吸光度，计算每片的溶出量。

限度　标示量的 80%，应符合规定。

【含量测定】　照高效液相色谱法(通则 0512)测定。

供试品溶液　取本品的细粉适量(约相当于诺氟沙星 125mg)，精密称定，置 500ml 量瓶中，加 0.1mol/L 盐酸溶液 10ml 使溶解后，用水稀释至刻度，摇匀，精密量取续滤液 5ml，置 50ml 量瓶中，用流动相稀释至刻度，摇匀。

对照品溶液、系统适用性溶液、色谱条件、系统适用性要求与测定法　见诺氟沙星含量测定项下。

【类别】　同诺氟沙星。

【规格】　0.1g

【贮藏】　遮光，密封保存。

诺氟沙星软膏

Nuofushaxing Ruangao

Norfloxacin Ointment

本品含诺氟沙星($C_{16}H_{18}FN_3O_3$)应为标示量的 90.0%～110.0%。

【性状】 本品为黄色软膏。

【鉴别】 (1) 取含量测定项下的供试品溶液 5ml,置水浴上蒸干,残渣中加丙二酸约 50mg,与醋酐 1ml,在水浴中加热 10 分钟,溶液显红棕色。

(2)在含量测定项下记录的色谱图中,供试品溶液主峰的保留时间应与对照品溶液主峰的保留时间一致。

【检查】 应符合软膏剂项下有关的各项规定(通则 0109)。

【含量测定】 照高效液相色谱法(通则 0512)测定。

供试品溶液 精密称取本品适量(约相当于诺氟沙星 5mg),置分液漏斗中,加三氯甲烷 15ml,振摇后,用 0.1mol/L 盐酸溶液 25ml、20ml、20ml、20ml 分次提取,合并提取液,置 200ml 量瓶中,用 0.1mol/L 盐酸溶液稀释至刻度,摇匀。

对照品溶液、系统适用性溶液、色谱条件、系统适用性要求与测定法 见诺氟沙星含量测定项下。

【类别】 同诺氟沙星。

【规格】 (1)10g : 0.1g　(2)250g : 2.5g

【贮藏】 遮光,密封,在阴凉处保存。

诺氟沙星乳膏

Nuofushaxing Rugao

Norfloxacin Cream

本品含诺氟沙星($C_{16}H_{18}FN_3O_3$)应为标示量的 90.0%～110.0%。

【性状】 本品为白色至微黄色乳膏。

【鉴别】 (1) 取含量测定项下的供试品溶液 5ml,置水浴上蒸干,残渣中加丙二酸约 50mg,与醋酐 1ml,在水浴中加热 10 分钟,溶液显红棕色。

(2)取含量测定项下的供试品溶液,照紫外-可见分光光度法(通则 0401)测定,在 273nm 的波长处有最大吸收。

【检查】 应符合乳膏剂项下有关的各项规定(通则 0109)。

【含量测定】 照紫外-可见分光光度法(通则 0401)测定。

供试品溶液 取本品适量(约相当于诺氟沙星 5mg),精密称定,置分液漏斗中,加三氯甲烷 15ml,振摇后,用氯化钠饱和的 0.1%氢氧化钠溶液 25ml、20ml、20ml 和 10ml 分次提取,合并提取液,置 100ml 量瓶中,加 0.1%氢氧化钠溶液稀释至刻度,摇匀,滤过,精密量取续滤液 10ml,用 0.4%氢氧化钠溶液定量稀释制成每 1ml 中约含诺氟沙星 5μg 的溶液。

对照品溶液 取诺氟沙星对照品适量,精密称定,加 0.4%氢氧化钠溶液溶解并定量稀释制成每 1ml 中约含 5μg 的溶液。

测定法 取供试品溶液与对照品溶液,在 273nm 的波长处分别测定吸光度,计算。

【类别】 同诺氟沙星。

【规格】 (1)10g : 0.1g　(2)250g : 2.5g

【贮藏】 遮光,密封,在阴凉处保存。

诺氟沙星胶囊

Nuofushaxing Jiaonang

Norfloxacin Capsules

本品含诺氟沙星($C_{16}H_{18}FN_3O_3$)应为标示量的 90.0%～110.0%。

【性状】 本品内容物为白色至淡黄色颗粒或粉末。

【鉴别】 (1) 取本品内容物,加三氯甲烷-甲醇(1 : 1)制成每 1ml 中约含诺氟沙星 2.5mg 的溶液,滤过,取续滤液作为供试品溶液,照诺氟沙星项下的鉴别(1)试验,显相同的结果。

(2)在含量测定项下记录的色谱图中,供试品溶液主峰的保留时间应与对照品溶液主峰的保留时间一致。

以上(1)、(2)两项可选做一项。

【检查】 **有关物质** 照高效液相色谱法(通则 0512)测定。

供试品溶液 取本品的内容物适量,精密称定,加 0.1mol/L 盐酸溶液适量(每 12.5mg 诺氟沙星加 0.1mol/L 盐酸溶液 1ml)使溶解,用流动相 A 定量稀释制成每 1ml 中约含诺氟沙星 0.15mg 的溶液,滤过,取续滤液。

对照溶液 精密量取供试品溶液适量,用流动相 A 定量稀释制成每 1ml 中约含诺氟沙星 0.75μg 的溶液。

杂质 A 对照品溶液、系统适用性溶液、色谱条件、系统适用性要求与测定法 见诺氟沙星有关物质项下。

限度 供试品溶液色谱图中如有杂质峰,杂质 A (262nm)按外标法以峰面积计算,不得过标示量的 0.2%。其他单个杂质(278nm)峰面积不得大于对照溶液主峰面积(0.5%);其他各杂质峰面积的和(278nm)不得大于对照溶液主峰面积的 2 倍(1.0%);小于对照溶液主峰面积 0.1 倍的峰忽略不计。

溶出度 照溶出度与释放度测定法(通则 0931 第二法)测定。

溶出条件 以醋酸盐缓冲液(取冰醋酸 2.86ml 与 50%氢氧化钠溶液 1ml,加水 900ml,振摇,用冰醋酸或 50%氢氧化钠溶液调节 pH 值至 4.0,加水至 1000ml)1000ml 为溶出介质,转速为每分钟 50 转,依法操作,经 30 分钟时取样。

供试品溶液 取溶出液适量,滤过,精密量取续滤液适量，用溶出介质定量稀释制成每 1ml 中约含诺氟沙星 5μg 的溶液。

对照品溶液　取诺氟沙星对照品适量，精密称定，加溶出介质溶解并定量稀释制成每 1ml 中约含 5μg 的溶液。

测定法　取供试品溶液与对照品溶液，照紫外-可见分光光度法（通则 0401），在 277nm 的波长处分别测定吸光度，计算每粒的溶出量。

限度　标示量的 75%，应符合规定。

其他　应符合胶囊剂项下有关的各项规定（通则 0103）。

【含量测定】　照高效液相色谱法（通则 0512）测定。

供试品溶液　取本品的细粉适量（约相当于诺氟沙星 125mg），精密称定，置 500ml 量瓶中，加 0.1mol/L 盐酸溶液 10ml 使溶解后，用水稀释至刻度，摇匀，精密量取续滤液 5ml，置 50ml 量瓶中，用流动相稀释至刻度，摇匀。

对照品溶液、系统适用性溶液、色谱条件、系统适用性要求与测定法　见诺氟沙星含量测定项下。

【类别】　同诺氟沙星。

【规格】　0.1g

【贮藏】　遮光，密封保存。

诺氟沙星滴眼液

Nuofushaxing Diyanye

Norfloxacin Eye Drops

本品含诺氟沙星（$C_{16}H_{18}FN_3O_3$）应为标示量的 90.0%～110.0%。

【性状】　本品为无色至淡黄色澄明液体。

【鉴别】　(1)在含量测定项下记录的色谱图中，供试品溶液主峰的保留时间应与对照品溶液主峰的保留时间一致。

(2) 取本品适量，加磷酸盐缓冲液（pH 7.4），稀释制成每 1ml 中约含诺氟沙星 5μg 的溶液。照紫外-可见分光光度法（通则 0401）测定，在 271nm 的波长处有最大吸收。

【检查】　**pH 值**　应为 5.0～5.6（通则 0631）。

有关物质　照高效液相色谱法（通则 0512）测定。

供试品溶液　精密量取本品适量，用流动相 A 定量稀释制成每 1ml 中约含诺氟沙星 0.15mg 的溶液。

对照溶液　精密量取供试品溶液适量，用流动相 A 定量稀释制成每 1ml 中约含诺氟沙星 0.75μg 的溶液。

杂质 A 对照品溶液　取杂质 A 对照品约 15mg，精密称定，置 200ml 量瓶中，加乙腈溶解并稀释至刻度，摇匀，精密量取适量，用流动相 A 定量稀释制成每 1ml 中约含 0.3μg 的溶液。

系统适用性溶液(1)　称取诺氟沙星对照品、环丙沙星对照品和依诺沙星对照品各适量，加 0.1mol/L 盐酸溶液适量使溶解，用流动相 A 稀释制成每 1ml 中含诺氟沙星 0.15mg、环丙沙星和依诺沙星各 3μg 的混合溶液。

系统适用性溶液(2)　取羟苯丙酯对照品 45mg 与杂质 A 对照品 15mg，置 200ml 量瓶中，加乙腈溶解并稀释至刻度，摇匀，量取适量，用流动相 A 稀释制成每 1ml 中约含羟苯丙酯 0.9μg 与杂质 A 0.3μg 的混合溶液。

色谱条件　用十八烷基硅烷键合硅胶为填充剂；以 0.025mol/L 磷酸溶液（用三乙胺调节 pH 值至 3.0±0.1）-乙腈（87：13）为流动相 A，乙腈为流动相 B；按下表进行线性梯度洗脱；检测波长为 278nm 和 262nm；进样体积 20μl。

时间（分钟）	流动相 A（%）	流动相 B（%）
0	100	0
10	100	0
20	76	24
45	76	24
47	100	0
57	100	0

系统适用性要求　系统适用性溶液(1)色谱图（278nm）中，诺氟沙星峰的保留时间约为 9 分钟。诺氟沙星峰与环丙沙星峰和诺氟沙星峰与依诺沙星峰间的分离度均应大于 2.0。系统适用性溶液(2)色谱图（262nm）中，羟苯丙酯峰与杂质 A 峰间的分离度应符合要求。

测定法　精密量取供试品溶液、对照溶液与杂质 A 对照品溶液，分别注入液相色谱仪，记录色谱图。

限度　供试品溶液色谱图中如有杂质峰（除乙二胺四醋酸二钠、羟苯甲酯、羟苯丙酯外），杂质 A（262nm）按外标法以峰面积计算，不得过标示量的 0.2%，其他单个杂质（278nm）峰面积不得大于对照溶液主峰面积（0.5%），其他各杂质峰面积的和（278nm）不得大于对照溶液主峰面积的 2 倍（1.0%）；小于对照溶液主峰面积 0.1 倍的峰忽略不计。

羟苯甲酯或羟苯丙酯　如用羟苯甲酯或羟苯丙酯作为防腐剂，照高效液相色谱法（通则 0512）测定。

供试品溶液　精密量取本品 3ml，置 25ml 量瓶中，用流动相稀释至刻度，摇匀，滤过，取续滤液。

对照品溶液　取羟苯甲酯或羟苯丙酯对照品适量，精密称定，加流动相溶解并定量稀释制成每 1ml 中各约含 1mg 的混合溶液，精密量取适量，用流动相定量稀释制成每 1ml 中各约含 30μg 的混合溶液。

色谱条件　用十八烷基硅烷键合硅胶为填充剂；以 1% 的冰醋酸-甲醇（40：60）为流动相；检测波长为 255nm；进样体积 20μl。

系统适用性要求　羟苯甲酯峰或羟苯丙酯峰与其他色谱峰间的分离度应符合要求。

测定法　精密量取供试品溶液与对照品溶液，分别注入液相色谱仪，记录色谱图。

限度　按外标法以峰面积计算，供试品中羟苯甲酯或羟苯丙酯的量应为标示量的 80%～120%。

渗透压摩尔浓度　渗透压摩尔浓度比应为 0.9～1.1（通则 0632）。

其他　应符合眼用制剂项下有关的各项规定（通则 0105）。

【含量测定】　照高效液相色谱法（通则 0512）测定。

供试品溶液　精密量取本品适量，用流动相定量稀释制成每 1ml 中约含诺氟沙星 25μg 的溶液。

对照品溶液、系统适用性溶液、色谱条件、系统适用性要求与测定法　见诺氟沙星含量测定项下。

【类别】　同诺氟沙星。

【规格】　8ml：24mg

【贮藏】　遮光，密封保存。

培哚普利叔丁胺

Peiduopuli Shuding'an

Perindopril *tert*-Butylamine

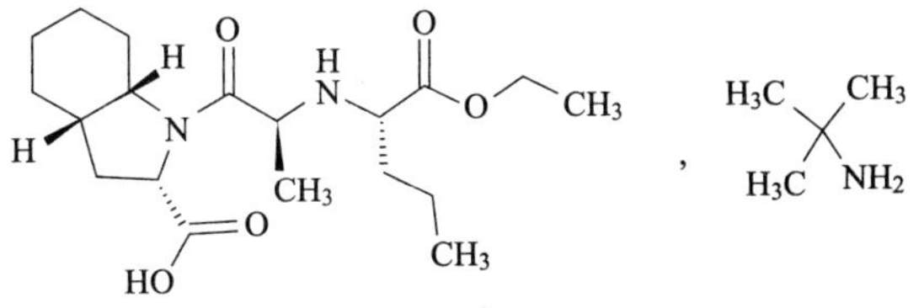

$C_{19}H_{32}N_2O_5 \cdot C_4H_{11}N$　441.61

本品为(2*S*,3*aS*,7*aS*)-1-[(*S*)-*N*-[(*S*)-1-乙氧羰酰基丁基]丙氨酰]八氢-2-吲哚甲酸叔丁铵盐。按无水物和无溶剂物计算，含 $C_{19}H_{32}N_2O_5 \cdot C_4H_{11}N$ 不得少于 99.0%。

【性状】　本品为白色或类白色结晶性粉末。

本品在水或乙醇中易溶。

比旋度　取本品，精密称定，加乙醇溶解并定量稀释制成每 1ml 中约含 10mg 的溶液，依法测定（通则 0621），比旋度应为 −66°至 −69°。

【鉴别】　(1)照薄层色谱法（通则 0502）试验。

供试品溶液　取本品适量，加甲醇溶解并稀释制成每 1ml 中约含 20mg 的溶液。

对照品溶液　取培哚普利叔丁胺对照品适量，加甲醇溶解并稀释制成每 1ml 中约含 20mg 的溶液。

色谱条件　采用硅胶 G 薄层板，以甲醇-甲苯-冰醋酸（60：40：1）为展开剂。

测定法　吸取供试品溶液与对照品溶液各 10μl，分别点于同一薄层板上，展开，晾干，置饱和碘蒸气中显色 20 小时以上。

结果判定　供试品溶液所显两个主斑点的位置和颜色应与对照品溶液相同。

(2)取本品和培哚普利叔丁胺对照品各适量，分别加流动相 A 使溶解并稀释制成每 1ml 中约含 0.3mg 的溶液，作为供试品溶液和对照品溶液。照有关物质项下的方法，取供试品溶液和对照品溶液各 20μl，分别注入液相色谱仪，记录色谱图。供试品溶液主峰的保留时间应与对照品溶液主峰的保留时间一致。

(3)本品的红外光吸收图谱应与对照的图谱（光谱集 1204 图）一致。

以上(1)、(2)两项可选做一项。

【检查】　**(2*S*,3*aS*,7*aS*)八氢-1*H*-吲哚-2-羧酸**（杂质Ⅰ）　照薄层色谱法（通则 0502）试验。

供试品溶液　取本品，精密称定，加甲醇溶解并定量稀释制成每 1ml 中约含 20mg 的溶液。

对照品贮备液　取杂质Ⅰ对照品适量，精密称定，加甲醇溶解并定量稀释制成每 1ml 中约含 0.2mg 的溶液。

对照品溶液　精密量取对照品贮备液适量，用甲醇定量稀释制成每 1ml 中约含 50μg 的溶液。

系统适用性溶液　取对照品贮备液适量，与 2% 叔丁胺的甲醇溶液等体积混合。

色谱条件　采用硅胶 G 薄层板，以甲醇-甲苯-冰醋酸（60：40：1）为展开剂。

测定法　吸取供试品溶液、对照品溶液与系统适用性溶液各 10μl，分别点于同一薄层板上，展开，晾干，以饱和碘蒸气显色 20 小时以上。

系统适用性要求　系统适用性溶液应显两个完全分离的清晰斑点。

限度　供试品溶液如显与杂质Ⅰ相同的斑点，与对照品溶液的主斑点比较，不得更深（0.25%）。

立体异构体　照高效液相色谱法（通则 0512）测定。

供试品溶液　取本品，精密称定，加乙醇溶解并稀释制成每 1ml 中约含 2mg 的溶液。

对照溶液　精密量取供试品溶液 1ml，置 100ml 量瓶中，用乙醇稀释至刻度，摇匀，精密量取 1ml，置 10ml 量瓶中，用乙醇稀释至刻度，摇匀。

系统适用性溶液　取含有培哚普利叔丁胺和杂质Ⅱ的混合对照品（杂质Ⅱ含量不低于 0.1%）适量，加乙醇溶解并稀释制成每 1ml 中约含 2mg 的溶液。

色谱条件　用十八烷基硅烷键合硅胶为填充剂（Intersil ODS-3 C18 柱，4.6mm×250mm，5μm 或效能相当的色谱柱）；以 0.15% 庚烷磺酸钠溶液（用 35% 高氯酸溶液调节 pH 值至 2.0）-乙腈-正戊醇（780：217：3）为流动相；检测波长为 215nm，柱温为 50℃；进样体积 10μl。

系统适用性要求　系统适用性溶液色谱图中，培哚普利峰的保留时间约为 100 分钟，杂质Ⅱ峰的峰高与杂质Ⅱ峰和主成分峰之间的峰谷比应大于 3。

测定法　精密量取供试品溶液与对照溶液，分别注入液相色谱仪，记录色谱图至主成分峰保留时间的 1.5 倍。

限度　供试品溶液色谱中，杂质Ⅱ峰和相对保留时间在

0.6～1.4 之间的各单个杂质峰面积均不得大于对照溶液的主峰面积(0.1%)。

有关物质　照高效液相色谱法(通则 0512)测定。溶液均应置于 4℃以下保存。

供试品溶液　取本品，加流动相 A 溶解并稀释制成每 1ml 中约含 3mg 的溶液。

对照溶液　精密量取供试品溶液 1ml，置 100ml 量瓶中，用流动相稀释至刻度，摇匀。

系统适用性溶液　取培哚普利叔丁胺与杂质Ⅲ对照品各适量，加流动相溶解并稀释制成每 1ml 中各约含 0.2mg 的混合溶液。

灵敏度溶液　精密量取对照溶液 1ml，置 50ml 量瓶中，用流动相稀释至刻度，摇匀。

色谱条件　用十八烷基硅烷键合硅胶为填充剂(Zorbax SB-C18 柱，4.6mm×250mm，5μm 或效能相当的色谱柱)；以甲醇-磷酸盐缓冲溶液(取磷酸二氢钾 2g，加水使溶解，再加磷酸 3ml 和三乙胺 3ml，用水稀释至 1000ml)(48∶52)为流动相 A，以甲醇-水(75∶25)为流动相 B。按下表进行梯度洗脱，检测波长为 215nm；柱温为 50℃；进样体积 20μl。

时间(分钟)	流动相 A(%)	流动相 B(%)
0	100	0
40	100	0
41	0	100
75	0	100
76	100	0
90	100	0

系统适用性要求　系统适用性溶液色谱图中，培哚普利峰的保留时间约为 12 分钟，培哚普利峰与杂质Ⅲ峰之间的分离度应大于 6.0。灵敏度溶液色谱图中，主成分色谱峰的信噪比应不小于 10。

测定法　精密量取供试品溶液与对照溶液，分别注入液相色谱仪，记录色谱图。

限度　供试品溶液色谱图中除叔丁胺峰外，如有与杂质Ⅲ峰保留时间一致的色谱峰，其峰面积不得大于对照溶液主峰面积的 0.3 倍(0.3%)；如有相对保留时间为 1.77～1.90 的杂质Ⅳ峰，其峰面积不得大于对照溶液主峰面积的 0.4 倍(0.4%)；其他单个杂质峰面积不得大于对照溶液主峰面积的 0.2 倍(0.2%)，各杂质峰面积的和不得大于对照溶液的主峰面积(1.0%)，小于灵敏度溶液主峰面积 2.5 倍的色谱峰忽略不计。

残留溶剂　照残留溶剂测定法(通则 0861 第二法)测定。

供试品溶液　取本品 0.5g，精密称定，置顶空瓶中，精密加水 5ml 使溶解，密封。

对照品溶液　分别取丙酮 500mg、二氯甲烷 60mg、乙酸乙酯 500mg 和四氢呋喃 72mg，精密称定，置 100ml 量瓶中，用水稀释至刻度，摇匀，精密量取 5ml，置 50ml 量瓶中，用水稀释至刻度，摇匀，精密量取 5ml，置顶空瓶中，密封。

色谱条件　以 6%氰丙基苯基-94%二甲基聚硅氧烷(或极性相近)为固定液的毛细管柱为色谱柱(0.32mm×30m，1.8μm)；程序升温：初始温度为 40℃，维持 18 分钟，以每分钟 20℃的速率升温至 120℃，维持 5 分钟；进样口温度为 200℃；检测器温度为 250℃；顶空瓶平衡温度为 80℃，平衡时间为 30 分钟。

系统适用性要求　对照品溶液色谱图中，各成分峰间的分离度均应符合要求。

测定法　精密量取供试品溶液与对照品溶液分别顶空进样，记录色谱图。

限度　按外标法以峰面积计算，丙酮、二氯甲烷、乙酸乙酯和四氢呋喃的残留量均应符合规定。

水分　取本品，照水分测定法(通则 0832 第一法 1)测定，含水分不得过 1.0%。

炽灼残渣　取本品 1.0g，依法检查(通则 0841)，遗留残渣不得过 0.1%。

重金属　取炽灼残渣项下遗留的残渣，依法检查(通则 0821 第二法)，含重金属不得过百万分之十。

【含量测定】　取本品约 0.16g，精密称定，加冰醋酸 50ml 使溶解，照电位滴定法(通则 0701)，用高氯酸滴定液(0.1mol/L)滴定，并将滴定的结果用空白试验校正。每 1ml 高氯酸滴定液(0.1mol/L)相当于 22.08mg 的 $C_{19}H_{32}N_2O_5 \cdot C_4H_{11}N$。

【类别】　抗高血压药。

【贮藏】　30℃以下密封保存。

【制剂】　培哚普利叔丁胺片

附：

杂质Ⅰ

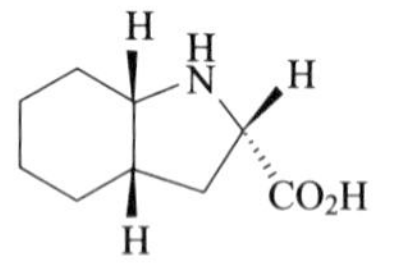

$C_9H_{15}NO_2$　169.22

(2*S*,3*aS*,7*aS*)八氢-1*H*-吲哚-2-羧酸

杂质Ⅱ[(±)-1″-差向-培哚普利]

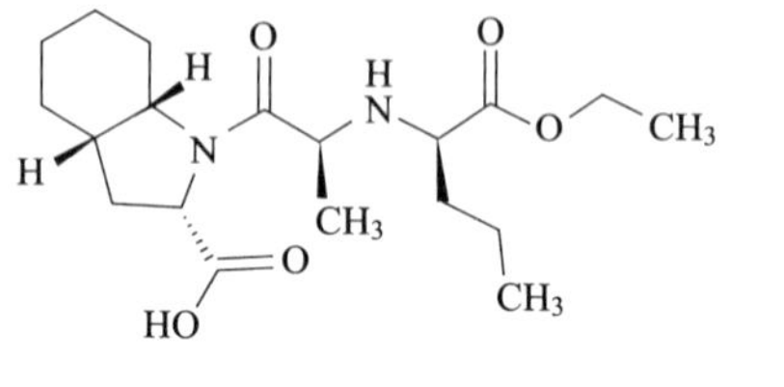

$C_{19}H_{32}N_2O_5$　368.47

杂质Ⅲ（培哚普利拉）

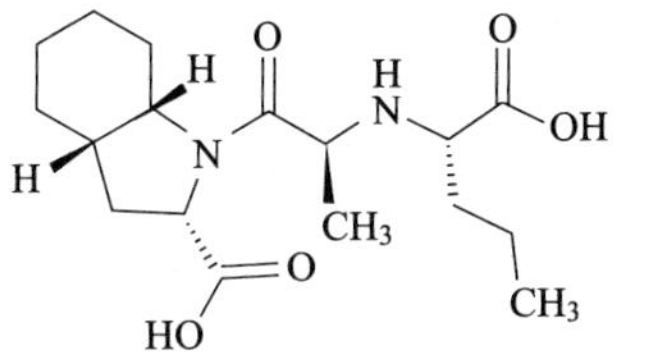

$C_{17}H_{28}N_2O_5$　340.41

杂质Ⅳ

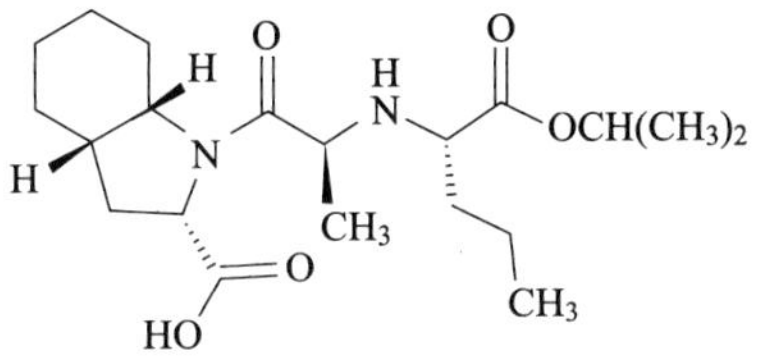

$C_{20}H_{34}N_2O_5$　382.50

(2*S*,3a*S*,7a*S*)-1-[(*S*)-*N*-[(*S*)-1-甲基乙氧羰酰基丁基]丙氨酰]八氢-2-吲哚羧酸

培哚普利叔丁胺片

Peiduopuli Shuding'an Pian

Perindopril *tert*-Butylamine Tablets

本品含培哚普利叔丁胺（$C_{19}H_{32}N_2O_5 \cdot C_4H_{11}N$）应为标示量的 90.0%～110.0%。

【性状】 本品为白色片或类白色片或绿色片。

【鉴别】 (1)照薄层色谱法（通则 0502）试验。

供试品溶液　取本品细粉适量（约相当于培哚普利叔丁胺 20mg），加甲醇 4ml，超声使培哚普利叔丁胺溶解，滤过，取滤液。

对照品溶液　取培哚普利叔丁胺对照品适量，加甲醇溶解并稀释制成每 1ml 中约含 5mg 的溶液。

色谱条件　采用硅胶 G 薄层板，以甲醇-甲苯-冰醋酸（70：30：1）为展开剂。

测定法　吸取供试品溶液与对照品溶液各 10μl，分别点于同一薄层板上，展开，晾干，先喷以稀碘化铋钾试液，再喷以 5%亚硝酸钠的稀乙醇溶液。

结果判定　供试品溶液所显主斑点的位置和颜色应与对照品溶液主斑点的位置和颜色相同。

(2)在含量测定项下记录的色谱图中，供试品溶液主峰的保留时间应与对照品溶液主峰的保留时间一致。

【检查】 **有关物质**　照高效液相色谱法（通则 0512）测定。溶液均应置于 4℃以下保存。

供试品溶液　取本品细粉适量（约相当于培哚普利叔丁胺 30mg），置 10ml 量瓶中，加流动相适量，超声使培哚普利叔丁胺溶解，放冷，用流动相稀释至刻度，摇匀，滤过，取续滤液。

对照溶液　精密量取供试品溶液 1ml，置 100ml 量瓶中，用流动相稀释至刻度，摇匀。

灵敏度溶液　精密量取对照溶液 1ml，置 50ml 量瓶中，用流动相稀释至刻度，摇匀。

系统适用性溶液、色谱条件、系统适用性要求与测定法　见培哚普利叔丁胺有关物质项下。

限度　供试品溶液色谱图中，除叔丁胺峰外，如有相对保留时间为 1.77～1.90 的杂质峰（杂质Ⅳ），其峰面积不得大于对照溶液主峰面积的 0.8 倍（0.8%），其他单个杂质峰面积不得大于对照溶液的主峰面积 0.5 倍（0.5%），各杂质峰面积的和不得大于对照溶液主峰面积的 1.5 倍（1.5%），小于灵敏度溶液主峰面积 2.5 倍的色谱峰忽略不计。

含量均匀度　取本品 1 片，置 10ml 量瓶中，加流动相适量，超声使培哚普利叔丁胺溶解，并用流动相稀释至刻度，摇匀，滤过，精密量取续滤液适量，用流动相定量稀释制成每 1ml 中含培哚普利叔丁胺 0.2mg 的溶液，作为供试品溶液，照含量测定项下方法测定含量，应符合规定（通则 0941）。

溶出度　8mg 规格　照溶出度与释放度测定法（通则 0931 第二法）测定。

溶出条件　以 0.01mol/L 盐酸溶液 900ml 为溶出介质，转速为每分钟 50 转，依法操作，经 15 分钟时取样。

供试品溶液　取溶出液滤过，弃去初滤液 10ml，精密量取续滤液适量，用溶出介质定量稀释制成每 1ml 中约含培哚普利叔丁胺 10μg 的溶液。

对照品溶液　取培哚普利叔丁胺对照品适量，加溶出介质溶解并定量稀释制成每 1ml 中约含 10μg 的溶液。

色谱条件　见含量测定项下。进样体积 50μl。

系统适用性溶液与系统适用性要求　见含量测定项下。

测定法　见含量测定项下。计算出每片的溶出量。

限度　标示量的 80%，应符合规定。

2mg 或 4mg 规格　照溶出度与释放度测定法（通则 0931 第三法）测定。

溶出条件　以 0.01mol/L 盐酸溶液 200ml 为溶出介质，转速为每分钟 50 转，依法操作，经 30 分钟时取样。

供试品溶液　取溶出液滤过，弃去初滤液 10ml，精密量取续滤液适量，用溶出介质定量稀释制成每 1ml 中约含培哚普利叔丁胺 10μg 的溶液。

对照品溶液、系统适用性溶液、色谱条件、系统适用性要求与测定法　见溶出度 8mg 规格项下。

限度　标示量的 75%，应符合规定。

水分　取本品细粉适量，照水分测定法（通则 0832 第一法 1）测定，含水分不得过 6.0%。

其他　应符合片剂项下有关的各项规定（通则 0101）。

【含量测定】 照高效液相色谱法（通则 0512）测定。

供试品溶液　取本品 20 片，精密称定，研细，精密称取适量（约相当于培哚普利叔丁胺 20mg），置 100ml 量瓶中，加流动相适量，超声使培哚普利叔丁胺溶解，放冷，用流动相稀释至刻度，摇匀，滤过，取续滤液。

对照品溶液 取培哚普利叔丁胺对照品适量，加流动相适量，超声使溶解，放冷，用流动相定量稀释制成每 1ml 中约含 0.2mg 的溶液。

系统适用性溶液 取培哚普利叔丁胺与杂质Ⅲ对照品各适量，加流动相溶解并稀释制成每 1ml 中各约含 0.2mg 的混合溶液。

色谱条件 用十八烷基硅烷键合硅胶为填充剂（Zorbax SB-C18 柱，4.6mm×250mm，5μm 或效能相当的色谱柱）；以甲醇-磷酸盐缓冲溶液（取磷酸二氢钾 2g，加水使溶解，再加磷酸 3ml、三乙胺 3ml，用水稀释至 1000ml）（48∶52）为流动相；检测波长为 215nm，柱温为 50℃；进样体积 20μl。

系统适用性要求 系统适用性溶液色谱图中，培哚普利峰的保留时间约为 12 分钟，培哚普利峰与杂质Ⅲ峰的分离度应大于 6.0。理论板数按培哚普利峰计算不低于 3000。

测定法 精密量取供试品溶液与对照品溶液，分别注入液相色谱仪，记录色谱图。按外标法以峰面积计算。

【类别】 同培哚普利叔丁胺。

【规格】 （1）2mg （2）4mg （3）8mg

【贮藏】 30℃以下密封保存。

黄 体 酮

Huangtitong

Progesterone

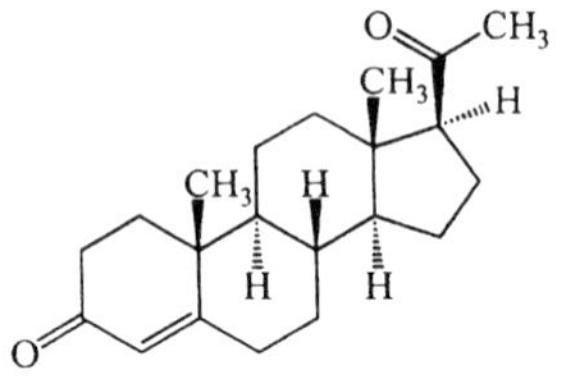

$C_{21}H_{30}O_2$ 314.47

本品为孕甾-4-烯-3,20-二酮。按干燥品计算，含 $C_{21}H_{30}O_2$ 应为 98.0%～103.0%。

【性状】 本品为白色或类白色的结晶性粉末；无臭。

本品在三氯甲烷中极易溶解，在乙醇、乙醚或植物油中溶解，在水中不溶。

熔点 本品的熔点（通则 0612）为 128～131℃。

比旋度 取本品，精密称定，加乙醇溶解并定量稀释制成每 1ml 中约含 10mg 的溶液，在 25℃时，依法测定（通则 0621），比旋度为＋186°至＋198°。

【鉴别】 （1）取本品约 5mg，加甲醇 0.2ml 溶解后，加亚硝基铁氰化钠细粉约 3mg、碳酸钠与醋酸铵各约 50mg，摇匀，放置 10～30 分钟，应显蓝紫色。

（2）取本品约 0.5mg，加异烟肼约 1mg 与甲醇 1ml 溶解后，加稀盐酸 1 滴，即显黄色。

（3）在含量测定项下记录的色谱图中，供试品溶液主峰的保留时间应与对照品溶液主峰的保留时间一致。

（4）本品的红外光吸收图谱应与对照的图谱（光谱集 434 图）一致。

【检查】 **有关物质** 照高效液相色谱法（通则 0512）测定。

供试品溶液 取本品，加甲醇溶解并稀释制成每 1ml 中约含 1mg 的溶液。

对照溶液 精密量取供试品溶液 1ml，置 100ml 量瓶中，用甲醇稀释至刻度，摇匀。

系统适用性溶液 取黄体酮 25mg，置 25ml 量瓶中，加 0.1mol/L 氢氧化钠甲醇溶液 10ml 使溶解，置 60℃水浴中保温 4 小时，放冷，用 1mol/L 盐酸溶液调节至中性，用甲醇稀释至刻度，摇匀。

色谱条件 用辛基硅烷键合硅胶为填充剂；以甲醇-乙腈-水（25∶35∶40）为流动相；检测波长为 241nm；进样体积 10μl。

系统适用性要求 系统适用性溶液色谱图中，黄体酮峰的保留时间约为 12 分钟，黄体酮峰与相对保留时间约为 1.1 的降解产物峰之间的分离度应大于 4.0。

测定法 精密量取供试品溶液与对照溶液，分别注入液相色谱仪，记录色谱图至主成分峰保留时间的 2 倍。

限度 供试品溶液色谱图中如有杂质峰，单个杂质峰面积不得大于对照溶液主峰面积的 0.5 倍（0.5%），各杂质峰面积的和不得大于对照溶液主峰面积（1.0%）；小于对照溶液主峰面积 0.05 倍的色谱峰忽略不计。

干燥失重 取本品，在 105℃干燥至恒重，减失重量不得过 0.5%（通则 0831）。

【含量测定】 照高效液相色谱法（通则 0512）测定。

供试品溶液 取本品，精密称定，加甲醇溶解并定量稀释制成每 1ml 中约含 0.2mg 的溶液。

对照品溶液 取黄体酮对照品，精密称定，加甲醇溶解并定量稀释制成每 1ml 中约含 0.2mg 的溶液。

系统适用性溶液、色谱条件与系统适用性要求 见有关物质项下。

测定法 精密量取供试品溶液与对照品溶液，分别注入液相色谱仪，记录色谱图。按外标法以峰面积计算。

【类别】 孕激素类药。

【贮藏】 遮光，密封保存。

【制剂】 黄体酮注射液

黄体酮注射液

Huangtitong Zhusheye

Progesterone Injection

本品为黄体酮的灭菌油溶液。含黄体酮（$C_{21}H_{30}O_2$）应为标示量的 93.0%～107.0%。

【性状】 本品为无色至淡黄色的澄明油状液体。

【鉴别】 在含量测定项下记录的色谱图中，供试品溶液主峰的保留时间应与对照品溶液主峰的保留时间一致。

【检查】 **有关物质** 照高效液相色谱法（通则0512）测定。

供试品溶液 用内容量移液管精密量取本品适量（约相当于黄体酮50mg），置50ml量瓶中，用乙醚分数次洗涤移液管内壁，洗液并入量瓶中，用乙醚稀释至刻度，摇匀，精密量取25ml，置具塞离心管中，在温水浴中使乙醚挥散，用甲醇振摇提取4次（第1～3次每次5ml，第4次3ml），每次振摇10分钟后离心15分钟，并将甲醇液移至25ml量瓶中，合并提取液，用甲醇稀释至刻度，摇匀，经0.45μm滤膜滤过，取续滤液。

对照溶液 精密量取供试品溶液1ml，置100ml量瓶中，用甲醇稀释至刻度，摇匀。

系统适用性溶液、色谱条件、系统适用性要求与测定法 见黄体酮有关物质项下。

限度 供试品溶液色谱图中如有杂质峰，扣除相对保留时间0.1之前的峰（如处方中含有苯甲醇，应扣除苯甲醇的色谱峰），单个杂质峰面积不得大于对照溶液主峰面积的0.5倍（0.5%），各杂质峰面积的和不得大于对照溶液主峰面积的2倍（2.0%）；小于对照溶液主峰面积0.05倍的色谱峰忽略不计。

其他 应符合注射剂项下有关的各项规定（通则0102）。

【含量测定】 照高效液相色谱法（通则0512）测定。

供试品溶液 用内容量移液管精密量取本品适量（约相当于黄体酮50mg），置50ml量瓶中，用乙醚分数次洗涤移液管内壁，洗液并入量瓶中，用乙醚稀释至刻度，摇匀，精密量取5ml，置具塞离心管中，在温水浴中使乙醚挥散，用甲醇振摇提取4次（第1～3次每次5ml，第4次3ml），每次振摇10分钟后离心15分钟，并将甲醇液移置25ml量瓶中，合并提取液，用甲醇稀释至刻度，摇匀。

对照品溶液、系统适用性溶液、色谱条件、系统适用性要求与测定法 见黄体酮含量测定项下。

【类别】 同黄体酮。

【规格】 （1）1ml∶5mg （2）1ml∶10mg （3）1ml∶20mg

【贮藏】 遮光，密闭保存。

萘丁美酮

Naidingmeitong

Nabumetone

$C_{15}H_{16}O_2$ 228.29

本品为4-(6-甲氧基-2-萘基)-丁-2-酮。按无水、无溶剂物计算，含$C_{15}H_{16}O_2$应为98.0%～102.0%。

【性状】 本品为白色或类白色针状结晶或结晶性粉末；无臭，无味。

本品在丙酮、乙酸乙酯或热乙醇中易溶，在乙醇中略溶，在水中不溶。

熔点 本品的熔点（通则0612）为80～83℃。

【鉴别】 （1）取本品25mg，加乙醇2ml溶解后，加二硝基苯肼试液1ml，摇匀，加热至沸，即生成橙黄色沉淀。

（2）在含量测定项下记录的色谱图中，供试品溶液主峰的保留时间应与对照品溶液主峰的保留时间一致。

（3）本品的红外光吸收图谱应与对照的图谱（光谱集661图）一致。

【检查】 **丙酮溶液的澄清度与颜色** 取本品0.50g，加丙酮10ml溶解后，溶液应澄清无色；如显浑浊，与1号浊度标准液（通则0902第一法）比较，不得更浓；如显色，与黄色1号标准比色液（通则0901第一法）比较，不得更深。

氯化物 取本品2.0g，加水100ml，充分振摇约10分钟，滤过，取滤液25ml，依法检查（通则0801），与标准氯化钠溶液5.0ml制成的对照液比较，不得更浓（0.01%）。

硫酸盐 取氯化物检查项下的滤液50ml，依法检查（通则0802），与标准硫酸钾溶液1.0ml制成的对照液比较，不得更浓（0.01%）。

有关物质 照高效液相色谱法（通则0512）测定。

供试品溶液 取本品适量，加流动相溶解并稀释制成每1ml中约含0.4mg的溶液。

对照溶液 精密量取供试品溶液1ml，置100ml量瓶中，用流动相稀释至刻度，摇匀。

色谱条件 用十八烷基硅烷键合硅胶为填充剂；以乙腈-四氢呋喃-0.1%冰醋酸（37∶8∶55）为流动相；检测波长为254nm；进样体积20μl。

系统适用性要求 理论板数按萘丁美酮峰计算不低于3000。

测定法 精密量取供试品溶液与对照溶液，分别注入液相色谱仪，记录色谱图至主成分峰保留时间的2倍。

限度 供试品溶液色谱图中如有杂质峰，单个杂质峰面积不得大于对照溶液主峰面积的0.5倍（0.5%），各杂质峰面积的和不得大于对照溶液主峰面积（1.0%）。

残留溶剂 照残留溶剂测定法（通则0861第二法）测定。

供试品溶液 取本品适量，精密称定，加*N*,*N*-二甲基甲酰胺溶解并定量稀释制成每1ml中约含0.1g的溶液，精密量取5ml，置顶空瓶中，密封。

对照品溶液 取无水乙醇与乙酸乙酯各适量，精密称定，用*N*,*N*-二甲基甲酰胺定量稀释制成每1ml中分别约含0.1mg与0.02mg的混合溶液，精密量取5ml，置顶空瓶中，密封。

色谱条件 用6%氰丙基苯基-94%二甲基聚硅氧烷为固

定液的毛细管柱为色谱柱(如 DB-624,0.32mm×30m,1.8μm 或极性相近的色谱柱);起始温度为 80℃,维持 6 分钟,以每分钟 40℃的速率升温至 200℃,维持 8 分钟;检测器温度为 250℃;进样口温度为 200℃;顶空瓶平衡温度为 85℃,平衡时间为 45 分钟;进样体积为 1.0ml。

系统适用性要求　对照品溶液色谱图中,出峰顺序依次为乙醇与乙酸乙酯,各成分峰之间的分离度应大于 2.0,各成分峰的理论板数均不低于 3000。

测定法　取供试品溶液与对照品溶液,分别顶空进样,记录色谱图。

限度　按外标法以峰面积计算,乙醇残留量不得过 0.1%,乙酸乙酯残留量不得过 0.02%。

水分　取本品,照水分测定法(通则 0832 第一法 1)测定,含水分不得过 0.5%。

炽灼残渣　取本品 1.0g,依法检查(通则 0841),遗留残渣不得过 0.1 %。

铁盐　取炽灼残渣项下遗留的残渣,依法检查(通则 0807),与标准铁溶液 3.0ml 制成的对照液比较,不得更深(0.003%)。

重金属　取本品 1.0g,依法检查(通则 0821 第二法),含重金属不得过百万分之二十。

砷盐　取本品 1.0g,加氢氧化钙 1g 混合,加水少量,搅拌均匀,干燥后先用小火炽灼使炭化,再在 500~600℃炽灼使完全灰化,放冷,加盐酸 5ml 与水 23ml 使溶解,依法检查(通则 0822 第一法),应符合规定(0.0002%)。

【含量测定】　照高效液相色谱法(通则 0512)测定。

供试品溶液　取本品适量,精密称定,加流动相溶解并定量稀释制成每 1ml 中约含 40μg 的溶液。

对照品溶液　取萘丁美酮对照品适量,精密称定,加流动相溶解并定量稀释制成每 1ml 中约含 40μg 的溶液。

色谱条件与系统适用性要求　见有关物质项下。

测定法　精密量取供试品溶液与对照品溶液,分别注入液相色谱仪,记录色谱图。按外标法以峰面积计算。

【类别】　解热镇痛、非甾体抗炎药。

【贮藏】　遮光,密封,在阴凉干燥处保存。

【制剂】　(1)萘丁美酮片　(2)萘丁美酮胶囊

萘丁美酮片

Naidingmeitong Pian

Nabumetone Tablets

本品含萘丁美酮($C_{15}H_{16}O_2$)应为标示量的 95.0%~105.0%。

【性状】　本品为白色片或薄膜衣片,除去包衣后显白色或类白色。

【鉴别】　(1)取本品的细粉适量(约相当于萘丁美酮 0.1g),加乙醇 10ml,振摇(必要时加热)使萘丁美酮溶解后,滤过,取滤液,加二硝基苯肼试液 1ml,摇匀,加热至沸,即生成橙黄色沉淀。

(2)在含量测定项下记录的色谱图中,供试品溶液主峰的保留时间应与对照品溶液主峰的保留时间一致。

(3)取本品的细粉适量(约相当于萘丁美酮 30mg),加乙醇溶解并稀释制成每 1ml 中约含萘丁美酮 30μg 的溶液,照紫外-可见分光光度法(通则 0401)测定,在 261nm、271nm、318nm 与 333nm 的波长处有最大吸收。

【检查】　**有关物质**　照高效液相色谱法(通则 0512)测定。

供试品溶液　取本品细粉适量,加流动相使萘丁美酮溶解,用流动相稀释制成每 1ml 中约含萘丁美酮 0.4mg 的溶液,滤过,取续滤液。

对照溶液　精密量取供试品溶液 1ml,置 100ml 量瓶中,用流动相稀释至刻度,摇匀。

色谱条件、系统适用性要求与测定法　见萘丁美酮有关物质项下。

限度　供试品溶液色谱图中如有杂质峰,单个杂质峰面积不得大于对照溶液主峰面积的 0.5 倍(0.5%),各杂质峰面积的和不得大于对照溶液主峰面积(1.0%)。

溶出度　照溶出度与释放度测定法(通则 0931 第二法)测定。

溶出条件　以 2%十二烷基硫酸钠溶液 900ml 为溶出介质,转速为每分钟 50 转,依法操作,经 45 分钟时取样。

供试品溶液　取溶出液适量,滤过,精密量取续滤液 1ml,置 25ml 量瓶中,用溶出介质稀释至刻度,摇匀。

对照品溶液　取萘丁美酮对照品适量,精密称定,加溶出介质适量,超声使溶解,用溶出介质定量稀释制成每 1ml 中约含 22μg 的溶液。

测定法　取供试品溶液与对照品溶液,照紫外-可见分光光度法(通则 0401),在 262nm 的波长处分别测定吸光度,计算每片的溶出量。

限度　标示量的 70%,应符合规定。

其他　应符合片剂项下有关的各项规定(通则 0101)。

【含量测定】　照高效液相色谱法(通则 0512)测定。

供试品溶液　取本品 10 片,精密称定,研细,精密称取适量(约相当于萘丁美酮 40mg),置 100ml 量瓶中,加流动相适量,振摇使萘丁美酮溶解,用流动相稀释至刻度,摇匀,滤过,精密量取续滤液 5ml,置 50ml 量瓶中,用流动相稀释至刻度,摇匀。

对照品溶液、色谱条件、系统适用性要求与测定法　见萘丁美酮含量测定项下。

【类别】　同萘丁美酮。

【规格】　0.5g

【贮藏】　遮光,密封,在阴凉干燥处保存。

萘丁美酮胶囊

Naidingmeitong Jiaonang

Nabumetone Capsules

本品含萘丁美酮($C_{15}H_{16}O_2$)应为标示量的95.0%～105.0%。

【性状】 本品内容物为白色粉末。

【鉴别】 (1)取本品的内容物适量(约相当于萘丁美酮0.1g),加乙醇10ml,振摇(必要时加热)使萘丁美酮溶解后,滤过,取滤液,加二硝基苯肼试液1ml,摇匀,加热至沸,即生成橙黄色沉淀。

(2)在含量测定项下记录的色谱图中,供试品溶液主峰的保留时间应与对照品溶液主峰的保留时间一致。

(3)取本品的内容物适量(约相当于萘丁美酮30mg),加乙醇溶解并稀释制成每1ml中约含萘丁美酮30μg的溶液,照紫外-可见分光光度法(通则0401)测定,在261nm、271nm、318nm与333nm的波长处有最大吸收。

【检查】 **有关物质** 照高效液相色谱法(通则0512)测定。

供试品溶液 取本品内容物适量,加流动相适量使萘丁美酮溶解,用流动相稀释制成每1ml中约含萘丁美酮0.4mg的溶液,滤过,取续滤液。

对照溶液 精密量取供试品溶液1ml,置100ml量瓶中,用流动相稀释至刻度,摇匀。

色谱条件、系统适用性要求与测定法 见萘丁美酮有关物质项下。

限度 供试品溶液色谱图中如有杂质峰,单个杂质峰面积不得大于对照溶液主峰面积的0.5倍(0.5%),各杂质峰面积的和不得大于对照溶液主峰面积(1.0%)。

溶出度 照溶出度与释放度测定法(通则0931第二法)测定。

溶出条件 以2%十二烷基硫酸钠溶液900ml为溶出介质,转速为每分钟50转,依法操作,经45分钟时取样。

供试品溶液 取溶出液适量,滤过,精密量取续滤液1ml(0.5g规格)或2ml(0.25g规格),置25ml量瓶中,用溶出介质稀释至刻度,摇匀。

对照品溶液 取萘丁美酮对照品适量,精密称定,加溶出介质适量,超声使溶解,用溶出介质定量稀释制成每1ml中约含22μg的溶液。

测定法 取供试品溶液与对照品溶液,照紫外-可见分光光度法(通则0401),在262nm的波长处分别测定吸光度,计算每粒的溶出量。

限度 标示量的70%,应符合规定。

其他 应符合胶囊剂项下有关的各项规定(通则0103)。

【含量测定】 照高效液相色谱法(通则0512)测定。

供试品溶液 取装量差异项下的内容物,混匀,精密称取适量(约相当于萘丁美酮40mg),置100ml量瓶中,加流动相适量,振摇使萘丁美酮溶解,用流动相稀释至刻度,摇匀,滤过,精密量取续滤液5ml,置50ml量瓶中,用流动相稀释至刻度,摇匀。

对照品溶液、色谱条件、系统适用性要求与测定法 见萘丁美酮含量测定项下。

【类别】 同萘丁美酮。

【规格】 (1)0.25g (2)0.5g

【贮藏】 遮光,密封,在阴凉干燥处保存。

萘哌地尔

Naipaidi'er

Naftopidil

O N OH N H_3CO

$C_{24}H_{28}N_2O_3$ 392.49

本品为(±)-1-[4-(2-甲氧基苯基)-1-哌嗪基]-3-(1-萘氧基)-2-丙醇。按干燥品计算,含$C_{24}H_{28}N_2O_3$不得少于99.0%。

【性状】 本品为白色或类白色结晶性粉末;无臭或有轻微特殊香气。

本品在醋酐中极易溶解,在冰醋酸或三氯甲烷中易溶,在甲醇、乙醇或乙醚中微溶,在水中不溶。

熔点 本品的熔点(通则0612)为125～129℃。

吸收系数 取本品,精密称定,加甲醇溶解并定量稀释制成每1ml中约含24μg的溶液,照紫外-可见分光光度法(通则0401),在283nm的波长处测定吸光度,吸收系数($E_{1cm}^{1\%}$)为220～234。

【鉴别】 (1)取本品约10mg,加稀盐酸10ml,置水浴中加热使溶解,放冷,取溶液2ml,加重铬酸钾试液2滴,即显污绿色沉淀,渐变为蓝紫色。

(2)取本品适量,加甲醇溶解并稀释制成每1ml中约含10μg的溶液,照紫外-可见分光光度法(通则0401)测定,在230nm与283nm的波长处有最大吸收。在283nm与230nm波长处的吸光度比值应为0.24～0.27。

(3)本品的红外光吸收图谱应与对照的图谱(光谱集1042图)一致。

【检查】 **旋光度** 取本品,精密称定,加三氯甲烷溶解并定量稀释制成每1ml中约含50mg的溶液,依法测定(通则0621),旋光度应为-0.1°至+0.1°。

乙醇溶液的澄清度与颜色 取本品0.10g,加乙醇10ml,水浴加热使溶解,溶液应澄清无色;如显色,依法检查,与橙黄色 2 号标准比色液(通则 0901 第一法)比较,不得更深。

氯化物　取本品 0.50g,加水 25ml,振摇 2 分钟,滤过,取续滤液 10ml,依法检查(通则 0801),与标准氯化钠溶液 6.0ml 制成的对照液比较,不得更浓(0.03%)。

有关物质　照高效液相色谱法(通则 0512)测定。

供试品溶液　取本品适量,精密称定,加流动相超声使溶解并定量稀释制成每 1ml 中约含 0.5mg 的溶液。

对照溶液　精密量取供试品溶液适量,用流动相定量稀释制成每 1ml 中约含 1μg 的溶液。

对照品溶液　取 α-萘酚对照品适量,精密称定,加流动相溶解并定量稀释制成每 1ml 中约含 0.15μg 的溶液。

色谱条件　用十八烷基硅烷键合硅胶为填充剂;以 0.02mol/L 磷酸氢二铵缓冲液(用冰醋酸调节 pH 值至 6.0)-甲醇-乙腈(35∶40∶25)为流动相;检测波长为 283nm;进样体积 20μl。

系统适用性要求　理论板数按萘哌地尔峰计算不低于 3000,萘哌地尔峰与相邻杂质峰之间的分离度应符合要求。

测定法　精密量取上述三种溶液,分别注入液相色谱仪,记录色谱图至主成分色谱峰保留时间的 3 倍。

限度　供试品溶液色谱图中如有与 α-萘酚峰保留时间一致的色谱峰,按外标法以峰面积计算,不得过 0.03%;其他单个杂质峰面积不得大于对照溶液的主峰面积(0.2%),其他各杂质峰面积的和不得大于对照溶液主峰面积的 2.5 倍(0.5%),小于对照溶液主峰面积 0.05 倍的色谱峰忽略不计。

残留溶剂　乙醇、丙酮、二氯甲烷、乙酸乙酯、正丁醇与甲苯　照残留溶剂测定法(通则 0861 第二法)测定。

供试品溶液　取本品约 0.5g,精密称定,置顶空瓶中,精密加 *N*,*N*-二甲基甲酰胺 5ml 使溶解,密封。

对照品溶液　分别取乙醇、丙酮、二氯甲烷、乙酸乙酯、正丁醇和甲苯各适量,精密称定,加 *N*,*N*-二甲基甲酰胺溶解并定量稀释制成每 1ml 中约含乙醇 500μg、丙酮 500μg、二氯甲烷 60μg、乙酸乙酯 500μg、正丁醇 500μg 和甲苯 89μg 的混合溶液,精密量取 5ml,置顶空瓶中,密封。

色谱条件　以 6%氰丙基苯基-94%二甲基聚硅氧烷(或极性相近)为固定液,起始温度为 40℃,维持 10 分钟,以每分钟 20℃的速率升温至 230℃,维持 5 分钟;进样口温度为 220℃,检测器温度为 260℃;顶空瓶平衡温度为 80℃,平衡时间为 30 分钟。

系统适用性要求　对照品溶液色谱图中,出峰顺序为:乙醇、丙酮、二氯甲烷、乙酸乙酯、正丁醇、甲苯。各相邻色谱峰之间分离度均应符合要求。

测定法　取供试品溶液与对照品溶液,分别顶空进样,记录色谱图。

限度　按外标法以峰面积计算,乙醇、丙酮、二氯甲烷、乙酸乙酯、正丁醇与甲苯的残留量均应符合规定。

三氯甲烷　照残留溶剂测定法(通则 0861 第一法)测定。

供试品溶液　取本品,精密称定,加甲苯适量,微温使溶解,用甲苯定量稀释制成每 1ml 中约含 0.1g 的溶液,精密量取 1ml,置 10ml 顶空瓶中,密封。

对照品溶液　取三氯甲烷适量,精密称定,用甲苯溶解并定量稀释制成每 1ml 中约含 6μg 的溶液,精密量取 1ml,置 10ml 顶空瓶中,密封。

色谱条件　以 6%氰丙基苯基-94%二甲基聚硅氧烷(或极性相近)为固定液;柱温为 80℃;进样口温度为 250℃;采用电子捕获检测器(ECD),检测器温度为 300℃;顶空瓶平衡温度为 80℃,平衡时间为 30 分钟。

测定法　取供试品溶液与对照品溶液分别顶空进样,记录色谱图。

限度　按外标法以峰面积计算,应符合规定。

干燥失重　取本品,在 105℃干燥至恒重,减失重量不得过 0.5%(通则 0831)。

炽灼残渣　取本品 1.0g,依法检查(通则 0841),遗留残渣不得过 0.1%。

重金属　取炽灼残渣项下遗留的残渣,依法检查(通则 0821 第二法),含重金属不得过百万分之十。

【含量测定】　取本品约 0.15g,精密称定,加冰醋酸 30ml 与醋酐 1ml 使溶解,照电位滴定法(通则 0701),用高氯酸滴定液(0.1mol/L)滴定,并将滴定的结果用空白试验校正。每 1ml 高氯酸滴定液(0.1mol/L)相当于 19.62mg 的 $C_{24}H_{28}N_2O_3$。

【类别】　α_1 肾上腺素受体阻滞药。

【贮藏】　遮光,密封保存。

【制剂】　萘哌地尔片

萘哌地尔片

Naipaidi'er Pian

Naftopidil Tablets

本品含萘哌地尔($C_{24}H_{28}N_2O_3$)应为标示量的90.0%～110.0%。

【性状】　本品为白色或类白色片。

【鉴别】　(1)取本品的细粉适量(约相当于萘哌地尔 20mg),加稀盐酸 20ml,置水浴中加热使溶解,放冷,滤过,取滤液 2ml,加重铬酸钾试液 2 滴,即显污绿色沉淀,渐变为蓝紫色。

(2)在含量测定项下记录的色谱图中,供试品溶液主峰的保留时间应与对照品溶液主峰的保留时间一致。

【检查】　**有关物质**　照高效液相色谱法(通则 0512)测定。

供试品溶液　取含量测定项下细粉适量(约相当于萘哌地尔 25mg),精密称定,置 50ml 量瓶中,加流动相 40ml,超声 20 分钟使萘哌地尔溶解,用流动相稀释至刻度,摇匀,滤过,取续滤液。

对照溶液　精密量取供试品溶液适量,用流动相定量稀释制成每 1ml 中约含 1μg 的溶液。

对照品溶液　取 α-萘酚对照品，精密称定，加流动相溶解并定量稀释制成每 1ml 中含 0.3μg 的溶液。

色谱条件、系统适用性要求与测定法　见萘哌地尔有关物质项下。

限度　供试品溶液色谱图中，扣除相对保留时间 0.2 之前的辅料峰，如有与 α-萘酚峰保留时间一致的色谱峰，按外标法以峰面积计算，不得过萘哌地尔标示量的 0.06%；其他单个杂质峰面积不得大于对照溶液的主峰面积（0.2%）；其他各杂质峰面积的和不得大于对照溶液主峰面积的 5 倍（1.0%），小于对照溶液主峰面积 0.05 倍的色谱峰忽略不计。

含量均匀度　取本品 1 片，置 50ml 量瓶中，加流动相 40ml，超声 30 分钟使萘哌地尔溶解，用流动相稀释至刻度，摇匀，滤过，精密量取续滤液 10ml（12.5mg 规格）或 5ml（25mg 规格），置 25ml 量瓶中，用流动相稀释至刻度，摇匀，作为供试品溶液。照含量测定项下的方法测定含量，应符合规定（通则 0941）。

溶出度　照溶出度与释放度测定法（通则 0931 第二法）测定。

溶出条件　以盐酸溶液（9→1000ml）500ml（12.5mg 规格）或 1000ml（25mg 规格）为溶出介质，转速为每分钟 50 转，依法操作，经 45 分钟时取样。

供试品溶液　取溶出液适量，滤过，取续滤液。

对照品溶液　取萘哌地尔对照品适量，精密称定，加乙醇 5ml 使溶解，用溶出介质定量稀释制成每 1ml 中约含 25μg 的溶液。

测定法　取供试品溶液与对照品溶液，照紫外-可见分光光度法（通则 0401），在 279nm 的波长处分别测定吸光度，计算每片的溶出量。

限度　标示量的 75%，应符合规定。

其他　应符合片剂项下有关的各项规定（通则 0101）。

【含量测定】　照高效液相色谱法（通则 0512）测定。

供试品溶液　取本品 20 片，精密称定，研细，精密称取细粉适量（约相当于萘哌地尔 25mg），置 50ml 量瓶中，加流动相 40ml，超声约 20 分钟使萘哌地尔溶解，用流动相稀释至刻度，摇匀，滤过，精密量取续滤液 5ml，置 25ml 量瓶中，用流动相稀释至刻度，摇匀。

对照品溶液　取萘哌地尔对照品适量，加流动相溶解并定量稀释制成每 1ml 中约含 0.1mg 的溶液。

色谱条件与系统适用性要求　见有关物质项下。

测定法　精密量取供试品溶液与对照品溶液，分别注入液相色谱仪，记录色谱图。按外标法以峰面积计算。

【类别】　同萘哌地尔。

【规格】　（1）12.5mg　（2）25mg

【贮藏】　密封保存。

萘敏维滴眼液

Naiminwei Diyanye

Naphazoline Hydrochloride, Chlorphenamine Maleate and Vitamin B_{12} Eye Drops

本品含盐酸萘甲唑啉（$C_{14}H_{14}N_2 \cdot HCl$）、马来酸氯苯那敏（$C_{16}H_{19}ClN_2 \cdot C_4H_4O_4$）与维生素 B_{12}（$C_{63}H_{88}CoN_{14}O_{14}P$）均应为标示量的 90.0%～110.0%。

【处方】

盐酸萘甲唑啉	0.02g
马来酸氯苯那敏	0.2g
维生素 B_{12}	0.1g
辅料	适量
注射用水	适量
制成	1000ml

【性状】　本品为粉红色的澄明液体，具有特殊的气味。

【鉴别】　（1）照薄层色谱法（通则 0502）试验。

供试品溶液　取本品 5ml，加氢氧化钠试液 3ml 与乙醚 3ml，振摇，静置，分取乙醚层，挥发除去乙醚，残渣加三氯甲烷 0.5ml 溶解。

对照品溶液（1）　取盐酸萘甲唑啉对照品，加水溶解并稀释制成每 1ml 中约含 20μg 的溶液，量取 5ml，加氢氧化钠试液 3ml 与乙醚 3ml，振摇，静置，分取乙醚层，挥发除去乙醚，残渣加三氯甲烷 0.5ml 溶解。

对照品溶液（2）　取马来酸氯苯那敏对照品，加水溶解并稀释制成每 1ml 中约含 0.2mg 的溶液，量取 5ml，加氢氧化钠试液 3ml 与乙醚 3ml，振摇，静置，分取乙醚层，挥发除去乙醚，残渣加三氯甲烷 0.5ml 溶解。

色谱条件　采用硅胶 G 薄层板，以三氯甲烷-甲醇-丙酮-浓氨溶液（73：15：10：2）为展开剂。

测定法　吸取上述三种溶液各 10μl，分别点于同一薄层板上，展开，晾干，喷以稀碘化铋钾试液使显色。

结果判定　供试品溶液所显两种成分主斑点的位置和颜色应分别与对照品溶液（1）与对照品溶液（2）的主斑点相同。

（2）在盐酸萘甲唑啉与马来酸氯苯那敏含量测定项下记录的色谱图中，供试品溶液两主峰的保留时间应分别与对照品溶液中相应两个主峰的保留时间一致。

（3）取维生素 B_{12} 含量测定项下的供试品溶液，照紫外-可见分光光度法（通则 0401）测定，在 550nm 与 361nm 的波长处有最大吸收，550nm 波长处的吸光度与 361nm 波长处的吸光度的比值应为 0.29～0.32。

以上（1）、（2）两项可选做一项。

【检查】　**pH 值**　应为 4.5～6.0（通则 0631）。

渗透压摩尔浓度　照渗透压摩尔浓度测定法（通则 0632）测定，渗透压摩尔浓度比应为 0.9～1.1。

其他　应符合眼用制剂项下有关的各项规定（通则0105）。

【含量测定】　**盐酸萘甲唑啉与马来酸氯苯那敏**　照高效液相色谱法（通则 0512）测定。

供试品溶液　精密量取本品 5ml，置 10ml 量瓶中，用流动相稀释至刻度，摇匀。

对照品溶液（1）　取盐酸萘甲唑啉对照品，精密称定，加水溶解并定量稀释制成每 1ml 中约含 20μg 的溶液，精密量取 5ml，置 10ml 量瓶中，用流动相稀释至刻度，摇匀。

对照品溶液（2）　取马来酸氯苯那敏对照品，精密称定，加水溶解并定量稀释制成每 1ml 中约含 0.2mg 的溶液，精密量取 5ml，置 10ml 量瓶中，用流动相稀释至刻度，摇匀。

色谱条件　用辛基硅烷键合硅胶为填充剂；以辛烷磺酸钠溶液（取辛烷磺酸钠 2.16g 与无水枸橼酸 3.8g，加水 900ml 使溶解，用 1mol/L 氢氧化钠溶液调节 pH 值至 3.0，用水稀释至 1000ml，摇匀）-乙腈（130：70）为流动相；检测波长为 280nm；进样体积 20μl。

系统适用性要求　理论板数按萘甲唑啉峰计算不低于 2500。萘甲唑啉峰与氯苯那敏峰之间的分离度应符合要求。

测定法　精密量取上述三种溶液，分别注入液相色谱仪，记录色谱图。按外标法以峰面积计算。

维生素 B_{12}　照紫外-可见分光光度法（通则 0401）测定。

供试品溶液　精密量取本品 2ml，置 10ml 量瓶中，用水稀释至刻度，摇匀。

对照品溶液　取维生素 B_{12} 对照品适量，精密称定，加水溶解并定量稀释制成每 1ml 中约含 20μg 的溶液。

测定法　取供试品溶液与对照品溶液，在 361nm 的波长处分别测定吸光度，计算。

【类别】　眼科用药。

【规格】　10ml

【贮藏】　密封保存。

萘　普　生

Naipusheng

Naproxen

$C_{14}H_{14}O_3$　230.26

本品为（+）-（S）-α-甲基-6-甲氧基-2-萘乙酸。按干燥品计算，含 $C_{14}H_{14}O_3$ 不得少于 98.5%。

【性状】　本品为白色或类白色结晶性粉末；无臭或几乎无臭。

本品在甲醇、乙醇或三氯甲烷中溶解，在乙醚中略溶，在水中几乎不溶。

熔点　本品的熔点（通则 0612）为 153～158℃。

比旋度　取本品，精密称定，加三氯甲烷溶解并定量稀释制成每 1ml 中约含 10mg 的溶液，依法测定（通则 0621），比旋度为 +63.0°至 +68.5°。

【鉴别】　（1）取本品，加甲醇制成每 1ml 中含 30μg 的溶液，照紫外-可见分光光度法（通则 0401）测定，在 262nm、271nm、317nm 与 331nm 的波长处有最大吸收。

（2）本品的红外光吸收图谱应与对照的图谱（光谱集 432 图）一致。

【检查】　**氯化物**　取本品 0.50g，加水 50ml，振摇 10 分钟，滤过（滤纸先用稀硝酸湿润），取续滤液 25ml，依法检查（通则 0801），与标准氯化钠溶液 7.5ml 制成的对照液比较，不得更浓（0.030%）。

有关物质　照高效液相色谱法（通则 0512）测定。避光操作。

供试品溶液　取本品适量，精密称定，加流动相适量，充分振摇使溶解并定量稀释制成每 1ml 中约含 0.5mg 的溶液。

对照品溶液　取杂质Ⅰ对照品适量，精密称定，加流动相溶解并定量稀释制成每 1ml 中约含 50μg 的溶液。

对照溶液　分别精密量取供试品溶液 1ml 与对照品溶液 2ml，置同一 200ml 量瓶中，用流动相稀释至刻度，摇匀。

色谱条件　用十八烷基硅烷键合硅胶为填充剂；以甲醇-0.01mol/L 磷酸二氢钾溶液（75：25，用磷酸调节 pH 值至 3.0）为流动相；检测波长为 240nm；进样体积 20μl。

系统适用性要求　理论板数按萘普生峰计算不低于 5000，萘普生峰与各相邻杂质峰之间的分离度均应符合要求。

测定法　精密量取供试品溶液与对照溶液，分别注入液相色谱仪，记录色谱图至主成分峰保留时间的 2.5 倍。

限度　供试品溶液色谱图中如有与杂质Ⅰ峰保留时间一致的色谱峰，按外标法以峰面积计算，不得过 0.1%，其他单个杂质峰面积不得大于对照溶液中萘普生峰面积的 0.4 倍（0.2%），杂质总量不得过 0.5%。

干燥失重　取本品，在 105℃干燥 3 小时，减失重量不得过 0.5%（通则 0831）。

炽灼残渣　取本品 1.0g，依法检查（通则 0841），遗留残渣不得过 0.1%。

重金属　取炽灼残渣项下遗留的残渣，依法检查（通则 0821 第二法），含重金属不得过百万分之二十。

【含量测定】　取本品约 0.5g，精密称定，加甲醇 45ml 溶解后，再加水 15ml 与酚酞指示液 3 滴，用氢氧化钠滴定液（0.1mol/L）滴定，并将滴定的结果用空白试验校正。每 1ml 氢氧化钠滴定液（0.1mol/L）相当于 23.03mg 的 $C_{14}H_{14}O_3$。

【类别】　解热镇痛、非甾体抗炎药。

【贮藏】　遮光，密封保存。

【制剂】　（1）萘普生片　（2）萘普生栓　（3）萘普生胶囊　（4）萘普生颗粒

附：

杂质Ⅰ

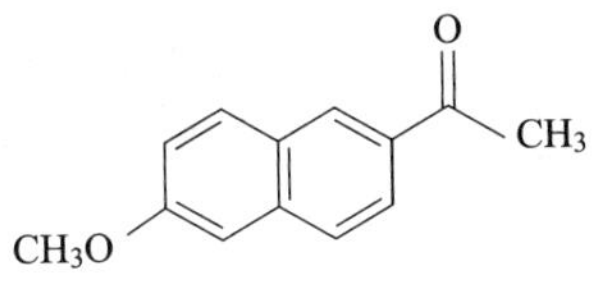

$C_{13}H_{12}O_2$　200.23

6-甲氧基-2-萘乙酮

萘 普 生 片

Naipusheng Pian

Naproxen Tablets

本品含萘普生($C_{14}H_{14}O_3$)应为标示量的 93.0%～107.0%。

【性状】 本品为白色或类白色片。

【鉴别】 (1)在含量测定项下记录的色谱图中，供试品溶液主峰的保留时间应与对照品溶液主峰的保留时间一致。

(2)取本品的细粉适量，加甲醇制成每 1ml 中含萘普生 30μg 的溶液，滤过，滤液照紫外-可见分光光度法(通则 0401)测定，在 262nm、271nm、317nm 与 331nm 的波长处有最大吸收。

(3)取本品(约相当于萘普生 0.2g)，研细，加甲醇 10ml，使充分溶解后，滤过，滤液水浴蒸干，105℃干燥 1 小时，残渣经减压干燥，依法测定。本品的红外光吸收图谱应与对照的图谱(光谱集 432 图)一致。

【检查】 **有关物质** 照高效液相色谱法(通则 0512)测定。避光操作。

供试品溶液　取本品细粉适量(约相当于萘普生 25mg)，精密称定，置 50ml 量瓶中，加流动相适量，振摇使萘普生溶解，用流动相稀释至刻度，摇匀，滤过，取续滤液。

对照溶液　分别精密量取供试品溶液与对照品溶液各 1ml，置同一 100ml 量瓶中，用流动相稀释至刻度，摇匀。

对照品溶液、色谱条件、系统适用性要求与测定法　见萘普生有关物质项下。

限度　供试品溶液色谱图中如有与杂质Ⅰ峰保留时间一致的色谱峰，按外标法以峰面积计算，不得过萘普生标示量的 0.1%，其他单个杂质峰面积不得大于对照溶液中萘普生峰面积的 0.2 倍(0.2%)，杂质总量不得过 1.0%。

溶出度 照溶出度与释放度测定法(通则 0931 第一法)测定。

溶出条件　以磷酸盐缓冲液(pH 7.4)(取磷酸二氢钠 2.28g、磷酸氢二钠 11.50g，加水至 1000ml)900ml 为溶出介质，转速为每分钟 100 转，依法操作，经 45 分钟时取样。

供试品溶液　取溶出液 10ml，滤过，取续滤液。

对照品溶液　取萘普生对照品，精密称定，用溶出介质溶解并定量稀释制成每 1ml 中约含 0.1mg(0.1g 规格)或 0.125mg(0.125g 规格)或 0.25mg(0.25g 规格)的溶液。

测定法　取供试品溶液与对照品溶液，照紫外-可见分光光度法(通则 0401)，在 331nm 的波长处分别测定吸光度，计算每片的溶出量。

限度　标示量的 80%，应符合规定。

其他 应符合片剂项下有关的各项规定(通则 0101)。

【含量测定】 照高效液相色谱法(通则 0512)测定。

供试品溶液 取本品 20 片，精密称定，研细，精密称取适量(约相当于萘普生 0.1g)，置 100ml 量瓶中，加流动相适量，超声使萘普生溶解，放冷，用流动相稀释至刻度，摇匀，滤过，精密量取续滤液 5ml，置 250ml 量瓶中，用流动相稀释至刻度，摇匀。

对照品溶液 取萘普生对照品适量，精密称定，加流动相溶解并定量稀释成每 1ml 中约含 20μg 的溶液。

色谱条件 用十八烷基硅烷键合硅胶为填充剂；以甲醇-0.01mol/L 磷酸二氢钾溶液(75∶25)，用磷酸调节 pH 值至 3.0 为流动相；检测波长为 272nm；进样体积 20μl。

系统适用性要求 理论板数按萘普生峰计算不低于 2000，萘普生峰与相邻杂质峰之间的分离度应符合要求。

测定法 精密量取供试品溶液与对照品溶液，分别注入液相色谱仪，记录色谱图。按外标法以峰面积计算。

【类别】 同萘普生。

【规格】 (1)0.1g　(2)0.125g　(3)0.25g

【贮藏】 遮光，密封保存。

萘 普 生 栓

Naipusheng Shuan

Naproxen Suppositories

本品含萘普生($C_{14}H_{14}O_3$)应为标示量的 90.0%～110.0%。

【性状】 本品为乳白色或微黄色栓。

【鉴别】 (1)在含量测定项下记录的色谱图中，供试品溶液主峰的保留时间应与对照品溶液主峰的保留时间一致。

(2)取含量测定项下的供试品溶液，照紫外-可见分光光度法(通则 0401)测定，在 262nm、271nm、317nm 与 331nm 的波长处有最大吸收。

【检查】 **有关物质** 照高效液相色谱法(通则 0512)测定。避光操作。

供试品溶液　取含量测定项下融化并放冷的样品适量(约相当于萘普生 50mg)，置 50ml 量瓶中，加甲醇稀释至刻度，置 50～60℃水浴振摇使萘普生溶解，保持 10 分钟后取出，放冷，再放入冰箱冷冻（－18℃）1 小时后立即过滤，精密量取放至室温的续滤液 25ml，置 50ml 量瓶中，用流动相稀释至刻度，摇匀，经 0.45μm 微孔滤膜滤过，取续滤液。

对照溶液　分别精密量取供试品溶液与对照品溶液各 1ml，置同一 100ml 量瓶中，用流动相稀释至刻度，摇匀。

对照品溶液、色谱条件、系统适用性要求与测定法　见萘普生有关物质项下。

限度　供试品溶液色谱图中如有与杂质Ⅰ峰保留时间一致的色谱峰，按外标法以峰面积计算，不得过萘普生标示量的 0.1%，其他单个杂质峰面积不得大于对照溶液中萘普生峰面积的 0.2 倍（0.2%），杂质总量不得过 1.0%。

其他　应符合栓剂项下有关的各项规定（通则 0107）。

【含量测定】　照高效液相色谱法（通则 0512）测定。

供试品溶液　取供试品 10 粒，精密称定，在水浴上融化，在不断搅拌下放冷，精密称取适量（约相当于萘普生 0.2g），置 100ml 量瓶中，加甲醇 70ml，置 50～60℃水浴上振摇使萘普生溶解，保持 10 分钟后取出，放冷，用甲醇稀释至刻度，摇匀；再放入冰箱中冷冻 1 小时（－18℃）后立即滤过，精密量取放至室温的续滤液 2ml，置 200ml 量瓶中，用流动相稀释至刻度，摇匀。

对照品溶液　取萘普生对照品，精密称定，加流动相溶解并定量稀释成每 1ml 中含 20μg 的溶液。

色谱条件　用十八烷基硅烷键合硅胶为填充剂；以甲醇-0.01mol/L 磷酸二氢钾溶液（75∶25），用磷酸调节 pH 值至 3.0 为流动相；检测波长为 272nm；进样体积 20μl。

系统适用性要求　理论板数按萘普生峰计算不低于 2000，萘普生峰与相邻杂质峰之间的分离度应符合要求。

测定法　精密量取供试品溶液与对照品溶液，分别注入液相色谱仪，记录色谱图。按外标法以峰面积计算。

【类别】　同萘普生。

【规格】　（1）0.25g　（2）0.3g　（3）0.4g

【贮藏】　遮光，密闭，在 30℃以下保存。

萘普生胶囊

Naipusheng Jiaonang

Naproxen Capsules

本品含萘普生（$C_{14}H_{14}O_3$）应为标示量的 90.0%～110.0%。

【鉴别】　取本品的内容物适量，照萘普生片项下的鉴别试验，显相同的结果。

【检查】　**有关物质**　照高效液相色谱法（通则 0512）测定。避光操作。

供试品溶液　取装量差异项下的内容物，混匀，精密称取适量（约相当于萘普生 25mg），置 50ml 量瓶中，加流动相适量，振摇使萘普生溶解，用流动相稀释至刻度，摇匀，滤过，取续滤液。

对照溶液　分别精密量取供试品溶液与对照品溶液各 1ml，置同一 100ml 量瓶中，用流动相稀释至刻度，摇匀。

对照品溶液、色谱条件、系统适用性要求与测定法　见萘普生有关物质项下。

限度　供试品溶液色谱图中如有与杂质Ⅰ峰保留时间一致的色谱峰，按外标法以峰面积计算，不得过萘普生标示量的 0.1%，其他单个杂质峰面积不得大于对照溶液中萘普生峰面积的 0.2 倍（0.2%），杂质总量不得过 1.0%。

溶出度　照溶出度与释放度测定法（通则 0931 第一法）测定。

溶出条件　以磷酸盐缓冲液（pH 7.4）（取磷酸二氢钠 2.28g、磷酸氢二钠 11.50g，加水至 1000ml）900ml 为溶出介质，转速为每分钟 100 转，依法操作，经 45 分钟时取样。

供试品溶液　取溶出液 10ml，滤过，取续滤液。

对照品溶液　取萘普生对照品，精密称定，用溶出介质溶解并定量稀释制成每 1ml 中约含 0.1mg（0.1g 规格）或 0.125mg（0.125g 规格）或 0.2mg（0.2g 规格）或 0.25mg（0.25g 规格）的溶液。

测定法　取供试品溶液与对照品溶液，照紫外-可见分光光度法（通则 0401），在 331nm 的波长处分别测定吸光度，计算每粒的溶出量。

限度　标示量的 80%，应符合规定。

其他　应符合胶囊剂项下有关的各项规定（通则 0103）。

【含量测定】　照高效液相色谱法（通则 0512）测定。

供试品溶液　取装量差异项下的内容物，混匀，精密称取适量（约相当于萘普生 0.1g），置 100ml 量瓶中，加流动相适量，超声使萘普生溶解，放冷，用流动相稀释至刻度，摇匀，滤过，精密量取续滤液 5ml，置 250ml 量瓶中，用流动相稀释至刻度，摇匀。

对照品溶液　取萘普生对照品适量，精密称定，加流动相溶解并定量稀释成每 1ml 中约含 20μg 的溶液。

色谱条件　用十八烷基硅烷键合硅胶为填充剂；以甲醇-0.01mol/L 磷酸二氢钾溶液（75∶25），用磷酸调节 pH 值至 3.0 为流动相；检测波长为 272nm；进样体积 20μl。

系统适用性要求　理论板数按萘普生峰计算不低于 2000，萘普生峰与相邻杂质峰之间的分离度应符合要求。

测定法　精密量取供试品溶液与对照品溶液，分别注入液相色谱仪，记录色谱图。按外标法以峰面积计算。

【类别】　同萘普生。

【规格】　（1）0.1g　（2）0.125g　（3）0.2g　（4）0.25g

【贮藏】　遮光，密封保存。

萘普生颗粒

Naipusheng Keli

Naproxen Granules

本品含萘普生($C_{14}H_{14}O_3$)应为标示量的 90.0%～110.0%。

【性状】 本品为着色颗粒。

【鉴别】 (1)在含量测定项下记录的色谱图中,供试品溶液主峰的保留时间应与对照品溶液主峰的保留时间一致。

(2)取本品适量(约相当于萘普生 8mg),置 100ml 量瓶中,加无水乙醇适量振摇使溶解,并稀释至刻度,摇匀,滤过,取滤液,照紫外-可见分光光度法(通则 0401)测定,在 262nm、271nm、317nm 与 331nm 的波长处有最大吸收。

【检查】 **有关物质** 照高效液相色谱法(通则 0512)测定。避光操作。

供试品溶液 取本品细粉适量(约相当于萘普生 25mg),精密称定,置 50ml 量瓶中,加流动相适量,振摇使萘普生溶解,用流动相稀释至刻度,摇匀,滤过,取续滤液。

对照溶液 分别精密量取供试品溶液与对照品溶液各 1ml,置同一 100ml 量瓶中,用流动相稀释至刻度,摇匀。

对照品溶液、色谱条件、系统适用性要求与测定法 见萘普生有关物质项下。

限度 供试品溶液色谱图中如有与杂质Ⅰ峰保留时间一致的色谱峰,按外标法以峰面积计算,不得过萘普生标示量的 0.1%,其他单个杂质峰面积不得大于对照溶液中萘普生峰面积的 0.2 倍(0.2%),杂质总量不得过 1.0%。

其他 除溶化性外,其他应符合颗粒剂项下有关的各项规定(通则 0104)。

【含量测定】 照高效液相色谱法(通则 0512)测定。

供试品溶液 取装量差异项下的内容物,研细,精密称取适量(约相当于萘普生 0.1g),置 100ml 量瓶中,加流动相适量,超声使萘普生溶解,放冷,用流动相稀释至刻度,摇匀,滤过,精密量取续滤液 5ml,置 250ml 量瓶中,用流动相稀释至刻度,摇匀。

对照品溶液 取萘普生对照品,精密称定,加流动相溶解并定量稀释成每 1ml 中约含 20μg 的溶液。

色谱条件 用十八烷基硅烷键合硅胶为填充剂;以甲醇-0.01mol/L 磷酸二氢钾溶液(75∶25),用磷酸调节 pH 值至 3.0 为流动相;检测波长为 272nm;进样体积 20μl。

系统适用性要求 理论板数按萘普生峰计算不低于 2000,萘普生峰与相邻杂质峰之间的分离度应符合要求。

测定法 精密量取供试品溶液与对照品溶液,分别注入液相色谱仪,记录色谱图。按外标法以峰面积计算。

【类别】 同萘普生。

【规格】 10g∶0.25g

【贮藏】 遮光,密闭保存。

萘普生钠

Naipushengna

Naproxen Sodium

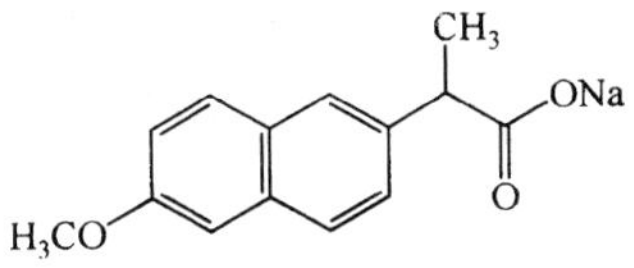

$C_{14}H_{13}NaO_3$ 252.25

本品为(*S*)-α-甲基-6-甲氧基-2-萘乙酸钠。按干燥品计算,含 $C_{14}H_{13}NaO_3$ 应为 98.0%～102.0%。

【性状】 本品为白色或类白色结晶性粉末;无臭;微有引湿性。

本品在水中易溶,在甲醇中溶解,在乙醇中略溶,在丙酮中极微溶解,在三氯甲烷或甲苯中几乎不溶。

比旋度 取本品 0.5g,加水 6ml,滴加 1mol/L 盐酸溶液 2.4ml,边滴加边振摇,析出沉淀后,沉淀用水洗涤至中性,105℃干燥至恒重,精密称定,加三氯甲烷制成每 1ml 中约含 10mg 的溶液,依法测定(通则 0621),比旋度为+63°至+69°。

【鉴别】 (1)取本品约 0.25g,加水 10ml 溶解后,加稀盐酸数滴,即发生白色沉淀,滤过,滤液显钠盐的鉴别反应(通则 0301)。

(2)取鉴别(1)项下的沉淀物,用水洗涤至中性,在 105℃干燥 1 小时,取细粉约 30mg,加甲醇制成每 1ml 中含 30μg 的溶液,照紫外-可见分光光度法(通则 0401),在 262nm、271nm、317nm 与 331nm 的波长处有最大吸收。

(3)取本品,经 105℃干燥 3 小时后,其红外光吸收图谱应与对照的图谱(光谱集 433 图)一致。

【检查】 **有关物质** 照薄层色谱法(通则 0502)试验。

供试品溶液 取本品,加甲醇制成每 1ml 中约含 20mg 的溶液。

对照溶液 精密量取供试品溶液适量,用甲醇定量稀释成每 1ml 中约含 0.1mg 的溶液。

色谱条件 采用硅胶 GF_{254} 薄层板,以甲苯-四氢呋喃-冰醋酸(30∶3∶1)为展开剂。

测定法 吸取供试品溶液与对照溶液各 10μl,分别点于同一薄层板上,展开,晾干,置紫外光灯(254nm)下检视。

限度 供试品溶液如显杂质斑点,与对照溶液的主斑点比较,不得更深。

游离萘普生 取本品 5.0g,精密称定,置分液漏斗中,加水 25ml 使溶解,用三氯甲烷振摇提取 3 次,每次 15ml,合并三氯甲烷液,置水浴上蒸干,残渣用 75%中性甲醇(对酚酞指示液显中性)50ml 溶解,加酚酞指示液 3 滴,用氢氧化钠滴定液(0.1mol/L)滴定,消耗氢氧化钠滴定液(0.1mol/L)不得过 2.2ml(1.0%)。

干燥失重　取本品，在105℃干燥至恒重，减失重量不得过1.0%（通则0831）。

重金属　取本品1.0g，置分液漏斗中，加水20ml使溶解，加1mol/L盐酸溶液5ml，用二氯甲烷提取3次（20ml、20ml与10ml），弃去二氯甲烷层，水层依法检查（通则0821第一法），含重金属不得过百万分之二十。

【含量测定】　取本品约0.2g，精密称定，加冰醋酸30ml溶解后，加结晶紫指示液1滴，用高氯酸滴定液（0.1mol/L）滴定至溶液显蓝绿色，并将滴定的结果用空白试验校正。每1ml高氯酸滴定液（0.1mol/L）相当于25.22mg的$C_{14}H_{13}NaO_3$。

【类别】　解热镇痛、非甾体抗炎药。

【贮藏】　遮光，密封，在干燥处保存。

【制剂】　萘普生钠片

萘普生钠片

Naipushengna Pian

Naproxen Sodium Tablets

本品含萘普生钠（$C_{14}H_{13}NaO_3$）应为标示量的93.0%～107.0%。

【性状】　本品为白色或类白色片。

【鉴别】　（1）取本品的细粉适量（约相当于萘普生钠0.25g），加水12ml，振摇，加盐酸1ml，即产生白色沉淀，滤过，滤液显钠盐的鉴别反应（通则0301）。

（2）取鉴别（1）项下的沉淀物，用水洗涤至中性，在105℃干燥1小时，取细粉约30mg，加甲醇制成每1ml中含30μg的溶液，照紫外-可见分光光度法（通则0401），在262nm、271nm、317nm与331nm的波长处有最大吸收。

【检查】　**溶出度**　照溶出度与释放度测定法（通则0931第一法）测定。

溶出条件　以磷酸盐缓冲液（pH 7.4）（取磷酸二氢钠2.28g、磷酸氢二钠11.50g，加水至1000ml）900ml为溶出介质，转速为每分钟50转，依法操作，经30分钟时取样。

供试品溶液　取溶出液10ml，滤过，取续滤液适量，用溶出介质定量稀释制成每1ml中约含萘普生钠0.1mg的溶液。

对照品溶液　取萘普生钠对照品适量，精密称定，加溶出介质溶解并定量稀释制成每1ml中约含0.1mg的溶液。

测定法　取供试品溶液与对照品溶液，照紫外-可见分光光度法（通则0401），在332nm的波长处分别测定吸光度，计算出每片的溶出量。

限度　标示量的80%，应符合规定。

其他　应符合片剂项下有关的各项规定（通则0101）。

【含量测定】　照紫外-可见分光光度法（通则0401）测定。

供试品溶液　取本品10片，精密称定，研细，取适量（约相当于萘普生钠275mg），精密称定，置100ml量瓶中，加甲醇约70ml，充分振摇30分钟使萘普生钠溶解，用甲醇稀释至刻度，摇匀，滤过，精密量取续滤液2ml，置100ml量瓶中，用甲醇稀释至刻度，摇匀。

对照品溶液　取萘普生钠对照品，精密称定，加甲醇溶解并定量稀释制成每1ml中约含55μg的溶液。

测定法　取供试品溶液与对照品溶液，在332nm的波长处分别测定吸光度，计算。

【类别】　同萘普生钠。

【规格】　（1）0.1g（相当于萘普生91mg）　（2）0.275g（相当于萘普生250mg）

【贮藏】　遮光，密封，在干燥处保存。

萘普待因片

Naipu Daiyin Pian

Naproxen and Codeine Phosphate Tablets

本品每片含萘普生（$C_{14}H_{14}O_3$）应为标示量的93.0%～107.0%，含磷酸可待因（$C_{18}H_{21}NO_3 \cdot H_3PO_4 \cdot 1\frac{1}{2}H_2O$）应为标示量的90.0%～110.0%。

【处方】

萘普生	150g
磷酸可待因	15g
辅料	适量
制成	1000片

【性状】　本品为白色或类白色片。

【鉴别】　取本品细粉适量（约相当于磷酸可待因0.1g、萘普生1g），加水15ml与稀硫酸5ml，超声10分钟，滤过，取续滤液作为鉴别用供试品溶液（1）；滤渣用无水乙醇25ml全部转移至50ml锥形瓶中，超声10分钟，滤过，取续滤液作为鉴别用供试品溶液（2）。

（1）取供试品溶液（1）适量，置分液漏斗中加氨试液使呈碱性（pH值约为10），用三氯甲烷15ml振摇提取1次，三氯甲烷用少量水洗涤1次，分取三氯甲烷层，减压蒸干，取残渣约1mg，置白瓷板上，加含亚硒酸2.5mg的硫酸0.5ml，立即显绿色，渐变蓝色。

（2）在含量测定项下记录的色谱图中，供试品溶液两主峰的保留时间应与对照品溶液相应两主峰的保留时间一致。

（3）取供试品溶液（2）适量，加无水乙醇制成每1ml中约含萘普生30μg的溶液，照紫外-可见分光光度法（通则0401）测定，在262nm、271nm、317nm与331nm的波长处有最大吸收。

（4）取供试品溶液（1）少量，用氢氧化钠试液调节pH值至中性，溶液应显磷酸盐的鉴别反应（通则0301）。

【检查】　**有关物质**　照薄层色谱法（通则0502）试验。

供试品溶液　取本品细粉适量(约相当于萘普生 1.0g)，精密称定，加水 15ml 与稀硫酸 5ml，超声 10 分钟，滤过，滤渣用适量无水乙醇全部转移至 25ml 量瓶中，超声 10 分钟后，用无水乙醇稀释至刻度，摇匀，滤过，取续滤液。

对照溶液　精密量取供试品溶液适量，用无水乙醇定量稀释制成每 1ml 中约含 0.20mg 的溶液。

对照品溶液　取杂质Ⅰ对照品适量，精密称定，加无水乙醇溶解并定量稀释制成每 1ml 中约含 40μg 的溶液。

色谱条件　采用硅胶 GF_{254} 薄层板，以甲苯-四氢呋喃-冰醋酸(90：9：3)为展开剂。

测定法　吸取上述三种溶液各 10μl，分别点于同一薄层板上，展开，晾干，置紫外光灯(254nm)下检视。

限度　供试品溶液如显杂质斑点，与对照溶液的主斑点比较，不得更深；供试品溶液如显荧光斑点，其荧光强度与对照品溶液的主斑点比较，不得更强。

含量均匀度　磷酸可待因　取本品 1 片，置 50ml 量瓶中，加 75%甲醇溶液适量，照含量测定项下的方法自"超声 10 分钟"起依法测定含量，应符合规定(通则 0941)。

溶出度　照溶出度与释放度测定法(通则 0931 第一法)测定。

溶出条件　以磷酸盐缓冲液(pH 7.4)900ml 为溶出介质，转速为每分钟 100 转，依法操作，经 30 分钟时取样。

供试品溶液　取溶出液 10ml，滤过，取续滤液。

对照品溶液　取含量测定项下的对照品溶液 5ml，置 25ml 量瓶中，用溶出介质稀释至刻度，摇匀。

色谱条件　见含量测定项下。进样体积 10μl。

系统适用性要求　见含量测定项下。

测定法　见含量测定项下。计算每片的溶出量。

限度　磷酸可待因限度为标示量的 70%，萘普生限度为标示量的 80%，应符合规定。

其他　应符合片剂项下有关的各项规定(通则 0101)。

【含量测定】　照高效液相色谱法(通则 0512)测定。

供试品溶液　取本品 20 片，精密称定，研细，精密称取适量(约相当于萘普生 150mg、磷酸可待因 15mg)，置 50ml 量瓶中，加 75%甲醇溶液适量，超声 10 分钟，用 75%甲醇溶液稀释至刻度，摇匀，滤过，精密量取续滤液 3ml，置 10ml 量瓶中，用 75%甲醇溶液稀释至刻度，摇匀。

对照品溶液　取萘普生、磷酸可待因对照品各适量，精密称定，加 75%甲醇溶解并定量稀释制成每 1ml 中约含萘普生 0.9mg 与磷酸可待因 0.09mg 的混合溶液。

色谱条件　用辛基硅烷键合硅胶为填充剂；以 0.05mol/L 磷酸二氢钾溶液-甲醇-四氢呋喃(4：6：0.04)为流动相；检测波长为 254nm；进样体积 20μl。

系统适用性要求　磷酸可待因峰与萘普生峰之间的分离度应大于 2.0。

测定法　精密量取供试品溶液与对照品溶液，分别注入液相色谱仪，记录色谱图。按外标法以各自的峰面积计算。在计算磷酸可待因含量时，应将结果乘以 1.068。

【类别】　镇痛药。

【贮藏】　遮光，密封，在阴凉处保存。

附：

杂质Ⅰ

$C_{13}H_{12}O_2$　200.23

6-甲氧基-2-萘乙酮

萘磺酸右丙氧芬

Naihuangsuan Youbingyangfen

Dextropropoxyphene Napsylate

$C_{22}H_{29}NO_2 \cdot C_{10}H_8O_3S \cdot H_2O$　565.73

本品为(1*S*,2*R*)-1-苄基-3-二甲氨基-2-甲基-1-苯丙基丙酸酯萘-2-磺酸盐一水合物。按无水物计算，含 $C_{22}H_{29}NO_2 \cdot C_{10}H_8O_3S$ 应为 97.0%～103.0%。

【性状】　本品为白色或类白色结晶或结晶性粉末；无臭。

本品在甲醇或三氯甲烷中易溶，在乙醇或丙酮中溶解，在水中极微溶解。

熔点　本品经 105℃干燥 3 小时后，熔点(通则 0612)为 158～165℃，熔距不得过 4℃。

比旋度　取本品，精密称定，加乙醇溶解并定量稀释制成每 1ml 中约含 50mg 的溶液，依法测定(通则 0621)，比旋度为+26°至+31°。

【鉴别】　(1)取本品，加乙醇制成每 1ml 中约含 50μg 的溶液，照紫外-可见分光光度法(通则 0401)测定，在 265nm 与 275nm 的波长处有最大吸收。

(2)本品的红外光吸收图谱应与对照的图谱(光谱集 1043 图)一致。

【检查】　**氯化物**　取本品 0.50g，加水 50ml，振摇 5 分钟，滤过，取滤液 25ml，依法检查(通则 0801)，与标准氯化钠溶液 7.0ml 制成的对照液比较，不得更浓(0.028%)。

有关物质　照薄层色谱法(通则 0502)试验。

供试品溶液　取本品，加甲醇溶解并稀释制成每 1ml 中约含 20mg 的溶液。

对照溶液　精密量取供试品溶液适量，用甲醇定量稀释制成每 1ml 中约含 0.1mg 的溶液。

系统适用性溶液　取萘磺酸右丙氧芬、杂质Ⅰ与杂质Ⅱ各适量，加甲醇溶解并稀释制成每 1ml 中含萘磺酸右丙氧芬 20mg、杂质Ⅰ 0.1mg 与杂质Ⅱ 0.1mg 的溶液。

色谱条件　采用 0.5mm 厚的硅胶 G 薄层板，以三氯甲烷-乙酸丁酯-甲酸（3：2：1）为展开剂(1)，以三氯甲烷-乙酸丁酯-浓氨溶液（3：2：0.5）的下清液为展开剂(2)（展开剂必须澄清）。

测定法　吸取上述三种溶液各 10μl，分别点于同一薄层板上，以展开剂(1)展开，晾干，再以展开剂(2)同方向第二次展开，晾干，喷以稀碘化铋钾试液显色。

系统适用性要求　系统适用性溶液应显三个清晰的斑点。

限度　供试品溶液如显杂质斑点，与对照溶液的主斑点比较，不得更深，杂质斑点不得多于 2 个。

水分　取本品，照水分测定法（通则 0832 第一法 1）测定，含水分为 2.5%～5.0%。

炽灼残渣　取本品 1.0g，依法检查（通则 0841），遗留残渣不得过 0.2%。

重金属　取炽灼残渣项下遗留的残渣，依法检查（通则 0821 第二法），含重金属不得过百万分之二十。

【含量测定】　取本品约 0.4g，精密称定，置分液漏斗中，加三氯甲烷 40ml 使溶解，加水和氢氧化钠试液各 10ml，振摇 2 分钟，静置分层，分取三氯甲烷液，水层用三氯甲烷提取 3 次，每次 25ml，各次三氯甲烷液均用同一加有无水硫酸钠 3g 的滤器滤过，合并三氯甲烷液，置水浴上蒸干，加冰醋酸 40ml，使残渣溶解，加结晶紫指示液 1 滴，用高氯酸滴定液（0.1mol/L）滴定至溶液显蓝色，并将滴定的结果用空白试验校正，每 1ml 高氯酸滴定液（0.1mol/L）相当于 54.77mg 的 $C_{22}H_{29}NO_2 \cdot C_{10}H_8O_3S$。

【类别】　镇痛药

【贮藏】　遮光，密封保存。

附：

杂质Ⅰ（萘磺酸右丙氧芬乙酰物）

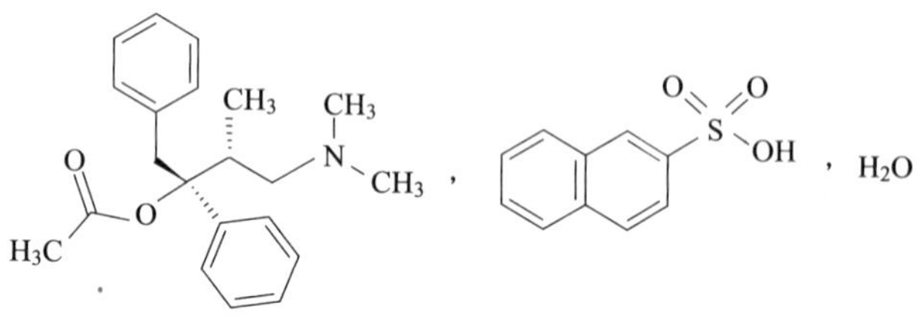

$C_{21}H_{27}NO_2 \cdot C_{10}H_8O_3S \cdot H_2O$　551.70

（1*S*，2*R*）-1-苄基-3-二甲氨基-2-甲基-1-苯丙基乙酸酯萘-2-磺酸盐-水合物

杂质Ⅱ（氨基醇盐酸盐）

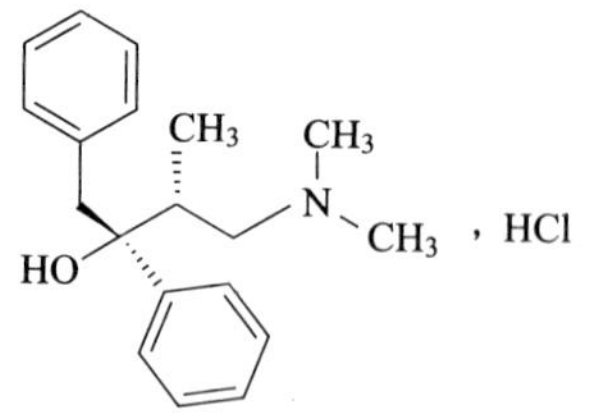

$C_{19}H_{26}ClNO$　319.87

（1*S*，2*R*）-1-苄基-3-二甲氨基-2-甲基-1-苯丙醇盐酸盐

萝 巴 新

Luobaxin

Raubasine

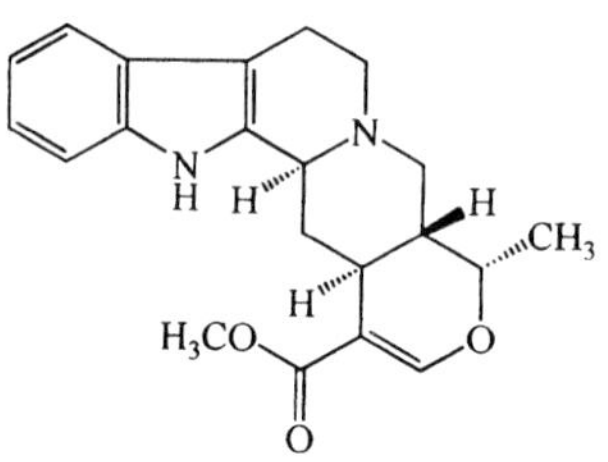

$C_{21}H_{24}N_2O_3$　352.43

本品为（19α）-16，17-双脱氢-19-甲基噁育亨烷-16-羧酸甲酯。按干燥品计算，含 $C_{21}H_{24}N_2O_3$ 不得少于 98.5%。

【性状】　本品为白色至微黄色粉末；无臭。

本品在三氯甲烷中溶解，在甲醇、乙醇或丙酮中微溶，在水中几乎不溶。

比旋度　取本品，精密称定，加三氯甲烷溶解并定量稀释制成每 1ml 中约含 2.5mg 的溶液，依法测定（通则 0621），比旋度为 −57°至 −67°。

【鉴别】　(1)取本品约 5mg，加稀硫酸 2ml 使溶解，加碘化铋钾试液 1 滴，即生成橙红色沉淀。

(2)取本品，加乙醇制成每 1ml 中约含 4μg 的溶液，照紫外-可见分光光度法（通则 0401）测定，在 227nm 的波长处有最大吸收。

(3)本品的红外光吸收图谱应与对照的图谱（光谱集 1044 图）一致。

【检查】　**有关物质**　照高效液相色谱法（通则 0512）测定。

供试品溶液　取本品，加流动相溶解并稀释制成每 1ml 中约含 0.1mg 的溶液。

对照溶液　精密量取供试品溶液适量，用流动相定量稀释制成每 1ml 中含 1μg 的溶液。

色谱条件　用十八烷基硅烷键合硅胶为填充剂，以甲醇-水（85：15）（每 1000ml 中加二乙胺 5μl）为流动相，检测波长为 222nm；进样体积 20μl。

系统适用性要求　理论板数按萝巴新峰计算不低于 900。

测定法　精密量取供试品溶液与对照溶液，分别注入液相色谱仪，记录色谱图至主成分峰保留时间的 2 倍。

限度　供试品溶液色谱图中如有杂质峰，单个杂质峰面积不得大于对照溶液主峰面积的 0.5 倍(0.5%)，各杂质峰面积的和不得大于对照溶液主峰面积(1.0%)。

残留溶剂　照残留溶剂测定法(通则 0861)测定。

供试品溶液　取本品，精密称定，加 *N*,*N*-二甲基甲酰胺溶解并定量稀释制成每 1ml 中含 20mg 的溶液。

限度　三氯甲烷的残留量应符合规定。

干燥失重　取本品，在 105℃干燥至恒重，减失重量不得过 0.5%(通则 0831)。

炽灼残渣　取本品 1.0g，依法检查(通则 0841)，遗留残渣不得过 0.1%。

重金属　取炽灼残渣项下遗留的残渣，依法检查(通则 0821 第二法)，含重金属不得过百万分之二十。

【含量测定】　取本品约 0.3g，精密称定，加冰醋酸 20ml 溶解后，加结晶紫指示液 1 滴，用高氯酸滴定液(0.1mol/L)滴定至溶液显纯蓝色，并将滴定结果用空白试验校正。每 1ml 高氯酸滴定液(0.1mol/L)相当于 35.24mg 的 $C_{21}H_{24}N_2O_3$。

【类别】　脑代谢改善药。

【贮藏】　遮光，密封，在阴凉处保存。

酞 丁 安

Taiding'an

Ftibamzone

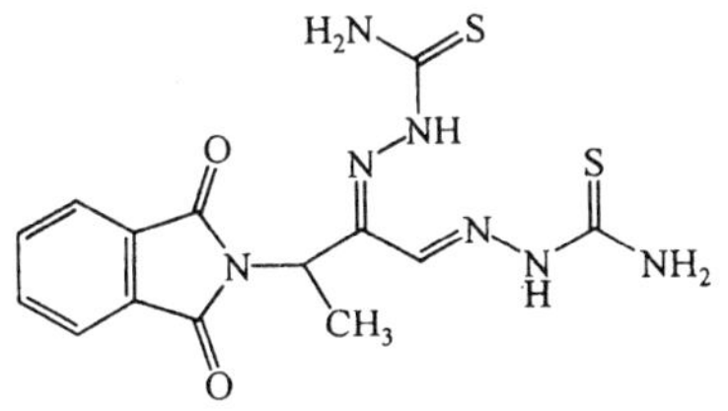

$C_{14}H_{15}N_7O_2S_2$　377.45

本品为 3-邻苯二甲酰亚氨基-2-氧代丁醛-1,2-双缩氨基硫脲与二氧六环的包含物。按无二氧六环的干燥品计算，含 $C_{14}H_{15}N_7O_2S_2$ 应为 97.0%～103.0%。

【性状】　本品为黄色结晶性粉末；无臭；遇光色渐变深。

本品在 *N*,*N*-二甲基甲酰胺中易溶，在二氧六环中微溶，在水、乙醇或乙醚中几乎不溶；在氢氧化钠试液中易溶。

【鉴别】　(1)取本品约 10mg，加 0.4%氢氧化钠溶液 2ml 溶解后，加稀盐酸成微酸性，再加硫酸铜试液，即生成棕色沉淀。

(2)本品的红外光吸收图谱应与对照的图谱(光谱集 427 图)一致。

【检查】　**碱性溶液的澄清度**　取本品 0.10g，加氢氧化钠试液 5ml 溶解后，再加水 15ml，溶液应澄清。

有关物质　照高效液相色谱法(通则 0512)测定。避光操作。

供试品溶液　取本品 25mg，置 50ml 量瓶中，加 *N*,*N*-二甲基甲酰胺 5ml，振摇使溶解，用乙腈稀释至刻度，摇匀。

对照溶液　精密量取供试品溶液 1ml，置 100ml 量瓶中，用乙腈稀释至刻度，摇匀。

系统适用性溶液　取酞丁安 25mg，置 150℃加热 4 小时，置 50ml 量瓶中，加 *N*,*N*-二甲基甲酰胺 5ml，振摇使溶解，用乙腈稀释至刻度，摇匀。

色谱条件　用十八烷基硅烷键合硅胶为填充剂；以 0.75%无水甲酸溶液-乙腈(70：30)为流动相；检测波长为 274nm；进样体积 10μl。

系统适用性要求　系统适用性溶液色谱图中，酞丁安色谱峰与热降产物峰(相对保留时间约为 0.9)之间的分离度应符合要求。

测定法　精密量取供试品溶液与对照溶液，分别注入液相色谱仪，记录色谱图至酞丁安峰保留时间的 2.5 倍。

限度　供试品溶液的色谱图中如有杂质峰，单个杂质峰面积不得大于对照溶液主峰面积的 0.5 倍(0.5%)，各杂质峰面积的和不得大于对照溶液主峰面积的 1.5 倍(1.5%)。

二氧六环　照气相色谱法(通则 0521)测定。

内标溶液　取异丁醇适量，加 *N*,*N*-二甲基甲酰胺溶解并稀释制成每 1ml 中含 3.3mg 的溶液。

供试品溶液　取本品约 0.15g，精密称定，置 10ml 量瓶中，加内标溶液溶解并稀释至刻度，摇匀，精密量取 1ml，置 10ml 顶空瓶中，密封。

对照品溶液　取二氧六环对照品约 0.15g，精密称定，置 50ml 量瓶中，加内标溶液溶解并稀释至刻度，摇匀，精密量取 1ml，置 10ml 顶空瓶中，密封。

色谱条件　以 5%苯基-95%二甲基聚硅氧烷(或极性相近)为固定液；起始温度为 50℃，维持 5 分钟，以每分钟 8℃的速率升温至 110℃；进样口温度为 150℃；检测器温度为 250℃；顶空瓶平衡温度为 85℃；平衡时间为 15 分钟。

系统适用性要求　理论板数按二氧六环峰计算不低于 5000，二氧六环峰与内标峰之间的分离度应大于 2.0。

测定法　取供试品溶液与对照品溶液分别顶空进样，记录色谱图。

限度　按内标法以峰面积计算，含二氧六环应为 14.0%～20.0%。

干燥失重　取本品，在 105℃干燥至恒重，减失重量不得过 1.0%(通则 0831)。

炽灼残渣　取本品 1.0g，依法检查(通则 0841)，遗留残渣不得过 0.1%。

重金属　取炽灼残渣项下遗留的残渣，依法检查(通则 0821 第二法)，含重金属不得过百万分之二十。

【含量测定】　照紫外-可见分光光度法(通则 0401)测定。避光操作。

供试品溶液　取本品约 25mg，精密称定，置 50ml 量瓶中，加 N,N-二甲基甲酰胺 5ml 溶解后，用稀乙醇稀释至刻度，摇匀，再精密量取适量，用稀乙醇定量稀释制成每 1ml 中约含 10μg 的溶液。

对照品溶液 取酞丁安对照品约 25mg，精密称定，置 50ml 量瓶中，加 N,N-二甲基甲酰胺 5ml 溶解后，用稀乙醇稀释至刻度，摇匀，再精密量取适量，用稀乙醇定量稀释制成每 1ml 中约含 10μg 的溶液。

测定法 取供试品溶液与对照品溶液，在 349nm 的波长处分别测定吸光度，计算。

【类别】 抗病毒药。

【贮藏】 遮光，密闭保存。

【制剂】 (1)酞丁安乳膏 (2)酞丁安搽剂 (3)酞丁安滴眼液

酞丁安乳膏

Taiding'an Rugao

Ftibamzone Cream

本品含酞丁安($C_{14}H_{15}N_7O_2S_2$)应为标示量的 90.0%～110.0%。

【性状】 本品为黄色乳膏。

【鉴别】 (1)取本品 0.3g，加 0.4%氢氧化钠溶液 5ml，混匀后，置分液漏斗中，加三氯甲烷 10ml，振摇提取，静置分层，取水层加稀盐酸使呈微酸性，再加硫酸铜试液，即生成棕色沉淀。

(2)取含量测定项下的溶液，照紫外-可见分光光度法(通则 0401)测定，在 349nm 的波长处有最大吸收。

【检查】 应符合乳膏剂项下有关的各项规定(通则 0109)。

【含量测定】 照紫外-可见分光光度法(通则 0401)测定。避光操作。

供试品溶液 取本品适量(约相当于酞丁安 25mg)，精密称定，置 50ml 量瓶中，加 N,N-二甲基甲酰胺约 30ml，微温约 5 分钟，使酞丁安溶解，放冷，用 N,N-二甲基甲酰胺稀释至刻度，摇匀，置冰浴中冷却 15 分钟，滤过，滤液放至室温。精密量取滤液 5ml，置 50ml 量瓶中，用乙醇稀释至刻度，摇匀。再精密量取 5ml，置 25ml 量瓶中，用稀乙醇稀释至刻度，摇匀。

对照品溶液 取酞丁安对照品约 25mg(按无二氧六环的干燥品计)，精密称定，置 50ml 量瓶中，加 N,N-二甲基甲酰胺 5ml 溶解后，用稀乙醇稀释至刻度，摇匀，精密量取适量，用稀乙醇定量稀释制成每 1ml 中约含 10μg 的溶液。

测定法 取供试品溶液与对照品溶液，在 349nm 的波长处分别测定吸光度，计算。

【类别】 同酞丁安。

【规格】 (1)10g : 0.1g (2)10g : 0.3g

【贮藏】 密闭保存。

酞丁安搽剂

Taiding'an Chaji

Ftibamzone Liniment

本品含酞丁安($C_{14}H_{15}N_7O_2S_2$)应为标示量的 90.0%～110.0%。

【性状】 本品为淡黄色的澄清液体。

【鉴别】 (1)取本品约 2ml，加水 2ml，振摇，加稀盐酸使呈微酸性，再加硫酸铜试液，振摇，下层溶液应显红棕色。

(2)取含量测定项下的溶液，照紫外-可见分光光度法(通则 0401)测定，在 345nm 的波长处有最大吸收。

【检查】 应符合搽剂项下有关的各项规定(通则 0117)。

【含量测定】 照紫外-可见分光光度法(通则 0401)测定。避光操作。

供试品溶液 精密量取本品适量(约相当于酞丁安 5mg)，置 50ml 量瓶中，用冰醋酸溶液(1→2)稀释至刻度，摇匀，精密量取 5ml，置 50ml 量瓶中，用冰醋酸溶液(1→2)稀释至刻度，摇匀。

对照品溶液 取酞丁安对照品约 25mg(按无二氧六环的干燥品计算)，精密称定，置 250ml 量瓶中，加冰醋酸 125ml 使溶解，然后加水摇匀并稀释至刻度，摇匀，精密量取 5ml，置 50ml 量瓶中，用冰醋酸溶液(1→2)稀释至刻度，摇匀。

测定法 取供试品溶液与对照品溶液，在 345nm 的波长处分别测定吸光度，计算。

【类别】 同酞丁安。

【规格】 (1)5ml : 25mg (2)10ml : 50mg

【贮藏】 遮光，密闭，在凉处保存。

酞丁安滴眼液

Taiding'an Diyanye

Ftibamzone Eye Drops

本品含酞丁安($C_{14}H_{15}N_7O_2S_2$)应为标示量的 90.0%～110.0%。

【性状】 本品为淡黄色混悬液。

【鉴别】 (1)取本品 1 瓶，离心，弃去大部分上清液，照酞丁安项下的鉴别(1)项试验，显相同的反应。

(2)取含量测定项下的溶液，照紫外-可见分光光度法(通则 0401)测定，在 349nm 的波长处有最大吸收。

【检查】 **pH 值** 应为 4.0～7.0(通则 0631)。

渗透压摩尔浓度 照渗透压摩尔浓度测定法(通则 0632)测定，渗透压摩尔浓度比应为 0.9～1.1。

其他 应符合眼用制剂项下有关的各项规定(通则 0105)。

【含量测定】 照紫外-可见分光光度法(通则 0401)测定。

避光操作。

供试品溶液　取本品，摇匀，用内容量移液管精密量取适量（约相当于酞丁安 5mg），置 50ml 量瓶中，用 *N*,*N*-二甲基甲酰胺 5ml 分次洗涤移液管内壁，洗液并入量瓶中，振摇使酞丁安溶解，用稀乙醇稀释至刻度，摇匀，精密量取 5ml，置 50ml 量瓶中，用稀乙醇稀释至刻度，摇匀。

对照品溶液　取酞丁安对照品约 25mg（按无二氧六环的干燥品计算），精密称定，置 50ml 量瓶中，加 *N*,*N*-二甲基甲酰胺 5ml 溶解后，用稀乙醇稀释至刻度，摇匀，再精密量取适量，用稀乙醇定量稀释制成每 1ml 中约含 10μg 的溶液。

测定法　取供试品溶液与对照品溶液，在 349nm 的波长处分别测定吸光度，计算。

【类别】　同酞丁安。

【规格】　(1)1ml：1mg　(2)8ml：8mg

【贮藏】　遮光，密闭保存。

酚　咖　片

Fenka Pian

Paracetamol and Caffeine Tablets

本品含对乙酰氨基酚（$C_8H_9NO_2$）与咖啡因（$C_8H_{10}N_4O_2$）均应为标示量的 90.0%～110.0%。

【性状】　本品为淡黄色或黄色片或薄膜衣片。

【鉴别】　在含量测定项下记录的色谱图中，供试品溶液中两主峰的保留时间应与对照品溶液相应两主峰的保留时间一致。

【检查】　对氨基酚　照高效液相色谱法（通则 0512）测定。临用新制。

溶剂　流动相 A-流动相 B(85：15)的混合液。

供试品溶液　取本品细粉适量（约相当于对乙酰氨基酚 0.1g），精密称定，置 10ml 量瓶中，加溶剂适量，振摇使对乙酰氨基酚溶解，用溶剂稀释至刻度，摇匀，滤过，取续滤液。

对照品溶液　取对氨基酚对照品与对乙酰氨基酚对照品各适量，精密称定，加溶剂溶解并定量稀释制成每 1ml 中约含对氨基酚 10μg 与对乙酰氨基酚 0.1mg 的混合溶液。

色谱条件　用十八烷基硅烷键合硅胶为填充剂；以 0.05mol/L 醋酸铵溶液为流动相 A，甲醇为流动相 B，按下表进行梯度洗脱；检测波长为 257nm；进样体积 10μl。

时间(分钟)	流动相 A(%)	流动相 B(%)
0	85	15
6.5	85	15
7	20	80
10	20	80
11	85	15
20	85	15

系统适用性要求　对照品溶液色谱图中，对乙酰氨基酚峰的保留时间约为 7 分钟；对乙酰氨基酚峰与对氨基酚峰之间的分离度应符合要求。

测定法　精密量取供试品溶液与对照品溶液，分别注入液相色谱仪，记录色谱图。

限度　按外标法以峰面积计算，含对氨基酚不得过对乙酰氨基酚标示量的 0.1%。

溶出度　照溶出度与释放度测定法（通则 0931 第二法）测定。

溶出条件　以水 900ml 为溶出介质，转速为每分钟 75 转，依法操作，经 30 分钟时取样。

供试品溶液　取溶出液 20ml，滤过，精密量取续滤液，用甲醇-冰醋酸(95：5)定量稀释制成每 1ml 中含对乙酰氨基酚 0.1mg 的溶液。

对照品溶液、色谱条件与系统适用性要求　见含量测定项下。

测定法　见含量测定项下。计算出每片中对乙酰氨基酚与咖啡因的溶出量。

限度　均为标示量的 75%，应符合规定。

其他　应符合片剂项下有关的各项规定（通则 0101）。

【含量测定】　照高效液相色谱法（通则 0512）测定。

溶剂　甲醇-冰醋酸(95：5)的混合液。

供试品溶液　取本品 20 片，精密称定，研细，精密称取适量（约相当于对乙酰氨基酚 0.25g），置 100ml 量瓶中，加溶剂约 75ml，振摇 30 分钟使溶解，用溶剂稀释至刻度，摇匀，滤过，精密量取续滤液 2ml，置 50ml 量瓶中，用溶剂稀释至刻度，摇匀。

对照品溶液　取对乙酰氨基酚对照品与咖啡因对照品各适量，精密称定，加溶剂溶解并定量稀释制成每 1ml 中约含对乙酰氨基酚 0.1mg 与咖啡因 13μg 的混合溶液。

色谱条件　用十八烷基硅烷键合硅胶为填充剂；以甲醇-水-冰醋酸(280：690：30)为流动相；检测波长为 275nm；进样体积 10μl。

系统适用性要求　对乙酰氨基酚峰和咖啡因峰之间的分离度应符合要求。

测定法　精密量取供试品溶液与对照品溶液，分别注入液相色谱仪，记录色谱图。按外标法以峰面积计算。

【类别】　解热镇痛、非甾体抗炎药。

【规格】　(1)对乙酰氨基酚 250mg，咖啡因 32.5mg　(2)对乙酰氨基酚 500mg，咖啡因 65mg

【贮藏】　遮光，密封保存。

酚　　酞

Fentai

Phenolphthalein

$C_{20}H_{14}O_4$　318.33

本品为 3,3-双(4-羟基苯基)-1(3*H*)-异苯并呋喃酮。按干燥品计算,含 $C_{20}H_{14}O_4$ 应为 98.0%～102.0%。

【性状】 本品为白色至微带黄色的结晶或粉末;无臭。

本品在乙醇中溶解,在乙醚中略溶,在水中几乎不溶。

熔点　本品的熔点(通则 0612)为 260～263℃。

【鉴别】 (1)取本品数毫克,加氢氧化钠试液或热的碳酸钠试液 2ml,即溶解成红色的溶液;再加过量的酸,红色即消失。

(2)取含量测定项下溶液,照紫外-可见分光光度法(通则 0401)测定,在 275nm 的波长处有最大吸收,在 259nm 的波长处有最小吸收。

(3)本品的红外光吸收图谱应与对照的图谱(光谱集 429 图)一致。

【检查】 **乙醇溶液的颜色**　取本品 0.50g,加乙醇 30ml 溶解后,溶液应无色或几乎无色。

氯化物　取本品 2.0g,加水 40ml,加热至沸,放冷,滤过,取续滤液 10ml,依法检查(通则 0801),与标准氯化钠溶液 5.0ml 制成的对照液比较,不得更浓(0.01%)。

硫酸盐　取氯化物项下滤液 20ml,依法检查(通则 0802),与标准硫酸钾溶液 2.0ml 制成的对照液比较,不得更浓(0.02%)。

荧光母素　照薄层色谱法(通则 0502)试验。

供试品溶液　取本品,加无水乙醇溶解并稀释制成每 1ml 中约含 20mg 的溶液。

对照品溶液　取荧光母素对照品,加无水乙醇溶解并稀释制成每 1ml 中约含 0.10mg 的溶液。

色谱条件　采用硅胶 G 薄层板,以无水乙醇-环己烷-二甲苯(1∶1∶4)为展开剂。

测定法　吸取供试品溶液 25μl 与对照品溶液 5μl,分别点于同一薄层板上,展开,晾干,喷以硫酸-无水乙醇(1∶1),在 105℃加热 5～10 分钟,置紫外光灯(365nm)下检视。

限度　供试品溶液如显与对照品溶液对应的杂质斑点,其荧光强度与对照品溶液的主斑点比较,不得更强(0.1%)。

灵敏度　取本品 0.10g,加乙醇 10ml 溶解后,取溶液 0.50ml,加新沸过的冷水 50ml 混匀,加氢氧化钠滴定液(0.02mol/L)0.25ml,应显粉红色。

干燥失重　取本品,在 105℃干燥至恒重,减失重量不得过 1.0%(通则 0831)。

炽灼残渣　不得过 0.1%(通则 0841)。

重金属　取本品 1.0g,加稀盐酸 10ml,置水浴上加热 5 分钟,放冷,滤过;滤液置水浴上蒸干后,加醋酸盐缓冲液(pH 3.5)2ml 与水适量使成 25ml,依法检查(通则 0821 第一法),含重金属不得过百万分之十。

【含量测定】 照紫外-可见分光光度法(通则 0401)测定。

供试品溶液　取本品约 38mg,精密称定,置 100ml 量瓶中,加乙醇约 60ml,振摇使溶解,加 0.01mol/L 盐酸溶液 10ml,混匀,用乙醇稀释至刻度,摇匀,精密量取 10ml,置 100ml 量瓶中,加乙醇 10ml,混匀,用 0.01mol/L 盐酸溶液稀释至刻度,摇匀。

测定法　取供试品溶液,在 275nm 的波长处测定吸光度,按 $C_{20}H_{14}O_4$ 的吸收系数($E_{1cm}^{1\%}$)为 134 计算。

【类别】 泻药。

【贮藏】 密封保存。

【制剂】 酚酞片

酚　酞　片

Fentai Pian

Phenolphthalein Tablets

本品含酚酞($C_{20}H_{14}O_4$)应为标示量的 93.0%～107.0%。

【性状】 本品为白色至微黄色片。

【鉴别】 (1)取本品的细粉适量,照酚酞项下的鉴别(1)试验,显相同的反应。

(2)取含量测定项下溶液,照紫外-可见分光光度法(通则 0401)测定,在 275nm 的波长处有最大吸收,在 259nm 的波长处有最小吸收。

【检查】 **荧光母素**　照薄层色谱法(通则 0502)试验。

供试品溶液　取本品的细粉适量(约相当于酚酞 0.1g),加无水乙醇溶解并稀释制成每 1ml 中约含 20mg 的溶液,滤过,取续滤液。

对照品溶液与色谱条件　见酚酞荧光母素项下。

测定法　见酚酞荧光母素项下。吸取供试品溶液与对照品溶液各 5μl。

限度　供试品溶液如显与对照品溶液对应的杂质斑

点，其荧光强度与对照品溶液的主斑点比较，不得更强(0.5%)。

其他　应符合片剂项下有关的各项规定(通则0101)。

【含量测定】　照紫外-可见分光光度法(通则0401)测定。

供试品溶液　取本品10片，精密称定，研细，精密称取适量(约相当于酚酞0.19g)，置100ml量瓶中，加乙醇使酚酞溶解并稀释至刻度，摇匀，用干燥滤纸滤过，精密量取续滤液20ml，置100ml量瓶中，加乙醇约40ml，混匀，加0.01mol/L盐酸溶液10ml，混匀，用乙醇稀释至刻度，摇匀，精密量取10ml，置100ml量瓶中，加乙醇10ml，混匀，用0.01mol/L盐酸溶液稀释至刻度，摇匀。

测定法　取供试品溶液，在275nm的波长处测定吸光度，按$C_{20}H_{14}O_4$的吸收系数($E_{1cm}^{1\%}$)为134计算。

【类别】　同酚酞。

【规格】　(1)50mg　(2)100mg

【贮藏】　密封保存。

酚磺乙胺

Fenhuangyi'an

Etamsylate

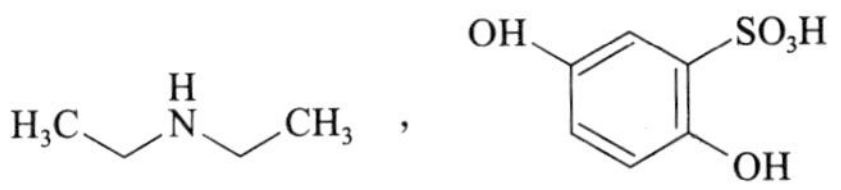

$C_{10}H_{17}NO_5S$　263.31

本品为2,5-二羟基苯磺酸二乙胺盐。按干燥品计算，含$C_{10}H_{17}NO_5S$应为98.0%～102.0%。

【性状】　本品为白色结晶或结晶性粉末；无臭；遇光易变质。

本品在水中易溶，在乙醇中溶解，在丙酮中微溶，在三氯甲烷或乙醚中不溶。

熔点　本品的熔点(通则0612)为127～134℃。

【鉴别】　(1)取本品约0.1g，加水2ml溶解后，加三氯化铁试液1～3滴，即显蓝色；放置后渐褪成较浅的蓝紫色。

(2)取本品约0.1g，加氢氧化钠试液5ml，加热即发生二乙胺的臭气，能使湿润的红色石蕊试纸变蓝色。

(3)在含量测定项下记录的色谱图中，供试品溶液主峰的保留时间应与对照品溶液主峰的保留时间一致。

(4)本品的红外光吸收图谱应与对照的图谱(光谱集430图)一致。

【检查】　**酸度**　取本品1.0g，加水10ml使溶解，依法检查(通则0631)，pH值应为4.0～5.5。

溶液的澄清度与颜色　取本品1.0g，加水10ml使溶解，溶液应澄清无色；如显浑浊，与1号浊度标准液(通则0902)比较，不得更浓；如显色，与黄色1号标准比色液(通则0901第一法)比较，不得更深。

硫酸盐　取本品1.0g，依法检查(通则0802)，与标准硫酸钾溶液3.0ml制成的对照液比较，不得更浓(0.03%)。

有关物质　照高效液相色谱法(通则0512)测定。

供试品溶液　取本品约0.1g，精密称定，置10ml量瓶中，加水溶解并稀释至刻度，摇匀。

对照溶液　精密量取供试品溶液适量，用水定量稀释制成每1ml中约含10μg的溶液。

对照品溶液　取杂质Ⅰ对照品适量，精密称定，加水溶解并定量稀释制成每1ml中约含2μg的溶液。

系统适用性溶液　取酚磺乙胺对照品与杂质Ⅰ对照品适量，加水溶解并稀释制成每1ml中各约含10μg的混合溶液。

灵敏度溶液　取对照溶液5ml，置10ml量瓶中，用水稀释至刻度，摇匀。

色谱条件　用十八烷基硅烷键合硅胶(末端封尾)为填充剂(Atlantis T3 C18，4.6mm×250mm，5μm或效能相当的色谱柱)，以乙腈-磷酸盐缓冲液(取无水磷酸二氢钠1.2g，加水900ml使溶解，用磷酸氢二钠溶液调节pH值至6.5，用水稀释至1000ml)(10∶90)为流动相，流速每分钟0.8ml；检测波长为220nm；进样体积10μl。

系统适用性要求　系统适用性溶液色谱图中，理论板数按酚磺乙胺峰计算不低于8000，酚磺乙胺峰和杂质Ⅰ峰之间的分离度应符合要求；灵敏度溶液色谱图中，酚磺乙胺峰高的信噪比应大于10。

测定法　精密量取供试品溶液、对照品溶液与对照溶液，分别注入液相色谱仪，记录色谱图至主成分峰保留时间的11倍。

限度　供试品溶液色谱图中如有与杂质Ⅰ保留时间一致的色谱峰，按外标法以峰面积计算，不得过0.02%；其他单个杂质峰面积不得大于对照溶液主峰面积(0.1%)；其他杂质峰面积的和不得大于对照溶液主峰面积的2倍(0.2%)，小于灵敏度溶液主峰面积的峰忽略不计。

残留溶剂　照残留溶剂测定法(通则0861第二法)测定。

供试品溶液　取本品适量，精密称定，加10% *N*,*N*-二甲基甲酰胺溶液溶解并定量稀释制成每1ml中约含0.2g的溶液，精密量取5ml，置20ml顶空瓶中，密封。

对照品溶液　精密称取1,2-二氯乙烷和乙醇适量，用10% *N*,*N*-二甲基甲酰胺溶液定量稀释制成每1ml中分别含0.001mg和1mg的溶液，精密量取5ml，置20ml顶空瓶中，密封。

色谱条件　以6%氰丙基苯基-94%二甲基聚硅氧烷(或极性相似)为固定液的毛细管柱为色谱柱；起始温度40℃，保持6分钟，再以每分钟10℃的速率升至60℃，保持5分钟，再以每分钟10℃的速率升至150℃，保持2分钟；进样口温度200℃；检测器温度250℃；顶空瓶平衡温度65℃，平衡时间为30分钟。

系统适用性要求　对照品溶液色谱图中，各成分峰之间的分离度均应符合要求。

测定法　分别取供试品溶液与对照品溶液顶空进样，记录色谱图。

限度　按外标法以峰面积计算，乙醇与1,2-二氯乙烷的残留量均应符合规定。

干燥失重　取本品，在105℃干燥至恒重，减失重量不得过0.5%（通则0831）。

炽灼残渣　取本品1.0g，依法检查（通则0841），遗留残渣不得过0.1%。

铁盐　取本品1.0g，依法检查（通则0807），与标准铁溶液1.0ml制成的对照液比较，不得更深（0.001%）。

重金属　取本品1.0g，加水20ml溶解后，加醋酸盐缓冲液（pH 3.5）2ml与水适量使成25ml，依法检查（通则0821第一法），含重金属不得过百万分之十。

不溶性微粒　取本品适量，加微粒检查用水制成每1ml中含0.25g的溶液，依法检查（通则0903），应符合规定（供无菌分装用）。

细菌内毒素　取本品，依法检查（通则1143），每1mg中含内毒素的量应小于0.30EU（供无菌分装用）。

无菌　取本品，用适宜溶剂溶解后，经薄膜过滤法处理，依法检查（通则1101），应符合规定（供无菌分装用）。

【含量测定】　照高效液相色谱法（通则0512）测定。

供试品溶液　取本品适量，精密称定，加水溶解并定量稀释制成每1ml中约含0.1mg的溶液。

对照品溶液　取酚磺乙胺对照品适量，精密称定，加水溶解并定量稀释制成每1ml中约含0.1mg的溶液。

系统适用性溶液与色谱条件　见有关物质项下。

系统适用性要求　除灵敏度要求外，其他见有关物质项下。

测定法　精密量取供试品溶液与对照品溶液，分别注入液相色谱仪，记录色谱图，按外标法以峰面积计算。

【类别】　止血药。

【贮藏】　遮光，密封保存。

【制剂】　注射用酚磺乙胺

附：

杂质Ⅰ（对苯二酚）

$C_6H_6O_2$　110.11

注射用酚磺乙胺

Zhusheyong Fenhuangyi'an

Etamsylate for Injection

本品为酚磺乙胺的无菌粉末或加适宜的辅料制成的无菌冻干品。含酚磺乙胺（$C_{10}H_{17}NO_5S$）应为标示量的95.0%～105.0%。

【性状】　本品为白色结晶或结晶性粉末，或为白色或类白色疏松块状物。

【鉴别】　(1)取本品适量（约相当于酚磺乙胺0.1g），加水2ml溶解后，加三氯化铁试液1～3滴，即显蓝色；放置后渐褪成较浅的蓝紫色。

(2)取本品适量（约相当于酚磺乙胺0.1g），加氢氧化钠试液5ml，加热即发生二乙胺的臭气，能使湿润的红色石蕊试纸变蓝色。

(3)在含量测定项下记录的色谱图中，供试品溶液主峰的保留时间应与对照品溶液主峰的保留时间一致。

【检查】　**酸度**　取本品适量，加水溶解制成每1ml中约含酚磺乙胺0.125g的溶液，依法测定（通则0631），pH值应为3.5～6.5。

溶液的澄清度与颜色　取本品，加水溶解制成每1ml中约含酚磺乙胺0.1g的溶液，溶液应澄清无色；如显浑浊，与1号浊度标准液（通则0902）比较，不得更浓；如显色，与黄色1号标准比色液（通则0901第一法）比较，不得更深。

有关物质　照高效液相色谱法（通则0512）测定。

供试品溶液　取本品适量，精密称定，加水溶解并定量稀释制成每1ml中约含酚磺乙胺10mg的溶液。

对照溶液　精密量取供试品溶液适量，用水定量稀释制成每1ml中约含10μg的溶液。

灵敏度溶液　取对照溶液5ml，置10ml量瓶中，用水稀释至刻度，摇匀。

对照品溶液、系统适用性溶液、色谱条件、系统适用性要求与测定法　见酚磺乙胺有关物质项下。

限度　供试品溶液色谱图中如有与杂质Ⅰ保留时间一致的色谱峰，按外标法以峰面积计算，不得过标示量的0.02%；其他单个杂质峰面积不得大于对照溶液主峰面积的2倍（0.2%）；其他杂质峰面积的和不得大于对照溶液主峰面积的5倍（0.5%），小于灵敏度溶液主峰面积的峰忽略不计。

水分　取本品，照水分测定法（通则0832第一法1）测定，含水分不得过4.0%。

细菌内毒素　取本品，依法检查（通则1143），每1mg中含内毒素的量应小于0.30EU。

其他　应符合注射剂项下有关的各项规定（通则0102）。

【含量测定】　照高效液相色谱法（通则0512）测定。

供试品溶液　取装量差异项下本品内容物适量（约相当于酚磺乙胺0.5g），精密称定，置100ml量瓶中，加水溶解并稀释制至刻度，摇匀，精密量取 2ml，置 100ml 量瓶中，用水稀释至刻度，摇匀。

对照品溶液、系统适用性溶液、色谱条件、系统适用性要求与测定法　见酚磺乙胺含量测定项下。

【类别】　止血药。

【规格】　(1)0.25g　(2)0.5g　(3)1.0g

【贮藏】　遮光，密闭保存。

辅　酶　Q_{10}

Fumei Q_{10}

Ubidecarenone

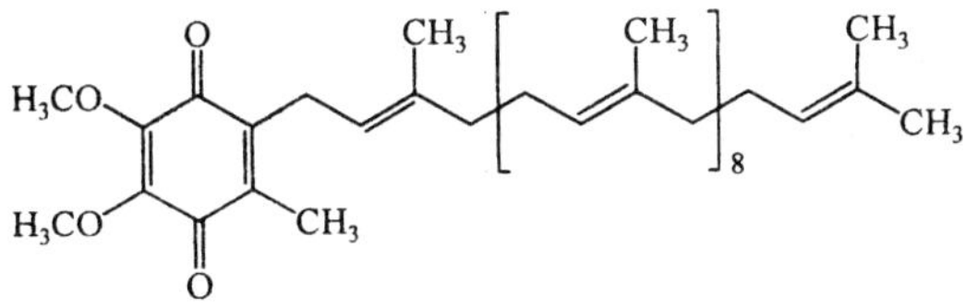

$C_{59}H_{90}O_4$　863.36

本品为 2-[(全-*E*)3,7,11,15,19,23,27,31,35,39-十甲基-2,6,10,14,18,22,26,30,34,38-四十癸烯基]-5,6-二甲氧基-3-甲基-*p*-苯醌。含 $C_{59}H_{90}O_4$ 不得少于 98.0%。

【性状】　本品为黄色至橙黄色结晶性粉末；无臭无味；遇光易分解。

本品在正己烷中易溶，在丙酮中溶解，在乙醇中极微溶解，在水中不溶。

熔点　本品的熔点(通则 0612)为 48～52℃。

【鉴别】(1)取含量测定项下的供试品溶液，加硼氢化钠 50mg，摇匀，溶液黄色消失。

(2)在含量测定项下记录的色谱图中，供试品溶液主峰的保留时间应与对照品溶液主峰的保留时间一致。

(3)本品的红外光吸收图谱应与对照的图谱(光谱集 1046 图)一致。

【检查】　**有关物质**　照高效液相色谱法(通则 0512)测定。避光操作。

供试品溶液　取本品 20mg，精密称定，加无水乙醇约 40ml，在 50℃水浴中振摇溶解，放冷后，移至 100ml 量瓶中，用无水乙醇稀释至刻度，摇匀。

对照溶液　精密量取供试品溶液 1ml，置 100ml 量瓶中，用无水乙醇稀释至刻度，摇匀。

系统适用性溶液　取辅酶 Q_{10} 对照品和辅酶 Q_9 对照品适量，用无水乙醇溶解并稀释制成每 1ml 中各约含 0.2mg 的混合溶液。

灵敏度溶液　精密量取对照溶液 1ml，置 20ml 量瓶中，用无水乙醇稀释至刻度，摇匀。

色谱条件　用十八烷基硅烷键合硅胶为填充剂；以甲醇-无水乙醇(1∶1)为流动相；柱温 35℃；检测波长为 275nm；进样体积 20μl。

系统适用性要求　系统适用性溶液色谱图中，辅酶 Q_9 峰与辅酶 Q_{10} 峰之间的分离度应大于 6.5，理论板数按辅酶 Q_{10} 峰计算不低于 3000；灵敏度溶液色谱图中，主成分色谱峰高的信噪比不小于 10。

测定法　精密量取供试品溶液与对照溶液，分别注入液相色谱仪，记录色谱图至主成分峰保留时间的 2 倍。

限度　供试品溶液色谱图中如有杂质峰，单个杂质峰面积不得大于对照溶液主峰面积的 0.5 倍(0.5%)，各杂质峰面积的和不得大于对照溶液的主峰面积(1.0%)，小于灵敏度溶液主峰面积的峰忽略不计。

顺式异构体　照高效液相色谱法(通则 0512)测定。避光操作，临用新制。

供试品溶液　取本品，加正己烷溶解并稀释制成每 1ml 中约含 1mg 的溶液。

对照溶液　精密量取供试品溶液 1ml，置 200ml 量瓶中，用正己烷稀释至刻度，摇匀。

系统适用性溶液　取辅酶 Q_{10} 约 10mg，加正己烷溶解并稀释制成每 1ml 中约含 1mg 的溶液，加入 30%过氧化氢溶液 2μl，置光照箱(温度 30℃，lx2000)下放置 4 小时。

色谱条件　用硅胶为填充剂(4.6mm×250mm，5μm)；以正己烷-乙酸乙酯(97∶3)为流动相；流速为每分钟 2.0ml；检测波长为 275nm；进样体积 20μl。

系统适用性要求　系统适用性溶液色谱图中，辅酶 Q_{10} 峰的保留时间约为 10 分钟，色谱图中相对主峰保留时间约为 0.9 的色谱峰为顺式异构体峰，顺式异构体峰与辅酶 Q_{10} 峰之间的分离度应符合要求。理论板数按辅酶 Q_{10} 峰计算不低于 3000。

测定法　精密量取供试品溶液与对照溶液，分别注入液相色谱仪，记录色谱图。

限度　供试品溶液中如有与顺式异构体保留时间一致的色谱峰，其峰面积不得大于对照溶液的主峰面积(0.5%)。

炽灼残渣　取本品 1.0g，依法检查(通则 0841)，遗留残渣不得过 0.1%。

重金属　取炽灼残渣项下遗留的残渣，依法检查(通则 0821)，含重金属不得过百万分之二十。

【含量测定】　照高效液相色谱法(通则 0512)测定。避光操作。

供试品溶液　见有关物质项下。

对照品溶液　取辅酶 Q_{10} 对照品 20mg，精密称定，加无水乙醇约 40ml，在 50℃水浴中振摇溶解，放冷后，定量转移至 100ml 量瓶中，加无水乙醇稀释至刻度，摇匀。

系统适用性溶液、色谱条件与系统适用性要求　除灵敏度要求外，其他见有关物质项下。

测定法　精密量取供试品溶液与对照品溶液，分别注入液相色谱仪，记录色谱图。按外标法以峰面积计算。

【类别】　辅酶类药。

【贮藏】　遮光，密封，在阴凉处保存。

【制剂】 (1)辅酶 Q_{10} 片　(2)辅酶 Q_{10} 软胶囊　(3)辅酶 Q_{10} 注射液　(4)辅酶 Q_{10} 胶囊

附：

辅酶 Q_{10} 顺式异构体

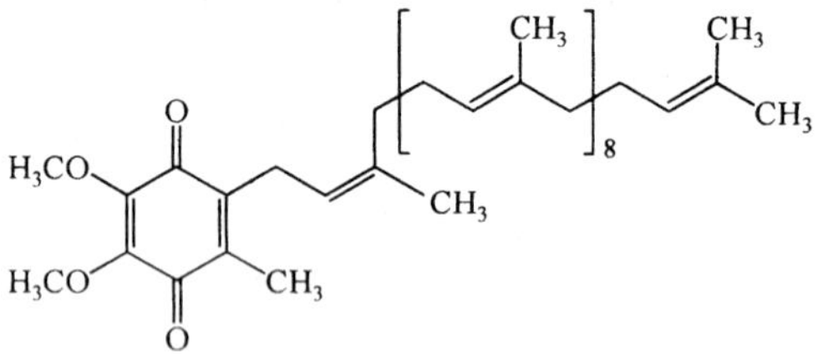

$C_{59}H_{90}O_4$　863.36

2-[(2*Z*,6*E*,10*E*,14*E*,18*E*,22*E*,26*E*,30*E*,34*E*,38*E*)-3,7,11,15,19,23,27,31,35,39-十甲基-2,6,10,14,18,22,26,30,34,38-四十癸烯基]-5,6 二甲氧基 3-甲基-*p*-苯醌

辅酶 Q_{10} 片

Fumei Q_{10} Pian

Ubidecarenone Tablets

本品含辅酶 Q_{10}($C_{59}H_{90}O_4$)应为标示量的 90.0%～110.0%。

【性状】 本品为黄色片或薄膜衣片或糖衣片，除去包衣后显黄色。

【鉴别】 照辅酶 Q_{10} 项下的鉴别(1)、(2)项试验，显相同的结果。

【检查】 **有关物质** 照高效液相色谱法(通则 0512)测定。避光操作。

供试品溶液　取本品 20 片，精密称定，研细，精密称取适量(约相当于辅酶 Q_{10} 20mg)，加无水乙醇适量，置 50℃ 水浴中振摇溶解，放冷后，移至 100ml 量瓶中，用无水乙醇稀释至刻度，摇匀，取上述溶液，置具塞离心管中，每分钟 3000 转离心 5 分钟，取上清液。

对照溶液　精密量取供试品溶液 1ml，置 100ml 量瓶中，用无水乙醇稀释至刻度，摇匀。

灵敏度溶液　精密量取对照溶液 1ml，置 20ml 量瓶中，用无水乙醇稀释至刻度，摇匀。

系统适用性溶液、色谱条件、系统适用性要求与测定法　见辅酶 Q_{10} 有关物质项下。

限度　供试品溶液色谱图中如有杂质峰，单个杂质峰面积不得大于对照溶液主峰面积的 0.5 倍(0.5%)，各杂质峰面积的和不得大于对照溶液的主峰面积(1.0%)，小于灵敏度溶液主峰面积的峰忽略不计。

含量均匀度　避光操作。取本品 1 片，置乳钵中研细，并迅速加无水乙醇适量，研磨，转移至 25ml 棕色量瓶中，置 50℃ 水浴中振摇使辅酶 Q_{10} 溶解，放冷，用无水乙醇稀释至刻度，摇匀。精密量取适量，用无水乙醇定量稀释制成每 1ml 中约含 0.2mg 的溶液。取上述溶液，置具塞离心管中，每分钟 3000 转离心 5 分钟，取上清液作为供试品溶液，照含量测定项下的方法测定。除限度为±20%外，应符合规定(通则 0941)。

其他　应符合片剂项下有关的各项规定(通则 0101)。

【含量测定】 照高效液相色谱法(通则 0512)测定。避光操作。

供试品溶液　见有关物质项下。

对照品溶液、系统适用性溶液、色谱条件、系统适用性要求与测定法　见辅酶 Q_{10} 含量测定项下。

【类别】 同辅酶 Q_{10}。

【规格】 (1)5mg　(2)10mg　(3)15mg

【贮藏】 遮光，密封，在干燥处保存。

辅酶 Q_{10} 软胶囊

Fumei Q_{10} Ruanjiaonang

Ubidecarenone Soft Capsules

本品含辅酶 Q_{10}($C_{59}H_{90}O_4$)应为标示量的 90.0%～110.0%。

【性状】 本品内容物为橙黄色的油状液体。

【鉴别】 照辅酶 Q_{10} 项下的鉴别(1)、(2)项试验，显相同的结果。

【检查】 **有关物质**　照高效液相色谱法(通则 0512)测定。避光操作，临用新制。

供试品溶液　取装量差异项下的内容物适量，加正己烷溶解并稀释制成每 1ml 中约含辅酶 Q_{10} 1mg 的溶液。

对照溶液　精密量取供试品溶液 1ml，置 200ml 量瓶中，加正己烷稀释至刻度，摇匀。

系统适用性溶液　取辅酶 Q_{10} 约 10mg，加正己烷溶解并稀释制成每 1ml 中约含 1mg 的溶液，加入 30%过氧化氢溶液 2μl，置光照箱(温度 30℃，lx2000)下放置 24 小时。

色谱条件　用硅胶为填充剂(Agilent RX-SIL，4.6mm×250mm，5μm 或效能相当的色谱柱)；以正己烷-乙酸乙酯(97:3)为流动相；流速为每分钟 2.0ml；检测波长为 275nm；进样体积 20μl。

系统适用性要求　系统适用性溶液色谱图中，辅酶 Q_{10} 峰的保留时间约为 10 分钟，降解杂质峰及顺式异构体峰相对主峰的保留时间分别约为 0.65 和 0.9，顺式异构体峰与辅酶 Q_{10} 峰之间的分离度应符合要求，理论板数按辅酶 Q_{10} 峰计算不低于 3000。

测定法　精密量取供试品溶液与对照溶液，分别注入液相色谱仪，记录色谱图。

限度　供试品溶液色谱图中如有相对保留时间约为 0.65 的杂质峰，其峰面积不得大于对照溶液的主峰面积(0.5%)。

其他　应符合胶囊剂项下有关的各项规定(通则 0103)。

【含量测定】　照高效液相色谱法(通则 0512)测定。避光操作。

供试品溶液　取装量差异项下的内容物适量，迅速加无水乙醇适量，置 50℃水浴中振摇使辅酶 Q_{10}溶解，放冷后，再用无水乙醇定量稀释制成每 1ml 中约含 0.2mg 的溶液，摇匀。

对照品溶液、系统适用性溶液、色谱条件、系统适用性要求与测定法　见辅酶 Q_{10}含量测定项下。

【类别】　同辅酶 Q_{10}。

【规格】　(1)5mg　(2)10mg　(3)15mg

【贮藏】　遮光，密封，在干燥处保存。

辅酶 Q_{10}注射液

Fumei Q_{10} Zhusheye

Ubidecarenone Injection

本品为辅酶 Q_{10}的灭菌水溶液，含辅酶 Q_{10}($C_{59}H_{90}O_4$)应为标示量的 90.0%～110.0%。

【性状】　本品为黄色澄明液体。

【鉴别】　照辅酶 Q_{10}项下的鉴别(1)、(2)项试验，显相同的结果。

【检查】　**pH 值**　应为 3.2～5.5(通则 0631)。

有关物质　照高效液相色谱法(通则 0512)测定。避光操作。

供试品溶液　精密量取本品 2ml，置 25ml 量瓶中，用无水乙醇稀释至刻度，摇匀。

对照溶液　精密量取供试品溶液 1ml，置 100ml 量瓶中，用无水乙醇稀释至刻度，摇匀。

灵敏度溶液　精密量取对照溶液 1ml，置 20ml 量瓶中，用无水乙醇稀释至刻度，摇匀。

系统适用性溶液、色谱条件、系统适用性要求与测定法　见辅酶 Q_{10}有关物质项下。

限度　供试品溶液色谱图中如有杂质峰，单个杂质峰面积不得大于对照溶液主峰面积的 0.5 倍(0.5%)，各杂质峰面积的和不得大于对照溶液的主峰面积(1.0%)，小于灵敏度溶液主峰面积的峰忽略不计。

其他　应符合注射剂项下有关的各项规定(通则 0102)。

【含量测定】　照高效液相色谱法(通则 0512)测定。避光操作。

供试品溶液　见有关物质项下。

对照品溶液、系统适用性溶液、色谱条件、系统适用性要求与测定法　见辅酶 Q_{10}含量测定项下。

【类别】　同辅酶 Q_{10}。

【规格】　2ml : 5mg

【贮藏】　遮光，密闭，在阴凉处保存。

辅酶 Q_{10}胶囊

Fumei Q_{10} Jiaonang

Ubidecarenone Capsules

本品含辅酶 Q_{10}($C_{59}H_{90}O_4$)应为标示量的 90.0%～110.0%。

【性状】　本品内容物为黄色至橙黄色粉末或颗粒。

【鉴别】　照辅酶 Q_{10}项下的鉴别(1)、(2)项试验，显相同的结果。

【检查】　**有关物质**　照高效液相色谱法(通则 0512)测定。避光操作。

供试品溶液　取本品 20 粒，精密称定，取内容物，混匀，精密称取适量(约相当于辅酶 Q_{10} 20mg)，加无水乙醇适量，置 50℃水浴中振摇溶解，放冷后，移至 100ml 量瓶中，用无水乙醇稀释至刻度，摇匀，取上述溶液，置具塞离心管中，每分钟 3000 转离心 5 分钟，取上清液。

对照溶液　精密量取供试品溶液 1ml，置 100ml 量瓶中，用无水乙醇稀释至刻度，摇匀。

灵敏度溶液　精密量取对照溶液 1ml，置 20ml 量瓶中，用无水乙醇稀释至刻度，摇匀。

系统适用性溶液、色谱条件、系统适用性要求与测定法　见辅酶 Q_{10}有关物质项下。

限度　供试品溶液色谱图中如有杂质峰，单个杂质峰面积不得大于对照溶液主峰面积的 0.5 倍(0.5%)，各杂质峰面积的和不得大于对照溶液的主峰面积(1.0%)，小于灵敏度溶液主峰面积的峰忽略不计。

含量均匀度　避光操作。取本品 1 粒的内容物，置 25ml 棕色量瓶中，加无水乙醇适量，在 50℃水浴中振摇使溶解，放冷，再用无水乙醇稀释至刻度，摇匀。精密量取适量，用无水乙醇定量稀释制成每 1ml 中约含 0.2mg 的溶液。取上述溶液，置具塞离心管中，每分钟 3000 转离心 5 分钟，取上清液作为供试品溶液，照含量测定项下的方法测定。除限度为±20%外，应符合规定(通则 0941)。

其他　应符合胶囊剂项下有关的各项规定(通则 0103)。

【含量测定】　照高效液相色谱法(通则 0512)测定。避光操作。

供试品溶液　见有关物质项下。

对照品溶液、系统适用性溶液、色谱条件、系统适用性要求与测定法　见辅酶 Q_{10}含量测定项下。

【类别】　同辅酶 Q_{10}。

【规格】　(1)5mg　(2)10mg　(3)15mg

【贮藏】　遮光，密封，在干燥处保存。

铝 酸 铋

Lüsuanbi

Bismuth Aluminate

$Bi_2(Al_2O_4)_3 \cdot 10H_2O$　951.99

本品按炽灼至恒重后计算，含铋(Bi)应为 51.0%～55.0%，含铝(Al)应为 19.5%～21.5%。

【性状】 本品为白色或类白色粉末，无臭。

本品在水或乙醇中不溶。

【鉴别】 (1)取本品约 50mg，加硝酸 1ml，加热使溶解，放冷，加水 10ml，分取 2ml，滴加碘化钾试液，即生成棕黑色沉淀，再加过量的碘化钾试液，沉淀即溶解，溶液显橙黄色。

(2)取本品约 0.2g，加稀盐酸 10ml，加热，放冷后滤过，取滤液 5ml，滴加氨试液至产生白色沉淀，再加茜素磺酸钠指示液数滴，沉淀即显樱红色。

【检查】 **氯化物** 取本品 0.20g，加硝酸 4ml，小火加热煮沸使完全溶解，放冷，加水使成 20ml，摇匀，分取 5ml，依法检查(通则 0801)，与标准氯化钠溶液 7.0ml 制成的对照液比较，不得更浓(0.14%)。

硫酸盐 取本品 1.0g，加盐酸 4ml，加热使溶解，放冷，加水 30ml，即产生多量白色沉淀，滴加氨试液至显中性，加水使成 50ml，摇匀，滤过，分取滤液 25ml，依法检查(通则 0802)，与标准硫酸钾溶液 1.0ml 制成的对照液比较，不得更浓(0.02%)。

硝酸盐 取本品 50mg，置 50ml 量瓶中，加硫酸溶液(1→2)约 40ml，加热使溶解，用硫酸溶液(1→2)稀释至刻度，摇匀。取 1.0ml，加水 4.0ml 与 10%氯化钠溶液 0.5ml，摇匀。精密加稀靛胭脂溶液[取靛胭脂试液，用等量的水稀释。临用前精密量取本液 1ml，用水稀释至 50ml，照紫外-可见分光光度法(通则 0401)，在 610nm 的波长处测定，吸光度应为0.30～0.40]1ml，摇匀，沿管壁缓缓加入硫酸 4.5ml，立即缓缓振摇 1 分钟，放置 10 分钟，与标准硝酸钾溶液(精密称取在 105℃干燥至恒重的硝酸钾 81.5mg，置 50ml 量瓶中，加水溶解并稀释至刻度，摇匀。精密量取 5ml，置 100ml 量瓶中，用水稀释至刻度，摇匀。每 1ml 相当于 50μg 的 NO_3)0.50ml 用同一方法制成的对照液比较，不得更浅(2.5%)。

钡盐 取本品 0.40g，加硝酸 4ml，加热使完全溶解，放冷。加水 20ml，将溶液分成两等份：一份中加稀硫酸 1ml，另一份中加水 1ml，放置 15 分钟，两液应同样澄清。

铅盐、银盐与铜盐 取本品 3.0g，加硝酸 6ml，小火加热煮沸约 2 分钟，放冷。加水 100ml，搅拌均匀后滤过，滤液置水浴上蒸发至约 30ml，放冷，滤过，滤液加水使成 30ml。分别取滤液各 5ml，一份中加等量的稀硫酸，不得发生浑浊；一份中加盐酸，不得发生不溶于过量的盐酸但溶于氨试液的沉淀；一份中加稍过量的氨试液，俟沉淀沉定，上层液不得显蓝色。

砷盐 取本品 1.0g，加稀硫酸 10ml，加热煮沸，放冷，加盐酸 5ml 与水适量使成 28ml，依法检查(通则 0822 第一法)，应符合规定(0.0002%)。

炽灼失重 取本品，在 700℃炽灼至恒重，减失重量不得过 22.0%。

【含量测定】 **铋** 取本品约 0.2g，精密称定，置 500ml 锥形瓶中，加硝酸溶液(3→10)15ml，瓶口置小漏斗，小火加热使完全溶解，放冷。加水 200ml，滴加氨试液使 pH 值约为 1，加二甲酚橙指示液 5 滴，用乙二胺四醋酸二钠滴定液(0.05mol/L)滴定至黄色。每 1ml 乙二胺四醋酸二钠滴定液(0.05mol/L)相当于 10.45mg 的 Bi。

铝 取测定铋后的溶液，滴加氨试液至恰析出沉淀，再滴加稀硝酸至沉淀恰溶解(pH 值约为 6)，加醋酸-醋酸铵缓冲液(pH 6.0)10ml，再精密加乙二胺四醋酸二钠滴定液(0.05mol/L)30ml，煮沸 5 分钟，放冷，加二甲酚橙指示液 10 滴，用锌滴定液(0.05mol/L)滴定，至溶液由黄色转变为红色，并将滴定的结果用空白试验校正。每 1ml 乙二胺四醋酸二钠滴定液(0.05mol/L)相当于 1.349mg 的 Al。

【类别】 抗酸药。

【贮藏】 遮光，密封保存。

【制剂】 (1)复方铝酸铋片　(2)复方铝酸铋胶囊

铝 碳 酸 镁

Lütansuanmei

Hydrotalcite

$Al_2Mg_6(OH)_{16}CO_3 \cdot 4H_2O$　603.98

本品为碱式碳酸铝镁的水合物，含氧化铝(Al_2O_3)应为 15.3%～18.7%，含氧化镁(MgO)应为 36.0%～44.0%，氧化铝与氧化镁含量的比值应为 0.40～0.45。

【性状】 本品为白色或类白色的颗粒性粉末；无臭，无味。

本品在水中几乎不溶，在稀盐酸中溶解并伴有气泡产生。

【鉴别】 (1)取本品约 1g，加 2mol/L 盐酸溶液 20ml 溶解，产生气泡，加水 30ml，煮沸，加甲基红指示液 2 滴，滴加氨溶液(15→100)至溶液显黄色，继续煮沸 2 分钟，滤过，续滤液做鉴别(2)用。取沉淀，用热 2%氯化铵溶液 50ml 洗涤，加 2mol/L 盐酸溶液 15ml 使溶解，溶液显铝盐的鉴别反应(通则 0301)。

(2)取鉴别(1)项下的续滤液，摇匀，显镁盐的鉴别反应(通则 0301)。

【检查】 **碱度** 取本品适量，加水制成 4%的混悬液，依法测定(通则 0631),pH 值应为 8.0～10.0。

制酸力 取本品 0.2g,精密称定,置 250ml 烧杯中,加少量水调成均匀糊状物,缓缓加水至 100ml,精密加盐酸滴定液(0.1mol/L)100ml,在 37℃保温条件下以每分钟 200 转的转速搅拌 1 小时,放冷,用氢氧化钠滴定液(0.1mol/L)滴定至 pH 值 3.5。每 1g 铝碳酸镁消耗盐酸滴定液(0.1mol/L)不得少于 260ml。

钠 取本品 0.25g,精密称定,置 250ml 量瓶中,加 5mol/L 盐酸溶液 10ml 使溶解,用水稀释至刻度,摇匀,滤过,取续滤液作为供试品溶液;另精密称取基准氯化钠 50.84mg,置 100ml 量瓶中,加水适量使溶解,加 5mol/L 盐酸溶液 40ml,用水稀释至刻度,摇匀,再精密量取 10ml,置 100ml 量瓶中,用水稀释至刻度,摇匀,作为对照品溶液。精密量取供试品溶液 25ml,共 4 份,分别置 4 个 50ml 量瓶中,除(1)号量瓶外,其他(2)、(3)、(4)号量瓶分别精密加入对照品溶液 1.0、2.0 和 3.0ml,分别用水稀释至刻度,摇匀,照原子吸收分光光度法(通则 0406 第二法),在 589nm 的波长处测定,计算。含钠量不得过 0.10%。

氯化物 取本品 0.10g,加稀硝酸 6ml,煮沸使溶解,放冷,用水稀释至 20ml,滤过,取续滤液 5.0ml,依法检查(通则 0801),与标准氯化钠溶液 5.0ml 制成的对照液比较,不得更浓(0.2%)。

硫酸盐 取本品 0.48g,加 1mol/L 盐酸 15ml 使溶解,用水稀释至 100ml,滤过,精密量取续滤液 15ml,依法检查(通则 0802),与标准硫酸钾溶液 5.0ml 制成的对照液比较,不得更浓(0.7%)。

碱金属碳酸盐 取本品 0.20g,加新沸并放冷的水 10ml,混匀后,滤过,滤液加酚酞指示液 2 滴,如显粉红色,加盐酸滴定液(0.1mol/L)0.10ml,粉红色应消失。

炽灼失重 取本品 1.0g,精密称定,在 700～800℃炽灼至恒重,减失重量应为 40.0%～50.0%。

重金属 取本品 0.50g,加盐酸 2ml 及水 5ml 使溶解,加酚酞指示液 1 滴,滴加浓氨溶液至显粉红色,滴加冰醋酸至粉红色褪去,再加冰醋酸 1.5ml,滤过,滤渣分次用少量水洗净,洗液与滤液合并,加醋酸盐缓冲液(pH 3.5)2ml 与水适量制成 25ml,加盐酸羟铵 0.5g,溶解后,依法检查(通则 0821 第一法),含重金属不得过百万分之二十。

砷盐 取本品 0.67g,加 2mol/L 盐酸溶液 10ml 使溶解,加盐酸 5ml 与适量水制成 28ml,依法检查(通则 0822 第一法),应符合规定(0.0003%)。

【含量测定】 **氧化铝** 取本品 0.3g,精密称定,加 7mol/L 盐酸溶液 2ml,摇匀,加水 10ml,置水浴加热使氧化铝溶解,放冷,加水 150ml,精密加入乙二胺四醋酸二钠滴定液(0.05mol/L)50ml,加甲基红指示液 2 滴,逐滴加入 1mol/L 氢氧化钠溶液中和至溶液显橙黄色,水浴加热 30 分钟,放冷,加乌洛托品 3g 与二甲酚橙指示液 1ml,逐滴加入 1mol/L 盐酸溶液至溶液显黄色,用锌滴定液(0.05mol/L)滴定至溶液由黄色转变为紫红色,并将滴定结果用空白试验校正。每 1ml 乙二胺四醋酸二钠滴定液(0.05mol/L)相当于 2.549mg 的 Al_2O_3。

氧化镁 取本品 0.125g,精密称定,加 7mol/L 盐酸溶液 1ml 使氧化镁溶解,加水 30ml,氯化铵 1g,三乙醇胺 10ml,摇匀,加水 100ml 与氨-氯化铵缓冲液(pH 10.0)15ml,加铬黑 T 指示剂少许,迅速用乙二胺四醋酸二钠滴定液(0.05mol/L)滴定至溶液由紫色转变为纯蓝色,并将滴定结果用空白试验校正。每 1ml 乙二胺四醋酸二钠滴定液(0.05mol/L)相当于 2.015mg 的 MgO。

【类别】 抗酸药。

【贮藏】 密封保存。

【制剂】 铝碳酸镁咀嚼片

铝碳酸镁咀嚼片

Lütansuanmei Jujuepian

Hydrotalcite Chewable Tablets

本品含铝碳酸镁[$Al_2Mg_6(OH)_{16}CO_3 \cdot 4H_2O$]应为标示量的 90.0%～110.0%。

【性状】 本品为白色或类白色片。

【鉴别】 (1)取本品的细粉适量(约相当于铝碳酸镁 1g),加 2mol/L 盐酸溶液 20ml,振摇使铝碳酸镁溶解,滤过,滤液加水 30ml,煮沸,加甲基红指示液 2 滴,滴加氨溶液(15→100)至溶液显黄色,继续煮沸 2 分钟,滤过,续滤液做鉴别(2)用。取沉淀,用热 2%氯化铵溶液 50ml 洗涤,加 2mol/L 盐酸溶液 15ml 使溶解,溶液显铝盐的鉴别反应(通则 0301)。

(2)取鉴别(1)项下的续滤液,摇匀,显镁盐的鉴别反应(通则 0301)。

【检查】 **制酸力** 采用溶出度与释放度测定法(通则 0931 第三法)装置。取含量测定项下的细粉适量(约相当于铝碳酸镁 0.5g),过 5 号筛,精密称定,置溶出杯中,取预热至 37℃的水 190ml,加少量水使细粉分散均匀,再一边振摇一边缓慢加入剩余的水,以每分钟 200 转的转速搅拌 1 分钟,精密加入预热至 37℃的盐酸滴定液(1mol/L)10ml,开始计时,在 10 分钟和 20 分钟时分别测定溶液(37℃)的 pH 值,均应为 3.0～4.2。再精密加入预热至 37℃的盐酸滴定液(1mol/L)6ml,继续搅拌 1 小时。用氢氧化钠滴定液(0.1mol/L)滴定至 pH 值 3.5。每 1g 铝碳酸镁消耗盐酸滴定液(0.1mol/L)不得少于 260ml。

其他 应符合片剂项下有关的各项规定(通则 0101)。

【含量测定】 取本品 20 片,精密称定,研细,精密称取适量(约相当于铝碳酸镁 0.3g),加 7mol/L 盐酸溶液 2ml,摇匀,加水 10ml,水浴加热 15 分钟,放冷,加水 150ml,精密加入乙二胺四醋酸二钠滴定液(0.05mol/L)50ml,加甲基红指示液2滴,逐滴加入1mol/L氢氧化钠溶液中和至溶液显橙黄色,水浴加热30分钟,放冷,加乌洛托品3g与二甲酚橙指示液1ml,逐滴加入1mol/L盐酸溶液至溶液显黄色,用锌滴定液(0.05mol/L)滴定至溶液由黄色转变为紫红色,并将滴定结果用空白试验校正。每1ml乙二胺四醋酸二钠滴定液(0.05mol/L)相当于15.09mg的$Al_2Mg_6(OH)_{16}CO_3 \cdot 4H_2O$。

【类别】 同铝碳酸镁。

【规格】 0.5g

【贮藏】 密封保存。

铝镁司片

Lümeisi Pian

Aspirin, Heavy Magnesium Carbonate and Dihydroxyaluminium Aminoacetate Tablets

本品含阿司匹林($C_9H_8O_4$)应为标示量的95.0%～105.0%;含重质碳酸镁以氧化镁(MgO)计算,应为标示量的35.0%～45.0%;含甘羟铝以氧化铝(Al_2O_3)计算,应为标示量的33.0%～43.0%。

【处方】

阿司匹林	330g
重质碳酸镁	100g
甘羟铝	50g
酒石酸	3.3g
辅料	适量
制成	1000片

【性状】 本品为白色和黄色双层片。

【鉴别】 (1)取本品白色层的细粉适量(约相当于阿司匹林0.1g),加水10ml,煮沸,放冷,加三氯化铁试液1滴,即显紫堇色。

(2)取本品黄色层的细粉适量(约相当于重质碳酸镁0.1g),加稀盐酸10ml,即发生泡腾,微温使本品溶解,加氢氧化钠试液使成碱性,即生成白色胶状沉淀,滤过,沉淀分成两份,一份中加入过量的氢氧化钠试液,沉淀不溶解;另一份中加碘试液3滴,沉淀转成红棕色。

(3)取本品黄色层的细粉适量(约相当于甘羟铝0.05g),加稀盐酸5ml,微温使溶解,滴加氨试液至生成白色胶状沉淀,加0.1%茜素磺酸钠溶液数滴,沉淀即显樱红色。

(4)在阿司匹林含量测定项下记录的色谱图中,供试品溶液主峰的保留时间应与对照品溶液主峰的保留时间一致。

【检查】 **游离水杨酸** 照高效液相色谱法(通则0512)测定。临用新制。

供试品溶液　取本品白色层片10片,精密称定,研细,取细粉适量(约相当于阿司匹林0.1g),精密称定,置100ml量瓶中,加1%冰醋酸的甲醇溶液振摇使阿司匹林溶解,并稀释至刻度,摇匀,滤过,取续滤液。

对照品溶液　取水杨酸对照品约15mg,精密称定,置50ml量瓶中,加1%冰醋酸的甲醇溶液溶解并稀释至刻度,摇匀,精密量取5ml,置100ml量瓶中,用1%冰醋酸的甲醇溶液稀释至刻度,摇匀。

色谱条件　用十八烷基硅烷键合硅胶为填充剂;以乙腈-四氢呋喃-冰醋酸-水(20:5:5:70)为流动相;检测波长为303nm;进样体积10μl。

系统适用性要求　理论板数按水杨酸峰计算不低于5000,阿司匹林峰与水杨酸峰之间的分离度应符合要求。

测定法　精密量取供试品溶液与对照品溶液,分别注入液相色谱仪,记录色谱图。

限度　按外标法以峰面积计算,不得过阿司匹林标示量的1.5%。

溶出度 照溶出度与释放度测定法(通则0931第一法)测定。

溶出条件　以稀盐酸24ml加水至1000ml为溶出介质,转速为每分钟100转,依法操作,经30分钟时取样。

供试品溶液　取溶出液10ml,滤过,取续滤液。

阿司匹林对照品溶液　取阿司匹林对照品约16mg,精密称定,置50ml量瓶中,加1%冰醋酸的甲醇溶液溶解并稀释至刻度,摇匀。

水杨酸对照品溶液　取水杨酸对照品约10mg,精密称定,置50ml量瓶中,加1%冰醋酸的甲醇溶液溶解并稀释至刻度,摇匀,精密量取3ml,置50ml量瓶中,用1%冰醋酸的甲醇溶液稀释至刻度,摇匀。

色谱条件与系统适用性要求　见含量测定阿司匹林项下。

测定法　精密量取供试品溶液、阿司匹林对照品溶液、水杨酸对照品溶液,分别注入液相色谱仪,记录色谱图。按外标法分别计算出每片的阿司匹林与水杨酸含量,将所测得的水杨酸含量乘以1.304,再加上阿司匹林含量即得本品释放量。

限度　标示量的80%,应符合规定。

其他 应符合片剂项下有关的各项规定(通则0101)。

【含量测定】 **阿司匹林** 照高效液相色谱法(通则0512)测定。

供试品溶液　取本品20片,精密称定,研细,精密称取细粉适量(约相当于阿司匹林0.1g),置100ml量瓶中,加1%冰醋酸的甲醇溶液适量,充分振摇使阿司匹林溶解,用1%冰醋酸的甲醇溶液稀释至刻度,摇匀,滤过,精密量取续滤液5ml,置50ml量瓶中,用1%冰醋酸的甲醇溶液稀释至刻度,摇匀。

对照品溶液　取阿司匹林对照品,精密称定,加1%冰醋酸的甲醇溶液振摇使溶解并定量稀释制成每1ml中约含0.1mg的溶液。

色谱条件　用十八烷基硅烷键合硅胶为填充剂，以乙腈-四氢呋喃-冰醋酸-水（20∶5∶5∶70）为流动相；检测波长为276nm；进样体积 10μl。

系统适用性要求　理论板数按阿司匹林峰计算不低于3000，阿司匹林峰与水杨酸峰之间的分离度应符合要求。

测定法　精密量取供试品溶液与对照品溶液，分别注入液相色谱仪，记录色谱图。按外标法以峰面积计算。

氧化镁　精密称取上述细粉适量（约相当于重质碳酸镁0.1g），加盐酸 5ml 与水 25ml，加热煮沸使重质碳酸镁溶解，搅拌下放冷，滤过，滤渣及容器用水 25ml 分次洗涤，合并滤液与洗液，加甲基红指示液 1 滴，滴加氨试液使溶液由红变为黄色，再煮沸 5 分钟，趁热滤过，滤渣及容器用 2%氯化铵溶液30ml 洗涤，合并滤液与洗液，放冷，加三乙醇胺溶液（1→2）5ml，与氨-氯化铵缓冲液（pH 10.0）10ml，再加铬黑 T 指示剂少量，浸入冰浴中冷却 10 分钟后取出，用乙二胺四醋酸二钠滴定液（0.05mol/L）快速滴定至近终点，继续滴定至溶液由酒红色变为蓝紫色。每 1ml 的乙二胺四醋酸二钠滴定液（0.05mol/L）相当于 2.015mg 的 MgO。

氧化铝　精密称取上述细粉适量（约相当于甘羟铝0.05g），置小烧杯中，加盐酸（1→2）6ml，微温使甘羟铝溶解，加水 20ml 煮沸，搅拌下放冷，滤过，滤渣及容器用水 25ml 分次洗涤；合并滤液与洗液。滴加氨试液至恰析出沉淀，再滴加盐酸使沉淀恰好溶解，加醋酸-醋酸铵缓冲液（pH 6.0）10ml，精密加乙二胺四醋酸二钠滴定液（0.05mol/L）25ml，煮沸 10 分钟，放冷，加二甲酚橙指示液 1ml，用锌滴定液（0.05mol/L）滴定至溶液由黄转变为红色，并将滴定的结果用空白试验校正，每 1ml 的乙二胺四醋酸二钠滴定液（0.05mol/L）相当于 2.549mg的 Al_2O_3。

【类别】　解热镇痛、非甾体抗炎药。

【贮藏】　遮光，密封，干燥处保存。

脯 氨 酸

Fu'ansuan

Proline

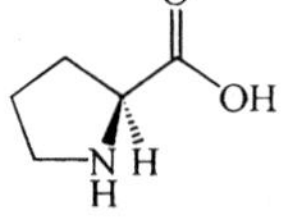

$C_5H_9NO_2$　115.13

本品为（L）-吡咯烷-2-羧酸。按干燥品计算，含 $C_5H_9NO_2$ 不得少于 99.0%。

【性状】　本品为白色结晶或结晶性粉末；微臭。

本品在水中易溶，在乙醇中溶解，在乙醚或正丁醇中不溶。

比旋度　取本品，精密称定，加水溶解并定量稀释制成每1ml 中约含 40mg 的溶液，依法测定（通则 0621），比旋度为－84.5°至－86.0°。

【鉴别】　（1）取本品与脯氨酸对照品各适量，分别加水溶解并稀释制成每 1ml 中约含 0.4mg 的溶液，作为供试品溶液与对照品溶液。照其他氨基酸项下的方法试验，供试品溶液所显主斑点的位置和颜色应与对照品溶液的主斑点相同。

（2）本品的红外光吸收图谱应与对照的图谱（光谱集 1041 图）一致。

【检查】　**酸度**　取本品 2.0g，加水 20ml 溶解后，依法测定（通则 0631），pH 值应为 5.9～6.9。

溶液的透光率　取本品 1.0g，加水 10ml 溶解后，照紫外-可见分光光度法（通则 0401），在 430nm 的波长处测定透光率，不得低于 98.0%。

氯化物　取本品 0.25g，依法检查（通则 0801），与标准氯化钠溶液 5.0ml 制成的对照液比较，不得更浓（0.02%）。

硫酸盐　取本品 1.0g，依法检查（通则 0802），与标准硫酸钾溶液 2.0ml 制成的对照液比较，不得更浓（0.02%）。

铵盐　取本品 0.10g，依法检查（通则 0808），与标准氯化铵溶液 2.0ml 制成的对照液比较，不得更深（0.02%）。

其他氨基酸　照薄层色谱法（通则 0502）试验。

供试品溶液　取本品，加水溶解并稀释制成每 1ml 中约含 50mg 的溶液。

对照溶液　精密量取供试品溶液 1ml，置 200ml 量瓶中，用水稀释至刻度，摇匀。

系统适用性溶液　取脯氨酸对照品与苏氨酸对照品各适量，置同一量瓶中，加水溶解并稀释制成每 1ml 中各约含0.4mg 的溶液。

色谱条件　采用硅胶 G 薄层板，以正丁醇-无水乙醇-浓氨溶液-水（8∶8∶1∶3）为展开剂。

测定法　吸取上述三种溶液各 2μl，分别点于同一薄层板上，展开，晾干，喷以茚三酮的丙酮溶液（1→50），在 80℃ 加热至斑点出现，立即检视。

系统适用性要求　对照溶液应显一个清晰的斑点，系统适用性溶液应显两个完全分离的斑点。

限度　供试品溶液如显杂质斑点，其颜色与对照溶液的主斑点比较，不得更深（0.5%）。

干燥失重　取本品，在 105℃ 干燥 3 小时，减失重量不得过 0.3%（通则 0831）。

炽灼残渣　不得过 0.1%（通则 0841）。

铁盐　取本品 1.0g，依法检查（通则 0807），与标准铁溶液 1.0ml 制成的对照液比较，不得更深（0.001%）。

重金属　取本品 1.0g，加水 23ml 溶解后，加醋酸盐缓冲液（pH 3.5）2ml，依法检查（通则 0821 第一法），含重金属不得过百万分之十。

砷盐　取本品 2.0g，加盐酸 5ml 与水 23ml 溶解后，依法检查（通则 0822 第一法），应符合规定（0.0001%）。

细菌内毒素　取本品，依法检查（通则 1143），每 1g 脯氨酸中含内毒素的量应小于 10EU。（供注射用）

【含量测定】 取本品约 0.1g，精密称定，加冰醋酸 50ml 使溶解，照电位滴定法（通则 0701），用高氯酸滴定液（0.1mol/L）滴定，并将滴定的结果用空白试验校正。每 1ml 高氯酸滴定液（0.1mol/L）相当于 11.51mg 的 $C_5H_9NO_2$。

【类别】 氨基酸类药。

【贮藏】 遮光，密封保存。

麻醉乙醚

Mazui Yimi

Anesthetic Ether

$C_4H_{10}O$ 74.12

本品可加适量的稳定剂。

【性状】 本品为无色澄明、易流动的液体；有特臭；有极强的挥发性与燃烧性，蒸气与空气混合后，遇火能爆炸；在空气和日光影响下，渐氧化变质。

本品与乙醇、三氯甲烷、苯、石油醚、脂肪油或挥发油均能任意混合，在水中溶解。

相对密度 本品的相对密度（通则 0601 韦氏比重秤法）为 0.713～0.718。

馏程 本品的馏程（通则 0611）为 33.5～35.5℃，馏距在 1℃以内（供试品必须符合过氧化物检查项下的规定，才能进行本项试验）。

【检查】 **酸度** 取水 10ml，加溴麝香草酚蓝指示液 2 滴，滴加氢氧化钠滴定液（0.02mol/L），边滴边振摇至显蓝色；加本品 25ml，密塞振摇混合，再加氢氧化钠滴定液（0.02mol/L）0.30ml，振摇，水层应仍显蓝色。

醛类 取本品 50ml，置 100ml 蒸馏瓶内，在不超过 40℃的水浴上蒸馏，至瓶底剩余约 1～2ml；分取馏出液 10ml，置贮有水 100ml 的具塞锥形瓶中，加 0.1%亚硫酸氢钠溶液 1ml，密塞，强力振摇 10 秒钟，在冷暗处放置 30 分钟，加淀粉指示液 2ml，用碘滴定液（0.01mol/L）滴定至溶液显微蓝色，保持溶液温度在 18℃以下，加碳酸氢钠 2g，振摇，蓝色消失后，加碘滴定液（0.01mol/L）的稀释液（9→40）1.0ml，溶液应显蓝色。

过氧化物 取本品 5ml，置总容量不超过 15ml 的具塞比色管中，加新制的碘化钾淀粉溶液（取碘化钾 10g，加水溶解成 95ml，再加淀粉指示液 5ml，混合）8ml，密塞，强力振摇 1 分钟，在暗处放置 30 分钟，两液层均不得染色。

异臭 取本品 10ml，置瓷蒸发皿中，使自然挥发，挥散完毕后，不得有异臭。

不挥发物 取本品 50ml，置经 105℃恒重的蒸发皿中，自然挥发或微温使挥散后，在 105℃干燥至恒重，遗留残渣不得过 1mg（供试品必须符合过氧化物检查项下的规定，才能进行本项试验）。

【类别】 吸入全麻药。

【贮藏】 遮光，几乎装满，严封或熔封，在阴凉避火处保存。本品贮存 2 年后，应重新检查，符合规定才能使用。

羟丁酸钠

Qiangdingsuanna

Sodium Hydroxybutyrate

HO–CH₂CH₂CH₂–C(=O)ONa

$C_4H_7NaO_3$ 126.09

本品为 4-羟基丁酸钠盐。按干燥品计算，含 $C_4H_7NaO_3$ 不得少于 99.0%。

【性状】 本品为白色结晶性粉末；微臭；有引湿性。

本品在水中极易溶解，在乙醇中溶解，在乙醚或三氯甲烷中不溶。

【鉴别】 (1)取本品约 0.1g，加水 1ml 溶解后，加三氯化铁试液 3～5 滴，即显红色。

(2)取本品约 0.1g，加水 1ml 溶解后，加硝酸铈铵试液 1ml，显橙红色。

(3)本品的红外光吸收图谱应与对照的图谱（光谱集 437 图）一致。

(4)本品的水溶液显钠盐的鉴别反应（通则 0301）。

【检查】 **碱度** 取本品 2.0g，加水 10ml 溶解后，依法测定（通则 0631），pH 值应为 7.5～9.0。

溶液的澄清度与颜色 取本品 2.0g，加水 10ml 溶解后，溶液应澄清无色；如显浑浊，与 2 号浊度标准液（通则 0902 第一法）比较，不得更浓；如显色，与黄色 2 号标准比色液（通则 0901 第一法）比较，不得更深。

氯化物 取本品 0.50g，依法检查（通则 0801），与标准氯化钠溶液 7.0ml 制成的对照液比较，不得更浓（0.014%）。

硫酸盐 取本品 1.0g，依法检查（通则 0802），与标准硫酸钾溶液 2.0ml 制成的对照液比较，不得更浓（0.020%）。

干燥失重 取本品，在 105℃干燥至恒重，减失重量不得过 1.5%（通则 0831）。

重金属 取本品 0.50g，依法检查（通则 0821 第三法），含重金属不得过百万分之二十。

【含量测定】 取本品约 0.1g，精密称定，加冰醋酸 10ml 溶解后，加醋酐 2ml 与结晶紫指示液 1 滴，用高氯酸滴定液（0.1mol/L）滴定至溶液显蓝绿色，并将滴定的结果用空白试验校正。每 1ml 高氯酸滴定液（0.1mol/L）相当于 12.61mg 的 $C_4H_7NaO_3$。

【类别】 静脉麻醉药。

【贮藏】 遮光，密封保存。

【制剂】 羟丁酸钠注射液

羟丁酸钠注射液

Qiangdingsuanna Zhusheye

Sodium Hydroxybutyrate Injection

本品为羟丁酸钠的灭菌水溶液。含羟丁酸钠($C_4H_7NaO_3$)应为标示量的 95.0%～105.0%。

【性状】 本品为无色或几乎无色的澄明液体。

【鉴别】 取本品，照羟丁酸钠项下的鉴别(1)、(2)、(4)项试验，显相同的反应。

【检查】 **pH 值** 应为 7.5～9.0(通则 0631)。

细菌内毒素 取本品，依法检查(通则 1143)，每 1mg 羟丁酸钠中含内毒素的量应小于 0.017EU。

其他 应符合注射剂项下有关的各项规定(通则 0102)。

【含量测定】 精密量取本品 5ml，置 50ml 量瓶中，用水稀释至刻度，摇匀，精密量取 5ml，置水浴中蒸干，并于 105℃干燥后，照羟丁酸钠项下的方法，自"加冰醋酸 10ml 溶解"起，依法测定。每 1ml 高氯酸滴定液(0.1mol/L)相当于 12.61mg 的 $C_4H_7NaO_3$。

【类别】 同羟丁酸钠。

【规格】 10ml : 2.5g

【贮藏】 遮光，密闭保存。

羟甲香豆素

Qiangjia Xiangdousu

Hymecromone

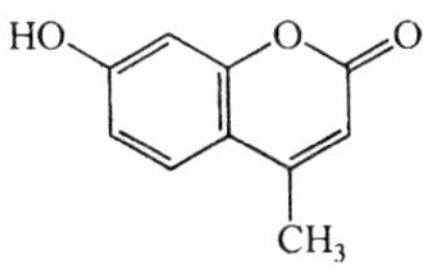

$C_{10}H_8O_3$ 176.17

本品为 4-甲基-7-羟基-2*H*-1-苯并吡喃-2-酮。按干燥品计算，含 $C_{10}H_8O_3$ 应为 98.0%～102.0%。

【性状】 本品为白色或类白色的结晶性粉末；无臭。

本品在甲醇、乙醇或丙醇中略溶，在水中不溶；在氢氧化钠溶液中易溶。

熔点 本品的熔点(通则 0612)为 188～192℃。

吸收系数 避光操作。取本品约 0.125g，精密称定，置 250ml 量瓶中，加 0.1mol/L 氢氧化钠溶液 25ml，振摇使溶解，用水稀释至刻度，摇匀，精密量取适量，用 0.002mol/L 氢氧化钠溶液定量稀释制成每 1ml 中含 5μg 的溶液。照紫外-可见分光光度法(通则 0401)，在 360nm 的波长处测定吸光度，吸收系数($E_{1cm}^{1\%}$)为 1031～1139。

【鉴别】 (1)取本品适量，加乙醇 2ml 使溶解，在日光下显浅紫色荧光，加氢氧化钠试液 2 滴，溶液显蓝色荧光，加稀盐酸 2～3 滴，荧光即消失，置紫外光灯下照射显强黄绿色荧光。

(2)本品的红外光吸收图谱应与对照的图谱(光谱集 438 图)一致。

【检查】 **酸度** 取本品 1.0g，加水 50ml，振摇 10 分钟，滤过，取滤液，依法测定(通则 0631)，pH 值应为 5.5～7.0。

有关物质 照高效液相色谱法(通则 0512)测定。避光操作。

供试品溶液 取本品适量，精密称定，加流动相溶解并定量稀释制成每 1ml 中含 1mg 的溶液。

对照品溶液(1) 取羟甲香豆素对照品约 20mg 与间苯二酚对照品约 10mg，精密称定，置同一 100ml 量瓶中，加流动相溶解并稀释至刻度，摇匀。

对照品溶液(2) 精密量取对照品溶液(1) 1ml，置 200ml 量瓶中，用流动相稀释至刻度，摇匀。

色谱条件 用十八烷基硅烷键合硅胶为填充剂；以甲醇-磷酸盐缓冲液(0.156%磷酸二氢钠 280ml 加 0.358%磷酸氢二钠 720ml，用磷酸调节 pH 值至 7.0)(49 : 51)为流动相；检测波长为 270nm；进样体积 20μl。

系统适用性要求 对照品溶液(1)色谱图中，羟甲香豆素峰保留时间约为 7 分钟，间苯二酚峰相对于羟甲香豆素峰的保留时间约为 0.5。间苯二酚峰与羟甲香豆素峰之间的分离度应大于 10。

测定法 精密量取供试品溶液与对照品溶液(2)，分别注入液相色谱仪，记录色谱图至 30 分钟。

限度 供试品溶液色谱图中如有杂质峰，按外标法以峰面积计算，间苯二酚不得过 0.05%，其他单个杂质以对照品溶液(2)中羟甲香豆素峰面积计算，不得过 0.1%，杂质总量不得过 0.2%。

硫酸盐 取本品 1.0g，加水 40ml，振摇 5 分钟，滤过，取滤液 20ml，依法检查(通则 0802)，与标准硫酸钾溶液 2.0ml 制成的对照液比较，不得更浓(0.040%)。

干燥失重 取本品，在 105℃干燥至恒重，减失重量不得过 0.5%(通则 0831)。

炽灼残渣 取本品 1.0g，依法检查(通则 0841)，遗留残渣不得过 0.1%。

重金属 取炽灼残渣项下遗留的残渣，依法检查(通则 0821 第二法)，含重金属不得过百万分之十。

【含量测定】 避光操作。取本品约 0.15g，精密称定，加二甲基甲酰胺 40ml 溶解，照电位滴定法(通则 0701)，用氢氧化四甲基铵滴定液(0.1mol/L)滴定，滴定的结果用空白(水 8.5ml 加二甲基甲酰胺 40ml)试验校正。每 1ml 氢氧化四甲基铵滴定液(0.1mol/L)相当于 17.62mg 的 $C_{10}H_8O_3$。

【类别】 利胆药。

【贮藏】 遮光，密封，在阴凉干燥处保存。

【制剂】 (1)羟甲香豆素片 (2)羟甲香豆素胶囊

羟甲香豆素片

Qiangjia Xiangdousu Pian

Hymecromone Tablets

本品含羟甲香豆素($C_{10}H_8O_3$)应为标示量的 93.0%～107.0%。

【性状】 本品为白色或类白色片。

【鉴别】 (1)取本品的细粉适量(约相当于羟甲香豆素 30mg),加乙醇 10ml,振摇使羟甲香豆素溶解,滤过,滤液照羟甲香豆素项下的鉴别(1)项试验,显相同的反应。

(2)取含量测定项下的供试品溶液,照紫外-可见分光光度法(通则 0401)测定,在 229nm 与 360nm 的波长处有最大吸收,吸光度比值应为 0.68～0.75。

【检查】 **溶出度** 照溶出度与释放度测定法(通则 0931 第二法)测定。避光操作。

溶出条件　以硼酸缓冲液(取硼酸 12.37g 与氯化钾 14.91g,加水至 1000ml。量取 50ml,加 0.2mol/L 氢氧化钠溶液 11.8ml,加水至 200ml,用 5mol/L 氢氧化钠溶液调节 pH 值至 8.6)1000ml 为溶出介质,转速为每分钟 75 转,依法操作,经 45 分钟时取样。

供试品溶液　取溶出液 10ml,滤过,精密量取续滤液 3ml,置 100ml 量瓶中,用溶出介质稀释至刻度,摇匀。

对照品溶液　取羟甲香豆素对照品适量,精密称定,加溶出介质溶解并定量稀释制成每 1ml 中约含 6μg 的溶液。

测定法　取供试品溶液与对照品溶液,照紫外-可见分光光度法(通则 0401),在 360nm 的波长处分别测定吸光度,计算每片的溶出量。

限度　标示量的 70%,应符合规定。

其他 应符合片剂项下有关的各项规定(通则 0101)。

【含量测定】 照紫外-可见分光光度法(通则 0401)测定。避光操作。

供试品溶液 取本品 20 片,精密称定,研细,精密称取适量(约相当于羟甲香豆素 0.1g),置 100ml 棕色量瓶中,精密加 0.1mol/L 氢氧化钠溶液 10ml,振摇使羟甲香豆素溶解,用水稀释至刻度,摇匀,滤过,精密量取续滤液 5ml,置 50ml 棕色量瓶中,用 0.002mol/L 氢氧化钠溶液稀释至刻度,摇匀,精密量取 5ml,置 100ml 棕色量瓶中,用 0.002mol/L 氢氧化钠溶液稀释至刻度,摇匀。

测定法 取供试品溶液,在 360nm 的波长处测定吸光度,按 $C_{10}H_8O_3$ 的吸收系数($E_{1cm}^{1\%}$)为 1085 计算。

【类别】 同羟甲香豆素。

【规格】 0.2g

【贮藏】 遮光,密封,在阴凉处保存。

羟甲香豆素胶囊

Qiangjia Xiangdousu Jiaonang

Hymecromone Capsules

本品含羟甲香豆素($C_{10}H_8O_3$)应为标示量的 90.0%～110.0%。

【性状】 本品内容物为白色或类白色粉末。

【鉴别】 (1)取本品的内容物,照羟甲香豆素项下的鉴别(1)项试验,显相同的反应。

(2)取含量测定项下的供试品溶液,照紫外-可见分光光度法(通则 0401)测定,在 229nm 与 360nm 的波长处有最大吸收,吸光度比值应为 0.68～0.75。

【检查】 **溶出度** 照溶出度与释放度测定法(通则 0931 第二法)测定。避光操作。

溶出条件　以硼酸缓冲液(取硼酸 12.37g 与氯化钾 14.91g,加水至 1000ml。量取 50ml,加 0.2mol/L 氢氧化钠溶液 11.8ml,加水至 200ml,用 5mol/L 氢氧化钠溶液调节 pH 值至 8.6)1000ml 为溶出介质,转速为每分钟 75 转,依法操作,经 45 分钟时取样。

供试品溶液　取溶出液 10ml,滤过,精密量取续滤液 3ml,置 100ml 量瓶(0.2g 规格)或 200ml 量瓶(0.4g 规格)中,用溶出介质稀释至刻度,摇匀。

对照品溶液　取羟甲香豆素对照品适量,精密称定,加溶出介质溶解并定量稀释制成每 1ml 中约含 6μg 的溶液。

测定法　取供试品溶液与对照品溶液,照紫外-可见分光光度法(通则 0401),在 360nm 的波长处分别测定吸光度,计算每粒的溶出量。

限度　标示量的 70%,应符合规定。

其他 应符合胶囊剂项下有关的各项规定(通则 0103)。

【含量测定】 照紫外-可见分光光度法(通则 0401)测定。避光操作。

供试品溶液 取装量差异项下的内容物,混匀,取适量(约相当于羟甲香豆素 0.1g),精密称定,置 100ml 棕色量瓶中,精密加 0.1mol/L 氢氧化钠溶液 10ml,振摇使羟甲香豆素溶解,用水稀释至刻度,摇匀,滤过,精密量取续滤液 5ml,置 50ml 棕色量瓶中,用 0.002mol/L 氢氧化钠溶液稀释至刻度,摇匀,精密量取 5ml,置 100ml 棕色量瓶中,用 0.002mol/L 氢氧化钠溶液稀释至刻度,摇匀。

测定法 取供试品溶液,在 360nm 的波长处测定吸光度,按 $C_{10}H_8O_3$ 的吸收系数($E_{1cm}^{1\%}$)为 1085 计算。

【类别】 同羟甲香豆素。

【规格】 (1)0.2g　(2)0.4g

【贮藏】 遮光,密封,在阴凉处保存。

羟苯磺酸钙

Qiangbenhuangsuangai

Calcium Dobesilate

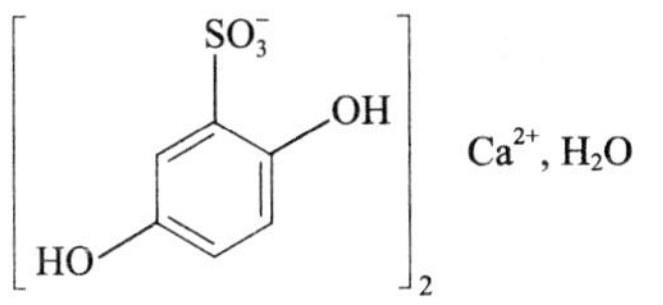

$$\left[\text{2,5-(HO)}_2\text{C}_6\text{H}_3\text{SO}_3^- \right]_2 \ Ca^{2+}, H_2O$$

$C_{12}H_{10}CaO_{10}S_2 \cdot H_2O$　436.42

本品为2,5-二羟基苯磺酸钙一水合物，按无水与无溶剂物计算，含$C_{12}H_{10}CaO_{10}S_2$应为99.0%～102.0%。

【性状】 本品为白色或类白色粉末；无臭；遇光易变质，有吸湿性。

本品极易溶于水，易溶于乙醇或丙酮，极微溶于三氯甲烷或乙醚。

【鉴别】 (1)取本品约0.1g，置试管中，加乙醇2ml溶解，滴加三氯化铁试液2滴，显蓝色，放置后变为蓝紫色。

(2)取本品约0.1g，加水2ml溶解，将溶液分为2份，一份加硝酸1ml，水浴中加热15～20分钟，放冷，加氯化钡试液1ml，立即产生白色沉淀；另一份加硝酸1滴，再加氯化钡试液1ml，无沉淀产生。

(3)取本品，加水溶解并稀释制成每1ml中约含25μg的溶液，照紫外-可见分光光度法(通则0401)测定，在221nm与301nm的波长处有最大吸收。

(4)本品的水溶液显钙盐的鉴别反应(通则0301)。

【检查】 **酸度**　取本品，加水溶解并稀释制成每1ml中含0.1g的溶液，依法测定(通则0631)，pH值应为4.5～6.0。

溶液的澄清度与颜色　取本品1.0g，加水10ml溶解后，溶液应澄清无色；如显浑浊，与1号浊度标准液(通则0902第一法)比较，不得更浓；如显色，与黄色1号标准比色液(通则0901第一法)比较，不得更深。

硫酸盐　取本品1.0g，依法检查(通则0802)，与标准硫酸钾溶液3.0ml制成的对照液比较，不得更浓(0.03%)。

有关物质　照高效液相色谱法(通则0512)测定。避光操作。

供试品溶液　取本品，精密称定，加水溶解并定量稀释制成每1ml中约含1mg的溶液。

对照溶液　精密量取供试品溶液适量，用水定量稀释制成每1ml中约含1μg的溶液。

对照品溶液　取杂质Ⅰ对照品，精密称定，加水溶解并定量稀释制成每1ml中约含1μg的溶液。

系统适用性溶液　取羟苯磺酸钙与杂质Ⅰ对照品各适量，加水溶解制成每1ml中分别约含100μg与1μg的混合溶液。

色谱条件　用十八烷基硅烷键合硅胶为填充剂；以乙腈-0.05mol/L磷酸二氢铵溶液(2:98)为流动相；检测波长为300nm；进样体积10μl。

系统适用性要求　系统适用性溶液色谱图中，理论板数按羟苯磺酸钙峰计算不低于1000，羟苯磺酸钙峰与杂质Ⅰ峰之间的分离度应符合要求。

测定法　精密量取供试品溶液、对照溶液与对照品溶液，分别注入液相色谱仪，记录色谱图至主成分峰保留时间的4倍。

限度　供试品溶液色谱图中，如有与杂质Ⅰ峰保留时间一致的色谱峰，按外标法以峰面积计算，不得过0.1%；其他单个杂质峰面积不得大于对照溶液的主峰面积(0.1%)；杂质总量不得过0.2%。

残留溶剂　照残留溶剂测定法(通则0861第二法)测定。

内标溶液　取正丙醇，用水稀释制成每1ml中约含120μg的溶液。

供试品溶液　取本品约0.2g，精密称定，置顶空瓶中，精密加入内标溶液2ml使溶解，密封。

对照品溶液　取乙醇、异丙醇和1,2-二氯乙烷各适量，精密称定，加内标溶液定量稀释制成每1ml中约含乙醇500μg、异丙醇500μg和1,2-二氯乙烷0.5μg的混合溶液，精密量取2ml，置顶空瓶中，密封。

色谱条件　以6%氰丙基苯基-94%二甲基聚硅氧烷(或极性相近)为固定液；起始温度为40℃，维持5分钟，以每分钟10℃的速率升温至150℃，保持2分钟，以每分钟20℃的速率升温至240℃，维持3分钟；进样口温度为230℃；检测器温度为250℃；顶空瓶平衡温度为70℃，平衡时间为30分钟。

系统适用性要求　对照品溶液色谱图中，各成分峰之间的分离度均应符合要求。

测定法　取供试品溶液与对照品溶液分别顶空进样，记录色谱图。

限度　按内标法以峰面积计算，乙醇、异丙醇与1,2-二氯乙烷的残留量均应符合规定。

水分　取本品，照水分测定法(通则0832第一法1)测定，含水分应为4.0%～6.0%。

铁盐　取本品1.0g，依法检查(通则0807)，与标准铁溶液1.0ml制成的对照液比较，不得更深(0.001%)。

重金属　取本品1.0g，加水适量溶解后，加醋酸盐缓冲液(pH 3.5)2ml，用水稀释至25ml，依法检查(通则0821第一法)，含重金属不得过百万分之十五。

【含量测定】 取本品约0.2g，精密称定，加水10ml使溶解，加稀硫酸40ml与邻二氮菲指示液2滴，用硫酸铈滴定液(0.1mol/L)滴定至溶液显黄绿色。每1ml硫酸铈滴定液(0.1mol/L)相当于10.46mg的$C_{12}H_{10}CaO_{10}S_2$。

【类别】 毛细血管保护药。

【贮藏】 密封，在凉暗、干燥处保存。

【制剂】 羟苯磺酸钙胶囊

附：

杂质Ⅰ（氢醌）

OH

OH

$C_6H_6O_2$　110.11

1,4-苯二醇

羟苯磺酸钙胶囊

Qiangbenhuangsuangai Jiaonang

Calcium Dobesilate Capsules

本品含羟苯磺酸钙（$C_{12}H_{10}CaO_{10}S_2 \cdot H_2O$）应为标示量的 95.0%～105.0%。

【性状】 本品内容物为白色或类白色粉末或颗粒。

【鉴别】 (1) 取本品的内容物适量（约相当于羟苯磺酸钙 0.2g），加水 2ml，振摇使羟苯磺酸钙溶解，滤过，滤液显钙盐的鉴别反应（通则 0301）。

(2) 在含量测定项下记录的色谱图中，供试品溶液主峰的保留时间应与对照品溶液主峰的保留时间一致。

【检查】 **有关物质**　照高效液相色谱法（通则 0512）测定。避光操作。

供试品溶液　取本品内容物的细粉适量（约相当于羟苯磺酸钙 0.1g），精密称定，置 100ml 量瓶中，加水适量，超声约 10 分钟使羟苯磺酸钙溶解，用水稀释至刻度，摇匀，滤过，取续滤液。

对照溶液　精密量取供试品溶液适量，用水定量稀释制成每 1ml 中约含羟苯磺酸钙 1μg 的溶液。

对照品溶液、系统适用性溶液、色谱条件、系统适用性要求与测定法　见羟苯磺酸钙有关物质项下。

限度　供试品溶液色谱图中，如有与杂质Ⅰ峰保留时间一致的色谱峰，按外标法以峰面积计算，不得过羟苯磺酸钙标示量的 0.1%；其他单个杂质峰面积不得大于对照溶液的主峰面积（0.1%）；杂质总量不得过 0.5%。

干燥失重　取本品的内容物适量（约相当于羟苯磺酸钙 0.1g），精密称定，在 105℃ 干燥 3 小时，减失重量不得过 7.0%（通则 0831）。

其他　应符合胶囊剂项下有关的各项规定（通则 0103）。

【含量测定】 照高效液相色谱法（通则 0512）测定。

供试品溶液　取装量差异项下内容物，混匀，研细，精密称取细粉适量（约相当于羟苯磺酸钙 0.1g），置 100ml 量瓶中，加水适量，超声约 10 分钟使羟苯磺酸钙溶解，用水稀释至刻度，摇匀，滤过，精密量取续滤液 5ml，置 50ml 量瓶中，用水稀释至刻度，摇匀。

对照品溶液　取羟苯磺酸钙对照品，精密称定，加水溶解并定量稀释制成每 1ml 中约含 0.1mg 的溶液。

系统适用性溶液、色谱条件与系统适用性要求　见有关物质项下。

测定法　精密量取供试品溶液与对照品溶液，分别注入液相色谱仪，记录色谱图。按外标法以峰面积计算。

【类别】 同羟苯磺酸钙。

【规格】 0.5g

【贮藏】 密封，凉暗、干燥处保存。

羟　基　脲

Qiangjiniao

Hydroxycarbamide

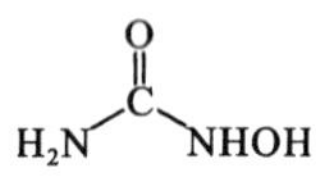

$CH_4N_2O_2$　76.06

本品按干燥品计算，含 $CH_4N_2O_2$ 应为 98.0%～102.0%。

【性状】 本品为白色结晶性粉末；无臭。

本品在水中易溶，在乙醇中微溶，在乙醚中不溶。

熔点　本品的熔点（通则 0612）为 138～145℃，熔融时同时分解。

【鉴别】 (1)取本品约 0.5g，加氢氧化钠试液 5ml，煮沸，即发生氨臭。

(2)取本品约 0.5g，加水 10ml 溶解，缓缓滴入沸腾的碱性酒石酸铜试液中，继续加热 1～2 分钟，即生成氧化亚铜的红色沉淀。

(3)取本品约 0.1g，加水 5ml 溶解，加三氯化铁试液 1 滴，即显蓝紫色。

(4)本品的红外光吸收图谱应与对照的图谱（光谱集 663 图）一致。

【检查】 **溶液的澄清度**　取本品 0.50g，加水 10ml 溶解后，溶液应澄清。

氯化物　取本品 0.2g，加水 20ml 溶解后，分取 10ml，依法检查（通则 0801），与标准氯化钠溶液 5.0ml 制成的对照液比较，不得更浓（0.05%）。

脲　照薄层色谱法（通则 0502）试验。

供试品溶液　取本品 0.10g，精密称定，置 5ml 量瓶中，加水溶解并稀释至刻度，摇匀。

对照品溶液　取脲对照品 5.0mg，精密称定，置 50ml 量瓶中，加水溶解并稀释至刻度，摇匀。

系统适用性溶液　取羟基脲与脲各 5mg，置同一 50ml 量瓶中，加水溶解并稀释至刻度，摇匀。

色谱条件　采用硅胶 G 薄层板，取溶剂[吡啶-水-乙酸乙酯(2∶2∶10)]，振摇，静置使分层，取上层液为展开剂。

测定法　吸取上述三种溶液各 10μl，分别点于同一薄层板上，展开，取出，晾干，喷以对二甲氨基苯甲醛的盐酸溶液(取对二甲氨基苯甲醛，加 1mol/L 盐酸溶液溶解并稀释制成每 1ml 中含 10mg 的溶液)，在 90℃干燥 1～2 分钟。

系统适用性要求　系统适用性溶液应显两个清晰的斑点。

限度　供试品溶液如显杂质斑点，与对照品溶液所显的主斑点比较，不得更深(0.5%)。

有关物质　照高效液相色谱法(通则 0512)测定。

供试品溶液　取本品，加流动相溶解并稀释制成每 1ml 中含 10mg 的溶液。

对照溶液　精密量取供试品溶液适量，用流动相定量稀释制成每 1ml 中含 20μg 的溶液。

系统适用性溶液　临用新制，放置 30 分钟使用。取羟基脲 5mg 与盐酸羟胺 0.1g，置 50ml 量瓶中，加流动相溶解并稀释至刻度，摇匀。

色谱条件　用十八烷基硅烷键合硅胶为填充剂；以甲醇-水(5∶95)为流动相；检测波长为 214nm；进样体积 20μl。

系统适用性要求　系统适用性溶液色谱图中，理论板数按羟基脲峰计算不低于 3000，盐酸羟胺峰与羟基脲峰之间的分离度应大于 1.0。

测定法　精密量取供试品溶液与对照溶液，分别注入液相色谱仪，记录色谱图至主成分峰保留时间的 3 倍。

限度　供试品溶液色谱图中如有杂质峰，各杂质峰面积的和不得大于对照溶液主峰面积(0.2%)。

干燥失重　取本品，以五氧化二磷为干燥剂，60℃减压干燥至恒重，减失重量不得过 1.0%(通则 0831)。

炽灼残渣　不得过 0.1%(通则 0841)。

重金属　取本品 1.0g，加水 23ml 溶解后，加醋酸盐缓冲液(pH 3.5)2ml，依法检查(通则 0821 第一法)，含重金属不得过百万分之二十。

【含量测定】　照高效液相色谱法(通则 0512)测定。

供试品溶液　取本品约 100mg，精密称定，置 100ml 量瓶中，加流动相溶解并稀释至刻度，摇匀。

对照品溶液　取羟基脲对照品适量，精密称定，加流动相溶解并定量稀释制成每 1ml 中约含 1mg 的溶液。

系统适用性溶液、色谱条件与系统适用性要求　见有关物质项下。

测定法　精密量取供试品溶液与对照品溶液，分别注入液相色谱仪，记录色谱图。按外标法以峰面积计算。

【类别】　抗肿瘤药。

【贮藏】　遮光，密封保存。

【制剂】　羟基脲片

羟基脲片

Qiangjiniao Pian

Hydroxycarbamide Tablets

本品含羟基脲($CH_4N_2O_2$)应为标示量的 95.0%～105.0%。

【性状】　本品为白色片。

【鉴别】　取本品细粉适量，照羟基脲项下的鉴别(1)、(2)、(3)试验，显相同的反应。

【检查】　**脲**　照薄层色谱法(通则 0502)试验。

供试品溶液　取本品细粉适量(约相当于羟基脲 0.10g)，精密称定，置 5ml 量瓶中，加水适量，振摇使羟基脲溶解，用水稀释至刻度，摇匀，滤过，取续滤液。

对照品溶液、系统适用性溶液、色谱条件、测定法与系统适用性要求　见羟基脲脲项下。

限度　供试品溶液如显杂质斑点，与对照品溶液所显的主斑点比较，不得更深(0.5%)。

有关物质　照高效液相色谱法(通则 0512)测定。

供试品溶液　取本品细粉适量，加流动相溶解并稀释制成每 1ml 中含羟基脲 10mg 的溶液，滤过，取续滤液。

对照溶液　精密量取供试品溶液适量，用流动相定量稀释制成每 1ml 中含羟基脲 20μg 的溶液。

系统适用性溶液、色谱条件、系统适用性要求与测定法　见羟基脲有关物质项下。

限度　供试品溶液色谱图中如有杂质峰，各杂质峰面积的和不得大于对照溶液主峰面积(0.2%)。

其他　应符合片剂项下有关的各项规定(通则 0101)。

【含量测定】　照高效液相色谱法(通则 0512)测定。

供试品溶液　取本品 20 片，精密称定，研细，精密称取细粉适量(约相当于羟基脲 100mg)，置 100ml 量瓶中，加流动相溶解并稀释至刻度，摇匀，滤过，取续滤液。

对照品溶液、系统适用性溶液、色谱条件、系统适用性要求与测定法　见羟基脲含量测定项下。

【类别】　同羟基脲。

【规格】　0.5g

【贮藏】　遮光，密封保存。

液状石蜡

Yezhuang Shila

Liquid Paraffin

本品系自石油中制得的多种液状烃的混合物。

【性状】　本品为无色澄清的油状液体；无臭；在日光下不显荧光。

本品在三氯甲烷、乙醚或挥发油中溶解，在水或乙醇中均不溶。

相对密度　本品的相对密度为 0.845～0.890（通则 0601 比重瓶法）。

黏度　本品的运动黏度（通则 0633 第一法），在 40℃时（毛细管内径 1mm），不得小于 36mm²/s。

【检查】　**酸度**　取本品 5.0ml，加中性乙醇（对酚酞指示液显中性）5ml，煮沸，溶液遇湿润的石蕊试纸应显中性反应。

稠环芳烃　照紫外-可见分光光度法（通则 0401）测定。

供试品溶液　取本品 25ml，置分液漏斗中，加正己烷 25ml 混合后，再精密加二甲基亚砜 5ml，剧烈振摇 2 分钟，静置使分层，将二甲基亚砜层移入另一分液漏斗中，用正己烷 2ml 振摇洗涤后，静置俟分层，必要时离心，分取二甲基亚砜层。

测定法　取供试品溶液，在 260～350nm 波长范围内测定吸光度。

限度　最大吸光度不得大于 0.10。

固形石蜡　取本品，在 105℃干燥 2 小时，置硫酸干燥器中放冷后，满装于内径约 25mm 的具塞试管中，密塞，在 0℃冷却 4 小时，如发生浑浊，与同体积的对照液（取 0.01mol/L 盐酸溶液 0.15ml，加稀硝酸 6ml 与硝酸银试液 1.0ml，用水稀释成 50ml）比较，不得更浓。

易炭化物　取本品 5ml，置长约 160mm、内径约 25mm 的具塞试管中，加硫酸（含 H_2SO_4 94.5%～95.5%）5ml，置水浴中，30 秒钟后迅速取出，加塞，强力振摇 3 次，振幅应在 12cm 以上，但时间不超过 3 秒钟，振摇后，放回水浴中，每隔 30 秒钟，再取出，如上法振摇，自试管浸入水浴中起，经过 10 分钟后取出，静置使分层，石蜡层不得显色；酸层如显色，与对照液（取比色用重铬酸钾液 1.5ml、比色用氯化钴液 1.3ml、比色用硫酸铜液 0.5ml 与水 1.7ml，再加本品 5ml 制成）比较，不得更深。

【类别】　泻药。

【贮藏】　密封保存。

维　A　酸

Wei A Suan

Tretinoin

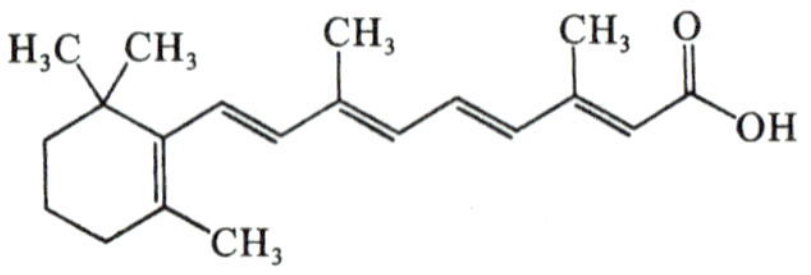

$C_{20}H_{28}O_2$　300.44

本品为全反式维 A 酸。按干燥品计算，含 $C_{20}H_{28}O_2$ 应为 97.0%～103.0%。

【性状】　本品为黄色至淡橙色的结晶性粉末。

本品在乙醇、异丙醇或三氯甲烷中微溶，在水中几乎不溶。

【鉴别】　（1）在含量测定项下记录的色谱图中，供试品溶液主峰的保留时间应与对照品溶液主峰的保留时间一致。

（2）取本品，加酸性异丙醇溶液（取 0.1mol/L 盐酸溶液 1ml，用异丙醇稀释至 1000ml）溶解并稀释制成每 1ml 中约含 4μg 的溶液，照紫外-可见分光光度法（通则 0401）测定，在 352nm 的波长处有最大吸收。

（3）本品的红外光吸收图谱应与对照的图谱（光谱集 445 图）一致。

【检查】　**异维 A 酸**　照高效液相色谱法（通则 0512）测定。避光操作。

供试品溶液　取本品约 10mg，精密称定，置 100ml 棕色量瓶中，加异丙醇 10ml 使溶解，用甲醇稀释至刻度，摇匀，精密量取 5ml，置 50ml 棕色量瓶中，用甲醇稀释至刻度，摇匀。

对照品溶液　取异维 A 酸对照品，精密称定，加异丙醇少量使溶解，用甲醇定量稀释制成每 1ml 中约含 0.2μg 的溶液。

系统适用性溶液　分别取维 A 酸对照品与异维 A 酸对照品各适量，加异丙醇少量使溶解，用甲醇稀释制成每 1ml 中各约含 10μg 的混合溶液。

色谱条件　用十八烷基硅烷键合硅胶为填充剂；以甲醇-2%冰醋酸溶液（81∶19）为流动相；检测波长为 350nm；进样体积 20μl。

系统适用性要求　系统适用性溶液色谱图中，理论板数按维 A 酸峰计算不低于 3000，维 A 酸峰与异维 A 酸峰之间的分离度应大于 5.0。

测定法　精密量取供试品溶液与对照品溶液，分别注入液相色谱仪，记录色谱图。

限度　供试品溶液色谱图中如有与异维 A 酸保留时间一致的色谱峰，按外标法以峰面积计算，不得过 2.0%。

干燥失重　取本品，在 105℃干燥 3 小时，减失重量不得过 0.5%（通则 0831）。

炽灼残渣　取本品 1.0g，依法检查（通则 0841），遗留残渣不得过 0.1%。

重金属　取炽灼残渣项下遗留的残渣，依法检查（通则 0821 第二法），含重金属不得过百万分之二十。

【含量测定】　照高效液相色谱法（通则 0512）测定。避光操作。

对照品溶液　取维 A 酸对照品约 10mg，精密称定，置 100ml 棕色量瓶中，加异丙醇 10ml 使溶解，用甲醇稀释至刻度，摇匀，精密量取 5ml，置 50ml 棕色量瓶中，用甲醇稀释至刻度，摇匀。

供试品溶液、系统适用性溶液、色谱条件与系统适用性要求　见异维 A 酸项下。

测定法　精密量取供试品溶液与对照品溶液，分别注入液相色谱仪，记录色谱图。按外标法以峰面积计算。

【类别】　细胞诱导分化药，角质溶解药。

【贮藏】　遮光，密封保存。

【制剂】　（1）维 A 酸片　（2）维 A 酸乳膏

维 A 酸 片

Wei A Suan Pian

Tretinoin Tablets

本品含维 A 酸($C_{20}H_{28}O_2$)应为标示量的 90.0%～110.0%。

【性状】 本品为淡黄色片或糖衣片，糖衣片除去包衣后显黄色。

【鉴别】 (1)在含量测定项下记录的色谱图中，供试品溶液主峰的保留时间应与对照品溶液主峰的保留时间一致。

(2)取本品细粉适量，加酸性异丙醇溶液(取 0.1mol/L 盐酸溶液 1ml，用异丙醇稀释至 1000ml)使维 A 酸溶解并稀释制成每 1ml 中约含维 A 酸 4μg 的溶液，滤过，滤液照紫外-可见分光光度法(通则 0401)测定，在 352nm 的波长处有最大吸收。

【检查】 **异维 A 酸** 照高效液相色谱法(通则 0512)测定。避光操作。

供试品溶液　取本品 10 片，精密称定，研细，精密称取适量(约相当于维 A 酸 10mg)，置 100ml 棕色量瓶中，加异丙醇约 10ml，充分振摇，使维 A 酸溶解并用甲醇稀释至刻度，摇匀，滤过，精密量取适量，用甲醇定量稀释制成每 1ml 中约含维 A 酸 10μg 的溶液。

对照品溶液　取异维 A 酸对照品，精密称定，加异丙醇少量使溶解，用甲醇定量稀释制成每 1ml 中约含 0.4μg 的溶液。

系统适用性溶液、色谱条件、系统适用性要求与测定法　见维 A 酸异维 A 酸项下。

限度　供试品溶液色谱图中如有与异维 A 酸保留时间一致的色谱峰，按外标法以峰面积计算，不得过标示量的 4.0%。

含量均匀度　避光操作。取本品 1 片，糖衣片除去糖衣，置乳钵中，研细，用异丙醇适量分次研磨并定量转移至 100ml 棕色量瓶中，用异丙醇稀释至刻度，摇匀，滤过，精密量取续滤液适量，用异丙醇定量稀释制成每 1ml 中含维 A 酸 4μg 的溶液，照紫外-可见分光光度法(通则 0401)，在 350nm 的波长处测定吸光度；另取维 A 酸对照品，精密称定，加异丙醇溶解并定量稀释制成每 1ml 中约含 4μg 的溶液，同法测定，计算含量，应符合规定(通则 0941)。

溶出度　照溶出度与释放度测定法(通则 0931 第二法)测定。避光操作。

溶出条件　以磷酸盐缓冲液(pH 7.4)-异丙醇(75∶25)900ml 为溶出介质；转速为每分钟 100 转，依法操作，经 45 分钟时取样。

供试品溶液　取溶出液适量，滤过，精密量取续滤液适量，用溶出介质定量稀释制成每 1ml 中约含维 A 酸 3μg 的溶液。

对照品溶液　取维 A 酸对照品约 15mg，精密称定，置 100ml 量瓶中，加异丙醇溶解并稀释至刻度，摇匀，精密量取 2ml，置 100ml 量瓶中，用溶出介质稀释至刻度，摇匀。

测定法　取供试品溶液与对照品溶液，照紫外-可见分光光度法(通则 0401)，在 339nm 的波长处分别测定吸光度，计算每片的溶出量。

限度　标示量的 70%，应符合规定。

其他　应符合片剂项下有关的各项规定(通则 0101)。

【含量测定】 照高效液相色谱法(通则 0512)测定。避光操作。

供试品溶液　见异维 A 酸项下。

对照品溶液、系统适用性溶液、色谱条件、系统适用性要求与测定法　见维 A 酸含量测定项下。

【类别】 细胞诱导分化药。

【规格】 20mg

【贮藏】 遮光，密封，在阴凉干燥处保存。

维 A 酸 乳 膏

Wei A Suan Rugao

Tretinoin Cream

本品含维 A 酸($C_{20}H_{28}O_2$)应为标示量的 90.0%～110.0%。

【性状】 本品为类白色至微黄色的乳膏。

【鉴别】 (1)在含量测定项下记录的色谱图中，供试品溶液主峰的保留时间应与对照品溶液主峰的保留时间一致。

(2)取本品适量，加酸性异丙醇溶液(取 0.1mol/L 盐酸溶液 1ml，用异丙醇稀释至 1000ml)搅拌均匀，滤过，取滤液，用上述溶剂稀释制成每 1ml 中约含维 A 酸 4μg 的溶液，照紫外-可见分光光度法(通则 0401)测定，在 352nm 的波长处有最大吸收。

【检查】 **异维 A 酸**　照高效液相色谱法(通则 0512)测定。避光操作。

供试品溶液　取本品适量(约相当于维 A 酸 1mg)，精密称定，置小烧杯中，加异丙醇 10ml，搅匀，用甲醇分次转移至 100ml 量瓶中，超声 10 分钟，放冷，用甲醇稀释至刻度，摇匀，滤过，取续滤液。

对照品溶液　取异维 A 酸对照品，精密称定，加异丙醇少量使溶解，用甲醇定量稀释制成每 1ml 中约含 0.5μg 的溶液。

系统适用性溶液、色谱条件、系统适用性要求与测定法　见维 A 酸异维 A 酸项下。

限度　供试品溶液色谱图中如有与异维 A 酸保留时间

一致的色谱峰，按外标法以峰面积计算，不得过维 A 酸标示量的 5.0%。

其他　应符合乳膏剂项下有关的各项规定（通则 0109）。

【含量测定】　照高效液相色谱法（通则 0512）测定。避光操作。

供试品溶液　见异维 A 酸项下。

对照品溶液、系统适用性溶液、色谱条件、系统适用性要求与测定法　见维 A 酸含量测定项下。

【类别】　角质溶解药。

【规格】　（1）10g：5mg　（2）10g：10mg　（3）20g：20mg

【贮藏】　遮光，密封，在阴凉处保存。

维 生 素 A

Weishengsu A

Vitamin A

本品系用每 1g 含 270 万单位以上的维生素 A 醋酸酯结晶加精制植物油制成的油溶液。含维生素 A 应为标示量的 97.0%～103.0%。

【性状】　本品为淡黄色油溶液或结晶与油的混合物（加热至 60℃应为澄清溶液）；无臭；在空气中易氧化，遇光易变质。

本品与三氯甲烷、乙醚、环己烷或石油醚能任意混合，在乙醇中微溶，在水中不溶。

【鉴别】　取本品 1 滴，加三氯甲烷 10ml 振摇使溶解；取 2 滴，加三氯甲烷 2ml 与 25%三氯化锑的三氯甲烷溶液 0.5ml，即显蓝色，渐变成紫红色。

【检查】　**酸值**　取乙醇与乙醚各 15ml，置锥形瓶中，加酚酞指示液 5 滴，滴加氢氧化钠滴定液（0.1mol/L）至微显粉红色，再加本品 2.0g，振摇使溶解，用氢氧化钠滴定液（0.1mol/L）滴定，酸值应不大于 2.0（通则 0713）。

过氧化值　取本品 1.0g，加冰醋酸-三氯甲烷（6：4）30ml，振摇使溶解，加碘化钾饱和溶液 1ml，振摇 1 分钟，加水 100ml 与淀粉指示液 1ml，用硫代硫酸钠滴定液（0.01mol/L）滴定至紫蓝色消失，并将滴定的结果用空白试验校正。消耗硫代硫酸钠滴定液（0.01mol/L）不得过 1.5ml。

【含量测定】　取本品，照维生素 A 测定法（通则 0721）项下紫外-可见分光光度法测定，即得。

【类别】　维生素类药。

【规格】　（1）每 1g 含维生素 A 50 万单位　（2）每 1g 含维生素 A 100 万单位

【贮藏】　装于铝制或其他适宜的容器内，充氮气，密封，在凉暗处保存。

【制剂】　（1）维生素 A 软胶囊　（2）维生素 AD 软胶囊　（3）维生素 AD 滴剂

维生素 A 软胶囊

Weishengsu A Ruanjiaonang

Vitamin A Soft Capsules

本品系取维生素 A，加精炼食用植物油（在 0℃左右脱去固体脂肪）溶解并调整浓度后制成。含维生素 A 应为标示量的 90.0%～120.0%。

【性状】　本品内容物为黄色至深黄色油状液。

【鉴别】　取本品内容物，用三氯甲烷稀释制成每 1ml 中含维生素 A 10～20 单位的溶液，取 1ml，加 25%三氧化锑的三氯甲烷溶液 2ml，即显蓝色，渐变成紫红色。

【检查】　应符合胶囊剂项下有关的各项规定（通则 0103）。

【含量测定】　取装量差异项下的内容物，混合均匀，照维生素 A 测定法（通则 0721）项下紫外-可见分光光度法测定，即得。

【类别】　同维生素 A。

【规格】　（1）5000 单位　（2）2.5 万单位

【贮藏】　遮光，密封保存。

维生素 AD 软胶囊

Weishengsu AD Ruanjiaonang

Vitamin A and D Soft Capsules

本品系取维生素 A 与维生素 D_2 或维生素 D_3，加鱼肝油或精炼食用植物油（在 0℃左右脱去固体脂肪）溶解并调整浓度后制成。含维生素 A 应为标示量的 90.0%～120.0%；含维生素 D 应为标示量的 85.0%以上。标签上应注明本品含维生素 D_2 或维生素 D_3。

【性状】　本品内容物为黄色至深黄色油状液。

【鉴别】　（1）取本品内容物，用三氯甲烷稀释成每 1ml 中含维生素 A 10～20 单位的溶液，取 1ml，加 25%三氯化锑的三氯甲烷溶液 2ml，即显蓝色至蓝紫色，放置后，色渐消褪。

（2）照高效液相色谱法（通则 0512）测定。

供试品溶液　取维生素 D 测定法（通则 0722 第二法）中的供试品溶液 B 或收集净化用色谱柱系统中的维生素 D 流出液，用无氧氮气吹干，加流动相少许溶解。

对照品溶液　取等量的维生素 D_2 与维生素 D_3 对照品，用流动相稀释制成各约相当于 5～10 单位的混合溶液。

色谱条件　用十八烷基硅烷键合硅胶为填充剂，以甲醇-乙腈（3：97）为流动相；检测波长为 254nm；进样体积 20μl。

系统适用性要求　对照品溶液色谱图中，维生素 D_2 峰与维生素 D_3 峰之间的分离度应大于 1.0。

测定法　取供试品溶液与对照品溶液，分别注入液相色谱仪，记录色谱图。

结果判定　供试品溶液色谱图中应有与对照品溶液相应的维生素 D_2 主峰或维生素 D_3 主峰保留时间一致的色谱峰。

【检查】 应符合胶囊剂项下有关的各项规定（通则 0103）。

【含量测定】 **维生素 A**　取装量差异项下的内容物，混合均匀，照维生素 A 测定法（通则 0721）项下高效液相色谱法测定，即得。

维生素 D　取装量差异项下的内容物，混合均匀，照维生素 D 测定法（通则 0722）测定，即得。采用维生素 D_2 或维生素 D_3 对照品应与标签所注的相符。

【类别】 维生素类药。

【规格】 （1）维生素 A 1500 单位与维生素 D 500 单位　（2）维生素 A 3000 单位与维生素 D 300 单位　（3）维生素 A 10 000 单位与维生素 D 1000 单位

【贮藏】 遮光，密封，在阴凉干燥处保存。

维生素 AD 滴剂

Weishengsu AD Diji

Vitamin A and D Drops

本品系取维生素 A 与维生素 D_2 或维生素 D_3，加鱼肝油或精炼食用植物油（在 0℃左右脱去固体脂肪）溶解和调整浓度，并加稳定剂适量制成。含维生素 A 应为标示量的 90.0%～120.0%；含维生素 D 应为标示量的 85.0% 以上。标签上应注明本品含维生素 D_2 或维生素 D_3。

【性状】 本品或本品内容物为黄色至橙红色的澄清油状液体；无败油臭或苦味。

【鉴别】 （1）取本品或本品内容物，用三氯甲烷稀释成每 1ml 中含维生素 A 10～20 单位的溶液；取 1ml，加 25% 三氯化锑的三氯甲烷溶液 2ml，即显蓝色至蓝紫色，放置后，蓝色渐消褪。

（2）照高效液相色谱法（通则 0512）测定。

供试品溶液　取维生素 D 测定法（通则 0722 第二法）中的供试品溶液 B 或收集净化用色谱柱系统中的维生素 D 流出液，用无氧氮气吹干，加流动相少许溶解。

对照品溶液　取等量的维生素 D_2 与维生素 D_3 对照品，用流动相稀释制成各约相当于 5～10 单位的混合溶液。

色谱条件　用十八烷基硅烷键合硅胶为填充剂，以甲醇-乙腈（3∶97）为流动相；检测波长为 254nm；进样体积 20μl。

系统适用性要求　对照品溶液色谱图中，维生素 D_2 峰与维生素 D_3 峰之间的分离度应大于 1.0。

测定法　取供试品溶液与对照品溶液，分别注入液相色谱仪，记录色谱图。

结果判定　供试品溶液色谱图中应有与对照品溶液相应的维生素 D_2 主峰或维生素 D_3 主峰保留时间一致的色谱峰。

【检查】 **酸值**　取乙醇与乙醚各 15ml，置锥形瓶中，加酚酞指示液 5 滴，滴加氢氧化钠滴定液（0.1mol/L）至微显粉红色，加本品 2.0g，加热回流 10 分钟，放冷，用氢氧化钠滴定液（0.1mol/L）滴定，酸值应不大于 2.8（通则 0713）。

装量或装量差异　照最低装量检查法（通则 0942）检查或照胶囊剂项下装量差异检查法（通则 0103）检查，应符合规定。

其他　应符合口服溶液剂项下有关的各项规定（通则 0123）。

【含量测定】 **维生素 A**　取装量或装量差异项下的内容物，混合均匀，照维生素 A 测定法（通则 0721）项下的高效液相色谱法测定，即得。

维生素 D　取装量或装量差异项下的内容物，混合均匀，照维生素 D 测定法（通则 0722）测定。采用维生素 D_2 或维生素 D_3 对照品应与标签所注的相符。

【类别】 维生素类药。

【规格】 （1）每 1g 含维生素 A 5000 单位与维生素 D 500 单位　（2）每 1g 含维生素 A 9000 单位与维生素 D 3000 单位　（3）每 1g 含维生素 A 50 000 单位与维生素 D 5000 单位　（4）每粒含维生素 A 1200 单位与维生素 D 400 单位（一次性包装）　（5）每粒含维生素 A 1500 单位与维生素 D 500 单位（一次性包装）　（6）每粒含维生素 A 1800 单位与维生素 D 600 单位（一次性包装）　（7）每粒含维生素 A 2000 单位与维生素 D 700 单位（一次性包装）

【贮藏】 遮光，满装，密封，在阴凉干燥处保存。

维 生 素 B_1

Weishengsu B_1

Vitamin B_1

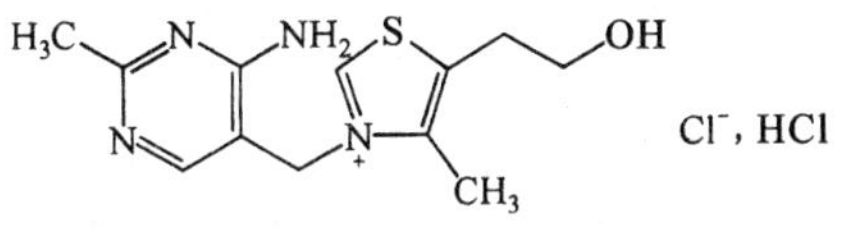

$C_{12}H_{17}ClN_4OS \cdot HCl$　337.27

本品为氯化 4-甲基-3-[（2-甲基-4-氨基-5-嘧啶基）甲基]-5-（2-羟基乙基）噻唑鎓盐酸盐。按干燥品计算，含 $C_{12}H_{17}ClN_4OS \cdot HCl$ 不得少于 99.0%。

【性状】 本品为白色结晶或结晶性粉末；有微弱的特臭，味苦；干燥品在空气中迅即吸收约 4% 的水分。

本品在水中易溶，在乙醇中微溶，在乙醚中不溶。

吸收系数　取本品，精密称定，加盐酸溶液（9→1000）溶解并定量稀释制成每 1ml 约含 12.5μg 的溶液，照紫外-可见分光光度法（通则 0401），在 246nm 的波长处测定吸光度，吸收系数（$E_{1cm}^{1\%}$）为 406～436。

【鉴别】 （1）取本品约 5mg，加氢氧化钠试液 2.5ml 溶解后，加铁氰化钾试液 0.5ml 与正丁醇 5ml，强力振摇 2 分钟，放置使分层，上面的醇层显强烈的蓝色荧光；加酸使成酸性，荧光即消失；再加碱使成碱性，荧光又显出。

（2）取本品适量，加水溶解，水浴蒸干，在 105℃干燥 2 小时测定。本品的红外光吸收图谱应与对照的图谱（光谱集 1205 图）一致。

（3）本品的水溶液显氯化物鉴别（1）的反应（通则 0301）。

【检查】 **酸度**　取本品 0.50g，加水 20ml 溶解后，依法测定（通则 0631），pH 值应为 2.8～3.3。

溶液的澄清度与颜色　取本品 1.0g，加水 10ml 溶解后，溶液应澄清无色；如显色，与对照液（取比色用重铬酸钾液 0.1ml，加水适量使成 10ml）比较，不得更深。

硫酸盐　取本品 2.0g，依法检查（通则 0802），与标准硫酸钾溶液 2.0ml 制成的对照液比较，不得更浓（0.01%）。

硝酸盐　取本品 1.0g，加水溶解并稀释至 100ml，取 1.0ml，加水 4.0ml 与 10%氯化钠溶液 0.5ml，摇匀，精密加稀靛胭脂试液[取靛胭脂试液，加等量的水稀释。临用前，量取本液 1.0ml，用水稀释至 50ml，照紫外-可见分光光度法（通则 0401），在 610nm 的波长处测定，吸光度应为 0.3～0.4]1ml，摇匀，沿管壁缓缓加硫酸 5.0ml，立即缓缓振摇 1 分钟，放置 10 分钟，与标准硝酸钾溶液（精密称取在 105℃干燥至恒重的硝酸钾 81.5mg，置 50ml 量瓶中，加水溶解并稀释至刻度，摇匀，精密量取 5ml，置 100ml 量瓶中，用水稀释至刻度，摇匀。每 1ml 相当于 50μg 的 NO_3）0.50ml 用同法制成的对照液比较，不得更浅（0.25%）。

有关物质　照高效液相色谱法（通则 0512）测定。

供试品溶液　取本品适量，精密称定，加流动相溶解并稀释制成每 1ml 中约含 1mg 的溶液。

对照溶液　精密量取供试品溶液 1ml，置 100ml 量瓶中，用流动相稀释至刻度，摇匀。

色谱条件　用十八烷基硅烷键合硅胶为填充剂；以甲醇-乙腈-0.02mol/L 庚烷磺酸钠溶液（含 1%三乙胺，用磷酸调节 pH 值至 5.5）（9∶9∶82）为流动相；检测波长为 254nm；进样体积 20μl。

系统适用性要求　理论板数按维生素 B_1 峰计算不低于 2000，维生素 B_1 峰与相邻峰之间的分离度均应符合要求。

测定法　精密量取供试品溶液与对照溶液，分别注入液相色谱仪，记录色谱图至主成分峰保留时间的 3 倍。

限度　供试品溶液色谱图中如有杂质峰，各杂质峰面积的和不得大于对照溶液主峰面积的 0.5 倍（0.5%）。

干燥失重　取本品，在 105℃干燥至恒重，减失重量不得过 5.0%（通则 0831）。

炽灼残渣　不得过 0.1%（通则 0841）。

铁盐　取本品 1.0g，加水 25ml 溶解后，依法检查（通则 0807），与标准铁溶液 2.0ml 制成的对照液比较，不得更深（0.002%）。

重金属　取本品 1.0g，加水 25ml 溶解后，依法检查（通则 0821 第一法），含重金属不得过百万分之十。

总氯量　取本品约 0.2g，精密称定，加水 20ml 溶解后，加稀醋酸 2ml 与溴酚蓝指示液 8～10 滴，用硝酸银滴定液（0.1mol/L）滴定至显蓝紫色。每 1ml 硝酸银滴定液（0.1mol/L）相当于 3.54mg 的氯（Cl）。按干燥品计算，含总氯量应为 20.6%～21.2%。

【含量测定】 取本品约 0.12g，精密称定，加冰醋酸 20ml 微热使溶解，放冷，加醋酐 30ml，照电位滴定法（通则 0701），用高氯酸滴定液（0.1mol/L）滴定，并将滴定的结果用空白试验校正。每 1ml 高氯酸滴定液（0.1mol/L）相当于 16.86mg 的 $C_{12}H_{17}ClN_4OS \cdot HCl$。

【类别】 维生素类药。

【贮藏】 遮光，密封保存。

【制剂】 （1）维生素 B_1 片　（2）维生素 B_1 注射液

维生素 B_1 片

Weishengsu B_1 Pian

Vitamin B_1 Tablets

本品含维生素 B_1（$C_{12}H_{17}ClN_4OS \cdot HCl$）应为标示量的 90.0%～110.0%。

【性状】 本品为白色片。

【鉴别】 取本品细粉适量，加水搅拌，滤过，滤液蒸干后，照维生素 B_1 鉴别（1）、（3）项下试验，显相同的反应。

【检查】 **有关物质**　照高效液相色谱法（通则 0512）测定。

供试品溶液　取本品细粉适量，加流动相适量，振摇使维生素 B_1 溶解，用流动相稀释制成每 1ml 中约含维生素 B_1 1mg 的溶液，滤过，取续滤液。

对照溶液　精密量取供试品溶液 1ml，置 100ml 量瓶中，用流动相稀释至刻度，摇匀。

色谱条件、系统适用性要求与测定法　见维生素 B_1 有关物质项下。

限度　供试品溶液色谱图中如有杂质峰，各杂质峰面积的和不得大于对照溶液主峰面积的 1.5 倍（1.5%）。

其他　应符合片剂项下有关的各项规定（通则 0101）。

【含量测定】 照紫外-可见分光光度法（通则 0401）测定。

供试品溶液　取本品 20 片，精密称定，研细，精密称取适量（约相当于维生素 B_1 25mg），置 100ml 量瓶中，加盐酸溶液（9→1000）约 70ml，振摇 15 分钟使维生素 B_1 溶解，用上述溶剂稀释至刻度，摇匀，用干燥滤纸滤过，精密量取续滤液 5ml，置另一 100ml 量瓶中，再加上述溶剂稀释至刻度，摇匀。

测定法　取供试品溶液，在 246nm 的波长处测定吸光度，按 $C_{12}H_{17}ClN_4OS \cdot HCl$ 的吸收系数（$E_{1cm}^{1\%}$）为 421 计算。

【类别】 同维生素 B_1。

【规格】 （1）5mg　（2）10mg

【贮藏】 遮光，密封保存。

维生素 B_1 注射液

Weishengsu B_1 Zhusheye

Vitamin B_1 Injection

本品为维生素 B_1 的灭菌水溶液。含维生素 B_1（$C_{12}H_{17}ClN_4OS \cdot HCl$）应为标示量的 93.0%～107.0%。

【性状】 本品为无色的澄明液体。

【鉴别】 取本品适量，照维生素 B_1 鉴别(1)、(3)项下试验，显相同的反应。

【检查】 **pH 值** 应为 2.5～4.0(通则 0631)。

有关物质 照高效液相色谱法(通则 0512)测定。

供试品溶液　取本品适量，用流动相稀释制成每 1ml 中含维生素 B_1 1mg 的溶液。

对照溶液　精密量取供试品溶液 1ml，置 100ml 量瓶中，用流动相稀释至刻度，摇匀。

色谱条件、系统适用性要求与测定法　见维生素 B_1 有关物质项下。

限度　供试品溶液色谱图中如有杂质峰，各杂质峰面积的和不得大于对照溶液主峰面积的 2 倍(2.0%)。

其他 应符合注射剂项下有关的各项规定(通则 0102)。

【含量测定】 照紫外-可见分光光度法(通则 0401)测定。

供试品溶液 精密量取本品适量(约相当于维生素 B_1 50mg)，置 200ml 量瓶中，用水稀释至刻度，摇匀，精密量取 5ml，置 100ml 量瓶中，用盐酸溶液(9→1000)稀释至刻度，摇匀。

测定法 取供试品溶液，在 246nm 的波长处测定吸光度，按 $C_{12}H_{17}ClN_4OS \cdot HCl$ 的吸收系数($E_{1cm}^{1\%}$)为 421 计算。

【类别】 同维生素 B_1。

【规格】 (1)2ml : 50mg　(2)2ml : 100mg

【贮藏】 遮光，密闭保存。

维 生 素 B_2

Weishengsu B_2

Vitamin B_2

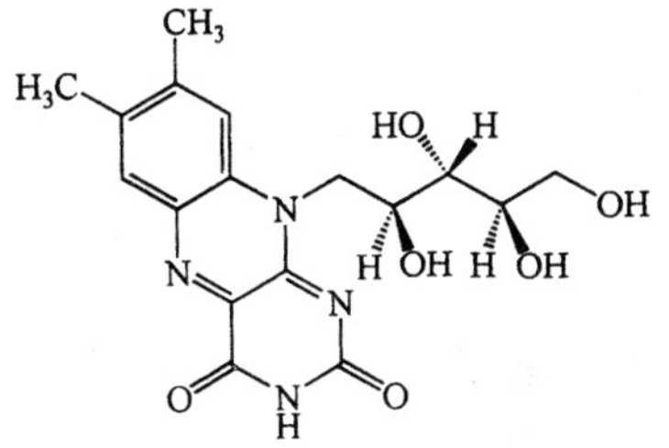

$C_{17}H_{20}N_4O_6$　376.37

本品为 7,8-二甲基-10-[(2*S*,3*S*,4*R*)-2,3,4,5-四羟基戊基]-3,10-二氢苯并蝶啶-2,4-二酮。按干燥品计算，含 $C_{17}H_{20}N_4O_6$ 应为 97.0%～103.0%。

【性状】 本品为橙黄色结晶性粉末；微臭；溶液易变质，在碱性溶液中或遇光变质更快。

本品在水、乙醇、三氯甲烷或乙醚中几乎不溶；在稀氢氧化钠溶液中溶解。

比旋度 避光操作。取本品，精密称定，加无碳酸盐的 0.05mol/L 氢氧化钠溶液溶解并定量稀释制成每 1ml 中约含 5mg 的溶液，在 30 分钟内，依法测定(通则 0621)，比旋度为 −115° 至 −135°。

【鉴别】 (1)取本品约 1mg，加水 100ml 溶解后，溶液在透射光下显淡黄绿色并有强烈的黄绿色荧光；分成二份：一份中加无机酸或碱溶液，荧光即消失；另一份中加连二亚硫酸钠结晶少许，摇匀后，黄色即消褪，荧光亦消失。

(2)取含量测定项下的供试品溶液，照紫外-可见分光光度法(通则 0401)测定，在 267nm、375nm 与 444nm 的波长处有最大吸收。375nm 波长处的吸光度与 267nm 波长处的吸光度的比值应为 0.31～0.33；444nm 波长处的吸光度与 267nm 波长处的吸光度的比值应为 0.36～0.39。

(3)本品的红外光吸收图谱应与对照的图谱(光谱集 447 图)一致。

【检查】 **酸碱度** 取本品 0.50g，加水 25ml，煮沸 2 分钟，放冷，滤过，取滤液 10ml，加酚酞指示液 0.05ml 与氢氧化钠滴定液(0.01mol/L)0.4ml，显橙色，再加盐酸滴定液(0.01mol/L)0.5ml，显黄色，再加甲基红溶液(取甲基红 50mg，加 0.1mol/L 氢氧化钠溶液 1.86ml 与乙醇 50ml 的混合液溶解，加水稀释至 100ml，即得)0.15ml，显橙色。

感光黄素 取本品 25mg，加无醇三氯甲烷 10ml，振摇 5 分钟，滤过，滤液照紫外-可见分光光度法(通则 0401)，在 440nm 的波长处测定，吸光度不得过 0.016。

有关物质 照高效液相色谱法(通则 0512)测定。避光操作。

供试品溶液　取本品约 15mg，置 100ml 量瓶中，加冰醋酸 5ml 与水 75ml，加热溶解后，加水适量稀释，放冷，再用水稀释至刻度，摇匀。

对照溶液　精密量取供试品溶液 1ml，置 50ml 量瓶中，用水稀释至刻度，摇匀。

系统适用性溶液　取维生素 B_2 约 15mg，置 500ml 量瓶中，加冰醋酸 5ml 与水 200ml，置水浴上加热，并时时振摇使溶解，加水适量稀释，放冷，用水稀释至刻度，摇匀。

色谱条件　用十八烷基硅烷键合硅胶为填充剂；以 0.01mol/L 庚烷磺酸钠的 0.5% 冰醋酸溶液-乙腈-甲醇(85 : 10 : 5)为流动相；检测波长为 444nm；进样体积 20μl。

系统适用性要求　系统适用性溶液色谱图中，理论板数按维生素 B_2 峰计算不低于 2000。

测定法　精密量取供试品溶液与对照溶液，分别注入液相色谱仪，记录色谱图至主峰保留时间的 3 倍。

限度　供试品溶液色谱图中如有杂质峰，单个杂质峰面积不得大于对照溶液主峰面积的 0.5 倍(1.0%)，各杂质峰面积的和不得大于对照溶液的主峰面积(2.0%)，小于对照溶液主峰面积 0.01 倍的色谱峰忽略不计。

干燥失重　取本品 0.5g，在 105℃干燥至恒重，减失重量不得过 1.0%(通则 0831)。

炽灼残渣　不得过 0.2%(通则 0841)。

【含量测定】　照高效液相色谱法(通则 0512)测定。避光操作。

供试品溶液　取本品约 15mg，精密称定，置 500ml 量瓶中，加冰醋酸 5ml 与水 200ml，置水浴上加热，并时时振摇使溶解，加水适量稀释，放冷，再用水稀释至刻度，摇匀。

对照品溶液　取维生素 B_2 对照品约 15mg，精密称定，置 500ml 量瓶中，加冰醋酸 5ml 与水 200ml，置水浴上加热，并时时振摇使溶解，加水适量稀释，放冷，再用水稀释至刻度，摇匀。

色谱条件　见有关物质项下。

系统适用性要求　理论板数按维生素 B_2 峰计算不低于 2000。

测定法　精密量取供试品溶液与对照品溶液，分别注入液相色谱仪，记录色谱图。按外标法以峰面积计算。

【类别】　维生素类药。

【贮藏】　遮光，密封保存。

【制剂】　(1)维生素 B_2 片　(2)维生素 B_2 注射液

维生素 B_2 片

Weishengsu B_2 Pian

Vitamin B_2 Tablets

本品含维生素 B_2($C_{17}H_{20}N_4O_6$)应为标示量的90.0%～110.0%。

【性状】　本品为黄色至橙黄色片。

【鉴别】　取本品细粉适量(约相当于维生素 B_2 1mg)，加水 100ml，振摇，浸渍数分钟使维生素 B_2 溶解，滤过，滤液照维生素 B_2 鉴别(1)项试验，显相同的反应。

【检查】　**有关物质**　照高效液相色谱法(通则 0512)测定。避光操作。

供试品溶液　取本品的细粉适量(约相当于维生素 B_2 10mg)，置 100ml 量瓶中，加盐酸溶液(1→2)5ml，振摇使维生素 B_2 溶解，加水 10ml，继续振摇数分钟，再用水稀释至刻度，摇匀，滤过，取续滤液。

对照溶液　精密量取供试品溶液 1ml，置 50ml 量瓶中，用水稀释至刻度，摇匀。

系统适用性溶液、色谱条件、系统适用性要求与测定法　见维生素 B_2 有关物质项下。

限度　供试品溶液色谱图中如有杂质峰，单个杂质峰面积不得大于对照溶液主峰面积的 0.75 倍(1.5%)，各杂质峰面积的和不得大于对照溶液主峰面积的 1.5 倍(3.0%)，小于对照溶液主峰面积 0.025 倍的色谱峰忽略不计。

溶出度　照溶出度与释放度测定法(通则 0931 第一法)测定。避光操作。

溶出条件　以冰醋酸 3ml 与 4%氢氧化钠溶液 18ml 用水稀释至 600ml 为溶出介质，转速为每分钟 100 转，依法操作，经 20 分钟时取样。

测定法　取溶出液 10ml，滤过，取续滤液，照紫外-可见分光光度法(通则 0401)，在 444nm 的波长处测定吸光度，按 $C_{17}H_{20}N_4O_6$ 的吸收系数($E_{1cm}^{1\%}$)为 323 计算每片的溶出量。

限度　标示量的 75%，应符合规定。

其他　应符合片剂项下有关的各项规定(通则 0101)。

【含量测定】　照高效液相色谱法(通则 0512)测定。避光操作。

供试品溶液　取本品 20 片，精密称定，研细，精密称取适量(约相当于维生素 B_2 10mg)，置 500ml 量瓶中，加盐酸溶液(1→2)10ml，振摇使维生素 B_2 溶解，加水 20ml，继续振摇数分钟，再加水稀释至刻度，摇匀。

对照品溶液　取维生素 B_2 对照品约 10mg，精密称定，置 500ml 量瓶中，加盐酸溶液(1→2)10ml，振摇使维生素 B_2 溶解，加水 20ml，继续振摇数分钟，再加水稀释至刻度，摇匀。

色谱条件、系统适用性要求与测定法　见维生素 B_2 含量测定项下。

【类别】　同维生素 B_2。

【规格】　(1)5mg　(2)10mg

【贮藏】　遮光，密封保存。

维生素 B_2 注射液

Weishengsu B_2 Zhusheye

Vitamin B_2 Injection

本品为维生素 B_2 的灭菌水溶液。含维生素 B_2 ($C_{17}H_{20}N_4O_6$)应为标示量的 90.0%～115.0%。

本品中可酌加适宜的助溶剂与止痛剂。

【性状】　本品为橙黄色的澄明液体；遇光易变质。

【鉴别】　取本品适量(约相当于维生素 B_2 1mg)，照维生素 B_2 鉴别(1)项试验，显相同的反应。

【检查】　**pH 值**　应为 4.5～6.5(通则 0631)。

其他　应符合注射剂项下有关的各项规定(通则 0102)。

【含量测定】　照紫外-可见分光光度法(通则 0401)测定。避光操作。

供试品溶液　精密量取本品适量(约相当于维生素 B_2 10mg)，置 1000ml 量瓶中，加 10%醋酸溶液 2ml 与 14%醋酸钠溶液 7ml，用水稀释至刻度，摇匀。

测定法　取供试品溶液，在 444nm 的波长处测定吸光度，按 $C_{17}H_{20}N_4O_6$ 的吸收系数（$E_{1cm}^{1\%}$）为 323 计算。

【类别】 同维生素 B_2。

【规格】 （1）1ml∶5mg　（2）2ml∶1mg　（3）2ml∶5mg　（4）2ml∶10mg

【贮藏】 遮光，密闭保存。

维 生 素 B_6

Weishengsu B_6

Vitamin B_6

$C_8H_{11}NO_3 \cdot HCl$　205.64

本品为 6-甲基-5-羟基-3，4-吡啶二甲醇盐酸盐。按干燥品计算，含 $C_8H_{11}NO_3 \cdot HCl$ 应为 98.0%～102.0%。

【性状】 本品为白色或类白色的结晶或结晶性粉末；无臭，遇光渐变质。

本品在水中易溶，在乙醇中微溶，在三氯甲烷或乙醚中不溶。

【鉴别】 （1）取本品约 10mg，加水 100ml 溶解后，取 1ml 2 份，分别置甲、乙两支试管中，各加 20%醋酸钠溶液 2ml，甲管中加水 1ml，乙管中加 4%硼酸溶液 1ml，混匀，各迅速加氯亚氨基-2，6-二氯醌试液 1ml；甲管中显蓝色，几分钟后即消失，并转变为红色，乙管中不显蓝色。

（2）在含量测定项下记录的色谱图中，供试品溶液主峰的保留时间应与对照品溶液主峰的保留时间一致。

（3）本品的红外光吸收图谱应与对照的图谱（光谱集 448 图）一致。

（4）本品的水溶液显氯化物鉴别（1）的反应（通则 0301）。

【检查】 **酸度** 取本品 1.0g，加水 20ml 使溶解，依法测定（通则 0631），pH 值应为 2.4～3.0。

溶液的澄清度与颜色 取本品 1.0g，加水 10ml 溶解后，溶液应澄清无色；如显浑浊，与 1 号浊度标准液（通则 0902 第一法）比较，不得更浓；如显色，与黄色 1 号标准比色液（通则 0901 第一法）比较，不得更深。

有关物质 照高效液相色谱法（通则 0512）测定。

供试品溶液　取本品适量，加流动相溶解并稀释制成每 1ml 中约含 1mg 的溶液。

对照溶液　精密量取供试品溶液 1ml，置 100ml 量瓶中，用流动相稀释至刻度，摇匀。

系统适用性溶液　取维生素 B_6 适量，加流动相溶解并稀释制成每 1ml 中约含 0.1mg 的溶液。

色谱条件　用十八烷基硅烷键合硅胶为填充剂；以 0.04%戊烷磺酸钠溶液（用冰醋酸调节 pH 值至 3.0）-甲醇（85∶15）为流动相；检测波长为 291nm；进样体积 10μl。

系统适用性要求　系统适用性溶液色谱图中，理论板数按维生素 B_6 峰计算不低于 4000。

测定法　精密量取供试品溶液与对照溶液，分别注入液相色谱仪，记录色谱图至主成分峰保留时间的 3 倍。

限度　供试品溶液色谱图中如有杂质峰，各杂质峰面积的和不得大于对照溶液主峰面积（1.0%）。

干燥失重 取本品，在 105℃干燥至恒重，减失重量不得过 0.5%（通则 0831）。

炽灼残渣 不得过 0.1%（通则 0841）。

重金属 取本品 2.0g，加水 20ml 溶解后，加氨试液至遇石蕊试纸显中性反应，加醋酸盐缓冲液（pH 3.5）2ml 与水适量使成 25ml，依法检查（通则 0821 第一法），含重金属不得过百万分之十。

【含量测定】 照高效液相色谱法（通则 0512）测定。

供试品溶液 取本品适量，精密称定，加流动相溶解并定量稀释制成每 1ml 中约含 0.1mg 的溶液。

对照品溶液 取维生素 B_6 对照品适量，精密称定，加流动相溶解并定量稀释制成每 1ml 中约含 0.1mg 的溶液。

色谱条件 见有关物质项下。

系统适用性要求 理论板数按维生素 B_6 峰计算不低于 4000。

测定法 精密量取供试品溶液与对照品溶液，分别注入液相色谱仪，记录色谱图。按外标法以峰面积计算。

【类别】 维生素类药。

【贮藏】 遮光，密封保存。

【制剂】 （1）维生素 B_6 片　（2）维生素 B_6 注射液

维生素 B_6 片

Weishengsu B_6 Pian

Vitamin B_6 Tablets

本品含维生素 B_6（$C_8H_{11}NO_3 \cdot HCl$）应为标示量的 93.0%～107.0%。

【性状】 本品为白色片。

【鉴别】 （1）取本品细粉适量（约相当于维生素 B_6 10mg），加 20%醋酸钠溶液 5ml，振摇使维生素 B_6 溶解，滤过，滤液加水使成 100ml，照维生素 B_6 鉴别（1）项试验，显相同的反应。

（2）在含量测定项下记录的色谱图中，供试品溶液主峰的保留时间应与对照品溶液主峰的保留时间一致。

（3）取本品细粉适量，加水振摇，滤过，滤液显氯化物鉴别（1）的反应（通则 0301）。

【检查】 **有关物质** 照高效液相色谱法（通则 0512）测定。

供试品溶液　取本品细粉适量，加流动相适量，振摇使维生素 B_6 溶解，用流动相稀释制成每 1ml 中约含维生素 B_6 1mg 的溶液，滤过，取续滤液。

对照溶液　精密量取供试品溶液 1ml，置 100ml 量瓶中，用流动相稀释至刻度，摇匀。

系统适用性溶液、色谱条件、系统适用性要求与测定法　见维生素 B_6 有关物质项下。

限度　供试品溶液色谱图中如有杂质峰，各杂质峰面积的和不得大于对照溶液主峰面积（1.0%）。

含量均匀度　取本品 1 片，置 100ml 量瓶中，加流动相适量，超声使维生素 B_6 溶解，放冷，用流动相稀释至刻度，摇匀，滤过，取续滤液作为供试品溶液，照含量测定项下的方法测定含量，应符合规定（通则 0941）。

其他　应符合片剂项下有关的各项规定（通则 0101）。

【含量测定】　照高效液相色谱法（通则 0512）测定。

供试品溶液　取本品 30 片，精密称定，研细，精密称取适量（约相当于维生素 B_6 0.1g），置 100ml 量瓶中，加流动相适量，超声使维生素 B_6 溶解，放冷，用流动相稀释至刻度，摇匀，滤过，精密量取续滤液 5ml，置 50ml 量瓶中，用流动相稀释至刻度，摇匀。

对照品溶液、色谱条件、系统适用性要求与测定法　见维生素 B_6 含量测定项下。

【类别】　同维生素 B_6。

【规格】　10mg

【贮藏】　遮光，密封保存。

维生素 B_6 注射液

Weishengsu B_6 Zhusheye

Vitamin B_6 Injection

本品为维生素 B_6 的灭菌水溶液。含维生素 B_6（$C_8H_{11}NO_3 \cdot HCl$）应为标示量的 93.0%～107.0%。

【性状】　本品为无色至淡黄色的澄明液体。

【鉴别】　（1）取本品适量，照维生素 B_6 鉴别（1）项试验，显相同的反应。

（2）在含量测定项下记录的色谱图中，供试品溶液主峰的保留时间应与对照品溶液主峰的保留时间一致。

【检查】　**pH 值**　应为 2.5～4.0（通则 0631）。

颜色　取本品，与黄色 4 号标准比色液（通则 0901 第一法）比较，不得更深。

有关物质　照高效液相色谱法（通则 0512）测定。

供试品溶液　取本品适量，用流动相稀释制成每 1ml 中约含 1mg 的溶液。

对照溶液　精密量取供试品溶液 1ml，置 100ml 量瓶中，用流动相稀释至刻度，摇匀。

系统适用性溶液、色谱条件、系统适用性要求与测定法　见维生素 B_6 有关物质项下。

限度　供试品溶液色谱图中如有杂质峰，各杂质峰面积的和不得大于对照溶液主峰面积（1.0%）。

细菌内毒素　取本品，依法检查（通则 1143），每 1mg 维生素 B_6 中含内毒素的量应小于 0.30EU。

其他　应符合注射剂项下有关的各项规定（通则 0102）。

【含量测定】　照高效液相色谱法（通则 0512）测定。

供试品溶液　精密量取本品适量，用流动相定量稀释制成每 1ml 中约含维生素 B_6 0.1mg 的溶液。

对照品溶液、色谱条件、系统适用性要求与测定法　见维生素 B_6 含量测定项下。

【类别】　同维生素 B_6。

【规格】　（1）1ml：25mg　（2）1ml：50mg　（3）2ml：50mg　（4）2ml：0.1g　（5）5ml：0.2g

【贮藏】　遮光，密闭保存。

维生素 B_{12}

Weishengsu B_{12}

Vitamin B_{12}

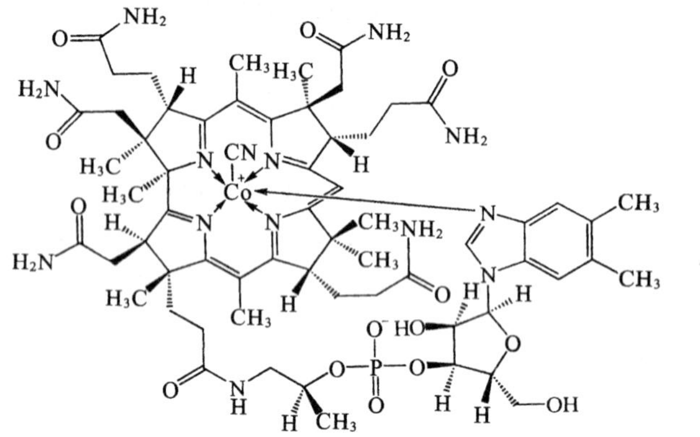

$C_{63}H_{88}CoN_{14}O_{14}P$　1355.38

本品为 Coα-[α-(5,6-二甲基苯并咪唑基)]-Coβ 氰钴酰胺。按干燥品计算，含 $C_{63}H_{88}CoN_{14}O_{14}P$ 不得少于 96.0%。

【性状】　本品为深红色结晶或结晶性粉末；无臭；引湿性强。

本品在水或乙醇中略溶，在丙酮、三氯甲烷或乙醚中不溶。

【鉴别】　（1）取本品约 1mg，加硫酸氢钾约 50mg，置坩埚中，灼烧至熔融，放冷，加水 3ml，煮沸使溶解，加酚酞指示液 1 滴，滴加氢氧化钠试液至显淡红色后，加醋酸钠 0.5g、稀醋酸 0.5ml 与 0.2% 1-亚硝基-2-萘酚-3,6-二磺酸钠溶液 0.5ml，即显红色或橙红色；加盐酸 0.5ml，煮沸 1 分钟，颜色不消失。

（2）取含量测定项下的供试品溶液，照紫外-可见分光光度法（通则 0401）测定，在 278nm、361nm 与 550nm 的波长处有最大吸收。361nm 波长处的吸光度与 278nm 波长处的吸光度的比值应为 1.70～1.88。361nm 波长处的吸光度与 550nm 波长处的吸光度的比值应为 3.15～3.45。

（3）本品的红外光吸收图谱应与对照的图谱（光谱集 449 图）一致。

【检查】　**溶液的澄清度**　取本品 20mg，加水 10ml 溶解后，溶液应澄清。

有关物质　照高效液相色谱法（通则 0512）测定。避光操作，临用新制。

供试品溶液　取本品适量，加流动相溶解并稀释制成每 1ml 中约含 1mg 的溶液。

对照溶液　精密量取供试品溶液 1ml，置 100ml 量瓶中，用流动相稀释至刻度，摇匀。

系统适用性溶液　取维生素 B_{12} 约 25mg，置 25ml 量瓶中，加水 10ml 使溶解，加 0.1% 氯胺 T 溶液 5ml 与 0.05mol/L 盐酸溶液 0.5ml，用水稀释至刻度，摇匀，放置 5 分钟，精密量取 1ml，置 10ml 量瓶中，用流动相稀释至刻度，摇匀。

灵敏度溶液　精密量取对照溶液 1ml，置 10ml 量瓶中，用流动相稀释至刻度，摇匀。

色谱条件　用十八烷基硅烷键合硅胶为填充剂；以甲醇-0.028mol/L 磷酸氢二钠溶液（用磷酸调节 pH 值至 3.5）（26：74）为流动相；检测波长为 361nm；进样体积 10μl。

系统适用性要求　系统适用性溶液色谱图中，应出现维生素 B_{12} 峰与一个降解产物峰（相对保留时间约为 1.4），二峰之间的分离度应大于 2.5。灵敏度溶液色谱图中，主峰的信噪比应大于 3。

测定法　精密量取供试品溶液与对照溶液，分别注入液相色谱仪，记录色谱图至主成分峰保留时间的 3 倍。

限度　供试品溶液色谱图中如有杂质峰，各杂质峰面积的和不得大于对照溶液主峰面积的 2 倍（2.0%）。

假维生素 B_{12}　取本品 1.0mg，置分液漏斗中，加水 20ml 使溶解，加甲酚-四氯化碳（1：1）5ml，充分振摇 1 分钟；分取下层溶液，置另一分液漏斗中，加硫酸溶液（1→7）5ml，充分振摇，上层溶液应无色；如显色，与同体积的对照液［取高锰酸钾滴定液（0.02mol/L）0.15ml，加水至 250ml］比较，不得更深。

干燥失重　取本品约 50mg，在 105℃ 干燥至恒重，减失重量不得过 12.0%（通则 0831）。

【含量测定】　照紫外-可见分光光度法（通则 0401）测定。避光操作。

供试品溶液　取本品适量，精密称定，加水溶解并定量稀释制成每 1ml 中约含 25μg 的溶液。

测定法　取供试品溶液，在 361nm 的波长处测定吸光度，按 $C_{63}H_{88}CoN_{14}O_{14}P$ 的吸收系数（$E_{1cm}^{1\%}$）为 207 计算。

【类别】　维生素类药。

【贮藏】　遮光，密封保存。

【制剂】　（1）维生素 B_{12} 注射液　（2）维生素 B_{12} 滴眼液

维生素 B_{12} 注射液

Weishengsu B_{12} Zhusheye

Vitamin B_{12} Injection

本品为维生素 B_{12} 的灭菌水溶液。含维生素 B_{12}（$C_{63}H_{88}CoN_{14}O_{14}P$）应为标示量的 90.0%～110.0%。

【性状】　本品为粉红色至红色的澄明液体。

【鉴别】　取含量测定项下的供试品溶液，照紫外-可见分光光度法（通则 0401）测定，在 361nm 与 550nm 的波长处有最大吸收；361nm 波长处的吸光度与 550nm 波长处的吸光度的比值应为 3.15～3.45。

【检查】　**pH 值**　应为 4.0～6.0（通则 0631）。

其他　应符合注射剂项下有关的各项规定（通则 0102）。

【含量测定】　照紫外-可见分光光度法（通则 0401）测定。避光操作。

供试品溶液　精密量取本品适量，用水定量稀释制成每 1ml 中约含维生素 B_{12} 25μg 的溶液。

测定法　取供试品溶液，在 361nm 的波长处测定吸光度，按 $C_{63}H_{88}CoN_{14}O_{14}P$ 的吸收系数（$E_{1cm}^{1\%}$）为 207 计算。

【类别】　同维生素 B_{12}。

【规格】　（1）1ml：0.05mg　（2）1ml：0.1mg　（3）1ml：0.25mg　（4）1ml：0.5mg　（5）1ml：1mg　（6）2ml：0.5mg

【贮藏】　遮光，密闭保存。

维生素 B_{12} 滴眼液

Weishengsu B_{12} Diyanye

Vitamin B_{12} Eye Drops

本品含维生素 B_{12}（$C_{63}H_{88}CoN_{14}O_{14}P$）应为标示量的 90.0%～110.0%。

【性状】　本品为粉红色的澄明液体。

【鉴别】　取含量测定项下的供试品溶液，照紫外-可见分光光度法（通则 0401）测定，在 361nm 与 550nm 的波长处有最大吸收；361nm 波长处的吸光度与 550nm 波长处的吸光度的比值应为 3.15～3.45。

【检查】　**pH 值**　应为 5.5～6.5（通则 0631）。

渗透压摩尔浓度　取本品，依法测定（通则 0632），其渗透压摩尔浓度应为 270～330mOsmol/kg。

其他　应符合眼用制剂项下有关的各项规定（通则 0105）。

【含量测定】　照紫外-可见分光光度法（通则 0401）测定。避光操作。

供试品溶液　精密量取本品适量，用水定量稀释制成每 1ml 中约含维生素 B_{12} 25μg 的溶液。

测定法　取供试品溶液，在 361nm 的波长处测定吸光度，按 $C_{63}H_{88}CoN_{14}O_{14}P$ 的吸收系数（$E_{1cm}^{1\%}$）为 207 计算。

【类别】　同维生素 B_{12}。

【规格】　10ml：2mg

【贮藏】　遮光，密封保存。

维 生 素 C

Weishengsu C

Vitamin C

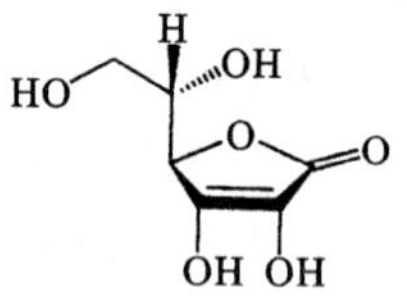

$C_6H_8O_6$　176.13

本品为 L-抗坏血酸。含 $C_6H_8O_6$ 不得少于 99.0%。

【性状】 本品为白色结晶或结晶性粉末；无臭，味酸；久置色渐变微黄；水溶液显酸性反应。

本品在水中易溶，在乙醇中略溶，在三氯甲烷或乙醚中不溶。

熔点 本品的熔点（通则 0612）为 190～192℃，熔融时同时分解。

比旋度 取本品，精密称定，加水溶解并定量稀释制成每 1ml 中约含 0.10g 的溶液，依法测定（通则 0621），比旋度为 +20.5°至 +21.5°。

【鉴别】 （1）取本品 0.2g，加水 10ml 溶解后，分成二等份，在一份中加硝酸银试液 0.5ml，即生成银的黑色沉淀；在另一份中，加二氯靛酚钠试液 1～2 滴，试液的颜色即消失。

（2）本品的红外光吸收图谱应与对照的图谱（光谱集 450 图）一致。

【检查】 **溶液的澄清度与颜色** 取本品 3.0g，加水 15ml，振摇使溶解，溶液应澄清无色；如显色，将溶液经 4 号垂熔玻璃漏斗滤过，取滤液，照紫外-可见分光光度法（通则 0401），在 420nm 的波长处测定吸光度，不得过 0.03。

草酸 取本品 0.25g，加水 4.5ml，振摇使维生素 C 溶解，加氢氧化钠试液 0.5ml、稀醋酸 1ml 与氯化钙试液 0.5ml，摇匀，放置 1 小时，作为供试品溶液；另精密称取草酸 75mg，置 500ml 量瓶中，加水溶解并稀释至刻度，摇匀，精密量取 5ml，加稀醋酸 1ml 与氯化钙试液 0.5ml，摇匀，放置 1 小时，作为对照溶液。供试品溶液产生的浑浊不得浓于对照溶液（0.3%）。

炽灼残渣 不得过 0.1%（通则 0841）。

铁 取本品 5.0g 两份，分别置 25ml 量瓶中，一份中加 0.1mol/L 硝酸溶液溶解并稀释至刻度，摇匀，作为供试品溶液（B）；另一份中加标准铁溶液（精密称取硫酸铁铵 863mg，置 1000ml 量瓶中，加 1mol/L 硫酸溶液 25ml，用水稀释至刻度，摇匀，精密量取 10ml，置 100ml 量瓶中，用水稀释至刻度，摇匀）1.0ml，加 0.1mol/L 硝酸溶液溶解并稀释至刻度，摇匀，作为对照溶液（A）。照原子吸收分光光度法（通则 0406），在 248.3nm 的波长处分别测定，应符合规定。

铜 取本品 2.0g 两份，分别置 25ml 量瓶中，一份中加 0.1mol/L 硝酸溶液溶解并稀释至刻度，摇匀，作为供试品溶液（B）；另一份中加标准铜溶液（精密称取硫酸铜 393mg，置 1000ml 量瓶中，加水溶解并稀释至刻度，摇匀，精密量取 10ml，置 100ml 量瓶中，用水稀释至刻度，摇匀）1.0ml，加 0.1mol/L 硝酸溶液溶解并稀释至刻度，摇匀，作为对照溶液（A）。照原子吸收分光光度法（通则 0406），在 324.8nm 的波长处分别测定，应符合规定。

重金属 取本品 1.0g，加水溶解成 25ml，依法检查（通则 0821 第一法），含重金属不得过百万分之十。

细菌内毒素 取本品，加碳酸钠（170℃加热 4 小时以上）适量，使混合，依法检查（通则 1143），每 1mg 维生素 C 中含内毒素的量应小于 0.020EU（供注射用）。

【含量测定】 取本品约 0.2g，精密称定，加新沸过的冷水 100ml 与稀醋酸 10ml 使溶解，加淀粉指示液 1ml，立即用碘滴定液（0.05mol/L）滴定至溶液显蓝色并在 30 秒钟内不褪。每 1ml 碘滴定液（0.05mol/L）相当于 8.806mg 的 $C_6H_8O_6$。

【类别】 维生素类药。

【贮藏】 遮光，密封保存。

【制剂】 （1）维生素 C 片　（2）维生素 C 泡腾片　（3）维生素 C 泡腾颗粒　（4）维生素 C 注射液　（5）维生素 C 颗粒

维 生 素 C 片

Weishengsu C Pian

Vitamin C Tablets

本品含维生素 C（$C_6H_8O_6$）应为标示量的 93.0%～107.0%。

【性状】 本品为白色至略带淡黄色片。

【鉴别】 （1）取本品细粉适量（约相当于维生素 C 0.2g），加水 10ml，振摇使维生素 C 溶解，滤过，滤液照维生素 C 鉴别（1）项试验，显相同的反应。

（2）照薄层色谱法（通则 0502）试验。

供试品溶液　取本品细粉适量（约相当于维生素 C 10mg），加水 10ml，振摇使维生素 C 溶解，滤过，取滤液。

对照品溶液　取维生素 C 对照品适量，加水溶解并稀释制成每 1ml 中约含 1mg 的溶液。

色谱条件　采用硅胶 GF_{254} 薄层板，以乙酸乙酯-乙醇-水（5∶4∶1）为展开剂。

测定法　吸取供试品溶液与对照品溶液各 2μl，分别点于同一薄层板上，展开，取出，晾干，立即（1 小时内）置紫外光灯

(254nm)下检视。

结果判定 供试品溶液所显主斑点的位置和颜色应与对照品溶液的主斑点相同。

【检查】 **溶液的颜色** 取本品细粉适量(相当于维生素 C 1.0g),加水 20ml,振摇使维生素 C 溶解,滤过,滤液照紫外-可见分光光度法(通则 0401),在 440nm 的波长处测定吸光度,不得过 0.07。

其他 应符合片剂项下有关的各项规定(通则 0101)。

【含量测定】 取本品 20 片,精密称定,研细,精密称取适量(约相当于维生素 C 0.2g),置 100ml 量瓶中,加新沸过的冷水 100ml 与稀醋酸 10ml 的混合液适量,振摇使维生素 C 溶解并稀释至刻度,摇匀,迅速滤过,精密量取续滤液 50ml,加淀粉指示液 1ml,立即用碘滴定液(0.05mol/L)滴定至溶液显蓝色并持续 30 秒钟不褪。每 1ml 碘滴定液(0.05mol/L)相当于 8.806mg 的 $C_6H_8O_6$。

【类别】 同维生素 C。

【规格】 (1)25mg (2)50mg (3)100mg (4)250mg

【贮藏】 遮光,密封保存。

维生素 C 泡腾片

Weishengsu C Paotengpian

Vitamin C Effervescent Tablets

本品含维生素 C($C_6H_8O_6$)应为标示量的 93.0%～107.0%。

【性状】 本品为白色或着色片,片面可有散在的着色小点。

【鉴别】 (1)取本品细粉适量(约相当于维生素 C 0.5g),加无水乙醇 25ml,振摇约 5 分钟使维生素 C 溶解,滤过,滤液照维生素 C 鉴别(1)项试验,显相同的反应。

(2)照薄层色谱法(通则 0502)试验。

供试品溶液 取本品细粉适量(约相当于维生素 C 10mg),加水 10ml,振摇使维生素 C 溶解,滤过,取滤液。

对照品溶液 取维生素 C 对照品适量,加水溶解并稀释制成每 1ml 中约含 1mg 的溶液。

色谱条件 采用硅胶 GF_{254} 薄层板,以乙酸乙酯-乙醇-水(5∶4∶1)为展开剂。

测定法 吸取供试品溶液与对照品溶液各 2μl,分别点于同一薄层板上,展开,取出,晾干,立即(1 小时内)置紫外光灯(254nm)下检视。

结果判定 供试品溶液所显主斑点的位置和颜色应与对照品溶液的主斑点相同。

【检查】 **酸度** 取本品 1 片,加 15℃的水 100ml(1g 规格)或 50ml(0.5g 规格)使崩解,待崩解完全无气泡后,依法测定(通则 0631),pH 值应为 3.8～4.8。

崩解时限 取本品 6 片,分别加 15℃的水 100ml,均应在 3 分钟内崩解。

其他 应符合片剂项下有关的各项规定(通则 0101)。

【含量测定】 取本品 10 片,精密称定,研细,精密称取适量(约相当于维生素 C 0.2g),加新沸过的冷水 100ml 与稀醋酸 10ml 使维生素 C 溶解,加淀粉指示液 1ml,立即用碘滴定液(0.05mol/L)滴定至溶液显蓝色并持续 30 秒钟不褪。每 1ml 碘滴定液(0.05mol/L)相当于 8.806mg 的 $C_6H_8O_6$。

【类别】 同维生素 C。

【规格】 (1)1g (2)0.5g

【贮藏】 遮光,密封保存。

维生素 C 泡腾颗粒

Weishengsu C Paotengkeli

Vitamin C Effervescent Granules

本品含维生素 C($C_6H_8O_6$)应为标示量的 93.0%～107.0%。

【性状】 本品为淡黄色颗粒;气芳香,味酸甜。

【鉴别】 (1)取本品细粉适量(约相当于维生素 C 0.2g),加水 10ml 使维生素 C 溶解,滤过,滤液照维生素 C 鉴别(1)项试验,显相同的反应。

(2)照薄层色谱法(通则 0502)试验。

供试品溶液 取本品细粉适量(约相当于维生素 C 10mg),加水 10ml,振摇使维生素 C 溶解,滤过,取滤液。

对照品溶液 取维生素 C 对照品,加水溶解并稀释制成每 1ml 中约含 1mg 的溶液。

色谱条件 采用硅胶 GF_{254} 薄层板,以乙酸乙酯-乙醇-水(5∶4∶1)为展开剂。

测定法 吸取供试品溶液与对照品溶液各 2μl,分别点于同一薄层板上,展开,取出,晾干,立即(1 小时内)置紫外光灯(254nm)下检视。

结果判定 供试品溶液所显主斑点的位置和颜色应与对照品溶液的主斑点相同。

【检查】 **酸度** 取本品 7.5g,加水 100ml,待溶解完全无气泡后,依法测定(通则 0631),pH 值应为 4.5～5.5。

其他 应符合颗粒剂项下有关的各项规定(通则 0104)。

【含量测定】 取装量差异项下的内容物,混合均匀,精密称取适量(约相当于维生素 C 0.2g),加新沸过的冷水 100ml 与稀醋酸 10ml 使维生素 C 溶解,加淀粉指示液 1ml,立即用碘滴定液(0.05mol/L)滴定至溶液显蓝色并持续 30 秒钟不褪。每 1ml 碘滴定液(0.05mol/L)相当于 8.806mg

的 $C_6H_8O_6$。

【类别】 同维生素C。

【规格】 0.2g

【贮藏】 遮光，密封，在干燥处保存。

维生素C注射液

Weishengsu C Zhusheye

Vitamin C Injection

本品为维生素C的灭菌水溶液。含维生素C($C_6H_8O_6$)应为标示量的93.0%～107.0%。

【性状】 本品为无色至微黄色的澄明液体。

【鉴别】 (1)取本品，用水稀释制成1ml中含维生素C 10mg的溶液，取4ml，加0.1mol/L盐酸溶液4ml，混匀，加0.05%亚甲蓝乙醇溶液4滴，置40℃水浴中加热，3分钟内溶液应由深蓝色变为浅蓝色或完全褪色。

(2)照薄层色谱法(通则0502)试验。

供试品溶液 取本品适量，用水稀释制成每1ml中约含维生素C 1mg的溶液。

对照品溶液 取维生素C对照品适量，加水溶解并稀释制成每1ml中约含1mg的溶液。

色谱条件 采用硅胶 GF_{254} 薄层板，以乙酸乙酯-乙醇-水(5：4：1)为展开剂。

测定法 吸取供试品溶液与对照品溶液各2μl，分别点于同一薄层板上，展开，取出，晾干，立即(1小时内)置紫外光灯(254nm)下检视。

结果判定 供试品溶液所显主斑点的位置和颜色应与对照品溶液的主斑点相同。

【检查】 **pH值** 应为5.0～7.0(通则0631)。

颜色 取本品，用水稀释制成每1ml中含维生素C 50mg的溶液，照紫外-可见分光光度法(通则0401)，在420nm的波长处测定，吸光度不得过0.06。

草酸 取本品，用水稀释制成每1ml中约含维生素C 50mg的溶液，精密量取5ml，加稀醋酸1ml与氯化钙试液0.5ml，摇匀，放置1小时，作为供试品溶液；精密称取草酸75mg，置500ml量瓶中，加水溶解并稀释至刻度，摇匀，精密量取5ml，加稀醋酸1ml与氯化钙试液0.5ml，摇匀，放置1小时，作为对照溶液。供试品溶液产生的浑浊不得浓于对照溶液(0.3%)。

细菌内毒素 取本品，依法检查(通则1143)，每1mg维生素C中含内毒素量应小于0.020EU。

其他 应符合注射剂项下有关的各项规定(通则0102)。

【含量测定】 精密量取本品适量(约相当于维生素C 0.2g)，加水15ml与丙酮2ml，摇匀，放置5分钟，加稀醋酸4ml与淀粉指示液1ml，用碘滴定液(0.05mol/L)滴定至溶液显蓝色并持续30秒钟不褪。每1ml碘滴定液(0.05mol/L)相当于8.806mg的 $C_6H_8O_6$。

【类别】 同维生素C。

【规格】 (1)1ml：0.25g (2)2ml：0.1g (3)2ml：0.25g (4)2ml：0.5g (5)2ml：1g (6)2.5ml：1g (7)5ml：0.5g (8)5ml：1g (9)10ml：1g (10)10ml：2g (11)20ml：2g (12)20ml：2.5g

【贮藏】 遮光，密闭保存。

维生素C颗粒

Weishengsu C Keli

Vitamin C Granules

本品含维生素C($C_6H_8O_6$)应为标示量的93.0%～107.0%。

【性状】 本品为黄色颗粒；味甜酸。

【鉴别】 (1)取本品4g，加水10ml溶解后，照维生素C鉴别(1)项试验，显相同的反应。

(2)照薄层色谱法(通则0502)试验。

供试品溶液 取本品细粉适量(约相当于维生素C 10mg)，加水10ml，振摇使维生素C溶解，滤过，取滤液。

对照品溶液 取维生素C对照品适量，加水溶解并稀释制成每1ml中约含1mg的溶液。

色谱条件 采用硅胶 GF_{254} 薄层板，以乙酸乙酯-乙醇-水(5：4：1)为展开剂。

测定法 吸取供试品溶液与对照品溶液各2μl，分别点于同一薄层板上，展开，取出，晾干，立即(1小时内)置紫外光灯(254nm)下检视。

结果判定 供试品溶液所显主斑点的位置和颜色应与对照品溶液的主斑点相同。

【检查】 应符合颗粒剂项下有关的各项规定(通则0104)。

【含量测定】 取装量差异项下的内容物，混合均匀，精密称取适量(约相当于维生素C 0.2g)，加新沸过的冷水100ml与稀醋酸10ml使维生素C溶解，加淀粉指示液1ml，立即用碘滴定液(0.05mol/L)滴定至溶液显蓝色并在30秒钟内不褪。每1ml碘滴定液(0.05mol/L)相当于8.806mg的 $C_6H_8O_6$。

【类别】 同维生素C。

【规格】 2g(含维生素C 100mg)

【贮藏】 遮光，密封，在干燥处保存。

维生素C钙

Weishengsu C Gai

Calcium Ascorbate

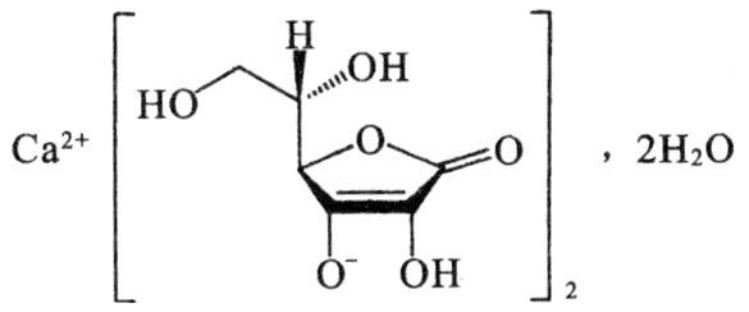

$C_{12}H_{14}CaO_{12} \cdot 2H_2O$　426.35

本品为 L-抗坏血酸钙二水合物。含 $C_{12}H_{14}CaO_{12} \cdot 2H_2O$ 不得少于 98.0%。

【性状】 本品为白色至淡黄色结晶性粉末;无臭。

本品在水中溶解,在乙醇中微溶,在乙醚中不溶。

比旋度 取本品,精密称定,加水溶解并定量稀释制成每 1ml 中约含 0.10g 的溶液,依法测定(通则 0621),比旋度应为 +95.0°至+97.0°。

【鉴别】 (1)取本品的水溶液(1→10)5ml,加二氯靛酚钠试液 1～2 滴,试液的颜色即消失。

(2)本品的红外光吸收图谱应与对照的图谱(光谱集 451 图)一致。

(3)本品的水溶液显钙盐的鉴别反应(通则 0301)。

【检查】 **酸碱度** 取本品 2.0g,加水 20ml 使溶解,依法测定(通则 0631),pH 值应为 6.8～7.4。

溶液的澄清度与颜色 取本品 3.0g,加水 30ml 使溶解,溶液应澄清无色;如显浑浊,与 1 号浊度标准液(通则 0902 第一法)比较,不得更浓;如显色,经 4 号垂熔玻璃漏斗滤过,取滤液,照紫外-可见分光光度法(通则 0401),在 420nm 的波长处测定吸光度,不得过 0.06。

干燥失重 取本品 3g,在 105℃干燥 2 小时,减失重量不得过 0.1%(通则 0831)。

炽灼残渣 应为 30.0%～33.0%(通则 0841)。

重金属 取本品 1.0g,加水适量使溶解,加醋酸盐缓冲液(pH 3.5)2ml 与水适量使成 25ml,依法检查(通则 0821 第一法),含重金属不得过百万分之十。

砷盐 取本品 0.67g,加水 23ml 溶解后,加盐酸 5ml,依法检查(通则 0822 第一法),应符合规定(0.0003%)。

【含量测定】 取本品约 0.2g,精密称定,加水 50ml 使溶解,加淀粉指示液 1.5ml,立即用碘滴定液(0.05mol/L)滴定至溶液显蓝色,并在 30 秒钟内不褪。每 1ml 碘滴定液(0.05mol/L)相当于 10.66mg 的 $C_{12}H_{14}CaO_{12} \cdot 2H_2O$。

【类别】 维生素类药。

【贮藏】 遮光,真空密封保存。

维生素C钠

Weishengsu C Na

Sodium Ascorbate

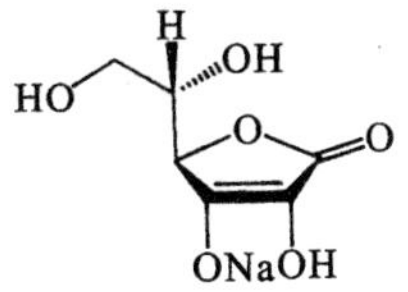

$C_6H_7NaO_6$　198.11

本品为 L-抗坏血酸钠盐。按干燥品计算,含 $C_6H_7NaO_6$ 不得少于 99.0%。

【性状】 本品为白色至微黄色结晶或结晶性粉末;无臭;在空气中较稳定,遇光色渐变暗。

本品在水中易溶,在乙醇中极微溶解,在三氯甲烷或乙醚中不溶。

比旋度 取本品,精密称定,加水溶解并定量稀释制成每 1ml 中约含 0.10g 的溶液,在 25℃时依法测定(通则 0621),比旋度为+103°至+108°。

【鉴别】 (1)取本品水溶液(1→50)4ml,加 0.1mol/L 盐酸溶液 1ml,加碱性酒石酸铜试液数滴,加热,生成红色沉淀。

(2)本品的红外光吸收图谱应与对照的图谱(光谱集 1039 图)一致。

(3)本品的水溶液显钠盐的鉴别(1)反应(通则 0301)。

【检查】 **酸碱度** 取本品 1.0g,加水 10ml 溶解后,依法测定(通则 0631),pH 值应为 7.0～8.0。

溶液的澄清度与颜色 取本品 1.0g,加水 10ml 使溶解,溶液应澄清无色;如显浑浊,与 1 号浊度标准液(通则 0902 第一法)比较,不得更浓;如显色,经 4 号垂熔玻璃漏斗滤过,取滤液,照紫外-可见分光光度法(通则 0401),在 420nm 的波长处测定吸光度,不得过 0.06。

草酸 取本品 0.25g,加水 5.0ml,振摇使溶解,加稀醋酸 1ml 与氯化钙试液 0.5ml,摇匀,放置 1 小时,作为供试品溶液;精密称取草酸 75mg,置 500ml 量瓶中,加水溶解并稀释至刻度,摇匀,精密量取 5ml,加稀醋酸 1ml 与氯化钙试液 0.5ml,摇匀,放置 1 小时,作为对照溶液。供试品溶液产生的浑浊不得浓于对照溶液(0.3%)。

干燥失重 取本品,以五氧化二磷为干燥剂,在 60℃减压干燥至恒重,减失重量不得过 0.25%(通则 0831)。

重金属 取本品 1.0g,依法检查(通则 0821 第二法),含重金属不得过百万分之二十。

【含量测定】 取本品 0.2g,精密称定,加新沸过的冷水 100ml 与 1mol/L 硫酸溶液 15ml 使溶解,加淀粉指示液 2ml,立即用碘滴定液(0.05mol/L)滴定至溶液显蓝色并在 30 秒钟内不褪。每 1ml 碘滴定液(0.05mol/L)相当于 9.905mg

的 $C_6H_7NaO_6$。

【类别】 维生素类药。

【贮藏】 遮光，密闭保存。

维 生 素 D_2

Weishengsu D_2

Vitamin D_2

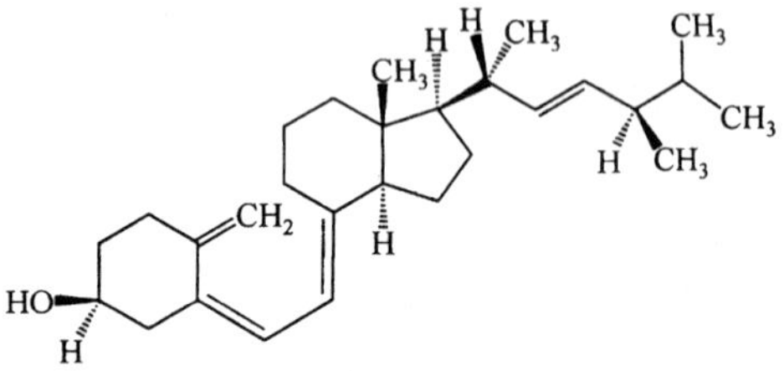

$C_{28}H_{44}O$　396.66

本品为 9,10-开环麦角甾-5,7,10(19),22-四烯-3β-醇。含 $C_{28}H_{44}O$ 应为 97.0%～103.0%。

【性状】 本品为无色针状结晶或白色结晶性粉末；无臭；遇光或空气均易变质。

本品在三氯甲烷中极易溶解，在乙醇、丙酮或乙醚中易溶，在植物油中略溶，在水中不溶。

比旋度 取本品，精密称定，加无水乙醇溶解并定量稀释制成每 1ml 中约含 40mg 的溶液，依法测定（通则 0621），比旋度为 +102.5° 至 +107.5°（应于容器开启后 30 分钟内取样，并在溶液配制后 30 分钟内测定）。

吸收系数 取本品，精密称定，加无水乙醇溶解并定量稀释制成每 1ml 中约含 10μg 的溶液，照紫外-可见分光光度法（通则 0401），在 265nm 的波长处测定吸光度，吸收系数（$E_{1cm}^{1\%}$）为 460～490。

【鉴别】 （1）取本品约 0.5mg，加三氯甲烷 5ml 溶解后，加醋酐 0.3ml 与硫酸 0.1ml，振摇，初显黄色，渐变红色，迅即变为紫色，最后成绿色。

（2）在含量测定项下记录的色谱图中，供试品溶液主峰的保留时间应与对照品溶液主峰的保留时间一致。

（3）本品的红外光吸收图谱应与对照的图谱（光谱集 452 图）一致。

【检查】 **麦角甾醇** 取本品 10mg，加 90% 乙醇 2ml 溶解后，加洋地黄皂苷溶液（取洋地黄皂苷 20mg，加 90% 乙醇 2ml，加热溶解制成）2ml，混合，放置 18 小时，不得发生浑浊或沉淀。

有关物质 照高效液相色谱法（通则 0512）测定。

供试品溶液　取本品约 25mg，置 100ml 棕色量瓶中，加异辛烷 80ml，避免加热，超声使完全溶解，放冷，用异辛烷稀释至刻度，摇匀。

对照溶液　精密量取供试品溶液 1ml，置 100ml 棕色量瓶中，用异辛烷稀释至刻度，摇匀。

色谱条件　见含量测定项下。进样体积 100μl。

系统适用性溶液与系统适用性要求　见含量测定项下。

测定法　精密量取供试品溶液与对照溶液，分别注入液相色谱仪，记录色谱图至维生素 D_2 峰保留时间的 2 倍。

限度　供试品溶液色谱图中如有杂质峰，除前维生素 D_2 峰外，单个杂质峰面积不得大于对照溶液主峰面积的 0.5 倍（0.5%），各杂质峰面积的和不得大于对照溶液主峰面积（1.0%）。

【含量测定】 取本品，照维生素 D 测定法（通则 0722 第一法）测定，即得。

【类别】 维生素类药。

【贮藏】 遮光、充氮、密封，在冷处保存。

【制剂】 （1）维生素 D_2 软胶囊　（2）维生素 D_2 注射液

维生素 D_2 软胶囊

Weishengsu D_2 Ruanjiaonang

Vitamin D_2 Soft Capsules

本品系取维生素 D_2 加精炼食用植物油（在 0℃左右脱去固体脂肪）溶解并调整浓度后制成。含维生素 D_2（$C_{28}H_{44}O$）应为标示量的 90.0%～120.0%。

【性状】 本品内容物为淡黄色至黄色油状液体。

【鉴别】 （1）取本品内容物适量（约相当于维生素 D_2 0.5mg），加三氯甲烷 5ml 溶解后，加醋酐 0.3ml 与硫酸 0.1ml，振摇，初显黄色，渐变红色，迅即变为紫色，最后呈绿色。

（2）在含量测定项下记录的色谱图中，供试品溶液主峰的保留时间应与对照品溶液主峰的保留时间一致。

【检查】 应符合胶囊剂项下有关的各项规定（通则 0103）。

【含量测定】 取装量差异项下混合均匀的内容物适量（约相当于维生素 D_2 0.25mg），精密称定，置 10ml 棕色量瓶中，加正己烷溶解并稀释至刻度，摇匀，作为供试品溶液，照维生素 D 测定法（通则 0722 第一法）测定，即得。

【类别】 同维生素 D_2。

【规格】 （1）0.125mg（5000 单位）　（2）0.25mg（1 万单位）

【贮藏】 遮光，密封保存。

维生素 D_2 注射液

Weishengsu D_2 Zhusheye

Vitamin D_2 Injection

本品为维生素 D_2 的灭菌油溶液。含维生素 D_2（$C_{28}H_{44}O$）应为标示量的 90.0%～110.0%。

【性状】 本品为几乎无色至淡黄色的澄明油状液体。

【鉴别】 (1)取本品适量(含维生素 D_2 约 0.5mg),加三氯甲烷 5ml 溶解后,加醋酐 0.3ml 与硫酸 0.1ml,振摇,初显黄色,渐变红色,迅即变为紫色,最后呈绿色。

(2)在含量测定项下记录的色谱图中,供试品溶液主峰的保留时间应与对照品溶液主峰的保留时间一致。

【检查】 应符合注射剂项下有关的各项规定(通则 0102)。

【含量测定】 用内容量移液管精密量取本品适量,加正己烷溶解并定量稀释制成每 1ml 中约含维生素 D_2 0.25mg 的溶液,精密量取 5ml,置 50ml 棕色量瓶中,用正己烷稀释至刻度,摇匀,作为供试品溶液,照维生素 D 测定法(通则 0722 第一法)测定,即得。

【类别】 同维生素 D_2。

【规格】 (1)1ml∶5mg(20 万单位)　(2)1ml∶10mg(40 万单位)

【贮藏】 遮光,密封保存。

维 生 素 D_3

Weishengsu D_3

Vitamin D_3

$C_{27}H_{44}O$　384.65

本品为 9,10-开环胆甾-5,7,10(19)-三烯-3β-醇。含 $C_{27}H_{44}O$ 应为 97.0%～103.0%。

【性状】 本品为无色针状结晶或白色结晶性粉末;无臭;遇光或空气均易变质。

本品在乙醇、丙酮、三氯甲烷或乙醚中极易溶解,在植物油中略溶,在水中不溶。

比旋度 取本品,精密称定,加无水乙醇溶解并定量稀释制成每 1ml 中约含 5mg 的溶液,依法测定(通则 0621),比旋度为+105°至+112°(应于容器开启后 30 分钟内取样,并在溶液配制后 30 分钟内测定)。

吸收系数 取本品,精密称定,加无水乙醇溶解并定量稀释制成每 1ml 中约含 10μg 的溶液,照紫外-可见分光光度法(通则 0401),在 265nm 的波长处测定吸光度,吸收系数($E_{1cm}^{1\%}$)为 465～495。

【鉴别】 (1)取本品约 0.5mg,加三氯甲烷 5ml 溶解后,加醋酐 0.3ml 与硫酸 0.1ml 振摇,初显黄色,渐变红色,迅即变为紫色、蓝绿色,最后变为绿色。

(2)本品的红外光吸收图谱应与对照的图谱(光谱集 453 图)一致。

(3)在含量测定项下记录的色谱图中,供试品溶液主峰的保留时间应与对照品溶液主峰的保留时间一致。

【检查】 **有关物质** 照高效液相色谱法(通则 0512)测定。

供试品溶液　取本品约 25mg,置 100ml 棕色量瓶中,加异辛烷 80ml,避免加热,超声 1 分钟使完全溶解,放冷,用异辛烷稀释至刻度,摇匀。

对照溶液　精密量取供试品溶液 1ml,置 100ml 棕色量瓶中,用异辛烷稀释至刻度,摇匀。

色谱条件　见含量测定项下。进样体积 100μl。

系统适用性溶液与系统适用性要求　见含量测定项下。

测定法　精密量取供试品溶液与对照溶液,分别注入液相色谱仪,记录色谱图至维生素 D_3 峰保留时间的 2 倍。

限度　供试品溶液色谱图中如有杂质峰,除前维生素 D_3 峰外,单个杂质峰面积不得大于对照溶液主峰面积的 0.5 倍(0.5%),各杂质峰面积的和不得大于对照溶液主峰面积(1.0%)。

【含量测定】 取本品,照维生素 D 测定法(通则 0722 第一法)测定,即得。

【类别】 维生素类药。

【贮藏】 遮光,充氮,密封,在冷处保存。

【制剂】 维生素 D_3 注射液

维生素 D_3 注射液

Weishengsu D_3 Zhusheye

Vitamin D_3 Injection

本品为维生素 D_3 的灭菌油溶液。含维生素 D_3($C_{27}H_{44}O$)应为标示量的 90.0%～110.0%。

【性状】 本品为淡黄色的澄明油状液体。

【鉴别】 (1)取本品 0.1ml,照维生素 D_3 项下的鉴别(1)项试验,显相同的反应。

(2)在含量测定项下记录的色谱图中,供试品溶液主峰的保留时间应与对照品溶液主峰的保留时间一致。

【检查】 应符合注射剂项下有关的各项规定(通则 0102)。

【含量测定】 用内容量移液管精密量取本品适量,加正己烷溶解并定量稀释制成每 1ml 中约含维生素 D_3 0.225mg 的溶液,精密量取 5ml,置 50ml 棕色量瓶中,用正己烷稀释至刻度,摇匀,作为供试品溶液。除精密称取维生素 D_3 对照品 22.5mg 外,照维生素 D 测定法(通则 0722 第一法)测定,即得。

【类别】 同维生素 D_3。

【规格】 (1)0.5ml : 3.75mg(15 万单位)　(2)1ml : 7.5mg(30 万单位)　(3)1ml : 15mg(60 万单位)

【贮藏】 遮光，密闭保存。

维生素 E

Weishengsu E

Vitamin E

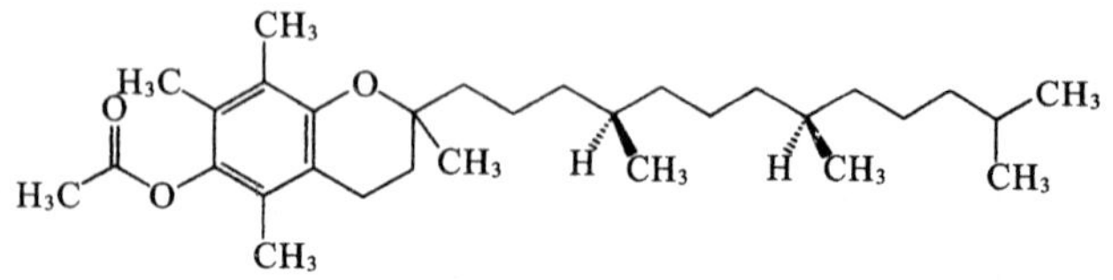

合成型

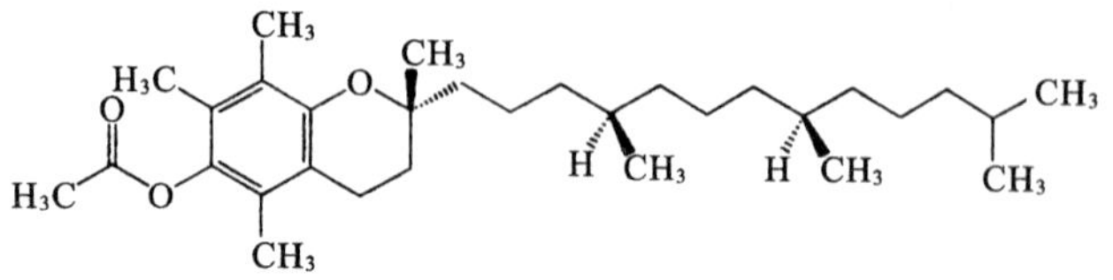

天然型

$C_{31}H_{52}O_3$　472.75

本品为合成型或天然型维生素 E；合成型为(±)-2,5,7,8-四甲基-2-(4,8,12-三甲基十三烷基)-6-苯并二氢吡喃醇醋酸酯或 *dl*-*α*-生育酚醋酸酯，天然型为(+)-2,5,7,8-四甲基-2-(4,8,12-三甲基十三烷基)-6-苯并二氢吡喃醇醋酸酯或 *d*-*α*-生育酚醋酸酯。含 $C_{31}H_{52}O_3$ 应为 96.0%～102.0%。

【性状】 本品为微黄色至黄色或黄绿色澄清的黏稠液体；几乎无臭；遇光色渐变深。天然型放置会固化，25℃左右熔化。

本品在无水乙醇、丙酮、乙醚或植物油中易溶，在水中不溶。

比旋度　避光操作。取本品约 0.4g，精密称定，置 150ml 具塞圆底烧瓶中，加无水乙醇 25ml 使溶解，加硫酸乙醇溶液(1→7)20ml，置水浴上回流 3 小时，放冷，用硫酸乙醇溶液(1→72)定量转移至 200ml 量瓶中并稀释至刻度，摇匀。精密量取 100ml，置分液漏斗中，加水 200ml，用乙醚提取 2 次(75ml，25ml)，合并乙醚液，加铁氰化钾氢氧化钠溶液[取铁氰化钾 50g，加氢氧化钠溶液(1→125)溶解并稀释至 500ml]50ml，振摇 3 分钟；取乙醚层，用水洗涤 4 次，每次 50ml，弃去洗涤液，乙醚液经无水硫酸钠脱水后，置水浴上减压或在氮气流下蒸干至 7～8ml 时，停止加热，继续挥干乙醚，残渣立即加异辛烷溶解并定量转移至 25ml 量瓶中，用异辛烷稀释至刻度，摇匀，依法测定(通则 0621)，比旋度(按 *d*-*α*-生育酚计，即测得结果除以换算系数 0.911)不得低于 +24°(天然型)。

折光率　本品的折光率(通则 0622)为 1.494～1.499。

吸收系数　取本品，精密称定，加无水乙醇溶解并定量稀释制成每 1ml 中约含 0.1mg 的溶液，照紫外-可见分光光度法(通则 0401)，在 284nm 的波长处测定吸光度，吸收系数($E_{1cm}^{1\%}$)为 41.0～45.0。

【鉴别】 (1)取本品约 30mg，加无水乙醇 10ml 溶解后，加硝酸 2ml，摇匀，在 75℃加热约 15 分钟，溶液显橙红色。

(2)在含量测定项下记录的色谱图中，供试品溶液主峰的保留时间应与对照品溶液主峰的保留时间一致。

(3)本品的红外光吸收图谱应与对照的图谱(光谱集 1206 图)一致。

【检查】 **酸度**　取乙醇与乙醚各 15ml，置锥形瓶中，加酚酞指示液 0.5ml，滴加氢氧化钠滴定液(0.1mol/L)至微显粉红色，加本品 1.0g，溶解后，用氢氧化钠滴定液(0.1mol/L)滴定，消耗的氢氧化钠滴定液(0.1mol/L)不得过 0.5ml。

生育酚(天然型)　取本品 0.10g，加无水乙醇 5ml 溶解后，加二苯胺试液 1 滴，用硫酸铈滴定液(0.01mol/L)滴定，消耗的硫酸铈滴定液(0.01mol/L)不得过 1.0ml。

有关物质(合成型)　照气相色谱法(通则 0521)测定。

供试品溶液　取本品，用正己烷稀释制成每 1ml 中约含 2.5mg 的溶液。

对照溶液　精密量取供试品溶液适量，用正己烷定量稀释制成每 1ml 中约含 25μg 的溶液。

系统适用性溶液　取维生素 E 与正三十二烷各适量，加正己烷溶解并稀释制成每 1ml 中约含维生素 E 2mg 与正三十二烷 1mg 的混合溶液。

色谱条件　用硅酮(OV-17)为固定液，涂布浓度为 2%的填充柱，或用 100%二甲基聚硅氧烷为固定液的毛细管柱；柱温为 265℃；进样体积 1μl。

系统适用性要求　系统适用性溶液色谱图中，理论板数按维生素 E 峰计算不低于 500(填充柱)或 5000(毛细管柱)，维生素 E 峰与正三十二烷峰之间的分离度应符合规定。

测定法　精密量取供试品溶液与对照溶液，分别注入气相色谱仪，记录色谱图至主成分峰保留时间的 2 倍。

限度　供试品溶液色谱图中如有杂质峰，*α*-生育酚(杂质Ⅰ)(相对保留时间约为 0.87)峰面积不得大于对照溶液主峰面积(1.0%)，其他单个杂质峰面积不得大于对照溶液主峰面积的 1.5 倍(1.5%)，各杂质峰面积的和不得大于对照溶液主峰面积的 2.5 倍(2.5%)。

残留溶剂　照残留溶剂测定法(通则 0861 第一法)测定。

供试品溶液　取本品适量，精密称定，加 *N*,*N*-二甲基甲酰胺溶解并定量稀释制成每 1ml 中约含 50mg 的溶液。

对照品溶液　取正己烷适量，精密称定，加 *N*,*N*-二甲基甲酰胺定量稀释制成每 1ml 中约含 10μg 的溶液。

色谱条件　以 5%苯基甲基聚硅氧烷为固定液(或极性相近的固定液)，起始柱温为 50℃，维持 8 分钟，然后以每分钟 45℃的速率升温至 260℃，维持 15 分钟。

测定法　取供试品溶液与对照品溶液，分别顶空进样，记

录色谱图。

限度　正己烷的残留量应符合规定(天然型)。

【含量测定】 照气相色谱法(通则 0521)测定。

内标溶液　取正三十二烷适量,加正己烷溶解并稀释成每 1ml 中含 1.0mg 的溶液。

供试品溶液　取本品约 20mg,精密称定,置棕色具塞锥形瓶中,精密加内标溶液 10ml,密塞,振摇使溶解。

对照品溶液　取维生素 E 对照品约 20mg,精密称定,置棕色具塞锥形瓶中,精密加内标溶液 10ml,密塞,振摇使溶解。

色谱条件　见有关物质项下。进样体积 1～3μl。

系统适用性溶液与系统适用性要求　见有关物质项下。

测定法　精密量取供试品溶液与对照品溶液,分别注入气相色谱仪,记录色谱图。按内标法以峰面积计算。

【类别】 维生素类药。

【贮藏】 避光,密封保存。

【制剂】 (1)维生素 E 片　(2)维生素 E 软胶囊　(3)维生素 E 注射液　(4)维生素 E 粉

附:

杂质 Ⅰ(α-生育酚)

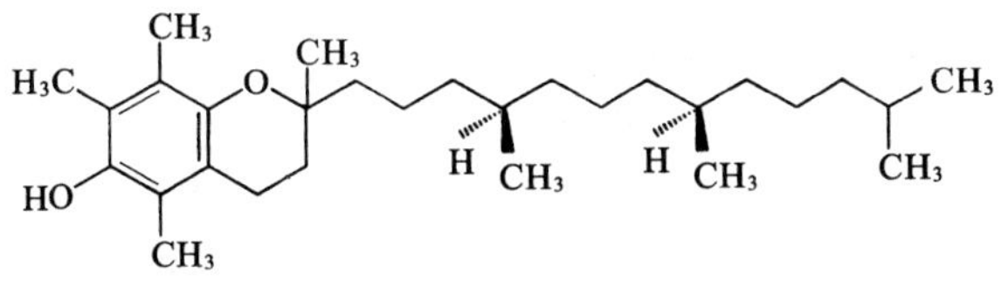

$C_{29}H_{50}O_2$　430.71

维生素 E 片

Weishengsu E Pian

Vitamin E Tablets

本品含维生素 E($C_{31}H_{52}O_3$)应为标示量的 90.0%～110.0%。

【性状】 本品为糖衣片。

【鉴别】 (1)取本品 2 片,除去糖衣,研细,加无水乙醇 10ml,振摇使维生素 E 溶解,滤过,滤液照维生素 E 鉴别(1)项试验,显相同的反应。

(2)在含量测定项下记录的色谱图中,供试品溶液主峰的保留时间应与对照品溶液主峰的保留时间一致。

【检查】 有关物质[原料药为维生素 E(合成型)]　照气相色谱法(通则 0521)测定。

供试品溶液　取本品细粉适量(约相当于维生素 E 25mg),加正己烷 10ml,振摇使维生素 E 溶解,滤过,取续滤液。

对照溶液　精密量取供试品溶液 1ml,置 100ml 棕色量瓶中,用正己烷稀释至刻度,摇匀。

系统适用性溶液、色谱条件、系统适用性要求与测定法见维生素 E 有关物质项下。

限度　供试品溶液色谱图中如有杂质峰,α-生育酚(相对保留时间约为 0.87)峰面积不得大于对照溶液主峰面积的 1.5 倍(1.5%),其他单个杂质峰面积不得大于对照溶液主峰面积的 1.5 倍(1.5%),各杂质峰面积的和不得大于对照溶液主峰面积的 3.0 倍(3.0%)。

其他　应符合片剂项下有关的各项规定(通则 0101)。

【含量测定】 照气相色谱法(通则 0521)测定。

供试品溶液　取本品 20 片,精密称定,研细,精密称取适量(约相当于维生素 E 20mg),置棕色具塞锥形瓶中,精密加内标溶液 10ml,密塞,振摇使维生素 E 溶解,静置,取上清液。

内标溶液、对照品溶液、系统适用性溶液、色谱条件、系统适用性要求与测定法　见维生素 E 含量测定项下。

【类别】 同维生素 E。

【规格】 (1)5mg　(2)10mg　(3)100mg

【贮藏】 遮光,密封,在干燥处保存。

维生素 E 软胶囊

Weishengsu E Ruanjiaonang

Vitamin E Soft Capsules

本品含维生素 E($C_{31}H_{52}O_3$)应为标示量的 90.0%～110.0%。

【性状】 本品内容物为淡黄色至黄色的油状液体。

【鉴别】 (1)取本品的内容物,照维生素 E 鉴别(1)项试验,显相同的反应。

(2)在含量测定项下记录的色谱图中,供试品溶液主峰的保留时间应与对照品溶液主峰的保留时间一致。

【检查】 比旋度　避光操作。取本品的内容物适量(约相当于维生素 E 400mg),精密称定,照维生素 E 比旋度项下的方法测定,比旋度(按 *d*-α-生育酚计)不得低于 +24°(天然型)。

有关物质[原料药为维生素 E(合成型)]　照气相色谱法(通则 0521)测定。

供试品溶液　取本品内容物适量(约相当于维生素 E 25mg),加正己烷 10ml,振摇使维生素 E 溶解,滤过,取续滤液。

对照溶液　精密量取供试品溶液 1ml,置 100ml 棕色量瓶中,用正己烷稀释至刻度,摇匀。

系统适用性溶液、色谱条件、系统适用性要求与测定法见维生素 E 有关物质项下。

限度　供试品溶液色谱图中如有杂质峰,α-生育酚(相对保留时间约为 0.87)峰面积不得大于对照溶液主峰面积

(1.0%),其他单个杂质峰面积不得大于对照溶液主峰面积的1.5倍(1.5%),各杂质峰面积的和不得大于对照溶液主峰面积的2.5倍(2.5%)。

其他　应符合胶囊剂项下有关的各项规定(通则0103)。

【含量测定】　照气相色谱法(通则0521)测定。

供试品溶液　取装量差异项下的内容物,混合均匀,取适量(约相当于维生素E 20mg),精密称定,置棕色具塞锥形瓶中,精密加内标溶液10ml,密塞,振摇使维生素E溶解,静置,取上清液。

内标溶液、对照品溶液、系统适用性溶液、色谱条件、系统适用性要求与测定法　见维生素E含量测定项下。

【类别】　同维生素E。

【规格】　(1)5mg　(2)10mg　(3)50mg　(4)100mg

【贮藏】　遮光,密封,在干燥处保存。

维生素E注射液

Weishengsu E Zhusheye

Vitamin E Injection

本品为维生素E的灭菌油溶液。含维生素E($C_{31}H_{52}O_3$)应为标示量的90.0%～110.0%。

【性状】　本品为淡黄色的澄明油状液体。

【鉴别】　(1)取本品,照维生素E鉴别(1)项试验,显相同的反应。

(2)在含量测定项下记录的色谱图中,供试品溶液主峰的保留时间应与对照品溶液主峰的保留时间一致。

【检查】　**有关物质**[原料药为维生素E(合成型)]　照气相色谱法(通则0521)测定。

供试品溶液　取本品适量,用正己烷稀释制成每1ml中约含维生素E 2.5mg的溶液。

对照溶液　精密量取供试品溶液适量,用正己烷定量稀释制成每1ml中约含维生素E 25μg的溶液。

系统适用性溶液、色谱条件、系统适用性要求与测定法　见维生素E有关物质项下。

限度　供试品溶液色谱图中如有杂质峰,α-生育酚(相对保留时间约为0.87)峰面积不得大于对照溶液主峰面积(1.0%),其他单个杂质峰面积不得大于对照溶液主峰面积的1.5倍(1.5%),各杂质峰面积的和不得大于对照溶液主峰面积的2.5倍(2.5%)。

其他　应符合注射剂项下有关的各项规定(通则0102)。

【含量测定】　照气相色谱法(通则0521)测定。

供试品溶液　精密量取本品2ml,置棕色具塞锥形瓶中,精密加内标溶液5ml(1ml∶5mg规格)或50ml(1ml∶50mg规格),密塞,摇匀。

内标溶液、对照品溶液、系统适用性溶液、色谱条件、系统适用性要求与测定法　见维生素E含量测定项下。

【类别】　同维生素E。

【规格】　(1)1ml∶5mg　(2)1ml∶50mg

【贮藏】　遮光,密闭保存。

维生素E粉

Weishengsu E Fen

Vitamin E Powder

本品为维生素E与一种或多种惰性物质的均匀混合物。含维生素E($C_{31}H_{52}O_3$)应为标示量的90.0%～110.0%。

【性状】　本品为白色或类白色的颗粒或粉末;易吸潮。

【鉴别】　(1)取本品适量,加无水乙醇50ml,充分振摇使维生素E溶解,用乙醚200ml分两次提取,合并提取液,通过无水硫酸钠滤过,滤液在充氮情况下渐渐加热蒸去乙醚,残留液照维生素E项下的鉴别(1)项试验,显相同的反应。

(2)在含量测定项下记录的色谱图中,供试品溶液主峰的保留时间应与对照品溶液主峰的保留时间一致。

【检查】　**干燥失重**　取本品,在105℃干燥至恒重,减失重量不得过6.0%(通则0831)。

【含量测定】　照气相色谱法(通则0521)测定。

供试品溶液　取本品适量(约相当于维生素E 0.2g),精密称定,置棕色锥形瓶中,加正己烷25ml,置70℃水浴中回流2小时,放冷,滤过,滤渣用正己烷洗涤3次,滤液与洗液置50ml棕色量瓶中,用正己烷稀释至刻度,摇匀,精密量取5ml,置棕色具塞锥形瓶中,精密加内标溶液5ml,密塞,摇匀。

内标溶液、对照品溶液、系统适用性溶液、色谱条件、系统适用性要求与测定法　见维生素E含量测定项下。

【类别】　同维生素E。

【贮藏】　遮光,密封,在干燥处保存。

维生素 K_1

Weishengsu K_1

Vitamin K_1

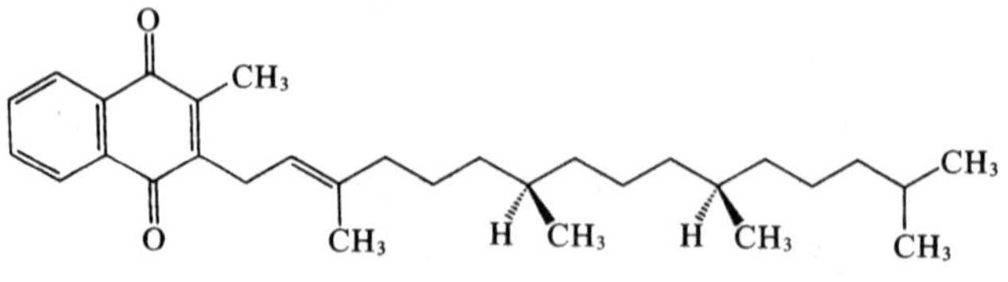

$C_{31}H_{46}O_2$　450.71

本品为2-甲基-3-(3,7,11,15-四甲基-2-十六碳烯基)-1,4-萘二酮的反式和顺式异构体的混合物。含$C_{31}H_{46}O_2$应为97.0%～103.0%。

【性状】 本品为黄色至橙色澄清的黏稠液体；无臭或几乎无臭；遇光易分解。

本品在三氯甲烷、乙醚或植物油中易溶，在乙醇中略溶，在水中不溶。

折光率 本品的折光率（通则 0622）为 1.525～1.528。

【鉴别】 (1)取本品 1 滴，加甲醇 10ml 与 5%氢氧化钾的甲醇溶液 1ml，振摇，溶液显绿色；置热水浴中即变成深紫色；放置后，显红棕色。

(2)在含量测定项下记录的色谱图中，供试品溶液主峰的保留时间应与对照品溶液主峰的保留时间一致。

(3)取本品，加三甲基戊烷溶解并稀释制成每 1ml 中约含 10μg 的溶液，照紫外-可见分光光度法（通则 0401）测定，在 243nm、249nm、261nm 与 270nm 的波长处有最大吸收；在 228nm、246nm、254nm 与 266nm 的波长处有最小吸收；254nm 波长处的吸光度与 249nm 波长处的吸光度的比值应为 0.70～0.75。

(4)本品的红外光吸收图谱应与对照的图谱（光谱集 456 图）一致。

【检查】 **顺式异构体** 照含量测定项下的方法测定，按峰面积归一化法计算，顺式异构体的含量不得过 21.0%。

甲萘醌 取本品 20mg，加三甲基戊烷 2ml 使溶解，加氨试液-乙醇（1：1）1ml 与氰基乙酸乙酯 2 滴，缓缓振摇，放置后，如下层溶液显蓝色，与甲萘醌的三甲基戊烷溶液（每 1ml 中含甲萘醌对照品 20μg）2.0ml 用同法制成的对照液比较，不得更深（0.2%）。

【含量测定】 照高效液相色谱法（通则 0512）测定。避光操作。

内标溶液 取苯甲酸胆甾酯约 37.5mg，置 25ml 量瓶中，用流动相溶解并稀释至刻度，摇匀。

供试品溶液 取本品约 20mg，精密称定，置 50ml 量瓶中，加流动相溶解并稀释至刻度，摇匀，精密量取 5ml 与内标溶液 1ml，置 10ml 量瓶中，用流动相稀释至刻度，摇匀。

对照品溶液 取维生素 K_1 对照品约 20mg，精密称定，置 50ml 量瓶中，加流动相溶解并稀释至刻度，摇匀，精密量取 5ml 与内标溶液 1ml，置 10ml 量瓶中，用流动相稀释至刻度，摇匀。

色谱条件 用硅胶为填充剂；以石油醚（60～90℃）-正戊醇（2000：2.5）为流动相；检测波长为 254nm；进样体积 10μl。

系统适用性要求 维生素 K_1 的顺、反式异构体峰之间及顺式异构体峰与内标物质峰之间的分离度均应符合要求。

测定法 精密量取供试品溶液与对照品溶液，分别注入液相色谱仪，记录色谱图。按内标法以顺、反式异构体峰面积的和计算。

【类别】 维生素类药。

【贮藏】 遮光，密封保存。

【制剂】 维生素 K_1 注射液

维生素 K_1 注射液

Weishengsu K_1 Zhusheye

Vitamin K_1 Injection

本品为维生素 K_1 的灭菌水分散液。含维生素 K_1（$C_{31}H_{46}O_2$）应为标示量的 90.0%～110.0%。

【性状】 本品为黄色的液体。

【鉴别】 取本品，照维生素 K_1 项下的鉴别(1)、(2)项试验，显相同的反应。

【检查】 **pH 值** 应为 5.0～6.5（通则 0631）。

有关物质 照高效液相色谱法（通则 0512）测定。避光操作。

供试品溶液 精密量取本品 2ml，置 20ml 量瓶中，用流动相稀释至刻度，摇匀。

对照溶液 精密量取供试品溶液 1ml，置 100ml 量瓶中，用流动相稀释至刻度，摇匀。

色谱条件 用十八烷基硅烷键合硅胶为填充剂；以无水乙醇-水（90：10）为流动相；检测波长为 270nm；进样体积 10μl。

系统适用性要求 主成分色谱峰的保留时间约为 12 分钟，理论板数按维生素 K_1 峰计算不低于 3000，维生素 K_1 峰与相邻杂质峰之间的分离度应符合要求。

测定法 精密量取供试品溶液与对照溶液，分别注入液相色谱仪，记录色谱图至主成分峰保留时间的 2 倍。

限度 供试品溶液色谱图中如有杂质峰，扣除相对保留时间小于 0.3 的峰，单个杂质峰面积不得大于对照溶液主峰面积（1.0%），各杂质峰面积的和不得大于对照溶液主峰面积的 2 倍（2.0%）。

细菌内毒素 取本品，依法检查（通则 1143），每 1mg 维生素 K_1 中含内毒素的量应小于 7.5EU。

其他 除可见异物检查可允许微显浑浊外，应符合注射剂项下有关的各项规定（通则 0102）。

【含量测定】 照高效液相色谱法（通则 0512）测定。避光操作。

供试品溶液 精密量取本品 2ml，置 20ml 量瓶中，用流动相稀释至刻度，摇匀，精密量取 5ml，置 50ml 量瓶中，用流动相稀释至刻度，摇匀。

对照品溶液 取维生素 K_1 对照品约 10mg，精密称定，置 10ml 量瓶中，加无水乙醇适量，强烈振摇使溶解并稀释至刻度，摇匀，精密量取 5ml，置 50ml 量瓶中，用流动相稀释至刻度，摇匀。

色谱条件 见有关物质项下。检测波长为 254nm。

系统适用性要求 见有关物质项下。

测定法 精密量取供试品溶液与对照品溶液，分别注入液相色谱仪，记录色谱图。按外标法以峰面积计算。

【类别】 同维生素 K_1。

【规格】 1ml∶10mg

【贮藏】 遮光，密闭，防冻保存（如有油滴析出或分层，则不宜使用，但可在遮光条件下加热至 70～80℃，振摇使其自然冷却，如可见异物正常仍可继续使用）。

琥乙红霉素

Huyihongmeisu

Erythromycin Ethylsuccinate

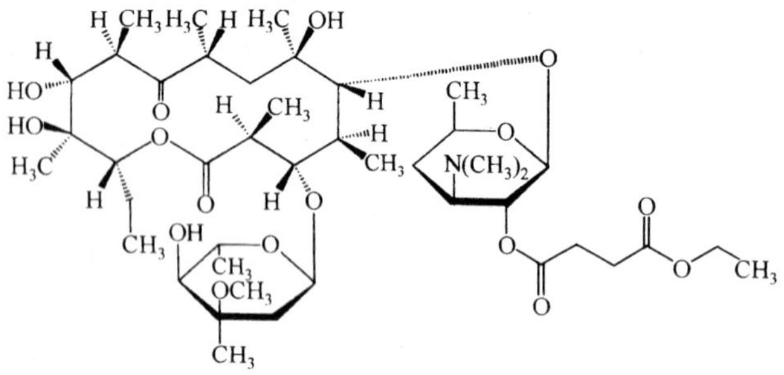

$C_{43}H_{75}NO_{16}$　862.07

本品为红霉素琥珀酸乙酯。按无水物计算，每 1mg 的效价不得少于 765 红霉素单位。

【性状】 本品为白色粉末或结晶性粉末；无臭。

本品在无水乙醇、丙酮中易溶，在乙醚中略溶，在水中几乎不溶。

【鉴别】 (1)取本品约 5mg，加盐酸羟胺的饱和甲醇溶液与氢氧化钠的饱和甲醇溶液各 3～5 滴，在水浴上加热发生气泡，放冷，加盐酸溶液(4.5→100)使成酸性，加三氯化铁试液 0.5ml，溶液显紫红色。

(2)取本品与琥乙红霉素对照品，分别加丙酮制成每 1ml 中各含 4mg 的溶液，作为供试品溶液与对照品溶液。照有关物质项下的方法试验，吸取上述两种溶液各 10μl，分别点于同一薄层板上，供试品溶液所显主斑点的位置和颜色应与对照品溶液主斑点的位置和颜色相同。

(3)本品的红外光吸收图谱应与对照的图谱(光谱集 1059 图)一致。如发现在 $1260cm^{-1}$ 处的吸收峰与对照的图谱不一致时，可取本品适量，溶于无水乙醇中，在水浴上蒸干，置五氧化二磷干燥器中减压干燥后测定。

【检查】 **酸碱度**　取本品，加水制成每 1ml 中含 10mg 的混悬液，取上清液，依法测定(通则 0631)，pH 值应为 6.0～8.5。

有关物质　照薄层色谱法(通则 0502)试验。

供试品溶液　取本品，精密称定，加丙酮溶解并定量稀释制成每 1ml 中含 4mg 的溶液。

标准品溶液　取红霉素标准品，精密称定，加丙酮溶解并定量稀释制成每 1ml 中含 0.2mg 的溶液。

色谱条件　采用硅胶 G 薄层板，以三氯甲烷-乙醇-15%醋酸铵溶液(85∶15∶1)(临用时用氨溶液调节 pH 值至 7.0，置分液漏斗中，振摇，静置，取下层)为展开剂。

测定法　吸取供试品溶液与对照溶液各 10μl，分别点于同一薄层板上，展开，在空气中干燥，喷以显色液(取对甲氧基苯甲醛 0.5ml，加冰醋酸 10ml、甲醇 85ml、硫酸 5ml，混合)，置 110℃加热至出现斑点。

限度　供试品溶液如显红霉素斑点，其颜色与标准品溶液相应位置所显斑点的颜色比较，不得更深。

水分　取本品适量，加 10%的咪唑无水甲醇溶液使溶解，照水分测定法(通则 0832 第一法 1)测定，含水分不得过 3.0%。

炽灼残渣　不得过 0.5%(通则 0841)。

【含量测定】 精密称取本品适量，加乙醇(按琥乙红霉素每 10mg 加乙醇 4ml)溶解后，用磷酸盐缓冲液(pH 7.8)定量稀释制成每 1ml 中约含 500 单位的溶液，室温放置 16 小时或 40℃放置 6 小时，使水解完全；另取红霉素标准品约 25mg，精密称定，加乙醇 12.5ml 使溶解后，用磷酸盐缓冲液(pH 7.8)稀释制成每 1ml 中含 500 单位的溶液，照抗生素微生物检定法红霉素项下(通则 1201)测定。1000 红霉素单位相当于 1mg 的 $C_{37}H_{67}NO_{13}$。

【类别】 大环内酯类抗生素。

【贮藏】 密封，在干燥处保存。

【制剂】 (1)琥乙红霉素片　(2)琥乙红霉素分散片　(3)琥乙红霉素胶囊　(4)琥乙红霉素颗粒

琥乙红霉素片

Huyihongmeisu Pian

Erythromycin Ethylsuccinate Tablets

本品含琥乙红霉素按红霉素($C_{37}H_{67}NO_{13}$)计算，应为标示量的 90.0%～110.0%。

【性状】 本品为白色片。

【鉴别】 (1)取本品的细粉适量(约相当于琥乙红霉素 5mg)，照琥乙红霉素项下的鉴别(1)试验，显相同的反应。

(2)取本品的细粉适量，加丙酮制成每 1ml 中含琥乙红霉素 4mg 的溶液，滤过，取续滤液作为供试品溶液，照琥乙红霉素项下的鉴别(2)试验，显相同的结果。

【检查】 **溶出度**　照溶出度与释放度测定法(通则 0931 第二法)测定。

溶出条件　以 0.1mol/L 盐酸溶液 900ml 为溶出介质，转速为每分钟 50 转，依法操作，经 30 分钟时取样。

供试品溶液　取溶出液适量，滤过，精密量取续滤液适量，用溶出介质定量稀释制成每 1ml 中约含红霉素 0.1mg 的溶液。

对照溶液　取本品 10 片，精密称定，研细，精密称取适量

（约相当于平均片重），加乙醇适量（每 10mg 红霉素加乙醇 5ml）使琥乙红霉素溶解后，按标示量用溶出介质定量稀释制成每 1ml 中约含红霉素 0.1mg 的溶液，滤过，取续滤液。

测定法　精密量取供试品溶液与对照溶液各 5ml，分别置 25ml 量瓶中，分别加溶出介质 5ml，摇匀，再分别精密加硫酸溶液（75→100）10ml，混匀，放置 30 分钟，冷却后，用溶出介质稀释至刻度，摇匀。照紫外-可见分光光度法（通则 0401），在 482nm 的波长处分别测定吸光度，计算每片的溶出量。

限度　80%，应符合规定。

其他　应符合片剂项下有关的各项规定（通则 0101）。

【含量测定】　取本品 10 片，精密称定，研细，精密称取适量（约相当于红霉素 0.15g），用乙醇 75ml 分次研磨使琥乙红霉素溶解，用磷酸盐缓冲液（pH 7.8）定量稀释制成每 1ml 中约含 500 单位的溶液，摇匀，室温放置 16 小时或 40℃ 放置 6 小时，使水解完全，精密量取上清液适量，照琥乙红霉素项下的方法测定，即得。

【类别】　同琥乙红霉素。

【规格】　按 $C_{37}H_{67}NO_{13}$ 计　（1）0.1g（10 万单位）（2）0.125g（12.5 万单位）（3）0.25g（25 万单位）

【贮藏】　密封，在干燥处保存。

琥乙红霉素分散片

Huyihongmeisu Fensanpian

Erythromycin Ethylsuccinate Dispersible Tablets

本品含琥乙红霉素按红霉素（$C_{37}H_{67}NO_{13}$）计算，应为标示量的 90.0%～110.0%。

【性状】　本品为白色片。

【鉴别】　（1）取本品的细粉适量（约相当于琥乙红霉素 5mg），照琥乙红霉素项下的鉴别（1）试验，显相同的反应。

（2）取本品的细粉适量，加丙酮制成每 1ml 中含琥乙红霉素 4mg 的溶液，滤过，取续滤液作为供试品溶液，照琥乙红霉素项下的鉴别（2）试验，显相同的结果。

【检查】　**溶出度**　照溶出度与释放度测定法（通则 0931 第二法）测定。

溶出条件　以 0.1mol/L 盐酸溶液 900ml 为溶出介质，转速为每分钟 50 转，依法操作，经 15 分钟时取样。

供试品溶液　取溶出液适量，滤过，精密量取续滤液适量，用溶出介质定量稀释制成每 1ml 中约含红霉素 0.1mg 的溶液。

对照溶液　取本品 10 片，精密称定，研细，精密称取适量（约相当于平均片重），加乙醇适量（每 10mg 琥乙红霉素加乙醇 5ml），使琥乙红霉素溶解后，按标示量用溶出介质定量稀释制成每 1ml 中约含红霉素 0.1mg 的溶液，滤过，取续滤液。

测定法　精密量取供试品溶液与对照溶液各 5ml，分别置 25ml 量瓶中，分别加溶出介质 5ml，摇匀，再分别精密加硫酸溶液（75→100）10ml，混匀，放置 30 分钟，冷却后，用溶出介质稀释至刻度，摇匀。照紫外-可见分光光度法（通则 0401），在 482nm 的波长处分别测定吸光度，计算每片的溶出量。

限度　80%，应符合规定。

其他　应符合片剂项下有关的各项规定（通则 0101）。

【含量测定】　取本品 10 片，精密称定，研细，精密称取适量（约相当于红霉素 0.1g），用乙醇 50ml 分次研磨使琥乙红霉素溶解，用磷酸盐缓冲液（pH 7.8）定量稀释制成每 1ml 中约含 500 单位的溶液，摇匀，室温放置 16 小时或 40℃ 放置 6 小时，使水解完全，精密量取上清液适量，照琥乙红霉素项下的方法测定，即得。

【类别】　同琥乙红霉素。

【规格】　按 $C_{37}H_{67}NO_{13}$ 计　（1）0.1g（10 万单位）（2）0.125g（12.5 万单位）

【贮藏】　密封，在干燥处保存。

琥乙红霉素胶囊

Huyihongmeisu Jiaonang

Erythromycin Ethylsuccinate Capsules

本品含琥乙红霉素按红霉素（$C_{37}H_{67}NO_{13}$）计算，应为标示量的 90.0%～110.0%。

【性状】　本品内容物为白色颗粒或粉末。

【鉴别】　（1）取本品的内容物适量（约相当于琥乙红霉素 5mg），照琥乙红霉素项下的鉴别（1）试验，显相同的反应。

（2）取本品的内容物适量，加丙酮制成每 1ml 中含琥乙红霉素 4mg 的溶液，滤过，取续滤液作为供试品溶液，照琥乙红霉素项下的鉴别（2）试验，显相同的结果。

【检查】　**溶出度**　照溶出度与释放度测定法（通则 0931 第二法）测定。

溶出条件　以 0.1mol/L 盐酸溶液 900ml 为溶出介质，转速为每分钟 50 转，依法操作，经 30 分钟时取样。

供试品溶液　取溶出液适量，滤过，精密量取续滤液适量，用溶出介质定量稀释制成每 1ml 中约含红霉素 0.1mg 的溶液。

对照溶液　取装量差异项下内容物，混合均匀，精密称取适量（约相当于平均装量），加乙醇适量（每 10mg 琥乙红霉素加乙醇 5ml），超声 3 分钟使琥乙红霉素溶解后，按标示量用溶出介质定量稀释制成每 1ml 中含红霉素 0.1mg 的溶液，滤过，取续滤液。

测定法　精密量取供试品溶液与对照溶液各 5ml，分别置 25ml 量瓶中，分别加溶出介质 5ml，摇匀，再分别精密加硫酸溶液（75→100）10ml，混匀，放置 30 分钟，冷却后，用溶出介质稀释至刻度，摇匀。照紫外-可见分光光度法（通则 0401），在 482nm 的波长处分别测定吸光度，计算每粒的溶出量。

限度　80%，应符合规定。

水分　取本品适量，加 10%咪唑的无水甲醇溶液使溶解，照水分测定法（通则 0832 第一法 1）测定，含水分不得过 5.0%。

其他　应符合胶囊剂项下有关的各项规定（通则 0103）。

【含量测定】　取本品内容物，研细，精密称取适量（约相当于红霉素 0.15g），加乙醇 75ml，超声使琥乙红霉素溶解，再用磷酸盐缓冲液（pH 7.8）定量稀释制成每 1ml 中约含 500 单位的溶液，摇匀，室温放置 16 小时或 40℃放置 6 小时，使水解完全，精密量取上清液适量，照琥乙红霉素项下的方法测定，即得。

【类别】　同琥乙红霉素。

【规格】　按 $C_{37}H_{67}NO_{13}$ 计　(1)0.1g(10 万单位)　(2)0.125g(12.5 万单位)　(3)0.25g(25 万单位)

【贮藏】　密封，在干燥处保存。

琥乙红霉素颗粒

Huyihongmeisu Keli

Erythromycin Ethylsuccinate Granules

本品含琥乙红霉素按红霉素（$C_{37}H_{67}NO_{13}$）计算，应为标示量的 90.0%～110.0%。

【性状】　本品为混悬颗粒；气芳香。

【鉴别】　(1)取本品细粉适量（约相当于琥乙红霉素 5mg），照琥乙红霉素项下的鉴别(1)试验，显相同的反应。

(2)取本品细粉适量，加丙酮制成每 1ml 中含琥乙红霉素 4mg 的溶液，滤过，取续滤液作为供试品溶液，照琥乙红霉素项下的鉴别(2)试验，显相同的结果。

【检查】　**酸碱度**　取本品，加水制成每 1ml 中含红霉素 10mg 的混悬液，取上清液，依法测定（通则 0631），pH 值应为 7.0～9.0。

其他　应符合颗粒剂项下有关的各项规定（通则 0104）。

【含量测定】　取本品 5 包，研细，精密称取适量（约相当于红霉素 0.15g），加乙醇 75ml，振摇使溶解，用磷酸盐缓冲液（pH 7.8）定量稀释制成每 1ml 中约含 500 单位的溶液，摇匀，室温下放置 16 小时或 40℃放置 6 小时，使完全水解，精密量取上清液适量，照琥乙红霉素项下的方法测定，即得。

【类别】　同琥乙红霉素。

【规格】　按 $C_{37}H_{67}NO_{13}$ 计　(1)0.05g(5 万单位)　(2)0.1g(10 万单位)　(3)0.125g(12.5 万单位)　(4)0.25g(25 万单位)

【贮藏】　遮光，密封，在干燥处保存。

琥珀氯霉素

Hupolümeisu

Chloramphenicol Succinate

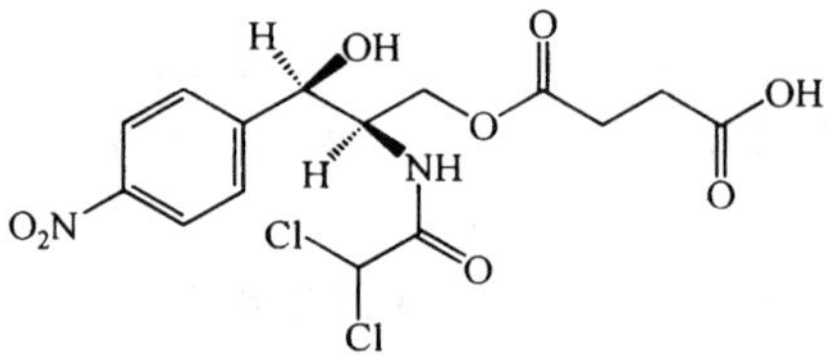

$C_{15}H_{16}Cl_2N_2O_8$　423.21

本品为 D-苏式-(－)-*N*-[*α*-(羟基甲基)-*β*-羟基-对硝基苯乙基]-2,2-二氯乙酰胺-*α*-琥珀酸酯。按干燥品计算，含氯霉素（$C_{11}H_{12}Cl_2N_2O_5$）应为 75.0%～79.0%。

【性状】　本品为白色或类白色的结晶性粉末；无臭。

本品在乙醇或丙酮中易溶，在水中微溶；在碱溶液中易溶。

熔点　本品的熔点（通则 0612）为 126～131℃。

比旋度　取本品，精密称定，加无水乙醇溶解并定量稀释制成每 1ml 中约含 50mg 的溶液，在 25℃时，依法测定（通则 0621），比旋度为＋22°至＋26°。

【鉴别】　(1)取本品约 50mg，加吡啶与氢氧化钠试液各 5ml，混匀，置水浴中加热数分钟，吡啶层显深红色。

(2)本品的红外光吸收图谱应与对照的图谱（光谱集 460 图）一致。

(3)取本品约 50mg，加乙醇制氢氧化钾试液 2ml 使溶解，注意防止乙醇挥散，置水浴中加热 15 分钟，溶液显氯化物鉴别(1)的反应（通则 0301）。

【检查】　**溶液的澄清度与颜色**　取本品 5 份，各 1.32g，分别加澄清无色的 4%碳酸钠溶液 5ml 溶解后，溶液应澄清无色；如显浑浊，与 1 号浊度标准液（通则 0902 第一法）比较，均不得更浓；如显色，与黄绿色 5 号标准比色液（通则 0901 第一法）比较，均不得更深。

乙醇中不溶物　取本品 0.50g，加乙醇 5ml 使溶解，溶液应澄清。

硫酸盐　取溶液的澄清度与颜色项下的溶液，先加水约 20ml 稀释后，滴加稀盐酸 6ml，滴加时同时振摇，再加水使成 50ml，充分振摇后，滤过，取滤液 10ml，依法检查（通则 0802），与标准硫酸钾溶液 1ml 制成的对照液比较，不得更浓（0.05%）。

游离氯霉素　照薄层色谱法（通则 0502）试验。

供试品溶液　取本品，精密称定，加 0.15%碳酸钠溶液溶解并定量稀释制成每 1ml 中约含 10mg 的溶液。

对照品溶液　取氯霉素对照品适量，精密称定，加水溶解并定量稀释制成每 1ml 中约含 0.2mg 的溶液。

色谱条件　采用硅胶 GF_{254} 薄层板，以三氯甲烷-甲醇-水（9∶1∶0.1）为展开剂。

测定法　吸取供试品溶液与对照品溶液各 10μl，分别点于同一薄层板上，展开，晾干，置紫外光灯(254nm)下检视。

限度　供试品溶液如显氯霉素斑点，其颜色与对照品溶液相应位置所显斑点的颜色比较，不得更深。

干燥失重　取本品，以五氧化二磷为干燥剂，在60℃减压干燥至恒重，减失重量不得过0.5%(通则0831)。

炽灼残渣　不得过0.1%(通则0841)。

可见异物　取本品5份，每份为制剂最大规格量，分别加微粒检查用水溶解，依法检查(通则0904)，应符合规定。(供无菌分装用)

不溶性微粒　取本品3份，分别加微粒检查用水溶解，依法检查(通则0903)，每1g样品中含10μm及10μm以上的微粒不得过6000粒，含25μm及25μm以上的微粒不得过600粒。(供无菌分装用)

细菌内毒素　取本品，依法检查(通则1143)，每1mg氯霉素中含内毒素的量应小于0.20EU(加无内毒素的碳酸钠溶液适量使溶解，用内毒素检查用水制成所需浓度)。(供注射用)

无菌　取本品，用适宜溶剂溶解并稀释后，经薄膜过滤法处理，依法检查(通则1101)，应符合规定。(供无菌分装用)

【含量测定】　照紫外-可见分光光度法(通则0401)测定。

供试品溶液　取本品适量，精密称定，按琥珀氯霉素每10mg加乙醇1ml使溶解，再用水定量稀释制成每1ml中约含20μg的溶液。

测定法　取供试品溶液，在276nm的波长处测定吸光度，按$C_{11}H_{12}Cl_2N_2O_5$的吸收系数($E_{1cm}^{1\%}$)为298计算供试品中$C_{11}H_{12}Cl_2N_2O_5$的含量。

【类别】　酰胺醇类抗生素。

【贮藏】　严封保存。

【制剂】　注射用琥珀氯霉素

注射用琥珀氯霉素

Zhusheyong Hupolümeisu

Chloramphenicol Succinate for Injection

本品为琥珀氯霉素与无水碳酸钠混合制成的无菌粉末。按平均装量计算，含琥珀氯霉素按氯霉素($C_{11}H_{12}Cl_2N_2O_5$)计，应为标示量的95.0%～105.0%。

【性状】　本品为白色或类白色粉末。

【鉴别】　(1)取本品，照琥珀氯霉素项下的鉴别(1)试验，显相同的结果。

(2)本品的水溶液显钠盐的鉴别反应(通则0301)。

【检查】　**酸碱度**　取本品，加水制成每1ml中含氯霉素0.2g的溶液，依法测定(通则0631)，pH值应为6.5～8.5。

溶液的澄清度与颜色　取本品5瓶，分别加水制成每1ml中含氯霉素0.2g的溶液，溶液应澄清无色；如显浑浊，与1号浊度标准液(通则0902第一法)比较，均不得更浓；如显色，与黄绿色5号标准比色液(通则0901第一法)比较，均不得更深。

干燥失重　取本品，以五氧化二磷为干燥剂，在60℃减压干燥至恒重，减失重量不得过1.0%(通则0831)。

细菌内毒素　取本品，依法检查(通则1143)，每1mg氯霉素中含内毒素的量应小于0.20EU。

无菌　取本品，用适宜溶剂溶解并稀释后，经薄膜过滤法处理，依法检查(通则1101)，应符合规定。

其他　应符合注射剂项下有关的各项规定(通则0102)。

【含量测定】　照紫外-可见分光光度法(通则0401)测定。

供试品溶液　取装量差异项下的内容物，精密称取适量(约相当于氯霉素50mg)，加水溶解并定量稀释制成每1ml中约含氯霉素20μg的溶液。

测定法　取供试品溶液，在276nm的波长处测定吸光度，按$C_{11}H_{12}Cl_2N_2O_5$的吸收系数($E_{1cm}^{1\%}$)为298计算。

【类别】　同琥珀氯霉素。

【规格】　按$C_{11}H_{12}Cl_2N_2O_5$计　(1)0.125g　(2)0.25g　(3)0.5g

【贮藏】　密闭保存。

琥珀酸舒马普坦片

Huposuan Shumaputan Pian

Sumatriptan Succinate Tablets

本品含琥珀酸舒马普坦以舒马普坦($C_{14}H_{21}N_3O_2S$)计，应为标示量的95.0%～105.0%。

【性状】　本品为薄膜衣片，除去薄膜衣后显白色或类白色。

【鉴别】　(1)取本品细粉适量(约相当于舒马普坦50mg)，加无水乙醇10ml，振摇使溶解，滤过，取滤液2ml，加枸橼酸醋酐试液10滴，置水浴中加热5～10分钟，溶液由黄绿色变为黄色。

(2)取有关物质项下的对照溶液，作为供试品溶液；另取琥珀酸舒马普坦对照品适量，加流动相溶解并稀释制成每1ml中约含舒马普坦10μg的溶液，作为对照品溶液。照有关物质项下的色谱条件试验，记录色谱图。供试品溶液主峰的保留时间应与对照品溶液主峰的保留时间一致。

(3)取含量测定项下的供试品溶液，照紫外-可见分光光度法(通则0401)测定，在282nm的波长处有最大吸收，在248nm的波长处有最小吸收。

【检查】　**有关物质**　照高效液相色谱法(通则0512)测定。

供试品溶液　取本品细粉适量，加流动相溶解并稀释制成每1ml中约含舒马普坦1mg的溶液，滤过，取续滤液。

对照溶液　精密量取供试品溶液 1ml，置 100ml 量瓶中，用流动相稀释至刻度，摇匀。

色谱条件　用十八烷基硅烷键合硅胶为填充剂；以甲醇-1.65mmol/L 庚烷磺酸钠溶液-三乙胺(320∶680∶2)[用磷酸溶液(1→5)调节 pH 值至 3.0±0.1]为流动相；检测波长为 282nm；进样体积 20μl。

系统适用性要求　理论板数按舒马普坦峰计算不低于 2000。

测定法　精密量取供试品溶液与对照溶液，分别注入液相色谱仪，记录色谱图至主成分峰保留时间的 4 倍。

限度　供试品溶液色谱图中如有杂质峰，单个杂质峰面积不得大于对照溶液主峰面积的 0.5 倍(0.5%)，各杂质峰面积的和不得大于对照溶液主峰面积(1.0%)。

含量均匀度　取本品 1 片(25mg 规格)，置研钵中研细，用水分次转移至 100ml 量瓶中，振摇使琥珀酸舒马普坦溶解，用水稀释至刻度，摇匀，滤过，精密量取续滤液 5ml，置 50ml 量瓶中，用水稀释至刻度，摇匀，作为供试品溶液。照含量测定项下的方法测定含量，应符合规定(通则 0941)。

溶出度　照溶出度与释放度测定法(通则 0931 第一法)测定。

溶出条件　以水 1000ml 为溶出介质，转速为每分钟 50 转，依法操作，经 20 分钟时取样。

供试品溶液　取溶出液适量，滤过，取续滤液(25mg 规格)或精密量取续滤液 3ml，置 10ml 量瓶中，用水稀释至刻度，摇匀(100mg 规格)。

对照品溶液　见含量测定项下。

测定法　见含量测定项下。计算每片的溶出量。

限度　标示量的 85%，应符合规定。

其他　应符合片剂项下有关的各项规定(通则 0101)。

【含量测定】　照紫外-可见分光光度法(通则 0401)测定。

供试品溶液　取本品 20 片，精密称定，研细，精密称取适量(约相当于舒马普坦 0.1g)，置 200ml 量瓶中，加水适量，振摇使琥珀酸舒马普坦溶解，用水稀释至刻度，摇匀，滤过，精密量取续滤液 5ml，置 100ml 量瓶中，用水稀释至刻度，摇匀。

对照品溶液　取琥珀酸舒马普坦对照品适量，精密称定，加水溶解并定量稀释制成每 1ml 中约含琥珀酸舒马普坦 35μg 的溶液。

测定法　取供试品溶液与对照品溶液，在 282nm 的波长处分别测定吸光度，计算并将结果乘以 0.7144。

【类别】　抗偏头痛药。

【规格】　按 $C_{14}H_{21}N_3O_2S$ 计　(1)25mg　(2)100mg

【贮藏】　密封保存。

替 加 氟

Tijiafu

Tegafur

$C_8H_9FN_2O_3$　200.17

本品为 1-(四氢-2-呋喃基)-5-氟-2,4(1*H*,3*H*)-嘧啶二酮。按干燥品计算，含 $C_8H_9FN_2O_3$ 不得少于 98.5%。

【性状】　本品为白色结晶性粉末；无臭。

本品在甲醇、丙醇或三氯甲烷中溶解，在水或乙醇中略溶，在乙醚中几乎不溶。

熔点　本品的熔点(通则 0612)为 164～169℃。

【鉴别】　(1)取本品约 50mg，加水 5ml，加热使溶解，放冷，加溴试液 1ml，振摇，红色即消失。

(2)取本品，加无水乙醇溶解并稀释制成每 1ml 中约含 10μg 的溶液，照紫外-可见分光光度法(通则 0401)测定，在 270nm 的波长处有最大吸收，在 235nm 的波长处有最小吸收。

(3)本品的红外光吸收图谱应与对照的图谱(光谱集 861 图)一致。

(4)本品显有机氟化物的鉴别反应(通则 0301)。

【检查】　**旋光度**　取本品，精密称定，加甲醇溶解并定量稀释制成每 1ml 中约含 20mg 的溶液，依法测定(通则 0621)，旋光度为－0.05°至＋0.05°。

酸度　取本品 0.50g，加水 50ml 溶解后，依法测定(通则 0631)，pH 值应为 4.2～5.2。

乙醇溶液的澄清度　取本品 0.10g，加乙醇 10ml 溶解后，溶液应澄清。

含氯化合物　取本品 20mg，加水 10ml 与 0.1mol/L 氢氧化钠溶液 2 滴，置水浴中加热 15 分钟，放冷，加稀硝酸 5 滴与硝酸银试液 5 滴，依法检查(通则 0801)，与标准氯化钠溶液 2.0ml 制成的对照液比较，不得更浓(0.1%)。

有关物质　照高效液相色谱法(通则 0512)测定。

供试品溶液　取本品，精密称定，加流动相溶解并定量稀释制成每 1ml 中约含 0.2mg 的溶液。

对照溶液　精密量取供试品溶液适量，用流动相定量稀释制成每 1ml 中含 2μg 的溶液。

对照品溶液　取氟尿嘧啶对照品，精密称定，加流动相溶解并定量稀释制成每 1ml 中约含 1μg 的溶液。

色谱条件　用十八烷基硅烷键合硅胶为填充剂；以甲醇-乙腈-水(10∶5∶85)为流动相；检测波长为 271nm；进样体积 20μl。

系统适用性要求　理论板数按替加氟峰计算不低于1500，替加氟峰与相邻杂质峰之间的分离度应符合要求。

测定法　精密量取供试品溶液、对照溶液与对照品溶液，分别注入液相色谱仪，记录色谱图至主成分峰保留时间的2倍。

限度　供试品溶液色谱图中如有与对照品溶液色谱图中氟尿嘧啶峰保留时间一致的峰，按外标法以峰面积计算，不得过0.5%；其他各杂质峰面积的和不得大于对照溶液主峰面积的0.5倍（0.5%）。

干燥失重　取本品，在105℃干燥至恒重，减失重量不得过0.5%（通则0831）。

炽灼残渣　不得过0.1%（通则0841）。

重金属　取本品1.0g，依法检查（通则0821第三法），含重金属不得过百万分之十。

【含量测定】　取本品约0.15g，精密称定，置碘瓶中，精密加溴酸钾滴定液（0.016 67mol/L）25ml，迅速加入溴化钾1.0g与稀盐酸12ml，密塞，放置30分钟，不时振摇；再加碘化钾1.6g，密塞，轻轻振摇使溶解，在暗处放置5分钟，用硫代硫酸钠滴定液（0.1mol/L）滴定，至近终点时，加淀粉指示液2ml，继续滴定至蓝色消失，并将滴定的结果用空白试验校正。每1ml溴酸钾滴定液（0.016 67mol/L）相当于10.01mg的$C_8H_9FN_2O_3$。

【类别】　抗肿瘤药。

【贮藏】　遮光，密封保存。

【制剂】　（1）替加氟片　（2）替加氟注射液　（3）替加氟胶囊

替加氟片

Tijiafu Pian

Tegafur Tablets

本品含替加氟（$C_8H_9FN_2O_3$）应为标示量的93.0%～107.0%。

【性状】　本品为白色片。

【鉴别】　（1）取本品细粉适量（约相当于替加氟25mg），置50ml量瓶中，加无水乙醇约35ml，微温，振摇使替加氟溶解，放冷，用无水乙醇稀释至刻度，摇匀，滤过，精密量取续滤液适量，用无水乙醇稀释制成每1ml中约含10μg的溶液，照紫外-可见分光光度法（通则0401）测定，在270nm的波长处有最大吸收，在235nm的波长处有最小吸收。

（2）在含量测定项下记录的色谱图中，供试品溶液主峰的保留时间应与对照品溶液主峰的保留时间一致。

【检查】　**溶出度**　照溶出度与释放度测定法（通则0931第二法）测定。

溶出条件　以水1000ml为溶出介质，转速为每分钟50转，依法操作，经45分钟时取样。

供试品溶液　取溶出液10ml，滤过，精密量取续滤液5ml，置25ml（50mg规格）或50ml（100mg规格）量瓶中，用水稀释至刻度，摇匀。

对照品溶液　取替加氟对照品，精密称定，加水溶解并定量稀释制成每1ml中含10μg的溶液。

测定法　取供试品溶液与对照品溶液，照紫外-可见分光光度法（通则0401），在272nm的波长处分别测定吸光度，计算每片的溶出量。

限度　标示量的80%，应符合规定。

其他　应符合片剂项下有关的各项规定（通则0101）。

【含量测定】　照高效液相色谱法（通则0512）测定。

供试品溶液　取本品20片，精密称定，研细，精密称取适量（约相当于替加氟50mg），置50ml量瓶中，加流动相适量，温热，振摇使替加氟溶解，放冷，用流动相稀释至刻度，摇匀，滤过，精密量取续滤液适量，用流动相定量稀释制成每1ml中约含20μg的溶液。

对照品溶液　取替加氟对照品适量，精密称定，加流动相溶解并定量稀释制成每1ml中约含20μg的溶液。

色谱条件　用十八烷基硅烷键合硅胶为填充剂；以甲醇-乙腈-水（10∶5∶85）为流动相；检测波长为271nm；进样体积20μl。

系统适用性要求　理论板数按替加氟峰计算不低于1500，替加氟峰与相邻杂质峰之间的分离度应符合要求。

测定法　精密量取供试品溶液与对照品溶液，分别注入液相色谱仪，记录色谱图。按外标法以峰面积计算。

【类别】　同替加氟。

【规格】　（1）50mg　（2）100mg

【贮藏】　密封保存。

替加氟注射液

Tijiafu Zhusheye

Tegafur Injection

本品为替加氟的灭菌水溶液。含替加氟（$C_8H_9FN_2O_3$）应为标示量的93.0%～107.0%。

【性状】　本品为几乎无色的澄明液体。

【鉴别】　（1）取本品适量（约相当于替加氟0.1g），置分液漏斗中，加水5ml，加稀盐酸1ml，用三氯甲烷振摇提取4次，每次15ml，合并三氯甲烷液，置80℃水浴上蒸干，残渣加无水乙醇溶解后，转移至100ml量瓶中，用无水乙醇稀释至刻度，摇匀，量取适量，用无水乙醇稀释制成每1ml中约含替加氟10μg的溶液，照紫外-可见分光光度法（通则0401）测定，在270nm的波长处有最大吸收。

（2）在含量测定项下记录的色谱图中，供试品溶液主峰的保留时间应与对照品溶液主峰的保留时间一致。

【检查】　**pH值**　应为9.5～10.5（通则0631）。

有关物质　照高效液相色谱法（通则0512）测定。

供试品溶液 取本品，用流动相定量稀释制成每 1ml 中约含 0.2mg 的溶液。

对照溶液 精密量取供试品溶液适量，用流动相定量稀释制成每 1ml 中含 2μg 的溶液。

对照品溶液、色谱条件、系统适用性要求与测定法 见替加氟有关物质项下。

限度 供试品溶液色谱图中如有与对照品溶液色谱图中氟尿嘧啶峰保留时间一致的峰，按外标法以峰面积计算不得过替加氟标示量的 1.0%；其他各杂质峰面积的和不得大于对照溶液主峰面积的 0.5 倍(0.5%)。

细菌内毒素 取本品，依法检查(通则 1143)，每 1mg 替加氟中含内毒素的量应小于 0.25EU。

其他 应符合注射剂项下有关的各项规定(通则 0102)。

【含量测定】 照高效液相色谱法(通则 0512)测定。

供试品溶液 精密量取本品适量，用流动相定量稀释制成每 1ml 中含替加氟 20μg 的溶液，摇匀。

对照品溶液 取替加氟对照品适量，精密称定，加流动相溶解并定量稀释制成每 1ml 中约含 20μg 的溶液。

色谱条件与系统适用性要求 见有关物质项下。

测定法 精密量取供试品溶液与对照品溶液，分别注入液相色谱仪，记录色谱图。按外标法以峰面积计算。

【类别】 同替加氟。

【规格】 5ml∶0.2g

【贮藏】 遮光，密闭保存。

替加氟胶囊

Tijiafu Jiaonang

Tegafur Capsules

本品含替加氟($C_8H_9FN_2O_3$)应为标示量的 93.0%～107.0%。

【性状】 本品内容物为白色粉末。

【鉴别】 (1)精密称取本品的内容物适量(约相当于替加氟 25mg)，置 50ml 量瓶中，加无水乙醇约 35ml，微温，振摇使替加氟溶解，放冷，用无水乙醇稀释至刻度，摇匀，滤过，精密量取续滤液适量，用无水乙醇稀释制成每 1ml 中约含替加氟 10μg 的溶液，照紫外-可见分光光度法(通则 0401)测定，在 270nm 的波长处有最大吸收，在 235nm 的波长处有最小吸收。

(2)在含量测定项下记录的色谱图中，供试品溶液主峰的保留时间应与对照品溶液主峰的保留时间一致。

【检查】 **溶出度** 照溶出度与释放度测定法(通则 0931 第二法)测定。

溶出条件 以水 1000ml 为溶出介质，转速为每分钟 75 转，依法操作，经 45 分钟时取样。

供试品溶液 取溶出液适量，滤过，精密量取续滤液 5ml，置 50ml(0.1g 规格)或 100ml(0.2g 规格)量瓶中，用水稀释至刻度，摇匀。

对照品溶液 取替加氟对照品，精密称定，加水溶解并定量稀释制成 1ml 中含 10μg 的溶液。

测定法 取供试品溶液与对照品溶液，照紫外-可见分光光度法(通则 0401)，在 272nm 的波长处分别测定吸光度，计算每粒的溶出量。

限度 标示量的 80%，应符合规定。

其他 应符合胶囊剂项下有关的各项规定(通则 0103)。

【含量测定】 照高效液相色谱法(通则 0512)测定。

供试品溶液 取装量差异项下的内容物，混合均匀，精密称取适量(约相当于替加氟 50mg)，置 50ml 量瓶中，加流动相适量，微温，振摇使替加氟溶解，放冷，用流动相稀释至刻度，摇匀，滤过，精密量取续滤液适量，用流动相定量稀释制成每 1ml 中约含 20μg 的溶液。

对照品溶液 取替加氟对照品适量，精密称定，加流动相溶解并定量稀释制成每 1ml 中约含 20μg 的溶液。

色谱条件 用十八烷基硅烷键合硅胶为填充剂；以甲醇-乙腈-水(10∶5∶85)为流动相；检测波长为 271nm；进样体积 20μl。

系统适用性要求 理论板数按替加氟峰计算不低于 1500，替加氟峰与相邻杂质峰之间的分离度应符合要求。

测定法 精密量取供试品溶液与对照品溶液，分别注入液相色谱仪，记录色谱图。按外标法以峰面积计算。

【类别】 同替加氟。

【规格】 (1)0.1g (2)0.2g

【贮藏】 密封保存。

替考拉宁

Tikaolaning

Teicoplanin

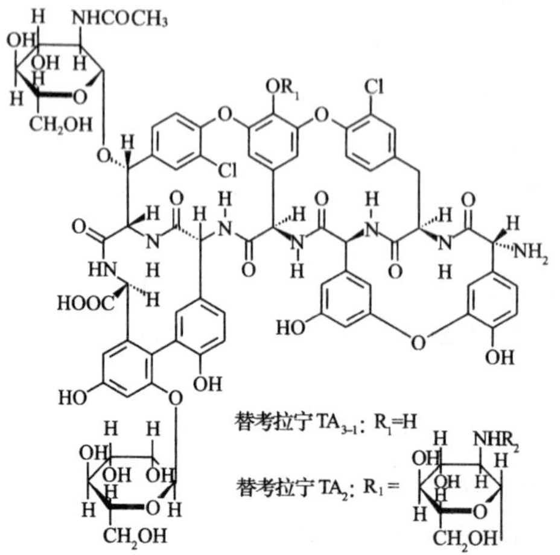

替考拉宁 TA_{2-1}：$R_2=COCH_2CH_2CH=CHCH_2CH_2CH_2CH_2CH_3$

替考拉宁 TA_{2-2}：R_2＝$COCH_2CH_2CH_2CH_2CH_2CH_2CH(CH_3)_2$

替考拉宁 TA_{2-3}：R_2＝$COCH_2CH_2CH_2CH_2CH_2CH_2CH_2CH_2CH_3$

替考拉宁 TA_{2-4}：R_2＝$COCH_2CH_2CH_2CH_2CH_2CH_2CH(CH_3)CH_2CH_3$

替考拉宁 TA_{2-5}：R_2＝$COCH_2CH_2CH_2CH_2CH_2CH_2CH_2CH(CH_3)_2$

分子式：$C_{72-89}H_{68-99}Cl_2N_{8-9}O_{28-33}$

分子量：TA_{2-1}：1877.66　TA_{2-2}：1879.68　TA_{2-3}：1879.68

TA_{2-4}：1893.70 TA_{2-5}：1893.70

本品为 34-*O*-[2-(乙酰氨基)-2-脱氧-*β*-D-吡喃葡萄糖基]-22,31-二氯-7-去甲基-64-*O*-去甲基-19-脱氧-56-*O*-[2-脱氧-2-(R 取代氨基)-*β*-D-吡喃葡萄糖基]-42-*O*-*α*-D-吡喃甘露糖基瑞斯托霉素 A 糖苷配基。按无水、无氯化钠与无溶剂物计算，每 1mg 的效价不得少于 900 替考拉宁单位。

【性状】 本品为白色至淡黄色的粉末；无臭；有引湿性。

本品在水中易溶，在 N,N-二甲基甲酰胺中溶解，在乙腈、甲醇、乙醇和丙酮中几乎不溶。

【鉴别】 (1)取本品约 10mg，加水 1ml 溶解后，加 2% 茚三酮的乙醇溶液 2ml，置水浴中加热 5 分钟，溶液显紫蓝色。

(2)取本品约 30mg，加水 1ml 溶解后，沿管壁缓缓加入蒽酮试液(取蒽酮 0.2g，溶于 95%硫酸溶液 100ml 中，摇匀，即得)2ml，轻轻摇匀，溶液即变成绿色。

(3)在替考拉宁组分项下记录的色谱图中，供试品溶液中应出现与标准品溶液中 A_2 组各组分(TA_{2-1}、TA_{2-2}、TA_{2-3}、TA_{2-4} 和 TA_{2-5})峰保留时间一致的色谱峰。

(4)本品的红外光吸收图谱应与对照的图谱(光谱集 1214 图)一致。

【检查】 **酸碱度** 取本品，加水制成每 1ml 中含 50mg 的溶液，依法测定(通则 0631)，pH 值应为 6.3～7.7。

溶液的澄清度与颜色 取本品 5 份，分别加水制成每 1ml 中约含 50mg 的溶液，溶液应澄清无色；如显浑浊，与 2 号浊度标准液(通则 0902 第一法)比较，均不得更浓；如显色，与黄色或橙黄色 5 号标准比色液(通则 0901 第一法)比较，均不得更深。

氯化钠 取本品约 0.5g，精密称定，精密加 0.9%氯化钠溶液 10ml，加水稀释至 50ml，轻摇使溶解，照电位滴定法(通则 0701)，用硝酸银滴定液(0.1mol/L)滴定至终点；另精密量取 0.9%氯化钠溶液 10ml，同法做空白校正，按滴定液消耗体积的差值计算供试品中氯化钠的含量。每 1ml 硝酸银滴定液(0.1mol/L)相当于 5.844mg 的 NaCl。含氯化钠不得过 5.0%。

残留溶剂 照残留溶剂测定法(通则 0861 第一法)测定。

供试品溶液　取本品约 0.2g，精密称定，置顶空瓶中，精密加水 5ml 使溶解，密封。

对照品溶液　取丙酮适量，精密称定，用水溶解并定量稀释制成每 1ml 中约含 0.4mg 的溶液，精密量取 5ml，置顶空瓶中，密封。

色谱条件　以 5%二苯基-95%聚二甲基硅氧烷(或极性相近)为固定液的毛细管柱为色谱柱；柱温为 50℃；进样口温度为 200℃；检测器温度为 250℃；载气为氦气或氮气；顶空瓶平衡温度为 85℃，平衡时间为 30 分钟。

测定法　取供试品溶液与对照品溶液，分别顶空进样，记录色谱图。

限度　按外标法以峰面积计算，丙酮的残留量不得过 1.0%。

水分 取本品，照水分测定法(通则 0832 第一法 1)测定，含水分不得过 10.0%。

重金属 取本品 1.0g，于 500～600℃炽灼至完全灰化，取残渣照重金属检查法(通则 0821 第二法)试验，含重金属不得过百万分之二十。

替考拉宁组分 照高效液相色谱法(通则 0512)测定。

供试品溶液　取本品，加水溶解并定量稀释制成每 1ml 中约含 2mg 的溶液。

系统适用性溶液　取替考拉宁标准品，加水溶解并定量稀释制成每 1ml 中约含 2mg 的溶液。

色谱条件　用十八烷基硅烷键合硅胶为填充剂；以二水合磷酸二氢钠 7.8g，加水约 1650ml 使溶解，加乙腈 300ml，用氢氧化钠试液调节 pH 值至 6.0，用水稀释至 2000ml 为流动相 A，以二水合磷酸二氢钠 7.8g，加水约 550ml 使溶解，加乙腈 1400ml，用氢氧化钠试液调节 pH 值至 6.0，用水稀释至 2000ml 为流动相 B，按下表进行线性梯度洗脱；检测波长为 254nm；进样体积 20μl。

时间(分钟)	流动相 A(%)	流动相 B(%)
0	100	0
32	70	30
40	50	50
42	100	0
52	100	0

系统适用性要求　系统适用性溶液色谱图中，替考拉宁 A_{2-2} 组分峰的保留时间约为 24 分钟，各组分的出峰顺序及相对保留时间见下表。A_{3-1} 峰的拖尾因子应不大于 2.2，重复进样 3 次，以 A_{2-2} 峰面积计算，相对标准偏差应不大于 2.0%。

组分名称	相对于 A_{2-2} 的保留时间(RRT)
A_3 组分	≤0.42
A_{3-1}	0.29
A_2 组分	＞0.42～≤1.25
A_{2-1}	0.91
A_{2-2}	1.00
A_{2-3}	1.04
A_{2-4}	1.17
A_{2-5}	1.20
其他成分	＞1.25

测定法　精密量取供试品溶液，注入液相色谱仪，量取各组分的峰面积，按式(1)、式(2)与式(3)分别计算各组分的含量。

替考拉宁A_2组分之和(%)＝

$$S_a/(S_a+0.83S_b+S_c)\times100\% \quad (1)$$

替考拉宁A_3组分之和(%)＝

$$0.83S_b/(S_a+0.83S_b+S_c)\times100\% \quad (2)$$

其他成分之和(%)＝$S_c/(S_a+0.83S_b+S_c)\times100\%$ (3)

式中　S_a为替考拉宁 A_2组分的峰面积总和；

S_b为替考拉宁 A_3组分的峰面积总和；

S_c为其他成分的峰面积总和。

限度　替考拉宁 A_2(TA_2)组分之和不少于 80.0%，替考拉宁 A_3(TA_3)组分之和不得过 15.0%，其他成分之和不得过 5.0%。

细菌内毒素　取本品，依法检查(通则 1143)，每 1mg 替考拉宁中含内毒素的量应小于 0.30EU。(供注射用)

【效价测定】　取本品适量，精密称定，用灭菌水溶解并定量稀释制成每 1ml 中约含 1000 单位的溶液，照抗生素微生物检定法(通则 1201 第一法)测定。1000 替考拉宁单位相当于 1mg 的替考拉宁。

【类别】　抗生素类药。

【贮藏】　密封，在冷处保存。

【制剂】　注射用替考拉宁

注射用替考拉宁

Zhusheyong Tikaolaning

Teicoplanin for Injection

本品为替考拉宁的无菌冻干品。按无水与无氯化钠物计算，每 1mg 的效价不得少于 880 替考拉宁单位；按平均装量计算，含替考拉宁应为标示量的 90.0%～115.0%。

【性状】　本品为类白色至淡黄色冻干块状物和粉末。

【鉴别】　取本品，照替考拉宁项下的鉴别(1)、(2)、(3)项试验，显相同的结果。

【检查】　**碱度**　取本品，按标示量加水制成每 1ml 中含 67mg 的溶液，依法测定(通则 0631)，pH 值应为7.2～7.8。

溶液的澄清度与颜色　取本品 5 瓶，按标示量分别加水制成每 1ml 中约含 50mg 的溶液，溶液应澄清无色；如显浑浊，与 1 号浊度标准液(通则 0902 第一法)比较，均不得更浓；如显色，与黄色或橙黄色 5 号标准比色液(通则 0901 第一法)比较，均不得更深。

氯化钠　取装量差异项下的内容物，混匀，精密称取适量(约相当于 1 瓶的平均装量)，照替考拉宁项下的方法测定。含氯化钠不得过 5.0%。

水分　取本品，照水分测定法(通则 0832 第一法 1)测定，含水分不得过 5.0%。

替考拉宁组分　照高效液相色谱法(通则 0512)测定。

供试品溶液　取本品适量，加水溶解并定量稀释制成每 1ml 中约含替考拉宁 2mg 的溶液。

系统适用性溶液、色谱条件、系统适用性要求与测定法见替考拉宁中替考拉宁组分项下。

限度　替考拉宁 A_2(TA_2)组分之和不得少于 78.0%，替考拉宁 A_3(TA_3)组分之和不得过 17.0%，其他成分之和不得过 5.0%。

细菌内毒素　照替考拉宁项下的方法检查，应符合规定。

无菌　取本品，用 0.9%无菌氯化钠溶液溶解并稀释制成每 1ml 中含替考拉宁 2mg 的溶液，经薄膜过滤法处理，依法检查(通则 1101)，应符合规定。

其他　应符合注射剂项下有关的各项规定(通则 0102)。

【含量测定】　取装量差异项下的内容物，混合均匀，精密称取适量，照替考拉宁项下的方法测定，即得。

【类别】　同替考拉宁。

【规格】　0.2g(20 万单位)

【贮藏】　密闭，在冷处保存。

替米沙坦

Timishatan

Telmisartan

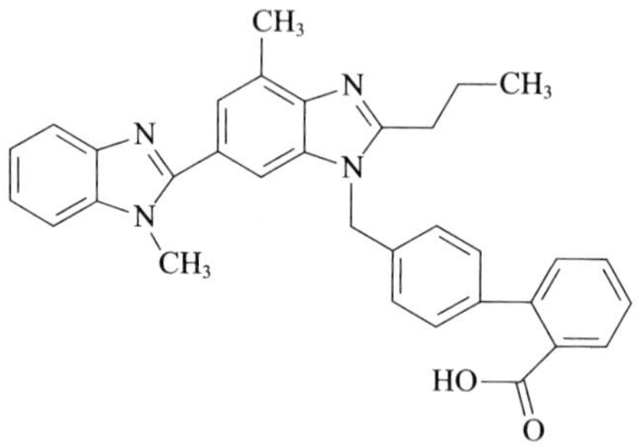

$C_{33}H_{30}N_4O_2$　514.63

本品为 4′-[[4-甲基-6-(1-甲基-2-苯并咪唑基)-2-丙基-1-苯并咪唑基]甲基]-2-联苯甲酸。按干燥品计算，含$C_{33}H_{30}N_4O_2$不得少于 99.0%。

【生产要求】　应对生产工艺等进行评估以确定形成遗传毒性杂质 *N*,*N*-二甲基亚硝胺和 *N*,*N*-二乙基亚硝胺等的可能性。必要时，应采用适宜的分析方法对产品进行分析，以确认 *N*,*N*-二甲基亚硝胺和 *N*,*N*-二乙基亚硝胺等的含量符合我国药品监管部门相关指导原则或 ICH M7 指导原则的要求。

【性状】　本品为白色或类白色结晶性粉末；无臭。

本品在三氯甲烷中溶解，在二氯甲烷或 *N*,*N*-二甲基甲酰胺中略溶，在甲醇中微溶，在乙醇中极微溶解，在水中几乎不溶；在 1mol/L 氢氧化钠溶液中易溶，在 0.1mol/L 盐酸溶液中极微溶解。

【鉴别】 (1)取本品约 10mg,加冰醋酸 2ml 使溶解,加碘化铋钾试液 2 滴,即生成棕黄色沉淀。

(2)取本品,加 0.1mol/L 盐酸溶液溶解并稀释制成每 1ml 中约含 10μg 的溶液,照紫外-可见分光光度法测定(通则 0401)测定,在 228nm 和 290nm 的波长处有最大吸收,在 268nm 的波长处有最小吸收。

(3)本品的红外光吸收图谱应与对照的图谱(光谱集 1057 图)一致。

【检查】 **氯化物** 取本品 2.0g,加水 100ml,煮沸 2 分钟,放冷,滤过,取续滤液 25ml,依法检查(通则 0801),与标准氯化钠溶液 5.0ml 制成的对照液比较,不得更浓(0.01%)。

硫酸盐 取氯化物项下的续滤液 25ml,依法检查(通则 0802),与标准硫酸钾溶液 1.0ml 制成的对照液比较,不得更浓(0.02%)。

有关物质 照高效液相色谱法(通则 0512)测定。

供试品溶液 取本品适量,加甲醇适量与 1mol/L 氢氧化钠溶液 100μl 使溶解,用甲醇稀释制成每 1ml 中约含 0.5mg 的溶液。

对照溶液 精密量取供试品溶液 1ml,置 100ml 量瓶中,用甲醇稀释至刻度,摇匀。

系统适用性溶液 取替米沙坦与杂质Ⅰ对照品各适量,加甲醇溶解并稀释制成每 1ml 中各约含 10μg 的混合溶液。

色谱条件 用十八烷基硅烷键合硅胶为填充剂;以甲醇为流动相 A,以 0.1%磷酸二氢钾溶液-甲醇(35∶65,含 0.2%三乙胺,用磷酸调节 pH 值至 5.0)为流动相 B,按下表进行梯度洗脱;检测波长为 230nm;流速每分钟 1.0ml(必要时调节流速);系统适用性溶液进样体积 10μl,其他溶液进样体积 20μl。

时间(分钟)	流动相 A(%)	流动相 B(%)
0	0	100
10	0	100
20	55	45
25	55	45
25.1	0	100
35	0	100

系统适用性要求 系统适用性溶液色谱图中,替米沙坦峰保留时间为 17～20 分钟;拖尾因子应不大于 2.0;替米沙坦峰与杂质Ⅰ峰之间的分离度应符合要求。

测定法 精密量取供试品溶液与对照溶液,分别注入液相色谱仪,记录色谱图。

限度 供试品溶液色谱图中如有杂质峰,单个杂质峰面积不得大于对照溶液主峰面积的 0.5 倍(0.5%),各杂质峰面积的和不得大于对照溶液的主峰面积(1.0%)。

残留溶剂 甲醇、乙酸乙酯、乙醇、氯苯、正己烷、环己烷、四氢呋喃、二氯甲烷与二氧六环 照残留溶剂测定法(通则 0861 第二法)测定。

供试品溶液 取本品 0.2g,精密称定,置顶空瓶中,精密加入 *N*,*N*-二甲基甲酰胺 5ml,密封。

对照品溶液 分别取甲醇、乙酸乙酯、乙醇、氯苯、正己烷、环己烷、四氢呋喃、二氯甲烷与二氧六环各适量,精密称定,用 *N*,*N*-二甲基甲酰胺定量稀释制成每 1ml 中含甲醇 120μg、乙酸乙酯 200μg、乙醇 200μg、氯苯 14.4μg、正己烷 11.6μg、环己烷 155μg、四氢呋喃 28.8μg、二氯甲烷 24.0μg 与二氧六环 15.2μg 的混合溶液,精密量取 5ml,置顶空瓶中,密封。

色谱条件 以 5%苯基-95%甲基聚硅氧烷(或极性相近)为固定液;起始温度为 50℃,维持 5 分钟,以每分钟 10℃的速率升温至 100℃,维持 5 分钟;进样口温度为 200℃;检测器温度为 250℃;顶空瓶平衡温度为 105℃,平衡时间为 30 分钟。

系统适用性要求 对照品溶液色谱图中,各成分峰之间的分离度均应符合要求。

测定法 取供试品溶液与对照品溶液,分别顶空进样,记录色谱图。

限度 按外标法以峰面积计算,均应符合规定。

三氯甲烷 照残留溶剂测定法(通则 0861 第二法)测定。

供试品溶液 取本品 0.2g,精密称定,置顶空瓶中,精密加入 *N*,*N*-二甲基甲酰胺 5ml,密封。

对照品溶液 取三氯甲烷适量,精密称定,用 *N*,*N*-二甲基甲酰胺定量稀释制成每 1ml 中含 2.4μg 的溶液,精密量取 5ml,置顶空瓶中,密封。

色谱条件 见残留溶剂甲醇、乙酸乙酯、乙醇、氯苯、正己烷、环己烷、四氢呋喃、二氯甲烷与二氧六环项下。检测器采用电子捕获检测器(ECD)。

测定法 见残留溶剂甲醇、乙酸乙酯、乙醇、氯苯、正己烷、环己烷、四氢呋喃、二氯甲烷与二氧六环项下。

限度 按外标法以峰面积计算,应符合规定。

N,*N*-二甲基甲酰胺 照残留溶剂测定法(通则 0861 第三法)测定。

供试品溶液 取本品 0.2g,精密称定,置 10ml 量瓶中,加三氯甲烷溶解并稀释至刻度,摇匀。

对照品溶液 取 *N*,*N*-二甲基甲酰胺适量,精密称定,用三氯甲烷定量稀释制成每 1ml 中约含 17.6μg 的溶液。

色谱条件 以聚乙二醇为固定液;柱温为 100℃;进样口温度为 200℃;检测器温度为 250℃;进样体积 1μl。

测定法 精密量取供试品溶液与对照品溶液,分别注入气相色谱仪,记录色谱图。

限度 按外标法以峰面积计算,应符合规定。

干燥失重 取本品,在 105℃干燥至恒重,减失重量不得过 0.5%(通则 0831)。

炽灼残渣 取本品 1.0g,依法检查(通则 0841),遗留残渣不得过 0.1%。

重金属　取炽灼残渣项下遗留的残渣，依法检查(通则0821 第二法)，含重金属不得过百万分之十。

【含量测定】　取本品约 0.2g，精密称定，加冰醋酸 10ml，振摇使溶解，加醋酐 20ml，再加萘酚苯甲醇指示液 2 滴，用高氯酸滴定液(0.1mol/L)滴定至溶液显绿色，并将滴定的结果用空白试验校正。每 1ml 高氯酸滴定液(0.1mol/L)相当于25.73mg 的 $C_{33}H_{30}N_4O_2$。

【类别】　抗高血压药。

【贮藏】　密封保存。

附：

杂质Ⅰ

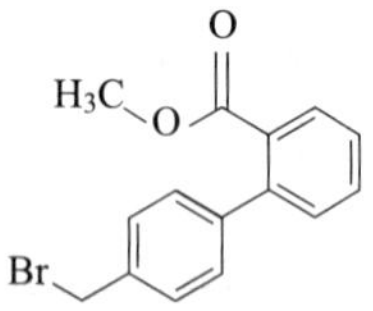

$C_{15}H_{13}BrO_2$　305.17

4′-溴甲基-联苯-2-甲酸甲酯

替莫唑胺

Timozuo'an

Temozolomide

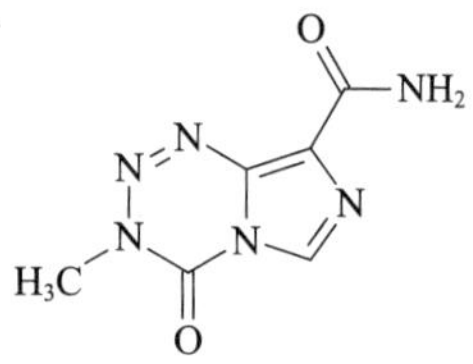

$C_6H_6N_6O_2$　194.15

本品为 3,4-二氢-3-甲基-4-氧代咪唑并[5,1-*d*]1,2,3,5-四嗪-8-甲酰胺。按干燥品计算，含 $C_6H_6N_6O_2$ 应为 98.0%～102.0%。

【性状】　本品为白色至微红色粉末；无臭。

本品在二甲基亚砜中略溶，在水中微溶，在甲醇中极微溶解，在乙醇中几乎不溶，在冰醋酸中微溶。

【鉴别】　(1)取本品，加冰醋酸溶液(5→1000)溶解并定量稀释制成每 1ml 中约含 10μg 的溶液，照紫外-可见分光光度法(通则 0401)测定，在 254nm 与 330nm 的波长处有最大吸收，在 240nm 与 279nm 的波长处有最小吸收。

(2)在含量测定项下记录的色谱图中，供试品溶液主峰的保留时间应与对照品溶液主峰的保留时间一致。

(3)本品的红外光吸收图谱应与对照的图谱(光谱集 1216 图)一致。

【检查】　**有关物质**　照高效液相色谱法(通则 0512)测定。

供试品溶液　取本品，加流动相溶解并稀释制成每 1ml 中含 1.0mg 的溶液。

对照品溶液　取杂质Ⅰ对照品适量，加流动相溶解并稀释制成每 1ml 中含 1.0mg 的溶液。

对照溶液　精密量取供试品溶液与对照品溶液各 1ml，置同一 200ml 量瓶中，用流动相稀释至刻度，摇匀。

色谱条件　用十八烷基硅烷键合硅胶为填充剂；以甲醇-0.5%醋酸溶液(10∶90)为流动相；检测波长为 254nm；进样体积 20μl。

系统适用性要求　对照溶液色谱图中，出峰顺序依次为：杂质Ⅰ与替莫唑胺。理论板数按替莫唑胺峰计算不低于9000，替莫唑胺峰与相邻杂质峰之间的分离度应符合要求。

测定法　精密量取供试品溶液与对照溶液，分别注入液相色谱仪，记录色谱图至替莫唑胺峰保留时间的 2.5 倍。

限度　供试品溶液色谱图中如有杂质Ⅰ峰，其峰面积不得大于对照溶液替莫唑胺峰面积(0.5%)；其他单个杂质峰面积不得大于对照溶液替莫唑胺峰面积(0.5%)；各杂质峰面积的和不得大于对照溶液替莫唑胺峰面积的 2 倍(1.0%)。

二甲基亚砜　照残留溶剂测定法(通则 0861 第三法)测定。

内标溶液　取 *N*-甲基吡咯烷酮适量，加 *N*,*N*-二甲基甲酰胺制成每 1ml 中约含 1mg 的溶液。

供试品溶液　取本品 0.25g，精密称定，置 10ml 量瓶中，精密加入内标溶液 1ml，用 *N*,*N*-二甲基甲酰胺稀释至刻度，摇匀。

对照品溶液　取二甲基亚砜 25mg，精密称定，置 100ml 量瓶中，用 *N*,*N*-二甲基甲酰胺稀释至刻度，摇匀，精密量取 5ml，置 10ml 量瓶中，精密加内标溶液 1ml，用 *N*,*N*-二甲基甲酰胺稀释至刻度，摇匀。

色谱条件　以聚乙二醇为固定液；柱温为 200℃；检测器温度为 240℃；进样体积 1μl。

测定法　精密量取供试品溶液与对照品溶液，分别注入气相色谱仪，记录色谱图。

限度　按内标法以峰面积计算，应符合规定。

干燥失重　取本品 1.0 g，以五氧化二磷为干燥剂，在60℃减压干燥至恒重，减失重量不得过 0.5%(通则0831)。

炽灼残渣　取本品 1.0g，依法检查(通则 0841)，遗留残渣不得过 0.1%。

重金属　取炽灼残渣项下遗留残渣，依法检查(通则 0821 第二法)，含重金属不得过百万分之十。

【含量测定】　照高效液相色谱法(通则 0512)测定。

供试品溶液　取本品适量，精密称定，加流动相溶解并定量稀释成每 1ml 中约含替莫唑胺 0.1mg 的溶液。

对照品溶液　取替莫唑胺对照品，精密称定，加流动相溶解并定量稀释成每 1ml 中约含替莫唑胺 0.1mg 的溶液。

色谱条件　见有关物质项下。

系统适用性要求　理论板数按替莫唑胺峰计算不低于9000,替莫唑胺峰与相邻杂质峰之间的分离度应符合要求。

测定法　精密量取供试品溶液与对照品溶液,分别注入液相色谱仪,记录色谱图。按外标法以峰面积计算。

【类别】　抗肿瘤药。

【贮藏】　遮光,密封,在冷处保存。

【制剂】　替莫唑胺胶囊

附：

杂质Ⅰ

$C_4H_6N_4O \cdot H_2O$　144.13

4-氨基-5-氨基甲酰基咪唑一水合物

替莫唑胺胶囊

Timozuo'an Jiaonang

Temozolomide Capsules

本品含替莫唑胺($C_6H_6N_6O_2$)应为标示量的90.0%～110.0%。

【性状】　本品内容物为白色粉末。

【鉴别】　(1)取含量测定项下的供试品溶液,照紫外-可见分光光度法(通则 0401)测定,在 254nm 与 330nm 的波长处有最大吸收,在 240nm 与 279nm 的波长处有最小吸收。

(2)取有关物质项下的供试品溶液,用流动相稀释 10 倍,作为供试品溶液。另取替莫唑胺对照品适量,加流动相溶解并稀释制成每 1ml 中含 100μg 的溶液,作为对照品溶液。取供试品溶液与对照品溶液各 20μl 分别注入液相色谱仪,照有关物质项下的方法试验,供试品溶液主峰的保留时间应与对照品溶液主峰的保留时间一致。

【检查】　**有关物质**　照高效液相色谱法(通则 0512)测定。

供试品溶液　取本品内容物细粉适量(约相当于替莫唑胺 50mg),置 50ml 量瓶中,加流动相适量,冰浴中超声使替莫唑胺溶解并稀释至刻度,摇匀,滤过,取续滤液。

对照品溶液　取杂质Ⅰ对照品适量,精密称定,加流动相溶解并稀释制成每 1ml 中约含 1.0mg 的溶液。

对照溶液　精密量取供试品溶液 2ml 与对照品溶液 1ml,置同一 200ml 量瓶中,用流动相稀释至刻度,摇匀。

色谱条件、系统适用性要求与测定法　见替莫唑胺有关物质项下。

限度　供试品溶液色谱图中如有杂质Ⅰ峰,其峰面积不得大于对照溶液替莫唑胺峰面积的 0.5 倍(0.5%);其他单个杂质峰面积不得大于对照溶液替莫唑胺峰面积的 0.5 倍(0.5%);各杂质峰面积和不得大于对照溶液替莫唑胺峰面积的 1.5 倍(1.5%)。

含量均匀度(5mg 规格)　取本品 1 粒,将内容物倾入 50ml 量瓶中,囊壳用 0.5%冰醋酸溶液适量分次洗净,洗液并入量瓶中,超声使替莫唑胺溶解,并用 0.5%冰醋酸溶液稀释至刻度,摇匀,滤过,精密量取续滤液 5ml,置 50ml 量瓶中,用 0.5%冰醋酸溶液稀释至刻度,摇匀,作为供试品溶液。照含量测定项下的方法测定含量,应符合规定(通则 0941)。

溶出度　照溶出度与释放度测定法(通则 0931 第一法)测定。

溶出条件　以水 500ml 为溶出介质,转速为每分钟 50 转,依法操作,经 30 分钟时取样。

供试品溶液　取溶出液 10ml,滤过,取续滤液(5mg 规格);或精密量取续滤液 10ml,置 100ml 量瓶中,加水稀释至刻度,摇匀(50mg 规格);或精密量取续滤液 5ml,置 100ml 量瓶中,加水稀释至刻度,摇匀(100mg 规格)。

对照品溶液　取替莫唑胺对照品适量,精密称定,加水溶解并定量稀释制成每 1ml 中约含 10μg 的溶液。

测定法　取供试品溶液与对照品溶液,照紫外-可见分光光度法(通则 0401),在 330nm 的波长处分别测定吸光度,计算每粒的溶出量。

限度　标示量的 80%,应符合规定。

其他　应符合胶囊项下有关的各项规定(通则 0103)。

【含量测定】　照紫外-可见分光光度法(通则 0401)测定。

供试品溶液　取本品 20 粒,精密称定,计算平均装量,取内容物(5mg 规格)或取装量差异项下的内容物,混合均匀,精密称取适量(约相当于替莫唑胺 10mg),置 100ml 量瓶中,加 0.5%冰醋酸溶液适量,超声使替莫唑胺溶解并稀释至刻度,摇匀,滤过,精密量取滤液适量,用 0.5%冰醋酸溶液定量稀释制成每 1ml 中约含替莫唑胺 10μg 的溶液。

对照品溶液　取替莫唑胺对照品适量,精密称定,加 0.5%冰醋酸溶液溶解并定量稀释制成每 1ml 中约含 10μg 的溶液。

测定法　取供试品溶液与对照品溶液,在 330nm 的波长处分别测定吸光度,计算。

【类别】　同替莫唑胺。

【规格】　(1)5mg　(2)50mg　(3)100mg

【贮藏】　遮光,密封,在冷处保存。

替 硝 唑

Tixiaozuo

Tinidazole

$C_8H_{13}N_3O_4S$　247.28

本品为2-甲基-1-[2-(乙基磺酰基)乙基]-5-硝基-1*H*咪唑。按干燥品计算，含$C_8H_{13}N_3O_4S$不得少于98.5%(供口服用)或99.0%(供注射用)。

【性状】 本品为白色至淡黄色结晶或结晶性粉末。

本品在丙酮中溶解，在水或乙醇中微溶。

熔点 本品的熔点(通则0612)为125～129℃。

吸收系数 取本品，精密称定，加水溶解并定量稀释制成每1ml中约含12μg的溶液，照紫外-可见分光光度法(通则0401)，在317nm的波长处测定吸光度，吸收系数($E_{1cm}^{1\%}$)为352～378。

【鉴别】 (1)取本品约0.1g，置试管中，小火加热熔融，即发生有刺激性的二氧化硫气体，能使硝酸亚汞试液润湿的滤纸变成黑色。

(2)取本品约0.1g，加硫酸溶液(3→100)5ml使溶解，加三硝基苯酚试液2ml，即产生黄色沉淀。

(3)本品的红外光吸收图谱应与对照的图谱(光谱集665图)一致。

【检查】 **溶液的颜色** 取本品约0.50g，加盐酸溶液(4.5→100)10ml，振摇使溶解，如显色，与黄绿色4号标准比色液(通则0901第一法)比较，不得更深。

有关物质 照高效液相色谱法(通则0512)测定。

供试品溶液 取本品适量，加流动相溶解并稀释制成每1ml中约含1mg的溶液。

对照溶液 精密量取供试品溶液1ml，置100ml量瓶中，用流动相稀释至刻度，摇匀。

色谱条件 用十八烷基硅烷键合硅胶为填充剂；以0.05mol/L磷酸二氢钾溶液(用磷酸调节pH值至3.5)-甲醇(80∶20)为流动相；检测波长为310nm；进样体积20μl。

系统适用性要求 理论板数按替硝唑峰计算不低于2000，替硝唑峰与相邻杂质峰间的分离度应符合要求。

测定法 精密量取供试品溶液与对照溶液，分别注入液相色谱仪，记录色谱图至主成分峰保留时间的2倍。

限度 供试品溶液色谱图中如有杂质峰，单个杂质峰面积不得大于对照溶液主峰面积的0.5倍(0.5%)，各杂质峰面积的和不得大于对照溶液主峰面积(1.0%)。

干燥失重 取本品，置五氧化二磷干燥器中，在60℃减压干燥至恒重，减失重量不得过0.5%(通则0831)。

炽灼残渣 取本品1.0g，依法检查(通则0841)，遗留残渣不得过0.1%。

重金属 取炽灼残渣项下遗留的残渣，依法检查(通则0821第二法)，含重金属不得过百万分之二十(供口服用)或百万分之十(供注射用)。

【含量测定】 取本品约0.2g，精密称定，加醋酐10ml，微热使溶解，放冷，加孔雀绿指示液1滴，用高氯酸滴定液(0.1mol/L)滴定至溶液显黄绿色，并将滴定的结果用空白试验校正。每1ml高氯酸滴定液(0.1mol/L)相当于24.73mg的$C_8H_{13}N_3O_4S$。

【类别】 抗厌氧菌、抗滴虫药。

【贮藏】 遮光，密封保存。

【制剂】 (1)替硝唑片　(2)替硝唑阴道片　(3)替硝唑阴道泡腾片　(4)替硝唑含片　(5)替硝唑栓　(6)替硝唑胶囊　(7)替硝唑葡萄糖注射液　(8)替硝唑氯化钠注射液

附：

杂质Ⅰ

$C_4H_5N_3O_2$　127.10

2-甲基-5-硝基咪唑

替 硝 唑 片

Tixiaozuo Pian

Tinidazole Tablets

本品含替硝唑($C_8H_{13}N_3O_4S$)应为标示量的93.0%～107.0%。

【性状】 本品为类白色至淡黄色片或薄膜衣片，除去包衣后显类白色至淡黄色。

【鉴别】 (1)取本品的细粉适量(约相当于替硝唑0.1g)，照替硝唑项下的鉴别(1)项试验，显相同反应。

(2)取本品的细粉适量(约相当于替硝唑0.1g)，加硫酸溶液(3→100)5ml，振摇，使替硝唑溶解，滤过，滤液中加三硝基苯酚试液2ml，即产生黄色沉淀。

(3)在含量测定项下记录的色谱图中，供试品溶液主峰的保留时间应与对照品溶液主峰的保留时间一致。

【检查】 **溶出度** 照溶出度与释放度测定法(通则0931第一法)测定。

溶出条件 以盐酸溶液(9→1000)或水(素片)900ml为溶出介质，转速为每分钟100转，依法操作，经30分钟时取样。

供试品溶液　取溶出液适量，滤过，精密量取续滤液2ml，置100ml量瓶中，用水稀释至刻度，摇匀。

对照品溶液　取替硝唑对照品适量，精密称定，加0.002mol/L的盐酸溶液或水（素片）溶解并定量稀释制成每1ml中约含12μg的溶液。

测定法　取供试品溶液与对照品溶液，照紫外-可见分光光度法（通则0401），在317nm的波长处分别测定吸光度，计算每片的溶出量。

限度　标示量的80%，应符合规定。

其他　应符合片剂项下有关的各项规定（通则0101）。

【含量测定】　照高效液相色谱法（通则0512）测定。

供试品溶液　取本品10片，精密称定，研细，精密称取适量（约相当于替硝唑0.12g），置100ml量瓶中，加流动相适量，振摇使替硝唑溶解，用流动相稀释至刻度，摇匀，滤过，精密量取续滤液5ml，置50ml量瓶中，用流动相稀释至刻度，摇匀。

对照品溶液　取替硝唑对照品适量，精密称定，加流动相溶解并定量稀释制成每1ml中约含0.12mg的溶液。

色谱条件　用十八烷基硅烷键合硅胶为填充剂；以0.05mol/L磷酸二氢钾溶液（用磷酸调节pH值至3.5）-甲醇（80∶20）为流动相；检测波长为310nm；进样体积20μl。

系统适用性要求　理论板数按替硝唑峰计算不低于2000，替硝唑峰与相邻杂质峰间的分离度应符合要求。

测定法　精密量取供试品溶液与对照品溶液，分别注入液相色谱仪，记录色谱图，按外标法以峰面积计算。

【类别】　同替硝唑。

【规格】　0.5g

【贮藏】　遮光，密封保存。

替硝唑阴道片

Tixiaozuo Yindaopian

Tinidazole Vaginal Tablets

本品含替硝唑（$C_8H_{13}N_3O_4S$）应为标示量的95.0%～105.0%。

【性状】　本品为类白色至淡黄色片。

【鉴别】　(1)取本品细粉适量（约相当于替硝唑0.1g），置试管中，加热至炭化，即发生有刺激性的二氧化硫气体，能使硝酸亚汞试液湿润的滤纸变成黑色。

(2)取本品细粉适量（约相当于替硝唑0.1g），加硫酸溶液（3→100）5ml使替硝唑溶解，滤过，取滤液，加三硝基苯酚试液2ml，即产生黄色沉淀。

(3)在含量测定项下记录的色谱图中，供试品溶液主峰的保留时间应与对照品溶液主峰的保留时间一致。

【检查】　**酸度**　取本品细粉约2.5g，加水50ml，搅拌使替硝唑溶解，滤过，取续滤液，依法测定（通则0631），pH值应为3.5～5.0。

其他　应符合片剂项下有关的各项规定（通则0101）。

【含量测定】　照高效液相色谱法（通则0512）测定。

供试品溶液　取本品20片，精密称定，研细，精密称取适量（约相当于替硝唑0.12g），置100ml量瓶中，加流动相适量，振摇使替硝唑溶解，用流动相稀释至刻度，摇匀，滤过，精密量取续滤液5ml，置50ml量瓶中，用流动相稀释至刻度，摇匀。

对照品溶液　取替硝唑对照品适量，精密称定，加流动相溶解并定量稀释制成每1ml中约含0.12mg的溶液。

色谱条件　用十八烷基硅烷键合硅胶为填充剂；以0.05mol/L磷酸二氢钾溶液（用磷酸调节pH值至3.5）-甲醇（80∶20）为流动相；检测波长为310nm；进样体积20μl。

系统适用性要求　理论板数按替硝唑峰计算不低于2000，替硝唑峰与相邻杂质峰间的分离度应符合要求。

测定法　精密量取供试品溶液与对照品溶液，分别注入液相色谱仪，记录色谱图，按外标法以峰面积计算。

【类别】　同替硝唑。

【规格】　0.5g

【贮藏】　遮光，密封保存。

替硝唑阴道泡腾片

Tixiaozuo Yindao Paotengpian

Tinidazole Vaginal Effervescent Tablets

本品含替硝唑（$C_8H_{13}N_3O_4S$）应为标示量的90.0%～110.0%。

【性状】　本品为类白色至微黄色片，表面可有轻微的隐斑。

【鉴别】　(1)取本品细粉适量（约相当于替硝唑0.1g），置试管中，小火加热熔融，即发生有刺激性的二氧化硫气体，能使硝酸亚汞试液湿润的滤纸变成黑色。

(2)取本品细粉适量（约相当于替硝唑0.1g），加硫酸溶液（3→100）5ml使替硝唑溶解，滤过，滤液中加三硝基苯酚试液2ml，即产生黄色沉淀。

(3)在含量测定项下记录的色谱图中，供试品溶液主峰的保留时间应与对照品溶液主峰的保留时间一致。

【检查】　**酸度**　取本品5片，研细，投入50ml水中，搅拌使替硝唑溶解，依法测定（通则0631），pH值应为4.0～5.5。

发泡量　取25ml具塞刻度试管（内径约1.5cm）10支，各精密加水2ml，置37℃±1℃水浴中5分钟后，各管中分别投入本品1片，密塞20分钟，观察最大发泡量的体积，平均发泡体积应不少于10ml，且少于6ml的不得超过2片。

融变时限　取本品，照阴道片融变时限检查法（通则0922）检查，应符合规定。

其他　应符合片剂项下有关的各项规定(通则 0101)。

【含量测定】　照高效液相色谱法(通则 0512)测定。

供试品溶液　取本品 20 片,精密称定,研细,精密称取适量(约相当于替硝唑 0.12g),置 100ml 量瓶中,加流动相适量,振摇使替硝唑溶解,用流动相稀释至刻度,摇匀,滤过,精密量取续滤液 5ml,置 50ml 量瓶中,用流动相稀释至刻度,摇匀。

对照品溶液　取替硝唑对照品适量,精密称定,加流动相溶解并定量稀释制成每 1ml 中约含 0.12mg 的溶液。

色谱条件　用十八烷基硅烷键合硅胶为填充剂;以 0.05mol/L 磷酸二氢钾溶液(用磷酸调节 pH 值至 3.5)-甲醇(80:20)为流动相;检测波长为 310nm;进样体积 20μl。

系统适用性要求　理论板数按替硝唑峰计算不低于 2000,替硝唑峰与相邻杂质峰间的分离度应符合要求。

测定法　精密量取供试品溶液与对照品溶液,分别注入液相色谱仪,记录色谱图,按外标法以峰面积计算。

【类别】　同替硝唑。

【规格】　0.2g

【贮藏】　遮光,密封,阴凉干燥处保存。

替硝唑含片

Tixiaozuo Hanpian

Tinidazole Buccal Tablets

本品含替硝唑($C_8H_{13}N_3O_4S$)应为标示量的 90.0%～110.0%。

【性状】　本品为异形片。

【鉴别】　(1)取本品的细粉适量(约相当于替硝唑 5mg),加硫酸溶液(3→100)5ml,振摇,使替硝唑溶解,滤过,滤液中加三硝基苯酚试液 2ml,放置后产生黄色沉淀。

(2)在含量测定项下记录的色谱图中,供试品溶液主峰的保留时间应与对照品溶液主峰的保留时间一致。

【检查】　**含量均匀度**　取本品 1 片,置研钵中研细,加水 5ml 研磨,使溶解,用流动相分次定量转移至 25ml(2.5mg 规格)或 50ml(5mg 规格)量瓶中,充分振摇,使替硝唑溶解,用流动相稀释至刻度,摇匀,滤过,取续滤液作为供试品溶液。照含量测定项下的方法测定含量,应符合规定(通则 0941)。

其他　应符合片剂项下有关的各项规定(通则 0101)。

【含量测定】　照高效液相色谱法(通则 0512)测定。

供试品溶液　取本品 20 片,精密称定,研细,精密称取适量(约相当于替硝唑 5mg),置 50ml 量瓶中,加流动相适量,振摇使替硝唑溶解,用流动相稀释至刻度,摇匀,滤过,取续滤液。

对照品溶液　取替硝唑对照品适量,精密称定,加流动相溶解并定量稀释制成每 1ml 中约含 0.1mg 的溶液。

色谱条件　用十八烷基硅烷键合硅胶为填充剂;以 0.05mol/L 磷酸二氢钾溶液(用磷酸调节 pH 值至 3.5)-甲醇(80:20)为流动相;检测波长为 310nm;进样体积 20μl。

系统适用性要求　理论板数按替硝唑峰计算不低于 2000,替硝唑峰与相邻杂质峰间的分离度应符合要求。

测定法　精密量取供试品溶液与对照品溶液,分别注入液相色谱仪,记录色谱图,按外标法以峰面积计算。

【类别】　同替硝唑。

【规格】　(1)2.5mg　(2)5mg

【贮藏】　遮光,密封保存。

替硝唑栓

Tixiaozuo Shuan

Tinidazole Suppositories

本品含替硝唑($C_8H_{13}N_3O_4S$)应为标示量的 90.0%～110.0%。

【性状】　本品为类白色至淡黄色栓。

【鉴别】　(1)取本品适量(约相当于替硝唑 10mg),加氢氧化钠试液 2ml,温热,溶液显黄色,滴加稀盐酸使成酸性后,溶液即变成白色,再滴加过量氢氧化钠试液,则变成淡黄色。

(2)在含量测定项下记录的色谱图中,供试品溶液主峰的保留时间应与对照品溶液主峰的保留时间一致。

【检查】　应符合栓剂项下有关的各项规定(通则 0107)。

【含量测定】　照高效液相色谱法(通则 0512)测定。

供试品溶液　取本品 10 粒,精密称定,切成碎末,精密称取适量(约相当于替硝唑 0.12g),置 100ml 量瓶中,加流动相适量,温水浴中加热并时时振摇使替硝唑溶解,放冷,用流动相稀释至刻度,摇匀。置冰浴中冷却 1 小时,取出后迅速滤过,放至室温,精密量取续滤液 5ml,置 50ml 量瓶中,用流动相稀释至刻度,摇匀。

对照品溶液　取替硝唑对照品适量,精密称定,加水溶解并定量稀释制成每 1ml 中约含 0.12mg 的溶液。

色谱条件　用十八烷基硅烷键合硅胶为填充剂;以 0.05mol/L 磷酸二氢钾溶液(用磷酸调节 pH 值至 3.5)-甲醇(80:20)为流动相;检测波长为 310nm;进样体积 20μl。

系统适用性要求　理论板数按替硝唑峰计算不低于 2000,替硝唑峰与相邻杂质峰间的分离度应符合要求。

测定法　精密量取供试品溶液与对照品溶液,分别注入液相色谱仪,记录色谱图,按外标法以峰面积计算。

【类别】　同替硝唑。

【规格】　0.2g

【贮藏】　遮光,密封保存。

替硝唑胶囊

Tixiaozuo Jiaonang

Tinidazole Capsules

本品含替硝唑($C_8H_{13}N_3O_4S$)应为标示量的93.0%～107.0%。

【性状】 本品的内容物为微黄色颗粒或粉末。

【鉴别】 (1)取本品的内容物适量(约相当于替硝唑0.1g),置试管中,小火加热熔融,即产生有刺激性的二氧化硫气体,能使硝酸亚汞试液润湿的滤纸变成黑色。

(2)取本品的内容物适量(约相当于替硝唑0.1g),加硫酸溶液(3→100)5ml,振摇使替硝唑溶解,滤过,滤液中加三硝基苯酚试液2ml,即产生黄色沉淀。

(3)在含量测定项下记录的色谱图中,供试品溶液主峰的保留时间应与对照品溶液主峰的保留时间一致。

【检查】 **溶出度** 照溶出度与释放度测定法(通则0931第一法)测定。

溶出条件　以水900ml为溶出介质,转速为每分钟100转,依法操作,经30分钟时取样。

供试品溶液　取溶出液适量,滤过,精密量取续滤液适量,用水定量稀释制成每1ml中约含替硝唑12μg的溶液。

对照品溶液　取替硝唑对照品适量,精密称定,加水溶解并定量稀释制成每1ml中约含12μg的溶液。

测定法　取供试品溶液与对照品溶液,照紫外-可见分光光度法(通则0401),在317nm的波长处分别测定吸光度,计算每粒的溶出量。

限度　标示量的80%,应符合规定。

其他 应符合胶囊剂项下有关的各项规定(通则0103)。

【含量测定】 照高效液相色谱法(通则0512)测定。

供试品溶液 取装量差异项下的内容物,研细,精密称取适量(约相当于替硝唑0.12g),置100ml量瓶中,加水适量,微温使替硝唑溶解,振摇10分钟,放冷,用水稀释至刻度,摇匀,滤过;精密量取续滤液5ml,置50ml量瓶中,用水稀释至刻度,摇匀。

对照品溶液 取替硝唑对照品适量,精密称定,加水溶解并定量稀释制成每1ml中约含0.12mg的溶液。

色谱条件 用十八烷基硅烷键合硅胶为填充剂;以0.05mol/L磷酸二氢钾溶液(用磷酸调节pH值至3.5)-甲醇(80∶20)为流动相;检测波长为310nm;进样体积20μl。

系统适用性要求 理论板数按替硝唑峰计算不低于2000,替硝唑峰与相邻杂质峰间的分离度应符合要求。

测定法 精密量取供试品溶液与对照品溶液,分别注入液相色谱仪,记录色谱图,按外标法以峰面积计算。

【类别】 同替硝唑。

【规格】 (1)0.2g　(2)0.25g　(3)0.5g

【贮藏】 遮光,密封保存。

替硝唑葡萄糖注射液

Tixiaozuo Putaotang Zhusheye

Tinidazole and Glucose Injection

本品为替硝唑与葡萄糖的灭菌水溶液。含替硝唑($C_8H_{13}N_3O_4S$)与葡萄糖($C_6H_{12}O_6 \cdot H_2O$)均应为标示量的95.0%～105.0%。

【性状】 本品为无色至微黄绿色的澄明液体。

【鉴别】 (1)取本品适量(约相当于替硝唑0.1g),置水浴上蒸干,残渣置试管中,小火加热熔融,即产生有刺激性的二氧化硫气体,能使硝酸亚汞试液湿润的滤纸变成黑色。

(2)取本品适量(约相当于替硝唑0.1g),置水浴上蒸干,残渣加硫酸溶液(3→100)5ml使溶解,加三硝基苯酚试液10ml,即产生黄色沉淀。

(3)取本品10ml,缓缓加入温热的碱性酒石酸铜试液中,即生成氧化亚铜的红色沉淀。

(4)在含量测定项下记录的色谱图中,供试品溶液主峰的保留时间应与对照品溶液主峰的保留时间一致。

【检查】 **pH值** 应为3.5～5.5(通则0631)。

颜色 取本品,与黄绿色2号标准比色液(通则0901第一法)比较,不得更深。

有关物质 照高效液相色谱法(通则0512)测定。

供试品溶液　精密量取本品适量,用流动相定量稀释制成每1ml中约含替硝唑0.8mg的溶液。

对照溶液　精密量取供试品溶液1ml,置200ml量瓶中,用流动相稀释至刻度,摇匀。

对照品溶液　取杂质Ⅰ对照品适量,精密称定,加流动相溶解并定量稀释制成每1ml中约含4μg的溶液。

色谱条件与系统适用性要求　见替硝唑有关物质项下。

测定法　精密量取供试品溶液、对照溶液与对照品溶液,分别注入液相色谱仪,记录色谱图至主成分峰保留时间的2倍。

限度　供试品溶液色谱图中如有与对照品溶液中杂质Ⅰ保留时间一致的色谱峰,按外标法以峰面积计算,不得过替硝唑标示量的0.5%,其他各杂质峰面积的和不得大于对照溶液的主峰面积(0.5%)。

5-羟甲基糠醛 照高效液相色谱法(通则0512)测定。

供试品溶液　取本品,即得。

对照品溶液　取5-羟甲基糠醛对照品适量,精密称定,加水溶解并定量稀释制成每1ml中约含10μg的溶液。

系统适用性溶液　取杂质Ⅰ对照品与5-羟甲基糠醛对照品各适量,加水溶解并稀释制成每1ml中各含10μg的溶液。

色谱条件　见有关物质项下。检测波长为284nm。

系统适用性要求　系统适用性溶液色谱图中，5-羟甲基糠醛峰与杂质Ⅰ峰间的分离度应符合要求。

测定法　精密量取供试品溶液与对照品溶液，分别注入液相色谱仪，记录色谱图。

限度　供试品溶液色谱图中如有与对照品溶液中 5-羟甲基糠醛峰保留时间一致的色谱峰，按外标法以峰面积计算，不得过葡萄糖标示量的 0.02%。

渗透压摩尔浓度　取本品，依法检查（通则 0632），渗透压摩尔浓度比应为 0.9～1.1。

重金属　取本品适量（约相当于葡萄糖 3g），置水浴上蒸发至约 20ml，放冷，加醋酸盐缓冲液（pH 3.5）2ml 与水适量使成 25ml，依法检查（通则 0821 第一法），含重金属不得过葡萄糖标示量的百万分之五。

细菌内毒素　取本品，依法检查（通则 1143），每 1ml 中含内毒素的量应小于 0.50EU。

无菌　取本品，经薄膜过滤法处理，用 pH 7.0 无菌氯化钠-蛋白胨缓冲液分次冲洗（每膜不少于 500ml），以生孢梭菌为阳性对照菌，依法检查（通则 1101），应符合规定。

其他　应符合注射剂项下有关的各项规定（通则 0102）。

【含量测定】　**替硝唑**　照高效液相色谱法（通则 0512）测定。

供试品溶液　精密量取本品适量，用流动相定量稀释制成每 1ml 中约含替硝唑 0.1mg 的溶液。

对照品溶液　取替硝唑对照品适量，精密称定，加流动相溶解并定量稀释制成每 1ml 中约含 0.1mg 的溶液。

色谱条件与系统适用性要求　见有关物质项下。

测定法　精密量取供试品溶液与对照品溶液，分别注入液相色谱仪，记录色谱图，按外标法以峰面积计算。

葡萄糖　取本品适量，在 25℃ 时依法测定旋光度（通则 0621），与 2.0852 相乘，即得供试品中含有 $C_6H_{12}O_6 \cdot H_2O$ 的重量（g）。

【类别】　同替硝唑。

【规格】　（1）100ml：替硝唑 0.2g 与葡萄糖 5.0g

（2）100ml：替硝唑 0.4g 与葡萄糖 5.0g

（3）200ml：替硝唑 0.4g 与葡萄糖 10.0g

（4）200ml：替硝唑 0.8g 与葡萄糖 10.0g

（5）250ml：替硝唑 0.4g 与葡萄糖 12.5g

（6）250ml：替硝唑 0.5g 与葡萄糖 12.5g

【贮藏】　遮光，密闭，在阴凉处保存。

替硝唑氯化钠注射液

Tixiaozuo Lühuana Zhusheye

Tinidazole and Sodium Chloride Injection

本品为替硝唑与氯化钠的灭菌水溶液。含替硝唑（$C_8H_{13}N_3O_4S$）与氯化钠（NaCl）均应为标示量的 95.0%～105.0%。

【性状】　本品为无色或几乎无色的澄明液体。

【鉴别】　（1）取本品适量（相当于替硝唑 0.1g），置水浴上蒸干，残渣置试管中，小火加热熔融，即产生有刺激性的二氧化硫气体，能使硝酸亚汞试液湿润的滤纸变成黑色。

（2）取本品适量（相当于替硝唑 0.1g），置水浴上蒸干，残渣加硫酸溶液（3→100）5ml 使溶解，加三硝基苯酚试液 10ml，即产生黄色沉淀。

（3）在含量测定项下记录的色谱图中，供试品溶液主峰的保留时间应与对照品溶液主峰的保留时间一致。

（4）本品显钠盐鉴别（1）与氯化物鉴别（1）的反应（通则 0301）。

【检查】　**pH 值**　应为 3.5～5.5（通则 0631）。

有关物质　照高效液相色谱法（通则 0512）测定。

供试品溶液　精密量取本品适量，用流动相定量稀释制成每 1ml 中约含替硝唑 0.8mg 的溶液。

对照溶液　精密量取供试品溶液 1ml，置 200ml 量瓶中，用流动相稀释至刻度，摇匀。

对照品溶液　取杂质Ⅰ对照品适量，精密称定，加流动相溶解并定量稀释制成每 1ml 中约含 4μg 的溶液。

色谱条件与系统适用性要求　见替硝唑有关物质项下。

测定法　精密量取供试品溶液、对照溶液与对照品溶液，分别注入液相色谱仪，记录色谱图至主成分峰保留时间的 2 倍。

限度　供试品溶液色谱图中如有与对照品溶液中杂质Ⅰ保留时间一致的色谱峰，按外标法以峰面积计算，不得过替硝唑标示量的 0.5%，其他各杂质峰面积的和不得大于对照溶液的主峰面积（0.5%）。

渗透压摩尔浓度　取本品，依法检查（通则 0632），渗透压摩尔浓度应为 260～340mOsmol/kg。

细菌内毒素　取本品，依法检查（通则 1143），每 1ml 中含内毒素的量应小于 0.50EU。

无菌　取本品，经薄膜过滤法处理，用 pH 7.0 无菌氯化钠-蛋白胨缓冲液分次冲洗（每膜不少于 500ml），以生孢梭菌为阳性对照菌，依法检查（通则 1101），应符合规定。

其他　应符合注射剂项下有关的各项规定（通则 0102）。

【含量测定】　**替硝唑**　照高效液相色谱法（通则 0512）测定。

供试品溶液　精密量取本品适量，用流动相定量稀释制成每 1ml 中约含替硝唑 0.1mg 的溶液。

对照品溶液　取替硝唑对照品适量，精密称定，加流动相溶解并定量稀释制成每 1ml 中约含替硝唑 0.1mg 的溶液。

色谱条件与系统适用性要求　见有关物质项下。

测定法　精密量取供试品溶液与对照品溶液，分别注入液相色谱仪，记录色谱图，按外标法以峰面积计算。

氯化钠　精密量取本品 10ml，加水至 50ml，加 2% 糊精溶液 5ml、碳酸钙 0.1g 与荧光黄指示液 5～8 滴，摇匀，用硝酸银滴定液(0.1mol/L)滴定至浑浊液由黄绿色变为微红色。每 1ml 硝酸银滴定液(0.1mol/L)相当于 5.844mg 的 NaCl。

【类别】 同替硝唑。

【规格】 (1)100ml：替硝唑 0.2g 与氯化钠 0.9g

(2)100ml：替硝唑 0.4g 与氯化钠 0.9g

(3)200ml：替硝唑 0.4g 与氯化钠 1.8g

(4)200ml：替硝唑 0.8g 与氯化钠 1.8g

【贮藏】 遮光，密闭，在阴凉处保存。

联苯双酯

Lianbenshuangzhi

Bifendate

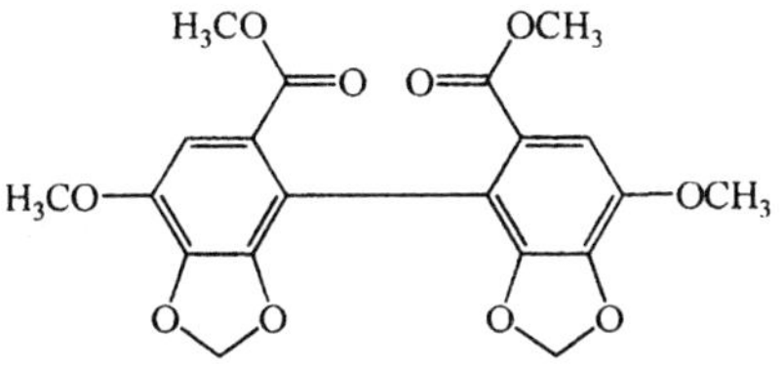

$C_{20}H_{18}O_{10}$　418.36

本品为 4,4′-二甲氧基-5,6,5′,6′-二次甲二氧-2,2′-联苯二甲酸二甲酯。按干燥品计算，含 $C_{20}H_{18}O_{10}$ 应为 97.0%～103.0%。

【性状】 本品为白色结晶性粉末；无臭，无味。

本品在三氯甲烷中易溶，在乙醇或水中几乎不溶。

熔点 取本品，提前在 150℃ 放入，依法测定(通则 0612)，熔点为 180～183℃。

【鉴别】 (1)取本品约 20mg，加盐酸羟胺试液 6 滴，滴加饱和氢氧化钾乙醇溶液使呈碱性，小火煮沸片刻，放冷，加稀盐酸使呈酸性，加三氯化铁试液 1 滴，即显暗紫色。

(2)取本品约 5mg，加变色酸试液 1ml，摇匀，置水浴中加热片刻，即显紫色。

(3)取含量测定项下的供试品溶液，照紫外-可见分光光度法(通则 0401)测定，在 278nm 的波长处有最大吸收，在 260nm 的波长处有最小吸收。

(4)本品的红外光吸收图谱应与对照的图谱(光谱集 461 图)一致。

【检查】 **有关物质** 照薄层色谱法(通则 0502)试验。

供试品溶液 取本品适量，加三氯甲烷溶解并稀释制成每 1ml 中约含 10mg 的溶液。

对照溶液 精密量取供试品溶液适量，用三氯甲烷定量稀释制成每 1ml 中约含 0.1mg 的溶液。

色谱条件 采用硅胶 G 薄层板，以石油醚(30～60℃)-乙酸乙酯-三氯甲烷(65：20：15)为展开剂。

测定法 吸取供试品溶液与对照溶液各 10μl，分别点于同一薄层板上，展开，取出，晾干，喷以 50%硫酸无水乙醇溶液，在 110℃ 加热 30 分钟。

系统适用性要求 对照溶液主斑点应清晰可见。

限度 供试品溶液除主斑点外，不得显其他斑点。

干燥失重 取本品，在 105℃ 干燥至恒重，减失重量不得过 1.0%(通则 0831)。

炽灼残渣 取本品 1.0g，依法检查(通则 0841)，遗留残渣不得过 0.1%。

重金属 取炽灼残渣项下遗留的残渣，依法检查(通则 0821)，含重金属不得过百万分之二十。

【含量测定】 照紫外-可见分光光度法(通则 0401)测定。

供试品溶液 取本品约 15mg，精密称定，置 100ml 量瓶中，加乙醇约 80ml，置水浴中加热使溶解，放冷，用乙醇稀释至刻度，摇匀，精密量取 5ml，置 50ml 量瓶中，用乙醇稀释至刻度，摇匀。

对照品溶液 取联苯双酯对照品约 15mg，精密称定，置 100ml 量瓶中，加乙醇约 80ml，置水浴中加热使溶解，放冷，用乙醇稀释至刻度，摇匀，精密量取 5ml，置 50ml 量瓶中，用乙醇稀释至刻度，摇匀。

测定法 取供试品溶液与对照品溶液，在 278nm 的波长处分别测定吸光度，计算。

【类别】 肝病用药。

【贮藏】 遮光，密封保存。

【制剂】 联苯双酯滴丸

联苯双酯滴丸

Lianbenshuangzhi Diwan

Bifendate Pills

本品含联苯双酯($C_{20}H_{18}O_{10}$)应为标示量的 90.0%～110.0%。

【性状】 本品为糖衣滴丸。

【鉴别】 (1)取本品 15 丸，加水 5ml，振摇使辅料溶解，离心 10 分钟，弃去上清液，再加水 5ml，离心 10 分钟，弃去上清液，沉降物照联苯双酯项下的鉴别(1)、(2)项试验，显相同的反应。

(2)在含量测定项下记录的色谱图中，供试品溶液主峰的保留时间应与对照品溶液主峰的保留时间一致。

【检查】 **含量均匀度** 取本品 1 粒，置乳钵中，研细，加甲醇适量，研磨，并用甲醇分次转移至 100ml 量瓶中，超声使联苯双酯溶解，放冷，用甲醇稀释至刻度，摇匀，滤过，精密量取续滤液 5ml，置 25ml 量瓶中，用流动相稀释至刻度，摇匀，作为供试品溶液。照含量测定项下的方法测定含量，应符合规定(通则 0941)。

其他 应符合丸剂项下有关的各项规定(通则 0108)。

【含量测定】 照高效液相色谱法(通则 0512)测定。

供试品溶液 取本品 20 丸，精密称定，研细，精密称取适量（约相当于联苯双酯 1.5mg），置 100ml 量瓶中，加甲醇 80ml，超声使联苯双酯溶解，放冷，用甲醇稀释至刻度，摇匀，滤过，精密量取续滤液 5ml，置 25ml 量瓶中，用流动相稀释至刻度，摇匀。

对照品溶液 取联苯双酯对照品约 15mg，精密称定，置 250ml 量瓶中，加甲醇 200ml，超声使联苯双酯溶解，放冷，用甲醇稀释至刻度，摇匀，精密量取 5ml，置 100ml 量瓶中，用流动相稀释至刻度，摇匀。

色谱条件 用十八烷基硅烷键合硅胶为填充剂；以甲醇-水（60：40）为流动相；检测波长为 278nm；进样体积 20μl。

系统适用性要求 理论板数按联苯双酯峰计算不低于 4000。

测定法 精密量取供试品溶液与对照品溶液，分别注入液相色谱仪，记录色谱图。按外标法以峰面积计算。

【类别】 同联苯双酯。

【规格】 1.5mg

【贮藏】 密封，在干燥处保存。

联 苯 苄 唑

Lianbenbianzuo

Bifonazole

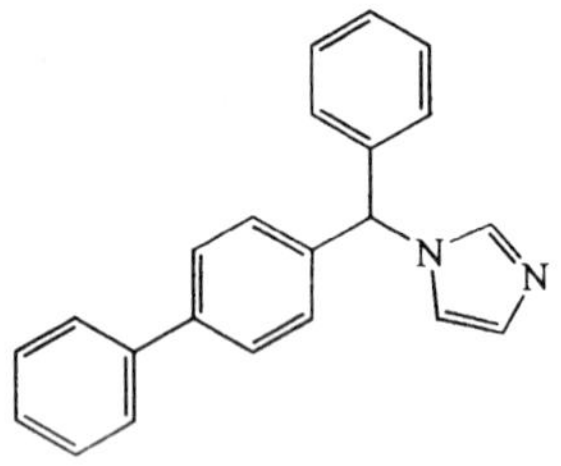

$C_{22}H_{18}N_2$ 310.40

本品为（±）1-（α-联苯-4-基苄基）-1*H*-咪唑。按干燥品计算，含 $C_{22}H_{18}N_2$ 不得少于 99.0%。

【性状】 本品为类白色至微黄色结晶性粉末；无臭。

本品在甲醇或无水乙醇中略溶，在水中几乎不溶。

熔点 本品的熔点（通则 0612）为 148～153℃。

【鉴别】 （1）取本品约 0.1g，置试管中，加三氯甲烷 2ml 使溶解，沿管壁加无水三氯化铝粉末少量，无水三氯化铝粉末即显紫红色或紫色。

（2）取本品约 10mg，加枸橼酸醋酐试液 10 滴，混合后置水浴中，溶液由黄色变为紫色。

（3）取本品适量，加甲醇溶解并稀释制成每 1ml 约含 10μg 的溶液，照紫外-可见分光光度法（通则 0401）测定，在 254nm 的波长处有最大吸收。

（4）本品的红外光吸收图谱应与对照的图谱（光谱集 666 图）一致。

【检查】 **有关物质** 照高效液相色谱法（通则 0512）测定。

供试品溶液 取本品适量，精密称定，加流动相溶解并定量稀释制成每 1ml 中约含 1mg 的溶液。

对照溶液 精密量取供试品溶液 1ml，置 100ml 量瓶中，用流动相稀释至刻度，摇匀。

对照品溶液 取联苯苄醇对照品适量，精密称定，加流动相溶解并定量稀释制成每 1ml 中约含 5μg 的溶液。

系统适用性溶液 取联苯苄唑与联苯苄醇各适量，加流动相溶解并稀释制成每 1ml 中含联苯苄唑 1mg 与联苯苄醇 5μg 的溶液。

色谱条件 用十八烷基硅烷键合硅胶为填充剂；以甲醇-水-四氢呋喃（84：15：1）为流动相；检测波长为 254nm；进样体积 10μl。

系统适用性要求 系统适用性溶液色谱图中，联苯苄唑峰与联苯苄醇峰之间的分离度应符合要求。

测定法 精密量取供试品溶液、对照溶液与对照品溶液，分别注入液相色谱仪，记录色谱图至主成分峰保留时间的 3 倍。

限度 供试品溶液色谱图中如有与联苯苄醇保留时间一致的色谱峰，按外标法以峰面积计算，不得过 0.5%，其他单个杂质峰面积不得大于对照溶液主峰面积的 0.5 倍（0.5%），其他各杂质峰面积的和不得大于对照溶液主峰面积的 1.5 倍（1.5%）。

残留溶剂 苯、乙腈与 *N*,*N*-二甲基甲酰胺 照残留溶剂测定法（通则 0861 第二法）测定。

内标溶液 0.75mg/ml 丙醇的二甲基亚砜溶液。

供试品溶液 取本品约 0.5g，精密称定，置 20ml 顶空瓶中，精密加入内标溶液 10ml，密封，振摇使溶解。

对照品溶液 取苯、乙腈与 *N*,*N*-二甲基甲酰胺适量，精密称定，加内标溶液溶解并定量稀释制成每 1ml 中分别约含 0.1μg、20.5μg 与 44μg 的溶液，精密量取 10ml，置 20ml 顶空瓶中，密封。

色谱条件 用聚乙二醇（PEG-20M）为固定液；起始温度为 40℃，维持 5 分钟，以每分钟 10℃的速率升温至 150℃，维持 2 分钟，再以每分钟 20℃的速率升温至 240℃，维持 3 分钟；进样口温度为 240℃；检测器温度为 250℃；顶空瓶平衡温度为 70℃，平衡时间为 35 分钟。

系统适用性要求 对照品溶液色谱图中，各成分峰及内标峰之间的分离度均应符合要求。

测定法 取供试品溶液与对照品溶液，分别顶空进样，记录色谱图。

限度 按内标法以峰面积计算，均应符合规定。

四氯化碳 照残留溶剂测定法（通则 0861 第三法）测定。

供试品溶液 取本品约 0.2g，精密称定，置 10ml 量瓶中，加二甲基亚砜溶解并稀释至刻度，摇匀。

对照品溶液 取四氯化碳适量，精密称定，加二甲基亚砜溶解并定量稀释制成每 1ml 中约含 0.08μg 的溶液。

色谱条件　用聚乙二醇(PEG-20M)为固定液;起始温度为50℃,维持3分钟,以每分钟20℃的速率升温至220℃,维持3分钟;进样口温度为240℃;电子捕获检测器温度为250℃;进样体积1μl。

测定法　精密量取供试品溶液与对照品溶液,分别注入气相色谱仪,记录色谱图。

限度　按外标法以峰面积计算,应符合规定。

干燥失重　取本品,在105℃干燥至恒重,减失重量不得过0.5%(通则0831)。

炽灼残渣　取本品1.0g,依法检查(通则0841),遗留残渣不得过0.1%。

【含量测定】　取本品约0.25g,精密称定,加冰醋酸20ml溶解后,加结晶紫指示剂1滴,用高氯酸滴定液(0.1mol/L)滴定至溶液显蓝绿色,并将滴定的结果用空白试验校正。每1ml高氯酸滴定液(0.1mol/L)相当于31.04mg的$C_{22}H_{18}N_2$。

【类别】　抗真菌药。

【贮藏】　遮光,密封保存。

【制剂】　(1)联苯苄唑乳膏　(2)联苯苄唑栓　(3)联苯苄唑溶液

联苯苄唑乳膏

Lianbenbianzuo Rugao

Bifonazole Cream

本品含联苯苄唑($C_{22}H_{18}N_2$)应为标示量的90.0%～110.0%。

【性状】　本品为乳白色至微黄色乳膏。

【鉴别】　在含量测定项下记录的色谱图中,供试品溶液主峰的保留时间应与对照品溶液主峰的保留时间一致。

【检查】　应符合乳膏剂项下有关的各项规定(通则0109)。

【含量测定】　照高效液相色谱法(通则0512)测定。

供试品溶液　取本品适量(约相当于联苯苄唑5mg),精密称定,置100ml量瓶中,加甲醇适量,猛烈振摇,使乳膏充分分散,使联苯苄唑溶解,用甲醇稀释至刻度,摇匀,置冰浴中冷却2小时以上,取出后迅速滤过,取续滤液放至室温。

对照品溶液　取联苯苄唑对照品适量,精密称定,加甲醇溶解并定量稀释制成每1ml中约含50μg的溶液。

色谱条件　用十八烷基硅烷键合硅胶为填充剂;以甲醇-水-四氢呋喃(84∶15∶1)为流动相;检测波长为254nm;进样体积10μl。

系统适用性要求　理论板数按联苯苄唑峰计算不低于700。

测定法　精密量取供试品溶液与对照品溶液,分别注入液相色谱仪,记录色谱图,按外标法以峰面积计算。

【类别】　同联苯苄唑。

【规格】　15g∶150mg

【贮藏】　密闭,在阴凉处保存。

联苯苄唑栓

Lianbenbianzuo Shuan

Bifonazole Suppositories

本品含联苯苄唑($C_{22}H_{18}N_2$)应为标示量的90.0%～110.0%。

【性状】　本品为乳白色至微黄色栓。

【鉴别】　照薄层色谱法(通则0502)试验。

供试品溶液　取本品两粒,加石油醚10ml,置水浴上微温使基质溶解,放冷后,倾去石油醚,残渣再用石油醚少量洗涤2次,弃去洗液,置水浴上加热至残余的石油醚挥尽;残渣加三氯甲烷溶解并稀释制成每1ml中约含联苯苄唑2mg的溶液。

对照品溶液　取联苯苄唑对照品适量,加三氯甲烷溶解并稀释制成每1ml中约含2mg的溶液。

色谱条件　采用硅胶G薄层板,以异丙醚(在氨气饱和下)为展开剂。

测定法　吸取供试品溶液与对照品溶液各10μl,分别点于同一薄层板上,展开,晾干,置碘蒸气中显色。

结果判定　供试品溶液所显主斑点的位置和颜色应与对照品溶液的主斑点相同。

【检查】　应符合栓剂项下有关的各项规定(通则0107)。

【含量测定】　取本品10粒,精密称定,置蒸发皿中,置水浴上加热至熔化,冷却,并不停搅拌,使混合均匀。精密称取适量(约相当于联苯苄唑50mg),置具塞锥形瓶中,加三氯甲烷30ml使溶解,加水15ml与稀硫酸5ml,再加二甲基黄-溶剂蓝19混合指示液0.6ml,用磺基丁二酸钠二辛酯试液滴定,至近终点时,强力振摇,继续滴定至三氯甲烷层由绿色变为红灰色;另取联苯苄唑对照品约50mg,精密称定,同法测定。根据二者消耗磺基丁二酸钠二辛酯试液体积的比值计算,即得。

【类别】　同联苯苄唑。

【规格】　0.15g

【贮藏】　遮光,密封,在阴凉处保存。

联苯苄唑溶液

Lianbenbianzuo Rongye

Bifonazole Solution

本品含联苯苄唑($C_{22}H_{18}N_2$)应为标示量的90.0%～

110.0%。

【性状】 本品为无色的澄清液体；有乙醇气味，易挥发。

【鉴别】 在含量测定项下记录的色谱图中，供试品溶液主峰的保留时间应与对照品溶液主峰的保留时间一致。

【检查】 应符合涂剂项下有关的各项规定（通则 0118）。

【含量测定】 照高效液相色谱法（通则 0512）测定。

供试品溶液 精密量取本品 5ml，置 100ml 量瓶中，用甲醇稀释至刻度，摇匀，精密量取 1ml，置 10ml 量瓶中，用甲醇稀释至刻度，摇匀。

对照品溶液 取联苯苄唑对照品适量，精密称定，加流动相溶解并定量稀释制成每 1ml 中约含 50μg 的溶液。

色谱条件 用十八烷基硅烷键合硅胶为填充剂；以甲醇-水-四氢呋喃（84：15：1）为流动相；检测波长为 254nm；进样体积 10μl。

系统适用性要求 理论板数按联苯苄唑峰计算不低于 700。

测定法 精密量取供试品溶液与对照品溶液，分别注入液相色谱仪，记录色谱图，按外标法以峰面积计算。

【类别】 同联苯苄唑。

【规格】 1%

【贮藏】 密封，在阴凉处保存。

联磺甲氧苄啶片

Lianhuang Jiayangbianding Pian

Sulfamethoxazole, Sulfadiazine and Trimethoprim Tablets

本品每片中含磺胺甲噁唑（$C_{10}H_{11}N_3O_3S$）、磺胺嘧啶（$C_{10}H_{10}N_4O_2S$）与甲氧苄啶（$C_{14}H_{18}N_4O_3$）均应为标示量的 90.0%～110.0%。

【处方】

磺胺甲噁唑	200g
磺胺嘧啶	200g
甲氧苄啶	80g
辅料	适量
制成	1000 片

【性状】 本品为白色片。

【鉴别】 （1）取本品的细粉适量（约相当于磺胺甲噁唑 0.1g），加稀盐酸 5～7ml 使成酸性，缓缓加热数分钟，冷却，滤过，滤液加 0.1mol/L 亚硝酸钠溶液 4ml，用水稀释成 10ml，加碱性 β-萘酚试液 2ml，即生成橙红色沉淀。

（2）取本品的细粉适量（约相当于磺胺嘧啶 100mg），置小试管中，注意用火缓缓加热至熔融，即显红棕色。取试管中升华物少许，加间苯二酚的乙醇溶液（1→20）1ml，混合，加硫酸 1ml，摇匀，即显深红色。

（3）在含量测定项下记录的色谱图中，供试品溶液三个主峰的保留时间应与对照品溶液相应的三个主峰的保留时间一致。

【检查】 **溶出度** 照溶出度与释放度测定法（通则 0931 第二法）测定。

溶出条件 以 0.1mol/L 盐酸溶液 900ml 为溶出介质，转速为每分钟 75 转，依法操作，经 30 分钟时取样。

供试品溶液 取溶出液适量，滤过，取续滤液。

对照品溶液、色谱条件与系统适用性要求 见含量测定项下。

测定法 见含量测定项下。计算出每片中磺胺甲噁唑、磺胺嘧啶与甲氧苄啶的溶出量。

限度 均为标示量的 70%，应符合规定。

其他 应符合片剂项下有关的各项规定（通则 0101）。

【含量测定】 照高效液相色谱法（通则 0512）测定。

供试品溶液 取本品 20 片，精密称定，研细，精密称取适量（约相当于磺胺甲噁唑 22mg），置 100ml 量瓶中，加 0.1mol/L 盐酸溶液适量，超声使主成分溶解，用 0.1mol/L 盐酸溶液稀释至刻度，摇匀，滤过，取续滤液。

对照品溶液 取磺胺甲噁唑对照品、磺胺嘧啶对照品与甲氧苄啶对照品各适量，精密称定，加 0.1mol/L 盐酸溶液溶解并定量稀释制成每 1ml 中含磺胺甲噁唑 0.22mg，磺胺嘧啶 0.22mg 与甲氧苄啶 89μg 的溶液，摇匀。

色谱条件 用十八烷基硅烷键合硅胶为填充剂；以乙腈-水-三乙胺（200：799：1）（用氢氧化钠试液或冰醋酸调节 pH 值至 5.9）为流动相；检测波长为 240nm；进样体积 20μl。

系统适用性要求 理论板数按甲氧苄啶峰计算不低于 4000，磺胺甲噁唑峰、磺胺嘧啶峰与甲氧苄啶峰间的分离度均应符合要求。

测定法 精密量取供试品溶液与对照品溶液，分别注入液相色谱仪，记录色谱图。按外标法以峰面积计算。

【类别】 磺胺类抗菌药。

【贮藏】 遮光，密封保存。

葛 根 素

Gegensu

Puerarin

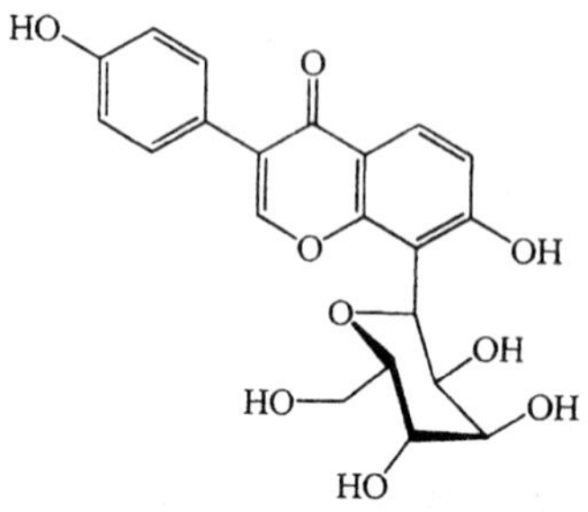

$C_{21}H_{20}O_9$ 416.38

本品系由豆科植物野葛 *Pueraria lobata*（Willd.）Ohwi 的干燥根中提取，分离得到的 8-β-D-葡萄吡喃糖-4′，7-二羟基异黄酮。按干燥品计算，含 $C_{21}H_{20}O_9$ 应为 98.0%～102.0%。

【性状】 本品为白色至微黄色结晶性粉末。

本品在甲醇中溶解，在乙醇中略溶，在水中微溶，在三氯甲烷或乙醚中不溶。

【鉴别】 （1）取本品 10mg，加水 10ml 溶解后，加 0.5%三氯化铁溶液 2～3 滴，摇匀，再加 0.5%铁氰化钾溶液 2～3 滴，摇匀，显蓝绿色。

（2）取本品，加乙醇溶解并稀释制成每 1ml 中约含 10μg 的溶液，照紫外-可见分光光度法（通则 0401）测定，在 250nm 的波长处有最大吸收。

（3）本品的红外光吸收图谱应与对照的图谱（光谱集 878 图）一致。

【检查】 **酸度** 取本品 20mg，加水 20ml 溶解后，依法测定（通则 0631），pH 值应为 3.5～5.5。

溶液的澄清度与颜色 取本品 10mg，加水 10ml 溶解后，溶液应澄清无色；如显浑浊，与 1 号浊度标准液（通则 0902 第一法）比较，不得更浓；如显色，与黄色 1 号标准比色液（通则 0901 第一法）比较，不得更深。

有关物质 照高效液相色谱法（通则 0512）测定。

溶剂 甲醇-0.1%枸橼酸溶液（25：75）。

供试品溶液 取本品适量，加溶剂溶解并稀释制成每 1ml 中约含 0.5mg 的溶液。

对照溶液 精密量取供试品溶液适量，用溶剂定量稀释制成每 1ml 中约含 2.5μg 的溶液。

系统适用性溶液 取葛根素与咖啡因各适量，加溶剂溶解并稀释制成每 1ml 中分别含葛根素 50μg 与咖啡因 150μg 的混合溶液。

色谱条件 用十八烷基硅烷键合硅胶为填充剂；以 0.1%枸橼酸溶液为流动相 A，以甲醇为流动相 B，按下表进行梯度洗脱；检测波长为 250nm；进样体积 10μl。

时间（分钟）	流动相 A（%）	流动相 B（%）
0	75	25
15	75	25
30	55	45
35	55	45
37	75	25
45	75	25

系统适用性要求 系统适用性溶液色谱图中，葛根素峰的保留时间约为 14 分钟，葛根素峰与咖啡因峰之间的分离度应大于 4.0。

测定法 精密量取供试品溶液与对照溶液，分别注入液相色谱仪，记录色谱图。

限度 供试品溶液色谱图中如有杂质峰，单个杂质峰面积不得大于对照溶液的主峰面积（0.5%），各杂质峰面积的和不得大于对照溶液主峰面积的 3 倍（1.5%）。

干燥失重 取本品，在 105℃干燥至恒重，减失重量不得过 5.0%（通则 0831）。

【含量测定】 照高效液相色谱法（通则 0512）测定。

供试品溶液 取本品适量，精密称定，加流动相溶解并定量稀释制成每 1ml 中含 50μg 的溶液。

对照品溶液 取葛根素对照品适量，精密称定，加流动相溶解并定量稀释制成每 1ml 中含 50μg 的溶液。

色谱条件 用十八烷基硅烷键合硅胶为填充剂；以 0.1%枸橼酸溶液-甲醇（75：25）为流动相；检测波长为 250nm；进样体积 10μl。

系统适用性要求 理论板数按葛根素峰计算不低于 5000，葛根素峰与相邻杂质峰之间的分离度应符合要求。

测定法 精密量取供试品溶液与对照品溶液，分别注入液相色谱仪，记录色谱图。按外标法以峰面积计算。

【类别】 血管扩张药。

【贮藏】 遮光，密封保存。

【制剂】 （1）葛根素注射液 （2）注射用葛根素

葛根素注射液

Gegensu Zhusheye

Puerarin Injection

本品为葛根素加适量助溶剂制成的灭菌水溶液。含葛根素（$C_{21}H_{20}O_9$）应为标示量的 93.0%～107.0%。

【性状】 本品为无色至微黄色的澄明液体。

【鉴别】 （1）取本品适量，加 0.5%三氯化铁溶液 2～3 滴，摇匀，再加 0.5%铁氰化钾溶液 2～3 滴，摇匀，显蓝绿色。

（2）取本品适量，加乙醇制成每 1ml 中约含葛根素 10μg 的溶液，照紫外-可见分光光度法（通则 0401）测定，在 250nm 的波长处有最大吸收。

【检查】 **pH 值** 应为 3.5～5.5（通则 0631）。

溶液的颜色 取本品，与黄色 2 号标准比色液（通则 0901 第一法）比较，不得更深。

有关物质 照高效液相色谱法（通则 0512）测定。

供试品溶液 取本品，用溶剂稀释制成每 1ml 中约含葛根素 0.5mg 的溶液。

对照溶液 精密量取供试品溶液适量，用溶剂定量稀释制成每 1ml 中约含 5μg 的溶液。

系统适用性要求 见葛根素有关物质项下。供试品溶液色谱图中，杂质Ⅰ峰与杂质Ⅱ峰的相对保留时间约为 2.0 与 2.2（必要时用如下方法确认：取葛根素对照品 20mg，置 20ml 顶空瓶中，加水 10ml，水浴加热使溶解，密封，于 121℃高压蒸汽破坏 20 分钟，放冷，量取 5ml，置 20ml 量瓶中，用溶剂稀释至刻度，摇匀，取 10μl，注入液相色谱仪，在葛根素峰后应有两个明显的色谱峰，相对保留时间约为 2.0 与 2.2）。

溶剂、系统适用性溶液、色谱条件与测定法　见葛根素有关物质项下。

限度　供试品溶液色谱图中如有杂质峰，杂质Ⅰ与杂质Ⅱ的峰面积均不得大于对照溶液主峰面积的 1.5 倍（1.5%），其他单个杂质峰面积不得大于对照溶液主峰面积的 0.5 倍（0.5%），各杂质峰面积的和不得大于对照溶液主峰面积的 3 倍（3.0%）。

丙二醇　照气相色谱法（通则 0521）测定。

供试品溶液　精密量取本品 1ml，置 100ml 量瓶中，用甲醇稀释至刻度，摇匀，精密量取 5ml，置 50ml 量瓶中，用甲醇稀释至刻度，摇匀。

对照品溶液　取丙二醇对照品适量，精密称定，用甲醇定量稀释制成每 1ml 中约含 0.5mg 的溶液。

系统适用性溶液　取丙二醇、1，3-丙二醇与二甘醇对照品各适量，精密称定，用甲醇稀释制成每 1ml 中各含 0.5mg 的混合溶液。

色谱条件　用聚乙二醇 20M（或极性相近）为固定液；初始温度为 50℃，以每分钟 30℃的速率升温至 220℃，维持 5 分钟；进样口温度为 250℃；检测器温度为 280℃；进样体积 1μl。

系统适用性要求　系统适用性溶液色谱图中，各组分出峰顺序为：丙二醇、1，3-丙二醇、二甘醇，各组分峰之间的分离度应符合要求。

测定法　精密量取供试品溶液与对照品溶液，分别注入气相色谱仪，记录色谱图。

限度　按外标法以峰面积计算，每 1ml 中含丙二醇不得过 550mg。

二甘醇　照气相色谱法（通则 0521）测定。

供试品溶液　取本品 5g，精密称定，置 10ml 量瓶中，用甲醇稀释至刻度，摇匀。

对照品溶液　取二甘醇对照品适量，精密称定，用甲醇定量稀释制成每 1ml 中约含 5μg 的溶液。

系统适用性溶液、色谱条件、系统适用性要求与测定法　见丙二醇项下。

限度　按外标法以峰面积计算，含二甘醇不得过 0.001%。

异常毒性　取本品，加氯化钠注射液制成每 1ml 中含葛根素 10mg 的溶液，依法检查（通则 1141），应符合规定。

热原　取本品 5ml，加无热原氯化钠注射液制成每 1ml 中含葛根素 10mg 的溶液，依法检查（通则 1142），剂量按家兔体重每 1kg 缓缓注射 5ml，应符合规定。

过敏反应　取本品，依法检查（通则 1147），应符合规定。

溶血与凝聚　取本品，加氯化钠注射液制成每 1ml 中含葛根素 20mg 的溶液，依法检查（通则 1148），应符合规定。

其他　应符合注射剂项下有关的各项规定（通则 0102）。

【含量测定】　照高效液相色谱法（通则 0512）测定。

供试品溶液　取本品适量，精密称定，用流动相定量稀释制成每 1ml 中约含葛根素 50μg 的溶液。

对照品溶液、色谱条件、系统适用性要求与测定法　见葛根素含量测定项下。

【类别】　同葛根素。

【规格】　（1）2ml∶50mg　（2）2ml∶100mg

【贮藏】　遮光，密闭保存。

附：

杂质Ⅰ

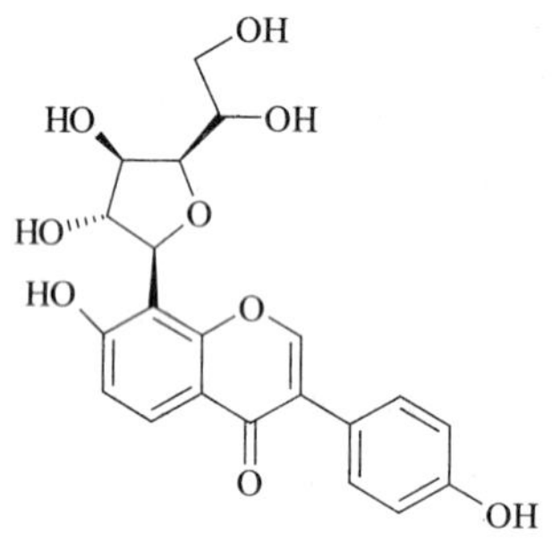

$C_{21}H_{20}O_9$　416.38

8-（β-D-呋喃葡萄糖-1-基）-4′，7-二羟基异黄酮

杂质Ⅱ

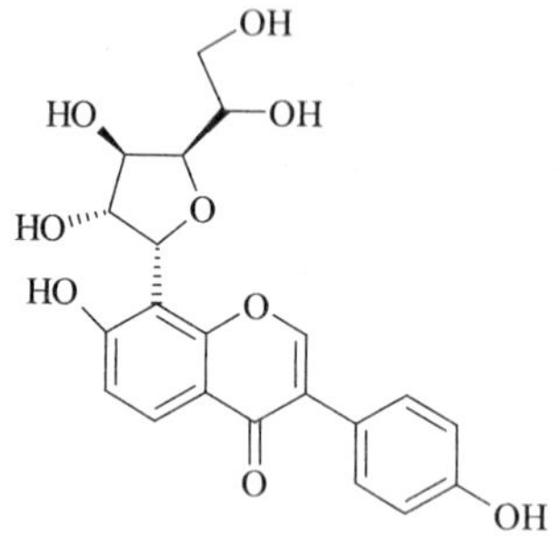

$C_{21}H_{20}O_9$　416.38

8-（α-D-呋喃葡萄糖-1-基）-4′，7-二羟基异黄酮

注射用葛根素

Zhusheyong Gegensu

Puerarin for Injection

本品为葛根素加适宜赋形剂制成的无菌冻干品。按平均装量计算，含葛根素（$C_{21}H_{20}O_9$）应为标示量的 93.0%～107.0%。

【性状】　本品为白色至微黄色的块状物或粉末。

【鉴别】　（1）取本品适量（约相当于葛根素 10mg），加水

10ml 溶解，加盐酸 2～3 滴调节 pH 值至酸性，加 0.5%三氯化铁溶液 2～3 滴，摇匀，再加 0.5%铁氰化钾溶液 2～3 滴，摇匀，应显蓝绿色。

(2)在含量测定项下记录的色谱图中，供试品溶液主峰的保留时间应与对照品溶液主峰的保留时间一致。

【检查】 **碱度**　取本品，加水溶解并稀释制成每 1ml 中含葛根素 1mg 的溶液，依法测定（通则 0631），pH 值应为 7.5～9.0。

溶液的澄清度与颜色　取本品 5 瓶，分别按标示量加水制成每 1ml 中含葛根素约 1mg 的溶液，溶液应澄清无色；如显色，与黄色 1 号标准比色液（通则 0901 第一法）比较，不得更深。

有关物质　照高效液相色谱法（通则 0512）测定。

供试品溶液　取本品，加溶剂溶解并稀释制成每 1ml 中约含葛根素 0.5mg 的溶液。

对照溶液　精密量取供试品溶液适量，用溶剂定量稀释制成每 1ml 中约含 5μg 的溶液。

溶剂、系统适用性溶液、色谱条件、系统适用性要求与测定法　见葛根素有关物质项下。

限度　供试品溶液色谱图中如有杂质峰，单个杂质峰面积不得大于对照溶液的主峰面积（1.0%），各杂质峰面积的和不得大于对照溶液主峰面积的 2 倍（2.0%）。

干燥失重　取本品，在 105℃干燥至恒重，减失重量不得过 5.0%（通则 0831）。

异常毒性　取本品，加氯化钠注射液稀释制成每 1ml 中含葛根素 10mg 的溶液，依法检查（通则 1141），应符合规定。

细菌内毒素　取本品，依法检查（通则 1143），每 1mg 葛根素中含内毒素量应小于 0.17EU。

过敏反应　取本品，加氯化钠注射液稀释制成每 1ml 中含葛根素 50mg 的溶液，依法检查（通则 1147），应符合规定。

溶血与凝聚　取本品，加氯化钠注射液稀释制成每 1ml 中含葛根素 20mg 的溶液，依法检查（通则 1148），应符合规定。

其他　应符合注射剂项下有关的各项规定（通则 0102）。

【含量测定】 照高效液相色谱法（通则 0512）测定。

供试品溶液　取装量差异项下的内容物，混合均匀，精密称取适量，加流动相溶解并定量稀释制成每 1ml 中约含葛根素 50μg 的溶液。

对照品溶液、色谱条件、系统适用性要求与测定法　见葛根素含量测定项下。

【类别】 同葛根素。

【规格】 (1) 50mg　(2)0.1g　(3)0.2g　(4)0.4g

【贮藏】 遮光，密闭保存。

葡 甲 胺

Pujia'an

Meglumine

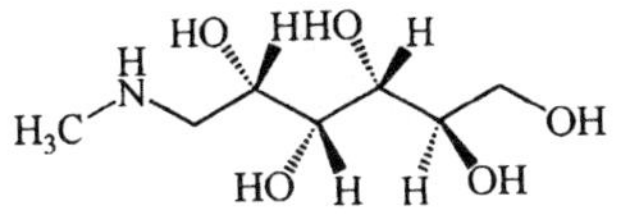

$C_7H_{17}NO_5$　195.22

本品为 1-脱氧-1-(甲氨基)-D-山梨醇。按干燥品计算，含 $C_7H_{17}NO_5$ 不得少于 99.0%。

【性状】 本品为白色结晶性粉末；几乎无臭。

本品在水中易溶，在乙醇中略溶，在三氯甲烷中几乎不溶。

熔点　本品的熔点（通则 0612）为 128～132℃。

比旋度　取本品，精密称定，加水溶解并定量稀释制成每 1ml 中约含 0.10g 的溶液，在 25℃时，依法测定（通则 0621），比旋度为−15.5°至−17.5°。

【鉴别】 (1)取本品约 20mg，置洁净的试管中，加水 2ml 溶解后，加氨制硝酸银试液 1ml，摇匀，置水浴中加热，银即游离并附在管的内壁成银镜。

(2)取本品约 10mg，加三氯化铁试液 1ml，滴加 20%氢氧化钠溶液 2ml，初显棕红色沉淀，随即溶解成棕红色溶液。

(3)取本品约 50mg，加二硫化碳的饱和水溶液 1ml 溶解后，加 4%硫酸镍溶液数滴，即显黄绿色，并生成黄绿色沉淀。

(4)本品的红外光吸收图谱应与对照的图谱（光谱集 463 图）一致。

【检查】 **溶液的澄清度与颜色**　取本品 1.0g，加水 10ml 溶解后，溶液应澄清，照紫外-可见分光光度法（通则 0401），在 420nm 的波长处测定吸光度，不得过 0.03。

有关物质　照高效液相色谱法（通则 0512）测定。

供试品溶液　取本品，加水溶解并稀释制成每 1ml 中约含 10mg 的溶液。

对照溶液　精密量取供试品溶液适量，用水定量稀释制成每 1ml 中约含 50μg 的溶液。

色谱条件　用磺酸基阳离子交换键合硅胶为填充剂；以三氟乙酸-甲酸-水（0.05：0.3：100）为流动相；采用示差折光检测器；柱温为 35℃；进样体积 10μl。

系统适用性要求　葡甲胺峰与相邻杂质峰之间的分离度应符合要求。

测定法　精密量取供试品溶液与对照溶液，分别注入液相色谱仪，记录色谱图至主成分峰保留时间的 2 倍。

限度　供试品溶液色谱图中如有杂质峰，单个杂质峰面

积不得大于对照溶液主峰面积的 0.5 倍(0.25%)，各杂质峰面积的和不得大于对照溶液主峰面积(0.5%)。

还原性物质　取本品 2.0g，加水 20ml 溶解后，取溶液 2.5ml，加碱性酒石酸铜试液 2ml，水浴加热 10 分钟，流水冷却 1 分钟并超声 20 秒，立即用微孔滤膜(直径 25mm，孔径 0.45μm)滤过，用水 10ml 清洗容器及滤膜；另取葡萄糖 20mg，置 100ml 量瓶中，加水溶解并稀释至刻度，摇匀，取溶液 2.5ml，自上述"加碱性酒石酸铜试液"起同法操作，供试品滤膜的颜色不得深于对照滤膜的颜色(即含还原性物质以葡萄糖计，不得过 0.2%)。

干燥失重　取本品，在 105℃干燥至恒重，减失重量不得过 0.5%(通则 0831)。

镍盐　取本品 1.0g，炽灼灰化后，残渣中加硝酸 0.5ml，蒸干至氧化亚氮蒸气除尽后，放冷，加盐酸 2ml，置水浴上蒸干，加水 5ml 使溶解并移至纳氏比色管中，加溴试液 1 滴，振摇 1 分钟，加氨试液使成碱性，加丁二酮肟试液 1ml，摇匀，放置 5 分钟，如显色，与标准镍溶液(取含结晶水的硫酸镍适量，按干燥品计算，加水溶解并定量稀释制成每 1ml 中含 Ni 1.0μg 的溶液)5.0ml，自上述"加溴试液 1 滴"起，用同法制成的对照液比较，不得更深(0.0005%)。

炽灼残渣　取本品 1.0g，依法检查(通则 0841)，遗留残渣不得过 0.1%。

重金属　取炽灼残渣项下遗留的残渣，依法检查(通则 0821 第二法)，含重金属不得过百万分之十。

砷盐　取本品 2.0g，置坩埚中，加 2%硝酸镁乙醇溶液 10ml，点燃，燃尽后，先用小火炽灼使炭化，再在 500～600℃炽灼至灰化，如未灰化完全，加少量硝酸湿润，蒸干，至氧化亚氮蒸气除尽后，放冷，继续在 500～600℃炽灼至完全灰化，放冷后，加 5ml 盐酸，水浴加热使残渣溶解，加水 23ml，作为供试品溶液，依法检查(通则 0822 第一法)，应符合规定(0.0001%)。

细菌内毒素　取本品，依法检查(通则 1143)，每 1g 葡甲胺中含内毒素的量应小于 1.5EU。

【含量测定】　取本品约 0.4g，精密称定，加水 20ml 溶解后，加甲基红指示液 2 滴，用盐酸滴定液(0.1mol/L)滴定。每 1ml 盐酸滴定液(0.1mol/L)相当于 19.52mg 的 $C_7H_{17}NO_5$。

【类别】　诊断用药。

【贮藏】　遮光，密封保存。

【制剂】　(1)泛影葡胺注射液　(2)胆影葡胺注射液

葡 萄 糖

Putaotang

Glucose

$C_6H_{12}O_6 \cdot H_2O$　198.17

本品为 D-(+)-吡喃葡萄糖一水合物。

【性状】　本品为无色结晶或白色结晶性或颗粒性粉末；无臭，味甜。

本品在水中易溶，在乙醇中微溶。

比旋度　取本品约 10g，精密称定，置 100ml 量瓶中，加水适量与氨试液 0.2ml，溶解后，用水稀释至刻度，摇匀，放置 10 分钟，在 25℃时，依法测定(通则 0621)，比旋度为＋52.6°至＋53.2°。

【鉴别】　(1)取本品约 0.2g，加水 5ml 溶解后，缓缓滴入微温的碱性酒石酸铜试液中，即生成氧化亚铜的红色沉淀。

(2)取干燥失重项下的本品适量，依法测定，本品的红外光吸收图谱应与对照的图谱(光谱集 702 图)一致。

【检查】　**酸度**　取本品 2.0g，加水 20ml 溶解后，加酚酞指示液 3 滴与氢氧化钠滴定液(0.02mol/L)0.20ml，应显粉红色。

溶液的澄清度与颜色　取本品 5.0g，加热水溶解后，放冷，用水稀释至 10ml，溶液应澄清无色；如显浑浊，与 1 号浊度标准液(通则 0902 第一法)比较，不得更浓；如显色，与对照液(取比色用氯化钴液 3.0ml、比色用重铬酸钾液 3.0ml 与比色用硫酸铜液 6.0ml，加水稀释成 50ml)1.0ml 加水稀释至 10ml 比较，不得更深。

乙醇溶液的澄清度　取本品 1.0g，加乙醇 20ml，置水浴上加热回流约 40 分钟，溶液应澄清。

氯化物　取本品 0.60g，依法检查(通则 0801)，与标准氯化钠溶液 6.0ml 制成的对照液比较，不得更浓(0.01%)。

硫酸盐　取本品 2.0g，依法检查(通则 0802)，与标准硫酸钾溶液 2.0ml 制成的对照液比较，不得更浓(0.01%)。

亚硫酸盐与可溶性淀粉　取本品 1.0g，加水 10ml 溶解后，加碘试液 1 滴，应即显黄色。

干燥失重　取本品，在 105℃干燥至恒重，减失重量为 7.5%～9.5%(通则 0831)。

炽灼残渣　不得过 0.1%(通则 0841)。

蛋白质　取本品 1.0g，加水 10ml 溶解后，加磺基水杨酸溶液(1→5)3ml，不得发生沉淀。

钡盐　取本品 2.0g，加水 20ml 溶解后，溶液分成两等份，一份中加稀硫酸 1ml，另一份中加水 1ml，摇匀，放置 15 分钟，两液均应澄清。

钙盐　取本品1.0g，加水10ml溶解后，加氨试液1ml与草酸铵试液5ml，摇匀，放置1小时，如发生浑浊，与标准钙溶液[精密称取碳酸钙0.1250g，置500ml量瓶中，加水5ml与盐酸0.5ml使溶解，用水稀释至刻度，摇匀。每1ml相当于0.1mg的钙(Ca)]1.0ml制成的对照液比较，不得更浓(0.01%)。

铁盐　取本品2.0g，加水20ml溶解后，加硝酸3滴，缓慢煮沸5分钟，放冷，用水稀释制成45ml，加硫氰酸铵溶液(30→100)3.0ml，摇匀，如显色，与标准铁溶液2.0ml用同一方法制成的对照液比较，不得更深(0.001%)。

重金属　取本品4.0g，加水23ml溶解后，加醋酸盐缓冲液(pH 3.5)2ml，依法检查(通则0821第一法)，含重金属不得过百万分之五。

砷盐　取本品2.0g，加水5ml溶解后，加稀硫酸5ml与溴化钾溴试液0.5ml，置水浴上加热约20分钟，使保持稍过量的溴存在，必要时，再补加溴化钾溴试液适量，并随时补充蒸散的水分，放冷，加盐酸5ml与水适量使成28ml，依法检查(通则0822第一法)，应符合规定(0.0001%)。

微生物限度　取本品10g，用pH 7.0无菌氯化钠-蛋白胨缓冲液制成1∶10的供试液。

需氧菌总数、霉菌和酵母菌总数　取供试液1ml，依法检查(通则1105平皿法)，1g供试品中需氧菌总数不得过1000cfu，霉菌和酵母菌总数不得过100cfu。

大肠埃希菌　取1∶10的供试液10ml，依法检查(通则1106)，1g供试品中不得检出。

【类别】　营养药。

【贮藏】　密封保存。

【制剂】　(1)葡萄糖注射液　(2)葡萄糖粉剂　(3)葡萄糖氯化钠注射液　(4)复方乳酸钠葡萄糖注射液

无水葡萄糖

Wushui Putaotang

Anhydrous Glucose

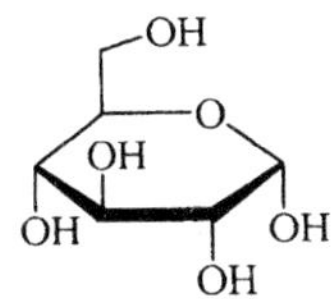

$C_6H_{12}O_6$　180.16

本品为D-(+)-吡喃葡萄糖。

【性状】　本品为无色结晶或白色结晶性或颗粒性粉末；无臭，味甜。

本品在水中易溶，在乙醇中微溶。

比旋度　取本品约10g，精密称定，置50ml量瓶中，加水适量与氨试液2.0ml溶解后，用水稀释至刻度，摇匀，放置60分钟，在25℃时依法测定(通则0621)，比旋度为＋52.6°至＋53.2°。

【鉴别】　(1)取本品约0.2g，加水5ml溶解后，缓缓滴入微温的碱性酒石酸铜试液中，即生成氧化亚铜的红色沉淀。

(2)本品的红外光吸收图谱应与对照的图谱(光谱集702图)一致。

【检查】　**酸度**　取本品2.0g，加水20ml溶解后，加酚酞指示液3滴与氢氧化钠滴定液(0.02mol/L)0.20ml，应显粉红色。

溶液的澄清度与颜色　取本品5.0g，加热水溶解后，放冷，用水稀释至10ml，溶液应澄清无色；如显浑浊，与1号浊度标准液(通则0902第一法)比较，不得更浓；如显色，与对照液(取比色用氯化钴液3.0ml、比色用重铬酸钾液3.0ml与比色用硫酸铜液6.0ml，用水稀释成50ml)1.0ml用水稀释至10ml比较，不得更深。

乙醇溶液的澄清度　取本品1.0g，加乙醇20ml，置水浴上加热回流约40分钟，溶液应澄清。

氯化物　取本品0.60g，依法检查(通则0801)，与标准氯化钠溶液6.0ml制成的对照液比较，不得更浓(0.01%)。

硫酸盐　取本品2.0g，依法检查(通则0802)，与标准硫酸钾溶液2.0ml制成的对照液比较，不得更浓(0.01%)。

亚硫酸盐与可溶性淀粉　取本品1.0g，加水10ml溶解后，加碘试液1滴，应即显黄色。

干燥失重　取本品，在105℃干燥至恒重，减失重量不得过1.0%(通则0831)。

炽灼残渣　不得过0.1%(通则0841)。

蛋白质　取本品1.0g，加水10ml溶解后，加磺基水杨酸溶液(1→5)3ml，不得发生浑浊或沉淀。

钡盐　取本品2.0g，加水20ml溶解后，溶液分成两等份，一份中加稀硫酸1ml，另一份中加水1ml，摇匀，放置15分钟，两液均应澄清。

钙盐　取本品1.0g，加水10ml溶解后，加氨试液1ml与草酸铵试液5ml，摇匀，放置1小时，如发生浑浊，与标准钙溶液[精密称取碳酸钙0.1250g，置500ml量瓶中，加水5ml与盐酸0.5ml使溶解，用水稀释至刻度，摇匀。每1ml相当于0.1mg的钙(Ca)]1.0ml制成的对照液比较，不得更浓(0.01%)。

铁盐　取本品2.0g，加水20ml溶解后，加硝酸3滴，缓慢煮沸5分钟，放冷，用水稀释制成45ml，加硫氰酸铵溶液(30→100)3.0ml，摇匀，如显色，与标准铁溶液2.0ml用同一方法制成的对照液比较，不得更深(0.001%)。

重金属　取本品5.0g，加水23ml溶解后，加醋酸盐缓冲液(pH 3.5)2ml，依法检查(通则0821第一法)，含重金属不得过百万分之四。

砷盐　取本品2.0g，加水5ml溶解后，加稀硫酸5ml与溴化钾溴试液0.5ml，置水浴上加热约20分钟，使保持稍过量的溴存在，必要时，再补加溴化钾溴试液适量，并随时补充蒸散的水分，放冷，加盐酸5ml与水适量使成28ml，依法检查(通则0822第一法)，应符合规定(0.0001%)。

微生物限度　取本品 10g，用 pH 7.0 无菌氯化钠-蛋白胨缓冲液制成 1∶10 的供试液。

需氧菌总数、霉菌和酵母菌总数　取供试液 1ml，依法检查（通则 1105 平皿法），1g 供试品中需氧菌总数不得过 1000cfu，霉菌和酵母菌总数不得过 100cfu。

大肠埃希菌　取 1∶10 的供试液 10ml，依法检查（通则 1106），1g 供试品中不得检出。

【类别】　营养药。

【贮藏】　密封保存。

【制剂】　(1)葡萄糖注射液　(2)葡萄糖粉剂　(3)葡萄糖氯化钠注射液　(4)复方乳酸钠葡萄糖注射液

葡萄糖注射液

Putaotang Zhusheye

Glucose Injection

本品为葡萄糖或无水葡萄糖的灭菌水溶液。含葡萄糖（$C_6H_{12}O_6 \cdot H_2O$）应为标示量的 95.0%～105.0%。

【性状】　本品为无色或几乎无色的澄明液体。

【鉴别】　取本品，缓缓滴入微温的碱性酒石酸铜试液中，即生成氧化亚铜的红色沉淀。

【检查】　**pH 值**　取本品或本品适量，用水稀释制成含葡萄糖为 5%的溶液，每 100ml 加饱和氯化钾溶液 0.3ml，依法检查（通则 0631），pH 值应为 3.2～6.5。

5-羟甲基糠醛　精密量取本品适量（约相当于葡萄糖 1.0g），置 100ml 量瓶中，用水稀释至刻度，摇匀，照紫外-可见分光光度法（通则 0401），在 284nm 的波长处测定，吸光度不得大于 0.32。

重金属　取本品适量（约相当于葡萄糖 3g），必要时，蒸发至约 20ml，放冷，加醋酸盐缓冲液（pH 3.5）2ml 与水适量使成 25ml，依法检查（通则 0821 第一法），按葡萄糖含量计算，含重金属不得过百万分之五。

细菌内毒素　取本品，依法检查（通则 1143），每 1ml 中含内毒素的量应小于 0.50EU。

无菌　取本品，经薄膜过滤法，以金黄色葡萄球菌为阳性对照菌，依法检查（通则 1101），应符合规定。

其他　应符合注射剂项下有关的各项规定（通则 0102）。

【含量测定】　精密量取本品适量（约相当于葡萄糖 10g），置 100ml 量瓶中，加氨试液 0.2ml(10%或 10%以下规格的本品可直接取样测定），用水稀释至刻度，摇匀，静置 10 分钟，在 25℃时，依法测定旋光度（通则 0621），与 2.0852 相乘，即得供试量中含有 $C_6H_{12}O_6 \cdot H_2O$ 的重量(g)。

【类别】　同葡萄糖。

【规格】　(1)10ml∶1g　(2)10ml∶2g　(3)10ml∶5g　(4)20ml∶5g　(5)20ml∶10g　(6)50ml∶2.5g　(7)50ml∶5g　(8)100ml∶5g　(9)100ml∶10g　(10)100ml∶50g　(11)200ml∶10g　(12)250ml∶12.5g　(13)250ml∶25g　(14)250ml∶50g　(15)250ml∶62.5g　(16)250ml∶100g　(17)250ml∶125g　(18)300ml∶15g　(19)500ml∶25g　(20)500ml∶50g　(21)500ml∶125g　(22)1000ml∶50g　(23)1000ml∶100g　(24)1000ml∶250g

【贮藏】　密闭保存。

葡萄糖粉剂

Putaotang Fenji

Glucose Powder

本品为葡萄糖或无水葡萄糖分装得到的口服制剂。

【性状】　本品为无色结晶或白色结晶性或颗粒性粉末；无臭。

比旋度　取本品约 10g，精密称定，置 100ml 量瓶中，加水适量与氨试液 0.2ml，溶解后，用水稀释至刻度，摇匀，放置 10 分钟，在 25℃时，依法测定（通则 0621），比旋度为+52.6°至+53.2°。

【鉴别】　(1)取本品约 0.2g，加水 5ml 溶解后，缓缓滴入微温的碱性酒石酸铜试液中，即生成氧化亚铜的红色沉淀。

(2)取干燥失重项下的本品适量，依法测定，本品的红外光吸收图谱应与对照的图谱（光谱集 702 图）一致。

【检查】　**酸度**　取本品 2.0g，加水 20ml 溶解后，加酚酞指示液 3 滴与氢氧化钠滴定液(0.02mol/L)0.20ml，应显粉红色。

溶液的颜色　取本品 5.0g，加热水溶解后，放冷，用水稀释至 10ml，溶液应无色；如显色，与对照液（取比色用氯化钴液 3.0ml、比色用重铬酸钾液 3.0ml 与比色用硫酸铜液 6.0ml，加水稀释成 50ml)1.0ml 加水稀释至 10ml 比较，不得更深。

干燥失重　取本品，在 105℃干燥至恒重，减失重量为 7.5%～9.5%（葡萄糖），或不得过 1.0%（无水葡萄糖）（通则 0831）。

其他　应符合散剂项下有关的各项规定（通则 0115）。

【类别】　同葡萄糖。

【规格】　(1)50g　(2)75g　(3)200g　(4)250g　(5)300g　(6)350g　(7)500g

【贮藏】　密封保存。

葡萄糖氯化钠注射液

Putaotang Lühuana Zhusheye

Glucose and Sodium Chloride Injection

本品为葡萄糖或无水葡萄糖与氯化钠的灭菌水溶液。含葡萄糖（$C_6H_{12}O_6 \cdot H_2O$）与氯化钠（NaCl）均应为标示量的

95.0%～105.0%。

【性状】 本品为无色的澄明液体。

【鉴别】 (1)取本品,缓缓滴入微温的碱性酒石酸铜试液中,即生成氧化亚铜的红色沉淀。

(2)本品显钠盐与氯化物鉴别(1)的反应(通则 0301)。

【检查】 pH 值 应为 3.5～5.5(通则 0631)。

5-羟甲基糠醛 精密量取本品适量(约相当于葡萄糖 0.1g),置 50ml 量瓶中,用水稀释至刻度,摇匀,照紫外-可见分光光度法(通则 0401)在 284nm 的波长处测定,吸光度不得大于 0.25。

重金属 取本品适量(约相当于葡萄糖 3g),必要时,蒸发至约 20ml,放冷,加醋酸盐缓冲液(pH 3.5)2ml 与水适量使成 25ml,依法检查(通则 0821 第一法),含重金属不得过百万分之五。

细菌内毒素 取本品,依法检查(通则 1143),每 1ml 中含内毒素的量应小于 0.50EU。

无菌 取本品,经薄膜过滤法,以金黄色葡萄球菌为阳性对照菌,依法检查(通则 1101),应符合规定。

其他 应符合注射剂项下有关的各项规定(通则 0102)。

【含量测定】 葡萄糖 取本品,在 25℃时,依法测定旋光度(通则 0621)与 2.0852 相乘,即得供试量中含有 $C_6H_{12}O_6 \cdot H_2O$ 的重量(g)。

氯化钠 精密量取本品 10ml(含氯化钠 0.9%),加水 40ml 或精密量取本品 50ml(含氯化钠 0.18%),加 2%糊精溶液 5ml、2.5%硼砂溶液 2ml 与荧光黄指示液 5～8 滴,用硝酸银滴定液(0.1mol/L)滴定。每 1ml 硝酸银滴定液(0.1mol/L)相当于 5.844mg 的 NaCl。

【类别】 体液补充药。

【规格】 (1)50ml:葡萄糖 4g 与氯化钠 0.09g　(2)100ml:葡萄糖 5g 与氯化钠 0.9g　(3)100ml:葡萄糖 8g 与氯化钠 0.18g　(4)100ml:葡萄糖 10g 与氯化钠 0.9g　(5)250ml:葡萄糖 12.5g 与氯化钠 2.25g　(6)250ml:葡萄糖 20g 与氯化钠 0.45g　(7)250ml:葡萄糖 25g 与氯化钠 2.25g　(8)500ml:葡萄糖 25g 与氯化钠 4.5g　(9)500ml:葡萄糖 50g 与氯化钠 4.5g　(10)1000ml:葡萄糖 50g 与氯化钠 9g

【贮藏】 密闭保存。

葡萄糖酸亚铁

Putaotangsuanyatie

Ferrous Gluconate

$C_{12}H_{22}FeO_{14} \cdot 2H_2O$　482.17

本品为 D-葡萄糖酸亚铁盐二水合物。按干燥品计算,含 $C_{12}H_{22}FeO_{14}$ 应为 97.0%～102.0%。

【性状】 本品为灰绿色或微黄色粉末或颗粒;有焦糖臭。

本品在热水中易溶,在水中溶解,在乙醇中几乎不溶。

【鉴别】 (1)取本品 0.5g,置试管中,加水 5ml,微热溶解后,加冰醋酸 0.7ml 与新蒸馏的苯肼 1ml,置水浴上加热 20 分钟,放冷,用玻璃棒擦试管的内壁,渐产生黄色的结晶。

(2)取本品 0.1g,加水 20ml 溶解后,加铁氰化钾试液,生成暗蓝色沉淀。

【检查】 酸度 取本品 1.0g,加水 20ml 溶解后,依法测定(通则 0631),pH 值应为 3.7～6.0。

溶液的澄清度与颜色 取本品 0.50g,加新沸过的冷水 10ml 溶解后,溶液应澄清,显微绿棕色。

氯化物 取本品 50mg,依法检查(通则 0801),与标准氯化钠溶液 3.0ml 制成的对照液比较,不得更浓(0.06%)。

硫酸盐 取本品 5%的水溶液 1ml,加 3mol/L 醋酸溶液 3ml,用水稀释至 15ml,依法检查(通则 0802),与标准硫酸钾溶液 1.0ml 制成的对照液比较,不得更浓(0.2%)。

钡盐 取本品 1.0g,加水 100ml 溶解后,滤过,滤液分为两等份:一份中加稀硫酸 5ml,另一份加水 5ml,静置 5 分钟,两液应同样澄清。

钙盐 取本品 2.0g,加水 100ml 溶解,分成两等份:一份中加草酸铵试液 5ml,另一份中加水 5ml,静置 5 分钟,两液应同样澄清。

草酸盐 取本品 5.0g,加 6mol/L 硫酸溶液 10ml 与水 40ml 使溶解,加乙醚 50ml,振摇 5 分钟,分出水层后,再加乙醚 20ml,振摇 20 分钟,合并乙醚液,蒸干,残渣加水 15ml 溶解,滤过,滤液浓缩至 5ml,加 1mol/L 醋酸溶液与 10%氯化钙溶液各 1ml,30 分钟内不得发生浑浊。

蔗糖与还原糖 取本品 0.50g,加热水 10ml 与氨试液 1ml,摇匀,通硫化氢使亚铁离子沉淀,静置 30 分钟,滤过,用水 10ml 分 2 次洗涤滤器,合并滤液与洗液,用稀盐酸酸化至蓝色石蕊试纸变蓝,再加稀盐酸 2ml,煮沸,直至蒸汽不使湿润的醋酸铅试纸变黑,继续煮沸使溶液体积约为 10ml,冷却,加入碳酸钠试液 15ml,静置 5 分钟,滤过,滤液用水稀释至 100ml。取溶液 5ml,加碱性酒石酸铜试液 2ml,煮沸 1 分钟,放置 1 分钟,不得生成红色沉淀。

高铁盐 取本品约 5.0g,精密称定,置 250ml 碘瓶中,加水 100ml 与盐酸 10ml 溶解后,加碘化钾 3g,密塞,摇匀,在暗处放置 5 分钟,用硫代硫酸钠滴定液(0.1mol/L)滴定,至近终点时,加淀粉指示液 0.5ml,继续滴定至蓝色消失,并将滴定的结果用空白试验校正。每 1ml 硫代硫酸钠滴定液(0.1mol/L)相当于 5.585mg 的 Fe,本品含高铁盐不得过 1.0%。

干燥失重 取本品,在 100～105℃干燥 5 小时,减失重量应为 7.0%～10.5%(通则 0831)。

重金属 取 50ml 纳氏比色管两支,甲管中加水适量,加稀醋酸 2ml 与抗坏血酸 1g,滴加稀焦糖溶液调节溶液颜色与供试品一致，加标准铅溶液 1.25ml，再加水使成 25ml，作为对照溶液；另取本品 0.5g，加水 20ml 溶解后，量取 5ml，置乙管中，加稀醋酸 2ml、抗坏血酸 1g、标准铅溶液 1ml，加水适量使成 25ml，作为供试品溶液；甲乙两管中分别加硫化氢试液 10ml，摇匀，在暗处放置 10 分钟，同置白纸上，自上面透视，乙管中显出的颜色与甲管比较，不得更深，含重金属不得过百万分之二十。

砷盐 取本品 0.50g，加水 23ml 溶解后，加盐酸 5ml，依法检查（通则 0822 第一法），应符合规定（0.0004%）。

【含量测定】 精密称取本品约 1.5g，置具塞锥形瓶中，加水 75ml 与 1mol/L 硫酸溶液 15ml，溶解后，加锌粉 0.75g，密塞，放置约 20 分钟，直至溶液脱色。用铺有锌粉的 4 号垂熔漏斗滤过，滤器用新沸放冷的水 20ml 洗涤，合并洗液与滤液，加邻二氮菲指示液 0.2ml，用硫酸铈滴定液（0.1mol/L）滴定至溶液由橘黄色转变为绿色，并将滴定的结果用空白试验校正。每 1ml 硫酸铈滴定液（0.1mol/L）相当于 44.61mg 的 $C_{12}H_{22}FeO_{14}$。

【类别】 抗贫血药。

【贮藏】 密封保存。

【制剂】 （1）葡萄糖酸亚铁片 （2）葡萄糖酸亚铁胶囊 （3）葡萄糖酸亚铁糖浆

葡萄糖酸亚铁片

Putaotangsuanyatie Pian

Ferrous Gluconate Tablets

本品含葡萄糖酸亚铁（$C_{12}H_{22}FeO_{14} \cdot 2H_2O$）应为标示量的 93.0%～107.0%。

【性状】 本品为糖衣片，除去包衣后显灰绿色或微黄色。

【鉴别】 取本品细粉适量，照葡萄糖酸亚铁项下的鉴别（1）、（2）试验，显相同的反应。

【检查】 **高铁盐** 取本品细粉适量（约相当于葡萄糖酸亚铁 5.0g），精密称定，置 250ml 碘瓶中，加水 25ml 与盐酸 4ml，加热使葡萄糖酸亚铁溶解，迅速冷却，加碘化钾 3g，密塞，摇匀，在暗处放置 5 分钟，加水 75ml，立即用硫代硫酸钠滴定液（0.1mol/L）滴定，至近终点时，加淀粉指示液 2ml，继续滴定至蓝色消失，并将滴定的结果用空白试验校正。每 1ml 硫代硫酸钠滴定液（0.1mol/L）相当于 5.585mg 的 Fe，本品含高铁盐不得过葡萄糖酸亚铁标示量的 1.0%。

其他 应符合片剂项下有关的各项规定（通则 0101）。

【含量测定】 取本品 40 片（0.1g 规格）或 20 片（0.3g 规格），除去包衣后，精密称定，研细，精密称取适量（约相当于葡萄糖酸亚铁 1.5g），照葡萄糖酸亚铁含量测定项下的方法，自“置具塞锥形瓶中”起，依法测定。每 1ml 硫酸铈滴定液（0.1mol/L）相当于 48.22mg 的 $C_{12}H_{22}FeO_{14} \cdot 2H_2O$。

【类别】 同葡萄糖酸亚铁。

【规格】 （1）0.1g （2）0.3g

【贮藏】 密封，避光，干燥处保存。

葡萄糖酸亚铁胶囊

Putaotangsuanyatie Jiaonang

Ferrous Gluconate Capsules

本品含葡萄糖酸亚铁（$C_{12}H_{22}FeO_{14} \cdot 2H_2O$）应为标示量的 93.0%～107.0%。

【鉴别】 取本品内容物，照葡萄糖酸亚铁项下的鉴别（1）、（2）试验，显相同的反应。

【检查】 **干燥失重** 取本品的内容物约 1.0g，在 105℃干燥 5 小时，减失重量不得过 11.0%（通则 0831）。

高铁盐 取本品内容物适量（约相当于葡萄糖酸亚铁 5.0g），精密称定，置 250ml 碘瓶中，加水 25ml 与盐酸 4ml，加热使葡萄糖酸亚铁溶解，迅速冷却，加碘化钾 3g，密塞，摇匀，在暗处放置 5 分钟，加水 75ml，立即用硫代硫酸钠滴定液（0.1mol/L）滴定，至近终点时，加淀粉指示液 2ml，继续滴定至蓝色消失，并将滴定的结果用空白试验校正。每 1ml 硫代硫酸钠滴定液（0.1mol/L）相当于 5.585mg 的 Fe，本品含高铁盐不得过葡萄糖酸亚铁标示量的 1.0%。

其他 应符合胶囊剂项下有关的各项规定（通则 0103）。

【含量测定】 取装量差异项下的内容物，混合均匀，精密称取适量（约相当于葡萄糖酸亚铁 1.5g），照葡萄糖酸亚铁含量测定项下的方法，自“置具塞锥形瓶中”起，依法测定。每 1ml 硫酸铈滴定液（0.1mol/L）相当于 48.22mg 的 $C_{12}H_{22}FeO_{14} \cdot 2H_2O$。

【类别】 同葡萄糖酸亚铁。

【规格】 （1）0.25g （2）0.3g （3）0.4g

【贮藏】 密封保存。

葡萄糖酸亚铁糖浆

Putaotangsuanyatie Tangjiang

Ferrous Gluconate Syrup

本品含葡萄糖酸亚铁（$C_{12}H_{22}FeO_{14} \cdot 2H_2O$）应为标示量的 92.0%～110.0%。

【性状】 本品为淡黄棕色澄清的浓厚液体；带调味剂的芳香。

【鉴别】 取本品 0.5ml，加水 5ml，摇匀，溶液显亚铁盐的鉴别反应（通则 0301）。

【检查】 **pH 值** 应为 3.5～4.5（通则 0631）。

溶液的澄清度　取本品 10ml，加水 50ml，摇匀，溶液应澄清。

相对密度　本品的相对密度（通则 0601）不小于 1.25。

高铁盐　精密量取本品 50ml，置 250ml 碘瓶中，加水 100ml 与盐酸 10ml 后，加碘化钾 3g，密塞，摇匀，在暗处放置 5 分钟，用硫代硫酸钠滴定液（0.1mol/L）滴定，至近终点时，加淀粉指示液 0.5ml，继续滴定至蓝色消失，并将滴定的结果用空白试验校正。每 1ml 硫代硫酸钠滴定液（0.1mol/L）相当于 5.585mg 的 Fe，本品含高铁盐不得过葡萄糖酸亚铁标示量的 1.0%。

其他　应符合糖浆剂项下有关的各项规定（通则 0116）。

【含量测定】　取本品 25ml，置具塞锥形瓶中，精密称定，加水 75ml 与稀硫酸 15ml，摇匀，加锌粉 0.38g，放置 20 分钟，用铺有锌粉的 4 号垂熔漏斗滤过，用水 20ml 洗涤锥形瓶与滤器，合并洗液与滤液，加邻二氮菲指示液 4 滴，用硫酸铈滴定液（0.1mol/L）滴定至溶液由橘黄色变为绿色，并将滴定的结果用空白试验校正。每 1ml 硫酸铈滴定液（0.1mol/L）相当于 48.22mg 的 $C_{12}H_{22}FeO_{14} \cdot 2H_2O$。

【类别】　同葡萄糖酸亚铁。

【规格】　(1)10ml : 0.25g　(2)10ml : 0.30g

【贮藏】　遮光，密封保存。

葡萄糖酸钙

Putaotangsuangai

Calcium Gluconate

```
        ┌   COO⁻      ┐
        │ H—C—OH      │
        │HO—C—H       │
  Ca²⁺  │ H—C—OH      │ ,H₂O
        │ H—C—OH      │
        │   CH₂OH     │
        └             ┘₂
```

$C_{12}H_{22}CaO_{14} \cdot H_2O$　448.40

本品为 D-葡萄糖酸钙盐一水合物。含 $C_{12}H_{22}CaO_{14} \cdot H_2O$ 应为 99.0%～104.0%。

【性状】　本品为白色颗粒性粉末；无臭，无味。

本品在沸水中易溶，在水中缓缓溶解，在无水乙醇、三氯甲烷或乙醚中不溶。

【鉴别】　(1)取本品约 0.1g，加水 5ml 溶解后，加三氯化铁试液 1 滴，显深黄色。

(2)照薄层色谱法（通则 0502）试验。

供试品溶液　取本品 50mg，加水 5ml，温水浴溶解，滤过，取滤液。

对照品溶液　取葡萄糖酸钙对照品，同法制成每 1ml 中含 10mg 的溶液。

色谱条件　采用硅胶 G 薄层板，以乙醇-水-浓氨溶液-乙酸乙酯（50 : 30 : 10 : 10）为展开剂。

测定法　吸取供试品溶液与对照品溶液各 5μl，分别点于同一薄层板上，展开，取出，晾干，置 110℃ 加热 20 分钟后，放冷，喷以钼酸铵-硫酸铈试液（取钼酸铵 2.5g，加 1mol/L 硫酸溶液 50ml 使溶解，再加硫酸铈 1.0g，加 1mol/L 硫酸溶解并稀释至 100ml，摇匀），再在 110℃ 加热 10 分钟后，取出放冷，10 分钟后检视。

结果判定　供试品溶液所显主斑点的位置和颜色应与对照品溶液的主斑点相同。

(3)本品的红外光吸收图谱应与对照的图谱（光谱集 465 图）一致。

(4)本品的水溶液显钙盐的鉴别反应（通则 0301）。

【检查】　**溶液的澄清度**　取本品 4.0g，加水 40ml，煮沸至溶解，溶液应澄清。（供注射用）

氯化物　取本品 0.10g，依法检查（通则 0801），与标准氯化钠溶液 5.0ml 制成的对照液比较，不得更浓（0.05%）。

硫酸盐　取本品 0.50g，依法检查（通则 0802），与标准硫酸钾溶液 5.0ml 制成的对照液比较，不得更浓（0.1%）。

蔗糖或还原糖类　取本品 0.50g，加水 10ml，加热溶解后，加稀盐酸 2ml，煮沸 2 分钟，放冷，加碳酸钠试液 5ml，静置 5 分钟，用水稀释使成 20ml，滤过；分取滤液 5ml，加碱性酒石酸铜试液 2ml，煮沸 1 分钟，不得立即生成红色沉淀。

镁盐与碱金属盐　取本品 1.0g，加水 40ml 溶解后，加氯化铵 0.5g，煮沸，加过量的草酸铵试液使钙完全沉淀，置水浴上加热 1 小时，放冷，用水稀释成 100ml，摇匀，滤过；分取滤液 50ml，加硫酸 0.5ml，蒸干后，炽灼至恒重，遗留残渣不得过 5mg。

重金属　取本品 1.0g，加 1mol/L 盐酸溶液 2ml 与水适量使成 25ml，微温使溶解，放冷，依法检查（通则 0821 第一法），含重金属不得过百万分之十五。

砷盐　取本品 1.0g，加盐酸 5ml 与水 23ml 溶解后，依法检查（通则 0822 第一法），应符合规定（0.0002%）。

【含量测定】　取本品 0.5g，精密称定，加水 100ml，微温使溶解，加氢氧化钠试液 15ml 与钙紫红素指示剂 0.1g，用乙二胺四醋酸二钠滴定液（0.05mol/L）滴定至溶液自紫色转变为纯蓝色。每 1ml 乙二胺四醋酸二钠滴定液（0.05mol/L）相当于 22.42mg 的 $C_{12}H_{22}CaO_{14} \cdot H_2O$。

【类别】　补钙药。

【贮藏】　密封保存。

【制剂】　(1)葡萄糖酸钙口服溶液　(2)葡萄糖酸钙片　(3)葡萄糖酸钙含片　(4)葡萄糖酸钙注射液　(5)葡萄糖酸钙氯化钠注射液　(6)葡萄糖酸钙颗粒　(7)复方葡萄糖酸钙口服溶液

葡萄糖酸钙口服溶液

Putaotangsuangai Koufurongye

Calcium Gluconate Oral Solution

本品含葡萄糖酸钙($C_{12}H_{22}CaO_{14} \cdot H_2O$)应为 9.00%～10.50%(g/ml)。

【性状】 本品为无色至淡黄色液体或黏稠液体。

【鉴别】 取本品适量,照葡萄糖酸钙项下的鉴别(1)、(4)试验,显相同的反应。

【检查】 **相对密度** 应为 1.10～1.15(通则 0601)(无糖型不作此项检查)。

pH 值 应为 4.0～7.5(通则 0631)。

溶液的澄清度 取本品 10ml,用水稀释至 50ml,溶液应澄清。

其他 应符合口服溶液剂项下有关的各项规定(通则 0123)。

【含量测定】 精密量取本品 5ml,置锥形瓶中,用水稀释使成 100ml,加氢氧化钠试液 15ml 与钙紫红素指示剂 0.1g,用乙二胺四醋酸二钠滴定液(0.05mol/L)滴定至溶液自紫色转变为纯蓝色。每 1ml 乙二胺四醋酸二钠滴定液(0.05mol/L)相当于 22.42mg 的 $C_{12}H_{22}CaO_{14} \cdot H_2O$。

【类别】 同葡萄糖酸钙。

【规格】 10%

【贮藏】 密封保存。

葡萄糖酸钙片

Putaotangsuangai Pian

Calcium Gluconate Tablets

本品含葡萄糖酸钙($C_{12}H_{22}CaO_{14} \cdot H_2O$)应为标示量的 95.0%～105.0%。

【性状】 本品为白色片。

【鉴别】 取本品细粉适量(约相当于葡萄糖酸钙 1g),加温热的水 10ml,振摇,滤过,滤液照葡萄糖酸钙项下的鉴别(1)、(4)试验,显相同的反应。

【检查】 **溶出度** 照溶出度与释放度测定法(通则 0931 第二法)测定。

溶出条件　以水 900ml 为溶出介质,转速为每分钟 50 转,依法操作,经 45 分钟时取样。

供试品溶液　取溶出液 10ml,滤过,取续滤液(0.1g 规格);或精密量取续滤液 2ml,置 10ml 量瓶中,用水稀释至刻度,摇匀(0.5g 规格)。

对照品溶液　取葡萄糖酸钙对照品适量,精密称定,加水溶解并定量稀释制成每 1ml 中约含 0.1mg 的溶液。

测定法　取供试品溶液与对照品溶液,照原子吸收分光光度法(通则 0406 第一法),在 422.7nm 的波长处分别测定,计算每片的溶出量。

限度　标示量的 75%,应符合规定。

其他 应符合片剂项下有关的各项规定(通则 0101)。

【含量测定】 取本品 20 片,精密称定,研细,精密称取适量(约相当于葡萄糖酸钙 1g),置 100ml 量瓶中,加水约 50ml,微热使葡萄糖酸钙溶解,放冷,用水稀释至刻度,摇匀,滤过,精密量取续滤液 25ml,加水 75ml,照葡萄糖酸钙含量测定项下的方法,自"加氢氧化钠试液 15ml"起,依法测定。每 1ml 乙二胺四醋酸二钠滴定液(0.05mol/L)相当于 22.42mg 的 $C_{12}H_{22}CaO_{14} \cdot H_2O$。

【类别】 同葡萄糖酸钙。

【规格】 (1)0.1g　(2)0.5g

【贮藏】 密封保存。

葡萄糖酸钙含片

Putaotangsuangai Hanpian

Calcium Gluconate Buccal Tablets

本品含葡萄糖酸钙($C_{12}H_{22}CaO_{14} \cdot H_2O$)应为标示量的 95.0%～105.0%。

【性状】 本品为白色或着色片;气芳香,味甜。

【鉴别】 取本品细粉适量(约相当于葡萄糖酸钙 1g),加温热的水 10ml,振摇,滤过,滤液照葡萄糖酸钙项下的鉴别(1)、(4)试验,显相同的反应。

【检查】 除崩解时限外,应符合片剂项下有关的各项规定(通则 0101)。

【含量测定】 取本品 20 片,精密称定,研细,精密称取适量(约相当于葡萄糖酸钙 1g),置 100ml 量瓶中,加水约 50ml,微温使葡萄糖酸钙溶解,放冷,用水稀释至刻度,摇匀,滤过,精密量取续滤液 25ml,加水 75ml,照葡萄糖酸钙含量测定项下的方法,自"加氢氧化钠试液 15ml"起,依法测定。每 1ml 乙二胺四醋酸二钠滴定液(0.05mol/L)相当于 22.42mg 的 $C_{12}H_{22}CaO_{14} \cdot H_2O$。

【类别】 同葡萄糖酸钙。

【规格】 (1)0.1g　(2)0.15g　(3)0.2g

【贮藏】 密封,在干燥处保存。

葡萄糖酸钙注射液

Putaotangsuangai Zhusheye

Calcium Gluconate Injection

本品为葡萄糖酸钙的灭菌水溶液。含葡萄糖酸钙

($C_{12}H_{22}CaO_{14} \cdot H_2O$)应为标示量的 97.0%～107.0%。

本品中需添加钙盐或其他适宜的稳定剂，但加入的钙盐按钙(Ca)计算，不得超过葡萄糖酸钙中含有钙量的 5.0%。

【性状】 本品为无色的澄明液体。

【鉴别】 取本品适量，照葡萄糖酸钙项下的鉴别(1)、(4)试验，显相同的反应。

【检查】 **pH 值** 应为 4.0～7.5(通则 0631)。

蔗糖或还原糖类 取本品适量(约相当于葡萄糖酸钙 0.5g)，加水 5ml，加稀盐酸 2ml，煮沸 2 分钟，放冷，加碳酸钠试液 5ml，静置 5 分钟，用水稀释使成 20ml，滤过；分取滤液 5ml，加碱性酒石酸铜试液 2ml，煮沸 1 分钟，2 分钟内不得生成红色沉淀。

重金属 取本品适量(约相当于葡萄糖酸钙 1.0g)，加醋酸盐缓冲液(pH 3.5)2ml 与水适量使成 25ml，依法检查(通则 0821 第一法)，含重金属不得过百万分之十五。

细菌内毒素 取本品，依法检查(通则 1143)，每 1mg 葡萄糖酸钙中含内毒素的量应小于 0.17EU。

其他 应符合注射剂项下有关的各项规定(通则 0102)。

【含量测定】 精密量取本品适量(约相当于葡萄糖酸钙 0.5g)，置锥形瓶中，用水稀释使成 100ml，照葡萄糖酸钙含量测定项下的方法，自"加氢氧化钠试液 15ml"起，依法测定。每 1ml 乙二胺四醋酸二钠滴定液(0.05mol/L)相当于 22.42mg 的 $C_{12}H_{22}CaO_{14} \cdot H_2O$。

【类别】 同葡萄糖酸钙。

【规格】 (1)10ml：0.5g　(2)10ml：1g

【贮藏】 密闭保存。

葡萄糖酸钙氯化钠注射液

Putaotangsuangai Lühuana Zhusheye

Calcium Gluconate and Sodium Chloride Injection

本品为葡萄糖酸钙与氯化钠的灭菌水溶液。含葡萄糖酸钙($C_{12}H_{22}CaO_{14} \cdot H_2O$)与氯化钠(NaCl)均应为标示量的 95.0%～105.0%。

【性状】 本品为无色的澄明液体。

【鉴别】 (1)取本品适量，照葡萄糖酸钙鉴别(1)项试验，显相同的反应。

(2)本品显钙盐鉴别(2)、钠盐与氯化物的鉴别反应(通则 0301)。

【检查】 **pH 值** 应为 4.5～7.5(通则 0631)。

重金属 取本品 50ml，蒸发至约 20ml，放冷，加醋酸盐缓冲液(pH 3.5)2ml 与水适量使成 25ml，依法检查(通则 0821 第一法)，含重金属不得过千万分之三。

渗透压摩尔浓度 取本品，依法检查(通则 0632)，其渗透压摩尔浓度应为 300～380mOsmol/kg。

细菌内毒素 取本品，依法检查(通则 1143)，每 1ml 中含内毒素的量不得过 0.50EU。

其他 应符合注射剂项下有关的各项规定(通则 0102)。

【含量测定】 **葡萄糖酸钙** 精密量取本品适量(约相当于葡萄糖酸钙 0.5g)，置锥形瓶中，用水稀释使成 100ml，加氢氧化钠试液 15ml 与钙紫红素指示剂 0.1g，用乙二胺四醋酸二钠滴定液(0.05mol/L)滴定至溶液由紫色转变为纯蓝色。每 1ml 的乙二胺四醋酸二钠滴定液(0.05mol/L)相当于 22.42mg 的 $C_{12}H_{22}CaO_{14} \cdot H_2O$。

氯化钠 对照品贮备液的制备 精密量取钠单元素标准溶液适量，用水稀释制成每 1ml 中含钠离子 100μg 的溶液。

供试品溶液的制备 精密量取本品 5ml，置 100ml 量瓶中，用水稀释至刻度，摇匀，精密量取 1ml，置 50ml 量瓶中，用水稀释至刻度，摇匀，即得。

测定法 精密量取对照品贮备液 0.5ml、1ml、2ml、3ml、4ml 分别置 100ml 量瓶中，用水稀释至刻度，摇匀。取上述各溶液及供试品溶液，照原子吸收分光光度法(通则 0406 第一法)，在 589nm 的波长处测定，计算结果乘以换算系数 2.542，即得。

【类别】 同葡萄糖酸钙。

【规格】 100ml：葡萄糖酸钙 1g 与氯化钠 0.9g

【贮藏】 避光，密闭保存。

葡萄糖酸钙颗粒

Putaotangsuangai Keli

Calcium Gluconate Graules

本品含葡萄糖酸钙($C_{12}H_{22}CaO_{14} \cdot H_2O$)应为标示量的 95.0%～105.0%。

【性状】 本品为类白色颗粒。

【鉴别】 取本品细粉适量(约相当于葡萄糖酸钙 1g)，加温热的水 15ml，振摇，滤过，滤液照葡萄糖酸钙项下的鉴别(1)、(4)试验，显相同的反应。

【检查】 应符合颗粒剂项下有关的各项规定(通则 0104)。

【含量测定】 取装量差异项下的内容物，研细，精密称取适量(约相当于葡萄糖酸钙 1g)，加水约 50ml，微热使葡萄糖酸钙溶解，放冷，转移至 100ml 量瓶中，用水稀释至刻度，摇匀，滤过，精密量取续滤液 25ml，加水 75ml，照葡萄糖酸钙含量测定项下的方法，自"加氢氧化钠试液 15ml"起，依法测定。每 1ml 的乙二胺四醋酸二钠滴定液(0.05mol/L)相当于 22.42mg 的 $C_{12}H_{22}CaO_{14} \cdot H_2O$。

【类别】 同葡萄糖酸钙。

【规格】 1.0g(按 $C_{12}H_{22}CaO_{14} \cdot H_2O$ 计)

【贮藏】 密封，干燥处保存。

葡萄糖酸锌

Putaotangsuanxin

Zinc Gluconate

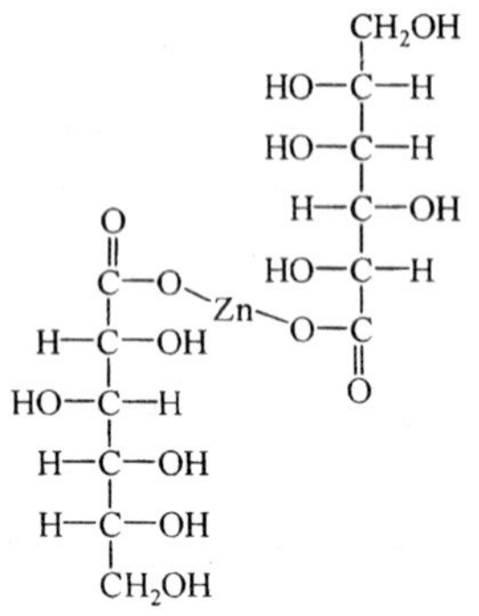

```
                         CH2OH
                          |
                       HO—C—H
                          |
                       HO—C—H
                          |
                        H—C—OH
        O                 |
        ‖              HO—C—H
        C—O               |
        |    Zn—O—————————C
     H—C—OH               ‖
        |                 O
    HO—C—H
        |
     H—C—OH
        |
     H—C—OH
        |
       CH2OH
```

$C_{12}H_{22}O_{14}Zn$　455.68

本品按干燥品计算，含葡萄糖酸锌（$C_{12}H_{22}O_{14}Zn$）应为97.0%～102.0%。

【性状】 本品为白色结晶性或颗粒性粉末；无臭。

本品在沸水中极易溶解，在水中溶解，在无水乙醇、三氯甲烷或乙醚中不溶。

【鉴别】 （1）取本品约0.1g，加水50ml溶解后，加三氯化铁试液1滴，应显深黄色。

（2）本品的红外光吸收图谱应与对照的图谱（光谱集466图）一致。

（3）本品的水溶液显锌盐的鉴别反应（通则0301）。

【检查】 **酸碱度** 取本品0.50g，加水50ml溶解后，依法测定（通则0631），pH值应为5.5～7.5。

氯化物 取本品0.10g，依法检查（通则0801），与标准氯化钠溶液5.0ml制成的对照液比较，不得更浓（0.05%）。

硫酸盐 取本品1.0g，依法检查（通则0802），与标准硫酸钾溶液5.0ml制成的对照液比较，不得更浓（0.05%）。

草酸盐 取本品0.47g，加水4ml使溶解，加盐酸2ml与高纯锌粒约0.5g，煮沸1分钟，放置2分钟，倾出液体，加1%盐酸苯肼溶液（临用新制）0.25ml，加热至沸后立即冷却，加等体积盐酸与5%铁氰化钾溶液（临用新制）0.25ml，摇匀，如显色，与0.010%草酸溶液4.0ml用同法制成的对照液比较，不得更深（0.06%）。

还原物质 取本品1.0g，置具塞锥形瓶中，加水10ml溶解后，加碱式枸橼酸铜试液25ml，准确微沸5分钟后，立即冷却，加0.6mol/L醋酸溶液25ml，精密加碘滴定液（0.05mol/L）10ml，加3mol/L盐酸溶液10ml，用硫代硫酸钠滴定液（0.1mol/L）滴定至近终点时，加淀粉指示液3ml，继续滴定至蓝色消失，并将滴定的结果用空白试验校正。每1ml碘滴定液（0.05mol/L）相当于2.7mg还原物质（右旋糖）。含还原物质不得过1.0%。

干燥失重 取本品，以五氧化二磷为干燥剂，在80℃减压干燥至恒重，减失重量不得过11.6%（通则0831）。

镉盐 取本品约1g，精密称定，置50ml凯氏烧瓶中，加硝酸与浓过氧化氢溶液各6ml，在瓶口放一小漏斗，使烧瓶成45°斜置，用直火缓缓加热，至溶液澄清后，放冷，定量转移至25ml量瓶中，并用水稀释至刻度，摇匀，作为溶液（B）；另取硝酸镉溶液[取金属镉0.5g，精密称定，置1000ml量瓶中，加硝酸20ml使溶解，用水稀释至刻度，摇匀，精密量取1ml，置100ml量瓶中，用1%（g/ml）硝酸溶液稀释至刻度，摇匀。每1ml相当于5μg的Cd]1.0ml同法制成的溶液，作为溶液（A）。照原子吸收分光光度法（通则0406第二法杂质限度检查法），在228.8nm的波长处依法检查，应符合规定（0.0005%）。

铅盐 取本品1.0g，加水5ml溶解后，加氰化钾试液10ml，摇匀，放置，待溶液澄清后，加硫化钠试液5滴，静置2分钟，如显色，与标准铅溶液1.0ml用同法制成的对照液比较，不得更深（0.001%）。

砷盐 取本品1.0g，加水23ml使溶解，加盐酸5ml，依法检查（通则0822第一法），应符合规定（0.0002%）。

【含量测定】 取本品约0.7g，精密称定，加水100ml，微温使溶解，加氨-氯化铵缓冲液（pH 10.0）5ml与铬黑T指示剂少许，用乙二胺四醋酸二钠滴定液（0.05mol/L）滴定至溶液由紫红色变为纯蓝色。每1ml乙二胺四醋酸二钠滴定液（0.05mol/L）相当于22.78mg的$C_{12}H_{22}O_{14}Zn$。

【类别】 补锌药。

【贮藏】 遮光，密封保存。

【制剂】 （1）葡萄糖酸锌口服溶液　（2）葡萄糖酸锌片　（3）葡萄糖酸锌颗粒

葡萄糖酸锌口服溶液

Putaotangsuanxin Koufurongye

Zinc Gluconate Oral Solution

本品含葡萄糖酸锌（$C_{12}H_{22}O_{14}Zn$）应为标示量的93.0%～107.0%。

【性状】 本品为无色至淡黄色的澄清液体。

【鉴别】 （1）取本品5ml，加三氯化铁试液1滴，即显深黄色。

（2）本品显锌盐的鉴别反应（通则0301）。

【检查】 **相对密度** 本品的相对密度（通则0601）应不低于1.02。

pH值 应为3.0～4.5（通则0631）。

其他 应符合口服溶液剂项下的各项规定（通则0123）。

【含量测定】 精密量取本品适量（约相当于葡萄糖酸锌0.35g），加水10ml，加氨-氯化铵缓冲液（pH 10.0）5ml，再加氟化铵1g与铬黑T指示剂少许，用乙二铵四醋酸二钠滴定液（0.05mol/L）滴定至溶液由紫红色转变为蓝绿色，并持续30秒钟不褪色。每1ml的乙二胺四醋酸二钠滴定液（0.05mol/L）相当于22.78mg的$C_{12}H_{22}O_{14}Zn$。

【类别】 同葡萄糖酸锌。

【规格】 (1)10ml : 35mg　(2)10ml : 50mg　(3)10ml : 70mg　(4)100ml : 500mg

【贮藏】 遮光，密封保存。

葡萄糖酸锌片

Putaotangsuanxin Pian

Zinc Gluconate Tablets

本品含葡萄糖酸锌($C_{12}H_{22}O_{14}Zn$)应为标示量的93.0%～107.0%。

【性状】 本品为白色片。

【鉴别】 取本品细粉适量(约相当于葡萄糖酸锌 1g)，加水 20ml，微温使葡萄糖酸锌溶解，放冷，滤过，滤液照葡萄糖酸锌项下的鉴别(1)、(3)试验，显相同的结果。

【检查】 **溶出度** 照溶出度与释放度测定法(通则 0931 第一法)测定。

溶出条件　以水 1000ml 为溶出介质，转速为每分钟 100 转，依法操作，经 30 分钟时取样。

供试品溶液　取溶出液适量，滤过，精密量取续滤液 2ml(174mg 规格)或 5ml(70mg 规格)或 10ml(35mg 规格)，置 100ml 量瓶中，用水稀释至刻度，摇匀。

对照品溶液　取葡萄糖酸锌对照品约 14mg，精密称定，加水溶解并稀释至 100ml，摇匀，精密量取 1ml、2ml、3ml、4ml 与 5ml，分别置 100ml 量瓶中，分别用水稀释至刻度，摇匀。

测定法　取供试品溶液与对照品溶液，照原子吸收分光光度法(通则 0406 第一法)，在 213.9nm 的波长处分别测定，计算每片的溶出量。

限度　标示量的 75%，应符合规定。

其他 应符合片剂项下有关的各项规定(通则 0101)。

【含量测定】 取本品 20 片，精密称定，研细，精密称取适量(约相当于葡萄糖酸锌 0.7g)，照葡萄糖酸锌含量测定项下的方法测定。每 1ml 乙二胺四醋酸二钠滴定液(0.05mol/L)相当于 22.78mg 的 $C_{12}H_{22}O_{14}Zn$。

【类别】 同葡萄糖酸锌。

【规格】 (1)35mg　(2)70mg　(3)174mg

【贮藏】 遮光，密封保存。

葡萄糖酸锌颗粒

Putaotangsuanxin Keli

Zinc Gluconate Granules

本品含葡萄糖酸锌($C_{12}H_{22}O_{14}Zn$)应为标示量的93.0%～107.0%。

【性状】 本品为淡黄色至黄色颗粒。

【鉴别】 (1)取本品 1g，加水 10ml 使溶解，加三氯化铁试液 1 滴，即显深黄色。

(2)本品的水溶液显锌盐的鉴别反应(通则 0301)。

【检查】 **干燥失重** 取本品，在 80℃减压干燥至恒重，减失重量不得过 5.0%(通则 0831)。

其他 应符合颗粒剂项下有关的各项规定(通则 0104)。

【含量测定】 取装量差异项下的内容物，研细，混合均匀，精密称取适量(约相当于葡萄糖酸锌 0.5g)，加水 100ml，微热使溶解，加氨-氯化铵缓冲液(pH 10.0)10ml，加氟化铵 1g 与铬黑 T 指示剂少许，用乙二胺四醋酸二钠滴定液(0.05mol/L)滴定至溶液由紫红色转变为蓝绿色，并持续 30 秒钟不褪色。每 1ml 的乙二胺四醋酸二钠滴定液(0.05mol/L)相当于 22.78mg 的 $C_{12}H_{22}O_{14}Zn$。

【类别】 同葡萄糖酸锌。

【规格】 70mg

【贮藏】 遮光，密封保存。

葡萄糖酸锑钠

Putaotangsuan Tina

Sodium Stibogluconate

本品为组成不定的五价锑化合物。按干燥品计算，含锑(Sb)应为 30.0%～34.0%。

【性状】 本品为白色至微显淡黄色的无定形粉末；无臭；水溶液显右旋性。

本品在热水中易溶，在水中溶解，在乙醇或乙醚中不溶。

【鉴别】 (1)取本品的水溶液，加稀盐酸成酸性后，加碘化钾试液，即显棕色，再加淀粉指示液，即显蓝色。

(2)取本品，用直火加热，未经熔融即炭化，并发生类似焦糖的臭气，继续加热至炭化完全后，遗留的残渣显锑盐与钠盐的鉴别反应(通则 0301)。

【检查】 **溶液的澄清度与颜色** 取本品 1.0g，加水 10ml，在 80℃水浴中加热使溶解；与 4 号浊度标准液(通则 0902 第一法)比较，不得更浓；与黄色 2 号标准比色液(通则 0901 第一法)比较，不得更深。

氯化物 取本品 2.5g，加水 100ml 使溶解，取 5.0ml，加酒石酸 0.20g，溶解后，依法检查(通则 0801)，与标准氯化钠溶液 7.0ml 用同法制成的对照液比较，不得更浓(0.056%)。

硫酸盐 取氯化物项下剩余的溶液 20ml，加酒石酸 0.20g，溶解后，依法检查(通则 0802)，与标准硫酸钾溶液 2.0ml 用同法制成的对照液比较，不得更浓(0.04%)。

干燥失重 取本品，在 120℃减压干燥至恒重，减失重量不得过 15.0%(通则 0831)。

三价锑 取氯化物项下剩余的溶液 40ml，加临用新制的碳酸氢钠饱和溶液 10ml 与淀粉指示液 2ml，摇匀，加碘滴定液(0.05mol/L)0.10ml，3 分钟内蓝色不得消失。

铅盐　取本品 1.0g，加水 10ml 与酒石酸 1.0g，溶解后，加 10%氢氧化钠溶液 10ml、氰化钾试液 2ml 与硫化钠试液 5 滴，放置 2 分钟，如显色，与标准铅溶液 2.0ml 用同法制成的对照液比较，不得更深(0.002%)。

砷盐　取本品 0.10g，置比色管中，加 0.01%二氯化汞溶液 0.3ml 与盐酸 9.2ml，再加氯化亚锡溶液(取氯化亚锡 22.5g，加盐酸 12ml，加热使溶解)0.5ml，混匀，静置 30 分钟后，如显色，与对照液(取每 1ml 中含 As 5μg 的溶液 0.3ml，加 0.01%二氯化汞溶液 0.3ml 与盐酸 8.9ml，再加氯化亚锡溶液 0.5ml，混匀，静置 30 分钟)比较，不得更深(0.0015%)。

溶液的稳定度　取本品适量(约相当于锑 2.0g)，加水溶解并稀释至 100ml，溶液应几乎无色；置热压灭菌器内，在 115.5℃加热 30 分钟后，放冷，依法测定(通则 0631)，pH 值应为 5.0～7.0。

毒力检查　照葡萄糖酸锑钠毒力检查法(通则 1215)检查，应符合规定。

【含量测定】　取本品约 0.3g，精密称定，置具塞锥形瓶中，加水 100ml、盐酸 15ml 与碘化钾试液 10ml，密塞，振摇后，在暗处静置 10 分钟，用硫代硫酸钠滴定液(0.1mol/L)滴定，至近终点时，加淀粉指示液，继续滴定至蓝色消失，并将滴定的结果用空白试验校正。每 1ml 硫代硫酸钠滴定液(0.1mol/L)相当于 6.088mg 的 Sb。

【类别】　抗黑热病药。

【贮藏】　遮光，密封保存。

【制剂】　葡萄糖酸锑钠注射液

葡萄糖酸锑钠注射液

Putaotangsuan Tina Zhusheye

Sodium Stibogluconate Injection

本品为葡萄糖酸锑钠的灭菌水溶液。每 1ml 中含葡萄糖酸锑钠按锑(Sb)计算，应为 0.095～0.105g。

【性状】　本品为无色至淡黄色的澄明液体。

【鉴别】　(1)取本品，照葡萄糖酸锑钠项下的鉴别(1)试验，显相同的反应。

(2)取本品，加热蒸干后，照葡萄糖酸锑钠项下的鉴别(2)试验，显相同的反应。

【检查】　**pH 值**　应为 5.0～6.3(通则 0631)。

溶液的颜色　取本品 5.0ml，用水稀释至 10ml，与黄色 4 号标准比色液(通则 0901 第一法)比较，不得更深。

三价锑　取本品 3.0ml，加水 37ml，加临用新制的碳酸氢钠饱和溶液 10ml 与淀粉指示液 2ml，摇匀，加碘滴定液(0.05mol/L)0.10ml，3 分钟内蓝色不得消失。

细菌内毒素　取本品，可用 0.06EU/ml 以上的高灵敏度鲎试剂，依法检查(通则 1143)，每 1mg 葡萄糖酸锑钠中含内毒素的量应小于 0.15EU。

毒力检查　取本品，照葡萄糖酸锑钠毒力检查法(通则 1215)检查，应符合规定。

其他　应符合注射剂项下有关的各项规定(通则 0102)。

【含量测定】　精密量取本品 1ml，照葡萄糖酸锑钠含量测定项下的方法测定。每 1ml 硫代硫酸钠滴定液(0.1mol/L)相当于 6.088mg 的 Sb。

【类别】　同葡萄糖酸锑钠。

【规格】　6ml(按 Sb 计 0.6g，约相当于葡萄糖酸锑钠 1.9g)

【贮藏】　遮光，密闭保存。

葡萄糖酸氯己定溶液

Putaotangsuan Lüjiding Rongye

Chlorhexidine Gluconate Solution

本品为 1,6-双(N^1-对氯苯基-N^5-双胍基)己烷二葡萄糖酸氯己定的水溶液。含 $C_{22}H_{30}Cl_2N_{10} \cdot 2C_6H_{12}O_7$ 应为 19.0%～21.0%(g/ml)。

【性状】　本品为无色至淡黄色的几乎澄清略为黏稠的液体；无臭或几乎无臭。

本品能与水混溶，在乙醇或丙酮中溶解。

相对密度　本品的相对密度(通则 0601)为1.060～1.070。

【鉴别】　(1)取本品 0.5ml，加水 10ml，加硫酸铜试液 0.5ml，即生成沉淀，煮沸使沉淀凝聚，即显淡紫色。

(2)取本品 0.5ml，加水 10ml 与三氯化铁试液 0.5ml，缓缓加热至沸，即显深橘红色，加盐酸 1ml，即变成黄色。

(3)取本品 0.05ml，加热的 1%溴化十六烷基三甲铵溶液 5ml，再加溴试液与氢氧化钠试液各 1ml，即显深红色。

【检查】　**酸度**　取本品 5%(ml/ml)的水溶液，依法测定(通则 0631)，pH 值应为 5.5～7.0。

对氯苯胺　取本品 2.0ml，用水稀释至 50ml，取 5ml，加盐酸溶液(9→100)10ml 与水 20ml，依次加 0.5mol/L 亚硝酸钠溶液 1ml 与 5%氨基磺酸铵溶液 2ml，摇匀，放置 5 分钟，加 0.1%二盐酸萘基乙二胺溶液 5ml 与乙醇 1ml，再加水适量稀释至 50ml，摇匀，放置 30 分钟，如显色，与对氯苯胺溶液[取对氯苯胺适量，精密称定，加盐酸溶液(9→100)溶解并定量稀释制成每 1ml 中约含 10μg 的溶液]10.0ml 用同一方法制成的对照液比较，不得更深(0.25%)。

有关物质　照薄层色谱法(通则 0502)试验。

供试品溶液　取本品适量，加 1.5mol/L 醋酸溶液溶解并稀释制成每 1ml 中约含 6mg 的溶液。

对照溶液(1)　精密量取供试品溶液适量，用 1.5mol/L 醋酸溶液定量稀释制成每 1ml 中约含 30μg 的溶液。

对照溶液(2)　精密量取供试品溶液适量，用 1.5mol/L

醋酸溶液定量稀释制成每1ml中约含120μg的溶液。

色谱条件　采用硅胶GF_{254}薄层板（取硅胶GF_{254} 8g，加含有甲酸钠1g的水24ml制成），以三氯甲烷-无水乙醇-甲酸（60：30：9）为展开剂。

测定法　吸取上述三种溶液各5μl，分别点于同一薄层板上，展开，取出，晾干，置紫外光灯（254nm）下检视。

限度　供试品溶液如显杂质斑点，其颜色与对照溶液（1）的主斑点比较，不得更深，如有1～2个杂质斑点超过时，应不得深于对照溶液（2）的主斑点。

炽灼残渣　不得过0.1%（通则0841）。

【含量测定】　照紫外-可见分光光度法（通则0401）测定。

供试品溶液　取本品约1g，精密称定，置200ml量瓶中，加水溶解并稀释至刻度，摇匀，精密量取2ml，置200ml量瓶中，加乙醇10.6ml，再用80%乙醇溶液稀释至刻度，摇匀。

测定法　取供试品溶液，在259nm的波长处测定吸光度，按$C_{22}H_{30}Cl_2N_{10}\cdot 2C_6H_{12}O_7$的吸收系数（$E_{1cm}^{1\%}$）为413计算。

【类别】　消毒防腐药。

【规格】　250ml：50g

【贮藏】　遮光，密闭，在阴凉处保存。

【制剂】　（1）稀葡萄糖酸氯己定溶液　（2）葡萄糖酸氯己定含漱液

稀葡萄糖酸氯己定溶液

Xi Putaotangsuan Lüjiding Rongye

Dilute Chlorhexidine Gluconate Solution

本品系由20%葡萄糖酸氯己定溶液，加适量的矫味剂与防腐剂，用水稀释制成的溶液。含葡萄糖酸氯己定（$C_{22}H_{30}Cl_2N_{10}\cdot 2C_6H_{12}O_7$）应为标示量的90.0%～110.0%。

【性状】　本品为无色至淡黄色的液体；味香。

【鉴别】　（1）取本品2ml，加热的1%溴化十六烷基三甲铵溶液5ml，加溴试液与氢氧化钠试液各1ml，即显深红色。

（2）取本品2ml，加水2ml与硫酸铜试液5滴，即生成沉淀，煮沸使沉淀凝聚，显淡紫色。

（3）取本品2ml，加水2ml与三氯化铁试液0.5ml，缓缓加热至沸，即显橙红色，加盐酸1ml，变成黄色。

【检查】　**pH值**　应为5.0～7.0（通则0631）。

其他　应符合洗剂项下有关的各项规定（通则0127）。

【含量测定】　照紫外-可见分光光度法（通则0401）测定。

供试品溶液　精密量取本品2ml，置100ml量瓶中，加水溶解并稀释至刻度，摇匀，精密量取2ml，置200ml量瓶中，加乙醇10.6ml，再用80%乙醇溶液稀释至刻度，摇匀。

测定法　见葡萄糖酸氯己定溶液含量测定项下。

【类别】　**【贮藏】**　同葡萄糖酸氯己定溶液。

【规格】　250ml：12.5g

葡萄糖酸氯己定含漱液

Putaotangsuan Lüjiding Hanshuye

Chlorhexidine Gluconate Gargle

本品含葡萄糖酸氯己定（$C_{22}H_{30}Cl_2N_{10}\cdot 2C_6H_{12}O_7$）应为标示量的85.0%～115.0%。

【性状】　本品为无色的澄清液体；有香味。

【鉴别】　（1）取本品10ml，置50ml量瓶中，加无水乙醇稀释至刻度，摇匀，照紫外-可见分光光度法（通则0401）测定，在259nm的波长处有最大吸收。

（2）取本品2ml，加三氯化铁试液0.5ml，置水浴中加热，即显橘黄色，加盐酸1ml，即变成黄色。

（3）在含量测定项下记录的色谱图中，供试品溶液主峰的保留时间应与对照品溶液主峰的保留时间一致。

【检查】　应符合洗剂项下有关的各项规定（通则0127）。

【含量测定】　照高效液相色谱法（通则0512）测定。

溶剂　取磷酸二氢钠27.6g，加水1500ml使溶解，用磷酸调节pH值至3.0，用水稀释至2000ml，摇匀。

供试品溶液　精密量取本品5ml，置100ml量瓶中，用溶剂稀释至刻度，摇匀。

对照品溶液　取醋酸氯己定对照品适量，精密称定，加水溶解并定量稀释制成每1ml中含1mg的溶液，精密量取适量，用溶剂定量稀释制成每1ml中含4μg的溶液。

系统适用性溶液　取对氯苯胺对照品与醋酸氯己定对照品适量，加溶剂溶解并稀释制成每1ml中约含醋酸氯己定50μg与对氯苯胺1μg的溶液。

色谱条件　用十八烷基硅烷键合硅胶为填充剂；以磷酸盐溶液（取磷酸二氢钠27.6g，加三乙胺10ml，加水1500ml，振摇使溶解后，用磷酸调节pH值至3.0，用水稀释至2000ml）-乙腈（70：30）为流动相A，以乙腈为流动相B，按下表进行梯度洗脱；柱温为40℃；检测波长为239nm；进样体积50μl。

时间（分钟）	流动相A（%）	流动相B（%）
0	100	0
9	100	0
10	45	55
15	45	55
16	100	0
21	100	0

系统适用性要求　系统适用性溶液色谱图中，氯己定峰与对氯苯胺峰之间的分离度应大于3。

测定法　精密量取供试品溶液与对照品溶液，分别注入液相色谱仪，记录色谱图。按外标法以峰面积计算，并将结果乘以1.4352。

【类别】　同葡萄糖酸氯己定溶液。

【规格】　（1）200ml：16mg　（2）500ml：40mg

【贮藏】　密闭，在阴凉处保存。

棓 丙 酯

Beibingzhi

Propyl Gallate

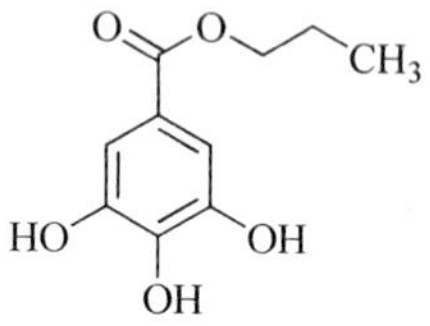

$C_{10}H_{12}O_5$ 212.20

本品为 3,4,5-三羟基苯甲酸丙酯,按干燥品计算,含 $C_{10}H_{12}O_5$不得少于 98.0%。

【性状】 本品为白色或类白色的结晶性粉末;无臭。

本品在乙醇、乙醚中易溶,在热水中溶解,在水中微溶。

熔点 本品的熔点(通则 0612)为 148~150℃。

【鉴别】 (1)取本品少量,加水溶解后,加三氯化铁试液 1 滴,即显蓝色。

(2)在含量测定项下记录的色谱图中,供试品溶液主峰的保留时间应与对照品溶液主峰的保留时间一致。

(3)本品的红外光吸收图谱应与对照的图谱(光谱集 1038 图)一致。

【检查】 **乙醇溶液的澄清度与颜色** 取本品 1.0g,加乙醇 20ml 溶解后,溶液应澄清无色;如显色,与黄色或黄绿色 1 号标准比色液(通则 0901 第一法)比较,不得更深。

有关物质 照高效液相色谱法(通则 0512)测定。

供试品溶液 取本品适量,精密称定,加流动相溶解并定量稀释制成每 1ml 中约含 0.5mg 的溶液。

对照品溶液 取没食子酸对照品适量,精密称定,加流动相溶解并定量稀释制成每 1ml 中约含 0.1mg 的溶液。

对照溶液 精密量取供试品溶液与对照品溶液各 1ml,置 200ml 量瓶中,用流动相稀释至刻度,摇匀。

系统适用性溶液 取棓丙酯与没食子酸对照品各适量,加流动相溶解并稀释制成每 1ml 中约含棓丙酯 0.25mg 与没食子酸 1.25μg 的混合溶液。

色谱条件 用十八烷基硅烷键合硅胶为填充剂;以甲醇-水(45∶55)(用磷酸调节 pH 值至 3.0)为流动相;检测波长为 272nm;进样体积 20μl。

系统适用性要求 系统适用性溶液色谱图中,棓丙酯峰与没食子酸峰之间的分离度应大于 10。

测定法 精密量取供试品溶液与对照溶液,分别注入液相色谱仪,记录色谱图至主成分峰保留时间的 3 倍。

限度 供试品溶液色谱图中如有与没食子酸峰保留时间一致的色谱峰,按外标法以峰面积计算,不得过 0.1%,其他各杂质峰面积的和不得大于对照溶液的主峰面积(0.5%)。

氯化物 取本品 2.5g,加水 50ml,振摇 5 分钟,滤过,取续滤液 10ml,依法检查(通则 0801),与标准氯化钠溶液 5.0ml 制成的对照液比较,不得更浓(0.01%)。

硫酸盐 取氯化物项下的续滤液 10ml,依法检查(通则 0802),与标准硫酸钾溶液 1.0ml 制成的对照液比较,不得更浓(0.02%)。

干燥失重 取本品,在 105℃干燥至恒重,减失重量不得过 0.5%(通则 0831)。

炽灼残渣 取本品 1.0g,依法检查(通则 0841),遗留残渣不得过 0.1%。

重金属 取炽灼残渣项下遗留的残渣,依法检查(通则 0821 第二法),含重金属不得过百万分之十。

砷盐 取本品 0.67g,加无水碳酸钠 1g,加水少量,搅拌均匀,干燥后,先用小火灼烧使炭化,再在 500~600℃炽灼使完全灰化,放冷,加盐酸 5ml 与水 23ml 使溶解,依法检查(通则 0822),应符合规定(0.0003%)。

【含量测定】 照高效液相色谱法(通则 0512)测定。

供试品溶液 取本品,精密称定,加流动相溶解并定量稀释制成每 1ml 中约含 25μg 的溶液。

对照品溶液 取棓丙酯对照品,精密称定,加流动相溶解并定量稀释制成每 1ml 中约含 25μg 的溶液。

系统适用性溶液、色谱条件与系统适用性要求 见有关物质项下。

测定法 精密量取供试品溶液与对照品溶液,分别注入液相色谱仪,记录色谱图。按外标法以峰面积计算。

【类别】 抗脑血栓药。

【贮藏】 严封,在凉暗干燥处保存。

【制剂】 注射用棓丙酯

附:

没食子酸

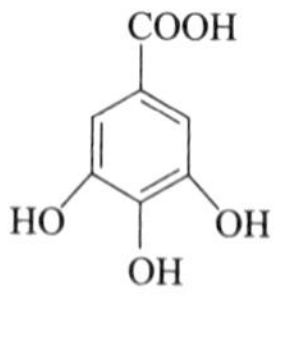

$C_7H_6O_5$ 170.12

3,4,5-三羟基苯甲酸

注射用棓丙酯

Zhusheyong Beibingzhi

Propyl Gallate for Injection

本品为棓丙酯的无菌冻干品。按平均装量计算,含棓丙酯($C_{10}H_{12}O_5$)应为标示量的 90.0%~110.0%。

【性状】 本品为白色或类白色疏松块状物或粉末。

【鉴别】 (1)取本品适量(约相当于棓丙酯 20mg),加氢氧化钠试液 10ml,加热,发生丙醇臭。

(2)取本品少量,加水溶解后,加三氯化铁试液 1 滴,即显蓝色。

(3)在含量测定项下记录的色谱图中,供试品溶液主峰的保留时间应与对照品溶液主峰的保留时间一致。

(4)取本品,加水溶解并稀释制成每 1ml 中含棓丙酯 10μg 的溶液,照紫外-可见分光光度法(通则 0401)测定,在 272nm 的波长处有最大吸收。

【检查】 **酸度** 取本品 1 瓶,加水溶解并稀释制成每 1ml 中含棓丙酯 3mg 的溶液,依法测定(通则 0631),pH 值应为 3.0~5.0。

溶液的澄清度与颜色 取本品 5 瓶,分别加 0.9%氯化钠溶液溶解并稀释制成每 1ml 中含棓丙酯 6mg 的溶液,溶液应澄清无色;如显浑浊,与 1 号浊度标准液(通则 0902 第一法)比较,均不得更浓;如显色,与黄色 1 号标准比色液(通则 0901 第一法)比较,均不得更深。

有关物质 照高效液相色谱法(通则 0512)测定。

供试品溶液 取装量差异项下的内容物,混合均匀,精密称取适量,加流动相溶解并定量稀释制成每 1ml 中含棓丙酯 0.25mg 的溶液。

对照品溶液 取没食子酸对照品适量,精密称定,加流动相溶解并定量稀释制成每 1ml 中约含 0.125mg 的溶液。

对照溶液 精密量取供试品溶液与对照品溶液各 1ml,置 100ml 量瓶中,用流动相稀释至刻度,摇匀。

系统适用性溶液、色谱条件、系统适用性要求与测定法 见棓丙酯有关物质项下。

限度 供试品溶液色谱图中如有与没食子酸峰保留时间一致的色谱峰,按外标法以峰面积计算,不得过棓丙酯标示量的 0.5%;其他单个杂质峰面积不得大于对照溶液棓丙酯峰面积的 0.5 倍(0.5%),杂质总量不得过 1.0%。

干燥失重 取本品,在 105℃干燥至恒重,减失重量不得过 3.0%(通则 0831)。

异常毒性 取本品,加氯化钠注射液制成每 1ml 中含棓丙酯 3.0mg 的溶液,依法检查(通则 1141),应符合规定。

细菌内毒素 取本品,依法检查(通则 1143),每 1mg 棓丙酯中含内毒素的量应小于 1.0EU。

溶血与凝聚 取本品,加 0.9%氯化钠溶液制成每 1ml 中含棓丙酯 1.0mg 的溶液,依法检查(通则 1148),应符合规定。

其他 应符合注射剂项下有关的各项规定(通则 0102)。

【含量测定】 照高效液相色谱法(通则 0512)测定。

供试品溶液 取装量差异项下的内容物适量,混合均匀,精密称取适量(约相当于棓丙酯 50mg),加流动相溶解并定量稀释制成每 1ml 中约含棓丙酯 25μg 的溶液。

对照品溶液 取棓丙酯对照品,精密称定,加流动相溶解并定量稀释制成每 1ml 中约含 25μg 的溶液。

系统适用性溶液、色谱条件、系统适用性要求与测定法 见棓丙酯含量测定项下。

【类别】 同棓丙酯。

【规格】 (1)60mg　(2)120mg　(3)180mg

【贮藏】 严封,在凉暗干燥处保存。

棕榈氯霉素

Zonglü Lümeisu

Chloramphenicol Palmitate

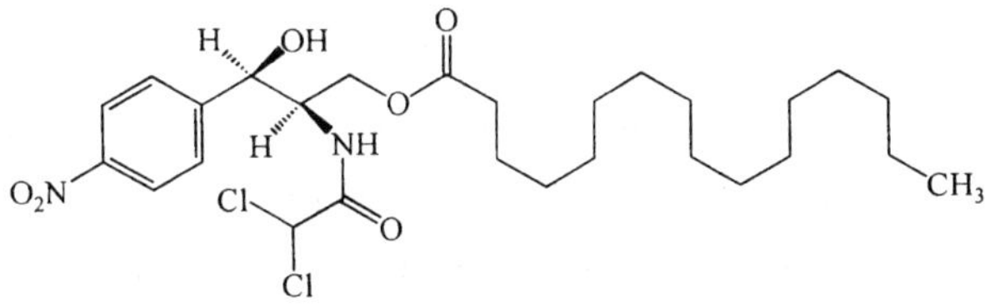

$C_{27}H_{42}Cl_2N_2O_6$　561.55

本品为 A 晶型或 B 晶型的 D-苏-(-)-*N*-[*α*-(羟基甲基)-*β*-羟基-对硝基苯乙基]-2,2-二氯乙酰胺-*α*-棕榈酸酯。按干燥品计算,含氯霉素($C_{11}H_{12}Cl_2N_2O_5$)应为 56.5%~59.0%。

【性状】 本品为白色或类白色粉末;几乎无臭。

本品在丙酮中易溶,在乙醇中略溶,在水中不溶。

熔点 本品经 60℃干燥 2 小时,依法测定(通则 0612),A 晶型的熔点为 89~95℃;B 晶型的熔点为 86~91℃。

比旋度 取本品,精密称定,加无水乙醇溶解并定量稀释制成每 1ml 中约含 50mg 的溶液,依法测定(通则 0621),比旋度为+22°至+25°。

【鉴别】 (1)取本品,加无水乙醇溶解并定量稀释制成每 1ml 中约含 20μg 的溶液,照紫外-可见分光光度法(通则 0401)测定,在 271nm 波长处有最大吸收,其吸光度约为 0.35。

(2)取本品(A 晶型或 B 晶型),用糊法测定,其红外光吸收图谱应与同晶型对照的图谱(光谱集 37 图或 38 图)一致。

(3)取本品约 0.1g,加乙醇制氢氧化钾试液 2ml 使溶解,注意防止乙醇挥散,置水浴中加热 15 分钟,溶液显氯化物鉴别(1)的反应(通则 0301)。

【检查】 **游离棕榈酸** 取本品约 1g,精密称定,加对麝香草酚蓝呈中性的乙醇溶液 30ml,溶解后,用氢氧化钠滴定液(0.02mol/L)滴定至溶液显绿色。每 1ml 氢氧化钠滴定液(0.02mol/L)相当于 5.128mg 的 $C_{16}H_{32}O_2$,含游离棕榈酸($C_{16}H_{32}O_2$)不得过 2.0%。

游离氯霉素 照紫外-可见分光光度法(通则 0401)测定。

供试品溶液 取本品约 1g,精密称定,置 100ml 锥形瓶中,加二甲苯 80ml,置热水浴中加热使溶解,放冷,移入分液漏斗中,用水提取 3 次,每次 15ml,合并提取液,用四氯化碳

10ml 洗涤，提取液置 50ml 量瓶中，用水稀释至刻度，摇匀，离心，取上清液。

空白溶液　取不含供试品的二甲苯 80ml，置 100ml 锥形瓶中，自“移入分液漏斗中”起，制备方法同供试品溶液，在 278nm 波长处的吸光度应小于 0.05。

测定法　取供试品溶液与空白溶液，在 278nm 的波长处测定吸光度。

限度　按 $C_{11}H_{12}Cl_2N_2O_5$ 的吸收系数（$E_{1cm}^{1\%}$）为 298 计算，含氯霉素的量不得过 0.045%。

干燥失重　取本品，以五氧化二磷为干燥剂，在 60℃减压干燥至恒重，减失重量不得过 1.0%（通则 0831）。

炽灼残渣　不得过 0.1%（通则 0841）。

【含量测定】　照紫外-可见分光光度法（通则 0401）测定。

供试品溶液　取本品适量，精密称定，加无水乙醇溶解并定量稀释制成每 1ml 中约含 25μg 的溶液。

测定法　取供试品溶液，在 271nm 的波长处测定吸光度，按 $C_{27}H_{42}Cl_2N_2O_6$ 的吸收系数（$E_{1cm}^{1\%}$）为 178 计算，再乘以 0.5754，即得相当于氯霉素的量。

【类别】　酰胺醇类抗生素。

【贮藏】　遮光，密封保存。

【制剂】　（1）棕榈氯霉素混悬液　（2）棕榈氯霉素（B 型）片　（3）棕榈氯霉素（B 型）颗粒

棕榈氯霉素混悬液

Zonglü Lümeisu Hunxuanye

Chloramphenicol Palmitate Suspension

本品含棕榈氯霉素按氯霉素（$C_{11}H_{12}Cl_2N_2O_5$）计算，应为标示量的 90.0%～110.0%。

【性状】　本品为白色乳状混悬液。

【鉴别】　（1）取本品约 5ml，加三氯甲烷 20ml，振摇，分取三氯甲烷层，滤过，滤液蒸干，提取物用水洗净，照棕榈氯霉素项下的鉴别（1）、（3）项试验，显相同的结果。

（2）取 A 晶型检查项下制备的供试品，用糊法测定，其红外光吸收图谱应与棕榈氯霉素 B 晶型对照的图谱（光谱集 38 图）一致。

【检查】　**pH 值**　取本品，依法测定（通则 0631），pH 值应为 4.5～7.0。

A 晶型　对照品的制备　（1）20%棕榈氯霉素 A 晶型对照品：称取棕榈氯霉素 A 晶型对照品 1 份和棕榈氯霉素 B 晶型对照品 4 份，混合均匀；（2）10%棕榈氯霉素 A 晶型对照品：称取棕榈氯霉素 A 晶型对照品 1 份和棕榈氯霉素 B 晶型对照品 9 份，混合均匀。

供试品的制备　精密量取本品 20ml，加水 20ml，混匀，离心 15 分钟，弃去上清液，沉淀先加水 2ml，研成糊状，再加水 18ml 混匀，离心，弃去上清液，按同法再洗二次，在室温减压干燥 14 小时，磨成细粉。

测定法　取上述制备的二种对照品及供试品，分别加约二倍量的液状石蜡，研磨均匀，制成石蜡糊片，分别照红外分光光度法（通则 0402）测定。供试品在 810cm^{-1}波数处的透光率应为 20%～30%，记录每一石蜡糊片在 780～900cm^{-1}波数处的红外光吸收图谱。

计算　测定 20%A 晶型对照品图谱中约 885cm^{-1}和 790cm^{-1}波数处的最小吸收峰、约 858cm^{-1}和 843cm^{-1}波数处的最大吸收峰的精确波数。按这些波数，在 10%A 晶型对照品图谱中，在约 885cm^{-1}和 790cm^{-1}波数最小吸收峰间画一基线，在约 858cm^{-1}和 843cm^{-1}波数最大吸收峰处，各画一垂直线与基线相交，从而得到这些最大吸收峰处的校正吸收值。计算在 858cm^{-1}与 843cm^{-1}波数处的校正吸收值之比，在供试品的图谱上，按同法测定。供试品的吸收值之比应大于 10%A 晶型棕榈氯霉素对照品吸收值之比。

其他　应符合口服混悬剂项下有关的各项规定（通则 0123）。

【含量测定】　照紫外-可见分光光度法（通则 0401）测定。

供试品溶液　精密量取本品 3ml（约相当于棕榈氯霉素 0.13g），置 125ml 分液漏斗中，用三氯甲烷提取 5 次，第一次 25ml，后四次各用 20ml，合并三氯甲烷液，蒸干，提取物用无水乙醇洗入 250ml 量瓶中，并稀释至刻度，摇匀；精密量取 10ml，置 200ml 量瓶中，用无水乙醇稀释至刻度，摇匀。

测定法　见棕榈氯霉素含量测定项下。

【类别】　同棕榈氯霉素。

【规格】　1ml：25mg（按 $C_{11}H_{12}Cl_2N_2O_5$ 计）

【贮藏】　遮光，密封保存。

棕榈氯霉素（B 型）片

Zonglü Lümeisu（B xing） Pian

Chloramphenicol Palmitate (Polymorph B) Tablets

本品为 B 晶型棕榈氯霉素制成的片剂。含棕榈氯霉素按氯霉素（$C_{11}H_{12}Cl_2N_2O_5$）计算，应为标示量的 90.0%～110.0%。

【性状】　本品为白色片。

【鉴别】　（1）取本品的细粉适量（相当于 5 片），置离心试管中，加水 10ml，充分振摇后，离心，弃去上层液体，再按同法洗涤沉淀，直至上层液体基本澄清。沉淀用三氯甲烷溶解，滤过，取滤液减压干燥，研细，用糊法测定，其红外光吸收图谱应与棕榈氯霉素 B 晶型对照的图谱（光谱集 38 图）一致。

(2)取本品的细粉适量(相当于1片),照棕榈氯霉素项下的鉴别(3)项试验,显相同的反应。

【检查】 应符合片剂项下有关的各项规定(通则0101)。

【含量测定】 照紫外-可见分光光度法(通则0401)测定。

供试品溶液 取本品10片,精密称定,研细,精密称取适量(约相当于棕榈氯霉素50mg),置200ml量瓶中,加无水乙醇适量,振摇使溶解,再用无水乙醇稀释至刻度,摇匀,滤过,精密量取续滤液适量,用无水乙醇定量稀释制成每1ml中约含棕榈氯霉素25μg的溶液。

测定法 见棕榈氯霉素含量测定项下。

【类别】 同棕榈氯霉素。

【规格】 50mg(按$C_{11}H_{12}Cl_2N_2O_5$计)

【贮藏】 遮光,密封保存。

棕榈氯霉素(B型)颗粒

Zonglü Lümeisu (B xing) Keli

Chloramphenicol Palmitate (Polymorph B) Granules

本品为B晶型棕榈氯霉素制成的颗粒剂。含棕榈氯霉素按氯霉素($C_{11}H_{12}Cl_2N_2O_5$)计算,应为标示量的90.0%~110.0%。

【性状】 本品为混悬颗粒;气芳香。

【鉴别】 取本品细粉约1g,加水30ml,充分振摇,滤过,残留物用水洗涤数次后,用三氯甲烷溶解,滤过,取滤液于室温下减压干燥,研细,照棕榈氯霉素项下的鉴别(2)、(3)项试验,显相同的结果。

【检查】 **酸度** 取本品,加水制成每1ml中含氯霉素25mg的混悬液,依法测定(通则0631),pH值应为4.5~7.0。

干燥失重 取本品,以五氧化二磷为干燥剂,在60℃减压干燥至恒重,减失重量不得过2.0%(通则0831)。

其他 应符合颗粒剂项下有关的各项规定(通则0104)。

【含量测定】 照紫外-可见分光光度法(通则0401)测定。

供试品溶液 取装量差异项下的内容物,混合均匀,精密称取适量(约相当于棕榈氯霉素50mg),置200ml量瓶中,加无水乙醇适量,振摇使溶解,再用无水乙醇稀释至刻度,摇匀,滤过,精密量取续滤液适量,用无水乙醇定量稀释制成每1ml中约含棕榈氯霉素25μg的溶液。

测定法 见棕榈氯霉素含量测定项下。

【类别】 同棕榈氯霉素。

【规格】 0.1g(按$C_{11}H_{12}Cl_2N_2O_5$计)

【贮藏】 遮光,密封保存。

硬脂酸红霉素

Yingzhisuan Hongmeisu

Erythromycin Stearate

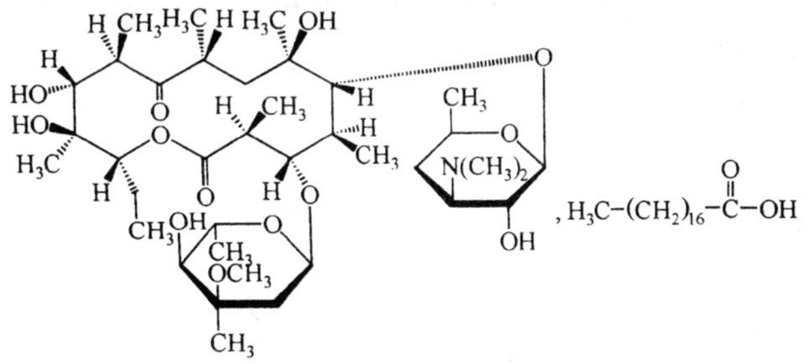

$C_{37}H_{67}NO_{13} \cdot C_{18}H_{36}O_2$　1018.42

本品为红霉素的硬脂酸盐及过量的硬脂酸。按无水物计算,每1mg的效价不得少于550红霉素单位。

【性状】 本品为白色或类白色的结晶或粉末;无臭。

本品在甲醇、乙醇中溶解,在丙酮中微溶,在水中几乎不溶。

【鉴别】 (1)取本品3mg,加丙酮2ml,溶解后,加盐酸2ml,即显橙黄色,渐变为紫红色,再加三氯甲烷2ml,振摇,三氯甲烷层显蓝色。

(2)在红霉素A组分项下记录的色谱图中,供试品溶液主峰的保留时间应与标准品溶液主峰的保留时间一致。

(3)取本品约0.1g,加2mol/L盐酸溶液5ml及水10ml,缓缓加热至沸,表面有油珠浮起,冷却,取出脂肪层,加0.1mol/L氢氧化钠溶液3ml,加热至沸,放冷,溶液成白色胶体。加沸水10ml使胶体溶解(必要时可加热),振摇产生泡沫。取此溶液约1ml,滴加10%氯化钙溶液3~4滴,加热振摇产生粒状沉淀。此沉淀不溶于盐酸。

【检查】 **游离硬脂酸** 取本品约0.4g,精密称定,加预先用氢氧化钠滴定液(0.1mol/L)中和至酚酞指示液刚显红色的乙醇50ml使溶解,加酚酞指示液1~2滴,用氢氧化钠滴定液(0.1mol/L)滴定,至溶液由无色变为微红色,计算出每1g供试品消耗氢氧化钠滴定液(0.1 mol/L)的量(ml),减去滴定硬脂酸红霉素时每1g供试品消耗高氯酸滴定液(0.1mol/L)的量(ml),每1ml差值相当于28.45mg的$C_{18}H_{36}O_2$。按无水物计算,含硬脂酸($C_{18}H_{36}O_2$)不得过14.0%。

硬脂酸红霉素 取本品约0.5g,精密称定,加二氯甲烷30ml,振摇使溶解,滤过,残渣用二氯甲烷提取3次,每次加二氯甲烷25ml,提取液滤过,用二氯甲烷洗涤滤纸,合并滤液和洗液,置水浴上蒸发浓缩至约30ml,加入预先用高氯酸滴定液(0.1mol/L)中和的无水冰醋酸50ml,以结晶紫为指示液,再用高氯酸滴定液(0.1mol/L)滴定至溶液由紫色变为蓝绿色。每1ml高氯酸滴定液(0.1mol/L)按无水物计算,相当于101.8mg的 $C_{37}H_{67}NO_{13}\cdot C_{18}H_{36}O_2$，不得少于77.0%。

硬脂酸钠　取本品2.0g，照炽灼残渣项下的方法（通则0841）检查，每1g残渣相当于4.317g的 $C_{18}H_{35}NaO_2$，不得过6.0%。

游离硬脂酸、硬脂酸红霉素与硬脂酸钠　三项总和，按无水物计算，应为98.0%～103.0%。

红霉素B、C组分及有关物质　照高效液相色谱法（通则0512）测定。临用新制。

溶剂　磷酸盐缓冲液（pH 7.0）-甲醇（15∶1）。

供试品溶液　取本品，加甲醇适量（10mg加甲醇1ml）溶解后，用溶剂定量稀释制成每1ml中约含红霉素4mg的溶液。

对照溶液　精密量取供试品溶液5ml，置100ml量瓶中，用溶剂稀释至刻度，摇匀。

系统适用性溶液　取红霉素标准品适量，130℃加热破坏4小时，加甲醇适量（每10mg加甲醇1ml）溶解，用溶剂稀释制成每1ml中约含4mg的溶液。

色谱条件　用十八烷基硅烷键合硅胶为填充剂；以磷酸盐溶液（取磷酸氢二钾8.7g，加水1000ml，用20%磷酸调节pH值至8.2）-乙腈（40∶60）为流动相；柱温为35℃；波长为215nm；进样体积20μl。

系统适用性要求　系统适用性溶液色谱图中，按红霉素C、红霉素A、杂质Ⅰ、红霉素B、红霉素烯醇醚峰的顺序出峰（必要时，用红霉素C、红霉素B、红霉素烯醇醚对照品进行峰定位）。红霉素A峰与红霉素烯醇醚峰间的分离度应大于14.0，红霉素A峰的拖尾因子应小于2.0。

测定法　精密量取供试品溶液与对照溶液，分别注入液相色谱仪，记录色谱图至红霉素A峰保留时间的5倍。

限度　供试品溶液色谱图中，红霉素B按校正后的峰面积计算（乘以校正因子0.7）与红霉素C峰面积均不得大于对照溶液主峰面积（5.0%）；如有杂质峰，除乳糖酸（约为2分钟）、硬脂酸与棕榈酸外（必要时可用乳糖酸、硬脂酸与棕榈酸进行定位），红霉素烯醇醚和杂质Ⅰ按校正后的峰面积计算（分别乘以校正因子0.09、0.15）和其他单个杂质峰面积均不得大于对照溶液主峰面积的0.6倍（3.0%）；其他各杂质峰面积的和不得大于对照溶液主峰面积（5.0%），小于对照溶液主峰面积0.01倍的峰忽略不计。

水分　取本品适量（约相当于红霉素0.2g），加10%的咪唑无水甲醇溶液使溶解，照水分测定法（通则0832第一法1）测定，含水分不得过4.0%。

红霉素A组分　照高效液相色谱法（通则0512）测定。

供试品溶液　取本品约0.2g，精密称定，加甲醇5ml溶解，用溶剂定量稀释制成每1ml中约含红霉素4mg的溶液。

标准品溶液　取红霉素标准品约0.1g，精密称定，加甲醇5ml溶解，用溶剂定量稀释制成每1ml中约含红霉素4mg的溶液。

溶剂、系统适用性溶液、色谱条件与系统适用性要求　见红霉素B、C组分及有关物质项下。

测定法　精密量取供试品溶液与标准品溶液，分别注入液相色谱仪，记录色谱图。

限度　按外标法以峰面积计算供试品中红霉素A的含量。按无水物计算，不得少于硬脂酸红霉素含量的63.4%。

【含量测定】　精密称取本品适量，加乙醇溶解并定量稀释制成每1ml中含1000单位的溶液，放置2小时以上，另取红霉素标准品适量，精密称定，加乙醇溶解并定量稀释制成每1ml中含1000单位的溶液，照抗生素微生物检定法红霉素项下（通则1201）测定。1000红霉素单位相当于1mg的 $C_{37}H_{67}NO_{13}$。可信限率不得大于7%。

【类别】　大环内酯类抗生素。

【贮藏】　遮光，密封，在干燥处保存。

【制剂】　（1）硬脂酸红霉素片　（2）硬脂酸红霉素胶囊　（3）硬脂酸红霉素颗粒

硬脂酸红霉素片

Yingzhisuan Hongmeisu Pian

Erythromycin Stearate Tablets

本品含硬脂酸红霉素按红霉素（$C_{37}H_{67}NO_{13}$）计算，应为标示量的90.0%～110.0%。

【性状】　本品为糖衣片或薄膜衣片，除去包衣后显白色或类白色。

【鉴别】　（1）取本品，研细，照硬脂酸红霉素项下的鉴别（1）试验，显相同的反应。

（2）取本品细粉与红霉素标准品各适量，照红霉素B、C组分及有关物质项下的方法溶解并稀释制成每1ml中约含红霉素4mg的溶液，滤过，分别作为供试品溶液与标准品溶液，并依法试验。在记录的色谱图中，供试品溶液主峰的保留时间应与标准品溶液主峰的保留时间一致。

（3）取本品，研细，加二氯甲烷10ml，研磨，使硬脂酸红霉素溶解，滤过，滤液置水浴上蒸干，残渣照硬脂酸红霉素项下的鉴别（3）试验，显相同的反应。

【检查】　**红霉素B、C组分及有关物质**　照高效液相色谱法（通则0512）测定。临用新制。

供试品溶液　取本品，研细，精密称取适量，加甲醇使硬脂酸红霉素溶解并定量稀释制成每1ml中含红霉素20mg的溶液，滤过，精密量取续滤液适量，用溶剂定量稀释制成每1ml中约含红霉素4mg的溶液。

对照溶液　精密量取供试品溶液5ml，置100ml量瓶中，用溶剂稀释至刻度，摇匀。

溶剂、系统适用性溶液、色谱条件、系统适用性要求、测定法与限度　见硬脂酸红霉素中红霉素B、C组分及有关物质项下。

溶出度　照溶出度与释放度测定法（通则0931第一法）测定。

溶出条件　以盐酸溶液（9→1000）900ml为溶出介质，转速为每分钟100转，依法操作，经45分钟时取样。

供试品溶液　取溶出液适量，滤过，精密量取续滤液适量，用溶出介质定量稀释制成每1ml中约含红霉素55μg的溶液。

对照溶液　取本品10片，精密称定，研细，精密称取适量（约相当于平均片重），置1000ml量瓶中，加溶出介质使硬脂酸红霉素溶解并稀释至刻度，摇匀，滤过，精密量取续滤液适量，用溶出介质定量稀释制成每1ml中约含红霉素55μg的溶液。

测定法　精密量取供试品溶液与对照溶液各5ml，分别精密加硫酸溶液（75→100）5ml，混匀，放置约45分钟，放冷，照紫外-可见分光光度法（通则0401），在482nm的波长处分别测定吸光度，计算每片的溶出量。

限度　75%，应符合规定。

其他　应符合片剂项下有关的各项规定（通则0101）。

【含量测定】　取本品10片，精密称定，研细，精密称取适量，加乙醇使硬脂酸红霉素溶解；如为糖衣片，取本品4片，研细，加乙醇分次研磨，使硬脂酸红霉素溶解，用乙醇定量稀释制成每1ml中约含1000单位的溶液，摇匀，静置2小时以上，精密量取上清液适量，照硬脂酸红霉素项下的方法测定，即得。

【类别】　同硬脂酸红霉素。

【规格】　按$C_{37}H_{67}NO_{13}$计　（1）0.05g（5万单位）（2）0.125g（12.5万单位）（3）0.25g（25万单位）

【贮藏】　遮光，密封，在干燥处保存。

硬脂酸红霉素胶囊

Yingzhisuan Hongmeisu Jiaonang

Erythromycin Stearate Capsules

本品含硬脂酸红霉素按红霉素（$C_{37}H_{67}NO_{13}$）计算，应为标示量的90.0%～110.0%。

【鉴别】　（1）取本品内容物与红霉素标准品各适量，照红霉素B、C组分及有关物质项下的方法溶解并稀释制成每1ml中约含红霉素4mg的溶液，滤过，分别作为供试品溶液与标准品溶液，并依法试验。在记录的色谱图中，供试品溶液主峰的保留时间应与标准品溶液主峰的保留时间一致。

（2）取本品的内容物，照硬脂酸红霉素项下的鉴别（1）、（3）试验，显相同的反应。

【检查】　**红霉素B、C组分及有关物质**　照高效液相色谱法（通则0512）测定。临用新制。

供试品溶液　取本品的内容物，精密称取适量，加甲醇使硬脂酸红霉素溶解并定量稀释制成每1ml中含红霉素20mg的溶液，滤过，精密量取续滤液适量，用溶剂定量稀释制成每1ml中约含红霉素4mg的溶液。

对照溶液　精密量取供试品溶液5ml，置100ml量瓶中，用溶剂稀释至刻度，摇匀。

溶剂、系统适用性溶液、色谱条件、系统适用性要求、测定法与限度　见硬脂酸红霉素中红霉素B、C组分及有关物质项下。

水分　取本品的内容物适量（约相当于红霉素0.2g），加10%的咪唑无水甲醇溶液使硬脂酸红霉素溶解，照水分测定法（通则0832第一法1）测定，含水分不得过4.0%。

溶出度　照溶出度与释放度测定法（通则0931第一法）测定。

溶出条件　以盐酸溶液（9→1000）900ml为溶出介质，转速为每分钟100转，依法操作，经45分钟时取样。

供试品溶液　取溶出液适量，滤过，精密量取续滤液适量，用溶出介质定量稀释制成每1ml中约含红霉素55μg的溶液。

对照溶液　取装量差异项下的内容物，混合均匀，精密称取适量（约相当于平均装量），置1000ml量瓶中，用溶出介质使硬脂酸红霉素溶解并稀释至刻度，摇匀，滤过，精密量取续滤液适量，用溶出介质定量稀释制成每1ml中约含红霉素55μg的溶液。

测定法　精密量取供试品溶液与对照溶液各5ml，分别精密加硫酸溶液（75→100）5ml，混匀，放置约45分钟，放冷，照紫外-可见分光光度法（通则0401），在482nm的波长处分别测定吸光度，计算每粒的溶出量。

限度　75%，应符合规定。

其他　应符合胶囊剂项下有关的各项规定（通则0103）。

【含量测定】　取装量差异项下的内容物，混合均匀，精密称取适量（约相当于红霉素0.1g），加乙醇使硬脂酸红霉素溶解并定量稀释制成每1ml中约含1000单位的溶液，摇匀，静置2小时以上，精密量取上清液适量，照硬脂酸红霉素项下的方法测定，即得。

【类别】　同硬脂酸红霉素。

【规格】　按$C_{37}H_{67}NO_{13}$计　（1）0.1g（10万单位）（2）0.125g（12.5万单位）

【贮藏】　遮光，密封，在干燥处保存。

硬脂酸红霉素颗粒

Yingzhisuan Hongmeisu Keli

Erythromycin Stearate Granules

本品含硬脂酸红霉素按红霉素($C_{37}H_{67}NO_{13}$)计算，应为标示量的 90.0%～110.0%。

【性状】 本品为混悬颗粒；气芳香。

【鉴别】 (1)取本品细粉适量(约相当于红霉素 3mg)，加丙酮 3ml 使硬脂酸红霉素溶解，滤过，滤液加盐酸 2ml，即显橙黄色，渐变为紫红色，再加三氯甲烷 2ml，振摇，三氯甲烷层显紫色。

(2)取本品细粉与红霉素标准品各适量，照红霉素 B、C 组分及有关物质项下的方法，溶解并稀释制成每 1ml 中约含红霉素 4mg 的溶液，滤过，分别作为供试品溶液与标准品溶液，并依法试验。在记录的色谱图中，供试品溶液主峰的保留时间应与标准品溶液主峰的保留时间一致。

(3)取本品约 3g，置离心管内，加适量水搅拌使成混悬液，离心，弃去上清液，沉淀加适量水洗涤离心 3 次，取沉淀，加稀盐酸 3.5ml 与水 10ml，混和，缓慢加热至沸，待有油珠浮起，放冷，取脂肪层，加 0.4%氢氧化钠溶液 3ml，加热至沸，放冷，则溶液成白色胶体，加沸水 10ml，振摇，即产生泡沫，分取 1ml，加氯化钙试液 3～4 滴，产生粒状沉淀，此沉淀不溶于盐酸。

【检查】 **酸碱度** 取本品适量，加水制成每 1ml 中约含 0.1mg 的混悬液，依法测定(通则 0631)，pH 值应为6.0～9.0。

红霉素 B、C 组分及有关物质 照高效液相色谱法(通则 0512)测定。临用新制。

供试品溶液　取本品内容物适量，研细，精密称取适量(约相当于红霉素 0.1g)，置 100ml 量瓶中，加甲醇 50ml，超声使硬脂酸红霉素溶解，用溶剂定量稀释制成每 1ml 中约含红霉素 1mg 的溶液，滤过，取续滤液。

对照溶液　精密量取供试品溶液 5ml，置 100ml 量瓶中，用溶剂稀释至刻度，摇匀。

溶剂、系统适用性溶液、色谱条件、系统适用性要求、测定法与限度　见硬脂酸红霉素中红霉素 B、C 组分及有关物质项下。

干燥失重 取本品，在 105℃干燥至恒重，减失重量不得过 2.0%(通则 0831)。

其他 应符合颗粒剂项下有关的各项规定(通则 0104)。

【含量测定】 取装量差异项下的内容物，混合均匀，精密称取适量(约相当于红霉素 0.1g)，加乙醇使硬脂酸红霉素溶解后，用灭菌水定量稀释制成每 1ml 中约含 1000 单位的溶液，摇匀，静置 2 小时以上，精密量取上清液适量，照硬脂酸红霉素项下的方法测定，即得。

【类别】 同硬脂酸红霉素。

【规格】 50mg(5 万单位)(按 $C_{37}H_{67}NO_{13}$ 计)

【贮藏】 遮光，密封，在干燥处保存。

硝　西　泮

Xiaoxipan

Nitrazepam

$C_{15}H_{11}N_3O_3$　281.27

本品为 5-苯基-7-硝基-1,3-二氢-2*H*-1,4-苯并二氮杂䓬-2-酮。按干燥品计算，含 $C_{15}H_{11}N_3O_3$ 不得少于 99.0%。

【性状】 本品为淡黄色结晶性粉末；无臭。

本品在三氯甲烷中略溶，在乙醇或乙醚中微溶，在水中几乎不溶。

【鉴别】 (1)取本品约 10mg，加甲醇 1ml，加氢氧化钠试液 2 滴，溶液即显鲜黄色。

(2)取本品，加无水乙醇制成每 1ml 中约含 8μg 的溶液，照紫外-可见分光光度法(通则 0401)测定，在 220nm、260nm 与 310nm 的波长处有最大吸收。260nm 与 310nm 波长处的吸光度的比值应为 1.45～1.65。

(3)本品的红外光吸收图谱应与对照的图谱(光谱集 470 图)一致。

(4)取本品约 10mg，加稀盐酸 15ml，置水浴上加热 15 分钟，放冷，滤过；滤液显芳香第一胺类的鉴别反应(通则 0301)。

【检查】 **有关物质** 照薄层色谱法(通则 0502)试验。

溶剂　三氯甲烷-甲醇(1∶1)。

供试品溶液　取本品，精密称定，加溶剂溶解并定量稀释制成每 1ml 中约含 25mg 的溶液。

对照品溶液　取杂质Ⅰ对照品，精密称定，加溶剂溶解并定量稀释制成每 1ml 中约含 5mg 的溶液。

对照溶液　精密量取供试品溶液 2ml，置 10ml 量瓶中，用溶剂稀释至刻度，摇匀，精密量取 1ml 与对照品溶液 1ml，置同一 100ml 量瓶中，用溶剂稀释至刻度，摇匀。

色谱条件　采用硅胶 GF_{254} 薄层板，以硝基甲烷-乙酸乙酯(85∶15)为展开剂。

测定法　吸取供试品溶液与对照溶液各 10μl，分别点于同一薄层板上，展开后，晾干，置紫外光灯(254nm)下检视。

系统适用性要求　对照溶液应显示两个清晰分离的斑点。

限度　供试品溶液中如显杂质Ⅰ斑点，与对照溶液中杂质Ⅰ斑点比较，不得更深；如显其他杂质斑点，与对照溶液中硝西泮的斑点比较，不得更深，杂质斑点个数不得多于 3 个。

干燥失重 取本品，在 105℃干燥至恒重，减失重量不得过 0.5%(通则 0831)。

炽灼残渣 取本品 1.0g，依法检查(通则 0841)，遗留残

渣不得过 0.1%。

重金属 取炽灼残渣项下遗留的残渣，依法检查（通则 0821 第二法），含重金属不得过百万分之二十。

【含量测定】 取本品约 0.2g，精密称定，加冰醋酸 15ml 与醋酐 5ml 溶解后，加结晶紫指示液 1 滴，用高氯酸滴定液（0.1mol/L）滴定至溶液显黄绿色，并将滴定的结果用空白试验校正。每 1ml 高氯酸滴定液（0.1mol/L）相当于 28.13mg 的 $C_{15}H_{11}N_3O_3$。

【类别】 抗焦虑药、抗惊厥药。

【贮藏】 遮光，密封保存。

【制剂】 硝西泮片

附：

杂质 I

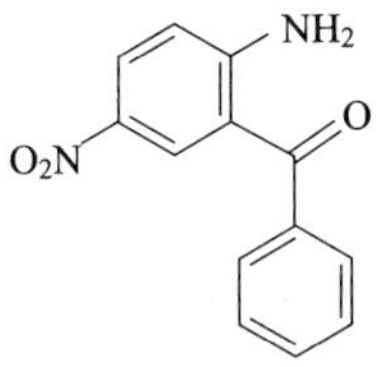

$C_{13}H_{10}N_2O_3$ 242.23

2-氨基-5-硝基二苯酮

硝 西 泮 片

Xiaoxipan Pian

Nitrazepam Tablets

本品含硝西泮（$C_{15}H_{11}N_3O_3$）应为标示量的 90.0%～110.0%。

【性状】 本品为白色至微黄色片。

【鉴别】 （1）取本品的细粉适量（约相当于硝西泮 25mg），置具塞锥形瓶中，加三氯甲烷 10ml，振摇使硝西泮溶解，滤过，滤液置水浴上蒸干，残渣照硝西泮项下的鉴别（1）、（4）项试验，显相同的反应。

（2）取有关物质检查项下供试品溶液适量，用三氯甲烷-甲醇（1∶1）溶液稀释制成每 1ml 中含硝西泮 2.5mg 的溶液作为供试品溶液；另取硝西泮对照品，用三氯甲烷-甲醇（1∶1）溶液溶解并制成每 1ml 中含 2.5mg 的溶液，作为对照品溶液。照有关物质项下的方法试验，供试品溶液所显主斑点的位置和颜色应与对照品溶液的主斑点相同。

（3）取含量测定项下的溶液，照紫外-可见分光光度法（通则 0401）测定，在 220nm、260nm 与 310nm 的波长处有最大吸收。

【检查】 **有关物质** 照薄层色谱法（通则 0502）试验。

供试品溶液 取本品的细粉适量（约相当于硝西泮 0.25g），精密称定，置具塞锥形瓶中，精密加溶剂 10ml，振摇使硝西泮溶解，离心，取上清液。

对照溶液 精密量取供试品溶液 0.5ml 与对照品溶液 1ml，置同一 100ml 量瓶中，用溶剂稀释至刻度，摇匀。

溶剂、对照品溶液、色谱条件、测定法、系统适用性要求与限度 见硝西泮有关物质项下。

含量均匀度 取本品 1 片，置乳钵中，研细，加无水乙醇适量分次移入 50ml（5mg 规格）或 100ml（10mg 规格）量瓶中，充分振摇使硝西泮溶解，用无水乙醇稀释至刻度，摇匀，用干燥滤纸滤过，精密量取续滤液 5ml，照含量测定项下的方法，自“置 50ml 量瓶中”起，依法测定含量，应符合规定（通则 0941）。

溶出度 照溶出度与释放度测定法（通则 0931 第二法）测定。

溶出条件 以 0.1mol/L 盐酸溶液 900ml 为溶出介质，转速为每分钟 50 转，依法操作，经 30 分钟时取样。

供试品溶液 取溶出液 10ml，滤过，取续滤液。

对照品溶液 取硝西泮对照品，精密称定，加溶出介质溶解并定量稀释制成每 1ml 中约含硝西泮 5μg（5mg 规格）或 10μg（10mg 规格）的溶液。

测定法 取供试品溶液与对照品溶液，照紫外-可见分光光度法（通则 0401），在 278nm 的波长处分别测定吸光度，计算每片的溶出量。

限度 标示量的 75%，应符合规定。

其他 应符合片剂项下有关的各项规定（通则 0101）。

【含量测定】 照紫外-可见分光光度法（通则 0401）测定。

供试品溶液 取本品 10 片，精密称定，研细，精密称取适量（约相当于硝西泮 4mg），置 100ml 量瓶中，加无水乙醇适量，充分振摇使硝西泮溶解，用无水乙醇稀释至刻度，摇匀，用干燥滤纸滤过，精密量取续滤液 10ml，置 50ml 量瓶中，用无水乙醇稀释至刻度，摇匀。

对照品溶液 取硝西泮对照品，精密称定，加无水乙醇溶解并定量稀释制成每 1ml 中约含 8μg 的溶液。

测定法 取供试品溶液与对照品溶液，在 260nm 的波长处分别测定吸光度，计算。

【类别】 同硝西泮。

【规格】 （1）5mg （2）10mg

【贮藏】 遮光，密封保存。

硝 苯 地 平

Xiaobendiping

Nifedipine

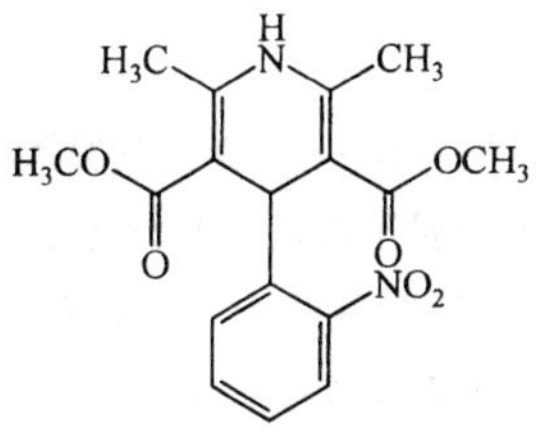

$C_{17}H_{18}N_2O_6$ 346.34

本品为 2,6-二甲基-4-(2-硝基苯基)-1,4-二氢-3,5-吡啶二甲酸二甲酯。按干燥品计算，含 $C_{17}H_{18}N_2O_6$ 应为98.0%～102.0%。

【性状】 本品为黄色结晶性粉末；无臭；遇光不稳定。

本品在丙酮或三氯甲烷中易溶，在乙醇中略溶，在水中几乎不溶。

熔点 本品的熔点(通则 0612)为 171～175℃。

【鉴别】 (1)取本品约 25mg，加丙酮 1ml 溶解，加 20%氢氧化钠溶液 3～5 滴，振摇，溶液显橙红色。

(2)取本品适量，加三氯甲烷 2ml 使溶解，加无水乙醇制成每 1ml 约含 15μg 的溶液，照紫外-可见分光光度法(通则 0401)测定，在 237nm 的波长处有最大吸收，在 320～355nm 的波长处有较大的宽幅吸收。

(3)本品的红外光吸收图谱应与对照的图谱(光谱集 469 图)一致。

【检查】 **有关物质** 照高效液相色谱法(通则 0512)测定。避光操作。

供试品溶液　取本品，精密称定，加甲醇溶解并定量稀释制成每 1ml 中约含 1mg 的溶液。

对照品贮备液　取杂质Ⅰ对照品与杂质Ⅱ对照品，精密称定，加甲醇溶解并定量稀释制成每 1ml 中各约含 10μg 的混合溶液。

对照溶液　精密量取供试品溶液与对照品贮备液各适量，用流动相定量稀释制成每 1ml 中分别含硝苯地平 2μg、杂质Ⅰ 1μg 与杂质Ⅱ 1μg 的混合溶液。

系统适用性溶液　取硝苯地平、杂质Ⅰ对照品与杂质Ⅱ对照品各适量，精密称定，加甲醇溶解并稀释制成每 1ml 中分别约含 1mg、10μg 与 10μg 的混合溶液。

色谱条件　用十八烷基硅烷键合硅胶为填充剂；以甲醇-水(60∶40)为流动相；检测波长为 235nm；进样体积 20μl。

系统适用性要求　系统适用性溶液色谱图中，杂质Ⅰ峰、杂质Ⅱ峰与硝苯地平峰之间的分离度均应符合要求。

测定法　精密量取供试品溶液与对照溶液，分别注入液相色谱仪，记录色谱图至主成分峰保留时间的 2 倍。

限度　供试品溶液色谱图中如有与杂质Ⅰ峰、杂质Ⅱ峰保留时间一致的色谱峰，按外标法以峰面积计算，均不得过 0.1%；其他单个杂质峰面积不得大于对照溶液中硝苯地平峰面积(0.2%)；杂质总量不得过 0.5%。

干燥失重 取本品，在 105℃干燥至恒重，减失重量不得过 0.5%(通则 0831)。

炽灼残渣 取本品 1.0g，依法检查(通则 0841)，遗留残渣不得过 0.1%。

重金属 取炽灼残渣项下遗留的残渣，依法检查(通则 0821 第二法)，含重金属不得过百万分之十。

【含量测定】 取本品约 0.4g，精密称定，加无水乙醇 50ml，微温使溶解，加高氯酸溶液(取 70%高氯酸 8.5ml，加水至 100ml)50ml、邻二氮菲指示液 3 滴，立即用硫酸铈滴定液(0.1mol/L)滴定，至近终点时，在水浴中加热至 50℃左右，继续缓缓滴定至橙红色消失，并将滴定的结果用空白试验校正。每 1ml 硫酸铈滴定液(0.1mol/L)相当于 17.32mg 的 $C_{17}H_{18}N_2O_6$。

【类别】 钙通道阻滞药。

【贮藏】 遮光，密封保存。

【制剂】 (1)硝苯地平片　(2)硝苯地平软胶囊　(3)硝苯地平胶囊

附：

杂质Ⅰ

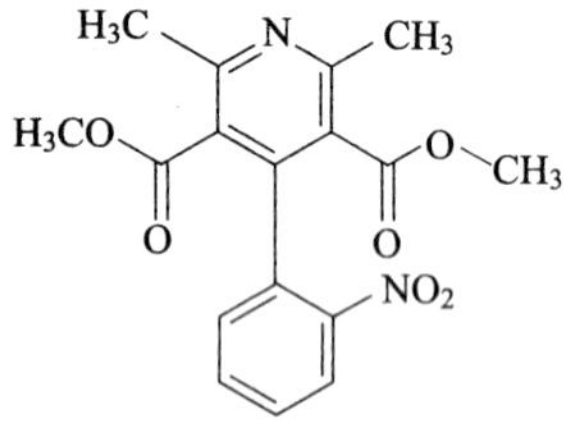

$C_{17}H_{16}N_2O_6$　344.32

2,6-二甲基-4-(2-硝基苯基)-3,5-吡啶二甲酸二甲酯

杂质Ⅱ

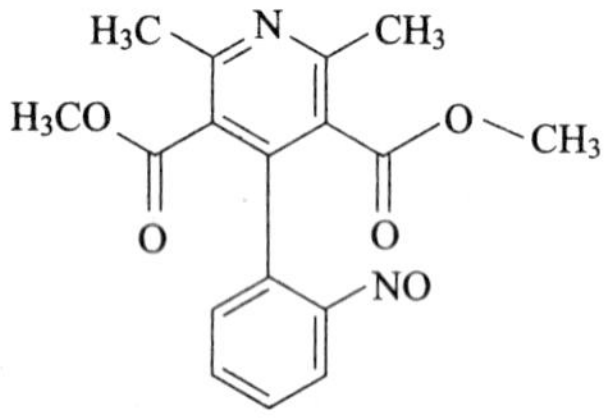

$C_{17}H_{16}N_2O_5$　328.32

2,6-二甲基-4-(2-亚硝基苯基)-3,5-吡啶二甲酸二甲酯

硝苯地平片

Xiaobendiping Pian

Nifedipine Tablets

本品含硝苯地平($C_{17}H_{18}N_2O_6$)应为标示量的 90.0%～110.0%。

【性状】 本品为糖衣片或薄膜衣片，除去包衣后显黄色。

【鉴别】 (1)取本品的细粉适量(约相当于硝苯地平 50mg)，加丙酮 3ml，振摇提取，放置后，取上清液，照硝苯地平项下的鉴别(1)项试验，显相同的反应。

(2)在含量测定项下记录的色谱图中，供试品溶液主峰的保留时间应与对照品溶液主峰的保留时间一致。

【检查】 **有关物质** 照高效液相色谱法(通则 0512)测定。避光操作。

供试品溶液　取含量测定项下的细粉适量，精密称定，加甲醇适量，超声使硝苯地平溶解，放冷，用甲醇定量稀释制成每 1ml 中约含硝苯地平 1mg 的溶液，取溶液适量，离心，取上清液。

对照溶液　取杂质Ⅰ对照品与杂质Ⅱ对照品，精密称定，加甲醇溶解并定量稀释制成每 1ml 中分别约含 1mg 与 0.5mg 的混合溶液，精密量取 1ml，置 100ml 量瓶中，精密加入供试品溶液 1ml，用流动相稀释至刻度，摇匀。

系统适用性溶液、色谱条件、系统适用性要求与测定法　见硝苯地平有关物质项下。

限度　供试品溶液色谱图中如有与杂质Ⅰ峰、杂质Ⅱ峰保留时间一致的色谱峰，按外标法以峰面积计算，杂质Ⅰ不得过硝苯地平标示量的 1.0%，杂质Ⅱ不得过硝苯地平标示量的 0.5%；其他单个杂质峰面积不得大于对照溶液中硝苯地平峰面积(1.0%)；杂质总量不得过 2.0%，小于对照溶液中硝苯地平峰面积 0.02 倍的色谱峰忽略不计。

含量均匀度　避光操作。取本品 1 片，除去包衣后，置乳钵中，研细，加甲醇分次转移至 50ml 量瓶中，加甲醇适量，超声使硝苯地平溶解，放冷，用甲醇稀释至刻度，摇匀，滤过，精密量取续滤液适量，用甲醇定量稀释制成每 1ml 中约含 20μg 的溶液，作为供试品溶液。照含量测定项下的方法测定含量，应符合规定(通则 0941)。

溶出度　照溶出度与释放度测定法(通则 0931 第二法)测定。避光操作。

溶出条件　以 0.25% 十二烷基硫酸钠溶液 900ml 为溶出介质，转速为每分钟 120 转，依法操作，经 60 分钟时取样。

供试品溶液　取溶出液适量，滤过，取续滤液。

对照品溶液　取硝苯地平对照品约 10mg，精密称定，置 100ml 量瓶中，加甲醇溶解并稀释至刻度，精密量取适量，用溶出介质定量稀释制成每 1ml 中约含硝苯地平 5μg(5mg 规格)或 10μg(10mg 规格)的溶液。

色谱条件与系统适用性要求　见含量测定项下。

测定法　见含量测定项下。计算每片的溶出量。

限度　标示量的 75%，应符合规定。

其他　应符合片剂项下有关的各项规定(通则 0101)。

【含量测定】　照高效液相色谱法(通则 0512)测定。避光操作。

供试品溶液　取本品 20 片，除去包衣，精密称定，研细，精密称取适量(约相当于硝苯地平 10mg)，置 50ml 量瓶中，加甲醇适量，超声使硝苯地平溶解，放冷，用甲醇稀释至刻度，摇匀，滤过，精密量取续滤液 5ml，置 50ml 量瓶中，用甲醇稀释至刻度，摇匀。

对照品溶液　取硝苯地平对照品，精密称定，加甲醇溶解并定量稀释制成每 1ml 中约含 20μg 的溶液。

色谱条件　用十八烷基硅烷键合硅胶为填充剂；以甲醇-水(60∶40)为流动相；检测波长为 235nm；进样体积 20μl。

系统适用性要求　理论板数按硝苯地平峰计算不低于 2000，硝苯地平峰与相邻杂质峰之间的分离度应符合要求。

测定法　精密量取供试品溶液与对照品溶液，分别注入液相色谱仪，记录色谱图。按外标法以峰面积计算。

【类别】【贮藏】　同硝苯地平。

【规格】　(1)5mg　(2)10mg

硝苯地平软胶囊

Xiaobendiping Ruanjiaonang

Nifedipine Soft Capsules

本品含硝苯地平($C_{17}H_{18}N_2O_6$)应为标示量的 90.0%～110.0%。

【性状】　本品内容物为黄色黏稠液体。

【鉴别】　(1)取本品的内容物适量(约相当于硝苯地平 50mg)，加丙酮 3ml 振摇提取，放置后，取上清液，照硝苯地平项下的鉴别(1)项试验，显相同的反应。

(2)在含量测定项下记录的色谱图中，供试品溶液主峰的保留时间应与对照品溶液主峰的保留时间一致。

【检查】　有关物质　照高效液相色谱法(通则 0512)测定。避光操作。

供试品溶液　取含量测定项下的本品内容物适量，精密称定，加甲醇适量振摇使硝苯地平溶解，用甲醇定量稀释制成每 1ml 中约含硝苯地平 1mg 的溶液，取溶液适量，离心，取上清液。

对照溶液　取杂质Ⅰ对照品与杂质Ⅱ对照品，精密称定，加甲醇溶解并定量稀释制成每 1ml 中分别约含 1mg 与 0.5mg 的混合溶液，精密量取 1ml，置 100ml 量瓶中，精密加入供试品溶液 1ml，用流动相稀释至刻度，摇匀。

系统适用性溶液、色谱条件、系统适用性要求与测定法　见硝苯地平有关物质项下。

限度　供试品溶液色谱图中如有与杂质Ⅰ峰、杂质Ⅱ峰保留时间一致的色谱峰，按外标法以峰面积计算，杂质Ⅰ不得过硝苯地平标示量的 1.0%，杂质Ⅱ不得过硝苯地平标示量的 0.5%；其他单个杂质峰面积不得大于对照溶液中硝苯地平峰面积(1.0%)；杂质总量不得过 2.0%，小于对照溶液中硝苯地平峰面积 0.02 倍的色谱峰忽略不计。

含量均匀度　避光操作。取本品 1 粒，将内容物倾入 50ml 量瓶中，囊壳用甲醇分次洗净，洗液并入量瓶中，振摇使硝苯地平溶解，用甲醇稀释至刻度，摇匀，滤过，精密量取续滤液 5ml(10mg 规格)或 10ml(5mg 规格)，置 50ml 量瓶中，用甲醇稀释至刻度，摇匀，作为供试品溶液；照含量测定项下的方法测定含量，应符合规定(通则 0941)。

其他　应符合胶囊剂项下有关的各项规定(通则 0103)。

【含量测定】　照高效液相色谱法(通则 0512)测定。避光操作。

供试品溶液　取本品 20 粒，精密称定，计算平均装量，取内容物，混合均匀，精密称取适量（约相当于硝苯地平 10mg），置 50ml 量瓶中，加甲醇适量振摇使硝苯地平溶解，用甲醇稀释至刻度，摇匀，滤过，精密量取续滤液 5ml，置 50ml 量瓶中，用甲醇稀释至刻度，摇匀。

对照品溶液 取硝苯地平对照品，精密称定，加甲醇溶解并定量稀释制成每 1ml 中约含 20μg 的溶液。

色谱条件 用十八烷基硅烷键合硅胶为填充剂；以甲醇-水（60：40）为流动相；检测波长为 235nm；进样体积 20μl。

系统适用性要求 理论板数按硝苯地平峰计算不低于 2000，硝苯地平峰与相邻杂质峰的分离度应符合要求。

测定法 精密量取供试品溶液与对照品溶液，分别注入液相色谱仪，记录色谱图。按外标法以峰面积计算。

【类别】【贮藏】 同硝苯地平。

【规格】 （1）5mg （2）10mg

硝苯地平胶囊

Xiaobendiping Jiaonang

Nifedipine Capsules

本品含硝苯地平（$C_{17}H_{18}N_2O_6$）应为标示量的 90.0%～110.0%。

【鉴别】 （1）取本品的内容物适量（约相当于硝苯地平 50mg），加丙酮 3ml 振摇提取，放置后，取上清液 1ml，加 20% 氢氧化钠溶液 3～5 滴，振摇，溶液显橙红色。

（2）在含量测定项下记录的色谱图中，供试品溶液主峰的保留时间应与对照品溶液主峰的保留时间一致。

【检查】 **有关物质** 照高效液相色谱法（通则 0512）测定。避光操作。

供试品溶液 取含量测定项下的本品内容物适量，精密称定，加甲醇适量，振摇使硝苯地平溶解，用甲醇定量稀释制成每 1ml 中约含硝苯地平 1mg 的溶液，取溶液适量，离心，取上清液。

对照溶液 取杂质Ⅰ对照品与杂质Ⅱ对照品，精密称定，加甲醇溶解并定量稀释制成每 1ml 中分别约含 1mg 与 0.5mg 的混合溶液，精密量取 1ml，置 100ml 量瓶中，精密加入供试品溶液 1ml，用流动相稀释至刻度，摇匀。

系统适用性溶液、色谱条件、系统适用性要求与测定法见硝苯地平有关物质项下。

限度 供试品溶液色谱图中如有与杂质Ⅰ峰、杂质Ⅱ峰保留时间一致的色谱峰，按外标法以峰面积计算，杂质Ⅰ不得过硝苯地平标示量的 1.0%，杂质Ⅱ不得过硝苯地平标示量的 0.5%；其他单个杂质峰面积不得大于对照溶液中硝苯地平峰面积（1.0%）；杂质总量不得过 2.0%，小于对照溶液中硝苯地平峰面积 0.02 倍的色谱峰忽略不计。

含量均匀度 避光操作。取本品 1 粒，将内容物倾入 50ml 量瓶中，囊壳用甲醇分次洗净，洗液并入量瓶中，振摇使硝苯地平溶解，用甲醇稀释至刻度，摇匀，滤过，精密量取续滤液 5ml（10mg 规格）或 10ml（5mg 规格），置 50ml 量瓶中，用甲醇稀释至刻度，摇匀，作为供试品溶液；照含量测定项下的方法测定含量，应符合规定（通则 0941）。

其他 应符合胶囊剂项下有关的各项规定（通则 0103）。

【含量测定】 照高效液相色谱法（通则 0512）测定。避光操作。

供试品溶液 取本品 20 粒，精密称定，计算平均装量，取内容物，研细，混合均匀，精密称取适量（约相当于硝苯地平 10mg），置 50ml 量瓶中，加甲醇适量，振摇使硝苯地平溶解，用甲醇稀释至刻度，摇匀，滤过，精密量取续滤液 5ml，置 50ml 量瓶中，用甲醇稀释至刻度，摇匀。

对照品溶液 取硝苯地平对照品，精密称定，加甲醇溶解并定量稀释制成每 1ml 中约含 20μg 的溶液。

色谱条件 用十八烷基硅烷键合硅胶为填充剂；以甲醇-水（60：40）为流动相；检测波长为 235nm；进样体积 20μl。

系统适用性要求 理论板数按硝苯地平峰计算不低于 2000，硝苯地平峰与相邻杂质峰的分离度应符合要求。

测定法 精密量取供试品溶液与对照品溶液，分别注入液相色谱仪，记录色谱图。按外标法以峰面积计算。

【类别】【贮藏】 同硝苯地平。

【规格】 （1）5mg （2）10mg

硝 普 钠

Xiaopuna

Sodium Nitroprusside

$Na_2Fe(CN)_5NO \cdot 2H_2O$ 297.95

本品为亚硝基铁氰化钠二水合物。按干燥品计算，含 $Na_2Fe(CN)_5NO$ 不得少于 99.0%。

【性状】 本品为红棕色的结晶或粉末；无臭或几乎无臭。

本品在水中易溶，在乙醇中微溶。

【鉴别】 （1）取本品约 50mg，加 2% 抗坏血酸溶液 10ml 使溶解，加稀盐酸 1ml，摇匀，滴加氢氧化钠试液 1ml，即显蓝色，放置后颜色逐渐消失。

（2）取本品，加水溶解并稀释制成每 1ml 中约含 10mg 的溶液，照紫外-可见分光光度法（通则 0401）测定，在 394nm 的波长处有最大吸收。

（3）本品的水溶液显钠盐鉴别（1）的反应（通则 0301）。

【检查】 **氯化物** 取本品 1.0g，加水 90ml 溶解后，加硫酸铜试液 10ml，摇匀，放置 10 分钟使沉淀完全，离心；分取上清液 25ml，依法检查（通则 0801），与标准氯化钠溶液 5.0ml 制成的对照液（对照液制备中，应滴加硫酸铜试液至与供试品管颜色一致）比较，不得更浓（0.02%）。

铁氰化物　取本品 0.50g，加水 10ml 溶解后，加硫酸亚铁试液 1ml，生成的沉淀应为红棕色，不得显灰绿色。

亚铁氰化物　取本品 1.0g，加水 20ml 溶解后，分成二等份：一份中加三氯化铁试液 0.05ml，摇匀，与另一份比较不得显灰绿色。

水中不溶物　取本品 10.0g，加水 50ml，置水浴上加热 30 分钟，用 105℃恒重的垂熔玻璃坩埚滤过，用水洗至滤液无色，在 105℃干燥至恒重，遗留残渣不得过 1mg。

干燥失重　取本品，在 120℃干燥至恒重，减失重量应为 11.6%～12.6%（通则 0831）。

细菌内毒素　取本品，依法检查（通则 1143），每 1mg 硝普钠中含内毒素的量应小于 8.3EU。（供注射用）

【含量测定】　取本品约 0.12g，精密称定，加水 50ml 溶解后，照电位滴定法（通则 0701），以具有硝酸钾盐桥的饱和甘汞电极为参比电极，银电极为指示电极，用硝酸银滴定液（0.1mol/L）滴定。每 1ml 硝酸银滴定液（0.1mol/L）相当于 13.10mg 的 $Na_2Fe(CN)_5NO$。

【类别】　血管扩张药。

【贮藏】　遮光，密封保存。

【制剂】　注射用硝普钠

注射用硝普钠

Zhusheyong Xiaopuna

Sodium Nitroprusside for Injection

本品为硝普钠的无菌冻干品。含硝普钠按 $[Na_2Fe(CN)_5NO \cdot 2H_2O]$ 计算，应为标示量的 90.0%～110.0%。

【性状】　本品为粉红色粉末或疏松块状物。水溶液放置不稳定，光照射下加速分解。

【鉴别】　取本品，照硝普钠项下的鉴别试验，显相同的反应。

【检查】　**酸度**　取本品 2 支，加水 10ml 溶解后，依法测定（通则 0631），pH 值应为 5.0～7.0 。

氰化物　取本品 5 支（约相当于硝普钠 0.25g），依法检查（通则 0806 第二法），与标准氰化钾溶液 1.0ml 所得的结果相比较，应符合规定（0.0008%）。

铁氰化物与亚铁氰化物　取本品，照硝普钠项下的方法检查，应符合规定。

水分　取本品适量，照水分测定法（通则 0832 第一法）测定，含水分不得过 5.0%。

细菌内毒素　取本品，依法检查（通则 1143），每 1mg 硝普钠中含内毒素的量应小于 8.3EU。

其他　应符合注射剂项下有关的各项规定（通则 0102）。

【含量测定】　照高效液相色谱法（通则 0512）测定。

供试品溶液　取本品 5 瓶，加水使内容物溶解，并定量转移至 250ml 量瓶中，用水稀释至刻度，摇匀，精密量取 5ml，置 50ml 量瓶中，用水稀释至刻度，摇匀。

对照品溶液　取硝普钠对照品，精密称定，加水溶解并定量稀释制成每 1ml 中约含硝普钠 0.1mg 的溶液。

系统适用性溶液　取硝普钠与铁氰化钾适量，加水溶解并稀释制成每 1ml 中约含硝普钠与铁氰化钾各 0.01mg 的混合溶液。

色谱条件　用苯基键合硅胶为填充剂；以含 0.34%硫酸氢四丁基铵与 0.284%无水磷酸氢二钠的溶液（用磷酸调节 pH 值至 6.0）-甲醇（50：50）为流动相；检测波长为 254nm；进样体积 20μl。

系统适用性要求　系统适用性溶液色谱图中，理论板数按硝普钠峰计算不低于 4000，硝普钠峰与铁氰化钾峰之间的分离度应大于 4.0。

测定法　精密量取供试品溶液与对照品溶液，分别注入液相色谱仪，记录色谱图。按外标法以峰面积计算。

【类别】　同硝普钠。

【规格】　50mg[按 $Na_2Fe(CN)_5NO \cdot 2H_2O$ 计]

【贮藏】　遮光，密闭保存。

硝酸毛果芸香碱

Xiaosuan Maoguoyunxiangjian

Pilocarpine Nitrate

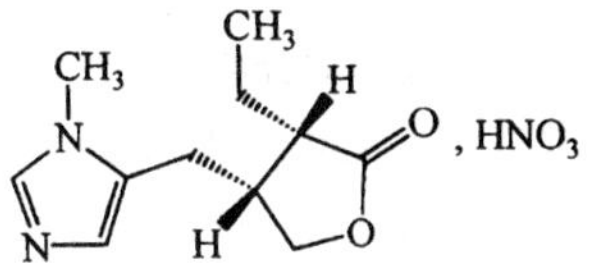

$C_{11}H_{16}N_2O_2 \cdot HNO_3$　271.27

本品为 4-[(1-甲基-1*H*-咪唑-5-基)甲基]-3-乙基二氢-2(3*H*)-呋喃酮硝酸盐。按干燥品计算，含 $C_{11}H_{16}N_2O_2 \cdot HNO_3$ 不得少于 99.0%。

【性状】　本品为无色结晶或白色结晶性粉末；无臭；遇光易变质。

本品在水中易溶，在乙醇中微溶，在三氯甲烷或乙醚中不溶。

熔点　本品的熔点（通则 0612）为 174～178℃，熔融时同时分解。

比旋度　取本品，精密称定，加水溶解并定量稀释制成每 1ml 中约含 0.10g 的溶液，依法测定（通则 0621），比旋度为 +80°至+83°。

【鉴别】　(1)取本品约 10mg，加水 2ml 溶解后，依次加入重铬酸钾试液 2 滴、过氧化氢试液 1ml 与三氯甲烷 2ml，振摇，三氯甲烷层即显紫色。

(2)本品的红外光吸收图谱应与对照的图谱（光谱集 472 图）一致。

(3)本品的水溶液显硝酸盐的鉴别反应（通则 0301）。

【检查】 **酸碱度**　取本品 1.0g，加水 20ml 溶解后，分成二份：一份中加甲基红指示液 1 滴，应显红色；另一份中加溴酚蓝指示液 2 滴，应显蓝色。

溶液的澄清度与颜色　取本品 0.50g，加新沸放冷的水 10ml 使溶解，溶液应澄清无色；如显浑浊，与 1 号浊度标准液（通则 0902 第一法）比较，不得更浓；如显色，与黄色 1 号标准比色液（通则 0901 第一法）比较，不得更深。

氯化物　取本品 0.10g，加水 5ml 溶解后，加稀硝酸使成酸性，再加硝酸银试液数滴，不得即时发生浑浊。

有关物质　照高效液相色谱法（通则 0512）测定。

供试品溶液　取本品适量，加水溶解并稀释制成每 1ml 中含 1mg 的溶液。

对照溶液　精密量取供试品溶液适量，用水定量稀释制成每 1ml 中含 5μg 的溶液。

系统适用性溶液　取硝酸毛果芸香碱与硝酸异毛果芸香碱对照品各适量，加水溶解并稀释制成每 1ml 中分别含 1mg 与 5μg 的溶液。

毛果芸香酸定位溶液　取供试品溶液 5ml，加浓氨溶液 0.1ml，水浴上加热 30 分钟，放冷，用水稀释至 25ml，摇匀，取 3ml，用水稀释至 25ml，摇匀。

色谱条件　用十八烷基硅烷键合硅胶为填充剂（建议含碳量不低于 19%）；以甲醇-乙腈-0.002mol/L 氢氧化四丁基铵溶液（55：60：885）（用 20%磷酸溶液调节 pH 值至 7.7）为流动相；检测波长 220nm；进样体积 20μl。

系统适用性要求　系统适用性溶液色谱图中，异毛果芸香碱峰与毛果芸香碱峰之间的分离度应符合要求。

测定法　精密量取供试品溶液、对照溶液与毛果芸香酸定位溶液，分别注入液相色谱仪，记录色谱图至主成分峰保留时间的 2 倍。

限度　供试品溶液色谱图中如显异毛果芸香碱峰，其峰面积不得大于对照溶液主峰面积的 2 倍（1.0%）；如显毛果芸香酸峰，其峰面积与异毛果芸香碱峰面积之和不得大于对照溶液主峰面积的 3 倍（1.5%）；其他杂质峰面积的和不得大于对照溶液主峰面积（0.5%）。

易炭化物　取本品 10mg，加硫酸 1ml 与硝酸 0.5ml 使溶解，溶液应无色。

干燥失重　取本品，在 105℃干燥至恒重，减失重量不得过 0.5%（通则 0831）。

炽灼残渣　不得过 0.1%（通则 0841）。

【含量测定】　取本品约 0.2g，精密称定，加冰醋酸 30ml，微热使溶解，放冷，照电位滴定法（通则 0701），用高氯酸滴定液（0.1mol/L）滴定，并将滴定的结果用空白试验校正。每 1ml 高氯酸滴定液（0.1mol/L）相当于 27.13mg 的 $C_{11}H_{16}N_2O_2 \cdot HNO_3$。

【类别】　缩瞳药。

【贮藏】　遮光，密封保存。

【制剂】　硝酸毛果芸香碱滴眼液

附：

硝酸异毛果芸香碱

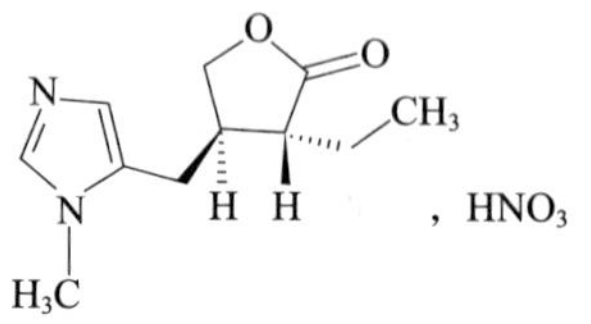

$C_{11}H_{16}N_2O_2 \cdot HNO_3$　271.27

（3*R*，4*R*）-3-乙基-4-[（1-甲基-1*H*-咪唑-5-基）甲基]二氢呋喃-2（3*H*）-酮，硝酸盐

毛果芸香酸

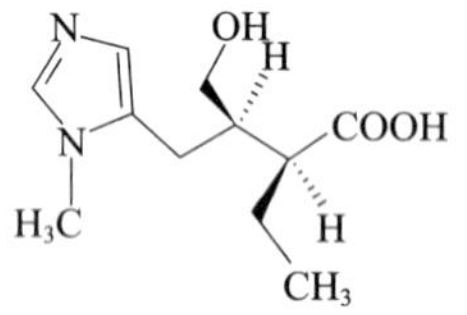

$C_{11}H_{18}N_2O_3$　226.27

（2*S*，3*R*）-2-乙基-3-（羟甲基）-4-（1-甲基-1*H*-咪唑-5-基）丁酸

硝酸毛果芸香碱滴眼液

Xiaosuan Maoguoyunxiangjian Diyanye

Pilocarpine Nitrate Eye Drops

本品含硝酸毛果芸香碱（$C_{11}H_{16}N_2O_2 \cdot HNO_3$）应为标示量的 90.0%～110.0%。

本品可加适量的抑菌剂。

【性状】　本品为无色的澄明液体。

【鉴别】　（1）取本品，照硝酸毛果芸香碱项下的鉴别（1）、（3）项试验，显相同的反应。

（2）在含量测定项下记录的色谱图中，供试品溶液主峰的保留时间应与对照品溶液主峰的保留时间一致。

【检查】 **pH 值**　应为 4.0～6.0（通则 0631）。

有关物质　照高效液相色谱法（通则 0512）测定。

供试品溶液　精密量取本品适量，用水定量稀释制成每 1ml 中含硝酸毛果芸香碱 1.0mg 的溶液。

对照溶液　精密量取供试品溶液 1ml，置 100ml 量瓶中，用水稀释至刻度，摇匀。

毛果芸香酸定位溶液　取含量测定项下对照品溶液 5ml，加浓氨溶液 0.1ml，水浴上加热 30 分钟，放冷，用水稀释至 25ml，摇匀，取 3ml，用水稀释至 25ml，摇匀。

色谱条件　见硝酸毛果芸香碱有关物质项下。

系统适用性要求　毛果芸香酸定位溶液色谱图中，毛果芸香酸峰与毛果芸香碱峰之间的分离度应符合要求。

测定法　精密量取供试品溶液与对照溶液，分别注入液相色谱仪，记录色谱图至主成分峰保留时间的 2 倍。

限度　供试品溶液色谱图中如显毛果芸香酸峰，其峰面积不得过对照溶液主峰面积的 4 倍(4.0%)，其他杂质峰面积的和不得过对照溶液主峰面积的 1.5 倍(1.5%)。

渗透压摩尔浓度　取本品，依法检查(通则 0632)，渗透压摩尔浓度应为 280～330mOsmol/kg。

其他　应符合眼用制剂项下有关的各项规定(通则 0105)。

【含量测定】　照高效液相色谱法(通则 0512)测定。

对照品溶液　取硝酸毛果芸香碱对照品适量，精密称定，加水溶解并定量稀释制成每 1ml 中含 1.0mg 的溶液。

供试品溶液、毛果芸香酸定位溶液、色谱条件与系统适用性要求　见有关物质项下。

测定法　精密量取供试品溶液与对照品溶液，分别注入液相色谱仪，记录色谱图。按外标法以峰面积计算。

【类别】　同硝酸毛果芸香碱。

【规格】　(1)5ml : 25mg　(2)5ml : 100mg　(3)10ml : 50mg　(4)10ml : 100mg　(5)10ml : 200mg

【贮藏】　遮光，密封，在凉暗处保存。

硝酸甘油溶液

Xiaosuan Ganyou Rongye

Nitroglycerin Solution

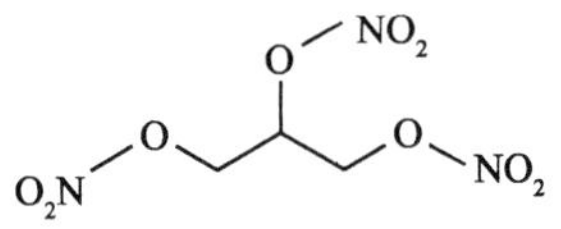

$C_3H_5N_3O_9$　227.09

本品为硝酸甘油的无水乙醇溶液。含硝酸甘油($C_3H_5N_3O_9$)应为 9.0%～11.0%(g/ml)。

【性状】　本品为无色的澄清液体；有乙醇的特臭。

相对密度　本品的相对密度(通则 0601)为 0.835～0.850。

【鉴别】　(1)取本品 1ml，置蒸发皿中，加氢氧化钠试液 0.5ml，混匀，置水浴上使乙醇挥发，并浓缩至约 0.2ml，放冷，分取约 0.1ml，加硫酸 1～2 滴，摇匀，加二苯胺试液 1 滴，即显深蓝色。

(2)在含量测定项下记录的色谱图中，供试品溶液主峰的保留时间应与对照品溶液主峰的保留时间一致。

【检查】　**pH 值**　取本品 1.0ml，加水至 20ml，加饱和氯化钾溶液 2 滴，混匀，依法测定(通则 0631)，pH 值应为4.5～6.5。

有关物质　照高效液相色谱法(通则 0512)测定。

供试品溶液　精密量取本品适量，用流动相稀释制成每 1ml 中约含硝酸甘油 1mg 的溶液。

对照溶液　精密量取供试品溶液 1ml，置 100ml 量瓶中，用流动相稀释至刻度，摇匀。

系统适用性溶液　取硝酸甘油对照品适量，加 0.1mol/L 盐酸溶液溶解并稀释制成每 1ml 中约含 0.5mg 的溶液，置水浴中加热 10 分钟，放冷，用 0.1mol/L 氢氧化钠溶液调节 pH 值至中性。

色谱条件　用十八烷基硅烷键合硅胶为填充剂(Venusil MP C18 柱，4.6mm×250mm，5μm 或效能相当的色谱柱)；以乙腈-水(50 : 50)为流动相；检测波长为 215nm；进样体积 20μl。

系统适用性要求　系统适用性溶液色谱图中，在相对保留时间约 0.4 处应出现两个降解产物峰(1,2-二硝酸甘油峰与 1,3-二硝酸甘油峰)，两峰之间的分离度应大于 1.0。理论板数按硝酸甘油峰计算不低于 2000。

测定法　精密量取供试品溶液与对照溶液，分别注入液相色谱仪，记录色谱图至主成分峰保留时间的 3 倍。

限度　供试品溶液色谱图中如有杂质峰，单个杂质峰面积不得大于对照溶液的主峰面积(1.0%)，各杂质峰面积的和不得大于对照溶液主峰面积的 3 倍(3.0%)。

【含量测定】　照高效液相色谱法(通则 0512)测定。

供试品溶液　精密量取本品适量，用流动相溶解并定量稀释制成每 1ml 中含硝酸甘油 0.1mg 的溶液。

对照品溶液　取硝酸甘油对照品适量，精密称定，加流动相溶解并定量稀释制成每 1ml 中含硝酸甘油 0.1mg 的溶液。

系统适用性溶液、色谱条件与系统适用性要求　见有关物质项下。

测定法　精密量取供试品溶液与对照品溶液，分别注入液相色谱仪，记录色谱图。按外标法以峰面积计算。

【类别】　血管扩张药。

【贮藏】　遮光，密封，在阴凉处保存。

【制剂】　(1)硝酸甘油气雾剂　(2)硝酸甘油片　(3)硝酸甘油注射液

附：

1,2-二硝酸甘油

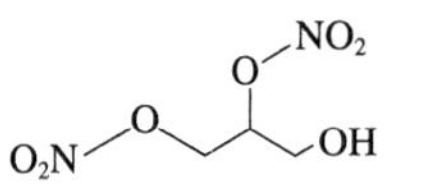

$C_3H_6N_2O_7$　182.09

1,3-二硝酸甘油

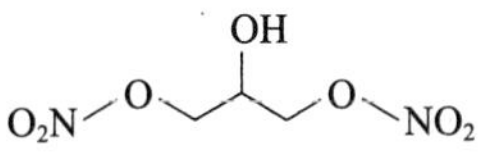

$C_3H_6N_2O_7$　182.09

硝酸甘油气雾剂

Xiaosuan Ganyou Qiwuji

Nitroglycerin Aerosol

本品为硝酸甘油的溶液型定量非吸入气雾剂。前、中、后各10揿的平均每揿含硝酸甘油($C_3H_5N_3O_9$)应为标示量的80.0%～120.0%。

【性状】 本品内容物为含有乙醇的无色至淡黄绿色澄清液体。

【鉴别】 (1)取本品1瓶，在铝盖上钻一小孔，插入注射针头(勿与液面接触)，待抛射剂气化挥尽，除去铝盖，将剩余药液置蒸发皿中，加氢氧化钾试液1ml，混匀，置水浴上使乙醇挥发后，分取残渣少量，加水2ml(内含稀硫酸1～3滴)溶解后，置试管中，加二苯胺试液数滴，混匀；小心沿管壁缓缓加入硫酸2ml，使成两液层，接界处即显深蓝色。

(2)在含量测定项下记录的色谱图中，供试品溶液主峰的保留时间应与对照品溶液主峰的保留时间一致。

【检查】 **溶液的颜色** 取本品2瓶，在铝盖上钻一小孔，插入注射针头(勿与液面接触)，待抛射剂气化挥尽后，除去铝盖，将剩余药液转移至比色管中，加同体积的乙醇稀释，混匀。如显色，与同体积的黄绿色2号标准比色液(通则0901第一法)比较，不得更深。如有1瓶超过规定，应另取3瓶进行复试，均应符合规定。

有关物质 照高效液相色谱法(通则0512)测定。

供试品溶液　取本品1瓶，在铝盖上钻一小孔，插入连有干燥橡皮管的注射针头(勿与液面接触)，橡皮管的一端通入盛有流动相50ml的100ml量瓶中，待抛射剂气化挥尽后，除去铝盖阀门，将剩余药液全部转移至上述量瓶中，用流动相稀释至刻度，摇匀。

对照溶液　精密量取供试品溶液1ml，置100ml量瓶中，用流动相稀释至刻度，摇匀。

系统适用性溶液、色谱条件、系统适用性要求与测定法　见硝酸甘油溶液有关物质项下。

限度　供试品溶液色谱图中如有杂质峰，单个杂质峰面积不得大于对照溶液的主峰面积(1.0%)，各杂质峰面积的和不得大于对照溶液主峰面积的3倍(3.0%)。

泄漏率 取供试品12瓶，去除外包装，用乙醇将表面清洗干净，室温垂直(直立)放置24小时，分别精密称定重量(W_1)，再在室温放置72小时(精确至30分钟)，再分别精密称定重量(W_2)，置2～8℃冷却后，迅速在阀上面钻一小孔，放置至室温，待抛射剂完全气化挥尽后，将瓶与阀分离，用乙醇洗净，在室温下干燥，分别精密称定重量(W_3)，按下式计算每瓶年泄漏率。平均年泄漏率应小于3.5%，并不得有1瓶大于5%。

年泄漏率$=365\times24\times(W_1-W_2)/[72\times(W_1-W_3)]\times100\%$

其他 除每揿喷量与递送剂量均一性外，应符合气雾剂项下有关的各项规定(通则0112)。

【含量测定】 照高效液相色谱法(通则0512)测定。

供试品溶液 取本品2瓶，充分振摇，分别试喷5次，用流动相洗净喷头，充分干燥后，正立药瓶(呈垂直状)，喷于盛有流动相30ml的适宜容器内，揿压阀门，喷射10次(注意每次喷射间隔5秒并缓缓振摇)，吸收液转移至50ml量瓶中，容器及喷头用流动相洗涤数次，合并洗液于量瓶中，用流动相稀释至刻度，摇匀。

对照品溶液、系统适用性溶液、色谱条件与系统适用性要求 见硝酸甘油溶液含量测定项下。

测定法 精密量取供试品溶液与对照品溶液，分别注入液相色谱仪，记录色谱图。按外标法以峰面积计算，所得结果除以10，即为前10揿每揿主药含量。按上述方法，再分别测定标示揿数的中(标示喷次中间值的±5揿之间)、后(标示喷次最末值的前10揿)各10揿的平均主药含量，即为中、后10揿每揿主药含量。两瓶的测定结果均应符合规定。

【类别】 同硝酸甘油溶液。

【规格】 每瓶含硝酸甘油0.1g，每瓶200揿，每揿含硝酸甘油0.5mg

【贮藏】 遮光，密闭，在阴凉处保存。

硝酸甘油片

Xiaosuan Ganyou Pian

Nitroglycerin Tablets

本品含硝酸甘油($C_3H_5N_3O_9$)应为标示量的90.0%～115.0%。

【性状】 本品为白色片。

【鉴别】 (1)取本品细粉适量(约相当于硝酸甘油10mg)，加无水乙醇10ml，振摇使硝酸甘油溶解，滤过，滤液照硝酸甘油溶液项下的鉴别(1)项试验，显相同的反应。

(2)在含量测定项下记录的色谱图中，供试品溶液主峰的保留时间应与对照品溶液主峰的保留时间一致。

【检查】 **有关物质** 照高效液相色谱法(通则0512)测定。

供试品溶液　取本品细粉适量(约相当于硝酸甘油25mg)，置25ml量瓶中，加流动相适量，超声处理3分钟，振摇约30分钟，使硝酸甘油溶解，用流动相稀释至刻度，摇匀，滤过，取续滤液。

对照溶液　精密量取供试品溶液1ml，置100ml量瓶中，用流动相稀释至刻度，摇匀。

系统适用性溶液、色谱条件、系统适用性要求与测定法　见硝酸甘油溶液有关物质项下。

限度　供试品溶液色谱图中如有杂质峰，单个杂质峰面

积不得大于对照溶液的主峰面积(1.0%)，各杂质峰面积的和不得大于对照溶液主峰面积的3倍(3.0%)。

含量均匀度　取本品1片，置5ml量瓶中，加流动相适量，超声约3分钟，振摇约30分钟，使硝酸甘油溶解，用流动相稀释至刻度，摇匀，滤过，精密量取续滤液，作为供试品溶液，照含量测定项下的方法测定，按外标法以峰面积计算每片的含量。除限度为±20%以外，应符合规定(通则0941)。

其他　除崩解时限应在2分钟内完全崩解外，应符合片剂项下有关的各项规定(通则0101)。

【含量测定】　照高效液相色谱法(通则0512)测定。

供试品溶液　取本品20片，精密称定，研细，精密称取适量(约相当于硝酸甘油2.5mg)，置25ml量瓶中，加流动相适量，超声约3分钟，振摇约30分钟，使硝酸甘油溶解，用流动相稀释至刻度，摇匀，滤过，取续滤液。

对照品溶液、系统适用性溶液、色谱条件、系统适用性要求与测定法　见硝酸甘油溶液含量测定项下。

【类别】　同硝酸甘油溶液。

【规格】　0.5mg

【贮藏】　遮光，密封，在阴凉处保存。

硝酸甘油注射液

Xiaosuan Ganyou Zhusheye

Nitroglycerin Injection

本品为硝酸甘油的灭菌无水乙醇溶液。含硝酸甘油($C_3H_5N_3O_9$)应为标示量的90.0%～110.0%。

【性状】　本品为无色的澄明液体。

【鉴别】　(1)取本品10ml，照硝酸甘油溶液项下的鉴别(1)试验，显相同的反应。

(2)在含量测定项下记录的色谱图中，供试品溶液主峰的保留时间应与对照品溶液主峰的保留时间一致。

【检查】　**pH值**　取本品5ml，加水5ml与饱和氯化钾溶液1滴，混匀，依法测定(通则0631)，pH值应为3.0～6.5。

乙醇量　应为90.0%～110.0%(ml/ml)(通则0711)。

有关物质　照高效液相色谱法(通则0512)测定。

供试品溶液　精密量取本品适量，用流动相稀释制成每1ml中约含硝酸甘油1mg的溶液。

对照溶液　精密量取供试品溶液1ml，置100ml量瓶中，用流动相稀释至刻度，摇匀。

系统适用性溶液、色谱条件、系统适用性要求与测定法　见硝酸甘油溶液有关物质项下。

限度　供试品溶液色谱图中如有杂质峰，除乙醇峰外，单个杂质峰面积不得大于对照溶液的主峰面积(1.0%)，各杂质峰面积的和不得大于对照溶液主峰面积的3倍(3.0%)。

细菌内毒素　取本品，依法检查(通则1143)，每1mg硝酸甘油中含内毒素的量应小于50EU。

其他　应符合注射剂项下有关的各项规定(通则0102)。

【含量测定】　照高效液相色谱法(通则0512)测定。

供试品溶液　精密量取本品适量，用流动相定量稀释制成每1ml中约含硝酸甘油0.1mg的溶液。

对照品溶液、系统适用性溶液、色谱条件、系统适用性要求与测定法　见硝酸甘油溶液含量测定项下。

【类别】　同硝酸甘油溶液。

【规格】　(1)1ml∶1mg　(2)1ml∶2mg　(3)1ml∶5mg　(4)1ml∶10mg

【贮藏】　遮光，密闭，在阴凉处保存。

硝酸异山梨酯

Xiaosuan Yishanlizhi

Isosorbide Dinitrate

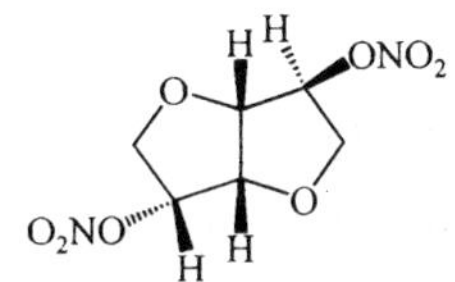

$C_6H_8N_2O_8$　236.14

本品为1,4∶3,6-二脱水-D-山梨醇二硝酸酯。按干燥品计算，含$C_6H_8N_2O_8$应为97.0%～102.0%。

【性状】　本品为白色结晶性粉末；无臭；受热或受到撞击易发生爆炸。

本品在丙酮或三氯甲烷中易溶，在乙醇中略溶，在水中微溶。

比旋度　取本品，精密称定，加无水乙醇溶解并定量稀释制成每1ml中约含10mg的溶液，依法测定(通则0621)，比旋度为+135°至+140°。

【鉴别】　(1)取本品约10mg，置试管中，加水1ml与硫酸2ml，混匀，溶解后放冷，沿管壁缓缓加硫酸亚铁试液3ml，使成两液层，接界面显棕色。

(2)在含量测定项下记录的色谱图中，供试品溶液主峰的保留时间应与对照品溶液主峰的保留时间一致。

(3)本品的红外光吸收图谱应与对照的图谱(光谱集473图)一致。

【检查】　**硝酸盐**　取本品0.25g，加水5ml，振摇5分钟，滤过，滤液置试管中加硫酸5ml，混匀，放冷，沿管壁缓缓加硫酸亚铁试液5ml，使成两液层，接界面不得立即显棕色。

有关物质　照高效液相色谱法(通则0512)测定。

供试品溶液　取本品，精密称定，加流动相超声使溶解并定量稀释制成每1ml中约含1mg的溶液。

对照溶液　取杂质Ⅰ对照品与单硝酸异山梨酯对照品，精密称定，加流动相溶解并定量稀释制成每1ml中各约含0.5mg的混合溶液，精密量取1ml，置100ml量瓶中，精密加入供试品溶液 1ml，用流动相稀释至刻度，摇匀。

色谱条件　用十八烷基硅烷键合硅胶为填充剂；以甲醇-水(25∶75)为流动相；检测波长为 210nm；进样体积 20μl。

系统适用性要求　对照溶液色谱图中，杂质Ⅰ峰与单硝酸异山梨酯峰之间的分离度应大于 2.0。

测定法　精密量取供试品溶液与对照溶液，分别注入液相色谱仪，记录色谱图至主成分峰保留时间的 1.1 倍。

限度　供试品溶液色谱图中如有与杂质Ⅰ峰和单硝酸异山梨酯峰保留时间一致的色谱峰，按外标法以峰面积计算，均不得过 0.5%；其他单个杂质峰的峰面积不得大于对照溶液中硝酸异山梨酯峰面积的 0.5 倍(0.5%)，杂质总量不得过 1.0%。

干燥失重　取本品，置硅胶干燥器中，干燥至恒重，减失重量不得过 0.5%(通则 0831)。

【含量测定】　照高效液相色谱法(通则 0512)测定。

供试品溶液　取本品约 25mg，精密称定，置 50ml 量瓶中，加甲醇适量使溶解，用流动相稀释至刻度，摇匀，精密量取 5ml，置 25ml 量瓶中，用流动相稀释至刻度，摇匀。

对照品溶液　取硝酸异山梨酯对照品约 25mg，精密称定，置 50ml 量瓶中，加甲醇适量使溶解，用流动相稀释至刻度，摇匀，精密量取 5ml，置 25ml 量瓶中，用流动相稀释至刻度，摇匀。

色谱条件　用十八烷基硅烷键合硅胶为填充剂；以甲醇-水(54∶46)为流动相；检测波长为 230nm；进样体积 20μl。

系统适用性要求　理论板数按硝酸异山梨酯峰计算不低于 5000，硝酸异山梨酯峰与相邻杂质峰之间的分离度应符合要求。

测定法　精密量取供试品溶液与对照品溶液，分别注入液相色谱仪，记录色谱图。按外标法以峰面积计算。

【类别】　血管扩张药。

【贮藏】　密封保存。

【制剂】　(1)硝酸异山梨酯片　(2)硝酸异山梨酯乳膏　(3)硝酸异山梨酯注射液　(4)硝酸异山梨酯葡萄糖注射液　(5)硝酸异山梨酯喷雾剂　(6)硝酸异山梨酯缓释胶囊　(7)注射用硝酸异山梨酯

附：

杂质Ⅰ

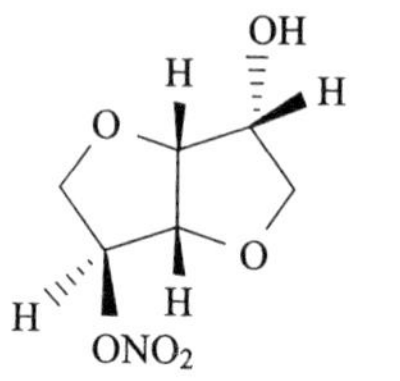

$C_6H_9NO_6$　191.14

2-单硝酸异山梨酯

硝酸异山梨酯片

Xiaosuan Yishanlizhi Pian

Isosorbide Dinitrate Tablets

本品含硝酸异山梨酯($C_6H_8N_2O_8$)应为标示量的 90.0%～110.0%。

【性状】　本品为白色片。

【鉴别】　(1)取本品的细粉适量(约相当于硝酸异山梨酯 20mg)，加三氯甲烷 10ml，充分振摇，滤过，滤液置 60℃以下水浴上蒸去三氯甲烷，残渣置试管中，加水 1ml 与硫酸 2ml，混匀，放冷，沿管壁缓缓加硫酸亚铁试液 3ml，使成两液层，接界面显棕色。

(2)在含量测定项下记录的色谱图中，供试品溶液主峰的保留时间应与对照品溶液主峰的保留时间一致。

【检查】　**含量均匀度**　取本品 1 片，置乳钵中，研细，加流动相适量，研磨，并用流动相分次转移至 50ml 量瓶(5mg 规格)或 100ml 量瓶(10mg 规格)中，振摇 15 分钟，使硝酸异山梨酯溶解，用流动相稀释至刻度，摇匀，滤过，取续滤液，作为供试品溶液，照含量测定项下的方法测定含量，应符合规定(通则 0941)。

溶出度　照溶出度与释放度测定法(通则 0931 第二法)测定。

溶出条件　以水 500ml 为溶出介质，转速为每分钟 75 转，依法操作，经 45 分钟时取样。

供试品溶液　取溶出液适量，滤过，取续滤液。

对照品溶液　取硝酸异山梨酯对照品约 10mg，精密称定，置 100ml 量瓶中，加甲醇 5ml 溶解后，用水稀释至刻度，摇匀，精密量取 5ml，置 50ml(5mg 规格)或 25ml(10mg 规格)量瓶中，用水稀释至刻度，摇匀。

色谱条件　见含量测定项下。进样体积 100μl。

系统适用性要求　见含量测定项下。

测定法　见含量测定项下。计算每片的溶出量。

限度　标示量的 70%，应符合规定。

其他　应符合片剂项下有关的各项规定(通则 0101)。

【含量测定】　照高效液相色谱法(通则 0512)测定。

供试品溶液　取本品 20 片，精密称定，研细，精密称取适量(约相当于硝酸异山梨酯 5mg)，置 50ml 量瓶中，加流动相适量，振摇 15 分钟，使硝酸异山梨酯溶解，用流动相稀释至刻度，摇匀，滤过，取续滤液。

对照品溶液、色谱条件、系统适用性要求与测定法　见硝酸异山梨酯含量测定项下。

【类别】【贮藏】　同硝酸异山梨酯。

【规格】　(1)5mg　(2)10mg

硝酸异山梨酯乳膏

Xiaosuan Yishanlizhi Rugao

Isosorbide Dinitrate Cream

本品含硝酸异山梨酯($C_6H_8N_2O_8$)应为标示量的 90.0%～110.0%。

【性状】 本品为白色或乳白色乳膏。

【鉴别】 (1)取本品适量(约相当于硝酸异山梨酯 2mg),加临用新制的 10%儿茶酚溶液 3ml,摇匀,滴加硫酸 2ml,随加随振摇,即显暗绿色。

(2)在含量测定项下记录的色谱图中,供试品溶液主峰的保留时间应与对照品溶液主峰的保留时间一致。

【检查】 应符合乳膏剂项下有关的各项规定(通则 0109)。

【含量测定】 照高效液相色谱法(通则 0512)测定。

供试品溶液 取本品适量(约相当于硝酸异山梨酯 0.1g),精密称定,置 100ml 量瓶中,加甲醇适量,充分振摇使溶解并稀释至刻度,摇匀,置冰浴中放置 1 小时,立即滤过,取续滤液,放至室温,精密量取续滤液 5ml,置 25ml 量瓶中,用甲醇稀释至刻度,摇匀。

对照品溶液 取硝酸异山梨酯对照品,精密称定,加甲醇溶解并定量稀释制成每 1ml 中约含 0.2mg 的溶液。

色谱条件 见硝酸异山梨酯含量测定项下。进样体积 10μl。

系统适用性要求与测定法 见硝酸异山梨酯含量测定项下。

【类别】 同硝酸异山梨酯。

【规格】 10g：1.5g

【贮藏】 密封,在阴凉处保存。

硝酸异山梨酯注射液

Xiaosuan Yishanlizhi Zhusheye

Isosorbide Dinitrate Injection

本品为硝酸异山梨酯的灭菌水溶液,含硝酸异山梨酯($C_6H_8N_2O_8$)应为标示量的 95.0%～105.0%。

【性状】 本品为无色的澄明液体。

【鉴别】 (1)取本品适量(约相当于硝酸异山梨酯 10mg),加三氯甲烷 10ml,充分振摇,分取三氯甲烷层,滤过,滤液置水浴上蒸干,取残渣置试管中,加水 1ml 和硫酸 2ml,混匀,溶解后放冷,沿管壁缓缓加硫酸亚铁试液 3ml,使成两液层,接界面显棕色。

(2)在含量测定项下记录的色谱图中,供试品溶液主峰的保留时间与对照品溶液主峰的保留时间一致。

(3)本品显钠盐与氯化物鉴别(1)的反应(通则 0301)。

【检查】 **pH 值** 应为 5.0～7.0(通则 0631)。

亚硝酸盐 照紫外-可见分光光度法(通则 0401)测定。

供试品溶液 取本品 40ml,加对氨基苯磺酸溶液(取对氨基苯磺酸 0.5g,加冰醋酸 30ml 和水 120ml,加热搅拌使溶解,放冷,滤过)2ml 与氨基萘磺酸溶液(取 8-氨基-2-萘磺酸 0.5g,加冰醋酸 30ml 和水 120ml,加热搅拌使溶解,放冷,滤过)2ml,用水稀释至 50ml,放置 1 小时。

对照品溶液 取亚硝酸钠 0.6g(按干燥品计算),精密称定,加水溶解并稀释至 100ml,摇匀,精密量取 1ml,用水稀释至 200ml,取 2ml,自供试品溶液配制项下"加对氨基苯磺酸溶液"起,制备方法同供试品溶液。

空白溶液 取水 40ml,自供试品溶液配制项下"加对氨基苯磺酸溶液"起,制备方法同供试品溶液。

测定法 取上述三种溶液,在 524nm 的波长处分别测定吸光度。

限度 供试品溶液的吸光度不得大于对照品溶液的吸光度(0.0001%)。

有关物质 照高效液相色谱法(通则 0512)测定。

供试品溶液 取本品,即得。

对照溶液 取杂质Ⅰ对照品与单硝酸异山梨酯对照品各适量,精密称定,加流动相溶解并定量稀释制成每 1ml 中各约含 0.5mg 的混合溶液,精密量取 1ml,置 100ml 量瓶中,精密加入供试品溶液 1ml,用流动相稀释至刻度,摇匀。

色谱条件与系统适用性要求 见硝酸异山梨酯有关物质项下。

测定法 精密量取供试品溶液与对照溶液,分别注入液相色谱仪,记录色谱图至主成分峰保留时间的 2 倍。

限度 供试品溶液色谱图中如有与杂质Ⅰ峰和单硝酸异山梨酯峰保留时间一致的色谱峰,按外标法以峰面积计算,均不得过硝酸异山梨酯标示量的 0.5%;其他单个杂质峰的峰面积不得大于对照溶液中硝酸异山梨酯峰面积的 0.5 倍(0.5%),杂质总量不得过 1.0%。

细菌内毒素 取本品,依法测定(通则 1143),每 1mg 硝酸异山梨酯中含内毒素的量应小于 15EU。

其他 应符合注射剂项下有关的各项规定(通则 0102)。

【含量测定】 照高效液相色谱法(通则 0512)测定。

供试品溶液 精密量取本品适量,用甲醇-水(25：75)定量稀释制成每 1ml 中约含硝酸异山梨酯 0.1mg 的溶液。

对照品溶液 取硝酸异山梨酯对照品约 20mg,精密称定,置 200ml 量瓶中,加甲醇适量使溶解,用水稀释至刻度。

系统适用性溶液 取硝酸异山梨酯与单硝酸异山梨酯对照品各适量,加甲醇适量使溶解,用水稀释制成每 1ml 含硝酸异山梨酯 0.1mg 和单硝酸异山梨酯 5μg 的混合溶液。

色谱条件 用十八烷基硅烷键合硅胶为填充剂;以甲醇-水(50：50)为流动相;检测波长为 210nm;进样体积 20μl。

系统适用性要求 系统适用性溶液色谱图中,理论板数按硝酸异山梨酯峰计算不低于 5000；单硝酸异山梨酯峰与硝酸异山梨酯峰之间的分离度应大于 2.0。

测定法　精密量取供试品溶液与对照品溶液，分别注入液相色谱仪，记录色谱图。按外标法以峰面积计算。

【类别】　同硝酸异山梨酯。

【规格】　(1)5ml : 5mg　(2)10ml : 10mg

【贮藏】　遮光，密闭保存。

硝酸异山梨酯葡萄糖注射液

Xiaosuan Yishanlizhi Putaotang Zhusheye

Isosorbide Dinitrate and Glucose Injection

本品为硝酸异山梨酯与葡萄糖的灭菌水溶液。含硝酸异山梨酯($C_6H_8N_2O_8$)应为标示量的 90.0%～110.0%；含葡萄糖($C_6H_{12}O_6 \cdot H_2O$)应为标示量的 95.0%～105.0%。

【性状】　本品为无色的澄明液体。

【鉴别】　(1)取本品 5ml，缓缓滴入温热的碱性酒石酸铜试液，即生成氧化亚铜的红色沉淀。

(2)在硝酸异山梨酯含量测定项下记录的色谱图中，供试品溶液主峰的保留时间应与对照品溶液主峰的保留时间一致。

【检查】　**pH 值**　应为 3.5～5.5(通则 0631)。

有关物质　照高效液相色谱法(通则 0512)测定。

供试品溶液　取本品，即得。

对照溶液　取杂质Ⅰ对照品与单硝酸异山梨酯对照品，精密称定，加流动相溶解并定量稀释制成每 1ml 中各约含 50μg 的混合溶液，精密量取 1ml，置 100ml 量瓶中，精密加入供试品溶液 1ml，用流动相稀释至刻度，摇匀。

色谱条件、系统适用性要求与测定法　见硝酸异山梨酯有关物质项下。

限度　在供试品溶液色谱图中，扣除保留时间为 5 分钟前的色谱峰，如有与杂质Ⅰ峰与单硝酸异山梨酯峰保留时间一致的色谱峰，按外标法以峰面积计算，均不得过硝酸异山梨酯标示量的 0.5%；其他单个杂质峰面积不得大于对照溶液中硝酸异山梨酯峰面积的 0.5 倍(0.5%)，杂质总量不得过 1.0%。

5-羟甲基糠醛　照紫外-可见分光光度法(通则 0401)测定。

供试品溶液　精密量取本品适量(约相当于葡萄糖 1.0g)，置 100ml 量瓶中，用水稀释至刻度，摇匀。

测定法　取供试品溶液，在 284nm 的波长处测定吸光度。

限度　吸光度不得大于 0.32。

重金属　取本品适量(约相当于葡萄糖 3g)，置水浴上蒸发至约 20ml，放冷，加醋酸盐缓冲液(pH 3.5)2ml 与水适量使成 25ml，依法检查(通则 0821 第一法)，含重金属不得过葡萄糖标示量的百万分之五。

渗透压摩尔浓度　取本品，依法测定（通则 0632)，渗透压摩尔浓度应为 260～320mOsmol/kg。

细菌内毒素　取本品，依法检查(通则 1143)，每 1ml 中含内毒素的量应小于 0.50EU。

其他　应符合注射剂项下有关的各项规定(通则 0102)。

【含量测定】　**硝酸异山梨酯**　照高效液相色谱法(通则 0512)测定。

供试品溶液　取本品，即得。

对照品溶液　取硝酸异山梨酯对照品，精密称定，加水溶解并定量稀释制成每 1ml 中约含 0.1mg 的溶液。

色谱条件、系统适用性要求与测定法　见硝酸异山梨酯含量测定项下。

葡萄糖　取本品，在 25℃ 时，依法测定旋光度(通则 0621)，与 2.0852 相乘，即得供试品 100ml 中含有 $C_6H_{12}O_6 \cdot H_2O$ 的重量(g)。

【类别】　同硝酸异山梨酯。

【规格】　100ml : 硝酸异山梨酯 10mg 与葡萄糖 5g

【贮藏】　遮光，密闭，在阴凉处保存。

硝酸异山梨酯喷雾剂

Xiaosuan Yishanlizhi Penwuji

Isosorbide Dinitrate Spray

本品为定量非吸入型喷雾剂，前、中、后的每喷含硝酸异山梨酯($C_6H_8N_2O_8$)均应为标示量的 80.0%～120.0%。

【性状】　本品内容物为无色或几乎无色的澄清液体。

【鉴别】　(1)取本品适量(约相当于硝酸异山梨酯 10mg)置试管中，加硫酸 2ml，混匀，放冷，沿管壁缓缓加入硫酸亚铁溶液 3ml，使成两液层，接界面显棕色。

(2)在含量测定项下记录的色谱图中，供试品溶液主峰的保留时间应与对照品溶液主峰的保留时间一致。

【检查】　**有关物质**　照高效液相色谱法(通则 0512)测定。

供试品溶液　精密量取本品，用流动相定量稀释制成每 1ml 中约含硝酸异山梨酯 1mg 的溶液。

对照溶液　取杂质Ⅰ对照品与单硝酸异山梨酯对照品，精密称定，加流动相溶解并定量稀释制成每 1ml 中各约含 0.5mg 的混合溶液，精密量取 1ml，置 100ml 量瓶中，精密加入供试品溶液 1ml，用流动相稀释至刻度，摇匀。

色谱条件、系统适用性要求与测定法　见硝酸异山梨酯有关物质项下。

限度　在供试品溶液色谱图中，如有与杂质Ⅰ峰与单硝酸异山梨酯峰保留时间一致的色谱峰，按外标法以峰面积计算，均不得过硝酸异山梨酯标示量的0.5%；其他单个杂质峰的峰面积不得大于对照溶液中硝酸异山梨酯峰面积的0.5倍(0.5%)，杂质总量不得过1.0%。

每瓶总喷次　取本品，依法检查（通则0112)，应符合规定。

其他　应符合喷雾剂项下有关的各项规定(通则0112)。

【含量测定】　照高效液相色谱法(通则0512)测定。

供试品溶液　取本品1瓶，充分振摇，除去帽盖，照使用说明书操作，试喷5次，用乙醇洗净喷口，用适宜的管道连接喷口至100ml量瓶(量瓶内置一定量的流动相吸收供试品)中，喷射10次(注意每次喷射间隔5秒)，用适量流动相洗净连接管道，用流动相稀释至刻度，摇匀。

对照品溶液　取硝酸异山梨酯对照品，精密称定，加少量甲醇使溶解，用流动相定量稀释制成每1ml中约0.13mg的溶液。

色谱条件与系统适用性要求　见硝酸异山梨酯含量测定项下。

测定法　见硝酸异山梨酯含量测定项下。所得结果除以10，即为前10喷的每喷主药含量。按上述方法，再分别测定标示喷数的中(标示喷次中间值的±5喷之间)、后(标示喷次最末值的前10个喷次)各10喷的平均主药含量，即为中、后10喷的每喷主药含量。

【类别】　同硝酸异山梨酯。

【规格】　(1)10ml：96.2mg，每喷含硝酸异山梨酯1.25mg，每瓶77喷　(2)10ml：0.125g，每喷含硝酸异山梨酯0.625mg，每瓶200喷　(3)20ml：0.25g，每喷含硝酸异山梨酯1.4mg，每瓶180喷

【贮藏】　遮光，密闭，20℃保存。

硝酸异山梨酯缓释胶囊

Xiaosuan Yishanlizhi Huanshijiaonang

Isosorbide Dinitrate Sustained-release Capsules

本品含硝酸异山梨酯($C_6H_8N_2O_8$)应为标示量的93.0%～107.0%。

【性状】　本品内容物为白色至淡黄色小丸。

【鉴别】　在含量测定项下记录的色谱图中，供试品溶液主峰的保留时间应与对照品溶液主峰的保留时间一致。

【检查】　**含量均匀度**(20mg规格)　取本品1粒，内容物置200ml量瓶中，加流动相约140ml，超声约30分钟使硝酸异山梨酯溶解，放冷，用流动相稀释至刻度，摇匀，滤过，取续滤液，作为供试品溶液，照含量测定项下的方法测定，计算每粒的含量，应符合规定(通则0941)。

溶出度　照溶出度与释放度测定法(通则0931第二法)测定。

溶出条件　以水1000ml为溶出介质，转速为每分钟100转，依法操作，经0.5小时、2小时与8小时时分别取溶出液5ml，并即时补充相同温度、相同体积的溶出介质。

供试品溶液　分别取0.5小时、2小时与8小时时的溶出液，滤过，取续滤液。

对照品溶液　取硝酸异山梨酯对照品约20mg，精密称定，置50ml量瓶中，加甲醇5ml使溶解，用溶出介质稀释至刻度，摇匀。精密量取适量，用溶出介质定量稀释制成每1ml中约含20μg(20mg规格)或40μg(40mg规格)的溶液。

色谱条件与系统适用性要求　见含量测定项下。

测定法　见含量测定项下。计算出每粒在不同时间的溶出量。

限度　每粒在0.5小时、2小时和8小时时的溶出量应分别为标示量的30%以下、30%～65%和70%以上，均应符合规定。

其他　应符合胶囊剂项下有关的各项规定(通则0103)。

【含量测定】　照高效液相色谱法(通则0512)测定。

供试品溶液　本品20粒，精密称定，计算平均装量，取内容物(20mg规格)或取装量差异项下的内容物，研细，精密称取适量(约相当于硝酸异山梨酯25mg)，置50ml量瓶中，加甲醇适量使硝酸异山梨酯溶解，用流动相稀释至刻度，摇匀，滤过，精密量取续滤液5ml，置25ml量瓶中，用流动相稀释至刻度，摇匀。

对照品溶液、色谱条件、系统适用性要求与测定法　见硝酸异山梨酯含量测定项下。

【类别】　同硝酸异山梨酯。

【规格】　(1)20mg　(2)40mg

【贮藏】　遮光，密封保存。

注射用硝酸异山梨酯

Zhusheyong Xiaosuan Yishanlizhi

Isosorbide Dinitrate for Injection

本品为硝酸异山梨酯与适量赋形剂、助溶剂制成的无菌冻干品。含硝酸异山梨酯($C_6H_8N_2O_8$)应为标示量的90.0%～110.0%。

【性状】　本品为白色或类白色的疏松块状物或粉末。

【鉴别】　(1)取本品适量(约相当于硝酸异山梨酯10mg)，置试管中，加水1ml与硫酸2ml，混匀，溶解后放冷，沿管壁缓缓加硫酸亚铁试液3ml，使成两液层，接界面显棕色。

(2)取本品适量(约相当于硝酸异山梨酯2mg)，加临用新制的10%儿茶酚溶液3ml，摇匀，滴加硫酸6ml，随加随振摇，即显暗绿色。

(3)在含量测定项下记录的色谱图中，供试品溶液主峰的

保留时间应与对照品溶液主峰的保留时间一致。

【检查】 **酸碱度**　取本品，加水溶解并稀释制成每1ml中约含硝酸异山梨酯1.0mg的溶液，依法测定（通则0631），pH值应为5.5～7.5。

溶液的澄清度与颜色　取本品，加水溶解并稀释制成每1ml中约含硝酸异山梨酯1.0mg的溶液，溶液应澄清无色；如显色，与黄色1号标准比色液（通则0901第一法）比较，不得更深。

含量均匀度（除25mg外）　以含量测定项下测得的每瓶含量计算，应符合规定（通则0941）。

有关物质　照高效液相色谱法（通则0512）测定。

供试品溶液　取本品适量，精密称定，加流动相超声使硝酸异山梨酯溶解并定量稀释制成每1ml中约含硝酸异山梨酯1mg的溶液，滤过，取续滤液。

对照溶液　取杂质Ⅰ对照品与单硝酸异山梨酯对照品，精密称定，加流动相溶解并定量稀释制成每1ml中各约含0.5mg的混合溶液，精密量取1ml，置100ml量瓶中，精密加入供试品溶液1ml，用流动相稀释至刻度，摇匀。

色谱条件与系统适用性要求　见硝酸异山梨酯有关物质项下。

测定法　精密量取供试品溶液与对照溶液，分别注入液相色谱仪，记录色谱图至主成分峰保留时间的2倍。

限度　供试品溶液色谱图中如有与杂质Ⅰ峰和单硝酸异山梨酯峰保留时间一致的色谱峰，按外标法以峰面积计算，均不得过硝酸异山梨酯标示量的0.5%；其他单个杂质峰的峰面积不得大于对照溶液中硝酸异山梨酯峰面积的0.5倍（0.5%），杂质总量不得过1.0%。

水分　取本品，照水分测定法（通则0832第一法）测定，含水分不得过3.0%。

细菌内毒素　取本品，依法检查（通则1143），每1mg硝酸异山梨酯中含内毒素的量应小于15EU。

无菌　取本品，用0.1%无菌蛋白胨水溶液溶解，经薄膜过滤法处理，用0.1%无菌蛋白胨水溶液冲洗（每膜不少于100ml），以金黄色葡萄球菌为阳性对照菌，依法检查（通则1101），应符合规定。

其他　应符合注射剂项下有关的各项规定（通则0102）。

【含量测定】　照高效液相色谱法（通则0512）测定。

供试品溶液　取本品10瓶，分别加水溶解并定量稀释制成每1ml中约含硝酸异山梨酯0.1mg的溶液。

对照品溶液　取硝酸异山梨酯对照品约20mg，精密称定，置200ml量瓶中，加甲醇适量使溶解，用水稀释至刻度，摇匀。

系统适用性溶液　取硝酸异山梨酯对照品与单硝酸异山梨酯对照品适量，加甲醇适量使溶解，用水稀释制成每1ml含硝酸异山梨酯5μg、单硝酸异山梨酯0.1mg的混合溶液。

色谱条件　用十八烷基硅烷键合硅胶为填充剂；以甲醇-水（50∶50）为流动相；检测波长为230nm；进样体积20μl。

系统适用性要求　系统适用性溶液色谱图中，理论板数按硝酸异山梨酯峰计算不低于5000，单硝酸异山梨酯峰与硝酸异山梨酯峰之间的分离度应大于2.0。

测定法　精密量取供试品溶液与对照品溶液，分别注入液相色谱仪，记录色谱图。按外标法以峰面积计算每瓶的含量，并求得10瓶的平均含量。

【类别】　同硝酸异山梨酯。

【规格】　（1）2.5mg　（2）5mg　（3）10mg　（4）20mg　（5）25mg

【贮藏】　密闭，凉暗处保存。

硝酸咪康唑

Xiaosuan Mikangzuo

Miconazole Nitrate

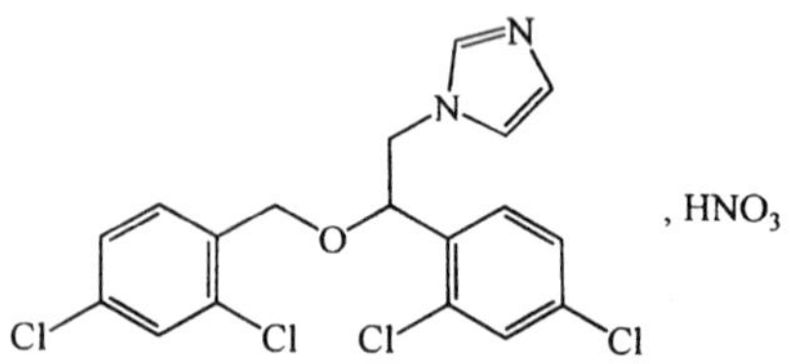

$C_{18}H_{14}Cl_4N_2O \cdot HNO_3$　479.15

本品为1-[2-(2,4-二氯苯基)-2-[(2,4-二氯苯基)甲氧基]乙基]-1*H*-咪唑的硝酸盐。按干燥品计算，含$C_{18}H_{14}Cl_4N_2O \cdot HNO_3$应为98.5%～101.5%。

【性状】　本品为白色或类白色的结晶或结晶性粉末；无臭或几乎无臭。

本品在甲醇中略溶，在乙醇中微溶，在水或乙醚中不溶。

熔点　本品的熔点（通则0612）应为178～184℃，熔融时同时分解。

【鉴别】　（1）取本品约3mg，加二苯胺试液1滴，应显深蓝色。

（2）取本品，加甲醇-0.1mol/L盐酸溶液（9∶1）制成每1ml中约含0.4mg的溶液，照紫外-可见分光光度法（通则0401）测定，在264nm、272nm与280nm的波长处有最大吸收。

（3）本品的红外光吸收图谱应与对照的图谱（光谱集474图）一致。

【检查】 **甲醇溶液的澄清度与颜色**　取本品0.10g，加甲醇10ml溶解，溶液应澄清无色。

有关物质　照高效液相色谱法（通则0512）测定。

供试品溶液　取本品适量，加甲醇溶解并稀释制成每1ml中含10mg的溶液。

对照溶液　精密量取供试品溶液1ml，置200ml量瓶中，用甲醇稀释至刻度，摇匀。

系统适用性溶液　取硝酸咪康唑与硝酸益康唑适量，加甲醇溶解并稀释制成每1ml中分别含50μg的混合溶液。

色谱条件　用十八烷基硅烷键合硅胶为填充剂；以甲醇-

乙腈-1.5%醋酸铵溶液(40∶40∶20)为流动相；检测波长为230nm；进样体积10μl。

系统适用性要求　系统适用性溶液色谱图中，咪康唑峰与益康唑峰间的分离度应大于10。

测定法　精密量取供试品溶液与对照溶液，分别注入液相色谱仪，记录色谱图至主成分峰保留时间的2倍。

限度　供试品溶液色谱图中如有杂质峰，单个杂质峰面积不得大于对照溶液主峰面积的0.5倍(0.25%)，各杂质峰面积的和不得大于对照溶液主峰面积(0.5%)，小于对照溶液主峰面积0.1倍的峰忽略不计。

干燥失重　取本品，在105℃干燥至恒重，减失重量不得过0.5%(通则0831)。

炽灼残渣　不得过0.2%(通则0841)。

【含量测定】　取本品约0.25g，精密称定，加冰醋酸-醋酐(1∶1)35ml，使溶解，照电位滴定法(通则0701)，用高氯酸滴定液(0.1mol/L)滴定，并将滴定的结果用空白试验校正。每1ml高氯酸滴定液(0.1mol/L)相当于47.92mg的$C_{18}H_{14}Cl_4N_2O \cdot HNO_3$。

【类别】　抗真菌药。

【贮藏】　遮光，密封保存。

【制剂】　(1)硝酸咪康唑阴道片　(2)硝酸咪康唑阴道软胶囊　(3)硝酸咪康唑阴道泡腾片　(4)硝酸咪康唑乳膏　(5)硝酸咪康唑栓　(6)硝酸咪康唑胶囊　(7)硝酸咪康唑搽剂　(8)咪康唑氯倍他索乳膏

硝酸咪康唑阴道片

Xiaosuan Mikangzuo Yindaopian

Miconazole Nitrate Vaginal Tablets

本品含硝酸咪康唑($C_{18}H_{14}Cl_4N_2O \cdot HNO_3$)应为标示量的90.0%～110.0%。

【性状】　本品为白色或类白色片。

【鉴别】　(1)照薄层色谱法(通则0502)试验。

供试品溶液　见有关物质项下。

对照品溶液　取硝酸咪康唑对照品适量，加甲醇溶解并稀释制成每1ml中约含10mg的溶液。

色谱条件　采用硅胶G薄层板，以正己烷-三氯甲烷-甲醇(54∶28∶18)为展开剂，另在展开缸中放一盛有浓氨溶液5ml的小烧杯。

测定法　吸取供试品溶液与对照品溶液各2μl，分别点于同一薄层板上，展开，晾干，置碘蒸气中显色。

结果判定　供试品溶液所显主斑点的位置和颜色应与对照品溶液的主斑点相同。

(2)在含量测定项下记录的色谱图中，供试品溶液主峰的保留时间应与对照品溶液主峰的保留时间一致。

(3)取含量测定项下的供试品溶液，照紫外-可见分光光度法(通则0401)测定，在264nm、272nm与280nm的波长处有最大吸收。

以上(1)、(2)两项可选做一项。

【检查】　**有关物质**　照高效液相色谱法(通则0512)测定。

供试品溶液　取本品细粉适量，加甲醇适量振摇使硝酸咪康唑溶解，用甲醇稀释制成每1ml中含硝酸咪康唑10mg的溶液，滤过，取续滤液。

对照溶液　精密量取供试品溶液1ml，置100ml量瓶中，用甲醇稀释至刻度，摇匀。

系统适用性溶液、色谱条件、系统适用性要求与测定法　见硝酸咪康唑有关物质项下。

限度　供试品溶液色谱图中如有杂质峰，单个杂质峰面积不得大于对照溶液主峰面积的0.5倍(0.5%)，各杂质峰面积的和不得大于对照溶液主峰面积的2倍(2.0%)，小于对照溶液主峰面积0.05倍的峰忽略不计。

其他　应符合片剂项下有关的各项规定(通则0101)。

【含量测定】　照高效液相色谱法(通则0512)测定。

供试品溶液　取本品20片，精密称定，研细，精密称取适量(约相当于硝酸咪康唑0.1g)，置100ml量瓶中，加甲醇适量，振摇使硝酸咪康唑溶解，用甲醇稀释至刻度，摇匀，滤过，精密量取续滤液5ml，置10ml量瓶中，用甲醇稀释至刻度，摇匀。

对照品溶液　取硝酸咪康唑对照品适量，精密称定，加甲醇溶解并定量稀释制成每1ml中约含0.5mg的溶液。

系统适用性溶液　见有关物质项下。

色谱条件　见有关物质项下。系统适用性溶液进样体积10μl，其他溶液进样体积20μl。

系统适用性要求　见有关物质项下。理论板数按咪康唑峰计算不低于7000。

测定法　精密量取供试品溶液与对照品溶液，分别注入液相色谱仪，记录色谱图。按外标法以峰面积计算。

【类别】　同硝酸咪康唑。

【规格】　0.1g

【贮藏】　密封，室温保存。

硝酸咪康唑阴道软胶囊

Xiaosuan Mikangzuo Yindao Ruanjiaonang

Miconazole Nitrate Vaginal Soft Capsules

本品含硝酸咪康唑($C_{18}H_{14}Cl_4N_2O \cdot HNO_3$)应为标示量的90.0%～110.0%。

【鉴别】　(1)照薄层色谱法(通则0502)试验。

供试品溶液　见有关物质项下。

对照品溶液 取硝酸咪康唑对照品适量，加甲醇溶解并稀释制成每 1ml 中约含 5mg 的溶液。

色谱条件 采用硅胶 G 薄层板，以正己烷-三氯甲烷-甲醇(54∶28∶18)为展开剂，另在展开缸中放一盛有浓氨溶液 5ml 的小烧杯。

测定法 吸取供试品溶液与对照品溶液各 2μl，分别点于同一薄层板上，展开，晾干，置碘蒸气中显色。

结果判定 供试品溶液所显主斑点的位置和颜色应与对照品溶液的主斑点相同。

(2)在含量测定项下记录的色谱图中，供试品溶液主峰的保留时间应与对照品溶液主峰的保留时间一致。

(3)取含量测定项下的供试品溶液，照紫外-可见分光光度法(通则 0401)测定，在 264nm、272nm 与 280nm 的波长处有最大吸收。

以上(1)、(2)两项可选做一项。

【检查】 **有关物质** 照高效液相色谱法(通则 0512)测定。

溶剂 甲醇-三氯甲烷(1∶1)。

供试品溶液 取装量差异项下的内容物，混合均匀，精密称取适量(约相当于硝酸咪康唑 0.5g)，置 100ml 量瓶中，加溶剂适量，温水浴加热并时时振摇使油层澄清，放冷，用溶剂稀释至刻度，摇匀，冷冻 1 小时，迅速滤过，取续滤液放至室温。

对照溶液 精密量取供试品溶液 1ml，置 200ml 量瓶中，用溶剂稀释至刻度，摇匀。

系统适用性溶液、色谱条件、系统适用性要求与测定法 见硝酸咪康唑有关物质项下。

限度 供试品溶液色谱图中如有杂质峰，单个杂质峰面积不得大于对照溶液主峰面积的 0.5 倍(0.25%)，各杂质峰面积的和不得大于对照溶液主峰面积的 2 倍(1.0%)，小于对照溶液主峰面积 0.1 倍的峰忽略不计。

融变时限 照融变时限检查法(通则 0922)中栓剂项下的规定检查，应符合规定。

微生物限度 取本品，照非无菌产品微生物限度检查：微生物计数法(通则 1105)和控制菌检查法(通则 1106)及非无菌药品微生物限度标准(通则 1107)检查，应符合规定。

其他 应符合胶囊剂项下有关的各项规定(通则 0103)。

【含量测定】 照高效液相色谱法(通则 0512)测定。

供试品溶液 精密量取有关物质项下的供试品溶液 5ml，置 50ml 量瓶中，用溶剂稀释至刻度，摇匀。

对照品溶液 取硝酸咪康唑对照品适量，精密称定，加溶剂溶解并定量稀释制成每 1ml 中约含 0.5mg 的溶液。

色谱条件 见有关物质项下。系统适用性溶液进样体积 10μl，其他溶液进样体积 20μl。

溶剂、系统适用性溶液与系统适用性要求 见有关物质项下。

测定法 精密量取供试品溶液与对照品溶液，分别注入液相色谱仪，记录色谱图。按外标法以峰面积计算。

【类别】 同硝酸咪康唑。

【规格】 0.4g

【贮藏】 遮光，密闭，在干燥处保存。

硝酸咪康唑阴道泡腾片

Xiaosuan Mikangzuo Yindao Paotengpian

Miconazole Nitrate Vaginal Effervescent Tablets

本品含硝酸咪康唑($C_{18}H_{14}Cl_4N_2O \cdot HNO_3$)应为标示量的 90.0%～110.0%。

【性状】 本品为白色或类白色片。

【鉴别】 (1)照薄层色谱法(通则 0502)试验。

供试品溶液 见有关物质项下。

对照品溶液 取硝酸咪康唑对照品适量，加甲醇溶解并稀释制成每 1ml 中约含 10mg 的溶液。

色谱条件 采用硅胶 G 薄层板，以正己烷-三氯甲烷-甲醇(54∶28∶18)为展开剂，另在展开缸中放一盛有浓氨溶液 5ml 的小烧杯。

测定法 吸取供试品溶液与对照品溶液各 2μl，分别点于同一薄层板上，展开，晾干，置碘蒸气中显色。

结果判定 供试品溶液所显主斑点的位置和颜色应与对照品溶液的主斑点相同。

(2)在含量测定项下记录的色谱图中，供试品溶液主峰的保留时间应与对照品溶液主峰的保留时间一致。

(3)取含量测定项下的供试品溶液，照紫外-可见分光光度法(通则 0401)测定，在 264nm、272nm 与 280nm 的波长处有最大吸收。

以上(1)、(2)两项可选做一项。

【检查】 **有关物质** 照高效液相色谱法(通则 0512)测定。

供试品溶液 取本品细粉适量，加甲醇适量振摇使硝酸咪康唑溶解，并用甲醇稀释制成每 1ml 中含硝酸咪康唑 10mg 的溶液，滤过，取续滤液。

对照溶液 精密量取供试品溶液 1ml，置 100ml 量瓶中，用甲醇稀释至刻度，摇匀。

系统适用性溶液、色谱条件、系统适用性要求与测定法 见硝酸咪康唑有关物质项下。

限度 供试品溶液色谱图中如有杂质峰，单个杂质峰面积不得大于对照溶液主峰面积的 0.5 倍(0.5%)，各杂质峰面积的和不得大于对照溶液主峰面积的 2 倍(2.0%)，小于对照溶液主峰面积 0.05 倍的峰忽略不计。

其他 除崩解时限不检查外，应符合片剂项下有关的各项规定(通则 0101)。

【含量测定】 照高效液相色谱法(通则 0512)测定。

供试品溶液　取本品 20 片，精密称定，研细，精密称取适量（约相当于硝酸咪康唑 0.1g），置 100ml 量瓶中，加甲醇适量，振摇使硝酸咪康唑溶解，用甲醇稀释至刻度，摇匀，滤过，精密量取续滤液 5ml，置 10ml 量瓶中，用甲醇稀释至刻度，摇匀。

对照品溶液　取硝酸咪康唑对照品适量，精密称定，加甲醇溶解并定量稀释制成每 1ml 中约含 0.5mg 的溶液。

色谱条件　见有关物质项下。系统适用性溶液进样体积 10μl，其他溶液进样体积 20μl。

系统适用性溶液与系统适用性要求　见有关物质项下。

测定法　精密量取供试品溶液与对照品溶液，分别注入液相色谱仪，记录色谱图。按外标法以峰面积计算。

【类别】　同硝酸咪康唑。

【规格】　0.2g

【贮藏】　遮光，密闭保存。

硝酸咪康唑乳膏

Xiaosuan Mikangzuo Rugao

Miconazole Nitrate Cream

本品含硝酸咪康唑（$C_{18}H_{14}Cl_4N_2O \cdot HNO_3$）应为标示量的 90.0%～110.0%。

【性状】　本品为白色或类白色乳膏。

【鉴别】　(1)照薄层色谱法（通则 0502）试验。

供试品溶液　取本品适量（约相当于硝酸咪康唑 10mg），加无水乙醇 10ml，置热水浴中加热，使硝酸咪康唑溶解，冷却、离心，取上清液。

对照品溶液　取硝酸咪康唑对照品 10mg，加无水乙醇 10ml，使溶解。

色谱条件　采用硅胶 G 薄层板，以正己烷-三氯甲烷-甲醇（54∶28∶18）为展开剂，另在展开缸中放一盛有浓氨溶液 5ml 的小烧杯。

测定法　吸取供试品溶液与对照品溶液各 10μl，分别点于同一薄层板上，展开，晾干，置碘蒸气中显色。

结果判定　供试品溶液所显主斑点的位置和颜色应与对照品溶液的主斑点相同。

(2)在含量测定项下记录的色谱图中，供试品溶液主峰的保留时间应与对照品溶液主峰的保留时间一致。

以上(1)、(2)两项可选做一项。

【检查】　应符合乳膏剂项下有关的各项规定（通则 0109）。

【含量测定】　照高效液相色谱法（通则 0512）测定。

溶剂　甲醇-三氯甲烷（1∶1）。

供试品溶液　取本品约 2.5g，精密称定，置 50ml 量瓶中，加溶剂约 25ml，温水浴并时时振摇使硝酸咪康唑溶解后，放冷，用溶剂稀释至刻度，摇匀，冷冻 1 小时，迅速滤过，取续滤液放至室温。

对照品溶液　取硝酸咪康唑对照品 50mg，精密称定，置 50ml 量瓶中，加溶剂溶解并稀释至刻度，摇匀。

系统适用性溶液　取硝酸咪康唑与硝酸益康唑适量，加甲醇溶解并稀释制成每 1ml 中分别含 50μg 的混合溶液。

色谱条件　用十八烷基硅烷键合硅胶为填充剂；以甲醇-乙腈-1.5%醋酸铵溶液（40∶40∶20）为流动相；检测波长为 230nm；进样体积 10μl。

系统适用性要求　系统适用性溶液色谱图中，咪康唑峰与益康唑峰之间的分离度应大于 10。

测定法　精密量取供试品溶液与对照品溶液，分别注入液相色谱仪，记录色谱图。按外标法以峰面积计算。

【类别】　同硝酸咪康唑。

【规格】　2%

【贮藏】　密封保存。

硝酸咪康唑栓

Xiaosuan Mikangzuo Shuan

Miconazole Nitrate Suppositories

本品含硝酸咪康唑（$C_{18}H_{14}Cl_4N_2O \cdot HNO_3$）应为标示量的 90.0%～110.0%。

【性状】　本品为脂肪性基质制成的白色栓。

【鉴别】　(1)照薄层色谱法（通则 0502）试验。

供试品溶液　取本品适量（约相当于硝酸咪康唑 0.2g），置 100ml 离心管中，加正己烷 25ml，在水浴上加热至完全溶解，摇匀，以每分钟 2500 转离心 5 分钟，弃去上清液，加正己烷 25ml，再次离心分离，弃去上清液，加甲醇 20ml 溶解。

对照品溶液　取硝酸咪康唑对照品适量，加甲醇制成每 1ml 中约含 10mg 的溶液。

色谱条件　采用硅胶 G 薄层板，以正己烷-三氯甲烷-甲醇-浓氨溶液（60∶30∶10∶1）为展开剂。

测定法　吸取供试品溶液与对照品溶液各 1μl，分别点于同一薄层板上，展开后，晾干，在碘蒸气中显色。

结果判定　供试品溶液所显主斑点的位置和颜色应与对照品溶液的主斑点相同。

(2)在含量测定项下记录的色谱图中，供试品溶液主峰的保留时间应与对照品溶液主峰的保留时间一致。

以上(1)、(2)两项可选做一项。

【检查】　**有关物质**　照高效液相色谱法（通则 0512）测定。

溶剂　甲醇-三氯甲烷（1∶1）。

供试品溶液　取本品 20 粒，精密称定，微温使熔化，混合均匀，冷凝后精密称取适量（约相当于硝酸咪康唑 0.5g），置

100ml 量瓶中，加溶剂适量，温水浴并时时振摇使油层澄清，放冷，用溶剂稀释至刻度，摇匀，冷冻 3 小时，迅速滤过，取续滤液放至室温。

对照溶液　精密量取供试品溶液适量，用溶剂定量稀释制成每 1ml 中约含硝酸咪康唑 50μg 的溶液。

系统适用性溶液、色谱条件、系统适用性要求与测定法　见硝酸咪康唑有关物质项下。

限度　供试品溶液色谱图中如有杂质峰，单个杂质峰面积不得大于对照溶液主峰面积的 0.25 倍(0.25%)，各杂质峰面积的和不得大于对照溶液主峰面积(1.0%)，小于对照溶液主峰面积 0.05 倍的峰忽略不计。

其他　应符合栓剂项下有关的各项规定(通则 0107)。

【含量测定】　照高效液相色谱法(通则 0512)测定。

供试品溶液　精密量取有关物质项下供试品溶液 5ml，置 50ml 量瓶中，用溶剂稀释至刻度，摇匀。

对照品溶液　取硝酸咪康唑对照品适量，精密称定，加溶剂溶解并定量稀释制成每 1ml 中约含 0.5mg 的溶液。

色谱条件　见有关物质项下。系统适用性溶液进样体积 10μl，其他溶液进样体积 20μl。

溶剂、系统适用性溶液与系统适用性要求　见有关物质项下。

测定法　精密量取供试品溶液与对照品溶液，分别注入液相色谱仪，记录色谱图。按外标法以峰面积计算。

【类别】　同硝酸咪康唑。

【规格】　(1)100mg　(2)200mg

【贮藏】　遮光，密闭，在 30℃以下保存。

硝酸咪康唑胶囊

Xiaosuan Mikangzuo Jiaonang

Miconazole Nitrate Capsules

本品含硝酸咪康唑($C_{18}H_{14}Cl_4N_2O \cdot HNO_3$)应为标示量的 90.0%～110.0%。

【性状】　本品的内容物为白色或类白色的结晶性粉末；无臭或几乎无臭。

【鉴别】　(1)取本品少量，加二苯胺溶液(取二苯胺 0.1g，加硫酸 10ml 和水 2ml 的冷混合液溶解，即得)1 滴，应显深蓝色。

(2)在含量测定项下记录的色谱图中，供试品溶液主峰的保留时间应与对照品溶液主峰的保留时间一致。

(3)取本品，加甲醇-0.1mol/L 盐酸溶液(9∶1)溶解并稀释制成每 1ml 中含硝酸咪康唑 0.4mg 的溶液，照紫外-可见分光光度法(通则0401)测定，在 264nm、272nm 与 280nm 的波长处有最大吸收，其吸光度分别约为 0.40、0.54 与 0.44。

【检查】　有关物质　照高效液相色谱法(通则 0512)测定。

供试品溶液　取本品内容物适量，加甲醇适量，超声使硝酸咪康唑溶解，并稀释制成每 1ml 中含硝酸咪康唑 10mg 的溶液，滤过，取续滤液。

对照溶液　精密量取供试品溶液 1ml，置 200ml 量瓶中，用甲醇稀释至刻度，摇匀。

系统适用性溶液、色谱条件、系统适用性要求与测定法　见硝酸咪康唑有关物质项下。

限度　供试品溶液色谱图中如有杂质峰，单个杂质峰面积不得大于对照溶液主峰面积的 0.5 倍(0.25%)，各杂质峰面积的和不得大于对照溶液主峰面积的 2 倍(1.0%)，小于对照溶液主峰面积 0.1 倍的峰忽略不计。

其他　应符合胶囊剂项下有关的各项规定(通则0103)。

【含量测定】　照高效液相色谱法(通则 0512)测定。

供试品溶液　取装量差异项下的内容物，混合均匀，精密称取适量(约相当于硝酸咪康唑 0.25g)，置 100ml 量瓶中，加甲醇适量振摇使硝酸咪康唑溶解并稀释至刻度，摇匀，滤过，精密量取续滤液 2ml，置 10ml 量瓶中，用甲醇稀释至刻度，摇匀。

对照品溶液　取硝酸咪康唑对照品适量，精密称定，加甲醇溶解并定量稀释制成每 1ml 中约含 0.5mg 的溶液。

色谱条件　见有关物质项下。系统适用性溶液进样体积 10μl，其他溶液进样体积 20μl。

系统适用性溶液与系统适用性要求　见有关物质项下。

测定法　精密量取供试品溶液与对照品溶液，分别注入液相色谱仪，记录色谱图。按外标法以峰面积计算。

【类别】　同硝酸咪康唑。

【规格】　0.25g

【贮藏】　遮光，密封保存。

硝酸咪康唑搽剂

Xiaosuan Mikangzuo Chaji

Miconazole Nitrate Liniment

本品含硝酸咪康唑($C_{18}H_{14}Cl_4N_2O \cdot HNO_3$)应为标示量的 90.0%～110.0%。

【性状】　本品为无色至微黄色的澄清液体。

【鉴别】　在含量测定项下记录的色谱图中，供试品溶液主峰的保留时间应与对照品溶液主峰的保留时间一致。

【检查】　应符合搽剂项下有关的各项规定(通则0117)。

【含量测定】　照高效液相色谱法(通则 0512)测定。

供试品溶液　精密量取本品 2ml(约相当于硝酸咪康唑 40mg)，置 100ml 量瓶中，用甲醇稀释至刻度，摇匀。

对照品溶液　取硝酸咪康唑对照品适量，精密称定，加甲醇溶解并定量稀释制成每 1ml 中约含 0.4mg 的溶液。

系统适用性溶液　取硝酸咪康唑与硝酸益康唑适量，加甲醇溶解并稀释制成每 1ml 中分别含 0.05mg 的混合溶液。

色谱条件　用十八烷基硅烷键合硅胶为填充剂；以甲醇-乙腈-1.5%醋酸铵溶液（40：40：20）为流动相；检测波长为 230nm；系统适用性溶液进样体积 10μl，其他溶液进样体积 20μl。

系统适用性要求　系统适用性溶液色谱图中，咪康唑峰与益康唑峰间的分离度应大于 10。

测定法　精密量取供试品溶液与对照品溶液，分别注入液相色谱仪，记录色谱图。按外标法以峰面积计算。

【类别】　同硝酸咪康唑。

【规格】　2%

【贮藏】　遮光，密封保存。

硝酸益康唑

Xiaosuan Yikangzuo

Econazole Nitrate

$C_{18}H_{15}Cl_3N_2O \cdot HNO_3$　444.70

本品为（±）-1-[2,4-二氯-β-(4-氯苄氧基)苯乙基]咪唑硝酸盐。按干燥品计算，含 $C_{18}H_{15}Cl_3N_2O \cdot HNO_3$ 不得少于 98.5%。

【性状】　本品为白色至微黄色的结晶或结晶性粉末；无臭。

本品在甲醇中易溶，在水中极微溶解。

熔点　本品的熔点（通则0612）为 163～167℃，熔融时同时分解。

【鉴别】　(1)取本品约 3mg，加硫酸 2 滴与二苯胺试液 1 滴，应显深蓝色。

(2)取本品，加 0.1mol/L 盐酸溶液-甲醇（1：9）溶解并稀释制成每 1ml 中约含 0.4mg 的溶液，照紫外-可见分光光度法（通则0401）测定，在 265nm、272nm 与 280nm 的波长处有最大吸收。

(3)本品的红外光吸收图谱应与对照的图谱（光谱集 475 图）一致。

【检查】　**酸度**　取本品 1.0g，加水 50ml，在 70℃水浴中加热 5 分钟，立即放冷，滤过，滤液依法测定（通则0631），pH 值应为 3.0～4.5。

有关物质　照高效液相色谱法（通则 0512）测定。

供试品溶液　取本品，加甲醇溶解并稀释制成每 1ml 中约含 10mg 的溶液。

对照溶液　精密量取供试品溶液适量，用甲醇定量稀释制成每 1ml 中约含 20μg 的溶液。

系统适用性溶液　取硝酸益康唑与硝酸咪康唑，加甲醇溶解并稀释制成每 1ml 中各含 50μg 的混合溶液。

色谱条件　用十八烷基硅烷键合硅胶为填充剂；以甲醇-0.077%醋酸铵溶液（20：80）为流动相 A，甲醇-乙腈（40：60）为流动相 B，按下表进行梯度洗脱；检测波长为 225nm；柱温为 35℃；进样体积 10μl。

时间（分钟）	流动相 A(%)	流动相 B(%)
0	60	40
25	10	90
27	10	90
28	60	40
33	60	40

系统适用性要求　系统适用性溶液色谱图中，益康唑峰的保留时间约为 15 分钟，益康唑峰与咪康唑峰间的分离度应大于 8.0。

测定法　精密量取供试品溶液与对照溶液，分别注入液相色谱仪，记录色谱图。

限度　供试品溶液色谱图中如有杂质峰，单个杂质峰面积不得大于对照溶液主峰面积（0.2%），各杂质峰面积的和不得大于对照溶液主峰面积的 2.5 倍（0.5%）。

干燥失重　取本品，在 105℃干燥至恒重，减失重量不得过 0.5%（通则0831）。

炽灼残渣　取本品 1.0g，依法检查（通则0841），遗留残渣不得过 0.1%。

重金属　取炽灼残渣项下遗留的残渣，依法检查（通则0821 第二法），含重金属不得过百万分之二十。

【含量测定】　取本品约 0.3g，精密称定，加冰醋酸 30ml 使溶解，照电位滴定法（通则 0701），用高氯酸滴定液（0.1mol/L）滴定，并将滴定的结果用空白试验校正。每 1ml 高氯酸滴定液（0.1mol/L）相当于 44.47mg 的 $C_{18}H_{15}Cl_3N_2O \cdot HNO_3$。

【类别】　抗真菌药。

【贮藏】　密封保存。

【制剂】　(1)硝酸益康唑阴道膨胀栓　(2)硝酸益康唑乳膏　(3)硝酸益康唑栓　(4)硝酸益康唑喷雾剂　(5)硝酸益康唑溶液　(6)曲安奈德益康唑乳膏

硝酸益康唑阴道膨胀栓

Xiaosuan Yikangzuo Yindao Pengzhangshuan

Econazole Nitrate Vaginal Swelling Suppositories

本品含硝酸益康唑（$C_{18}H_{15}Cl_3N_2O \cdot HNO_3$）应为标示量的 90.0%～110.0%。

【性状】　本品为乳白色至微黄色的栓，内含膨胀棉条。

【鉴别】 (1)照薄层色谱法(通则 0502)试验。

供试品溶液　取本品(除去棉条)适量(约相当于硝酸益康唑 0.2g),加环已烷 15ml,置水浴上微温使基质溶解,放冷后,倾去环己烷,残渣再用环己烷 10ml 洗涤二次,弃去洗液,置水浴上加热至残余的环己烷挥尽,取残渣 0.1g,加甲醇 5ml 使硝酸益康唑溶解。

对照品溶液　取硝酸益康唑对照品 0.1g,加甲醇 5ml 使溶解。

色谱条件　采用硅胶 G 薄层板,以异丙醚为展开剂,并在展开缸中放入装有浓氨溶液的小烧杯,使氨蒸气在缸内饱和。

测定法　吸取供试品溶液与对照品溶液各 5μl,分别点于同一薄层板上,展开,晾干,置碘蒸气中显色。

结果判定　供试品溶液所显主斑点的位置和颜色应与对照品溶液的主斑点相同。

(2)取鉴别(1)项下的残渣,照硝酸益康唑项下的鉴别(1)、(2)项试验,显相同的结果。

(3)在含量测定项下记录的色谱图中,供试品溶液主峰的保留时间应与对照品溶液主峰的保留时间一致。

以上(1)、(3)两项可选做一项。

【检查】 **重量差异**　取本品 10 粒,分别精密称定重量后,轻刮下含药基质(不得损失棉条),将棉条置于 60～70℃的 300ml 乙醇中,并在 80kHz 频率超声清洗 5 分钟,使棉条表面残余的基质溶解脱除,取出棉条用力挤干,再用滤纸吸 3 遍,于 105℃干燥 2 小时,取出,室温放置 1 小时后,分别精密称定棉条重量,求出每粒含药基质重量与平均含药基质重量。每粒含药基质重量与平均含药基质重量比较,超出平均含药基质重量±10%的不得多于 2 粒,并不得有 1 粒超出限度 1 倍。

其他　应符合栓剂项下有关的各项规定(通则 0107)。

【含量测定】 照高效液相色谱法(通则 0512)测定。

磷酸盐缓冲液　取磷酸二氢钾与磷酸氢二钾各 2.5g,加水溶解并稀释至 1000ml。

供试品溶液　取本品重量差异项下的含药基质,切碎使混合均匀,精密称取适量(约相当于硝酸益康唑 20mg),置 200ml 量瓶中,置温水浴中使熔融,加甲醇 150ml,置温水浴中并振摇使硝酸益康唑溶解,放冷,用碳酸盐缓冲液稀释至刻度,摇匀,滤过,取续滤液。

对照品溶液　取硝酸益康唑对照品 10mg,精密称定,置 100ml 量瓶中,加甲醇 75ml 使溶解,用磷酸盐缓冲液稀释至刻度,摇匀。

系统适用性溶液　取硝酸益康唑与硝酸咪康唑适量,加甲醇溶解并稀释制成每 1ml 中各含 0.1mg 的混合溶液。

色谱条件　用十八烷基硅烷键合硅胶为填充剂;以磷酸盐缓冲液-甲醇(10∶30)为流动相;检测波长为 232nm;进样体积 20μl。

系统适用性要求　系统适用性溶液色谱图中,益康唑峰与咪康唑峰的分离度应符合要求。

测定法　精密量取供试品溶液与对照品溶液,分别注入液相色谱仪,记录色谱图。按外标法以峰面积计算。

【类别】 同硝酸益康唑。

【规格】 150mg

【贮藏】 密闭,在阴凉处保存。

硝酸益康唑乳膏

Xiaosuan Yikangzuo Rugao

Econazole Nitrate Cream

本品含硝酸益康唑($C_{18}H_{15}Cl_3N_2O \cdot HNO_3$)应为标示量的 90.0%～110.0%。

【性状】 本品为乳白色乳膏。

【鉴别】 (1)照薄层色谱法(通则 0502)试验。

供试品溶液　取本品约 2g,加甲醇 20ml,在水浴上加热使融化,搅拌,置冰浴中冷却,滤过,滤液蒸干,残渣加甲醇 2ml 溶解。

对照品溶液　取硝酸益康唑对照品 20mg,加甲醇 2ml 溶解。

色谱条件　采用硅胶 G 薄层板,以异丙醚为展开剂,并在展开缸中放入装有浓氨溶液的小烧杯使氨蒸气在缸内饱和。

测定法　吸取供试品溶液与对照品溶液各 5μl,分别点于同一薄层板上,展开,晾干,置碘蒸气中显色。

结果判定　供试品溶液所显主斑点的位置和颜色应与对照品溶液的主斑点相同。

(2)在含量测定项下记录的色谱图中,供试品溶液主峰的保留时间应与对照品溶液主峰的保留时间一致。

以上(1)、(2)两项可选做一项。

【检查】 应符合乳膏剂项下有关的各项规定(通则 0109)。

【含量测定】 照高效液相色谱法(通则 0512)测定。

磷酸盐缓冲液　取磷酸二氢钾与磷酸氢二钾各 2.5g,加水溶解并稀释至 1000ml。

供试品溶液　取本品约 1g(相当于硝酸益康唑 10mg),精密称定,置 100ml 量瓶中,加甲醇 70ml,置温水浴中加热,振摇使硝酸益康唑溶解,冷却,用磷酸盐缓冲液稀释至刻度,摇匀,滤过,取续滤液。

对照品溶液　取硝酸益康唑对照品约 10mg,精密称定,置 100ml 量瓶中,加甲醇 70ml 使溶解,用磷酸盐缓冲液稀释至刻度,摇匀。

系统适用性溶液　取硝酸益康唑与硝酸咪康唑适量,加甲醇溶解并稀释制成每 1ml 中各含 0.1mg 的混合溶液。

色谱条件　用十八烷基硅烷键合硅胶为填充剂;以磷酸盐缓冲液-甲醇(10∶30)为流动相;检测波长为 232nm;进样体积 20μl。

系统适用性要求　系统适用性溶液色谱图中，益康唑峰与咪康唑峰间的分离度应符合要求。

测定法　精密量取供试品溶液与对照品溶液，分别注入液相色谱仪，记录色谱图。按外标法以峰面积计算。

【类别】　同硝酸益康唑。

【规格】　10g : 0.1g

【贮藏】　密封，在阴凉处保存。

硝酸益康唑栓

Xiaosuan Yikangzuo Shuan

Econazole Nitrate Suppositories

本品含硝酸益康唑($C_{18}H_{15}Cl_3N_2O \cdot HNO_3$)应为标示量的 90.0%～110.0%。

【性状】　本品为乳白色至微黄色的栓。

【鉴别】　(1)照薄层色谱法(通则 0502)试验。

供试品溶液　取本品适量(约相当于硝酸益康唑 0.2g)，加环己烷 15ml，置水浴上微温使基质溶解，放冷后，倾去环己烷，残渣再用环己烷 10ml 洗涤二次，弃去洗液，置水浴上加热至残余的环己烷挥尽，取残渣 0.1g，加甲醇 5ml 使硝酸益康唑溶解。

对照品溶液　取硝酸益康唑对照品 0.1g，加甲醇 5ml 使溶解。

色谱条件　采用硅胶 G 薄层板，以异丙醚为展开剂，并在展开缸中放入装有浓氨溶液的小烧杯，使氨蒸气在缸内饱和。

测定法　吸取供试品溶液与对照品溶液各 5μl，分别点于同一薄层板上，展开，晾干，置碘蒸气中显色。

结果判定　供试品溶液所显主斑点的位置和颜色应与对照品溶液的主斑点相同。

(2)取鉴别(1)项下的残渣，照硝酸益康唑项下的鉴别(1)、(2)项试验，显相同的结果。

(3)在含量测定项下记录的色谱图中，供试品溶液主峰的保留时间应与对照品溶液主峰的保留时间一致。

以上(1)、(3)两项可选做一项。

【检查】　应符合栓剂项下有关的各项规定(通则 0107)。

【含量测定】　照高效液相色谱法(通则 0512)测定。

磷酸盐缓冲液　取磷酸二氢钾与磷酸氢二钾各 2.5g，加水溶解并稀释至 1000ml。

供试品溶液　取本品 10 粒，精密称定，切碎使混合均匀，精密称取适量(约相当于硝酸益康唑 20mg)，置 200ml 量瓶中，置温水浴中微温使熔融，加甲醇 150ml，置温水浴中加热并振摇使硝酸益康唑溶解，放冷，用磷酸盐缓冲液稀释至刻度，摇匀，滤过，取续滤液。

对照品溶液　取硝酸益康唑对照品 10mg，精密称定，置 100ml 量瓶中，加甲醇 75ml 使溶解，用磷酸盐缓冲液稀释至刻度，摇匀。

系统适用性溶液　取硝酸益康唑与硝酸咪康唑适量，加甲醇溶解并稀释制成每 1ml 中各含 0.1mg 的混合溶液。

色谱条件　用十八烷基硅烷键合硅胶为填充剂；以磷酸盐缓冲液-甲醇(10 : 30)为流动相；检测波长为 232nm；进样体积 20μl。

系统适用性要求　系统适用性溶液色谱图中，益康唑峰与咪康唑峰间的分离度应符合要求。

测定法　精密量取供试品溶液与对照品溶液，分别注入液相色谱仪，记录色谱图。按外标法以峰面积计算。

【类别】　同硝酸益康唑。

【规格】　(1)50mg　(2)150mg

【贮藏】　密闭，在阴凉处保存。

硝酸益康唑喷雾剂

Xiaosuan Yikangzuo Penwuji

Econazole Nitrate Spray

本品为多剂量、非定量外用喷雾剂，含硝酸益康唑($C_{18}H_{15}Cl_3N_2O \cdot HNO_3$)应为标示量的 90.0%～110.0%。

【性状】　本品为无色至微黄色的澄清液体，有芳香气味。

【鉴别】　(1)取本品 2ml，置试管中，沿管壁加二苯胺试液 1ml，两液层界面显蓝色。

(2)在含量测定项下记录的色谱图中，供试品溶液主峰的保留时间应与对照品溶液主峰的保留时间一致。

(3)取本品，加 0.1mol/L 盐酸溶液-甲醇(1 : 9)稀释制成每 1ml 中约含硝酸益康唑 0.4mg 的溶液，照紫外-可见分光光度法(通则0401)测定，在 265nm、272nm 与 280nm 的波长处有最大吸收。

【检查】　应符合喷雾剂项下有关的各项规定(通则 0112)。

【含量测定】　照高效液相色谱法(通则 0512)测定。

磷酸盐缓冲液　取磷酸二氢钾与磷酸氢二钾各 2.5g，加水溶解并稀释至 1000ml。

供试品溶液　精密量取本品 2ml(相当于硝酸益康唑 20mg)，置 200ml 量瓶中，加甲醇 150ml，摇匀，用磷酸盐缓冲液稀释至刻度，摇匀。

对照品溶液　取硝酸益康唑对照品 10mg，精密称定，置 100ml 量瓶中，加甲醇 75ml 使溶解，用磷酸盐缓冲液稀释至刻度，摇匀。

系统适用性溶液　取硝酸益康唑与硝酸咪康唑适量，加甲醇溶解并稀释制成每 1ml 中各含 0.1mg 的混合溶液。

色谱条件　用十八烷基硅烷键合硅胶为填充剂；以磷酸盐缓冲液-甲醇(10 : 30)为流动相；检测波长为 232nm；进样

体积 20μl。

系统适用性要求　系统适用性溶液色谱图中，益康唑峰与咪康唑峰间的分离度应符合要求。

测定法　精密量取供试品溶液与对照品溶液，分别注入液相色谱仪，记录色谱图。按外标法以峰面积计算。

【类别】 同硝酸益康唑。

【规格】 1%

【贮藏】 密闭保存。

硝酸益康唑溶液

Xiaosuan Yikangzuo Rongye

Econazole Nitrate Solution

本品含硝酸益康唑（$C_{18}H_{15}Cl_3N_2O \cdot HNO_3$）应为标示量的 90.0%～110.0%。

【性状】 本品为无色至微黄色的澄清液体。

【鉴别】 （1）取本品 2ml，置试管中，沿管壁加二苯胺试液 1ml，两液层界面显蓝色。

（2）在含量测定项下记录的色谱图中，供试品溶液主峰的保留时间应与对照品溶液主峰的保留时间一致。

（3）取本品，用 0.1mol/L 盐酸溶液-甲醇（1∶9）稀释制成每 1ml 中约含硝酸益康唑 0.4mg 的溶液，照紫外-可见分光光度法（通则0401）测定，在 265nm、272nm 与 280nm 的波长处有最大吸收。

【检查】 应符合涂剂项下有关的各项规定（通则 0118）。

【含量测定】 照高效液相色谱法（通则 0512）测定。

磷酸盐缓冲液　取磷酸二氢钾与磷酸氢二钾各 2.5g，加水溶解并稀释至 1000ml。

供试品溶液　精密量取本品 2ml（相当于硝酸益康唑 20mg），置 200ml 量瓶中，加甲醇 150ml，摇匀，用磷酸盐缓冲液稀释至刻度，摇匀。

对照品溶液　取硝酸益康唑对照品 10mg，精密称定，置 100ml 量瓶中，加甲醇 75ml 使溶解，用磷酸盐缓冲液稀释至刻度，摇匀。

系统适用性溶液　取硝酸益康唑与硝酸咪康唑适量，加甲醇溶解并稀释制成每 1ml 中各含 0.1mg 的混合溶液。

色谱条件　用十八烷基硅烷键合硅胶为填充剂；以磷酸盐缓冲液-甲醇（10∶30）为流动相；检测波长为 232nm；进样体积 20μl。

系统适用性要求　系统适用性溶液色谱图中，益康唑峰与咪康唑峰间的分离度应符合要求。

测定法　精密量取供试品溶液与对照品溶液，分别注入液相色谱仪，记录色谱图。按外标法以峰面积计算。

【类别】 同硝酸益康唑。

【规格】 1%

【贮藏】 密闭保存。

硝 酸 硫 胺

Xiaosuan Liuan

Thiamine Nitrate

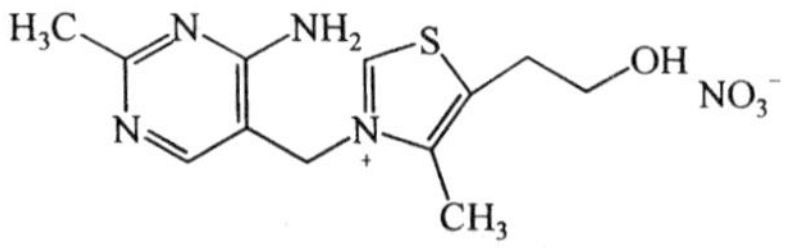

$C_{12}H_{17}N_5O_4S$　327.37

本品为 4-甲基-3-[(2-甲基-4-氨基-5-嘧啶基)甲基]-5-(2-羟基乙基)噻唑鎓硝酸盐。按干燥品计算，含 $C_{12}H_{17}N_5O_4S$ 不得少于 98.0%。

【性状】 本品为白色或类白色的粉末或结晶性粉末；微有特臭。

本品在水中略溶，在乙醇或三氯甲烷中微溶。

【鉴别】 （1）取本品约 5mg，加氢氧化钠试液 2.5ml 溶解后，加铁氰化钾试液 0.5ml 与正丁醇 5ml，强力振摇 2 分钟，放置，使分层，上面的醇层显强烈的蓝色荧光；加酸使成酸性，荧光即消失；再加碱使成碱性，荧光又显出。

（2）取本品约 10mg，置试管中，加水 1ml 使溶解，加等量的硫酸，混合，放冷后，沿管壁加硫酸亚铁试液，使成两液层，液接界面显棕色。

（3）取本品约 10mg，加水 10ml 使溶解，加硫酸与铜丝（或铜屑），加热，即发生红棕色的蒸气。

（4）本品的红外光吸收图谱应与对照的图谱（光谱集 476 图）一致。

【检查】 **酸碱度**　取本品 0.20g，加水 10ml 溶解后，依法测定（通则0631），pH 值应为6.0～7.5。

溶液的澄清度与颜色　取本品 1.0g，加新沸放冷的水 50ml 溶解后，溶液应澄清无色；如显色，与黄色 1 号标准比色液（通则0901 第一法）比较，不得更深。

氯化物　取本品 0.10g，依法检查（通则0801），与标准氯化钠溶液 6.0ml 制成的对照液比较，不得更浓（0.06%）。

有关物质　照高效液相色谱法（通则 0512）测定。

供试品溶液　取本品适量，加流动相溶解并稀释制成每 1ml 中约含 1mg 的溶液。

对照溶液　精密量取供试品溶液 1ml，置 100ml 量瓶中，用流动相稀释至刻度，摇匀。

色谱条件　用十八烷基硅烷键合硅胶为填充剂；以甲醇-乙腈-0.02mol/L 庚烷磺酸钠（含 1%三乙胺，用磷酸调节 pH 值至 5.5）（9∶9∶82）为流动相；检测波长为 233nm；进样体积 10μl。

系统适用性要求　理论板数按硝酸硫胺峰计算不低于 5000，硝酸硫胺峰与相邻峰之间的分离度应符合要求。

测定法　精密量取供试品溶液与对照溶液，分别注入液

相色谱仪，记录色谱图至主成分峰保留时间的3倍。

限度　供试品溶液色谱图中如有杂质峰，单个杂质峰面积不得大于对照溶液主峰面积的0.5倍(0.5%)，各杂质峰面积的和不得大于对照溶液主峰面积(1.0%)。

干燥失重　取本品，在105℃干燥至恒重，减失重量不得过1.0%(通则0831)。

炽灼残渣　不得过0.1%(通则0841)。

【含量测定】　取本品约0.14g，精密称定，加无水甲酸5ml使溶解，加醋酐70ml，照电位滴定法(通则0701)，用高氯酸滴定液(0.1mol/L)滴定，并将滴定的结果用空白试验校正。每1ml高氯酸滴定液(0.1mol/L)相当于16.37mg的$C_{12}H_{17}N_5O_4S$。

【类别】　维生素类药。

【贮藏】　遮光，密封保存。

硫代硫酸钠

Liudailiusuanna

Sodium Thiosulfate

$Na_2S_2O_3 \cdot 5H_2O$　248.19

本品按干燥品计算，含$Na_2S_2O_3$不得少于99.0%。

【性状】　本品为无色、透明的结晶或结晶性细粒；无臭；在干燥空气中有风化性，在湿空气中有潮解性；水溶液显微弱的碱性反应。

本品在水中极易溶解，在乙醇中不溶。

【鉴别】　(1)取本品约0.1g，加水1ml溶解后，加盐酸，即析出白色沉淀，迅即变为黄色，并发生二氧化硫的刺激性特臭。

(2)取本品约0.1g，加水1ml溶解后，加三氯化铁试液，即显暗紫堇色，并立即消失。

(3)本品的水溶液显钠盐鉴别(1)的反应(通则0301)。

【检查】　**酸碱度**　取本品1.0g，加水10ml溶解后，依法测定(通则0631)，pH值应为6.0～8.4。

硫酸盐与亚硫酸盐　取本品0.50g，置50ml量瓶中，加水溶解并稀释至刻度，精密量取10ml，滴加碘滴定液(0.05mol/L)至溶液显浅黄色，加20%盐酸溶液0.5ml，加硫代硫酸钠滴定液(0.1mol/L)1滴使溶液黄色褪去，用水稀释至25ml，依法检查(通则0802)，与标准硫酸钾溶液2.0ml制成的对照液比较，不得更深(0.2%)。

硫化物　取本品2.5g，加水20ml使溶解，加醋酸铅溶液(取醋酸铅5g和氢氧化钠15g，加水80ml溶解，用水稀释至100ml)0.3ml，摇匀，放置2分钟，与标准硫化钠溶液2.5ml制成的对照液比较，不得更深(0.0005%)。

干燥失重　取本品，先在40℃～50℃，渐次升高温度至105℃并干燥至恒重，减失重量应为32.0%～37.0%(通则0831)。

钙盐　取本品0.50g，加水10ml溶解后，加草酸铵试液，不得发生浑浊。

重金属　取本品1.0g，加水10ml溶解后，缓缓加稀盐酸5ml，置水浴上蒸干，残渣中加水15ml，缓缓煮沸10分钟，滤过，用水适量洗涤滤器，合并洗液与滤液，煮沸，趁热加溴试液适量使成澄清溶液，再加稍过量的溴试液，使溶液显微黄色，煮沸，除去过剩的溴，放冷，加酚酞指示液1滴与氨试液适量至溶液显淡红色，加醋酸盐缓冲液(pH 3.5)2ml与水适量使成25ml，依法检查(通则0821第一法)，含重金属不得过百万分之二十。

砷盐　取本品0.20g，加水5ml溶解后，加硝酸3ml，置水浴上，注意蒸干，残渣中加水数毫升，搅匀，滤过，滤渣用水洗净，合并滤液与洗液，蒸干后，加盐酸5ml与水23ml使溶解，依法检查(通则0822第一法)，应符合规定(0.001%)。

【含量测定】　取本品约0.5g，精密称定，加水30ml溶解后，加淀粉指示液2ml，用碘滴定液(0.05mol/L)滴定至溶液显持续的蓝色。每1ml碘滴定液(0.05mol/L)相当于15.81mg的$Na_2S_2O_3$。

【类别】　解毒药。

【贮藏】　密封保存。

【制剂】　硫代硫酸钠注射液

硫代硫酸钠注射液

Liudailiusuanna Zhusheye

Sodium Thiosulfate Injection

本品为硫代硫酸钠的灭菌水溶液。含硫代硫酸钠($Na_2S_2O_3 \cdot 5H_2O$)应为标示量的95.0%～105.0%。

本品中可加适量的稳定剂。

【性状】　本品为无色的澄明液体。

【鉴别】　取本品，照硫代硫酸钠项下的鉴别试验，显相同的反应。

【检查】　**pH值**　应为8.5～10.0(通则0631)。

细菌内毒素　取本品，依法检查(通则1143)，每1mg硫代硫酸钠中含内毒素的量应小于0.015EU。

其他　应符合注射剂项下有关的各项规定(通则0102)。

【含量测定】　精密量取本品适量(约相当于硫代硫酸钠0.5g)，加水20ml与丙酮2ml，放置5分钟后，再加稀醋酸2ml与淀粉指示液2ml，用碘滴定液(0.05mol/L)滴定至溶液显持续的蓝色。每1ml碘滴定液(0.05mol/L)相当于24.82mg的$Na_2S_2O_3 \cdot 5H_2O$。

【类别】　同硫代硫酸钠。

【规格】　(1)10ml∶0.5g　(2)20ml∶1g　(3)20ml∶10g

【贮藏】　密闭保存。

硫鸟嘌呤

Liuniaopiaoling

Tioguanine

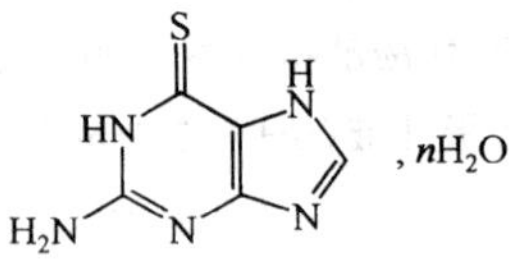

$C_5H_5N_5S$　167.19

本品为 2-氨基嘌呤-6(1*H*)硫酮。按干燥品计算，含 $C_5H_5N_5S$ 不得少于 97.0%。

【性状】 本品为淡黄色结晶性粉末；无臭或几乎无臭。

本品在水、乙醇或三氯甲烷中不溶；在氢氧化钠试液中易溶。

【鉴别】 (1)取本品约 10mg，加等量甲酸钠混匀，缓缓加热，所产生的气体能使湿润的醋酸铅试纸显黑色或灰色。

(2)在含量测定项下记录的色谱图中，供试品溶液主峰的保留时间应与对照品溶液主峰的保留时间一致。

(3)取本品约 20mg，加 0.1mol/L 氢氧化钠溶液 10ml 溶解后，用水稀释至 100ml，摇匀，取 2ml 置 100ml 量瓶中，用盐酸溶液(9→1000)稀释至刻度，摇匀，照紫外-可见分光光度法(通则 0401)测定，在 257nm 与 348nm 的波长处有最大吸收。

(4)本品的红外光吸收图谱应与对照的图谱(光谱集 477 图)一致。

【检查】 **氮**　取本品 0.10g，精密称定，照氮测定法(通则 0704 第一法)测定，按干燥品计算，含氮应为 40.6%～43.1%。

含磷物质　取本品 50mg，置 10ml 凯氏烧瓶中，加 50% 硫酸溶液 1ml，用小火缓缓加热约 3 分钟，冷却，小心滴加硝酸 3～4 滴，继续加热至溶液几乎无色后，冷却，转移至纳氏比色管中，用水 10ml 分次洗涤烧瓶，洗液并入比色管中，加钼酸铵硫酸试液 2.5 ml 与 1-氨基-2-萘酚-4-磺酸溶液(取亚硫酸氢钠 94.3g、无水亚硫酸钠 5g 与 1-氨基-2-萘酚-4-磺酸 0.7g，充分混匀；临用时取此混合物 1.5g，加水 10ml 使溶解，必要时滤过)1ml，用水稀释至 25ml，摇匀。如显色，与标准磷酸盐溶液(精密称取经 105℃干燥至恒重的磷酸二氢钾 143.3mg，置 1000ml 量瓶中，加水使溶解并稀释至刻度，摇匀，精密量取 10ml，置 100ml 量瓶中，用水稀释至刻度，摇匀，每 1ml 相当于 10μg 的 PO_4)1.5ml，加水 10ml，再加钼酸铵硫酸试液 2.5ml 与 1-氨基-2-萘酚-4-磺酸溶液 1ml，用水稀释使成 25ml，摇匀制成的对照液比较，不得更深(0.03%)。

游离硫　取本品 50mg，加氢氧化钠试液 5ml，振摇溶解后，溶液应澄清。

有关物质　照高效液相色谱法(通则 0512)测定。

供试品溶液　取本品，精密称定，加 0.01mol/L 氢氧化钠溶液适量使溶解，用流动相定量稀释制成每 1ml 中约含 0.4mg 的溶液。

对照溶液　精密量取供试品溶液 1ml，置 100ml 量瓶中，用流动相稀释至刻度，摇匀。

对照品溶液　取鸟嘌呤对照品适量，精密称定，加 0.01mol/L 氢氧化钠溶液溶解并定量稀释制成每 1ml 中约含 0.4mg 的溶液，精密量取 1ml，置 100ml 量瓶中，用流动相稀释至刻度，摇匀。

系统适用性溶液　取硫鸟嘌呤与鸟嘌呤，加 0.01mol/L 氢氧化钠溶液溶解并稀释制成每 1ml 中约含硫鸟嘌呤 4mg 与鸟嘌呤 40μg 的溶液，取 10ml，置 100ml 量瓶中，用流动相稀释至刻度，摇匀。

色谱条件　用十八烷基硅烷键合硅胶为填充剂；以 0.05mol/L 磷酸二氢钠溶液(用磷酸调节 pH 值至 3.0)为流动相；检测波长为 248nm；进样体积 10μl。

系统适用性要求　系统适用性溶液色谱图中，理论板数按硫鸟嘌呤峰计算不低于 3000，硫鸟嘌呤峰与鸟嘌呤峰之间的分离度应符合要求。

测定法　精密量取供试品溶液、对照溶液与对照品溶液，分别注入液相色谱仪，记录色谱图至主成分峰保留时间的 2 倍。

限度　供试品溶液色谱图中如有与对照品溶液色谱图中鸟嘌呤峰保留时间一致的色谱峰，按外标法以峰面积计算，不得过 2.5%，其他杂质峰面积的和不得大于对照溶液主峰面积(1.0%)。

干燥失重　取本品，在 105℃减压干燥至恒重，减失重量不得过 6.0%(通则 0831)。

【含量测定】 照高效液相色谱法(通则 0512)测定。

供试品溶液　取本品约 40mg，精密称定，置 100ml 量瓶中，加 0.01mol/L 氢氧化钠溶液溶解并稀释至刻度，摇匀，精密量取 10ml，置 100ml 量瓶中，用流动相稀释至刻度，摇匀。

对照品溶液　取硫鸟嘌呤对照品约 40mg，精密称定，置 100ml 量瓶中，加 0.01mol/L 氢氧化钠溶液溶解并稀释至刻度，摇匀，精密量取 10ml，置 100ml 量瓶中，用流动相稀释至刻度，摇匀。

系统适用性溶液、色谱条件与系统适用性要求　见有关物质项下。

测定法　精密量取供试品溶液与对照品溶液，分别注入液相色谱仪，记录色谱图。按外标法以峰面积计算。

【类别】 抗肿瘤药。

【贮藏】 遮光，密封保存。

【制剂】 硫鸟嘌呤片

硫鸟嘌呤片

Liuniaopiaoling Pian

Tioguanine Tablets

本品含硫鸟嘌呤($C_5H_5N_5S$)应为标示量的90.0%～110.0%。

【性状】 本品为白色或类白色片。

【鉴别】 (1)取本品细粉适量(约相当于硫鸟嘌呤10mg),照硫鸟嘌呤项下的鉴别(1)项试验,显相同的反应。

(2)在含量测定项下记录的色谱图中,供试品溶液主峰的保留时间应与对照品溶液主峰的保留时间一致。

(3)取溶出度项下的溶液,照紫外-可见分光光度法(通则0401)测定,在257nm与348nm的波长处有最大吸收。

【检查】 **含量均匀度** 取本品1片(25mg规格),置100ml量瓶中,加0.1mol/L氢氧化钠溶液10ml,振摇15分钟使硫鸟嘌呤溶解,用0.1mol/L盐酸溶液稀释至刻度,摇匀,滤过,精密量取续滤液2ml,置100ml量瓶中,用0.1mol/L盐酸溶液稀释至刻度,摇匀,照紫外-可见分光光度法(通则0401),在348nm的波长处测定吸光度,按$C_5H_5N_5S$的吸收系数($E_{1cm}^{1\%}$)为1240计算每片的含量,应符合规定(通则0941)。

溶出度 照溶出度与释放度测定法(通则0931第二法)测定。

溶出条件 以水900ml为溶出介质,转速为每分钟50转,依法操作,经45分钟时取样。

供试品溶液 取溶出液10ml,滤过,精密量取续滤液适量,用盐酸溶液(9→1000)定量稀释制成每1ml中约含硫鸟嘌呤5μg的溶液。

测定法 取供试品溶液,照紫外-可见分光光度法(通则0401),在348nm的波长处测定吸光度,按$C_5H_5N_5S$的吸收系数($E_{1cm}^{1\%}$)为1240计算每片的溶出量。

限度 标示量的75%,应符合规定。

其他 应符合片剂项下有关的各项规定(通则0101)。

【含量测定】 照高效液相色谱法(通则0512)测定。

供试品溶液 取本品20片,精密称定,研细,精密称取适量(约相当于硫鸟嘌呤40mg),置100ml量瓶中,加0.1mol/L氢氧化钠溶液10ml,超声约15分钟使硫鸟嘌呤溶解,放冷,用水稀释至刻度,摇匀,滤过,精密量取10ml,置100ml量瓶中,用流动相稀释至刻度,摇匀。

对照品溶液、系统适用性溶液、色谱条件、系统适用性要求与测定法 见硫鸟嘌呤含量测定项下。

【类别】 同硫鸟嘌呤。

【规格】 (1)25mg　(2)50mg　(3)100mg

【贮藏】 遮光,密封保存。

硫唑嘌呤

Liuzuopiaoling

Azathioprine

$C_9H_7N_7O_2S$　277.27

本品为6-[5-(1-甲基-4-硝基-1*H*-咪唑基)硫代]-1*H*-嘌呤。按干燥品计算,含$C_9H_7N_7O_2S$不得少于98.0%。

【性状】 本品为淡黄色粉末或结晶性粉末;无臭,味微苦。

本品在乙醇中极微溶解,在水中几乎不溶;在氨试液中易溶。

【鉴别】 (1)取本品约5mg,加盐酸(1→2)1ml溶解后,加碘试液数滴,即产生棕色沉淀。

(2)取本品约10mg,加2mol/L盐酸溶液使溶解并稀释至100ml,摇匀,取5ml,用水稀释至50ml,摇匀,照紫外-可见分光光度法(通则0401)测定,在280nm的波长处有最大吸收。

(3)本品的红外光吸收图谱应与对照的图谱(光谱集478图)一致。

【检查】 **酸碱度** 取本品0.50g,加水25ml,振摇15分钟,滤过,取滤液20ml,加甲基红指示液0.1ml,如显黄色,加盐酸滴定液(0.02mol/L)0.1ml,应显红色;如显红色,加氢氧化钠滴定液(0.02mol/L)0.1ml,应显黄色。

有关物质 照高效液相色谱法(通则0512)测定。

供试品溶液 取本品约25mg,精密称定,加二甲基亚砜3ml使溶解,用流动相定量稀释制成每1ml中约含250μg的溶液。

对照溶液 精密量取供试品溶液1ml,置100ml量瓶中,用流动相稀释至刻度,摇匀。

对照品溶液(1) 取6-巯基嘌呤对照品,精密称定,加二甲基亚砜适量使溶解,用流动相定量稀释制成每1ml中约含1.25μg的溶液。

对照品溶液(2) 取杂质Ⅰ对照品,精密称定,加乙醇适量使溶解,用流动相定量稀释制成每1ml中约含1.25μg的溶液。

系统适用性溶液 取硫唑嘌呤与杂质Ⅰ,加二甲基亚砜适量使溶解,用流动相稀释制成每1ml中分别含2.5μg的溶液。

色谱条件 用十八烷基硅烷键合硅胶为填充剂;以甲醇-0.05%醋酸钠溶液(18∶82)为流动相;检测波长为300nm;进

样体积 20μl。

系统适用性要求　系统适用性溶液色谱图中，理论板数按硫唑嘌呤峰计算不低于 3000，杂质Ⅰ峰与硫唑嘌呤峰的分离度应符合要求。

测定法　精密量取供试品溶液、对照溶液与对照品溶液(1)、(2)，分别注入液相色谱仪，记录色谱图至供试品溶液主成分峰保留时间的 2 倍。

限度　供试品溶液色谱图中如有与对照品溶液(1)色谱图中 6-巯基嘌呤峰保留时间一致的峰或与对照品溶液(2)色谱图中杂质Ⅰ峰保留时间一致的峰，分别按外标法以峰面积计算，均不得大于 0.5%；其他杂质峰面积的和不得大于对照溶液主峰面积的 0.5 倍(0.5%)。

干燥失重　取本品，在 105℃干燥至恒重，减失重量不得过 0.5%(通则 0831)。

炽灼残渣　不得过 0.1%(通则 0841)。

【含量测定】　取本品约 0.6g，精密称定，置 200ml 量瓶中，加氨试液 20ml 使溶解，精密加入硝酸银滴定液(0.1mol/L)50ml，用水稀释至刻度，摇匀，滤过，精密量取续滤液 100ml，加硝酸(1→2)20ml，放冷后，加硫酸铁铵指示液 2ml，用硫氰酸铵滴定液(0.1mol/L)滴定，并将滴定的结果用空白试验校正。每 1ml 硝酸银滴定液(0.1mol/L)相当于 27.73mg 的 $C_9H_7N_7O_2S$。

【类别】　免疫抑制药。

【贮藏】　遮光，密封保存。

【制剂】　硫唑嘌呤片

附：

杂质Ⅰ

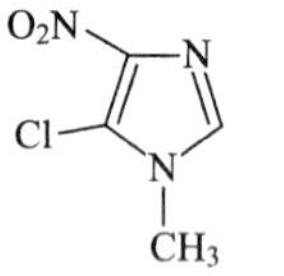

$C_4H_4ClN_3O_2$　161.55

5-氯-1-甲基-4-硝基咪唑

硫唑嘌呤片

Liuzuopiaoling Pian

Azathioprine Tablets

本品含硫唑嘌呤($C_9H_7N_7O_2S$)应为标示量的 93.0%～107.0%。

【性状】　本品为淡黄色片。

【鉴别】　(1)取本品细粉适量(约相当于硫唑嘌呤 0.2g)，加 50%乙醇溶液 40ml，置水浴中加热振摇使硫唑嘌呤溶解，滤过；滤液蒸干，残渣照硫唑嘌呤项下的鉴别(1)、(2)项试验，显相同的结果。

(2)在含量测定项下记录的色谱图中，供试品溶液主峰的保留时间应与对照品溶液主峰的保留时间一致。

【检查】　**有关物质**　照高效液相色谱法(通则 0512)测定。

供试品溶液　取本品细粉适量，精密称定，加二甲基亚砜 3ml 使溶解，用流动相定量稀释制成每 1ml 中约含硫唑嘌呤 250μg 的溶液，滤过，取续滤液。

对照溶液　精密量取供试品溶液 1ml，置 100ml 量瓶中，用流动相稀释至刻度，摇匀。

对照品溶液(1)、对照品溶液(2)、系统适用性溶液、色谱条件、系统适用性要求与测定法　见硫唑嘌呤有关物质项下。

限度　供试品溶液色谱图中如有与对照品溶液(1)色谱图中 6-巯基嘌呤峰或与对照品溶液(2)色谱图中杂质Ⅰ峰保留时间一致的峰，分别按外标法以峰面积计算，均不得大于硫唑嘌呤标示量的 0.5%；其他杂质峰面积的和不得大于对照溶液主峰面积的 0.5 倍(0.5%)。

溶出度　照溶出度与释放度测定法(通则 0931 第二法)测定。

溶出条件　以水 900ml 为溶出介质，转速为每分钟 50 转，依法操作，经 30 分钟时取样。

供试品溶液　取溶出液 10ml，滤过，精密量取续滤液适量，用水定量稀释制成每 1ml 中约含硫唑嘌呤 10μg 的溶液。

对照品溶液　取硫唑嘌呤对照品，精密称定，加 2mol/L 盐酸溶液 10ml 溶解后，用水定量稀释制成每 1ml 中约含 10μg 的溶液。

测定法　取供试品溶液与对照品溶液，照紫外-可见分光光度法(通则 0401)，在 280nm 的波长处分别测定吸光度，计算每片的溶出量。

限度　标示量的 75%，应符合规定。

其他　应符合片剂项下有关的各项规定(通则 0101)。

【含量测定】　照高效液相色谱法(通则 0512)测定。

供试品溶液　取本品 20 片，精密称定，研细，精密称取适量(约相当于硫唑嘌呤 25mg)，置 100ml 量瓶中，加二甲基亚砜 3ml 使溶解，用流动相稀释至刻度，摇匀，滤过，精密量取续滤液 5ml，置 10ml 量瓶中，用流动相稀释至刻度，摇匀。

对照品溶液　取硫唑嘌呤对照品，精密称定，加二甲基亚砜 3ml 使溶解，用流动相定量稀释制成每 1ml 中约含 125μg 的溶液。

色谱条件　见有关物质项下。

系统适用性要求　理论板数按硫唑嘌呤峰计算不低于 3000。

测定法　精密量取供试品溶液与对照品溶液，分别注入液相色谱仪，记录色谱图。按外标法以峰面积计算。

【类别】　同硫唑嘌呤。

【规格】　(1)50mg　(2)100mg

【贮藏】　遮光，密封保存。

硫酸小诺霉素

Liusuan Xiaonuomeisu

Micronomicin Sulfate

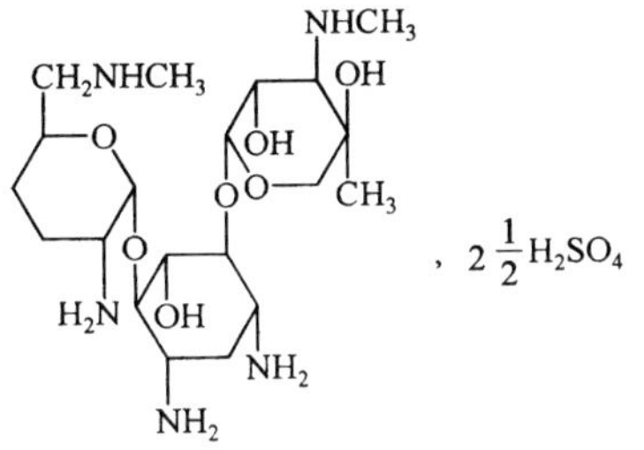

$C_{20}H_{41}N_5O_7 \cdot 2\frac{1}{2}H_2SO_4$　708.77

本品为 *O*-2-氨基-2,3,4,6-四脱氧-6-甲氨基-*α*-D-赤-己吡喃糖基-(1→4)-*O*-[3-脱氧-4-*C*-甲基-3-甲氨基-*β*-L-阿吡喃糖基-(1→6)]-2-脱氧-D-链霉胺硫酸盐。按无水物计算，每 1mg 的效价不得少于 590 小诺霉素单位。

【性状】 本品为白色或类白色的疏松固体或粉末；无臭，有引湿性。

本品在水中易溶，在甲醇、乙醇、丙酮或乙酸乙酯中几乎不溶。

比旋度 取本品，精密称定，加水溶解并定量稀释制成每 1ml 中约含 10mg 的溶液，依法测定(通则 0621)，比旋度为 +110°至+130°。

【鉴别】 (1)取本品约 5mg，加水溶解后，加 0.1%茚三酮的水饱和正丁醇溶液 1ml 与吡啶 0.5ml，在水浴中加热 5 分钟，即显紫蓝色。

(2)照薄层色谱法(通则 0502)试验。

供试品溶液　取本品适量，加水制成每 1ml 中约含小诺霉素 5mg 的溶液。

标准品溶液　取小诺霉素标准品适量，加水制成每 1ml 中约含小诺霉素 5mg 的溶液。

色谱条件　采用硅胶 G 薄层板，以三氯甲烷-甲醇-氨水(4：3：2)混合振摇，冷藏 12 小时后的下层混合液为展开剂，用适宜容器装 60%硫酸溶液调节湿度。

测定法　吸取供试品溶液与标准品溶液各 5μl，分别点于同一薄层板上，展开，取出，于 20～25℃晾干，置碘蒸气中显色。

结果判定　供试品溶液所显主斑点的位置和颜色应与标准品溶液所显主斑点的位置和颜色相同。

(3)取本品和小诺霉素标准品适量，分别加水溶解并稀释制成每 1ml 中约含小诺霉素 0.5mg 的溶液，作为供试品溶液与标准品溶液，照小诺霉素组分项下的色谱条件试验，供试品溶液主峰的保留时间应与标准品溶液主峰的保留时间一致。

(4)本品的水溶液显硫酸盐的鉴别反应(通则 0301)。

以上(2)、(3)两项可选做一项。

【检查】 **酸度** 取本品，加水制成每 1ml 中含 50mg 的溶液，依法测定(通则 0631)，pH 值应为 4.0～6.5。

溶液的澄清度与颜色 取本品 5 份，各 1.0g，分别加水 10ml 溶解后，溶液应澄清无色；如显浑浊，与 1 号浊度标准液(通则 0902 第一法)比较，均不得更浓；如显色，与黄色或黄绿色 2 号标准比色液(通则 0901 第一法)比较，均不得更深(供注射用)。

硫酸盐 取本品约 0.125g，精密称定，加水 100ml 使溶解，用浓氨溶液调节 pH 值至 11，精密加氯化钡滴定液(0.1mol/L)10ml 及酞紫指示液 5 滴，用乙二胺四醋酸二钠滴定液(0.05mol/L)滴定，注意保持滴定过程中的 pH 值为 11，滴定至紫色开始消褪，加乙醇 50ml，继续滴定至紫蓝色消失，并将滴定的结果用空白试验校正。每 1ml 氯化钡滴定液(0.1mol/L)相当于 9.606mg 硫酸盐(SO_4)，按无水物计算，含硫酸盐应为 32.0%～37.0%。

水分 取本品，照水分测定法(通则 0832 第一法 1)测定，含水分不得过 12.0%。

小诺霉素组分 照高效液相色谱法(通则 0512)测定。

供试品溶液　取本品适量，精密称定，加水溶解并定量稀释制成每 1ml 中约含小诺霉素 0.5mg 的溶液。

标准品溶液(1)　取小诺霉素标准品适量，精密称定，加水溶解并定量稀释制成每 1ml 中约含小诺霉素 0.2mg 的溶液。

标准品溶液(2)　取小诺霉素标准品适量，精密称定，加水溶解并定量稀释制成每 1ml 中约含小诺霉素 0.5mg 的溶液。

标准品溶液(3)　取小诺霉素标准品适量，精密称定，加水溶解并定量稀释制成每 1ml 中约含小诺霉素 1.0mg 的溶液。

系统适用性溶液　取庆大霉素 C_{1a} 对照品与小诺霉素标准品适量，加水溶解并稀释制成每 1ml 中各约含 0.2mg 的溶液。

色谱条件　用十八烷基硅烷键合硅胶为填充剂(pH 值范围为 0.8～8.0)；以 0.2mol/L 三氟醋酸溶液-甲醇(94：6)为流动相；流速为每分钟 0.6ml；用蒸发光散射检测器检测(参考条件：漂移管温度 110℃，载气流速为每分钟 2.8L)；进样体积 20μl。

系统适用性要求　系统适用性溶液色谱图中，庆大霉素 C_{1a} 峰与小诺霉素峰间的分离度应符合要求。标准品溶液(1)～(3)色谱图中，以标准品溶液浓度的对数值与相应峰面积的对数值计算线性回归方程，相关系数(r)应不小于 0.99。

测定法　精密量取供试品溶液与标准品溶液(1)、(2)、(3)，分别注入液相色谱仪，记录色谱图。

限度　用线性回归方程计算供试品中 $C_{20}H_{41}N_5O_7$ 的含量，换算成 $C_{20}H_{41}N_5O_7 \cdot 2\frac{1}{2}H_2SO_4$ 的含量，按无水物计算，应不低于 85.0%($C_{20}H_{41}N_5O_7 \cdot 2\frac{1}{2}H_2SO_4$ ：$C_{20}H_{41}N_5O_7$ 为 1：0.6540)。

炽灼残渣 取本品 1.0g，依法检查(通则 0841)，遗留残渣不得过 0.5%。

细菌内毒素 取本品，依法检查(通则 1143)，每 1mg 小诺霉素中含内毒素的量应小于 0.50EU。(供注射用)

【含量测定】　精密称取本品适量，加灭菌水溶解并定量稀释制成每 1ml 中约含 1000 单位的溶液，照抗生素微生物检定法（通则 1201）测定。可信限率不得大于 7%。1000 小诺霉素单位相当于 1mg 小诺霉素。

【类别】　氨基糖苷类抗生素。

【贮藏】　密封，干燥处保存。

【制剂】　（1）硫酸小诺霉素口服溶液　（2）硫酸小诺霉素片　（3）硫酸小诺霉素注射液

硫酸小诺霉素口服溶液

Liusuan Xiaonuomeisu Koufurongye

Micronomicin Sulfate Oral Solution

本品含硫酸小诺霉素按小诺霉素计算，应为标示量的 90.0%～110.0%。

【性状】　本品为几乎无色至黄色澄清液体。

【鉴别】　取本品，照硫酸小诺霉素项下的鉴别试验，显相同的结果。

【检查】　**pH 值**　应为 3.5～5.5（通则 0631）。

小诺霉素组分　照高效液相色谱法（通则 0512）测定。

供试品溶液　精密量取本品适量，用水定量稀释制成每 1ml 中约含小诺霉素 0.5mg 的溶液。

标准品溶液（1）、标准品溶液（2）、标准品溶液（3）、系统适用性溶液、色谱条件、系统适用性要求与测定法　见硫酸小诺霉素小诺霉素组分项下。

限度　用线性回归方程计算供试品中 $C_{20}H_{41}N_5O_7$ 的含量，按标示量计算，含 $C_{20}H_{41}N_5O_7$ 的量应不少于 81.0%。

其他　应符合口服溶液剂项下有关的各项规定（通则0123）。

【含量测定】　精密量取本品适量，用灭菌水定量稀释制成每 1ml 中约含 1000 单位的溶液，照硫酸小诺霉素项下的方法测定，即得。

【类别】　同硫酸小诺霉素。

【规格】　10ml：80mg（8 万单位）

【贮藏】　密封，在凉暗处保存。

硫酸小诺霉素片

Liusuan Xiaonuomeisu Pian

Micronomicin Sulfate Tablets

本品含硫酸小诺霉素按小诺霉素计算，应为标示量的 90.0%～110.0%。

【性状】　本品为糖衣片或薄膜衣片，除去包衣后，显白色至微黄色。

【鉴别】　取本品细粉适量（约相当于小诺霉素 25mg），加水 5ml 溶解，滤过，取滤液，照硫酸小诺霉素项下的鉴别试验，显相同的结果。

【检查】　**小诺霉素组分**　照高效液相色谱法（通则 0512）测定。

供试品溶液　取本品细粉适量，精密称定，加水振摇使硫酸小诺霉素溶解并定量稀释制成每 1ml 中约含小诺霉素 0.5mg 的溶液，滤过，取续滤液。

标准品溶液（1）、标准品溶液（2）、标准品溶液（3）、系统适用性溶液、色谱条件、系统适用性要求与测定法　见硫酸小诺霉素小诺霉素组分项下。

限度　用线性回归方程计算供试品中 $C_{20}H_{41}N_5O_7$ 的含量，按标示量计算，含 $C_{20}H_{41}N_5O_7$ 的量应不少于 81.0%。

其他　应符合片剂项下有关的各项规定（通则 0101）。

【含量测定】　取本品 5 片，研细，加灭菌水振摇使硫酸小诺霉素溶解并定量稀释制成每 1ml 中约含 1000 单位的溶液，照硫酸小诺霉素项下的方法测定，即得。

【类别】　同硫酸小诺霉素。

【规格】　40mg（4 万单位）

【贮藏】　密封，在凉暗处保存。

硫酸小诺霉素注射液

Liusuan Xiaonuomeisu Zhusheye

Micronomicin Sulfate Injection

本品为硫酸小诺霉素的灭菌水溶液。含硫酸小诺霉素按小诺霉素计算，应为标示量的 90.0%～110.0%。

【性状】　本品为无色至微黄色或微黄绿色的澄明液体。

【鉴别】　取本品，照硫酸小诺霉素项下的鉴别试验，显相同的结果。

【检查】　**pH 值**　应为 5.5～7.5（通则 0631）。

颜色　本品应无色；如显色，与黄色或黄绿色 2 号标准比色液（通则 0901 第一法）比较，不得更深。

小诺霉素组分　照高效液相色谱法（通则 0512）测定。

供试品溶液　精密量取本品适量，用水定量稀释制成每 1ml 中约含小诺霉素 0.5mg 的溶液。

标准品溶液（1）、标准品溶液（2）、标准品溶液（3）、系统适用性溶液、色谱条件、系统适用性要求与测定法　见硫酸小诺霉素小诺霉素组分项下。

限度　用线性回归方程计算供试品中 $C_{20}H_{41}N_5O_7$ 的含量，按标示量计算，含 $C_{20}H_{41}N_5O_7$ 的量应不少于 81.0%。

细菌内毒素　取本品，依法检查（通则 1143），每 1mg 小诺霉素中含内毒素的量应小于 0.50EU。

无菌　取本品，用适宜溶剂稀释后，经薄膜过滤法处理，依法检查（通则 1101），应符合规定。

其他　应符合注射剂项下有关的各项规定（通则 0102）。

【含量测定】 精密量取本品适量，用灭菌水定量稀释制成每 1ml 中约含 1000 单位的溶液，照硫酸小诺霉素项下的方法测定。

【类别】 同硫酸小诺霉素。

【规格】 （1）1ml∶30mg（3 万单位）　（2）2ml∶60mg（6 万单位）　（3）2ml∶80mg（8 万单位）

【贮藏】 密闭，在凉暗处保存。

硫酸长春地辛

Liusuan Changchundixin

Vindesine Sulfate

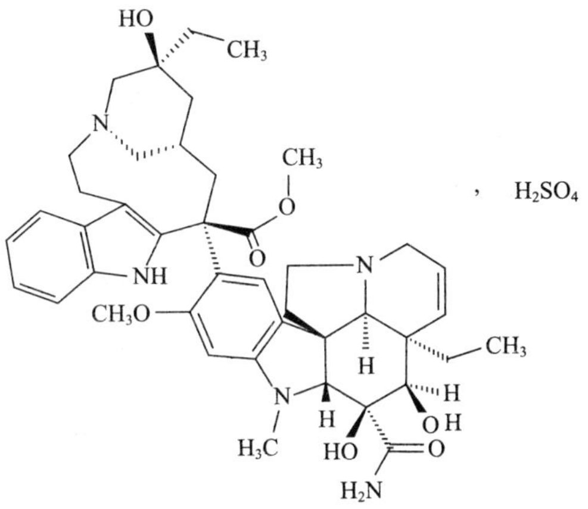

$C_{43}H_{55}N_5O_7 \cdot H_2SO_4$　852.02

本品为 3-氨基碳酰-4-去乙酰基-3-去甲氧碳酰长春碱的硫酸盐。按干燥品计算，含 $C_{43}H_{55}N_5O_7 \cdot H_2SO_4$ 应为 95.0%～103.0%。

【性状】 本品为白色或类白色的块状物或粉末；无臭；有引湿性；遇光或热易变色。

本品在水或甲醇中易溶，在乙醚中几乎不溶。

【鉴别】 （1）取本品约 0.1mg，加 1%硫酸铈铵的磷酸溶液 1 滴，即显紫红色。

（2）取含量测定项下的供试品溶液，用水稀释制成每 1ml 中约含 0.01mg 的溶液，照紫外-可见分光光度法（通则 0401）测定，在 215nm 与 270nm 的波长处有最大吸收。

（3）本品的红外光吸收图谱应与对照的图谱（光谱集 1299 图）一致。

（4）本品的水溶液显硫酸盐的鉴别反应（通则 0301）。

【检查】 **酸度** 取本品 10mg，加水 10ml 溶解后，依法测定（通则 0631），pH 值应为 3.5～5.5。

溶液的澄清度与颜色 取本品 50mg，加水 10ml 溶解后，溶液应澄清无色；如显色，与黄色 1 号标准比色液（通则 0901 第一法）比较，不得更深。

有关物质 照高效液相色谱法（通则 0512）测定。

供试品溶液　取本品，加水溶解并稀释制成每 1ml 中约含 1mg 的溶液。

对照溶液　精密量取供试品溶液适量，用水定量稀释制成每 1ml 中约含 10μg 的溶液。

色谱条件　用十八烷基硅烷键合硅胶为填充剂；以 0.02mol/L 磷酸氢二钾溶液（用磷酸调节 pH 值至 6.6）-甲醇（35∶65）为流动相；检测波长为 270nm；进样体积 20μl。

系统适用性要求　理论板数按硫酸长春地辛峰计算不低于 2000。

测定法　精密量取供试品溶液与对照溶液，分别注入液相色谱仪，记录色谱图至主成分峰保留时间的 5 倍。

限度　供试品溶液色谱图中如有杂质峰，单个杂质峰面积不得大于对照溶液主峰面积的 1.5 倍（1.5%），各杂质峰面积的和不得大于对照溶液主峰面积的 3.5 倍（3.5%）。

干燥失重 取本品约 50mg，置五氧化二磷干燥器内，减压干燥 24 小时，减失重量不得过 10.0%（通则 0831）。

【含量测定】 照高效液相色谱法（通则 0512）测定。

供试品溶液 取本品，精密称定，加水溶解并定量稀释制成每 1ml 中约含 0.1mg 的溶液。

对照品溶液 取硫酸长春地辛对照品适量，精密称定，加水溶解并定量稀释制成每 1ml 中约含 0.1mg 的溶液。

色谱条件与系统适用性要求 见有关物质项下。

测定法 精密量取供试品溶液与对照品溶液，分别注入液相色谱仪，记录色谱图。按外标法以峰面积计算。

【类别】 抗肿瘤药。

【贮藏】 遮光，密封，冷冻保存。

【制剂】 注射用硫酸长春地辛

注射用硫酸长春地辛

Zhusheyong Liusuan Changchundixin

Vindesine Sulfate for Injection

本品为硫酸长春地辛的无菌冻干品。含硫酸长春地辛（$C_{43}H_{55}N_5O_7 \cdot H_2SO_4$）应为标示量的 90.0%～110.0%。

【性状】 本品为白色的疏松状固体或无定形固体；有引湿性。

【鉴别】 （1）取本品，照硫酸长春地辛项下的鉴别（1）、（2）、（4）项试验，显相同的结果。

（2）在含量测定项下记录的色谱图中，供试品溶液主峰的保留时间应与对照品溶液主峰的保留时间一致。

【检查】 **酸度** 取本品，加水溶解并稀释制成每 1ml 中约含硫酸长春地辛 1.0mg 的溶液，依法测定（通则 0631），pH 值应为 3.5～5.5。

溶液的澄清度 取本品 1 瓶，加水 10ml 溶解后，溶液应澄清；如显浑浊，与 1 号浊度标准液（通则 0902 第一法）比较，不得更浓。

有关物质　照高效液相色谱法(通则0512)测定。

供试品溶液　取本品,加水溶解并稀释制成每1ml中约含硫酸长春地辛1mg的溶液。

对照溶液　精密量取供试品溶液适量,用水定量稀释制成每1ml中约含硫酸长春地辛10μg的溶液。

色谱条件、系统适用性要求与测定法　见硫酸长春地辛有关物质项下。

限度　供试品溶液色谱图中如有杂质峰,单个杂质峰面积不得大于对照溶液主峰面积的3倍(3.0%),各杂质峰面积的和不得大于对照溶液主峰面积的5倍(5.0%)。

含量均匀度　以含量测定项下测得的每瓶含量计算,应符合规定(通则0941)。

细菌内毒素　取本品,依法检查(通则1143),每1mg硫酸长春地辛中含内毒素的量应小于60EU。

无菌　取本品,用适宜溶剂溶解并稀释制成每1ml中约含硫酸长春地辛0.1mg的溶液,经薄膜过滤法处理,依法检查(通则1101),应符合规定。

其他　应符合注射剂项下有关的各项规定(通则0102)。

【含量测定】　照高效液相色谱法(通则0512)测定。

供试品溶液　取本品10瓶,分别加水溶解并定量稀释制成每1ml中约含硫酸长春地辛0.1mg的溶液。

对照品溶液、色谱条件与系统适用性要求　见硫酸长春地辛含量测定项下。

测定法　见硫酸长春地辛含量测定项下。计算每瓶的含量,并求得10瓶的平均含量。

【类别】　同硫酸长春地辛。

【规格】　(1)1mg　(2)4mg

【贮藏】　遮光,密闭,在冷处保存。

硫酸长春新碱

Liusuan Changchunxinjian

Vincristine Sulfate

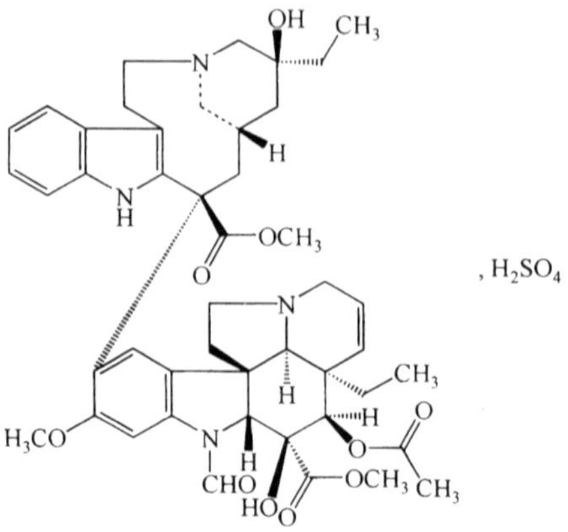

$C_{46}H_{56}N_4O_{10} \cdot H_2SO_4$　923.04

本品按干燥品计算,含$C_{46}H_{56}N_4O_{10} \cdot H_2SO_4$应为95.0%~105.0%。

【性状】　本品为白色或类白色的结晶性粉末;无臭;有引湿性;遇光或热易变黄。

本品在水中易溶,在甲醇或三氯甲烷中溶解,在乙醇中微溶。

【鉴别】　(1)取本品约0.1mg,加1%硫酸铈铵的磷酸溶液2~3滴,即显蓝色;放置后渐变为紫堇色。

(2)本品的红外光吸收图谱应与对照的图谱(光谱集480图)一致。

(3)本品的水溶液显硫酸盐的鉴别反应(通则0301)。

【检查】　**酸度**　取本品10mg,加水10ml溶解后,依法测定(通则0631),pH值应为3.5~4.5。

溶液的澄清度与颜色　取本品50mg,加水10ml溶解后,溶液应澄清无色;如显色,与黄色1号标准比色液(通则0901第一法)比较,不得更深。

有关物质　照高效液相色谱法(通则0512)测定。

供试品溶液(1)　取本品,精密称定,加水溶解并定量稀释制成每1ml中约含1mg的溶液。

供试品溶液(2)　精密量取供试品溶液(1)1ml,置25ml量瓶中,用水稀释至刻度,摇匀。

系统适用性溶液　取硫酸长春新碱和硫酸长春碱适量,加水溶解并稀释制成每1ml中各含1mg的混合溶液。

色谱条件　用辛基硅烷键合硅胶(粒度5μm)为填充剂;取二乙胺15ml,加水985ml,用磷酸调节pH值至7.5,为流动相A;甲醇为流动相B。按下表程序梯度洗脱;流速约为每分钟2ml;检测波长为297nm;进样体积20μl。

时间(分钟)	流动相A(%)	流动相B(%)
0	38	62
12	38	62
27	8	92
29	38	62
34	38	62

系统适用性要求　系统适用性溶液色谱图中,长春新碱的保留时间约为14分钟,长春新碱峰与长春碱峰之间的分离度应大于4.0。

测定法　精密量取供试品溶液(1)与供试品溶液(2),分别注入液相色谱仪,记录色谱图,测量峰面积,按下列公式计算。

$$(1)最大杂质量(\%)=\frac{r_i}{r_t+25r_v}\times 100\%$$

$$(2)有关物质总量(\%)=\frac{r_t}{r_t+25r_v}\times 100\%$$

式中　r_i为除溶剂峰以外供试品溶液(1)中最大杂质的峰面积;

r_t为除溶剂峰以外供试品溶液(1)中所有有关物质的峰面积的和;

r_v为供试品溶液(2)中的长春新碱峰面积。

限度　最大杂质量不得过 2.0%，有关物质总量不得过 5.0%。

干燥失重　取本品，在 105℃减压干燥 2 小时，减失重量不得过 10.0%（通则 0831）。

【含量测定】　照紫外-可见分光光度法（通则 0401）测定。

供试品溶液　取本品适量，精密称定，加甲醇溶解并定量稀释制成每 1ml 中约含 20μg 的溶液。

测定法　取供试品溶液，在 297nm 的波长处测定吸光度，按 $C_{46}H_{56}N_4O_{10} \cdot H_2SO_4$ 的吸收系数（$E_{1cm}^{1\%}$）为 177 计算。

【类别】　抗肿瘤药。

【贮藏】　遮光，密封，在冷处保存。

【制剂】　注射用硫酸长春新碱

注射用硫酸长春新碱

Zhusheyong Liusuan Changchunxinjian

Vincristine Sulfate for Injection

本品为硫酸长春新碱的无菌冻干品。含硫酸长春新碱（$C_{46}H_{56}N_4O_{10} \cdot H_2SO_4$）应为标示量的 90.0%～110.0%。

【性状】　本品为白色或类白色的疏松状或无定形固体；有引湿性；遇光或热易变黄。

【鉴别】　取本品，照硫酸长春新碱项下的鉴别（1）、（3）项试验，显相同的反应。

【检查】　**酸度**　取本品 1 瓶，加水 5ml 溶解后，依法测定（通则 0631），pH 值应为 4.0～6.5。

有关物质　照高效液相色谱法（通则 0512）测定。

供试品溶液（1）　取本品适量，加水溶解并定量稀释制成每 1ml 中含硫酸长春新碱 1mg 的溶液。

供试品溶液（2）　精密量取供试品溶液（1）1ml，置 25ml 量瓶中，用水稀释至刻度，摇匀。

系统适用性溶液、色谱条件、系统适用性要求与测定法见硫酸长春新碱有关物质项下。

限度　最大杂质量不得过 2.0%，有关物质总量不得过 5.0%。

水分　取本品，照水分测定法（通则 0832 第一法 1）测定，含水分不得过 6.0%（含辅料产品）。

含量均匀度　以含量测定项下测得的每瓶含量计算，应符合规定（通则 0941）。

细菌内毒素　取本品，依法检查（通则 1143），每 1mg 硫酸长春新碱中含内毒素的量应小于 30EU。

无菌　取本品，用适宜溶剂溶解并稀释制成每 1ml 中含 0.1mg 的溶液，经薄膜过滤法处理，依法检查（通则 1101），应符合规定。

其他　应符合注射剂项下有关的各项规定（通则 0102）。

【含量测定】　照紫外-可见分光光度法（通则 0401）测定。

供试品溶液　取本品 10 瓶，分别加甲醇 1ml 使内容物溶解，并定量转移至 50ml 量瓶中，用甲醇多次洗涤容器，洗液并入量瓶中并稀释至刻度，摇匀。

测定法　见硫酸长春新碱含量测定项下。计算每瓶的含量，并求得 10 瓶的平均含量。

【类别】　同硫酸长春新碱。

【规格】　1mg

【贮藏】　遮光，密闭，在冷处保存。

硫酸长春碱

Liusuan Changchunjian

Vinblastine Sulfate

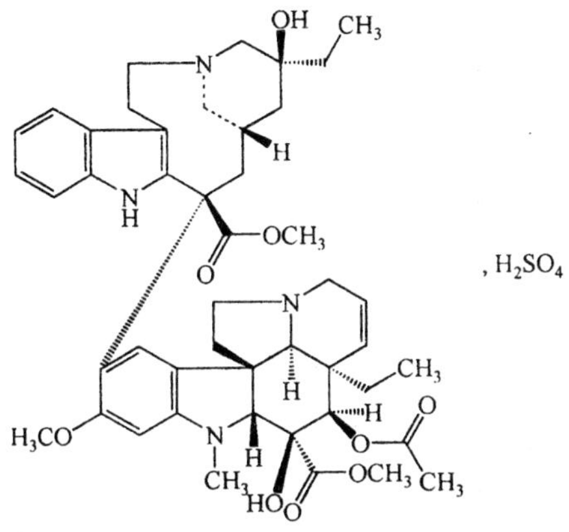

$C_{46}H_{58}N_4O_9 \cdot H_2SO_4$　909.06

本品按干燥品计算，含 $C_{46}H_{58}N_4O_9 \cdot H_2SO_4$ 应为 95.0%～105.0%。

【性状】　本品为白色或类白色的结晶性粉末；无臭；有引湿性；遇光或热易变黄。

本品在水中易溶，在甲醇或三氯甲烷中溶解，在乙醇中极微溶解。

【鉴别】　（1）取本品 0.1mg，加 1% 硫酸铈铵的磷酸溶液 1～2 滴，即显紫红色至暗紫红色。

（2）取含量测定项下的溶液，照紫外-可见分光光度法（通则 0401）测定，在 215nm 与 264nm 的波长处有最大吸收。

（3）本品的红外光吸收图谱应与对照的图谱（光谱集 481 图）一致。

（4）本品的水溶液显硫酸盐的鉴别反应（通则 0301）。

【检查】　**酸度**　取本品 15mg，加水 10ml 溶解后，依法测定（通则 0631），pH 值应为 3.5～5.0。

溶液的澄清度与颜色　取本品 50mg，加水 10ml 溶解后，溶液应澄清无色；如显色，与黄色 1 号标准比色液（通则 0901 第一法）比较，不得更深。

有关物质　照高效液相色谱法（通则 0512）测定。

供试品溶液（1）　取本品，精密称定，加水溶解并定量稀释制成每 1ml 中约含 0.4mg 的溶液。

供试品溶液(2) 精密量取供试品溶液(1)1ml，置 25ml 量瓶中，用水稀释至刻度，摇匀。

系统适用性溶液 取硫酸长春碱与硫酸长春新碱，加水溶解并稀释制成每 1ml 中各约含 0.4mg 的溶液。

色谱条件 用十八烷基硅烷键合硅胶(粒度 5μm)为填充剂，以二乙胺溶液(取二乙胺 14ml，加水 986ml，混匀，用磷酸调节 pH 值至 7.5)-乙腈-甲醇(32∶14∶54)为流动相，检测波长 262nm，柱温 30℃；进样体积 200μl。

系统适用性要求 系统适用性溶液色谱图中，硫酸长春碱峰与硫酸长春新碱峰之间的分离度应大于 4.0。

测定法 精密量取供试品溶液(1)与供试品溶液(2)，分别注入液相色谱仪，记录色谱图至主成分峰保留时间的 3 倍，测量峰面积，按下列公式计算。

$$(1)单个杂质(\%)=\frac{r_i}{r_t+25r_v}\times100\%$$

$$(2)杂质总量(\%)=\frac{r_t}{r_t+25r_v}\times100\%$$

式中 r_i为除溶剂峰外供试品溶液(1)中单个杂质峰面积；

r_t为除溶剂峰外供试品溶液(1)中杂质峰面积的和；

r_v为供试品溶液(2)中硫酸长春碱峰的峰面积。

限度 单个杂质不得大于 1.0%，杂质总量不得大于 3.0%。

干燥失重 取本品，以五氧化二磷为干燥剂，在 80℃减压干燥至恒重，减失重量不得过 12.0%(通则 0831)。

【含量测定】 照紫外-可见分光光度法(通则 0401)测定。

供试品溶液 取本品约 5mg，精密称定，置 50ml 量瓶中，精密加水 5ml 溶解后，随振摇随加无水乙醇至刻度，摇匀，精密量取 10ml，置另一 50ml 量瓶中，再加无水乙醇稀释至刻度，摇匀。

测定法 取供试品溶液，在 264nm 的波长处测定吸光度，按 $C_{46}H_{58}N_4O_9\cdot H_2SO_4$ 的吸收系数($E_{1cm}^{1\%}$)为 179 计算。

【类别】 抗肿瘤药。

【贮藏】 遮光，密封，在冷处保存。

【制剂】 注射用硫酸长春碱

注射用硫酸长春碱

Zhusheyong Liusuan Changchunjian

Vinblastine Sulfate for Injection

本品为硫酸长春碱的无菌冻干品。含硫酸长春碱($C_{46}H_{58}N_4O_9\cdot H_2SO_4$)应为标示量的 90.0%～110.0%。

【性状】 本品为白色或类白色的疏松状或无定形固体；有引湿性；遇光或热易变黄。

【鉴别】 取本品，照硫酸长春碱项下的鉴别(1)、(2)、(4)项试验，显相同的结果。

【检查】 **酸度** 取本品 1 瓶，加水 10ml 溶解后，依法测定(通则 0631)，pH 值应为 3.5～5.5。

干燥失重 取本品，以五氧化二磷为干燥剂，在 80℃减压干燥至恒重，减失重量不得过 15.0%(通则 0831)。

含量均匀度 以含量测定项下测得的每瓶含量计算，应符合规定(通则 0941)。

无菌 取本品，用适宜溶剂溶解并稀释制成每 1ml 中含 1mg 的溶液，经薄膜过滤法处理，依法检查(通则 1101)，应符合规定。

其他 应符合注射剂项下有关的各项规定(通则 0102)。

【含量测定】 照紫外-可见分光光度法(通则 0401)测定。

供试品溶液 取本品 10 瓶，分别加水 10ml 使内容物溶解并定量转移至 50ml 量瓶中，用无水乙醇分次洗涤容器，洗液并入量瓶中，并稀释至刻度，摇匀，各精密量取 5ml，置另一 50ml 量瓶中，用无水乙醇稀释至刻度，摇匀。

测定法 见硫酸长春碱含量测定项下。计算每瓶的含量，并求得 10 瓶的平均含量。

【类别】 同硫酸长春碱。

【规格】 10mg

【贮藏】 遮光，密闭，在冷处保存。

硫酸巴龙霉素

Liusuan Balongmeisu

Paromomycin Sulfate

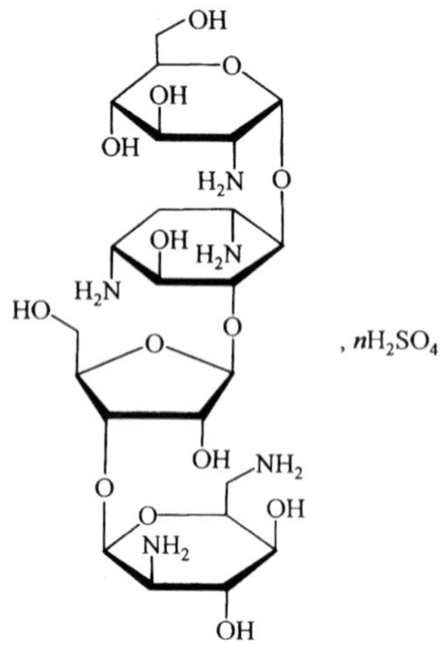

$C_{23}H_{45}N_5O_{14}\cdot nH_2SO_4$

本品为 *O*-2-氨基-2-脱氧-*α*-D-葡吡喃糖基-(1→4)-*O*-[*O*-2,6-二氨基-2,6-二脱氧-*β*-L-艾吡喃糖基-(1→3)-*β*-D-核呋喃糖基-(1→5)]-2-脱氧-D-链霉胺硫酸盐。按干燥品计算，每 1mg 的效价不得少于 700 巴龙霉素单位。

【性状】 本品为白色至微黄色的粉末；无臭；引湿性极强，遇光易变色。

本品在水中易溶，在甲醇、乙醇、丙酮或乙醚中不溶。

比旋度　取本品，精密称定，加水溶解并定量稀释制成每1ml中约含50mg的溶液，依法测定（通则0621），比旋度为+50°至+55°。

【鉴别】（1）照薄层色谱法（通则0502）试验。

供试品溶液　取本品，加水制成每1ml中约含巴龙霉素20mg的溶液。

标准品溶液　取巴龙霉素标准品，加水制成每1ml中约含巴龙霉素20mg的溶液。

色谱条件　采用硅胶H薄层板，以50%甲醇（含氯化钠1.5%）-浓氨溶液（100：8）为展开剂。

测定法　吸取供试品溶液与标准品溶液各1μl，分别点于同一薄层板上，展开，晾干，于105℃干燥，放冷，喷以茚三酮的吡啶水溶液（取茚三酮0.5g，加40%吡啶溶液100ml使溶解）。

结果判定　供试品溶液所显主斑点的位置和颜色应与标准品溶液主斑点的位置和颜色相同。

（2）在巴龙霉素组分测定项下记录的色谱图中，供试品溶液主峰的保留时间应与标准品溶液主峰的保留时间一致。

（3）本品的红外光吸收图谱应与对照的图谱（光谱集483图）一致。

（4）本品的水溶液显硫酸盐的鉴别反应（通则0301）。

以上（1）、（2）两项可选做一项。

【检查】 **酸碱度**　取本品，加水制成每1ml中约含50mg的溶液，依法测定（通则0631），pH值应为5.0～7.5。

干燥失重　取本品，在105℃干燥3小时，减失重量不得过7.0%（通则0831）。

巴龙霉素组分　照高效液相色谱法（通则0512）测定。

供试品溶液　取本品适量，精密称定，加水溶解并定量稀释制成每1ml中约含巴龙霉素0.5mg的溶液。

标准品溶液（1）　取巴龙霉素标准品适量，精密称定，加水溶解并定量稀释制成每1ml中约含巴龙霉素0.7mg的溶液。

标准品溶液（2）　取巴龙霉素标准品适量，精密称定，加水溶解并定量稀释制成每1ml中约含巴龙霉素0.5mg的溶液。

标准品溶液（3）　取巴龙霉素标准品适量，精密称定，加水溶解并定量稀释制成每1ml中约含巴龙霉素0.2mg的溶液。

系统适用性溶液　取巴龙霉素标准品适量，加0.2mol/L三氟醋酸溶液-乙腈（80：20）溶解并稀释制成每1ml中含0.5mg的溶液。

色谱条件　用十八烷基硅烷键合硅胶为填充剂（pH值范围为1.0～7.5）；以0.2mol/L三氟醋酸溶液-乙腈（90：10）为流动相；流速为每分钟0.6ml；用蒸发光散射检测器检测（参考条件：漂移管温度为100℃，载气流速为每分钟3.0L）；进样体积20μl。

系统适用性要求　系统适用性溶液色谱图中，巴龙霉素峰的拖尾因子应不大于1.5，巴龙霉素峰与相邻杂质峰间的分离度应符合要求。标准品溶液（1）～（3）色谱图中，以标准品溶液浓度的对数值与相应主峰面积的对数值计算线性回归方程，相关系数（r）应不小于0.99。

测定法　精密量取供试品溶液与标准品溶液（1）～（3），分别注入液相色谱仪，记录色谱图。

限度　用线性回归方程计算供试品中巴龙霉素的含量。按干燥品计算，含$C_{23}H_{45}N_5O_{14}$不得少于70.0%。

【含量测定】　精密称取本品适量，加灭菌水溶解并定量稀释制成每1ml中约含1000单位的溶液，照抗生素微生物检定法（通则1201）测定。1000巴龙霉素单位相当于1mg巴龙霉素。

【类别】　氨基糖苷类抗生素。

【贮藏】　遮光，密封，在干燥处保存。

【制剂】　硫酸巴龙霉素片

硫酸巴龙霉素片

Liusuan Balongmeisu Pian

Paromomycin Sulfate Tablets

本品含硫酸巴龙霉素按巴龙霉素计算，应为标示量的90.0%～110.0%。

【性状】　本品为白色至微黄色片或糖衣片，除去包衣后显白色至微黄色。

【鉴别】　取本品的细粉适量（如为糖衣片，应先除去糖衣），加水适量，振摇使硫酸巴龙霉素溶解，用水稀释并制成每1ml中约含巴龙霉素20mg的溶液，滤过，取滤液照硫酸巴龙霉素项下的鉴别（1）、（4）项试验，显相同的结果。

【检查】　除崩解时限（压制片）应在30分钟内崩解外，应符合片剂项下有关的各项规定（通则0101）。

【含量测定】　取本品10片，精密称定，研细，精密称取适量（约相当于巴龙霉素0.25g）；如为糖衣片，取4片，全部研细。加灭菌水适量，振摇使硫酸巴龙霉素溶解，用灭菌水定量稀释制成每1ml中约含1000单位的悬液，摇匀，静置，精密量取上清液适量，照硫酸巴龙霉素项下的方法测定。

【类别】　同硫酸巴龙霉素。

【规格】　（1）0.1g（10万单位）　（2）0.25g（25万单位）

【贮藏】　遮光，密封，在干燥处保存。

硫酸双肼屈嗪

Liusuan Shuangjingququin

Dihydralazine Sulfate

$C_8H_{10}N_6 \cdot H_2SO_4 \cdot 2\frac{1}{2}H_2O$　333.32

本品为1,4-双肼基-2,3-二氮杂萘的硫酸盐二倍半水合物。按干燥品计算，含 $C_8H_{10}N_6 \cdot H_2SO_4$ 不得少于98.0%。

【性状】 本品为白色至微黄色结晶性粉末，无水物为黄色粉末；无臭。

本品在沸水中略溶，在水或乙醇中微溶。

【鉴别】 (1)取含量测定项下滴定后的溶液，滤过，沉淀用水洗净，在105℃干燥后，依法测定（通则0612），熔点为150～156℃。

(2)本品的饱和水溶液，遇碱性碘化汞钾试液，即显棕黑色；遇三氯化铁试液，即显蓝色。

(3)本品的饱和水溶液显硫酸盐的鉴别反应（通则0301）。

【检查】 **游离肼**　照紫外-可见分光光度法（通则0401）测定。

供试品溶液　取本品2.0mg，加水溶解并稀释制成每1ml中约含0.4mg的溶液，取5ml，加临用新制的对二甲氨基苯甲醛溶液（取对二甲氨基苯甲醛0.2g，溶解于盐酸60ml与水40ml的混合液中）4ml，放置3分钟。

测定法　取供试品溶液，在450nm的波长处测定吸光度。

限度　吸光度不得过0.05。

有关物质　照高效液相色谱法（通则0512）测定。

供试品溶液　取本品适量，加0.6%醋酸溶液溶解并稀释制成每1ml中约含1mg的溶液。

对照溶液(1)　精密量取供试品溶液1ml，置50ml量瓶中，用稀释液（取乙二胺四醋酸二钠50mg，加流动相100ml使溶解）稀释至刻度，摇匀。

对照溶液(2)　精密量取对照溶液(1)1ml，置20ml量瓶中，用稀释液稀释至刻度，摇匀。

色谱条件　用氰基硅烷键合硅胶为填充剂，以缓冲溶液（取十二烷基硫酸钠1.44g与溴化四丁基铵0.75g，加水1000ml使溶解，用0.05mol/L硫酸溶液调节pH值至3.0）-乙腈（78∶22）为流动相；检测波长为230nm；进样体积20μl。

系统适用性要求　理论板数按双肼屈嗪峰计算不低于2000。

测定法　精密量取上述三种溶液，分别注入液相色谱仪，记录色谱图至主成分峰保留时间的2倍。

限度　供试品溶液色谱图中如有杂质峰，峰面积大于对照溶液(2)主峰面积的3倍（0.3%），且小于对照溶液(1)主峰面积（2.0%）的色谱峰不得多于1个，其他单个杂质峰面积不得大于对照溶液(2)主峰面积的3倍（0.3%），其他各杂质峰面积的和不得大于对照溶液(2)主峰面积的5倍（0.5%）。

干燥失重　取本品，在80℃减压干燥至恒重，减失重量应为12.0%～15.0%（通则0831）。

炽灼残渣　不得过0.1%（通则0841）。

【含量测定】 取本品约0.3g，精密称定，加水50ml与盐酸溶液（1→2）10ml，微热使溶解，放冷至室温，照永停滴定法（通则0701），用亚硝酸钠滴定液（0.1mol/L）滴定。每1ml亚硝酸钠滴定液（0.1mol/L）相当于14.41mg的 $C_8H_{10}N_6 \cdot H_2SO_4$。

【类别】 抗高血压药。

【贮藏】 遮光，密封保存。

【制剂】 硫酸双肼屈嗪片

硫酸双肼屈嗪片

Liusuan Shuangjingququin Pian

Dihydralazine Sulfate Tablets

本品含硫酸双肼屈嗪按 $C_8H_{10}N_6 \cdot H_2SO_4$ 计，应为标示量的90.0%～110.0%。

【性状】 本品为糖衣片，除去包衣后显白色至微黄色。

【鉴别】 (1)取本品，除去包衣，研细，取细粉适量（约相当于硫酸双肼屈嗪25mg），加水20ml，振摇使硫酸双肼屈嗪溶解，滤过，滤液照硫酸双肼屈嗪项下鉴别(2)、(3)项试验，显相同的反应。

(2)取鉴别(1)项下的细粉适量（约相当于硫酸双肼屈嗪50mg），加水20ml与稀盐酸3ml，振摇，滤过，滤液加过量的0.1mol/L亚硝酸钠溶液，即产生沉淀，滤过，沉淀用水洗涤，在105℃干燥后，依法测定（通则0612），熔点为148～156℃。

【检查】 应符合片剂项下有关的各项规定（通则0101）。

【含量测定】 取本品40片，精密称定，研细，精密称取适量（约相当于硫酸双肼屈嗪0.2g），照硫酸双肼屈嗪含量测定项下的方法，依法测定。每1ml亚硝酸钠滴定液（0.1mol/L）相当于14.41mg的 $C_8H_{10}N_6 \cdot H_2SO_4$。

【类别】【贮藏】 同硫酸双肼屈嗪。

【规格】 按 $C_8H_{10}N_6 \cdot H_2SO_4$ 计　(1)12.5mg　(2)25mg

硫酸卡那霉素

Liusuan Kanameisu

Kanamycin Sulfate

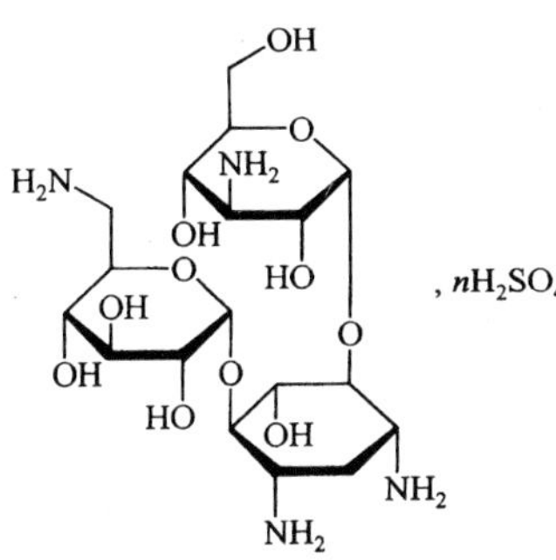

$C_{18}H_{36}N_4O_{11} \cdot nH_2SO_4$

本品为 *O*-3-氨基-3-脱氧-*α*-D-葡吡喃糖基-(1→6)-*O*-[6-氨基-6-脱氧-*α*-D-葡吡喃糖基-(1→4)]-2-脱氧-D-链霉胺硫酸盐。按干燥品计算，含卡那霉素（$C_{18}H_{36}N_4O_{11}$）不得少于 67.0%。

【性状】 本品为白色或类白色粉末；无臭；有引湿性。

本品在水中易溶，在乙醇、丙酮或乙醚中几乎不溶。

比旋度 取本品，精密称定，加水溶解并定量稀释制成每 1ml 中约含 50mg 的溶液，依法测定（通则 0621），比旋度为 +102°至 +110°。

【鉴别】 (1)取本品约 1mg，加水 2ml 溶解后，加 0.2% 蒽酮的硫酸溶液 4ml，在水浴中加热 15 分钟，冷却，即显蓝紫色。

(2)在含量测定项下记录的色谱图中，供试品溶液主峰的保留时间应与对照品溶液主峰的保留时间一致。

(3)本品的红外光吸收图谱应与对照的图谱（光谱集 484 图）一致。

(4)本品的水溶液显硫酸盐的鉴别反应（通则 0301）。

【检查】 **酸碱度** 取本品 3.0g，加水 10ml 溶解后，依法测定（通则 0631），pH 值应为 6.0～8.0。

溶液的澄清度与颜色 取本品 5 份，各 1.7g，分别加水 5ml 溶解后，溶液应澄清无色；如显浑浊，与 1 号浊度标准液（通则 0902 第一法）比较，均不得更浓；如显色，与黄色或黄绿色 4 号标准比色液（通则 0901 第一法）比较，均不得更深。

卡那霉素 B 照高效液相色谱法（通则 0512）测定。

供试品溶液 称取本品适量，加水溶解并稀释制成每 1ml 中约含卡那霉素 2mg 的溶液。

对照溶液 精密量取供试品溶液适量，用水定量稀释制成每 1ml 中约含卡那霉素 40μg 的溶液。

系统适用性溶液 分别称取卡那霉素对照品与卡那霉素 B 对照品各适量，加水溶解并稀释制成每 1ml 中各约含 80μg 的混合溶液。

色谱条件 用十八烷基硅烷键合硅胶为填充剂；以 0.2mol/L 三氟醋酸溶液-甲醇（95∶5）为流动相；用蒸发光散射检测器检测（参考条件：漂移管温度 110℃，载气流量为每分钟 3.0L）；进样体积 20μl。

系统适用性要求 系统适用性溶液色谱图中，卡那霉素峰与卡那霉素 B 峰间的分离度应不小于 5.0。

测定法 精密量取供试品溶液与对照溶液，分别注入液相色谱仪，记录色谱图。

限度 供试品溶液色谱图中，卡那霉素 B 峰面积不得大于对照溶液主峰面积（2.0%）。

硫酸盐 取本品约 0.18g，精密称定，加水 100ml 使溶解，加浓氨溶液调节 pH 值至 11 后，精密加入氯化钡滴定液（0.1mol/L）10ml、酞紫指示液 5 滴，用乙二胺四醋酸二钠滴定液（0.05mol/L）滴定，注意保持滴定过程中的 pH 值为 11，滴定至紫色开始消褪，加乙醇 50ml，继续滴定，至蓝紫色消失，并将滴定的结果用空白试验校正。每 1ml 氯化钡滴定液（0.1mol/L）相当于 9.606mg 的硫酸盐（SO_4）。本品含硫酸盐按干燥品计算应为 23.0%～26.0%。

干燥失重 取本品，在 105℃ 干燥 3 小时，减失重量不得过 4.0%（通则 0831）。

炽灼残渣 取本品 1.0g，依法检查（通则 0841），遗留残渣不得过 0.5%。

细菌内毒素 取本品，依法检查（通则 1143），每 1mg 卡那霉素中含内毒素的量应小于 0.40EU。（供注射用）

无菌 取本品，用适量溶剂溶解并稀释后，经薄膜过滤法处理，依法检查（通则 1101），应符合规定。另取装量 10ml 的 0.5%葡萄糖肉汤培养基 6 管，分别加每 1ml 中含本品 30mg 的溶液 0.25～0.5ml，3 管置 30～35℃培养，另 3 管置 20～25℃培养，应符合规定。（供无菌分装用）

【含量测定】 照高效液相色谱法（通则 0512）测定。

供试品溶液 取本品适量，精密称定，加水溶解并定量稀释制成每 1ml 中约含卡那霉素 0.15mg 的溶液。

对照品溶液(1) 取卡那霉素对照品适量，精密称定，加水溶解并定量稀释制成每 1ml 中约含卡那霉素 0.10mg 的溶液。

对照品溶液(2) 取卡那霉素对照品适量，精密称定，加水溶解并定量稀释制成每 1ml 中约含卡那霉素 0.15mg 的溶液。

对照品溶液(3) 取卡那霉素对照品适量，精密称定，加水溶解并定量稀释制成每 1ml 中约含卡那霉素 0.20mg 的溶液。

系统适用性溶液与色谱条件 见卡那霉素 B 项下。

系统适用性要求 见卡那霉素 B 项下。对照品溶液(1)～(3)色谱图中，以对照品溶液浓度的对数值与相应的峰面积对数值计算线性回归方程，相关系数（*r*）应不小于 0.99。

测定法 精密量取供试品溶液与对照品溶液(1)～(3)，分别注入液相色谱仪，记录色谱图。用回归方程计算供试品

中 $C_{18}H_{36}N_4O_{11}$ 的含量。

【类别】 氨基糖苷类抗生素。

【贮藏】 严封，在干燥处保存。

【制剂】 (1)硫酸卡那霉素注射液　(2)硫酸卡那霉素滴眼液　(3)注射用硫酸卡那霉素

硫酸卡那霉素注射液

Liusuan Kanameisu Zhusheye

Kanamycin Sulfate Injection

本品为硫酸卡那霉素的灭菌水溶液。按卡那霉素($C_{18}H_{36}N_4O_{11}$)计算，应为标示量的 90.0%～110.0%。

【性状】 本品为无色至淡黄色或淡黄绿色的澄明液体。

【鉴别】 取本品，照硫酸卡那霉素项下的鉴别(1)、(2)和(4)项试验，显相同的结果。

【检查】 **pH 值** 应为 4.5～7.5(通则 0631)。

颜色 本品应无色；如显色，与黄色或黄绿色 4 号标准比色液(通则 0901 第一法)比较，不得更深。

卡那霉素 B 照高效液相色谱法(通则 0512)测定。

供试品溶液　精密量取本品适量，用水稀释制成每 1ml 中约含卡那霉素 2mg 的溶液。

对照溶液　精密量取供试品溶液适量，用水定量稀释制成每 1ml 中约含卡那霉素 40μg 的溶液。

系统适用性溶液、色谱条件、系统适用性要求与测定法　见硫酸卡那霉素卡那霉素 B 项下。

限度　供试品溶液色谱图中，卡那霉素 B 峰面积不得大于对照溶液主峰面积的 2 倍(4.0%)。

细菌内毒素 照硫酸卡那霉素项下的方法检查，应符合规定。

无菌 取本品，用适宜溶剂稀释后，照硫酸卡那霉素项下的方法检查，应符合规定。

其他 应符合注射剂项下有关的各项规定(通则 0102)。

【含量测定】 照高效液相色谱法(通则 0512)测定。

供试品溶液 精密量取本品适量，用水定量稀释制成每 1ml 中约含卡那霉素 0.15mg 的溶液。

对照品溶液(1)、对照品溶液(2)、对照品溶液(3)、系统适用性溶液、色谱条件、系统适用性要求与测定法 见硫酸卡那霉素含量测定项下。

【类别】 同硫酸卡那霉素。

【规格】 2ml∶0.5g(按 $C_{18}H_{36}N_4O_{11}$ 计)

【贮藏】 密闭保存。

硫酸卡那霉素滴眼液

Liusuan Kanameisu Diyanye

Kanamycin Sulfate Eye Drops

本品含硫酸卡那霉素按卡那霉素($C_{18}H_{36}N_4O_{11}$)计算，应为标示量的 90.0%～110.0%。

本品可加适量的防腐剂。

【性状】 本品为无色至微黄色或微黄绿色的澄明液体。

【鉴别】 取本品，照硫酸卡那霉素项下的鉴别(1)、(2)和(4)项试验，显相同的结果。

【检查】 **pH 值** 应为 6.0～7.0(通则 0631)。

颜色 本品应无色；如显色，与黄色或黄绿色 3 号标准比色液(通则 0901 第一法)比较，不得更深。

渗透压摩尔浓度 渗透压摩尔浓度应为 260～320mOsmol/kg(通则 0632)。

其他 应符合眼用制剂项下有关的各项规定(通则 0105)。

【含量测定】 照高效液相色谱法(通则 0512)测定。

供试品溶液 精密量取本品适量，用水定量稀释制成每 1ml 中约含卡那霉素 0.15mg 的溶液。

对照品溶液(1)、对照品溶液(2)、对照品溶液(3)、系统适用性溶液、色谱条件、系统适用性要求与测定法 见硫酸卡那霉素含量测定项下。

【类别】 同硫酸卡那霉素。

【规格】 8ml∶40mg(按 $C_{18}H_{36}N_4O_{11}$ 计)

【贮藏】 密封，在凉暗处保存。

注射用硫酸卡那霉素

Zhusheyong Liusuan Kanameisu

Kanamycin Sulfate for Injection

本品为硫酸卡那霉素的无菌粉末。按干燥品计算，含卡那霉素($C_{18}H_{36}N_4O_{11}$)不得少于 65.0%；按平均装量计算，含卡那霉素($C_{18}H_{36}N_4O_{11}$)应为标示量的 93.0%～107.0%。

【性状】 本品为白色或类白色的粉末。

【鉴别】 取本品，照硫酸卡那霉素项下的鉴别(1)、(2)和(4)项试验，显相同的结果。

【检查】 **溶液的澄清度与颜色** 取本品 5 瓶，按标示量分别加水制成每 1ml 中约含 0.2g 的溶液，溶液应澄清无色；如显浑浊，与 1 号浊度标准液(通则 0902 第一法)比较，均不得更浓；如显色，与黄色或黄绿色 4 号标准比色液(通则 0901 第一法)比较，均不得更深。

卡那霉素 B 照高效液相色谱法(通则 0512)测定。

供试品溶液　取装量差异项下的内容物适量，混合均匀，加水溶解并稀释制成每1ml中约含卡那霉素2mg的溶液。

对照溶液　精密量取供试品溶液适量，用水定量稀释制成每1ml中约含卡那霉素40μg的溶液。

系统适用性溶液、色谱条件、系统适用性要求与测定法　见硫酸卡那霉素卡那霉素B项下。

限度　供试品溶液色谱图中，卡那霉素B峰面积不得大于对照溶液主峰面积的2倍(4.0%)。

干燥失重　取本品，在105℃干燥3小时，减失重量不得过5.0%(通则0831)。

酸碱度、细菌内毒素与无菌　照硫酸卡那霉素项下的方法检查，均应符合规定。

其他　应符合注射剂项下有关的各项规定(通则0102)。

【含量测定】　照高效液相色谱法(通则0512)测定。

供试品溶液　取装量差异项下的内容物，混合均匀，精密称取适量，加水溶解并定量稀释制成每1ml中约含卡那霉素0.15mg的溶液。

对照品溶液(1)、对照品溶液(2)、对照品溶液(3)、系统适用性溶液、色谱条件、系统适用性要求与测定法　见硫酸卡那霉素含量测定项下。

【类别】　同硫酸卡那霉素。

【规格】　按$C_{18}H_{36}N_4O_{13}$计　(1)0.5g　(2)1g

【贮藏】　密闭，在干燥处保存。

硫酸亚铁

Liusuanyatie

Ferrous Sulfate

$FeSO_4 \cdot 7H_2O$　278.01

本品含$FeSO_4 \cdot 7H_2O$应为98.5%～104.0%。

【性状】　本品为淡蓝绿色柱状结晶或颗粒；无臭；在干燥空气中即风化，在湿空气中即迅速氧化变质，表面生成黄棕色的碱式硫酸铁。

本品在水中易溶，在乙醇中不溶。

【鉴别】　本品的水溶液显亚铁盐与硫酸盐的鉴别反应(通则0301)。

【检查】　**酸度**　取本品0.50g，加水10ml溶解后，依法测定(通则0631)，pH值应为3.0～4.0。

氯化物　取本品2.5g，置50ml量瓶中，加稀硫酸0.5ml，加水溶解并稀释至刻度，摇匀，精密量取3.3ml，用水稀释使成25ml，依法检查(通则0801)，与标准氯化钠溶液5.0ml制成的对照液比较，不得更浓(0.03%)。

碱式硫酸盐　取本品1.0g，加新沸过的冷水2ml溶解，溶液应澄清。

锰盐　取本品1.0g，加水40ml溶解后，加硝酸10ml，置水浴上加热蒸至约10ml，加过硫酸铵0.5g，继续加热10分钟，滴加5%亚硫酸钠溶液约15ml，继续加热至无二氧化硫臭气产生，加水10ml、磷酸5ml与高碘酸钠0.5g，继续加热1分钟，放冷，加水至50ml，与高锰酸钾滴定液(0.02mol/L)1.0ml用同一方法制成的对照液比较，不得更浓(0.1%)。

高铁盐　取本品5.0g，精密称定，置250ml碘瓶中，加盐酸10ml与新沸的冷水100ml的混合溶液，振摇使溶解，加碘化钾3g，密塞，摇匀，在暗处放置5分钟，立即用硫代硫酸钠滴定液(0.1mol/L)滴定，至近终点时，加淀粉指示液0.5ml，继续滴定至蓝色消失，并将滴定的结果用空白试验校正。每1ml硫代硫酸钠滴定液(0.1mol/L)相当于5.585mg的Fe。本品含高铁盐不得过0.5%。

锌盐　取本品1.0g，加7mol/L盐酸溶液10ml溶解后，加30%过氧化氢溶液2ml，置水浴上蒸发至约5ml，放冷，移至分液漏斗中，加7mol/L盐酸溶液约15ml分次洗涤容器，洗液并入分液漏斗中，用甲基异丁基甲酮(取新蒸馏的甲基异丁基甲酮100ml，加7mol/L盐酸溶液1ml，混匀)振摇提取3次，每次20ml，水层置水浴上蒸发至约一半体积，放冷，加水适量使成25ml，精密量取5ml，置25ml纳氏比色管中，加亚铁氰化钾试液1ml，加水适量使成13ml，摇匀，放置5分钟，如发生浑浊，与标准锌溶液[精密称取硫酸锌($ZnSO_4 \cdot 7H_2O$)44mg，置100ml量瓶中，加水溶解并稀释至刻度，摇匀；精密量取10ml置100ml量瓶中，加水稀释至刻度，摇匀，即得。每1ml相当于10μg的Zn]10ml加7mol/L盐酸溶液2ml与亚铁氰化钾试液1ml制成的对照液比较，不得更浓(0.05%)。

汞盐　避光操作。取本品1.0g，置烧杯中，加稀硝酸30ml，置水浴上加热使溶解，置冰浴中迅速冷却后，加枸橼酸钠溶液(1→4)20ml与盐酸羟胺溶液1ml，用硫酸或浓氨溶液调节pH值至1.8，作为供试品溶液；精密量取标准汞溶液3ml，加稀硝酸30ml，加枸橼酸钠溶液(1→4)5ml与盐酸羟胺溶液1ml，用硫酸或浓氨溶液调节pH值至1.8，作为对照溶液。将供试品溶液与对照溶液分别转移至分液漏斗中，用双硫腙提取溶液与三氯甲烷各5ml的混合溶液提取2次，合并三氯甲烷层置另一个分液漏斗中，加盐酸溶液(1→2)10ml振摇提取，静置分层，分取酸层用三氯甲烷3ml洗涤，弃去三氯甲烷层，酸溶液中加乙二胺四醋酸二钠溶液(1→50)0.1ml与6mol/L醋酸溶液2ml，混匀，缓缓加氨水5ml，用冷水淋洗冷却后，分别用氨水或硫酸调节供试品溶液与对照溶液pH值至1.8。分别在供试品溶液与对照溶液中加稀双硫腙提取溶液5.0ml，剧烈振摇提取，静置分层，供试品溶液三氯甲烷层所显颜色与对照溶液比较，不得更深(0.0003%)。

重金属　取本品1.0g，加7mol/L盐酸溶液10ml溶解，加30%过氧化氢溶液2ml，置水浴上蒸发至约5ml，放冷，移至分液漏斗中，用7mol/L盐酸溶液10ml分次洗涤容器，洗液并入分液漏斗中，用甲基异丁基甲酮(取新蒸馏的甲基异丁基甲酮100ml,加7mol/L盐酸溶液1ml,混匀)振摇提取3次,每次20ml,水层置水浴上加热20分钟,放冷,加酚酞指示液1滴,并滴加浓氨试液至溶液显淡红色,再加醋酸盐缓冲液(pH 3.5)2ml与水适量使成25ml,依法检查(通则0821第一法),含重金属不得过百万分之二十。

砷盐 取本品1.0g,加水23ml溶解后,加盐酸5ml,依法检查(通则0822第一法),应符合规定(0.0002%)。

【含量测定】 取本品约0.5g,精密称定,加稀硫酸与新沸过的冷水各15ml溶解后,立即用高锰酸钾滴定液(0.02mol/L)滴定至溶液显持续的粉红色。每1ml高锰酸钾滴定液(0.02mol/L)相当于27.80mg的 $FeSO_4 \cdot 7H_2O$。

【类别】 抗贫血药。

【贮藏】 密封保存。

【制剂】 (1)硫酸亚铁片 (2)硫酸亚铁缓释片

附:

汞盐检查方法中各种溶液的配制方法

标准汞溶液的制备 精密称取二氯化汞135.4mg,置100ml量瓶中,加0.5mol/L硫酸溶液溶解并稀释至刻度,摇匀,作为贮备液(每1ml相当于1mg的Hg)。临用前,精密量取贮备液5ml,置100ml量瓶中,加0.5mol/L硫酸溶液稀释至刻度,摇匀;再精密量取2ml,置100ml量瓶中,加0.5mol/L硫酸溶液稀释至刻度,摇匀,即得(每1ml相当于1μg的Hg)。

盐酸羟胺溶液 取盐酸羟胺20g置分液漏斗中,加水65ml使溶解,加麝香草酚蓝指示液5滴,滴加氨水至显黄色,加二乙基二硫代氨基甲酸钠溶液(1→25)10ml,混匀,放置5分钟;加三氯甲烷10～15ml提取,弃去三氯甲烷层,水溶液中滴加3mol/L盐酸溶液至粉红色(必要时,补加麝香草酚蓝指示液1～2滴),用水稀释至100ml,即得。

双硫腙提取溶液 取双硫腙30mg,加三氯甲烷1000ml溶解,加乙醇5ml,摇匀,置冰箱中保存。临用前,用二分之一体积的1%硝酸溶液提取,弃去酸液后使用。

稀双硫腙提取溶液 临用前,取双硫腙提取溶液5ml,加三氯甲烷25ml,摇匀,即得。

硫酸亚铁片

Liusuanyatie Pian

Ferrous Sulfate Tablets

本品含硫酸亚铁($FeSO_4 \cdot 7H_2O$)应为标示量的95.0%～110.0%。

【性状】 本品为包衣片,除去包衣后显淡蓝绿色。

【鉴别】 取本品,除去包衣,研细,称取适量(约相当于硫酸亚铁0.2g),加稀盐酸1滴与水20ml,振摇使硫酸亚铁溶解,滤过,滤液显亚铁盐与硫酸盐的鉴别反应(通则0301)。

【检查】 **高铁盐** 取本品20片,置100ml量瓶中,加盐酸10ml与新沸过的冷水100ml的混合溶液适量,振摇使硫酸亚铁溶解,加上述混合溶液稀释至刻度,摇匀,用干燥滤纸迅速滤过,精密量取续滤液50ml,置250ml碘瓶中,加碘化钾3g,密塞,摇匀,在暗处放置5分钟,立即用硫代硫酸钠滴定液(0.1mol/L)滴定,至近终点时,加淀粉指示液0.5ml,继续滴定至蓝色消失,并将滴定的结果用空白试验校正。每1ml硫代硫酸钠滴定液(0.1mol/L)相当于5.585mg的Fe。本品含高铁盐不得过标示量的0.5%。

溶出度 照溶出度与释放度测定法(通则0931第二法)测定。

溶出条件 以0.1mol/L盐酸溶液900ml为溶出介质,转速为每分钟50转,依法操作,经45分钟时取样。

供试品溶液 取溶出液10ml,滤过,精密量取续滤液2ml,置25ml量瓶中,用溶出介质稀释至刻度,摇匀。

对照品溶液(1) 精密量取铁标准溶液适量,用溶出介质定量稀释制成每1ml中约含3μg的溶液。

对照品溶液(2) 精密量取铁标准溶液适量,用溶出介质定量稀释制成每1ml中约含4μg的溶液。

对照品溶液(3) 精密量取铁标准溶液适量,用溶出介质定量稀释制成每1ml中约含5μg的溶液。

测定法 取上述四种溶液,照原子吸收分光光度法(通则0406第一法),在248.3nm的波长处分别测定。计算每片($FeSO_4 \cdot 7H_2O$)的溶出量。

限度 标示量的70%,应符合规定。

其他 应符合片剂项下有关的各项规定(通则0101)。

【含量测定】 取本品10片,置200ml量瓶中,加稀硫酸60ml与新沸过的冷水适量,振摇使硫酸亚铁溶解,用新沸过的冷水稀释至刻度,摇匀,用干燥滤纸迅速滤过,精密量取续滤液30ml,加邻二氮菲指示液数滴,立即用硫酸铈滴定液(0.1mol/L)滴定。每1ml硫酸铈滴定液(0.1mol/L)相当于27.80mg的 $FeSO_4 \cdot 7H_2O$。

【类别】 同硫酸亚铁。

【规格】 0.3g

【贮藏】 密封,在干燥处保存。

硫酸亚铁缓释片

Liusuanyatie Huanshipian

Ferrous Sulfate Sustained-release Tablets

本品含硫酸亚铁($FeSO_4 \cdot 7H_2O$)应为标示量的95.0%～105.0%。

【性状】 本品为薄膜包衣片，除去包衣后显类白色至淡蓝绿色。

【鉴别】 取本品，除去包衣，研细，称取适量（约相当于硫酸亚铁 0.2g），加稀盐酸 1 滴与水 20ml，振摇使硫酸亚铁溶解，滤过，滤液显亚铁盐与硫酸盐的鉴别反应（通则 0301）。

【检查】 **高铁盐** 取含量测定项下的细粉适量（约相当于硫酸亚铁 0.45g），精密称定，置 100ml 量瓶中，加盐酸 10ml 与新沸过的冷水 100ml 的混合溶液适量，超声约 60 分钟使高铁盐溶解，加上述混合溶液稀释至刻度，摇匀，离心，精密量取上清液 50ml，置 250ml 碘瓶中，加碘化钾 3g，密塞，摇匀，在暗处放置 5 分钟，立即用硫代硫酸钠滴定液（0.01mol/L）滴定，至近终点时，加淀粉指示液 0.5ml，继续滴定至蓝色消失，并将滴定的结果用空白试验校正。每 1ml 硫代硫酸钠滴定液（0.01mol/L）相当于 0.5585mg 的 Fe。本品含高铁盐不得过标示量的 0.5%。

溶出度 照溶出度与释放度测定法（通则 0931 第一法）测定。

溶出条件　以 0.1mol/L 盐酸溶液 900ml 为溶出介质，转速为每分钟 100 转，依法操作，在 2 小时、6 小时时分别取溶出液 10ml，并即时在溶出杯中补充 0.1mol/L 盐酸溶液 10ml。

供试品溶液　分别取 2 小时与 6 小时时的溶出液，滤过，精密量取续滤液 5ml，置 50ml 量瓶中，用溶出介质稀释至刻度，摇匀。

对照品溶液（1）　精密量取铁标准溶液适量，用溶出介质定量稀释制成每 1ml 中约含 2μg 的溶液。

对照品溶液（2）　精密量取铁标准溶液适量，用溶出介质定量稀释制成每 1ml 中约含 4μg 的溶液。

对照品溶液（3）　精密量取铁标准溶液适量，用溶出介质定量稀释制成每 1ml 中约含 6μg 的溶液。

对照品溶液（4）　精密量取铁标准溶液适量，用溶出介质定量稀释制成每 1ml 中约含 10μg 的溶液。

测定法　取上述五种溶液，照原子吸收分光光度法（通则 0406 第一法），在 248.3nm 的波长处分别测定。计算每片（$FeSO_4 \cdot 7H_2O$）的溶出量。

限度　每片在 2 小时、6 小时时的溶出量应分别相应为标示量的 20%～40%和 50%～75%，应符合规定。

其他 应符合片剂项下有关的各项规定（通则 0101）。

【含量测定】 取本品 20 片，精密称定，研细，精密称取适量（约相当于硫酸亚铁 1.35g），置 200ml 量瓶中，加稀硫酸 30ml 与新沸过的冷水适量，密塞振摇 6 小时以上使硫酸亚铁溶解，用新沸过的冷水稀释至刻度，摇匀，离心，精密量取上清液 50ml，加邻二氮菲指示液数滴，立即用硫酸铈滴定液（0.1mol/L）滴定。每 1ml 硫酸铈滴定液（0.1mol/L）相当于 27.80mg 的 $FeSO_4 \cdot 7H_2O$。

【类别】 同硫酸亚铁。

【规格】 0.45g

【贮藏】 密封，在干燥处保存。

硫酸西索米星

Liusuan Xisuomixing

Sisomicin Sulfate

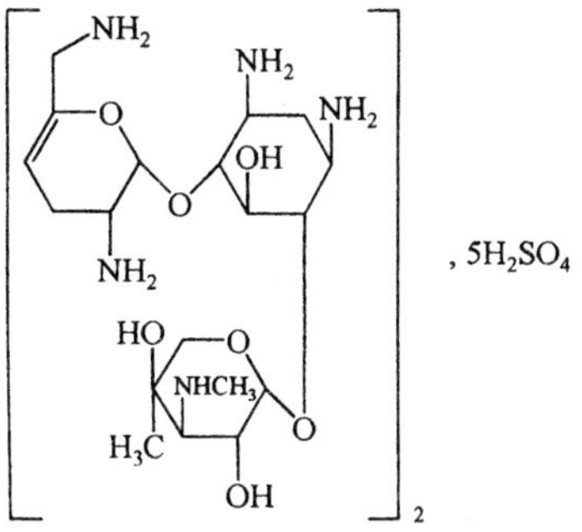

$(C_{19}H_{37}N_5O_7)_2 \cdot 5H_2SO_4$　1385.43

本品为 *O*-3-脱氧-4-*C*-甲基-3-甲氨基-*β*-L-阿拉伯糖吡喃糖基(1→4)-*O*-[2,6-二氨基-2,3,4,6-四脱氧-*α*-D-甘油型-4-己烯吡喃糖基-(1→6)]-2-脱氧-L-链霉胺硫酸盐。按无水物计算，含西索米星（$C_{19}H_{37}N_5O_7$）不得少于 58.0%。

【性状】 本品为白色或类白色粉末；无臭；有引湿性。

本品在水中极易溶解，在乙醇、丙酮或乙醚中不溶。

比旋度 取本品，精密称定，加水溶解并定量稀释制成每 1ml 中约含 10mg 的溶液，依法测定（通则 0621），比旋度为 +100°至 +110°。

【鉴别】 （1）照薄层色谱法（通则 0502）试验。

供试品溶液　取本品适量，加水溶解并稀释制成每 1ml 中约含西索米星 10mg 的溶液。

对照品溶液　取西索米星对照品适量，加水溶解并稀释制成每 1ml 中约含西索米星 10mg 的溶液。

系统适用性溶液　供试品溶液与对照品溶液等量混合。

色谱条件　采用硅胶 G 薄层板，以三氯甲烷-甲醇-浓氨溶液（5∶12∶6）为展开剂。

测定法　吸取上述三种溶液各 5μl，分别点于同一薄层板上，展开，取出，晾干，在 110℃干燥 15 分钟，放冷，喷以 1%茚三酮正丁醇溶液（取茚三酮 1g，溶于含有 1ml 吡啶的 100ml 正丁醇中）显色。

系统适用性要求　系统适用性溶液应显单一斑点。

结果判定　供试品溶液所显主斑点的位置和颜色应与对照品溶液主斑点的位置和颜色相同。

（2）在含量测定项下记录的色谱图中，供试品溶液主峰的保留时间应与对照品溶液主峰的保留时间一致。

（3）本品水溶液显硫酸盐的鉴别反应（通则 0301）。

以上（1）、（2）两项可选做一项。

【检查】 **酸度** 取本品，加水制成每 1ml 中约含 40mg 的溶液，依法测定（通则 0631），pH 值应为 3.5～5.5。

溶液的澄清度与颜色 取本品 5 份，各 0.70g，分别加水 5ml，使溶解，溶液应澄清无色；如显浑浊，与 1 号浊度标准液(通则0902第一法)比较,均不得更浓;如显色,与黄色或黄绿色2号标准比色液(通则0901第一法)比较,均不得更深。

硫酸盐 照高效液相色谱法(通则0512)测定。

供试品溶液 取本品适量,精密称定,加水溶解并定量稀释制成每1ml中约含0.5mg的溶液。

对照品溶液(1) 精密量取硫酸滴定液适量,用水定量稀释制成每1ml中约含硫酸盐(SO_4)0.075mg的溶液。

对照品溶液(2) 精密量取硫酸滴定液适量,用水定量稀释制成每1ml中约含硫酸盐(SO_4)0.15mg的溶液。

对照品溶液(3) 精密量取硫酸滴定液适量,用水定量稀释制成每1ml中约含硫酸盐(SO_4)0.30mg的溶液。

系统适用性溶液与色谱条件 见有关物质项下。

系统适用性要求 见有关物质项下。对照品溶液(1)~(3)色谱图中,以对照品溶液浓度的对数值与相应峰面积的对数值计算线性回归方程,相关系数(r)应不小于0.99。

测定法 精密量取供试品溶液与对照品溶液(1)~(3),分别注入液相色谱仪,记录色谱图。

限度 用线性回归方程计算供试品中SO_4的含量。按无水物计算,应为32.5%~36.0%。

有关物质 照高效液相色谱法(通则0512)测定。

供试品溶液 取本品适量,精密称定,加水溶解并定量稀释制成每1ml中约含西索米星3.0mg的溶液。

对照溶液(1) 精密量取供试品溶液适量,用水定量稀释制成每1ml中约含西索米星15μg的溶液。

对照溶液(2) 精密量取供试品溶液适量,用水定量稀释制成每1ml中约含西索米星60μg的溶液。

对照溶液(3) 精密量取供试品溶液适量,用水定量稀释制成每1ml中约含西索米星120μg的溶液。

系统适用性溶液 分别称取庆大霉素C_{1a}对照品和西索米星对照品各适量,加水溶解并稀释制成每1ml中含庆大霉素C_{1a}0.1mg和西索米星3mg的混合溶液。

色谱条件 用十八烷基硅烷键合硅胶为填充剂(pH值范围0.8~10),以0.3mol/L三氟醋酸溶液-甲醇-乙腈(96:3:1)为流动相,流速为每分钟0.5ml,用蒸发光散射检测器检测(参考条件:漂移管温度110℃,载气流速为每分钟3.0L);进样体积20μl。

系统适用性要求 系统适用性溶液色谱图中,西索米星峰保留时间约为15分钟,西索米星峰与庆大霉素C_{1a}峰间的分离度应大于1.0;与相对保留时间0.77处杂质峰间的分离度应大于3.0。对照溶液(1)~(3)色谱图中,以对照溶液浓度的对数值与相应峰面积的对数值计算线性回归方程,相关系数(r)应不小于0.99。

测定法 精密量取供试品溶液与对照溶液(1)~(3),分别注入液相色谱仪,记录色谱图至主成分峰保留时间的2倍。

限度 供试品溶液色谱图中如有杂质峰,除硫酸盐外,用线性回归方程计算,单个杂质不得过3.0%,杂质总量不得过5.0%,小于对照溶液(1)主峰面积0.1倍的峰忽略不计。

水分 取本品,照水分测定法(通则0832第一法1)测定,含水分不得过15.0%。

炽灼残渣 取本品1.0g,依法检查(通则0841),遗留残渣不得过1.0%。

重金属 取炽灼残渣项下遗留的残渣,依法检查(通则0821第二法),含重金属不得过百万分之二十。

细菌内毒素 取本品,依法检查(通则1143),每1mg西索米星中含内毒素的量应小于0.50EU。(供注射用)

【含量测定】 照高效液相色谱法(通则0512)测定。

供试品溶液 取本品适量,精密称定,加水溶解并定量稀释制成每1ml中约含西索米星0.5mg的溶液。

对照品溶液 取西索米星对照品适量,精密称定,加水溶解并定量稀释制成每1ml中约含西索米星0.5mg的溶液。

系统适用性溶液 分别称取西索米星对照品和奈替米星对照品各适量,加水溶解并稀释制成每1ml中约含西索米星0.5mg和奈替米星0.05mg的混合溶液。

色谱条件 用十八烷基硅烷键合硅胶为填充剂;以庚烷磺酸钠溶液(取庚烷磺酸钠20.22g,加0.07mol/L的磷酸溶液溶解并稀释至1000ml)-乙腈(62:38)为流动相;检测波长为205nm;进样体积10μl。

系统适用性要求 系统适用性溶液色谱图中,西索米星峰的拖尾因子应不大于2.0,西索米星峰和奈替米星峰间的分离度应符合要求。

测定法 精密量取供试品溶液与对照品溶液,分别注入液相色谱仪,记录色谱图。按外标法以峰面积计算供试品中西索米星($C_{19}H_{37}N_5O_7$)的含量。

【类别】 氨基糖苷类抗生素。

【贮藏】 密封,在-6℃以下冷冻保存。

【制剂】 硫酸西索米星注射液

硫酸西索米星注射液

Liusuan Xisuomixing Zhusheye

Sisomicin Sulfate Injection

本品为硫酸西索米星的灭菌水溶液。含西索米星($C_{19}H_{37}N_5O_7$)应为标示量的90.0%~110.0%。

【性状】 本品为无色至微黄色或微黄绿色的澄明液体。

【鉴别】 取本品,照硫酸西索米星项下的鉴别试验,显相同的结果。

【检查】 **pH值** 应为3.0~5.5(通则0631)。

颜色 本品应无色,如显色,与黄色或黄绿色2号标准比色液(通则0901第一法)比较,均不得更深。

有关物质 照高效液相色谱法(通则0512)测定。

供试品溶液 精密量取本品适量,用水定量稀释制成每

1ml 中含西索米星 3.0mg 的溶液。

对照溶液(1)　精密量取供试品溶液适量，用水定量稀释制成每 1ml 中约含西索米星 15μg 的溶液。

对照溶液(2)　精密量取供试品溶液适量，用水定量稀释制成每 1ml 中约含西索米星 60μg 的溶液。

对照溶液(3)　精密量取供试品溶液适量，用水定量稀释制成每 1ml 中约含西索米星 120μg 的溶液。

系统适用性溶液、色谱条件、系统适用性要求与测定法　见硫酸西索米星有关物质项下。

限度　供试品溶液色谱图中如有杂质峰(除与主峰相对保留时间小于 0.51 处的峰外)，用线性回归方程计算，单个杂质不得过标示量的 3.0%，杂质总量不得过标示量的 6.0%。

细菌内毒素　取本品，照硫酸西索米星项下的方法检查，应符合规定。

无菌　取本品，用适宜溶剂稀释后，经薄膜过滤法处理，依法检查(通则 1101)，应符合规定。

其他　应符合注射剂项下有关的各项规定(通则 0102)。

【含量测定】　照高效液相色谱法(通则 0512)测定。

供试品溶液　精密量取本品适量，加水定量稀释制成每 1ml 中约含西索米星 0.5mg 的溶液，摇匀。

对照品溶液、系统适用性溶液、色谱条件与系统适用性要求　见硫酸西索米星含量测定项下。

测定法　见硫酸西索米星含量测定项下。1mg 的 $C_{19}H_{37}N_5O_7$ 相当于 1000 西索米星单位。

【类别】　同硫酸西索米星。

【规格】　按 $C_{19}H_{37}N_5O_7$ 计　(1)1ml：50mg(5 万单位)　(2)2ml：100mg(10 万单位)

【贮藏】　密闭，在凉暗处保存。

硫酸吗啡

Liusuan Mafei

Morphine Sulfate

$(C_{17}H_{19}NO_3)_2 \cdot H_2SO_4 \cdot 5H_2O$　758.83

本品为 17-甲基-4,5α-环氧-7,8-二脱氢吗啡喃-3,6α-二醇硫酸盐五水合物。按干燥品计算，含 $(C_{17}H_{19}NO_3)_2 \cdot H_2SO_4$ 不得少于 98.0%。

【性状】　本品为白色针状结晶或结晶性粉末；无臭。

本品在水中溶解，在乙醇中微溶，在三氯甲烷或乙醚中几乎不溶。

比旋度　取本品适量，精密称定，加水溶解并定量稀释成每 1ml 中约含 20mg 的溶液，依法测定(通则 0621)，比旋度为 −107.0°至 −109.5°。

【鉴别】　(1)取本品约 1mg，加甲醛硫酸试液 1 滴，即显紫堇色。

(2)取本品约 1mg，加水 1ml 溶解后，加稀铁氰化钾试液 1 滴，即显蓝绿色。

(3)本品 0.015%的水溶液，照紫外-可见分光光度法(通则 0401)，在 230～350nm 的波长范围内测定吸光度，在 285nm 的波长处有最大吸收，其吸光度约为 0.65；本品 0.015%的 0.1mol/L 氢氧化钠溶液在 298nm 的波长处有最大吸收，其吸光度约为 1.1。

(4)本品的红外光吸收图谱应与对照的图谱(光谱集 873 图)一致。

(5)本品的水溶液显硫酸盐的鉴别反应(通则 0301)。

【检查】　**酸度**　取本品 0.20g，加水 10ml 溶解后，加甲基红指示液 1 滴，如显红色，加氢氧化钠滴定液(0.02mol/L) 0.2ml，应变为黄色。

铵盐　取本品 0.20g，加氢氧化钠试液 5ml，加热 1 分钟，发生的蒸气不得使湿润的红色石蕊试纸即时变蓝。

其他生物碱　取本品的干燥品 0.50g，精密称定，置分液漏斗中，加水 15ml 与氢氧化钠试液 5ml，用三氯甲烷振摇提取 3 次，每次 10ml，合并三氯甲烷液，先用 0.4%氢氧化钠溶液 10ml 振摇洗涤，再用水洗涤 2 次，每次 5ml，分取三氯甲烷层，置水浴上蒸干，在 105℃ 干燥至恒重，遗留残渣不得过 7.5mg。

干燥失重　取本品，在 145℃ 干燥 1 小时，减失重量应为 9.0%～12.0%(通则 0831)。

炽灼残渣　不得过 0.1%(通则 0841)。

【含量测定】　取本品约 0.25g，精密称定，加冰醋酸 25ml，溶解后，加结晶紫指示液 1 滴，用高氯酸滴定液(0.05mol/L)滴定至溶液显绿色，并将滴定的结果用空白试验校正。每 1ml 高氯酸滴定液(0.05mol/L)相当于 33.44mg 的 $(C_{17}H_{19}NO_3)_2 \cdot H_2SO_4$。

【类别】　镇痛药。

【贮藏】　遮光，密封保存。

【制剂】　(1)硫酸吗啡注射液　(2)硫酸吗啡缓释片

硫酸吗啡注射液

Liusuan Mafei Zhusheye

Morphine Sulfate Injection

本品为硫酸吗啡的灭菌水溶液。含硫酸吗啡 $[(C_{17}H_{19}NO_3)_2 \cdot H_2SO_4 \cdot 5H_2O]$ 应为标示量的 90.0%～

110.0%。

【性状】 本品为无色或几乎无色的澄明液体。

【鉴别】 (1)照薄层色谱法(通则 0502)试验。

供试品溶液　取本品适量,用甲醇稀释成每 1ml 中约含 1mg 的溶液。

对照品溶液　取吗啡对照品适量,用甲醇溶解,制成每 1ml 中约含 1mg 的溶液。

色谱条件　采用硅胶 GF_{254} 薄层板,以丙酮-甲醇-浓氨溶液(50∶50∶1)为展开剂。

测定法　吸取供试品溶液与对照品溶液各 10μl,点于同一薄层板上,展开,晾干,先置紫外光灯(254nm)下检视,再喷以碘化铋钾试液显色。

结果判定　供试品溶液所显主斑点的位置与颜色应与对照品溶液的主斑点一致。

(2)取本品适量,加水制成每 1ml 中约含 1mg 的溶液,加稀铁氰化钾试液 1 滴,即显蓝绿色。

(3)本品 0.015%的溶液,照紫外-可见分光光度法(通则 0401)测定,在 285nm 的波长处有最大吸收。

(4)本品显硫酸盐的鉴别反应(通则 0301)。

【检查】 **pH 值**　应为 2.5～4.5(通则 0631)。

细菌内毒素　取本品,依法测定(通则 1143),每 1mg 硫酸吗啡中含内毒素的量应小于 17EU。

其他　应符合注射剂项下有关的各项规定(通则 0102)。

【含量测定】 照高效液相色谱法(通则 0512)测定。

供试品溶液　精密量取本品适量(约相当于硫酸吗啡 24mg),置 100ml 量瓶中,用流动相稀释至刻度,摇匀。

对照品溶液　取吗啡对照品,精密称定,加流动相溶解并定量稀释制成每 1ml 中约含 0.18mg 的溶液。

色谱条件　用十八烷基硅烷键合硅胶为填充剂;以庚烷磺酸钠溶液(取庚烷磺酸钠 0.37g 加水 720ml 溶解制成)-甲醇-冰醋酸(720∶280∶10)为流动相;检测波长为 284nm;进样体积 25μl。

系统适用性要求　理论板数按吗啡峰计算不低于 1000。

测定法　精密量取供试品溶液与对照品溶液,分别注入液相色谱仪,记录色谱图。按外标法以峰面积计算,将结果乘以 1.3297。

【类别】 同硫酸吗啡。

【规格】 (1)1ml∶10mg　(2)1ml∶20mg　(3)1ml∶30mg

【贮藏】 遮光,密闭保存。

硫酸吗啡缓释片

Liusuan Mafei Huanshipian

Morphine Sulfate Sustained-release Tablets

本品含硫酸吗啡[$(C_{17}H_{19}NO_3)_2 \cdot H_2SO_4 \cdot 5H_2O$]应为标示量的 95.0%～105.0%。

【性状】 本品为薄膜衣片,除去包衣后显白色。

【鉴别】 (1)取本品的细粉适量(约相当于硫酸吗啡 0.1g),加水 10ml 振摇使硫酸吗啡溶解,滤过,取滤液 0.5ml,加水 5ml,加铁氰化钾试液 1 滴、5%三氯化铁溶液 1 滴,即显蓝绿色,立即变为蓝色。

(2)在含量测定项下记录的色谱图中,供试品溶液主峰的保留时间应与对照品溶液主峰的保留时间一致。

【检查】 **有关物质**　照高效液相色谱法(通则 0512)测定。临用新制。

供试品溶液　取本品的细粉适量(约相当于硫酸吗啡 20mg),加流动相 10ml,超声使硫酸吗啡溶解,摇匀,滤过,取续滤液。

对照溶液　精密量取供试品溶液适量,用流动相定量稀释制成每 1ml 中约含 40μg 的溶液。

系统适用性溶液　取硫酸吗啡对照品约 10mg,置 5ml 量瓶中,加 3%过氧化氢溶液 1ml,80℃水浴加热 20 分钟,放冷,加流动相溶解并稀释至刻度,摇匀。

色谱条件　用十八烷基硅烷键合硅胶为填充剂(4.6mm×250mm,5μm 或效能相当的色谱柱);以甲醇-庚烷磺酸钠醋酸溶液(取庚烷磺酸钠 2.02g,加水适量溶解,加冰醋酸 5ml,用水稀释至 1000ml,摇匀)(33∶67)为流动相;检测波长为 233nm;进样体积 10μl。

系统适用性要求　系统适用性溶液色谱图中,吗啡色谱峰的保留时间约为 11 分钟,吗啡峰与降解产物峰(相对保留时间约为 0.93)的分离度应符合要求。

测定法　精密量取供试品溶液与对照溶液,分别注入液相色谱仪,记录色谱图至主成分色谱峰保留时间的 5 倍。

限度　供试品溶液色谱图中如有杂质峰,除相对保留时间小于 0.3 的色谱峰不计外,单个杂质峰面积不得大于对照溶液主峰面积的 0.5 倍(1.0%),各杂质峰面积之和不得大于对照溶液主峰面积(2.0%)。

含量均匀度(10mg 规格或 30mg 规格)　以含量测定项下测得的每片含量计算,应符合规定(通则 0941)。

溶出度　照溶出度与释放度测定法(通则 0931 第二法)测定。

溶出条件　以磷酸盐缓冲液(pH 6.5)900ml 为溶出介质,转速为每分钟 100 转,依法操作,经 1 小时、2 小时、3 小时、4 小时、5 小时(10mg 规格或 30mg 规格)、6 小时(30mg 规格或 60mg 规格)和 8 小时(仅 60mg 规格)时,分别取溶出液 5ml,并即时在溶出杯中补充溶出介质 5ml。

供试品溶液　分别取 1 小时、2 小时、3 小时、4 小时、5 小时(10mg 规格或 30mg 规格)、6 小时(30mg 规格或 60mg 规格)和 8 小时(仅 60mg 规格)时的溶出液 5ml,用滤膜滤过,取续滤液。

对照品溶液　取硫酸吗啡对照品,精密称定,加溶出介质溶解并定量稀释制成每 1ml 中约含 10μg(10mg 规格)或 30μg(30mg 规格)或 60μg(60mg 规格)的溶液。

色谱条件　照高效液相色谱法（通则 0512）试验，用十八烷基硅烷键合硅胶为填充剂；以甲醇-庚烷磺酸钠醋酸溶液（取庚烷磺酸钠 2.02g，加水适量溶解，加冰醋酸 5ml，用水稀释至 1000ml，摇匀）（50：50）为流动相；检测波长为 233nm；进样体积 10μl。

系统适用性要求　理论板数按吗啡峰计算不低于 1000。

测定法　精密量取供试品溶液与对照品溶液，分别注入液相色谱仪，记录色谱图。按外标法以峰面积计算每片在不同时间的溶出量。

限度　10mg 规格每片在 1 小时、2 小时、3 小时、4 小时和 5 小时时的溶出量应分别为标示量的 35%～50%、50%～70%、60%～80%、70%～90%和 80%以上；30mg 规格每片在 1 小时、2 小时、3 小时、4 小时、5 小时和 6 小时时的溶出量应分别为标示量的 30%～45%、45%～65%、55%～75%、65%～85%、75%～95%和 80%以上；60mg 规格每片在 1 小时、2 小时、3 小时、4 小时、6 小时和 8 小时时的溶出量应分别为标示量的 20%～35%、35%～50%、40%～65%、55%～75%、70%～90%和 85%以上，均应符合规定。

其他　应符合片剂项下有关的各项规定（通则 0101）。

【含量测定】　照高效液相色谱法（通则 0512）测定。临用新制。

供试品溶液　取本品 10 片，分别置研钵中，研细，用流动相定量转移至 25ml（10mg 规格）或 50ml（30mg 规格）或 100ml（60mg 规格）量瓶中，超声使硫酸吗啡溶解，放冷，用流动相稀释至刻度，摇匀，滤过，精密量取续滤液 3ml（10mg 规格）或 2ml（30mg 规格或 60mg 规格），置 25ml 量瓶中，用流动相稀释至刻度，摇匀。

对照品溶液　取硫酸吗啡对照品，精密称定，加流动相溶解并定量稀释制成每 1ml 中约含 48μg 的溶液。

系统适用性溶液、色谱条件与系统适用性要求　见有关物质项下。

测定法　精密量取供试品溶液与对照品溶液，分别注入液相色谱仪，记录色谱图。按外标法以峰面积分别计算每片的含量，求出 10 片的平均含量。

【类别】　同硫酸吗啡。

【规格】　（1）10mg　（2）30mg　（3）60mg

【贮藏】　遮光，密封保存。

硫酸多黏菌素 B

Liusuan Duonianjunsu B

Polymyxin B Sulfate

本品为多黏菌素 B 的硫酸盐，按干燥品计算，每 1mg 的效价不得少于 6500 多黏菌素 B 单位。

【性状】　本品为白色或类白色粉末；几乎无臭；有引湿性。

本品在水中易溶，在乙醇中微溶。

比旋度　取本品，精密称定，加水溶解并定量稀释制成每 1ml 中约含 20mg 的溶液，依法测定（通则 0621），比旋度为 −78°至 −90°。

【鉴别】　（1）照薄层色谱法（通则 0502）试验。

供试品溶液　取本品 5mg，加盐酸溶液（1→2）1ml，置安瓿中，熔封，在 135℃加热 5 小时，开启安瓿，内容物移至蒸发皿中，置水浴中蒸干，并继续加热至盐酸的气味完全消失，残渣加水 0.5ml 使溶解。

对照品溶液（1）　取亮氨酸对照品，加水制成每 1ml 中含 2mg 的溶液。

对照品溶液（2）　取苏氨酸对照品，加水制成每 1ml 中含 2mg 的溶液。

对照品溶液（3）　取苯丙氨酸对照品，加水制成每 1ml 中含 2mg 的溶液。

对照品溶液（4）　取丝氨酸对照品，加水制成每 1ml 中含 2mg 的溶液。

色谱条件　采用硅胶 G 薄层板，以苯酚-水（75：25）为展开剂（薄层板先在展开缸中饱和 12 小时以上）。

测定法　吸取上述五种溶液各 5μl，分别点于同一薄层板上，使成条状，展开，于 100～105℃干燥，喷以茚三酮溶液（茚三酮 1g 溶于乙醇 50ml 及冰醋酸 10ml 中），在 110℃加热至条斑显色清晰。

结果判定　供试品溶液中的条斑应与亮氨酸、苏氨酸和苯丙氨酸对照品溶液中的条斑位置和颜色相同，在丝氨酸对照品溶液相应的位置应不显条斑；供试品溶液在近原点上方应显一条斑。

（2）在多黏菌素 B 组分项下记录的色谱图中，供试品溶液四个主组分峰的保留时间应与标准品溶液四个主组分峰的保留时间一致。

（3）本品的水溶液显硫酸盐的鉴别反应（通则 0301）。

以上（1）、（2）两项可选做一项。

【检查】　**酸度**　取本品，加水制成每 1ml 中含 20mg 的溶液，依法测定（通则 0631），pH 值应为 5.0～7.0。

溶液的澄清度与颜色　取本品 5 份，分别加水制成每 1ml 中含 50 000 单位的溶液，溶液应澄清无色（通则 0902 第一法和通则 0901 第一法）。

硫酸盐　取本品约 0.250g，精密称定，加水 100ml 使溶解，用浓氨溶液调节 pH 值至 11，精密加氯化钡滴定液（0.1mol/L）10ml 及酞紫指示液 5 滴，用乙二胺四醋酸二钠滴定液（0.05mol/L）滴定，注意保持滴定过程中的 pH 值为 11，滴定至紫色开始消褪，加乙醇 50ml，继续滴定至紫蓝色消失，并将滴定的结果用空白试验校正。每 1ml 氯化钡滴定液（0.1mol/L）相当于 9.606mg 硫酸盐（SO_4）。本品含硫酸盐按无水物计算应为 15.5%～17.5%。

有关物质　照高效液相色谱法（通则 0512）测定。

供试品溶液　取本品50mg,精密称定,置100ml量瓶中,加水-乙腈(80∶20)溶解并定量稀释至刻度,摇匀。

标准品溶液(1)　精密称取多黏菌素B标准品50mg,置100ml量瓶中,加水-乙腈(80∶20)溶解并定量稀释至刻度,摇匀。

标准品溶液(2)　精密量取标准品溶液(1)1ml,置100ml量瓶中,用水-乙腈(80∶20)稀释至刻度,摇匀。

色谱条件　用十八烷基硅烷键合硅胶为填充剂;以硫酸钠溶液(取4.46g无水硫酸钠溶解在900ml水中,用稀磷酸调节pH值至2.3后用水稀释至1000ml)-乙腈(80∶20)为流动相;柱温为30℃;检测波长为215nm;进样体积20μl。

系统适用性要求　标准品溶液(1)色谱图中,多黏菌素B_1峰的保留时间约为35分钟,多黏菌素B_2、多黏菌素B_3、多黏菌素B_1-I与多黏菌素B_1的相对保留时间分别约为0.5、0.55、0.8与1.0。多黏菌素B_2峰和多黏菌素B_3峰间的分离度应不小于3.0。

测定法　精密量取供试品溶液,注入液相色谱仪,记录色谱图至最大组分多黏菌素B_1峰保留时间的1.4倍。

限度　供试品溶液的色谱图中如有杂质峰,按面积归一化法计算,单个杂质不得过3.0%,杂质总量不得过17.0%,小于标准品溶液(2)主峰面积0.7倍的峰忽略不计。

苯丙氨酸　照紫外-可见分光光度法(通则0401)测定。

供试品溶液　取本品约0.375g,精密称定,置100ml量瓶中,加0.1mol/L盐酸溶液溶解并稀释至刻度,摇匀。

测定法　取供试品溶液,在264nm(A_{264})、258nm(A_{258})、252nm(A_{252})、280nm(A_{280})与300nm(A_{300})的波长处分别测定吸光度。按下式计算硫酸多黏菌素B中苯丙氨酸的百分含量(%):

$$(9.4787/W)(A_{258}-0.5A_{252}+0.5A_{264}-1.84A_{280}+0.8A_{300})$$

式中　W为硫酸多黏菌素B供试品的重量(g)。

限度　按干燥品计算,含苯丙氨酸应为9.0%～12.0%。

干燥失重　取本品,以五氧化二磷为干燥剂,在60℃减压干燥3小时,减失重量不得过6.0%(通则0831)。

炽灼残渣　取本品1.0g,依法检查(通则0841),遗留残渣不得过0.75%。

重金属　取炽灼残渣项下遗留的残渣,依法检查(通则0821第二法),含重金属不得过百万分之二十。

多黏菌素B组分　照高效液相色谱法(通则0512)测定。

供试品溶液、标准品溶液(1)、色谱条件与系统适用性要求　见有关物质项下。

测定法　精密量取上述两种溶液,分别注入液相色谱仪,记录色谱图至最大组分多黏菌素B_1峰保留时间的1.4倍。

限度　按外标法以相应峰面积计算,按干燥品计,多黏菌素B_3的含量不得过6.0%,多黏菌素B_1-I的含量不得过15.0%,多黏菌素B_1、B_2、B_3和B_1-I的总含量不得少于80%。

可见异物　取本品5份,分别加微粒检查用水溶解,依法检查(通则0904),应符合规定。(供无菌分装用)

不溶性微粒　取本品,加微粒检查用水溶解,依法检查(通则0903),每1g样品中,含10μm及10μm以上的微粒不得过6000粒,含25μm及25μm以上的微粒不得过600粒。(供无菌分装用)

热原　取本品,加灭菌注射用水制成每1ml中含2万单位的溶液,依法检查(通则1142),剂量按家兔体重每1kg注射1ml,应符合规定。(供注射用)

无菌　取本品,用适宜溶剂溶解并稀释后,经薄膜过滤法处理,依法检查(通则1101),应符合规定。(供无菌分装用)

【含量测定】　精密称取本品适量,加灭菌水溶解并定量稀释制成每1ml中约含1万单位的溶液,照抗生素微生物检定法(通则1201)测定。1万多黏菌素B单位相当于1mg多黏菌素B。

【类别】　多肽类抗生素。

【贮藏】　遮光,严封,在干燥处保存。

【制剂】　注射用硫酸多黏菌素B

注射用硫酸多黏菌素B

Zhusheyong Liusuan Duonianjunsu B

Polymyxin B Sulfate for Injection

本品为硫酸多黏菌素B的无菌粉末或无菌冻干品。按干燥品计算,每1mg的效价不得少于6500多黏菌素B单位;按平均装量计算,含多黏菌素B应为标示量的90.0%～110.0%。

【性状】　本品为白色或类白色粉末或疏松块状物。

【鉴别】　照硫酸多黏菌素B项下的鉴别试验,显相同的结果。

【检查】　**溶液的澄清度与颜色**　取本品5瓶,按标示量分别加水制成每1ml中含多黏菌素B 50 000单位的溶液,溶液应澄清无色(通则0902第一法和通则0901第一法)。

有关物质　照高效液相色谱法(通则0512)测定。

供试品溶液　取本品适量(约相当于多黏菌素B 50mg),精密称定,置100ml量瓶中,加水-乙腈(80∶20)溶解并稀释至刻度,摇匀。

标准品溶液(1)、标准品溶液(2)、色谱条件、系统适用性要求、测定法与限度　见硫酸多黏菌素B有关物质项下。

干燥失重　取本品,以五氧化二磷为干燥剂,在60℃减压干燥3小时,减失重量不得过7.0%(通则0831)。

多黏菌素B组分　照高效液相色谱法(通则0512)测定。

供试品溶液、标准品溶液(1)、色谱条件、系统适用性要求、测定法与限度　见硫酸多黏菌素B多黏菌素B组分项下。

酸度、热原与无菌　照硫酸多黏菌素B项下的方法检查,均应符合规定。

其他　应符合注射剂项下有关的各项规定（通则 0102）。

【含量测定】　取装量差异项下的内容物，混合均匀，精密称取适量，照硫酸多黏菌素 B 项下的方法测定，即得。

【类别】　同硫酸多黏菌素 B。

【规格】　50 万单位

【贮藏】　遮光密闭，冷处保存。

硫酸庆大霉素

Liusuan Qingdameisu

Gentamicin Sulfate

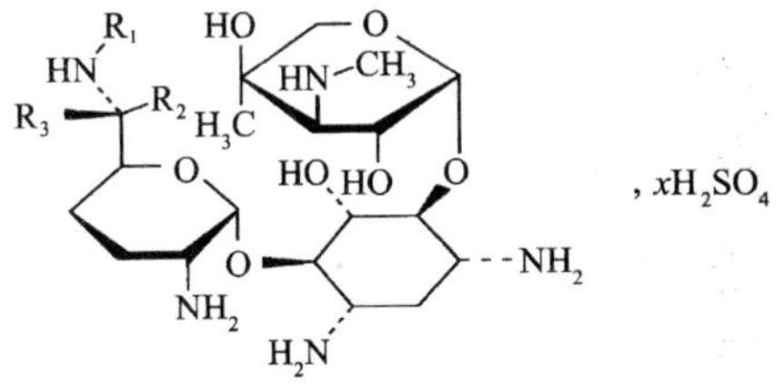

庆大霉素	分子式	R_1	R_2	R_3
C_1	$C_{21}H_{43}N_5O_7$	CH_3	CH_3	H
C_{1a}	$C_{19}H_{39}N_5O_7$	H	H	H
C_2	$C_{20}H_{41}N_5O_7$	H	CH_3	H
C_{2a}	$C_{20}H_{41}N_5O_7$	H	H	CH_3

本品为庆大霉素 C_1、C_{1a}、C_2、C_{2a} 等组分为主混合物的硫酸盐。按无水物计算，每 1mg 的效价不得少于 590 庆大霉素单位。

【性状】　本品为白色或类白色的粉末；无臭；有引湿性。

本品在水中易溶，在乙醇、丙酮或乙醚中不溶。

比旋度　取本品，精密称定，加水溶解并定量稀释制成每 1ml 中约含 50mg 的溶液，依法测定（通则 0621），比旋度为 +107° 至 +121°。

【鉴别】　（1）照薄层色谱法（通则 0502）试验。

供试品溶液　取本品，加水制成每 1ml 中含庆大霉素 2.5mg 的溶液。

标准品溶液　取庆大霉素标准品，加水制成每 1ml 中含庆大霉素 2.5mg 的溶液。

色谱条件　采用硅胶 G 薄层板（临用前于 105℃ 活化 2 小时），三氯甲烷-甲醇-氨溶液（1∶1∶1）混合振摇，放置 1 小时，分取下层混合液为展开剂。

测定法　吸取供试品溶液和标准品溶液各 2μl，分别点于同一薄层板上，展开，取出于 20～25℃ 晾干，置碘蒸气中显色。

结果判定　供试品溶液所显主斑点数、位置和颜色应与标准品溶液主斑点数、位置和颜色相同。

（2）在庆大霉素 C 组分测定项下记录的色谱图中，供试品溶液各主峰保留时间应与标准品溶液各主峰保留时间一致。

（3）本品的红外光吸收图谱应与对照的图谱（光谱集 485 图）一致。

（4）本品的水溶液显硫酸盐的鉴别反应（通则 0301）。

以上（1）、（2）两项可选做一项。

【检查】　**酸度**　取本品，加水制成每 1ml 中含 40mg 的溶液，依法测定（通则 0631），pH 值应为 4.0～6.0。

溶液的澄清度与颜色　取本品 5 份，各 0.40g，分别加水 5ml 使溶解，溶液应澄清无色；如显浑浊，与 1 号浊度标准液（通则 0902 第一法）比较，均不得更浓；如显色，与黄色或黄绿色 2 号标准比色液（通则 0901 第一法）比较，均不得更深。

硫酸盐　取本品约 0.125g，精密称定，加水 100ml 使溶解，用浓氨溶液调节 pH 值至 11，精密加入氯化钡滴定液（0.1mol/L）10ml 及酞紫指示液 5 滴，用乙二胺四醋酸二钠滴定液（0.05mol/L）滴定，注意保持滴定过程中的 pH 值为 11，滴定至紫色开始消褪，加乙醇 50ml，继续滴定至紫蓝色消失，并将滴定的结果用空白试验校正。每 1ml 氯化钡滴定液（0.1mol/L）相当于 9.606mg 硫酸盐（SO_4），本品含硫酸盐按无水物计算应为 32.0%～35.0%。

有关物质　照高效液相色谱法（通则 0512）测定。

供试品溶液　取本品适量，精密称定，加流动相溶解并定量稀释制成每 1ml 中约含庆大霉素 2.5mg 的溶液。

标准品溶液（1）　取西索米星对照品和小诺霉素标准品各适量，精密称定，加流动相溶解并定量稀释制成每 1ml 中约含西索米星和小诺霉素各 25μg 的溶液。

标准品溶液（2）　取西索米星对照品和小诺霉素标准品各适量，精密称定，加流动相溶解并定量稀释制成每 1ml 中约含西索米星和小诺霉素各 50μg 的溶液。

标准品溶液（3）　取西索米星对照品和小诺霉素标准品各适量，精密称定，加流动相溶解并定量稀释制成每 1ml 中约含西索米星和小诺霉素各 100μg 的溶液。

庆大霉素标准品溶液　取庆大霉素标准品适量，加流动相溶解并稀释制成每 1ml 中约含庆大霉素总 C 组分 2.5mg 的溶液。

小诺霉素标准品溶液　取小诺霉素标准品适量，加流动相溶解并稀释制成每 1ml 中约含小诺霉素 0.1mg 的溶液。

西索米星对照品溶液　取西索米星对照品适量，加流动相溶解并稀释制成每 1ml 中约含西索米星 25μg 的溶液。

色谱条件　用十八烷基硅烷键合硅胶为填充剂（pH 值适应范围 0.8～8.0）；以 0.2mol/L 三氟醋酸溶液-甲醇（96∶4）为流动相；流速为每分钟 0.6～0.8ml；蒸发光散射检测器（高温型不分流模式：漂移管温度为 105～110℃，载气流量为每分钟 2.5L；低温型分流模式：漂移管温度为 45～55℃，载气压力为 350kPa）测定；进样体积 20μl。

系统适用性要求　庆大霉素标准品溶液色谱图应与标准

图谱一致，西索米星峰和庆大霉素 C_{1a} 峰之间，庆大霉素 C_2 峰、小诺霉素峰和庆大霉素 C_{2a} 峰之间的分离度均应符合要求；西索米星对照品溶液色谱图中，主成分峰峰高的信噪比应大于 20。精密量取小诺霉素标准品溶液连续进样 5 次，峰面积的相对标准偏差应符合要求。标准品溶液(1)～(3)色谱图中，计算标准品溶液浓度对数值与相应峰面积对数值的线性回归方程，相关系数(r)应不小于 0.99。

测定法　精密量取供试品溶液与标准品溶液(1)～(3)，分别注入液相色谱仪，记录色谱图至庆大霉素 C_1 峰保留时间的 1.2 倍。

限度　供试品溶液色谱图中如有西索米星峰、小诺霉素峰，用相应的线性回归方程计算西索米星、小诺霉素的含量，含西索米星不得过 2.0%，小诺霉素不得过 3.0%；除硫酸峰和亚硫酸峰外(必要时用硫酸盐和亚硫酸盐定位)，其他杂质峰按西索米星线性回归方程计算，单个杂质不得过 2.0%，总杂质不得过 4.5%；小于 0.1% 的杂质峰忽略不计。

水分　取本品，照水分测定法(通则 0832 第一法 1)测定，含水分不得过 15.0%。

炽灼残渣　不得过 0.5%(通则 0841)。

庆大霉素 C 组分　照高效液相色谱法(通则 0512)测定。

标准品溶液(1)　取庆大霉素标准品适量，精密称定，加流动相溶解并定量稀释制成每 1ml 中约含庆大霉素总 C 组分 1.0mg 的溶液。

标准品溶液(2)　取庆大霉素标准品适量，精密称定，加流动相溶解并定量稀释制成每 1ml 中约含庆大霉素总 C 组分 2.5mg 的溶液。

标准品溶液(3)　取庆大霉素标准品适量，精密称定，加流动相溶解并定量稀释制成每 1ml 中约含庆大霉素总 C 组分 5.0mg 的溶液。

供试品溶液、庆大霉素标准品溶液、小诺霉素标准品溶液、西索米星对照品溶液与色谱条件　见有关物质项下。

系统适用性要求　见有关物质项下。标准品溶液(1)～(3)色谱图中，计算标准品溶液各组分浓度对数值与相应峰面积对数值的线性回归方程，相关系数(r)应不小于 0.99。

测定法　精密量取供试品溶液与标准品溶液(1)～(3)，分别注入液相色谱仪，记录色谱图。用庆大霉素各组分的线性回归方程分别计算供试品中对应组分的量(C_{tCx})，并按下面公式计算出各组分的含量(%，mg/mg)。

$$C_x(\%)=\frac{C_{tCx}}{\frac{m_t}{V_t}}\times 100\%$$

式中　C_x 为庆大霉素各组分的含量(%，mg/mg)；

C_{tCx} 为由回归方程计算出的各组分的含量(mg/ml)；

m_t 为供试品重量(mg)；

V_t 为体积(ml)。

根据所得组分的含量，按下面公式计算出庆大霉素各组分的相对比例。

$$C'_x(\%)=\frac{C_x}{C_1+C_{1a}+C_2+C_{2a}}\times 100\%$$

式中　C'_x 为庆大霉素各组分的相对比例。

限度　C_1 应为 14%～22%，C_{1a} 应为 10%～23%，$C_{2a}+C_2$ 应为 17%～36%，四个组分总含量不得低于 50.0%；C'_1 应为 25%～50%，C'_{1a} 应为 15%～40%，$C'_{2a}+C'_2$ 应为 20%～50%。

细菌内毒素　取本品，依法检查(通则 1143)，每 1mg 庆大霉素中含内毒素的量应小于 0.50EU。(供注射用)

【含量测定】　精密称取本品适量，加灭菌水溶解并定量稀释制成每 1ml 中约含 1000 单位的溶液，照抗生素微生物检定法(通则1201)测定。可信限率不得大于 7%。1000 庆大霉素单位相当于 1mg 庆大霉素。

【类别】　氨基糖苷类抗生素。

【贮藏】　密封，在干燥处保存。

【制剂】　(1)硫酸庆大霉素片　(2)硫酸庆大霉素注射液　(3)硫酸庆大霉素缓释片　(4)硫酸庆大霉素颗粒　(5)硫酸庆大霉素滴眼液

附：

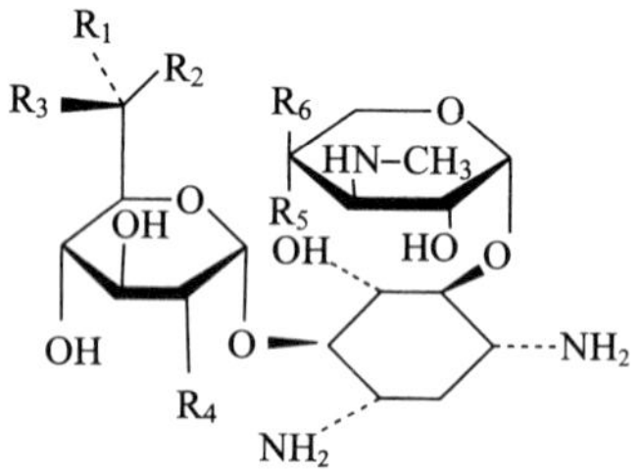

杂质	庆大霉素组分	R_1	R_2	R_3	R_4	R_5	R_6	分子式	分子量
杂质 F	A	OH	H	H	NH_2	OH	H	$C_{18}H_{36}N_4O_{10}$	468.24
杂质 G	A_2	OH	H	H	H	OH	H	$C_{18}H_{35}N_3O_{10}$	453.23
杂质 C	B_1	NH_2	CH_3	H	OH	CH_3	OH	$C_{20}H_{40}N_4O_{10}$	496.27
杂质 H	X	OH	H	H	NH_2	OH	CH_3	$C_{19}H_{38}N_4O_{10}$	482.26

杂质 A(西索米星)

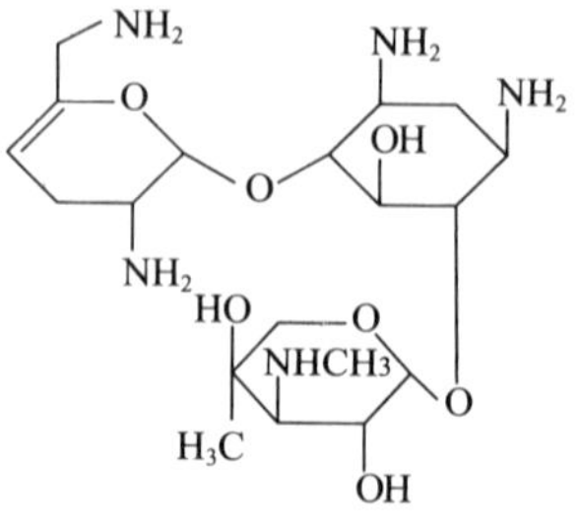

$C_{19}H_{37}N_5O_7$　447.27

组分 C_{2b}（小诺霉素）

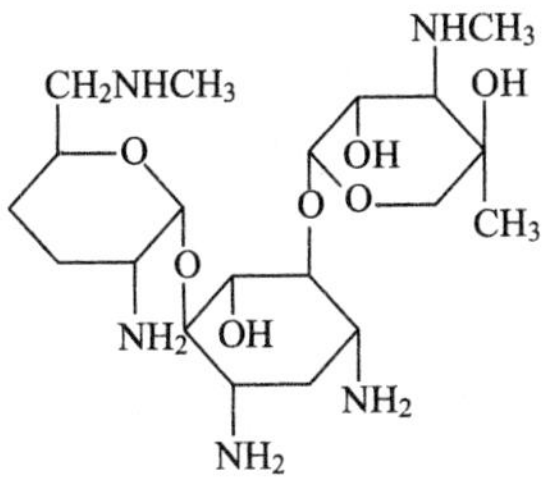

$C_{20}H_{41}N_5O_7$　463.30

硫酸庆大霉素片

Liusuan Qingdameisu Pian

Gentamicin Sulfate Tablets

本品含硫酸庆大霉素按庆大霉素计算，应为标示量的 90.0%～110.0%。

【性状】 本品为白色至淡黄色片或糖衣片，除去包衣后显白色至淡黄色。

【鉴别】 取本品的细粉适量（约相当于庆大霉素 25mg，如为糖衣片，应先除去糖衣），加水 10ml，振摇，使硫酸庆大霉素溶解，滤过，取滤液，照硫酸庆大霉素项下的鉴别（1）、（4）项试验，显相同的结果。

【检查】 应符合片剂项下有关的各项规定（通则 0101）。

【含量测定】 取本品 10 片，精密称定，研细，精密称取适量（约相当于庆大霉素 0.1g），如为糖衣片，取 5 片，全部研细，加灭菌水，振摇，使硫酸庆大霉素溶解并定量稀释制成每 1ml 中约含 1000 单位的悬液，摇匀，静置，取上清液，照硫酸庆大霉素项下的方法测定，即得。

【类别】 同硫酸庆大霉素。

【规格】 （1）20mg（2 万单位）　（2）40mg（4 万单位）

【贮藏】 密封，在凉暗干燥处保存。

硫酸庆大霉素注射液

Liusuan Qingdameisu Zhusheye

Gentamicin Sulfate Injection

本品为硫酸庆大霉素的无菌水溶液。含庆大霉素应为标示量的 90.0%～110.0%。

【性状】 本品为无色至微黄色或微黄绿色的澄明液体。

【鉴别】 取本品，照硫酸庆大霉素项下的鉴别（1）或（2）和（4）项试验，显相同的结果。

【检查】 **pH 值** 应为 3.5～6.0（通则 0631）。

颜色 本品应无色；如显色，与黄色或黄绿色 2 号标准比色液（通则 0901 第一法）比较，不得更深。

有关物质 照高效液相色谱法（通则 0512）测定。

供试品溶液　精密量取本品适量，用流动相定量稀释制成每 1ml 中约含庆大霉素 2.5mg 的溶液。

标准品溶液（1）、标准品溶液（2）、标准品溶液（3）、庆大霉素标准品溶液、小诺霉素标准品溶液、西索米星对照品溶液、色谱条件、系统适用性要求与测定法　见硫酸庆大霉素有关物质项下。

限度　供试品溶液色谱图中如有西索米星峰、小诺霉素峰，用相应的线性回归方程计算西索米星、小诺霉素的含量，含西索米星不得过标示量的 2.0%，小诺霉素不得过标示量的 3.0%；其他杂质峰按西索米星线性回归方程计算，单个杂质不得过标示量的 2.0%，总杂质不得过标示量的 4.5%；小于 0.1%的杂质峰忽略不计。

庆大霉素 C 组分 照高效液相色谱法（通则 0512）测定。

供试品溶液　见有关物质项下。

标准品溶液（1）、标准品溶液（2）、标准品溶液（3）、庆大霉素标准品溶液、小诺霉素标准品溶液、西索米星对照品溶液、色谱条件与系统适用性要求　见硫酸庆大霉素庆大霉素 C 组分项下。

测定法　见硫酸庆大霉素庆大霉素 C 组分项下。用庆大霉素各组分的线性回归方程分别计算供试品中对应组分的量（C_{tCx}），并按下面公式计算出各组分的含量（%，u/u）。

$$C_x(\%)=\frac{C_{tCx}\times 理论效价}{\frac{V_1\times 标示量}{V_2}}\times 100\%$$

式中　C_x 为庆大霉素各组分的含量（%，u/u）；

C_{tCx} 为由回归方程计算出的各组分的含量（mg/ml）；

V_1 为吸取供试品溶液的量（ml）；

V_2 为体积（ml）；

标示量以 U/ml 计；

理论效价：C_1 739.6U/mg，C_{1a} 1287.0U/mg，C_{2a} 1079.5U/mg，C_2 1095.7U/mg。

限度　C_1 应为标示量的 15.3%～28.0%，C_{1a} 应为标示量的 19.6%～48.0%，$C_{2a}+C_2$ 应为标示量的 28.5%～63.8%，四个组分总含量不得低于标示量的 85%。

细菌内毒素 取本品，照硫酸庆大霉素项下的方法检查，应符合规定。

无菌 取本品，用适宜溶剂稀释后，经薄膜过滤法处理，依法检查（通则 1101），应符合规定。

其他 应符合注射剂项下有关的各项规定（通则 0102）。

【含量测定】 精密量取本品适量，照硫酸庆大霉素项下的方法测定，即得。

【类别】 同硫酸庆大霉素。

【规格】 （1）1ml：20mg（2 万单位）　（2）1ml：40mg（4 万单位）　（3）2ml：40mg（4 万单位）　（4）2ml：80mg（8 万单位）

【贮藏】 密闭，在凉暗处保存。

硫酸庆大霉素缓释片

Liusuan Qingdameisu Huanshipian

Gentamicin Sulfate Sustained-release Tablets

本品含硫酸庆大霉素按庆大霉素计算，应为标示量的 90.0%～110.0%。

【性状】 本品为白色或类白色片。

【鉴别】 取本品的细粉适量，加水使硫酸庆大霉素溶解并稀释制成每 1ml 中含庆大霉素 2.5mg 的溶液，于水浴加热约 15 分钟，冷却，滤过，取滤液，照硫酸庆大霉素项下的鉴别(1)、(4)项试验，显相同的结果。

【检查】 **溶出度** 照溶出度与释放度测定法(通则 0931 第一法)测定。

溶出条件　以 0.1mol/L 盐酸溶液 900ml 为溶出介质，转速为每分钟 100 转，依法操作，在 2 小时、4 小时与 6 小时时分别取溶液 5ml，并即时在溶出杯中补充相同温度相同体积的溶出介质。

供试品溶液　分别取 2 小时、4 小时与 6 小时时的溶出液，滤过，取续滤液。

对照溶液　取本品 10 片，研细，精密称取适量(约相当于平均片重)，置 500ml 量瓶中，加 0.1mol/L 盐酸溶液溶解并稀释至刻度，振摇后，取上清液 25ml，置 50ml 量瓶中，用 0.1mol/L 盐酸溶液稀释至刻度，摇匀，滤过，取续滤液。

测定法　分别精密量取供试品溶液与对照溶液各 3.0ml 于具塞试管中，加异丙醇 2.2ml，邻苯二醛试液 0.8ml，密塞，摇匀，置 60℃水浴中加热 15 分钟，冷却至室温，照紫外-可见分光光度法(通则 0401)，在 300～400nm 的波长范围内扫描一阶导数光谱图，在 350～360nm 的波长最大峰谷处分别测定吸光度。按各自的一阶导数吸光度与对照溶液的一阶导数吸光度的比值分别计算每片在不同时间的溶出量。

限度　在 2 小时、4 小时与 6 小时时的溶出量限度应分别为 45%～70%、60%～85%与 80%以上，均应符合规定。如各时间测定值仅有 1～2 片超出上述规定限度，但不超过规定值的 10%，且其平均溶出量限度均符合规定范围，仍可判为符合规定；如最后时间溶出量有 1～2 片低于规定值 10%，应另取 6 片复试。初复试的 12 片，其平均溶出量限度均应符合各时间规定限度，且最后时间溶出量限度低于规定值 10%者不超过 2 片，亦可判定为符合规定。

其他 应符合片剂项下有关的各项规定(通则 0101)。

【含量测定】 取本品 10 片，精密称定，研细，精密称取适量(约相当于庆大霉素 0.1g)，加灭菌水适量，超声使硫酸庆大霉素充分溶解并定量稀释制成每 1ml 中约含 1000 单位的悬液，摇匀，静置，滤过，精密量取续滤液适量，照硫酸庆大霉素项下的方法测定，即得。

【类别】 同硫酸庆大霉素。

【规格】 40mg(4 万单位)

【贮藏】 密封，在干燥处保存。

硫酸庆大霉素颗粒

Liusuan Qingdameisu Keli

Gentamicin Sulfate Granules

本品含硫酸庆大霉素按庆大霉素计算，应为标示量的 90.0%～110.0%。

【性状】 本品为可溶颗粒。

【鉴别】 取本品适量(约相当于庆大霉素 10mg)，加水 10ml，振摇，使硫酸庆大霉素溶解，滤过，取滤液，照硫酸庆大霉素项下的鉴别(1)、(4)项试验，显相同的结果。

【检查】 **干燥失重** 取本品，以五氧化二磷为干燥剂，在 60℃减压干燥至恒重，减失重量不得过 2.0%(通则 0831)。

其他 应符合颗粒剂项下有关的各项规定(通则 0104)。

【含量测定】 取装量差异项下的内容物，混合均匀，精密称取适量，加灭菌水溶解并定量稀释制成每 1ml 中含 100 单位的溶液，照硫酸庆大霉素项下的方法测定，即得。

【类别】 同硫酸庆大霉素。

【规格】 (1)10mg(1 万单位)　(2)40mg(4 万单位)

【贮藏】 密封，在凉暗干燥处保存。

硫酸庆大霉素滴眼液

Liusuan Qingdameisu Diyanye

Gentamicin Sulfate Eye Drops

本品含硫酸庆大霉素按庆大霉素计算，应为标示量的 90.0%～110.0%。

本品可加适量的防腐剂。

【性状】 本品为无色至微黄色的澄明液体。

【鉴别】 取本品，照硫酸庆大霉素项下的鉴别(1)、(4)项试验，显相同的结果。

【检查】 **pH 值** 应为 5.0～7.0(通则 0631)。

颜色 本品应无色；如显色，与黄色 1 号标准比色液(通则 0901 第一法)比较，不得更深。

渗透压摩尔浓度 照渗透压摩尔浓度测定(通则 0632)，应为 260～320mOsmol/kg。

其他 应符合眼用制剂项下有关的各项规定(通则 0105)。

【含量测定】 精密量取本品适量，照硫酸庆大霉素项下的方法测定，即得。

【类别】 同硫酸庆大霉素。

【规格】 8ml：40mg(4 万单位)

【贮藏】 密闭，在凉暗处保存。

硫酸异帕米星

Liusuan Yipamixing

Isepamicin Sulfate

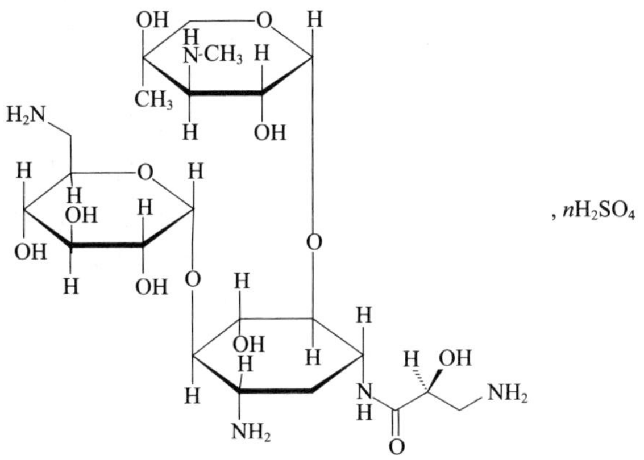

$C_{22}H_{43}N_5O_{12} \cdot nH_2SO_4 (n \leqslant 2)$

本品为 *O*-6-氨基-6-脱氧-α-D-吡喃葡萄糖基-(1→4)-*O*-[3-脱氧-4-*C*-甲基-3-(甲氨基)-β-L-吡喃阿拉伯糖基-(1→6)]-2-脱氧-*N*′-[(*S*)-异丝氨酰]-D-链霉胺硫酸盐。按无水物计算，含异帕米星($C_{22}H_{43}N_5O_{12}$)不得少于 68.0%。

【性状】 本品为白色或类白色的粉末；无臭；有引湿性。

本品在水中易溶，在甲酰胺中溶解，在甲醇或乙醇中几乎不溶。

比旋度 取本品，精密称定，加水溶解并定量稀释制成每 1ml 中约含 10mg 的溶液，依法测定(通则 0621)，比旋度为 +100°至 +120°。

【鉴别】 (1)取本品 20mg，加水 1ml 使溶解，加蒽酮试液 3ml，摇匀，静置(必要时水浴加热)，溶液显青紫色。

(2)在含量测定项下记录的色谱图中，供试品溶液主峰的保留时间应与对照品溶液主峰的保留时间一致。

(3)本品的水溶液显硫酸盐的鉴别反应(通则 0301)。

【检查】 **酸碱度** 取本品，加水制成每 1ml 中含 0.1g 的溶液，依法测定(通则 0631)，pH 值应为 5.5～7.5。

溶液的澄清度与颜色 取本品 5 份，各 0.50g，分别加水 5ml 使溶解，溶液应澄清无色(通则 0902 第一法和通则 0901 第一法)。

有关物质 照高效液相色谱法(通则 0512)测定。

供试品溶液 取本品适量，精密称定，加水溶解并定量稀释制成每 1ml 中约含异帕米星 3.5mg 的溶液。

对照品溶液(1) 取异帕米星对照品适量，精密称定，加水溶解并定量稀释制成每 1ml 中约含异帕米星 35μg 的溶液。

对照品溶液(2) 取异帕米星对照品适量，精密称定，加水溶解并定量稀释制成每 1ml 中约含异帕米星 105μg 的溶液。

对照品溶液(3) 取异帕米星对照品适量，精密称定，加水溶解并定量稀释制成每 1ml 中约含异帕米星 210μg 的溶液。

系统适用性溶液 取异帕米星对照品适量，精密称定，加水溶解并定量稀释制成每 1ml 中约含异帕米星 1.0mg 的溶液。

色谱条件 用十八烷基硅烷键合硅胶为填充剂(4.6mm×250mm，5μm，pH 值范围 0.8～8.0)；以 0.2mol/L 三氟醋酸溶液为流动相 A，甲醇为流动相 B，按下表进行线性梯度洗脱；流速为每分钟 0.8ml；用蒸发光散射检测器检测(参考条件：漂移管温度为 50℃，载气流速为每分钟 1.5L)；进样体积 10μl。

时间(分钟)	流动相 A(%)	流动相 B(%)
0	100	0
5	100	0
15	75	25
20	75	25
21	100	0
30	100	0

系统适用性要求 系统适用性溶液色谱图中，异帕米星峰的保留时间约为 7 分钟，异帕米星峰与前相邻杂质峰(相对保留时间约为 0.94)间的分离度应符合要求。对照品溶液(1)～(3)色谱图中，以对照品溶液浓度的对数值与相应峰面积的对数值计算线性回归方程，相关系数(*r*)应不小于 0.99。

测定法 精密量取供试品溶液与对照品溶液(1)～(3)，分别注入液相色谱仪，记录色谱图。

限度 供试品溶液色谱图中如有杂质峰，除硫酸根峰(杂质 A 峰之前的峰)外，用线性回归方程计算，杂质 A(相对保留时间约为 0.63)不得过 2.0%，相对保留时间约为 0.94 的杂质不得过 5.0%，3*N*-异帕米星(相对保留时间约为 1.13)不得过 0.5%，庆大霉素 B(相对保留时间约为 1.34)不得过 1.0%，杂质总量不得过 6.0%，小于对照品溶液(1)主峰面积 0.1 倍的峰忽略不计。

残留溶剂 照残留溶剂测定法(通则 0861 第二法)测定。

供试品溶液 取本品约 0.2g，精密称定，置顶空瓶中，精密加水 3.5ml 使溶解，再精密加 *N*,*N*-二甲基甲酰胺 1.5ml，摇匀，密封。

对照品溶液 精密称取甲醇和二氯甲烷各适量，加水-*N*,*N*-二甲基甲酰胺(7：3)溶液定量稀释制成每 1ml 中约含甲醇 0.12mg、二氯甲烷 0.024mg 的混合溶液，立即精密量取 5ml 置顶空瓶中，密封。

色谱条件　以6%氰丙基苯基-94%二甲基聚硅氧烷(或极性相近)为固定液的毛细管柱为色谱柱；起始温度为50℃，维持6分钟，以每分钟30℃的速率升至180℃，维持5分钟；检测器温度为250℃；进样口温度为200℃；分流比为1∶1；顶空瓶平衡温度为85℃，平衡时间为30分钟。

系统适用性要求　对照品溶液色谱图中，各成分峰之间的分离度应符合要求。

测定法　取供试品溶液与对照品溶液，分别顶空进样，记录色谱图。

限度　按外标法以峰面积计算，甲醇与二氯甲烷的残留量均应符合规定。

硫酸盐　照高效液相色谱法(通则0512)测定。

供试品溶液　取本品适量，精密称定，加水溶解并定量稀释制成每1ml中约含0.8mg的溶液。

对照品溶液(1)　精密量取硫酸滴定液适量，用水定量稀释制成每1ml中约含硫酸盐(SO_4)0.10mg的溶液。

对照品溶液(2)　精密量取硫酸滴定液适量，用水定量稀释制成每1ml中约含硫酸盐(SO_4)0.20mg的溶液。

对照品溶液(3)　精密量取硫酸滴定液适量，用水定量稀释制成每1ml中约含硫酸盐(SO_4)0.30mg的溶液。

系统适用性溶液与色谱条件　见含量测定项下。

系统适用性要求　见含量测定项下。对照品溶液(1)～(3)色谱图中，以对照品溶液浓度的对数值与相应峰面积的对数值计算线性回归方程，相关系数(r)应不小于0.99。

测定法　精密量取供试品溶液与对照品溶液(1)～(3)，分别注入液相色谱仪，记录色谱图。

限度　用线性回归方程计算供试品中硫酸盐(SO_4)的含量。按无水物计算，应为22.0%～26.0%。

水分　取本品，以甲酰胺-无水甲醇(2∶1)为溶剂，照水分测定法(通则0832第一法1)测定，含水分不得过12.0%。

炽灼残渣　取本品1.0g，依法检查(通则0841)，遗留残渣不得过1.0%。

重金属　取炽灼残渣项下遗留的残渣，依法检查(通则0821第二法)，含重金属不得过百万分之十。

异常毒性　取本品，加氯化钠注射液制成每1ml中约含异帕米星1.8mg的溶液，依法检查(通则1141)，按静脉注射法给药，应符合规定。(供注射用)

细菌内毒素　取本品，依法检查(通则1143)，每1mg异帕米星中含内毒素的量应小于0.50EU。(供注射用)

降压物质　取本品，依法检查(通则1145)，加氯化钠注射液制成每1ml中含异帕米星2mg的溶液，剂量按猫体重每1kg注射1ml，应符合规定。(供注射用)

【含量测定】　照高效液相色谱法(通则0512)测定。

供试品溶液　取本品适量，精密称定，加水溶解并定量稀释制成每1ml中约含异帕米星1mg的溶液，摇匀。

对照品溶液(1)　取异帕米星对照品适量，精密称定，加水溶解并定量稀释制成每1ml中约含异帕米星0.8mg的溶液。

对照品溶液(2)　取异帕米星对照品适量，精密称定，加水溶解并定量稀释制成每1ml中约含异帕米星1.0mg的溶液。

对照品溶液(3)　取异帕米星对照品适量，精密称定，加水溶解并定量稀释制成每1ml中约含异帕米星1.2mg的溶液。

色谱条件　用十八烷基硅烷键合硅胶为填充剂(4.6mm×250mm，5μm，pH值范围0.8～8.0)；以0.2mol/L三氟醋酸溶液为流动相；流速为每分钟0.8ml；用蒸发光散射检测器检测(参考条件：漂移管温度为50℃，载气流速为每分钟1.5L)；进样体积10μl。

系统适用性要求　对照品溶液(2)色谱图中，异帕米星峰的保留时间约为7分钟，异帕米星峰与前相邻杂质峰(相对保留时间约为0.94)间的分离度应符合要求。对照品溶液(1)～(3)色谱图中，以对照品溶液浓度的对数值与相应峰面积的对数值计算线性回归方程，相关系数(r)应不小于0.99。

测定法　精密量取供试品溶液与对照品溶液(1)～(3)，分别注入液相色谱仪，记录色谱图。用线性回归方程计算供试品中$C_{22}H_{43}N_5O_{12}$的含量。

【类别】　氨基糖苷类抗生素。

【贮藏】　密封，在干燥处保存。

【制剂】　硫酸异帕米星注射液

附：

杂质A

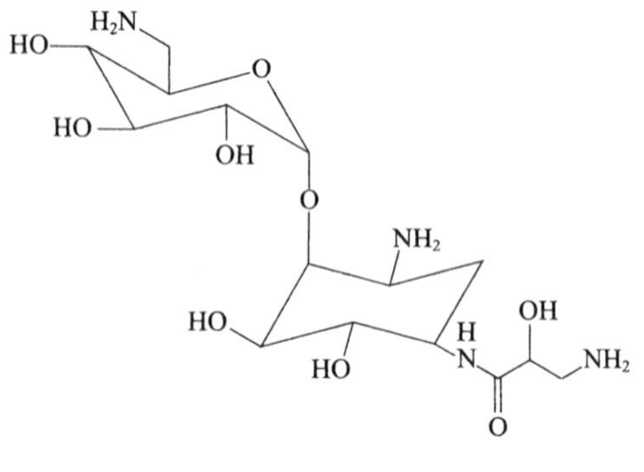

$C_{15}H_{29}N_4O_9$　409.6

O-6-氨基-6-脱氧-*α*-D-吡喃葡萄糖基-(1→4)-2-脱氧-*N*′-[(S)-异丝氨酰]-D-链霉胺

庆大霉素B

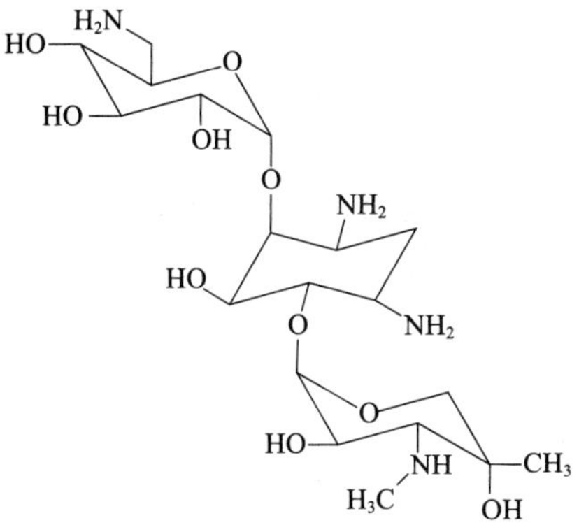

$C_{19}H_{38}N_4O_{10}$　482.53

O-6-氨基-6-脱氧-α-D-吡喃葡萄糖基-(1→4)-*O*-[3-脱氧-4-*C*-甲基-3-(甲氨基)-β-L-吡喃阿拉伯糖基-(1→6)]-2-脱氧-D-链霉胺

3*N*-异帕米星

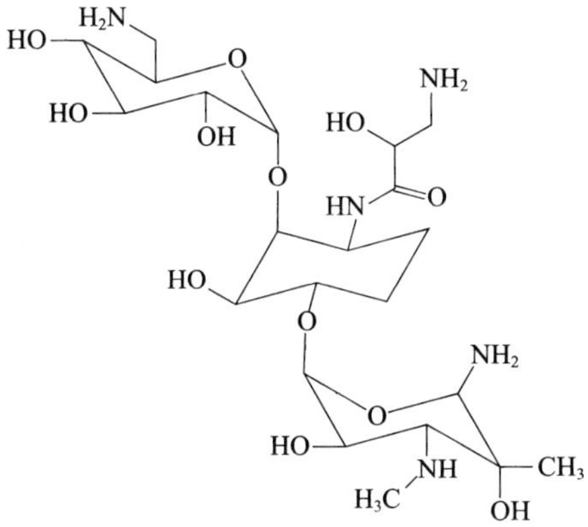

$C_{22}H_{43}N_5O_{12}$　569.61

O-6-氨基-6-脱氧-α-D-吡喃葡萄糖基-(1→4)-*O*-[3-脱氧-4-*C*-甲基-3-(甲氨基)-β-L-吡喃阿拉伯糖基-(1→6)]-2-脱氧-*N*′-[(*S*)-异丝氨酰]-D-链霉胺

硫酸异帕米星注射液

Liusuan Yipamixing Zhusheye

Isepamicin Sulfate Injection

本品为硫酸异帕米星的灭菌水溶液。含异帕米星($C_{22}H_{43}N_5O_{12}$)应为标示量的90.0%～110.0%。

【性状】 本品为无色至微黄色或微黄绿色的澄明液体。

【鉴别】 (1)取本品1ml,加蒽酮试液3ml,摇匀,静置(必要时水浴加热),溶液显青紫色。

(2)在含量测定项下记录的色谱图中,供试品溶液主峰的保留时间应与对照品溶液主峰的保留时间一致。

(3)本品显硫酸盐的鉴别反应(通则0301)。

【检查】 **pH值** 应为5.5～7.5(通则0631)。

颜色 本品应无色;如显色,与黄色或黄绿色2号标准比色液(通则0901第一法)比较,不得更深。

有关物质 照高效液相色谱法(通则0512)测定。

供试品溶液　精密量取本品适量,用水定量稀释制成每1ml中约含异帕米星3.5mg的溶液。

对照品溶液(1)、对照品溶液(2)、对照品溶液(3)、系统适用性溶液、色谱条件、系统适用性要求与测定法　见硫酸异帕米星有关物质项下。

限度　供试品溶液色谱图中如有杂质峰(硫酸根除外),用线性回归方程计算,杂质A(相对保留时间约为0.63)不得过标示量的2.5%,相对保留时间约为0.94的杂质不得过标示量的5.0%,3*N*-异帕米星(相对保留时间约为1.13)不得过标示量的0.5%,庆大霉素B(相对保留时间约为1.34)不得过标示量的1.0%,杂质总量不得过标示量的6.0%,小于对照品溶液(1)主峰面积0.1倍的峰忽略不计。

异常毒性、细菌内毒素与降压物质 照硫酸异帕米星项下的方法检查,均应符合规定。

无菌 取本品,用适宜溶剂稀释后,经薄膜过滤法处理,用pH 7.0无菌氯化钠-蛋白胨缓冲液分次冲洗(每膜不少于400ml),以大肠埃希菌为阳性对照菌,依法检查(通则1101),应符合规定。

其他 应符合注射剂项下有关的各项规定(通则0102)。

【含量测定】 照高效液相色谱法(通则0512)测定。

供试品溶液 精密量取本品适量,用水定量稀释制成每1ml中约含异帕米星1mg的溶液。

对照品溶液(1)、对照品溶液(2)、对照品溶液(3)、色谱条件、系统适用性要求与测定法 见硫酸异帕米星含量测定项下。

【类别】 同硫酸异帕米星。

【规格】 按$C_{22}H_{43}N_5O_{12}$计 (1)2ml∶0.2g (2)4ml∶0.4g

【贮藏】 密闭,在阴凉处保存。

硫酸沙丁胺醇

Liusuan Shading'anchun

Salbutamol Sulfate

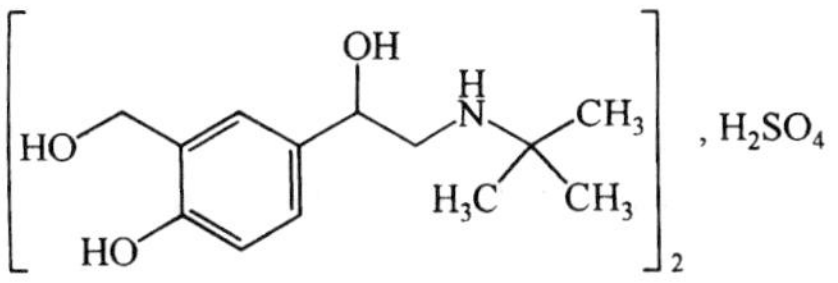

$(C_{13}H_{21}NO_3)_2 \cdot H_2SO_4$　576.70

本品为4-羟基-α′-[(叔丁氨基)甲基]-1,3-苯二甲醇硫酸盐。按干燥品计算,含$(C_{13}H_{21}NO_3)_2 \cdot H_2SO_4$不得少于 98.0%。

【性状】 本品为白色或类白色的粉末；无臭。

本品在水中易溶，在乙醇中极微溶解，在三氯甲烷或乙醚中几乎不溶。

【鉴别】 (1)取本品约 20mg，加水 2ml 溶解后，加三氯化铁试液 1 滴，振摇，溶液显紫色；加碳酸氢钠试液即生成橙黄色浑浊。

(2)取本品约 10mg，加 0.4%硼砂溶液 20ml 使溶解，加 3% 4-氨基安替比林溶液 1ml 与 2%铁氰化钾溶液 1ml，加三氯甲烷 10ml 振摇，放置使分层，三氯甲烷层显橙红色。

(3)取本品适量，加水溶解并稀释制成每 1ml 中约含 80μg 的溶液，照紫外-可见分光光度法(通则 0401)测定，在 276nm 的波长处有最大吸收。

(4)本品的红外光吸收图谱应与对照的图谱(光谱集 486 图)一致。

(5)本品的水溶液显硫酸盐的鉴别反应(通则 0301)。

【检查】 **旋光度** 取本品约 0.25g，精密称定，置 25ml 量瓶中，加水适量使溶解，用水稀释至刻度，摇匀，依法测定(通则 0621)，旋光度为−0.10°至+0.10°。

溶液的澄清度与颜色 取本品 0.50g，加水 10ml 溶解后，溶液应澄清无色；如显浑浊，与 1 号浊度标准液(通则 0902 第一法)比较，不得更浓；如显色，与黄色 2 号标准比色液(通则 0901 第一法)比较，不得更深。

沙丁胺酮 照紫外-可见分光光度法(通则 0401)测定。

供试品溶液 取本品约 60mg，精密称定，置 25ml 量瓶中，加 0.01mol/L 盐酸溶液溶解并稀释至刻度，摇匀。

测定法 取供试品溶液，在 310nm 的波长处测定吸光度。

限度 吸光度不得过 0.10(0.2%)。

硼 照紫外-可见分光光度法(通则 0401)测定。

供试品溶液 取本品 50mg，加碳酸盐溶液(取无水碳酸钠 1.3g 与碳酸钾 1.7g，加水溶解制成 100ml)5ml，水浴蒸干，在 120℃干燥后，迅速炽灼进行有机破坏，破坏完全后，放冷，加水 0.5ml 与临用新制的 0.125%姜黄素冰醋酸溶液 3ml，微温使残渣溶解，放冷，加硫酸-冰醋酸(1∶1)3ml，混匀，放置 30 分钟，转移至 100ml 量瓶中，用乙醇稀释至刻度，摇匀，滤过，取续滤液。

对照溶液 取硼酸适量，加水溶解并定量稀释制成每 1ml 中约含 5.72μg 的溶液，精密量取 2.5ml，自“加碳酸盐溶液 5ml”起，制备方法同供试品溶液。

测定法 取供试品溶液与对照溶液，在 555nm 的波长处分别测定吸光度。

限度 供试品溶液的吸光度不得大于对照溶液的吸光度(0.005%)。

有关物质 照高效液相色谱法(通则 0512)测定。

供试品溶液 取本品适量，加流动相溶解并稀释制成每 1ml 中约含 2mg 的溶液。

对照溶液 精密量取供试品溶液 1ml，置 100ml 量瓶中，用流动相稀释至刻度，摇匀。

系统适用性溶液 取硫酸特布他林与硫酸沙丁胺醇适量，加流动相溶解并稀释制成每 1ml 中各约含 0.2mg 的溶液。

色谱条件 用辛基硅烷键合硅胶为填充剂；以庚烷磺酸钠溶液[取庚烷磺酸钠 2.87g 与磷酸二氢钾 2.5g，加水溶解并稀释至 1000ml，用磷酸溶液(1→2)调节 pH 值至 3.65]-乙腈(78∶22)为流动相；检测波长为 220nm；进样体积 20μl。

系统适用性要求 系统适用性溶液色谱图中，沙丁胺醇峰与特布他林峰之间的分离度应符合要求。

测定法 精密量取供试品溶液与对照溶液，分别注入液相色谱仪，记录色谱图至主成分峰保留时间的 25 倍。

限度 供试品溶液色谱图中如有杂质峰，单个杂质峰面积不得大于对照溶液主峰面积的 0.3 倍(0.3%)，各杂质峰面积的和不得大于对照溶液主峰面积(1.0%)，小于对照溶液主峰面积 0.05 倍的峰忽略不计。

干燥失重 取本品，在 60℃减压干燥至恒重，减失重量不得过 0.5%(通则 0831)。

炽灼残渣 不得过 0.1%(通则 0841)。

【含量测定】 取本品约 0.4g，精密称定，加冰醋酸 10ml，微温使溶解，放冷，加醋酐 15ml 与结晶紫指示液 1 滴，用高氯酸滴定液(0.1mol/L)滴定至溶液显蓝绿色，并将滴定的结果用空白试验校正。每 1ml 高氯酸滴定液(0.1mol/L)相当于 57.67mg 的$(C_{13}H_{21}NO_3)_2 \cdot H_2SO_4$。

【类别】 $β_2$ 肾上腺素受体激动药。

【贮藏】 遮光，密封保存。

【制剂】 (1)硫酸沙丁胺醇片 (2)硫酸沙丁胺醇吸入气雾剂 (3)硫酸沙丁胺醇吸入粉雾剂 (4)硫酸沙丁胺醇注射液 (5)硫酸沙丁胺醇胶囊 (6)硫酸沙丁胺醇缓释片 (7)硫酸沙丁胺醇缓释胶囊

硫酸沙丁胺醇片

Liusuan Shading'anchun Pian

Salbutamol Sulfate Tablets

本品含硫酸沙丁胺醇按沙丁胺醇($C_{13}H_{21}NO_3$)计算，应为标示量的 90.0%～110.0%。

【性状】 本品为白色片。

【鉴别】 (1)取本品 20 片，研细，加水 20ml 使硫酸沙丁胺醇溶解，滤过，滤液照硫酸沙丁胺醇项下的鉴别(1)、(2)、(5)项试验，显相同的结果。

(2)在含量测定项下记录的色谱图中，供试品溶液主峰的保留时间应与对照品溶液主峰的保留时间一致。

【检查】 **含量均匀度** 取本品 1 片，置 10ml(0.5mg 规

格)或 25ml(2mg 规格)量瓶中,加流动相适量,振摇使硫酸沙丁胺醇溶解,用流动相稀释至刻度,摇匀,滤过,取续滤液作为供试品溶液,照含量测定项下的方法测定含量,应符合规定(通则 0941)。

其他　应符合片剂项下有关的各项规定(通则 0101)。

【含量测定】　照高效液相色谱法(通则 0512)测定。

供试品溶液　取本品 20 片,精密称定,研细,精密称取适量(约相当于沙丁胺醇 4mg),置 50ml 量瓶中,加流动相适量,振摇使硫酸沙丁胺醇溶解,用流动相稀释至刻度,摇匀,滤过,取续滤液。

对照品溶液　取硫酸沙丁胺醇对照品适量,精密称定,加流动相溶解并定量稀释制成每 1ml 中约含 96μg 的溶液。

色谱条件　用十八烷基硅烷键合硅胶为填充剂;以 0.08mol/L 磷酸二氢钠溶液(用磷酸调节 pH 值至 3.10±0.05)-甲醇(85∶15)为流动相;检测波长为 276nm;进样体积 20μl。

系统适用性要求　理论板数按沙丁胺醇峰计算不低于 3000。

测定法　精密量取供试品溶液与对照品溶液,分别注入液相色谱仪,记录色谱图。按外标法以峰面积计算,并将结果与 0.8299 相乘。

【类别】　同硫酸沙丁胺醇。

【规格】　按 $C_{13}H_{21}NO_3$ 计　(1)0.5mg　(2)2mg

【贮藏】　遮光,密封保存。

硫酸沙丁胺醇吸入气雾剂

Liusuan Shading'anchun Xiruqiwuji

Salbutamol Sulfate Inhalation Aerosol

本品为硫酸沙丁胺醇的混悬型吸入气雾剂,贮藏于有定量阀门系统的密封容器中。平均每揿含沙丁胺醇($C_{13}H_{21}NO_3$)应为标示量的 80.0%～120.0%。

【性状】　本品在耐压容器中的药液为白色或类白色混悬液;揿压阀门,药液即呈雾粒喷出。

【鉴别】　(1)取本品 1 罐,在铝盖上钻一小孔,插入注射针头(勿与液面接触),待抛射剂气化挥尽后,除去铝盖,加水 10ml 溶解,滤过,取续滤液适量(约相当于沙丁胺醇 5mg),加 0.4%硼砂溶液 10ml、3% 4-氨基安替比林溶液 0.5ml 与 2%铁氰化钾溶液 0.5ml,加三氯甲烷 5ml 振摇,放置使分层,三氯甲烷层显橙红色。

(2)取本品 1 罐,在铝盖上钻一小孔,插入注射针头(勿与液面接触),待抛射剂气化挥尽后,除去铝盖,加无水乙醇适量,混匀并滤过,滤渣用无水乙醇 50ml 洗涤 3 次后,在 80℃干燥 2 小时,其红外光吸收图谱应与对照的图谱(光谱集 486 图)一致。

(3)在含量测定项下记录的色谱图中,供试品溶液主峰的保留时间应与对照品溶液主峰的保留时间一致。

(4)鉴别(1)中的续滤液显硫酸盐的鉴别反应(通则 0301)。

【检查】　**沙丁胺酮**　照高效液相色谱法(通则 0512)测定。

供试品溶液　见有关物质项下。

对照品溶液　取沙丁胺酮对照品适量,精密称定,加水溶解并定量稀释制成每 1ml 中约含 2.0μg 的溶液。

色谱条件　用辛基硅烷键合硅胶为填充剂;以异丙醇-0.1mol/L 醋酸铵缓冲液(pH 4.5)(1.5∶98.5)为流动相 A,异丙醇为流动相 B,按下表进行线性梯度洗脱;检测波长为 276nm;进样体积 20μl。

时间(分钟)	流动相 A(%)	流动相 B(%)
0	100	0
5	100	0
20	86	14
30	86	14

测定法　精密量取供试品溶液与对照品溶液,分别注入液相色谱仪,记录色谱图。

限度　供试品溶液色谱图中如有与沙丁胺酮保留时间一致的色谱峰,按外标法以峰面积计算,不得过标示量的 0.5%。

有关物质　照高效液相色谱法(通则 0512)测定。

供试品溶液　取本品 1 罐,用乙醇将表面淋洗干净,冷冻 10 分钟,取出,在铝盖上钻一小孔,插入注射针头(勿与液面接触),放至室温,待抛射剂气化挥尽后,除去铝盖,加流动相分次洗涤,合并洗液至 50ml 量瓶中,用流动相稀释至刻度,摇匀。

对照溶液　精密量取供试品溶液 1ml,置 100ml 量瓶中,用流动相稀释至刻度,摇匀。

系统适用性溶液、色谱条件、系统适用性要求与测定法　见硫酸沙丁胺醇有关物质项下。

限度　供试品溶液色谱图中如有杂质峰,单个杂质峰面积不得大于对照溶液主峰面积的 0.5 倍(0.5%),各杂质峰面积的和不得大于对照溶液主峰面积(1.0%)。

递送剂量均一性　照高效液相色谱法(通则 0512)测定。

供试品溶液　取本品,依法操作(通则 0111),用流动相作为淋洗液。合并洗液至 100ml 量瓶中,用流动相稀释至刻度,摇匀,即得第 2 揿的供试品溶液,同法制备第 3、4、101、102、103、104、198、199 与第 200 揿的供试品溶液,弃去其余各揿(每次揿射前振摇 5 秒钟)。

对照品溶液　取硫酸沙丁胺醇对照品适量,精密称定,加流动相溶解并定量稀释制成每 1ml 中约含 1μg 的溶液。

色谱条件与系统适用性要求　见含量测定项下。

测定法　见含量测定项下。分别计算上述 10 揿供试品的含量。

限度　含量的平均值应为 70～100μg，递送剂量均一性应符合规定。

微细粒子剂量　照吸入制剂微细粒子空气动力学特性测定法（通则 0951）测定。

供试品溶液　取本品，依法操作，下层锥形瓶中加流动相 30ml 作为吸收液，上层锥形瓶中加流动相 7ml 作为吸收液，充分振摇，试揿 5 次，揿射 10 次（注意每揿间隔 5 秒钟并缓缓振摇），用流动相适量清洗规定部件，合并洗液与下层锥形瓶中的吸收液，置 50ml 量瓶中，用流动相稀释至刻度，摇匀。

对照品溶液　取硫酸沙丁胺醇对照品适量，精密称定，加流动相溶解并定量稀释制成每 1ml 中约含 8.4μg 的溶液。

色谱条件、系统适用性要求与测定法　见含量测定项下。

限度　微细粒子药物量应不得低于每揿标示量的 35%。

泄漏率　取本品 12 罐，去除外包装，用乙醇将表面清洗干净，室温垂直放置 24 小时，分别精密称定重量（W_1），再在室温放置 72 小时（精确至 30 分钟），分别精密称定重量（W_2），置 2～8℃冷却后，迅速在铝盖上钻一小孔，放置至室温，待抛射剂完全气化挥尽后，将瓶与阀分离，用乙醇洗净，干燥，分别精密称定重量（W_3），按下式计算每瓶年泄漏率。平均年泄漏率应小于 3.5%，并不得有 1 瓶大于 5%。

$$年泄漏率=365\times24\times(W_1-W_2)/[72\times(W_1-W_3)]\times100\%$$

其他　应符合气雾剂项下有关的各项规定（通则 0113）。

【含量测定】　照高效液相色谱法（通则 0512）测定。

供试品溶液　取本品，充分振摇，除去帽盖，试揿 5 次，用流动相淋洗套口，充分干燥后，倒置于已加入一定量流动相作为吸收液的适宜烧杯中，将套口浸入吸收液液面下（至少 25mm），揿射 10 次（注意每次揿射间隔 5 秒钟并缓缓振摇），取出，用流动相淋洗套口内外，合并吸收液与洗液，定量转移至 100ml 量瓶中，用流动相稀释至刻度，摇匀。

对照品溶液　取硫酸沙丁胺醇对照品适量，精密称定，加流动相溶解并定量稀释制成每 1ml 中约含 12μg 的溶液。

色谱条件　用十八烷基硅烷键合硅胶为填充剂；以磷酸盐缓冲液（取 0.08mol/L 磷酸二氢钠溶液，用磷酸调节 pH 值至 3.10±0.05）-甲醇（85：15）为流动相；检测波长为 276nm；进样体积 20μl。

系统适用性要求　理论板数按沙丁胺醇峰计算不低于 3000。

测定法　精密量取供试品溶液与对照品溶液，分别注入液相色谱仪，记录色谱图。按外标法以峰面积计算，并将所得结果与 0.8299 相乘后除以 10，即为平均每揿主药含量。

【类别】　同硫酸沙丁胺醇。

【规格】　每瓶 200 揿，每揿含 $C_{13}H_{21}NO_3$　0.1mg

【贮藏】　30℃下遮光保存，避免受冻和阳光直射。

硫酸沙丁胺醇吸入粉雾剂

Liusuan Shading'anchun Xirufenwuji

Salbutamol Sulfate Powder for Inhalation

本品为微粉化硫酸沙丁胺醇和适宜的辅料混合均匀后装入胶囊制成的供吸入用粉雾剂，置于专用装置中使用。含硫酸沙丁胺醇按沙丁胺醇（$C_{13}H_{21}NO_3$）计算，应为标示量的 90.0%～115.0%。

【性状】　本品为供吸入用的硬胶囊，内容物为白色粉末。

【鉴别】　（1）在含量测定项下记录的色谱图中，供试品溶液主峰的保留时间应与对照品溶液主峰的保留时间一致。

（2）本品的水溶液显硫酸盐的鉴别反应（通则 0301）。

【检查】　**含量均匀度**　取本品 1 粒，将内容物倾入 5ml（0.2mg 规格）或 10ml（0.4mg 规格）量瓶中，用水洗涤胶囊内壁，洗液并入量瓶中，振摇使硫酸沙丁胺醇溶解，用水稀释至刻度，摇匀，滤过，取续滤液作为供试品溶液。另取硫酸沙丁胺醇对照品适量，精密称定，加水溶解并定量稀释制成每 1ml 中约含 48μg 的溶液作为对照品溶液。照含量测定项下的方法测定含量，除限度为±20%外，应符合规定（通则 0941）。

微细粒子剂量　照吸入制剂微细粒子空气动力学特性测定法（通则 0951）测定。

供试品溶液　取本品 10 粒（0.4mg 规格）或 20 粒（0.2mg 规格），依法操作，吸收液与接受液均为水，清洗规定部件，合并洗液与第二级分布瓶 H 中的接受液，置 50ml 量瓶中，用水稀释至刻度，摇匀，滤过，取续滤液。

对照品溶液　取硫酸沙丁胺醇对照品适量，精密称定，加水溶解并定量稀释制成每 1ml 中约含 19.2μg 的溶液。

系统适用性溶液、色谱条件、系统适用性要求与测定法　见含量测定项下。

限度　微细粒子药物量应不得低于标示量的 30%。

干燥失重　取本品内容物，在 60℃减压干燥至恒重，减失重量不得过 1.0%（通则 0831）。

其他　除递送剂量均一性外，应符合吸入制剂项下有关的各项规定（通则 0111）。

【含量测定】　照高效液相色谱法（通则 0512）测定。

供试品溶液　取本品 20 粒（0.4mg 规格）或 40 粒（0.2mg 规格）（约相当于沙丁胺醇 8mg），将内容物倾入 100ml 的量瓶中，用水洗涤胶囊内壁，洗液并入量瓶中，加水适量，振摇使硫酸沙丁胺醇溶解，用水稀释至刻度，摇匀，滤过，取续滤液。

对照品溶液　取硫酸沙丁胺醇对照品适量，精密称定，加水溶解并定量稀释制成每 1ml 中约含 96μg 的溶液。

系统适用性溶液　取硫酸特布他林与硫酸沙丁胺醇适

量，加流动相溶解并定量稀释制成每 1ml 中各约含 96μg 的溶液。

色谱条件　用十八烷基硅烷键合硅胶为填充剂；以 0.08mol/L 磷酸二氢钠溶液（用磷酸调节 pH 值至 3.10±0.05）-甲醇（85∶15）为流动相；检测波长为 276nm；进样体积 20μl。

系统适用性要求　系统适用性溶液色谱图中，沙丁胺醇峰与特布他林峰之间的分离度应符合要求。

测定法　精密量取供试品溶液与对照品溶液，分别注入液相色谱仪，记录色谱图。按外标法以峰面积计算，并将结果与 0.8299 相乘。

【类别】　同硫酸沙丁胺醇。

【规格】　按 $C_{13}H_{21}NO_3$ 计　(1)0.2mg　(2)0.4mg

【贮藏】　遮光，密封保存。

硫酸沙丁胺醇注射液

Liusuan Shading'anchun Zhusheye

Salbutamol Sulfate Injection

本品为硫酸沙丁胺醇的灭菌水溶液。含硫酸沙丁胺醇按沙丁胺醇（$C_{13}H_{21}NO_3$）计算，应为标示量的 90.0%～110.0%。

【性状】　本品为无色澄明液体。

【鉴别】　(1)取本品适量（约相当于硫酸沙丁胺醇 2mg），置水浴上浓缩至 1ml，加三氯化铁试液 2 滴，摇匀，溶液显紫色；加碳酸氢钠试液，即成橙黄色浑浊液。

(2)取本品适量（约相当于硫酸沙丁胺醇 2mg），置水浴上浓缩至 3ml，加 0.4% 硼砂溶液 15ml、3% 4-氨基安替比林溶液 1ml、2% 铁氰化钾溶液 1ml 与三氯甲烷 5ml，振摇，放置使分层，三氯甲烷层显橙红色。

(3)在含量测定项下记录的色谱图中，供试品溶液主峰的保留时间应与对照品溶液主峰的保留时间一致。

(4)本品显硫酸盐的鉴别反应（通则 0301）。

【检查】　**pH 值**　应为 3.0～4.5（通则 0631）。

其他　应符合注射剂项下有关的各项规定（通则 0102）。

【含量测定】　照高效液相色谱法（通则 0512）测定。

供试品溶液　精密量取本品 10ml，置 25ml 量瓶中，用水稀释至刻度，摇匀。

对照品溶液　取硫酸沙丁胺醇对照品适量，精密称定，加水溶解并定量稀释制成每 1ml 中约含 96μg 的溶液。

色谱条件　用十八烷基硅烷键合硅胶为填充剂；以 0.08mol/L 磷酸二氢钠溶液（用磷酸调节 pH 值至 3.10±0.05）-甲醇（85∶15）为流动相；检测波长为 276nm；进样体积 20μl。

系统适用性要求　理论板数按沙丁胺醇峰计算不低于 3000。

测定法　精密量取供试品溶液与对照品溶液，分别注入液相色谱仪，记录色谱图。按外标法以峰面积计算，并将结果与 0.8299 相乘。

【类别】　同硫酸沙丁胺醇。

【规格】　2ml∶0.4mg（按 $C_{13}H_{21}NO_3$ 计）

【贮藏】　遮光，密闭保存。

硫酸沙丁胺醇胶囊

Liusuan Shading'anchun Jiaonang

Salbutamol Sulfate Capsules

本品含硫酸沙丁胺醇按沙丁胺醇（$C_{13}H_{21}NO_3$）计算，应为标示量的 90.0%～110.0%。

【鉴别】　(1)取本品 20 粒的内容物，研细，加水 20ml，振摇，使硫酸沙丁胺醇溶解，滤过，滤液照硫酸沙丁胺醇项下的鉴别(1)、(2)、(5)项试验，显相同的结果。

(2)在含量测定项下记录的色谱图中，供试品溶液主峰的保留时间应与对照品溶液主峰的保留时间一致。

【检查】　**干燥失重**　取本品的内容物，置五氧化二磷的干燥器中，在 60℃ 减压干燥至恒重，减失重量不得过 7.0%（通则 0831）。

含量均匀度　取本品 1 粒的内容物，研细，分次用流动相转移至 25ml 量瓶中，振摇使硫酸沙丁胺醇溶解，用流动相稀释至刻度，摇匀，滤过，取续滤液作为供试品溶液，照含量测定项下的方法测定含量，应符合规定（通则 0941）。

其他　应符合胶囊剂项下有关的各项规定（通则 0103）。

【含量测定】　照高效液相色谱法（通则 0512）测定。

供试品溶液　取本品 20 粒，精密称定，倾出内容物，精密称定囊壳重量，计算平均装量。取内容物，混合均匀，研细，精密称取适量（约相当于沙丁胺醇 8mg），置 100ml 量瓶中，加流动相适量，振摇使硫酸沙丁胺醇溶解，用流动相稀释至刻度，摇匀，滤过，取续滤液。

对照品溶液　取硫酸沙丁胺醇对照品适量，精密称定，加流动相溶解并定量稀释制成每 1ml 中含 96μg 的溶液。

色谱条件　用十八烷基硅烷键合硅胶为填充剂；以 0.08mol/L 磷酸二氢钠溶液（用磷酸调节 pH 值至 3.10±0.05）-甲醇（85∶15）为流动相；检测波长为 276nm；进样体积 20μl。

系统适用性要求　理论板数按沙丁胺醇峰计算不低于 3000。

测定法　精密量取供试品溶液与对照品溶液，分别注入液相色谱仪，记录色谱图。按外标法以峰面积计算，并将结果与 0.8299 相乘。

【类别】　同硫酸沙丁胺醇。

【规格】 2mg(按 $C_{13}H_{21}NO_3$ 计)

【贮藏】 遮光,密封保存。

硫酸沙丁胺醇缓释片

Liusuan Shading'anchun Huanshipian

Salbutamol Sulfate Sustained-release Tablets

本品含硫酸沙丁胺醇按沙丁胺醇($C_{13}H_{21}NO_3$)计算,应为标示量的 90.0%～110.0%。

【性状】 本品为白色或类白色片。

【鉴别】 (1)取本品的细粉适量(约相当于沙丁胺醇 50mg),加水约 20ml,振摇使硫酸沙丁胺醇溶解,滤过,取滤液适量加三氯化铁试液 1 滴,振摇,溶液显紫色,滴加碳酸氢钠试液,即生成橙黄色浑浊。

(2)取本品的细粉适量(约相当于沙丁胺醇 10mg),加 0.4%硼砂溶液 20ml,振摇使硫酸沙丁胺醇溶解,加 3%4-氨基安替比林溶液 1ml 与 2%铁氰化钾溶液 1ml,加三氯甲烷 10ml,振摇,放置使分层,三氯甲烷层显橙红色。

(3)在含量测定项下记录的色谱图中,供试品溶液主峰的保留时间应与对照品溶液主峰的保留时间一致。

(4)鉴别(1)项下的滤液显硫酸盐的鉴别反应(通则 0301)。

【检查】 **含量均匀度** 取本品 1 片,研细,分次用水转移至 100ml 量瓶中,振摇使硫酸沙丁胺醇溶解,用水稀释至刻度,摇匀,滤过,取续滤液作为供试品溶液,照含量测定项下的方法测定含量,应符合规定(通则 0941)。

溶出度 照溶出度与释放度测定法(通则 0931 第三法)测定。

酸中溶出量　溶出条件　以盐酸溶液(9→1000)250ml 为溶出介质,转速为每分钟 100 转,依法操作,经 2 小时时取样。

供试品溶液　取溶出液 5ml,滤过,取续滤液。

对照品溶液　取硫酸沙丁胺醇对照品适量,精密称定,加盐酸溶液(9→1000)溶解并定量稀释制成每 1ml 中约含 32μg 的溶液。

色谱条件与系统适用性要求　见含量测定项下。

测定法　见含量测定项下。计算每片的溶出量。

限度　标示量的 35%～55%,应符合规定。

缓冲液中溶出量　溶出条件　取酸中溶出量项下 2 小时后的供试片,以磷酸盐缓冲液(pH 6.8)250ml 为溶出介质,转速为每分钟 100 转,依法操作,再经 2 小时与 6 小时时分别取样,并即时补充相同温度相同体积的溶出介质。

供试品溶液　分别取 2 小时与 6 小时时的溶出液 5ml,滤过,取续滤液。

对照品溶液　取硫酸沙丁胺醇对照品适量,精密称定,加磷酸盐缓冲液(pH 6.8)溶解并定量稀释制成每 1ml 中约含 32μg 的溶液。

色谱条件与系统适用性要求　见含量测定项下。

测定法　见含量测定项下。计算每片在不同时间的溶出量。

限度　每片在 2 小时与 6 小时时的溶出量应分别为标示量的 55%～75%与 75%以上,均应符合规定。

其他 应符合片剂项下有关的各项规定(通则 0101)。

【含量测定】 照高效液相色谱法(通则 0512)测定。

供试品溶液 取本品 20 片,精密称定,研细,精密称取适量(约相当于沙丁胺醇 8mg),置 100ml 量瓶中,加水适量,振摇使硫酸沙丁胺醇溶解,用水稀释至刻度,摇匀,滤过,取续滤液。

对照品溶液 取硫酸沙丁胺醇对照品适量,精密称定,加水溶解并定量稀释制成每 1ml 中含 96μg 的溶液。

色谱条件 用十八烷基硅烷键合硅胶为填充剂;以 0.08mol/L 磷酸二氢钠溶液(用磷酸调节 pH 值至 3.10±0.05)-甲醇(85∶15)为流动相;检测波长为 276nm;进样体积 20μl。

系统适用性要求 理论板数按沙丁胺醇峰计算不低于 3000。

测定法 精密量取供试品溶液与对照品溶液,分别注入液相色谱仪,记录色谱图。按外标法以峰面积计算,并将结果与 0.8299 相乘。

【类别】 同硫酸沙丁胺醇。

【规格】 8mg(按 $C_{13}H_{21}NO_3$ 计)

【贮藏】 遮光、密封,在阴凉干燥处保存。

硫酸沙丁胺醇缓释胶囊

Liusuan Shading'anchun Huanshijiaonang

Salbutamol Sulfate Sustained-release Capsules

本品含硫酸沙丁胺醇按沙丁胺醇($C_{13}H_{21}NO_3$)计算,应为标示量的 90.0%～110.0%。

【性状】 本品内容物为白色或类白色小丸。

【鉴别】 (1)在含量测定项下记录的色谱图中,供试品溶液主峰的保留时间应与对照品溶液主峰的保留时间一致。

(2)取本品的内容物适量(约相当于沙丁胺醇 20mg),研细,加水 10ml,振摇使硫酸沙丁胺醇溶解,滤过,滤液显硫酸盐的鉴别反应(通则 0301)。

【检查】 **含量均匀度** 取本品 1 粒的内容物,研细,加 0.1mol/L 盐酸溶液适量,研磨并转移至 50ml(4mg 规格)或 100ml(8mg 规格)量瓶中,超声,放冷,用 0.1mol/L 盐酸溶液稀释至刻度,摇匀,滤过,取续滤液作为供试品溶液，照含量测定项下的方法测定含量，应符合规定（通则0941）。

溶出度　照溶出度与释放度测定法（通则0931第二法）测定。

溶出条件　以磷酸盐缓冲液（取磷酸二氢钾6.8g，加水900ml使溶解，用磷酸调节pH值至3.0±0.5，加水稀释至1000ml）500ml为溶出介质，转速为每分钟100转，依法操作，经1小时、4小时和8小时时分别取样，并即时补充相同温度相同体积的溶出介质。

供试品溶液　分别取1小时、4小时与8小时时的溶出液5ml，滤过，取续滤液。

对照品溶液　取硫酸沙丁胺醇对照品适量，精密称定，加溶出介质溶解并定量稀释制成每1ml中约含8μg（4mg规格）或16μg（8mg规格）的溶液。

色谱条件与系统适用性要求　见含量测定项下。

测定法　见含量测定项下。计算每粒在不同时间的溶出量。

限度　每粒在1小时、4小时和8小时时的溶出量应分别为标示量的40%以下、45%～80%和75%以上，均应符合规定。

其他　应符合胶囊剂项下有关的各项规定（通则0103）。

【含量测定】　照高效液相色谱法（通则0512）测定。

供试品溶液　取本品20粒，精密称定，倾出内容物，精密称定囊壳重量，计算平均装量。取内容物，混合均匀，研细，精密称取适量（约相当于沙丁胺醇8mg），置100ml量瓶中，加0.1mol/L盐酸溶液适量，超声使硫酸沙丁胺醇溶解，放冷，用0.1mol/L盐酸溶液稀释至刻度，摇匀，滤过，取续滤液。

对照品溶液　取硫酸沙丁胺醇对照品适量，精密称定，加0.1mol/L盐酸溶液溶解并定量稀释制成每1ml中约含96μg的溶液。

色谱条件　用十八烷基硅烷键合硅胶为填充剂；以0.08mol/L磷酸二氢钠溶液（用磷酸调节pH值至3.10±0.05）-甲醇（85：15）为流动相；检测波长为276nm；进样体积20μl。

系统适用性要求　理论板数按沙丁胺醇峰计算不低于3000。

测定法　精密量取供试品溶液与对照品溶液，分别注入液相色谱仪，记录色谱图。按外标法以峰面积计算，并将结果与0.8299相乘。

【类别】　同硫酸沙丁胺醇。

【规格】　按 $C_{13}H_{21}NO_3$ 计　（1）4mg　（2）8mg

【贮藏】　遮光、密封，在干燥处保存。

硫酸阿托品

Liusuan Atuopin

Atropine Sulfate

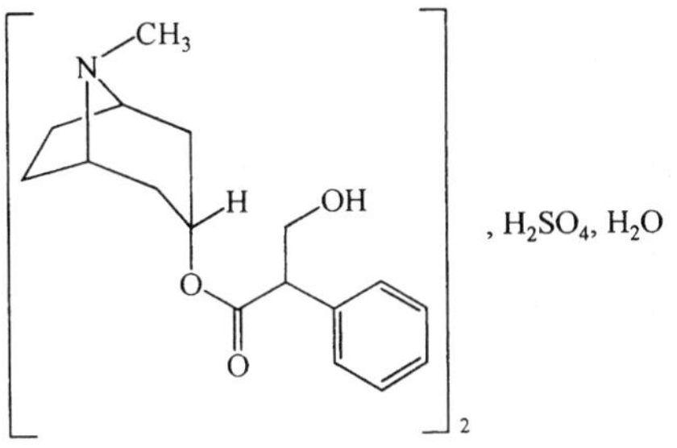

, H_2SO_4, H_2O

$(C_{17}H_{23}NO_3)_2 \cdot H_2SO_4 \cdot H_2O$　694.84

本品为（±）-α-（羟甲基）苯乙酸-8-甲基-8-氮杂双环[3.2.1]-3-辛酯硫酸盐一水合物。按干燥品计算，含 $(C_{17}H_{23}NO_3)_2 \cdot H_2SO_4$ 不得少于98.5%。

【性状】　本品为无色结晶或白色结晶性粉末；无臭。

本品在水中极易溶解，在乙醇中易溶。

熔点　取本品，在120℃干燥4小时后，立即依法测定（通则0612），熔点不得低于189℃，熔融时同时分解。

【鉴别】　（1）本品的红外光吸收图谱应与对照的图谱（光谱集487图）一致。

（2）本品显托烷生物碱类的鉴别反应（通则0301）。

（3）本品的水溶液显硫酸盐的鉴别反应（通则0301）。

【检查】　**酸度**　取本品0.50g，加水10ml溶解后，加甲基红指示液1滴，如显红色，加氢氧化钠滴定液（0.02mol/L）0.15ml，应变为黄色。

莨菪碱　取本品，按干燥品计算，加水溶解并制成每1ml中含50mg的溶液，依法测定（通则0621），旋光度不得过－0.40°。

有关物质　照高效液相色谱法（通则0512）测定。

供试品溶液　取本品，加水溶解并稀释制成每1ml中约含0.5mg的溶液。

对照溶液　精密量取供试品溶液1ml，置100ml量瓶中，用水稀释至刻度，摇匀。

色谱条件　用十八烷基硅烷键合硅胶为填充剂；以0.05mol/L磷酸二氢钾溶液（含0.0025mol/L庚烷磺酸钠）-乙腈（84：16）（用磷酸或氢氧化钠试液调节pH值至5.0）为流动相；检测波长为225nm；进样体积20μl。

系统适用性要求　阿托品峰与相邻杂质峰之间的分离度应符合要求。

测定法　精密量取供试品溶液与对照溶液，分别注入液相色谱仪，记录色谱图至主成分峰保留时间的2倍。

限度　供试品溶液色谱图中如有杂质峰，扣除相对保留时间0.17之前的色谱峰，各杂质峰面积的和不得大于对照溶液主峰面积（1.0%）。

干燥失重　取本品，在 120℃干燥 4 小时，减失重量不得过 5.0%（通则 0831）。

炽灼残渣　不得过 0.1%（通则 0841）。

【含量测定】　取本品约 0.5g，精密称定，加冰醋酸与醋酐各 10ml 溶解后，加结晶紫指示液 1～2 滴，用高氯酸滴定液（0.1mol/L）滴定至溶液显纯蓝色，并将滴定的结果用空白试验校正。每 1ml 高氯酸滴定液（0.1mol/L）相当于 67.68mg 的 $(C_{17}H_{23}NO_3)_2 \cdot H_2SO_4$。

【类别】　抗胆碱药。

【贮藏】　密封保存。

【制剂】　(1)硫酸阿托品片　(2)硫酸阿托品注射液　(3)硫酸阿托品眼膏

硫酸阿托品片

Liusuan Atuopin Pian

Atropine Sulfate Tablets

本品含硫酸阿托品 $[(C_{17}H_{23}NO_3)_2 \cdot H_2SO_4 \cdot H_2O]$ 应为标示量的 90.0%～110.0%。

【性状】　本品为白色片。

【鉴别】　(1)取本品的细粉适量（约相当于硫酸阿托品 1mg），置分液漏斗中，加氨试液约 5ml，混匀，用乙醚 10ml 振摇提取后，分取乙醚层，置白瓷皿中，挥尽乙醚后，残渣显托烷生物碱类的鉴别反应（通则 0301）。

(2)本品的水溶液显硫酸盐的鉴别反应（通则 0301）。

【检查】　**含量均匀度**　取本品 1 片，置具塞试管中，精密加水 6.0ml，密塞，充分振摇 30 分钟使硫酸阿托品溶解，离心，取上清液作为供试品溶液，照含量测定项下的方法测定含量，应符合规定（通则 0941）。

其他　应符合片剂项下有关的各项规定（通则 0101）。

【含量测定】　照紫外-可见分光光度法（通则 0401）测定。

供试品溶液　取本品 20 片，精密称定，研细，精密称取适量（约相当于硫酸阿托品 2.5mg），置 50ml 量瓶中，加水振摇使硫酸阿托品溶解并稀释至刻度，滤过，取续滤液。

对照品溶液　取硫酸阿托品对照品约 25mg，精密称定，置 25ml 量瓶中，加水溶解并稀释至刻度，摇匀，精密量取 5ml，置 100ml 量瓶中，用水稀释至刻度，摇匀。

测定法　精密量取供试品溶液与对照品溶液各 2ml，分别置预先精密加入三氯甲烷 10ml 的分液漏斗中，各加溴甲酚绿溶液（取溴甲酚绿 50mg 与邻苯二甲酸氢钾 1.021g，加 0.2mol/L 氢氧化钠溶液 6.0ml 使溶解，再用水稀释至 100ml，摇匀，必要时滤过）2.0ml，振摇提取 2 分钟后，静置使分层，分取澄清的三氯甲烷液，在 420nm 的波长处分别测定吸光度，计算，并将结果乘以 1.027。

【类别】　同硫酸阿托品。

【规格】　0.3mg

【贮藏】　密封保存。

硫酸阿托品注射液

Liusuan Atuopin Zhusheye

Atropine Sulfate Injection

本品为硫酸阿托品的灭菌水溶液。含硫酸阿托品 $[(C_{17}H_{23}NO_3)_2 \cdot H_2SO_4 \cdot H_2O]$ 应为标示量的 90.0%～110.0%。

【性状】　本品为无色的澄明液体。

【鉴别】　(1)取本品适量（约相当于硫酸阿托品 5mg），置水浴上蒸干，残渣显托烷生物碱类的鉴别反应（通则 0301）。

(2)本品显硫酸盐的鉴别反应（通则 0301）。

【检查】　**pH 值**　应为 3.5～5.5（通则 0631）。

有关物质　照高效液相色谱法（通则 0512）测定。

供试品溶液　取本品，用水稀释制成每 1ml 中含硫酸阿托品 0.5mg 的溶液。

对照溶液　精密量取供试品溶液 3ml，置 100ml 量瓶中，用水稀释至刻度，摇匀。

色谱条件、系统适用性要求与测定法　见硫酸阿托品有关物质项下。

限度　供试品溶液色谱图中如有杂质峰，扣除相对保留时间 0.17 之前的色谱峰，各杂质峰面积的和不得大于对照溶液主峰面积（3.0%）。

细菌内毒素　取本品，依法检查（通则 1143），每 1mg 硫酸阿托品中含内毒素的量应小于 25EU。

其他　应符合注射剂项下有关的各项规定（通则 0102）。

【含量测定】　照紫外-可见分光光度法（通则 0401）测定。

供试品溶液　精密量取本品适量（约相当于硫酸阿托品 2.5mg），置 50ml 量瓶中，用水稀释至刻度，摇匀。

对照品溶液　取硫酸阿托品对照品约 25mg，精密称定，置 25ml 量瓶中，加水溶解并稀释至刻度，摇匀，精密量取 5ml，置 100ml 量瓶中，用水稀释至刻度，摇匀。

测定法　精密量取供试品溶液与对照品溶液各 2ml，分别置预先精密加入三氯甲烷 10ml 的分液漏斗中，各加溴甲酚绿溶液（取溴甲酚绿 50mg 与邻苯二甲酸氢钾 1.021g，加 0.2mol/L 氢氧化钠溶液 6.0ml 使溶解，再用水稀释至 100ml，摇匀，必要时滤过）2.0ml，振摇提取 2 分钟后，静置使分层，分取澄清的三氯甲烷液，在 420nm 的波长处分别测定吸光度，计算，并将结果乘以 1.027。

【类别】　同硫酸阿托品。

【规格】　(1)1ml：0.5mg　(2)1ml：1mg　(3)1ml：2mg　(4)1ml：5mg　(5)1ml：10mg　(6)2ml：1mg　(7)2ml：5mg　(8)2ml：10mg　(9)5ml：25mg

【贮藏】 密闭保存。

硫酸阿托品眼膏

Liusuan Atuopin Yangao

Atropine Sulfate Eye Ointment

本品含硫酸阿托品[$(C_{17}H_{23}NO_3)_2 \cdot H_2SO_4 \cdot H_2O$]应为标示量的90.0%～110.0%。

【性状】 本品为淡黄色或黄色的软膏。

【鉴别】 (1)在含量测定项下记录的色谱图中，供试品溶液主峰的保留时间应与对照品溶液主峰的保留时间一致。

(2)取本品约1g，加水适量，加热，搅拌振摇，放冷，待基质凝固后，量取水溶液适量，置水浴上蒸干，残渣显托烷生物碱类的鉴别反应(通则0301)。

(3)鉴别(2)项下的水溶液显硫酸盐的鉴别反应(通则0301)。

【检查】 **无菌** 取本品，加0.1%灭菌蛋白胨溶液(含1%聚山梨酯80)制成浓度为每1ml中含0.15g的供试品溶液，采用直接接种法，每管的培养基体积为15ml，供试品接种量为1ml，以金黄色葡萄球菌为阳性对照菌，依法检查(通则1101)，应符合规定。

其他 应符合眼用制剂项下有关的各项规定(通则0105)。

【含量测定】 照高效液相色谱法(通则0512)测定。

供试品溶液 取本品适量(约相当于硫酸阿托品10mg)，精密称定，置50ml量瓶中，加水适量，在80℃水浴中强烈振摇20分钟使硫酸阿托品溶解，放冷，用水稀释至刻度，摇匀，冰浴中冷却5分钟，滤过，取续滤液。

对照品溶液 取硫酸阿托品对照品，精密称定，加水溶解并定量稀释制成每1ml中约含0.2mg的溶液。

色谱条件 用十八烷基硅烷键合硅胶为填充剂；以0.05mol/L磷酸二氢钾溶液(含0.0025mol/L庚烷磺酸钠)-乙腈(84：16)(用磷酸或氢氧化钠试液调节pH值至5.0)为流动相；检测波长为225nm；进样体积20μl。

系统适用性要求 理论板数按阿托品峰计算不低于3000。

测定法 精密量取供试品溶液与对照品溶液，分别注入液相色谱仪，记录色谱图。按外标法以峰面积计算。

【类别】 同硫酸阿托品。

【规格】 2g：20mg

【贮藏】 密闭，在阴凉处保存。

硫酸阿米卡星

Liusuan Amikaxing

Amikacin Sulfate

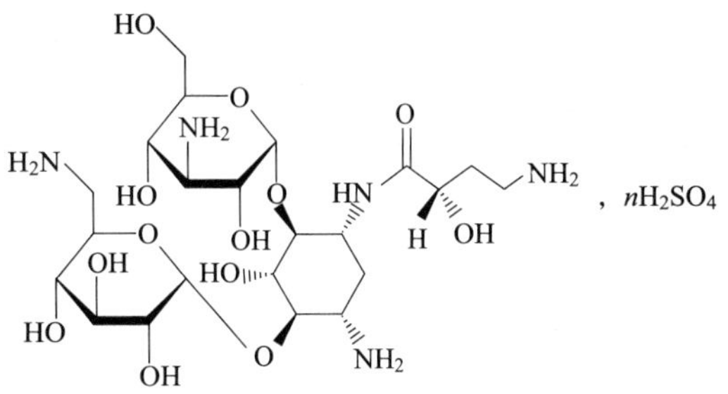

$C_{22}H_{43}N_5O_{13} \cdot 1.8H_2SO_4$ 762.15

$C_{22}H_{43}N_5O_{13} \cdot 2H_2SO_4$ 781.76

本品为*O*-3-氨基-3-脱氧-α-D-葡吡喃糖基-(1→4)-*O*-[6-氨基-6-脱氧-α-D-葡吡喃糖基-(1→6)]-N^3-(4-氨基-2-羟基-1-氧代丁基)-2-脱氧-L-链霉胺硫酸盐。按干燥品计算，含阿米卡星($C_{22}H_{43}N_5O_{13}$)应为73.0%～78.4%(*n*=1.8)或71.1%～76.4%(*n*=2)。

【性状】 本品为白色或类白色粉末或结晶性粉末；几乎无臭。

本品在水中极易溶解，在甲醇、丙酮或乙醚中几乎不溶。

比旋度 取本品，精密称定，加水溶解并定量稀释制成每1ml中约含20mg的溶液，依法测定(通则0621)，比旋度为+76°至+84°。

【鉴别】 (1)照薄层色谱法(通则0502)试验。

供试品溶液 取本品适量，加水溶解并稀释制成每1ml中约含阿米卡星5mg的溶液。

对照品溶液 取阿米卡星对照品适量，加水溶解并稀释制成每1ml中约含阿米卡星5mg的溶液。

系统适用性溶液 取供试品溶液和对照品溶液，等量混合。

色谱条件与测定法 见卡那霉素项下。

系统适用性要求 系统适用性溶液应显单一斑点。

结果判定 供试品溶液所显主斑点的位置和颜色应与对照品溶液主斑点的位置和颜色相同。

(2)在含量测定项下记录的色谱图中，供试品溶液主峰的保留时间应与对照品溶液主峰的保留时间一致。

(3)本品的红外光吸收图谱应与对照的图谱(光谱集1079图)一致。

(4)本品的水溶液显硫酸盐的鉴别反应(通则0301)。

以上(1)、(2)两项可选做一项。

【检查】 **酸碱度** 取本品，加水制成每1ml中约含10mg的溶液，依法测定(通则0631)，pH值应为6.0～7.5(*n*=1.8)或2.0～4.0(*n*=2)。

溶液的澄清度与颜色 取本品5份，各0.30g，分别加水

5ml使溶解，溶液应澄清无色；如显浑浊，与1号浊度标准液（通则0902第一法）比较，均不得更浓；如显色，与黄色或黄绿色2号标准比色液（通则0901第一法）比较，均不得更深。

有关物质 照高效液相色谱法（通则0512）测定。

供试品溶液 取本品适量，加流动相A溶解并稀释制成每1ml中约含阿米卡星5.0mg的溶液。

对照溶液 精密量取供试品溶液适量，用流动相A定量稀释制成每1ml中约含阿米卡星50μg的溶液。

系统适用性溶液 取阿米卡星对照品适量，加流动相A溶解并稀释制成每1ml中约含5.0mg的溶液。

色谱条件 用十八烷基硅烷键合硅胶为填充剂（Spursil柱，4.6mm×250mm，5μm或效能相当的色谱柱）；取辛烷磺酸钠1.8g和无水硫酸钠20.0g，加pH 3.0的0.2mol/L磷酸盐缓冲液（0.2mol/L磷酸二氢钾溶液，用0.2mol/L磷酸溶液调节pH值至3.0）50ml和水900ml溶解，加乙腈50ml，混匀，作为流动相A；取辛烷磺酸钠1.8g和无水硫酸钠20.0g，加pH 3.0的0.2mol/L磷酸盐缓冲液50ml和水850ml溶解，加乙腈100ml，混匀，作为流动相B，按下表进行线性梯度洗脱；流速为每分钟1.3ml；柱温为40℃；检测波长为200nm；进样体积10μl。

时间(分钟)	流动相A(%)	流动相B(%)
0	50	50
30	50	50
60	0	100
70	0	100
71	50	50
100	50	50

系统适用性要求 系统适用性溶液色谱图中，阿米卡星峰的保留时间应在20～30分钟之间（必要时适当调整流动相A和流动相B的比例），阿米卡星峰与杂质B峰（相对保留时间约为0.92）之间的分离度应符合要求。

测定法 精密量取供试品溶液与对照溶液，分别注入液相色谱仪，记录色谱图。

限度 供试品溶液色谱图中如有杂质峰，杂质F（相对保留时间约为0.89）、杂质A（相对保留时间约为1.60，必要时用杂质A对照品确认）与杂质H（相对保留时间约为2.44）均不得大于对照溶液的主峰面积（1.0%），杂质B与杂质E（相对保留时间约为1.41）均不得大于对照溶液主峰面积的0.5倍（0.5%），其他单个杂质峰面积不得大于对照溶液主峰面积（1.0%），各杂质峰面积的和不得大于对照溶液主峰面积的3倍（3.0%）。

卡那霉素 照薄层色谱法（通则0502）试验。

供试品溶液 取本品，精密称定，加水溶解并定量稀释制成每1ml中约含阿米卡星25mg的溶液。

对照品溶液 取卡那霉素对照品适量，精密称定，加水溶解并定量稀释制成每1ml中约含卡那霉素0.25mg的溶液。

系统适用性溶液 取阿米卡星与卡那霉素对照品各适量，加水溶解并稀释制成每1ml中分别约含阿米卡星25mg与卡那霉素0.75mg的溶液。

色谱条件 采用硅胶G薄层板，以二氯甲烷-甲醇-浓氨溶液（25：40：30）为展开剂。

测定法 吸取上述三种溶液各5μl，分别点于同一薄层板上，展开，晾干，喷以0.2%茚三酮的水饱和正丁醇溶液，在100℃加热数分钟。

系统适用性要求 系统适用性溶液中，阿米卡星与卡那霉素斑点应完全分离。

限度 供试品溶液如显卡那霉素斑点，与对照品溶液的主斑点比较，不得更深（1%）。

残留溶剂 照残留溶剂测定法（通则0861第一法）测定。

供试品溶液 取本品约0.2g，精密称定，置顶空瓶中，精密加入水5ml使溶解，密封。

对照品溶液 取甲醇、乙醇、丙酮和乙腈各适量，精密称定，用水定量稀释制成每1ml中约含甲醇0.12mg、乙醇0.2mg、丙酮0.2mg和乙腈0.016mg的混合溶液，精密量取5ml，置顶空瓶中，密封。

色谱条件 以6%氰丙基苯基-94%二甲基聚硅氧烷（或极性相近）为固定液的毛细管柱为色谱柱；柱温为40℃；进样口温度为140℃；检测器温度为250℃；顶空瓶平衡温度为80℃，平衡时间为30分钟。

系统适用性要求 对照品溶液色谱图中，各主峰间的分离度均应符合要求。

测定法 取供试品溶液与对照品溶液分别顶空进样，记录色谱图。

限度 按外标法以峰面积计算，甲醇、乙醇、丙酮与乙腈的残留量均应符合规定。

硫酸盐 取本品约0.25g，精密称定，加水100ml使溶解，用浓氨溶液调节pH值至11，精密加氯化钡滴定液（0.1mol/L）10ml及酞紫指示液5滴，用乙二胺四醋酸二钠滴定液（0.05mol/L）滴定，注意保持滴定过程中的pH值为11，滴定至紫色开始消褪，加乙醇50ml，继续滴定至紫蓝色消失，并将滴定的结果用空白试验校正，每1ml氯化钡滴定液（0.1mol/L）相当于9.606mg硫酸盐（SO_4）。本品含硫酸盐按干燥品计算应为21.0%～24.0%（$n=1.8$）或22.8%～26.0%（$n=2$）。

干燥失重 取本品，以五氧化二磷为干燥剂，在110℃减压干燥3小时，减失重量不得过13.0%（通则0831）。

可见异物 取本品5份，每份为制剂最大规格量，加微粒检查用水溶解，依法检查（通则0904），应符合规定。（供无菌分装用）

不溶性微粒 取本品，加微粒检查用水溶解，依法检查（通则0903），每1g样品中，含10μm及10μm以上的微粒不

得过 6000 粒，含 25μm 及 25μm 以上的微粒不得过 600 粒。（供无菌分装用）

细菌内毒素　取本品，依法检查（通则 1143），每 1mg 阿米卡星中含内毒素的量应小于 0.33EU。（供注射用）

无菌　取本品，用适宜溶剂溶解并稀释后，经薄膜过滤法处理，依法检查（通则 1101），应符合规定。（供无菌分装用）

【含量测定】　照高效液相色谱法（通则 0512）测定。

供试品溶液　取本品适量，精密称定，加流动相溶解并定量稀释制成每 1ml 中约含阿米卡星 2.5mg 的溶液。

对照品溶液　取阿米卡星对照品适量，精密称定，加流动相溶解并定量稀释制成每 1ml 中约含阿米卡星 2.5mg 的溶液。

色谱条件　用十八烷基硅烷键合硅胶为填充剂（Spursil 柱，4.6mm×250mm，5μm 或效能相当的色谱柱）；取辛烷磺酸钠 1.8g 和无水硫酸钠 20.0g，加 pH 3.0 的 0.2mol/L 磷酸盐缓冲液（0.2mol/L 磷酸二氢钾溶液，用 0.2mol/L 磷酸溶液调节 pH 值至 3.0）50ml 和水 875ml 溶解，加乙腈 75ml，混匀，作为流动相；流速为每分钟 1.3ml；柱温为 40℃；检测波长为 200nm；进样体积 10μl。

系统适用性要求　对照品溶液色谱图中，阿米卡星峰的保留时间应在 20～30 分钟之间，阿米卡星峰与相邻杂质峰之间的分离度应符合要求。

测定法　精密量取供试品溶液与对照品溶液，分别注入液相色谱仪，记录色谱图。按外标法以峰面积计算供试品中 $C_{22}H_{43}N_5O_{13}$ 的含量。1mg 的 $C_{22}H_{43}N_5O_{13}$ 相当于 1000 阿米卡星单位。

【类别】　氨基糖苷类抗生素。

【贮藏】　严封，在干燥处保存。

【制剂】　（1）硫酸阿米卡星注射液　（2）注射用硫酸阿米卡星

附：

杂质 A

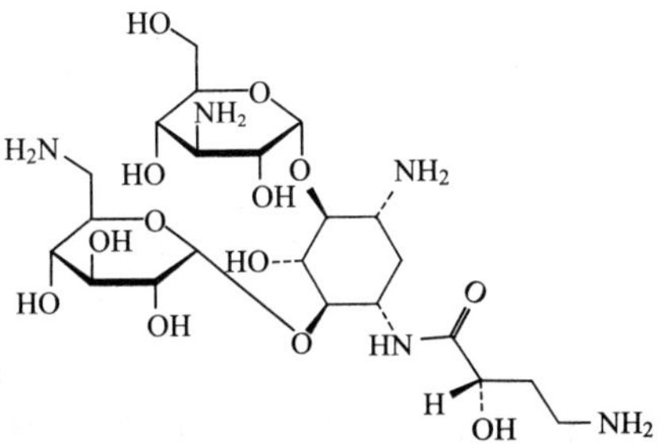

$C_{22}H_{43}N_5O_{13}$　585.61

4-*O*-(3-氨基-3-脱氧-α-D-吡喃葡萄糖基)-6-*O*-(6-氨基-6-脱氧-α-D-吡喃葡萄糖基)-1-*N*-[(2*S*)-4-氨基-2-羟基-丁酰氧基]-2-脱氧-L-链霉胺

杂质 B

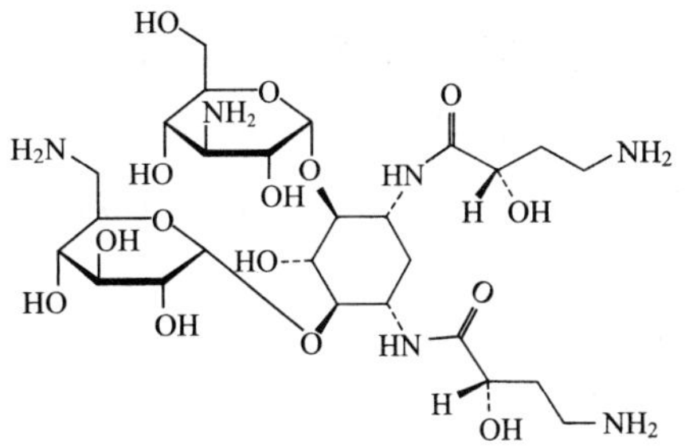

$C_{26}H_{50}N_6O_{15}$　686.76

4-*O*-(3-氨基-3-脱氧-α-D-吡喃葡萄糖基)-6-*O*-(6-氨基-6-脱氧-α-D-吡喃葡萄糖基)-1,3-*N*-2[(2*S*)-4-氨基-2-羟基-丁酰氧基]-2-脱氧-L-链霉胺

杂质 E

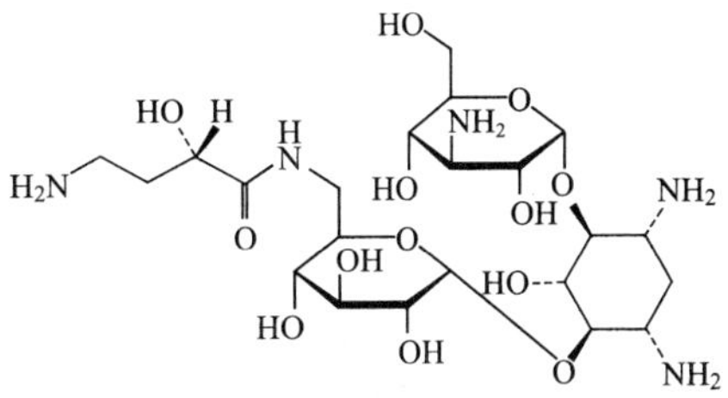

$C_{22}H_{43}N_5O_{13}$　585.61

4-*O*-(3-氨基-3-脱氧-α-D-吡喃葡萄糖基)-6-*O*-[6-[[(2*S*)-4-氨基-2-羟基-丁酰氧基]氨基]-6-脱氧-α-D-吡喃葡萄糖基]-2-脱氧-L-链霉胺

杂质 F

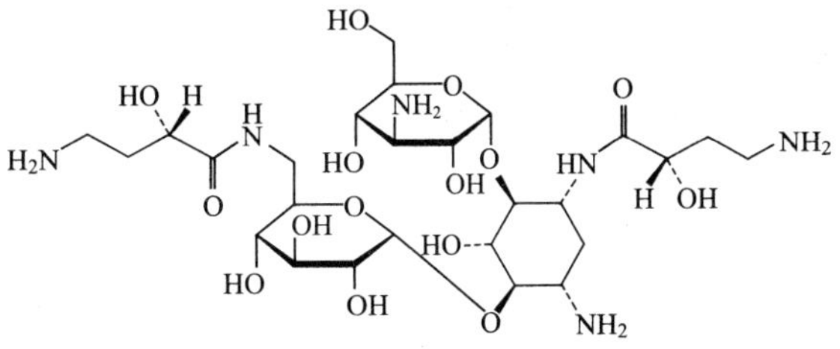

$C_{26}H_{50}N_6O_{15}$　686.76

6-*O*-(3-氨基-3-脱氧-α-D-吡喃葡萄糖基)-4-*O*-[6-[(2*S*)-4-氨基-2-羟基-丁酰氧基]氨基-6-脱氧-α-D-吡喃葡萄糖基]-1-*N*-[(2*S*)-4-氨基-2-羟基-丁酰氧基]-2-脱氧-D-链霉胺

杂质 H

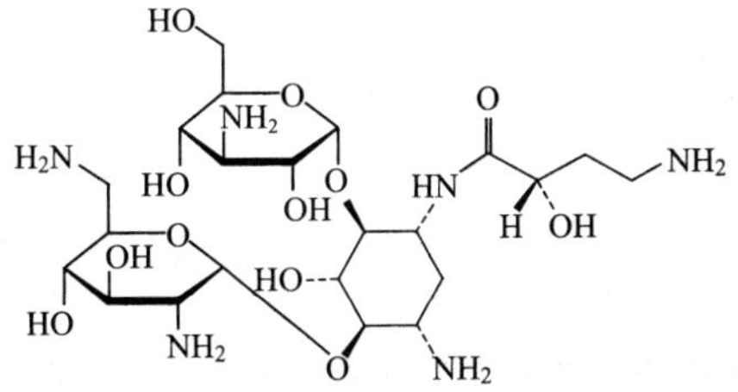

$C_{22}H_{44}N_6O_{12}$　584.66

6-*O*-(3-氨基-3-脱氧-α-D-吡喃葡萄糖基)-1-*N*-[(2*S*)-4-氨基-2-羟基-丁酰氧基]-4-*O*-(2,6-二氨基-2,6-双脱氧-α-D-吡喃葡萄糖基)-2-脱氧-D-链霉胺

硫酸阿米卡星注射液

Liusuan Amikaxing Zhusheye

Amikacin Sulfate Injection

本品为硫酸阿米卡星的灭菌水溶液。含阿米卡星($C_{22}H_{43}N_5O_{13}$)应为标示量的 90.0%～110.0%。

【性状】 本品为无色至微黄色的澄明液体。

【鉴别】 (1)取本品适量，照硫酸阿米卡星项下鉴别(1)试验，显相同的结果。

(2)在含量测定项下记录的色谱图中，供试品溶液主峰的保留时间应与对照品溶液主峰的保留时间一致。

(3)本品显硫酸盐的鉴别反应(通则 0301)。

以上(1)、(2)两项可选做一项。

【检查】 **pH 值** 应为 3.5～5.5(通则 0631)。

颜色 本品应无色；如显色，与黄色或黄绿色 3 号标准比色液(通则 0901 第一法)比较，不得更深。

有关物质 照高效液相色谱法(通则 0512)测定。

供试品溶液　取本品适量，用流动相 A 稀释制成每 1ml 中约含阿米卡星 5.0mg 的溶液。

对照溶液　精密量取供试品溶液适量，用流动相 A 定量稀释制成每 1ml 中约含阿米卡星 50μg 的溶液。

系统适用性溶液、色谱条件、系统适用性要求与测定法　见硫酸阿米卡星有关物质项下。

限度　供试品溶液色谱图中如有杂质峰，除去相对保留时间 0.25 之前的辅料峰外，杂质 F(相对保留时间约为 0.89)、杂质 A(相对保留时间约为 1.60，必要时用杂质 A 对照品确认)和杂质 H(相对保留时间约为 2.44)均不得大于对照溶液主峰面积(1.0%)，杂质 B 和杂质 E(相对保留时间约为 1.41)不得大于对照溶液主峰面积的 0.5 倍(0.5%)，其他单个杂质峰面积不得大于对照溶液主峰面积(1.0%)，各杂质峰面积的和不得大于对照溶液主峰面积的 4 倍(4.0%)。

卡那霉素 照薄层色谱法(通则 0502)试验。

供试品溶液　精密量取本品适量，用水定量稀释制成每 1ml 中约含阿米卡星 25mg 的溶液。

对照品溶液　取卡那霉素对照品适量，精密称定，加水溶解并定量稀释制成每 1ml 中约含卡那霉素 0.5mg 的溶液。

系统适用性溶液、色谱条件、测定法与系统适用性要求　见硫酸阿米卡星卡那霉素项下。

限度　供试品溶液如显卡那霉素斑点，与对照品溶液的主斑点比较，不得更深(2%)。

细菌内毒素与无菌 照硫酸阿米卡星项下方法检查，均应符合规定。

其他 应符合注射剂项下有关的各项规定(通则 0102)。

【含量测定】 照高效液相色谱法(通则 0512)测定。

供试品溶液 精密量取本品适量，用流动相定量稀释制成每 1ml 中含阿米卡星 2.5mg 的溶液。

对照品溶液、色谱条件、系统适用性要求与测定法 见硫酸阿米卡星含量测定项下。

【类别】 同硫酸阿米卡星。

【规格】 按 $C_{22}H_{43}N_5O_{13}$ 计　(1)1ml：50mg(5 万单位)　(2)1ml：0.1g(10 万单位)　(3)2ml：0.1g(10 万单位)　(4)2ml：0.2g(20 万单位)

【贮藏】 密闭，在凉暗处保存。

注射用硫酸阿米卡星

Zhusheyong Liusuan Amikaxing

Amikacin Sulfate for Injection

本品为硫酸阿米卡星的无菌粉末或结晶性粉末或无菌冻干品。按平均装量计算，含阿米卡星($C_{22}H_{43}N_5O_{13}$)应为标示量的 93.0%～107.0%。

【性状】 本品为白色或类白色的粉末或结晶性粉末或疏松块状物。

【鉴别】 (1)取本品，照硫酸阿米卡星项下的鉴别(1)试验，显相同的结果。

(2)在含量测定项下记录的色谱图中，供试品溶液主峰的保留时间应与对照品溶液主峰的保留时间一致。

(3)本品的水溶液显硫酸盐的鉴别反应(通则 0301)。

以上(1)、(2)两项可选做一项。

【检查】 **溶液的澄清度与颜色** 取本品 5 瓶，按标示量分别加水制成每 1ml 中含 40mg 的溶液，溶液应澄清无色；如显浑浊，与 1 号浊度标准液(通则 0902 第一法)比较，均不得更浓；如显色，与黄色或黄绿色 3 号标准比色液(通则 0901 第一法)比较，均不得更深。

有关物质 照高效液相色谱法(通则 0512)测定。

供试品溶液　取本品适量，加流动相 A 溶解并稀释制成每 1ml 中约含阿米卡星 5.0mg 的溶液。

对照溶液　精密量取供试品溶液适量，用流动相 A 定量稀释制成每 1ml 中约含阿米卡星 50μg 的溶液。

系统适用性溶液、色谱条件、系统适用性要求与测定法　见硫酸阿米卡星有关物质项下。

限度　供试品溶液色谱图中如有杂质峰，杂质 F(相对保留时间约为 0.89)、杂质 A(相对保留时间约为 1.60，必要时用杂质 A 对照品确认)和杂质 H(相对保留时间约为 2.44)均不得大于对照溶液主峰面积(1.0%)，杂质 B 和杂质 E(相对保留时间约为 1.41)均不得大于对照溶液主峰面积的 0.5 倍(0.5%)，其他单个杂质峰面积不得大于对照溶液主峰面积(1.0%)，各杂质峰面积的和不得大于对照溶液主峰面积的 4 倍(4.0%)。

卡那霉素 照薄层色谱法(通则 0502)试验。

供试品溶液　取本品，精密称定，加水溶解并定量稀释制成每 1ml 中约含阿米卡星 25mg 的溶液。

对照品溶液、系统适用性溶液、色谱条件、测定法、系统适用性要求与限度　见硫酸阿米卡星卡那霉素项下。

酸碱度、干燥失重、细菌内毒素与无菌　照硫酸阿米卡星项下的方法检查，均应符合规定。

其他　应符合注射剂项下有关的各项规定（通则 0102）。

【含量测定】　照高效液相色谱法（通则 0512）测定。

供试品溶液　取装量差异项下的内容物适量，精密称定，加流动相溶解并定量稀释制成每 1ml 中含阿米卡星 2.5mg 的溶液。

对照品溶液、色谱条件、系统适用性要求与测定法　见硫酸阿米卡星含量测定项下。

【类别】　同硫酸阿米卡星。

【规格】　按 $C_{22}H_{43}N_5O_{13}$ 计　(1)0.1g(10 万单位)　(2)0.2g(20 万单位)　(3)0.4g(40 万单位)

【贮藏】　密闭，在干燥处保存。

硫酸软骨素钠

Liusuan Ruangusuna

Chondroitin Sulfate Sodium

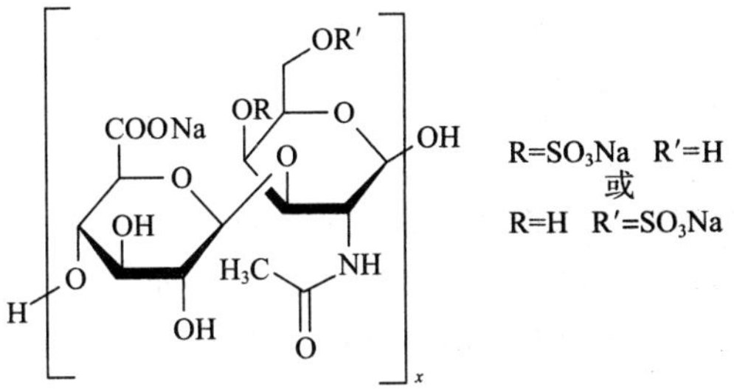

R=SO_3Na　R′=H
或
R=H　R′=SO_3Na

$H(C_{14}H_{19}NNa_2O_{14}S)_xOH$

本品系自猪的喉骨、鼻中骨、气管等软骨组织中提取制得的硫酸化链状黏多糖钠盐。硫酸软骨素钠主要由 *N*-乙酰半乳糖胺（2-乙酰胺-2-脱氧-*β*-D-吡喃半乳糖）和 D-葡萄糖醛酸的共聚物的硫酸酯钠盐，共聚物内己糖通过 *β*-1,3 及 *β*-1,4 糖苷键交替连接。按干燥品计算，含硫酸软骨素钠[$H(C_{14}H_{19}NNa_2O_{14}S)_xOH$]应为 90.0%～105.0%。

【性状】　本品为白色或类白色粉末；无臭；有引湿性。本品的水溶液具黏稠性，加热不凝结。

本品在水中易溶，在乙醇、丙酮或冰醋酸中不溶。

比旋度　取本品，精密称定，加水溶解并定量稀释制成每 1ml 中约含 40mg 的溶液。依法测定（通则 0621），比旋度为 −25°至 −32°。

【鉴别】　(1)在含量测定项下记录的色谱图中，供试品溶液中三个主峰的保留时间应与对照品溶液中软骨素二糖、6-硫酸化软骨素二糖、4-硫酸化软骨素二糖的保留时间一致。

(2)本品的红外光吸收图谱应与硫酸软骨素钠对照品的图谱一致（通则 0402）。

(3)本品的水溶液显钠盐鉴别(1)的反应（通则 0301）。

【检查】　含氮量　取本品，照氮测定法（通则 0704 第二法）测定，按干燥品计算，含氮量应为 2.5%～3.5%。

酸度　取本品 0.50g，加水 10ml 溶解后，依法测定（通则 0631），pH 值应为 6.0～7.0。

氯化物　取本品约 0.01g，依法检查（通则 0801），与标准氯化钠溶液 5ml 制成的对照液比较，不得更浓（0.5%）。

硫酸盐　取本品 0.10g，依法检查（通则 0802），与标准硫酸钾溶液 2.4ml 制成的对照液比较，不得更浓（0.24%）。

残留溶剂　照残留溶剂测定法（通则 0861 第一法）测定。

供试品溶液　取本品约 0.2g，精密称定，置顶空瓶中，精密加水 1ml 使溶解，密封。

对照品溶液　取乙醇适量，精密称定，用水定量稀释制成每 1ml 中约含乙醇 1.0mg 的溶液，精密量取 1ml，置顶空瓶中，密封。

色谱条件　以聚乙二醇 20M（或极性相近）为固定液的毛细管柱为色谱柱；柱温为 60℃；进样口温度为 200℃；检测器温度为 250℃；顶空瓶平衡温度为 85℃，平衡时间为 45 分钟。

测定法　取供试品溶液与对照品溶液分别顶空进样，记录色谱图。

限度　按外标法以峰面积计算，应符合规定。

干燥失重　取本品，在 105℃干燥 4 小时，减失重量不得过 10.0%（通则 0831）。

炽灼残渣　取本品 1.0g，依法检查（通则 0841），按干燥品计算，遗留残渣应为 20.0%～30.0%。

重金属　取炽灼残渣项下遗留的残渣，依法检查（通则 0821 第二法），含重金属不得过百万分之二十。

【含量测定】　照高效液相色谱法（通则 0512）测定。

供试品溶液　取本品约 0.1g，精密称定，置 10ml 量瓶中，加水溶解并定量稀释至刻度，摇匀，用 0.45μm 滤膜过滤，精密量取 100μl，置具塞试管中，加三羟甲基氨基甲烷缓冲液（取三羟甲基氨基甲烷 6.06g 与醋酸钠 8.17g，加水 900ml 使溶解，用稀盐酸调节 pH 值至 8.0，用水稀释至 1000ml）800μl，充分混匀，再加入硫酸软骨素 ABC 酶液（取硫酸软骨素 ABC 酶适量，按标示单位用上述缓冲液稀释制成每 100μl 中含 0.1 单位的溶液）100μl，摇匀，置 37℃水浴中反应 1 小时，取出，在 100℃加热 5 分钟，用冷水冷却。以每分钟 10 000 转离心 20 分钟，取上清液，用 0.45μm 滤膜滤过。

对照品溶液　取硫酸软骨素钠对照品适量，精密称定，加水溶解并定量稀释制成每 1ml 中约含 10mg 的溶液，用 0.45μm 滤膜过滤，自“精密量取 100μl”起制备方法同供试品溶液。

色谱条件　用强阴离子交换硅胶为填充剂（Hypersil SAX 柱，4.6mm×250mm，5μm 或效能相当的色谱柱）；以水（用稀盐酸调节 pH 值至 3.5）为流动相 A，以 2mol/L 氯化钠溶液（用稀盐酸调节 pH 值至 3.5）为流动相 B；按下表进行线性梯度洗脱；检测波长为 232nm；进样体积 20μl。

时间(分钟)	流动相A(%)	流动相B(%)
0	100	0
4	100	0
45	50	50

系统适用性要求　对照品溶液色谱图中，出峰顺序为软骨素二糖峰、6-硫酸化软骨素二糖峰和4-硫酸化软骨素二糖峰，软骨素二糖峰、6-硫酸化软骨素二糖峰与4-硫酸化软骨素二糖峰之间的分离度均应符合要求。

测定法　精密量取供试品溶液与对照品溶液，分别注入液相色谱仪，记录色谱图。按外标法以软骨素二糖、6-硫酸化软骨素二糖和4-硫酸化软骨素二糖的峰面积之和计算。

【类别】　酸性黏多糖类。

【贮藏】　密封，遮光，在干燥处保存。

【制剂】　(1)硫酸软骨素钠片　(2)硫酸软骨素钠胶囊

硫酸软骨素钠片

Liusuan Ruangusuna Pian

Chondroitin Sulfate Sodium Tablets

本品含硫酸软骨素钠$[H(C_{14}H_{19}NNa_2O_{14}S)_xOH]$应为标示量的90.0%～110.0%。

【性状】　本品为白色或类白色片。

【鉴别】　照硫酸软骨素钠项下的鉴别(1)、(3)项试验，显相同的结果。

【检查】　除崩解时限不超过30分钟外，其他应符合片剂项下有关的各项规定(通则0101)。

【含量测定】　照高效液相色谱法(通则0512)测定。

供试品溶液　取本品20片，精密称定，研细，精密称取适量(约相当于硫酸软骨素0.5g)，置50ml的量瓶中，加水适量，振摇使溶解并稀释至刻度，摇匀，用干燥滤纸滤过，取续滤液，用0.45μm滤膜滤过，自"精密量取100μl"起制备方法同硫酸软骨素钠含量测定项下供试品溶液。

对照品溶液、色谱条件、系统适用性要求与测定法　见硫酸软骨素钠含量测定项下。

【类别】　同硫酸软骨素钠。

【规格】　(1)0.12g　(2)0.2g

【贮藏】　密封，遮光，在阴凉处保存。

硫酸软骨素钠胶囊

Liusuan Ruangusuna Jiaonang

Chondroitin Sulfate Sodium Capsules

本品含硫酸软骨素钠$[H(C_{14}H_{19}NNa_2O_{14}S)_xOH]$应为标示量的90.0%～110.0%。

【性状】　本品内容物为白色至微黄色的粉末。

【鉴别】　照硫酸软骨素钠项下的鉴别(1)、(3)项试验，显相同的结果。

【检查】　**干燥失重**　取本品的内容物，在105℃干燥4小时，减失重量不得过10.0%(通则0831)。

其他　应符合胶囊剂项下有关的各项规定(通则0103)。

【含量测定】　照高效液相色谱法(通则0512)测定。

供试品溶液　取装量差异项下的内容物，混匀，精密称取适量(约相当于硫酸软骨素钠0.5g)，置50ml量瓶中，加水适量，振摇使溶解并稀释至刻度，摇匀，用干燥滤纸滤过，取续滤液，用0.45μm滤膜滤过，自"精密量取100μl"起制备方法同硫酸软骨素钠含量测定项下供试品溶液。

对照品溶液、色谱条件、系统适用性要求与测定法　见硫酸软骨素钠含量测定项下。

【类别】　同硫酸软骨素钠。

【规格】　0.2g

【贮藏】　密封，遮光，在阴凉处保存。

硫酸茚地那韦胶囊

Liusuan Yindinawei Jiaonang

Indinavir Sulfate Capsules

本品含硫酸茚地那韦按茚地那韦$(C_{36}H_{47}N_5O_4)$计算，应为标示量的93.0%～105.0%。

【性状】　本品内容物为白色或类白色粉末或颗粒。

【鉴别】　(1)取本品内容物适量(约相当于茚地那韦8mg)，置100ml量瓶中，加水适量，振摇使硫酸茚地那韦溶解并稀释至刻度，摇匀，滤过，取续滤液，照紫外-可见分光光度法(通则0401)测定，在260nm的波长处有最大吸收。

(2)在含量测定项下记录的色谱图中，供试品溶液主峰的保留时间应与对照品溶液主峰的保留时间一致。

【检查】　**有关物质**　照高效液相色谱法(通则0512)测定。

供试品溶液　取本品内容物适量，加流动相适量，振摇使硫酸茚地那韦溶解，用流动相稀释制成每1ml中约含茚地那韦1mg的溶液，滤过，取续滤液。

对照溶液　精密量取供试品溶液1ml，置100ml量瓶中，用流动相稀释至刻度，摇匀。

色谱条件　用辛基硅烷键合硅胶为填充剂；以乙腈-0.005mol/L磷酸二氢钾溶液-0.005mol/L磷酸氢二钾溶液(50：25：25)为流动相；检测波长为220nm；进样体积20μl。

系统适用性要求　理论板数按茚地那韦峰计算不低于5000，茚地那韦峰与相邻杂质峰之间的分离度应符合要求。

测定法　精密量取供试品溶液与对照溶液，分别注入液相色谱仪，记录色谱图至主成分峰保留时间的2倍。

限度　供试品溶液色谱图中如有杂质峰，单个杂质峰面积不得大于对照溶液主峰面积的 0.5 倍(0.5%)，各杂质峰面积的和不得大于对照溶液主峰面积的 1.5 倍(1.5%)。

水分　取本品内容物适量，照水分测定法(通则 0832 第一法 1)测定，含水分不得过 2.0%。

溶出度　照溶出度与释放度测定法(通则 0931 第二法)测定。

溶出条件　以水 900ml 为溶出介质，转速为每分钟 50 转，依法操作，经 20 分钟时取样。

供试品溶液　取溶出液，滤过，取续滤液。

对照品溶液、色谱条件与系统适用性要求　见含量测定项下。

测定法　见含量测定项下。计算每粒的溶出量。

限度　标示量的 85%，应符合规定。

其他　应符合胶囊剂项下有关的各项规定(通则 0103)。

【含量测定】　照高效液相色谱法(通则 0512)测定。

供试品溶液　取装量差异项下的内容物，混合均匀，精密称取适量(约相当于茚地那韦 12.5mg)，置 50ml 量瓶中，加流动相适量，振摇使硫酸茚地那韦溶解，用流动相稀释至刻度，摇匀，滤过，取续滤液。

对照品溶液　取硫酸茚地那韦对照品适量，精密称定，加流动相溶解并定量稀释制成每 1ml 中约含 0.25mg 的溶液。

色谱条件　见有关物质项下。检测波长 260nm。

系统适用性要求　见有关物质项下。

测定法　精密量取供试品溶液与对照品溶液，分别注入液相色谱仪，记录色谱图。按外标法以峰面积计算。

【类别】　抗病毒药。

【规格】　按 $C_{36}H_{47}N_5O_4$ 计　(1)0.1g　(2)0.2g

【贮藏】　遮光，密封保存。

硫酸奈替米星

Liusuan Naitimixing

Netilmicin Sulfate

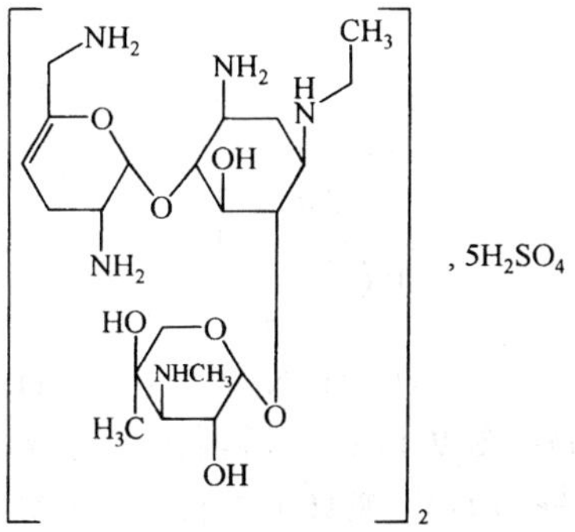

$(C_{21}H_{41}N_5O_7)_2 \cdot 5H_2SO_4$　1441.54

本品为 *O*-3-去氧-4-*C*-甲基-3-甲氨基-*β*-L-阿拉伯糖吡喃糖基(1→4)-*O*-[2,6 二氨基-2,3,4,6-四去氧-*α*-D-甘油基-4-烯己吡喃糖基-(1→6)]-2-去氧-N^3-乙基-L-链霉胺硫酸盐。按无水物计算，每 1mg 的效价不得少于 610 奈替米星单位。

【性状】　本品为白色或类白色的粉末或疏松块状物；无臭；有引湿性。

本品在水中易溶，在乙醇或乙醚中不溶。

比旋度　取本品，精密称定，加水溶解并定量稀释制成每 1ml 中约含 10mg 的溶液，依法测定(通则 0621)，比旋度为 +88°至 +96°。

【鉴别】　(1)取本品与奈替米星标准品各适量，分别加水溶解并稀释制成每 1ml 中各约含 0.8mg 的溶液，作为供试品溶液和标准品溶液，照有关物质项下的色谱条件试验，供试品溶液主峰的保留时间应与标准品溶液主峰的保留时间一致。

(2)本品的水溶液显硫酸盐的鉴别反应(通则 0301)。

【检查】　**酸度**　取本品，加水制成每 1ml 中含 40mg 的溶液，依法测定(通则 0631)，pH 值应为 3.5～5.5。

溶液的澄清度与颜色　取本品 5 份，各 0.70g，分别加水 5ml，使溶解，溶液应澄清无色；如显浑浊，与 1 号浊度标准液(通则 0902 第一法)比较，均不得更浓；如显色，与黄色或黄绿色 2 号标准比色液(通则 0901 第一法)比较，均不得更深。

硫酸盐　照高效液相色谱法(通则 0512)测定。

供试品溶液　取本品适量，精密称定，加水溶解并定量稀释制成每 1ml 中约含 0.5mg 的溶液。

对照品溶液(1)　精密量取硫酸滴定液适量，用水定量稀释制成每 1ml 中约含硫酸盐(SO_4)0.075mg 的溶液。

对照品溶液(2)　精密量取硫酸滴定液适量，用水定量稀释制成每 1ml 中约含硫酸盐(SO_4)0.15mg 的溶液。

对照品溶液(3)　精密量取硫酸滴定液适量，用水定量稀释制成每 1ml 中约含硫酸盐(SO_4)0.30mg 的溶液。

系统适用性溶液与色谱条件　见有关物质项下。

系统适用性要求　见有关物质项下。对照品溶液(1)～(3)色谱图中，以对照品溶液浓度的对数值与相应峰面积的对数值计算线性回归方程，相关系数(r)应不小于 0.99。

测定法　精密量取供试品溶液与对照品溶液(1)～(3)，分别注入液相色谱仪，记录色谱图。

限度　用线性回归方程计算供试品中硫酸盐(SO_4)的含量。按无水物计算，应为 31.5%～35.0%。

有关物质　照高效液相色谱法(通则 0512)测定。

供试品溶液　取本品适量，精密称定，加水溶解并定量稀释制成每 1ml 中约含奈替米星 2.0mg 的溶液。

对照溶液(1)　精密量取供试品溶液适量，用水定量稀释制成每 1ml 中约含奈替米星 25μg 的溶液。

对照溶液(2)　精密量取供试品溶液适量，用水定量稀释制成每 1ml 中约含奈替米星 50μg 的溶液。

对照溶液(3)　精密量取供试品溶液适量，用水定量稀释制成每 1ml 中约含奈替米星 0.1mg 的溶液。

系统适用性溶液　取奈替米星标准品与依替米星对照品各适量，加水溶解并稀释制成每 1ml 中各约含 0.2mg 的混合溶液。

色谱条件　用十八烷基键合硅胶为填充剂(pH 值范围 0.8～8.0)；以 0.2mol/L 三氟醋酸溶液-甲醇(84∶16)为流动相，流速为每分钟 0.5ml；用蒸发光散射检测器检测(参考条件：漂移管温度 100℃，载气流速为每分钟 2.6L)；进样体积 20μl。

系统适用性要求　系统适用性溶液色谱图中，奈替米星峰与依替米星峰的分离度应大于 1.2。对照溶液(1)～(3)色谱图中，以对照溶液浓度的对数值与相应峰面积的对数值计算线性回归方程，相关系数(r)应不小于 0.99。

测定法　精密量取供试品溶液与对照溶液(1)～(3)，分别注入液相色谱仪，记录色谱图至主成分峰保留时间的 2 倍。

限度　供试品溶液色谱图中如有杂质峰(除硫酸峰外)，用线性回归方程计算，单个杂质不得过 1.0%，杂质总量不得过 2.0%，小于对照溶液(1)主峰面积 0.02 倍的峰忽略不计。

水分　取本品，照水分测定法(通则 0832 第一法 1)测定，含水分不得过 15.0%。

炽灼残渣　取本品 1.0g，依法检查(通则 0841)，遗留残渣不得过 1.0%。

重金属　取炽灼残渣项下遗留的残渣，依法检查(通则 0821)，含重金属不得过百万分之二十。

可见异物　取本品 5 份，加微粒检查用水溶解后，依法检查(通则 0904)，应符合规定。(供无菌分装用)

不溶性微粒　取本品，依法检查(通则 0903)，每 1g 样品中，含 10μm 及 10μm 以上的微粒不得过 6000 粒，含 25μm 及 25μm 以上的微粒不得过 600 粒。(供无菌分装用)

细菌内毒素　取本品，依法检查(通则 1143)，每 1mg 奈替米星中含内毒素的量应小于 1.2EU。(供注射用)

【含量测定】　精密称取本品适量，加磷酸盐缓冲液(pH 7.8)溶解并定量稀释制成每 1ml 中约含 1000 单位的溶液，照抗生素微生物检定法(通则 1201)测定。可信限率不得大于 7%。1000 奈替米星单位相当于 1mg 的$C_{21}H_{41}N_5O_7$。

【类别】　氨基糖苷类抗生素。

【贮藏】　密封，在－6℃以下冷冻保存。

【制剂】　硫酸奈替米星注射液

硫酸奈替米星注射液

Liusuan Naitimixing Zhusheye

Netilmicin Sulfate Injection

本品为硫酸奈替米星的灭菌水溶液。含奈替米星($C_{21}H_{41}N_5O_7$)应为标示量的 90.0%～110.0%。

【性状】　本品为无色至微黄色或微黄绿色的澄明液体。

【鉴别】　取本品，照硫酸奈替米星项下的鉴别试验，显相同的结果。

【检查】　**pH 值**　应为 5.0～7.0(通则 0631)。

颜色　本品应无色；如显色，与黄色或黄绿色 2 号标准比色液(通则 0901 第一法)比较，不得更深。

有关物质　照高效液相色谱法(通则 0512)测定。

供试品溶液　精密量取本品适量，用水定量稀释制成每 1ml 中约含奈替米星 2.0mg 的溶液。

对照溶液(1)　精密量取供试品溶液适量，用水定量稀释制成每 1ml 中约含奈替米星 25μg 的溶液。

对照溶液(2)　精密量取供试品溶液适量，用水定量稀释制成每 1ml 中约含奈替米星 50μg 的溶液。

对照溶液(3)　精密量取供试品溶液适量，用水定量稀释制成每 1ml 中约含奈替米星 0.1mg 的溶液。

系统适用性溶液、色谱条件、系统适用性要求与测定法见硫酸奈替米星有关物质项下。

限度　供试品溶液色谱图中如有杂质峰(除硫酸峰外)，用线性回归方程计算，单个杂质不得过标示量的 3.0%，杂质总量不得过标示量的 6.0%，小于对照溶液(1)主峰面积 0.02 倍的峰忽略不计。

细菌内毒素　照硫酸奈替米星项下的方法检查，应符合规定。

无菌　取本品，用适宜溶剂稀释后，经薄膜过滤法处理，依法检查(通则 1101)，应符合规定。

其他　应符合注射剂项下有关的各项规定(通则 0102)。

【含量测定】　精密量取本品适量，照硫酸奈替米星项下的方法测定，即得。

【类别】　同硫酸奈替米星。

【规格】　(1)1ml∶5 万单位　(2)2ml∶10 万单位

【贮藏】　密闭，在阴凉处保存。

硫酸依替米星

Liusuan Yitimixing

Etimicin Sulfate

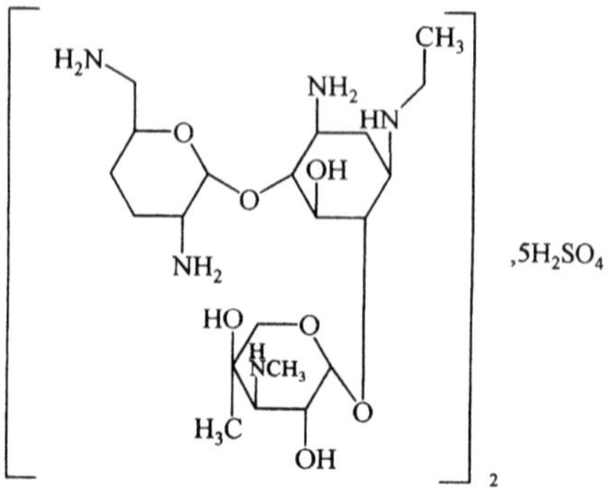

$(C_{21}H_{43}N_5O_7)_2 \cdot 5H_2SO_4$　1445.58

本品为 O-2-氨基-2,3,4,6-四脱氧-6-氨基-α-D-赤型-己吡喃糖基-(1→4)-O-[3-脱氧-4-C-甲基-3(甲氨基)-β-L-阿拉伯吡喃糖基-(1→6)]-2-脱氧-N-乙基-L-链霉胺硫酸盐。按无水物计算，含依替米星($C_{21}H_{43}N_5O_7$)不得少于 59.0%。

【性状】　本品为白色或类白色粉末或疏松固体；无臭；极

具引湿性。

本品在水中极易溶解，在甲醇、丙酮和冰醋酸中几乎不溶。

比旋度　取本品，精密称定，加水溶解并定量稀释制成每1ml中约含50mg的溶液，依法测定（通则0621），比旋度为+100°至+115°。

【鉴别】（1）照薄层色谱法（通则0502）试验。

供试品溶液　取本品适量，加水溶解并稀释制成每1ml中约含依替米星50mg的溶液。

对照品溶液　取依替米星对照品适量，加水溶解并稀释制成每1ml中约含依替米星50mg的溶液。

系统适用性溶液　取庆大霉素C_{1a}适量，加供试品溶液溶解并稀释制成每1ml中含庆大霉素C_{1a}约2mg的溶液。

色谱条件　采用硅胶G薄层板，以三氯甲烷-甲醇-氨水（5∶3∶1.5）为展开剂。

测定法　吸取上述三种溶液各2μl，分别点于同一薄层板上，展开后，晾干，于110℃加热约10分钟，放冷，置碘蒸气中显色至斑点清晰。

系统适用性要求　系统适用性溶液应显两个完全分离的清晰斑点。

结果判定　供试品溶液所显主斑点的位置和颜色应与对照品溶液主斑点的位置和颜色相同。

（2）在含量测定项下记录的色谱图中，供试品溶液主峰的保留时间应与对照品溶液主峰的保留时间一致。

（3）本品的水溶液显硫酸盐的鉴别反应（通则0301）。

以上（1）、（2）两项可选做一项。

【检查】 **酸度**　取本品，加水制成每1ml中含50mg的溶液，依法测定（通则0631），pH值应为4.0～6.5。

溶液的澄清度与颜色　取本品5份，分别加水制成每1ml中含75mg的溶液，溶液应澄清无色；如显浑浊，与1号浊度标准液（通则0902第一法）比较，均不得更浓；如显色，与黄色或黄绿色2号标准液（通则0901第一法）比较，均不得更深。

硫酸盐　照高效液相色谱法（通则0512）测定。

供试品溶液　取本品适量，精密称定，加水溶解并定量稀释制成每1ml中约含0.5mg的溶液。

对照品溶液（1）　精密量取硫酸滴定液适量，用水定量稀释制成每1ml中约含硫酸盐（SO_4）0.075mg的溶液。

对照品溶液（2）　精密量取硫酸滴定液适量，用水定量稀释制成每1ml中约含硫酸盐（SO_4）0.15mg的溶液。

对照品溶液（3）　精密量取硫酸滴定液适量，用水定量稀释制成每1ml中约含硫酸盐（SO_4）0.30mg的溶液。

系统适用性溶液与色谱条件　见有关物质（第二法）项下。

系统适用性要求　见有关物质（第二法）项下。对照品溶液（1）～（3）色谱图中，以对照品溶液浓度的对数值与相应峰面积的对数值计算线性回归方程，相关系数（r）应不小于0.99。

测定法　精密量取供试品溶液与对照品溶液（1）～（3），分别注入液相色谱仪，记录色谱图。

限度　用线性回归方程计算供试品中硫酸盐（SO_4）的含量。按无水物计算应为31.5%～35.0%。

有关物质　第一法　照高效液相色谱法（通则0512）测定。

供试品溶液　取本品适量，加流动相溶解并稀释制成每1ml中约含依替米星0.25mg的溶液。

对照溶液　精密量取供试品溶液1ml，置100ml量瓶中，用流动相稀释至刻度，摇匀。

系统适用性溶液　取依替米星对照品和奈替米星标准品各适量，加流动相溶解并稀释制成每1ml中各约含0.025mg的混合溶液。

灵敏度溶液　精密量取对照溶液适量，用流动相定量稀释制成每1ml中约含依替米星0.25μg的溶液。

色谱条件　用十八烷基硅烷键合硅胶为填充剂（4.6mm×250mm，5μm或效能相当的色谱柱），以0.2mol/L三氟醋酸溶液（含0.05%五氟丙酸，1.5g/L无水硫酸钠，0.8%（V/V）的50%氢氧化钠溶液，用50%氢氧化钠溶液调节pH值至3.5）-乙腈（96∶4）为流动相，流速为每分钟1.0ml，柱温为35℃，用积分脉冲安培电化学检测器检测，检测电极为金电极（推荐使用3mm直径），参比电极为Ag/AgCl复合电极，钛合金对电极，四波形检测电位（见下表），柱后加碱（50%氢氧化钠溶液1→25，推荐流速每分钟0.5ml）；进样体积25μl。

时间（秒钟）	电位（V）	积分
0.00	+0.10	
0.20	+0.10	开始
0.40	+0.10	结束
0.41	−2.00	
0.42	−2.00	
0.43	+0.60	
0.44	−0.10	
0.50	−0.10	

系统适用性要求　系统适用性溶液色谱图中，依替米星峰和奈替米星峰之间的分离度应大于4.0。灵敏度溶液色谱图中，依替米星峰峰高的信噪比应大于10。

测定法　精密量取供试品溶液与对照溶液，分别注入液相色谱仪，记录色谱图至主成分峰保留时间的3倍。

限度　供试品溶液色谱图中如有杂质峰，奈替米星按校正后的峰面积计算（乘以校正因子0.8），不得大于对照溶液主峰面积的2.5倍（2.5%），其他单个杂质峰面积不得大于对照溶液主峰面积的2.5倍（2.5%），各杂质校正后峰面积的和不得大于对照溶液主峰面积的5倍（5.0%），小于灵敏度溶液主峰面积的峰忽略不计。

第二法　照高效液相色谱法（通则0512）测定。

供试品溶液　取本品适量，精密称定，加水溶解并定量稀释制成每1ml中约含依替米星2.0mg的溶液。

对照溶液　取依替米星对照品适量，精密称定，加水溶解并定量稀释制成每1ml中约含依替米星2.0mg的溶液。

对照溶液(1) 精密量取对照溶液适量,用水定量稀释制成每 1ml 中含依替米星 20μg 的溶液。

对照溶液(2) 精密量取对照溶液适量,用水定量稀释制成每 1ml 中含依替米星 50μg 的溶液。

对照溶液(3) 精密量取对照溶液适量,用水定量稀释制成每 1ml 中含依替米星 0.1mg 的溶液。

系统适用性溶液 取依替米星对照品与奈替米星标准品各适量,加水溶解并稀释制成每 1ml 中各含 0.2mg 的混合溶液。

色谱条件 用十八烷基硅烷键合硅胶为填充剂(pH 值范围 0.8～8.0);以 0.2mol/L 三氟醋酸溶液-甲醇(84∶16)为流动相;流速为每分钟 0.5ml;用蒸发光散射检测器检测(参考条件:漂移管温度 100℃,载气流速为每分钟 2.6L);进样体积 20μl。

系统适用性要求 系统适用性溶液色谱图中,依替米星峰与奈替米星峰之间的分离度应大于 1.2。对照溶液(1)～(3)色谱图中,以对照溶液浓度的对数值与相应峰面积的对数值计算线性回归方程,相关系数(r)应不小于 0.99。

测定法 精密量取供试品溶液与对照溶液(1)～(3),分别注入液相色谱仪,记录色谱图至主成分峰保留时间的 2 倍。

限度 供试品溶液色谱图中如有杂质峰(硫酸峰除外),用线性回归方程计算,单个杂质不得过 2.5%,杂质总量不得过 5.0%,小于对照溶液(1)主峰面积 0.02 倍的峰忽略不计。

残留溶剂 照残留溶剂测定法(通则 0861 第二法)测定。

供试品溶液 取本品约 0.12g,精密称定,置顶空瓶中,精密加水 3ml 使溶解,密封。

对照品溶液 取二氯甲烷适量,精密称定,用甲醇定量稀释制成每 1ml 中约含 1.0mg 的溶液,精密量取适量,用水定量稀释制成每 1ml 中含 24μg 的溶液,精密量取 3ml,置顶空瓶中,密封。

色谱条件 以 5%二苯基-95%二甲基聚硅氧烷(或极性相近)为固定液的毛细管柱为色谱柱,初始温度为 50℃,保持 5 分钟,以每分钟 35℃的速率升至 200℃;检测器温度为 260℃;进样口温度为 120℃。顶空瓶平衡温度为 85℃,平衡时间为 30 分钟。

测定法 取供试品溶液与对照品溶液分别顶空进样,记录色谱图。

限度 按外标法以峰面积计算,二氯甲烷的残留量应符合规定。

水分 取本品,照水分测定法(通则 0832 第一法 1)测定,含水分不得过 10.0%。

炽灼残渣 取本品 1.0g,依法测定(通则 0841),遗留残渣不得过 0.5%。

重金属 取炽灼残渣项下遗留的残渣,依法检查(通则 0821 第二法),含重金属不得过百万分之二十。

可见异物 取本品 5 份,用微粒检查用水溶解,依法检查(通则 0904),应符合规定。(供无菌分装用)

不溶性微粒 取本品 3 份,用微粒检查用水制成每 1ml 中含 60mg 的溶液,依法检查(通则 0903),每 1g 样品中,含 10μm 及 10μm 以上的微粒不得过 6000 粒,含 25μm 及 25μm 以上的微粒不得过 600 粒。(供无菌分装用)

细菌内毒素 取本品,依法检查(通则 1143),每 1mg 依替米星中含内毒素的量应小于 0.50EU。(供注射用)

【含量测定】 **第一法** 照高效液相色谱法(通则 0512)测定。

供试品溶液 取本品适量,精密称定,加流动相溶解并定量稀释制成每 1ml 中约含依替米星 0.025mg 的溶液。

对照品溶液 取依替米星对照品适量,精密称定,加流动相溶解并定量稀释制成每 1ml 中约含依替米星 0.025mg 的溶液。

系统适用性溶液、色谱条件与系统适用性要求 见有关物质(第一法)项下。

测定法 精密量取供试品溶液与对照品溶液,分别注入液相色谱仪,记录色谱图。按外标法以峰面积计算供试品中 $C_{21}H_{43}N_5O_7$ 的含量。

第二法 照高效液相色谱法(通则 0512)测定。

供试品溶液 取本品适量,精密称定,加水溶解并定量稀释制成每 1ml 中约含依替米星 0.5mg 的溶液。

对照品溶液(1) 取依替米星对照品适量,精密称定,加水溶解并定量稀释制成每 1ml 中约含依替米星 1.0mg 的溶液。

对照品溶液(2) 取依替米星对照品适量,精密称定,加水溶解并定量稀释制成每 1ml 中约含依替米星 0.5mg 的溶液。

对照品溶液(3) 取依替米星对照品适量,精密称定,加水溶解并定量稀释制成每 1ml 中约含依替米星 0.25mg 的溶液。

系统适用性溶液与色谱条件 见有关物质(第二法)项下。

系统适用性要求 见有关物质(第二法)项下。对照品溶液(1)～(3)色谱图中,以对照品溶液浓度的对数值与相应峰面积的对数值计算线性回归方程,相关系数(r)应不小于 0.99。

测定法 精密量取供试品溶液与对照品溶液(1)～(3),分别注入液相色谱仪,记录色谱图。用线性回归方程计算供试品中 $C_{21}H_{43}N_5O_7$ 的含量。

【类别】 氨基糖苷类抗生素。

【贮藏】 严封,在干燥处保存。

【制剂】 (1)硫酸依替米星注射液 (2)注射用硫酸依替米星

附:

杂质

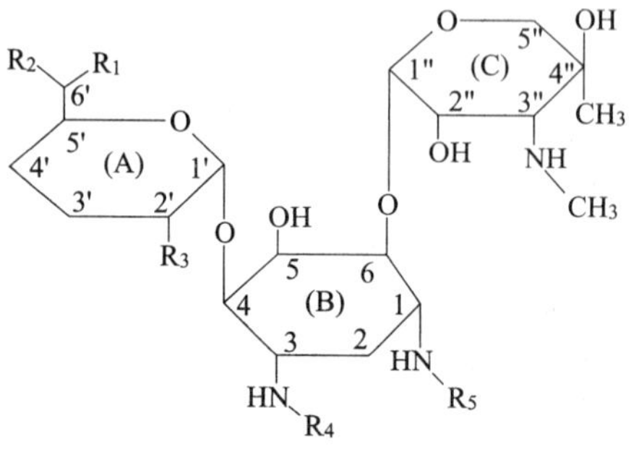

杂质编号	名称	(A)环			(B)环		(C)环
		R_1	R_2	R_3	R_4	R_5	
	依替米星	NH_2	H	NH_2	H	C_2H_5	+
A	1-*N*-乙基-加洛糖胺	脱去 A 环			H	C_2H_5	+
B	1,3-*N*-二乙基-加洛糖胺	脱去 A 环			C_2H_5	C_2H_5	+
C		NH_2	H	NH_2	H	C_2H_5	脱去 C 环
D	西索米星*	NH_2	H	NH_2	H	H	+
E	庆大霉素 C_{1a}	NH_2	H	NH_2	H	H	+
F	小诺霉素	CH_3NH	H	NH_2	H	H	+
G		OH	H	NH_2	H	C_2H_5	+
H	奈替米星*	NH_2	H	NH_2	H	C_2H_5	+
I	1-*N*-乙基小诺霉素	CH_3NH	H	NH_2	H	C_2H_5	+
J	6′-*N*-乙基庆大霉素 C_{1a}	C_2H_5NH	H	NH_2	H	H	+
K	3-*N*-乙基依替米星	NH_2	H	NH_2	C_2H_5	C_2H_5	+
L	中间体 P1	CH_3CONH	H	CH_3CONH	CH_3CO	H	+

* 表示 4′,5′之间为双键

硫酸依替米星注射液

Liusuan Yitimixing Zhusheye

Etimicin Sulfate Injection

本品为硫酸依替米星的灭菌水溶液，含依替米星($C_{21}H_{43}N_5O_7$)应为标示量的 90.0%～110.0%。

【性状】 本品为无色至微黄色或微黄绿色的澄明液体。

【鉴别】 照硫酸依替米星项下的鉴别试验，显相同的结果。

【检查】 **pH 值** 应为 5.0～7.0(通则 0631)。

颜色 本品应无色；如显色，与黄色或黄绿色 2 号标准比色液(通则 0901 第一法)比较，不得更深。

有关物质 照高效液相色谱法(通则 0512)测定。

供试品溶液 精密量取本品适量，用水定量稀释制成每 1ml 中含依替米星 2.0mg 的溶液。

对照溶液、对照溶液(1)、对照溶液(2)、对照溶液(3)、系统适用性溶液、色谱条件、系统适用性要求与测定法 见硫酸依替米星有关物质(第二法)项下。

限度 供试品溶液色谱图中如有杂质峰(硫酸峰除外)，用线性回归方程计算，单个杂质不得过标示量的 3.0%，杂质总量不得过标示量的 6.0%，小于对照溶液(1)主峰面积 0.02 倍的峰忽略不计。

细菌内毒素 照硫酸依替米星项下的方法检查，应符合规定。

无菌 取本品，用 pH 7.0 无菌氯化钠-蛋白胨缓冲液稀释制成每 1ml 中含依替米星 6mg 的溶液，经薄膜过滤法处理，用 pH 7.0 无菌氯化钠-蛋白胨缓冲液分次冲洗(每膜不少于 500ml)，以大肠埃希菌为阳性对照菌，依法检查(通则 1101)，应符合规定。

其他 应符合注射剂项下有关的各项规定(通则 0102)。

【含量测定】 照高效液相色谱法(通则 0512)测定。

供试品溶液 精密量取本品适量，用水定量稀释制成每 1ml 中约含依替米星 0.5mg 的溶液。

对照品溶液(1)、对照品溶液(2)、对照品溶液(3)、系统适用性溶液、色谱条件、系统适用性要求与测定法 见硫酸依替米星含量测定(第二法)项下。

【类别】 同硫酸依替米星。

【规格】 按 $C_{21}H_{43}N_5O_7$ 计 (1)1ml : 50mg (2)2ml : 100mg (3)4ml : 200mg

【贮藏】 密闭保存。

注射用硫酸依替米星

Zhusheyong Liusuan Yitimixing

Etimicin Sulfate for Injection

本品为硫酸依替米星的无菌冻干品。按平均装量计算，含依替米星($C_{21}H_{43}N_5O_7$)应为标示量的 90.0%～110.0%。

【性状】 本品为白色或类白色的粉末或疏松块状物。

【鉴别】 照硫酸依替米星项下的鉴别试验，显相同的结果。

【检查】 **溶液的澄清度与颜色** 取本品 5 瓶，按标示量分别加水制成每 1ml 中含 25mg 的溶液，溶液应澄清无色；如显浑浊，与 1 号浊度标准液(通则 0902 第一法)比较，均不得更浓；如显色，与黄色或黄绿色 2 号标准比色液(通则 0901 第一法)比较，均不得更深。

有关物质 照高效液相色谱法(通则 0512)测定。

供试品溶液 取本品适量，精密称定，加水溶解并定量稀释制成每 1ml 中约含依替米星 2.0mg 的溶液。

对照溶液、对照溶液(1)、对照溶液(2)、对照溶液(3)、系统适用性溶液、色谱条件、系统适用性要求与测定法 见硫酸依替米星有关物质(第二法)项下。

限度 供试品溶液色谱图中如有杂质峰(硫酸峰除外)，

用线性回归方程计算，单个杂质不得过标示量的 2.5%，杂质总量不得过标示量的 5.0%，小于对照溶液(1)主峰面积 0.02 倍的峰忽略不计。

酸度、水分与细菌内毒素　照硫酸依替米星项下的方法检查，均应符合规定。

无菌　取本品，用 pH 7.0 无菌氯化钠-蛋白胨缓冲液溶解并稀释制成每 1ml 中含依替米星 6mg 的溶液，经薄膜过滤法处理，用 pH 7.0 无菌氯化钠-蛋白胨缓冲液分次冲洗(每膜不少于 500ml)，以大肠埃希菌为阳性对照菌，依法检查(通则 1101)，应符合规定。

其他　应符合注射剂项下有关的各项规定(通则 0102)。

【含量测定】　照高效液相色谱法(通则 0512)测定。

供试品溶液　取装量差异项下的内容物，精密称定，加水溶解并定量稀释制成每 1ml 中约含依替米星 0.5mg 的溶液。

对照品溶液(1)、对照品溶液(2)、对照品溶液(3)、系统适用性溶液、色谱条件、系统适用性要求与测定法　见硫酸依替米星含量测定(第二法)项下。

【类别】　同硫酸依替米星。

【规格】　按 $C_{21}H_{43}N_5O_7$ 计　(1)50mg　(2)100mg　(3)150mg　(4)200mg　(5)300mg

【贮藏】　密闭，在凉暗干燥处保存。

硫酸鱼精蛋白

Liusuan Yujingdanbai

Protamine Sulfate

本品系自适宜的鱼类新鲜成熟精子中提取的一种碱性蛋白质的硫酸盐。按干燥品计算，每 1mg 所中和的肝素抗血凝作用不得少于 100 单位。

【制法要求】　本品应从检疫合格的新鲜鱼类精子中提取，生产所用鱼的种属应明确，生产过程应符合现行版《药品生产质量管理规范》要求。

【性状】　本品为白色或类白色的粉末。

本品在水中略溶，在乙醇或乙醚中不溶。

比旋度　取本品，精密称定，加 0.1mol/L 盐酸溶液溶解并定量稀释制成每 1ml 中约含 10mg 的溶液，依法测定(通则 0621)，比旋度为 −65°至 −85°。

【鉴别】　(1)取本品约 5mg，加水 1ml，微温溶解后，加 10%氢氧化钠溶液 1 滴及硫酸铜试液 2 滴，上清液显紫红色。

(2)取本品约 1mg，加水 2ml 溶解后，加 0.1% α-萘酚的 70%乙醇溶液与次氯酸钠试液各 5 滴，再加氢氧化钠试液使溶液成碱性，即显粉红色。

(3)本品的水溶液显硫酸盐的鉴别反应(通则 0301)。

【检查】　**氮**　取本品适量，照氮测定法(通则 0704 第二法)测定，按干燥品计算，含氮量应为 21.0%～25.0%。

硫酸盐　取本品 0.15g，精密称定，置烧杯中，加水 15ml 和稀盐酸 5ml，加热至沸，缓缓加入 10%氯化钡溶液 10ml，加盖，置水浴上加热 1 小时，滤过，沉淀用热水洗涤数次，在 600℃炽灼至恒重，精密称定；所得残渣重量与 0.4117 相乘，即为硫酸盐的重量。按干燥品计算，含硫酸盐应为 16%～24%。

干燥失重　取本品，在 105℃干燥 3 小时，减失重量不得过 5.0%(通则 0831)。

汞　取本品 2.0g，置 250ml 回流瓶中，加硫酸 10ml 和硝酸 10ml 混匀后，置水浴上加热回流 1 小时，放冷后加少量水，置水浴上敞口加热，直至无硝酸蒸气升起，放冷后转移至 200ml 量瓶中，用水稀释至刻度，摇匀，作为供试品溶液。取供试品溶液 50ml，置 125ml 分液漏斗中，加 20%盐酸羟胺溶液 5ml 和水 30ml，用双硫腙滴定液(精密称取双硫腙 50mg，置 100ml 量瓶中，加三氯甲烷溶解并稀释至刻度，摇匀，作为贮备液。临用前，精密量取贮备液 2.5ml，置 100ml 量瓶中，用四氯化碳稀释至刻度，摇匀，即得双硫腙滴定液，保存于冷暗处)滴定，每次加入滴定液后，振摇 10 秒，静置分层，弃去四氯化碳层，继续滴定，直至双硫腙滴定液在 4 分钟内的绿色不变，即为终点。精密量取标准汞溶液(精密称取置硫酸干燥器中干燥至恒重的氯化高汞 0.135g，置 100ml 量瓶中，加 0.5mol/L 硫酸溶液溶解并稀释至刻度，摇匀，即为标准汞贮备液。临用前，精密量取标准汞贮备液 1ml，置 200ml 量瓶中，用 0.5mol/L 硫酸溶液稀释至刻度，摇匀，即为每 1ml 相当于 5μg Hg 的标准汞溶液)1ml，置 125ml 分液漏斗中，加硫酸 2ml，加水 80ml 和 20%盐酸羟胺溶液 5ml，用双硫腙滴定液滴定，同法操作。供试品溶液消耗的双硫腙滴定液体积不得超过标准汞溶液消耗的双硫腙滴定液体积(0.001%)。

重金属　取本品 1.0g，依法检查(通则 0821 第二法)，含重金属不得过百万分之二十。

异常毒性　取本品，加氯化钠注射液溶解并稀释制成每 1ml 中含 1mg 的溶液，依法检查(通则 1141)，应符合规定。

细菌内毒素　取本品，依法检查(通则 1143)，每 1mg 硫酸鱼精蛋白中含内毒素的量应小于 6.0EU。

【效价测定】　照硫酸鱼精蛋白生物测定法(通则 1213)测定，应符合规定，测得的结果应为标示值的 90%～110%。

【类别】　抗肝素药。

【贮藏】　密封，在凉暗处保存。

【制剂】　硫酸鱼精蛋白注射液

硫酸鱼精蛋白注射液

Liusuan Yujingdanbai Zhusheye

Protamine Sulfate Injection

本品为硫酸鱼精蛋白加氯化钠使成等渗的无菌水溶液。按每 1mg 硫酸鱼精蛋白中和肝素 100 单位计算，其效价应为标示量的 90%～115%。

【性状】 本品为无色的澄明液体。

【鉴别】 取本品，照硫酸鱼精蛋白项下的鉴别试验，显相同的反应。

【检查】 **pH 值** 应为 2.5～3.5（通则 0631）。

渗透压摩尔浓度 应为 270～320mOsmol/kg（通则 0632）。

异常毒性 取本品，用氯化钠注射液稀释制成每 1ml 中含 1mg 的溶液，依法检查（通则 1141），应符合规定。

过敏反应 取本品，用氯化钠注射液稀释制成每 1ml 中含 2.5mg 的溶液，依法检查（通则 1147），应符合规定。

细菌内毒素 照硫酸鱼精蛋白项下的方法检查，应符合规定。

其他 应符合注射剂项下有关的各项规定（通则 0102）。

【效价测定】 照硫酸鱼精蛋白生物测定法（通则 1213）测定，即得。

【类别】 同硫酸鱼精蛋白。

【规格】 （1）5ml：50mg　（2）10ml：100mg

【贮藏】 密闭，在凉暗处保存。

硫酸卷曲霉素

Liusuan Juanqumeisu

Capreomycin Sulfate

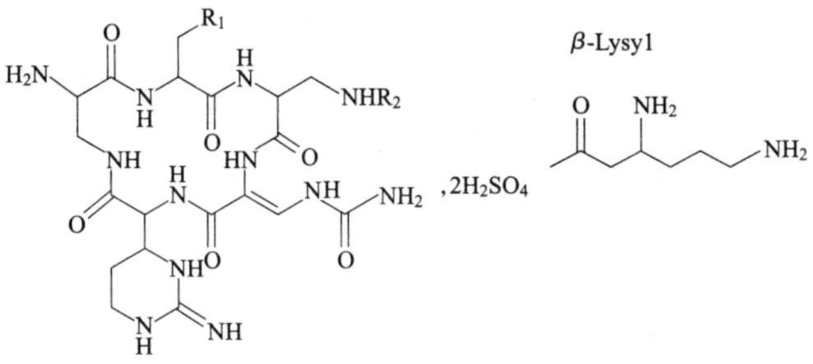

组分	R_1	R_2
卷曲霉素 ⅠA	OH	β-Lysyl
卷曲霉素 ⅠB	H	β-Lysyl
卷曲霉素 ⅡA	OH	H
卷曲霉素 ⅡB	H	H

卷曲霉素ⅠA：$C_{25}H_{44}N_{14}O_8$　668.71；

卷曲霉素ⅠB：$C_{25}H_{44}N_{14}O_7$　652.71；

卷曲霉素ⅡA：$C_{19}H_{31}N_{12}O_7$　539.51；

卷曲霉素ⅡB：$C_{19}H_{31}N_{12}O_6$　523.51。

本品为卷曲霉素的二硫酸盐，卷曲霉素为碱性水溶性多肽的混合物。按干燥品计算，每 1mg 的效价不得少于 830 卷曲霉素单位。

【性状】 本品为白色或类白色粉末；无臭；有引湿性。

本品在水中易溶，在乙醇或乙醚中几乎不溶。

比旋度 取本品，精密称定，加水溶解并定量稀释制成每 1ml 中约含 10mg 的溶液，依法测定（通则 0621），比旋度为 －26°至－36°。

【鉴别】 （1）取本品与卷曲霉素标准品各适量，分别加水溶解并稀释制成每 1ml 中各约含 0.12mg 的溶液，作为供试品溶液和标准品溶液，照卷曲霉素组分项下的色谱条件试验，供试品溶液各主峰的保留时间应与标准品溶液相应主峰的保留时间一致。

（2）取本品适量，加盐酸溶液（9→1000）溶解并稀释制成每 1ml 中约含 20μg 的溶液，照紫外-可见分光光度法（通则 0401）测定，在 269nm 波长处有最大吸收。

（3）本品的水溶液显硫酸盐的鉴别反应（通则 0301）。

【检查】 **酸碱度** 取本品，加水制成每 1ml 中含 30mg 的溶液，依法测定（通则 0631），pH 值应为 5.0～7.5。

溶液的澄清度与颜色 取本品 5 份，各 0.60g，分别加水 5ml，溶解后，溶液应澄清无色；如显浑浊，与 1 号浊度标准液（通则 0902 第一法）比较，均不得更浓；如显色，与黄色 3 号标准比色液（通则 0901 第一法）比较，均不得更深。

硫酸盐 照高效液相色谱法（通则 0512）测定。

供试品溶液　取本品适量，精密称定，加水溶解并定量稀释制成每 1ml 中约含卷曲霉素 0.8mg 的溶液。

对照品溶液（1）　精密量取硫酸滴定液适量，用水定量稀释制成每 1ml 中约含硫酸盐（SO_4）0.075mg 的溶液。

对照品溶液（2）　精密量取硫酸滴定液适量，用水定量稀释制成每 1ml 中约含硫酸盐（SO_4）0.15mg 的溶液。

对照品溶液（3）　精密量取硫酸滴定液适量，用水定量稀释制成每 1ml 中约含硫酸盐（SO_4）0.30mg 的溶液。

系统适用性溶液　取硫酸钠适量，加水溶解并稀释制成每 1ml 中约含 0.2mg 的溶液。

色谱条件　用十八烷基硅烷键合硅胶为填充剂（pH 值范围 0.8～8.0）；以 0.2mol/L 三氟醋酸溶液-甲醇（94：6）为流动相；流速为每分钟 0.6ml；用蒸发光散射检测器检测（参考条件：漂移管温度为 110℃，载气流速为每分钟 2.8L）；进样体积 20μl。

系统适用性要求　系统适用性溶液色谱图中，硫酸根峰与钠离子峰之间的分离度应符合要求。对照品溶液（1）～（3）色谱图中，以对照品溶液浓度的对数值与相应的主峰面积对数值计算的线性回归方程，相关系数（r）应不小于 0.99。

测定法　精密量取供试品溶液与对照品溶液（1）、（2）、（3），分别注入液相色谱仪，记录色谱图。

限度　用线性回归方程计算供试品中硫酸盐（SO_4）的含量。按干燥品计算，应为 21.0%～24.0%。

有关物质 照高效液相色谱法（通则 0512）测定。

供试品溶液　取本品适量，加水溶解并稀释制成每 1ml 中约含卷曲霉素 2mg 的溶液。

对照溶液　精密量取供试品溶液适量，用水定量稀释制成每 1ml 中约含卷曲霉素 10μg 的溶液。

系统适用性溶液　称取卷曲霉素标准品适量，加水溶解并稀释制成每 1ml 中约含 2mg 的溶液。

灵敏度溶液　精密量取对照溶液适量，用水定量稀释制成每 1ml 中约含卷曲霉素 1μg 的溶液。

色谱条件　用十八烷基硅烷键合硅胶为填充剂；流动相 A 为含 0.015mol/L 己烷磺酸钠的 0.2mol/L 磷酸二氢钾溶液（用磷酸调节 pH 值至 2.3）-乙腈（93：7），流动相 B 为含 0.015mol/L 己烷磺酸钠的 0.2mol/L 磷酸二氢钾溶液（用磷酸调节 pH 值至 2.3）-乙腈（90：10），按下表进行线性梯度洗脱；流速为每分钟 1.0ml；柱温为 25℃；检测波长为 268nm；进样体积 20μl。

时间（分钟）	流动相 A(%)	流动相 B(%)
0	100	0
69	100	0
73	0	100
78	0	100
80	100	0
100	100	0

系统适用性要求　系统适用性溶液色谱图中，卷曲霉素各组分的出峰顺序依次为：卷曲霉素ⅡA、卷曲霉素ⅡB、卷曲霉素ⅠA 和卷曲霉素ⅠB，卷曲霉素ⅡA 峰与卷曲霉素ⅡB 峰间的分离度应大于 3.5，卷曲霉素ⅠA 峰与卷曲霉素ⅠB 峰间的分离度应大于 2.0。灵敏度溶液色谱图中，卷曲霉素ⅠA 峰峰高信噪比应大于 10。

测定法　精密量取供试品溶液与对照溶液，分别注入液相色谱仪，记录色谱图。

限度　供试品溶液色谱图中如有杂质峰，最大单个杂质峰面积不得大于对照溶液中卷曲霉素四个主峰面积和的 4 倍（2.0%），峰面积大于对照溶液中卷曲霉素四个主峰面积和的 2 倍（1.0%）的杂质峰不得多于 1 个，各杂质峰面积的和不得大于对照溶液中卷曲霉素四个主峰面积和的 10 倍（5.0%），小于灵敏度溶液中卷曲霉素ⅠA 峰面积的峰忽略不计。

干燥失重　取本品，在 100℃减压干燥 4 小时（通则 0831），减失重量不得过 6.0%。

炽灼残渣　不得过 1.0%（通则 0841）。

重金属　取炽灼残渣项下遗留的残渣，依法检查（通则 0821 第二法），含重金属不得过百万分之二十。

卷曲霉素组分　照高效液相色谱法（通则 0512）测定。

供试品溶液　取本品适量，精密称定，加水溶解并稀释制成每 1ml 中约含卷曲霉素 2mg 的溶液。

系统适用性溶液与色谱条件　见有关物质项下。

系统适用性要求　除灵敏度要求外，其他见有关物质项下。

测定法　精密量取供试品溶液，注入液相色谱仪，记录色谱图。

限度　按面积归一化法计算，含卷曲霉素ⅠA 和卷曲霉素ⅠB 之和不得低于 90.0%，含卷曲霉素ⅠA、卷曲霉素ⅠB、卷曲霉素ⅡA、卷曲霉素ⅡB 之和不得低于 95.0%，小于峰面积总和 0.05%的色谱峰忽略不计。

可见异物　取本品 5 份，每份各 1.0g，分别加微粒检查用水溶解，依法检查（通则 0904），应符合规定。（供无菌分装用）

不溶性微粒　取本品，加微粒检查用水制成每 1ml 中约含 30mg 的溶液，依法检查（通则 0903），每 1g 供试品中含 10μm 以及 10μm 以上的微粒不得过 6000 粒，含 25μm 以及 25μm 以上的微粒不得过 600 粒。（供无菌分装用）

细菌内毒素　取本品，依法检查（通则 1143），每 1mg 卷曲霉素中含内毒素的量应小于 0.30EU。（供注射用）

无菌　取本品，用适宜溶液溶解并稀释后，经薄膜过滤法处理，依法检查（通则 1101），应符合规定。（供无菌分装用）

【含量测定】　精密称取本品适量，加磷酸盐缓冲液（pH 7.8～8.0）溶解并定量稀释制成每 1ml 中约含 1000 单位的溶液，照抗生素微生物检定法（通则 1201 第一法）测定，1000 卷曲霉素单位相当于 1mg 的卷曲霉素。

【类别】　抗结核药。

【贮藏】　严封，在阴凉干燥处保存。

【制剂】　注射用硫酸卷曲霉素

注射用硫酸卷曲霉素

Zhusheyong Liusuan Juanqumeisu

Capreomycin Sulfate for Injection

本品为硫酸卷曲霉素的无菌粉末或无菌冻干品。按干燥品计算，每 1mg 的效价不得少于 830 卷曲霉素单位；按平均装量计算，含卷曲霉素应为标示量的 90.0%～110.0%。

【性状】　本品为白色或类白色的粉末或疏松块状物；无臭；有引湿性。

【鉴别】　取本品，照硫酸卷曲霉素项下的鉴别试验，显相同的结果。

【检查】　**溶液的澄清度与颜色**　取本品 5 瓶，按标示量分别加水制成每 1ml 中约含 0.1g 的溶液，溶液应澄清无色；如显浑浊，与 1 号浊度标准液（通则 0902 第一法）比较，均不得更浓；如显色，与黄色 3 号标准比色液（通则 0901 第一法）比较，均不得更深。

有关物质　照高效液相色谱法（通则 0512）测定。

供试品溶液　取本品适量，加水溶解并稀释制成每 1ml 中约含卷曲霉素 2mg 的溶液。

对照溶液　精密量取供试品溶液适量，用水定量稀释制成每 1ml 中约含卷曲霉素 10μg 的溶液。

灵敏度溶液　精密量取对照溶液适量，用水稀释制成每 1ml 中约含卷曲霉素 1μg 的溶液。

系统适用性溶液、色谱条件、系统适用性要求、测定法与限度　见硫酸卷曲霉素有关物质项下。

卷曲霉素组分　照高效液相色谱法（通则 0512）测定。

供试品溶液　见有关物质项下。

系统适用性溶液、色谱条件、系统适用性要求、测定法与限度　见硫酸卷曲霉素卷曲霉素组分项下。

酸碱度、干燥失重、炽灼残渣、重金属、细菌内毒素与无菌　照硫酸卷曲霉素项下的方法检查，均应符合规定。

不溶性微粒　取本品，按标示量加微粒检查用水制成每1ml中约含 30mg 的溶液，依法检查（通则 0903），标示量为1.0g 以下的折算为每 1.0g 样品中含 10μm 及 10μm 以上的微粒不得过 6000 粒，含 25μm 及 25μm 以上的微粒不得过600 粒；标示量为 1.0g 以上（包括 1.0g）每个供试品容器中含10μm 及 10μm 以上的微粒不得过 6000 粒，含 25μm 及 25μm以上的微粒不得过 600 粒。

其他　应符合注射剂项下有关的各项规定（通则 0102）。

【含量测定】　取装量差异项下的内容物，照硫酸卷曲霉素项下的方法测定，即得。

【类别】　同硫酸卷曲霉素。

【规格】　（1）0.5g（50 万单位）　（2）0.75g（75 万单位）　（3）1.0g（100 万单位）

【贮藏】　密闭，在阴凉干燥处保存。

硫酸奎宁

Liusuan Kuining

Quinine Sulfate

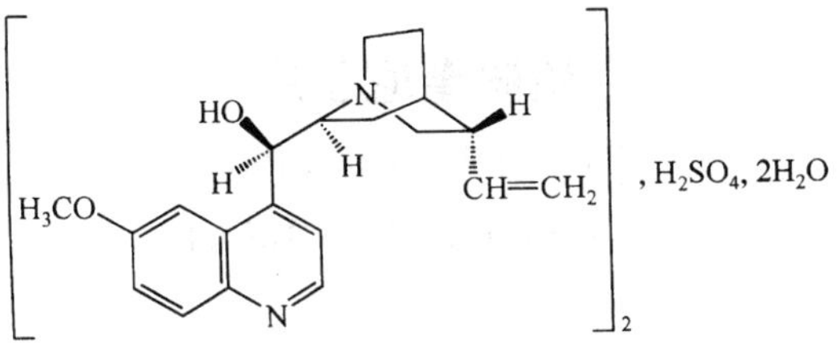

$(C_{20}H_{24}N_2O_2)_2 \cdot H_2SO_4 \cdot 2H_2O$　782.96

本品为（8*S*，9*R*）-6′-甲氧基-脱氧辛可宁-9-醇硫酸盐二水合物。按干燥品计算，含 $(C_{20}H_{24}N_2O_2)_2 \cdot H_2SO_4$ 不得少于 99.0%。

【性状】　本品为白色细微的针状结晶，轻柔，易压缩；无臭；遇光渐变色；水溶液显中性反应。

本品在三氯甲烷-无水乙醇（2∶1）中易溶，在水、乙醇、三氯甲烷或乙醚中微溶。

比旋度　取本品，精密称定，用 0.1mol/L 盐酸溶液定量稀释制成每 1ml 中含 20mg 的溶液，依法测定（通则 0621），比旋度为－237°至－244°。

【鉴别】　（1）取本品约 20mg，加水 20ml 溶解后，分取溶液 10ml，加稀硫酸使成酸性，即显蓝色荧光。

（2）取鉴别（1）项剩余的溶液 5ml，加溴试液 3 滴与氨试液 1ml，即显翠绿色。

（3）取鉴别（1）项剩余的溶液 5ml，加盐酸使成酸性后，加氯化钡试液 1ml，即发生白色沉淀。

（4）本品的红外光吸收图谱应与对照的图谱（光谱集 488图）一致。

【检查】　**酸度**　取本品 0.20g，加水 20ml 溶解后，依法测定（通则 0631），pH 值应为 5.7～6.6。

三氯甲烷-乙醇中不溶物　取本品 2.0g，加三氯甲烷-无水乙醇（2∶1）的混合液 15ml，在 50℃加热 10 分钟后，用称定重量的垂熔坩埚滤过，滤渣用上述混合液分 5 次洗涤，每次10ml，在 105℃干燥至恒重，遗留残渣不得过 2mg。

其他金鸡纳碱　照薄层色谱法（通则 0502）试验。

供试品溶液　取本品，加稀乙醇溶解并稀释制成每 1ml约含 10mg 的溶液。

对照溶液　精密量取供试品溶液适量，用稀乙醇定量稀释制成每 1ml 中约含 50μg 的溶液。

色谱条件　采用硅胶 G 薄层板，以三氯甲烷-丙酮-二乙胺（5∶4∶1.25）为展开剂。

测定法　吸取供试品溶液与对照溶液各 5μl，分别点于同一薄层板上，展开，微热使展开剂挥散，喷以碘铂酸钾试液使显色。

限度　供试品溶液如显杂质斑点，与对照溶液的主斑点比较，不得更深。

干燥失重　取本品，在 105℃干燥至恒重，减失重量不得过 5.0%（通则 0831）。

炽灼残渣　不得过 0.1%（通则 0841）。

【含量测定】　取本品约 0.2g，精密称定，加冰醋酸 10ml溶解后，加醋酐 5ml 与结晶紫指示液 1～2 滴，用高氯酸滴定液（0.1mol/L）滴定至溶液显蓝绿色，并将滴定的结果用空白试验校正。每 1ml 高氯酸滴定液（0.1mol/L）相当于24.90mg 的 $(C_{20}H_{24}N_2O_2)_2 \cdot H_2SO_4$。

【类别】　抗疟药。

【贮藏】　遮光，密封保存。

【制剂】　硫酸奎宁片

硫酸奎宁片

Liusuan Kuining Pian

Quinine Sulfate Tablets

本品含硫酸奎宁 $[(C_{20}H_{24}N_2O_2)_2 \cdot H_2SO_4 \cdot 2H_2O]$ 应为标示量的 95.0%～105.0%。

【性状】　本品为糖衣片，除去包衣后显白色。

【鉴别】　（1）取本品，除去包衣，研细，称取适量（约相当于硫酸奎宁 50mg），加水 5ml，振摇，使硫酸奎宁溶解，滤过，分取滤液照硫酸奎宁项下的鉴别（1）、（2）、（3）项试验，显相同的反应。

（2）取（1）项细粉适量，用 0.1mol/L 盐酸溶液制成每 1ml

中约含 10mg 的溶液，滤过，滤液依法测定旋光度（通则 0621），应为左旋（与硫酸奎尼丁片的区别）。

【检查】 应符合片剂项下有关的各项规定（通则 0101）。

【含量测定】 取本品 20 片，除去包衣后，精密称定，研细，精密称取适量（约相当于硫酸奎宁 0.3g），置分液漏斗中，加氯化钠 0.5g 与 0.1mol/L 氢氧化钠溶液 10ml，混匀，精密加三氯甲烷 50ml，振摇 10 分钟，静置，分取三氯甲烷液，用干燥滤纸滤过，精密量取续滤液 25ml，加醋酐 5ml 与二甲基黄指示液 2 滴，用高氯酸滴定液（0.1mol/L）滴定至溶液显玫瑰红色，并将滴定的结果用空白试验校正。每 1ml 高氯酸滴定液（0.1mol/L）相当于 19.57mg 的 $(C_{20}H_{24}N_2O_2)_2 \cdot H_2SO_4 \cdot 2H_2O$。

【类别】 同硫酸奎宁。

【规格】 0.3g

【贮藏】 遮光，密封保存。

硫酸奎尼丁

Liusuan Kuiniding

Quinidine Sulfate

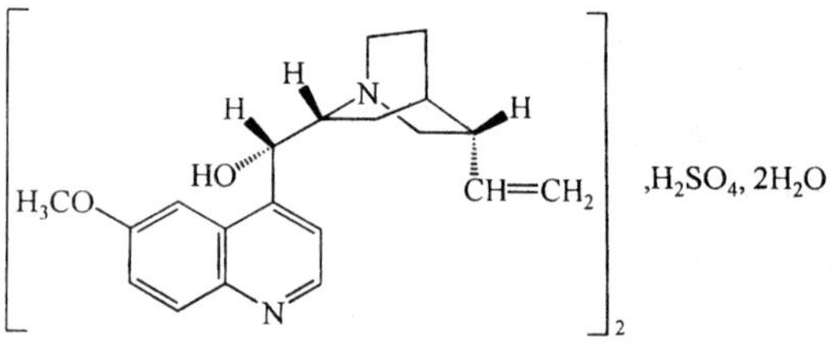

$(C_{20}H_{24}N_2O_2)_2 \cdot H_2SO_4 \cdot 2H_2O$　782.96

本品为(9*S*)-6′-甲氧基-脱氧辛可宁-9-醇硫酸盐二水合物。按干燥品计算，含 $(C_{20}H_{24}N_2O_2)_2 \cdot H_2SO_4$ 不得少于 99.0%。

【性状】 本品为白色细针状结晶；无臭；遇光渐变色。

本品在沸水中易溶，在三氯甲烷或乙醇中溶解，在水中微溶，在乙醚中几乎不溶。

比旋度 取本品，精密称定，加 0.1mol/L 盐酸溶液溶解并定量稀释制成每 1ml 中约含 20mg 的溶液，依法测定（通则 0621），比旋度应为 +275° 至 +290°。

【鉴别】 (1)取本品约 20mg，加水 20ml 溶解后，分取溶液 10ml，加稀硫酸使成酸性，即显蓝色荧光，加几滴盐酸，荧光即消失。

(2)取上述溶液 5ml，加溴试液 1～2 滴后，加氨试液 1ml，即显翠绿色。

(3)本品的水溶液显硫酸盐的鉴别反应（通则 0301）。

【检查】 **酸度** 取本品，加水溶解并稀释制成每 1ml 中约含 10mg 的溶液，依法测定（通则 0631），pH 值应为 6.0～7.0。

三氯甲烷-乙醇中不溶物 取本品 2.0g，加三氯甲烷-无水乙醇(2∶1)15ml，于 50℃ 加热 10 分钟，放冷，用恒重的垂熔玻璃滤器缓缓抽气滤过，滤器用三氯甲烷-无水乙醇(2∶1)洗涤 5 次，每次 10ml，于 105℃ 干燥 1 小时，称重，残渣不得过 0.1%。

有关物质 照薄层色谱法（通则 0502）试验。

供试品溶液　取本品适量，加稀乙醇溶解并稀释制成每 1ml 中约含 6mg 的溶液。

对照溶液　精密量取供试品溶液适量，用稀乙醇定量稀释制成每 1ml 中含 0.06mg 的溶液。

色谱条件　采用硅胶 H 薄层板，以三氯甲烷-丙酮-二乙胺(5∶4∶1)为展开剂。

测定法　吸取供试品溶液与对照溶液各 10μl，分别点于同一薄层板上，展开约 15cm，晾干。喷冰醋酸，于紫外光灯(365nm)下检视；再喷碘铂酸钾试液。

限度　供试品溶液除产生奎尼丁与二氢奎尼丁主斑点外，其他杂质斑点的荧光强度或颜色与对照溶液的主斑点比较，不得更强或更深。

干燥失重 取本品，在 120℃ 干燥至恒重，减失重量不得过 5.0%（通则 0831）。

炽灼残渣 不得过 0.1%（通则 0841）。

【含量测定】 取本品约 0.2g，精密称定，加冰醋酸 5ml 溶解，加醋酐 20ml 与结晶紫指示液 1 滴，用高氯酸滴定液（0.1mol/L）滴定至溶液显绿色，并将滴定的结果用空白试验校正。每 1ml 高氯酸滴定液（0.1mol/L）相当于 24.90mg 的 $(C_{20}H_{24}N_2O_2)_2 \cdot H_2SO_4$。

【类别】 抗心律失常药。

【贮藏】 遮光，密封保存。

【制剂】 硫酸奎尼丁片

硫酸奎尼丁片

Liusuan Kuiniding Pian

Quinidine Sulfate Tablets

本品含硫酸奎尼丁 $[(C_{20}H_{24}N_2O_2)_2 \cdot H_2SO_4 \cdot 2H_2O]$ 应为标示量的 93.0%～107.0%。

【性状】 本品为糖衣片，除去包衣后显白色。

【鉴别】 取本品，除去包衣，研细，称取适量（约相当于硫酸奎尼丁 20mg），加水 20ml，振摇，滤过，滤液照硫酸奎尼丁项下的鉴别试验，显相同的反应。

【检查】 **溶出度** 照溶出度与释放度测定法（通则 0931 第一法）测定。

溶出条件　以 0.1mol/L 盐酸溶液 900ml 为溶出介质，转速为每分钟 100 转，依法操作，经 45 分钟时取样。

供试品溶液　取溶出液约 10ml，滤过，精密量取续滤液 2ml，置 10ml 量瓶中，用 0.1mol/L 盐酸溶液稀释至刻度，摇匀。

测定法　取供试品溶液，照紫外-可见分光光度法（通则 0401），在 347nm 的波长处测定吸光度，按 $(C_{20}H_{24}N_2O_2)_2 \cdot H_2SO_4$ 的吸收系数 ($E_{1cm}^{1\%}$) 为 149，并乘以 1.048，计算每片的溶出量。

限度　标示量的 80%,应符合规定。

其他　应符合片剂项下有关的各项规定(通则 0101)。

【含量测定】　取本品 20 片,除去包衣,精密称定,研细,精密称取适量(约相当于硫酸奎尼丁 0.2g),加醋酐 20ml,加热使硫酸奎尼丁溶解后,加结晶紫指示液 1 滴,用高氯酸滴定液(0.1mol/L)滴定至溶液显绿色,并将滴定的结果用空白试验校正。每 1ml 高氯酸滴定液(0.1mol/L)相当于 26.10mg 的$(C_{20}H_{24}N_2O_2)_2 \cdot H_2SO_4 \cdot 2H_2O$。

【类别】　同硫酸奎尼丁。

【规格】　0.2g

【贮藏】　遮光,密封保存。

硫酸钡(Ⅰ型)

Liusuanbei(Ⅰ xing)

Barium Sulfate(Type Ⅰ)

$BaSO_4$　233.39

本品按干燥品计算,含 $BaSO_4$ 不得少于 97.5%。

【性状】　本品为白色疏松的细粉;无臭。

本品在水、有机溶剂、酸或氢氧化钠溶液中均不溶解。

【鉴别】　取本品约 0.3g,加碳酸钠试液 10ml,煮沸,滤过;滤液中加盐酸使成酸性后,显硫酸盐的鉴别反应(通则 0301);残渣用水洗净,加稀醋酸使溶解,滤过,滤液显钡盐的鉴别反应(通则 0301)。

【检查】　**疏松度**　取本品 5.0g,置 50ml 具塞量筒中(自筒底至最高刻度处的距离应为 11～14cm),加水至刻度,密塞,强力振摇 1 分钟,使粉末均匀混悬,静置 15 分钟,混悬物的顶面不得下降至 18ml 的刻度以下。

酸碱度　取本品 1.0g,加水 20ml,置水浴中不断搅拌 5 分钟,滤过,滤液分为二等份:一份中加溴麝香草酚蓝指示液1 滴,不得显蓝色;另一份中加溴甲酚绿指示液 1 滴,应显蓝色。

酸中溶解物　取本品 10.0g,置烧杯中,加稀盐酸 10ml 与水 90ml,煮沸 10 分钟,加水补充蒸发的水分后,放冷,用经盐酸溶液(1→40)洗过的滤纸滤过,初滤液如显浑浊,应重复滤过,量取澄清滤液 50ml,置水浴上蒸干,加盐酸 2 滴与热水 10ml,搅拌,再用经盐酸溶液(1→40)洗过的滤纸滤过,滤渣用热水 10ml 洗涤,合并洗液与滤液,置 105℃恒重的蒸发皿中,在水浴上蒸干,在 105℃干燥至恒重,遗留残渣不得过 15mg(0.3%)。

酸溶性钡盐　取酸中溶解物项下遗留的残渣,加水 10ml 搅拌后,用经盐酸溶液(1→40)洗过的滤纸滤过,滤液加稀硫酸 0.5ml,静置 30 分钟,不得发生浑浊。

硫化物　取本品约 10.0g,依法检查(通则 0803),醋酸铅试纸不得变色。

干燥失重　取本品,在 105℃干燥至恒重,减失重量不得过 1.0%(通则 0831)。

重金属　取本品 4.0g,加醋酸盐缓冲液(pH 3.5)4ml 与水适量使成 50ml,煮沸 10 分钟后,放冷,加水使成 50ml,滤过,取滤液 25ml,依法检查(通则 0821 第一法),含重金属不得过百万分之十。

砷盐　取本品 2.0g,加水 23ml 与盐酸 5ml,依法检查(通则 0822 第一法),应符合规定(0.0001%)。

【含量测定】　精密称取本品约 0.6g,置铂坩埚中,加入无水碳酸钠 10g,混匀,炽灼至熔融,继续加热 30 分钟,放冷,将坩埚放入 400ml 烧杯中,加水 250ml,用玻棒搅拌,加热至熔融物从坩埚中洗脱。将坩埚移出烧杯,用水洗净,洗液并入烧杯中,继续用 6mol/L 醋酸溶液 2ml 冲洗坩埚内部,再用水冲洗,洗液合并于烧杯中。加热并搅拌直至熔融物崩解,烧杯置冰浴中冷却,静置至沉淀坚硬且上层液体澄清,将上清液倾出,滤过,将细小沉淀定量转移至滤纸上,用冷碳酸钠(1→50)溶液冲洗烧杯中内容物两次,每次约 10ml,搅拌,如上法,继续将上清液通过同一滤纸,滤过,将细小沉淀定量转移至滤纸上,再将盛有大块碳酸钡沉淀的烧杯置于漏斗下,用 3mol/L 盐酸溶液洗涤滤纸 5 次,每次 1ml,再用水洗净(注:溶液可能微呈浑浊)。加水 100ml、盐酸 5ml、醋酸铵溶液(2→5)10ml、重铬酸钾溶液(1→10)25ml 与尿素 10g,用表面皿覆盖,在 80～85℃加热 16 小时,趁热经已干燥至恒重的垂熔坩埚滤过,定量转移所有沉淀,沉淀用重铬酸钾溶液(1→200)洗涤,最后用水约 20ml 洗涤,于 105℃干燥 2 小时,放冷,称重,所得沉淀物重量乘以 0.9213,即为硫酸钡重量。

【类别】　诊断用药。

【贮藏】　密封保存。

【制剂】　硫酸钡(Ⅰ型)干混悬剂

硫酸钡(Ⅰ型)干混悬剂

Liusuanbei(Ⅰ xing)Ganhunxuanji

Barium Sulfate(Type Ⅰ)for Suspension

本品为硫酸钡(Ⅰ型)加适当的分散剂及矫味剂制成的干混悬剂。

【性状】　本品为白色疏松的细粉;有香味。

【鉴别】　取本品约 0.3g,照硫酸钡(Ⅰ型)项下的鉴别试验,显相同的反应。

【检查】　**酸碱度**　取本品 100g,加水至 100ml 制成混悬液,依法测定(通则 0631),pH 值应为 5.5～7.5。

沉降体积比　取本品 100g,置 100ml 具塞量筒中,加水至 100ml,密塞,充分振摇使成混悬液,静置 3 小时,混悬物的顶面不得下降至 97ml 的刻度以下。

颗粒细度　取本品 0.5g,加水 50ml,充分振摇使均匀,放置 10 分钟,倾去上清液,保留约 1ml,立即取 1 滴于载玻片上,在 400 倍显微镜下检视 3 个视野,绝大部分颗粒的直径应在

2μm 以下，并不得有大于 10μm 者。

干燥失重　取本品，在 105℃干燥至恒重，减失重量不得过 1.0%(通则 0831)。

黏度　取本品 100g，加水 100ml 制成混悬液，依法测定(通则 0633 第三法)，用 NDJ-1 型旋转式黏度计 1 号转子，每分钟 60 转，在 25℃时的黏度不得过 0.015Pa·s。

抗酸碱性　取黏度项下的混悬液，分别用盐酸溶液(9→100)与氢氧化钠试液调节 pH 值至 1 与 14，立即分别用上法测定黏度，均不得过 0.03Pa·s。

其他　应符合口服混悬剂项下有关的各项规定(通则 0123)。

【类别】　同硫酸钡(Ⅰ型)。

【贮藏】　密封保存。

硫酸钡(Ⅱ型)

Liusuanbei (Ⅱ xing)

Barium Sulfate(Type Ⅱ)

$BaSO_4$　233.39

本品按干燥品计算，含 $BaSO_4$ 不得少于 97.5%。

【性状】　本品为白色疏松的细粉；无臭。

本品在水、有机溶剂、酸或氢氧化钠溶液中均不溶解。

【鉴别】　取本品约 0.3g，加碳酸钠试液 10ml，煮沸，滤过；滤液中加盐酸使成酸性后，显硫酸盐的鉴别反应(通则 0301)；残渣用水洗净，加稀醋酸使溶解，滤过，滤液显钡盐的鉴别反应(通则 0301)。

【检查】　**酸碱度**　取本品 2.0g，加水 20ml，充分搅拌制成混悬液，依法测定(通则 0631)，pH 值应为3.5～10.0。

酸中溶解物　取本品 10.0g，置烧杯中，加稀盐酸 10ml 与水 90ml，煮沸 10 分钟，加水补充蒸发的水分后，放冷，用经盐酸溶液(1→40)洗过的滤纸滤过，初滤液如显浑浊，应重复滤过，量取澄清滤液 50ml，置水浴上蒸干，加盐酸 2 滴与热水 10ml，搅拌，再用经盐酸溶液(1→40)洗过的滤纸滤过，滤渣用热水 10ml 洗涤，合并洗液与滤液，置 105℃恒重的蒸发皿中，在水浴上蒸干，在 105℃干燥至恒重，遗留残渣不得过 15mg(0.3%)。

酸溶性钡盐　取酸中溶解物项下遗留的残渣，加水 10ml 搅拌后，用经盐酸溶液(1→40)洗过的滤纸滤过，滤液加稀硫酸 0.5ml，静置 30 分钟，不得发生浑浊。

硫化物　取本品约 10.0g，依法检查(通则 0803)，醋酸铅试纸不得变色。

干燥失重　取本品，在 105℃干燥至恒重，减失重量不得过 1.0%(通则 0831)。

重金属　取本品 4.0g，加醋酸盐缓冲液(pH 3.5)4ml 与水适量使成 50ml，煮沸 10 分钟后，放冷，加水使成 50ml，滤过，取滤液 25ml，依法检查(通则 0821 第一法)，含重金属不得过百万分之十。

砷盐　取本品 2.0g，加水 23ml 与盐酸 5ml，依法检查(通则 0822 第一法)，应符合规定(0.0001%)。

颗粒细度　取本品 0.5g，加水至 50ml，充分振摇使均匀，立即取 1 滴于载玻片上，在 400 倍显微镜下检视 3 个视野，颗粒直径应为 0.5～50μm，超过 50μm 者不得多于 2 粒。

【含量测定】　精密称取本品约 0.6g，置铂坩埚中，加入无水碳酸钠 10g，混匀，炽灼至熔融，继续加热 30 分钟，放冷，将坩埚放入 400ml 烧杯中，加水 250ml，用玻棒搅拌，加热至熔融物从坩埚中洗脱。将坩埚移出烧杯，用水洗净，洗液并入烧杯中，继续用 6mol/L 醋酸溶液 2ml 冲洗坩埚内部，再用水冲洗，洗液合并于烧杯中。加热并搅拌直至熔融物崩解，烧杯置冰浴中冷却，至沉淀坚硬且上层液体澄清，将上清液倾出，滤过，将细小沉淀定量转移至滤纸上，用冷碳酸钠(1→50)溶液冲洗烧杯中内容物两次，每次约 10ml，搅拌，如上法，继续将上清液通过同一滤纸，滤过，将细小沉淀定量转移至滤纸上，再将盛有大块碳酸钡沉淀的烧杯置于漏斗下，用 3mol/L 盐酸溶液洗涤滤纸 5 次，每次 1ml，然后用水洗净(注：溶液可能微呈浑浊)。加水 100ml、盐酸 5ml、醋酸铵溶液(2→5)10ml、重铬酸钾溶液(1→10)25ml 与尿素 10g，用表面皿覆盖，于 80℃～85℃加热 16 小时，趁热经已干燥至恒重的垂熔坩埚滤过，定量转移所有沉淀，沉淀用重铬酸钾溶液(1→200)洗涤，最后用水约 20ml 洗涤，于 105℃干燥 2 小时，放冷，称重，所得沉淀物重量乘以 0.9213，即为硫酸钡重量。

【类别】　诊断用药。

【贮藏】　密封保存。

【制剂】　硫酸钡(Ⅱ型)干混悬剂

硫酸钡(Ⅱ型)干混悬剂

Liusuanbei(Ⅱ xing) Ganhunxuanji

Barium Sulfate(Type Ⅱ)for Suspension

本品为硫酸钡(Ⅱ型)加适当的分散剂及矫味剂制成的干混悬剂。

【性状】　本品为白色疏松的细粉；有香味。

【鉴别】　取本品约 0.3g，照硫酸钡(Ⅱ型)项下的鉴别试验，显相同的反应。

【检查】　**酸碱度**　取本品 100g，加水至 100ml 制成混悬液，依法测定(通则 0631)，pH 值应为 5.0～9.0。

颗粒细度　取本品 1.0g，加水 20ml，充分振摇使均匀，立即取 1 滴于载玻片上，在 400 倍显微镜下检视 3 个视野，绝大部分颗粒的直径应为 0.5～50μm，超过 50μm 者不得多于 2 粒。

干燥失重　取本品，在 105℃干燥至恒重，减失重量不得过 1.0%(通则 0831)。

黏度　取本品 200g，加水 100ml 制成混悬液，依法测定(通则 0633 第三法)，用 NDJ-1 型旋转式黏度计 1 号转子，每分钟 30 转，在 25℃时的黏度不得过 0.150Pa·s。

抗酸碱性　取黏度项下的混悬液，分别用盐酸溶液(9→100)和氢氧化钠试液调节 pH 值至 1 与 14，立即分别用上法测定黏度，均不得过 0.150Pa·s。

抗二氧化碳性　取双重造影产气剂（本品由枸橼酸、碳酸氢钠、消泡剂及辅料组成，分别制成酸粒及碱粒后，按 1∶1.3 混合分装）3g，加水 10ml，产气后的溶液与抗酸碱性项下的混悬液混合，搅拌均匀后，立即用上法测定黏度，不得过 0.150Pa·s。

其他　应符合口服混悬剂项下有关的各项规定（通则 0123）。

【类别】　同硫酸钡（Ⅱ型）。

【贮藏】　密封保存。

硫酸氢氯吡格雷

Liusuan Qinglübigelei

Clopidogrel Bisulfate

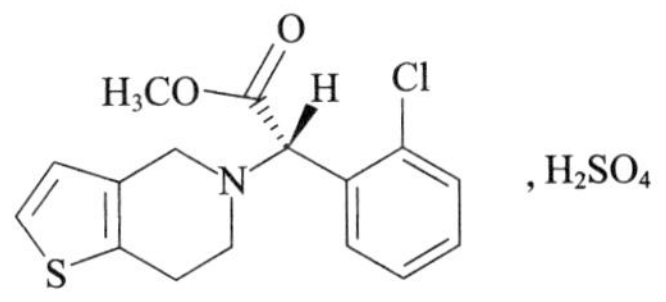

$C_{16}H_{16}ClNO_2S \cdot H_2SO_4$　419.90

本品为 *S*(+)-2-(2-氯苯基)-2-(4,5,6,7-四氢噻吩并[3,2-*c*]吡啶-5-基)乙酸甲酯硫酸盐。按干燥品计算，含 $C_{16}H_{16}ClNO_2S \cdot H_2SO_4$ 不得少于 99.0%。

【性状】　本品为白色或类白色结晶性粉末。

本品在水、甲醇中极易溶解。

比旋度　取本品，精密称定，加甲醇溶解并定量稀释制成每 1ml 中约含 10mg 的溶液，依法测定（通则 0621），比旋度为 +55°至 +58°。

【鉴别】　(1)取本品 30mg，加水 1ml 溶解，取溶液 1～2 滴，置盛有硫酸甲醛溶液（取甲醛溶液 1 滴加到硫酸 1ml 中，摇匀）1ml 的试管中，表面即显紫红色。

(2)本品的红外光吸收图谱应与对照的图谱（光谱集 1220 图）一致。

(3)在有关物质项下记录的色谱图中，供试品溶液主峰的保留时间应与系统适用性溶液主峰的保留时间一致。

(4)本品的水溶液(1g→1ml)显硫酸盐鉴别(1)的反应（通则 0301）。

以上(1)、(2)两项可选做一项。

【检查】　酸度　取本品 0.20g，缓缓加水 30ml 并不断振摇使溶解，依法测定（通则 0631），pH 值应为 1.5～2.5。

溶液的澄清度与颜色　取本品 0.50g，加甲醇 10ml 溶解后，溶液应澄清无色；如显色，与黄色 3 号标准比色液（通则 0901 第一法）比较，不得更深。

有关物质　照高效液相色谱法（通则 0512）测定。

溶剂Ⅰ　流动相 A-乙腈(40∶60)。

供试品溶液　取本品约 65mg，置 10ml 量瓶中，加溶剂Ⅰ溶解并稀释至刻度。

对照溶液　精密量取供试品溶液 1ml，用溶剂Ⅰ定量稀释至 100ml，精密量取 1ml，置 10ml 量瓶中，用溶剂Ⅰ稀释至刻度。

系统适用性溶液　取硫酸氢氯吡格雷对照品、氯吡格雷杂质Ⅰ对照品与氯吡格雷杂质Ⅱ对照品适量，精密称定，加溶剂Ⅰ溶解并稀释制成每 1ml 中含硫酸氢氯吡格雷 6.5mg、氯吡格雷杂质Ⅰ 0.013mg 与氯吡格雷杂质Ⅱ 0.0195mg 的混合溶液，摇匀。

色谱条件　用十八烷基硅烷键合硅胶为填充剂；以甲醇-戊烷磺酸钠溶液(0.96g/L，用磷酸调节 pH 值至 2.5)(5∶95)为流动相 A，以甲醇-乙腈(5∶95)为流动相 B，流速为每分钟 1.0ml；柱温 30℃；检测波长为 220nm；按下表进行梯度洗脱；进样体积 10μl。

时间(分钟)	流动相 A(%)	流动相 B(%)
0～3	89.5	10.5
3～48	89.5→31.5	10.5→68.5
48～68	31.5	68.5

系统适用性要求　系统适用性溶液色谱图中，出峰顺序依次为氯吡格雷杂质Ⅰ、氯吡格雷与氯吡格雷杂质Ⅱ；氯吡格雷峰与氯吡格雷杂质Ⅱ之间的分离度应符合要求。

测定法　精密量取供试品溶液与对照溶液，分别注入液相色谱仪，记录色谱图。

限度　供试品溶液色谱图中如有杂质峰，氯吡格雷杂质Ⅰ的峰面积不得大于对照溶液主峰面积的 2 倍(0.2%)，氯吡格雷杂质Ⅱ的峰面积不得大于对照溶液主峰面积的 3 倍(0.3%)，其他单个杂质峰面积不得大于对照溶液的主峰面积(0.1%)，各杂质峰面积的和不得大于对照溶液主峰面积的 5 倍(0.5%)，小于对照溶液主峰面积 0.5 倍(0.05%)的色谱峰忽略不计。

对映异构体　照高效液相色谱法（通则 0512）测定。

溶剂Ⅱ　无水乙醇-庚烷(1∶1)。

供试品溶液　取本品约 0.1g，精密称定，置 50ml 量瓶中，加少量无水乙醇使溶解，再用溶剂Ⅱ稀释至 50ml，摇匀。

对照溶液　精密量取供试品溶液 1ml，置 100ml 量瓶中，用溶剂Ⅱ稀释至刻度，摇匀。

系统适用性溶液　取硫酸氢氯吡格雷、氯吡格雷杂质Ⅱ与氯吡格雷杂质Ⅲ适量，加少量无水乙醇使溶解，用溶剂Ⅱ稀释制成每 1ml 中约含硫酸氢氯吡格雷 2.0mg、氯吡格雷杂质Ⅱ 0.02mg 与氯吡格雷杂质Ⅲ 0.01mg 的混合溶液。

色谱条件　用纤维素-三(4-甲基苯甲酸酯)硅胶为填充剂，以无水乙醇-庚烷(15∶85)为流动相，流速为每分钟 0.8ml，检测波长为 220nm；进样体积 10μl。

系统适用性要求　系统适用性溶液色谱图中，出峰顺序依次为氯吡格雷杂质Ⅱ(*R*)、氯吡格雷杂质Ⅲ与氯吡格雷杂质Ⅱ(*S*)，氯吡格雷杂质Ⅱ的两个对映异构体峰与氯吡格雷杂质Ⅲ峰的分离度应大于 2.0，氯吡格雷杂质Ⅲ峰的信噪比应大于 20。

测定法　精密量取供试品溶液与对照溶液，分别注入液相色谱仪，记录色谱图至主成分峰保留时间的 1.25 倍。

限度　供试品溶液色谱图中，氯吡格雷杂质Ⅲ的峰面积不得大于对照溶液主峰面积的 0.5 倍(0.5%)。

残留溶剂　照残留溶剂测定法(通则 0861 第二法)测定。

供试品溶液　取本品约 2.5g，精密称定，置 25ml 量瓶中，加 *N*,*N*-二甲基乙酰胺溶解并稀释至刻度，摇匀，精密量取 10ml，置顶空瓶中，密封。

对照品溶液　取乙醇、丙酮、二氯甲烷、乙酸乙酯各适量，精密称定，加 *N*,*N*-二甲基乙酰胺溶解并定量稀释制成每 1ml 中分别含乙醇 0.5mg、丙酮 0.2mg、二氯甲烷 0.06mg、乙酸乙酯 0.5mg 的混合对照品溶液，精密量取 10ml，置顶空瓶中，密封。

色谱条件　以 6%氰丙基苯基-94%二甲基聚硅氧烷(或极性相近)为固定液的毛细管柱为色谱柱；起始温度 60℃，维持 6 分钟，再以每分钟 70℃的速率升温至 200℃，维持 3 分钟；进样口温度为 200℃；检测器温度为 250℃；顶空瓶平衡温度为 60℃，平衡时间为 30 分钟；分流比为 10∶1。

系统适用性要求　对照品溶液色谱图中，各峰间的分离度均应符合要求。

测定法　取对照品溶液与供试品溶液分别顶空进样，记录色谱图。

限度　按外标法以峰面积计算，乙醇、丙酮、二氯甲烷与乙酸乙酯的残留量均应符合规定。

甲酸　照高效液相色谱法(通则 0512)测定。

稀释液　0.05mol/L 磷酸二氢钾溶液(用磷酸调节 pH 值至 2.0)-甲醇(93∶7)。

供试品溶液　取本品 0.1g，精密称定，置 50ml 量瓶中，慢慢滴加稀释液少量使润湿，静置约 10 分钟后振摇使溶解，再用稀释液稀释至刻度，摇匀。

对照品溶液　取甲酸适量，精密称定，用稀释液定量稀释制成每 1ml 中约含 0.01mg 的溶液。

色谱条件　用十八烷基硅烷键合硅胶为填充剂；以 0.05mol/L 磷酸二氢钾溶液(用磷酸调节 pH 值至 2.8)为流动相 A，以甲醇为流动相 B；流速为每分钟 1.0ml；检测波长为 215nm；按下表进行梯度洗脱；进样体积 50μl。

时间(分钟)	流动相 A(%)	流动相 B(%)
0	93	7
5	93	7
7	10	90
17	10	90
20	93	7
40	93	7

测定法　精密量取供试品溶液与对照品溶液，分别注入液相色谱仪，记录色谱图。

限度　按外标法以峰面积计算，含甲酸不得过 0.5%。

干燥失重　取本品，在 105℃干燥至恒重，减失重量不得过 0.5%(通则 0831)。

炽灼残渣　取本品 1.0g，依法检查(通则 0841)，遗留残渣不得过 0.1%。

重金属　取炽灼残渣项下遗留的残渣，依法检查(通则 0821 第二法)，含重金属不得过百万分之二十。

【含量测定】　取本品约 0.16g，精密称定，加入混合溶液[丙酮-甲醇-水(10∶10∶30)] 50ml 使溶解后，照电位滴定法(通则 0701)，用氢氧化钠滴定液(0.1mol/L)滴定至终点(滴定过程中有沉淀生成)，并将滴定的结果用空白试验校正。每 1ml 氢氧化钠滴定液(0.1mol/L)相当于 20.99mg 的 $C_{16}H_{16}ClNO_2S \cdot H_2SO_4$。

【类别】　血小板抑制剂。

【贮藏】　遮光，密封保存。

【制剂】　硫酸氢氯吡格雷片

附：

杂质Ⅰ

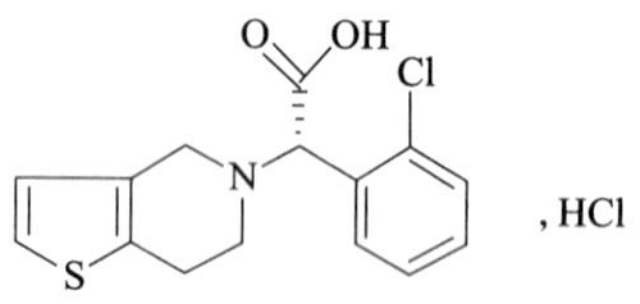

$C_{15}H_{15}Cl_2NO_2S$　344.26

(±)2-[*S*-(2-氯苯基)]-2-(4,5,6,7-四氢噻吩并[3,2-*c*]吡啶-5-基)乙酸盐酸盐

杂质Ⅱ

Ⅱ(*S*)：

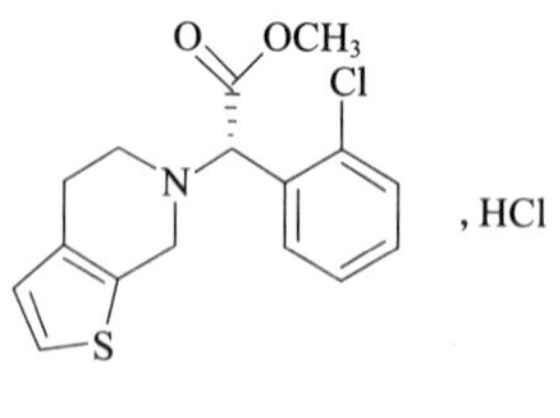

Ⅱ(*R*)：

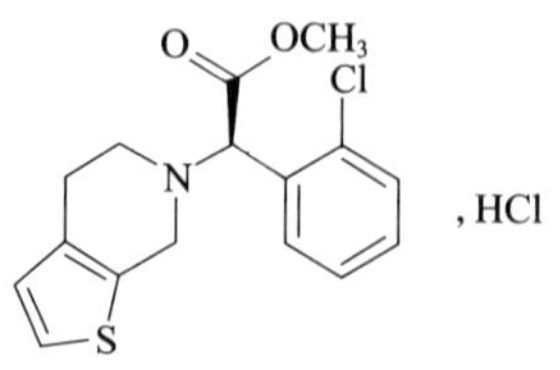

$C_{16}H_{17}Cl_2NO_2S$　358.28

(±)2-[(2-氯苯基)]-2-(4,5,6,7-四氢噻吩并[2,3-*c*]吡啶-6-基)乙酸甲酯盐酸盐

杂质Ⅲ

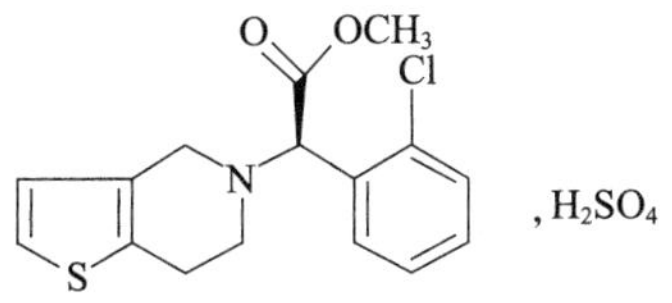

$C_{16}H_{18}ClNO_6S_2$　419.9

(—)-*R*-2-[(2-氯苯基)]-2-(4,5,6,7-四氢噻吩并[3,2-*c*]吡啶-5-基)乙酸甲酯硫酸盐

硫酸氢氯吡格雷片

Liusuan Qinglübigelei Pian

Clopidogrel Bisulfate Tablets

本品含硫酸氢氯吡格雷按氯吡格雷($C_{16}H_{16}ClNO_2S$)计算,应为标示量的 93.5%～105.0%。

【性状】 本品为白色或类白色片或薄膜衣片,除去包衣后,显白色或类白色。

【鉴别】 (1)在含量测定项下记录的色谱图中,供试品溶液主峰的保留时间应与对照品溶液主峰的保留时间一致。

(2)取本品细粉适量(约相当于氯吡格雷 15mg),精密称定,置 100ml 量瓶中,加盐酸溶液(9→1000)适量,超声使硫酸氢氯吡格雷溶解,放冷,用盐酸溶液(9→1000)稀释至刻度,摇匀,滤过,取续滤液,照紫外-可见分光光度法(通则 0401)测定,在 270nm 与 277nm 的波长处有最大吸收。

【检查】 **有关物质** 照高效液相色谱法(通则 0512)测定。

供试品溶液　取含量测定项下的细粉适量(约相当于氯吡格雷 75mg),精密称定,置 200ml 量瓶中,加甲醇 5ml,超声使硫酸氢氯吡格雷溶解,用流动相稀释至刻度,摇匀,滤过,取续滤液。

对照品溶液　取硫酸氢氯吡格雷对照品 10mg、氯吡格雷杂质Ⅰ对照品 20mg 与氯吡格雷杂质Ⅲ对照品 40mg,精密称定,置同一 100ml 量瓶中,加甲醇溶解并稀释至刻度,摇匀,精密量取 1ml,置 100ml 量瓶中,用流动相稀释至刻度,摇匀。

系统适用性溶液　取硫酸氢氯吡格雷对照品与氯吡格雷杂质Ⅱ对照品适量,加甲醇适量使溶解,用流动相稀释制成每 1ml 中含硫酸氢氯吡格雷 2.5μg 与氯吡格雷杂质Ⅱ 5μg 的混合溶液,摇匀。

色谱条件　以卵粘蛋白键合硅胶为填充剂的手性色谱柱(ULTRONES-OVM);以乙腈-0.01mol/L 的磷酸二氢钾溶液(20∶80)为流动相;检测波长为 220nm;进样体积 10μl。

系统适用性要求　系统适用性溶液色谱图中,氯吡格雷杂质Ⅱ的两个光学异构体峰与氯吡格雷峰的相对保留时间分别约为 0.8 与 1.2;氯吡格雷峰与氯吡格雷杂质Ⅱ的第一个光学异构体峰之间的分离度应大于 2.0。

测定法　精密量取供试品溶液与对照品溶液,分别注入液相色谱仪,记录色谱图。

限度　供试品溶液色谱图中如有杂质峰,按外标法以峰面积计算,氯吡格雷杂质Ⅰ不得过氯吡格雷标示量的 0.5%,氯吡格雷杂质Ⅲ不得过氯吡格雷标示量的 1.0%;其他单个杂质按主成分外标法以峰面积计算,并将结果乘以 0.766,不得过氯吡格雷标示量的 0.2%;杂质总和不得过氯吡格雷标示量的 1.5%(均除氯吡格雷杂质Ⅱ外)。

溶出度 照溶出度与释放度测定法(通则 0931 第二法)测定。

溶出条件　以 pH 2.0 盐酸缓冲液(取 0.2mol/L 氯化钾溶液 250ml,加 0.2mol/L 盐酸溶液 65.0ml,加水稀释至 1000ml)1000ml 为溶出介质,转速为每分钟 50 转,依法操作,经 30 分钟时取样。

供试品溶液　取溶出液,滤过,精密量取续滤液适量,用溶出介质定量稀释制成每 1ml 中约含氯吡格雷 25μg 的溶液。

对照品溶液　取硫酸氢氯吡格雷对照品,精密称定,加甲醇 20ml 使溶解,用溶出介质定量稀释制成每 1ml 中约含 33μg 的溶液。

测定法　取供试品溶液与对照品溶液,照紫外-可见分光光度法(通则 0401),在 240nm 的波长处分别测定吸光度。计算每片的溶出量,并将结果乘以 0.766。

限度　标示量的 80%,应符合规定。

含量均匀度(25mg 规格)　取本品 1 片,置 100ml 量瓶中,加 0.1mol/L 盐酸溶液适量,超声并振摇处理 5 分钟,使硫酸氢氯吡格雷溶解,用 0.1mol/L 盐酸溶液稀释至刻度,摇匀,滤过,取续滤液作为供试品溶液;另取硫酸氢氯吡格雷对照品,精密称定,加 0.1mol/L 盐酸溶液溶解并稀释制成每 1ml 中约含 330μg 的溶液。取上述两种溶液,照紫外-可见分光光度法(通则 0401),在 270nm 的波长处分别测定吸光度,计算每片的含量,并将结果乘以 0.766,应符合规定(通则 0941)。

其他 应符合片剂项下有关的各项规定(通则 0101)。

【含量测定】 照高效液相色谱法(通则 0512)测定。

供试品溶液 取本品 20 片,精密称定,研细,精密称取适量(约相当于氯吡格雷 75mg),置 100ml 量瓶中,加甲醇 50ml,超声约 5 分钟使硫酸氢氯吡格雷溶解,放冷,用甲醇稀释至刻度,摇匀,滤过,精密量取续滤液 5ml,置 50ml 量瓶中,用流动相稀释至刻度,摇匀。

对照品溶液 取硫酸氢氯吡格雷对照品,精密称定,加甲醇适量使溶解并用流动相定量稀释制成每 1ml 中约含 0.1mg 的溶液。

系统适用性溶液、色谱条件与系统适用性要求 见有关物质项下。

测定法 精密量取供试品溶液与对照品溶液,分别注入

液相色谱仪，记录色谱图。按外标法以峰面积计算，并将结果乘以 0.766。

【类别】 同硫酸氢氯吡格雷。

【规格】 按 $C_{16}H_{16}ClNO_2S$ 计　(1)25mg　(2)75mg

【贮藏】 遮光，密封，在干燥处保存。

硫酸胍乙啶

Liusuan Guayiding

Guanethidine Sulfate

$(C_{10}H_{22}N_4)_2 \cdot H_2SO_4$　494.69

本品为[2-[六氢-1(2*H*)-吖辛因基]乙基]胍硫酸盐。按干燥品计算，含 $(C_{10}H_{22}N_4)_2 \cdot H_2SO_4$ 不得少于 98.0%。

【性状】 本品为白色的结晶或结晶性粉末；无臭。

本品在热水中易溶，在水中溶解，在乙醇中微溶，在三氯甲烷或乙醚中极微溶解。

【鉴别】 (1)取本品 30mg，加水 20ml 溶解后，加入氢氧化钠试液 2ml，再加三硝基苯酚试液 25ml，即有黄色沉淀析出，滤过，沉淀用水洗净后，在 100℃ 干燥，依法测定（通则 0612），熔点为 156～162℃，熔融时同时分解。

(2)取本品 10mg，加水 10ml 溶解后，加 α-萘酚的碱性溶液（取 α-萘酚 0.5g、氢氧化钠 3g 与碳酸钠 8g，加水适量使溶解成 50ml，摇匀）2ml，再加 2,3-丁二酮溶液（1→2000）1ml，摇匀，在室温放置，即显红色。

(3)本品的水溶液显硫酸盐的鉴别反应（通则 0301）。

【检查】 **碱度**　取本品 20mg，加水 10ml 溶解后，依法测定（通则 0631），pH 值应为 9.0～10.0。

干燥失重　取本品，在 60℃ 减压干燥至恒重，减失重量不得过 0.5%（通则 0831）。

炽灼残渣　取本品 1.0g，依法检查（通则 0841），遗留残渣不得过 0.1%。

重金属　取炽灼残渣项下遗留的残渣，依法检查（通则 0821 第二法），含重金属不得过百万分之十。

【含量测定】 取本品约 0.1g，精密称定，加冰醋酸 10ml 溶解后，加结晶紫指示液 1 滴，用高氯酸滴定液（0.1mol/L）滴定至溶液显蓝绿色，并将滴定的结果用空白试验校正。每 1ml 高氯酸滴定液（0.1mol/L）相当于 16.49mg 的 $(C_{10}H_{22}N_4)_2 \cdot H_2SO_4$。

【类别】 抗高血压药。

【贮藏】 遮光，密封保存。

【制剂】 硫酸胍乙啶片

硫酸胍乙啶片

Liusuan Guayiding Pian

Guanethidine Sulfate Tablets

本品含硫酸胍乙啶[$(C_{10}H_{22}N_4)_2 \cdot H_2SO_4$]应为标示量的 90.0%～110.0%。

【性状】 本品为白色片。

【鉴别】 取本品的细粉适量（相当于硫酸胍乙啶 0.1g），加乙醇 50ml，振摇使硫酸胍乙啶溶解，滤过，滤液蒸干，提取物照硫酸胍乙啶项下的鉴别试验，显相同的反应。

【检查】 应符合片剂项下有关的各项规定（通则 0101）。

【含量测定】 取本品 20 片，精密称定，研细，精密称取适量（约相当于硫酸胍乙啶 0.15g），置凯氏烧瓶中，加硫酸钾 10g、无水硫酸铜 0.3g、黄氧化汞 0.2g 与硫酸 20ml，用小火加热至泡沸停止，加大火力，至溶液呈澄清的绿色，继续加热 1 小时，放冷，沿瓶壁缓缓加水 300ml，振摇使混合，放冷后，加氢氧化钠溶液（1→2）80ml 与硫代硫酸钠溶液（1→2）5ml的混合液，注意使沿瓶壁流至瓶底，自成一液层，照氮测定法（通则 0704 第一法），自"加锌粒数粒"起，依法测定。每 1ml 硫酸滴定液（0.05mol/L）相当于 6.184mg 的 $(C_{10}H_{22}N_4)_2 \cdot H_2SO_4$。

【类别】 同硫酸胍乙啶。

【规格】 (1)10mg　(2)25mg

【贮藏】 遮光，密封保存。

硫酸核糖霉素

Liusuan Hetangmeisu

Ribostamycin Sulfate

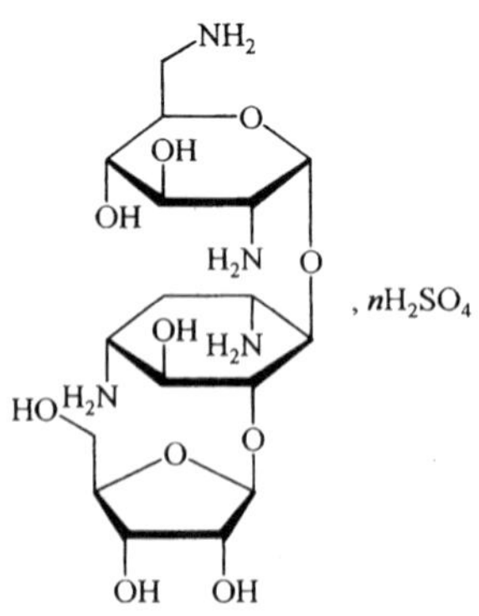

$C_{17}H_{34}N_4O_{10} \cdot nH_2SO_4 (n<2)$

本品为 *O*-*β*-D-呋喃核糖-(1→5)-*O*-[*α*-2,6-二氨基-2,6-二脱氧-*α*-D-吡喃葡糖-(1→4)]-2-去氧链霉胺的硫酸盐。按干燥品计算，每 1mg 的效价不得少于 680 核糖霉素单位。

【性状】 本品为白色或类白色粉末；无臭或几乎无臭；有引湿性。

本品在水中易溶，在甲醇、乙醇、丙酮或乙醚中几乎不溶。

【鉴别】 (1)照薄层色谱法(通则 0502)试验。

供试品溶液　取本品适量,加水制成每 1ml 中约含核糖霉素 10mg 的溶液。

标准品溶液　取核糖霉素标准品适量,加水制成每 1ml 中约含核糖霉素 10mg 的溶液。

混合溶液　取上述两种溶液等量混合。

色谱条件　采用硅胶 G 薄层板,以 2-丁酮-甲醇-异丙醇-浓氨水-水(10∶12∶3∶8∶2)为展开剂。

测定法　吸取上述三种溶液各 2μl,分别点于同一薄层板上,展开,晾干,喷以 0.2%茚三酮的水饱和正丁醇溶液,在 110℃加热 10 分钟。

系统适用性要求　混合溶液所显主斑点应为单一斑点。

结果判定　供试品溶液所显主斑点的位置和颜色应与标准品溶液或混合溶液主斑点的位置和颜色相同。

(2)取本品与核糖霉素标准品各适量,分别用水溶解并稀释制成每 1ml 中各约含核糖霉素 4mg 的溶液,作为供试品溶液和标准品溶液,照有关物质项下的色谱条件试验,供试品溶液主峰的保留时间应与标准品溶液主峰的保留时间一致。

(3)本品的水溶液显硫酸盐的鉴别反应(通则 0301)。

以上(1)、(2)两项可选做一项。

【检查】 **酸碱度**　取本品,加水制成每 1ml 中约含 50mg 的溶液,依法测定(通则 0631),pH 值应为 6.0～8.0。

溶液的澄清度与颜色　取本品 5 份,各 1.5g,分别加水 5ml,溶解后,溶液应澄清无色;如显浑浊,与 1 号浊度标准液(通则 0902 第一法)比较,均不得更浓;如显色,与黄色或黄绿色 4 号标准比色液(通则 0901 第一法)比较,均不得更深。

有关物质　照高效液相色谱法(通则 0512)测定。

供试品溶液　取本品适量,加水溶解并定量稀释制成每 1ml 中约含核糖霉素 4mg 的溶液。

对照溶液(1)　精密量取供试品溶液适量,用水定量稀释制成每 1ml 中约含核糖霉素 40μg 的溶液。

对照溶液(2)　精密量取供试品溶液适量,用水定量稀释制成每 1ml 中约含核糖霉素 80μg 的溶液。

对照溶液(3)　精密量取供试品溶液适量,用水定量稀释制成每 1ml 中约含核糖霉素 0.2mg 的溶液。

系统适用性溶液　称取核糖霉素标准品与新霉胺对照品各适量,加水溶解并稀释制成每 1ml 中各约含 0.4mg 的混合溶液。

色谱条件　用十八烷基硅烷键合硅胶为填充剂(pH 值范围 0.8～8.0);以 0.11mol/L 七氟丁酸酐混合溶液[取七氟丁酸酐 45.1g,置 1000ml 量瓶中,加乙腈-四氢呋喃-水(10∶5∶85)混合溶液溶解并稀释至刻度,摇匀]为流动相;流速为每分钟 0.8ml;柱温为 40℃;用蒸发光散射检测器检测(参考条件:漂移管温度 110℃,载气流速每分钟 3.0L);进样体积 20μl。

系统适用性要求　系统适用性溶液色谱图中,核糖霉素峰和新霉胺峰之间的分离度应符合要求。对照溶液(1)～(3)色谱图中,以对照溶液浓度的对数值与相应峰面积的对数值计算线性回归方程,相关系数(r)应不小于 0.99。

测定法　精密量取供试品溶液与对照溶液(1)、(2)、(3),分别注入液相色谱仪,记录色谱图至主成分峰保留时间的 2 倍。

限度　用线性回归方程计算,除硫酸峰外,单个杂质不得过 2.0%,杂质总量不得过 5.0%。

干燥失重　取本品,以五氧化二磷为干燥剂,在 60℃减压干燥至恒重,减失重量不得过 4.0%(通则 0831)。

可见异物　取本品 5 份,每份为制剂最大规格量,加微粒检查用水溶解,依法检查(通则 0904),应符合规定。(供无菌分装用)

不溶性微粒　取本品,加微粒检查用水溶解,依法检查(通则 0903),每 1g 样品中,含 10μm 及 10μm 以上的微粒不得过 6000 粒,含 25μm 及 25μm 以上的微粒不得过 600 粒。(供无菌分装用)

细菌内毒素　取本品,依法检查(通则 1143),每 1mg 核糖霉素中含内毒素的量应小于 2.5EU。(供注射用)

无菌　取本品,用适宜溶剂溶解并稀释后,经薄膜过滤法处理,依法检查(通则 1101),应符合规定。(供无菌分装用)

【含量测定】 精密称取本品适量,加灭菌水溶解并定量稀释制成每 1ml 中约含 1000 单位的溶液,照抗生素微生物检定法(通则 1201 第一法)测定。1000 核糖霉素单位相当于 1mg 的 $C_{17}H_{34}N_4O_{10}$。

【类别】 氨基糖苷类抗生素。

【贮藏】 严封,在干燥处保存。

【制剂】 注射用硫酸核糖霉素

注射用硫酸核糖霉素

Zhusheyong Liusuan Hetangmeisu

Ribostamycin Sulfate for Injection

本品为硫酸核糖霉素的无菌粉末。按干燥品计算,每 1mg 的效价不得少于 680 核糖霉素单位;按平均装量计算,含核糖霉素($C_{17}H_{34}N_4O_{10}$)应为标示量的 93.0%～107.0%。

【性状】 本品为白色或类白色粉末。

【鉴别】 照硫酸核糖霉素项下的鉴别试验,显相同的结果。

【检查】 **溶液的澄清度与颜色**　取本品 5 瓶,按标示量分别加水制成每 1ml 中含 20 万单位的溶液,溶液应澄清无色;如显浑浊,与 1 号浊度标准液(通则 0902 第一法)比较,均不得更浓;如显色,与黄色或黄绿色 4 号标准比色液(通则 0901 第一法)比较,均不得更深。

有关物质　照高效液相色谱法(通则 0512)测定。

供试品溶液　取本品适量,加水溶解并定量稀释制成每 1ml 中约含核糖霉素 4mg 的溶液。

对照溶液(1)　精密量取供试品溶液适量,用水定量稀释制成每 1ml 中约含核糖霉素 40μg 的溶液。

对照溶液(2)　精密量取供试品溶液适量，用水定量稀释制成每 1ml 中约含核糖霉素 80μg 的溶液。

对照溶液(3)　精密量取供试品溶液适量，用水定量稀释制成每 1ml 中约含核糖霉素 0.2mg 的溶液。

系统适用性溶液、色谱条件、系统适用性要求、测定法与限度　见硫酸核糖霉素有关物质项下。

干燥失重　取本品，以五氧化二磷为干燥剂，在 60℃ 减压干燥至恒重，减失重量不得过 5.0%(通则 0831)。

酸碱度、细菌内毒素与无菌　照硫酸核糖霉素项下的方法检查，均应符合规定。

其他　应符合注射剂项下有关的各项规定(通则 0102)。

【含量测定】　取装量差异项下的内容物，精密称取适量，照硫酸核糖霉素项下的方法测定，即得。

【类别】　同硫酸核糖霉素。

【规格】　(1)0.2g(20 万单位)　(2)0.25g(25 万单位)　(3)0.5g(50 万单位)　(4)1g(100 万单位)

【贮藏】　密闭，在干燥处保存。

硫酸特布他林

Liusuan Tebutalin

Terbutaline Sulfate

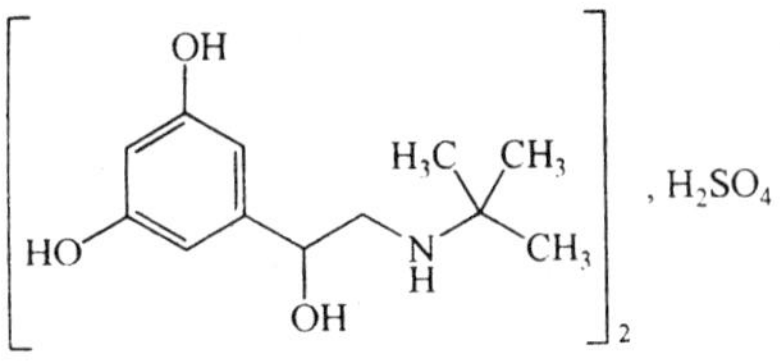

$(C_{12}H_{19}NO_3)_2 \cdot H_2SO_4$　548.66

本品为(±)-α-[(叔丁氨基)甲基]-3,5-二羟基苯甲醇硫酸盐(2∶1)。按干燥品计算，含$(C_{12}H_{19}NO_3)_2 \cdot H_2SO_4$不得少于 98.0%。

【性状】　本品为白色或类白色的结晶性粉末；无臭，或微有醋酸味；遇光后渐变色。

本品在水中易溶，在甲醇中微溶，在三氯甲烷中几乎不溶。

【鉴别】　(1)取本品约 1mg，置试管中，加水 1ml 溶解，加缓冲液(pH 9.5)(取三羟甲基氨基甲烷 36.3g，加水溶解并稀释至 1000ml，用 1mol/L 盐酸溶液调节 pH 值至 9.5)5ml，加新鲜制备的 2% 4-氨基安替比林溶液 0.5ml 与新鲜制备的铁氰化钾溶液(2→25)2 滴，混合，置水浴中加热，溶液显紫红色。

(2)取本品适量，用 0.1mol/L 盐酸溶液制成每 1ml 中含 0.1mg 的溶液，照紫外-可见分光光度法(通则 0401)测定，在 276nm 的波长处有最大吸收。

(3)本品的红外光吸收图谱应与对照的图谱(光谱集 668 图)一致，如不一致时，再取本品适量，加无醛甲醇使溶解，置水浴蒸干后测定。

(4)本品的水溶液显硫酸盐的鉴别反应(通则 0301)。

【检查】　**酸度**　取本品 0.20g，加水 10ml 溶解后，照电位滴定法(通则 0701)测定，用氢氧化钠滴定液(0.02mol/L)滴定至 pH 6，消耗氢氧化钠滴定液(0.02mol/L)不得过 0.50ml。

溶液的澄清度与颜色　取本品 0.20g，加水 10ml 溶解后，溶液应澄清无色；如显色，依法检查(通则 0901 第二法)，在 400nm 的波长处测定吸光度，不得大于 0.055。

3,5-二羟基-ω-叔丁氨基苯乙酮硫酸盐　照紫外-可见分光光度法(通则 0401)测定。

供试品溶液　取本品，加 0.01mol/L 盐酸溶液定量制成每 1ml 中约含 20mg 的溶液。

测定法　取供试品溶液，在 330nm 的波长处测定吸光度。

限度　吸光度不得大于 0.47。

有关物质　照高效液相色谱法(通则 0512)测定。

供试品溶液　取本品适量，加流动相溶解并稀释制成每 1ml 中约含 1mg 的溶液。

对照溶液　精密量取供试品溶液 1ml，置 100ml 量瓶中，用流动相稀释至刻度，摇匀。

系统适用性溶液　取硫酸沙丁胺醇与硫酸特布他林各适量，加流动相溶解并稀释制成每 1ml 中各约含 10μg 的溶液。

色谱条件　用十八烷基硅烷键合硅胶为填充剂；以缓冲液(取己烷磺酸钠 4.23g 与甲酸铵 3.15g，加水溶解并稀释至 900ml，用 10% 磷酸溶液调节 pH 值至 3.0，加水稀释至 1000ml)-甲醇(77∶23)为流动相；检测波长为 276nm；进样体积 20μl。

系统适用性要求　系统适用性溶液色谱图中，特布他林峰与沙丁胺醇峰之间的分离度应大于 2.0，理论板数按特布他林峰计算不低于 3500。

测定法　精密量取供试品溶液与对照溶液，分别注入液相色谱仪，记录色谱图至主成分峰保留时间的 4 倍。

限度　供试品溶液色谱图中如有杂质峰，各杂质峰面积的和不得大于对照溶液主峰面积的 0.5 倍(0.5%)。

干燥失重　取本品，在 105℃ 干燥至恒重，减失重量不得过 0.5%(通则 0831)。

炽灼残渣　取本品 1.0g，依法检查(通则 0841)，遗留残渣不得过 0.2%。

重金属　取炽灼残渣项下遗留的残渣，依法检查(通则 0821 第二法)，含重金属不得过百万分之二十。

【含量测定】　取本品约 0.3g，精密称定，加冰醋酸 30ml，加热使溶解，放冷，加乙腈 30ml，照电位滴定法(通则 0701)，用高氯酸滴定液(0.1mol/L)滴定，并将滴定的结果用空白试验校正。每 1ml 高氯酸滴定液(0.1mol/L)相当于 54.87mg 的$(C_{12}H_{19}NO_3)_2 \cdot H_2SO_4$。

【类别】　$β_2$ 肾上腺素受体激动药。

【贮藏】 遮光，密封保存。

【制剂】 (1)硫酸特布他林片　(2)硫酸特布他林吸入气雾剂

附：

杂质Ⅰ

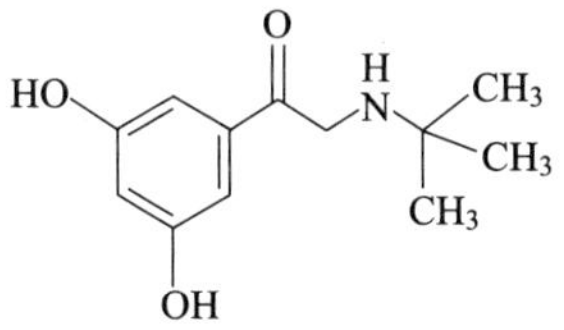

$C_{12}N_{17}NO_3$　223.27

3,5-二羟基-ω-叔丁氨基苯乙酮

硫酸特布他林片

Liusuan Tebutalin Pian

Terbutaline Sulfate Tablets

本品含硫酸特布他林[$(C_{12}H_{19}NO_3)_2 \cdot H_2SO_4$]应为标示量的 90.0%～110.0%。

【性状】 本品为白色片。

【鉴别】 (1)在含量测定项下记录的色谱图中，供试品溶液主峰的保留时间应与对照品溶液主峰的保留时间一致。

(2)取本品细粉适量(约相当于硫酸特布他林 2mg)，加 0.1mol/L 氢氧化钠溶液 50ml，振摇 10 分钟，使硫酸特布他林溶解，滤过，取续滤液，照紫外-可见分光光度法(通则 0401)测定，在 296nm 的波长处有最大吸收。

(3)取本品细粉适量(约相当于硫酸特布他林 10mg)，加水 10ml，振摇使硫酸特布他林溶解，滤过，滤液显硫酸盐的鉴别反应(通则 0301)。

【检查】 **含量均匀度** 以含量测定项下测得的每片含量计算，应符合规定(通则 0941)。

溶出度 照溶出度与释放度测定法(通则 0931 第一法)测定。

溶出条件　以水 900ml 为溶出介质，转速为每分钟 100 转，依法操作，经 30 分钟时取样。

供试品溶液　取溶出液适量，滤过，取续滤液。

对照品溶液　取硫酸特布他林对照品适量，精密称定，加水溶解并定量稀释制成每 1ml 中约含 2.7μg 的溶液。

色谱条件　见含量测定项下。进样体积 100μl。

系统适用性溶液与系统适用性要求　见含量测定项下。

测定法　见含量测定项下。计算每片的溶出量。

限度　标示量的 75%，应符合规定。

其他 应符合片剂项下有关的各项规定(通则 0101)。

【含量测定】 照高效液相色谱法(通则 0512)测定。

供试品溶液 取本品 10 片，分别置 25ml 量瓶中，加 0.025mol/L 硫酸溶液 2.5ml 与水 5ml，振摇使硫酸特布他林溶解，用水稀释至刻度，摇匀，滤过，取续滤液。

对照品溶液 取硫酸特布他林对照品适量，精密称定，加流动相溶解并定量稀释制成每 1ml 中约含 1mg 的溶液，精密量取 5ml，置 50ml 量瓶中，加 0.025mol/L 硫酸溶液 5ml，用水稀释至刻度，摇匀。

系统适用性溶液 取硫酸特布他林对照品与杂质Ⅰ对照品各适量，加流动相溶解并稀释制成每 1ml 中约含硫酸特布他林 1.0mg 与杂质Ⅰ 0.4mg 的混合溶液。

色谱条件 用十八烷基硅烷键合硅胶为填充剂；以缓冲液(取甲酸铵 3.15g，加水 900ml 使溶解，用甲酸调节 pH 值至 3.0 后，加己烷磺酸钠 5.49g，使溶解，并用水稀释至 1000ml)-甲醇(77∶23)为流动相；检测波长为 276nm；进样体积 20μl。

系统适用性要求 系统适用性溶液色谱图中，特布他林峰与杂质Ⅰ峰之间的分离度应大于 2.0。

测定法 精密量取供试品溶液与对照品溶液，分别注入液相色谱仪，记录色谱图。按外标法以峰面积计算每片的含量，求得 10 片的平均含量。

【类别】 同硫酸特布他林。

【规格】 2.5mg

【贮藏】 遮光，密封保存。

硫酸特布他林吸入气雾剂

Liusuan Tebutalin Xiruqiwuji

Terbutaline Sulfate Inhalation Aerosol

本品为硫酸特布他林的混悬型吸入气雾剂，含硫酸特布他林[$(C_{12}H_{19}NO_3)_2 \cdot H_2SO_4$]应为标示量的 90.0%～110.0%。

【性状】 本品在耐压容器中的药液为灰白色或淡黄色的混悬液体，揿压阀门，药液即呈雾粒喷出。

【鉴别】 取装量项下的内容物，加三氯甲烷适量，用 5 号垂熔玻璃漏斗滤过，滤液备用；滤渣用三氯甲烷 25ml 洗涤。照红外分光光度法(通则 0402)测定，其红外光吸收图谱应与对照的图谱(光谱集 668 图)一致。

【检查】 **装量** 取本品 5 罐，分别精密称定，在约 0℃ 的温度下放置 15 分钟，取出，立即小心地在铝盖上钻一小孔，俟抛射剂逸出后，除去铝盖，倾出内容物备用；容器用水、乙醇洗净，在室温下晾干后，再分别精密称定各罐的重量，计算，即得。每罐的装量应不少于 7.7g(200 揿规格)或 14.7g(400 揿规格)。

每揿主药含量 照高效液相色谱法(通则 0512)测定。

内标溶液　取硫酸间羟异丙基肾上腺素适量，加 90%乙醇溶解并稀释制成每 1ml 中约含 0.25mg 的溶液。

供试品溶液　取本品 1 罐，摇匀，试揿数次，用乙醇冲洗阀门，精密量取内标溶液 5ml，置具螺旋帽的试管中，迅速转移至冰浴中，冷却 5 分钟，待供试品阀门与试管中的揿射连接器连接好，立即揿射 5 次，为了使揿射时瓶内压力不变，在揿第 3 次之前应快速振摇瓶子，用经校正的注射器精密量取水 0.5ml 冲洗阀门，再精密量取乙醇 1.5ml 冲洗阀门，并使洗液通过揿射连接器流入试管中，从冰浴中取出试管，缓缓振摇使管壁上的供试品溶解。

对照品溶液　取硫酸特布他林对照品约 60mg，精密称定，置 100ml 量瓶中，加水 10ml 溶解，用无水乙醇稀释至刻度，摇匀，精密量取 2ml 与内标溶液 5ml，混匀。

色谱条件　用十八烷基硅烷键合硅胶为填充剂；以乙腈-0.0065mol/L 辛烷磺酸钠溶液（23∶77）（用醋酸调节 pH 值至 3.4）为流动相；检测波长为 280nm；进样体积 10μl。

系统适用性要求　理论板数按特布他林峰计算不低于 2000，特布他林峰与内标物质峰之间的分离度应符合要求。

测定法　精密量取供试品溶液与对照品溶液，分别注入液相色谱仪，记录色谱图。按内标法以峰面积计算。

限度　每揿含硫酸特布他林应为 0.200～0.288mg。

微细粒子剂量　照吸入制剂微细粒子空气动力学特性测定法（通则 0951）测定。

供试品溶液　取本品，依法操作，吸收液与接受液均为水，充分振摇，试揿 5 次，揿压喷射 10 次（注意每次揿射间隔一定时间并缓缓振摇），清洗规定部件，合并洗液与下层锥形瓶（H）中的接受液，置 50ml 量瓶中，用水稀释至刻度，摇匀。

对照品溶液　取硫酸特布他林对照品适量，精密称定，加水溶解并定量稀释制成每 1ml 中含 20μg 的溶液。

色谱条件　见每揿主药含量项下。进样体积 50μl。

测定法　见每揿主药含量项下。按外标法以峰面积计算。

限度　微细粒子药物量应不得低于每揿标示量的 15%。

泄漏率　取本品 12 罐，去除外包装，用乙醇将表面清洗干净，室温垂直（直立）放置 24 小时，分别精密称定重量（W_1），再在室温放置 72 小时（精确至 30 分钟），再分别精密称定重量（W_2），置 2℃～8℃冷却后，迅速在阀上面钻一小孔，放置至室温，待抛射剂完全气化挥尽后，将瓶与阀分离，用乙醇洗净，在室温下干燥，分别精密称定重量（W_3），按下式计算每瓶年泄漏率。平均年泄漏率应小于 3.5%，并不得有 1 瓶大于 5%。

$$年泄漏率 = 365 \times 24 \times (W_1 - W_2)/[72 \times (W_1 - W_3)] \times 100\%$$

其他　除递送剂量均一性和每揿喷量外，应符合气雾剂项下有关的各项规定（通则 0113）。

【含量测定】　照紫外-可见分光光度法（通则 0401）测定。

三羟甲基氨基甲烷缓冲液（pH 9.5）　取三羟甲基氨基甲烷 36.3g，加水溶解并稀释至 1000ml，用 1mol/L 盐酸溶液调节 pH 值至 9.5，摇匀。

供试品溶液　取本品 5 罐，除去标签，外壁依次用水、乙醇洗净，在室温下干燥，分别精密称定各罐的重量，置－25～－30℃冰冻 30 分钟，取出，立即小心地在铝盖上钻一小孔，在室温下让抛射剂挥发，打开，将瓶子和铝盖置具塞瓶中，精密加入 0.005mol/L 硫酸溶液 25ml 与三氯甲烷 25ml，密塞振摇 15 分钟，放置分层后，精密量取硫酸液层 10ml（200 揿规格）或 5ml（400 揿规格），置 250ml 量瓶中，用 0.005mol/L 硫酸溶液稀释至刻度，摇匀，容器用水、乙醇洗涤，在室温下干燥，称重。

对照品溶液　取硫酸特布他林对照品适量，精密称定，加水溶解并定量稀释制成每 1ml 中约含 0.1mg 的溶液。

测定法　精密量取供试品溶液、对照品溶液与水各 5ml，分别置 50ml 量瓶中，加三羟甲基氨基甲烷缓冲液（pH 9.5）35ml，混匀，加 2% 4-氨基安替比林溶液 1.0ml，混匀，加 8%铁氰化钾溶液 1.0ml，边加边振摇，用上述缓冲液稀释至刻度，摇匀，以三羟甲基氨基甲烷缓冲液（pH 9.5）为空白，在 550nm 的波长处分别测定吸光度（从加入 8%铁氰化钾溶液起 75 秒时测定），按气雾剂内容物的密度为 1.4 计算。

【类别】　同硫酸特布他林。

【规格】　（1）5ml∶50mg（每瓶 200 揿），每揿含硫酸特布他林 0.25mg　（2）10ml∶100mg（每瓶 400 揿），每揿含硫酸特布他林 0.25mg

【贮藏】　遮光，密闭，在阴凉处保存。

硫酸链霉素

Liusuan Lianmeisu

Streptomycin Sulfate

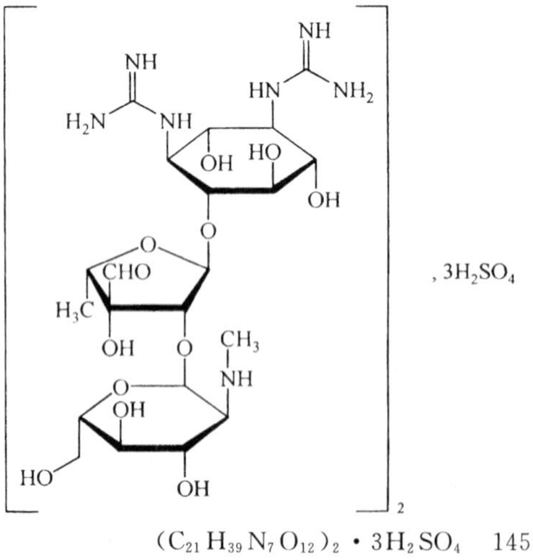

$(C_{21}H_{39}N_7O_{12})_2 \cdot 3H_2SO_4$　1457.40

本品为 O-2-甲氨基-2-脱氧-α-L-葡吡喃糖基-(1→2)-O-5-脱氧-3-C-甲酰基-α-L-来苏呋喃糖基-(1→4)-N^1，N^3-二脒基-D-链霉胺硫酸盐。按干燥品计算，每 1mg 的效价不得少于 720 链霉素单位。

【性状】　本品为白色或类白色的粉末；无臭或几乎无臭；

有引湿性。

本品在水中易溶，在乙醇中不溶。

【鉴别】 (1)取本品约0.5mg，加水4ml溶解后，加氢氧化钠试液2.5ml与0.1% 8-羟基喹啉的乙醇溶液1ml，放冷至约15℃，加次溴酸钠试液3滴，即显橙红色。

(2)取本品约20mg，加水5ml溶解后，加氢氧化钠试液0.3ml，置水浴上加热5分钟，加硫酸铁铵溶液(取硫酸铁铵0.1g，加0.5mol/L硫酸溶液5ml使溶解)0.5ml，即显紫红色。

(3)本品的红外光吸收图谱应与对照的图谱(光谱集491图)一致。

(4)本品的水溶液显硫酸盐的鉴别反应(通则0301)。

【检查】 **酸度** 取本品，加水制成每1ml中含20万单位的溶液，依法测定(通则0631)，pH值应为4.5～7.0。

溶液的澄清度与颜色 取本品5份，各1.5g，分别加水5ml，溶解后，溶液应澄清无色；如显浑浊，与2号浊度标准液(通则0902第一法)比较，均不得更浓；如显色，与各色5号标准比色液(通则0901第一法)比较，均不得更深。

硫酸盐 取本品0.25g，精密称定，置碘量瓶中，加水100ml使溶解，用氨试液调节pH值至11，精密加入氯化钡滴定液(0.1mol/L)10ml与酞紫指示液5滴，用乙二胺四醋酸二钠滴定液(0.1mol/L)滴定，注意保持滴定过程中的pH值为11，滴定至紫色开始消褪，加乙醇50ml，继续滴定至紫蓝色消失，并将滴定结果用空白试验校正。每1ml氯化钡滴定液(0.1mol/L)相当于9.606mg的硫酸盐(SO_4)。按干燥品计算，含硫酸盐应为18.0%～21.5%。

有关物质 照高效液相色谱法(通则0512)测定。

供试品溶液　取本品适量，加水溶解并定量稀释制成每1ml中约含链霉素3.5mg的溶液。

对照溶液(1)　精密量取供试品溶液适量，用水定量稀释制成每1ml中约含链霉素35μg的溶液。

对照溶液(2)　精密量取供试品溶液适量，用水定量稀释制成每1ml中约含链霉素70μg的溶液。

对照溶液(3)　精密量取供试品溶液适量，用水定量稀释制成每1ml中约含链霉素0.14mg的溶液。

系统适用性溶液　取链霉素标准品适量，加水溶解并稀释制成每1ml中约含链霉素3.5mg的溶液，置日光灯(3000lx)下照射24小时；另取妥布霉素标准品适量，用此溶液溶解并稀释制成每1ml中约含妥布霉素0.06mg的混合溶液。

色谱条件　用十八烷基硅烷键合硅胶为填充剂；以0.15mol/L的三氟醋酸溶液为流动相；流速为每分钟0.5ml；用蒸发光散射检测器检测(参考条件：漂移管温度为110℃，载气流速为每分钟2.8L)；进样体积10μl。

系统适用性要求　系统适用性溶液色谱图中，链霉素峰保留时间约为10～12分钟，链霉素峰与相对保留时间约为0.9处的杂质峰的分离度和链霉素峰与妥布霉素峰之间的分离度应分别大于1.2和1.5。对照溶液(1)～(3)色谱图中，以对照溶液浓度的对数值与相应峰面积的对数值计算线性回归方程，相关系数(r)应不小于0.99。

测定法　精密量取供试品溶液与对照溶液(1)、(2)、(3)，分别注入液相色谱仪，记录色谱图至主成分峰保留时间的2倍。

限度　供试品溶液色谱图中如有杂质峰(除硫酸峰外)，用线性回归方程计算，单个杂质不得过2.0%，杂质总量不得过5.0%。

干燥失重 取本品，以五氧化二磷为干燥剂，在60℃减压干燥4小时，减失重量不得过6.0%(通则0831)。

可见异物 取本品5份，每份为制剂最大规格量，加微粒检查用水溶解，依法检查(通则0904)，应符合规定。(供无菌分装用)

不溶性微粒 取本品，加微粒检查用水溶解，依法检查(通则0903)，每1g样品中，含10μm及10μm以上的微粒不得过6000粒，含25μm及25μm以上的微粒不得过600粒。(供无菌分装用)

异常毒性 取本品，加氯化钠注射液制成每1ml中约含2600单位的溶液，依法检查(通则1141)，按静脉注射法给药，观察24小时，应符合规定。(供注射用)

细菌内毒素 取本品，依法检查(通则1143)，每1mg链霉素中含内毒素的量应小于0.25EU。(供注射用)

无菌 取本品，用适宜溶剂溶解并稀释后，经薄膜过滤法处理，依法检查(通则1101)，应符合规定。另取装量10ml的0.5%葡萄糖肉汤培养基6管，分别加入每1ml中含2万单位的溶液0.25～0.5ml，3管置30～35℃培养，另3管置20～25℃培养，应符合规定。(供无菌分装用)

【含量测定】 精密称取本品适量，加灭菌水溶解并定量稀释制成每1ml中约含1000单位的溶液，照抗生素微生物检定法(通则1201)测定。1000链霉素单位相当于1mg的$C_{21}H_{39}N_7O_{12}$。

【类别】 氨基糖苷类抗生素。

【贮藏】 严封，在干燥处保存。

【制剂】 注射用硫酸链霉素

注射用硫酸链霉素

Zhusheyong Liusuan Lianmeisu

Streptomycin Sulfate for Injection

本品为硫酸链霉素的无菌粉末。按干燥品计算，每1mg的效价不得少于720链霉素单位；按平均装量计算，含链霉素($C_{21}H_{39}N_7O_{12}$)应为标示量的93.0%～107.0%。

【性状】 本品为白色或类白色的粉末。

【鉴别】 照硫酸链霉素项下的鉴别试验，显相同的反应。

【检查】 **溶液的澄清度与颜色** 取本品5瓶，按标示量分别加水制成每1ml中含20万单位的溶液，溶液应澄清无色；如显浑浊，与2号浊度标准液(通则0902第一法)比较，均不得更浓；如显色，与各色 7 号标准比色液（通则 0901 第一法）比较，均不得更深。

有关物质　照高效液相色谱法（通则 0512）测定。

供试品溶液　取本品适量，加水溶解并定量稀释制成每 1ml 中约含链霉素 3.5mg 的溶液。

对照溶液(1)　精密量取供试品溶液适量，用水定量稀释制成每 1ml 中约含链霉素 35μg 的溶液。

对照溶液(2)　精密量取供试品溶液适量，用水定量稀释制成每 1ml 中约含链霉素 70μg 的溶液。

对照溶液(3)　精密量取供试品溶液适量，用水定量稀释制成每 1ml 中约含链霉素 0.14mg 的溶液。

系统适用性溶液、色谱条件、系统适用性要求、测定法与限度　见硫酸链霉素有关物质项下。

干燥失重　取本品，以五氧化二磷为干燥剂，在 60℃ 减压干燥 4 小时，减失重量不得过 7.0%（通则 0831）。

酸度、异常毒性、细菌内毒素与无菌　照硫酸链霉素项下的方法测定，均应符合规定。

其他　应符合注射剂项下有关的各项规定（通则 0102）。

【含量测定】　取装量差异项下的内容物，精密称取适量，照硫酸链霉素项下的方法测定，即得。

【类别】　同硫酸链霉素。

【规格】　(1)0.75g(75 万单位)　(2)1g(100 万单位)　(3)2g(200 万单位)　(4)5g(500 万单位)

【贮藏】　密闭，在干燥处保存。

硫　酸　锌

Liusuanxin

Zinc Sulfate

$ZnSO_4 \cdot 7H_2O$　287.56

本品含 $ZnSO_4 \cdot 7H_2O$ 应为 99.0%～103.0%。

【性状】　本品为无色的棱柱状或细针状结晶或颗粒状的结晶性粉末；无臭；有风化性。

本品在水中极易溶解，在甘油中易溶，在乙醇中不溶。

【鉴别】　本品的水溶液显锌盐与硫酸盐的鉴别反应（通则 0301）。

【检查】　**酸度**　取本品 0.50g，加水 10ml 溶解后，加甲基橙指示液 1 滴，不得显橙红色。

溶液的澄清度　取本品 2.5g，加水 10ml 溶解后，溶液应澄清。

碱金属与碱土金属盐　取本品 2.0g，置 200ml 量瓶中，加水 150ml 溶解后，加硫化铵试液适量，使锌盐沉淀完全，再用水稀释至刻度，摇匀，滤过；分取滤液 100ml，加硫酸 0.5ml，蒸干并炽灼至恒重，遗留残渣不得过 5mg(0.5%)。

铅盐　取本品 0.50g，加水 5ml 溶解后，加氰化钾试液 10ml，摇匀，放置使溶液澄清，加硫化钠试液 5 滴，静置 2 分钟；如显色，与标准铅溶液 0.50ml 用同法制成的对照液比较，不得更深(0.001%)。

铝、铁、铜盐与其他重金属　取本品 1.0g，加水 10ml 溶解后，加浓氨溶液 10ml，放置 30 分钟，溶液应澄清无色，加硫化钠试液适量，只许生成白色沉淀。

【含量测定】　取本品约 0.3g，精密称定，加水 30ml 溶解后，加氨-氯化铵缓冲液(pH 10.0)10ml 与铬黑 T 指示剂少许，用乙二胺四醋酸二钠滴定液(0.05mol/L)滴定至溶液由紫红色转变为纯蓝色。每 1ml 乙二胺四醋酸二钠滴定液(0.05mol/L)相当于 14.38mg 的 $ZnSO_4 \cdot 7H_2O$。

【类别】　补锌药、收敛药。

【贮藏】　密封保存。

【制剂】　(1)硫酸锌口服溶液　(2)硫酸锌片　(3)硫酸锌颗粒

硫酸锌口服溶液

Liusuanxin Koufu Rongye

Zinc Sulfate Oral Solution

本品含硫酸锌($ZnSO_4 \cdot 7H_2O$)应为标示量的90.0%～110.0%。

【性状】　本品为无色至淡黄色或淡黄绿色液体；味香甜，略涩。

【鉴别】　本品显锌盐与硫酸盐的鉴别反应（通则 0301）。

【检查】　**pH 值**　应为 2.5～4.5（通则 0631）。

其他　应符合口服溶液剂项下有关的各项规定（通则 0123）。

【含量测定】　精密量取本品 100ml（约相当于硫酸锌 0.2g），加氨-氯化铵缓冲液(pH 10.0)10ml，加氟化铵 1g 与铬黑 T 指示剂少许，用乙二胺四醋酸二钠滴定液(0.05mol/L)滴定至溶液由暗紫红色转变为暗绿色并持续 1 分钟不褪。每 1ml 乙二胺四醋酸二钠滴定液(0.05mol/L)相当于 14.38mg 的 $ZnSO_4 \cdot 7H_2O$。

【类别】　同硫酸锌。

【规格】　100ml：0.2g

【贮藏】　密封保存。

硫　酸　锌　片

Liusuanxin Pian

Zinc Sulfate Tablets

本品含硫酸锌($ZnSO_4 \cdot 7H_2O$)应为标示量的 90.0%～110.0%。

【性状】　本品为糖衣片，除去包衣后显白色。

【鉴别】 取本品，除去包衣后，研细，称取细粉适量（约相当于硫酸锌 100mg），加水 10ml，振摇使硫酸锌溶解，滤过，滤液显锌盐和硫酸盐的鉴别反应（通则 0301）。

【检查】 应符合片剂项下有关的各项规定（通则 0101）。

【含量测定】 取本品 20 片，除去包衣后，精密称定，研细，精密称取适量（约相当于硫酸锌 0.2g），照硫酸锌含量测定项下的方法测定，即得。

【类别】 同硫酸锌。

【规格】 （1）25mg　（2）50mg

【贮藏】 密封保存。

硫酸锌颗粒

Liusuanxin Keli

Zinc Sulfate Granules

本品含硫酸锌（$ZnSO_4 \cdot 7H_2O$）应为标示量的 90.0%～110.0%。

【性状】 本品为白色、类白色至略带微黄色的颗粒。

【鉴别】 本品的水溶液显锌盐与硫酸盐的鉴别反应（通则 0301）。

【检查】 应符合颗粒剂项下有关的各项规定（通则 0104）。

【含量测定】 取本品 25 袋（5g 规格）或 70 袋（2g 规格），精密称定，计算出平均装量，倾出内容物，研细，精密称取适量（约相当于硫酸锌 0.2g），加水 50ml，振摇使溶解，加氨-氯化铵缓冲液（pH 10.0）10ml，加氟化铵 1g 与铬黑 T 指示剂少许，用乙二胺四醋酸二钠滴定液（0.05mol/L）滴定至溶液由紫红色转变为纯蓝色或暗绿色。每 1ml 乙二胺四醋酸二钠滴定液（0.05mol/L）相当于 14.38mg 的 $ZnSO_4 \cdot 7H_2O$。

【类别】 同硫酸锌。

【规格】 （1）2g : 8mg　（2）5g : 20mg

【贮藏】 遮光，密封保存。

硫酸普拉睾酮钠

Liusuan Pulagaotongna

Sodium Prasterone Sulfate

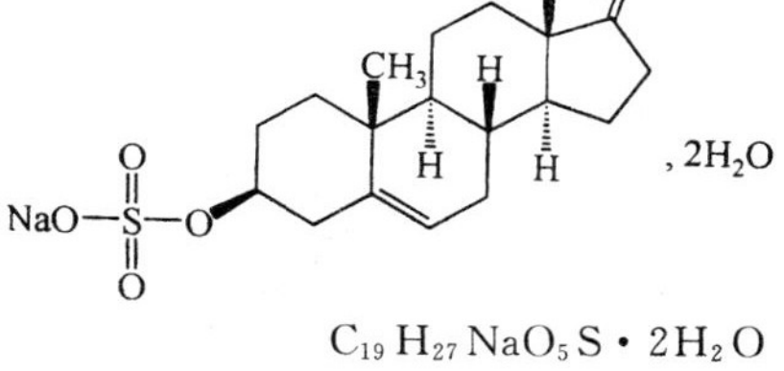

$C_{19}H_{27}NaO_5S \cdot 2H_2O$　426.51

本品为 3β-羟基-5-雄甾烯-17-酮硫酸钠二水合物。按干燥品计算，含 $C_{19}H_{27}NaO_5S$ 应为 98.0%～102.0%。

【性状】 本品为白色结晶或结晶性粉末；无臭。

本品在甲醇中溶解，在水中略溶，在无水乙醇中微溶，在丙酮、三氯甲烷或乙醚中几乎不溶。

比旋度 取本品，精密称定，加甲醇溶解并定量稀释制成每 1ml 中约含 40mg 的溶液，依法测定（通则 0621），比旋度为 +10.7°至 +12.1°。

【鉴别】 （1）取本品约 10mg，加乙醇 1ml 溶解后，加间二硝基苯约 10mg 使溶解，加氢氧化钠试液数滴，即显紫红色。

（2）取本品，加水溶解并稀释制成每 1ml 中含 5mg 的溶液，照紫外-可见分光光度法（通则 0401）测定，在 289nm 的波长处有最大吸收，在 241nm 的波长处有最小吸收。

（3）本品的红外光吸收图谱应与对照的图谱（光谱集 874 图）一致。

（4）取本品约 50mg，加水 5ml 溶解后，加 2mol/L 盐酸溶液 2ml，置水浴中加热 10 分钟，放冷，滤过，滤液分成两份：一份显硫酸盐的鉴别反应（通则 0301），另一份中加浓氨溶液中和，再加醋酸酸化后，显钠盐鉴别（1）的反应（通则 0301）。

【检查】 **酸度** 取本品 0.10g，加水 10ml 溶解后，依法测定（通则 0631），pH 值应为 5.0～7.0。

溶液的澄清度与颜色 取本品 0.10g，加水 10ml，充分振摇使溶解，溶液应澄清无色。

氯化物 取本品 0.30g，置 50ml 纳氏比色管中，加丙酮-水（1 : 1）40ml 溶解后，加稀硝酸 2ml，摇匀，加水稀释至刻度，依法检查（通则 0801），与标准氯化钠溶液 3.0ml 同法制成的对照液比较，不得更浓（0.01%）。

硫酸盐 取本品 0.50g，置 50ml 纳氏比色管中，加丙酮-水（1 : 1）40ml 溶解后，加稀盐酸 2ml，摇匀，加 25% 氯化钡溶液 5ml，用水稀释至刻度，摇匀，置 30～40℃ 水浴中放置 10 分钟，依法检查（通则 0802），与标准硫酸钾溶液 1.5ml 制成的对照液比较，不得更浓（0.03%）。

有关物质 照高效液相色谱法（通则 0512）测定。

供试品溶液　取本品 50mg，置 10ml 量瓶中，加流动相溶解并稀释至刻度，摇匀。

对照溶液　精密量取供试品溶液 1ml，置 100ml 量瓶中，用流动相稀释至刻度，摇匀。

系统适用性溶液　取硫酸普拉睾酮钠对照品约 25mg，加浓过氧化氢溶液（30%）1ml，在 25～30℃ 放置 24 小时，加流动相 50ml，摇匀。

色谱条件　用十八烷基硅烷键合硅胶为填充剂；以甲醇-水-三乙胺-4mol/L 硫酸溶液（650 : 350 : 50 : 40）（用 4mol/L 硫酸溶液调节 pH 值至 5.3±0.1）为流动相；检测波长为 210nm；进样体积 10μl。

系统适用性要求　系统适用性溶液色谱图中，硫酸普拉睾酮钠峰前应检出 2 个相对保留时间分别为 0.4～0.6 与 0.7～0.9 的降解产物峰，降解产物峰与主成分峰之间的分离度应符合要求，理论板数按硫酸普拉睾酮钠峰计算不低于 2000。

测定法　精密量取供试品溶液与对照溶液，分别注入液相色谱仪，记录色谱图至主峰保留时间的 2 倍。

限度　供试品溶液色谱图中如有杂质峰，各杂质峰面积的和不得大于对照溶液主峰面积的 0.5 倍(0.5%)。

干燥失重　取本品约 0.50g，以五氧化二磷为干燥剂，在 60℃减压干燥至恒重，减失重量应为 8.0%～9.3%(通则 0831)。

重金属　取本品 2.0g，依法检查(通则 0821 第二法)，含重金属不得过百万分之十。

细菌内毒素　取本品，依法检查(通则 1143)，每 1mg 硫酸普拉睾酮钠中含内毒素的量应小于 1.5EU。

无菌　取本品，加 0.1%无菌蛋白胨水溶液溶解并稀释制成每 1ml 中含 20mg 的溶液，经薄膜过滤法处理，用 0.1%无菌蛋白胨水溶液分次冲洗(每膜不少于 300ml)，以金黄色葡萄球菌为阳性对照菌，依法检查(通则 1101)，应符合规定。(供无菌分装用)

【含量测定】　照高效液相色谱法(通则 0512)测定。

供试品溶液　取本品约 50mg，精密称定，置 100ml 量瓶中，加流动相溶解并稀释至刻度，摇匀。

对照品溶液　取硫酸普拉睾酮钠对照品约 50mg，精密称定，置 100ml 量瓶中，加流动相溶解并稀释至刻度，摇匀。

系统适用性溶液、色谱条件与系统适用性要求　见有关物质项下。

测定法　精密量取供试品溶液与对照品溶液，分别注入液相色谱仪，记录色谱图。按外标法以峰面积计算。

【类别】　雄激素，同化激素药。

【贮藏】　遮光，严封保存。

【制剂】　注射用硫酸普拉睾酮钠

注射用硫酸普拉睾酮钠

Zhusheyong Liusuan Pulagaotongna

Sodium Prasterone Sulfate for Injection

本品为硫酸普拉睾酮钠的无菌粉末或无菌冻干品。按平均装量计算，含硫酸普拉睾酮钠(按 $C_{19}H_{27}NaO_5S$ 计)应为标示量的 90.0%～110.0%。

【性状】　本品为白色结晶或结晶性粉末(无菌粉末)，或为白色疏松块状物或粉末(冻干品)。

【鉴别】　(1)取本品，照硫酸普拉睾酮钠项下的鉴别(1)、(4)项试验，显相同的反应。

(2)在含量测定项下记录的色谱图中，供试品溶液主峰的保留时间应与对照品溶液主峰的保留时间一致。

【检查】　**酸度**　取本品 1 瓶，加水 10ml 溶解后，依法测定(通则 0631)，pH 值应为 5.0～7.0。

溶液的澄清度与颜色　取本品 1 瓶，加水 10ml，充分振摇使溶解，溶液应澄清无色。

有关物质　照高效液相色谱法(通则 0512)测定。

空白辅料溶液(冻干品)　取甘氨酸 50mg，置 10ml 量瓶中，加流动相溶解并稀释至刻度，摇匀。

供试品溶液　取本品 1 瓶，加流动相 20ml 使溶解。

对照溶液　精密量取供试品溶液 1ml，置 100ml 量瓶中，用流动相稀释至刻度，摇匀。

系统适用性溶液、色谱条件与系统适用性要求　见硫酸普拉睾酮钠有关物质项下。

测定法　精密量取供试品溶液、对照溶液与空白辅料溶液，分别注入液相色谱仪，记录色谱图至主峰保留时间的 2 倍。

限度　供试品溶液色谱图中如有杂质峰，扣除空白辅料峰(冻干品)，各杂质峰面积的和不得大于对照溶液主峰面积(1.0%)。

干燥失重　取本品，以五氧化二磷为干燥剂，在 60℃减压干燥至恒重，减失重量不得过 9.3%(通则 0831)。

细菌内毒素　取本品，依法检查(通则 1143)，每 1mg 硫酸普拉睾酮钠中含内毒素的量应小于 1.5EU。

无菌　取本品，加 0.1%无菌蛋白胨水溶液溶解并稀释制成每 1ml 中含 20mg 的溶液，经薄膜过滤法处理，用 0.1%无菌蛋白胨水溶液分次冲洗(每膜不少于 300ml)，以金黄色葡萄球菌为阳性对照菌，依法检查(通则 1101)，应符合规定。

其他　应符合注射剂项下有关的各项规定(通则 0102)。

【含量测定】　照高效液相色谱法(通则 0512)测定。

供试品溶液　取本品 5 瓶内容物，加水溶解并定量转移至 100ml 量瓶中，用水稀释至刻度，摇匀，精密量取 5ml，置 50ml 量瓶中，用流动相稀释至刻度，摇匀。

对照品溶液、系统适用性溶液、色谱条件、系统适用性要求与测定法　见硫酸普拉睾酮钠含量测定项下。

【类别】　同硫酸普拉睾酮钠。

【规格】　0.1g(按 $C_{19}H_{27}NaO_5S$ 计)

【贮藏】　避光，密闭保存。

硫酸新霉素

Liusuan Xinmeisu

Neomycin Sulfate

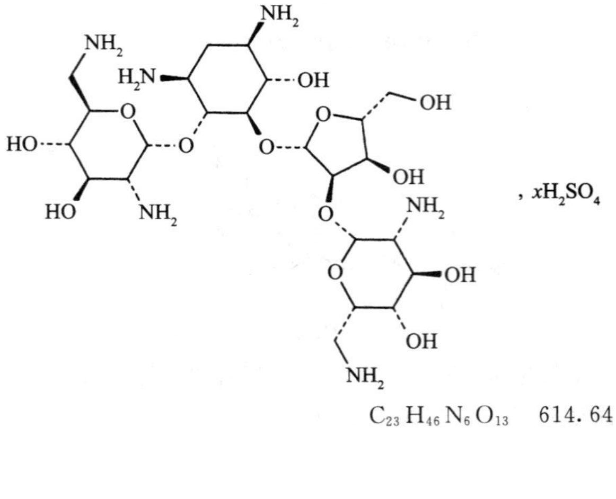

, xH_2SO_4

$C_{23}H_{46}N_6O_{13}$　614.64

本品为 2-脱氧-4-*O*-(2,6-二氨基-2,6-二脱氧-α-D-吡喃葡萄糖基)-5-*O*-[3-*O*-(2,6-二氨基-2,6-二脱氧-β-L-吡喃艾杜糖基)-β-D-呋喃核糖基]-D-链霉胺硫酸盐。本品按干燥品计算,每 1mg 的效价不得少于 650 新霉素单位。

【性状】 本品为白色或类白色的粉末;无臭;极易引湿。

本品在水中极易溶解,在乙醇、乙醚或丙酮中几乎不溶。

【鉴别】 (1)取本品约 10mg,加水 1ml 溶解后,加盐酸溶液(9→100)2ml,在水浴中加热 10 分钟,加 8%氢氧化钠溶液 2ml 与 2%乙酰丙酮水溶液 1ml,置水浴中加热 5 分钟,冷却后,加对二甲氨基苯甲醛试液 1ml,即显樱桃红色。

(2)照薄层色谱法(通则 0502)试验。

标准品溶液　取新霉素标准品适量,加水溶解并稀释制成每 1ml 中约含 20mg 的溶液。

供试品溶液、系统适用性溶液、色谱条件、系统适用性要求与测定法　见新霉胺项下。

结果判定　供试品溶液所显主斑点的位置和颜色应与标准品溶液主斑点的位置和颜色相同。

(3)本品的红外光吸收图谱应与对照的图谱(光谱集 492 图)一致。

(4)本品的水溶液显硫酸盐的鉴别反应(通则 0301)。

【检查】 **酸度**　取本品,加水制成每 1ml 中含 0.1g 的溶液,依法测定(通则 0631),pH 值应为 5.0～7.0。

硫酸盐　取本品 0.16g,精密称定,置碘量瓶中,加水 100ml 使溶解,用浓氨溶液调节 pH 值至 11 后,精密加入氯化钡滴定液(0.1mol/L)10ml、酞紫指示液 5 滴,用乙二胺四醋酸二钠滴定液(0.05mol/L)滴定,注意保持滴定过程中 pH 值为 11,滴定至紫色开始消褪,加入乙醇 50ml,继续滴定至蓝紫色消失,并将滴定的结果用空白试验校正。每 1ml 氯化钡滴定液(0.1mol/L)相当于 9.606mg 硫酸盐(SO_4)。按干燥品计算,含硫酸盐应为 27.0%～31.0%。

新霉胺　照薄层色谱法(通则 0502)试验。

供试品溶液　取本品,加水溶解并定量稀释制成每 1ml 中含 20mg 的溶液。

对照品溶液　取新霉胺对照品适量,加水溶解并定量稀释制成每 1ml 中含 0.4mg 的溶液。

系统适用性溶液　取新霉胺对照品适量,用供试品溶液溶解并稀释制成每 1ml 中约含 0.4mg 的溶液。

色谱条件　采用硅胶 H 薄层板(硅胶 H 1.5g,用 0.25%羧甲基纤维素钠溶液 6ml 调浆制板),以甲醇-乙酸乙酯-丙酮-8.8%醋酸铵溶液(25∶15∶10∶40)为展开剂。

测定法　吸取上述三种溶液各 1μl,分别点于同一薄层板上,展开,晾干,在 110℃干燥 20 分钟,趁热喷以 10%次氯酸钠溶液,将薄层板于通风处冷却片刻,再喷碘化钾淀粉溶液(0.5%淀粉溶液 100ml 中含碘化钾 0.5g),立即检视。

系统适用性要求　系统适用性溶液应显三个清晰分离的斑点。

限度　供试品溶液所显新霉胺的斑点的颜色与对照品溶液主斑点的颜色比较,不得更深。

干燥失重　取本品,以五氧化二磷为干燥剂,在 60℃减压干燥至恒重,减失重量不得过 6.0%(通则 0831)。

炽灼残渣　不得过 1.0%(通则 0841)。

【含量测定】 精密称取本品适量,加灭菌水溶解并定量制成每 1ml 中约含 1000 单位的溶液,照抗生素微生物检定法(通则 1201 第一法)测定。1000 新霉素单位相当于 1mg 的新霉素。

【类别】 氨基糖苷类抗生素。

【贮藏】 密封,在干燥处保存。

【制剂】 (1)硫酸新霉素片　(2)硫酸新霉素滴眼液　(3)复方新霉素软膏

硫酸新霉素片

Liusuan Xinmeisu Pian

Neomycin Sulfate Tablets

本品含硫酸新霉素按新霉素计算,应为标示量的 93.0%～107.0%。

【性状】 本品为白色片。

【鉴别】 取本品细粉适量,加水制成每 1ml 中约含新霉素 20mg 的溶液,滤过,滤液照硫酸新霉素项下的鉴别(1)、(2)和(4)项试验,显相同的结果。

【检查】 应符合片剂项下有关的各项规定(通则 0101)。

【含量测定】 取本品 10 片,精密称定,研细,精密称取适量(约相当于新霉素 0.25g),加灭菌水,振摇,使硫酸新霉素溶解,并定量稀释制成每 1ml 中约含 1000 单位的悬液,摇匀,静置,精密量取上清液适量,照硫酸新霉素项下的方法测定,即得。

【类别】 同硫酸新霉素。

【规格】 (1)0.1g(10 万单位)　(2)0.25g(25 万单位)

【贮藏】 密封,在干燥处保存。

硫酸新霉素滴眼液

Liusuan Xinmeisu Diyanye

Neomycin Sulfate Eye Drops

本品含硫酸新霉素按新霉素计算,应为标示量的 90.0%～110.0%。

【性状】 本品为无色至微黄色的澄明液体。

【鉴别】 取本品,照硫酸新霉素项下的鉴别(1)、(2)和(4)项试验,显相同的结果。

【检查】 **pH 值**　应为 6.0～7.0(通则 0631)。

颜色　本品应无色;如显色,与黄色 3 号标准比色液(通则 0901 第一法)比较,均不得更深。

防腐剂　羟苯乙酯、羟苯丙酯与苯扎氯铵　如使用羟苯乙酯、羟苯丙酯与苯扎氯铵作为防腐剂，照高效液相色谱法（通则 0512）测定。

供试品溶液　精密量取本品适量，按处方中羟苯乙酯、羟苯丙酯或苯扎氯铵的含量，用水定量稀释制成每 1ml 中约含羟苯乙酯或羟苯丙酯 8μg 或苯扎氯铵 0.14mg 的溶液。

对照品溶液　取羟苯乙酯、羟苯丙酯或苯扎氯铵对照品适量，精密称定，加水定量稀释制成每 1ml 中约含羟苯乙酯或羟苯丙酯 8μg 或苯扎氯铵 0.14mg 的溶液。

系统适用性溶液　取羟苯乙酯、羟苯丙酯与苯扎氯铵对照品各适量，加水溶解并稀释制成每 1ml 中各约含 8μg、8μg 与 0.14mg 的混合溶液。

色谱条件　用十八烷基硅烷键合硅胶为填充剂；以乙腈-5mmol/L 醋酸铵溶液（含 1%三乙胺，用冰醋酸调节 pH 值至 5.0±0.5）（65∶35）为流动相；检测波长为 262nm；进样体积 20μl。

系统适用性要求　系统适用性溶液色谱图中，羟苯乙酯峰、羟苯丙酯峰与苯扎氯铵峰之间的分离度均应符合要求，苯扎氯铵峰拖尾因子应小于 1.5。

测定法　精密量取供试品溶液与对照品溶液，分别注入液相色谱仪，记录色谱图。

限度　供试品中如含羟苯乙酯、羟苯丙酯、苯扎氯铵，按外标法以峰面积计算，均应为标示量的 80.0%～120.0%。

渗透压摩尔浓度　取本品，依法检查（通则 0632），渗透压摩尔浓度比应为 0.95～1.15。

其他　应符合眼用制剂项下有关的各项规定（通则 0105）。

【含量测定】　精密量取本品适量，加灭菌水定量制成每 1ml 中约含 1000 单位的溶液。照硫酸新霉素项下的方法测定，即得。

【类别】　同硫酸新霉素。

【规格】　8ml∶40mg（4 万单位）

【贮藏】　遮光，密闭，在阴凉处保存。

硫　酸　镁

Liusuanmei

Magnesium Sulfate

$MgSO_4 \cdot 7H_2O$　246.48

本品按炽灼至恒重后计算，含 $MgSO_4$ 不得少于 99.5%。

【性状】　本品为无色结晶；无臭；有风化性。

本品在水中易溶，在乙醇中几乎不溶。

【鉴别】　本品显镁盐与硫酸盐的鉴别反应（通则 0301）。

【检查】　**酸碱度**　取本品 5.0g，加水 50ml 溶解后，加溴麝香草酚蓝指示液 3 滴；如显黄色，加氢氧化钠滴定液（0.02mol/L）0.10ml，应变为蓝绿色；如显蓝绿色或绿色，加盐酸滴定液（0.02mol/L）0.10ml，应变为黄色。

溶液的澄清度　取本品 2.5g，加水 20ml，振摇使溶解，溶液应澄清；如显浑浊，与 1 号浊度标准液（通则 0902 第一法）比较，不得更浓。

氯化物　取本品 0.50g，依法检查（通则 0801），与标准氯化钠溶液 5.0ml 制成的对照液比较，不得更浓（0.01%）。

炽灼失重　取本品 1.0g，精密称定，先在 105℃干燥 2 小时，再在 450℃±25℃炽灼至恒重，减失重量应为 48.0%～52.0%。

铁盐　取本品 2.0g，加硝酸溶液（1→10）5ml，煮沸 1 分钟，放冷，用水稀释成 35ml，依法检查（通则 0807），与标准铁溶液 3.0ml 用同一方法制成的对照液比较，不得更深（0.0015%）。

钙　取本品 1.0g 两份，分别置 100ml 量瓶中，一份中加稀盐酸 5.0ml，加水溶解并稀释至刻度，摇匀，作为供试品溶液；另一份中加标准钙溶液（准确称取 105℃干燥至恒重的碳酸钙 0.1250g，置 500ml 量瓶中，加 1mol/L 盐酸溶液 10ml 溶解，用水稀释至刻度，摇匀，制成每 1ml 中含钙 0.1mg 的溶液）2.0ml，加稀盐酸 5.0ml，加水溶解并稀释至刻度，摇匀，作为对照品溶液。照原子吸收分光光度法（通则 0406 第二法），在 422.7nm 的波长处分别测定，应符合规定（0.02%）。

锌盐　取本品 2.0g，加水 20ml 使溶解，加醋酸 1ml，加亚铁氰化钾试液 5 滴，不得显浑浊。

重金属　取本品 2.0g，加水 10ml 溶解后，加醋酸盐缓冲液（pH 3.5）2ml 与水适量使成 25ml，加抗坏血酸 0.5g 溶解后，依法检查（通则 0821 第一法），5 分钟时比色，含重金属不得过百万分之十。

砷盐　取本品 1.0g，加水 23ml 溶解后，加盐酸 5ml，依法检查（通则 0822 第一法），应符合规定（0.0002%）。

【含量测定】　取本品约 0.25g，精密称定，加水 30ml 溶解后，加氨-氯化铵缓冲液（pH 10.0）10ml 与铬黑 T 指示剂少许，用乙二胺四醋酸二钠滴定液（0.05mol/L）滴定至溶液由紫红色转变为纯蓝色。每 1ml 乙二胺四醋酸二钠滴定液（0.05mol/L）相当于 6.018mg 的 $MgSO_4$。

【类别】　泻药、利胆药。

【贮藏】　密封保存。

【制剂】　硫酸镁注射液

硫酸镁注射液

Liusuanmei Zhusheye

Magnesium Sulfate Injection

本品为硫酸镁的灭菌水溶液。含硫酸镁（$MgSO_4 \cdot 7H_2O$）应为标示量的 95.0%～105.0%。

【性状】　本品为无色的澄明液体。

【鉴别】　本品显镁盐与硫酸盐的鉴别反应（通则 0301）。

【检查】 pH 值　应为 5.0～7.0(通则 0631)。

苯甲醇　照高效液相色谱法(通则 0512)测定。

供试品溶液　取本品,即得。

对照品溶液　取苯甲醇适量,精密称定,用水定量稀释制成每 1ml 中含 10mg 的溶液。

色谱条件　用十八烷基硅烷键合硅胶为填充剂;以甲醇-水(50∶50)为流动相;检测波长为 257nm;进样体积 20μl。

系统适用性要求　理论板数按苯甲醇计算不低于 3000。

测定法　精密量取供试品溶液与对照品溶液,分别注入液相色谱仪,记录色谱图。

限度　供试品溶液色谱图中如有苯甲醇峰,按外标法以峰面积计算,不得过 1.0%(g/ml,限度是以硫酸镁注射液体积计算,即每 100ml 硫酸镁注射液中含苯甲醇不得过 1.0g)。

重金属　取本品(约相当于硫酸镁 2.0g),加醋酸盐缓冲液(pH 3.5)2ml 与水适量使成 25ml,加抗坏血酸 0.5g 溶解后,依法检查(通则 0821 第一法),5 分钟时比色,含重金属不得过百万分之十。

硒　取本品蒸干,取蒸干后粉末(约相当于硫酸镁 0.1g),精密称定,依法检查(通则 0804),应符合规定(0.005%)。

细菌内毒素　取本品,依法检查(通则 1143),每 1mg 硫酸镁中含内毒素的量应小于 0.03EU。

无菌　取本品,经薄膜过滤法处理后,以金黄色葡萄球菌为阳性对照菌,依法检查(通则 1101),应符合规定。

其他　应符合注射剂项下有关的各项规定(通则 0102)。

【含量测定】　精密量取本品适量(约相当于硫酸镁 0.5g),置 50ml 量瓶中,用水稀释至刻度,摇匀,精密量取 25ml,照硫酸镁含量测定项下的方法,自"加氨-氯化铵缓冲液(pH 10.0)10ml"起,依法测定。每 1ml 乙二胺四醋酸二钠滴定液(0.05mol/L)相当于 12.32mg 的 $MgSO_4 \cdot 7H_2O$。

【类别】　抗惊厥药,糖类、盐类与酸碱调节药。

【规格】　(1)10ml∶1g　(2)10ml∶2.5g

【贮藏】　遮光,密闭保存。

硫酸黏菌素

Liusuan Nianjunsu

Colistin Sulfate

本品为一种多黏菌素的硫酸盐。按干燥品计算,每 1mg 的效价不得少于 17 000 黏菌素单位。

【性状】　本品为白色至微黄色粉末;无臭或几乎无臭;有引湿性。

本品在水中易溶,在乙醇中微溶,在丙酮或乙醚中几乎不溶。

【鉴别】　(1)取本品约 20mg,加磷酸盐缓冲液(pH 7.0)2ml、0.5%茚三酮水溶液 0.2ml,加热至沸,溶液显紫色。

(2)取本品约 2mg,加水 5ml 溶解后,加 10%氢氧化钠溶液 5ml,再滴加 1%硫酸铜溶液 5 滴,每加 1 滴即充分振摇,溶液显红紫色。

(3)本品的水溶液显硫酸盐的鉴别反应(通则 0301)。

【检查】　**酸度**　取本品,加水溶解并稀释制成每 1ml 中含 10mg 的溶液,依法测定(通则 0631),pH 值应为 4.0～6.5。

干燥失重　取本品 0.2～0.3g,在 105℃干燥至恒重,减失重量不得过 6.0%(通则 0831)。

【含量测定】　精密称取本品适量,加灭菌水溶解并定量稀释制成每 1ml 中约含 1 万单位的溶液,照抗生素微生物检定法(通则 1201 第一法)测定。

【类别】　抗真菌药。

【贮藏】　遮光,密封,在干燥处保存。

【制剂】　硫酸黏菌素片

硫酸黏菌素片

Liusuan Nianjunsu Pian

Colistin Sulfate Tablets

本品含硫酸黏菌素按黏菌素计算应为标示量的 90.0%～110.0%。

【性状】　本品为白色至微黄色片。

【鉴别】　取本品 1 片,研细,加水适量,使硫酸黏菌素溶解,滤过,滤液照硫酸黏菌素项下的鉴别试验,显相同的反应。

【检查】　应符合片剂项下有关的各项规定(通则 0101)。

【含量测定】　取本品 10 片,精密称定,研细,精密称取适量(约相当于黏菌素 25 万单位),照硫酸黏菌素项下的方法测定,即得。

【类别】　同硫酸黏菌素。

【规格】　(1)50 万单位　(2)100 万单位　(3)300 万单位

【贮藏】　遮光,密封,在干燥处保存。

硫　糖　铝

Liutanglü

Sucralfate

本品为蔗糖硫酸酯的碱式铝盐。按干燥品计算,含铝(Al)应为 18.0%～22.0%,含硫(S)应为 8.5%～12.5%。

【性状】　本品为白色或类白色粉末;无臭;有引湿性。

本品在水、乙醇或三氯甲烷中几乎不溶;在稀盐酸或稀硫酸中易溶,在稀硝酸中略溶。

【鉴别】　(1)取本品约 0.1g,加稀盐酸 1ml,煮沸溶解后,放冷,用氢氧化钠试液中和,缓缓加入微温的碱性酒石酸铜试液中,即生成氧化亚铜的红色沉淀。

(2)取本品约 0.1g,加稀盐酸 1ml 溶解后,加氯化钡试液，如发生沉淀，滤过，滤液加热煮沸，即生成大量白色沉淀。

（3）取本品约0.1g，加稀盐酸1ml溶解后，加氨试液使成碱性，煮沸，滤过，沉淀加稀盐酸使溶解，溶液显铝盐的鉴别反应（通则0301）。

【检查】 **制酸力** 取本品约0.5g，精密称定，置250ml具塞锥形瓶中，精密加盐酸滴定液（0.1mol/L）100ml，密塞，在37℃不断振摇1小时，放冷，滤过，精密量取续滤液50ml，加溴酚蓝指示液数滴，用氢氧化钠滴定液（0.1mol/L）滴定。按干燥品计算，每1g消耗盐酸滴定液（0.1mol/L）不得少于130ml。

酸度 取本品0.20g，加水20ml，置水浴上加热2～3分钟后，放冷，依法测定（通则0631），pH值应为3.5～5.5。

酸性溶液的澄清度 取本品1.0g，加稀盐酸10ml，振摇溶解后，溶液应澄清；如显浑浊，与3号浊度标准液（通则0902第一法）比较，不得更浓。

氯化物 取本品0.10g，置100ml量瓶中，加2mol/L硝酸溶液30ml和水适量溶解后，用水稀释至刻度，摇匀；量取10.0ml，依法检查（通则0801），与标准氯化钠溶液5.0ml制成的对照液比较，不得更浓（0.50%）。

α-甲基吡啶 照气相色谱法（通则0521）测定。

供试品溶液　取本品适量，研细，称取2.0g，置10ml具塞试管中，加水5.0ml，在80～90℃水浴中加热30分钟，并时时振摇，放冷，移至离心管中，离心，取上清液。

对照品溶液　取α-甲基吡啶对照品适量，用水定量稀释制成每1ml中约含20μg的溶液。

色谱条件　用直径0.18～0.25mm的二乙烯苯-乙基乙烯苯型高分子多孔小球为固定相；柱温200～225℃；进样体积2μl。

测定法　精密量取供试品溶液与对照品溶液，分别注入气相色谱仪，记录色谱图。

限度　供试品溶液中α-甲基吡啶的峰高不得大于对照品溶液的峰高（0.005%）。

干燥失重 取本品，在105℃干燥3小时，减失重量不得过14.0%（通则0831）。

重金属 取本品1.0g，加盐酸溶液（9→100）20ml，搅拌使溶解，加氨试液至碱性后，再加2ml，放置片刻，滤过，沉淀用水分次洗涤，合并洗液与滤液，加水使成25ml，另取一定量的标准铅溶液同样处理后，依法检查（通则0821第三法），含重金属不得过百万分之十。

砷盐 取本品1.0g，加稀硫酸10ml与溴试液5ml，煮沸，放冷，加酸性氯化亚锡试液数滴使褪色，加盐酸3ml与水适量使成28ml，依法检查（通则0822第一法），应符合规定（0.0002%）。

【含量测定】 **铝** 取本品约1.0g，精密称定，置200ml量瓶中，加稀盐酸10ml溶解后，用水稀释至刻度，摇匀；精密量取20ml，加氨试液中和至恰析出沉淀，再滴加稀盐酸至沉淀恰溶解为止，加醋酸-醋酸铵缓冲液（pH 6.0）20ml，再精密加乙二胺四醋酸二钠滴定液（0.05mol/L）25ml，煮沸3～5分钟，放冷至室温，加二甲酚橙指示液1ml，用锌滴定液（0.05mol/L）滴定至溶液自黄色转变为红色，并将滴定的结果用空白试验校正。每1ml乙二胺四醋酸二钠滴定液（0.05mol/L）相当于1.349mg的Al。

硫 取本品约1.0g，精密称定，置烧杯中，加硝酸溶液（1→2）10ml与水10ml，缓缓煮沸10分钟，加氨试液至碱性后再加5ml，煮沸1分钟，放冷，移至100ml量瓶中，用水稀释至刻度，摇匀，用干燥滤纸滤过，精密量取续滤液10ml，加1mol/L盐酸溶液，至恰呈酸性后，再多加3滴，精密加氯化钡-氯化镁溶液（取氯化钡6g与氯化镁5g，加水溶解并稀释至500ml）10ml，摇匀，放置片刻，加氨-氯化铵缓冲液（pH 10.0）15ml、三乙醇胺溶液（1→2）5ml与铬黑T指示剂少量，用乙二胺四醋酸二钠滴定液（0.05mol/L）滴定，并将滴定的结果用空白试验校正。每1ml乙二胺四醋酸二钠滴定液（0.05mol/L）相当于1.603mg的S。

【类别】 抗酸药。

【贮藏】 密封，在干燥处保存。

【制剂】 （1）硫糖铝口服混悬液　（2）硫糖铝分散片　（3）硫糖铝咀嚼片　（4）硫糖铝胶囊

硫糖铝口服混悬液

Liutanglü Koufuhunxuanye

Sucralfate Oral Suspension

本品含硫糖铝以铝（Al）计算，应为标示量的16.0%～24.0%。

【性状】 本品为白色或类白色的乳状混悬液。

【鉴别】 取本品适量（约相当于硫糖铝0.5g），置烧杯中，加水100ml，充分搅拌，静置，取沉淀物加稀盐酸10ml，振摇使硫糖铝溶解，滤过，滤液照硫糖铝项下的鉴别试验，显相同的反应。

【检查】 **相对密度** 本品的相对密度（通则0601）应为1.030～1.090（10%规格）或1.120～1.200（20%规格）。

制酸力 取本品适量（约相当于硫糖铝0.5g），精密称定，照硫糖铝项下的方法检查。根据本品的相对密度计算，每1g硫糖铝消耗盐酸滴定液（0.1mol/L）不得少于120ml。

pH值 应为4.5～6.5（通则0631）。

颗粒细度 取本品，充分振摇，取数滴加水适量搅匀，置300～400倍显微镜下检视3个视野，85%以上的颗粒直径不得大于10μm。

其他 应符合口服混悬剂项下有关的各项规定（通则0123）。

【含量测定】 取本品适量（约相当于硫糖铝1g），精密称定，置200ml量瓶中，加稀盐酸10ml，振摇使硫糖铝溶解后，用水稀释至刻度，摇匀；精密量取20ml，照硫糖铝项下铝的方法测定。根据本品的相对密度计算，即得。每1ml乙二胺四醋酸二钠滴定液（0.05mol/L）相当于1.349mg的Al。

【类别】 同硫糖铝。

【规格】 （1）5ml∶1g　（2）10ml∶1g　（3）200ml∶20g

(4)120ml∶24g (5)200ml∶40g

【贮藏】 遮光,密封,在阴凉干燥处保存。

硫糖铝分散片

Liutanglü Fensanpian

Sucralfate Dispersible Tablets

本品含硫糖铝以铝(Al)计算,应为标示量的 15.0%~21.0%。

【性状】 本品为白色片。

【鉴别】 取本品的细粉适量(约相当于硫糖铝 0.5g),加水与稀盐酸各 10ml,振摇使硫糖铝溶解,滤过,滤液照硫糖铝项下的鉴别试验,显相同的反应。

【检查】 **制酸力** 取含量测定项下的细粉适量(约相当于硫糖铝 0.5g),精密称定,照硫糖铝项下的方法检查。每 1g 硫糖铝消耗盐酸滴定液(0.1mol/L)不得少于 120ml。

其他 应符合片剂项下有关的各项规定(通则 0101)。

【含量测定】 取本品 20 片,精密称定,研细,精密称取适量(约相当于硫糖铝 1g),置 200ml 量瓶中,加稀盐酸 10ml,振摇使硫糖铝溶解后,用水稀释至刻度,摇匀,滤过;精密量取续滤液 20ml,照硫糖铝项下铝的方法测定。每 1ml 乙二胺四醋酸二钠滴定液(0.05mol/L)相当于 1.349mg 的 Al。

【类别】 同硫糖铝。

【规格】 0.25g

【贮藏】 密封,在干燥处保存。

硫糖铝咀嚼片

Liutanglü Jujuepian

Sucralfate Chewable Tablets

本品含硫糖铝以铝(Al)计算,应为标示量的 15.0%~21.0%。

【性状】 本品为白色片。

【鉴别】 取本品的细粉适量(约相当于硫糖铝 0.5g),加水与稀盐酸各 10ml,振摇使硫糖铝溶解,滤过,滤液照硫糖铝项下的鉴别试验,显相同的反应。

【检查】 **制酸力** 取含量测定项下的细粉适量(约相当于硫糖铝 0.5g),精密称定,照硫糖铝项下的方法检查。每 1g 硫糖铝消耗盐酸滴定液(0.1mol/L)不得少于 120ml。

其他 应符合片剂项下有关的各项规定(通则 0101)。

【含量测定】 取本品 20 片,精密称定,研细,精密称取适量(约相当于硫糖铝 1g),置 200ml 量瓶中,加稀盐酸 10ml,振摇使硫糖铝溶解后,用水稀释至刻度,摇匀,滤过,精密量取续滤液 20ml,照硫糖铝项下铝的方法测定。每 1ml 乙二胺四醋酸二钠滴定液(0.05mol/L)相当于 1.349mg 的 Al。

【类别】 同硫糖铝。

【规格】 (1)0.25g (2)0.5g (3)1.0g

【贮藏】 密封保存。

硫糖铝胶囊

Liutanglü Jiaonang

Sucralfate Capsules

本品含硫糖铝以铝(Al)计算,应为标示量的 15.0%~21.0%。

【鉴别】 取本品的内容物适量(约相当于硫糖铝 0.5g),加水与稀盐酸各 10ml,振摇使硫糖铝溶解,滤过,滤液照硫糖铝项下的鉴别试验,显相同的反应。

【检查】 **制酸力** 取装量差异项下的内容物,混合均匀,精密称取适量(约相当于硫糖铝 0.5g),照硫糖铝项下的方法检查。每 1g 硫糖铝消耗盐酸滴定液(0.1mol/L)不得少于 120ml。

其他 崩解时限应在规定时限内无大于筛网孔的颗粒存在。其他应符合胶囊剂项下有关的各项规定(通则 0103)。

【含量测定】 取装量差异项下的内容物,混合均匀,精密称取适量(约相当于硫糖铝 1g),置 200ml 量瓶中,加稀盐酸 10ml,振摇使硫酸铝溶解,用水稀释至刻度,摇匀,滤过,精密量取续滤液 20ml,照硫糖铝项下铝的方法测定。每 1ml 乙二胺四醋酸二钠滴定液(0.05mol/L)相当于 1.349mg 的 Al。

【类别】 同硫糖铝。

【规格】 0.25g

【贮藏】 密封保存。

紫 杉 醇

Zishanchun

Paclitaxel

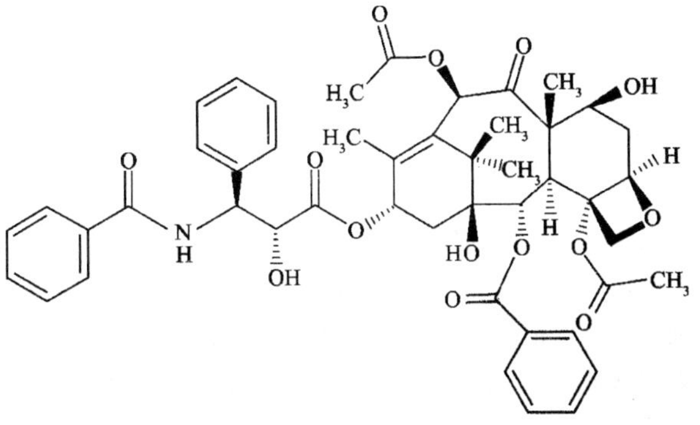

$C_{47}H_{51}NO_{14}$ 853.91

本品为天然提取或半合成制备。本品为(2a*R*,4*S*,4a*S*,6*R*,9*S*,11*S*,12*S*,12a*R*,12b*S*)-1,2a,3,4,4a,6,9,10,11,12,12a,12b-

十二氢-4,6,9,11,12,12*b*-六羟基-4*a*,8,13,13-四甲基-7,11-亚甲基-5*H*-环节癸[3,4]苯并[1,2-*b*]氧杂环丁烷-5-酮 6,12*b*-二醋酸酯,12-苯甲酸酯,9-(2*R*,3*S*)-*N*-苯甲酰-3-苯基异丝氨酸酯。按干燥品计算,含 $C_{47}H_{51}NO_{14}$ 应为 98.0%~102.0%。

【性状】 本品为白色或类白色结晶性粉末。

本品在甲醇、乙醇或三氯甲烷中溶解,在乙醚中微溶,在水中几乎不溶。

比旋度 取本品,精密称定,加甲醇溶解并定量稀释制成每 1ml 中含 10mg 的溶液,依法测定(通则 0621),比旋度为 −49.0°至 −55.0°。

【鉴别】 (1)在含量测定项下的色谱图中,供试品溶液主峰的保留时间应与对照品溶液主峰的保留时间一致。

(2)本品的红外光吸收图谱应与对照的图谱(光谱集 875 图)一致。

【检查】 **溶液的澄清度与颜色** 取本品 0.10g,加甲醇 10ml 使溶解,溶液应澄清无色。

有关物质 照高效液相色谱法(通则 0512)测定。

供试品溶液 取本品,加乙腈溶解并稀释制成每 1ml 中约含 0.5mg 的溶液。

对照溶液(1) 精密量取供试品溶液适量,用乙腈定量稀释制成每 1ml 中约含 2.5μg 的溶液。

对照溶液(2) 精密量取供试品溶液适量,用乙腈定量稀释制成每 1ml 中约含 0.5μg 的溶液。

系统适用性溶液 取紫杉醇、杂质Ⅰ与杂质Ⅱ对照品适量,加乙腈溶解并稀释制成每 1ml 中约含紫杉醇 0.5mg、杂质Ⅰ与杂质Ⅱ均为 2.5μg 的溶液。

色谱条件 用十八烷基硅烷键合硅胶为填充剂;初始流动相为乙腈-水(40:60),待紫杉醇主峰洗脱完毕后(约 35 分钟),立即按下表进行梯度洗脱;流速为每分钟 1.5ml;柱温为 30℃;检测波长为 227nm;进样体积 10μl。

时间(分钟)	乙腈(%)	水(%)
0	40	60
25	80	20
35	40	60
45	40	60

系统适用性要求 系统适用性溶液色谱图中,紫杉醇峰与杂质Ⅱ峰之间的分离度应大于 1.2。对照溶液(2)色谱图中,紫杉醇峰的信噪比应不小于 10。

测定法 精密量取供试品溶液与对照溶液(1),分别注入液相色谱仪,记录色谱图。

限度 供试品溶液色谱图中如有杂质峰,杂质Ⅰ(杂质Ⅰ峰面积乘以校正因子 1.26)与其他单个杂质峰面积均不得大于对照溶液(1)主峰面积(0.5%),各杂质峰面积的和不得大于对照溶液(1)主峰面积的 3 倍(1.5%)。

残留溶剂 照残留溶剂测定法(通则 0861 第二法)测定。

供试品溶液 取供试品约 1.0g,精密称定,置顶空瓶中,精密加 *N*,*N*-二甲基甲酰胺 2ml 使溶解,密封。

对照品溶液 分别取 1,2-二氯乙烷、二氯甲烷与丙酮各适量,精密称定,加 *N*,*N*-二甲基甲酰胺定量稀释制成每 1ml 中含 1,2-二氯乙烷 2.5μg、二氯甲烷 0.3mg 与丙酮 2.5mg 的混合溶液,精密量取 2ml,置顶空瓶中,密封。

色谱条件 以聚乙二醇(或极性相近的固定液)的毛细管柱为色谱柱;柱温:程序升温,起始温度为 35℃,维持 5 分钟,以每分钟 15℃的速率升温至 70℃,维持 2 分钟,再以每分钟 30℃的速率升温至 220℃,维持 2 分钟;进样口温度为 240℃,检测器温度为 260℃;顶空瓶平衡温度为 80℃,平衡时间为 30 分钟;进样体积 1.0ml;流速为每分钟 3.0ml。

系统适用性要求 对照品溶液色谱图中,各成分间的分离度均应符合要求。

测定法 取供试品溶液与对照品溶液分别顶空进样,记录色谱图。按外标法以峰面积计算。

限度 1,2-二氯乙烷、二氯甲烷与丙酮的残留量均应符合规定。

干燥失重 取本品,以五氧化二磷为干燥剂,在 60℃减压干燥至恒重,减失重量不得过 1.0%(通则 0831)。

【含量测定】 照高效液相色谱法(通则 0512)测定。

供试品溶液 取本品约 12mg,精密称定,置 100ml 量瓶中,加乙腈溶解并稀释至刻度,摇匀。

对照品溶液 取紫杉醇对照品适量,精密称定,加乙腈溶解并定量稀释制成每 1ml 中含 0.12mg 的溶液。

系统适用性溶液 见有关物质项下。

色谱条件 用十八烷基硅烷键合硅胶为填充剂;以甲醇-水-乙腈(23:41:36)为流动相;检测波长为 227nm;进样体积 10μl。

系统适用性要求 系统适用性溶液色谱图中,紫杉醇峰与杂质Ⅰ峰及杂质Ⅱ峰的分离度均应大于 1.0。

测定法 精密量取供试品溶液与对照品溶液,分别注入液相色谱仪,记录色谱图。按外标法以峰面积计算。

【类别】 抗肿瘤药。

【贮藏】 遮光,密封保存。

【制剂】 紫杉醇注射液

附:

杂质Ⅰ(三尖杉宁碱)

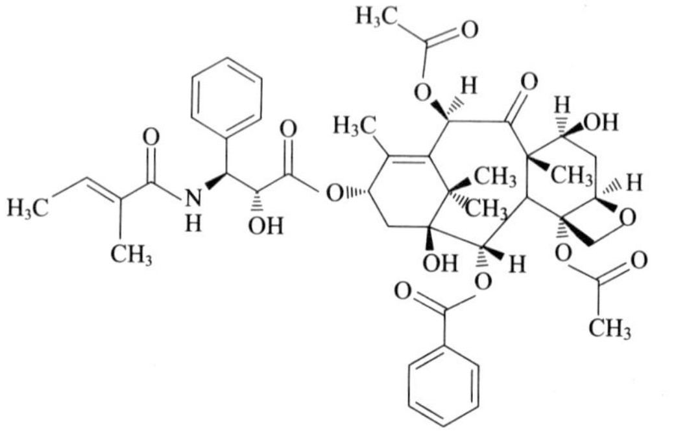

$C_{45}H_{53}NO_{14}$ 831.91

杂质Ⅱ（7-表-10-去乙酰基紫杉醇）

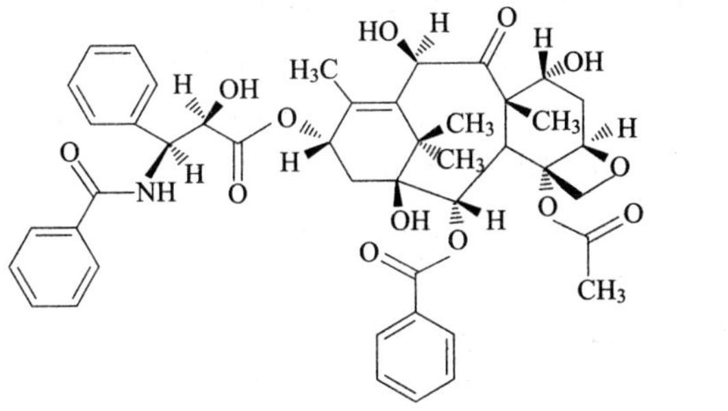

$C_{45}H_{49}NO_{13}$ 811.87

（2a*R*，4*R*，4a*S*，6*R*，9*S*，11*S*，12a*R*，12b*S*）-1，2a，3，4，4a，6，9，10，11，12，12a，12b-十二氢-4，6，9，11，12，12b-六羟基-4a，8，13，13-四甲基-7，11-亚甲基-5*H*-环芳癸[3，4]苯并[1，2-*b*]氧杂环丁烷-5酮-12b-醋酸酯，12-苯甲酸酯，9-（2*R*，3*S*）-*N*-苯甲酰-3-苯基异丝氨酸酯

杂质Ⅲ（7-表-紫杉醇）

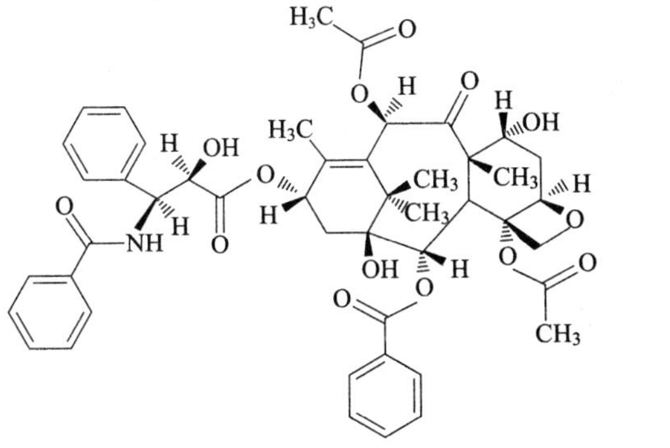

$C_{47}H_{51}NO_{14}$ 853.91

（2a*R*，4*R*，4a*S*，6*R*，9*S*，11*S*，12a*R*，12b*S*）-1，2a，3，4，4a，6，9，10，11，12，12a，12b-十二氢-4，6，9，11，12，12b-六羟基-4a，8，13，13-四甲基-7，11-亚甲基-5*H*-环芳癸[3，4]苯并[1，2-*b*]氧杂环丁烷-5酮-6，12b-二醋酸酯，12-苯甲酸酯，9-（2*R*，3*S*）-*N*-苯甲酰-3-苯基异丝氨酸酯

紫杉醇注射液

Zishanchun Zhusheye

Paclitaxel Injection

本品为紫杉醇加适量助溶剂和稳定剂制成的灭菌溶液。含紫杉醇（$C_{47}H_{51}NO_{14}$）应为标示量的90.0%～110.0%。

【性状】 本品为无色至淡黄色的澄明黏稠的液体。

【鉴别】 在含量测定项下记录的色谱图中，供试品溶液主峰的保留时间应与对照品溶液主峰的保留时间一致。

【检查】 **pH值** 取本品1ml，加0.9%氯化钠溶液稀释至20ml，依法测定（通则0631），pH值应为3.0～5.0或5.4～7.4。

有关物质 照高效液相色谱法（通则0512）测定。

供试品溶液 取本品适量，用乙醇稀释制成每1ml中约含0.5mg的溶液。

对照溶液（1） 精密量取供试品溶液适量，用乙醇定量稀释制成每1ml中约含2.5μg的溶液。

对照溶液（2） 精密量取供试品溶液适量，用乙醇定量稀释制成每1ml中约含0.5μg的溶液。

系统适用性溶液 取紫杉醇、杂质Ⅰ、杂质Ⅱ与杂质Ⅲ对照品适量，加乙醇溶解并稀释制成每1ml中约含紫杉醇0.5mg、杂质Ⅰ、杂质Ⅱ各2.5μg与杂质Ⅲ为25μg的溶液。

色谱条件、系统适用性要求与测定法 见紫杉醇有关物质项下。

限度 供试品溶液色谱图中如有杂质峰，杂质Ⅰ（杂质Ⅰ峰面积乘以校正因子1.26）与其他单个杂质峰面积均不得大于对照溶液（1）主峰面积（0.5%），各杂质峰面积的和不得大于对照溶液（1）主峰面积的4倍（2.0%），相对保留时间小于0.12的色谱峰和保留时间大于杂质Ⅲ峰的色谱峰忽略不计。

水分 若pH值为5.4～7.4，取本品，照水分测定法（通则0832第一法2）测定，含水分不得过0.6%。

细菌内毒素 取本品，加内毒素检查用水稀释制成每1ml中含紫杉醇0.15mg或更低浓度，依法检查（通则1143），每1mg紫杉醇中含内毒素的量应小于0.40EU。

其他 应符合注射剂项下有关的各项规定（通则0102）。

【含量测定】 照高效液相色谱法（通则0512）测定。

供试品溶液 用内容量移液管精密量取本品2ml，置100ml量瓶中，用乙醇稀释至刻度，摇匀。

对照品溶液 取紫杉醇对照品，精密称定，加乙醇溶解并定量稀释制成每1ml中约含紫杉醇0.12mg的溶液。

系统适用性溶液、色谱条件、系统适用性要求与测定法 见紫杉醇含量测定项下。

【类别】 同紫杉醇。

【规格】 （1）5ml∶30mg （2）10ml∶60mg （3）16.7ml∶100mg （4）25ml∶150mg

【贮藏】 遮光，密闭，25℃以下保存。

氯贝丁酯

Lübeidingzhi

Clofibrate

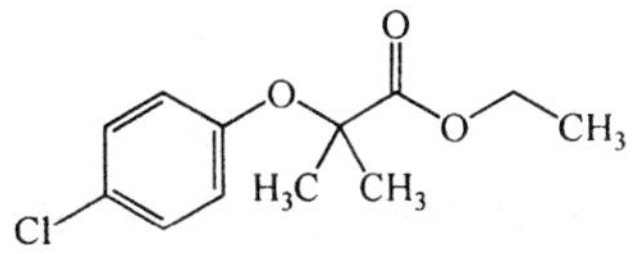

$C_{12}H_{15}ClO_3$ 242.70

本品为2-甲基-2-（4-氯苯氧基）丙酸乙酯。含$C_{12}H_{15}ClO_3$不得少于98.5%。

【性状】 本品为无色至黄色的澄清油状液体，有特臭；遇光色渐变深。

本品在乙醇、丙酮、三氯甲烷、乙醚或石油醚中易溶，在水中几乎不溶。

相对密度　本品的相对密度（通则 0601）为 1.138～1.144。

折光率　本品的折光率（通则 0622）为 1.500～1.505。

【鉴别】（1）取本品的乙醚溶液（1→10）数滴，加盐酸羟胺的饱和乙醇溶液与氢氧化钾的饱和乙醇溶液各 2～3 滴，置水浴上加热约 2 分钟，冷却，加稀盐酸使成酸性，加 1%三氯化铁溶液 1～2 滴，即显紫色。

（2）取本品，加无水乙醇溶解并稀释制成每 1ml 中约含 0.10mg 的溶液（1）与每 1ml 中约含 10μg 的溶液（2），照紫外-可见分光光度法（通则 0401）测定，溶液（2）在 226nm 的波长处有最大吸收，溶液（1）在 280nm 与 288nm 的波长处有最大吸收。

（3）本品的红外光吸收图谱应与对照的图谱（光谱集 494 图）一致。

【检查】 **酸度**　取本品 2.0g，加中性乙醇（对酚酞指示液显中性）10ml 溶解后，加酚酞指示液数滴与氢氧化钠滴定液（0.1mol/L）0.15ml，应显粉红色。

对氯酚　照气相色谱法（通则 0521）测定。

供试品溶液　取本品约 10g，精密称定，加氢氧化钠试液 20ml，振摇提取，分取下层液，用水 5ml 振摇洗涤后，留作挥发性物质检查用。上述水洗液并入碱性提取液中，用三氯甲烷振摇洗涤 2 次，每次 5ml，弃去三氯甲烷液，加稀盐酸使成酸性，用三氯甲烷提取 2 次，每次 5ml，合并三氯甲烷提取液，并加三氯甲烷稀释成 10ml。

对照品溶液　取对氯酚适量，精密称定，用三氯甲烷定量稀释制成含 0.0025%对氯酚的溶液。

色谱条件　用 2m 玻璃色谱柱，以甲基硅橡胶（SE-30）为固定液，涂布浓度为 5%；柱温 160℃。

测定法　精密量取供试品溶液与对照品溶液，分别注入气相色谱仪，记录色谱图。

限度　按外标法以峰面积计算，含对氯酚不得过 0.0025%。

挥发性杂质　照气相色谱法（通则 0521）测定。

供试品溶液　取对氯酚检查项下经碱液洗涤后的本品适量，用无水硫酸钠干燥。

预试溶液　取供试品溶液适量，用三氯甲烷稀释制成每 1ml 中约含 10mg 的溶液。

色谱条件　见对氯酚项下。

系统适用性要求　取预试溶液适量，注入气相色谱仪，调节检测灵敏度或进样量使仪器适合测定。

测定法　取供试品溶液注入气相色谱仪，记录色谱图至主成分峰保留时间的 2 倍。

限度　供试品溶液色谱图中如有杂质峰，按面积归一化法计算，各杂质峰面积的和不得大于总峰面积的千分之五。

【含量测定】　取本品 2g，精密称定，置锥形瓶中，加中性乙醇（对酚酞指示液显中性）10ml 与酚酞指示液数滴，滴加氢氧化钠滴定液（0.1mol/L）至显粉红色，再精密加氢氧化钠滴定液（0.5mol/L）20ml，加热回流 1 小时至油珠完全消失，放冷，用新沸过的冷水洗涤冷凝管，洗液并入锥形瓶中，加酚酞指示液数滴，用盐酸滴定液（0.5mol/L）滴定，并将滴定的结果用空白试验校正。每 1ml 氢氧化钠滴定液（0.5mol/L）相当于 121.4mg 的 $C_{12}H_{15}ClO_3$。

【类别】　降血脂药。

【贮藏】　遮光，密封保存。

【制剂】　氯贝丁酯胶囊

氯贝丁酯胶囊

Lübeidingzhi Jiaonang

Clofibrate Capsules

本品含氯贝丁酯（$C_{12}H_{15}ClO_3$）应为标示量的 90.0%～110.0%。

【鉴别】　取本品的内容物，照氯贝丁酯项下的鉴别（1）、（2）项试验，显相同的结果。

【检查】 **酸度**　取本品的内容物，照氯贝丁酯酸度项下的方法检查，应符合规定。

对氯酚　照气相色谱法（通则 0521）测定。

供试品溶液　取本品内容物适量（约相当于氯贝丁酯 10g），加氢氧化钠试液 20ml，振摇提取，分取下层液，用水 5ml 振摇洗涤后，留作挥发性物质检查用。上述水洗液并入碱性提取液中，用三氯甲烷振摇洗涤 2 次，每次 5ml，弃去三氯甲烷液，加稀盐酸使成酸性，用三氯甲烷提取 2 次，每次 5ml，合并三氯甲烷提取液，并加三氯甲烷稀释成 10ml。

对照品溶液、色谱条件、测定法与限度　见氯贝丁酯对氯酚项下。

挥发性杂质　照气相色谱法（通则 0521）测定。

供试品溶液　取对氯酚检查项下经碱液洗涤后的本品适量，用无水硫酸钠干燥。

预试溶液　取供试品溶液适量，用三氯甲烷稀释制成每 1ml 中约含氯贝丁酯 10mg 的溶液。

色谱条件、系统适用性要求、测定法与限度　见氯贝丁酯挥发性杂质项下。

其他　应符合胶囊剂项下有关的各项规定（通则 0103）。

【含量测定】　取装量差异项下的内容物，混合均匀，精密称取适量（约相当于氯贝丁酯 2g），照氯贝丁酯项下的方法测定。每 1ml 氢氧化钠滴定液（0.5mol/L）相当于 121.4mg 的 $C_{12}H_{15}ClO_3$。

【类别】　同氯贝丁酯。

【规格】　（1）0.25g　（2）0.5g

【贮藏】　遮光，密封保存。

氯化钙

Lühuagai

Calcium Chloride

$CaCl_2 \cdot 2H_2O$　147.02

本品含 $CaCl_2 \cdot 2H_2O$ 应为 97.0%～103.0%。

【性状】 本品为白色、坚硬的碎块或颗粒；无臭；极易潮解。

本品在水中极易溶解，在乙醇中易溶。

【鉴别】 本品的水溶液显钙盐的鉴别反应与氯化物鉴别(1)的反应(通则 0301)。

【检查】 **酸碱度** 取本品 3.0g，加水 20ml 溶解后，加酚酞指示液 2 滴；如显粉红色，加盐酸滴定液(0.02mol/L)0.30ml，粉红色应消失；如不显色，加氢氧化钠滴定液(0.02mol/L)0.10ml，应显粉红色。

溶液的澄清度 取本品 1.0g，加水 10ml 溶解后，溶液应澄清；如显浑浊，与 1 号浊度标准液(通则 0902 第一法)比较，不得更浓。

硫酸盐 取本品 1.0g，依法检查(通则 0802)，与标准硫酸钾溶液 2.0ml 制成的对照液比较，不得更浓(0.02%)。

钡盐 取本品 2.0g，加水 20ml 溶解后，滤过，滤液分为两等份，一份中加临用新制的硫酸钙试液 5ml，另一份中加水 5ml，静置 1 小时，两液均应澄清。

铝盐、铁盐与磷酸盐 取本品 1.0g，加水 20ml 溶解后，加稀盐酸 2 滴与酚酞指示液 1 滴，滴加氨制氯化铵试液至溶液显粉红色，加热至沸，不得有浑浊或沉淀生成。

镁盐与碱金属盐 取本品 1.0g，加水 40ml 溶解后，加氯化铵 0.5g，煮沸，加过量的草酸铵试液使钙完全沉淀，置水浴上加热 1 小时，放冷，加水稀释成 100ml，搅匀，滤过，分取滤液 50ml，加硫酸 0.5ml，蒸干后，炽灼至恒重，遗留残渣不得过 5mg。

重金属 取本品 2.0g，加醋酸盐缓冲液(pH 3.5)2ml 与水适量使溶解制成 25ml，依法检查(通则 0821 第一法)，含重金属不得过百万分之十。

砷盐 取本品 1.0g，加盐酸 5ml 与水 23ml，依法检查(通则 0822 第一法)，应符合规定(0.0002%)。

【含量测定】 取本品约 1.5g，置贮有水约 10ml 并称定重量的称量瓶中，精密称定，定量转移至 100ml 量瓶中，用水稀释至刻度，摇匀；精密量取 10ml，置锥形瓶中，加水 90ml、氢氧化钠试液 15ml 与钙紫红素指示剂约 0.1g，用乙二胺四醋酸二钠滴定液(0.05mol/L)滴定至溶液由紫红色转变为纯蓝色。每 1ml 乙二胺四醋酸二钠滴定液(0.05mol/L)相当于 7.351mg 的 $CaCl_2 \cdot 2H_2O$。

【类别】 补钙药。

【贮藏】 密封，在干燥处保存。

【制剂】 氯化钙注射液

氯化钙注射液

Lühuagai Zhusheye

Calcium Chloride Injection

本品为氯化钙的灭菌水溶液。含氯化钙($CaCl_2 \cdot 2H_2O$)应为标示量的 95.0%～105.0%。

【性状】 本品为无色的澄明液体。

【鉴别】 本品显钙盐的鉴别反应与氯化物鉴别(1)的反应(通则 0301)。

【检查】 **pH 值** 应为 4.5～6.5(通则 0631)。

细菌内毒素 取本品，依法检查(通则 1143)，每 1mg 氯化钙中含内毒素的量应小于 0.20EU。

重金属 取本品 50ml，蒸发至约 20ml，放冷，加醋酸盐缓冲液(pH 3.5)2ml 与水适量使成 25ml，依法检查(通则 0821 第一法)，含重金属不得过千万分之三。

其他 应符合注射剂项下有关的各项规定(通则 0102)。

【含量测定】 精密量取本品适量(约相当于氯化钙 0.15g)，置锥形瓶中，加水适量使成 10ml，照氯化钙含量测定项下的方法，自“加水 90ml”起，依法测定。每 1ml 乙二胺四醋酸二钠滴定液(0.05mol/L)相当于 7.351mg 的 $CaCl_2 \cdot 2H_2O$。

【类别】 同氯化钙。

【规格】 (1)10ml : 0.3g　(2)10ml : 0.5g　(3)20ml : 0.6g　(4)20ml : 1g

【贮藏】 密闭保存。

氯化钠

Lühuana

Sodium Chloride

NaCl　58.44

本品按干燥品计算，含氯化钠(NaCl)不得少于 99.5%。

【性状】 本品为无色、透明的立方形结晶或白色结晶性粉末；无臭。

本品在水中易溶，在乙醇中几乎不溶。

【鉴别】 本品显钠盐与氯化物的鉴别反应(通则 0301)。

【检查】 **酸碱度** 取本品 5.0g，加水 50ml 溶解后，加溴麝香草酚蓝指示液 2 滴，如显黄色，加氢氧化钠滴定液(0.02mol/L)0.10ml，应变为蓝色；如显蓝色或绿色，加盐酸滴定液(0.02mol/L)0.20ml，应变为黄色。

溶液的澄清度与颜色 取本品 5.0g，加水 25ml 溶解后，溶液应澄清无色。

碘化物 取本品的细粉 5.0g，置瓷蒸发皿内，滴加新配制的淀粉混合液(取可溶性淀粉 0.25g，加水 2ml，搅匀，再加沸水至 25ml，随加随搅拌，放冷，加 0.025mol/L 硫酸溶液 2ml、亚硝酸钠试液 3 滴与水 25ml，混匀）适量使晶粉湿润，置日光下（或日光灯下）观察，5 分钟内晶粒不得显蓝色痕迹。

溴化物　照紫外-可见分光光度法（通则 0401）测定。

供试品溶液　取本品 2.0g，置 100ml 量瓶中，加水溶解并稀释至刻度，摇匀，精密量取 5ml，置 10ml 比色管中，加苯酚红混合液[取硫酸铵 25mg，加水 235ml，加 2mol/L 氢氧化钠溶液 105ml，加 2mol/L 醋酸溶液 135ml，摇匀，加苯酚红溶液（取苯酚红 33mg，加 2mol/L 氢氧化钠溶液 1.5ml，加水溶解并稀释至 100ml，摇匀）25ml，摇匀，必要时，调节 pH 值至 4.7]2.0ml 和 0.01%氯胺 T 溶液（临用新制）1.0ml，立即混匀，准确放置 2 分钟，加 0.1mol/L 硫代硫酸钠溶液 0.15ml，用水稀释至刻度，摇匀。

对照溶液　取标准溴化钾溶液（取在 105℃干燥至恒重的溴化钾 30mg，精密称定，置 100ml 量瓶中，加水溶解并稀释至刻度，摇匀，精密量取 1ml，置 100ml 量瓶中，用水稀释至刻度，摇匀。每 1ml 相当于 2μg 的 Br）5.0ml，置 10ml 比色管中，自"加苯酚红混合液"起，制备方法同供试品溶液。

测定法　取供试品溶液与对照溶液，以水为空白，在 590nm 波长处分别测定吸光度。

限度　供试品溶液的吸光度不得大于对照溶液的吸光度（0.01%）。

硫酸盐　取本品 5.0g，依法检查（通则 0802），与标准硫酸钾溶液 1.0ml 制成的对照液比较，不得更浓（0.002%）。

亚硝酸盐　取本品 1.0g，置 10ml 量瓶中，加水溶解并稀释至刻度，照紫外-可见分光光度法（通则 0401），在 354nm 的波长处测定吸光度，不得过 0.01。

磷酸盐　取本品 0.40g，加水溶解并稀释至 100ml，加钼酸铵硫酸溶液[取钼酸铵 2.5g，加水 20ml 使溶解，加硫酸溶液（56→100）50ml，用水稀释至 100ml，摇匀]4ml，加新配制的氯化亚锡盐酸溶液[取酸性氯化亚锡试液 1ml，加盐酸溶液（18→100）10ml，摇匀]0.1ml，摇匀，放置 10 分钟，如显色，与标准磷酸盐溶液（精密称取在 105℃干燥 2 小时的磷酸二氢钾 0.716g，置 1000ml 量瓶中，加水溶解并稀释至刻度，摇匀，精密量取 1ml，置 100ml 量瓶中，用水稀释至刻度，摇匀，即得。每 1ml 相当于 5μg 的 PO_4）2.0ml 用同一方法制成的对照液比较，不得更深（0.0025%）。

亚铁氰化物　取本品 2.0g，加水 6ml，超声使溶解，加混合液[取硫酸铁铵溶液（取硫酸铁铵 1g，加 0.05mol/L 硫酸溶液 100ml 使溶解）5ml 与 1%硫酸亚铁溶液 95ml，混匀]0.5ml，摇匀，10 分钟内不得显蓝色。

干燥失重　取本品，在 105℃干燥至恒重，减失重量不得过 0.5%（通则 0831）。

铝盐（供制备血液透析液、血液过滤液或腹膜透析液用）照荧光分光光度法（通则 0405）测定。

供试品溶液　取本品 20.0g，加水 100ml 溶解，再加入醋酸-醋酸铵缓冲液（pH 6.0）10ml。将上述溶液移至分液漏斗中，加入 0.5%的 8-羟基喹啉三氯甲烷溶液提取三次（20ml、20ml、10ml），合并提取液，置 50ml 量瓶中，加三氯甲烷至刻度，摇匀。

对照溶液　取铝标准溶液[精密量取铝单元素标准溶液适量，用 2%硝酸溶液定量稀释制成每 1ml 中含铝（Al）2μg 的溶液]2.0ml，加水 98ml 和醋酸-醋酸铵缓冲液（pH 6.0）10ml。自"将上述溶液移至分液漏斗中"起，制备方法同供试品溶液。

空白溶液　量取醋酸-醋酸铵缓冲液（pH 6.0）10ml，加水 100ml。自"将上述溶液移至分液漏斗中"起，制备方法同供试品溶液。

测定法　取上述三种溶液，在激发波长 392nm、发射波长 518nm 处分别测定荧光强度。

限度　供试品溶液的荧光强度应不大于对照溶液的荧光强度（0.000 02%）。

钡盐　取本品 4.0g，加水 20ml 溶解后，滤过，滤液分为两等份，一份中加稀硫酸 2ml，另一份中加水 2ml，静置 15 分钟，两液应同样澄清。

钙盐　取本品 2.0g，加水 10ml 使溶解，加氨试液 1ml，摇匀，加草酸铵试液 1ml，5 分钟内不得发生浑浊。

镁盐　取本品 1.0g，加水 20ml 使溶解，加氢氧化钠试液 2.5ml 与 0.05%太坦黄溶液 0.5ml，摇匀；生成的颜色与标准镁溶液（精密称取在 800℃炽灼至恒重的氧化镁 16.58mg，加盐酸 2.5ml 与水适量使溶解成 1000ml，摇匀）1.0ml 用同一方法制成的对照液比较，不得更深（0.001%）。

钾盐　取本品 5.0g，加水 20ml 溶解后，加稀醋酸 2 滴，加四苯硼钠溶液（取四苯硼钠 1.5g，置乳钵中，加水 10ml 研磨后，再加水 40ml，研匀，用致密的滤纸滤过，即得）2ml，加水使成 50ml，如显浑浊，与标准硫酸钾溶液 12.3ml 用同一方法制成的对照液比较，不得更浓（0.02%）。

铁盐　取本品 5.0g，依法检查（通则 0807），与标准铁溶液 1.5ml 制成的对照液比较，不得更深（0.0003%）。

重金属　取本品 5.0g，加水 20ml 溶解后，加醋酸盐缓冲液（pH 3.5）2ml 与水适量使成 25ml，依法检查（通则 0821 第一法），含重金属不得过百万分之二。

砷盐　取本品 5.0g，加水 23ml 溶解后，加盐酸 5ml，依法检查（通则 0822 第一法），应符合规定（0.000 04%）。

【含量测定】　取本品约 0.12g，精密称定，加水 50ml 溶解后，加 2%糊精溶液 5ml、2.5%硼砂溶液 2ml 与荧光黄指示液 5～8 滴，用硝酸银滴定液（0.1mol/L）滴定。每 1ml 硝酸银滴定液（0.1mol/L）相当于 5.844mg 的 NaCl。

【类别】　电解质补充药。

【贮藏】　密封保存。

【制剂】　（1）生理氯化钠溶液　（2）氯化钠注射液　（3）浓氯化钠注射液　（4）复方氯化钠注射液

生理氯化钠溶液

Shengli Lühuana Rongye

Sodium Chloride Physiological Solution

本品为氯化钠的灭菌水溶液。含氯化钠(NaCl)应为0.85%～0.95%(g/ml)。

【性状】 本品为无色的澄清液体。

【鉴别】 本品显钠盐与氯化物鉴别(1)的反应(通则0301)。

【检查】 **pH值** 应为4.5～7.0(通则0631)。

重金属 取本品50ml,蒸发至约20ml,放冷,加醋酸盐缓冲液(pH 3.5)2ml与水适量使成25ml,依法检查(通则0821第一法),含重金属不得过千万分之三。

其他 应符合冲洗剂项下有关的各项规定(通则0128)。

【含量测定】 精密量取本品10ml,加水40ml、2%糊精溶液5ml、2.5%硼砂溶液2ml与荧光黄指示液5～8滴,用硝酸银滴定液(0.1mol/L)滴定。每1ml硝酸银滴定液(0.1mol/L)相当于5.844mg的NaCl。

【类别】 冲洗剂。

【贮藏】 密封保存。

氯化钠注射液

Lühuana Zhusheye

Sodium Chloride Injection

本品为氯化钠的等渗灭菌水溶液。含氯化钠(NaCl)应为0.850%～0.950%(g/ml)。

【性状】 本品为无色的澄明液体。

【鉴别】 本品显钠盐与氯化物鉴别(1)的反应(通则0301)。

【检查】 **pH值** 应为4.5～7.0(通则0631)。

重金属 取本品50ml,蒸发至约20ml,放冷,加醋酸盐缓冲液(pH 3.5)2ml与水适量使成25ml,依法检查(通则0821第一法),含重金属不得过千万分之三。

渗透压摩尔浓度 取本品,依法检查(通则0632),渗透压摩尔浓度应为260～320mOsmol/kg。

细菌内毒素 取本品,依法检查(通则1143),每1ml中含内毒素的量应小于0.50EU。

无菌 取本品,经薄膜过滤法处理,以金黄色葡萄球菌为阳性对照菌,依法检查(通则1101),应符合规定。

其他 应符合注射剂项下有关的各项规定(通则0102)。

【含量测定】 精密量取本品10ml,加水40ml、2%糊精溶液5ml、2.5%硼砂溶液2ml与荧光黄指示液5～8滴,用硝酸银滴定液(0.1mol/L)滴定。每1ml硝酸银滴定液(0.1mol/L)相当于5.844mg的NaCl。

【类别】 同氯化钠。

【规格】 (1)2ml : 18mg　(2)5ml : 45mg　(3)10ml : 90mg　(4)20ml : 180mg　(5)50ml : 0.45g　(6)100ml : 0.9g　(7)200ml : 1.8g　(8)250ml : 2.25g　(9)300ml : 2.7g　(10)500ml : 4.5g　(11)1000ml : 9g

【贮藏】 密闭保存。

浓氯化钠注射液

Nong Lühuana Zhusheye

Concentrated Sodium Chloride Injection

本品为氯化钠的高渗灭菌水溶液。含氯化钠(NaCl)应为9.50%～10.50%(g/ml)。

【性状】 本品为无色的澄明液体。

【鉴别】 本品显钠盐与氯化物鉴别(1)的反应(通则0301)。

【检查】 **pH值** 应为4.5～7.0(通则0631)。

重金属 取本品10.0ml,加醋酸盐缓冲液(pH 3.5)2ml与水适量使成25ml,依法检查(通则0821第一法),含重金属不得过百万分之一。

细菌内毒素 取本品,依法检查(通则1143),每1g氯化钠中含内毒素的量应小于25EU。

其他 应符合注射剂项下有关的各项规定(通则0102)。

【含量测定】 精密量取本品10ml,置100ml量瓶中,加水至刻度,摇匀;精密量取10ml,置锥形瓶中,加水40ml、2%糊精溶液5ml、2.5%硼砂溶液2ml与荧光黄指示液5～8滴,用硝酸银滴定液(0.1mol/L)滴定。每1ml硝酸银滴定液(0.1mol/L)相当于5.844mg的NaCl。

【类别】 同氯化钠。

【规格】 (1)10ml : 1g　(2)100ml : 10g

【贮藏】 密闭保存。

氯 化 钾

Lühuajia

Potassium Chloride

KCl　74.55

本品按干燥品计算,含氯化钾(KCl)不得少于99.5%。

【性状】 本品为无色长棱形、立方形结晶或白色结晶性粉末;无臭。

本品在水中易溶,在乙醇或乙醚中不溶。

【鉴别】 本品的水溶液显钾盐与氯化物鉴别(1)的反应(通则0301)。

【检查】 **酸碱度**　取本品 5.0g，加水 50ml 溶解后，加酚酞指示液 3 滴，不得显色；加氢氧化钠滴定液（0.02mol/L）0.30ml 后，应显粉红色。

溶液的澄清度与颜色　取本品 2.5g，加水 25ml 溶解后，溶液应澄清无色。

硫酸盐　取本品 2.0g，依法检查（通则 0802），与标准硫酸钾溶液 2.0ml 制成的对照液比较，不得更浓（0.01%）。

钠盐　用铂丝蘸取本品的水溶液（1→5），在无色火焰中燃烧，不得显持续的黄色。

锰盐　取本品 2.0g，加水 8ml 溶解后，加氢氧化钠试液 2ml，摇匀，放置 10 分钟，不得显色。

铝盐（供制备血液透析溶液用）　照荧光分光光度法（通则 0405）测定。

供试品溶液　取本品 4.0g，加水 100ml 使溶解，加醋酸-醋酸铵缓冲液（pH 6.0）10ml。将上述溶液移至分液漏斗中，加入 0.5% 的 8-羟基喹啉三氯甲烷溶液提取三次（20ml、20ml、10ml），合并提取液，置 50ml 量瓶中，加三氯甲烷至刻度，摇匀。

对照溶液　取铝标准溶液（精密量取铝单元素标准溶液适量，用水定量稀释制成每 1ml 含铝 2μg 的溶液）2.0ml，加水 98ml 与醋酸-醋酸铵缓冲液（pH 6.0）10ml。自“将上述溶液移至分液漏斗中”起，制备方法同供试品溶液。

空白溶液　量取醋酸-醋酸铵缓冲液（pH 6.0）10ml，加水 100ml。自“将上述溶液移至分液漏斗中”起，制备方法同供试品溶液。

测定法　取供试品溶液、对照溶液与空白溶液，在激发波长 392nm、发射波长 518nm 处分别测定荧光强度。

限度　供试品溶液的荧光强度应不大于对照溶液的荧光强度（0.0001%）。

碘化物、钡盐、钙盐、镁盐与铁盐　照氯化钠项下的方法检查，均应符合规定。

溴化物　照紫外-可见分光光度法（通则 0401）测定。

供试品溶液　取本品 0.2g，置 100ml 量瓶中，加水溶解并稀释至刻度，摇匀，精密量取 5ml，置 10ml 比色管中，加苯酚红混合液［取硫酸铵 25mg，加水 235ml，加 2mol/L 氢氧化钠溶液 105ml，加 2mol/L 醋酸溶液 135ml，摇匀，加苯酚红溶液（取苯酚红 33mg，加 2mol/L 氢氧化钠溶液 1.5ml，加水溶解并稀释至 100ml，摇匀）25ml，摇匀，必要时，调节 pH 值至 4.7］2.0ml 和 0.01% 氯胺 T 溶液（临用新制）1.0ml，立即混匀，准确放置 2 分钟，加 0.1mol/L 硫代硫酸钠溶液 0.15ml，用水稀释至刻度，摇匀。

对照溶液　取标准溴化钾溶液（取在 105℃ 干燥至恒重的溴化钾 30mg，精密称定，置 100ml 量瓶中，加水使溶解并稀释至刻度，摇匀，精密量取 1ml，置 100ml 量瓶中，用水稀释至刻度，摇匀。每 1ml 相当于 2μg 的 Br）5.0ml，置 10ml 比色管中，自“加苯酚红混合液”起，制备方法同供试品溶液。

测定法　取供试品溶液与对照溶液，以水为空白，在 590nm 波长处分别测定吸光度。

限度　供试品溶液的吸光度不得大于对照溶液的吸光度（0.1%）。

干燥失重　取本品，在 105℃ 干燥至恒重，减失重量不得过 1.0%（通则 0831）。

重金属　取本品 4.0g，加水 20ml 溶解后，加醋酸盐缓冲液（pH 3.5）2ml 与水适量使成 25ml，依法检查（通则 0821 第一法），含重金属不得过百万分之五。

砷盐　取本品 2.0g，加水 23ml 溶解后，加盐酸 5ml，依法检查（通则 0822 第一法），应符合规定（0.0001%）。

【含量测定】　取本品约 0.15g，精密称定，加水 50ml 溶解后，加 2% 糊精溶液 5ml、2.5% 硼砂溶液 2ml 与荧光黄指示液 5～8 滴，用硝酸银滴定液（0.1mol/L）滴定。每 1ml 硝酸银滴定液（0.1mol/L）相当于 7.455mg 的 KCl。

【类别】　电解质补充药。

【贮藏】　密封保存。

【制剂】　（1）氯化钾片　（2）氯化钾注射液　（3）氯化钾葡萄糖注射液　（4）氯化钾氯化钠注射液　（5）氯化钾缓释片

氯化钾片

Lühuajia Pian

Potassium Chloride Tablets

本品含氯化钾（KCl）应为标示量的 95.0%～105.0%。

【性状】　本品为白色片、糖衣片或薄膜衣片，除去包衣后显白色。

【鉴别】　取本品的细粉适量，加水溶解后，滤过，滤液显钾盐与氯化物鉴别（1）的反应（通则 0301）。

【检查】　应符合片剂项下有关的各项规定（通则 0101）。

【含量测定】　取本品 20 片，精密称定，研细，精密称取适量（约相当于氯化钾 0.15g），加水 50ml 使氯化钾溶解，加 2% 糊精溶液 5ml、2.5% 硼砂溶液 2ml 与荧光黄指示液 5～8 滴，用硝酸银滴定液（0.1mol/L）滴定。每 1ml 硝酸银滴定液（0.1mol/L）相当于 7.455mg 的 KCl。

【类别】　同氯化钾。

【规格】　（1）0.25g　（2）0.5g

【贮藏】　密封，在干燥处保存。

氯化钾注射液

Lühuajia Zhusheye

Potassium Chloride Injection

本品为氯化钾的灭菌水溶液。含氯化钾（KCl）应为标示量的 95.0%～105.0%。

【性状】 本品为无色的澄明液体。

【鉴别】 本品显钾盐与氯化物鉴别(1)的反应(通则0301)。

【检查】 **pH值** 应为5.0～7.0(通则0631)。

细菌内毒素 取本品,可用0.06EU/ml以上高灵敏度鲎试剂,依法检查(通则1143),每1mg氯化钾中含内毒素的量应小于0.12EU。

无菌 取本品,经薄膜过滤法处理,以金黄色葡萄球菌为阳性对照菌,依法检查(通则1101),应符合规定。

其他 应符合注射剂项下有关的各项规定(通则0102)。

【含量测定】 精密量取本品10ml,置100ml量瓶中,加水至刻度,摇匀,精密量取10ml,加水40ml、2%糊精溶液5ml、2.5%硼砂溶液2ml与荧光黄指示液5～8滴,用硝酸银滴定液(0.1mol/L)滴定。每1ml硝酸银滴定液(0.1mol/L)相当于7.455mg的KCl。

【类别】 同氯化钾。

【规格】 (1)10ml∶1g　(2)10ml∶1.5g

【贮藏】 密闭保存。

氯化钾葡萄糖注射液

Lühuajia Putaotang Zhusheye

Potassium Chloride and Glucose Injection

本品为氯化钾与葡萄糖的灭菌水溶液,含氯化钾(KCl)与葡萄糖($C_6H_{12}O_6 \cdot H_2O$)均应为标示量的95.0%～105.0%。

【性状】 本品为无色至微黄色的澄明液体。

【鉴别】 (1)取本品,缓缓加入温热的碱性酒石酸铜试液中,即生成氧化亚铜的红色沉淀。

(2)本品显钾盐与氯化物鉴别(1)的反应(通则0301)。

【检查】 **pH值** 应为3.5～6.5(通则0631)。

5-羟甲基糠醛 精密量取本品适量(约相当于葡萄糖1.0g),置100ml量瓶中,用水稀释至刻度,摇匀,照紫外-可见分光光度法(通则0401),在284nm波长处测定,吸光度不得过0.25。

钠 精密量取本品5ml,置100ml量瓶中,用水稀释至刻度,摇匀,作为供试品溶液;精密量取钠单元素标准溶液,用水定量稀释制成每1ml含0.5μg、0.75μg、1.0μg、1.25μg、1.5μg的溶液,作为系列对照品溶液。取对照品溶液和供试品溶液,照原子吸收分光光度法(通则0406第一法)测定,在589nm的波长处测定,计算。含钠不得过氯化钾标示量的1.0%。

重金属 取本品适量(约相当于葡萄糖3g),加热蒸发至约20ml,放冷,加醋酸盐缓冲液(pH 3.5)2ml与水适量使成25ml,依法检查(通则0821第一法),按葡萄糖含量计算,含重金属不得过百万分之五。

渗透压摩尔浓度 取本品,依法检查(通则0632),渗透压摩尔浓度比应为0.9～1.1。

细菌内毒素 取本品,依法检查(通则1143),每1ml中含内毒素的量应小于0.25EU。

其他 应符合注射剂项下有关的各项规定(通则0102)。

【含量测定】 **氯化钾** 精密量取本品50ml,加2%糊精溶液5ml与荧光黄指示液5～8滴,用硝酸银滴定液(0.1mol/L)滴定。每1ml的硝酸银滴定液(0.1mol/L)相当于7.455mg的KCl。

葡萄糖 取本品,在25℃时,依法测定旋光度(通则0621),与2.0852相乘,即得供试量中含有$C_6H_{12}O_6 \cdot H_2O$的重量(g)。

【类别】 电解质补充药。

【规格】 (1)250ml∶氯化钾0.5g与葡萄糖12.5g　(2)500ml∶氯化钾1.0g与葡萄糖25g

【贮藏】 密闭保存。

氯化钾氯化钠注射液

Lühuajia Lühuana Zhusheye

Potassium Chloride and Sodium Chloride Injection

本品为氯化钾与氯化钠的灭菌水溶液。含氯化钾(KCl)与氯化钠(NaCl)均应为标示量的95.0%～105.0%。

【性状】 本品为无色的澄明液体。

【鉴别】 本品显钠盐、钾盐与氯化物鉴别(1)的反应(通则0301)。

【检查】 **pH值** 应为3.5～6.5(通则0631)。

重金属 取本品50ml,蒸发至约20ml,放冷,加醋酸盐缓冲液(pH 3.5)2ml与水适量使成25ml,依法检查(通则0821第一法),含重金属不得过千万分之三。

砷盐 取本品20ml,加水3ml与盐酸5ml,依法检查(通则0822第一法),应符合规定(0.000 01%)。

渗透压摩尔浓度 取本品,依法检查(通则0632),渗透压摩尔浓度比应为1.00～1.20(规格1)或1.05～1.30(规格2)或1.15～1.40(规格3)。

细菌内毒素 取本品,依法检查(通则1143),每1ml中含内毒素的量应小于0.50EU。

其他 应符合注射剂项下有关的各项规定(通则0102)。

【含量测定】 **氯化钾** 取四苯硼钠滴定液(0.02 mol/L)60ml,置烧杯中,加冰醋酸1ml与水25ml,加入本品25ml及水75ml(规格1)或加入本品15ml及水85ml(规格2)或加入本品10ml及水90ml(规格3),置50～55℃水浴中保温30分钟,放冷,再在冰浴中放置30分钟,用105℃恒重的4号垂熔玻璃坩埚滤过,沉淀用澄清的四苯硼钾饱和溶液20ml分4次洗涤,再用少量水洗涤,在105℃干燥至恒重,精密称定,所得沉淀重量与0.2081相乘,即得供试量中含有KCl的重量。

氯化钠 精密量取本品10ml,依次加水40ml,2%糊精溶液5ml,2.5%硼砂溶液2ml与荧光黄指示液5～8滴,用硝酸银滴定液(0.1mol/L)滴定。每1ml硝酸银滴定液(0.1mol/L)相当于3.545mg的Cl,计算,即得总氯含量。

按下式计算氯化钠含量,即得。

$$[\text{总氯含量(g/100ml)} - A \times \frac{35.45}{74.55} \times \text{氯化钾含量(相当于标示量的\%)}] \times \frac{58.44}{35.45 \times 0.9} \times 100\%$$

式中 A 为每100ml中氯化钾的标示量(g)。

【类别】 电解质补充药。

【规格】 (1)100ml：氯化钾0.11g与氯化钠0.9g (2)100ml：氯化钾0.22g与氯化钠0.9g (3)100ml：氯化钾0.3g与氯化钠0.9g

【贮藏】 密闭保存。

氯化钾缓释片

Lühuajia Huanshipian

Potassium Chloride Sustained-release Tablets

本品含氯化钾(KCl)应为标示量的93.0%～107.0%。

【性状】 本品为糖衣片或薄膜衣片，除去包衣后显白色或类白色。

【鉴别】 取本品，除去包衣，研细，取细粉适量，加水使氯化钾溶解，滤过，滤液显钾盐与氯化物鉴别(1)的反应(通则0301)。

【检查】 **溶出度** *方法一* 照溶出度与释放度测定法(通则0931第二法)测定。

溶出条件 以水900ml为溶出介质，转速为每分钟50转，依法操作，在2小时、4小时和8小时时分别取溶出液25ml，并即时补充相同温度、相同体积的溶出介质。

供试品溶液 分别取2小时、4小时和8小时时的溶出液，滤过，取续滤液。

测定法 精密量取供试品溶液20ml，加铬酸钾指示液4滴，用硝酸银滴定液(0.01mol/L)滴定至溶液显橙黄色，每1ml硝酸银滴定液(0.01mol/L)相当于0.7455mg的KCl。

限度 每片在2小时、4小时和8小时时的溶出量应分别为标示量的10%～35%、30%～70%和80%以上，均应符合规定。

方法二 照溶出度与释放度测定法(通则0931第二法)测定。

溶出条件 以水900ml为溶出介质，转速为每分钟50转，依法操作，在1小时、2小时、4小时和8小时时分别取溶出液25ml，并即时补充相同温度、相同体积的溶出介质。

供试品溶液 分别取1小时、2小时、4小时和8小时时的溶出液，滤过，取续滤液。

测定法 精密量取供试品溶液10ml(当供试品溶液的氯化钾浓度低于0.15g/ml时，量取20ml)，照电位滴定法(通则0701)，用硝酸银滴定液(0.01mol/L)滴定至电位突跃点，每1ml硝酸银滴定液(0.01mol/L)相当于0.7455mg的KCl。

限度 每片在1小时、2小时、4小时和8小时时的溶出量应分别为标示量的25%～45%、39%～59%、55%～75%和75%以上，均应符合规定。

其他 应符合片剂项下有关的各项规定(通则0101)。

【含量测定】 取本品20片(糖衣片用水洗去包衣，用滤纸吸去残余的水，晾干，并于硅胶干燥器中干燥24小时)，精密称定，研细，精密称取适量(约相当于氯化钾0.5g)，置500ml量瓶中，加水适量，超声使氯化钾溶解，放冷，用水稀释至刻度，摇匀，滤过，取续滤液5ml，置100ml量瓶中，用盐酸溶液(2.7→100)稀释至刻度，摇匀，作为供试品溶液；另取氯化钾对照品0.25g，精密称定，置250ml量瓶中，加水溶解并稀释至刻度，摇匀，精密量取5ml，置100ml量瓶中，用盐酸溶液(2.7→100)稀释至刻度，摇匀，作为对照品溶液。

精密量取对照品溶液2.0ml、3.0ml、4.0ml、5.0ml及6.0ml，分别置100ml量瓶中，各加20%氯化钠溶液2.0ml，用盐酸溶液(2.7→100)稀释至刻度，摇匀；另精密量取供试品溶液2ml，置50ml量瓶中，加20%氯化钠溶液1.0ml，用盐酸溶液(2.7→100)稀释至刻度，摇匀。取上述各溶液，照原子吸收分光光度法(通则0406第一法)，以20%氯化钠溶液2.0ml用盐酸溶液(2.7→100)稀释至100ml为空白，在766.5nm的波长处测定，计算，即得。

【类别】 同氯化钾。

【规格】 0.5g

【贮藏】 密封，在干燥处保存。

【标注】 如执行溶出度方法二，应在说明书执行标准项下注明。

氯 化 铵

Lühua'an

Ammonium Chloride

NH_4Cl 53.49

本品按干燥品计算，含氯化铵(NH_4Cl)不得少于99.5%。

【性状】 本品为无色结晶或白色结晶性粉末；无臭；有引湿性。

本品在水中易溶，在乙醇中微溶。

【鉴别】 本品的水溶液显铵盐与氯化物鉴别(1)的反应(通则0301)。

【检查】 **酸度** 取本品2.0g，加水10ml使溶解，依法测定(通则0631)，pH值应为4.0～6.0。

钡盐 取本品4.0g，加水20ml溶解后，滤过，滤液分为两等份，一份中加稀硫酸2ml，另一份中加水2ml，静置15分钟，两液应同样澄清。

干燥失重 取本品，置硫酸干燥器中干燥至恒重，减失重量不得过0.5%(通则0831)。

炽灼残渣 不得过0.1%(通则0841)。

铁盐 取本品1.0g，用小火加热，俟氯化铵全部挥散，放冷，残渣中加水25ml，依法检查(通则0807)，与标准铁溶液5.0ml制成的对照液比较，不得更深(0.005%)。

重金属 取本品2.0g，加醋酸盐缓冲液(pH 3.5)2ml与水适量使溶解成25ml，依法检查(通则0821第一法)，含重金属不得过百万分之十。

砷盐　取本品 0.40g，加水 23ml 溶解后，加盐酸 5ml，依法检查（通则 0822 第一法），应符合规定（0.0005%）。

【含量测定】　取本品约 0.12g，精密称定，加水 50ml 使溶解，再加糊精溶液（1→50）5ml、荧光黄指示液 8 滴与碳酸钙 0.10g，摇匀，用硝酸银滴定液（0.1mol/L）滴定。每 1ml 硝酸银滴定液（0.1mol/L）相当于 5.349mg 的 NH_4Cl。

【类别】　祛痰药，辅助利尿药。

【贮藏】　密封，在干燥处保存。

【制剂】　氯化铵片

氯 化 铵 片

Lühua'an Pian

Ammonium Chloride Tablets

本品含氯化铵（NH_4Cl）应为标示量的 95.0%～105.0%。

【性状】　本品为白色片。

【鉴别】　本品的水溶液显铵盐与氯化物鉴别（1）的反应（通则 0301）。

【检查】　应符合片剂项下有关的各项规定（通则 0101）。

【含量测定】　取本品 10 片，精密称定，研细，精密称取适量（约相当于氯化铵 0.12g），照氯化铵项下的方法测定。每 1ml 硝酸银滴定液（0.1mol/L）相当于 5.349mg 的 NH_4Cl。

【类别】　同氯化铵。

【规格】　0.3g

【贮藏】　密封，在干燥处保存。

氯化琥珀胆碱

Lühua Hupodanjian

Suxamethonium Chloride

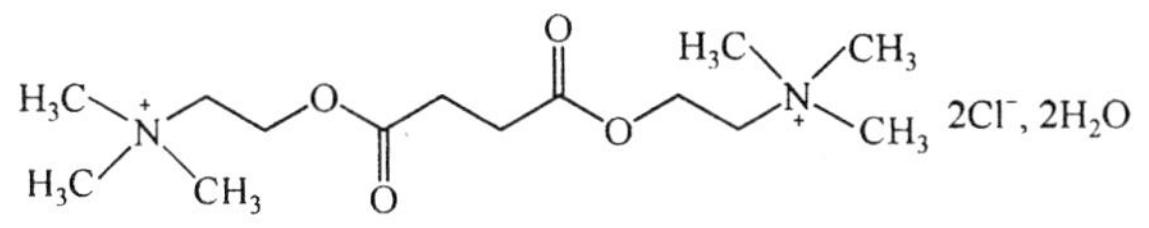

$C_{14}H_{30}Cl_2N_2O_4 \cdot 2H_2O$　397.34

本品为二氯化 2,2′-[（1,4-二氧代-1,4-亚丁基）双（氧）]双[*N*,*N*,*N*-三甲基乙铵]二水合物。按无水物计算，含 $C_{14}H_{30}Cl_2N_2O_4$ 不得少于 98.0%。

【性状】　本品为白色或类白色的结晶性粉末；无臭。

本品在水中极易溶解，在乙醇或三氯甲烷中微溶，在乙醚中不溶。

熔点　取本品，不经干燥，依法测定（通则 0612），熔点为 157～163℃。

【鉴别】　（1）取本品约 0.1g，加水 10ml 溶解后，加稀硫酸 10ml 与硫氰酸铬铵试液 30ml，生成淡红色沉淀。

（2）取本品约 20mg，加水 1ml 溶解后，再加 1%氯化钴溶液与亚铁氰化钾试液各 0.1ml，即显持久的翠绿色。

（3）本品的红外光吸收图谱应与对照的图谱（光谱集 496 图）一致。

（4）本品的水溶液显氯化物鉴别（1）的反应（通则 0301）。

【检查】　**酸度**　取本品 0.10g，加水 10ml 溶解后，依法测定（通则 0631），pH 值应为 3.5～5.0。

氯化胆碱　照薄层色谱法（通则 0502）试验。

供试品溶液　取本品，加甲醇溶解并定量稀释制成每 1ml 中含 20mg 的溶液。

对照品溶液　取氯化琥珀胆碱对照品与氯化胆碱对照品适量，加甲醇溶解并定量稀释制成每 1ml 中约含氯化琥珀胆碱 20mg 与氯化胆碱 0.10mg 的溶液。

色谱条件　采用微晶纤维素薄层板，以正丁醇-水-无水甲酸（67∶20∶17）为展开剂。

系统适用性要求　对照品溶液应显示两个完全分离的斑点。

测定法　吸取供试品溶液与对照品溶液各 10μl，分别点于同一薄层板上，展开，晾干，喷以稀碘化铋钾试液，在 105℃ 加热 10 分钟使显色。

限度　供试品溶液如显与氯化胆碱相应的杂质斑点，其颜色与对照品溶液中相应的斑点比较，不得更深（0.5%）。

水分　取本品，照水分测定法（通则 0832 第一法 1）测定，含水分应为 8.0%～10.0%。

炽灼残渣　不得过 0.1%（通则 0841）。

【含量测定】　取本品约 0.15g，精密称定，加冰醋酸 20ml 溶解后，加醋酸汞试液 5ml 与结晶紫指示液 1 滴，用高氯酸滴定液（0.1mol/L）滴定至溶液显蓝色，并将滴定的结果用空白试验校正。每 1ml 高氯酸滴定液（0.1mol/L）相当于 18.07mg 的 $C_{14}H_{30}Cl_2N_2O_4$。

【类别】　骨骼肌松弛药。

【贮藏】　密封保存。

【制剂】　氯化琥珀胆碱注射液

附：

氯化胆碱

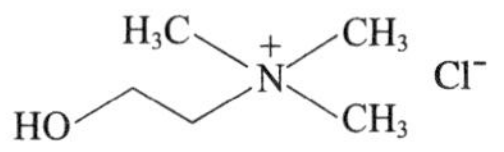

$C_5H_{14}ClNO$　139.62

氯化 2-羟基-*N*,*N*,*N*-三甲基乙铵

氯化琥珀胆碱注射液

Lühua Hupodanjian Zhusheye

Suxamethonium Chloride Injection

本品为氯化琥珀胆碱的灭菌溶液。含氯化琥珀胆碱（$C_{14}H_{30}Cl_2N_2O_4 \cdot 2H_2O$）应为标示量的 95.0%～105.0%。

【性状】 本品为无色或几乎无色的澄明黏稠液体。

【鉴别】 照氯化琥珀胆碱项下的鉴别(1)、(2)、(4)项试验，显相同的反应。

【检查】 **pH 值** 取本品 2.0ml，加水 8ml，依法测定(通则 0631)，pH 值应为 3.0～5.0。

氯化胆碱 照薄层色谱法(通则 0502)试验。

供试品溶液 取本品适量，用甲醇定量稀释制成每 1ml 中含氯化琥珀胆碱 10mg 的溶液。

对照品溶液 取氯化琥珀胆碱对照品与氯化胆碱对照品各适量，加甲醇溶解并定量稀释制成每 1ml 中含氯化琥珀胆碱 10mg 与氯化胆碱 0.20mg 的溶液。

测定法 吸取供试品溶液与对照品溶液各 5μl，分别点于同一薄层板上，展开，晾干，喷以稀碘化铋钾试液，在 105℃加热至斑点显色清晰。

色谱条件与系统适用性要求 见氯化琥珀胆碱氯化胆碱项下。

限度 供试品溶液如显与氯化胆碱相应的斑点，其颜色与对照品溶液中相应的斑点比较，不得更深(2.0%)。

水解产物 精密量取本品适量(相当于氯化琥珀胆碱 0.2g)，加新沸放冷的蒸馏水 30ml，摇匀，用乙醚提取 5 次，每次 20ml，合并乙醚液，水溶液备用；用新沸放冷的蒸馏水洗涤乙醚液 2 次，每次 10ml，弃去乙醚液，再用乙醚回洗水液 2 次，每次 10ml，弃去乙醚液，合并水溶液，加溴麝香草酚蓝指示液，用氢氧化钠滴定液(0.1mol/L)滴定至中性；再精密加氢氧化钠滴定液(0.1mol/L)25ml，加热回流 40 分钟，放冷，加溴麝香草酚蓝指示液，用盐酸滴定液(0.1mol/L)滴定。同时用新沸放冷的蒸馏水 50ml，自“精密加氢氧化钠滴定液(0.1mol/L)25ml”起，同法操作，进行空白试验校正。初次中和所需氢氧化钠滴定液(0.1mol/L)的体积不得大于初次中和与水解后所需氢氧化钠滴定液(0.1mol/L)体积总和的十分之一(10%)。

细菌内毒素 取本品，依法检查(通则 1143)，每 1mg 氯化琥珀胆碱中含内毒素的量应小于 2.0EU。

其他 应符合注射剂项下有关的各项规定(通则 0102)。

【含量测定】 用内容量移液管精密量取本品适量(约相当于氯化琥珀胆碱 0.4g)，置锥形瓶中，用水 10ml 分次洗出移液管内壁的附着液，洗液并入锥形瓶中，加溴酚蓝指示液数滴，滴加稀醋酸至溶液显黄色，用硝酸银滴定液(0.1mol/L)滴定至沉淀变为蓝紫色。每 1ml 硝酸银滴定液(0.1mol/L)相当于 19.87mg 的 $C_{14}H_{30}Cl_2N_2O_4 \cdot 2H_2O$。

【类别】 同氯化琥珀胆碱。

【规格】 (1)1ml : 50mg　(2)2ml : 100mg

【贮藏】 密闭保存。

氯化筒箭毒碱

Lühua Tongjiandujian

Tubocurarine Chloride

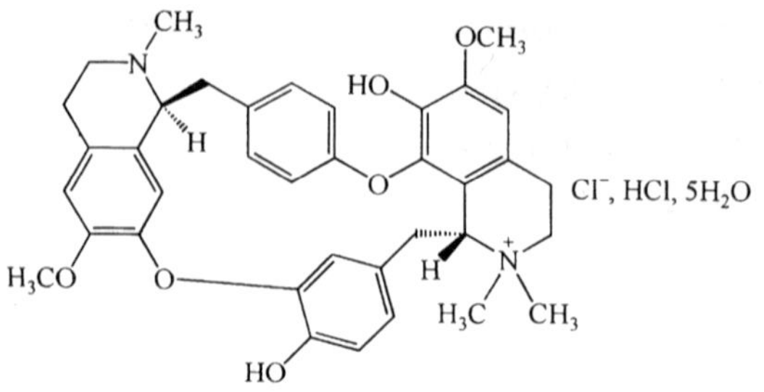

$C_{37}H_{41}ClN_2O_6 \cdot HCl \cdot 5H_2O$　771.73

本品为 2,2′,2′-三甲基-6,6′-二甲氧基-7′,12′-二羟基-氯化筒箭毒鎓盐酸盐五水合物。按无水物计算，含 $C_{37}H_{41}ClN_2O_6 \cdot HCl$ 不得少于 98.0%。

【性状】 本品为白色至微黄色结晶性粉末。

本品在水中溶解，在乙醇中略溶，在三氯甲烷或乙醚中几乎不溶；在氢氧化钠溶液中溶解。

比旋度 取本品，精密称定，加水溶解并定量稀释制成每 1ml 中约含 10mg 的溶液，放置 3 小时，依法测定(通则 0621)，比旋度为＋210°至＋224°。

【鉴别】 (1)取本品约 10mg，加水 1ml 溶解后，加硝酸汞试液 1ml，渐产生红色。

(2)取本品，加水溶解并制成每 1ml 中约含 50μg 的溶液，照紫外-可见分光光度法(通则 0401)测定，在 280nm 的波长处有最大吸收，在 255nm 的波长处有最小吸收。

(3)本品显氯化物的鉴别反应(通则 0301)。

【检查】 **酸度** 取本品 0.10g，加水 10ml，依法测定(通则 0631)，pH 值应为 4.0～6.0。

溶液的澄清度与颜色 取本品 0.25g，加水 25ml 溶解后，溶液应澄清无色；如显色，与黄色 3 号标准比色液(通则 0901 第一法)比较，不得更深。

有关物质 照薄层色谱法(通则 0502)试验。

供试品溶液 取本品，加水溶解并制成每 1ml 中约含 25mg 的溶液。

对照溶液(1) 精密量取供试品溶液适量，用水定量稀释制成每 1ml 中约含 0.4mg 的溶液。

对照溶液(2) 精密量取供试品溶液适量，用水定量稀释制成每 1ml 中约含 0.2mg 的溶液。

色谱条件 采用硅胶 G 薄层板，以三氯甲烷-甲醇-12.5%三氯醋酸(1 : 1 : 1)为展开剂。

测定法 吸取上述三种溶液各 5μl，分别点于同一薄层板上，展开，晾干，喷以六氰络铁氢钾试液-水-三氯化铁试液(1 : 1 : 2)(临用新制)，使显色。

限度 供试品溶液如显杂质斑点，与对照溶液(1)主斑点比较，均不得更深；深于对照溶液(2)主斑点的杂质斑点不得多于1个。

总氯量　取本品约0.3g，精密称定，加水5ml，微温使溶解，加冰醋酸5ml与甲醇50ml，放冷至室温，加曙红指示液1滴，用硝酸银滴定液(0.1mol/L)滴定。每1ml硝酸银滴定液(0.1mol/L)相当于3.545mg的Cl。按无水物计算，含总氯(Cl)量应为9.9%～10.7%。

三氯甲烷中溶解物　取本品0.25g，加水150ml溶解，加饱和碳酸氢钠溶液5ml，用三氯甲烷提取3次，每次20ml，合并提取液，用水10ml洗涤，滤过，用三氯甲烷10ml分次洗涤滤器，合并滤液，置经105℃恒重的容器中，在水浴上蒸干，在105℃干燥至恒重，遗留残渣不得过5mg(2%)。

水分　取本品，照水分测定法(通则0832第一法1)测定，含水分应为9.0%～12.0%。

炽灼残渣　不得过0.25%(通则0841)。

【含量测定】　取本品约0.3g，精密称定，加冰醋酸20ml，微热使溶解，放冷，加醋酐60ml，照电位滴定法(通则0701)，用高氯酸滴定液(0.1mol/L)滴定，并将滴定的结果用空白试验校正。每1ml高氯酸滴定液(0.1mol/L)相当于34.08mg的$C_{37}H_{41}ClN_2O_6 \cdot HCl$。

【类别】　骨骼肌松弛药。

【贮藏】　遮光，密封保存。

【制剂】　氯化筒箭毒碱注射液

氯化筒箭毒碱注射液

Lühua Tongjiandujian Zhusheye

Tubocurarine Chloride Injection

本品为氯化筒箭毒碱的灭菌水溶液。含氯化筒箭毒碱($C_{37}H_{41}ClN_2O_6 \cdot HCl \cdot 5H_2O$)应为标示量的93.0%～107.0%。

【性状】　本品为无色的澄明液体。

【鉴别】　取本品适量，照氯化筒箭毒碱项下的鉴别(1)、(2)、(3)项试验，显相同的反应。

【检查】　**pH值**　应为3.0～5.5(通则0631)。

旋光度　取本品，在25℃时依法测定(通则0621)，旋光度为+1.77°至+2.05°。

其他　应符合注射剂项下有关的各项规定(通则0102)。

【含量测定】　照紫外-可见分光光度法(通则0401)测定。

供试品溶液　精密量取本品适量，用水定量稀释制成每1ml中约含50μg的溶液。

测定法　取供试品溶液，在280nm的波长处测定吸光度，按$C_{37}H_{41}ClN_2O_6 \cdot HCl \cdot 5H_2O$的吸收系数($E_{1cm}^{1\%}$)为105计算。

【类别】　同氯化筒箭毒碱。

【规格】　1ml：10mg

【贮藏】　遮光，密闭保存。

氯芬待因片

Lüfendaiyin Pian

Diclofenac Sodium and Codeine Phosphate Tablets

本品含双氯芬酸钠($C_{14}H_{10}Cl_2NNaO_2$)与磷酸可待因($C_{18}H_{21}NO_3 \cdot H_3PO_4 \cdot 1\frac{1}{2}H_2O$)均应为标示量的90.0%～110.0%。

【处方】

双氯芬酸钠	25g
磷酸可待因($C_{18}H_{21}NO_3 \cdot H_3PO_4 \cdot 1\frac{1}{2}H_2O$)	15g
辅料	适量
制成	1000片

【性状】　本品为白色或类白色片。

【鉴别】　取本品细粉适量(约相当于双氯芬酸钠10mg，磷酸可待因6mg)置100ml分液漏斗中；加0.1mol/L氢氧化钠溶液5ml，摇匀，用三氯甲烷30ml提取1次，分取三氯甲烷液，用0.1mol/L氢氧化钠溶液洗涤，三氯甲烷层置锥形瓶中，减压蒸干，残留物作磷酸可待因鉴别用；将水层与洗涤液合并，滤入100ml量瓶中，用水稀释至刻度(约含双氯芬酸钠10mg)，水溶液作双氯芬酸钠鉴别用。

(1)取上述水溶液，照紫外-可见分光光度法(通则0401)测定，在276nm的波长处有最大吸收。

(2)取上述残渣，加含亚硒酸2.5mg的硫酸0.5ml，立即显绿色，渐变为蓝色。

(3)照薄层色谱法(通则0502)试验。

供试品溶液　取本品细粉适量(约相当于双氯芬酸钠25mg，磷酸可待因15mg)，置10ml量瓶中，加甲醇溶解并稀释至刻度，摇匀，滤过，取续滤液。

对照品溶液(1)　取双氯芬酸钠对照品适量，加甲醇溶解并稀释制成每1ml中约含双氯芬酸钠2.5mg的溶液。

对照品溶液(2)　取磷酸可待因对照品适量，加甲醇溶解并稀释制成每1ml中约含磷酸可待因1.5mg的溶液。

色谱条件　采用硅胶GF_{254}薄层板，以乙酸乙酯-甲醇-浓氨溶液(85：10：5)为展开剂。

测定法　吸取上述三种溶液各10μl，分别点于同一薄层板上，展开，晾干，置紫外光灯(254nm)下检视，再喷以稀碘化铋钾试液显色。

结果判定　在紫外光灯(254nm)下检视，供试品溶液所显斑点的位置应与各对照品溶液的斑点一致；显色后，磷酸可待因应出现橙红色斑点。

【检查】　**含量均匀度**　取本品1片，置50ml量瓶中，加流动相适量，超声使溶解，放冷，用流动相稀释至刻度，摇匀，滤膜滤过，取续滤液作为供试品溶液，照含量测定项下的方法测定，分别计算双氯芬酸钠与磷酸可待因的含量，均应符合规定（通则 0941）。

溶出度　照溶出度与释放度测定法（通则 0931 第二法）测定。

溶出条件　以水 900ml 为溶出介质，转速为每分钟 75 转，依法操作，经 45 分钟时取样。

供试品溶液　取溶出液 5ml，滤膜滤过，取续滤液。

对照品溶液　精密量取含量测定项下的对照品溶液 5ml，置 100ml 量瓶中，用水稀释至刻度，摇匀。

色谱条件　见含量测定项下。

测定法　见含量测定项下。计算每片中双氯芬酸钠与磷酸可待因的溶出量。

限度　均为标示量的 75%，均应符合规定。

其他　应符合片剂项下有关的各项规定（通则 0101）。

【含量测定】　照高效液相色谱法（通则 0512）测定。

供试品溶液　取本品 20 片，精密称定，研细，精密称取细粉适量（约相当于双氯芬酸钠 25mg），置 50ml 量瓶中，加流动相振摇使溶解并稀释至刻度，摇匀，滤膜滤过，取续滤液。

对照品溶液　取双氯芬酸钠对照品约 25mg 与磷酸可待因对照品约 15mg，精密称定，置同一 50ml 量瓶中，加流动相溶解并稀释至刻度，摇匀。

色谱条件　用辛基硅烷键合硅胶为填充剂；以乙腈-0.4%乙酸铵-三乙胺（30：70：0.2）为流动相；检测波长为 250nm；进样体积 20μl。

系统适用性要求　磷酸可待因峰与双氯芬酸钠峰之间的分离度应大于 2.0。

测定法　精密量取供试品溶液与对照品溶液，分别注入液相色谱仪，记录色谱图。按外标法以各自峰面积计算。在计算磷酸可待因含量时，应将结果乘以 1.068。

【类别】　镇痛药。

【贮藏】　遮光，密封保存。

氯沙坦钾

Lüshatanjia

Losartan Potassium

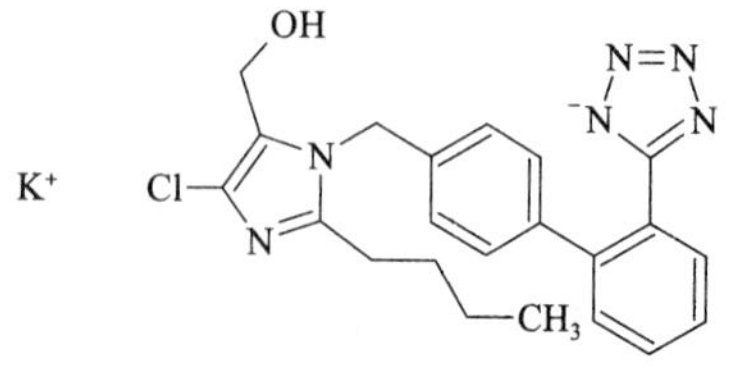

$C_{22}H_{22}ClKN_6O$　461.00

本品为 2-丁基-4-氯-1-[4-(2-1*H*-四唑-5-基苯基)苄基)]咪唑-5-甲醇单钾盐。按干燥品计算，含 $C_{22}H_{22}ClKN_6O$ 不得少于 98.5%。

【生产要求】　应对生产工艺等进行评估以确定形成遗传毒性杂质 *N*,*N*-二甲基亚硝胺和 *N*,*N*-二乙基亚硝胺等的可能性。必要时，应采用适宜的分析方法对产品进行分析，以确认 *N*,*N*-二甲基亚硝胺和 *N*,*N*-二乙基亚硝胺等的含量符合我国药品监管部门相关指导原则或 ICH M7 指导原则的要求。

【性状】　本品为白色或类白色结晶性粉末，具有引湿性。

本品在水、甲醇中易溶。

【鉴别】　(1)在有关物质项下记录的色谱图中，供试品溶液主峰的保留时间应与系统适用性溶液中氯沙坦峰的保留时间一致。

(2)本品的红外光吸收图谱应与对照的图谱（光谱集 764 图）一致。如与对照图谱不一致，分别取本品和氯沙坦钾对照品各适量，加甲醇溶解，水浴蒸干，取残渣测定。本品的红外光吸收图谱应与对照品图谱一致。

(3)本品显钾盐的一般鉴别反应（通则 0301）。

【检查】　**碱度**　取本品适量，加水溶解并稀释制成每 1ml 中约含 10mg 的溶液，依法测定（通则 0631），pH 值应为 7.0～8.5。

溶液的澄清度与颜色　取本品 1.0g，加水 10ml 溶解后，溶液应澄清无色。

有关物质　照高效液相色谱法（通则 0512）测定。

供试品溶液　取本品适量，加甲醇溶解并稀释制成每 1ml 中约含 0.3mg 的溶液。

对照溶液　精密量取供试品溶液适量，用甲醇定量稀释制成每 1ml 中含 0.3μg 的溶液。

灵敏度溶液　精密量取对照溶液 5ml，置 10ml 量瓶中，用甲醇稀释至刻度，摇匀。

系统适用性溶液　取氯沙坦钾和三苯甲醇对照品各适量，加甲醇溶解并稀释制成每 1ml 中约含氯沙坦钾 0.3mg 和三苯甲醇 2μg 的混合溶液。

色谱条件　用十八烷基硅烷键合硅胶为填充剂；以 0.1% 磷酸溶液（ml/ml）为流动相 A，以乙腈为流动相 B，流速为每分钟 1.3ml，按下表进行梯度洗脱。检测波长为 220nm；柱温为 35℃；进样体积 10μl。

时间（分钟）	流动相 A(%)	流动相 B(%)
0	75	25
5	75	25
30	10	90
40	10	90
41	75	25
50	75	25

系统适用性要求　系统适用性溶液色谱图中，氯沙坦峰的保留时间约为 14 分钟，三苯甲醇峰相对保留时间约为 1.8。灵敏度溶液色谱图中，主成分峰高的信噪比应大于 10。

测定法　精密量取供试品溶液与对照溶液，分别注入液相色谱仪，记录色谱图。

限度　供试品溶液色谱图中如有杂质峰，单个杂质峰面积不得大于对照溶液主峰面积的 2 倍（0.2%），各杂质峰面积的和不得大于对照溶液主峰面积的 5 倍（0.5%）。小于灵敏度溶液主峰面积的色谱峰忽略不计。

干燥失重　取本品，在 105℃干燥至恒重，减失重量不得过 0.5%（通则 0831）。

重金属　取本品，依法检查（通则 0821 第二法），含重金属不得过百万分之十。

【含量测定】　取本品约 0.2g，精密称定，加冰醋酸 75ml，照电位滴定法（通则 0701），用高氯酸滴定液（0.1mol/L）滴定，并将滴定结果用空白试验校正。每 1ml 高氯酸滴定液（0.1mol/L）相当于 23.05mg 的 $C_{22}H_{22}ClKN_6O$。

【类别】　血管紧张素Ⅱ受体拮抗药。

【贮藏】　密封，在阴凉干燥处保存。

【制剂】　（1）氯沙坦钾片　（2）氯沙坦钾胶囊

附：

三苯甲醇

OH

$C_{19}H_{16}O$　260.33

氯沙坦钾片

Lüshatanjia Pian

Losartan Potassium Tablets

本品含氯沙坦钾（$C_{22}H_{22}ClKN_6O$）应为标示量的 95.0%～105.0%。

【性状】　本品应为薄膜衣片，除去包衣后显白色或类白色。

【鉴别】　（1）在含量测定项下记录的色谱图中，供试品溶液主峰的保留时间应与对照品溶液主峰的保留时间一致。

（2）取本品细粉适量，加水适量使氯沙坦钾溶解后，滤过，滤液应显钾盐鉴别（1）的反应（通则 0301）。

【检查】　**有关物质**　照高效液相色谱法（通则 0512）测定。

溶剂　乙腈-磷酸盐缓冲液（含 0.39%磷酸二氢钠和 0.35%三乙胺的混合溶液，用磷酸调节 pH 值至 7.0）（15：85）。

供试品溶液　取本品细粉适量（约相当于氯沙坦钾 30mg），置 100ml 量瓶中，加溶剂适量，超声使氯沙坦钾溶解，用溶剂稀释至刻度，摇匀，滤过，取续滤液。

对照溶液　精密量取供试品溶液 1ml，置 200ml 量瓶中，用溶剂稀释至刻度，摇匀。

灵敏度溶液　精密量取对照溶液 1ml，置 10ml 量瓶中，用溶剂稀释至刻度，摇匀。

系统适用性溶液　取氯沙坦钾和三苯甲醇对照品各适量，加甲醇适量使溶解，用溶剂稀释制成每 1ml 中约含氯沙坦钾 0.3mg 和三苯甲醇 2μg 的混合溶液。

色谱条件与系统适用性要求　见氯沙坦钾有关物质项下。

测定法　精密量取供试品溶液与对照溶液，分别注入液相色谱仪，记录色谱图。

限度　供试品溶液色谱图中如有杂质峰，单个杂质峰面积不得大于对照溶液的主峰面积（0.5%），各杂质峰面积的和不得大于对照溶液主峰面积的 2 倍（1.0%）。小于灵敏度溶液主峰面积的色谱峰忽略不计。

溶出度　照溶出度与释放度测定法（通则 0931 第二法）测定。

溶出条件　以水 900ml 为溶出介质，转速为每分钟 50 转，依法操作，经 45 分钟时取样。

供试品溶液　取溶出液滤过，精密量取续滤液适量，用溶出介质定量稀释制成每 1ml 中约含氯沙坦钾 20μg 的溶液。

对照品溶液　取氯沙坦钾对照品适量，精密称定，加溶出介质溶解并定量稀释制成每 1ml 中约含 20μg 的溶液。

测定法　取供试品溶液与对照品溶液，照紫外-可见分光光度法（通则 0401），在 250nm 的波长处测定吸光度，计算每片的溶出量。

限度　标示量的 85%，应符合规定。

其他　应符合片剂项下有关的各项规定（通则 0101）。

【含量测定】　照高效液相色谱法（通则 0512）测定。

溶剂　见有关物质项下。

供试品溶液　取本品 20 片，精密称定，研细，精密称取适量（约相当于氯沙坦钾 30mg），置 100ml 量瓶中，加溶剂适量，超声使氯沙坦钾溶解，用溶剂稀释至刻度，摇匀，滤过，取续滤液。

对照品溶液　取氯沙坦钾对照品适量，精密称定，加溶剂适量使溶解并定量稀释制成每 1ml 中约含 0.3mg 的溶液。

色谱条件　用十八烷基硅烷键合硅胶为填充剂；以乙腈-0.1%磷酸溶液（ml/ml）（40：60）为流动相；检测波长为 254nm；进样体积 10μl。

系统适用性要求　理论板数按氯沙坦峰计算不低于 3000。

测定法　精密量取供试品溶液与对照品溶液，分别注入液相色谱仪，记录色谱图。按外标法以峰面积计算。

【类别】　同氯沙坦钾。

【规格】　（1）50mg　（2）100mg

【贮藏】　密封，30℃以下干燥处保存。

氯沙坦钾胶囊

Lüshatanjia Jiaonang

Losartan Potassium Capsules

本品含氯沙坦钾($C_{22}H_{22}ClKN_6O$)应为标示量的 95.0%～105.0%。

【性状】 本品内容物为白色或类白色颗粒或粉末。

【鉴别】 (1)在含量测定项下记录的色谱图中,供试品溶液主峰的保留时间应与对照品溶液主峰的保留时间一致。

(2)取本品内容物适量,加水适量使氯沙坦钾溶解后,滤过,滤液应显钾盐鉴别(1)的反应(通则 0301)。

【检查】 **有关物质** 照高效液相色谱法(通则 0512)测定。

溶剂 乙腈-磷酸盐缓冲液(含 0.39%磷酸二氢钠和 0.35%三乙胺的混合溶液,用磷酸调节 pH 值至 7.0)(15∶85)。

供试品溶液 取本品内容物适量(约相当于氯沙坦钾 30mg),置 100ml 量瓶中,加溶剂适量,超声使氯沙坦钾溶解,用溶剂稀释至刻度,摇匀,滤过,取续滤液。

对照溶液 精密量取供试品溶液 1ml,置 200ml 量瓶中,用溶剂稀释至刻度,摇匀。

灵敏度溶液 精密量取对照溶液 1ml,置 10ml 量瓶中,用溶剂稀释至刻度,摇匀。

系统适用性溶液 取氯沙坦钾和三苯甲醇对照品各适量,加甲醇适量使溶解,用溶剂稀释制成每 1ml 中约含氯沙坦钾 0.3mg 和三苯甲醇 2μg 的混合溶液。

色谱条件与系统适用性要求 见氯沙坦钾有关物质项下。

测定法 精密量取供试品溶液与对照溶液分别注入液相色谱仪,记录色谱图。

限度 供试品溶液色谱图中如有杂质峰,单个杂质峰面积不得大于对照溶液的主峰面积(0.5%),各杂质峰面积的和不得大于对照溶液主峰面积的 2 倍(1.0%)。小于灵敏度溶液主峰面积的色谱峰忽略不计。

溶出度 照溶出度与释放度测定法(通则 0931 第二法)测定。

溶出条件 以水 900ml 为溶出介质,转速为每分钟 50 转,依法操作,经 45 分钟时取样。

供试品溶液 取溶出液滤过,精密量取续滤液适量,用溶出介质定量稀释制成每 1ml 中约含氯沙坦钾 20μg 的溶液。

对照品溶液 取氯沙坦钾对照品适量,精密称定,加溶出介质溶解并定量稀释制成每 1ml 中约含 20μg 的溶液。

测定法 取供试品溶液与对照品溶液,照紫外-可见分光光度法(通则 0401),在 250nm 的波长处测定吸光度,计算每粒的溶出量。

限度 标示量的 85%,应符合规定。

其他 应符合胶囊剂项下有关的各项规定(通则 0103)。

【含量测定】 照高效液相色谱法(通则 0512)测定。

溶剂 见有关物质项下。

供试品溶液 取装量差异项下的内容物,研细,精密称取适量(约相当于氯沙坦钾 30mg),置 100ml 量瓶中,加溶剂适量,超声使氯沙坦钾溶解,用溶剂稀释至刻度,摇匀,滤过,取续滤液。

对照品溶液 取氯沙坦钾对照品适量,精密称定,加溶剂适量使溶解并定量稀释制成每 1ml 中约含 0.3mg 的溶液。

色谱条件 用十八烷基硅烷键合硅胶为填充剂;以乙腈-0.1%磷酸溶液(ml/ml)(40∶60)为流动相;检测波长为 254nm;进样体积 10μl。

系统适用性要求 理论板数按氯沙坦峰计算不低于 3000。

测定法 精密量取供试品溶液与对照品溶液,分别注入液相色谱仪,记录色谱图。按外标法以峰面积计算。

【类别】 同氯沙坦钾。

【规格】 (1)50mg (2)100mg

【贮藏】 密封,干燥处保存。

氯 法 齐 明

Lüfaqiming

Clofazimine

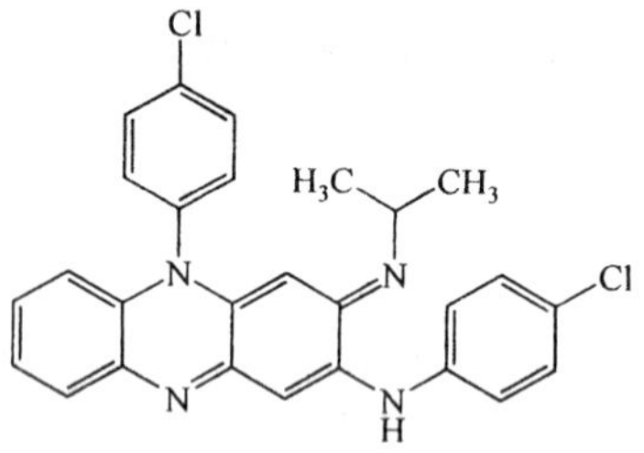

$C_{27}H_{22}Cl_2N_4$　473.40

本品为 10-(对-氯苯基)-2,10-二氢-3-(对-氯苯氨基)-2-异丙亚氨基吩嗪。按干燥品计算,含 $C_{27}H_{22}Cl_2N_4$ 不得少于 98.0%。

【性状】 本品为棕红色至红褐色的结晶或结晶性粉末;无臭。

本品在三氯甲烷中溶解,在乙醚中微溶,在乙醇中极微溶解,在水中不溶。

熔点 本品的熔点(通则 0612)为 211～215℃,熔融时同时分解。

【鉴别】 (1)取本品约 10mg,加硫酸 5ml,振摇使溶解,溶液显紫红色,加水稀释后显樱红色。

(2)取本品约 15mg,置 100ml 量瓶中,加三氯甲烷溶解并稀释至刻度,摇匀,取 5ml 置另一 100ml 量瓶中,加 0.1mol/L 盐酸甲醇溶液 10ml,用三氯甲烷稀释至刻度,摇匀,照紫外-可见分光光度法(通则 0401)测定,在 289nm 与 491nm 的波长处有最大吸收。

(3)本品的红外光吸收图谱应与对照的图谱(光谱集 671 图)一致。

【检查】 氯化物 取本品 0.40g,加冰醋酸 5ml 溶解,加水适量与硝酸 1ml,再加水使成 50ml,溶液如不澄清,滤过,将滤液分为两等份,1 份中加硝酸银试液 1ml,放置 15 分钟,如显浑浊,滤过,至溶液澄清,加水使成约 40ml,加标准氯化钠溶液 2.0ml 与水适量使成 50ml,摇匀,在暗处放置 5 分钟,作为对照液;另 1 份加水使成 40ml,加硝酸银试液 1ml 与水适量使成 50ml,摇匀,在暗处放置 5 分钟,如发生浑浊,与上述对照液比较,不得更浓(0.01%)。

有关物质 照薄层色谱法(通则 0502)试验。

供试品溶液 取本品适量,加三氯甲烷溶解并稀释制成每 1ml 中约含 20mg 的溶液。

对照溶液(1) 精密量取供试品溶液适量,用三氯甲烷定量稀释制成每 1ml 中约含 0.10mg 的溶液。

对照溶液(2) 精密量取供试品溶液适量,用三氯甲烷定量稀释制成每 1ml 中约含 0.16mg 的溶液。

色谱条件 采用硅胶 GF_{254} 薄层板(薄层板预先用 3%氨溶液饱和 30 分钟),以二氯甲烷-正丙醇(85:4)为展开剂。

测定法 吸取上述三种溶液各 5μl,分别点于同一薄层板上,展开,晾干,再重新展开一次,晾干,置紫外光灯(254nm)下检视后,喷以 50%硫酸溶液再检视。

限度 供试品溶液如显杂质斑点,不得深于对照溶液(2)的主斑点,且深于对照溶液(1)的主斑点不得多于 2 个。

干燥失重 取本品,在 105℃ 干燥至恒重,减失重量不得过 0.5%(通则 0831)。

炽灼残渣 取本品 1.0g,依法检查(通则 0841),遗留残渣不得过 0.1%。

铁盐 取炽灼残渣项下遗留的残渣,加稀盐酸 2.5ml 与水 10ml 溶解,滤过,坩埚用水分次洗涤,洗液和滤液合并,置 25ml 量瓶中,用水稀释至刻度,摇匀,量取 10ml,加水使成 35ml,依法检查(通则 0807),如显色,与标准铁溶液 2.0ml 用同一方法制成的对照液比较,不得更深(0.005%)。

【含量测定】 取本品约 0.3g,精密称定,加冰醋酸 25ml 溶解后,照电位滴定法(通则 0701),用高氯酸滴定液(0.1mol/L)滴定,并将滴定的结果用空白试验校正。每 1ml 高氯酸滴定液(0.1mol/L)相当于 47.34mg 的 $C_{27}H_{22}Cl_2N_4$。

【类别】 抗麻风病药。

【贮藏】 遮光,密封,在阴凉干燥处保存。

【制剂】 氯法齐明软胶囊

氯法齐明软胶囊

Lüfaqiming Ruanjiaonang

Clofazimine Soft Capsules

本品系氯法齐明加精炼食用植物油研磨成细粉并调整浓度,混悬制成。含氯法齐明($C_{27}H_{22}Cl_2N_4$)应为标示量的 90.0%～110.0%。

【性状】 本品内容物为棕红色至红褐色粉末的混悬油状液。

【鉴别】 (1)取本品内容物适量(约相当于氯法齐明 10mg),照氯法齐明项下的鉴别(1)项试验,显相同的反应。

(2)取有关物质检查项下供试品溶液适量,用二氯甲烷稀释制成每 1ml 中约含氯法齐明 1mg 的溶液作为供试品溶液;另取氯法齐明对照品,用二氯甲烷溶解并稀释制成每 1ml 中含 1mg 的溶液,作为对照品溶液。吸取上述两种溶液各 5μl,照氯法齐明有关物质检查项下的方法试验,供试品溶液所显主斑点的位置和颜色应与对照品溶液主斑点相同。

【检查】 有关物质 照薄层色谱法(通则 0502)试验。

供试品溶液 取本品内容物适量(相当于氯法齐明 0.5g),加二氯甲烷 25ml 与 0.1mol/L 氢氧化钠溶液 25ml,超声,分取二氯甲烷层,并经无水硫酸钠滤过,取续滤液。

对照溶液(1) 精密量取供试品溶液适量,用二氯甲烷定量稀释制成每 1ml 中含氯法齐明 0.3mg 的溶液。

对照溶液(2) 精密量取供试品溶液适量,用二氯甲烷定量稀释制成每 1ml 中含氯法齐明 0.1mg 的溶液。

对照溶液(3) 精密量取供试品溶液适量,用二氯甲烷定量稀释制成每 1ml 中含氯法齐明 0.04mg 的溶液。

对照溶液(4) 精密量取供试品溶液适量,用二氯甲烷定量稀释制成每 1ml 中含氯法齐明 0.01mg 的溶液。

色谱条件 见氯法齐明有关物质项下。

系统适用性要求 对照溶液(4)应显示清晰主斑点。

测定法 吸取上述五种溶液各 5μl,分别点于同一薄层板上,展开,晾干,置紫外光灯(254nm)下检视。

限度 供试品溶液如显杂质斑点(R_f 值大于主斑点的除外),分别与对照溶液(1)、(2)和(3)的主斑点相比较,最大单个杂质不得深于对照溶液(1)的主斑点(1.5%),杂质总量不得过 2%。

其他 应符合胶囊剂项下有关的各项规定(通则 0103)。

【含量测定】 取本品 20 粒的内容物与洗涤胶囊壳的三氯甲烷液,置 100ml 量瓶中,加三氯甲烷稀释至刻度,摇匀,精密量取 25ml,照电位滴定法(通则 0701),用高氯酸滴定液(0.1mol/L)滴定,并将滴定的结果用空白试验校正。每 1ml 高氯酸滴定液(0.1mol/L)相当于 47.34mg 的 $C_{27}H_{22}Cl_2N_4$。

【类别】 同氯法齐明。

【规格】 50mg

【贮藏】 遮光,密封,在阴凉干燥处保存。

氯唑西林钠

Lüzuoxilinna

Cloxacillin Sodium

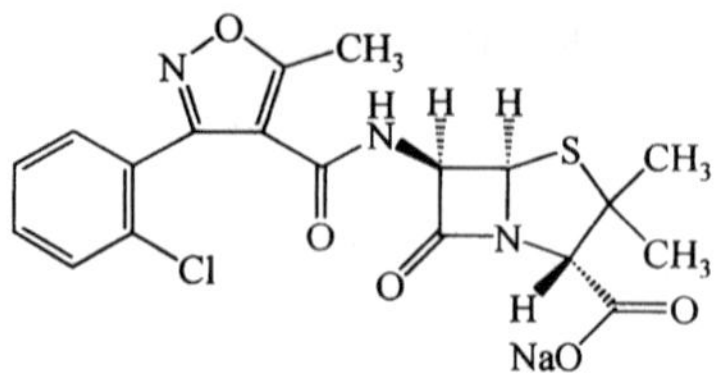

$C_{19}H_{17}ClN_3NaO_5S$　457.87

本品为(2*S*,5*R*,6*R*)-3,3-二甲基-6-[5-甲基-3-(2-氯苯基)-4-异噁唑甲酰氨基]-7-氧代-4-硫杂-1-氮杂双环[3.2.0]庚烷-2-甲酸钠盐。按无水物计算,含氯唑西林($C_{19}H_{18}ClN_3O_5S$)不得少于 90.0%。

【性状】 本品为白色粉末或结晶性粉末;微臭;有引湿性。

本品在水中易溶,在乙醇中溶解,在乙酸乙酯中几乎不溶。

比旋度 取本品,精密称定,加水溶解并定量稀释制成每 1ml 中约含 10mg 的溶液,依法测定(通则 0621),比旋度为 +163°至 +172°。

【鉴别】 (1)在含量测定项下记录的色谱图中,供试品溶液主峰的保留时间应与对照品溶液主峰的保留时间一致。

(2)取本品约 30mg,加甲醇 0.1ml 使溶解,滴入蒸发皿上,待甲醇自然挥发完后,真空干燥,照红外分光光度法(通则 0402)测定,本品的红外光吸收图谱应与同法处理的氯唑西林对照品的图谱一致。

(3)本品显钠盐鉴别(1)的反应(通则 0301)。

【检查】 **酸度** 取本品 1.0g,加水 10ml 溶解后,依法测定(通则 0631),pH 值应为 5.0～7.0。

溶液的澄清度与颜色 取本品 5 份,各 0.60g,分别加水 5ml 溶解后,溶液应澄清无色;如显浑浊,与 1 号浊度标准液(通则 0902 第一法)比较,均不得更浓;如显色,与黄色或黄绿色 4 号标准比色液(通则 0901 第一法)比较,均不得更深。(供注射用)

有关物质 照高效液相色谱法(通则 0512)测定。临用新制。

供试品溶液　取本品适量,加流动相溶解并稀释制成每 1ml 中约含 1mg 的溶液。

对照溶液　精密量取供试品溶液适量,用流动相定量稀释制成每 1ml 中约含 10μg 的溶液。

系统适用性溶液　取氯唑西林对照品与氟氯西林对照品各适量,加流动相溶解并稀释制成每 1ml 中各约含 0.1mg 的溶液。

色谱条件　用十八烷基硅烷键合硅胶为填充剂;以 0.02mol/L 磷酸二氢钾溶液(用氢氧化钠试液调节 pH 值至 5.0)-乙腈(75∶25)为流动相;检测波长为 225nm;进样体积 20μl。

系统适用性要求　系统适用性溶液色谱图中,氯唑西林峰与氟氯西林峰之间的分离度应大于 2.5,氯唑西林峰的拖尾因子不得过 1.5。

测定法　精密量取供试品溶液与对照溶液,分别注入液相色谱仪,记录色谱图至主成分峰保留时间的 5 倍。

限度　供试品溶液色谱图中如有杂质峰,单个杂质峰面积不得大于对照溶液主峰面积(1.0%),各杂质峰面积的和不得大于对照溶液主峰面积的 5 倍(5.0%)。

氯唑西林聚合物 照分子排阻色谱法(通则 0514)测定。临用新制。

供试品溶液　取本品约 0.2g,精密称定,置 10ml 量瓶中,加水溶解并稀释至刻度,摇匀。

对照溶液　取氯唑西林对照品约 25mg,精密称定,加水溶解并定量稀释制成每 1ml 中约含 50μg 的溶液。

系统适用性溶液(1)　取蓝色葡聚糖 2000 适量,加水溶解并稀释制成每 1ml 中约含 0.1mg 的溶液。

系统适用性溶液(2)　称取氯唑西林钠约 0.2g,置 10ml 量瓶中,加 0.05mol/L 的蓝色葡聚糖 2000 溶液溶解并稀释至刻度,摇匀。

色谱条件　用葡聚糖凝胶 G-10(40～120μm)为填充剂;玻璃柱内径 1.0～1.4cm,柱长 30～40cm;以 pH 7.0 的 0.01mol/L 磷酸盐缓冲液[0.01mol/L 磷酸氢二钠溶液-0.01mol/L 磷酸二氢钠溶液(61∶39)]为流动相 A,以水为流动相 B;检测波长为 254nm;进样体积 100～200μl。

系统适用性要求　系统适用性溶液(1)分别在以流动相 A 与流动相 B 为流动相记录的色谱图中,按蓝色葡聚糖 2000 峰计算,理论板数均不低于 400,拖尾因子均应小于 2.0,蓝色葡聚糖 2000 峰的保留时间比值应在 0.93～1.07 之间。系统适用性溶液(2)在以流动相 A 为流动相记录的色谱图中,高聚体的峰高与单体和高聚体之间的谷高比应大于 2.0。对照溶液色谱图中主峰与供试品溶液色谱图中聚合物峰,与相应色谱系统中蓝色葡聚糖 2000 峰的保留时间的比值均应在 0.93～1.07 之间。以流动相 B 为流动相,精密量取对照溶液连续进样 5 次,峰面积的相对标准偏差应不大于 5.0%。

测定法　以流动相 A 为流动相,精密量取供试品溶液注入液相色谱仪,记录色谱图;以流动相 B 为流动相,精密量取对照溶液注入液相色谱仪,记录色谱图。

限度　按外标法以氯唑西林峰面积计算,氯唑西林聚合物的量不得过 0.8%。

残留溶剂 照残留溶剂测定法(通则 0861 第二法)测定。

供试品贮备液　取本品约 1g,精密称定,置 10ml 量瓶中,加水溶解并稀释至刻度,摇匀。

供试品溶液　精密量取供试品贮备液 1ml 置顶空瓶中,再精密加水 1ml,摇匀,密封。

对照品贮备液　精密称取丙酮、乙酸乙酯与乙酸丁酯各约 0.25g,置 50ml 量瓶中,用水稀释至刻度,摇匀,精密量取 10ml,置 100ml 量瓶中,用水稀释至刻度,摇匀。

对照品溶液　精密量取对照品贮备液 1ml 置顶空瓶中,再精密加入供试品贮备液 1ml,摇匀,密封。

系统适用性溶液　取对照品贮备液 1ml 置顶空瓶中,加水 1ml，摇匀，密封。

色谱条件　以 100% 的二甲基聚硅氧烷（或极性相近）为固定液的毛细管柱为色谱柱；柱温为 40℃，维持 8 分钟，再以每分钟 30℃的速率升至 100℃，维持 5 分钟；进样口温度为 200℃；检测器温度为 250℃；顶空瓶平衡温度为 70℃，平衡时间为 30 分钟。

系统适用性要求　系统适用性溶液色谱图中，出峰顺序依次为：丙酮、乙酸乙酯与乙酸丁酯，各色谱峰之间的分离度均应符合要求。

测定法　取供试品溶液与对照品溶液分别顶空进样，记录色谱图。

限度　按标准加入法以峰面积计算，丙酮、乙酸乙酯与乙酸丁酯的残留量均应符合规定。

2-乙基己酸　取本品，依法测定（通则 0873），不得过 0.8%。

水分　取本品，照水分测定法（通则 0832 第一法 1）测定，含水分不得过 4.5%。

可见异物　取本品 5 份，每份各 1g，加微粒检查用水溶解，依法检查（通则 0904），应符合规定。（供无菌分装用）

不溶性微粒　取本品，加微粒检查用水制成每 1ml 中含 50mg 的溶液，依法检查（通则 0903），每 1g 样品中，含 10μm 及 10μm 以上的微粒不得过 6000 粒，含 25μm 及 25μm 以上的微粒不得过 600 粒。（供无菌分装用）

细菌内毒素　取本品，依法检查（通则 1143），每 1mg 氯唑西林中含内毒素的量应小于 0.10EU。（供注射用）

无菌　取本品，用适宜溶剂溶解并稀释后，经薄膜过滤法处理，依法检查（通则 1101），应符合规定。（供无菌分装用）

【含量测定】　照高效液相色谱法（通则 0512）测定。

供试品溶液　取本品适量，精密称定，加流动相溶解并定量稀释制成每 1ml 中约含氯唑西林 0.1mg 的溶液。

对照品溶液　取氯唑西林对照品适量，精密称定，加流动相溶解并定量稀释制成每 1ml 中约含氯唑西林 0.1mg 的溶液。

系统适用性溶液、色谱条件与系统适用性要求　见有关物质项下。

测定法　精密量取供试品溶液与对照品溶液，分别注入液相色谱仪，记录色谱图。按外标法以峰面积计算供试品中 $C_{19}H_{18}ClN_3O_5S$ 含量。

【类别】　β-内酰胺类抗生素，青霉素类。

【贮藏】　严封，在干燥处保存。

【制剂】　(1)氯唑西林钠胶囊　(2)氯唑西林钠颗粒　(3)注射用氯唑西林钠

氯唑西林钠胶囊

Lüzuoxilinna Jiaonang

Cloxacillin Sodium Capsules

本品含氯唑西林钠按氯唑西林（$C_{19}H_{18}ClN_3O_5S$）计算，应为标示量的 90.0%～110.0%。

【鉴别】　取本品内容物，照氯唑西林钠项下的鉴别(1)、(3)试验，显相同的结果。

【检查】　有关物质　照高效液相色谱法（通则 0512）测定。临用新制。

供试品溶液　取装量差异项下的内容物，混合均匀，精密称取适量，加流动相溶解并稀释制成每 1ml 中约含氯唑西林 1mg 的溶液，滤过，取续滤液。

对照溶液　精密量取供试品溶液适量，用流动相定量稀释制成每 1ml 中约含氯唑西林 10μg 的溶液。

系统适用性溶液、色谱条件、系统适用性要求、测定法与限度　见氯唑西林钠有关物质项下。

水分　取本品，照水分测定法（通则 0832 第一法 1）测定，含水分不得过 6.0%。

溶出度　照溶出度与释放度测定法（通则 0931 第一法）测定。

溶出条件　以水 900ml 为溶出介质，转速为每分钟 100 转，依法操作，经 45 分钟时取样。

供试品溶液　取溶出液适量，滤过，精密量取续滤液适量，用水定量稀释制成每 1ml 中约含氯唑西林 20μg 的溶液。

对照溶液　取装量差异项下的内容物适量（相当于平均装量），精密称定，按标示量加水超声使氯唑西林钠溶解并定量稀释制成每 1ml 中约含 20μg 的溶液，滤过，取续滤液。

测定法　取供试品溶液与对照溶液，照紫外-可见分光光度法（通则 0401），在 225nm 的波长处分别测定吸光度，计算每粒的溶出量。

限度　80%，应符合规定。

其他　应符合胶囊剂项下有关的各项规定（通则 0103）。

【含量测定】　照高效液相色谱法（通则 0512）测定。

供试品溶液　取装量差异项下的内容物，混合均匀，精密称取适量（约相当于氯唑西林 0.1g），置 100ml 量瓶中，加流动相使氯唑西林钠溶解并稀释至刻度，摇匀，滤过，精密量取续滤液 5ml，置 50ml 量瓶中，用流动相稀释至刻度，摇匀。

对照品溶液、系统适用性溶液、色谱条件、系统适用性要求与测定法　见氯唑西林钠含量测定项下。

【类别】　同氯唑西林钠。

【规格】　按 $C_{19}H_{18}ClN_3O_5S$ 计　(1)0.125g　(2)0.25g　(3)0.5g

【贮藏】　密封，在干燥处保存。

氯唑西林钠颗粒

Lüzuoxilinna Keli

Cloxacillin Sodium Granules

本品含氯唑西林钠按氯唑西林（$C_{19}H_{18}ClN_3O_5S$）计算，

应为标示量的 90.0%～110.0%。

【性状】 本品为可溶颗粒;气芳香。

【鉴别】 取本品,照氯唑西林钠项下的鉴别(1)、(3)试验,显相同的结果。

【检查】 **酸碱度** 取本品适量,加水制成每 1ml 中含氯唑西林 25mg 的溶液,依法测定(通则 0631),pH 值应为5.0～7.5。

干燥失重 取本品,在 105℃干燥至恒重,减失重量不得过 2.0%(通则 0831)。

其他 应符合颗粒剂项下有关的各项规定(通则 0104)。

【含量测定】 照高效液相色谱法(通则 0512)测定。

供试品溶液 取装量差异项下的内容物,混合均匀,精密称取适量(约相当于氯唑西林 0.1g),置 100ml 量瓶中,加流动相使氯唑西林钠溶解并稀释至刻度,摇匀,滤过,精密量取续滤液 5ml,置 50ml 量瓶中,用流动相稀释至刻度,摇匀。

对照品溶液、系统适用性溶液、色谱条件、系统适用性要求与测定法 见氯唑西林钠含量测定项下。

【类别】 同氯唑西林钠。

【规格】 50mg(按 $C_{19}H_{18}ClN_3O_5S$ 计)

【贮藏】 密封,在干燥处保存。

注射用氯唑西林钠

Zhusheyong Lüzuoxilinna

Cloxacillin Sodium for Injection

本品为氯唑西林钠的无菌粉末。按无水物计算,含氯唑西林($C_{19}H_{18}ClN_3O_5S$)不得少于 90.0%;按平均装量计算,含氯唑西林($C_{19}H_{18}ClN_3O_5S$)应为标示量的 95.0%～105.0%。

【性状】 本品为白色粉末或结晶性粉末。

【鉴别】 取本品,照氯唑西林钠项下的鉴别试验,显相同的结果。

【检查】 **溶液的澄清度与颜色** 取本品 5 瓶,按标示量分别加水溶解并制成每 1ml 中约含 0.1g 的溶液,溶液应澄清无色;如显浑浊,与 1 号浊度标准液(通则 0902 第一法)比较,均不得更浓;如显色,与黄色或黄绿色 4 号标准比色液(通则 0901 第一法)比较,均不得更深。

有关物质 照高效液相色谱法(通则 0512)测定。临用新制。

供试品溶液 取装量差异项下的内容物适量,精密称定,加流动相溶解并稀释制成每 1ml 中约含氯唑西林 1mg 的溶液。

对照溶液 精密量取供试品溶液适量,用流动相定量稀释制成每 1ml 中约含氯唑西林 10μg 的溶液。

系统适用性溶液、系统适用性要求与测定法 见氯唑西林钠有关物质项下。

限度 供试品溶液色谱图中如有杂质峰,单个杂质峰面积不得大于对照溶液主峰面积(1.0%),各杂质峰面积的和不得大于对照溶液主峰面积的 5 倍(5.0%)。

氯唑西林聚合物 照分子排阻色谱法(通则 0514)测定。临用新制。

供试品溶液 取装量差异项下内容物约 0.2g,精密称定,置 10ml 量瓶中,加水溶解并稀释至刻度,摇匀。

对照溶液、系统适用性溶液(1)、系统适用性溶液(2)、色谱条件、系统适用性要求与测定法 见氯唑西林钠氯唑西林聚合物项下。

限度 按外标法以氯唑西林峰面积计算,氯唑西林聚合物的量不得过标示量的 1.0%。

水分 取本品,照水分测定法(通则 0832 第一法 1)测定,含水分不得过 5.0%。

不溶性微粒 取本品,按标示量加微粒检查用水制成每 1ml 中含 50mg 的溶液,依法检查(通则 0903),标示量为 1.0g 以下的折算为每 1g 样品中含 10μm 及 10μm 以上的微粒不得过 6000 粒,含 25μm 及 25μm 以上的微粒不得过 600 粒;标示量为 1.0g 以上(包括 1.0g)每个供试品容器中含 10μm 及 10μm 以上的微粒不得过 6000 粒,含 25μm 及 25μm 以上的微粒不得过 600 粒。

酸度、细菌内毒素与无菌 照氯唑西林钠项下的方法检查,均应符合规定。

其他 应符合注射剂项下有关的各项规定(通则 0102)。

【含量测定】 照高效液相色谱法(通则 0512)测定。

供试品溶液 取装量差异项下的内容物适量,精密称定,加流动相溶解并定量稀释制成每 1ml 中约含氯唑西林 0.1mg 的溶液。

对照品溶液、系统适用性溶液、色谱条件、系统适用性要求与测定法 见氯唑西林钠含量测定项下。

【类别】 同氯唑西林钠。

【规格】 按 $C_{19}H_{18}ClN_3O_5S$ 计 (1)0.5g (2)1.0g

【贮藏】 密闭,在干燥处保存。

氯诺昔康

Lünuoxikang

Lornoxicam

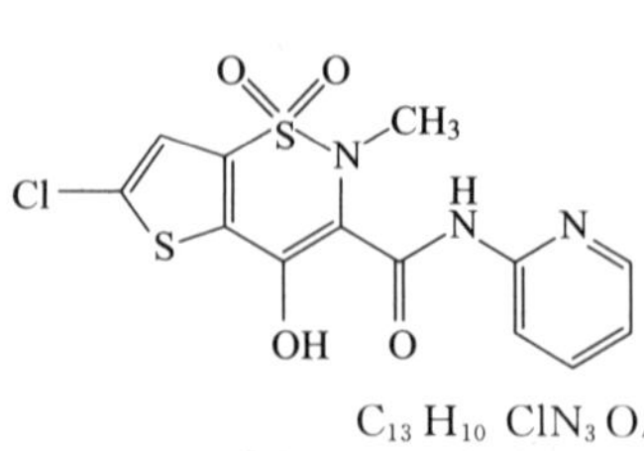

$C_{13}H_{10}ClN_3O_4S_2$ 371.82

本品为 6-氯-4-羟基-2-甲基-3-(2-吡啶氨基甲酰基)-2*H*-噻吩并[2,3-*e*]-1,2-噻嗪-1,1-二氧化物。按干燥品计算,含 $C_{13}H_{10}ClN_3O_4S_2$ 不得少于 98.5%。

【性状】 本品为黄色结晶性粉末;无臭。

本品在三氯甲烷中微溶,在无水乙醇或丙酮中极微溶解,在甲醇或水中几乎不溶；在 0.1mol/L 氢氧化钠溶液中微溶。

【鉴别】 (1)取本品约 5mg，加三氯甲烷 3ml，振摇使溶解后，加三氯化铁试液 1 滴，微热并振摇，溶液应显红棕色。

(2)取本品有关物质项下的供试品溶液作为供试品溶液；另取氯诺昔康对照品适量，加流动相溶解并稀释成每 1ml 中约含 0.2mg 的溶液，作为对照品溶液。照有关物质项下的方法试验，供试品溶液主峰的保留时间应与对照品溶液主峰的保留时间一致。

(3)取本品，用 0.1mol/L 氢氧化钠溶液溶解并稀释成每 1ml 中约含 15μg 的溶液，照紫外-可见分光光度法(通则 0401)测定，在 258nm、289nm 与 376nm 的波长处有最大吸收。

(4)本品的红外光吸收图谱应与对照品的图谱一致(通则 0402)。

【检查】 **氯化物**　取本品 1.0g，加水 20ml 充分振摇后，用稀硝酸洗涤过的滤纸滤过，取续滤液 5.0ml，依法检查(通则 0801)，与标准氯化钠溶液 7.5ml 制成的对照液比较，不得更浓(0.03%)。

有关物质　照高效液相色谱法(通则 0512)测定。

供试品溶液　取本品约 10mg，精密称定，置 50ml 量瓶中，加流动相适量，超声使溶解，用流动相稀释至刻度，摇匀。

对照溶液　精密量取供试品溶液 1ml，置 100ml 量瓶中，用流动相稀释至刻度，摇匀。

对照品溶液　取杂质Ⅰ对照品适量，精密称定，加流动相溶解并定量稀释成每 1ml 中约含 0.2μg 的溶液。

系统适用性溶液　精密称取杂质Ⅰ对照品与氯诺昔康各适量，加流动相溶解并稀释制成每 1ml 中约含杂质Ⅰ 0.2μg 与氯诺昔康 2μg 的混合溶液。

色谱条件　用十八烷基硅烷键合硅胶为填充剂；以 0.025mol/L 磷酸二氢铵溶液(用三乙胺调节 pH 值至 7.3)-甲醇(58∶42)为流动相；检测波长为 290nm；进样体积 20μl。

系统适用性要求　系统适用性溶液色谱图中，杂质Ⅰ峰与氯诺昔康峰之间的分离度应符合要求。

测定法　精密量取供试品溶液、对照溶液与对照品溶液，分别注入液相色谱仪，记录色谱图至主成分峰保留时间的 2 倍。

限度　供试品溶液色谱图中如有与对照品溶液中杂质Ⅰ保留时间一致的色谱峰，按外标法以峰面积计算，不得过 0.1%，其他单个杂质峰面积不得大于对照溶液主峰面积的 0.5 倍(0.5%)，其他各杂质峰面积的和不得大于对照溶液主峰面积(1.0%)。

残留溶剂　二氯甲烷、三氯甲烷与四氯化碳　照残留溶剂测定法(通则 0861 第三法)测定。

供试品溶液　取本品约 0.1g，精密称定，置 10ml 量瓶中，加二甲基亚砜使溶解并稀释至刻度。

对照品溶液　取二氯甲烷、三氯甲烷与四氯化碳各适量，精密称定，加二甲基亚砜溶解并定量稀释制成每 1ml 中约含二氯甲烷 6μg，三氯甲烷 0.6μg 与四氯化碳 0.04μg 的混合溶液。

色谱条件　以 6%氰丙基苯基-94%二甲基聚硅氧烷(或极性相近)为固定液的毛细管柱为色谱柱；程序升温，起始温度为 40℃，维持 10 分钟，以每分钟 40℃的速率升温至 150℃，维持 10 分钟；进样口温度为 250℃；分流比为 30∶1；检测器为电子捕获检测器(ECD)，检测器温度为 250℃；进样体积 1μl。

系统适用性要求　对照品溶液色谱图中，各成分峰之间的分离度应符合要求。

测定法　精密量取供试品溶液与对照品溶液，分别注入气相色谱仪，记录色谱图。

限度　按外标法以峰面积计算，残留量均应符合规定。

甲醇、正己烷、四氢呋喃与二甲苯　照残留溶剂测定法(通则 0861 第二法)测定。

供试品溶液　取本品约 50mg，精密称定，置 20ml 顶空瓶中，精密加入二甲基亚砜 5ml，再加入氯化钠约 1g，密封。

对照品溶液　取甲醇、正己烷、四氢呋喃与二甲苯各适量，精密称定，加二甲基亚砜溶解并定量稀释制成每 1ml 中约含甲醇 30μg、正己烷 2.9μg、四氢呋喃 7.2μg 与二甲苯 21.7μg 的混合溶液，精密量取 5ml，置 20ml 顶空瓶中，加入氯化钠约 1g，密封。

色谱条件　以 6%氰丙基苯基-94%二甲基聚硅氧烷(或极性相近)为固定液的毛细管柱为色谱柱；程序升温，起始温度为 40℃，维持 10 分钟，以每分钟 20℃的速率升温至 150℃，维持 10 分钟；进样口温度为 250℃，分流比为 20∶1；检测器为火焰离子化检测器(FID)，检测器温度为 250℃；顶空瓶平衡温度为 85℃，平衡时间为 25 分钟。

系统适用性要求　对照品溶液色谱图中，各成分峰之间的分离度均应符合要求。

测定法　取供试品溶液与对照品溶液分别顶空进样，记录色谱图。

限度　按外标法以峰面积计算，残留量均应符合规定。

干燥失重　取本品 1g，在 105℃干燥至恒重，减失重量不得超过 0.5%(通则 0831)。

炽灼残渣　取本品 1g，依法检查(通则 0841)，遗留残渣不得超过 0.1%。

重金属　取炽灼残渣项下的遗留残渣，依法检查(通则 0821 第二法)，含重金属不得过百万分之十。

【含量测定】 取本品约 0.2g，精密称定，加三氯甲烷 20ml，超声溶解，加冰醋酸 45ml，加热使溶解，冷却，加醋酐 20ml 与结晶紫指示剂 2 滴，用高氯酸滴定液(0.1mol/L)滴定至溶液显黄色，并将滴定结果用空白试验校正。每 1ml 高氯酸滴定液(0.1mol/L)相当于 37.18mg 的 $C_{13}H_{10}ClN_3O_4S_2$。

【类别】 解热镇痛、非甾体抗炎药。

【贮藏】 遮光，密封保存。

【制剂】 (1)氯诺昔康片　(2)注射用氯诺昔康

附：

杂质Ⅰ

N NH2

$C_5H_6N_2$　94.11

2-氨基吡啶

氯诺昔康片

Lünuoxikang Pian

Lornoxicam Tablets

本品含氯诺昔康($C_{13}H_{10}ClN_3O_4S_2$)应为标示量的 90.0%～110.0%。

【性状】 本品为薄膜衣片，除去包衣后显黄色。

【鉴别】 (1)取本品细粉适量(约相当于氯诺昔康 8mg)，置试管中，加三氯甲烷 6ml，振摇溶解后，加三氯化铁试液 3 滴，微热，振摇，下层即显棕黄色至玫瑰红色。

(2)取有关物质项下的供试品溶液作为供试品溶液；另取氯诺昔康对照品适量，加流动相溶解并稀释制成每 1ml 中约含 0.2mg 的溶液，作为对照品溶液。照有关物质项下的方法试验，供试品溶液主峰的保留时间应与对照品溶液主峰的保留时间一致。

(3)取含量测定项下的供试品溶液，照紫外-可见分光光度法(通则 0401)测定，在 258nm、289nm 与 376nm 的波长处有最大吸收。

【检查】 **有关物质** 照高效液相色谱法(通则 0512)测定。

供试品溶液　取本品细粉适量(约相当于氯诺昔康 10mg)，精密称定，置 50ml 量瓶中，加流动相适量，超声使溶解，用流动相稀释至刻度，摇匀，滤过，取续滤液。

对照溶液　精密量取供试品溶液 1ml，置 100ml 量瓶中，用流动相稀释至刻度，摇匀。

对照品溶液、系统适用性溶液、色谱条件、系统适用性要求与测定法　见氯诺昔康有关物质项下。

限度　供试品溶液色谱图中如有与对照品溶液中杂质Ⅰ保留时间一致的色谱峰，按外标法以峰面积计算，不得过氯诺昔康标示量的 0.1%，其他单个杂质峰面积不得大于对照溶液主峰面积的 0.5 倍(0.5%)，其他各杂质峰面积的和不得大于对照溶液主峰面积的 1.5 倍(1.5%)。

含量均匀度 以含量测定项下测得的每片含量计算，应符合规定(通则 0941)。

溶出度 照溶出度与释放度测定法(通则 0931 第二法)测定。

溶出条件　以磷酸盐缓冲液(pH 7.4)900ml(8mg 规格)或 500ml(4mg 规格)为溶出介质，转速为每分钟 50 转，依法操作，经 45 分钟时取样。

供试品溶液　取溶出液，滤过，取续滤液。

对照品溶液　取氯诺昔康对照品适量，精密称定，加溶出介质溶解并定量稀释制成每 1ml 中约含 8μg 的溶液。

测定法　取供试品溶液与对照品溶液，照紫外-可见分光光度法(通则 0401)，在 376nm 的波长处分别测定吸光度，计算每片的溶出量。

限度　标示量的 80%，应符合规定。

其他 应符合片剂项下有关的各项规定(通则 0101)。

【含量测定】 照紫外-可见分光光度法(通则 0401)测定。

溶剂 磷酸盐缓冲液(pH 7.4)-甲醇(70：30)。

供试品溶液 取本品 10 片，分别置 100ml(8mg 规格)或 50ml(4mg 规格)量瓶中，加溶剂适量，超声使氯诺昔康溶解，用溶剂稀释至刻度，摇匀，滤过，精密量取续滤液 5ml，置 50ml 量瓶中，用溶剂稀释至刻度，摇匀。

对照品溶液 取氯诺昔康对照品适量，精密称定，加溶剂溶解并定量稀释制成每 1ml 中约含 8μg 的溶液。

测定法 取供试品溶液与对照品溶液，在 376nm 的波长处分别测定吸光度。分别计算每片的含量，并求出 10 片的平均含量。

【类别】 同氯诺昔康。

【规格】 (1)4mg　(2)8mg

【贮藏】 遮光，密封保存。

注射用氯诺昔康

Zhusheyong Lünuoxikang

Lornoxicam for Injection

本品为氯诺昔康的无菌冻干品。含氯诺昔康($C_{13}H_{10}ClN_3O_4S_2$)应为标示量的 95.0%～110.0%。

【性状】 本品为黄色块状物。

【鉴别】 (1)取本品适量(约相当于氯诺昔康 8mg)，置试管中，加三氯甲烷 6ml，振摇溶解后，加三氯化铁试液 3 滴，微热，振摇，下层即显棕黄色至玫瑰红色。

(2)取有关物质项下的供试品溶液作为供试品溶液；另取氯诺昔康对照品适量，加流动相溶解并稀释制成每 1ml 中约含 0.2mg 的溶液，作为对照品溶液。照有关物质项下的方法试验，供试品溶液主峰的保留时间应与对照品溶液主峰的保留时间一致。

(3)取含量测定项下的供试品溶液，照紫外-可见分光光度法(通则 0401)测定，在 258nm、289nm 与 376nm 的波长处有最大吸收。

【检查】 **碱度** 取本品适量，加水溶解制成每 1ml 中约含氯诺昔康 4mg 的溶液，依法测定（通则 0631），pH 值应为 8.0～9.5。

溶液的澄清度　取本品，加水制成每 1ml 中约含氯诺昔康 4mg 的溶液，溶液应澄清，如显浑浊，与 1 号浊度标准液（通则 0902 第一法）比较，不得更浓。

溶解时间　取本品 1 瓶，注入注射用水 2ml，轻轻振摇，内容物应在 60 秒内溶解完全。

有关物质　照高效液相色谱法（通则 0512）测定。

供试品溶液　取本品适量（约相当于氯诺昔康 10mg），精密称定，置 50ml 量瓶中，加流动相适量，超声使溶解，用流动相稀释至刻度，摇匀。

对照溶液　精密量取供试品溶液 1ml，置 100ml 量瓶中，用流动相稀释至刻度，摇匀。

对照品溶液、系统适用性溶液、色谱条件、系统适用性要求与测定法　见氯诺昔康有关物质项下。

限度　供试品溶液色谱图中如有与对照品溶液中杂质Ⅰ保留时间一致的色谱峰，按外标法以峰面积计算，不得过氯诺昔康标示量的 0.1%，其他单个杂质峰面积不得大于对照溶液主峰面积的 0.5 倍（0.5%），其他各杂质峰面积的和不得大于对照溶液主峰面积（1.0%）。

含量均匀度　以含量测定项下测得的每瓶含量计算，应符合规定（通则 0941）。

水分　取本品，照水分测定法（通则 0832 第一法 1）测定，含水分不得过 2.0%。

细菌内毒素　取本品，依法检查（通则 1143），每 1mg 氯诺昔康中含内毒素的量应小于 12EU。

无菌　取本品，分别加 0.1%无菌蛋白胨水溶液适量使溶解，全部转移至 0.1%无菌蛋白胨水溶液 300ml 中，摇匀，经薄膜过滤法处理，以金黄色葡萄球菌为阳性对照菌，依法检查（通则 1101），应符合规定。

其他　应符合注射剂项下有关的各项规定（通则 0102）。

【含量测定】　照紫外-可见分光光度法（通则 0401）测定。

溶剂　磷酸盐缓冲液（pH 7.4）-甲醇（70∶30）。

供试品溶液　取本品 10 瓶，分别置 100ml 量瓶中，加溶剂适量，超声使溶解，用溶剂稀释至刻度，摇匀，精密量取 5ml，置 50ml 量瓶中，用溶剂稀释至刻度，摇匀。

对照品溶液　取氯诺昔康对照品适量，精密称定，加溶剂溶解并定量稀释制成每 1ml 中约含 8μg 的溶液。

测定法　取供试品溶液与对照品溶液，在 376nm 的波长处分别测定吸光度。分别计算每瓶的含量，并求出 10 瓶的平均含量。

【类别】　同氯诺昔康。

【规格】　8mg

【贮藏】　遮光，密闭，在阴凉干燥处保存。

氯烯雌醚

Lüxicimi

Chlorotrianisene

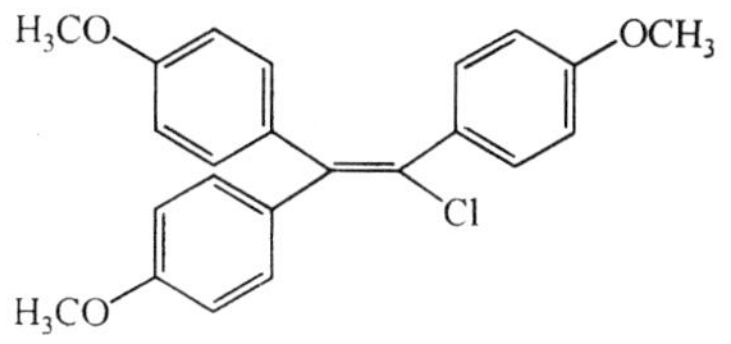

$C_{23}H_{21}ClO_3$　380.87

本品为 1,1′,1″-(1-氯-1-乙烯基-2-亚基)三(4-甲氧基苯)。按干燥品计算，含 $C_{23}H_{21}ClO_3$ 应为 98.0%～102.0%。

【性状】　本品为白色或类白色结晶或结晶性粉末；无臭。

本品在三氯甲烷或丙酮中易溶，在乙醚中溶解，在甲醇或乙醇中微溶，在水中几乎不溶。

熔点　本品的熔点（通则 0612）为 114～120℃。

【鉴别】　(1)取本品约 10mg，置试管中，加硫酸 2ml 使溶解，溶液显深紫色；加水 5ml，溶液迅速变为淡红色，并显浑浊；再沿管壁缓缓加硫酸 2ml，在两液层接界处显紫红色，振摇后又显淡红色。

(2)取本品约 5mg，加冰醋酸 0.2ml 与磷酸 1ml，在水浴上加热 3 分钟，溶液显粉红色；再加冰醋酸 3ml，颜色即消褪。

(3)取本品适量，加乙醇溶解并稀释制成每 1ml 中约含 10μg 的溶液，照紫外-可见分光光度法（通则 0401）测定，在 247nm 与 307nm 的波长处有最大吸收，吸光度分别为 0.62～0.65 与 0.40～0.42。

(4)本品的红外光吸收图谱应与对照的图谱（光谱集 501 图）一致。

【检查】　**氯化物**　取本品 0.50g，加水 20ml，振摇 10 分钟，滤过，取滤液 10ml，依法检查（通则 0801），与标准氯化钠溶液 5.0ml 制成的对照液比较，不得更浓（0.02%）。

干燥失重　取本品，在 80℃干燥至恒重，减失重量不得过 1.0%（通则 0831）。

炽灼残渣　不得过 0.1%（通则 0841）。

【含量测定】　取本品约 0.5g，精密称定，置 250ml 锥形瓶中，加无水乙醇 15ml，缓缓加热回流，待溶解后从冷凝器上口分次加入切成小块的金属钠 2.0g，继续回流 1 小时，并时时振摇，加无水乙醇 25ml，使过量的金属钠作用完全，继续加热 15 分钟，加水 70ml，放冷，加硝酸 15ml，精密加硝酸银滴定液（0.1mol/L）25ml，振摇，放置 10 分钟，滤过，用水 80ml 分次洗涤容器和沉淀，合并滤液和洗液，加硫酸铁铵指示液 3ml，用硫氰酸铵滴定液（0.1mol/L）滴定，并将滴定的结果用空白试验校正。每 1ml 硝酸银滴定液（0.1mol/L）相当于 38.09mg 的 $C_{23}H_{21}ClO_3$。

【类别】　雌激素药。

【贮藏】　密封保存。

【制剂】　氯烯雌醚滴丸

氯烯雌醚滴丸

Lüxicimi Diwan

Chlorotrianisene Pills

本品含氯烯雌醚($C_{23}H_{21}ClO_3$)应为标示量的 85.0%～115.0%。

【性状】 本品为白色或乳白色滴丸。

【鉴别】 (1)取本品,照氯烯雌醚项下的鉴别(1)、(2)项试验,显相同的反应。

(2)取含量测定项下的供试品溶液,照紫外-可见分光光度法(通则 0401)测定,在 247nm 与 307nm 的波长处有最大吸收。

【检查】 **含量均匀度** 取本品 1 粒,置 20ml 量瓶中,照含量测定项下的方法,自"加乙醇适量,置 65℃水浴中加热使氯烯雌醚溶解"起,依法测定含量,应符合规定(通则 0941)。

其他 应符合丸剂项下有关的各项规定(通则 0108)。

【含量测定】 照紫外-可见分光光度法(通则 0401)测定。

供试品溶液 取本品 10 粒,置 200ml 量瓶中,加乙醇适量,置 65℃水浴中加热使氯烯雌醚溶解,冷却,用乙醇稀释至刻度,摇匀,精密量取 5ml,置 100ml 量瓶中,用乙醇稀释至刻度,摇匀。

测定法 取供试品溶液,在 307nm 的波长处测定吸光度,按 $C_{23}H_{21}ClO_3$ 的吸收系数($E_{1cm}^{1\%}$)为 420 计算。

【类别】 同氯烯雌醚。

【规格】 4mg

【贮藏】 密闭保存。

氯 硝 西 泮

Lüxiaoxipan

Clonazepam

$C_{15}H_{10}ClN_3O_3$　315.72

本品为 1,3-二氢-7-硝基-5-(2-氯苯基)-2*H*-1,4-苯并二氮杂䓬-2 酮。按干燥品计算,含 $C_{15}H_{10}ClN_3O_3$ 不得少于 99.0%。

【性状】 本品为微黄色至淡黄色结晶性粉末;几乎无臭。

本品在丙酮或三氯甲烷中略溶,在甲醇或乙醇中微溶,在水中几乎不溶。

熔点 本品的熔点(通则 0612)为 237～240℃。

【鉴别】 (1)取本品约 10mg,加稀盐酸 1ml 使溶解,滴加碘化铋钾试液,即产生橙红色沉淀,放置后,沉淀颜色变深。

(2)取本品,加 0.5%硫酸的乙醇溶液,制成每 1ml 中约含 10μg 的溶液,照紫外-可见分光光度法(通则 0401)测定,在 252nm 与 307nm 的波长处有最大吸收。

(3)本品的红外光吸收图谱应与对照的图谱(光谱集 502 图)一致。

【检查】 **有关物质** 照高效液相色谱法(通则 0512)测定。

溶剂 四氢呋喃-甲醇-水(10∶42∶48)。

供试品溶液 取本品,加溶剂溶解并稀释制成每 1ml 中约含 0.5mg 的溶液。

对照溶液 精密量取供试品溶液适量,用溶剂定量稀释制成每 1ml 中约含 0.5μg 的溶液。

系统适用性溶液 取杂质Ⅰ对照品适量,加供试品溶液溶解并稀释制成每 1ml 中约含 0.5μg 的溶液。

色谱条件 用辛基硅烷键合硅胶为填充剂;以磷酸铵溶液(取磷酸铵 6.6g,加水 950ml 使溶解,用 0.5mol/L 磷酸溶液或 1mol/L 氢氧化钠溶液调节 pH 值至 8.0,加水至 1000ml)-甲醇-四氢呋喃(48∶42∶10)为流动相;检测波长为 254nm;进样体积 20μl。

系统适用性要求 系统适用性溶液色谱图中,氯硝西泮峰与杂质Ⅰ峰之间的分离度应大于 8.0。

测定法 精密量取供试品溶液与对照溶液,分别注入液相色谱仪,记录色谱图至主成分峰保留时间的 3 倍。

限度 供试品溶液色谱图中如有与杂质Ⅰ保留时间一致的色谱峰,其峰面积不得大于对照溶液主峰面积(0.1%),其他单个杂质峰面积不得大于对照溶液主峰面积的 2 倍(0.2%),各杂质峰面积的和不得大于对照溶液主峰面积的 5 倍(0.5%)。

干燥失重 取本品,在 105℃干燥至恒重,减失重量不得过 0.5%(通则 0831)。

炽灼残渣 取本品 1.0g,依法检查(通则 0841),遗留残渣不得过 0.1%。

重金属 取炽灼残渣项下遗留的残渣,依法检查(通则 0821 第二法),含重金属不得过百万分之二十。

【含量测定】 取本品约 0.25g,精密称定,加醋酐 35ml 溶解后,照电位滴定法(通则 0701),用高氯酸滴定液(0.1mol/L)滴定,并将滴定的结果用空白试验校正。每 1ml 高氯酸滴定液(0.1mol/L)相当于 31.57mg 的 $C_{15}H_{10}ClN_3O_3$。

【类别】 抗焦虑药,抗惊厥药。

【贮藏】 遮光,密封保存。

【制剂】 (1)氯硝西泮片　(2)氯硝西泮注射液

附：

杂质 I

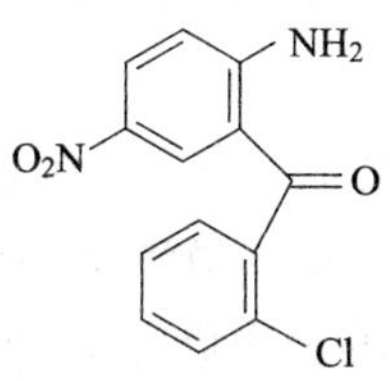

$C_{13}H_{9}ClN_{2}O_{3}$　276.67

2-氨基-2′-氯-5-硝基二苯酮

氯硝西泮片

Lüxiaoxipan Pian

Clonazepam Tablets

本品含氯硝西泮($C_{15}H_{10}ClN_{3}O_{3}$)应为标示量的 90.0%～110.0%。

【性状】 本品为白色或类白色片。

【鉴别】 (1)取本品的细粉与氯硝西泮对照品，分别加溶剂[水-甲醇-四氢呋喃(48：42：10)]溶解并稀释制成每 1ml 中含氯硝西泮 5μg 的溶液作为供试品溶液与对照品溶液，照有关物质项下的方法试验，供试品溶液主峰的保留时间应与对照品溶液主峰的保留时间一致。

(2)取含量测定项下的供试品溶液，照紫外-可见分光光度法(通则 0401)测定，在 307nm 的波长处有最大吸收。

【检查】 **有关物质**　照高效液相色谱法(通则 0512)测定。

供试品溶液　取本品细粉适量(约相当于氯硝西泮 10mg)，加溶剂溶解并稀释制成每 1ml 中约含氯硝西泮 0.5mg 的溶液，滤过，取续滤液。

对照溶液　精密量取供试品溶液适量，用溶剂定量稀释制成每 1ml 中约含氯硝西泮 5μg 的溶液。

溶剂、系统适用性溶液、色谱条件、系统适用性要求与测定法　见氯硝西泮有关物质项下。

限度　供试品溶液色谱图中如有杂质峰，单个杂质峰面积不得大于对照溶液主峰面积的 0.5 倍(0.5%)，各杂质峰面积的和不得大于对照溶液主峰面积的 2 倍(2.0%)。

含量均匀度　取本品 1 片，置乳钵中，加 0.5%硫酸的乙醇溶液少量，研细，并用同一溶剂分次转移至 25ml(0.25mg 规格)或 50ml(0.5mg 规格)或 200ml(2mg 规格)量瓶中，充分振摇 30 分钟使氯硝西泮溶解，用同一溶剂稀释至刻度，摇匀，滤过，取续滤液照含量测定项下的方法测定含量，应符合规定(通则 0941)。

溶出度　照溶出度与释放度测定法(通则 0931 第二法)测定。

溶出条件　以水 900ml 为溶出介质，转速为每分钟 75 转，依法操作，经 45 分钟时取样。

供试品溶液　取溶出液，滤过，取续滤液。

对照品溶液　取氯硝西泮对照品，精密称定，加甲醇溶解并定量稀释制成每 1ml 中约含 50μg 的溶液，再精密量取适量，用水定量稀释制成每 1ml 中约含 0.25μg(0.25mg 规格)或 0.5μg(0.5mg 规格)或 2μg(2mg 规格)的溶液。

色谱条件　用十八烷基硅烷键合硅胶为填充剂；以乙腈-甲醇-水(30：30：40)为流动相；检测波长为 254nm；进样体积 100μl。

系统适用性要求　理论板数按氯硝西泮计算不低于 1000。

测定法　精密量取供试品溶液与对照品溶液，照高效液相色谱法(通则 0512)，分别注入液相色谱仪，记录色谱图。按外标法以峰面积计算每片的溶出量。

限度　标示量的 75%，应符合规定。

其他　应符合片剂项下有关的各项规定(通则 0101)。

【含量测定】 照紫外-可见分光光度法(通则 0401)测定。

溶剂　0.5%硫酸的乙醇溶液。

供试品溶液　取本品适当数量，精密称定，研细，精密称取适量(约相当于氯硝西泮 10mg)，置 100ml 量瓶中，加溶剂 75ml，充分振摇 45 分钟使氯硝西泮溶解，用溶剂稀释至刻度，摇匀，滤过，精密量取续滤液 5ml，置 50ml 量瓶中，用溶剂稀释至刻度，摇匀。

对照品溶液　取氯硝西泮对照品，精密称定，加溶剂溶解并定量稀释制成每 1ml 中约含 10μg 的溶液。

测定法　取供试品溶液与对照品溶液，在 307nm 的波长处分别测定吸光度，计算。

【类别】 同氯硝西泮。

【规格】 (1)0.25mg　(2)0.5mg　(3)2mg

【贮藏】 遮光，密封保存。

氯硝西泮注射液

Lüxiaoxipan Zhusheye

Clonazepam Injection

本品为氯硝西泮的灭菌水溶液。含氯硝西泮($C_{15}H_{10}ClN_{3}O_{3}$)应为标示量的 90.0%～110.0%。

【性状】 本品为无色至淡黄绿色的澄明液体。

【鉴别】 (1)取本品 10ml，加三氯甲烷提取 2 次，每次 5ml，合并三氯甲烷液，置水浴上挥干，取残渣，照氯硝西泮鉴别(1)项试验，显相同的反应。

(2)取含量测定项下的供试品溶液，照紫外-可见分光光度法(通则 0401)测定，在 310nm 的波长处有最大吸收。

【检查】 **pH 值**　应为 4.0～6.0(通则 0631)。

颜色　取本品，与黄绿色 5 号标准比色液(通则 0901 第一法)比较，不得更深。

有关物质　照高效液相色谱法（通则 0512）测定。

供试品溶液　取本品，即得。

对照品溶液　取杂质Ⅰ对照品适量，精密称定，加甲醇溶解并定量稀释制成每 1ml 中约含 0.1mg 的溶液。

对照溶液　精密量取供试品溶液 1ml 与对照品溶液 4ml，置同一 200ml 量瓶中，用流动相稀释至刻度，摇匀。

色谱条件　用十八烷基硅烷键合硅胶为填充剂；以甲醇-0.05mol/L 磷酸二氢铵溶液（55：45）为流动相（用氨水调节 pH 值为 8.0）；检测波长为 254nm；进样体积 5μl。

系统适用性要求　理论板数按氯硝西泮峰计算不低于 1500，氯硝西泮峰与杂质Ⅰ峰之间的分离度应符合要求。

测定法　精密量取供试品溶液与对照溶液，分别注入液相色谱仪，记录色谱图至主成分峰保留时间的 3 倍。

限度　供试品溶液色谱图中如有与杂质Ⅰ保留时间一致的色谱峰，按外标法以峰面积计算，不得过氯硝西泮标示量的 0.2%，其他单个杂质峰面积不得大于对照溶液中氯硝西泮峰面积（0.5%），各杂质峰面积的和不得大于对照溶液中氯硝西泮峰面积的 4 倍（2.0%）。

细菌内毒素　取本品，依法检查（通则 1143），每 1mg 氯硝西泮中含内毒素的量应小于 15EU。

其他　应符合注射剂项下有关的各项规定（通则 0102）。

【含量测定】　照紫外-可见分光光度法（通则 0401）测定。

供试品溶液　精密量取本品适量（约相当于氯硝西泮 10mg），用乙醇定量稀释制成每 1ml 中含 10μg 的溶液。

对照品溶液　取氯硝西泮对照品，精密称定，加乙醇溶解并定量稀释制成每 1ml 中约含 10μg 的溶液。

测定法　取供试品溶液与对照品溶液，在 310nm 的波长处分别测定吸光度，计算。

【类别】　同氯硝西泮。

【规格】　1ml：1mg

【贮藏】　遮光，密闭保存。

氯硝柳胺

Lüxiaoliu'an

Niclosamide

$C_{13}H_8Cl_2N_2O_4$　327.12

本品为 4′-硝基-2′,5-二氯水杨酰苯胺。按干燥品计算，含 $C_{13}H_8Cl_2N_2O_4$ 不得少于 98.0%。

【性状】　本品为淡黄色粉末。

本品在乙醇、三氯甲烷或乙醚中微溶，在水中几乎不溶。

熔点　本品的熔点（通则 0612）为 228～232℃。

【鉴别】　（1）取本品约 50mg，加盐酸溶液（9→100）5ml 与锌粉 0.1g，置水浴上加热 10 分钟，放冷，滤过；滤液中加亚硝酸钠试液 0.5ml，摇匀，放置 10 分钟，加 2% 氨基磺酸铵溶液 2ml，振摇，再放置 10 分钟，加 0.5% 二盐酸萘基乙二胺溶液 2ml，显深红色。

（2）取本品，置试管中，小火加热使分解；将试管上端升华物溶于水中，加三氯化铁试液数滴，即显紫色。

（3）本品的红外光吸收图谱应与对照的图谱（光谱集 503 图）一致。

（4）取本品 20mg，照氧瓶燃烧法（通则 0703）进行有机破坏，用 10% 氢氧化钠溶液 5ml 为吸收液，俟燃烧完毕后，溶液显氯化物鉴别（1）的反应（通则 0301）。

【检查】　**氯化物**　取本品 0.50g，加水 50ml，煮沸，速冷，滤过，取滤液 25ml，依法检查（通则 0801），与标准氯化钠溶液 10ml 制成的对照液比较，不得更浓（0.04%）。

2-氯-4-硝基苯胺　取本品 0.10g，加甲醇 20ml，煮沸 2 分钟，放冷，加盐酸溶液（9→100）使成 50ml，滤过；取滤液 10ml，加亚硝酸钠试液 5 滴，摇匀，放置 10 分钟，加 2% 氨基磺酸铵溶液 1ml，振摇，再放置 10 分钟，加 0.5% 二盐酸萘基乙二胺溶液 1ml；如显色，与 2-氯-4-硝基苯胺对照品 10μg，加甲醇 4ml 与盐酸溶液（9→100）制成 10ml 溶液，用同一方法处理后的颜色比较，不得更深（0.05%）。

5-氯水杨酸　取本品 0.50g，加水 10ml，煮沸 2 分钟，放冷，滤过，滤液加三氯化铁试液数滴，不得显红色或紫色。

干燥失重　取本品，在 105℃ 干燥至恒重，减失重量不得过 0.5%（通则 0831）。

炽灼残渣　取本品 1.0g，依法检查（通则 0841），遗留残渣不得过 0.1%。

重金属　取炽灼残渣项下遗留的残渣，依法检查（通则 0821 第二法），含重金属不得过百万分之二十。

【含量测定】　取本品约 0.3g，精密称定，加 *N*,*N*-二甲基甲酰胺 60ml 溶解后，照电位滴定法（通则 0701），用甲醇钠滴定液（0.1mol/L）滴定，并将滴定的结果用空白试验校正。每 1ml 甲醇钠滴定液（0.1mol/L）相当于 32.71mg 的 $C_{13}H_8Cl_2N_2O_4$。

【类别】　驱肠虫药。

【贮藏】　遮光，密封保存。

【制剂】　氯硝柳胺片

氯硝柳胺片

Lüxiaoliu'an Pian

Niclosamide Tablets

本品含氯硝柳胺（$C_{13}H_8Cl_2N_2O_4$）应为标示量的 95.0%～105.0%。

【性状】 本品为淡黄色片。

【鉴别】 取本品 1 片的细粉，加乙醇 25ml，加热煮沸，放冷，滤过，滤液置水浴上蒸干；残渣照氯硝柳胺项下的鉴别(1)、(2)、(4)项试验，显相同的反应。

【检查】 **2-氯-4-硝基苯胺与 5-氯水杨酸** 取本品的细粉适量，照氯硝柳胺项下的检查法检查，应符合规定。

其他 应符合片剂项下有关的各项规定(通则 0101)。

【含量测定】 取本品 20 片，精密称定，研细，精密称取适量(约相当于氯硝柳胺 0.3g)，照氮测定法(通则 0704 第一法)测定。每 1ml 硫酸滴定液(0.05mol/L)相当于 16.36mg 的$C_{13}H_8Cl_2N_2O_4$。

【类别】 同氯硝柳胺。

【规格】 0.5g

【贮藏】 遮光，密封保存。

氯 氮 平

Lüdanping

Clozapine

$C_{18}H_{19}ClN_4$　326.84

本品为 8-氯-11-(4-甲基-1-哌嗪基)-5*H*-二苯并[*b*，*e*][1,4]二氮杂䓬。按干燥品计算，含 $C_{18}H_{19}ClN_4$ 不得少于 98.5%。

【性状】 本品为淡黄色结晶性粉末；无臭。

本品在三氯甲烷中易溶，在乙醇中溶解，在水中几乎不溶。

熔点 本品的熔点(通则 0612)为 181～185℃。

吸收系数 取本品，精密称定，加 0.5mol/L 硫酸溶液-乙醇(1∶99)溶解并定量稀释制成每 1ml 中约含 10μg 的溶液，照紫外-可见分光光度法(通则 0401)，在 242nm 与 296nm 的波长处测定吸光度，吸收系数($E_{1cm}^{1\%}$)分别为 710～770 与293～320。

【鉴别】 (1)取本品约 100mg，加碳酸钠等量搅拌均匀，置干燥试管中灼烧，管口覆以用 1% 1,2-萘醌-4-磺酸钠溶液湿润的试纸，试液显紫蓝色。

(2)本品的红外光吸收图谱应与对照的图谱(光谱集 504 图)一致。

(3)取本品与氯氮平对照品各适量，分别加甲醇适量溶解后，用流动相稀释制成每 1ml 中约含 50μg 的溶液，作为供试品溶液与对照品溶液，照有关物质项下的方法试验，供试品溶液主峰的保留时间应与对照品溶液主峰的保留时间一致。

【检查】 **有关物质** 照高效液相色谱法(通则 0512)测定。

供试品溶液　取本品约 25mg，置 50ml 量瓶中，加甲醇 10ml，超声使溶解，用流动相稀释至刻度，摇匀；精密量取 5ml，置 25ml 量瓶中，用流动相稀释至刻度，摇匀。

对照溶液　精密量取供试品溶液适量，用流动相定量稀释制成每 1ml 中约含 0.3μg 的溶液。

色谱条件　用十八烷基硅烷键合硅胶为填充剂；以甲醇-0.4%三乙胺溶液(70∶30)为流动相；检测波长为 257nm；进样体积 20μl。

测定法　精密量取供试品溶液与对照溶液，分别注入液相色谱仪，记录色谱图至主成分峰保留时间的 2.5 倍。

限度　供试品溶液色谱图中如有杂质峰，单个杂质峰面积不得大于对照溶液主峰面积(0.3%)，各杂质峰面积的和不得大于对照溶液主峰面积的 2 倍(0.6%)。

干燥失重 取本品，在 105℃干燥至恒重，减失重量不得过 1.0%(通则 0831)。

炽灼残渣 取本品 1.0g，依法检查(通则 0841)，遗留残渣不得过 0.1%。

重金属 取炽灼残渣项下遗留的残渣，依法检查(通则 0821 第二法)，含重金属不得过百万分之二十。

【含量测定】 取本品约 0.1g，精密称定，加无水冰醋酸 50ml 使溶解，照电位滴定法(通则 0701)，用高氯酸滴定液(0.1mol/L)滴定，并将滴定的结果用空白试验校正。每 1ml 高氯酸滴定液(0.1mol/L)相当于 16.34mg 的$C_{18}H_{19}ClN_4$。

【类别】 抗焦虑药、抗惊厥药。

【贮藏】 遮光，密封保存。

【制剂】 氯氮平片

氯 氮 平 片

Lüdanping Pian

Clozapine Tablets

本品含氯氮平($C_{18}H_{19}ClN_4$)应为标示量的 90.0%～110.0%。

【性状】 本品为淡黄色片。

【鉴别】 (1)取本品细粉适量(约相当于氯氮平 100mg)，加碳酸钠等量搅匀，置干燥试管中灼烧，管口覆以用 1% 1,2-萘醌-4-磺酸钠溶液湿润的试纸，试纸显紫堇色。

(2)取本品细粉适量(约相当于氯氮平 50mg)，加三氯甲烷 10ml，振摇，滤过，滤液蒸干，残渣的红外光吸收图谱应与对照的图谱(光谱集 504 图)一致。

(3)在含量测定项下记录的色谱图中，供试品溶液主峰的

保留时间应与对照品溶液主峰的保留时间一致。

【检查】 有关物质 照高效液相色谱法(通则 0512)测定。

供试品溶液 取本品细粉适量(约相当于氯氮平 25mg),置 50ml 量瓶中,加甲醇 10ml,超声使氯氮平溶解,用流动相稀释至刻度,摇匀,滤过;精密量取续滤液 5ml,置 25ml 量瓶中,用流动相稀释至刻度,摇匀。

对照溶液 精密量取供试品溶液 1ml,置 200ml 量瓶中,用流动相稀释至刻度,摇匀。

色谱条件与测定法 见氯氮平有关物质项下。

限度 供试品溶液色谱图中如有杂质峰,单个杂质峰面积不得大于对照溶液主峰面积(0.5%),各杂质峰面积的和不得大于对照溶液主峰面积的 2 倍(1.0%)。

溶出度 照溶出度与释放度测定法(通则 0931 第一法)测定。

溶出条件 以盐酸溶液(9→1000)1000ml 为溶出介质,转速为每分钟 100 转,依法操作,经 30 分钟时取样。

供试品溶液 取溶出液 10ml,滤过,精密量取续滤液适量,用溶出介质定量稀释制成每 1ml 中约含 5μg 的溶液,摇匀。

对照品溶液 取氯氮平对照品适量,精密称定,加溶出介质溶解并定量稀释制成每 1ml 中约含 5μg 的溶液。

测定法 取供试品溶液与对照品溶液,照紫外-可见分光光度法(通则 0401),在 240nm 的波长处分别测定吸光度,计算每片的溶出量。

限度 标示量的 80%,应符合规定。

其他 应符合片剂项下有关的各项规定(通则 0101)。

【含量测定】 照高效液相色谱法(通则 0512)测定。

供试品溶液 取本品 20 片,精密称定,研细,精密称取适量(约相当于氯氮平 25mg),置 100ml 量瓶中,加甲醇 10ml,超声使氯氮平溶解,用流动相稀释至刻度,摇匀,滤过,精密量取续滤液 5ml,置 25ml 量瓶中,用流动相稀释至刻度,摇匀。

对照品溶液 取氯氮平对照品 25mg,精密称定,置 100ml 量瓶中,加甲醇 10ml,超声使溶解,用流动相稀释至刻度,摇匀,精密量取 5ml,置 25ml 量瓶中,用流动相稀释至刻度,摇匀。

色谱条件 见有关物质项下。

系统适用性要求 理论板数按氯氮平峰计算不低于 2000,氯氮平峰与相邻杂质峰之间的分离度应符合要求。

测定法 精密量取供试品溶液与对照品溶液,分别注入液相色谱仪,记录色谱图。按外标法以峰面积计算。

【类别】 同氯氮平。

【规格】 (1)25mg (2)50mg

【贮藏】 遮光,密封保存。

氯 氮 䓬

Lüdanzhuo

Chlordiazepoxide

$C_{16}H_{14}ClN_3O$ 299.76

本品为 *N*-甲基-5-苯基-7-氯-3*H*-1,4-苯并二氮杂䓬-2-胺-4-氧化物。按干燥品计算,含 $C_{16}H_{14}ClN_3O$ 不得少于 99.0%。

【性状】 本品为淡黄色结晶性粉末;无臭。

本品在乙醚、三氯甲烷或二氯甲烷中溶解,在水中微溶。

吸收系数 取本品,精密称定,加盐酸溶液(9→1000)溶解并定量稀释制成每 1ml 中约含 15μg 的溶液,照紫外-可见分光光度法(通则 0401),在 308nm 的波长处测定吸光度,吸收系数($E_{1cm}^{1\%}$)为 309～329。

【鉴别】 (1)取本品约 10mg,加盐酸溶液(9→1000)10ml 溶解后,加碘化铋钾试液 1 滴,即生成橙红色沉淀。

(2)取本品,加盐酸溶液(9→1000)制成每 1ml 中含 7μg 的溶液,照紫外-可见分光光度法(通则 0401)测定,在 245nm 与 308nm 的波长处有最大吸收。

(3)本品的红外光吸收图谱应与对照品的图谱一致(通则 0402)。

(4)取本品约 10mg,加盐酸溶液(1→2)15ml,缓缓煮沸 15 分钟,放冷;溶液显芳香第一胺类的鉴别反应(通则 0301)。

【检查】 酸性溶液的澄清度 取本品 0.50g,加盐酸溶液(9→200)25ml,振摇使溶解,溶液应澄清;如发生浑浊,与对照液(取标准铅溶液 10ml,加 5%碳酸氢钠溶液 1ml,混匀,再加水 14ml)比较,不得更浓。

有关物质 照高效液相色谱法(通则 0512)测定。避光操作。临用新制。

供试品溶液 取本品适量,精密称定,加流动相溶解并定量稀释制成每 1ml 中约含 0.2mg 的溶液。

对照品溶液 取杂质Ⅰ对照品适量,精密称定,加流动相溶解并定量稀释制成每 1ml 中约含 20μg 的溶液。

对照溶液 精密量取供试品溶液 0.2ml 与对照品溶液 1ml,置同一 100ml 量瓶中,用流动相稀释至刻度,摇匀。

系统适用性溶液 取氯氮䓬约 20mg,加流动相 5ml 振摇使溶解,加 1mol/L 盐酸溶液 5ml,室温放置约 20 小时,加 1mol/L 氢氧化钠溶液 5ml,用流动相稀释至 100ml,摇匀。

色谱条件　用十八烷基硅烷键合硅胶为填充剂；以乙腈-水（50∶50）为流动相；检测波长为 254nm；进样体积 10μl。

系统适用性要求　系统适用性溶液色谱图中，出峰顺序依次为杂质Ⅱ与氯氮䓬，杂质Ⅱ相对保留时间约为 0.7，两者分离度应大于 5.0。

测定法　精密量取供试品溶液与对照溶液，分别注入液相色谱仪，记录色谱图至主成分峰保留时间的 5 倍。

限度　供试品溶液色谱图中如有与杂质Ⅰ保留时间一致的色谱峰，按外标法以峰面积计算，不得过 0.1%，如有与杂质Ⅱ保留时间一致的色谱峰，其峰面积不得大于对照溶液中氯氮䓬峰面积（0.2%），其他单个杂质峰面积不得大于对照溶液中氯氮䓬峰面积的 0.5 倍（0.1%），各杂质峰面积的和不得大于对照溶液中氯氮䓬峰面积的 2.5 倍（0.5%），小于对照溶液中氯氮䓬峰面积 0.25 倍的色谱峰忽略不计。

干燥失重　取本品，在 105℃干燥至恒重，减失重量不得过 1.0%（通则 0831）。

炽灼残渣　取本品 1.0g，依法检查（通则 0841），遗留残渣不得过 0.1%。

重金属　取炽灼残渣项下遗留的残渣，依法检查（通则 0821 第二法），含重金属不得过百万分之二十。

【含量测定】　取本品约 0.3g，精密称定，加冰醋酸 20ml 溶解后，加结晶紫指示液 1 滴，用高氯酸滴定液（0.1mol/L）滴定至溶液显蓝色，并将滴定的结果用空白试验校正。每 1ml 高氯酸滴定液（0.1mol/L）相当于 29.98mg 的 $C_{16}H_{14}ClN_3O$。

【类别】　抗焦虑药，抗惊厥药。

【贮藏】　遮光，密封保存。

【制剂】　氯氮䓬片

附：

杂质Ⅰ

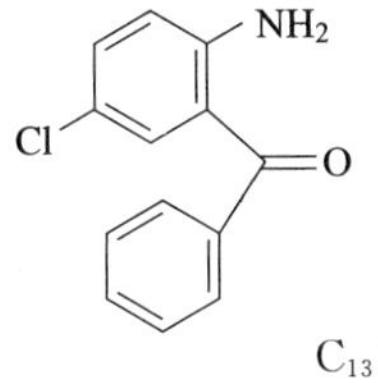

$C_{13}H_{10}ClNO$　231.68

2-氨基-5-氯二苯酮

杂质Ⅱ

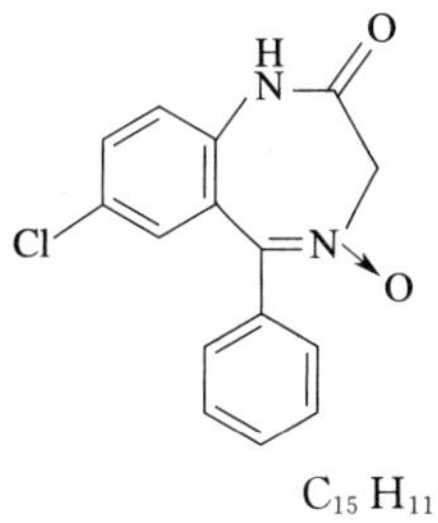

$C_{15}H_{11}ClN_2O_2$　286.71

7-氯-5-苯基-1，3-二氢-1，4-苯并二氮杂䓬-2-酮-4-氧化物

氯氮䓬片

Lüdanzhuo Pian

Chlordiazepoxide Tablets

本品含氯氮䓬（$C_{16}H_{14}ClN_3O$）应为标示量的 90.0%～110.0%。

【性状】　本品为微黄色片。

【鉴别】　（1）取本品的细粉适量（约相当于氯氮䓬 0.1g），用三氯甲烷 30ml 分次研磨使氯氮䓬溶解，滤过，滤液置水浴上蒸干，残渣照氯氮䓬项下的鉴别（1）、（2）项试验，显相同的结果。

（2）取有关物质项下供试品溶液适量，用流动相稀释制成每 1ml 中约含氯氮䓬 20μg 的溶液，作为供试品溶液；另取氯氮䓬对照品，加流动相溶解并稀释制成每 1ml 中含 20μg 的溶液作为对照品溶液。照有关物质项下方法，取上述两种溶液各 10μl，分别注入液相色谱仪，记录色谱图。供试品溶液主峰的保留时间应与对照品溶液主峰的保留时间一致。

【检查】　**有关物质**　照高效液相色谱法（通则 0512）测定。避光操作。临用新制。

供试品溶液　取本品的细粉适量（约相当于氯氮䓬 20mg），精密称定，置 100ml 量瓶中，加流动相适量，超声使氯氮䓬溶解，用流动相稀释至刻度，摇匀，滤过，取续滤液。

对照溶液　精密量取供试品溶液与对照品溶液各 1ml，置同一 100ml 量瓶中，用流动相稀释至刻度，摇匀。

对照品溶液、系统适用性溶液、色谱条件、系统适用性要求与测定法　见氯氮䓬有关物质项下。

限度　供试品溶液色谱图中如有与杂质Ⅰ保留时间一致的色谱峰，按外标法以峰面积计算，不得过氯氮䓬标示量的 0.1%，如有与杂质Ⅱ保留时间一致的色谱峰，其峰面积不得大于对照溶液中氯氮䓬峰面积的 2 倍（2.0%），其他单个杂质峰面积不得大于对照溶液中氯氮䓬峰面积的 0.5 倍（0.5%），各杂质峰面积的和不得大于对照溶液中氯氮䓬峰面积的 3 倍（3.0%）。

含量均匀度　取本品 1 片，置 50ml 量瓶中，加盐酸溶液（9→1000）约 30ml，充分振摇使崩解后，用盐酸溶液（9→1000）稀释至刻度，摇匀，滤过，精密量取续滤液适量，用盐酸溶液（9→1000）稀释制成每 1ml 中约含氯氮䓬 15μg 的溶液作为供试品溶液，照含量测定项下的方法测定含量，应符合规定（通则 0941）。

溶出度　照溶出度与释放度测定法（通则 0931 第一法）测定。

溶出条件　以盐酸溶液（9→1000）900ml 为溶出介质，转速为每分钟 100 转，依法操作，经 30 分钟时取样。

供试品溶液　取溶出液，滤过，取续滤液。

对照品溶液　取氯氮䓬对照品，精密称定，加盐酸溶液

(9→1000)溶解并定量稀释制成每 1ml 中约含 6μg(5mg 规格)或 12μg(10mg 规格)的溶液。

测定法　取供试品溶液与对照品溶液,照紫外-可见分光光度法(通则 0401),在 308nm 的波长处分别测定吸光度,计算每片的溶出量。

限度　标示量的 85%,应符合规定。

其他　应符合片剂项下有关的各项规定(通则 0101)。

【含量测定】　照紫外-可见分光光度法(通则 0401)测定。

供试品溶液　取本品 20 片,精密称定,研细,精密称取适量(约相当于氯氮䓬 30mg),置 100ml 量瓶中,加盐酸溶液(9→1000)70ml,充分振摇使氯氮䓬溶解,用盐酸溶液(9→1000)稀释至刻度,摇匀,滤过,精密量取续滤液 5ml,置 100ml 量瓶中,用盐酸溶液(9→1000)稀释至刻度,摇匀。

对照品溶液　取氯氮䓬对照品,精密称定,加盐酸溶液(9→1000)溶解并定量稀释制成每 1ml 中约含 15μg 的溶液。

测定法　取供试品溶液与对照品溶液,在 308nm 的波长处分别测定吸光度,计算。

【类别】　同氯氮䓬。

【规格】　(1)5mg　(2)10mg

【贮藏】　遮光,密封保存。

氯普噻吨

Lüpusaidun

Chlorprothixene

$C_{18}H_{18}ClNS$　315.87

本品为(*Z*)-*N*,*N*-二甲基-3-(2-氯-9*H*-亚噻吨基)-1-丙胺。按干燥品计算,含 $C_{18}H_{18}ClNS$ 不得少于 98.0%。

【性状】　本品为淡黄色结晶性粉末;无臭。

本品在三氯甲烷中易溶,在水中不溶。

熔点　本品的熔点(通则 0612)为 96～99℃。

【鉴别】　(1)取本品约 10mg,加硝酸 2ml 后,显亮红色,加水 5ml 稀释,置紫外光灯下检视,溶液显绿色荧光。

(2)取本品,加盐酸溶液(9→1000)制成每 1ml 中约含 50μg 的溶液,照紫外-可见分光光度法(通则 0401)测定,在 324nm 的波长处有最大吸收。

(3)本品的红外光吸收图谱应与对照的图谱(光谱集 304 图)一致。

【检查】　**有关物质**　照高效液相色谱法(通则 0512)测定。避光操作。

供试品溶液　取本品约 50mg,置 50ml 量瓶中,加乙腈 10ml,超声使溶解,用流动相稀释至刻度,摇匀。

对照溶液　精密量取供试品溶液 1ml,置 100ml 量瓶中,用流动相稀释至刻度,摇匀。

色谱条件　用十八烷基硅烷键合硅胶为填充剂;以磷酸盐溶液(取磷酸二氢钾 6.0g、十二烷基硫酸钠 2.9g、四丁基溴化铵 9g,加水 550ml 溶解)-甲醇-乙腈(55：5：40)为流动相;检测波长为 254nm;进样体积 20μl。

系统适用性要求　理论板数按氯普噻吨峰计算不低于 2000,氯普噻吨峰与相邻杂质峰的分离度应符合要求。

测定法　精密量取供试品溶液与对照溶液,分别注入液相色谱仪,记录色谱图至主成分峰保留时间的 2 倍。

限度　供试品溶液色谱图中如有杂质峰,单个杂质峰面积不得大于对照溶液主峰面积的 2 倍(2.0%),各杂质峰面积的和不得大于对照溶液主峰面积的 3 倍(3.0%)。

残留溶剂　照残留溶剂测定法(通则 0861 第二法)测定。

供试品溶液　取本品约 0.5g,精密称定,置顶空瓶中,精密加 *N*,*N*-二甲基甲酰胺 5ml 使溶解,密封。

对照品溶液　取乙醇、乙酸乙酯、三氯甲烷与苯各适量,精密称定,用 *N*,*N*-二甲基甲酰胺定量稀释制成每 1ml 中约含乙醇 0.5mg、乙酸乙酯 0.5mg、三氯甲烷 6μg 与苯 0.2μg 的混合溶液,精密量取 5ml,置顶空瓶中,密封。

色谱条件　以 6%氰丙基苯基-94%二甲基聚硅氧烷(或极性相近)为固定液的毛细管柱为色谱柱;起始温度为 50℃,维持 15 分钟,以每分钟 30℃的速率升温至 220℃,维持 10 分钟;进样口温度为 160℃,检测器温度为 250℃;顶空瓶平衡温度为 85℃,平衡时间为 30 分钟。

系统适用性要求　对照品溶液色谱图中,各成分峰之间的分离度均应符合要求。

测定法　取供试品溶液与对照品溶液分别顶空进样,记录色谱图。

限度　按外标法以峰面积计算,乙醇、乙酸乙酯、三氯甲烷与苯的残留量均应符合规定。

干燥失重　取本品,置以五氧化二磷为干燥剂的干燥器中,在 60℃减压干燥至恒重,减失重量不得过 1.0%(通则 0831)。

炽灼残渣　取本品 1.0g,依法检查(通则 0841),遗留残渣不得过 0.1%。

重金属　取炽灼残渣项下遗留的残渣,依法检查(通则 0821 第二法),含重金属不得过百万分之二十。

【含量测定】　取本品约 0.25g,精密称定,加冰醋酸 20ml 溶解后,加结晶紫指示液 1 滴,用高氯酸滴定液(0.1mol/L)滴定至溶液显蓝色,并将滴定的结果用空白试验校正。每 1ml 高氯酸滴定液(0.1mol/L)相当于 31.59mg 的 $C_{18}H_{18}ClNS$。

【类别】　抗精神病药。

【贮藏】　遮光,密封保存。

【制剂】　(1)氯普噻吨片　(2)氯普噻吨注射液

附：

氯普噻吨 *E*-异构体

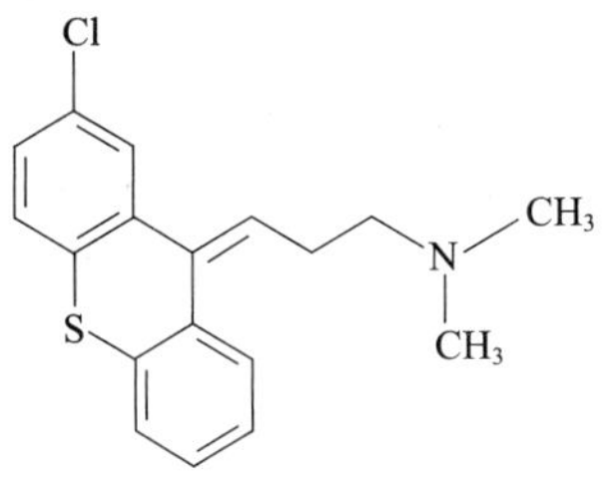

$C_{18}H_{18}ClNS$　315.87

(*E*)-*N*,*N*-二甲基-3-(2-氯-9*H*-亚噻吨基)-1-丙胺

氯普噻吨片

Lüpusaidun Pian

Chlorprothixene Tablets

本品含氯普噻吨($C_{18}H_{18}ClNS$)应为标示量的 90.0%～110.0%。

【性状】 本品为糖衣片，除去包衣后显类白色至微黄色。

【鉴别】 取本品的细粉适量(约相当于氯普噻吨 0.1g)，加三氯甲烷 5ml，搅拌使氯普噻吨溶解，滤过，滤液蒸干，残渣照氯普噻吨项下的鉴别(1)、(2)项试验，显相同的结果。

【检查】 **有关物质** 照高效液相色谱法(通则 0512)测定。避光操作。

供试品溶液　精密称取本品的细粉适量(约相当于氯普噻吨 50mg)，置 50ml 量瓶中，加乙腈 10ml，超声使氯普噻吨溶解，用流动相稀释至刻度，摇匀，滤过，取续滤液。

对照溶液　精密量取供试品溶液 1ml，置 100ml 量瓶中，用流动相稀释至刻度，摇匀。

色谱条件、系统适用性要求与测定法　见氯普噻吨有关物质项下。

限度　供试品溶液色谱图中如有杂质峰，单个杂质峰面积不得大于对照溶液主峰面积的 2 倍(2.0%)，各杂质峰面积的和不得大于对照溶液主峰面积的 3 倍(3.0%)。

含量均匀度 取本品 1 片(规格为 12.5mg 或 15mg)，除去包衣，研细，转移至 250ml 量瓶中，加盐酸溶液(9→1000)适量，充分振摇使氯普噻吨溶解，用盐酸溶液(9→1000)稀释至刻度，摇匀，滤过，取续滤液照含量测定项下的方法测定含量，应符合规定(通则 0941)。

溶出度 照溶出度与释放度测定法(通则 0931 第一法)测定。

溶出条件　以盐酸溶液(9→1000)900ml 为溶出介质，转速为每分钟 100 转，依法操作，经 30 分钟时取样。

供试品溶液　取溶出液 10ml，滤过，精密量取续滤液适量，用溶出介质定量稀释制成每 1ml 中约含 50μg 的溶液。

对照品溶液　取氯普噻吨对照品，精密称定，加溶出介质溶解并定量稀释制成每 1ml 中约含 50μg 的溶液。

测定法　取供试品溶液与对照品溶液，照紫外-可见分光光度法(通则 0401)，在 324nm 的波长处分别测定吸光度，计算每片的溶出量。

限度　标示量的 75%，应符合规定。

其他 应符合片剂项下有关的各项规定(通则 0101)。

【含量测定】 照紫外-可见分光光度法(通则 0401)测定。

供试品溶液 取本品 20 片，除去包衣后，精密称定，研细，精密称取适量(约相当于氯普噻吨 50mg)，置 100ml 量瓶中，加盐酸溶液(9→1000)适量，充分振摇使氯普噻吨溶解，用盐酸溶液(9→1000)稀释至刻度，摇匀，滤过，精密量取续滤液 5ml，置 50ml 量瓶中，用盐酸溶液(9→1000)稀释至刻度，摇匀。

对照品溶液 取氯普噻吨对照品，精密称定，加盐酸溶液(9→1000)溶解并定量稀释制成每 1ml 中约含 50μg 的溶液。

测定法 取供试品溶液与对照品溶液，在 324nm 的波长处分别测定吸光度，计算。

【类别】 同氯普噻吨。

【规格】 (1)12.5mg　(2)15mg　(3)25mg　(4)50mg

【贮藏】 遮光，密封保存。

氯普噻吨注射液

Lüpusaidun Zhusheye

Chlorprothixene Injection

本品为氯普噻吨添加适量盐酸与适宜助溶剂制成的灭菌水溶液。含氯普噻吨($C_{18}H_{18}ClNS$)应为标示量的 90.0%～110.0%。

【性状】 本品为无色的澄明液体。

【鉴别】 (1)取本品 3～4ml，滴加硫酸 2～3ml，即显橙红色。

(2)在含量测定项下记录的色谱图中，供试品溶液主峰的保留时间应与对照品溶液主峰的保留时间一致。

(3)本品显氯化物鉴别(1)的反应(通则 0301)。

【检查】 **pH 值** 应为 3.0～5.0(通则 0631)。

有关物质 照高效液相色谱法(通则 0512)测定。

供试品溶液　取本品适量，用流动相稀释制成每 1ml 中约含氯普噻吨 0.67mg 的溶液。

对照溶液　精密量取供试品溶液 1ml，置 100ml 量瓶中，用流动相稀释至刻度，摇匀。

系统适用性溶液　取本品 1ml，加 1mol/L 盐酸溶液 1ml，置水浴加热 1 小时，冷却，用流动相稀释至 20ml。

色谱条件　用十八烷基硅烷键合硅胶为填充剂(Agilent ZORBAX SB C18，4.6mm×250mm，5μm 或效能相当的色谱柱)；以磷酸盐溶液(取十二烷基硫酸钠 8.1g 与磷酸二氢钠 1.6g，加水 900ml 使溶解，用磷酸调节 pH 值至 3.5，加水至 1000ml)-甲醇-乙腈(21∶65∶14)为流动相；检测波长为 254nm；柱温为 40℃；系统适用性溶液进样体积 10μl，其他溶液进样体积 20μl。

系统适用性要求　系统适用性溶液色谱图中，氯普噻吨保留时间约为 13 分钟，氯普噻吨峰与氯普噻吨 *E*-异构体峰

(相对保留时间约为 1.1)的分离度应符合要求。

测定法　精密量取供试品溶液与对照溶液,分别注入液相色谱仪,记录色谱图至主成分峰保留时间的 2 倍。

限度　供试品溶液色谱图中如有与氯普噻吨 *E*-异构体保留时间一致的色谱峰,其峰面积不得大于对照溶液主峰面积的 2 倍(2.0%),其他单个杂质峰面积不得大于对照溶液主峰面积(1.0%),各杂质峰面积的和不得大于对照溶液主峰面积的 2.5 倍(2.5%)。

乙醇量　取本品,照乙醇量测定法(通则 0711)测定,含乙醇量不得过 50%。

细菌内毒素　取本品,用盐酸三羟甲基氨基甲烷缓冲液(pH 7.2,取盐酸三羟甲基氨基甲烷 15.8g,加细菌内毒素检查用水适量使溶解并稀释至 100ml,摇匀,作为溶液Ⅰ;取三羟甲基氨基甲烷 1.2g,加细菌内毒素检查用水适量使溶解并稀释至 10ml,摇匀,作为溶液Ⅱ。取溶液Ⅰ 100ml 与溶液Ⅱ 10ml,加细菌内毒素检查用水至 550ml,摇匀,用 0.1mol/L 盐酸溶液或 0.1mol/L 氢氧化钠溶液调节 pH 值至 7.2,用无热原的输液瓶分装,加塞压盖后 121℃灭菌 15 分钟)稀释后,依法检查(通则 1143),每 1mg 氯普噻吨中含内毒素的量应小于 10EU。

其他　应符合注射剂项下有关的各项规定(通则 0102)。

【含量测定】　照高效液相色谱法(通则 0512)测定。

供试品溶液　精密量取本品适量,用流动相定量稀释制成每 1ml 中含氯普噻吨 67μg 的溶液。

对照品溶液　取氯普噻吨对照品适量,精密称定,加流动相溶解并定量稀释制成每 1ml 中约含 67μg 的溶液。

色谱条件　见有关物质项下。检测波长为 230nm。

系统适用性溶液与系统适用性要求　见有关物质项下。

测定法　精密量取供试品溶液与对照品溶液,分别注入液相色谱仪,记录色谱图。按外标法以峰面积计算。

【类别】　同氯普噻吨。

【规格】　2ml∶26.90mg

【贮藏】　遮光,密闭保存。

氯碘羟喹

Lüdian Qiangkui

Clioquinol

C_9H_5ClINO　305.50

本品为 5-氯-7-碘-8-羟基喹啉。按干燥品计算,含氯碘羟喹(C_9H_5ClINO)应为 98.0%～102.0%。

【性状】　本品为淡黄色至褐黄色疏松粉末;似有特异臭;遇光易变质。

本品在沸无水乙醇中微溶,在水或乙醇中不溶;在热冰醋酸中溶解。

熔点　本品的熔点(通则 0612)为 173～179℃,熔融时同时分解。

【鉴别】　(1)取本品 0.5g,加硫酸 5ml,加热,即发生碘的紫色蒸气,遇润湿的碘化钾淀粉试纸,即显蓝紫色。

(2)取本品的沸乙醇溶液,加三氯化铁试液 1 滴,即显暗绿色。

(3)本品的红外光吸收图谱应与对照的图谱(光谱集 506 图)一致。

【检查】　**有关物质**　照高效液相色谱法(通则 0512)测定。

供试品溶液　取本品约 50mg,置 50ml 量瓶中,加甲醇适量,微热使溶解,放冷,用甲醇稀释至刻度,摇匀,精密量取 10ml,置 25ml 量瓶中,用流动相稀释至刻度,摇匀。

对照溶液　精密量取供试品溶液 1ml,置 100ml 量瓶中,用流动相稀释至刻度,摇匀。

系统适用性溶液　取氯碘羟喹系统适用性对照品约 10mg,置 100ml 量瓶中,加甲醇 10ml 微温使溶解,用流动相稀释至刻度,摇匀。

色谱条件　用辛基硅烷键合硅胶为填充剂;以乙二胺四醋酸二钠盐缓冲液(取乙二胺四醋酸二钠 0.5g,加水 400ml,振摇使溶解,加三乙胺 4ml,用磷酸调节 pH 值至 3.0)-甲醇(35∶65)为流动相;检测波长为 254nm;进样体积 20μl。

系统适用性要求　系统适用性溶液色谱图中,除主成分峰外,在相对保留时间约为 0.7 与 1.2 处应显示两个杂质峰,各相邻色谱峰之间的分离度应符合要求。

测定法　精密量取供试品溶液与对照溶液,分别注入液相色谱仪,记录色谱图至主成分峰保留时间的 4 倍。

限度　供试品溶液色谱图中如有杂质峰,各杂质峰面积的和不得大于对照溶液主峰面积的 3 倍(3.0%)。

游离碘与碘化物　取本品 1.0g,加水 20ml,振摇 30 秒,放置 5 分钟,滤过,取滤液 10ml,加 1mol/L 硫酸溶液 1ml,再加三氯甲烷 2ml,振摇,放置,三氯甲烷层无紫色出现(游离碘);上述溶液中加 1mol/L 硫酸溶液 5ml 与重铬酸钾试液 1ml,振摇 15 秒,放置,三氯甲烷层中出现的颜色与对照液[取碘化钾溶液(1→6000)2.0ml,用水稀释至 10ml,加 1mol/L 硫酸溶液 6ml 与重铬酸钾试液 1ml,加三氯甲烷 2ml,振摇 15 秒,放置]比较,不得更深(碘化物 0.05%)。

干燥失重　取本品,置五氧化二磷干燥器中减压干燥至恒重,减失重量不得过 0.5%(通则 0831)。

炽灼残渣　不得过 0.3%(通则 0841)。

【含量测定】　取本品 0.2g,精密称定,加醋酐 20ml 溶解后,加冰醋酸 30ml,照电位滴定法(通则 0701),用高氯酸滴定液(0.1mol/L)滴定,并将滴定结果用空白试验校正。每 1ml 高氯酸滴定液(0.1mol/L)相当于 30.55mg C_9H_5ClINO。

【类别】　抗阿米巴病药。

【贮藏】　遮光,密封保存。

【制剂】　氯碘羟喹乳膏

氯碘羟喹乳膏

Lüdian Qiangkui Rugao

Clioquinol Cream

本品含氯碘羟喹(C_9H_5ClINO)应为标示量的 90.0%～110.0%。

【性状】 本品为黄色乳膏。

【鉴别】 (1)取本品适量(约相当于氯碘羟喹 0.1g),加无水碳酸钠,缓缓炽灼至炭化,放冷,加水适量搅拌,滤过(滤液如颜色深可加适量活性炭脱色),滤液加硝酸使成酸性后,加硝酸银试液,即发生浅黄色沉淀,分离,沉淀加氨试液使呈碱性,加热至微沸,放冷,滤过,滤液加稀硝酸酸化,即发生白色沉淀。

(2)取本品,加乙二醇甲醚,搅拌溶解,滴加三氯化铁试液 1 滴,即呈暗绿色。

【检查】 应符合乳膏剂项下有关的各项规定(通则 0109)。

【含量测定】 照高效液相色谱法(通则 0512)测定。

供试品溶液 取本品适量(约相当于氯碘羟喹 3mg),置 100ml 量瓶中,加乙二醇甲醚-水(4∶1)80ml,置热水浴中强力振摇使氯碘羟喹溶解,放冷,用乙二醇甲醚-水(4∶1)稀释至刻度,摇匀,滤过,取续滤液。

对照品溶液 取氯碘羟喹对照品适量,精密称定,加乙二醇甲醚-水(4∶1)溶解并定量稀释制成每 1ml 中约含 30μg 的溶液。

色谱条件 用辛基硅烷键合硅胶为填充剂;以乙二胺四醋酸二钠盐缓冲液(取乙二胺四醋酸二钠 0.5g,加水 400ml,振摇使溶解,加三乙胺 4ml,用磷酸调节 pH 值至 3.0)-甲醇(35∶65)为流动相;检测波长为 254nm;进样体积 20μl。

系统适用性要求 理论板数按氯碘羟喹峰计算不低于 5000。

测定法 精密量取供试品溶液与对照品溶液,分别注入液相色谱仪,记录色谱图。按外标法以峰面积计算。

【类别】 同氯碘羟喹。

【规格】 10g∶0.3g

【贮藏】 密封,在凉处保存。

氯 雷 他 定

Lüleitading

Loratadine

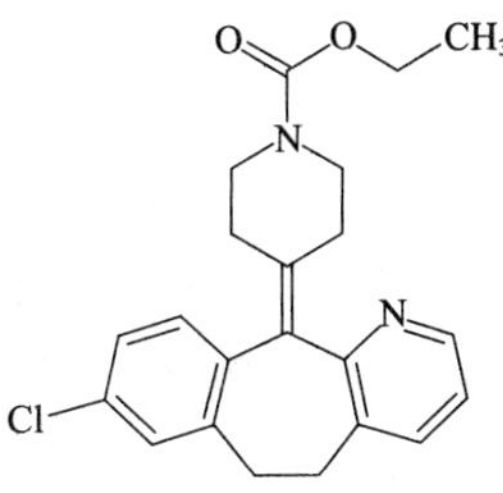

$C_{22}H_{23}ClN_2O_2$　382.89

本品为 4-(8-氯-5,6-二氢-11*H*-苯并[5,6]环庚并[1,2-*b*]吡啶-11-亚基)-1-哌啶羧酸乙酯。按干燥品计算,含 $C_{22}H_{23}ClN_2O_2$ 不得少于 99.0%。

【性状】 本品为白色或类白色结晶性粉末;无臭。

本品在甲醇、乙醇或丙酮中易溶,在水中几乎不溶;在 0.1mol/L 盐酸溶液中略溶。

熔点 本品的熔点(通则 0612)为 133～137℃。

【鉴别】 (1)取本品约 10mg,加稀盐酸溶液 2ml 溶解后,加碘化铋钾试液 2～3 滴,产生橙黄色沉淀。

(2)取本品适量,加乙醇制成每 1ml 中约含 10μg 的溶液,照紫外-可见分光光度法(通则 0401)测定,在 247nm 的波长处有最大吸收,在 230nm 的波长处有最小吸收。

(3)本品的红外光吸收图谱应与对照的图谱(光谱集 865 图)一致。

【检查】 **有关物质** 照高效液相色谱法(通则 0512)测定。

供试品溶液　取本品适量,加流动相溶解并稀释制成每 1ml 中约含 0.2mg 的溶液。

对照溶液　精密量取供试品溶液 1ml,置 100ml 量瓶中,用流动相稀释至刻度,摇匀。

色谱条件　用十八烷基硅烷键合硅胶为填充剂;以磷酸盐缓冲液(取磷酸氢二钾 2.28g,加水 800ml 使溶解,用磷酸调节 pH 值至 6.0,再加水至 1000ml)-甲醇(20∶80)为流动相;检测波长为 247nm;进样体积 20μl。

系统适用性要求　理论板数按氯雷他定峰计算不低于 2000,氯雷他定峰与相邻杂质峰之间的分离度应符合要求。

测定法　精密量取供试品溶液与对照溶液,分别注入液相色谱仪,记录色谱图至主成分峰保留时间的 2.5 倍。

限度　供试品溶液色谱图中如有杂质峰,单个杂质峰面积不得大于对照溶液主峰面积的 0.5 倍(0.5%),各杂质峰面积的和不得大于对照溶液主峰面积(1.0%)。

残留溶剂 照残留溶剂测定法(通则 0861 第三法)测定。

内标溶液　取甲醇适量,用 *N*,*N*-二甲基甲酰胺稀释制成每 1ml 中约含 0.1mg 的溶液。

供试品溶液　取本品适量,精密称定,加内标溶液溶解并定量稀释制成每 1ml 中约含氯雷他定 0.1g 的溶液。

对照品溶液　取正己烷、丙酮、四氢呋喃、异丙醇、二氯甲烷、乙腈、三氯甲烷与甲苯各适量,精密称定,用内标溶液定量稀释制成每 1ml 中分别约含 29μg、500μg、72μg、500μg、60μg、41μg、6μg 与 89μg 的混合溶液。

色谱条件　用聚乙二醇为固定液的毛细管柱为色谱柱,程序升温,起始温度为 40℃,维持 10 分钟,以每分钟 20℃的速率升温至 200℃,维持 3 分钟;进样口温度为 220℃;检测器温度为 240℃;氮气流速为每分钟 3ml,分流比为 10∶1;进样体积 1μl。

系统适用性要求　对照品溶液色谱图中,各组分峰及内标峰之间的分离度均应符合要求。

测定法　精密量取供试品溶液与对照品溶液,分别注入

气相色谱仪，记录色谱图。按内标法以峰面积计算。

限度　正己烷、丙酮、四氢呋喃、异丙醇、二氯甲烷、乙腈、三氯甲烷与甲苯的残留量均应符合规定。

氰化物　取本品 1.0g，依法检查（通则 0806 第一法），应符合规定。

干燥失重　取本品，在 105℃干燥至恒重，减失重量不得过 0.5%（通则 0831）。

炽灼残渣　取本品 1.0g，依法检查（通则 0841），遗留残渣不得过 0.1%。

重金属　取炽灼残渣项下遗留的残渣，依法检查（通则 0821 第二法），含重金属不得过百万分之二十。

【含量测定】　取本品约 0.3g，精密称定，加冰醋酸 40ml 使溶解，加结晶紫指示液 1 滴，用高氯酸滴定液（0.1mol/L）滴定至溶液显蓝色，并将滴定的结果用空白试验校正。每 1ml 的高氯酸滴定液（0.1mol/L）相当于 38.29mg 的 $C_{22}H_{23}ClN_2O_2$。

【类别】　抗组胺药。

【贮藏】　遮光，密封保存。

【制剂】　（1）氯雷他定片　（2）氯雷他定胶囊　（3）氯雷他定颗粒

氯雷他定片

Lüleitading Pian

Loratadine Tablets

本品含氯雷他定（$C_{22}H_{23}ClN_2O_2$）应为标示量的 90.0%～110.0%。

【性状】　本品为白色或类白色片或薄膜衣片，薄膜衣片除去包衣后显白色或类白色。

【鉴别】　（1）取本品细粉适量（约相当于氯雷他定 10mg），加醋酸 2ml 溶解后，滤过，取续滤液加碘化铋钾试液 2～3 滴，生成橙黄色沉淀。

（2）在含量测定项下记录的色谱图中，供试品溶液主峰的保留时间应与对照品溶液主峰的保留时间一致。

【检查】　**有关物质**　照高效液相色谱法（通则 0512）测定。

供试品溶液　取本品细粉适量，加流动相使氯雷他定溶解并定量稀释制成每 1ml 中约含 0.2mg 的溶液，滤过，取续滤液。

对照溶液　精密量取供试品溶液 1ml，置 100ml 量瓶中，用流动相稀释至刻度，摇匀。

色谱条件、系统适用性要求与测定法　见氯雷他定有关物质项下。

限度　供试品溶液色谱图中如有杂质峰，单个杂质峰面积不得大于对照溶液主峰面积的 0.5 倍（0.5%）；各杂质峰面积的和不得大于对照溶液主峰面积（1.0%）。

含量均匀度　取本品 1 片，研细，加流动相适量，分次定量转移至 50ml 量瓶中，振摇使氯雷他定溶解，用流动相稀释至刻度，摇匀，滤过，取续滤液，作为供试品溶液，照含量测定项下的方法测定含量，应符合规定（通则 0941）。

溶出度　照溶出度与释放度测定法（通则 0931 第二法）测定。

溶出条件　以盐酸溶液（9→1000）500ml 为溶出介质，转速为每分钟 50 转，依法操作，经 45 分钟时取样。

供试品溶液　取溶出液 10ml，滤过，取续滤液。

对照品溶液　取氯雷他定对照品适量，精密称定，加盐酸溶液（9→1000）溶解并定量稀释制成每 1ml 中约含 20μg 的溶液。

测定法　取供试品溶液与对照品溶液，照紫外-可见分光光度法（通则 0401），在 276nm±3nm 的波长处分别测定吸光度，计算每片的溶出量。

限度　标示量的 80%，应符合规定。

其他　应符合片剂项下有关的各项规定（通则 0101）。

【含量测定】　照高效液相色谱法（通则 0512）测定。

供试品溶液　取本品 20 片，精密称定，研细，取细粉适量（约相当于氯雷他定 10mg），精密称定，置 50ml 量瓶中，加流动相适量，振摇使氯雷他定溶解，用流动相稀释至刻度，摇匀，滤过，取续滤液。

对照品溶液　取氯雷他定对照品适量，精密称定，加流动相溶解并定量稀释制成每 1ml 中约含 0.2mg 的溶液。

色谱条件　见有关物质项下。进样体积 10μl。

系统适用性要求　见有关物质项下。

测定法　精密量取供试品溶液与对照品溶液，分别注入液相色谱仪，记录色谱图。按外标法以峰面积计算。

【类别】　同氯雷他定。

【规格】　10mg

【贮藏】　遮光，密封保存。

氯雷他定胶囊

Lüleitading Jiaonang

Loratadine Capsules

本品含氯雷他定（$C_{22}H_{23}ClN_2O_2$）应为标示量的 90.0%～110.0%。

【性状】　本品内容物为白色或类白色颗粒或粉末。

【鉴别】　（1）取本品内容物适量（约相当于氯雷他定 10mg），加醋酸 5ml，振摇使溶解，滤过，取续滤液，滴加碘化铋钾试液 1 滴，产生橙红色沉淀。

（2）在含量测定项下记录的色谱图中，供试品溶液主峰的保留时间应与对照品溶液主峰的保留时间一致。

【检查】　**有关物质**　照高效液相色谱法（通则 0512）测定。

供试品溶液　取本品内容物细粉适量，加流动相使氯雷他定溶解并定量稀释制成每 1ml 中约含 0.2mg 的溶液，滤过，取续滤液。

对照溶液 精密量取供试品溶液 1ml，置 100ml 量瓶中，用流动相稀释至刻度，摇匀。

色谱条件、系统适用性要求与测定法 见氯雷他定有关物质项下。

限度 供试品溶液色谱图中如有杂质峰，单个杂质峰面积不得大于对照溶液主峰面积的 0.5 倍(0.5%)；各杂质峰面积的和不得大于对照溶液主峰面积(1.0%)。

含量均匀度 取本品 1 粒内容物，置 50ml 量瓶中，加流动相适量，振摇使氯雷他定溶解，并用流动相稀释至刻度，摇匀，滤过，取续滤液，作为供试品溶液，照含量测定项下的方法测定含量，应符合规定(通则 0941)。

溶出度 照溶出度与释放度测定法(通则 0931 第一法)测定。

溶出条件 以盐酸溶液(9→1000)900ml 为溶出介质，转速为每分钟 100 转，依法操作，经 30 分钟时取样。

供试品溶液 取溶出液 10ml，滤过，取续滤液。

对照品溶液 取氯雷他定对照品适量，精密称定，加盐酸溶液(9→1000)溶解并定量稀释制成每 1ml 中约含氯雷他定 11μg 的溶液。

色谱条件 见含量测定项下。检测波长为 276nm。

系统适用性要求 见含量测定项下。

测定法 见含量测定项下。计算每粒的溶出量。

限度 标示量的 80%，应符合规定。

其他 应符合胶囊剂项下有关的各项规定(通则 0103)。

【含量测定】 照高效液相色谱法(通则 0512)测定。

供试品溶液 取本品 20 粒，精密称定，倾出内容物，精密称定囊壳的重量，求出平均装量，将内容物混合均匀，取适量(约相当于氯雷他定 10mg)，精密称定，置 50ml 量瓶中，加流动相适量，振摇使氯雷他定溶解，并用流动相稀释至刻度，摇匀，滤过，取续滤液。

对照品溶液 取氯雷他定对照品适量，精密称定，加流动相溶解并定量稀释制成每 1ml 中约含 0.2mg 的溶液。

色谱条件 见有关物质项下。进样体积 10μl。

系统适用性要求 见有关物质项下。

测定法 精密量取供试品溶液与对照品溶液，分别注入液相色谱仪，记录色谱图。按外标法以峰面积计算。

【类别】 同氯雷他定。

【规格】 10mg

【贮藏】 遮光，密封保存。

氯雷他定颗粒

Lüleitading Keli

Loratadine Granules

本品含氯雷他定($C_{22}H_{23}ClN_2O_2$)应为标示量的 90.0%～110.0%。

【性状】 本品为白色或类白色颗粒。

【鉴别】 (1)取本品细粉适量(约相当于氯雷他定 10mg)，用 0.1mol/L 盐酸溶液 20ml 振摇使溶解，滤过，取续滤液滴加磷钨酸试液 3～5 滴，应产生白色沉淀。

(2)照薄层色谱法(通则 0502)试验。

供试品溶液 取本品细粉适量，精密称定，用三氯甲烷溶解并稀释制成每 1ml 中约含氯雷他定 1mg 的溶液，滤过，取续滤液。

对照品溶液 取氯雷他定对照品适量，精密称定，用三氯甲烷溶解并稀释制成每 1ml 中约含 1mg 的溶液。

色谱条件 采用硅胶 GF_{254} 薄层板，以苯-丙酮(4：1)为展开剂。

测定法 吸取供试品溶液与对照品溶液各 10μl，分别点于同一薄层板上，展开，晾干，置紫外光灯(254nm)下检视。

结果判定 供试品溶液所显主斑点的颜色和位置应与对照品溶液的主斑点相同。

(3)在含量测定项下记录的色谱图中，供试品溶液主峰的保留时间应与对照品溶液主峰的保留时间一致。

(4)取本品细粉适量，加乙醇制成每 1ml 中约含氯雷他定 10μg 的溶液，滤过，照紫外-可见分光光度法(通则 0401)测定，在 247nm 的波长处有最大吸收。

以上(2)、(3)两项可选做一项。

【检查】 **有关物质** 照高效液相色谱法(通则 0512)测定。

供试品溶液 取本品细粉适量，加流动相使氯雷他定溶解并定量稀释制成每 1ml 中约含 0.1mg 的溶液，滤过，取续滤液。

对照溶液 精密量取供试品溶液 1ml，置 100ml 量瓶中，用流动相稀释至刻度，摇匀。

色谱条件、系统适用性要求与测定法 见氯雷他定有关物质项下。

限度 供试品溶液色谱图中如有杂质峰，单个杂质峰面积不得大于对照溶液主峰面积的 0.5 倍(0.5%)，各杂质峰面积的和不得大于对照溶液主峰面积(1.0%)。

含量均匀度 取本品 1 包，置 50ml(5mg 规格)或 100ml(10mg 规格)量瓶中，加流动相适量，振摇使氯雷他定溶解，并用流动相稀释至刻度，摇匀，滤过，取续滤液，作为供试品溶液，照含量测定项下的方法测定含量，应符合规定(通则 0941)。

溶出度 照溶出度与释放度测定法(通则 0931 第三法)测定。

溶出条件 以 0.1mol/L 盐酸溶液 100ml 为溶出介质，转速为每分钟 50 转，依法操作，经 30 分钟时取样。

供试品溶液 取溶出液 5ml，滤过，取续滤液。

对照品溶液 取氯雷他定对照品适量，精密称定，加流动相溶解并定量稀释制成与供试品溶液浓度相当的溶液。

色谱条件与系统适用性要求 见含量测定项下。

测定法 见含量测定项下。计算出每包的溶出量。

限度　标示量的75%，应符合规定。

其他　应符合颗粒剂项下有关的各项规定（通则0104）。

【含量测定】　照高效液相色谱法（通则0512）测定。

供试品溶液　取本品10包，精密称定，研细，取细粉适量（约相当于氯雷他定10mg），精密称定，置100ml量瓶中，加流动相适量，振摇使氯雷他定溶解，并用流动相稀释至刻度，摇匀，滤过，取续滤液。

对照品溶液　取氯雷他定对照品适量，精密称定，加流动相溶解并定量稀释制成每1ml中约含0.1mg的溶液。

色谱条件与系统适用性要求　见有关物质项下。

测定法　精密量取供试品溶液与对照品溶液，分别注入液相色谱仪，记录色谱图。按外标法以峰面积计算。

【类别】　同氯雷他定。

【规格】　(1)5mg　(2)10mg

【贮藏】　遮光，密封保存。

氯 霉 素

Lümeisu

Chloramphenicol

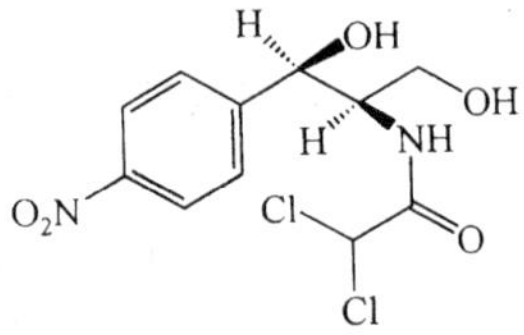

$C_{11}H_{12}Cl_2N_2O_5$　323.13

本品为D-苏式-(－)-*N*-[*α*-(羟基甲基)-*β*-羟基-对硝基苯乙基]-2,2-二氯乙酰胺。按干燥品计算，含氯霉素（$C_{11}H_{12}Cl_2N_2O_5$）应为98.0%～102.0%。

【性状】　本品为白色至微带黄绿色的针状、长片状结晶或结晶性粉末。

本品在甲醇、乙醇、丙酮或丙二醇中易溶，在水中微溶。

熔点　本品的熔点（通则0612）为149～153℃。

比旋度　取本品，精密称定，加无水乙醇溶解并定量稀释制成每1ml中约含50mg的溶液，依法测定（通则0621），比旋度为＋18.5°至＋21.5°。

【鉴别】　(1)取本品10mg，加稀乙醇1ml溶解后，加1%氯化钙溶液3ml与锌粉50mg，置水浴上加热10分钟，倾取上清液，加苯甲酰氯约0.1ml，立即强力振摇1分钟，加三氯化铁试液0.5ml与三氯甲烷2ml，振摇，水层显紫红色。如按同一方法，但不加锌粉试验，应不显色。

(2)在含量测定项下记录的色谱图中，供试品溶液主峰的保留时间应与对照品溶液主峰的保留时间一致。

(3)本品的红外光吸收图谱应与对照的图谱（光谱集507图）一致。

【检查】　**结晶性**　取本品少许，依法检查（通则0981），应符合规定。

酸碱度　取本品，加水制成每1ml中含25mg的混悬液，依法测定（通则0631），pH值应为4.5～7.5。

有关物质　照高效液相色谱法（通则0512）测定。

供试品溶液　取本品适量，精密称定，加甲醇适量（每10mg氯霉素加甲醇1ml）使溶解后，用流动相定量稀释制成每1ml中含0.5mg的溶液。

杂质对照品溶液　取氯霉素二醇物对照品与对硝基苯甲醛对照品适量，精密称定，加甲醇适量（每10mg氯霉素二醇物加甲醇1ml）使溶解，用流动相定量稀释制成每1ml中含氯霉素二醇物5μg与对硝基苯甲醛3μg的混合溶液。

系统适用性溶液　取氯霉素对照品、氯霉素二醇物对照品与对硝基苯甲醛对照品各适量，加甲醇适量（每10mg氯霉素加甲醇1ml）使溶解，用流动相稀释制成每1ml中各含50μg的溶液。

色谱条件　用十八烷基硅烷键合硅胶为填充剂；以0.01mol/L庚烷磺酸钠缓冲溶液（取磷酸二氢钾6.8g，用0.01mol/L庚烷磺酸钠溶液溶解并稀释至1000ml，再加三乙胺5ml，混匀，用磷酸调节pH值至2.5）-甲醇（68∶32）为流动相；检测波长为277nm；进样体积为10μl。

系统适用性要求　系统适用性溶液色谱图中，各相邻峰之间的分离度均应符合要求。

测定法　精密量取供试品溶液与杂质对照品溶液，分别注入液相色谱仪，记录色谱图。

限度　按外标法以峰面积计算，含氯霉素二醇物不得过1.0%，含对硝基苯甲醛不得过0.5%。

残留溶剂　照残留溶剂测定法（通则0861第二法）测定。

供试品贮备液　取本品约0.5g，精密称定，置10ml量瓶中，加二甲基亚砜溶解并稀释至刻度，摇匀。

供试品溶液　精密量取供试品贮备液2ml置顶空瓶中，再精密加二甲基亚砜1ml，摇匀，密封。

对照品贮备液　取氯苯约36mg、乙醇约500mg，精密称定，置100ml量瓶中，加二甲基亚砜稀释至刻度，摇匀。

对照品溶液　精密量取对照品贮备液1ml置顶空瓶中，精密加供试品贮备液2ml，摇匀，密封。

系统适用性溶液　精密量取对照品贮备液1ml置顶空瓶中，再精密加二甲基亚砜2ml，摇匀，密封。

色谱条件　以6%氰丙基苯基-94%二甲基聚硅氧烷（或极性相近）为固定液的毛细管柱为色谱柱，起始温度为40℃，维持10分钟，再以每分钟10℃的速率升至200℃，维持4分钟；进样口温度为250℃；检测器温度为300℃；顶空瓶平衡温度为85℃，平衡时间为45分钟。

系统适用性要求　系统适用性溶液色谱图中，洗脱顺序依次为：乙醇、氯苯，各色谱峰之间的分离度应符合要求；对照品溶液色谱图中，计算数次连续进样结果，相对标准偏差不得过5.0%。

测定法 取供试品溶液与对照品溶液分别顶空进样，记录色谱图。

限度 按标准加入法以峰面积计算，乙醇与氯苯的残留量均应符合规定。

干燥失重 取本品，在105℃干燥至恒重，减失重量不得过0.5%（通则0831）。

炽灼残渣 不得过0.1%（通则0841）。

【含量测定】 照高效液相色谱法（通则0512）测定。

供试品溶液 取本品适量，精密称定，加甲醇适量（每10mg氯霉素加甲醇1ml）使溶解，用流动相定量稀释制成每1ml中约含0.1mg的溶液，摇匀。

对照品溶液 取氯霉素对照品适量，精密称定，加甲醇适量（每10mg氯霉素加甲醇1ml）使溶解，用流动相定量稀释制成每1ml中约含0.1mg的溶液，摇匀。

系统适用性溶液、色谱条件与系统适用性要求 见有关物质项下。

测定法 精密量取供试品溶液与对照品溶液，分别注入液相色谱仪，记录色谱图。按外标法以峰面积计算。

【类别】 酰胺醇类抗生素。

【贮藏】 密封保存。

【制剂】 （1）氯霉素片 （2）氯霉素胶囊 （3）氯霉素眼膏 （4）氯霉素滴耳液 （5）氯霉素滴眼液

氯霉素片

Lümeisu Pian

Chloramphenicol Tablets

本品含氯霉素（$C_{11}H_{12}Cl_2N_2O_5$）应为标示量的90.0%～110.0%。

【性状】 本品为糖衣片或薄膜衣片，除去包衣后，显白色至微带黄绿色。

【鉴别】 （1）取本品1片，除去包衣后，研细，加乙醇10ml，振摇，使氯霉素溶解，滤过，滤液蒸干。残渣照氯霉素项下的鉴别（1）项试验，显相同的反应。

（2）在含量测定项下记录的色谱图中，供试品溶液主峰的保留时间应与对照品溶液主峰的保留时间一致。

【检查】 **溶出度** 照溶出度与释放度测定法（通则0931第一法）测定。

溶出条件 以盐酸溶液（9→1000）900ml为溶出介质，转速为每分钟100转，依法操作，经30分钟时取样。

测定法 取溶出液适量，滤过，精密量取续滤液5ml，置50ml量瓶中，用溶出介质稀释至刻度，摇匀，照紫外-可见分光光度法（通则0401），在278nm的波长处测定吸光度，按$C_{11}H_{12}Cl_2N_2O_5$的吸收系数（$E_{1cm}^{1\%}$）为298，计算每片的溶出量。

限度 标示量的70%，应符合规定。

其他 应符合片剂项下有关的各项规定（通则0101）。

【含量测定】 照高效液相色谱法（通则0512）测定。

供试品溶液 取本品10片，精密称定，研细，精密称取适量（约相当于氯霉素50mg），加甲醇适量（每10mg氯霉素加甲醇1ml）使氯霉素溶解，再用流动相定量稀释制成每1ml中含氯霉素0.1mg的溶液，滤过，取续滤液。

对照品溶液、系统适用性溶液、色谱条件、系统适用性要求与测定法 见氯霉素含量测定项下。

【类别】 同氯霉素。

【规格】 （1）0.05g （2）0.125g （3）0.25g

【贮藏】 密封保存。

氯霉素胶囊

Lümeisu Jiaonang

Chloramphenicol Capsules

本品含氯霉素（$C_{11}H_{12}Cl_2N_2O_5$）应为标示量的90.0%～110.0%。

【性状】 本品内容物为白色至微带黄绿色粉末或颗粒。

【鉴别】 （1）取本品的内容物，照氯霉素项下的鉴别（1）项试验，显相同的反应。

（2）在含量测定项下记录的色谱图中，供试品溶液主峰的保留时间应与对照品溶液主峰的保留时间一致。

【检查】 **干燥失重** 取本品的内容物，在105℃干燥至恒重，减失重量不得过1.0%（通则0831）。

溶出度 照溶出度与释放度测定法（通则0931第一法）测定。

溶出条件 以盐酸溶液（9→1000）900ml为溶出介质，转速为每分钟100转，依法操作，经30分钟时取样。

测定法 取溶出液适量，滤过，精密量取续滤液5ml，置50ml量瓶中，用溶出介质稀释至刻度，摇匀，照紫外-可见分光光度法（通则0401），在278nm的波长处测定吸光度，按$C_{11}H_{12}Cl_2N_2O_5$的吸收系数（$E_{1cm}^{1\%}$）为298，计算每粒的溶出量。

限度 标示量的70%，应符合规定。

其他 应符合胶囊剂项下有关的各项规定（通则0103）。

【含量测定】 照高效液相色谱法（通则0512）测定。

供试品溶液 取装量差异项下的内容物，混合均匀，精密称取适量（约相当于氯霉素50mg），加甲醇适量（每10mg氯霉素加甲醇1ml）使氯霉素溶解，再用流动相定量稀释制成每1ml中含氯霉素0.1mg的溶液，滤过，取续滤液。

对照品溶液、系统适用性溶液、色谱条件、系统适用性要求与测定法 见氯霉素含量测定项下。

【类别】 同氯霉素。

【规格】 (1)0.125g (2)0.25g

【贮藏】 密封保存。

氯霉素眼膏

Lümeisu Yangao

Chloramphenicol Eye Ointment

本品含氯霉素($C_{11}H_{12}Cl_2N_2O_5$)应为标示量的90.0%～110.0%。

【性状】 本品为淡黄色或黄色的眼用油膏。

【鉴别】 (1)取本品约2g,加稀乙醇10ml,置水浴中微温搅拌,使氯霉素溶解,放冷,滤过,滤液照氯霉素项下的鉴别(1)项试验,显相同的反应。

(2)在含量测定项下记录的色谱图中,供试品溶液主峰的保留时间应与对照品溶液主峰的保留时间一致。

【检查】 应符合眼用制剂项下有关的各项规定(通则0105)。

【含量测定】 照高效液相色谱法(通则0512)测定。

供试品溶液 取本品约2g,精密称定,置分液漏斗中,加石油醚30ml,振摇,使基质溶解,加磷酸盐缓冲液(pH 6.0)提取3次,每次20ml,合并提取液,置100ml量瓶中,加磷酸盐缓冲液(pH 6.0)稀释至刻度,摇匀,精密量取适量,用流动相定量稀释制成每1ml中约含氯霉素0.1mg的溶液。

对照品溶液、系统适用性溶液、色谱条件、系统适用性要求与测定法 见氯霉素含量测定项下。

【类别】 同氯霉素。

【规格】 (1)1% (2)3%

【贮藏】 密封,在阴凉处保存。

氯霉素滴耳液

Lümeisu Di'erye

Chloramphenicol Ear Drops

本品含氯霉素($C_{11}H_{12}Cl_2N_2O_5$)应为标示量的90.0%～130.0%。

本品可用甘油或丙二醇作助溶剂。

【性状】 本品为无色至微黄色的黏稠澄清液体。

【鉴别】 (1)取本品约1ml,照氯霉素项下的鉴别(1)试验,显相同的反应。

(2)在含量测定项下记录的色谱图中,供试品溶液主峰的保留时间应与对照品溶液主峰的保留时间一致。

【检查】 **有关物质** 照高效液相色谱法(通则0512)测定。

供试品溶液 精密量取本品适量,用流动相定量稀释制成每1ml中含氯霉素0.5mg的溶液。

杂质对照品溶液 取氯霉素二醇物对照品与对硝基苯甲醛对照品适量,精密称定,加甲醇适量(每10mg氯霉素二醇物加甲醇1ml)使溶解,用流动相定量稀释制成每1ml中含氯霉素二醇物25μg与对硝基苯甲醛3μg的混合溶液。

系统适用性溶液、色谱条件、系统适用性要求与测定法 见氯霉素有关物质项下。

限度 按外标法以峰面积计算,含氯霉素二醇物不得过标示量的5.0%,含对硝基苯甲醛不得过标示量的0.5%。

其他 应符合耳用制剂项下有关的各项规定(通则0126)。

【含量测定】 照高效液相色谱法(通则0512)测定。

供试品溶液 精密量取本品适量,用流动相定量稀释制成每1ml中约含氯霉素0.1mg的溶液。

对照品溶液、系统适用性溶液、色谱条件、系统适用性要求与测定法 见氯霉素含量测定项下。

【类别】 同氯霉素。

【规格】 (1)5ml∶0.125g (2)10ml∶0.25g

【贮藏】 密封保存。

氯霉素滴眼液

Lümeisu Diyanye

Chloramphenicol Eye Drops

本品含氯霉素($C_{11}H_{12}Cl_2N_2O_5$)应为标示量的90.0%～120.0%。

本品含有适量的缓冲剂与防腐剂。

【性状】 本品为无色至微黄绿色的澄明液体。

【鉴别】 (1)取本品4ml,照氯霉素项下的鉴别(1)试验,显相同的反应。

(2)在含量测定项下记录的色谱图中,供试品溶液主峰的保留时间应与对照品溶液主峰的保留时间一致。

【检查】 **pH值** 应为6.0～7.0(通则0631)。

有关物质 照高效液相色谱法(通则0512)测定。

供试品溶液 精密量取本品适量,用流动相A-流动相B(68∶32)定量稀释制成每1ml中约含氯霉素0.5mg的溶液。

对照品溶液 取氯霉素对照品、氯霉素二醇物对照品、对硝基苯甲醛对照品、羟苯甲酯对照品、羟苯乙酯对照品与羟苯丙酯对照品各适量,加甲醇适量(每10mg氯霉素加甲醇1ml)使溶解,用流动相A-流动相B(68∶32)定量稀释制成每1ml中约含氯霉素0.5mg、氯霉素二醇物40μg、对硝基苯甲醛3μg、羟苯甲酯40μg、羟苯乙酯50μg和羟苯丙酯 20μg 的混合溶液。

色谱条件　用十八烷基硅烷键合硅胶为填充剂；流动相 A 为 0.01mol/L 庚烷磺酸钠缓冲溶液（取磷酸二氢钾 6.8g，用 0.01mol/L 庚烷磺酸钠溶液溶解并稀释至 1000ml，再加三乙胺 5ml，混匀，用磷酸调节 pH 值至 2.5），流动相 B 为甲醇，按下表进行线性梯度洗脱；检测波长为 277nm；进样体积为 10μl。

时间（分钟）	流动相 A（%）	流动相 B（%）
0	68	32
15	68	32
40	35	65
50	68	32
60	68	32

系统适用性要求　对照品溶液色谱图中，各相邻峰之间的分离度均应符合要求。

测定法　精密量取供试品溶液与对照品溶液，分别注入液相色谱仪，记录色谱图。

限度　按外标法以峰面积计算，含氯霉素二醇物不得过标示量的 8.0%，含对硝基苯甲醛不得过标示量的 0.5%。

羟苯甲酯、羟苯乙酯与羟苯丙酯　如使用羟苯甲酯、羟苯乙酯、羟苯丙酯作为防腐剂，在有关物质项下记录的色谱图中，按外标法以峰面积分别计算含量，均应为标示量的 80.0%～120.0%。

渗透压摩尔浓度　应为 250～350mOsmol/kg（通则 0632）。

其他　应符合眼用制剂项下有关的各项规定（通则 0105）。

【含量测定】　照高效液相色谱法（通则 0512）测定。

供试品溶液　精密量取本品适量，用流动相 A-流动相 B（68：32）定量稀释制成每 1ml 中约含氯霉素 0.1mg 的溶液，摇匀。

对照品溶液　取氯霉素对照品适量，精密称定，加流动相 A-流动相 B（68：32）溶解并定量稀释制成每 1ml 中约含 0.1mg 的溶液，摇匀。

系统适用性溶液　取有关物质项下的对照品溶液。

色谱条件　见有关物质项下。

系统适用性要求　系统适用性溶液色谱图中，各相邻峰之间的分离度均应符合要求。

测定法　精密量取供试品溶液与对照品溶液，分别注入液相色谱仪，记录色谱图。按外标法以峰面积计算。

【类别】　同氯霉素。

【规格】　（1）5ml：12.5mg　（2）8ml：20mg　（3）10ml：25mg

【贮藏】　遮光，密封，在阴凉处保存。

氯磺丙脲

Lühuangbingniao

Chlorpropamide

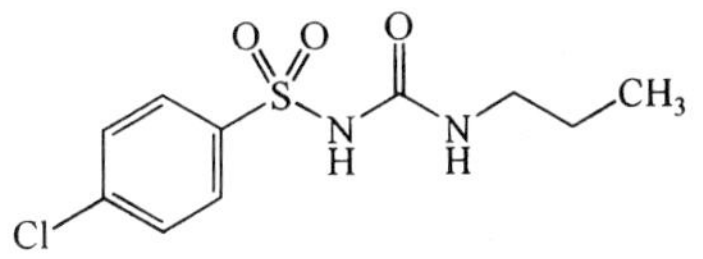

$C_{10}H_{13}ClN_2O_3S$　276.74

本品为 *N*-[（丙氨基）羰基]-4-氯苯磺酰胺。按干燥品计算，含 $C_{10}H_{13}ClN_2O_3S$ 不得少于 99.0%。

【性状】　本品为白色结晶性粉末；无臭或几乎无臭。

本品在三氯甲烷中易溶，在乙醇中溶解，在水中不溶；在氢氧化钠溶液中易溶。

熔点　本品的熔点（通则 0612）为 125～130℃。

【鉴别】　（1）取本品约 0.1g，加 50%（g/g）硫酸溶液 8ml，加热回流 30 分钟，放冷，取溶液，加 20% 氢氧化钠溶液使成碱性，加热，即发生氨臭。

（2）取本品约 0.1g 与无水碳酸钠 1g 混合后，加热至暗红色，继续加热 10 分钟，放冷，加水溶解，滤过，滤液加硝酸使成酸性，加硝酸银试液 1ml，即生成白色沉淀。

（3）取本品，加甲醇溶解并稀释制成每 1ml 中含 2.4mg 的溶液，取 1.0ml，用 0.01mol/L 盐酸溶液稀释至 200ml，摇匀，照紫外-可见分光光度法（通则 0401）测定，在 232nm 的波长处有最大吸收。

（4）本品的红外光吸收图谱应与对照的图谱（光谱集 508 图）一致。

【检查】　**碱性溶液的澄清度与颜色**　取本品 1.0g，加氢氧化钠试液 5ml 溶解后，加水 20ml，混匀，溶液应澄清无色；如显浑浊，与 1 号浊度标准液（通则 0902 第一法）比较，不得更浓；如显色，与黄色 1 号标准比色液（通则 0901 第一法）比较，不得更深。

有关物质　照高效液相色谱法（通则 0512）测定。

供试品溶液　取本品适量，加流动相溶解并稀释制成每 1ml 中约含 0.75mg 的溶液。

对照溶液　精密量取供试品溶液 1ml，置 100ml 量瓶中，用流动相稀释至刻度，摇匀。

系统适用性溶液　取氯磺丙脲约 7.5mg，加流动相 100ml，振摇使溶解后，加热回流 30 分钟，放冷。

色谱条件　用十八烷基硅烷键合硅胶为填充剂；以磷酸二氢铵溶液（取磷酸二氢铵 1.725g，加水 300ml 使溶解，用磷酸调节 pH 值至 3.50±0.05）-乙腈（375：625）为流动相，调节流速使氯磺丙脲峰的保留时间约为 9 分钟；检测波长为 200nm；进样体积 20μl。

系统适用性要求　系统适用性溶液色谱图中，氯磺丙脲峰与降解产物峰（相对保留时间约为 0.8）之间的分离度应大于 6.0。

测定法　精密量取供试品溶液与对照溶液，分别注入液相色谱仪，记录色谱图至主成分峰保留时间的 2.5 倍。

限度　供试品溶液色谱图中如有相对保留时间为 0.67～0.74 的杂质峰(1,3-二丙基脲)，其峰面积乘以 3.9 后不得大于对照溶液主峰面积的 0.3 倍(0.3%)；如有相对保留时间为 0.76～0.81 的杂质峰(4-氯苯磺酰胺)，其峰面积乘以 0.86 后不得大于对照溶液主峰面积的 0.3 倍(0.3%)；其他单个杂质峰面积不得大于对照溶液主峰面积的 0.3 倍(0.3%)，各杂质峰面积(已知杂质峰面积乘以相应的校正因子)的和不得大于对照溶液主峰面积(1.0%)，小于对照溶液主峰面积 0.02 倍的色谱峰忽略不计。

干燥失重　取本品，在 80℃ 干燥至恒重，减失重量不得过 1.0%(通则 0831)。

炽灼残渣　不得过 0.1%(通则 0841)。

重金属　取本品 0.50g，依法检查(通则 0821 第三法)，含重金属不得过百万分之二十。

【含量测定】　取本品约 0.6g，精密称定，加中性乙醇(对酚酞指示液显中性)20ml 溶解后，加酚酞指示液 3 滴，用氢氧化钠滴定液(0.1mol/L)滴定。每 1ml 氢氧化钠滴定液(0.1mol/L)相当于 27.67mg 的 $C_{10}H_{13}ClN_2O_3S$。

【类别】　降血糖药。

【贮藏】　遮光，密封保存。

【制剂】　氯磺丙脲片

附：

1,3-二丙基脲

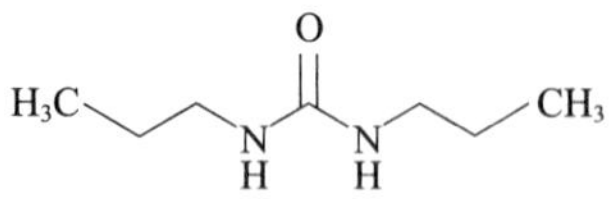

$C_7H_{16}N_2O$　144.21

4-氯苯磺酰胺

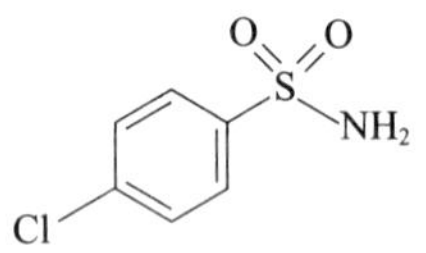

$C_6H_6ClNO_2S$　191.64

氯磺丙脲片

Lühuangbingniao Pian

Chlorpropamide Tablets

本品含氯磺丙脲($C_{10}H_{13}ClN_2O_3S$)应为标示量的 93.0%～107.0%。

【性状】　本品为白色片。

【鉴别】　取本品细粉适量(约相当于氯磺丙脲 0.5g)，用丙酮提取 5 次，每次 4ml，合并提取液，滤过，取滤液置水浴上蒸干，残渣照氯磺丙脲鉴别项下试验，显相同的结果。

【检查】　应符合片剂项下有关的各项规定(通则 0101)。

【含量测定】　取本品 20 片，精密称定，研细，精密称取适量(约相当于氯磺丙脲 0.3g)，照氯磺丙脲含量测定项下的方法测定。每 1ml 氢氧化钠滴定液(0.1mol/L)相当于 27.67mg 的 $C_{10}H_{13}ClN_2O_3S$。

【类别】　同氯磺丙脲。

【规格】　(1)0.1g　(2)0.25g

【贮藏】　遮光，密封保存。

氯　噻　酮

Lüsaitong

Chlortalidone

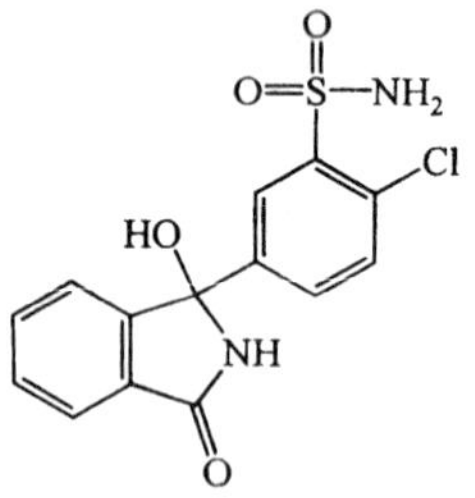

$C_{14}H_{11}ClN_2O_4S$　338.76

本品为 5-(2,3-二氢-1-羟基-3-氧代-1*H*-异氮杂茚-1-基)-2-氯苯磺酰胺。按干燥品计算，含 $C_{14}H_{11}ClN_2O_4S$ 应为 98.0%～102.0%。

【性状】　本品为白色或类白色结晶性粉末；无臭，无味。

本品在甲醇或丙酮中溶解，在乙醇中微溶，在水、三氯甲烷或乙醚中几乎不溶。

【鉴别】　(1)取本品 50mg，加硫酸 3ml，即显深黄色。

(2)取本品，加乙醇溶解并稀释制成每 1ml 中约含 0.10mg 的溶液，照紫外-可见分光光度法(通则 0401)测定，在 275nm 与 284nm 的波长处有最大吸收。

(3)本品的红外光吸收图谱应与对照的图谱(光谱集 673 图)一致。

【检查】　**氯化物**　取本品 0.50g，加水 50ml，振摇 5 分钟，滤过，取滤液 20ml，依法检查(通则 0801)，与标准氯化钠溶液 7.0ml 制成的对照液比较，不得更浓(0.035%)。

有关物质　照薄层色谱法(通则 0502)试验。

供试品溶液　取本品，加丙酮溶解并稀释制成每 1ml 中约含 20mg 的溶液。

对照溶液　精密量取供试品溶液适量，用丙酮定量稀释制成每 1ml 中含 0.20mg 的溶液。

色谱条件　采用硅胶 GF_{254} 薄层板，以二氧六环-异丙醇-甲苯-浓氨溶液(30：30：30：20)为展开剂。

测定法　吸取供试品溶液与对照溶液各 10μl，分别点于同一薄层板上，展开，晾干，置紫外光灯(254nm)下检视。

限度　供试品溶液如显杂质斑点，与对照溶液的主斑点比较，不得更深。

干燥失重　取本品，在 105℃干燥至恒重，减失重量不得过 0.5%(通则 0831)。

炽灼残渣　取本品 1.0g，依法检查(通则 0841)，遗留残渣不得过 0.1%。

重金属　取炽灼残渣项下遗留的残渣，依法检查(通则 0821 第二法)，含重金属不得过百万分之二十。

【含量测定】　照高效液相色谱法(通则 0512)测定。

供试品溶液　取本品，精密称定，加甲醇少量溶解后，用甲醇-水(2∶3)定量稀释制成每 1ml 中约含 0.1mg 的溶液。

对照品溶液　取氯噻酮对照品，精密称定，加甲醇少量溶解后，用甲醇-水(2∶3)定量稀释制成每 1ml 中约含 0.1mg 的溶液。

色谱条件　用辛基硅烷键合硅胶为填充剂；以 0.01mol/L 磷酸氢二铵-甲醇(3∶2)，并用磷酸调节 pH 值至 5.5 为流动相；检测波长为 254nm；进样体积 20μl。

系统适用性要求　理论板数按氯噻酮峰计算不低于 1500。

测定法　精密量取供试品溶液与对照品溶液，分别注入液相色谱仪，记录色谱图。按外标法以峰面积计算。

【类别】　利尿药。

【贮藏】　遮光，密封保存。

【制剂】　氯噻酮片

氯噻酮片

Lüsaitong Pian

Chlortalidone Tablets

本品含氯噻酮($C_{14}H_{11}ClN_2O_4S$)应为标示量的93.0%～107.0%。

【性状】　本品为白色片。

【鉴别】　(1)取本品细粉适量(约相当于氯噻酮 20mg)，加硫酸 1ml，即显深黄色，加水稀释后，即褪色。

(2)取本品细粉适量(约相当于氯噻酮 50mg)，加氢氧化钠 1g，用小火熔融，即放出氨气，能使润湿的碱性碘化汞钾试纸变棕黄色。

(3)鉴别(2)项下的残渣显亚硫酸盐的鉴别反应(通则 0301)。

【检查】　**溶出度**　照溶出度与释放度测定法(通则 0931 第二法)测定。

溶出条件　以水 900ml 为溶出介质，转速为每分钟 100 转，依法操作，经 1 小时时取样。

供试品溶液　取溶出液 10ml，滤过，取续滤液。

对照品溶液　取氯噻酮对照品，精密称定，加水溶解并定量稀释成每 1ml 中约含 0.1mg(100mg 规格)或 0.05mg(50mg 规格)的溶液。

测定法　取供试品溶液与对照品溶液，照紫外-可见分光光度法(通则 0401)，在 275nm 的波长处分别测定吸光度，计算每片的溶出量。

限度　标示量的 70%，应符合规定。

其他　应符合片剂项下有关的各项规定(通则 0101)。

【含量测定】　照紫外-可见分光光度法(通则 0401)测定。

供试品溶液　取本品 20 片，精密称定，研细，精密称取适量(约相当于氯噻酮 0.1g)，加甲醇 30ml，回流 5 分钟，强力振摇 15 分钟，放冷，滤过，残渣用甲醇洗涤，合并洗液与滤液，置 100ml 量瓶中，用甲醇稀释至刻度，摇匀，精密量取 5ml，置 50ml 量瓶中，加盐酸溶液(9→100)2ml，用甲醇稀释至刻度，摇匀。

对照品溶液　取氯噻酮对照品，精密称定，加甲醇溶解并定量稀释制成每 1ml 中约含 1mg 的溶液，精密量取 5ml，置 50ml 量瓶中，加盐酸溶液(9→100)2ml，用甲醇稀释至刻度，摇匀。

测定法　取供试品溶液与对照品溶液，在 275nm 的波长处分别测定吸光度，计算。

【类别】　同氯噻酮。

【规格】　(1)50mg　(2)100mg

【贮藏】　遮光，密封保存。

氯膦酸二钠

Lülinsuan'erna

Clodronate Disodium

$CH_2Cl_2Na_2O_6P_2 \cdot 4H_2O$　360.92

本品为二氯亚甲基二膦酸二钠四水合物。按干燥品计算，含 $CH_2Cl_2Na_2O_6P_2$ 不得少于 98.0%。

【性状】　本品为白色结晶或结晶性粉末；无臭。

本品在水中易溶，在甲醇、三氯甲烷或乙醚中几乎不溶；在氢氧化钠试液中易溶。

【鉴别】　(1)在 105℃干燥至恒重，本品的红外光吸收图谱应与对照的图谱(光谱集 1219 图)一致。

(2)本品显钠盐的鉴别反应(通则 0301)。

【检查】　**酸度**　取本品 0.10g，加水 10ml 使溶解，依法测定(通则 0631)，pH 值应为 3.5～4.5。

溶液的澄清度　取本品 1.0g，加水 25ml 溶解后，溶液应澄清；如显浑浊，与 1 号浊度标准液(通则 0902 第一法)比较，不得更浓。

有关物质　照离子色谱法(通则 0513)测定。

供试品溶液　取本品适量,精密称定,加水溶解并定量稀释制成每 1ml 中约含氯膦酸二钠(按 $CH_2Cl_2Na_2O_6P_2$ 计)1.2mg 的溶液。

对照溶液　精密量取供试品溶液适量,用水定量稀释制成每 1ml 中约含氯膦酸二钠(按 $CH_2Cl_2Na_2O_6P_2$ 计)12μg 的溶液。

对照品溶液(1)　取氯化钠对照品适量,精密称定,加水溶解并定量稀释制成每 1ml 中约含氯离子 0.6μg 的溶液。

对照品溶液(2)　取亚磷酸对照品适量,精密称定,加水溶解并定量稀释制成每 1ml 中约含亚磷酸 6μg 的溶液。

对照品溶液(3)　取磷酸对照品适量,精密称定,加水溶解并定量稀释制成每 1ml 中约含磷酸 6μg 的溶液。

色谱条件　用阴离子交换色谱柱(IonPac AS11-HC 或效能相当的色谱柱);检测器为电导检测器,检测方式为抑制电导检测;柱温为 30℃;以水为流动相 A,0.1mol/L 氢氧化钾溶液为流动相 B,按下表程序进行线性梯度洗脱;流速为每分钟 1.2ml;进样体积 25μl。

时间(分钟)	流动相 A(%)	流动相 B(%)
0	80	20
20	50	50
24	50	50
25	80	20
30	80	20

系统适用性要求　理论板数按亚磷酸峰计算不低于 5000。

测定法　精密量取供试品溶液、对照溶液、对照品溶液(1)、对照品溶液(2)与对照品溶液(3),分别注入液相色谱仪,记录色谱图。

限度　供试品溶液色谱图中如有与对照品溶液(1)、对照品溶液(2)及对照品溶液(3)各主峰保留时间一致的色谱峰,按外标法以峰面积计算,均不得过 0.5%,其他单个杂质峰面积不得大于对照溶液主峰面积的 0.5 倍(0.5%),其他各杂质峰面积的和不得大于对照溶液主峰面积(1.0%)。

干燥失重　取本品,在 105℃干燥至恒重,减失重量应为 19.0%～20.5%(通则 0831)。

重金属　取本品 1.0g,加醋酸盐缓冲液(pH 3.5)2ml 与水适量使溶解成 25ml,依法检查(通则 0821 第一法),含重金属不得过百万分之二十。

【含量测定】　取本品约 0.12g,精密称定,置锥形瓶中,加 1mol/L 氢氧化钠溶液 15ml,加热回流 45 分钟,放冷,用水定量移至烧杯中,加 10mol/L 硝酸溶液 6ml,照电位滴定法(通则 0701),用硝酸银滴定液(0.1mol/L)滴定。每 1ml 硝酸银滴定液(0.1mol/L)相当于 14.44mg 的 $CH_2Cl_2Na_2O_6P_2$。

【类别】　钙代谢调节药。

【贮藏】　密封保存。

【制剂】　(1)氯膦酸二钠注射液　(2)氯膦酸二钠胶囊

氯膦酸二钠注射液

Lülinsuan'erna Zhusheye

Clodronate Disodium Injection

本品为氯膦酸二钠的灭菌水溶液。含氯膦酸二钠按 $CH_2Cl_2Na_2O_6P_2$ 计,应为标示量的 95.0%～105.0%。

【性状】　本品为无色的澄明液体。

【鉴别】　(1)取本品适量(约相当于氯膦酸二钠,按 $CH_2Cl_2Na_2O_6P_2$ 计 0.3g),用稀盐酸调节 pH 值至 3.8～4.0,置水浴上蒸发至近干,残渣置五氧化二磷减压干燥器中干燥 2 小时,照氯膦酸二钠项下的鉴别试验,显相同的结果。

(2)在含量测定项下记录的色谱图中,供试品溶液主峰的保留时间应与对照品溶液主峰的保留时间一致。

【检查】　**pH 值**　应为 4.5～5.5(通则 0631)。

有关物质　照离子色谱法(通则 0513)测定。

供试品溶液　精密量取本品适量,用水稀释制成每 1ml 中约含氯膦酸二钠(按 $CH_2Cl_2Na_2O_6P_2$ 计)1.2mg 的溶液。

对照溶液　精密量取供试品溶液适量,用水定量稀释制成每 1ml 中约含氯膦酸二钠(按 $CH_2Cl_2Na_2O_6P_2$ 计)12μg 的溶液。

对照品溶液(1)、色谱条件与系统适用性要求　见氯膦酸二钠有关物质项下。

测定法　精密量取供试品溶液、对照溶液与对照品溶液(1),分别注入液相色谱仪,记录色谱图。

限度　供试品溶液色谱图中如有杂质峰,除氯离子峰外,单个杂质峰面积不得大于对照溶液主峰面积的 0.5 倍(0.5%),各杂质峰面积的和不得大于对照溶液主峰面积的 1.5 倍(1.5%)。

细菌内毒素　取本品,依法检查(通则 1143),每 1mg 无水氯膦酸二钠中含内毒素的量应小于 0.60EU。

无菌　取本品,经薄膜过滤法处理,用 0.1%无菌蛋白胨水溶液分次冲洗(每膜不少于 300ml),以金黄色葡萄球菌为阳性对照菌,依法检查(通则 1101),应符合规定。

其他　应符合注射剂项下有关的各项规定(通则 0102)。

【含量测定】　照离子色谱法(通则 0513)测定。

供试品溶液　精密量取本品 2ml,置 100ml 量瓶中,用水稀释至刻度,摇匀,精密量取 5ml,置 50ml 量瓶中,用水稀释至刻度,摇匀。

对照品溶液　取氯膦酸二钠对照品适量,精密称定,加水溶解并定量稀释制成每 1ml 中约含氯膦酸二钠(按 $CH_2Cl_2Na_2O_6P_2$ 计)120μg 的溶液。

色谱条件　用阴离子交换色谱柱(IonPac AS11-HC 或效能相当的色谱柱);以 45mmol/L 氢氧化钾溶液为流动相,流速为每分钟 1.2ml;检测器为电导检测器,检测方式为抑制电导检测;柱温为 30℃;进样体积 25μl。

系统适用性要求 理论板数按氯膦酸二钠峰计算不低于2000。

测定法 精密量取供试品溶液与对照品溶液，分别注入液相色谱仪，记录色谱图。按外标法以峰面积计算。

【类别】 同氯膦酸二钠。

【规格】 5ml：0.3g(按 $CH_2Cl_2Na_2O_6P_2$ 计)

【贮藏】 密闭，在阴凉处保存。

氯膦酸二钠胶囊

Lülinsuan'erna Jiaonang

Clodronate Disodium Capsules

本品含氯膦酸二钠按 $CH_2Cl_2Na_2O_6P_2$ 计，应为标示量的95.0%～105.0%。

【性状】 本品内容物为白色或类白色颗粒。

【鉴别】 (1)取本品内容物适量(约相当于氯膦酸二钠，按 $CH_2Cl_2Na_2O_6P_2$ 计0.4g)，加水15ml使氯膦酸二钠溶解，滤过，取滤液，用稀盐酸调节pH值至3.8～4.0，置水浴上蒸发至近干，残渣置五氧化二磷减压干燥器中干燥2小时，照氯膦酸二钠项下的鉴别试验，显相同的结果。

(2)在含量测定项下记录的色谱图中，供试品溶液主峰的保留时间应与对照品溶液主峰的保留时间一致。

【检查】 应符合胶囊剂项下有关的各项规定(通则0103)。

【含量测定】 照离子色谱法(通则0513)测定。

供试品溶液 取装量差异项下的内容物，研细混匀，精密称取适量(约相当于氯膦酸二钠，按 $CH_2Cl_2Na_2O_6P_2$ 计0.24g)，置100ml量瓶中，加水适量，超声约10分钟使氯膦酸二钠溶解，放冷，用水稀释至刻度，摇匀，滤过，精密量取续滤液5ml，置100ml量瓶中，用水稀释至刻度，摇匀。

对照品溶液 取氯膦酸二钠对照品适量，精密称定，加水溶解并定量稀释制成每1ml中约含氯膦酸二钠(按 $CH_2Cl_2Na_2O_6P_2$ 计)120μg的溶液。

色谱条件 用阴离子交换色谱柱(IonPac AS11-HC或效能相当的色谱柱)；以45mmol/L氢氧化钾溶液为流动相，流速为每分钟1.2ml；检测器为电导检测器，检测方式为抑制电导检测；柱温为30℃；进样体积25μl。

系统适用性要求 理论板数按氯膦酸二钠峰计算不低于2000。

测定法 精密量取供试品溶液与对照品溶液，分别注入液相色谱仪，记录色谱图。按外标法以峰面积计算。

【类别】 同氯膦酸二钠。

【规格】 按 $CH_2Cl_2Na_2O_6P_2$ 计 (1)0.2g (2)0.4g

【贮藏】 密封，在阴凉干燥处保存。

奥扎格雷

Aozhagelei

Ozagrel

$C_{13}H_{12}N_2O_2$ 228.25

本品为(*E*)-3-(咪唑基-1-甲基)肉桂酸。按干燥品计算，含 $C_{13}H_{12}N_2O_2$ 不得少于98.5%。

【性状】 本品为白色或类白色结晶性粉末。

本品在甲醇中微溶，在水中极微溶解，在三氯甲烷中几乎不溶，在氢氧化钠试液中溶解。

【鉴别】 (1)取本品约10mg，加枸橼酸醋酐试液1ml，于热水中加热，即显深红色。

(2)本品的红外光吸收图谱应与对照的图谱(光谱集674图)一致。

【检查】 **酸度** 取本品0.10g，加水10ml，振摇15分钟，滤过，取滤液，依法测定(通则0631)，pH值应为4.5～5.5。

溶液的澄清度与颜色 取本品0.20g，加氢氧化钠试液5ml溶解后，用水稀释至10ml，溶液应澄清无色；如显色，与黄色1号标准比色液(通则0901第一法)比较，不得更深。

有关物质 照高效液相色谱法(通则0512)测定。

供试品溶液 取本品适量，加流动相溶解并稀释制成每1ml中约含0.05mg的溶液。

对照溶液 精密量取供试品溶液1ml，置200ml量瓶中，用流动相稀释至刻度，摇匀。

色谱条件 用十八烷基硅烷键合硅胶为填充剂；以0.3%醋酸铵溶液-甲醇(80：20)为流动相；检测波长为272nm；进样体积20μl。

系统适用性要求 理论板数按奥扎格雷峰计算不得低于2000，奥扎格雷峰与相邻杂质峰之间的分离度应符合要求。

测定法 精密量取供试品溶液与对照溶液，分别注入液相色谱仪，记录色谱图至主成分峰保留时间的2.5倍。

限度 供试品溶液色谱图中如有杂质峰，单个杂质峰面积不得大于对照溶液主峰面积的0.4倍(0.2%)，各杂质峰面积的和不得大于对照溶液主峰面积(0.5%)。

干燥失重 取本品，在105℃干燥至恒重，减失重量不得过0.5%(通则0831)。

炽灼残渣 不得过0.1%(通则0841)。

重金属 取本品1.0g，依法检查(通则0821第三法)，含重金属不得过百万分之十。

【含量测定】 取本品约0.35g，精密称定，加中性乙醇40ml，置水浴上加热使溶解，放冷，加酚酞指示液2滴，用甲醇制氢氧化钾滴定液(0.1mol/L)滴定至终点。每1ml甲醇制氢氧化钾滴定液(0.1mol/L)相当于22.83mg的 $C_{13}H_{12}N_2O_2$。

【类别】 抗凝血药。

【贮藏】 遮光，密封保存。

奥扎格雷钠

Aozhageleina

Ozagrel Sodium

$C_{13}H_{11}N_2NaO_2$　250.25

本品为(*E*)-3-(咪唑基-1-甲基)肉桂酸钠。按干燥品计算，含$C_{13}H_{11}N_2NaO_2$不得少于 98.5%。

【性状】 本品为白色或类白色结晶性粉末；无臭。

本品在水中溶解，在乙醇或丙酮中微溶。

【鉴别】 (1)取本品约 10mg，加枸橼酸醋酐试液 1ml，于热水中加热，即显深红色。

(2)本品的红外光吸收图谱应与对照的图谱(光谱集 1048 图)一致。

(3)本品的水溶液显钠盐鉴别(1)的反应(通则 0301)。

【检查】 **碱度** 取本品 0.10g，加水 20ml 溶解后，依法测定(通则 0631)，pH 值应为 8.0～9.5。

溶液的澄清度与颜色 取本品 0.50g，加水 10ml 溶解后，溶液应澄清无色；如显浑浊，与 1 号浊度标准液(通则 0902 第一法)比较，不得更浓；如显色，与黄色 1 号标准比色液(通则 0901 第一法)比较，不得更深。

有关物质 照高效液相色谱法(通则 0512)测定。

供试品溶液 取本品适量，加流动相溶解并稀释制成每 1ml 中约含 0.05mg 的溶液。

对照溶液 精密量取供试品溶液 1ml，置 200ml 量瓶中，用流动相稀释至刻度，摇匀。

色谱条件 用十八烷基硅烷键合硅胶为填充剂；以 0.3%醋酸铵溶液-甲醇(80：20)为流动相；检测波长为 272nm；进样体积 20μl。

系统适用性要求 理论板数按奥扎格雷峰计算不得低于 2000，奥扎格雷峰与相邻杂质峰之间的分离度应符合要求。

测定法 精密量取供试品溶液与对照溶液，分别注入液相色谱仪，记录色谱图至主成分峰保留时间的 2.5 倍。

限度 供试品溶液色谱图中如有杂质峰，单个杂质峰面积不得大于对照溶液主峰面积的 0.4 倍(0.2%)，各杂质峰面积的和不得大于对照溶液主峰面积(0.5%)。

干燥失重 取本品，在 105℃干燥至恒重，减失重量不得过 0.5%(通则 0831)。

重金属 取本品 1.0g，依法检查(通则 0821 第二法)，含重金属不得过百万分之十。

【含量测定】 取本品约 0.1g，精密称定，加冰醋酸 25ml 使溶解，加结晶紫指示液 1 滴，用高氯酸滴定液(0.1mol/L)滴定至溶液显蓝绿色，并将滴定的结果用空白试验校正。每 1ml 高氯酸滴定液(0.1mol/L)相当于 12.52mg 的$C_{13}H_{11}N_2NaO_2$。

【类别】 抗凝血药。

【贮藏】 遮光，密封保存。

奥卡西平

Aokaxiping

Oxcarbazepine

$C_{15}H_{12}N_2O_2$　252.27

本品为 10,11-二氢-10-氧代-5*H*-二苯并[*b*,*f*]氮杂䓬-5-甲酰胺。按干燥品计算，含$C_{15}H_{12}N_2O_2$应为 98.0%～102.0%。

【性状】 本品为白色至微黄色的结晶性粉末；几乎无臭。

本品在三氯甲烷中略溶，在甲醇、丙酮或二氯甲烷中微溶，在水或乙醇中几乎不溶；在 0.1mol/L 盐酸溶液或 0.1mol/L 氢氧化钠溶液中几乎不溶。

【鉴别】 (1)取本品约 0.1g，加硝酸 2ml，置水浴上加热，即显橙红色。

(2)取本品，加甲醇溶解并稀释制成每 1ml 中约含 20μg 的溶液，照紫外-可见分光光度法(通则 0401)测定，在 254nm 与 305nm 的波长处有最大吸收，在 248nm 与 281nm 的波长处有最小吸收。

(3)本品的红外光吸收图谱应与对照品的图谱一致(通则 0402)。

【检查】 **酸碱度** 取本品 1.0g，加水 20ml，搅拌 15 分钟，滤过，取续滤液 10ml，加酚酞指示液 1 滴，用氢氧化钠滴定液(0.01mol/L)滴定，消耗氢氧化钠滴定液(0.01mol/L)不得过 0.7ml；再加甲基红指示液 3 滴，用盐酸滴定液(0.01mol/L)滴定，消耗盐酸滴定液(0.01mol/L)不得过 1.2ml。

甲醇溶液的澄清度与颜色 取本品，加甲醇溶解并稀释制成每 1ml 中含 0.50mg 的溶液，溶液应澄清无色；如显浑浊，与 1 号浊度标准液(通则 0902 第一法)比较，不得更浓；如显色，与黄色 2 号或黄绿色 2 号标准比色液(通则 0901 第一法)比较，不得更深。

氯化物 取本品 1.0g，加水 100ml，煮沸，放冷，滤过，取续滤液 25ml，依法检查(通则 0801)，与标准氯化钠溶液 3.5ml 制成的对照液比较，不得更浓(0.014%)。

硫酸盐 取本品 1.0g，加水 100ml，煮沸，放冷，滤过，取续滤液 40ml，依法检查(通则 0802)，与标准硫酸钾溶液

1.2ml 制成的对照液比较，不得更浓(0.03%)。

有关物质 照高效液相色谱法(通则 0512)测定。避光操作。临用新制。

供试品溶液 取本品 40mg，置 20ml 量瓶中，加乙腈 8ml，超声使溶解，用 0.05mol/L 磷酸二氢钾溶液(用磷酸调节 pH 值至 3.0)稀释至刻度，摇匀。

对照溶液 精密量取供试品溶液 1ml，置 200ml 量瓶中，用流动相稀释至刻度，摇匀。

色谱条件 用十八烷基硅烷键合硅胶为填充剂；以乙腈-0.05mol/L 磷酸二氢钾溶液(用磷酸调节 pH 值至 3.0)(40∶60)为流动相；检测波长为 230nm；进样体积 20μl。

系统适用性要求 理论板数按奥卡西平峰计算不低于 2000。

测定法 精密量取供试品溶液与对照溶液，分别注入液相色谱仪，记录色谱图至主成分峰保留时间的 4 倍。

限度 供试品溶液色谱图中如有杂质峰，单个杂质峰面积不得大于对照溶液主峰面积的 0.4 倍(0.2%)，各杂质峰面积的和不得大于对照溶液主峰面积(0.5%)。

残留溶剂 照残留溶剂测定法(通则 0861 第二法)测定。

供试品溶液 取本品约 0.31g，精密称定，置顶空瓶中，精密加 *N*,*N*-二甲基甲酰胺 5ml，摇匀，密封。

对照品溶液 取甲醇、二氯甲烷、无水乙醇、三氯甲烷与甲苯适量，精密称定，用 *N*,*N*-二甲基甲酰胺定量稀释制成每 1ml 中分别约含甲醇 0.188mg、二氯甲烷 38μg、乙醇 0.31mg、三氯甲烷 3.8μg 与甲苯 56μg 的溶液，精密量取 5ml，置顶空瓶中，密封。

色谱条件 以聚乙二醇为固定液的毛细管柱为色谱柱；起始温度为 35℃，保持 7 分钟，以每分钟 8℃ 的速率升温至 70℃，再以每分钟 40℃ 的速率升温至 200℃，保持 1 分钟；检测器温度为 250℃；进样口温度为 200℃。顶空瓶平衡温度为 90℃，平衡时间为 30 分钟。

系统适用性要求 对照品溶液色谱图中，各成分峰之间的分离度均应符合要求。

测定法 取供试品溶液与对照品溶液，分别顶空进样，记录色谱图。

限度 按外标法以峰面积计算，甲醇、二氯甲烷、乙醇、三氯甲烷与甲苯的残留量均应符合规定。

干燥失重 取本品，在 105℃ 干燥至恒重，减失重量不得过 0.5%(通则 0831)。

炽灼残渣 取本品 1.0g，依法检查(通则 0841)，遗留残渣不得过 0.1%。

重金属 取炽灼残渣项下遗留的残渣，依法检查(通则 0821 第二法)，含重金属不得过百万分之二十。

【含量测定】 照高效液相色谱法(通则 0512)测定。避光操作。

供试品溶液 取本品适量，精密称定，加流动相溶解并定量稀释制成每 1ml 中约含 0.2mg 的溶液。

对照品溶液 取奥卡西平对照品，精密称定，加流动相溶解并定量稀释制成每 1ml 中约含 0.2mg 的溶液。

色谱条件 见有关物质项下。检测波长为 256nm。

系统适用性要求 见有关物质项下。

测定法 精密量取供试品溶液与对照品溶液，分别注入液相色谱仪，记录色谱图。按外标法以峰面积计算。

【类别】 抗癫痫药。

【贮藏】 遮光，密封保存。

【制剂】 奥卡西平片

奥卡西平片

Aokaxiping Pian

Oxcarbazepine Tablets

本品含奥卡西平($C_{15}H_{12}N_2O_2$)应为标示量的 95.0%～105.0%。

【性状】 本品为薄膜衣片，除去包衣后显白色至淡黄色。

【鉴别】 (1)取本品的细粉适量(约相当于奥卡西平 0.1g)，加硝酸 2ml，置水浴上加热，即显橙红色。

(2)在含量测定项下记录的色谱图中，供试品溶液主峰的保留时间应与对照品溶液主峰的保留时间一致。

(3)取本品细粉适量，用甲醇制成每 1ml 中含奥卡西平 20μg 的溶液，滤过，取续滤液，照紫外-可见分光光度法(通则 0401)测定，在 254nm 与 305nm 的波长处有最大吸收，在 248nm 与 281nm 的波长处有最小吸收。

【检查】 **有关物质** 照高效液相色谱法(通则 0512)测定。避光操作。临用新制。

供试品溶液 取本品细粉适量(约相当于奥卡西平 40mg)，置 20ml 量瓶中，加乙腈 8ml，超声使奥卡西平溶解，用 0.05mol/L 磷酸二氢钾溶液(用磷酸调节 pH 值至 3.0)稀释至刻度，摇匀，滤过，取续滤液。

对照溶液 精密量取供试品溶液 1ml，置 200ml 量瓶中，用流动相稀释至刻度，摇匀。

色谱条件、系统适用性要求与测定法 见奥卡西平有关物质项下。

限度 供试品溶液色谱图中如有杂质峰，单个杂质峰面积不得大于对照溶液主峰面积(0.5%)，各杂质峰面积的和不得大于对照溶液主峰面积的 2 倍(1.0%)。

溶出度 照溶出度与释放度测定法(通则 0931 第二法)测定。避光操作。

溶出条件 以 0.6%十二烷基硫酸钠溶液 900ml 为溶出介质，转速为每分钟 60 转，依法操作，经 30 分钟时取样。

供试品溶液 取溶出液 10ml，滤过，取续滤液。

对照品溶液 取奥卡西平对照品约 33mg，精密称定，置 100ml 量瓶中，加乙腈 10ml，超声使溶解，用溶出介质稀释至刻度，摇匀。

色谱条件　见含量测定项下。进样体积 10μl。

系统适用性要求　见含量测定项下。

测定法　见含量测定项下。计算每片的溶出量。

限度　标示量的 75%，应符合规定。

其他　应符合片剂项下有关的各项规定（通则 0101）。

【含量测定】　照高效液相色谱法（通则 0512）测定。避光操作。

供试品溶液　取本品 20 片，精密称定，研细，精密称取适量（约相当于奥卡西平 20mg），置 100ml 量瓶中，加流动相适量，超声使奥卡西平溶解，用流动相稀释至刻度，摇匀，滤过，取续滤液。

对照品溶液、色谱条件、系统适用性要求与测定法　见奥卡西平含量测定项下。

【类别】　同奥卡西平。

【规格】　0.3g

【贮藏】　遮光，密封保存。

奥 沙 西 泮

Aoshaxipan

Oxazepam

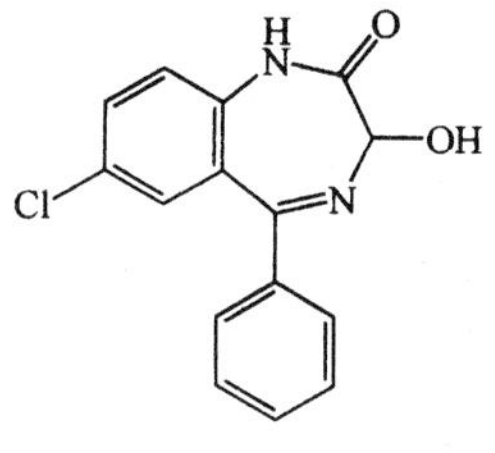

$C_{15}H_{11}ClN_2O_2$　286.72

本品为 5-苯基-3-羟基-7-氯-1，3-二氢-2*H*-1，4-苯并二氮杂䓬-2-酮。按干燥品计算，含 $C_{15}H_{11}ClN_2O_2$ 不得少于 98.5%。

【性状】　本品为白色或类白色结晶性粉末；几乎无臭。

本品在乙醇、三氯甲烷或丙酮中微溶，在乙醚中极微溶解，在水中几乎不溶。

熔点　本品的熔点（通则 0612）为 198～202℃。熔融时同时分解。

【鉴别】　（1）取本品约 10mg，加盐酸溶液（1→2）15ml，缓缓煮沸，置冰水中冷却，加亚硝酸钠试液 4ml，用水稀释成 20ml，再置冰浴中，10 分钟后，滴加碱性 β-萘酚试液，即产生橙红色沉淀，放置色渐变暗。

（2）取本品，用乙醇制成每 1ml 中含 10μg 的溶液，照紫外-可见分光光度法（通则 0401）测定，在 229nm 的波长处有最大吸收，在 315nm 的波长处有较弱的最大吸收。

（3）本品的红外光吸收图谱应与对照的图谱（光谱集 75 图）一致。

【检查】　**酸度**　取本品 1.0g，加水 50ml 制成混悬液，依法测定（通则 0631），pH 值应为 5.0～7.0。

有关物质　照高效液相色谱法（通则 0512）测定。

供试品溶液　取本品适量，精密称定，加乙腈溶解并定量稀释制成每 1ml 中约含 0.5mg 的溶液。

对照品溶液　取杂质Ⅰ对照品与杂质Ⅱ对照品各适量，精密称定，加乙腈溶解并定量稀释制成每 1ml 中各约含 0.5mg 的溶液。

对照溶液　精密量取供试品溶液与对照品溶液各适量，用乙腈定量稀释制成每 1ml 中各约含 1μg 的溶液。

色谱条件　用十八烷基硅烷键合硅胶为填充剂；以 0.05mol/L 磷酸二氢铵溶液-甲醇（45：55，用三乙胺调节 pH 值至 8.0）为流动相；检测波长为 230nm；进样体积 10μl。

系统适用性要求　对照溶液色谱图中，出峰顺序依次为奥沙西泮、杂质Ⅰ与杂质Ⅱ，其中杂质Ⅰ峰与杂质Ⅱ峰之间的分离度应符合要求，理论板数按奥沙西泮峰计算不低于 3000。

测定法　精密量取供试品溶液与对照溶液，分别注入液相色谱仪，记录色谱图至主成分峰保留时间的 3 倍。

限度　供试品溶液色谱图中如有与对照溶液中杂质Ⅰ、杂质Ⅱ保留时间一致的色谱峰，按外标法以峰面积计算，均不得过 0.2%，其他单个杂质峰面积不得大于对照溶液中奥沙西泮峰面积（0.2%），杂质总量不得过 1.0%。

干燥失重　取本品，在 105℃干燥至恒重，减失重量不得过 1.0%（通则 0831）。

炽灼残渣　不得过 0.1%（通则 0841）。

【含量测定】　取本品约 0.25g，精密称定，加冰醋酸 5ml 和醋酐 45ml 使溶解后，照电位滴定法（通则 0701），用高氯酸滴定液（0.1mol/L）滴定，并将滴定的结果用空白试验校正。每 1ml 高氯酸滴定液（0.1mol/L）相当于 28.67mg 的 $C_{15}H_{11}ClN_2O_2$。

【类别】　抗焦虑药。

【贮藏】　遮光，密封保存。

【制剂】　奥沙西泮片

附：

杂质Ⅰ

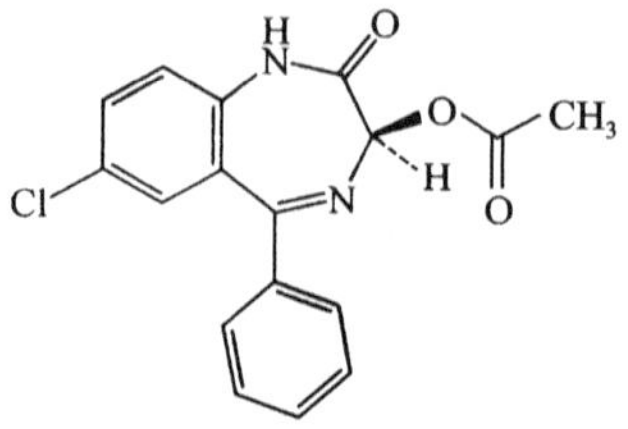

及其对映体

$C_{17}H_{13}ClN_2O_3$　328.76

（3*RS*）-7-氯-2-氧代-5-苯基-2，3-二氢-1*H*-1，4-苯并二氮杂䓬-3-乙酸酯

杂质Ⅱ

$C_{15}H_9ClN_2O$ 268.70

6-氯-4-苯基喹唑啉-2-甲醛

奥沙西泮片

Aoshaxipan Pian

Oxazepam Tablets

本品含奥沙西泮($C_{15}H_{11}ClN_2O_2$)应为标示量的90.0%～110.0%。

【性状】 本品为白色片。

【鉴别】 (1)取本品的细粉适量(约相当于奥沙西泮15mg),置分液漏斗中,加水2ml,用三氯甲烷约15ml振摇提取,分取三氯甲烷层,滤过,滤液在水浴上蒸干,残渣照奥沙西泮项下的鉴别(1)项试验,显相同的反应。

(2)取含量测定项下的供试品溶液,照紫外-可见分光光度法(通则0401)测定,在229nm的波长处有最大吸收,在315nm的波长处有较弱的最大吸收。

【检查】 **有关物质** 照高效液相色谱法(通则0512)测定。

供试品溶液 取本品细粉适量(约相当于奥沙西泮25mg),精密称定,置50ml量瓶中,加乙腈适量,振摇使奥沙西泮溶解,用乙腈稀释至刻度,摇匀,滤过,取续滤液。

对照溶液 精密量取供试品溶液与对照品溶液各适量,用乙腈定量稀释制成每1ml中各约含1μg的溶液。

对照品溶液、色谱条件、系统适用性要求与测定法 见奥沙西泮有关物质项下。

限度 供试品溶液色谱图中如有与对照溶液中杂质Ⅰ、杂质Ⅱ保留时间一致的色谱峰,按外标法以峰面积计算,含杂质Ⅰ不得过奥沙西泮标示量的0.5%,含杂质Ⅱ不得过奥沙西泮标示量的0.2%,其他单个杂质峰面积不得大于对照溶液中奥沙西泮峰面积(0.2%),杂质总量不得过1.0%。

含量均匀度 以含量测定项下测定的每片含量计算,应符合规定(通则0941)。

溶出度 照溶出度与释放度测定法(通则0931第二法)测定。

溶出条件 以盐酸溶液(9→1000)1000ml为溶出介质,转速为每分钟50转,依法操作,经60分钟时取样。

供试品溶液 取溶出液适量,滤过,取续滤液。

对照品溶液 取奥沙西泮对照品约15mg,精密称定,置100ml量瓶中,加乙醇10ml使溶解,用溶出介质稀释至刻度,摇匀,精密量取5ml,置50ml量瓶中,用溶出介质稀释至刻度,摇匀。

测定法 取供试品溶液与对照品溶液,照紫外-可见分光光度法(通则0401),在283nm的波长处分别测定吸光度,计算每片的溶出量。

限度 标示量的70%,应符合规定。

其他 应符合片剂项下有关的各项规定(通则0101)。

【含量测定】 照紫外-可见分光光度法(通则0401)测定。

供试品溶液 取本品10片,分别置200ml量瓶中,加乙醇150ml,超声使奥沙西泮溶解,放冷,用乙醇稀释至刻度,摇匀,滤过,精密量取续滤液5ml,置100ml量瓶中,用乙醇稀释至刻度,摇匀。

对照品溶液 取奥沙西泮对照品约15mg,精密称定,置200ml量瓶中,加乙醇150ml,超声使溶解,放冷,用乙醇稀释至刻度,摇匀,精密量取5ml,置100ml量瓶中,用乙醇稀释至刻度,摇匀。

测定法 取供试品溶液与对照品溶液,在229nm的波长处分别测定吸光度,计算每片的含量,并求得10片的平均含量。

【类别】 同奥沙西泮。

【规格】 15mg

【贮藏】 遮光,密封保存。

奥沙利铂

Aoshalibo

Oxaliplatin

$C_8H_{14}N_2O_4Pt$ 397.29

本品为(1*R*-反式)-(1,2-环己二胺-*N*,*N'*)[草酸(2-)-*O*,*O'*]合铂。按干燥品计算,含$C_8H_{14}N_2O_4Pt$应为98.0%～102.0%。

【性状】 本品为白色或类白色结晶性粉末;无臭。

本品在水中微溶,在甲醇中极微溶解,在乙醇中几乎不溶。

比旋度 取本品适量,精密称定,加水溶解并定量稀释制成每1ml中含5mg的溶液,依法测定(通则0621),比旋度为+74.5°至+78.0°。

【鉴别】 (1)取本品20mg,加水5ml溶解,加硫脲少许,加热,溶液即显黄色。

(2)在含量测定项下记录的色谱图中,供试品溶液主峰的保留时间应与对照品溶液主峰的保留时间一致。

(3)本品的红外光吸收图谱应与对照的图谱(光谱集1209图)一致。

【检查】 **酸度** 取本品20mg,加水10ml溶解后,依法测定(通则 0631),pH 值应为 5.0～7.0。

溶液的澄清度与颜色　取本品 20mg,加水 10ml 溶解后,溶液应澄清无色。

草酸　照高效液相色谱法(通则 0512)测定。临用新制。

供试品溶液　取本品,精密称定,加水适量,强烈振摇并短时超声使溶解,用水定量稀释制成每 1ml 中含 2mg 的溶液。

对照品溶液(1)　取草酸对照品 14mg,精密称定,置 250ml 量瓶中,加水溶解并稀释至刻度,摇匀。

对照品溶液(2)　精密量取对照品溶液(1)5ml,置 100ml 量瓶中用水稀释至刻度,摇匀。

系统适用性溶液　取硝酸钠 12.5mg,置 250ml 量瓶中,加水溶解并稀释至刻度,摇匀,再精密量取 2ml 与对照品溶液(1)25ml,置 100ml 量瓶中,用水稀释至刻度,摇匀。

色谱条件　用十八烷基硅烷键合硅胶为填充剂,以缓冲液[取氢氧化四丁基铵溶液(320g→1000ml)10ml 与磷酸二氢钾 1.36g,加水使溶解并稀释至 1000ml,摇匀,用磷酸调节 pH 值至 6.0]-乙腈(80∶20)为流动相,检测波长为 205nm;进样体积 20μl。

系统适用性要求　对照品溶液(2)色谱图中,草酸峰的信噪比应不小于 20;系统适用性溶液色谱图中,硝酸峰与草酸峰的分离度应大于 9.0。

测定法　精密量取供试品溶液与对照品溶液(2),分别注入液相色谱仪,记录色谱图。

限度　供试品溶液色谱图中如有与对照品溶液(2)主峰保留时间一致的杂质峰,按外标法以峰面积计算,不得过 0.1%。

环己二胺二水合铂(杂质Ⅰ)　照高效液相色谱法(通则 0512)测定。临用新制。

供试品溶液　取本品适量,精密称定,加水适量,强烈振摇并短时超声使溶解,放冷,用水定量稀释制成每 1ml 中含奥沙利铂 2mg 的溶液。

对照品溶液(1)　取环己二胺二硝酸合铂对照品 12.5mg,精密称定,置 250ml 量瓶中,加甲醇 63ml,超声使溶解,用水稀释至刻度,摇匀。

对照品溶液(2)　精密量取对照品溶液(1)5ml,置 100ml 量瓶中,用水稀释至刻度,摇匀。

灵敏度溶液　精密量取对照品溶液(2)3ml,置 10ml 量瓶中,用水稀释至刻度,摇匀。

系统适用性溶液　取对照品溶液(1),用 0.2mg/ml 氢氧化钠溶液调节 pH 值至 6.0,于 70℃加热 4 小时,使产生杂质Ⅱ(环己二胺二水合铂二聚体),放冷。

色谱条件　用十八烷基硅烷键合硅胶为填充剂;以庚烷磺酸钠溶液(取庚烷磺酸钠 1g 和磷酸二氢钾 1.36g,加水溶解,并稀释至 1000ml,用磷酸调节 pH 值至 3.0±0.05)-乙腈(80∶20)为流动相;检测波长为 215nm;流速为每分钟 2ml;柱温为 40℃;进样体积 20μl。

系统适用性要求　系统适用性溶液色谱图中,杂质Ⅰ峰(保留时间约为 4.3 分钟)与杂质Ⅱ峰(保留时间约为 6.4 分钟)的分离度应不得小于 7.0。灵敏度溶液色谱图中杂质Ⅰ峰的信噪比不小于 10。

测定法　精密量取供试品溶液与对照品溶液(2),分别注入液相色谱仪,记录色谱图至杂质Ⅰ保留时间的 2.5 倍。

限度　供试品溶液色谱图中如有与对照品溶液(2)主峰保留时间一致的杂质峰,按外标法以峰面积计算,结果乘以 0.797,不得过 0.1%。

双羟基奥沙利铂(杂质Ⅲ)**与其他杂质**　照高效液相色谱法(通则 0512)测定。临用新制。

供试品溶液　取本品,加水适量,强烈振摇并短时超声使溶解,用水稀释制成每 1ml 中含 2mg 的溶液。

对照溶液　精密量取供试品溶液适量,用水定量稀释制成每 1ml 中含 2μg 的溶液。

系统适用性溶液　取奥沙利铂约 10mg,加过氧化氢试液 2ml 使溶解,用水稀释至 10ml,摇匀。

色谱条件　用十八烷基硅烷键合硅胶为填充剂;以磷酸溶液(取 10%磷酸溶液 0.6ml,用水稀释成 1000ml,用氢氧化钠溶液或磷酸调节 pH 值至 3.0)-乙腈(99∶1)为流动相;检测波长为 210nm;进样体积 10μl。

系统适用性要求　系统适用性溶液色谱图中,出峰顺序依次为过氧化氢溶剂峰、杂质Ⅲ峰与奥沙利铂峰,杂质Ⅲ峰与奥沙利铂峰之间的分离度应大于 10.0。

测定法　精密量取供试品溶液与对照溶液,分别注入液相色谱仪,记录色谱图至主峰保留时间的 3 倍。

限度　供试品溶液色谱图中除草酸峰外,如有与系统适用性溶液第二个主峰保留时间一致的色谱峰(杂质Ⅲ峰),其峰面积不得大于对照溶液主峰面积的 4.6 倍(0.1%);其他单个杂质峰面积不得大于对照溶液的主峰面积(0.1%),其他杂质峰面积的总和不得大于对照溶液主峰面积(0.1%)。

左旋异构体　照高效液相色谱法(通则 0512)测定。

供试品溶液　取本品,加甲醇溶解并稀释制成每 1ml 中含 0.6mg 的溶液。

对照溶液　精密量取供试品溶液适量,用甲醇定量稀释制成每 1ml 中含奥沙利铂 1.2μg 的溶液。

对照品溶液　取奥沙利铂左旋异构体适量,精密称定,加甲醇溶解并定量稀释制成每 1ml 中含奥沙利铂左旋异构体 1.2μg 的溶液。

系统适用性溶液　取供试品溶液和对照品溶液等量混合。

色谱条件　用甲氨酸酯纤维素衍生化合物吸附硅胶为填充剂(CHIRALCELOC,4.6mm×250mm,5μm 或效能相当的色谱柱);以甲醇-乙醇(70∶30)为流动相;检测波长为 254nm;进样体积 20μl。

系统适用性要求　系统适用性溶液色谱图中,理论板数按奥沙利铂峰计算不低于 2000,奥沙利铂峰与奥沙利铂左旋异构体峰之间的分离度应符合要求。

测定法　精密量取供试品溶液、对照溶液与对照品溶液，分别注入液相色谱仪，记录色谱图。

限度　供试品溶液色谱图中如有与对照品溶液主峰保留时间一致的杂质峰，其峰面积不得大于对照溶液主峰面积的 0.5 倍(0.1%)。

银　取本品 0.1g，精密称定，置 25ml 量瓶中，加 2%硝酸溶液溶解并稀释至刻度，摇匀，作为供试品溶液(如有必要，调整稀释倍数至适宜浓度)；精密量取银单元素标准溶液适量，用 2%硝酸溶液制成每 1ml 分别含银 1、2、3、4、5ng 的溶液，作为系统标准溶液。取上述系列标准溶液与供试品溶液，照原子吸收分光光度法(通则 0406 第一法)，使用原子吸收石墨炉在 328.1nm 的波长处测定，计算。本品含银不得过 0.0005%。

干燥失重　取本品约 0.2g，在 105℃干燥至恒重，减失重量不得过 0.5%(通则 0831)。

【含量测定】　照高效液相色谱法(通则 0512)测定。

供试品溶液　取本品 10mg，精密称定，置 100ml 量瓶中，加水溶解并稀释至刻度，摇匀。

对照品溶液　取奥沙利铂对照品，精密称定，加水溶解并定量稀释制成每 1ml 中约含 0.1mg 的溶液。

色谱条件　见双羟基奥沙利铂(杂质Ⅲ)与其他杂质项下。系统适用性溶液进样体积 10μl，其他溶液进样体积 20μl。

系统适用性溶液与系统适用性要求　见双羟基奥沙利铂(杂质Ⅲ)与其他杂质项下。

测定法　精密量取供试品溶液与对照品溶液，分别注入液相色谱仪，记录色谱图。按外标法以峰面积计算。

【类别】　抗肿瘤药。

【贮藏】　遮光，密封保存。

【制剂】　注射用奥沙利铂

附：

杂质Ⅰ(环己二胺二水合铂)

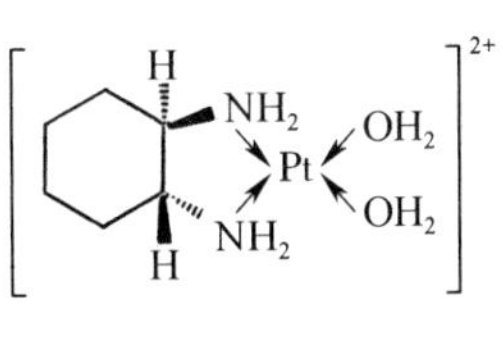

$C_6H_{18}N_2O_2Pt$　345.30

(1*R*-反式)-(1,2-环己二胺-*N*,*N*′)二水合铂

杂质Ⅱ(环己二胺二水合铂二聚体)

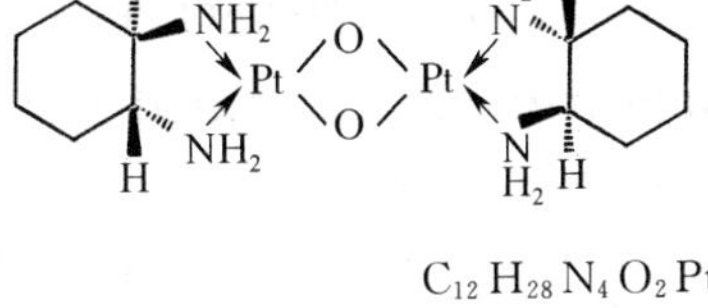

$C_{12}H_{28}N_4O_2Pt_2$　650.51

(1*R*-反式)-(1,2-环己二胺-*N*,*N*′)二水合铂二聚体

杂质Ⅲ(双羟基奥沙利铂)

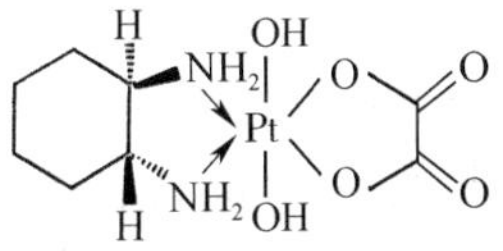

$C_8H_{16}N_4O_6Pt$　459.32

(1*R*-反式)-(1,2-环己二胺-*N*,*N*′)[草酸(2-)*O*,*O*′]二羟基合铂

注射用奥沙利铂

Zhusheyong Aoshalibo

Oxaliplatin for Injection

本品为奥沙利铂的无菌冻干品。按平均装量计算，含奥沙利铂($C_8H_{14}N_2O_4Pt$)应为标示量的 90.0%～110.0%。

【性状】　本品为白色或类白色的疏松块状物或粉末。

【鉴别】　(1)取本品适量，加水溶解并稀释制成每 1ml 中含奥沙利铂 0.1mg 的溶液，照紫外-可见分光光度法(通则 0401)测定，在 249nm 的波长处有最大吸收，在 243nm 的波长处有最小吸收。

(2)在含量测定项下记录的色谱图中，供试品溶液主峰的保留时间应与对照品溶液主峰保留时间一致。

【检查】　**酸度**　取本品，加水溶解并稀释制成每 1ml 中含奥沙利铂 2mg 的溶液，依法测定(通则 0631)，pH 值应为 4.0～7.0。

溶液的澄清度与颜色　取本品 5 瓶，分别加水溶解并稀释制成每 1ml 中含奥沙利铂 2mg 的溶液，溶液应澄清无色。如显色，与黄色 2 号标准比色液(通则 0901 第一法)比较，不得更深。

草酸　照高效液相色谱法(通则 0512)测定。临用新制。

供试品溶液　取本品适量，精密称定，加水溶解并定量稀释制成每 1ml 中含奥沙利铂 2mg 的溶液。

对照品溶液(1)、对照品溶液(2)、系统适用性溶液、色谱条件、系统适用性要求与测定法　见奥沙利铂草酸项下。

限度　供试品溶液色谱图中如有与对照品溶液(2)主峰保留时间一致的杂质峰，按外标法以峰面积计算，不得过奥沙利铂标示量的 0.2%。

环己二胺二水合铂(杂质Ⅰ)　照高效液相色谱法(通则 0512)测定。临用新制。

供试品溶液　取本品适量，精密称定，加水溶解并定量稀释制成每 1ml 中含奥沙利铂 2mg 的溶液。

对照品溶液(1)、对照品溶液(2)、灵敏度溶液、系统适用性溶液、色谱条件、系统适用性要求与测定法　见奥沙利铂环己二胺二水合铂(杂质Ⅰ)项下。

限度　供试品溶液色谱图中如有与对照品溶液(2)主峰保留时间一致的杂质峰，按外标法以峰面积计算，结果乘以 0.797，不得过奥沙利铂标示量的 0.2%。

双羟基奥沙利铂(杂质Ⅲ)与其他杂质 照高效液相色谱法(通则 0512)测定。临用新制。

供试品溶液 取本品适量,精密称定,加水溶解并定量稀释制成每 1ml 中含奥沙利铂 2mg 的溶液。

对照溶液 精密量取供试品溶液适量,用水定量稀释制成每 1ml 中含奥沙利铂 2μg 的溶液。

系统适用性溶液、色谱条件、系统适用性要求与测定法 见奥沙利铂双羟基奥沙利铂(杂质Ⅲ)与其他杂质项下。

限度 供试品溶液色谱图中除草酸峰外,如有与系统适用性溶液第二个主峰保留时间一致的色谱峰(杂质Ⅲ),其峰面积不得大于对照溶液主峰面积的 4.6 倍(0.1%);其他单个杂质峰面积不得大于对照溶液的主峰面积的 2 倍(0.2%),其他杂质峰面积的总和不得大于对照溶液主峰面积的 5 倍(0.5%)。

水分 取本品,照水分测定法(通则 0832 第一法)测定,如含乳糖,含水分不得过 5.5%;如不含乳糖,含水分不得过 2.0%。

细菌内毒素 取本品,依法检查(通则 1143),每 1mg 奥沙利铂中含内毒素的量应小于 1.0EU。

其他 应符合注射剂项下有关的各项规定(通则 0102)。

【含量测定】 照高效液相色谱法(通则 0512)测定。

供试品溶液 取装量差异项下的内容物适量(约相当于奥沙利铂 10mg),精密称定,置 100ml 量瓶中,加水溶解并稀释至刻度,摇匀。

对照品溶液、系统适用性溶液、色谱条件、系统适用性要求与测定法 见奥沙利铂含量测定项下。

【类别】 同奥沙利铂。

【规格】 (1)50mg (2)100mg

【贮藏】 遮光,密闭,在 25℃以下保存。

奥 沙 普 秦

Aoshapuqin

Oxaprozin

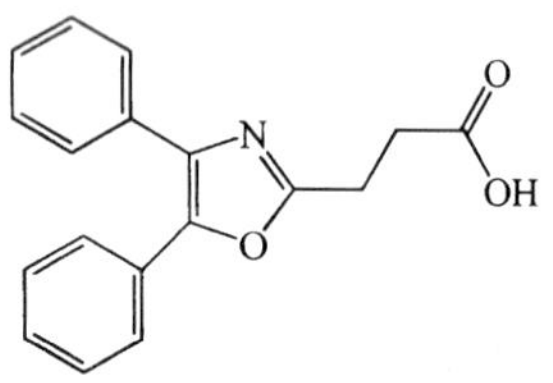

$C_{18}H_{15}NO_3$ 293.32

本品为 4,5-二苯基噁唑-2-丙酸。按干燥品计算,含 $C_{18}H_{15}NO_3$ 不得少于 98.5%。

【性状】 本品为白色或类白色结晶性粉末;无臭或稍有特异臭。

本品在 *N*,*N*-二甲基甲酰胺或二氧六环中易溶,在三氯甲烷中溶解,在无水乙醇中略溶,在乙醚中微溶,在水中几乎不溶;在冰醋酸中溶解。

熔点 本品的熔点(通则 0612)为 161～165℃。

【鉴别】 (1)取本品,加乙醇制成每 1ml 中含 20μg 的溶液,照紫外-可见分光光度法(通则 0401)测定,在 222nm 与 286nm 的波长处有最大吸收。

(2)本品的红外光吸收图谱应与对照品的图谱一致(通则 0402)。

【检查】 **酸度** 取本品 1.0g,加水 20ml,充分振摇,加热至沸,放冷,滤过,滤液加酚酞指示液 1 滴,用氢氧化钠滴定液(0.01mol/L)滴定,消耗的氢氧化钠滴定液(0.01mol/L)不得过 0.5ml。

有关物质 照高效液相色谱法(通则 0512)测定。避光操作。

供试品溶液 取本品适量,加乙腈溶解并稀释制成每 1ml 中约含 2mg 的溶液。

对照溶液 精密量取供试品溶液适量,用乙腈定量稀释制成每 1ml 中约含 20μg 的溶液。

色谱条件 用十八烷基硅烷键合硅胶为填充剂;以乙腈-水(用磷酸调节 pH 值为 2.5)(50∶50)为流动相;检测波长为 254nm;进样体积 20μl。

系统适用性要求 理论板数按奥沙普秦峰计算不低于 2000。

测定法 精密量取供试品溶液与对照溶液,分别注入液相色谱仪,记录色谱图至主成分峰保留时间的 5 倍。

限度 供试品溶液色谱图中如有杂质峰,各杂质峰面积的和不得大于对照溶液主峰面积(1.0%)。

干燥失重 取本品,在 105℃干燥至恒重,减失重量不得过 1.0%(通则 0831)。

炽灼残渣 取本品 1.0g,依法检查(通则 0841),遗留残渣不得过 0.1%。

重金属 取炽灼残渣项下遗留的残渣,依法检查(通则 0821 第二法),含重金属不得过百万分之二十。

【含量测定】 取本品约 0.3g,精密称定,加无水乙醇(对酚酞显中性)25ml,振摇使溶解,加酚酞指示液 2 滴,用氢氧化钠滴定液(0.1mol/L)滴定。每 1ml 氢氧化钠滴定液(0.1mol/L)相当于 29.33mg 的 $C_{18}H_{15}NO_3$。

【类别】 解热镇痛、非甾体抗炎药。

【贮藏】 遮光,密封保存。

【制剂】 (1)奥沙普秦肠溶片 (2)奥沙普秦肠溶胶囊

奥沙普秦肠溶片

Aoshapuqin Changrongpian

Oxaprozin Enteric-coated Tablets

本品含奥沙普秦($C_{18}H_{15}NO_3$)应为标示量的 90.0%～110.0%。

【性状】 本品为肠溶片，除去包衣后显白色或类白色。

【鉴别】 (1)取本品，除去包衣后，研细，称取细粉适量(约相当于奥沙普秦0.1g)，加乙醇20ml，置水浴中加热使奥沙普秦溶解，滤过，滤液置水浴上蒸干，取残渣约20mg，溶于温热的稀硫酸中，滴加碘化铋钾试液，即生成橘红色沉淀。

(2)照薄层色谱法(通则0502)试验。避光操作。

供试品溶液　取本品细粉适量(约相当于奥沙普秦0.1g)，加甲醇8ml，搅拌使奥沙普秦溶解，滤过，滤液置10ml量瓶中，用甲醇稀释至刻度，摇匀。

对照品溶液　取奥沙普秦对照品适量，加甲醇溶解并稀释制成每1ml中约含10mg的溶液。

色谱条件　采用GF_{254}薄层板，以三氯甲烷-冰醋酸(40∶0.5)为展开剂。

测定法　吸取供试品溶液与对照品溶液各5μl，分别点于同一薄层板上，展开，晾干，置紫外光灯(254nm)下检视。

结果判定　供试品溶液主斑点的位置和颜色应与对照品溶液的主斑点一致。

(3)取含量测定项下的供试品溶液，照紫外-可见分光光度法(通则0401)测定，在222nm与286nm的波长处有最大吸收。

【检查】 **有关物质**　照高效液相色谱法(通则0512)测定。避光操作。

供试品溶液　取含量测定项下细粉适量，加乙腈使奥沙普秦溶解并稀释制成每1ml中约含奥沙普秦2mg的溶液，滤过，取续滤液。

对照溶液　精密量取供试品溶液适量，用乙腈定量稀释制成每1ml中约含20μg的溶液。

色谱条件、系统适用性要求与测定法　见奥沙普秦有关物质项下。

限度　供试品溶液色谱图中如有杂质峰，各杂质峰面积的和不得大于对照溶液主峰面积的1.5倍(1.5%)。

溶出度　照溶出度与释放度测定法(通则0931第一法方法2)测定。避光操作。

酸中溶出量　溶出条件　以盐酸溶液(9→1000)1000ml为溶出介质，转速为每分钟100转，依法操作，经2小时时，立即将转篮升出液面。

限度　供试片均不得有裂缝或崩解等现象。

缓冲液中溶出量　溶出条件　取酸中溶出量项下2小时后的转篮，随即浸入预热至37℃±0.5℃的磷酸盐缓冲液(pH 6.8)1000ml溶出介质中，转速不变，继续依法操作，经45分钟时取样。

供试品溶液　取溶出液适量，滤过，精密量取续滤液5ml，加乙醇0.5ml，置100ml量瓶中，用磷酸盐缓冲液(pH 6.8)稀释至刻度，摇匀。

对照品溶液　取奥沙普秦对照品10mg，精密称定，置100ml量瓶中，加乙醇5ml，充分振摇使溶解，用磷酸盐缓冲液(pH 6.8)稀释至刻度，摇匀，精密量取5ml，置50ml量瓶中，用磷酸盐缓冲液(pH 6.8)稀释至刻度，摇匀。

测定法　取供试品溶液与对照品溶液，照紫外-可见分光光度法(通则0401)，在285nm的波长处分别测定吸光度，计算每片的溶出量。

限度　标示量的70%，应符合规定。

其他　应符合片剂项下有关的各项规定(通则0101)。

【含量测定】 照紫外-可见分光光度法(通则0401)测定。避光操作。

供试品溶液　取本品10片，除去包衣后，精密称定，研细，精密称取适量(约相当于奥沙普秦50mg)，置100ml量瓶中，加乙醇适量，充分振摇使奥沙普秦溶解，用乙醇稀释至刻度，摇匀，滤过，精密量取续滤液2ml，置100ml量瓶中，用乙醇稀释至刻度，摇匀。

对照品溶液　取奥沙普秦对照品，精密称定，加乙醇溶解并定量稀释成每1ml中约含10μg的溶液。

测定法　取供试品溶液与对照品溶液，在286nm的波长处分别测定吸光度，计算。

【类别】 同奥沙普秦。

【规格】 0.2g

【贮藏】 遮光，密封保存。

奥沙普秦肠溶胶囊

Aoshapuqin Changrongjiaonang

Oxaprozin Enteric Capsules

本品含奥沙普秦($C_{18}H_{15}NO_3$)应为标示量的90.0%～110.0%。

【性状】 本品内容物为白色或类白色粉末或颗粒。

【鉴别】 (1)取本品内容物，研细，称取细粉适量(约相当于奥沙普秦0.1g)，加乙醇20ml，置水浴上加热使奥沙普秦溶解，滤过，滤液置水浴上蒸干，取残渣约20mg，溶于温热的稀硫酸中，滴加碘化铋钾试液，即生成橘红色沉淀。

(2)照薄层色谱法(通则0502)试验。避光操作。

供试品溶液　取本品的内容物适量(约相当于奥沙普秦0.1g)，加甲醇8ml，振摇使奥沙普秦溶解，滤过，滤液置10ml量瓶中，用甲醇稀释至刻度，摇匀。

对照品溶液　取奥沙普秦对照品适量，加甲醇溶解并稀释制成每1ml中约含10mg的溶液。

色谱条件　采用GF_{254}薄层板，以三氯甲烷-冰醋酸(40∶0.5)为展开剂。

测定法　吸取供试品溶液与对照品溶液各5μl，分别点于同一薄层板上，展开，晾干，置紫外光灯(254nm)下检视。

结果判定　供试品溶液主斑点的位置和颜色应与对照品溶液的主斑点一致。

（3）取含量测定项下的供试品溶液，照紫外-可见分光光度法（通则 0401）测定，在 222nm 与 286nm 的波长处有最大吸收。

【检查】 **有关物质**　照高效液相色谱法（通则 0512）测定。避光操作。

供试品溶液　取本品内容物适量，混匀，研细，加乙腈溶解并稀释制成每 1ml 中约含奥沙普秦 2mg 的溶液，滤过，取续滤液。

对照溶液　精密量取供试品溶液适量，用乙腈定量稀释制成每 1ml 中约含 20μg 的溶液。

色谱条件、系统适用性要求与测定法　见奥沙普秦有关物质项下。

限度　供试品溶液色谱图中如有杂质峰，各杂质峰面积的和不得大于对照溶液主峰面积的 1.5 倍（1.5%）。

溶出度　照溶出度与释放度测定法（通则 0931 第二法方法 2）测定。避光操作。

酸中溶出量　溶出条件　以盐酸溶液（9→1000）1000ml 为溶出介质，转速为每分钟 100 转，依法操作，经 2 小时时，立即将搅拌桨升出液面，弃去各溶出杯中的酸液。

限度　供试品的囊壳均不得有裂缝或崩解现象。

缓冲液中溶出量　溶出条件　在弃去酸液后的各溶出杯中，随即加入预热至 37℃±0.5℃ 的磷酸盐缓冲液（pH 6.8）1000ml 作为溶出介质，转速不变，继续依法操作，经 45 分钟时取样。

供试品溶液　取溶出液滤过，精密量取续滤液 5ml，加乙醇 0.5ml，置 100ml 量瓶中，用磷酸盐缓冲液（pH 6.8）稀释至刻度，摇匀。

对照品溶液　取奥沙普秦对照品 10mg，精密称定，置 100ml 量瓶中，加乙醇 5ml，充分振摇使溶解，用磷酸盐缓冲液（pH 6.8）稀释至刻度，摇匀，精密量取 5ml，置 50ml 量瓶中，用磷酸盐缓冲液（pH 6.8）稀释至刻度，摇匀。

测定法　取供试品溶液与对照品溶液，照紫外-可见分光光度法（通则 0401），在 285nm 的波长处分别测定吸光度，计算每粒的溶出量。

限度　标示量的 70%，应符合规定。

其他　应符合胶囊剂项下有关的各项规定（通则 0103）。

【含量测定】　照紫外-可见分光光度法（通则 0401）测定。避光操作。

供试品溶液　取装量差异项下的内容物，混匀，研细，精密称取适量（约相当于奥沙普秦 50mg），置 100ml 量瓶中，加乙醇适量，充分振摇使奥沙普秦溶解，用乙醇稀释至刻度，摇匀，滤过，精密量取续滤液 2ml，置 100ml 量瓶中，用乙醇稀释至刻度，摇匀。

对照品溶液　取奥沙普秦对照品适量，精密称定，加乙醇溶解并定量稀释成每 1ml 中约含 10μg 的溶液。

测定法　取供试品溶液与对照品溶液，在 286nm 的波长处分别测定吸光度，计算。

【类别】　同奥沙普秦。

【规格】　0.2g

【贮藏】　遮光，密封保存。

奥美拉唑

Aomeilazuo

Omeprazole

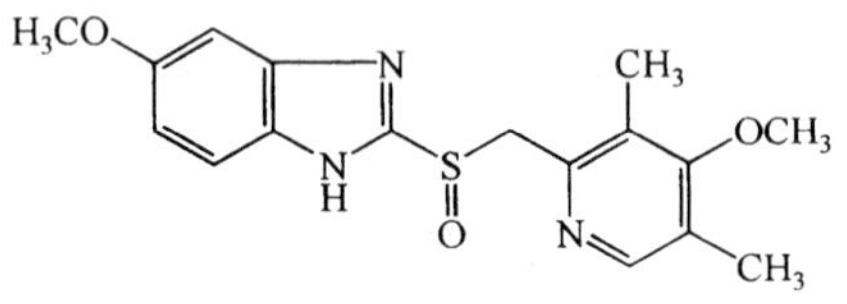

$C_{17}H_{19}N_3O_3S$　345.42

本品为 5-甲氧基-2-[[(4-甲氧基-3,5-二甲基-2-吡啶基)甲基]亚硫酰基]-1*H*-苯并咪唑。按干燥品计算，含 $C_{17}H_{19}N_3O_3S$ 不得少于 98.5%。

【性状】　本品为白色或类白色结晶性粉末；无臭；遇光易变色。

本品在二氯甲烷中易溶，在甲醇或乙醇中略溶，在丙酮中微溶，在水中不溶；在 0.1mol/L 氢氧化钠溶液中溶解。

【鉴别】　（1）取本品约 3mg，加 0.1mol/L 氢氧化钠溶液 3ml 溶解后，加硅钨酸试液 1ml，摇匀，滴加稀盐酸数滴，即产生白色絮状沉淀。

（2）取本品，加 0.1mol/L 氢氧化钠溶液溶解并稀释制成每 1ml 中约含 15μg 的溶液，照紫外-可见分光光度法（通则 0401）测定，在 276nm 与 305nm 的波长处有最大吸收，在 256nm 与 281nm 的波长处有最小吸收。

（3）本品的红外光吸收图谱应与对照的图谱（光谱集 675 图）一致。

【检查】 **二氯甲烷溶液的澄清度与颜色**　取本品 0.50g，加二氯甲烷 25ml 溶解，溶液应澄清无色；如显色，立即照紫外-可见分光光度法（通则 0401），在 440nm 的波长处测定吸光度，不得过 0.10。

有关物质　照高效液相色谱法（通则 0512）测定。避光操作。

供试品溶液　取本品适量，加流动相溶解并稀释制成每 1ml 中约含 0.2mg 的溶液。

对照溶液　精密量取供试品溶液适量，用流动相定量稀释制成每 1ml 中约含 2μg 的溶液。

系统适用性溶液　取奥美拉唑与杂质Ⅰ对照品各约 1mg，置 10ml 量瓶中，加流动相溶解并稀释至刻度，摇匀。

色谱条件　用辛基硅烷键合硅胶为填充剂；以 0.01mol/L 磷酸氢二钠溶液（用磷酸调节 pH 值至 7.6）-乙腈（75∶25）为流动相；检测波长为 280nm；进样体积 20μl。

系统适用性要求　理论板数按奥美拉唑峰计算不低于 2000。奥美拉唑峰与杂质Ⅰ峰之间的分离度应大于 2.0。

测定法　精密量取供试品溶液与对照溶液，分别注入液相色谱仪，记录色谱图至主成分峰保留时间的 3 倍。

限度　供试品溶液色谱图中如有杂质峰，单个杂质峰面积不得大于对照溶液主峰面积的 0.3 倍（0.3%），各杂质峰面积的和不得大于对照溶液主峰面积（1.0%）。

残留溶剂　照残留溶剂测定法（通则 0861 第二法）测定。

供试品溶液　取本品约 0.3g，精密称定，置 10ml 顶空瓶中，精密加 *N*，*N*-二甲基甲酰胺 3ml 使溶解，密封。

对照品溶液　取甲醇、丙酮、乙腈、二氯甲烷与甲苯各适量，精密称定，加 *N*，*N*-二甲基甲酰胺溶解并定量稀释制成每 1ml 中分别约含甲醇 0.3mg、丙酮 0.5mg、乙腈 41μg、二氯甲烷 60μg 与甲苯 89μg 的混合溶液，精密量取 3ml，置 10ml 顶空瓶中，密封。

色谱条件　以 6%氰丙基苯基-94%二甲基聚硅氧烷（或极性相近）为固定液的毛细管柱为色谱柱；起始温度为 50℃，维持 7 分钟，以每分钟 15℃的速率升温至 110℃，再以每分钟 20℃的速率升温至 190℃，维持 5 分钟；进样口温度为 150℃；检测器温度为 220℃；顶空瓶平衡温度为 95℃，平衡时间为 45 分钟。

系统适用性要求　对照品溶液色谱图中，各成分峰之间的分离度均应符合要求。

测定法　取供试品溶液与对照品溶液，分别顶空进样，记录色谱图。

限度　按外标法以峰面积计算，甲醇、丙酮、乙腈、二氯甲烷与甲苯的残留量均应符合规定。

干燥失重　取本品，在 60℃减压干燥 4 小时，减失重量不得过 0.5%（通则 0831）。

炽灼残渣　取本品 1.0g，依法检查（通则 0841），遗留残渣不得过 0.1%。

重金属　取炽灼残渣项下遗留的残渣，依法检查（通则 0821 第二法），含重金属不得过百万分之二十。

【含量测定】　取本品约 0.2g，精密称定，加乙醇-水（4∶1）50ml 使溶解，照电位滴定法（通则 0701），用氢氧化钠滴定液（0.1mol/L）滴定。每 1ml 氢氧化钠滴定液（0.1mol/L）相当于 34.54mg 的 $C_{17}H_{19}N_3O_3S$。

【类别】　质子泵抑制药。

【贮藏】　遮光，密封，在干燥、冷处保存。

【制剂】　（1）奥美拉唑肠溶片　（2）奥美拉唑肠溶胶囊

附：

杂质Ⅰ

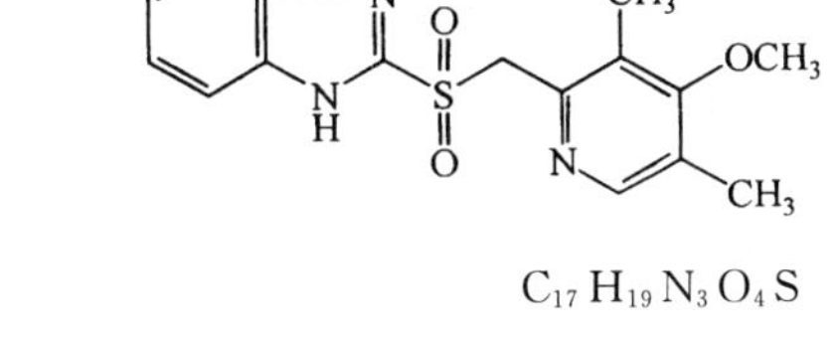

$C_{17}H_{19}N_3O_4S$　361.42

5-甲氧基-2-[[（4-甲氧基-3，5-二甲基-2-吡啶基）甲基]磺酰基]-1*H*-苯并咪唑

奥美拉唑肠溶片

Aomeilazuo Changrongpian

Omeprazole Enteric-coated Tablets

本品含奥美拉唑（$C_{17}H_{19}N_3O_3S$）应为标示量的 90.0%～110.0%。

【性状】　本品为肠溶衣片，除去包衣后显白色或类白色。

【鉴别】　（1）取本品的细粉适量（约相当于奥美拉唑 10mg），加 0.1mol/L 氢氧化钠溶液 20ml，振摇使奥美拉唑溶解，滤过，取滤液 3ml，加硅钨酸试液 1ml，摇匀，滴加稀盐酸数滴，即产生白色絮状沉淀。

（2）在含量测定项下记录的色谱图中，供试品溶液主峰的保留时间应与对照品溶液主峰的保留时间一致。

（3）取本品的细粉适量，用 0.1mol/L 氢氧化钠溶液制成每 1ml 中约含奥美拉唑 15μg 的溶液，滤过，取滤液照紫外-可见分光光度法（通则 0401）测定，在 276nm 与 305nm 的波长处有最大吸收，在 256nm 与 281nm 的波长处有最小吸收。

【检查】　**有关物质**　照高效液相色谱法（通则 0512）测定。避光操作。临用新制。

供试品溶液　取本品细粉适量（约相当于奥美拉唑 10mg），置 50ml 量瓶中，加流动相适量，超声使奥美拉唑溶解，用流动相稀释至刻度，摇匀，离心，必要时滤膜滤过，取上清液（或续滤液）。

对照溶液　精密量取供试品溶液 1ml，置 100ml 量瓶中，用流动相稀释至刻度，摇匀。

系统适用性溶液、色谱条件、系统适用性要求与测定法　见奥美拉唑有关物质项下。

限度　供试品溶液色谱图中如有杂质峰，单个杂质峰面积不得大于对照溶液主峰面积（1.0%），各杂质峰面积的和不得大于对照溶液主峰面积的 2 倍（2.0%）。

含量均匀度　取本品 1 片，置 50ml 量瓶（10mg 规格）或 100ml 量瓶（20mg 规格）中，加磷酸盐缓冲液（pH 11.0）适量，超声使崩解，加乙醇 10ml，超声 15 分钟，放冷，用磷酸盐缓冲液（pH 11.0）稀释至刻度，摇匀，滤过，精密量取续滤液适量，用水定量稀释制成每 1ml 约含 20μg 的溶液，作为供试品溶液，照含量测定项下的方法测定含量，应符合规定（通则 0941）。

溶出度　照溶出度与释放度测定法（通则 0931 第一法方法 1）测定。

酸中溶出量　溶出条件　以氯化钠的盐酸溶液（取氯化钠 1g，加盐酸 3.5ml，加水至 500ml）500ml 为溶出介质，转速为每分钟 100 转，依法操作，经 120 分钟时，立即将转篮升出液面。

限度　供试片均不得有变色、裂缝或崩解等现象。

缓冲液中溶出量　溶出条件　在酸中溶出量项下120分钟后的溶出杯中，立即加入预热至37℃的0.235mol/L磷酸氢二钠溶液400ml，转速不变，继续依法操作，经45分钟时取样。

供试品溶液　取溶出液滤过，精密量取续滤液5ml，精密加0.25mol/L氢氧化钠溶液1ml，摇匀。

对照品溶液　取奥美拉唑对照品约20mg，精密称定，置100ml量瓶中，加乙醇10ml溶解后，用混合溶出介质[氯化钠的盐酸溶液-0.235mol/L磷酸氢二钠溶液(5∶4)]稀释至刻度，摇匀，精密量取5ml，置50ml量瓶(20mg规格)或100ml量瓶(10mg规格)中，用混合溶出介质稀释至刻度，摇匀；精密量取5ml，精密加0.25mol/L氢氧化钠溶液1ml，摇匀。

色谱条件与系统适用性要求　见含量测定项下。

测定法　见含量测定项下。计算每片的溶出量。

限度　标示量的75%，应符合规定。

其他　应符合片剂项下有关的各项规定(通则0101)。

【含量测定】　照高效液相色谱法(通则0512)测定。

供试品溶液　取本品20片，精密称定，研细，精密称取适量(约相当于奥美拉唑20mg)，置100ml量瓶中，加乙醇20ml与磷酸盐缓冲液(pH 11.0)约60ml，超声使奥美拉唑溶解，用磷酸盐缓冲液(pH 11.0)稀释至刻度，摇匀，滤过，精密量取续滤液5ml，置50ml量瓶中，用水稀释至刻度，摇匀。

对照品溶液　取奥美拉唑对照品约20mg，精密称定，置100ml量瓶中，加乙醇20ml与磷酸盐缓冲液(pH 11.0)约60ml，振摇使溶解，用磷酸盐缓冲液(pH 11.0)稀释至刻度，摇匀，精密量取5ml，置50ml量瓶中，用水稀释至刻度，摇匀。

色谱条件　见有关物质项下。检测波长为302nm。

系统适用性要求　理论板数按奥美拉唑峰计算不低于2000。

测定法　精密量取供试品溶液与对照品溶液，分别注入液相色谱仪，记录色谱图。按外标法以峰面积计算。

【类别】　同奥美拉唑。

【规格】　(1)10mg　(2)20mg

【贮藏】　遮光，密封，在阴凉干燥处保存。

奥美拉唑肠溶胶囊

Aomeilazuo Changrongjiaonang

Omeprazole Enteric Capsules

本品含奥美拉唑($C_{17}H_{19}N_3O_3S$)应为标示量的90.0%～110.0%。

【性状】　本品内容物为白色或类白色肠溶小丸或颗粒，或本品为肠溶胶囊剂，内容物为类白色粉末。

【鉴别】　(1)取本品内容物的细粉适量(约相当于奥美拉唑10mg)，加0.1mol/L氢氧化钠溶液20ml，振摇使奥美拉唑溶解，滤过，取滤液3ml，加硅钨酸试液1ml，摇匀，滴加稀盐酸数滴，即产生白色絮状沉淀。

(2)在含量测定项下记录的色谱图中，供试品溶液主峰的保留时间应与对照品溶液主峰的保留时间一致。

(3)取本品内容物的细粉适量，加0.1mol/L氢氧化钠溶液制成每1ml中约含15μg的溶液，滤过，取滤液照紫外-可见分光光度法(通则0401)测定，在276nm与305nm的波长处有最大吸收，在256nm与281nm的波长处有最小吸收。

【检查】　**有关物质**　照高效液相色谱法(通则0512)测定。避光操作。临用新制。

供试品溶液　取本品的内容物，研细，取细粉适量(约相当于奥美拉唑10mg)，置50ml量瓶中，加流动相适量，超声使奥美拉唑溶解，用流动相稀释至刻度，摇匀，离心，必要时滤膜滤过，取上清液(或续滤液)。

对照溶液　精密量取供试品溶液1ml，置100ml量瓶中，用流动相稀释至刻度，摇匀。

系统适用性溶液、色谱条件、系统适用性要求与测定法　见奥美拉唑有关物质项下。

限度　供试品溶液色谱图中如有杂质峰，单个杂质峰面积不得大于对照溶液主峰面积(1.0%)，各杂质峰面积的和不得大于对照溶液主峰面积的2倍(2.0%)。

含量均匀度　取本品1粒，置50ml量瓶(10mg规格)或100ml量瓶(20mg规格)中，加磷酸盐缓冲液(pH 11.0)适量，超声使崩解，加乙醇10ml，超声15分钟，放冷，用磷酸盐缓冲液(pH 11.0)稀释至刻度，摇匀，滤过，精密量取续滤液适量，用水定量稀释制成每1ml中约含20μg的溶液，作为供试品溶液，照含量测定项下的方法测定含量，应符合规定(通则0941)。

溶出度　照溶出度与释放度测定法(通则0931第二法方法1)测定。

溶出条件　以氯化钠的盐酸溶液(取氯化钠1g，加盐酸3.5ml，加水至500ml)500ml为溶出介质，转速为每分钟100转，依法操作，经120分钟时，在溶出杯中加入预热至37℃的0.235mol/L磷酸氢二钠溶液400ml，转速不变，继续依法操作，经45分钟时取样。

供试品溶液　取溶出液滤过，精密量取续滤液5ml，精密加0.25mol/L氢氧化钠溶液1ml，摇匀。

对照品溶液　取奥美拉唑对照品约20mg，精密称定，置100ml量瓶中，加乙醇10ml溶解后，用混合溶出介质[氯化钠的盐酸溶液-0.235mol/L磷酸氢二钠溶液(5∶4)]稀释至刻度，摇匀，精密量取5ml，置50ml量瓶(20mg规格)或100ml量瓶(10mg规格)中，用混合溶出介质稀释至刻度，摇匀;精密量取 5ml,精密加 0.25mol/L 氢氧化钠溶液 1ml,摇匀。

色谱条件与系统适用性要求　见含量测定项下。

测定法　见含量测定项下。计算每粒的溶出量。

限度　标示量的 80%,应符合规定。

耐酸力　照溶出度与释放度测定法(通则 0931 第一法)测定。如平均溶出量不小于标示量的 90%,则不再进行测定。

溶出条件　以氯化钠的盐酸溶液(取氯化钠 1g,加盐酸 3.5ml,加水至 500ml)500ml 为溶出介质,转速为每分钟 100 转,依法操作,经 120 分钟时,取下转篮。

供试品溶液　用水洗转篮内颗粒至洗液呈中性,用少量磷酸盐缓冲液(pH 11.0)将颗粒移至 100ml 棕色量瓶中,加乙醇 20ml 与磷酸盐缓冲液(pH 11.0)约 60ml,超声使奥美拉唑溶解,用磷酸盐缓冲液(pH 11.0)稀释至刻度,摇匀,滤过,精密量取续滤液 5ml,置 50ml 量瓶中,用水稀释至刻度,摇匀。

对照品溶液、色谱条件与系统适用性要求　见含量测定项下。

测定法　见含量测定项下。计算每粒的含量。

限度　6 粒中每粒含量不得低于标示量的 90%;如有 1～2 粒小于标示量的 90%,平均含量不得低于标示量的 90%。

其他　应符合胶囊剂项下有关的各项规定(通则 0103)。

【含量测定】　照高效液相色谱法(通则 0512)测定。

供试品溶液　取本品 20 粒,精密称定,计算平均装量。取内容物,混匀,研细,精密称取适量(约相当于奥美拉唑 20mg),置 100ml 量瓶中,加乙醇 20ml 与磷酸盐缓冲液(pH 11.0)约 60ml,超声使奥美拉唑溶解,用磷酸盐缓冲液(pH 11.0)稀释至刻度,摇匀,滤过,精密量取续滤液 5ml,置 50ml 量瓶中,用水稀释至刻度,摇匀。

对照品溶液　取奥美拉唑对照品约 20mg,精密称定,置 100ml 量瓶中,加乙醇 20ml 与磷酸盐缓冲液(pH 11.0)约 60ml,振摇使溶解,用磷酸盐缓冲液(pH 11.0)稀释至刻度,摇匀,精密量取 5ml,置 50ml 量瓶中,用水稀释至刻度,摇匀。

色谱条件　见有关物质项下。检测波长为 302nm。

系统适用性要求　理论板数按奥美拉唑峰计算不低于 2000。

测定法　精密量取供试品溶液与对照品溶液,分别注入液相色谱仪,记录色谱图。按外标法以峰面积计算。

【类别】　同奥美拉唑。

【规格】　(1)10mg　(2)20mg

【贮藏】　遮光,密封,在干燥处保存。

奥美拉唑钠

Aomeilazuona

Omeprazole Sodium

$C_{17}H_{18}N_3NaO_3S \cdot H_2O$　385.41

本品为 5-甲氧基-2-[[(4-甲氧基-3,5-二甲基-2-吡啶基)甲基]亚硫酰基]-1*H*-苯并咪唑钠盐一水合物。按无水、无溶剂物计算,含 $C_{17}H_{18}N_3NaO_3S$ 不得少于 98.5%。

【性状】　本品为白色或类白色结晶性粉末;无臭;有引湿性。

本品在水中易溶,在甲醇或乙醇中略溶,在二氯甲烷中微溶。

【鉴别】　(1) 取本品,用 0.1mol/L 氢氧化钠溶液溶解并稀释制成每 1ml 中约含 20μg 的溶液,照紫外-可见分光光度法(通则 0401)测定,在 305nm 与 276nm 的波长处有最大吸收,其吸光度比值应为 1.6～1.8。

(2)本品的红外光吸收图谱应与对照的图谱(光谱集 1051 图)一致。

(3) 本品的水溶液显钠盐鉴别(1)的反应(通则 0301)。

【检查】　**碱度**　取本品 0.20g,加水 10ml 使溶解,依法测定(通则 0631),pH 值应为 10.3～11.3。

溶液的澄清度与颜色　取本品 0.20g,加水 10ml 使溶解,溶液应澄清无色;如显浑浊,与 1 号浊度标准液(通则 0902 第一法)比较,不得更浓;如显色,与黄色 1 号标准比色液(通则 0901 第一法)比较,不得更深。

有关物质　照高效液相色谱法(通则 0512)测定。避光操作。

供试品溶液　取本品,加流动相溶解并稀释制成每 1ml 中约含 0.2mg 的溶液。

对照溶液　精密量取供试品溶液 1ml,置 200ml 量瓶中,用流动相稀释至刻度,摇匀。

系统适用性溶液　取奥美拉唑钠与杂质Ⅰ对照品各约 1mg,置 10ml 量瓶中,加流动相溶解并稀释至刻度,摇匀。

色谱条件　用辛基硅烷键合硅胶为填充剂;以 0.01mol/L 磷酸氢二钠溶液(用磷酸调节 pH 值至 7.6)-乙腈(75∶25)为流动相;检测波长为 280nm;进样体积 20μl。

系统适用性要求　系统适用性溶液色谱图中,奥美拉唑峰与杂质Ⅰ峰之间的分离度应大于 2.0。

测定法　精密量取供试品溶液与对照溶液,分别注入液相色谱仪,记录色谱图至主成分峰保留时间的 3.5 倍。

限度　供试品溶液色谱图中如有杂质峰,单个杂质峰面积不得大于对照溶液主峰面积的 0.2 倍(0.1%)，各杂质峰面积的和不得大于对照溶液主峰面积(0.5%)。

残留溶剂　照残留溶剂测定法(通则 0861 第二法)测定。

供试品溶液　取本品约 0.2g，精密称定，置顶空瓶中，精密加入 *N*，*N*-二甲基甲酰胺 5ml 使溶解，密封。

对照品溶液　取甲醇、乙醇、乙酸乙酯、丙酮与二氯甲烷各适量，精密称定，加 *N*，*N*-二甲基甲酰胺溶解并定量稀释制成每 1ml 中分别约含 0.12mg、0.2mg、0.2mg、0.2mg 与 24μg 的混合溶液，精密量取 5ml，置顶空瓶中，密封。

色谱条件　以 6% 氰丙基苯基-94% 二甲基聚硅氧烷(或极性相近)为固定液的毛细管柱为色谱柱；起始温度为 35℃，维持 10 分钟，以每分钟 40℃ 的速度升温至 200℃，维持 3 分钟；进样口温度为 200℃；检测器温度为 260℃；顶空瓶平衡温度为 60℃，平衡时间为 30 分钟。

系统适用性要求　对照品溶液色谱图中，各成分峰之间的分离度均应符合要求。

测定法　取供试品溶液与对照品溶液分别顶空进样，记录色谱图。

限度　按外标法以峰面积计算，甲醇、乙醇、乙酸乙酯、丙酮与二氯甲烷的残留量均应符合规定。

水分　取本品，照水分测定法(通则 0832 第一法 1)测定，含水分应为 4.5%～10.0%。

重金属　取本品 1.0g，依法检查(通则 0821 第三法)，含重金属不得过百万分之十。

【含量测定】　取本品约 0.3g，精密称定，加水 50ml 使溶解，照电位滴定法(通则 0701)，用盐酸滴定液(0.1mol/L)滴定。每 1ml 的盐酸滴定液(0.1mol/L)相当于 36.74mg 的 $C_{17}H_{18}N_3NaO_3S$。

【类别】　质子泵抑制药。

【贮藏】　遮光，密封保存。

【制剂】(1)奥美拉唑钠肠溶片　(2)注射用奥美拉唑钠

附：

杂质 I

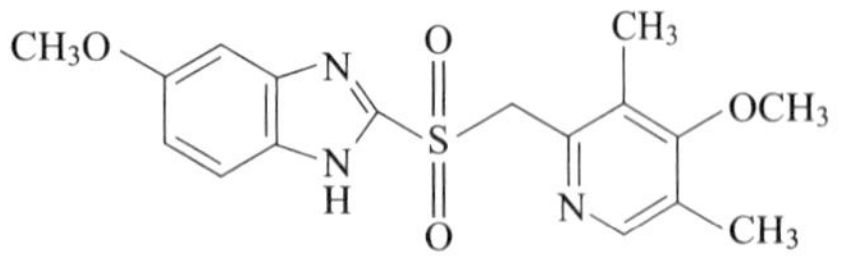

$C_{17}H_{19}N_3O_4S$　361.42

5-甲氧基-2-[[(4-甲氧基-3，5-二甲基-2-吡啶基)甲基]磺酰基]-1*H*-苯并咪唑

奥美拉唑钠肠溶片

Aomeilazuona Changrongpian

Omeprazole Sodium Enteric-coated Tablets

本品含奥美拉唑钠按奥美拉唑($C_{17}H_{19}N_3O_3S$)计算，应为标示量的 90.0%～110.0%。

【性状】　本品为肠溶薄膜衣片，除去包衣后显白色或类白色。

【鉴别】　(1)在含量测定项下记录的色谱图中，供试品溶液主峰的保留时间应与对照品溶液主峰的保留时间一致。

(2)本品的水溶液显钠盐鉴别(1)的反应(通则 0301)。

【检查】　**有关物质**　照高效液相色谱法(通则 0512)测定。避光操作。临用新制。

供试品溶液　取本品细粉适量(约相当于奥美拉唑 20mg)，置 100ml 量瓶中，加流动相适量，超声使奥美拉唑钠溶解，用流动相稀释至刻度，摇匀，离心，必要时滤膜滤过，取上清液(或续滤液)。

对照溶液　精密量取供试品溶液 1ml，置 100ml 量瓶中，用流动相稀释至刻度，摇匀。

系统适用性溶液、色谱条件、系统适用性要求与测定法见奥美拉唑钠有关物质项下。

限度　供试品溶液色谱图中如有杂质峰，单个杂质峰面积不得大于对照溶液主峰面积(1.0%)，各杂质峰面积的和不得大于对照溶液主峰面积的 2 倍(2.0%)。

含量均匀度　以含量测定项下测得的每片含量计算，应符合规定(通则 0941)。

溶出度　照溶出度与释放度测定法(通则 0931 第一法方法 2)测定。

溶出条件　以 0.1mol/L 盐酸溶液 900ml 为溶出介质，转速为每分钟 100 转，依法操作，经 120 分钟时，立即将转篮升出液面，随即将转篮放入预热至 37℃±0.5℃ 磷酸盐缓冲液(pH 6.8)900ml 的溶液中，转速不变，继续依法操作，经 30 分钟时取样。

供试品溶液　取溶出液滤过，取续滤液。

对照品溶液　取奥美拉唑钠对照品适量(约相当于奥美拉唑 20mg)，精密称定，置 100ml 量瓶中，加流动相溶解并稀释至刻度，摇匀，精密量取 5ml，置 100ml 量瓶(10mg 规格)或 50ml 量瓶(20mg 规格)中，用磷酸盐缓冲液(pH 6.8)稀释至刻度，摇匀。

系统适用性溶液、色谱条件与系统适用性要求　见含量测定项下。

测定法　精密量取供试品溶液与对照品溶液，分别注入液相色谱仪，记录色谱图。按外标法以峰面积计算每片的溶出量。

限度　标示量的 70%，应符合规定。

耐酸力　照溶出度与释放度测定法(通则 0931 第一法)测定。如平均溶出量不小于标示量的 90%，则不再进行测定。

溶出条件　以 0.1mol/L 盐酸溶液 900ml 为溶出介质，转速为每分钟 100 转，依法操作，经 120 分钟时，取下转篮。

供试品溶液　用水冲洗转篮内片或未溶解物质的表面酸液，将片置于 50ml 量瓶(10mg 规格)或 100ml 量瓶(20mg 规格)中，加磷酸盐缓冲液(pH 11.0)适量，超声使溶解，放冷，加乙醇 10ml(10mg 规格)或 20ml(20mg 规格)，超声使奥美拉唑钠溶解，放冷，用磷酸盐缓冲液(pH 11.0)稀释至刻度，摇匀，滤过，精密量取续滤液 5ml，置 50ml 量瓶中，用水稀释至刻度，摇匀。

对照品溶液、系统适用性溶液、色谱条件与系统适用性要求　见含量测定项下。

测定法　精密量取供试品溶液与对照品溶液，分别注入液相色谱仪，记录色谱图。按外标法以峰面积计算。

限度　6 片中每片含量不得低于标示量的 90%；如有 1～2 片小于标示量的 90%，平均含量不得低于标示量的 90%。

其他　应符合片剂项下有关的各项规定(通则 0101)。

【含量测定】　照高效液相色谱法(通则 0512)测定。

供试品溶液　取本品 10 片，分别置 50ml 量瓶(10mg 规格)或 100ml 量瓶(20mg 规格)中，加磷酸盐缓冲液(pH 11.0)适量，超声使崩解，加乙醇 10ml(10mg 规格)或 20ml(20mg 规格)，超声使奥美拉唑钠溶解，放冷，用磷酸盐缓冲液(pH 11.0)稀释至刻度，摇匀，滤过，精密量取续滤液 5ml，置 50ml 量瓶中，用水稀释至刻度，摇匀。

对照品溶液　取奥美拉唑钠对照品适量(约相当于奥美拉唑 20mg)，精密称定，置 100ml 量瓶中，加乙醇 20ml 与磷酸盐缓冲液(pH 11.0)约 60ml，振摇使溶解，用磷酸盐缓冲液(pH 11.0)稀释至刻度，摇匀，精密量取 5ml，置 50ml 量瓶中，用水稀释至刻度，摇匀。

色谱条件　见有关物质项下。检测波长为 302nm。

系统适用性溶液与系统适用性要求　见有关物质项下。

测定法　精密量取供试品溶液与对照品溶液，分别注入液相色谱仪，记录色谱图。按外标法以峰面积计算每片的含量，并求得 10 片平均含量。

【类别】　同奥美拉唑钠。

【规格】　按 $C_{17}H_{19}N_3O_3S$ 计　(1)10mg　(2)20mg

【贮藏】　密封，在阴凉干燥处保存。

注射用奥美拉唑钠

Zhusheyong Aomeilazuona

Omeprazole Sodium for Injection

本品为奥美拉唑钠的无菌冻干品。含奥美拉唑钠以奥美拉唑($C_{17}H_{19}N_3O_3S$)计，应为标示量的 93.0%～107.0%。

【性状】　本品为白色或类白色疏松块状物或粉末。

【鉴别】　(1)在含量测定项下记录的色谱图中，供试品溶液主峰的保留时间应与对照品溶液主峰的保留时间一致。

(2)取本品，加 0.1mol/L 氢氧化钠溶液溶解并稀释制成每 1ml 中约含奥美拉唑 20μg 的溶液，照紫外-可见分光光度法(通则 0401)测定，在 305nm 与 276nm 的波长处有最大吸收，其吸光度比值应为 1.6～1.8。

(3)本品的水溶液显钠盐鉴别(1)的反应(通则 0301)。

【检查】　**碱度**　取溶液的澄清度与颜色项下的溶液，依法测定(通则 0631)，pH 值应为 10.1～11.1。

溶液的澄清度与颜色　取本品 5 瓶，加水适量使溶解并制成每 1ml 中约含奥美拉唑 4.0mg 的溶液，溶液应澄清，如显浑浊，与 1 号浊度标准液(通则 0902 第一法)比较，不得更浓；取溶液，照紫外-可见分光光度法(通则 0401)，在 440nm 的波长处测定，吸光度不得过 0.1。

有关物质　照高效液相色谱法(通则 0512)测定。避光操作。临用新制。

供试品溶液　取本品 5 瓶，分别加溶剂适量使内容物溶解并定量转移至同一 200ml 量瓶中，用溶剂稀释至刻度，摇匀，精密量取适量，用溶剂定量稀释制成每 1ml 中约含奥美拉唑 0.1mg 的溶液。

对照溶液　精密量取供试品溶液 1ml，置 100ml 量瓶中，用溶剂稀释至刻度，摇匀。

对照品溶液　取杂质Ⅰ对照品约 6mg，精密称定，置 100ml 量瓶中，加乙腈 5ml 使溶解，用溶剂稀释至刻度，摇匀，精密量取适量，用溶剂定量稀释制成每 1ml 中约含 0.6μg 的溶液。

系统适用性溶液　取奥美拉唑钠与杂质Ⅰ对照品各约 1mg，置 10ml 量瓶中，加流动相溶解并稀释至刻度，摇匀。

色谱条件　用十八烷基硅烷键合硅胶为填充剂；以硫酸氢四丁基铵溶液-磷酸盐缓冲液(pH 7.4)-乙腈(5∶69∶26)为流动相；检测波长为 280nm；进样体积 20μl。

系统适用性要求　系统适用性溶液色谱图中，奥美拉唑峰与杂质Ⅰ峰之间的分离度应大于 3.0。

测定法　精密量取供试品溶液、对照溶液与对照品溶液，分别注入液相色谱仪，记录色谱图至主成分峰保留时间的 3.5 倍。

限度　供试品溶液色谱图中如有与杂质Ⅰ保留时间一致的色谱峰，按外标法以峰面积计算，不得过奥美拉唑钠标示量的 1.0%，其他单个杂质峰面积不得大于对照溶液主峰面积(1.0%)，杂质总量不得过 1.5%。

含量均匀度(20mg 规格)　避光操作。取本品 1 瓶，加 0.01mol/L 四硼酸钠溶液适量使内容物溶解，定量转移至 100ml 量瓶中并稀释至刻度，摇匀，精密量取 2ml，置 50ml 量瓶中，用含 20% 乙醇的 0.01mol/L 四硼酸钠溶液稀释至刻度，摇匀，照紫外-可见分光光度法(通则 0401)，在 305nm 的波长处测定吸光度；另精密称取奥美拉唑钠对照品适量，加含

20%乙醇的 0.01mol/L 四硼酸钠溶液溶解并定量稀释制成每 1ml 中约含奥美拉唑 8μg 的溶液，同法测定吸光度，计算含量，应符合规定（通则 0941）。

细菌内毒素 取本品，依法检查（通则 1143），每 1mg 奥美拉唑中含内毒素的量应小于 2.0EU。

水分 取本品，照水分测定法（通则 0832 第一法）测定，含水分不得过 7.0%。

无菌 取本品，分别用 0.1%的无菌蛋白胨水溶液制成每 1ml 中约含奥美拉唑 8mg 的溶液，经薄膜过滤法处理，依法检查（通则 1101），应符合规定。

其他 应符合注射剂项下有关的各项规定（通则 0102）。

【含量测定】 照高效液相色谱法（通则 0512）测定。避光操作。

对照品溶液 取奥美拉唑钠对照品适量，精密称定，加溶剂溶解并定量稀释制成每 1ml 中约含奥美拉唑 0.1mg 的溶液。

供试品溶液、系统适用性溶液、色谱条件与系统适用性要求 见有关物质项下。

测定法 精密量取供试品溶液与对照品溶液，分别注入液相色谱仪，记录色谱图。按外标法以峰面积计算。1mg 奥美拉唑钠相当于 0.9401mg 的奥美拉唑。

【类别】 同奥美拉唑钠。

【规格】 按 $C_{17}H_{19}N_3O_3S$ 计 (1)20mg (2)40mg

【贮藏】 密闭，在凉暗处保存。

注：

(1)磷酸盐缓冲液(pH 7.4) 取磷酸二氢钠($NaH_2PO_4 \cdot H_2O$)0.166g 与磷酸氢二钠($Na_2HPO_4 \cdot 12H_2O$)1.074g，加水溶解并稀释至 1000ml，调节 pH 值至 7.4±0.1，即得。

(2)硫酸氢四丁基铵溶液 取硫酸氢四丁基铵 6.78g 与氢氧化钠 0.8g，加磷酸盐缓冲液(pH 7.4)溶解并稀释至 1000ml，即得。

(3)磷酸盐缓冲液(pH 11.0) 取磷酸钠($Na_3PO_4 \cdot 12H_2O$)0.34g 与磷酸氢二钠($Na_2HPO_4 \cdot 12H_2O$)0.627g，加水溶解并稀释至 1000ml，调节 pH 值至 11.0±0.2，即得。

(4)溶剂 取乙腈 200ml，用磷酸盐缓冲液(pH 11.0)稀释至 1000ml，即得。

附：

1. 注射用奥美拉唑钠（静脉注射）专用溶剂的质量标准

专用溶剂①：聚乙二醇 400 溶液

【性状】 本品为无色的澄明液体，略黏稠。

【检查】 **折光率** 本品的折光率应为 1.384～1.389（通则 0622）。

pH 值 应为 4.0～5.0（通则 0631）。

细菌内毒素 取本品，依法检查（通则 1143），每 1ml 本品中含内毒素的量应小于 8.5EU。

其他 应符合注射剂项下有关的各项规定（通则 0102）。

【规格】 10ml

【贮藏】 避光，在 15～25℃密封保存。

专用溶剂②：磷酸二氢钠和聚乙二醇 400 用注射用水配制的溶液

【性状】 本品为无色的澄清液体，略黏稠。

【鉴别】 本品显钠盐与磷酸盐的鉴别反应（通则 0301）。

【检查】 **折光率** 本品的折光率（通则 0622）为 1.3830～1.3880。

pH 值 应为 5.0～8.0（通则 0631）。

细菌内毒素 取本品，依法测定（通则 1143），每 1ml 中含内毒素的量应小于 8.5EU。

【规格】 10ml

【贮藏】 密闭保存。

2. 注射用奥美拉唑钠（静脉滴注）专用溶剂的质量标准

专用溶剂③：氯化钠的等渗灭菌水溶液

除 pH 值应为 3.5～5.5 外，其他应符合氯化钠注射液（《中国药典》2020 年版二部）项下的各项规定。

奥美拉唑镁肠溶片

Aomeilazuomei Changrongpian

Omeprazole Magnesium Enteric-coated Tablets

本品含奥美拉唑镁按奥美拉唑($C_{17}H_{19}N_3O_3S$)计算，应为标示量的 90.0%～110.0%。

【性状】 本品为肠溶薄膜衣片，除去包衣后显类白色至淡黄色；或为薄膜衣片，除去包衣后显白色，并可见淡黄色肠溶微丸。

【鉴别】 在含量测定项下记录的色谱图中，供试品溶液主峰的保留时间应与对照品溶液主峰的保留时间一致。

【检查】 **有关物质** 照高效液相色谱法（通则 0512）测定。避光操作。临用新制。

供试品溶液 取本品细粉适量（约相当于奥美拉唑 20mg），置 50ml 量瓶中，加甲醇适量，超声使奥美拉唑镁溶解并稀释至刻度，摇匀，离心，必要时滤膜滤过，精密量取上清液（或续滤液）5ml，置 10ml 量瓶中，用流动相稀释至刻度，摇匀。

对照溶液 精密量取供试品溶液 1ml，置 100ml 量瓶中，用流动相稀释至刻度，摇匀。

系统适用性溶液 取奥美拉唑镁与杂质Ⅰ对照品各约 1mg，置同一 10ml 量瓶中，加流动相溶解并稀释至刻度，摇匀。

色谱条件　用辛基硅烷键合硅胶为填充剂；以0.01mol/L磷酸氢二钠溶液（用磷酸调节pH值至7.6）-乙腈（75：25）为流动相；检测波长为302nm；进样体积20μl。

系统适用性要求　系统适用性溶液色谱图中，奥美拉唑峰与杂质Ⅰ峰之间的分离度应大于2.0，理论板数按奥美拉唑峰计算不低于2000。

测定法　精密量取供试品溶液与对照溶液，分别注入液相色谱仪，记录色谱图至主成分峰保留时间的5倍。

限度　供试品溶液色谱图中如有杂质峰，各杂质峰面积的和不得大于对照溶液主峰面积的2倍（2.0%）。

含量均匀度　以含量测定项下测得的每片含量计算，应符合规定（通则0941）。

溶出度　照溶出度与释放度测定法（通则0931第二法方法1）测定。

溶出条件　以0.1mol/L盐酸溶液750ml为溶出介质，转速为每分钟100转，依法操作，经120分钟时，随即在溶出杯中加预热至37℃±0.5℃的0.2mol/L磷酸钠溶液250ml，用2mol/L盐酸溶液或2mol/L氢氧化钠溶液调节混合溶出介质的pH值至6.8，转速不变，继续依法操作，经30分钟时取样。

供试品溶液　取溶出液适量，滤过，精密量取续滤液5ml，精密加入0.25mol/L氢氧化钠溶液1ml，摇匀。

对照品溶液　取奥美拉唑镁对照品适量（约相当于奥美拉唑20mg），精密称定，置100ml量瓶中，加甲醇20ml溶解，用混合溶出介质（取0.1mol/L盐酸溶液750ml，加入0.2mol/L磷酸钠溶液250ml，混匀，用2mol/L盐酸溶液或2mol/L氢氧化钠溶液调节pH值至6.8）稀释至刻度，摇匀，精密量取5ml，置100ml量瓶（10mg规格）或50ml量瓶（20mg规格）中，用混合溶出介质稀释至刻度，摇匀，精密量取5ml，精密加入0.25mol/L氢氧化钠溶液1ml，摇匀。

系统适用性溶液、色谱条件与系统适用性要求　见含量测定项下。

测定法　精密量取供试品溶液与对照品溶液，分别注入液相色谱仪，记录色谱图。按外标法以峰面积计算每片的溶出量。

限度　标示量的75%，应符合规定。

耐酸力　照溶出度与释放度测定法（通则0931第二法）测定。如平均溶出量不小于标示量的90%，则不再进行测定。

溶出条件　以0.1mol/L盐酸溶液750ml为溶出介质，转速为每分钟100转，依法操作，经120分钟时，取出片或未溶解的物质。

供试品溶液　用水冲洗片或未溶解物质的表面酸液，置乳钵中，加溶剂适量研磨，并用溶剂分次转移至50ml量瓶（10mg规格）或100ml量瓶（20mg规格）中，超声使奥美拉唑镁溶解，放冷，用溶剂稀释至刻度，摇匀，滤过，精密量取续滤液5ml，置50ml量瓶中，用溶剂稀释至刻度，摇匀。

溶剂、对照品溶液、系统适用性溶液、色谱条件与系统适用性要求　见含量测定项下。

测定法　精密量取供试品溶液与对照品溶液，分别注入液相色谱仪，记录色谱图。按外标法以峰面积计算。

限度　6片中每片含量不得低于标示量的90%；如有1～2片小于标示量的90%，平均含量不得低于标示量的90%。

其他　应符合片剂项下有关的各项规定（通则0101）。

【含量测定】　照高效液相色谱法（通则0512）测定。

溶剂　甲醇-0.05mol/L氢氧化钠溶液（20：80）。

供试品溶液　取本品10片，分别置50ml量瓶（10mg规格）或100ml量瓶（20mg规格）中，加溶剂适量，超声使奥美拉唑镁溶解，放冷，用溶剂稀释至刻度，摇匀，滤过，精密量取续滤液5ml，置50ml量瓶中，用溶剂稀释至刻度，摇匀。

对照品溶液　取奥美拉唑镁对照品适量（约相当于奥美拉唑20mg），精密称定，置100ml量瓶中，加甲醇20ml溶解，用0.05mol/L氢氧化钠溶液稀释至刻度，摇匀，精密量取5ml，置50ml量瓶中，用溶剂稀释至刻度，摇匀。

系统适用性溶液、色谱条件与系统适用性要求　见有关物质项下。

测定法　精密量取供试品溶液与对照品溶液，分别注入液相色谱仪，记录色谱图。按外标法以峰面积计算每片的含量，并求得10片平均含量。

【类别】　质子泵抑制剂。

【规格】　按$C_{17}H_{19}N_3O_3S$计　（1）10mg　（2）20mg

【贮藏】　遮光，密封，在阴凉干燥处保存。

附：

杂质Ⅰ

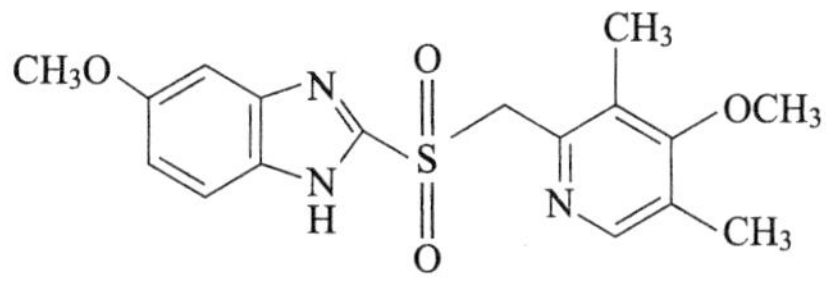

$C_{17}H_{19}N_3O_4S$　361.42

5-甲氧基-2-[[(4-甲氧基-3,5-二甲基-2-吡啶基)甲基]磺酰基]-1*H*-苯并咪唑

奥　硝　唑

Aoxiaozuo

Ornidazole

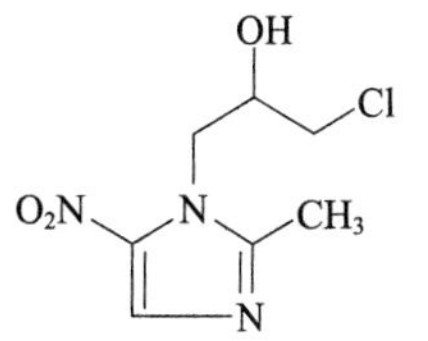

$C_7H_{10}ClN_3O_3$　219.63

本品为 1-(3-氯-2-羟丙基)-2-甲基-5-硝基咪唑。按干燥品计算，含 $C_7H_{10}ClN_3O_3$ 不得少于 99.0%。

【性状】 本品为白色至微黄色结晶性粉末；无臭；遇光色渐变黄。

本品在乙醇中易溶，在水中略溶。

熔点　本品的熔点(通则 0612)为 86～90℃。

【鉴别】 (1)取本品约 0.1g，加硫酸溶液(3→100)5ml 溶解后，加三硝基苯酚试液 2ml，即产生黄色沉淀。

(2)取本品约 0.1g，加水 10ml 与氢氧化钠试液 2ml，加热煮沸 5 分钟，放冷，加稀硝酸 2ml，滴加硝酸银试液即生成白色沉淀。

(3)取本品，加乙醇溶解并稀释制成每 1ml 中约含 20μg 的溶液，照紫外-可见分光光度法(通则 0401)测定，在 230nm 与 312nm 的波长处有最大吸收，在 262nm 的波长处有最小吸收。

(4)本品的红外光吸收图谱应与对照品的图谱一致(通则 0402)。

【检查】 **乙醇溶液的澄清度与颜色**　取本品 0.50g，加乙醇 10ml，振摇使溶解后，溶液应澄清无色；如显色，与黄色或黄绿色 3 号标准比色液(通则 0901 第一法)比较，不得更深。

氯化物　取本品 0.30g，依法检查(通则 0801)，与标准氯化钠溶液 6.0ml 制成的对照液比较，不得更浓(0.02%)。

硫酸盐　取本品 1.0g，依法检查(通则 0802)，与标准硫酸钾溶液 2.0ml 制成的对照液比较，不得更浓(0.02%)。

铵盐　取本品 67mg，依法检查(通则 0808)，应符合规定(0.03%)。

有关物质　照高效液相色谱法(通则 0512)测定。

供试品溶液　取本品，精密称定，加流动相溶解并定量稀释制成每 1ml 中约含 0.1mg 的溶液。

对照溶液　精密量取供试品溶液适量，用流动相定量稀释制成每 1ml 中含 0.5μg 的溶液，摇匀。

对照品溶液　取杂质Ⅰ对照品适量，精密称定，加流动相溶解并定量稀释制成每 1ml 中含 0.2μg 的溶液。

系统适用性溶液　取供试品溶液适量，加热回流 1 小时，放冷，取此溶液与上述对照品溶液 1：1 混合，摇匀。

色谱条件　用十八烷基硅烷键合硅胶为填充剂(4.6mm×250mm，5μm 或效能相当的色谱柱)；以甲醇-水(20：80)为流动相；检测波长为 318nm；进样体积为 20μl。

系统适用性要求　系统适用性溶液色谱图中，奥硝唑峰的保留时间约为 24 分钟，杂质Ⅰ峰、热降解产物 1 峰(相对保留时间约为 0.28)、热降解产物 2 峰(相对保留时间约为 0.56)、奥硝唑峰各峰之间的分离度均应符合要求。

测定法　精密量取供试品溶液、对照溶液与对照品溶液，分别注入液相色谱仪，记录色谱图至主成分峰保留时间的 1.5 倍。

限度　供试品溶液色谱图中如有与杂质Ⅰ峰保留时间一致的色谱峰，按外标法以峰面积计算，不得过 0.2%，其他各杂质峰面积的和不得大于对照溶液主峰面积(0.5%)。

干燥失重　取本品，在 60℃减压干燥至恒重，减失重量不得过 0.5%(通则 0831)。

炽灼残渣　取本品 1.0g，依法检查(通则 0841)，遗留残渣不得过 0.1%。

铁盐　取炽灼残渣项下遗留的残渣，加硝酸 0.5ml，水浴蒸干，再加稀盐酸 4ml，微热溶解后，用水 30ml 分次洗入 50ml 纳氏比色管中，再加过硫酸铵 50mg，依法检查(通则 0807)，与标准铁溶液 2.0ml 用同法制成的对照液比较，不得更深(0.002%)。

重金属　取炽灼残渣项下遗留的残渣，依法检查(通则 0821 第二法)，含重金属不得过百万分之十。

【含量测定】 取本品约 0.2g，精密称定，加醋酐 30ml 溶解后，加萘酚苯甲醇指示液 2 滴，用高氯酸滴定液(0.1mol/L)滴定至溶液显绿色，并将滴定的结果用空白试验校正，每 1ml 的高氯酸滴定液(0.1mol/L)相当于 21.96mg 的 $C_7H_{10}ClN_3O_3$。

【类别】 抗厌氧菌、阿米巴虫、滴虫、贾第虫感染药。

【贮藏】 遮光，密封保存。

【制剂】 (1)奥硝唑片　(2)奥硝唑阴道泡腾片　(3)奥硝唑阴道栓　(4)奥硝唑注射液　(5)奥硝唑胶囊

附：

杂质Ⅰ

$C_4H_5N_3O_2$　127.10

2-甲基-5-硝基咪唑

奥硝唑片

Aoxiaozuo Pian

Ornidazole Tablets

本品含奥硝唑($C_7H_{10}ClN_3O_3$)应为标示量的 93.0%～107.0%。

【性状】 本品为白色或类白色片或薄膜衣片，除去包衣后显白色或类白色。

【鉴别】 (1)取本品细粉适量(约相当于奥硝唑 0.1g)，加硫酸溶液(3→100)5ml，振摇使奥硝唑溶解，滤过，取滤液，加三硝基苯酚试液 2ml，即产生黄色沉淀。

(2)在含量测定项下记录的色谱图中，供试品溶液主峰的

保留时间应与对照品溶液主峰的保留时间一致。

(3)取本品细粉适量,加0.1mol/L盐酸溶液制成每1ml中约含奥硝唑20μg的溶液,滤过,取续滤液照紫外-可见分光光度法(通则0401)测定,在277nm的波长处有最大吸收,在242nm的波长处有最小吸收。

【检查】 **有关物质** 照高效液相色谱法(通则0512)测定。

供试品溶液 取本品20片,精密称定,研细,精密称取适量(约相当于奥硝唑100mg),置100ml量瓶中,加流动相振摇使奥硝唑溶解并稀释至刻度,摇匀,滤过,精密量取续滤液5ml,置50ml量瓶中,用流动相稀释至刻度,摇匀。

对照溶液 精密量取供试品溶液1ml,置100ml量瓶中,用流动相稀释至刻度,摇匀。

对照品溶液、系统适用性溶液、色谱条件、系统适用性要求与测定法 见奥硝唑有关物质项下。

限度 供试品溶液色谱图中如有杂质峰,各杂质峰面积的和不得大于对照溶液主峰面积(1.0%)。

溶出度 照溶出度与释放度测定法(通则0931第二法)测定。

溶出条件 以0.1mol/L盐酸溶液1000ml为溶出介质,转速为每分钟50转,依法操作,经30分钟时取样。

供试品溶液 取溶出液适量,滤过,精密量取续滤液适量,用溶出介质定量稀释制成每1ml中约含奥硝唑15μg的溶液。

对照品溶液 取奥硝唑对照品适量,精密称定,加溶出介质溶解并定量稀释制成每1ml中约含15μg的溶液。

测定法 取供试品溶液与对照品溶液,照紫外-可见分光光度法(通则0401),在277nm的波长处分别测定吸光度,计算每片的溶出量。

限度 标示量的80%,应符合规定。

其他 应符合片剂项下有关的各项规定(通则0101)。

【含量测定】 照高效液相色谱法(通则0512)测定。

对照品溶液 取奥硝唑对照品适量,精密称定,加流动相溶解并定量稀释制成每1ml中约含0.1mg的溶液。

系统适用性要求 系统适用性溶液色谱图中,热降解产物2峰(相对保留时间约为0.56)与奥硝唑峰之间的分离度应符合要求。

供试品溶液、系统适用性溶液与色谱条件 见有关物质项下。

测定法 精密量取供试品溶液与对照品溶液,分别注入液相色谱仪,记录色谱图。按外标法以峰面积计算。

【类别】 同奥硝唑。

【规格】 (1)0.1g (2)0.25g (3)0.5g

【贮藏】 遮光,密封保存。

奥硝唑阴道泡腾片

Aoxiaozuo Yindao Paotengpian

Ornidazole Vaginal Effervescent Tablets

本品含奥硝唑($C_7H_{10}ClN_3O_3$)应为标示量的93.0%~107.0%。

【性状】 本品为白色或类白色片,表面有轻微的隐斑。

【鉴别】 (1)取本品细粉适量(约相当于奥硝唑0.1g),加硫酸溶液(3→100)5ml,振摇使奥硝唑溶解,滤过,取滤液,加三硝基苯酚试液2ml,即产生黄色沉淀。

(2)在含量测定项下记录的色谱图中,供试品溶液主峰的保留时间应与对照品溶液主峰的保留时间一致。

(3)取本品细粉适量,加0.1mol/L盐酸溶液溶解并稀释制成每1ml中约含奥硝唑20μg的溶液,滤过,取续滤液照紫外-可见分光光度法(通则0401)测定,在277nm的波长处有最大吸收,在242nm的波长处有最小吸收。

【检查】 **酸度** 取本品5片,投入50ml水中,搅拌使奥硝唑溶解,依法测定(通则0631),pH值应为4.0~5.5。

有关物质 照高效液相色谱法(通则0512)测定。

供试品溶液 取本品10片,精密称定,研细,精密称取适量(约相当于奥硝唑100mg),置100ml量瓶中,加流动相振摇使奥硝唑溶解并稀释至刻度,摇匀,滤过,精密量取续滤液5ml,置50ml量瓶中,用流动相稀释至刻度,摇匀。

对照溶液 精密量取供试品溶液1ml,置100ml量瓶,用流动相稀释至刻度,摇匀。

对照品溶液、系统适用性溶液、色谱条件、系统适用性要求与测定法 见奥硝唑有关物质项下。

限度 供试品溶液色谱图中如有杂质峰,各杂质峰面积的和不得大于对照溶液主峰面积(1.0%)。

其他 除崩解时限不检查外,应符合片剂项下有关的各项规定(通则0101)。

【含量测定】 照高效液相色谱法(通则0512)测定。

对照品溶液 取奥硝唑对照品适量,精密称定,加流动相溶解并定量稀释制成每1ml中约含0.1mg的溶液。

系统适用性要求 系统适用性溶液色谱图中,热降解产物2峰(相对保留时间约为0.56)与奥硝唑峰之间的分离度应符合要求。

供试品溶液、系统适用性溶液与色谱条件 见有关物质项下。

测定法 精密量取供试品溶液与对照品溶液,分别注入液相色谱仪,记录色谱图。按外标法以峰面积计算。

【类别】 同奥硝唑。

【规格】 0.5g

【贮藏】 遮光,密封,在阴凉干燥处保存。

奥硝唑阴道栓

Aoxiaozuo Yindaoshuan

Ornidazole Vaginal Suppositories

本品含奥硝唑($C_7H_{10}ClN_3O_3$)应为标示量的 93.0%～107.0%。

【性状】 本品为类白色至淡黄色的栓剂。

【鉴别】 (1)取本品 1 粒，加硫酸溶液(3→100)10ml，水浴加热并振摇使奥硝唑溶解，放冷，滤过，取滤液，加三硝基苯酚试液 2ml，即产生黄色沉淀。

(2)在含量测定项下记录的色谱图中，供试品溶液主峰的保留时间应与对照品溶液主峰的保留时间一致。

(3)取本品，切成碎末，称取适量(约相当于奥硝唑 0.1g)，加乙醇 20ml，水浴加热并振摇使奥硝唑溶解，放冷，滤过，取滤液用乙醇稀释制成每 1ml 中约含奥硝唑 20μg 的溶液，照紫外-可见分光光度法(通则 0401)测定，在 230nm 与 312nm 的波长处有最大吸收，在 262nm 的波长处有最小吸收。

【检查】 应符合栓剂项下有关的各项规定(通则 0107)。

【含量测定】 照高效液相色谱法(通则 0512)测定。

供试品溶液 取本品 10 粒，精密称定，切成碎末，精密称取适量(约相当于奥硝唑 100mg)，置 200ml 量瓶中，加流动相适量，温水浴加热并振摇使奥硝唑溶解，放冷，用流动相稀释至刻度，置冰浴中冷却 1 小时，取出后立即滤过，精密量取放置至室温的续滤液 5ml，置 25ml 量瓶中，用流动相稀释至刻度，摇匀。

对照品溶液 取奥硝唑对照品适量，精密称定，加流动相溶解并定量稀释制成每 1ml 中约含 0.1mg 的溶液。

系统适用性溶液 取奥硝唑，加流动相溶解并稀释制成每 1ml 中约含 0.1mg 的溶液，取适量加热回流 1 小时，放冷。

色谱条件 用十八烷基硅烷键合硅胶为填充剂；以甲醇-水(20∶80)为流动相；检测波长为 318nm；进样体积为 20μl。

系统适用性要求 系统适用性溶液色谱图中，热降解产物 2 峰(相对保留时间约为 0.56)与奥硝唑峰之间的分离度应符合要求。

测定法 精密量取供试品溶液与对照品溶液，分别注入液相色谱仪，记录色谱图。按外标法以峰面积计算。

【类别】 同奥硝唑。

【规格】 0.5g

【贮藏】 遮光，密封，在阴凉处保存。

奥硝唑注射液

Aoxiaozuo Zhusheye

Ornidazole Injection

本品为奥硝唑的灭菌水溶液。含奥硝唑($C_7H_{10}ClN_3O_3$)应为标示量的 93.0%～107.0%。

【性状】 本品为微黄绿色至淡黄绿色的澄明液体。

【鉴别】 (1)取本品适量(约相当于奥硝唑 0.1g)，加硫酸溶液(3→100)5ml 及三硝基苯酚试液 2ml，即产生黄色沉淀。

(2)在含量测定项下记录的色谱图中，供试品溶液主峰的保留时间应与对照品溶液主峰的保留时间一致。

(3)取本品，用 0.1mol/L 盐酸溶液稀释制成每 1ml 中约含奥硝唑 20μg 的溶液，照紫外-可见分光光度法(通则 0401)测定，在 277nm 的波长处有最大吸收，在 242nm 的波长处有最小吸收。

【检查】 **pH 值** 应为 2.5～4.0(通则 0631)。

颜色 取本品，用水稀释制成每 1ml 中约含奥硝唑 50mg 的溶液，与黄绿色 3 号标准比色液(通则 0901 第一法)比较，不得更深。

有关物质 照高效液相色谱法(通则 0512)测定。

供试品溶液 精密量取本品适量，用流动相定量稀释制成每 1ml 中约含奥硝唑 0.1mg 的溶液。

对照溶液 精密量取供试品溶液 1ml，置 100ml 量瓶，用流动相稀释至刻度，摇匀。

对照品溶液、系统适用性溶液、色谱条件、系统适用性要求与测定法 见奥硝唑有关物质项下。

限度 供试品溶液色谱图中如有杂质峰，单个杂质峰面积不得大于对照溶液主峰面积的 0.5 倍(0.5%)，各杂质峰面积的和不得大于对照溶液主峰面积(1.0%)。

细菌内毒素 取本品，依法检查(通则 1143)，每 1mg 奥硝唑中含内毒素的量应小于 0.30EU。

其他 应符合注射剂项下有关的各项规定(通则 0102)。

【含量测定】 照高效液相色谱法(通则 0512)测定。

对照品溶液 取奥硝唑对照品适量，精密称定，加流动相溶解并定量稀释制成每 1ml 中约含 0.1mg 的溶液。

系统适用性要求 系统适用性溶液色谱图中，热降解产物 2 峰(相对保留时间约为 0.56)与奥硝唑峰之间的分离度应符合要求。

供试品溶液、系统适用性溶液与色谱条件 见有关物质项下。

测定法 精密量取供试品溶液与对照品溶液，分别注入液相色谱仪，记录色谱图。按外标法以峰面积计算。

【类别】 同奥硝唑。

【规格】 (1)5ml∶0.25g　(2)5ml∶0.5g　(3)10ml∶0.5g

【贮藏】 遮光,密闭,在凉暗处保存。

奥硝唑胶囊

Aoxiaozuo Jiaonang

Ornidazole Capsules

本品含奥硝唑($C_7H_{10}ClN_3O_3$)应为标示量的 93.0%～107.0%。

【性状】 本品内容物为白色至微黄色颗粒或粉末。

【鉴别】 (1)取本品内容物适量(约相当于奥硝唑 0.1g),加硫酸溶液(3→100)5ml,振摇使奥硝唑溶解,滤过,取滤液,加三硝基苯酚试液 2ml,即产生黄色沉淀。

(2)在含量测定项下记录的色谱图中,供试品溶液主峰的保留时间应与对照品溶液主峰的保留时间一致。

(3)取本品内容物适量,加 0.1mol/L 盐酸溶液制成每 1ml 中约含奥硝唑 20μg 的溶液,滤过,取续滤液照紫外-可见分光光度法(通则 0401)测定,在 277nm 的波长处有最大吸收,在 242nm 的波长处有最小吸收。

【检查】 **有关物质** 照高效液相色谱法(通则 0512)测定。

供试品溶液　取装量差异项下的内容物,研细,混合均匀,精密称取适量(约相当于奥硝唑 100mg),置 100ml 量瓶中,加流动相振摇使奥硝唑溶解并稀释至刻度,摇匀,滤过,精密量取续滤液 5ml,置 50ml 量瓶中,用流动相稀释至刻度,摇匀。

对照溶液　精密量取供试品溶液 1ml,置 100ml 量瓶,用流动相稀释至刻度,摇匀。

对照品溶液、系统适用性溶液、色谱条件、系统适用性要求与测定法　见奥硝唑有关物质项下。

限度　供试品溶液色谱图中如有杂质峰,各杂质峰面积的和不得大于对照溶液主峰面积(1.0%)。

溶出度 照溶出度与释放度测定法(通则 0931 第二法)测定。

溶出条件　以 0.1mol/L 盐酸溶液 1000ml 为溶出介质,转速为每分钟 50 转,依法操作,经 30 分钟时取样。

供试品溶液　取溶出液 10ml 滤过,精密量取续滤液适量,用溶出介质定量稀释制成每 1ml 中约含奥硝唑 15μg 的溶液。

对照品溶液　取奥硝唑对照品适量,精密称定,加溶出介质溶解并定量稀释制成每 1ml 中约含 15μg 的溶液。

测定法　取供试品溶液与对照品溶液,照紫外-可见分光光度法(通则 0401),在 277nm 的波长处分别测定吸光度,计算每粒的溶出量。

限度　标示量的 80%,应符合规定。

其他 应符合胶囊剂项下有关的各项规定(通则 0103)。

【含量测定】 照高效液相色谱法(通则 0512)测定。

对照品溶液 取奥硝唑对照品适量,精密称定,加流动相溶解并定量稀释制成每 1ml 中约含 0.1mg 的溶液。

系统适用性要求 系统适用性溶液色谱图中,热降解产物 2 峰(相对保留时间约为 0.56)与奥硝唑峰之间的分离度应符合要求。

供试品溶液、系统适用性溶液与色谱条件 见有关物质项下。

测定法 精密量取供试品溶液与对照品溶液,分别注入液相色谱仪,记录色谱图。按外标法以峰面积计算。

【类别】 同奥硝唑。

【规格】 (1)0.1g　(2)0.125g　(3)0.25g

【贮藏】 遮光,密封保存。

奥氮平

Aodanping

Olanzapine

$C_{17}H_{20}N_4S$　312.43

本品为 2-甲基-4-(4-甲基-1-哌嗪基)-10*H*-噻吩并[2,3-*b*][1,5]苯二氮杂䓬。按干燥品计算,含 $C_{17}H_{20}N_4S$ 应为 98.0%～102.0%。

【性状】 本品为黄色结晶性粉末。

本品在丙酮或三氯甲烷中略溶,在甲醇中微溶,在水中几乎不溶。

熔点 本品的熔点(通则 0612)为 191～196℃。

吸收系数 取本品适量,精密称定,加 0.1mol/L 盐酸溶液溶解并定量稀释制成每 1ml 中约含 8μg 的溶液,照紫外-可见分光光度法(通则 0401),在 259nm 的波长处测定吸光度,吸收系数($E_{1cm}^{1\%}$)为 723～767。

【鉴别】 (1)取本品适量,置试管中加热,产生的气体能使湿润的醋酸铅试纸变黑。

(2)在含量测定项下记录的色谱图中,供试品溶液主峰的保留时间应与对照品溶液主峰的保留时间一致。

(3)本品的红外光吸收图谱应与对照品的图谱一致(通则 0402)。

【检查】　有关物质　照高效液相色谱法(通则 0512)测定。临用新制。

溶剂　乙二胺四醋酸二钠溶液(取乙二胺四醋酸二钠约18.6mg,加 1000ml 十二烷基硫酸钠溶液使溶解)-乙腈(60∶40)。

供试品溶液　取本品约 10mg,精密称定,置 25ml 量瓶中,加溶剂适量,充分振摇使溶解,用溶剂稀释至刻度,摇匀。

对照溶液　精密量取供试品溶液 1ml,置 200ml 量瓶中,用溶剂稀释至刻度,摇匀。

杂质Ⅰ对照品溶液　取杂质Ⅰ对照品适量,精密称定,加溶剂溶解并定量稀释制成每 1ml 中约含 0.6μg 的溶液。

灵敏度溶液　精密量取对照溶液 1ml,置 10ml 量瓶中,用溶剂稀释至刻度,摇匀。

色谱条件　用辛基硅烷键合硅胶(Agilent Eclipse XDB C8,4.6mm×250mm ,5μm 或效能相当的色谱柱)为填充剂;以十二烷基硫酸钠溶液(取磷酸 3.3ml,置 1000ml 水中,用50%氢氧化钠溶液调节 pH 值至 2.5,加十二烷基硫酸钠8.7g,搅拌使溶解)-乙腈(55∶45)为流动相 A,上述十二烷基硫酸钠溶液-乙腈(30∶70)为流动相 B;检测波长为 220nm;流速为每分钟 1.5ml;按下表进行梯度洗脱;进样体积 20μl。

时间(分钟)	流动相 A(%)	流动相 B(%)
0	100	0
10	100	0
20	0	100
25	0	100
27	100	0
35	100	0

系统适用性要求　调节流动相 A 中乙腈比例,使主成分色谱峰的保留时间为 18～20 分钟。灵敏度溶液色谱图中,主成分峰高信噪比应大于 10。

测定法　精密量取供试品溶液、对照溶液与杂质Ⅰ对照品溶液,分别注入液相色谱仪,记录色谱图。

限度　供试品溶液色谱图中如有与杂质Ⅰ保留时间一致的色谱峰,按外标法以峰面积计算,不得过 0.15%,其他单个杂质峰面积不得大于对照溶液主峰面积的 0.3 倍(0.15%),其他各杂质峰面积与杂质Ⅰ峰面积乘以 0.44 的和不得大于对照溶液主峰面积的 0.8 倍(0.4%),小于灵敏度溶液主峰面积的色谱峰忽略不计(0.05%)。

残留溶剂　照残留溶剂测定法(通则 0861 第二法)测定。

供试品溶液　取本品约 0.5g,精密称定,置顶空瓶中,精密加 *N*,*N*-二甲基甲酰胺 5ml 使溶解,密封。

对照品溶液　取乙醇、丙酮、二氯甲烷与甲苯各适量,精密称定,用 *N*,*N*-二甲基甲酰胺定量稀释制成每 1ml 中约含乙醇 500μg、丙酮 500μg、二氯甲烷 60μg 与甲苯 89μg 的混合溶液,精密量取 5ml,置顶空瓶中,密封。

色谱条件　以 6%氰丙基苯基-94%二甲基聚硅氧烷(或极性相近)为固定液的毛细管柱为色谱柱;起始温度为 40℃,维持 5 分钟,以每分钟 20℃的速率升温至 180℃,维持 2 分钟;进样口温度为 200℃;检测器温度为 300℃;顶空瓶平衡温度为 85℃,平衡时间为 30 分钟。

系统适用性要求　对照品溶液色谱图中,各成分峰之间的分离度均应符合要求。

测定法　取供试品溶液与对照品溶液分别顶空进样,记录色谱图。

限度　按外标法以峰面积计算,乙醇、丙酮、二氯甲烷与甲苯的残留量均应符合规定。

干燥失重　取本品,在 105℃干燥至恒重,减失重量不得过 1.0%(通则 0831)。

炽灼残渣　取本品 1.0g,依法检查(通则 0841),遗留残渣不得过 0.1%。

重金属　取炽灼残渣项下遗留的残渣,依法检查(通则 0821 第二法),含重金属不得过百万分之二十。

【含量测定】　照高效液相色谱法(通则 0512)测定。

供试品溶液　取本品约 10mg,精密称定,置 50ml 量瓶中,加流动相适量,超声使溶解,放冷,用流动相稀释至刻度,摇匀,精密量取 5ml,置 50ml 量瓶中,用流动相稀释至刻度,摇匀。

对照品溶液　取奥氮平对照品适量,精密称定,加流动相溶解并定量稀释制成每 1ml 中约含 20μg 的溶液。

色谱条件　用十八烷基硅烷键合硅胶为填充剂;以磷酸盐缓冲液(取磷酸二氢钠 6.8g,加水 800ml 使溶解,加三乙胺 10ml,用磷酸调节 pH 值至 6.0,加水至 1000ml)-甲醇-乙腈(25∶10∶10)为流动相,检测波长为 254nm;进样体积 20μl。

系统适用性要求　理论板数按奥氮平峰计算不低于3000。

测定法　精密量取供试品溶液与对照品溶液,分别注入液相色谱仪,记录色谱图。按外标法以峰面积计算。

【类别】　抗精神病药。

【贮藏】　遮光,密封保存。

【制剂】　奥氮平片

附:

杂质Ⅰ

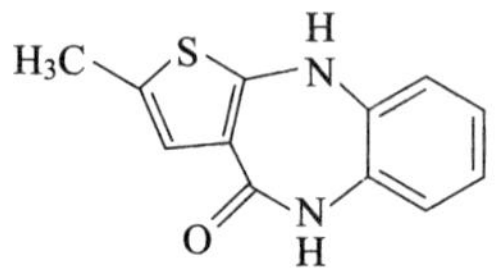

$C_{12}H_{10}N_2OS$　230.29

2-甲基-5,10-二氢-4*H*-噻吩并[2,3-*b*][1,5]苯二氮杂䓬-4-酮

奥氮平片

Aodanping Pian

Olanzapine Tablets

本品含奥氮平($C_{17}H_{20}N_4S$)应为标示量的 90.0%～110.0%。

【性状】 本品为薄膜衣片,除去包衣后显淡黄色至黄色。

【鉴别】 (1)取本品细粉适量,置试管中加热,产生的气体能使湿润醋酸铅试纸变黑。

(2)在含量测定项下记录的色谱图中,供试品溶液主峰的保留时间应与对照品溶液主峰的保留时间一致。

【检查】 **有关物质** 照高效液相色谱法(通则 0512)测定。临用新制。

供试品溶液 取本品细粉适量(约相当于奥氮平 10mg),精密称定,置 25ml 量瓶中,加溶剂适量,充分振摇使奥氮平溶解,用溶剂稀释至刻度,摇匀,滤过,取续滤液。

对照溶液 精密量取供试品溶液 1ml,置 200ml 量瓶中,用溶剂稀释至刻度,摇匀。

杂质Ⅰ对照品溶液 取杂质Ⅰ对照品适量,精密称定,加溶剂溶解并定量稀释制成每 1ml 中约含 4μg 的溶液。

灵敏度溶液 精密量取对照溶液 1ml,置 10ml 量瓶中,用溶剂稀释至刻度,摇匀。

溶剂、色谱条件、系统适用性要求与测定法 见奥氮平有关物质项下。

限度 供试品溶液色谱图中如有与杂质Ⅰ保留时间一致的色谱峰,按外标法以峰面积计算,不得过奥氮平标示量的 1.0%,其他单个杂质峰面积不得大于对照溶液主峰面积(0.5%),其他各杂质峰面积与杂质Ⅰ峰面积乘以 0.44 的和不得大于对照溶液主峰面积的 4 倍(2.0%),小于灵敏度溶液主峰面积的色谱峰忽略不计(0.05%)。

含量均匀度 以含量测定项下测定的每片含量计算,应符合规定(通则 0941)。

溶出度 照溶出度与释放度测定法(通则 0931 第二法)测定。

溶出条件 以 0.1mol/L 盐酸溶液 1000ml 为溶出介质,转速为每分钟 50 转,依法操作,经 30 分钟时取样。

供试品溶液 取溶出液,滤过,取续滤液。

对照品溶液 取奥氮平对照品适量,精密称定,加 0.1mol/L 盐酸溶液溶解并定量稀释制成每 1ml 中约含 8μg 的溶液。

测定法 取供试品溶液与对照品溶液,照紫外-可见分光光度法(通则 0401),在 259nm 的波长处分别测定吸光度,计算每片的溶出量。

限度 标示量的 80%,应符合规定。

【含量测定】 照高效液相色谱法(通则 0512)测定。

供试品溶液 取本品 10 片,分别置 50ml 量瓶中,加流动相适量,超声使溶解,放冷,用流动相稀释至刻度,摇匀,滤过,精密量取续滤液 5ml,置 50ml 量瓶(10mg 规格)或 25ml 量瓶(5mg 规格)中,用流动相稀释至刻度,摇匀。

对照品溶液、色谱条件、系统适用性要求与测定法 见奥氮平含量测定项下。

【类别】 同奥氮平。

【规格】 (1)5mg (2)10mg

【贮藏】 遮光,密封,在阴凉处保存。

舒巴坦钠

Shubatanna

Sulbactam Sodium

$C_8H_{10}NNaO_5S$ 255.22

本品为(2*S*,5*R*)-3,3-二甲基-7-氧代-4-硫杂-1-氮杂双环[3.2.0]庚烷-2-羧酸钠-4,4-二氧化物。按无水物计算,含舒巴坦($C_8H_{11}NO_5S$)不得少于 88.6%。

【性状】 本品为白色或类白色结晶性粉末;微有特臭。

本品在水中易溶,在甲醇中略溶,在乙醇中极微溶解,在丙酮或乙酸乙酯中几乎不溶。

比旋度 取本品,精密称定,加水溶解并定量稀释制成每 1ml 中约含 10mg 的溶液,依法测定(通则 0621),比旋度为 +223°至 +237°。

【鉴别】 (1)在含量测定项下记录的色谱图中,供试品溶液主峰的保留时间应与对照品溶液主峰的保留时间一致。

(2)本品的红外光吸收图谱应与对照的图谱(光谱集 509 图)一致。

(3)本品显钠盐鉴别(1)的反应(通则 0301)。

【检查】 **溶液的澄清度与颜色** 取本品 5 份,各 0.30g,分别加水 5ml 溶解,溶液应澄清无色;如显浑浊,与 1 号浊度标准液(通则 0902 第一法)比较,均不得更浓;如显色,与黄色或黄绿色 3 号标准比色液(通则 0901 第一法)比较,均不得更深。

酸度 取本品,加水制成每 1ml 中约含 50mg 的溶液,依法测定(通则 0631),pH 值应为 4.5～6.5。

有关物质 照高效液相色谱法(通则 0512)测定。

供试品溶液 取本品适量,加流动相 A 溶解并稀释制成每 1ml 中约含 2.5mg 的溶液。

对照溶液 精密量取供试品溶液适量,用流动相 A 定量稀释制成每 1ml 中约含 2.5μg 的溶液。

系统适用性溶液 取舒巴坦钠约 20mg,置 50ml 量瓶中,加水 2ml 及 0.1mol/L 氢氧化钠溶液 0.5ml 使溶解,室温放置 10 分钟，加 0.1mol/L 盐酸溶液 0.5ml 及 6-氨基青霉烷酸溶液(0.015→50)1ml，用含量测定项下流动相稀释至刻度，摇匀。

色谱条件　用十八烷基硅烷键合硅胶为填充剂；流动相 A 为 5.44g/L 磷酸二氢钾溶液(用 1mol/L 磷酸溶液调节 pH 值至 4.0)，流动相 B 为乙腈，按下表进行线性梯度洗脱；检测波长为 215nm；进样体积为 20μl。

时间(分钟)	流动相 A(%)	流动相 B(%)
0	98	2
7.5	50	50
8.5	50	50
9.0	98	2
13.0	98	2

系统适用性要求　系统适用性溶液色谱图中，2-氨基-3-甲基-3-亚磺基丁酸、6-氨基青霉烷酸及舒巴坦依次出峰，舒巴坦峰的保留时间约为 5～6 分钟，2-氨基-3-甲基-3-亚磺基丁酸峰与 6-氨基青霉烷酸峰之间的分离度应大于 4.0，6-氨基青霉烷酸峰与舒巴坦峰间的分离度应大于 6.0。

测定法　精密量取供试品溶液与对照溶液，分别注入液相色谱仪，记录色谱图。

限度　供试品溶液色谱图中如有杂质峰，2-氨基-3-甲基-3-亚磺基丁酸校正后的峰面积(乘以校正因子 0.6)不得大于对照溶液主峰面积的 5 倍(0.5%)；6-氨基青霉烷酸校正后的峰面积(乘以校正因子 0.5)不得大于对照溶液主峰面积(0.1%)；其他各杂质峰面积的和不得大于对照溶液主峰面积的 8 倍(0.8%)，小于对照溶液主峰面积 0.5 倍的峰忽略不计。

2-乙基己酸　取本品，依法检查(通则 0873)，不得过 0.5%。

水分　取本品，照水分测定法(通则 0832 第一法 1)测定，含水分不得过 1.0%。

重金属　取本品，依法检查(通则 0821 第一法)，含重金属不得过百万分之二十。

可见异物　取本品 5 份，每份各 2.0g，加微粒检查用水溶解，依法检查(通则 0904)，应符合规定。(供无菌分装用)

不溶性微粒　取本品适量，加微粒检查用水溶解并定量稀释制成每 1ml 中约含 0.1g 的溶液，静置 10 分钟后，依法测定(通则 0903)，每 1g 样品中，含 10μm 及 10μm 以上的微粒不得过 6000 粒，含 25μm 及 25μm 以上的微粒不得过 600 粒。(供无菌分装用)

细菌内毒素　取本品，依法检查(通则 1143)，每 1mg 舒巴坦中含内毒素的量应小于 0.10EU。(供注射用)

无菌　取本品，用适宜溶剂溶解并稀释后，经薄膜过滤法处理，依法检查(通则 1101)，应符合规定。(供无菌分装用)

【含量测定】　照高效液相色谱法(通则 0512)测定。

供试品溶液　取本品适量，精密称定，加流动相溶解并定量稀释制成每 1ml 中约含舒巴坦 0.7mg 的溶液。

对照品溶液　取舒巴坦对照品适量，精密称定，加流动相溶解并定量稀释制成每 1ml 中约含舒巴坦 0.7mg 的溶液。

系统适用性溶液　见有关物质项下。

色谱条件　用十八烷基硅烷键合硅胶为填充剂；以 5.44g/L 磷酸二氢钾溶液(用 1mol/L 磷酸溶液调节 pH 值至 4.0)-乙腈(98∶2)为流动相；检测波长为 215nm；进样体积 10μl。

系统适用性要求　系统适用性溶液色谱图中，舒巴坦峰与 6-氨基青霉烷酸峰之间的分离度应大于 4.0，舒巴坦峰的拖尾因子应不大于 2.0。

测定法　精密量取供试品溶液与对照品溶液，分别注入液相色谱仪，记录色谱图。按外标法以峰面积计算供试品中 $C_8H_{11}NO_5S$ 的含量。

【类别】　β-内酰胺酶抑制药。

【贮藏】　严封，在阴凉干燥处保存。

【制剂】　(1)注射用舒巴坦钠　(2)注射用头孢哌酮钠舒巴坦钠　(3)注射用氨苄西林钠舒巴坦钠

注射用舒巴坦钠

Zhusheyong Shubatanna

Sulbactam Sodium for Injection

本品为舒巴坦钠的无菌粉末。按无水物计算，含舒巴坦($C_8H_{11}NO_5S$)不得少于 88.6%；按平均装量计算，含舒巴坦($C_8H_{11}NO_5S$)应为标示量的 90.0%～110.0%。

【性状】　本品为白色或类白色结晶性粉末；微有特臭。

【鉴别】　照舒巴坦钠项下的鉴别试验，显相同的结果。

【检查】　**溶液的澄清度与颜色**　取本品 5 瓶，按标示量分别加水制成每 1ml 中约含 50mg 溶液，溶液应澄清无色，如显浑浊，与 1 号浊度标准液(通则 0902 第一法)比较，均不得更浓；如显色，与黄色或黄绿色 3 号标准比色液(通则 0901 第一法)比较，均不得更深。

不溶性微粒　取本品，按标示量加微粒检查用水制成每 1ml 中含 100mg 的溶液，静置 10 分钟后，依法检查(通则 0903)，标示量为 1.0g 以下的折算为每 1g 样品中含 10μm 及 10μm 以上的微粒不得过 6000 粒，含 25μm 及 25μm 以上的微粒不得过 600 粒；标示量为 1.0g 以上(包括 1.0g)每个供试品容器中含 10μm 及 10μm 以上的微粒不得过 6000 粒，含 25μm 及 25μm 以上的微粒不得过 600 粒。

无菌　取本品，用 0.9%无菌氯化钠溶液溶解并稀释制成每 1ml 中约含 2mg 的溶液，经薄膜过滤法处理，用无菌 pH 7.0 氯化钠-蛋白胨缓冲液分次冲洗(每膜不少于 200ml)，以金黄色葡萄球菌为阳性对照菌，依法检查(通则 1101)，应符合规定。

有关物质　照高效液相色谱法(通则 0512)测定。

供试品溶液　取本品适量，加流动相 A 溶解并稀释制成每 1ml 中约含舒巴坦 2.5mg 的溶液。

对照溶液　精密量取供试品溶液适量，用流动相 A 定量稀释制成每 1ml 中约含舒巴坦 2.5μg 的溶液。

系统适用性溶液、色谱条件、系统适用性要求、测定法与限度　见舒巴坦钠有关物质项下。

酸度、水分与细菌内毒素　照舒巴坦钠项下的方法检查，均应符合规定。

其他　应符合注射剂项下有关的各项规定（通则 0102）。

【含量测定】　照高效液相色谱法（通则 0512）测定。

供试品溶液　取装量差异项下的内容物适量，精密称定，加流动相溶解并定量稀释制成每 1ml 中约含舒巴坦 0.7mg 的溶液。

对照品溶液、系统适用性溶液、色谱条件、系统适用性要求与测定法　见舒巴坦钠含量测定项下。

【类别】　同舒巴坦钠。

【规格】　按 $C_8H_{11}NO_5S$ 计　（1）0.25g　（2）0.5g　（3）1.0g

【贮藏】　密闭，在阴凉干燥处保存。

注射用头孢哌酮钠舒巴坦钠

Zhusheyong Toubaopaitongna Shubatanna

Cefoperazone Sodium and Sulbactam Sodium for Injection

本品为头孢哌酮钠与舒巴坦钠［头孢哌酮（$C_{25}H_{27}N_9O_8S_2$）和舒巴坦（$C_8H_{11}NO_5S$）标示量之比为 1∶1 或 2∶1］均匀混合的无菌粉末。按无水物计算，每 1mg 中含头孢哌酮（$C_{25}H_{27}N_9O_8S_2$）和舒巴坦（$C_8H_{11}NO_5S$）分别不得少于 435μg 和 445μg（配比为 1∶1）或分别不得少于 588μg 和 294μg（配比为 2∶1）；按平均装量计算，含头孢哌酮（$C_{25}H_{27}N_9O_8S_2$）与舒巴坦（$C_8H_{11}NO_5S$）均应为标示量的 90.0%～110.0%。

【性状】　本品为白色或类白色的粉末。

【鉴别】　（1）照薄层色谱法（通则 0502）试验。

供试品溶液　取本品 1 瓶，加水 5ml 振摇使溶解，再用 75%乙醇稀释制成每 1ml 中约含舒巴坦 10mg 的溶液。

对照品溶液　取舒巴坦对照品和头孢哌酮对照品各适量，加磷酸盐缓冲液（取 0.2mol/L 磷酸二氢钠溶液 39.0ml 与 0.2mol/L 磷酸氢二钠溶液 61.0ml，混匀，用磷酸调节 pH 值至 7.0）适量使溶解，再用 75%乙醇稀释制成与供试品溶液浓度相同的溶液。

系统适用性溶液　取头孢哌酮对照品、舒巴坦对照品和头孢唑林对照品适量，加上述磷酸盐缓冲液使溶解，以 75%乙醇稀释制成每 1ml 中约含头孢哌酮、舒巴坦和头孢唑林各 10mg 的溶液。

色谱条件　采用硅胶 GF_{254} 薄层板，以乙酸乙酯-丙酮-醋酸-水（5∶2∶2∶1）为展开剂。

测定法　吸取上述三种溶液各 2μl，分别点于同一薄层板上，展开，晾干，先置紫外光灯（254nm）下检视，再置碘蒸气中显色。

系统适用性要求　系统适用性溶液应显三个清晰分离的斑点。

结果判定　供试品溶液所显两个主斑点的位置和颜色应分别与对照品溶液两个主斑点的位置和颜色相同。

（2）在含量测定项下记录的色谱图中，供试品溶液两个主峰的保留时间应分别与对照品溶液中相应两个主峰的保留时间一致。

（3）本品显钠盐鉴别（1）的反应（通则 0301）。

以上（1）、（2）两项可选做一项。

【检查】　**酸度**　取本品，加水制成每 1ml 中约含头孢哌酮 125mg 的溶液，依法测定（通则 0631），pH 值应为 3.5～6.5。

溶液的澄清度与颜色　取本品 5 瓶，分别加水制成每 1ml 中含头孢哌酮 50mg 的溶液，溶液应澄清无色；如显浑浊，与 1 号浊度标准液（通则 0902 第一法）比较，均不得更浓；如显色，与黄色或黄绿色 4 号标准比色液（通则 0901 第一法）比较，均不得更深。

有关物质　照高效液相色谱法（通则 0512）测定。临用新制。

磷酸盐缓冲液　0.2mol/L 的磷酸二氢钠溶液-0.2mol/L 磷酸氢二钠溶液（39∶61）。

供试品溶液　取本品适量，精密称定，加流动相溶解并定量稀释制成每 1ml 中约含 4mg 的溶液。

对照溶液　精密量取供试品溶液 1ml，置 100ml 量瓶中，用流动相稀释至刻度，摇匀。

混合杂质对照品溶液　取头孢哌酮杂质 A 对照品和头孢哌酮杂质 C 对照品各适量，精密称定，加流动相溶解并定量稀释制成每 1ml 中各约含 15μg 的溶液。

系统适用性溶液　取头孢哌酮对照品和舒巴坦对照品各适量，用少量磷酸盐缓冲液溶解，再用流动相稀释制成每 1ml 中各约含 1mg 的溶液，在 60℃水浴中加热 30 分钟。

色谱条件　用十八烷基硅烷键合硅胶为填充剂；以 0.005mol/L 氢氧化四丁基铵溶液（取 40%氢氧化四丁基铵溶液 6.6ml，加水 1800ml 后，用 1mol/L 磷酸溶液调节 pH 值至 4.0，再用水稀释至 2000ml）-乙腈（750∶250）为流动相；检测波长为 220nm；进样体积为 10μl。

系统适用性要求　系统适用性溶液色谱图中，头孢哌酮降解物峰（与舒巴坦峰相对保留时间约为 0.9）与舒巴坦峰之间、头孢哌酮峰与相邻杂质峰之间的分离度均应符合要求。

测定法　精密量取供试品溶液、对照溶液与混合杂质对照品溶液，分别注入液相色谱仪，记录色谱图至头孢哌酮峰保留时间的 3 倍。

限度　供试品溶液色谱图中如有杂质峰，头孢哌酮杂质 A 按外标法以峰面积计算，不得过 1.5%（配比为 1：1）或 2.0%（配比为 2：1）；头孢哌酮杂质 C 按外标法以峰面积计算，不得过 0.5%（配比为 1：1）或 0.6%（配比为 2：1）；其他单个杂质峰面积不得大于对照溶液中两主峰面积和的 1.5 倍（1.5%，配比为 1：1）或 2 倍（2.0%，配比为 2：1），其他各杂质峰面积的和不得大于对照溶液中两主峰面积和的 3 倍（3.0%），小于对照溶液中两主峰面积和 0.05 倍的峰忽略不计。

水分　取本品，照水分测定法（通则 0832 第一法 1）测定，含水分不得过 4.0%。

细菌内毒素　取本品，依法检查（通则 1143），每 1mg 本品中含内毒素的量应小于 0.050EU。

无菌　取本品，用适宜溶剂溶解并稀释后，经薄膜过滤法处理，依法检查（通则 1101），应符合规定。

其他　应符合注射剂项下有关的各项规定（通则 0102）。

【含量测定】　照高效液相色谱法（通则 0512）测定。临用新制。

供试品溶液　取装量差异项下的内容物，混合均匀，精密称取适量（约相当于头孢哌酮 0.1g），置 200ml 量瓶中，加流动相溶解并稀释至刻度，摇匀。

对照品溶液　取头孢哌酮对照品及舒巴坦对照品各适量，精密称定，加磷酸盐缓冲液适量使溶解，再用流动相定量稀释制成与供试品溶液浓度相同的溶液。

磷酸盐缓冲液、系统适用性溶液、色谱条件与系统适用性要求　见有关物质项下。

测定法　精密量取供试品溶液与对照品溶液，分别注入液相色谱仪，记录色谱图。按外标法以峰面积计算出供试品中 $C_{25}H_{27}N_9O_8S_2$ 和 $C_8H_{11}NO_5S$ 的含量。

【类别】　β-内酰胺类抗生素。

【规格】　（1）①0.5g（$C_{25}H_{27}N_9O_8S_2$ 0.25g 与 $C_8H_{11}NO_5S$ 0.25g）

②0.75g（$C_{25}H_{27}N_9O_8S_2$ 0.375g 与 $C_8H_{11}NO_5S$ 0.375g）

③1.0g（$C_{25}H_{27}N_9O_8S_2$ 0.5g 与 $C_8H_{11}NO_5S$ 0.5g）

④1.5g（$C_{25}H_{27}N_9O_8S_2$ 0.75g 与 $C_8H_{11}NO_5S$ 0.75g）

⑤2.0g（$C_{25}H_{27}N_9O_8S_2$ 1.0g 与 $C_8H_{11}NO_5S$ 1.0g）

⑥3.0g（$C_{25}H_{27}N_9O_8S_2$ 1.5g 与 $C_8H_{11}NO_5S$ 1.5g）

⑦4.0g（$C_{25}H_{27}N_9O_8S_2$ 2.0g 与 $C_8H_{11}NO_5S$ 2.0g）

（2）①0.75g（$C_{25}H_{27}N_9O_8S_2$ 0.5g 与 $C_8H_{11}NO_5S$ 0.25g）

②1.5g（$C_{25}H_{27}N_9O_8S_2$ 1.0g 与 $C_8H_{11}NO_5S$ 0.5g）

③2.25g（$C_{25}H_{27}N_9O_8S_2$ 1.5g 与 $C_8H_{11}NO_5S$ 0.75g）

④3.0g（$C_{25}H_{27}N_9O_8S_2$ 2.0g 与 $C_8H_{11}NO_5S$ 1.0g）

【贮藏】　密闭，在凉暗干燥处保存。

注射用氨苄西林钠舒巴坦钠

Zhusheyong Anbianxilinna Shubatanna

Ampicillin Sodium and Sulbactam Sodium for Injection

本品为氨苄西林钠和舒巴坦钠［氨苄西林（按 $C_{16}H_{19}N_3O_4S$ 计）和舒巴坦（$C_8H_{11}NO_5S$）标示量之比为 2：1］均匀混合的无菌粉末。按无水物计算，每 1mg 中含氨苄西林（按 $C_{16}H_{19}N_3O_4S$ 计）和舒巴坦（$C_8H_{11}NO_5S$）分别不得少于 563μg 和 280μg；按平均装量计算，含氨苄西林（按 $C_{16}H_{19}N_3O_4S$ 计）和舒巴坦（$C_8H_{11}NO_5S$）均应为标示量的 90.0%～110.0%。

【性状】　本品为白色或类白色的粉末或结晶性粉末。

【鉴别】　（1）在含量测定项下记录的色谱图中，供试品溶液两个主峰的保留时间应分别与对照品溶液中相应两个主峰的保留时间一致。

（2）本品显钠盐鉴别（1）的反应（通则 0301）。

【检查】　**碱度**　取本品，加水制成每 1ml 中含氨苄西林（按 $C_{16}H_{19}N_3O_4S$ 计）10mg 和舒巴坦 5mg 的溶液，依法测定（通则 0631），pH 值应为 8.0～10.0。

溶液的澄清度与颜色　取本品 5 瓶，按标示量分别加水制成每 1ml 中含 0.15g 的溶液，溶液应澄清无色；如显浑浊，与 1 号浊度标准液（通则 0902 第一法）比较，均不得更浓；如显色，与黄色或黄绿色 5 号标准比色液（通则 0901 第一法）比较，均不得更深。

有关物质　照高效液相色谱法（通则 0512）测定。

供试品溶液　取本品适量，加流动相 A 溶解并稀释制成每 1ml 中约含氨苄西林（按 $C_{16}H_{19}N_3O_4S$ 计）3mg 的溶液（从溶液配制到进样应控制在 2 小时内）。

对照溶液　精密量取供试品溶液 1ml，置 100ml 量瓶中，用流动相 A 稀释至刻度，摇匀。

系统适用性溶液（1）　取供试品溶液适量，置 60℃ 水浴中加热 1 小时，取出，放冷。

系统适用性溶液（2）　取氨苄西林对照品 6mg 和舒巴坦对照品 3mg，分别加 0.01mol/L 氢氧化钠溶液 10ml 溶解后，室温放置 30 分钟，用 1mol/L 磷酸溶液调节 pH 值至 4.0±0.1；取上述两种溶液各 5ml，置内含氨苄西林 5mg 和舒巴坦 2.5mg 的 25ml 量瓶中，振摇使溶解，再用含量测定项下的流动相稀释至刻度，摇匀。

色谱条件　用十八烷基硅烷键合硅胶为填充剂，流动相 A 为 0.02mol/L 磷酸二氢钠溶液（用 1mol/L 磷酸溶液调节 pH 值至 4.0±0.1），流动相 B 为乙腈，按下表进行线性梯度洗脱；检测波长为 230nm；进样体积为 10μl。

时间(分钟)	流动相A(%)	流动相B(%)
0	93	7
10	93	7
40	60	40
50	60	40
51	93	7
60	93	7

系统适用性要求　系统适用性溶液(1)色谱图中,舒巴坦峰和氨苄西林峰之间应能检出2～3个杂质峰;主峰与相邻杂质峰之间的分离度均应符合要求;与氨苄西林峰相对保留时间约1.7倍处的较大杂质峰为氨苄西林二聚物峰。系统适用性溶液(2)色谱图中,出峰顺序依次为舒巴坦的碱性降解产物、舒巴坦、氨苄西林的碱性降解产物、氨苄西林,各峰之间的分离度均应符合要求。

测定法　精密量取供试品溶液与对照溶液,分别注入液相色谱仪,记录色谱图。

限度　供试品溶液色谱图中如有杂质峰,氨苄西林二聚物峰面积不得大于对照溶液中氨苄西林峰面积的4.5倍(4.5%);其他单个杂质峰面积不得大于对照溶液中两个主峰面积之和(1.0%),其他各杂质峰面积的和不得大于对照溶液中两个主峰面积之和的3倍(3.0%),小于对照溶液两个主峰面积之和0.05倍的峰忽略不计。

水分　取本品适量,照水分测定法(通则0832第一法1)测定,含水分不得过2.0%。

细菌内毒素　取本品,依法检查(通则1143),每1mg本品中含内毒素的量应小于0.10EU。

不溶性微粒　取本品,按标示量加微粒检查用水制成每1ml中含45mg的溶液,依法检查(通则0903),标示量为1.0g以下的折算为每1g样品中含10μm及10μm以上的微粒不得过6000粒,含25μm及25μm以上的微粒不得过600粒;标示量为1.0g以上(包括1.0g)每个供试品容器中含10μm及10μm以上的微粒不得过6000粒,含25μm及25μm以上的微粒不得过600粒。

无菌　取本品,用适宜溶剂溶解并稀释后,经薄膜过滤法处理,依法检查(通则1101),应符合规定。

其他　应符合注射剂项下有关的各项规定(通则0102)。

【含量测定】　照高效液相色谱法(通则0512)测定。

供试品溶液　取装量差异项下的内容物适量,精密称定,加流动相溶解并定量稀释制成每1ml中约含氨苄西林(按$C_{16}H_{19}N_3O_4S$计)0.6mg和舒巴坦0.3mg的溶液。

对照品溶液　取氨苄西林对照品与舒巴坦对照品各适量,精密称定,加流动相溶解并定量稀释制成每1ml中约含氨苄西林(按$C_{16}H_{19}N_3O_4S$计)0.6mg和舒巴坦0.3mg的溶液。

系统适用性溶液　见有关物质项下系统适用性溶液(2)。

色谱条件　用十八烷基硅烷键合硅胶为填充剂;以0.02mol/L磷酸二氢钠溶液(用1mol/L磷酸溶液调节pH值至4.0±0.1)-乙腈(92∶8)为流动相;检测波长为230nm;进样体积为10μl。

系统适用性要求　氨苄西林的保留时间应在6分钟以上。系统适用性溶液色谱图中,出峰顺序依次为舒巴坦的碱性降解产物、舒巴坦、氨苄西林的碱性降解产物、氨苄西林。舒巴坦的碱性降解产物峰与舒巴坦峰、氨苄西林的碱性降解产物峰与氨苄西林峰之间的分离度均应符合要求。

测定法　精密量取供试品溶液与对照品溶液,分别注入液相色谱仪,记录色谱图。按外标法以峰面积计算供试品中$C_{16}H_{19}N_3O_4S$和$C_8H_{11}NO_5S$的含量。

【类别】　β-内酰胺类抗生素。

【规格】　(1)0.75g($C_{16}H_{19}N_3O_4S$ 0.5g与$C_8H_{11}NO_5S$ 0.25g)　(2)1.50g($C_{16}H_{19}N_3O_4S$ 1.0g与$C_8H_{11}NO_5S$ 0.5g)　(3)2.25g($C_{16}H_{19}N_3O_4S$ 1.5g与$C_8H_{11}NO_5S$ 0.75g)　(4)3.0g($C_{16}H_{19}N_3O_4S$ 2.0g与$C_8H_{11}NO_5S$ 1.0g)

【贮藏】　密闭,在凉暗干燥处保存。

舒必利

Shubili

Sulpiride

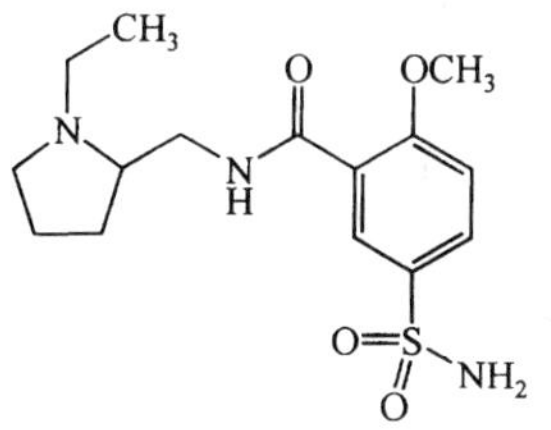

$C_{15}H_{23}N_3O_4S$　341.42

本品为*N*-[(1-乙基-2-吡咯烷基)甲基]-2-甲氧基-5-(氨基磺酰基)苯甲酰胺。按干燥品计算,含$C_{15}H_{23}N_3O_4S$不得少于98.0%。

【性状】　本品为白色或类白色结晶性粉末;无臭。

本品在乙醇或丙酮中微溶,在三氯甲烷中极微溶解,在水中几乎不溶;在氢氧化钠溶液中极易溶解。

熔点　本品的熔点(通则0612)为177～180℃。

【鉴别】　(1)取本品约0.5g,加氢氧化钠溶液(3→10)3ml,加热,产生的气体能使湿润的红色石蕊试纸变蓝色。

(2)取本品约0.1g,加0.1mol/L硫酸溶液溶解并稀释至100ml,取5ml,用水稀释成50ml,摇匀,照紫外-可见分光光度法(通则0401)测定,在291nm的波长处有最大吸收。

(3)本品的红外光吸收图谱应与对照的图谱(光谱集510图)一致。

【检查】　**碱度**　取本品的饱和水溶液,依法检查(通则0631),pH值应为8.0～10.0。

有关物质　照高效液相色谱法(通则0512)测定。

供试品溶液　取本品适量，加流动相溶解并稀释制成每1ml中约含1mg的溶液。

对照溶液　精密量取供试品溶液1ml，置100ml量瓶中，用流动相稀释至刻度，摇匀。

色谱条件　用十八烷基硅烷键合硅胶为填充剂；以磷酸二氢钾缓冲液（取磷酸二氢钾6.8g，辛烷磺酸钠1g，加水1000ml使溶解，用磷酸调节pH值至3.3）-乙腈-甲醇（80：10：10）为流动相；检测波长为240nm；进样体积10μl。

系统适用性要求　理论板数按舒必利峰计算不低于1000。

测定法　精密量取供试品溶液与对照溶液，分别注入液相色谱仪，记录色谱图至主成分峰保留时间的2.5倍。

限度　供试品溶液色谱图中如有杂质峰，各杂质峰面积的和不得大于对照溶液主峰面积的0.3倍（0.3%）。

干燥失重　取本品，在105℃干燥至恒重，减失重量不得过0.5%（通则0831）。

炽灼残渣　取本品1.0g，依法检查（通则0841），遗留残渣不得过0.1%。

重金属　取炽灼残渣项下遗留的残渣，依法检查（通则0821第二法），含重金属不得过百万分之十。

【含量测定】　取本品约0.25g，精密称定，加冰醋酸20ml，使溶解，加结晶紫指示液1滴，用高氯酸滴定液（0.1mol/L）滴定至溶液显蓝色，并将滴定的结果用空白试验校正。每1ml高氯酸滴定液（0.1mol/L）相当于34.14mg的$C_{15}H_{23}N_3O_4S$。

【类别】　抗精神病药，镇吐药。

【贮藏】　遮光，密封保存。

【制剂】　舒必利片

舒必利片

Shubili Pian

Sulpiride Tablets

本品含舒必利（$C_{15}H_{23}N_3O_4S$）应为标示量的93.0%～107.0%。

【性状】　本品为白色片。

【鉴别】　（1）取本品细粉适量，加氢氧化钠溶液（3→10）5ml，缓缓煮沸，产生的气体能使湿润的红色石蕊试液变蓝色。

（2）取本品细粉适量（约相当于舒必利10mg），加稀盐酸5ml，振摇，滤过，取滤液，加碘化铋钾试液数滴，即产生橙红色沉淀。

（3）取含量测定项下的供试品溶液，照紫外-可见分光光度法（通则0401）测定，在291nm的波长处有最大吸收。

【检查】　**含量均匀度**（10mg规格）　取本品1片，置200ml量瓶中，加稀醋酸4ml，振摇使舒必利溶解，用水稀释至刻度，摇匀，滤过，取续滤液，照紫外-可见分光光度法（通则0401），在291nm的波长处测定吸光度；另取舒必利对照品约10mg，精密称定，置200ml量瓶中，加稀醋酸4ml溶解，用水稀释至刻度，摇匀，同法测定。计算每片含量，应符合规定（通则0941）。

溶出度　100mg规格　照溶出度与释放度测定法（通则0931第一法）测定。

溶出条件　以0.1mol/L盐酸溶液900ml为溶出介质，转速为每分钟50转，依法操作，经20分钟时取样。

供试品溶液　取溶出液适量，滤过，取续滤液适量，用0.1mol/L盐酸溶液定量稀释制成每1ml中约含舒必利50μg的溶液。

对照品溶液　取舒必利对照品，精密称定，加0.1mol/L盐酸溶液溶解并定量稀释制成每1ml中约含50μg的溶液。

测定法　取供试品溶液与对照品溶液，照紫外-可见分光光度法（通则0401），在291nm的波长处分别测定吸光度，计算每片的溶出量。

限度　标示量的75%，应符合规定。

10mg规格　照溶出度与释放度测定法（通则0931第三法）测定。

溶出条件　以0.1mol/L盐酸溶液200ml为溶出介质，转速为每分钟35转，依法操作，经20分钟时取样。

供试品溶液　取溶出液适量，滤过，取续滤液。

对照品溶液　取舒必利对照品，精密称定，加0.1mol/L盐酸溶液溶解并定量稀释制成每1ml中约含50μg的溶液。

测定法　取供试品溶液与对照品溶液，照紫外-可见分光光度法（通则0401），在291nm的波长处分别测定吸光度，计算每片的溶出量。

限度　标示量的75%，应符合规定。

其他　应符合片剂项下有关的各项规定（通则0101）。

【含量测定】　照紫外-可见分光光度法（通则0401）测定。

供试品溶液　取本品20片，精密称定，研细，精密称取适量（约相当于舒必利25mg），置250ml量瓶中，加稀醋酸5ml，振摇，使舒必利溶解，用水稀释至刻度，摇匀，滤过，精密量取续滤液25ml，置50ml量瓶中，用水稀释至刻度，摇匀。

对照品溶液　取舒必利对照品约25mg，精密称定，加稀醋酸5ml使溶解，用水定量稀释制成每1ml中约含50μg的溶液。

测定法　取供试品溶液与对照品溶液，在291nm的波长处分别测定吸光度，计算。

【类别】　同舒必利。

【规格】　（1）10mg　（2）100mg

【贮藏】　遮光，密封保存。

舒　林　酸

Shulinsuan

Sulindac

$C_{20}H_{17}FO_3S$　356.41

本品为(*Z*)-2-甲基-1-[(4-甲基亚磺酰苯基)亚甲基]-5-氟-1*H*-茚-3-乙酸。按干燥品计算，含 $C_{20}H_{17}FO_3S$ 不得少于 99.0%。

【性状】 本品为橙黄色结晶性粉末；无臭。

本品在三氯甲烷或甲醇中略溶，在乙醇或乙酸乙酯中微溶，在水中几乎不溶。

【鉴别】 (1)取本品约 15mg，置试管中，小火加热数分钟，即发生二氧化硫的刺激性特臭，并能使湿润的碘-淀粉试纸(取滤纸条浸入 100ml 含碘 0.5g 的新制淀粉指示液中，湿透后取出，干燥，即得)蓝色消褪。

(2)取本品，用 0.1mol/L 盐酸甲醇溶液制成每 1ml 中约含 20μg 的溶液，照紫外-可见分光光度法(通则 0401)测定，在 284nm 与 327nm 的波长处有最大吸收。在 284nm 与 327nm 波长处的吸光度比值应为 1.10～1.20。

(3)本品的红外光吸收图谱应与对照的图谱(光谱集 877 图)一致。

【检查】 **有关物质**　照高效液相色谱法(通则 0512)测定。

供试品溶液　取本品适量，加流动相溶解并稀释制成每 1ml 中约含 2mg 的溶液。

对照溶液　精密量取供试品溶液适量，用流动相定量稀释制成每 1ml 中约含 20μg 的溶液。

色谱条件　用硅胶为填充剂；以三氯甲烷-乙酸乙酯-乙醇-冰醋酸(400∶100∶4∶1)为流动相；检测波长为 280nm；进样体积 20μl。

系统适用性要求　理论板数按舒林酸峰计算不低于 2500。

测定法　精密量取供试品溶液与对照溶液，分别注入液相色谱仪，记录色谱图至主成分峰保留时间的 2 倍。

限度　供试品溶液色谱图中如有杂质峰，单个杂质峰面积不得大于对照溶液主峰面积的 0.5 倍(0.5%)，各杂质峰面积的和不得大于对照溶液主峰面积(1.0%)。

干燥失重　取本品，于 100℃减压干燥 2 小时，减失重量不得过 0.5%(通则 0831)。

炽灼残渣　取本品 1.0g，依法检查(通则 0841)，遗留残渣不得过 0.1%。

重金属　取炽灼残渣项下遗留的残渣，依法检查(通则 0821)，含重金属不得过百万分之十。

【含量测定】 取本品约 0.35g，精密称定，加乙醇 50ml，置水浴上温热，并充分振摇使溶解，放冷，照电位滴定法(通则 0701)，用氢氧化钠滴定液(0.1mol/L)滴定，并将滴定的结果用空白试验校正。每 1ml 氢氧化钠滴定液(0.1mol/L)相当于 35.64mg 的 $C_{20}H_{17}FO_3S$。

【类别】 解热镇痛、非甾体抗炎药。

【贮藏】 密封保存。

【制剂】 舒林酸片

舒 林 酸 片

Shulinsuan Pian

Sulindac Tablets

本品含舒林酸($C_{20}H_{17}FO_3S$)应为标示量的 95.0%～105.0%。

【性状】 本品为橙黄色片。

【鉴别】 (1)取本品的细粉适量(约相当于舒林酸 15mg)，照舒林酸项下的鉴别(1)项试验，显相同的反应。

(2)取含量测定项下的溶液，照紫外-可见分光光度法(通则 0401)测定，在 284nm 与 327nm 的波长处有最大吸收。

【检查】 **有关物质**　照高效液相色谱法(通则 0512)测定。

供试品溶液　取本品细粉适量(约相当于舒林酸 20mg)，加流动相 10ml，充分振摇使舒林酸溶解，滤过，取续滤液。

对照溶液　精密量取供试品溶液适量，用流动相定量稀释制成每 1ml 中约含 60μg 的溶液。

色谱条件、系统适用性要求与测定法　见舒林酸有关物质项下。

限度　供试品溶液色谱图中如有杂质峰，各杂质峰面积的和不得大于对照溶液的主峰面积(3.0%)。

溶出度　照溶出度与释放度测定法(通则 0931 第二法)测定。

溶出条件　以磷酸盐缓冲液(pH 7.2)900ml 为溶出介质，转速为每分钟 50 转，依法操作，经 45 分钟时取样。

供试品溶液　取溶出液 10ml，滤过，精密量取续滤液适量，用溶出介质定量稀释制成每 1ml 中约含 10μg 的溶液。

对照品溶液　取舒林酸对照品适量，精密称定，加溶出介质溶解并定量稀释制成每 1ml 中约含 10μg 的溶液。

测定法　取供试品溶液与对照品溶液，照紫外-可见分光光度法(通则 0401)，在 326nm 的波长处分别测定吸光度，计算每片的溶出量。

限度　标示量的 80%，应符合规定。

其他　应符合片剂项下有关的各项规定（通则 0101）。

【含量测定】　照紫外-可见分光光度法（通则 0401）测定。

供试品溶液　取本品 20 片，精密称定，研细，精密称取适量（约相当于舒林酸 0.1g），置 100ml 量瓶中，加 0.1mol/L 盐酸甲醇溶液 80ml，充分振摇使舒林酸溶解，用 0.1mol/L 盐酸甲醇溶液稀释至刻度，摇匀，滤过，精密量取续滤液 3ml，置 200ml 量瓶中，用 0.1mol/L 盐酸甲醇溶液稀释至刻度，摇匀。

测定法　取供试品溶液，在 327nm 的波长处测定吸光度，按 $C_{20}H_{17}FO_3S$ 的吸收系数（$E_{1cm}^{1\%}$）为 373 计算。

【类别】　同舒林酸。

【规格】　（1）0.1g　（2）0.2g

【贮藏】　密封保存。

普伐他汀钠

Pufatatingna

Pravastatin Sodium

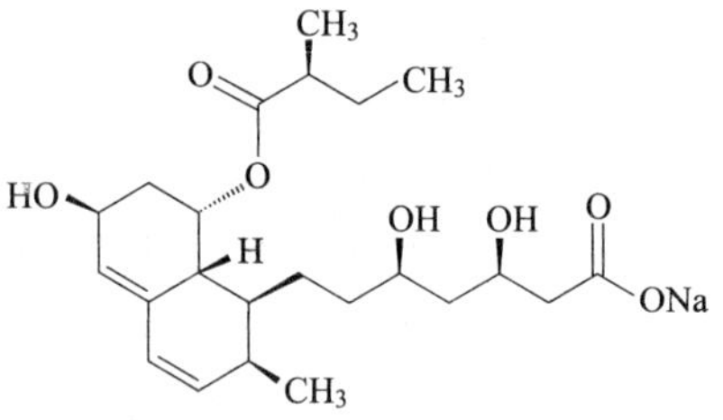

$C_{23}H_{35}NaO_7$　446.51

本品为（+）-（βR，δR，1S，2S，6S，8S，8aR）-1，2，6，7，8，8a-六氢-β，δ，6，8-四羟基-2-甲基-1-萘庚酸钠盐，8-[（2S）-2-甲基丁酸酯]。按无水与无溶剂物计算，含 $C_{23}H_{35}NaO_7$ 应为 98.0%～102.0%。

【性状】　本品为白色或类白色结晶或粉末；无臭；有引湿性。

本品在水和甲醇中易溶，在乙醇中溶解，在三氯甲烷中几乎不溶。

比旋度　取本品，精密称定，加水溶解并定量稀释制成每 1ml 中约含 5mg 的溶液，依法测定（通则 0621），比旋度为 +150°至 +160°。

【鉴别】　（1）在含量测定项下记录的色谱图中，供试品溶液主峰的保留时间应与对照品溶液主峰的保留时间一致。

（2）取本品，加水制成每 1ml 中含 10μg 的溶液，照紫外-可见分光光度法（通则 0401）测定，在 238nm 的波长处有最大吸收。

（3）本品的红外光吸收图谱应与对照的图谱（光谱集 860 图）一致。

（4）本品显钠盐的鉴别反应（通则 0301）。

【检查】　**酸碱度**　取本品 0.50g，加水 10ml 使溶解，依法测定（通则 0631），pH 值应为 6.5～8.5。

有关物质　照高效液相色谱法（通则 0512）测定。

溶剂　甲醇-水（50：50）。

供试品溶液　取本品适量，加溶剂溶解并稀释制成每 1ml 中约含 1mg 的溶液。

对照溶液　精密量取供试品溶液适量，用溶剂定量稀释制成每 1ml 中约含 1μg 的溶液。

系统适用性溶液　取普伐他汀四甲基丁胺对照品 15mg，置 25ml 量瓶中，加 0.01mol/L 盐酸溶液 1ml，振摇使溶解，放置 1 小时，用溶剂稀释至刻度，摇匀。

色谱条件　用十八烷基硅烷键合硅胶为填充剂（Zorbax SB-C18 柱，4.6mm×75mm，3.5μm 或效能相当的色谱柱），以水-磷酸缓冲液（取 0.08mol/L 磷酸溶液，用三乙胺调节 pH 值至 7.0）-乙腈（52：30：18）为流动相 A，以水-磷酸缓冲液（取 0.08mol/L 磷酸溶液，用三乙胺调节 pH 值至 7.0）-乙腈（10：30：60）为流动相 B，按下表进行梯度洗脱；流速为每分钟 1.0ml；检测波长为 238nm；进样体积 10μl。

时间（分钟）	流动相 A（%）	流动相 B（%）
0	100	0
3.0	100	0
26.5	0	100
26.6	100	0
30.0	100	0

系统适用性要求　系统适用性溶液色谱图中，普伐他汀峰的保留时间约为 8 分钟，杂质Ⅰ峰的相对保留时间约为 0.9，杂质Ⅱ峰的相对保留时间约为 1.1。普伐他汀峰与杂质Ⅰ峰、杂质Ⅱ峰之间的分离度均应大于 2.0。

测定法　精密量取供试品溶液与对照溶液，分别注入液相色谱仪，记录色谱图。

限度　供试品溶液色谱图中如有杂质峰，单个杂质峰面积不得大于对照溶液的主峰面积（0.1%），各杂质峰面积的和不得大于对照溶液主峰面积的 6 倍（0.6%），小于对照溶液主峰面积 0.5 倍的色谱峰忽略不计。

残留溶剂　照残留溶剂测定法（通则 0861 第二法）测定。

内标溶液　取丙醇适量，用 50% N，N-二甲基甲酰胺溶液溶解并稀释制成每 1ml 中含 0.5mg 的溶液。

供试品溶液　取本品 0.2g，精密称定，置 10ml 顶空瓶中，精密加入内标溶液 2ml 溶解，密封。

对照品溶液　取甲醇、无水乙醇、乙酸乙酯、丙酮、正己烷与乙酸丁酯各适量，精密称定，加内标溶液定量稀释制成每 1ml 中分别含甲醇 0.3mg、乙醇 3mg、乙酸乙酯 0.5mg、丙酮 0.5mg、正己烷 0.029mg 和乙酸丁酯 0.5mg 的溶液。

色谱条件　以聚乙二醇（或极性相近）为固定液的毛细管柱为色谱柱；初始温度为 50℃，维持 13 分钟，再以每分钟

30℃的速率升温至 230℃；进样口温度为 230℃；检测器温度为 250℃；顶空瓶平衡温度为 90℃，平衡时间为 20 分钟。

系统适用性要求　对照品溶液色谱图中，各峰间的分离度应符合要求。

测定法　取供试品溶液与对照品溶液分别顶空进样，记录色谱图。

限度　按内标法以峰面积计算，乙醇的残留量不得过 3.0%，甲醇、乙酸乙酯、丙酮、正己烷和乙酸丁酯的残留量均应符合规定。

水分　取本品，照水分测定法(通则 0832 第一法 1)测定，含水分不得过 4.0%。

重金属　取本品，依法测定(通则 0821 第三法)，含重金属不得过百万分之二十。

【含量测定】　照高效液相色谱法(通则 0512)测定。

溶剂　见有关物质项下。

供试品溶液　取本品适量，精密称定，加溶剂溶解并定量稀释制成每 1ml 中约含普伐他汀钠 0.2mg 的溶液。

对照品溶液　取普伐他汀四甲基丁胺对照品适量，精密称定，加溶剂溶解并定量稀释制成每 1ml 中约含 0.25mg 的溶液。

系统适用性溶液　取普伐他汀四甲基丁胺对照品 15mg，置 25ml 量瓶中，加 0.01mol/L 盐酸溶液 1ml，振摇使溶解，放置 1 小时，用溶剂稀释至刻度，摇匀。

色谱条件　用十八烷基硅烷键合硅胶为填充剂；以甲醇-水-冰醋酸-三乙胺(450∶550∶1∶1)为流动相；流速为每分钟 1.0ml；检测波长为 238nm；进样体积 10μl。

系统适用性要求　系统适用性溶液色谱图中，普伐他汀峰与相邻杂质峰的分离度应符合要求。

测定法　精密量取供试品溶液与对照品溶液，分别注入液相色谱仪，记录色谱图。按外标法以峰面积计算。[每 1mg 普伐他汀四甲基丁胺($C_{31}H_{55}NO_7$)相当于 0.8063mg 的 $C_{23}H_{35}NaO_7$]

【类别】　降血脂药。

【贮藏】　密封，干燥处保存。

【制剂】　(1)普伐他汀钠片　(2)普伐他汀钠胶囊

附：

杂质Ⅰ(6-表普伐他汀)

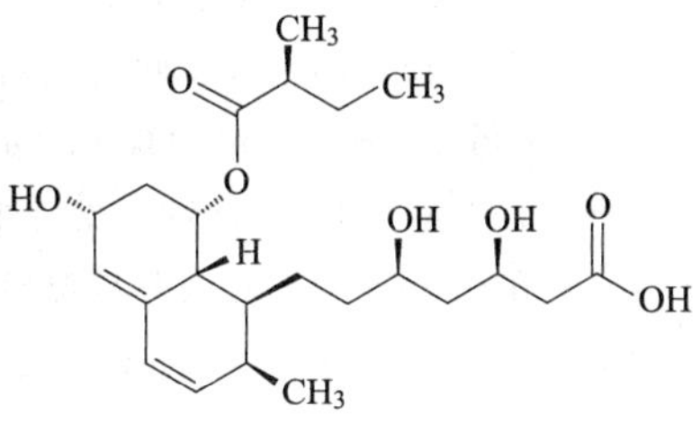

$C_{23}H_{36}O_7$　424.53

(3*R*,5*R*)-3,5-二羟基-7-[(1*S*,2*S*,6*R*,8*S*,8*aR*)-6-羟基-2-甲基-8-[(2*S*)-2-甲基丁酰氧基]-1,2,6,7,8,8*a*-六氢萘-1-基]庚酸

杂质Ⅱ(普伐他汀 3α-羟基异构体)

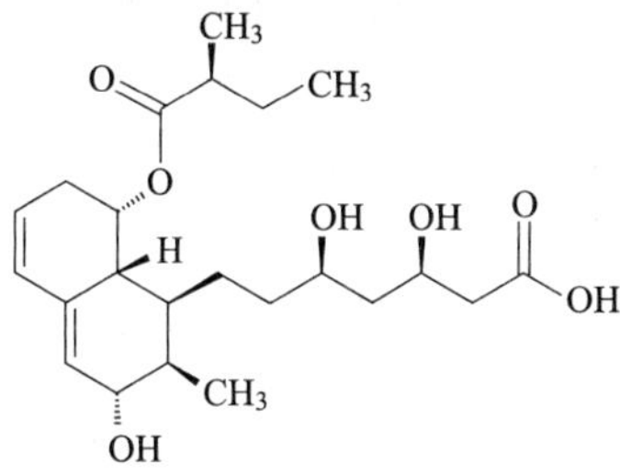

$C_{23}H_{36}O_7$　424.53

(3*R*,5*R*)-3,5-二羟基-7-[(1*S*,2*R*,3*S*,8*S*,8*aR*)-3-羟基-2-甲基-8-[(*S*)-2-甲基丁酰氧基]-1,2,3,7,8,8*a*-六氢萘-1-基]庚酸

杂质Ⅲ(普伐他汀内酯)

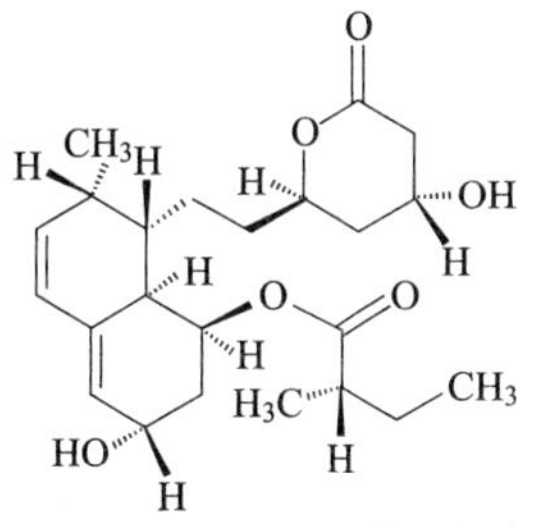

$C_{23}H_{34}O_6$　406.24

(1*S*,3*S*,7*S*,8*S*,8*aR*)-3-羟基-8-[2-[(2*R*,4*R*)-4-羟基-6-氧代四氢-2*H*-吡喃-2-基]乙基]-7-甲基-1,2,3,7,8,8*a*-六氢萘-1-基(2*S*)-2-甲基丁酸酯

普伐他汀钠片

Pufatatingna Pian

Pravastatin Sodium Tablets

本品含普伐他汀钠($C_{23}H_{35}NaO_7$)应为标示量的 90.0%～110.0%。

【性状】　本品为白色或类白色片或着色片。

【鉴别】　(1)取本品细粉适量，加水溶解并稀释制成每 1ml 中含普伐他汀钠 10μg 的溶液，滤过，取续滤液照紫外-可见分光光度法(通则 0401)测定，在 238nm 的波长处有最大吸收。

(2)在含量测定项下记录的色谱图中，供试品溶液主峰的保留时间应与对照品溶液主峰的保留时间一致。

【检查】　**有关物质**　照高效液相色谱法(通则 0512)测定。

供试品溶液　取本品细粉适量，加溶剂溶解并稀释制成每 1ml 中约含普伐他汀钠 1mg 的溶液，滤过，取续滤液。

对照溶液　精密量取供试品溶液适量，用溶剂定量稀释制成每 1ml 中约含普伐他汀钠 5μg 的溶液。

系统适用性要求　见普伐他汀钠有关物质项下。杂质Ⅲ峰的相对保留时间约为 1.8。

溶剂、系统适用性溶液、色谱条件与测定法　见普伐他汀钠有关物质项下。

限度　供试品溶液色谱图中如有与杂质Ⅲ峰保留时间一致的色谱峰，杂质Ⅲ峰面积不得大于对照溶液主峰面积的 3 倍(1.5%)；其他单个杂质峰面积不得大于对照溶液主峰面积的 0.4 倍(0.2%)；各杂质峰面积的和不得大于对照溶液主峰面积的 6 倍(3.0%)，小于对照溶液主峰面积 0.1 倍的色谱峰忽略不计。

含量均匀度　取本品 1 片，加含量测定项下的溶剂适量，振摇约 10 分钟使普伐他汀钠溶解，用溶剂定量稀释制成每 1ml 中含普伐他汀钠 0.2mg 的溶液，摇匀，滤过，取续滤液作为供试品溶液。照含量测定项下的方法测定含量，应符合规定(通则 0941)。

溶出度　照溶出度与释放度测定法(通则 0931 第二法)测定。

溶出条件　以水 900ml 为溶出介质，转速为每分钟 50 转，依法操作，经 30 分钟时取样。

供试品溶液　取溶出液滤过，精密量取续滤液适量，用水定量稀释制成每 1ml 中含普伐他汀钠 11.1μg 的溶液。

对照品溶液　取普伐他汀四甲基丁胺对照品适量，精密称定，加水溶解并定量稀释制成每 1ml 中约含 13.8μg 的溶液。

测定法　取供试品溶液与对照品溶液，照紫外-可见分光光度法(通则 0401)，在 238nm 的波长处分别测定吸光度，计算出每片中普伐他汀钠的溶出量。[每 1mg 普伐他汀四甲基丁胺($C_{31}H_{55}NO_7$)相当于 0.8063mg 的 $C_{23}H_{35}NaO_7$]

限度　标示量的 80%，应符合规定。

水分　取本品细粉，照水分测定法(通则 0832 第一法 1)测定，含水量不得过 6.0%。

其他　应符合片剂项下的各项规定(通则 0101)。

【含量测定】　照高效液相色谱法(通则 0512)测定。

供试品溶液　取本品 20 片，精密称定，研细，精密称取适量(约相当于普伐他汀钠 10mg)，置 50ml 量瓶中，加溶剂适量，振摇 10 分钟使普伐他汀钠溶解，用溶剂稀释至刻度，摇匀，滤过，取续滤液。

溶剂、对照品溶液、系统适用性溶液、色谱条件、系统适用性要求与测定法　见普伐他汀钠含量测定项下。

【类别】　同普伐他汀钠。

【规格】　(1) 10mg　(2)20mg　(3)40mg

【贮藏】　密封，在干燥处保存。

普伐他汀钠胶囊

Pufatatingna Jiaonang

Pravastatin Sodium Capsules

本品含普伐他汀钠($C_{23}H_{35}NaO_7$)应为标示量的 90.0%～110.0%。

【性状】　本品内容物为白色或类白色粉末或颗粒。

【鉴别】　(1)取本品细粉，加水溶解并稀释制成每 1ml 中含普伐他汀钠 10μg 的溶液，滤过，取续滤液照紫外-可见分光光度法(通则 0401)测定，在 238nm 的波长处有最大吸收。

(2)在含量测定项下记录的色谱图中，供试品溶液主峰的保留时间应与对照品溶液主峰的保留时间一致。

【检查】　**有关物质**　照高效液相色谱法(通则 0512)测定。

供试品溶液　取本品内容物细粉适量，加溶剂溶解并稀释制成每 1ml 中约含普伐他汀钠 1mg 的溶液，滤过，取续滤液。

对照溶液　精密量取供试品溶液适量，用溶剂定量稀释制成每 1ml 中约含普伐他汀钠 5μg 的溶液。

系统适用性要求　见普伐他汀钠有关物质项下。杂质Ⅲ峰的相对保留时间约为 1.8。

溶剂、系统适用性溶液、色谱条件与测定法　见普伐他汀钠有关物质项下。

限度　供试品溶液色谱图中如有与杂质Ⅲ峰保留时间一致的色谱峰，峰面积不得大于对照溶液主峰面积的 3 倍(1.5%)；其他单个杂质峰面积不得大于对照溶液主峰面积的 0.4 倍(0.2%)；各杂质峰面积的和不得大于对照溶液主峰面积的 6 倍(3.0%)，小于对照溶液主峰面积 0.1 倍的色谱峰忽略不计。

含量均匀度　取本品 1 粒，将内容物倾入 25ml(5mg 规格)或 50ml(10mg 规格)量瓶中，用含量测定项下的溶剂洗涤囊壳，洗液并入量瓶中，振摇 10 分钟使普伐他汀钠溶解，用溶剂稀释至刻度，摇匀，滤过，取续滤液作为供试品溶液。照含量测定项下的方法测定含量，应符合规定(通则 0941)。

溶出度　照溶出度与释放度测定法(通则 0931 第二法)测定。

溶出条件　以水 900ml 为溶出介质，转速为每分钟 50 转，依法操作，经 30 分钟时取样。

供试品溶液　取溶出液滤过，取续滤液。

对照品溶液　取普伐他汀四甲基丁胺对照品适量，精密称定，加水溶解并定量稀释制成每 1ml 中含 13.8μg 的溶液。

测定法　取供试品溶液与对照品溶液，照紫外-可见分光光度法(通则 0401)，在 238nm 的波长处分别测定吸光度，计算出每粒中普伐他汀钠的溶出量。[每 1mg 普伐他汀四甲基丁胺($C_{31}H_{55}NO_7$)相当于 0.8063mg 的 $C_{23}H_{35}NaO_7$]

限度　标示量的 80%，应符合规定。

干燥失重　取本品，在105℃干燥5小时，减失重量不得过5.0%（通则0831）。

其他　应符合胶囊剂项下的各项规定（通则0103）。

【含量测定】　照高效液相色谱法（通则0512）测定。

供试品溶液　取本品20粒，精密称定，计算平均装量，取内容物，混合均匀，研细，精密称取适量（约相当于普伐他汀钠10mg），置50ml量瓶中，加溶剂适量，振摇10分钟使普伐他汀钠溶解，用溶剂稀释至刻度，摇匀，滤过，取续滤液。

溶剂、对照品溶液、系统适用性溶液、色谱条件、系统适用性要求与测定法　见普伐他汀钠含量测定项下。

【类别】　同普伐他汀钠。

【规格】　10mg

【贮藏】　密封，在干燥处保存。

普罗布考

Puluobukao

Probucol

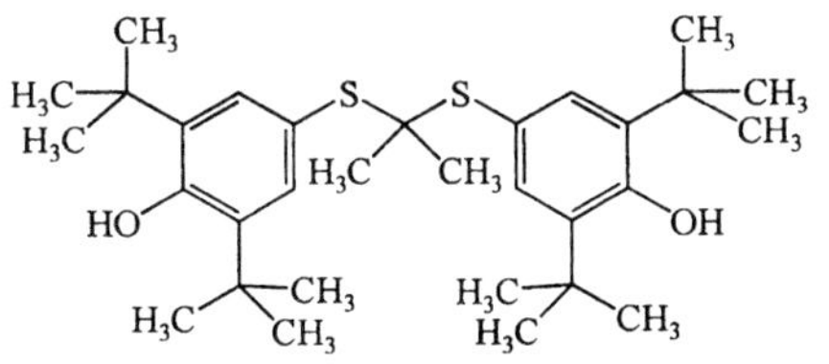

$C_{31}H_{48}O_2S_2$　516.84

本品为4,4′-[(1-甲基亚乙基)二硫]双[2,6-二(1,1-二甲乙基)苯酚]。按干燥品计算，含$C_{31}H_{48}O_2S_2$应为98.5%～102.0%。

【性状】　本品为白色或类白色的结晶性粉末；有特臭。

本品在三氯甲烷中极易溶解，在乙醇中溶解，在水中不溶。

熔点　本品的熔点（通则0612）为124～127℃。

【鉴别】　（1）取本品约5mg，置干燥试管中，加正己烷1ml，振摇使溶解，沿壁缓缓加甲醛硫酸试液0.5ml，两层接界处即显黄绿色，放置变为棕红色环。

（2）在含量测定项下记录的色谱图中，供试品溶液主峰的保留时间应与对照品溶液主峰的保留时间一致。

（3）本品的红外光吸收图谱应与对照的图谱（光谱集1054图）一致。

【检查】　**有关物质**　照高效液相色谱法（通则0512）测定。

供试品溶液　取本品，加流动相溶解并稀释制成每1ml中约含1mg的溶液。

对照溶液　精密量取供试品溶液1ml，置100ml量瓶中，用流动相稀释至刻度，摇匀。

色谱条件　用硅胶为填充剂；以无水乙醇-正己烷（1：4000）为流动相；检测波长为242nm；进样体积20μl。

系统适用性要求　理论板数按普罗布考峰计算不低于4000。

测定法　精密量取供试品溶液与对照溶液，分别注入液相色谱仪，记录色谱图至主成分峰保留时间的2倍。

限度　供试品溶液色谱图中如有杂质峰，各杂质峰面积的和不得大于对照溶液的主峰面积（1.0%）。

干燥失重　取本品，在80℃减压干燥至恒重，减失重量不得过1.0%（通则0831）。

炽灼残渣　取本品1.0g，依法检查（通则0841），遗留残渣不得过0.1%。

重金属　取炽灼残渣项下遗留的残渣，依法检查（通则0821第二法），含重金属不得过百万分之二十。

【含量测定】　照高效液相色谱法（通则0512）测定。

供试品溶液　取本品约25mg，精密称定，置50ml量瓶中，加流动相溶解并稀释至刻度，摇匀，精密量取3ml，置10ml量瓶中，用流动相稀释至刻度，摇匀。

对照品溶液　取普罗布考对照品适量，精密称定，加流动相溶解并定量稀释制成每1ml中约含0.15mg的溶液。

色谱条件　用辛基硅烷键合硅胶为填充剂；乙腈-水（85：15）为流动相；检测波长为242nm；进样体积20μl。

系统适用性要求　理论板数按普罗布考峰计算不低于2500。

测定法　精密量取供试品溶液与对照品溶液，分别注入液相色谱仪，记录色谱图。按外标法以峰面积计算。

【类别】　降血脂药。

【贮藏】　遮光，密封保存。

【制剂】　普罗布考片

普罗布考片

Puluobukao Pian

Probucol Tablets

本品含普罗布考（$C_{31}H_{48}O_2S_2$）应为标示量的90.0%～110.0%。

【性状】　本品为薄膜衣片，除去包衣后显白色或类白色。

【鉴别】　（1）取含量测定项下的细粉适量（约相当于普罗布考10mg），加正己烷2ml，振摇使普罗布考溶解，滤过，滤液照普罗布考项下的鉴别（1）试验，显相同的反应。

（2）在含量测定项下记录的色谱图中，供试品溶液主峰的保留时间应与对照品溶液主峰的保留时间一致。

（3）取本品的细粉适量，加无水乙醇溶解并稀释制成每1ml中约含普罗布考20μg的溶液，滤过，取滤液照紫外-可见分光光度法（通则0401）测定，在242nm的波长处有最大吸收。

【检查】　应符合片剂项下有关的各项规定（通则0101）。

【含量测定】 照高效液相色谱法(通则 0512)测定。

供试品溶液 取本品 20 片,精密称定,研细,精密称取适量(约相当于普罗布考 25mg),置 50ml 量瓶中,加流动相适量,超声约 10 分钟,使普罗布考溶解,放冷,用流动相稀释至刻度,摇匀,滤过,精密量取续滤液 3ml,置 10ml 量瓶中,用流动相稀释至刻度,摇匀。

对照品溶液、色谱条件、系统适用性要求与测定法 见普罗布考含量测定项下。

【类别】 同普罗布考。

【规格】 (1)0.125g　(2)0.25g

【贮藏】 遮光,密封保存。

普 罗 碘 铵

Puluodian'an

Prolonium Iodide

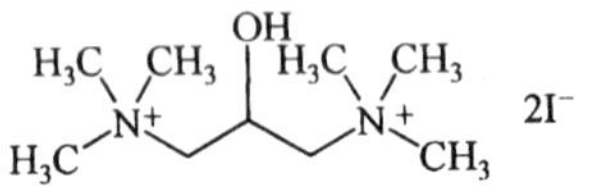

$C_9H_{24}I_2N_2O$　430.11

本品为二碘化(2-羟基-1,3-亚丙基)双(三甲铵)。按干燥品计算,含 $C_9H_{24}I_2N_2O$ 不得少于 99.0%。

【性状】 本品为白色或类白色粉末;无臭;暴露空气中渐变黄色。

本品在水中极易溶解,在乙醇或三氯甲烷中几乎不溶。

【鉴别】 (1)取本品约 20mg,加水 1ml、三氯甲烷 1ml 与 1%重铬酸钾的稀硫酸溶液 1 滴,振摇,三氯甲烷层应显玫瑰红色;再加淀粉指示液 2 滴,水层显蓝色。

(2)取本品约 0.1g,置小烧杯中,加 10%氢氧化钠溶液 2ml,加热即有鱼腥臭,烧杯上覆盖一表面皿,内悬垂碱性碘化汞钾试液 1 滴,即缓缓出现淡棕黄色沉淀。

(3)本品的红外光吸收图谱应与对照的图谱(光谱集 512 图)一致。

【检查】 **酸碱度** 取本品 1.0g,加水 100ml 溶解后,依法检查(通则 0631),pH 值应为 5.5～7.5。

溶液的澄清度与颜色 取本品 2.0g,加水 10ml 溶解后,溶液应澄清无色;如显色,与黄色 3 号标准比色液(通则 0901 第一法)比较,不得更深。

游离碘 取本品 0.50g,置试管中,加水 10ml 与淀粉指示液 2ml,振摇,不得显蓝色。

氯化物 取本品 0.10g,加水 5ml、浓氨溶液 5ml 与硝酸银试液 10ml,摇匀,滤过,沉淀用水 10ml 洗涤,滤液与洗液合并,取半量,加硝酸(1→4)10ml,用水稀释至 50ml,依法检查(通则 0801),与标准氯化钠溶液 4.0ml 制成的对照液比较,不得更浓(0.08%)。

干燥失重 取本品,在 105℃干燥至恒重,减失重量不得过 0.5%(通则 0831)。

重金属 取本品 1.0g,加水适量溶解后,加醋酸盐缓冲液(pH 3.5)2ml 与水适量使成 25ml,依法检查(通则 0821 第一法),含重金属不得过百万分之十。

【含量测定】 取本品约 0.4g,精密称定,加水 20ml 溶解,加铬酸钾指示液 1.0ml,用硝酸银滴定液(0.1mol/L)滴定至出现橘红色沉淀。每 1ml 硝酸银滴定液(0.1mol/L)相当于 21.51mg 的 $C_9H_{24}I_2N_2O$。

【类别】 眼科用药。

【贮藏】 遮光,密封保存。

【制剂】 普罗碘铵注射液

普罗碘铵注射液

Puluodian'an Zhusheye

Prolonium Iodide Injection

本品为普罗碘铵的灭菌水溶液。含普罗碘铵($C_9H_{24}I_2N_2O$)应为标示量的 90.0%～110.0%。

【性状】 本品为无色澄明液体。

【鉴别】 取本品适量,照普罗碘铵项下的鉴别(1)、(2)项试验,显相同的反应。

【检查】 **pH 值** 应为 5.0～8.0(通则 0631)。

游离碘 取本品 2.0ml,加淀粉指示液 0.5ml,不得显蓝色或紫色。

其他 应符合注射剂项下有关的各项规定(通则 0102)。

【含量测定】 精密量取本品 2ml(约相当于普罗碘铵 0.4g),照普罗碘铵项下的方法测定。每 1ml 硝酸银滴定液(0.1mol/L)相当于 21.51mg 的 $C_9H_{24}I_2N_2O$。

【类别】 同普罗碘铵。

【规格】 2ml∶0.4g

【贮藏】 遮光,密闭保存。

普鲁卡因青霉素

Pulukayin Qingmeisu

Procaine Benzylpenicillin

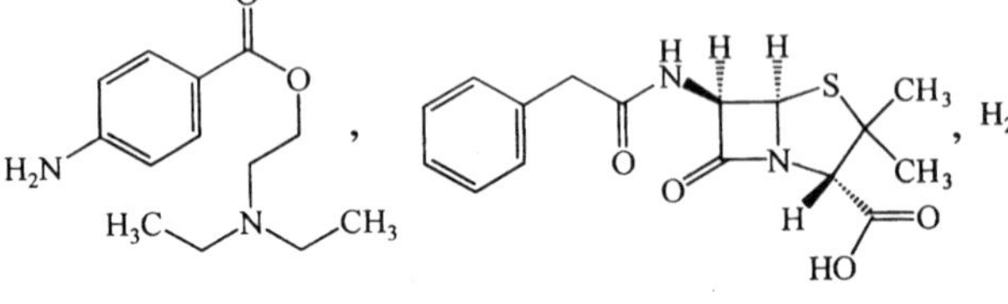

$C_{13}H_{20}N_2O_2 \cdot C_{16}H_{18}N_2O_4S \cdot H_2O$　588.72

本品为对氨基苯甲酸 2-(二乙氨基)乙酯(6*R*)-6-(2-苯基乙酰氨基)青霉烷酸盐一水合物。按无水物计算,含普鲁卡因

($C_{13}H_{20}N_2O_2$)应为 38.0%～43.0%，含青霉素($C_{16}H_{18}N_2O_4S$)应为 56.2%～59.6%，每 1mg 含青霉素应不少于 1000 单位。

【性状】 本品为白色结晶性粉末；遇酸、碱或氧化剂等即迅速失效。

本品在甲醇中易溶，在乙醇中略溶，在水中微溶。

比旋度 取本品，精密称定，加水-丙酮(2∶3)溶液溶解并定量稀释制成每 1ml 中约含 10mg 的溶液，依法测定(通则 0621)，比旋度为＋165°至＋180°。

【鉴别】 (1)照薄层色谱法(通则 0502)试验。

溶剂　丙酮-水(2∶3)。

供试品溶液　取本品适量，加溶剂溶解并稀释制成每 1ml 中约含 5mg 的溶液。

对照品溶液(1)　取盐酸普鲁卡因对照品适量，加溶剂溶解并稀释制成每 1ml 中约含 2mg 的溶液。

对照品溶液(2)　取青霉素对照品适量，加溶剂溶解并稀释制成每 1ml 中约含 3mg 的溶液。

色谱条件　采用硅胶 G 薄层板，以丙酮-15.4%醋酸铵溶液(2∶3)(用浓氨溶液或冰醋酸调节 pH 值至 7)为展开剂。

测定法　吸取供试品溶液、对照品溶液(1)与对照品溶液(2)各 5μl，分别点于同一薄层板上，展开，晾干，置碘蒸气中显色。

结果判定　供试品溶液所显两主斑点的位置和颜色应分别与相应对照品的主斑点的位置和颜色相同。

(2)在含量测定项下记录的色谱图中，供试品溶液两个主峰的保留时间应与对照品溶液两个主峰的保留时间一致。

(3)本品的红外光吸收图谱应与对照的图谱(光谱集 511 图)一致。

以上(1)、(2)两项可选做一项。

【检查】 **酸碱度** 取本品，加水制成每 1ml 中约含 60mg 的悬浮液，依法测定(通则 0631)，pH 值应为 5.0～7.5。

甲醇溶液的澄清度与颜色 取本品 5 份，各 0.30g，分别加甲醇 5ml 溶解后，溶液应澄清无色；如显浑浊，与 1 号浊度标准液(通则 0902 第一法)比较，均不得更浓；如显色，与黄色或黄绿色 2 号标准比色液(通则 0901 第一法)比较，均不得更深。

有关物质 照高效液相色谱法(通则 0512)测定。临用新制。

供试品溶液　取本品 70mg，精密称定，置 50ml 量瓶中，加流动相 A 溶解并稀释至刻度，摇匀。

对氨基苯甲酸贮备液　取对氨基苯甲酸对照品 16.80mg，精密称定，置 50ml 量瓶中，加流动相 A 溶解并稀释至刻度，摇匀，精密量取 5ml，置 50ml 量瓶中，用流动相 A 稀释至刻度，摇匀。

对照溶液　分别精密量取供试品溶液 1ml 与对氨基苯甲酸贮备液 2ml，置同一 100ml 量瓶中，用流动相 A 稀释至刻度，摇匀。

系统适用性溶液　取青霉素、盐酸普鲁卡因和青霉素系统适用性对照品各适量，加对氨基苯甲酸贮备液溶解并稀释制成每 1ml 中分别含 0.50mg、0.15mg 和 0.80mg 的混合溶液。

色谱条件　用十八烷基硅烷键合硅胶为填充剂；以缓冲液(取磷酸二氢钾 14g 和 40%氢氧化四丁基铵溶液 6.5g，溶解于约 700ml 水中，用 1mol/L 氢氧化钾溶液调节 pH 值至 7.0，用水稀释至 1000ml，混匀)-水-乙腈(52∶28∶20)为流动相 A；以上述缓冲液(pH 7.0)-水-乙腈(52∶18∶30)为流动相 B，先以流动相 A 等度洗脱，待普鲁卡因洗脱完毕后立即按下表进行线性梯度洗脱；检测波长为 225nm；进样体积 10μl。

时间(分钟)	流动相 A(%)	流动相 B(%)
0	100	0
1	100	0
2	50	50
27	50	50
28	100	0
38	100	0

系统适用性要求　系统适用性溶液色谱图中，青霉素应在 25 分钟内洗脱，除青霉素、普鲁卡因和对氨基苯甲酸外，应检出一个较大的青霉素主要杂质，出峰顺序为对氨基苯甲酸、普鲁卡因、青霉素主要杂质、青霉素。对氨基苯甲酸峰与相邻杂质峰、普鲁卡因峰与青霉素主杂质峰、青霉素峰与相邻杂质峰间的分离度均应符合要求。

测定法　精密量取供试品溶液与对照溶液，分别注入液相色谱仪，记录色谱图。

限度　供试品溶液色谱图中如有杂质峰，对氨基苯甲酸峰面积不得大于对照溶液的对氨基苯甲酸峰面积的 0.5 倍(0.024%)，其他单个杂质峰面积不得大于对照溶液的青霉素峰面积(1.0%)。

青霉素聚合物 照分子排阻色谱法(通则 0514)测定。临用新制。

供试品溶液　取本品约 0.3g，精密称定，置 10ml 量瓶中，加 *N*,*N*-二甲基甲酰胺 2ml 使溶解，用水稀释至刻度，摇匀。

对照溶液　取青霉素对照品适量，精密称定，加水溶解并定量稀释制成每 1ml 中约含 0.1mg 的溶液。

系统适用性溶液(1)　取蓝色葡聚糖 2000 适量，加水溶解并制成每 1ml 中约含 0.1mg 的溶液。

系统适用性溶液(2)　取普鲁卡因青霉素约 0.3g，置 10ml 量瓶中，先加入 *N*,*N*-二甲基甲酰胺约 2ml 使完全溶解，再用 0.1mol/L 蓝色葡聚糖 2000 溶液稀释至刻度，摇匀。

色谱条件　用葡聚糖凝胶 G-10(40～120μm)为填充剂；玻璃柱内径 1.0～1.4cm，柱长 30～40cm；流动相 A 为 pH 7.0 的 0.03mol/L 磷酸盐缓冲液[0.03mol/L 磷酸氢二钠溶液-0.03mol/L 磷酸二氢钠溶液(61∶39)]，流动相 B 为水；流速为每分钟 1.5ml；检测波长为 254nm；进样体积 100～200μl。

系统适用性要求　系统适用性溶液(1)分别在以流动相

A与流动相B为流动相记录的色谱图中，按蓝色葡聚糖2000峰计算，理论板数均不低于400，拖尾因子均应小于2.0，蓝色葡聚糖2000峰的保留时间比值应在0.93～1.07之间。系统适用性溶液(2)在以流动相A为流动相记录的色谱图中，高聚体的峰高与单体和高聚体之间的谷高比应大于2.0。对照溶液色谱图中主峰与供试品溶液色谱图中聚合物峰，与相应色谱系统中蓝色葡聚糖2000峰的保留时间的比值均应在0.93～1.07之间。以流动相B为流动相，精密量取对照溶液连续进样5次，峰面积的相对标准偏差应不大于5.0%。

测定法　以流动相A为流动相，精密量取供试品溶液注入液相色谱仪，记录色谱图；以流动相B为流动相，精密量取对照溶液注入液相色谱仪，记录色谱图。

限度　按外标法以青霉素峰面积计算，青霉素聚合物的量不得过青霉素的0.20%。

残留溶剂　照残留溶剂测定法(通则0861第二法)测定。

内标溶液　称取丙醇适量，用*N*,*N*-二甲基甲酰胺溶解并稀释制成每1ml中约含3mg的溶液。

供试品溶液　取本品约1.0g，精密称定，置顶空瓶中，分别精密加入内标溶液1.0ml、*N*,*N*-二甲基甲酰胺4.0ml，密封，摇匀。

对照品溶液　取乙酸乙酯和正丁醇适量，精密称定，加*N*,*N*-二甲基甲酰胺定量稀释制成每1ml中约含乙酸乙酯和正丁醇各0.625mg的溶液。精密量取4.0ml，置顶空瓶中，再精密加入内标溶液1.0ml置同一顶空瓶中，密封。

色谱条件　以6%氰丙基苯基-94%二甲基聚硅氧烷(或极性相近)为固定液的毛细管柱为色谱柱；起始温度为90℃，维持14分钟，继以每分钟20℃的速率升至180℃，维持5分钟；进样口温度为210℃；检测器温度为250℃；顶空瓶平衡温度为70℃，平衡时间为30分钟。

系统适用性要求　对照品溶液色谱图中，按丙醇、乙酸乙酯和正丁醇顺序依次出峰，各色谱峰间的分离度应符合要求。

测定法　取供试品溶液与对照品溶液分别顶空进样，记录色谱图。

限度　按内标法以峰面积比值计算，乙酸乙酯与正丁醇的残留量均应符合规定。

水分　取本品，照水分测定法(通则0832第一法1)测定，含水分应为2.8%～4.0%。

抽针试验　取本品1.5g，加水5ml制成混悬液，用装有$4\frac{1}{2}$号针头的注射器抽取，应能顺利通过，不得阻塞。

细菌内毒素　取本品，依法检查(通则1143)，每1000青霉素单位中含内毒素的量应小于0.10EU。(供注射用)

无菌　取本品，用适宜溶剂使分散均匀，加青霉素酶灭活后，依法检查(通则1101)，应符合规定。(供无菌分装用)

【含量测定】　照高效液相色谱法(通则0512)测定。

供试品溶液　取本品约70mg，精密称定，置50ml量瓶中，加流动相约30ml，超声使溶解后，用流动相稀释至刻度，摇匀。

对照品溶液　取青霉素对照品与盐酸普鲁卡因对照品适量，精密称定，加流动相溶解并定量稀释制成每1ml中分别约含青霉素0.8mg与普鲁卡因0.54mg的溶液。

系统适用性溶液　取青霉素V对照品适量，加流动相溶解并稀释制成每1ml中含青霉素V 2.4mg的溶液，将此溶液与对照品溶液以1∶3体积比混合。

色谱条件　用十八烷基硅烷键合硅胶为填充剂；以缓冲液(取磷酸二氢钾14g和40%氢氧化四丁基铵溶液6.5g溶解于约700ml水中，用1mol/L氢氧化钾溶液调节pH值至7.0，用水稀释至1000ml，混匀)-水-乙腈(52∶23∶25)(用1mol/L氢氧化钾溶液或10%稀磷酸溶液调节pH值至7.5±0.05)为流动相；检测波长为235nm；进样体积10μl。

系统适用性要求　系统适用性溶液色谱图中，青霉素峰与青霉素V峰间的分离度应大于2.0。

测定法　精密量取供试品溶液与对照品溶液，分别注入液相色谱仪，记录色谱图。按外标法以峰面积计算供试品中$C_{13}H_{20}N_2O_2$和$C_{16}H_{18}N_2O_4S$的含量。每1mg的$C_{16}H_{18}N_2O_4S$相当于1780青霉素单位。

【类别】　*β*-内酰胺类抗生素，青霉素类。

【贮藏】　严封，在干燥处保存。

【制剂】　注射用普鲁卡因青霉素

注射用普鲁卡因青霉素

Zhusheyong Pulukayin Qingmeisu

Procaine Benzylpenicillin for Injection

本品为普鲁卡因青霉素与青霉素钠(钾)加适宜的悬浮剂与缓冲剂制成的无菌粉末。按无水物计算，含普鲁卡因应为29.1%～35.6%，含青霉素应为59.0%～66.3%，每1mg含青霉素应为1050～1180单位；按平均装量计算，含青霉素应为标示量的95.0%～105.0%。

【性状】　本品为白色粉末。

【鉴别】　(1)取本品，照普鲁卡因青霉素项下的鉴别(1)试验，显相同的结果。

(2)在含量测定项下记录的色谱图中，供试品溶液两个主峰的保留时间应与对照品溶液两个主峰的保留时间一致。

(3)本品显钠(钾)盐鉴别(1)的反应(通则0301)。

以上(1)、(2)两项可选做一项。

【检查】　**甲醇溶液的颜色**　取本品5瓶(按40万单位计算)，分别先加水1ml(80万单位规格加水2ml)，振摇，再加甲醇5ml(80万单位规格加甲醇10ml)溶解后，如显色，与黄色或黄绿色4号标准比色液(通则0901第一法)比较，均不得更深。

有关物质　照高效液相色谱法(通则0512)测定。

供试品溶液、对照溶液、对氨基苯甲酸贮备液、系统适用性溶液、色谱条件、系统适用性要求、测定法与限度　见普鲁卡因青霉素有关物质项下。

青霉素聚合物　照分子排阻色谱法(通则 0514)测定。临用新制。

供试品溶液　取本品适量(约相当于青霉素 0.18g),精密称定,置 10ml 量瓶中,加 *N*,*N*-二甲基甲酰胺 2ml 使溶解,用水稀释至刻度。

对照溶液、系统适用性溶液(1)、系统适用性溶液(2)、色谱条件、系统适用性要求与测定法　见普鲁卡因青霉素青霉素聚合物项下。

限度　按外标法以青霉素峰面积计算,青霉素聚合物的量不得过青霉素标示量的 0.80%。

水分　取本品,照水分测定法(通则 0832 第一法 1)测定,含水分不得过 3.5%。

悬浮时间与抽针试验　取本品 1 瓶,按每 40 万单位加水 1ml 使成混悬液,摇匀,静置 2 分钟,不得有颗粒下沉或明显的分层。用装有 $4\frac{1}{2}$ 号针头的注射器抽取,应能顺利通过,不得阻塞。

酸碱度、细菌内毒素与无菌　照普鲁卡因青霉素项下的方法检查,均应符合规定。

其他　应符合注射剂项下有关的各项规定(通则 0102)。

【含量测定】　照高效液相色谱法(通则 0512)测定。

供试品溶液　取装量差异项下的内容物适量,见普鲁卡因青霉素含量测定项下。

对照品溶液、系统适用性溶液、色谱条件、系统适用性要求与测定法　见普鲁卡因青霉素含量测定项下。

【类别】　同普鲁卡因青霉素。

【规格】　(1)40 万单位[普鲁卡因青霉素 30 万单位、青霉素钠(钾)10 万单位]　(2)80 万单位[普鲁卡因青霉素 60 万单位、青霉素钠(钾)20 万单位]

【贮藏】　密闭,在干燥处保存。

富马酸比索洛尔

Fumasuan Bisuoluo'er

Bisoprolol Fumarate

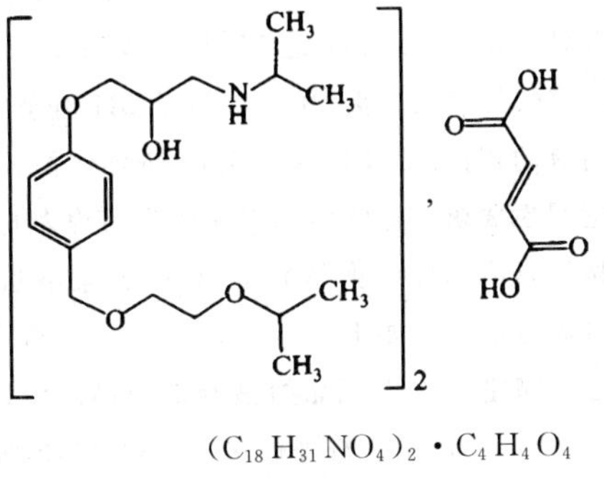

$(C_{18}H_{31}NO_4)_2 \cdot C_4H_4O_4$　766.96

本品为(±)1-[4-[[2-(1-甲基乙氧基)乙氧基]甲基]-苯氧基]-3-[(1-甲基乙基)胺基]-2-丙醇富马酸盐。按干燥品计算,含$(C_{18}H_{31}NO_4)_2 \cdot C_4H_4O_4$不得少于 99.0%。

【性状】　本品为白色粉末;无臭。

本品在水中极易溶解,在乙醇中易溶,在丙酮中微溶,在乙醚中不溶。

熔点　本品的熔点(通则 0612)为 100～104℃。

【鉴别】　(1)取本品约 10mg,加水 2ml 溶解,加高锰酸钾试液 1～3 滴,紫红色应褪去,并有棕黄色沉淀生成。

(2)取本品,加水溶解并分别稀释制成每 1ml 中约含 0.1mg 的溶液(1)和每 1ml 中约含 0.01mg 的溶液(2),照紫外-可见分光光度法(通则 0401)测定,溶液(1)在 271nm 的波长处有最大吸收;溶液(2)在 223nm 的波长处有最大吸收。

(3)本品的红外光吸收图谱应与对照的图谱(光谱集 859 图)一致。

【检查】　**酸度**　取本品 0.50g,加水 10ml 溶解后,依法测定(通则 0631),pH 值应为 6.0～7.0。

溶液的澄清度　取本品 0.50g,加水 10ml 溶解后,溶液应澄清。

有关物质　照高效液相色谱法(通则 0512)测定。

供试品溶液　取本品适量,加水溶解并稀释制成每 1ml 中约含 0.5mg 的溶液。

对照溶液　精密量取供试品溶液适量,用水定量稀释制成每 1ml 中约含 5μg 的溶液。

色谱条件　用十八烷基硅烷键合硅胶为填充剂;以 0.05mol/L 磷酸氢二铵溶液(用磷酸调节 pH 值至 4.5)-乙腈(90∶10)为流动相 A,以 0.05mol/L 磷酸氢二铵溶液(用磷酸调节 pH 值至 4.5)-乙腈(25∶75)为流动相 B,按下表进行梯度洗脱;检测波长为 225nm;进样体积 20μl。

时间(分钟)	流动相 A(%)	流动相 B(%)
0	95	5
40	10	90
45	10	90
50	95	5
60	95	5

系统适用性要求　比索洛尔峰保留时间约为 15 分钟,理论板数按比索洛尔峰计算不低于 3000,比索洛尔峰与相邻杂质峰的分离度应符合要求。

测定法　精密量取供试品溶液与对照溶液,分别注入液相色谱仪,记录色谱图。

限度　供试品溶液色谱图中如有杂质峰,单个杂质峰面积不得大于对照溶液中比索洛尔峰面积的 0.5 倍(0.5%),各杂质峰面积的和不得大于对照溶液比索洛尔峰面积(1.0%)。

残留溶剂　照残留溶剂测定法(通则 0861 第三法)测定。

供试品溶液　取本品约 0.1g,精密称定,加二甲基亚砜

1ml 使溶解，摇匀。

对照品溶液　分别取乙醇、异丙胺、乙酸乙酯与环氧氯丙烷各适量，精密称定，用二甲基亚砜定量稀释制成每 1ml 中分别约含乙醇 0.5mg、异丙胺 0.1mg、乙酸乙酯 0.5mg 和环氧氯丙烷 50μg 的混合溶液。

色谱条件　用 100%二甲基聚硅氧烷（或极性相近）为固定液的毛细管柱为色谱柱；起始温度为 35℃，维持 10 分钟，以每分钟 5℃的速率升温至 80℃，维持 2 分钟，再以每分钟 30℃的速率升温至 200℃，维持 10 分钟；进样口温度为 120℃；检测器温度为 250℃；进样体积 1μl。

系统适用性要求　对照品溶液色谱图中，各成分峰间的分离度均应符合要求。

测定法　精密量取供试品溶液与对照品溶液，分别注入气相色谱仪，记录色谱图。

限度　按外标法以峰面积计算，异丙胺的残留量不得过 0.1%，环氧氯丙烷的残留量不得过 0.05%，乙醇与乙酸乙酯的残留量均应符合规定。

干燥失重　取本品，以五氧化二磷为干燥剂，在 60℃减压干燥至恒重，减失重量不得过 0.3%（通则 0831）。

炽灼残渣　不得过 0.1%（通则 0841）。

重金属　取本品 1.0g，加水适量溶解后，加醋酸盐缓冲液（pH 3.5）2ml，加水至 25ml，依法检查（通则 0821 第一法），含重金属不得过百万分之十。

【含量测定】　取本品约 0.3g，精密称定，加冰醋酸 20ml 溶解后，照电位滴定法（通则 0701），用高氯酸滴定液（0.1mol/L）滴定，并将滴定的结果用空白试验校正。每 1ml 高氯酸滴定液（0.1mol/L）相当于 38.35mg 的 $(C_{18}H_{31}NO_4)_2 \cdot C_4H_4O_4$。

【类别】　β 肾上腺素受体拮抗药。

【贮藏】　遮光，密封保存。

【制剂】　（1）富马酸比索洛尔片　（2）富马酸比索洛尔胶囊

富马酸比索洛尔片

Fumasuan Bisuoluo'er Pian

Bisoprolol Fumarate Tablets

本品含富马酸比索洛尔 $[(C_{18}H_{31}NO_4)_2 \cdot C_4H_4O_4]$ 应为标示量的 90.0%～110.0%。

【性状】　本品为白色片。

【鉴别】　（1）取本品的细粉适量（约相当于富马酸比索洛尔 20mg），加水 4ml 溶解，滤过，滤液加高锰酸钾试液 1～3 滴，紫红色应褪去，并有棕黄色沉淀生成。

（2）取本品的细粉适量，加水溶解并稀释制成每 1ml 中约含富马酸比索洛尔 0.1mg 的溶液，滤过，取续滤液，照紫外-可见分光光度法（通则 0401）测定，在 271nm 的波长处有最大吸收。

（3）在含量测定项下记录的色谱图中，供试品溶液主峰的保留时间应与对照品溶液主峰的保留时间一致。

【检查】　**含量均匀度**　取本品 1 片，置 25ml（2.5mg 规格）或 50ml（5mg 规格）量瓶中，加水使富马酸比索洛尔溶解并稀释至刻度，摇匀，滤过，取续滤液作为供试品溶液，照含量测定项下的方法测定含量，应符合规定（通则 0941）。

溶出度　照溶出度与释放度测定法（通则 0931 第三法）测定。

溶出条件　以水 100ml（2.5mg 规格）或 200ml（5mg 规格）为溶出介质，转速为每分钟 35 转，依法操作，经 30 分钟时取样。

供试品溶液　取溶出液适量，滤过，取续滤液。

对照品溶液　取富马酸比索洛尔对照品适量，精密称定，加水溶解并定量稀释制成每 1ml 中约含 25μg 的溶液。

色谱条件与系统适用性要求　见含量测定项下。

测定法　见含量测定项下。计算每片的溶出量。

限度　标示量的 80%，应符合规定。

有关物质　照高效液相色谱法（通则 0512）测定。

供试品溶液　取本品适量（约相当于富马酸比索洛尔 25mg），置 50ml 量瓶中，加水溶解并稀释至刻度，摇匀，滤过，取续滤液。

对照溶液　精密量取供试品溶液 1ml，置 100ml 量瓶中，用水稀释至刻度，摇匀。

色谱条件、系统适用性要求与测定法　见富马酸比索洛尔有关物质项下。

限度　供试品溶液色谱图中如有杂质峰，单个杂质峰面积不得大于对照溶液中比索洛尔峰面积的 0.5 倍（0.5%），各杂质峰面积的和不得大于对照溶液中比索洛尔峰面积的 2 倍（2.0%）。

其他　应符合片剂项下有关的各项规定（通则 0101）。

【含量测定】　照高效液相色谱法（通则 0512）测定。

供试品溶液　取本品 20 片，精密称定，研细，精密称取适量（约相当于富马酸比索洛尔 5mg），置 50ml 量瓶中，加水适量使富马酸比索洛尔溶解并稀释至刻度，摇匀，滤过，取续滤液。

对照品溶液　取富马酸比索洛尔对照品适量，精密称定，加水溶解并定量稀释制成每 1ml 中约含 0.1mg 的溶液。

色谱条件　用十八烷基硅烷键合硅胶为填充剂；以 0.05mol/L 磷酸氢二铵溶液（用磷酸调节 pH 值至 4.5）-乙腈（70∶30）为流动相；检测波长为 225nm；进样体积 20μl。

系统适用性要求　比索洛尔峰保留时间约为 6～8 分钟，理论板数按比索洛尔峰计算不低于 1000，比索洛尔峰与相邻杂质峰的分离度应符合要求。

测定法　精密量取供试品溶液与对照品溶液，分别注入液相色谱仪，记录色谱图。按外标法以比索洛尔峰面积计算。

【类别】 同富马酸比索洛尔。

【规格】 (1)2.5mg (2)5mg

【贮藏】 密封，凉暗处保存。

富马酸比索洛尔胶囊

Fumasuan Bisuoluo'er Jiaonang

Bisoprolol Fumarate Capsules

本品含富马酸比索洛尔[$(C_{18}H_{31}NO_4)_2 \cdot C_4H_4O_4$]应为标示量的90.0%～110.0%。

【性状】 本品内容物为白色或类白色颗粒或粉末。

【鉴别】 (1)取本品内容物细粉适量(约相当于富马酸比索洛尔20mg)，加水4ml溶解，滤过，滤液加高锰酸钾试液1～3滴，紫红色应褪去，并有棕黄色沉淀生成。

(2)取本品的内容物适量，加水溶解并稀释制成每1ml中约含富马酸比索洛尔0.1mg的溶液，滤过，取续滤液，照紫外-可见分光光度法(通则0401)测定，在271nm的波长处有最大吸收。

(3)在含量测定项下记录的色谱图中，供试品溶液主峰的保留时间应与对照品溶液主峰的保留时间一致。

【检查】 **含量均匀度** 取本品1粒，分别将内容物及囊壳一起倾入25ml(2.5mg规格)或50ml(5mg规格)或100ml(10mg规格)量瓶中，加水使富马酸比索洛尔溶解并稀释至刻度，摇匀，滤过，取续滤液作为供试品溶液，照含量测定项下的方法测定含量，应符合规定(通则0941)。

溶出度 照溶出度与释放度测定法(通则0931第三法)测定。

溶出条件 以水100ml(2.5mg规格)或200ml(5mg、10mg规格)为溶出介质，转速为每分钟35转，依法操作，经30分钟时取样。

供试品溶液 取溶出液适量，滤过，取续滤液。

对照品溶液 取富马酸比索洛尔对照品适量，精密称定，加水溶解并定量稀释制成每1ml中约含25μg(2.5mg、5mg规格)或50μg(10mg规格)的溶液。

色谱条件与系统适用性要求 见含量测定项下。

测定法 见含量测定项下。计算每粒的溶出量。

限度 标示量的80%，应符合规定。

有关物质 照高效液相色谱法(通则0512)测定。

供试品溶液 取本品的内容物适量(约相当于富马酸比索洛尔25mg)，置50ml量瓶中，加水溶解并稀释至刻度，摇匀，滤过，取续滤液。

对照溶液 精密量取供试品溶液1ml，置100ml量瓶中，用水稀释至刻度，摇匀。

色谱条件、系统适用性要求与测定法 见富马酸比索洛尔有关物质项下。

限度 供试品溶液色谱图中如显杂质峰，单个杂质峰面积不得大于对照溶液中比索洛尔峰面积的0.5倍(0.5%)，各杂质峰面积的和不得大于对照溶液中比索洛尔峰面积的2倍(2.0%)。

其他 应符合胶囊剂项下有关的各项规定(通则0103)。

【含量测定】 照高效液相色谱法(通则0512)测定。

供试品溶液 取本品20粒，精密称定，计算平均装量。取内容物混合均匀，研细，精密称取适量(约相当于富马酸比索洛尔5mg)，置50ml量瓶中，加水适量使富马酸比索洛尔溶解并稀释至刻度，摇匀，滤过，取续滤液。

对照品溶液 取富马酸比索洛尔对照品适量，精密称定，加水溶解并定量稀释制成每1ml中约含0.1mg的溶液。

色谱条件 用十八烷基硅烷键合硅胶为填充剂；以0.05mol/L磷酸氢二铵溶液(用磷酸调节pH值至4.5)-乙腈(70:30)为流动相；检测波长为225nm；进样体积20μl。

系统适用性要求 比索洛尔峰保留时间约为6～8分钟，理论板数按比索洛尔峰计算不低于1000，比索洛尔峰与相邻杂质峰的分离度应符合要求。

测定法 精密量取供试品溶液与对照品溶液，分别注入液相色谱仪，记录色谱图。按外标法以比索洛尔峰面积计算。

【类别】 同富马酸比索洛尔。

【规格】 (1)2.5mg (2)5mg (3)10mg

【贮藏】 遮光，密封保存。

富马酸亚铁

Fumasuan Yatie

Ferrous Fumarate

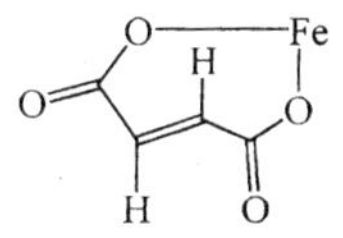

$C_4H_2FeO_4$　169.90

本品为(E)-2-丁烯二酸亚铁盐。按干燥品计算，含$C_4H_2FeO_4$不得少于93.0%。

【性状】 本品为橙红色或红棕色粉末；无臭。

本品在水或乙醇中几乎不溶。

【鉴别】 (1)取本品50mg，置瓷蒸发皿中，加间苯二酚0.1g，混匀，加硫酸3～5滴，缓缓加热直至成暗红色半固体状，放冷，加水25ml溶解，滤过，取滤液1ml，加水10ml，摇匀，溶液显橙红色并有绿色荧光；再加氢氧化钠试液数滴使成碱性，溶液即显红色并有荧光。

(2)取本品约2g，加盐酸溶液(1→8)100ml，加热使溶解，放冷，滤过，滤液备用；沉淀用盐酸溶液(1→100)洗涤3次，每次5ml，再用水洗至滤液无黄色，在105℃干燥后，取本品0.1g，加碳酸钠试液2ml溶解后，加高锰酸钾试液数滴，即显褐色。

(3)取上述沉淀适量,加水溶解并稀释制成每 1ml 中约含 5μg 的溶液,照紫外-可见分光光度法(通则 0401)测定,在 206nm 的波长处有最大吸收。

(4)本品的红外光吸收图谱应与对照的图谱(光谱集 513 图)一致。

(5)取鉴别(2)项下的滤液,显亚铁盐的鉴别反应(通则 0301)。

【检查】 **硫酸盐** 取本品 0.30g,加稀盐酸 4ml,加热使溶解,立即加水 25ml,继续加热煮沸,放冷,滤过,滤液分成两等份:一份中加 25%氯化钡溶液 5ml,摇匀,放置 10 分钟,如显浑浊,反复滤过,至滤液澄清,置 50ml 纳氏比色管中,加水使成 42ml,再加标准硫酸钾溶液 3.0ml 与水适量使成 50ml,摇匀,放置 10 分钟,作为对照液;另一份置 50ml 纳氏比色管中,加水使成 42ml,加 25%氯化钡溶液 5ml 与水适量使成 50ml,摇匀,放置 10 分钟,与上述对照液比较,不得更浓(0.2%)。

干燥失重 取本品,在 120℃干燥至恒重,减失重量不得过 1.5%(通则 0831)。

高铁盐 取本品约 2g,精密称定,置 250ml 碘瓶中,加水 25ml 与盐酸 4ml,加热使溶解,迅速冷却至室温;加碘化钾 3g,密塞,摇匀,在暗处放置 5 分钟,加水 75ml,立即用硫代硫酸钠滴定液(0.1mol/L)滴定,至近终点时,加淀粉指示液 2ml,继续滴定至蓝色消失,并将滴定的结果用空白试验校正。每 1ml 硫代硫酸钠滴定液(0.1mol/L)相当于 5.585mg 的 Fe。本品含高铁盐不得过 2.0%。

铅盐 取本品 0.40g,置 50ml 烧杯中,加硝酸 3ml 与高氯酸 5ml,加热微沸至干,放冷,加盐酸溶液(1→2)15ml,再加热微沸 1 分钟,放冷,移至分液漏斗中,用乙醚提取 3 次,每次 20ml,弃去乙醚层(如溶液仍有黄色,再用乙醚提取),分取酸液,置水浴上加热,蒸去残留的乙醚,放冷,加氨试液使成碱性,加氰化钾试液 1ml,加水至 50ml,加硫化钠试液 5 滴,摇匀,与标准铅溶液 2.0ml 用同一方法处理后的颜色比较,不得更深(0.005%)。

砷盐 取本品 0.50g,加无水碳酸钠 0.5g,混匀,加溴试液 4ml,混合,置水浴上蒸干后,在 500～600℃炽灼 2 小时,放冷,残渣加溴-盐酸溶液(取溴化钾溴试液 1ml,加盐酸至 100ml)10ml 与水 15ml 使溶解,移至蒸馏瓶中,加酸性氯化亚锡试液 1ml,蒸馏,馏出液导入贮有水 5ml 的接受器中,至蒸馏瓶中约剩 5ml 时,停止蒸馏,馏出液加水适量使成 28ml,依法检查(通则 0822 第一法),应符合规定(0.0004%)。

【含量测定】 取本品约 0.3g,精密称定,加稀硫酸 15ml,加热溶解后,放冷,加新沸过的冷水 50ml 与邻二氮菲指示液 2 滴,立即用硫酸铈滴定液(0.1mol/L)滴定,并将滴定的结果用空白试验校正。每 1ml 硫酸铈滴定液(0.1mol/L)相当于 16.99mg 的 $C_4H_2FeO_4$。

【类别】 抗贫血药。

【贮藏】 遮光,密封保存。

【制剂】 (1)富马酸亚铁片 (2)富马酸亚铁咀嚼片 (3)富马酸亚铁胶囊 (4)富马酸亚铁颗粒

富马酸亚铁片

Fumasuan Yatie Pian

Ferrous Fumarate Tablets

本品含富马酸亚铁($C_4H_2FeO_4$)应为标示量的 90.0%～105.0%。

【性状】 本品为糖衣片,除去包衣后显红棕色。

【鉴别】 (1)取本品,除去包衣后,研细,取细粉适量(约相当于富马酸亚铁 2g),加盐酸溶液(1→8)100ml,加热至沸,放冷,滤过,滤液备用;沉淀用盐酸溶液(1→100)洗涤数次,每次 5ml,再用水洗至滤液无色,在 105℃干燥后,取 0.1g,加碳酸钠试液 2ml 使溶解,加高锰酸钾试液数滴,溶液即显褐色。

(2)取鉴别(1)项下的滤液,显亚铁盐的鉴别反应(通则 0301)。

【检查】 **高铁盐** 取本品 10 片,除去包衣后,研细,置碘瓶中,加水 25ml 与盐酸 4ml,加热使富马酸亚铁溶解,迅速放冷,加碘化钾 3g,密塞,摇匀,在暗处放置 5 分钟,加水 75ml,立即用硫代硫酸钠滴定液(0.1mol/L)滴定,至近终点时,加淀粉指示液 2ml,继续滴定至蓝色消失,并将滴定的结果用空白试验校正。消耗硫代硫酸钠滴定液(0.1mol/L)不得过 14.3ml(0.2g 规格)、7.2ml(0.1g 规格)或 3.6ml(0.05g 规格)。

其他 应符合片剂项下有关的各项规定(通则 0101)。

【含量测定】 取本品 20 片,除去包衣后,精密称定,研细,精密称取适量(约相当于富马酸亚铁 0.3g),加稀硫酸 15ml,加热使富马酸亚铁溶解后,放冷,加新沸过的冷水 50ml 与邻二氮菲指示液 2 滴,立即用硫酸铈滴定液(0.1mol/L)滴定,并将滴定的结果用空白试验校正。每 1ml 硫酸铈滴定液(0.1mol/L)相当于 16.99mg 的 $C_4H_2FeO_4$。

【类别】 同富马酸亚铁。

【规格】 (1)0.05g (2)0.1g (3)0.2g

【贮藏】 遮光,密封保存。

富马酸亚铁咀嚼片

Fumasuan Yatie Jujuepian

Ferrous Fumarate Chewable Tablets

本品含富马酸亚铁($C_4H_2FeO_4$)应为标示量的 90.0%～105.0%。

【性状】 本品为灰褐色至棕褐色片,或略带斑痕;味香甜。

【鉴别】（1）取本品细粉适量（约相当于富马酸亚铁 2g），加盐酸溶液（1→8）100ml，加热至沸，放冷，滤过，滤液备用；沉淀用盐酸溶液（1→100）洗涤数次，每次 5ml，再用水洗至滤液无色，在 105℃干燥后，取 0.1g，加碳酸钠试液 2ml 使溶解，加高锰酸钾试液数滴，溶液即显褐色。

（2）取鉴别（1）项下的滤液，显亚铁盐的鉴别反应（通则 0301）。

【检查】 **高铁盐** 取本品细粉适量（约相当于富马酸亚铁 1g），置碘瓶中，加水 25ml 与盐酸 4ml，加热使富马酸亚铁溶解，迅速放冷，加碘化钾 3g，密塞，摇匀，在暗处放置 5 分钟，加水 75ml，立即用硫代硫酸钠滴定液（0.1mol/L）滴定，至近终点时，加淀粉指示液 2ml，继续滴定至蓝色消失，并将滴定的结果用空白试验校正。消耗硫代硫酸钠滴定液（0.1mol/L）不得过 7.2ml。

其他 应符合片剂项下有关的各项规定（通则 0101）。

【含量测定】 取本品 20 片，精密称定，研细，精密称取适量（约相当于富马酸亚铁 0.3g），加稀硫酸 15ml，加热使富马酸亚铁溶解，放冷，加新沸过的冷水 50ml 与邻二氮菲指示液 2 滴，立即用硫酸铈滴定液（0.1mol/L）滴定，并将滴定的结果用空白试验校正。每 1ml 的硫酸铈滴定液（0.1mol/L）相当于 16.99mg 的 $C_4H_2FeO_4$。

【类别】 同富马酸亚铁。

【规格】 （1）0.1g　（2）0.2g

【贮藏】 遮光，密封保存。

富马酸亚铁胶囊

Fumasuan Yatie Jiaonang

Ferrous Fumarate Capsules

本品含富马酸亚铁（$C_4H_2FeO_4$）应为标示量的90.0%～105.0%。

【性状】 本品内容物为棕色颗粒。

【鉴别】（1）取本品内容物适量（约相当于富马酸亚铁 2g），研细，加盐酸溶液（1→8）100ml，加热至沸，放冷，滤过，滤液备用；沉淀用盐酸溶液（1→100）洗涤数次，每次 5ml，再用水洗至滤液无色，在 105℃干燥后，取 0.1g，加碳酸钠试液 2ml 使溶解，加高锰酸钾试液数滴，溶液即显褐色。

（2）取鉴别（1）项下的滤液，显亚铁盐的鉴别反应（通则 0301）。

【检查】 **高铁盐** 取本品 20 粒，倾出内容物，研细，精密称取适量（相当于富马酸亚铁 2g），置碘瓶中，加水 25ml 与盐酸 4ml，加热使富马酸亚铁溶解，迅速放冷，加碘化钾 3g，密塞，摇匀，在暗处放置 5 分钟，加水 75ml，立即用硫代硫酸钠滴定液（0.1mol/L）滴定，至近终点时，加淀粉指示液 2ml，继续滴定至蓝色消失，并将滴定的结果用空白试验校正。消耗硫代硫酸钠滴定液（0.1mol/L）不得过 14.3ml。

溶出度 照溶出度与释放度测定法（通则 0931 第二法）测定。

溶出条件　以 0.1mol/L 盐酸溶液（含 0.5%十二烷基硫酸钠）900ml 为溶出介质，转速为每分钟 75 转，依法操作，经 45 分钟时取样。

供试品溶液　取溶出液 10ml，滤过，精密量取续滤液适量，用溶出介质定量稀释制成每 1ml 中约含富马酸亚铁 10μg 的溶液。

对照品溶液　精密量取铁标准溶液适量，用溶出介质分别定量稀释制成每 1ml 中含 1μg、2μg 与 5μg 的溶液。

测定法　取供试品溶液与对照品溶液，照原子吸收分光光度法（通则 0406 第一法），在 248.3nm 的波长处分别测定，结果乘以折算系数 3.0421，计算每片的溶出量。

限度　标示量的 80%，应符合规定。

其他 应符合胶囊剂项下有关的各项规定（通则 0103）。

【含量测定】 取装量差异项下的内容物，研细，精密称取适量（约相当于富马酸亚铁 0.3g），加稀硫酸 15ml，加热使富马酸亚铁溶解后，放冷，加水 50ml 与邻二氮菲指示液 2 滴，立即用硫酸铈滴定液（0.1mol/L）滴定，并将滴定的结果用空白试验校正。每 1ml 硫酸铈滴定液（0.1mol/L）相当于 16.99mg 的 $C_4H_2FeO_4$。

【类别】 同富马酸亚铁。

【规格】 0.2g

【贮藏】 遮光，密封保存。

富马酸亚铁颗粒

Fumasuan Yatie Keli

Ferrous Fumarate Granules

本品含富马酸亚铁（$C_4H_2FeO_4$）应为标示量的90.0%～105.0%。

【性状】 本品为灰褐色至棕褐色的颗粒；气芳香，味甜。

【鉴别】（1）取本品适量（约相当于富马酸亚铁 2g），研细，加盐酸溶液（1→8）100ml，加热至沸，放冷，滤过，滤液备用；沉淀用盐酸溶液（1→100）洗涤数次，每次 5ml，再用水洗至滤液无色，在 105℃干燥后，取 0.1g，加碳酸钠试液 2ml 使溶解，加高锰酸钾试液数滴，溶液即显褐色。

（2）取鉴别（1）项下的滤液，显亚铁盐的鉴别反应（通则 0301）。

【检查】 **高铁盐** 取本品适量（约相当于富马酸亚铁 2g），研细，置碘瓶中，加水 25ml 与盐酸 4ml，加热使富马酸亚铁溶解，迅速放冷，加碘化钾 3g，密塞，摇匀，在暗处放置 5 分钟，加水 75ml，立即用硫代硫酸钠滴定液（0.1mol/L）滴定，至近终点时，加淀粉指示液 2ml，继续滴定至蓝色消失，并将滴定的结果用空白试验校正。消耗硫代硫酸钠滴定液(0.1mol/L)不得过 14.3ml。

其他　除溶化性外，应符合颗粒剂项下有关的各项规定(通则 0104)。

【含量测定】　取装量差异项下的内容物，研细，精密称取适量(约相当于富马酸亚铁 0.3g)，加稀硫酸 15ml，加热使富马酸亚铁溶解，放冷，加新沸过的冷水 50ml 与邻二氮菲指示液 2 滴，立即用硫酸铈滴定液(0.1mol/L)滴定，并将滴定的结果用空白试验校正。每 1ml 硫酸铈滴定液(0.1mol/L)相当于 16.99mg 的 $C_4H_2FeO_4$。

【类别】　同富马酸亚铁。

【规格】　(1)1g：0.1g　(2)2g：0.2g

【贮藏】　遮光，密封保存。

富马酸喹硫平

Fumasuan Kuiliuping

Quetiapine Fumarate

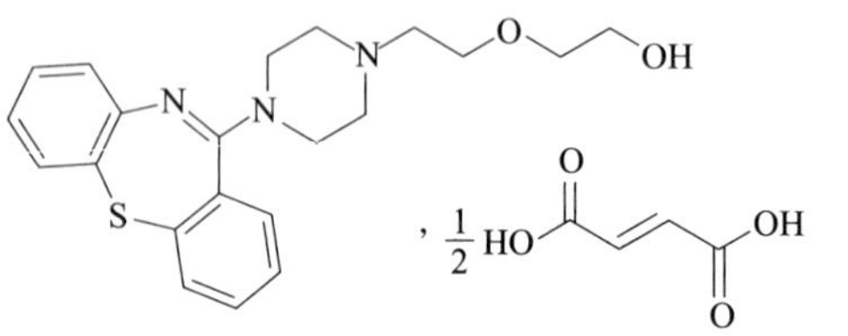

$$C_{21}H_{25}N_3O_2S \cdot \frac{1}{2}C_4H_4O_4 \quad 441.54$$

本品为 11-[4-[2-(2-羟基乙氧基)乙基]-1-哌嗪基]二苯并[b,f][1,4]硫氮杂䓬半富马酸盐，按干燥品计算，含$(C_{21}H_{25}N_3O_2S)_2 \cdot C_4H_4O_4$不得少于 98.5%。

【性状】　本品为白色至微黄色结晶性粉末；无臭。

本品在水或乙醇中极微溶解，在冰醋酸中溶解。

熔点　本品的熔点(通则 0612)为 172～176℃，熔融同时分解。

【鉴别】　(1)取本品约 0.1g，加稀盐酸 3ml 与水 12ml，振摇使溶解，滴加高锰酸钾试液 4 滴，紫红色即消失。

(2)取本品，加水溶解并稀释制成每 1ml 中含 30μg 的溶液，照紫外-可见分光光度法(通则 0401)测定，在 289nm 的波长处有最大吸收。

(3)本品的红外光吸收图谱应与对照的图谱(光谱集 1273 图)一致。

【检查】　**酸度**　取本品 0.20g，加水 20ml，超声使溶解，滤过，取滤液，依法测定(通则 0631)，pH 值应为 5.0～6.0。

有关物质　照高效液相色谱法(通则 0512)测定。

供试品溶液　取本品适量(约相当于喹硫平 50mg)，置 100ml 量瓶中，加流动相适量，超声使溶解，用流动相稀释至刻度，摇匀。

对照溶液　精密量取供试品溶液适量，用流动相定量稀释制成每 1ml 中约含喹硫平 1μg 的溶液。

色谱条件　用十八烷基硅烷键合硅胶为填充剂；以甲醇-水-三乙胺(670：330：4)(用磷酸调节 pH 值至 6.8)为流动相；检测波长为 289nm；柱温为 40℃；进样体积 20μl。

系统适用性要求　理论板数按喹硫平峰计算不低于 6000，喹硫平峰与相邻杂质峰的分离度应符合要求。

测定法　精密量取供试品溶液与对照溶液，分别注入液相色谱仪，记录色谱图至主成分峰保留时间的 2.5 倍。

限度　供试品溶液色谱图中如有杂质峰，除富马酸峰外，单个杂质不得大于对照溶液中喹硫平峰面积的 0.5 倍(0.1%)，各杂质峰面积的和不得大于对照溶液中喹硫平峰面积(0.2%)。

残留溶剂　照残留溶剂测定法(通则 0861 第三法)测定。

供试品溶液　取本品适量，精密称定，加二甲基亚砜溶解并定量稀释制成每 1ml 中含 40mg 的溶液。

对照品溶液　取甲苯适量，精密称定，加二甲基亚砜溶解并定量稀释制成每 1ml 中含甲苯 34.6μg 的溶液。

色谱条件　用 5%二苯基-95%二甲基聚硅氧烷(或极性相近)为固定液的毛细管柱为色谱柱，进样口温度为 100℃；程序升温，初始温度为 50℃，保持 5 分钟，以每分钟 8℃的速率升至 130℃；检测器温度为 260℃；进样体积 1μl。

测定法　精密量取供试品溶液与对照品溶液，分别注入气相色谱仪，记录色谱图。

限度　按外标法以峰面积计算，甲苯的残留量应符合规定。

干燥失重　取本品，在 105℃干燥至恒重，减失重量不得过 0.5%(通则 0831)。

炽灼残渣　取本品 1.0g，依法检查(通则 0841)，遗留残渣不得过 0.1%。

重金属　取炽灼残渣项下遗留的残渣，依法检查(通则 0821 第二法)，含重金属不得过百万分之十。

【含量测定】　取本品约 0.2g，精密称定，加冰醋酸 30ml，振摇使溶解，加结晶紫指示液 1 滴，用高氯酸滴定液(0.1mol/L)滴定，至溶液显蓝色。并将滴定的结果用空白试验校正，每 1ml 的高氯酸滴定液(0.1mol/L)相当于 22.08mg 的$C_{21}H_{25}N_3O_2S \cdot \frac{1}{2}C_4H_4O_4$。

【类别】　抗精神病药。

【贮藏】　密封保存。

【制剂】　富马酸喹硫平片

富马酸喹硫平片

Fumasuan Kuiliuping Pian

Quetiapine Fumarate Tablets

本品含富马酸喹硫平按喹硫平($C_{21}H_{25}N_3O_2S$)计算，应为标示量的 90.0%～110.0%。

【性状】 本品为薄膜衣片，除去包衣后显白色至类白色。

【鉴别】 (1)取本品细粉适量(约相当于喹硫平 0.1g)，加稀盐酸 3ml、水 12ml，振摇使富马酸喹硫平溶解，滤过，取滤液 5ml，滴加高锰酸钾试液 4 滴，紫红色即消失。

(2)在含量测定项下记录的色谱图中，供试品溶液主峰的保留时间应与对照品溶液主峰的保留时间一致。

(3)取本品细粉适量，加水振摇使溶解，滤过，取滤液稀释制成每 1ml 中含喹硫平 25μg 的溶液，照紫外-可见分光光度法(通则 0401)测定，在 289nm 的波长处有最大吸收。

【检查】 **有关物质** 照高效液相色谱法(通则 0512)测定。

供试品溶液 取本品细粉适量(约相当于喹硫平 50mg)，置 100ml 量瓶中，加流动相适量，超声使富马酸喹硫平溶解，用流动相稀释至刻度，摇匀，滤过，取续滤液。

对照溶液 精密量取供试品溶液适量，用流动相定量稀释制成每 1ml 中约含喹硫平 1μg 的溶液。

色谱条件、系统适用性要求与测定法 见富马酸喹硫平有关物质项下。

限度 供试品溶液色谱图中如有杂质峰，除富马酸峰外，单个杂质峰面积不得大于对照溶液中喹硫平峰面积(0.2%)，各杂质峰面积的和不得大于对照溶液中喹硫平峰面积的 2.5 倍(0.5%)。

溶出度 照溶出度与释放度测定法(通则 0931 第二法)测定。

溶出条件 以水 900ml 为溶出介质，转速为每分钟 50 转，依法操作，经 30 分钟时取样。

供试品溶液 取溶出液适量，滤过，精密量取续滤液适量，用水定量稀释制成每 1ml 中约含喹硫平 25μg 的溶液。

对照品溶液 取富马酸喹硫平对照品适量，精密称定，加水溶解并定量稀释制成每 1ml 中约含富马酸喹硫平 30μg 的溶液。

测定法 取供试品溶液与对照品溶液，照紫外-可见分光光度法(通则 0401)，在 289nm 的波长处分别测定吸光度，计算每片的溶出量，结果乘以 0.8686。

限度 标示量的 75%，应符合规定。

其他 应符合片剂项下有关的各项规定(通则 0101)。

【含量测定】 照高效液相色谱法(通则 0512)测定。

供试品溶液 取本品 20 片，精密称定，研细，精密称取细粉适量(约相当于喹硫平 25mg)，置 100ml 量瓶中，加流动相适量，超声使富马酸喹硫平溶解，用流动相稀释至刻度，摇匀，滤过，精密量取续滤液 1ml，置 10ml 量瓶中，用流动相稀释至刻度，摇匀。

对照品溶液 取富马酸喹硫平对照品适量，精密称定，加流动相溶解并定量稀释制成每 1ml 中约含富马酸喹硫平 30μg 的溶液。

色谱条件与系统适用性要求 见有关物质项下。

测定法 精密量取供试品溶液与对照品溶液，分别注入液相色谱仪，记录色谱图。按外标法以峰面积计算，并将结果乘以 0.8686。

【类别】 同富马酸喹硫平。

【规格】 按 $C_{21}H_{25}N_3O_2S$ 计 (1)25mg (2)50mg (3)100mg (4)200mg

【贮藏】 密封保存。

富马酸氯马斯汀

Fumasuan Lümasiting

Clemastine Fumarate

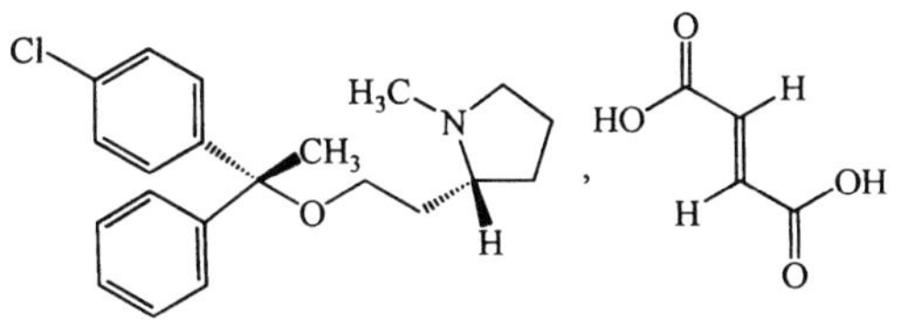

$C_{21}H_{26}ClNO \cdot C_4H_4O_4$　459.97

本品为[*R*-(*R**，*R**)]-1-甲基-2-[2-[1-(4-氯苯基)-1-苯乙氧基]乙基]吡咯烷(*E*)-2-丁烯二酸盐。按干燥品计算，含 $C_{21}H_{26}ClNO \cdot C_4H_4O_4$ 应为 98.0%～102.0%。

【性状】 本品为白色或类白色结晶性粉末；无臭。

本品在甲醇中微溶，在水或三氯甲烷中极微溶解。

比旋度 取本品，精密称定，加甲醇溶解并定量稀释制成每 1ml 中约含 10mg 的溶液，依法测定(通则 0621)，比旋度为 +15°至 +18°。

【鉴别】 (1)照薄层色谱法(通则 0502)试验。

供试品溶液 取本品适量，加微温的乙醇溶液(8→10)溶解并稀释制成每 1ml 中约含 10mg 的溶液。

对照品溶液 取富马酸氯马斯汀对照品适量，加微温的乙醇溶液(8→10)溶解并稀释制成每 1ml 中约含 10mg 的溶液。

色谱条件 采用硅胶 GF_{254} 薄层板，以异丙醚-甲酸-水(70∶25∶5)为展开剂。

测定法 吸取供试品溶液与对照品溶液各 5μl，分别点于同一薄层板上，展开，取出，晾干，在 100℃ 加热 30 分钟，取出，放冷，在紫外光灯(254nm)下检视。

结果判定 供试品溶液主斑点的位置和荧光应与对照品溶液主斑点相同。

(2)本品的红外光吸收图谱应与对照的图谱(光谱集 514 图)一致。

【检查】 **甲醇溶液的澄清度与颜色** 取本品 0.10g，加甲醇 10ml 使溶解，溶液应澄清无色；如显浑浊，与浊度对照液(取 0.02mmol/L 氯化钠溶液 2.5ml、水 2.5ml、2.5mol/L 硝酸溶液 5.0ml 与 0.1mol/L 硝酸银溶液 1.0ml，混匀，即得，在 5 分钟内使用)比较，不得更浓；如显色，与对照比色液[取 1 体积比色用三氯化铁溶液-硫酸铜溶液-氯化钴溶液-水(6∶1∶

1：42)与 3 体积水混合均匀]比较，不得更深。

酸度　取本品 1.0g，加水 10ml 制成混悬液，依法测定(通则 0631)，pH 值应为 3.2～4.2。

干燥失重　取本品，在 105℃干燥至恒重，减失重量不得过 0.5%(通则 0831)。

重金属　取本品 1.0g，依法检查(通则 0821 第二法)，含重金属不得过百万分之二十。

有关物质　照高效液相色谱法(通则 0512)测定。

供试品溶液　取本品适量，加流动相振摇使溶解并稀释制成每 1ml 中约含 0.1mg 的溶液。

对照溶液　精密量取供试品溶液 1ml，置 50ml 量瓶中，用流动相稀释至刻度，摇匀。

色谱条件　用十八烷基硅烷键合硅胶为填充剂；以辛烷磺酸钠溶液(取辛烷磺酸钠 4.0g 与氢氧化钠 2.5g，加水 1000ml 使溶解，用磷酸调节 pH 值至 2.5)-乙腈(50：50)为流动相；检测波长为 210nm；进样体积 20μl。

系统适用性要求　氯马斯汀峰与相邻峰之间的分离度应符合要求。

测定法　精密量取供试品溶液与对照溶液，分别注入液相色谱仪，记录色谱图至主成分峰保留时间的 4 倍。

限度　供试品溶液色谱图中如有杂质峰，单个杂质峰面积不得大于对照溶液中氯马斯汀峰面积的 0.5 倍(1.0%)，各杂质峰面积的和不得大于对照溶液中氯马斯汀峰面积(2.0%)。

【含量测定】　取本品约 0.35g，精密称定，加冰醋酸 60ml 使溶解，照电位滴定法(通则 0701)，用高氯酸滴定液(0.1mol/L)滴定，并将滴定的结果用空白试验校正。每 1ml 高氯酸滴定液(0.1mol/L)相当于 46.00mg 的 $C_{21}H_{26}ClNO \cdot C_4H_4O_4$。

【类别】　抗组胺药。

【贮藏】　遮光，密封保存。

【制剂】　(1)富马酸氯马斯汀干混悬剂　(2)富马酸氯马斯汀片

富马酸氯马斯汀干混悬剂

Fumasuan Lümasiting Ganhunxuanji

Clemastine Fumarate for Suspension

本品含富马酸氯马斯汀($C_{21}H_{26}ClNO \cdot C_4H_4O_4$)应为标示量的 90.0%～110.0%。

【性状】　本品为白色或类白色粉末和颗粒；味甜。

【鉴别】　(1)照薄层色谱法(通则 0502)试验。

溶剂　三氯甲烷-甲醇(1：1)。

供试品溶液　取本品内容物适量(约相当于富马酸氯马斯汀 2.5mg)，置具塞锥形瓶中，加溶剂 10ml，振摇 20 分钟使富马酸氯马斯汀溶解，滤过，滤渣用溶剂洗涤 2 次，每次 5ml，合并滤液，减压蒸发至干，取残渣加溶剂 1ml 使溶解。

对照品溶液　取富马酸氯马斯汀对照品适量，加溶剂溶解并稀释制成每 1ml 中约含 2.5mg 的溶液。

色谱条件　采用硅胶 G 薄层板，以三氯甲烷-甲醇-浓氨溶液(90：10：1)为展开剂。

测定法　吸取供试品溶液与对照品溶液各 5μl，分别点于同一薄层板上，展开，取出，晾干，喷稀碘化铋钾试液后，再喷过氧化氢试液。

结果判定　供试品溶液所显主斑点的位置和颜色应与对照品溶液的主斑点相同。

(2)在含量测定项下记录的色谱图中，供试品溶液主峰的保留时间应与对照品溶液主峰的保留时间一致。

以上(1)、(2)两项可选做一项。

【检查】　**有关物质**　照高效液相色谱法(通则 0512)测定。

供试品溶液　取本品细粉适量，加流动相适量，振摇使富马酸氯马斯汀溶解并用流动相稀释制成每 1ml 中约含富马酸氯马斯汀 0.1mg 的溶液，滤过，取续滤液。

对照溶液　精密量取供试品溶液 1ml，置 50ml 量瓶中，用流动相稀释至刻度，摇匀。

色谱条件、系统适用性要求与测定法　见富马酸氯马斯汀有关物质项下。

限度　供试品溶液色谱图中如有杂质峰，单个杂质峰面积不得大于对照溶液中氯马斯汀峰面积的 0.5 倍(1.0%)，各杂质峰面积的和不得大于对照溶液中氯马斯汀峰面积(2.0%)。

含量均匀度　取本品 1 袋，将内容物倾入 50ml 量瓶中，包装袋内壁用流动相 10ml 分次洗涤，洗液合并至上述同一量瓶中，加流动相适量，振摇使富马酸氯马斯汀溶解，用流动相稀释至刻度，摇匀，滤过，取续滤液作为供试品溶液。照含量测定项下的方法，测定含量，除限度为±20%外，应符合规定(通则 0941)。

其他　应符合口服混悬剂项下有关的各项规定(通则 0123)。

【含量测定】　照高效液相色谱法(通则 0512)测定。

供试品溶液　取本品 20 袋，精密称定内容物，研细混匀，精密称取适量(约相当于富马酸氯马斯汀 0.5mg)，置 50ml 量瓶中，加流动相适量，振摇使富马酸氯马斯汀溶解，用流动相稀释至刻度，摇匀，滤过，取续滤液。

对照品溶液　取富马酸氯马斯汀对照品适量，精密称定，加流动相溶解并定量稀释制成每 1ml 中约含 10μg 的溶液。

色谱条件　见有关物质项下。

系统适用性要求　理论板数按氯马斯汀峰计算不低于 3000，氯马斯汀峰与相邻峰之间的分离度应符合要求。

测定法　精密量取供试品溶液与对照品溶液，分别注入液相色谱仪，记录色谱图。按外标法以氯马斯汀峰面积计算。

【类别】　同富马酸氯马斯汀。

【规格】 0.67mg

【贮藏】 避光，密封保存。

富马酸氯马斯汀片

Fumasuan Lümasiting Pian

Clemastine Fumarate Tablets

本品含富马酸氯马斯汀（$C_{21}H_{26}ClNO \cdot C_4H_4O_4$）应为标示量的 90.0%～110.0%。

【性状】 本品为白色片。

【鉴别】 （1）照薄层色谱法（通则 0502）试验。

溶剂　三氯甲烷-甲醇（1∶1）。

供试品溶液　取本品细粉适量（约相当于富马酸氯马斯汀 2.5mg），置具塞锥形瓶中，加溶剂 10ml，振摇 20 分钟，滤过，滤液用溶剂洗涤 2 次，每次 5ml，合并滤液，减压蒸发至干，残渣加溶剂 1ml 使溶解，摇匀。

对照品溶液　取富马酸氯马斯汀对照品适量，加溶剂溶解并稀释制成每 1ml 中约含 2.5mg 的溶液。

色谱条件　采用硅胶 G 薄层板，以三氯甲烷-甲醇-浓氨溶液（90∶10∶1）为展开剂。

测定法　吸取供试品溶液与对照品溶液各 5μl，分别点于同一薄层板上，展开，取出，晾干，喷以稀碘化铋钾试液后，再喷以过氧化氢试液。

结果判定　供试品溶液所显主斑点的位置和颜色应与对照品溶液的主斑点相同。

（2）在含量测定项下记录的色谱图中，供试品溶液主峰的保留时间应与对照品溶液主峰的保留时间一致。

以上（1）、（2）两项可选做一项。

【检查】 **有关物质**　照高效液相色谱法（通则 0512）测定。

供试品溶液　取本品细粉适量，加流动相适量，振摇使富马酸氯马斯汀溶解并用流动相稀释制成每 1ml 中约含富马酸氯马斯汀 0.1mg 的溶液，滤过，取续滤液。

对照溶液　精密量取供试品溶液 1ml，置 50ml 量瓶中，用流动相稀释至刻度，摇匀。

色谱条件、系统适用性要求与测定法　见富马酸氯马斯汀有关物质项下。

限度　供试品溶液色谱图中如有杂质峰，单个杂质峰面积不得大于对照溶液中氯马斯汀峰面积的 0.5 倍（1.0%），各杂质峰面积的和不得大于对照溶液中氯马斯汀峰面积（2.0%）。

含量均匀度　取本品 1 片，置 50ml 量瓶中，加流动相适量，振摇使富马酸氯马斯汀溶解，用流动相稀释至刻度，摇匀，滤过，取续滤液作为供试品溶液。照含量测定项下的方法，依法测定含量，应符合规定（通则 0941）。

溶出度　照溶出度与释放度测定法（通则 0931 第二法）测定。

溶出条件　以枸橼酸缓冲液（pH 4.0）[取枸橼酸 20.0g，加水 1000ml 使溶解，加氢氧化钠溶液（3→10）22ml 与盐酸 9ml，用水稀释至 2000ml 的溶液，调节 pH 值至 4.0]500ml 为溶出介质，转速为每分钟 50 转，依法操作，经 30 分钟时取样。

供试品溶液　取溶出液适量，滤过，取续滤液。

对照品溶液　取富马酸氯马斯汀对照品适量，精密称定，加溶出介质溶解并定量稀释制成每 1ml 中约含 2.5μg 的溶液。

空白溶液　取溶出介质。

测定法　精密量取供试品溶液、对照品溶液与空白溶液各 50ml，分别置分液漏斗中，各加甲基橙溶液（取甲基橙指示液 20ml，加水稀释至 100ml）10ml 与三氯甲烷 20ml，振摇 10 分钟，分取三氯甲烷层，滤过，分别取续滤液，照紫外-可见分光光度法（通则 0401），在 420nm 的波长处分别测定吸光度，计算每片的溶出量。

限度　标示量的 75%，应符合规定。

其他　应符合片剂项下有关的各项规定（通则 0101）。

【含量测定】 照高效液相色谱法（通则 0512）测定。

供试品溶液　取本品 20 片，精密称定，研细，精密称取细粉适量（约相当于富马酸氯马斯汀 1.34mg），置 50ml 量瓶中，加流动相适量，振摇使富马酸氯马斯汀溶解，用流动相稀释至刻度，摇匀，滤过，取续滤液。

对照品溶液　取富马酸氯马斯汀对照品适量，精密称定，加流动相溶解并定量稀释制成每 1ml 中约含 27μg 的溶液。

色谱条件　见有关物质项下。进样体积 10μl。

系统适用性要求　理论板数按氯马斯汀峰计算不低于 3000，氯马斯汀峰与相邻峰之间的分离度应符合要求。

测定法　精密量取供试品溶液与对照品溶液，分别注入液相色谱仪，记录色谱图。按外标法以氯马斯汀峰面积计算。

【类别】 同富马酸氯马斯汀。

【规格】 1.34mg

【贮藏】 遮光，密封保存。

富马酸酮替芬

Fumasuan Tongtifen

Ketotifen Fumarate

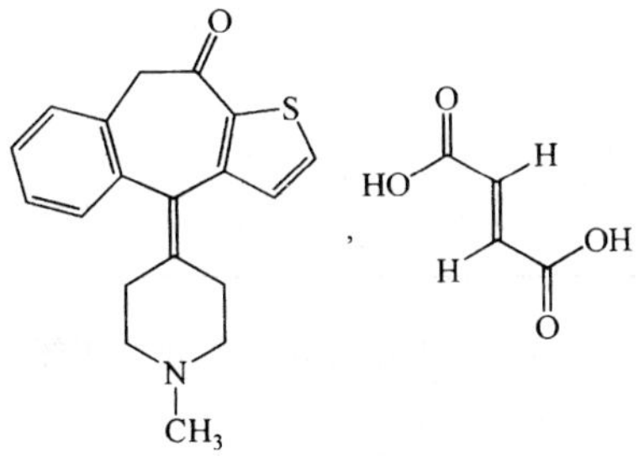

$C_{19}H_{19}NOS \cdot C_4H_4O_4$　425.50

本品为 4,9-二氢-4-(1-甲基-4-亚哌啶基)-10*H*-苯并[4,5]环庚[1,2-*b*]噻吩-10-酮反丁烯二酸盐。按干燥品计算，含 $C_{19}H_{19}NOS \cdot C_4H_4O_4$ 不得少于 98.5%。

【性状】 本品为类白色结晶性粉末;无臭。

本品在甲醇中溶解，在水或乙醇中微溶，在丙酮或三氯甲烷中极微溶解。

熔点 本品的熔点(通则 0612)为 191～195℃，熔融时同时分解。

【鉴别】 (1)取本品约 5mg，加硫酸 1 滴，即显橙黄色，加水 1ml，橙黄色消失。

(2)取本品约 5mg，加二硝基苯肼试液 1ml，置水浴中加热，溶液产生红色絮状沉淀。

(3)取本品约 0.1g，加碳酸钠试液 5ml，振摇，滤过，取滤液，滴加高锰酸钾试液 4 滴，红色即褪去，产生棕色沉淀。

(4)取本品，加水溶解并稀释制成每 1ml 中约含 10μg 的溶液，照紫外-可见分光光度法(通则 0401)测定，在 301nm 的波长处有最大吸收。

(5)本品的红外光吸收图谱应与对照的图谱(光谱集 515 图)一致。

【检查】 **有关物质** 照高效液相色谱法(通则 0512)测定。

溶剂　甲醇-水(50∶50)溶液。

供试品溶液　取本品适量，加溶剂溶解并稀释制成每 1ml 中约含 0.3mg 的溶液。

对照溶液　精密量取供试品溶液适量，用溶剂定量稀释制成每 1ml 中约含 0.6μg 的溶液。

对照品溶液　取 10-甲氧基-4-(1-甲基-4-哌啶基)-4*H*-苯并[4,5]环庚[1,2-*b*]噻吩-4-醇(杂质Ⅰ)对照品适量，加甲醇溶解并稀释制成每 1ml 中约含 0.3mg 的溶液。

系统适用性溶液　分别精密量取供试品溶液与对照品溶液各 1ml，置同一 10ml 量瓶中，用溶剂稀释至刻度，摇匀。

色谱条件　用十八烷基硅烷键合硅胶为填充剂;以水-三乙胺(500∶0.175)为流动相 A，以甲醇-三乙胺(500∶0.175)为流动相 B，按下表进行梯度洗脱;检测波长为 297nm;进样体积 20μl。

时间(分钟)	流动相 A(%)	流动相 B(%)
0	40	60
12	40	60
20	10	90
25	10	90
26	40	60
31	40	60

系统适用性要求　系统适用性溶液色谱图中，酮替芬峰与杂质Ⅰ峰之间的分离度应大于 2.5。

测定法　精密量取供试品溶液与对照溶液，分别注入液相色谱仪，记录色谱图。

限度　供试品溶液色谱图中如有杂质峰，单个杂质峰面积不得大于对照溶液中酮替芬峰面积(0.2%)，各杂质峰面积的和不得大于对照溶液中酮替芬峰面积的 2.5 倍(0.5%)。

干燥失重 取本品，在 105℃干燥至恒重，减失重量不得过 0.5%(通则 0831)。

炽灼残渣 不得过 0.1%(通则 0841)。

【含量测定】 取本品约 0.3g，精密称定，加冰醋酸 10ml 溶解后，加结晶紫指示液 1 滴，用高氯酸滴定液(0.1mol/L)滴定至溶液显蓝色，并将滴定的结果用空白试验校正。每 1ml 高氯酸滴定液(0.1mol/L)相当于 42.55mg 的 $C_{19}H_{19}NOS \cdot C_4H_4O_4$。

【类别】 抗组胺药。

【贮藏】 密封，在凉暗处保存。

【制剂】 (1)富马酸酮替芬口服溶液　(2)富马酸酮替芬片　(3)富马酸酮替芬胶囊　(4)富马酸酮替芬滴眼液　(5)富马酸酮替芬滴鼻液

富马酸酮替芬口服溶液

Fumasuan Tongtifen Koufurongye

Ketotifen Fumarate Oral Solution

本品为富马酸酮替芬的含糖溶液。含富马酸酮替芬以酮替芬($C_{19}H_{19}NOS$)计，应为标示量的 90.0%～110.0%。

【性状】 本品为黄色黏稠液体;味香甜。

【鉴别】 (1)取本品约 10ml，加 45%氢氧化钠溶液 10ml 与正己烷 10ml，充分振摇，静置使分层，分取正己烷层，置瓷蒸发皿中，在水浴上蒸干，放冷，加二硝基苯肼试液 1ml，置水浴中加热，逐渐生成红色絮状沉淀。

(2)取含量测定项下的供试品溶液，照紫外-可见分光光度法(通则 0401)测定，在 294nm 的波长处有最大吸收。

【检查】 **相对密度** 本品的相对密度(通则 0601)为 1.20～1.30。

pH 值 应为 3.0～4.5(通则 0631)。

其他 应符合口服溶液剂项下有关的各项规定(通则 0123)。

【含量测定】 照紫外-可见分光光度法(通则 0401)测定。

供试品溶液 取本品适量(约相当于酮替芬 0.5mg)，精密称定，置分液漏斗中，加饱和氯化钠溶液 10ml 与 45%氢氧化钠溶液 10ml，摇匀。精密加正己烷 50ml，强烈振摇 30 分钟，静置使分层，分取上清液。

对照品溶液 取富马酸酮替芬对照品适量，精密称定，置棕色量瓶中，加水溶解并定量稀释制成每 1ml 中约含 0.3mg 的溶液，精密量取 2ml，自“置分液漏斗中”起制备方法同供试品溶液。

测定法　取供试品溶液与对照品溶液，在 294nm 的波长处分别测定吸光度，计算。另取本品适量，用比重瓶测得每 1ml 的重量，折算，并将结果与 0.7272 相乘。

【类别】　同富马酸酮替芬。

【规格】　5ml：1mg(按 $C_{19}H_{19}NOS$ 计)

【贮藏】　遮光，密封保存。

富马酸酮替芬片

Fumasuan Tongtifen Pian

Ketotifen Fumarate Tablets

本品含富马酸酮替芬以酮替芬($C_{19}H_{19}NOS$)计，应为标示量的 90.0%～110.0%。

【性状】　本品为白色或类白色片。

【鉴别】　(1)取本品细粉适量(约相当于酮替芬 20mg)，加水 10ml，充分搅拌使富马酸酮替芬溶解，滤过，取滤液 2ml，置水浴上浓缩至约 1ml，放冷，加硫酸 1ml，溶液显淡黄色，加水 2ml 稀释，颜色即消失。

(2)取鉴别(1)项的滤液 2ml，加二硝基苯肼试液 1ml，置水浴中加热，逐渐生成红色絮状沉淀。

(3)取含量测定项下的供试品溶液，照紫外-可见分光光度法(通则 0401)测定，在 301nm 的波长处有最大吸收。

【检查】　**含量均匀度**　取本品 1 片，自"置 100ml 量瓶中"起，制备方法同含量测定项下供试品溶液。照含量测定项下的方法，依法测定，应符合规定(通则 0941)。

溶出度　照溶出度与释放度测定法(通则 0931 第三法)测定。

溶出条件　以水 200ml 为溶出介质，转速为每分钟 75 转，依法操作，经 30 分钟时取样。

测定法　取溶出液滤过，取续滤液，照紫外-可见分光光度法(通则 0401)，在 301nm 的波长处测定吸光度，按 $C_{19}H_{19}NOS$ 的吸收系数($E_{1cm}^{1\%}$)为 465 计算每片的溶出量。

限度　标示量的 70%，应符合规定。

其他　应符合片剂项下有关的各项规定(通则 0101)。

【含量测定】　照紫外-可见分光光度法(通则 0401)测定。

供试品溶液　取本品 20 片，精密称定，研细，精密称取适量(约相当于酮替芬 1mg)，置 100ml 量瓶中，加水适量，振摇使富马酸酮替芬溶解，用水稀释至刻度，摇匀，滤过，取续滤液。

对照品溶液　取富马酸酮替芬对照品适量，精密称定，加水溶解并定量稀释制成每 1ml 中约含 14μg 的溶液。

测定法　取供试品溶液与对照品溶液，在 301nm 的波长处分别测定吸光度，计算，并将结果与 0.7272 相乘。

【类别】　同富马酸酮替芬。

【规格】　1mg(按 $C_{19}H_{19}NOS$ 计)

【贮藏】　遮光，密封保存。

富马酸酮替芬胶囊

Fumasuan Tongtifen Jiaonang

Ketotifen Fumarate Capsules

本品含富马酸酮替芬以酮替芬($C_{19}H_{19}NOS$)计，应为标示量的 90.0%～110.0%。

【性状】　本品内容物为白色或类白色粉末。

【鉴别】　(1)取本品内容物适量(约相当于酮替芬 20mg)，加水 10ml，充分搅拌使富马酸酮替芬溶解，滤过，取滤液 2ml，置水浴上浓缩至约 1ml，放冷，加硫酸 1ml，溶液显淡黄色，加水 2ml 稀释，颜色即消失。

(2)取鉴别(1)项的滤液 2ml，加二硝基苯肼试液 1ml，置水浴中加热，逐渐生成红色絮状沉淀。

(3)取含量测定项下的供试品溶液，照紫外-可见分光光度法(通则 0401)测定，在 301nm 的波长处有最大吸收。

【检查】　**含量均匀度**　取本品 1 粒，将内容物倾入 100ml 量瓶中，囊壳用水分次洗净，洗液并入量瓶中，自"振摇使富马酸酮替芬溶解"起，制备方法同含量测定项下供试品溶液。照含量测定项下的方法，依法测定，应符合规定(通则 0941)。

溶出度　照溶出度与释放度测定法(通则 0931 第三法)测定。

溶出条件　以水 200ml 为溶出介质，转速为每分钟 75 转，依法操作，经 45 分钟时取样。

测定法　取溶出液，滤过，取续滤液，照紫外-可见分光光度法(通则 0401)，在 301nm 的波长处测定吸光度，按 $C_{19}H_{19}NOS$ 的吸收系数($E_{1cm}^{1\%}$)为 465 计算每粒的溶出量。

限度　标示量的 70%，应符合规定。

其他　应符合胶囊剂项下有关的各项规定(通则 0103)。

【含量测定】　照紫外-可见分光光度法(通则 0401)测定。

供试品溶液　取本品 20 粒，精密称定，计算出平均装量，取内容物，混合均匀，精密称取适量(约相当于酮替芬 1mg)，置 100ml 量瓶中，加水适量，振摇使富马酸酮替芬溶解，用水稀释至刻度，摇匀，滤过，取续滤液。

对照品溶液　取富马酸酮替芬对照品适量，精密称定，加水溶解并定量稀释制成每 1ml 中约含 14μg 的溶液。

测定法　取供试品溶液与对照品溶液，在 301nm 的波长处分别测定吸光度，计算，并将结果与 0.7272 相乘。

【类别】　同富马酸酮替芬。

【规格】　1mg(按 $C_{19}H_{19}NOS$ 计)

【贮藏】　遮光，密封保存。

富马酸酮替芬滴眼液

Fumasuan Tongtifen Diyanye

Ketotifen Fumarate Eye Drops

本品含富马酸酮替芬以酮替芬($C_{19}H_{19}NOS$)计，应为标示量的 90.0%～110.0%。

【性状】 本品为无色至微黄色的澄明液体。

【鉴别】 (1)取本品 5ml，加二硝基苯肼试液 1ml，置水浴中加热，逐渐生成红色絮状沉淀。

(2)照薄层色谱法(通则 0502)试验。

供试品溶液　取本品，即得。

对照品溶液　取富马酸酮替芬对照品适量，加乙醇溶解并稀释制成每 1ml 中约含酮替芬 0.5mg 的溶液。

色谱条件　采用硅胶 G 薄层板，以乙酸乙酯-甲醇-浓氨溶液(85∶10∶5)为展开剂。

测定法　吸取供试品溶液与对照品溶液，分别点于同一薄层板上，展开，晾干，置碘蒸气中显色后，立即检视。

结果判定　供试品溶液所显主斑点的位置和颜色应与对照品溶液的主斑点相同。

(3)取含量测定项下的供试品溶液，照紫外-可见分光光度法(通则 0401)测定，在 301nm 的波长处有最大吸收，在 256nm 的波长处有最小吸收。

【检查】 **pH 值**　应为 4.8～5.8(通则 0631)。

颜色　本品应无色；如显色，与黄色 2 号标准比色液(通则 0901 第一法)比较，不得更深。

渗透压摩尔浓度　取本品，依法检查(通则 0632)，其渗透压摩尔浓度比应为 0.9～1.1。

其他　应符合眼用制剂项下有关的各项规定(通则 0105)。

【含量测定】 照紫外-可见分光光度法(通则 0401)测定。

供试品溶液　精密量取本品适量，用水定量稀释制成每 1ml 中约含酮替芬 10μg 的溶液。

对照品溶液　取富马酸酮替芬对照品适量，精密称定，加水溶解并定量稀释制成每 1ml 中约含 14μg 的溶液。

测定法　取供试品溶液与对照品溶液，在 301nm 的波长处分别测定吸光度，计算，并将结果与 0.7272 相乘。

【类别】 同富马酸酮替芬。

【规格】 5ml∶2.5mg(按 $C_{19}H_{19}NOS$ 计)

【贮藏】 遮光，密封，阴凉处保存。

富马酸酮替芬滴鼻液

Fumasuan Tongtifen Dibiye

Ketotifen Fumarate Nasal Drops

本品含富马酸酮替芬以酮替芬($C_{19}H_{19}NOS$)计，应为标示量的 90.0%～110.0%。

【性状】 本品为无色至淡黄色的澄清液体。

【鉴别】 (1)取本品约 3ml，加二硝基苯肼试液 1ml，置水浴中加热，逐渐生成红色絮状沉淀。

(2)取含量测定项下的供试品溶液，照紫外-可见分光光度法(通则 0401)测定，在 301nm 的波长处有最大吸收。

【检查】 **pH 值**　应为 4.0～6.0(通则 0631)。

颜色　本品应无色；如显色，与黄色 4 号标准比色液(通则 0901)比较，不得更深。

其他　应符合鼻用制剂项下的有关各项规定(通则 0106)。

【含量测定】 照紫外-可见分光光度法(通则 0401)测定。

供试品溶液　精密量取本品适量，用水定量稀释制成每 1ml 中约含酮替芬 10μg 的溶液。

对照品溶液　取富马酸酮替芬对照品适量，精密称定，加水溶解并定量稀释制成每 1ml 中约含 14μg 的溶液。

测定法　取供试品溶液与对照品溶液，在 301nm 的波长处分别测定吸光度，计算，并将结果与 0.7272 相乘。

【类别】 同富马酸酮替芬。

【规格】 10ml∶15mg(按 $C_{19}H_{19}NOS$ 计)

【贮藏】 遮光，密闭保存。

富马酸福莫特罗

Fumasuan Fumoteluo

Formoterol Fumarate

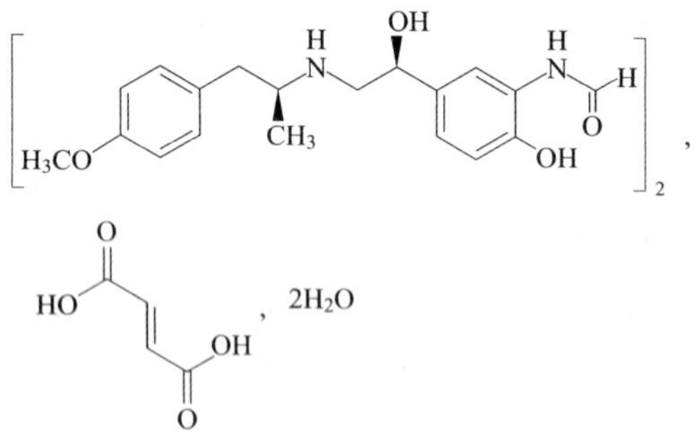

$(C_{19}H_{24}N_2O_4)_2 \cdot C_4H_4O_4 \cdot 2H_2O$　840.91

本品为(±)-*N*-[2-羟基-5-[(1*RS*)-1-羟基-2-[[(1*RS*)-2-(4-甲氧苯基)-1-甲基乙基]氨基]乙基]苯基]甲酰胺富马酸盐二水合物。按无水物计算，含$(C_{19}H_{24}N_2O_4)_2 \cdot C_4H_4O_4$不得少于 98.5%。

【性状】 本品为白色或类白色结晶性粉末。

本品在冰醋酸中易溶，在甲醇中略溶，在水、乙醇、丙酮或乙醚中几乎不溶；在盐酸溶液(0.1→1000)中极微溶解。

熔点　取本品，不经干燥，依法测定(通则 0612 第一法)，熔点为 137～142℃，熔融时同时分解。

【鉴别】 (1)取本品适量，加甲醇溶解并稀释制成每 1ml

中约含 25μg 的溶液，照紫外-可见分光光度法（通则 0401）测定，在 285nm 的波长处有最大吸收，在 246nm 的波长处有一肩峰。

（2）本品的红外光吸收图谱应与对照品的图谱一致（通则 0402）。

【检查】 旋光度 取本品 0.25g，精密称定，置 25ml 量瓶中，加甲醇溶解并稀释至刻度，摇匀，依法测定（通则 0621），旋光度应为 −0.10° 至 +0.10°。

酸度 取本品 20mg，加水 20ml，置热水浴中加热使溶解，放冷，依法测定（通则 0631），pH 值应为 5.5～6.5。

有关物质 照高效液相色谱法（通则 0512）测定。

溶剂 磷酸盐缓冲液（取磷酸二氢钠一水合物 6.10g 与磷酸氢二钠二水合物 1.03g，加水 1000ml 溶解，用磷酸调节 pH 值至 6.0±0.1）-乙腈（84∶16）。

供试品溶液 取本品 20mg，置 100ml 量瓶中，加溶剂溶解并稀释至刻度，摇匀。

对照溶液 精密量取供试品溶液 1ml，置 500ml 量瓶中，用溶剂稀释至刻度，摇匀。

灵敏度溶液 精密量取对照溶液 25ml，置 100ml 量瓶中，用溶剂稀释至刻度，摇匀。

色谱条件 用辛基硅烷键合硅胶为填充剂（Zorbax SB C8 4.6mm×150mm，5μm 或效能相当的色谱柱）；以乙腈为流动相 A，以 pH 3.1 磷酸盐缓冲液（取磷酸二氢钠一水合物 3.73g，加水 900ml 使溶解，用磷酸调节 pH 值至 3.1，加水至 1000ml，摇匀）为流动相 B，按下表进行线性梯度洗脱；柱温为 30℃；检测波长为 214nm；进样体积 20μl。

时间（分钟）	流动相 A（%）	流动相 B（%）
0	16	84
10	16	84
37	70	30
40	16	84
55	16	84

系统适用性要求 调节流速使福莫特罗峰保留时间约为 11 分钟。灵敏度溶液色谱图中，主成分峰峰高的信噪比应大于 3。

测定法 精密量取供试品溶液与对照溶液，分别注入液相色谱仪，记录色谱图。

限度 供试品溶液色谱图中如有杂质峰，相对保留时间约为 0.4 的杂质峰，其峰面积乘以校正因子 1.75 后不得大于对照溶液主峰面积的 1.5 倍（0.3%），其他单个杂质峰面积不得大于对照溶液主峰面积（0.2%），各杂质校正后的峰面积之和不得大于对照溶液主峰面积的 2.5 倍（0.5%），小于灵敏度溶液主峰面积的峰忽略不计。

非对映异构体 照高效液相色谱法（通则 0512）测定。

溶剂 乙腈-水（12∶88）。

供试品溶液 取本品 5mg，置 50ml 量瓶中，加溶剂溶解并稀释至刻度，摇匀。

对照溶液 精密量取供试品溶液 1ml，置 500ml 量瓶中，用溶剂稀释至刻度，摇匀。

系统适用性溶液 取富马酸福莫特罗系统适用性对照品 5mg，置 50ml 量瓶中，加溶剂溶解并稀释至刻度，摇匀。

色谱条件 用十八烷基键合聚乙烯醇为填充剂（Shodex Asahipak ODP-50 4E 4.6mm×250mm，5μm 或效能相当的色谱柱），以磷酸盐缓冲液（取磷酸钾三水合物 5.3g，加水 1000ml 溶解，用 5mol/L 氢氧化钾溶液或磷酸调节 pH 值至 12.0±0.1）-乙腈（88∶12）为流动相；柱温为 30℃；检测波长为 225nm；进样体积 20μl。

系统适用性要求 系统适用性溶液色谱图中，出峰顺序依次为福莫特罗峰与非对映异构体峰，两者的峰谷比应不低于 2.5。

测定法 精密量取供试品溶液与对照溶液，分别注入液相色谱仪，记录色谱图。

限度 供试品溶液色谱图中如有与非对映异构体保留时间一致的色谱峰，其峰面积不得大于对照溶液主峰面积的 1.5 倍（0.3%）。

残留溶剂 照残留溶剂测定法（通则 0861 第三法）测定。

供试品溶液 取本品 0.5g，精密称定，置 10ml 量瓶中，加二甲基亚砜溶解并稀释至刻度，摇匀。

对照品溶液 取乙醇、异丙醇、二氯甲烷、乙酸乙酯与 *N*,*N*-二甲基甲酰胺各适量，精密称定，用二甲基亚砜定量稀释制成每 1ml 中约含乙醇、异丙醇、二氯甲烷、乙酸乙酯与 *N*,*N*-二甲基甲酰胺分别为 250μg、250μg、30μg、250μg 与 44μg 的溶液。

色谱条件 以 6%氰丙基苯基-94%二甲基聚硅氧烷（或极性相近）为固定液的毛细管柱为色谱柱；起始温度为 50℃，维持 6 分钟，以每分钟 10℃的速率升温至 200℃，维持 5 分钟；进样口温度为 200℃；检测器温度为 250℃；分流比为 10∶1；载气流速为每分钟 2ml；进样体积 1μl。

系统适用性要求 各成分峰之间的分离度均应符合要求。

测定法 精密量取供试品溶液与对照品溶液，分别注入气相色谱仪，记录色谱图。

限度 按外标法以峰面积计算，乙醇、异丙醇、二氯甲烷、乙酸乙酯与 *N*,*N*-二甲基甲酰胺的残留量均应符合规定。

水分 取本品，照水分测定法（通则 0832 第一法 1）测定，含水分应为 3.8%～4.8%。

炽灼残渣 取本品 1.0g，依法检查（通则 0841），遗留残渣不得过 0.1%。

重金属 取炽灼残渣项下遗留的残渣，依法检查（通则 0821 第二法），含重金属不得过百万分之二十。

【含量测定】 取本品约 0.35g，精密称定，加冰醋酸 25ml 溶解，加结晶紫指示液 1～2 滴，用高氯酸滴定液（0.1mol/L）滴定至溶液显亮蓝色，并将滴定结果用空白试验校正。每

1ml 高氯酸滴定液（0.1mol/L）相当于 40.24mg 的 $(C_{19}H_{24}N_2O_4)_2 \cdot C_4H_4O_4$。

【类别】 β_2受体激动剂。

【贮藏】 密闭，阴凉干燥处保存。

【制剂】 富马酸福莫特罗片

附：

非对映异构体

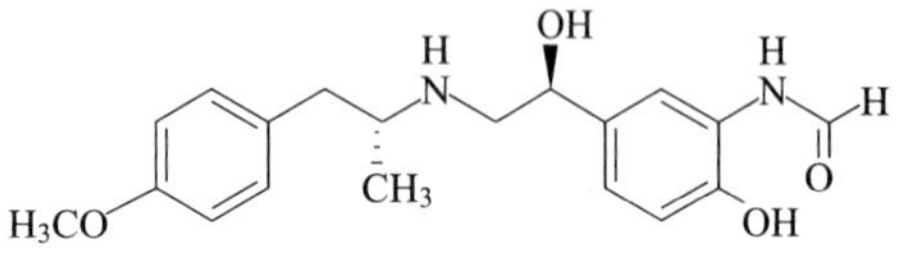

$C_{19}H_{24}N_2O_4$　344.40

N-[2-羟基-5-[(1*RS*)-1-羟基-2-[[(1*SR*)-2-(4-甲氧基苯基)-1-甲基乙基]氨基]乙基]苯基]甲酰胺

富马酸福莫特罗片

Fumasuan Fumoteluo Pian

Formoterol Fumarate Tablets

本品含富马酸福莫特罗$[(C_{19}H_{24}N_2O_4)_2 \cdot C_4H_4O_4 \cdot 2H_2O]$应为标示量的 90.0%～110.0%。

【性状】 本品为白色或类白色片。

【鉴别】 (1)取本品 6 片，研细，加无水乙醇 10ml，振摇，使富马酸福莫特罗溶解，离心，取上清液 5ml，加水 2ml，加碳酸氢钠试液与 4-氨基安替比林溶液(1→100)各 1 滴，摇匀，加铁氰化钾试液 1 滴，摇匀，放置后，溶液显橙红色。

(2)在含量测定项下记录的色谱图中，供试品溶液主峰的保留时间应与对照品溶液主峰的保留时间一致。

(3)取本品细粉适量(约相当于富马酸福莫特罗 0.6mg)，置 25ml 量瓶中，加甲醇适量，超声使富马酸福莫特罗溶解，用甲醇稀释至刻度，摇匀，滤过，取续滤液照紫外-可见分光光度法(通则 0401)测定，在 285nm 的波长处有最大吸收，在 246nm 的波长处有一肩峰。

【检查】 **含量均匀度**　含量测定项下的方法测定含量，应符合规定(通则 0941)。

溶出度　照溶出度与释放度测定法(通则 0931 第三法)测定。

溶出条件　以盐酸溶液(0.1→1000ml)100ml 为溶出介质，转速为每分钟 60 转，依法操作，经 45 分钟时取样。

供试品溶液　取溶出液适量，滤过，取续滤液。

对照品溶液　取富马酸福莫特罗对照品适量，精密称定，加甲醇 10ml 溶解后，用溶出介质定量稀释制成每 1ml 中约含 0.4μg 的溶液。

色谱条件　见含量测定项下。进样体积 100μl。

系统适用性要求　见含量测定项下。

测定法　见含量测定项下。计算每片的溶出量。[注：在试验前，应精密量取盐酸溶液(0.1→1000ml)注入液相色谱仪，记录色谱图至主成分峰保留时间的 3 倍，避免溶剂峰的干扰]

限度　标示量的 80%，应符合规定。

其他　应符合片剂项下有关的各项规定(通则 0101)。

【含量测定】 照高效液相色谱法(通则 0512)测定。

供试品溶液　取本品 10 片，分别置 10ml 量瓶中，加流动相适量，超声使富马酸福莫特罗溶解，用流动相稀释至刻度，摇匀，滤过，取续滤液。

对照品溶液　取富马酸福莫特罗对照品适量，精密称定，加流动相溶解并定量稀释制成每 1ml 中约含 4μg 的溶液。

色谱条件　用十八烷基硅烷键合硅胶为填充剂；以 0.01%十二烷基磺酸钠溶液(用 1%磷酸溶液调节 pH 值至 3.5)-甲醇(38∶62)为流动相；检测波长为 246nm；进样体积 50μl。

系统适用性要求　理论板数按福莫特罗峰计算不低于 3000，福莫特罗峰与相邻杂质峰之间的分离度应符合要求。

测定法　精密量取供试品溶液与对照品溶液，分别注入液相色谱仪，记录色谱图。按外标法以峰面积计算，并将计算结果与 1.0448 相乘，求出 10 片的平均含量。

【类别】 同富马酸福莫特罗。

【规格】 40μg

【贮藏】 密闭，在阴凉干燥处保存。

巯嘌呤

Qiupiaoling

Mercaptopurine

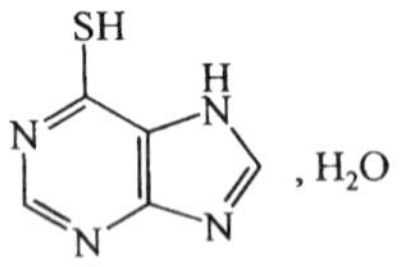

$C_5H_4N_4S \cdot H_2O$　170.19

本品为 6-嘌呤硫醇一水合物。按无水物计算，含 $C_5H_4N_4S$ 应为 97.0%～103.0%。

【性状】 本品为黄色结晶性粉末；无臭。

本品在水或乙醇中极微溶解，在乙醚中几乎不溶。

【鉴别】 (1)取本品约 20mg，加乙醇 20ml，微温使溶解，加 1%醋酸铅的乙醇溶液 1ml，生成黄色沉淀。

(2)取本品约 20mg，加硝酸数滴，置水浴上蒸干，遗留物为黄色，放冷后，加氢氧化钠试液 1～2 滴，即变为黄棕色。

(3)取本品约 10mg，加氨试液 10ml 溶解后，溶液应澄清；加硝酸银试液 1ml，即生成白色絮状沉淀；加硝酸共热，沉淀不溶解。

(4)本品的红外光吸收图谱应与对照的图谱(光谱集 516

图)一致。

【检查】 **硫酸盐** 取本品 0.25g,加水 25ml,振摇 5 分钟,滤过,滤液加稀盐酸 1ml 与氯化钡试液 2ml,摇匀后,不得发生浑浊。

6-羟基嘌呤 取含量测定项下的供试品溶液,照紫外-可见分光光度法(通则 0401)测定,在 255nm 与 325nm 波长处的吸光度比值不得过 0.06。

水分 取本品,照水分测定法(通则 0832 第一法 1)测定,含水分应为 10.0%~12.0%。

重金属 取本品 1.0g,依法检查(通则 0821 第二法),含重金属不得过百万分之十。

【含量测定】 照紫外-可见分光光度法(通则 0401)测定。

供试品溶液 取本品适量,精密称定,加 0.1mol/L 盐酸溶液溶解并定量稀释制成每 1ml 中约含 5μg 的溶液。

测定法 取供试品溶液,在 325nm 的波长处测定吸光度,按 $C_5H_4N_4S$ 的吸收系数($E_{1cm}^{1\%}$)为 1265 计算。

【类别】 抗肿瘤药。

【贮藏】 遮光,密封保存。

【制剂】 巯嘌呤片

巯 嘌 呤 片

Qiupiaoling Pian

Mercaptopurine Tablets

本品含巯嘌呤($C_5H_4N_4S \cdot H_2O$)应为标示量的90.0%~110.0%。

【性状】 本品为淡黄色片。

【鉴别】 (1)取本品细粉适量(约相当于巯嘌呤 30mg),加乙醇 30ml,置水浴中加热使巯嘌呤溶解,放冷,滤过,滤液照巯嘌呤项下的鉴别(1)、(2)项试验,显相同的反应。

(2)取本品细粉适量(约相当于巯嘌呤 10mg),加氨试液 10ml,搅拌使溶解,滤过,滤液照巯嘌呤项下的鉴别(3)项试验,显相同的反应。

【检查】 **溶出度** 照溶出度与释放度测定法(通则 0931 第二法)测定。

溶出条件　以盐酸溶液(9→1000)900ml 为溶出介质,转速为每分钟 100 转,依法操作,经 45 分钟时取样。

测定法　取溶出液 10ml,滤过,精密量取续滤液适量,用溶出介质定量稀释制成每 1ml 中约含 5μg 的溶液,照紫外-可见分光光度法(通则 0401),在 325nm 的波长处测定吸光度,按 $C_5H_4N_4S \cdot H_2O$ 的吸收系数($E_{1cm}^{1\%}$)为 1131 计算每片的溶出量。

限度　标示量的 70%,应符合规定。

其他 应符合片剂项下有关的各项规定(通则 0101)。

【含量测定】 照紫外-可见分光光度法(通则 0401)测定。

供试品溶液 取本品 10 片,精密称定,研细,精密称取适量(约相当于巯嘌呤 50mg),置 100ml 量瓶中,加 0.1mol/L 盐酸溶液 50ml,置水浴中加热使巯嘌呤溶解,放冷,用 0.1mol/L 盐酸溶液稀释至刻度,摇匀,滤过,精密量取续滤液,用 0.1mol/L 盐酸溶液定量稀释成每 1ml 中约含巯嘌呤 5μg 的溶液。

测定法 取供试品溶液,在 325nm 的波长处测定吸光度,按 $C_5H_4N_4S \cdot H_2O$ 的吸收系数($E_{1cm}^{1\%}$)为 1131 计算。

【类别】 同巯嘌呤。

【规格】 (1)25mg　(2)50mg　(3)100mg

【贮藏】 遮光,密封保存。

瑞 格 列 奈

Ruigelienai

Repaglinide

$C_{27}H_{36}N_2O_4$　452.59

本品为(*S*)-2-乙氧基-4-[2-[[甲基-1-[2-(1-哌啶基)苯基]丁基]氨基]-2-氧代乙基]苯甲酸。按干燥品计算,含 $C_{27}H_{36}N_2O_4$ 不得少于 99.0%。

【性状】 本品为白色或类白色结晶性粉末;无臭。

本品在三氯甲烷中易溶,在乙醇或丙酮中略溶,在水中几乎不溶;在 0.1mol/L 盐酸溶液中微溶。

比旋度 取本品,精密称定,加乙醇溶解并定量稀释制成每 1ml 中约含 20mg 的溶液,依法测定(通则 0621),比旋度为 +7.6°至+9.2°。

吸收系数 取本品,精密称定,加 0.1mol/L 盐酸溶液溶解并定量稀释制成每 1ml 中约含 20μg 的溶液,照紫外-可见分光光度法(通则 0401),在 243nm 的波长处测定吸光度,吸收系数($E_{1cm}^{1\%}$)为 221~235。

【鉴别】 (1)取本品约 50mg,置干燥试管中,加丙二酸 30mg,醋酐 0.5ml,置热水浴中加热数分钟,溶液显橙黄色至红棕色。

(2)取吸收系数项下的溶液,照紫外-可见分光光度法(通则 0401)测定,在 243nm 与 298nm 的波长处有最大吸收,在 229nm 的波长处有最小吸收。

(3)本品的红外光吸收图谱应与对照的图谱(光谱集 1068 图)一致。

【检查】 **氯化物** 取本品 0.50g，加丙酮 25ml 使溶解，依法检查(通则 0801)，与标准氯化钠溶液 5.0ml 加丙酮 25ml 制成的对照液比较，不得更浓(0.01%)。

有关物质 照高效液相色谱法(通则 0512)测定。

供试品溶液 取本品适量，加流动相 B 溶解并稀释制成每 1ml 中约含 1mg 的溶液。

对照溶液 精密量取供试品溶液 1ml，置 200ml 量瓶中，用流动相 B 稀释至刻度，摇匀。

系统适用性溶液 取瑞格列奈适量，加流动相 B 溶解并稀释制成每 1ml 中约含 1mg 的溶液，置 90℃ 水浴加热 24 小时，放冷。

色谱条件 用十八烷基硅烷键合硅胶为填充剂；以磷酸盐缓冲液(取磷酸二氢钾 4.0g，加水约 900ml 溶解后，用磷酸调节 pH 值至 3.2，再加水至 1000ml)为流动相 A，以流动相 A-乙腈(20∶80)为流动相 B，按下表程序进行梯度洗脱；流速为每分钟 1.0ml；检测波长为 240nm；柱温为 45℃；进样体积 20μl。

时间(分钟)	流动相 A(%)	流动相 B(%)
0	55	45
15	25	75
25	20	80
30	0	100
45	0	100

系统适用性要求 系统适用性溶液色谱图中，瑞格列奈峰保留时间约为 22 分钟，在相对瑞格列奈峰保留时间约为 1.1 处应出现杂质峰，该杂质峰与瑞格列奈峰之间的分离度应符合要求。

测定法 精密量取供试品溶液与对照溶液，分别注入液相色谱仪，记录色谱图。

限度 供试品溶液色谱图中如有杂质峰，单个杂质峰面积不得大于对照溶液主峰面积的 0.2 倍(0.1%)，各杂质峰面积的和不得大于对照溶液主峰面积(0.5%)。

左旋异构体 照高效液相色谱法(通则 0512)测定。

供试品溶液 取本品约 10mg，置 50ml 量瓶中，加甲醇 15ml 使溶解，用水稀释至刻度，摇匀。

对照溶液 精密量取供试品溶液 1ml，置 100ml 量瓶中，用水稀释至刻度，摇匀。

对照品溶液 取消旋瑞格列奈对照品适量，加甲醇溶解并稀释制成每 1ml 中约含 0.1mg 的溶液。

色谱条件 用手性色谱柱(填料为 α_1-酸性糖蛋白，4.0mm×100mm，5μm)；以磷酸盐缓冲液(取磷酸二氢钾 2.72g，加水 800ml 使溶解，用氢氧化钠试液调节 pH 值至 7.0，加水稀释至 1000ml，摇匀)为流动相 A，乙腈为流动相 B，按下表程序进行梯度洗脱；检测波长为 240nm；进样体积 20μl。

时间(分钟)	流动相 A(%)	流动相 B(%)
0	90	10
5	75	25
10	75	25

系统适用性要求 对照品溶液色谱图中，出峰顺序依次为瑞格列奈峰与左旋异构体峰，其分离度应符合要求。

测定法 精密量取供试品溶液与对照溶液，分别注入液相色谱仪，记录色谱图。

限度 供试品溶液色谱图中如有左旋异构体峰，其峰面积不得大于对照溶液主峰面积(1.0%)。

残留溶剂 照残留溶剂测定法(通则 0861 第三法)测定。

供试品溶液 取本品适量，精密称定，加 *N*,*N*-二甲基甲酰胺溶解并定量稀释制成每 1ml 中约含 0.1g 的溶液。

对照品溶液 取二氯甲烷与正己烷适量，精密称定，加 *N*,*N*-二甲基甲酰胺溶解并定量稀释制成每 1ml 含二氯甲烷与正己烷各为 10μg 的溶液。

色谱条件 用 5%二苯基-95%二甲基硅氧烷共聚物为固定相的毛细管柱(0.53mm×30m)；进样口温度为 150℃；检测器温度为 240℃；柱温为 40℃。

系统适用性要求 各成分峰之间的分离度均应符合要求。

测定法 精密量取供试品溶液与对照品溶液，分别注入气相色谱仪，记录色谱图。

限度 按外标法以峰面积计算。二氯甲烷与正己烷的残留量均应符合规定。

干燥失重 取本品，在 105℃ 干燥至恒重，减失重量不得过 0.5%(通则 0831)。

炽灼残渣 取本品 1.0g，依法检查(通则 0841)，遗留残渣不得过 0.1%。

重金属 取炽灼残渣项下遗留的残渣，依法检查(通则 0821 第二法)，含重金属不得过百万分之十。

【含量测定】 取本品约 0.3g，精密称定，加冰醋酸 20ml 使溶解，加结晶紫指示液 1 滴，用高氯酸滴定液(0.1mol/L)滴定至溶液显蓝色，并将滴定结果用空白试验校正。每 1ml 高氯酸滴定液(0.1mol/L)相当于 45.26mg 的 $C_{27}H_{36}N_2O_4$。

【类别】 降血糖药。

【贮藏】 遮光，密封保存。

【制剂】 瑞格列奈片

瑞格列奈片

Ruigelienai Pian

Repaglinide Tablets

本品含瑞格列奈($C_{27}H_{36}N_2O_4$)应为标示量的 90.0%～110.0%。

【性状】 本品为白色或类白色片。

【鉴别】 (1)取本品细粉适量(约相当于瑞格列奈0.5mg),置25ml量瓶中,加0.1mol/L盐酸溶液适量,振摇使瑞格列奈溶解,用0.1mol/L盐酸溶液稀释至刻度,摇匀,滤过,取续滤液,照紫外-可见分光光度法(通则0401)测定,在243nm与298nm的波长处有最大吸收。

(2)在含量测定项下记录的色谱图中,供试品溶液主峰的保留时间应与对照品溶液主峰的保留时间一致。

【检查】 **含量均匀度** 取本品1片,置20ml量瓶中,自"加0.1mol/L盐酸溶液适量"起,制备方法同含量测定项下供试品溶液。照含量测定项下的方法,依法测定,计算含量,应符合规定(通则0941)。

溶出度 照溶出度与释放度测定法(通则0931第三法)测定。

溶出条件 以0.1mol/L盐酸溶液100ml为溶出介质,转速为每分钟50转,依法操作,经45分钟时取样。

供试品溶液 取溶出液适量滤过,取续滤液。

对照品溶液 取瑞格列奈对照品适量,精密称定,加溶出介质溶解并定量稀释制成每1ml中约含5μg的溶液。

系统适用性溶液、色谱条件与系统适用性要求 见含量测定项下。

测定法 见含量测定项下。计算每片的溶出量。

限度 标示量的75%,应符合规定。

有关物质 照高效液相色谱法(通则0512)测定。

供试品溶液 取本品细粉适量(约相当于瑞格列奈25mg),加流动相B振摇使瑞格列奈溶解并稀释制成每1ml中约含瑞格列奈1mg的溶液,滤过,取续滤液。

对照溶液 精密量取供试品溶液1ml,置100ml量瓶中,用流动相B稀释至刻度,摇匀。

系统适用性溶液、色谱条件、系统适用性要求与测定法 见瑞格列奈有关物质项下。

限度 供试品溶液色谱图中如有杂质峰,单个杂质峰面积不得大于对照溶液主峰面积的0.5倍(0.5%),各杂质峰面积的和不得大于对照溶液主峰面积的1.5倍(1.5%)。

左旋异构体 照高效液相色谱法(通则0512)测定。

供试品溶液 取本品细粉适量(约相当于瑞格列奈10mg),置50ml量瓶中,加甲醇15ml使瑞格列奈溶解,用水稀释至刻度,摇匀,滤过,取续滤液。

对照溶液 精密量取供试品溶液1ml,置100ml量瓶中,用水稀释至刻度,摇匀。

对照品溶液、色谱条件、系统适用性要求与测定法 见瑞格列奈左旋异构体项下。

限度 供试品溶液色谱图中如有左旋异构体峰,其峰面积不得大于对照溶液主峰面积(1.0%)。

其他 应符合片剂项下有关的各项规定(通则0101)。

【含量测定】 照高效液相色谱法(通则0512)测定。

供试品溶液 取本品20片,精密称定,研细,精密称取适量(约相当于瑞格列奈1.25mg),置50ml量瓶中,加0.1mol/L盐酸溶液适量,振摇使瑞格列奈溶解,用0.1mol/L盐酸溶液稀释至刻度,摇匀,滤过,取续滤液。

对照品溶液 取瑞格列奈对照品适量,精密称定,加0.1mol/L盐酸溶液溶解并定量稀释制成每1ml中约含25μg的溶液。

系统适用性溶液 见有关物质项下。

色谱条件 用十八烷基硅烷键合硅胶为填充剂;以醋酸铵缓冲液(取醋酸铵3.85g,加水1000ml使溶解,用冰醋酸调pH值至4.0)-甲醇(20:80)为流动相;检测波长为243nm;进样体积20μl。

系统适用性要求 理论板数按瑞格列奈峰计算不低于2000。系统适用性溶液色谱图中,出峰顺序依次为降解物峰与瑞格列奈峰,两峰之间的分离度应符合要求。

测定法 精密量取供试品溶液与对照品溶液,分别注入液相色谱仪,记录色谱图。按外标法以峰面积计算。

【类别】 同瑞格列奈。

【规格】 0.5mg

【贮藏】 遮光,密封保存。

蒿甲醚

Haojiami

Artemether

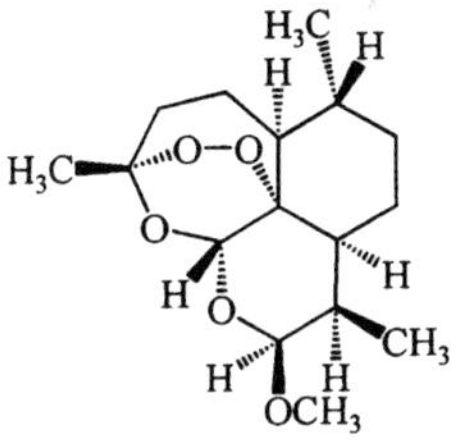

$C_{16}H_{26}O_5$　298.37

本品为(3*R*,5*aS*,6*R*,8*aS*,9*R*,10*S*,12*R*,12*aR*)-十氢-10-甲氧基-3,6,9-三甲基-3,12-桥氧-12*H*-吡喃并[4,3-*j*]-1,2-苯并二塞平。按干燥品计算,含$C_{16}H_{26}O_5$应为98.0%~102.0%。

【性状】 本品为白色结晶或结晶性粉末;无臭。

本品在丙酮或三氯甲烷中极易溶解,在乙醇或乙酸乙酯中易溶,在水中几乎不溶。

熔点 本品的熔点(通则0612)为86~90℃。

比旋度 取本品,精密称定,加无水乙醇溶解并定量稀释制成每1ml中约含10mg的溶液,依法测定(通则0621),比旋度为+168°至+173°。

【鉴别】 (1)取本品约30mg,加无水乙醇1ml溶解,加碘化钾0.1g,振摇(热水加热),溶液应显淡黄色。

(2)取本品约30mg,加无水乙醇6ml溶解,取数滴点于白瓷板上,加1%香草醛硫酸溶液1滴,即显桃红色。

(3)在含量测定项下记录的色谱图中，供试品溶液主峰的保留时间应与对照品溶液主峰的保留时间一致。

(4)本品的红外光吸收图谱应与对照的图谱(光谱集 519 图)一致。

【检查】 **氯化物**　取本品 0.25g，加水 25ml，振摇，滤过，取滤液，依法检查(通则 0801)，如产生浑浊，与标准氯化钠溶液 2.5ml 制成的对照液比较，不得更浓(0.01%)。

有关物质　照高效液相色谱法(通则 0512)测定。

供试品溶液　取本品适量，加乙腈溶解并稀释制成每 1ml 中约含 10mg 的溶液。

对照溶液　精密量取供试品溶液适量，用乙腈定量稀释制成每 1ml 中约含 50μg 的溶液。

色谱条件　用十八烷基硅烷键合硅胶为填充剂；以乙腈-水(62：38)为流动相；检测波长为 216nm；进样体积 20μl。

系统适用性要求　理论板数按蒿甲醚峰计算不低于 2000。

测定法　精密量取供试品溶液与对照溶液，分别注入液相色谱仪，记录色谱图至主成分峰保留时间的 2 倍。

限度　供试品溶液色谱图中如有杂质峰，其峰面积在对照溶液主峰面积 0.5～1.0 倍之间的杂质峰不得多于 1 个，其他单个杂质峰面积不得大于对照溶液主峰面积的 0.5 倍(0.25%)，各杂质峰面积的和不得大于对照溶液主峰面积的 2 倍(1.0%)。

残留溶剂　照残留溶剂测定法(通则 0861 第二法)测定。

供试品溶液　取本品约 0.1g，精密称定，置 20ml 顶空瓶中，精密加 80%二甲基乙酰胺溶液 5ml，密封，振摇使溶解。

对照品溶液　取甲醇与二氯甲烷适量，精密称定，加 80%二甲基乙酰胺溶液溶解并定量稀释制成每 1ml 中分别含 60μg、12μg 的混合溶液，精密量取 5ml，密封。

色谱条件　以二甲基聚硅氧烷(或极性相近)为固定液的毛细管柱为色谱柱；起始温度为 60℃，维持 4 分钟，以每分钟 40℃的速率升温至 150℃，维持 3 分钟；进样口温度为 200℃；检测器温度为 250℃。顶空瓶平衡温度为 60℃，平衡时间为 10 分钟。

系统适用性要求　对照品溶液色谱图中，各成分峰间的分离度应符合要求。

测定法　取供试品溶液与对照品溶液，分别顶空进样，记录色谱图。

限度　按外标法以峰面积计算，甲醇与二氯甲烷的残留量均应符合规定。

干燥失重　取本品，置五氧化二磷干燥器中，减压干燥至恒重，减失重量不得过 0.5%(通则 0831)。

炽灼残渣　不得过 0.1%(通则 0841)。

【含量测定】 照高效液相色谱法(通则 0512)测定。

供试品溶液　取本品约 30mg，精密称定，置 50ml 量瓶中，加乙腈溶解并稀释至刻度，摇匀。

对照品溶液　取蒿甲醚对照品适量，精密称定，加乙腈溶解并定量稀释制成每 1ml 中约含 0.6mg 的溶液。

色谱条件与系统适用性要求　见有关物质项下。

测定法　精密量取供试品溶液与对照品溶液，分别注入液相色谱仪，记录色谱图。按外标法以峰面积计算。

【类别】 抗疟药。

【贮藏】 遮光，密封，在阴凉处保存。

【制剂】 蒿甲醚胶囊

附：

α-蒿甲醚

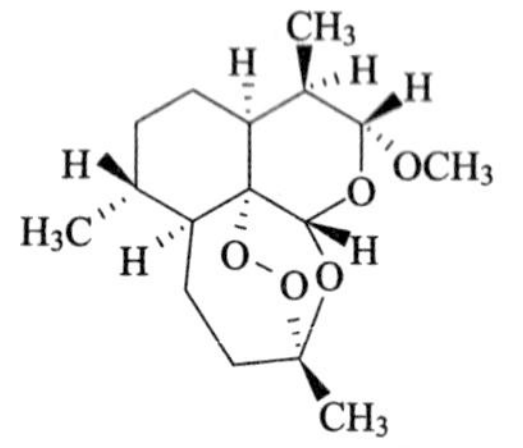

$C_{16}H_{26}O_5$　298.37

(3*R*,5*aS*,6*R*,8*aS*,9*R*,10*R*,12*R*,12*aR*)10-甲氧基-3,6,9-三甲基十氢-3,12-桥氧-12*H*-吡喃并[4,3-*j*]-1,2-苯并二塞平

杂质Ⅰ

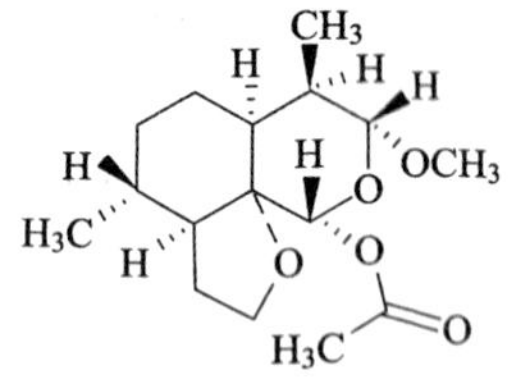

$C_{16}H_{26}O_5$　298.37

(3*aS*,4*R*,6*aS*,7*R*,8*R*,10*R*,10*aR*)-8-甲氧基-4,7-二甲基八氢-2*H*-呋喃并[3,2-*i*][2]苯并吡喃-10-醇醋酸酯

杂质Ⅱ

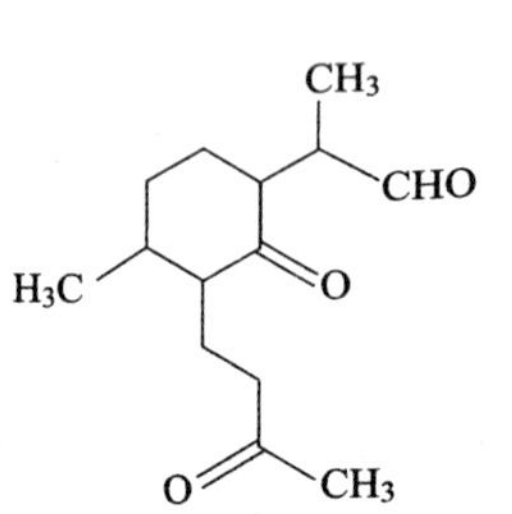

$C_{14}H_{22}O_3$　238.32

2-[4-甲基-2-氧代-3-(3-氧代丁基)]环己基丙醛

蒿甲醚胶囊

Haojiami Jiaonang

Artemether Capsules

本品含蒿甲醚($C_{16}H_{26}O_5$)应为标示量的 90.0%～110.0%。

【鉴别】 (1)取本品内容物适量(约相当于蒿甲醚 80mg),加无水乙醇 10ml 使蒿甲醚溶解,滤过,取滤液,照蒿甲醚项下的鉴别(1)、(2)项试验,显相同的反应。

(2)在含量测定项下记录的色谱图中,供试品溶液主峰的保留时间应与对照品溶液主峰的保留时间一致。

【检查】 **有关物质** 照高效液相色谱法(通则 0512)测定。

供试品溶液　取装量差异项下的内容物适量,加乙腈溶解并稀释制成每 1ml 中约含蒿甲醚 10mg 的溶液,滤过,取续滤液。

对照溶液　精密量取供试品溶液适量,用乙腈定量稀释制成每 1ml 中约含 50μg 的溶液。

色谱条件、系统适用性要求与测定法　见蒿甲醚有关物质项下。

限度　供试品溶液色谱图中如有杂质峰,其峰面积在对照溶液主峰面积 0.5～1.0 倍之间的杂质峰不得多于 1 个,其他单个杂质峰面积不得大于对照溶液主峰面积的 0.5 倍(0.25%),各杂质峰面积的和不得大于对照溶液主峰面积的 3 倍(1.5%),小于对照溶液主峰面积 0.1 倍的峰忽略不计。

溶出度 照溶出度与释放度测定法(通则 0931 第二法)测定。

溶出条件　以水 500ml(40mg 规格)或 1000ml(100mg 规格)为溶出介质,转速为每分钟 100 转,依法操作,经 60 分钟时取样。

供试品溶液　取溶出液滤过,精密量取续滤液 5ml,置 25ml 量瓶中,用 1.0mol/L 盐酸无水乙醇溶液稀释至刻度,摇匀。

对照品溶液　取蒿甲醚对照品约 16mg,精密称定,置 100ml 量瓶中,加无水乙醇溶解并稀释至刻度,摇匀,精密量取 5ml,置 50ml 量瓶中,加水 5ml,再用 1.0mol/L 盐酸无水乙醇溶液稀释至刻度,摇匀。

测定法　取供试品溶液与对照品溶液,置 70℃±1℃恒温水浴中保温 90 分钟(整个量瓶刻度以下都应处于保温环境中),取出,放冷,以 1.0mol/L 盐酸无水乙醇溶液为空白,照紫外-可见分光光度法(通则 0401),在 254nm 的波长处分别测定吸光度,计算每粒的溶出量。

限度　标示量的 65%,应符合规定。

其他 应符合胶囊剂项下有关的各项规定(通则 0103)。

【含量测定】 照高效液相色谱法(通则 0512)测定。

供试品溶液 取装量差异项下的内容物,研磨均匀,精密称取适量(约相当于蒿甲醚 30mg),置 50ml 量瓶中,加乙腈适量,充分振摇使蒿甲醚溶解,用乙腈稀释至刻度,摇匀,静置,用滤膜滤过,取续滤液。

对照品溶液、色谱条件、系统适用性要求与测定法 见蒿甲醚含量测定项下。

【类别】 同蒿甲醚。

【规格】 (1)40mg　(2)100mg

【贮藏】 遮光,密封,在阴凉处保存。

蒙 脱 石

Mengtuoshi

Montmorillonite

本品系取天然的膨润土经水洗加工制成,含水硅酸镁钙。本品按干燥品计算,含二氧化硅(SiO_2)应为 55.0%～65.0%,含三氧化二铝(Al_2O_3)应为 12.0%～25.0%。

【性状】 本品为类白色或灰白色或微黄色或微红色细粉,加水湿润后有类似黏土的气味且颜色加深。本品在水、稀盐酸或氢氧化钠试液中几乎不溶。

【鉴别】 (1)取本品与氟化钙各 0.5g,置同一坩埚中,加硫酸 1ml 湿润,用已加水 1 滴的表面皿盖住坩埚,如必要可缓缓加热,在水滴表面有白色胶状体生成。

(2)取本品适量,置于载样架上,将载样架放入干燥器(含饱和氯化钠溶液,20℃时相对湿度约 75%)中约 12 小时,取出,将载样架上的样品压平,照 X 射线衍射法(通则 0451 粉末 X 射线衍射法)测定,以 CuK_α 为光源,光管电压和光管电流分别为 40kV 和 40mA,发射狭缝、散射狭缝和接受狭缝分别设置为 1°、1°和 0.15mm(或相当参数要求),在衍射角(2θ)2°～80°的范围内扫描,记录衍射图谱。供试品的 X 射线粉末衍射图谱应与对照品图谱中的蒙脱石特征峰[衍射角(2θ)分别约为 5.8°、19.8°和 61.9°]一致。

(3)本品含量测定三氧化二铝项下的溶液显铝盐的鉴别反应(通则 0301)。

【检查】 **粒度** 照粒度和粒度分布测定法(通则 0982 第三法)(Malvern Mastersizer 2000 或性能相当的激光粒度分析仪),取本品约 0.12g,使检测器遮光率在 8%～20%范围,加水 800ml,以每分钟 3000 转的转速搅拌 15 分钟或以每分钟 3000 转的转速搅拌,并同时超声 2～3 分钟(超声功率 16W,振幅 3μm),依法检查,取连续测量 3 次的平均值,应符合下表规定。

$d(0.5)$	$d(0.9)$	体积平均粒径 $D[4,3]$
6～23μm	16～50μm	8～27μm

膨胀度 取本品约 5.0g,置 100ml 具塞量筒中,加水 90ml,强力振摇,混匀,放置 10 分钟,其间振摇数次,用水稀释至 100ml,再颠倒摇动 20 次,放置 30 分钟,再颠倒摇动 20 次,

放置 24 小时，照膨胀度测定法（通则 2101）计算，膨胀度应为 2.0～5.0。

吸附力　照紫外-可见分光光度法（通则 0401）测定。

供试品溶液　取本品约 0.60g，精密称定，置具塞锥形瓶中，精密加 0.020mol/L 三氯六氨合钴（Ⅲ）溶液 20ml，摇匀，置 37℃ 水浴中，放置 1 小时，滤过，取续滤液。

对照溶液　取上述三氯六氨合钴（Ⅲ）溶液适量，加水稀释 1 倍，摇匀。

测定法　取供试品溶液与对照溶液，在 474nm 的波长处分别测定吸光度。按下式计算吸附力。

$$吸附力(mmol/100g)=\frac{(2A_1-A_2)\times C\times 20\times 3\times 100}{2A_1\times M}$$

式中　A_1 为对照溶液吸光度；

A_2 为供试品溶液吸光度；

C 为三氯六氨合钴（Ⅲ）溶液浓度（mol/L）；

M 为供试品重量，g；

3 为交换的阳离子数；

限度　每 100g 蒙脱石应吸附三氯六氨合钴（Ⅲ）{$[Co(NH_3)_6]Cl_3$}80～130mmol。

酸碱度　取本品约 0.20g，加水 20ml，置水浴上加热 2～3 分钟后，放冷，滤过，取滤液，依法测定（通则 0631），pH 值应为 5.0～9.0。

氯化物　取本品 0.20g，加水 25ml 与硝酸 1 滴，煮沸 5 分钟，滤过，取滤液依法检查（通则 0801），与标准氯化钠溶液 5.0ml 制成的对照液比较，不得更浓（0.025%）。

碳酸盐　取本品 0.20g，置试管中，加水 2ml，摇匀，加 2mol/L 醋酸溶液 2ml，迅速用附有玻璃弯管的塞子密塞，缓缓加热，将逸出的气体导入氢氧化钙试液中，不得有白色沉淀产生。

水中溶解物　取本品 12.50g，加水 100ml 混匀，置水浴上加热 15 分钟，放冷，用水稀释至原体积，以每分钟 3000 转的转速离心 15 分钟，取上清液（若不澄清，用 0.22μm 的滤膜滤过）40ml，置预先在 105℃ 干燥至恒重的蒸发皿中，在水浴上蒸干并在 105℃ 干燥至恒重，残留物不得过 0.7%。

方英石及其他杂质　取鉴别（2）项下的供试品，照鉴别（2）项下的 X 射线粉末衍射条件，在衍射角（2θ）15°～35°的范围内以每分钟 1°的速度扫描，记录衍射图谱，以图谱的基线为底线，分别量取蒙脱石特征峰（2θ 约为 19.8°）、方英石衍射峰（2θ 约为 22.0°）和其他杂质衍射峰的峰顶至底线的高度，计算各峰高相对于蒙脱石特征峰高的比值。在供试品的 X 射线粉末衍射图谱中，方英石衍射峰的峰高比不得过 50%，其他单个杂质衍射峰的峰高比不得过 70%。

干燥失重　取本品，在 105℃ 干燥至恒重，减失重量不得过 10.0%（通则 0831）。

重金属　取本品 4.0g，加醋酸盐缓冲液（pH 3.5）4ml 与水 46ml，煮沸，放冷，加水使成 50ml，滤过，取滤液 25ml，依法检查（通则 0821 第一法），含重金属不得过百万分之十。

砷盐　取本品 1.0g，加盐酸 5ml 与水 23ml，依法检查（通则 0822 第一法），应符合规定（0.0002%）。

微生物限度　取本品，照非无菌产品微生物限度检查：微生物计数法（通则 1105）和控制菌检查（通则 1106）及非无菌药品微生物限度标准（通则 1107）检查，应符合规定。

【含量测定】　**三氧化二铝**　取本品约 1.0g，精密称定，置瓷皿中，分别加硫酸 6ml 与硝酸 10ml，待作用完全（约放置 1 小时），置砂浴上蒸干，放冷，加稀硫酸 30ml，煮沸，溶液用倾泻法以热水全部转移至无灰滤纸上，残渣用热水洗涤 3 次，残渣待做二氧化硅含量测定用；滤液合并，置 100ml 量瓶中，放冷，用水稀释至刻度，摇匀；精密量取 20ml，加氨试液中和至恰析出沉淀，再滴加稀硫酸至沉淀恰溶解，加醋酸-醋酸铵缓冲液（pH 6.0）10ml，再精密加乙二胺四醋酸二钠滴定液（0.05mol/L）25ml，煮沸 3～5 分钟，放冷，加二甲酚橙指示液 1ml，用锌滴定液（0.05mol/L）滴定至溶液自黄色转变为红色，并将滴定结果用空白试验校正。每 1ml 乙二胺四醋酸二钠滴定液（0.05mol/L）相当于 2.549mg 的 Al_2O_3。

二氧化硅　取上述残渣连同滤纸置铂坩埚中，先低温烘干后，再在 800℃ 下炽灼 2 小时，放冷，精密称定。再将残渣用水润湿，加氢氟酸 7ml（勿使用玻璃量器，并小心操作）与硫酸 7 滴，蒸干，800℃ 炽灼 20 分钟，放冷，精密称定，减失的重量，即为供试品中含有 SiO_2 重量。

【类别】　止泻药。

【贮藏】　密封保存。

【制剂】　（1）蒙脱石分散片　（2）蒙脱石散

蒙脱石分散片

Mengtuoshi Fensanpian

Montmorillonite Dispersible Tablets

本品含蒙脱石应为标示量的 82.0%～95.0%，含二氧化硅（SiO_2）不得少于蒙脱石标示量的 50.0%，含三氧化二铝（Al_2O_3）不得少于蒙脱石标示量的 10.0%。

【性状】　本品为灰白色或类白色片，味香甜。

【鉴别】　取本品适量研细，进行以下试验。

（1）取本品细粉和氟化钙各 0.5g，置同一铂坩埚内，加硫酸 1ml 润湿，用已加水 1 滴的表面皿盖住坩埚，如必要可缓缓加热，在水滴表面有白色胶体生成。

（2）取本品细粉适量，置于载样架上，将载样架放入干燥器（含饱和氯化钠溶液，20℃ 时相对湿度约 75%）中约 12 小时后取出，将载样架上的样品压平，照 X 射线衍射法（通则 0451 粉末 X 射线衍射法）测定，以 CuK_α 为光源，光管电压和光管电流分别为 40kV 和 40mA，发射狭缝、散射狭缝和接受狭缝分别设置为 1°、1°和 0.15mm（或相当参数要求），在衍射角（2θ）2°～80°的范围内扫描，记录衍射图谱。供试品的 X 射线粉末衍射图谱应与对照品图谱中的蒙脱石特征峰［衍射角

(2θ)分别约为5.8°、19.8°和61.9°]一致。

(3)取本品细粉1.0g,置瓷蒸发皿中,加水10ml与硫酸5ml,加热至产生白烟,冷却,缓慢加水20ml,煮沸2～3分钟,滤过,滤液显铝盐的鉴别反应(通则0301)。

【检查】 **粒度** 取本品适量,研细,精密称取适量(约相当于蒙脱石10g),加水500ml,振摇分散后强烈搅拌15分钟(转速不低于每分钟5000转);将搅拌后的内容物倾入已用水润湿的药筛(孔径45μm,预先在105℃干燥至恒重),并用水冲洗药筛至洗液澄清,将药筛上残留物用洗瓶转移至已恒重的坩埚中,在500～600℃炽灼2小时,残留物重量不得过1%。

吸附力 照紫外-可见分光光度法(通则0401)测定。

供试品溶液 取本品细粉适量(约相当于蒙脱石0.60g),精密称定,置具塞锥形瓶中,精密加0.020mol/L三氯六氨合钴(Ⅲ)溶液20ml,摇匀,置37℃水浴中,放置1小时,滤过,取续滤液。

对照溶液 取上述三氯六氨合钴(Ⅲ)溶液适量,加水稀释1倍,摇匀。

测定法 取供试品溶液与对照溶液,在474nm的波长处分别测定吸光度。按下式计算吸附力。

$$吸附力(mmol/100g)=\frac{(2A_1-A_2)\times C\times 20\times 3\times M_2\times 100}{2A_1\times M_1\times G}$$

式中 A_1为对照溶液吸光度;

A_2为供试品溶液吸光度;

C为三氯六氨合钴(Ⅲ)溶液浓度,mol/L;

M_1为供试品重量,g;

M_2为平均片重,g;

G为标示量,g;

3为交换的阳离子数。

限度 每100g蒙脱石应吸附三氯六氨合钴(Ⅲ){$[Co(NH_3)_6]Cl_3$}80～130mmol。

其他 应符合片剂项下有关的各项规定(通则0101)。

【含量测定】 **蒙脱石** 取本品10片,精密称定,研细,精密称取适量(约相当于蒙脱石0.2g),置已恒重的铂坩埚中,于800℃炽灼至恒重,计算即得。

二氧化硅 取蒙脱石项下细粉适量(约相当于蒙脱石0.5g),精密称定,置铂坩埚中,加碳酸钠0.5g和碳酸钾0.5g,搅匀,缓慢升温,800℃炽灼3小时,冷却,分次加入稀盐酸共50ml,搅拌使残渣完全溶解并转移至250ml烧杯中,坩埚用少量水分次洗涤,洗液并入烧杯中,加热蒸去约1/2体积的溶液后,放冷,加入盐酸20ml和2%明胶溶液1ml,置60～70℃水浴保温10分钟,时时搅拌,趁热过滤,并用热水洗涤容器,合并滤液和洗液待做三氧化二铝含量测定用;然后将滤纸和残渣移入已炽灼至恒重的坩埚中,800℃炽灼至恒重计算,即得。

三氧化二铝 取上述滤液和洗液,置250ml量瓶中,用水稀释至刻度,摇匀;精密量取50ml,加氨试液中和至恰析出白色沉淀,再滴加稀盐酸至白色沉淀恰溶解,滤过,取滤液加醋酸-醋酸铵缓冲液(pH 6.0)10ml,再加乙二胺四醋酸二钠滴定液(0.05mol/L)约25ml,煮沸5分钟,放冷,加二甲酚橙指示液1ml,用锌滴定液(0.05mol/L)调至溶液恰变为红色,然后加氟化钠0.4g,煮沸2分钟,放冷后,用锌滴定液(0.05mol/L)滴定至溶液由黄色变为红色,每1ml乙二胺四醋酸二钠滴定液(0.05mol/L)相当于2.549mg的Al_2O_3。

【类别】 同蒙脱石。

【规格】 1.0g

【贮藏】 密封,在干燥处保存。

蒙脱石散

Mengtuoshi San

Montmorillonite Powder

本品含蒙脱石应为标示量的95.0%～105.0%;含二氧化硅(SiO_2)应为蒙脱石标示量的55.0%～65.0%,含三氧化二铝(Al_2O_3)应为蒙脱石标示量的12.0%～25.0%。

【性状】 本品为类白色或灰白色或微黄色或微红色细粉,味香甜。

【鉴别】 (1)取本品与氟化钙各0.5g,置同一坩埚中,加硫酸1ml湿润,用已加水1滴的表面皿盖住坩埚,如必要可缓缓加热,在水滴表面有白色胶状体生成。

(2)取本品约4g,加水50ml,搅拌,滤过,滤渣于105℃干燥,取细粉适量,置于载样架上,将载样架放入干燥器(含饱和氯化钠溶液,20℃时相对湿度约75%)中约12小时后取出,将载样架上的样品压平,照X射线衍射法(通则0451粉末X射线衍射法)测定,以CuK_{α}为光源,光管电压和光管电流分别为40kV和40mA,发射狭缝、散射狭缝和接受狭缝分别设置为1°、1°和0.15mm(或相当参数要求),在衍射角(2θ)2°～80°的范围内扫描,记录衍射图谱。供试品的X射线粉末衍射图谱应与对照品图谱中的蒙脱石特征峰[衍射角(2θ)分别约为5.8°、19.8°和61.9°]一致。

(3)本品含量测定三氧化二铝项下的溶液显铝盐的鉴别反应(通则0301)。

【检查】 **粒度** 取本品10g,加水500ml,强烈搅拌15分钟(转速不低于每分钟5000转),将搅拌后的内容物倾入已用水湿润的药筛(孔径45μm,预先在105℃干燥至恒重),并用水冲洗药筛至无混悬液斑后,将药筛在105℃干燥3小时,称重。未过筛颗粒的重量不得过1%。

吸附力 照紫外-可见分光光度法(通则0401)测定。

供试品溶液 取本品细粉适量(约相当于蒙脱石0.60g),精密称定,置具塞锥形瓶中,精密加0.020mol/L三氯六氨合钴(Ⅲ)溶液20ml,摇匀,置37℃水浴中,放置1小时,滤过,取续滤液。

对照溶液 取上述三氯六氨合钴(Ⅲ)溶液适量,加水稀释1倍,摇匀。

测定法 取供试品溶液与对照溶液,在474nm的波长处分别测定吸光度。按下式计算吸附力。

$$吸附力(mmol/100g)=\frac{(2A_1-A_2)\times C\times 20\times 3\times M_2\times 100}{2A_1\times M_1\times G}$$

式中　A_1为对照溶液吸光度；

A_2为供试品溶液吸光度；

C为三氯六氨合钴(Ⅲ)溶液浓度(mol/L)；

M_1为供试品重量，g；

M_2为平均装量，g；

G为标示量，g；

3 为交换的阳离子数。

限度　每 100g 蒙脱石应吸附三氯六氨合钴(Ⅲ){$[Co(NH_3)_6]Cl_3$}80～130mmol。

酸碱度　取本品适量(约相当于蒙脱石 0.20g)，加水 20ml，置水浴上加热 2～3 分钟后，放冷，滤过，取滤液，依法测定(通则 0631)，pH 值应为 5.0～9.0。

方英石及其他杂质　取鉴别(2)项下的供试品，照鉴别(2)项下的 X 射线粉末衍射条件，在衍射角(2θ)15°～35°的范围内以每分钟 1°的速度扫描，记录衍射图谱，以图谱的基线为底线，分别量取蒙脱石特征峰(2θ 约为 19.8°)、方英石衍射峰(2θ 约为 22.0°)和其他杂质衍射峰的峰顶至底线的高度，计算各峰高相对于蒙脱石特征峰高的比值。在供试品的 X 射线粉末衍射图谱中，方英石衍射峰的峰高比不得过 50%，其他单个杂质衍射峰的峰高比不得过 70%。

干燥失重　取本品，在 105℃干燥至恒重，减失重量不得过 10.0%(通则 0831)。

其他　应符合散剂项下有关的各项规定(通则 0115)。

【含量测定】 **蒙脱石**　取装量差异项下的内容物，混合均匀，精密称取适量(约相当于蒙脱石 0.4g)，置预先经 105℃干燥至恒重的离心管中，加 50%乙醇 30ml，搅拌均匀后，离心，弃去上清液，再加 50%乙醇 30ml，搅拌，离心，弃去上清液，取沉淀在 105℃干燥至恒重，即得供试品中所含蒙脱石的重量，计算，即得。

三氧化二铝　取本品适量(约相当于蒙脱石 1.0g)，精密称定，置瓷皿中，分别加硫酸 6ml 与硝酸 10ml，待作用完全(约放置 1 小时)，置砂浴上蒸干，放冷，加稀硫酸 30ml，煮沸，溶液用倾泻法以热水全部转移至无灰滤纸上，残渣用热水洗涤 3 次，残渣待做二氧化硅含量测定用；滤液合并，置 100ml 量瓶中，放冷，用水稀释至刻度，摇匀；精密量取 20ml，加氨试液中和至恰析出沉淀，再滴加稀硫酸至沉淀恰溶解，加醋酸-醋酸铵缓冲液(pH 6.0)10ml，再精密加乙二胺四醋酸二钠滴定液(0.05mol/L)25ml，煮沸 3～5 分钟，放冷，加二甲酚橙指示液 1ml，用锌滴定液(0.05mol/L)滴定至溶液自黄色转变为红色，并将滴定结果用空白试验校正。每 1ml 乙二胺四醋酸二钠滴定液(0.05mol/L)相当于 2.549mg 的 Al_2O_3。

二氧化硅　取上述残渣连同滤纸置铂坩埚中，先低温烘干后，再在 800℃下炽灼 2 小时，放冷，精密称定。再将残渣用水润湿，加氢氟酸 7ml(勿使用玻璃量器，并小心操作)与硫酸 7 滴，蒸干，800℃炽灼 20 分钟，放冷，精密称定，减失的重量，即为供试品中含有 SiO_2 重量。

【类别】 同蒙脱石。

【规格】 每袋含蒙脱石 3g

【贮藏】 密封，在干燥处保存。

赖氨匹林

Lai'anpilin

Lysine Acetylsalicylate

$$\left[\text{(2-乙酰氧基苯甲酸根 } C_6H_4(COO^-)(OCOCH_3)\text{)}\right]\quad {}^{+}H_3N-CH(COO^-)-(CH_2)_4-NH_3^+$$

$C_{15}H_{22}N_2O_6$　326.36

本品为 DL-赖氨酸乙酰水杨酸盐。按干燥品计算，含阿司匹林($C_9H_8O_4$)应为 54.1%～56.3%，含赖氨酸($C_6H_{14}N_2O_2$)应为 43.9%～45.7%。

【性状】 本品为白色结晶或结晶性粉末；无臭；遇湿、热均不稳定。

本品在水中易溶，在甲醇中微溶，在乙醇、三氯甲烷或无水乙醇中几乎不溶。

【鉴别】 (1)取本品的水溶液(1→500)5ml，煮沸，放冷，加茚三酮试液 1ml，置水浴中加热数分钟，即显蓝紫色。

(2)在阿司匹林含量测定项下记录的色谱图中，供试品溶液主峰的保留时间应与对照品溶液主峰的保留时间一致。

(3)取本品适量，加 0.05mol/L 硫酸溶液溶解并稀释制成每 1ml 中约含 80μg 的溶液，照紫外-可见分光光度法(通则 0401)测定，在 276nm 的波长处有最大吸收。

【检查】 **酸度**　取本品 0.90g，加水 50ml 溶解后，依法测定(通则 0631)，pH 值应为 4.5～6.5。

溶液的澄清度与颜色　取本品 0.90g，加水 5ml 溶解后，溶液应澄清无色；如显色，与黄色 3 号标准比色液(通则 0901 第一法)比较，不得更深。

氯化物　取本品 0.50g，加水 25ml 使溶解，依法检查(通则 0801)，与标准氯化钠溶液 6.0ml 制成的对照液比较，不得更浓(0.012%)。

游离水杨酸　照高效液相色谱法(通则 0512)测定。临用新制。

供试品溶液　取本品约 10mg，精密称定，置 25ml 量瓶中，加冰醋酸 2ml 使溶解，用乙腈稀释至刻度，摇匀。

对照品溶液　取水杨酸对照品适量，精密称定，加 8%冰醋酸乙腈溶液溶解并定量稀释制成每 1ml 中约含 3.2μg 的溶液。

色谱条件　用十八烷基硅烷键合硅胶为填充剂；以甲醇-水-冰醋酸(40∶60∶1)为流动相；检测波长为 300nm；进样体

积 10μl。

测定法　精密量取供试品溶液与对照品溶液，分别注入液相色谱仪，记录色谱图。

限度　供试品溶液色谱图中如有与水杨酸峰保留时间一致的色谱峰，按外标法以峰面积计算，不得过 0.8%。

干燥失重　取本品，置五氧化二磷干燥器中，减压干燥至恒重，减失重量不得过 0.5%（通则 0831）。

炽灼残渣　取本品 1.0g，依法检查（通则 0841），遗留残渣不得过 0.1%。

重金属　取炽灼残渣项下遗留的残渣，依法检查（通则 0821 第二法），含重金属不得过百万分之十。

异常毒性　取本品适量，加灭菌注射用水制成每 1ml 中含 2.2mg 的溶液，依法检查（通则 1141），按静脉注射法给药，应符合规定。（供注射用）

细菌内毒素　取本品，依法检查（通则 1143），每 1mg 赖氨匹林中含内毒素的量应小于 0.14EU。（供注射用）

无菌　取本品，用 0.9% 无菌氯化钠溶液制成每 1ml 中约含 180mg 的溶液，经薄膜过滤法处理，以金黄色葡萄球菌为阳性对照菌，依法检查（通则 1101），应符合规定。（供无菌分装用）

【含量测定】　阿司匹林　照高效液相色谱法（通则 0512）测定。临用新制。

供试品溶液　见游离水杨酸项下。

对照品溶液　取阿司匹林对照品约 10mg，精密称定，置 25ml 量瓶中，加冰醋酸 2ml 使溶解，用乙腈稀释至刻度，摇匀。

色谱条件　见游离水杨酸项下。检测波长为 276nm。

系统适用性要求　理论板数按阿司匹林峰计算不低于 2000。

测定法　精密量取供试品溶液与对照品溶液，分别注入液相色谱仪，记录色谱图。按外标法以峰面积计算。

赖氨酸　取本品约 0.13g，精密称定，加冰醋酸 20ml 与甲酸 1ml 使溶解，加 α-萘酚苯甲醇的冰醋酸溶液（0.2→100）5 滴，用高氯酸滴定液（0.1mol/L）滴定至溶液显黄绿色，并将滴定结果用空白试验校正。每 1ml 高氯酸滴定液（0.1mol/L）相当于 7.310mg 的 $C_6H_{14}N_2O_2$。

【类别】　解热镇痛、非甾体抗炎药。

【贮藏】　密封，在阴凉干燥处保存。

【制剂】　注射用赖氨匹林

注射用赖氨匹林

Zhusheyong Lai'anpilin

Lysine Acetylsalicylate for Injection

本品为赖氨匹林的无菌粉末。按平均装量计算，含赖氨匹林（$C_{15}H_{22}N_2O_6$）以阿司匹林（$C_9H_8O_4$）计应为标示量的 49.7%～60.7%，以赖氨酸（$C_6H_{14}N_2O_2$）计应为标示量的 40.3%～49.3%。

【性状】　本品为白色结晶或结晶性粉末。

【鉴别】　（1）取本品的水溶液（1→500）5ml，煮沸，放冷，加茚三酮试液 1ml，置水浴中加热数分钟，即显蓝紫色。

（2）在阿司匹林含量测定项下记录的色谱图中，供试品溶液主峰的保留时间应与对照品溶液主峰的保留时间一致。

（3）在赖氨酸含量测定项下记录的色谱图中，供试品溶液主峰的保留时间应与对照品溶液主峰的保留时间一致。

（4）取本品适量，加 0.05mol/L 硫酸溶液溶解并稀释制成每 1ml 中约含 80μg 的溶液，照紫外-可见分光光度法（通则 0401）测定，在 276nm 的波长处有最大吸收。

【检查】　酸度　取本品 0.90g，加水 50ml 溶解后，依法测定（通则 0631），pH 值应为 4.5～6.5。

溶液的澄清度与颜色　取本品 0.90g，加水 5ml 溶解后，溶液应澄清无色；如显色，与黄色 3 号标准比色液（通则 0901 第一法）比较，不得更深。

游离水杨酸　照高效液相色谱法（通则 0512）测定。临用新制。

供试品溶液　取装量差异项下内容物，混匀，精密称取适量（约相当于赖氨匹林 10mg），置 25ml 量瓶中，加冰醋酸 2ml 使溶解，用乙腈稀释至刻度，摇匀。

对照品溶液　取水杨酸对照品适量，精密称定，加 8% 冰醋酸乙腈溶液溶解并定量稀释制成每 1ml 中约含 4.0μg 的溶液。

色谱条件与测定法　见赖氨匹林游离水杨酸项下。

限度　供试品溶液色谱图中如有与水杨酸峰保留时间一致的色谱峰，按外标法以峰面积计算，不得过赖氨匹林标示量的 1.0%。

干燥失重　取本品，置五氧化二磷干燥器中，减压干燥至恒重，减失重量不得过 0.8%（通则 0831）。

异常毒性　取本品适量，加灭菌注射用水制成每 1ml 中含 2.2mg 的溶液，依法检查（通则 1141），按静脉注射法给药，应符合规定。

细菌内毒素　取本品，依法检查（通则 1143），每 1mg 赖氨匹林中含内毒素的量应小于 0.14EU。

无菌　取本品，用 0.9% 无菌氯化钠溶液制成每 1ml 中约含 180mg 的溶液，经薄膜过滤法处理，以金黄色葡萄球菌为阳性对照菌，依法检查（通则 1101），应符合规定。

其他　应符合注射剂项下有关的各项规定（通则 0102）。

【含量测定】　阿司匹林　照高效液相色谱法（通则 0512）测定。临用新制。

供试品溶液　见游离水杨酸项下。

对照品溶液、色谱条件、系统适用性要求与测定法　见赖氨匹林含量测定阿司匹林项下。

赖氨酸　取装量差异项下内容物，混匀，精密称取适量，加 0.02mol/L 盐酸溶液溶解并定量稀释制成一定浓度的供试品溶液，用适宜的氨基酸分析仪或高效液相色谱仪进行分离测定；另取盐酸赖氨酸对照品适量，精密称定，制成相应浓度的对照品溶液，同法测定。按外标法以峰面积计算赖氨酸的含量，即得。

【类别】 同赖氨匹林。

【规格】 按赖氨匹林（$C_{15}H_{22}N_2O_6$）计　(1)0.25g　(2)0.5g　(3)0.9g　(4)1.8g

【贮藏】 密闭，在阴凉干燥处保存。

赖诺普利

Lainuopuli

Lisinopril

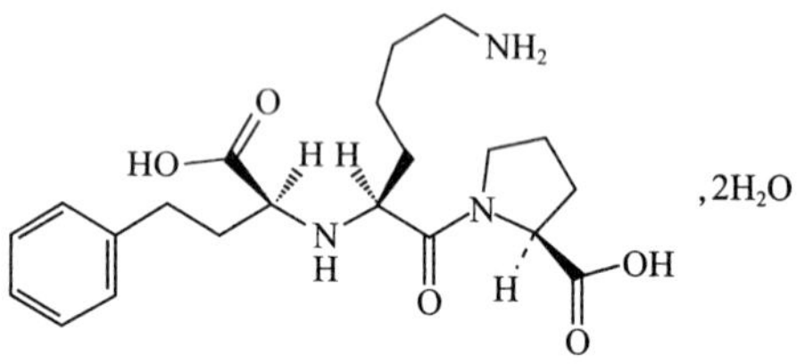

$C_{21}H_{31}N_3O_5 \cdot 2H_2O$　441.52

本品为 1-[N^2-[(S)-1-羧基-3-苯基丙基]-L-赖氨酰]-L-脯氨酸二水合物。按无水物计算，含 $C_{21}H_{31}N_3O_5$ 应为98.0%～102.0%。

【性状】 本品为白色或类白色结晶性粉末；无臭，微有引湿性。

本品在水中溶解，在甲醇中略溶，在乙醇或三氯甲烷中几乎不溶。

比旋度 取本品，精密称定，用 0.25mol/L 的醋酸锌溶液（取醋酸锌 54.9g，加冰醋酸 150ml，水 600ml，搅拌使溶解，然后加浓氨溶液 150ml，放冷，用浓氨溶液调节 pH 值至 6.4，加水至 1000ml，混匀，即得）溶解并定量稀释制成每 1ml 中约含 10mg 的溶液，依法测定（通则 0621），比旋度为 −43.0° 至 −47.0°。

【鉴别】 (1)在含量测定项下记录的色谱图中，供试品溶液主峰的保留时间应与对照品溶液主峰的保留时间一致。

(2)本品的红外光吸收图谱应与对照的图谱（光谱集 676 图）一致。

【检查】 **有关物质** 照高效液相色谱法（通则 0512）测定。

供试品溶液　取本品，加水溶解并稀释制成每 1ml 中约含 1mg 的溶液。

对照溶液　精密量取供试品溶液适量，用水定量稀释制成每 1ml 中约含 5μg 的溶液。

系统适用性溶液　取赖诺普利与 2-氨基-4-苯基丁酸适量，加水溶解并稀释制成每 1ml 中分别含 1mg 与 0.01mg 的混合溶液。

色谱条件　用十八烷基硅烷键合硅胶为填充剂；以磷酸盐缓冲液（0.02mol/L 磷酸二氢钠溶液，用氢氧化钠试液调节 pH 值至 5.0）-乙腈（92∶8）为流动相；检测波长为 215nm；柱温为 50℃；进样体积 20μl。

系统适用性要求　系统适用性溶液色谱图中，赖诺普利峰与 2-氨基-4-苯基丁酸峰的分离度应符合要求，理论板数按赖诺普利峰计算不低于 700。

测定法　精密量取供试品溶液与对照溶液，分别注入液相色谱仪，记录色谱图至主成分峰保留时间的 4 倍。

限度　供试品溶液色谱图中如有杂质峰，单个杂质峰面积不得大于对照溶液主峰面积的 0.6 倍（0.3%），各杂质峰面积的和不得大于对照溶液的主峰面积（0.5%）。

残留溶剂 照残留溶剂测定法（通则 0861 第二法）测定。

供试品溶液　取本品约 0.5g，精密称定，置 10ml 顶空瓶中，精密加入 0.2mol/L 氢氧化钠溶液 5ml 使溶解，密封。

对照品溶液　取乙醇、二氯甲烷、甲苯各适量，精密称定，用 N,N-二甲基甲酰胺定量稀释制成每 1ml 中约含乙醇 0.25g、二氯甲烷 30mg 和甲苯 44.5mg 的混合溶液；精密量取适量，用 0.2mol/L 氢氧化钠溶液定量稀释制成每 1ml 中分别约含乙醇 0.5mg、二氯甲烷 60μg 和甲苯 89μg 的混合溶液，精密量取 5ml，置 10ml 顶空瓶中，密封。

色谱条件　用 6%氰丙基苯基-94%二甲基聚硅氧烷（或极性相近）为固定液的毛细管柱为色谱柱；起始温度为 40℃，维持 5 分钟，以每分钟 10℃ 的速率升温至 150℃，维持 1 分钟；进样口温度为 150℃；检测器温度为 250℃；顶空瓶平衡温度为 85℃，平衡时间为20 分钟。

系统适用性要求　对照品溶液色谱图中，各成分峰间的分离度均应符合要求。

测定法　取供试品溶液与对照品溶液分别顶空进样，记录色谱图。

限度　按外标法以峰面积计算，乙醇、二氯甲烷与甲苯的残留量均应符合规定。

水分 取本品，照水分测定法（通则 0832 第一法 1）测定，含水分应为 8.0%～9.5%。

炽灼残渣 取本品 1.0g，依法检查（通则 0841），遗留残渣不得过 0.1%。

重金属 取炽灼残渣项下遗留的残渣，依法检查（通则 0821 第二法），含重金属不得过百万分之十。

【含量测定】 照高效液相色谱法（通则 0512）测定。

供试品溶液 取本品，精密称定，加水溶解并定量稀释制成每 1ml 中约含 0.2mg 的溶液。

对照品溶液 取赖诺普利对照品适量，精密称定，加水溶解并定量稀释制成每 1ml 中约含 0.2mg 的溶液。

系统适用性溶液、色谱条件与系统适用性要求 见有关物质项下。

测定法 精密量取供试品溶液与对照品溶液，分别注入

液相色谱仪，记录色谱图。按外标法以峰面积计算。

【类别】 血管紧张素转移酶抑制药。

【贮藏】 遮光，密封保存。

【制剂】 (1)赖诺普利片　(2)赖诺普利胶囊

附：

$C_{10}H_{13}NO_2$　179.22

2-氨基-4-苯基丁酸

赖诺普利片

Lainuopuli Pian

Lisinopril Tablets

本品含赖诺普利，按 $C_{21}H_{31}N_3O_5$ 计，应为标示量的 90.0%～110.0%。

【性状】 本品为白色或类白色片或着色片。

【鉴别】 在含量测定项下记录的色谱图中，供试品溶液主峰的保留时间应与对照品溶液主峰的保留时间一致。

【检查】 **有关物质** 照高效液相色谱法(通则 0512)测定。

供试品溶液　取本品的细粉，加水适量，振摇使赖诺普利溶解并稀释制成每 1ml 中约含赖诺普利 1mg 的溶液，滤过，取续滤液。

对照溶液　精密量取供试品溶液 1ml，置 100ml 量瓶中，用水稀释至刻度，摇匀。

系统适用性溶液、色谱条件、系统适用性要求与测定法　见赖诺普利有关物质项下。

限度　供试品溶液色谱图中如有杂质峰，各杂质峰面积的和不得大于对照溶液主峰面积的 2 倍(2.0%)。

含量均匀度　取本品 1 片，置 25ml(5mg 规格)、50ml(10mg 规格)或 100ml(20mg 规格)量瓶中，加水适量，振摇使赖诺普利溶解，用水稀释至刻度，摇匀，滤过，取续滤液作为供试品溶液。照含量测定项下的方法测定含量，应符合规定(通则 0941)。

溶出度　照溶出度与释放度测定法(通则 0931 第二法)测定。

溶出条件　以 0.1mol/L 盐酸溶液 900ml 为溶出介质，转速为每分钟 50 转，依法操作，经 30 分钟时取样。

供试品溶液　取溶出液适量，滤过，取续滤液。

对照品溶液　取赖诺普利对照品适量，精密称定，加溶出介质溶解并定量稀释制成每 1ml 中约含赖诺普利(按 $C_{21}H_{31}N_3O_5$ 计)5μg(5mg 规格)或 10μg(10mg 规格)或 20μg(20mg 规格)的溶液。

系统适用性溶液、色谱条件与系统适用性要求　见含量测定项下。

测定法　见含量测定项下。计算每片的溶出量。

限度　标示量的 85%，应符合规定。

其他　应符合片剂项下有关的各项规定(通则 0101)。

【含量测定】 照高效液相色谱法(通则 0512)测定。

供试品溶液　取本品 20 片，精密称定，研细，精密称取适量(约相当于赖诺普利，按 $C_{21}H_{31}N_3O_5$ 计 20mg)，置 100ml 量瓶中，加水适量，振摇使赖诺普利溶解，用水稀释至刻度，摇匀，滤过，取续滤液。

对照品溶液　取赖诺普利对照品，精密称定，加水溶解并定量稀释制成每 1ml 中约含赖诺普利(按 $C_{21}H_{31}N_3O_5$ 计)0.2mg 的溶液。

系统适用性溶液、色谱条件、系统适用性要求与测定法　见赖诺普利含量测定项下。

【类别】 同赖诺普利。

【规格】 按 $C_{21}H_{31}N_3O_5$ 计　(1)5mg　(2)10mg　(3)20mg

【贮藏】 遮光，密封保存。

赖诺普利胶囊

Lainuopuli Jiaonang

Lisinopril Capsules

本品含赖诺普利，按 $C_{21}H_{31}N_3O_5$ 计，应为标示量的 90.0%～110.0%。

【性状】 本品的内容物为白色或类白色颗粒或粉末。

【鉴别】 在含量测定项下记录的色谱图中，供试品溶液主峰的保留时间应与对照品溶液主峰的保留时间一致。

【检查】 **有关物质** 照高效液相色谱法(通则 0512)测定。

供试品溶液　取含量测定项下的内容物，加水适量，振摇使赖诺普利溶解并稀释制成每 1ml 中约含赖诺普利 1mg 的溶液，滤过，取续滤液。

对照溶液　精密量取供试品溶液 1ml，置 100ml 量瓶中，用水稀释至刻度，摇匀。

系统适用性溶液、色谱条件、系统适用性要求与测定法　见赖诺普利有关物质项下。

限度　供试品溶液色谱图中如有杂质峰，各杂质峰面积的和不得大于对照溶液主峰面积的 2 倍(2.0%)。

含量均匀度　取本品 1 粒，将内容物倾入 25ml(5mg 规格)或 50ml(10mg 规格)量瓶中，囊壳用水分次洗涤，洗液并入同一量瓶中，加水适量，振摇使赖诺普利溶解，用水稀释至刻度，摇匀，滤过，取续滤液作为供试品溶液。照含量测定项下的方法测定含量，应符合规定（通则 0941）。

溶出度　照溶出度与释放度测定法（通则 0931 第一法）测定。

溶出条件　以 0.1mol/L 盐酸溶液 900ml 为溶出介质，转速为每分钟 50 转，依法操作，经 30 分钟时取样。

供试品溶液　取溶出液适量，滤过，取续滤液。

对照品溶液　取赖诺普利对照品适量，精密称定，加水溶解并定量稀释制成每 1ml 中约含赖诺普利（按 $C_{21}H_{31}N_3O_5$ 计）5μg（5mg 规格）或 10μg（10mg 规格）的溶液。

系统适用性溶液、色谱条件与系统适用性要求　见含量测定项下。

测定法　见含量测定项下。计算每粒的溶出量。

限度　标示量的 80%，应符合规定。

其他　应符合胶囊剂项下有关的各项规定（通则 0103）。

【含量测定】　照高效液相色谱法（通则 0512）测定。

供试品溶液　取本品 20 粒，精密称定，计算平均装量。取内容物混合均匀，研细，精密称取适量（约相当于赖诺普利，按 $C_{21}H_{31}N_3O_5$ 计 20mg），置 100ml 量瓶中，加水适量，振摇使赖诺普利溶解，用水稀释至刻度，摇匀，滤过，取续滤液。

对照品溶液　取赖诺普利对照品，精密称定，加水溶解并定量稀释制成每 1ml 中约含赖诺普利（按 $C_{21}H_{31}N_3O_5$ 计）0.2mg 的溶液。

系统适用性溶液、色谱条件、系统适用性要求与测定法　见赖诺普利含量测定项下。

【类别】　同赖诺普利。

【规格】　按 $C_{21}H_{31}N_3O_5$ 计　(1)5mg　(2)10mg

【贮藏】　遮光，密封保存。

酮咯酸氨丁三醇

Tongluosuan Andingsanchun

Ketorolac Trometamol

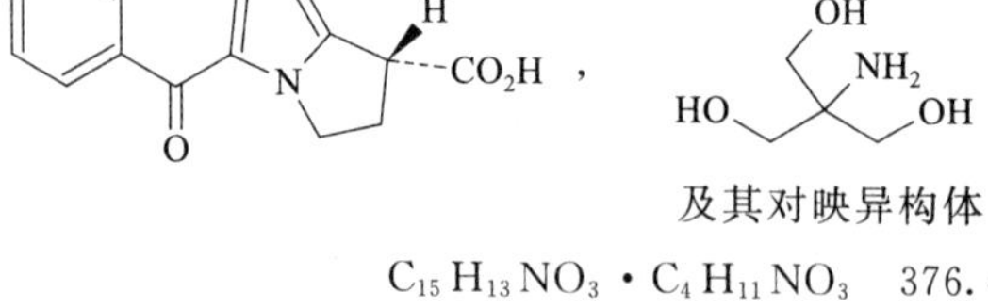

及其对映异构体

$C_{15}H_{13}NO_3 \cdot C_4H_{11}NO_3$　376.40

本品为（±）-5-苯甲酰-2，3-二氢-1*H*-吡咯-1-羧酸与 2-氨基-2-羟甲基-1，3-丙二醇［1：1］的复合物。按干燥品计算，含 $C_{15}H_{13}NO_3 \cdot C_4H_{11}NO_3$ 应为 98.5%～101.5%。

【性状】　本品为白色或类白色结晶性粉末。

本品在水或甲醇中易溶，在无水乙醇中微溶，在二氯甲烷或丙酮中几乎不溶。

【鉴别】　(1)照薄层色谱法（通则 0502）试验。

供试品溶液　取本品适量，加二氯甲烷-甲醇（2：1）溶解并稀释制成每 1ml 中约含 20mg 的溶液。

对照品溶液　取酮咯酸氨丁三醇对照品适量，加二氯甲烷-甲醇（2：1）溶解并稀释制成每 1ml 中约含 20mg 的溶液。

色谱条件　采用硅胶 G 薄层板，以二氯甲烷-丙酮-冰醋酸（95：5：2）为展开剂。

测定法　吸取上述两种溶液各 10μl，分别点于同一薄层板上，展开，取出，晾干，喷以 3% 茚三酮乙醇溶液（临用新制），150℃加热至斑点出现。

结果判定　供试品溶液所显主斑点的位置和颜色应与对照品溶液的主斑点一致。

(2)取有关物质项下的供试品溶液，用水-四氢呋喃（70：30）稀释制成每 1ml 中约含 40μg 的溶液，作为供试品溶液；另取酮咯酸氨丁三醇对照品适量，加水-四氢呋喃（70：30）溶解并稀释制成每 1ml 中约含 40μg 的溶液，作为对照品溶液。照有关物质项下的色谱条件试验，记录色谱图。供试品溶液主峰的保留时间应与对照品溶液主峰的保留时间一致。

(3)本品的红外光吸收图谱应与对照品的图谱一致（如不一致，取本品与对照品，用无水乙醇重结晶后测定）（通则 0402）。

以上(1)、(2)两项可选做一项。

【检查】　**酸度**　取本品 0.50g，加水 50ml 溶解后，依法测定（通则 0631），pH 值应为 5.7～6.7。

溶液的澄清度与颜色　取本品 0.30g，加水 10ml 溶解后，溶液应澄清无色。如显浑浊，与 1 号浊度标准液（通则 0902 第一法）比较，不得更浓；如显色，与黄色或黄绿色 3 号标准比色液（通则 0901 第一法）比较，不得更深。

有关物质　照高效液相色谱法（通则 0512）测定。避光操作。

溶剂　水-四氢呋喃（70：30）。

供试品溶液　取本品适量，加溶剂溶解并稀释制成每 1ml 中约含 0.4mg 的溶液。

对照溶液　精密量取供试品溶液适量，用溶剂定量稀释制成每 1ml 中约含 2μg 的溶液。

系统适用性溶液　取酮咯酸氨丁三醇约 30mg，置 250ml 分液漏斗中，加水 100ml 使溶解，加二氯甲烷 100ml 与 1mol/L 盐酸溶液 1ml，振摇，静置分层。取二氯甲烷层溶液 1ml，置透明的硼硅酸盐玻璃瓶中，在日光下照射 10～15 分钟，用空气或氮气吹干，加溶剂 1ml 使溶解。

灵敏度溶液　精密量取对照溶液 2ml，置 10ml 量瓶中，用溶剂稀释至刻度，摇匀。

色谱条件　用十八烷基硅烷键合硅胶为填充剂；以 0.05mol/L 磷酸二氢铵溶液（用磷酸调节 pH 值至 3.0）-四氢呋喃（70：30）为流动相；柱温 40℃；检测波长为 313nm；进样

体积 20μl。

系统适用性要求　系统适用性溶液色谱图中，相邻色谱峰之间的分离度应符合要求。灵敏度溶液色谱图中，主成分色谱峰高的信噪比不低于 10。

测定法　精密量取供试品溶液与对照溶液，分别注入液相色谱仪，记录色谱图至主成分峰保留时间的 3 倍。

限度　供试品溶液色谱图中如有杂质峰，按乘以校正因子的主成分自身对照法计算杂质含量，均不得大于表中相应限度规定。

杂质名称	相对保留时间	校正因子	限度
杂质Ⅰ	0.54	2.20	0.5%
杂质Ⅱ	0.63	0.67	0.1%
杂质Ⅲ	0.89	0.52	0.1%
其他单个杂质	—	1.0	0.5%
杂质总量	—	—	1.0%

残留溶剂　照残留溶剂测定法（通则 0861），应符合规定。

干燥失重　取本品，在 60℃减压干燥 3 小时，减失重量不得过 0.5%（通则 0831）。

炽灼残渣　取本品 1.0g，依法检查（通则 0841），遗留残渣不得过 0.1%。

重金属　取炽灼残渣项下遗留的残渣，依法检查（通则 0821 第二法），含重金属不得过百万分之二十。

【含量测定】　取本品约 0.3g，精密称定，加无水冰醋酸 60ml 使溶解，照电位滴定法（通则 0701），用高氯酸滴定液（0.1mol/L）滴定，并将滴定结果用空白试验校正。每 1ml 高氯酸滴定液（0.1mol/L）相当于 37.64mg 的 $C_{15}H_{13}NO_3 \cdot C_4H_{11}NO_3$。

【类别】　消炎镇痛药。

【贮藏】　遮光，密封，在干燥处保存。

【制剂】　酮咯酸氨丁三醇注射液

附：

1. 系统适用性溶液色谱图

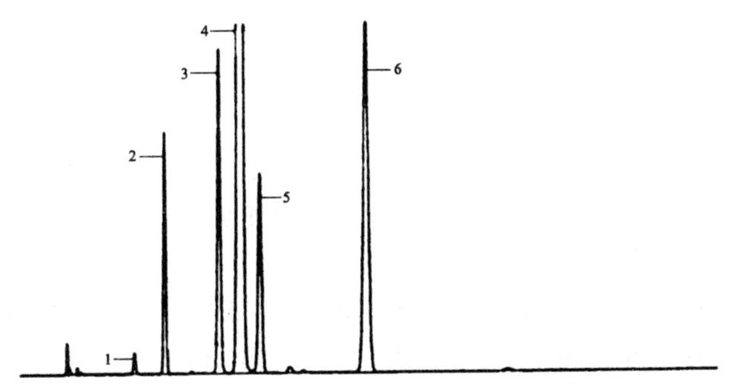

1. 杂质Ⅰ　2. 杂质Ⅱ　3. 杂质Ⅲ　4. 酮咯酸氨丁三醇　5. 杂质Ⅳ　6. 杂质Ⅴ

2. 杂质

杂质Ⅰ

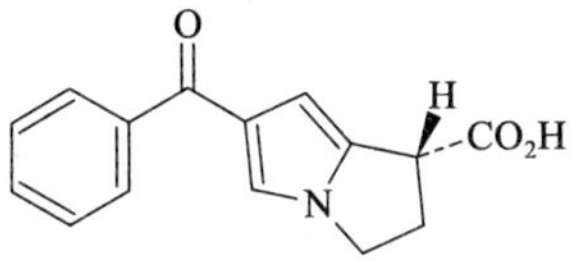

及其对映异构体

$C_{15}H_{13}NO_3$　255.27

(1*RS*)-6-苯甲酰-2,3-二氢-1*H*-吡咯-1-羧酸

杂质Ⅱ

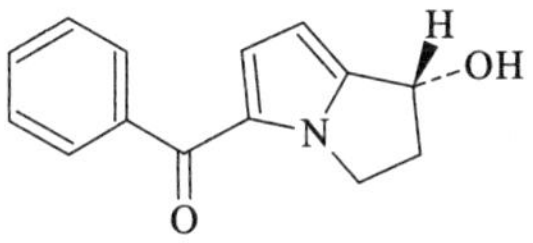

及其对映异构体

$C_{14}H_{13}NO_2$　227.09

(1*RS*)-5-苯甲酰-2,3-二氢-1*H*-吡咯-1-醇

杂质Ⅲ

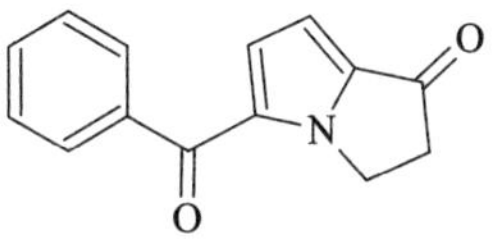

$C_{14}H_{11}NO_2$　225.09

5-苯甲酰-2,3-二氢-1*H*-吡咯-1-酮

酮咯酸氨丁三醇注射液

Tongluosuan Andingsanchun Zhusheye

Ketorolac Trometamol Injection

本品为酮咯酸氨丁三醇的灭菌水溶液。含酮咯酸氨丁三醇（$C_{15}H_{13}NO_3 \cdot C_4H_{11}NO_3$）应为标示量的 90.0%～110.0%。

【性状】　本品为无色至微黄色或微黄绿色的澄明液体。

【鉴别】　在含量测定项下记录的色谱图中，供试品溶液主峰的保留时间应与对照品溶液主峰的保留时间一致。

【检查】　pH 值　应为 6.9～7.9（通则 0631）。

颜色　取本品，与黄色或黄绿色 4 号标准比色液（通则 0901 第一法）比较，不得更深。

有关物质　照高效液相色谱法（通则 0512）测定。避光操作。

供试品溶液　取本品适量，用溶剂稀释制成每 1ml 中约含酮咯酸氨丁三醇 1.2mg 的溶液。

对照溶液　精密量取供试品溶液适量，用溶剂定量稀释制成每 1ml 中约含酮咯酸氨丁三醇 6μg 的溶液。

灵敏度溶液　精密量取对照溶液适量，用溶剂稀释制成每 1ml 中含 1.2μg 的溶液。

溶剂、系统适用性溶液、色谱条件、系统适用性要求与测定法　见酮咯酸氨丁三醇有关物质项下。

限度　供试品溶液色谱图中如有杂质峰，按乘以校正因子的主成分自身对照法计算杂质含量，均不得大于表中相应限度规定。

杂质名称	相对保留时间	校正因子	限度
杂质Ⅰ	0.54	2.20	0.5%
杂质Ⅱ	0.63	0.67	0.1%
杂质Ⅲ	0.89	0.52	0.1%
其他单个杂质	—	1.0	0.5%
杂质总量	—	—	1.0%

无菌　取本品，经薄膜过滤法处理，用 0.1% 无菌蛋白胨水溶液冲洗（每膜不少于 100ml），以金黄色葡萄球菌为阳性对照菌，依法检查（通则 1101），应符合规定。

细菌内毒素　取本品，依法检查（通则 1143），每 1mg 酮咯酸氨丁三醇中含内毒素的量应小于 5.0EU。

其他　应符合注射剂项下有关的各项规定（通则 0102）。

【含量测定】　照高效液相色谱法（通则 0512）测定。避光操作。

溶剂　甲醇-水（55∶44）。

供试品溶液　精密量取本品适量，用溶剂定量稀释制成每 1ml 中约含酮咯酸氨丁三醇 0.15mg 的溶液。

对照品溶液　取经 60℃ 减压干燥至恒重的酮咯酸氨丁三醇对照品适量，精密称定，加溶剂溶解并定量稀释制成每 1ml 中约含 0.15mg 的溶液。

色谱条件　用十八烷基硅烷键合硅胶为填充剂；以甲醇-水-冰醋酸（55∶44∶1）为流动相；检测波长为 254nm；流速为 1.2ml/min；进样体积 20μl。

系统适用性要求　理论板数按酮咯酸氨丁三醇峰计算不低于 2700，酮咯酸氨丁三醇峰与相邻杂质峰之间的分离度应符合要求。

测定法　精密量取供试品溶液与对照品溶液，分别注入液相色谱仪，记录色谱图。按外标法以峰面积计算。

【类别】　同酮咯酸氨丁三醇。

【规格】　1ml∶30mg

【贮藏】　遮光，密闭，在阴凉干燥处保存。

酮 洛 芬

Tongluofen

Ketoprofen

$C_{16}H_{14}O_3$　254.29

本品为 α-甲基-3-苯甲酰基-苯乙酸。按干燥品计算，含 $C_{16}H_{14}O_3$ 不得少于 98.5%。

【性状】　本品为白色结晶性粉末；无臭或几乎无臭。

本品在甲醇中极易溶，在乙醇、丙酮或乙醚中易溶，在水中几乎不溶。

熔点　本品的熔点（通则 0612）为 93～96℃。

【鉴别】　（1）取本品约 50mg，加乙醇 1ml 使溶解，加二硝基苯肼试液 1ml，摇匀，加热至沸，放冷，即产生橙色沉淀。

（2）本品的红外光吸收图谱应与对照的图谱（光谱集 517 图）一致。

【检查】　**甲醇溶液的澄清度与颜色**　取本品 0.30g，加甲醇 25ml 溶解后，溶液应澄清无色；如显浑浊，与 1 号浊度标准液（通则 0902 第一法）比较，不得更浓；如显色，与黄色 1 号标准比色液 10ml 加水 10ml 制成的对照液（通则 0901 第一法）比较，不得更深。

有关物质　照薄层色谱法（通则 0502）试验。

供试品溶液　取本品适量，加丙酮溶解并稀释制成每 1ml 中约含 100mg 的溶液。

对照溶液（1）　精密量取供试品溶液适量，用丙酮定量稀释制成每 1ml 中约含 0.5mg 的溶液。

对照溶液（2）　精密量取供试品溶液适量，用丙酮定量稀释制成每 1ml 中约含 0.2mg 的溶液。

色谱条件　采用硅胶 GF_{254} 薄层板，以甲苯-异丙醚-甲酸（70∶30∶1）为展开剂。

测定法　吸取供试品溶液、对照溶液（1）与对照溶液（2）各 5μl，分别点于同一薄层板上，展开，晾干，置紫外光灯（254nm）下检视。

限度　供试品溶液如显杂质斑点，与对照溶液（1）的主斑点比较，不得更深；深于对照溶液（2）主斑点的杂质斑点，不得多于 3 个。

干燥失重　取本品，以五氧化二磷为干燥剂，在 60℃ 减压干燥至恒重，减失重量不得过 0.5%（通则 0831）。

炽灼残渣　取本品 1.0g，依法检查（通则 0841），遗留残渣不得过 0.1%。

重金属　取炽灼残渣项下遗留的残渣，依法检查（通则 0821 第二法），含重金属不得过百万分之十。

【含量测定】　取本品约 0.5g，精密称定，加中性乙醇（对酚酞指示液显中性)25ml 溶解,加酚酞指示液 3 滴,用氢氧化钠滴定液(0.1mol/L)滴定。每 1ml 氢氧化钠滴定液(0.1mol/L)相当于 25.43mg 的 $C_{16}H_{14}O_3$。

【类别】 解热镇痛、非甾体抗炎药。

【贮藏】 遮光,密封保存。

【制剂】 (1)酮洛芬肠溶胶囊 (2)酮洛芬搽剂

酮洛芬肠溶胶囊

Tongluofen Changrongjiaonang

Ketoprofen Enteric Capsules

本品含酮洛芬($C_{16}H_{14}O_3$)应为标示量的 90.0%～110.0%。

【性状】 本品内容物为白色粉末。

【鉴别】 (1)取本品的内容物适量(约相当于酮洛芬 0.25g),加乙醇 5ml,振摇使酮洛芬溶解,滤过,滤液照酮洛芬项下的鉴别(1)项试验,显相同的反应。

(2)取本品的内容物适量,加 75%甲醇溶解并稀释成每 1ml 中约含酮洛芬 10μg 的溶液,滤过,取续滤液,照紫外-可见分光光度法(通则 0401)测定,在 258nm 的波长处有最大吸收。

【检查】 **溶出度** 照溶出度与释放度测定法(通则 0931 第一法方法 1)测定。

酸中溶出量 溶出条件 以 0.1mol/L 盐酸溶液 750ml 为溶出介质,转速为每分钟 100 转,依法操作,经 2 小时时取样。

供试品溶液 取溶出液 10ml,滤过,取续滤液。

对照品贮备液 取酮洛芬对照品约 14mg,精密称定,置 50ml 量瓶中,加甲醇溶解并稀释至刻度,摇匀。

对照品溶液 精密量取对照品贮备液适量,用 0.1mol/L 盐酸溶液定量稀释制成每 1ml 中约含 6μg(50mg 规格)或 3μg(25mg 规格)的溶液。

空白对照溶液 取本品 1 粒,除尽内容物,用甲醇洗净,挥干后,加 0.1mol/L 盐酸溶液溶解并稀释至胶囊在供试品溶液中相同的浓度。

测定法 取供试品溶液、对照品溶液与空白对照溶液,照紫外-可见分光光度法(通则 0401),在 260nm 的波长处分别测定吸光度,计算每粒的溶出量。

限度 应符合规定。

缓冲液中溶出量 溶出条件 向酸中溶出量项下 2 小时后的溶出杯中加入 37℃的 0.2mol/L 磷酸钠溶液 250ml,混匀(必要时用 2mol/L 盐酸溶液或 2mol/L 氢氧化钠溶液调节 pH 值至 6.8±0.05),转速为每分钟 100 转,依法操作,经 45 分钟时取样。

供试品溶液 取溶出液 10ml,滤过,精密量取续滤液适量,用磷酸盐缓冲液(pH 6.8)定量稀释制成每 1ml 中约含酮洛芬 6μg 的溶液。

对照品溶液 精密量取酸中溶出量项下的对照品贮备液适量,用磷酸盐缓冲液(pH 6.8)定量稀释制成每 1ml 中约含 6μg 的溶液。

空白对照溶液 取本品 1 粒,除尽内容物,用甲醇洗净,挥干后,加磷酸盐缓冲液(pH 6.8)溶解并稀释至胶囊在供试品溶液中相同的浓度。

测定法 见酸中溶出量项下。

限度 应符合规定。

其他 应符合胶囊剂项下有关的各项规定(通则 0103)。

【含量测定】 照高效液相色谱法(通则 0512)测定。

供试品溶液 取装量差异项下的内容物,混匀,精密称取适量(约相当于酮洛芬 25mg),置 100ml 量瓶中,加流动相适量,超声 20 分钟使酮洛芬溶解,用流动相稀释至刻度,摇匀,滤过,精密量取续滤液 2ml,置 5ml 量瓶中,用流动相稀释至刻度,摇匀。

对照品溶液 取酮洛芬对照品适量,精密称定,加流动相溶解并定量稀释制成每 1ml 中约含酮洛芬 0.1mg 的溶液。

色谱条件 用十八烷基硅烷键合硅胶为填充剂;以磷酸盐缓冲液(取磷酸二氢钾 68.0g,加水溶解并稀释至 1000ml,用磷酸调节 pH 值至 3.5±0.1)-乙腈-水(2∶43∶55)为流动相;检测波长为 255nm;进样体积 10μl。

系统适用性要求 理论板数按酮洛芬峰计算不低于 2000。

测定法 精密量取供试品溶液与对照品溶液,分别注入液相色谱仪,记录色谱图。按外标法以峰面积计算。

【类别】 同酮洛芬。

【规格】 (1)25mg (2)50mg

【贮藏】 遮光,密封保存。

酮洛芬搽剂

Tongluofen Chaji

Ketoprofen Liniment

本品含酮洛芬($C_{16}H_{14}O_3$)应为标示量的 90.0%～110.0%。

【性状】 本品为无色至微黄色澄清溶液。

【鉴别】 (1)取本品 1ml,加二硝基苯肼试液 1ml,摇匀,加热至沸,放冷,即产生橘红色沉淀。

(2)取本品,用乙醇稀释制成每 1ml 中含 10μg 的溶液,照紫外-可见分光光度法(通则 0401),在 255nm 的波长处有最大吸收。

【检查】 **pH 值** 应为 5.6～7.0(通则 0631)。

乙醇量　应为65.0%～75.0%（通则0711气相色谱法）。

其他　应符合搽剂项下有关的各项规定（通则0117）。

【含量测定】　照高效液相色谱法（通则0512）测定。

供试品溶液　精密量取本品适量，用流动相定量稀释制成每1ml中约含酮洛芬0.1mg的溶液。

对照品溶液　取酮洛芬对照品适量，精密称定，加流动相溶解并定量稀释制成每1ml中约含0.1mg的溶液。

色谱条件　用十八烷基硅烷键合硅胶为填充剂；以磷酸盐缓冲液（取磷酸二氢钾6.8g，加水溶解并稀释至100ml，用磷酸调节pH值至3.5±0.1）-乙腈-水（2∶43∶55）为流动相；检测波长为255nm；进样体积10μl。

系统适用性要求　理论板数按酮洛芬峰计算不低于2000。

测定法　精密量取供试品溶液与对照品溶液，分别注入液相色谱仪，记录色谱图。按外标法以峰面积计算。

【类别】　同酮洛芬。

【规格】　（1）10ml∶0.3g　（2）30ml∶0.9g

【贮藏】　遮光，密封保存。

酮康唑

Tongkangzuo

Ketoconazole

$C_{26}H_{28}Cl_2N_4O_4$　531.44

本品为（±）-顺-1-乙酰基-4[4-[[2-(2,4-二氯苯基)-2-(1-咪唑-1-甲基)-1,3-二氧戊-4-环基]甲氧基]苯基]哌嗪。按干燥品计算，含$C_{26}H_{28}Cl_2N_4O_4$不得少于99.0%。

【性状】　本品为类白色结晶性粉末；无臭。

本品在三氯甲烷中易溶，在甲醇中溶解，在乙醇中微溶，在水中几乎不溶。

熔点　本品的熔点（通则0612）为147～151℃。

【鉴别】　（1）取本品约10mg，加0.1mol/L盐酸溶液5ml，使溶解，加碘化铋钾试液数滴，即生成橙红色沉淀。

（2）取本品约60mg，置100ml量瓶中，加0.1mol/L盐酸溶液10ml溶解，用水稀释至刻度，摇匀，取适量，用0.01mol/L盐酸溶液稀释制成每1ml中含15μg的溶液，照紫外-可见分光光度法（通则0401）测定，在221nm与269nm的波长处有最大吸收，在276nm的波长处有一肩峰。

（3）本品的红外光吸收图谱应与对照的图谱（光谱集677图）一致。

【检查】　**旋光度**　取本品，精密称定，加二氯甲烷溶解并定量稀释制成每1ml中约含100mg的溶液，依法测定（通则0621），旋光度应为-0.1°至+0.1°。

三氯甲烷溶液的澄清度与颜色　取本品0.30g，加三氯甲烷10ml溶解后，溶液应澄清无色；如显色，与橙黄色5号标准比色液（通则0901第一法）比较，不得更深。

有关物质　照高效液相色谱法（通则0512）测定。

供试品溶液　取本品适量，加甲醇溶解并稀释制成每1ml中含10mg的溶液。

对照溶液　精密量取供试品溶液适量，用甲醇定量稀释制成每1ml中含0.05mg的溶液。

系统适用性溶液　取酮康唑与盐酸洛哌丁胺各5mg，置同一100ml量瓶中，加甲醇溶解并稀释至刻度，摇匀。

色谱条件　用十八烷基硅烷键合硅胶为填充剂（BDS，或效能相当色谱柱）；以0.34%硫酸氢四丁基铵溶液为流动相A，乙腈为流动相B，按下表进行梯度洗脱；检测波长为220nm；进样体积10μl。

时间（分钟）	流动相A（%）	流动相B（%）
0	95	5
10	50	50
15	50	50
17	95	5
22	95	5

系统适用性要求　系统适用性溶液色谱图中，酮康唑峰的保留时间约为6分钟，酮康唑峰与盐酸洛哌丁胺峰的分离度应大于15。

测定法　精密量取供试品溶液与对照溶液，分别注入液相色谱仪，记录色谱图。

限度　供试品溶液色谱图中如有杂质峰，各杂质峰面积的和不得大于对照溶液主峰面积（0.5%），小于对照溶液主峰面积0.1倍的峰忽略不计。

干燥失重　取本品，在105℃减压干燥至恒重，减失重量不得过0.5%（通则0831）。

炽灼残渣　取本品1.0g，依法检查（通则0841），遗留残渣不得过0.1%。

重金属　取炽灼残渣项下遗留的残渣，依法检查（通则0821第二法），含重金属不得过百万分之二十。

【含量测定】　取本品约0.2g，精密称定，加冰醋酸40ml溶解后，照电位滴定法（通则0701），用高氯酸滴定液（0.1mol/L）滴定，并将滴定的结果用空白试验校正。每1ml高氯酸滴定液（0.1mol/L）相当于26.57mg的$C_{26}H_{28}Cl_2N_4O_4$。

【类别】　抗真菌药。

【贮藏】　遮光，密封保存。

【制剂】　（1）酮康唑乳膏　（2）酮康唑洗剂　（3）复方酮康唑乳膏

酮康唑乳膏

Tongkangzuo Rugao

Ketoconazole Cream

本品含酮康唑($C_{26}H_{28}Cl_2N_4O_4$)应为标示量的90.0%～110.0%。

【性状】 本品为乳白色或微红色乳膏。

【鉴别】 (1)取本品约 0.5g,加 0.1mol/L 盐酸溶液10ml,在水浴上加热,使酮康唑溶解,放冷,滤过,滤液加碘化铋钾试液数滴,即生成橙红色沉淀。

(2)在含量测定项下记录的色谱图中,供试品溶液主峰的保留时间应与对照品溶液主峰的保留时间一致。

【检查】 应符合乳膏剂项下有关的各项规定(通则 0109)。

【含量测定】 照高效液相色谱法(通则 0512)测定。

溶剂 甲醇-三氯甲烷(1∶1)。

供试品溶液 取本品 2.5g,精密称定,置烧杯中,加溶剂20ml,置 80℃水浴中振摇使酮康唑溶解,用溶剂定量转移至50ml 量瓶中,放冷,用溶剂稀释至刻度,摇匀,在冰浴中冷却 1小时后立即滤过,取续滤液放置至室温。

对照品溶液 取酮康唑对照品适量,精密称定,加溶剂溶解并定量稀释制成每 1ml 中约含 1mg 的溶液。

色谱条件 用十八烷基硅烷键合硅胶为填充剂;以 0.2%二异丙胺的甲醇溶液-0.5%醋酸铵溶液(77∶23)为流动相;检测波长为 240nm;进样体积 10μl。

系统适用性要求 理论板数按酮康唑峰计算不低于 2000。

测定法 精密量取供试品溶液与对照品溶液,分别注入液相色谱仪,记录色谱图。按外标法以峰面积计算。

【类别】 同酮康唑。

【规格】 10g∶0.2g

【贮藏】 密封,在凉暗处保存。

酮康唑洗剂

Tongkangzuo Xiji

Ketoconazole Lotion

本品含酮康唑($C_{26}H_{28}Cl_2N_4O_4$)应为标示量的 90.0%～110.0%。

【性状】 本品为黏稠液体。

【鉴别】 (1)照薄层色谱法(通则 0502)试验。

溶剂 二氯甲烷-甲醇(1∶1)。

供试品溶液 取本品适量,加溶剂制成每 1ml 中含酮康唑 2mg 的溶液。

对照品溶液 取酮康唑对照品适量,加溶剂制成每 1ml 中含 2mg 的溶液。

色谱条件 采用硅胶 GF_{254} 薄层板,以乙酸乙酯-正己烷-甲醇-水-浓氨溶液(40∶40∶17∶2∶1)为展开剂。

测定法 吸取供试品溶液与对照品溶液各 5μl,分别点于同一薄层板上,展开后,晾干,置紫外光灯(254nm)下检视。

结果判定 供试品溶液所显主斑点的位置和颜色应与对照品溶液的主斑点相同。

(2)在含量测定项下记录的色谱图中,供试品溶液主峰的保留时间应与对照品溶液主峰的保留时间一致。

以上两项可选做一项。

【检查】 pH 值 应为 5.8～8.0(通则 0631)。

其他 应符合洗剂项下有关的各项规定(通则 0127)。

【含量测定】 照高效液相色谱法(通则 0512)测定。

溶剂 甲醇-三氯甲烷(1∶1)。

供试品溶液 取本品适量,精密称定,用溶剂定量稀释制成每 1ml 中含酮康唑 1mg 的溶液。

对照品溶液 取酮康唑对照品适量,精密称定,加溶剂溶解并定量稀释制成每 1ml 中约含 1mg 的溶液。

色谱条件 用十八烷基硅烷键合硅胶为填充剂;以 0.2%二异丙胺的甲醇溶液-0.5%醋酸铵溶液(77∶23)为流动相;检测波长为 240nm;进样体积 10μl。

系统适用性要求 理论板数按酮康唑峰计算不低于 2000。

测定法 精密量取供试品溶液与对照品溶液,分别注入液相色谱仪,记录色谱图。按外标法以峰面积计算。

【类别】 同酮康唑。

【规格】 (1)1% (2)2%

【贮藏】 避光,密闭,在 25℃以下保存。

酪氨酸

Lao'ansuan

Tyrosine

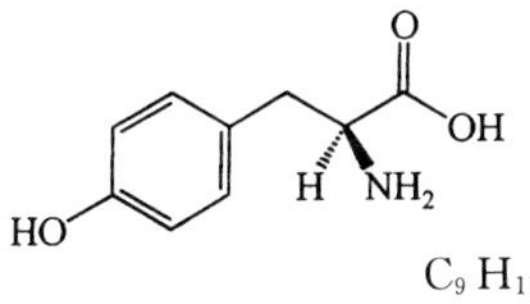

$C_9H_{11}NO_3$ 181.19

本品为 L-2-氨基-3-(4-羟基苯基)丙酸。按干燥品计算,含 $C_9H_{11}NO_3$ 不得少于 99.0%。

【性状】 本品为白色结晶或结晶性粉末;无臭。

本品在水中极微溶解,在无水乙醇、甲醇或丙酮中不溶;在稀盐酸或稀硝酸中溶解。

比旋度 取本品,精密称定,加 1mol/L 盐酸溶液溶解并定量稀释制成每 1ml 中约含 50mg 的溶液,依法测定(通则0621),比旋度为－11.3°至－12.1°。

【鉴别】 (1)取本品与酪氨酸对照品各适量,分别加稀氨溶液(浓氨溶液 14→100)溶解并稀释制成每 1ml 中约含 0.4mg 的溶液,作为供试品溶液与对照品溶液。照其他氨基酸项下的方法试验,供试品溶液所显主斑点的位置和颜色应与对照品溶液的主斑点相同。

(2)本品的红外光吸收图谱应与对照的图谱(光谱集 1072 图)一致。

【检查】 **酸度**　取本品 0.02g,加水 100ml 制成饱和水溶液,依法测定(通则 0631),pH 值应为 5.0～6.5。

溶液的透光率　取本品 1.0g,加 1mol/L 盐酸溶液 20ml 溶解后,照紫外-可见分光光度法(通则 0401),在 430nm 的波长处测定透光率,不得低于 95.0%。

氯化物　取本品 0.25g,依法检查(通则 0801),与标准氯化钠溶液 5.0ml 制成的对照液比较,不得更浓(0.02%)。

硫酸盐　取本品 1.0g,加水 40ml 温热使溶解,放冷,依法检查(通则 0802),与标准硫酸钾溶液 2.0ml 同法制成的对照液比较,不得更浓(0.02%)。

铵盐　取本品 0.10g,依法检查(通则 0808),与标准氯化铵溶液 2.0ml 制成的对照液比较,不得更深(0.02%)。

其他氨基酸　照薄层色谱法(通则 0502)试验。

稀氨溶液　浓氨溶液 14→100。

供试品溶液　取本品适量,加稀氨溶液溶解并稀释制成每 1ml 中约含 10mg 的溶液。

对照溶液　精密量取供试品溶液 1ml,置 250ml 量瓶中,用稀氨溶液稀释至刻度,摇匀。

系统适用性溶液　取酪氨酸对照品与苯丙氨酸对照品各适量,置同一量瓶中,加稀氨溶液溶解并稀释制成每 1ml 中各约含 0.4mg 的溶液。

色谱条件　采用硅胶 G 薄层板,以正丙醇-浓氨溶液(7∶3)为展开剂。

测定法　吸取供试品溶液、对照溶液与系统适用性溶液各 2μl,分别点于同一薄层板上,展开,晾干,喷以茚三酮的丙酮溶液(1→50),在 80℃加热至斑点出现,立即检视。

系统适用性要求　对照溶液应显一个清晰的斑点,系统适用性溶液应显两个完全分离的斑点。

结果判定　供试品溶液如显杂质斑点,其颜色与对照溶液的主斑点比较,不得更深(0.4%)。

干燥失重　取本品,在 105℃干燥 3 小时,减失重量不得过 0.2%(通则 0831)。

炽灼残渣　取本品 2.0g,依法检查(通则 0841),遗留残渣不得过 0.1%。

铁盐　取本品 1.0g,炽灼灰化后,残渣加盐酸 2ml,置水浴上蒸干,再加稀盐酸 4ml,微热溶解后,加水 30ml 与过硫酸铵 50mg,依法检查(通则 0807),与标准铁溶液 1.0ml 同法制成的对照液比较,不得更深(0.001%)。

重金属　取炽灼残渣项下遗留的残渣,依法检查(通则 0821 第二法),含重金属不得过百万分之十。

砷盐　取本品 2.0g,加盐酸 5ml 与水 23ml 溶解后,依法检查(通则 0822 第一法),应符合规定(0.0001%)。

细菌内毒素　取本品 0.10g,加内毒素检查用水 10ml 制成饱和溶液,取上清液依法检查(通则 1143),每 1ml 酪氨酸饱和溶液中含内毒素的量应小于 0.25EU。(供注射用)

【含量测定】　取本品约 0.15g,精密称定,加无水甲酸 6ml 溶解后,加冰醋酸 50ml,照电位滴定法(通则 0701),用高氯酸滴定液(0.1mol/L)滴定,并将滴定的结果用空白试验校正。每 1ml 高氯酸滴定液(0.1mol/L)相当于 18.12mg 的 $C_9H_{11}NO_3$。

【类别】　氨基酸类药。

【贮藏】　遮光,密封保存。

碘

Dian

Iodine

I_2　253.81

本品含碘(按 I 计)不得少于 99.5%。

【性状】　本品为灰黑色或蓝黑色、有金属光泽的片状结晶或块状物,质重、脆;有特臭;在常温中能挥发。

本品在乙醇、乙醚或二硫化碳中易溶,在四氯化碳中略溶,在水中几乎不溶;在碘化钾或碘化钠的水溶液中溶解。

【鉴别】　(1)本品的乙醇溶液或含有碘化钾或碘化钠的水溶液均显红棕色,在三氯甲烷中显紫堇色。

(2)取本品的饱和水溶液,加淀粉指示液即显蓝色;煮沸,蓝色即消失,放冷,仍显蓝色;但经较长时间煮沸,蓝色即不重显。

【检查】 **氯化物与溴化物**　取本品 1.0g,置乳钵中,分次加水 40ml 研细后,滤过,滤液中加少量锌粉使褪色;分取溶液 10ml,依次缓缓加氨试液 5ml 与硝酸银试液 5ml,放置 5 分钟,滤过,滤液移至 50ml 纳氏比色管中,加水使成 40ml,滴加硝酸使遇石蕊试纸显中性反应后,再加硝酸 1ml 与水适量使成 50ml;如发生浑浊,与对照液(取标准氯化钠溶液 3.5ml 加水至 40ml,再加硝酸 1ml、硝酸银试液 1ml 与水适量使成 50ml)比较,不得更浓(0.014%)。

硫酸盐　取本品 1.0g,置水浴上加热使挥发,残留物用水 40ml 分次洗涤,洗液移至 50ml 纳氏比色管中(必要时滤过),依法检查(通则 0802),与标准硫酸钾溶液 3.0ml 制成的对照液比较,不得更浓(0.03%)。

不挥发物　取本品,置 105℃恒重的蒸发皿中,在水浴上加热使挥发,并在 105℃干燥至恒重,遗留残渣不得过 0.05%。

【含量测定】　取本品研细的粉末约 0.4g,置贮有 20%碘化钾溶液 5ml 并称定重量的称量瓶中,精密称定,轻轻摇动,俟完全溶解后,移至具塞锥形瓶中,加水稀释使成约 50ml,加稀盐酸 1ml,用硫代硫酸钠滴定液(0.1mol/L)滴定,至近终点时,加淀粉指示液 2ml,继续滴定至蓝色消失。每 1ml 硫代硫酸钠滴定液(0.1mol/L)相当于12.69mg的I。

【类别】 消毒防腐药。

【贮藏】 遮光,密封,在阴凉处保存。

【制剂】 (1)碘甘油 (2)碘酊

碘甘油

Dian Ganyou

Iodine Glycerol

本品含碘(按I计)与碘化钾(KI)均应为0.90%~1.10%(g/ml)。

【处方】

碘	10g
碘化钾	10g
水	10ml
甘油	适量
制成	1000ml

【制法】 取碘化钾,加水溶解后,加碘,搅拌使溶解,再加甘油使成1000ml,搅匀,即得。

【性状】 本品为红棕色的黏稠液体;有碘的特臭。

【鉴别】 (1)取本品1ml,加水稀释,加硫代硫酸钠试液,棕色应消失。

(2)取鉴别(1)项遗留的溶液,加亚硝酸钴钠试液,即生成黄色沉淀。

(3)本品的红外光吸收图谱应与甘油对照的图谱(光谱集77图)一致。

【检查】 应符合涂剂项下有关的各项规定(通则0118)。

【含量测定】 **碘** 精密量取本品20ml,置具塞锥形瓶中,加水100ml与醋酸1滴,用硫代硫酸钠滴定液(0.1mol/L)滴定至溶液无色。每1ml硫代硫酸钠滴定液(0.1mol/L)相当于12.69mg的I。

碘化钾 取上述滴定后的溶液,加醋酸2ml与曙红指示液0.1ml,用硝酸银滴定液(0.1mol/L)滴定,至沉淀由黄色转变为玫瑰红色;将消耗的硝酸银滴定液(0.1mol/L)的容积(ml)减去上述消耗的硫代硫酸钠滴定液(0.1mol/L)的容积(ml)。每1ml硝酸银滴定液(0.1mol/L)相当于16.60mg的KI。

【类别】 同碘。

【贮藏】 遮光,密封保存。

碘酊

Dian Ding

Iodine Tincture

本品含碘(按I计)应为1.80%~2.20%(g/ml),含碘化钾(KI)应为1.35%~1.65%(g/ml)。

【处方】

碘	20g
碘化钾	15g
乙醇	500ml
水	适量
制成	1000ml

【制法】 取碘化钾,加水20ml溶解后,加碘及乙醇,搅拌使溶解,再加水适量使成1000ml,即得。

【性状】 本品为红棕色的澄清液体;有碘与乙醇的特臭。

【鉴别】 (1)取本品1滴,滴入淀粉指示液1ml与水10ml的混合液中,即显深蓝色。

(2)取本品5ml,置水浴上蒸干,缓缓炽灼,使游离碘完全挥发,残渣加水溶解后,显钾盐与碘化物的鉴别反应(通则0301)。

【检查】 **乙醇量** 取本品约20ml,置碘量瓶中,加锌粉适量使脱色,滤过,精密量取续滤液10ml,照乙醇量测定法(通则0711气相色谱法)测定,含乙醇应为45.0%~55.0%(ml/ml)。

其他 应符合酊剂项下有关的各项规定(通则0120)。

【含量测定】 **碘** 精密量取本品10ml,置具塞锥形瓶中,加醋酸1滴,用硫代硫酸钠滴定液(0.1mol/L)滴定至溶液无色。每1ml硫代硫酸钠滴定液(0.1mol/L)相当于12.69mg的I。

碘化钾 取上述滴定后的溶液,加醋酸2ml与曙红钠指示液0.1ml,用硝酸银滴定液(0.1mol/L)滴定,至沉淀由黄色转变为玫瑰红色;将消耗的硝酸银滴定液(0.1mol/L)的容积(ml)减去上述消耗的硫代硫酸钠滴定液(0.1mol/L)的容积(ml)。每1ml硝酸银滴定液(0.1mol/L)相当于16.60mg的KI。

【类别】 同碘。

【贮藏】 遮光,密封,在凉处保存。

碘化油

Dianhuayou

Iodinated Oil

本品为植物油与碘结合的一种有机碘化合物。含I应为37.0%~41.0%(g/g)。

【性状】 本品为淡黄色至黄色的澄清油状液体;微有类似蒜的臭气。

本品在丙酮、三氯甲烷、乙醚或石油醚中溶解,在水中不溶。

【鉴别】 取本品,小火缓缓加热,渐显红色至棕褐色,并发生紫色的碘蒸气,可使湿润的碘化钾淀粉试纸变蓝。

【检查】 **酸度** 取本品1.0g,加三氯甲烷10ml溶解后,加酚酞指示液 3 滴与氢氧化钠滴定液(0.1mol/L)0.30ml,应显粉红色。

颜色　取本品,与黄色 10 号标准比色液(通则 0901 第一法)比较,不得更深。

游离碘　取本品 1.0g,加三氯甲烷 5ml,摇匀,加水 10ml 与碘化钾 0.5g,溶解后,加淀粉指示液 1ml,振摇,水层如显蓝紫色,加 0.1mol/L 硫代硫酸钠溶液 1 滴,蓝紫色应即消失。

【含量测定】　取本品约 0.6g,精密称定,置蒸发皿中,加氢氧化钾乙醇溶液(1→10)40ml,用表面皿覆盖,置水浴上蒸发至成块状物,表面皿用少量水洗净,洗液并入蒸发皿中,继续蒸发至近干,用热水 150～200ml 将残渣定量转移至具塞锥形瓶中,放冷,加冰醋酸 5ml 与曙红钠指示液 5 滴,用硝酸银滴定液(0.1mol/L)滴定至红色。每 1ml 硝酸银滴定液(0.1mol/L)相当于 12.69mg 的 I。

【类别】　诊断用药,补碘药。

【贮藏】　严封,遮光保存。

【制剂】　(1)碘化油软胶囊　(2)碘化油注射液

碘化油软胶囊

Dianhuayou Ruanjiaonang

Iodinated Oil Soft Capsules

本品含碘化油按 I 计,应为标示量的90.0%～110.0%。

【性状】　本品内容物为淡黄色至黄色的澄清油状液体,微有类似蒜的臭气。

【鉴别】　取本品的内容物数滴,置干燥试管中,小火缓缓加热,渐显红色至棕褐色,并发生紫色的碘蒸气,可使湿润的碘化钾淀粉试纸变蓝。

【检查】　**酸度**　取本品内容物 1.0g,加三氯甲烷 5ml 溶解后,加酚酞指示液 2 滴与氢氧化钠滴定液(0.1mol/L)0.25ml,摇匀,应显粉红色。

游离碘　取本品的内容物 1.0g,加三氯甲烷 5ml,摇匀,加水 10ml 与碘化钾 0.5g,溶解后,加淀粉指示液 1ml,振摇,水层如显蓝紫色,加硫代硫酸钠滴定液(0.02mol/L)0.25ml,蓝紫色应即消失。

其他　应符合胶囊剂项下有关的各项规定(通则 0103)。

【含量测定】　取装量差异项下的内容物适量(约相当于碘 100mg),精密称定,置锥形瓶中,加氢氧化钾乙醇溶液(2→10)20ml,置 90℃水浴中回流 1 小时,趁热定量转移至适宜的容器中,用少量热水洗涤冷凝管与锥形瓶,洗液并入容器中,放冷,加冰醋酸 5ml,照电位滴定法(通则 0701),用硝酸银滴定液(0.1mol/L)滴定。每 1ml 硝酸银滴定液(0.1mol/L)相当于 12.69mg 的 I。

【类别】　补碘药。

【规格】　按 I 计 (1)10mg　(2)20mg　(3)50mg　(4)100mg　(5)200mg

【贮藏】　遮光,密封,在凉暗干燥处保存。

碘化油注射液

Dianhuayou Zhusheye

Iodinated Oil Injection

本品为碘化油的无菌制剂。含碘化油按 I 计,应为 37.0%～41.0%(g/g)。

【性状】　本品为淡黄色至黄色的澄明油状液体;微有类似蒜的臭气。

【鉴别】　取本品,照碘化油项下的鉴别试验,显相同的反应。

【检查】　**酸度、颜色与游离碘**　照碘化油项下的方法检查,均应符合规定。

其他　应符合注射剂项下有关的各项规定(通则 0102)。

【含量测定】　取本品,照碘化油含量测定项下的方法测定,即得。

【类别】　同碘化油。

【规格】　(1)2ml　(2)5ml　(3)10ml

【贮藏】　遮光,密闭保存。

碘　化　钠

Dianhuana

Sodium Iodide

NaI　149.89

本品按干燥品计算,含碘化钠(NaI)不得少于 99.0%。

【性状】　本品为无色结晶或白色结晶性粉末;无臭;有引湿性;在潮湿空气中易变成棕色。

本品在水中极易溶解,在乙醇中溶解。

【鉴别】　本品的水溶液显钠盐与碘化物的鉴别反应(通则 0301)。

【检查】　**碱度**　取本品 1.0g,加水 10ml 溶解后,加酚酞指示液 1 滴与硫酸滴定液(0.05mol/L)0.10ml,不得显红色。

溶液的澄清度与颜色　取本品 1.0g,加水 10ml 溶解后,溶液应澄清无色。

氯化物　取本品 0.25g,加水 100ml 溶解后,加浓过氧化氢溶液与磷酸各 1ml,煮沸至溶液无色,放冷,再加浓过氧化氢溶液 0.5ml,煮沸,放冷,移至 250ml 量瓶中,用水稀释至刻度,摇匀,取 5.0ml,依法检查(通则 0801),与标准氯化钠溶液 2.5ml 制成的对照液比较,不得更浓(0.5%)。

硫酸盐　取本品 0.50g,依法检查(通则 0802),与标准硫酸钾溶液2.0ml制成的对照液比较，不得更浓(0.04%)。

碘酸盐　取本品0.50g，加新沸过的冷水10ml溶解后，加稀硫酸2滴与淀粉指示液0.2ml，避光放置，2分钟内不得显蓝色。

干燥失重　取本品，在105℃干燥4小时，减失重量不得过3.0%(通则0831)。

钾盐　取本品1.0g，置100ml量瓶中，加水溶解并稀释至刻度，摇匀，取4.0ml，加稀醋酸1.0ml，混匀，加四苯硼钠溶液(1→30)5.0ml，立即振摇并放置10分钟；如发生浑浊，与氯化钾溶液(取氯化钾9.5mg，加水适量使溶解并稀释至1000ml)4.0ml同法制成的对照液比较，不得更浓(0.05%)。

钡盐　取本品1.0g，加水20ml溶解后，滤过，滤液分成两等份：一份中加稀硫酸1ml，另一份中加水1ml，15分钟内，两液应同样澄清。

铁盐　取本品0.50g，加水5ml溶解后，加浓过氧化氢溶液与盐酸各2ml，蒸干至残渣无色，放冷(必要时，再加浓过氧化氢溶液1ml，蒸干，放冷)，依法检查(通则0807)，与标准铁溶液1.0ml制成的对照液比较，不得更深(0.002%)。

重金属　取本品2.0g，加水23ml溶解后，加醋酸盐缓冲液(pH 3.5)2ml，依法检查(通则0821第一法)，含重金属不得过百万分之十。

【含量测定】　取本品约0.3g，精密称定，加水10ml溶解后，加盐酸35ml，用碘酸钾滴定液(0.05mol/L)滴定至黄色，加三氯甲烷5ml，继续滴定，同时强烈振摇，直至三氯甲烷层的颜色消失。每1ml碘酸钾滴定液(0.05mol/L)相当于14.99mg的NaI。

【类别】　补碘药。

【贮藏】　遮光，密封保存。

碘化钾

Dianhuajia

Potassium Iodide

KI　166.00

本品按干燥品计算，含碘化钾(KI)不得少于99.0%。

【性状】　本品为无色结晶或白色结晶性粉末；无臭；微有引湿性。

本品在水中极易溶解，在乙醇中溶解。

【鉴别】　本品的水溶液显钾盐与碘化物的鉴别反应(通则0301)。

【检查】　**碱度**　取本品1.0g，加水10ml溶解后，加硫酸滴定液(0.05mol/L)0.10ml与酚酞指示液1滴，不得显红色。

溶液的澄清度与颜色　取本品1.0g，加水10ml溶解后，溶液应澄清无色。

氯化物　取本品0.25g，加水100ml溶解后，加浓过氧化氢溶液与磷酸各1ml，煮沸至溶液无色，放冷，再加浓过氧化氢溶液0.5ml，煮沸，放冷，移至250ml量瓶中，用水稀释至刻度，摇匀，取5.0ml，依法检查(通则0801)，与标准氯化钠溶液2.5ml制成的对照液比较，不得更浓(0.5%)。

硫酸盐　取本品0.50g，依法检查(通则0802)，与标准硫酸钾溶液2.0ml制成的对照液比较，不得更浓(0.04%)。

碘酸盐　取本品0.50g，加新沸过的冷水10ml溶解后，加稀硫酸2滴与淀粉指示液0.2ml，避光放置，2分钟内不得显蓝色。

干燥失重　取本品，在105℃干燥4小时，减失重量不得过1.0%(通则0831)。

钡盐　取本品1.0g，加水20ml溶解后，滤过，滤液分为两等份，一份中加稀硫酸1ml，另一份中加水1ml，15分钟内两液应同样澄清。

铁盐　取本品0.50g，加水5ml溶解后，加浓过氧化氢溶液与盐酸各2ml，蒸干至残渣无色，放冷(必要时，再加浓过氧化氢溶液1ml，蒸干，放冷)，依法检查(通则0807)，与标准铁溶液1.0ml制成的对照液比较，不得更深(0.002%)。

重金属　取本品2.0g，加水23ml溶解后，加醋酸盐缓冲液2ml(pH 3.5)，依法检查(通则0821第一法)，含重金属不得过百万分之十。

【含量测定】　取本品约0.3g，精密称定，加水10ml溶解后，加盐酸35ml，用碘酸钾滴定液(0.05mol/L)滴定至黄色，加三氯甲烷5ml，继续滴定，同时强烈振摇，直至三氯甲烷层的颜色消失。每1ml碘酸钾滴定液(0.05mol/L)相当于16.60mg的KI。

【类别】　补碘药。

【贮藏】　遮光，密封保存。

【制剂】　碘化钾片

碘化钾片

Dianhuajia Pian

Potassium Iodide Tablets

本品含碘化钾(KI)应为标示量的90.0%～110.0%(10mg规格)或92.5%～107.5%(200mg规格)。

【性状】　本品为白色片。

【鉴别】　取本品细粉适量，加水使碘化钾溶解，滤过，滤液显钾盐与碘化物的鉴别反应(通则0301)。

【检查】　**含量均匀度**　取本品1片(10mg规格)，置100ml量瓶中，加水适量，充分振摇，使碘化钾溶解，用水稀释至刻度，摇匀，滤过，精密量取续滤液5ml，置100ml量瓶中，用水稀释至刻度，摇匀，作为供试品溶液；另取碘化钾对照品，精密称定，加水溶解并定量稀释制成每1ml中约含5μg的溶液，作为对照品溶液。照紫外-可见分光光度法(通则0401)，在 227nm 的波长处分别测定吸光度，计算含量，应符合规定（通则 0941）。

其他　应符合片剂项下有关的各项规定（通则 0101）。

【含量测定】　取本品 80 片，精密称定，研细，精密称取适量（约相当于碘化钾 0.3g），照碘化钾含量测定项下的方法，自“加水 10ml 溶解后”起，依法测定，即得。

【类别】　同碘化钾。

【规格】　（1）10mg　（2）200mg

【贮藏】　遮光，密封，在干燥处保存。

碘 他 拉 酸

Diantalasuan

Iotalamic Acid

$C_{11}H_9I_3N_2O_4$　613.92

本品为 5-[（甲氨基）羰基]-3-（乙酰氨基）-2，4，6-三碘苯甲酸。按干燥品计算，含 $C_{11}H_9I_3N_2O_4$ 不得少于 98.5%。

【性状】　本品为白色结晶性粉末；无臭。

本品在水或乙醇中微溶，在三氯甲烷中不溶；在氢氧化钠溶液中易溶。

【鉴别】　（1）取本品约 10mg，置坩埚中，小火加热，即分解产生紫色的碘蒸气。

（2）本品的红外光吸收图谱应与对照的图谱（光谱集 678 图）一致。

【检查】　**氯化物**　取本品 0.50g，加水 20ml 与氨试液数滴，使溶解，滴加硝酸 1.5ml，搅拌使碘他拉酸析出，滤过，沉淀用少量水洗涤，滤液与洗液合并，置 50ml 纳氏比色管中，加水使成 40ml，依法检查（通则 0801），与标准氯化钠溶液 2.5ml 制成的对照液比较，不得更浓（0.005%）。

游离碘　取本品 0.20g，加氢氧化钠试液 2.0ml 溶解后，加稀硫酸 2.5ml 使析出，放置 10 分钟，加三氯甲烷 5ml，振摇，三氯甲烷层不得显色。

氨基化合物　照紫外-可见分光光度法（通则 0401）测定。

供试品溶液　取本品 1.25g，精密称定，置 100ml 量瓶中，加水 5ml 与氢氧化钠试液 5ml 使溶解，用水稀释至刻度，摇匀，精密量取 10ml，加 0.1mol/L 亚硝酸钠溶液 5ml 与盐酸溶液（9→100）10ml，摇匀，放置 10 分钟，加 2.5%氨基磺酸铵溶液 5ml，摇匀，放置 5 分钟，加碱性 β-萘酚试液 2ml 与氢氧化钠试液 15ml，用水稀释至 50ml，摇匀。

测定法　取供试品溶液，在 485nm 的波长处测定吸光度。

限度　吸光度不得过 0.25。

干燥失重　取本品，在 105℃干燥至恒重，减失重量不得过 1.0%（通则 0831）。

炽灼残渣　取本品 1.0g，依法检查（通则 0841），遗留残渣不得过 0.1%。

重金属　取炽灼残渣项下遗留的残渣，依法检查（通则 0821 第二法），含重金属不得过百万分之十。

【含量测定】　取本品约 0.4g，精密称定，加氢氧化钠试液 30ml 与锌粉 1.0g，加热回流 30 分钟，放冷，冷凝管用少量水洗涤，滤过，烧瓶与滤器用水洗涤 3 次，每次 15ml，洗液与滤液合并，加冰醋酸 5ml 与曙红钠指示液 5 滴，用硝酸银滴定液（0.1mol/L）滴定。每 1ml 硝酸银滴定液（0.1mol/L）相当于 20.46mg 的 $C_{11}H_9I_3N_2O_4$。

【类别】　诊断用药。

【贮藏】　遮光，密封保存。

【制剂】　碘他拉葡胺注射液

碘他拉葡胺注射液

Diantala Pu’an Zhusheye

Meglumine Iotalamate Injection

本品为碘他拉酸与等分子葡甲胺制成的灭菌水溶液。含碘他拉葡胺（$C_{11}H_9I_3N_2O_4 \cdot C_7H_{17}NO_5$）应为标示量的 95.0%～105.0%。

【性状】　本品为无色至淡黄色的澄明液体。

【鉴别】　（1）取本品约 1ml，蒸干后，小火加热，产生紫色的碘蒸气。

（2）取本品约 0.1ml，加三氯化铁试液 1ml，滴加 20%氢氧化钠溶液 2ml，即生成棕红色沉淀，随即溶解成棕红色溶液。

（3）取本品 4ml，加水 40ml 与稀盐酸 5ml，搅拌均匀，即析出白色沉淀，滤过，滤渣用水洗涤 2 次，每次 10ml，抽干，在 105℃干燥 4 小时，其红外光吸收图谱应与对照的图谱（光谱集 678 图）一致。

【检查】　**pH 值**　应为 6.0～8.0（通则 0631）。

颜色　本品应无色；如显色，与黄色 6 号标准比色液（通则 0901 第一法）比较，不得更深。

碘化物　取本品适量（约相当于碘他拉葡胺 1.0g），用水稀释至 10ml，滴加稀硝酸 3ml，搅拌数分钟，析出沉淀，滤过，沉淀用水 5ml 洗涤；合并滤液与洗液，加三氯甲烷与浓过氧化氢溶液各 1ml，振摇，静置分层后，三氯甲烷层如显色，与取 0.0013%碘化钾溶液（每 1ml 相当于 10μg 的 I）4.0ml 用同一方法制成的对照液比较，不得更深。

热原　取本品，依法检查（通则 1142），剂量按家兔体重每 1kg 注射 3ml，应符合规定。

其他　应符合注射剂项下有关的各项规定(通则 0102)。

【含量测定】　精密量取本品适量(约相当于碘他拉葡胺 6g),置 100ml 量瓶中,用水稀释至刻度,摇匀,精密量取 10ml,照碘他拉酸含量测定项下的方法,自“加氢氧化钠试液 30ml 与锌粉 1.0g”起,依法测定。每 1ml 硝酸银滴定液(0.1mol/L)相当于 26.97mg 的 $C_{11}H_9I_3N_2O_4 \cdot C_7H_{17}NO_5$。

【类别】　诊断用药。

【规格】　按 $C_{11}H_9I_3N_2O_4 \cdot C_7H_{17}NO_5$ 计

(1)1ml∶0.125g　(2)10ml∶6g　(3)20ml∶12g

(4)50ml∶30g　(5)100ml∶60g

【贮藏】　遮光,密闭保存。

碘　佛　醇

Dianfuchun

Ioversol

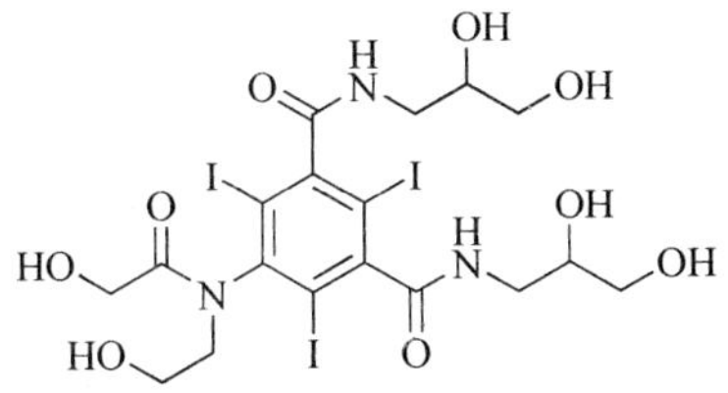

$C_{18}H_{24}I_3N_3O_9$　807.11

本品为 N,N'-双(2,3-二羟基丙基)-5-[N-(2-羟乙基)羟乙酰氨基]-2,4,6-三碘-1,3-苯二甲酰胺。按无水物计算,含 $C_{18}H_{24}I_3N_3O_9$ 不得少于 97.0%。

【性状】　本品为白色粉末;有引湿性。

本品在水中易溶,在乙醇中微溶,在三氯甲烷中几乎不溶。

【鉴别】　(1)取本品约 0.1g,置坩埚中,小火加热,即分解产生紫色的碘蒸气。

(2)取本品,加水溶解并稀释制成每 1ml 中约含 10μg 的溶液,照紫外-可见分光光度法(通则 0401)测定,在 245nm 的波长处有最大吸收。

(3)本品的红外光吸收图谱应与对照的图谱(光谱集 882 图)一致。

【检查】　**酸度**　取本品 0.20g,加水 10ml 使溶解,依法测定(通则 0631),pH 值应为5.0～7.0。

游离碘与碘化物　取本品 1.0g,加水溶解并稀释至 8ml,加稀硫酸 2.5ml 与甲苯 3ml,剧烈振摇,分层后,甲苯层不得显红色。再加 2%亚硝酸钠溶液 1ml 振摇,甲苯层的红色与取 0.025%碘化钾溶液 1ml 加水至 8ml 后用同一方法制成的对照液比较,不得更深(以碘离子计,0.02%)。

有关物质　照高效液相色谱法(通则 0512)测定。

供试品溶液　取本品适量,精密称定,加水溶解并定量稀释制成每 1ml 中约含 1mg 的溶液。

对照溶液　精密量取供试品溶液适量,用水定量稀释制成每 1ml 中约含 10μg 的溶液。

对照品溶液　取杂质Ⅰ对照品与杂质Ⅱ对照品各适量,精密称定,加水溶解并定量稀释制成每 1ml 中约含杂质Ⅰ 1μg 与杂质Ⅱ 5μg 的溶液。

系统适用性溶液　分别量取等体积的对照品溶液与对照溶液,混匀。

色谱条件　用辛基硅烷键合硅胶为填充剂;以乙腈-水(4∶96)为流动相;检测波长为 254nm;进样体积 20μl。

系统适用性要求　系统适用性溶液色谱图中,碘佛醇峰、杂质Ⅰ峰与杂质Ⅱ峰之间的分离度均应符合要求。供试品溶液色谱图中,碘佛醇三个主峰的相对保留时间分别约为 0.87、0.92 与 1.0。

测定法　精密量取供试品溶液、对照溶液与对照品溶液,分别注入液相色谱仪,记录供试品溶液色谱图至主成分峰保留时间的 3.5 倍。

限度　供试品溶液色谱图中如有与对照品溶液中两主峰保留时间一致的杂质峰,按外标法以峰面积计算,杂质Ⅰ不得过 0.10%,杂质Ⅱ不得过 0.50%;其他单个杂质峰面积不得大于对照溶液总主峰面积的 0.5 倍(0.5%);杂质总量不得过 1.2%。

残留溶剂　照残留溶剂测定法(通则 0861 第二法)测定。

内标溶液　取正丙醇适量,精密称定,用水稀释制成每 1ml 中约含 1mg 的溶液。

供试品溶液　取本品约 0.5g,精密称定,置 20ml 顶空瓶中,精密加入内标溶液 5ml 使溶解,密封。

对照品溶液　分别取甲醇与正丁醇各适量,精密称定,用内标溶液定量稀释制成每 1ml 中约含甲醇与正丁醇各 0.3mg 的溶液,精密量取 5ml,置 20ml 顶空瓶中,密封。

色谱条件　用聚乙二醇(PEG-20M)为固定液(或极性相似的固定液)的毛细管柱为色谱柱,柱温为 50℃,维持 3 分钟后,以每分钟 35℃速率升温至 200℃,维持 2 分钟;检测器温度为 250℃,进样口温度为 200℃,顶空瓶平衡温度为 80℃,平衡时间为 30 分钟。

系统适用性要求　对照品溶液色谱图中,各成分峰之间的分离度均应符合要求。

测定法　取供试品溶液与对照品溶液分别顶空进样,记录色谱图。

限度　按内标法以峰面积计算,甲醇应符合规定,正丁醇应不得过 0.3%。

水分　取本品,照水分测定法(通则 0832 第一法 1)测定,含水分不得过 5.0%。

炽灼残渣　取本品 1.0g,依法检查(通则 0841),遗留残渣不得过 0.1%。

重金属　取本品 1.0g,加醋酸盐缓冲液(pH 3.5)2ml 与水适量使溶解成 25ml,依法检查(通则 0821 第一法),含重金属不得过百万分之二十。

【含量测定】　取本品约 0.35g,精密称定,加 20%氢氧化钠溶液 10ml、水 20ml 与锌粉 1g，加热回流 30 分钟，放冷，冷凝管用少量水洗涤，滤过，烧瓶与滤器用水洗涤 3 次，每次 15ml，洗液与滤液合并，加稀硫酸 30ml，照电位滴定法（通则 0701），立即用硝酸银滴定液（0.05mol/L）滴定。每 1ml 的硝酸银滴定液（0.05mol/L）相当于 13.45mg 的 $C_{18}H_{24}I_3N_3O_9$。

【类别】 诊断用药。

【贮藏】 密封，在凉暗处保存。

【制剂】 碘佛醇注射液

附：

杂质Ⅰ

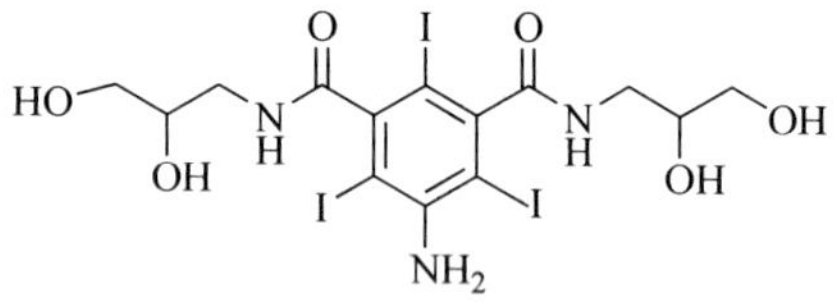

$C_{14}H_{18}I_3N_3O_6$　705.03

N，*N′*-双（2，3-二羟基丙基）-5-氨基-2，4，6-三碘-1，3-苯二甲酰胺

杂质Ⅱ

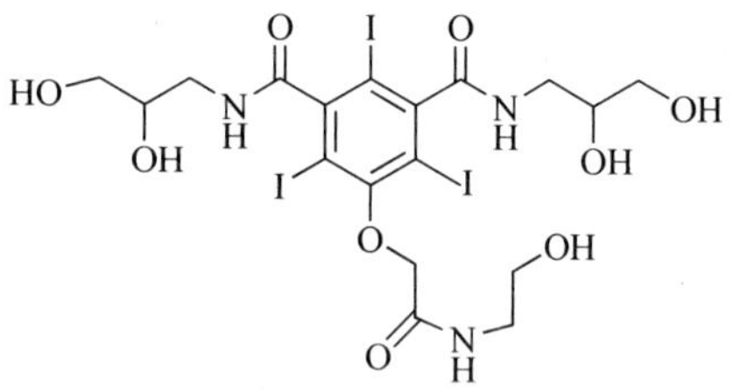

$C_{18}H_{24}I_3N_3O_9$　807.12

N，*N′*-双（2，3-二羟基丙基）-5-[2-（2-羟基乙氨基）-2-氧代乙氧基]-2，4，6-三碘-1，3-苯二甲酰胺

碘佛醇注射液

Dianfuchun Zhusheye

Ioversol Injection

本品为碘佛醇的灭菌水溶液，含有适量氨丁三醇作为缓冲剂与适量乙二胺四醋酸二钠钙作为稳定剂。含碘佛醇（$C_{18}H_{24}I_3N_3O_9$）应为标示量的 95.0%～105.0%。

【性状】 本品为无色至微黄色的澄明液体。

【鉴别】 （1）取本品约 1ml，置坩埚中，小火加热，即分解产生紫色的碘蒸气。

（2）照薄层色谱法（通则 0502）试验。

供试品溶液　取本品适量，用水稀释制成每 1ml 中约含碘佛醇 7mg 的溶液，精密量取适量，用乙醇稀释制成每 1ml 中约含碘佛醇 1mg 的溶液。

对照品溶液　取碘佛醇对照品适量，加乙醇溶解并稀释制成每 1ml 中约含 1mg 的溶液。

色谱条件　采用硅胶 GF_{254} 薄层板，以丙酮-异丙醇-氨水-甲醇（10∶7∶4∶4）为展开剂。

测定法　吸取供试品溶液与对照品溶液各 10μl，分别点于同一薄层板上，展开后，晾干，置紫外光灯（254nm）下检视。

结果判定　供试品溶液所显主斑点的颜色和位置应与对照品溶液的主斑点相同。

（3）取本品适量，用水稀释制成每 1ml 中约含碘佛醇 10μg 的溶液，照紫外-可见分光光度法（通则 0401）测定，在 245nm 的波长处有最大吸收。

【检查】 **pH 值**　应为 6.0～7.4（通则 0631）。

颜色　本品应无色；如显色，与黄色 3 号标准比色液（通则 0901 第一法）比较，不得更深。

有关物质　照高效液相色谱法（通则 0512）测定。

供试品溶液　精密量取本品适量，用水定量稀释制成每 1ml 中约含碘佛醇 1mg 的溶液。

对照溶液　精密量取供试品溶液适量，用水定量稀释制成每 1ml 中约含碘佛醇 10μg 的溶液。

对照品溶液　分别取杂质Ⅰ对照品与杂质Ⅱ对照品适量，精密称定，加水溶解并定量稀释制成每 1ml 中约含杂质Ⅰ 1.5μg 与杂质Ⅱ 15μg 的溶液。

系统适用性溶液　分别量取等体积的对照品溶液与对照溶液，混匀。

色谱条件、系统适用性要求与测定法　见碘佛醇有关物质项下。

限度　供试品溶液色谱图中如有与对照品溶液中两主峰保留时间一致的杂质峰，按外标法以峰面积计算，杂质Ⅰ不得过碘佛醇标示量的 0.15%，杂质Ⅱ不得过碘佛醇标示量的 1.5%；其他单个杂质峰面积不得大于对照溶液总主峰面积（1.0%），杂质总量不得过 2.0%。

氨丁三醇　照高效液相色谱法（通则 0512）测定。

供试品溶液　精密量取本品 5ml，置 10ml 量瓶中，用水稀释至刻度，摇匀。

对照品溶液　取氨丁三醇对照品适量，精密称定，加水溶解并定量稀释制成每 1ml 中约含 1.8mg 的溶液。

色谱条件　用磺酸基阳离子交换树脂为填充剂（SCX）；以 0.05mol/L 磷酸二氢铵溶液为流动相；检测器为示差折光检测器；进样体积 20μl。

系统适用性要求　氨丁三醇峰与相邻峰之间的分离度应符合要求。

测定法　精密量取供试品溶液与对照品溶液，分别注入液相色谱仪，记录色谱图。

限度　按外标法以峰面积计算。每 1ml 中含氨丁三醇（$C_4H_{11}NO_3$）应为 3.24～3.96mg。

乙二胺四醋酸二钠钙　精密量取本品 10ml，置锥形瓶中，加水 25ml 混匀后，加醋酸钠-硼酸缓冲液（取硼酸 1.33g

与醋酸钠 0.99g，加水溶解使成 100ml，调节 pH 值至 6.5）2ml 与 0.2% 4-(2-吡啶偶氮)-间苯二酚钠指示液 2 滴，混匀，加热至 50～60℃，用硝酸铅滴定液（0.001mol/L）滴定至溶液显橙黄色，每 1ml 硝酸铅滴定液（0.001mol/L）相当于 0.3743mg 的 $C_{10}H_{12}CaN_2Na_2O_8$。本品每 1ml 中含乙二胺四醋酸二钠钙（$C_{10}H_{12}CaN_2Na_2O_8$）不得过 0.19mg。

重金属　取本品适量（相当于碘佛醇 1.0g），加醋酸盐缓冲液（pH 3.5）2ml 与 0.1%硫酸亚铁溶液 5ml，加水至 25ml，依法检查（通则 0821 第一法），含重金属不得过百万分之二十。

细菌内毒素　取本品，依法检查（通则 1143），每 1ml 中含内毒素的量应小于 1.4EU。

无菌　取本品，经薄膜过滤法处理，用 pH 7.0 无菌氯化钠-蛋白胨缓冲液冲洗（每膜不少于 100ml），以金黄色葡萄球菌为阳性对照菌，依法检查（通则 1101），应符合规定。

其他　应符合注射剂项下有关的各项规定（通则 0102）。

【含量测定】　精密量取本品 5ml，置 50ml 量瓶中，用水稀释至刻度，摇匀，精密量取 5ml，加 20%氢氧化钠溶液 10ml、水 20ml 与锌粉 1g，加热回流 30 分钟，放冷，冷凝管用少量水洗涤，滤过，烧瓶与滤器用水洗涤 3 次，每次 15ml，合并洗液与滤液，加稀硫酸 30ml，照电位滴定法（通则 0701），立即用硝酸银滴定液（0.05mol/L）滴定。每 1ml 的硝酸银滴定液（0.05mol/L）相当于 13.45mg 的 $C_{18}H_{24}I_3N_3O_9$。

【类别】　同碘佛醇。

【规格】　(1)20ml：13.56g（每 1ml 含碘 320mg）　(2)50ml：33.9g（每 1ml 含碘 320mg）

【贮藏】　遮光，密闭保存。

注：硝酸铅滴定液（0.001mol/L）的配制

精密量取硝酸铅滴定液（0.05mol/L）20ml，置 1000ml 量瓶中，用水稀释至刻度，摇匀，即得。

碘　苷

Diangan

Idoxuridine

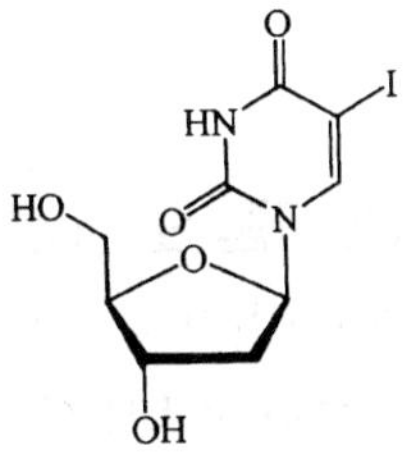

$C_9H_{11}IN_2O_5$　354.10

本品为 2′-脱氧-5-碘尿苷。按干燥品计算，含 $C_9H_{11}IN_2O_5$ 应为 98.0%～102.0%。

【性状】　本品为白色结晶性粉末。

本品在水、甲醇、乙醇或丙酮中微溶，在三氯甲烷或乙醚中几乎不溶；在氢氧化钠试液中易溶，在稀盐酸中微溶。

熔点　本品的熔点（通则 0612）为 176～184℃，熔融时同时分解。

比旋度　取本品，精密称定，加氢氧化钠试液溶解并定量稀释制成每 1ml 中约含 10mg 的溶液，在 25℃时，立即依法测定（通则 0621），比旋度为 +25°至 +30°。

【鉴别】　(1)取本品约 2mg，加热熔融，放出紫色蒸气。

(2)取本品约 2mg，加水 0.2ml 与 5%盐酸半胱氨酸溶液 2 滴，缓缓加硫酸溶液（7→10）2ml，初显粉红色，渐显棕红色。

(3)取含量测定项下的供试品溶液，照紫外-可见分光光度法（通则 0401）测定，在 279nm 的波长处有最大吸收，在 253nm 的波长处有最小吸收。

(4)本品的红外光吸收图谱应与对照的图谱（光谱集 520 图）一致。

【检查】　**酸度**　取本品 25mg，加水 25ml 溶解后，依法测定（通则 0631），pH 值应为 5.5～6.5。

溶液的澄清度与颜色　取本品 0.25g，加 1mol/L 氢氧化钠溶液 25ml 溶解后，溶液应澄清无色。

5-碘尿嘧啶　取含量测定项下的供试品溶液，照紫外-可见分光光度法（通则 0401），在 303nm 与 279nm 的波长处测定吸光度，303nm 波长处的吸光度与 279nm 波长处的吸光度的比值应不得过 0.40。

干燥失重　取本品，在 60℃减压干燥至恒重，减失重量不得过 1.0%（通则 0831）。

炽灼残渣　不得过 0.3%（通则 0841）。

【含量测定】　照紫外-可见分光光度法（通则 0401）测定。

供试品溶液　取本品适量，精密称定，加 0.01mol/L 氢氧化钠溶液溶解并定量稀释制成每 1ml 中约含 30μg 的溶液。

测定法　取供试品溶液，在 279nm 的波长处测定吸光度，按 $C_9H_{11}IN_2O_5$ 的吸收系数（$E_{1cm}^{1\%}$）为 158 计算。

【类别】　抗病毒药。

【贮藏】　遮光，密封保存。

【制剂】　碘苷滴眼液

碘苷滴眼液

Diangan Diyanye

Idoxuridine Eye Drops

本品含碘苷（$C_9H_{11}IN_2O_5$）应为标示量的90.0%～110.0%。

本品可加适量的防腐剂。

【性状】　本品为无色的澄明液体。

【鉴别】　(1)取本品 2ml，加 5%硫酸溶液 2ml 与锌粉 0.2g，置水浴中加热 10 分钟，放冷，滤过，滤液中加重铬酸钾试液 1 滴，再加淀粉指示液 1ml，溶液显蓝色。

(2)取本品 3ml，加 5%盐酸半胱氨酸溶液 2 滴，摇匀，缓缓加硫酸 3ml，使成两液层，两液接界面显棕色。

【检查】 **pH 值** 应为 4.0～7.0(通则 0631)。

5-碘尿嘧啶 取含量测定项下的供试品溶液，照紫外-可见分光光度法(通则 0401)，在 303nm 与 279nm 的波长处测定吸光度，303nm 波长处的吸光度与 279nm 波长处的吸光度的比值应不得过 0.41。

渗透压摩尔浓度 取本品，依法检查(通则 0632)，渗透压摩尔浓度应为 260～320mOsmol/kg。

其他 应符合眼用制剂项下有关的各项规定(通则 0105)。

【含量测定】 照紫外-可见分光光度法(通则 0401)测定。

供试品溶液 精密量取本品 5ml，置 200ml 量瓶中，用 0.01mol/L 氢氧化钠溶液稀释至刻度，摇匀。

测定法 取供试品溶液，在 279nm 的波长处测定吸光度，按 $C_9H_{11}IN_2O_5$ 的吸收系数($E_{1cm}^{1\%}$)为 158 计算。

【类别】 同碘苷。

【规格】 (1)8ml : 8mg　(2)10ml : 10mg

【贮藏】 遮光，密封，在阴凉处保存。

碘　苯　酯

Dianbenzhi

Iophendylate

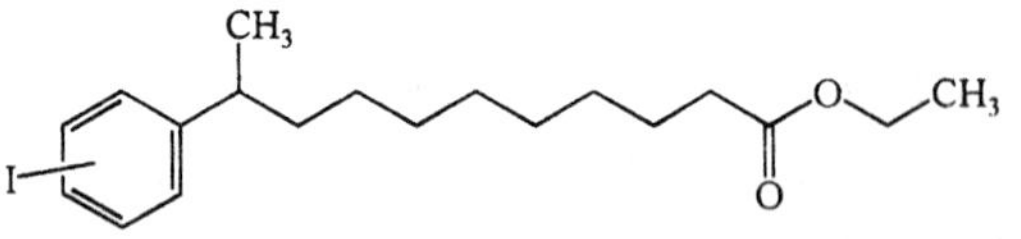

$C_{19}H_{29}IO_2$　416.34

本品主要为 10-对碘苯基十一酸乙酯与邻、间位的碘苯基十一酸乙酯的混合物。含 $C_{19}H_{29}IO_2$ 不得少于 98.0%。

【性状】 本品为无色至微黄色带黏性的油状液体；微有酯类的特臭。

本品在乙醇、三氯甲烷或乙醚中极易溶解，在水中不溶。

相对密度 本品的相对密度(通则 0601)为1.248～1.260。

折光率 本品的折光率(通则 0622)为 1.525～1.527。

皂化值 本品的皂化值(通则 0713)为 132～142。

【鉴别】 取本品约 1ml，加水 15ml 与重铬酸钾 7g，置水浴上缓缓加硫酸 10ml，附回流冷凝管加热回流 2 小时，放冷，倾入水 25ml 中，滤过；固体物用水洗净，烘干，加热升华，应有白色针状结晶。

【检查】 **酸度** 取本品 1.0ml，加中性乙醇(对酚酞指示液显中性)10ml 使溶解，加酚酞指示液 3 滴，滴加氢氧化钠滴定液(0.1mol/L)至显红色，消耗氢氧化钠滴定液(0.1mol/L)不得过 0.25ml。

游离碘 取本品约 1.0ml，加三氯甲烷 5ml、碘化钾试液 10ml 与淀粉指示液 1ml，振摇后，水层不得显蓝色或紫色。

直链碘 取本品 0.50g，加 1mol/L 乙醇制氢氧化钾溶液 10ml，置水浴上回流 1 小时，加水 40ml 与硫酸溶液(1→2)5ml，放冷，滤过，用水 10ml 洗涤，合并滤液与洗液，加高锰酸钾溶液(1→10 000)1～2 滴与淀粉指示液 1ml，如显蓝色，用硝酸银滴定液(0.1mol/L)滴定至蓝色消褪，消耗硝酸银滴定液(0.1mol/L)不得过 0.20ml。

【含量测定】 取本品约 20mg，精密称定，照氧瓶燃烧法(通则 0703)进行有机破坏，以氢氧化钠试液 2ml 与水 10ml 为吸收液，待吸收完全后，加溴醋酸溶液(取醋酸钾 10g，加冰醋酸适量使溶解，加溴 0.4ml，再用冰醋酸稀释至 100ml)10ml，密塞，振摇，放置数分钟，加甲酸约 1ml，用水洗涤瓶口，并通入空气流约 3～5 分钟以除去剩余的溴蒸气，加碘化钾 2g，密塞，摇匀，用硫代硫酸钠滴定液(0.02mol/L)滴定，至近终点时，加淀粉指示液，继续滴定至蓝色消失，并将滴定的结果用空白试验校正。每 1ml 硫代硫酸钠滴定液(0.02mol/L)相当于 1.388mg 的 $C_{19}H_{29}IO_2$。

【类别】 诊断用药。

【贮藏】 遮光，密封保存。

【制剂】 碘苯酯注射液

碘苯酯注射液

Dianbenzhi Zhusheye

Iophendylate Injection

本品为碘苯酯的灭菌制剂。含碘苯酯($C_{19}H_{29}IO_2$)不得少于 97.0%。

【性状】 本品为无色至微黄色带黏性的油状液体。

【鉴别】 取本品，照碘苯酯项下的鉴别试验，显相同的反应。

【检查】 **酸度与游离碘** 照碘苯酯项下的方法检查，均应符合规定。

其他 应符合注射剂项下有关的各项规定(通则 0102)。

【含量测定】 取本品，照碘苯酯项下的方法测定，即得。

【类别】 同碘苯酯。

【规格】 (1)2ml　(2)3ml　(3)5ml

【贮藏】 遮光，密闭保存。

碘帕醇注射液

Dianpachun Zhusheye

Iopamidol Injection

本品为碘帕醇的灭菌水溶液。含碘帕醇($C_{17}H_{22}I_3N_3O_8$)应为标示量的 95.0%～105.0%。

【性状】 本品为无色的澄明液体。

【鉴别】 (1)在含量测定项下记录的色谱图中，供试品溶液主峰的保留时间应与对照品溶液主峰的保留时间一致。

(2)在氨基丁三醇检查项下记录的色谱图中，供试品溶液氨基丁三醇峰的保留时间应与对照品溶液主峰的保留时间一致。

【检查】 **pH 值** 应为 6.5～7.5(通则 0631)。

颜色 取本品，照紫外-可见分光光度法(通则 0401)，在 450nm 的波长处测定吸光度，不得过 0.03。

游离碘 取本品适量(约相当于碘帕醇 2.0g)，置 50ml 具塞比色管中，加水稀释至 25ml，摇匀，加甲苯 5ml 与 1mol/L 硫酸溶液 5ml，强烈振摇后静置使分层，甲苯层不得显红色或粉红色。

无机碘化物 精密量取本品 20ml，加醋酸-醋酸钠缓冲液(pH 4.66)(Merck，1.07827.1000)20～30ml，立即照电位滴定法(通则 0701)，用硝酸银滴定液(0.001mol/L)滴定。每 1ml 硝酸银滴定液(0.001mol/L)相当于 126.9μg 的 I。本品每 100ml 中含无机碘化物以碘(I)计，不得过 4.0mg。

游离芳香胺 照紫外-可见分光光度法(通则 0401)测定。

供试品溶液　精密量取本品 1ml，置 25ml 棕色量瓶中，加水 19ml，混匀，置冰浴中，每隔 5 分钟依次加盐酸 1ml、2% 亚硝酸钠溶液 1ml、12% 氨基磺酸胺溶液 1ml 与 0.1% *N*-(1-萘基)乙二胺二盐酸盐溶液 1ml，边加边振摇，放置 10 分钟，用水稀释至刻度，摇匀。

对照品溶液(用于碘帕醇 0.6124g/ml 规格)　取 *N*,*N*′-双-(2-羟基-1-羟甲基乙基)-5-氨基-2,4,6-三碘-1,3-苯二甲酰胺对照品适量，精密称定，加水溶解并定量稀释制成每 1ml 中约含 31.2μg 的溶液，精密量取 10ml，置 25ml 棕色量瓶中，加水 10ml，混匀，自供试品溶液中“置冰浴中”起，同法制备。

对照品溶液(用于碘帕醇 0.7553g/ml 规格)　取 *N*,*N*′-双-(2-羟基-1-羟甲基乙基)-5-氨基-2,4,6-三碘-1,3-苯二甲酰胺对照品适量，精密称定，加水溶解并定量稀释制成每 1ml 中约含 31.2μg 的溶液，精密量取 12ml，置 25ml 棕色量瓶中，加水 8ml，混匀，自供试品溶液中“置冰浴中”起，同法制备。

测定法　取供试品溶液和对照品溶液，分别在 500nm 的波长处立即测定吸光度。

限度　供试品溶液的吸光度不得大于对照品溶液的吸光度(0.05%，按碘帕醇标示量计)。

氨基丁三醇 照高效液相色谱法(通则 0512)测定

供试品溶液　精密量取本品 1ml，置 100ml 量瓶中，用硼酸-氯化钾缓冲液(pH 9.0)稀释至刻度，摇匀，精密量取 0.5ml 与 0.2% 荧光胺丙酮溶液 0.5ml，混匀，放置 30 分钟。

对照品溶液　取氨基丁三醇对照品适量，精密称定，加硼酸-氯化钾缓冲液(pH 9.0)溶解并定量稀释制成每 1ml 中约含 10μg 的溶液，自供试品溶液中“精密量取 0.5ml”起，同法制备。

色谱条件　用十八烷基硅烷键合硅胶为填充剂；以 PIC-A 试剂(Waters 试剂 WAT085101)1 瓶，加水 700ml 与乙腈 300ml，用磷酸调节 pH 值至 7.0，作为流动相；柱温为 40℃；荧光检测器检测，激发波长为 370nm，发射波长为 450nm；进样器温度为 4℃；进样体积 10μl。

系统适用性要求　氨基丁三醇峰与相邻峰之间的分离度应符合要求。

测定法　精密量取供试品溶液与对照品溶液，分别注入液相色谱仪，记录色谱图。按外标法以峰面积计算本品每 1ml 中含氨基丁三醇的量。

限度　本品每 1ml 中含氨基丁三醇应为 0.9～1.1mg。

乙二胺四醋酸二钠钙 照紫外-可见分光光度法(通则 0401)测定。

混合溶液　取八水合二氯氧化锆 177mg，置 100ml 量瓶中，加盐酸 10ml 溶解后，用水稀释至刻度，摇匀，作为溶液 A；取二甲酚橙四钠盐 100mg，置 100ml 量瓶中，加 1mol/L 氢氧化钠溶液 0.6ml 溶解后，用水稀释至刻度，摇匀，作为溶液 B。取溶液 A 2ml 与溶液 B 20ml，置 200ml 量瓶中，加 1mol/L 盐酸溶液 90ml，用水稀释至刻度，摇匀。

供试品溶液　精密量取本品 5ml，置 200ml 量瓶中，用水稀释至刻度，摇匀，精密量取 5ml，置 50ml 量瓶中，加 1mol/L 盐酸溶液 18ml，精密加入混合溶液 15ml，用水稀释至刻度，摇匀。

对照品储备液　取乙二胺四醋酸二钠钙对照品适量，精密称定，加水溶解并定量稀释制成每 1ml 中约含 4.56μg 的溶液。

对照品溶液(1)　精密量取对照品储备液 5ml 置 50ml 量瓶中，自供试品溶液中“加 1mol/L 盐酸溶液 18ml”起，同法制备。

对照品溶液(2)　精密量取对照品储备液 10ml 置 50ml 量瓶中，自供试品溶液中“加 1mol/L 盐酸溶液 18ml”起，同法制备。

对照品溶液(3)　精密量取对照品储备液 15ml 置 50ml 量瓶中，自供试品溶液中“加 1mol/L 盐酸溶液 18ml”起，同法制备。

空白溶液　取水 5ml 置 50ml 量瓶中，自供试品溶液中“加 1mol/L 盐酸溶液 18ml”起，同法制备。

测定法　取空白溶液、供试品溶液与对照品溶液(1)、对照品溶液(2)、对照品溶液(3)，以水为空白，在 550nm 的波长处分别测定吸光度。以测得各对照品溶液的吸光度与空白溶液吸光度的差值对相应对照品溶液的浓度计算线性回归方程，再以供试品溶液与空白溶液的吸光度差值代入线性回归方程，计算本品每 1ml 中含乙二胺四醋酸二钠钙的含量。

限度　本品每 1ml 中含乙二胺四醋酸二钠钙应为 0.299～0.365mg(碘帕醇 0.6124g/ml 规格)或 0.367～0.449mg(碘帕醇 0.7553g/ml 规格)。

重金属 取本品适量(约相当于碘帕醇 1.0g)，水浴蒸干，依法检查(通则 0821)，含重金属不得过百万分之二十。

细菌内毒素 取本品，依法检查(通则 1143)，每 1g 碘中含内毒素的量应小于 1.89EU。

其他 应符合注射剂项下有关的各项规定(通则 0102)。

【含量测定】 照高效液相色谱法(通则 0512)测定。

供试品溶液 精密量取本品适量,用水定量稀释制成每 1ml 中约含碘帕醇 0.2mg 的溶液。

对照品溶液 取碘帕醇对照品适量,精密称定,加水溶解并定量稀释制成每 1ml 中约含 0.2mg 的溶液。

系统适用性溶液 取碘帕醇与杂质Ⅱ对照品各适量,置同一量瓶中,加水溶解并稀释制成每 1ml 中各约含 0.2mg 的溶液。

色谱条件 用十八烷基硅烷键合硅胶为填充剂;以水为流动相 A,甲醇-水(25:75)为流动相 B,按下表进行梯度洗脱;检测波长为 240nm;进样体积 20μl。

时间(分钟)	流动相 A(%)	流动相 B(%)
0	92	8
6	92	8
10	83	17
14	92	8
28	92	8

系统适用性要求 系统适用性溶液色谱图中,碘帕醇峰与杂质Ⅱ峰之间的分离度应大于 7.0。

测定法 精密量取供试品溶液与对照品溶液,分别注入液相色谱仪,记录色谱图。按外标法以峰面积计算,即得。

【类别】 造影剂。

【规格】 以碘(I)计

(1)30ml:9g(相当于碘帕醇 0.6124g/ml)

(2)50ml:15g(相当于碘帕醇 0.6124g/ml)

(3)100ml:30g(相当于碘帕醇 0.6124g/ml)

(4)200ml:60g(相当于碘帕醇 0.6124g/ml)

(5)30ml:11.1g(相当于碘帕醇 0.7553g/ml)

(6)50ml:18.5g(相当于碘帕醇 0.7553g/ml)

(7)100ml:37g(相当于碘帕醇 0.7553g/ml)

(8)200ml:74g(相当于碘帕醇 0.7553g/ml)

【贮藏】 避光,密闭保存。

附:

杂质Ⅰ

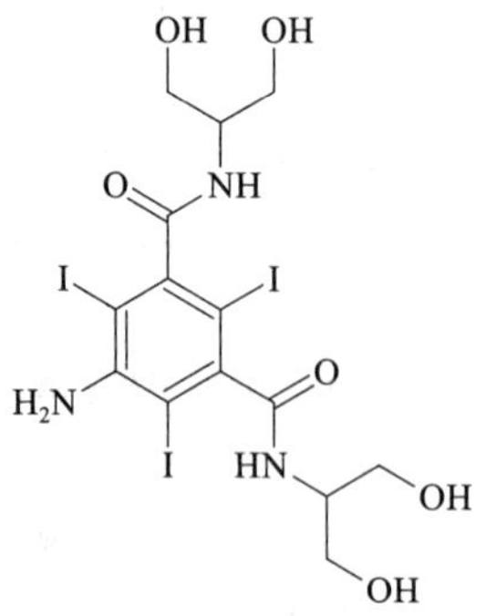

$C_{14}H_{18}N_3O_6I_3$ 705.02

N,*N*′-双-(2-羟基-1-羟甲基乙基)-5-氨基-2,4,6-三碘-1,3-苯二甲酰胺

杂质Ⅱ

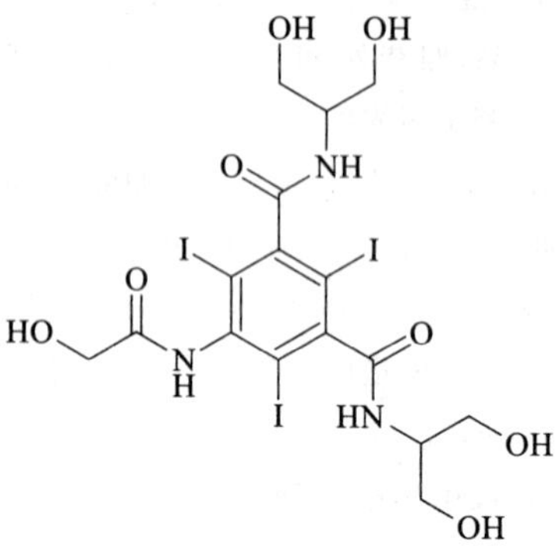

$C_{16}H_{20}N_3O_8I_3$ 763.06

N,*N*′-双-(2-羟基-1-羟甲基-乙基)-5-羟乙酰氨基-2,4,6-三碘-1,3-苯二甲酰胺

碘海醇

Dianhaichun

Iohexol

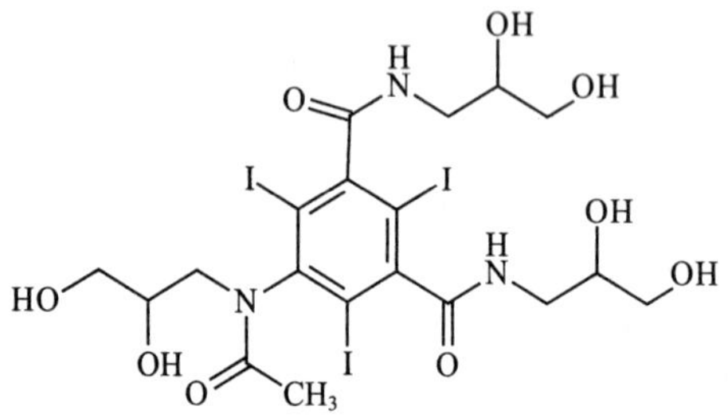

$C_{19}H_{26}I_3N_3O_9$ 821.14

本品为 5-[乙酰基(2,3-二羟丙基)氨基]-*N*,*N*′-双(2,3-二羟丙基)-2,4,6-三碘-1,3-苯二甲酰胺。按无水与无溶剂物计算,含 $C_{19}H_{26}I_3N_3O_9$ 应为 98.0%~102.0%。

【性状】 本品为白色或类白色粉末或结晶性粉末;无臭;有引湿性。

本品在水或甲醇中极易溶解,在三氯甲烷或乙醚中几乎不溶。

比旋度 取本品,精密称定,加水溶解并定量稀释制成每 1ml 中约含 50mg 的溶液,依法测定(通则 0621),比旋度应为 -0.5°至+0.5°。

【鉴别】 (1)取本品约 50mg,置坩埚中,小火加热,即分解产生紫色的碘蒸气。

(2)取有关物质项下的供试品溶液作为供试品溶液;另取碘海醇对照品适量,加水溶解并稀释制成每 1ml 中约含 1.5mg 的溶液，作为对照品溶液。照有关物质项下的色谱条件，取供试品溶液与对照品溶液各 10μl，分别注入液相色谱仪，记录色谱图。供试品溶液两主峰（内、外异构体）的保留时间应分别与对照品溶液相应两主峰的保留时间一致。

（3）取本品，加水溶解并稀释制成每 1ml 中约含 10μg 的溶液，照紫外-可见分光光度法（通则 0401）测定，在 244nm 的波长处有最大吸收。

（4）本品的红外光吸收图谱应与对照的图谱（光谱集 1069 图）一致。

【检查】 **溶液的颜色**　取本品 16.18g（按无水物计），加水溶解并稀释至 25ml，照紫外-可见分光光度法（通则 0401）测定，在 400nm、420nm 与 450nm 波长处的吸光度分别不得过 0.180、0.030 与 0.015。

游离碘　取本品 2.1g，置 50ml 具塞离心管中，加水 20ml，充分振摇使溶解。加甲苯 5.0ml 与 1mol/L 硫酸溶液 5.0ml，振摇，离心 15 分钟，甲苯层不得显粉红色。

无机碘化物　取本品 5.0g，加水 20ml 使溶解，照电位滴定法（通则 0701），用硝酸银滴定液（0.001mol/L）滴定，以银电极为指示电极，甘汞电极为参比电极指示终点。每 1ml 硝酸银滴定液（0.001mol/L）相当于 126.9μg 的 I。硝酸银滴定液（0.001mol/L）的消耗量不得过 0.39ml（碘离子 0.001%）。

离子化合物　实验前须用水将所用仪器洗涤 5 次。取本品，加水溶解并稀释制成每 1ml 中含 20mg 的溶液，作为供试品溶液；另取氯化钠，加水溶解并稀释制成每 1ml 中含 2.0μg 的溶液，作为对照品溶液。分别测定上述两种溶液的电导率，供试品溶液的电导率不得大于对照品溶液的电导率（0.01%）。

游离芳香胺　照紫外-可见分光光度法（通则 0401）测定。

供试品溶液　取本品约 0.2g，精密称定，置 50ml 量瓶中，加水 15ml 使溶解，摇匀。

对照品溶液　取杂质Ⅰ对照品适量，精密称定，加水溶解并定量稀释制成每 1ml 中约含 10μg 的溶液，精密量取 10ml，置 50ml 量瓶中，加水 5ml，摇匀。

空白溶液　取水 15ml，置 50ml 量瓶中。

测定法　将上述三个 50ml 量瓶置冰浴中 5 分钟，分别精密加入 5mol/L 盐酸溶液 3ml，摇匀，加 2% 亚硝酸钠溶液 2.0ml，摇匀，放置 4 分钟，再加 4% 氨基磺酸溶液 2.0ml，摇匀，放置 1 分钟，自冰浴中取出，各加入临用新制的盐酸萘乙二胺溶液（取盐酸萘乙二胺 1g，加 70% 丙二醇溶液 1000ml 使溶解）2.0ml，用水稀释至刻度，摇匀，放置 5 分钟。以反应后的空白溶液为参比，取供试品溶液与对照品溶液，在 495nm 的波长处分别测定吸光度。

限度　供试品溶液的吸光度不得大于对照品溶液的吸光度（0.05%）。

有关物质　照高效液相色谱法（通则 0512）测定。

供试品溶液　取本品适量，加水溶解并稀释制成每 1ml 中约含 1.5mg 的溶液。

系统适用性溶液　取杂质Ⅱ对照品与杂质Ⅲ对照品各适量，分别加水溶解并稀释制成每 1ml 中各约含 75μg 的溶液，作为对照品溶液（1）与对照品溶液（2）；再取碘海醇对照品约 37.5mg，置 25ml 量瓶中，加对照品溶液（1）与对照品溶液（2）各 1.0ml，用水稀释至刻度，摇匀。

色谱条件　用十八烷基硅烷键合硅胶为填充剂；以乙腈为流动相 A，以水为流动相 B，按下表进行梯度洗脱；检测波长为 254nm；进样体积 20μl。

时间（分钟）	流动相 A（%）	流动相 B（%）
0	1	99
60	13	87

系统适用性要求　调节流速使碘海醇外异构体峰的保留时间约为 20 分钟。系统适用性溶液色谱图中，出峰顺序依次为杂质Ⅱ峰、碘海醇内异构体峰、碘海醇外异构体峰、*O*-烷基化合物峰、杂质Ⅲ峰，杂质Ⅱ峰与杂质Ⅲ峰之间的分离度应大于 20.0。

测定法　取供试品溶液注入液相色谱仪，记录色谱图。

限度　供试品溶液色谱图中，除相对碘海醇内异构体峰保留时间的 0.84～1.0 倍之间的色谱峰不计，其他杂质按峰面积归一化法计算，在相对碘海醇外异构体峰保留时间的 1.1～1.4 倍之间如有 *O*-烷基化合物杂质峰群，各杂质峰面积的和不得大于总峰面积的 0.6%，其他单个杂质峰面积不得大于总峰面积的 0.1%，其他杂质峰面积的和不得大于总峰面积的 0.3%。

残留溶剂　3-氯-1,2-丙二醇　照气相色谱法（通则 0521）测定。

供试品溶液　取本品约 1g，精密称定，置 5ml 具塞试管中，加正己烷 1.0ml，超声 10 分钟，静置，取上清液。

对照品溶液　取 3-氯-1,2-丙二醇适量，精密称定，加正己烷溶解并定量稀释制成每 1ml 中约含 0.1mg 的溶液。

色谱条件　以 10% 聚乙二醇 20M 为固定液的毛细管柱为色谱柱，柱温为 165℃；进样体积 3μl。

测定法　精密量取供试品溶液与对照品溶液，分别注入气相色谱仪，记录色谱图。

限度　按外标法以峰面积计算，3-氯-1,2-丙二醇不得过 0.010%。

甲醇、异丙醇、正丁醇与甲氧基乙醇　照残留溶剂测定法（通则 0861 第二法）测定。

供试品溶液　取本品约 2g，精密称定，置 20ml 顶空瓶中，精密加水 5ml，密封，振摇使溶解。

对照品溶液　分别取甲醇、异丙醇、正丁醇与甲氧基乙醇各适量，精密称定，加水溶解并定量稀释制成每 1ml 中约含甲醇、异丙醇、正丁醇与甲氧基乙醇各 0.02mg 的混合溶液，精密量取 5ml，置 20ml 顶空瓶中，密封。

色谱条件　以聚乙二醇 20M 为固定液(或极性相近的固定液)的毛细管柱为色谱柱;起始温度为 40℃,维持 5 分钟,先以每分钟 2℃的速率升温至 60℃,继以每分钟 10℃的速率升温至 110℃,再以每分钟 50℃的速率升温至 200℃,维持 3 分钟;检测器温度为 300℃;进样口温度为 200℃;顶空瓶平衡温度为 90℃,平衡时间为 30 分钟。

系统适用性要求　对照品溶液色谱图中,各峰之间的分离度均应符合要求。

测定法　取供试品溶液与对照品溶液分别顶空进样,记录色谱图。

限度　按外标法以峰面积计算,甲醇、异丙醇与甲氧基乙醇均不得过 0.005%,正丁醇应符合规定。

水分　取本品,照水分测定法(通则 0832 第一法)测定,含水分不得过 4.0%。

炽灼残渣　取本品 1.0g,依法检查(通则 0841),遗留残渣不得过 0.1%。

铁盐　取炽灼残渣项下遗留的残渣,加盐酸 1ml,置水浴上蒸干,再加稀盐酸 1ml 与水适量,置水浴上加热,滤过,坩埚用水洗涤,合并滤液与洗液使成 25ml,依法检查(通则 0807),与标准铁溶液 1.0ml 用同一方法制成的对照液比较,不得更深(0.001%)。

重金属　取本品 1.0g,依法检查(通则 0821 第一法),含重金属不得过百万分之二十。

【含量测定】　取本品约 0.5g,精密称定,加 5%氢氧化钠溶液 25ml 与锌粉 0.5g,加热回流 30 分钟,放冷,冷凝管用少量水洗涤,滤过,用水洗涤容器与滤器 3 次,每次 15ml,合并洗液与滤液,加冰醋酸 5ml,照电位滴定法(通则 0701),用硝酸银滴定液(0.1mol/L)滴定。每 1ml 硝酸银滴定液(0.1mol/L)相当于 27.37mg 的 $C_{19}H_{26}I_3N_3O_9$。

【类别】　造影剂。

【贮藏】　遮光,密封,在干燥处保存。

【制剂】　碘海醇注射液

附:

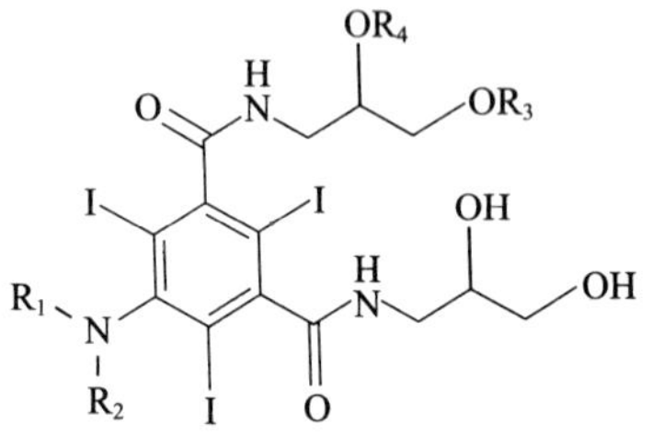

杂质Ⅰ:$R_1=R_2=R_3=R_4=H$

$C_{14}H_{18}I_3N_3O_6$　705.02

5-氨基-*N*,*N*′-双(2,3-二羟基丙基)-2,4,6-三碘-1,3-苯二甲酰胺

杂质Ⅱ:$R_1=COCH_3$,$R_2=R_3=R_4=H$

$C_{16}H_{20}I_3N_3O_7$　747.06

5-乙酰氨基-*N*,*N*′-双(2,3-二羟基丙基)-2,4,6-三碘-1,3-苯二甲酰胺

杂质Ⅲ

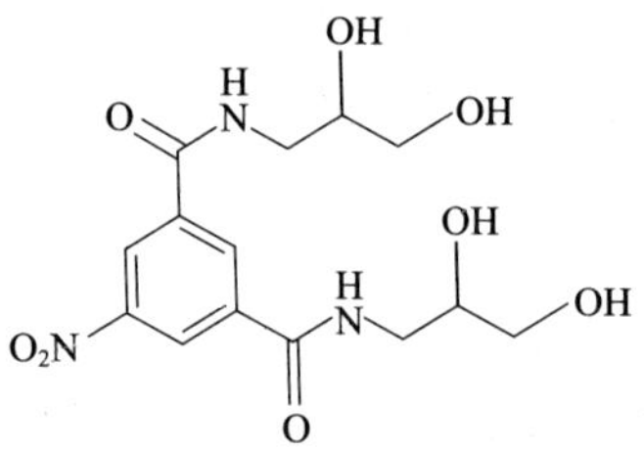

$C_{14}H_{19}N_3O_8$　357.32

5-硝基-*N*,*N*′-双(2,3-二羟基丙基)-1,3-苯二甲酰胺

碘海醇注射液

Dianhaichun Zhusheye

Iohexol Injection

本品为碘海醇的灭菌水溶液。含碘海醇($C_{19}H_{26}I_3N_3O_9$)按碘(I)计,应为标示量的 95.0%～105.0%。

【性状】　本品为无色至淡黄色的澄明液体。

【鉴别】　(1)取本品约 1ml,置坩埚中,缓缓加热,即分解产生紫色的碘蒸气。

(2)取有关物质项下的供试品溶液作为供试品溶液;另取碘海醇对照品适量,加水溶解并稀释制成每 1ml 中约含 1.5mg 的溶液,作为对照品溶液。照有关物质项下的色谱条件,取供试品溶液与对照品溶液各 10μl,分别注入液相色谱仪,记录色谱图,供试品溶液两主峰(内、外异构体)的保留时间应分别与对照品溶液相应两主峰的保留时间一致。

【检查】　**pH 值**　应为 6.5～7.8(通则 0631)。

颜色　取本品,照紫外-可见分光光度法(通则 0401),在 400nm、420nm 与 450nm 的波长处测定吸光度,分别不得过 0.24、0.07 与 0.04(300mg/ml 规格)或 0.28、0.08 与 0.04(350mg/ml 规格)。

无机碘化物　精密量取本品 5ml,加水 20ml,照电位滴定法(通则 0701),用硝酸银滴定液(0.001mol/L)滴定,每 1ml 硝酸银滴定液(0.001mol/L)相当于 126.9μg 的 I。每 1ml 中含无机碘化物以碘(I)计不得过 60μg(300mg/ml 规格)或 70μg(350mg/ml 规格)。

乙二胺四醋酸二钠钙　精密量取本品 10ml,置锥形瓶中,加水 25ml,加醋酸钠-硼酸缓冲液(取硼酸 1.33g 与三水合醋酸钠 0.99g,加水溶解使成 100ml,调节 pH 值至 6.5)2ml,加 0.2% 4-(2-吡啶偶氮)间苯二酚钠指示液 2 滴,加热至 50～60℃，用硝酸铅滴定液(0.001mol/L)滴定至溶液显橙黄色，每 1ml 硝酸铅滴定液(0.001mol/L)相当于 0.3743mg 的 $C_{10}H_{12}CaN_2Na_2O_8$。本品每 1ml 中含乙二胺四醋酸二钠钙不得过 0.12mg。

有关物质　照高效液相色谱法(通则 0512)测定。

供试品溶液　取本品适量，用水稀释制成每 1ml 中约含碘海醇 1.5mg[按碘(I)计为 0.70mg]的溶液。

系统适用性溶液、色谱条件、系统适用性要求与测定法　见碘海醇有关物质项下。

限度　供试品溶液色谱图中，除相对碘海醇内异构体峰保留时间的 0.84～1.0 倍之间的色谱峰不计，其他杂质按峰面积归一化法计算，在相对碘海醇外异构体峰保留时间的 1.1～1.4 倍之间如有 *O*-烷基化合物杂质峰群，各杂质峰面积的和不得大于总峰面积的 0.6%，其他单个杂质峰面积不得过总峰面积的 0.1%，其他杂质峰面积的和不得过总峰面积的 0.3%。

去丙二醇基碘海醇与其他有关物质　照薄层色谱法(通则 0502)试验。

供试品溶液　精密量取本品适量，用水定量稀释制成每 1ml 中含碘海醇 0.1g 的溶液。

对照品溶液(1)　取去丙二醇基碘海醇对照品适量，精密称定，加水溶解并定量稀释制成每 1ml 中约含 0.2mg 的溶液。

对照品溶液(2)　精密量取对照品溶液(1)5ml，置 10ml 量瓶中，用水稀释至刻度，摇匀。

色谱条件　采用硅胶 GF_{254} 薄层板，以丙酮-异丙醇-浓氨溶液-甲醇(50：35：20：20)为展开剂。

测定法　吸取上述三种溶液各 10μl，分别点于同一薄层板上，展开，晾干，置紫外光灯(254nm)下检视。

限度　供试品溶液如显杂质斑点，与对照品溶液(1)主斑点比较，不得更深(0.2%)，各杂质斑点与对照品溶液(1)、对照品溶液(2)主斑点比较，总量不得过 0.4%。

重金属　取本品适量[约相当于碘海醇 1.0g，按碘(I)计为 0.46g]，依法检查(通则 0821 第二法)，含重金属不得过百万分之二十。

细菌内毒素　取本品，依法检查(通则 1143)，每 1g 碘(I)中含内毒素的量应小于 4.0EU。

其他　应符合注射剂项下有关的各项规定(通则 0102)。

【含量测定】　精密量取本品适量[约相当于 0.14～0.23g 碘(I)]，照碘海醇项下的方法测定，每 1ml 硝酸银滴定液(0.1mol/L)相当于 12.69mg 的 I。

【类别】　同碘海醇。

【规格】　按碘(I)计　(1)10ml：3g　(2)20ml：6g　(3)20ml：7g　(4)50ml：7g　(5)50ml：9g　(6)50ml：12g　(7)50ml：15g　(8)50ml：17.5g　(9)75ml：22.5g　(10)75ml：26.25g　(11)100ml：30g　(12)100ml：35g　(13)200ml：70g

【贮藏】　避光，密闭保存。

注：硝酸铅[$Pb(NO_3)_2$]滴定液(0.001mol/L)的配制

精密量取硝酸铅滴定液(0.05mol/L)20ml，置 1000ml 量瓶中，用水稀释至刻度，摇匀，即得。

碘番酸

Dianfansuan

Iopanoic Acid

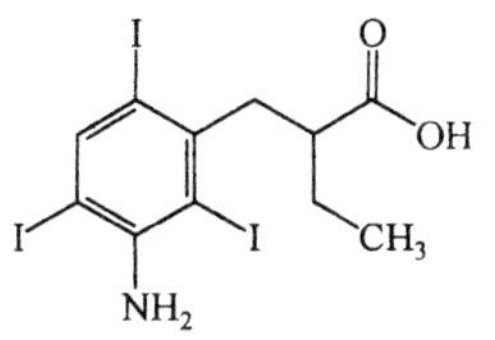

$C_{11}H_{12}I_3NO_2$　570.93

本品为 α-乙基-3-氨基-2,4,6-三碘苯丙酸。按干燥品计算，含 $C_{11}H_{12}I_3NO_2$ 不得少于 98.5%。

【性状】　本品为类白色至略带微红色的粉末；无臭。

本品在乙醇或丙酮中溶解，在三氯甲烷中略溶，在水中几乎不溶；在氢氧化钠溶液中易溶。

熔点　本品的熔点(通则 0612)为 152～158℃，熔融时同时分解。

【鉴别】　(1)取本品约 10mg，置坩埚中，小火加热，即分解产生紫色的碘蒸气。

(2)取本品约 20mg，加盐酸 0.2ml，小火加热至剩余约 1 滴，放冷，加 0.1mol/L 亚硝酸钠溶液 0.2ml，放置数分钟，加碳酸钠试液 2ml 使成碱性，加间苯二酚约 20mg，即显橙红色。

(3)取本品，加 0.04%氢氧化钠溶液溶解并稀释制成每 1ml 中含 10μg 的溶液，照紫外-可见分光光度法(通则 0401)测定，在 230nm 的波长处有最大吸收。

(4)本品的红外光吸收图谱应与对照的图谱(光谱集 522 图)一致。

【检查】　卤化物　取本品 1.0g，加氢氧化钠试液 3ml 溶解后，加水 10ml，滴加硝酸溶液(1→2)3ml，振摇，滤过，滤渣用水洗涤，合并滤液与洗液，置 50ml 纳氏比色管中，加水使成 40ml，照氯化物检查法(通则 0801)检查，与标准氯化钠溶液 7.0ml 制成的对照液比较，不得更浓(0.007%)。

干燥失重　取本品，在 105℃干燥至恒重，减失重量不得过 0.5%(通则 0831)。

炽灼残渣　不得过 0.1%(通则 0841)。

【含量测定】　取本品约 0.3g，精密称定，加氢氧化钠试液 30ml 与锌粉 1g，加热回流 30 分钟，放冷，冷凝管用水少量洗涤，滤过，烧瓶与滤器用水洗涤 3 次，每次 15ml，合并滤液与洗液，加冰醋酸 5ml 与曙红钠指示液 5 滴，用硝酸银滴定液

(0.1mol/L)滴定。每1ml硝酸银滴定液(0.1mol/L)相当于19.03mg的$C_{11}H_{12}I_3NO_2$。

【类别】 诊断用药。

【贮藏】 遮光，密封保存。

【制剂】 碘番酸片

碘番酸片

Dianfansuan Pian

Iopanoic Acid Tablets

本品含碘番酸($C_{11}H_{12}I_3NO_2$)应为标示量的95.0%～105.0%。

【性状】 本品为类白色至略带微红色片。

【鉴别】 取本品的细粉适量(约相当于碘番酸0.1g)，加三氯甲烷4ml，搅拌使碘番酸溶解，滤过，滤液置水浴上蒸干，残渣照碘番酸项下的鉴别(1)、(2)项试验，显相同的反应。

【检查】 应符合片剂项下有关的各项规定(通则0101)。

【含量测定】 取本品10片，精密称定，研细，精密称取适量(约相当于碘番酸0.25g)，照碘番酸项下的方法测定。每1ml硝酸银滴定液(0.1mol/L)相当于19.03mg的$C_{11}H_{12}I_3NO_2$。

【类别】 同碘番酸。

【规格】 0.5g

碘解磷定

Dianjielinding

Pralidoxime Iodide

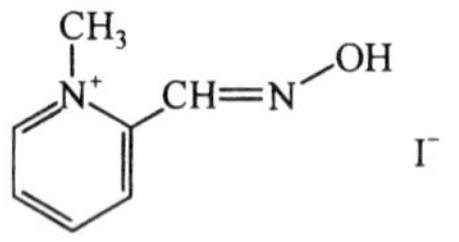

$C_7H_9IN_2O$　264.07

本品为1-甲基-2-吡啶甲醛肟碘化物。

【性状】 本品为黄色颗粒状结晶或结晶性粉末；无臭；遇光易变质。

本品在水或热乙醇中溶解，在乙醇中微溶，在乙醚中不溶。

熔点 本品的熔点(通则0612)为220～227℃，熔融时同时分解。

吸收系数 避光操作。取本品，精密称定，加盐酸溶液(9→1000)溶解并定量稀释制成每1ml中约含10μg的溶液，在1小时内，照紫外-可见分光光度法(通则0401)，在294nm的波长处测定吸光度，吸收系数($E_{1cm}^{1\%}$)为464～494。

【鉴别】 取本品约0.2g，加水20ml溶解后，照下述方法试验。

(1)取溶液5ml，加碘化铋钾试液数滴，即生成红棕色沉淀。

(2)取溶液10ml，加三氯化铁试液1滴，即显黄色；再加三氯化铁试液1滴，即生成棕色沉淀(与氯解磷定的区别)。

(3)本品的红外光吸收图谱应与对照的图谱(光谱集523图)一致。

【检查】 **氰化物** 取本品0.40g，依法检查(通则0806第二法)，与标准氰化钾溶液1.0ml所得的结果相比较，应符合规定(0.0005%)。

游离碘 取本品0.10g，加水3ml溶解后，加淀粉指示液0.5ml，不得显蓝色或紫色。

干燥失重 取本品，在105℃干燥至恒重，减失重量不得过0.5%(通则0831)。

炽灼残渣 取本品1.0g，依法检查(通则0841)，遗留残渣不得过0.1%。

重金属 取炽灼残渣项下遗留的残渣，依法检查(通则0821第二法)，含重金属不得过百万分之十。

总碘量 取本品约0.5g，精密称定，加水50ml溶解后，加稀醋酸10ml与曙红钠指示液10滴，用硝酸银滴定液(0.1mol/L)滴定至溶液由玫瑰红色转变为紫红色。每1ml硝酸银滴定液(0.1mol/L)相当于12.69mg的I。按干燥品计算含碘量，按I计，应为47.6%～48.5%。

【类别】 解毒药。

【贮藏】 遮光，密封保存。

【制剂】 碘解磷定注射液

碘解磷定注射液

Dianjielinding Zhusheye

Pralidoxime Iodide Injection

本品为碘解磷定的灭菌水溶液。含碘解磷定($C_7H_9IN_2O$)应为标示量的90.0%～105.0%。

本品中可加5%的葡萄糖作稳定剂。

【性状】 本品为无色或几乎无色的澄明液体。

【鉴别】 取本品10ml，加水稀释至25ml后，照碘解磷定项下的鉴别(1)、(2)项试验，显相同的反应。

【检查】 **pH值** 应为3.5～5.0(通则0631)。

游离碘 取本品4ml，加淀粉指示液0.5ml，不得显蓝色或紫色。

分解产物 避光操作。取含量测定项下的溶液，在1小时内，照紫外-可见分光光度法(通则0401)，在294nm与262nm的波长处分别测定吸光度，其比值应不小于3.1。

热原 取本品，依法检查(通则1142)，剂量按家兔体重每

1kg 注射 2ml,应符合规定。

其他　应符合注射剂项下有关的各项规定(通则 0102)。

【含量测定】　照紫外-可见分光光度法(通则 0401)测定。避光操作。

供试品溶液　精密量取本品 5ml,置 250ml 量瓶中,用盐酸溶液(9→1000)稀释至刻度,摇匀,精密量取 5ml,置另一 250ml 量瓶中,用盐酸溶液(9→1000)稀释至刻度,摇匀。

测定法　取供试品溶液,1 小时内在 294nm 的波长处测定吸光度,按 $C_7H_9IN_2O$ 的吸收系数($E_{1cm}^{1\%}$)为 479 计算。

【类别】　同碘解磷定。

【规格】　(1)5ml∶0.15g　(2)20ml∶0.5g

【贮藏】　遮光,密闭保存。

碘　酸　钾

Diansuanjia

Potassium Iodate

KIO_3　214.00

本品按干燥品计算,含碘酸钾(KIO_3)不得少于 99.0%。

【性状】　本品为无色或白色的结晶或粉末;无臭。

本品在水中溶解,在乙醇中几乎不溶。

【鉴别】　(1)取本品约 20mg,加水 5ml 溶解后,加二氧化硫饱和溶液 1 滴,摇匀,加淀粉指示液数滴,即显蓝色。

(2)本品的水溶液显钾盐的鉴别反应(通则 0301)。

【检查】　**酸碱度**　取本品 3.0g,加水 40ml 溶解后,加酚酞指示液 3 滴,应无色,再加氢氧化钠滴定液(0.02mol/L)0.2ml,应显粉红色。

溶液的澄清度与颜色　取本品 0.50g,加水 10ml 溶解后,溶液应澄清无色。

硫酸盐　取本品 3.0g,小心加盐酸 12.5ml,水浴上蒸干,重复操作一次至碘完全除尽,残渣加水适量使溶解并稀释至 40ml,移至 50ml 纳氏比色管中,加稀盐酸 2ml,摇匀,依法检查(通则 0802),与标准硫酸钾溶液 1.5ml 制成的对照溶液比较,不得更浓(0.005%)。

氯酸盐　取本品研磨后的粉末 2.0g,置小烧杯中,加硫酸 2ml,应仍显白色,不得有颜色与气体产生。

碘化物　取本品 5.0g,加水 100ml 使溶解,摇匀,作为供试品溶液(1);精密量取 25ml,加 1.8mol/L 硫酸溶液 1ml,边振摇边加三氯甲烷 1ml,作为供试品溶液(2);另取供试品溶液(1)5ml,加标准碘化钾溶液[称取碘化钾 0.131g,置 100ml 量瓶中,加水溶解并稀释至刻度,摇匀,作为贮备液;临用前,精密量取 1ml,置 100ml 量瓶中,用水稀释至刻度,摇匀,即得(每 1ml 相当于 10μg 的 I)]2.0ml,加 1.8mol/L 硫酸溶液 1ml,边振摇边加三氯甲烷 1ml,作为对照溶液。供试品溶液(2)的三氯甲烷层如显色,与对照溶液的三氯甲烷层比较,不得更深(0.002%)。

干燥失重　取本品,在 105℃干燥至恒重,减失重量不得过 0.5%(通则 0831)。

钡盐　取本品 1.0g,加水 20ml 溶解后,滤过,滤液分为二等份,一份中加稀硫酸 1ml,另一份中加水 1ml,静置 15 分钟,两液应同样澄清。

重金属　取本品 5.0g,加盐酸溶液(1→2)40ml,置水浴上蒸干,残渣再用盐酸溶液(1→2)每次 15ml,按上述方法处理两次,然后缓缓加热至残渣变白,放冷,加水 20ml 溶解后,滴加氨试液至对酚酞指示液显中性,加水至 25ml,分取 15ml,加稀醋酸 2ml,加水至 25ml,依法检查(通则 0821 第一法),如显色,与标准铅溶液 2ml 加供试品溶液 5ml 制成的对照液比较,不得更深,含重金属不得过百万分之十。

砷盐　取重金属项下剩余的供试品溶液 5ml,用水稀释至 30ml,分取 20ml,加水至 23ml,加盐酸 5ml,依法检查(通则 0822),应符合规定(0.0003%)。

【含量测定】　取本品约 0.8g,精密称定,置 250ml 量瓶中,加水溶解并稀释至刻度,摇匀;精密量取 25ml,置碘瓶中,加碘化钾 2g 与稀盐酸 10ml,密塞,摇匀,在暗处放置 5 分钟,加水 100ml,用硫代硫酸钠滴定液(0.1mol/L)滴定,至近终点时,加淀粉指示液 2ml,继续滴定至蓝色消失,并将滴定的结果用空白试验校正。每 1ml 硫代硫酸钠滴定液(0.1mol/L)相当于 3.567mg 的 KIO_3。

【类别】　补碘药。

【贮藏】　密封保存。

【制剂】　(1)碘酸钾片　(2)碘酸钾颗粒

碘　酸　钾　片

Diansuanjia Pian

Potassium Iodate Tablets

本品含碘酸钾(KIO_3)应为标示量的 90.0%～110.0%。

【性状】　本品为白色片。

【鉴别】　(1)取本品 10 片,研细,加水 3ml,振摇,使碘酸钾溶解,离心,取上清液,加硝酸银试液 1～2 滴,即生成白色沉淀,沉淀溶于氨试液,不溶于硝酸。

(2)取本品 1 片,加水 25ml,振摇使碘酸钾溶解,滤过,取滤液 2ml,加 1%碘化钾溶液 2ml、0.2mol/L 硫酸溶液 5ml 与淀粉指示液 5ml,即显蓝色。

(3)取本品 30 片,研细,加水 10ml,振摇使碘酸钾溶解,离心,取上清液,置水浴上蒸干,残渣加水 1ml 溶解,离心,取上清液,加 0.1%四苯硼钠溶液 10 滴,静置,在两液分界面渐产生白色沉淀。

【检查】　**含量均匀度**　取本品 1 片,置 50ml 量瓶中,加水约 30ml,振摇使碘酸钾溶解,用水稀释至刻度,摇匀,滤过,取续滤液作为供试品溶液；对照品溶液见含量测定项下。精密量取供试品溶液 10ml 与对照品溶液 5ml，照含量测定项下的测定法，自“分别置 50ml 棕色量瓶中”起，依法测定，计算含量。限度为±20%，应符合规定（通则 0941）。

其他 应符合片剂项下有关的各项规定（通则 0101）。

【含量测定】 照紫外-可见分光光度法（通则 0401）测定。

供试品溶液 取本品 20 片，精密称定，研细，精密称取适量（约相当于碘酸钾 1.2mg），置 100ml 量瓶中，加水约 60ml，振摇使碘酸钾溶解，用水稀释至刻度，摇匀，滤过，取续滤液。

对照品溶液 取经 105℃干燥至恒重的基准碘酸钾适量，精密称定，加水溶解并定量稀释制成每 1ml 中约含 12μg 的溶液。

测定法 精密量取供试品溶液与对照品溶液各 5ml，分别置 50ml 棕色量瓶中，加 1%碘化钾溶液 2.0ml、0.2mol/L 硫酸溶液 5.0ml 与淀粉指示液 5.0ml，用水稀释至刻度，摇匀，立即在 580nm 的波长处分别测定吸光度，计算。

【类别】 同碘酸钾。

【规格】 （1）0.3mg （2）0.4mg

【贮藏】 密封保存。

碘酸钾颗粒

Diansuanjia Keli

Potassium Iodate Granules

本品含碘酸钾（KIO_3）应为标示量的 90.0%～110.0%。

【性状】 本品为白色颗粒。

【鉴别】 （1）取本品 20 袋的内容物，研细，加水 6ml，振摇使碘酸钾溶解，离心，取上清液，加硝酸银试液 5 滴，即生成白色沉淀，沉淀在氨试液中溶解，在稀硝酸中不溶。

（2）取本品 1 袋的内容物，加水 10ml，振摇使碘酸钾溶解，取 2ml，加 1%碘化钾溶液 2ml、0.2mol/L 硫酸溶液 5ml 与淀粉指示液 5ml，即显蓝色。

（3）取本品 10 袋的内容物，研细，加水 3ml，振摇使碘酸钾溶解，离心，取上清液，加 0.1%四苯硼钠溶液 5～10 滴，即生成白色沉淀。

【检查】 **含量均匀度** 取本品 1 袋的内容物，置 50ml 量瓶中，加水约 30ml，振摇使碘酸钾溶解，用水稀释至刻度，摇匀，作为供试品溶液；对照品溶液见含量测定项下。精密量取供试品溶液 20ml 与对照品溶液 5ml，照含量测定项下的测定法，自“分别置 50ml 棕色量瓶中”起，依法测定，计算含量。限度为±20%，应符合规定（通则 0941）。

干燥失重 取本品，在 105℃干燥至恒重，减失重量不得过 2.0%（通则 0831）。

其他 应符合颗粒剂项下有关的各项规定（通则 0104）。

【含量测定】 照紫外-可见分光光度法（通则 0401）测定。

供试品溶液 取本品 20 袋的内容物，精密称定，研细，精密称取适量（约相当于碘酸钾 0.6mg），置 50ml 量瓶中，加水约 30ml，振摇使碘酸钾溶解，用水稀释至刻度，摇匀。

对照品溶液 取经 105℃干燥至恒重的基准碘酸钾适量，精密称定，加水溶解并定量稀释制成每 1ml 中约含 12μg 的溶液。

测定法 精密量取供试品溶液与对照品溶液各 5ml，分别置 50ml 棕色量瓶中，加 1%碘化钾溶液 2.0ml、0.2mol/L 硫酸溶液 5.0ml 与淀粉指示液 5.0ml，用水稀释至刻度，摇匀，立即在 580nm 的波长处分别测定吸光度，计算。

【类别】 同碘酸钾。

【规格】 0.15mg

【贮藏】 密封保存。

硼 砂

Pengsha

Borax

$Na_2B_4O_7 \cdot 10H_2O$ 381.37

本品为四硼酸钠，含 $Na_2B_4O_7 \cdot 10H_2O$ 应为 99.0%～103.0%。

【性状】 本品为无色半透明的结晶或白色结晶性粉末；无臭；有风化性；水溶液显碱性反应。

本品在沸水或甘油中易溶，在水中溶解，在乙醇中不溶。

【鉴别】 本品的水溶液显钠盐与硼酸盐的鉴别反应（通则 0301）。

【检查】 **碱度** 取本品 1.0g，加水 25ml 溶解后，在 20～25℃依法测定（通则 0631），pH 值应为 9.0～9.6。

溶液的澄清度与颜色 取本品 0.50g，加水 10ml 溶解后，依法检查（通则 0901 第一法与通则 0902 第一法），溶液应澄清无色；如显浑浊，与 2 号浊度标准液比较，不得更浓。

氯化物 取本品 0.25g，依法检查（通则 0801），与标准氯化钠溶液 5.0ml 制成的对照液比较，不得更浓（0.02%）。

硫酸盐 取本品 0.50g，依法检查（通则 0802），与标准硫酸钾溶液 2.0ml 制成的对照液比较，不得更浓（0.04%）。

碳酸盐与碳酸氢盐 取本品 0.25g，加水 5ml 溶解后，加盐酸，不得发生泡沸。

钙盐 取本品 0.25g，加水 10ml 溶解后，加醋酸使成酸性，再加草酸铵试液 1.0ml，放置 1 分钟后，加乙醇 5ml，摇匀，15 分钟后，如显浑浊，与标准钙溶液[精密称取在 105～110℃干燥至恒重的碳酸钙 0.125g，置 500ml 量瓶中，加水 5ml 与盐酸 0.5ml 使溶解，用水稀释至刻度，摇匀；临用前，精密量取 10ml，置 100ml 量瓶中，加水稀释至刻度，摇匀（每 1ml 相当于 10μg 的 Ca）]2.5ml 用同一方法制成的对照液比较，不得更浓（0.01%）。

镁盐 取本品 0.50g，加水 8ml 溶解后，用稀盐酸中和至中性，加水至10ml，再加8%氢氧化钠溶液5ml与0.05%太坦黄溶液0.2ml，摇匀；如显色，与标准镁溶液（精密称取经800℃灼烧至恒重的氧化镁16.6mg，加盐酸2.5ml与水适量使溶解成1000ml，摇匀。每1ml相当于10μg的Mg）5.0ml用同一方法制成的对照液比较，不得更深（0.01%）。

铁盐　取本品1.0g，加水25ml溶解后，依法检查（通则0807），与标准铁溶液3.0ml制成的对照液比较，不得更深（0.003%）。

铵盐　取本品2.0g，依法检查（通则0808），与标准氯化铵溶液2.0ml制成的对照液比较，不得更深（0.001%）。

重金属　取本品1.0g，加水16ml溶解后，滴加稀盐酸至中性，加醋酸盐缓冲液（pH 3.5）2ml，再加水适量使成25ml，依法检查（通则0821第一法），含重金属不得过百万分之十。

砷盐　取本品0.40g，加水23ml溶解后，加盐酸5ml，依法检查（通则0822第一法），应符合规定（0.0005%）。

【含量测定】　取本品约0.4g，精密称定，加水25ml溶解后，加0.05%甲基橙溶液1滴，用盐酸滴定液（0.1mol/L）滴定至橙红色，煮沸2分钟，冷却，如溶液呈黄色，继续滴定至溶液呈橙红色，加中性甘油[取甘油80ml，加水20ml与酚酞指示液1滴，用氢氧化钠滴定液（0.1mol/L）滴定至粉红色]80ml与酚酞指示液8滴，用氢氧化钠滴定液（0.1mol/L）滴定至显粉红色。每1ml氢氧化钠滴定液（0.1mol/L）相当于9.534mg的$Na_2B_4O_7 \cdot 10H_2O$。

【类别】　消毒防腐药。

【贮藏】　密封保存。

【制剂】　复方硼砂含漱液

硼　　酸

Pengsuan

Boric Acid

H_3BO_3　61.83

本品含H_3BO_3不得少于99.5%。

【性状】　本品为无色微带珍珠光泽的结晶或白色疏松的粉末，有滑腻感；无臭；水溶液显弱酸性反应。

本品在沸水、沸乙醇或甘油中易溶，在水或乙醇中溶解。

【鉴别】　本品的水溶液显硼酸盐的鉴别反应（通则0301）。

【检查】　**酸度**　取本品1.0g，加水30ml溶解后，依法测定（通则0631），pH值应为3.5～4.8。

溶液澄清度与颜色　取本品1.0g，加水30ml使溶解，依法检查（通则0901第一法与通则0902第一法），溶液应澄清无色；如显浑浊，与1号浊度标准液比较，不得更浓。

乙醇溶液的澄清度　取本品1.0g，加乙醇10ml，煮沸溶解后，溶液应澄清；如显浑浊，与2号浊度标准液（通则0902第一法）比较，不得更浓。

氯化物　取本品0.50g，依法检查（通则0801），与标准氯化钠溶液5.0ml制成的对照液比较，不得更浓（0.01%）。

硫酸盐　取本品0.50g，依法检查（通则0802），与标准硫酸钾溶液2.0ml制成的对照液比较，不得更浓（0.04%）。

磷酸盐　取本品0.50g，加水15ml溶解后，加2,4-二硝基苯酚的饱和溶液2滴，滴加硫酸溶液（12→100）至黄色消失，用水稀释至20ml，再加硫酸溶液（12→100）4ml、5%钼酸铵溶液1ml与磷试液1.0ml，摇匀，于60℃水浴中保温10分钟，如显色，与标准磷酸盐溶液（精密称取磷酸二氢钾0.1430g，置1000ml量瓶中，加水溶解并稀释至刻度，摇匀，精密量取10ml，置100ml量瓶中，用水稀释至刻度，摇匀，即得。每1ml溶液相当于10μg的PO_4）5.0ml用同一方法制成的对照液比较，不得更深（0.01%）。

钙盐　取本品0.50g，加水10ml溶解后，加氨试液使成碱性，再加草酸铵试液0.5ml与乙醇5ml，加水至20ml，摇匀，如显浑浊，与标准钙溶液（同硼砂项下）5.0ml用同一方法制成的对照液比较，不得更浓（0.01%）。

镁盐　取本品0.50g，加水8ml溶解后，用8%氢氧化钠溶液中和至中性，加水至10ml，再加8%氢氧化钠溶液5ml与0.05%太坦黄溶液0.2ml，摇匀；如显色，与标准镁溶液（取预先经800℃灼烧至恒重的氧化镁16.58mg，加盐酸2.5ml与水适量使溶解成1000ml，摇匀）5.0ml用同一方法制成的对照液比较，不得更深（0.01%）。

铁盐　取本品1.0g，加水25ml溶解后，依法检查（通则0807），与标准铁溶液1.0ml制成的对照液比较，不得更深（0.001%）。

铵盐　取本品2.0g，依法检查（通则0808），与标准氯化铵溶液2.0ml制成的对照液比较，不得更深（0.001%）。

重金属　取本品1.0g，加水23ml溶解后，加醋酸盐缓冲液（pH 3.5）2ml，依法检查（通则0821第一法），含重金属不得过百万分之十。

砷盐　取本品0.40g，加水23ml溶解后，加盐酸5ml，依法检查（通则0822第一法），应符合规定（0.0005%）。

【含量测定】　取本品约0.5g，精密称定，加甘露醇5g与新沸过的冷水25ml，微温使溶解，迅即放冷，加酚酞指示液3滴，用氢氧化钠滴定液（0.5mol/L）滴定至显粉红色。每1ml氢氧化钠滴定液（0.5mol/L）相当于30.92mg的H_3BO_3。

【类别】　消毒防腐药。

【贮藏】　密封保存。

【制剂】　（1）硼酸软膏　（2）硼酸溶液

硼酸软膏

Pengsuan Ruangao

Boric Acid Ointment

本品含硼酸（H_3BO_3）应为4.50%～5.50%。

【性状】　本品为淡黄色或黄色软膏。

【鉴别】 取本品约 0.5g，加水 4ml，在水浴上加热，搅拌使硼酸溶解，放冷，水溶液显硼酸盐的鉴别反应(通则 0301)。

【检查】 应符合软膏剂项下有关的各项规定(通则 0109)。

【含量测定】 取本品约 2g，精密称定，加甘露醇 3g 与新沸过的冷水 20ml，置水浴上加热，搅拌使硼酸溶解，放冷，加酚酞指示液 3 滴，用氢氧化钠滴定液(0.1mol/L)滴定至显粉红色。每 1ml 氢氧化钠滴定液(0.1mol/L)相当于 6.183mg 的 H_3BO_3。

【类别】 同硼酸。

【规格】 5%

【贮藏】 密闭保存。

硼酸溶液

Pengsuan Rongye

Boric Acid Solution

本品含硼酸(H_3BO_3)应为标示量的 95.0%～105.0%。

【性状】 本品为无色的澄清液体。

【鉴别】 本品显硼酸盐的鉴别反应(通则 0301)。

【检查】 **pH 值** 应为 4.0～5.0(通则 0631)。

其他 应符合涂剂项下有关的各项规定(通则 0118)。

【含量测定】 精密量取本品 25ml，加中性甘油(对酚酞指示液显中性)25ml 与酚酞指示液 3 滴，用氢氧化钠滴定液(0.5mol/L)滴定至显粉红色。每 1ml 的氢氧化钠滴定液(0.5mol/L)相当于 30.92mg 的 H_3BO_3。

【类别】 同硼酸。

【贮藏】 密封保存。

【规格】 250ml∶7.5g

雷贝拉唑钠

Leibeilazuona

Rabeprazole Sodium

$C_{18}H_{20}N_3NaO_3S$　381.43

本品为 2-[[4-(3-甲氧基丙氧基)-3-甲基-2-吡啶基]甲基亚硫酰基]-1*H*-苯并咪唑钠盐。按无水与无溶剂物计算，含 $C_{18}H_{20}N_3NaO_3S$ 应为 98.0%～102.0%。

【性状】 本品为白色至微黄色的粉末；极具引湿性。

本品在水或甲醇中极易溶解，在乙醇或二氯甲烷中易溶，在乙醚中几乎不溶。

【鉴别】 (1)取本品约 10mg，加冰醋酸 5ml 使溶解，放置 5 分钟，溶液显橙红色。

(2)取本品，加 0.01mol/L 氢氧化钠溶液制成每 1ml 中约含 10μg 的溶液，照紫外-可见分光光度法(通则 0401)测定，在 292nm 的波长处有最大吸收。

(3)本品的红外光吸收图谱应与对照品的图谱一致(通则 0402)。

(4)本品的水溶液显钠盐鉴别(1)的反应(通则 0301)。

【检查】 **碱度** 取本品 0.10g，加水 10ml 溶解后，依法测定(通则 0631)，pH 值应为 9.5～11.5。

溶液的澄清度与颜色 取本品 0.10g，加水 10ml 溶解后，溶液应澄清无色；如显色，立即照紫外-可见分光光度法(通则 0401)测定，在 440nm 的波长处测定吸光度，不得过 0.06。

有关物质 照高效液相色谱法(通则 0512)测定。临用新制。

溶剂　乙腈-0.01mol/L 氢氧化钠溶液(2∶3)。

供试品溶液　取本品约 50mg，精密称定，置 50ml 量瓶中，加溶剂溶解并稀释至刻度，摇匀。

对照溶液　精密量取供试品溶液 1ml，置 100ml 量瓶中，用溶剂稀释至刻度，摇匀。

系统适用性溶液(1)　取雷贝拉唑钠对照品约 10mg，加水 1ml，充分振摇，置 90℃水浴中加热 1 小时，加溶剂 9ml，摇匀。

系统适用性溶液(2)　取雷贝拉唑钠对照品约 10mg，加浓过氧化氢溶液 1ml，摇匀使溶解，放置 1 小时，加溶剂 9ml，摇匀，置 60℃水浴中加热 2 小时。

灵敏度溶液　取对照溶液适量，用溶剂定量稀释制成每 1ml 中约含 0.5μg 的溶液。

色谱条件　用十八烷基硅烷键合硅胶为填充剂(Agilent ZORBAX，4.6mm×250mm，5μm 或效能相当的色谱柱)，以 0.015mol/L 磷酸氢二钠溶液(用磷酸调节 pH 值至 6.0)-乙腈(60∶40)为流动相；检测波长为 290nm；柱温为 30℃；进样体积 10μl。

系统适用性要求　雷贝拉唑色谱峰的保留时间约为 7 分钟，系统适用性溶液(1)色谱图中，雷贝拉唑峰与杂质Ⅲ峰(相对保留时间为 2.4～3.1)间的分离度应大于 20；系统适用性溶液(2)色谱图中，杂质Ⅰ峰(相对保留时间约为 0.7)与杂质Ⅱ峰(相对保留时间约为 1.3)间的分离度应大于 10；灵敏度溶液色谱图中，主成分峰高的信噪比应大于 10。

测定法　精密量取供试品溶液与对照溶液，分别注入液相色谱仪，记录色谱图至主成分峰保留时间的 5 倍。

限度　供试品溶液色谱图中如有杂质峰，单个杂质峰面积不得大于对照溶液主峰面积的 0.5 倍(0.5%)，各杂质峰面积的和不得大于对照溶液主峰面积(1.0%)，小于灵敏度溶液主成分峰面积的色谱峰忽略不计。

残留溶剂 照残留溶剂测定法(通则 0861 第二法)测定。

供试品溶液　取本品约 0.1g，精密称定，置顶空瓶中，精密加 *N*，*N*-二甲基乙酰胺 2ml 使溶解，密封。

对照品溶液　取甲醇、丙酮、乙腈、二氯甲烷、叔丁基甲基醚、乙酸乙酯、三氯甲烷、正庚烷与甲苯适量，精密称定，加 *N*，*N*-二甲基乙酰胺溶解并定量稀释制成每 1ml 中各含 150μg、250μg、20.5μg、30μg、250μg、250μg、3μg、250μg 与 44.5μg 的混合溶液，精密量取 2ml 置顶空瓶中，密封。

色谱条件　以 6%氰丙基苯基-94%二甲基聚硅氧烷(或极性相近)为固定液的毛细管柱为色谱柱；起始温度为 40℃，维持 3.5 分钟，以每分钟 10℃的速率升温至 125℃，维持 0.5 分钟，再以每分钟 50℃的速率升温至 220℃，维持 2.6 分钟；进样口温度为 200℃，检测器温度为 250℃。顶空瓶平衡温度为 90℃，平衡时间为 30 分钟。

系统适用性要求　对照品溶液色谱图中，各成分峰间的分离度均应符合要求。

测定法　取供试品溶液与对照品溶液，分别顶空进样，记录色谱图。

限度　按外标法以峰面积计算，甲醇、丙酮、乙腈、二氯甲烷、叔丁基甲基醚、乙酸乙酯、三氯甲烷、正庚烷与甲苯的残留量均应符合规定。

水分　取本品，照水分测定法(通则 0832 第一法 1)测定，含水分不得过 5.0%。

重金属　取本品 1.0g，依法检查(通则 0821 第二法)，含重金属不得过百万分之十。

【含量测定】　照高效液相色谱法(通则 0512)测定。

供试品溶液　取本品适量，精密称定，加溶剂溶解并定量稀释制成每 1ml 中约含 0.05mg 的溶液。

对照品溶液　取雷贝拉唑钠对照品适量，精密称定，加溶剂溶解并定量稀释制成每 1ml 中约含 0.05mg 的溶液。

溶剂、系统适用性溶液(1)、系统适用性溶液(2)、色谱条件与系统适用性要求　除灵敏度要求外，见有关物质项下。

测定法　精密量取供试品溶液与对照品溶液，分别注入液相色谱仪，记录色谱图。按外标法以峰面积计算。

【类别】　质子泵抑制药。

【贮藏】　遮光，密封保存。

【制剂】　(1)雷贝拉唑钠肠溶片　(2)雷贝拉唑钠肠溶胶囊

附：

杂质Ⅰ

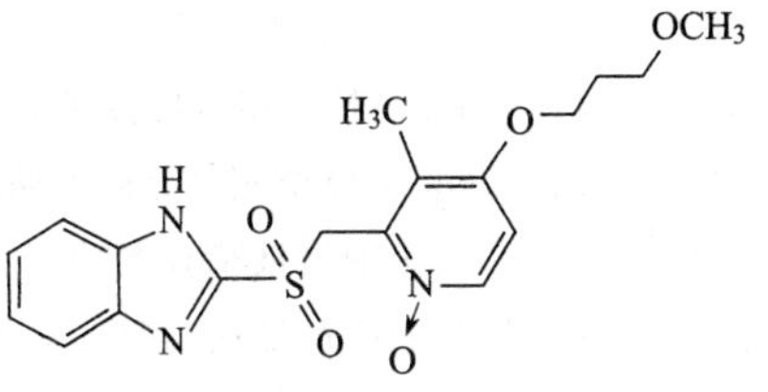

$C_{18}H_{21}N_3O_5S$　391.44

2-[[4-(3-甲氧基丙氧基)-3-甲基-*N*-氧化-2-吡啶基]甲基磺酰基]-1*H*-苯并咪唑

杂质Ⅱ

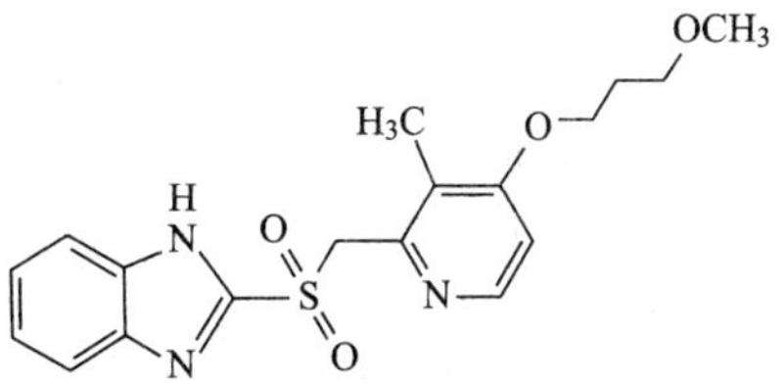

$C_{18}H_{21}N_3O_4S$　375.44

2-[[4-(3-甲氧基丙氧基)-3-甲基-2-吡啶基]甲基磺酰基]-1*H*-苯并咪唑

杂质Ⅲ

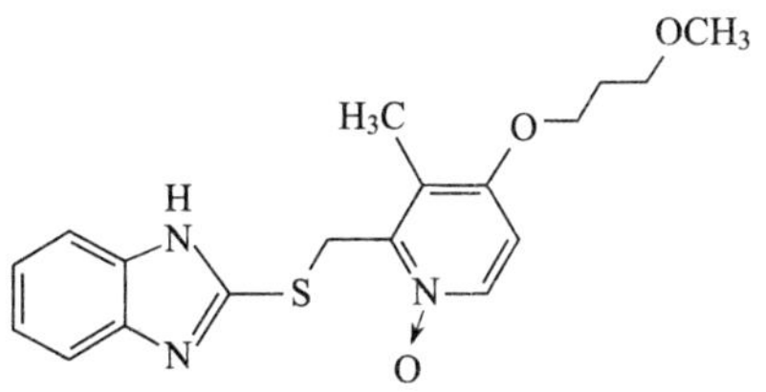

$C_{18}H_{21}N_3O_2S$　343.44

2-[[4-(3-甲氧基丙氧基)-3-甲基-2-吡啶基]甲硫基]-1*H*-苯并咪唑

雷贝拉唑钠肠溶片

Leibeilazuona Changrongpian

Rabeprazole Sodium Enteric-coated Tablets

本品含雷贝拉唑钠($C_{18}H_{20}N_3NaO_3S$)应为标示量的 93.0%～107.0%。

【性状】　本品为肠溶衣片，除去包衣后显白色至淡黄色。

【鉴别】　(1)取本品细粉适量(约相当于雷贝拉唑钠 10mg)，加冰醋酸 5ml，充分振摇，离心 10 分钟，上清液显橙红色。

(2)在含量测定项下记录的色谱图中，供试品溶液主峰的保留时间应与对照品溶液主峰的保留时间一致。

(3)取本品 1 片，置 100ml 量瓶中，加 0.05mol/L 氢氧化钠溶液适量，超声使雷贝拉唑钠溶解，放冷，用 0.05mol/L 氢氧化钠溶液稀释至刻度，摇匀，离心，取上清液适量，用 0.05mol/L氢氧化钠溶液稀释制成每 1ml 中约含 10μg 的溶液，照紫外-可见分光光度法(通则 0401)测定，在 292nm 的波长处有最大吸收。

【检查】　有关物质　照高效液相色谱法(通则 0512)测定。避光操作。临用新制。

溶剂　0.05mol/L 氢氧化钠溶液-乙腈(60∶40)。

供试品溶液　取本品细粉适量(约相当于雷贝拉唑钠 0.1g)，置 100ml 量瓶中，加 0.05mol/L 氢氧化钠溶液 60ml，超声使雷贝拉唑钠溶解，放冷，用乙腈稀释至刻度，摇匀，离心，取上清液(必要时滤过)。

对照溶液　精密量取供试品溶液 1ml，置 100ml 量瓶中，用溶剂稀释至刻度，摇匀。

灵敏度溶液　取对照溶液适量，用溶剂定量稀释制成每 1ml 中约含 0.5μg 的溶液。

系统适用性溶液(1)、系统适用性溶液(2)、色谱条件、系统适用性要求与测定法　见雷贝拉唑钠有关物质项下。

限度　供试品溶液色谱图中如有杂质峰，除相对保留时间约为 0.44 之前的辅料峰外，单个杂质峰面积不得大于对照溶液主峰面积(1.0%)，各杂质峰面积的和不得大于对照溶液主峰面积的 2 倍(2.0%)，小于灵敏度溶液主成分峰面积的色谱峰忽略不计。

含量均匀度　以含量测定项下测定的每片含量计算，应符合规定(通则 0941)。

溶出度　照溶出度与释放度测定法(通则 0931 第二法方法 1)测定。

酸中溶出量　溶出条件　以 0.1mol/L 盐酸溶液 700ml 为溶出介质，转速为每分钟 100 转，依法操作，经 120 分钟时，检查供试片。

限度　供试片均不得有变色、裂缝或崩解现象。

缓冲液中溶出量　溶出条件　在酸中溶出量项下 120 分钟后的溶出杯中，随即加入 37℃ 的 0.6mol/L 三羟甲基氨基甲烷溶液 300ml，用 2mol/L 盐酸溶液或 2mol/L 氢氧化钠溶液调节 pH 值至 8.0，转速为每分钟 100 转，依法操作，经 30 分钟时取样。

供试品溶液　取溶出液滤过，精密量取续滤液 3ml，立即精密加 0.5mol/L 氢氧化钠溶液 1ml，摇匀。

对照品溶液　取雷贝拉唑钠对照品 50mg，精密称定，置 50ml 量瓶中，加 0.5mol/L 氢氧化钠溶液适量使溶解，用 0.5mol/L 氢氧化钠溶液稀释至刻度，摇匀，精密量取 3ml，置 100ml(10mg 规格)或 50ml(20mg 规格)量瓶中，用 0.5mol/L 氢氧化钠溶液稀释至刻度，摇匀，精密量取 1ml，精密加三羟甲基氨基甲烷缓冲液(0.1mol/L 盐酸溶液 700ml 中加 0.6mol/L 三羟甲基氨基甲烷溶液 300ml，用 2mol/L 盐酸溶液或 2mol/L 氢氧化钠溶液调节 pH 值至 8.0)3ml，摇匀。

系统适用性溶液(1)、系统适用性溶液(2)、色谱条件与系统适用性要求　见含量测定项下。

测定法　取供试品溶液与对照品溶液，分别注入液相色谱仪，记录色谱图。按外标法以峰面积计算每片的溶出量。

限度　标示量的 80%，应符合规定。

耐酸力　照溶出度与释放度测定法(通则 0931 第二法)测定。如平均溶出量不小于标示量的 90%，则不再进行测定。

溶出条件　以 0.1mol/L 盐酸溶液 700ml 为溶出介质，转速为每分钟 100 转，依法操作，经 120 分钟时，取供试片。

供试品溶液　取供试片，用水迅速洗去残余酸液后，置 100ml 量瓶中(10mg 规格)或 200ml 量瓶中(20mg 规格)，加 0.05mol/L 氢氧化钠溶液 60ml(10mg 规格)或 120ml(20mg 规格)，超声使雷贝拉唑钠溶解，放冷，用乙腈稀释至刻度，摇匀，离心，取上清液(必要时滤过)。

对照品溶液、系统适用性溶液(1)、系统适用性溶液(2)、色谱条件与系统适用性要求　见含量测定项下。

测定法　取供试品溶液与对照品溶液，分别注入液相色谱仪，记录色谱图。按外标法以峰面积计算每片的含量。

限度　6 片中每片含量均不得少于标示量的 90%；如有 1～2 片小于标示量的 90%，但平均含量不得少于标示量的 90%。

其他　应符合片剂项下有关的各项规定(通则 0101)。

【含量测定】　照高效液相色谱法(通则 0512)测定。

供试品溶液　取本品 10 片，分别置 100ml 量瓶中(10mg 规格)或 200ml 量瓶中(20mg 规格)，加 0.05mol/L 氢氧化钠溶液 60ml(10mg 规格)或 120ml(20mg 规格)，超声使雷贝拉唑钠溶解，放冷，用乙腈稀释至刻度，摇匀，离心，取上清液(必要时滤过)。

对照品溶液　取雷贝拉唑钠对照品约 20mg，精密称定，置 200ml 量瓶中，加有关物质项下溶剂溶解并稀释至刻度。

系统适用性溶液(1)、系统适用性溶液(2)、色谱条件与系统适用性要求　见雷贝拉唑钠含量测定项下。

测定法　见雷贝拉唑钠含量测定项下。计算每片的含量，并求得 10 片的平均含量。

【类别】　同雷贝拉唑钠。

【规格】　(1)10mg　(2)20mg

【贮藏】　密封，在阴凉干燥处保存。

雷贝拉唑钠肠溶胶囊

Leibeilazuona Changrongjiaonang

Rabeprazole Sodium Enteric Capsules

本品含雷贝拉唑钠($C_{18}H_{20}N_3NaO_3S$)应为标示量的 93.0%～107.0%。

【性状】　本品内容物为类白色肠溶微丸；或为肠溶胶囊，内容物为类白色或微黄色颗粒或粉末。

【鉴别】　(1)取本品内容物适量(约相当于雷贝拉唑钠 10mg)，研细，加冰醋酸 5ml，振摇使雷贝拉唑钠溶解，离心 10 分钟，上清液显橙红色。

(2)在含量测定项下记录的色谱图中，供试品溶液主峰的保留时间应与对照品溶液主峰的保留时间一致。

(3)取本品 1 粒内容物，研细，置 100ml 量瓶中，加 0.05mol/L氢氧化钠溶液适量，超声使雷贝拉唑钠溶解，放冷，用 0.05mol/L 氢氧化钠溶液稀释至刻度，摇匀，离心，取上清液适量，用 0.05mol/L 氢氧化钠溶液稀释制成每 1ml 中约含 10μg 的溶液，照紫外-可见分光光度法(通则 0401)测定，在 292nm 的波长处有最大吸收。

【检查】　**有关物质**　照高效液相色谱法(通则 0512)测定。避光操作。临用新制。

溶剂　0.05mol/L 氢氧化钠溶液-乙腈(60∶40)。

供试品溶液　取本品内容物适量(约相当于雷贝拉唑钠 0.1g),置 100ml 量瓶中,加 0.05mol/L 氢氧化钠溶液 60ml,超声使雷贝拉唑钠溶解,放冷,用乙腈稀释至刻度,摇匀,离心,取上清液(必要时滤过)。

对照溶液　精密量取供试品溶液 1ml,置 100ml 量瓶中,用溶剂稀释至刻度,摇匀。

灵敏度溶液　取对照溶液适量,用溶剂定量稀释制成每 1ml 中约含 0.5μg 的溶液。

系统适用性溶液(1)、系统适用性溶液(2)、色谱条件、系统适用性要求与测定法　见雷贝拉唑钠有关物质项下。

限度　供试品溶液色谱图中如有杂质峰,除相对保留时间约为 0.44 之前的辅料峰外,单个杂质峰面积不得大于对照溶液主峰面积(1.0%),各杂质峰面积的和不得大于对照溶液主峰面积的 2 倍(2.0%),小于灵敏度溶液主成分峰面积的色谱峰忽略不计。

含量均匀度　以含量测定项下测定的每粒含量计算,应符合规定(通则 0941)。

溶出度　照溶出度与释放度测定法(通则 0931 第二法方法 1)测定。

酸中溶出量　溶出条件　以 0.1mol/L 盐酸溶液 700ml 为溶出介质,转速为每分钟 100 转,依法操作,经 120 分钟时,检查胶囊壳。

限度　每粒肠溶胶囊壳均不得有裂缝或崩解现象(普通胶囊装肠溶微丸的雷贝拉唑钠肠溶胶囊可不作此判断)。

缓冲液中溶出量　溶出条件　在酸中溶出量项下 120 分钟后的溶出杯中,随即加入 37℃ 的 0.6mol/L 三羟甲基氨基甲烷溶液 300ml,用 2mol/L 盐酸溶液或 2mol/L 氢氧化钠溶液调节 pH 值至 8.0,转速为每分钟 100 转,依法操作,经 30 分钟时取样。

供试品溶液　取溶出液,滤过,精密量取续滤液 3ml,立即精密加 0.5mol/L 氢氧化钠溶液 1ml,摇匀。

对照品溶液　取雷贝拉唑钠对照品 50mg,精密称定,置 50ml 量瓶中,加 0.5mol/L 氢氧化钠溶液适量使溶解,用 0.5mol/L 氢氧化钠溶液稀释至刻度,摇匀,精密量取 3ml,置 100ml(10mg 规格)或 50ml(20mg 规格)量瓶中,用 0.5mol/L 氢氧化钠溶液稀释至刻度,摇匀,精密量取 1ml,精密加三羟甲基氨基甲烷缓冲液(0.1mol/L 盐酸溶液 700ml 中加 0.6mol/L 三羟甲基氨基甲烷溶液 300ml,用 2mol/L 盐酸溶液或 2mol/L 氢氧化钠溶液调节 pH 值至 8.0)3ml,摇匀。

系统适用性溶液(1)、系统适用性溶液(2)、色谱条件与系统适用性要求　见含量测定项下。

测定法　取供试品溶液与对照品溶液,分别注入液相色谱仪,记录色谱图。按外标法以峰面积计算每粒的溶出量。

限度　标示量的 80%,应符合规定。

耐酸力　照溶出度与释放度测定法(通则 0931 第二法)测定。如平均溶出量不小于标示量的 90%,则不再进行测定。

溶出条件　以 0.1mol/L 盐酸溶液 700ml 为溶出介质,转速为每分钟 100 转,依法操作,经 120 分钟时,取胶囊(若为肠溶微丸则为其内容物小丸)。

供试品溶液　取胶囊(若为肠溶微丸则为其内容物小丸),用水迅速洗去残余酸液后,置 100ml 量瓶中(10mg 规格)或 200ml 量瓶中(20mg 规格),加 0.05mol/L 氢氧化钠溶液 60ml(10mg 规格)或 120ml(20mg 规格),超声使雷贝拉唑钠溶解,放冷,用乙腈稀释至刻度,摇匀,离心,取上清液(必要时滤过)。

对照品溶液、系统适用性溶液(1)、系统适用性溶液(2)、色谱条件与系统适用性要求　见含量测定项下。

测定法　取供试品溶液与对照品溶液,分别注入液相色谱仪,记录色谱图。按外标法以峰面积计算每粒的含量。

限度　6 粒中每粒含量均不得少于标示量的 90%;如有 1～2 粒小于标示量的 90%,但平均含量不得少于标示量的 90%。

其他　应符合胶囊剂项下有关的各项规定(通则 0103)。

【含量测定】　照高效液相色谱法(通则 0512)测定。

供试品溶液　取本品 10 粒,分别将内容物定量转移至 100ml 量瓶中(10mg 规格)或 200ml 量瓶中(20mg 规格),加 0.05mol/L 氢氧化钠溶液 60ml(10mg 规格)或 120ml(20mg 规格),超声使雷贝拉唑钠溶解,放冷,用乙腈稀释至刻度,摇匀,离心,取上清液(必要时滤过)。

对照品溶液　取雷贝拉唑钠对照品约 20mg,精密称定,置 200ml 量瓶中,加有关物质项下溶剂溶解并稀释至刻度。

系统适用性溶液(1)、系统适用性溶液(2)、色谱条件与系统适用性要求　见雷贝拉唑钠含量测定项下。

测定法　见雷贝拉唑钠含量测定项下。计算每粒的含量,并求得 10 粒的平均含量。

【类别】　同雷贝拉唑钠。

【规格】　(1)10mg　(2)20mg

【贮藏】　密封,在阴凉干燥处保存。

雷米普利

Leimipuli

Ramipril

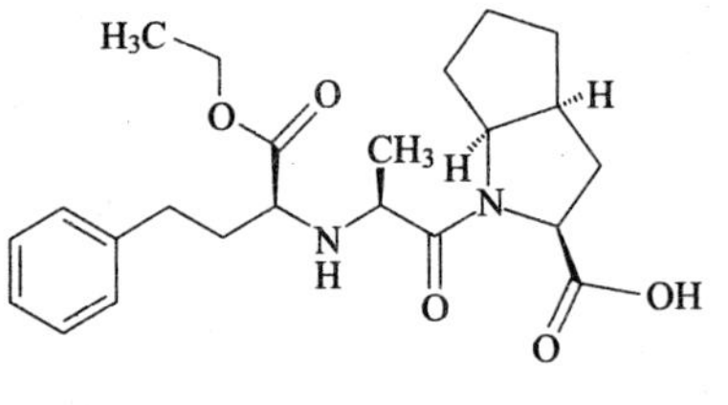

$C_{23}H_{32}N_2O_5$　416.52

本品为(2*S*,3a*S*,6a*S*)-1-[(2*S*)-2-[[(2*S*)-1-乙氧基-1-氧代-4-苯基丁烷-2-基]氨基]丙酰基]-3,3*a*,4,5,6,6*a*-六氢-2*H*-环戊烷并[*b*]吡咯-2-甲酸。按干燥品计算,含 $C_{23}H_{32}N_2O_5$

不得少于 98.5%。

【性状】 本品为白色或类白色结晶性粉末。

本品在甲醇、乙醇中易溶，在水中微溶；在稀硫酸中易溶。

熔点 本品的熔点（通则 0612）为 105～109℃。

比旋度 取本品，精密称定，加盐酸-甲醇溶液（14∶86）溶解并定量稀释制成每 1ml 中约含 10mg 的溶液，依法测定（通则 0621），比旋度为 +32.0°至 +38.0°。

【鉴别】 （1）取本品与雷米普利对照品，加流动相 A 分别制成每 1ml 中约含 0.1mg 的溶液，照有关物质项下的方法试验，供试品溶液主峰的保留时间应与对照品溶液主峰的保留时间一致。

（2）本品的红外光吸收图谱应与对照的图谱（光谱集 1074 图）一致。

【检查】 **溶液的澄清度与颜色** 取本品 0.10g，加甲醇 10ml 溶解后，溶液应澄清无色。

氯化物 取本品 1.0g，加水 50ml，充分振摇，滤过，取滤液 25ml，依法检查（通则 0801），与标准氯化钠溶液 7.0ml 制成的对照液比较，不得更浓（0.014%）。

有关物质 照高效液相色谱法（通则 0512）测定。

供试品溶液　取本品约 50mg，置 100ml 量瓶中，加乙腈约 5ml 溶解后，用流动相 A 稀释至刻度，摇匀。

对照溶液　精密量取供试品溶液适量，用流动相 B 定量稀释制成每 1ml 中含 2.5μg 的溶液。

系统适用性溶液　取雷米普利与杂质Ⅳ对照品各适量，加乙腈适量振摇溶解，用流动相 A 稀释制成每 1ml 中各约含 0.1mg 的混合溶液。

灵敏度溶液　精密量取对照溶液适量，用流动相 B 定量稀释制成每 1ml 中含 0.25μg 的溶液。

色谱条件　用十八烷基硅烷键合硅胶为填充剂（Nucleosil C18 柱，4.0mm×250mm，3μm 或效能相当的色谱柱）；柱温为 65℃；以高氯酸钠缓冲液（取高氯酸钠 2.0g，加三乙胺 0.5ml，加水 800ml 溶解，用磷酸调节 pH 值至 3.6）-乙腈（800∶200）为流动相 A，以高氯酸钠缓冲液（取高氯酸钠 2.0g，加三乙胺 0.5ml，加水 300ml 溶解，用磷酸调节 pH 值至 2.6）-乙腈（300∶700）为流动相 B，按下表进行梯度洗脱；检测波长为 210nm；进样体积 20μl。

时间（分钟）	流动相 A（%）	流动相 B（%）
0	90	10
6	90	10
7	75	25
20	65	35
30	25	75
50	25	75
50.1	90	10
60	90	10

系统适用性要求　系统适用性溶液色谱图中，雷米普利峰的保留时间约为 19 分钟，杂质Ⅰ峰、杂质Ⅱ峰、杂质Ⅲ峰与杂质Ⅳ峰的相对保留时间分别约为 0.8、1.3、1.5 和 1.7；灵敏度溶液色谱图中，雷米普利峰峰高的信噪比应大于 10。

测定法　精密量取供试品溶液与对照溶液，分别注入液相色谱仪，记录色谱图。

限度　供试品溶液色谱图中如有杂质峰，杂质Ⅰ峰、杂质Ⅱ峰与杂质Ⅳ峰的峰面积不得大于对照溶液的主峰面积（0.5%），杂质Ⅲ峰的峰面积乘以校正因子 2.4 后不得大于对照溶液的主峰面积（0.5%），其他单个杂质峰的峰面积不得大于对照溶液主峰面积的 0.2 倍（0.1%），各杂质峰面积的和（杂质Ⅲ峰面积乘以校正因子 2.4）不得大于对照溶液主峰面积的 2 倍（1.0%），小于灵敏度溶液主峰面积的峰忽略不计。

干燥失重 取本品，以五氧化二磷为干燥剂，在 60℃减压干燥至恒重，减失重量不得过 0.2%（通则 0831）。

炽灼残渣 取本品 1.0g，依法检查（通则 0841），遗留残渣不得过 0.1%。

钯 取本品 0.2g，精密称定，加 0.3%硝酸溶液溶解并定量转移至 100ml 量瓶中，用 0.3%硝酸溶液稀释至刻度，摇匀，作为供试品溶液；取 0.15g 硝酸镁，精密称定，加 0.3%硝酸溶液溶解并定量转移至 100ml 量瓶中，并用 0.3%硝酸溶液稀释至刻度，摇匀，作为空白溶液；另精密称取钯标准品溶液，用0.3%硝酸溶液定量稀释制成每 1ml 中含钯 20ng、30ng 和 50ng 的系列对照品溶液。照原子吸收分光光度法（通则 0406 第一法），在 247.6nm 波长处测定，计算，即得。含钯不得过百万分之二十。

重金属 取炽灼残渣项下遗留的残渣，依法检查（通则 0821 第二法），含重金属不得过百万分之十。

【含量测定】 取本品约 0.3g，精密称定，加甲醇 25ml，振摇使溶解，加水 25ml，加酚酞指示剂 1 滴，用氢氧化钠滴定液（0.1mol/L）滴定至溶液显粉红色，并将滴定的结果用空白试验校正。每 1ml 氢氧化钠滴定液（0.1mol/L）相当于 41.65mg 的 $C_{23}H_{32}N_2O_5$。

【类别】 抗高血压药。

【贮藏】 密封、遮光，室温保存。

【制剂】 雷米普利片

附：

杂质Ⅰ（雷米普利甲酯）

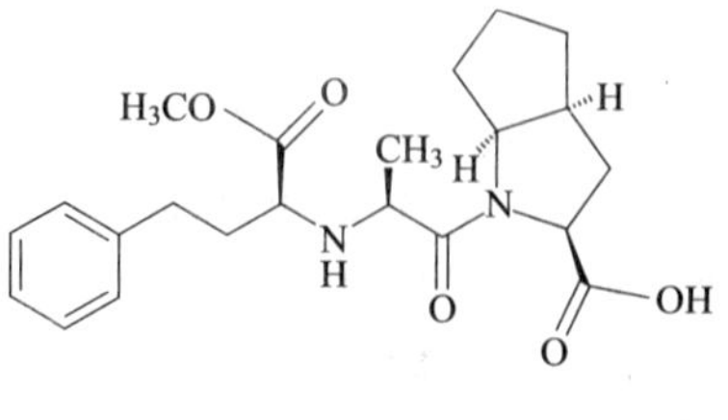

$C_{22}H_{30}N_2O_5$　402.49

（2*S*，3*aS*，6*aS*）-1-［（2*S*）-2-［［（2*S*）-1-甲氧基-1-氧代-4-苯基丁烷-2-基］氨基］丙酰基］-3，3*a*，4，5，6，6*a*-六氢-2*H*-环戊烷并［*b*］吡咯-2-甲酸

杂质Ⅱ（雷米普利异丙酯）

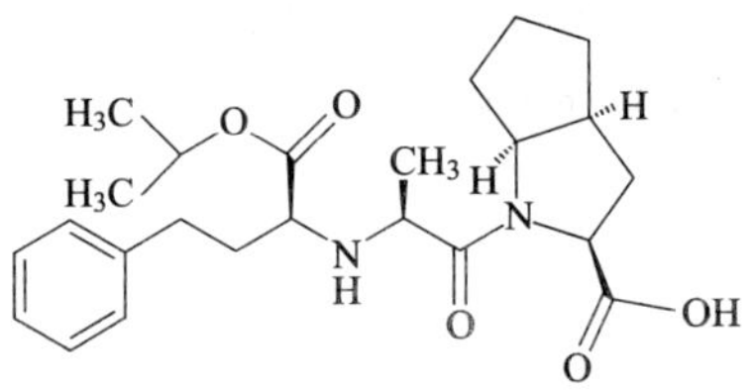

$C_{24}H_{34}N_2O_5$　430.54

(2*S*,3*aS*,6*aS*)-1-[(2*S*)-2-[[(2*S*)-1-异丙氧基-1-氧代-4-苯基丁烷-2-基]氨基]丙酰基]-3,3*a*,4,5,6,6*a*-六氢-2*H*-环戊烷并[*b*]吡咯-2-甲酸

杂质Ⅲ（环已基雷米普利）

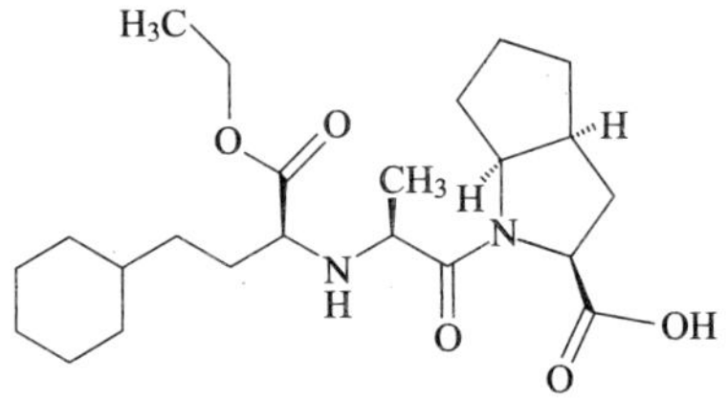

$C_{23}H_{38}N_2O_5$　422.57

(2*S*,3*aS*,6*aS*)-1-[(2*S*)-2-[[(2*S*)-1-乙氧基-1-氧代-4-环已基丁烷-2-基]氨基]丙酰基]-3,3*a*,4,5,6,6*a*-六氢-2*H*-环戊烷并[*b*]吡咯-2-甲酸

杂质Ⅳ（雷米普利二酮哌嗪）

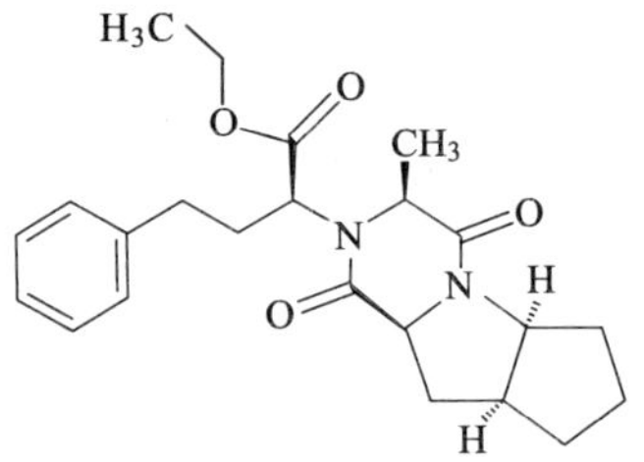

$C_{23}H_{30}N_2O_4$　398.50

(2*S*)-2-[(3*S*,5*aS*,8*aS*,9*aS*)-3-甲基-1,4-二氧代十氢-2*H*-环戊烷并[4,5]吡咯并[1,2-*a*]吡嗪-2-基]-4-苯基丁酸乙酯

杂质Ⅴ（雷米普利拉）

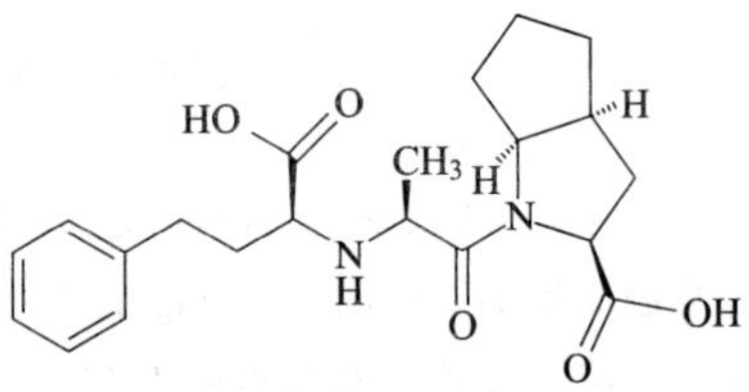

$C_{21}H_{28}N_2O_5$　388.46

(2*S*,3*aS*,6*aS*)-1-[(2*S*)-2-[[(2*S*)-4-苯基丁酸-2-基]氨基]丙酰基]-3,3*a*,4,5,6,6*a*-六氢-2*H*-环戊烷并[*b*]吡咯-2-甲酸

杂质Ⅵ（雷米普利二酮哌嗪酸）

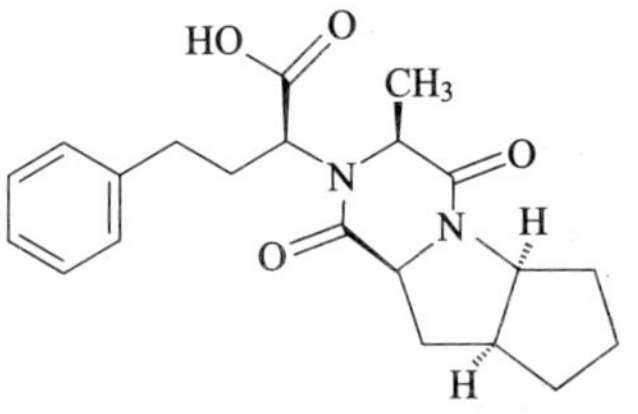

$C_{21}H_{26}N_2O_4$　370.45

(2*S*)-2-[(3*S*,5*aS*,8*aS*,9*aS*)-3-甲基-1,4-二氧代十氢-2*H*-环戊烷并[4,5]吡咯并[1,2-*a*]吡嗪-2-基]-4-苯基丁酸

雷米普利片

Leimipuli Pian

Ramipril Tablets

本品含雷米普利($C_{23}H_{32}N_2O_5$)应为标示量的90.0%～105.0%。

【性状】 本品为白色或类白色片或粉色片。

【鉴别】 含量测定项下记录的色谱图中，供试品溶液主峰的保留时间应与对照品溶液主峰的保留时间一致。

【检查】 **有关物质** 照高效液相色谱法(通则0512)测定。

供试品溶液　取本品细粉适量(约相当于雷米普利10mg)，置20ml量瓶中，加乙腈适量，超声使雷米普利溶解，用流动相A稀释至刻度，摇匀，滤过，取续滤液。

对照溶液　精密量取供试品溶液1ml，置100ml量瓶中，用流动相A稀释至刻度。

系统适用性溶液　取雷米普利、杂质Ⅳ、杂质Ⅴ与杂质Ⅵ对照品，加乙腈适量，振摇使溶解，用流动相A稀释制成每1ml中各约含0.1mg的混合溶液。

灵敏度溶液　取雷米普利对照品，加流动相B溶解并定量稀释制成每1ml中约含0.25μg的溶液。

色谱条件　用十八烷基硅烷键合硅胶为填充剂(Nucleosil C18柱，4.0mm×250mm，3μm或效能相当的色谱柱)，柱温为65℃；以高氯酸钠缓冲液(取高氯酸钠2.0g，加三乙胺0.5ml，加水800ml溶解，用磷酸调节pH值至3.6)-乙腈(800∶200)为流动相A，以高氯酸钠缓冲液(取高氯酸钠2.0g，加三乙胺0.5ml，加水300ml溶解，用磷酸调节pH值至2.6)-乙腈(300∶700)为流动相B，按下表进行梯度洗脱；检测波长为210nm；进样体积20μl。

时间(分钟)	流动相A(%)	流动相B(%)
0	90	10
6	90	10
7	75	25
20	65	35
30	25	75
50	25	75
50.1	90	10
85	90	10

系统适用性要求　系统适用性溶液色谱图中，出峰顺序依次为杂质Ⅴ峰、杂质Ⅵ峰、雷米普利峰及杂质Ⅳ峰，雷米普利峰保留时间约为19分钟。灵敏度溶液色谱图中，雷米普利主峰峰高的信噪比应不小于10。

测定法　精密量取供试品溶液与对照溶液，分别注入液相色谱仪，记录色谱图。

限度　供试品溶液色谱图中如有杂质峰，杂质Ⅳ峰的峰面积不得大于对照溶液主峰面积的5倍(5.0%)，杂质Ⅴ峰的峰面积不得大于对照溶液的主峰面积(1.0%)，杂质Ⅵ峰的峰面积不得大于对照溶液主峰面积的0.7倍(0.7%)，上述已知杂质总和不得过6.0%；其他单个杂质峰面积不得大于对照溶液主峰面积的0.5倍(0.5%)，其他杂质峰面积的和不得大于对照溶液的主峰面积(1.0%)，小于对照溶液主峰面积0.05倍的峰忽略不计。

含量均匀度　以含量测定项下测得的每片含量计算，应符合规定(通则0941)。

溶出度　照溶出度与释放度测定法(通则0931第二法)测定。

溶出条件　以0.1mol/L盐酸溶液500ml为溶出介质，转速为每分钟50转，依法操作，经30分钟时取样。

供试品溶液　取溶出液适量，滤过，取续滤液适量，用溶出介质定量稀释制成每1ml中约含雷米普利2.5μg的溶液。

对照品溶液　取雷米普利对照品适量，精密称定，加溶出介质溶解并定量稀释制成每1ml中约含2.5μg的溶液。

色谱条件与系统适用性要求　见含量测定项下。

测定法　精密量取供试品溶液与对照品溶液，分别注入液相色谱仪，记录色谱图。计算出每片的溶出量。

限度　标示量的80%，应符合规定。

其他　应符合片剂项下有关的各项规定(通则0101)。

【含量测定】　照高效液相色谱法(通则0512)测定。

供试品溶液　取本品10片，分别置10ml(1.25mg规格)，25ml(2.5mg规格)或50ml(5mg规格)量瓶中，加0.1mol/L盐酸溶液适量，超声使雷米普利溶解，用0.1mol/L盐酸溶液稀释至刻度，摇匀，滤过，取续滤液。

对照品溶液　取雷米普利对照品适量，精密称定，加0.1mol/L盐酸溶液溶解并定量稀释制成每1ml中约含0.1mg的溶液。

色谱条件　用十八烷基硅烷键合硅胶为填充剂，以高氯酸钠缓冲液(取高氯酸钠14g，加水溶解并稀释至1000ml，再加磷酸5.8 ml，用三乙胺调节pH值至2.5)-乙腈(58：42)(用磷酸调节pH值至2.1)为流动相；检测波长为210nm；进样体积20μl。

系统适用性要求　理论板数按雷米普利峰计算不低于3000。

测定法　精密量取供试品溶液与对照品溶液，分别注入液相色谱仪，记录色谱图。按外标法以峰面积计算，并求得10片的平均含量。

【类别】　同雷米普利。

【规格】　(1)1.25mg　(2)2.5mg　(3)5mg

【贮藏】　遮光，密封保存。

腺　苷

Xian'gan

Adenosine

$C_{10}H_{13}N_5O_4$　267.24

本品为6-氨基-9-β-D-呋喃核糖基-9*H*-嘌呤。按干燥品计算，含$C_{10}H_{13}N_5O_4$不得少于99.0%。

【性状】　本品为白色或类白色结晶性粉末。

本品在热水中溶解，在水中微溶，在乙醇中极微溶解；在稀盐酸中易溶。

比旋度　取本品，精密称定，加1mol/L盐酸溶液溶解并定量稀释制成每1ml中约含25mg的溶液，在10分钟内依法测定(通则0621)，比旋度为−45°至−49°。

【鉴别】　(1)取本品约10mg，加盐酸溶液(1→2)5ml溶解，加间苯三酚10mg，混匀，在水浴中加热5分钟，即显玫瑰红色。

(2)本品的红外光吸收图谱应与对照的图谱(光谱集886图)一致。

【检查】　**酸碱度**　取本品0.25g，加水25ml，50℃水浴加热溶解后，放冷，依法检查(通则0631)，pH值应为5.5～7.5。

溶液的澄清度与颜色　取本品，加水适量，50℃水浴溶解后，放冷，用水制成每1ml中含3mg的溶液，依法检查(通则0901第一法与通则0902第一法)，溶液应澄清无色。

有关物质　照高效液相色谱法(通则0512)测定。

供试品溶液　取本品适量，精密称定，加水溶解并定量稀释制成每1ml中约含1mg的溶液。

对照溶液　精密量取供试品溶液1ml，用水定量稀释制成每1ml中约含1μg的溶液。

杂质对照品溶液　取腺嘌呤对照品适量，精密称定，加水溶解并定量稀释制成每1ml中约含1.0μg的溶液。

系统适用性溶液　取腺苷和腺嘌呤对照品各适量，置同一量瓶中，加水溶解并稀释制成每1ml中含腺苷和腺嘌呤各约0.2mg的溶液。

灵敏度溶液　取对照溶液1ml，置10ml量瓶中，用水稀释至刻度，摇匀。

色谱条件　用十八烷基硅烷键合硅胶为填充剂；以0.01mol/L磷酸二氢钾溶液（用2mol/L的氢氧化钾溶液调节pH值至5.7）-甲醇（85：15）为流动相；检测波长为260nm；进样体积20μl。

系统适用性要求　系统适用性溶液色谱图中，理论板数按腺苷峰计算不低于2000，腺苷峰与腺嘌呤峰之间的分离度应符合要求。灵敏度溶液色谱图中，主成分色谱峰峰高的信噪比应不小于20。

测定法　精密量取供试品溶液、对照溶液与杂质对照品溶液，分别注入液相色谱仪，记录色谱图至供试品溶液主成分峰保留时间的2倍。

限度　供试品溶液色谱图中如有与腺嘌呤杂质对照品溶液主峰保留时间一致的色谱峰，按外标法以峰面积计算，腺嘌呤含量不得过0.1%；其他单个杂质峰面积不得大于对照溶液的主峰面积（0.1%），其他杂质峰面积的和不得大于对照溶液主峰面积的3倍（0.3%），小于灵敏度溶液主峰面积的峰（0.01%）忽略不计。

残留溶剂　照残留溶剂测定法（通则0861第一法）测定。

供试品溶液　取本品约0.2g，精密称定，置10ml顶空瓶中，精密加水5ml，密封。

对照品溶液　取无水乙醇适量，精密称定，加水定量稀释制成1ml中含0.2mg的溶液，精密量取5ml，置10ml顶空瓶中，密封。

色谱条件　以100%聚乙二醇为固定液（或极性相近）的毛细管柱为色谱柱；柱温60℃；进样口温度为220℃；检测器温度220℃；顶空瓶平衡温度为90℃，平衡时间为30分钟。

测定法　取供试品溶液与对照品溶液分别顶空进样，记录色谱图。

限度　按外标法以峰面积计算，乙醇的残留量应符合规定。

氯化物　取本品1.0g，依法检查（通则0801），与标准氯化钠溶液7.0ml制成的对照液比较，不得更浓（0.007%）。

硫酸盐　取本品1.0g，依法检查（通则0802），与标准硫酸钾溶液2.0ml制成的对照液比较，不得更浓（0.02%）。

铵盐　取本品5.0g，依法检查（通则0808），与标准氯化铵溶液2.0ml制成的对照液比较，不得更深（0.0004%）。

干燥失重　取本品，在105℃干燥至恒重，减失重量不得过0.5%（通则0831）。

炽灼残渣　取本品1.0g，精密称定，缓缓炽灼至完全炭化，放冷，加硫酸1.5～2.0ml，依法检查（通则0841），遗留残渣不得过0.1%。

重金属　取炽灼残渣项下遗留的残渣，依法检查（通则0821第二法），含重金属不得过百万分之十。

【含量测定】　取本品约0.2g，精密称定，加冰醋酸40ml，微热溶解，照电位滴定法（通则0701）用高氯酸滴定液（0.1mol/L）滴定，并将滴定结果用空白试验校正。每1ml高氯酸滴定液（0.1mol/L）相当于26.72mg的$C_{10}H_{13}N_5O_4$。

【类别】　阵发性室上性心动过速治疗及冠状动脉疾病诊断药。

【贮藏】　密封保存。

【制剂】　腺苷注射液

附：

腺嘌呤（9*H*-嘌呤-6-胺）

$C_5H_5N_5$　135.13

腺苷注射液

Xian'gan Zhusheye

Adenosine Injection

本品为腺苷加氯化钠调节等渗的灭菌水溶液。含腺苷（$C_{10}H_{13}N_5O_4$）应为标示量的90.0%～110.0%。

【性状】　本品为无色澄明液体。

【鉴别】　（1）取本品3ml，加盐酸3ml，加间苯三酚10mg，混匀，水浴中加热5分钟，即显玫瑰红色。

（2）取含量测定项下的供试品溶液，照紫外-可见分光光度法（通则0401）测定，在260nm的波长处有最大吸收，在226nm的波长处有最小吸收。

（3）在含量测定项下记录的色谱图中，供试品溶液主峰的保留时间应与对照品溶液主峰的保留时间一致。

【检查】　**pH值**　应为4.5～7.5（通则0631）。

有关物质　照高效液相色谱法（通则0512）测定。

供试品溶液　精密量取本品10ml，用水定量稀释制成每1ml中约含0.3mg的溶液。

对照溶液　精密量取供试品溶液1ml，用水定量稀释制成每1ml中约含0.6μg的溶液。

杂质对照品溶液　取腺嘌呤对照品适量，精密称定，加水溶解并定量稀释制成每1ml中约含1.5μg的溶液。

灵敏度溶液　取对照溶液1ml，置10ml量瓶中，用水稀释至刻度，摇匀。

系统适用性溶液、色谱条件、系统适用性要求与测定法见腺苷有关物质项下。

限度　供试品溶液色谱图中如有与腺嘌呤杂质对照品溶液主峰保留时间一致的色谱峰，按外标法以峰面积计算，不得过腺苷标示量的0.5%；其他单个杂质峰面积不得大于对照溶液的主峰面积（0.2%），其他杂质峰面积的和不得大于对照溶液主峰面积的 5 倍(1.0%),小于灵敏度溶液主峰面积 0.5 倍的峰(0.01%)忽略不计。

渗透压摩尔浓度　取本品,依法检查(通则 0632),渗透压摩尔浓度比应为 0.9～1.1。

异常毒性　取本品,依法检查(通则 1141),应符合规定。

细菌内毒素　取本品,依法检查(通则 1143),每 1mg 腺苷中含内毒素的量应小于 2.0EU(供诊断用)或 5.0EU。

无菌　取本品,经薄膜过滤法处理,以金黄色葡萄球菌为阳性对照菌,依法检查(通则 1101),应符合规定。

其他　应符合注射剂项下有关的各项规定(通则 0102)。

【含量测定】　照高效液相色谱法(通则 0512)测定。

供试品溶液　精密量取本品 1ml,置 100ml 量瓶中,用水稀释至刻度,摇匀。

对照品溶液　取腺苷对照品适量,精密称定,加水溶解并定量稀释制成每 1ml 中约含腺苷 30μg 的溶液。

系统适用性溶液、色谱条件与系统适用性要求　除灵敏度要求外,其他见有关物质项下。

测定法　精密量取供试品溶液与对照品溶液,分别注入液相色谱仪,记录色谱图。按外标法以峰面积计算。

【类别】　同腺苷。

【规格】　(1)2ml∶6mg　(2)30ml∶90mg(供诊断用)

【贮藏】　密闭保存。

腺 苷 钴 胺

Xian'gan Gu'an

Cobamamide

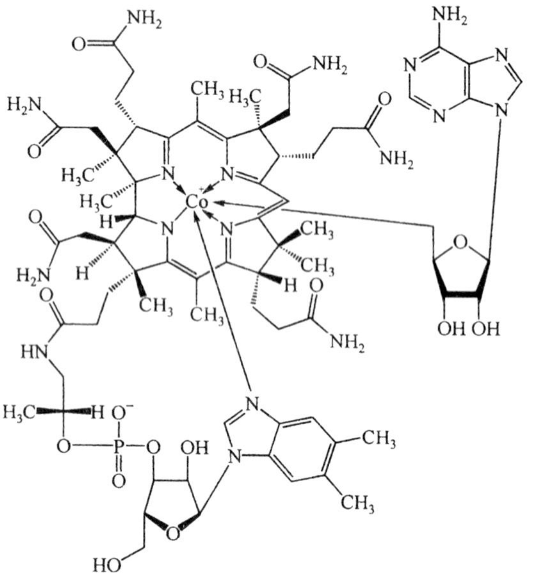

$C_{72}H_{100}CoN_{18}O_{17}P$　1579.60

本品为 5,6-二甲基苯并咪唑基-5'-脱氧腺嘌呤核苷基钴胺。按干燥品计算,含腺苷钴胺($C_{72}H_{100}CoN_{18}O_{17}P$)应为 98.0%～102.0%。

【性状】　本品为暗红色结晶或粉末;极具引湿性;遇光极易分解。

本品在水中略溶,在乙醇中几乎不溶,在丙酮或乙醚中不溶。

【鉴别】　(1)避光操作。取本品,用氯化钾溶液(取 0.2mol/L 氯化钾溶液 250ml 与 0.2mol/L 盐酸溶液 53ml,用水稀释至 1000ml)溶解并稀释制成每 1ml 中约含 50μg 的溶液,照紫外-可见分光光度法(通则 0401)测定,在 264nm、285nm、305nm 及 460nm 的波长处有最大吸收。

(2)在含量测定项下记录的色谱图中,供试品溶液主峰的保留时间应与对照品溶液主峰的保留时间一致。

(3)本品的红外光吸收图谱应与对照的图谱(光谱集 887 图)一致。

【检查】　**羟钴胺素**　照紫外-可见分光光度法(通则 0401)测定。避光操作。

供试品溶液　取鉴别(1)项下的溶液。

测定法　取供试品溶液,在 460nm 与 352nm 波长处分别测定吸光度。

限度　460nm 与 352nm 波长处的吸光度比值应不低于 0.90。

有关物质　照高效液相色谱法(通则 0512)测定。避光操作。

供试品溶液　取本品约 25mg,精密称定,置 25ml 量瓶中,加水适量,超声处理使溶解并稀释至刻度,摇匀。

对照溶液　精密量取供试品溶液 1ml,置 100ml 量瓶中,用水稀释至刻度,摇匀。

色谱条件　用十八烷基硅烷键合硅胶为填充剂;以 0.05mol/L 磷酸二氢钾溶液(用磷酸调节 pH 值至 3.2)-乙腈(85∶15)为流动相;柱温为 35℃;检测波长为 260nm;进样体积 10μl。

系统适用性要求　理论板数按腺苷钴胺峰计算不低于 1500,腺苷钴胺峰与相邻杂质峰之间的分离度应符合要求。

测定法　精密量取供试品溶液与对照溶液,分别注入液相色谱仪,记录色谱图至主成分峰保留时间的 3 倍。

限度　供试品溶液色谱图中如有杂质峰,各杂质峰面积之和不得大于对照溶液的主峰面积(1.0%)。

干燥失重　取本品约 0.10g,置五氧化二磷干燥器内,在 60℃减压干燥至恒重,减失重量不得过 12.0%(通则 0831)。

【含量测定】　照高效液相色谱法(通则 0512)测定。避光操作。

供试品溶液　取本品约 20mg,精密称定,置 200ml 量瓶中,加水适量,超声处理使溶解并稀释至刻度,摇匀。

对照品溶液　取腺苷钴胺对照品适量,精密称定,加水溶解并定量稀释制成每 1ml 中约含 0.1mg 的溶液。

色谱条件与系统适用性要求　见有关物质项下。

测定法　精密量取供试品溶液与对照品溶液,分别注入

液相色谱仪，记录色谱图。按外标法以峰面积计算。

【类别】 维生素类药。

【贮藏】 遮光，密封保存。

【制剂】 腺苷钴胺片

腺苷钴胺片

Xian'gan Gu'an Pian

Cobamamide Tablets

本品含腺苷钴胺($C_{72}H_{100}CoN_{18}O_{17}P$)应为标示量的90.0%～110.0%。

【性状】 本品为糖衣片，除去包衣后显粉红色。

【鉴别】 (1)避光操作。取本品，除去包衣，研细，加磷酸盐缓冲液(pH 7.0)溶解并稀释制成每1ml中约含50μg的溶液，用微孔滤膜(0.45μm)滤过，滤液照紫外-可见分光光度法(通则0401)测定，在261nm与525nm的波长处有最大吸收。

(2)在含量测定项下记录的色谱图中，供试品溶液主峰的保留时间应与对照品溶液主峰的保留时间一致。

【检查】 **羟钴胺素** 照紫外-可见分光光度法(通则0401)测定。避光操作。

供试品溶液　取本品10片，除去包衣，研细，加氯化钾溶液(取0.2mol/L氯化钾溶液250ml与0.2mol/L盐酸溶液53ml，用水稀释至1000ml)溶解并分次转移至50ml量瓶中，振摇，使腺苷钴胺溶解，并稀释至刻度，摇匀，用微孔滤膜(0.45μm)滤过，取续滤液，即得。

测定法　取供试品溶液，在460nm与352nm的波长处分别测定吸光度。

限度　460nm与352nm的波长处吸光度比值应不低于0.80。

含量均匀度 以含量测定项下测得的每片含量计算，限度为±20%，应符合规定(通则0941)。

其他 应符合片剂项下有关的各项规定(通则0101)。

【含量测定】 照高效液相色谱法(通则0512)测定。避光操作。

供试品溶液 取本品10片，分别除去包衣，置5ml量瓶中，加水适量，超声20分钟使溶解并稀释至刻度，摇匀，取适量，以每分钟4000转的速率离心15分钟，取上清液，即得。

对照品溶液 取腺苷钴胺对照品适量，精密称定，用水溶解并定量稀释制成每1ml约含50μg的溶液。

色谱条件与系统适用性要求 见腺苷钴胺含量测定项下。

测定法 精密量取供试品溶液与对照品溶液，分别注入液相色谱仪，记录色谱图，按外标法以峰面积计算每片的含量及10片的平均含量。

【类别】 同腺苷钴胺。

【规格】 0.25mg

【贮藏】 遮光，密封保存。

羧甲司坦

Suojiasitan

Carbocysteine

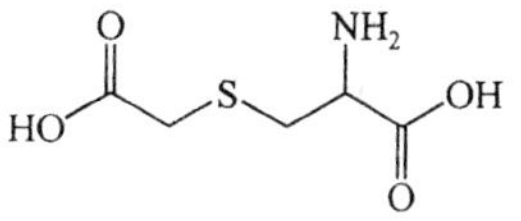

$C_5H_9NO_4S$　179.19

本品为S-(羧甲基)半胱氨酸。按干燥品计算，含$C_5H_9NO_4S$不得少于98.5%。

【性状】 本品为白色结晶性粉末；无臭。

本品在热水中略溶，在水中极微溶解，在乙醇或丙酮中不溶；在酸或碱溶液中易溶。

比旋度 取本品约5g，精密称定，加水与5mol/L氢氧化钠溶液各10ml使溶解完全，用2mol/L盐酸溶液中和至pH值为6.0，全量转移至50ml量瓶中，用水稀释至刻度，摇匀，依法测定(通则0621)，比旋度为－32.5°至－36.0°。

【鉴别】 (1)取本品约0.1g，加氢氧化钠试液2ml，加热煮沸，放冷，加醋酸铅试液，即生成黑色沉淀。

(2)取本品与羧甲司坦对照品各适量，分别加0.2mol/L盐酸溶液溶解并稀释制成每1ml中约含1mg的溶液，作为供试品溶液与对照品溶液。照其他氨基酸项下的方法试验，供试品溶液所显主斑点的位置和颜色应与对照品溶液的主斑点相同。

(3)本品的红外光吸收图谱应与对照的图谱(光谱集885图)一致。

【检查】 **酸度** 取本品，加水制成1%的混悬液，依法测定(通则0631)，pH值应为2.8～3.0。

溶液的透光率 取本品0.50g，加1mol/L氢氧化钠溶液10ml溶解后，照紫外-可见分光光度法(通则0401)，在430nm的波长处测定，透光率不得少于95.0%。

氯化物 取本品0.20g，加稀硝酸10ml使溶解，用水稀释至50ml，取10ml，依法检查(通则0801)，与标准氯化钠溶液6.0ml制成的对照液比较，不得更浓(0.15%)。

半胱氨酸 取本品0.20g，加5%浓氨溶液3ml使溶解，加水3ml，摇匀，置冰水中放置约10分钟，加1%亚硝基铁氰化钠溶液0.5ml，摇匀，立即比色，溶液所显的颜色与半胱氨酸对照品溶液(每1ml中含半胱氨酸50μg)1ml，加本品0.1g与水3ml，同法操作制成的对照液比较，不得更深(0.05%)。

其他氨基酸 照薄层色谱法(通则0502)试验。

供试品溶液　取本品 100mg,加 2mol/L 盐酸溶液 1ml 溶解,用水稀释至 10ml,摇匀。

对照溶液　精密量取供试品溶液 1ml,置 200ml 量瓶中,用水稀释至刻度,摇匀。

系统适用性溶液　取羧甲司坦对照品与胱氨酸对照品各 10mg,加 2mol/L 盐酸溶液 1ml 溶解,用水稀释至 10ml。

色谱条件　采用硅胶 G 薄层板,以正丁醇-冰醋酸-水(3∶1∶1)为展开剂。

测定法　吸取上述三种溶液各 2μl,分别点于同一薄层板上,展开,晾干,喷以茚三酮溶液(取茚三酮 0.2g,加正丁醇 95ml,2mol/L 醋酸溶液 5ml,振摇使溶解),在 100℃ 加热至斑点出现,立即检视。

系统适用性要求　对照溶液应显一个清晰的斑点,系统适用性溶液应显两个完全分离的斑点。

限度　供试品溶液如显杂质斑点,其颜色与对照溶液的主斑点比较,不得更深(0.5%)。

干燥失重　取本品,在 105℃ 干燥 3 小时,减失重量不得过 0.5%(通则 0831)。

炽灼残渣　取本品 1.0g,依法检查(通则 0841),遗留残渣不得过 0.2%。

铁盐　取本品 1.0g,加稀盐酸 10ml 溶解后,移至 50ml 纳氏比色管中,加水至 25ml,加过硫酸铵 50mg,用水稀释至 35ml 后,依法检查(通则 0807),与标准铁溶液 1ml 制成的对照液比较,不得更深(0.001%)。

重金属　取炽灼残渣项下遗留的残渣,依法检查(通则 0821 第二法),含重金属不得过百万分之二十。

【含量测定】　取本品约 0.15g,精密称定,加无水甲酸 10ml 溶解,加冰醋酸 40ml,照电位滴定法(通则 0701),用高氯酸滴定液(0.1mol/L)滴定,并将滴定的结果用空白试验校正。每 1ml 高氯酸滴定液(0.1mol/L)相当于 17.92mg 的 $C_5H_9NO_4S$。

【类别】　祛痰药。

【贮藏】　遮光,密封保存。

【制剂】　(1)羧甲司坦口服溶液　(2)羧甲司坦片　(3)羧甲司坦颗粒

羧甲司坦口服溶液

Suojiasitan Koufurongye

Carbocysteine Oral Solution

本品含羧甲司坦($C_5H_9NO_4S$)应为标示量的 90.0%～110.0%。

【性状】　本品为棕黄色至浅棕色的黏稠液体;气香。

【鉴别】　(1)取本品约 1ml,加水 5ml,加茚三酮试液数滴,加热,溶液即显紫色。

(2)照薄层色谱法(通则 0502)试验。

供试品溶液　取本品适量,用 0.2mol/L 盐酸溶液稀释成每 1ml 中含羧甲司坦 1mg 的溶液。

对照品溶液　取羧甲司坦对照品 10mg,加 0.2mol/L 盐酸溶液 10ml 使溶解。

色谱条件　采用硅胶 G 薄层板,以正丁醇-冰醋酸-水(6∶2∶2)为展开剂。

测定法　吸取供试品溶液与对照品溶液各 2μl,分别点于同一薄层板上,展开,取出,晾干,喷以 1% 茚三酮正丁醇溶液,加热至斑点显色。

结果判定　供试品溶液所显主斑点的位置和颜色应与对照品溶液的主斑点相同。

【检查】　pH 值　应为 5.0～7.5(通则 0631)。

其他　应符合口服溶液剂项下有关的各项规定(通则 0123)。

【含量测定】　照紫外-可见分光光度法(通则 0401)测定。

供试品溶液　取本品,精密量取适量,用磷酸盐缓冲液(pH 6.6)定量稀释制成每 1ml 中含 0.2mg 的溶液。

对照品溶液　取羧甲司坦对照品适量,精密称定,加磷酸盐缓冲液(pH 6.6)溶解并定量稀释制成每 1ml 中含 0.2mg 的溶液。

测定法　精密量取供试品溶液与对照品溶液各 2ml,分别置 50ml 量瓶中,各精密加入 2% 茚三酮溶液 1ml 与磷酸盐缓冲液(pH 6.6)2ml,混匀,置沸水浴中加热 15 分钟,取出,迅速冷却,用水稀释至刻度,摇匀,在 567nm 的波长处分别测定吸光度,计算。

【类别】　同羧甲司坦。

【规格】　(1)10ml∶0.2g　(2)10ml∶0.5g　(3)100ml∶2g　(4)100ml∶5g

【贮藏】　遮光,密封,在凉处保存。

羧甲司坦片

Suojiasitan Pian

Carbocysteine Tablets

本品含羧甲司坦($C_5H_9NO_4S$)应为标示量的 93.0%～107.0%。

【性状】　本品为白色片。

【鉴别】　(1)取本品的细粉约 0.1g,加水 5ml,加热使溶解,加茚三酮试液数滴,加热,溶液即显紫色。

(2)照薄层色谱法(通则 0502)试验。

供试品溶液　取本品的细粉适量(约相当于羧甲司坦 10mg),加 0.2mol/L 盐酸溶液 10ml 使溶解,滤过,取续滤液,即得。

对照品溶液　取羧甲司坦对照品 10mg,加 0.2mol/L 盐酸溶液10ml使溶解。

色谱条件　采用硅胶G薄层板，以正丁醇-冰醋酸-水(3∶1∶1)为展开剂。

测定法　吸取供试品溶液与对照品溶液各2μl，分别点于同一薄层板上，展开，取出，晾干，喷以1%茚三酮正丁醇溶液，加热至斑点显色。

结果判定　供试品溶液所显主斑点的位置和颜色应与对照品溶液的主斑点相同。

【检查】 **溶出度**　照溶出度与释放度测定法(通则0931第一法)测定。

溶出条件　以磷酸盐缓冲液(pH 6.6)1000ml为溶出介质，转速为每分钟100转，依法操作，经30分钟时取样。

供试品溶液　取溶出液10ml，滤过，取续滤液，即得。

对照品溶液　取羧甲司坦对照品约12.5mg，精密称定，置50ml量瓶中，加溶出介质溶解并稀释至刻度，摇匀。

测定法　精密量取供试品溶液2ml(0.25g规格)或5ml(0.1g规格)与对照品溶液2ml，分别置50ml量瓶中，精密加入2%茚三酮溶液2ml与溶出介质2ml，摇匀，置水浴中加热15分钟，取出，放冷，用水稀释至刻度，摇匀，照紫外-可见分光光度法(通则0401)，在567nm的波长处分别测定吸光度，计算每片的溶出量。

限度　标示量的70%，应符合规定。

其他　应符合片剂项下有关的各项规定(通则0101)。

【含量测定】 取本品10片，精密称定，研细，精密称取适量(约相当于羧甲司坦0.15g)，置250ml锥形瓶中，加水10ml与盐酸4ml使溶解，再加水20ml，加0.05%甲基橙溶液1滴，在18～25℃用溴酸钾滴定液(0.016 67mol/L)缓缓滴定至红色消褪。每1ml溴酸钾滴定液(0.016 67mol/L)相当于8.960mg的$C_5H_9NO_4S$。

【类别】 同羧甲司坦。

【规格】 (1)0.1g　(2)0.25g

【贮藏】 密封，置阴凉干燥处保存。

羧甲司坦颗粒

Suojiasitan Keli

Carbocysteine Granules

本品含羧甲司坦($C_5H_9NO_4S$)应为标示量的90.0%～110.0%。

【性状】 本品为混悬颗粒；气香。

【鉴别】 (1)取本品约0.1g，加水5ml，加热使溶解，加茚三酮试液数滴，加热，溶液即显紫色。

(2)照薄层色谱法(通则0502)试验。

供试品溶液　取本品的细粉适量(约相当于羧甲司坦10mg)，加0.2mol/L盐酸溶液10ml使溶解，滤过，取续滤液，即得。

对照品溶液　取羧甲司坦对照品10mg，加0.2mol/L盐酸溶液10ml使溶解。

色谱条件　采用硅胶G薄层板，以正丁醇-冰醋酸-水(3∶1∶1)为展开剂。

测定法　吸取供试品溶液与对照品溶液各2μl，分别点于同一薄层板上，展开，取出，晾干，喷以1%茚三酮正丁醇溶液，加热至斑点显色。

结果判定　供试品溶液所显主斑点的位置和颜色应与对照品溶液的主斑点相同。

【检查】 应符合颗粒剂项下有关的各项规定(通则0104)。

【含量测定】 取装量差异项下的内容物，混匀，精密称取适量(约相当于羧甲司坦0.15g)，置250ml锥形瓶中，加水10ml与盐酸4ml使溶解，再加水20ml，加0.05%甲基橙溶液1滴，在18～25℃用溴酸钾滴定液(0.016 67mol/L)缓缓滴定至红色消褪。每1ml溴酸钾滴定液(0.016 67mol/L)相当于8.960mg的$C_5H_9NO_4S$。

【类别】 同羧甲司坦。

【规格】 (1)0.2g　(2)0.5g

【贮藏】 密封，置阴凉干燥处保存。

羧苄西林钠

Suobianxilinna

Carbenicillin Sodium

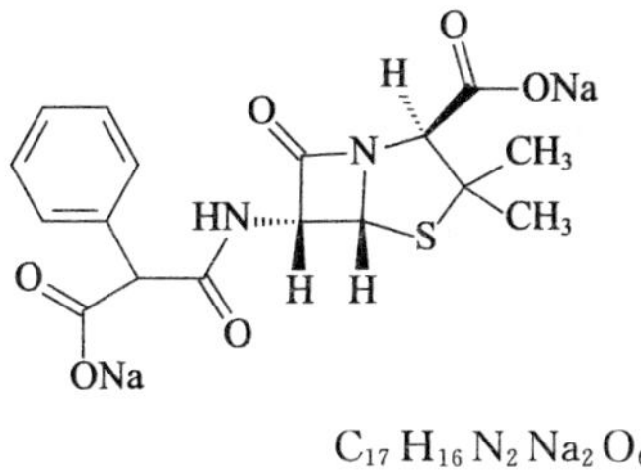

$C_{17}H_{16}N_2Na_2O_6S$　422.36

本品为(2*S*,5*R*,6*R*)-6[[(*RS*)-2-羧基-苯乙酰基]氨基]-3,3-二甲基-7-氧代-4-硫杂-1-氮杂双环[3.2.0]庚烷-2-甲酸二钠盐。按无水物计算，含羧苄西林($C_{17}H_{18}N_2O_6S$)不得少于82.4%。

【性状】 本品为白色或类白色粉末，极具引湿性。

本品在水中易溶，在甲醇或冰醋酸中溶解，在乙醚中不溶。

比旋度　取本品，精密称定，加水溶解并定量稀释制成每1ml中约含10mg的溶液，依法测定(通则0621)，比旋度为+182°至+196°。

【鉴别】 (1)取本品约20mg，加水5ml溶解后，加碱性酒石酸铜试液0.5ml，即显紫色。

(2)本品的红外光吸收图谱应与对照的图谱(光谱集529图)一致。

(3)本品显钠盐鉴别(1)的反应(通则0301)。

【检查】 **酸碱度**　取本品，加水制成每1ml中含20mg的溶液，依法测定（通则0631），pH值应为6.0～7.5。

溶液的澄清度与颜色　取本品5份，各0.60g，分别加水10ml使溶解，溶液应澄清无色；如显浑浊，与1号浊度标准液（通则0902第一法）比较，均不得更浓；如显色，与黄色或黄绿色3号标准比色液（通则0901第一法）比较，均不得更深。

有关物质　照高效液相色谱法（通则0512）测定。临用新制。

溶剂　取磷酸二氢钠7.8g，加水溶解并稀释至900ml，用1mol/L氢氧化钠溶液调节pH值至6.4，用水稀释成1000ml。

供试品溶液　取本品适量，精密称定，加溶剂溶解并定量稀释制成每1ml中约含羧苄西林3mg的溶液。

对照品溶液　取青霉素对照品适量，精密称定，加溶剂溶解并定量稀释制成每1ml中约含90μg的溶液。

灵敏度溶液　精密量取对照品溶液适量，用溶剂定量稀释制成每1ml中约含3.0μg的溶液。

色谱条件　用十八烷基硅烷键合硅胶为填充剂；以0.1mol/L磷酸二氢钠溶液（用1mol/L磷酸溶液或1mol/L氢氧化钠溶液调节pH值至4.3）-乙腈（92：8）为流动相A，以0.1mol/L磷酸二氢钠溶液（用1mol/L磷酸溶液或1mol/L氢氧化钠溶液调节pH值至4.3）-乙腈（60：40）为流动相B，先以流动相A等度洗脱，待羧苄西林洗脱完毕后立即按下表进行线性梯度洗脱；检测波长为230nm；流速为每分钟1.0ml；进样体积20μl。

时间（分钟）	流动相A（%）	流动相B（%）
0	100	0
30	0	100
45	0	100
60	100	0
70	100	0

系统适用性要求　羧苄西林峰的保留时间约为20分钟，与相邻杂质峰的分离度应符合要求。灵敏度溶液色谱图中，主成分峰高的信噪比应大于10。

测定法　精密量取供试品溶液与对照品溶液，分别注入液相色谱仪，记录色谱图。

限度　供试品溶液色谱图中如有杂质峰，按外标法以青霉素峰面积计算，青霉素的量不得过5.0%，其他单个杂质的量不得过3.0%，其他各杂质的总量不得过6.0%，小于灵敏度溶液主峰面积的峰忽略不计。

羧苄西林聚合物　照分子排阻色谱法（通则0514）测定。临用新制。

供试品溶液　取本品适量（约相当于羧苄西林0.2g），精密称定，置10ml量瓶中，加水溶解并稀释至刻度，摇匀。

对照溶液　取本品适量，精密称定，加水溶解并定量稀释制成每1ml中约含羧苄西林30μg的溶液。

系统适用性溶液（1）　取蓝色葡聚糖2000适量，加水溶解并稀释制成每1ml中约含0.1mg的溶液。

系统适用性溶液（2）　取羧苄西林钠约0.2g，置10ml量瓶中，加水4ml使溶解后，加0.2mg/ml的蓝色葡聚糖2000溶液5ml，用水稀释至刻度，摇匀。

色谱条件　用葡聚糖凝胶G-10（40～120μm）为填充剂；玻璃柱内径1.0～1.6cm，柱高度30～40cm；以pH 8.0磷酸盐缓冲液[0.05mol/L磷酸氢二钠溶液-0.05mol/L磷酸二氢钠溶液（95：5）]为流动相A，以水为流动相B；流速约为每分钟1.5ml；检测波长为254nm；进样体积100～200μl。

系统适用性要求　系统适用性溶液（1）分别在以流动相A与流动相B为流动相记录的色谱图中，按蓝色葡聚糖2000峰计算，理论板数均不低于400，拖尾因子均应小于2.0，蓝色葡聚糖2000峰的保留时间的比值应在0.93～1.07之间。系统适用性溶液（2）在以流动相A为流动相记录的色谱图中，高聚体的峰高与单体和高聚体间的谷高比应大于2.0。对照溶液色谱图中主峰与供试品溶液色谱图中聚合物峰，与相应色谱系统中蓝色葡聚糖2000峰的保留时间的比值均应在0.93～1.07之间。以流动相B为流动相，精密量取对照溶液连续进样5次，峰面积的相对标准偏差应不大于5.0%。

测定法　以流动相A为流动相，精密量取供试品溶液注入液相色谱仪，记录色谱图；以流动相B为流动相，精密量取对照溶液注入液相色谱仪，记录色谱图。

限度　按外标法以羧苄西林峰面积计算，羧苄西林聚合物的量不得过1.2%。

残留溶剂　照残留溶剂测定法（通则0861）测定。

供试品溶液　取本品适量，精密称定，加水溶解并定量稀释制成每1ml中约含40mg的溶液。

对照品溶液　分别取乙酸乙酯与丙酮适量，精密称定，用水定量稀释制成每1ml中分别约含50μg的溶液。

色谱条件　以6%氰丙基苯基-94%二甲基硅氧烷（或极性相近）为固定液的毛细管柱为色谱柱；柱温为45℃；进样口温度为150℃；检测器温度为250℃；进样体积1μl。

系统适用性要求　对照品溶液色谱图中，各主峰间的分离度均应符合要求。

测定法　精密量取供试品溶液与对照品溶液，分别注入气相色谱仪，记录色谱图。

限度　按外标法以峰面积计算，乙酸乙酯与丙酮的残留量均应符合规定。

水分　取本品，照水分测定法（通则0832第一法1）测定，含水分不得过5.0%。

可见异物　取本品5份，每份各2.0g，分别加微粒检查用水制成每1ml中约含0.1g的溶液，依法检查（通则0904），应符合规定。（供无菌分装用）

不溶性微粒　取本品4份，分别加微粒检查用水制成每1ml中含50mg的溶液，依法检查（通则0903），每1g样品中，含10μm及10μm以上的微粒不得过6000粒，含25μm及

25μm 以上的微粒不得过 600 粒。(供无菌分装用)

热原　取本品,加灭菌注射用水制成每 1ml 中含羧苄西林 100mg 的溶液,依法检查(通则 1142),剂量按家兔体重每 1kg 注射 1ml,应符合规定。(供注射用)

无菌　取本品,用 0.9%无菌氯化钠溶液溶解并稀释制成每 1ml 中约含羧苄西林 40mg 的溶液,经薄膜过滤法处理,用 0.1%无菌蛋白胨水溶液分次冲洗(每膜不少于 500ml),以大肠埃希菌为阳性对照菌,每管培养基中加入不少于 200 万单位的青霉素酶,依法检查(通则 1101),应符合规定。(供无菌分装用)

【含量测定】　取本品 0.5g,精密称定,加新沸过并用 0.01mol/L 氢氧化钠溶液中和至对酚酞指示液刚显红色的水 20ml 使溶解,再用 0.01mol/L 氢氧化钠溶液中和后,精密加入氢氧化钠滴定液(0.1mol/L)25ml,摇匀,置沸水浴中加热 20 分钟,注意避免吸收空气中的二氧化碳,放冷,加酚酞指示液 1～2 滴,用盐酸滴定液(0.1mol/L)滴定,并将滴定的结果用空白试验校正。每 1ml 氢氧化钠滴定液(0.1mol/L)相当于 42.24mg 的羧苄西林钠($C_{17}H_{16}N_2Na_2O_6S$)($C_{17}H_{16}N_2Na_2O_6S$∶$C_{17}H_{18}N_2O_6S$=1∶0.8959)。

【类别】　β-内酰胺类抗生素,青霉素类。

【贮藏】　严封,遮光,冷处(2～10℃)保存。

【制剂】　注射用羧苄西林钠

注射用羧苄西林钠

Zhusheyong Suobianxilinna

Carbenicillin Sodium for Injection

本品为羧苄西林钠的无菌粉末。按无水物计算,含羧苄西林($C_{17}H_{18}N_2O_6S$)不得少于 82.4%;按平均装量计算,含羧苄西林($C_{17}H_{18}N_2O_6S$)应为标示量的 90.0%～110.0%。

【性状】　本品为白色或类白色粉末。

【鉴别】　取本品,照羧苄西林钠项下的鉴别(1)、(3)项试验,显相同的结果。

【检查】　**溶液的澄清度与颜色**　取本品 5 瓶,分别按标示量加水制成每 1ml 中含 50mg 的溶液,溶液应澄清无色;如显浑浊,与 1 号浊度标准液(通则 0902 第一法)比较,均不得更浓;如显色,与黄色或黄绿色 4 号标准比色液(通则 0901 第一法)比较,均不得更深。

有关物质　照高效液相色谱法(通则 0512)测定。临用新制。

供试品溶液　取装量差异项下的内容物适量,精密称定,加溶剂溶解并定量稀释制成每 1ml 中约含羧苄西林 3mg 的溶液。

溶剂、对照品溶液、灵敏度溶液、色谱条件、系统适用性要求与测定法　见羧苄西林钠有关物质项下。

限度　供试品溶液色谱图中如有杂质峰,按外标法以青霉素峰面积计算,青霉素的量不得过标示量的 7.0%,其他单个杂质的量不得过标示量的 5.0%,其他各杂质的总量不得过标示量的 8.0%,小于灵敏度溶液主峰面积的峰忽略不计。

羧苄西林聚合物　照分子排阻色谱法(通则 0514)测定。临用新制。

供试品溶液　取装量差异项下的内容物适量(约相当于羧苄西林 0.2g),精密称定,置 10ml 量瓶中,加水溶解并稀释至刻度,摇匀。

对照溶液　取装量差异项下的内容物适量,精密称定,加水溶解并定量稀释制成每 1ml 中约含羧苄西林 30μg 的溶液。

系统适用性溶液(1)、系统适用性溶液(2)、色谱条件、系统适用性要求与测定法　见羧苄西林钠羧苄西林聚合物项下。

限度　按外标法以羧苄西林峰面积计算,羧苄西林聚合物的量不得过标示量的 1.5%。

不溶性微粒　取本品 4 瓶,分别按标示量加微粒检查用水制成每 1ml 中含 50mg 的溶液,依法检查(通则 0903),标示量为 1.0g 以下的,折算为每 1g 样品中含 10μm 及 10μm 以上的微粒不得过 6000 粒,含 25μm 及 25μm 以上的微粒不得过 600 粒。标示量为 1.0g 以上(包括 1.0g)的,每个供试品容器中含 10μm 及 10μm 以上的微粒不得过 6000 粒,含 25μm 及 25μm 以上的微粒不得过 600 粒。

酸碱度、水分、热原与无菌　照羧苄西林钠项下的方法检查,均应符合规定。

其他　应符合注射剂项下有关的各项规定(通则 0102)。

【含量测定】　取装量差异项下的内容物,精密称取适量,照羧苄西林钠项下的方法测定。每 1ml 氢氧化钠滴定液(0.1mol/L)相当于 42.24mg 的羧苄西林钠($C_{17}H_{16}N_2Na_2O_6S$)($C_{17}H_{16}N_2Na_2O_6S$∶$C_{17}H_{18}N_2O_6S$=1∶0.8959)。

【类别】　同羧苄西林钠。

【规格】　按 $C_{17}H_{18}N_2O_6S$ 计　(1)0.5g　(2)1.0g　(3)2.0g

【贮藏】　严封,遮光,冷处(2～10℃)保存。

溴丙胺太林

Xiubing'antailin

Propantheline Bromide

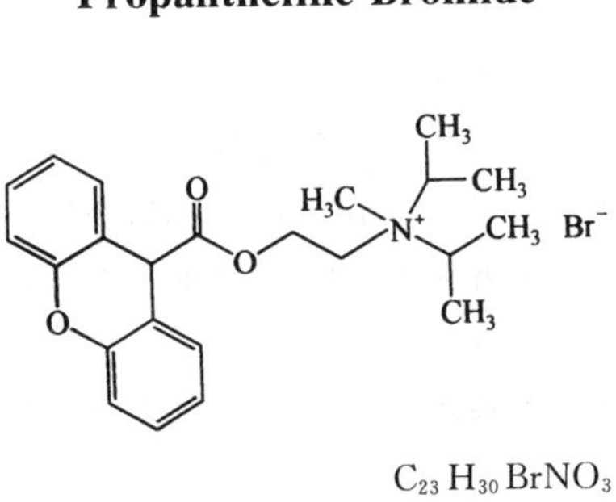

$C_{23}H_{30}BrNO_3$　448.40

本品为溴化 *N*-甲基-*N*-(1-甲基乙基)-*N*-[2-(9*H*-呫吨-9-甲酰氧基)乙基]-2-丙铵。按干燥品计算,含 $C_{23}H_{30}BrNO_3$

应为 98.5%～102.0%。

【性状】 本品为白色或类白色的结晶性粉末；无臭；微有引湿性。

本品在水、乙醇中极易溶解，在乙醚中不溶。

熔点 本品的熔点（通则 0612）为 157～164℃，熔融时同时分解。

【鉴别】 (1)取本品约 0.2g，加水 5ml 溶解后，加氢氧化钠试液 10ml，煮沸 2 分钟，放冷，加稀盐酸 5ml，即析出沉淀，滤过；沉淀用水洗涤，再用稀乙醇重结晶，取结晶约 10mg，加硫酸 5ml，即显亮黄色或橙黄色，并显微绿色荧光。

(2)取本品，加乙醇制成每 1ml 中含 50μg 的溶液，照紫外-可见分光光度法（通则 0401）测定，在 247nm 与 282nm 的波长处有最大吸收，在 247nm 波长处的吸光度约为 0.61。

(3)本品的红外光吸收图谱应与对照的图谱（光谱集 525 图）一致。

(4)本品的水溶液显溴化物的鉴别反应（通则 0301）。

【检查】 **有关物质** 照高效液相色谱法（通则 0512）测定。

供试品溶液　取本品适量，精密称定，加流动相溶解并定量稀释制成每 1ml 中约含 1.5mg 的溶液。

对照品溶液　取呫吨酸对照品、呫吨酮对照品、9-羟基溴丙胺太林对照品与溴丙胺太林对照品各适量，精密称定，加流动相溶解并定量稀释制成每 1ml 中含呫吨酸、呫吨酮、溴丙胺太林各 7.5μg 与 9-羟基溴丙胺太林 30μg 的溶液。

色谱条件　用辛基硅烷键合硅胶为填充剂；以磷酸盐缓冲液（取十二烷基硫酸钠 17.3g，加水 1000ml 使溶解，加磷酸 10ml 与 0.5mol/L 氢氧化钠溶液 250ml，用 0.5mol/L 氢氧化钠溶液或 10%磷酸溶液调节 pH 值至 3.5±0.1，加水稀释至 2000ml)-乙腈(46：54)为流动相；检测波长为 254nm；进样体积 10μl。

系统适用性要求　对照品溶液色谱图中，呫吨酸峰、呫吨酮峰、9-羟基溴丙胺太林峰与溴丙胺太林峰之间的分离度均应符合要求。

测定法　精密量取供试品溶液与对照品溶液，分别注入液相色谱仪，记录色谱图至主成分峰保留时间的 3 倍。

限度　供试品溶液色谱图中，如有与呫吨酸峰、呫吨酮峰和 9-羟基溴丙胺太林峰保留时间一致的色谱峰，按外标法以峰面积计算，含呫吨酸、呫吨酮均不得过 0.5%，含 9-羟基溴丙胺太林不得过 2.0%；如有其他杂质峰，按外标法以对照品溶液中溴丙胺太林峰面积计算，其他单个杂质不得过 0.5%；杂质总量不得过 3.0%。

溴甲烷与残留溶剂 照残留溶剂测定法（通则 0861 第二法）测定。

供试品溶液　取本品约 0.5g，精密称定，置顶空瓶中，精密加 50%*N*，*N*-二甲基甲酰胺溶液 5ml，使溶解，密封。

对照品溶液　分别取溴甲烷、丙酮、异丙醇、乙醇与二甲苯适量，精密称定，用 50%*N*，*N*-二甲基甲酰胺溶液定量稀释成每 1ml 中约含溴甲烷 0.005mg、丙酮 0.5mg、异丙醇 0.5mg、乙醇 0.5mg 与二甲苯 0.22mg 的混合溶液，精密量取 5ml 置顶空瓶中，密封。

色谱条件　以聚乙二醇(PEG-20M)为固定液（或极性相近的固定液）的毛细管柱为色谱柱；程序升温，起始温度为 40℃，维持 8 分钟，以每分钟 8℃的速率升温至 120℃，维持 10 分钟；检测器温度为 250℃；进样口温度为 200℃；顶空瓶平衡温度为 80℃，平衡时间为 40 分钟。

系统适用性要求　对照品溶液色谱图中，各成分峰之间的分离度均应符合要求。

测定法　取供试品溶液与对照品溶液，分别顶空进样，记录色谱图。

限度　按外标法以峰面积计算，含溴甲烷不得过 0.005%，丙酮、异丙醇、乙醇与二甲苯的残留量均应符合规定。

干燥失重 取本品，在 105℃干燥至恒重，减失重量不得过 1.0%（通则 0831）。

炽灼残渣 不得过 0.1%（通则 0841）。

【含量测定】 取本品约 0.3g，精密称定，加醋酐-冰醋酸(7：3)30ml 溶解后，照电位滴定法（通则 0701），用高氯酸滴定液(0.1mol/L)滴定，并将滴定的结果用空白试验校正。每 1ml 高氯酸滴定液(0.1mol/L)相当于 44.84mg 的 $C_{23}H_{30}BrNO_3$。

【类别】 抗胆碱药。

【贮藏】 密封保存。

【制剂】 溴丙胺太林片

附：

9-羟基溴丙胺太林

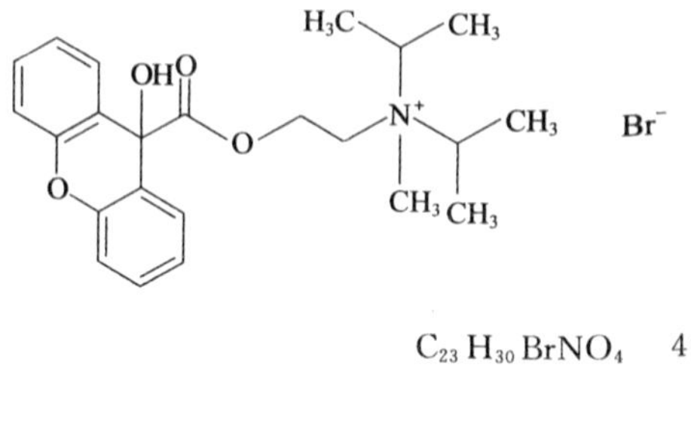

$C_{23}H_{30}BrNO_4$　464.39

呫吨酸

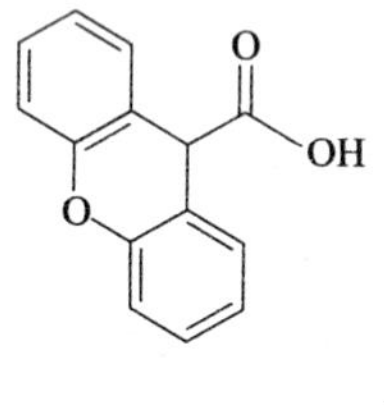

$C_{14}H_{10}O_3$　226.23

呫吨酮

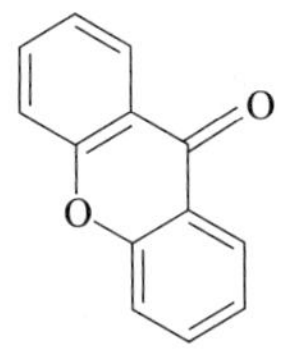

$C_{13}H_8O_2$ 196.20

溴丙胺太林片

Xiubing'antailin Pian

Propantheline Bromide Tablets

本品含溴丙胺太林($C_{23}H_{30}BrNO_3$)应为标示量的 90.0%～110.0%。

【性状】 本品为糖衣片，除去包衣后显白色。

【鉴别】 (1)取本品，除去包衣，研细，称取适量(约相当于溴丙胺太林 0.15g)，加水 5ml，振摇使溴丙胺太林溶解，滤过，滤液照溴丙胺太林项下的鉴别(1)、(4)项试验，显相同的结果。

(2)在含量测定项下记录的色谱图中，供试品溶液主峰的保留时间应与对照品溶液主峰的保留时间一致。

【检查】 **有关物质** 照高效液相色谱法(通则 0512)测定。

供试品溶液 取本品细粉适量(约相当于溴丙胺太林 37.5mg)，精密称定，置 25ml 量瓶中，加流动相适量，振摇使溴丙胺太林溶解并稀释至刻度，摇匀，滤过，取续滤液。

对照品溶液 取呫吨酸对照品、呫吨酮对照品、9-羟基溴丙胺太林对照品与溴丙胺太林对照品各适量，精密称定，加流动相溶解并定量稀释制成每 1ml 中含呫吨酸、呫吨酮、溴丙胺太林各 15μg 与 9-羟基溴丙胺太林 60μg 的溶液。

色谱条件、系统适用性要求与测定法 见溴丙胺太林有关物质项下。

限度 供试品溶液色谱图中，如有与呫吨酸峰、呫吨酮峰和 9-羟基溴丙胺太林峰保留时间一致的色谱峰，按外标法以峰面积计算，含呫吨酸、呫吨酮均不得过标示量的 1.0%；含 9-羟基溴丙胺太林不得过标示量的 4.0%；如有其他杂质峰，按外标法以对照品溶液中溴丙胺太林峰面积计算，其他单个杂质不得过标示量的 1.0%；杂质总量不得过标示量的 8.0%。

含量均匀度 取本品 1 片(15mg 规格)，除去包衣后，置 50ml 量瓶中，加流动相适量，超声使溴丙胺太林溶解，用流动相稀释至刻度，摇匀，滤过，取续滤液作为供试品溶液。照含量测定项下的方法测定含量，应符合规定(通则 0941)。

其他 应符合片剂项下有关的各项规定(通则 0101)。

【含量测定】 照高效液相色谱法(通则 0512)测定。

供试品溶液 取本品 20 片，除去包衣，精密称定，研细，精密称取细粉适量(约相当于溴丙胺太林 30mg)，置 100ml 量瓶中，加流动相适量，振摇使溴丙胺太林溶解并稀释至刻度，摇匀，滤过，取续滤液。

对照品溶液 取溴丙胺太林对照品适量，精密称定，加流动相溶解并定量稀释制成每 1ml 中含 0.3mg 的溶液。

系统适用性溶液 见有关物质项下的对照品溶液。

色谱条件 见有关物质项下。

系统适用性要求 系统适用性溶液色谱图中，呫吨酸峰、呫吨酮峰、9-羟基溴丙胺太林峰与溴丙胺太林峰之间的分离度均应符合要求。

测定法 精密量取供试品溶液与对照品溶液，分别注入液相色谱仪，记录色谱图。按外标法以峰面积计算。

【类别】 同溴丙胺太林。

【规格】 (1)15mg (2)30mg

【贮藏】 密封保存。

溴吡斯的明

Xiubisidiming

Pyridostigmine Bromide

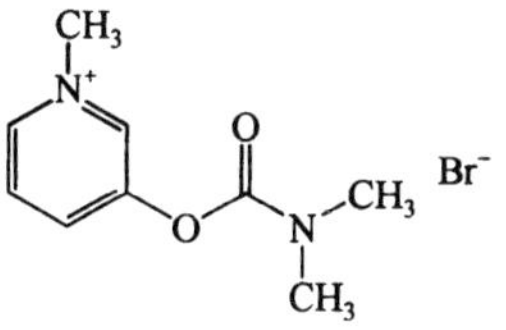

$C_9H_{13}BrN_2O_2$ 261.12

本品为溴化 1-甲基-3-羟基吡啶鎓二甲氨基甲酸酯。按干燥品计算，含 $C_9H_{13}BrN_2O_2$ 不得少于 98.5%。

【性状】 本品为白色或类白色结晶性粉末；有引湿性。

本品在水、乙醇或三氯甲烷中极易溶解，在石油醚或乙醚中极微溶解。

熔点 本品的熔点(通则 0612)为 153～157℃。

吸收系数 取本品，精密称定，加水溶解并定量稀释制成每 1ml 中约含 25μg 的溶液，照紫外-可见分光光度法(通则 0401)，在 269nm 的波长处测定吸光度，吸收系数($E_{1cm}^{1\%}$)应为 180～190。

【鉴别】 (1)取本品约 0.1g，加氢氧化钠试液 1～2 滴，渐显橙色，加热后颜色变黄，其蒸气能使润湿的红色石蕊试纸变蓝。

(2)本品的红外光吸收图谱应与对照的图谱(光谱集 527 图)一致。

(3)本品的水溶液显溴化物的鉴别反应(通则 0301)。

【检查】 **酸度** 取本品 1.0g，加水 10ml 使溶解，依法测定(通则 0631)，pH 值应为 3.5～6.0。

溶液的澄清度与颜色 取本品 1.0g，加水 100ml 溶解后，溶液应澄清无色。

有关物质 照薄层色谱法(通则 0502)试验。

供试品溶液 取本品，加乙醇溶解并稀释制成每 1ml 中含 10mg 的溶液。

对照溶液　精密量取供试品溶液适量，用乙醇定量稀释制成每 1ml 中含 0.08mg 的溶液。

色谱条件　采用硅胶 GF_{254} 薄层板，以甲醇-三氯甲烷-氯化铵试液（5∶4∶1）为展开剂。

测定法　吸取供试品溶液与对照溶液各 20μl，分别点于同一薄层板上，展开后，晾干，在紫外光灯（254nm）下检视。

限度　供试品溶液如显杂质斑点，与对照溶液的主斑点比较，不得更深。

干燥失重　取本品，在 105℃干燥至恒重，减失重量不得过 2.0%（通则 0831）。

炽灼残渣　取本品 1.0g，依法检查（通则 0841），遗留残渣不得过 0.1%。

重金属　取炽灼残渣项下遗留的残渣，依法检查（通则 0821 第二法），含重金属不得过百万分之二十。

【含量测定】　取本品约 0.23g，精密称定，加冰醋酸 10ml 使溶解，加醋酐 40ml，照电位滴定法（通则 0701），用高氯酸滴定液（0.1mol/L）滴定，并将滴定的结果用空白试验校正。每 1ml 高氯酸滴定液（0.1mol/L）相当于 26.11mg 的 $C_9H_{13}BrN_2O_2$。

【类别】　抗胆碱酯酶药。

【贮藏】　遮光，密封保存。

【制剂】　溴吡斯的明片

溴吡斯的明片

Xiubisidiming Pian

Pyridostigmine Bromide Tablets

本品含溴吡斯的明（$C_9H_{13}BrN_2O_2$）应为标示量的 93.0%～107.0%。

【性状】　本品为糖衣片，除去包衣后显白色。

【鉴别】　（1）取本品，除去包衣后，研细，称取适量（约相当于溴吡斯的明 0.15g），加三氯甲烷 20ml，振摇，分取三氯甲烷层，滤过，滤液蒸干，提取物照溴吡斯的明项下的鉴别（1）、（3）项试验，显相同的反应。

（2）取本品的细粉适量（约相当于溴吡斯的明 15mg），加水 25ml，充分振摇使溴吡斯的明溶解，滤过，取续滤液适量，用水稀释制成每 1ml 中含溴吡斯的明 30μg 的溶液，照紫外-可见分光光度法（通则 0401）测定，在 269nm 的波长处有最大吸收。

（3）照薄层色谱法（通则 0502）试验。

供试品溶液　取本品的细粉适量（约相当于溴吡斯的明 10mg），加乙醇 10ml，振摇 10 分钟，离心，取上清液。

对照品溶液　取溴吡斯的明对照品适量，加乙醇溶解并稀释制成每 1ml 中含 1mg 的溶液。

色谱条件　采用硅胶 GF_{254} 薄层板，以甲醇-三氯甲烷-氯化铵试液（5∶4∶1）为展开剂。

测定法　吸取供试品溶液与对照品溶液各 10μl，分别点于同一薄层板上，展开后，晾干，置紫外光灯（254nm）下检视。

结果判定　供试品溶液所显主斑点的位置和颜色应与对照品溶液的主斑点相同。

（4）在含量测定项下记录的色谱图中，供试品溶液主峰的保留时间应与对照品溶液主峰的保留时间一致。

以上（3）、（4）两项可选做一项。

【检查】　**溶出度**　照溶出度与释放度测定法（通则 0931 第二法）测定。

溶出条件　以水 900ml 为溶出介质，转速为每分钟 100 转，依法操作，经 60 分钟时取样。

测定法　取溶出液，滤过，精密量取续滤液适量，用水定量稀释制成每 1ml 中约含溴吡斯的明 26.7μg 的溶液。照紫外-可见分光光度法（通则 0401），在 269nm 的波长处测定吸光度，按 $C_9H_{13}BrN_2O_2$ 的吸收系数（$E_{1cm}^{1\%}$）为 186 计算每片的溶出量。

限度　标示量的 80%，应符合规定。

其他　应符合片剂项下有关的各项规定（通则 0101）。

【含量测定】　照高效液相色谱法（通则 0512）测定。

供试品溶液　取本品 20 片，除去包衣，精密称定，研细，精密称取适量（约相当于溴吡斯的明 50mg），置 200ml 量瓶中，加水适量，振摇使溴吡斯的明溶解，用水稀释至刻度，摇匀，滤过，取续滤液。

对照品溶液　取溴吡斯的明对照品 25mg，精密称定，置 100ml 量瓶中，加水溶解并稀释至刻度，摇匀。

色谱条件　用十八烷基硅烷键合硅胶为填充剂；以庚烷磺酸钠溶液（取庚烷磺酸钠 1.0g，加水 900ml 溶解，加三乙胺 5.0ml，用磷酸调节 pH 值至 3.0，加水至 1000ml）-乙腈（90∶10）为流动相；检测波长为 270nm；进样体积 20μl。

系统适用性要求　理论板数按溴吡斯的明峰计算不低于 2000，拖尾因子应不大于 1.5。

测定法　精密量取供试品溶液与对照品溶液，分别注入液相色谱仪，记录色谱图。按外标法以峰面积计算。

【类别】　同溴吡斯的明。

【规格】　60mg

【贮藏】　遮光，密封保存。

溴新斯的明

Xiuxinsidiming

Neostigmine Bromide

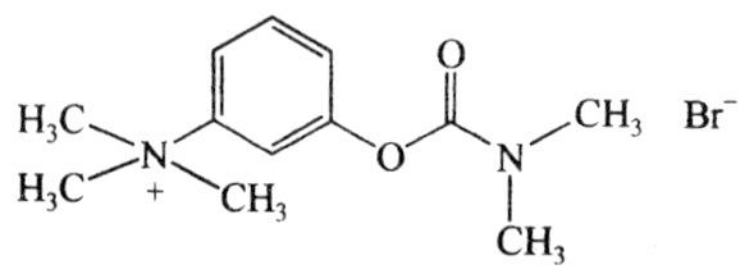

$C_{12}H_{19}BrN_2O_2$　303.20

本品为溴化-*N*,*N*,*N*-三甲基-3-[(二甲氨基)甲酰氧基]苯铵。按干燥品计算,含$C_{12}H_{19}BrN_2O_2$不得少于98.0%。

【性状】 本品为白色结晶性粉末;无臭。

本品在水中极易溶解,在乙醇或三氯甲烷中易溶,在乙醚中几乎不溶。

熔点 本品的熔点(通则0612)为171~176℃。熔融时同时分解。

【鉴别】 (1)取本品约1mg,置蒸发皿中,加20%氢氧化钠溶液1ml与水2ml,置水浴上蒸干,加水1ml溶解后,放冷,加重氮苯磺酸试液1ml,即显红色。

(2)本品的红外光吸收图谱应与对照的图谱(光谱集526图)一致。

(3)本品的水溶液显溴化物的鉴别反应(通则0301)。

【检查】 **硫酸盐** 取本品0.25g,加水10ml溶解后,加稀盐酸1ml与氯化钡试液2ml,不得发生浑浊。

杂质吸光度 取本品,加1.0%碳酸钠溶液制成每1ml中含5.0mg的溶液,照紫外-可见分光光度法(通则0401)测定,在294nm波长处的吸光度不得过0.25。

干燥失重 取本品,在105℃干燥至恒重,减失重量不得过1.0%(通则0831)。

炽灼残渣 不得过0.1%(通则0841)。

【含量测定】 取本品约0.2g,精密称定,加冰醋酸20ml与醋酸汞试液5ml使溶解,加结晶紫指示液1滴,用高氯酸滴定液(0.1mol/L)滴定至溶液显蓝色,并将滴定的结果用空白试验校正。每1ml高氯酸滴定液(0.1mol/L)相当于30.32mg的$C_{12}H_{19}BrN_2O_2$。

【类别】 抗胆碱酯酶药。

【贮藏】 密封保存。

【制剂】 溴新斯的明片

溴新斯的明片

Xiuxinsidiming Pian

Neostigmine Bromide Tablets

本品含溴新斯的明($C_{12}H_{19}BrN_2O_2$)应为标示量的93.0%~107.0%。

【性状】 本品为白色片。

【鉴别】 取本品的细粉适量(约相当于溴新斯的明0.1g),用乙醇浸渍数次,每次10ml,合并乙醇液,滤过,滤液置水浴上蒸干,照溴新斯的明项下的鉴别(1)、(3)项试验,显相同的反应。

【检查】 应符合片剂项下有关的各项规定(通则0101)。

【含量测定】 取本品40片,精密称定,研细,精密称取适量(约相当于溴新斯的明0.2g),置100ml量瓶中,加水适量,充分振摇使溴新斯的明溶解,用水稀释至刻度,摇匀,滤过,精密量取续滤液50ml,置凯氏烧瓶中,加水40ml与氢氧化钠试液100ml,加热蒸馏,馏出液导入2%硼酸溶液50ml中,至体积约达150ml,停止蒸馏,馏出液中加甲基红-溴甲酚绿混合指示液6滴,用硫酸滴定液(0.01mol/L)滴定,并将滴定的结果用空白试验校正。每1ml硫酸滴定液(0.01mol/L)相当于6.064mg的$C_{12}H_{19}BrN_2O_2$。

【类别】 同溴新斯的明。

【规格】 15mg

【贮藏】 密封保存。

塞克硝唑

Saikexiaozuo

Secnidazole

HO CH3 , $\frac{1}{2}H_2O$ H3C N NO2 N

$C_7H_{11}N_3O_3 \cdot \frac{1}{2}H_2O$ 194.19

本品为1-(2-羟基丙基)-2-甲基-5-硝基咪唑半水合物。按干燥品计算,含$C_7H_{11}N_3O_3$不得少于98.5%。

【性状】 本品为类白色或微黄色结晶或结晶性粉末;无臭。

在甲醇、乙醇或丙酮中易溶,在乙醚中略溶,在水中微溶;在0.1mol/L盐酸溶液中溶解。

熔点 本品的熔点(通则0612)为73~78℃。

吸收系数 取本品,精密称定,加0.1mol/L盐酸溶液溶解并定量稀释制成每1ml中约含12μg的溶液,照紫外-可见分光光度法(通则0401),在277nm波长处测定吸光度,吸收系数($E_{1cm}^{1\%}$)为331~349。

【鉴别】 (1)取本品约10mg,加氢氧化钠试液2ml,温热,溶液即显紫红色,滴加稀盐酸使成酸性后,即变成黄色,再滴加过量的氢氧化钠试液,溶液变成橙红色。

(2)取本品约0.1g,加硫酸溶液(3→100)4ml溶解后,加三硝基苯酚试液10ml,放置后生成黄色沉淀。

(3)取本品,加0.1mol/L盐酸溶液溶解并稀释制成每1ml中约含12μg的溶液,照紫外-可见分光光度法(通则0401)测定,在277nm的波长处有最大吸收,在241nm的波长处有最小吸收。

(4)本品的红外光吸收图谱应与对照品的图谱一致(通则0402)。

【检查】 **酸碱度** 取本品0.10g,加水10ml使溶解,依法测定(通则0631),pH值应为5.5~7.5。

乙醇溶液的澄清度与颜色 取本品,加乙醇溶解并稀释制成每 1ml 中含 20mg 的溶液，溶液应澄清无色；如显浑浊，与 1 号浊度标准液（通则 0902 第一法）比较，不得更浓；如显色，与黄色或黄绿色 2 号标准比色液（通则 0901 第一法）比较，不得更深。

硫酸盐　取本品 1.0g，加水 100ml 使溶解，滤过，取续滤液 40ml，依法检查（通则 0802），与标准硫酸钾溶液 2.0ml 制成的对照液比较，不得更浓（0.05%）。

有关物质　照高效液相色谱法（通则 0512）测定。

供试品溶液　取本品适量，精密称定，加流动相溶解并定量稀释制成每 1ml 中约含 0.3mg 的溶液。

对照品溶液　取杂质Ⅰ对照品约 15mg，精密称定，置 100ml 量瓶中，加流动相溶解并稀释至刻度，摇匀，精密量取 2ml，置 10ml 量瓶中，用流动相稀释至刻度，摇匀。

对照溶液　分别精密量取供试品溶液 1ml 与对照品溶液 1ml，置同一 100ml 量瓶中，用流动相稀释至刻度，摇匀。

色谱条件　用十八烷基硅烷键合硅胶为填充剂；以甲醇-水（20：80）为流动相；检测波长为 318nm；进样体积 20μl。

系统适用性要求　理论板数按塞克硝唑峰计算不低于 2000，塞克硝唑峰与相邻杂质峰之间的分离度应符合要求。

测定法　精密量取供试品溶液与对照溶液，分别注入液相色谱仪，记录色谱图至主成分峰保留时间的 2 倍。

限度　供试品溶液色谱图中如有与对照溶液中杂质Ⅰ峰保留时间一致的色谱峰，其峰面积不得大于对照溶液中塞克硝唑峰面积的 0.1 倍（0.1%）；其他单个杂质峰面积不得大于对照溶液中塞克硝唑峰面积的 0.3 倍（0.3%），其他杂质峰面积之和不得大于对照溶液中塞克硝唑峰面积的 0.5 倍（0.5%）。

残留溶剂　照残留溶剂测定法（通则 0861 第三法）测定。

供试品溶液　取本品适量，精密称定，加二甲基亚砜溶解并定量稀释制成每 1ml 中约含 20mg 的溶液。

对照品溶液　分别取甲苯、乙酸乙酯与二氯甲烷各适量，精密称定，加二甲基亚砜溶解并定量稀释制成每 1ml 中约含甲苯 0.0178mg、乙酸乙酯 0.1mg 与二氯甲烷 0.012mg 的溶液。

色谱条件　以 6%氰丙基苯基-94%二甲基聚硅氧烷为固定液的毛细管柱为色谱柱；起始柱温为 90℃，维持 5 分钟，以每分钟 20℃的速率升温至 170℃，维持 5 分钟；检测器温度为 200℃；进样口温度为 220℃；进样体积 0.5μl。

系统适用性要求　对照品溶液色谱图中，各峰之间的分离度应符合要求。

测定法　精密量取供试品溶液与对照品溶液，分别注入气相色谱仪，记录色谱图。

限度　按外标法以峰面积计算，含甲苯不得过 0.089%，乙酸乙酯不得过 0.5%，二氯甲烷不得过 0.06%。

干燥失重　取本品，在 60℃ 减压干燥至恒重（通则 0831），减失重量应为 4.0%～6.0%。

炽灼残渣　取本品 1.0g，依法检查（通则 0841），遗留残渣不得过 0.1%。

重金属　取炽灼残渣项下遗留的残渣，依法检查（通则 0821 第二法），含重金属不得过百万分之十。

【含量测定】　取本品约 0.13g，精密称定，加冰醋酸 20ml 溶解后，加结晶紫指示液 1 滴，用高氯酸滴定液（0.1mol/L）滴定至溶液显亮绿色，并将滴定的结果用空白试验校正。每 1ml 的高氯酸滴定液（0.1mol/L）相当于 18.52mg 的 $C_7H_{11}N_3O_3$。

【类别】　抗厌氧菌、抗滴虫药。

【贮藏】　遮光、密封保存。

【制剂】　（1）塞克硝唑片　（2）塞克硝唑胶囊

附：

杂质Ⅰ

O_2N — 咪唑环（N, NH） — CH_3

$C_4H_5N_3O_2$　127.10

2-甲基-5-硝基咪唑

塞克硝唑片

Saikexiaozuo Pian

Secnidazole Tablets

本品含塞克硝唑（按 $C_7H_{11}N_3O_3$ 计）应为标示量的 90.0%～110.0%。

【性状】　本品为白色至淡黄色片或薄膜衣片，除去包衣后显白色至淡黄色。

【鉴别】　（1）取本品的细粉适量（约相当于塞克硝唑，按 $C_7H_{11}N_3O_3$ 计 10mg），加氢氧化钠试液 2ml，温热，溶液即显紫红色，滴加稀盐酸，使成酸性后，即变成黄色，再滴加过量的氢氧化钠试液，溶液变成橙红色。

（2）在含量测定项下记录的色谱图中，供试品溶液主峰的保留时间应与对照品溶液主峰的保留时间一致。

（3）取本品细粉适量，加 0.1mol/L 盐酸溶液溶解并稀释制成每 1ml 中约含塞克硝唑（按 $C_7H_{11}N_3O_3$ 计）12μg 的溶液，照紫外-可见分光光度法（通则 0401）测定，在 277nm 的波长处有最大吸收。

【检查】　**有关物质**　照高效液相色谱法（通则 0512）测定。

供试品溶液　取本品细粉适量（约相当于塞克硝唑，按 $C_7H_{11}N_3O_3$ 计 15mg），置 50ml 量瓶中，加流动相适量，超声使塞克硝唑溶解，用流动相稀释至刻度，摇匀，滤过，取续滤液。

对照溶液　精密量取供试品溶液 1ml，置 100ml 量瓶中，用流动相稀释至刻度，摇匀。

色谱条件、系统适用性要求与测定法　见塞克硝唑有关物质项下。

限度　供试品溶液色谱图中如有杂质峰，单个杂质峰面积不得大于对照溶液主峰面积的 0.5 倍(0.5%)，各杂质峰面积的和不得大于对照溶液主峰面积(1.0%)。

溶出度　照溶出度与释放度测定法(通则 0931 第二法)测定。

溶出条件　以 0.1mol/L 盐酸溶液 900ml 为溶出介质，转速为每分钟 50 转，依法操作，经 30 分钟时取样。

供试品溶液　取溶出液适量，滤过，精密量取续滤液适量，用溶出介质定量稀释制成每 1ml 中约含塞克硝唑(按 $C_7H_{11}N_3O_3$ 计)12μg 的溶液，摇匀。

对照品溶液　取塞克硝唑对照品适量，精密称定，加溶出介质溶解并定量稀释制成每 1ml 中约含 12μg 的溶液。

测定法　取供试品溶液与对照品溶液，照紫外-可见分光光度法(通则 0401)，在 277nm 波长处分别测定吸光度，计算每片的溶出量。

限度　标示量的 80%，应符合规定。

其他　应符合片剂项下有关的各项规定(通则 0101)。

【含量测定】　照高效液相色谱法(通则 0512)测定。

供试品溶液　取本品 20 片，精密称定，研细，精密称取适量(约相当于塞克硝唑，按 $C_7H_{11}N_3O_3$ 计 0.15g)，置 100ml 量瓶中，加流动相适量，超声使塞克硝唑溶解，用流动相稀释至刻度，摇匀，滤过，精密量取续滤液 1ml，置 50ml 量瓶中，用流动相稀释至刻度，摇匀。

对照品溶液　取塞克硝唑对照品适量，精密称定，加流动相溶解并定量稀释制成每 1ml 中约含 30μg 的溶液。

色谱条件与系统适用性要求　见有关物质项下。

测定法　精密量取供试品溶液与对照品溶液，分别注入液相色谱仪，记录色谱图。按外标法以峰面积计算。

【类别】　同塞克硝唑。

【规格】　按 $C_7H_{11}N_3O_3$ 计　(1)0.25g　(2)0.5g

【贮藏】　遮光、密封、干燥处保存。

塞克硝唑胶囊

Saikexiaozuo Jiaonang

Secnidazole Capsules

本品含塞克硝唑(按 $C_7H_{11}N_3O_3$ 计)应为标示量的 90.0%～110.0%。

【性状】　本品内容物为白色至微黄色颗粒或粉末。

【鉴别】　(1)取本品内容物适量(约相当于塞克硝唑，按 $C_7H_{11}N_3O_3$ 计 10mg)，加氢氧化钠试液 2ml，温热，溶液即显紫红色，滴加稀盐酸，使成酸性后，即变成黄色，再滴加过量的氢氧化钠试液，溶液变成橙红色。

(2)在含量测定项下记录的色谱图中，供试品溶液主峰的保留时间应与对照品溶液主峰的保留时间一致。

(3)取本品内容物适量，加 0.1mol/L 盐酸溶液溶解并稀释制成每 1ml 中约含塞克硝唑(按 $C_7H_{11}N_3O_3$ 计)12μg 的溶液，摇匀，滤过，取续滤液，照紫外-可见分光光度法(通则 0401)测定，在 277nm 的波长处有最大吸收。

【检查】　**有关物质**　照高效液相色谱法(通则 0512)测定。

供试品溶液　取本品内容物细粉适量(约相当于塞克硝唑，按 $C_7H_{11}N_3O_3$ 计 15mg)，置 50ml 量瓶中，加流动相适量，超声使塞克硝唑溶解，用流动相稀释至刻度，摇匀，滤过，取续滤液。

对照溶液　精密量取供试品溶液 1ml，置 100ml 量瓶中，用流动相稀释至刻度，摇匀。

色谱条件、系统适用性要求与测定法　见塞克硝唑有关物质项下。

限度　供试品溶液色谱图中如有杂质峰，单个杂质峰面积不得大于对照溶液主峰面积的 0.5 倍(0.5%)，各杂质峰面积的和不得大于对照溶液主峰面积(1.0%)。

溶出度　照溶出度与释放度测定法(通则 0931 第一法)测定。

溶出条件　以 0.1mol/L 盐酸溶液 900ml 为溶出介质，转速为每分钟 50 转，依法操作，经 30 分钟时取样。

供试品溶液　取溶出液适量，滤过，精密量取续滤液适量，用溶出介质定量稀释制成每 1ml 中约含塞克硝唑(按 $C_7H_{11}N_3O_3$ 计)12μg 的溶液。

对照品溶液　取塞克硝唑对照品适量，精密称定，加溶出介质溶解并定量稀释制成每 1ml 中约含 12μg 的溶液。

测定法　取供试品溶液与对照品溶液，照紫外-可见分光光度法(通则 0401)，在 277nm 波长处分别测定吸光度，计算每粒的溶出量。

限度　标示量的 80%，应符合规定。

其他　应符合胶囊剂项下有关的各项规定(通则 0103)。

【含量测定】　照高效液相色谱法(通则 0512)测定。

供试品溶液　取装量差异项下内容物，混合均匀，研细，精密称取适量(约相当于塞克硝唑，按 $C_7H_{11}N_3O_3$ 计 0.15g)，置 100ml 量瓶中，加流动相适量，超声使塞克硝唑溶解，用流动相稀释至刻度，摇匀，滤过，精密量取续滤液 1ml，置 50ml 量瓶中，用流动相稀释至刻度，摇匀。

对照品溶液　取塞克硝唑对照品适量，加流动相溶解并定量稀释制成每 1ml 中约含 30μg 的溶液。

色谱条件与系统适用性要求　见有关物质项下。

测定法　精密量取供试品溶液与对照品溶液，分别注入液相色谱仪，记录色谱图。按外标法以峰面积计算。

【类别】　同塞克硝唑。

【规格】　0.25g(按 $C_7H_{11}N_3O_3$ 计)

【贮藏】　遮光、密封、干燥处保存。

塞 替 派

Saitipai

Thiotepa

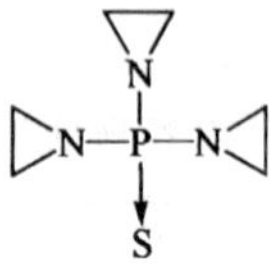

$C_6H_{12}N_3PS$ 189.22

本品为1,1′,1″-硫次膦基三氮丙啶。含$C_6H_{12}N_3PS$不得少于98.0%。

【性状】 本品为白色鳞片状结晶或结晶性粉末；无臭或几乎无臭。

本品在水、乙醇或三氯甲烷中易溶，在石油醚中略溶。

熔点 本品的熔点（通则0612）为52～57℃。

【鉴别】 （1）取本品约50mg，加无水碳酸钠2g，混合后，炽灼至灰化，放冷，加水10ml使溶解，加硝酸使成酸性，将溶液分成两等份：一份中加钼酸铵试液，加热，即生成黄色沉淀；另一份中加氯化钡试液，即生成白色沉淀。

（2）本品的红外光吸收图谱应与对照的图谱（光谱集530图）一致。

【检查】 **溶液的澄清度** 取本品0.20g，加水10ml溶解后，溶液应澄清；如显浑浊，与1号浊度标准液（通则0902第一法）比较，不得更浓。

【含量测定】 取本品约0.1g，精密称定，置具塞锥形瓶中，加15%硫氰酸钾溶液40ml使溶解，精密加硫酸滴定液（0.05mol/L）25ml，摇匀，放置20分钟，加甲基红指示液3滴，用氢氧化钠滴定液（0.1mol/L）滴定，并将滴定的结果用空白试验校正。每1ml硫酸滴定液（0.05mol/L）相当于6.307mg的$C_6H_{12}N_3PS$。

【类别】 抗肿瘤药。

【贮藏】 遮光，密封，在冷处保存。

【制剂】 塞替派注射液

塞替派注射液

Saitipai Zhusheye

Thiotepa Injection

本品为塞替派的灭菌聚乙二醇溶液。含塞替派（$C_6H_{12}N_3PS$）应为标示量的90.0%～110.0%。

【性状】 本品为无色或几乎无色的黏稠澄明液体。

【鉴别】 取本品适量（约相当于塞替派50mg），照塞替派项下的鉴别（1）试验，显相同的反应。

【检查】 **pH值** 取本品1支，加水9ml，依法测定（通则0631），pH值应为4.5～8.0。

聚合物 取本品1支，加水4ml稀释后，应无色澄清。

有关物质 照高效液相色谱法（通则0512）测定。临用新制。

供试品溶液 取本品3支，分别用水将内容物定量转移至同一10ml量瓶中，用水稀释至刻度，摇匀。

对照溶液 精密量取供试品溶液1ml，置100ml量瓶中，用水稀释至刻度，摇匀。

氯代加成物的杂质定位溶液 取本品1.5ml，加水10ml与氯化钠1g，溶解后在水浴中煮沸10分钟，放冷。

辅料定位溶液 取聚乙二醇400约3ml，置10ml量瓶中，用水稀释至刻度，摇匀。

系统适用性溶液 取本品1ml，加甲醇2ml，混匀，加磷酸溶液（1→1000）50μl，密塞，在65℃水浴中加热50秒，放冷，加甲醇1ml，混匀。

色谱条件 用十八烷基硅烷键合硅胶为填充剂（4.6mm×150mm）；以水-乙腈（85∶15）为流动相；检测波长为215nm；进样体积10μl。

系统适用性要求 系统适用性溶液色谱图中，出峰顺序依次为塞替派、甲氧基塞替派，塞替派峰与甲氧基塞替派峰之间的分离度应大于3.0。

测定法 精密量取供试品溶液、对照溶液、氯代加成物的杂质定位溶液与辅料定位溶液，分别注入液相色谱仪，记录色谱图至主峰保留时间的7倍。

限度 供试品溶液色谱图中如有杂质峰，除聚乙二醇400峰外，氯代加成物峰面积不得大于对照溶液主峰面积的0.15倍（0.15%），其他单个杂质峰面积不得大于对照溶液主峰面积的0.5倍（0.5%），各杂质峰面积的和不得大于对照溶液主峰面积（1.0%）。

水分 取本品1g，精密称定，照水分测定法（通则0832第一法1）测定。含水分不得过1.5%。

含量均匀度 以含量测定项下测定的每支含量计算，应符合规定（通则0941）。

细菌内毒素 取本品，依法检查（通则1143），每1mg中含内毒素的量应小于6.2EU。

其他 应符合注射剂项下有关的各项规定（通则0102）。

【含量测定】 取本品10支，分别用15%硫氰酸钾溶液10ml将内容物定量转移至具塞锥形瓶中，各精密加硫酸滴定液（0.05mol/L）5ml，摇匀，放置20分钟，各加甲基红指示液1滴，用氢氧化钠滴定液（0.1mol/L）滴定，并将滴定的结果用空白试验校正。每1ml硫酸滴定液（0.05mol/L）相当于6.307mg的$C_6H_{12}N_3PS$。分别计算每支的含量，求出平均含量，即得。

【类别】 同塞替派。

【规格】 1ml∶10mg

【贮藏】 遮光，密闭，在冷处保存。

福尔可定

Fu'erkeding

Pholcodine

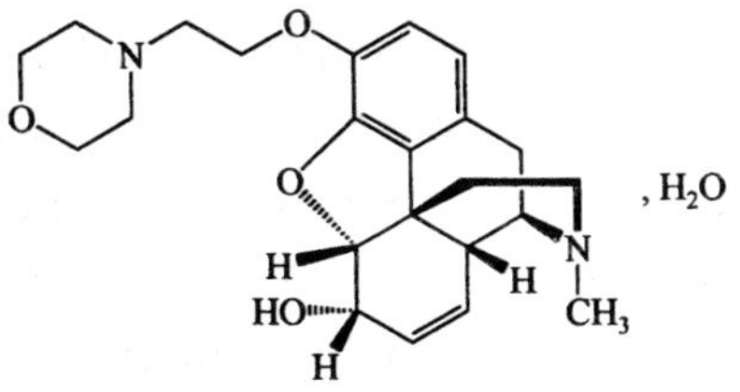

$C_{23}H_{30}N_2O_4 \cdot H_2O$　416.52

本品为17-甲基-3-[2-(4-吗啉基)乙氧基]-4,5α-环氧-7,8-二脱氢吗啡喃-6α-醇一水合物。按无水物计算，含$C_{23}H_{30}N_2O_4$不得少于98.5%。

【性状】 本品为白色或类白色的结晶性粉末；无臭；水溶液显碱性反应。

本品在乙醇、丙酮或三氯甲烷中易溶，在水中略溶，在乙醚中微溶；在稀盐酸中溶解。

比旋度 取本品，精密称定，加乙醇溶解并定量稀释制成每1ml中含20mg的溶液，依法测定(通则0621)，比旋度为-94°至-98°。

【鉴别】 (1)取本品约50mg，加硫酸1ml溶解后，加钼酸铵试液1滴，即显浅蓝色，微温，变成深蓝色，再加稀硝酸1滴，变为棕红色。

(2)取本品，加0.4%氢氧化钠溶液溶解并稀释制成每1ml中约含0.1mg的溶液，照紫外-可见分光光度法(通则0401)测定，在284nm的波长处有最大吸收，在262nm的波长处有最小吸收。

(3)本品的红外光吸收图谱应与对照的图谱(光谱集531图)一致。

【检查】 **吗啡** 取本品0.10g，加盐酸溶液(9→1000)5ml溶解后，再加亚硝酸钠试液2ml，摇匀，放置15分钟，加氨试液3ml，摇匀，如显色，与吗啡溶液[取无水吗啡2mg，加盐酸溶液(9→1000)使溶解成100ml]5ml用同法制成的对照液比较，不得更深(0.1%)。

有关物质 照薄层色谱法(通则0502)试验。

供试品溶液　取本品，用三氯甲烷制成每1ml中含25mg的溶液。

对照溶液(1)　精密量取供试品溶液适量，用三氯甲烷定量稀释成每1ml中含0.25mg的溶液。

对照溶液(2)　精密量取供试品溶液适量，用三氯甲烷定量稀释成每1ml中含0.125mg的溶液。

色谱条件　采用硅胶G薄层板，以乙醇-甲苯-丙酮-浓氨溶液(70∶70∶65∶5)为展开剂。

测定法　吸取上述三种溶液各10μl，分别点于同一薄层板上，展开，晾干，置碘蒸气中显色后，立即检视。

限度　供试品溶液如显杂质斑点，其颜色与对照溶液(1)所显的主斑点比较，不得更深；供试品溶液主斑点上方深于对照溶液(2)的杂质斑点不得多于1个。

水分 取本品，照水分测定法(通则0832第一法1)测定，含水分应为3.9%～4.9%。

炽灼残渣 不得过0.1%(通则0841)。

【含量测定】 取本品约0.18g，精密称定，加冰醋酸50ml溶解后，照电位滴定法(通则0701)，用高氯酸滴定液(0.1mol/L)滴定，并将滴定的结果用空白试验校正。每1ml高氯酸滴定液(0.1mol/L)相当于19.93mg的$C_{23}H_{30}N_2O_4$。

【类别】 镇咳药。

【贮藏】 遮光，密封保存。

【制剂】 福尔可定片

福尔可定片

Fu'erkeding Pian

Pholcodine Tablets

本品含福尔可定($C_{23}H_{30}N_2O_4 \cdot H_2O$)应为标示量的90.0%～110.0%。

【性状】 本品为白色或类白色片。

【鉴别】 (1)取本品的细粉适量(约相当于福尔可定0.2g)，加无水乙醇20ml，振摇5分钟使福尔可定溶解，滤过，滤液置水浴上蒸干，取部分残渣，照福尔可定项下的鉴别(1)、(2)项试验，显相同的结果。

(2)照薄层色谱法(通则0502)试验。

供试品溶液　取上述剩余的残渣适量，加三氯甲烷溶解并稀释制成每1ml中含25mg的溶液。

对照品溶液　取福尔可定对照品，加三氯甲烷溶解并稀释制成每1ml中含25mg的溶液。

色谱条件　采用硅胶G薄层板，以乙醇-甲苯-丙酮-浓氨溶液(70∶70∶65∶5)为展开剂。

测定法　吸取供试品溶液与对照品溶液各10μl，分别点于同一薄层板上，展开，晾干，置碘蒸气中显色。

结果判定　供试品溶液所显主斑点的位置和颜色应与对照品溶液主斑点一致。

【检查】 **含量均匀度** 取本品1片，置50ml量瓶中，加盐酸溶液(9→1000)25ml，振摇使福尔可定溶解，用水稀释至刻度，摇匀，滤过，精密量取续滤液适量，用水定量稀释制成每1ml中含福尔可定30μg的溶液作为供试品溶液。照含量测定项下的方法测定含量，应符合规定(通则0941)。

其他 应符合片剂项下有关的各项规定(通则0101)。

【含量测定】 照紫外-可见分光光度法(通则0401)测定。

供试品溶液 取本品30片，精密称定，研细，精密称取适量(约相当于福尔可定30mg)，置50ml量瓶中，加盐酸溶液

(9→1000)25ml，振摇使福尔可定溶解，用水稀释至刻度，摇匀，滤过，精密量取续滤液 5ml，置 100ml 量瓶中，用水稀释至刻度，摇匀。

对照品溶液　取福尔可定对照品约 30mg，精密称定，置 50ml 量瓶中，加盐酸溶液(9→1000)25ml 使溶解，用水稀释至刻度，摇匀；精密量取 5ml，置 100ml 量瓶中，用水稀释至刻度，摇匀。

测定法　精密量取供试品溶液与对照品溶液各 2ml，分别置预先精密加入三氯甲烷 10ml 的分液漏斗中，各加溴甲酚绿溶液(取溴甲酚绿 50mg 与邻苯二甲酸氢钾 1.021g，加 0.2mol/L 盐酸溶液 1.6ml 使溶解，用水稀释至 100ml，必要时滤过)6.0ml，振摇提取 2 分钟后，静置使分层，三氯甲烷液加无水硫酸钠 0.5g，振摇脱水后，在 420nm 的波长处分别测定吸光度，计算。

【类别】　同福尔可定。

【规格】　(1)5mg　(2)10mg　(3)15mg

【贮藏】　遮光，密封保存。

聚 维 酮 碘

Juweitongdian

Povidone Iodine

$$\left[-CH-CH_2- \right]_n ,\ x\,I$$

本品为 1-乙烯基-2-吡咯烷酮均聚物与碘的复合物。按干燥品计算，含有效碘(I)应为 9.0%～12.0%。

【性状】　本品为黄棕色至红棕色无定形粉末。

本品在水或乙醇中溶解，在乙醚中不溶。

【鉴别】　取本品约 0.5g，加水 5ml 溶解后，照下述方法试验。

(1)取溶液 1 滴，加水 9ml 与淀粉指示液 1ml，即显深蓝色。

(2)取溶液 0.5ml，涂布在面积约为 7.5cm×2.6cm 的玻璃板上，于低湿度室温下放置过夜使干燥，形成一棕色、干燥的薄膜，可溶于水。

【检查】　**干燥失重**　取本品约 5g，精密称定，在 105℃干燥 4 小时，称重，以后各次均在继续干燥 1 小时后称重，直到连续两次干燥后的重量差异不超过 5.0mg；减失重量不得过 8.0%(通则 0831)。

炽灼残渣　取本品 1.0g，依法检查(通则 0841)，遗留残渣不得过 0.1%。

重金属　取炽灼残渣项下遗留的残渣，依法检查(通则 0821 第二法)，含重金属不得过百万分之二十。

砷盐　取本品 1.3g，加氢氧化钙 0.5g，混匀，加水适量(约 2ml)，搅拌均匀，干燥后，先用小火烧灼使炭化，再在 600℃炽灼使完全灰化，放冷，加盐酸 5ml 与水 23ml，依法检查(通则 0822 第一法)，应符合规定(0.000 15%)。

含氮量　取本品约 0.50g，精密称定，照氮测定法(通则 0704 第一法)测定，即得。按干燥品计算，含氮量应为 9.5%～11.5%。

碘离子　取本品约 0.50g，精密称定，置 250ml 锥形瓶中，加水 100ml 溶解后，滴加亚硫酸氢钠试液数滴使溶液颜色消失，加硝酸 10ml，精密加入硝酸银滴定液(0.1mol/L)25ml，摇匀后，加硫酸铁铵指示液 0.5ml，用硫氰酸铵滴定液(0.1mol/L)滴定至溶液显淡砖红色，并将滴定的结果用空白试验校正，每 1ml 硝酸银滴定液(0.1mol/L)相当于 12.69mg 的 I。计算得总碘的百分含量减去含量测定项下有效碘的百分含量，即得碘离子的百分含量。按干燥品计算，含碘离子不得过 6.6%。

【含量测定】　取本品约 1g，精密称定，置烧杯中，加水 120ml，搅拌使溶解，照电位滴定法(通则 0701)，用硫代硫酸钠滴定液(0.1mol/L)滴定，每 1ml 硫代硫酸钠滴定液(0.1mol/L)相当于 12.69mg 的 I。

【类别】　消毒防腐药。

【贮藏】　遮光，密封，在阴凉干燥处保存。

【制剂】　(1)聚维酮碘乳膏　(2)聚维酮碘栓　(3)聚维酮碘溶液　(4)聚维酮碘凝胶

聚维酮碘乳膏

Juweitongdian Rugao

Povidone Iodine Cream

本品含聚维酮碘按有效碘(I)计算，应为标示量的 8.5%～11.5%。

【性状】　本品为棕红色乳膏。

【鉴别】　取本品约 1g，加水 20ml，振摇使聚维酮碘溶解后，照下述方法试验。

(1)取溶液 1～5 滴，加水 10ml 与淀粉指示液 1 滴，溶液即显蓝紫色。

(2)取溶液 10ml，置 50ml 锥形瓶中(瓶内颈切勿玷污)，瓶口覆盖一张用淀粉指示液浸润的滤纸，放置 60 秒，不显蓝色。

【检查】　**酸度**　取本品 1.0g，加水 20ml 使混匀，依法测定(通则 0631)，pH 值应为 2.5～4.5。

其他　应符合乳膏剂项下有关的各项规定(通则 0109)。

【含量测定】　取本品约 10g，精密称定，置烧杯中，加水 120ml，置 50℃的水浴中加热，搅拌使聚维酮碘溶解，放冷，照电位滴定法(通则 0701)，用硫代硫酸钠滴定液(0.1mol/L)滴定。每 1ml 硫代硫酸钠滴定液(0.1mol/L)相当于 12.69mg

的 I。

【类别】 同聚维酮碘。

【规格】 10%

【贮藏】 密封，在凉暗处保存。

聚维酮碘栓

Juweitongdian Shuan

Povidone Iodine Suppositories

本品含聚维酮碘按有效碘（I）计算，应为标示量的8.5%～11.5%。

【性状】 本品为棕红色栓。

【鉴别】 取本品1粒，加水20ml，振摇使聚维酮碘溶解，照下述方法试验。

（1）取溶液1～5滴，加水10ml与淀粉指示液1滴，即显蓝紫色。

（2）取溶液10ml，置50ml锥形瓶中（瓶内颈切勿玷污），瓶口覆盖一张用淀粉指示液浸润的滤纸，放置60秒，不显蓝色。

【检查】 应符合栓剂项下有关的各项规定（通则0107）。

【含量测定】 取本品5粒，置烧杯中，加水120ml，搅拌使聚维酮碘溶解，照电位滴定法（通则0701），用硫代硫酸钠滴定液（0.1mol/L）滴定。每1ml硫代硫酸钠滴定液（0.1mol/L）相当于12.69mg的I。

【类别】 同聚维酮碘。

【规格】 0.2g

【贮藏】 遮光，密封保存。

聚维酮碘溶液

Juweitongdian Rongye

Povidone Iodine Solution

本品含聚维酮碘按有效碘（I）计算，应为标示量的8.5%～12.0%。

【性状】 本品为红棕色液体。

【鉴别】 （1）取本品1～5滴，加水10ml与淀粉指示液1滴，溶液即显蓝紫色。

（2）取本品10ml，置50ml锥形瓶中（瓶内颈切勿玷污），瓶口覆盖一张用淀粉指示液湿润的滤纸，放置60秒，不显蓝色。

【检查】 **pH值** 应为3.0～6.5（通则0631）。

其他 应符合洗剂项下有关的各项规定（通则0127）。

【含量测定】 精密量取本品适量（约相当于聚维酮碘1.25g），置烧杯中，加水至125ml，照电位滴定法（通则0701），用硫代硫酸钠滴定液（0.1mol/L）滴定。每1ml硫代硫酸钠滴定液（0.1mol/L）相当于12.69mg的I。

【类别】 同聚维酮碘。

【规格】 （1）1%　（2）2.5%　（3）5%　（4）7.5%　（5）10%

【贮藏】 遮光，密封，在阴凉处保存。

聚维酮碘凝胶

Juweitongdian Ningjiao

Povidone Iodine Gel

本品含聚维酮碘按有效碘（I）计算，应为标示量的8.5%～11.5%。

【性状】 本品为水溶性红棕色的稠厚液体。

【鉴别】 取本品约5g，加水20ml，搅拌使溶解后，照下述方法试验。

（1）取溶液1～5滴，加水10ml与淀粉指示液1滴，溶液即显蓝紫色。

（2）取溶液10ml，置50ml锥形瓶中（瓶内颈切勿玷污），瓶口覆盖一张用淀粉指示液浸润的滤纸，放置60秒，不显蓝色。

【检查】 **酸度** 取本品4.0g，加水20ml，搅拌使溶解后，依法测定（通则0631），pH值应为3.5～4.5。

黏度 取本品，照黏度测定法（通则0633第三法），采用NDJ-1型旋转式黏度计，以4号转子，转速为每分钟6转，依法测定，在25℃时的动力黏度应为30～50Pa·s。

其他 应符合凝胶剂项下有关的各项规定（通则0114）。

【含量测定】 取本品适量（约相当于聚维酮碘1.0g），精密称定，置烧杯中，加水120ml，搅拌使聚维酮碘溶解，照电位滴定法（通则0701），用硫代硫酸钠滴定液（0.1mol/L）滴定。每1ml硫代硫酸钠滴定液（0.1mol/L）相当于12.69mg的I。

【类别】 同聚维酮碘。

【规格】 （1）5%　（2）10%

【贮藏】 遮光，密封，在阴凉处保存。

碱式碳酸铋

Jianshi Tansuanbi

Bismuth Subcarbonate

本品为一种组成不定的碱式盐。按干燥品计算，含铋（Bi）应为80.0%～82.5%。

【性状】 本品为白色至微黄色的粉末；无臭；遇光即缓缓

变质。

本品在水或乙醇中不溶。

【鉴别】 (1)取本品约0.2g,加稀盐酸2ml,即发生泡沸并溶解。溶液分为二等份:一份中加水稀释,即生成白色沉淀,再加硫化钠试液,沉淀变为棕褐色;另一份中加10%硫脲溶液1ml,即显深黄色。

(2)取本品约50mg,加硝酸1ml溶解后,加水10ml;分取2ml,滴加碘化钾试液,即生成棕黑色沉淀,再加过量的碘化钾试液,沉淀即溶解成黄橙色的溶液。

【检查】 **制酸力** 取本品约0.50g,精密称定,置具塞锥形瓶中,精密加盐酸滴定液(0.1mol/L)50ml,密塞,在37℃不断振摇1小时,放冷,加水50ml,加溴酚蓝指示液8滴,用氢氧化钠滴定液(0.1mol/L)滴定剩余的盐酸。按干燥品计算,每1g消耗盐酸滴定液(0.1mol/L)不得少于38ml。

氯化物 取本品0.20g,加硝酸4ml溶解后,加水适量使成20ml;精密量取5ml,依法检查(通则0801),与标准氯化钠溶液7.0ml制成的对照液比较,不得更浓(0.14%)。

硫酸盐 取本品1.0g,加盐酸2ml溶解后,倾入40ml水中,即产生多量白色沉淀,滴加氨试液至对石蕊试纸显中性,加水使成50ml,摇匀,滤过;分取滤液25ml,依法检查(通则0802),与标准硫酸钾溶液1.0ml制成的对照液比较,不得更浓(0.02%)。

硝酸盐 取本品0.10g,加水8ml与靛胭脂试液2ml,注意加硫酸10ml,待泡沸停止,煮沸,放置1分钟,溶液的蓝色不得完全消失。

干燥失重 取本品,在105℃干燥至恒重,减失重量不得过1.0%(通则0831)。

碱金属与碱土金属盐 取本品1.0g,加醋酸-水(1:1)20ml,煮沸2分钟,放冷,滤过,滤渣用水洗净,洗液与滤液合并,加稀盐酸2ml,通入硫化氢气体,使铋完全沉淀,滤过,滤液中加硫酸5滴,蒸干,炽灼至恒重,遗留残渣不得过5mg。

铜盐 取本品2.0g两份,分别置50ml量瓶中,各加硝酸6ml溶解后,一份用水稀释至刻度,摇匀,作为供试品溶液;另一份加标准铜溶液[精密量取铜单元素标准溶液适量,用水定量稀释制成每1ml含铜(Cu)10μg的溶液]5.0ml,同法操作,作为对照品溶液。照原子吸收分光光度法(通则0406第二法),在324.7nm的波长处分别测定,应符合规定(0.0025%)。

银盐 取本品2.0g,加水1ml和硝酸4ml,缓缓加热使溶解,加水至11ml,放冷,加1mol/L盐酸溶液2ml,暗处放置5分钟,与标准银溶液[精密称取硝酸银0.7874g,置1000ml量瓶中,加水溶解并稀释至刻度,摇匀,精密量取10ml,置100ml量瓶中,用水稀释至刻度,摇匀,精密量取10ml,置100ml量瓶中,用水稀释至刻度,摇匀,即得,每1ml相当于5μg的银(Ag)]10.0ml加硝酸1ml和1mol/L盐酸溶液2ml同法制成的对照溶液比较,不得更浓(0.0025%)。

铅盐 取本品3.0g两份,分别置50ml量瓶中,各加硝酸10ml溶解后,一份中用水稀释至刻度,摇匀,作为供试品溶液;另一份中加标准铅溶液6.0ml,用水稀释至刻度,摇匀,作为对照溶液。照原子吸收分光光度法(通则0406第二法),在283.3nm的波长处分别测定,应符合规定(0.002%)。

砷盐 取本品1.0g,加盐酸5ml与水23ml溶解后,依法检查(通则0822第一法),应符合规定(0.0002%)。

【含量测定】 取本品约0.2g,精密称定,加硝酸溶液(3→10)5ml使溶解,再加水100ml与二甲酚橙指示液3滴,用乙二胺四醋酸二钠滴定液(0.05mol/L)滴定至淡黄色。每1ml乙二胺四醋酸二钠滴定液(0.05mol/L)相当于10.45mg的Bi。

【类别】 抗酸药,收敛药。

【贮藏】 遮光,密封保存。

【制剂】 碱式碳酸铋片

碱式碳酸铋片

Jianshi Tansuanbi Pian

Bismuth Subcarbonate Tablets

本品含碱式碳酸铋以铋(Bi)计算,应为标示量的75.0%～85.0%。

【性状】 本品为白色至微黄色片。

【鉴别】 (1)取本品的细粉适量(约相当于碱式碳酸铋0.3g),加稀盐酸3ml,即发生泡沸,再加水10ml,滤过,滤液分为二份:一份中加水稀释,即生成白色沉淀,再加硫化钠试液,沉淀变为棕褐色;一份中加10%硫脲溶液1ml,即显深黄色。

(2)取本品的细粉适量(约相当于碱式碳酸铋50mg),加硝酸1ml溶解后,加水10ml,滤过,取滤液2ml,滴加碘化钾试液,即生成棕黑色沉淀,再加过量的碘化钾试液,沉淀即溶解成黄橙色的溶液。

【检查】 **制酸力** 取本品细粉适量(约相当于碱式碳酸铋0.30g),精密称定,置250ml具塞锥形瓶中,精密加入盐酸滴定液(0.1mol/L)50ml,密塞,在37℃不断振摇1小时,放冷,加水50ml,加溴酚蓝指示液8滴,用氢氧化钠滴定液(0.1mol/L)滴定剩余的盐酸。每片消耗盐酸滴定液(0.1mol/L)不得少于10ml(0.3g规格)或17ml(0.5g规格)。

其他 应符合片剂项下有关的各项规定(通则0101)。

【含量测定】 取本品20片,精密称定,研细,精密称取适量(约相当于碱式碳酸铋0.2g),照碱式碳酸铋项下的方法,自“加硝酸溶液(3→10)5ml使溶解”起,依法测定。每1ml乙二胺四醋酸二钠滴定液(0.05mol/L)相当于10.45mg的Bi。

【类别】 同碱式碳酸铋。

【规格】 含碱式碳酸铋 (1)0.3g (2)0.5g

【贮藏】 遮光，密封，在干燥处保存。

碳酸利多卡因注射液

Tansuan Liduokayin Zhusheye

Lidocaine Carbonate Injection

本品为盐酸利多卡因与碳酸氢钠在 CO_2 饱和条件下制成的碳酸利多卡因灭菌水溶液。含碳酸利多卡因按利多卡因($C_{14}H_{22}N_2O$)计算，应为标示量的 95.0%～105.0%。

【性状】 本品为无色的澄明液体。

【鉴别】 (1)取本品 2ml，加硫酸铜试液 0.2ml 与碳酸钠试液 1ml，即显蓝紫色；加三氯甲烷 2ml，振摇后放置，三氯甲烷层显黄色。

(2)在含量测定项下记录的色谱图中，供试品溶液主峰的保留时间应与对照品溶液主峰的保留时间一致。

(3)本品显碳酸盐与碳酸氢盐的鉴别反应(通则 0301)。

【检查】 **pH 值** 应为 6.0～7.5(通则 0631)。

有关物质 照高效液相色谱法(通则 0512)测定。

供试品溶液 取本品，用流动相稀释制成每 1ml 中约含利多卡因 8.6mg 的溶液。

对照溶液 精密量取供试品溶液 1ml，置 100ml 量瓶中，用流动相稀释至刻度，摇匀。

色谱条件 用十八烷基硅烷键合硅胶为填充剂(耐碱性填料适宜)；以磷酸盐缓冲液(pH 8.0)-乙腈(40：60)为流动相；检测波长为 254nm；进样体积 10μl。

系统适用性要求 理论板数按利多卡因峰计算不低于 5000。

测定法 精密量取供试品溶液与对照溶液，分别注入液相色谱仪，记录色谱图至主成分峰保留时间的 2 倍。

限度 供试品溶液色谱图中如有杂质峰，各杂质峰面积的和不得大于对照溶液主峰面积的 0.5 倍(0.5%)。

细菌内毒素 取本品，依法检查(通则 1143)，每 1mg 利多卡因中含内毒素的量应小于 0.57EU。

其他 应符合注射剂项下有关的各项规定(通则 0102)。

【含量测定】 照高效液相色谱法(通则 0512)测定。

供试品溶液 精密量取本品适量，用水定量稀释制成每 1ml 中约含利多卡因 0.86mg 的溶液。

对照品溶液 取利多卡因对照品适量，精密称定，加水溶解并定量稀释制成每 1ml 中约含 0.86mg 的溶液。

色谱条件与系统适用性要求 见有关物质项下。

测定法 精密量取供试品溶液与对照品溶液，分别注入液相色谱仪，记录色谱图。按外标法以峰面积计算。

【类别】 局麻药。

【规格】 按 $C_{14}H_{22}N_2O$ 计 (1)5ml：86.5mg (2)10ml：0.173g

【贮藏】 密闭保存。

碳　酸　钙

Tansuangai

Calcium Carbonate

$CaCO_3$　100.09

本品按干燥品计算，含 $CaCO_3$ 不得少于 98.5%。

【性状】 本品为白色极细微的结晶性粉末；无臭。

本品在水中几乎不溶，在乙醇中不溶；在含铵盐或二氧化碳的水中微溶；遇稀醋酸、稀盐酸或稀硝酸即发生泡沸并溶解。

【鉴别】 (1)取铂丝，用盐酸湿润后，蘸取本品在无色火焰中燃烧，火焰即显砖红色。

(2)取本品约 0.6g，加稀盐酸 15ml，振摇，滤过，滤液加甲基红指示液 2 滴，用氨试液调至中性，再滴加稀盐酸至恰呈酸性，加草酸铵试液，即生成白色沉淀，分离，沉淀在醋酸中不溶，但在盐酸中溶解。

(3)取本品适量，加稀盐酸即泡沸，产生二氧化碳气体，导入氢氧化钙试液中，即生成白色沉淀。

【检查】 **氯化物** 取本品 0.10g，加稀硝酸 10ml，加热煮沸 2 分钟，放冷，必要时滤过，依法检查(通则 0801)，与标准氯化钠溶液 3.0ml 制成的对照液比较，不得更浓(0.03%)。

硫酸盐 取本品 0.10g，加稀盐酸 2ml，加热煮沸 2 分钟，放冷，必要时滤过，依法检查(通则 0802)，与标准硫酸钾溶液 2.0ml 制成的对照液比较，不得更浓(0.2%)。

酸中不溶物 取本品 2.0g，加水 10ml，混合后，滴加稀盐酸，随滴随振摇，待泡沸停止，加水 90ml，滤过，滤渣用水洗涤，至洗液不再显氯化物的反应，干燥后炽灼至恒重，遗留残渣不得过 0.2%。

干燥失重 取本品，在 105℃干燥至恒重，减失重量不得过 1.0%(通则 0831)。

钡盐 取本品 2.0g，加水 10ml，混合后，滴加稀盐酸使溶解，加水稀释至 100ml，用铂丝蘸取溶液，置无色火焰中燃烧，不得显绿色。

镁盐与碱金属盐 取本品 1.0g，加水 20ml 与稀盐酸 10ml 溶解后，加甲基红指示液 1 滴，煮沸，滴加氨试液中和后，加过量的草酸铵试液使钙完全沉淀，置水浴上加热 1 小时，放冷，加水稀释成 100ml，搅匀，滤过，分取滤液 50ml，加硫酸 0.5ml，蒸干后，炽灼至恒重，遗留残渣不得过 1.0%。

铁盐 取本品 0.12g，加稀盐酸 2ml 与水适量使溶解成 25ml，依法检查(通则 0807)，如显色，与标准铁溶液 5.0ml 制成的对照液比较，不得更深(0.04%)。

镉 取本品 0.5g 两份，精密称定，分别置 50ml 量瓶中，一份加 8%硝酸溶液溶解并稀释至刻度，摇匀，作为供试品溶液；另一份加标准镉溶液[精密量取镉单元素标准溶液适量，用水定量稀释制成每1ml中含镉(Cd)1μg的溶液]1.0ml，加8%硝酸溶液溶解并稀释至刻度，摇匀，作为对照品溶液。照原子吸收分光光度法(通则0406第二法)，在228.8nm波长处分别测定吸光度，应符合规定(0.0002%)。

汞 取本品1.0g两份，精密称定，分别置50ml量瓶中，分别加8%盐酸溶液30ml使溶解后，一份加5%高锰酸钾溶液0.5ml，摇匀，滴加5%盐酸羟胺溶液至紫色恰消失，用水稀释至刻度，摇匀，作为供试品溶液；另一份加汞标准溶液[精密量取汞单元素标准溶液适量，用水定量稀释制成每1ml中含汞(Hg)0.5μg的溶液]1.0ml后，自上述"加5%高锰酸钾溶液0.5ml"起，同法制备，作为对照品溶液。照原子吸收分光光度法(通则0406第二法)，在253.6nm的波长处分别测定吸光度，应符合规定(0.000 05%)。

重金属 取本品0.50g，加水5ml，混合均匀，加稀盐酸4ml，煮沸5分钟，放冷，滤过，滤器用少量水洗涤，合并洗液与滤液，加酚酞指示液1滴，并滴加适量的氨试液至溶液显淡红色，加稀醋酸2ml与水制成25ml，加维生素C 0.5g，溶解后，依法检查(通则0821第一法)，含重金属不得过百万分之三十。

砷盐 取本品0.50g，加盐酸6ml与水22ml溶解后，依法检查(通则0822第一法)，应符合规定(0.0004%)。

【含量测定】 取本品约1g，精密称定，置250ml量瓶中，用少量水湿润，加稀盐酸溶解后，用水稀释至刻度，摇匀，精密量取25ml，置锥形瓶中，加水25ml与氢氧化钾溶液(1→10)5ml使pH值大于12，加钙紫红素指示剂少许，用乙二胺四醋酸二钠滴定液(0.05mol/L)滴定至溶液由紫红色变为纯蓝色。每1ml乙二胺四醋酸二钠滴定液(0.05mol/L)相当于5.005mg的$CaCO_3$。

【类别】 补钙药，抗酸药。

【贮藏】 密封保存。

【制剂】 (1)碳酸钙咀嚼片 (2)碳酸钙颗粒

碳酸钙咀嚼片

Tansuangai Jujuepian

Calcium Carbonate Chewable Tablets

本品含碳酸钙以钙(Ca)计算，应为标示量的93.0%～107.0%。

【性状】 本品为白色或着色片；气芳香。

【鉴别】 (1)取铂丝，用盐酸湿润后，蘸取本品细粉在无色火焰中燃烧，火焰即显砖红色。

(2)取本品的细粉适量(约相当于钙0.25g)，加稀盐酸15ml，振摇，滤过，滤液加甲基红指示液2滴，用氨试液调至中性，再滴加稀盐酸至恰呈酸性，加草酸铵试液，即生成白色沉淀，分离，沉淀在醋酸中不溶，但在盐酸中溶解。

(3)取本品细粉，加稀盐酸即泡沸，产生二氧化碳气体，立即导入氢氧化钙试液中，即生成白色沉淀。

【检查】 应符合片剂项下有关的各项规定(通则0101)。

【含量测定】 取本品20片，精密称定，研细，精密称取适量(约相当于钙0.03g)，置坩埚中，缓缓炽灼至完全炭化，再移至700～800℃炽灼约2小时，放冷，残渣用少量水润湿，加稀盐酸5ml，微温使溶解，用70ml水分次定量转移至烧瓶中，用氢氧化钠试液调pH值至5～6，加酒石酸溶液(1→5)2ml与三乙醇胺溶液(3→100)5ml混匀后，再加氢氧化钠试液15ml与钙紫红素指示剂少许，混匀，用乙二胺四醋酸二钠滴定液(0.05mol/L)滴定至溶液由紫红色转变为纯蓝色。每1ml乙二胺四醋酸二钠滴定液(0.05mol/L)相当于2.004mg的Ca。

【类别】 补钙药。

【规格】 按Ca计 (1)0.125g (2)0.5g

【贮藏】 密封，在干燥处保存。

碳酸钙颗粒

Tansuangai Keli

Calcium Carbonate Granules

本品含碳酸钙以钙(Ca)计算，应为标示量的93.0%～107.0%。

【性状】 本品为白色或着色的颗粒。

【鉴别】 (1)取铂丝，用盐酸湿润后，蘸取本品细粉在无色火焰中燃烧，火焰即显砖红色。

(2)取本品细粉适量(约相当于钙0.25g)，加稀盐酸15ml，振摇，滤过，滤液加甲基红指示液2滴，用氨试液中和，再滴加盐酸至恰呈酸性，加草酸铵试液即生成白色沉淀，分离，沉淀在醋酸中不溶，但在盐酸中溶解。

(3)取本品，加稀盐酸，即泡沸，产生二氧化碳气体，立即导入氢氧化钙试液中，即生成白色沉淀。

【检查】 **干燥失重** 取本品，在105℃干燥至恒重，减失重量不得过2.0%(通则0831)。

其他 除干燥失重与溶化性外，应符合颗粒剂项下有关的各项规定(通则0104)。

【含量测定】 取装量差异项下的内容物，混合均匀，研细，精密称取适量(约相当于钙0.03g)，置坩埚中，缓缓炽灼至完全炭化，再移至700～800℃炽灼约2小时，放冷，残渣用水少量润湿，加稀盐酸5ml，微热使溶解，用70ml水分次定量转移至烧瓶中，用氢氧化钠试液调pH值至5～6，加酒石酸溶液(1→5)2ml与三乙醇胺溶液(3→100)5ml，混匀后，再加氢氧化钠试液15ml与钙紫红素指示剂少许，混匀，用乙二胺四醋酸二钠滴定液(0.05mol/L)滴定至溶液由紫红色转变为纯蓝色。每1ml乙二胺四醋酸二钠滴定液(0.05mol/L)相当于2.004mg的Ca。

【类别】 补钙药。

【规格】 0.25g(按Ca计)

【贮藏】 密封,在干燥处保存。

碳酸氢钠

Tansuanqingna

Sodium Bicarbonate

$NaHCO_3$ 84.01

本品含$NaHCO_3$应为99.5%～100.5%(供注射、血液透析用),或不得少于99.0%(供口服用)。

【性状】 本品为白色结晶性粉末;无臭;在潮湿空气中即缓缓分解;水溶液放置稍久,或振摇,或加热,碱性即增强。

本品在水中溶解,在乙醇中不溶。

【鉴别】 本品的水溶液显钠盐与碳酸氢盐的鉴别反应(通则0301)。

【检查】 **碱度** 取本品0.20g,加水20ml使溶解,依法测定(通则0631),pH值应不高于8.6。

溶液的澄清度 取本品1.0g,加水20ml溶解后,溶液应澄清(供注射、血液透析用);或与2号浊度标准液(通则0902第一法)比较,不得更浓(供口服用)。

氯化物 取本品1.5g(供注射、血液透析用)或0.15g(供口服用),加水溶解使成25ml,滴加硝酸使成微酸性后,置水浴中加热除尽二氧化碳,放冷,依法检查(通则0801),与标准氯化钠溶液3.0ml制成的对照液比较,不得更浓[0.002%(供注射、血液透析用)或0.02%(供口服用)]。

硫酸盐 取本品3.0g(供注射、血液透析用)或0.50g(供口服用),加水溶解使成40ml,滴加盐酸使成微酸性后,置水浴中加热以除尽二氧化碳,放冷,依法检查(通则0802),与标准硫酸钾溶液1.5ml制成的对照液比较,不得更浓[0.005%(供注射、血液透析用)或0.03%(供口服用)]。

干燥失重 取本品4.0g,置硅胶干燥器中干燥4小时,减失重量不得过0.25%(通则0831)。

铵盐 取本品1.0g,加氢氧化钠试液10ml,加热,发生的蒸气遇湿润的红色石蕊试纸不得变蓝色。

铝盐 取本品1.0g(供血液透析用)两份,分别置100ml聚乙烯量瓶中,小心加入硝酸4ml,超声30分钟使溶解,一份用水稀释至刻度,摇匀,作为供试品溶液;另一份中加标准铝溶液[精密量取铝单元素标准溶液适量,用水定量稀释制成每1ml中含铝(Al)1μg的溶液]2.0ml,用水稀释至刻度,摇匀,作为对照品溶液。以4%硝酸溶液为空白。照原子吸收分光光度法(通则0406第二法),在309.8nm的波长处分别测定,应符合规定(0.0002%)。

铜盐 取本品1.0g(供血液透析用)两份,分别置100ml聚乙烯量瓶中,小心加入硝酸4ml,超声30分钟使溶解,一份用水稀释至刻度,摇匀,作为供试品溶液;另一份中加标准铜溶液[精密量取铜单元素标准溶液适量,用水定量稀释制成每1ml中含铜(Cu)1μg的溶液]1.0ml,用水稀释至刻度,摇匀,作为对照品溶液。以4%硝酸溶液为空白。照原子吸收分光光度法(通则0406第二法),在324.8nm的波长处分别测定,应符合规定(0.0001%)。

钙盐 取本品1.0g,加水50ml溶解后,加氨试液1ml与草酸铵试液2ml,摇匀,放置1小时;如发生浑浊,与标准钙溶液(精密称取碳酸钙0.125g,置500ml量瓶中,加水5ml与盐酸0.5ml的混合液使溶解,并用水稀释至刻度,摇匀,每1ml相当于0.1mg的Ca)1.0ml制成的对照液比较,不得更浓[0.01%(供注射、血液透析用)]。

铁盐 取本品3.0g(供注射、血液透析用)或1.0g(供口服用),加水适量溶解后,加稀硝酸使成微酸性,煮沸1分钟,放冷,用水稀释制成25ml,依法检查(通则0807),与标准铁溶液1.5ml制成的对照液比较,不得更深[0.0005%(供注射、血液透析用)或0.0015%(供口服用)]。

重金属 取本品4.0g,加稀盐酸19ml与水5ml后,煮沸5分钟,放冷,加酚酞指示液1滴,并滴加氨试液至溶液显粉红色,放冷,加醋酸盐缓冲液(pH 3.5)2ml与水适量使成25ml,依法检查(通则0821第一法),含重金属不得过百万分之五。

砷盐 取本品1.0g,加水23ml溶解后,加盐酸5ml,依法检查(通则0822第一法),应符合规定(0.0002%)。

【含量测定】 取本品约1g,精密称定,加水50ml使溶解,加甲基红-溴甲酚绿混合指示液10滴,用盐酸滴定液(0.5mol/L)滴定至溶液由绿色转变为紫红色,煮沸2分钟,冷却至室温,继续滴定至溶液由绿色变为暗紫色。每1ml盐酸滴定液(0.5mol/L)相当于42.00mg的$NaHCO_3$。

【类别】 抗酸药。

【贮藏】 密封,在干燥处保存。

【制剂】 (1)碳酸氢钠片 (2)碳酸氢钠注射液

碳酸氢钠片

Tansuanqingna Pian

Sodium Bicarbonate Tablets

本品含碳酸氢钠($NaHCO_3$)应为标示量的95.0%～105.0%。

【性状】 本品为白色片。

【鉴别】 取本品的细粉适量,加水振摇,滤过,滤液显钠盐与碳酸氢盐的鉴别反应(通则0301)。

【检查】 **碳酸盐** 取本品,研细,精密称取适量(相当于碳酸氢钠1.00g),加新沸过并用冰冷却的水100ml,轻轻旋摇使碳酸氢钠溶解,加酚酞指示液4～5滴,如显红色,立即加盐酸滴定液(0.5mol/L)1.30ml,应变为无色。

崩解时限 照崩解时限检查法(通则0921),在人工胃液中进行检查，应在 30 分钟内全部崩解。

其他　应符合片剂项下有关的各项规定(通则 0101)。

【含量测定】　取本品 10 片，精密称定，研细，精密称取适量(约相当于碳酸氢钠 1g)，加水 50ml，振摇使碳酸氢钠溶解，加甲基红-溴甲酚绿混合指示液 10 滴，用盐酸滴定液(0.5mol/L)滴定至溶液由绿色转变为紫红色，煮沸 2 分钟，放冷，继续滴定至溶液由绿色变为暗紫色。每 1ml 盐酸滴定液(0.5mol/L)相当于 42.00mg 的 $NaHCO_3$。

【类别】　同碳酸氢钠。

【规格】　(1)0.3g　(2)0.5g

【贮藏】　密封，在干燥处保存。

碳酸氢钠注射液

Tansuanqingna Zhusheye

Sodium Bicarbonate Injection

本品为碳酸氢钠的灭菌水溶液。含碳酸氢钠($NaHCO_3$)应为标示量的 95.0%～105.0%。

本品中可加适量的稳定剂。

【性状】　本品为无色的澄明液体。

【鉴别】　本品显钠盐与碳酸氢盐的鉴别反应(通则 0301)。

【检查】　**pH 值**　应为 7.5～8.5(通则 0631)。

渗透压摩尔浓度　取本品(100ml 及以上规格)，依法测定(通则 0632)，渗透压摩尔浓度比应为 3.0～3.6。

细菌内毒素　取本品，依法检查(通则 1143)，每 1g 碳酸氢钠中含内毒素的量应小于 25EU。

其他　应符合注射剂项下有关的各项规定(通则 0102)。

【含量测定】　精密量取本品适量(约相当于碳酸氢钠 0.5g)，加水使成 50ml，加甲基红-溴甲酚绿混合指示液 10 滴，用盐酸滴定液(0.5mol/L)滴定至溶液由绿色转变为紫红色，煮沸 2 分钟，放冷，继续滴定至溶液由绿色转变为暗紫色。每 1ml 盐酸滴定液(0.5mol/L)相当于 42.00mg 的 $NaHCO_3$。

【类别】　同碳酸氢钠。

【规格】　(1)10ml∶0.2g　(2)10ml∶0.5g　(3)20ml∶1g　(4)100ml∶5g　(5)250ml∶12.5g　(6)500ml∶25g

【贮藏】　密闭保存。

碳　酸　锂

Tansuanli

Lithium Carbonate

Li_2CO_3　73.89

本品含 Li_2CO_3 不得少于 98.5%。

【性状】　本品为白色结晶性粉末；无臭；水溶液显碱性反应。

本品在水中微溶，在乙醇中几乎不溶。

【鉴别】　(1)取铂丝，用盐酸湿润后，蘸取本品，在无色火焰中燃烧，火焰显胭脂红色。

(2)本品的水溶液显碳酸盐的鉴别反应(通则 0301)。

【检查】　**氯化物**　取本品 0.10g，依法检查(通则 0801)，与标准氯化钠溶液 7.0ml 制成的对照液比较，不得更浓(0.07%)。

硫酸盐　取本品 0.20g，依法检查(通则 0802)，与标准硫酸钾溶液 2.0ml 制成的对照液比较，不得更浓(0.1%)。

铝盐与铁盐　取本品 0.5g，加水 10ml，滴加盐酸搅拌使溶解，煮沸后，放冷，取溶液 5ml，加氨试液使成碱性，不得发生浑浊。

酸中不溶物　取本品 10g，置烧杯中，加水 50ml，缓缓加盐酸溶液(1→2)70ml，上覆表面皿，煮沸 1 小时，用 110℃恒重的垂熔玻璃坩埚滤过，用热水洗涤至无氯化物反应，在 110℃干燥 1 小时，遗留残渣不得过 2mg。

钙盐　取本品 5.0g，加水 50ml，混匀，加过量稀盐酸，煮沸除去二氧化碳后，放冷，加草酸铵试液 5ml，再加氨试液使成中性，放置 4 小时，用垂熔玻璃坩埚滤过，并用水洗涤至洗液对氯化钙试液无反应，将垂熔玻璃坩埚置烧杯中加水覆盖，加入硫酸 3ml，加热至 70℃，用高锰酸钾滴定液(0.02mol/L)滴定，至溶液显淡红色并持续 30 秒不褪，消耗高锰酸钾滴定液(0.02mol/L)不得过 3.8ml(0.15%)。

镁盐　取本品 1.0g，加水 3ml，加硝酸约 2ml 使恰好溶解，用氢氧化钠试液调节 pH 值至中性，并用水稀释成 10ml，摇匀，取出 0.70ml，加水至 9ml，加甘油 1ml、0.01%太坦黄水溶液 0.15ml、草酸铵试液 0.25ml 与氢氧化钠试液 5ml，混匀，如显色，与标准硫酸镁溶液(精密量取 1.01%硫酸镁溶液 1ml，用水稀释至 100ml，混匀)1.0ml 用同一方法制成的对照液比较，不得更深(0.015%)。

钾　取本品 0.10g 两份，分别置 50ml 量瓶中，各加盐酸溶液(1→2)10ml 溶解后，一份中用水稀释至刻度，摇匀，作为供试品溶液；另一份中加标准氯化钾溶液(精密称取在 150℃干燥 1 小时的分析纯氯化钾 191mg，置 1000ml 量瓶中，用水稀释至刻度，摇匀，精密量取 10ml，置 100ml 量瓶中，用水稀释至刻度，摇匀)3.0ml，并用水稀释至刻度，摇匀，作为对照溶液。照原子吸收分光光度法(通则 0406 第二法)，在 766.5nm 的波长处测定，应符合规定(0.030%)。

钠　取本品 0.50g 两份，分别置 50ml 量瓶中，各加盐酸溶液(1→2)10ml 溶解后，一份中用水稀释至刻度，摇匀，作为供试品溶液；另一份中加标准氯化钠溶液 23ml，并用水稀释至刻度，摇匀，作为对照溶液。照原子吸收分光光度法(通则 0406 第二法)，在 589nm 的波长处测定，应符合规定(0.030%)。

重金属　取本品 1.0g，溶于适量盐酸中，加水适量，用稀醋酸或氨试液调节 pH 值至 3～4，加水使成 25ml，依法检查

(通则 0821 第一法),含重金属不得过百万分之二十。

砷盐 取本品 1.0g,加水 22ml 与盐酸 5ml,依法检查(通则 0822),应符合规定(0.0002%)。

【含量测定】 取本品约 1g,精密称定,加水 50ml,精密加硫酸滴定液(0.5mol/L)50ml,缓缓煮沸使二氧化碳除尽,冷却,加酚酞指示液,用氢氧化钠滴定液(1mol/L)滴定,并将滴定的结果用空白试验校正。每 1ml 硫酸滴定液(0.5mol/L)相当于 36.95mg 的 Li_2CO_3。

【类别】 抗躁狂药。

【贮藏】 密封,在干燥处保存。

【制剂】 (1)碳酸锂片 (2)碳酸锂缓释片

碳酸锂片

Tansuanli Pian

Lithium Carbonate Tablets

本品含碳酸锂(Li_2CO_3)应为标示量的95.0%～105.0%。

【性状】 本品为白色片。

【鉴别】 取本品的细粉适量,照碳酸锂项下的鉴别试验,显相同的反应。

【检查】 溶出度 照溶出度与释放度测定法(通则 0931 第一法)测定。

溶出条件 以水 900ml 为溶出介质,转速为每分钟 100 转,依法操作,经 30 分钟时取样。

测定法 取溶出液 25ml,滤过,精密量取续滤液 20ml,加甲基红-溴甲酚绿指示剂 5 滴,用盐酸滴定液(0.01mol/L)滴定至溶液呈暗紫色。每 1ml 盐酸滴定液(0.01mol/L)相当于 0.3695mg 的 Li_2CO_3,计算每片的溶出量。

限度 标示量的 65%,应符合规定。

其他 应符合片剂项下有关的各项规定(通则 0101)。

【含量测定】 取本品 10 片,精密称定,研细,精密称取适量(约相当于碳酸锂 1g),照碳酸锂项下的方法,自"加水 50ml"起,依法测定。每 1ml 硫酸滴定液(0.5mol/L)相当于 36.95mg 的 Li_2CO_3。

【类别】 同碳酸锂。

【规格】 (1)0.1g (2)0.25g

【贮藏】 密封保存。

碳酸锂缓释片

Tansuanli Huanshipian

Lithium Carbonate Sustained-release Tablets

本品含碳酸锂(Li_2CO_3)应为标示量的95.0%～105.0%。

【性状】 本品为白色或类白色片。

【鉴别】 取本品的细粉适量,照碳酸锂项下的鉴别试验,显相同的反应。

【检查】 溶出度 照溶出度与释放度测定法(通则 0931 第一法)测定。

酸中溶出量 溶出条件 以 0.1mol/L 盐酸溶液 1000ml 为溶出介质,转速为每分钟 100 转,依法操作,经 3 小时时取样。

供试品溶液 取溶出液适量,滤过,取续滤液。

测定法 取供试品溶液,照原子吸收分光光度法(通则 0406 第一法)在 670.7nm 波长处测定,计算溶出量。

限度 标示量的 45%～65%,应符合规定。

缓冲液中溶出量 溶出条件 取酸中溶出量项下 3 小时后的残片,用磷酸盐缓冲液(pH 6.0)[取磷酸二氢钠($NaH_2PO_4 \cdot 2H_2O$)107g 与磷酸氢二钠($Na_2HPO_4 \cdot 12H_2O$)46g,加水使溶解成 5000ml,摇匀]1000ml 为溶出介质,转速为每分钟 100 转,依法操作,经 3 小时时取样。

供试品溶液 取溶出液适量,滤过,取续滤液。

测定法 见酸中溶出量项下。

限度 标示量的 65%～85%,应符合规定。

其他 应符合片剂项下有关的各项规定(通则 0101)。

【含量测定】 取本品 10 片,精密称定,研细,精密称取适量(约相当于碳酸锂 1g),加水 50ml,精密加硫酸滴定液(0.5mol/L)50ml,缓缓煮沸使二氧化碳除尽,冷却,加酚酞指示液,用氢氧化钠滴定液(1mol/L)滴定,并将滴定的结果用空白试验校正。每 1ml 硫酸滴定液(0.5mol/L)相当于 36.95mg 的 Li_2CO_3。

【类别】 同碳酸锂。

【规格】 0.3g

【贮藏】 密封保存。

罂粟果提取物

Yingsuguo Tiquwu

Poppy Capsule Extractive

本品为罂粟科植物罂粟 *Papaver somnifernm* L. 果实的提取物,经干燥后再加入干燥的罂粟果粉制成。含吗啡按无水吗啡($C_{17}H_{19}NO_3$)计算,不得少于 11.0%。

【性状】 本品为浅棕色粉末,臭特殊。

【鉴别】 (1)取本品约 0.1g,加 5%醋酸溶液 5ml,振摇 2 分钟,用氨水调 pH 值约为 9,用三氯甲烷-乙醇(9:1)10ml 提取 1 次,分取有机层,置蒸发皿中,水浴蒸干,残留物加稀铁氰化钾试液,即显蓝绿色。

(2)取本品约 0.1g,加水 2ml 与氨试液数滴,用三氯甲烷 10ml,振摇 10 分钟,分取三氯甲烷液,置蒸发皿中,水浴蒸干,残留物加甲醛硫酸试液 2 滴,即显深红色。

(3)照薄层色谱法(通则 0502)试验。

供试品溶液　取本品约 25mg,置锥形瓶中,加 5%醋酸溶液 5ml,超声 5 分钟,取出,滤过,取滤液,用氨水调节 pH 值约为 10,用三氯甲烷-乙醇(9∶1)溶液 10ml 提取 1 次,分取有机层,减压蒸干,残留物加甲醇 1ml 溶解。

对照品溶液　取吗啡对照品适量,加甲醇溶解并稀释制成每 1ml 中约含吗啡 1.0mg 的溶液。

色谱条件　采用硅胶 G 薄层板,以乙酸乙酯-甲醇-氨水(85∶10∶5)为展开剂。

测定法　吸取供试品溶液与对照品溶液各 10μl,分别点于同一薄层板上,展开,取出,晾干,喷以稀碘化铋钾试液。

结果判定　供试品溶液所显主斑点的位置和颜色应与对照品溶液的主斑点一致。

【检查】 **干燥失重**　取本品,在 105℃干燥 4 小时,减失重量不得过 8.0%(通则 0831)。

总灰分　不得过 15.0%(通则 2302)。

重金属　取本品 1.0g,依法检查(通则 0821 第二法),含重金属不得过百万分之三十。

【含量测定】 照高效液相色谱法(通则 0512)测定。

固相萃取柱的前处理、系统适用性试验与要求　取固相萃取柱 1 支(用十八烷基硅烷键合硅胶为填充剂),依次用甲醇-水(3∶1)15ml 与水 5ml 冲洗,再用 pH 值约为 9 的氨水溶液(取水适量,滴加氨试液至 pH 值为 9)冲洗至流出液 pH 值约为 9,待用。

精密量取每 1ml 中约含吗啡对照品 0.5mg 的 5%醋酸溶液 0.5ml,置处理后的固相萃取柱上,以供试品溶液中相同的洗脱条件洗脱,用 5ml 量瓶收集洗脱液至刻度,摇匀,作为固相萃取柱系统适用性溶液。精密量取该溶液与对照品溶液各 10μl,分别注入液相色谱仪,记录色谱图。

固相萃取柱系统适用性试验结果(f_S)按下列公式计算,应在 0.97～1.03 之间。

$$系统适用性试验结果(f_S)=\frac{A_X/C_X}{A_R/C_R}$$

式中　A_X 为系统适用性溶液吗啡峰面积;

A_R 为对照品溶液吗啡峰面积;

C_X 为系统适用性溶液浓度;

C_R 为对照品溶液浓度。

供试品溶液　取本品约 10g,研细(过五号筛),取约 1g,精密称定,置 200ml 量瓶中,加 5%醋酸溶液适量,超声 30 分钟使吗啡溶解,取出,放冷,用 5%醋酸溶液稀释至刻度,摇匀,滤过,精密量取续滤液 0.5ml,置处理后的固相萃取柱上,滴加氨试液适量使柱内溶液的 pH 值约为 9(上样前,另取同体积的续滤液预先调试,以确定滴加氨试液的量),摇匀,待溶剂滴尽后,用水 20ml 冲洗,以含 10%甲醇的 5%醋酸溶液洗脱,用 5ml 量瓶收集洗脱液至刻度,摇匀。

对照品溶液　取吗啡对照品适量,精密称定,加含 10%甲醇的 5%醋酸溶液溶解并定量稀释制成每 1ml 中约含 50μg 的溶液。

色谱条件　用辛基硅烷键合硅胶为填充剂;以 50mmol/L 磷酸二氢钾溶液-2.5mmol/L 庚烷磺酸钠溶液-乙腈(5∶5∶2)为流动相;检测波长为 220nm;进样体积 10μl。

系统适用性要求　理论板数按吗啡峰计算不低于 1000。

测定法　精密量取供试品溶液与对照品溶液,分别注入液相色谱仪,记录色谱图,按外标法以峰面积计算。

【类别】 镇痛药。

【贮藏】 密封保存。

罂粟果提取物粉

Yingsuguo Tiquwu Fen

Powdered Poppy Capsule Extractive

本品为罂粟果提取物在 70℃以下干燥,研细,测定吗啡含量后,加磷酸可待因及其他稀释剂,研匀,制成。本品含吗啡按无水吗啡($C_{17}H_{19}NO_3$)计算,应为 9.5%～10.5%;含磷酸可待因$\left(C_{18}H_{21}NO_3\cdot H_3PO_4\cdot 1\frac{1}{2}H_2O\right)$不得少于 4.5%。

【性状】 本品为浅棕色粉末,臭特殊。

【鉴别】 (1)取本品,照罂粟果提取物项下的鉴别(1)、(2)项试验,显相同反应。

(2)照薄层色谱法(通则 0502)试验。

供试品溶液　取本品约 25mg,置锥形瓶中,加 5%醋酸溶液 5ml,超声 5 分钟使吗啡溶解,取出,滤过,取滤液,用氨水调节 pH 值为 10,用三氯甲烷-乙醇(9∶1)溶液 10ml 提取 1 次,分取有机层,减压蒸干,残留物加甲醇 1ml 溶解。

对照品溶液　取吗啡对照品与磷酸可待因对照品各适量,加甲醇溶解并稀释制成每 1ml 中约含吗啡与磷酸可待因各 1.0mg 的混合溶液。

色谱条件　采用硅胶 G 薄层板,以乙酸乙酯-甲醇-氨水(85∶10∶5)为展开剂。

测定法　吸取供试品溶液与对照品溶液各 10μl,分别点于同一薄层板上,展开,取出,晾干,喷以稀碘化铋钾试液。

结果判定　供试品溶液所显主斑点的位置和颜色应与对照品溶液的主斑点一致。

【检查】 **干燥失重**　取本品,在 105℃干燥 4 小时,减失重量不得过 8.0%(通则 0831)。

总灰分　不得过 15.0%(通则 2302)。

重金属　取本品 1.0g,依法检查(通则 0821 第二法),含重金属不得过百万分之三十。

【含量测定】 照高效液相色谱法(通则 0512)测定。

固相萃取柱的前处理、系统适用性试验与要求　见罂粟果提取物含量测定项下。

供试品溶液　取本品约 10g,研细(过五号筛),取约 1g,精密称定,置 200ml 量瓶中,加 5%醋酸溶液适量,超声 30 分钟使吗啡溶解，取出，放冷，用5%醋酸溶液稀释至刻度，摇匀，滤过，精密量取续滤液0.5ml，置处理后的固相萃取柱上，滴加氨试液适量使柱内溶液的pH值约为9（上样前，另取同体积的续滤液预先调试，以确定滴加氨试液的量），摇匀，待溶剂滴尽后，用水20ml冲洗，以含10%甲醇的5%醋酸溶液洗脱，用5ml量瓶收集洗脱液至刻度，摇匀。

对照品溶液　取吗啡对照品与磷酸可待因对照品各适量，精密称定，加含10%甲醇的5%醋酸溶液溶解并定量稀释制成每1ml中约含吗啡50μg与磷酸可待因25μg的混合溶液，摇匀。

系统适用性要求　理论板数按吗啡峰计算应大于1000，吗啡峰与可待因峰之间的分离度应符合要求。

色谱条件与测定法　见罂粟果提取物含量测定项下。

【类别】　同罂粟果提取物。

【贮藏】　密封保存。

【制剂】　复方甘草片

雌　二　醇

Ci'erchun

Estradiol

$C_{18}H_{24}O_2$　272.39

本品为雌甾-1,3,5(10)-三烯-3,17β-二醇。按无水物计算，含$C_{18}H_{24}O_2$应为97.0%～103.0%。

【性状】　本品为白色或类白色结晶性粉末；无臭。

本品在丙酮中溶解，在乙醇中略溶，在水中不溶。

熔点　本品的熔点（通则0612）为175～180℃。

比旋度　取本品，精密称定，加乙醇溶解并定量稀释制成每1ml中约含10mg的溶液，依法测定（通则0621），比旋度应为+76°至+83°。

【鉴别】　(1)取本品约2mg，加硫酸2ml溶解，溶液显黄绿色荧光，加三氯化铁试液2滴，即显草绿色，再加水稀释，溶液变为红色。

(2)取含量测定项下的供试品溶液，照紫外-可见分光光度法（通则0401）测定，在280nm的波长处有最大吸收。

(3)本品的红外光吸收图谱应与对照的图谱（光谱集681图）一致。

【检查】　**有关物质**　照高效液相色谱法（通则0512）测定。

供试品溶液　取本品适量，加流动相溶解并稀释制成每1ml中约含1mg的溶液。

对照溶液　精密量取供试品溶液1ml，置100ml量瓶中，用流动相稀释至刻度，摇匀。

系统适用性溶液　取雌二醇与雌酮各适量，加流动相溶解并稀释制成每1ml中各约含0.1mg的溶液。

色谱条件　用十八烷基硅烷键合硅胶为填充剂；以乙腈-水（55∶45）为流动相；检测波长为220nm；进样体积10μl。

系统适用性要求　系统适用性溶液色谱图中，雌二醇峰与雌酮峰之间的分离度应大于2.0。

测定法　精密量取供试品溶液与对照溶液，分别注入液相色谱仪，记录色谱图至主成分峰保留时间的2倍。

限度　供试品溶液色谱图中如有杂质峰，单个杂质峰面积不得大于对照溶液主峰面积的0.5倍（0.5%），各杂质峰面积的和不得大于对照溶液主峰面积（1.0%）。

水分　取本品约80mg，照水分测定法（通则0832第一法1）测定，含水分不得过3.5%。

炽灼残渣　不得过0.1%（通则0841）。

【含量测定】　照高效液相色谱法（通则0512）测定。

供试品溶液　取本品适量，精密称定，加甲醇溶解并定量稀释制成每1ml中约含0.50mg的溶液，精密量取10ml，置200ml量瓶中，用流动相稀释至刻度，摇匀。

对照品溶液　取雌二醇对照品适量，精密称定，加甲醇溶解并定量稀释制成每1ml中约含0.50mg的溶液，精密量取10ml，置200ml量瓶中，用流动相稀释至刻度，摇匀。

色谱条件　见有关物质项下。检测波长为205nm，进样体积20μl。

系统适用性要求　理论板数按雌二醇峰计算不低于3000。

测定法　精密量取供试品溶液与对照品溶液，分别注入液相色谱仪，记录色谱图。按外标法以峰面积计算。

【类别】　雌激素药。

【贮藏】　遮光，密封保存。

【制剂】　雌二醇缓释贴片

雌二醇缓释贴片

Ci'erchun Huanshitiepian

Estradiol Sustained-release Patches

本品含雌二醇（$C_{18}H_{24}O_2$）应为标示量的85.0%～115.0%。

【性状】　本品为涂于铝塑薄膜上带黏性的薄膜片，药面为无色透明或略带乳白色。

【鉴别】　(1)取本品1片，除去铝塑薄膜，加丙酮适量使雌二醇溶解，溶液置水浴上挥干，残渣加硫酸2ml溶解，溶液显黄绿色荧光，加三氯化铁试液3滴，即显草绿色，再加水稀释显红色。

(2)照薄层色谱法（通则0502）试验。

供试品溶液　取本品 1 片，除去铝塑薄膜，加甲醇 10ml，振摇使雌二醇溶解，取上清液。

对照品溶液　取雌二醇对照品适量，加甲醇溶解并稀释制成每 1ml 中约含 0.25mg 的溶液。

色谱条件　采用硅胶 G 薄层板，以甲苯-丙酮(4：1)为展开剂。

测定法　吸取供试品溶液与对照品溶液各 20μl，分别点于同一薄层板上，展开，取出，晾干，喷以硫酸-无水乙醇(1：1)，在 100℃加热 5 分钟使显色。

结果判定　供试品溶液所显主斑点的位置和颜色应与对照品溶液的主斑点相同。

(3)在含量测定项下记录的色谱图中，供试品溶液主峰的保留时间应与对照品溶液主峰的保留时间一致。

以上(2)、(3)两项可选做一项。

【检查】 **含量均匀度**　以含量测定项下测得的每片含量计算，限度为±20%，应符合规定(通则 0941)。

溶出度　照溶出度与释放度测定法(通则 0931 第四法方法 1)测定。

溶出条件　以 1%聚乙二醇 400 溶液 1000ml 为溶出介质，转速为每分钟 30 转，依法操作，经 24 小时、72 小时、120 小时、168 小时时，分别取出溶出杯中全部溶出液并即时加入溶出介质 1000ml。

供试品溶液　分别取 24 小时、72 小时、120 小时、168 小时时的溶出液，滤过，取续滤液。

对照品溶液　取雌二醇对照品约 12.5mg，精密称定，置 100ml 量瓶中，加甲醇溶解并稀释至刻度，摇匀，精密量取适量，用溶出介质定量稀释制成每 1ml 中约含 0.5μg 的溶液。

色谱条件与系统适用性要求　见含量测定项下。

测定法　见含量测定项下。分别计算每片在不同时间的溶出量。

限度　每片在 24 小时、72 小时、120 小时与 168 小时时的累积溶出量应分别为标示量的 20%～50%、40%～70%、60%～80%与 70%以上，均应符合规定。

耐热试验　取本品 2 片，除去铝塑薄膜，置 120℃烘箱中加热 30 分钟，放冷后，粘片背面应无泛黄现象，药面用手指触试，应仍有黏性。

其他　应符合贴剂项下有关的各项规定(通则 0121)。

【含量测定】　照高效液相色谱法(通则 0512)测定。

供试品溶液　取本品 10 片，除去铝塑薄膜，分别置 100ml 量瓶中，各加乙酸乙酯 5ml，浸泡 30 分钟，超声 15 分钟使雌二醇溶解，放冷，用甲醇稀释至刻度，摇匀，滤过，取续滤液。

对照品溶液　取雌二醇对照品适量，精密称定，加甲醇溶解并定量稀释制成每 1ml 中约含 25μg 的溶液。

色谱条件　用十八烷基硅烷键合硅胶为填充剂，以甲醇-水(75：25)为流动相，检测波长为 280nm；进样体积 20μl。

系统适用性要求　理论板数按雌二醇峰计算不低于 2000。

测定法　精密量取供试品溶液与对照品溶液，分别注入液相色谱仪，记录色谱图。按外标法以峰面积计算，求得 10 片的平均含量。

【类别】　同雌二醇。

【规格】　2.5mg(4.0cm×2.6cm)

【贮藏】　密封，置阴凉处保存。

鲑降钙素

Gui Jianggaisu

Calcitonin(Salmon)

H-Cys-Ser-Asn-Leu-Ser-Thr-Cys-Val-Leu-Gly-

Lys-Leu-Ser-Gln-Glu-Leu-His-Lys-Leu-Gln-

Thr-Tyr-Pro-Arg-Thr-Asn-Thr-Gly-Ser-Gly-

Thr-Pro-NH_2

$C_{145}H_{240}N_{44}O_{48}S_2$　3431.89

本品为化学合成的由三十二个氨基酸组成的多肽，与天然鲑降钙素Ⅰ结构相同。按无水、无醋酸物计算，含鲑降钙素($C_{145}H_{240}N_{44}O_{48}S_2$)应为 90.0%～105.0%。

每 1mg 鲑降钙素相当于 6000 单位。

【性状】　本品为白色或类白色粉末。

本品在水中易溶。

【鉴别】　在含量测定项下记录的色谱图中，供试品溶液主峰的保留时间应与对照品溶液主峰的保留时间一致。

【检查】 **氨基酸比值**　取本品，加盐酸溶液(1→2)，于 110℃水解 16 小时后，照适宜的氨基酸分析方法测定。以门冬氨酸、谷氨酸、脯氨酸、甘氨酸、缬氨酸、亮氨酸、组氨酸、精氨酸、赖氨酸的摩尔数总和除以 20 作为 1，计算各氨基酸的相对比值，应符合以下规定：门冬氨酸 1.8～2.2，谷氨酸 2.7～3.3，脯氨酸 1.7～2.3，甘氨酸 2.7～3.3，缬氨酸 0.9～1.1，亮氨酸 4.5～5.3，组氨酸 0.9～1.1，精氨酸 0.9～1.1，赖氨酸 1.8～2.2，丝氨酸 3.2～4.2，苏氨酸 4.2～5.2，酪氨酸 0.7～1.1，半胱氨酸 1.4～2.1。

醋酸　取本品适量，精密称定，加稀释液[流动相 A(通则 0872)-甲醇(95：5)]溶解并定量稀释制成每 1ml 中含 1.0mg 的溶液，作为供试品溶液。照合成多肽中的醋酸测定法(通则 0872)测定，含醋酸应为 4.0%～15.0%。

有关物质　照高效液相色谱法(通则 0512)测定。

供试品溶液　取本品适量，加流动相 A 溶解并稀释制成每 1ml 中约含 1.0mg 的溶液。

系统适用性溶液　取 *N*-乙酰-半胱氨酰[1]-鲑降钙素对照品适量，加流动相 A 溶解并稀释制成每 1ml 中含 0.25mg 的溶液，取 400μl，加供试品溶液 100μl，混匀。

色谱条件　用十八烷基硅烷键合硅胶为填充剂(4.6mm×

250mm，5μm，孔径 300Å）；以 0.02mol/L 四甲基氢氧化铵溶液（用磷酸调节 pH 值至 2.5）-乙腈（9：1）作为流动相 A，以 0.02mol/L 四甲基氢氧化铵溶液（用磷酸调节 pH 值至 2.5）-乙腈（2：3）作为流动相 B；按下表进行梯度洗脱；柱温为 40℃；检测波长为 220nm；进样体积 20μl。

时间（分钟）	流动相 A（%）	流动相 B（%）
0	72	28
30	48	52
32	72	28
55	72	28

系统适用性要求　系统适用性溶液色谱图中，*N*-乙酰-半胱氨酰[1]-鲑降钙素峰与鲑降钙素峰之间的分离度应大于 3.0，*N*-乙酰-半胱氨酰[1]-鲑降钙素的对称因子应不大于 2.5。

测定法　精密量取供试品溶液，注入液相色谱仪，记录色谱图。

限度　供试品溶液色谱图中如有杂质峰，按峰面积归一化法计算，单个杂质的峰面积不得大于 3.0%，各杂质峰面积的和不得大于 5.0%，小于 0.1%的峰忽略不计。

水分　取本品，照水分测定法（通则 0832 第一法）测定，含水分不得过 10.0%。

醋酸和水分　含醋酸和水分之和不得过 20.0%。

细菌内毒素　取本品，依法检查（通则 1143），每 1mg 鲑降钙素中含内毒素的量应小于 600EU。

生物活性　照降钙素生物测定法（通则 1218）测定，应符合规定，测定的结果不得少于标示量的 80%（至少一年测定一次）。

【含量测定】　照高效液相色谱法（通则 0512）测定。

供试品溶液　取本品适量，精密称定，加流动相 A 溶解并定量稀释制成每 1ml 中含 1.0mg 的溶液。

对照品溶液　取鲑降钙素对照品适量，精密称定，加流动相 A 溶解并定量稀释制成每 1ml 中含 1.0mg 的溶液。

系统适用性溶液、色谱条件与系统适用性要求　见有关物质项下。

测定法　精密量取供试品溶液与对照品溶液，分别注入液相色谱仪，记录色谱图。按外标法以峰面积计算。

【类别】　抗骨质疏松药。

【贮藏】　遮光，密封，2～8℃保存。

【制剂】　（1）鲑降钙素注射液　（2）注射用鲑降钙素

附：

N-乙酰-半胱氨酰[1]-鲑降钙素

H$_3$C-Co-Cys-Ser-Asn-Leu-Ser-Thr-Cys-Val-Leu-Gly 10

Lys-Leu-Ser-Gln-Glu-Leu-His-Lys-Leu-Gln 20

Thr-Tyr-Pro-Arg-Thr-Asn-Thr-Gly-Ser-Gly 30

Thr-Pro-NH$_2$

鲑降钙素注射液

Gui Jianggaisu Zhusheye

Calcitonin（Salmon）Injection

本品为鲑降钙素的无菌水溶液，不得含有抑菌剂。含鲑降钙素（$C_{145}H_{240}N_{44}O_{48}S_2$）应为标示量的 90.0%～115.0%。

【性状】　本品为无色澄明液体。

【鉴别】　在含量测定项下记录的色谱图中，供试品溶液主峰的保留时间应与鲑降钙素对照品溶液主峰的保留时间一致。

【检查】　**pH 值**　应为 3.9～4.5（通则 0631）。

有关物质　照高效液相色谱法（通则 0512）测定。

供试品溶液　取本品或取本品适量，用流动相 A 稀释制成每 1ml 中含 8.3μg 的溶液（16.7μg 规格）。

系统适用性溶液　取 *N*-乙酰-半胱氨酰[1]-鲑降钙素对照品，加流动相 A 溶解并稀释制成每 1ml 中含 0.25mg 的溶液，取 10μl、含量测定项下的系统适用性溶液 250μl 与流动相 A 240μl，混匀。

色谱条件　见鲑降钙素有关物质项下。进样体积 200μl。

系统适用性要求　系统适用性溶液色谱图中，*N*-乙酰-半胱氨酰[1]-鲑降钙素峰与鲑降钙素主峰之间的分离度应大于 3.0，*N*-乙酰-半胱氨酰[1]-鲑降钙素峰的拖尾因子不得过 2.5。降钙素 C 峰与鲑降钙素主峰的相对保留时间为 0.5～0.6。

测定法　精密量取供试品溶液，注入液相色谱仪，记录色谱图。

限度　供试品溶液色谱图中如有杂质峰，按峰面积归一化法计算，除去醋酸等溶剂峰与辅料峰，降钙素 C 不得大于 7.0%，其他单个杂质的峰面积不得大于 3.0%，其他各杂质峰面积的和不得大于 5.0%，小于 0.1%的峰忽略不计。

细菌内毒素　取本品，依法检查（通则 1143），每 1mg 鲑降钙素中含内毒素的量应小于 600EU。

其他　应符合注射剂项下有关的各项规定（通则 0102）。

【含量测定】　照高效液相色谱法（通则 0512）测定。

供试品溶液　精密量取本品适量，用流动相 A 定量稀释制成每 1ml 中含 8.3μg 的溶液。

对照品溶液　取鲑降钙素对照品适量，精密称定，加流动相 A 溶解并定量稀释制成每 1ml 中含 8.3μg 的溶液。

系统适用性溶液　取降钙素 C 对照品适量，加流动相 A 溶解并稀释制成每 1ml 中含 0.01mg 的溶液，取 100μl 与对照品溶液 900μl 混匀，即得。

色谱条件　用十八烷基硅烷键合硅胶为填充剂（Vydac 4.6mm×250mm，5μm，孔径 300Å 或效能相当的色谱柱）；以 0.02mol/L 四甲基氢氧化铵溶液（用磷酸调节 pH 值至 2.5）-乙腈（9：1）作为流动相 A，以 0.02mol/L 四甲基氢氧化铵溶液（用磷酸调节 pH 值至 2.5）-乙腈（2：3）作为流动相 B，按下表进行梯度洗脱；柱温为 40℃；检测波长为 220nm；进样体积 200μl。

时间（分钟）	流动相 A（%）	流动相 B（%）
0	65	35
21	43	57
21.01	65	35
30	65	35

系统适用性要求　系统适用性溶液色谱图中，理论板数按鲑降钙素峰计算不低于 5000，降钙素 C 峰（与鲑降钙素主峰的相对保留时间为 0.5～0.6）与鲑降钙素峰间的分离度应大于 3.0。

测定法　精密量取供试品溶液与对照品溶液，分别注入液相色谱仪（进样前用供试品溶液和对照品溶液 1ml 分别润洗进样瓶 1 分钟，重复两次），记录色谱图。按外标法以峰面积计算。

【类别】　同鲑降钙素。

【规格】　（1）1ml ∶ 8.3μg（50IU）　（2）1ml ∶ 16.7μg（100IU）

【贮藏】　遮光，密闭，2～8℃保存。

附：

降钙素 C（Calcitonin C）

```
 OH H
 |  |
H-Cys Ser-Asn-Leu-Ser-Thr-Cys-Val-Leu-Gly-
  └──────────────────────┘
 Lys-Leu-Ser-Gln-Glu-Leu-His-Lys-Leu-Gln-
 Thr-Tyr-Pro-Arg-Thr-Asn-Thr-Gly-Ser-Gly-
 Thr-Pro-NH2
```

$C_{145}H_{242}N_{44}O_{49}S_2$　3449.8

注射用鲑降钙素

Zhusheyong Gui Jianggaisu

Calcitonin（Salmon）for Injection

本品为鲑降钙素加适量稳定剂和赋形剂制成的无菌冻干制剂。含鲑降钙素（$C_{145}H_{240}N_{44}O_{48}S_2$）应为标示量的 90.0%～115.0%。

【性状】　本品为白色或类白色冻干块状物或粉末。

【鉴别】　在含量测定项下记录的色谱图中，供试品溶液主峰的保留时间应与鲑降钙素对照品溶液主峰的保留时间一致。

【检查】　**酸度**　取本品，加水溶解并稀释制成每 1ml 中含 10μg 的溶液，依法测定（通则 0631），pH 值应为 3.9～5.5。

溶液的澄清度　取本品，加水溶解并稀释制成每 1ml 中约含 10μg 的溶液（若制剂中含人血白蛋白，需缓慢加入并轻摇使溶解），溶液应澄清。如显浑浊，与 1 号浊度标准液（通则 0902 第一法）比较，均不得更浓。

有关物质　照高效液相色谱法（通则 0512）测定。

供试品溶液　取本品适量，加流动相 A 溶解并稀释制成每 1ml 中含 8.3μg 的溶液。

系统适用性溶液　取 *N*-乙酰-半胱氨酰[1]-鲑降钙素对照品，加流动相 A 溶解并稀释制成每 1ml 中含 0.25mg 的溶液，取 20μl、含量测定项下的系统适用性溶液 250μl 与流动相 A 230μl，混匀。

色谱条件　见鲑降钙素有关物质项下。进样体积 200μl。（若制剂中含有人血白蛋白，则按下表进行梯度洗脱）。

时间（分钟）	流动相 A（%）	流动相 B（%）
0	70	30
30	42	58
45	20	80
45.01	70	30
55	70	30

系统适用性要求　系统适用性溶液色谱图中，*N*-乙酰-半胱氨酰[1]-鲑降钙素峰与鲑降钙素主峰之间的分离度应大于 3.0，*N*-乙酰-半胱氨酰[1]-鲑降钙素峰的拖尾因子不得超过 2.5。降钙素 C 峰与鲑降钙素主峰的相对保留时间为 0.5～0.6。

测定法　精密量取供试品溶液注入液相色谱仪，记录色谱图。

限度　供试品溶液色谱图中如有杂质峰，按峰面积归一化法计算（若制剂中含有人血白蛋白，需扣除空白再对峰面积进行积分），降钙素 C 不得大于 7.0%，其他单个杂质的峰面积不得大于 3.0%，其他各杂质峰面积的和不得大于 5.0%，小于 0.1%的峰忽略不计。

含量均匀度　以含量测定项下测得的每瓶含量计算，应符合规定（通则 0941）。

水分　取本品，照水分测定法（通则 0832 第一法）测定。含水分不得过 3.0%或 5.0%（制剂中含有人血白蛋白）。

细菌内毒素　取本品，依法测定（通则 1143），每 1mg 鲑降钙素中含内毒素的量应小于 600EU。

其他　应符合注射剂项下有关各项规定（通则 0102）。

【含量测定】　照高效液相色谱法（通则 0512）测定。临用新制。

供试品溶液　取本品 10 瓶，分别加流动相 A 溶解并定量稀释制成每 1ml 中含 8.3μg 的溶液。

对照品溶液　取鲑降钙素对照品适量，精密称定，加流动相 A 溶解并定量稀释制成每 1ml 中含 8.3μg 的溶液。

系统适用性溶液　取降钙素 C 对照品适量，加流动相 A

溶解并稀释制成每1ml中含0.01mg的溶液，取100μl与对照品溶液900μl，混匀。

色谱条件　用十八烷基硅烷键合硅胶为填充剂(4.6mm×250mm，5μm，孔径300Å)；以0.022mol/L四甲基氢氧化铵溶液(用磷酸调节pH值至2.5)-乙腈(9∶1)作为流动相A，以0.02mol/L四甲基氢氧化铵溶液(用磷酸调pH值至2.5)-乙腈(2∶3)作为流动相B，按表1进行梯度洗脱(若制剂中含有人血白蛋白，则按表2进行梯度洗脱)；柱温为40℃；进样器温度为8℃；检测波长为220nm；进样体积200μl。

表 1

时间(分钟)	流动相A(%)	流动相B(%)
0	65	35
21	43	57
21.01	65	35
30	65	35

表 2

时间(分钟)	流动相A(%)	流动相B(%)
0	63	37
21	48	52
21.01	0	100
25	0	100
25.01	63	37
35	63	37

系统适用性要求　系统适用性溶液色谱图中，理论板数按鲑降钙素峰计算不低于5000，降钙素C峰与鲑降钙素主峰的相对保留时间为0.5～0.6。

测定法　精密量取供试品溶液与对照品溶液，分别注入液相色谱仪(进样前用供试品溶液和对照品溶液1ml分别润洗进样瓶1分钟，重复两次)，记录色谱图。按外标法以峰面积计算。

【类别】　同鲑降钙素。

【规格】　(1)8.3μg(50IU)　(2)16.7μg(100IU)

【贮藏】　遮光，密闭，2～8℃保存。

精　氨　酸

Jing'ansuan

Arginine

$C_6H_{14}N_4O_2$　174.20

本品为L-2-氨基-5-胍基戊酸。按干燥品计算，含$C_6H_{14}N_4O_2$不得少于99.0%。

【性状】　本品为白色结晶或结晶性粉末，几乎无臭，有特殊味。

本品在水中易溶，在乙醇中几乎不溶；在稀盐酸中易溶。

比旋度　取本品，精密称定，加6mol/L盐酸溶液溶解并定量稀释制成每1ml中约含80mg的溶液，依法测定(通则0621)，比旋度为+26.9°至+27.9°。

【鉴别】　(1)取本品与精氨酸对照品各适量，分别加0.1mol/L盐酸溶液溶解并稀释制成每1ml中约含10mg的溶液，作为供试品溶液与对照品溶液。照其他氨基酸项下的方法试验，供试品溶液所显主斑点的位置和颜色应与对照品溶液的主斑点相同。

(2)本品的红外光吸收图谱应与对照的图谱(光谱集1075图)一致。

【检查】　**碱度**　取本品2.5g，加水25ml溶解后，依法检查(通则0631)，pH值应为10.5～12.0。

溶液的透光率　取本品1.0g，加水10ml溶解后，照紫外-可见分光光度法(通则0401)，在430nm的波长处测定透光率，不得低于98.0%。

氯化物　取本品0.30g，依法检查(通则0801)，与标准氯化钠溶液6.0ml制成的对照液比较，不得更浓(0.02%)。

硫酸盐　取本品1.0g，依法检查(通则0802)，与标准硫酸钾溶液2.0ml制成的对照液比较，不得更浓(0.02%)。

铵盐　取本品0.10g，依法检查(通则0808)，与标准氯化铵溶液2.0ml制成的对照液比较，不得更深(0.02%)。

蛋白质　取本品1g，加水10ml溶解后，加20%三氯醋酸溶液5滴，不得生成沉淀。

其他氨基酸　照薄层色谱法(通则0502)试验。

溶剂　0.1mol/L盐酸溶液。

供试品溶液　取本品适量，加溶剂溶解并稀释制成每1ml中约含10mg的溶液。

对照溶液　精密量取供试品溶液1ml，置250ml量瓶中，用溶剂稀释至刻度，摇匀。

系统适用性溶液　取精氨酸对照品与盐酸赖氨酸对照品各适量，置同一量瓶中，加溶剂溶解并稀释制成每1ml中分别约含精氨酸10mg和盐酸赖氨酸0.4mg的溶液。

色谱条件　采用硅胶G薄层板，以正丙醇-浓氨溶液(6∶3)为展开剂。

测定法　吸取供试品溶液、对照溶液与系统适用性溶液各5μl，分别点于同一薄层板上，展开约20cm后，晾干，在90℃干燥约10分钟，放冷，喷以1%茚三酮的正丙醇溶液，在90℃加热至斑点出现，立即检视。

系统适用性要求　对照溶液应显一个清晰的斑点，系统适用性溶液应显两个完全分离的斑点。

限度　供试品溶液如显杂质斑点，不得超过1个，其颜色与对照溶液的主斑点比较，不得更深(0.4%)。

干燥失重　取本品，在105℃干燥3小时，减失重量不得过0.5%(通则0831)。

炽灼残渣　不得过0.1%(通则0841)。

铁盐　取本品1.0g，依法检查(通则0807)，与标准铁溶液1.0ml制成的对照液比较，不得更深(0.001%)。

重金属　取本品1.0g，加水23ml与醋酸盐缓冲液(pH 3.5)2ml溶解后，依法检查(通则0821第一法)，含重金属不得过百万分之十。

砷盐　取本品2.0g，加水23ml溶解后，加盐酸5ml，依法检查(通则0822第一法)，应符合规定(0.0001%)。

细菌内毒素　取本品，依法检查(通则1143)，每1g精氨酸中含内毒素的量应小于10EU。(供注射用)

【含量测定】　取本品约80mg，精密称定，加无水甲酸3ml使溶解后，加冰醋酸50ml，照电位滴定法(通则0701)，用高氯酸滴定液(0.1mol/L)滴定，并将滴定的结果用空白试验校正。每1ml高氯酸滴定液(0.1mol/L)相当于8.710mg的$C_6H_{14}N_4O_2$。

【类别】　氨基酸类药。

【贮藏】　密封保存。

熊去氧胆酸

Xiongquyangdansuan

Ursodeoxycholic Acid

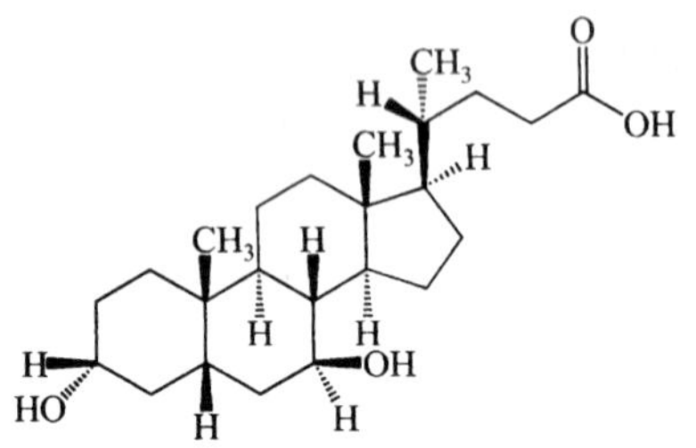

$C_{24}H_{40}O_4$　392.58

本品为3α,7β-二羟基-5β-胆甾烷-24-酸。按干燥品计算，含$C_{24}H_{40}O_4$不得少于98.5%。

【性状】　本品为白色粉末；无臭。

本品在乙醇中易溶，在三氯甲烷中不溶；在冰醋酸中易溶，在氢氧化钠试液中溶解。

熔点　本品的熔点(通则0612)为200～204℃。

比旋度　取本品，精密称定，加无水乙醇溶解并定量稀释制成每1ml中含40mg的溶液，依法测定(通则0621)，比旋度为+59.0°至+62.0°。

【鉴别】　(1)取本品10mg，加硫酸1ml与甲醛1滴使溶解，放置5分钟后，再加水5ml，生成蓝绿色悬浮物。

(2)本品的红外光吸收图谱应与对照的图谱(光谱集534图)一致。

【检查】　**异臭**　取本品2.0g，加水100ml，煮沸2分钟，应无臭。

氯化物　取本品1.0g，加冰醋酸10ml，振摇使溶解，用水稀释至100ml，摇匀，放置10分钟，滤过，取续滤液25ml，依法检查(通则0801)，与标准氯化钠溶液5.0ml制成的对照液比较，不得更浓(0.02%)。

硫酸盐　取上述氯化物项下剩余的滤液40ml，依法检查(通则0802)，与标准硫酸钾溶液2.0ml制成的对照液比较，不得更浓(0.05%)。

有关物质　照薄层色谱法(通则0502)试验。

溶剂　丙酮-水(9:1)。

供试品溶液　取本品适量，精密称定，加溶剂溶解并定量稀释制成每1ml中约含10mg的溶液。

对照品溶液(1)　取熊去氧胆酸对照品与鹅去氧胆酸对照品各适量，加溶剂溶解并定量稀释制成每1ml中各约含0.4mg的混合溶液。

对照品溶液(2)　取鹅去氧胆酸对照品适量，精密称定，加溶剂溶解并定量稀释制成每1ml中约含0.1mg的溶液。

对照品溶液(3)　取胆石酸对照品适量，精密称定，加溶剂溶解并定量稀释制成每1ml中约含10μg的溶液。

对照品溶液(4)　取胆酸对照品适量，精密称定，加溶剂溶解并定量稀释制成每1ml中约含50μg的溶液。

对照溶液(1)　精密量取供试品溶液适量，用溶剂定量稀释制成每1ml中约含10μg的溶液。

对照溶液(2)　精密量取供试品溶液适量，用溶剂定量稀释制成每1ml中约含20μg的溶液。

对照溶液(3)　精密量取供试品溶液适量，用溶剂定量稀释制成每1ml中约含50μg的溶液。

色谱条件　采用硅胶G薄层板，以二氯甲烷-丙酮-冰醋酸(60:30:3)为展开剂。

测定法　吸取供试品溶液、对照品溶液(1)～(4)与对照溶液(1)～(3)各5μl，分别点于同一薄层板上，展开，晾干，于120℃干燥10分钟，喷以4.5%磷钼酸的硫酸-冰醋酸(1:20)溶液，再在120℃加热3～5分钟，立即检视。

系统适用性要求　对照品溶液(1)应显两个斑点。

限度　供试品溶液如显与对照品溶液(2)位置相同的杂质斑点，其颜色与对照品溶液(2)主斑点比较，不得更深(1.0%)；如显与对照品溶液(3)位置相同的杂质斑点，其颜色与对照品溶液(3)的主斑点比较，不得更深(0.1%)；如显与对照品溶液(4)位置相同的杂质斑点，其颜色与对照品溶液(4)的主斑点比较，不得更深(0.5%)；其他杂质斑点，其颜色与对照溶液(1)、(2)、(3)的主斑点比较，杂质总量不得过0.5%。

干燥失重　取本品，在105℃干燥2小时，减失重量不得过1.0%(通则0831)。

炽灼残渣　取本品1.0g,依法检查(通则0841),遗留残渣不得过0.2%。

钡盐　取异臭项下的溶液,加盐酸2ml,煮沸2分钟,放冷,滤过,并用水洗涤,洗液与滤液合并使成100ml,摇匀;取10ml,加稀硫酸1ml,不得发生浑浊。

重金属　取炽灼残渣项下遗留的残渣,依法检查(通则0821第二法),含重金属不得过百万分之二十。

砷盐　取本品1.0g,加2%硝酸镁乙醇溶液10ml,点燃乙醇,缓缓加热至灰化,如仍有炭化物,可加少量硝酸湿润,继续加热(500～600℃)至灰化完全,放冷,加水21ml溶解后,加盐酸5ml,依法检查(通则0822第一法),应符合规定(0.0002%)。

【含量测定】　取本品约0.5g,精密称定,加中性乙醇(对酚酞指示液显中性)40ml与水20ml,溶解后,加酚酞指示液2滴,用氢氧化钠滴定液(0.1mol/L)滴定,至近终点时,加新沸过放冷的水100ml,继续滴定至终点。每1ml氢氧化钠滴定液(0.1mol/L)相当于39.26mg的$C_{24}H_{40}O_4$。

【类别】　胆石溶解药。

【贮藏】　遮光,密封保存。

【制剂】　熊去氧胆酸片

熊去氧胆酸片

Xiongquyangdansuan Pian

Ursodeoxycholic Acid Tablets

本品含熊去氧胆酸($C_{24}H_{40}O_4$)应为标示量的95.0%～105.0%。

【性状】　本品为白色片。

【鉴别】　(1)取本品的细粉适量(约相当于熊去氧胆酸0.1g),加无水乙醇10ml溶解,滤过,滤液置水浴上蒸干,残渣用五氧化二磷为干燥剂减压干燥24小时,其红外光吸收图谱应与熊去氧胆酸的对照图谱(光谱集534图)一致。

(2)在含量测定项下记录的色谱图中,供试品溶液主峰的保留时间应与对照品溶液主峰的保留时间一致。

【检查】　应符合片剂项下有关的各项规定(通则0101)。

【含量测定】　照高效液相色谱法(通则0512)测定。

供试品溶液　取本品20片,精密称定,研细,精密称取适量(约相当于熊去氧胆酸50mg),置20ml量瓶中,加甲醇5ml,超声2分钟,使熊去氧胆酸溶解,用流动相稀释至刻度,摇匀,滤过,取续滤液。

对照品溶液　取熊去氧胆酸对照品约50mg,精密称定,置20ml量瓶中,加甲醇5ml,超声使溶解,用流动相稀释至刻度,摇匀。

系统适用性溶液　取鹅去氧胆酸对照品适量,加对照品溶液溶解并稀释制成每1ml中约含熊去氧胆酸2.5mg与鹅去氧胆酸1mg的混合溶液。

色谱条件　用十八烷基硅烷键合硅胶为填充剂;以0.001mol/L磷酸二氢钾溶液(用磷酸调节pH值至2.0)-乙腈(50∶50)为流动相;检测波长为210nm;进样体积20μl。

系统适用性要求　系统适用性溶液色谱图中,熊去氧胆酸与鹅去氧胆酸的分离度应大于4。

测定法　精密量取供试品溶液与对照品溶液,分别注入液相色谱仪,记录色谱图。按外标法以峰面积计算。

【类别】　同熊去氧胆酸。

【规格】　(1)50mg　(2)150mg

【贮藏】　密封保存。

缩宫素注射液

Suogongsu Zhusheye

Oxytocin Injection

本品系自猪或牛的脑垂体后叶中提取或化学合成的缩宫素的灭菌水溶液。其效价应为标示量的91%～116%。

【性状】　本品为无色澄明或几乎澄明的液体。

【鉴别】　(1)照缩宫素生物测定法(通则1210)试验,应有子宫收缩的反应。

(2)照高效液相色谱法(通则0512)试验。

供试品溶液　取本品,用0.9%氯化钠溶液稀释制成每1ml中含5单位的溶液。

对照品溶液　取缩宫素对照品,加0.9%氯化钠溶液溶解并稀释制成每1ml中含5单位的溶液。

色谱条件　用辛基硅烷键合硅胶为填充剂;以0.1mol/L磷酸二氢钠溶液-乙腈(82∶18)为流动相;流速为每分钟0.8ml;检测波长为220nm;进样体积20μl。

测定法　精密量取供试品溶液与对照品溶液,分别注入液相色谱仪,记录色谱图。

结果判定　供试品溶液主峰与对照品溶液主峰的保留时间应一致。

【检查】　**pH值**　应为3.0～4.5(通则0631)。

升压物质　取本品,按标示量用氯化钠注射液稀释制成每1ml中含2单位的溶液,依法检查(通则1144),应符合规定。

细菌内毒素　取本品,依法检查(通则1143),每1单位缩宫素中含内毒素的量应小于2.5EU。

异常毒性　取本品,用氯化钠注射液稀释制成每1ml中含5单位的溶液,依法检查(通则1141),应符合规定。

过敏反应　取本品,用氯化钠注射液稀释制成每1ml中含0.2单位的溶液,依法检查(通则1147),应符合规定。

其他　应符合注射剂项下有关的各项规定(通则 0102)。

【效价测定】　照缩宫素生物测定法(通则 1210)测定，即得。

【类别】　子宫收缩药。

【规格】　(1)0.5ml∶2.5 单位　(2)1ml∶5 单位　(3)1ml∶10 单位

【贮藏】　密闭，在凉暗处保存。

注射用缩宫素

Zhusheyong Suogongsu

Oxytocin for Injection

本品系化学合成的缩宫素的灭菌冻干品。其效价应为标示量的 91%～116%。

【性状】　本品为白色或类白色冻干疏松块状物或粉末。

【鉴别】　(1)照缩宫素生物测定法(通则 1210)试验，应有子宫收缩的反应。

(2)在有关物质项下记录的色谱图中，供试品溶液主峰的保留时间应与对照品溶液主峰的保留时间一致。

【检查】　**酸度**　取本品，加水溶解并稀释制成每 1ml 中含 10 单位的溶液，混匀，依法测定(通则 0631)，pH 应为 3.0～4.5。

溶液的澄清度与颜色　取本品，加水溶解并稀释制成每 1ml 中含 10 单位的溶液，溶液应澄清或几乎澄清(通则 0902 第一法)。如显色，与黄色 3 号标准比色液(通则 0901 第一法)比较，不得更深。

有关物质　照高效液相色谱法(通则 0512)测定。

供试品溶液　取本品，加 0.1mol/L 磷酸二氢钠溶液溶解并稀释制成每 1ml 中含 10 单位的溶液。

色谱条件　用十八烷基硅烷键合硅胶为填充剂；以 0.1mol/L 磷酸二氢钠溶液为流动相 A，以乙腈-水(1∶1)为流动相 B，按下表进行梯度洗脱；流速为每分钟 1.0ml；检测波长为 220nm；进样体积 20μl。

时间(分钟)	流动相 A(%)	流动相 B(%)
0～30	70→40	30→60
30～30.1	40→70	60→30

系统适用性要求　理论板数按缩宫素峰计算不低于 2000。

测定法　精密量取供试品溶液，注入液相色谱仪，记录色谱图至主峰保留时间的 2 倍。

限度　供试品溶液色谱图中如有杂质峰，各单一杂质的峰面积不得大于总峰面积的 0.02 倍(2.0%)，各杂质峰面积的和不得大于总峰面积的 0.05 倍(5.0%)，相对保留时间 0.4 以前的溶剂峰、辅料峰和峰面积小于主峰面积 0.001 倍的峰忽略不计。

干燥失重　取本品，置五氧化二磷干燥器中，于 60℃减压干燥至恒重，减失重量不得过 5.0%(通则 0831)。

升压物质　取本品，加氯化钠注射液溶解并稀释制成每 1ml 中含 2 单位的溶液，依法检查(通则 1144)，应符合规定。

细菌内毒素　取本品，依法检查(通则 1143)，每 1 单位缩宫素中含内毒素的量应小于 2.5EU。

异常毒性　取本品，加氯化钠注射液溶解并稀释制成每 1ml 中含 5 单位的溶液，依法检查(通则 1141)，应符合规定。

过敏试验　取本品，加氯化钠注射液溶解并稀释制成每 1ml 中含 0.2 单位的溶液，依法检查(通则 1147)，应符合规定。

其他　应符合注射剂项下有关的各项规定(通则 0102)。

【效价测定】　取本品 3 支，分别加水溶解并稀释制成每 1ml 中含 1 单位的溶液，混合后，照缩宫素生物测定法(通则 1210)测定。

【类别】　子宫收缩药。

【规格】　(1)5 单位　(2)10 单位

【贮藏】　遮光、密闭，在凉暗处保存。

樟脑(天然)

Zhangnao(Tianran)

Camphor(Natural)

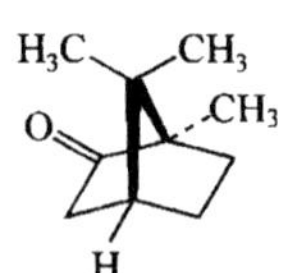

$C_{10}H_{16}O$　152.24

本品为(1*R*,4*R*)-1,7,7-三甲基二环[2.2.1]庚烷-2-酮，系自樟科植物中提取制得。含 $C_{10}H_{16}O$ 不少于 96.0%。

【性状】　本品为白色结晶性粉末或无色半透明的硬块，加少量的乙醇、三氯甲烷或乙醚，易研碎成细粉；有刺激性特臭，味初辛、后清凉；在常温中易挥发，燃烧时发生黑烟及有光的火焰。

本品在三氯甲烷中极易溶解，在乙醇、乙醚、脂肪油或挥发油中易溶，在水中极微溶解。

熔点　取本品，置内径 2.0～2.5mm 并一端熔封的薄壁玻璃管中，依法测定(通则 0612)。熔点为 176～181℃。

比旋度　取本品，精密称定，加乙醇溶解并定量稀释制成每 1ml 中约含 0.1g 的溶液，依法测定(通则 0621)，比旋度为 +41°至 +44°。

【鉴别】　(1)取本品，加乙醇溶解并稀释制成每 1ml 中约含 2.5mg 的溶液，照紫外-可见分光光度法(通则 0401)，在 230～350nm 的波长范围内测定吸光度，在 289nm 的波长处有最大吸收，其吸光度约为 0.53。

(2)本品的红外光吸收图谱应与对照的图谱(光谱集 535

图)一致。

【检查】 **酸度**　取本品 1.0g,加乙醇 10.0ml 溶解,加酚酞指示液 0.1ml,溶液应无色;用氢氧化钠滴定液(0.1mol/L)滴定,消耗氢氧化钠滴定液(0.1mol/L)不得过 0.2ml。

乙醇溶液的澄清度　取本品 2.5g,加乙醇 25ml 溶解,溶液应澄清无色。

卤化物　取本品细粉 0.20g,精密称定,置瓷坩埚内,加过氧化钠 0.4g,混匀,缓缓加热,直至完全灰化,残渣用温水 20ml 溶解,加稀硝酸 12ml 酸化,滤过,置 50ml 纳氏比色管中,用热水 10ml 分两次洗涤滤渣,洗液并入纳氏比色管中,放冷,摇匀,用水稀释至 50ml,加 0.1mol/L 的硝酸银溶液 1ml,放置 5 分钟,作为供试品溶液;另取 0.01mol/L 的盐酸溶液 0.2ml,除不加供试品外,其余同供试品溶液处理,作为对照溶液。供试品溶液与对照溶液比较,不得更浓。

有关物质　照气相色谱法(通则 0521)测定。

供试品溶液　取本品约 2.5g,精密称定,置 25ml 量瓶中,加正庚烷溶解并稀释至刻度,摇匀。

对照溶液　精密量取供试品溶液 1ml,置 100ml 量瓶中,用正庚烷稀释至刻度,摇匀。

系统适用性溶液　取 3,7-二甲基-1,6-辛二烯-3-醇与乙酸龙脑酯各适量,加正庚烷溶解并稀释制成每 1ml 中各约含 0.5mg 的混合溶液。

色谱条件　以聚乙二醇 20M(或极性相近)为固定液的毛细管柱为色谱柱;起始温度为 50℃,维持 10 分钟,以每分钟 2℃的速率升温至 100℃,再以每分钟 10℃的速率升温至 200℃,维持 10 分钟;进样口温度为 220℃;检测器温度为 250℃;进样体积 1μl。

系统适用性要求　系统适用性溶液色谱图中,3,7-二甲基-1,6-辛二烯-3-醇峰与乙酸龙脑酯峰的分离度应大于 2.0。

测定法　精密量取供试品溶液与对照溶液,分别注入气相色谱仪。

限度　供试品溶液色谱图中如有杂质峰,单个杂质峰面积不得大于对照溶液主峰面积的 2 倍(2.0%),各杂质峰面积的和不得大于对照溶液主峰面积的 4 倍(4.0%)。

不挥发物　取本品 2.0g,在 100℃加热使樟脑全部挥发并干燥至恒重,遗留残渣不得过 1mg。

水分　取本品 1.0g,加石油醚 10ml,应澄清溶解。

【含量测定】 照气相色谱法(通则 0521)测定。

内标溶液　取水杨酸甲酯 1g,精密称定,置 25ml 量瓶中,加无水甲醇使溶解并稀释至刻度,摇匀。

供试品溶液　取本品约 0.1g,精密称定,置 100ml 量瓶中,精密加入内标溶液 5ml,用无水甲醇稀释至刻度,摇匀。

对照品溶液　取樟脑对照品约 0.1g,精密称定,置 100ml 量瓶中,精密加内标溶液 5ml,用无水甲醇稀释至刻度,摇匀。

色谱条件　以聚乙二醇 20M(或极性相近)为固定液;柱温为 125℃;进样体积 1μl。

系统适用性要求　樟脑峰与内标物质峰的分离度应符合要求。

测定法　精密量取供试品溶液与对照品溶液,分别注入气相色谱仪,按内标法以峰面积计算。

【类别】 皮肤刺激药。

【贮藏】 密封保存。

樟脑(合成)

Zhangnao(Hecheng)

Camphor(Racemic)

$C_{10}H_{16}O$　152.24

本品为(1*RS*,4*RS*)-1,7,7-三甲基二环[2.2.1]庚烷-2-酮,用化学合成法制得。含 $C_{10}H_{16}O$ 不少于 96.0%。

【性状】 本品为白色结晶性粉末或无色半透明的硬块,加少量的乙醇、三氯甲烷或乙醚,易研碎成细粉;有刺激性特臭,味初辛、后清凉;在常温中易挥发,燃烧时发生黑烟及有光的火焰。

本品在三氯甲烷中极易溶解,在乙醇、乙醚、脂肪油或挥发油中易溶,在水中极微溶解。

熔点　取本品,置内径 2.0～2.5mm 并一端熔封的薄壁玻璃管中,依法测定(通则 0612)。熔点为 174～179℃。

【鉴别】 (1)取本品,加乙醇溶解并稀释制成每 1ml 中约含 2.5mg 的溶液,照紫外-可见分光光度法(通则 0401),在 230～350nm 的波长范围内测定吸光度,在 289nm 的波长处有最大吸收,其吸光度约为 0.53。

(2)本品的红外光吸收图谱应与对照的图谱(光谱集 535 图)一致。

【检查】 **旋光度**　取本品,精密称定,加乙醇溶解并定量稀释制成每 1ml 中约含 0.1g 的溶液,依法测定(通则 0621),旋光度为-1.5°至+1.5°。

酸度　取本品 1.0g,加乙醇 10.0ml 溶解,加酚酞指示液 0.1ml,溶液应无色;用氢氧化钠滴定液(0.1mol/L)滴定,消耗氢氧化钠滴定液(0.1mol/L)不得过 0.2ml。

乙醇溶液的澄清度　取本品 2.5g,加乙醇 25ml 溶解,溶液应澄清无色。

卤化物　取本品细粉 0.20g,精密称定,置瓷坩埚内,加过氧化钠 0.4g,混匀,缓缓加热,直至完全灰化,残渣用温水 20ml 溶解,加稀硝酸 12ml 酸化,滤过,置 50ml 纳氏比色管中,用热水 10ml 分两次洗涤滤渣,洗液并入纳氏比色管中,放冷,摇匀,用水稀释至 50ml,加 0.1mol/L 的硝酸银溶液 1ml,放置 5 分钟,作为供试品溶液;另取 0.01mol/L 的盐酸溶液 0.2ml,除不加供试品外,其余同供试品溶液处理,作为对照溶液。供试品溶液与对照溶液比较,不得更浓。

有关物质　照气相色谱法（通则 0521）测定。

供试品溶液　取本品约 2.5g，精密称定，置 25ml 量瓶中，加正庚烷溶解并稀释至刻度，摇匀。

对照溶液　精密量取供试品溶液 1ml，置 100ml 量瓶中，用正庚烷稀释至刻度，摇匀。

系统适用性溶液　取 3，7-二甲基-1，6-辛二烯-3-醇与乙酸龙脑酯各适量，加正庚烷溶解并稀释制成每 1ml 中各约含 0.5mg 的混合溶液。

色谱条件　以聚乙二醇 20M（或极性相近）为固定液的毛细管柱为色谱柱；起始温度为 50℃，维持 10 分钟，以每分钟 2℃的速率升温至 100℃，再以每分钟 10℃的速率升温至 200℃，维持 10 分钟；进样口温度为 220℃；检测器温度为 250℃；进样体积 1μl。

系统适用性要求　系统适用性溶液色谱图中，3，7-二甲基-1，6-辛二烯-3-醇峰与乙酸龙脑酯峰间的分离度应大于 2.0。

测定法　精密量取供试品溶液与对照溶液，分别注入气相色谱仪。

限度　供试品溶液色谱图中如有杂质峰，单个杂质峰面积不得大于对照溶液主峰面积的 2 倍（2.0%），各杂质峰面积的和不得大于对照溶液主峰面积的 4 倍（4.0%）。

残留溶剂　照残留溶剂测定法（通则 0861 第二法）测定。

供试品溶液　取本品约 0.5g，精密称定，置顶空瓶中，精密加 *N*，*N*-二甲基甲酰胺 5ml 使溶解，密封。

对照品溶液　取二甲苯适量，精密称定，用 *N*，*N*-二甲基甲酰胺定量稀释制成每 1ml 约含 0.2mg 的溶液，精密量取 5ml，置顶空瓶中，密封。

色谱条件　以聚乙二醇 20M（或极性相近）为固定液的毛细管柱为色谱柱；起始温度为 60℃，维持 9 分钟，再以每分钟 20℃的速率升温至 200℃，维持 3 分钟；进样口温度为 200℃；检测器温度为 250℃；顶空瓶平衡温度为 80℃，平衡时间为 30 分钟。

测定法　取供试品溶液与对照品溶液分别顶空进样，记录色谱图。

限度　按外标法以峰面积计算，二甲苯的残留量应符合规定。

不挥发物　取本品 2.0g，在 100℃加热使樟脑全部挥发并干燥至恒重，遗留残渣不得过 1mg。

水分　取本品 1.0g，加石油醚 10ml，应澄清溶解。

【含量测定】　照气相色谱法（通则 0521）测定。

内标溶液　取水杨酸甲酯 1g，精密称定，置 25ml 量瓶中，加无水甲醇使溶解并稀释至刻度，摇匀。

供试品溶液　取本品约 0.1g，精密称定，置 100ml 量瓶中，精密加入内标溶液 5ml，用无水甲醇稀释至刻度，摇匀。

对照品溶液　取樟脑对照品约 0.1g，精密称定，置 100ml 量瓶中，精密加内标溶液 5ml，用无水甲醇稀释至刻度，摇匀。

色谱条件　以聚乙二醇 20M（或极性相近）为固定液的毛细管柱为色谱柱；柱温为 125℃；进样体积 1μl。

系统适用性要求　樟脑峰与内标物质峰的分离度应符合要求。

测定法　精密量取供试品溶液与对照品溶液，分别注入气相色谱仪，按内标法以峰面积计算。

【类别】　皮肤刺激药。

【贮藏】　密封保存。

醋氨己酸锌

Cu'anjisuanxin

Zinc Acexamate

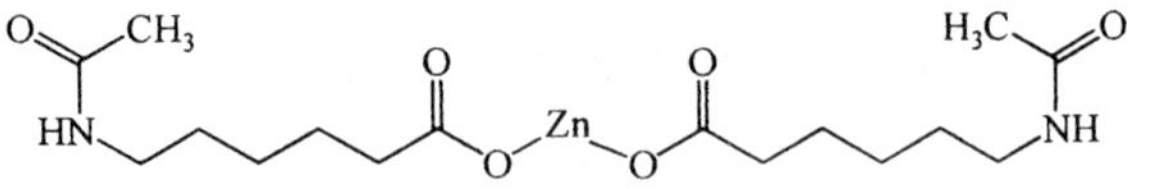

$C_{16}H_{28}N_2O_6Zn$　409.79

本品为 6-乙酰氨基己酸锌。按干燥品计算，含 $C_{16}H_{28}N_2O_6Zn$ 不得少于 99.0%。

【性状】　本品为白色或类白色结晶性粉末；无臭。

本品在沸水中易溶，在水中微溶，在乙醇或三氯甲烷中不溶。

【鉴别】　（1）取本品 1% 的水溶液 5ml，加氢氧化钾试液 10ml，加热回流 10 分钟，放冷，用稀盐酸调节 pH 值至 9.0（如有沉淀，滤过），加茚三酮约 5mg，加热，溶液渐显紫红色。

（2）本品的红外光吸收图谱应与对照的图谱（光谱集 1103 图）一致。

（3）本品的水溶液显锌盐的鉴别反应（通则 0301）。

【检查】　**酸度**　取本品 0.25g，加水 25ml，微温使溶解，依法测定（通则 0631），pH 值应为 6.0～7.0。

溶液的澄清度　取本品 1.0g，加 10% 氢氧化钠溶液 20ml，振摇使溶解，溶液应澄清。

有关物质　照高效液相色谱法（通则 0512）测定。

供试品溶液　取本品约 0.20g，置 50ml 量瓶中，加水 20ml 使溶解，用流动相 20ml，再加磷酸溶液（5.7→100）适量（0.4～1ml，使溶液变清），用流动相稀释至刻度，摇匀。

对照溶液　精密量取供试品溶液适量，用流动相定量稀释制成每 1ml 中约含 40μg 的溶液。

色谱条件　用十八烷基硅烷键合硅胶为填充剂；以磷酸-乙腈-水（0.2∶8∶92，用氨试液调节 pH 值至 4.5）为流动相；检测波长为 210nm；进样体积 20μl。

系统适用性要求　理论板数按醋氨己酸锌峰计算不低于 2000。

测定法　精密量取供试品溶液与对照溶液，分别注入液相色谱仪，记录色谱图至主成分峰保留时间的 8 倍。

限度　供试品溶液色谱图中如有杂质峰，单个杂质峰面积不得大于对照溶液主峰面积的 2 倍（2.0%），各杂质峰面积的和不得大于对照溶液主峰面积的 2.5 倍（2.5%）。

氯化物　取本品 0.20g，依法检查（通则 0801），与标准氯化钠溶液 6.0ml 制成的对照液比较，不得更浓（0.03%）。

6-氨基己酸　照薄层色谱法（通则 0502）试验。

供试品溶液　取本品约 0.50g，精密称定，置具塞试管中，加水 10ml，密塞，振摇 30 分钟，滤过，取续滤液。

对照品溶液　取 6-氨基己酸对照品适量，精密称定，加水溶解并定量稀释制成每 1ml 中约含 0.1mg 的溶液。

色谱条件　采用硅胶 G 薄层板，以乙醇-浓氨溶液-水（68：2：30）为展开剂。

测定法　吸取上述两种溶液各 10μl，分别点于同一薄层板上，展开，晾干，喷以 0.2%茚三酮的丁醇溶液[丁醇-2mol/L 醋酸溶液（95：5）]，在 105℃加热约 15 分钟至显色。

限度　供试品溶液如显与对照品溶液相应的杂质斑点，其颜色与对照品溶液的主斑点比较，不得更深（0.2%）。

干燥失重　取本品，在 105℃干燥至恒重，减失重量不得过 0.5%（通则 0831）。

镉盐与铅盐　取本品 1.0g，置 25ml 量瓶中，加硝酸溶液（8→100）溶解并稀释至刻度，摇匀，作为供试品溶液；另取本品 1.0g，置 25ml 量瓶中，加标准镉溶液[称取氯化镉（$CdCl_2 \cdot 2.5H_2O$）0.203g，置 1000ml 量瓶中，加水溶解并稀释至刻度，摇匀；精密量取 1ml，置 50ml 量瓶中，用水稀释至刻度，摇匀（每 1ml 含镉 2μg）]1.0ml 与标准铅溶液[精密量取铅单元素标准溶液适量，用水定量稀释制成每 1ml 中含铅（Pb）10μg 的溶液]1.0ml，加硝酸溶液（8→100）溶解并稀释至刻度，摇匀，作为对照品溶液；照原子吸收分光光度法（通则 0406 第二法）分别在 228.8nm 与 217.0nm 的波长处测定，应符合规定（镉 0.0002%，铅 0.001%）。

砷盐　取本品 1.0g，加盐酸 5ml 与水 23ml，依法检查（通则 0822），应符合规定（0.0002%）。

【含量测定】　取本品约 0.4g，精密称定，加水 50ml 微热使溶解，加氨-氯化铵缓冲液（pH 10.0）10ml 与铬黑 T 指示剂少许，用乙二胺四醋酸二钠滴定液（0.05mol/L）滴定至溶液由紫红色转变为纯蓝色，并将滴定的结果用空白试验校正。每 1ml 乙二胺四醋酸二钠滴定液（0.05mol/L）相当于 20.49mg 的 $C_{16}H_{28}N_2O_6Zn$。

【类别】　胃黏膜保护药。

【贮藏】　密封保存。

【制剂】　醋氨己酸锌胶囊

醋氨己酸锌胶囊

Cu'anjisuanxin Jiaonang

Zinc Acexamate Capsules

本品含醋氨己酸锌（$C_{16}H_{28}N_2O_6Zn$）应为标示量的 93.0%～107.0%。

【性状】　本品内容物为白色或类白色颗粒或粉末。

【鉴别】　取本品内容物适量（约相当醋氨己酸锌 0.5g），加水 50ml，微温，振摇使醋氨己酸锌溶解，滤过，滤液照醋氨己酸锌项下的鉴别（1）、（3）项试验，应显相同的反应。

【检查】　**溶出度**　照溶出度与释放度测定法（通则 0931 第一法）测定。

溶出条件　以水 900ml 为溶出介质，转速为每分钟 100 转，依法操作，经 30 分钟时取样。

供试品溶液　取溶出液，滤过，精密量取续滤液 3ml（0.15g 规格）或取经用水稀释 1 倍的续滤液 3ml（0.3g 规格），置 50ml 量瓶中，加硼酸氯化钾缓冲液（pH 9.0）10.0ml 与新制的锌试剂溶液（取锌试剂 0.13g，加氢氧化钠试液 2ml，加水适量使溶解并稀释至 100ml）1.0ml，用水稀释至刻度，摇匀，放置 30 分钟。

对照品溶液　精密量取标准锌溶液[精密称取基准氧化锌 0.125g，置 1000ml 量瓶中，加稀硫酸 15ml 使溶解，用水稀释至刻度，摇匀，精密量取 10ml，置 50ml 量瓶中，用水稀释至刻度，摇匀（每 1ml 含 Zn 20μg）]3ml，置 50ml 量瓶中，自"加硼酸氯化钾缓冲液（pH 9.0）10.0ml"起，制备方法同供试品溶液。

测定法　取供试品溶液与对照品溶液，照紫外-可见分光光度法（通则 0401），在 620nm 的波长处分别测定吸光度，计算锌（Zn）含量，乘以 6.267，即得每粒中含 $C_{16}H_{28}N_2O_6Zn$ 的溶出量。

限度　标示量的 80%，应符合规定。

其他　应符合胶囊剂项下有关的各项规定（通则 0103）。

【含量测定】　取装量差异项下的内容物，混合均匀，精密称取适量（约相当于醋氨己酸锌 0.45g），加水 35ml 振摇使醋氨己酸锌溶解，再加氨-氯化铵缓冲液（pH 10.0）10ml 与铬黑 T 指示剂少许，用乙二胺四醋酸二钠滴定液（0.05mol/L）滴定至溶液自紫红色转变为纯蓝色，并将滴定的结果用空白试验校正。每 1ml 乙二胺四醋酸二钠滴定液（0.05mol/L）相当于 20.49mg 的 $C_{16}H_{28}N_2O_6Zn$。

【类别】　同醋氨己酸锌。

【规格】　（1）0.15g　（2）0.3g

【贮藏】　密封，在干燥处保存。

醋氨苯砜

Cu'anbenfeng

Acedapsone

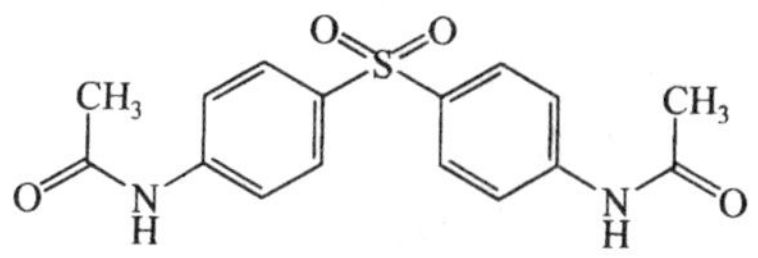

$C_{16}H_{16}N_2O_4S$　332.38

本品为 4,4′-磺酰基双（乙酰苯胺）。按干燥品计算，含

$C_{16}H_{16}N_2O_4S$ 不得少于 99.0%。

【性状】 本品为白色至微黄色结晶或结晶性粉末;无臭。

本品在乙醇中极微溶解,在水、乙醚、稀盐酸或氢氧化钠试液中几乎不溶。

【鉴别】 (1)取本品约 0.1g,加乙醇 5ml 与硫酸 1ml,摇匀,加热,发生乙酸乙酯的香气。

(2)取本品,加无水乙醇制成每 1ml 中约含 5μg 的溶液,照紫外-可见分光光度法(通则 0401)测定,在 256nm 与 284nm 的波长处有最大吸收。

(3)本品的红外光吸收图谱应与对照的图谱(光谱集 541 图)一致。

(4)取本品约 0.1g,加硫酸溶液(2→5)5ml,加热使溶解,放冷,加水 5ml,溶液显芳香第一胺类的鉴别反应(通则 0301)。

【检查】 **氨苯砜类** 照薄层色谱法(通则 0502)试验。

供试品溶液　取本品适量,精密称定,加甲醇微温溶解,放冷,用甲醇定量稀释制成每 1ml 中约含 1mg 的溶液。

对照品溶液(1)　取氨苯砜对照品适量,精密称定,加甲醇溶解并定量稀释制成每 1ml 中约含 50μg 的溶液。

对照品溶液(2)　取氨苯砜对照品适量,精密称定,加甲醇溶解并定量稀释制成每 1ml 中约含 200μg 的溶液。

色谱条件　采用硅胶 G 薄层板,以甲苯-丙酮(2∶1)为展开剂。

测定法　吸取供试品溶液 20μl,对照品溶液(1)与对照品溶液(2)各 5μl,分别点于同一薄层板上,展开,晾干,喷以 0.5%亚硝酸钠的 0.1mol/L 盐酸溶液,数分钟后,再喷以 0.1%二盐酸萘基乙二胺溶液。

限度　供试品溶液如显杂质斑点,其颜色与对照品溶液(1)的主斑点比较不得更深;如有 1～2 点超过时,与对照品溶液(2)的主斑点比较,不得更深。

干燥失重　取本品,在 105℃干燥至恒重,减失重量不得过 1.0%(通则 0831)。

炽灼残渣　取本品 1.0g,依法检查,遗留残渣不得过 0.1%(通则 0841)。

重金属　取炽灼残渣项下遗留的残渣,依法检查(通则 0821 第二法),含重金属不得过百万分之十。

【含量测定】 取本品约 0.5g,精密称定,置锥形瓶中,加盐酸溶液(1→2)75ml,瓶口放一小漏斗,加热使沸后,保持微沸约 30 分钟,放冷,将溶液移至烧杯中,锥形瓶用水 25ml 分次洗涤,洗液并入烧杯,照永停滴定法(通则 0701),用亚硝酸钠滴定液(0.1mol/L)滴定。每 1ml 亚硝酸钠滴定液(0.1mol/L)相当于 16.62mg 的 $C_{16}H_{16}N_2O_4S$。

【类别】 抗麻风病药。

【贮藏】 密封保存。

【制剂】 醋氨苯砜注射液

醋氨苯砜注射液

Cu'anbenfeng Zhusheye

Acedapsone Injection

本品为醋氨苯砜的灭菌油混悬液。含醋氨苯砜($C_{16}H_{16}N_2O_4S$)应为标示量的 90.0%～110.0%。

【性状】 本品为微细颗粒的混悬油溶液,静置后,微细颗粒下沉,振摇后成均匀的淡黄色混悬液。

【鉴别】 取本品约 2ml,加三氯甲烷 10ml 振摇,用三氯甲烷湿润的滤纸滤过,滤渣用三氯甲烷洗涤 3 次,每次 5ml,滤渣置 105℃干燥后,照醋氨苯砜项下的鉴别(1)、(4)项试验,显相同的反应。

【检查】 **混悬液颗粒细度**　取本品,强力振摇后,立即取 1 滴置载玻片上,盖上盖玻片并适当压紧,移至具有测微尺的显微镜视野下检视,首先上下左右移动,检查颗粒均匀度,不得有超过 100μm 的颗粒;然后确定 4～5 个视野计数,15μm 以下的颗粒不得少于 90%,15～20μm(间有个别 20～100μm)的颗粒不得超过 10%。

其他　应符合注射剂项下有关的各项规定(通则 0102)。

【含量测定】 取本品,摇匀,精密量取适量(约相当于醋氨苯砜 0.3g),照醋氨苯砜含量测定项下的方法测定,即得。

【类别】 同醋氨苯砜。

【规格】 (1)1.5ml∶0.225g　(2)3ml∶0.45g　(3)6ml∶0.9g

【贮藏】 遮光,密闭保存。

醋氯芬酸

Culüfensuan

Aceclofenac

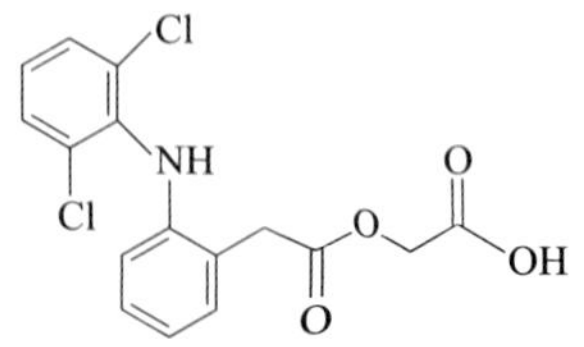

$C_{16}H_{13}Cl_2NO_4$　354.19

本品为 2-[2-[2-(2,6-二氯苯氨基)苯基]乙酰氧基]乙酸。按干燥品计算,含 $C_{16}H_{13}Cl_2NO_4$ 不得少于 99.0%。

【性状】 本品为白色或类白色结晶性粉末。

本品在丙酮中易溶,在甲醇或乙醇中溶解,在水中几乎不溶。

熔点　本品的熔点(通则 0612)为 150～154℃。

【鉴别】 (1)取本品约 10mg,加乙醇 10ml 使溶解,取 1ml,加铁氰化钾-三氯化铁溶液(0.6%铁氰化钾溶液与 0.9%三氯化铁溶液等体积混匀,临用新制)0.2ml,摇匀,避光放置

5分钟，加稀盐酸3ml，摇匀，避光放置15分钟，显蓝色并产生沉淀。

(2)取本品，加乙醇溶解并稀释制成每1ml中约含15μg的溶液，照紫外-可见分光光度法(通则0401)测定，在277nm的波长处有最大吸收，在249nm的波长处有最小吸收。

(3)本品的红外光吸收图谱应与对照的图谱(光谱集889)一致。

【检查】 **乙醇溶液的澄清度与颜色**　取本品0.50g，加乙醇20ml使溶解，溶液应澄清无色；如显色，与黄绿色1号标准比色液(通则0901第一法)比较，不得更深。

氯化物　取本品1.0g，加水50ml，振摇5分钟，滤过，取续滤液25ml，依法检查(通则0801)，与标准氯化钠溶液5.0ml制成的对照液比较，不得更浓(0.01%)。

有关物质　照高效液相色谱法(通则0512)测定。

溶剂　流动相A-流动相B(30：70)。

供试品溶液　取本品约50mg，精密称定，置25ml量瓶中，加溶剂溶解并稀释至刻度，摇匀。

对照品溶液　取双氯芬酸钠对照品适量，精密称定，加溶剂溶解并定量稀释制成每1ml中约含双氯芬酸0.4mg的溶液。

对照溶液　精密量取供试品溶液2ml，置10ml量瓶中，用溶剂稀释至刻度，摇匀，精密量取1ml，置100ml量瓶中，精密加入对照品溶液1ml，用溶剂稀释至刻度，摇匀。

色谱条件　用十八烷基硅烷键合硅胶为填充剂；以0.112%(*W*/*V*)磷酸溶液(用氢氧化钠试液调节pH值至7.0)为流动相A，乙腈-水(90：10)为流动相B，按下表进行梯度洗脱；检测波长为275nm；进样体积10μl。

时间(分钟)	流动相A(%)	流动相B(%)
0	70	30
25	50	50
30	20	80
50	20	80
52	70	30
60	70	30

系统适用性要求　对照溶液色谱图中，醋氯芬酸峰与双氯芬酸峰之间的分离度应大于5.0。

测定法　精密量取供试品溶液与对照溶液，分别注入液相色谱仪，记录色谱图。

限度　供试品溶液色谱图中如有与双氯芬酸保留时间一致的色谱峰，按外标法以峰面积计算，含双氯芬酸不得过0.2%，其他单个杂质峰面积不得大于对照溶液中醋氯芬酸峰面积(0.2%)，其他杂质峰面积的和不得大于对照溶液中醋氯芬酸峰面积的2.5倍(0.5%)。

残留溶剂　照残留溶剂测定法(通则0861第三法)测定。

内标溶液　取丁醇适量，加二甲基亚砜制成每1ml中约含0.1mg的溶液。

供试品溶液　取本品约1.0g，精密称定，置10ml量瓶中，加内标溶液适量，超声使溶解，放冷，用内标溶液稀释至刻度，摇匀。

对照品溶液　分别取正己烷、环己烷、丙酮、乙酸乙酯、甲醇、苯、二氯乙烷、甲苯与*N*,*N*-二甲基甲酰胺适量，精密称定，用内标溶液定量稀释制成每1ml中约含正己烷29μg、环己烷0.388mg、丙酮0.5mg、乙酸乙酯0.5mg、甲醇0.3mg、苯0.2μg、二氯乙烷0.5μg、甲苯89μg与*N*,*N*-二甲基甲酰胺88μg的混合溶液。

色谱条件　以聚乙二醇为固定液的毛细管柱为色谱柱；程序升温，起始温度为40℃，保持10分钟，以每分钟20℃的速率升至220℃，保持5分钟；进样口温度为240℃，检测器温度为240℃；进样体积1μl。

系统适用性要求　对照品溶液色谱图中，各成分峰之间的分离度均应符合要求。

测定法　精密量取供试品溶液与对照品溶液，分别注入气相色谱仪，记录色谱图。

限度　按内标法以峰面积计算，正己烷、环己烷、丙酮、乙酸乙酯、甲醇、苯、二氯乙烷、甲苯与*N*,*N*-二甲基甲酰胺的残留量均应符合规定。

干燥失重　取本品，在105℃干燥至恒重，减失重量不得过0.5%(通则0831)。

炽灼残渣　取本品1.0g，依法检查(通则0861)，遗留残渣不得过0.1%。

重金属　取炽灼残渣项下遗留的残渣，依法检查(通则0821第二法)，含重金属不得过百万分之十。

【含量测定】　取本品0.3g，精密称定，加甲醇40ml使溶解，照电位滴定法(通则0701)，用氢氧化钠滴定液(0.1mol/L)滴定，并将滴定的结果用空白试验校正。每1ml氢氧化钠滴定液(0.1mol/L)相当于35.42mg的$C_{16}H_{13}Cl_2NO_4$。

【类别】　解热镇痛、非甾体抗炎药。

【贮藏】　遮光，密封保存。

【制剂】　(1)醋氯芬酸片　(2)醋氯芬酸胶囊

醋氯芬酸片

Culüfensuan Pian

Aceclofenac Tablets

本品含醋氯芬酸($C_{16}H_{13}Cl_2NO_4$)应为标示量的90.0%～110.0%。

【性状】　本品为薄膜衣片，除去包衣后显白色或类白色。

【鉴别】 (1)取本品,除去包衣,研细,称取细粉适量(约相当于醋氯芬酸 10mg),加乙醇 10ml 使溶解,滤过,取滤液照醋氯芬酸项下的鉴别(1)试验,显相同的结果。

(2)在含量测定项下记录的色谱图中,供试品溶液主峰的保留时间应与对照品溶液主峰的保留时间一致。

【检查】 **有关物质** 照高效液相色谱法(通则 0512)测定。

供试品溶液 取含量测定项下的细粉适量(约相当于醋氯芬酸 50mg),精密称定,置 25ml 量瓶中,加溶剂适量,振摇使醋氯芬酸溶解,用溶剂稀释至刻度,摇匀,滤过,取续滤液。

对照溶液 精密量取供试品溶液 2ml,置 10ml 量瓶中,用溶剂稀释至刻度,摇匀,精密量取 1ml,置 100ml 量瓶中,精密加入对照品溶液 2ml,用溶剂稀释至刻度,摇匀。

溶剂、对照品溶液、色谱条件、系统适用性要求与测定法见醋氯芬酸有关物质项下。

限度 供试品溶液色谱图中如有与双氯芬酸保留时间一致的色谱峰,按外标法以峰面积计算,不得过醋氯芬酸标示量的 0.4%,其他单个杂质峰面积不得大于对照溶液中醋氯芬酸峰面积(0.2%),其他杂质峰面积的和不得大于对照溶液中醋氯芬酸峰面积的 5 倍(1.0%)。

溶出度 照溶出度与释放度测定法(通则 0931 第一法)测定。

溶出条件 以磷酸盐缓冲液(pH 6.8)(取 0.1mol/L 盐酸溶液与 0.2mol/L 磷酸钠溶液,按 3∶1 混合均匀,必要时用 2mol/L 盐酸溶液或 2mol/L 氢氧化钠溶液调节 pH 值至 6.8)900ml 为溶出介质,转速为每分钟 100 转,依法操作,经 45 分钟时取样。

供试品溶液 取溶出液滤过,精密量取续滤液适量,用流动相定量稀释制成每 1ml 中约含醋氯芬酸 25μg 的溶液。

对照品溶液 取醋氯芬酸对照品约 10mg,精密称定,置 100ml 量瓶中,加甲醇 10ml 溶解,用溶出介质稀释至刻度,摇匀,精密量取 5ml,置 20ml 量瓶中,用流动相稀释至刻度,摇匀。

色谱条件与系统适用性要求 见含量测定项下。

测定法 见含量测定项下,计算每片的溶出量。

限度 标示量的 80%,应符合规定。

其他 应符合片剂项下有关的各项规定(通则 0101)。

【含量测定】 照高效液相色谱法(通则 0512)测定。

供试品溶液 取本品 20 片,精密称定,研细,精密称取适量(约相当于醋氯芬酸 10mg),置 100ml 量瓶中,加流动相适量,振摇使醋氯芬酸溶解,用流动相稀释至刻度,摇匀,滤过,取续滤液。

对照品溶液 取醋氯芬酸对照品适量,精密称定,加流动相溶解并定量稀释制成每 1ml 中约含 0.1mg 的溶液。

色谱条件 用十八烷基硅烷键合硅胶为填充剂;以 0.112%(W/V)磷酸溶液(用氢氧化钠试液调节 pH 值至 7.0)-乙腈(61∶39)为流动相;检测波长为 275nm;进样体积 20μl。

系统适用性要求 理论板数按醋氯芬酸峰计算不低于 2000。

测定法 精密量取供试品溶液与对照品溶液,分别注入液相色谱仪,记录色谱图。按外标法以峰面积计算。

【类别】 同醋氯芬酸。

【规格】 (1)50mg (2)100mg

【贮藏】 遮光,密封保存。

醋氯芬酸胶囊

Culüfensuan Jiaonang

Aceclofenac Capsules

本品含醋氯芬酸($C_{16}H_{13}Cl_2NO_4$)应为标示量的 93.0%～107.0%。

【性状】 本品内容物为白色或类白色颗粒或粉末。

【鉴别】 (1)取本品内容物,研细,称取细粉适量(约相当于醋氯芬酸 10mg),加乙醇 10ml 使溶解,滤过,取滤液照醋氯芬酸项下的鉴别(1)试验,显相同的结果。

(2)在含量测定项下记录的色谱图中,供试品溶液主峰的保留时间应与对照品溶液主峰的保留时间一致。

【检查】 **有关物质** 照高效液相色谱法(通则 0512)测定。

供试品溶液 取含量测定项下的细粉适量(约相当于醋氯芬酸 50mg),精密称定,置 25ml 量瓶中,加溶剂适量,振摇使醋氯芬酸溶解,用溶剂稀释至刻度,摇匀,滤过,取续滤液。

对照溶液 精密量取供试品溶液 2ml,置 10ml 量瓶中,用溶剂稀释至刻度,摇匀,精密量取 1ml,置 100ml 量瓶中,精密加入对照品溶液 2ml,用溶剂稀释至刻度,摇匀。

溶剂、对照品溶液、色谱条件、系统适用性要求与测定法见醋氯芬酸有关物质项下。

限度 供试品溶液色谱图中如有与双氯芬酸保留时间一致的色谱峰,按外标法以峰面积计算,不得过醋氯芬酸标示量的 0.4%,其他单个杂质峰面积不得大于对照溶液中醋氯芬酸峰面积(0.2%),其他杂质峰面积的和不得大于对照溶液中醋氯芬酸峰面积的 5 倍(1.0%)。

溶出度 照溶出度与释放度测定法(通则 0931 第一法)测定。

溶出条件 以磷酸盐缓冲液(pH 6.8)(取 0.1mol/L 盐酸溶液与 0.2mol/L 磷酸钠溶液,按 3∶1 混合均匀,必要时用 2mol/L 盐酸溶液或 2mol/L 氢氧化钠溶液调节 pH 值至 6.8)1000ml 为溶出介质,转速为每分钟 50 转,依法操作,经 30 分钟时取样。

供试品溶液 取溶出液适量,滤过,精密量取续滤液适量,用流动相定量稀释制成每 1ml 中约含醋氯芬酸 25μg 的溶液。

对照品溶液　取醋氯芬酸对照品约 10mg，精密称定，置 100ml 量瓶中，加甲醇 10ml 溶解，用溶出介质稀释至刻度，摇匀，精密量取 5ml，置 20ml 量瓶中，用流动相稀释至刻度，摇匀。

色谱条件与系统适用性要求　见含量测定项下。

测定法　见含量测定项下。计算每粒的溶出量。

限度　标示量的 80%，应符合规定。

其他　应符合胶囊剂项下有关的各项规定（通则 0103）。

【含量测定】　照高效液相色谱法（通则 0512）测定。

供试品溶液　取装量差异项下的内容物，研细，精密称取适量（约相当于醋氯芬酸 10mg），置 100ml 量瓶中，加流动相适量，振摇使醋氯芬酸溶解，用流动相稀释至刻度，摇匀，滤过，取续滤液。

对照品溶液　取醋氯芬酸对照品，精密称定，加流动相溶解并定量稀释制成每 1ml 中约含 0.1mg 的溶液。

色谱条件　用十八烷基硅烷键合硅胶为填充剂；以 0.112%（W/V）磷酸溶液（用氢氧化钠试液调节 pH 值至 7.0）-乙腈（61∶39）为流动相；检测波长为 275nm；进样体积 20μl。

系统适用性要求　理论板数按醋氯芬酸峰计算不低于 2000。

测定法　精密量取供试品溶液与对照品溶液，分别注入液相色谱仪，记录色谱图。按外标法以峰面积计算。

【类别】　同醋氯芬酸。

【规格】　100mg

【贮藏】　遮光，密封保存。

醋酸去氧皮质酮

Cusuanquyang Pizhitong

Desoxycortone Acetate

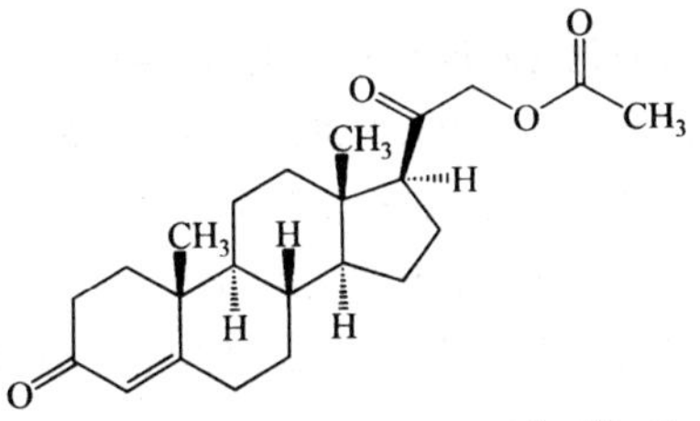

$C_{23}H_{32}O_4$　372.51

本品为孕甾-4-烯-3,20-二酮-21-醋酸酯。按干燥品计算，含 $C_{23}H_{32}O_4$ 应为 97.0%～103.0%。

【性状】　本品为白色或类白色结晶性粉末；无臭。

本品在乙醇或丙酮中略溶，在植物油中微溶，在水中不溶。

熔点　本品的熔点（通则 0612）为 155～161℃。

比旋度　取本品，精密称定，加乙醇溶解并定量稀释制成每 1ml 中约含 10mg 的溶液，依法测定（通则 0621），比旋度为 +175°至 +185°。

吸收系数　取本品，精密称定，加乙醇溶解并定量稀释制成每 1ml 中约含 10μg 的溶液，照紫外-可见分光光度法（通则 0401），在 240nm 的波长处测定吸光度，吸收系数（$E_{1cm}^{1\%}$）为430～460。

【鉴别】　（1）取本品约 5mg，加乙醇 0.5ml 溶解后，加氨制硝酸银试液 0.5ml，即生成黑色沉淀。

（2）取吸收系数项下的溶液，照紫外-可见分光光度法（通则 0401）测定，在 240nm 的波长处有最大吸收。

（3）取本品约 50mg，加乙醇制氢氧化钾试液 2ml，置水浴中加热 5 分钟，放冷，加硫酸溶液（1→2）2ml，缓缓煮沸 1 分钟，即发生乙酸乙酯的香气。

【检查】　**有关物质**　照薄层色谱法（通则 0502）试验。

溶剂　三氯甲烷-甲醇（9∶1）。

供试品溶液　取本品适量，加溶剂溶解并稀释制成每 1ml 中约含 10mg 的溶液。

对照溶液（1）　精密量取供试品溶液适量，加溶剂定量稀释制成每 1ml 中约含 0.1mg 的溶液。

对照溶液（2）　精密量取供试品溶液适量，加溶剂定量稀释制成每 1ml 中约含 0.2mg 的溶液。

色谱条件　采用硅胶 GF_{254} 薄层板，以二氯甲烷-乙醚-甲醇-水（77∶15∶8∶1.2）为展开剂。

测定法　吸取供试品溶液、对照溶液（1）与对照溶液（2）各 5μl，分别点于同一薄层板上，展开，取出，晾干，在紫外光灯（254nm）下检视。

限度　供试品溶液如显杂质斑点，与对照溶液（1）所显的主斑点比较，不得更深，如有 1 个杂质斑点深于对照溶液（1）的主斑点，与对照溶液（2）所显的主斑点比较，不得更深。

干燥失重　取本品，在 105℃干燥至恒重，减失重量不得过 0.5%（通则 0831）。

炽灼残渣　不得过 0.1%（通则 0841）。

【含量测定】　照紫外-可见分光光度法（通则 0401）测定。

供试品溶液　取本品适量，精密称定，加无醛乙醇溶解并定量稀释制成每 1ml 中约含 35μg 的溶液，精密量取 10ml，置 25ml 量瓶中，加氯化三苯四氮唑试液 2ml，在氮气流下，迅速加入氢氧化四甲基铵试液 2ml，通氮气后，密塞，摇匀，在 30℃水浴中放置 1 小时，迅速冷却，用无醛乙醇稀释至刻度，摇匀。

对照品溶液　取醋酸去氧皮质酮对照品适量，精密称定，制备方法同供试品溶液。

测定法　取供试品溶液与对照品溶液，在 485nm 的波长处分别测定吸光度，计算。

【类别】　肾上腺皮质激素药。

【贮藏】　遮光，密封保存。

醋酸去氨加压素

Cusuan Qu'anjiayasu

Desmopressin Acetate

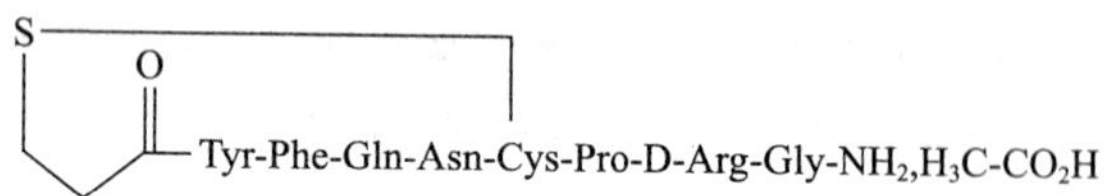

$C_{46}H_{64}N_{14}O_{12}S_2 \cdot xC_2H_4O_2$　1069.20·x60.05

本品系化学合成的环状九肽，为巯基丙酰-L-酪氨酰-L-苯丙氨酰-L-谷氨酰氨酰-L-天冬酰氨酰-L-半胱氨酰-L-脯氨酰-D-精氨酰-L-甘氨酰胺(1→6-二硫环)的醋酸盐。按无水与无醋酸物计算，含醋酸去氨加压素以去氨加压素($C_{46}H_{64}N_{14}O_{12}S_2$)计，应为 95.0%～105.0%。

【性状】 本品为白色或类白色疏松粉末。

本品在水和冰醋酸溶液(1→100)中溶解。

比旋度 取本品，精密称定，加冰醋酸溶液(1→100)溶解并定量稀释制成每 1ml 中约含 2mg 的溶液，依法测定(通则 0621)，按无水、无醋酸物计算，比旋度为 −72.0°至 −82.0°。

【鉴别】 (1)取本品约 1mg，加水 1ml 溶解，加双缩脲试剂(取硫酸铜 0.15g，加酒石酸钾钠 0.6g，加水 50ml，搅拌下加入 10%氢氧化钠溶液 30ml，加水至 100ml)1ml，即显蓝紫色。

(2)取本品约 1mg，加水 1ml 溶解，加三氯化铁试液数滴，加热煮沸，溶液呈深红色，趁热加入稀盐酸数滴，红色即消失。

(3)在含量测定项下记录的色谱图中，供试品溶液主峰的保留时间应与对照品溶液主峰的保留时间一致。

(4)本品的红外光吸收图谱应与对照品的图谱一致(通则 0402)。

【检查】 氨基酸比值 取本品 10mg，置硬质安瓿瓶中，加 6mol/L 盐酸溶液 3ml，充氮后封口，置 110℃水解 20 小时，冷却，启封，蒸发近干，加水适量使溶解，作为供试品溶液；另取酪氨酸、苯丙氨酸、谷氨酸、天冬氨酸、胱氨酸、脯氨酸、精氨酸及甘氨酸对照品，制成与供试品中各氨基酸相当的浓度，作为对照品溶液。照适宜的氨基酸分析方法测定。以苯丙氨酸、谷氨酸、天冬氨酸、脯氨酸、精氨酸及甘氨酸的总摩尔数的六分之一作为 1，计算各氨基酸的相对比值，天冬氨酸、谷氨酸、脯氨酸、甘氨酸、精氨酸、苯丙氨酸均应为 0.90～1.10，酪氨酸应为 0.70～1.05，半胱氨酸应为 0.30～1.05。

酸度 取本品，加水溶解并稀释制成每 1ml 中含 2.5mg 的溶液，依法测定(通则 0631)，pH 值应为 4.0～7.0。

溶液的澄清度与颜色 取本品，加水溶解并稀释制成每 1ml 中含 2.5mg 的溶液，依法检查(通则 0901 第一法和通则 0902 第一法)，溶液应澄清无色。

醋酸 取本品适量，精密称定，加稀释液[流动相 A(通则 0872)-甲醇(95∶5)]溶解并定量稀释制成每 1ml 中含 2mg 的溶液，作为供试品溶液。另精密称取醋酸钠对照品适量，照合成多肽中的醋酸测定法(通则 0872)测定，含醋酸应为 3.0%～8.0%。

有关物质 照高效液相色谱法(通则 0512)测定。

供试品溶液　取本品适量，加水溶解并稀释制成每 1ml 中约含 0.5mg 的溶液。

对照溶液　精密量取供试品溶液 1ml，置 200ml 量瓶中，用水稀释至刻度，摇匀。

系统适用性溶液　取醋酸去氨加压素对照品、杂质Ⅰ对照品与缩宫素对照品适量，置同一量瓶中，加水溶解并稀释制成每 1ml 中各约含 20μg 的混合溶液。

灵敏度溶液　精密量取对照溶液 1ml，置 10ml 量瓶中，用流动相稀释至刻度，摇匀。

色谱条件　用十八烷基硅烷键合硅胶为填充剂；以磷酸盐溶液(取 0.067mol/L 磷酸氢二钠溶液与 0.067mol/L 磷酸二氢钾溶液等体积混合，调节 pH 值至 7.0)为流动相 A，以乙腈为流动相 B，按下表进行梯度洗脱；检测波长为 220nm；系统适用性溶液进样体积 50μl，其他溶液进样体积 100μl。

时间(分钟)	流动相 A(%)	流动相 B(%)
0	88	12
4	88	12
18	79	21
35	74	26
40	88	12
50	88	12

系统适用性要求　系统适用性溶液色谱图中，杂质Ⅰ、去氨加压素与缩宫素应依次出峰，且各峰间的分离度均应符合要求。灵敏度溶液色谱图中，去氨加压素峰高的信噪比应大于 10。

测定法　精密量取供试品溶液与对照溶液，分别注入液相色谱仪，记录色谱图。

限度　供试品溶液色谱图中如有杂质峰，杂质Ⅰ峰和单个未知杂质峰面积均不得大于对照溶液主峰面积(0.5%)，各杂质峰面积的和不得大于对照溶液主峰面积的 3 倍(1.5%)，小于灵敏度溶液主峰面积的色谱峰忽略不计。

残留溶剂 照残留溶剂测定法(通则 0861 第一法)测定。

供试品溶液　取本品约 0.1g，精密称定，置顶空瓶中，精密加水 1ml 使溶解，密封。

对照品溶液　取乙醚与乙腈各适量，精密称定，加 50%二甲基亚砜 5ml 溶解后，用水定量稀释制成每 1ml 中约含乙醚 0.5mg 与乙腈 0.041mg 的混合溶液，精密量取 1ml，置顶空瓶中，密封。

色谱条件　以 6%氰丙基苯基-94%二甲基聚硅氧烷(或极性相近)为固定液的毛细管柱为色谱柱；柱温为 60℃；进样口温度为 200℃；检测器温度为 250℃；顶空瓶平衡温度为 85℃，平衡时间为 40 分钟。

系统适用性要求　对照品溶液色谱图中，乙醚峰与乙腈峰间的分离度应符合要求。

测定法　取供试品溶液与对照品溶液分别顶空进样，记录色谱图。

限度　按外标法以峰面积计算，乙醚与乙腈的残留量均应符合规定。

水分　取本品，照水分测定法（通则 0832 第一法 2）测定，含水分不得过 6.0%。

细菌内毒素　取本品，依法检查（通则 1143），每 1mg 去氨加压素中含内毒素的量应小于 500EU。

【含量测定】　照高效液相色谱法（通则 0512）测定。

供试品溶液　取本品适量，精密称定，加水溶解并定量稀释制成每 1ml 中约含 0.5mg 的溶液。

对照品溶液　取醋酸去氨加压素对照品适量，精密称定，加水溶解并定量稀释制成每 1ml 中约含 0.5mg 的溶液。

系统适用性溶液　见有关物质项下。

色谱条件　用十八烷基硅烷键合硅胶为填充剂；以磷酸盐溶液（取 0.067mol/L 磷酸氢二钠溶液与 0.067mol/L 磷酸二氢钾溶液等体积混合，调节 pH 值至 7.0）-乙腈（80∶20）为流动相；检测波长为 220nm；进样体积 50μl。

系统适用性要求　系统适用性溶液色谱图中，杂质Ⅰ、去氨加压素和缩宫素应依次出峰，且各峰间的分离度均应符合要求；理论板数按去氨加压素峰计算不低于 2000。

测定法　精密量取供试品溶液与对照品溶液，分别注入液相色谱仪，记录色谱图。按外标法以峰面积计算。

【类别】　抗利尿药。

【贮藏】　遮光，密封，在 2～8℃处保存。

【制剂】　（1）去氨加压素片　（2）去氨加压素注射液　（3）注射用去氨加压素

附：

杂质Ⅰ

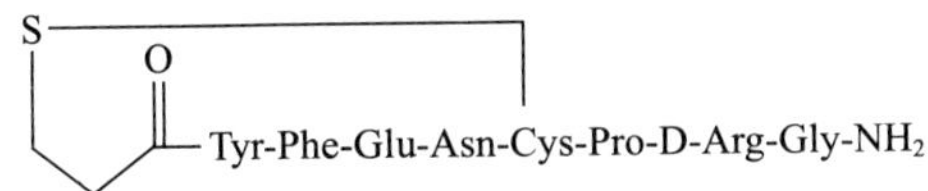

$C_{46}H_{63}N_{13}O_{13}S_2$　1070.21

巯基丙酰-L-酪氨酰-L-苯丙氨酰-L-谷氨酰-L-天冬酰氨酰-L-半胱氨酰-L-脯氨酰-D-精氨酰-L-甘氨酰胺（1→6-二硫环）

去氨加压素片

Qu'anjiayasu Pian

Desmopressin Tablets

本品含醋酸去氨加压素以去氨加压素（$C_{46}H_{64}N_{14}O_{12}S_2$）计，应为标示量的 90.0%～110.0%。

【性状】　本品为白色片。

【鉴别】　在含量测定项下记录的色谱图中，供试品溶液主峰的保留时间应与对照品溶液主峰的保留时间一致。

【检查】　**有关物质**　照高效液相色谱法（通则 0512）测定。

供试品溶液　取含量测定项下的细粉适量，加流动相 A 溶解并定量稀释制成每 1ml 中约含去氨加压素 0.0356mg 的溶液，滤过，取续滤液，即得。

对照溶液　精密量取供试品溶液 1ml，置 100ml 量瓶中，用流动相 A 稀释至刻度，摇匀。

灵敏度溶液　精密量取对照溶液 1ml，置 10ml 量瓶中，用流动相稀释至刻度，摇匀。

色谱条件　见醋酸去氨加压素有关物质项下。进样体积 100μl。

系统适用性溶液、系统适用性要求与测定法　见醋酸去氨加压素有关物质项下。

限度　供试品溶液色谱图中如有杂质峰，杂质Ⅰ峰与单个未知杂质的峰面积均不得大于对照溶液的主峰面积（1.0%），各杂质峰面积的和不得大于对照溶液主峰面积的 2 倍（2.0%），小于灵敏度溶液主峰面积的色谱峰忽略不计。

含量均匀度　取本品 1 片，置适宜量瓶中（0.089mg 规格置 5ml 量瓶中，0.178mg 规格置 10ml 量瓶中），加流动相 A 溶解并稀释至刻度，摇匀，滤过，取续滤液作为供试品溶液；另取醋酸去氨加压素对照品适量，精密称定，加流动相 A 溶解并定量稀释制成每 1ml 中约含醋酸去氨加压素 0.02mg（相当于去氨加压素 0.0178mg）的溶液，作为对照品溶液。照含量测定项下的色谱条件，精密量取供试品溶液与对照品溶液各 40μl，分别注入液相色谱仪，记录色谱图。按外标法以峰面积计算每片的含量，应符合规定（通则 0941）。

水分　取本品研磨后，取细粉适量，照水分测定法（通则 0832 第一法 1）测定，含水分不得过 7.0%。

其他　应符合片剂项下有关的各项规定（通则 0101）。

【含量测定】　照高效液相色谱法（通则 0512）测定。

供试品溶液　取本品 20 片，精密称定，研细，精密称取适量（约相当于含去氨加压素 0.178mg），置 10ml 量瓶中，加流动相 A 溶解并稀释至刻度，摇匀，滤过，取续滤液，即得。

对照品溶液　取醋酸去氨加压素对照品适量，精密称定，加流动相 A 溶解并定量稀释制成每 1ml 中约含去氨加压素 0.0178mg 的溶液。

色谱条件　见醋酸去氨加压素含量测定项下。系统适用性溶液进样体积 50μl，其他溶液进样体积 40μl。

系统适用性溶液、系统适用性要求与测定法　见醋酸去氨加压素含量测定项下。

【类别】　同醋酸去氨加压素。

【规格】　按 $C_{46}H_{64}N_{14}O_{12}S_2$ 计　（1）0.089mg　（2）0.178mg

【贮藏】　遮光，密封，在 25℃以下干燥处保存。

去氨加压素注射液

Qu'anjiayasu Zhusheye

Desmopressin Injection

本品为醋酸去氨加压素与氯化钠制成的灭菌水溶液。含醋酸去氨加压素以去氨加压素($C_{46}H_{64}N_{14}O_{12}S_2$)计，应为标示量的 90.0%～110.0%。

【性状】 本品为无色的澄明液体。

【鉴别】 在含量测定项下记录的色谱图中，供试品溶液主峰的保留时间应与对照品溶液主峰的保留时间一致。

【检查】 **酸度** 取本品，依法测定(通则 0631)，pH 值应为 3.5～5.0。

有关物质 照高效液相色谱法(通则 0512)测定。

供试品溶液　取本品，即得。

灵敏度溶液　精密量取本品适量(含去氨加压素 3.56μg)，置 100ml 量瓶中，用流动相稀释至刻度，摇匀。

系统适用性溶液、色谱条件与系统适用性要求　见醋酸去氨加压素有关物质项下。

测定法　精密量取供试品溶液，注入液相色谱仪，记录色谱图。

限度　供试品溶液色谱图中如有杂质峰，杂质Ⅰ峰面积和其他单个杂质峰面积均不得大于总峰面积的 1.0%，各杂质峰面积的和不得大于总峰面积的 2.0%，小于灵敏度溶液主峰面积的色谱峰忽略不计。

氯化钠 精密量取本品 1ml，加水 40ml，照电位滴定法(通则 0701)，用硝酸银滴定液(0.1mol/L)滴定，每 1ml 硝酸银滴定液(0.1mol/L)相当于 5.844mg 的氯化钠。每 1ml 中含氯化钠应为 8.1～9.9mg。

细菌内毒素 取本品，依法检查(通则 1143)，每 1μg 去氨加压素中含内毒素的量应小于 0.50EU。

无菌 取本品，经薄膜过滤法处理，用 0.1%无菌蛋白胨水溶液冲洗(每膜不少于 100ml)，以金黄色葡萄球菌为阳性对照菌，依法检查(通则 1101)，应符合规定。

其他 应符合注射剂项下有关的各项规定(通则 0102)。

【含量测定】 照高效液相色谱法(通则 0512)测定。

供试品溶液 取装量项下溶液，即得。

对照品溶液 取醋酸去氨加压素对照品适量，精密称定，加水溶解并定量稀释制成每 1ml 中约含去氨加压素 3.56μg(规格 3.56μg)或 13.35μg(规格 13.35μg)的溶液。

色谱条件 见醋酸去氨加压素含量测定项下。系统适用性溶液进样体积 50μl，其他溶液进样体积 100μl。

系统适用性溶液、系统适用性要求与测定法 见醋酸去氨加压素含量测定项下。

【类别】 同醋酸去氨加压素。

【规格】 按$C_{46}H_{64}N_{14}O_{12}S_2$计　(1)1ml∶3.56μg　(2)1ml∶13.35μg

【贮藏】 遮光，密闭，在 2～8℃处保存。

注射用去氨加压素

Zhusheyong Qu'anjiayasu

Desmopressin for Injection

本品为醋酸去氨加压素加适量赋形剂制成的无菌冻干品。含醋酸去氨加压素以去氨加压素($C_{46}H_{64}N_{14}O_{12}S_2$)计，应为标示量的 90.0%～110.0%。

【性状】 本品为白色或类白色的疏松状物或粉末。

【鉴别】 在含量测定项下记录的色谱图中，供试品溶液主峰的保留时间应与对照品溶液主峰的保留时间一致。

【检查】 **酸度** 取本品 5 支，分别加水 1ml 溶解后混匀，依法测定(通则 0631)，pH 值应为 3.5～6.0。

溶液的澄清度 取本品 5 支，分别加水 1ml 溶解后混匀，溶液应澄清；如显浑浊，与 1 号浊度标准液(通则 0902 第一法)比较，均不得更浓。

有关物质 照高效液相色谱法(通则 0512)测定。

供试品溶液　取本品适量，加水制成每 1ml 中约含去氨加压素 7.12μg 的溶液。

灵敏度溶液　精密量取供试品溶液 0.5ml，置 100ml 量瓶中，用流动相稀释至刻度，摇匀。

系统适用性溶液、色谱条件与系统适用性要求　见醋酸去氨加压素有关物质项下。

测定法　精密量取供试品溶液，注入液相色谱仪，记录色谱图。

限度　供试品溶液色谱图中如有杂质峰，杂质Ⅰ峰与单个未知杂质的峰面积均不得大于总峰面积的 1.0%，各杂质峰面积的和不得大于总峰面积的 2.0%，小于灵敏度溶液主峰面积的色谱峰忽略不计。

含量均匀度 以含量测定项下测得的每支含量计算，应符合规定(通则 0941)。

水分 取本品，照水分测定法(通则 0832 第一法 2)测定，含水分不得过 3.0%。

细菌内毒素 取本品，依法检查(通则 1143)，每 1μg 去氨加压素中含内毒素的量应小于 0.50EU。

无菌 取本品，用适宜溶剂溶解，经薄膜过滤法处理，用 0.1%无菌蛋白胨水溶液冲洗(每膜不少于 100ml)，以金黄色葡萄球菌为阳性对照菌，依法检查(通则 1101)，应符合规定。

其他 应符合注射剂项下有关的各项规定(通则 0102)。

【含量测定】 照高效液相色谱法(通则 0512)测定。

供试品溶液 取本品 10 支，分别加水 1ml 溶解。

对照品溶液 取醋酸去氨加压素对照品适量，精密称定，加水溶解并定量稀释制成每 1ml 中约含去氨加压素 3.56μg

(规格 3.56μg)或 13.35μg(规格 13.35μg)的溶液。

色谱条件　见醋酸去氨加压素含量测定项下。系统适用性溶液进样体积 50μl,其他溶液进样体积 100μl。

系统适用性溶液与系统适用性要求　见醋酸去氨加压素含量测定项下。

测定法　精密量取供试品溶液与对照品溶液,分别注入液相色谱仪,记录色谱图。按外标法以峰面积计算,并求出 10 支的平均含量。

【类别】　同醋酸去氨加压素。

【规格】　按 $C_{46}H_{64}N_{14}O_{12}S_2$ 计　(1)3.56μg　(2)13.35μg

【贮藏】　密闭,在 2～8℃暗处保存。

醋酸可的松

Cusuan Kedisong

Cortisone Acetate

$C_{23}H_{30}O_6$　402.49

本品为 17α,21-二羟基孕甾-4-烯-3,11,20-三酮-21-醋酸酯。按干燥品计算,含 $C_{23}H_{30}O_6$ 应为 97.0%～103.0%。

【性状】　本品为白色或类白色结晶性粉末;无臭。

本品在三氯甲烷中易溶,在丙酮或二氧六环中略溶,在乙醇或乙醚中微溶,在水中不溶。

比旋度　取本品,精密称定,加二氧六环溶解并定量稀释制成每 1ml 中约含 10mg 的溶液,依法测定(通则 0621),比旋度为＋210°至＋217°。

吸收系数　取本品,精密称定,加无水乙醇溶解并定量稀释制成每 1ml 中约含 10μg 的溶液,照紫外-可见分光光度法(通则 0401),在 238nm 的波长处测定吸光度,吸收系数($E_{1cm}^{1\%}$)为 375～405。

【鉴别】　(1)取本品约 0.1mg,加甲醇 1ml 溶解后,加临用新制的硫酸苯肼试液 8ml,在 70℃水浴中加热 15 分钟,即显黄色。

(2)取本品约 2mg,加硫酸 2ml 使溶解,放置 5 分钟,显黄色或微带橙色;加水 10ml 稀释后,颜色即消失,溶液应澄清。

(3)在含量测定项下记录的色谱图中,供试品溶液主峰的保留时间应与对照品溶液主峰的保留时间一致。

(4)本品的红外光吸收图谱应与对照的图谱(光谱集 544 图)一致。

【检查】　**有关物质**　照高效液相色谱法(通则 0512)测定。

供试品溶液　取本品适量,加乙腈溶解并稀释制成每 1ml 中约含 1mg 的溶液。

对照溶液　精密量取供试品溶液 1ml,置 100ml 量瓶中,用乙腈稀释至刻度,摇匀。

系统适用性溶液　取醋酸可的松与醋酸氢化可的松各适量,加乙腈溶解并稀释制成每 1ml 中各约含 10μg 的溶液。

色谱条件　用十八烷基硅烷键合硅胶为填充剂;以乙腈-水(36∶64)为流动相;检测波长为 254nm;进样体积 20μl。

系统适用性要求　系统适用性溶液色谱图中,理论板数按醋酸可的松峰计算不低于 3500,醋酸可的松峰与醋酸氢化可的松峰的分离度应大于 4.0。

测定法　精密量取供试品溶液与对照溶液,分别注入液相色谱仪,记录色谱图至主成分峰保留时间的 2.5 倍。

限度　供试品溶液色谱图中如有杂质峰,单个杂质峰面积不得大于对照溶液主峰面积的 0.5 倍(0.5%),各杂质峰面积的和不得大于对照溶液主峰面积的 1.5 倍(1.5%),小于对照溶液主峰面积 0.01 倍(0.01%)的峰忽略不计。

干燥失重　取本品,在 105℃干燥至恒重,减失重量不得过 0.5%(通则 0831)。

【含量测定】　照高效液相色谱法(通则 0512)测定。

供试品溶液　取本品适量,精密称定,加乙腈溶解并定量稀释制成每 1ml 中约含 0.1mg 的溶液。

对照品溶液　取醋酸可的松对照品适量,精密称定,加乙腈溶解并定量稀释制成每 1ml 中约含 0.1mg 的溶液。

系统适用性溶液、色谱条件与系统适用性要求　见有关物质项下。

测定法　精密量取供试品溶液与对照品溶液,分别注入液相色谱仪,记录色谱图。按外标法以峰面积计算。

【类别】　肾上腺皮质激素药。

【贮藏】　遮光,密封保存。

【制剂】　(1)醋酸可的松片　(2)醋酸可的松注射液

醋酸可的松片

Cusuan Kedisong Pian

Cortisone Acetate Tablets

本品含醋酸可的松($C_{23}H_{30}O_6$)应为标示量的 90.0%～110.0%。

【性状】　本品为白色片。

【鉴别】　取本品细粉适量(约相当于醋酸可的松 60mg),加三氯甲烷 25ml,放置 15 分钟,时时搅拌使醋酸可的松溶解,滤过,滤液置水浴上蒸干,残渣照醋酸可的松项下的鉴别(1)、(2)项试验,显相同的反应。

【检查】 应符合片剂项下有关的各项规定(通则 0101)。

【含量测定】 照紫外-可见分光光度法(通则 0401)测定。

供试品溶液 取本品 20 片,精密称定,研细,精密称取适量(约相当于醋酸可的松 20mg),置 100ml 量瓶中,加无水乙醇 75ml,时时振摇约 1 小时使醋酸可的松溶解,用无水乙醇稀释至刻度,摇匀,滤过,精密量取续滤液 5ml,置另一 100ml 量瓶中,用无水乙醇稀释至刻度,摇匀。

测定法 取供试品溶液,在 238nm 的波长处测定吸光度,按 $C_{23}H_{30}O_6$ 的吸收系数($E_{1cm}^{1\%}$)为 390 计算。

【类别】 同醋酸可的松。

【规格】 (1)5mg (2)25mg

【贮藏】 避光,密封保存。

醋酸可的松注射液

Cusuan Kedisong Zhusheye

Cortisone Acetate Injection

本品为醋酸可的松的灭菌水混悬液。含醋酸可的松($C_{23}H_{30}O_6$)应为标示量的 90.0%～110.0%。

【性状】 本品为微细颗粒的混悬液,静置后微细颗粒下沉,振摇后成均匀的乳白色混悬液。

【鉴别】 (1)取本品 3ml,用三氯甲烷振摇提取 2 次,每次 10ml,分取三氯甲烷液,滤过,滤液置水浴上蒸干,残渣照醋酸可的松项下鉴别(1)、(2)项试验,显相同的反应。

(2)在含量测定项下记录的色谱图中,供试品溶液主峰的保留时间应与对照品溶液主峰的保留时间一致。

【检查】 **pH 值** 应为 4.5～7.0(通则 0631)。

其他 应符合注射剂项下有关的各项规定(通则 0102)。

【含量测定】 照高效液相色谱法(通则 0512)测定。

供试品溶液 取本品,摇匀,用内容量移液管精密量取适量(约相当于醋酸可的松 50mg),置 50ml 量瓶中,用乙腈分次洗涤移液管内壁,洗液并入量瓶中,加乙腈适量,振摇 1 小时使醋酸可的松溶解,用乙腈稀释至刻度,摇匀,滤过,精密量取续滤液 5ml,置 50ml 量瓶中,用乙腈稀释至刻度,摇匀。

对照品溶液、系统适用性溶液、色谱条件、系统适用性要求与测定法 见醋酸可的松含量测定项下。

【类别】 同醋酸可的松。

【规格】 (1)2ml : 50mg (2)5ml : 125mg (3)10ml : 250mg

【贮藏】 遮光,密闭保存。

醋酸丙氨瑞林

Cusuan Bing'anruilin

Alarelin Acetate

5-oxoPro-His-Trp-Ser-Tyr-D-Ala-Leu-Arg-Pro-NHCH$_2$CH$_3$,CH$_3$COOH

$C_{56}H_{78}N_{16}O_{12} \cdot nC_2H_4O_2$ 1227.39

本品系由九个氨基酸组成的合成多肽,为 5-氧代脯氨酰-组氨酰-色氨酰-丝氨酰-酪氨酰-D-丙氨酰-亮氨酰-精氨酰-脯氨酰-乙胺的醋酸盐。按无水、无醋酸物计算,含 $C_{56}H_{78}N_{16}O_{12}$ 应为 95.0%～103.0%。

【性状】 本品为白色或类白色粉末;无臭,有引湿性。

本品在水中溶解,在甲醇中略溶,在 1% 醋酸溶液中溶解。

比旋度 取本品,精密称定,加 1% 醋酸溶液溶解并定量稀释制成每 1ml 中含 5mg 的溶液,依法测定(通则 0621),按无水、无醋酸物计算,比旋度为 $-46°$ 至 $-56°$。

吸收系数 取本品,精密称定,加水溶解并定量稀释制成每 1ml 中含 0.1mg 的溶液,照紫外-可见分光光度法(通则 0401),在 279nm 的波长处测定吸光度,按无水、无醋酸物计算,吸收系数($E_{1cm}^{1\%}$)为 52～57。

【鉴别】 (1)在含量测定项下记录的色谱图中,供试品溶液主峰的保留时间应与对照品溶液主峰的保留时间一致。

(2)照薄层色谱法(通则 0502)试验。

供试品溶液 取本品,加水溶解并稀释制成每 1ml 中约含 2mg 的溶液。

对照品溶液 取醋酸丙氨瑞林对照品,加水溶解并稀释制成每 1ml 中约含 2mg 的溶液。

色谱条件 采用硅胶 G 薄层板,以三氯甲烷-甲醇-冰醋酸-水(60 : 45 : 6 : 14)为展开剂。

测定法 吸取供试品溶液与对照品溶液各 2μl,分别点于同一薄层板上,展开,晾干,熏氯气(在一容器底部,放一烧杯,加入 5% 高锰酸钾溶液 10ml,再加盐酸 3ml,密闭),晾干,再喷以碘化钾淀粉指示液使显色。

结果判定 供试品溶液所显主斑点的位置和颜色应与对照品溶液的斑点相同。

【检查】 **氨基酸比值** 取本品,加 6mol/L 盐酸溶液,于 110℃水解 24 小时后,照适宜的氨基酸分析方法测定,供试品中各氨基酸与丙氨酸摩尔比应符合以下规定:丝氨酸为 0.7～1.0,谷氨酸为 0.9～1.1,脯氨酸为 0.8～1.0,亮氨酸为 0.9～1.1,酪氨酸为 0.9～1.1,组氨酸为 0.9～1.1,精氨酸为 0.9～1.1。

溶液的澄清度与颜色 取本品 20mg,加水 2ml 溶解后,依法检查(通则 0901 第一法和通则 0902 第一法),溶液应澄清无色;如显色,与黄色 2 号标准比色液比较,不得更深。

醋酸　取本品适量，精密称定，加稀释液[流动相A(通则0872)-流动相B(95：5)]溶解并定量稀释制成每1ml中约含10mg的溶液，作为供试品溶液。照合成多肽中的醋酸测定法(通则0872)测定，含醋酸不得过7.5%。

有关物质　照高效液相色谱法(通则0512)测定。

供试品溶液　取本品，加水溶解并稀释制成每1ml中含0.5mg的溶液。

对照溶液　精密量取供试品溶液1ml，置100ml量瓶中，用水稀释至刻度，摇匀。

色谱条件　用十八烷基硅烷键合硅胶为填充剂；以0.1mol/L磷酸溶液(用三乙胺调节pH值至3.0)-乙腈(80：20)为流动相；检测波长为220nm；进样体积20μl。

系统适用性要求　理论板数按醋酸丙氨瑞林峰计算不低于2000。

测定法　精密量取供试品溶液与对照溶液，分别注入液相色谱仪，记录色谱图至主成分峰保留时间的2倍。

限度　供试品溶液色谱图中如有杂质峰，单个杂质峰面积不得大于对照溶液主峰面积的2倍(2.0%)，各杂质峰面积的和不得大于对照溶液主峰面积的5倍(5.0%)，小于对照溶液主峰面积0.05倍的峰忽略不计。

水分　取本品，依法测定(通则0832第一法1)，含水分不得过7.0%。

【含量测定】　照高效液相色谱法(通则0512)测定。

供试品溶液　取本品适量，精密称定，加流动相溶解并定量稀释制成每1ml中约含0.5mg的溶液。

对照品溶液　取醋酸丙氨瑞林对照品，精密称定，加流动相溶解并定量稀释制成每1ml中约含0.5mg的溶液。

色谱条件　见有关物质项下。进样体积10μl。

系统适用性要求　见有关物质项下。

测定法　精密量取供试品溶液与对照品溶液，分别注入液相色谱仪，记录色谱图。按外标法以峰面积计算。

【类别】　促性腺激素药。

【贮藏】　遮光、密封，在干燥处保存。

【制剂】　注射用醋酸丙氨瑞林

注射用醋酸丙氨瑞林

Zhusheyong Cusuan Bing'anruilin

Alarelin Acetate for Injection

本品为醋酸丙氨瑞林加适量甘露醇制成的无菌冻干品，含醋酸丙氨瑞林以丙氨瑞林($C_{56}H_{78}N_{16}O_{12}$)计应为标示量的90.0%～110.0%。

【性状】　本品为白色疏松块状物或粉末。

【鉴别】　在含量测定项下记录的色谱图中，供试品溶液主峰的保留时间应与对照品溶液主峰的保留时间一致。

【检查】　**酸度**　取本品，每支加水2ml溶解后，混匀，依法测定(通则0631)，pH值应为4.5～7.0。

含量均匀度　以含量测定项下测得的每支含量计算，应符合规定(通则0941)。

其他　应符合注射剂项下有关的各项规定(通则0102)。

【含量测定】　照高效液相色谱法(通则0512)测定。

供试品溶液　取本品10支，分别加水溶解并定量稀释制成每1ml中含0.1mg的溶液。

对照品溶液　取醋酸丙氨瑞林对照品，精密称定，加水溶解并定量稀释制成每1ml含0.1mg的溶液。

色谱条件与系统适用性要求　见醋酸丙氨瑞林含量测定项下。

测定法　见醋酸丙氨瑞林含量测定项下。计算每支的含量，并求得10支的平均含量。

【类别】　同醋酸丙氨瑞林。

【规格】　(1)25μg　(2)150μg

【贮藏】　遮光，密闭保存。

醋酸甲地孕酮

Cusuan Jiadiyuntong

Megestrol Acetate

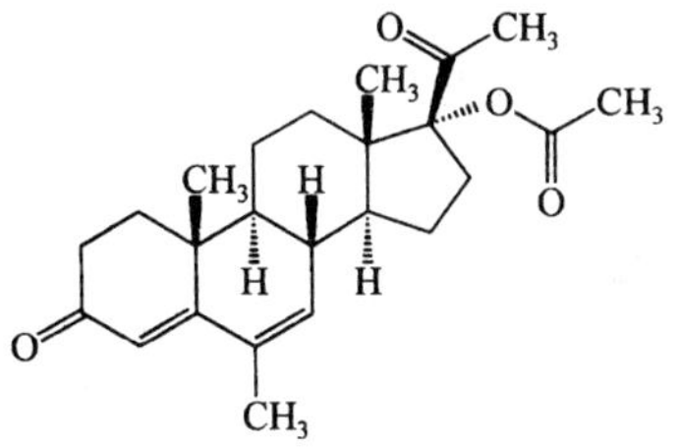

$C_{24}H_{32}O_4$　384.52

本品为6-甲基-17α-羟基孕甾-4,6-二烯-3,20-二酮-17-醋酸酯。按干燥品计算，含$C_{24}H_{32}O_4$应为97.0%～102.0%。

【性状】　本品为白色或类白色的结晶性粉末；无臭。

本品在三氯甲烷中易溶，在丙酮或乙酸乙酯中溶解，在乙醇中略溶，在乙醚中微溶，在水中不溶。

熔点　本品的熔点(通则0612)为213～220℃。

比旋度　取本品，精密称定，加三氯甲烷溶解并定量稀释制成每1ml中约含50mg的溶液，依法测定(通则0621)，比旋度为+9°至+12°。

【鉴别】　(1)在含量测定项下记录的色谱图中，供试品溶液主峰的保留时间应与对照品溶液主峰的保留时间一致。

(2)本品的红外光吸收图谱应与对照的图谱(光谱集545图)一致。

【检查】　**杂质吸光度**　取本品，精密称定，加无水乙醇溶解并定量稀释制成每1ml中约含10μg的溶液，照紫外-可见分光光度法(通则0401)，在287nm的波长处有最大吸收，在240nm与287nm波长处的吸光度比值不得大于0.17。

有关物质　照高效液相色谱法（通则 0512）测定。

供试品溶液　取本品适量，精密称定，加无水乙醇溶解并定量稀释制成每 1ml 中约含 2mg 的溶液。

对照溶液　取醋酸甲羟孕酮对照品约 10mg，精密称定，置 100ml 量瓶中，加无水乙醇适量，超声使溶解，放冷，用无水乙醇稀释至刻度，摇匀，精密量取 5ml 与供试品溶液 1ml，置同一 50ml 量瓶中，用无水乙醇稀释至刻度，摇匀。

色谱条件　用十八烷基硅烷键合硅胶为填充剂，以四氢呋喃-乙腈-水（145∶255∶600）为流动相，检测波长为 254nm；进样体积 10μl。

系统适用性要求　对照溶液色谱图中，醋酸甲羟孕酮峰与醋酸甲地孕酮峰之间的分离度应大于 2.0。

测定法　精密量取供试品溶液与对照溶液，分别注入液相色谱仪，记录色谱图至主成分峰保留时间的 2 倍。

限度　供试品溶液色谱图中如有与对照溶液中醋酸甲羟孕酮峰保留时间一致的杂质峰，按外标法以峰面积计算，不得过 1.0%；其他单个杂质峰面积不得大于对照溶液中醋酸甲地孕酮峰面积的 0.5 倍（1.0%），其他杂质峰面积的和不得大于对照溶液中醋酸甲地孕酮峰面积（2.0%）。

干燥失重　取本品，在 105℃ 干燥至恒重，减失重量不得过 0.5%（通则 0831）。

【含量测定】　照高效液相色谱法（通则 0512）测定。

供试品溶液　取本品约 20mg，精密称定，置 100ml 量瓶中，用甲醇溶解并稀释至刻度，摇匀，精密量取 5ml，置 50ml 量瓶中，用甲醇稀释至刻度，摇匀。

对照品溶液　取醋酸甲地孕酮对照品适量，精密称定，加甲醇溶解并定量稀释制成每 1ml 中约含 20μg 的溶液。

色谱条件　用十八烷基硅烷键合硅胶为填充剂；以甲醇-水（70∶30）为流动相；检测波长为 288nm；进样体积 10μl。

系统适用性要求　理论板数按醋酸甲地孕酮峰计算不低于 2000。

测定法　精密量取供试品溶液与对照品溶液，分别注入液相色谱仪，记录色谱图。按外标法以峰面积计算。

【类别】　孕激素类药。

【贮藏】　遮光，密封保存。

【制剂】　（1）醋酸甲地孕酮片　（2）醋酸甲地孕酮分散片　（3）醋酸甲地孕酮胶囊

醋酸甲地孕酮片

Cusuan Jiadiyuntong Pian

Megestrol Acetate Tablets

本品含醋酸甲地孕酮（$C_{24}H_{32}O_4$）应为标示量的90.0%～110.0%。

【性状】　本品为白色或类白色片，或糖衣片或薄膜衣片，包衣片除去包衣后，显白色或类白色。

【鉴别】　在含量测定项下记录的色谱图中，供试品溶液主峰的保留时间应与对照品溶液主峰的保留时间一致。

【检查】　**有关物质**　照高效液相色谱法（通则 0512）测定。

供试品溶液　取本品细粉适量，精密称定，加无水乙醇适量，振摇使醋酸甲地孕酮溶解，用无水乙醇定量稀释制成每 1ml 中约含醋酸甲地孕酮 2mg 的溶液，滤过，取续滤液。

对照溶液　取醋酸甲羟孕酮对照品约 10mg，精密称定，置 100ml 量瓶中，加无水乙醇适量，超声使溶解，放冷，用无水乙醇稀释至刻度，摇匀，精密量取 5ml 与供试品溶液 1ml，置同一 50ml 量瓶中，用无水乙醇稀释至刻度，摇匀。

色谱条件与系统适用性要求　见醋酸甲地孕酮有关物质项下。

测定法　见醋酸甲地孕酮有关物质项下。薄膜衣片记录色谱图至主峰保留时间的 4 倍。

限度　供试品溶液色谱图中如有与对照溶液中醋酸甲羟孕酮保留时间一致的杂质峰，按外标法以峰面积计算，不得过醋酸甲地孕酮标示量的 1.0%；其他单个杂质峰面积不得大于对照溶液中醋酸甲地孕酮峰面积的 0.5 倍（1.0%），其他杂质峰面积的和不得大于对照溶液中醋酸甲地孕酮峰面积（2.0%）（薄膜衣片应扣除相对保留时间约为 3.5 的包衣色谱峰）。

含量均匀度　取本品 1 片，置 50ml 量瓶（1mg 规格）或 100ml 量瓶（2mg 规格）或 200ml 量瓶（4mg 规格）中，加水 2ml 使崩解，加甲醇适量，超声使醋酸甲地孕酮溶解，放冷，加甲醇稀释至刻度，摇匀，离心，取上清液作为供试品溶液，照含量测定项下的方法测定，计算含量，应符合规定（通则 0941）。

溶出度　1mg、2mg 与 4mg 规格　照溶出度与释放度测定法（通则 0931 第三法）测定。

溶出条件　以 1%十二烷基硫酸钠溶液 200ml 为溶出介质，转速为每分钟 75 转，依法操作，经 60 分钟时取样。

供试品溶液　取溶出液适量，滤过，取续滤液（1mg 规格），或精密量取续滤液适量，用溶出介质定量稀释制成每 1ml 中约含醋酸甲地孕酮 5μg 的溶液（2mg 与 4mg 规格）。

对照品溶液　取醋酸甲地孕酮对照品约 25mg，精密称定，置 50ml 量瓶中，加甲醇溶解并稀释至刻度，摇匀，精密量取适量，用溶出介质定量稀释制成每 1ml 中约含 5μg 的溶液。

色谱条件　见含量测定项下。进样体积 20μl。

系统适用性要求　见含量测定项下。

测定法　见含量测定项下。计算每片的溶出量。

限度　标示量的 75%，应符合规定。

160mg 规格　照溶出度与释放度测定法（通则 0931 第二法）测定。

溶出条件　以 1%十二烷基硫酸钠溶液 900ml 为溶出介质，转速为每分钟 75 转，依法操作，经 60 分钟时取样。

供试品溶液　取溶出液适量，滤过，精密量取续滤液适量，用溶出介质定量稀释制成每 1ml 中约含醋酸甲地孕酮 5μg 的溶液。

对照品溶液　取醋酸甲地孕酮对照品约 25mg，精密称定，置 50ml 量瓶中，加甲醇溶解并稀释至刻度，摇匀，精密量取适量，用溶出介质定量稀释制成每 1ml 中约含 5μg 的溶液。

色谱条件　见含量测定项下。进样体积 20μl。

系统适用性要求　见含量测定项下。

测定法　见含量测定项下。计算每片的溶出量。

限度　标示量的 75%，应符合规定。

其他　应符合片剂项下有关的各项规定（通则 0101）。

【含量测定】　照高效液相色谱法（通则 0512）测定。

供试品溶液　取本品 20 片，精密称定，研细，精密称取细粉适量（约相当于醋酸甲地孕酮 1mg），置 50ml 量瓶中，加甲醇适量，超声使醋酸甲地孕酮溶解，放冷，用甲醇稀释至刻度，摇匀，离心，取上清液。

对照品溶液、色谱条件、系统适用性要求与测定法　见醋酸甲地孕酮含量测定项下。

【类别】　同醋酸甲地孕酮。

【规格】　(1)1mg　(2)2mg　(3)4mg　(4)160mg

【贮藏】　遮光，密封保存。

醋酸甲地孕酮分散片

Cusuan Jiadiyuntong Fensanpian

Megestrol Acetate Dispersible Tablets

本品含醋酸甲地孕酮（$C_{24}H_{32}O_4$）应为标示量的 90.0%～110.0%。

【性状】　本品为白色或类白色片。

【鉴别】　在含量测定项下记录的色谱图中，供试品溶液主峰的保留时间应与对照品溶液主峰的保留时间一致。

【检查】　有关物质　照高效液相色谱法（通则 0512）测定。

供试品溶液　取本品细粉适量，精密称定，加无水乙醇适量，振摇使醋酸甲地孕酮溶解，用无水乙醇定量稀释制成每 1ml 中约含醋酸甲地孕酮 2mg 的溶液，滤过，取续滤液。

对照溶液　取醋酸甲羟孕酮对照品约 10mg，精密称定，置 100ml 量瓶中，加无水乙醇适量，超声使溶解，放冷，用无水乙醇稀释至刻度，摇匀，精密量取 5ml 与供试品溶液 1ml，置同一 50ml 量瓶中，用无水乙醇稀释至刻度，摇匀。

色谱条件、系统适用性要求与测定法　见醋酸甲地孕酮有关物质项下。

限度　供试品溶液色谱图中如有与对照溶液中醋酸甲羟孕酮保留时间一致的杂质峰，按外标法以峰面积计算，不得过醋酸甲地孕酮标示量的 1.0%；其他单个杂质峰面积不得大于对照溶液中醋酸甲地孕酮峰面积的 0.5 倍（1.0%），其他杂质峰面积的和不得大于对照溶液中醋酸甲地孕酮峰面积（2.0%）。

溶出度　照溶出度与释放度测定法（通则 0931 第二法）测定。

溶出条件　以 1%十二烷基硫酸钠溶液 900ml 为溶出介质，转速为每分钟 100 转，依法操作，经 45 分钟时取样。

供试品溶液　取溶出液适量，滤过，精密量取续滤液适量，用溶出介质定量稀释制成每 1ml 中约含醋酸甲地孕酮 5μg 的溶液。

对照品溶液　取醋酸甲地孕酮对照品约 25mg，精密称定，置 50ml 量瓶中，加甲醇溶解并稀释至刻度，摇匀，精密量取适量，用溶出介质定量稀释制成每 1ml 中约含 5μg 的溶液。

色谱条件　见含量测定项下。进样体积 20μl。

系统适用性要求　见含量测定项下。

测定法　见含量测定项下。计算每片的溶出量。

限度　标示量的 75%，应符合规定。

其他　应符合片剂项下有关的各项规定（通则 0101）。

【含量测定】　照高效液相色谱法（通则 0512）测定。

供试品溶液　取本品 20 片，精密称定，研细，精密称取细粉适量（约相当于醋酸甲地孕酮 1mg），置 50ml 量瓶中，加甲醇适量，超声使醋酸甲地孕酮溶解，放冷，用甲醇稀释至刻度，摇匀，离心，取上清液。

对照品溶液、色谱条件、系统适用性要求与测定法　见醋酸甲地孕酮含量测定项下。

【类别】　同醋酸甲地孕酮。

【规格】　160mg

【贮藏】　遮光，密封保存。

醋酸甲地孕酮胶囊

Cusuan Jiadiyuntong Jiaonang

Megestrol Acetate Capsules

本品含醋酸甲地孕酮（$C_{24}H_{32}O_4$）应为标示量的 90.0%～110.0%。

【性状】　本品的内容物为白色或类白色粉末。

【鉴别】　在含量测定项下记录的色谱图中，供试品溶液主峰的保留时间应与对照品溶液主峰的保留时间一致。

【检查】　有关物质　照高效液相色谱法（通则 0512）测定。

供试品溶液　取本品内容物适量，精密称定，加无水乙醇适量，振摇使醋酸甲地孕酮溶解，用无水乙醇定量稀释制成每 1ml 中约含醋酸甲地孕酮 2mg 的溶液，滤过，取续滤液。

对照溶液　取醋酸甲羟孕酮对照品约 10mg，精密称定，置 100ml 量瓶中，加无水乙醇适量，超声使溶解，放冷，用无水乙醇稀释至刻度，摇匀，精密量取 5ml 与供试品溶液 1ml，置同一 50ml 量瓶中，用无水乙醇稀释至刻度，摇匀。

色谱条件、系统适用性要求与测定法　见醋酸甲地孕酮有关物质项下。

限度　供试品溶液色谱图中如有与对照溶液中醋酸甲羟孕酮保留时间一致的杂质峰，按外标法以峰面积计算，不得过醋酸甲地孕酮标示量的 1.0%；其他单个杂质峰面积不得大于对照溶液中醋酸甲地孕酮峰面积的 0.5 倍（1.0%），其他杂质峰面积的和不得大于对照溶液中醋酸甲地孕酮峰面积（2.0%）。

溶出度　照溶出度与释放度测定法（通则 0931 第二法）测定。

溶出条件　以 1%十二烷基硫酸钠溶液 900ml 为溶出介质，转速为每分钟 100 转，依法操作，经 60 分钟时取样。

供试品溶液　取溶出液适量，滤过，精密量取续滤液适量，用溶出介质定量稀释制成每 1ml 中约含醋酸甲地孕酮 5μg 的溶液。

对照品溶液　取醋酸甲地孕酮对照品约 25mg，精密称定，置 50ml 量瓶中，加甲醇溶解并稀释至刻度，摇匀，精密量取适量，用溶出介质定量稀释制成每 1ml 中约含 5μg 的溶液。

色谱条件　见含量测定项下。进样体积 20μl。

系统适用性要求　见含量测定项下。

测定法　见含量测定项下。计算每粒的溶出量。

限度　标示量的 75%，应符合规定。

其他　应符合胶囊剂项下有关的各项规定（通则 0103）。

【含量测定】　照高效液相色谱法（通则 0512）测定。

供试品溶液　取装量差异项下的内容物，混合均匀，精密称取适量（约相当于醋酸甲地孕酮 1mg），置 50ml 量瓶中，加甲醇适量，超声使醋酸甲地孕酮溶解，放冷，用甲醇稀释至刻度，摇匀，离心，取上清液。

对照品溶液、色谱条件、系统适用性要求与测定法　见醋酸甲地孕酮含量测定项下。

【类别】　同醋酸甲地孕酮

【规格】　(1)80mg　(2)160mg

【贮藏】　遮光，密封保存。

醋酸甲萘氢醌

Cusuan Jianaiqingkun

Menadiol Diacetate

$C_{15}H_{14}O_4$　258.27

本品为 2-甲基-1,4-萘二酚双醋酸酯。按干燥品计算，含 $C_{15}H_{14}O_4$ 应为 98.5%～101.5%。

【性状】　本品为白色或类白色结晶性粉末；无臭或微有醋酸的臭味。

本品在甲醇或乙醇中微溶，在水中几乎不溶。

熔点　本品的熔点（通则 0612）为 112～115℃。

吸收系数　取本品，精密称定，加无水乙醇溶解并定量稀释制成每 1ml 中含 30μg 的溶液，照紫外-可见分光光度法（通则 0401），在 285nm 的波长处测定吸光度，吸收系数（$E_{1cm}^{1\%}$）为 230～260。

【鉴别】　(1)在含量测定项下记录的色谱图中，供试品溶液主峰的保留时间应与对照品溶液主峰的保留时间一致。

(2)取吸收系数项下的溶液，照紫外-可见分光光度法（通则 0401）测定，在 285nm 与 322nm 的波长处有最大吸收。

(3)本品的红外光吸收图谱应与对照的图谱（光谱集 458 图）一致。

【检查】　**有关物质**　照高效液相色谱法（通则 0512）测定。

供试品溶液　取本品适量，用流动相溶解并稀释制成每 1ml 中约含 0.4mg 的溶液。

对照溶液　精密量取供试品溶液 1ml，置 100ml 量瓶中，用流动相稀释至刻度，摇匀。

系统适用性溶液　取醋酸甲萘氢醌适量，加流动相溶解并稀释，制成每 1ml 中约含 20μg 的溶液。

色谱条件　用十八烷基硅烷键合硅胶为填充剂；以乙腈-水（65：35）为流动相；检测波长为 285nm；进样体积 20μl。

系统适用性要求　系统适用性溶液色谱图中，理论板数按醋酸甲萘氢醌峰计算不低于 3000。

测定法　精密量取供试品溶液与对照溶液，分别注入液相色谱仪，记录色谱图至主成分峰保留时间的 3 倍。

限度　供试品溶液色谱图中如有杂质峰，单个杂质峰面积不得大于对照溶液主峰面积的 0.2 倍（0.2%），各杂质峰面积的和不得大于对照溶液主峰面积（1.0%）。

干燥失重　取本品，在 80℃干燥至恒重，减失重量不得过 1.0%（通则 0831）。

炽灼残渣　不得过 0.1%（通则 0841）。

锌　取本品 1.0g，加稀盐酸 10ml，加热，滤过，滤渣用适量热水洗涤，合并滤液与洗液，加水使成 50ml，加 5%亚铁氰化钾溶液 1ml，如显浑浊，与硫酸锌 0.20mg 用同法制成的对照溶液比较，不得更浓。

【含量测定】　照高效液相色谱法（通则 0512）测定。

供试品溶液　取本品约 10mg，精密称定，置 50ml 量瓶中，加流动相溶解并稀释至刻度，摇匀，精密量取 5ml，置 50ml 量瓶中，用流动相稀释至刻度，摇匀。

对照品溶液　取醋酸甲萘氢醌对照品适量，精密称定，加流动相溶解并定量稀释制成每 1ml 中约含 20μg 的溶液。

系统适用性溶液、色谱条件与系统适用性要求　见有关物质项下。

测定法　精密量取供试品溶液与对照品溶液，分别注入

液相色谱仪，记录色谱图。按外标法以峰面积计算。

【类别】 维生素类药。

【贮藏】 遮光，密封保存。

【制剂】 醋酸甲萘氢醌片

醋酸甲萘氢醌片

Cusuan Jianaiqingkun Pian

Menadiol Diacetate Tablets

本品含醋酸甲萘氢醌($C_{15}H_{14}O_4$)应为标示量的92.5%～107.5%。

【性状】 本品为糖衣片，除去包衣后显白色至微黄色。

【鉴别】 (1)在含量测定项下记录的色谱图中，供试品溶液主峰的保留时间应与对照品溶液主峰的保留时间一致。

(2)取本品，除去包衣，研细，取适量加无水乙醇溶解并稀释制成每1ml中约含醋酸甲萘氢醌20μg的溶液，照紫外-可见分光光度法(通则0401)测定，在285nm与322nm的波长处有最大吸收。

(3)取本品细粉适量(约相当于醋酸甲萘氢醌50mg)，加乙醇适量，煮沸，滤过，滤液显醋酸盐的鉴别反应(通则0301)。

【检查】 **含量均匀度** 取本品1片，置250ml(5mg规格)或200ml(4mg规格)或100ml(2mg规格)量瓶中，加流动相适量超声使溶解，放冷，用流动相稀释至刻度，摇匀，滤过，取续滤液作为供试品溶液，照含量测定项下的方法测定含量，应符合规定(通则0941)。

溶出度 照溶出度与释放度测定法(通则0931第三法)测定。

溶出条件　以0.5%十二烷基硫酸钠溶液250ml(5mg规格)或200ml(4mg规格)或100ml(2mg规格)为溶出介质，转速为每分钟50转，依法操作，经45分钟时取样。

供试品溶液　取溶出液10ml，滤过，取续滤液。

对照品溶液　取醋酸甲萘氢醌对照品约10mg，精密称定，置50ml量瓶中，加流动相溶解并稀释至刻度，摇匀，精密量取5ml，置50ml量瓶中，用溶出介质稀释至刻度，摇匀。

系统适用性溶液、色谱条件与系统适用性要求　见含量测定项下。

测定法　见含量测定项下。计算每片的溶出量。

限度　标示量的70%，应符合规定。

其他 应符合片剂项下有关的各项规定(通则0101)。

【含量测定】 照高效液相色谱法(通则0512)测定。

供试品溶液 取本品20片，精密称定，研细，精密称取细粉适量(约相当于醋酸甲萘氢醌10mg)，置50ml量瓶中，加流动相适量，振摇使醋酸甲萘氢醌溶解，用流动相稀释至刻度，摇匀，滤过，精密量取续滤液5ml，置50ml量瓶中，用流动相稀释至刻度，摇匀。

对照品溶液、系统适用性溶液、色谱条件、系统适用性要求与测定法 见醋酸甲萘氢醌含量测定项下。

【类别】 同醋酸甲萘氢醌。

【规格】 (1)2mg　(2)4mg　(3)5mg

【贮藏】 遮光，密封保存。

醋酸甲羟孕酮

Cusuan Jiaqiangyuntong

Medroxyprogesterone Acetate

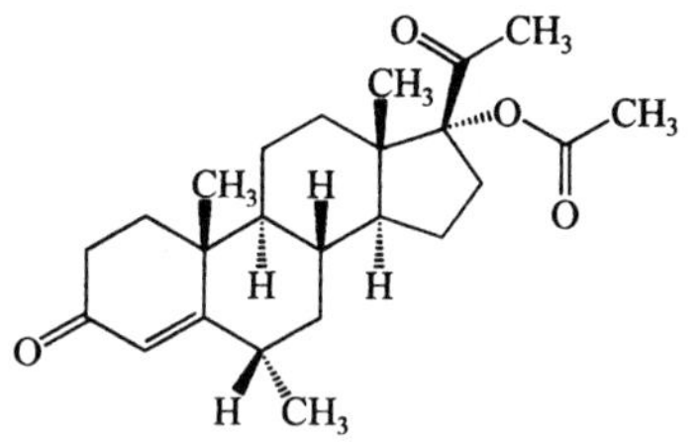

$C_{24}H_{34}O_4$　386.53

本品为6α-甲基-17α-羟基孕甾-4-烯-3,20-二酮-17-醋酸酯。按干燥品计算，含$C_{24}H_{34}O_4$应为97.0%～102.0%。

【性状】 本品为白色或类白色的结晶性粉末；无臭。

本品在三氯甲烷中极易溶解，在丙酮中溶解，在乙酸乙酯中略溶，在无水乙醇中微溶，在水中不溶。

熔点 本品的熔点(通则0612)为202～208℃。

比旋度 取本品，精密称定，加丙酮溶解并定量稀释制成每1ml中约含10mg的溶液，依法测定(通则0621)，比旋度应为+47°至+53°。

【鉴别】 (1)取本品约5mg，置试管中，加硫酸5ml使溶解，沿管壁缓缓加入乙醇5ml，使成两液层，接界面显蓝紫色。

(2)在含量测定项下记录的色谱图中，供试品溶液主峰的保留时间应与对照品溶液主峰的保留时间一致。

(3)本品的红外光吸收图谱应与对照的图谱(光谱集160图)一致。

【检查】 **有关物质** 照高效液相色谱法(通则0512)测定。

供试品溶液　取本品适量，加甲醇溶解并稀释制成每1ml中约含0.8mg的溶液。

对照溶液　精密量取供试品溶液1ml，置50ml量瓶中，用甲醇稀释至刻度，摇匀。

系统适用性溶液　取醋酸甲羟孕酮与炔诺酮各适量，加甲醇溶解并稀释制成每1ml中各约含0.16mg的混合溶液。

色谱条件　用十八烷基硅烷键合硅胶为填充剂；以甲醇-水(70：30)为流动相；检测波长为254nm；进样体积10μl。

系统适用性要求　系统适用性溶液的色谱图中，理论板数按醋酸甲羟孕酮峰计算应不低于2000，醋酸甲羟孕酮峰与炔诺酮峰之间的分离度应大于3.0，醋酸甲羟孕酮峰前的杂质峰与醋酸甲羟孕酮峰的分离度应符合要求。

测定法　精密量取供试品溶液与对照溶液，分别注入液

相色谱仪，记录色谱图至主成分峰保留时间的 1.5 倍。

限度　供试品溶液色谱图中如有杂质峰，不得多于 4 个，单个杂质峰面积不得大于对照溶液主峰面积的 0.5 倍(1.0%)，各杂质峰面积的和不得大于对照溶液主峰面积的 0.75 倍(1.5%)，小于对照溶液主峰面积 0.05 倍(0.1%)的峰忽略不计。

干燥失重　取本品，在 105℃干燥至恒重，减失重量不得过 0.5%(通则 0831)。

【含量测定】　照高效液相色谱法(通则 0512)测定。

内标溶液　取炔诺酮适量，加甲醇溶解并稀释制成每 1ml 中约含 0.8mg 的溶液。

供试品溶液　取本品适量，精密称定，加甲醇溶解并定量稀释制成每 1ml 中约含 0.8mg 的溶液，精密量取该溶液与内标溶液各 2ml，置 10ml 量瓶中，用甲醇稀释至刻度，摇匀。

对照品溶液　取醋酸甲羟孕酮对照品适量，精密称定，加甲醇溶解并定量稀释制成每 1ml 中约含 0.8mg 的溶液，精密量取该溶液与内标溶液各 2ml，置 10ml 量瓶中，用甲醇稀释至刻度，摇匀。

系统适用性溶液、色谱条件与系统适用性要求　见有关物质项下。

测定法　精密量取供试品溶液与对照品溶液，分别注入液相色谱仪，记录色谱图。按内标法以峰面积计算。

【类别】　孕激素类药。

【贮藏】　遮光，密封保存。

【制剂】　(1)醋酸甲羟孕酮片　(2)醋酸甲羟孕酮分散片　(3)醋酸甲羟孕酮胶囊　(4)醋酸甲羟孕酮混悬注射液

醋酸甲羟孕酮片

Cusuan Jiaqiangyuntong Pian

Medroxyprogesterone Acetate Tablets

本品含醋酸甲羟孕酮($C_{24}H_{34}O_4$)应为标示量的90.0%～110.0%。

【性状】　本品为白色片。

【鉴别】　(1)取本品细粉适量(约相当于醋酸甲羟孕酮 60mg)，加三氯甲烷 30ml，搅拌使醋酸甲羟孕酮溶解，滤过，滤液置水浴上蒸干，残渣照醋酸甲羟孕酮项下的鉴别(1)项试验，显相同的反应。

(2)照薄层色谱法(通则 0502)试验。

供试品溶液　取本品细粉适量(约相当于醋酸甲羟孕酮 10mg)，加三氯甲烷 20ml，振摇提取，滤过，取滤液。

对照品溶液　取醋酸甲羟孕酮对照品适量，加三氯甲烷溶解并稀释制成每 1ml 中约含 5mg 的溶液。

色谱条件　采用硅胶 G 薄层板，以三氯甲烷-乙酸乙酯(10∶1)为展开剂。

测定法　吸取上述两种溶液各 10μl，分别点于同一薄层板上，展开，取出，晾干，在 120℃加热 30 分钟，放冷，喷以硫酸-无水乙醇(1∶1)，再在 120℃加热 10 分钟，放冷，置紫外光灯(365nm)下检视。

结果判定　供试品溶液所显主斑点的位置和颜色应与对照品溶液的主斑点相同。

(3)在含量测定项下记录的色谱图中，供试品溶液主峰的保留时间应与对照品溶液主峰的保留时间一致。

(4)取本品细粉适量(约相当于醋酸甲羟孕酮 100mg)，加三氯甲烷 10ml，研磨溶解，滤过，滤液置水浴上蒸干，残渣经减压干燥后，依法测定(通则 0402)。本品的红外光吸收图谱除 750cm^{-1}外应与对照的图谱(光谱集 160 图)一致。

以上(2)、(3)两项可选做一项。

【检查】　**含量均匀度**　取本品 1 片，置乳钵中，研细，加甲醇适量分次定量转移至 20ml 量瓶(2mg 规格)或 50ml 量瓶(4mg 规格)或 100ml 量瓶(10mg 规格)中，超声 15 分钟使醋酸甲羟孕酮溶解，放冷，加甲醇稀释至刻度，摇匀，滤过，取续滤液作为供试品溶液，照含量测定项下的方法测定含量，应符合规定(通则 0941)。

溶出度　2mg、4mg 与 10mg 规格　照溶出度与释放度测定法(通则 0931 第二法)测定。

溶出条件　以 0.5%十二烷基硫酸钠溶液 500ml(2mg、4mg 规格)或 900ml(10mg 规格)为溶出介质，转速为每分钟 50 转，依法操作，经 45 分钟时取样。

供试品溶液　取溶出液适量，滤过，取续滤液。

对照品溶液　取醋酸甲羟孕酮对照品约 10mg，精密称定，置 100ml 量瓶中，加甲醇 10ml，超声使醋酸甲羟孕酮溶解，放冷，用溶出介质稀释至刻度，摇匀，精密量取适量，用溶出介质定量稀释制成每 1ml 中约含 10μg 的溶液(4mg、10mg 规格)或 4μg 的溶液(2mg 规格)。

色谱条件　见含量测定项下。进样体积 20μl。

测定法　见含量测定项下。计算出每片的溶出量。

系统适用性要求　见含量测定项下。

限度　标示量的 60%，应符合规定。

250mg 规格　照溶出度与释放度测定法(通则 0931 第二法)测定。

溶出条件　以异丙醇-水(40∶60)900ml 为溶出介质，转速为每分钟 100 转，依法操作，经 45 分钟时取样。

供试品溶液　取溶出液适量，滤过，取续滤液，用溶出介质定量稀释制成每 1ml 中约含醋酸甲羟孕酮 10μg 的溶液。

对照品溶液　取醋酸甲羟孕酮对照品约 10mg，精密称定，加溶出介质溶解并定量稀释制成每 1ml 中约含 10μg 的溶液。

色谱条件　见含量测定项下。进样体积 20μl。

系统适用性要求　见含量测定项下。

测定法　见含量测定项下。计算出每片的溶出量。

限度　标示量的 70%，应符合规定。

其他　应符合片剂项下有关的各项规定(通则 0101)。

【含量测定】　照高效液相色谱法(通则 0512)测定。

供试品溶液　取本品 20 片(4mg、10mg 和 250mg 规格)或 30 片(2mg 规格),精密称定,研细,精密称取细粉适量(约相当于醋酸甲羟孕酮 10mg),置 100ml 量瓶中,加甲醇约 60ml,超声 15 分钟使醋酸甲羟孕酮溶解,放冷,用甲醇稀释至刻度,摇匀,滤过,取续滤液。

对照品溶液　取醋酸甲羟孕酮对照品适量,精密称定,加甲醇溶解并定量稀释制成每 1ml 中约含 0.1mg 的溶液。

色谱条件　见醋酸甲羟孕酮含量测定项下。

系统适用性要求　理论板数按醋酸甲羟孕酮峰计算不低于 2000,醋酸甲羟孕酮峰前的杂质峰与醋酸甲羟孕酮峰的分离度应符合要求。

测定法　精密量取供试品溶液与对照品溶液,分别注入液相色谱仪,记录色谱图。按外标法以峰面积计算。

【类别】　同醋酸甲羟孕酮。

【规格】　(1)2mg　(2)4mg　(3)10mg　(4)250mg

【贮藏】　遮光,密封保存。

醋酸甲羟孕酮分散片

Cusuan Jiaqiangyuntong Fensanpian

Medroxyprogesterone Acetate Dispersible Tablets

本品含醋酸甲羟孕酮($C_{24}H_{34}O_4$)应为标示量的90.0%～110.0%。

【性状】　本品为白色片。

【鉴别】　(1)取本品细粉适量(约相当于醋酸甲羟孕酮 60mg),加三氯甲烷 30ml,搅拌使醋酸甲羟孕酮溶解,滤过,滤液置水浴上蒸干,残渣照醋酸甲羟孕酮项下的鉴别(1)项试验,显相同的反应。

(2)照薄层色谱法(通则 0502)试验。

供试品溶液　取本品细粉适量(约相当于醋酸甲羟孕酮 10mg),加三氯甲烷 20ml,振摇提取,滤过,取滤液。

对照品溶液　取醋酸甲羟孕酮对照品适量,加三氯甲烷溶解并稀释制成每 1ml 中约含 5mg 的溶液。

色谱条件　采用硅胶 G 薄层板,以三氯甲烷-乙酸乙酯(10∶1)为展开剂。

测定法　吸取上述两种溶液各 10μl,分别点于同一薄层板上,展开,取出,晾干,在 120℃加热 30 分钟,放冷,喷以硫酸-无水乙醇(1∶1),再在 120℃加热 10 分钟,放冷,置紫外光灯(365nm)下检视。

结果判定　供试品溶液所显主斑点的位置和颜色应与对照品溶液的主斑点相同。

(3)在含量测定项下记录的色谱图中,供试品溶液主峰的保留时间应与对照品溶液主峰的保留时间一致。

以上(2)、(3)两项可选做一项。

【检查】　**溶出度**　照溶出度与释放度测定法(通则 0931 第二法)测定。

溶出条件　以 0.5%十二烷基硫酸钠溶液 900ml 为溶出介质,转速为每分钟 50 转,依法操作,经 45 分钟时取样。

供试品溶液　取溶出液 10ml,滤过,精密量取续滤液适量,用溶出介质定量稀释制成每 1ml 中约含醋酸甲羟孕酮 10μg 的溶液。

对照品溶液　取醋酸甲羟孕酮对照品约 10mg,精密称定,置 100ml 量瓶中,加甲醇 10ml,超声使醋酸甲羟孕酮溶解,放冷,用溶出介质稀释至刻度,摇匀,精密量取适量,用溶出介质定量稀释制成每 1ml 中约含 10μg 的溶液。

色谱条件　见含量测定项下。进样体积 20μl。

系统适用性要求　见含量测定项下。

测定法　见含量测定项下。计算出每片的溶出量。

限度　标示量的 70%,应符合规定。

其他　应符合片剂项下有关的各项规定(通则 0101)。

【含量测定】　照高效液相色谱法(通则 0512)测定。

供试品溶液　取本品 10 片,精密称定,研细,精密称取细粉适量(约相当于醋酸甲羟孕酮 10mg),置 100ml 量瓶中,加甲醇约 60ml,超声 15 分钟使醋酸甲羟孕酮溶解,放冷,用甲醇稀释至刻度,摇匀,滤过,取续滤液。

对照品溶液　取醋酸甲羟孕酮对照品适量,精密称定,加甲醇溶解并定量稀释制成每 1ml 中约含 0.1mg 的溶液。

色谱条件　见醋酸甲羟孕酮含量测定项下。

系统适用性要求　理论板数按醋酸甲羟孕酮峰计算不低于 2000,醋酸甲羟孕酮峰前的杂质峰与醋酸甲羟孕酮峰的分离度应符合要求。

测定法　精密量取供试品溶液与对照品溶液,分别注入液相色谱仪,记录色谱图。按外标法以峰面积计算。

【类别】　同醋酸甲羟孕酮。

【规格】　(1)0.1g　(2)0.25g

【贮藏】　遮光,密封保存。

醋酸甲羟孕酮胶囊

Cusuan Jiaqiangyuntong Jiaonang

Medroxyprogesterone Acetate Capsules

本品含醋酸甲羟孕酮($C_{24}H_{34}O_4$)应为标示量的90.0%～110.0%。

【性状】　本品的内容物为白色颗粒或粉末。

【鉴别】　(1)取本品内容物适量(约相当于醋酸甲羟孕酮 60mg),加三氯甲烷 30ml,搅拌使醋酸甲羟孕酮溶解,滤过,滤液置水浴上蒸干,残渣照醋酸甲羟孕酮项下的鉴别(1)项试验,显相同的反应。

(2)照薄层色谱法(通则 0502)试验。

供试品溶液　取本品内容物适量(约相当于醋酸甲羟孕酮 10mg),加三氯甲烷 20ml,振摇提取,滤过,取滤液。

对照品溶液　取醋酸甲羟孕酮对照品适量,加三氯甲烷溶解并稀释制成每 1ml 中约含 5mg 的溶液。

色谱条件　采用硅胶 G 薄层板,以三氯甲烷-乙酸乙酯(10∶1)为展开剂。

测定法　吸取上述两种溶液各 10μl,分别点于同一薄层板上,展开,取出,晾干,在 120℃加热 30 分钟,放冷,喷以硫酸-无水乙醇(1∶1),再在 120℃加热 10 分钟,放冷,置紫外光灯(365nm)下检视。

结果判定　供试品溶液所显主斑点的位置和颜色应与对照品溶液的主斑点相同。

(3)在含量测定项下记录的色谱图中,供试品溶液主峰的保留时间应与对照品溶液主峰的保留时间一致。

以上(2)、(3)两项可选做一项。

【检查】 **溶出度**　照溶出度与释放度测定法(通则 0931 第二法)测定。

溶出条件　以 0.5%十二烷基硫酸钠溶液 900ml 为溶出介质,转速为每分钟 50 转,依法操作,经 45 分钟时取样。

供试品溶液　取溶出液 10ml,滤过,精密量取续滤液适量,用溶出介质定量稀释制成每 1ml 中约含醋酸甲羟孕酮 10μg 的溶液。

对照品溶液　取醋酸甲羟孕酮对照品约 10mg,精密称定,置 100ml 量瓶中,加甲醇 10ml,超声使醋酸甲羟孕酮溶解,放冷,用溶出介质稀释至刻度,摇匀,精密量取适量,用溶出介质定量稀释制成每 1ml 中约含 10μg 的溶液。

色谱条件　见含量测定项下。进样体积 20μl。

系统适用性要求　见含量测定项下。

测定法　见含量测定项下。计算出每粒的溶出量。

限度　标示量的 50%,应符合规定。

其他　应符合胶囊剂项下有关的各项规定(通则 0103)。

【含量测定】 照高效液相色谱法(通则 0512)测定。

供试品溶液　取装量差异项下的内容物,研细混匀,精密称取适量(约相当于醋酸甲羟孕酮 10mg),置 100ml 量瓶中,加甲醇约 60ml,超声 15 分钟使醋酸甲羟孕酮溶解,放冷,用甲醇稀释至刻度,摇匀,滤过,取续滤液。

对照品溶液　取醋酸甲羟孕酮对照品适量,精密称定,加甲醇溶解并定量稀释制成每 1ml 中约含 0.1mg 的溶液。

色谱条件　见醋酸甲羟孕酮含量测定项下。

系统适用性要求　理论板数按醋酸甲羟孕酮峰计算不低于 2000,醋酸甲羟孕酮峰前的杂质峰与醋酸甲羟孕酮峰的分离度应符合要求。

测定法　精密量取供试品溶液与对照品溶液,分别注入液相色谱仪,记录色谱图。按外标法以峰面积计算。

【类别】 同醋酸甲羟孕酮。

【规格】 0.1g

【贮藏】 遮光,密封保存。

醋酸甲羟孕酮混悬注射液

Cusuan Jiaqiangyuntong Hunxuanzhusheye

Medroxyprogesterone Acetate Injectable Suspension

本品为醋酸甲羟孕酮的灭菌混悬液,含醋酸甲羟孕酮($C_{24}H_{34}O_4$)应为标示量的 90.0%～110.0%。

【性状】 本品为微细颗粒的混悬液,静置后微细颗粒下沉,振摇后成均匀的乳白色混悬液。

【鉴别】 (1)取本品,离心,取沉淀适量(约相当于醋酸甲羟孕酮 30mg),加硫酸 5ml 使溶解,沿管壁缓缓加入乙醇 5ml,使成两液层,接界面显蓝紫色。

(2)取本品适量(约相当于醋酸甲羟孕酮 50mg),置离心管中,离心,弃去上清液,用水洗涤两次,每次 15ml,弃去洗液,取沉淀物加三氯甲烷 10ml 使溶解,置水浴上蒸发至干,残渣于 105℃干燥 3 小时,依法测定(通则 0402)。红外光吸收图谱应与对照的图谱(光谱集 160 图)一致。

【检查】 **pH 值**　应为 3.0～7.0(通则 0631)。

有关物质　照高效液相色谱法(通则 0512)测定。

溶剂　乙腈-水(3∶2)。

供试品溶液　取本品,充分摇匀,精密量取适量,加溶剂溶解并稀释制成每 1ml 中约含醋酸甲羟孕酮 1.8mg 的溶液。

对照溶液(1)　精密量取供试品溶液 1ml,置 100ml 量瓶中,用溶剂稀释至刻度,摇匀。

对照溶液(2)　精密量取对照溶液(1)1ml,置 10ml 量瓶中,用溶剂稀释至刻度,摇匀。

系统适用性溶液　取醋酸甲地孕酮与醋酸甲羟孕酮各适量,加溶剂溶解并稀释制成每 1ml 中约含醋酸甲地孕酮 0.02mg 与醋酸甲羟孕酮 2.0mg 的溶液。

色谱条件　用十八烷基硅烷键合硅胶为填充剂(Waters symmetry C18,4.6mm×250mm,5μm 或效能相当的色谱柱);以四氢呋喃-乙腈-水(12∶23∶65)为流动相;检测波长为 254nm;流速为每分钟 2ml;柱温为 40℃;进样体积 10μl。

系统适用性要求　系统适用性溶液色谱图中,醋酸甲地孕酮峰相对保留时间约为 0.85,醋酸甲地孕酮峰与醋酸甲羟孕酮峰之间的分离度应大于 3.3。

测定法　精密量取供试品溶液、对照溶液(1)与对照溶液(2),分别注入液相色谱仪,记录色谱图至主成分峰保留时间的 2 倍。

限度　供试品溶液色谱图中如有杂质峰,单个杂质峰面积乘以相对校正因子(相对保留时间为 0.3 与 0.85 杂质峰的相对校正因子分别为 1.5 与 2.6,其他单个杂质峰的相对校正因子为 1.0)不得大于对照溶液(1)主峰面积(1.0%),各杂质峰面积的和不得大于对照溶液(1)主峰面积的 1.5 倍(1.5%),小于对照溶液(2)主峰面积 0.5 倍(0.05%)的峰忽略不计。

粒度　取本品，强力振摇后，立即取出适量，用超纯水稀释后，照粒度和粒度分布测定法（通则 0982 第一法），于显微镜（320～400 倍）下检视，含 20μm 以下的颗粒不得少于 99%，10μm 以下的颗粒不得少于 75%，15～20μm 的颗粒不得大于 10%。

其他　应符合注射剂项下有关的各项规定（通则 0102）。

【含量测定】　照高效液相色谱法（通则 0512）测定。

供试品溶液　取本品数支，充分摇匀后，并入同一具塞试管中，再充分摇匀，用内容量移液管精密量取适量，用乙腈-水（3∶2）溶解并定量稀释制成每 1ml 中约含醋酸甲羟孕酮 90μg 的溶液。

对照品溶液　取醋酸甲羟孕酮对照品适量，精密称定，加乙腈-水（3∶2）溶解并定量稀释制成每 1ml 中约含 90μg 的溶液。

系统适用性溶液、色谱条件与系统适用性要求　见有关物质项下。

测定法　精密量取供试品溶液与对照品溶液，分别注入液相色谱仪，记录色谱图。按外标法以峰面积计算。

【类别】　同醋酸甲羟孕酮。

【规格】　1ml∶0.15g

【贮藏】　在 15～30℃ 密闭保存。

醋酸地塞米松

Cusuan Disaimisong

Dexamethasone Acetate

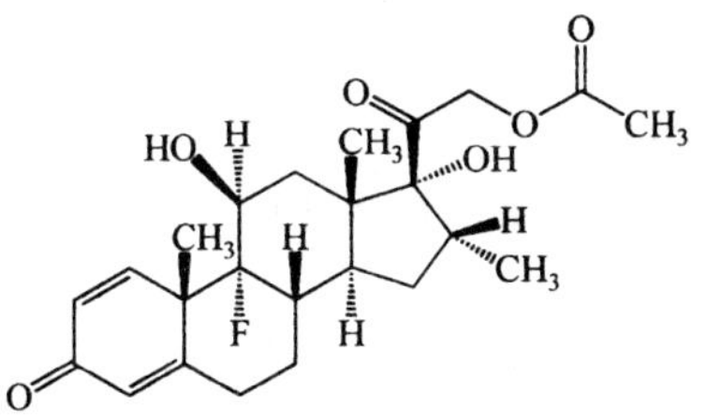

$C_{24}H_{31}FO_6$　434.50

本品为 16α-甲基-11β，17α，21-三羟基-9α-氟孕甾-1，4-二烯-3，20-二酮-21-醋酸酯。按干燥品计算，含 $C_{24}H_{31}FO_6$ 应为 97.0%～102.0%。

【性状】　本品为白色或类白色的结晶或结晶性粉末；无臭。

本品在丙酮中易溶，在甲醇或无水乙醇中溶解，在乙醇或三氯甲烷中略溶，在乙醚中极微溶解，在水中不溶。

比旋度　取本品，精密称定，加二氧六环溶解并定量稀释制成每 1ml 中约含 10mg 的溶液，依法测定（通则 0621），比旋度为 +82° 至 +88°。

吸收系数　取本品，精密称定，加乙醇溶解并定量稀释制成每 1ml 中约含 15μg 的溶液，照紫外-可见分光光度法（通则 0401），在 240nm 的波长处测定吸光度，吸收系数（$E_{1cm}^{1\%}$）为 343～371。

【鉴别】　（1）取本品约 10mg，加甲醇 1ml，微温溶解后，加热的碱性酒石酸铜试液 1ml，即生成红色沉淀。

（2）在含量测定项下记录的色谱图中，供试品溶液主峰的保留时间应与对照品溶液主峰的保留时间一致。

（3）本品的红外光吸收图谱应与对照的图谱（光谱集 546 图）一致。

（4）取本品约 50mg，加乙醇制氢氧化钾试液 2ml，置水浴中加热 5 分钟，放冷，加硫酸溶液（1→2）2ml，缓缓煮沸 1 分钟，即发生乙酸乙酯的香气。

（5）本品显有机氟化物的鉴别反应（通则 0301）。

【检查】　**有关物质**　照高效液相色谱法（通则 0512）测定。

供试品溶液　临用新制。取本品适量，精密称定，加流动相溶解并定量稀释制成每 1ml 中约含 0.5mg 的溶液。

对照溶液　取地塞米松对照品适量，精密称定，加流动相溶解并定量稀释制成每 1ml 中约含 0.5mg 的溶液，精密量取 1ml 与供试品溶液 1ml，置同一 100ml 量瓶中，用流动相稀释至刻度，摇匀。

色谱条件　用十八烷基硅烷键合硅胶为填充剂；以乙腈-水（40∶60）为流动相；检测波长为 240nm；进样体积 20μl。

系统适用性要求　对照溶液色谱图中，出峰顺序依次为地塞米松与醋酸地塞米松，地塞米松峰与醋酸地塞米松峰之间的分离度应大于 20.0。

测定法　精密量取供试品溶液与对照溶液，分别注入液相色谱仪，记录色谱图至供试品溶液主成分峰保留时间的 2 倍。

限度　供试品溶液色谱图中如有与对照溶液中地塞米松峰保留时间一致的杂质峰，按外标法以峰面积计算，不得过 0.5%；其他单个杂质峰面积不得大于对照溶液中醋酸地塞米松峰面积的 0.5 倍（0.5%），各杂质峰面积（与地塞米松峰保留时间一致的杂质峰面积乘以 1.13）的和不得大于对照溶液中醋酸地塞米松峰面积（1.0%），小于对照溶液中醋酸地塞米松峰面积 0.01 倍（0.01%）的峰忽略不计。

干燥失重　取本品，在 105℃ 干燥至恒重，减失重量不得过 0.5%（通则 0831）。

炽灼残渣　不得过 0.1%（通则 0841）。

硒　取本品 0.10g，依法检查（通则 0804），应符合规定（0.005%）。

【含量测定】　照高效液相色谱法（通则 0512）测定。

供试品溶液　取本品适量，精密称定，加甲醇溶解并定量稀释制成每 1ml 中约含 50μg 的溶液。

对照品溶液　取醋酸地塞米松对照品适量，精密称定，加甲醇溶解并定量稀释制成每 1ml 中约含 50μg 的溶液。

对照溶液、色谱条件与系统适用性要求　见有关物质项下。

测定法　精密量取供试品溶液与对照品溶液，分别注入液相色谱仪，记录色谱图。按外标法以峰面积计算。

【类别】　肾上腺皮质激素药。

【贮藏】　遮光，密封保存。

【制剂】　(1)醋酸地塞米松片　(2)醋酸地塞米松乳膏　(3)醋酸地塞米松注射液　(4)复方醋酸地塞米松乳膏

醋酸地塞米松片

Cusuan Disaimisong Pian

Dexamethasone Acetate Tablets

本品含醋酸地塞米松($C_{24}H_{31}FO_6$)应为标示量的90.0%～110.0%。

【性状】　本品为白色片。

【鉴别】　(1)在含量测定项下记录的色谱图中，供试品溶液主峰的保留时间应与对照品溶液主峰的保留时间一致。

(2)取本品细粉适量(约相当于醋酸地塞米松 15mg)，加丙酮 20ml，振摇使醋酸地塞米松溶解，滤过，滤液置水浴上蒸干，取残渣经常温减压干燥 12 小时，依法测定。本品的红外光吸收图谱应与对照的图谱(光谱集 546 图)一致。

(3)取本品细粉适量(约相当于醋酸地塞米松 7mg)，加乙醇 25ml，浸渍 15 分钟，时时振摇，滤过，滤液置水浴上蒸干，残渣显有机氟化物的鉴别反应(通则 0301)。

【检查】　**含量均匀度**　取本品 1 片，置乳钵中，研细，加甲醇适量，分次转移至 25ml 量瓶中，超声使醋酸地塞米松溶解，用甲醇稀释至刻度，摇匀，滤过，取续滤液作为供试品溶液；另取醋酸地塞米松对照品，精密称定，加甲醇溶解并定量稀释制成每 1ml 中约含 30μg 的溶液，作为对照品溶液。照含量测定项下的方法测定，按外标法以峰面积计算含量，应符合规定(通则 0941)。

溶出度　照溶出度与释放度测定法(通则 0931 第二法)测定。

溶出条件　以 0.35%十二烷基硫酸钠溶液 900ml 为溶出介质，转速为每分钟 75 转，依法操作，经 45 分钟时取样。

供试品溶液　取溶出液适量，滤过，取续滤液。

对照品溶液　取醋酸地塞米松对照品约 16mg，精密称定，置 200ml 量瓶中，加无水乙醇 20ml，振摇使溶解，用溶出介质稀释至刻度，摇匀，精密量取 1ml，置 100ml 量瓶中，用溶出介质稀释至刻度，摇匀。

色谱条件　见含量测定项下。进样体积 50μl。

系统适用性要求　见含量测定项下。

测定法　见含量测定项下。计算出每片的溶出量。

限度　标示量的 70%，应符合规定。

其他　应符合片剂项下有关的各项规定(通则 0101)。

【含量测定】　照高效液相色谱法(通则 0512)测定。

供试品溶液　取本品 20 片，精密称定，研细，精密称取适量(约相当于醋酸地塞米松 2.5mg)，置 50ml 量瓶中，加甲醇适量，超声使醋酸地塞米松溶解，用甲醇稀释至刻度，摇匀，滤过，取续滤液。

对照品溶液、对照溶液、色谱条件与系统适用性要求　见醋酸地塞米松含量测定项下。

测定法　精密量取供试品溶液与对照品溶液，分别注入液相色谱仪，记录色谱图。按外标法以峰面积计算。

【类别】　同醋酸地塞米松。

【规格】　0.75mg

【贮藏】　遮光，密封保存。

醋酸地塞米松乳膏

Cusuan Disaimisong Rugao

Dexamethasone Acetate Cream

本品含醋酸地塞米松($C_{24}H_{31}FO_6$)应为标示量的90.0%～110.0%。

【性状】　本品为白色乳膏。

【鉴别】　(1)取本品约 14g，置烧杯中，加无水乙醇 50ml，在水浴上加热使融化，置冰浴中冷却后，滤过，滤液蒸干，残渣照醋酸地塞米松项下的鉴别(1)项试验，显相同的反应。

(2)照薄层色谱法(通则 0502)试验。

供试品溶液　取本品约 5g，加无水乙醇 30ml，在水浴上加热使溶解，放冷，置冰浴中约 30 分钟，滤过，取滤液，用无水乙醇稀释至 20ml。

对照品溶液　取醋酸地塞米松对照品约 12.5mg，加无水乙醇溶解并稀释至 100ml。

色谱条件　采用硅胶 G 薄层板，以三氯甲烷-丙酮(4∶1)为展开剂。

测定法　吸取上述两种溶液各 4μl，分别点于同一薄层板上，展开，取出，晾干，喷以硫酸-无水乙醇(4∶1)，在 105℃加热至对照品溶液有斑点显出。

结果判定　供试品溶液所显主斑点的位置和颜色应与对照品溶液的主斑点相同。

(3)在含量测定项下记录的色谱图中，供试品溶液主峰的保留时间应与对照品溶液主峰的保留时间一致。

以上(2)、(3)两项可选做一项。

【检查】　应符合乳膏剂项下有关的各项规定(通则 0109)。

【含量测定】　照高效液相色谱法(通则 0512)测定。

供试品溶液　取本品适量(约相当于醋酸地塞米松 0.5mg)，精密称定，精密加甲醇 50ml，用匀浆机以每分钟 9500 转搅拌 30 秒，置冰浴中放置 1 小时，经有机相滤膜

(0.45μm)滤过，弃去初滤液 5ml，取续滤液。

对照品溶液　取醋酸地塞米松对照品适量，精密称定，加甲醇溶解并定量稀释制成每 1ml 中约含 10μg 的溶液。

色谱条件　用十八烷基硅烷键合硅胶为填充剂；以甲醇-水(66∶34)为流动相；检测波长为 240nm；进样体积 20μl。

系统适用性要求　理论板数按醋酸地塞米松峰计算不低于 3500。

测定法　精密量取供试品溶液与对照品溶液，分别注入液相色谱仪，记录色谱图。按外标法以峰面积计算。

【类别】　同醋酸地塞米松。

【规格】　(1)4g∶2mg　(2)5g∶2.5mg　(3)10g∶5mg

【贮藏】　密封，在凉处保存。

醋酸地塞米松注射液

Cusuan Disaimisong Zhusheye

Dexamethasone Acetate Injection

本品为醋酸地塞米松的灭菌混悬液。含醋酸地塞米松($C_{24}H_{31}FO_6$)应为标示量 90.0%～110.0%。

【性状】　本品为微细颗粒的混悬液，静置后微细颗粒下沉，振摇后成均匀的乳白色混悬液。

【鉴别】　(1)取本品约 12ml，置水浴上蒸干，残渣照醋酸地塞米松项下的鉴别(1)、(4)项试验，显相同的反应。

(2)取本品 1ml，沿管壁加硫酸 2ml，在水浴中加热，下层有棕红色的环出现，小心加水 5ml，振摇，棕红色消失。

【检查】　**pH 值**　应为 4.5～6.5(通则 0631)。

其他　应符合注射剂项下有关的各项规定(通则 0102)。

【含量测定】　照紫外-可见分光光度法(通则 0401)测定。

供试品溶液　取本品，摇匀，精密量取 5ml(约相当于醋酸地塞米松 25mg)，置 100ml 量瓶中，加无水乙醇适量，振摇使醋酸地塞米松溶解并稀释至刻度，摇匀，滤过，取续滤液。

对照品溶液　取醋酸地塞米松对照品约 25mg，精密称定，置 100ml 量瓶中，加无水乙醇溶解并稀释至刻度，摇匀。

测定法　精密量取供试品溶液与对照品溶液各 1ml，分别置干燥具塞试管中，各精密加无水乙醇 9ml 与氯化三苯四氮唑试液 1ml，摇匀，再各精密加氢氧化四甲基铵试液 1ml，摇匀，在 25℃的暗处放置 40～50 分钟，在 485nm 的波长处分别测定吸光度，计算。

【类别】　同醋酸地塞米松。

【规格】　(1)0.5ml∶2.5mg　(2)1ml∶5mg　(3)5ml∶25mg

【贮藏】　遮光，密闭保存。

醋酸曲安奈德

Cusuan Qu'annaide

Triamcinolone Acetonide Acetate

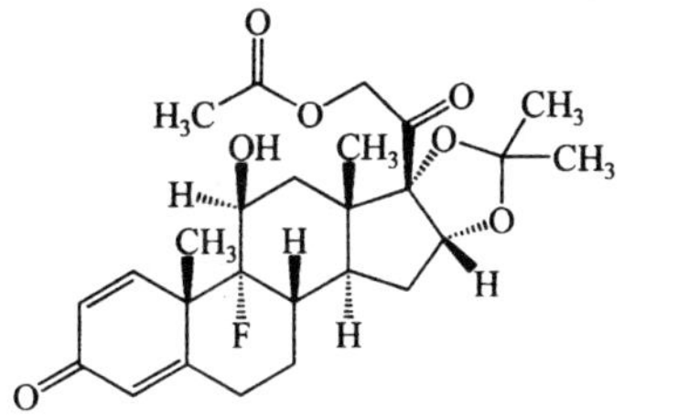

$C_{26}H_{33}FO_7$　476.54

本品为 16α,17-[(1-甲基亚乙基)双(氧)]-11β,21-二羟基-9-氟孕甾-1,4-二烯-3,20-二酮-21-醋酸酯。按干燥品计算，含 $C_{26}H_{33}FO_7$ 应为 97.0%～102.0%。

【性状】　本品为白色或类白色的结晶性粉末；无臭。

本品在三氯甲烷中溶解，在丙酮中略溶，在甲醇或乙醇中微溶，在水中不溶。

比旋度　取本品，精密称定，加二氧六环溶解并定量稀释制成每 1ml 中约含 10mg 的溶液，依法测定(通则 0621)，比旋度为+92°至+98°。

【鉴别】　(1)取本品约 10mg，加甲醇 1ml，微温溶解后，加碱性酒石酸铜试液 2ml，混匀，置水浴中加热，即生成砖红色沉淀。

(2)在含量测定项下记录的色谱图中，供试品溶液主峰的保留时间应与对照品溶液主峰的保留时间一致。

(3)本品的红外光吸收图谱应与对照的图谱(光谱集 547 图)一致。

(4)本品显有机氟化物的鉴别反应(通则 0301)。

【检查】　**氟**　取本品，照氟检查法(通则 0805)测定，含氟量应为 3.6%～4.4%。

有关物质　照高效液相色谱法(通则 0512)测定。

供试品溶液　取本品约 25mg，精密称定，置 50ml 量瓶中，加甲醇 30ml 振摇使溶解，用水稀释至刻度，摇匀。

对照溶液　取曲安奈德对照品约 25mg，精密称定，置 50ml 量瓶中，加甲醇 30ml 振摇使溶解，用水稀释至刻度，摇匀，精密量取该溶液与供试品溶液各 1ml，置同一 100ml 量瓶中，用流动相稀释至刻度，摇匀。

色谱条件　用十八烷基硅烷键合硅胶为填充剂；以甲醇-水(60∶40)为流动相；检测波长为 240nm；进样体积 20μl。

系统适用性要求　对照溶液色谱图中，出峰顺序为曲安奈德、醋酸曲安奈德，曲安奈德峰与醋酸曲安奈德峰之间的分离度应大于 10.0。

测定法　精密量取供试品溶液与对照溶液，分别注入液相色谱仪，记录色谱图至供试品溶液主成分峰保留时间的 2 倍。

限度　供试品溶液色谱图中如有与对照溶液中曲安奈德峰保留时间一致的杂质峰，按外标法以峰面积计算，不得过1.0%，其他单个杂质峰面积不得大于对照溶液中醋酸曲安奈德峰面积(1.0%)，其他各杂质峰面积的和不得大于对照溶液中醋酸曲安奈德峰面积的1.5倍(1.5%)，小于对照溶液醋酸曲安奈德峰面积0.01倍(0.01%)的色谱峰忽略不计。

干燥失重　取本品，在105℃干燥至恒重，减失重量不得过1.0%(通则0831)。

炽灼残渣　不得过0.1%(通则0841)。

硒　取本品0.10g，依法检查(通则0804)，应符合规定(0.005%)。

【含量测定】　照高效液相色谱法(通则0512)测定。

供试品溶液　取本品适量，精密称定，加甲醇溶解并定量稀释制成每1ml中约含0.125mg的溶液，精密量取10ml，置50ml量瓶中，用流动相稀释至刻度，摇匀。

对照品溶液　取醋酸曲安奈德对照品适量，精密称定，加甲醇溶解并定量稀释制成每1ml中约含0.125mg的溶液，精密量取10ml，置50ml量瓶中，用流动相稀释至刻度，摇匀。

对照溶液、色谱条件与系统适用性要求　见有关物质项下。

测定法　精密量取供试品溶液与对照品溶液，分别注入液相色谱仪，记录色谱图。按外标法以峰面积计算。

【类别】　肾上腺皮质激素药。

【贮藏】　遮光，密封保存。

【制剂】　(1)醋酸曲安奈德乳膏　(2)醋酸曲安奈德注射液

醋酸曲安奈德乳膏

Cusuan Qu'annaide Rugao

Triamcinolone Acetonide Acetate Cream

本品含醋酸曲安奈德($C_{26}H_{33}FO_7$)应为标示量的90.0%～110.0%。

【性状】　本品为白色乳膏。

【鉴别】　在含量测定项下记录的色谱图中，供试品溶液主峰的保留时间应与对照品溶液主峰的保留时间一致。

【检查】　应符合乳膏剂项下有关的各项规定(通则0109)。

【含量测定】　照高效液相色谱法(通则0512)测定。

内标溶液　取炔诺酮适量，加甲醇溶解并稀释制成每1ml中约含0.15mg的溶液。

供试品溶液　取本品适量(约相当于醋酸曲安奈德1.25mg)，精密称定，置50ml量瓶中，加甲醇约30ml，置80℃水浴中加热2分钟，振摇使醋酸曲安奈德溶解，放冷，精密加内标溶液5ml，用甲醇稀释至刻度，摇匀，置冰浴中冷却2小时以上，取出，迅速滤过，取续滤液放至室温。

对照品溶液　取醋酸曲安奈德对照品适量，精密称定，加甲醇溶解并定量稀释制成每1ml中约含0.125mg的溶液，精密量取10ml与内标溶液5ml，置50ml量瓶中，用甲醇稀释至刻度，摇匀。

色谱条件　用十八烷基硅烷键合硅胶为填充剂；以甲醇-水(60∶40)为流动相；检测波长为240nm；进样体积20μl。

系统适用性要求　理论板数按醋酸曲安奈德峰计算不低于2500，醋酸曲安奈德峰与内标物质峰的分离度应符合要求。

测定法　精密量取供试品溶液与对照品溶液，分别注入液相色谱仪，记录色谱图。按内标法以峰面积计算。

【类别】　同醋酸曲安奈德。

【规格】　(1)4g∶4mg　(2)10g∶2.5mg　(3)10g∶5mg　(4)10g∶40mg

【贮藏】　密封，在阴凉处保存。

醋酸曲安奈德注射液

Cusuan Qu'annaide Zhusheye

Triamcinolone Acetonide Acetate Injection

本品为醋酸曲安奈德的灭菌混悬液。含醋酸曲安奈德($C_{26}H_{33}FO_7$)应为标示量的90.0%～110.0%。

【性状】　本品为微细颗粒的混悬液，静置后微细颗粒下沉，振摇后成均匀的乳白色混悬液。

【鉴别】　(1)取本品约20ml，用三氯甲烷提取，分取三氯甲烷液，滤过，滤液置水浴上蒸干，残渣照醋酸曲安奈德项下的鉴别(1)试验，显相同的结果。

(2)在含量测定项下记录的色谱图中，供试品溶液主峰的保留时间应与对照品溶液主峰的保留时间一致。

【检查】　**pH值**　应为5.0～7.5(通则0631)。

有关物质　照高效液相色谱法(通则0512)测定。

供试品溶液　临用新制。取本品，充分摇匀，精密量取适量，加流动相超声使醋酸曲安奈德溶解并稀释制成每1ml中约含醋酸曲安奈德0.5mg的溶液，摇匀，滤过，取续滤液。

对照溶液　取曲安奈德对照品约25mg，精密称定，置50ml量瓶中，加甲醇30ml，振摇使溶解，用甲醇稀释至刻度，摇匀，精密量取1ml与供试品溶液1ml，置同一100ml量瓶中，用流动相稀释至刻度，摇匀。

色谱条件、系统适用性要求与测定法　见醋酸曲安奈德有关物质项下。

限度　供试品溶液色谱图中如有与对照溶液中曲安奈德峰保留时间一致的杂质峰，按外标法以峰面积计算，不得过醋酸曲安奈德标示量的1.0%；其他单个杂质峰面积(扣除相对保留时间0.15之前的色谱峰)不得大于对照溶液中醋酸曲安奈德峰面积(1.0%)，其他各杂质峰面积的和不得大于对照溶液中醋酸曲安奈德峰面积的1.5倍(1.5%)，小于对照溶液醋酸曲安奈德峰面积 0.01 倍(0.01%)的色谱峰忽略不计。

细菌内毒素　取本品，依法检查(通则 1143)，每 1mg 醋酸曲安奈德中含内毒素的量应小于 3.0EU。

其他　应符合注射剂项下有关的各项规定(通则 0102)。

【含量测定】　照高效液相色谱法(通则 0512)测定。

供试品溶液　取本品数支，充分摇匀后，并入同一具塞试管中，再充分摇匀，用内容量移液管精密量取适量，加流动相超声使醋酸曲安奈德溶解，放冷，并用流动相定量稀释制成每 1ml 中约含醋酸曲安奈德 20μg 的溶液(必要时滤过)。

对照品溶液　取醋酸曲安奈德对照品，精密称定，加流动相超声使溶解，放冷，并用流动相定量稀释制成每 1ml 中约含 20μg 的溶液。

对照溶液、色谱条件、系统适用性要求与测定法　见醋酸曲安奈德含量测定项下。

【类别】　同醋酸曲安奈德。

【规格】　(1)1ml∶5mg　(2)1ml∶10mg　(3)1ml∶40mg　(4)5ml∶50mg

【贮藏】　遮光，密闭保存。

醋酸曲普瑞林

Cusuan Qupuruilin

Triptorelin Acetate

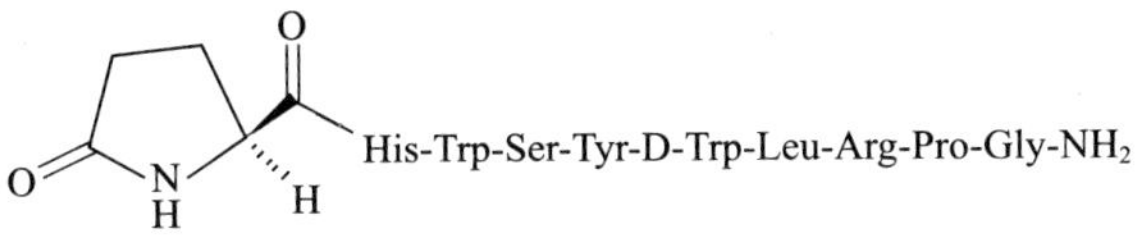

His-Trp-Ser-Tyr-D-Trp-Leu-Arg-Pro-Gly-NH_2

$C_{64}H_{82}N_{18}O_{13}\cdot xC_2H_4O_2$($x$=1.5～2.5)　1311.46 ·$x$60.02

本品系化学合成的十肽，为 5-氧代脯氨酰-L-组氨酰-L-色氨酰-L-丝氨酰-L-酪氨酰-D-色氨酰-L-亮氨酰-L-精氨酰-L-脯氨酰-甘氨酰胺醋酸盐。按无水、无醋酸物计算，含曲普瑞林($C_{64}H_{82}N_{18}O_{13}$)应为 97.0%～103.0%。

【性状】　本品为白色粉末或疏松块状物。

本品在水中易溶，在甲醇、乙醇中微溶，在乙醚中几乎不溶。

比旋度　取本品适量，精密称定，加 1%醋酸溶液溶解并定量稀释制成每 1ml 中约含 10mg 的溶液，依法测定(通则 0621)，按无水、无醋酸物计算，比旋度为－66.0°至－72.0°。

【鉴别】　(1)取本品约 1mg，加水 1ml 使溶解，加双缩脲试液(取硫酸铜 0.15g，加酒石酸钾钠 0.6g，加水 50ml，搅拌下加入 10%氢氧化钠溶液 30ml，加水至 100ml)1ml，即显蓝紫色。

(2)在含量测定项下记录的色谱图中，供试品溶液主峰的保留时间应与对照品溶液主峰的保留时间一致。

(3)本品的红外光吸收图谱应与对照品的图谱一致(通则 0402)。

【检查】　**酸度**　取本品 10mg，加水 10ml 使溶解，依法测定(通则 0631)，pH 值应为 5.0～6.0。

溶液的澄清度与颜色　取本品 10mg，加水 10ml 使溶解，依法检查(通则 0901 第一法和通则 0902 第一法)，溶液应澄清无色。

氨基酸组成　取本品 5mg，置硬质安瓿瓶中，加 6mol/L 盐酸溶液 5ml，充氮后封口，于 110℃下反应 24 小时，冷却，启封，水浴蒸发至近干，加水溶解至适当浓度，作为供试品溶液；另取甘氨酸、组氨酸、精氨酸、酪氨酸、亮氨酸、脯氨酸、谷氨酸及丝氨酸各对照品，制成与供试品中各氨基酸浓度相当的溶液，作为对照品溶液。照适宜的氨基酸分析方法测定。以各氨基酸总摩尔数的八分之一作为 1，计算各氨基酸的相对比值，甘氨酸、组氨酸、精氨酸、酪氨酸、亮氨酸、脯氨酸、谷氨酸均应为 0.9～1.1，丝氨酸应为 0.85～1.1。

醋酸　取本品适量，精密称定，加水溶解并定量稀释制成每 1ml 中含 1mg 的溶液，作为供试品溶液。另取醋酸钠适量，精密称定，加水溶解并定量稀释制成每 1ml 中含醋酸 80μg 的溶液，作为对照品溶液。照合成多肽中的醋酸测定法(通则 0872)测定，精密量取上述两种溶液各 20μl，分别注入液相色谱仪，记录色谱图，按外标法以峰面积计算，含醋酸不得过 8.0%。

残留溶剂　照残留溶剂测定法(通则 0861 第一法)测定。

供试品溶液　取本品适量，精密称定，加水溶解并定量稀释制成每 1ml 中含曲普瑞林 100mg 的溶液，精密量取 1ml，置顶空瓶中，密封。

对照品溶液　取乙腈适量，精密称定，用水定量稀释制成每 1ml 中含 41μg 的溶液，精密量取 1ml，置顶空瓶中，密封。

色谱条件　以聚乙二醇 20M(或极性相近)为固定液的毛细管柱为色谱柱；柱温为 60℃；进样口温度为 200℃；检测温度为 250℃；顶空瓶平衡温度为 85℃，平衡时间 40 分钟。

测定法　取供试品溶液与对照品溶液分别顶空进样，记录色谱图。

限度　按外标法以峰面积计算，乙腈的残留量应符合规定。

有关物质　照高效液相色谱法(通则 0512)测定。

供试品溶液　取本品适量，加水溶解并稀释制成每 1ml 中含 0.1mg 的溶液。

对照溶液　精密量取供试品溶液 1ml，置 100ml 量瓶中，用水稀释至刻度，摇匀。

系统适用性溶液　取杂质Ⅰ对照品与醋酸曲普瑞林对照品适量，加水溶解并稀释制成每 1ml 中分别含 0.1mg 的混合溶液。

色谱条件　用十八烷基硅烷键合硅胶为填充剂；以 0.05mol/L 磷酸溶液(用三乙胺调节 pH 值至 3.0)-乙腈(73∶27)为流动相；流速为每分钟 1.0ml；检测波长为 210nm；进样体积 20μl。

系统适用性要求　系统适用性溶液色谱图中，理论板数按曲普瑞林峰计算不低于 3000。杂质Ⅰ峰与曲普瑞林峰之间的分离度应符合要求。

测定法　精密量取供试品溶液与对照溶液，分别注入液相色谱仪，记录色谱图至主成分峰保留时间的 2.5 倍。

限度　供试品溶液色谱图中如有杂质峰，单个杂质峰面积不得大于对照溶液主峰面积的 0.5 倍(0.5%)，各杂质峰面积的和不得大于对照溶液主峰面积的 2 倍(2.0%)。

水分　取本品适量，照水分测定法(通则 0832 第一法 2)测定，含水分不得过 7.0%。

【含量测定】　照高效液相色谱法(通则 0512)测定。

供试品溶液　取本品适量，精密称定，加水溶解并定量稀释制成每 1ml 中含 0.1mg 的溶液。

对照品溶液　取醋酸曲普瑞林对照品适量，精密称定，加水溶解并定量稀释制成每 1ml 中含 0.1mg 的溶液。

系统适用性溶液、色谱条件与系统适用性要求　见有关物质项下。

测定法　精密量取供试品溶液与对照品溶液，分别注入液相色谱仪，记录色谱图。按外标法以峰面积计算。

【类别】　促性腺素释放素(GnRH)类药。

【贮藏】　遮光，2～8℃保存。

【制剂】　醋酸曲普瑞林注射液

附：

杂质Ⅰ(曲普瑞林游离酸)

Pyr-His-Trp-Ser-Tyr-D-Trp-Leu-Arg-Pro-Gly-OH

$C_{64}H_{81}N_{17}O_{14}$　1312.5

醋酸曲普瑞林注射液

Cusuan Qupuruilin Zhusheye

Triptorelin Acetate Injection

本品为醋酸曲普瑞林的无菌水溶液。含曲普瑞林($C_{64}H_{82}N_{18}O_{13}$)应为标示量的 95.0%～105.0%。本品用氯化钠调节等渗。

【性状】　本品为无色澄明液体。

【鉴别】　(1)在含量测定项下记录的色谱图中，供试品溶液主峰的保留时间应与对照品溶液主峰的保留时间一致。

(2)本品显钠盐与氯化物的鉴别反应(通则 0301)。

【检查】　**pH 值**　应为 4.0～5.0(通则 0631)。

有关物质　照高效液相色谱法(通则 0512)测定。

供试品溶液　取本品，即得。

对照溶液　精密量取供试品溶液 1ml，置 100ml 量瓶中，用水稀释至刻度，摇匀。

系统适用性溶液、色谱条件、系统适用性要求与测定法　见醋酸曲普瑞林有关物质项下。

限度　供试品溶液色谱图中如有杂质峰，单个杂质峰面积不得大于对照溶液主峰面积的 0.5 倍(0.5%)，各杂质峰面积的和不得大于对照溶液主峰面积的 2 倍(2.0%)。

渗透压摩尔浓度　应为 260～320mOsmol/kg(通则 0632)。

细菌内毒素　取本品，依法检查(通则 1143)，每 1mg 曲普瑞林中含内毒素的量应小于 40EU。

无菌　取本品，经薄膜过滤法处理，用 0.1%无菌蛋白胨水溶液冲洗(每膜不少于 100ml)，以金黄色葡萄球菌为阳性对照菌，依法检查(通则 1101)，应符合规定。

其他　应符合注射剂项下有关的各项规定(通则 0102)。

【含量测定】　照高效液相色谱法(通则 0512)测定。

供试品溶液　取本品，即得。

对照品溶液、系统适用性溶液、色谱条件、系统适用性要求与测定法　见醋酸曲普瑞林含量测定项下。

【类别】　同醋酸曲普瑞林。

【规格】　1ml：0.1mg(按 $C_{64}H_{82}N_{18}O_{13}$ 计 0.0956mg)

【贮藏】　遮光，2～8℃保存。

醋酸泼尼松

Cusuan Ponisong

Prednisone Acetate

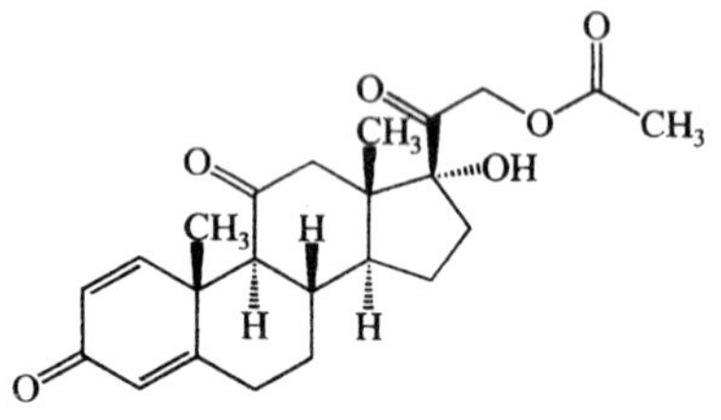

$C_{23}H_{28}O_6$　400.47

本品为 17α,21-二羟基孕甾-1,4-二烯-3,11,20-三酮-21-醋酸酯。按干燥品计算，含 $C_{23}H_{28}O_6$ 应为 97.0%～102.0%。

【性状】　本品为白色或类白色的结晶性粉末；无臭。

本品在三氯甲烷中易溶，在丙酮中略溶，在乙醇或乙酸乙酯中微溶，在水中不溶。

比旋度　取本品，精密称定，加二氧六环溶解并定量稀释制成每 1ml 中约含 10mg 的溶液，依法测定(通则 0621)，比旋度应为+183°至+190°。

吸收系数　取本品，精密称定，加无水乙醇溶解并定量稀释制成每 1ml 中约含 10μg 的溶液，照紫外-可见分光光度法(通则 0401)，在 238nm 的波长处测定吸光度，吸收系数($E_{1cm}^{1\%}$)为 373～397。

【鉴别】　(1)取本品约 1mg，加乙醇 2ml 使溶解，加 10%氢氧化钠溶液 2 滴与氯化三苯四氮唑试液 1ml，即显红色。

(2)取本品约 5mg，加硫酸 1ml 使溶解，放置 5 分钟，即显橙色；将此溶液倾入 10ml 水中，即变成黄色，渐渐变为蓝绿色。

(3)在含量测定项下记录的色谱图中，供试品溶液主峰的保留时间应与对照品溶液主峰的保留时间一致。

(4)本品的红外光吸收图谱应与对照的图谱(光谱集 549 图)一致。

【检查】 **有关物质** 照高效液相色谱法(通则 0512)测定。临用新制。

供试品溶液　取本品适量，精密称定，加流动相溶解并定量稀释制成每 1ml 中含 0.5mg 的溶液。

对照溶液　取泼尼松对照品与醋酸可的松对照品各适量，精密称定，加流动相溶解并定量稀释制成每 1ml 中各含 0.5mg 的混合溶液，精密量取 1ml 与供试品溶液 1ml，置同一 100ml 量瓶中，用流动相稀释至刻度，摇匀。

色谱条件　用十八烷基硅烷键合硅胶为填充剂；以乙腈-水(33∶67)为流动相；检测波长为 240nm；进样体积 20μl。

系统适用性要求　对照溶液色谱图中，出峰顺序为泼尼松、醋酸泼尼松、醋酸可的松，醋酸泼尼松峰与醋酸可的松峰之间的分离度应大于 2.5。

测定法　精密量取供试品溶液与对照溶液，分别注入液相色谱仪，记录色谱图至主成分峰保留时间的 2 倍。

限度　供试品溶液色谱图中如有与对照溶液中泼尼松峰、醋酸可的松峰保留时间一致的杂质峰，按外标法以峰面积计算，分别不得过 0.5%与 1.5%；杂质总量不得过 2.0%，小于对照溶液醋酸泼尼松峰面积 0.01 倍(0.01%)的色谱峰忽略不计。

干燥失重 取本品，在 105℃干燥至恒重，减失重量不得过 0.5%(通则 0831)。

【含量测定】 照高效液相色谱法(通则 0512)测定。

供试品溶液 取本品，精密称定，加甲醇溶解并定量稀释制成每 1ml 中约含 0.1mg 的溶液。

对照品溶液 取醋酸泼尼松对照品适量，精密称定，加甲醇溶解并定量稀释制成每 1ml 中约含 0.1mg 的溶液。

对照溶液与色谱条件 见有关物质项下。

系统适用性要求 对照溶液的色谱图中，醋酸泼尼松峰与醋酸可的松峰之间的分离度应符合要求。

测定法 精密量取供试品溶液与对照品溶液，分别注入液相色谱仪，记录色谱图。按外标法以峰面积计算。

【类别】 肾上腺皮质激素药。

【贮藏】 遮光，密封保存。

【制剂】 (1)醋酸泼尼松片　(2)醋酸泼尼松眼膏

醋酸泼尼松片

Cusuan Ponisong Pian

Prednisone Acetate Tablets

本品含醋酸泼尼松($C_{23}H_{28}O_6$)应为标示量的 90.0%～110.0%。

【性状】 本品为白色片。

【鉴别】 取本品的细粉适量(约相当于醋酸泼尼松 0.1g)，加三氯甲烷 50ml，搅拌使醋酸泼尼松溶解，滤过，滤液照下述方法(1)、(2)试验。

(1)取滤液，置水浴上蒸干，残渣照醋酸泼尼松项下的鉴别(2)项试验，显相同的反应。

(2)照薄层色谱法(通则 0502)试验。

供试品溶液　取滤液，即得。

对照品溶液　取醋酸泼尼松对照品适量，加三氯甲烷溶解并稀释制成每 1ml 中约含 2mg 的溶液。

色谱条件　采用硅胶 G 薄层板，以二氯甲烷-乙醚-甲醇-水(385∶60∶15∶2)为展开剂。

测定法　吸取上述两种溶液各 5μl，分别点于同一薄层板上，展开，取出，晾干，在 105℃干燥 10 分钟，放冷，喷以碱性四氮唑蓝试液，立即检视。

结果判定　供试品溶液所显主斑点的位置和颜色应与对照品溶液的主斑点相同。

(3)在含量测定项下记录的色谱图中，供试品溶液主峰的保留时间应与对照品溶液主峰的保留时间一致。

(4)取本品细粉适量(约相当于醋酸泼尼松 50mg)，加乙醇 10ml 研磨使溶解，滤过，滤液室温挥干，残渣经减压干燥，依法测定。本品的红外光吸收图谱应与对照的图谱(光谱集 549 图)一致。

以上(2)、(3)两项可选做一项。

【检查】 **含量均匀度** 取本品 1 片，置 50ml 量瓶中，加甲醇适量，超声使醋酸泼尼松溶解，放冷，用甲醇稀释至刻度，摇匀，滤过，取续滤液作为供试品溶液，照含量测定项下的方法测定，按外标法以峰面积计算每片的含量，应符合规定(通则 0941)。

溶出度 照溶出度与释放度测定法(通则 0931 第二法)测定。

溶出条件　以 0.25%十二烷基硫酸钠溶液 600ml 为溶出介质，转速为每分钟 100 转，依法操作，经 45 分钟时取样。

供试品溶液　取溶出液适量，滤过，取续滤液。

对照品溶液　取醋酸泼尼松对照品约 10mg，精密称定，置 100ml 量瓶中，加无水乙醇 10ml，振摇使溶解，用溶出介质稀释至刻度，摇匀，精密量取 2ml，置 25ml 量瓶中，用溶出介质稀释至刻度，摇匀。

对照溶液、色谱条件与系统适用性要求　见含量测定项下。

测定法　见含量测定项下。计算出每片的溶出量。

限度　标示量的 70%，应符合规定。

其他 应符合片剂项下有关的各项规定(通则 0101)。

【含量测定】 照高效液相色谱法(通则 0512)测定。

供试品溶液 取本品 20 片，精密称定，研细，精密称取适量(约相当于醋酸泼尼松 5mg)，置 50ml 量瓶中，加甲醇 30ml，充分振摇使醋酸泼尼松溶解，用甲醇稀释至刻度，摇匀，滤过，取续滤液。

对照品溶液、对照溶液、色谱条件、系统适用性要求与测定法　见醋酸泼尼松含量测定项下。

【类别】　同醋酸泼尼松。

【规格】　5mg

【贮藏】　遮光，密封保存。

醋酸泼尼松眼膏

Cusuan Ponisong Yangao

Prednisone Acetate Eye Ointment

本品含醋酸泼尼松($C_{23}H_{28}O_6$)应为标示量的 90.0%～110.0%。

【性状】　本品为淡黄色软膏。

【鉴别】　照薄层色谱法(通则 0502)试验。

供试品溶液　取本品 2g，置具塞锥形瓶中，加石油醚 30ml，充分振摇使基质溶解，滤过，滤渣用石油醚分次洗涤后，加无水乙醇 10ml，加温搅拌使醋酸泼尼松溶解，在冰浴中放冷，滤过，滤液置水浴上蒸干，加三氯甲烷 5ml 溶解。

对照品溶液　取醋酸泼尼松对照品适量，加三氯甲烷溶解并稀释制成每 1ml 中约含 2mg 的溶液。

色谱条件　采用硅胶 G 薄层板，以二氯甲烷-乙醚-甲醇-水(385：60：15：2)为展开剂。

测定法　吸取上述两种溶液各 5μl，分别点于同一薄层板上，展开，取出，晾干，在 105℃干燥 10 分钟，放冷，喷以碱性四氮唑蓝试液，立即检视。

结果判定　供试品溶液所显主斑点的位置和颜色应与对照品溶液的主斑点相同。

【检查】　应符合眼用制剂项下有关的各项规定(通则 0105)。

【含量测定】　照紫外-可见分光光度法(通则 0401)测定。

供试品溶液　取本品 5g(相当于醋酸泼尼松 25mg)，精密称定，置烧杯中，加无水乙醇约 30ml，置水浴上加热，充分搅拌使醋酸泼尼松溶解，再置冰浴中放冷后，滤过，滤液置 100ml 量瓶中，同法提取 3 次，滤液并入量瓶中，用无水乙醇稀释至刻度，摇匀。

对照品溶液　取醋酸泼尼松对照品约 25mg，精密称定，置 100ml 量瓶中，加无水乙醇使溶解并稀释至刻度，摇匀。

测定法　精密量取供试品溶液与对照品溶液各 1ml，分置具塞试管中，各精密加无水乙醇 9ml 与氯化三苯四氮唑试液 2ml，摇匀，再各精密加氢氧化四甲基铵试液 2ml，摇匀，在 25℃的暗处放置 40 分钟，在 485nm 的波长处分别测定吸光度，计算。

【类别】　同醋酸泼尼松。

【规格】　0.5%

【贮藏】　密封，在阴凉干燥处保存。

醋酸泼尼松龙

Cusuan Ponisonglong

Prednisolone Acetate

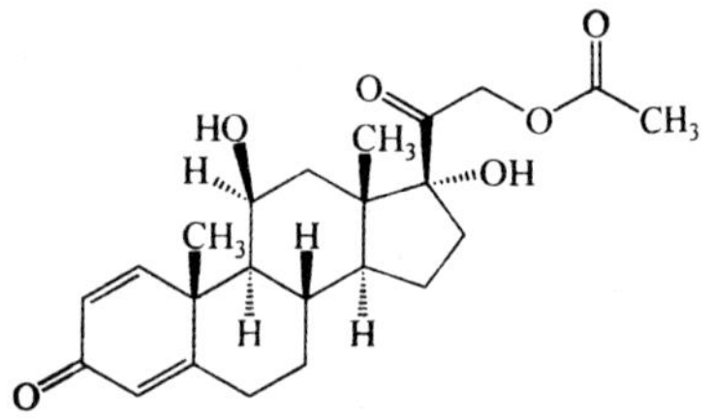

$C_{23}H_{30}O_6$　402.49

本品为 11β,17α,21-三羟基孕甾-1,4-二烯-3,20-二酮-21-醋酸酯。按干燥品计算，含 $C_{23}H_{30}O_6$ 应为97.0%～102.0%。

【性状】　本品为白色或类白色的结晶性粉末；无臭。

本品在甲醇、乙醇或三氯甲烷中微溶，在水中几乎不溶。

比旋度　取本品，精密称定，加二氧六环溶解并定量稀释制成每 1ml 中约含 10mg 的溶液，依法测定(通则 0621)，比旋度为＋112°至＋119°。

吸收系数　取本品，精密称定，加无水乙醇溶解并定量稀释制成每 1ml 中约含 10μg 的溶液，照紫外-可见分光光度法(通则 0401)，在 243nm 的波长处测定吸光度，吸收系数($E_{1cm}^{1\%}$)为 355～385。

【鉴别】　(1)取本品约 20mg，加甲醇 1ml，微温溶解后，加热的碱性酒石酸铜试液 1ml，即生成橙红色沉淀。

(2)取本品约 2mg，加硫酸 2ml 使溶解，放置 5 分钟，即显玫瑰红色；再加水 10ml，颜色消失并有灰色絮状沉淀。

(3)在含量测定项下记录的色谱图中，供试品溶液主峰的保留时间应与对照品溶液主峰的保留时间一致。

(4)本品的红外光吸收图谱应与对照的图谱(光谱集 553 图)一致。

【检查】　**有关物质**　照高效液相色谱法(通则 0512)测定。

供试品溶液　临用新制。取本品适量，用甲醇溶解并稀释制成每 1ml 中约含 1mg 的溶液。

对照溶液　精密量取供试品溶液 1ml，置 100ml 量瓶中，用甲醇稀释至刻度，摇匀。

系统适用性溶液　取泼尼松龙、醋酸氢化可的松与醋酸泼尼松龙各适量，加甲醇溶解并稀释制成每 1ml 中分别约含 10μg、10μg 与 0.9mg 的混合溶液。

色谱条件　用十八烷基硅烷键合硅胶为填充剂；以乙腈-水(35：65)为流动相；检测波长为 246nm；进样体积 10μl。

系统适用性要求　系统适用性溶液色谱图中，理论板数按醋酸泼尼松龙峰计算不低于 3000，醋酸泼尼松龙峰与醋酸氢化可的松峰之间的分离度应大于 2.0。

测定法　精密量取供试品溶液与对照溶液，分别注入液

相色谱仪，记录色谱图至主成分峰保留时间的 2.5 倍。

限度　供试品溶液色谱图中如有与系统适用性溶液中泼尼松龙峰、醋酸氢化可的松峰保留时间一致的杂质峰，其峰面积均不得大于对照溶液主峰面积(1.0%)，其他单个杂质峰面积不得大于对照溶液主峰面积的 0.5 倍(0.5%)，各杂质峰面积的和不得大于对照溶液主峰面积的 2 倍(2.0%)，小于对照溶液主峰面积 0.01 倍(0.01%)的峰忽略不计。

干燥失重　取本品，在 105℃干燥至恒重，减失重量不得过 0.5%(通则 0831)。

【含量测定】　照高效液相色谱法(通则 0512)测定。

供试品溶液　取本品适量，精密称定，用甲醇溶解并定量稀释制成每 1ml 中约含 1mg 的溶液，精密量取 5ml，置 100ml 量瓶中，用甲醇稀释至刻度，摇匀。

对照品溶液　取醋酸泼尼松龙对照品约 25mg，精密称定，置 25ml 量瓶中，用甲醇溶解并稀释至刻度，摇匀。精密量取 5ml，置 100ml 量瓶中，用甲醇稀释至刻度，摇匀。

系统适用性溶液、色谱条件与系统适用性要求　见有关物质项下。

测定法　精密量取供试品溶液与对照品溶液，分别注入液相色谱仪，记录色谱图。按外标法以峰面积计算。

【类别】　肾上腺皮质激素药。

【贮藏】　遮光，密封保存。

【制剂】　(1)醋酸泼尼松龙片　(2)醋酸泼尼松龙乳膏　(3)醋酸泼尼松龙注射液

醋酸泼尼松龙片

Cusuan Ponisonglong Pian

Prednisolone Acetate Tablets

本品含醋酸泼尼松龙($C_{23}H_{30}O_6$)应为标示量的 90.0%～110.0%。

【性状】　本品为白色片。

【鉴别】　取本品细粉适量(约相当于醋酸泼尼松龙 0.1g)，用三氯甲烷 30ml 分次研磨，使醋酸泼尼松龙溶解，滤过，滤液置水浴上蒸干，残渣照醋酸泼尼松龙项下的鉴别(1)、(2)项试验，显相同的反应。

【检查】　**含量均匀度**　取本品 1 片，置乳钵中，加无水乙醇适量，研磨，使醋酸泼尼松龙溶解，用无水乙醇定量转移至 50ml 量瓶中，用无水乙醇稀释至刻度，摇匀，滤过，精密量取续滤液适量，用无水乙醇定量稀释制成每 1ml 中含醋酸泼尼松龙 10μg 的溶液，照紫外-可见分光光度法(通则 0401)，在 243nm 的波长处测定吸光度，按$C_{23}H_{30}O_6$的吸收系数($E_{1cm}^{1\%}$)为 370 计算含量，应符合规定(通则 0941)。

其他　应符合片剂项下有关的各项规定(通则 0101)。

【含量测定】　照紫外-可见分光光度法(通则 0401)测定。

供试品溶液　取本品 20 片，精密称定，研细，精密称取适量(约相当于醋酸泼尼松龙 20mg)，置 100ml 量瓶中，加无水乙醇约 60ml，振摇 15 分钟使醋酸泼尼松龙溶解，用无水乙醇稀释至刻度，摇匀，滤过，精密量取续滤液 5ml，置 100ml 量瓶中，用无水乙醇稀释至刻度，摇匀。

测定法　取供试品溶液，在 243nm 的波长处测定吸光度，按 $C_{23}H_{30}O_6$ 的吸收系数($E_{1cm}^{1\%}$)为 370 计算。

【类别】　同醋酸泼尼松龙。

【规格】　5mg

【贮藏】　遮光，密封保存。

醋酸泼尼松龙乳膏

Cusuan Ponisonglong Rugao

Prednisolone Acetate Cream

本品含醋酸泼尼松龙($C_{23}H_{30}O_6$)应为标示量的90.0%～110.0%。

【性状】　本品为白色乳膏。

【鉴别】　(1)取本品 15g，加无水乙醇约 70ml，置水浴中加热，振摇，使醋酸泼尼松龙溶解，置冰浴中冷却，滤过，取滤液约 30ml，置水浴中蒸干，残渣照醋酸泼尼松龙项下的鉴别(1)项试验，显相同的反应。

(2)取本品 1g，加无水乙醇 10ml 充分振摇，使醋酸泼尼松龙溶解，滤过，滤液置水浴上蒸干，残渣加硫酸 2ml，摇匀后应显红色，加水 10～15ml 稀释后，红色消褪，产生灰白色沉淀。

【检查】　应符合乳膏剂项下有关的各项规定(通则 0109)。

【含量测定】　照紫外-可见分光光度法(通则 0401)测定。

供试品溶液　取本品 4g(约相当于醋酸泼尼松龙 20mg)，精密称定，置烧杯中，加无水乙醇约 30ml，置水浴上加热，充分搅拌，使醋酸泼尼松龙溶解，再置冰浴中放冷后，滤过，滤液置 100ml 量瓶中；同法提取 3 次，滤液并入量瓶中，用无水乙醇稀释至刻度，摇匀。

对照品溶液　取醋酸泼尼松龙对照品约 20mg，精密称定，置 100ml 量瓶中，加无水乙醇适量，振摇使溶解并稀释至刻度，摇匀。

测定法　精密量取供试品溶液与对照品溶液各 1ml，分别置干燥具塞试管中，各精密加无水乙醇 9ml 与氯化三苯四氮唑试液 2ml，摇匀，再各精密加氢氧化四甲基铵试液 1ml，摇匀，在 25℃的暗处放置 40～45 分钟，在 485nm 的波长处分别测定吸光度，计算。

【类别】　同醋酸泼尼松龙。

【规格】　(1)4g：0.02g　(2)10g：0.05g

【贮藏】　密封，在凉处保存。

醋酸泼尼松龙注射液

Cusuan Ponisonglong Zhusheye

Prednisolone Acetate Injection

本品为醋酸泼尼松龙的灭菌混悬液。含醋酸泼尼松龙($C_{23}H_{30}O_6$)应为标示量90.0%～110.0%。

【性状】 本品为微细颗粒的混悬液，静置后微细颗粒下沉，振摇后成均匀的乳白色混悬液。

【鉴别】 (1)取本品，置水浴上蒸干，残渣照醋酸泼尼松龙项下的鉴别(1)项试验，显相同的反应。

(2)在含量测定项下记录的色谱图中，供试品溶液主峰的保留时间应与对照品溶液主峰的保留时间一致。

【检查】 **pH值** 应为4.2～7.0(通则0631)。

有关物质 照高效液相色谱法(通则0512)测定。

供试品溶液　临用新制。取本品数支，充分摇匀后，合并，再充分摇匀，用内容量移液管精密量取2ml，置50ml量瓶中，加甲醇35ml，超声使醋酸泼尼松龙溶解，放冷，用甲醇稀释至刻度，摇匀，滤过，取续滤液。

对照溶液　精密量取供试品溶液1ml，置100ml量瓶中，用甲醇稀释至刻度，摇匀。

系统适用性溶液、色谱条件、系统适用性要求与测定法　见醋酸泼尼松龙有关物质项下。

限度　供试品溶液色谱图中如有与系统适用性溶液中泼尼松龙峰、醋酸氢化可的松峰保留时间一致的杂质峰，其峰面积均不得大于对照溶液主峰面积(1.0%)，其他单个杂质峰面积不得大于对照溶液主峰面积的0.5倍(0.5%)，各杂质峰面积的和不得大于对照溶液主峰面积的3倍(3.0%)，小于对照溶液主峰面积0.01倍(0.01%)的峰忽略不计。

其他 应符合注射剂项下有关的各项规定(通则0102)。

【含量测定】 照高效液相色谱法(通则0512)测定。

供试品溶液 取本品数支，充分摇匀后，合并，再充分摇匀，用内容量移液管精密量取1ml(约相当于醋酸泼尼松龙25mg)，置100ml量瓶中，加甲醇适量，超声使醋酸泼尼松龙溶解，放冷，用甲醇稀释至刻度，摇匀，滤过，精密量取续滤液5ml，置25ml量瓶中，用甲醇稀释至刻度，摇匀。

对照品溶液、系统适用性溶液、色谱条件、系统适用性要求与测定法 见醋酸泼尼松龙含量测定项下。

【类别】 同醋酸泼尼松龙。

【规格】 (1)1ml：25mg　(2)5ml：125mg

【贮藏】 遮光，密闭保存。

醋酸氟轻松

Cusuan Fuqingsong

Fluocinonide

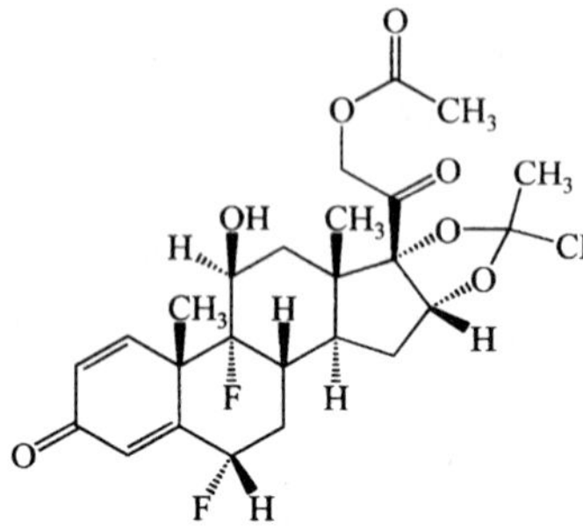

$C_{26}H_{32}F_2O_7$　494.53

本品为11β-羟基-16α，17-[(1-甲基亚乙基)-双(氧)]-21-(乙酰氧基)-6α，9-二氟孕甾-1，4-二烯-3，20-二酮。按干燥品计算，含$C_{26}H_{32}F_2O_7$应为97.0%～102.0%。

【性状】 本品为白色或类白色的结晶性粉末；无臭。

本品在丙酮或二氧六环中略溶，在甲醇或乙醇中微溶，在水或石油醚中不溶。

比旋度 取本品，精密称定，加二氧六环溶解并定量稀释制成每1ml中约含10mg的溶液，依法测定(通则0621)，比旋度为+80°至+88°。

【鉴别】 (1)取本品约10mg，加甲醇1ml，微温溶解后，加热的碱性酒石酸铜试液1ml，即生成红色沉淀。

(2)在含量测定项下记录的色谱图中，供试品溶液主峰的保留时间应与对照品溶液主峰的保留时间一致。

(3)本品的红外光吸收图谱应与对照的图谱(光谱集550图)一致。

(4)本品显有机氟化物的鉴别反应(通则0301)。

【检查】 **氟** 取本品，照氟检查法(通则0805)测定，含氟量不得少于7.0%。

有关物质 照高效液相色谱法(通则0512)测定。

供试品溶液　临用新制。取本品约14mg，置100ml量瓶中，加甲醇60ml与乙腈10ml使溶解，用水稀释至刻度，摇匀。

对照溶液　精密量取供试品溶液1ml，置100ml量瓶中，用流动相稀释至刻度，摇匀。

系统适用性溶液　取醋酸氟轻松对照品约14mg，置100ml量瓶中，加甲醇60ml与乙腈10ml使溶解，置水浴上加热20分钟，放冷，用水稀释至刻度，摇匀。

色谱条件　用十八烷基硅烷键合硅胶为填充剂；以甲醇-乙腈-水(60：10：30)为流动相；检测波长为240nm；进样体积20μl。

系统适用性要求　系统适用性溶液色谱图中，醋酸氟轻松峰的保留时间约为12分钟，醋酸氟轻松峰与相对保留时间约为0.59的降解产物峰之间的分离度应大于10.0。

测定法　精密量取供试品溶液与对照溶液，分别注入液

相色谱仪，记录色谱图至主成分峰保留时间的2.5倍。

限度　供试品溶液色谱图中如有杂质峰，峰面积在对照溶液主峰面积0.5～1.0倍之间的杂质峰不得超过1个，其他单个杂质峰面积不得大于对照溶液主峰面积的0.5倍(0.5%)，各杂质峰面积的和不得大于对照溶液主峰面积的2倍(2.0%)，小于对照溶液主峰面积0.02倍(0.02%)的色谱峰忽略不计。

干燥失重　取本品，在105℃干燥至恒重，减失重量不得过0.5%(通则0831)。

炽灼残渣　不得过0.1%(通则0841)。

硒　取本品50mg，依法检查(通则0804)，应符合规定(0.01%)。

【含量测定】　照高效液相色谱法(通则0512)测定。

供试品溶液　取本品约14mg，精密称定，置100ml量瓶中，加甲醇60ml与乙腈10ml使溶解，用水稀释至刻度，摇匀，精密量取5ml，置50ml量瓶中，用流动相稀释至刻度，摇匀。

对照品溶液　取醋酸氟轻松对照品约14mg，精密称定，置100ml量瓶中，加甲醇60ml与乙腈10ml使溶解，用水稀释至刻度，摇匀，精密量取5ml，置50ml量瓶中，用流动相稀释至刻度，摇匀。

系统适用性溶液、色谱条件与系统适用性要求　见有关物质项下。

测定法　精密量取供试品溶液与对照品溶液，分别注入液相色谱仪，记录色谱图。按外标法以峰面积计算。

【类别】　肾上腺皮质激素药。

【贮藏】　密封保存。

【制剂】　醋酸氟轻松乳膏

醋酸氟轻松乳膏

Cusuan Fuqingsong Rugao

Fluocinonide Cream

本品含醋酸氟轻松($C_{26}H_{32}F_2O_7$)应为标示量的90.0%～110.0%。

【性状】　本品为白色乳膏。

【鉴别】　在含量测定项下记录的色谱图中，供试品溶液主峰的保留时间应与对照品溶液主峰的保留时间一致。

【检查】　应符合乳膏剂项下有关的各项规定(通则0109)。

【含量测定】　照高效液相色谱法(通则0512)测定。

内标溶液　取炔诺酮适量，加甲醇溶解并稀释制成每1ml中约含0.15mg的溶液。

供试品溶液　取本品适量(约相当于醋酸氟轻松1.25mg)，精密称定，置50ml量瓶中，加甲醇约30ml，置80℃水浴中加热2分钟，振摇使醋酸氟轻松溶解，放冷，精密加内标溶液5ml，用甲醇稀释至刻度，摇匀，置冰浴中冷却2小时以上，取出后迅速滤过，取续滤液放至室温。

对照品溶液　取醋酸氟轻松对照品适量，精密称定，加甲醇溶解并定量稀释制成每1ml中约含0.125mg的溶液，精密量取10ml与内标溶液5ml，置50ml量瓶中，用甲醇稀释至刻度，摇匀。

系统适用性溶液、色谱条件与系统适用性要求　见醋酸氟轻松含量测定项下。

测定法　精密量取供试品溶液与对照品溶液，分别注入液相色谱仪，记录色谱图。按内标法以峰面积计算。

【类别】　同醋酸氟轻松。

【规格】　(1)4g∶1mg　(2)10g∶2.5mg　(3)20g∶5mg

【贮藏】　密封，在阴凉处保存。

醋酸氟氢可的松

Cusuan Fuqing Kedisong

Fludrocortisone Acetate

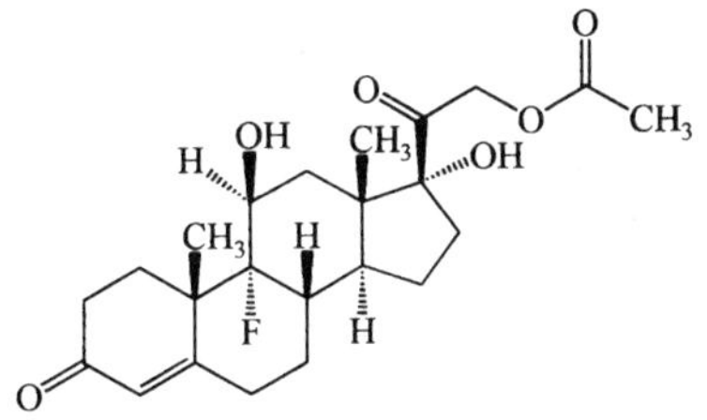

$C_{23}H_{31}FO_6$　422.49

本品为11β,17α,21-三羟基-9α-氟孕甾-4-烯-3,20-二酮-21-醋酸酯。按干燥品计算，含$C_{23}H_{31}FO_6$应为97.0%～102.0%。

【性状】　本品为白色至微黄色的结晶性粉末；无臭；有引湿性。

本品在乙醇或三氯甲烷中略溶，在乙醚中微溶，在水中不溶。

比旋度　取本品，精密称定，加二氧六环溶解并定量稀释制成每1ml中约含10mg的溶液，依法测定(通则0621)，比旋度为+148°至+156°。

【鉴别】　(1)取本品约10mg，加甲醇1ml，微温溶解后，加热的碱性酒石酸铜试液1ml，即生成红色沉淀。

(2)在含量测定项下记录的色谱图中，供试品溶液主峰的保留时间应与对照品溶液主峰的保留时间一致。

(3)本品的红外光吸收图谱应与对照的图谱(光谱集551图)一致。

(4)本品显有机氟化物的鉴别反应(通则0301)。

【检查】　**有关物质**　照薄层色谱法(通则0502)试验。

供试品溶液　取本品适量，加三氯甲烷-甲醇(9∶1)溶解并稀释制成每1ml中约含3mg的溶液。

对照溶液　精密量取供试品溶液1ml，置50ml量瓶中，用三氯甲烷-甲醇(9∶1)稀释至刻度，摇匀。

色谱条件　采用硅胶G薄层板，以二氯甲烷-乙醚-甲醇-

水(385：75：40：6)为展开剂。

测定法　吸取上述两种溶液各 5μl，分别点于同一薄层板上，展开，晾干，在 105℃干燥 10 分钟，放冷，喷以碱性四氮唑蓝试液，立即检视。

限度　供试品溶液如显杂质斑点，不得多于 2 个，其颜色与对照溶液的主斑点比较，不得更深(2.0%)。

干燥失重　取本品，在 105℃干燥至恒重，减失重量不得过 1.0%(通则 0831)。

炽灼残渣　不得过 0.1%(通则 0841)。

【含量测定】　照高效液相色谱法(通则 0512)测定。

供试品溶液　取本品适量，精密称定，加甲醇溶解并定量稀释制成每 1ml 中约含 25μg 的溶液。

对照品溶液　取醋酸氟氢可的松对照品适量，精密称定，加甲醇溶解并定量稀释制成每 1ml 中约含 25μg 的溶液。

色谱条件　用十八烷基硅烷键合硅胶为填充剂；以甲醇-水(60：40)为流动相；检测波长为 240nm；进样体积 20μl。

系统适用性要求　理论板数按醋酸氟氢可的松峰计算不低于 1000。

测定法　精密量取供试品溶液与对照品溶液，分别注入液相色谱仪，记录色谱图。按外标法以峰面积计算。

【类别】　肾上腺皮质激素药。

【贮藏】　密封保存。

【制剂】　醋酸氟氢可的松乳膏

醋酸氟氢可的松乳膏

Cusuan Fuqing Kedisong Rugao

Fludrocortisone Acetate Cream

本品含醋酸氟氢可的松($C_{23}H_{31}FO_6$)应为标示量的 85.0%～115.0%。

【性状】　本品为乳白色乳膏。

【鉴别】　在含量测定项下记录的色谱图中，供试品溶液主峰的保留时间应与对照品溶液主峰的保留时间一致。

【检查】　应符合乳膏剂项下有关的各项规定(通则 0109)。

【含量测定】　照高效液相色谱法(通则 0512)测定。

内标溶液　取醋酸地塞米松适量，加甲醇溶解并稀释制成每 1ml 中约含 0.30mg 的溶液，摇匀。

供试品溶液　取本品适量(约相当于醋酸氟氢可的松 1.25mg)，精密称定，置 50ml 量瓶中，加甲醇约 30ml，置 80℃水浴中加热 2 分钟，振摇，使醋酸氟氢可的松溶解，放冷，精密加内标溶液 5ml，用甲醇稀释至刻度，摇匀，置冰浴中冷却 2 小时以上，取出，迅速滤过，取续滤液放至室温。

对照品溶液　取醋酸氟氢可的松对照品适量，精密称定，加甲醇溶解并定量稀释制成每 1ml 中约含 0.125mg 的溶液，精密量取该溶液 10ml 与内标溶液 5ml，置 50ml 量瓶中，用甲醇稀释至刻度，摇匀。

色谱条件与系统适用性要求　见醋酸氟氢可的松含量测定项下。

测定法　精密量取供试品溶液与对照品溶液，分别注入液相色谱仪，记录色谱图。按内标法以峰面积计算。

【类别】　同醋酸氟氢可的松。

【规格】　10g：2.5mg

【贮藏】　密封，在阴凉处保存。

醋酸氢化可的松

Cusuan Qinghua Kedisong

Hydrocortisone Acetate

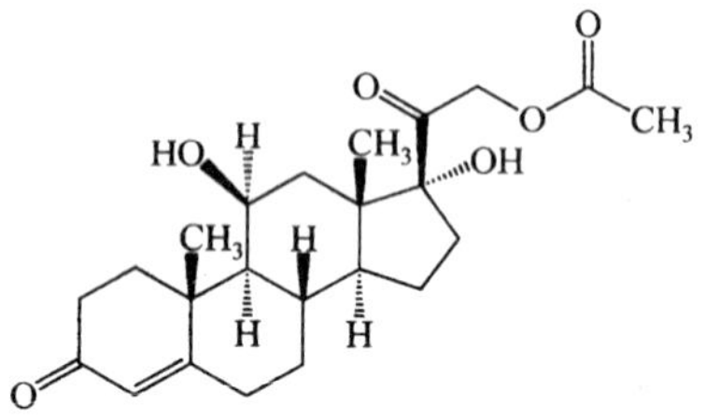

$C_{23}H_{32}O_6$　404.50

本品为 11β，17α，21-三羟基孕甾-4-烯-3，20-二酮-21-醋酸酯。按干燥品计算，含 $C_{23}H_{32}O_6$ 应为 97.0%～102.0%。

【性状】　本品为白色或类白色的结晶性粉末；无臭。

本品在甲醇、乙醇或三氯甲烷中微溶，在水中不溶。

比旋度　取本品，精密称定，加二氧六环溶解并定量稀释制成每 1ml 中约含 10mg 的溶液，依法测定(通则 0621)，比旋度为＋158°至＋165°。

吸收系数　取本品，精密称定，加无水乙醇溶解并定量稀释制成每 1ml 中约含 10μg 的溶液，照紫外-可见分光光度法(通则 0401)，在 241nm 的波长处测定吸光度，吸收系数($E_{1cm}^{1\%}$)为 383～407。

【鉴别】　(1)取本品约 0.1mg，加乙醇 1ml 溶解后，加临用新制的硫酸苯肼试液 8ml，在 70℃加热 15 分钟，溶液即显黄色。

(2)取本品约 2mg，加硫酸 2ml 使溶解，溶液即显黄色至棕黄色，并带绿色荧光。

(3)在含量测定项下记录的色谱图中，供试品溶液主峰的保留时间应与对照品溶液主峰的保留时间一致。

(4)本品的红外光吸收图谱应与对照的图谱(光谱集 552 图)一致。

【检查】　**有关物质**　照高效液相色谱法(通则 0512)测定。

供试品溶液　12 小时内使用。取本品约 25mg，置 50ml 量瓶中，加乙腈 20ml，超声使醋酸氢化可的松溶解，放冷，用水稀释至刻度，摇匀。

对照溶液　精密量取供试品溶液 1ml，置 100ml 量瓶中，

用流动相稀释至刻度，摇匀。

系统适用性溶液　取醋酸氢化可的松与醋酸可的松对照品各适量，加流动相溶解并稀释制成每1ml中各约含5μg的混合溶液。

色谱条件　用十八烷基硅烷键合硅胶为填充剂；以乙腈-水(36：64)为流动相；检测波长为254nm；进样体积20μl。

系统适用性要求　系统适用性溶液色谱图中，醋酸氢化可的松峰的保留时间约为16分钟，醋酸氢化可的松峰与醋酸可的松峰之间的分离度应大于5.5。

测定法　精密量取供试品溶液与对照溶液，分别注入液相色谱仪，记录色谱图至主成分峰保留时间的3倍。

限度　供试品溶液色谱图中如有杂质峰，峰面积在对照溶液主峰面积0.5～1.0倍之间的杂质峰不得超过1个，其他单个杂质峰面积不得大于对照溶液主峰面积的0.5倍(0.5%)，各杂质峰面积的和不得大于对照溶液主峰面积的2倍(2.0%)，小于对照溶液主峰面积0.02倍(0.02%)的色谱峰忽略不计。

干燥失重　取本品，在105℃干燥至恒重，减失重量不得过0.5%(通则0831)。

【含量测定】　照高效液相色谱法(通则0512)测定。

供试品溶液　取本品适量，精密称定，加甲醇溶解并定量稀释制成每1ml中约含0.25mg的溶液，精密量取5ml，置25ml量瓶中，用流动相稀释至刻度，摇匀。

对照品溶液　取醋酸氢化可的松对照品适量，精密称定，加甲醇溶解并定量稀释制成每1ml中约含0.25mg的溶液，精密量取5ml，置25ml量瓶中，用流动相稀释至刻度，摇匀。

系统适用性溶液、色谱条件与系统适用性要求　见有关物质项下。

测定法　精密量取供试品溶液与对照品溶液，分别注入液相色谱仪，记录色谱图。按外标法以峰面积计算。

【类别】　肾上腺皮质激素药。

【贮藏】　遮光，密封保存。

【制剂】　(1)醋酸氢化可的松片　(2)醋酸氢化可的松乳膏　(3)醋酸氢化可的松注射液　(4)醋酸氢化可的松眼膏　(5)醋酸氢化可的松滴眼液

醋酸氢化可的松片

Cusuan Qinghua Kedisong Pian

Hydrocortisone Acetate Tablets

本品含醋酸氢化可的松($C_{23}H_{32}O_6$)应为标示量的90.0%～110.0%。

【性状】　本品为白色片。

【鉴别】　取本品细粉适量(约相当于醋酸氢化可的松60mg)，用三氯甲烷提取2次，每次10ml，合并三氯甲烷液，滤过，滤液置水浴上蒸干，残渣照醋酸氢化可的松项下的鉴别(1)、(2)项试验，显相同的反应。

【检查】　**含量均匀度**　取本品1片，置乳钵中研磨，加无水乙醇适量，研磨溶解并定量转移至200ml量瓶中，振摇使醋酸氢化可的松溶解，用无水乙醇稀释至刻度，摇匀，滤过，取续滤液为供试品溶液；另精密称取醋酸氢化可的松对照品20mg，置200ml量瓶中，加无水乙醇溶解并稀释至刻度，摇匀，作为对照品溶液。照含量测定项下的测定法，自"精密量取供试品溶液与对照品溶液各1ml"起，依法测定，计算含量，应符合规定(通则0941)。

其他　应符合片剂项下有关的各项规定(通则0101)。

【含量测定】　照紫外-可见分光光度法(通则0401)测定。

供试品溶液　取本品20片，精密称定，研细，精密称取适量(约相当于醋酸氢化可的松20mg)，置200ml量瓶中，加无水乙醇适量，振摇使醋酸氢化可的松溶解并用无水乙醇稀释至刻度，摇匀，滤过，取续滤液。

对照品溶液　取醋酸氢化可的松对照品约20mg，精密称定，置200ml量瓶中，加无水乙醇溶解并稀释至刻度，摇匀。

测定法　精密量取供试品溶液与对照品溶液各1ml，分别置干燥具塞试管中，各精密加无水乙醇9ml与氯化三苯四氮唑试液1ml，摇匀，再各精密加氢氧化四甲基铵试液1ml，摇匀，在25℃的暗处放置40～45分钟，在485nm的波长处分别测定吸光度，计算。

【类别】　同醋酸氢化可的松。

【规格】　20mg

【贮藏】　遮光，密封保存。

醋酸氢化可的松乳膏

Cusuan Qinghua Kedisong Rugao

Hydrocortisone Acetate Cream

本品含醋酸氢化可的松($C_{23}H_{32}O_6$)应为0.90%～1.10%。

【性状】　本品为乳白色乳膏。

【鉴别】　(1)取本品约6g，置烧杯中，加无水乙醇30ml，在水浴上加热使融化，置冰浴中冷却后，滤过，滤液蒸干，残渣照醋酸氢化可的松项下的鉴别(1)、(2)项试验，显相同的反应。

(2)在含量测定项下记录的色谱图中，供试品溶液主峰的保留时间应与对照品溶液主峰的保留时间一致。

【检查】　应符合乳膏剂项下有关的各项规定(通则0109)。

【含量测定】　照高效液相色谱法(通则0512)测定。

供试品溶液　取本品适量(约相当于醋酸氢化可的松12.5mg)，精密称定，置50ml量瓶中，加甲醇适量，置80℃水浴中加热使基质完全融化，放冷，用甲醇稀释至刻度，摇匀，置冰浴中冷却 2 小时，迅速用滤膜（0.45μm）滤过，弃去初滤液 20ml，精密量取放至室温的续滤液 5ml，置 25ml 量瓶中，用甲醇稀释至刻度，摇匀。

对照品溶液、系统适用性溶液、色谱条件、系统适用性要求与测定法 见醋酸氢化可的松含量测定项下。

【类别】 同醋酸氢化可的松。

【规格】 1%

【贮藏】 密封，在凉暗处保存。

醋酸氢化可的松注射液

Cusuan Qinghua Kedisong Zhusheye

Hydrocortisone Acetate Injection

本品为醋酸氢化可的松的灭菌混悬液。含醋酸氢化可的松（$C_{23}H_{32}O_6$）应为标示量的 90.0%～110.0%。

【性状】 本品为微细颗粒的混悬液。静置后微细颗粒下沉，振摇后成均匀的乳白色混悬液。

【鉴别】 （1）取本品约 3ml，用三氯甲烷振摇提取 2 次，每次 10ml，分取三氯甲烷液，滤过，滤液置水浴上蒸干，残渣照醋酸氢化可的松项下的鉴别（1）、（2）项试验，显相同的反应。

（2）在含量测定项下记录的色谱图中，供试品溶液主峰的保留时间应与对照品溶液主峰的保留时间一致。

【检查】 **pH 值** 应为 5.0～7.0（通则 0631）。

有关物质 照高效液相色谱法（通则 0512）测定。

供试品溶液 12 小时内使用。用内容量移液管精密量取本品 2ml，置 100ml 量瓶中，加乙腈 40ml，超声使醋酸氢化可的松溶解，放冷，用水稀释至刻度，摇匀。

对照溶液 精密量取供试品溶液 1ml，置 100ml 量瓶中，用流动相稀释至刻度，摇匀。

系统适用性溶液、色谱条件、系统适用性要求与测定法 见醋酸氢化可的松有关物质项下。

限度 供试品溶液色谱图中如有杂质峰，扣除相对保留时间为 0.15 以前的峰，峰面积在对照溶液主峰面积 0.5～1.0 倍之间的杂质峰不得超过 1 个，其他单个杂质峰面积不得大于对照溶液主峰面积的 0.5 倍（0.5%），各杂质峰面积的和不得大于对照溶液主峰面积的 2 倍（2.0%），小于对照溶液主峰面积 0.01 倍（0.01%）的色谱峰忽略不计。

细菌内毒素 取本品，依法检查（通则 1143），每 1mg 醋酸氢化可的松中含内毒素的量应小于 0.50EU。

其他 应符合注射剂项下有关的各项规定（通则 0102）。

【含量测定】 照高效液相色谱法（通则 0512）测定。

供试品溶液 取本品数支，充分摇匀后，并入同一具塞试管中，再充分摇匀，用内容量移液管精密量取 2ml，置 200ml 量瓶中，加甲醇适量，振摇使醋酸氢化可的松溶解，用甲醇稀释至刻度，摇匀，精密量取 5ml，置 25ml 量瓶中，用流动相稀释至刻度，摇匀。

对照品溶液、系统适用性溶液、色谱条件、系统适用性要求与测定法 见醋酸氢化可的松含量测定项下。

【类别】 同醋酸氢化可的松。

【规格】 （1）1ml : 25mg （2）5ml : 125mg

【贮藏】 遮光，密闭保存。

醋酸氢化可的松眼膏

Cusuan Qinghua Kedisong Yangao

Hydrocortisone Acetate Eye Ointment

本品含醋酸氢化可的松（$C_{23}H_{32}O_6$）应为标示量的 90.0%～110.0%。

【性状】 本品为黄色软膏。

【鉴别】 （1）取本品约 12g，置具塞锥形瓶中，加石油醚 20ml，充分振摇使基质溶解，滤过，滤渣用石油醚分次洗涤后，加无水乙醇 10ml，置水浴上加热，搅拌使醋酸氢化可的松溶解，在冰浴中冷却，滤过，滤液置水浴上蒸干，残渣按醋酸氢化可的松项下的鉴别（1）、（2）项试验，显相同的反应。

（2）在含量测定项下记录的色谱图中，供试品溶液主峰的保留时间应与对照品溶液主峰的保留时间一致。

【检查】 应符合眼用制剂项下有关的各项规定（通则 0105）。

【含量测定】 照高效液相色谱法（通则 0512）测定。

供试品溶液 取本品适量（约相当于醋酸氢化可的松 6.25mg），精密称定，置 50ml 量瓶中，加甲醇适量，置 80℃ 水浴中加热约 80 分钟，并时时振摇，必要时补充甲醇，使基质完全融化，放冷，用甲醇稀释至刻度，摇匀，置冰浴中冷却 1 小时，迅速用滤膜（0.45μm）滤过，弃去初滤液 20ml，精密量取放至室温的续滤液 10ml，置 25ml 量瓶中，用甲醇稀释至刻度，摇匀。

对照品溶液、系统适用性溶液、色谱条件、系统适用性要求与测定法 见醋酸氢化可的松含量测定项下。

【类别】 同醋酸氢化可的松。

【规格】 0.5%

【贮藏】 密封，在阴凉干燥处保存。

醋酸氢化可的松滴眼液

Cusuan Qinghua Kedisong Diyanye

Hydrocortisone Acetate Eye Drops

本品含醋酸氢化可的松（$C_{23}H_{32}O_6$）应为标示量的

90.0%～110.0%。

【性状】 本品为微细颗粒的混悬液，静置后微细颗粒下沉，振摇后成均匀的乳白色混悬液。

【鉴别】 (1)取本品12ml，照醋酸氢化可的松项下的鉴别(1)、(2)项试验，显相同的反应。

(2)在含量测定项下记录的色谱图，供试品溶液主峰的保留时间应与对照品溶液主峰的保留时间一致。

【检查】 **pH值** 应为4.5～7.0(通则0631)。

渗透压摩尔浓度 取本品充分摇匀后，依法检查(通则0632)，渗透压摩尔浓度比应为0.9～1.2。

其他 应符合眼用制剂项下有关的各项规定(通则0105)。

【含量测定】 照高效液相色谱法(通则0512)测定。

供试品溶液 取本品数支，充分摇匀后，并入同一具塞试管中，再充分摇匀，用内容量移液管精密量取5ml，置100ml量瓶中，加甲醇适量，振摇使醋酸氢化可的松溶解，用甲醇稀释至刻度，摇匀，精密量取5ml，置25ml量瓶中，用流动相稀释至刻度，摇匀。

对照品溶液、系统适用性溶液、色谱条件、系统适用性要求与测定法 见醋酸氢化可的松含量测定项下。

【类别】 同醋酸氢化可的松。

【规格】 (1)3ml：15mg　(2)5ml：25mg

【贮藏】 遮光，密闭保存。

醋酸氯己定

Cusuan Lüjiding

Chlorhexidine Acetate

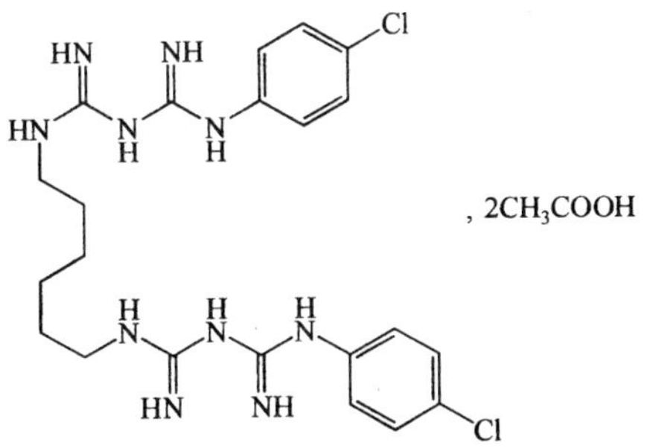

, $2CH_3COOH$

$C_{22}H_{30}Cl_2N_{10} \cdot 2C_2H_4O_2$　625.56

本品为1,6-双(N^1-对氯苯基-N^5-双胍基)己烷二醋酸盐。按干燥品计算，含$C_{22}H_{30}Cl_2N_{10} \cdot 2C_2H_4O_2$不得少于97.5%。

【性状】 本品为白色或几乎白色的结晶性粉末；无臭。

本品在乙醇中溶解，在水中微溶。

【鉴别】 (1)取本品约10mg，加热的1%溴化十六烷基三甲铵溶液5ml使溶解，再加溴试液与氢氧化钠试液各1ml，即显深红色。

(2)取本品约10mg，加水10ml使溶解，加重铬酸钾试液2滴，即生成黄色沉淀；加稀硝酸数滴，沉淀即溶解。

(3)取本品，加乙醇制成每1ml中含10μg的溶液，照紫外-可见分光光度法(通则0401)测定，在259nm的波长处有最大吸收。

(4)本品的水溶液显醋酸盐的鉴别反应(通则0301)。

【检查】 **对氯苯胺** 取本品0.20g，加盐酸溶液(9→100)10ml与水20ml，振摇溶解后，依次加0.5mol/L亚硝酸钠溶液1ml与5%氨基磺酸铵溶液2ml，摇匀，放置5分钟，加0.1%二盐酸萘基乙二胺溶液5ml与乙醇1ml，再加水适量稀释至50ml，摇匀，放置30分钟，如显色，与对氯苯胺溶液[取对氯苯胺，精密称定，加盐酸溶液(9→100)制成每1ml含10μg的溶液]10ml用同一方法制成的对照液比较，不得更深(0.05%)。

有关物质 照薄层色谱法(通则0502)试验。

供试品溶液　取本品适量，加甲醇制成每1ml中含6mg的溶液。

对照溶液(1)　精密量取供试品溶液适量，用甲醇定量稀释制成每1ml中含60μg的溶液。

对照溶液(2)　精密量取供试品溶液适量，用甲醇定量稀释制成每1ml中含120μg的溶液。

色谱条件　采用薄层板[取硅胶GF_{254} 8g，加甲酸钠溶液(1→22)22ml，涂布制板]，以三氯甲烷-无水乙醇-甲酸(70：30：9)为展开剂。

测定法　吸取上述三种溶液各5μl，分别点于同一薄层板上，展开，晾干，置紫外光灯(254nm)下检视。

限度　供试品溶液如显杂质斑点，与对照溶液(1)的主斑点比较，不得更深，如有一个杂质斑点超过时，应不得深于对照溶液(2)的主斑点。

干燥失重 取本品，在105℃干燥至恒重，减失重量不得过3.5%(通则0831)。

炽灼残渣 不得过0.1%(通则0841)。

【含量测定】 取本品约0.25g，精密称定，加丙酮30ml与冰醋酸2ml，振摇使溶解后，加甲基橙的饱和丙酮溶液0.5～1ml，用高氯酸滴定液(0.1mol/L)滴定至溶液显橙色，并将滴定的结果用空白试验校正。每1ml高氯酸滴定液(0.1mol/L)相当于31.28mg的$C_{22}H_{30}Cl_2N_{10} \cdot 2C_2H_4O_2$。

【类别】 消毒防腐药。

【贮藏】 密封保存。

【制剂】 醋酸氯己定软膏

醋酸氯己定软膏

Cusuan Lüjiding Ruangao

Chlorhexidine Acetate Ointment

本品含醋酸氯己定($C_{22}H_{30}Cl_2N_{10} \cdot 2C_2H_4O_2$)应为标示量的90.0%～110.0%。

【处方】

醋酸氯己定	5g
冰片	5g
无水羊毛脂	40g
白凡士林	901g
乙醇	适量
制成	1000g

【性状】 本品为淡黄色至黄色软膏。

【鉴别】 (1)取本品约 2g,加乙醇 20ml,置水浴中加热使基质融化,搅拌,放冷,滤过,取滤液 5ml,沿试管壁缓缓加入香草醛硫酸溶液(1→100),在液面交界处出现红色环。

(2)取鉴别(1)项下的滤液 5ml,加热的 1%溴化十六烷基三甲铵溶液 5ml,再加溴试液与氢氧化钠试液各 1ml,即显橙色。

【检查】 应符合软膏剂项下有关的各项规定(通则 0109)。

【含量测定】 照紫外-可见分光光度法(通则 0401)测定。

供试品溶液 取本品适量(约相当于醋酸氯己定 10mg),精密称定,置分液漏斗中,加微温三氯甲烷 30ml,振摇使基质溶解,用 1.5mol/L 醋酸溶液提取 5 次(20ml、20ml、15ml、15ml、15ml),合并酸液于 100ml 量瓶中,用 1.5mol/L 醋酸溶液稀释至刻度,摇匀,精密量取 5ml,置 50ml 量瓶中,用乙醇稀释至刻度,摇匀。

对照品溶液 取醋酸氯己定对照品约 10mg,精密称定,置 100ml 量瓶中,加 1.5mol/L 醋酸溶液溶解并稀释至刻度,摇匀。精密量取 5ml,置 50ml 量瓶中,用乙醇稀释至刻度,摇匀。

测定法 取供试品溶液与对照品溶液,在 260nm 的波长处分别测定吸光度,计算。

【类别】 同醋酸氯己定。

【贮藏】 密闭,在凉暗处保存。

醋酸氯地孕酮

Cusuan Lüdiyuntong

Chlormadinone Acetate

$C_{23}H_{29}ClO_4$　404.93

本品为 17α-羟基-6-氯孕甾-4,6-二烯-3,20-二酮醋酸酯。按干燥品计算,含 $C_{23}H_{29}ClO_4$ 应为 97.0%～102.0%。

【性状】 本品为白色至微黄色结晶性粉末;无臭。

本品在三氯甲烷中易溶,在甲醇中略溶,在乙醇中微溶,在水中不溶。

熔点 本品的熔点(通则 0612)为 206～214.5℃。

比旋度 取本品,精密称定,加乙腈溶解并定量稀释制成每 1ml 中约含 20mg 的溶液,依法测定(通则 0621),比旋度应为 −10°至 −14°。

【鉴别】 (1)取铜片或铜丝一小条,置火焰上燃烧至不显绿色火焰,放冷,蘸取本品约 1mg,再置火焰上燃烧,火焰即显绿色。

(2)取本品约 0.1mg,加异烟肼约 1mg 与甲醇 1ml,溶解后,加稀盐酸 1 滴,即显黄色。

(3)照薄层色谱法(通则 0502)试验。

供试品溶液　取本品适量,加三氯甲烷溶解并稀释制成每 1ml 中约含 20mg 的溶液。

对照品溶液　取醋酸氯地孕酮对照品适量,加三氯甲烷溶解并稀释制成每 1ml 中约含 20mg 的溶液。

色谱条件　采用硅胶 G 薄层板,以苯-无水乙醇(95∶5)为展开剂。

测定法　吸取上述两种溶液各 5μl,分别点于同一薄层板上,展开,取出,晾干,喷以硫酸-无水乙醇(1∶1),在 105℃加热使显色。

结果判定　供试品溶液所显主斑点的位置和颜色应与对照品溶液的主斑点相同。

(4)本品的红外光吸收图谱应与对照的图谱(光谱集 555 图)一致。

【检查】 **6α-氯-17α-羟基黄体酮醋酸酯** 取含量测定项下的供试品溶液,照紫外-可见分光光度法(通则 0401),在 240nm 与 285nm 的波长处测定吸光度,240nm 波长处的吸光度与 285nm 波长处的吸光度的比值应不大于 0.23。

干燥失重 取本品,在 105℃干燥至恒重,减失重量不得过 0.5%(通则 0831)。

炽灼残渣 不得过 0.2%(通则 0841)。

【含量测定】 照紫外-可见分光光度法(通则 0401)测定。

供试品溶液 取本品适量,精密称定,加乙醇溶解并定量稀释制成每 1ml 中约含 10μg 的溶液。

测定法 取供试品溶液,在 285nm 的波长处测定吸光度,按 $C_{23}H_{29}ClO_4$ 的吸收系数($E_{1cm}^{1\%}$)为 550 计算。

【类别】 孕激素类药。

【贮藏】 遮光,密封保存。

附:

6α-氯-17α-羟基黄体酮醋酸酯

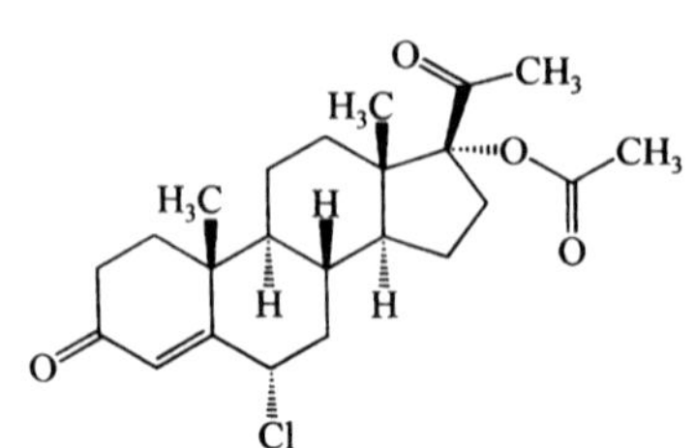

$C_{23}H_{31}ClO_4$　406.94

醋酸奥曲肽

Cusuan Aoqutai

Octreotide Acetate

D-Phe-Cys-Phe-D-Trp-Lys-Thr-Cys-NH（侧链：$CH(CH_2OH)CH(OH)CH_3$）, xCH₃COOH

$C_{49}H_{66}N_{10}O_{10}S_2 \cdot xC_2H_4O_2$　1019.26・x60.02

本品系由八个氨基酸组成的合成多肽，为 D-苯丙氨酰-L-半胱氨酰-L-苯丙氨酰-D-色氨酰-L-赖氨酰-L-苏氨酰-N-[(1R,2R)-2-羟基-1-(羟甲基)丙基]-L-半胱氨酰胺环(2→7)-二硫键醋酸盐。按无水、无醋酸物计算，含醋酸奥曲肽以奥曲肽($C_{49}H_{66}N_{10}O_{10}S_2$)计，应为 95.0%～102.0%。

【性状】 本品为白色或类白色冻干粉末或疏松块状物。

本品在水和冰醋酸中易溶，在乙醚中不溶。

比旋度 取本品，精密称定，加冰醋酸溶解并定量稀释制成每 1ml 中约含 5mg 的溶液，依法测定(通则 0621)，按无水、无醋酸物计算，比旋度为－66.0°至－76.0°。

【鉴别】 (1)取本品约 1mg，加水 1ml 溶解，加双缩脲试液(取硫酸铜 0.15g，加酒石酸钾钠 0.6g，加水 50ml 使溶解，在搅拌下加入 10%氢氧化钠溶液 30ml，加水至 100ml)1ml，即显蓝紫色。

(2)在含量测定项下记录的色谱图中，供试品溶液主峰的保留时间应与对照品溶液主峰的保留时间一致。

【检查】 **酸度** 取本品，加水溶解并稀释制成每 1ml 中含 0.125mg 的溶液，依法测定(通则 0631)，pH 值应为 5.0～7.0。

溶液的澄清度与颜色 取本品，加水溶解并稀释制成每 1ml 中含 0.125mg 的溶液，溶液应澄清无色，如显浑浊，与 1 号浊度标准液(通则 0902 第一法)比较，不得更浓；如显色，与黄色 1 号标准比色液(通则 0901 第一法)比较，不得更深。

氨基酸比值 取本品 1mg，置一玻璃管中，加 30%过氧化氢溶液-甲酸(1∶9)100μl，置冰水浴中 4 小时，真空干燥，加 6mol/L 盐酸溶液 100μl，充氮后熔封，置 110℃水解 24 小时，冷却，启封，真空干燥，加 0.1mol/L 盐酸溶液溶解并稀释制成每 1ml 中约 0.5mg 的溶液，作为供试品溶液；另取磺基丙氨酸、苏氨酸、苯丙氨酸、赖氨酸及苏氨醇对照品，制成与供试品中各氨基酸相当的浓度，作为对照品溶液。照适宜的氨基酸分析方法测定。以苯丙氨酸、赖氨酸的总摩尔数的三分之一作为 1，计算各氨基酸的相对比值，应符合以下规定：半胱氨酸 1.7～2.3，苏氨酸 0.8～1.2，苯丙氨酸 1.8～2.2，赖氨酸 0.9～1.1；应能检出苏氨醇。

醋酸 取本品适量，精密称定，加稀释液[流动相 A(通则 0872)-甲醇(95∶5)]溶解并定量稀释制成每 1ml 中含 1.25mg 的溶液，作为供试品溶液。照合成多肽中的醋酸测定法(通则 0872)测定，含醋酸应为 5.0%～12.0%。

有关物质 照高效液相色谱法(通则 0512)测定。

供试品溶液　取本品适量，加水溶解并稀释制成每 1ml 中约含 0.125mg 的溶液。

对照溶液　精密量取供试品溶液 1ml，置 50ml 量瓶中，用水稀释至刻度，摇匀。

系统适用性溶液　取脱苏氨醇[8]奥曲肽与醋酸奥曲肽对照品适量，加水溶解并稀释制成每 1ml 中约含脱苏氨醇[8]奥曲肽 10μg 和醋酸奥曲肽 0.1mg 的混合溶液。

色谱条件　用十八烷基硅烷键合硅胶为填充剂；以四甲基氢氧化铵溶液(取 10%四甲基氢氧化铵溶液 20ml，加水 880ml，用 10%磷酸溶液调节 pH 值至 5.4)-乙腈(900∶100)作为流动相 A，以四甲基氢氧化铵溶液(取 10%四甲基氢氧化铵溶液 20ml，加水 380ml，用 10%磷酸溶液调节 pH 值至 5.4)-乙腈(400∶600)作为流动相 B，按下表进行梯度洗脱；检测波长为 210nm；系统适用性溶液进样体积 20μl，其他溶液进样体积 100μl。

时间(分钟)	流动相 A(%)	流动相 B(%)
0	73	27
30	55	45
31	73	27
37	73	27

系统适用性要求　系统适用性溶液色谱图中，理论板数按奥曲肽峰计算不低于 3000；脱苏氨醇[8]奥曲肽峰与奥曲肽峰之间的分离度应符合要求。

测定法　精密量取供试品溶液与对照溶液，分别注入液相色谱仪，记录色谱图。

限度　供试品溶液色谱图中如有杂质峰，单个杂质峰面积不得大于对照溶液主峰面积的 0.5 倍(1.0%)，各杂质峰面积总和不得大于对照溶液主峰面积(2.0%)。

水分 取本品，照水分测定法(通则 0832 第一法)测定，含水分不得过 10.0%。

【含量测定】 照高效液相色谱法(通则 0512)测定。

供试品溶液 取本品适量，精密称定，加水溶解并定量稀释制成每 1ml 中约含 0.1mg 的溶液。

对照品溶液 取醋酸奥曲肽对照品适量，精密称定，加水溶解并定量稀释制成每 1ml 中约含 0.1mg 的溶液。

色谱条件 见有关物质项下。进样体积 20μl。

系统适用性溶液与系统适用性要求 见有关物质项下。

测定法 精密量取供试品溶液与对照品溶液，分别注入液相色谱仪，记录色谱图。按外标法以峰面积计算。

【类别】 垂体激素释放抑制药。

【贮藏】 遮光，密封，在冷处保存。

【制剂】 (1)醋酸奥曲肽注射液　(2)注射用醋酸奥曲肽

醋酸奥曲肽注射液

Cusuan Aoqutai Zhusheye

Octreotide Acetate Injection

本品为醋酸奥曲肽的无菌水溶液。含醋酸奥曲肽以奥曲肽($C_{49}H_{66}N_{10}O_{10}S_2$)计,应为标示量的 90.0%～110.0%。

【性状】 本品为无色的澄明液体。

【鉴别】 在含量测定项下记录的色谱图中,供试品溶液主峰的保留时间应与对照品溶液主峰的保留时间一致。

【检查】 **pH 值** 应为 3.7～4.7(通则 0631)。

有关物质 照高效液相色谱法(通则 0512)测定。

供试品溶液 取本品或取本品适量,用水稀释制成每 1ml 中约含奥曲肽 0.1mg 的溶液(1ml∶0.3mg 规格)。

对照溶液 精密量取供试品溶液 1ml,置 50ml 量瓶中,用水稀释至刻度,摇匀。

系统适用性溶液、色谱条件、系统适用性要求与测定法 见醋酸奥曲肽有关物质项下。

限度 供试品溶液色谱图中如有杂质峰,除去相对保留时间小于 0.5 的色谱峰外,单个杂质峰面积不得大于对照溶液主峰面积(2.0%),各杂质峰面积的和不得大于对照溶液主峰面积的 2 倍(4.0%)。

异常毒性 取本品作为供试品溶液,或取本品适量用氯化钠注射液稀释制成每 1ml 中含奥曲肽 0.1mg 的溶液(1ml∶0.3mg 规格)作为供试品溶液,依法检查(通则 1141),按静脉注射法缓慢注射给药,应符合规定。

细菌内毒素 取本品,依法检查(通则 1143),每 1mg 奥曲肽中含内毒素的量应小于 100EU。

其他 应符合注射剂项下有关的各项规定(通则 0102)。

【含量测定】 照高效液相色谱法(通则 0512)测定。

供试品溶液 取本品或精密量取本品适量,用水定量稀释制成每 1ml 中含奥曲肽 0.1mg 的溶液(1ml∶0.3mg 规格)。

对照品溶液、系统适用性溶液、色谱条件、系统适用性要求与测定法 见醋酸奥曲肽含量测定项下。

【类别】 同醋酸奥曲肽。

【规格】 (1)1ml∶0.05mg (2)1ml∶0.1mg (3)1ml∶0.3mg

【贮藏】 遮光,密闭,在冷处保存。

注射用醋酸奥曲肽

Zhusheyong Cusuan Aoqutai

Octreotide Acetate for Injection

本品为醋酸奥曲肽加适量赋形剂制成的无菌冻干品。含醋酸奥曲肽以奥曲肽($C_{49}H_{66}N_{10}O_{10}S_2$)计,应为标示量的 90.0%～110.0%。

【性状】 本品为白色疏松块状物。

【鉴别】 在含量测定项下记录的色谱图中,供试品溶液主峰的保留时间应与对照品溶液主峰的保留时间一致。

【检查】 **酸度** 取溶液的澄清度与颜色项下的溶液,依法测定(通则 0631),pH 值应为 4.0～6.0。

溶液的澄清度与颜色 取本品,每支按标示量加水溶解并稀释制成每 1ml 中含奥曲肽 0.05mg 的溶液,依法检查(通则 0902 第一法和通则 0901 第一法),溶液应澄清无色,如显浑浊,与 1 号浊度标准液比较,不得更浓。

有关物质 照高效液相色谱法(通则 0512)测定。

供试品溶液 取本品适量,加水溶解并稀释制成每 1ml 中约含奥曲肽 0.1mg 的溶液。

对照溶液 精密量取供试品溶液 1ml,置 50ml 量瓶中,用水稀释至刻度,摇匀。

系统适用性溶液、色谱条件、系统适用性要求与测定法 见醋酸奥曲肽有关物质项下。

限度 供试品溶液色谱图中如有杂质峰,除去相对保留时间小于 0.5 的色谱峰外,单个杂质峰面积不得大于对照溶液主峰面积(2.0%),各杂质峰面积的和不得大于对照溶液主峰面积的 2 倍(4.0%)。

含量均匀度 以含量测定项下测得的每瓶含量计算,应符合规定(通则 0941)。

水分 取本品,照水分测定法(通则 0832 第一法)测定,含水分不得过 5.0%。

异常毒性 取本品,加氯化钠注射液溶解并稀释制成每 1ml 中含奥曲肽 0.1mg 的溶液,依法检查(通则 1141),按静脉注射法缓慢注射给药,应符合规定。

细菌内毒素 取本品,依法检查(通则 1143),每 1mg 奥曲肽中含内毒素的量应小于 100EU。

其他 应符合注射剂项下有关的各项规定(通则 0102)。

【含量测定】 照高效液相色谱法(通则 0512)测定。

供试品溶液 取本品 10 瓶,分别加水溶解并定量稀释制成每 1ml 中含奥曲肽 0.1mg 的溶液。

对照品溶液、系统适用性溶液、色谱条件、系统适用性要求与测定法 见醋酸奥曲肽含量测定项下。

【类别】 同醋酸奥曲肽。

【规格】 (1)0.1mg (2)0.3mg

【贮藏】 遮光,密闭,在冷处保存。

醋酸赖氨酸

Cusuan Lai'ansuan

Lysine Acetate

$C_6H_{14}N_2O_2 \cdot C_2H_4O_2$　206.24

本品为L-2,6-二氨基己酸醋酸盐。按干燥品计算，含$C_6H_{14}N_2O_2 \cdot C_2H_4O_2$不得少于98.5%。

【性状】 本品为白色结晶或结晶性粉末；几乎无臭。

本品在水中易溶，在乙醇中几乎不溶。

比旋度 取本品，精密称定，加水溶解并定量稀释制成每1ml中约含0.10g的溶液，依法测定（通则0621），比旋度为+8.5°至+10.0°。

【鉴别】 （1）取本品与醋酸赖氨酸对照品各适量，分别加水溶解并稀释制成每1ml中约含0.4mg的溶液，作为供试品溶液与对照品溶液。照其他氨基酸项下的方法试验，供试品溶液所显主斑点的位置和颜色应与对照品溶液的主斑点相同。

（2）本品的红外光吸收图谱应与对照的图谱（光谱集890图）一致。

【检查】 **酸碱度** 取本品0.10g，加水10ml溶解后，依法测定（通则0631），pH值应为6.5～7.5。

溶液的透光率 取本品1.0g，加水10ml溶解后，照紫外-可见分光光度法（通则0401），在430nm的波长处测定透光率，不得低于98.0%。

氯化物 取本品0.50g，依法检查（通则0801），与标准氯化钠溶液10.0ml制成的对照液比较，不得更浓（0.02%）。

硫酸盐 取本品1.0g，依法检查（通则0802），与标准硫酸钾溶液2.0ml制成的对照液比较，不得更浓（0.02%）。

铵盐 取本品0.25g，依法检查（通则0808），与标准氯化铵溶液5.0ml制成的对照液比较，不得更深（0.02%）。

其他氨基酸 照薄层色谱法（通则0502）试验。

供试品溶液　取本品，加水溶解并稀释制成每1ml中约含50mg的溶液。

对照溶液　精密量取供试品溶液1ml，置500ml量瓶中，用水稀释至刻度，摇匀。

系统适用性溶液　取醋酸赖氨酸对照品与精氨酸对照品各适量，置同一量瓶中，加水溶解并稀释制成每1ml中各约含0.4mg的溶液。

色谱条件　采用硅胶G薄层板，以正丙醇-浓氨溶液（2：1）为展开剂。

测定法　吸取上述三种溶液各5μl，分别点于同一薄层板上，展开，晾干，喷以茚三酮的丙酮溶液（1→50），在80℃加热至斑点出现，立即检视。

系统适用性要求　对照溶液应显一个清晰的斑点，系统适用性溶液应显两个完全分离的斑点。

限度　供试品溶液如显杂质斑点，其颜色与对照溶液的主斑点比较，不得更深（0.2%）。

干燥失重 取本品，在80℃干燥3小时，减失重量不得过0.5%（通则0831）。

炽灼残渣 不得过0.1%（通则0841）。

铁盐 取本品2.0g，依法检查（通则0807），与标准铁溶液2.0ml制成的对照液比较，不得更深（0.001%）。

重金属 取本品2.0g，加水23ml溶解后，加醋酸盐缓冲液（pH 3.5）2ml，依法检查（通则0821第一法），含重金属不得过百万分之十。

砷盐 取本品2.0g，加水23ml溶解后，加盐酸5ml，依法检查（通则0822第一法），应符合规定（0.0001%）。

细菌内毒素 取本品，依法检查（通则1143），每1g醋酸赖氨酸中含内毒素的量应小于10EU。（供注射用）

【含量测定】 取本品约0.1g，精密称定，加无水甲酸3ml溶解后，加冰醋酸30ml，照电位滴定法（通则0701），用高氯酸滴定液（0.1mol/L）滴定，并将滴定的结果用空白试验校正。每1ml高氯酸滴定液（0.1mol/L）相当于10.31mg的$C_6H_{14}N_2O_2 \cdot C_2H_4O_2$。

【类别】 氨基酸类药。

【贮藏】 遮光，密封保存。

醋酸磺胺米隆

Cusuan Huang'anmilong

Mafenide Acetate

$C_7H_{10}N_2O_2S \cdot C_2H_4O_2$　246.29

本品为α-氨基-对甲苯磺酰胺醋酸盐。含$C_7H_{10}N_2O_2S \cdot C_2H_4O_2$不得少于98.0%。

【性状】 本品为白色至淡黄色结晶或结晶性粉末；有醋酸臭。

本品在水中易溶。

熔点 取本品，不经干燥，依法测定（通则0612），熔点为163～167℃。

【鉴别】 （1）取本品的水溶液（1→1000）5ml，加氢氧化钠试液5ml，振摇，加新制的5%萘醌磺酸钾溶液0.5ml，显黄红色；放置10分钟后，加氯化铵0.2g，溶液变为蓝绿色（与其他磺胺类药的区别）。

（2）本品的红外光吸收图谱应与对照的图谱（光谱集556图）一致。

【检查】 **酸度**　取本品 1.0g，加水 10ml 溶解后，加甲基红指示液 1 滴，不得显红色。

铵盐　取酸度项下的溶液，置试管中，加氢氧化钠试液 5ml，置水浴中加热，发生的蒸气遇湿润的红色石蕊试纸不得变蓝色。

水分　取本品，照水分测定法（通则 0832 第一法 1）测定，含水分不得过 1.0%。

炽灼残渣　取本品 1.0g，依法检查（通则 0841），遗留残渣不得过 0.1%。

重金属　取炽灼残渣项下遗留的残渣，依法检查（通则 0821 第二法），含重金属不得过百万分之十五。

【含量测定】 取本品约 0.2g，精密称定，加冰醋酸 20ml 溶解后，加结晶紫指示液 1 滴，用高氯酸滴定液（0.1mol/L）滴定至溶液显蓝绿色，并将滴定的结果用空白试验校正。每 1ml 高氯酸滴定液（0.1mol/L）相当于 24.63mg 的 $C_7H_{10}N_2O_2S \cdot C_2H_4O_2$。

【类别】 磺胺类抗菌药。

【贮藏】 遮光，密封，在阴凉处保存。

缬　沙　坦

Xieshatan

Valsartan

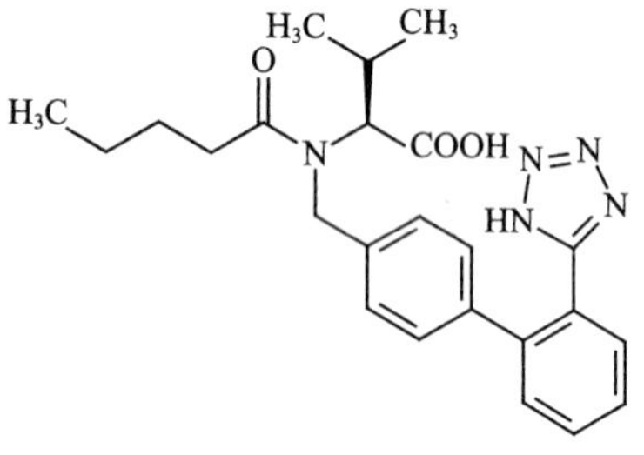

$C_{24}H_{29}N_5O_3$　435.52

本品为 *N*-戊酰基-*N*-[[2′-(1*H*-四氮唑-5-基)联苯-4-基]甲基]-L-缬氨酸。按干燥品计算，含 $C_{24}H_{29}N_5O_3$ 不得少于 98.5%。

【生产要求】 应对生产工艺等进行评估以确定形成遗传毒性杂质 *N*,*N*-二甲基亚硝胺和 *N*,*N*-二乙基亚硝胺等的可能性。必要时，应采用适宜的分析方法对产品进行分析，以确认 *N*,*N*-二甲基亚硝胺和 *N*,*N*-二乙基亚硝胺等的含量符合我国药品监管部门相关指导原则或 ICH M7 指导原则的要求。

【性状】 本品为白色结晶或白色、类白色粉末；有吸湿性。

本品在乙醇中极易溶解，在甲醇中易溶，在乙酸乙酯中略溶，在水中几乎不溶。

比旋度　取本品，精密称定，加甲醇溶解并定量稀释制成每 1ml 中约含 10mg 的溶液，依法测定（通则 0621），比旋度为 −64.0°至 −69.0°。

【鉴别】 （1）取本品，加甲醇溶解并稀释制成每 1ml 中约含 15μg 的溶液，照紫外-可见分光光度法（通则 0401）测定，在 250nm 的波长处有最大吸收。

（2）本品的红外光吸收图谱应与对照的图谱（光谱集 1227 图）一致。

【检查】 **酸度**　取本品 0.10g，加水 25ml，充分振摇 10 分钟，滤过，取续滤液，依法测定（通则 0631），pH 值应为 3.0～4.5。

对映异构体　照高效液相色谱法（通则 0512）测定。

供试品溶液　取本品适量，加流动相溶解并稀释制成每 1ml 中约含 60μg 的溶液。

对照溶液　精密量取供试品溶液适量，用流动相定量稀释制成每 1ml 中约含 0.6μg 的溶液。

系统适用性溶液　取缬沙坦对照品和缬沙坦对映异构体对照品适量，加流动相溶解并稀释制成每 1ml 中约含缬沙坦 60μg 与缬沙坦对映异构体 0.6μg 的混合溶液。

色谱条件　用 α-酸性糖蛋白柱（AGP，4.0mm×100mm，5μm 适用）；以磷酸盐缓冲液（取磷酸氢二钠 2.51g 和磷酸二氢钾 1.91g，加水溶解并稀释至 1000ml，用磷酸或氢氧化钠试液调节 pH 值至 7.0）-异丙醇（98∶2）为流动相；检测波长为 227nm；流速为每分钟 0.8ml；进样体积 20μl。

系统适用性要求　系统适用性溶液色谱图中，缬沙坦峰与缬沙坦对映异构体峰的分离度应符合要求。

测定法　精密量取供试品溶液与对照溶液，分别注入液相色谱仪，记录色谱图。

限度　供试品溶液色谱图中如有与缬沙坦对映异构体峰保留时间一致的色谱峰，其峰面积不得大于对照溶液的主峰面积（1.0%）。

有关物质　照高效液相色谱法（通则 0512）测定。

供试品溶液　取本品适量，加流动相溶解并稀释制成每 1ml 中约含 0.5mg 的溶液。

对照溶液　精密量取供试品溶液适量，用流动相定量稀释制成每 1ml 中约含 0.5μg 的溶液。

色谱条件　用十八烷基硅烷键合硅胶为填充剂；以乙腈-水-冰醋酸（500∶500∶1）为流动相；检测波长为 225nm；进样体积 10μl。

系统适用性要求　理论板数按缬沙坦峰计算不低于 4000，缬沙坦峰与相邻杂质峰的分离度应符合要求。

测定法　精密量取供试品溶液与对照溶液，分别注入液相色谱仪，记录色谱图至主成分峰保留时间的 4 倍。

限度　供试品溶液色谱图中如有杂质峰，相对保留时间为 0.7 的杂质峰面积不得大于对照溶液主峰面积的 2 倍（0.2%），其他单个杂质峰面积不得大于对照溶液的主峰面积（0.1%），各杂质峰面积的和不得大于对照溶液主峰面积的 3 倍（0.3%）。

残留溶剂　照残留溶剂测定法（通则 0861 第二法）测定。

供试品溶液　取本品适量，精密称定，用 N,N-二甲基乙酰胺溶解并定量稀释制成每 1ml 中约含 0.2g 的溶液，精密量取 5ml，置 20ml 顶空瓶中，密封。

对照品溶液　取三氯甲烷、正己烷、二氯甲烷、甲苯、二甲苯、甲醇、环己烷、乙酸乙酯各适量，精密称定，用 N,N-二甲基乙酰胺定量稀释制成每 1ml 中约含三氯甲烷 12μg、正己烷 58μg、二氯甲烷 0.12mg、甲苯 0.17mg、二甲苯 0.43mg、甲醇 0.6mg、环己烷 0.77mg、乙酸乙酯 1.0mg 的混合溶液，精密量取 5ml，置 20ml 顶空瓶中，密封。

色谱条件　以 6%氰丙基苯基-94%二甲基聚硅氧烷（或极性相近）为固定液的毛细管柱为色谱柱；起始温度为 40℃，维持 2 分钟，以每分钟 4℃的速率升温至 100℃，再以每分钟 30℃的速率升温至 200℃，维持 2 分钟；进样口温度为 200℃；检测器温度为 250℃；顶空瓶平衡温度为 85℃，平衡时间为 40 分钟。

系统适用性要求　对照品溶液色谱图中，各成分峰间的分离度均应符合要求。

测定法　取供试品溶液与对照品溶液分别顶空进样，记录色谱图。

限度　按外标法以峰面积计算，三氯甲烷、正己烷、二氯甲烷、甲苯、二甲苯、甲醇、环己烷与乙酸乙酯的残留量均应符合规定。

干燥失重　取本品，以五氧化二磷为干燥剂，在 60℃减压干燥至恒重，减失重量不得过 1.5%（通则 0831）。

炽灼残渣　取本品 1.0g，依法检查（通则 0841），遗留残渣不得过 0.1%。

重金属　取炽灼残渣项下遗留的残渣，依法检查（通则 0821），含重金属不得过百万分之二十。

【含量测定】　取本品约 0.4g，精密称定，加乙醇 25ml 溶解，加麝香草酚蓝指示液 5 滴，用氢氧化钠滴定液（0.1mol/L）滴定至蓝色，并将滴定的结果用空白试验校正。每 1ml 氢氧化钠滴定液（0.1mol/L）相当于 21.78mg 的 $C_{24}H_{29}N_5O_3$。

【类别】　血管紧张素Ⅱ受体 AT1 拮抗药。

【贮藏】　遮光，密封保存。

【制剂】　（1）缬沙坦片　（2）缬沙坦胶囊

缬沙坦片

Xieshatan Pian

Valsartan Tablets

本品含缬沙坦（$C_{24}H_{29}N_5O_3$）应为标示量的 90.0%～110.0%。

【性状】　本品为白色片。

【鉴别】　在含量测定项下记录的色谱图中，供试品溶液主峰的保留时间应与对照品溶液主峰的保留时间一致。

【检查】　**有关物质**　照高效液相色谱法（通则 0512）测定。

供试品溶液　取本品细粉适量（约相当于缬沙坦 50mg），置 100ml 量瓶中，加流动相适量，振摇使缬沙坦溶解，用流动相稀释至刻度，摇匀，滤过，取续滤液。

对照溶液　精密量取供试品溶液适量，用流动相定量稀释制成每 1ml 中约含缬沙坦 1μg 的溶液。

色谱条件与系统适用性要求　见缬沙坦有关物质项下。检测波长为 230nm。

测定法　精密量取供试品溶液与对照溶液，分别注入液相色谱仪，记录色谱图至主成分峰保留时间的 5 倍。

限度　供试品溶液色谱图中如有杂质峰，单个杂质峰面积不得大于对照溶液的主峰面积（0.2%），各杂质峰面积的和不得大于对照溶液主峰面积的 3.5 倍（0.7%）。

含量均匀度　取本品 1 片，置 100ml 量瓶中，加流动相适量，振摇使缬沙坦溶解，用流动相稀释至刻度，摇匀，滤过，精密量取续滤液 5ml，置 50ml 量瓶中，用流动相稀释至刻度，摇匀，作为供试品溶液。照含量测定项下的方法测定，计算每片的含量，应符合规定（通则 0941）。

溶出度　照溶出度与释放度测定法（通则 0931 第一法）测定。

溶出条件　以磷酸盐缓冲液（pH 7.4）900ml 为溶出介质，转速为每分钟 100 转，依法操作，经 30 分钟时取样。

供试品溶液　取溶出液适量，滤过，精密量取续滤液 10ml，置 25ml 量瓶中，用溶出介质稀释至刻度，摇匀。

对照品溶液　取缬沙坦对照品适量，精密称定，加溶出介质溶解并定量稀释制成每 1ml 中约含 18μg 的溶液。

测定法　取供试品溶液与对照品溶液，照紫外-可见分光光度法（通则 0401），在 250nm 的波长处分别测定吸光度，计算出每片的溶出量。

限度　标示量的 80%，应符合规定。

其他　应符合片剂项下有关的各项规定（通则 0101）。

【含量测定】　照高效液相色谱法（通则 0512）测定。

供试品溶液　取本品 20 片，精密称定，研细，精密称取适量（约相当于缬沙坦 40mg），置 100ml 量瓶中，加流动相适量，振摇使缬沙坦溶解，用流动相稀释至刻度，摇匀，滤过，精密量取续滤液 5ml，置 50ml 量瓶中，用流动相稀释至刻度，摇匀。

对照品溶液　取缬沙坦对照品适量，精密称定，加流动相溶解并定量稀释制成每 1ml 中约含 40μg 的溶液。

色谱条件与系统适用性要求　除进样体积为 20μl 外，见有关物质项下。

测定法　精密量取供试品溶液与对照品溶液，分别注入液相色谱仪，记录色谱图。按外标法以峰面积计算。

【类别】　同缬沙坦。

【规格】　40mg

【贮藏】　遮光，密封保存。

缬沙坦胶囊

Xieshatan Jiaonang

Valsartan Capsules

本品含缬沙坦($C_{24}H_{29}N_5O_3$)应为标示量的 90.0%～110.0%。

【性状】 本品内容物为白色或类白色颗粒或粉末。

【鉴别】 (1)在含量测定项下记录的色谱图中，供试品溶液主峰的保留时间应与对照品溶液主峰的保留时间一致。

(2)取本品内容物适量，加甲醇使缬沙坦溶解并稀释制成每 1ml 中约含缬沙坦 15μg 的溶液，滤过，滤液照紫外-可见分光光度法(通则 0401)测定，在 250nm 的波长处有最大吸收。

【检查】 **有关物质** 照高效液相色谱法(通则 0512)测定。

供试品溶液　取本品内容物的细粉适量，加流动相使缬沙坦溶解并稀释制成每 1ml 中约含缬沙坦 0.5mg 的溶液，摇匀，滤过，取续滤液。

对照溶液　精密量取供试品溶液适量，用流动相定量稀释制成每 1ml 中约含缬沙坦 1μg 的溶液。

色谱条件、系统适用性要求与测定法　见缬沙坦有关物质项下。检测波长为 230nm。

限度　供试品溶液色谱图中如有杂质峰，单个杂质峰面积不得大于对照溶液的主峰面积(0.2%)，各杂质峰面积的和不得大于对照溶液主峰面积的 3.5 倍(0.7%)。

溶出度 照溶出度与释放度测定法(通则 0931 第一法)测定。

溶出条件　以磷酸盐缓冲液(取磷酸二氢钾 6.80g 与氢氧化钠 0.90g，加水溶解成 1000ml，调节 pH 值至 6.8)1000ml 为溶出介质，转速为每分钟 100 转，依法操作，经 30 分钟时取样。

供试品溶液　取溶出液适量，滤过，精密量取续滤液适量，用溶出介质定量稀释制成每 1ml 中约含缬沙坦 16μg 的溶液。

对照品溶液　取缬沙坦对照品适量，精密称定，加溶出介质溶解并定量稀释制成每 1ml 中约含 16μg 的溶液。

测定法　取供试品溶液与对照品溶液，照紫外-可见分光光度法(通则 0401)，在 250nm 的波长处分别测定吸光度，计算出每粒的溶出量。

限度　标示量的 80%，应符合规定。

其他 应符合胶囊剂项下有关的各项规定(通则 0103)。

【含量测定】 照高效液相色谱法(通则 0512)测定。

供试品溶液 取装量差异项下的内容物混合均匀，精密称取适量(约相当于缬沙坦 40mg)，置 100ml 量瓶中，加流动相使缬沙坦溶解并稀释至刻度，摇匀，滤过，精密量取续滤液 5ml，置 50ml 量瓶中，用流动相稀释至刻度，摇匀。

对照品溶液 取缬沙坦对照品适量，精密称定，加流动相溶解并定量稀释制成每 1ml 中约含 40μg 的溶液。

色谱条件与系统适用性要求 除进样体积为 20μl 外，见有关物质项下。

测定法 精密量取供试品溶液与对照品溶液，分别注入液相色谱仪，记录色谱图。按外标法以峰面积计算。

【类别】 同缬沙坦。

【规格】 (1)40mg　(2)80mg　(3)160mg

【贮藏】 遮光，密封，在 30℃以下保存。

缬 氨 酸

Xie'ansuan

Valine

$C_5H_{11}NO_2$　117.15

本品为 L-2-氨基-3-甲基丁酸。按干燥品计算，含 $C_5H_{11}NO_2$ 不得少于 98.5%。

【性状】 本品为白色结晶或结晶性粉末；无臭。

本品在水中溶解，在乙醇中几乎不溶。

比旋度 取本品，精密称定，加 6mol/L 盐酸溶液溶解并定量稀释制成每 1ml 中约含 80mg 的溶液，依法测定(通则 0621)，比旋度为＋26.6°至＋28.8°。

【鉴别】 (1)取本品与缬氨酸对照品各适量，分别加水溶解并稀释制成每 1ml 中约含 0.4mg 的溶液，作为供试品溶液与对照品溶液。照其他氨基酸项下的方法试验，供试品溶液所显主斑点的位置和颜色应与对照品溶液的主斑点相同。

(2)本品的红外光吸收图谱应与对照的图谱(光谱集 1076 图)一致。

【检查】 **酸度** 取本品 1.0g，加水 20ml 溶解后，依法测定(通则 0631)，pH 值应为 5.5～6.5。

溶液的透光率 取本品 0.5g，加水 20ml 溶解后，照紫外-可见分光光度法(通则 0401)，在 430nm 的波长处测定透光率，不得低于 98.0%。

氯化物 取本品 0.25g，依法检查(通则 0801)，与标准氯化钠溶液 5.0ml 制成的对照液比较，不得更浓(0.02%)。

硫酸盐 取本品 0.70g，依法检查(通则 0802)，与标准硫酸钾溶液 2.0ml 制成的对照液比较，不得更浓(0.03%)。

铵盐 取本品 0.10g，依法检查(通则 0808)，与标准氯化铵溶液 2.0ml 制成的对照液比较，不得更深(0.02%)。

其他氨基酸 照薄层色谱法(通则 0502)试验。

供试品溶液　取本品适量，加水溶解并稀释制成每 1ml 中约含 20mg 的溶液。

对照溶液　精密量取供试品溶液 1ml，置 200ml 量瓶中，用水稀释至刻度，摇匀。

系统适用性溶液　取缬氨酸对照品与苯丙氨酸对照品各适量，置同一量瓶中，加水溶解并稀释制成每 1ml 中各含 0.4mg 的溶液。

色谱条件　采用硅胶 G 薄层板，以正丁醇-冰醋酸-水(3：1：1)为展开剂。

测定法　吸取上述三种溶液各 5μl，分别点于同一薄层板上，展开，晾干，喷以茚三酮的丙酮溶液(1→50)，在 80℃加热至斑点出现，立即检视。

系统适用性要求　对照溶液应显一个清晰的斑点，系统适用性溶液应显两个完全分离的斑点。

限度　供试品溶液如显杂质斑点，其颜色与对照溶液的主斑点比较，不得更深(0.5%)。

干燥失重　取本品，在 105℃干燥 3 小时，减失重量不得过 0.2%(通则 0831)。

炽灼残渣　不得过 0.1%(通则 0841)。

铁盐　取本品 2.0g，依法检查(通则 0807)，与标准铁溶液 2.0ml 制成的对照液比较，不得更深(0.001%)。

重金属　取本品 1.0g，加水 23ml 溶解后，加醋酸盐缓冲液(pH 3.5)2ml，依法检查(通则 0821 第一法)，含重金属不得过百万分之十。

砷盐　取本品 2.0g，加水 5ml，加硫酸 1ml 与亚硫酸 10ml，在水浴上加热至体积约 2ml，加水 5ml，滴加氨试液至对酚酞指示液显中性，加盐酸 5ml，加水使成 28ml，依法检查(通则 0822 第一法)，应符合规定(0.0001%)。

细菌内毒素　取本品，依法检查(通则 1143)，每 1g 缬氨酸中含内毒素的量应小于 20EU。(供注射用)

【含量测定】　取本品约 0.10g，精密称定，加无水甲酸 1ml 溶解后，加冰醋酸 25ml，照电位滴定法(通则 0701)，用高氯酸滴定液(0.1mol/L)滴定，并将滴定的结果用空白试验校正。每 1ml 高氯酸滴定液(0.1mol/L)相当于 11.72mg 的 $C_5H_{11}NO_2$。

【类别】　氨基酸类药。

【贮藏】　遮光，密封保存。

薄荷麝香草酚搽剂

Bohe Shexiangcaofen Chaji

Menthol and Thymol Liniment

本品含薄荷脑($C_{10}H_{20}O$)、麝香草酚($C_{10}H_{14}O$)与樟脑($C_{10}H_{16}O$)均不得少于标示量的 80.0%，含苯酚(C_6H_6O)应为标示量的 80.0%～115.0%。

【处方】

薄荷脑	15g
麝香草酚	10g
苯　酚	10g
樟　脑	5g
乙　醇	适量
全　量	1000ml

【性状】　本品为蓝绿色或淡蓝色至蓝色溶液，具有薄荷脑、樟脑的特臭。

【鉴别】　在含量测定项下记录的色谱图中，供试品溶液各主峰的保留时间应与对照品溶液相应主峰的保留时间一致。

【检查】　应符合搽剂项下有关的各项规定(通则 0117)。

【含量测定】　照气相色谱法(通则 0521)测定。

内标溶液　取正十六烷适量，精密称定，加无水乙醇溶解并定量稀释制成每 1ml 中含 0.25mg 的溶液。

供试品溶液　精密量取本品 2ml，置 50ml 量瓶中，用无水乙醇稀释至刻度，摇匀，精密量取 10ml，置 50ml 量瓶中，精密加入内标溶液 10ml，用无水乙醇稀释至刻度，摇匀。

对照品溶液　取薄荷脑、樟脑、苯酚与麝香草酚对照品各适量，精密称定，加无水乙醇溶解并定量稀释制成每 1ml 中分别约含 0.6mg、0.2mg、0.4mg 和 0.4mg 的混合溶液，精密量取 10ml，置 50ml 量瓶中，精密加入内标溶液 10ml，用无水乙醇稀释至刻度，摇匀。

色谱条件　以聚乙二醇 20M(或极性相近)为固定液的毛细管柱为色谱柱；起始温度为 130℃，维持 8 分钟，再以每分钟 50℃的速率升温至 200℃，维持 10 分钟；进样体积 1μl。

系统适用性要求　理论板数按薄荷脑峰计算不低于 1500，各峰间的分离度均应符合要求。

测定法　精密量取供试品溶液与对照品溶液，分别注入气相色谱仪，记录色谱图；按内标法以峰面积计算。

【类别】　皮肤外用药。

【贮藏】　遮光，密封保存。

磺苄西林钠

Huangbian Xilinna

Sulbenicillin Sodium

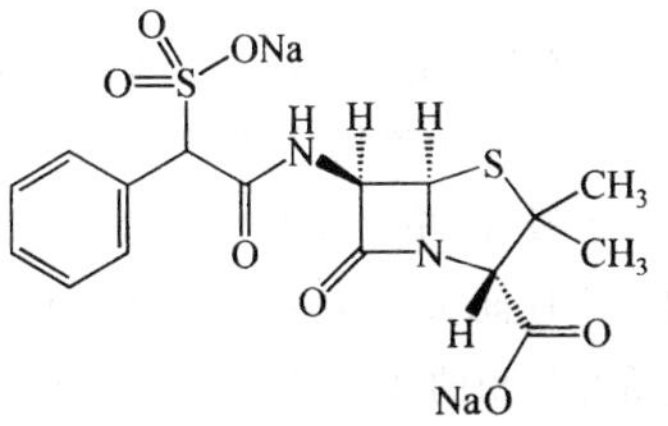

$C_{16}H_{16}N_2Na_2O_7S_2$　458.42

本品为(2*S*，5*R*，6*R*)-3，3-二甲基-6-(2-苯基-2-磺酸基乙酰氨基)-7-氧代-4-硫杂-1-氮杂双环[3.2.0]庚烷-2-甲酸二钠盐。按无水物计算，每 1mg 的效价不得少于 900 磺苄西林单位。

【性状】 本品为白色或淡黄色粉末；无臭；有引湿性。

本品在水中极易溶解，在甲醇中易溶，在乙醇中略溶，在无水乙醇中极微溶解，在丙酮中不溶。

比旋度 取本品，精密称定，加水溶解并定量稀释制成每 1ml 中约含 50mg 的溶液，依法测定（通则 0621），比旋度应为 +167°至 +182°。

【鉴别】 (1)取本品约 20mg，加水 15ml 溶解后，加盐酸羟胺试液与氢氧化钠试液各 2ml，放置 5 分钟，加盐酸溶液(9→100)3ml 与三氯化铁试液 1ml，随即振摇，即显赤褐色。

(2)取本品与磺苄西林标准品各适量，分别加流动相溶解并稀释制成每 1ml 中约含 0.5mg 的溶液，作为供试品溶液和标准品溶液，照有关物质项下的色谱条件试验，供试品溶液主峰的保留时间应与标准品溶液主峰的保留时间一致。

(3)本品的红外光吸收图谱应与对照的图谱（光谱集 1228 图）一致。

(4)本品显钠盐鉴别(1)的反应（通则 0301）。

【检查】 酸度 取本品，加水溶解并稀释制成每 1ml 中含 20mg 的溶液，依法测定（通则 0631），pH 值应为 4.5～7.0。

溶液的澄清度与颜色 取本品 5 份，各 0.60g，分别加水 5ml，溶解后，溶液应澄清无色；如显浑浊，与 2 号浊度标准液（通则 0902 第一法）比较，均不得更浓；如显色，与黄色 4 号标准比色液（通则 0901 第一法）比较，均不得更深。

有关物质 照高效液相色谱法（通则 0512）测定。

供试品溶液　取本品，加流动相溶解并稀释制成每 1ml 中含 1mg 的溶液。

对照溶液　精密量取供试品溶液 1ml，置 100ml 量瓶中，用流动相稀释至刻度，摇匀。

系统适用性溶液　取磺苄西林标准品适量，加流动相溶解并稀释制成每 1ml 中约含 0.5mg 的溶液。

色谱条件　用十八烷基硅烷键合硅胶为填充剂；以 0.05mol/L 磷酸二氢钾溶液-乙腈（88：12）为流动相；检测波长为 220nm；进样体积 20μl。

系统适用性要求　系统适用性溶液色谱图中，相对保留时间约为 0.9 处的峰与主峰之间的分离度应符合要求。

测定法　精密量取供试品溶液和对照溶液，分别注入液相色谱仪，记录色谱图至主成分峰保留时间的 4.5 倍。

限度　供试品溶液色谱图中如有杂质峰，除相对保留时间为 0.9 处的色谱峰外，单个杂质峰面积不得大于对照溶液主峰与相对保留时间 0.9 处的色谱峰面积之和的 2 倍(2.0%)，各杂质峰面积的和不得大于对照溶液主峰与相对保留时间 0.9 处的色谱峰面积之和的 4 倍(4.0%)，小于对照溶液主峰与相对保留时间 0.9 处的色谱峰面积之和的 0.05 倍的峰忽略不计。

磺苄西林聚合物 照分子排阻色谱法（通则 0514）测定。临用新制。

供试品溶液　取本品约 0.4g，精密称定，置 10ml 量瓶中，加水溶解并稀释至刻度，摇匀。

对照溶液　取磺苄西林标准品 30mg，精密称定，加水溶解并定量稀释制成每 1ml 中约含 0.2mg 的溶液。

系统适用性溶液　取蓝色葡聚糖 2000 适量，加水溶解并稀释制成每 1ml 中约含 0.1mg 的溶液。

色谱条件　用葡聚糖凝胶 G-10(40～120μm)为填充剂，玻璃柱内径 1.0～1.4cm，柱长 30～40cm；流动相 A 为 pH 7.0 的 0.05mol/L 磷酸盐缓冲液[0.05mol/L 磷酸氢二钠溶液-0.05mol/L 磷酸二氢钠溶液（61：39）]，流动相 B 为水；流速约为每分钟 1.5ml；检测波长为 254nm；进样体积 100～200μl。

系统适用性要求　系统适用性溶液分别在以流动相 A 与流动相 B 为流动相记录的色谱图中，按蓝色葡聚糖 2000 峰计算，理论板数均不低于 500，拖尾因子均应小于 2.0，蓝色葡聚糖 2000 峰的保留时间的比值应在 0.93～1.07 之间。对照溶液色谱图中主峰和供试品溶液色谱图中聚合物峰，与相应色谱系统中蓝色葡聚糖 2000 峰的保留时间的比值均应在 0.93～1.07 之间。以流动相 B 为流动相，精密量取对照溶液连续进样 5 次，峰面积的相对标准偏差应不大于 5.0%。

测定法　以流动相 A 为流动相，精密量取供试品溶液注入液相色谱仪，记录色谱图；以流动相 B 为流动相，精密量取对照溶液注入液相色谱仪，记录色谱图。

限度　按外标法以磺苄西林峰面积计算，磺苄西林聚合物的量不得过 0.5%。

残留溶剂 照残留溶剂测定法（通则 0861 第一法）测定。

供试品溶液　取本品约 0.1g，精密称定，置顶空瓶中，精密加水 5ml 使溶解，密封。

对照品溶液　精密称取无水乙醇和异丙醇适量，加水定量稀释制成每 1ml 中约含 0.1mg 的溶液，精密量取 5ml，置顶空瓶中，密封。

色谱条件　以 6%氰丙基苯基-94%二甲基聚硅氧烷（或极性相似）为固定液的毛细管柱为色谱柱；柱温为 50℃；进样口温度为 140℃；检测器温度为 250℃；顶空瓶平衡温度为 90℃，平衡时间为 30 分钟。

系统适用性要求　对照品溶液色谱图中，各峰间的分离度应符合要求。

测定法　取供试品溶液与对照品溶液分别顶空进样，记录色谱图。

限度　按外标法以峰面积计算，异丙醇与乙醇的残留量均应符合规定。

水分 取本品，照水分测定法（通则 0832 第一法 1）测定，含水分不得过 6.0%。

重金属 取本品 1.0g，加水 23ml 溶解，加醋酸盐缓冲液(pH 3.5)2ml，依法检查（通则 0821 第一法），含重金属不得过百万分之二十。

细菌内毒素　取本品，依法检查（通则 1143），每 1mg 磺苄西林中含内毒素的量应小于 0.050EU。（供注射用）

【含量测定】　精密称取本品适量，用灭菌水溶解并定量稀释制成每 1ml 中约含 1000 单位的溶液，照抗生素微生物检定法（通则 1201 第一法）测定。1000 磺苄西林单位相当于 1mg 的 $C_{16}H_{18}N_2O_7S_2$。

【类别】　β-内酰胺类抗生素，青霉素类。

【贮藏】　密封，在凉暗干燥处保存。

【制剂】　注射用磺苄西林钠

注射用磺苄西林钠

Zhusheyong Huangbian Xilinna

Sulbenicillin Sodium for Injection

本品为磺苄西林钠的无菌粉末或无菌冻干品。按无水物计算，每 1mg 的效价不得少于 900 磺苄西林单位；按平均装量计算，含磺苄西林（$C_{16}H_{18}N_2O_7S_2$）应为标示量的 93.0%～107.0%。

【性状】　本品为白色至淡黄色冻干块状物、疏松块状物或粉末。

【鉴别】　取本品，照磺苄西林钠项下的鉴别（1）、（2）与（4）试验，显相同的结果。

【检查】　**溶液的澄清度与颜色**　取本品 5 瓶，按标示量分别加水制成每 1ml 中约含 0.1g 的溶液，溶液应澄清无色；如显浑浊，与 1 号浊度标准液（通则 0902 第一法）比较，均不得更浓；如显色，与黄色 4 号标准比色液（通则 0901 第一法）比较，均不得更深。

有关物质　照高效液相色谱法（通则 0512）测定。

供试品溶液　取装量差异项下的内容物，加流动相溶解并稀释制成每 1ml 中含磺苄西林 1mg 的溶液。

对照溶液　精密量取供试品溶液 1ml，置 100ml 量瓶中，用流动相稀释至刻度，摇匀。

系统适用性溶液、色谱条件、系统适用性要求与测定法　见磺苄西林钠有关物质项下。

限度　单个杂质峰面积不得大于对照溶液主峰与相对保留时间 0.9 处的色谱峰面积之和的 2 倍（2.0%），各杂质峰面积的和不得大于对照溶液主峰与相对保留时间 0.9 处的色谱峰面积之和的 5 倍（5.0%），小于对照溶液主峰与相对保留时间 0.9 处的色谱峰面积之和的 0.05 倍的峰忽略不计。

磺苄西林聚合物　照分子排阻色谱法（通则 0514）测定。临用新制。

供试品溶液　取装量差异项下的内容物适量（约相当于磺苄西林 0.4g），精密称定，置 10ml 量瓶中，加水溶解并稀释至刻度，摇匀。

对照溶液、系统适用性溶液、色谱条件、系统适用性要求与测定法　见磺苄西林钠磺苄西林聚合物项下。

限度　按外标法以磺苄西林峰面积计算，磺苄西林聚合物的量不得过标示量的 0.8%。

水分　取本品，照水分测定法（通则 0832 第一法 1）测定，含水分不得过 6.0%。

无菌　取本品，用适宜溶剂溶解并稀释后，经薄膜过滤法处理，依法检查（通则 1101），应符合规定。

酸度与细菌内毒素　照磺苄西林钠项下的方法检查，均应符合规定。

其他　应符合注射剂项下有关的各项规定（通则 0102）。

【含量测定】　取装量差异项下的内容物，精密称取适量，照磺苄西林钠项下的方法测定，即得。

【类别】　同磺苄西林钠。

【规格】　按 $C_{16}H_{18}N_2O_7S_2$ 计　（1）1g（100 万单位）　（2）2g（200 万单位）　（3）4g（400 万单位）

【贮藏】　遮光，密闭，在凉暗干燥处保存。

磺胺甲噁唑

Huang'anjia'ezuo

Sulfamethoxazole

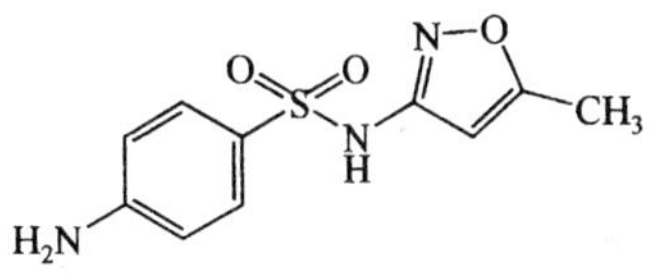

$C_{10}H_{11}N_3O_3S$　253.28

本品为 *N*-(5-甲基-3-异噁唑基)-4-氨基苯磺酰胺。按干燥品计算，含 $C_{10}H_{11}N_3O_3S$ 不得少于 99.0%。

【性状】　本品为白色结晶性粉末；无臭。

本品在水中几乎不溶；在稀盐酸、氢氧化钠试液或氨试液中易溶。

熔点　本品的熔点（通则 0612）为 168～172℃。

【鉴别】　（1）取本品约 0.1g，加水与 0.4%氢氧化钠溶液各 3ml，振摇使溶解，滤过，取滤液，加硫酸铜试液 1 滴，即生成草绿色沉淀（与磺胺异噁唑的区别）。

（2）本品的红外光吸收图谱应与对照的图谱（光谱集 565 图）一致。

（3）本品显芳香第一胺类的鉴别反应（通则 0301）。

【检查】　**酸度**　取本品 1.0g，加水 10ml，摇匀，依法测定（通则 0631），pH 值应为 4.0～6.0。

碱性溶液的澄清度与颜色　取本品 1.0g，加氢氧化钠试液 5ml 与水 20ml 溶解后，溶液应澄清无色；如显浑浊，与 1 号浊度标准液（通则 0902 第一法）比较，不得更浓；如显色，与同体积的对照液（取黄色 3 号标准比色液 12.5ml，加水至 25ml）比较（通则 0901 第一法），不得更深。

氯化物　取本品 2.0g，加水 100ml，振摇，滤过；分取滤液 25ml，依法检查（通则 0801），与标准氯化钠溶液 5.0ml 制成的对照液比较，不得更浓（0.01%）。

硫酸盐　取氯化物项下剩余的滤液 25ml，依法检查（通则 0802），与标准硫酸钾溶液 1.0ml 制成的对照液比较，不得更浓（0.02%）。

有关物质　照薄层色谱法（通则 0502）试验。

供试品溶液　取本品，加乙醇-浓氨溶液（9∶1）制成每 1ml 中约含 10mg 的溶液。

对照溶液　精密量取供试品溶液适量，用乙醇-浓氨溶液（9∶1）定量稀释制成每 1ml 中约含 50μg 的溶液。

色谱条件　采用以 0.1% 羧甲基纤维素钠为黏合剂的硅胶 H 薄层板，以三氯甲烷-甲醇-*N*，*N*-二甲基甲酰胺（20∶2∶1）为展开剂。

测定法　吸取供试品溶液与对照溶液各 10μl，分别点于同一薄层板上，展开，晾干，喷以乙醇制对二甲氨基苯甲醛试液使显色。

限度　供试品溶液如显杂质斑点，与对照溶液的主斑点比较，不得更深。

干燥失重　取本品，在 105℃ 干燥至恒重，减失重量不得过 0.5%（通则 0831）。

炽灼残渣　不得过 0.1%（通则 0841）。

重金属　取碱性溶液的澄清度与颜色项下的溶液，依法检查（通则 0821 第三法），含重金属不得过百万分之十五。

【含量测定】　取本品约 0.5g，精密称定，加盐酸溶液（1→2）25ml，再加水 25ml，振摇使溶解，照永停滴定法（通则 0701），用亚硝酸钠滴定液（0.1mol/L）滴定。每 1ml 亚硝酸钠滴定液（0.1mol/L）相当于 25.33mg 的 $C_{10}H_{11}N_3O_3S$。

【类别】　磺胺类抗菌药。

【贮藏】　遮光，密封保存。

【制剂】　（1）磺胺甲噁唑片　（2）复方磺胺甲噁唑口服混悬液　（3）复方磺胺甲噁唑片　（4）复方磺胺甲噁唑注射液　（5）复方磺胺甲噁唑胶囊　（6）复方磺胺甲噁唑颗粒　（7）小儿复方磺胺甲噁唑片　（8）小儿复方磺胺甲噁唑颗粒

磺胺甲噁唑片

Huang'anjia'ezuo Pian

Sulfamethoxazole Tablets

本品含磺胺甲噁唑（$C_{10}H_{11}N_3O_3S$）应为标示量的 95.0%～105.0%。

【性状】　本品为白色片。

【鉴别】　取本品的细粉适量（约相当于磺胺甲噁唑 0.5g），加氨试液 10ml，研磨使磺胺甲噁唑溶解，加水 10ml，滤过，滤液置水浴上蒸发使氨挥散，放冷，加醋酸使成酸性，即析出沉淀，滤过，沉淀照磺胺甲噁唑项下的鉴别（1）、（3）项试验，显相同的反应。

【检查】　应符合片剂项下有关的各项规定（通则 0101）。

【含量测定】　取本品 10 片，精密称定，研细，精密称取适量（约相当于磺胺甲噁唑 0.5g），照磺胺甲噁唑含量测定项下的方法测定。每 1ml 亚硝酸钠滴定液（0.1mol/L）相当于 25.33mg 的 $C_{10}H_{11}N_3O_3S$。

【类别】　同磺胺甲噁唑。

【规格】　0.5g

【贮藏】　遮光，密封保存。

磺 胺 多 辛

Huang'anduoxin

Sulfadoxine

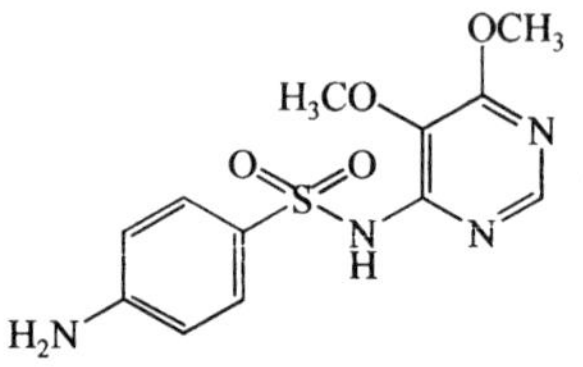

$C_{12}H_{14}N_4O_4S$　310.33

本品为 4-（对氨基苯磺酰氨基）-5，6-二甲氧基嘧啶。按干燥品计算，含 $C_{12}H_{14}N_4O_4S$ 不得少于 99.0%。

【性状】　本品为白色或类白色结晶性粉末；无臭或几乎无臭；遇光渐变色。

本品在丙酮中略溶，在乙醇中微溶，在水中几乎不溶，在稀盐酸或氢氧化钠溶液中易溶。

熔点　本品的熔点（通则 0612）为 195～200℃。

【鉴别】　（1）取本品约 0.1g，加水与 0.1mol/L 氢氧化钠溶液各 3ml，振摇使溶解，滤过，取部分滤液，加硫酸铜试液 1 滴，即生成黄绿色沉淀，放置后变淡蓝色（与磺胺二甲嘧啶的区别）。

（2）本品的红外光吸收图谱应与对照的图谱（光谱集 567 图）一致。

（3）本品显芳香第一胺类的鉴别反应（通则 0301）。

【检查】　**酸度**　取本品 2.0g，加水 100ml，摇匀，置水浴中加热 10 分钟，立即放冷，滤过，分取滤液 25ml，加酚酞指示液 2 滴与氢氧化钠滴定液（0.1mol/L）0.2ml，应显粉红色。

碱性溶液的澄清度与颜色　取本品 1.0g，加氢氧化钠试液 5ml 与水 20ml 溶解后，溶液应澄清无色；如显浑浊，与 1 号浊度标准液（通则 0902 第一法）比较，不得更浓；如显色，与同体积的对照液（取黄色 3 号标准比色液 12.5ml 加水至 25ml）比较（通则 0901 第一法），不得更深。

氯化物　取酸度项下剩余的滤液 25ml，依法检查（通则 0801），如发生浑浊，与标准氯化钠溶液 7.0ml 制成的对照液比较，不得更浓(0.014%)。

有关物质 照薄层色谱法(通则 0502)试验。

供试品溶液 取本品，加乙醇-浓氨溶液(9：1)制成每1ml中约含2.5mg的溶液。

对照溶液 精密量取供试品溶液适量，用乙醇-浓氨溶液(9：1)定量稀释制成每1ml中约含25μg的溶液。

色谱条件 采用以0.1%羧甲基纤维素钠为黏合剂的硅胶H薄层板，以三氯甲烷-甲醇-*N*,*N*-二甲基甲酰胺(20：2：1)为展开剂。

测定法 吸取供试品溶液与对照溶液各10μl，分别点于同一薄层板上，展开，晾干，喷以乙醇制对二甲氨基苯甲醛试液使显色。

限度 供试品溶液如显杂质斑点，与对照溶液的主斑点比较，不得更深。

干燥失重 取本品，在105℃干燥至恒重，减失重量不得过0.5%(通则 0831)。

炽灼残渣 不得过0.1%(通则 0841)。

重金属 取本品1.0g，依法检查(通则 0821 第三法)，含重金属不得过百万分之十。

【含量测定】 取本品约0.6g，精密称定，照永停滴定法(通则 0701)，用亚硝酸钠滴定液(0.1mol/L)滴定。每1ml亚硝酸钠滴定液(0.1mol/L)相当于31.03mg的$C_{12}H_{14}N_4O_4S$。

【类别】 磺胺类抗菌药。

【贮藏】 遮光，密封保存。

【制剂】 磺胺多辛片

磺胺多辛片

Huang'anduoxin Pian

Sulfadoxine Tablets

本品含磺胺多辛($C_{12}H_{14}N_4O_4S$)应为标示量的95.0%～105.0%。

【性状】 本品为白色片。

【鉴别】 取本品的细粉适量(约相当于磺胺多辛0.5g)，加氢氧化钠试液5ml与水15ml，搅拌使磺胺多辛溶解，滤过，滤液滴加0.5mol/L盐酸溶液约10ml，至析出沉淀，照磺胺多辛项下的鉴别(1)、(3)项试验，显相同的反应。

【检查】 应符合片剂项下有关的各项规定(通则 0101)。

【含量测定】 取本品10片，精密称定，研细，精密称取适量(约相当于磺胺多辛0.6g)，照磺胺多辛含量测定项下的方法测定。每1ml亚硝酸钠滴定液(0.1mol/L)相当于31.03mg的$C_{12}H_{14}N_4O_4S$。

【类别】 同磺胺多辛。

【规格】 0.5g

【贮藏】 遮光，密封保存。

磺胺异𫫇唑

Huang'anyi'ezuo

Sulfafurazole

$C_{11}H_{13}N_3O_3S$ 267.30

本品为5-(对氨基苯磺酰氨基)-3,4-二甲基异𫫇唑。按干燥品计算，含$C_{11}H_{13}N_3O_3S$不得少于99.0%。

【性状】 本品为白色至微黄色结晶性粉末；无臭。

本品在甲醇中溶解，在乙醇中略溶，在水中几乎不溶；在稀盐酸或氢氧化钠溶液中溶解。

熔点 本品的熔点(通则 0612)为192～197℃，熔融时同时分解。

【鉴别】 (1)取本品约0.1g，加水与0.1mol/L氢氧化钠溶液各3ml，振摇使溶解，滤过，取部分滤液，加硫酸铜试液1滴，即显淡棕色，放置后，析出暗绿色絮状沉淀(与磺胺甲𫫇唑的区别)。

(2)本品的红外光吸收图谱应与对照的图谱(光谱集 561图)一致。

(3)本品显芳香第一胺类的鉴别反应(通则 0301)。

【检查】 **酸度** 取本品2.0g，加水100ml，置水浴中加热5分钟并时时振摇，立即放冷，滤过，分取滤液25ml，加酚酞指示液2滴与氢氧化钠滴定液(0.1mol/L)0.25ml，应显粉红色。

碱性溶液的澄清度与颜色 取本品1.0g，加氢氧化钠试液5ml与水20ml溶解后，溶液应澄清无色；如显色，与对照液(取黄色3号标准比色液12.5ml，加水至25ml)比较(通则 0901 第一法)，不得更深。

氯化物 取酸度项下剩余的滤液25ml，依法检查(通则 0801)，如发生浑浊，与标准氯化钠溶液7.0ml制成的对照液比较，不得更浓(0.014%)。

有关物质 照薄层色谱法(通则 0502)试验。

供试品溶液 取本品，加甲醇-浓氨溶液(24：1)的混合液制成每1ml中约含20mg的溶液。

对照溶液 精密量取供试品溶液适量，用甲醇-浓氨溶液(24：1)的混合液定量稀释制成每1ml中约含0.10mg的溶液。

色谱条件 采用硅胶GF_{254}薄层板，以二氯甲烷-甲醇-浓氨溶液(75：25：1)为展开剂。

测定法 吸取供试品溶液与对照溶液各5μl，分别点于同一薄层板上，展开，晾干，在100～105℃干燥，置紫外光灯(254nm)下检视。

限度 供试品溶液如显杂质斑点，与对照溶液的主斑点比较，不得更深。

干燥失重　取本品，在105℃干燥至恒重，减失重量不得过0.5%（通则0831）。

炽灼残渣　不得过0.1%（通则0841）。

重金属　取本品0.50g，依法检查（通则0821第三法），含重金属不得过百万分之二十。

【含量测定】　取本品约0.5g，精密称定，加 *N*，*N*-二甲基甲酰胺40ml使溶解，加偶氮紫指示液3滴，用甲醇钠滴定液（0.1mol/L）滴定至溶液恰显蓝色，并将滴定的结果用空白试验校正。每1ml甲醇钠滴定液（0.1mol/L）相当于26.73mg的 $C_{11}H_{13}N_3O_3S$。

【类别】　磺胺类抗菌药。

【贮藏】　遮光，密封保存。

【制剂】　磺胺异嘧唑片

磺胺异嘧唑片

Huang'anyi'ezuo Pian

Sulfafurazole Tablets

本品含磺胺异嘧唑（$C_{11}H_{13}N_3O_3S$）应为标示量的95.0%～105.0%。

【性状】　本品为白色片。

【鉴别】　（1）取本品的细粉适量（约相当于磺胺异嘧唑0.1g），加稀盐酸5ml振摇使磺胺异嘧唑溶解，滤过，滤液显芳香第一胺类的鉴别反应（通则0301）。

（2）取本品，照磺胺异嘧唑项下的鉴别（1）项试验，显相同的反应。

【检查】　有关物质　照薄层色谱法（通则0502）试验。

供试品溶液　精密称取本品的细粉适量（相当于磺胺异嘧唑0.25g），置100ml量瓶中，加乙醇-浓氨溶液（9∶1）20ml，振摇5分钟，用上述混合液稀释至刻度，摇匀，滤过。

对照品溶液　取磺胺对照品，精密称定，加乙醇-浓氨溶液（9∶1）溶解并定量稀释制成每1ml中约含12.5μg的溶液。

色谱条件　采用硅胶H薄层板，以三氯甲烷-甲醇-*N*，*N*-二甲基甲酰胺（80∶8∶4）为展开剂。

测定法　吸取供试品溶液与对照品溶液各10μl，分别点于同一薄层板上，展开，晾干，喷20%硫酸乙醇溶液，置105℃加热30分钟后，立即将薄层板置临用新制的含10%亚硝酸钠溶液和3%碘化钾溶液的混合液、滴加7mol/L硫酸溶液产生烟雾的密闭缸中熏15分钟，取出，置温热的空气流中15分钟，然后喷0.5%二盐酸萘基乙二胺的乙醇溶液（如需要可再次喷）。

限度　供试品溶液如显杂质斑点，与对照品溶液的主斑点比较，不得更深。

其他　应符合片剂项下有关的各项规定（通则0101）。

【含量测定】　取本品10片，精密称定，研细，精密称取适量（约相当于磺胺异嘧唑0.5g），照磺胺异嘧唑含量测定项下的方法测定。每1ml甲醇钠滴定液（0.1mol/L）相当于26.73mg的 $C_{11}H_{13}N_3O_3S$。

【类别】　同磺胺异嘧唑。

【规格】　0.5g

【贮藏】　遮光，密封保存。

磺胺嘧啶

Huang'anmiding

Sulfadiazine

$C_{10}H_{10}N_4O_2S$　250.28

本品为 *N*-2-嘧啶基-4-氨基苯磺酰胺。按干燥品计算，含 $C_{10}H_{10}N_4O_2S$ 不得少于99.0%。

【性状】　本品为白色或类白色的结晶或粉末；无臭；遇光色渐变暗。

本品在乙醇或丙酮中微溶，在水中几乎不溶；在氢氧化钠试液或氨试液中易溶，在稀盐酸中溶解。

【鉴别】　（1）取本品约0.1g，加水与0.4%氢氧化钠溶液各3ml，振摇使溶解，滤过，取滤液，加硫酸铜试液1滴，即生成黄绿色沉淀，放置后变为紫色。

（2）本品的红外光吸收图谱应与对照的图谱（光谱集570图）一致。

（3）本品显芳香第一胺类的鉴别反应（通则0301）。

【检查】　酸度　取本品2.0g，加水100ml，置水浴中振摇加热10分钟，立即放冷，滤过；分取滤液25ml，加酚酞指示液2滴与氢氧化钠滴定液（0.1mol/L）0.20ml，应显粉红色。

碱性溶液的澄清度与颜色　取本品2.0g，加氢氧化钠试液10ml溶解后，加水至25ml，溶液应澄清无色；如显色，与黄色3号标准比色液（通则0901第一法）比较，不得更深。

氯化物　取上述酸度项下剩余的滤液25ml，依法检查（通则0801），与标准氯化钠溶液5.0ml制成的对照液比较，不得更浓（0.01%）。

干燥失重　取本品，在105℃干燥至恒重，减失重量不得过0.5%（通则0831）。

炽灼残渣　不得过0.1%（通则0841）。

重金属　取本品1.0g，依法检查（通则0821第三法），含重金属不得过百万分之十。

【含量测定】　取本品约0.5g，精密称定，照永停滴定法（通则0701），用亚硝酸钠滴定液（0.1mol/L）滴定。每1ml亚硝酸钠滴定液（0.1mol/L）相当于25.03mg的 $C_{10}H_{10}N_4O_2S$。

【类别】 磺胺类抗菌药。

【贮藏】 遮光，密封保存。

【制剂】 (1)磺胺嘧啶片 (2)磺胺嘧啶软膏 (3)磺胺嘧啶眼膏 (4)磺胺嘧啶混悬液 (5)复方磺胺嘧啶片

磺胺嘧啶片

Huang'anmiding Pian

Sulfadiazine Tablets

本品含磺胺嘧啶($C_{10}H_{10}N_4O_2S$)应为标示量的95.0%～105.0%。

【性状】 本品为白色至微黄色片；遇光色渐变深。

【鉴别】 (1)取本品的细粉适量(约相当于磺胺嘧啶0.1g)，加水与0.4%氢氧化钠溶液各3ml，振摇使磺胺嘧啶溶解，滤过，取滤液，加硫酸铜试液1滴，即生成黄绿色沉淀，放置后变为紫色。

(2)在含量测定项下记录的色谱图中，供试品溶液主峰的保留时间应与对照品溶液主峰的保留时间一致。

(3)取本品的细粉适量(约相当于磺胺嘧啶0.1g)，加稀盐酸5ml，振摇使磺胺嘧啶溶解，滤过，滤液显芳香第一胺类的鉴别反应(通则0301)。

【检查】 **溶出度** 照溶出度与释放度测定法(通则0931第二法)测定。

溶出条件 以盐酸溶液(9→1000)1000ml为溶出介质，转速为每分钟75转，依法操作，经60分钟时取样。

测定法 取溶出液5ml滤过，精密量取续滤液1ml，置50ml量瓶中，加0.01mol/L氢氧化钠溶液稀释至刻度，摇匀，照紫外-可见分光光度法(通则0401)，在254nm的波长处测定吸光度，按$C_{10}H_{10}N_4O_2S$的吸收系数($E_{1cm}^{1\%}$)为866计算每片的溶出量。

限度 标示量的70%，应符合规定。

其他 应符合片剂项下有关的各项规定(通则0101)。

【含量测定】 照高效液相色谱法(通则0512)测定。

供试品溶液 取本品20片，精密称定，研细，精密称取适量(约相当于磺胺嘧啶0.1g)，置100ml量瓶中，加0.1mol/L氢氧化钠溶液10ml，振摇使磺胺嘧啶溶解，用流动相稀释至刻度，摇匀，滤过，精密量取续滤液5ml，置50ml量瓶中，用流动相稀释至刻度，摇匀。

对照品溶液 取磺胺嘧啶对照品约25mg，精密称定，置50ml量瓶中，加0.1mol/L氢氧化钠溶液2.5ml溶解后，用流动相稀释至刻度，摇匀，精密量取10ml，置50ml量瓶中，用流动相稀释至刻度，摇匀。

色谱条件 用十八烷基硅烷键合硅胶为填充剂；以乙腈-0.3%醋酸铵溶液(20∶80)为流动相；检测波长为260nm；进样体积10μl。

系统适用性要求 理论板数按磺胺嘧啶峰计算不低于3000。

测定法 精密量取供试品溶液与对照品溶液，分别注入液相色谱仪，记录色谱图。按外标法以峰面积计算。

【类别】 同磺胺嘧啶。

【规格】 (1)0.2g (2)0.5g

【贮藏】 遮光，密封保存。

磺胺嘧啶软膏

Huang'anmiding Ruangao

Sulfadiazine Ointment

本品含磺胺嘧啶($C_{10}H_{10}N_4O_2S$)应为标示量的90.0%～110.0%。

【性状】 本品为淡黄色至黄色软膏。

【鉴别】 取本品适量(约相当于磺胺嘧啶0.1g)，加水和0.4%氢氧化钠溶液各3ml，加热搅拌，使磺胺嘧啶溶解，放冷，滤过，滤液中加硫酸铜试液0.5ml，即产生青绿色沉淀，放置后变为紫灰色。

【检查】 应符合软膏剂项下有关的各项规定(通则0109)。

【含量测定】 精密称取本品适量(约相当于磺胺嘧啶0.5g)，加盐酸10ml与热水40ml，置水浴中加热15分钟，并不断搅拌，放冷，待基质凝固后，分取溶液，基质再加盐酸3ml与水25ml，置水浴中加热10分钟，并不断搅拌，放冷后，分取溶液。将两次的水溶液合并，照磺胺嘧啶含量测定项下的方法测定，每1ml亚硝酸钠滴定液(0.1mol/L)相当于25.03mg的$C_{10}H_{10}N_4O_2S$。

【类别】 同磺胺嘧啶。

【规格】 (1)10g∶0.5g (2)10g∶1g

【贮藏】 密闭，在凉暗处保存。

磺胺嘧啶眼膏

Huang'anmiding Yangao

Sulfadiazine Eye Ointment

本品含磺胺嘧啶($C_{10}H_{10}N_4O_2S$)应为标示量的90.0%～110.0%。

【性状】 本品为淡黄色至黄色的软膏。

【鉴别】 取本品适量(约相当于磺胺嘧啶0.5g)，加水20ml与氢氧化钠试液1ml，加热使磺胺嘧啶溶解，搅拌，放冷，分取水层，加醋酸使成酸性，即析出沉淀，滤过，沉淀用少量的冷水洗净，在105℃干燥1小时后，沉淀照磺胺嘧啶项下的鉴别(1)、(3)项试验，显相同的反应。

【检查】 应符合眼用制剂项下有关的各项规定(通则

0105)。

【含量测定】 精密称取本品适量(约相当于磺胺嘧啶 0.5g),加盐酸 10ml 与热水 40ml,置水浴中加热 15 分钟并不断搅拌,放冷,待基质凝固后,分取溶液,基质再加盐酸 3ml 与水 25ml,置水浴中加热 10 分钟,并不断搅拌,放冷后,分取溶液。将两次的水溶液合并,照磺胺嘧啶项下的含量测定方法测定。每 1ml 亚硝酸钠滴定液(0.1mol/L)相当于 25.03mg 的 $C_{10}H_{10}N_4O_2S$。

【类别】 同磺胺嘧啶。

【规格】 5%

【贮藏】 密闭,在凉暗处保存。

磺胺嘧啶混悬液

Huang'anmiding Hunxuanye

Sulfadiazine Suspension

本品含磺胺嘧啶($C_{10}H_{10}N_4O_2S$)应为标示量的95.0%～105.0%。

【性状】 本品为细微颗粒的混悬水溶液,静置后细微颗粒沉淀,振摇后成均匀的白色混悬液。

【鉴别】 (1)取本品,摇匀,取 2ml,加 0.4%氢氧化钠溶液 3ml,振摇使磺胺嘧啶溶解,滤过,取滤液 1ml,加硫酸铜试液 1 滴,即生成黄绿色沉淀,放置后变为紫色。

(2)在含量测定项下记录的色谱图中,供试品溶液主峰的保留时间应与对照品溶液主峰的保留时间一致。

(3)取鉴别(1)项下剩余滤液,显芳香第一胺类的鉴别反应(通则 0301)。

【检查】 **pH 值** 取本品,摇匀,依法测定(通则 0631),pH 值应为 4.0～6.0。

其他 应符合口服混悬剂项下有关的各项规定(通则 0123)。

【含量测定】 照高效液相色谱法(通则 0512)测定。

供试品溶液 取本品,摇匀,用内容量移液管精密量取 5ml,置 100ml 量瓶中,用 0.1mol/L 氢氧化钠溶液 30ml 洗涤移液管内壁,洗液并入量瓶中,振摇使磺胺嘧啶溶解,用流动相稀释至刻度,摇匀,滤过,精密量取续滤液 1ml,置 50ml 量瓶中,用流动相稀释至刻度,摇匀。

对照品溶液 取磺胺嘧啶对照品约 25mg,精密称定,置 50ml 量瓶中,加 0.1mol/L 氢氧化钠溶液 1.5ml 溶解后,用流动相稀释至刻度,摇匀,精密量取 10ml,置 50ml 量瓶中,用流动相稀释至刻度,摇匀。

色谱条件 用十八烷基硅烷键合硅胶为填充剂;以乙腈-0.3%醋酸铵溶液(20∶80)为流动相;检测波长为 260nm;进样体积 10μl。

系统适用性要求 理论板数按磺胺嘧啶峰计算不低于 3000。

测定法 精密量取供试品溶液与对照品溶液,分别注入液相色谱仪,记录色谱图。按外标法以峰面积计算。

【类别】 同磺胺嘧啶。

【规格】 10%(g/ml)

【贮藏】 遮光,密封,在阴凉处保存。

磺胺嘧啶钠

Huang'anmidingna

Sulfadiazine Sodium

$C_{10}H_9N_4NaO_2S$　272.26

本品为 *N*-2-嘧啶基-4-氨基苯磺酰胺钠盐。按干燥品计算,含$C_{10}H_9N_4NaO_2S$不得少于 99.0%。

【性状】 本品为白色结晶性粉末;无臭;遇光色渐变暗;久置潮湿空气中,即缓缓吸收二氧化碳而析出磺胺嘧啶。

本品在水中易溶,在乙醇中微溶。

【鉴别】 (1)取本品约 1g,加水 25ml 溶解后,加醋酸 2ml,即析出白色沉淀;滤过,沉淀用水洗净,在 105℃干燥后,照磺胺嘧啶项下的鉴别(1)、(3)项试验,显相同的结果。

(2)本品的红外光吸收图谱应与对照的图谱(光谱集 571 图)一致。

(3)本品的水溶液显钠盐鉴别(1)的反应(通则 0301)。

【检查】 **碱度** 取本品 1.0g,加水 5ml 溶解后,依法测定(通则 0631),pH 值应为 9.6～10.5。

溶液的澄清度与颜色 取本品 1.0g,加水 5ml 溶解后,溶液应澄清无色;如显色,与黄色 3 号标准比色液(通则 0901 第一法)比较,不得更深。

干燥失重 取本品,在 105℃干燥 2 小时,减失重量不得过 1.0%(通则 0831)。

重金属 取本品 1.0g,依法检查(通则 0821 第三法),含重金属不得过百万分之十。

【含量测定】 取本品约 0.6g,精密称定,照永停滴定法(通则 0701),用亚硝酸钠滴定液(0.1mol/L)滴定。每 1ml 亚硝酸钠滴定液(0.1mol/L)相当于 27.23mg 的 $C_{10}H_9N_4NaO_2S$。

【类别】 磺胺类抗菌药。

【贮藏】 遮光,严封保存。

【制剂】 (1)磺胺嘧啶钠注射液　(2)注射用磺胺嘧啶钠

磺胺嘧啶钠注射液

Huang'anmidingna Zhusheye

Sulfadiazine Sodium Injection

本品为磺胺嘧啶钠的灭菌水溶液。含磺胺嘧啶钠($C_{10}H_9N_4NaO_2S$)应为标示量的 95.0%～105.0%。

本品中可加适宜的稳定剂。

【性状】 本品为无色至微黄色的澄明液体；遇光易变质。

【鉴别】 取本品 5ml，加水 20ml 稀释后，加醋酸 2ml，即析出磺胺嘧啶的白色沉淀；滤过，沉淀用水洗净，在 105℃干燥 1 小时，照磺胺嘧啶项下的鉴别(1)项试验，显相同的结果。

【检查】 **pH 值** 应为 9.5～11.0(通则 0631)。

颜色 取本品，如显色，与黄色 3 号标准比色液(通则 0901 第一法)比较，不得更深。

重金属 精密量取本品 4.0ml，依法检查(通则 0821 第三法)，含重金属不得过百万分之五。

砷盐 精密量取本品 2.0ml，加水 21ml 与盐酸 5ml，依法检查(通则 0822 第一法)，应符合规定(0.0001%)。

细菌内毒素 取本品，依法检查(通则 1143)，每 1mg 磺胺嘧啶钠中含内毒素的量应小于 0.10EU。

其他 应符合注射剂项下有关的各项规定(通则 0102)。

【含量测定】 精密量取本品适量(约相当于磺胺嘧啶钠 0.6g)，照磺胺嘧啶钠含量测定项下的方法测定。每 1ml 亚硝酸钠滴定液(0.1mol/L)相当于 27.23mg 的 $C_{10}H_9N_4NaO_2S$。

【类别】 同磺胺嘧啶钠。

【规格】 (1)2ml：0.4g　(2)5ml：1g

【贮藏】 遮光，密闭保存。

注射用磺胺嘧啶钠

Zhusheyong Huang'anmidingna

Sulfadiazine Sodium for Injection

本品为磺胺嘧啶钠的无菌粉末。按平均装量计算，含磺胺嘧啶钠($C_{10}H_9N_4NaO_2S$)应为标示量的 95.0%～105.0%。

【性状】 本品为白色结晶性粉末；无臭；遇光色渐变暗。

【鉴别】 照磺胺嘧啶项下的鉴别(1)项试验，显相同的结果。

【检查】 **溶液的澄清度与颜色** 取本品 5 瓶，每瓶加水制成每 1ml 中约含磺胺嘧啶钠 0.2g 的溶液，溶液应澄清无色；如显色，与黄色 3 号标准比色液(通则 0901 第一法)比较，不得更深。

细菌内毒素 取本品，依法检查(通则 1143)，每 1mg 磺胺嘧啶钠中含内毒素的量应小于 0.10EU。

其他 应符合注射剂项下有关的各项规定(通则 0102)。

【含量测定】 取装量差异项下的内容物，混合均匀，精密称取约 0.6g，照磺胺嘧啶钠含量测定项下的方法测定。每 1ml 亚硝酸钠滴定液(0.1mol/L)相当于 27.23mg 的 $C_{10}H_9N_4NaO_2S$。

【类别】 同磺胺嘧啶钠。

【规格】 (1)0.4g　(2)1g

【贮藏】 遮光，密闭保存。

磺胺嘧啶银

Huang'anmidingyin

Sulfadiazine Silver

$C_{10}H_9AgN_4O_2S$　357.14

本品为 *N*-2-嘧啶基-4-氨基苯磺酰胺银盐。按干燥品计算，含 $C_{10}H_9AgN_4O_2S$ 不得少于 98.0%。

【性状】 本品为白色或类白色的结晶性粉末；遇光或遇热易变质。

本品在水、乙醇、三氯甲烷或乙醚中均不溶；在氨试液中溶解。

【鉴别】 (1)取本品约 0.5g，加硝酸 5ml 使溶解，再加水与氯化钠的饱和溶液各 20ml，摇匀，滤过，滤液用 10%氢氧化钠溶液中和至对酚酞指示液显浅红色，加稀醋酸 2ml，即析出白色沉淀；滤过，沉淀用水洗净，在 105℃干燥 1 小时，照磺胺嘧啶项下的鉴别(1)、(3)项试验，显相同的反应。

(2)本品的红外光吸收图谱应与对照的图谱(光谱集 572 图)一致。

(3)取本品约 0.1g，加硝酸 2ml 使溶解，再加水 20ml，溶液显银盐的鉴别反应(通则 0301)。

【检查】 **酸度** 取本品 1.0g，加水 50ml，加热至 70℃，5 分钟后，立即放冷，滤过，取滤液，依法测定(通则 0631)，pH 值应为 5.5～7.0。

硝酸盐 照紫外-可见分光光度法(通则 0401)测定。

供试品溶液　取本品约 2g，精密称定，置烧杯中，加水 30.0ml，振摇 20 分钟，用无硝酸盐的滤器滤过，取续滤液 3.0ml，置具塞试管中。

对照溶液　精密量取硝酸盐对照溶液(取硝酸钾 0.326g，加水溶解并稀释至 1000ml，摇匀，即得。每 1ml 约含 200μg NO_3)1ml，置具塞试管中，加水 2.0ml，摇匀。

空白溶液　取水 3.0ml 置一空白具塞试管中。

测定法　将上述三个试管置冰浴中，各缓慢加入变色酸溶液(取变色酸 50mg，在冰浴中加硫酸 100ml 溶解并冷却)

7.0ml，在冰浴中放置 3 分钟，并时时振摇成旋涡状。将试管从冰浴中取出，放置 30 分钟。在 408nm 的波长处分别测定吸光度。

限度　供试品溶液的吸光度不得大于对照溶液的吸光度(0.1%)。

有关物质　照薄层色谱法(通则 0502)试验。避光操作。

供试品溶液　取供试品约 50mg，置 10ml 量瓶中，加氨水 3.0ml 使溶解，用甲醇稀释至刻度，摇匀。

对照溶液　精密量取供试品溶液 1ml，置 100ml 量瓶中，用甲醇-氨水(4∶1)稀释至刻度，摇匀。

色谱条件　采用硅胶 GF_{254} 薄层板，以三氯甲烷-甲醇-氨水(7∶4∶1)为展开剂。

测定法　吸取供试品溶液与对照溶液各 10μl，分别点于同一薄层板上，展开，晾干，置紫外光灯(254nm)下检视。

限度　供试品溶液如显杂质斑点，与对照溶液的主斑点比较，不得更深。

干燥失重　取本品 1.0g，在 80℃ 干燥至恒重，减失重量不得过 1.0%(通则 0831)。

【含量测定】　取本品约 0.5g，精密称定，置具塞锥形瓶中，加硝酸 8ml 溶解后，加水 50ml 与硫酸铁铵指示液 2ml，用硫氰酸铵滴定液(0.1mol/L)滴定。每 1ml 硫氰酸铵滴定液(0.1mol/L)相当于 35.71mg 的 $C_{10}H_9AgN_4O_2S$。

【类别】　磺胺类抗菌药。

【贮藏】　遮光，密封，在阴凉处保存。

【制剂】　(1)磺胺嘧啶银软膏　(2)磺胺嘧啶银乳膏

磺胺嘧啶银软膏

Huang'anmidingyin Ruangao

Sulfadiazine Silver Ointment

本品含磺胺嘧啶银($C_{10}H_9AgN_4O_2S$)应为标示量的 90.0%～110.0%。

【性状】　本品为黄色油膏。

【鉴别】　取本品约 2g，加稀硝酸 5ml，煮沸，使磺胺嘧啶银溶解，放冷，滤过，滤液中加稀盐酸 2ml，即发生白色的凝乳状沉淀，加氨试液 4ml，则沉淀溶解，再加稀硝酸 3ml，又发生白色凝乳状沉淀。

【检查】　应符合软膏剂项下有关的各项规定(通则 0109)。

【含量测定】　精密称取本品适量(约相当于磺胺嘧啶银 0.3g)，加水 50ml 与盐酸 15ml，煮沸搅拌使磺胺嘧啶银溶解，置冰水中冷却至 20℃ 以下，照永停滴定法(通则 0701)，用亚硝酸钠滴定液(0.1mol/L)滴定。每 1ml 亚硝酸钠滴定液(0.1mol/L)相当于 35.71mg 的 $C_{10}H_9AgN_4O_2S$。

【类别】　同磺胺嘧啶银。

【规格】　500g∶5g

【贮藏】　遮光，密闭，在阴凉处保存。

磺胺嘧啶银乳膏

Huang'anmidingyin Rugao

Sulfadiazine Silver Cream

本品含磺胺嘧啶银($C_{10}H_9AgN_4O_2S$)应为标示量的 90.0%～110.0%。

【性状】　本品为白色乳膏。

【鉴别】　取本品约 2g，加稀硝酸 5ml，煮沸溶解，放冷，滤过，滤液中加稀盐酸 2ml，即发生白色的凝乳状沉淀，加氨试液 4ml，则沉淀溶解，再加稀硝酸 7ml，又发生白色凝乳状沉淀。

【检查】　应符合乳膏剂项下有关的各项规定(通则 0109)。

【含量测定】　精密称取本品适量(约相当于磺胺嘧啶银 0.3g)，加水 50ml 与盐酸 15ml，煮沸搅拌使溶解，置冰水中冷却至 20℃ 以下，照永停滴定法(通则 0701)，用亚硝酸钠滴定液(0.1mol/L)滴定。每 1ml 亚硝酸钠滴定液(0.1mol/L)相当于 35.71mg 的 $C_{10}H_9AgN_4O_2S$。

【类别】　同磺胺嘧啶银。

【规格】　(1)10g∶0.1g　(2)20g∶0.2g　(3)50g∶0.5g　(4)500g∶5g

【贮藏】　遮光，密封，在阴凉处保存。

磺胺嘧啶锌

Huang'anmidingxin

Sulfadiazine Zinc

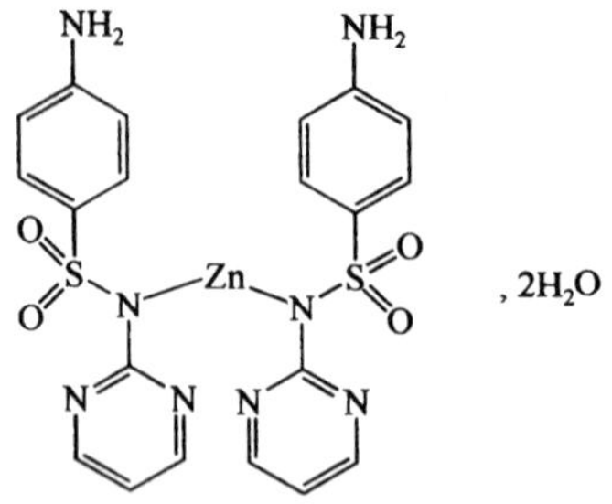

$C_{20}H_{18}N_8O_4S_2Zn \cdot 2H_2O$　599.94

本品为双(*N*-2-嘧啶基-4-氨基苯磺酰胺)锌盐二水合物。按无水物计算，含 $C_{20}H_{18}N_8O_4S_2Zn$ 应为 97.0%～103.0%。

【性状】　本品为白色或类白色的结晶性粉末；无臭；遇光或热易变质。

本品在水、乙醇或乙醚中不溶；在稀盐酸中溶解，在稀硫酸中微溶。

【鉴别】　(1)取本品约 0.5g，加盐酸 5ml 使溶解，加水 20ml，加亚铁氰化钾试液，即析出白色沉淀，继续加亚铁氰化钾试液至沉淀完全；滤过，滤液用氢氧化钠溶液(1→10)中和至对酚酞指示液显浅红色，加稀醋酸 2ml，即析出白色沉淀；滤过，沉淀用水洗净，在 105℃干燥 1 小时，照下述鉴别(2)、(3)项试验。

(2)取沉淀物约 50mg，加稀盐酸 1ml，振摇使溶解，加 0.1mol/L 亚硝酸钠溶液数滴，加碱性 β-萘酚试液数滴，即生成橘红色沉淀。

(3)取沉淀物约 0.1g，加水与 0.4%氢氧化钠溶液各 3ml，振摇使溶解；滤过，取滤液加硫酸铜试液 1 滴，即生成黄绿色沉淀，放置后变为紫色。

(4)本品的红外光吸收图谱应与对照的图谱(光谱集 573 图)一致。

【检查】 **酸碱度** 取本品 1.0g，加水 50ml，加热至 70℃，5 分钟后，立即放冷。滤过，取滤液，依法测定(通则 0631)，pH 值应为 6.5～7.5。

水分 取本品，照水分测定法(通则 0832 第一法 1)测定，含水分不得过 7.0%。

铁盐 取本品 0.40g，加稀盐酸 8ml、水 15ml 与硝酸 2 滴，加水适量使成 50ml，混匀后，滤过，取滤液 25ml，加硫氰酸铵溶液(30→100)3ml，加水使成 50ml，如显色，与标准铁溶液 1.0ml 用同法制成的对照液比较，不得更深(0.005%)。

铅盐 取本品 2.0g，加水 2ml，摇匀，加冰醋酸 5ml，置水浴上加热溶解后，放冷，滤过，滤液加铬酸钾指示液 5 滴，不得浑浊。

砷盐 取本品 1.0g，加盐酸 5ml 与水 23ml 使溶解，依法检查(通则 0822 第一法)，应符合规定(0.0002%)。

【含量测定】 取本品约 0.5g，精密称定，照永停滴定法(通则 0701)，用亚硝酸钠滴定液(0.1mol/L)滴定，每 1ml 亚硝酸钠滴定液(0.1mol/L)相当于 28.20mg 的 $C_{20}H_{18}N_8O_4S_2Zn$。

【类别】 磺胺类抗菌药。

【贮藏】 遮光，密封，在阴凉处保存。

【制剂】 磺胺嘧啶锌软膏

磺胺嘧啶锌软膏

Huang'anmidingxin Ruangao

Sulfadiazine Zinc Ointment

本品含磺胺嘧啶锌($C_{20}H_{18}N_8O_4S_2Zn \cdot 2H_2O$)应为 4.50%～5.50%。

【性状】 本品为白色至黄色软膏。

【鉴别】 取本品约 10g，加三氯甲烷 40ml 使基质溶解，加稀盐酸 200ml，振摇使磺胺嘧啶锌溶解，静置分层，分取上清液约 15ml，加亚铁氰化钾试液，即生成白色沉淀。继续加亚铁氰化钾试液至沉淀完全后，滤过，滤液用氢氧化钠溶液(1→10)中和至对酚酞指示液显浅红色，加稀醋酸 2ml，即析出白色沉淀，滤过，沉淀用水洗净，在 105℃干燥 1 小时，照磺胺嘧啶锌项下的鉴别(2)、(3)项试验，显相同的反应。

【检查】 **无菌** 取本品，依法检查(通则 1101)，应符合规定。

其他 应符合软膏剂项下有关的各项规定(通则 0109)。

【含量测定】 取本品约 5g，精密称定，置烧杯中，加三氯甲烷 30ml，微温搅拌使基质溶解，放冷，照磺胺嘧啶锌含量测定项下的方法测定。每 1ml 亚硝酸钠滴定液(0.1mol/L)相当于 30.00mg 的 $C_{20}H_{18}N_8O_4S_2Zn \cdot 2H_2O$。

【类别】【贮藏】 同磺胺嘧啶锌。

【规格】 5%

磺胺醋酰钠

Huang'ancuxianna

Sulfacetamide Sodium

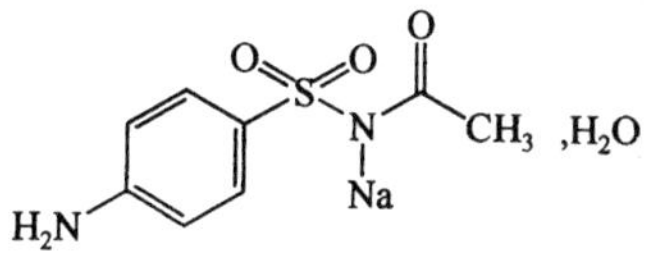

$C_8H_9N_2NaO_3S \cdot H_2O$ 254.24

本品为 *N*-[(4-氨基苯基)磺酰基]乙酰胺钠盐一水合物。按无水物计算，含 $C_8H_9N_2NaO_3S$ 不得少于 99.0%。

【性状】 本品为白色结晶性粉末；无臭。

本品在水中易溶，在乙醇中略溶。

【鉴别】 (1)取本品约 0.1g，加水 3ml 溶解后，加硫酸铜试液 5 滴，即生成蓝绿色的沉淀。

(2)本品的红外光吸收图谱应与对照的图谱(光谱集 574 图)一致。

(3)上述鉴别(1)项下的滤液，显钠盐鉴别(1)的反应(通则 0301)。

【检查】 **碱度** 取本品 0.50g，加水 10ml 溶解后，依法测定(通则 0631)，pH 值应为 8.0～9.5。

溶液的澄清度与颜色 取本品 2.0g，加水 10ml 溶解后，溶液应澄清无色，如显色，与对照液(取黄色 3 号标准比色液 5ml，加水至 10ml)比较，不得更深(通则 0901 第一法)。

有关物质 照薄层色谱法(通则 0502)试验。

供试品溶液 取本品，加水溶解并制成每 1ml 中约含 0.10g 的溶液。

对照品溶液(1) 取磺胺对照品，加水溶解并定量稀释制成每 1ml 中约含 0.50mg 的溶液。

对照品溶液(2) 取磺胺对照品，加水溶解并定量稀释制成每 1ml 中约含 0.25mg 的溶液。

系统适用性溶液 取磺胺对照品，加供试品溶液制成每 1ml 中约含 0.50mg 的溶液。

色谱条件　采用硅胶 G 薄层板，以正丁醇-无水乙醇-水-浓氨溶液(10∶5∶5∶2)为展开剂。

测定法　吸取上述四种溶液各 5μl，分别点于同一薄层板上，展开约 10cm，晾干，喷以乙醇制对二甲氨基苯甲醛试液，立即检视。

系统适用性要求　系统适用性溶液应显示两个清晰分离的斑点。

限度　供试品溶液如显与对照品溶液相应的杂质斑点，其颜色与对照品溶液(2)的主斑点比较，不得更深(0.25%)；其他杂质斑点应不深于对照品溶液(1)的主斑点(0.5%)。

水分　取本品，照水分测定法(通则 0832 第一法 1)测定，含水分应为 6.0%～8.0%。

重金属　取本品 1.0g，依法检查(通则 0821 第三法)，含重金属不得过百万分之十。

【含量测定】　取本品约 0.45g，精密称定，照永停滴定法(通则 0701)，用亚硝酸钠滴定液(0.1mol/L)滴定。每 1ml 亚硝酸钠滴定液(0.1mol/L)相当于 23.62mg 的 $C_8H_9N_2NaO_3S$。

【类别】　磺胺类抗菌药。

【贮藏】　密封保存。

【制剂】　磺胺醋酰钠滴眼液

磺胺醋酰钠滴眼液

Huang'ancuxianna Diyanye

Sulfacetamide Sodium Eye Drops

本品含磺胺醋酰钠($C_8H_9N_2NaO_3S \cdot H_2O$)应为标示量的 90.0%～110.0%。

【性状】　本品为无色至淡黄色(或淡橙黄色)澄明液体。

【鉴别】　取本品约 2ml，滴加硫酸铜试液，即生成蓝绿色的沉淀，放置后颜色不变。

【检查】　**pH 值**　应为 8.0～9.8(通则 0631)。

颜色　取本品，与黄色或橙黄色 6 号标准比色液(通则 0901 第一法)比较，不得更深。

磺胺　照薄层色谱法(通则 0502)试验。

供试品溶液　取本品，加水定量稀释制成每 1ml 中约含磺胺醋酰钠 6.0mg 的溶液。

对照品溶液　取磺胺对照品，加水定量稀释制成每 1ml 中约含 0.25mg 的溶液。

系统适用性溶液　取磺胺对照品，加供试品溶液定量稀释制成每 1ml 中约含 0.25mg 的溶液。

色谱条件　采用硅胶 G 薄层板，以正丁醇-浓氨溶液-水(4∶1∶3)振摇分层后的有机层为展开剂。

测定法　吸取上述三种溶液各 2μl，分别点于同一薄层板上，展开，晾干，在 105℃干燥 10 分钟，放冷，喷以乙醇制对二甲氨基苯甲醛试液，立即检视。

系统适用性要求　系统适用性溶液应显示两个清晰分离的斑点。

限度　供试品溶液如显与对照品溶液相应的杂质斑点，其颜色与对照品溶液的主斑点比较，不得更深(4.2%)。

其他　应符合眼用制剂项下有关的各项规定(通则 0105)。

【含量测定】　精密量取本品适量(约相当于磺胺醋酰钠 0.6g)，照磺胺醋酰钠含量测定项下的方法测定。每 1ml 亚硝酸钠滴定液(0.1mol/L)相当于 25.42mg 的 $C_8H_9N_2NaO_3S \cdot H_2O$。

【类别】　同磺胺醋酰钠。

【规格】　(1)10%　(2)15%

【贮藏】　遮光，密封，在阴凉处保存。

噻苯唑

Saibenzuo

Tiabendazole

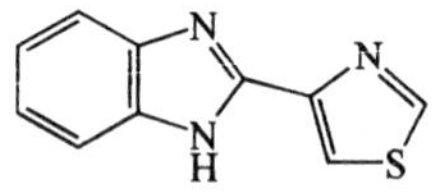

$C_{10}H_7N_3S$　201.25

本品为 2-(4-噻唑基)-1*H*-苯并咪唑。按干燥品计算，含 $C_{10}H_7N_3S$ 不得少于 98.0%。

【性状】　本品为白色或类白色粉末；无臭。

本品在水中微溶，在三氯甲烷中几乎不溶。

【鉴别】　(1)取本品约 10mg，加锌粉 0.1g 与稀盐酸 1ml，放出的气体能使湿润的醋酸铅试纸显黑色。

(2)取本品约 20mg，加 0.1mol/L 盐酸溶液 2ml 溶解后，加 0.5%对苯二胺的 0.1mol/L 盐酸溶液 1 滴与锌粉约 20mg，振摇 5 分钟，倾取上清液，加正丁醇 1ml 与 8%硫酸铁铵溶液 2 滴，摇匀，静置使分层，正丁醇层显蓝色。

(3)取本品，加 0.1mol/L 盐酸溶液制成每 1ml 中含 4.0μg 的溶液，照紫外-可见分光光度法(通则 0401)测定，在 243nm 与 302nm 的波长处有最大吸收，其吸光度分别约为 0.23 与 0.49。

【检查】　**有关物质**　照薄层色谱法(通则 0502)试验。

供试品溶液　取本品约 0.10g，置 10ml 量瓶中，加冰醋酸 1ml 使溶解，用甲醇稀释至刻度。

对照溶液　精密量取供试品溶液适量，用甲醇定量稀释制成每 1ml 中约含 0.15mg 的溶液。

色谱条件　采用硅胶 GF_{254} 薄层板，以甲苯-冰醋酸-丙酮-水(50∶20∶8∶2)为展开剂。

测定法　吸取供试品溶液与对照溶液各 10μl，分别点于同一薄层板上，展开，晾干，置紫外光灯(254nm)下检视。

限度　供试品溶液如显杂质斑点，与对照溶液的主斑点比较，不得更深。

干燥失重　取本品，在 105℃干燥至恒重，减失重量不得过 0.5%（通则 0831）。

炽灼残渣　取本品 1.0g，依法检查（通则 0841），遗留残渣不得过 0.1%。

重金属　取炽灼残渣项下遗留的残渣，依法检查（通则 0821 第二法），含重金属不得过百万分之二十。

【含量测定】　取本品约 0.15g，精密称定，加冰醋酸 10ml、醋酐 50ml 与醋酸汞试液 1ml 溶解后，加结晶紫指示液 1 滴，用高氯酸滴定液（0.1mol/L）滴定至溶液显蓝绿色，并将滴定的结果用空白试验校正。每 1ml 高氯酸滴定液（0.1mol/L）相当于 20.13mg 的 $C_{10}H_7N_3S$。

【类别】　驱肠虫药。

【贮藏】　密封保存。

【制剂】　噻苯唑片

噻苯唑片

Saibenzuo Pian

Tiabendazole Tablets

本品含噻苯唑（$C_{10}H_7N_3S$）应为标示量的95.0%～105.0%。

【性状】　本品为白色片。

【鉴别】　（1）取本品的细粉适量，照噻苯唑项下的鉴别（1）、（2）项试验，显相同的反应。

（2）取含量测定项下的溶液，照紫外-可见分光光度法（通则 0401）测定，在 243nm 与 302nm 的波长处有最大吸收。

【检查】　应符合片剂项下有关的各项规定（通则 0101）。

【含量测定】　照紫外-可见分光光度法（通则 0401）测定。

供试品溶液　取本品 10 片，精密称定，研细，精密称取适量（约相当于噻苯唑 50mg），置 100ml 量瓶中，加 0.1mol/L 盐酸溶液 70ml，置 60℃水浴中时时振摇 15 分钟，使噻苯唑溶解，放冷，用 0.1mol/L 盐酸溶液稀释至刻度，摇匀，滤过，精密量取续滤液 5ml，置 500ml 量瓶中，用 0.1mol/L 盐酸溶液稀释至刻度，摇匀。

测定法　取供试品溶液，在 302nm 的波长处测定吸光度，按 $C_{10}H_7N_3S$ 的吸收系数（$E_{1cm}^{1\%}$）为 1230 计算。

【类别】　同噻苯唑。

【规格】　0.25g

【贮藏】　密封保存。

凝血酶冻干粉

Ningxuemei Dongganfen

Lyophilizing Thrombin Powder

本品为牛血或猪血中提取的凝血酶原，经激活而得的供口服或局部止血用凝血酶的无菌冻干制品。按无水物计算，每 1mg 凝血酶的活力不得少于 10 单位。含凝血酶应为标示量的 80%～150%。

【制法要求】　本品应从检疫合格的牛血或猪血中提取，生产过程应符合现行版《药品生产质量管理规范》的要求。本品为动物来源，工艺中应有病毒安全性控制的方法和措施，所用动物的种属应明确。

【性状】　本品为白色或类白色的冻干块状物或粉末。每 1ml 中含 500 单位的 0.9%氯化钠溶液可微显浑浊。

【检查】　**水分**　取本品，照水分测定法（通则 0832 第一法 1）测定，含水分不得过 5.0%。

装量差异　应符合注射剂项下的有关装量差异的规定（通则 0102）。

无菌　取本品，用适宜溶剂溶解后，依法检查（通则 1101），应符合规定。

【效价测定】　**纤维蛋白原溶液**　取纤维蛋白原，加 0.9%氯化钠溶液适量溶解，用 0.05mol/L 磷酸氢二钠溶液或 0.05mol/L 磷酸二氢钠溶液调节 pH 值至 7.0～7.4，再用 0.9%氯化钠溶液稀释制成含 0.1%凝固物的溶液。

标准品溶液　取凝血酶标准品，加 0.9%氯化钠溶液溶解并分别定量稀释制成每 1ml 中含 5.0 单位、6.4 单位、8.0 单位与 10.0 单位的溶液。

供试品溶液　取本品 5 瓶，分别加适量 0.9%氯化钠溶液溶解，并全量转移至同一量瓶中，用上述氯化钠溶液稀释至刻度，摇匀。精密量取适量，用上述氯化钠溶液定量稀释制成每 1ml 中约含 7 单位的溶液。

测定法　取内径 1cm、长 10cm 的试管 4 支，各精密加入纤维蛋白原溶液 0.9ml，置 37℃±0.5℃水浴中保温 5 分钟，再分别精密量取上述 4 种浓度的标准品溶液各 0.1ml，迅速加入各试管中，立即计时、摇匀，置 37℃±0.5℃水浴中，观察纤维蛋白的初凝时间。每种浓度测 5 次，求平均值（5 次测定之最大值与最小值的差不得超过平均值的 10%，否则重测）。标准品溶液的浓度应控制凝结时间在 14～60 秒为宜。以标准品效价（单位）的对数为横坐标，凝结时间（秒）的对数为纵坐标，进行直线回归。精密量取供试品溶液 0.1ml，按上述方法平行测定 5 次，求出凝结时间的平均值（误差要求同标准曲线），用直线回归方程求得单位数，计算，即得。

【类别】　局部止血药。

【规格】　（1）200 单位　（2）500 单位　（3）1000 单位　（4）2000 单位　（5）5000 单位　（6）10 000 单位

【贮藏】　密封，10℃以下贮存。

糖 精 钠

Tangjingna

Saccharin Sodium

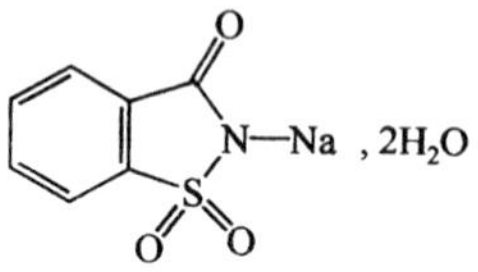

$C_7H_4NNaO_3S \cdot 2H_2O$　241.19

本品为 1,2-苯并异噻唑-3(2*H*)-酮-1,1-二氧化物钠盐二水合物。按干燥品计算，含 $C_7H_4NNaO_3S$ 不得少于 99.0%。

【性状】 本品为无色结晶或白色结晶性粉末；无臭或微有香气；易风化。

本品在水中易溶，在乙醇中略溶。

【鉴别】 (1)取本品约 0.3g，加水 5ml 溶解后，加稀盐酸 1ml，即析出结晶；滤过，沉淀用水洗净后，在 105℃干燥 2 小时，依法测定(通则 0612)，熔点为 226～230℃。

(2)取本品约 20mg，置试管中，加间苯二酚约 40mg，混合后，加硫酸 0.5ml，用小火加热至显深绿色，放冷，加水 10ml 与过量的氢氧化钠试液，即显绿色荧光。

(3)本品的红外光吸收图谱应与对照的图谱(光谱集 576 图)一致。

(4)本品炽灼后，残渣显钠盐的鉴别反应(通则 0301)。

【检查】 **酸碱度** 取本品 1.0g，加水 10ml 溶解后，对石蕊试纸显中性或碱性反应；但遇酚酞指示液不得显红色。

铵盐 取本品 0.40g，加无氨水 20ml 溶解后，加碱性碘化汞钾试液 1ml，摇匀，静置 5 分钟，如显色，与标准氯化铵溶液(取氯化铵，在 105℃干燥至恒重后，精密称取 29.7mg，加无氨水溶解并稀释至 1000ml)1.0ml，用同一方法制成的对照液比较，不得更深(0.0025%)。

苯甲酸盐与水杨酸盐 取本品 0.50g，加水 10ml 溶解后，加醋酸 5 滴使成酸性，加三氯化铁试液 3 滴，不得生成沉淀或显紫堇色。

甲苯磺酰胺 照气相色谱法(通则 0521)测定。

供试品溶液　取本品 2.0g，精密称定，用 5%碳酸钠溶液 8.0ml 溶解后，加色谱用硅藻土[称取硅藻土(过九号筛)100g，加盐酸 800ml，时时搅拌，浸渍 12 小时以上，除去酸液，再用盐酸同样处理 3 次，每次 1 小时，然后用水洗涤至溶液显中性，将硅藻土分散于甲醇 300ml 中，滤过，在 80℃烘干]10g，混合均匀，装入 25mm×250mm 的色谱管，照柱色谱法(通则 0511 第二法)，用二氯甲烷洗脱约 30 分钟，收集洗脱液 50ml，蒸发至近干，加二氯甲烷，使成 1.0ml。

对照品溶液　取邻甲苯磺酰胺与对甲苯磺酰胺对照品各适量，精密称定，加二氯甲烷溶解并定量稀释制成每 1ml 中含上述的甲苯磺酰胺异构体各约含 50μg 的溶液。

色谱条件　用硅酮(OV-17)为固定相，涂布浓度为 1.5%；柱温 180℃。

测定法　精密量取供试品溶液与对照品溶液，分别注入气相色谱仪。

限度　含甲苯磺酰胺的总量不得过 0.0025%。

干燥失重 取本品，在 105℃干燥至恒重，减失重量不得过 15.0%(通则 0831)。

重金属 取本品 2.0g，置烧杯中，加水 48ml 溶解后，加盐酸溶液(9→100)2ml，搅匀，并用玻璃棒摩擦杯壁，至开始结晶，静置 1 小时后，滤过，取滤液 25ml，依法检查(通则 0821 第一法)，含重金属不得过百万分之十。

砷盐 取无水碳酸钠约 1g，铺于坩埚底部与四周，再取本品 1.0g，置无水碳酸钠上，用水少量湿润，干燥后，先用小火烧灼使炭化，再在 500～600℃炽灼使完全灰化，放冷，加盐酸 5ml 与水 23ml 使溶解，依法检查(通则 0822 第一法)，应符合规定(0.0002%)。

【含量测定】 取本品约 0.2g，精密称定，加冰醋酸 20ml 溶解后，加结晶紫指示液 1 滴，用高氯酸滴定液(0.1mol/L)滴定至溶液显蓝绿色，并将滴定的结果用空白试验校正。每 1ml 高氯酸滴定液(0.1mol/L)相当于 20.52mg 的 $C_7H_4NNaO_3S$。

【类别】 诊断用药，矫味剂。

【贮藏】 密封保存。

磷 酸 二 氢 钠

Linsuan Erqingna

Sodium Dihydrogen Phosphate

$NaH_2PO_4 \cdot H_2O$　137.99

本品按干燥品计算，含 NaH_2PO_4 不得少于 98.0%。

【性状】 本品为无色结晶或白色结晶性粉末；无臭；微有潮解性。

本品在水中易溶，在乙醇中几乎不溶。

【鉴别】 (1)本品的水溶液加碳酸钠即泡沸。

(2)本品的水溶液显钠盐与磷酸盐的鉴别反应(通则 0301)。

【检查】 **酸度** 取本品 2.0g，加水 40ml 溶解后，依法测定(通则 0631)，pH 值应为 4.1～4.5。

溶液的澄清度与颜色 取本品 1.0g，加水 10ml，充分振摇使溶解，溶液应澄清无色。

氯化物 取本品 0.50g，依法检查(通则 0801)，与标准氯化钠溶液 5.0ml 制成的对照液比较，不得更浓(0.01%)。

硫酸盐 取本品 1.0g，依法检查(通则 0802)，与标准硫酸钾溶液 5.0ml 制成的对照液比较，不得更浓(0.05%)。

干燥失重 取本品，先在 60℃干燥 2 小时，再在 105℃干燥至恒重，减失重量应为 10.0%～15.0%(通则 0831)。

铝盐 取本品 0.50g，加水适量溶解后，加醋酸-醋酸铵缓冲液(pH 4.5)5ml,再加水至 25ml,加 0.1%铝试剂溶液 1ml,摇匀,如显红色,与标准铝溶液[精密称取硫酸铝钾($AlK(SO_4)_2\cdot 12H_2O$)1.76g,置 1000ml 量瓶中,加水适量使溶解并稀释至刻度,摇匀;临用前,精密量取 10ml,置 100ml 量瓶中,用水稀释至刻度,摇匀,每 1ml 相当于 10μg 的 Al]5.0ml 制成的对照液比较,不得更深(0.01%)。

钙盐　取本品 0.50g,加水适量溶解后,加草酸铵试液 1ml,放置 1 分钟后,加稀醋酸 2ml、乙醇 5ml,再加水至 25ml,摇匀,如显浑浊,与标准钙溶液(精密称取在 105℃干燥至恒重的碳酸钙 0.125g,置 500ml 量瓶中,加水 5ml 与盐酸 0.5ml 的混合液使溶解,用水稀释至刻度,摇匀;临用前,精密量取 10ml,置 100ml 量瓶中,用水稀释至刻度,摇匀,每 1ml 相当于 10μg 的 Ca)5.0ml 制成的对照液比较,不得更浓(0.01%)。

重金属　取本品 1.0g,加水 20ml 溶解后,加醋酸盐缓冲液(pH 3.5)2ml 与水适量使成 25ml,依法检查(通则 0821 第一法),含重金属不得过百万分之十。

砷盐　取本品 0.4g,加水 23ml 溶解后,加盐酸 5ml,依法检查(通则 0822 第一法),应符合规定(0.0005%)。

【含量测定】　取本品约 2.5g,精密称定,加水 10ml 溶解后,加氯化钠的饱和溶液 20ml 与酚酞指示液 2～3 滴,用氢氧化钠滴定液(1mol/L)滴定。每 1ml 氢氧化钠滴定液(1mol/L)相当于 120.0mg 的 NaH_2PO_4。

【类别】　酸碱度调节剂,补磷药。

【贮藏】　密封保存。

磷酸川芎嗪

Linsuan Chuanxiongqin

Ligustrazine Phosphate

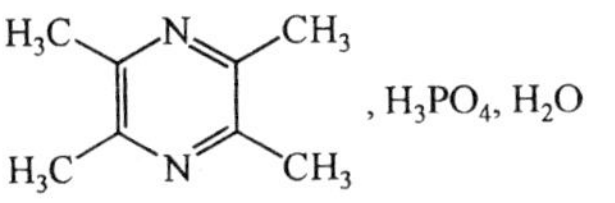

$C_8H_{12}N_2\cdot H_3PO_4\cdot H_2O$　252.20

本品为 2,3,5,6-四甲基吡嗪磷酸盐一水合物。按无水物计算,含 $C_8H_{12}N_2\cdot H_3PO_4$ 应为 98.0%～102.0%。

【性状】　本品为白色或类白色结晶或结晶性粉末;微臭。

本品在水或乙醇中溶解,在三氯甲烷中不溶。

【鉴别】　(1)取本品约 10mg,加水 5ml 溶解后,加稀硝酸 2 滴,摇匀,加碘化铋钾试液 2 滴,即生成橙红色沉淀。

(2)取本品,加水溶解并稀释制成每 1ml 中约含 15μg 的溶液,照紫外-可见分光光度法(通则 0401)测定,在 295nm 的波长处有最大吸收。

(3)取本品及磷酸川芎嗪对照品各约 10mg,加温水 1ml 轻轻振摇使溶解,以五氧化二磷为干燥剂,60℃减压干燥 16 小时,取残渣照红外分光光度法(通则 0402)测定,本品的红外光吸收图谱应与对照品的图谱一致。

(4)本品的水溶液显磷酸盐的鉴别反应(通则 0301)。

【检查】　**酸度**　取本品 0.20g,加水 20ml 溶解,依法测定(通则 0631),pH 值应为 2.4～3.2。

有关物质　照高效液相色谱法(通则 0512)测定。

供试品溶液　取本品,加水溶解并稀释制成每 1ml 中约含 0.5mg 的溶液。

对照溶液　精密量取供试品溶液 1ml,置 200ml 量瓶中,用水稀释至刻度,摇匀。

系统适用性溶液　分别称取磷酸川芎嗪 2mg 与杂质Ⅰ对照品 12mg,置同一 100ml 量瓶中,加甲醇 2ml 溶解,用水稀释至刻度,摇匀。

色谱条件　用十八烷基硅烷键合硅胶为填充剂;以甲醇-水(45∶55)为流动相;检测波长为 295nm;进样体积 20μl。

系统适用性要求　系统适用性溶液色谱图中,理论板数按川芎嗪峰计算不低于 2000,川芎嗪峰与杂质Ⅰ峰的分离度应大于 4.0。

测定法　精密量取供试品溶液与对照溶液,分别注入液相色谱仪,记录色谱图至主成分峰保留时间的 3 倍。

限度　供试品溶液的色谱图中如有杂质峰,各杂质峰面积的和不得大于对照溶液的主峰面积(0.5%)。

残留溶剂　照残留溶剂测定法(通则 0861 第二法)测定。

供试品溶液　取本品约 0.2g,精密称定,置顶空瓶中,精密加二甲基亚砜 2ml 使溶解,密封。

对照品溶液　取乙醇和丙酮各适量,精密称定,用二甲基亚砜定量稀释制成每 1ml 中含乙醇和丙酮各约含 0.5mg 的溶液,精密量取 2ml,置顶空瓶中,密封。

色谱条件　以聚乙二醇 20M(或极性相近)为固定液的毛细管柱为色谱柱;起始温度为 50℃,维持 5 分钟,以每分钟 50℃的速率升温至 190℃,维持 5 分钟;进样口温度为 200℃;检测器温度为 250℃;顶空瓶平衡温度为 75℃,平衡时间为 20 分钟。

系统适用性要求　对照品溶液色谱图中,各成分峰间的分离度均应符合要求。

测定法　取供试品溶液与对照品溶液分别顶空进样,记录色谱图。

限度　按外标法以峰面积计算,乙醇与丙酮的残留量应符合规定。

水分　取本品,照水分测定法(通则 0832 第一法 1)测定,含水分应为 6.0%～8.0%。

重金属　取本品 0.5g,加水适量,加热溶解,放冷,加稀醋酸 2ml,加水至 25ml,依法检查(通则 0821 第一法),含重金属不得过百万分之二十。

【含量测定】　取本品约 0.2g,精密称定,加冰醋酸 30ml 使溶解,照电位滴定法(通则 0701),用高氯酸滴定液(0.1mol/L)滴定,并将滴定结果用空白试验校正。每 1ml 高氯酸滴定液(0.1mol/L)相当于 23.42mg 的 $C_8H_{12}N_2\cdot H_3PO_4$。

【类别】　血管扩张药。

【贮藏】 遮光，密封保存。

【制剂】 (1)磷酸川芎嗪片　(2)磷酸川芎嗪胶囊

附：

杂质Ⅰ(邻苯二甲酸二甲酯)

$C_{10}H_{10}O_4$　194.18

磷酸川芎嗪片

Linsuan Chuanxiongqin Pian

Ligustrazine Phosphate Tablets

本品含磷酸川芎嗪($C_8H_{12}N_2 \cdot H_3PO_4 \cdot H_2O$)应为标示量的90.0%～110.0%。

【性状】 本品为糖衣片，除去包衣后显白色或类白色。

【鉴别】 (1)取本品的细粉适量(约相当于磷酸川芎嗪0.2g)，加水20ml，振摇使磷酸川芎嗪溶解，滤过，滤液照磷酸川芎嗪项下的鉴别(1)、(2)和(4)项试验，显相同的结果。

(2)在含量测定项下记录的色谱图中，供试品溶液主峰的保留时间应与对照品溶液主峰的保留时间一致。

【检查】 **溶出度** 照溶出度与释放度测定法(通则0931第一法)测定。

溶出条件　以水900ml为溶出介质，转速为每分钟100转，依法操作，经45分钟时取样。

测定法　取溶出液10ml，滤过，精密量取续滤液3ml，置10ml量瓶中，用水稀释至刻度，摇匀，照紫外-可见分光光度法(通则0401)，在295nm的波长处测定吸光度，按$C_8H_{12}N_2 \cdot H_3PO_4 \cdot H_2O$的吸收系数($E_{1cm}^{1\%}$)为326计算每片溶出量。

限度　标示量的80%，应符合规定。

其他　应符合片剂项下有关的各项规定(通则0101)。

【含量测定】 照高效液相色谱法(通则0512)测定。

供试品溶液　取本品20片，除去包衣，精密称定，研细，精密称取适量(约相当于磷酸川芎嗪50mg)，置100ml量瓶中，加水约60ml，充分振摇使磷酸川芎嗪溶解，用水稀释到刻度，摇匀，滤过，精密量取续滤液3ml，置100ml量瓶中，用水稀释至刻度，摇匀。

对照品溶液　取磷酸川芎嗪对照品，精密称定，加水溶解并定量稀释制成每1ml中约含15μg的溶液。

系统适用性溶液　取磷酸川芎嗪2mg与杂质Ⅰ对照品12mg，置同一100ml量瓶中，加甲醇2ml溶解，用水稀释至刻度，摇匀。

色谱条件　用十八烷基硅烷键合硅胶为填充剂；以甲醇-水(45∶55)为流动相；检测波长为295nm；进样体积20μl。

系统适用性要求　系统适用性溶液色谱图中，理论板数按川芎嗪峰计算不低于2000，川芎嗪峰与杂质Ⅰ峰的分离度应大于4.0。

测定法　精密量取供试品溶液与对照品溶液，分别注入液相色谱仪，记录色谱图。按外标法以峰面积计算。

【类别】 同磷酸川芎嗪。

【规格】 50mg

【贮藏】 遮光，密封保存。

磷酸川芎嗪胶囊

Linsuan Chuanxiongqin Jiaonang

Ligustrazine Phosphate Capsules

本品含磷酸川芎嗪($C_8H_{12}N_2 \cdot H_3PO_4 \cdot H_2O$)应为标示量的90.0%～110.0%。

【性状】 本品内容物为白色或类白色粉末。

【鉴别】 (1)取本品的内容物适量(约相当于磷酸川芎嗪0.2g)，加水20ml，振摇使磷酸川芎嗪溶解，滤过，滤液照磷酸川芎嗪项下的鉴别(1)、(2)和(4)项试验，显相同的结果。

(2)在含量测定项下记录的色谱图中，供试品溶液主峰的保留时间应与对照品溶液主峰的保留时间一致。

【检查】 **溶出度** 照溶出度与释放度测定法(通则0931第一法)测定。

溶出条件　以水900ml为溶出介质，转速为每分钟100转，依法操作，经20分钟时取样。

测定法　取溶出液10ml滤过，精密量取续滤液3ml，置10ml量瓶中，用水稀释至刻度，摇匀，在295nm的波长处测定吸光度，按$C_8H_{12}N_2 \cdot H_3PO_4 \cdot H_2O$的吸收系数($E_{1cm}^{1\%}$)为326计算每粒的溶出量。

限度　标示量的70%，应符合规定。

其他　应符合胶囊剂项下有关的各项规定(通则0103)。

【含量测定】 照高效液相色谱法(通则0512)测定。

供试品溶液　取装量差异项下的内容物，混匀，研细，精密称取适量(约相当于磷酸川芎嗪50mg)，置100ml量瓶中，加水约60ml，充分振摇使磷酸川芎嗪溶解，用水稀释至刻度，摇匀，滤过，精密量取续滤液3ml，置100ml量瓶中，用水稀释至刻度，摇匀。

对照品溶液　取磷酸川芎嗪对照品，精密称定，加水溶解并定量稀释制成每1ml中含15μg的溶液。

系统适用性溶液　取磷酸川芎嗪2mg与杂质Ⅰ对照品12mg，置同一100ml量瓶中，加甲醇2ml溶解，用水稀释至刻度，摇匀。

色谱条件　用十八烷基硅烷键合硅胶为填充剂；以甲醇-水(45∶55)为流动相；检测波长为 295nm；进样体积 20μl。

系统适用性要求　系统适用性溶液色谱图中，理论板数按川芎嗪峰计算不低于 2000，川芎嗪峰与杂质Ⅰ峰的分离度应大于 4.0。

测定法　精密量取供试品溶液与对照品溶液，分别注入液相色谱仪，记录色谱图。按外标法以峰面积计算。

【类别】　同磷酸川芎嗪。

【规格】　50mg

【贮藏】　遮光，密封保存。

磷酸可待因

Linsuan Kedaiyin

Codeine Phosphate

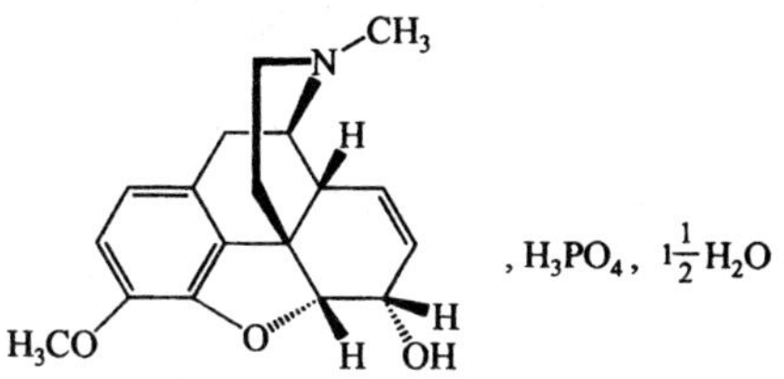

$C_{18}H_{21}NO_3 \cdot H_3PO_4 \cdot 1\frac{1}{2}H_2O$　424.39

本品为 17-甲基-3-甲氧基-4,5α-环氧-7,8-二去氢吗啡喃-6α-醇磷酸盐倍半水合物。按干燥品计算，含 $C_{18}H_{21}NO_3 \cdot H_3PO_4$ 不得少于 98.5%。

【性状】　本品为白色细微的针状结晶性粉末；无臭；有风化性；水溶液显酸性反应。

本品在水中易溶，在乙醇中微溶，在三氯甲烷或乙醚中极微溶解。

【鉴别】　(1)取本品约 0.2g，加水 4ml 溶解后，在不断搅拌下滴加 20%氢氧化钠溶液至出现白色沉淀，用玻璃棒摩擦器壁使沉淀完全，过滤；沉淀用水洗净，在 105℃干燥 1 小时，依法测定(通则 0612)，熔点为 154～158℃。

(2)取本品约 0.1g，加水 5ml 溶解后，滴加氨试液使成碱性，不得生成沉淀。

(3)取本品约 1mg，置白瓷板上，加含亚硒酸 2.5mg 的硫酸 0.5ml，立即显绿色，渐变蓝色。

(4)取鉴别(1)项下的沉淀，其红外光吸收图谱应与可待因的对照图谱(光谱集 92 图)一致。

(5)本品的水溶液显磷酸盐的鉴别反应(通则 0301)。

【检查】　**酸度**　取本品 0.40g，加水 10ml 溶解后，依法测定(通则 0631)，pH 值应为 4.0～5.0。

溶液的澄清度与颜色　取本品 0.40g，加新沸过的冷水 10ml 溶解后，溶液应澄清无色；如显浑浊，与 1 号浊度标准液(通则 0902 第一法)比较，不得更浓；如显色，与黄色 2 号标准比色液(通则 0901 第一法)比较，不得更深。

氯化物　取本品 0.10g，依法检查(通则 0801)，与标准氯化钠溶液 5.0ml 制成的对照液比较，不得更浓(0.05%)。

硫酸盐　取本品 0.20g，依法检查(通则 0802)，如发生浑浊，与标准硫酸钾溶液 2.0ml 制成的对照液比较，不得更浓(0.1%)。

有关物质　照高效液相色谱法(通则 0512)测定。

供试品溶液　取本品适量，精密称定，加流动相溶解并定量稀释制成每 1ml 中约含 10mg 的溶液。

对照品溶液　取吗啡对照品适量，精密称定，加流动相溶解并定量稀释制成每 1ml 中约含 1mg 的溶液。

对照溶液　精密量取供试品溶液 0.2ml 与对照品溶液 1ml，置同一 100ml 量瓶中，用流动相稀释至刻度，摇匀。

色谱条件　用十八烷基硅烷键合硅胶为填充剂；以 0.03mol/L 醋酸钠溶液(用冰醋酸调节 pH 值至 3.5)-甲醇(60∶10)为流动相；检测波长为 230nm；进样体积 10μl。

系统适用性要求　对照溶液色谱图中，理论板数按磷酸可待因峰计算不低于 2000，吗啡峰与磷酸可待因峰之间的分离度应符合要求。

测定法　精密量取供试品溶液与对照品溶液，分别注入液相色谱仪，记录色谱图至主成分峰保留时间的 3 倍。

限度　供试品溶液色谱图中如有与吗啡峰保留时间一致的色谱峰，按外标法以峰面积计算，不得过 0.1%；其他单个杂质的峰面积不得大于对照溶液中磷酸可待因峰面积的 2.5 倍(0.5%)，各杂质峰面积的和不得大于对照溶液中磷酸可待因峰面积的 5 倍(1.0%)。

干燥失重　取本品，在 105℃干燥至恒重，减失重量应为 5.0%～7.5%(通则 0831)。

【含量测定】　取本品约 0.25g，精密称定，加冰醋酸 10ml 溶解后，加结晶紫指示液 1 滴，用高氯酸滴定液(0.1mol/L)滴定至溶液显绿色，并将滴定的结果用空白试验校正。每 1ml 高氯酸滴定液(0.1mol/L)相当于 39.74mg 的 $C_{18}H_{21}NO_3 \cdot H_3PO_4$。

【类别】　镇痛药，镇咳药。

【贮藏】　遮光，密封保存。

【制剂】　(1)磷酸可待因片　(2)磷酸可待因注射液　(3)磷酸可待因糖浆

磷酸可待因片

Linsuan Kedaiyin Pian

Codeine Phosphate Tablets

本品含磷酸可待因($C_{18}H_{21}NO_3 \cdot H_3PO_4 \cdot 1\frac{1}{2}H_2O$)应为标示量的 93.0%～107.0%。

【性状】　本品为白色片或包衣片。

【鉴别】 (1)在含量测定项下记录的色谱图中,供试品溶液主峰的保留时间应与对照品溶液主峰的保留时间一致。

(2)取本品的细粉适量,加水振摇后,滤过,滤液显磷酸盐的鉴别反应(通则 0301)。

【检查】 **含量均匀度**(15mg 规格) 取本品 1 片,置 50ml 量瓶中,加水适量,振摇 1 小时,使磷酸可待因溶解,用水稀释至刻度,摇匀,滤过,取续滤液照含量测定项下的方法测定含量,应符合规定(通则 0941)。

溶出度 照溶出度与释放度测定法(通则 0931 第一法)测定。

溶出条件 以水 900ml 为溶出介质,转速为每分钟 100 转,依法操作,经 20 分钟时取样。

测定法 取溶出液 10ml,滤过,精密量取续滤液适量,用水定量稀释制成每 1ml 中约含磷酸可待因 10μg 的溶液,照紫外-可见分光光度法(通则 0401),在 212nm 的波长处测定吸光度,按 $C_{18}H_{21}NO_3 \cdot H_3PO_4 \cdot 1\frac{1}{2}H_2O$ 的吸收系数($E_{1cm}^{1\%}$)为 601,计算每片的溶出量。

限度 标示量的 80%,应符合规定。

其他 应符合片剂项下有关的各项规定(通则 0101)。

【含量测定】 照高效液相色谱法(通则 0512)测定。

供试品溶液 取本品 20 片,精密称定,研细,精密称取适量(约相当于磷酸可待因 30mg),置 100ml 量瓶中,加水溶解并稀释至刻度,摇匀,滤过,取续滤液。

对照品溶液 取磷酸可待因对照品适量,精密称定,加水溶解并定量稀释制成每 1ml 中约含 0.3mg 的溶液。

色谱条件 用十八烷基硅烷键合硅胶为填充剂,以 0.03mol/L 醋酸钠溶液(用冰醋酸调节 pH 值至 3.5)-甲醇(25∶10)为流动相;检测波长为 280nm;进样体积 10μl。

系统适用性要求 理论板数按磷酸可待因峰计算不低于 2000,磷酸可待因峰与相邻杂质峰之间的分离度应符合要求。

测定法 精密量取供试品溶液与对照品溶液,分别注入液相色谱仪,记录色谱图。按外标法以峰面积计算,并将结果乘以 1.068。

【类别】 同磷酸可待因。

【规格】 (1)15mg　(2)30mg

【贮藏】 遮光,密封保存。

磷酸可待因注射液

Linsuan Kedaiyin Zhusheye

Codeine Phosphate Injection

本品为磷酸可待因的灭菌水溶液。含磷酸可待因 $\left(C_{18}H_{21}NO_3 \cdot H_3PO_4 \cdot 1\frac{1}{2}H_2O\right)$ 应为标示量的 95.0%～105.0%。

【性状】 本品为无色的澄明液体。

【鉴别】 取本品 10ml,置水浴上蒸干,残渣照磷酸可待因项下的鉴别(1)、(2)、(3)、(5)项试验,显相同的结果。

【检查】 **pH 值** 应为 4.0～5.5(通则 0631)。

其他 应符合注射剂项下有关的各项规定(通则 0102)。

【含量测定】 精密量取本品适量(约相当于磷酸可待因 0.3g),置水浴上蒸干,在 105℃ 干燥 1 小时,放冷,加冰醋酸 10ml 溶解后,加结晶紫指示液 1 滴,用高氯酸滴定液(0.1mol/L)滴定至溶液显绿色,并将滴定的结果用空白试验校正。每 1ml 高氯酸滴定液(0.1mol/L)相当于 42.44mg 的 $C_{18}H_{21}NO_3 \cdot H_3PO_4 \cdot 1\frac{1}{2}H_2O$。

【类别】 同磷酸可待因。

【规格】 (1)1ml∶15mg　(2)1ml∶30mg

【贮藏】 遮光,密闭保存。

磷酸可待因糖浆

Linsuan Kedaiyin Tangjiang

Codeine Phosphate Syrup

本品含磷酸可待因 $\left(C_{18}H_{21}NO_3 \cdot H_3PO_4 \cdot 1\frac{1}{2}H_2O\right)$ 应为 0.47%～0.54%(g/ml)。

【处方】

磷酸可待因	5g
蔗糖	650g
防腐剂	适量
水	适量
全量	1000ml

【性状】 本品为无色至淡黄色的浓厚液体。

【鉴别】 取本品 1ml,加氢氧化钠试液使成碱性,加三氯甲烷 1ml,强力振摇,静置使分层,取三氯甲烷液数滴,置白瓷板上,加含亚硒酸 2.5mg 的硫酸 0.5ml,立即显绿色,渐变为蓝色。

【检查】 **相对密度** 本品的相对密度(通则 0601),应不小于 1.200。

其他 应符合糖浆剂项下有关的各项规定(通则 0116)。

【含量测定】 用内容量移液管精密量取本品 10ml,以水洗出移液管内的附着液,置分液漏斗中,加氨试液使成碱性,用三氯甲烷振摇提取至少 4 次,第一次 25ml,以后每次各 15ml,至可待因提尽为止,每次得到的三氯甲烷液均用同一份水 10ml 洗涤,洗液用三氯甲烷 5ml 振摇提取,合并三氯甲烷液,置水浴上蒸干,精密加硫酸滴定液(0.01mol/L)25ml,加热使溶解,放冷,加甲基红指示液 2 滴,用氢氧化钠滴定液(0.02mol/L)滴定。每 1ml 硫酸滴定液(0.01mol/L)相当于

8.488mg 的 $C_{18}H_{21}NO_3 \cdot H_3PO_4 \cdot 1\frac{1}{2}H_2O$。

【类别】 同磷酸可待因。

【规格】 (1)10ml　(2)100ml

【贮藏】 遮光，密封，在阴凉处保存。

磷酸丙吡胺

Linsuan Bingbi'an

Disopyramide Phosphate

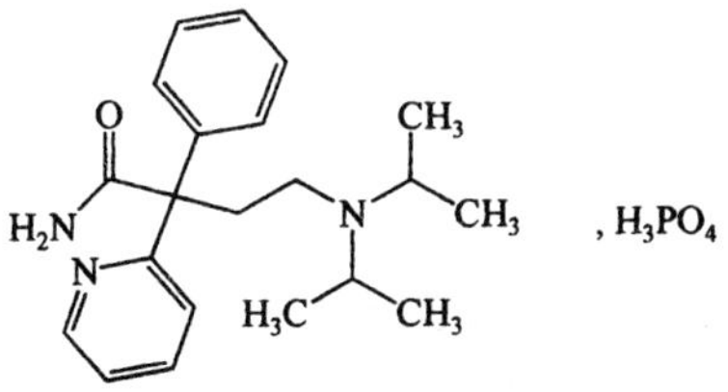

$C_{21}H_{29}N_3O \cdot H_3PO_4$　437.47

本品为(±)-α-[2-[双-(1-甲基乙基)氨基]乙基]-α-苯基-2-吡啶乙酰胺磷酸盐。按干燥品计算，含 $C_{21}H_{29}N_3O \cdot H_3PO_4$ 不得少于 98.5%(供注射用)或 98.0%(供口服用)。

【性状】 本品为白色或类白色结晶性粉末；无臭。

本品在水中易溶，在乙醇中微溶，在冰醋酸中溶解。

【鉴别】 (1)取本品，加水溶解并稀释制成每 1ml 中含 50μg 的溶液，照紫外-可见分光光度法(通则 0401)测定，在 261nm 的波长处有最大吸收，其吸光度约为 0.47。

(2)本品的红外光吸收图谱应与对照的图谱(光谱集 892 图)一致。

(3)本品的水溶液显磷酸盐的鉴别反应(通则 0301)。

【检查】 **酸度** 取本品 0.10g，加水 10ml，依法测定(通则 0631)，pH 值应为 4.0～5.0。

有关物质 照薄层色谱法(通则 0502)试验。

供试品溶液 取本品，加 75%乙醇溶解并稀释制成每 1ml 中含 0.1g 的溶液。

色谱条件 用以羧甲基纤维素钠为黏合剂的硅胶 HF_{254} 薄层板，以乙酸乙酯-甲醇-浓氨溶液(78∶20∶2)为展开剂。

测定法 吸取供试品溶液 2μl 点于薄层板上，展开，取出，晾干，置紫外光灯下检视。

限度 除显磷酸丙吡胺的斑点外，不得显其他斑点。

干燥失重 取本品，在 105℃干燥至恒重，减失重量不得过 0.5%(通则 0831)。

重金属 取本品 1.0g，加水 20ml 与稀盐酸 4ml 溶解后，依法检查(通则 0821 第一法)，含重金属不得过百万分之二十。

【含量测定】 取本品约 0.1g，精密称定，加冰醋酸 10ml 溶解后，加结晶紫指示液 1 滴，用高氯酸滴定液(0.1mol/L)滴定至溶液显绿色，并将滴定的结果用空白试验校正。每 1ml 高氯酸滴定液(0.1mol/L)相当于 21.87mg 的 $C_{21}H_{29}N_3O \cdot H_3PO_4$。

【类别】 抗心律失常药。

【贮藏】 密封保存。

【制剂】 (1)磷酸丙吡胺片　(2)磷酸丙吡胺注射液

磷酸丙吡胺片

Linsuan Bingbi'an Pian

Disopyramide Phosphate Tablets

本品含磷酸丙吡胺($C_{21}H_{29}N_3O \cdot H_3PO_4$)应为标示量的 95.0%～105.0%。

【性状】 本品为白色片。

【鉴别】 (1)取本品的细粉适量(约相当于磷酸丙吡胺 5mg)，置 100ml 量瓶中，加水适量，振摇，使磷酸丙吡胺溶解，用水稀释至刻度，滤过，滤液照磷酸丙吡胺项下的鉴别(1)项试验，显相同的结果。

(2)取本品的细粉适量，加水振摇，滤过，滤液显磷酸盐的鉴别反应(通则 0301)。

【检查】 应符合片剂项下有关的各项规定(通则 0101)。

【含量测定】 取本品 20 片，精密称定，研细，精密称取适量(约相当于磷酸丙吡胺 0.25g)，置 25ml 量瓶中，加冰醋酸适量，充分振摇，使磷酸丙吡胺溶解，用冰醋酸稀释至刻度，摇匀，滤过，精密量取续滤液 10ml，照磷酸丙吡胺项下的方法测定。每 1ml 高氯酸滴定液(0.1mol/L)相当于 21.87mg 的 $C_{21}H_{29}N_3O \cdot H_3PO_4$。

【类别】 同磷酸丙吡胺。

【规格】 0.1g

【贮藏】 密封保存。

磷酸丙吡胺注射液

Linsuan Bingbi'an Zhusheye

Disopyramide Phosphate Injection

本品为磷酸丙吡胺的灭菌水溶液。含磷酸丙吡胺($C_{21}H_{29}N_3O \cdot H_3PO_4$)应为标示量的 95.0%～105.0%。

【性状】 本品为无色的澄明液体。

【鉴别】 取本品适量，照磷酸丙吡胺项下的鉴别(1)、(3)项试验，显相同的结果。

【检查】 **pH 值** 应为 4.0～5.0(通则 0631)。

其他 应符合注射剂项下有关的各项规定(通则 0102)。

【含量测定】 精密量取本品 5ml(2ml∶50mg 规格)或 2ml(2ml∶100mg 规格)，置水浴上蒸干，在 105℃干燥 1 小时，放冷，加冰醋酸 10ml 溶解后，加结晶紫指示液 1 滴，用高氯酸滴定液(0.1mol/L)滴定至溶液显绿色，并将滴定的结果用空白试验校正。每 1ml 高氯酸滴定液(0.1mol/L)相当于

21.87mg 的 $C_{21}H_{29}N_3O \cdot H_3PO_4$。

【类别】 同磷酸丙吡胺。

【规格】 (1)2ml：50mg (2)2ml：100mg

【贮藏】 密闭保存。

磷酸肌酸钠

Linsuanjisuanna

Creatine Phosphate Sodium

$$Na_2H\left[{}^{-}O-\underset{\underset{O}{\|}}{\overset{\overset{O^-}{|}}{P}}-\overset{H}{N}-\underset{\underset{NH}{\|}}{C}-\overset{\overset{CH_3}{|}}{N}-CH_2-COO^-\right],4H_2O$$

$C_4H_8N_3Na_2O_5P \cdot 4H_2O$ 327.15

本品为 N-[亚氨基(膦氨基)甲基]-N-甲基甘氨酸二钠盐四水合物。本品有酶促工艺生产的非无菌原料药和化学合成工艺生产的无菌原料药两种产品。按无水、无溶剂物计算，含 $C_4H_8N_3Na_2O_5P$ 不得少于 98.0%。

【性状】 本品为白色或类白色粉末或结晶性粉末；有引湿性。

本品在水中易溶，在乙醇中几乎不溶。

【鉴别】 (1)取本品约 20mg，加水 5ml 溶解，加钼酸铵试液 1ml 与稀硝酸 1ml，水浴加热即生成黄色沉淀，分离，沉淀能在氨试液中溶解。

(2)在含量测定项下记录的色谱图中，供试品溶液主峰的保留时间应与对照品溶液主峰的保留时间一致。

(3)本品的红外光吸收图谱应与对照品的图谱一致(通则 0402)。

(4)本品显钠盐鉴别(1)的反应(通则 0301)。

【检查】 **碱度** 取本品，加水溶解并稀释制成每 1ml 中约含 20mg 的溶液，依法测定(通则 0631)，pH 值应为8.0～9.0。

溶液的澄清度与颜色 取本品 1.0g，加水 50ml 溶解，依法检查(通则 0902 第一法和 0901 第一法)，溶液应澄清无色。

三磷酸腺苷二钠与二磷酸腺苷二钠 照高效液相色谱法(通则 0512)测定。

供试品溶液 取本品适量，精密称定，加水溶解并定量稀释制成每 1ml 中约含 3mg 的溶液。

杂质对照品溶液 取三磷酸腺苷二钠对照品与二磷酸腺苷二钠对照品各适量，分别精密称定，置同一量瓶中，另取供试品溶液适量，置上述量瓶中，加水溶解并定量稀释制成每 1ml 中各含 3μg 的溶液。

灵敏度溶液 精密量取杂质对照品溶液 1ml，置 10ml 量瓶中，用流动相稀释至刻度，摇匀。

色谱条件 用十八烷基硅烷键合硅胶为填充剂；以 0.2mol/L 磷酸盐缓冲液(取磷酸氢二钠 35.8g，磷酸二氢钾 13.6g，加水 900ml 溶解，用 1mol/L 氢氧化钠溶液调节 pH 值至 7.0，加入四丁基溴化铵 1.61g，加水至 1000ml，摇匀)-甲醇(95：5)为流动相；检测波长为 259nm；进样体积 20μl。

系统适用性要求 杂质对照品溶液色谱图中，理论板数按三磷酸腺苷峰计算不低于 1500；出峰顺序依次为二磷酸腺苷、三磷酸腺苷；二磷酸腺苷峰与三磷酸腺苷峰之间的分离度应符合要求。灵敏度溶液色谱图中，三磷酸腺苷峰高与二磷酸腺苷峰高的信噪比均大于 10。

测定法 精密量取供试品溶液与杂质对照品溶液，分别注入液相色谱仪，记录色谱图。

限度 供试品溶液色谱图中如有与三磷酸腺苷和二磷酸腺苷保留时间相同的色谱峰，按外标法分别以峰面积计算，含三磷酸腺苷二钠与二磷酸腺苷二钠均不得过 0.1%。(用于酶促工艺产品)

有关物质 照高效液相色谱法(通则 0512)测定。临用新制。

供试品溶液 取本品适量，精密称定，加流动相溶解并定量稀释制成每 1ml 中约含 1mg 的溶液。

对照溶液 精密量取供试品溶液 1ml，置 200ml 量瓶中，用流动相稀释至刻度，摇匀。

杂质对照品溶液 取肌酸对照品与肌酐对照品各适量，分别精密称定，置同一量瓶中，加流动相溶解并定量稀释制成每 1ml 中各约含 7.5μg 的溶液。

系统适用性溶液 取磷酸肌酸钠对照品、肌酸对照品与肌酐对照品各适量，置同一量瓶中，加流动相溶解并定量稀释制成每 1ml 中分别含 1mg、7.5μg 和 7.5μg 的溶液。

灵敏度溶液 精密量取对照溶液 5ml，置 100ml 量瓶中，用流动相稀释至刻度，摇匀。

色谱条件 用十八烷基硅烷键合硅胶为填充剂(Thermo，Hypersil GOLD，C18，4.6mm×250mm，5μm 或效能相当的色谱柱)；以含 0.2%磷酸二氢钾和 0.1%四丁基氢氧化铵的溶液(用磷酸或氨试液调节 pH 值至 6.6)为流动相；检测波长为 210nm；进样体积 20μl。

系统适用性要求 系统适用性溶液色谱图中，出峰顺序依次为肌酸、肌酐和磷酸肌酸峰，理论板数按磷酸肌酸峰计算不低于 2000，肌酸峰与肌酐峰之间的分离度应大于 3.0。灵敏度溶液色谱图中，磷酸肌酸峰高的信噪比大于 10。

测定法 精密量取供试品溶液、对照溶液与杂质对照品溶液，分别注入液相色谱仪，记录色谱图至供试品溶液主峰保留时间的 2 倍。

限度 供试品溶液色谱图中如有与对照品溶液两个主峰保留时间相同的色谱峰，按外标法分别以峰面积计算，含肌酸、肌酐均不得过 0.75%；其他单个未知杂质的峰面积不得大于对照溶液的主峰面积(0.5%)；杂质总量不得过 2.0%；小于灵敏度溶液主峰面积的峰忽略不计。

氯化物 取本品 0.25g，依法检查(通则 0801)，与标准氯化钠溶液 5.0ml 制成的对照液比较，不得更浓(0.02%)。

铁盐 取本品 1.0g，依法检查(通则 0807)，与标准铁溶液

1.0ml 制成的对照液比较，不得更浓（0.001%）。

砷盐　取本品 2.0g，加水 23ml 溶解后，加盐酸 5ml，依法检查（通则 0822 第一法），应符合规定（0.0001%）。

钡盐　取本品 4.0g，加水 20ml 溶解后，滤过，滤液分为两等份，一份中加稀硫酸 2ml，另一份加水 2ml，静置 15 分钟，目视检视，两液应同样澄清。

蛋白质　取本品 1.0g，加水 5ml 振摇溶解，加 60% 磺基水杨酸溶液 0.25ml，不应发生浑浊。（用于酶促工艺产品）

重金属　取本品 1.0g，依法检查（通则 0821 第一法），含重金属不得过百万分之十。

水分　取本品，照水分测定法（通则 0832 第一法 1）测定，含水分应为 20.0%～25.0%。

残留溶剂　照残留溶剂测定法（通则 0861 第二法）测定。

供试品溶液　取本品约 0.1g，精密称定，置顶空瓶中，精密加水 2ml 使溶解，密封。

对照品贮备液　取甲醇 0.3g、乙醇 0.5g、甲苯 0.089g，精密称定，分别置 100ml 量瓶中，用 *N*，*N*-二甲基甲酰胺稀释至刻度，摇匀。

对照品溶液　精密量取各对照品贮备液适量，置同一量瓶中，用水定量稀释制成每 1ml 中约含甲醇 150μg、乙醇 250μg 和甲苯 44.5μg 的溶液，精密量取 2ml，置顶空瓶中，密封。

色谱条件　以 6% 氰丙基苯基-94% 二甲基聚硅氧烷（或极性相近）为固定液的毛细管柱为色谱柱；起始温度为 70℃，维持 2 分钟，以每分钟 10℃ 的速率升温至 120℃，再以每分钟 20℃ 的速率升温至 220℃，维持 3 分钟；检测器温度为 250℃；进样口温度为 200℃；顶空瓶平衡温度为 80℃，平衡时间 30 分钟。

系统适用性要求　对照品溶液色谱图中，出峰顺序依次为甲醇、乙醇、甲苯，各色谱峰间的分离度均应符合要求。

测定法　取供试品溶液与对照品溶液分别顶空进样，记录色谱图。

限度　按外标法以峰面积分别计算。甲醇、乙醇与甲苯的残留量均应符合规定。

可见异物　取本品 5 份，每份 1.3g，加微粒检查用水溶解，依法检查（通则 0904），应符合规定。（供无菌分装用）

不溶性微粒　取本品 4 份，每份 1.3g，加微粒检查用水溶解，依法检查（通则 0903），应符合规定。（供无菌分装用）

异常毒性　取本品，加注射用水溶解并稀释制成每 1ml 中含磷酸肌酸钠 60mg 的溶液，依法检查（通则 1141），按静脉注射法缓慢给药，应符合规定。（供无菌分装用）

细菌内毒素　取本品，依法检查（通则 1143），每 1mg 磷酸肌酸钠中含内毒素的量应小于 0.15EU。（供无菌分装用）

无菌　取本品，用 0.1% 无菌蛋白胨水溶液溶解并稀释制成每 1ml 中约含磷酸肌酸钠 10mg 的溶液，经薄膜过滤法处理，用 0.1% 无菌蛋白胨水溶液分次冲洗（每膜不少于 300ml），依法检查（通则 1101），应符合规定。（供无菌分装用）

【含量测定】　照高效液相色谱法（通则 0512）测定。

供试品溶液　取本品适量，精密称定，加流动相溶解并定量稀释制成每 1ml 中约含 0.1mg 的溶液。

对照品溶液　取磷酸肌酸钠对照品适量，精密称定，加流动相溶解并定量稀释制成每 1ml 中约含 0.1mg 的溶液。

系统适用性溶液、色谱条件与系统适用性要求　见有关物质项下。

测定法　精密量取供试品溶液与对照品溶液，分别注入液相色谱仪，记录色谱图。按外标法以峰面积计算。

【类别】　心肌营养药。

【贮藏】　密封，在凉暗处保存。

磷酸伯氨喹

Linsuan Bo'ankui

Primaquine Phosphate

H_3CO … NH … NH_2，CH_3，$,2H_3PO_4$

$C_{15}H_{21}N_3O \cdot 2H_3PO_4$　455.34

本品为（±）-8-[（4-氨基-1-甲基丁基）氨基]-6-甲氧基喹啉二磷酸盐。按干燥品计算，含 $C_{15}H_{21}N_3O \cdot 2H_3PO_4$ 应为 97.0%～102.0%。

【性状】　本品为橙红色结晶性粉末；无臭。

本品在水中溶解，在二氯甲烷或乙醇中不溶。

【鉴别】　（1）取本品，加 0.01mol/L 盐酸溶液溶解并定量稀释制成每 1ml 中约含 15μg 的溶液，照紫外-可见分光光度法（通则 0401）测定，在 265nm 和 282nm 的波长处有最大吸收，吸收系数（$E_{1cm}^{1\%}$）分别为 335～350 和 327～340。

（2）取本品约 0.1g，加水 5ml 使溶解，置分液漏斗中，加 2mol/L 氨溶液 2ml，摇匀，加二氯甲烷 5ml，振摇，静置，取二氯甲烷层经铺有无水硫酸钠 0.5g 的滤层滤过，取滤液适量，滴于溴化钾晶片上，置红外光灯下干燥，照红外分光光度法（通则 0402）测定，本品的红外光吸收图谱应与同法处理的磷酸伯氨喹对照品的图谱一致。

（3）取本品 50mg，加水 5ml 使溶解，加 8.5% 氢氧化钠溶液 2ml，用二氯甲烷提取二次，每次 5ml，取水层用硝酸酸化，取 1ml，加钼钒酸铵试液（取钼酸铵 4g，偏钒酸铵 0.1g，加水 70ml，超声使溶解，加硝酸 20ml，用水稀释至 100ml）2ml，溶液变黄色。

【检查】　**酸度**　取本品 0.50g，加水 50ml 溶解后，依法测定（通则 0631），pH 值应为 2.5～3.5。

有关物质　照高效液相色谱法（通则 0512）测定。

供试品溶液　取本品适量，加流动相溶解并稀释制成每 1ml 中约含 0.4mg 的溶液。

对照溶液　精密量取供试品溶液适量，用流动相定量稀释制成每 1ml 中约含 2μg 的溶液。

系统适用性溶液　取磷酸伯氨喹与杂质Ⅰ对照品各适量，加流动相溶解并稀释制成每 1ml 中分别约含 0.26mg 与 5μg 的混合溶液。

色谱条件　用辛基硅烷键合硅胶为填充剂（Inertsil，4.6mm×75mm，3μm 或效能相当的色谱柱）；以水-乙腈-四氢呋喃-三氟乙酸（90∶9∶1∶0.1）为流动相；流速为每分钟 1.5ml；检测波长为 265nm；进样体积 10μl。

系统适用性要求　系统适用性溶液色谱图中，磷酸伯氨喹峰的保留时间约为 12.5 分钟，杂质Ⅰ峰的相对保留时间约为 0.8；杂质Ⅰ峰与伯氨喹峰之间的分离度应大于 2.5，理论板数按伯氨喹峰计算不低于 3000。

测定法　精密量取供试品溶液与对照溶液，分别注入液相色谱仪，记录色谱图至主成分峰保留时间的 3 倍。

限度　供试品溶液色谱图中如有杂质峰，在相对保留时间约为 0.29 处的杂质峰面积不得大于对照溶液主峰面积的 1.2 倍（0.6%），杂质Ⅰ峰（相对保留时间约为 0.8）的峰面积不得大于对照溶液主峰面积的 4 倍（2.0%），在相对保留时间约为 1.8 处的杂质峰面积不得大于对照溶液主峰面积（0.5%），其他单个杂质峰面积不得大于对照溶液主峰面积的 0.4 倍（0.2%），各杂质峰面积的和不得大于对照溶液主峰面积的 6 倍（3.0%）。

残留溶剂　照残留溶剂测定法（通则 0861 第二法）测定。

供试品溶液　取本品约 0.2g，精密称定，置顶空瓶中，精密加水 5ml，密封，振摇使溶解。

对照品溶液　取甲醇 60mg、乙醇 100mg 与甲苯 17.8mg，精密称定，置同一含有 *N*，*N*-二甲基甲酰胺 1ml 和适量水的 100ml 量瓶中，摇匀，用水稀释至刻度，摇匀，精密量取 10ml，置 50ml 量瓶中，用水稀释至刻度，摇匀，精密量取 5ml 置顶空瓶中，密封。

色谱条件　以 6%氰丙基苯基-94%二甲基聚硅氧烷（或极性相近）为固定液的毛细管柱为色谱柱；起始温度为 40℃，维持 10 分钟，以每分钟 10℃的速率升温至 200℃，维持 4 分钟；进样口温度为 250℃；检测器温度为 300℃。顶空瓶平衡温度为 85℃，平衡时间为 45 分钟，进样针温度为 100℃，传输线温度为 110℃。

系统适用性要求　对照品溶液色谱图中，各组分峰间的分离度均应符合要求。

测定法　取供试品溶液与对照品溶液分别顶空进样，记录色谱图。

限度　按外标法以峰面积计算，甲醇、乙醇与甲苯的残留量均应符合规定。

干燥失重　取本品，在 105℃干燥 2 小时，减失重量不得过 0.5%（通则 0831）。

【含量测定】　照高效液相色谱法（通则 0512）测定。

供试品溶液　取本品适量，精密称定，加流动相溶解并定量稀释制成每 1ml 中约含 0.26mg 的溶液。

对照品溶液　取磷酸伯氨喹对照品适量，精密称定，加流动相溶解并定量稀释制成每 1ml 中约含 0.26mg 的溶液。

系统适用性溶液、色谱条件与系统适用性要求　见有关物质项下。

测定法　精密量取供试品溶液与对照品溶液，分别注入液相色谱仪，记录色谱图。按外标法以峰面积计算。

【类别】　抗疟药。

【贮藏】　遮光，密封保存。

【制剂】　磷酸伯氨喹片

附：

杂质Ⅰ（喹西特）

$C_{15}H_{21}N_3O$　259.35

8-［（4-氨基戊基）氨基］-6-甲氧基喹啉

磷酸伯氨喹片

Linsuan Bo'ankui Pian

Primaquine Phosphate Tablets

本品含磷酸伯氨喹（$C_{15}H_{21}N_3O \cdot 2H_3PO_4$）应为标示量的 93.0%～107.0%。

【性状】　本品为糖衣片，除去糖衣后显橙红色。

【鉴别】　（1）取本品，除去包衣，研细，取细粉适量，加 0.01mol/L 盐酸溶液溶解并稀释制成每 1ml 中含磷酸伯氨喹 15μg 的溶液，照紫外-可见分光光度法（通则 0401）测定，在 265nm 和 282nm 的波长处有最大吸收，吸光度比值（A_{265nm}/A_{282nm}）为 0.97～1.08。

（2）取本品的细粉适量（约相当于磷酸伯氨喹 0.1g），加水 5ml 使溶解，滤过，滤液置分液漏斗中，加 2mol/L 氨溶液 2ml，摇匀，加二氯甲烷 5ml，振摇，静置，取二氯甲烷层经铺有无水硫酸钠 0.5g 的滤层滤过，取滤液适量，滴于溴化钾晶片上，置红外光灯下干燥，照红外分光光度法（通则 0402）测定，本品的红外光吸收图谱应与同法处理的磷酸伯氨喹对照品的图谱一致。

（3）取本品的细粉适量（约相当于磷酸伯氨喹 50mg），加水 5ml 使溶解，滤过，滤液加 8.5%氢氧化钠溶液 2ml，用二氯甲烷提取二次，每次 5ml，取水层，加硝酸酸化后，取 1ml，加钼钒酸铵试液（取钼酸铵 4g，偏钒酸铵 0.1g，加水 70ml，超声使溶解，加硝酸 20ml，用水稀释至 100ml）2ml，溶液变黄色。

【检查】 有关物质 照高效液相色谱法（通则 0512）测定。

供试品溶液 取含量测定项下的细粉适量（约相当于磷酸伯氨喹 20mg），置 50ml 量瓶中，加流动相适量振摇使磷酸伯氨喹溶解，用流动相稀释至刻度，摇匀，滤过，取续滤液。

对照溶液 精密量取供试品溶液 1ml，置 200ml 量瓶中，用流动相稀释至刻度，摇匀。

系统适用性溶液、色谱条件、系统适用性要求与测定法 见磷酸伯氨喹有关物质项下。

限度 供试品溶液色谱图中如有杂质峰，在相对保留时间约为 0.29 处的杂质峰面积不得大于对照溶液主峰面积的 1.2 倍（0.6%），杂质Ⅰ峰（相对保留时间约为 0.8）的峰面积不得大于对照溶液主峰面积的 4 倍（2.0%），在相对保留时间约为 1.8 处的杂质峰面积不得大于对照溶液主峰面积（0.5%），其他单个杂质峰面积不得大于对照溶液主峰面积的 0.4 倍（0.2%），各杂质峰面积的和不得大于对照溶液主峰面积的 6 倍（3.0%）。

含量均匀度 取本品 1 片，置 50ml 量瓶中，加流动相适量，超声使磷酸伯氨喹溶解，用流动相稀释至刻度，摇匀，滤过，取续滤液，照含量测定项下的方法测定，应符合规定（通则 0941）。

溶出度 照溶出度与释放度测定法（通则 0931 第二法）测定。

溶出条件 以 0.01mol/L 盐酸溶液 900ml 为溶出介质，转速为每分钟 50 转，依法操作，经 60 分钟时取样。

供试品溶液 取溶出液适量，滤过，取续滤液。

对照品溶液 取磷酸伯氨喹对照品适量，精密称定，加 0.01mol/L 盐酸溶液溶解并定量稀释制成每 1ml 中约含 15μg 的溶液。

色谱条件 见含量测定项下。进样体积 50μl。

系统适用性溶液与系统适用性要求 见含量测定项下。

测定法 见含量测定项下。计算每片的溶出量。

限度 标示量的 80%，应符合规定。

其他 应符合片剂项下有关的各项规定（通则 0101）。

【含量测定】 照高效液相色谱法（通则 0512）测定。

供试品溶液 取本品 20 片，除去糖衣后，精密称定，研细，精密称取细粉适量（约相当于磷酸伯氨喹 26mg），置 100ml 量瓶中，加流动相适量振摇使磷酸伯氨喹溶解，用流动相稀释至刻度，摇匀，滤过。

对照品溶液 取磷酸伯氨喹对照品适量，精密称定，加流动相溶解并定量稀释制成每 1ml 中约含 0.26mg 的溶液。

系统适用性溶液、色谱条件、系统适用性要求与测定法 见磷酸伯氨喹含量测定项下。

【类别】 同磷酸伯氨喹。

【规格】 13.2mg

【贮藏】 遮光，密封保存。

磷酸苯丙哌林

Linsuan Benbingpailin

Benproperine Phosphate

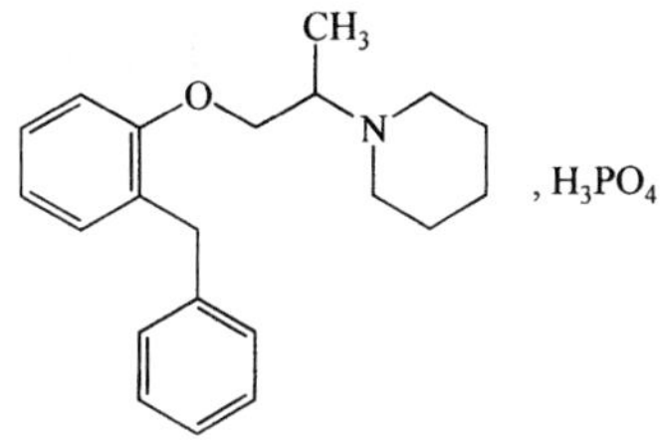

$C_{21}H_{27}NO \cdot H_3PO_4$　407.44

本品为 1-[2-(2-苄基苯氧基)-1-甲基乙基]哌啶磷酸盐。按干燥品计算，含 $C_{21}H_{27}NO \cdot H_3PO_4$ 不得少于 98.5%。

【性状】 本品为白色或类白色粉末；微带特臭。

本品在水中易溶，在乙醇中略溶，在丙酮或乙醚中不溶。

熔点 本品的熔点（通则 0612）为 148～153℃。

【鉴别】 （1）取本品约 20mg，加水 5ml 溶解后，加稀盐酸 1ml，加硫氰酸铬铵试液 3～5 滴（或少许颗粒），产生粉红色沉淀。

（2）取本品少量，加水 0.5ml 溶解后，加 0.2%对二甲氨基苯甲醛试液 3ml，振摇，数分钟后显粉红色至红色。

（3）取本品制成 0.01%水溶液，照紫外-可见分光光度法（通则 0401）测定，在 270nm 与 276nm 的波长处有最大吸收。

（4）本品的红外光吸收图谱应与对照的图谱（光谱集 1285 图）一致。

【检查】 溶液的澄清度与颜色 取本品 0.50g，加水 25ml 溶解后，溶液应澄清无色；如显浑浊，与 1 号浊度标准液（通则 0902 第一法）比较，不得更浓；如显色，与对照液（取黄色 3 号标准比色液 12.5ml，加水至 25ml）比较（通则 0901 第一法），不得更深。

氯化物 取本品 0.50g，依法检查（通则 0801），与标准氯化钠溶液 5.0ml 制成的对照液比较，不得更浓（0.01%）。

有关物质 照高效液相色谱法（通则 0512）测定。

供试品溶液 取本品适量，加水溶解并稀释制成每 1ml 中含 4mg 的溶液。

对照溶液 精密量取供试品溶液适量，用水定量稀释制成每 1ml 中含 40μg 的溶液。

色谱条件 用十八烷基硅烷键合硅胶为填充剂；以 0.1mol/L 醋酸铵缓冲液（取醋酸铵 7.7g，加水 800ml 溶解，用冰醋酸调节 pH 值至 3.3，用水稀释至 1000ml）-甲醇（35：65）为流动相；检测波长为 270nm；进样体积 10μl。

系统适用性要求 理论板数按苯丙哌林峰计算不低于 2000。

测定法 精密量取供试品溶液与对照溶液，分别注入液相色谱仪，记录色谱图至主成分峰保留时间的 3.5 倍。

限度 供试品溶液的色谱图中如有杂质峰，各杂质峰面积的和不得大于对照溶液主峰面积的 0.5 倍(0.5%)。

残留溶剂 照残留溶剂测定法(通则 0861 第二法)测定。

供试品溶液 取本品约 0.2g,精密称定,置顶空瓶中,精密加 50% *N*,*N*-二甲基甲酰胺溶液 5ml 使溶解,加氯化钠约 25mg,立即密封。

对照品溶液 取丙酮、乙醇、乙醚、甲苯、吡啶、苯各适量,精密称定,用 50% *N*,*N*-二甲基甲酰胺溶液定量稀释制成每 1ml 中约含丙酮、乙醇、乙醚各 200μg、甲苯 35.6μg、吡啶 8μg、苯 0.08μg 的混合溶液,精密量取 5ml,置顶空瓶中,加入氯化钠约 25mg,立即密封。

色谱条件 以 5%苯基-95%甲基聚硅氧烷(或极性相近)为固定液的毛细管柱为色谱柱,起始温度为 35℃,维持 8 分钟后,以每分钟 7℃的速率升温至 70℃,维持 4 分钟后,再以每分钟 50℃的速率升温至 230℃,维持 5 分钟,进样口温度为 200℃;检测器温度为 250℃;顶空瓶平衡温度为 80℃;平衡时间为 20 分钟。

系统适用性要求 对照品溶液色谱图中,理论板数按乙醇峰计算不低于 5000,各色谱峰之间的分离度均应符合要求。

测定法 取供试品溶液与对照品溶液分别顶空进样,记录色谱图。

限度 按外标法以峰面积计算,苯、吡啶、甲苯、丙酮、乙醇与乙醚的残留量均应符合规定。

钡盐 取本品 2.0g,加水 8ml 与稀盐酸 2ml 溶解后[必要时用盐酸溶液(1→40)洗过的滤纸滤过],加稀硫酸 1ml 与标准钡溶液[取 0.178%氯化钡($BaCl_2 \cdot 2H_2O$)溶液 1ml,用水稀释至 100ml,摇匀。每 1ml 中含有 10μg 的 Ba]5.0ml,加水至 10ml,加稀硫酸 1ml,放置 30 分钟,比较,不得更浓(0.0025%)。

干燥失重 取本品,在 105℃干燥至恒重,减失重量不得过 2.0%(通则 0831)。

铁盐 取本品 1.0g,置分液漏斗中,加水 30ml 使溶解,加稀盐酸 4ml 与过硫酸铵 50mg,溶解后,加 30%硫氰酸铵溶液 3ml,摇匀,加正丁醇 50ml,振摇,静置分层,取醇层 25ml,置纳氏比色管中,如显色,与标准铁溶液 2.0ml 用同一方法制成的对照液比较,不得更深(0.002%)。

重金属 取本品 1.0g,加水适量使溶解,加抗坏血酸 0.5g,依法检查(通则 0821 第一法),含重金属不得过百万分之十。

【含量测定】 取本品约 0.3g,精密称定,加冰醋酸 20ml 与醋酐 4ml 溶解后,加结晶紫指示液 1 滴,用高氯酸滴定液(0.1mol/L)滴定至溶液显绿色,并将滴定的结果用空白试验校正。每 1ml 高氯酸滴定液(0.1mol/L)相当于 40.74mg 的 $C_{21}H_{27}NO \cdot H_3PO_4$。

【类别】 镇咳药。

【贮藏】 遮光,密封保存。

【制剂】 (1)磷酸苯丙哌林口服溶液 (2)磷酸苯丙哌林片 (3)磷酸苯丙哌林胶囊 (4)磷酸苯丙哌林颗粒

磷酸苯丙哌林口服溶液

Linsuan Benbingpailin Koufurongye

Benproperine Phosphate Oral Solution

本品含磷酸苯丙哌林按苯丙哌林($C_{21}H_{27}NO$)计算,应为标示量的 90.0%～110.0%。

【性状】 本品为微黄色至淡棕黄色的黏稠液体。

【鉴别】 (1)取本品适量(约相当于磷酸苯丙哌林 2mg),加水 3ml 与稀盐酸 1ml,滴加硫氰酸铬铵试液即生成粉红色沉淀。

(2)在含量测定项下记录的色谱图中,供试品溶液主峰的保留时间应与对照品溶液主峰的保留时间一致。

【检查】 **pH 值** 应为 3.0～5.0(通则 0631)。

相对密度 本品的相对密度不小于 1.08(通则 0601)。

其他 应符合口服溶液剂项下有关的各项规定(通则 0123)。

【含量测定】 照高效液相色谱法(通则 0512)测定。

供试品溶液 精密量取本品适量(约相当于磷酸苯丙哌林 20mg),置 50ml 量瓶中,用流动相溶解并稀释至刻度,摇匀。

对照品溶液 取磷酸苯丙哌林对照品适量,精密称定,加流动相溶解并定量稀释制成每 1ml 中约含 0.4mg 的溶液。

色谱条件 用十八烷基硅烷键合硅胶为填充剂;以 0.1mol/L 醋酸铵缓冲液(取醋酸铵 7.7g,加水 800ml 溶解后,用冰醋酸调节 pH 值至 3.3,用水稀释至 1000ml)-甲醇(35∶65)为流动相;检测波长为 270nm;进样体积 10μl。

系统适用性要求 理论板数按苯丙哌林峰计算不低于 2000。

测定法 精密量取供试品溶液与对照品溶液,分别注入液相色谱仪,记录色谱图。按外标法以峰面积计算,将结果乘以 0.7594。

【类别】 同磷酸苯丙哌林。

【规格】 按 $C_{21}H_{27}NO$ 计 (1)10ml∶10mg (2)10ml∶20mg (3)80ml∶80mg (4)100ml∶100mg (5)100ml∶200mg (6)120ml∶120mg (7)160ml∶160mg

【贮藏】 遮光,密封保存。

磷酸苯丙哌林片

Linsuan Benbingpailin Pian

Benproperine Phosphate Tablets

本品含磷酸苯丙哌林按苯丙哌林($C_{21}H_{27}NO$)计算,应为标示量的 90.0%～110.0%。

【性状】 本品为白色片或糖衣片或薄膜衣片,除去包衣后显白色。

【鉴别】 (1)取本品的细粉适量,照磷酸苯丙哌林项下的鉴别(1)、(2)项试验,显相同的反应。

(2)在含量测定项下记录的色谱图中,供试品溶液主峰的保留时间应与对照品溶液主峰的保留时间一致。

(3)取本品的细粉适量(约相当于磷酸苯丙哌林10mg),置100ml量瓶中,加水使磷酸苯丙哌林溶解并稀释至刻度,摇匀,滤过,取滤液,照紫外-可见分光光度法(通则0401)测定,在270nm与276nm的波长处有最大吸收。

【检查】 **含量均匀度**　取本品1片,置50ml量瓶中,照含量测定项下的方法,自"加水20ml使磷酸苯丙哌林溶解"起依法测定含量,应符合规定(通则0941)。

溶出度　照溶出度与释放度测定法(通则0931第三法)测定。

溶出条件　以0.1mol/L盐酸溶液200ml为溶出介质,转速为每分钟50转,依法操作,经45分钟时取样。

供试品溶液　取溶出液10ml,滤过,取续滤液。

对照品溶液　取磷酸苯丙哌林对照品约13mg,精密称定,置100ml量瓶中,加0.1mol/L盐酸溶液溶解并稀释至刻度,摇匀。

测定法　取供试品溶液与对照品溶液,照紫外-可见分光光度法(通则0401),在270nm的波长处分别测定吸光度,计算每片的溶出量,将结果乘以0.7594。

限度　标示量的70%,应符合规定。

其他　应符合片剂项下有关的各项规定(通则0101)。

【含量测定】 照高效液相色谱法(通则0512)测定。

供试品溶液　取本品20片,精密称定,研细,精密称取适量(约相当于磷酸苯丙哌林20mg),置50ml量瓶中,加水20ml使磷酸苯丙哌林溶解,加2%氢氧化钠溶液2.5ml,振摇1分钟生成白色浑浊液后,加4%磷酸溶液10ml并加水稀释至刻度,摇匀,滤过,取续滤液。

对照品溶液　取磷酸苯丙哌林对照品适量,精密称定,照供试品溶液同法制备,制成每1ml中约含0.4mg的溶液。

色谱条件　用十八烷基硅烷键合硅胶为填充剂;以0.1mol/L醋酸铵缓冲液(取醋酸铵7.7g,加水800ml溶解后,用冰醋酸调节pH值至3.3,用水稀释至1000ml)-甲醇(35:65)为流动相;检测波长为270nm;进样体积10μl。

系统适用性要求　理论板数按苯丙哌林峰计算不低于2000。

测定法　精密量取供试品溶液与对照品溶液,分别注入液相色谱仪,记录色谱图。按外标法以峰面积计算,将结果乘以0.7594。

【类别】 同磷酸苯丙哌林。

【规格】 20mg(按$C_{21}H_{27}NO$计)

【贮藏】 遮光,密封保存。

磷酸苯丙哌林胶囊

Linsuan Benbingpailin Jiaonang

Benproperine Phosphate Capsules

本品含磷酸苯丙哌林按苯丙哌林($C_{21}H_{27}NO$)计算,应为标示量的90.0%～110.0%。

【鉴别】 (1)取本品的细粉适量,照磷酸苯丙哌林项下的鉴别(1)、(2)项试验,显相同的反应。

(2)在含量测定项下记录的色谱图中,供试品溶液主峰的保留时间应与对照品溶液主峰的保留时间一致。

(3)取本品的内容物适量(约相当于磷酸苯丙哌林10mg),置100ml量瓶中,加水使磷酸苯丙哌林溶解并稀释至刻度,摇匀,滤过,取滤液,照紫外-可见分光光度法(通则0401)测定,在270nm与276nm的波长处有最大吸收。

【检查】 **含量均匀度**　取本品1粒,将内容物倾入50ml量瓶中,照含量测定项下的方法,自"加水20ml使磷酸苯丙哌林溶解"起,依法测定含量,应符合规定(通则0941)。

溶出度　照溶出度与释放度测定法(通则0931第三法)测定。

溶出条件　以0.1mol/L盐酸溶液200ml为溶出介质,转速为每分钟50转,依法操作,经45分钟时取样。

供试品溶液　取溶出液10ml,滤过,取续滤液。

对照品溶液　取磷酸苯丙哌林对照品约13mg,精密称定,置100ml量瓶中,加0.1mol/L盐酸溶液溶解并稀释至刻度,摇匀。

测定法　取供试品溶液与对照品溶液,照紫外-可见分光光度法(通则0401),在270nm的波长处分别测定吸光度,计算每粒的溶出量,将结果乘以0.7594。

限度　标示量的80%,应符合规定。

其他　应符合胶囊剂项下有关的各项规定(通则0103)。

【含量测定】 照高效液相色谱法(通则0512)测定。

供试品溶液　取本品20粒,精密称定,倾出内容物,精密称定囊壳重量,计算平均装量。内容物混合均匀,精密称取适量(约相当于磷酸苯丙哌林20mg),置50ml量瓶中,加水20ml使磷酸苯丙哌林溶解,加2%氢氧化钠溶液2.5ml,振摇1分钟生成白色浑浊液后,加4%磷酸溶液10ml并加水稀释至刻度,摇匀,滤过,取续滤液。

对照品溶液　取磷酸苯丙哌林对照品约20mg,精密称定,置50ml量瓶中,加水20ml使溶解,加2%氢氧化钠溶液2.5ml,振摇1分钟生成白色浑浊液后,加4%磷酸溶液10ml并加水稀释至刻度,摇匀。

色谱条件　用十八烷基硅烷键合硅胶为填充剂;以0.1mol/L醋酸铵缓冲液(取醋酸铵7.7g,加水800ml溶解后,用冰醋酸调节pH值至3.3,用水稀释至1000ml)-甲醇(35:65)为流动相;检测波长为270nm;进样体积10μl。

系统适用性要求 理论板数按苯丙哌林峰计算不低于2000。

测定法 精密量取供试品溶液与对照品溶液，分别注入液相色谱仪，记录色谱图。按外标法以峰面积计算，将结果乘以0.7594。

【类别】 同磷酸苯丙哌林。

【规格】 20mg（按$C_{21}H_{27}NO$计）

【贮藏】 遮光，密封保存。

磷酸苯丙哌林颗粒

Linsuan Benbingpailin Keli

Benproperine Phosphate Granules

本品含磷酸苯丙哌林按苯丙哌林（$C_{21}H_{27}NO$）计算，应为标示量的90.0%～110.0%。

【性状】 本品为可溶颗粒。

【鉴别】 (1)取本品的细粉适量，照磷酸苯丙哌林项下的鉴别(1)、(2)项试验，显相同的反应。

(2)在含量测定项下记录的色谱图中，供试品溶液主峰的保留时间应与对照品溶液主峰的保留时间一致。

【检查】 **含量均匀度** 取本品1袋，置50ml量瓶中，照含量测定项下的方法，自“加水20ml使磷酸苯丙哌林溶解”起依法测定含量，应符合规定（通则0941）。

干燥失重 取本品，以五氧化二磷为干燥剂，在80℃减压干燥至恒重，减失重量不得过2.0%（通则0831）。

其他 应符合颗粒剂项下有关的各项规定（通则0104）。

【含量测定】 照高效液相色谱法（通则0512）测定。

供试品溶液 取本品20袋，除去包装，精密称定内容物重量，计算平均装量。内容物混合均匀，精密称取适量（约相当于磷酸苯丙哌林20mg），置50ml量瓶中，加水20ml使磷酸苯丙哌林溶解，加2%氢氧化钠溶液2.5ml，振摇1分钟生成白色浑浊液后，加4%磷酸溶液10ml使浑浊消失，用水稀释至刻度，摇匀，滤过，取续滤液。

对照品溶液 取磷酸苯丙哌林对照品适量，精密称定，加流动相溶解并定量稀释制成每1ml中约含0.4mg的溶液。

色谱条件 用十八烷基硅烷键合硅胶为填充剂；以0.1mol/L醋酸铵缓冲液（取醋酸铵7.7g，加水800ml溶解后，用冰醋酸调节pH值至3.3，用水稀释至1000ml）-甲醇（35：65）为流动相；检测波长为270nm；进样体积10μl。

系统适用性要求 理论板数按苯丙哌林峰计算不低于2000。

测定法 精密量取供试品溶液与对照品溶液，分别注入液相色谱仪，记录色谱图。按外标法以峰面积计算，将结果乘以0.7594。

【类别】 同磷酸苯丙哌林。

【规格】 20mg（按$C_{21}H_{27}NO$计）

【贮藏】 密封，在干燥处保存。

磷 酸 组 胺

Linsuan Zu'an

Histamine Phosphate

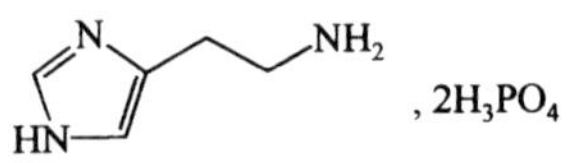

$C_5H_9N_3 \cdot 2H_3PO_4$ 307.14

本品为1*H*-咪唑-4-乙胺磷酸盐。按干燥品计算，含$C_5H_9N_3 \cdot 2H_3PO_4$不得少于98.0%。

【性状】 本品为无色长棱形的结晶；无臭；在日光下易变质；水溶液显酸性反应。

本品在水中易溶，在乙醇中微溶。

熔点 本品的熔点（通则0612）为126～132℃。

【鉴别】 (1)取本品约5mg，加水7ml与氢氧化钠试液3ml溶解后，加对氨基苯磺酸50mg、水10ml、盐酸2滴与亚硝酸钠溶液(1→10)2滴的混合液，即显红色。

(2)本品的红外光吸收图谱应与对照品的图谱一致（通则0402）。

(3)本品的水溶液显磷酸盐的鉴别反应（通则0301）。

【检查】 **组氨酸** 照薄层色谱法（通则0502）试验。

供试品溶液 取本品0.5g，精密称定，置10ml量瓶中，加水溶解并稀释至刻度，摇匀。

对照品溶液 取盐酸组氨酸50mg，精密称定，置100ml量瓶中，加水溶解并稀释至刻度，摇匀。

对照溶液 取供试品溶液与对照品溶液各1ml，混匀。

色谱条件 采用硅胶G薄层板，以乙腈-水-浓氨溶液（75：20：5）为展开剂。

测定法 吸取供试品溶液与对照品溶液各1μl、对照溶液2μl，分别点于同一薄层板上，展开，取出，晾干，再同方向进行二次展开，取出，晾干，喷以茚三酮试液，置110℃加热10分钟。

系统适用性要求 对照溶液应显两个清晰分离的斑点。

限度 供试品溶液如显与对照品溶液中组氨酸相应的斑点，与对照品溶液的主斑点比较，不得更深(1%)。

干燥失重 取本品，在105℃干燥至恒重，减失重量不得过3.0%（通则0831）。

【含量测定】 取本品约0.1g，精密称定，加水10ml溶解后，加三氯甲烷5ml、乙醇25ml与麝香草酚蓝指示液10滴，用氢氧化钠滴定液(0.1mol/L)滴定。每1ml氢氧化钠滴定液(0.1mol/L)相当于7.68mg的$C_5H_9N_3 \cdot 2H_3PO_4$。

【类别】 诊断用药。

【贮藏】 遮光，密封保存。

【制剂】 磷酸组胺注射液

磷酸组胺注射液

Linsuan Zu'an Zhusheye

Histamine Phosphate Injection

本品为磷酸组胺的灭菌水溶液。含磷酸组胺（$C_5H_9N_3 \cdot 2H_3PO_4$）应为标示量的 90.0%～110.0%。

【性状】 本品为无色的澄明液体；遇光易变质。

【鉴别】 （1）取本品适量（约相当于磷酸组胺 2mg），置水浴上蒸干，残渣照磷酸组胺项下的鉴别（1）项试验，显相同的反应。

（2）取本品适量（约相当于磷酸组胺 1mg），置水浴上蒸至约 1ml，滴加钼酸铵试液，即生成黄色沉淀，加氨试液，沉淀即溶解。

【检查】 **pH 值** 应为 3.0～6.0（通则 0631）。

其他 应符合注射剂项下有关的各项规定（通则 0102）。

【含量测定】 照紫外-可见分光光度法（通则 0401）测定。

供试品溶液 精密量取本品适量（约相当于磷酸组胺 2.5mg），置 50ml 量瓶中，用水稀释至刻度，摇匀。

对照品溶液 取磷酸组胺对照品适量，精密称定，加水溶解并定量稀释使成每 1ml 中约含 50μg 的溶液。

测定法 精密量取供试品溶液与对照品溶液各 5ml，分别置 10ml 量瓶中，各精密加 1%硼酸钠溶液 1ml 与临用新制的 0.5% β-萘醌磺酸钠溶液 1ml，立即置水浴中加热 10 分钟，取出，在冰水浴中（5～10℃）冷却 5 分钟，然后各精密加酸性甲醛溶液（取 1mol/L 盐酸溶液 45ml，加冰醋酸 10ml 与甲醛溶液 0.5ml，用水稀释至 80ml）1ml，混匀，再各加 0.1mol/L 硫代硫酸钠溶液 1ml，并用水稀释至刻度，摇匀，在 460nm 的波长处分别测定吸光度，计算。

【类别】 同磷酸组胺。

【规格】 （1）1ml：0.5mg　（2）1ml：1mg　（3）5ml：0.2mg

【贮藏】 遮光，密闭保存。

磷酸哌喹

Linsuan Paikui

Piperaquine Phosphate

$C_{29}H_{32}Cl_2N_6 \cdot 4H_3PO_4 \cdot 4H_2O$　999.56

本品为 1,3-双[4-(7-氯-喹啉-4-基)哌嗪-1-基]丙烷四磷酸盐四水合物。按无水物计算，含 $C_{29}H_{32}Cl_2N_6 \cdot 4H_3PO_4$ 应为 98.0%～102.0%。

【性状】 本品为类白色至淡黄色的结晶性粉末；遇光易变色。

本品在水中微溶，在无水乙醇或二氯甲烷中几乎不溶。

【鉴别】 （1）取本品约 50mg，加水 3ml，加热使溶解，放冷，分为两等份：一份中加硫氰酸铵试液数滴，即生成白色沉淀；另一份中加重铬酸钾试液数滴，即生成黄色沉淀。

（2）在含量测定项下记录的色谱图中，供试品溶液主峰的保留时间应与对照品溶液主峰的保留时间一致。

（3）取本品约 0.1g，加水 50ml，超声 10 分钟使溶解，转移置 250ml 分液漏斗中，加氢氧化钠试液 2ml，摇匀，加二氯甲烷 50ml 充分振摇，静置后取二氯甲烷层溶液，置水浴上蒸干，取残渣，照红外分光光度法（通则 0402）测定，本品的红外光吸收图谱应与同法处理的磷酸哌喹对照品的图谱一致。

（4）取本品适量，加热水溶解后，加氨试液使溶液呈碱性，搅拌，滤过，滤液显磷酸盐鉴别（3）的反应（通则 0301）。

【检查】 **酸度** 取本品 0.10g，加水 40ml，振摇使溶解，依法测定（通则 0631），pH 值应为 3.0～4.0。

有关物质 照高效液相色谱法（通则 0512）测定。避光操作。

供试品溶液　取本品适量，精密称定，加流动相溶解并定量稀释制成每 1ml 中约含 0.5mg 的溶液。

对照溶液　精密量取供试品溶液 1ml，置 100ml 量瓶中，用流动相稀释至刻度，摇匀。

杂质Ⅰ对照品贮备液　取杂质Ⅰ约 25mg，精密称定，置 50ml 量瓶中，加流动相溶解并稀释至刻度，摇匀。

杂质Ⅱ对照品贮备液　取杂质Ⅱ约 25mg，精密称定，置 50ml 量瓶中，加甲醇 10ml 溶解后，用流动相稀释至刻度，摇匀。

杂质Ⅲ对照品贮备液　取杂质Ⅲ约 25mg，精密称定，置 50ml 量瓶中，加甲醇 10ml 溶解后，用流动相稀释至刻度，摇匀。

对照品溶液　分别精密量取杂质Ⅰ、杂质Ⅱ与杂质Ⅲ对照品贮备液各 1ml，置同一 200ml 量瓶中，用流动相稀释至刻度，摇匀。

系统适用性溶液　取磷酸哌喹与杂质Ⅰ对照品适量，精密称定，加流动相溶解并稀释制成每 1ml 中分别约含 0.5mg 与 0.05mg 的溶液。

灵敏度溶液　精密量取对照溶液 1ml，置 20ml 量瓶中，用流动相稀释至刻度，摇匀。

色谱条件　用十八烷基硅烷键合硅胶为填充剂（Lichrospher C18，4.6mm×250mm，5μm 或效能相当的色谱柱）；以乙腈-0.1%三氯乙酸溶液（用磷酸调节 pH 值至 2.1±0.05）（25：75）为流动相；检测波长为 317nm（杂质Ⅱ）与 349nm（主成分与其他杂质）；进样体积 20μl。

系统适用性要求　系统适用性溶液色谱图（349nm）中，磷酸哌喹峰与杂质Ⅰ峰之间的分离度应大于 14。灵敏度溶液色谱图(349nm)中,磷酸哌喹峰高信噪比应大于10。

测定法　精密量取供试品溶液、对照溶液与对照品溶液,分别注入液相色谱仪,记录色谱图至主成分峰保留时间的4倍。

限度　供试品溶液色谱图中如有与杂质Ⅰ(349nm)、杂质Ⅱ(317nm)或杂质Ⅲ(349nm)保留时间一致的色谱峰,分别按外标法以峰面积计算,均不得过0.5%,其他单个杂质(349nm)峰面积不得大于对照溶液主峰面积的0.5倍(0.5%),杂质总量不得过2.0%,小于灵敏度溶液主峰面积的色谱峰忽略不计。

水分　取本品,照水分测定法(通则0832第一法1)测定,含水分应为6.0%~8.0%。

【含量测定】　照高效液相色谱法(通则0512)测定。

供试品溶液　取本品约25mg,精密称定,置50ml量瓶中,加流动相溶解并稀释至刻度,摇匀,精密量取5ml,置50ml量瓶中,用流动相稀释至刻度,摇匀。

对照品溶液　取磷酸哌喹对照品约25mg,精密称定,置50ml量瓶中,加流动相溶解并稀释至刻度,摇匀,精密量取5ml,置50ml量瓶中,用流动相稀释至刻度,摇匀。

色谱条件　见有关物质项下。检测波长349nm。

系统适用性溶液与系统适用性要求　除灵敏度要求外,其他见有关物质项下。

测定法　精密量取供试品溶液与对照品溶液,分别注入液相色谱仪,记录色谱图。按外标法以峰面积计算。

【类别】　抗疟药。

【贮藏】　遮光,密封保存。

【制剂】　磷酸哌喹片

附:

杂质Ⅰ

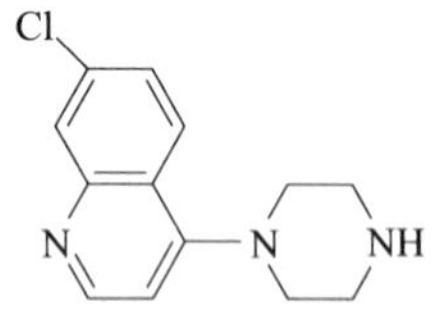

$C_{13}H_{14}ClN_3$　247.72

7-氯-4-(1-哌嗪基)喹啉

杂质Ⅱ

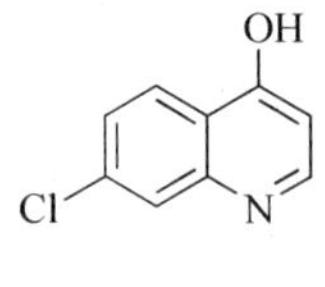

C_9H_6ClNO　179.60

7-氯-4-羟基喹啉

杂质Ⅲ

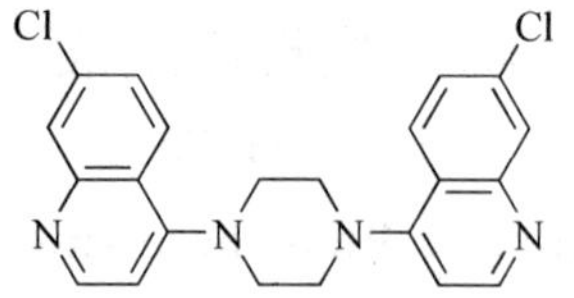

$C_{22}H_{18}Cl_2N_4$　409.31

1,4-二(7-氯喹啉-4-基)哌嗪

磷酸哌喹片

Linsuan Paikui Pian

Piperaquine Phosphate Tablets

本品含磷酸哌喹,按$C_{29}H_{32}Cl_2N_6 \cdot 4H_3PO_4$计,应为标示量的93.0%~107.0%。

【性状】　本品为糖衣片,除去糖衣后显白色至淡黄色。

【鉴别】　(1)取本品的细粉适量(约相当于磷酸哌喹0.1g),加水5ml,加热使磷酸哌喹溶解,滤过,取滤液,分为两等份:一份中加硫氰酸铵试液数滴,即生成白色沉淀;另一份中加重铬酸钾试液数滴,即生成黄色沉淀。

(2)取本品的细粉适量(约相当于磷酸哌喹0.1g),加水5ml,加热使磷酸哌喹溶解,滤过,取滤液,加氨试液使溶液呈碱性,搅拌,滤过,滤液加硝酸溶液(1→2)使溶液呈酸性,加钼酸铵试液1ml,加热,即生成黄色沉淀;滤过,沉淀能在氨试液中溶解。

(3)在含量测定项下记录的色谱图中,供试品溶液主峰的保留时间应与对照品溶液主峰的保留时间一致。

(4)取本品,除去糖衣后,研细,取细粉适量(约相当于磷酸哌喹0.1g),加水50ml,超声使溶解,滤过,取滤液,置250ml分液漏斗中,加氢氧化钠试液2ml,摇匀,加二氯甲烷50ml充分振摇,静置后取二氯甲烷层,置水浴上蒸干,取残渣,照红外分光光度法(通则0402)测定,本品的红外光吸收图谱应与同法处理的磷酸哌喹对照品的图谱一致。

【检查】　**有关物质**　照高效液相色谱法(通则0512)测定。避光操作。

供试品溶液　取含量测定项下细粉适量(约相当于磷酸哌喹25mg),精密称定,置50ml量瓶中,加流动相适量振摇使磷酸哌喹溶解,用流动相稀释至刻度,摇匀,滤过,取续滤液。

对照溶液　精密量取供试品溶液1ml,置100ml量瓶中,用流动相稀释至刻度,摇匀。

灵敏度溶液　精密量取对照溶液1ml,置20ml量瓶中,用流动相稀释至刻度,摇匀。

杂质Ⅰ对照品贮备液、杂质Ⅱ对照品贮备液、杂质Ⅲ对照品贮备液、对照品溶液、系统适用性溶液、色谱条件、系统适用性要求与测定法　见磷酸哌喹有关物质项下。

限度　供试品溶液色谱图中如有与杂质Ⅰ(349nm)、杂质Ⅱ(317nm)或杂质Ⅲ(349nm)保留时间一致的色谱峰，分别按外标法以峰面积计算，均不得过磷酸哌喹标示量的 0.5%，其他单个杂质(349nm)峰面积不得大于对照溶液主峰面积(1.0%)，杂质总量不得过 2.5%，小于灵敏度溶液主峰面积的色谱峰忽略不计。

溶出度　照溶出度与释放度测定法(通则 0931 第二法)测定。

溶出条件　以 0.1mol/L 盐酸溶液 1000ml 为溶出介质，转速为每分钟 75 转，依法操作，经 45 分钟时取样。

供试品溶液　取溶出液适量，滤过，精密量取续滤液 2ml，置 50ml 量瓶中，用 0.1mol/L 盐酸溶液稀释至刻度，摇匀。

对照品溶液　取磷酸哌喹对照品适量，精密称定，加 0.1mol/L 盐酸溶液溶解并定量稀释制成每 1ml 中约含 10μg 的溶液。

测定法　取供试品溶液与对照品溶液，照紫外-可见分光光度法(通则 0401)，在 240nm 的波长处分别测定吸光度，计算每片的溶出量。

限度　标示量的 80%，应符合规定。

其他　应符合片剂项下有关的各项规定(通则 0101)。

【含量测定】　照高效液相色谱法(通则 0512)测定。

供试品溶液　取本品 10 片，除去糖衣后，精密称定，研细，精密称取细粉适量(约相当于磷酸哌喹 25mg)，置 50ml 量瓶中，加流动相适量振摇使溶解，用流动相稀释至刻度，摇匀，滤过，精密量取续滤液 5ml，置 50ml 量瓶中，用流动相稀释至刻度，摇匀。

对照品溶液　取磷酸哌喹对照品适量，精密称定，加流动相溶解并定量稀释制成每 1ml 中约含 50μg 的溶液。

系统适用性溶液、色谱条件、系统适用性要求与测定法　见磷酸哌喹含量测定项下。

【类别】　同磷酸哌喹。

【规格】　0.25g(按 $C_{29}H_{32}Cl_2N_6 \cdot 4H_3PO_4$ 计)

【贮藏】　密封保存。

磷酸哌嗪

Linsuan Paiqin

Piperazine Phosphate

HN(CH₂CH₂)₂NH , H_3PO_4 , H_2O

$C_4H_{10}N_2 \cdot H_3PO_4 \cdot H_2O$　202.15

本品按无水物计算，含 $C_4H_{10}N_2 \cdot H_3PO_4$ 不得少于 98.5%。

【性状】　本品为白色鳞片状结晶或结晶性粉末；无臭。

本品在沸水中溶解，在水中略溶，在乙醇、三氯甲烷或乙醚中不溶。

【鉴别】　(1)取本品约 0.1g，加水 5ml 溶解后，加碳酸氢钠 0.5g、铁氰化钾试液 0.5ml 与汞 1 滴，强力振摇 1 分钟，在 20℃以上放置约 20 分钟，即缓缓显红色。

(2)本品的红外光吸收图谱应与对照的图谱(光谱集 581 图)一致。

(3)本品的水溶液显磷酸盐的鉴别反应(通则 0301)。

【检查】　**第一胺与氨**　照紫外-可见分光光度法(通则 0401)测定。

供试品溶液　取本品 0.50g，加水 10ml 与 10%氢氧化钠溶液 1.0ml，振摇使溶解，加丙酮 1.0ml 与亚硝基铁氰化钠试液 1.0ml，混匀，准确放置 10 分钟。

空白溶液　取水 11ml，加丙酮 1.0ml 与亚硝基铁氰化钠试液 1.0ml，混匀，准确放置 10 分钟。

测定法　取供试品溶液，以空白溶液作为空白，在 520nm 与 600nm 的波长处分别测定吸光度。

限度　600nm 波长处的吸光度与 520nm 波长处的吸光度的比值，应不大于 0.50(相当于第一胺与氨共约 0.7%)。

水分　取本品，照水分测定法(通则 0832 第一法 1)测定，含水分应为 8.0%～9.5%。

铁盐　取本品 2.0g，加水 35ml 与盐酸 5ml 溶解后，加过硫酸铵 50mg 与硫氰酸铵溶液(30→100)3ml，再加水适量使成 50ml，摇匀，加正丁醇 20ml，振摇提取，放置俟分层，分取正丁醇层，如显色，与标准铁溶液 1.0ml 用同一方法制成的对照液比较(通则 0807)，不得更深(0.0005%)。

重金属　取本品 2.0g，加水 20ml 与稀盐酸 4ml 溶解后，依法检查(通则 0821 第一法)，含重金属不得过百万分之十。

【含量测定】　取本品约 80mg，精密称定，加无水甲酸 4ml，微热使溶解，加冰醋酸 50ml 与结晶紫指示液 1 滴，用高氯酸滴定液(0.1mol/L)滴定至溶液显绿色，并将滴定的结果用空白试验校正。每 1ml 高氯酸滴定液(0.1mol/L)相当于 9.207mg 的 $C_4H_{10}N_2 \cdot H_3PO_4$。

【类别】　驱肠虫药。

【贮藏】　密封保存。

【制剂】　磷酸哌嗪片

磷酸哌嗪片

Linsuan Paiqin Pian

Piperazine Phosphate Tablets

本品含磷酸哌嗪($C_4H_{10}N_2 \cdot H_3PO_4 \cdot H_2O$)应为标示量的 93.0%～107.0%。

【性状】　本品为白色片。

【鉴别】　取本品的细粉适量(约相当于磷酸哌嗪 0.5g)，加水 20ml，加热振摇使磷酸哌嗪溶解，滤过，滤液照磷酸哌嗪项下的鉴别(1)、(3)项试验，显相同的反应。

【检查】 应符合片剂项下有关的各项规定(通则0101)。

【含量测定】 取本品20片，精密称定，研细，精密称取适量(约相当于磷酸哌嗪1g)，置100ml量瓶中，加水90ml，振摇使磷酸哌嗪溶解，再用水稀释至刻度，摇匀，滤过，精密量取续滤液10ml，加三硝基苯酚试液70ml，搅拌，加热，至上层溶液澄清，放冷，1小时后，用置105℃恒重的垂熔玻璃坩埚滤过，沉淀用哌嗪的三硝基苯酚衍生物($C_4H_{10}N_2 \cdot 2C_6H_3N_3O_7$)的饱和溶液洗涤数次后，在105℃干燥至恒重，精密称定。沉淀的重量与0.3714相乘，即得供试量中含有$C_4H_{10}N_2 \cdot H_3PO_4 \cdot H_2O$的重量。

【类别】 同磷酸哌嗪。

【规格】 (1)0.2g　(2)0.5g

【贮藏】 密封保存。

磷酸咯萘啶

Linsuan Luonaiding

Malaridine Phosphate

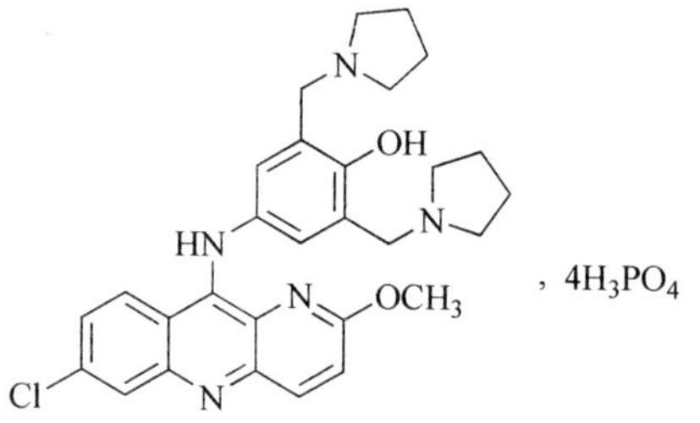

$C_{29}H_{32}ClN_5O_2 \cdot 4H_3PO_4$　910.04

本品为10-[[3′,5′-二(吡咯烷-1-基甲基)-4′-羟基苯基]氨基]-2-甲氧基-7-氯苯并[*b*]-1,5-萘啶四磷酸盐。按干燥品计算，含$C_{29}H_{32}ClN_5O_2 \cdot 4H_3PO_4$应为98.0%～102.0%。

【性状】 本品为黄色至橙黄色结晶性粉末；无臭，具引湿性。

本品在水中溶解，在乙醇或乙醚中几乎不溶。

【鉴别】 (1)取有关物质项下供试品溶液，作为供试品溶液；另取磷酸咯萘啶对照品适量，加流动相A溶解并稀释制成每1ml中约含0.2mg的溶液，作为对照品溶液。照有关物质项下的方法，取供试品溶液与对照品溶液各20μl，分别注入液相色谱仪，记录色谱图；供试品溶液主峰的保留时间应与对照品溶液主峰的保留时间一致。

(2)取本品，加磷酸盐缓冲液(pH 7.0)溶解并稀释制成每1ml中约含10μg的溶液，照紫外-可见分光光度法(通则0401)测定，在260nm与276nm的波长处有最大吸收。

(3)取本品80mg，加水10ml使溶解，移至分液漏斗中，加二氯甲烷10ml与氨试液1ml，振摇2分钟，静置分层，取二氯甲烷层用无水硫酸钠过滤，室温下挥干滤液，取残渣以五氧化二磷为干燥剂，减压干燥2小时，照红外分光光度法(通则0402)测定。本品红外光吸收图谱应与同法处理的磷酸咯萘啶对照品的图谱一致。

(4)取本品约20mg，加水5ml溶解后，加氨试液使沉淀完全，滤过，滤液显磷酸盐的鉴别反应(通则0301)。

【检查】 **酸度**　取本品1.0g，加水25ml溶解后，依法测定(通则0631)，pH值应大于2.4。

氯化物　取本品0.10g，加水4ml使溶解，加20%碳酸钠溶液5ml，摇匀，使沉淀完全，用5号垂熔玻璃漏斗滤过，容器用水15ml分次洗涤、滤过，合并滤液，加水使成25ml，依法检查(通则0801)，与标准氯化钠溶液3.0ml制成的对照液比较，不得更浓(0.03%)。

水中不溶物　取本品2.0g，加水25ml振摇使溶解，放置30分钟，用105℃恒重的4号垂熔玻璃坩埚滤过，沉淀用水15ml分次洗涤，在105℃干燥4小时，遗留残渣不得过4mg(供注射用)或7mg(供口服用)。

有关物质　照高效液相色谱法(通则0512)测定。临用新制。

供试品溶液　取本品适量，加流动相A溶解并稀释制成每1ml中约含0.2mg的溶液。

对照溶液　精密量取供试品溶液1ml，置100ml量瓶中，用流动相A稀释至刻度，摇匀。

系统适用性溶液　取磷酸咯萘啶适量，加水溶解并稀释制成每1ml中约含0.2mg的溶液，置100℃水浴加热2小时，放冷，摇匀。

色谱条件　用十八烷基硅烷键合硅胶为填充剂(Sepax-sapphire C18，4.6mm×250mm，5μm，孔径100Å或效能相当的色谱柱)；以磷酸盐缓冲液(取磷酸二氢钾6.81g，加水1000ml溶解，加三乙胺1ml，用磷酸调节pH值至2.8)-甲醇(85∶15)为流动相A，甲醇为流动相B，按下表进行梯度洗脱；检测波长为278nm；进样体积20μl。

时间(分钟)	流动相A(%)	流动相B(%)
0	100	0
5	100	0
35	50	50
45	50	50
55	100	0
60	100	0

系统适用性要求　系统适用性溶液色谱图中，调节流速使磷酸咯萘啶主峰的保留时间约为21分钟，相对保留时间约为1.1处的杂质峰与咯萘啶峰之间的分离度应符合要求。

测定法　精密量取供试品溶液与对照溶液，分别注入液相色谱仪，记录色谱图。

限度　供试品溶液色谱图中如有杂质峰，单个杂质峰面积不得大于对照溶液主峰面积(1.0%)，各杂质峰面积的和不得大于对照溶液主峰面积的2倍(2.0%)。

甲醛 取本品 50.0mg，加水 2ml 使溶解，加 5%碳酸钠溶液 4ml，搅匀，滤过，滤液加硫酸溶液(1→2)3ml，冷却后加品红亚硫酸试液 5ml，在 20～30℃保温 120 分钟，如显色，与新制的甲醛溶液(每 1ml 中含甲醛 10μg 的水溶液)1.0ml 用同一方法制成的对照液自上向下比较，不得更深(0.02%)。

四氢吡咯 取本品 10mg，加水 2ml 溶解后，加 5%碳酸钠溶液 2ml，搅拌，滤过，滤液加新制的亚硝基铁氰化钠乙醛试液 1ml，摇匀，5 分钟内不得显蓝紫色。

干燥失重 取本品，在 105℃干燥至恒重，减失重量不得过 4.0%(通则 0831)。

【含量测定】 取本品约 0.2g，精密称定，加冰醋酸 40ml，加热振摇使溶解，放冷，照电位滴定法(通则 0701)，用高氯酸滴定液(0.1mol/L)滴定。每 1ml 高氯酸滴定液(0.1mol/L)相当于 30.33mg 的 $C_{29}H_{32}ClN_5O_2 \cdot 4H_3PO_4$。

【类别】 抗疟药。

【贮藏】 遮光，密封保存。

【制剂】 (1)磷酸咯萘啶肠溶片 (2)磷酸咯萘啶注射液

磷酸咯萘啶肠溶片

Linsuan Luonaiding Changrongpian

Malaridine Phosphate Enteric-coated Tablets

本品含磷酸咯萘啶按咯萘啶($C_{29}H_{32}ClN_5O_2$)计算，应为标示量的 90.0%～110.0%。

【性状】 本品为肠溶衣片，除去包衣后显黄色。

【鉴别】 取含量测定项下的细粉适量，照磷酸咯萘啶项下的鉴别(1)、(2)和(4)项试验，显相同的结果。

【检查】 应符合片剂项下有关的各项规定(通则 0101)。

【含量测定】 照紫外-可见分光光度法(通则 0401)测定。

供试品溶液 取本品 10 片，除去包衣，精密称定，研细，精密称取适量(约相当于磷酸咯萘啶 10mg)，置 100ml 棕色量瓶中，加磷酸盐缓冲液(pH 7.0)适量使磷酸咯萘啶溶解并稀释至刻度，摇匀，快速滤过，精密量取续滤液 5ml，置 50ml 棕色量瓶中，用磷酸盐缓冲液(pH 7.0)稀释至刻度，摇匀。

对照品溶液 取磷酸咯萘啶对照品适量，精密称定，置棕色量瓶中，加磷酸盐缓冲液(pH 7.0)溶解并定量稀释制成每 1ml 中约含 10μg 的溶液。

测定法 取供试品溶液与对照品溶液，在 260nm 的波长处分别测定吸光度。计算并将结果与 0.569 相乘，即得供试量中含有 $C_{29}H_{32}ClN_5O_2$ 的重量。

【类别】 同磷酸咯萘啶。

【规格】 0.1g(按 $C_{29}H_{32}ClN_5O_2$ 计)

【贮藏】 遮光，密封保存。

磷酸咯萘啶注射液

Linsuan Luonaiding Zhusheye

Malaridine Phosphate Injection

本品为磷酸咯萘啶的灭菌水溶液。含磷酸咯萘啶按咯萘啶($C_{29}H_{32}ClN_5O_2$)计算，应为标示量的 94.0%～106.0%。

【性状】 本品为橘红色的澄明液体。

【鉴别】 (1)取本品，用磷酸盐缓冲液(pH 7.0)稀释制成每 1ml 中含咯萘啶约 10μg 的溶液，照紫外-可见分光光度法(通则 0401)测定，在 260nm 与 276nm 的波长处有最大吸收。

(2)在含量测定项下记录的色谱图中，供试品溶液主峰的保留时间应与对照品溶液主峰的保留时间一致。

(3)取本品 1 支，置分液漏斗中，加水 8ml，摇匀，加二氯甲烷 10ml 与氨试液 1ml，振摇 2 分钟，静置分层，取二氯甲烷层用无水硫酸钠过滤，室温下挥干滤液，取残渣以五氧化二磷为干燥剂，减压干燥 2 小时，照红外分光光度法(通则 0402)测定，本品红外光吸收图谱应与同法处理的磷酸咯萘啶对照品的图谱一致。

(4)取本品适量(约相当于咯萘啶 20mg)，加水 5ml，摇匀，加氨试液使沉淀完全，滤过，滤液显磷酸盐的鉴别反应(通则 0301)。

【检查】 **pH 值** 应为 2.3～4.0(通则 0631)。

有关物质 照高效液相色谱法(通则 0512)测定。临用新制。

供试品溶液 取本品适量，用流动相 A 稀释制成每 1ml 中约含咯萘啶 0.2mg 的溶液。

对照溶液 精密量取供试品溶液 1ml，置 100ml 量瓶中，用流动相 A 稀释至刻度，摇匀。

系统适用性溶液、色谱条件、系统适用性要求与测定法见磷酸咯萘啶有关物质项下。

限度 供试品溶液色谱图中如有杂质峰，单个杂质峰面积不得大于对照溶液主峰面积的 1.5 倍(1.5%)，各杂质峰面积的和不得大于对照溶液主峰面积的 3 倍(3.0%)。

热原 取本品，加灭菌注射用水制成每 1ml 中含咯萘啶 10mg 的溶液，依法检查(通则 1142)，剂量按家兔体重每 1kg 缓缓注射 1ml，应符合规定。

其他 应符合注射剂项下有关的各项规定(通则 0102)。

【含量测定】 照高效液相色谱法(通则 0512)测定。

供试品溶液 精密量取本品适量，用流动相定量稀释制成每 1ml 中含磷酸咯萘啶 10μg 的溶液。

对照品溶液 取磷酸咯萘啶对照品适量，精密称定，加流动相溶解并定量稀释制成每 1ml 中约含 10μg 的溶液。

色谱条件 用十八烷基硅烷键合硅胶为填充剂(Sepax-sapphire C18，4.6mm×250mm，5μm，孔径 100Å 或效能相当的色谱柱)；以磷酸盐缓冲液(取磷酸二氢钾 6.81g，加水 1000ml 溶解，加三乙胺 1ml，用磷酸调节 pH 值至 2.8)-甲醇(80：20)为流动相；检测波长为 278nm；进样体积 20μl。

系统适用性要求　理论板数按咯萘啶峰计算不低于 3000。

测定法　精密量取供试品溶液与对照品溶液，分别注入液相色谱仪，记录色谱图。按外标法以峰面积计算，并乘以 0.569。

【类别】　同磷酸咯萘啶。

【规格】　2ml：80mg(按 $C_{29}H_{32}ClN_5O_2$ 计)

【贮藏】　遮光，密闭，在凉暗处保存。

磷酸氟达拉滨

Linsuan Fudalabin

Fludarabine Phosphate

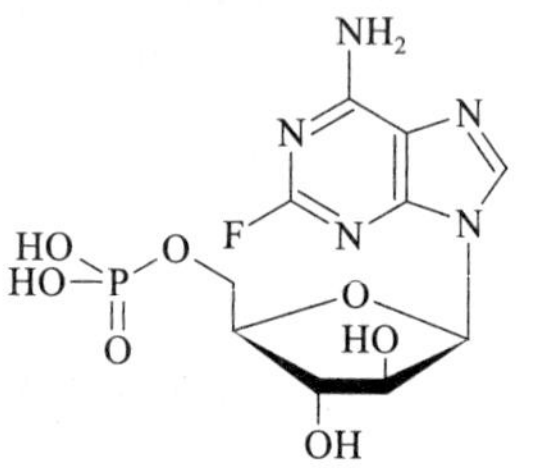

$C_{10}H_{13}FN_5O_7P$　365.21

本品为 9-β-D-呋喃阿拉伯糖基-2-氟腺嘌呤 5′-(磷酸二氢酯)。按无水与无溶剂物计算，含 $C_{10}H_{13}FN_5O_7P$ 应为 98.0%～102.0%。

【性状】　本品为白色或类白色粉末或结晶性粉末。

本品在二甲基甲酰胺中易溶，在水中微溶，在乙醇、乙醚中几乎不溶。

本品具有潜在的细胞毒性，避免吸入粉尘或皮肤直接接触。

比旋度　取本品，精密称定，加水溶解并定量稀释制成每 1ml 中约含 5mg 的溶液，依法测定(通则 0621)，比旋度为 +10.0°至 +14.0°。

【鉴别】　(1)在含量测定项下记录的色谱图中，供试品溶液主峰的保留时间应与对照品溶液主峰的保留时间一致。

(2)本品的红外光吸收图谱应与对照品的图谱一致(通则 0402)。

【检查】　**酸度**　取本品 0.10g，加水 20ml 溶解后，依法测定(通则 0631)，pH 值应为 1.5～2.5。

溶液的澄清度与颜色　取本品 0.10g，加水 20ml 溶解后，溶液应澄清；如显色，与黄色 1 号标准比色液(通则 0901 第一法)比较，不得更深。

氯化物　取本品 30mg，依法检查(通则 0801)，与标准氯化钠溶液 6.0ml 制成的对照溶液比较，不得更浓(0.2%)。

游离磷酸盐　取本品约 10mg，精密称定，置 10ml 纳氏比色管中，加水 2ml，微热使溶解，作为供试品溶液；精密量取水 2ml，置 10ml 纳氏比色管中，作为空白溶液；精密量取对照溶液(精密称取磷酸二氢钾适量，加水溶解并定量稀释制成每 1ml 中含 0.716mg 的溶液，精密量取 1ml，置 100ml 量瓶中，加水稀释至刻度，摇匀)2ml，置 10ml 纳氏比色管中，作为标准溶液。分别在标准溶液、空白溶液与供试品溶液中加入钒钼试剂(称取钼酸铵 4g 和钒酸铵 0.1g，置 150ml 烧杯中，加水 70ml，搅拌使溶解，加硝酸 20ml，混匀，放冷，加水稀释至 100ml，摇匀)2ml，摇匀，放置 2 分钟，以白色为背景，自上向下观察，标准溶液的颜色应比空白溶液的颜色深，供试品溶液如显色，其颜色与标准液比较，不得更深(0.1%)。

钠盐　取本品 50mg，置 100ml 量瓶中，加水溶解并稀释至刻度，摇匀，作为供试品溶液；另量取标准氯化钠溶液(精密称取在 105℃干燥 2 小时的氯化钠 127mg，置 1000ml 量瓶中，加水溶解并稀释至刻度，摇匀)1.0ml，置 50ml 量瓶中，加供试品溶液稀释至刻度，摇匀，作为对照品溶液。照原子吸收分光光度法(通则 0406 第二法)在 589.0nm 的波长处分别测定，应符合规定(0.2%)。

有关物质　照高效液相色谱法(通则 0512)测定。临用新制。

有关物质Ⅰ(测定相对保留时间小于 1.0 的杂质)　供试品溶液　取本品适量，加流动相溶解并定量稀释制成每 1ml 中约含 1mg 的溶液。

对照溶液　精密量取供试品溶液适量，用流动相定量稀释制成每 1ml 中约含 2μg 的溶液。

系统适用性溶液　取本品约 10mg，加 0.1mol/L 盐酸溶液 10ml 使溶解，置 80℃水浴中加热 15 分钟，使产生降解产物杂质Ⅰ和杂质Ⅱ，取出，放冷。

灵敏度溶液　精密量取对照溶液适量，用流动相定量稀释制成每 1ml 中约含 0.2μg 的溶液。

色谱条件　用十八烷基硅烷键合硅胶(Diamonsil C18 色谱柱，4.6mm×150mm，5μm 或效能相当的色谱柱)为填充剂，以 0.01mol/L 磷酸二氢钾溶液-甲醇(94：6)为流动相，检测波长为 260nm；进样体积 10μl。

系统适用性要求　系统适用性溶液色谱图中，氟达拉滨峰的保留时间约为 10 分钟，按杂质Ⅰ、杂质Ⅱ与氟达拉滨顺序出峰(相对保留时间依次约为 0.26、0.34 与 1.0)，杂质Ⅰ峰与杂质Ⅱ峰之间的分离度应不小于 2.0。灵敏度溶液色谱图中，主成分色谱峰峰高的信噪比应大于 10。

测定法　精密量取供试品溶液与对照溶液，分别注入液相色谱仪，记录色谱图至主成分峰保留时间的 4 倍。

限度　供试品溶液色谱图中如有杂质峰，杂质Ⅰ校正后的峰面积(乘以校正因子 4.0)不得大于对照溶液主峰面积的 4 倍(0.8%)、杂质Ⅱ校正后的峰面积(乘以校正因子 2.5)不得大于对照溶液的主峰面积(0.2%)，相对保留时间约为 0.42 的杂质校正后的峰面积(乘以校正因子 1.9)不得大于对照溶液主峰面积的2倍(0.4%)，其他单个未知杂质峰面积均不得大于对照溶液主峰面积的0.5倍(0.1%)。供试品溶液色谱图中小于灵敏度溶液主峰面积的峰忽略不计(0.02%)。

有关物质Ⅱ(测定相对保留时间大于1.0的杂质)　供试品溶液、对照溶液与灵敏度溶液　见有关物质Ⅰ项下。

系统适用性溶液　取磷酸氟达拉滨系统适用性对照品(含磷酸氟达拉滨和杂质Ⅲ适量)适量，加流动相溶解并稀释制成每1ml中含磷酸氟达拉滨约1mg的溶液。

色谱条件　用十八烷基硅烷键合硅胶(ZORBAX Eclipse*XDB*-C18色谱柱，4.6mm×250mm，5μm或效能相当的色谱柱)为填充剂，以0.01mol/L磷酸二氢钾溶液-甲醇(80∶20)为流动相，检测波长为260nm；进样体积10μl。

系统适用性要求　供试品溶液色谱图中，氟达拉滨峰的保留时间约为3分钟，氟达拉滨峰与杂质Ⅲ峰(相对保留时间约为1.5)的分离度应不小于5.0。灵敏度溶液色谱图中，主成分色谱峰峰高的信噪比应大于10。

测定法　精密量取供试品溶液与对照溶液，分别注入液相色谱仪，记录色谱图至主成分峰保留时间的5倍。

限度　供试品溶液色谱图中如有杂质峰，杂质Ⅲ校正后的峰面积(乘以校正因子0.5)不得大于对照溶液主峰面积的0.5倍(0.1%)，相对保留时间约为1.9的杂质校正后的峰面积(乘以校正因子0.6)不得大于对照溶液的主峰面积(0.2%)，相对保留时间约为2.5的杂质校正后的峰面积(乘以校正因子1.8)不得大于对照溶液的主峰面积(0.2%)，其他单个未知杂质峰面积均不得大于对照溶液主峰面积的0.5倍(0.1%)，供试品溶液色谱图中小于灵敏度溶液主峰面积的峰忽略不计(0.02%)。

限度(包括有关物质Ⅰ和有关物质Ⅱ)　供试品溶液色谱图中，各未知杂质峰面积之和不得大于对照溶液主峰面积的2.5倍(0.5%)，各杂质校正后的峰面积之和不得大于对照溶液主峰面积的7.5倍(1.5%)，供试品溶液色谱图中小于灵敏度溶液主峰面积的峰忽略不计(0.02%)。

残留溶剂　照残留溶剂测定法(通则0861)测定，应符合规定。

水分　取本品，照水分测定法(通则0832第一法1)测定，含水分不得过3.0%。

重金属　取本品0.5g，置50ml比色管中，加水20ml和醋酸盐缓冲液(pH 3.5)2ml，加热使溶解，放冷，加水至25ml，依法检查(通则0821第一法)，含重金属不得过百万分之二十。

【含量测定】　照高效液相色谱法(通则0512)测定。

供试品溶液　取本品适量，精密称定，加流动相溶解并定量稀释制成每1ml中约含20μg的溶液。

对照品溶液　取磷酸氟达拉滨对照品适量，精密称定，加流动相溶解并定量稀释制成每1ml中约含20μg的溶液。

系统适用性溶液、色谱条件与系统适用性要求　除灵敏度要求外，见有关物质Ⅰ项下。

测定法　精密量取供试品溶液与对照品溶液，分别注入液相色谱仪，记录色谱图。按外标法以峰面积计算。

【类别】　抗肿瘤药。

【贮藏】　遮光，密封，冷处保存。

【制剂】　注射用磷酸氟达拉滨

附：

杂质Ⅰ

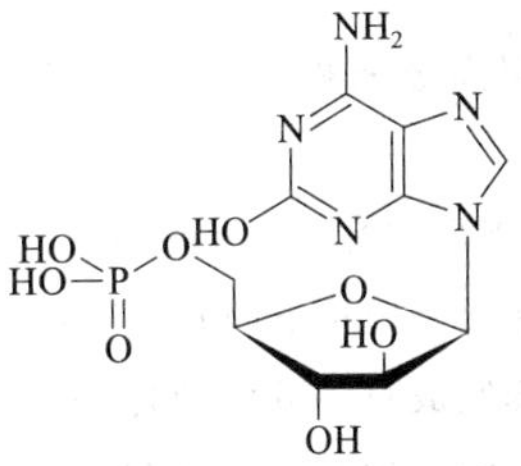

$C_{10}H_{14}N_5O_8P$　363.21

9-β-D-呋喃阿拉伯糖基-2-羟基腺嘌呤5′-(磷酸二氢酯)

杂质Ⅱ

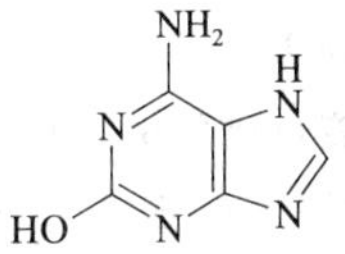

$C_5H_5N_5O$　151.13

6-氨基-7*H*-嘌呤-2-醇

杂质Ⅲ

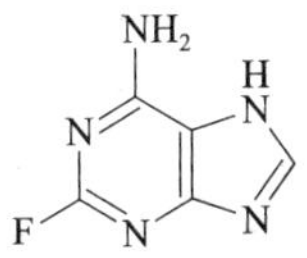

$C_5H_4N_5F$　153.13

2-氟-7*H*-嘌呤-6-胺

注射用磷酸氟达拉滨

Zhusheyong Linsuan Fudalabin

Fludarabine Phosphate for Injection

本品为磷酸氟达拉滨与适宜辅料经冷冻干燥制成的无菌冻干品。按平均装量计算，含磷酸氟达拉滨($C_{10}H_{13}FN_5O_7P$)应为标示量的95.0%～105.0%。

本品具有潜在的细胞毒性，避免吸入粉尘或皮肤直接接触。

【性状】　本品为白色冻干块状物或粉末。

【鉴别】　(1)在含量测定项下记录的色谱图中，供试品溶

液主峰的保留时间应与对照品溶液主峰的保留时间一致。

(2)取本品适量，加 0.1mol/L 盐酸溶液制成每 1ml 中约含 13μg 的溶液，照紫外-可见分光光度法(通则 0401)测定，在 262nm 的波长处有最大吸收，在 226nm 的波长处有最小吸收。

【检查】 **酸度** 取本品适量，加水溶解并稀释制成每 1ml 中约含 25mg 的溶液，依法测定(通则 0631)，pH 值应为 7.2～8.2。

溶液的澄清度与颜色 取本品 1 瓶，加水 2ml 溶解后，依法检查(通则 0901 第一法与通则 0902 第一法)，溶液应澄清无色。

有关物质 照高效液相色谱法(通则 0512)测定。临用新制。

有关物质Ⅰ(测定相对保留时间小于 1.0 的杂质) 供试品溶液 取本品装量差异项下内容物适量，精密称定，加流动相溶解并定量稀释制成每 1ml 中约含 1mg 的溶液。

对照溶液 精密量取供试品溶液适量，用流动相定量稀释制成每 1ml 中约含 2μg 的溶液。

灵敏度溶液 精密量取对照溶液适量，用流动相定量稀释制成每 1ml 中约含 0.2μg 的溶液。

系统适用性溶液、色谱条件、系统适用性要求与测定法 见磷酸氟达拉滨有关物质Ⅰ项下。

限度 供试品溶液色谱图中如有杂质峰，杂质Ⅰ校正后的峰面积(乘以校正因子 4.0)不得大于对照溶液主峰面积的 5 倍(1.0%)、杂质Ⅱ校正后的峰面积(乘以校正因子 2.5)不得大于对照溶液的主峰面积(0.2%)，相对保留时间约为 0.42 的杂质校正后的峰面积(乘以校正因子 1.9)不得大于对照溶液主峰面积的 2 倍(0.4%)，其他单个未知杂质峰面积均不得大于对照溶液的主峰面积(0.2%)，供试品溶液色谱图中小于灵敏度溶液主峰面积的峰忽略不计(0.02%)。

有关物质Ⅱ(测定相对保留时间大于 1.0 的杂质) 供试品溶液、对照溶液与灵敏度溶液 见有关物质Ⅰ项下。

系统适用性溶液、色谱条件、系统适用性要求与测定法 见磷酸氟达拉滨有关物质Ⅱ项下。

限度 供试品溶液色谱图中如有杂质峰，杂质Ⅲ校正后的峰面积(乘以校正因子 0.5)不得大于对照溶液的主峰面积(0.2%)，相对保留时间约为 1.9 的杂质校正后的峰面积(乘以校正因子 0.6)不得大于对照溶液的主峰面积(0.2%)，其他单个未知杂质峰面积均不得大于对照溶液的主峰面积(0.2%)，供试品溶液色谱图中小于灵敏度溶液主峰面积的峰忽略不计(0.02%)。

限度(包括有关物质Ⅰ和有关物质Ⅱ) 供试品溶液色谱图中，各杂质校正后的峰面积之和不得大于对照溶液主峰面积的 10 倍(2.0%)，供试品溶液色谱图中小于灵敏度溶液主峰面积的峰忽略不计(0.02%)。

水分 取本品，照水分测定法(通则 0832 第一法 1)测定，含水分不得过 5.0%。

细菌内毒素 取本品，依法检查(通则 1143)，每 1mg 磷酸氟达拉滨中含内毒素的量应小于 0.1EU。

无菌 取本品，加灭菌水适量溶解，用薄膜过滤法处理后，依法检查(通则 1101)，应符合规定。

其他 应符合注射剂项下有关的各项规定(通则 0102)。

【含量测定】 照高效液相色谱法(通则 0512)测定。

供试品溶液 取装量差异项下内容物适量，精密称定，加流动相溶解并定量稀释制成每 1ml 中约含 20μg 的溶液。

对照品溶液、系统适用性溶液、色谱条件、系统适用性要求与测定法 见磷酸氟达拉滨含量测定项下。

【类别】 同磷酸氟达拉滨

【规格】 50mg

【贮藏】 遮光，密闭，阴凉干燥处保存。

磷酸氢钙

Linsuanqinggai

Calcium Hydrogen Phosphate

$CaHPO_4 \cdot 2H_2O$　172.09

本品含 $CaHPO_4 \cdot 2H_2O$ 应为 98.0%～105.0%。

【性状】 本品为白色粉末；无臭。

本品在水或乙醇中不溶；在稀盐酸或稀硝酸中易溶。

【鉴别】 本品的酸性溶液显钙盐与磷酸盐的鉴别反应(通则 0301)。

【检查】 **氟化物** 取本品 2.0g，置连接有冷凝管的 50ml 蒸馏瓶中，加高氯酸 5ml、水 15ml 与玻璃珠数粒，瓶塞具 2 孔，孔内分别插入装有水的滴液漏斗(下接毛细管)与温度计，毛细管前端与温度计汞球均插入液面之下，用小火加热至 135℃，收集馏出液于加有水约 10ml 的液面之下，再从滴液漏斗通过毛细管逐滴注入水，使温度维持在 135～140℃，继续蒸馏至馏出液约达 70ml，用水冲洗馏液管，并稀释至 100ml，摇匀，分取 50ml，作为供试品溶液；另取氟对照液[取在 105℃干燥至恒重的氟化钠 0.2210g，精密称定，置 100ml 量瓶中，加水溶解并稀释至刻度，摇匀；临用前，精密量取 10ml，置 1000ml 量瓶中，用水稀释至刻度，摇匀，即得每 1ml 中含氟(F)10μg 的对照液]15ml，用水稀释至 50ml，摇匀，作为对照溶液。取供试品溶液与对照溶液，各加茜素磺酸钠指示液 1.5ml，滴加氢氧化钠滴定液(0.05mol/L)至溶液刚显红色后，各精密加盐酸滴定液(0.02mol/L)5ml，摇匀，用 0.025%硝酸钍溶液滴定至溶液显红色。供试品溶液消耗的 0.025%硝酸钍溶液的体积(ml)不得大于对照溶液消耗的体积(ml)(0.015%)。

氯化物 取本品 0.20g，加水 10ml 与硝酸 2ml，缓缓加热至溶解，放冷，依法检查(通则 0801)，与标准氯化钠溶液 10.0ml 制成的对照液比较，不得更浓(0.05%)。

硫酸盐　取本品 1.0g，加少量稀盐酸，使恰能溶解，用水稀释至 100ml，摇匀，滤过，取滤液 20ml，加水 5ml，依法检查（通则 0802），与标准硫酸钾溶液 4.0ml 制成的对照液比较，不得更浓（0.2%）。

碳酸盐　取本品 1.0g，加水 5ml，混匀，加盐酸 2ml，不得泡沸。

盐酸中不溶物　取本品 5.0g，加盐酸 10ml 与水 40ml，加热溶解后，用水稀释至 100ml，如有不溶物，滤过，滤渣用水洗净，至洗液不显氯化物的反应，在 105℃干燥 1 小时，遗留残渣不得过 5mg。

炽灼失重　取本品约 1.0g，置已炽灼至恒重的坩埚中，精密称定，于 600℃炽灼至恒重，减失重量应为 24.5%～26.5%。

钡盐　取本品 0.50g，加水 10ml，加热，滴加盐酸，随滴随搅拌，使溶解，滤过，滤液中加硫酸钾试液 2ml，10 分钟内不得发生浑浊。

重金属　取本品 1.0g，加稀盐酸 3ml，加热使溶解，加水使成 50ml，滤过，分取滤液 25ml，依法检查（通则 0821 第一法），含重金属不得过百万分之三十。

砷盐　取本品 0.50g，加盐酸 5ml 与水 23ml 溶解后，依法检查（通则 0822 第一法），应符合规定（0.0004%）。

【含量测定】　取本品 0.6g，精密称定，加稀盐酸 10ml，加热使溶解，冷却，定量转移至 100ml 量瓶中，用水稀释至刻度，摇匀，精密量取 10ml，加水 50ml，用氨试液调节至中性后，精密加乙二胺四醋酸二钠滴定液（0.05mol/L）25ml，加热数分钟，放冷，加氨-氯化铵缓冲液（pH 10.0）10ml 与铬黑 T 指示剂少许，用锌滴定液（0.05mol/L）滴定至溶液显紫红色，并将滴定的结果用空白试验校正。每 1ml 乙二胺四醋酸二钠滴定液（0.05mol/L）相当于 8.605mg 的$CaHPO_4 \cdot 2H_2O$。

【类别】　补钙药。

【贮藏】　密封保存。

【制剂】　磷酸氢钙片

磷酸氢钙片

Linsuanqinggai Pian

Calcium Hydrogen Phosphate Tablets

本品含磷酸氢钙（$CaHPO_4 \cdot 2H_2O$）应为标示量的 92.5%～107.5%。

【性状】　本品为白色片或薄膜衣片，除去包衣后显白色。

【鉴别】　取本品细粉适量（约相当于磷酸氢钙 1g），加稀盐酸 5ml、水 10ml，加热使磷酸氢钙溶解，冷却，滤过，滤液显钙盐与磷酸盐的鉴别反应（通则 0301）。

【检查】　**溶出度**　照溶出度与释放度测定法（通则 0931 第二法）测定。

溶出条件　以 0.1mol/L 盐酸溶液 900ml 为溶出介质，转速为每分钟 100 转，依法操作，经 45 分钟时取样。

供试品溶液　取溶出液 10ml，滤过，精密量取续滤液 2ml（1.1g 规格）或 7ml（0.3g 规格），置 50ml 量瓶中，加 5%镧溶液（取氧化镧 6.6g，加盐酸 10ml 使溶解，加水稀释至 100ml，摇匀）1ml，加 0.1mol/L 盐酸溶液稀释至刻度，摇匀。

对照品溶液　取磷酸氢钙对照品约 30mg，精密称定，置 50ml 量瓶中，加 0.1mol/L 盐酸溶液溶解并稀释至刻度，摇匀，精密量取 2ml、3ml 与 4ml，分别置 50ml 量瓶中，各加上述 5%镧溶液 1ml，分别用 0.1mol/L 盐酸溶液稀释至刻度，摇匀。

测定法　取供试品溶液与对照品溶液，照原子吸收分光光度法（通则 0406 第一法），在 422.7nm 的波长处分别测定，计算每片的溶出量。

限度　标示量的 75%，应符合规定。

其他　应符合片剂项下有关的各项规定（通则 0101）。

【含量测定】　取本品 20 片，精密称定，研细，精密称取适量（约相当于磷酸氢钙 0.6g），加稀盐酸 10ml，加热使磷酸氢钙溶解，冷却，置 100ml 量瓶中，用水稀释至刻度，摇匀，滤过，精密量取续滤液 10ml，加水 50ml，用氨试液调节至中性后，精密加乙二胺四醋酸二钠滴定液（0.05mol/L）25ml，加热数分钟，放冷，加氨-氯化铵缓冲液（pH 10.0）10ml 与铬黑 T 指示剂少许，用锌滴定液（0.05mol/L）滴定至溶液显紫红色，并将滴定的结果用空白试验校正。每 1ml 乙二胺四醋酸二钠滴定液（0.05mol/L）相当于 8.605mg 的 $CaHPO_4 \cdot 2H_2O$。

【类别】　同磷酸氢钙。

【规格】　（1）0.3g　（2）1.1g

【贮藏】　密封保存。

磷酸氯喹

Linsuan Lükui

Chloroquine Phosphate

$C_{18}H_{26}ClN_3 \cdot 2H_3PO_4$　515.87

本品为 N'，N'-二乙基-N^4-（7-氯-4-喹啉基）-1，4-戊二胺二磷酸盐。按干燥品计算，含 $C_{18}H_{26}ClN_3 \cdot 2H_3PO_4$ 不得少于 98.0%。

【性状】　本品为白色结晶性粉末；无臭；遇光渐变色；水

溶液显酸性反应。

本品在水中易溶，在乙醇、三氯甲烷、乙醚中几乎不溶。

熔点 本品的熔点（通则 0612）为 193～196℃，熔融时同时分解。

【鉴别】 （1）取本品，加 0.01mol/L 盐酸溶液制成每 1ml 中约含 10μg 的溶液，照紫外-可见分光光度法（通则 0401）测定，在 222nm、257nm、329nm 与 343nm 的波长处有最大吸收。

（2）取本品约 0.5g，置分液漏斗中，加水 25ml 溶解后，加氢氧化钠试液 5ml、乙醚 50ml 振摇提取，醚层用水洗涤后通过置有无水硫酸钠的漏斗滤过，滤液置水浴上蒸干，残渣用五氧化二磷为干燥剂减压干燥至析出结晶，其红外光吸收图谱应与氯喹的对照图谱（光谱集 672 图）一致。

（3）本品的水溶液显磷酸盐的鉴别反应（通则 0301）。

【检查】 **酸度** 取本品 1.0g，加水 10ml 溶解后，依法测定（通则 0631），pH 值应为 3.5～4.5。

溶液的澄清度 取本品 1.0g，加水 10ml，溶解后，溶液应澄清；如显浑浊，与 2 号浊度标准液（通则 0902 第一法）比较，不得更浓。

有关物质 照薄层色谱法（通则 0502）试验。

供试品溶液 取本品，加水溶解并稀释制成每 1ml 中约含 50mg 的溶液。

对照溶液（1） 精密量取供试品溶液适量，用水定量稀释制成每 1ml 中约含 0.5mg 的溶液。

对照溶液（2） 精密量取供试品溶液适量，用水定量稀释制成每 1ml 中约含 0.25mg 的溶液。

对照溶液（3） 精密量取供试品溶液适量，用水定量稀释制成每 1ml 中约含 0.125mg 的溶液。

色谱条件 采用硅胶 GF_{254} 薄层板，以三氯甲烷-环己烷-二乙胺（5：4：1）为展开剂。

测定法 吸取供试品溶液、对照溶液（1）、对照溶液（2）与对照溶解（3）各 2μl，分别点于同一薄层板上，展开，晾干，置紫外光灯（254nm）下检视。

系统适用性要求 对照溶液（3）应显一个明显斑点。

限度 供试品溶液如显杂质斑点，深于对照溶液（2）所显主斑点颜色且浅于对照溶液（1）所显主斑点颜色的杂质斑点不得多于 1 个，其他杂质斑点不得深于对照溶液（2）所显主斑点的颜色。

干燥失重 取本品，在 120℃ 干燥至恒重，减失重量不得过 3.0%（通则 0831）。

重金属 取本品 1.0g，置石英坩埚中，加硫酸 1ml 使湿润，缓缓炽灼至硫酸蒸气除尽后，加硝酸 0.5ml，继续炽灼至氧化氮蒸气除尽后，在 500～600℃ 炽灼使完全灰化，放冷，依法检查（通则 0821 第二法），含重金属不得过百万分之二十。

砷盐 取本品 0.40g，加氢氧化钙 1.0g，混合，加水少量，搅拌均匀，干燥后，先用小火烧灼使炭化，再在 500～600℃ 炽灼使完全灰化，放冷，加盐酸 5ml 与水 23ml 使溶解，依法检查（通则 0822 第一法），应符合规定（0.0005%）。

【含量测定】 取本品约 0.2g，精密称定，加冰醋酸 20ml 溶解后，加结晶紫指示液 1 滴，用高氯酸滴定液（0.1mol/L）滴定至溶液显绿色，并将滴定的结果用空白试验校正。每 1ml 高氯酸滴定液（0.1mol/L）相当于 25.79mg 的 $C_{18}H_{26}ClN_3 \cdot 2H_3PO_4$。

【类别】 抗疟药，抗阿米巴药。

【贮藏】 遮光，密封保存。

【制剂】 （1）磷酸氯喹片 （2）磷酸氯喹注射液

磷酸氯喹片

Linsuan Lükui Pian

Chloroquine Phosphate Tablets

本品含磷酸氯喹（$C_{18}H_{26}ClN_3 \cdot 2H_3PO_4$）应为标示量的 93.0%～107.0%。

【性状】 本品为白色片或糖衣片，除去包衣后显白色。

【鉴别】 取本品的细粉适量（约相当于磷酸氯喹 0.5g），加水 20ml，振摇使磷酸氯喹溶解，滤过，滤液照磷酸氯喹项下的鉴别试验，显相同的结果。

【检查】 **有关物质** 照薄层色谱法（通则 0502）试验。

供试品溶液 取含量测定项下的细粉适量，精密称定，加水适量，超声使磷酸氯喹溶解，用水稀释制成每 1ml 中约含 50mg 的溶液，摇匀，滤过，取续滤液。

对照溶液（1） 精密量取供试品溶液适量，用水定量稀释制成每 1ml 中约含 0.5mg 的溶液。

对照溶液（2） 精密量取供试品溶液适量，用水定量稀释制成每 1ml 中约含 0.25mg 的溶液。

对照溶液（3） 精密量取供试品溶液适量，用水定量稀释制成每 1ml 中约含 0.125mg 的溶液。

色谱条件、测定法与系统适用性要求 见磷酸氯喹有关物质项下。

限度 供试品溶液如显杂质斑点，深于对照溶液（2）所显主斑点颜色且浅于对照溶液（1）所显主斑点颜色的杂质斑点不得多于 1 个，其他杂质斑点不得深于对照溶液（2）所显主斑点的颜色。

溶出度 照溶出度与释放度测定法（通则 0931 第一法）测定。

溶出条件 以盐酸溶液（9→1000）1000ml 为溶出介质，转速为每分钟 100 转，依法操作，经 45 分钟时取样。

测定法 取溶出液滤过，精密量取续滤液 5ml，用溶出介质定量稀释制成每 1ml 中约含 13μg 的溶液，摇匀，照紫外-可见分光光度法（通则 0401），在 343nm 的波长处测定吸光度，按 $C_{18}H_{26}ClN_3 \cdot 2H_3PO_4$ 的吸收系数（$E_{1cm}^{1\%}$）为 371 计算每片的溶出量。

限度　标示量的75%，应符合规定。

其他　应符合片剂项下有关的各项规定（通则0101）。

【含量测定】　照紫外-可见分光光度法（通则0401）测定。

供试品溶液　取本品10片，精密称定，研细，精密称取适量（约相当于磷酸氯喹0.13g），置200ml量瓶中，加0.1mol/L盐酸溶液适量，充分振摇使磷酸氯喹溶解并稀释至刻度，摇匀，滤过，精密量取续滤液2ml，置100ml量瓶中，用0.1mol/L盐酸溶液稀释至刻度，摇匀。

对照品溶液　取磷酸氯喹对照品适量，精密称定，加0.1mol/L盐酸溶液溶解并定量稀释制成每1ml中约含13μg的溶液。

测定法　取供试品溶液与对照品溶液，在343nm的波长处分别测定吸光度，计算。

【类别】　同磷酸氯喹。

【规格】　（1）0.075g　（2）0.1g　（3）0.25g

【贮藏】　遮光，密封保存。

磷酸氯喹注射液

Linsuan Lükui Zhusheye

Chloroquine Phosphate Injection

本品为磷酸氯喹的灭菌水溶液。含磷酸氯喹（$C_{18}H_{26}ClN_3 \cdot 2H_3PO_4$）应为标示量的95.0%～105.0%。

【性状】　本品为无色或几乎无色的澄明液体。

【鉴别】　（1）取本品1ml，加水20ml，加三硝基苯酚试液10ml，即生成沉淀，滤过，沉淀用少量水洗涤，在105℃干燥后，依法测定（通则0612），熔点约为207℃。

（2）本品显磷酸盐的鉴别反应（通则0301）。

【检查】　**pH值**　应为3.5～4.5（通则0631）。

有关物质　照薄层色谱法（通则0502）试验。

供试品溶液　取本品，即得。

对照溶液（1）　精密量取供试品溶液1ml，置100ml量瓶中，用水稀释至刻度，摇匀。

对照溶液（2）　精密量取供试品溶液1ml，置200ml量瓶中，用水稀释至刻度，摇匀。

对照溶液（3）　精密量取对照溶液（2）5ml，置10ml量瓶中，用水稀释至刻度，摇匀。

色谱条件、系统适用性要求与测定法　见磷酸氯喹有关物质项下。

限度　供试品溶液如显杂质斑点，深于对照溶液（2）所显主斑点颜色且浅于对照溶液（1）所显主斑点颜色的杂质斑点不得多于1个，其他杂质斑点不得深于对照溶液（2）所显主斑点的颜色。

细菌内毒素　取本品，依法检查（通则1143），每1mg磷酸氯喹中含内毒素的量应小于0.7EU。

其他　应符合注射剂项下有关的各项规定（通则0102）。

【含量测定】　精密量取本品适量（约相当于磷酸氯喹0.3g），用水稀释至30ml，加20%氢氧化钠溶液3ml，摇匀，用乙醚提取4次，每次20ml，合并乙醚液，用10ml水洗涤，水洗涤液再用15ml乙醚提取1次，合并前后两次的乙醚液，蒸发至近2～3ml时，精密加盐酸滴定液（0.1mol/L）25ml，温热蒸去乙醚并使残渣溶解，冷却，加溴甲酚绿指示液数滴，用氢氧化钠滴定液（0.1mol/L）滴定。每1ml盐酸滴定液（0.1mol/L）相当于25.79mg的$C_{18}H_{26}ClN_3 \cdot 2H_3PO_4$。

【类别】　同磷酸氯喹。

【规格】　（1）2ml：129mg　（2）5ml：322mg

【贮藏】　遮光，密闭保存。

磷酸奥司他韦

Linsuan Aositawei

Oseltamivir Phosphate

$C_{16}H_{28}N_2O_4 \cdot H_3PO_4$　410.40

本品为（3*R*，4*R*，5*S*）-4-乙酰氨基-5-氨基-3-（1-乙基丙氧基）-1-环己烯-1-羧酸乙酯磷酸盐。按无水物计算，含$C_{16}H_{28}N_2O_4 \cdot H_3PO_4$应为98.5%～102.0%。

【性状】　本品为白色或类白色结晶性粉末。

本品在水或甲醇中易溶，在*N*，*N*-二甲基甲酰胺中微溶，在乙醚中几乎不溶。

比旋度　取本品，精密称定，加水溶解并定量稀释制成每1ml中约含10mg的溶液，依法测定（通则0621），比旋度为−30.7°至−32.6°。

【鉴别】　（1）本品的红外光吸收图谱应与对照品的图谱一致（通则0402）。

（2）本品的水溶液显磷酸盐的鉴别反应（通则0301）。

【检查】　**有关物质**　照高效液相色谱法（通则0512）测定。

溶剂　0.003mol/L磷酸溶液-甲醇-乙腈（620：245：135）。

供试品溶液　取本品约50mg，精密称定，置50ml量瓶中，加溶剂溶解并稀释至刻度，摇匀。

对照溶液　精密量取供试品溶液适量，用流动相定量稀释制成每1ml中约含1μg的溶液。

对照品溶液　取杂质Ⅰ对照品、杂质Ⅱ对照品及杂质Ⅲ对照品各适量，分别精密称定，加溶剂溶解并定量稀释制成每

1ml 中约含杂质Ⅰ 1.0μg、杂质Ⅱ 1.0μg 及杂质Ⅲ 2.0μg 的溶液。

色谱条件　用辛基硅烷键合硅胶为填充剂；以 0.05mol/L 磷酸二氢钾溶液（用 1mol/L 氢氧化钾溶液调节 pH 值至 5.6）-甲醇-乙腈（700∶245∶135）为流动相；流速为每分钟 1.0ml；检测波长为 207nm；柱温 50℃；进样体积 15μl。

系统适用性要求　对照品溶液色谱图中，杂质Ⅰ、杂质Ⅱ、杂质Ⅲ各峰之间的分离度均应符合要求。

测定法　精密量取供试品溶液、对照溶液与对照品溶液，分别注入液相色谱仪，记录色谱图至主成分峰保留时间的 2 倍。

限度　供试品溶液色谱图中如有杂质峰，杂质Ⅰ、杂质Ⅱ与杂质Ⅲ按外标法以峰面积计算，分别不得过 0.1%、0.1%与 0.2%，其他单个杂质峰面积不得大于对照溶液主峰面积（0.1%）；杂质总量不得过 0.5%。

水分　取本品，照水分测定法（通则 0832 第一法 1）测定，含水分不得过 0.5%。

残留溶剂　照残留溶剂测定法（通则 0861 第二法）测定。

供试品溶液　取本品约 0.3g，精密称定，置顶空瓶中，精密加入 *N*,*N*-二甲基甲酰胺 5ml 使溶解，密封。

对照品溶液　取乙醇、丙酮、正庚烷、甲苯适量，精密称定，加 *N*,*N*-二甲基甲酰胺定量稀释制成每 1ml 中约含乙醇、丙酮、正庚烷各 0.3mg、甲苯 0.05mg 的混合溶液，精密量取 5.0ml 置顶空瓶中，密封。

色谱条件　以 6%氰丙基苯基-94%二甲基聚硅氧烷（或极性相近）为固定液的毛细管柱为色谱柱；起始温度为 60℃，维持 6 分钟，以每分钟 8℃的速率升至 120℃，维持 6 分钟；检测器温度为 250℃；进样口温度为 250℃；顶空瓶平衡温度为 85℃，平衡时间 30 分钟。

系统适用性要求　对照品溶液色谱图中，各峰之间的分离度均应符合要求。

测定法　取供试品溶液与对照品溶液，分别顶空进样，记录色谱图。

限度　按外标法以峰面积计算，乙醇、丙酮、正庚烷和甲苯的残留量均应符合规定。

重金属　取本品 1.0g，加水 23ml 溶解后，加醋酸盐缓冲液（pH 3.5）2ml，依法检查（通则 0821 第一法），含重金属量不得过百万分之二十。

【含量测定】　照高效液相色谱法（通则 0512）测定。

对照品溶液　取磷酸奥司他韦对照品约 50mg，精密称定，置 50ml 量瓶中，加溶剂溶解并稀释至刻度，摇匀。

溶剂、供试品溶液、色谱条件　见有关物质项下。进样体积 10μl。

系统适用性要求　理论板数按奥司他韦峰计算不低于 2000。

测定法　精密量取供试品溶液与对照品溶液，分别注入液相色谱仪，记录色谱图。按外标法以峰面积计算。

【类别】　抗病毒药。

【贮藏】　遮光，密封保存。

【制剂】　磷酸奥司他韦胶囊

附：

杂质Ⅰ

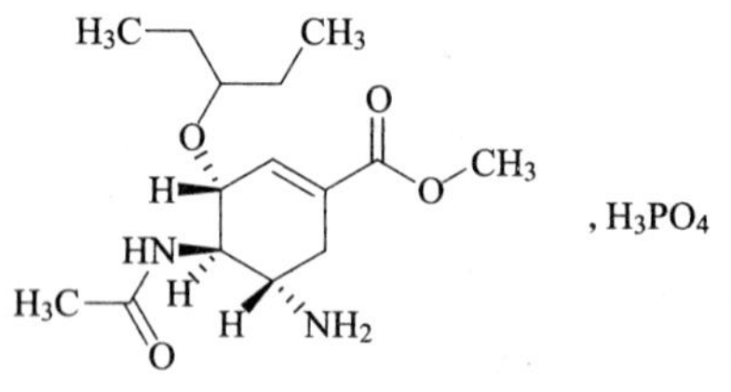

, H_3PO_4

$C_{15}H_{26}N_2O_4 \cdot H_3PO_4$　396.38

（3*R*,4*R*,5*S*）-4-乙酰氨基-5-氨基-3-（1-乙基丙氧基）-1-环己烯-1-羧酸甲酯磷酸盐

杂质Ⅱ

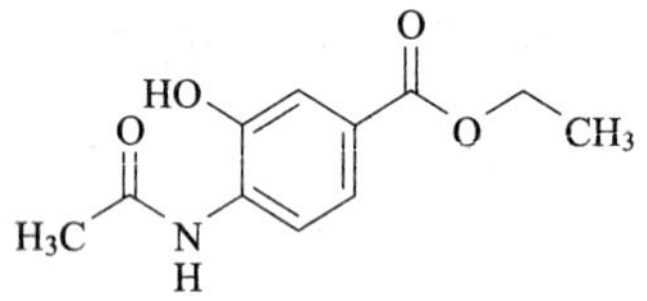

$C_{11}H_{13}NO_4$　223.08

3-羟基-4-乙酰氨基苯甲酸乙酯

杂质Ⅲ

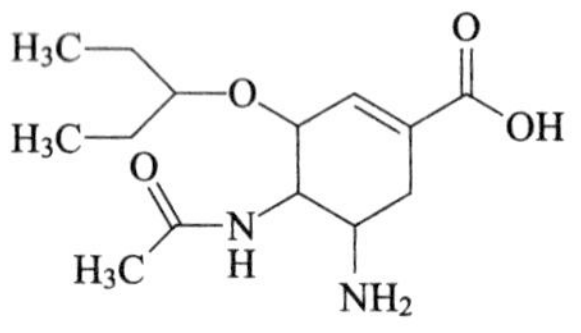

$C_{14}H_{24}N_2O_4$　284.36

（3*R*,4*R*,5*S*）-4-乙酰氨基-5-氨基-3-（1-乙基丙氧基）-1-环己烯-1-羧酸

磷酸奥司他韦胶囊

Linsuan Aositawei Jiaonang

Oseltamivir Phosphate Capsules

本品含磷酸奥司他韦按奥司他韦（$C_{16}H_{28}N_2O_4$）计，应为标示量的 90.0%～110.0%。

【性状】　本品内容物为白色至黄白色的粉末，可含有块状物。

【鉴别】　（1）在含量测定项下记录的色谱图中，供试品溶液主峰的保留时间应与对照品溶液主峰的保留时间一致。

（2）取本品内容物适量，加水振摇，滤过，滤液显磷酸盐的鉴别反应（通则 0301）。

【检查】　有关物质　照高效液相色谱法（通则 0512）测定。

供试品溶液　取装量差异项下的内容物，混合均匀，精密称取适量（约相当于奥司他韦 38mg），置 50ml 量瓶中，加溶剂溶解并稀释至刻度，摇匀，滤过，取续滤液。

对照溶液　精密量取供试品溶液 2ml，置 100ml 量瓶中，用溶剂稀释至刻度，摇匀，精密量取 5ml，置 50ml 量瓶中，用溶剂稀释至刻度，摇匀。

对照品溶液　取杂质Ⅰ对照品、杂质Ⅱ对照品和杂质Ⅲ对照品各适量，分别精密称定，加溶剂溶解并定量稀释制成每 1ml 中约含杂质Ⅰ 2.2μg、杂质Ⅱ 1.5μg 和杂质Ⅲ 3.5μg 的溶液。

溶剂、色谱条件、系统适用性要求与测定法　见磷酸奥司他韦有关物质项下。

限度　供试品溶液的色谱图中如有杂质峰，杂质Ⅰ、杂质Ⅱ与杂质Ⅲ按外标法以峰面积计算，分别不得过奥司他韦标示量的 0.3%、0.2%和 0.5%；其他单个杂质峰面积不得大于对照溶液主峰面积（0.2%），其他杂质峰面积的和不得大于对照溶液主峰面积的 2.5 倍（0.5%）；杂质总量不得过 1.5%。

溶出度　照溶出度与释放度测定法（通则 0931 第二法）测定。

溶出条件　以盐酸溶液（9→1000）900ml 为溶出介质，转速为每分钟 50 转，依法操作，经 20 分钟时取样。

供试品溶液　取溶出液适量，滤过，取续滤液。

对照品溶液　取磷酸奥司他韦对照品适量，精密称定，加溶出介质溶解并定量稀释制成每 1ml 中约含 110μg 的溶液。

色谱条件与系统适用性要求　见含量测定项下。

测定法　见含量测定项下。计算每粒的溶出量。

限度　标示量的 80%，应符合规定。

其他　应符合胶囊剂项下有关的各项规定（通则 0103）。

【含量测定】　照高效液相色谱法（通则 0512）测定。

对照品溶液　取磷酸奥司他韦对照品适量，精密称定，加溶剂溶解并定量稀释制成每 1ml 约含 1mg 的溶液。

溶剂、供试品溶液、色谱条件与系统适用性要求　见磷酸奥司他韦含量测定项下。

测定法　精密量取供试品溶液与对照品溶液，分别注入液相色谱仪，记录色谱图。按外标法以峰面积计算，并将结果乘以 0.761。

【类别】　同磷酸奥司他韦。

【规格】　75mg（按 $C_{16}H_{28}N_2O_4$ 计）

【贮藏】　密封保存。

磷酸腺嘌呤

Linsuan Xianpiaoling

Adenine Phosphate

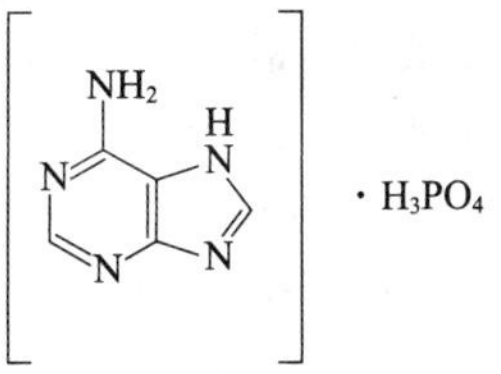

$C_5H_5N_5 \cdot H_3PO_4$　233.12

本品为 6-氨基嘌呤磷酸盐。按干燥品计算，含 $C_5H_5N_5 \cdot H_3PO_4$ 不得少于 99.0%。

【性状】　本品为白色结晶性粉末；味微酸。

本品在沸水或无水甲酸中溶解，在水中微溶，在乙醇中几乎不溶；在氢氧化钠试液中溶解，在稀盐酸中略溶。

【鉴别】　（1）取本品，加 0.02mol/L 盐酸溶液溶解并稀释制成每 1ml 约含 10μg 的溶液，照紫外-可见分光光度法（通则 0401）测定，在 262nm 的波长处有最大吸收，在 229nm 的波长处有最小吸收。

（2）取本品约 0.3g，加水 50ml 溶解后，加氨水约 10ml，调节 pH 值大于 10，水浴加热回流 1 小时后，溶液置水浴上蒸干，残渣用 20ml 水重复清洗 2～3 次，残渣经 105℃干燥后，其红外光吸收图谱应与腺嘌呤对照品的图谱一致（通则 0402）。

（3）取本品约 0.1g，加水 15ml 溶解后，加氢氧化钠试液 2ml，摇匀，用稀硝酸中和后，显磷酸盐的鉴别反应（通则 0301）。

【检查】　有关物质　照高效液相色谱法（通则 0512）测定。

供试品溶液　取本品适量，精密称定，加流动相 A 溶解并定量稀释制成每 1ml 中约含 0.4mg 的溶液。

对照溶液　精密量取供试品溶液适量，用流动相 A 定量稀释制成每 1ml 中约含 0.4μg 的溶液

系统适用性溶液　取磷酸腺嘌呤约 10mg，置 25ml 量瓶中，加 30%过氧化氢溶液 1ml，放置 12 小时，用水稀释至刻度，摇匀。

灵敏度溶液　精密量取对照溶液 2ml，置 10ml 量瓶中，用流动相 A 稀释至刻度，摇匀。

色谱条件　用十八烷基硅烷键合硅胶为填充剂；以 0.01mol/L 醋酸铵溶液（用冰醋酸调节 pH 值至 5.0）作为流动相 A；以甲醇作为流动相 B；按下表进行梯度洗脱；检测波长为 262nm；进样体积 10μl。

时间（分钟）	流动相 A（%）	流动相 B（%）
0	98	2
15	98	2
25	70	30
30	70	30
31	98	2
41	98	2

系统适用性要求　系统适用性溶液色谱图中，调节流动相 B 的比例，使腺嘌呤主峰的保留时间在 15 分钟内出峰，腺嘌呤峰与其后相邻杂质峰之间的分离度应符合规定。灵敏度溶液色谱图中，主成分峰高的信噪比应大于 10。

测定法　精密量取供试品溶液与对照溶液，分别注入液相色谱仪，记录色谱图。

限度　供试品溶液的色谱图中如有杂质峰，单个杂质峰面积不得大于对照溶液主峰面积(0.1%)，各杂质峰面积的和不得大于对照溶液主峰面积的 2 倍(0.2%)。小于灵敏度溶液主峰面积的色谱峰忽略不计(0.02%)。

含氮量　取本品约 90mg，精密称定，照氮测定法(通则 0704 第一法)测定，按干燥品计，含氮量应为 29.4%～30.3%。

有机氯　取本品约 20mg，照氧瓶燃烧法(通则 0703)进行有机破坏，用 1mol/L 氢氧化钠溶液 2ml 与水 10ml 为吸收液，俟生成的烟雾完全吸入吸收液后，用水 13ml 淋洗瓶壁、瓶塞及铂丝，洗液与吸收液合并，照氯化物检查法(通则 0801)检查，与标准氯化钠溶液 5.0ml 制成的对照液比较，不得更浓(0.25%)。

硫酸盐　取本品 0.25g，依法检查(通则 0802)，与标准硫酸钾溶液 0.5ml 制成的对照液比较，不得更浓(0.02%)。

干燥失重　取本品，在 105℃干燥至恒重，减失重量不得过 0.5%(通则 0831)。

重金属　取本品 0.5g，加水 23ml 与醋酸盐缓冲溶液(pH 3.5)2ml，加热使溶解，放冷，依法检查(通则 0821 第一法)，含重金属不得过百万分之三十。

【含量测定】　取本品约 0.15g，精密称定，加无水甲酸 8ml 溶解后，加冰醋酸 30ml，照非水溶液滴定法(通则 0702)，用高氯酸滴定液(0.1mol/L)滴定，并将滴定的结果用空白试验校正。每 1ml 高氯酸滴定液(0.1mol/L)相当于 23.31mg 的 $C_5H_5N_5 \cdot H_3PO_4$。

【类别】　维生素类药。

【贮藏】　遮光，密闭保存。

【制剂】　磷酸腺嘌呤片

曾用名：维生素 B_4

磷酸腺嘌呤片

Linsuan Xianpiaoling Pian

Adenine Phosphate Tablets

本品含磷酸腺嘌呤($C_5H_5N_5 \cdot H_3PO_4$)应为标示量的 90.0%～110.0%。

【性状】　本品为白色片。

【鉴别】　(1)在含量测定项下记录的色谱图中，供试品溶液主峰的保留时间应与对照品溶液主峰的保留时间一致。

(2)取本品细粉适量(约相当于磷酸腺嘌呤 10mg)，加 0.02mol/L 盐酸溶液制成每 1ml 约含 10μg 的溶液，滤过，取续滤液，照紫外-可见分光光度法(通则 0401)测定，在 262nm 的波长处有最大吸收，在 229nm 的波长处有最小吸收。

(3)取本品细粉适量(约相当于磷酸腺嘌呤 0.1g)，加水 15ml 溶解，滤过，滤液加氢氧化钠试液 2ml，摇匀，用稀硝酸中和后，显磷酸盐的鉴别反应(通则 0301)。

【检查】　**有关物质**　照高效液相色谱法(通则 0512)测定。

供试品溶液　取本品细粉适量，精密称定，加流动相 A 溶解并定量稀释制成每 1ml 中约含磷酸腺嘌呤 0.4mg 的溶液，滤过，取续滤液。

对照溶液　精密量取供试品溶液适量，用流动相 A 定量稀释制成每 1ml 中约含磷酸腺嘌呤 0.4μg 的溶液。

灵敏度溶液　精密量取对照溶液 2ml，置 10ml 量瓶中，用流动相 A 稀释至刻度，摇匀。

系统适用性溶液、色谱条件、系统适用性要求与测定法　见磷酸腺嘌呤有关物质项下。

限度　供试品溶液的色谱图中如有杂质峰，单个杂质峰面积不得大于对照溶液主峰面积(0.1%)，各杂质峰面积的和不得大于对照溶液主峰面积的 5 倍(0.5%)。小于灵敏度溶液主峰面积的色谱峰忽略不计(0.02%)。

含量均匀度　取本品 1 片(10mg 规格)，置 100ml 量瓶中，用水溶解并稀释至刻度，摇匀，滤过，取续滤液作为供试品溶液。照含量测定项下的方法测定，应符合规定(通则 0941)。

溶出度　照溶出度与释放度测定法(通则 0931 第二法)测定。

溶出条件　以 0.1mol/L 盐酸溶液 900ml 为溶出介质，转速为每分钟 50 转，依法操作，经 20 分钟时取样。

供试品溶液　取溶出液适量，滤过，精密量取续滤液适量，用溶出介质定量稀释制成每 1ml 中约含磷酸腺嘌呤 11μg 的溶液。

对照品溶液　取腺嘌呤对照品适量，精密称定，用溶出介质溶解并定量稀释制成每 1ml 中约含腺嘌呤 6μg 的溶液。

测定法　取供试品溶液与对照品溶液，照紫外-可见分光光度法(通则 0401)，在 262nm 的波长处分别测定吸光度。计算每片的溶出量，并将结果乘以 1.725。

限度　标示量的 80%，应符合规定。

其他　应符合片剂项下有关的各项规定(通则 0101)。

【含量测定】　照高效液相色谱法(通则 0512)测定。

供试品溶液　取本品 10 片，精密称定，研细，精密称取适量，加水溶解并定量稀释制成每 1ml 中约含磷酸腺嘌呤 0.1mg 的溶液，摇匀，滤过，取续滤液。

对照品溶液　取腺嘌呤对照品约 12mg，精密称定，置 200ml 量瓶中，加 0.1mol/L 磷酸溶液 5ml 使溶解，再用水稀释至刻度，摇匀。

系统适用性溶液　取磷酸腺嘌呤约 10mg，置 25ml 量瓶中，加 30%过氧化氢溶液 1ml，放置 12 小时，用水稀释至刻度，摇匀。

色谱条件　用十八烷基硅烷键合硅胶为填充剂；以 0.01mol/L 醋酸铵溶液(用冰醋酸调节 pH 值至 5.0)-甲醇(98∶2)为流动相；检测波长为 262nm；进样体积 10μl。

系统适用性要求　系统适用性溶液色谱图中，腺嘌呤峰与其后相邻杂质峰之间的分离度应符合要求。

测定法　精密量取供试品溶液与对照品溶液，分别注入液相色谱仪，记录色谱图。按外标法以峰面积计算，并将结果乘以 1.725。

【类别】　同磷酸腺嘌呤。

【规格】　(1)10mg　(2)25mg

【贮藏】　遮光，密闭保存。

曾用名：维生素 B_4 片

磷霉素钙

Linmeisugai

Fosfomycin Calcium

$C_3H_5CaO_4P \cdot H_2O$　194.14

本品为(−)-(1*R*,2*S*)-1,2-环氧丙基膦酸钙盐一水合物。按无水物计算，每 1mg 的效价不得少于 720 磷霉素单位。

【性状】　本品为白色结晶性粉末。

本品在水中微溶，在甲醇中几乎不溶，在丙酮或乙醚中不溶。

比旋度　取本品适量，精密称定，加 0.2mol/L 乙二胺四醋酸二钠溶液，超声使溶解并定量稀释制成每 1ml 中约含 50mg 的溶液，依法测定(通则 0621)，比旋度为 −3.5°至 −5.0°。

【鉴别】　(1)取本品约 11mg，加水 2ml，振摇，加高氯酸 1ml 与 0.1mol/L 高氯酸钠溶液 2ml，水浴加热 10 分钟，趁热加入钼酸铵试液 1ml 与 1-氨基-2-萘酚-4-磺酸试液 1ml，摇匀，溶液即显蓝色。

(2)照薄层色谱法(通则 0502)试验。

供试品溶液　取本品，加 0.2mol/L 乙二胺四醋酸二钠溶液，超声使溶解，制成每 1ml 中约含磷霉素 20mg 的溶液。

标准品溶液　取磷霉素标准品，加 0.2mol/L 乙二胺四醋酸二钠溶液，超声使溶解，制成每 1ml 中约含磷霉素 20mg 的溶液。

色谱条件　采用硅胶 G 薄层板，以异丙醇-乙酸乙酯-水-冰醋酸(4∶2∶3∶1)为展开剂。

测定法　吸取供试品溶液与标准品溶液各 2μl，分别点于同一薄层板上，展开，晾干，喷以显色液(取磷钼酸 5g，加醋酸 100ml，再加硫酸 5ml)，置 105℃加热 20 分钟后检视。

结果判定　供试品溶液所显主斑点的位置和颜色应与标准品溶液主斑点的位置和颜色相同。

(3)本品的红外光吸收图谱应与对照的图谱(光谱集 1080 图)一致。

(4)本品显钙盐鉴别(1)的反应(通则 0301)。

【检查】　**结晶性**　取本品少许，依法检查(通则 0981)，应符合规定。

碱度　取本品 0.10g，加水 25ml，摇匀，制成混悬液，依法测定(通则 0631)，pH 值应为 8.5～9.6。

二醇物　取本品约 0.1g，精密称定，置 250ml 碘瓶中，加水 100ml 与邻苯二甲酸氢钾缓冲液(pH 6.4)[取邻苯二甲酸氢钾 100g，置 1000ml 量瓶中，加水 600ml，微热溶解，用氢氧化钠溶液(4→10)约 40ml，调节 pH 值至 6.4±0.1，加水至刻度，摇匀]50ml，精密加入 0.005mol/L 高碘酸钠溶液 10ml，摇匀，密塞，于 25℃避光放置 90 分钟，加入 10%碘化钾溶液 10ml，密塞，避光放置 2 分钟后，用硫代硫酸钠滴定液(0.01mol/L)滴定，至近终点时，加淀粉指示液 1ml，继续滴定至蓝色消失，并将滴定结果用空白试验校正。每 1ml 的硫代硫酸钠滴定液(0.01mol/L)相当于 0.5304mg 的 $C_3H_7CaO_5P \cdot H_2O$。含二醇物不得过 1.5%。

水分　取本品，用甲酰胺-甲醇(1∶1)混合溶液溶解后，照水分测定法(通则 0832 第一法 1)测定。含水分应为 8.5%～12.0%。

重金属　取本品 1.0g，加稀盐酸 2ml 使溶解，加稀醋酸 2ml 与水适量使成 25ml，依法检查(通则 0821 第一法)，含重金属不得过百万分之二十。

【含量测定】　精密称取本品适量，加灭菌水溶解并定量稀释制成每 1ml 中约含 500 单位的溶液，照抗生素微生物检定法(通则 1201)测定。1000 磷霉素单位相当于 1mg 的 $C_3H_7O_4P$。

【类别】　抗生素类药。

【贮藏】　密封，在凉暗干燥处保存。

【制剂】　(1)磷霉素钙片　(2)磷霉素钙胶囊　(3)磷霉素钙颗粒

磷霉素钙片

Linmeisugai Pian

Fosfomycin Calcium Tablets

本品含磷霉素钙按磷霉素($C_3H_7O_4P$)计算，应为标示量的 90.0%～110.0%。

【性状】　本品为白色或类白色片。

【鉴别】　(1)取本品的细粉适量(约相当于磷霉素 8mg)，照磷霉素钙项下的鉴别(1)试验，显相同的反应。

(2)取本品，研细，加 0.2mol/L 乙二胺四醋酸二钠溶液，超声使磷霉素钙溶解，制成每 1ml 中约含磷霉素 20mg 的溶液，滤过，取续滤液照磷霉素钙鉴别(2)项下的方法试验，显相同的结果。

【检查】 **溶出度**　照溶出度与释放度测定法(通则 0931 第二法)测定。

溶出条件　以 0.1mol/L 盐酸溶液 1000ml 为溶出介质，转速为每分钟 75 转，依法操作，经 30 分钟时取样。

供试品溶液　取溶出液适量，滤过，精密量取续滤液适量，用溶出介质定量稀释制成每 1ml 中约含磷霉素 0.1mg 的溶液。

对照溶液　取本品 10 片，精密称定，研细，精密称取适量(约相当于平均片重)，加溶出介质，振摇使磷霉素钙溶解，并定量稀释制成每 1ml 中约含磷霉素 0.1mg 的溶液，滤过，取续滤液。

测定法　精密量取供试品溶液与对照溶液各 5ml，分别置 25ml 量瓶中，加新鲜配制的过硫酸铵溶液(取过硫酸铵 1g，加水 15ml，摇匀，使溶解)1ml，用少量水冲洗瓶壁，水浴煮沸 10 分钟，取出，加入 1%尿素溶液 2ml，再煮沸 10 分钟，取出，冷却至室温后，再加入 5%钼酸铵溶液(取钼酸铵 10g，加 5mol/L 的硫酸溶液 100ml，使溶解，加水至 200ml，摇匀)1.5ml 和 0.5%亚硫酸钠溶液(取亚硫酸钠 0.5g，加水 80ml 使溶解，再加入对甲氨基苯酚硫酸盐 0.2g、偏重亚硫酸钠 30g，振摇使溶解，加水至 100ml，摇匀)1ml，加水稀释至刻度，室温放置 20 分钟。以水为空白，照紫外-可见分光光度法(通则 0401)，在 650nm 的波长处分别测定吸光度，计算每片的溶出量。

限度　75%，应符合规定。

其他　应符合片剂项下有关的各项规定(通则 0101)。

【含量测定】 取本品 10 片，精密称定，研细，精密称取适量，加灭菌水溶解并定量稀释制成每 1ml 中约含 500 单位的溶液，摇匀，精密量取上清液，照磷霉素钙项下的方法测定，即得。1000 磷霉素单位相当于 1mg 的 $C_3H_7O_4P$。

【类别】 同磷霉素钙。

【规格】 按 $C_3H_7O_4P$ 计　(1)0.1g(10 万单位)　(2)0.2g(20 万单位)　(3)0.25g(25 万单位)　(4)0.5g(50 万单位)

【贮藏】 密封，在干燥处保存。

磷霉素钙胶囊

Linmeisugai Jiaonang

Fosfomycin Calcium Capsules

本品含磷霉素钙按磷霉素($C_3H_7O_4P$)计算，应为标示量的 90.0%～110.0%。

【性状】 本品内容物为白色或类白色颗粒或粉末。

【鉴别】 (1)取本品内容物适量(约相当于磷霉素 8mg)，照磷霉素钙项下的鉴别(1)试验，显相同的结果。

(2)取本品内容物，加 0.2mol/L 乙二胺四醋酸二钠溶液，超声使磷霉素钙溶解，制成每 1ml 中约含磷霉素 20mg 的溶液，滤过，取续滤液照磷霉素钙鉴别(2)项下的方法试验，显相同的结果。

【检查】 **溶出度**　照溶出度与释放度测定法(通则 0931 第二法)测定。

溶出条件　以 0.1mol/L 盐酸溶液 1000ml 为溶出介质，转速为每分钟 75 转，依法操作，经 30 分钟时取样。

供试品溶液　取溶出液适量，滤过，精密量取续滤液适量，用溶出介质定量稀释制成每 1ml 中约含磷霉素 0.1mg 的溶液。

对照溶液　取装量差异项下的内容物，精密称取适量(约相当于平均装量)，加溶出介质，振摇使磷霉素钙溶解，并按标示量定量稀释制成每 1ml 中约含磷霉素 0.1mg 的溶液，滤过，取续滤液。

测定法　精密量取供试品溶液与对照溶液各 5ml，分别置 25ml 量瓶中，加新鲜配制的过硫酸铵溶液(取过硫酸铵 1g，加水 15ml，摇匀，使溶解)1ml，用少量水冲洗瓶壁，水浴煮沸 10 分钟，取出，加入 1%尿素溶液 2ml，再煮沸 10 分钟，取出，冷却至室温后，再加入 5%钼酸铵溶液(取钼酸铵 10g，加 5mol/L 的硫酸溶液 100ml，使溶解，加水至 200ml，摇匀)1.5ml 和 0.5%亚硫酸钠溶液(取亚硫酸钠 0.5g，加水 80ml 使溶解，再加入对甲氨基苯酚硫酸盐 0.2g、偏重亚硫酸钠 30g，振摇使溶解，加水至 100ml，摇匀)1ml，加水稀释至刻度，室温放置 20 分钟。以水为空白，照紫外-可见分光光度法(通则 0401)，在 650nm 的波长处分别测定吸光度，计算每粒的溶出量。

限度　75%，应符合规定。

其他　应符合胶囊剂项下有关的各项规定(通则 0103)。

【含量测定】 取装量差异项下的内容物，混合均匀，精密称取适量，加灭菌水溶解并定量稀释制成每 1ml 中约含 500 单位的溶液，摇匀，精密量取上清液，照磷霉素钙项下的方法测定，即得。1000 磷霉素单位相当于 1mg 的 $C_3H_7O_4P$。

【类别】 同磷霉素钙。

【规格】 按 $C_3H_7O_4P$ 计　(1)0.1g(10 万单位)　(2)0.125g(12.5 万单位)　(3)0.2g(20 万单位)

【贮藏】 密封，在干燥处保存。

磷霉素钙颗粒

Linmeisugai Keli

Fosfomycin Calcium Granules

本品含磷霉素钙按磷霉素($C_3H_7O_4P$)计算，应为标示量的 90.0%～110.0%。

【性状】 本品为混悬颗粒，有香味。

【鉴别】 (1)取本品适量(约相当于磷霉素 8mg)，照磷霉素钙项下的鉴别(1)试验，显相同的结果。

(2)取本品适量，加 0.2mol/L 乙二胺四醋酸二钠溶液，超声使磷霉素钙溶解，制成每1ml中含磷霉素20mg的溶液，滤过，取续滤液，照磷霉素钙鉴别(2)项下的方法试验，显相同的结果。

【检查】 **酸碱度** 取本品适量，加水制成每1ml中含磷霉素40mg的混悬液，依法测定，pH值应为6.5～7.5(通则0631)。

粒度 取本品，依法检查(通则0982)，不能通过五号筛与能通过九号筛的颗粒与粉末的总和不得过供试量的10.0%。

其他 应符合颗粒剂项下有关的各项规定(通则0104)。

【含量测定】 取装量差异项下的内容物，研细，混合均匀，精密称取适量(约相当于磷霉素50mg)，加灭菌水充分振摇使磷霉素钙溶解，再用灭菌水定量稀释制成每1ml中约含500单位的溶液，摇匀，静置，精密量取上清液，照磷霉素钙项下的方法测定，即得。1000磷霉素单位相当于1mg的$C_3H_7O_4P$。

【类别】 同磷霉素钙。

【规格】 按$C_3H_7O_4P$计 (1)0.1g(10万单位) (2)0.5g(50万单位)

【贮藏】 密封，在干燥处保存。

磷霉素钠

Linmeisuna

Fosfomycin Sodium

H H O; H_3C—环氧—P(—ONa)(ONa)

$C_3H_5Na_2O_4P$ 182.02

本品为(－)-(1*R*,2*S*)-1,2-环氧丙基膦酸二钠盐。按无水物计算，每1mg的效价不得少于700磷霉素单位。

【性状】 本品为白色结晶性粉末；无臭；在空气中极易潮解。

本品在水中易溶，在甲醇中微溶，在乙醇或乙醚中几乎不溶。

比旋度 取本品，精密称定，加水溶解并定量稀释制成每1ml中约含50mg的溶液，依法测定(通则0621)，比旋度为－4.2°至－5.5°。

【鉴别】 (1)取本品约11mg，加水2ml，振摇，加高氯酸1ml与0.1mol/L高氯酸钠溶液2ml，水浴加热10分钟，趁热加入钼酸铵试液1ml与1-氨基-2-萘酚-4-磺酸试液1ml，摇匀，溶液即显蓝色。

(2)照薄层色谱法(通则0502)试验。

供试品溶液 取本品适量，加0.2mol/L乙二胺四醋酸二钠溶液制成每1ml中约含磷霉素20mg的溶液。

标准品溶液 取磷霉素标准品适量，加0.2mol/L乙二胺四醋酸二钠溶液制成每1ml中约含磷霉素20mg的溶液。

系统适用性溶液 取供试品溶液和标准品溶液等量混合。

色谱条件 采用硅胶G薄层板，以异丙醇-乙酸乙酯-水-冰醋酸(4：2：4：1)为展开剂。

测定法 吸取上述三种溶液各2μl，分别点于同一薄层板上，展开，晾干，喷以显色液(取磷钼酸5g，加醋酸100ml，再加硫酸5ml)，置105℃加热20分钟后检视。

系统适用性要求 系统适用性溶液中应显单一主斑点。

结果判定 供试品溶液所显主斑点的位置和颜色应与标准品溶液主斑点的位置和颜色相同。

(3)本品的红外光吸收图谱应与对照的图谱(光谱集1251图)一致。

(4)本品显钠盐鉴别(1)的反应(通则0301)。

【检查】 **碱度** 取本品，加水制成每1ml中含50mg的溶液，依法测定(通则0631)，pH值应为9.0～10.5。

溶液的澄清度与颜色 取本品5份，各1.1g，分别加水5ml溶解，溶液应澄清无色；如显浑浊，与1号浊度标准液(通则0902第一法)比较，均不得更浓；如显色，与黄色1号标准比色液(通则0901第一法)比较，均不得更深。

二醇物 取本品约0.2g，精密称定，置250ml碘瓶中，加水100ml与邻苯二甲酸氢钾缓冲液[取邻苯二甲酸氢钾100g，置1000ml量瓶中，加水600ml，微热使溶解，用氢氧化钠溶液(4→10)约40ml，调节pH值至6.4±0.1，加水至刻度，摇匀]50ml，精密加入0.005mol/L高碘酸钠溶液10ml，摇匀，密塞，于25℃避光放置90分钟，加入10%碘化钾溶液10ml，密塞，避光放置2分钟后，用硫代硫酸钠滴定液(0.01mol/L)滴定，至近终点时，加淀粉指示液1ml，继续滴定至蓝色消失，并将滴定的结果用空白试验校正。每1ml硫代硫酸钠滴定液(0.01mol/L)相当于0.5001mg的$C_3H_7Na_2O_5P$，含二醇物不得过0.5%。

残留溶剂 照残留溶剂测定法(通则0861第二法)测定。

供试品溶液 取本品约0.2g，精密称定，置顶空瓶中，精密加水5ml使溶解，密封。

对照品溶液 取乙醇约40mg、甲苯约7mg，精密称定，置200ml量瓶中，加水至刻度，摇匀，精密量取5ml，置顶空瓶中，密封。

色谱条件 以5%二苯基-95%甲基聚硅氧烷(或极性相近)为固定液的毛细管柱为色谱柱；起始温度为60℃，维持10分钟，以每分钟20℃的速率升温至200℃，维持5分钟；检测器温度为250℃；进样口温度为210℃；顶空瓶平衡温度85℃，平衡时间30分钟。

测定法 取供试品溶液与对照品溶液，分别顶空进样，记录色谱图。

限度 按外标法以峰面积计算，乙醇与甲苯的残留量均应符合规定。

水分 取本品，照水分测定法(通则0832第一法1)测定，含水分不得过1.0%。

重金属 取本品1.0g，依法检查(通则0821第三法)，含重金属不得过百万分之十。

可见异物　取本品 5 份，分别加微粒检查用水溶解，依法检查（通则 0904），应符合规定。（供无菌分装用）

不溶性微粒　取本品，加微粒检查用水溶解，依法检查（通则 0903），每 1g 样品中含 10μm 及 10μm 以上的微粒不得过 6000 个，含 25μm 及 25μm 以上的微粒不得过 600 个。（供无菌分装用）

细菌内毒素　取本品，依法检查（通则 1143），每 1mg 磷霉素中含内毒素的量应小于 0.033EU。（供注射用）

无菌　取本品，用适宜溶剂溶解并稀释后，经薄膜过滤法处理，依法检查（通则 1101），应符合规定。（供无菌分装用）

【含量测定】　精密称取本品适量，加灭菌水溶解并定量稀释制成每 1ml 中约含 500 单位的溶液，照抗生素微生物检定法（通则 1201）测定。1000 磷霉素单位相当于 1mg 的 $C_3H_7O_4P$。

【类别】　抗生素类药。

【贮藏】　严封，在凉暗干燥处保存。

【制剂】　注射用磷霉素钠

注射用磷霉素钠

Zhusheyong Linmeisuna

Fosfomycin Sodium for Injection

本品为磷霉素钠加适量枸橼酸制成的无菌粉末。按平均装量计算，含磷霉素（$C_3H_7O_4P$）应为标示量的 90.0%～110.0%。

【性状】　本品为白色结晶性粉末。

【鉴别】　取本品，照磷霉素钠项下的鉴别（1）、（2）和（4）项试验，显相同的结果。

【检查】　**酸碱度**　取本品，加水制成每 1ml 中含 50mg 的溶液，依法测定（通则 0631），pH 值应为 6.5～8.5。

溶液的澄清度与颜色　取本品 5 瓶，按标示量分别加水制成每 1ml 中约含磷霉素 0.15g 的溶液，溶液应澄清无色；如显浑浊，与 1 号浊度标准液（通则 0902 第一法）比较，均不得更浓；如显色，与黄色 1 号标准比色液（通则 0901 第一法）比较，均不得更深。

二醇物　取本品，照磷霉素钠项下的方法检查，含二醇物不得过 1.0%。

水分　取本品，照水分测定法（通则 0832 第一法 1）测定，含水分不得过 2.0%。

细菌内毒素与无菌　照磷霉素钠项下的方法检查，均应符合规定。

其他　应符合注射剂项下有关的各项规定（通则 0102）。

【含量测定】　取装量差异项下的内容物，混匀，精密称取适量，照磷霉素钠项下的方法测定。即得。

【类别】　同磷霉素钠。

【规格】　按 $C_3H_7O_4P$ 计　（1）1.0g（100 万单位）　（2）2.0g（200 万单位）　（3）3.0g（300 万单位）　（4）4.0g（400 万单位）

【贮藏】　密闭，在阴凉干燥处保存。

磷霉素氨丁三醇

Linmeisu Andingsanchun

Fosfomycin Trometamol

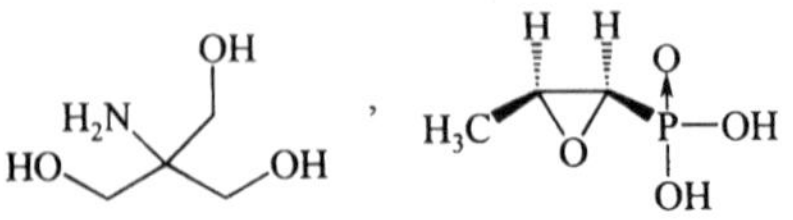

$C_7H_{18}NO_7P$　259.20

本品为磷霉素与氨丁三醇的盐。按无水物计算，每 1mg 中含 $C_7H_{18}NO_7P$ 不得少于 490 磷霉素单位。

【性状】　本品为白色或类白色结晶性粉末；无臭；有引湿性。

本品在水中极易溶解，在甲醇中溶解，在乙醇中极微溶解。

比旋度　取本品，精密称定，加水溶解并定量稀释制成每 1ml 中约含 50mg 的溶液，依法测定（通则 0621），比旋度为 −2.0°至 −4.0°。

【鉴别】　（1）取本品约 50mg，加高碘酸钠试液 2ml，钼酸铵试液数滴与硝酸数滴后，加热即发生黄色沉淀，分离，沉淀能在氨试液中溶解。

（2）照薄层色谱法（通则 0502）试验。

供试品溶液　取本品适量，加 0.2mol/L 乙二胺四醋酸二钠溶液制成每 1ml 中约含磷霉素 20mg 的溶液。

标准品溶液　取磷霉素标准品适量，加 0.2mol/L 乙二胺四醋酸二钠溶液制成每 1ml 中约含磷霉素 20mg 的溶液。

色谱条件　采用硅胶 G 薄层板，以异丙醇-乙酸乙酯-水-冰醋酸（4∶2∶3∶1）为展开剂。

测定法　吸取供试品溶液与标准品溶液各 2μl，分别点于同一薄层板上，展开，晾干，喷以显色液（取磷钼酸 5g，加醋酸 100ml，再加硫酸 5ml），置 105℃ 加热 20 分钟后检视。

结果判定　供试品溶液所显主斑点的位置和颜色应与标准品溶液主斑点的位置和颜色相同。

（3）本品的红外光吸收图谱应与磷霉素氨丁三醇标准品的图谱一致（通则 0402）。

如果已做（3）项，则（1）、（2）项可不做。

【检查】　**结晶性**　取本品少许，依法检查（通则 0981）应符合规定。

酸度　取本品 1.0g，加水 20ml 溶解后，依法测定（通则 0631），pH 值应为 3.5～5.5。

有关物质　照高效液相色谱法（通则 0512）测定。临用新制。

供试品溶液　取本品适量，精密称定，加流动相溶解并稀释制成每 1ml 中约含 0.12g 的溶液。

对照溶液　精密量取供试品溶液 1ml，置 100ml 量瓶中，用流动相稀释至刻度，摇匀，再精密量取 3ml，置 10ml 量瓶中，用流动相稀释至刻度，摇匀。

溶液(1)　取磷霉素氨丁三醇 0.3g，加水 60μl 使润湿，置 60℃烘箱中加热 24 小时，加流动相溶解并稀释至 20ml，摇匀。

系统适用性溶液　取磷霉素氨丁三醇 0.6g，加溶液(1)溶解并稀释至 5ml(此降解溶液中含杂质 A，B，C)。

灵敏度溶液　精密量取供试品溶液适量，用流动相定量稀释制成每 1ml 中约含 60μg 的溶液。

色谱条件　用氨丙基硅烷键合硅胶为填充剂(Zorbax-NH_2 4.6mm×250mm，5μm 或效能相当的色谱柱)；以磷酸二氢钾溶液(取磷酸二氢钾 10.89g，加水 1000ml 使溶解)为流动相；流速为每分钟 1.0ml；以示差折光检测器测定，温度为 35℃；进样体积 10μl。

系统适用性要求　系统适用性溶液色谱图中，磷霉素峰的保留时间约为 9～12 分钟，氨丁三醇(裂分峰)、杂质 B、杂质 C、杂质 A 的相对保留时间分别约为 0.3、0.48、0.54、0.88，杂质 A 峰与磷霉素峰之间的分离度应符合要求，杂质 C 峰的高与杂质 C 峰和杂质 B 峰之间的谷高比应不小于 1.5。灵敏度溶液色谱图中，磷霉素峰高的信噪比应大于 10。

测定法　精密量取供试品溶液与对照溶液，分别注入液相色谱仪，记录色谱图至磷霉素峰保留时间的 2 倍。

限度　供试品溶液色谱图中如有杂质峰，除氨丁三醇(裂分峰)外，杂质 A 与杂质 B 峰面积均不得大于对照溶液主峰面积(0.3%)；杂质 C 峰面积不得大于对照溶液主峰面积的 0.33 倍(0.1%)；其他单个杂质峰面积不得大于对照溶液主峰面积的 0.33 倍(0.1%)；各杂质峰面积的和不得大于对照溶液主峰面积的 1.67 倍(0.5%)，小于对照溶液主峰面积 0.17 倍的峰忽略不计。

残留溶剂　照残留溶剂测定法(通则 0861 第二法)测定。

内标溶液　取正丙醇约 0.1g，置 100ml 量瓶中，加水至刻度，摇匀。

供试品溶液　取本品约 0.5g，精密称定，置 10ml 量瓶中，精密加入内标溶液 2ml，用水稀释至刻度，摇匀，精密量取 5ml，置顶空瓶中，密封。

对照品溶液　取甲醇约 30mg、无水乙醇约 50mg 与异丙醇 50mg，精密称定，置 100ml 量瓶中，加水稀释至刻度，摇匀，精密量取 5ml，置 10ml 量瓶中，精密加入内标溶液 2ml，加水稀释至刻度，摇匀，精密量取 5ml，置顶空瓶中，密封。

色谱条件　以 5%二苯基-95%甲基聚硅氧烷(或极性相近)为固定液的毛细管柱为色谱柱；起始温度为 40℃，维持 10 分钟，以每分钟 20℃的速率升温至 200℃，维持 5 分钟；检测器温度为 250℃；进样口温度为 210℃；顶空瓶平衡温度为 85℃，平衡时间为 30 分钟。

测定法　取供试品溶液与对照品溶液，分别顶空进样，记录色谱图。

限度　按内标法以峰面积比值计算，甲醇、乙醇与异丙醇的残留量均应符合规定。

水分　取本品适量，照水分测定法(通则 0832 第一法 1)测定，含水分不得过 1.0%。

重金属　取本品 1.0g，依法检查(通则 0821 第一法)，重金属不得过百万分之十。

【含量测定】　精密称取本品适量，加灭菌水溶解并定量稀释制成每 1ml 中约含 500 单位的溶液，照抗生素微生物检定法(通则 1201)测定。1000 磷霉素单位相当于 1mg 的 $C_3H_7O_4P$。

【类别】　抗生素类药。

【贮藏】　密封，在干燥处保存。

【制剂】　磷霉素氨丁三醇散

附：

杂质 A

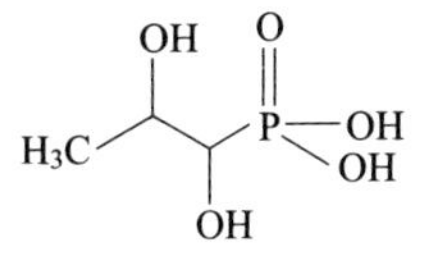

$C_3H_9O_5P$　156.07

(1,2-二羟基丙基)磷酸

杂质 B

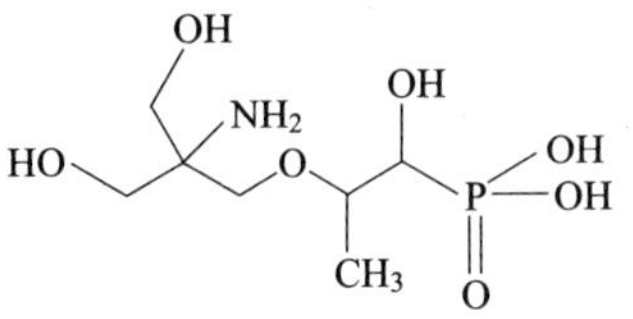

$C_7H_{18}NO_7P$　259.19

[2-[2-氨基-3-羟基-2-(羟甲基)丙氧基]-1-羟丙基]磷酸

杂质 C

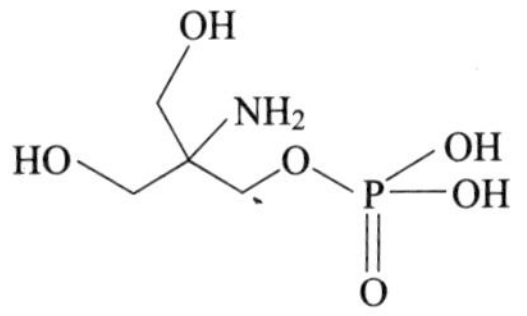

$C_4H_{12}NO_6P$　201.11

2-氨基-3-羟基-2-(羟甲基)磷酸丙酯(磷酸氨丁三醇酯)

磷霉素氨丁三醇散

Linmeisu Andingsanchun San

Fosfomycin Trometamol Powder

本品含磷霉素氨丁三醇按磷霉素($C_3H_7O_4P$)计算，应为标示量的 90.0%～110.0%。

【性状】 本品为粉末。

【鉴别】 (1)取本品适量(约相当于磷霉素氨丁三醇15mg),照磷霉素氨丁三醇项下鉴别(1)试验,显相同的反应。

(2)取本品及磷霉素标准品,分别加0.2mol/L乙二胺四醋酸二钠溶液溶解并稀释制成每1ml中含磷霉素20mg的溶液,滤过,取续滤液作为供试品溶液,照磷霉素氨丁三醇鉴别(2)项下的方法试验,显相同的结果。

【检查】 **酸度** 取本品适量(约相当于磷霉素1.0g),加水20ml溶解后,依法测定(通则0631),pH值应为3.5～5.5。

水分 取本品,照水分测定法(通则0832第一法1)测定,含水分不得过1.0%。

其他 应符合散剂项下有关的各项规定(通则0115)。

【含量测定】 取装量差异项下的内容物,混合均匀,精密称取适量,加灭菌水溶解并定量稀释制成每1ml中约含500单位的溶液,照磷霉素氨丁三醇项下的方法测定,即得。

【类别】 同磷霉素氨丁三醇。

【规格】 3g(300万单位)(按 $C_3H_7O_4P$ 计)

【贮藏】 密封,在干燥处保存。

螺 内 酯

Luoneizhi

Spironolactone

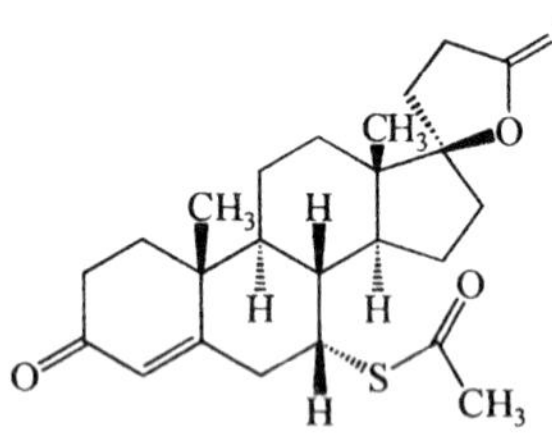

$C_{24}H_{32}O_4S$　416.57

本品为17β-羟基-3-氧代-7α-(乙酰硫基)-17α-孕甾-4-烯-21-羧酸γ-内酯。按干燥品计算,含 $C_{24}H_{32}O_4S$ 应为97.0%～103.0%。

【性状】 本品为白色或类白色的细微结晶性粉末;有轻微硫醇臭。

本品在三氯甲烷中极易溶解,在苯或乙酸乙酯中易溶,在乙醇中溶解,在水中不溶。

熔点 本品的熔点(通则0612)为203～209℃,熔融时同时分解。

比旋度 取本品,精密称定,加三氯甲烷溶解并定量稀释制成每1ml中约含10mg的溶液,依法测定(通则0621),比旋度为-33°至-37°。

【鉴别】 (1)取本品约10mg,加硫酸2ml,摇匀,溶液显橙黄色,有强烈黄绿色荧光,缓缓加热,溶液即变为深红色,并有硫化氢气体产生,遇湿润的醋酸铅试纸显暗黑色;将此溶液倾入约10ml的水中,成为黄绿色的乳状液。

(2)在含量测定项下记录的色谱图中,供试品溶液主峰的保留时间应与对照品溶液主峰的保留时间一致。

(3)本品的红外光吸收图谱应与对照的图谱(光谱集582图)一致。

【检查】 **结晶细度** 取本品适量,置载玻片上,加水1滴,盖上盖玻片并适当压紧,置具有测微尺的显微镜视野下检查,首先上下左右移动,在晶体分布均匀的视野下计数,先计10μm以上的,再计10μm以下的。计数结果,10μm以下的结晶应不少于90%。

巯基化合物 取本品2.0g,加水30ml,振摇后,滤过,取滤液15ml,加淀粉指示液2ml,用碘滴定液(0.005mol/L)滴定,并将滴定的结果用空白试验校正。消耗碘滴定液(0.005mol/L)不得过0.10ml。

有关物质 照高效液相色谱法(通则0512)测定。

供试品溶液　取本品约62.5mg,精密称定,置25ml量瓶中,加四氢呋喃2.5ml溶解后,用流动相稀释至刻度,摇匀。

对照溶液(1)　精密量取供试品溶液1ml,置100ml量瓶中,用流动相稀释至刻度,摇匀。

对照溶液(2)　精密量取对照溶液(1)0.5ml,置10ml量瓶中,用流动相稀释至刻度,摇匀。

对照品溶液(1)　取坎利酮对照品约25mg,精密称定,置10ml量瓶中,加四氢呋喃1.0ml溶解后,用流动相稀释至刻度,摇匀。

对照品溶液(2)　精密量取对照品溶液(1)1ml,置100ml量瓶中,用流动相稀释至刻度,摇匀。

系统适用性溶液　取供试品溶液与对照品溶液(1)各1ml,置100ml量瓶中,用流动相稀释至刻度,摇匀。

色谱条件　用辛基硅烷键合硅胶为填充剂;以乙腈-四氢呋喃-水(8:18:74)为流动相;流速为每分钟1.8ml;检测波长为254nm和283nm;进样体积20μl。

系统适用性要求　系统适用性溶液色谱图中(254nm),螺内酯峰与坎利酮峰之间的分离度应大于1.4。对照溶液(2)色谱图中(254nm)主峰的信噪比应大于6。

测定法　精密量取供试品溶液、对照溶液(1)、对照溶液(2)与对照品溶液(2),分别注入液相色谱仪,记录色谱图至供试品溶液主成分峰保留时间的2倍。

限度　供试品溶液色谱图中如有杂质峰(254nm),除坎利酮峰与小于对照溶液(2)主峰面积的色谱峰外,各杂质峰面积的和不得大于对照溶液(1)主峰面积(1.0%);供试品溶液色谱图中如有与对照品溶液(2)色谱图中坎利酮峰保留时间一致的峰(283nm),按外标法以峰面积计算,不得过1.0%;在254nm和283nm波长处检出的杂质总量不得大于1.0%。

残留溶剂 照残留溶剂测定法(通则0861)测定。

内标溶液　取正丙醇适量,精密称定,用二甲基亚砜稀释制成每1ml中约含1mg的溶液。

供试品溶液　取本品约1g,精密称定,置20ml顶空瓶中,精密加入内标溶液1ml,用二甲基亚砜定量稀释至10ml,

加盖密闭，振摇使溶解。

对照品溶液　分别取甲醇、乙醇、丙酮、乙酸乙酯、四氢呋喃、吡啶与 *N*,*N*-二甲基甲酰胺对照品，精密称定，用二甲基亚砜定量稀释制成每 1ml 中含甲醇、乙醇、丙酮与乙酸乙酯均约为 1mg，含四氢呋喃、吡啶与 *N*,*N*-二甲基甲酰胺分别约为 0.07mg、0.02mg 与 0.09mg 的溶液；精密量取 5ml，置 20ml 顶空瓶中，精密加入内标溶液 1ml，用二甲基亚砜定量稀释至 10ml，加盖密闭，摇匀。

色谱条件　以 6%氰丙基苯基-94%二甲基聚硅氧烷（或极性相近）为固定液的毛细管柱为色谱柱；柱温为 40℃，维持 8 分钟，以每分钟 45℃的速率升温至 200℃，维持 3 分钟；检测器温度为 250℃；进样口温度为 200℃；顶空瓶平衡温度为 80℃，平衡时间为 30 分钟。

测定法　精密量取供试品溶液与对照品溶液，分别顶空进样，记录色谱图。

限度　按内标法以峰面积计算，含甲醇、乙醇、丙酮、乙酸乙酯、四氢呋喃、吡啶与 *N*,*N*-二甲基甲酰胺的残留量均应符合规定。

干燥失重　取本品，在 105℃干燥至恒重，减失重量不得过 0.5%（通则 0831）。

炽灼残渣　不得过 0.1%（通则 0841）。

【含量测定】　照高效液相色谱法（通则 0512）测定。

供试品溶液　取本品适量，精密称定，加流动相溶解并定量稀释制成每 1ml 中约含 25μg 的溶液。

对照品溶液　取螺内酯对照品适量，精密称定，加流动相溶解并定量稀释制成每 1ml 中约含 25μg 的溶液。

色谱条件　用十八烷基硅烷键合硅胶为填充剂；以乙腈-水（50∶50）为流动相；检测波长为 238nm；进样体积 20μl。

系统适用性要求　理论板数按螺内酯峰计算不低于 3000，螺内酯峰与相邻杂质峰之间的分离度应符合要求。

测定法　精密量取供试品溶液与对照品溶液，分别注入液相色谱仪，记录色谱图。按外标法以峰面积计算。

【类别】　利尿药。

【贮藏】　密封保存。

【制剂】　（1）螺内酯片　（2）螺内酯胶囊

附：

坎利酮

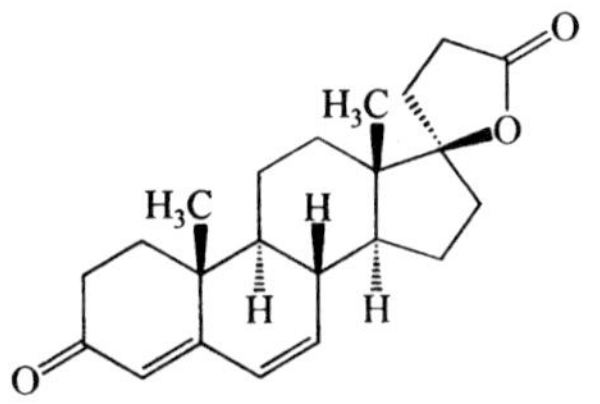

$C_{22}H_{28}O_3$　340.46

（2′*R*）-3′,4′-二氢-5′*H*-螺[雄甾-4,6-二烯-17,2′-呋喃]-3,5′-二酮

螺内酯片

Luoneizhi Pian

Spironolactone Tablets

本品含螺内酯（$C_{24}H_{32}O_4S$）应为标示量的 95.0%～105.0%。

【性状】　本品为白色片。

【鉴别】　（1）取本品细粉适量（约相当于螺内酯 0.1g），加三氯甲烷 5ml 振摇提取，滤过，滤液置水浴上蒸干，残渣在 105℃干燥，照螺内酯项下的鉴别（1）、（3）项试验，显相同的结果。

（2）在含量测定项下记录的色谱图中，供试品溶液主峰的保留时间应与对照品溶液主峰的保留时间一致。

【检查】　**有关物质**　照高效液相色谱法（通则 0512）测定。

供试品溶液　取本品细粉适量（相当于螺内酯约 62.5mg），加三氯甲烷 25ml，超声约 5 分钟，振摇 10～15 分钟，离心，取上清液滤过，残渣用三氯甲烷 25ml 重复上述操作。合并三氯甲烷提取液，置旋转蒸发器上蒸干。残渣加四氢呋喃 2.5ml 与流动相 22.5ml 溶解后，摇匀。

对照溶液（1）　精密量取供试品溶液 1ml，置 100ml 量瓶中，用流动相稀释至刻度，摇匀。

对照溶液（2）　精密量取对照溶液（1）0.5ml，置 10ml 量瓶中，用流动相稀释至刻度，摇匀。

系统适用性溶液　取供试品溶液与对照品溶液（1）各 1ml，置 100ml 量瓶中，用流动相稀释至刻度，摇匀。

对照品溶液（1）、对照品溶液（2）、色谱条件、系统适用性要求与测定法　见螺内酯有关物质项下。

限度　供试品溶液色谱图中如有杂质峰（254nm），除坎利酮峰与小于对照溶液（2）主峰面积的色谱峰外，各杂质峰面积的和不得大于对照溶液（1）主峰面积（1.0%）；供试品溶液色谱图中如有与对照品溶液（2）色谱图中坎利酮峰保留时间一致的峰（283nm），按外标法以峰面积计算，不得过螺内酯标示量的 1.0%；在 254nm 和 283nm 波长处检出的杂质总量不得大于 1.0%。

含量均匀度　取本品 1 片，置 50ml 量瓶中，加流动相适量，振摇使螺内酯溶解，用流动相稀释至刻度，摇匀，滤过，精密量取续滤液 3ml（20mg 规格）或 5ml（12mg 规格），置 50ml 量瓶中，用流动相稀释至刻度，摇匀，作为供试品溶液，照含量测定项下的方法测定含量，应符合规定（通则 0941）。

溶出度　照溶出度与释放度测定法（通则 0931 第二法）测定。

溶出条件　以 0.1%十二烷基硫酸钠的 0.1mol/L 盐酸溶液 1000ml 为溶出介质，转速为每分钟 75 转，依法操作，经 60 分钟时取样。

供试品溶液　取溶出液适量，滤过，精密量取续滤液 5ml，置 10ml 量瓶中，用溶出介质稀释至刻度，摇匀。

对照品溶液　取螺内酯对照品约 20mg，精密称定，置 200ml 量瓶中，加乙醇 2ml 使溶解，用溶出介质稀释至刻度，摇匀，精密量取 5ml，置 50ml 量瓶中，用溶出介质稀释至刻度，摇匀。

测定法　取供试品溶液与对照品溶液，照紫外-可见分光光度法（通则 0401），在 242nm 的波长处分别测定吸光度，计算每片的溶出量。

限度　标示量的 80%，应符合规定。

其他　应符合片剂项下有关的各项规定（通则 0101）。

【含量测定】　照高效液相色谱法（通则 0512）测定。

供试品溶液　取本品 20 片，精密称定，研细，精密称取适量（约相当于螺内酯 12.5mg），置 100ml 量瓶中，加流动相适量，振摇使螺内酯溶解，用流动相稀释至刻度，摇匀，滤过，精密量取续滤液 5ml，置 25ml 量瓶中，用流动相稀释至刻度，摇匀。

对照品溶液、色谱条件、系统适用性要求与测定法　见螺内酯含量测定项下。

【类别】　同螺内酯。

【规格】　（1）12mg　（2）20mg

【贮藏】　密封，在干燥处保存。

螺内酯胶囊

Luoneizhi Jiaonang

Spironolactone Capsules

本品含螺内酯（$C_{24}H_{32}O_4S$）应为标示量93.0%～107.0%。

【鉴别】　（1）取本品的内容物适量（约相当于螺内酯 0.1g），加三氯甲烷 5ml，振摇提取，滤过，滤液置水浴上蒸干，残渣照螺内酯项下的鉴别（1）、（3）项试验，显相同的结果。

（2）在含量测定项下记录的色谱图中，供试品溶液主峰的保留时间应与对照品溶液主峰的保留时间一致。

【检查】　**有关物质**　照高效液相色谱法（通则 0512）测定。

供试品溶液　取本品内容物适量（相当于螺内酯约 62.5mg），加三氯甲烷 25ml，超声约 5 分钟，振摇 10～15 分钟，离心，取上清液滤过，残渣用三氯甲烷 25ml 重复上述操作。合并三氯甲烷提取液，置旋转蒸发器上蒸干。残渣加四氢呋喃 2.5ml 与流动相 22.5ml 溶解后，摇匀。

对照溶液（1）　精密量取供试品溶液 1ml，置 100ml 量瓶中，用流动相稀释至刻度，摇匀。

对照溶液（2）　精密量取对照溶液（1）0.5ml，置 10ml 量瓶中，用流动相稀释至刻度，摇匀。

系统适用性溶液　取供试品溶液与对照品溶液（1）各 1ml，置 100ml 量瓶中，用流动相稀释至刻度，摇匀。

对照品溶液（1）、对照品溶液（2）、色谱条件、系统适用性要求与测定法　见螺内酯有关物质项下。

限度　供试品溶液色谱图中如有杂质峰（254nm），除坎利酮峰与小于对照溶液（2）主峰面积的色谱峰外，各杂质峰面积的和不得大于对照溶液（1）主峰面积（1.0%）；供试品溶液色谱图中如有与对照品溶液（2）色谱图中坎利酮峰保留时间一致的峰（283nm），按外标法以峰面积计算，不得过螺内酯标示量的 1.0%；在 254nm 和 283nm 波长处检出的杂质总量不得大于 1.0%。

含量均匀度　取本品 1 粒，将内容物倾入 50ml 量瓶中，用流动相洗涤胶囊壳，将洗液并入量瓶中，加流动相适量，振摇使螺内酯溶解，用流动相稀释至刻度，摇匀，滤过，精密量取续滤液 3ml，置 50ml 量瓶中，用流动相稀释至刻度，摇匀，作为供试品溶液，照含量测定项下的方法测定含量，应符合规定（通则 0941）。

溶出度　照溶出度与释放度测定法（通则 0931 第二法）测定。

溶出条件　以 0.1%十二烷基硫酸钠的 0.1mol/L 盐酸溶液 1000ml 为溶出介质，转速为每分钟 100 转，依法操作，经 60 分钟时取样。

供试品溶液　取溶出液适量滤过，精密量取续滤液 5ml，置 10ml 量瓶中，用溶出介质稀释至刻度，摇匀。

对照品溶液　取螺内酯对照品约 20mg，精密称定，置 200ml 量瓶中，加乙醇 2ml 使溶解，用溶出介质稀释至刻度，摇匀，精密量取 5ml，置 50ml 量瓶中，用溶出介质稀释至刻度，摇匀。

测定法　取供试品溶液与对照品溶液，照紫外-可见分光光度法（通则 0401），在 242nm 的波长处分别测定吸光度，计算每粒的溶出量。

限度　标示量的 80%，应符合规定。

其他　应符合胶囊剂项下有关的各项规定（通则 0103）。

【含量测定】　照高效液相色谱法（通则 0512）测定。

供试品溶液　取装量差异项下的内容物，混合均匀，研细，精密称取适量（约相当于螺内酯 12.5mg），置 100ml 量瓶中，加流动相适量，振摇使螺内酯溶解，用流动相稀释至刻度，摇匀，滤过，精密量取续滤液 5ml，置 25ml 量瓶中，用流动相稀释至刻度，摇匀。

对照品溶液、色谱条件、系统适用性要求与测定法　见螺内酯含量测定项下。

【类别】　同螺内酯。

【规格】　20mg

【贮藏】　密封，在干燥处保存。

糜蛋白酶

Midanbaimei

Chymotrypsin

本品系自牛胰或猪胰中提取的一种蛋白分解酶。按干燥品计算，每 1mg 糜蛋白酶的活力不得少于 1000 单位。

【制法要求】 本品应从检疫合格的牛或猪胰中提取，所用动物的种属应明确，生产过程应符合现行版《药品生产质量管理规范》要求。本品为动物来源，工艺中应进行病毒的安全性控制。

【性状】 本品为白色或类白色结晶性粉末或无定型粉末。

【鉴别】 取本品，加水溶解并稀释制成每 1ml 中约含 1mg 的溶液，取 0.05ml 置白色点滴板上，加 *N*-乙酰-L-酪氨酸乙酯试液 0.2ml，混匀后，显紫红色。

【检查】 **酸度** 取本品，加水溶解并稀释制成每 1ml 中含 2mg 的溶液，依法测定（通则 0631），pH 值应为 5.5～7.0。

溶液的澄清度与颜色 取本品，加水溶解并稀释制成每 1ml 中含 2mg 的溶液，依法检查（通则 0901 第一法和通则 0902 第一法），溶液应澄清无色或几乎无色。

胰蛋白酶 取本品，加水溶解并稀释制成每 1ml 中含 16 000 单位的溶液，作为供试品溶液；取胰蛋白酶适量，加水溶解并稀释制成每 1ml 中含 2500 单位的溶液，作为对照溶液。取供试品溶液 50μl 与对照溶液 5μl，分别置白色点滴板上，各加对甲苯磺酰-L-精氨酸甲酯盐酸盐试液 0.2ml，放置后，供试品溶液应不呈现紫红色或呈色时间迟于胰蛋白酶对照溶液。

干燥失重 取本品约 0.2g，以五氧化二磷为干燥剂，在 60℃减压干燥 4 小时，减失重量不得过 5.0%（通则 0831）。

炽灼残渣 不得过 2.5%（通则 0841）。

【效价测定】 照紫外-可见分光光度法（通则 0401）测定。

底物溶液 冰冻保存，但不得反复冻融。取 *N*-乙酰-L-酪氨酸乙酯 23.7mg，置 100ml 量瓶中，加磷酸盐缓冲液（取 0.067mol/L 磷酸二氢钾溶液 38.9ml 与 0.067mol/L 磷酸氢二钠溶液 61.1ml，混合，pH 值为 7.0）50ml，温热使溶解，冷却后再稀释至刻度，摇匀。

供试品溶液 取本品适量，精密称定，加 0.0012mol/L 盐酸溶液溶解并定量稀释制成每 1ml 中含 12～16 糜蛋白酶单位的溶液。

测定法 取 0.0012mol/L 盐酸溶液 0.2ml 与底物溶液 3.0ml，在 25℃±0.5℃，于 237nm 的波长处测定并调节吸光度为 0.200。再精密量取供试品溶液 0.2ml，加底物溶液 3.0ml，立即计时并摇匀，每隔 30 秒读取吸光度，共 5 分钟（重复一次），吸光度的变化率应恒定，恒定时间不得少于 3 分钟。若变化率不能保持恒定，可用较低浓度另行测定。每 30 秒的吸光度变化率应控制在 0.008～0.012，以吸光度为纵坐标，时间为横坐标，作图，取在 3 分钟内成直线部分的吸光度，按下式计算。

$$P=\frac{A_2-A_1}{0.0075TW}$$

式中 P 为每 1mg 糜蛋白酶的效价，单位；

A_2 为直线上开始的吸光度；

A_1 为直线上终止的吸光度；

T 为 A_2 至 A_1 读数的时间，分钟；

W 为测定液中含供试品的量，mg；

0.0075 为在上述条件下，吸光度每分钟改变 0.0075，即相当于 1 个糜蛋白酶单位。

【类别】 蛋白分解酶。

【贮藏】 遮光，密封，在阴凉处保存。

【制剂】 注射用糜蛋白酶

注射用糜蛋白酶

Zhusheyong Midanbaimei

Chymotrypsin for Injection

本品为糜蛋白酶的无菌冻干品。含糜蛋白酶的效价应为标示量的 90.0%～120.0%。

【性状】 本品为白色冻干块状物。

【鉴别】 取本品，加水溶解并稀释制成每 1ml 中约含 800 单位的溶液，照糜蛋白酶项下的鉴别试验，显相同的反应。

【检查】 **酸度** 取本品，每支加水 2ml 溶解，混匀，依法测定（通则 0631），pH 值应为 5.5～6.5。

溶液的澄清度与颜色 取本品，加水 2ml 使溶解，依法检查（通则 0901 第一法和通则 0902 第一法），溶液应澄清无色或几乎无色。

胰蛋白酶 照糜蛋白酶项下的方法测定，供试品溶液应不呈现紫红色或呈色时间迟于胰蛋白酶对照溶液。

干燥失重 取本品约 0.2g，以五氧化二磷为干燥剂，在 60℃减压干燥 4 小时，减失重量不得大于 8.0%（通则 0831）。

异常毒性 取本品，加氯化钠注射液溶解并稀释制成每 1ml 中含 400 单位的溶液，依法检查（通则 1141），应符合规定。

降压物质 取本品，加氯化钠注射液溶解并稀释，依法检查（通则 1145），剂量按猫体重每 1kg 注射 100 单位，应符合规定。

细菌内毒素 取本品，依法检查（通则 1143），每 1 单位糜蛋白酶中含内毒素的量应小于 0.075EU。

其他 应符合注射剂项下有关的各项规定（通则 0102）。

【效价测定】 照紫外-可见分光光度法（通则 0401）测定。

供试品溶液 取本品 5 支，分别加适量 0.0012mol/L 盐酸溶液溶解，并全量转移至同一 100ml 量瓶中，用上述盐酸溶液稀释至刻度，摇匀。精密量取适量，用上述盐酸溶液定量稀释制成每 1ml 中约含 12～16 单位的溶液。

底物溶液与测定法 见糜蛋白酶效价测定项下。

【类别】 同糜蛋白酶。

【规格】 （1）800 单位 （2）4000 单位

【贮藏】 遮光，密闭，在阴凉处保存。

品 种 正 文

第二部分

来昔决南钐[153 Sm]注射液

Laixijuenanshan[153 Sm]Zhusheye

Samarium[153 Sm] Lexidronam Injection

本品为来昔决南钐[153 Sm]的灭菌水溶液。含钐[153 Sm]的放射性浓度，按其标签上的记载时间，应为标示量的90.0%～110.0%。

【性状】 本品为无色或浅棕色澄明液体。

【鉴别】 (1)取本品适量，照γ谱仪法(通则 1401)测定，其主要光子能量分别为 69.67keV 和 103.18keV。

(2)在放射化学纯度项下的色谱图中，来昔决南钐[153 Sm]的 R_f 值为 0.9～1.0，$^{153}Sm^{3+}$ 的 R_f 值为 0.0～0.1。

【检查】 **pH 值** 采用经校正的精密 pH 试纸检查(通则 1401)，应为 7.0～8.5。

澄清度与颜色 本品应澄清无色；如显浑浊，与 0.5 号浊度标准液(通则 0902 第一法)比较，不得更浓；如显色，与棕红色 3 号标准比色液比较(通则 0901 第一法)，不得更深。

含钐量 照紫外-可见分光光度法(通则 0401)测定。

供试品溶液 取本品，即得。

对照溶液 称取依地四膦酸 0.3513g，置具塞锥形瓶中，加 2.0mol/L 氢氧化钠溶液适量使溶解，调节 pH 值至 8.0～8.5 之间，精密加入标准钐溶液(1000μg/ml)1.5ml，摇匀，60～80℃加热 1 小时，放冷，将溶液定量转移至 100ml 量瓶中，用水稀释至刻度，摇匀(每 1ml 含来昔决南钐 15μg)。

测定法 精密量取对照溶液 0ml、0.2ml、0.4ml、0.6ml、0.8ml 和供试品溶液 20μl，分别置 5ml 量瓶中，各加入 2.4mg/ml 偶氮胂Ⅲ溶液 1.5ml 和 1mol/L 盐酸溶液 0.5ml，分别用水稀释至刻度，摇匀，5 分钟后，置 1cm 吸收池中，在 655nm 的波长处分别测定吸光度，计算。

限度 每 1ml 中含钐(Sm)的量不得过 0.5mg。

游离依地四膦酸 精密量取 1000μg/ml 的锌标准溶液 7.5ml，置锥形瓶中，加水 20ml，加 1 滴甲基红指示液，用氨水调溶液颜色由红变黄，加氨-氯化铵缓冲溶液(pH 值为 10.0)10ml，加铬黑 T 指示液 1 滴和供试品溶液 1.0ml，摇匀，溶液应仍呈紫红色(游离的依地四膦酸浓度小于 50mg/ml)。

细菌内毒素 取本品，依法检查(通则 1143)。本品每 1ml 中含内毒素的量应小于 15EU。

无菌 取本品，依法检查(通则 1101)，应符合规定。

【放射性核纯度】 取本品，照放射性核纯度测定法(通则 1401)测定，^{153}Sm 不低于 99.0%，其他放射性杂质总量不高于 1.0%。

【放射化学纯度】 取本品适量，以水-氨水(25：1)为展开剂，Whatman No. 540(或分离效能相当的)固定相，照放射化学纯度测定法(通则 1401)试验，来昔决南钐[153 Sm]的 R_f 值为 0.9～1.0，其放射化学纯度应不低于 98%。

【放射性浓度】 取本品，照放射性活度(浓度)测定法(通则 1401)测定，含^{153}Sm 的放射性浓度应不低于 1000MBq/ml。

【类别】 放射性治疗用药。

【贮藏】 密闭，置铅容器内，容器表面辐射水平应符合规定。

氙[133 Xe]注射液

Xian[133 Xe]Zhusheye

Xenon[133 Xe]Injection

本品为含有氙[133 Xe]气的氯化钠注射液。氙[133 Xe]的包装容器是一种多剂量注射器，从这种注射器中可以在不产生自由空间的情况下(即没有气相存在)，以恒定的放射性浓度取出氙[133 Xe]注射液。每支多剂量注射器中氙[133 Xe]的放射性浓度，按其标签上记载的时间，应为标示量的 80.0%～130.0%。

【性状】 本品为无色澄明液体。

【鉴别】 取本品适量，照γ谱仪法(通则 1401)测定，其主要光子的能量：γ射线为 0.081MeV，X 射线为0.030～0.036MeV。

【检查】 **pH 值** 应为 4.0～7.0(通则 1401)。

无菌 取本品，依法检查(通则 1101)，应符合规定。

【放射性浓度】 取本品，照放射性活度(浓度)测定法(通则 1401)测定。每 1ml 的放射性活度应不低于 37MBq。

【类别】 放射性诊断用药。

【规格】 1ml：37～740MBq

【贮藏】 在暂时不使用的情况下，置适宜的屏蔽容器内，密闭保存。容器表面辐射水平应符合规定。

邻碘[131 I]马尿酸钠注射液

Lindian[131 I]Maniaosuanna Zhusheye

Sodium Iodohippurate[131 I]Injection

本品为邻碘[131 I]马尿酸钠的灭菌溶液。含碘[131 I]的放射性浓度，按其标签上记载的时间，应为标示量的 90.0%～110.0%。

【性状】 本品为淡棕色澄明液体。

【鉴别】 (1)取本品适量，照γ谱仪法(通则 1401)测定，其主要光子的能量为 0.365MeV。

(2)在放射化学纯度项下的色谱图中，R_f 值约为 0.5 处有放射性主峰。

【检查】 **pH 值** 应为 5.0～6.0(交换法)或 6.0～8.5(熔融法)(通则 1401)。

细菌内毒素 取本品，加内毒素检查用水至少稀释 10 倍后，依法检查（通则 1143），本品每 1ml 含内毒素的量应小于 15EU。

无菌　取本品，依法检查（通则 1101），应符合规定。

【放射性核纯度】　取本品适量，照放射性核纯度测定法（通则 1401）测定，碘[^{131}I]应不低于 99.9%。

【放射化学纯度】　取本品适量，以苯-冰醋酸-水（40∶40∶12）为展开剂，照放射化学纯度测定法一法（通则 1401）试验，邻碘[^{131}I]马尿酸钠的 R_f 值约为 0.5，其放射化学纯度应不低于 95%，^{131}I-苯甲酸不得过 2%（R_f 值为 0.9～1.0）。

【放射性浓度】　取本品，照放射性活度（浓度）测定法（通则 1401）测定，每 1ml 的放射性活度应不低于 37MBq。

【类别】　放射性诊断用药。

【规格】　(1)37MBq　(2)111MBq　(3)185MBq　(4)370MBq

【贮藏】　置铅容器内，密闭保存。铅容器表面辐射水平应符合规定。

注射用亚锡亚甲基二膦酸盐

Zhusheyong Yaxiyajiaji'erlinsuanyan

Methylenediphosphonate and Stannous Chloride for Injection

本品为亚甲基二膦酸盐与氯化亚锡经冷冻干燥的无菌粉末。含亚甲基二膦酸（$CH_6P_2O_6$）应为标示量的 80.0%～120.0%。

【性状】　本品为白色冻干粉末。在水中易溶。

【鉴别】　(1)取含量测定项下炽灼后的稀释液，加钼酸铵试液，即显黄色。

(2) 取本品 1 瓶，加氯化钠注射液 0.5ml，溶解后，取溶液 1 滴，点于磷钼酸铵试纸上，应显蓝色。

【检查】　**溶液的澄清度与颜色**　取本品 1 瓶，加氯化钠注射液 5ml 使溶解，溶液应澄清无色。

酸度　取溶液的澄清度与颜色项下的溶液，依法测定（通则 0631），pH 值应为 5.0～7.0。

亚锡量　取本品 5 瓶，分别加经氮气饱和的 1mol/L 盐酸溶液 3ml 使溶解。在氮气流下，照电位滴定法（通则 0701），用碘酸钾滴定液（0.001 667mol/L）滴定，每瓶消耗碘酸钾滴定液（0.001 667mol/L）的量不得少于 0.07ml。如有 1 瓶不符合，另取 5 瓶复试，应全部符合规定。

水分　取本品，精密加入无水甲醇 1ml 制成混悬液，精密量取 250μl，照水分测定法（通则 0832 第一法 2）测定，含水分不得过 0.67mg/瓶（装量为 10mg 及 10mg 以下）或 5.0%（装量为 10mg 以上）。

细菌内毒素　取本品，每瓶以内毒素检查用水 5ml 溶解并至少稀释 10 倍后，依法检查（通则 1143），每瓶含内毒素的量应小于 75EU。

无菌　按非放射性药品要求，取本品，依法检查（通则 1101），应符合规定。

其他　应符合注射剂项下有关的各项规定（通则 0102）。

【含量测定】　照紫外-可见分光光度法（通则 0401）测定。

总磷供试品溶液　取本品 3 瓶，分别精密加水 2ml 使溶解，合并，混匀，精密量取 2ml，精密加 2%盐酸溶液 2ml，混匀，通入硫化氢，待沉淀完全，离心，移出上清液，吹气除去上清液中过量硫化氢，精密量取上清液 1ml，置盛有氢氧化钙 0.2g 的坩埚中，搅匀，置水浴上蒸干后，再炽灼至灰白色，放冷，加稀盐酸 10ml 使溶解，移置 50ml 量瓶中，用水稀释至刻度，摇匀。

无机磷供试品溶液　精密量取总磷供试品溶液项下除去硫化氢的上清液 1ml，置 50ml 量瓶中，加氢氧化钙 0.2g 与稀盐酸 10ml，用水稀释至刻度，摇匀。

对照品溶液　精密量取磷酸二氢钾标准溶液[每 1ml 中含磷(P)0.05mg]2ml，通入硫化氢，吹气除去硫化氢。

测定法　精密量取总磷供试品溶液、无机磷供试品溶液与对照品溶液各 4ml、4ml 与 1ml，分别置 25ml 量瓶中，分别加定磷试液（取稀硫酸 9ml，加 2.5%钼酸铵溶液与 10%抗坏血酸溶液各 3ml，摇匀）5ml，分别用水稀释至刻度，摇匀，置 45℃水浴中保温 30 分钟，在 550nm 的波长处分别测定总磷的吸光度（E_t）、无机磷的吸光度（E_i）与对照品溶液中磷的吸光度（E_s），计算出供试品中的含磷(P)量，再乘以 7.102 即得亚甲基二膦酸（$CH_6P_2O_6$）的量。

【类别】　用于制备锝[^{99m}Tc]亚甲基二膦酸盐注射液。

【规格】　每瓶内含亚甲基二膦酸 5mg 与氯化亚锡（$SnCl_2 \cdot 2H_2O$）0.5mg，供一次制备用

【贮藏】　密闭，在 2～8℃的暗处保存。

注射用亚锡依替菲宁

Zhusheyong Yaxiyitifeining

Etifenin and Stannous Chloride for Injection

本品为依替菲宁与氯化亚锡经冷冻干燥的无菌粉末。含依替菲宁（$C_{16}H_{22}N_2O_5$）应为标示量的 85.0%～110.0%。

【性状】　本品为白色冻干粉末。在水中易溶。

【鉴别】　(1)取本品 1 瓶，加水溶解后，加硫酸铜试液 1 滴，摇匀，再加氢氧化钠试液数滴，即显亮绿色。

(2)取本品的水溶液 1 滴，点于磷钼酸铵试纸上，即显蓝色。

【检查】　**溶液的澄清度与颜色**　取本品 1 瓶，加氯化钠注射液 5ml 使溶解，溶液应澄清无色。

酸度　取溶液的澄清度与颜色项下的溶液，依法测定（通则 0631），pH 值应为 3.8～4.8。

亚锡量　取本品 5 瓶，分别加经氮气饱和的 1mol/L 盐酸溶液 3ml 使溶解。在氮气流下，照电位滴定法（通则 0701），用碘酸钾滴定液（0.001 667mol/L）滴定，每瓶消耗碘酸钾滴定液（0.001 667mol/L）的量不得少于 0.07ml。如有 1 瓶不符合，另取 5 瓶复试，应全部符合规定。

水分　取本品，精密加入无水甲醇 1ml 制成混悬液，精密量取 250μl，照水分测定法（通则 0832 第一法 2）测定，含水分不得过 3.0%。

细菌内毒素　取本品，每瓶以内毒素检查用水 5ml 溶解并至少稀释 30 倍后，依法检查（通则 1143），每瓶含内毒素的量应小于 75EU。

无菌　按非放射性药品要求，取本品，每支加 0.9% 无菌氯化钠溶液 3ml 溶解并直接接种至 50ml 培养基中，以金黄色葡萄球菌为阳性对照菌，依法检查（通则 1101），应符合规定。

其他　应符合注射剂项下有关的各项规定（通则 0102）。

【含量测定】　取本品 3 瓶，分别精密加水 2ml 使溶解，混匀。精密量取 2ml，置 30ml 凯氏烧瓶中，加硫酸钾 0.3g 与 30% 硫酸铜溶液 5 滴，沿瓶壁加入硫酸 2ml，加 30% 过氧化氢溶液 6～10 滴，在凯氏烧瓶口放一小漏斗，斜置烧瓶，用小火缓慢加热，使溶液保持在沸点以下，待泡沸缓慢时，加大火力至溶液呈棕黑色且有大量白色烟雾持久出现，停止加热，稍冷，再逐滴加入 30% 过氧化氢溶液，摇匀，小心加热，同时不断摇动，至溶液呈蓝绿色，再加热 30 分钟，放冷，加水 2ml，照氮测定法（通则 0704 第二法）测定，即得。

【类别】　用于制备锝[^{99m}Tc]依替菲宁注射液。

【规格】　每瓶内含依替菲宁 40.0mg，氯化亚锡（$SnCl_2 \cdot 2H_2O$）0.4mg，供一次制备用

【贮藏】　密闭，在 2～8℃的暗处保存。

注射用亚锡喷替酸

Zhusheyong Yaxi Pentisuan

Pentetate Acid and Stannous Chloride for Injection

本品为喷替酸、氯化亚锡与氯化钠经冷冻干燥的无菌粉末。含喷替酸（$C_{14}H_{23}N_3O_{10}$）应为标示量的 90.0%～110.0%。

【性状】　本品为白色冻干粉末。在水或 0.9% 氯化钠溶液中易溶。

【鉴别】　(1)取水 10ml，加三氯化铁试液与硫氰酸铵试液各 1 滴，摇匀，溶液呈血红色。取此溶液 2ml 注入本品中，红色应消失。

(2)取本品 1 瓶，加氯化钠注射液 0.5ml 溶解后，取该溶液 1 滴，点于磷钼酸铵试纸上，应显蓝色。

【检查】　**溶液的澄清度与颜色**　取本品 1 瓶，加氯化钠注射液 5ml 使溶解，溶液应澄清无色。

酸碱度　取溶液的澄清度与颜色项下的溶液，依法测定（通则 0631），pH 值应为 4.0～7.5。

亚锡量　取本品 5 瓶，分别加经氮气饱和的 1mol/L 盐酸溶液 3ml 使溶解，在氮气流下照电位滴定法（通则 0701），用碘酸钾滴定液（0.001 667mol/L）滴定。每瓶消耗碘酸钾滴定液的量不得少于 0.02ml。如有 1 瓶不符合，另取 5 瓶复试，应全部符合规定。

水分　取本品，精密加入无水甲醇 1ml 制成混悬液，精密量取 250μl，照水分测定法（通则 0832 第一法 2）测定，含水分不得过 0.63mg/瓶（装量为 10mg 及 10mg 以下）或 6.0%（装量为 10mg 以上）。

细菌内毒素　取本品，每瓶以内毒素检查用水 5ml 溶解并至少稀释 30 倍后，依法检查（通则 1143），每瓶含内毒素的量应小于 75EU。

无菌　按非放射性药品要求，取本品，依法检查（通则 1101），应符合规定。

其他　应符合注射剂项下有关的各项规定（通则 0102）。

【含量测定】　取本品 20 瓶，每瓶加水 5ml 溶解，并定量转移合并至 250ml 锥形瓶中，加氨-氯化铵缓冲液（取氯化铵 20g，加浓氨试液 72ml，再加水稀释至 1000ml，摇匀，即得）10ml，摇匀，加铬黑 T 指示剂适量，用锌滴定液（0.05mol/L）滴定至溶液显紫红色。每 1ml 锌滴定液（0.05mol/L）相当于 19.67mg 的 $C_{14}H_{23}N_3O_{10}$。

【类别】　用于制备锝[^{99m}Tc]喷替酸盐注射液。

【规格】　每瓶内含喷替酸 2.1mg，氯化亚锡（$SnCl_2 \cdot 2H_2O$）0.13mg，供一次制备用

【贮藏】　密闭，在 2～8℃的暗处保存。

注射用亚锡植酸钠

Zhusheyong Yaxizhisuanna

Sodium Phytate and Stannous Chloride for Injection

本品为植酸钠与氯化亚锡经冷冻干燥的无菌粉末。含植酸钠以植酸（$C_6H_{18}O_{24}P_6$）计算，应为标示量的 80.0%～115.0%。

【性状】　本品为白色冻干粉末。在水中易溶。

【鉴别】　(1)取含量测定项下除去过量硫化氢的上清液，用稀氨溶液调至碱性，加氯化钙试液数滴，即生成白色沉淀。

(2)取含量测定项下消化至透明溶液，加钼酸铵溶液，即显黄色。

(3)取本品 1 瓶，加氯化钠注射液 0.5ml，振摇使溶解，取

溶液1滴，点于磷钼酸铵试纸上，试纸应显蓝色。

【检查】 **溶液的澄清度与颜色** 取本品1瓶，加氯化钠注射液6ml使溶解，溶液应澄清无色。

酸度 取溶液的澄清度与颜色项下的溶液，依法测定（通则0631），pH值应为3.0～6.0。

亚锡量 取本品5瓶，分别加经氮气饱和的1mol/L盐酸溶液3ml使溶解。在氮气流下，照电位滴定法（通则0701），用碘酸钾滴定液（0.001 667mol/L）滴定，每瓶消耗碘酸钾滴定液（0.001 667mol/L）的量不得少于0.07ml。如有1瓶不符合，另取5瓶复试，应全部符合规定。

水分 取本品，精密加入无水甲醇1ml，摇匀，放置3小时，并不断振摇，制成混悬液，精密量取250μl，照水分测定法（通则0832第一法2）测定，含水分不得过0.80mg/瓶（装量为10mg及10mg以下）或5.0%（装量为10mg以上）。

细菌内毒素 取本品，每瓶以内毒素检查用水5ml溶解并至少稀释25倍以后，依法检查（通则1143），每瓶含内毒素的量应小于75EU。

无菌 按非放射性药品要求，取本品，每支加0.9%无菌氯化钠溶液3ml溶解并直接接种至50ml培养基中，以金黄色葡萄球菌为阳性对照菌，依法检查（通则1101），应符合规定。

其他 应符合注射剂项下有关的各项规定（通则0102）。

【含量测定】 照紫外-可见分光光度法（通则0401）测定。

总磷供试品溶液 取本品3瓶，分别精密加水2ml使溶解，合并，混匀，精密量取2ml，精密加2%盐酸溶液2ml，混匀，通入硫化氢，待沉淀完全，离心，移出上清液，吹气除去上清液中过量硫化氢，精密量取上清液1ml，加硫酸1ml，加热至完全炭化，放冷后再加过氧化氢溶液至无色透明，继续加热15分钟，放冷，移置25ml量瓶中用水稀释至刻度，摇匀。

无机磷供试品溶液 精密量取总磷供试品溶液项下吹气除去过量硫化氢的上清液1ml，移置25ml量瓶中，用水稀释至刻度，摇匀。

对照品溶液 精密量取磷酸二氢钾标准溶液[每1ml中含磷(P)0.05mg]2ml，通入硫化氢，吹气除去硫化氢。

测定法 精密量取总磷供试品溶液、无机磷供试品溶液与对照品溶液各2ml、2ml与1ml，分别置25ml量瓶中，分别加定磷试液（取稀硫酸9ml，加2.5%钼酸铵溶液与10%抗坏血酸溶液各3ml，摇匀）5ml，分别用水稀释至刻度，摇匀，置45℃水浴中保温30分钟，在660nm的波长处分别测定总磷的吸光度（E_t）、无机磷的吸光度（E_i）与对照品溶液中磷的吸光度（E_s），计算出供试品中的含磷(P)量，再乘以3.548，即得植酸（$C_6H_{18}O_{24}P_6$）的量。

【类别】 用于制备锝[^{99m}Tc]植酸盐注射液。

【规格】 每瓶内含植酸9mg与氯化亚锡（$SnCl_2 \cdot 2H_2O$）0.12mg，供一次制备用

【贮藏】 密闭，在2～8℃的暗处保存。

注射用亚锡焦磷酸钠

Zhusheyong Yaxijiaolinsuanna

Sodium Pyrophosphate and Stannous Chloride for Injection

本品为焦磷酸钠与氯化亚锡经冷冻干燥的无菌粉末。含焦磷酸钠（$Na_4P_2O_7 \cdot 10H_2O$）应为标示量的80.0%～115.0%。

【性状】 本品为白色冻干粉末。在水中易溶。

【鉴别】 （1）取本品1瓶，加水1ml溶解后，加氯化铵镁试液1滴，即生成白色沉淀。

（2）取本品1瓶，加氯化钠注射液0.5ml溶解后，取溶液1滴，点于磷钼酸铵试纸上，应显蓝色。

【检查】 **溶液的澄清度与颜色** 取本品1瓶，加氯化钠注射液10ml使溶解，溶液应澄清无色。

酸度 取溶液的澄清度与颜色项下的溶液，依法测定（通则0631），pH值应为5.0～7.0。

亚锡量 取本品5瓶，分别加经氮气饱和的1mol/L盐酸溶液8ml，使溶解，精密量取2ml，在氮气流下，照电位滴定法（通则0701），用碘酸钾滴定液（0.001 667mol/L）滴定，每瓶消耗碘酸钾滴定液（0.001 667mol/L）的量不得少于0.31ml。如有1瓶不符合，另取5瓶复试，应全部符合规定。

水分 取本品，精密加入无水甲醇1ml制成混悬液，精密量取250μl，照水分测定法（通则0832第一法2）测定，含水分不得过0.78mg/瓶（装量为10mg及10mg以下）或5.0%（装量为10mg以上）。

细菌内毒素 取本品，每瓶以内毒素检查用水5ml溶解并至少稀释10倍后，依法检查（通则1143），每瓶含内毒素的量应小于75EU。

无菌 按非放射性药品要求，取本品，每支加0.9%无菌氯化钠溶液3ml溶解并直接接种至50ml培养基中，以金黄色葡萄球菌为阳性对照菌，依法检查（通则1101），应符合规定。

其他 应符合注射剂项下有关的各项规定（通则0102）。

【含量测定】 照紫外-可见分光光度法（通则0401）测定。

供试品溶液 取本品3瓶，分别精密加水2ml溶解，合并，混匀。精密量取2ml，精密加2%盐酸溶液2ml，通入硫化氢，待沉淀完全，离心，移出上清液，吹气除去上清液中过量的硫化氢，精密量取上清液1ml，置10ml量瓶中，用水稀释至刻度，摇匀。

对照品溶液 取焦磷酸钠对照品约0.1g，精密称定，加氯化钠注射液10ml溶解，摇匀，精密量取1ml，加水1ml，摇匀，照供试品溶液方法，自“精密加2%盐酸溶液2ml”起，同法操作。

测定法 精密量取供试品溶液与对照品溶液各1ml，分

别置 25ml 量瓶中，分别加定磷试液（取稀硫酸 9ml，加 2.5% 钼酸铵溶液与 10% 抗坏血酸溶液各 3ml，摇匀）5ml，分别用水稀释至刻度，摇匀，置 70℃ 水浴中保温 30 分钟，放冷，在 660nm 的波长处分别测定吸光度，计算。

【类别】 用于制备锝[^{99m}Tc]焦磷酸盐注射液。

【规格】 每瓶内含焦磷酸钠 10mg 与氯化亚锡（$SnCl_2 \cdot 2H_2O$）1.0mg，供一次制备用

【贮藏】 密闭，在 2～8℃ 的暗处保存。

注射用亚锡聚合白蛋白

Zhusheyong Yaxi Juhebaidanbai

Albumin Aggregated and Stannous Chloride for Injection

本品为氯化亚锡与人血白蛋白经热变性后冷冻干燥的无菌无热原粉末。含人血白蛋白应为标示量的 85.0%～110.0%。

【性状】 本品为白色冻干粉末，在水或氯化钠注射液中呈白色颗粒悬浮液，静置后颗粒沉降于瓶底。

【鉴别】 (1)取本品 1 瓶，加水 1ml 混匀后，加茚三酮试液 1 滴，加热，应显蓝紫色。

(2)取本品 1 瓶，加水适量混匀后，加磷钼酸铵试液 1 滴，逐渐显淡蓝色，加热后颜色变深。

【检查】 **酸碱度** 取本品 1 瓶，加氯化钠注射液 5ml 振摇，依法测定（通则 0631），pH 值应为 5.0～7.5。

粒度 取本品 1 瓶，加氯化钠注射液适量，稀释制成每 1ml 约含 1000 个颗粒的悬浮液，充分振摇使颗粒分散，立即用滴管吸 1 滴，置血球计数板上，置显微镜下检视，观察的颗粒不得少于 100 个，其中在 10～90μm 之间应不少于 90%，不得有大于 150μm 的颗粒。

亚锡量 取本品 5 瓶，分别加经氮气饱和的 1mol/L 盐酸溶液 3ml 使溶解，在氮气流下，照电位滴定法（通则 0701），用碘酸钾滴定液（0.001 667mol/L）滴定，每瓶消耗的碘酸钾滴定液（0.001 667mol/L）的量不得少于 0.02ml。如有 1 瓶不符合，另取 5 瓶复试，应全部符合规定。

水分 取本品，精密加入无水甲醇 1ml 制成混悬液，精密量取 250μl，照水分测定法（通则 0832 第一法 2）测定，含水分不得过 5.0%。

细菌内毒素 取本品，每瓶加内毒素检查用水 5ml 混匀，依法检查（通则 1143），每瓶含内毒素的量应小于 75EU。

无菌 按非放射性药品要求，取本品，每支加 0.9% 无菌氯化钠溶液 3ml 溶解并直接接种至 50ml 培养基中，以金黄色葡萄球菌为阳性对照菌，依法检查（通则 1101），应符合规定。

其他 应符合注射剂项下有关的各项规定（通则 0102）。

【含量测定】 照紫外-可见分光光度法（通则 0401）测定。

供试品溶液 取本品 2 瓶，用氯化钠注射液 4ml 将瓶中的冻干物定量转移至离心管中，离心，弃去上清液，再用氯化钠注射液 4ml 洗涤沉淀 1 次，离心，弃去上清液，最后加氯化钠注射液 2ml，振摇使成悬浮液。

对照溶液 精密量取人血白蛋白溶液（2mg/ml）2ml，置离心管中。

空白溶液 精密量取氯化钠注射液 2ml，置离心管中。

测定法 于上述三种溶液中分别精密加入碱性酒石酸铜溶液（称取硫酸铜 1.5g 与酒石酸钾钠 6.0g，置 1000ml 量瓶中，加水 500ml 使溶解，加无碳酸盐的 10% 氢氧化钠溶液 300ml 混合，并稀释至刻度，摇匀）4ml，混匀，置 50～60℃ 水浴中加热 30 分钟，放冷，在 540nm 的波长处分别测定吸光度，计算。

【类别】 用于制备锝[^{99m}Tc]聚合白蛋白注射液。

【规格】 每瓶内含人血白蛋白 2mg 与氯化亚锡（$SnCl_2 \cdot 2H_2O$）0.15mg

【贮藏】 密闭，在 2～8℃ 的暗处保存。

枸橼酸镓[^{67}Ga]注射液

Juyuansuan Jia[^{67}Ga] Zhusheye

Gallium[^{67}Ga]Citrate Injection

本品为枸橼酸镓[^{67}Ga]的灭菌溶液（无载体）。含镓[^{67}Ga]的放射性浓度，按其标签上记载的时间，应为标示量的 90.0%～110.0%。

【性状】 本品为无色澄明液体。

【鉴别】 (1)取本品适量，照 γ 谱仪法（通则 1401）测定，其主要光子的能量为 0.093MeV、0.185MeV 和 0.300MeV；或照半衰期测定法（通则 1401）测定，本品的半衰期应符合规定（74.4～82.2 小时）。

(2)在放射化学纯度项下的色谱图中，R_f 值约为 0.9 处有放射性主峰。

【检查】 **pH 值** 应为 6.0～7.5（通则 1401）。

细菌内毒素 取本品，以内毒素检查用水至少稀释 100 倍后，依法检查（通则 1143），本品每 1ml 中含内毒素的量应小于 15EU。

无菌 取本品，依法检查（通则 1101），应符合规定。

【放射性核纯度】 取本品适量，照放射性核纯度测定法（通则 1401）测定，镓[^{67}Ga]应大于 99.0%，镓[^{66}Ga]不得过 0.2%。

【放射化学纯度】 取本品适量，以醋酸钠-冰醋酸混合溶液（取醋酸钠 1.36g 与冰醋酸 0.58ml，用水 100ml 溶解，混匀）为展开剂，照放射化学纯度测定法一法（通则 1401）试验，枸橼酸镓[^{67}Ga]的 R_f 值约为 0.9，其放射化学纯度应不低于 95%。

【放射性浓度】 取本品，照放射性活度（浓度）测定法（通则 1401）测定，每 1ml 的放射性活度应不低于 37MBq。

【类别】 放射性诊断用药。

【规格】 (1)185MBq (2)370MBq (3)740MBq

【贮藏】 置铅容器内，密闭保存，容器表面辐射水平应符合规定。

氟[18F]脱氧葡糖注射液

Fu[18F] Tuoyangputang Zhusheye

Fludeoxyglucose[18F] Injection

本品为氟[18F]脱氧葡糖的无菌水溶液。含氟[18F]的放射性浓度，按其标签上记载的时间，应为标示量的90.0%～110.0%。

【性状】 本品为无色澄明液体。

【鉴别】 (1)取本品适量，照半衰期测定法(通则1401)测定，半衰期应为105～115分钟。

(2)在放射性核纯度项下记录的γ能谱图中，主要光子的能量应为0.511MeV和可能会有的合成峰1.022MeV。

(3)在放射化学纯度项下的谱图中，在 R_f 值为0.4～0.6处有放射性主峰。

【检查】 **pH值** 应为5.0～8.0(通则1401)。

氨基聚醚 照薄层色谱法(通则0502)试验。

供试品溶液　取本品，即得。

对照溶液(1)　取氨基聚醚25mg，精密称定，加水溶解并定量稀释至250ml。

对照溶液(2)　精密量取对照溶液(1)与等体积的水混合。

对照溶液(3)　精密量取对照溶液(1)与等体积的供试品溶液混合。

色谱条件　采用硅胶G薄层板(取100g/L的氯铂酸溶液3ml，加入水97ml与60g/L的碘化钾溶液100ml，混匀。将硅胶G薄层板浸泡在上述溶液中5～10秒，避光干燥12小时)。

测定法　吸取供试品溶液、水、对照溶液(2)与对照溶液(3)各2.5μl，分别点于同一薄层板上，1分钟后检视。

系统适用性要求　对照溶液(3)应和对照溶液(2)类似，与水比较，斑点中心显深蓝色圆或圆环。

限度　供试品溶液的斑点中心如显深蓝色，应浅于对照溶液(2)斑点中心的深蓝色(50μg/ml)。

残留溶剂 照残留溶剂测定法(通则0861第一法)测定。

供试品溶液　取本品适量，精密量取1ml置顶空瓶中，密封。

对照品溶液　取乙腈、乙醇、丙酮适量，分别精密称定，用水定量稀释制成每1ml中约含乙腈0.4mg、乙醇5mg、丙酮5mg的溶液，精密量取1ml置顶空瓶中，密封。

色谱条件　以硝基对苯二酸改性的聚乙二醇(或极性相近)为固定液的毛细管柱为色谱柱；柱温70℃；进样口温度为200℃；检测器温度为250℃；顶空瓶温度为85℃；平衡时间为10分钟；进样体积500μl。

系统适用性要求　对照品溶液色谱图中，丙酮、乙醇和乙腈依次出峰，各主峰间的分离度均应符合要求。

测定法　取供试品溶液与对照品溶液，分别顶空进样，记录色谱图。

限度　按外标法以峰面积计算，乙腈、乙醇与丙酮的残留量均应符合规定。

细菌内毒素 取本品，依法检查(通则1143)，每1ml中含内毒素的量应小于15EU。

无菌 取本品，依法检查(通则1101)，应符合规定。

【放射性核纯度】 取本品适量，照放射性核纯度测定法(通则1401)测定，γ能谱图中除0.511MeV和1.022MeV外应无别的峰出现。

【放射化学纯度】 照薄层色谱法(通则0502)试验，吸取本品适量，点于硅胶G薄层板上，以乙腈-水(95:5)为展开剂，展开，晾干，用适宜的放射性检测器测定放射性分布，氟[18F]脱氧葡糖的 R_f 值为0.4～0.6，其放射化学纯度应不低于90%。

【放射性浓度】 取本品适量，照放射性活度(浓度)测定法第一法(通则1401)测定，按标签上记载的时间，放射性浓度应不低于370MBq/ml。

【类别】 放射性诊断用药。

【贮藏】 置适宜的屏蔽容器内，密闭保存。容器表面辐射水平应符合规定。

胶体磷[32P]酸铬注射液

Jiaoti Lin[32P]suange Zhusheye

Colloidal Chromium Phosphate [32P] Injection

本品为磷[32P]酸铬的灭菌胶体溶液。含磷[32P]的放射性浓度，按其标签上记载的时间，应为标示量的90.0%～110.0%。

【性状】 本品为绿色的胶体溶液。

【鉴别】 (1)取本品适量，按质量吸收系数法(通则1401)测定质量吸收系数，本品与32P标准源在相同条件下测得的质量吸收系数比较，相对误差应不大于±5%。

(2)在放射化学纯度项下的色谱图中，R_f 值为0.0～0.1处有放射性主峰。

【检查】 **pH值** 应为6.0～8.0(通则1401)。

胶体颗粒 取本品，照颗粒细度测定法(通则1401)，用电子显微镜观察测量，直径为20～50nm的胶体颗粒应不少于60%。

细菌内毒素 取本品，用内毒素检查用水至少稀释15倍后，依法检查(通则1143)，本品每1ml含内毒素应小于15EU。

无菌 取本品，依法检查(通则1101)，应符合规定。

【放射性核纯度】 取本品适量，照放射性核纯度测定法（通则 1401）测定，本品放射性核纯度和 γ 杂质核素含量应符合如下规定：^{32}P 不低于 99.999%，其他 γ 杂质核素总量不高于 0.001%。

【放射化学纯度】 取本品适量，以醋酸-水（0.5∶100）为展开剂，照放射化学纯度测定法一法（通则 1401）试验，胶体磷[^{32}P]酸铬的 R_f 值为 0.0～0.1，其放射化学纯度应不低于 98%。

【放射性浓度】 取本品，照放射性活度（浓度）测定法（通则 1401）测定，每 1ml 的放射性活度应不低于 37MBq。

【类别】 放射性药。

【规格】 (1)185MBq　(2)370MBq

【贮藏】 置适宜的屏蔽容器内，于冷处密闭保存。容器表面辐射水平应符合规定。

高锝[^{99m}Tc]酸钠注射液

Gaode[^{99m}Tc]suanna Zhusheye

Sodium Pertechnetate [^{99m}Tc] Injection

本品为高锝[^{99m}Tc]酸钠的无菌等渗溶液。锝[^{99m}Tc]是由钼[^{99}Mo]衰变而得。^{99}Mo 是钼的一种放射性同位素，它可以用反应堆照射含钼物质或从铀的裂变产物中分离得到。将堆照含钼物质得到的钼[^{99}Mo]吸附在氧化铝交换柱上，制得的锝[^{99m}Tc]发生器称为堆照锝[^{99m}Tc]发生器，将堆照含钼物质得到的钼[^{99}Mo]制成胶体，装柱后制得的锝[^{99m}Tc]发生器称为钼胶体锝[^{99m}Tc]发生器，从铀的裂变产物中分离得到的钼[^{99}Mo]吸附在氧化铝交换柱上制得的锝[^{99m}Tc]发生器称为裂变锝[^{99m}Tc]发生器。使用时，在无菌操作的条件下，用氯化钠注射液洗脱锝[^{99m}Tc]发生器，即得高锝[^{99m}Tc]酸钠注射液，其放射性活度，按标签（或说明书）上记载的时间，应为标示量的 90.0%～110.0%。

【性状】 本品为无色澄明液体。

【鉴别】 (1)取本品适量，照 γ 谱仪法（通则 1401）测定，其主要光子的能量为 0.140MeV；或照半衰期测定法（通则 1401）测定，本品的半衰期应符合规定(5.72～6.32 小时)。

(2)在放射化学纯度项下的色谱图中，R_f 值为 0.9～1.0 处有放射性主峰。

【检查】 **pH 值** 应为 4.0～7.0（通则 1401）。

含铝量 用于从堆照、裂变锝[^{99m}Tc]发生器得到的高锝[^{99m}Tc]酸钠注射液。照紫外-可见分光光度法（通则 0401）测定。

供试品溶液　精密量取本品 0.1ml，置 5ml 量瓶中，加 0.1mol/L 盐酸溶液 1.0ml。

标准溶液　取铝标准溶液（每 1ml 相当于 1μg 的铝）1.0ml，置 5ml 量瓶中。

测定法　在供试品溶液与标准溶液中分别依次加入 0.02%铬天青 S 溶液 1.0ml、0.1%十六烷基三甲基溴化铵溶液 1.0ml、醋酸-醋酸钠缓冲液（pH 6.0）1.5ml，分别用水稀释至刻度，摇匀，放置 15～20 分钟，在 620nm 的波长处分别测定吸光度，计算。

限度　每 1ml 中含铝量不得过 10μg（裂变锝[^{99m}Tc]发生器制品）或 20μg（堆照锝[^{99m}Tc]发生器制品）。

含锆量　用于从钼胶体锝[^{99m}Tc]发生器得到的高锝[^{99m}Tc]酸钠注射液。照紫外-可见分光光度法（通则 0401）测定。

供试品溶液　取本品，即得。

对照溶液　取氯化锆酰（$ZrOCl_2 \cdot 8H_2O$）适量，精密称定，加 0.05mol/L 盐酸溶液使溶解并定量稀释成每 1ml 中含锆（Zr）10μg 的溶液。

测定法　精密量取供试品溶液与对照溶液各 1ml，分别置 5ml 量瓶中，各加 1mol/L 硫酸溶液 0.5ml 与 0.05%二甲酚橙溶液 1.0ml，用水稀释至刻度，摇匀，静置 10 分钟，在 535nm 的波长处分别测定吸光度，计算。

限度　每 1ml 中含锆量不得过 10μg。

细菌内毒素　取本品，用内毒素检查用水稀释 15 倍后，依法检查（通则 1143），本品每 1ml 含内毒素的量应小于 7.5EU。

无菌　取本品，依法检查（通则 1101），应符合规定。

【放射性核纯度】 取本品，用合适的仪器测定，放射性杂质含量应符合如下规定：^{99}Mo＜0.05%。

对于从裂变锝[^{99m}Tc]发生器得到的高锝[^{99m}Tc]酸钠注射液还应符合如下规定：

^{131}I＜0.005%　　^{89}Sr＜6×10^{-5}%

^{103}Ru＜0.005%　　^{90}Sr＜6×10^{-6}%

α 放射核素＜1×10^{-7}%　其他 β、γ 射线杂质＜0.01%

【放射化学纯度】 取本品适量（约 20 000 计数/分钟），以 2mol/L 盐酸溶液-丙酮（1∶4）为展开剂，照放射化学纯度测定法一法（通则 1401）试验，高锝[^{99m}Tc]酸钠的 R_f 值为0.9～1.0，其放射化学纯度应不低于 98%。

【放射性浓度】 取本品，照放射性活度（浓度）测定法（通则 1401）测定，每 1ml 中放射性活度应不低于 51.8MBq。

【放射性活度】 取本品，照放射性活度（浓度）测定法（通则 1401）测定，放射性活度应符合规定。

【类别】 放射性诊断用药。

铬[^{51}Cr]酸钠注射液

Ge[^{51}Cr]suanna Zhusheye

Sodium Chromate [^{51}Cr] Injection

本品为铬[^{51}Cr]酸钠加氯化钠适量制成的灭菌等渗溶液。含铬[^{51}Cr]的放射性浓度，按其标签上记载的时间，应为标示量的 90.0%～110.0%。

【性状】 本品为淡黄色澄明液体。

【鉴别】 (1)取本品适量,照 γ 谱仪法(通则 1401)测定,其主要光子的能量为 0.320MeV。

(2)在放射化学纯度项下的色谱图中,R_f 值约为 0.8 处有放射性主峰。

【检查】 **pH 值** 应为 7.0～8.0(通则 1401)。

含铬量 照紫外-可见分光光度法(通则 0401)测定。

供试品溶液 精密量取本品 0.2ml,加 0.05mol/L 氢氧化钠溶液使成 4.0ml,混匀。

测定法 取供试品溶液,在 370nm 的波长处测定吸光度,按 Na_2CrO_4 的吸收系数($E_{1cm}^{1\%}$)为 299 计算。

限度 每 1ml 中含铬(Cr)不得过 50μg。

细菌内毒素 取本品,依法检查(通则 1143),每 1ml 中含内毒素的量应小于 40EU。

无菌 取本品,依法检查(通则 1101),应符合规定。

【放射化学纯度】 取本品适量,以水-乙醇-浓氨溶液(5∶2∶1)为展开剂,照放射化学纯度测定法一法(通则 1401)试验,铬[^{51}Cr]酸钠的 R_f 值约为 0.8,其放射化学纯度应不低于 95%。

【放射性浓度】 取本品,照放射性活度(浓度)测定法(通则 1401)测定,每 1ml 的放射性活度应不低于 37MBq。

【类别】 放射性诊断用药。

【规格】 (1)37MBq (2)185MBq

【注意】 本品如发生沉淀,应停止使用。

【贮藏】 置铅容器内,密闭保存。铅容器表面辐射水平应符合规定。

氯化亚铊[^{201}Tl]注射液

Lühuayata[^{201}Tl] Zhusheye

Thallous[^{201}Tl] Chloride Injection

本品为氯化亚铊[^{201}Tl]的灭菌等渗溶液。含铊[^{201}Tl]的放射性浓度,按其标签上记载的时间,应为标示量的 90.0%～110.0%。

【性状】 本品为无色澄明液体。

【鉴别】 (1)取本品适量,照 γ 谱仪法(通则 1401)测定,其主要光子的能量为 0.167MeV 和 0.135MeV。或照半衰期测定法(通则 1401)测定,本品的半衰期应符合规定(76.76～69.44 小时)。

(2)在放射化学纯度项下的色谱图中,R_f 值为 0.0～0.1 处有放射性主峰。

【检查】 **pH 值** 应为 4.5～7.5(通则 1401)。

铊 对照溶液的配制 称取氯化亚铊 0.293g 或硝酸亚铊 0.326g,置 1000ml 量瓶中,加水溶解并稀释至刻度,摇匀,精密量取 2ml,置 100ml 量瓶中,用 0.9%氯化钠溶液稀释至刻度,摇匀,即得每 1ml 中含铊 5μg 的对照溶液。

测定法 精密量取供试品溶液与对照溶液各 1ml,分别置具塞试管中,各加 6mol/L 盐酸溶液 1.0ml 与溴饱和溶液 0.5ml,振摇 5 秒钟,静置 2 分钟,置 80～90℃的水浴中除去过量的溴(黄色消失),放冷,各加 3%磺基水杨酸溶液 1 滴、罗丹明 B 溶液(取罗丹明 B 50mg,加 6mol/L 盐酸溶液 50ml 使溶解,混匀)1ml、苯 4ml,密塞,振摇 1 分钟,离心 1 分钟,供试品管苯层的颜色与对照管比较,不得更深。

铁 对照溶液的配制 称取硫酸铁铵[$FeNH_4(SO_4)_2 \cdot 12H_2O$]0.4317g,置 100ml 量瓶中,加水适量使溶解,加 2mol/L硫酸溶液 10ml,用水稀释至刻度,摇匀,精密量取 10ml,置 1000ml 量瓶中,加 2mol/L 硫酸溶液 10ml,用水稀释至刻度,摇匀,即得每 1ml 含铁 5μg 的对照溶液。

测定法 精密量取供试品溶液与对照溶液各 0.1ml,分别置点试板上,各加 10%盐酸羟胺溶液 0.1ml、25%醋酸钠溶液 1ml 与 0.5% 2,2′-联吡啶溶液 0.1ml,混匀,静置 5 分钟,供试品溶液的颜色与对照溶液比较,不得更深。

铜 对照溶液的配制 称取 0.982g 硫酸铜($CuSO_4 \cdot 5H_2O$),置 1000ml 量瓶中,加 0.1mol/L 盐酸溶液溶解并稀释至刻度,摇匀,精密量取 2ml,置 100ml 量瓶中,用 0.1mol/L 盐酸溶液稀释至刻度,摇匀,即得每 1ml 含铜 5μg 的对照溶液。

测定法 精密量取供试品溶液与对照溶液各 0.2ml,分别置点试板上,各加水 0.2ml 与硫氰酸铁溶液(取氯化铁 1.5g 与硫氰酸钾 2g,加水使溶解成 100ml)0.1ml,混匀。供试品溶液褪色所需时间与对照溶液比较,不得更短。

细菌内毒素 取本品适量,依法检查(通则 1143),本品每 1ml 含内毒素的量应小于 50EU。

无菌 取本品,依法检查(通则 1101),应符合规定。

【放射性核纯度】 取本品适量,照放射性核纯度测定法(通则 1401)测定,本品放射性核纯度和杂质含量应符合如下规定:

^{201}Tl 不低于 97.0%,^{202}Tl 不高于 2.0%。

【放射化学纯度】 取本品适量,以磷酸氢二钠-丙酮(1∶9,g/ml)为展开剂,照放射化学纯度测定法一法(通则 1401)试验,氯化亚铊[^{201}Tl]的 R_f 值为 0.0～0.1,其放射化学纯度应不低于 95%。

【放射性浓度】 取本品适量,照放射性活度(浓度)测定法(通则 1401)测定,本品每 1ml 放射性活度应不低于 37MBq。

【类别】 放射性诊断用药。

【规格】 (1)185MBq (2)370MBq

【贮藏】 置铅容器内,密闭保存。铅容器表面辐射水平应符合规定。

氯化锶[^{89}Sr]注射液

Lühuasi [^{89}Sr] Zhusheye

Strontium[^{89}Sr] Chloride Injection

本品为氯化锶[^{89}Sr]的无菌溶液。含锶[^{89}Sr]的放射性浓度，按其标签上记载的时间，应为标示量的90.0%～110.0%。

【性状】 本品为无色澄明液体。

【鉴别】 取本品适量，照γ谱仪法（通则1401）测定，在0.909MeV处有^{89}Sr衰变产物^{89}Y的主要光子能量。

【检查】 **pH值** 应为4.0～7.5（通则1401）。

含铝量 照紫外-可见分光光度法（通则0401）测定。

供试品溶液　精密量取本品1ml，置10ml量瓶中，加1mol/L盐酸溶液0.2ml。

标准溶液　精密量取铝标准溶液（每1ml相当于2μg的铝）1ml，置10ml量瓶中。

测定法　在供试品溶液与标准溶液中分别依次加入0.02%铬天青S溶液2.0ml、0.1%十六烷基三甲基溴化铵溶液2.0ml、醋酸-醋酸钠缓冲液（pH 6.0）3.0ml，分别用水稀释至刻度，摇匀，放置15～20分钟，在620nm的波长处分别测定吸光度，计算。

限度　每1ml中含铝量不得过2μg。

含锶量 照紫外-可见分光光度法（通则0401）测定。

供试品溶液　精密量取本品0.4ml，置100ml量瓶中，用水稀释至刻度，摇匀。

标准溶液　取50μg/ml锶标准溶液。

测定法　精密量取供试品溶液与标准溶液各0.6ml，分别置50ml量瓶中，分别依次加入邻苯二甲酸氢钾缓冲液（pH 4.0）5.0ml、3.0%聚山梨酯60溶液4.0ml、0.04%偶氮氯膦Ⅲ溶液5.0ml，分别用水稀释至刻度，摇匀，放置10～15分钟，在658nm的波长处分别测定吸光度，计算。

限度　每1ml中含锶量应为6.0～12.5mg。

细菌内毒素 取本品适量，以细菌内毒素检查用水至少稀释30倍后，依法检查（通则1143），本品每1ml中含内毒素的量应小于15EU。

无菌 取本品，依法检查（通则1101），应符合规定。

【放射性核纯度】 取本品适量，照放射性核纯度测定法（通则1401）测定，本品含γ放射性核素杂质的量不得过1.0%。

【放射性浓度】 取本品适量，照放射性活度（浓度）测定法（通则1401）测定，每1ml的放射性活度应不低于37MBq。

【类别】 放射性治疗用药。

【贮藏】 置铅容器内，密闭保存。铅容器表面辐射水平应符合规定。

碘[^{125}I]密封籽源

Dian[^{125}I] Mifengziyuan

Iodine[^{125}I] Brachytherapy Source

本品为碘[^{125}I]密封籽源，包壳为医用钛或医用钛合金材料，源芯为吸附有碘[^{125}I]的金属银或钯丝。

【注意】 本品为临床使用前必须灭菌的植入制品，应按生产企业推荐的灭菌方法灭菌处理后，方可使用。

【性状】 取本品5粒，通过显微或放大装置检查，应密封无孔，端点焊接圆滑，无凹凸不平，如有1粒不符合规定，应另取10粒复试，应全部符合规定。

【鉴别】 取本品，照放射性核纯度项下方法测定，其主要光子的能量应为27.4keV，31.4keV和35.5keV。

【检查】 **尺寸大小** 取本品5粒，用游标卡尺或适当方法测量长度和外径，本品的长度应在4.5mm±0.2mm范围内，外径应在0.80mm±0.03mm范围内，如有1粒不符合规定，且长度在4.5mm±0.5mm范围内，外径在0.80mm±0.05mm范围内，应另取10粒复试，应全部符合规定。

表面沾污及泄漏试验 取本品5粒，各置于西林瓶中，加水1ml，于50℃±5℃下浸泡不小于4小时或者沸水浴中加热10分钟，冷却后取出籽源，用合适的仪器测量每瓶水中的碘[^{125}I]放射性活度，应不超过185Bq，如有1粒不符合规定，且不是由于泄漏原因造成（经过去污处理后，测定结果符合规定），则另取10粒复试，应全部符合规定。

【放射性核纯度】 取本品1粒，取其源芯，在1ml水中浸泡15分钟（如必要，可超声10分钟），取适量水溶液作为供试品，照γ谱仪法（通则1401）测定。碘[^{125}I]含量不小于99.9%，含碘[^{126}I]不大于0.01%。

【表观放射性活度】 取本品5粒，用碘[^{125}I]密封籽源标准源（或经国家计量部门校准的碘[^{125}I]密封籽源）标定放射性活度计，在与标准源标定的相同条件下测定每粒碘[^{125}I]密封籽源的表观放射性活度，按标签上记载的时间，应为标示活度的95.0%～105.0%。

【规格】 每粒含碘[^{125}I]表观放射性活度为3.7～222MBq（0.1～6mCi）。

【包装与贮存】 本品内包装为有盖玻璃小瓶，外包装为辐射防护铅罐或其他至少具有相同防护效果的金属罐。外包装应符合《GB11806—2004》Ⅰ级包装的要求，表面任意一点的最大辐射水平不得大于5μSv/h。内外包装均应贴标签。本品贮存应符合国家和地方辐射安全相关规定。

【标注】 标签上至少应包含如下内容：产品名称、型号、规格、籽源数量、总表观放射性活度、产品批号、测量日期、有效期、批准文号、公司名称、电离辐射标志等。

【运输】 本品的运输应符合国家和地方相关规定。使用符合商检标准的纸板箱，纸板箱外贴有货包等级标签及电离辐射标志。下列文件随货包一起送达用户:说明书、质检证明书、产品相关资料及其他必需的文件。

碘[131 I]化钠口服溶液

Dian[131 I]huana Koufurongye

Sodium Iodide[131 I] Oral Solution

本品为碘[131 I]化钠溶液。含碘[131 I]的放射性浓度,按其标签上记载的时间,应为标示量的 90.0%～110.0%。

本品中应加适量的亚硫酸钠作为稳定剂。

【性状】 本品为无色澄明液体。

【鉴别】 (1)取本品适量,照 γ 谱仪法(通则 1401)测定,其主要光子的能量为 0.365MeV。

(2)在放射化学纯度项下的色谱图中,R_f 值约为 0.8 处有放射性主峰。

【检查】 **pH 值** 应为 7.0～9.0(通则 1401)。

【放射性核纯度】 取本品适量,照放射性核纯度测定(通则 1401)测定,碘[131 I]应不低于 99.9%。

【放射化学纯度】 取载体溶液(取碘化钾 0.1g、碘酸钾 0.2g 与碳酸氢钠 1g,加水 100ml 制成)适量,点于色谱滤纸上,晾干,再取本品适量,点于相同的位置,晾干,以 75%甲醇溶液为展开剂,照放射化学纯度测定法一法(通则 1401)试验,碘[131 I]化钠的 R_f 值约为 0.8,其放射化学纯度应不低于 95%。

【放射性浓度】 取本品,照放射性活度(浓度)测定法(通则 1401)测定,每 1ml 的放射性活度应不低于 185MBq。

【类别】 放射性药。

【规格】 (1)925MBq (2)1850MBq (3)3700MBq (4)7400MBq

【贮藏】 置铅容器内,密封保存。铅容器表面辐射水平应符合规定。

诊断用碘[131 I]化钠胶囊

Zhenduanyong Dian[131 I]huana Jiaonang

Sodium Iodide[131 I]Capsules for Diagnostic Use

本品中碘[131 I]系由中子照射碲得到,碘[131 I]以碘化钠的化学形态存在,其中含微量天然碘。

本品含碘[131 I]的放射性活度,按其标签上记载的时间,应为标示量的 90.0%～110.0%。

本品可加入适量的稳定剂。

【鉴别】 取本品适量,用适量水制成溶液,供以下试验。

(1)取适量,照 γ 谱仪法(通则 1401)测定,其主要光子的能量为 0.365MeV。

(2)在放射化学纯度测定项下的色谱图中,R_f 值约为 0.8 处有放射性主峰。

【检查】 **均匀度** 任取本品 20 粒,用合适的计数装置,在同一几何条件下,测量每粒胶囊的放射性量,并计算出 20 粒胶囊的放射性量平均值。每粒胶囊的放射性量与平均值比较,至少有 19 粒应在平均值的96.5%～103.5%。

崩解时限 取制备本品的空白胶囊 6 粒,照崩解时限检查法(通则 0921)胶囊剂项下的方法检查,应符合规定。

【放射性核纯度】 取本品适量,照放射性核纯度测定法(通则 1401)测定,本品放射性核纯度和 γ 杂质核素含量应符合如下规定:131 I 不低于 99.9%,其他 γ 杂质核素总量不高于 0.1%。

【放射化学纯度】 取本品内容物适量,溶于适量水中,必要时,可离心,取上清液作为供试品溶液。取载体溶液(取碘化钾 0.1g、碘酸钾 0.2g 与碳酸氢钠 1g,加水 100ml 制成)适量,点于色谱滤纸上,晾干,再取供试品溶液适量,点于相同的位置,晾干,以 75%甲醇溶液为展开剂,照放射化学纯度测定法一法(通则 1401)试验,碘[131 I]化钠的 R_f 值约为 0.8,其放射化学纯度应不低于 95%。

【放射性活度】 取本品,照放射性活度(浓度)测定法(通则 1401)测定,放射性活度应符合规定。

【类别】 放射性诊断用药。

【规格】 333kBq

【贮藏】 置铅容器内,密封保存。铅容器表面辐射水平应符合规定。

曾用名:碘[131 I]化钠胶囊

锝[99m Tc]双半胱乙酯注射液

De[99m Tc] Shuangbanguangyizhi Zhusheye

Technetium[99m Tc] Bicisate Injection

本品为锝[99m Tc]标记的双半胱乙酯的无菌溶液。含锝[99m Tc]的放射性活度,按其标签上记载的时间,应为标示量的 90.0%～110.0%。

【制法】 (1)一步法 临用前,在无菌操作条件下,依高锝[99m Tc]酸钠注射液的放射性浓度,取 1～4ml 注入注射用亚锡双半胱乙酯瓶中,充分振摇,使冻干物溶解,静置 15 分钟,即得。

(2)二步法 临用前,在无菌操作条件下,依高锝[99m Tc]酸钠注射液的放射性浓度,取 1～4ml 注入注射用亚锡葡庚糖酸钠瓶中,充分振摇,使冻干物溶解后,再将其全部注入注射用双半胱乙酯瓶中,充分振摇,使冻干物溶解,静置 5 分钟,即得。

【性状】 本品为无色澄明液体。

【鉴别】 (1)取本品适量,照 γ 谱仪法(通则 1401)测定,其主要光子的能量应为 0.140MeV;或照半衰期测定法(通则

1401)测定,其半衰期应符合规定(5.72～6.42 小时)。

(2)在放射化学纯度项下的色谱图中,R_f值约为 0.9 处有放射性主峰。

【检查】 **pH 值**　应为 5.0～6.5(通则 1401)。

细菌内毒素　取本品适量,以细菌内毒素检查用水至少稀释 30 倍后,依法检查(通则 1143),本品每 1ml 中含内毒素的量应小于 15EU。

无菌　取本品,依法检查(通则 1101),应符合规定。

【放射化学纯度】　照薄层色谱法(通则 0502)试验,吸取本品适量(约 20 000 计数/分钟),点于聚酰胺-6 薄片上,以甲醇-二氯甲烷-水(80∶15∶5)混合溶液为展开剂,展开,晾干,锝[^{99m}Tc]双半胱乙酯的 R_f值约为 0.9,其放射化学纯度应不低于 90%。

【放射性活度】　取本品,照放射性活度(浓度)测定法(通则 1401)测定,放射性活度应符合规定。

【类别】　放射性诊断用药。

锝[^{99m}Tc]双半胱氨酸注射液

De[^{99m}Tc] Shuangbanguang'ansuan Zhusheye

Technetium[^{99m}Tc] L,L-Ethylenedicysteine Injection

本品为锝[^{99m}Tc]标记的双半胱氨酸的无菌溶液。含锝[^{99m}Tc]的放射性活度,按其标签上记载的时间,应为标示量的 90.0%～110.0%。

【制法】　(1)一步法　临用前,在无菌操作条件下,依高锝[^{99m}Tc]酸钠注射液的放射性浓度,取 1～6ml 注入注射用亚锡双半胱氨酸瓶中,充分振摇,使冻干物溶解,静置 5 分钟,即得。

(2)二步法　临用前,在无菌操作条件下,依高锝[^{99m}Tc]酸钠注射液的放射性浓度,取 1～6ml 注入注射用亚锡葡庚糖酸钠瓶中,充分振摇,使冻干物溶解,静置 5 分钟,再将该溶液全部注入注射用双半胱氨酸瓶中,充分振摇,使冻干物溶解,静置 5～10 分钟,即得。

【性状】　本品为无色澄明液体。

【鉴别】　(1)取本品适量,照 γ 谱仪法(通则 1401)测定,其主要光子的能量应为 0.140MeV;或照半衰期测定法(通则 1401)测定,其半衰期应符合规定(5.72～6.32 小时)。

(2)在放射化学纯度项下记录的色谱图中,R_f值为 0.5～0.7 处有放射性主峰。

【检查】 **pH 值**　应为 8.5～11.0(通则 1401)。

细菌内毒素　取本品适量,以细菌内毒素检查用水至少稀释 30 倍后,依法检查(通则 1143),本品每 1ml 中含内毒素的量应小于 15EU。

无菌　取本品,依法检查(通则 1101),应符合规定。

【放射化学纯度】　取本品适量(约 20 000 计数/分钟),以丙酮-水-氨水(9∶3∶1)(V/V)的混合溶液为展开剂,照放射化学纯度测定法一法(通则 1401)试验,锝[^{99m}Tc]双半胱氨酸的 R_f值为 0.5～0.7,其放射化学纯度应不低于 90%。

【放射性活度】　取本品,照放射性活度(浓度)测定法(通则 1401)测定,放射性活度应符合规定。

【类别】　放射性诊断用药。

锝[^{99m}Tc]甲氧异腈注射液

De[^{99m}Tc] Jiayangyijing Zhusheye

Technetium[^{99m}Tc] Sestamibi Injection

本品为锝[^{99m}Tc]标记的甲氧异腈的无菌溶液。含锝[^{99m}Tc]的放射性活度,按其标签上记载的时间,应为标示量的 90.0%～110.0%。

【制法】　临用前,在无菌操作条件下,依高锝[^{99m}Tc]酸钠注射液的放射性浓度,取 1～5ml,注入注射用甲氧异腈或注射用亚锡甲氧异腈瓶中,充分振摇,使冻干物溶解,在密封条件下,直立于沸水浴中加热 5～15 分钟后取出,冷却至室温,即得。

【性状】　本品为无色澄明液体。

【鉴别】　(1)取本品适量,照 γ 谱仪法(通则 1401)测定,其主要光子的能量应为 0.140MeV;或照半衰期测定法(通则 1401)测定,本品的半衰期应符合规定(5.72～6.32 小时)。

(2)在放射化学纯度项下的色谱图中,R_f值约为 0.9 处有放射性主峰。

【检查】 **pH 值**　应为 4.0～6.0(通则 1401)。

细菌内毒素　取本品适量,用细菌内毒素检查用水至少稀释 30 倍后,依法检查(通则 1143),本品每 1ml 中含内毒素的量应小于 15EU。

无菌　取本品,依法检查(通则 1101),应符合规定。

【放射化学纯度】　照薄层色谱法(通则 0502)试验,吸取本品适量(约 20 000 计数/分钟),点于聚酰胺-6 薄片上,以乙腈为展开剂,展开,晾干,用适宜的放射性检测器测定,锝[^{99m}Tc]甲氧异腈的 R_f值约为 0.9,其放射化学纯度应不低于 90%。

【放射性活度】　取本品,照放射性活度(浓度)测定法(通则 1401)测定,放射性活度应符合规定。

【类别】　放射性诊断用药。

锝[^{99m}Tc]亚甲基二膦酸盐注射液

De[^{99m}Tc] Yajiaji Erlinsuanyan Zhusheye

Technetium[^{99m}Tc] Methylenediphosphonate Injection

本品为锝[^{99m}Tc]标记的亚甲基二膦酸盐的无菌溶液。

含锝[^{99m}Tc]的放射性活度，按其标签上记载的时间，应为标示量的90.0%～110.0%。

【制法】 临用前，在无菌操作条件下，依高锝[^{99m}Tc]酸钠注射液的放射性浓度，取4～6ml，注入注射用亚锡亚甲基二膦酸盐瓶中，充分振摇，使冻干物溶解，静置5分钟，即得。

【性状】 本品为无色澄明液体。

【鉴别】 (1)取本品适量，照γ谱仪法（通则1401）测定，其主要光子的能量为0.140MeV；或照半衰期测定法（通则1401）测定，本品的半衰期应符合规定（5.72～6.32小时）。

(2)在放射化学纯度项下的色谱图中，系统一 R_f 值为0.9～1.0处和系统二 R_f 值为0.0～0.1处有放射性主峰。

【检查】 **pH值** 应为5.0～7.0（通则1401）。

细菌内毒素 取本品适量，用细菌内毒素检查用水至少稀释30倍后，依法检查（通则1143），本品每1ml含内毒素的量应小于15EU。

无菌 取本品，依法检查（通则1101），应符合规定。

【放射化学纯度】 取本品适量，照放射化学纯度测定法三法（通则1401）试验。

展开系统一 在充氮条件下进行，以0.9%氯化钠溶液为展开剂，锝[^{99m}Tc]亚甲基二膦酸盐的 R_f 值为0.9～1.0。

展开系统二 以85%甲醇为展开剂，锝[^{99m}Tc]亚甲基二膦酸盐的 R_f 值为0.0～0.1。

锝[^{99m}Tc]亚甲基二膦酸盐的放射化学纯度应不低于90%。

【放射性活度】 取本品，照放射性活度（浓度）测定法（通则1401）测定，放射性活度应符合规定。

【类别】 放射性诊断用药。

锝[^{99m}Tc]依替菲宁注射液

De[^{99m}Tc] Yitifeining Zhusheye

Technetium[^{99m}Tc] Etifenin Injection

本品为锝[^{99m}Tc]标记的 *N*-(2,6-二乙基乙酰苯氨基)亚氨二乙酸的无菌溶液。含锝[^{99m}Tc]的放射性活度，按其标签上记载的时间，应为标示量的90.0%～110.0%。

【制法】 临用前，在无菌操作的条件下，依高锝[^{99m}Tc]酸钠注射液的放射性浓度，取1～8ml，注入注射用亚锡依替菲宁瓶中，充分振摇，使冻干物溶解，静置5～10分钟，即得。

【性状】 本品为无色澄明液体。

【鉴别】 (1)取本品适量，照γ谱仪法（通则1401）测定，其主要光子的能量为0.140MeV；或照半衰期测定法（通则1401）测定，本品的半衰期应符合规定（5.72～6.32小时）。

(2)在放射化学纯度项下的色谱图中，R_f 值为0.7～0.9处有放射性主峰。

【检查】 **pH值** 应为3.8～4.8（通则1401）。

细菌内毒素 取本品，用细菌内毒素检查用水至少稀释30倍后，依法检查（通则1143），本品每1ml含内毒素的量应小于15EU。

无菌 取本品，依法检查（通则1101），应符合规定。

【放射化学纯度】 照薄层色谱法（通则0502）试验，吸取本品适量（约20 000计数/分钟），点于硅酸板（ITLC-SA）上，以0.9%氯化钠溶液为展开剂，展开约10cm，晾干，用适宜的放射性检测器测定，锝[^{99m}Tc]依替菲宁的 R_f 值为0.7～0.9，其放射化学纯度应不低于90%。

【放射性活度】 取本品，照放射性活度（浓度）测定法（通则1401）测定，放射性活度应符合规定。

【类别】 放射性诊断用药。

锝[^{99m}Tc]植酸盐注射液

De[^{99m}Tc] Zhisuanyan Zhusheye

Technetium[^{99m}Tc] Phytate Injection

本品为锝[^{99m}Tc]标记的植酸盐的无菌溶液。含锝[^{99m}Tc]的放射性活度，按其标签上记载的时间，应为标示量的90.0%～110.0%。

【制法】 临用前，在无菌操作的条件下，依高锝[^{99m}Tc]酸钠注射液的浓度，取4～6ml，注入注射用亚锡植酸钠瓶中，充分振摇，使冻干物溶解，静置5分钟，即得。

【性状】 本品为无色澄明液体。

【鉴别】 (1)取本品适量，照γ谱仪法（通则1401）测定，其主要光子的能量为0.140MeV；或照半衰期测定法（通则1401）测定，本品的半衰期应符合规定（5.72～6.32小时）。

(2)在放射化学纯度项下的色谱图中，R_f 值为0.0～0.1处有放射性主峰。

【检查】 **pH值** 应为3.5～6.0（通则1401）。

细菌内毒素 取本品，用细菌内毒素检查用水至少稀释30倍后，依法检查（通则1143），本品每1ml含内毒素的量应小于15EU。

无菌 取本品，依法检查（通则1101），应符合规定。

【放射化学纯度】 取本品适量（约20 000计数/分钟），以85%甲醇为展开剂，照放射化学纯度测定法一法（通则1401）试验，锝[^{99m}Tc]植酸盐的 R_f 值为0.0～0.1，其放射化学纯度应不低于95%。

【生物分布】 取体重20～25g健康小白鼠3只，分别由尾静脉注入本品74～740kBq，体积不得过0.2ml，注入10～30分钟后处死，取出全肝与甲状腺，用合适的仪器分别测量其放射性。以公式 $(A/B)\times 100\%$ 计算肝与甲状腺的放射性百分数。式中 A 为各脏器每分钟放射性的净计数；B 为注入鼠体内的放射性净计数。本品至少在2只小鼠中，肝的放射性应不少于注入量的70%；甲状腺的放射性应不超过注入量的 0.06%。

【放射性活度】 取本品，照放射性活度(浓度)测定法(通则 1401)测定，放射性活度应符合规定。

【类别】 放射性诊断用药。

锝[^{99m}Tc]喷替酸盐注射液

De[^{99m}Tc] Pentisuanyan Zhusheye

Technetium[^{99m}Tc] Pentetate Injection

本品为锝[^{99m}Tc]标记的喷替酸的无菌溶液。含锝[^{99m}Tc]的放射性活度，按其标签上记载的时间，应为标示量的 90.0%～110.0%。

【制法】 临用前，在无菌操作条件下，依高锝[^{99m}Tc]酸钠注射液的放射性浓度，取 2～4ml，注入注射用亚锡喷替酸瓶中，充分振摇，使冻干物溶解，静置 5 分钟，即得。

【性状】 本品为无色澄明液体。

【鉴别】 (1)取本品适量，照 γ 谱仪法(通则 1401)测定，其主要光子的能量为 0.140MeV；或照半衰期测定法(通则 1401)测定，本品的半衰期应符合规定(5.72～6.32 小时)。

(2)在放射化学纯度项下的色谱图中，系统一 R_f 值为 0.9～1.0 处和系统二 R_f 值为 0.0～0.1 处有放射性主峰。

【检查】 **pH 值** 应为 4.0～7.5(通则 1401)。

细菌内毒素 取本品，用细菌内毒素检查用水至少稀释 30 倍后，依法检查(通则 1143)，本品每 1ml 含内毒素的量应小于 15EU。

无菌 取本品，依法检查(通则 1101)，应符合规定。

【放射化学纯度】 取本品适量(约 20 000 计数/分钟)，以硅胶板为固定相，照放射化学纯度测定法三法(通则 1401)试验。

展开系统一 以 0.9%氯化钠溶液为展开剂，锝[^{99m}Tc]喷替酸盐的 R_f 值为 0.9～1.0，胶体锝[^{99m}Tc]的 R_f 值为 0.0～0.1。

展开系统二 以丙酮为展开剂，锝[^{99m}Tc]喷替酸盐的 R_f 值为 0.0～0.1，高锝[^{99m}Tc]酸盐的 R_f 值为 0.9～1.0。

锝[^{99m}Tc]喷替酸盐的放射化学纯度应不低于 95%。

【放射性活度】 取本品，照放射性活度(浓度)测定法(通则 1401)测定，本品放射性活度应符合规定。

【类别】 放射性诊断用药。

锝[^{99m}Tc]焦磷酸盐注射液

De[^{99m}Tc] Jiaolinsuanyan Zhusheye

Technetium[^{99m}Tc] Pyrophosphate Injection

本品为锝[^{99m}Tc]标记的焦磷酸盐的无菌溶液。含锝[^{99m}Tc]的放射性活度，按其标签上记载的时间，应为标示量的 90.0%～110.0%。

【制法】 临用前，在无菌操作的条件下，依高锝[^{99m}Tc]酸钠注射液的放射性浓度，取 4～10ml，注入注射用亚锡焦磷酸钠瓶中，充分振摇，使冻干物速溶，静置 5 分钟，即得。

【性状】 本品为无色澄明液体。

【鉴别】 (1)取本品适量，照 γ 谱仪法(通则 1401)测定，其主要光子的能量为 0.140MeV；或照半衰期测定法(通则 1401)测定，本品的半衰期应符合规定(5.72～6.32 小时)。

(2)在放射化学纯度项下的色谱图中，系统一 R_f 值为 0.9～1.0 处和系统二 R_f 值为 0.0～0.1 处有放射性主峰。

【检查】 **pH 值** 应为 5.0～7.0(通则 1401)。

细菌内毒素 取本品，用细菌内毒素检查用水至少稀释 30 倍后，依法检查(通则 1143)，本品每 1ml 含内毒素的量应小于 15EU。

无菌 取本品，依法检查(通则 1101)，应符合规定。

【放射化学纯度】 照放射化学纯度测定法三法(通则 1401)试验，吸取本品适量(约 20 000 计数/分钟)，点于硅胶板上，在两个展开系统展开，晾干，用适宜的放射性检测器测定。

展开系统一 以 0.9%氯化钠溶液为展开剂，锝[^{99m}Tc]焦磷酸盐和高锝[^{99m}Tc]酸盐的 R_f 值为 0.9～1.0，胶体锝[^{99m}Tc]的 R_f 值为 0.0～0.1。

展开系统二 以甲醇-丙酮(1∶1)为展开剂，锝[^{99m}Tc]焦磷酸盐和胶体锝[^{99m}Tc]的 R_f 值为 0.0～0.1，高锝[^{99m}Tc]酸盐的 R_f 值为 0.9～1.0。

锝[^{99m}Tc]焦磷酸盐的放射化学纯度应不低于 90%。

【放射性活度】 取本品，照放射性活度(浓度)测定法(通则 1401)测定，放射性活度应符合规定。

【类别】 放射性诊断用药。

锝[^{99m}Tc]聚合白蛋白注射液

De[^{99m}Tc] Juhebaidanbai Zhusheye

Technetium[^{99m}Tc] Albumin Aggregated Injection

本品为锝[^{99m}Tc]标记的聚合人血白蛋白的无菌悬浮液。含锝[^{99m}Tc]的放射性活度，按其标签上记载的时间，应为标示量的 90.0%～110.0%。

【制法】 临用前，在无菌操作条件下，依高锝[^{99m}Tc]酸钠注射液的放射性浓度，取 3～10ml 注入注射用亚锡聚合白蛋白瓶中，充分振摇，使颗粒均匀分散成为悬浮液，即得。

【性状】 本品为白色颗粒悬浮液，静置后，颗粒沉降于瓶底。

【鉴别】 (1)取本品适量,照 γ 谱仪法(通则 1401)测定,其主要光子的能量为 0.140MeV;或照半衰期测定法(通则 1401)测定,本品的半衰期应符合规定(5.72～6.32 小时)。

(2)在放射化学纯度(1)项下的色谱图中,R_f 值为 0.0～0.1 处有放射性主峰。

【检查】 **pH 值** 应为 5.0～7.5(通则 1401)。

粒度 取本品,充分振摇使颗粒分散,立即用滴管吸 1 滴,置血球计数板上,置显微镜下检视,观察的颗粒不得少于 100 个,其中在 10～90μm 之间应不少于 90%,不得有大于 150μm 的颗粒。

细菌内毒素 取本品,用细菌内毒素检查用水至少稀释 30 倍后,依法检查(通则 1143),本品每 1ml 含内毒素的量应小于 15EU。

无菌 取本品,依法检查(通则 1101),应符合规定。

【放射化学纯度】 (1)取本品适量(约 20 000 计数/分钟),以 85%甲醇溶液为展开剂,照放射化学纯度测定法一法(通则 1401)试验,锝[^{99m}Tc]聚合白蛋白的 R_f 值为 0.0～0.1,其放射化学纯度应不低于 90%。

(2)取本品适量,置于离心管中,用适宜的计数器测定放射性净计数,以 2000 转/分钟的速率离心约 10 分钟,吸取上清液,用适宜的计数器测定放射性净计数,上清液的放射性净计数与离心管总放射性净计数的比值不得高于 10.0%。

【生物分布】 取体重 20～25g 的健康小白鼠 3 只(雌雄不拘),分别由尾静脉注射本品 74～740kBq,体积不得过 0.2ml,注射后 10 分钟后处死,取出全肝与肺,用合适的仪器分别测量其放射性。以公式 $(A/B)\times 100\%$ 计算肝与肺的放射性摄取量(%)。式中 A 为各脏器放射性净计数率;B 为注入鼠体内的放射性净计数率。本品至少在 2 只小鼠中,肺的放射性应不小于注射量的 80%,肝的放射性应不超过注射量的 5%。

【放射性活度】 取本品,照放射性活度(浓度)测定法(通则 1401)测定,放射性活度应符合规定。

【类别】 放射性诊断用药。

磷[^{32}P]酸钠盐口服溶液

Lin [^{32}P]suannayan Koufurongye

Sodium Phosphate[^{32}P] Oral Solution

本品为磷[^{32}P]酸钠盐溶液(主要含 $Na_2H^{32}PO_4$,有载体)。含磷[^{32}P]的放射性浓度,按其标签上记载的时间,应为标示量的 90.0%～110.0%。

【性状】 本品为无色澄清液体。

【鉴别】 (1)取本品适量,按质量吸收系数法(通则 1401)测定质量吸收系数,本品与^{32}P 标准源在相同条件下测得的质量吸收系数比较,相对误差应不大于±5%。

(2)在放射化学纯度项下的色谱图中,R_f 值约为 0.7 处有放射性主峰。

【检查】 **pH 值** 应为 6.0～8.0(通则 1401)。

含磷量 照紫外-可见分光光度法(通则 0401)测定。

供试品溶液 精密量取本品适量,用水稀释 1000 倍(使每 1ml 中含磷约 10μg)。

对照溶液 称取磷酸二氢钾 22.0mg,置 500ml 量瓶中,加水溶解并稀释至刻度,摇匀(每 1ml 中约含磷 10μg)。

测定法 精密量取供试品溶液与对照溶液各 1ml,分别置 5ml 量瓶中,不断摇动下依次加钒酸铵试液 0.5ml、钼酸铵试液 0.5ml 与 70%高氯酸溶液 1ml,用水稀释至刻度,摇匀,30 分钟后,在 420nm 的波长处分别测定吸光度,计算。

限度 每 1ml 中含磷量不得过 10mg。

【放射性核纯度】 取本品适量,照放射性核纯度测定法(通则 1401)测定,本品的放射性核纯度和 γ 杂质核素含量应符合如下规定:^{32}P 不低于 99.999%,其他 γ 杂质核素总量不高于 0.001%。

【放射化学纯度】 取本品适量,以丙酮-水-浓氨溶液-三氯醋酸(60ml : 20ml : 0.5ml : 2.5g)为展开剂,照放射化学纯度测定法一法(通则 1401)试验,磷[^{32}P]酸钠的 R_f 值约为 0.7,其放射化学纯度应不低于 98%。

【放射性浓度】 取本品,照放射性活度(浓度)测定法(通则 1401)测定,每 1ml 的放射性活度应不低于 370MBq。

【类别】 放射性药。

【规格】 (1)370MBq　(2)740MBq　(3)1850MBq　(4)3700MBq

【贮藏】 置适宜的屏蔽容器内,密闭保存。容器表面辐射水平应符合规定。

磷[^{32}P]酸钠盐注射液

Lin [^{32}P]suannayan Zhusheye

Sodium Phosphate[^{32}P] Injection

本品为磷[^{32}P]酸钠盐的灭菌溶液(主要含 $Na_2H^{32}PO_4$)。含磷[^{32}P]的放射性浓度,按其标签上记载的时间,应为标示量的 90.0%～110.0%。

【性状】 本品为无色澄明液体。

【鉴别】 (1)取本品适量,按质量吸收系数法(通则 1401)测定质量吸收系数,本品与^{32}P 标准源在相同条件下测得的质量吸收系数比较,相对误差应不大于±5%。

(2)在放射化学纯度项下的色谱图中,R_f 值约为 0.7 处有放射性主峰。

【检查】 **pH 值** 应为 6.0～8.0(通则 1401)。

含磷量 照紫外-可见分光光度法(通则 0401)测定。

供试品溶液　取本品，即得。

对照溶液　称取磷酸二氢钾 22.0mg，置 500ml 量瓶中，加水溶解并稀释至刻度，摇匀（每 1ml 中含磷约 10μg）。

测定法　精密量取供试品溶液与对照溶液各 1ml，分别置 5ml 量瓶中，不断摇动下分别依次加钒酸铵试液 0.5ml、钼酸铵试液 0.5ml 与 70%高氯酸溶液 1ml，分别用水稀释至刻度，摇匀，30 分钟后，在 420nm 的波长处分别测定吸光度，计算。

限度　每 1ml 中含磷量不得过 10mg。

细菌内毒素　取本品适量，依法检查（通则 1143），每 1ml 含内毒素的量应小于 15EU。

无菌　取本品，依法检查（通则 1101），应符合规定。

【放射性核纯度】　取本品适量，照放射性核纯度测定法（通则 1401）测定，本品的放射性核纯度和 γ 杂质核素含量应符合如下规定：^{32}P 不低于 99.999%，其他 γ 杂质核素总量不高于 0.001%。

【放射化学纯度】　取本品适量，以丙酮-水-浓氨溶液-三氯醋酸（60ml：20ml：0.5ml：2.5g）为展开剂，色谱纸预先用 2%氯化铵溶液浸泡 1～2 分钟，取出，置 100℃ 干燥（在干燥器中保存），照放射化学纯度测定法一法（通则 1401）试验，磷[^{32}P]酸钠的 R_f 值约为 0.7，其放射化学纯度应不低于 95%。

【放射性浓度】　取本品，照放射性活度（浓度）测定法（通则 1401）测定，每 1ml 的放射性活度应不低于 185MBq。

【类别】　放射性药。

【规格】　（1）185MBq　（2）370MBq　（3）925MBq　（4）1850MBq

【贮藏】　置适宜的屏蔽容器内，密闭保存。容器表面辐射水平应符合规定。

索　引

中文索引

（按汉语拼音顺序排列）

A

B

C

D

E

F

G

H

J

K

L

M

N

P

Q

R

S

Y

Z

英 文 索 引

A

B

C

D

E

F

G

H

I

J

K

L

N

O

P

Q

R

S

T

U

V

W

X

Z